Miller's Anesthesia

米勒麻醉学

（第 9 版）

Miller's Anesthesia

米勒麻醉学

（第9版）

原著总主编 Michael A. Gropper

原著名誉主编 Ronald D. Miller

原著共同主编 Neal H. Cohen　Lars I. Eriksson
Lee A. Fleisher　Kate Leslie
Jeanine P. Wiener-Kronish

主　译 邓小明　黄宇光　李文志

副主译 姚尚龙　王国林　熊利泽　郭曲练

主　审 曾因明

北京大学医学出版社

MILE MAZUIXUE（DI 9 BAN）

图书在版编目（CIP）数据

米勒麻醉学（第 9 版）（上下卷）/（美）迈克尔·格鲁博
（Michael A. Gropper）原著；邓小明，黄宇光，李文志
主译 . —北京：北京大学医学出版社，2021.3
书名原文：Miller's Anesthesia
ISBN 978-7-5659-2340-1

Ⅰ . ①米… Ⅱ . ①迈… ②邓… ③黄… ④李… Ⅲ .
①麻醉学 Ⅳ . ① R614

中国版本图书馆 CIP 数据核字（2020）第 247792 号

北京市版权局著作权合同登记号：图字：01-2020-7224
Elsevier (Singapore) Pte Ltd.
3 Killiney Road, #08-01 Winsland House I, Singapore 239519
Tel: (65) 6349-0200; Fax: (65) 6733-1817

米勒麻醉学（第 9 版）（上卷）

主　　译：邓小明　黄宇光　李文志
出版发行：北京大学医学出版社
地　　址：（100083）北京市海淀区学院路 38 号　北京大学医学部院内
电　　话：发行部 010-82802230；图书邮购 010-82802495
网　　址：http://www.pumpress.com.cn
E-mail：booksale@bjmu.edu.cn
印　　刷：北京金康利印刷有限公司
经　　销：新华书店
策划编辑：王智敏
责任编辑：王智敏　张李娜　袁帅军　高　瑾　刘　燕　　责任校对：靳新强　　责任印制：李　啸
开　　本：889 mm×1194 mm　1/16　　印张：181.75　　字数：6200 千字
版　　次：2021 年 3 月第 1 版　2021 年 3 月第 1 次印刷
书　　号：ISBN 978-7-5659-2340-1
定　　价：1350.00 元（上下卷）

版权所有，违者必究
（凡属质量问题请与本社发行部联系退换）

主审简介

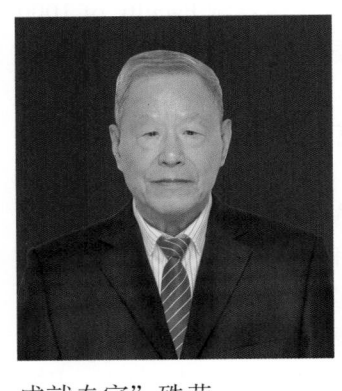

曾因明，现任徐州医科大学终身教授、麻醉学院名誉院长，江苏省麻醉医学研究所所长等职务。兼任中华医学会《国际麻醉学与复苏杂志》名誉总编辑、江苏省麻醉科医疗质量控制中心主任、中华医院管理协会特邀顾问以及中国高等教育学会医学教育专业委员会特邀顾问与麻醉学教育学组名誉组长等。1990 年被国务院学位委员会评为博士生导师；1991 年享受国务院政府特殊津贴；1993 年被国家教委、人事部授予全国优秀教师称号；曾先后两次被评为江苏省优秀研究生导师；1997 年获国家教育成果一等奖（排名第一），在人民大会堂受到党和国家领导人接见。2009 年荣获"第三届中国医师协会麻醉学医师终身成就奖"和"中华医学会麻醉学分会突出贡献奖"；2016 年获"江苏省医学终身成就奖"；2019 年获"中华医学教育终身成就专家"殊荣。

在 2006 年不担任领导岗位后，继续从事麻醉学科建设、教育及人才培养工作。2003 年担任《现代麻醉学》（第 3 版）主编，随后担任《现代麻醉学》（第 4、5 版）主审；2008 年担任《麻醉学》（第 2 版）（供临床医学专业用）主编，随后担任《麻醉学》（供临床医学专业用）（第 3、4 版）主审；2011 年担任《麻醉学高级系列专著》（19 部）总编；担任《麻醉学新进展》（2005、2007、2009、2011、2013、2015、2017、2019）系列主编；担任《米勒麻醉学》（第 6、7、8 版）主译；2017 年担任我国第一部麻醉学科管理学图书《麻醉学科管理学》主编。2011 年获江苏省高校教学成果特等奖（排名第二）；2014 年获国家级教学成果二等奖（排名第二）；2012 年获国家发明专利 2 项（排名第一）。

主译简介

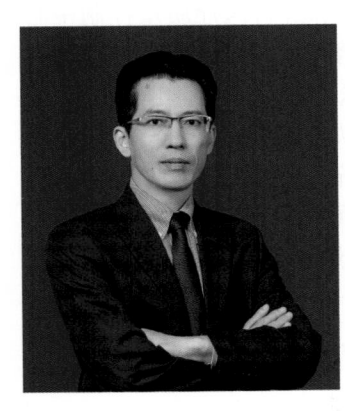

邓小明，1963 年 1 月出生，江西吉安人。现为海军军医大学长海医院麻醉学部、麻醉学教研室主任、教授、主任医师、博士生导师，任中华医学会麻醉学分会候任主任委员兼麻醉学护理学组组长（筹）、中国高等教育学会医学教育专业委员会常委兼麻醉学教育学组组长、全国高等医药院校麻醉学专业第四届教材编审委员会主任委员、上海市医学会第十届麻醉科专科分会主任委员、国家卫生健康委能力建设和继续教育麻醉学专家委员会副主任委员、国家卫生专业技术资格考试麻醉学专家委员会副主任委员、全军麻醉学与复苏专业委员会副主任委员、中华医学会《国际麻醉学与复苏杂志》总编辑和《中华麻醉学杂志》与《临床麻醉学杂志》副总编辑以及世界麻醉科医师协会联盟（WFSA）出版委员会委员等。在疑难复杂高危患者麻醉与围术期管理方面具有丰富的临床经验，在脓毒症的基础与临床方面展开了较深入的研究。获五项国家自然科学基金及多项上海市与军队医疗重点项目等，并获得上海医学科技奖二等奖一项、军队医疗成果二等奖两项。主持我国麻醉学本科教材第四轮修订/编写工作、我国麻醉科住院医师规范化培训教材与专科医师培训教材以及麻醉学继续教育教材的编写工作。主编或主译著作或教材 30 余部，包括《现代麻醉学》（第 4、5 版）、《米勒麻醉学》（第 6、7、8、9 版）、《麻醉学新进展》系列、《中国麻醉学指南与专家共识（2014、2017、2020 年版）》、《中国医学发展系列研究报告——麻醉学进展》系列、《危重病医学》（供麻醉学专业用）（第 2、3、4 版）、《麻海新知（2017、2018、2019）》等。以第一作者或通讯作者发表论文约 400 篇，其中 SCI 论文 100 余篇。获得原中国人民解放军总后勤部"育才奖"银奖、上海市"曙光学者"以及"上海市医学领军人才"与"上海市领军人才"称号。培养毕业博士生 55 名、硕士生 65 名。

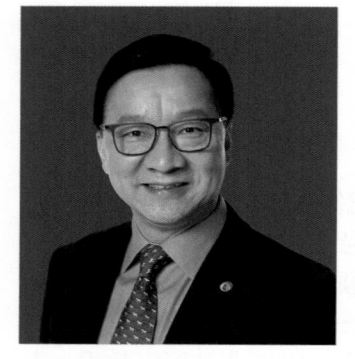

黄宇光，中国医学科学院北京协和医院麻醉科主任、北京协和医学院麻醉学系主任、主任医师、教授、博士生导师。现任中华医学会麻醉学分会主任委员、国家麻醉专业质控中心主任、中国医师培训学院麻醉专业委员会主任委员、中国日间手术合作联盟副主席、中华医学会理事、世界麻醉科医师协会联盟（WFSA）常务理事、国际麻醉药理学会前主席、世界知名生物医学文献评估系统 Faculty of 1000（F1000）评审专家。第十三届全国政协委员及教科卫体委员会委员，第十二、十三届北京市政协委员及教文卫体委员会委员。

担任《临床麻醉学杂志》总编辑、《麻醉安全与质控》杂志主编、《协和医学》杂志副主编兼执行主编、*Anesthesia & Analgesia* 杂志编委。研究领域涵盖临床安全、特殊危重患者麻醉和疼痛机制等，先后获得多项原国家卫生部（现国家卫生健康委员会）行业专项基金和国家自然科学基金资助，以第一作者和通讯作者发表 SCI 论文 60 余篇。作为中华医学会麻醉学分会主任委员，提出"四个麻醉"的定位，即"安全麻醉、学术麻醉、品质麻醉、人文麻醉"，倡导"一起强大"的理念，推进全国麻醉学科优质资源的均质化和全覆盖。2019 年以通讯作者身份在 *The Lancet* 杂志发表了关于麻醉和肿瘤患者预后的国际多中心研究成果；2020 年抗击新冠肺炎疫情期间，应 *Anesthesiology* 主编和 *Anesthesia & Analgesia* 主编的邀请，分别在这两个麻醉领域顶级期刊发表相关文章，并通过带领中华医学会麻醉学分会及时组织制定相关专家建议、加强人文呵护等多种途径支持一线抗疫工作。

先后获得卫生部科学技术进步奖二等奖、教育部科技进步二等奖、中华医学奖三等奖。2014 年当选第六届"全国优秀科技工作者"，2015 年被评为国家卫生和计划生育委员会"突出贡献中青年专家"，享受国务院政府特殊津贴。2018 年获"爱尔兰麻醉医师学院荣誉院士"称号。

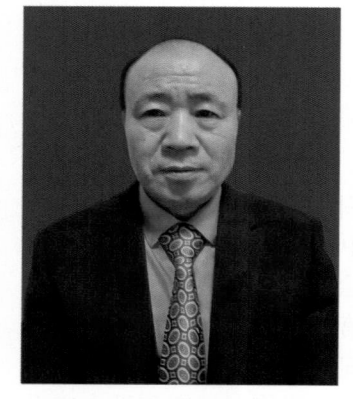

李文志，1960 年 11 月生于黑龙江省。1994 年于日本金泽大学医学博士毕业，1995 年任教授、博士生导师。现任哈尔滨医科大学附属第二医院麻醉学教研室主任、麻醉科主任。2002 年获原国家卫生部"有突出贡献中青年专家"称号，2005 年享受国务院政府特殊津贴。兼任中国高等教育学会医学教育专业委员会麻醉学教育学组副组长，黑龙江省医学会麻醉学分会主任委员，黑龙江省麻醉科医疗质量控制中心主任，《中华麻醉学杂志》与《临床麻醉学杂志》常务编委，《国际麻醉学与复苏杂志》副总编辑。曾任中华医学会麻醉学分会常委、中国医师协会麻醉学医师分会副会长；原民盟黑龙江省委副主委，全国政协委员；现任黑龙江省政府参事。

从事麻醉学临床、教学工作至今 36 年，获得黑龙江省"优秀教师""省优秀研究生指导教师""省教学名师"称号。主编、主讲的《危重病医学》课程为国家级精品课程、国家资源共享课程等。主要从事围术期多器官功能保护的研究，主持国家自然科学基金面上项目 5 项，近年来在国际国内专业杂志上发表论文 278 篇，出版著作 25 部，主编 13 部。以第一完成人身份获教育部科技进步二等奖 1 项、黑龙江省科技进步二等奖 4 项。

副主译简介

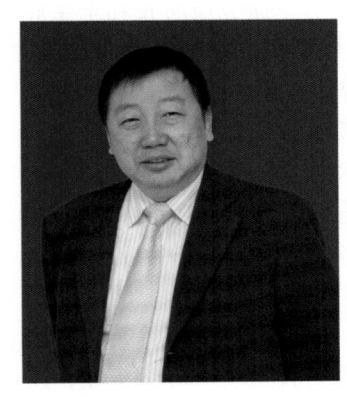

姚尚龙，1956 年 3 月出生于安徽桐城，二级教授，主任医师，博士生导师，"华中学者"特聘教授。湖北省第一层次医学领军人才，原国家卫生部有特殊贡献的中青年专家，享受国务院政府特殊津贴。现任华中科技大学协和医院麻醉与危重病教研所所长，湖北省麻醉临床医学中心主任，国家卫生健康委能力建设和继续教育麻醉学专家委员会主任委员，国家卫生健康委麻醉质控中心副主任，中国高等教育学会医学教育专业委员会麻醉学教育学组副组长；中国医师协会毕业后医学教育麻醉科专业委员会副主任委员，吴阶平基金会麻醉与危重病学部主任委员；全国卫生专业技术资格考试麻醉学专家委员会主任委员；湖北省麻醉质控中心主任。曾任中华医学会麻醉学分会副主任委员；中国医师协会麻醉学医师分会第三任会长；先后获"国之名医卓越建树奖""医学科学家""荆楚楷模"以及"最美医师"等称号。2015 年获"中国消除贫困奖"，受到习近平主席的接见。

主要从事麻醉作用机制、临床转化以及围术期肺损伤等方面研究，先后主持 7 项国家自然科学基金（重点项目一项）和 10 余项部省级课题。获部省属奖 10 余项，其中省科技进步、技术发明，成果推广一等奖各一项，获国家级专利 5 项。培养 96 名博士生、130 名硕士生。发表论文 400 余篇，其中 SCI 收录 80 余篇。主编《现代麻醉学》（第 4、5 版）、主编 10 余本教材，参编专著 30 余本，现任《临床麻醉学杂志》《国际麻醉学与复苏杂志》等四本杂志副总编辑。

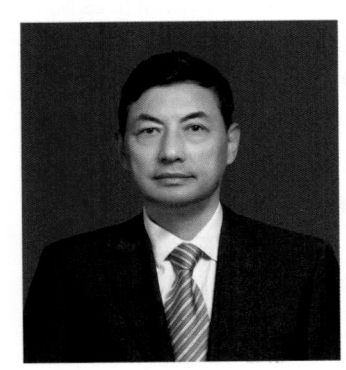

王国林，1955 年 12 月出生于江苏金坛。1982 年毕业于南京医科大学医学系，获学士学位；1989 年毕业于天津医科大学麻醉学专业，获硕士学位；1995 年 12 月至 1996 年 12 月在美国罗格斯大学博士后研修。

现任天津医科大学总医院麻醉科主任医师、二级教授、博士生导师，麻醉科、重症医学科学科带头人，天津医科大学教指委主任。中国老年医学会常务理事、中华医学会麻醉学分会常委兼神经外科麻醉学组组长、中国高等教育学会医学教育专业委员会麻醉学组副组长、天津医学会常务理事、天津市临床麻醉质控中心主任。获"中国杰出麻醉医生"、首届"天津名医"称号。

长期从事临床麻醉和重症患者的救治工作，培养麻醉和重症专业博士生 30 名，硕士生 70 名，发表学术论文 300 余篇，其中 SCI 收录 50 余篇，主编专著 10 余部，主持多项国家自然科学基金课题和省市级课题，获天津市科技进步二等奖 2 项。

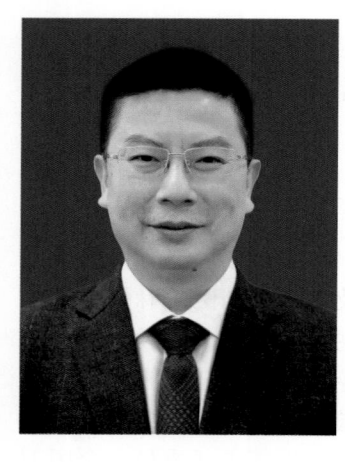

熊利泽，1962 年 12 月出生于湖北省枣阳市，原空军军医大学（第四军医大学）西京医院麻醉科教授、主任医师。现任同济大学医学院脑功能与人工智能转化研究所所长，同济大学附属上海市第四人民医院院长，博士生导师，《中华麻醉学杂志》总编辑，*J Perioperative Medicine* 副主编。国家自然科学基金杰出青年基金获得者，长江学者计划特聘教授，973 项目首席科学家，曾任全军麻醉学研究所所长和全军危重病医学重点实验室主任，教育部创新团队和科技部重点领域创新团队学术带头人。中华医学会麻醉学分会第十二届主任委员，曾任世界麻醉科医师协会联盟（WFSA）常委（2008—2016 年）和亚澳区副主席、秘书长和主席（2006—2018 年），积极倡导麻醉学向围术期医学发展，率先将麻醉科更名为麻醉与围术期医学科。

主要研究方向为围术期脑保护，首次发现并报道高压氧、电针、吸入麻醉药预处理可诱导显著的脑保护作用，探索其作用机制并实现初步转化，先后获得 973、国家自然科学基金重大项目课题、重点项目、杰出青年、国际重大合作、国家新药创制等 23 项基金项目。在 *J Am Coll Cardiol*、*Am J Respir Crit Care Med*、*Clin Invest*、*Anesthesiology* 等杂志发表 SCI 论著 219 篇（通讯或共同通讯作者 149 篇）。以第一完成人身份获得 2011 年度国家科技进步一等奖 1 项，陕西省科学技术一等奖 3 项。荣立一等功、二等功各 1 次。

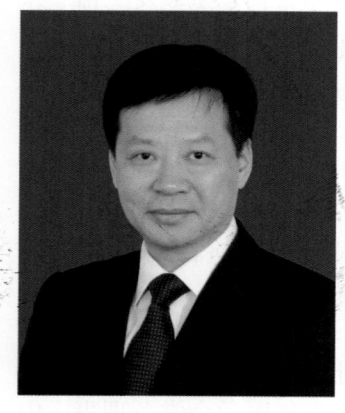

郭曲练，医学博士、教授、一级主任医师、博士生导师，中南大学湘雅医学院麻醉学系主任，中南大学首届湘雅名医，湖南省医学学科领军人才，湖南省保健委员会核心专家。现任中国医师协会麻醉学医师分会副会长、中国高等教育学会医学教育专业委员会麻醉学教育学组副组长、中华麻醉学会日间手术麻醉学组顾问、湖南省麻醉医师协会会长、湖南省麻醉质控中心主任、《国际麻醉学与复苏杂志》副总编辑。2000 年组织成立湘雅医院麻醉后恢复室（PACU）；2010 年带领湘雅医院麻醉科获得第一批国家临床重点专科项目，主持制定中华医学会麻醉学分会《麻醉后监测治疗专家共识》和《日间手术麻醉专家共识》。主持湘雅医学院麻醉学系工作以来，麻醉学专业先后入选省普通高校重点专业、特色专业，主持的《临床麻醉学》课程先后被评为国家精品课程、国家精品资源共享课程、国家精品视频公开课程、国家一流课程；担任第 3 版、第 4 版全国统编教材《临床麻醉学》主编及其他十余部教材的主编、副主编。主持国家自然科学基金面上项目 5 项，国家 863 课题子项目 1 项及其他省部级课题十余项。获得湖南省科技成果奖二等奖 2 项、三等奖 3 项。发表科研论文 200 余篇，其中 SCI 收录 130 余篇，获国家专利 3 项，培养硕士生和博士生 100 余名。

翻译专家委员会委员简介

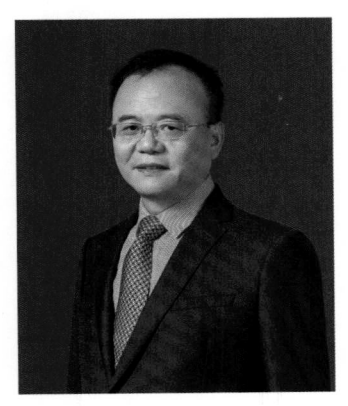

马正良，南京大学医学院附属鼓楼医院麻醉科主任，主任医师、教授、博士生导师，享受国务院政府特殊津贴。现任中华医学会麻醉学分会常务委员兼门诊PACU及日间手术学组组长，中国研究型医院学会麻醉学专业委员会主任委员，中国研究型医院学会理事会理事，全国日间手术联盟副秘书长，江苏省医学会麻醉学分会前任主任委员，江苏省医师协会麻醉学医师分会前任会长，中国医师协会整合医学分会整合麻醉及围术期医学专业委员会副主任委员，国家卫生健康委能力建设和继续教育麻醉学专家委员会委员，南京市麻醉医疗质量控制中心主任，江苏省麻醉医疗质量控制中心副主任、专家委员会主任，《中华麻醉学杂志》常务编委，《国际麻醉学与复苏杂志》常务编委，《临床麻醉学杂志》副主编，国家卫生健康委"十三五"住院医师规范化培训规划教材《麻醉学》（第2版）编委。共获国家自然科学基金5项，省科技进步二等奖2项，发表SCI论文80余篇。为江苏省医学重点学科主任，入选省"333"工程第二层次、省六大人才高峰人才、江苏省医学领军人才等。

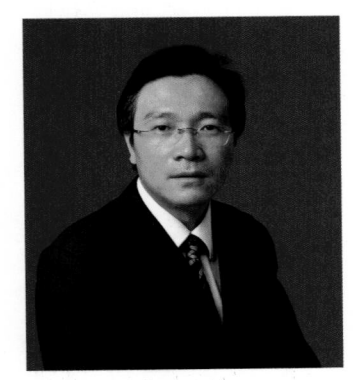

黑子清，1967年5月生于湖南省。2003年于中山大学医学博士毕业，博士生导师，博士后导师，教授、研究员、主任医师。任中山大学附属第三医院院长助理兼粤东医院党委书记及常务副院长，麻醉学教研室主任，麻醉手术中心主任，广东省医学领军人才、广东省医院优秀临床科主任、岭南名医。现任广东省医学会麻醉学分会主任委员，国家卫生健康委麻醉质控专家组成员。《中华麻醉学杂志》常务编委，《国际麻醉学与复苏杂志》《临床麻醉学杂志》编委，原国家卫生和计划生育委员会麻醉科住院医师规范化培训教材《麻醉学基础》编委、《麻醉学基础学习指导与习题集》副主编，国家卫生健康委"十三五"住院医师规范化培训规划教材《麻醉学》编委。

从事麻醉学临床、教学工作至今30年，获得"中山大学优秀研究生指导教师"称号，培养毕业博士生25名、硕士生27名。主要从事围术期器官功能保护的研究。近年来在国内外专业杂志上发表论文200余篇，SCI收录80余篇，荣获2019年度麻醉学领域顶级刊物 *ANESTHESIOLOGY* 最佳论文获得者荣誉。出版著作8部，主编《肝脏移植麻醉学》《麻醉学考点》等3部。主持国家自然科学基金项目7项，广东省自然科学基金重点项目2项，广州市科技重点项目2项。以第一完成人身份获广东省科技进步二等奖1项，广州市科技进步二等奖1项、三等奖1项，中华医学科技奖三等奖1项。

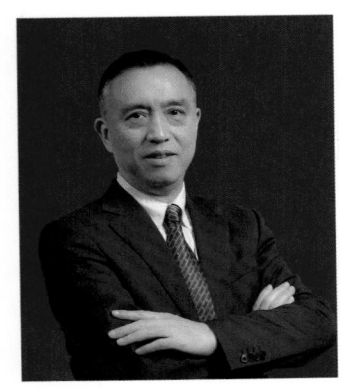

鲁开智，陆军军医大学西南医院麻醉科主任、主任医师、教授、博士生导师。现任中华医学会麻醉学分会常务委员，中国医师协会麻醉学医师分会常务委员，重庆市医学会麻醉学专委会主任委员；重庆英才·创新领军人才，重庆市学术技术带头人，"中国杰出麻醉医师"；获军队"育才银奖"。

研究方向为远端器官疾病致肺损伤的临床和基础研究及危重症事件追踪预警及决策支持。作为负责人主持国家重点研发计划1项，国家科技支撑计划1项，国家自然科学基金4项，国家卫生健康委视听教材2项；获重庆市科技进步一等奖1项，军队医疗成果二等奖1项。以第一作者或通讯作者发表SCI论文50余篇，主编专著2部。

审校专家和译者名单

主　　译　邓小明　黄宇光　李文志

副 主 译　姚尚龙　王国林　熊利泽　郭曲练

主　　审　曾因明

翻译专家委员会（按姓氏笔画排序）

马正良　南京大学医学院附属鼓楼医院
王国林　天津医科大学总医院
邓小明　海军军医大学长海医院
李文志　哈尔滨医科大学第二附属医院
姚尚龙　华中科技大学同济医学院附属协和医院
郭曲练　中南大学湘雅医院
黄宇光　中国医学科学院北京协和医院
黑子清　中山大学附属第三医院
鲁开智　陆军军医大学西南医院
熊利泽　同济大学医学院附属上海市第四人民医院

主译助理（按姓氏笔画排序）

卞金俊　海军军医大学长海医院
包　睿　海军军医大学长海医院
易　杰　中国医学科学院北京协和医院
郭悦平　海南医学院第一附属医院

专家助理（按姓氏笔画排序）

王婷婷　华中科技大学同济医学院附属协和医院
杨谦梓　空军军医大学西京医院
张　伟　南京大学医学院附属鼓楼医院
陈　妍　陆军军医大学西南医院
姚伟锋　中山大学附属第三医院
翁莹琪　中南大学湘雅医院
谢克亮　天津医科大学总医院

审校专家（按审校章节排序）

徐子锋　上海交通大学医学院附属国际和平妇幼保健院
邓小明　海军军医大学长海医院
曾因明　徐州医科大学附属医院，江苏省麻醉医学研究所
黄宇光　中国医学科学院北京协和医院
左明章　北京医院
郭　政　山西医科大学第二医院
王国林　天津医科大学总医院
熊利泽　同济大学医学院附属上海市第四人民医院
董海龙　空军军医大学西京医院
易　杰　中国医学科学院北京协和医院
李天佐　首都医科大学附属北京世纪坛医院
邓晓明　中国医学科学院整形外科医院
范晓华　海军军医大学长海医院
于泳浩　天津医科大学总医院
罗　艳　上海交通大学医学院附属瑞金医院
于布为　上海交通大学医学院附属瑞金医院
吴安石　首都医科大学附属北京朝阳医院
岳　云　首都医科大学附属北京朝阳医院
王东信　北京大学第一医院
王天龙　首都医科大学宣武医院
李文志　哈尔滨医科大学附属第二医院
张　兵　哈尔滨医科大学附属第二医院
潘　鹏　哈尔滨医科大学附属第二医院
崔晓光　海南医学院第一附属医院
席宏杰　哈尔滨医科大学附属第二医院
俞卫锋　上海交通大学医学院附属仁济医院
马　虹　中国医科大学附属第一医院
郭悦平　海南医学院第一附属医院
赵国庆　吉林大学
杜洪印　天津市第一中心医院
喻文立　天津市第一中心医院
赵洪伟　天津医科大学肿瘤医院
马正良　南京大学医学院附属鼓楼医院
顾小萍　南京大学医学院附属鼓楼医院
卢悦淳　天津医科大学第二医院
郭曲练　中南大学湘雅医院
徐军美　中南大学湘雅二医院
王月兰　山东第一医科大学第一附属医院
欧阳文　中南大学湘雅三医院
黑子清　中山大学附属第三医院
徐世元　南方医科大学珠江医院
刘克玄　南方医科大学南方医院

喻　田　遵义医科大学附属医院
韩如泉　首都医科大学附属北京天坛医院
冯　艺　北京大学人民医院
倪　文　海军军医大学长海医院
米卫东　中国人民解放军总医院
高　鸿　贵州医科大学第三附属医院
田　鸣　首都医科大学附属北京友谊医院
徐铭军　首都医科大学附属北京妇产医院
包　睿　海军军医大学长海医院
谭　刚　中国医学科学院北京协和医院
郭向阳　北京大学第三医院
王秀丽　河北医科大学第三医院
方向明　浙江大学医学院附属第一医院
缪长虹　复旦大学附属中山医院
卞金俊　海军军医大学长海医院
许　涛　海军军医大学长海医院
杨　涛　海军军医大学长海医院
袁红斌　海军军医大学长征医院
顾卫东　复旦大学附属华东医院
张良成　福建医科大学附属协和医院
李师阳　福建省泉州玛珂迩妇产医院
薛张纲　复旦大学附属中山医院
江　来　上海交通大学医学院附属新华医院
姜　虹　上海交通大学医学院附属第九人民医院
李金宝　上海交通大学附属第一人民医院
李士通　上海交通大学附属第一人民医院
马武华　广州中医药大学第一附属医院
田国刚　海南医学院
刘敬臣　广西医科大学第一附属医院
余剑波　天津市南开医院
黄文起　中山大学附属第一医院
李雅兰　暨南大学附属第一医院
王英伟　复旦大学附属华山医院
曾维安　中山大学肿瘤防治中心
王　晟　广东省人民医院
杨建平　苏州大学附属第一医院
嵇富海　苏州大学附属第一医院
吕　岩　空军军医大学西京医院
徐国海　南昌大学第二附属医院
许平波　复旦大学附属肿瘤医院
徐美英　上海交通大学附属胸科医院
吴镜湘　上海交通大学附属胸科医院
魏　蔚　四川大学华西医院

曾　俊	四川大学华西医院	戚思华	哈尔滨医科大学附属第四医院
王　锷	中南大学湘雅医院	万小健	海军军医大学长海医院
王焱林	武汉大学中南医院	谢克亮	天津医科大学总医院
陈向东	华中科技大学同济医学院附属协和医院	曹铭辉	中山大学孙逸仙纪念医院
张加强	河南省人民医院	宋兴荣	广东省广州市妇女儿童医疗中心
杨建军	郑州大学第一附属医院	夏中元	武汉大学人民医院
思永玉	昆明医科大学第二附属医院	张马忠	上海交通大学医学院附属上海儿童医学中心
罗爱林	华中科技大学同济医学院附属同济医院	王国年	哈尔滨医科大学附属第四医院
王婷婷	华中科技大学同济医学院附属协和医院	倪新莉	宁夏医科大学总医院
麻伟青	中国人民解放军联勤保障部队第九二〇医院	孙焱芜	深圳大学总医院
毛卫克	华中科技大学同济医学院附属协和医院	李秀娟	海军军医大学长海医院
杨宇光	海军军医大学长海医院	张　野	安徽医科大学第二附属医院
闵　苏	重庆医科大学附属第一医院	刘学胜	安徽医科大学第一附属医院
刘　斌	四川大学华西医院	张铁铮	中国人民解放军北部战区总医院
陈力勇	陆军军医大学大坪医院	王志萍	徐州医科大学附属医院
姚尚龙	华中科技大学同济医学院附属协和医院	曹君利	徐州医科大学
李　洪	陆军军医大学新桥医院	李斌本	海军军医大学长海医院
鲁开智	陆军军医大学西南医院	闻庆平	大连医科大学附属第一医院
郑　宏	新疆医科大学第一附属医院	谢淑华	天津市人民医院
拉巴次仁	西藏自治区人民医院	容俊芳	河北省人民医院
易　斌	陆军军医大学西南医院	于建设	内蒙古医科大学附属医院
阎文军	甘肃省人民医院	贾慧群	河北医科大学第四医院
王　强	西安交通大学第一附属医院		

译　者（按翻译章节排序）

王卿宇	青岛大学附属医院	崔　凡	北京大学第一医院
贾丽洁	上海交通大学医学院附属国际和平妇幼保健院	李怀瑾	北京大学第一医院
孙晓璐	北京医院	金　笛	首都医科大学宣武医院
李俊峰	北京医院	肖　玮	首都医科大学宣武医院
龚亚红	中国医学科学院北京协和医院	徐咏梅	哈尔滨医科大学附属第二医院
张瑞林	山西医科大学第二医院	刘冬冬	哈尔滨医科大学附属第二医院
王　祯	天津医科大学总医院	岳子勇	哈尔滨医科大学附属第二医院
路志红	空军军医大学西京医院	周姝婧	上海交通大学医学院附属仁济医院
张君宝	空军军医大学西京医院	赵延华	上海交通大学医学院附属仁济医院
马　爽	中国医学科学院北京协和医院	刘金锋	哈尔滨医科大学附属第二医院
申　乐	中国医学科学院北京协和医院	曹学照	中国医科大学附属第一医院
孙艳霞	首都医科大学附属北京同仁医院	樊玉花	海军军医大学长海医院
徐　瑾	中国医学科学院整形外科医院	李　凯	吉林大学中日联谊医院
杨　冬	中国医学科学院整形外科医院	李红霞	天津市第一中心医院
蒋　毅	天津医科大学总医院	翁亦齐	天津市第一中心医院
于　洋	天津医科大学总医院	王　靖	天津医科大学肿瘤医院
黄燕华	上海交通大学医学院附属瑞金医院	张　伟	南京大学医学院附属鼓楼医院
王雨竹	首都医科大学附属北京朝阳医院	李冰冰	南京大学医学院附属鼓楼医院
魏昌伟	首都医科大学附属北京朝阳医院	庄欣琪	天津医科大学第二医院

黄长盛　中南大学湘雅医院

宦　烨　中南大学湘雅医院

戴茹萍　中南大学湘雅二医院

张宗旺　山东省聊城市人民医院

廖　琴　中南大学湘雅三医院

李　丹　中南大学湘雅三医院

姚伟锋　中山大学附属第三医院

吴范灿　南方医科大学珠江医院

姜　妤　南方医科大学南方医院

王海英　遵义医科大学附属医院

曹　嵩　遵义医科大学附属医院

陈唯韫　中国医学科学院北京协和医院

范议方　首都医科大学附属北京天坛医院

菅敏钰　首都医科大学附属北京天坛医院

查燕萍　海军军医大学长海医院

韩侨宇　北京大学人民医院

车　璐　中国医学科学院北京协和医院

廖　玥　北京大学人民医院

夏　迪　中国医学科学院北京协和医院

李　旭　中国医学科学院北京协和医院

杨路加　中国人民解放军总医院

刘艳红　中国人民解放军总医院

宋锴澄　中国医学科学院北京协和医院

刘　旸　贵州医科大学附属医院

曹　莹　贵州省贵阳市第二人民医院

董　鹏　首都医科大学附属北京友谊医院

金昕煜　首都医科大学附属北京妇产医院

徐　懋　北京大学第三医院

韩　彬　北京大学第三医院

石　娜　河北医科大学第三医院

赵　爽　河北医科大学第三医院

褚丽花　浙江大学医学院附属第一医院

梁　超　复旦大学附属中山医院

孟庆元　湖南省军区益阳离职干部休养所

孟　岩　海军军医大学长海医院

何星颖　海军军医大学长征医院

张细学　复旦大学附属华东医院

俞　莹　福建医科大学附属协和医院

房小斌　四川大学华西医院

徐楚帆　上海交通大学医学院附属新华医院

孙　宇　上海交通大学医学院附属第九人民医院

黄丽娜　上海交通大学附属第一人民医院

唐志航　广州中医药大学第一附属医院

王　勇　广州中医药大学第一附属医院

魏　晓　海南省海口市人民医院

李泳兴　广州中医药大学第一附属医院

林育南　广西医科大学第一附属医院

毛仲炫　广西医科大学第一附属医院

张　圆　天津市南开医院

何思梦　南开大学医学院

胡　榕　中山大学附属第一医院

汪梦霞　暨南大学附属第一医院

熊　玮　中山大学附属第一医院

谭　弘　复旦大学附属华山医院

张颖君　中山大学肿瘤防治中心

彭　科　苏州大学附属第一医院

雷　翀　空军军医大学西京医院

陈　辉　同济大学医学院附属上海市第四人民医院

华福洲　南昌大学第二附属医院

蒋琦亮　上海交通大学附属胸科医院

郑剑桥　四川大学华西医院

彭　玲　四川大学华西医院

林　静　四川大学华西医院

翁莹琪　中南大学湘雅医院

张婧婧　武汉大学中南医院

熊　颖　武汉大学中南医院

徐尤年　华中科技大学同济医学院附属协和医院

郭晓光　郑州大学第一附属医院

夏江燕　东南大学附属中大医院

欧阳杰　昆明医科大学第二附属医院

陈晔凌　华中科技大学同济医学院附属同济医院

周　静　华中科技大学同济医学院附属同济医院

陈　林　华中科技大学同济医学院附属协和医院

李　娜　中国人民解放军联勤保障部队第九二〇医院

夏海发　华中科技大学同济医学院附属协和医院

律　峰　重庆医科大学附属第一医院

周　棱　四川大学华西医院

马　骏　四川大学华西医院

毛庆祥　陆军军医大学大坪医院

王　洁　华中科技大学同济医学院附属协和医院

吴卓熙　陆军军医大学新桥医院

宵交琳　陆军军医大学西南医院

杨　龙　新疆医科大学第一附属医院

顾健腾　陆军军医大学西南医院

黄锦文　甘肃省人民医院

朱　磊　甘肃省人民医院

杨丽芳　西安交通大学附属儿童医院

于　巍　哈尔滨医科大学附属第四医院

王　颖　哈尔滨医科大学附属第四医院

李依泽　天津医科大学总医院

张麟临　天津医科大学总医院

韩　雪　中山大学孙逸仙纪念医院

雷东旭　广东省广州市妇女儿童医疗中心

余高锋　广东省广州市妇女儿童医疗中心

刘慧敏　武汉大学人民医院

赵珍珍　海军军医大学长海医院

马　宁　上海交通大学医学院附属上海儿童医学中心

丁文刚　哈尔滨医科大学附属第二医院

王　坤　哈尔滨医科大学附属肿瘤医院

杨谦梓　空军军医大学西京医院

聂　煌　空军军医大学西京医院

李　锐　安徽医科大学第二附属医院

蒋玲玲　安徽医科大学第二附属医院

孙莹杰　中国人民解放军北部战区总医院

刘　苏　徐州医科大学附属医院

刘学胜　安徽医科大学第一附属医院

武　平　大连医科大学附属第一医院

丁　玲　天津市人民医院

杨　涛　天津市人民医院

曹珑璐　河北省人民医院

都义日　内蒙古医科大学附属医院

石海霞　内蒙古医科大学附属医院

雍芳芳　河北医科大学第四医院

杜　伟　河北医科大学第四医院

陈　园　中南大学湘雅医院

张　重　中南大学湘雅医院

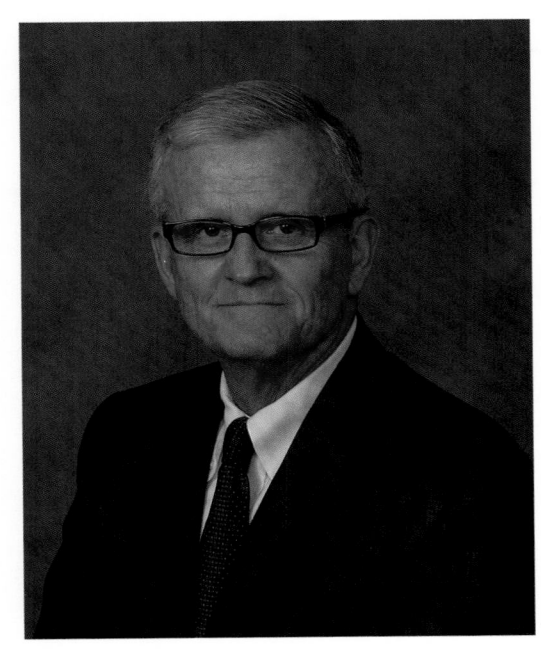

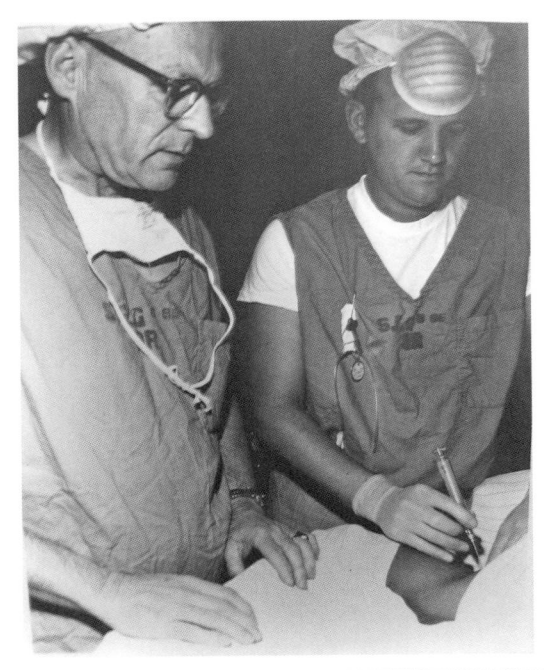

麻醉学科首任主任 Stuart Cullen 博士观察 Ronald Miller 博士实施区域阻滞

很少有像《米勒麻醉学》这样与个人联系如此紧密的教科书。自 1981 年第 1 版出版以来，很难想像任何一位接受麻醉培训的人无不受到该书的影响，不论其国籍或者培训地点。对于从事麻醉以及麻醉各个亚学科实践或研究的人士来说，《米勒麻醉学》是最权威的专著。

罗纳德·米勒（Ronald Miller）来自美国印第安纳州，于 1968 年在加州大学旧金山分校（UCSF）完成了其麻醉培训，此间获得了药理学硕士学位，这段经历让他毕生致力于麻醉学研究。之后不久，米勒离开了旧金山来到了越南服役，他在岘港的海军医院救治受伤的士兵，并因功勋而获得青铜星章。他不仅带着享有盛誉的奖章归来，也正是在这段经历中，米勒开始对输血医学产生兴趣；在服役期间，他收集数据，探讨大量输血时凝血病的机制。这项开创性工作带来了输血医学领域重要的实践变化。返回 UCSF 后不久，他开始了备受赞誉的神经肌肉阻断研究工作，这也导致了世界各地的重大临床实践变革。

在 UCSF 任职麻醉学科主任的 25 年里，米勒建立起了一个传奇学科，培训了数百名麻醉科医师，并为世界培养了我们麻醉学专业的领导者。20 多位在此接受培训的住院医师（包括本书主编中的两位）已成为了有关院校的麻醉学科主任。作为一名学者，他的职业生涯非常辉煌，发表了近 400 篇论文，并不断获

得国内外有关组织的赞誉，其中包括被美国国家科学院医学研究所（现在是美国国家医学院）接纳的最高荣誉。除了确立并主编本书之外，米勒于 1991—2006 年担任《麻醉与镇痛》（Anesthesia and Analgesia）期刊的总编辑，他完全重新定义了该期刊，并将其变成了我们专业领域中的领先期刊之一，吸引了来自世界各地的编辑和作者。

虽然《米勒麻醉学》是一个团队的努力成果，但是是米勒的灵感创造了这部深入剖析麻醉学专业的著作。在其他专著变得更短小、更简洁之际，米勒就卓有远见地保持该专著的综合性，在改为现今的两卷本之前，本书甚至曾分为三卷。近 40 年来，每一版都定义了麻醉学专业。来自世界各地的作者和主编们就麻醉学专业分享了多样化的观点，使这本书具有了国际风范。在第 9 版出版之际，我们深刻地意识到这本书的历史，以及我们维持并将其精髓发扬光大的责任。因此，我们将该书的第 9 版献给麻醉学专业领域富有远见的领袖——罗纳德·米勒。

（王卿宇　译　邓小明　审校）

原著副主编

Matthew T.V. Chan, MBBS, FANZCA, FHKCA, FHKAM
The Chinese University of Hong Kong

Kristin Engelhard, MD, PhD
University Medical Center, Johannes Gutenberg-University

Malin Jonsson Fagerlund, MD, PhD
Karolinska University Hospital and Karolinska Institutet

Kathryn Hagen
Aukland District Health Board

Meghan Brooks Lane-Fall, MD, MSHP
University of Pennsylvania Perelman School of Medicine

Lisa R. Leffert, MD
Massachusetts General Hospital

Linda L. Liu, MD
University of California, San Francisco

Vivek K. Moitra, MD
Columbia University Medical Center

Ala Nozari, MD, PhD
Harvard Medical School

Andrew Patterson, MD, PhD
Emory University School of Medicine

Marc P. Steurer, MD, MHA, DESA
University of California, San Francisco

Tracey L. Stierer-Smith, MD
Johns Hopkins University School of Medicine

原著副主编

Matthew ... MBBS, BARZCA, FRACA, FRKAM
The University of ...

Kristin Emperor, MD, PhD
University of ...

Matthias ... Aspert, MD, PhD
Scientific ...

Kathryn Hogan
Authentic ...

Meghan ... MD, MSHP
University of ...

Leah ... MD
Massachusetts ...

Linda L. Liu, MD
University of California San Francisco

Vivek K. Moitra, MD
Columbia University Medical Center

... Noronha, MD, PhD
Harvard Medical School

Andrew Patterson, MD, PhD
Emory University School of Medicine

Marc P. Steurer, MD, MHA, DESA
University of California, San Francisco

Tracey L. Stierer-Smith, MD
Johns Hopkins University School of Medicine

Anthony Ray Absalom, MBChB, FRCA, MD
Professor, Anesthesiology
University Medical Center Groningen
University of Groningen
Groningen, Netherlands

Leah Acker, MD, PhD
Department of Anesthesiology
Duke University Medical Center
Durham, North Carolina
United States

Oluwaseun Akeju, MD, MMSc
Associate Professor
Harvard Medical School
Department of Anesthesia, Critical Care and Pain Medicine
Massachusetts General Hospital
Boston, Massachusetts
United States

Meredith A. Albrecht, MD, PhD
Chief of Obstetric Anesthesia
Associate Professor
Department of Anesthesiology
Medical College of Wisconsin
Milwaukee, Wisconsin
United States

J. Matthew Aldrich, MD
Medical Director, Critical Care Medicine
Clinical Professor
Anesthesia and Perioperative Care
University of California, San Francisco
San Francisco, California
United States

Paul Denney Allen, MD, PhD
Professor, Anesthesia
University of Leeds
Leeds, United Kingdom
Professor Emeritus
Anesthesia
Harvard Medical School
Boston, Massachusetts
United States

Katherine W. Arendt, MD
Associate Professor of Anesthesiology
Department of Anesthesiology and Perioperative Medicine
Mayo Clinic College of Medicine
Rochester, Minnesota
United States

Carlos A. Artime, MD
Associate Professor and Vice Chair of Finance and
  Operations
Department of Anesthesiology
McGovern Medical School at
  University of Texas Health Science Center
Houston, Texas
United States

Atilio Barbeito, MD, MPH
Associate Professor
Department of Anesthesiology
Duke University
Durham, North Carolina
United States

Brian Bateman, MD, MSc
Associate Professor of Anesthesia
Department of Anesthesiology, Perioperative
  and Pain Medicine
Brigham and Women's Hospital
Harvard Medical School
Boston, Massachusetts
United States

Charles B. Berde, MD, PhD
Sara Page Mayo Chair, Pediatric Pain Medicine
Department of Anesthesiology, Critical Care,
  and Pain Medicine
Boston Children's Hospital
Professor of Anesthesia and Pediatrics
Harvard Medical School
Boston, Massachusetts
United States

Sheri Berg, MD
Medical Director of the Post-Anesthesia Care Units
Director of Anesthesia, ECT Service
Director of Anesthesia, MGH Ketamine Clinic
Department of Anesthesia, Critical Care and Pain Medicine
Massachusetts General Hospital
Boston, Massachusetts
United States

Miles Berger, MD, PhD
Duke Anesthesiology Department
Neuroanesthesiology Division
Adjunct Faculty
Duke Center for Cognitive Neuroscience Senior Fellow
Duke Center for the Study of Aging and Human
  Development
Duke University Medical Center
Durham, North Carolina
United States

Edward A. Bittner, MD, PhD, MSEd, FCCM
Associate Professor of Anaesthesia
Harvard Medical School
Program Director, Critical Care-Anesthesiology Fellowship
Associate Director, Surgical Intensive Care Unit
Massachusetts General Hospital
Department of Anesthesia, Critical Care and Pain Medicine
Boston, Massachusetts
United States

James L. Blair, DO
Assistant Professor
Anesthesiology
Vanderbilt University Medical Center
Nashville, Tennessee
United States

Michael P. Bokoch, MD, PhD
Assistant Clinical Professor
Anesthesia and Perioperative Care
University of California, San Francisco
San Francisco, California
United States

Matthias R. Braehler, MD, PhD
Professor, Anesthesia and Perioperative Care
Medical Director, Post Anesthesia Care Unit
University of California, San Francisco, School of Medicine
San Francisco, California
United States

Kristine E.W. Breyer, MD
Associate Professor
Anesthesia
University of California, San Francisco
San Francisco, California
United States

Emery N. Brown, MD, PhD
Warren M. Zapol Professor of Anesthesia
Harvard Medical School
Department of Anesthesia, Critical Care and Pain Medicine
Massachusetts General Hospital
Edward Hood Taplin Professor of Medical Engineering
Professor of Computational Neuroscience
Institute for Medical Engineering and Science
Picower Institute for Learning and Memory
Institute for Data Systems and Society
Department of Brain and Cognitive Sciences
Massachusetts Institute of Technology
Boston, Massachusetts
United States

Richard Brull, MD, FRCPC
Professor
Anesthesia
University of Toronto
Toronto, Ontario
Canada

Sorin J. Brull, MD, FCARCSI (Hon)
Professor
Mayo Clinic College of Medicine and Science
Consultant
Anesthesiology and Perioperative Medicine
Mayo Clinic Florida
Jacksonville, Florida
United States

David Winthrop Buck, MD, MBA
Associate Professor
Anesthesiology
Cincinnati Children's Hospital
Cincinnati, Ohio
United States

Daniel H. Burkhardt III, MD
Associate Professor
Anesthesia and Perioperative Care
University of California, San Francisco
San Francisco, California
United States

Enrico M. Camporesi, MD
Emeritus Professor of Surgery and Molecular
    Pharmacology/Physiology
University of South Florida
Attending Anesthesiologist and Director of Research
TEAMHealth Anesthesia
Tampa, Florida
United States

Javier H. Campos, MD
Professor
Anesthesia
University of Iowa Health Care
Iowa City, Iowa
United States

Vincent W.S. Chan, MD, FRCPC, FRCA
Professor
Anesthesia
University of Toronto
Toronto, Ontario
Canada

Joyce Chang, MD
Assistant Clinical Professor
Anesthesia and Perioperative Care
University of California, San Francisco
San Francisco, California
United States

Catherine L. Chen, MD, MPH
Assistant Professor
Department of Anesthesia and Perioperative Care
University of California, San Francisco
San Francisco, California
United States

Lucy Lin Chen, MD
Associate Professor
Department of Anesthesia, Critical Care and Pain Medicine
Massachusetts General Hospital
Harvard Medical School
Boston, Massachusetts
United States

Anne D. Cherry, MD
Assistant Professor
Department of Anesthesiology
Duke University Medical Center
Durham, North Carolina
United States

Hovig V. Chitilian, MD
Assistant Professor of Anesthesia
Department of Anesthesia, Critical Care and Pain Medicine
Massachusetts General Hospital
Harvard Medical School
Boston, Massachusetts
United States

Christopher Choukalas, MD, MS
Associate Clinical Professor
Department of Anesthesia and Perioperative Care
University of California, San Francisco
San Francisco, California
United States

Mabel Chung, MD
Instructor in Anesthesia
Department of Anesthesia, Critical Care and Pain Medicine
Massachusetts General Hospital
Boston, Massachusetts
United States

Casper Claudius, MD, PhD
Head of Anesthesia Section
Department of Anesthesia and Intensive Care
Bispebjerg and Frederiksberg Hospital
University of Copenhagen
Copenhagen, Denmark

Neal H. Cohen, MD, MPH, MS
Professor of Anesthesia and Perioperative Care
Professor of Medicine
Vice Dean
University of California, San Francisco, School of Medicine
San Francisco, California
United States

Douglas A. Colquhoun, MB ChB, MSc, MPH
Clinical Lecturer of Anesthesiology
Department of Anesthesiology
University of Michigan Medical School
Ann Arbor, Michigan
United States

Lane C. Crawford, MD
Assistant Professor
Anesthesiology
Vanderbilt University Medical Center
Nashville, Tennessee
United States

Jerome C. Crowley, MD, MPH
Clinical Fellow in Anesthesia
Anesthesia, Critical Care and Pain Medicine
Massachusetts General Hospital
Boston, Massachusetts
United States

Gaston Cudemus, MD
Assistant Professor of Anesthesia
Cardiothoracic Anesthesiology and Critical Care
Harvard Medical School
Heart Center ECMO Director
Massachusetts General Hospital
Boston, Massachusetts
United States

Deborah J. Culley, MD
Assistant Professor
Anesthesia and Pain Management
Harvard Medical School
Department of Anesthesiology
Perioperative and Pain Medicine
Brigham and Women's Hospital
Boston, Massachusetts
United States

Andrew F. Cumpstey, MA(Cantab), BM BCh, DiMM
NIHR BRC Clinical Research Fellow and Specialty Trainee
Anesthesia and Critical Care Research Unit
University Hospital Southampton
Southampton, United Kingdom

Andrew Davidson, MBBS, MD, FANZCA, FAHMS
Staff Anaesthetist
Anaesthesia and Pain Management
Royal Children's Hospital
Medical Director, Melbourne Children's Trials Centre
Murdoch Children's Research Institute
Professor, Department of Paediatrics
University of Melbourne
Melbourne, Victoria
Australia

Nicholas A. Davis, MD
Assistant Professor of Anesthesiology
Department of Anesthesiology
Columbia University Medical Center
New York, New York
United States

Hans D. de Boer, MD PhD
Anesthesiology, Pain Medicine, and Procedural Sedation
 and Analgesia
Martini General Hospital Groningen
Groningen, Netherlands

Stacie Deiner, MS, MD
Vice Chair for Research
Professor
Departments of Anesthesiology, Geriatrics and Palliative
  Care, and Neurosurgery
Icahn School of Medicine at Mount Sinai
New York, New York
United States

Peter Dieckmann, PhD, Dipl-Psych
Senior Scientist
Copenhagen Academy for Medical Education and Simulation
Center for Human Resources, Capital Region of Denmark
Herlev Hospital
Herlev, Denmark
Professor for Healthcare Education and Patient Safety
Department of Quality and Health Technology
Faculty of Health Sciences
University of Stavanger
Stavanger, Norway
External Lecturer
Department of Clinical Medicine
Copenhagen University
Copenhagen, Denmark

Anne L. Donovan, MD
Associate Clinical Professor
Anesthesia and Perioperative Care, Division of Critical
  Care Medicine
University of California, San Francisco
San Francisco, California
United States

John C. Drummond, MD, FRCPC
Emeritus Professor of Anesthesiology
University of California, San Diego
San Diego, California
Staff Anesthesiologist
VA San Diego Healthcare System
La Jolla, California
United States

Matthew Dudley, MD
Assistant Clinical Professor
Anesthesia and Perioperative Care
University of California, San Francisco
San Francisco, California
United States

Roderic G. Eckenhoff, MD
Austin Lamont Professor
Anesthesiology and Critical Care
University of Pennsylvania Perelman School of Medicine
Philadelphia, Pennsylvania
United States

David M. Eckmann, PhD, MD
Horatio C. Wood Professor of Anesthesiology and
  Critical Care
Professor of Bioengineering
University of Pennsylvania
Philadelphia, Pennsylvania
United States

Mark R. Edwards, BMedSci, BMBS, MRCP, FRCA
Consultant in Anaesthesia and Perioperative Medicine
Department of Anaesthesia
University Hospital Southampton NHS Foundation Trust
Honorary Senior Clinical Lecturer
University of Southampton
Southampton, United Kingdom

Matthias Eikermann, MD, PhD
Professor
Anaesthesia, Critical Care, and Pain Medicine
Beth Israel Deaconess Medical Center
Boston, Massachusetts
United States

Nabil M. Elkassabany, MD, MSCE
Associate Professor
Director; Sections of Orthopedic and Regional Anesthesiology
Department of Anesthesiology and Critical Care
University of Pennsylvania
Philadelphia, Pennsylvania
United States

Dan B. Ellis, MD
Assistant Division Chief, General Surgery Anesthesia
Department of Anesthesia, Critical Care and Pain Medicine
Massachusetts General Hospital
Boston, Massachusetts
United States

Kristin Engelhard, MD, PhD
Professor
Department of Anesthesiology
University Medical Center, Johannes Gutenberg-University
Mainz, Germany

Lars I. Eriksson, MD, PhD, FRCA
Professor and Academic Chair
Department of Physiology and Pharmacology
Section for Anaesthesiology and Intensive Care Medicine
Function Preoperative Medicine and Intensive Care
Karolinska Institutet and Karolinska University Hospital
Stockholm, Sweden

Lisbeth Evered, BSc, MBiostat, PhD
Associate Professor
Anaesthesia and Acute Pain Medicine
St Vincent's Hospital, Melbourne
Associate Professor
Anaesthesia, Perioperative and Pain Medicine Unit
University of Melbourne
Melbourne, Australia

Oleg V. Evgenov, MD, PhD
Clinical Associate Professor
Department of Anesthesiology, Perioperative Care, and
  Pain Medicine
New York University Langone Medical Center
New York University School of Medicine
New York, New York
United States

Malin Jonsson Fagerlund, MD, PhD
Associate Professor, Senior Consultant
Function Perioperative Medicine and Intensive Care
Karolinska University Hospital and Karolinska Institutet
Stockholm, Sweden

Zhuang T. Fang, MD, MSPH, FASA
Clinical Professor
Department of Anesthesiology and Perioperative Medicine
Associate Director, Jules Stein Operating Room
David Geffen School of Medicine at UCLA
Los Angeles, California

Marla B. Ferschl, MD
Associate Professor of Pediatric Anesthesia
Department of Anesthesia and Perioperative Care
University of California, San Francisco
San Francisco, California
United States

Emily Finlayson, MD, MSc, FACS
Professor of Surgery, Medicine, and Health Policy
University of California, San Francisco
San Francisco, California
United States

Michael Fitzsimons, MD
Director, Division of Cardiac Anesthesia
Department of Anesthesia, Critical Care and Pain Medicine
Massachusetts General Hospital
Associate Professor
Harvard Medical School
Boston, Massachusetts
United States

Lee A. Fleisher, MD
Robert D. Dripps Professor and Chair
Department of Anesthesiology and Critical Care
Professor of Medicine
Perelman School of Medicine
Senior Fellow, Leonard Davis Institute of Health Economics
University of Pennsylvania
Philadelphia, Pennsylvania
United States

Stuart A. Forman, MD, PhD
Professor of Anaesthesia
Anaesthesiology
Harvard Medical School
Anesthetist
Anesthesia Critical Care and Pain Medicine
Massachusetts General Hospital
Boston, Massachusetts
United States

Nicholas P. Franks, BSc, PhD
Professor
Life Sciences
Imperial College London
London, United Kingdom

Thomas Fuchs-Buder, MD, PhD
Professor
Anaesthesia and Critical Care
University Hospital Nancy/University of Lorraine
Head of the Department
OR Department
University Hospital
Nancy, France

Kazuhiko Fukuda, MD, PhD
Kyoto University Hospital
Department of Anesthesia
Kyoto University Hospital
Kyoto, Japan

David M. Gaba, MD
Associate Dean for Immersive and Simulation-based
　Learning
Professor of Anesthesiology, Perioperative and Pain Medicine
Stanford University School of Medicine
Stanford, California
Founder and Co-Director, Simulation Center
Anesthesia
VA Palo Alto Health Care System
Palo Alto, California
United States

Daniel Gainsburg, MD, MS
Professor
Anesthesiology, Perioperative and Pain Medicine
Professor, Urology
Icahn School of Medicine at Mount Sinai
New York, New York
United States

Samuel Michael Galvagno Jr., DO, PhD, MS
Associate Professor
Anesthesiology
University of Maryland/Shock Trauma Center
Baltimore, Maryland
United States

Sarah Gebauer, BA, MD
Anesthesiologist, Elk River Anesthesia Associates
Chair, Perioperative Service Line
Yampa Valley Medical Center
Steamboat Springs, Colorado
United States

Adrian W. Gelb, MBChB
Professor
Anesthesia and Perioperative Care
University of California, San Francisco
San Francisco, California
United States

Andrew T. Gray, MD, PhD
Professor of Clinical Anesthesia
Anesthesia and Perioperative Care
University of California, San Francisco
San Francisco, California
United States

William J. Greeley, MD, MBA
Professor
Anesthesiology and Critical Care Medicine
The Children's Hospital of Philadelphia
Philadelphia, Pennsylvania
United States

Thomas E. Grissom, MD
Associate Professor
Anesthesiology
University of Maryland School of Medicine
Baltimore, Maryland
United States

Michael P.W. Grocott, BSc, MBBS, MD, FRCA, FRCP, FFICM
Professor of Anaesthesia and Critical Care Medicine
Head, Integrative Physiology and Critical Illness Group
CES Lead, Critical Care Research Area
University of Southampton
Southampton, United Kingdom

Michael A. Gropper, MD, PhD
Professor and Chair
Department of Anesthesia and Perioperative Care
Professor of Physiology
Investigator, Cardiovascular Research Institute
University of California, San Francisco, School of Medicine
San Francisco, California
United States

Rachel A. Hadler, MD
Assistant Professor
Anesthesiology and Critical Care
University of Pennsylvania Perelman School of Medicine
Philadelphia, Pennsylvania
United States

Carin A. Hagberg, MD, FASA
Chief Academic Officer
Division Head, Anesthesiology, Critical Care, and Pain Medicine
Helen Shaffer Fly Distinguished Professor of Anesthesiology
Department of Anesthesiology and Perioperative Medicine
University of Texas MD Anderson Cancer Center
Houston, Texas
United States

Dusan Hanidziar, MD, PhD
Instructor in Anesthesia
Harvard Medical School
Department of Anesthesia, Critical Care and Pain Medicine
Massachusetts General Hospital
Boston, Massachusetts
United States

Göran Hedenstierna, MD, PhD
Senior Professor
Uppsala University, Medical Sciences
Clinical Physiology
Uppsala, Sweden

Eugenie S. Heitmiller, MD, FAAP
Joseph E. Robert, Jr. Professor and Chief
Anesthesiology, Pain and Perioperative Medicine
Children's National Medical Center
Professor of Anesthesiology and Pediatrics
Anesthesiology
George Washington University School of Medicine and Health Sciences
Washington, District of Columbia
United States

Hugh C. Hemmings, MD, PhD
Professor, Anesthesiology and Pharmacology
Weill Cornell Medicine
Attending Anesthesiologist
Anesthesiology
New York Presbyterian Hospital
Senior Associate Dean for Research
Weill Cornell Medicine
New York, New York
United States

Simon Andrew Hendel, MBBS (Hons), FANZCA, GDip Journalism
Specialist Anaesthetist
Anaesthesia and Perioperative Medicine
Trauma Consultant
Trauma Service and National Trauma Research Institute
The Alfred Hospital
Lecturer
Anaesthesia and Perioperative Medicine
Monash University
Retrieval Physician
Adult Retrieval Victoria
Ambulance Victoria
Melbourne, Victoria
Australia

Robert W. Hurley, MD, PhD, FASA
Professor
Department of Anesthesiology and Public Health Sciences
Wake Forest School of Medicine
Executive Director
Pain Shared Service Line
Wake Forest Baptist Health
Winston Salem, North Carolina
United States

Samuel A. Irefin, MD, FCCM
Associate Professor
Anesthesiology and Intensive Care Medicine
Cleveland Clinic
Cleveland, Ohio
United States

Yumiko Ishizawa, MD, MPH, PhD
Assistant Professor of Anaesthesia
Harvard Medical School
Assistant Anesthetist, Critical Care and Pain Medicine
Massachusetts General Hospital
Boston, Massachusetts
United States

Alexander I.R. Jackson, BMedSci (Hons), MBChB
NIHR Academic Clinical Fellow and Specialty Trainee
Anaesthesia and Critical Care Research Unit
University of Southampton
Southampton, United Kingdom

Yandong Jiang, MD, PhD
Professor
Anesthesiology
McGovern Medical School
University of Texas
Houston, Texas
United States

Daniel W. Johnson, MD
Associate Professor
Division Chief, Critical Care
Fellowship Director, Critical Care
Medical Director, Cardiovascular ICU
Department of Anesthesiology
University of Nebraska Medical Center
Omaha, Nebraska
United States

Ken B. Johnson, MD
Professor
Anesthesiology
University of Utah
Salt Lake City, Utah
United States

Rebecca L. Johnson, MD
Associate Professor of Anesthesiology
Department of Anesthesiology and Perioperative Medicine
Mayo Clinic
Rochester, Minnesota
United States

Edmund H. Jooste, MBChB
Associate Professor
Department of Anesthesiology
Duke University School of Medicine
Clinical Director
Pediatric Cardiac Anesthesiology
Duke Children's Hospital and Health Center
Durham, North Carolina
United States

David W. Kaczka, MD, PhD
Associate Professor
Anesthesia, Biomedical Engineering, and Radiology
University of Iowa
Iowa City, Iowa
United States

Cor J. Kalkman, MD, PhD
Professor
Division of Anesthesiology, Intensive Care, and Emergency
   Medicine
University Medical Center Utrecht
Utrecht, Netherlands

Brian P. Kavanagh, MB FRCPC†
Professor of Anesthesia, Physiology, and Medicine
Departments of Critical Care Medicine and Anesthesia
Hospital for Sick Children
University of Toronto
Toronto, Ontario
Canada

Jens Kessler, MD
Department of Anesthesiology
University Hospital Heidelberg
Heidelberg, Germany

Mary A. Keyes, MD
Clinical Professor
Department of Anesthesiology and Perioperative Medicine
David Geffen School of Medicine at UCLA
Director, Jules Stein Operating Room
University of California, Los Angeles
Los Angeles, California
United States

Sachin K. Kheterpal, MD, MBA
Associate Professor of Anesthesiology
Department of Anesthesiology
University of Michigan Medical School
Ann Arbor, Michigan
United States

Jesse Kiefer, MD
Assistant Professor
Anesthesiology and Critical Care
University of Pennsylvania
Philadelphia, Pennsylvania
United States

Todd J. Kilbaugh, MD
Associate Professor of Anesthesiology, Critical Care, and
   Pediatrics
Department of Anesthesiology and Critical Care Medicine
Children's Hospital of Philadelphia
University of Pennsylvania School of Medicine
Philadelphia, Pennsylvania
United States

Tae Kyun Kim, MD, PhD
Professor
Anesthesia and Pain Medicine
Pusan National University School of Medicine
Busan, Republic of Korea

Christoph H. Kindler, MD
Professor and Chairman
Department of Anesthesia and Perioperative Medicine
Kantonsspital Aarau
Aarau, Switzerland

---

†Deceased

John R. Klinck, MD
Consultant Anaesthetist
Division of Perioperative Care
Addenbrooke's Hospital
Cambridge, United Kingdom

Nerissa U. Ko, MD, MAS
Professor
Department of Neurology
University of California, San Francisco
San Francisco, California
United States

Michaela Kolbe, PD, Dr rer nat
Psychologist, Director
Simulation Center
University Hospital Zurich
Management, Technology, Economics
Faculty ETH Zurich
Zurich, Switzerland

Andreas Kopf, Dr med
Anesthesiology and Critical Care Medicine
Freie Universität Berlin - Charité Campus Benjamin
   Franklin
Professor
International Graduate Program Medical Neurosciences
Charité, Berlin
Germany

Sandra L. Kopp, MD
Professor of Anesthesiology
Department of Anesthesiology and Perioperative Medicine
Mayo Clinic
Rochester, Minnesota
United States

Megan L. Krajewski, MD
Instructor in Anaesthesia
Harvard Medical School
Department of Anesthesia, Critical Care and Pain Medicine
Beth Israel Deaconess Medical Center
Boston, Massachusetts
United States

Kate Kronish, MD
Anesthesiology and Perioperative Care
University of California, San Francisco
San Francisco, California
United States

Avinash B. Kumar, MD, FCCM, FCCP
Professor
Anesthesiology and Critical Care
Vanderbilt University Medical Center
Brentwood, Tennessee
United States

Alexander S. Kuo, MS, MD
Assistant Professor
Harvard Medical School
Assistant in Anesthesia
Massachusetts General Hospital
Boston, Massachusetts
United States

Yvonne Y. Lai, MD
Instructor in Anesthesia
Anesthesia, Critical Care and Pain Medicine
Massachusetts General Hospital
Boston, Massachusetts
United States

Arthur Lam, MD
Professor of Anesthesiology
University of California, San Diego
San Diego, California
United States

Benn Morrie Lancman, MBBS, MHumFac, FANZCA
Assistant Professor
Director of Trauma Anesthesia
Department of Anesthesia
University of California, San Francisco
San Francisco, California
United States

Meghan Brooks Lane-Fall, MD, MSHP
Assistant Professor
Anesthesiology and Critical Care
University of Pennsylvania Perelman School of Medicine
Co-Director
Center for Perioperative Outcomes Research and
   Transformation
University of Pennsylvania Perelman School of Medicine
Senior Fellow
Leonard Davis Institute of Health Economics
University of Pennsylvania
Philadelphia, Pennsylvania
United States

Brian P. Lemkuil, MD
Associate Clinical Professor of Anesthesiology
University of California, San Diego
San Diego, California
United States

Kate Leslie, MBBS, MD, MEpid, MHlthServMt, Hon DMedSci, FANZCA
Professor and Head of Research
Department of Anaesthesia and Pain Management
Royal Melbourne Hospital
Melbourne, Australia

Jason M. Lewis, MD
Assistant Division Chief, Orthopedic Anesthesia Division
Anesthesia, Critical Care, and Pain Medicine
Massachusetts General Hospital
Boston, Massachusetts
United States

Yafen Liang, MD, PhD
Visiting Associate Professor
Cardiovascular Anesthesiology
Director of Advanced Heart Failure Anesthesiology
McGovern Medical School
University of Texas
Houston, Texas
United States

Elaine Chiewlin Liew, MD, FRCA
Assistant Clinical Professor
Department of Anesthesiology and Perioperative Medicine
David Geffen School of Medicine at UCLA
Los Angeles, California
United States

Michael S. Lipnick, MD
Assistant Professor
Anesthesia and Perioperative Care
University of California, San Francisco
San Francisco, California
United States

Philipp Lirk, MD, PhD
Attending Anesthesiologist
Department of Anesthesiology, Perioperative and Pain
    Medicine
Brigham and Women's Hospital
Associate Professor
Harvard Medical School
Boston, Massachusetts
United States

Steven J. Lisco, MD
Chairman
Newland Professor of Anesthesiology
Department of Anesthesiology
University of Nebraska Medical Center
Omaha, Nebraska
United States

Kathleen D. Liu, MD, PhD, MAS
Professor
Departments of Medicine and Anesthesia
University of California, San Francisco
San Francisco, California
United States

Linda L. Liu, MD
Professor
Department of Anesthesia and Perioperative Care
University of California, San Francisco
San Francisco, California
United States

Per-Anne Lönnqvist, MD, FRCA, DEAA, PhD
Professor
Department of Physiology and Pharmacology
Karolinska Institutet
Senior Consultant
Pediatrics Anesthesia and Intensive Care
Karolinska University Hospital
Stockholm, Sweden

Alan J.R. Macfarlane, BSc (Hons), MBChB, MRCP, FRCA, EDRA
Consultant Anaesthetist
Department of Anaesthesia
Glasgow Royal Infirmary
Honorary Clinical Associate Professor
Anaesthesia, Critical Care and Pain Medicine
University of Glasgow
Glasgow, United Kingdom

Kelly Machovec, MD, MPH
Assistant Professor
Department of Anesthesiology
Duke University Hospital
Durham, North Carolina
United States

Aman Mahajan, MD, PhD
Peter and Eva Safar Professor and Chair
University of Pittsburgh School of Medicine
Pittsburgh, Pennsylvania
United States

Michael Mahla, MD
Professor and Chair
Anesthesiology
Sidney Kimmel Medical College of Thomas Jefferson
    University
Philadelphia, Pennsylvania
United States

Feroze Mahmood, MD
Professor of Anaesthesia
Harvard Medical School
Department of Anesthesia, Critical Care and Pain Medicine
Beth Israel Deaconess Medical Center
Boston, Massachusetts
United States

Anuj Malhotra, MD
Assistant Professor
Associate Program Director, Pain Medicine
Department of Anesthesiology, Perioperative, and Pain
    Medicine
Icahn School of Medicine at Mount Sinai
New York, New York
United States

Gaurav Malhotra, MD
Assistant Professor
Anesthesiology and Critical Care
Perelman School of Medicine
Philadelphia, Pennsylvania
United States

Vinod Malhotra, MD
Professor and Vice Chair, Clinical Affairs
Anesthesiology
Professor of Anesthesiology in Clinical Urology
Weill Cornell Medicine
Clinical Director of Operating Rooms
Medical Director
David H. Koch Ambulatory Care Center
Weill Cornell Medicine-New York Presbyterian Hospital
New York, New York
United States

Jianren Mao, MD, PhD
Richard J. Kitz Professor of Anesthesia Research
Anesthesia, Critical Care, and Pain Medicine
Massachusetts General Hospital, Harvard Medical School
Harvard University
Boston, Massachusetts
United States

Jonathan Mark, MD
Professor of Anesthesiology
Assistant Professor in Medicine
Duke University School of Medicine
Durham, North Carolina
United States

Laurie O. Mark, MD
Assistant Professor of Anesthesiology
Department of Anesthesiology
Rush University Medical Center
Chicago, Illinois
United States

J.A. Jeevendra Martyn, MD, FRCA, FCCM
Professor of Anesthesiology
Director, Clinical & Biochemical Pharmacology Laboratory
Department of Anesthesia, Critical Care and Pain Medicine
Massachusetts General Hospital
Anesthetist-in-Chief at the Shriners Hospital for Children
Professor of Anaesthesia
Harvard Medical School
Boston, Massachusetts
United States

George A. Mashour, MD, PhD
Bert N. La Du Professor of Anesthesiology
Director, Center for Consciousness Science
Department of Anesthesiology
University of Michigan
Ann Arbor, Michigan
United States

John J. McAuliffe III, MD, CM, MBA
Professor of Clinical Anesthesiology
Department of Anesthesiology
Cincinnati Children's Hospital Medical Center
University of Cincinnati College of Medicine
Cincinnati, Ohio
United States

Claude Meistelman, MD
Professor and Chair
Anesthesiology and Intensive Care Medicine
CHU de Nancy Brabois
Université de Lorraine
Vandoeuvre, Lorraine
France

Marcos F. Vidal Melo, MD, PhD
Professor of Anaesthesia
Department of Anesthesia, Critical Care and Pain Medicine
Massachusetts General Hospital
Boston, Massachusetts
United States

Marilyn Michelow, MD
Assistant Clinical Professor
Department of Anesthesia and Perioperative Care
University of California, San Francisco
Staff Physician, Anesthesia
San Francisco VA Medical Center
San Francisco, California
United States

Ronald D. Miller, MD
Professor Emeritus of Anesthesia and Perioperative Care
Department of Anesthesia and Perioperative Care
University of California, San Francisco, School of Medicine
San Francisco, California
United States

Richard E. Moon, MD, FACP, FCCP, FRCPC
Professor of Anesthesiology
Professor of Medicine
Medical Director
Center for Hyperbaric Medicine and Environmental
    Physiology
Duke University Medical Center
Durham, North Carolina
United States

William P. Mulvoy III, MD, MBA
Major, U.S. Army Medical Corps
Assistant Professor
Division of Critical Care and Division of Cardiovascular
    Anesthesiology
Department of Anesthesiology
University of Nebraska Medical Center
Omaha, Nebraska
United States

Glenn Murphy, MD
Director, Cardiac Anesthesia and Clinical Research
Anesthesiology
NorthShore University Health System
Evanston, Illinois
Clinical Professor
Anesthesiology
University of Chicago Pritzker School of Medicine
Chicago, Illinois
United States

Monty Mythen, MBBS, FRCA, MD, FFICM
Smiths Medical Professor of Anaesthesia and Critical Care
Centre for Anaesthesia
University College London
London, United Kingdom

Jacques Prince Neelankavil, MD
Associate Professor
Department of Anesthesiology
University of California, Los Angeles
Los Angeles, California
United States

Patrick Neligan, MA, MB, FCARCSI
Professor
Department of Anaesthesia and Intensive Care
Galway University Hospitals and National University of
    Ireland
Galway, Ireland

Mark D. Neuman, MD, MSc
Associate Professor
Anesthesiology and Critical Care
University of Pennsylvania Perelman School of Medicine
Philadelphia, Pennsylvania
United States

Dolores B. Njoku, MD
Associate Professor
Anesthesiology and Critical Care Medicine, Pediatrics and
    Pathology
Johns Hopkins University
Baltimore, Maryland
United States

Ala Nozari, MD, PhD
Associate Professor of Anaesthesia
Harvard Medical School
Director of Neuroanesthesia and Neurocritical Care
Beth Israel Deaconess Medical Center
Boston, Massachusetts
United States

Shinju Obara, MD
Associate Professor
Surgical Operation Department
Department of Anesthesiology
Fukushima Medical University Hospital
Fukushima, Japan

Stephanie Maria Oberfrank, MD, Dr med, MBA
Marienhospital Stuttgart
Academic Teaching Hospital of the University of
    Tübingen, Germany
Department of Anesthesia, Intensive Care and Pain
    Medicine
Stuttgart, Germany
InPASS GmbH
Institute for Patient Safety and Simulation Team Training
Reutlingen, Germany

Anup Pamnani, MD
Assistant Professor of Anesthesiology
Department of Anesthesiology
Weill Cornell Medicine
New York, New York
United States

Anil K. Panigrahi, MD, PhD
Clinical Assistant Professor
Department of Anesthesiology, Perioperative and Pain
    Medicine
Department of Pathology, Division of Transfusion Medicine
Stanford University School of Medicine
Stanford, California
United States

Anil Patel, MBBS, FRCA
Anaesthesia and Perioperative Medicine
Royal National Throat, Nose and Ear Hospital
University College Hospital
London, United Kingdom

Piyush M. Patel, MD
Professor of Anesthesiology
University of California, San Diego
San Diego, California
Staff Anesthesiologist
VA San Diego Healthcare System
La Jolla, California
United States

Robert A. Pearce, MD, PhD
Professor
Anesthesiology
University of Wisconsin-Madison
Madison, Wisconsin
United States

Rupert M. Pearse, MBBS, BSc, MD(Res), FRCA, FFICM
Professor of Intensive Care Medicine
Queen Mary University
Adult Critical Care Unit
Royal London Hospital
London, United Kingdom

Misha Perouansky, MD
Professor
Anesthesiology and Perioperative Care
University of Wisconsin SMPH
Madison, Wisconsin
United States

Isaac Ness Pessah, MS, PhD
Professor and Chair
Molecular Biosciences
School of Veterinary Medicine
University of California, Davis
Davis, California
United States

Beverly K. Philip, MD
Founding Director, Day Surgery Unit
Department of Anesthesiology, Perioperative and Pain
    Medicine
Brigham and Women's Hospital
Professor of Anesthesia
Harvard Medical School
President
International Association for Ambulatory Surgery
Boston, Massachusetts
United States

Richard M. Pino, MD, PhD, FCCM
Associate Anesthetist
Department of Anesthesia, Critical Care and Pain Medicine
Massachusetts General Hospital
Associate Professor
Anesthesia
Harvard Medical School
Boston, Massachusetts
United States

Kane O. Pryor, MD
Vice Chair for Academic Affairs
Associate Professor of Clinical Anesthesiology
Associate Professor of Clinical Anesthesiology in
    Psychiatry
Weill Cornell Medicine
New York, New York
United States

Patrick L. Purdon, PhD
Associate Professor of Anaesthesia
Harvard Medical School
Nathaniel M. Sims Endowed Chair in Anesthesia
    Innovation and Bioengineering
Department of Anesthesia, Critical Care and Pain Medicine
Massachusetts General Hospital
Boston, Massachusetts
United States

Marcus Rall, MD, Dr med
CEO and Founder, InPASS GmbH
Institute for Patient Safety and Simulation Team Training
Prehospital Emergency Physician
Academic Teach Hospital
Founding President, DGSiM
German Society for Simulation in Healthcare
Reutlingen, Germany

James G. Ramsay, MD
Professor of Anesthesiology
Department of Anesthesia and Perioperative Care
University of California, San Francisco
San Francisco, California
United States

Marije Reekers, MD, PhD, MSc
Associate Professor
Anesthesiology
Leiden University Medical Center
Leiden, Netherlands

Michael F. Roizen, MD
Chair, Wellness Institute
Cleveland Clinic
Professor, Anesthesiology
Cleveland Clinic Learner College of Medicine
Cleveland, Ohio
United States

Mark D. Rollins, MD, PhD
Professor
Anesthesiology
University of Utah
Salt Lake City, Utah
United States

Stanley H. Rosenbaum, MA, MD
Professor of Anesthesiology, Internal Medicine, and
    Surgery
Department of Anesthesiology
Yale University School of Medicine
New Haven, Connecticut
United States

Patrick Ross, MD
Associate Professor of Anesthesiology and Critical Care
    Medicine
Children's Hospital of Los Angeles
University of Southern California School of Medicine
Los Angeles, California,
United States

Steven Roth, BA, MD
Michael Reese Endowed Professor of Anesthesiology
Professor, Ophthalmology and Visual Science
Professor Emeritus, Anesthesia and Critical Care
University of Chicago
Vice Head for Research and Faculty Development
Anesthesiology
University of Illinois College of Medicine
Chicago, Illinois
United States

Sten Rubertsson, MD, PhD
Professor
Department of Anesthesiology and Intensive Care
    Medicine
Uppsala University
Uppsala, Sweden

A. Sassan Sabouri, MD
Assistant Professor of Anesthesiology
Department of Anesthesia, Critical Care and Pain Medicine
Massachusetts General Hospital
Boston, Massachusetts
United States

Muhammad F. Sarwar, MD
Associate Professor of Anesthesiology
Director, Division of Cardiac Anesthesia
Department of Anesthesiology
SUNY Upstate Medical University
Syracuse, New York
United States

Becky Schroeder, MD, MMCi
Associate Professor
Anesthesiology
Duke University
Durham, North Carolina
United States

Mark Schumacher, MD, PhD
Professor and Chief
Division of Pain Medicine
Department of Anesthesia and Perioperative Care
University of California, San Francisco
San Francisco, California
United States

Bruce E. Searles, MS, CCP
Associate Professor and Department Chair
Department of Cardiovascular Perfusion
SUNY Upstate Medical University
Syracuse, New York
United States

Christoph N. Seubert, MD, PhD, DABNM
Professor of Anesthesiology
Anesthesiology
Chief, Division of Neuroanesthesia
Anesthesiology
University of Florida College of Medicine
Gainesville, Florida
United States

Steven L. Shafer, MD
Professor of Anesthesiology
Perioperative and Pain Medicine
Stanford University Medical Center
Stanford, California
United States

Ann Cai Shah, MD
Assistant Clinical Professor
Anesthesia and Perioperative Care
Division of Pain Medicine
University of California, San Francisco
San Francisco, California
United States

Nirav J. Shah, MD
Assistant Professor of Anesthesiology
Department of Anesthesiology
University of Michigan Medical School
Ann Arbor, Michigan
United States

Ahmed Shalabi, MBBCH, MSC
Associate Professor
Anesthesia and Perioperative Care
University of California, San Francisco
San Francisco, California
United States

Emily E. Sharpe, MD
Assistant Professor of Anesthesiology
Department of Anesthesiology and Perioperative Medicine
Mayo Clinic College of Medicine
Rochester, Minnesota
United States

Kenneth Shelton, MD
Assistant Professor of Anesthesiology
Medical Co-Director of the Heart Center ICU
Lead Intensivist of the Heart Center ICU
Director of Perioperative Echocardiography/Ultrasonography
Department of Anesthesia, Critical Care and Pain Medicine
Massachusetts General Hospital
Boston, Massachusetts
United States

Shiqian Shen, MD
Assistant Professor
Department of Anesthesia, Critical Care and Pain Medicine
Massachusetts General Hospital
Boston, Massachusetts
United States

Linda Shore-Lesserson, MD, FAHA, FASE
Professor of Anesthesiology
Zucker School of Medicine at Hofstra Northwell
Vice Chair for Academic Affairs
Director, Cardiovascular Anesthesiology
Northwell Health System, Northshore
Manhasset, New York
United States

Elske Sitsen, MD
Anesthesiology
Leiden University Medical Center
Leiden, Netherlands

Folke Sjöberg, MD, PhD
Professor, Consultant, and Director
The Burn Center
Department of Hand and Plastic Surgery and Intensive Care
Linköping University Hospital
Co-Chair, Division of Research
Department of Clinical and Experimental Medicine
Linköping University
Linköping, Sweden

Mark A. Skues, B Med Sci (Hons), BM, BS, FRCA
Editor-in-Chief
Ambulatory Surgery
Chester, United Kingdom
Chairman
Scientific Subcommittee Ambulatory Anaesthesia
European Society of Anaesthesiology
Belgium

Peter Slinger, MD, FRCPC
Professor
Anesthesia
University of Toronto
Toronto, Ontario
Canada

Ian Smith, FRCA, MD
Retired Senior Lecturer in Anaesthesia
Directorate of Anaesthesia
University Hospital of North Staffordshire
Stoke-on-Trent, United Kingdom

Ken Solt, MD
Associate Professor of Anaesthesia
Harvard Medical School
Department of Anesthesia, Critical Care and Pain Medicine
Massachusetts General Hospital
Boston, Massachusetts
United States

Abraham Sonny, MD
Assistant Anesthetist
Department of Anesthesia, Critical Care and Pain Medicine
Massachusetts General Hospital
Assistant Professor
Anesthesia
Harvard Medical School
Boston, Massachusetts
United States

Randolph H. Steadman, MD, MS
Professor and Vice Chair
Department of Anesthesiology and Perioperative Medicine
David Geffen School of Medicine at UCLA
University of California, Los Angeles
Los Angeles, California
United States

Christoph Stein, Prof, Dr med
Professor and Chair
Anesthesiology and Critical Care Medicine
Freie Universität Berlin - Charité Campus Benjamin Franklin
Professor
International Graduate Program Medical Neurosciences
Charité, Berlin
Germany

Marc P. Steurer, MD, MHA, DESA
Professor of Anesthesia and Perioperative Care
University of California, San Francisco
President, Trauma Anesthesiology Society
Vice-Chair
Committee on Trauma and Emergency Preparedness
American Society of Anesthesiologists
Associate Chair for Finance
UCSF Department of Anesthesia and Perioperative Care
Associate Chief
Department of Anesthesia
Zuckerberg San Francisco General Hospital and Trauma Center
San Francisco, California
United States

Marc E. Stone, MD
Professor of Anesthesiology
Program Director, Fellowship in Cardiothoracic Anesthesiology
Icahn School of Medicine at Mount Sinai
New York, New York
United States

Michel MRF Struys, MD, PhD
Professor and Chair, Department of Anesthesia
University of Groningen and University Medical Center Groningen
Groningen, Netherlands
Professor, Department of Anesthesia
Ghent University
Ghent, Belgium

Lena S. Sun, MD
E.M. Papper Professor of Pediatric Anesthesiology
Anesthesiology and Pediatrics
Columbia University Medical Center
New York, New York
United States

Santhanam Suresh, MD, FAAP
Professor and Chair, Pediatric Anesthesiology
Ann and Robert H Lurie Children's Hospital of Chicago
Arthur C. King Professor in Anesthesiology
Northwestern Feinberg School of Medicine
Chicago, Illinois
United States

John H. Turnbull, MD
Associate Professor
Anesthesia and Perioperative Care
University of California, San Francisco
San Francisco, California
United States

Gail A. Van Norman, MD
Professor
Anesthesiology and Pain Medicine
University of Washington
Adjunct Professor
Bioethics
University of Washington
Seattle, Washington
United States

Anna Mary Varughese, MD, FRCA, MPH
Director, Perioperative Quality and Safety
Associate Chief Quality Officer
Johns Hopkins All Children's Hospital
St. Petersburg, Florida
Associate Professor (PAR)
Anesthesiology
Johns Hopkins University School of Medicine
Baltimore, Maryland
United States

Rafael Vazquez, MD
Assistant Professor of Anesthesia
Harvard Medical School
Director of Anesthesia for Interventional Radiology
Department of Anesthesia, Critical Care and Pain Medicine
Massachusetts General Hospital
Boston, Massachusetts
United States

Laszlo Vutskits, MD, PhD
Head of Pediatric Anesthesia
Department of Anesthesiology
Clinical Pharmacology, Intensive Care, and Emergency
    Medicine
University Hospitals of Geneva
Geneva, Switzerland

Jaap Vuyk, MD, PhD
Associate Professor in Anesthesia
Vice-Chair, Anesthesiology
Leiden University Medical Center
Leiden, Netherlands

Stephen D. Weston, MD
Assistant Clinical Professor
Anesthesia and Perioperative Care
University of California, San Francisco
San Francisco, California
United States

Elizabeth L. Whitlock, MD, MSc
Assistant Professor
Department of Anesthesia and Perioperative Care
University of California, San Francisco
San Francisco, California
United States

Jeanine P. Wiener-Kronish, MD
Henry Isaiah Dorr Professor of Research and Teaching in
    Anaesthetics and Anaesthesia
Department of Anesthesia, Critical Care and Pain Medicine
Harvard Medical School
Anesthetist-in-Chief
Massachusetts General Hospital
Boston, Massachusetts
United States

Duminda N. Wijeysundera, MD, PhD, FRCPC
Associate Professor
Department of Anesthesia; and Institute of Health Policy,
    Management, and Evaluation
University of Toronto
Staff Physician
Department of Anesthesia
St. Michael's Hospital
Scientist
Li Ka Shing Knowledge Institute of St. Michael's Hospital
Toronto, Ontario
Canada

Christopher L. Wray, MD
Associate Professor
Department of Anesthesiology and Perioperative Medicine
University of California Los Angeles
Los Angeles, California
United States

Christopher L. Wu, MD
Clinical Professor of Anesthesiology
Department of Anesthesiology
The Hospital for Special Surgery/Cornell
New York, New York
United States

Victor W. Xia, MD
Clinical Professor
Department of Anesthesiology and Perioperative
    Medicine
David Geffen School of Medicine at UCLA
University of California, Los Angeles
Los Angeles, California
United States

Sebastian Zaremba, MD
Vice Head of Sleep Disorders Program
Department of Neurology
Rheinische Friedrich-Wilhelms University
Bonn, Germany

Jie Zhou, MD, MS, MBA
Assistant Professor of Anaesthesia
Department of Anesthesiology, Perioperative and Pain
    Medicine
Brigham and Women's Hospital
Harvard Medical School
Boston, Massachusetts
United States

Maurice S. Zwass, MD
Professor of Anesthesia and Pediatrics
Chief Pediatric Anesthesia
Department of Anesthesia
University of California, San Francisco
San Francisco, California
United States

译者前言

《米勒麻醉学》一直被誉为世界麻醉学领域公认的最经典、最权威的学术专著，由著名麻醉学家罗纳德·米勒（Ronald D. Miller）教授主编。自1981年首次出版以来，历经近40年发展，该书已更新至第9版。《米勒麻醉学》（第9版）由包括加州大学旧金山分校麻醉与围术期管理学科主任迈克尔·格鲁珀（Michael A. Gropper）教授为总主编，5位麻醉学国际最知名专家为共同主编，12位国际麻醉学专家为副主编在内的共223位国际麻醉界著名学者作为编者共同编写而成。

在麻醉学波澜壮阔的发展历程中，其临床范畴不断外延，学术内涵不断深入，现如今正迈步走向围术期医学。麻醉学理论及技术的完善与更新对患者围术期的医疗安全与质量保障显得尤为重要。麻醉学科作为医院发展的重要学科，其学科建设及实力对于医院综合实力的提升至关重要。近三年来，国家层面先后发布了一系列加强和完善麻醉学科发展的指导性文件，包括国卫办医函〔2017〕1191号、国卫医发〔2018〕21号、国卫办医函〔2019〕884号以及国办发〔2020〕34号等。这些重要文件为我国麻醉学科将来若干年的发展指明了方向，切实落实这些文件的精神是当务之急。加强麻醉学科的建设，除优化麻醉从业人员配比和改善科室硬件设施外，更重要的是加强麻醉从业人员的教育与培养。人才的培养离不开知识的教育，《米勒麻醉学》作为麻醉学领域最经典、最权威的著作，其内容涵盖麻醉学基础及临床各个专科和亚专科，对提升麻醉从业人员应对围术期突发事件的处理能力以及针对危重患者的临床救治能力具有重要的指导作用。因此，翻译并出版《米勒麻醉学》对我国麻醉学的发展与进步具有深远的意义。2005年，在曾因明教授的大力倡议、具体主持与指导下，我们组织翻译并于2006年出版《米勒麻醉学》（第6版）的中文版，并于2011年和2016年分别翻译出版了第7版和第8版；如今我们在《米勒麻醉学》（第9版）英文版出版的当年即高效地组织完成了该中文版的翻译审校工作。

《米勒麻醉学》（第9版）从历史和国际视角阐述了基础科学与临床实践的所有内容，总结了有关麻醉学的科学、技术和临床问题的最新信息。全书经过全面修订和内容更新，分为8个部分共90章，其中新增4个全新章节：极端环境下的临床治疗：高压、沉浸、溺水、低温和高热；手术和麻醉引起的认知功能障碍和其他远期并发症；临床研究；解读医学文献。该书的新任作者以全新的视角将多个主题归纳为单个章节，从而使专著更具可读性和实用性。此外，与以往版本不同的是，本书除了涵盖现代麻醉药物、麻醉实践与患者安全指南、新技术、患者管理的详细说明以及儿科患者的麻醉特殊管理之外，另附有1500余张插图以增强视觉清晰度。新增的临床研究和解读医学文献两个章节对我国麻醉学相关从业人员的临床和科研具有重要的指导意义。

总有一些年份，注定会在历史的时间坐标上镌刻下特殊的印记。2020年是不平凡的一年。在这一年里，我们举国上下齐心抗疫。在抗疫队伍里，麻醉科医师无处不在，凭借专业优势参与危重患者的气管插管、深静脉穿刺、主要脏器功能的维护、监测与管理等，赢得了各级领导的肯定和社会的尊重与认可。在繁忙而紧张的常态化抗疫期间，《米勒麻醉学》（第9版）的翻译和审校工作在全国诸多高等医学院校和各大医院的麻醉学专家与学者（包括154位译者与130位审校者）的共同努力下得以圆满地完成。在此，我们对所有译者与审校者的辛勤付出表示衷心的感谢并致以崇高敬意，特别要感谢翻译专家委员会专家与助理的努力和奉献，感谢北京大学医学出版社王智敏编审等对全书编辑工作的付出，感谢主译助理卞金俊教授、包睿教授、易杰教授、郭悦平教授在翻译、审校与协调工作中付出的巨大辛劳，感谢海军军医大学长海医院麻醉学部团队对清样的严谨审校与校对工作，最后感谢长期以来一直关心支持《米勒麻醉学》翻译审校与出版的广大读者以及为本书顺利出版而献力献策、默默奉献的所有参与者。

我们衷心希望我国的麻醉从业人员，尤其是年轻的麻醉科医护人员，能够通过学习《米勒麻醉学》（第9版），针对临床问题反复思考和实践，提升临床应对能力及科研创新能力，为我国麻醉医学事业不断进步与发展而贡献才智，在改善患者围术期结局中逐渐发挥领导性作用。

邓小明　黄宇光　李文志

2020年12月

原著前言

几乎没有教科书如同《米勒麻醉学》（*Miller's Anesthesia*）一样被公认为是一个医学专业的最权威专著。1981 年首次出版以来，该书在麻醉学专业领域的影响力日益广泛，是一部深入了解麻醉实践的国际性专著。本书第 9 版标志着一个转变。该书是加州大学旧金山分校（UCSF）麻醉系主任罗纳德·米勒（Ronald Miller）博士所创立，其第 1 版到第 8 版均是由他任主编以及由国际上享有盛誉的副主编们联合编撰。而到第 9 版时，米勒博士认识到必须投入很多的时间以保持本书的卓越，所以他开始着手本书的移交。本书新任总主编是 Michael A. Gropper 博士，现任 UCSF 麻醉与围术期管理学科主任，罗纳德·米勒曾在此职位上任职 25 年有余。原来的副主编在这一版成为了共同主编，以表彰他们对本书的独特贡献。这些国际知名的专家和学术领军者们确保了第 9 版将一如既往地保持高质量水准。William Young 博士是前几版的杰出副主编，在第 8 版出版之前辞世；来自澳大利亚的顶级麻醉临床科学家 Kate Leslie 博士加入了主编队伍。其他的共同主编包括麻省总医院麻醉科主任、哈佛医学院麻醉学教授 Jeanine P. Wiener-Kronish 博士，斯德哥尔摩卡罗林斯卡大学医院学术主任、教授 Lars I. Eriksson 博士，UCSF 副校长、麻醉学教授 Neal H. Cohen 博士，宾夕法尼亚大学麻醉与重症医学科主任、教授 Lee A. Fleisher 博士。

《米勒麻醉学》第 9 版代表了该书演变的下一个阶段，我们做了大量的修改，努力使本书具有时代相关性与代表性。随着本书内容的不断增加，我们共同努力，以确保采用统筹协调的方法并专注于与麻醉学当前实践相关的主题。修订内容包括将几章内容进行整合，第 8 版包含 112 章，而第 9 版为 90 章。章数的减少并不表示代表当前麻醉实践范围的主题缩减。例如，我们删除了一些内容冗余或者内容在其他章易于找到的章节。整合了某些章节以更好地集中讨论特定的主题（如围术期和麻醉神经毒性与先前有关儿科麻醉与认知的章节合并在一起）。增加了两章全新的精彩内容，旨在提高临床医师和研究人员解读医学文献的能力，其中一章为"临床研究"，由 Kate Leslie、Cor J. Kalkman 和 Duminda N. Wijeysundera 编撰，另外一章是"解读医学文献"，作者是 Elizabeth L. Whitlock 和 Catherine L. Chen。

归根结底，这本书的成功在于其选题的广度和深度对全球麻醉科学与实践具有重要意义。我们齐心协力，同时具有国际视野——其中有些章节完全由国际作者撰写，另有一些章节则与美国作者共同合作编写。该理念在第 2 章"全球范围的麻醉与镇痛"中得到了充分体现，该章节汇集了来自全球的 20 位作者，对麻醉学专业在各种条件下的实践提供了敏锐的见解。

最后，我们主编向所有的作者和副主编们表示感谢，并感谢在第 9 版更新之前各版本中各章节的作者。我们也感谢出版商 Elsevier，以及 Ann Anderson、Sarah Barth 和 Cindy Thoms 提供的专业性指导。我们还要感谢 Tula Gourdin 一直为本版和以前版本所做的工作，他为主编、编者与出版商提供了周到的编辑与协调方面的交流工作；感谢 Morgen Ahearn 给予我们非常宝贵的编辑和设计。我们希望您会发现这本权威的教科书对实践中的麻醉科医师以及正开始从事麻醉学专业的受训人员具有重要的价值。

（王卿宇 译 邓小明 审校）

目 录

第 1 部分

绪　论

1 现代麻醉实践领域

KATE LESLIE, LARS I. ERIKSSON, JEANINE P. WIENER-KRONISH, NEAL H. COHEN, LEE A. FLEISHER, MICHAEL A. GROPPER

贾丽洁 译 徐子锋 曾因明 邓小明 审校

要点

- 现代麻醉实践领域包括术前评估和准备，术中管理，包括急性疼痛管理的术后管理，重症监测、复苏与救助，慢性疼痛管理和姑息医疗。麻醉在医疗服务中起着关键作用，对公共健康和疾病负担具有重要影响。

- 推动全球和国家变革的因素包括不断变化的患者人群、医疗地点、劳动力、费用、质量与安全措施、研究能力以及数据可用性。这些推动因素对麻醉实践的医疗服务实施、评估与组织以及麻醉科医师的教育与培训具有重大影响。

- 接受围术期和产科诊疗的患者数量持续增加。越来越多极端年龄患者需要麻醉服务。其中许多患者为老年患者以及伴有严重合并症，包括肥胖和阿片类药物滥用的患者。这对于医疗服务的实施以及医疗体系的问题具有重要影响。

- 麻醉服务正从传统的手术室扩展到其他诊疗区域、日间手术区域、诊所以及患者家中。随着麻醉服务领域的扩大，麻醉科医师必须集中精力保障这些不同区域的医疗安全与质量。

- 必须通过改善麻醉科医师和麻醉科其他从业人员的数量、更好地应用技术以及通过健康促进和疾病预防策略限制医疗需求，来解决全球性和区域性高质量麻醉服务可及性的短缺问题。

- 全球医疗费用持续上涨，然而增加的费用并没有有效地改善医疗结局。正在实施越来越多的医疗政策举措，包括卫生保健筹资和支付系统的替代方案，以激励高效的麻醉医疗团队。

- 麻醉学是最早致力于提高患者医疗安全的医学专业之一。随着麻醉更加安全，人们越来越重视麻醉质量改进，这是通过系统性改变与评估来改善患者体验与医疗结局的过程。

- 基础研究、转化研究、临床研究以及研究成果的落实对持续改进患者结局至关重要。利用电子健康记录和新颖分析技术生成的大数据支持了优化医疗的机会。这些变化为麻醉科医师与基础科学家和转化科学家的合作创造了新机会，以更好地掌握目前医疗实践，并确定提供医疗服务的更好方法。为支持这些研究项目提供资源仍是一个挑战。

- 现代麻醉实践领域不断扩大与变化。21世纪发生的医疗卫生变革为麻醉科医师在临床实践与卫生政策中扮演更广泛的角色创造了机会，也为下一代麻醉科医师提供了令人兴奋的发展机遇。

引言

麻醉是世界范围内整个医学实践的基础。每年有数以亿计的患者接受麻醉服务，包括各种各样的内科、外科和产科操作。除了为手术患者直接提供麻醉，麻醉实践领域已从传统的手术室扩展到术前原有临床疾病的评估与处理（见第31章），包括急性疼痛管理的术后管理（见第81章），重症监护、复苏与救助（见第 67 章）、慢性疼痛管理（见第 51 章）以及姑息医疗服务（见第 52 章）。因此，麻醉在健康服务系统中起到必不可少的作用（见第 3 章），并且对全球健康与疾病负担产生重大影响（见第 2 章）。《米勒麻醉学》希望能够涵盖当前麻醉实践的所有领域：从基本原理到各亚专业高级领域。

每一版《米勒麻醉学》开始均会评价上一版以来出现的新诊疗技术以及日益复杂的患者的麻醉与围术期管理，尤其是极端年龄患者。每一版《米勒麻醉学》也描述了有助于患者医疗的麻醉学进展，包括引起疾病与损害过程的最新认识、当前日趋成熟的药物与技术资源，以及旨在提高医疗卫生安全与质量的系统改进。第 9 版《米勒麻醉学》也不例外：收录了麻醉与外科医疗方面近十年非常显著的进展，特别对于接受临床复杂诊疗的患者。

如果没有麻醉科医师对领导、教学与研究的奉献，这些进展都不可能实现。他们的奉献体现在本书的每个章节，从提高对麻醉机制和调节器官功能与导致器官衰竭的过程的认识，以及新的技术、药物和医疗与教育系统，到提高患者及其家属在医疗与临终问题决策中所起关键作用的理解和认可。

麻醉学未来充满了机遇与挑战。全球和国家力量将推动多专业和多学科团队开展循证的、低成本高效益的围术期与产科医疗服务。集成的电子医疗病历、大型数据库和医疗结果与结局注册将支持这些变革。麻醉服务已经越来越多地从手术室扩展至术前门诊、疾病的诊断与治疗，并延伸到麻醉后监护病房，甚至患者家中。与其他医学学科专业一样，麻醉科医师已采用远程医疗方法来扩展对患者的医疗服务，并与同事沟通，而不仅仅是面对面的交流。麻醉技术的进步已经并将继续促进微创诊疗技术的发展以及麻醉实施与监测系统的改进。因此，常伴有相关合并疾病的重症与受伤患者以及极端年龄患者，现在可以得到以前无法获得的救治机会。医疗也正变得更个性化，这很大程度上是由于基因检测技术的开展以及根据患者疾病严重程度及其对特殊治疗方案的反应概率以更好地了解每例患者的独特需求。一定程度上由于这些医疗服务的改进，对老龄患者应用日益复杂的治疗方法所带来的医疗费用问题是所有国家都面临的挑战。这些动因可能对围术期医疗的范围产生重大影响，特别是一般医疗服务与麻醉服务。因此，麻醉科医师必须参与医疗资源分配和需要高质量证据指导实践的医疗政策制定。某些动因将在本章中详细讨论。

改变临床实践的动因（图 1.1）

患者人群的变化

每年手术量巨大并逐年增长，2012 年全球手术量超过 3 亿[1]，该数据可能低估了需要麻醉服务的患者总量，这很大程度上是由于目前大量的麻醉服务是在传统的手术室环境以外。旨在实现全民健康覆盖，并提供安全、可负担的手术与麻醉服务的全球倡议，使未来几十年需要麻醉服务的患者数量将进一步增加（见第 2 章）。

需要麻醉服务的患者中，将有越来越多的老年患者，并伴有多种健康问题，包括肥胖和使用阿片类药物的慢性疼痛。

世界卫生组织预测：到 2050 年，60 岁以上的人口将占到全球人口总数的近 1/4[2]。预计到 2030 年，美国 ≥ 65 岁并因此具有资格在老年医疗保险上接受治疗的人数将超过 7800 万。在高收入国家，老年患者数量的增加将源于慢性疾病和损伤预防措施与管理的改善。在低收入与中等收入国家，该变化将来自于妇幼保健改善以及传染病的消除或控制。与此同时，许多国家麻醉与手术医疗服务的改进正在增加老年患者的医疗服务选项，这些患者现在接受的手术服务比以往任何时候都多，其中许多为复杂手术。然而，这些所提供的额外服务选项对患者和医疗服务提供者都是新的挑战。老龄化涉及生理储备功能与器官功能的减退，以及疾病、损伤和残疾（身体与认知）的风险增加。老龄化过程差异颇大，受到基因、环境以及社会因素的重大影响。老龄化还与社会和经济环境的巨大变化相关。所有这些因素可使老年人更加依赖社会医疗体系，并给手术与麻醉安全性带来挑战（见第 65、82 章）。

肥胖是全球范围内一个越来越严重的重大公共健康问题。它已成为一种全球卫生流行病。2016 年，全球有 39% 的成年人和 18% 的儿童与青少年超重[3]。美国有 67.9% 的成年人和 41.8% 的儿童超重。尽管一些高收入国家超重与肥胖者数量的增长率有所减缓，但是在低收入与中等收入国家的情况并非如此。健康膳食缺乏和运动有限是导致该问题的原因。肥胖与疾病和损伤负担增加有关，包括糖尿病和高血压，这导致医疗系统需要更多的互动以及高额费用，并给安全、高质量的手术与麻醉服务带来重大挑战（见第 58 章）。

疼痛管理策略也一直影响麻醉实践与围术期管

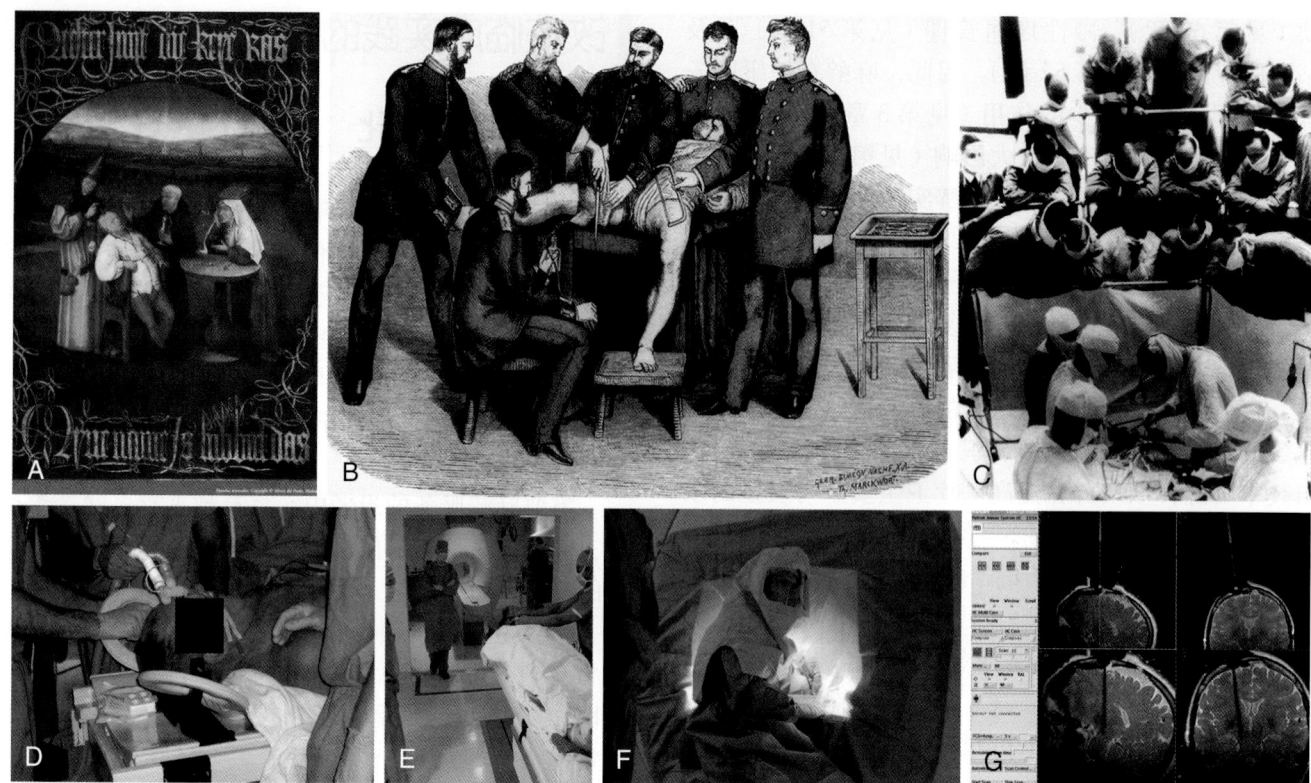

图 1.1　麻醉与围术期医学的领域与设置的变迁。（A）Hieronymus Bosch 的《愚昧的治疗》（1450—1516），描绘了从脑内取出石头，这被认为是治疗精神错乱的一种方法。（B）Friedrich Esmarch 在麻醉和抗感染下实施截肢手术。（C）Harvey Cushing 实施手术。Harvey Cushing 协会的人员正在观摩手术（1932 年）。（D）使用实时磁共振成像技术放置深部脑刺激器治疗帕金森病。手术在放射科的磁共振室进行。患者被麻醉后转入磁体孔（E）。（F）为放置颅内设备建立无菌视野。（G）通过磁共振成像实时引导放置电极（A，Museo Nacional del Prado，Madrid。B，Woodcut from Esmarch's Handbuch Der Kriegschirurgischen Technik［1877］；Jeremy Norman & Co. C，Photograph by Richard Upjohn Light（Boston Medical Library）. D to G，Courtesy Paul Larson，University of California-San Francisco，San Francisco Veterans Administration Medical Center. ）

理。目前阿片类药物泛滥的原因是越来越多的处方阿片类药物用于治疗各种急性与慢性疼痛，包括术后疼痛。处方用药的转移（也就是将药物从其原本合法的医疗用途转移）以及"街头"毒品（包括阿片类药物）的使用加剧了这种危机。这对个体患者和整个社会都产生严重的后果。阿片类药物的使用已导致药物成瘾、药物过量、无家可归、急诊就医过多、感染增加和新生儿戒断综合征。美国疾病预防控制中心（Centers for Disease Control and Prevention，CDC）估计，2017 年美国的阿片类药物处方数量超过 1.91 亿张（每 100 人 58.7 张处方），处方量具有明显的地区差异，其特征是不良的物质、经济与社会环境[4]。2016年因阿片类药物过量死亡的人数达到 42249 人（占药物过量死亡总人数的 66.4%）。其他国家的情况与美国相似，世界卫生组织估计，2015 年全球有 2700 万人存在阿片类药物滥用[5]。最近政府采取了大量行动，特别是在美国。美国卫生和公共服务部采取了一项五项计划来应对这场危机[6]：①进一步提供预防、治疗和康复支持服务的机会；②针对性使用并配送逆转药物过量的拮抗剂（麻醉性镇痛药拮抗剂）；③加强公共健康数据的报告和采集；④支持开展成瘾和疼痛的前沿性研究；⑤推进疼痛管理实践。作为药理学与临床应用阿片类药物的专家，麻醉科医师和疼痛医学专家已经且必须继续在解决该危机方面发挥重要的作用（见第 24、51、81 章）。

麻醉服务地点的改变

麻醉服务已扩展到各个医疗位点。许多因素导致麻醉与围术期医疗服务地点的转移（见第 73 章）。传统手术室内诊疗服务费用高，而计划的诊疗操作可能并不需要其所提供的全面且复杂的服务。随着临床医疗服务的进步，许多手术对住院患者围术期医疗服务的需求下降。因此，越来越多的手术正在医院门诊手术室、日间手术中心和诊室开展。有关认证机构和麻醉学协会一直注重保障门诊环境下麻醉服务的安全与质量，包括临床上必须确保患者安全时延长患者住院时间，加强医疗服务[7]。与此同时，支付模式并没有跟上临床医疗服务的发展步伐。在美国，尽管政府和个人保险对日间手术的支付有所限制，但是非医院的医疗服务仍在增长。

由于医疗服务地点与住院患者管理的改变，对手术患者的临床实践也已发生变化。对于大多数患者而言，许多围术期医疗服务项目已经从医院或其他医疗院所转移至门诊或患者家中。例如，高收入国家几乎完全取消了手术前入院，做到手术日入院。住院时间也大大缩短。因此，术后管理也越来越多地在家里进行，这常作为加速康复外科规划的一部分[8]。监测技术与疼痛管理技术的进步，不仅使麻醉科医师有机会参与其中，而且有机会在许多方面管理患者术后居家康复。尽管这些改变已使多数患者结局改善且费用降低而受益，但是对一些家庭而言，住院时间短带来了显著的临床与社会问题。麻醉科医师必须了解患者围术期与术后支持的需求，并应积极地参与确定最合适的诊疗环境以及如何处理这种医疗服务的转变[9]。

除了手术患者发生变化外，心脏科医师、影像科医师、内镜科医师和疼痛医学专家开展的微创诊疗技术的进展，也正在使麻醉服务转移至手术室外（见第51、55、57、73 章）。随着这些医疗服务的增加，可能要求麻醉科医师在一些不适合实施麻醉服务的地点实施麻醉服务，而且常常没有合适的设备来支持患者与麻醉人员的需求。这些地点往往远离手术室，在复杂患者医疗服务以及危机管理时可能缺乏常用的支持手段。因此，麻醉科医师必须参与这些医疗服务的规划，并在规定和维持手术室实践标准同样适用于医院其他区域方面发挥主导作用[10-11]。

医疗服务和具有临床意义的另一项进展是推荐结肠镜筛查结肠癌的数量显著增加[12]。尽管国际上以及美国不同区域对结肠镜检查提供镇静的人员要求大为不同，但是目前麻醉科医师更多地参与这些患者的医疗服务，这部分是由于患者存在合并症而需要这种医疗服务，更重要的是有证据表明，应用镇静可引起气道并发症或呼吸衰竭。这些并发症使得实施镇静的医务人员和支付机构重新评估患者的需求，实施镇静人员的适当培训，以及何时通过麻醉人员监测患者并给予镇静以优化这种医疗服务。美国[11, 13]和国际[14-15]镇静指南均认为，对于许多患者，非麻醉专业的医师以及独立或半独立的非医师执业人员能为内镜检查提供深度镇静，然而，所有的指南都强调，高危患者以及伴严重合并症患者的这种医疗服务应该有麻醉科医师参与。

麻醉从业人员的改变

由于围术期医疗的进步以及其他许多变化影响了对麻醉从业人员的需求，近年来已发现全球和地区性麻醉从业人员短缺的问题，并预计将进一步加剧（见第 2 章）。麻醉从业人员短缺的原因诸多，包括医学毕业生人数不足（在有些地区，迁出移民和麻醉从业人员老龄化加剧了人员不足）、执业医师工作时间限制（由于工作时间的规定、生活方式的改变和追求更好的工作与生活平衡）以及医疗服务需求的增加（由于人口增长和人均水平）。除了这些社会变化的影响外，美国对医师医疗服务的需求有所增加部分原因是《患者保护与平价医疗法案》使得更多的患者有医疗保险并寻求医疗服务。为了应对医师短缺的问题，近年来，经济合作与发展组织内的许多国家（包括美国在内的 36 个成员国）增加了医学院的招生人数[16]。然而，医师培养人数的增加仍然不能满足未来的需求。2017 年，美国每 10 万人口约有 7.55 名医学毕业生，远低于平均水平（每 10 万人有 12 名）。美国医学院协会（Association of American Medical Colleges，AAMC）表示，到 2030 年医师短缺人数高达 12.1 万名[14]。与此同时，尽管医学生入学人数有所增加，但是大多数住院医师的职位是由医疗保险计划所资助。虽然医学院招生人数一直在增加，但是用于住院医师职位（包括麻醉学）的联邦资金并没有相应地增长，导致培训渠道出现瓶颈。AAMC 除了重新考虑联邦政府资助职位的限额外，还提出了利用医师的技能和经验，并通过技术改进和更多的跨学科、基于团队合作的医疗服务作为可能的解决方案来推进医疗服务。

团队合作的医疗服务（麻醉医疗服务团队模式）在临床实践中已属常见，尤其在美国。在美国，随着护理麻醉师和麻醉助理数量的增长速率超过麻醉科医师，麻醉从业人员的医师数量与非医师数量正接近持平。2017 年，美国麻醉科医师协会（American Society of Anesthesiologists，ASA）发布了一份关于麻醉医疗服务团队的声明，阐明了医师领导团队的愿景，其中麻醉科医师在麻醉医疗服务、高级气道管理和复苏中的管理、规划和监督方面具有特殊的作用[17]。该监督包括界定并监测非手术室场所提供的镇静以及对镇静实施者认证的其他要求，以优化需要深度镇静患者的医疗服务。类似的由医师监管的团队医疗服务模式在世界其他国家也已出现或已成为常规。

许多国家的医学院中，女性所占的比例已超过学生总数的 50%。与此同时，美国麻醉学培训项目招募了少部分女性（37%）。在学术部门，很少有女性达到教授级别或成为系主任或被选为代表性麻醉机构的领导职位[18]。近十年来，提高妇女在医学和麻醉学领域的招聘和晋升的方案得到了广泛重视（例如，雅典娜科学妇女学术网络[19]）。此外，所有学术项目都更加关注劳动力的多样性，特别是对于女性以及代表性不足的少数族裔。随着人们对不平等现象的深入认识，人们能制定出相关方案来更有效地解决不平等现象，并扩大麻醉从业人员的多样性。至关重要的是麻醉从业人员应反映其所服务的患者群体的多样性。

医疗服务费用的增加

在全球范围内，医疗卫生费用持续上升，大多数国家的医疗服务消费平均占国内生产总值（gross domestic product，GDP）的8%，而美国的医疗费用已高达GDP的18%[20]。遗憾的是，医疗支出的增加并没有改善健康状况，特别是对于美国人而言。尽管有《平价医疗法案》，美国仍然有大量未投保或保险不足的人口，医院内外医疗质量和安全方面的失误，药物滥用、暴力和使用枪支的发生率很高[21]。美国国家医学院的结论是，美国的医疗基金需要"围绕所提供服务的价值，而不是所提供服务的数量，重新调整医疗体系的竞争方向"。这种从数量到价值的转变对麻醉科医师而言既是挑战也是机遇。随着医疗卫生系统采取降低医疗成本、改善医疗结局的实践措施，麻醉科医师必须了解这些临床实践变化所产生的影响，同时，如果麻醉学要在质量与安全中保持其主导作用，还必须寻找机会在重新制定医疗服务中发挥领导作用（见第3章）。

医师服务的支付方式正在修订，以便更好地协调卫生系统、医疗服务提供者和支付者，以提供高质量、以患者为中心的医疗服务。临床医疗服务仍然是按服务收费，尤其在美国。然而，更多的薪酬正变为以激励为基础，以鼓励实践中提高效率和效果的变革。与服务收费模式（其为奖励医疗收入）不同，绩效付费模式鼓励与循证医学一致并改善医疗服务过程（如围术期及时使用抗生素）、产出（如符合紧急手术的目标）或结局指标（如中心静脉导管相关的血源性感染较少）的医疗服务。在美国，最近的绩效付费计划已包括医疗保险和医疗补助服务中心实施的大型医院质量激励示范计划（2003—2009年）和《平价医疗法案》（2011年）通过后批准的公立医院基于价值的购买项目。这些改变麻醉实践的初步尝试对结局影响有限，可能是因为财政激励太少、付费延迟和（或）

实施计划的成本较大[22]。尽管如此，基于激励机制的绩效付费项目（该项目在其他高成本医疗体系的国家中普遍存在）仍将不断扩大规模[23]。

在美国和其他高收入国家，除了为高质量的医疗绩效付费外，越来越强调拒绝为医疗失误造成的不良后果付费。例如，一些支付机构拒绝为"没有关系"（"never"）的事件（如手术部位差错、压疮、异物残留、血型不匹配输血）付费，除非患者入院时就存在该事件。这种支付方式可能会扩展到拒绝支付可预防性并发症治疗相关的费用。目前已经确定了一些可影响患者结局的麻醉特异性管理措施，如果不实施这些管理措施，可能面临不付费或罚款的结果。例如，外科服务改进项目推荐的术中监测和维持患者体温是影响患者结局和医疗费用的麻醉指标，但这只是一个例子[24]。与此同时，确定影响患者结局的某些干预措施或监测技术是一项具有挑战性的工作。因此，对于麻醉科医师特别重要的是，持续评估麻醉实践并开展相关研究，以优化麻醉医疗服务并降低成本。

临床医疗服务支付的其他变化已经并将继续对麻醉服务的费用补偿产生重大影响。一些支付机构正提供捆绑式付费，以补偿医疗服务的提供方。这种支付方式是根据《平价医疗法案》实行改革的必不可分部分，尽管随后立法可能会重新界定一些激励措施。医疗保险和医疗补助服务中心推出的捆绑式支付医疗服务改进新方案测试了捆绑式支付作为提高质量和降低成本方法的效能。该方案在择期临床医疗服务中最为成功，如全关节置换术，最重要的是麻醉科医师全程参与其医疗服务[25]。ASA已建议将围术期外科之家作为麻醉科医师管理的架构，以协调围术期医疗服务团队。这种整个围术期协同性医疗服务模式应遵循补偿服务提供者的捆绑式支付方法或其他支付新方法[26]。

更加关注安全与质量

麻醉学是最早致力于提高患者安全性的医学专业之一[27]。许多措施已对医疗结局产生了重大影响，包括监测技术的改进、气道管理的优化和新型药物的研发。麻醉科医师一直通过使用事件报告系统、死亡病例讨论、并发症分析以及"险兆"（"near-miss"）事件报告制度积极地评估临床医疗服务。美国的事件报告系统始于50多年前，该系统的数据证实，麻醉相关死亡率已下降至百万分之一以下[28]。近年来，麻醉质量研究所（麻醉事件报告系统[29]）和儿科麻醉学会（安全苏醒[30]）启动了全国事件报告项目。这些项目除了有助于确定改进临床医疗服务的领域外，还依据《患者安全和质量改进法案》（2005 年）为从业人员提供法律保护。根据这些报告系统积累的经验已经制定了若干医疗方案。对不良事件相关人为因素的认识引起了美国与全球旨在通过模拟训练提高情景意识和团队协作的变革（见第 6 章）。最近，在美国和世界范围内，鼓励医疗从业者和患者公开传统的患者安全问题（如手术部位错误）和不安全的职业行为（如霸凌和性骚扰）的方案已融入医疗工作中[31]。

麻醉科医师也牵头制定了实践标准和核查制度以改进临床医疗服务。在某些情况下，执行核查表已成为医院评审的一项要求。近十年来，麻醉科医师在世界卫生组织关于外科手术安全核查表的制定、实施和评估中发挥了关键作用[32]。尽管核查表的使用情况参差不齐，其对结局的影响也不一致，但是由于核查表能促进有效沟通、有利于患者安全，美国和其他国家都已广泛实施核查表制度（见第 2 章）[33]。

随着麻醉越来越安全，我们的注意力越来越集中在质量改进方面，这是一个通过系统的评估和改变来改善患者体验和结局的过程。美国麻醉质量研究所建立了国家临床麻醉结局登记项目，以便系统地收集麻醉质量信息，用于国家和地方麻醉质量改进过程[34]。最近，人们更多地重视患者较远期结局和以患者为中心或患者报告的结局。这些结局的诸多度量已纳入质量改进计划和公开报告的指标[35]。麻醉科医师已经认识到围术期结局的重要性。随着麻醉科医师在整个围术期医疗服务和患者转归中发挥着更重要的作用，他们无疑将继续推进医疗安全和质量的议题，这在很大程度上是由于麻醉科医师在保障医疗安全和质量方面的传统地位以及他们在围术期医疗服务中的培训和关键性作用。

研究的新机遇与挑战

麻醉学术部门致力于推进麻醉学的科学基础。基础研究、转化研究、临床研究和研究成果的落实对于持续改善患者的结局至关重要（见第 89 章）。幸运的是，1994 年至 2012 年间，美国生物医学和卫生服务研究的总资金增加了一倍以上。尽管总体研究经费有所增加，但是 2004 年以来，美国国家卫生研究所（National Institutes of Health，NIH）资助医学研究经费的总体增长率下降了 1.8%[36]。私人资金来源对政府资助的研究支持起到了重要的补充作用。对学术部门而言，行业支持具有重要意义，并且对研究议题至关重要。这也造成了现实的利益冲突以及可察觉的、难以管理的利益冲突。近十年来，支持设备开发和临床试验的早期研究数量有所下降，研究工作与全球疾病负担不相匹配，对极其重要的卫生服务研究的资助有限[36]。

这些麻醉学研究支持方面的变化具有重大意义。美国以及其他许多国家的麻醉学研究部门一直在争取政府资助。大多数衡量基准提示，与其他学科相比，美国 NIH 对麻醉学专业的资助较差[37]。因此，麻醉学科，特别是在美国，必须确定其他的资金来源，包括基金会、商业资助和慈善资助，尤其是对于低年资的研究人员[38]。例如，麻醉教育与研究基金会（Foundation for Anesthesia Education and Research，FAER）自 1986 年以来已提供 4000 多万美元的资助，并且证实了这些资助在获得联邦资助方面的作用（FAER 每投入 1 美元可获得联邦资助 17 美元）。国际麻醉学研究学会及世界其他的麻醉学组织和基金会资助类似的研究项目。与此同时，其他国家在许多方面一直在增加资助挑战和竞争性临床需求、研究支持及同行评议出版物，而美国在这些方面没有重视。因此，同行评议期刊的文章越来越多地来自美国以外的作者。

其他因素也影响可供研究的资源。临床对学术部门员工的需求使临床科学家难以从事研究工作。随着临床工作量的不断增加，低年资住院医师并不能在不影响其教育经历、工作时间与其他需求的情况下提供所有的临床医疗工作。因此，高年资医师自己承担了更多的医疗工作。同时，一些基础研究和转化研究的复杂性要求研究者投入大量的时间和技术，而当研究者面临临床高需求时，很难保证这些时间与技术。临床产生的收入曾经通常用于支持研究，特别是青年研究者。随着劳动力和其他成本的增加（包括与医疗方案质量、临床和研究依从性以及其他活动相关的成本），可用于支持研究的资金减少。由于新药的开发成本很高，而制药行业研发新型麻醉药的动力不足，新型麻醉药品的问世减少[39]。

尽管面临这些挑战，麻醉科医师仍在进行基础科学研究以及临床与转化研究，该专业也正在取得进展。新的研究模式有助于我们了解麻醉医疗服务的基本概念以及临床进展。与临床工作一样，生物医学研究中至关重要的也是协同合作。近年来，麻醉学研究越来越多地由多专业、多学科的研究团队开展，包括生物统计学家、卫生信息学家和卫生经济学家。基础科学家、临床科学家和转化科学家之间的合作伙伴关系促进了从发现到实践的转化[40]。除了同一机构内同事之间的合作以外，由于认识到单中心研究耗时长而且无法招募到足够的患者来解决麻醉学中真正重要的问题，越来越多的临床试验正由大型多中心机构开展[41-44]。基于电子医疗记录和数据库的研究还需要研究机构、临床医师和数据库专家之间的协作（见下文）。

支持麻醉学研究工作的主要动机之一是需要确定可靠的、同行评议的数据，以此推进麻醉学的发展。尽管近十年来，麻醉学信息的数量及其易获取的程度呈指数级增长，尤其是通过社交媒体，但是麻醉科医师在寻找可靠的数据来指导实践方面日益受到挑战。除了难以评估各种网站上发布的一些信息质量之外，麻醉学还被一些高调的不端研究行为所困扰，包括捏造、伪造和误导性的研究结果报告[45]。这已经损害了麻醉学研究的声誉，根据不可靠数据结果所做出的临床决策将患者置于危险之中。每一位麻醉科医师必须努力筛选信息来源，并要考虑到同行评议材料的标准以及作者与出版商之间的利益关系[46]。

增加数据可用性

更好地了解临床实践和确定改善医疗服务方法的一个机会是不断地增加能告诉我们的数据。近十年来，医疗数据的数量和可用性呈前所未有的增长。电子健康记录（electronic health record，EHR）系统（见第 4 章）有助于从多个来源（包括手术设备、麻醉系统和生理监测仪）获取和整合完整的数据。EHR 极大地促进了对个体患者医疗服务的文档记录，并为医疗服务与人群提供了综合性数据。常规收集数据的其他来源包括卫生服务收费系统、政府与保险公司的数据库、疾病登记中心和公共卫生报告等。此外，专门用于研究和质量改进的数据也越来越多地被共享，包括研究数据库和生物库（包括基因数据库）。与使用电子资源和社会媒体有关的元数据（meta-data）也可用于查询。这些数据需要新的管理和分析技术，这超出了临床麻醉科医师或研究人员的专业范围（见第 4 章）。真正的"大"数据包括高速生成和分析的万亿字节信息，包括各种格式和各种来源的数据[47]。

人们正越来越多地应用这些大数据集在不同临床环境和区域下解决重要的研究问题、制定循证的临床指南以及评估麻醉与围术期医疗的安全与质量。尽管这些大数据资源无法取代随机临床试验，但是从大型数据库中收集的信息能用于解决如何最有效提供高效益、低成本医疗服务的重要问题。同时，必须承认大型数据库的局限性，这些数据库可能遗漏了关键的医疗或结局要素，可能数据分类错误，某些情况下可能缺乏验证[48]。

结语

现代麻醉实践领域不断改变和扩大。推动变革的因素包括患者人群、医疗服务地点、麻醉从业人员、医疗成本、医疗质量和安全举措、研究和数据可用性。本章重点讨论了这些因素对麻醉学的影响，以及它们对实施一般医疗服务的影响。21 世纪医疗卫生行业发生的这些变化对麻醉学在整个医学临床实践和实施中的作用有着显著的影响，并为下一代麻醉学专业的从业人员和领导者带来了令人兴奋的机遇。

致谢

作者和出版商感谢 Ronald D. Miller 在前几版中对本章所做的贡献，他的工作为本章奠定了基础。

参考文献

1. Weiser TG, et al. *Lancet*. 2015;385(suppl 2):S11.
2. World Health Organisation. World report on ageing and health. Geneva. https://www.who.int/ageing/events/world-report-2015-launch/en/. Accessed October 18 2018.
3. World Health Organisation. Fact sheet on overweight and obesity. http://www.who.int/en/news-room/fact-sheets/detail/obesity-and-overweight. Accessed October 18 2018.
4. Centers for Disease Control and Prevention. U.S. opioid prescribing rate maps. Atlanta. https://www.cdc.gov/drugoverdose/maps/rxrate-maps.html. Accessed October 18 2018.
5. World Health Organisation. Information sheet on opioid overdose. Geneva. http://www.who.int/substance_abuse/information-sheet/en/. Accessed October 18 2018.
6. Department of Health and Human Services. Help, resources and information. National opioid crisis. Washington. https://www.hhs.gov/opioids/. Accessed October 18 2018.
7. American Society of Anesthesiologists. Guidelines for office-based anesthesia. Schaumberg. https://www.asahq.org/quality-and-practice-management/standards-guidelines-and-related-resources-search. Accessed October 18 2018.
8. Kehlet H. *Br J Anaesth*. 1997;78:606.
9. Fleisher LA, et al. *Arch Surg*. 2004;139:67.
10. American Society of Anesthesiologists. Statement on non-operating room anesthetizing locations. Schaumberg. https://www.asahq.org/quality-and-practice-management/standards-guidelines-and-related-resources-search. Accessed.
11. American Society of Anesthesiologists task force on moderate procedural sedation and analgesia. *Anesthesiology*. 2018;128:437.
12. National Cancer Institute. Colorectal cancer screening. Bethesda. https://progressreport.cancer.gov/detection/colorectal_cancer. Accessed October 18 2018.
13. Quality Management and Departmental Administration Committee. Advisory on granting privileges for deep sedation by non-anesthesiologist physicians (amended October 25, 2017). Schaumburg. http://www.asahq.org/quality-and-practice-management/standards-guidelines-and-related-resources. Accessed March 5 2018.
14. The Academy of Medical Royal Colleges. Safe sedation practice for healthcare procedures. London. https://www.rcoa.ac.uk/system/files/PUB-SafeSedPrac2013.pdf. Accessed March 5 2018.
15. Hinkelbein J, et al. *Eur J Anaesthesiol*. 2017;35:6.
16. Organisation for Economic Co-operation and Development. Medical graduates. Paris. https://data.oecd.org/healthres/medical-graduates.htm. Accessed October 18 2018.
17. American Society of Anesthesiologists. Statement on the anesthesia care team. Schaumberg. http://www.asahq.org/quality-

and-practice-management/standards-guidelines-and-related-resources/statement-on-anesthesia-care-team. Accessed October 18 2018.

18. Leslie K, et al. *Anesth Analg.* 2017;124:1394.
19. Equality Challenge Unit. Athena SWAN Charter. London. https://www.ecu.ac.uk/equality-charters/athena-swan/. Accessed October 18 2018.
20. Organisation for Economic Co-operation and Development. Health spending. Paris. https://data.oecd.org/healthres/health-spending.htm. Accessed October 18 2018.
21. National Research Council and Institute of Medicine. U.S. *Health in International Perspective: shorter Lives, Poorer Health.* Washington: National Academies Press. 2013.
22. Bonfrer I, et al. *BMJ.* 2018;360:j5622.
23. European Observatory on Health Systems and Policies. Paying for performance in healthcare. Implications for health system performance and accountability. Maidenhead. http://www.euro.who.int/__data/assets/pdf_file/0020/271073/Paying-for-Performance-in-Health-Care.pdf. Accessed October 18 2018.
24. Scott AV, et al. *Anesthesiology.* 2015;123:116.
25. Centers for Medicare & Medicaid Services. Bundled Payments for Care Improvement (BPCI) Initiative: General Information. Washington DC. https://innovation.cms.gov/initiatives/bundled-payments/. Accessed October 18 2018.
26. American Society of Anesthesiologists. Perioperative surgical home. Schaumberg. https://www.asahq.org/psh. Accessed October 18 2018.
27. Kohn L, Corrigan J, Donaldson M. *To Err Is Human: Building a Safer Health System.* Washington DC: National Academy Press; 1999.
28. Li G, et al. *Anesthesiology.* 2009;110:759.
29. Anesthesia Quality Institute. Anesthesia incident reporting system (AIRS). Schaumberg. https://qualityportal.aqihq.org/AIRSMain/AIRSSelectType/0. Accessed October 18 2018.
30. Society for Pediatric Anesthesia. Wake up safe. Richmond. http://www.wakeupsafe.org/. Accessed October 18 2018.
31. Webb LE, et al. *Jt Comm J Qual Patient Saf.* 2016;42:149.
32. Haynes A, et al. *N Engl J Med.* 2009;360:491.
33. de Jager E, et al. *World J Surg.* 2016;40:1842.
34. Liau A, et al. *Anesth Analg.* 2015;121:1604.
35. Peden CJ, et al. *Br J Anaesth.* 2017;119:i5.
36. Moses H 3rd, et al. *JAMA.* 2015;313:174.
37. Reves JG. *Anesthesiology.* 2007;106:826.
38. Speck RM, et al. *Anesth Analg.* 2018;126:2116.
39. Vlassakov KV, Kissin I. *Trends Pharmacol Sci.* 2016;37:344.
40. Kharasch ED. *Anesthesiology.* 2018;128:693.
41. Myles P, et al. *BMJ Open.* 2017;7:e015358.
42. Pearse RM, et al. *JAMA.* 2014;311:2181.
43. Wijeysundera DN, et al. *Lancet.* 2018;391:2631.
44. Devereaux P, et al. *N Engl J Med.* 2014;370:1494.
45. Moylan EC, Kowalczuk MK. *BMJ Open.* 2016;6:e012047.
46. Shen C, Bjork BC. *BMC Med.* 2015;13:230.
47. Levin MA, et al. *Anesth Analg.* 2015;121:1661.
48. Fleischut PM, et al. *Br J Anaesth.* 2013;111:532.

2 全球范围的麻醉与镇痛

MICHAEL S. LIPNICK，RONALD D. MILLER，ADRIAN W. GELB 主编
（共同作者见"本章提纲"）

孙晓璐 李俊峰 龚亚红 译 左明章 黄宇光 邓小明 审校

要 点

■ 全世界 70 亿人口中超过 50 亿人无法获得安全的麻醉和外科服务。外科疾病占全球疾病负担的 30%，然而用于支持麻醉和外科服务的卫生发展费用不足 1%。无法获得安全、及时和可负担的麻醉和外科服务而导致死亡的人数超过获得性免疫缺陷综合征（艾滋病）、结核病和疟疾导致死亡人数总和的 4 倍以上。

■ 缺乏安全的麻醉和外科服务是全球卫生中最被忽视的危机之一。一些低收入国家麻醉相关死亡率约为 1：100，且大多数可以避免。外科疾病的负担越来越重，并不同程度地影响中低收入国家。

- 疼痛是全世界最主要的致病因素之一，而无法得到有效镇痛是当今世界面临的最不公平的全球公共卫生危机之一。55 亿人无法得到或只能得到有限的麻醉性镇痛药进行镇痛治疗。六个高收入国家阿片类药物的消费量占全世界的 80%。关键药物的管制政策、组织机构和政治因素会继续影响药物的获取和滥用问题，并对缺医少药人群产生不同程度的负面影响。
- 麻醉从业人员的严重短缺和分布不均是增加安全麻醉和手术服务可及性的重要障碍。在低收入国家，每 10 万人口中外科、麻醉和产科从业者的密度仅为 0.7 人，而在高收入国家，每 10 万人口中有 57 人。
- 现代麻醉人员培训和实践模式在国与国之间差异很大。需要实施创新性的劳动力解决方案，以增加麻醉从业人员的数量，同时保障从业人员的质量，提高缺医少药人群麻醉的可及性。
- 麻醉、镇痛和外科服务在资源有限的地区是可行的，并且与许多其他公共卫生干预措施（如疫苗接种）一样具有良好的成本效益比。
- 麻醉可及性、安全性和资源利用问题与所有麻醉从业人员相关。为麻醉从业人员提供应对全球麻醉挑战所需的知识和技能将变得越来越重要，以便在全世界范围内扩大安全和可负担得起的麻醉服务。
- 来自多个学科（护理、外科、产科、麻醉等）的医疗从业人员需要精诚合作，有效地提供外科和围术期医疗服务。麻醉科医师的常规工作贯穿整个围术期，能够在各个学科中发挥协调作用，推进外科疾病和镇痛的发展，实现全球医疗卫生的公平性。
- 全球麻醉界在应对全球卫生挑战方面落后于其他卫生学科，必须迅速增加投入以便更好地了解（研究）、应对（实施和政策）和支持（资助）全球麻醉挑战。
- 发展基础设施、增加从业人员数量、完善数据以推动政策、为外科患者提供财务风险保护机制、改进转诊和院前系统以及提供基本药物是全球麻醉界必须优先考虑的行动。迅速采取行动势在必行，这些措施要和研究日程进行权衡，但不能被研究日程所耽搁。

引言

近年来，人们在确定麻醉的全球"标准"或"最佳"实践方面做出了相当大的努力[1-4]。这些争论、调查和创新通常都是在最大限度保障患者安全的前提下进行。最近，工作重点的范畴已经扩大，不再局限于最大限度地提高麻醉安全性，还包括了最大限度地提高麻醉服务的可及性和可负担性[5]。

自 1846 年 10 月首次实施乙醚麻醉以来，随着科学的进步和经济的发展，麻醉和其他许多医学学科一样发生了巨大变化。然而，在过去的 150 多年里，麻醉技术的进步既不统一，也不普遍，导致全球范围内麻醉实践模式存在巨大的差异，安全麻醉的可及性存在巨大不平等。世界上绝大多数人口无法获得安全且负担得起的外科、麻醉或疼痛服务，且政府、捐助者或全球麻醉界为解决这一危机所投入的资源相对较少。

在本章中，我们将在 Miller 博士及其同事的工作基础上，探索世界各地麻醉实践模式的演变和差异，同时探索全球麻醉界所面临的挑战。更好地了解现代麻醉实践模式的演变，以及它们所面临和已经克服的挑战，是提高全球麻醉可及性和患者安全性的关键步骤。

本章的第一部分描述了当前全球外科、麻醉和疼痛危机的范围和程度。本部分还探讨全球公共卫生界相对忽视这些危机的原因，并评估能够干预、倡导和变革的潜在领域。

本章的第二部分介绍世界各地不同麻醉实践模式的实例，包括从地区到国家层面麻醉发展史中选择性里程碑事件和当前所面临的挑战。

本章最后一部分介绍在资源有限的环境下与麻醉实践相关的临床和非临床的基本入门知识。本章结尾讨论了麻醉从业者在手术室外或院外医疗中的角色，麻醉从业者将在全球范围内增加安全麻醉、外科和镇痛服务可及性方面越来越多地提出解决方案。

第一部分：麻醉与"全球卫生"

当"麻醉"和"全球卫生"这两个词放在一起时，常常会令人联想到高收入国家的医务人员，向中低收入国家提供临床医疗服务的人道主义帮助或"救济任务"（表 2.1）。尽管这些举措在帮助医疗资源薄弱的地区提高外科和麻醉服务可及性方面起到了巨大的作用，但它们只是麻醉界为全球卫生所做的众多事情中的一小部分。

在本章中，"全球卫生"指的是一个多学科层面的探索、研究、实践和倡导，旨在制定和实施能够促进健康公平的解决方案。全球卫生超越国界，需要全球合作，同时兼顾群体水平（如伤害预防）和个人水平（如临床医疗）的战略（表 2.2）。尽管对全球卫生的最佳定义及其与公共卫生之间的区别仍存在一些争论，但值得强调的是，全球卫生并不等同于国际援助（即离开本国），也不等同于将技术或医疗从高收

入国家转到中低收入国家[6-7]。全球卫生的涵盖面更加广泛，包括当地医疗从业人员在本地环境（无论是低收入、中等收入还是高收入环境）中工作，并日益强调医疗公平[8]。

近几十年来，全球卫生受到了前所未有的关注，从最早的传染病领域，扩展到了现在的众多领域，甚至包括影响健康的社会和环境因素[9-10]。但尽管如此，外科和麻醉仍然处于被全球卫生界遗忘的边缘。

1980 年 6 月，时任世界卫生组织（World Health Organization，WHO）总干事的 Halfdan Mahler 博士在墨西哥国际外科学院发表了题为"外科与全民健康"的演讲，Mahler 博士说："外科在初级保健和支持它的服务中发挥着重要作用。然而，世界上绝大多数人没有任何机会获得熟练的外科服务，也很少有人去寻找解决办法。请大家认真考虑医疗卫生领域这一最严重的社会不平等现象[11]。"

尽管早在几十年前就已经认识到全球的麻醉和外科危机，但全球卫生界最近才开始关注此问题并采取行动[12-17]。2004 年，WHO 制定了"紧急和基本外科服务项目（Emergency and Essential Surgical Care Program，EESC）"，2005 年，WHO 成立了"紧急和基本外科服务全球倡议（Global Initiative for Emergency and Essential Surgical Care，GIEESC）"，以召集对外科疾病感兴趣的多学科利益相关者。2007 年，Bellagio 基本外科组和外科疾病负担工作组［后更名为外科和麻醉团队联盟（Alliance for Surgery and Anesthesia Presence，ASAP）］

表 2.1　世界银行按人均国民总收入划分的收入分类	
分类	人均国民总收入（美元）
低收入	< 1005
低中收入	1006 ～ 3955
中高收入	3956 ～ 12 235
高收入	> 12 235

Source：https://blogs.worldbank.org/opendata/new-country-classificationsincome-level-2017-2018.

表 2.2　全球卫生和全球手术的定义	全球卫生 *	全球外科 †
途径	探索、研究、实践和倡导领域。强调在全球层面采用科学的方法推动健康促进和疾病预防，包括健康的广泛决定因素	通过探索、研究、实践和倡导，优先改善全球有外科疾病或需要外科治疗的所有患者的健康结果，实现健康公平
区域	关注直接或间接影响健康的问题，但会超越国家的界限	全球手术重点关注跨区域和跨国界的问题、决定因素和解决方法
合作程度	发展和实施解决方案通常需要全球合作	认识到外科治疗不充分或不公平的决定性因素往往是共同和相互依存的全球结构和程序的结果，需要全球合作来解决全球问题
个体或群体	包括群体预防和个体临床服务	包括为所有国家医疗资源薄弱的群体提供外科服务，特别重视受武装冲突、流离失所和灾难影响的群体
健康可及性	主要目标是国家之间全民的健康公平	主要目标是全民都有公平的机会获得安全且可承担的麻醉、镇痛和外科服务
学科范围	需要健康科学领域内外跨学科和多学科高度合作	包括所有手术相关专科，包括参与外科患者服务的产科、妇科、麻醉、围术期管理、急诊相关学科、康复科、姑息关怀治疗和护理以及其他专职医疗专业。还包括非临床的利益相关者，如卫生经济学家、政府部门和政策制定者

* Modified from Koplan JP，Bond TC，Merson MH，et al. Towards a common definition of global health. Lancet. 2009；（9679）；1993-1995；Fried LP，Bentley ME，Buekens P，et al. Global health is public health. Lancet. 2010；375（9714）：535-537.
† Modified from Dare AJ，Grimes CE，Gillies R，et al. Global surgery：defining an emerging global heath field. Lancet. 2014；384（9961）：2245-2247.

成立，倡导将外科纳入医疗卫生系统并促进跨学科的研究与合作[18]。这些努力的起因是在 2006 年第 2 版《发展中国家疾病控制优先事项》（Second Edition of the Disease Control Priorities in Developing Countries，DCP2）一书中，开创性地增加了有关外科学的章节[19]。2008 年，WHO 发起了"安全手术拯救生命"的倡议和"WHO 安全手术核查表"[20-21]。同年，全球卫生领域的多个领导者强调，外科是全球卫生领域中"被忽视的养子"和"其他被忽视的疾病"，并将其与当时出现的"被忽视的热带疾病"进行了比较[22-23]。

虽然这些请求和一致（尽管有限）的数据显示了巨大规模的外科疾病危机，但是直到 2014—2015 年才开始得到更多的关注。2014 年，《阿姆斯特丹基本外科服务宣言》发布，2015 年，第 68 届世界卫生大会（World Health Assembly，WHA）一致通过了第 68.15 号决议（WHA68.15），以加强紧急和基本外科与麻醉服务，并将其作为全民健康覆盖的一个组成部分[24-25]。同样在 2015 年，DCP3 和柳叶刀全球外科委员会（Lancet Commission on Global Surgery，LCOGS）"全球外科 2030"报告的出版，极大地扩展和完善了有关全球外科和麻醉危机的数据，并概述了应对其中一些挑战的策略（框 2.1 和 2.2）[5，26]。在 LCOGS 组建期间，世界银行行长 Jim Kim 回应了 35 年前 Mahler 博士的话，他说："……外科是医疗服务和实现全民健康覆盖进程

框 2.1　第 3 版疾病控制优先事项（DCP3）的关键内容

- 提供基本的外科手术每年可避免死亡约 150 万例，占中低收入国家（中低收入国家）所有可避免死亡的 6%～7%
- 基本的外科手术是所有健康干预措施中成本效益最佳的措施之一。一级医院的手术平台能够完成 44 种基本外科手术中的 28 种，对该平台的投资具有很高的成本效益比
- 事实证明，在国家为建设外科和麻醉队伍进行长期投资的过程中，采用责任分担的模式能够安全有效地增加手术的可及性
- 由于急诊手术的种类占一级医院 28 种基本外科手术中的 23 种，急诊手术平台的地区分布必须足够广泛
- 中低收入国家的围手术期高死亡率和与麻醉相关死亡使得外科服务的安全性仍然存在显著的地区差异。有一些切实可行的措施，如 WHO 手术安全核查表[27a]有效地提高了手术的安全和质量
- 手术条件的负担沉重、基本手术成本效益以及公众对外科服务的强烈需求，这些因素提示在实现全球卫生覆盖的道路上应该早日为基本手术的全民覆盖（universal coverage of essential surgery，UCES）提供资金
- 我们预计完全覆盖一级医院的 UCES 每年需要额外支出 30 多亿美元的费用，但其产生的效益和成本之比将超过 10：1。它能公平有效地提供健康获益和经济获益，并有助于加强卫生系统

From Jemison DT, Alwan A, Mock CN, et al: Universal health coverage and intersectoral action for health: key messages from Disease Control Priorities, 3rd edition. The Lancet 391, Issue 10125, 2018: 1108-1120.

框 2.2　柳叶刀全球外科委员会（LCOGS）的关键内容

- 50 亿人在需要时无法获得安全且可负担的手术和麻醉。中低收入国家的可及性最差，9/10 的人口无法获得基本的外科服务。为了挽救生命和预防残疾，中低收入国家每年还需要增加 1.43 亿例外科手术。全世界每年开展手术 3.13 亿例，但最贫穷国家开展的手术只占其中的 6%，而人口却占到了全球的 1/3。其手术量少而常见的可治疗的外科手术的病死率高。非洲东部、西部和撒哈拉中部以南以及南亚的需求缺口最大
- 每年有 3300 万人因手术和麻醉费用而面临灾难性的卫生支出。另外还有 4800 万人的灾难性支出是为了获得外科服务而需要支付的非医疗费用。1/4 接受过手术的人会因为寻求医疗服务而遭遇经济灾难。外科手术所带来的灾难性经济负担在中低收入国家最高，在所有国家，穷人负担最重
- 在中低收入国家中投资外科服务切实可行，可挽救生命并促进经济增长。为了满足当前和预期的人口需求，需要对外科和麻醉服务的人力和物力资源进行紧急投资。如果中低收入国家都能够以目前做得最好的中低收入国家国家的速度扩增外科服务，那么到 2030 年，2/3 的国家每年外科手术量最低将达到 5000 例 /10 万人口。如果不紧急加快投资以增加外科手术规模，中低收入国家将会继续损失经济生产力，2015 年至 2030 年间累积损失额估计约为 12.3 万亿美元（按 2010 年美元平均购买力计算）
- 外科是"医疗服务不可分割、不可或缺的组成部分[1]"。外科和麻醉服务也应该成为各个发展水平国家卫生系统中不可缺少的组成部分。外科服务是全面实现地区或全球卫生目标的先决条件，其在癌症、创伤、心血管疾病、感染、生殖、孕产妇、新生儿和儿童健康等不同领域中都起着举足轻重的作用。如果不能确保外科和麻醉服务的可获得性、可及性、安全性、及时性和可负担性，2015 年后可持续发展目标中的全民健康覆盖和健康愿望将不可能实现

Mock CN, Donkor P, Gawande A, et al: Essential surgery: key messages from Disease Control Priorities, 3rd edition. The Lancet 385, Issue 9983, 2015: 2209-2219.

中不可分割、不可或缺的一部分[27]。"

这些事件极大地促进了旨在改善全球外科、产科和麻醉服务的可及性、可负担性和安全性的努力。这些事件还通过将外科和麻醉服务与全民健康覆盖联系起来，实现了将外科和麻醉纳入全球卫生优先事项中。外科和麻醉不包括在以前的优先事项中，部分原因在于不清楚如何将其纳入。有关外科与麻醉危机规模的数据有限，同时对复杂性与成本效益存在误解（下一部分讨论），导致在确定千年发展目标（Millennium Development Goals，MDG）等全球卫生优先事项中，外科和麻醉服务处于边缘化地位。尽管外科和麻醉并不是近期全球卫生优先项目计划，如《2035 年全球卫生报告》和联合国《可持续发展目标》（Sustainable Development Goals，SDG）中明确的重点，但这些报告强调了非传染性疾病、损伤、医务人员队伍扩建和全民健康覆盖的重要性，而这些事项毫无疑

问都要依赖于外科和麻醉[28-29]。

LCOGS、WHA 第 68.15 号决议及柳叶刀姑息医学与疼痛缓解委员会等标志性事件有助于人们关注即将到来的全球麻醉、镇痛和外科危机[30]。世界麻醉科医师协会联盟（World Federation of Societies of Anaesthesiologists，WFSA）、英国和爱尔兰麻醉科医师协会（Association of Anesthetists of Great Britain and Ireland，AAGBI）、加拿大麻醉科医师协会国际教育基金会（Canadian Anesthesiologists' Society International Education Foundation，CASIEF）和 Lifebox 等越来越多的麻醉学组织在中低收入国家中促进国家政策层面的改变，推动研究和大规模教育方案。许多国家的麻醉学会，如英国皇家麻醉科医师学院（United Kingdom's Royal College of Anaesthetists，RCoA）、泰国皇家麻醉科医师学院和智利麻醉科医师协会也积极参与此类活动。这些全球麻醉行动的数量前所未有，但仍处于萌芽和发展阶段。

如果说外科是被全球卫生忽视的"继子"，那么麻醉就是"被遗忘的亲属"。尽管存在着显著的相互依赖性，但外科、麻醉和产科尚需协调全球卫生行动，才能最大程度地发挥影响力。涉及外科或麻醉的全球卫生行动已合称为"全球外科"（见表 2.2）。2014 年，"全球外科"被定义为"……一个探索、研究、实践和倡导的领域，其将改善健康结局和实现全世界患有外科疾病或需要外科服务的所有患者的健康公平作为优先事项。全球外科纳入了所有外科专业，包括妇产科、麻醉、围术期管理、急诊医学、康复医学、姑息医学、护理和其他参与外科患者服务的相关卫生专业人员。它包括为所有国家中的医疗资源薄弱地区以及受到武装冲突、流离失所和灾难影响的人群提供外科服务，并促进获得安全和高质量的外科服务。全球外科认识到，外科服务不足或不公平的决定因素常常是由共同和相互依赖的全球结构与发展所致——尽管这些问题主要存在于个别国家和地区，所以强调超地域和跨国界的问题、决定因素和解决方案[31]"。其简要定义为"全球外科是一个探索、研究、实践和倡导的领域，旨在为所有需要外科服务的患者改善健康结局并实现健康公平，特别强调医疗资源薄弱地区的人群和面对危机的人群。它采用协作、跨部门和跨国的方法，是一种基于人群策略和个体化外科服务相结合的综合方法"。虽然在这个定义中没有直接提及麻醉，但是"全球外科"已成为麻醉全球卫生行动的焦点。

全球麻醉、外科和疼痛危机的范围和规模

外科疾病的全球负担

全球近 30% 的疾病和死亡可以通过外科治疗，而每年有数千万人因外科疾病而丧生[5]。外科疾病的负担主要影响中低收入国家，造成死亡的人数是人类免疫缺陷病毒（human immunodeficiency virus，HIV）、肺结核和疟疾导致死亡总人数的 4 倍以上（图 2.1）[32]。除了对健康和福祉产生负面影响外，外科疾病造成的并发症和死亡还带来了重大的经济负担。到 2030 年，外科疾病导致的并发症和死亡可使中低收入国家的年国内生产总值（gross domestic product，GDP）降低约 2%。过去，应用类似的计算方法成功推算出了针对疟疾的全球投资数额，但估计疟疾导致的 GDP 下降要低得多（1.3%）[33]。如果不立即进行重大干预，外科疾病将在 2015 年至 2030 年期间给中低收入国家造成超过 12 万亿美元的经济生产力损失。尽管人们普遍认为外科疾病在全球发病率和死亡率中占有很大的比例，但目前仍缺乏确切的数据支持。该问题在一定程度上归因于对这类研究的资源投入不足，另一方面原因在于外科疾病的量化本身存在一定的困难。

"全球疾病负担"（global burden of disease，GBD）一词以残疾调整寿命年（disability-adjusted-life-year，DALY）为单位来量化早逝（寿命丧失年数）和残疾

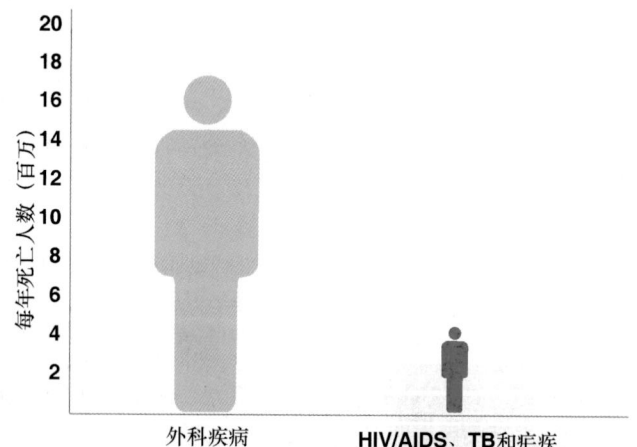

图 2.1　每年外科疾病导致的死亡人数（1690 万）超过 HIV/AIDS（103 万）、结核（121 万）和疟疾（72 万）导致死亡人数的总和。AIDS，获得性免疫缺陷综合征；HIV，人类免疫缺陷病毒；TB，结核（Data from Shrime MG, Bickler WS, Alkire BC, et al. Global burden of surgical disease: an estimation from the provider perspective. Lancet Glob Health. 2015；3：S8-S9；and GBD collaborators 2016. Global, regional, and national age-sex specific mortality for 264 causes of death, 1980-2016: a systematic analysis for the Global Burden of Disease Study 2016. Lancet. 2017；390［10100］：1151-1210.）

（未达到完全健康状况的生命年数）（图 2.2）。DALY 最初是为 1990 年 GBD 研究而提出来的，旨在量化世界各地不同疾病的负担，此后常用于公共卫生和卫生经济学中[34-35]。因为 DALY 通常用于通知资源分配，所以它也一直用于描述外科和疼痛疾病的负担。在描述国家的经济发展水平时，全球卫生界已不再使用诸如"第三世界""发达国家"或"发展中国家"这样的术语。影响 DALY 的主要因素通常按照世界银行的收入水平分类（见表 2.1）进行地区性的报告，或者根据社会人口指数（socio-demographic index，SDI）进行报告（图 2.3）。SDI 是预测健康结局的三个指标

的综合平均值：人均收入、平均受教育程度（针对 15 岁以上的人口）和总生育率。

2006 年 DCP2 的发布是对外科疾病负担进行量化的首次尝试之一，它通过便捷的抽样和在线调查方式向 18 位外科医师进行咨询。尽管报告的数据（11%）令人大开眼界并且被广泛引用，但它可能被严重低估了。

2015 年，DCP3 为评估外科治疗对公共卫生的影响进行了另一项尝试，即估算通过扩大中低收入国家的基本外科和麻醉服务而避免的患病率和死亡率（即通过外科方法治疗阑尾炎、麻痹性肠梗阻、肠梗阻、疝气、胆囊与胆道疾病、产妇出血、产程停滞、流产

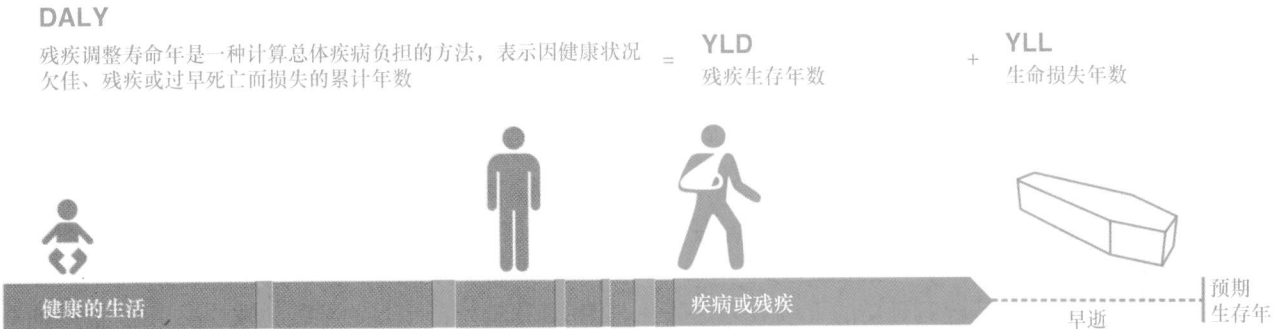

图 2.2　**残疾调整寿命年（DALY）**（From Wikipedia. https://en.wikipedia.org/wiki/Disabilityadjusted_life_year#/media/File：DALY_disability_affected_life_year_infographic.svg. Creative commons license：CC BY-SA 3.0.）

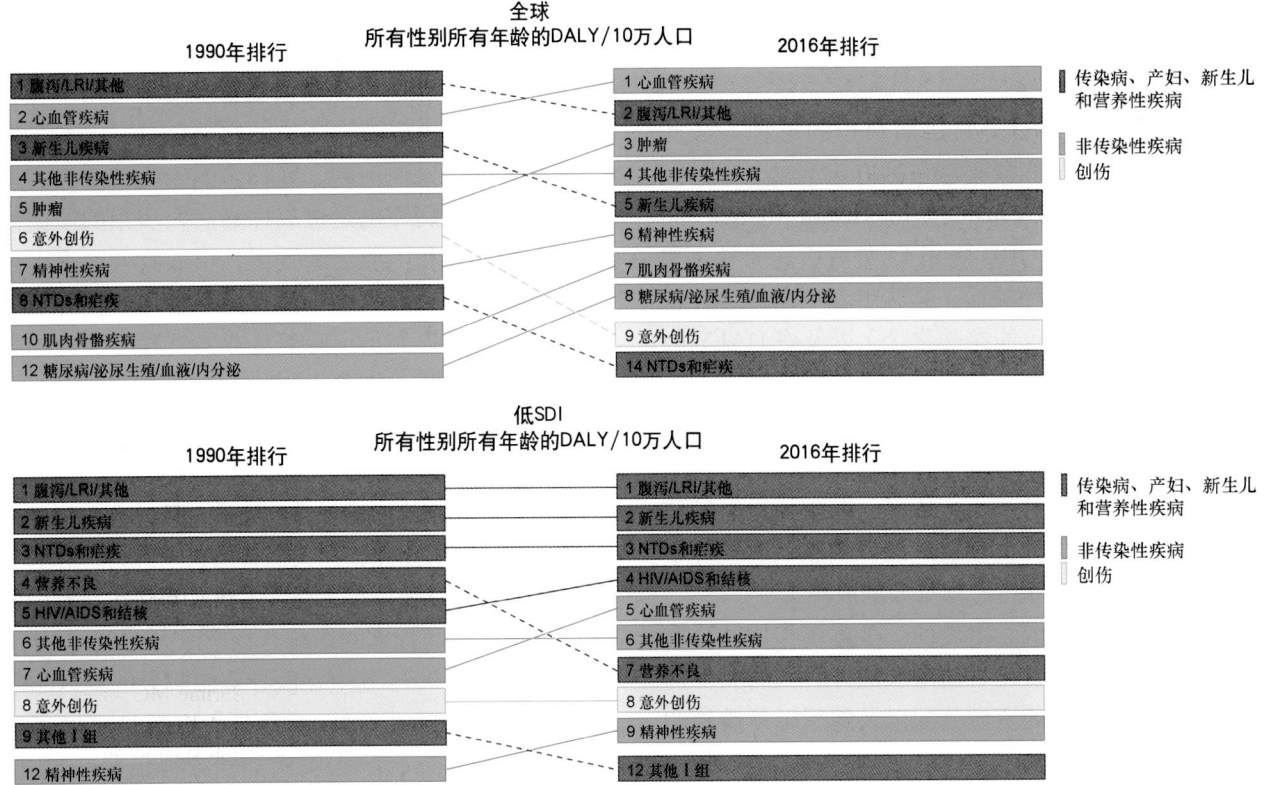

图 2.3　1990—2016 年全球与低 SDI 地区死亡和残疾调整寿命年（DALY）主要原因的比较。LRI，下呼吸道感染；NTDs，热带疾病；AIDS，获得性免疫缺陷综合征；HIV，人类免疫缺陷病毒（From https://vizhub.healthdata.org/gbd-compare/. Reproduced under Creative Commons Non-Commercial-No Derivatives 4.0 International License.）

和新生儿脑病、创伤复苏、外科气道、外周静脉通路、缝合、撕裂伤和伤口处理、胸管或针头减压、骨折复位、焦痂切除术、筋膜切开术、皮肤移植以及与创伤有关的剖腹探查手术和截肢手术）。他们得出结论，通过扩大中低收入国家的基本外科和麻醉服务，每年估计可以避免 140 万人死亡和 7720 万残疾调整寿命年[26]。

LCOGS 通过对来自世界各地的 173 位外科医师、麻醉科医师、内科医师、护士和公共卫生从业人员进行咨询，尝试估计外科疾病导致的全球患病率和死亡率。问卷调查设计的问题为："在理想的情况下，患有以下疾病的患者中有多少比例需要外科医师进行治疗？"问卷调查的结果是：总 GBD 中的 28% ～ 32% 需要外科医师进行治疗。根据这些结果，LCOGS 估计约 30% 的 GBD 可通过外科进行治疗，且估算每年因外科疾病而丧生的人数为 1700 万[5]。

这些报告的结果与 1990 年 GBD 研究数据一致，表明与外科疾病相关的患病率和死亡率显著高于 HIV、TB 和疟疾的总和[32]。意外损伤是全球 DALY 单个最主要的因素。外科治疗可预防的大多数死亡原因包括损伤（77%）、产妇-新生儿的问题（14%）和消化系统疾病（9%）[26]。随着全球工业化和流行病学转变（即人类寿命延长），许多中低收入国家的非传染性疾病和损伤（大多数是道路交通事故）所带来的负担日益增加，这可能会在未来几年内加剧全球外科疾病的负担。

前面所描述的估计外科疾病负担的每种方法并不完善。存在的挑战和局限性包括方法学复杂［如卫生计量与评估研究所（Institute for Health Metrics and Evaluation，IHME），GBD 研究］、外科疾病的量化和定义困难（如患同一种肿瘤，某例患者可能接受外科治疗，而另一例患者可能接受化疗）以及将 DALY 归因于疾病（即残疾加权）与将可避免 DALY 归因于手术具有挑战性[26]。为了克服这些缺点，最近提出了针对全球外科和麻醉的其他计量指标，包括测量疾病患病率、非致命疾病的治疗积压率、医疗延误而导致的患病率和死亡率、社会效益、经济效益以及统计学生命值（而不是避免每一个 DALY 的成本）[36]。

在全球范围内麻醉学术界的一项重要作用就是努力加大力度，更好地量化日益增长的外科疾病和疼痛负担，以便促进合理的资源分配以及随后干预措施的评估。

疼痛的全球负担

与外科疾病负担一样，尽管在全球范围内数据有限，且量化疼痛负担具有重大挑战，但是全球疼痛令人震惊的患病率和发病率已是普遍的共识。疼痛是患者就医的最常见原因之一，也是影响全球 DALY 的前五位因素之一，在导致残疾生存年（years lived with disability，YLD）的前十大原因中占四个（腰痛，颈部疼痛，肌肉骨骼疼痛，偏头痛）[32, 37]。这些统计数字甚至都没有考虑由肿瘤、损伤或术后病因引起的继发性疼痛，而这些疼痛可能会使统计数据显著增加。据估计，全世界人口中有 10% ～ 25% 遭受反复发作性和慢性疼痛的困扰，而战争、暴力和酷刑等故意身体伤害引起的疼痛也越来越多[38]。疼痛控制不佳对患者的健康、福祉和社会生产力产生许多可能的负面影响，包括心肌梗死和慢性疼痛的风险增加。

2017 年，柳叶刀姑息医学与疼痛缓解委员会将健康相关性严重痛苦（serious health-related suffering，SHS）定义为：与疾病或损伤有关，影响患者的躯体、社会或情感功能，且没有药物治疗就不能缓解的痛苦[30]。全球约有一半的死亡病例与 SHS 有关，而死于 SHS 的人中有 80% 以上来自中低收入国家。据估计，每年有 250 万儿童死于 SHS。这些儿童中有 98% 生活在中低收入国家，且这些死亡的 90% 以上是可避免的。与 SHS 相关的前十大疾病包括 HIV、恶性肿瘤和创伤。HIV/AIDS 虽然不如损伤或癌症那么明显，但是其是疼痛和镇痛需求的主要原因[39]。与其他更常见的疼痛病因相比，麻醉科医师并不常规处理 HIV 相关的疼痛，但是 HIV 相关疼痛是凝聚更多力量帮助中低收入国家民众获得更多镇痛药物的突破口之一，本章将会在后面继续探讨该问题。在许多国家，糖尿病、镰状细胞病和麻风病等也是造成疼痛巨大负担的原因。随着寿命的延长和工业化的发展，中低收入国家因恶性肿瘤和损伤造成的疾病负担将显著增加。作为镇痛经验最丰富的医务人员，麻醉从业人员在疼痛管理中发挥着重要的作用，尤其是在医疗资源有限的情况下。

可及性、可负担性与安全性的差异

由外科疾病或疼痛导致的疾病负担的准确程度一直是争论和研究的焦点，但人们普遍认同外科、麻醉和疼痛危机的程度巨大，很大程度上可以避免，并对中低收入国家产生不同程度的影响。在全球大约 300 000 例产妇死亡中，有 99% 发生在医疗资源匮乏的地区（非洲撒哈拉以南地区占 66%），并且大多数是可以通过相对基本的外科、麻醉和围术期治疗得以预防[40]。全球癌症死亡患者中约 70% 发生在中低收入国家，其中大多数患者需要外科、麻醉或镇痛服务[41]。提高中低收入国家的基本外科和麻醉服务每年可避免 7700

万 DALY 和 150 万例死亡[26]。在可预防的患病率和死亡率中，损伤占绝大多数（77%），其次是产妇和新生儿疾病（14%）。道路交通事故所致死亡和 DALY 损失中，约 90% 发生在中低收入国家。

仅仅是由于手术室的不公平分布，就有超过 20 亿人无法获得手术服务[42]。如果还考虑到及时性、设施承受能力、安全性和支付能力，则将近有 50 亿人（全世界大多数人口）无法获得外科和麻醉服务。据全球儿童手术倡议组织（Global Initiative for Children's Surgery，GICS）估计，有 17 亿儿童无法获得外科服务[42a]。据估计，每年大约需要 1.43 亿例额外的外科手术[5]。每年 2.34 亿例重大手术中，估计只有 3% ~ 6% 在中低收入国家[5, 43]。医疗服务可及性的差距对较低收入地区，如撒哈拉以南非洲或南亚产生了不同程度的影响，这些地区人口中超过 95% 无法获得外科和麻醉服务。在一些较高收入地区，如北美和欧洲，医疗服务可及性差异颇大，但是通常超过 95% 的人口可获得外科和麻醉服务[44]。即使在高收入国家，如美国，农村和医疗资源薄弱地区的麻醉、手术

和镇痛服务的可及性也受限[45-46]。据估计，在中低收入国家普及基本外科治疗（包括损伤、产科并发症、急腹症、白内障和先天性异常的治疗），每年可预防大约 150 万人死亡或占所有可预防死亡人数的 6% ~ 7%[26]。

不能充分获得镇痛是最容易被忽视和最不公平的全球公共卫生挑战之一。由于中低收入国家疼痛相关的高负担疾病（如 HIV、恶性肿瘤和损伤）以及普遍缺乏获得麻醉性镇痛药的途径，全球疼痛负担不同程度地影响着世界上的穷人。尽管疼痛是患者寻求医疗服务的最常见原因，而且一般认为镇痛是一项基本人权，但是镇痛可及性的差异显著，是世界范围内最显著的全球卫生差距之一[47-49]。创伤和恶性肿瘤对镇痛的需求显著，且在中低收入国家外科疾病负担中占有很大的比例，然而，中低收入国家绝大多数人口没有或只有有限的机会使用阿片类药物镇痛。六个高收入国家的阿片类药物消费量占全世界的 80%，占世界人口 17% 的国家（加拿大、美国、西欧、澳大利亚和新西兰）阿片类药物消费量占世界的 92%（图 2.4）[30, 50-52]。疼痛和姑息医疗仍然被全球卫生界相对忽视，且不同程度地影响

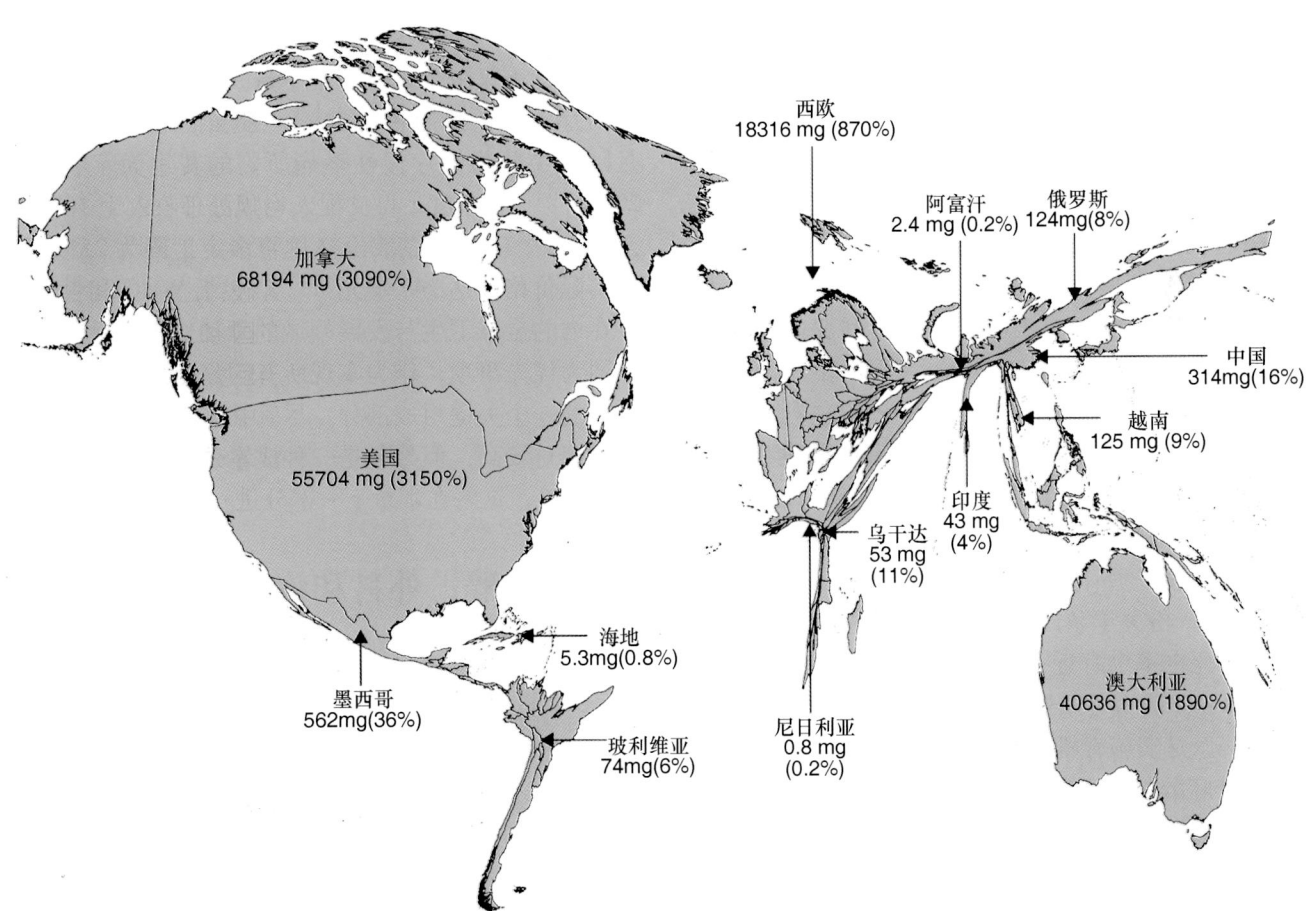

图 2.4 阿片类药物吗啡当量分布图（2010—2013 年用于姑息医疗的每例患者的吗啡毫克量）以及与健康相关性严重痛苦最相关的健康状况满足镇痛需求的估计百分比（From Knaul FM，Bhadelia A，Rodriguez NM，et al. The Lancet Commission on Palliative Care and Pain Relief—findings，recommendations，and future directions. Lancet Glob Health. 2018；6：S5-S6. Copyright . 2018 The Author（s）. Published by Elsevier Ltd. This is an open access article under the CC BY 4.0 license.）

着中低收入国家的脆弱人群[30, 53]。近几十年来，一些中低收入国家阿片类药物的可及性有所改善，但不是所有国家都如此（如非洲和南亚的消费量反而有所下降）[52]。镇痛可及性的不公平并非只发生于中低收入国家，即使包括美国在内的许多高收入国家也屡屡发生[54-56]。本章的下一部分进一步讨论镇痛不公平分布的原因。

对于世界上可获得外科和麻醉服务的人口比例而言，他们必须正视安全性方面的巨大差异。近50年来，围术期患者的安全性提高了10倍以上，尽管大部分见于高收入国家[57]。在21世纪的美国，麻醉相关死亡率从1950年的1:1560下降到了1:13 000以下，且健康患者的死亡率更低[58-59]。但在世界范围内，每年约有3200万人接受麻醉时没有充分的监测，全球超过7.7万间手术室（19%）缺乏脉搏血氧饱和度监测。在某些地区，超过70%的手术室缺乏脉搏血氧饱和度监测[42]。有关中低收入国家手术预后的数据仍然有限，但在21世纪初期已显著增加。来自低收入国家的围术期死亡率（perioperative mortality rates, POMR）报告在方法学和结果方面都存在很大差异，总体范围在0.2%~6%，而急诊手术的死亡率明显更高（总体为10%，伤寒导致的肠穿孔为20%）[60-64]。一项国际性、前瞻性、观察性队列研究显示，在25个非洲国家的247家医院中接受住院手术的成人30天住院死亡率（2.1%）为全球平均水平的两倍，尽管这些患者明显更年轻且ASA分级较低[65]。据报道，一些非洲国家的麻醉相关死亡率为几百分之一（马拉维1:504，津巴布韦1:482，尼日利亚的剖宫产1:387；多哥1:133~1:250）[66-69]。在一份多哥24 h手术结局报告中，1464例患者中30例死亡，其中22例可避免，11例死于可避免的麻醉并发症[15]。多哥的另一份报道的死亡率为1:250，同时发现接受调查的26个医疗单位中，只有不到一半具有脉搏血氧饱和度监测，所有单位均没有呼气末二氧化碳监测[70]。在一份关于孕产妇死亡率的南非国家报告中，孕产妇总死亡率中有近2.35%与麻醉有关，且绝大多数（93%）被认为可以避免。该报告中最常见的麻醉死因之一，是实施脊椎麻醉的人员没有管理气道或改变做全身麻醉的必要技能[71]。在医疗资源薄弱的情况下，其他常见的可避免麻醉死因包括人力缺乏、监测不足和药物过量。最近有一项针对中低收入国家麻醉相关孕产妇死亡率的meta分析发现，接受产科手术的孕妇因麻醉死亡的风险为1.2/1000（与此相比美国为3.8/100万），如果进行全身麻醉或由非临床医师实施麻醉，则报道的风险更高[72]。该分析中，在中低

收入国家，麻醉占产妇死亡原因的2.8%，占剖宫产或剖宫产后产妇死亡原因的13.8%。换句话说，椎管内麻醉和全身麻醉中，麻醉相关孕产妇死亡率比美国报道的分别高300倍、900倍。

值得注意的是，在患者无法进入医院的情况下，必须谨慎解读医院的围术期并发症发生率和死亡率与外科疾病的并发症发生率和死亡率之间的关系。换句话说，在一个高收入国家中，患者内脏破裂的死亡率与手术治疗内脏破裂的死亡率大致相当，因为超过95%的患者可以得到及时的治疗。然而，在一个低收入国家中，虽然内脏破裂患者的围术期死亡率可能为10%，但大多数内脏破裂的患者从未没有接受外科治疗，而这部分患者的死亡率大大提高。

支付能力是获得手术和麻醉服务的另一个重要障碍。每年，约有3300万人由于支付手术和麻醉费用而面临巨额自费支出，另外还有4800万人为了获得外科治疗需要支付巨额的非医疗费用（如交通、住宿和饮食），而这些费用对他们的影响是灾难性的[5, 73]。如果要接受外科和麻醉服务，全球有近一半的人口（37亿）将面临灾难性支出的风险。这些高风险人群大多数分布在撒哈拉以南非洲、南亚和东南亚。支付能力的问题不仅限于外科手术本身，还涉及其他的围术期治疗，包括镇痛和输血[74]。例如，在南美洲，每月阿片类药物治疗慢性疼痛所需的费用为年收入的200%[57]。在印度（可支配人均国民总收入为1670美元），一个单位的血液价格尽管法定上限为25美元，但实际价格高达247美元[75-76]。包括WHO和世界银行在内的全球卫生与发展领域的领袖们将金融风险保护列为优先事项，作为实现所有国家全民健康全覆盖目标的一个关键组成部分。尽管某些手术的个人支付费用相对较高，但外科是一种成本效益高的公共卫生干预措施，这将在本章下一部分进一步讨论。

全球麻醉、外科和疼痛危机：起源和干预范围

劳动力短缺、基础设备不足、缺乏政策和优先保障制度以及外科疾病负担增加是造成目前全球范围内麻醉和外科服务的可及性、支付能力和安全性受限的许多原因中的一部分[77]。如前所述，许多中低收入国家的全球工业化和"流行病学转变"已导致非传染性疾病和损伤的医疗负担增加，而解决这些问题所需的投入滞后。虽然医疗需求和医疗资源之间的这些根本性失衡是当前全球外科、麻醉和疼痛危机的主要根源，但是，这种失衡还有一些其他因素。

观念错误和数据有限

关于外科和麻醉的两种常见误解，导致人们延迟认识到外科和麻醉宜纳入全球公共卫生优先事项：①外科疾病和疼痛负担的范围和规模被严重低估；②错误地认为外科和麻醉服务过于昂贵且依赖技术，在资源有限的环境下无法安全地或高成本效益地实施。本部分将讨论外科疾病和疼痛负担在历史上缺乏特征的原因。对安全手术和麻醉服务的成本效益和可行性问题的误解，也源于历史数据的空白，尤其是来自中低收入国家的数据。

中低收入国家公立部门和私立部门（例如印度河医院、Aravind 眼科医院和 Narayana Hrudayalaya 心脏病医院）的几项创新性提供服务模式已证实，在资源有限的国家提供成本效益高、安全且可负担的手术和麻醉服务是可行的[78-81]。

最近的数据一致表明，外科服务是成本效益最佳的公共卫生干预措施之一（图 2.5）。定义成本效益阈值有数种方法，每种方法各有利弊[82]。最常用的方法之一是基于 GDP 的阈值计算法。该方法由 WHO 宏观经济与健康委员会推荐，并且已被 WHO 选择成本效益项目干预措施（WHO's Choosing Interventions that are Cost-Effective project，WHO-CHOICE）的作者定义为："某一国家或地区避免一个 DALY 所需要的费用低于该国家或地区平均人均收入的干预措施视为成本效益高，低于平均人均收入的三倍仍具有成本效益，超过三倍则不具成本效益[83]。"

2003 年，孟加拉国报道了一项有关外科服务成本效益的研究，这是最早评估外科服务成本效益的研究之一。结果显示：每避免 1 个 DALY，紧急产科手术的成本不到 11 美元[16]。这比麻疹疫苗的成本效益比高 3 倍（按 2003 年美元计算）。DCP2 和 DCP3 研究证明了一级外科医院的成本效益，所有基本外科服务都具有很高的成本效益比，许多项目每避免 1 个 DALY 需要耗费 10～100 美元。这与其他公共卫生干预措施的成本效益相当，如免疫接种（避免每个 DALY 耗费 13～26 美元）或用于预防疟疾的蚊帐（避免每个 DALY 耗费 6～22 美元），且远远优于某些高度优先的公共卫生干预措施，如 HIV 的治疗（避免每个 DALY 耗费 500 美元）[84]。最近一项有关乌干达儿科手术室的成本效益比分析结果显示，每避免一个 DALY 的成本为 6.39 美元，挽救一条生命的成本为 397.95 美元，每年的净经济效益超过 500 万美元（每年成本为 41 000 美元）[85]。

2012 年，在一个由哥本哈根共识主办的论坛上，五位领衔的卫生经济学家，包括四位诺贝尔奖获得者被问到：如何在四年内最佳地花费 750 亿美元来"推进全球福利"，特别是针对中低收入国家。该小组确定的最优先项目是扩大外科服务的能力（每年 30 亿美元）[86]。

近五年来，全球外科和麻醉组织已经扩大了数据量，由此消除了先前的误解，并且支持外科和麻醉服务列为全球卫生议程的优先事项。在此期间，相关文章也呈现爆炸式增长，扩充了全球麻醉和外科广泛领域可利用的数据。这些文章大多数都发表在外科学杂志上，尽管最近麻醉学期刊也开始积极支持全球麻醉的相关研究。全球麻醉界必须提高全球卫生领域的研究能力，并加大宣传、政策和科学实施的投入力度，以提高麻醉学的影响力。

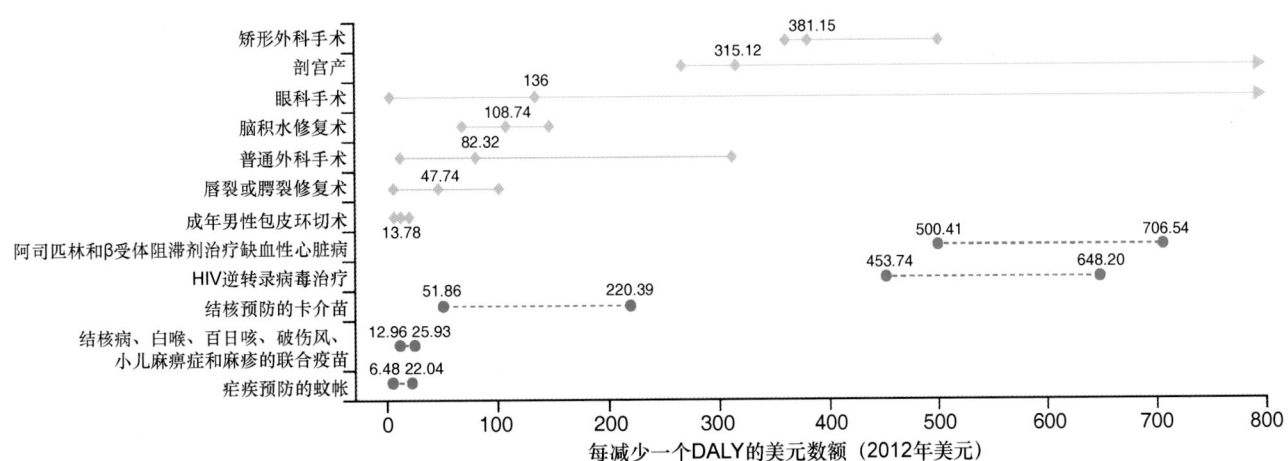

图 2.5 在低收入国家和中等收入国家，手术的成本效益比与其他公共卫生干预措施的比较。数据点为中位数，误差线表示范围。手术干预用菱形和实线表示，公共卫生干预用圆圈和虚线表示。BCG，卡介苗；DALY，残疾调整寿命年；HIV，人类免疫缺陷病毒（Source：Chao TE，Sharma K，Mandigo M，et al. Cost-effectiveness of surgery and its policy implications for global health：a systematic review and analysis. Lancet Glob Health. 2014；2：e334-e345. Copyright © 2015 Elsevier Ltd. Creative Commons Attribution License［CC BY］.）

宣传和政策

国家卫生系统、捐助者或更广泛的全球卫生界历史上一直没有优先考虑外科、麻醉和疼痛的原因诸多。尽管外科疾病占全球疾病负担的30%，但是支持麻醉和外科服务发展的费用不到卫生发展援助费用的1%[87]。资源分配与疾病负担之间的不平衡现象见于许多卫生领域，但是在外科疾病和疼痛中的这种失衡程度尤为严重。

如前所述，疾病负担数据的缺乏以及对安全性和成本效益比问题的误解，严重阻碍了全球麻醉和外科服务的宣传工作。一项阻碍全球外科进入卫生优先项目的相关因素定性分析中确定了几个额外的因素，包括：全球外科界各自为阵、缺乏领导力和共识以及政治策略不足（如没有抓住 MDG 等机会）[88]。在另一项分析某种特定疾病的全球卫生网络为何有效性相对优于或劣于其他疾病的研究中，强调了四个共同的挑战，每个挑战都与全球麻醉和外科有关：①找出问题以及应该如何解决；②对问题进行定位以激发外部人员采取行动；③建立联盟，并且纳入卫生部门以外的利益相关者（联盟通常由高收入国家提供者主导）；④建立有助于联合行动的领导机构（图2.6）[89]。另一项研究探讨了影响外科在国家卫生系统中优先次序的因素，结论表明，持续倡导、有效构建问题和解决方案、强劲的国家级数据以及获得地区或国际合作伙伴的支持对成功至关重要，但是常常缺乏上述因素[90]。

外科、麻醉和疼痛方面的宣传工作面临一些相对独特的额外挑战。与 HIV 或埃博拉病毒感染等传染性疾病不同，外科疾病和疼痛并非全球大流行，也不会引起类似于高收入国家捐助界采取的支持行动。此外，大多数外科疾病和疼痛难以进行宣传，也没有疾病特异性。尽管某些儿科疾病（例如唇裂）很容易进行宣传，但其他外科疾病，如损伤、疝气和剖宫产更难以煽情的形式在媒体中进行宣传，因此无法有效地提高公众意识。

WHA 第68.15号决议强调要在全球外科的五个关键性重点领域（劳动力、基本药物、信息管理、提供服务和宣传）中进行宣传和资源开发。LCOGS 提出了问题的清晰框架（框2.2），概述了需要优先收集的国家级数据，并帮助为中低收入国家的国家外科、产科和麻醉计划（national surgical, obstetric, and anesthesia plans, NSOAP）提供框架。随着越来越多 NSOAP 的颁布，它们可能成为国家宣传外科工作的关键动员点。

麻醉、外科和疼痛需要全球性拥护者。直到最近，全球引领组织（如世界银行和 WHO）和中低收入国家一些地方政府才倡导关注全球麻醉和外科。这部分得益于新近成立的一些团体［如 LCOGS，全球外科、产科、创伤和麻醉服务联盟（Global Alliance for Surgical, Obstetric, Trauma, and Anaesthesia Care, G4 联盟），WFSA，GICS 等］所做的宣传努力。必须加强和坚持这种多学科的努力，才能达到消除既往误解的效果，并影响变革。至关重要的是，外科、麻醉和疼痛的宣传工作必须与 LCOGS、《全球卫生2035报告》、WHA 第68.15号决议和 SDG 的关键信息相契合，并强调麻醉、外科和镇痛是"全民健康覆盖"计划中不可或缺的组成部分。不能再将外科视为一个垂直性（即疾病特异性）项目。

宣传工作的一个主要目标是从全球捐助者、国家预算、私营部门和创新模式中寻找新的资金来源。与抗击 HIV/AIDS 和其他传染病的大规模资助计划（如美国总统紧急救助艾滋病计划、加维疫苗联盟、全球基金）相似，外科和疼痛需要类似的关注和支持。除

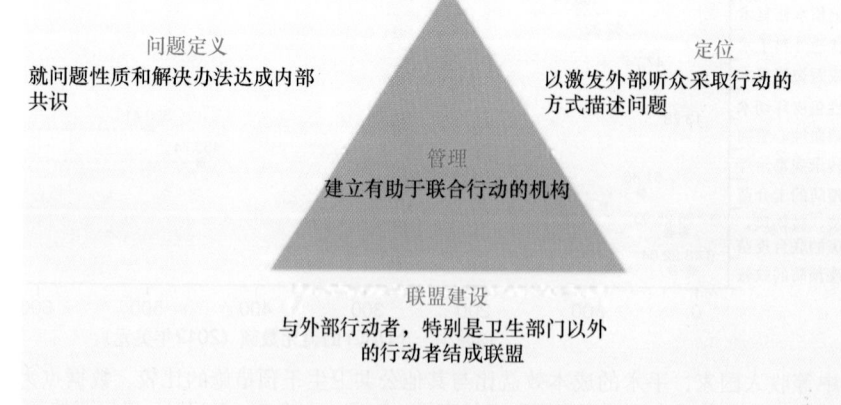

图 2.6   建立全球卫生网络所面临的四个挑战（From Shiffman J. Four challenges that global health networks face. Int J Health Policy Manag. 2017；6［4］：183-189. Copyright © 2018 The Author［s］. Published by Kerman University of Medical Sciences. This is an open access article under the CC BY 4.0 license.）

了争取更多的国内和国际资金来支持卫生体系外，寻求公共-私有的合作伙伴和创立新型的患者财政风险保护措施也是宣传工作中不可或缺的组成部分[5]。

　　作为安全性、疼痛、围术期管理等众多方面的领导者，全球麻醉界必须积极参与政策制定、研究以及创新的全球行动，以扩大获得高质量服务的机会。在支持联合研究项目、发起全球倡议、共享信息、统一培训标准和机遇方面，所有国家的学术机构都能扮演重要的作用。麻醉必须向其他医学学科学习，不仅要培养还要支持对全球公共卫生事业感兴趣的员工和受训者。这种宣传可能需要与多个学科进行协调与合作，包括非医师从业者人员，这些人员在麻醉服务中占有很大比例，尤其是在低收入国家[91]。

劳动力短缺和扩增策略

　　在医疗资源薄弱的地区，训练有素的麻醉从业人员严重短缺是全球数十亿人无法获得安全的外科、麻醉和疼痛服务的最大障碍之一。尽管许多外科专业关键性队伍也存在人员短缺问题（包括外科医师、产科医师、病理学专家、放射线学专家、实验室技师、护士、生物医学工程师等），但是中低收入国家麻醉从业人员的短缺尤其引人注目，而且相对被忽视。中非共和国等国家根本没有麻醉科医师，只有 24 位非医师麻醉从业人员（nonphysician anesthesia providers，NPAP）为近 500 万人口提供麻醉服务。埃塞俄比亚人口超过 1 亿，但只有 35 位医师是专业的麻醉科医师。一项针对乌干达医院紧急产科服务能力的调查发现，医务

人员短缺与所观察到的死亡率之间的相关性最强[92]。在对乌干达的 64 家公立和私立医院进行的问卷调查中发现，84% 的医院没有麻醉科专科医师，8% 的医院根本没有培训有素的麻醉从业人员[93]。在对东非（乌干达、肯尼亚、坦桑尼亚、卢旺达和布隆迪）五家主要转诊医院的麻醉从业人员进行的另一项调查问卷中发现，只有 7% 的医院配备有足够的麻醉人员[94]。而在有麻醉从业人员但数量少的单位，劳动力短缺的问题还伴随着沉重的行政负担和非临床职责。

　　尽管低收入国家麻醉人员的短缺最为严重，且撒哈拉以南非洲尤为突出，但高收入国家同样存在地区性劳动力短缺问题，且明显限制了农村人口的麻醉服务可及性[95-96]。在美国一项针对农村医院的调查中，有 36% 的医院报告由于缺乏麻醉从业人员而推迟或取消手术[97]。高收入国家的数据证实，创伤发生地点距离大城市的创伤中心为 5 英里（约 8 km），死亡率就明显增加[98]。可想而知，在数十英里甚至数百英里内可能没有任何外科或麻醉从业人员的地区，创伤患者的预后更加糟糕。

　　提供安全手术所需要的专业外科、麻醉和产科人员（surgical，anesthetic，and obstetric workforce，SAO）的最佳数量目前尚不清楚，可能因当地资源和需求的不同而存在明显差异。SAO 密度与预期寿命相关，在一项研究中，随着 SAO 从业人员从 0/10 万增加到 20/10 万人口，SAO 密度每增加 10 个单位，孕产妇死亡率降低 13.1%（图 2.7）。当 SAO 超过 20 后，死亡率下降的趋势仍然存在，但是 SAO 从业人员超过

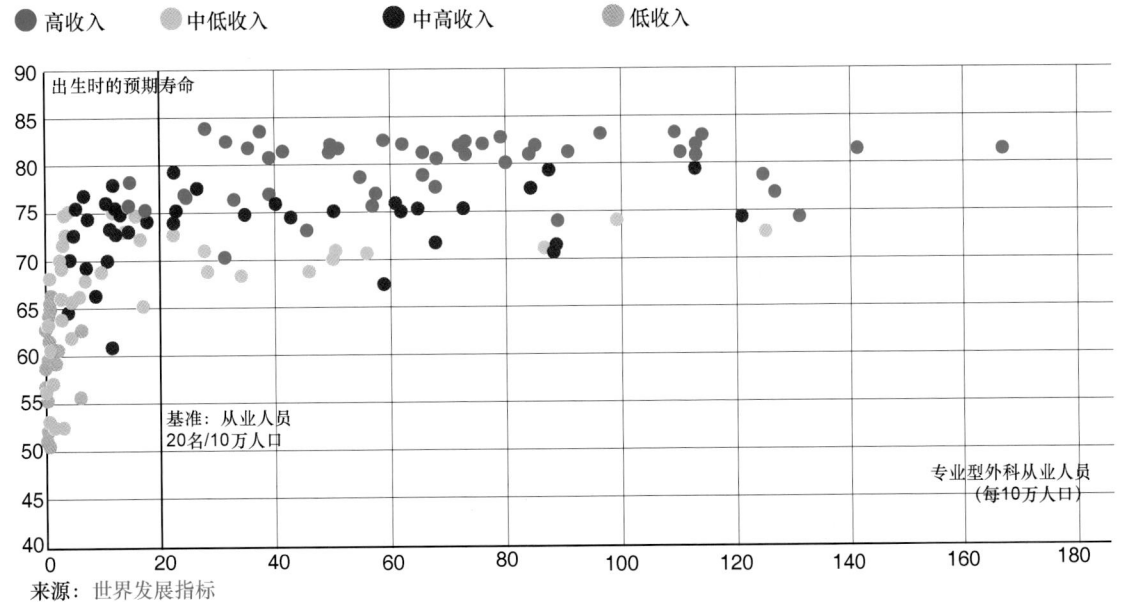

图 2.7　外科从业人员大于 20/10 万人口的国家人口预期寿命较长（Data source：http://da tabank.worldbank.org/data/home.aspx. Originally printed：http://blogs.worldbank.org/opendata/africacan/pt/comment/reply/2341. Copyright © 2018 The World Bank. Reproduced under CC BY 4.0 license.）

30/10 万和 40/10 万人口后，死亡率下降的幅度有所减小（图 2.8）[99]。基于这些研究结果，LCOGS 建议在 2030 年优先将 SAO 人力增加到 20/10 万人口，而麻醉从业人员的扩增目标为 5/10 万～ 10/10 万人口[100]。

估计低收入国家的 SAO 密度为 0.7/10 万人口，而高收入国家为 56.9/10 万人口[101]。全球有 77 个国家麻醉从业人员的密度低于 5/10 万人口，而高收入国家和低收入国家平均麻醉科医师劳动力密度相差达 90 倍。麻醉劳动力危机在撒哈拉以南非洲最为严重，其大多数国家麻醉科医师的密度约为 1.0/10 万人口，而欧洲麻醉科医师的密度约为 19/10 万人口，美国为 21/10 万人口[100]。撒哈拉以南非洲地区有 26 个国家作为医师的麻醉从业人员（physician anesthesia providers，PAP）的密度低于 0.5/10 万人口。在许多低收入国家中，NPAP 承担了大部分麻醉服务工作。如果将 NPAP 纳入麻醉从业人员总密度的计算，撒哈拉以南非洲的 16 个国家的麻醉从业人员仍低于 1/10 万人口，而全球仍有 70 个国家的麻醉从业人员仍低于 5/10 万人口。根据 WHO 全球外科劳动力数据库推算，12% 的 SAO 劳动力为全球大约 1/3 的人口提供医疗服务[101]。在世界范围内，低收入国家和中低收入国家占世界人口的 48%，但这些国家的 SAO 劳动力只占全球的 20%。

多种因素导致中低收入国家的外科和麻醉劳动力持续危机，包括培训相关基础设施有限、职业地位相对较低、缺乏职业发展前景（特别是 NPAP）、较其他学科（如中低收入国家的传染病）的就业机会有限、培训成本高、聘用机制不完善、职业倦怠以及内部（如大城市私立医院）与外部人才流失（如离开该国）[102-103]。麻醉实践模式缺乏共识以及关于谁有资格提供麻醉服务的观点两级分化（即医师与非医师，受监管与独立）是限制快速扩大全球麻醉劳动力规模的明确途径的其他因素（表 2.3）[91]。任务分担是许多外科人员扩张努力过程中一个突出且具有争议的问题。

上述每一个挑战都必须作为所有国家或国际努力扩大麻醉队伍的一部分加以解决。在医疗资源薄弱地区建立健全的基础培训设施的长期目标，需要由地方主导的国家宣传、实施和评估计划。这些努力可得益于国际投资和合作[104-108]。

全世界范围内的麻醉服务模式存在明显的差异。尽管为满足不同地区的需求和挑战已出现不同的麻醉实施和培训模式，但是麻醉人力资源战略过度异质化

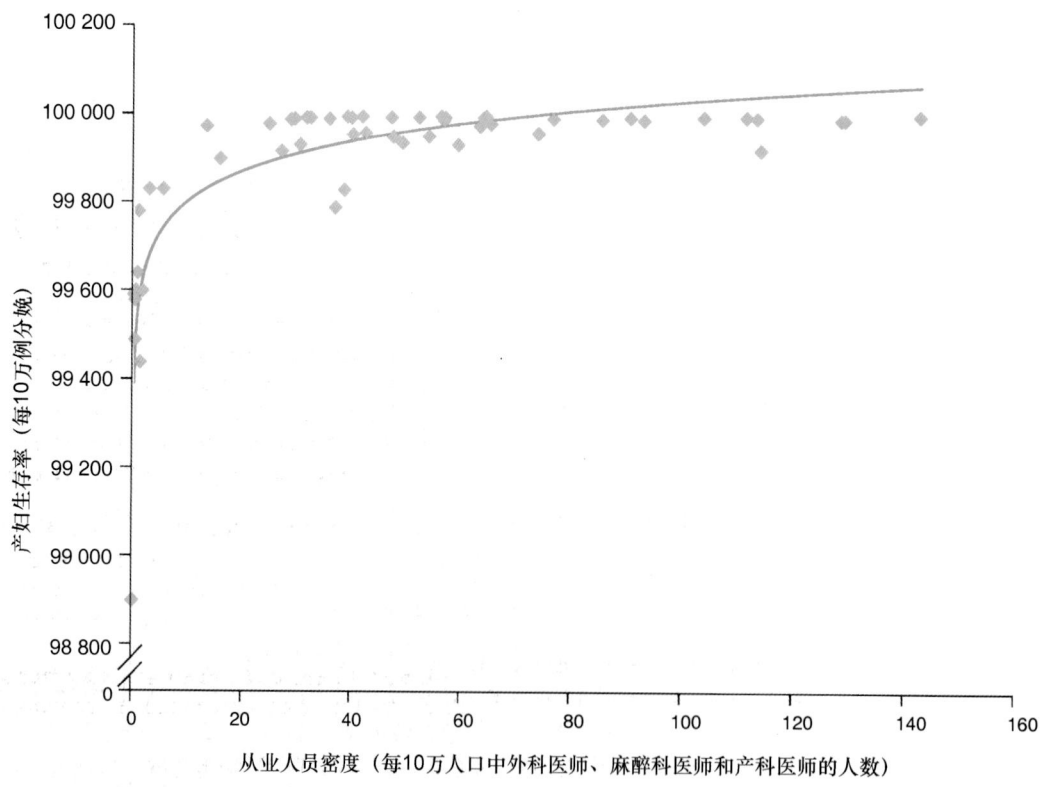

图 2.8 **专业型外科从业人员密度和产妇的生存率。** 外科劳动力密度（外科专科医师、麻醉科专科医师和产科专科医师）小于 20/10 万人口与产妇的生存率降低相关。每 10 万例分娩的产妇生存率＝ 98292×In（从业人员密度）＋ 99579（From Meara JG, Leather AJ, Hagander L, et al. Global Surgery 2030: evidence and solutions for achieving health, welfare, and economic development. Lancet. 2015；386：569-624. Data from Holmer H, Shrime MG, Riesel JN, et al. Towards closing the gap of the global surgeon, anaesthesiologist and obstetrician workforce: thresholds and projections towards 2030. Lancet. 2015；385（suppl 2）：S40. Copyright © 2018 The Author（s）. Published by Elsevier Ltd. This is an open access article under the CC BY 4.0 license.）

且缺乏共识可能给全球麻醉从业人员的扩增带来额外的挑战。比如，在撒哈拉以南非洲地区，正式的非医师培训项目为期 3 ～ 72 个月不等，准入要求差异颇大，没有标准化的课程或评估系统，且执业的范围也不同。许多国家希望扩增麻醉从业人员的数量，但是没有明确的路线图。在这些国家中，大多数国家的 NPAP 共享任务可能在扩大劳动力方面起到关键性作用。来自不同国家的利益相关方和不同的麻醉业务骨干能通过提供麻醉培训框架、能力评估以及在当地资源可行下满足当地需求的潜在实践模式来支持麻醉从业队伍的扩增。确保质量的举措（如教育规划、证书颁发和执照考试）与注重增加绝对人数的举措一样重要。全球麻醉界应加强宣传、研究、教育和合作，以在应对当前全球麻醉劳动力危机的许多挑战中发挥重要作用。

基础设施挑战

许多中低收入国家常常缺乏外科和麻醉服务所需要的基础设施。正如本章其他部分所述，这些基础设施并不一定需要高成本或基于先进技术来提供安全服务。除了已讨论过的从业人员短缺外，常限制外科和麻醉服务的其他基础设施挑战包括：不完善的患者转诊和院前系统、药品与设备短缺以及供应链和设施资源不足。

在孕产妇保健方面以及最近在外科和麻醉服务方面，采用了"三延迟架构"来描述延误及时获得安全医疗服务的因素[5]。该模型的"第一种延迟"（寻求医疗服务延迟）可能是由于财务、文化、教育或其他患者因素所致。各种迹象显示，担心手术效果差（无论真实与否），更具体地说担心麻醉也可能导致"第一种延迟"。第二种和第三种延迟更是直接与基础设施有限相关。"第二种延迟"（获得医疗服务延迟）指无法及时到达医疗机构，这可能是由于地理距离或交通困难（如恶劣路况、没有汽车、没钱乘坐公共交通）。改善医疗卫生基础设施的努力通常侧重于医疗干预措施，但是并不重视最大程度地减少"第二种延迟"的基础设施，尽管其具有成本效益[109]。例如，许多中低收入国家缺少院前医疗系统是可避免的发病率和死亡率的重要原因。DCP3 估计，中低收入国家每年有 470 万人死于可能通过院前和紧急医疗系统得到救治的外科疾病。在乌干达，仅有不到 25% 的人口生活在距离手术设施 2 h 路程范围内，全世界约有 20 亿人因为第二种延迟而无法及时到达医院。

在讨论基础设施限制时，大多数人会想到"第三种延迟"（接受医疗延误），该情况指患者到达医

疗机构，但由于医疗机构资源的限制，可能无法得到充分的医疗。来自低收入国家的 800 家一级医疗机构的数据表明，只有相对较少的一级医院可以实施剖宫产（64%）、剖腹手术（58%）或开放性骨折修复术（40%），且大多数医院没有可靠的电力（31%）、自来水（22%）、氧气（24%）或互联网。没有可靠的公共事业设备，即使都有监护器、呼吸机、麻醉机和高压灭菌器等标准设备，也往往无法正常工作[110-117]。近年来，外科和麻醉能力评估工具的数量显著增加，但大多数工具侧重于外科服务，对麻醉或镇痛服务能力的评估能力有限[110-117]。

WHO 的"外科手术安全核查表"包括要求脉搏血氧饱和度测量、麻醉机检测和器械无菌确认，但是目前在许多中低收入国家的医疗机构中可能并不可行。随着对什么是"基本"或"标准"麻醉和手术安全设备的共识不断发展，人们普遍认为太多的医疗机构面临甚至最基本的麻醉设备常规短缺的问题。

大多数中低收入国家不能获得充足的高压灭菌指示条、医疗设备维护支持、电力和蒸馏水，从而达不到 2016 年 WHO/ 泛美卫生组织（Pan American Health Organization，PAHO）有关清洁、消毒和灭菌的标准[118-119]。在对赞比亚 28 家地区医院的调查中，35% 的医院没有喉镜[120]。尼日利亚的一项研究发现，大多数医疗机构无法提供全身麻醉（53%）。刚果民主共和国的另一项调查显示，40% 的医院缺乏吸引器，而在危地马拉，只有 17% 的医院有二氧化碳监护仪[121-122]。2014 年对乌干达国内提供急救服务和外科服务的医疗机构调查显示，只有 22% 的医院有儿科气道设备，41% 的医院有成人气道设备，28% 的医院有脉搏血氧仪[123]。一项有关东非（乌干达、肯尼亚、坦桑尼亚、卢旺达和布隆迪）5 家主要转诊医院的产科手术室能力的调查结果显示，仅有 4% 的接受调查者报告具备心电图（ECG）、脉搏血氧监测、持续血压监测、二氧化碳检测仪、温度计、听诊器、困难气道急救车、吸引器、恢复室和重症监护治疗病房（ICU）设施[94]。在资源有限的卫生系统中，获得可靠的氧气也是一个普遍存在的难题。在这种情况下，氧气几乎不是通过中心加压输气管道提供，更多情况下是通过储气瓶或制氧机获得，已证明制氧机可长期节约成本并提高可靠性（将在本章的"资源受限环境下的实践要点"部分进一步讨论资源受限环境中氧气供应的挑战）[124]。

设备捐赠在中低收入国家普遍，但是，其长期效果往往有限，产生了许多意想不到的后果。捐赠常常对当地需求了解有限，捐赠者与接受者之间缺乏沟通，

表 2.3 全球麻醉从业人员的异质性

	澳大利亚	加拿大	中国	哥伦比亚	斐济	印度	黎巴嫩
人口（百万）	24.1	36.3	1379	45.5	0.9	1324	6
人均国民收入（美元）	54 230	43 880	8250	6310	4780	1670	7980
专业成立年份	1952	1910	1989	1963	1970	1964	1954
*麻醉科专科医师	5535	3318	71 698	3600	18	25 000	500
*非医师的麻醉师	0	0	0	0	0	0	70
每 10 万人口的麻醉从业人员数[†]	23.0	9.1	5.2	7.9	2.0	1.9	9.5
中学后有资格成为麻醉科专科医师所经历的教育年限	12	13	11	10	13	8	11
专科医师培训的时间	5	5	3	3	4	4[†]	4
麻醉管理队伍的成员							
专科医师	是	是	是	是	是	是	是
非专科医师	是	是	否	否	否	否	否
护理麻醉师	否	否	否	否	否	否	是
非护士非医师麻醉师	否	否**	否	否	否	否	是
国家面临的主要挑战	农村人员配备和培训，薪金可能受到政府拨款的影响	农村人员配备，农村人口众多	医疗培训不一致，劳动力短缺限制了产科和 NORA 的覆盖范围	农村人员配备和不平等，工资低，工作量大	劳动力短缺，专业职位很少，研究生资助有限，资源可及性有限	劳动力短缺，农村人员配备，对任务分担的两极看法，贫困	地区不稳定，资源和劳动力有限，大量难民（约占人口 1/3）
亚专业培训项目							
危重症监护治疗	是	是	否	是	是	是	否
心脏麻醉	否	是	是	是	否	是	是
儿科麻醉	否	是	是	否	否	是	否
区域麻醉	否	是	是	否	否	是	否
产科麻醉	否	是	是	否	否	是	否

* 在许多国家／地区（如南非），有大量的非专业医师提供麻醉服务，但是其骨干的准确人数不详。
[†] 印度的麻醉专科医师培训包括 1 年"外科住院医师"后 3 年麻醉培训。
** 加拿大的麻醉助理经过培训可执行许多麻醉任务，包括在麻醉科医师指导下进行插管、拔管、麻醉维持（包括给药），但不能被指定为特定患者的麻醉主要负责人。
NORA，新生儿和产科风险评估

墨西哥	挪威	巴基斯坦	巴拉圭	罗马尼亚	南非	乌干达	美国	越南
127.5	5.3	193.2	6.7	19.7	55.9	41.5	325.7	92.7
9040	81 980	1500	4060	9480	5480	630	56 850	2060
1934	1949	1960	1973	1957	1935	1985	1940	1960
13 000	1138	3000	258	1400	1500	72	50 000	1000
10	2000	0	497	0	0	430	50 000	2000
10.2	59.2	1.6	11.3	7.1	2.7	1.2	30.7	3.2
10	11	10	10	11	13	9	12	11
3	5	4	3	5	4	3	4	5
是	是	是	是	是	是	是	是	是
否	是	否	否	否	是	否	否	否
否	是	否	否	否	否	是	是	是
否	否	否	是	否	否	是	是	否
农村人员配备，大量农村人口，政治和公民稳定	培训期间非临床活动的时间不足	药品和劳动力短缺，地域分布和服务质量不一致	非医师的培训标准不一致	劳动力短缺，区域性人员短缺，没有标准化的护士课程	劳动力短缺，贫困人口和农村人口众多，服务可及性不公平	劳动力短缺，农村人员配备，工作强度高，薪酬低，药品和设备可及性，对任务分担持两极看法	农村获得专家的机会，服务费用高，对分担任务持两极看法，产妇死亡率	药品和设备可及性不一致，劳动力地域分布
是	是	是	否	是	是	否	是	是
是	是	是	否	否	否	否	是	否
是	是	否	否	否	否	否	是	是
是	否	否	否	否	否	否	是	是
是	是	否	否	否	否	否	是	是

也缺乏持续的技术支持或充足的消耗品补充。善意的捐赠者通常不知道《WHO医疗器械捐赠指南》，也不知道一件设备的购买成本仅占终生总成本的20%[125]。其结果就是多达30%的捐赠设备可能只是短时使用或从未用过。由于接收者有一种不能扔掉任何东西的义务，这些设备通常堆积在设备的"墓地"中。例如，许多中低收入国家经常会收到高收入国家捐赠的现代麻醉机，没有可靠的电力、加压气体供应、生物医学支持或充足的一次性用品（如二氧化碳吸收剂、湿度过滤器、呼吸回路管路），有时很难支持这些机器的使用。

可靠地获得药品和血液是限制全球范围内获得安全外科和麻醉服务的另外两个常见基础设施挑战。WHO的基本药品清单包括安全实施全身麻醉、监测麻醉管理（monitored anesthesia care，MAC）、椎管内麻醉、区域麻醉、局部麻醉以及急性与慢性疼痛管理的相关药品（框2.3）[126]。尽管该清单已有40多年，

但是许多药品仍然严重短缺。WHO对乌干达所有卫生机构进行的一项调查结果显示，只有2%的外科医疗机构拥有所有的12种麻醉药（阿曲库铵、布比卡因、氟烷、异氟烷、地氟烷、七氟烷、氯胺酮、2%利多卡因、5%利多卡因蛛网膜下腔阻滞重比重注射剂、咪达唑仑、氧化亚氮和琥珀胆碱），只有19%的外科医疗机构拥有上述药物的一半[123]。WHO在刚果民主共和国进行的同样调查发现，拥有布比卡因、硫喷妥钠、氟烷的医院分别占33%、21%、16%。供应链不完善、缺乏冷藏条件和成本过高是限制许多药物获得的普遍挑战，下一部分将进一步讨论影响镇痛获取的具体因素。药品质量在一些中低收入国家也是一个原因，这些国家常遇到药品质量参差不齐和假药（即假冒药）的情况[127]。据估计，中低收入国家中每10个医疗产品（如药品）就有1个不合格或伪造，并导致每年几十万人死亡[128-129]。

WHO基本药品清单还包括血液制品。尽管全球

框2.3　世界卫生组织基本药品清单——麻醉药品

全身麻醉剂和氧气
- 氟烷、异氟烷、氧化亚氮
- 氧气
- 氯胺酮
- 丙泊酚（或硫喷妥钠）
- 布比卡因
- 利多卡因

肌肉松弛剂
- 阿曲库铵
- 新斯的明
- 琥珀胆碱
- 维库溴铵
- 溴吡斯的明 *

短时间手术术前用药和镇静用药
- 阿托品
- 咪达唑仑
- 吗啡

用于疼痛和姑息医疗的药物
- 阿司匹林
- 布洛芬
- 对乙酰氨基酚
- 可待因
- 芬太尼贴膜（用于癌性疼痛）
- 吗啡
- 美沙酮
- 地塞米松
- 阿米替林
- 地西泮
- 氟哌啶醇

- 昂丹司琼

其他药物†
- 肾上腺素
- 氢化可的松
- 纳洛酮
- 劳拉西泮
- 低分子量肝素
- 肝素
- 氨甲环酸
- 地高辛
- 维拉帕米
- 胺碘酮 *
- 肼屈嗪
- 呋塞米
- 硝普钠 *
- 多巴胺 *
- 甘露醇
- 胰岛素
- 葡萄糖
- 麦角新碱
- 米索前列醇
- 催产素
- 米索前列醇 *

值得注意的删除的药物
- 乙醚（2005）
- 麻黄碱（1995）*
- 硫酸镁（1988）
- 哌替啶（2003）

---

* 麻黄碱在2017年第20版基本药品清单（essential medicines list，EML）的药物补充清单中列出。补充清单列出了针对优先疾病的基本药物，这些优先疾病需要专门的诊断或监测设施和（或）专门的医疗服务和（或）专门的培训。

† EML中包含血液产品、防腐剂和抗生素，此处未列出。

Data from http：//www.who.int/selection_medicines/committees/DELETIONS.pdf?ua=1.https：//www.who.int/medicines/publications/essentialmedicines/20th_EML2017.pdf?ua=1/.

倡导普及安全血液已有 40 多年（1975 WHA28.72），但是有限的输血能力仍显著制约着医疗机构提供安全外科和麻醉服务的能力，特别是在乡村和中低收入国家。大多数乡村的外科机构并不能提供稳定的安全血液。由于存在一些常见的挑战，患者无法及时获得安全血液，包括血液供应不足、分配网络欠缺、农村血库存储量有限、缺乏安全的规章制度、劳动力不足（如缺乏病理学专家和实验室技术人员）、缺少检验试剂和政策执行，以及血液制品成本高和传染性疾病高发[75, 130-131]。将全血捐献率用作血液利用率的指标。LCOGS 建议每年每 1000 人中至少有 15 人次献血，但是低收入国家该比率是每年每 1000 人中仅有 4.6 人次（相比之下，高收入国家每年每 1000 人 32.1 人次）[5, 132]。大多数中低收入国家无法仅仅依靠自愿无偿献血（voluntary non-remunerated donors，VNRD）（WHO 所倡导的那样）来维持充足的血液供应，而使用有偿献血或家庭互助献血带来了大量的血液保存和安全问题[75]。根据 WHO 的数据，71 个国家的大部分血液供应来自家庭或有偿献血者，50% 的国家缺乏分离血液成分的能力，23.5% 的国家对输血传播的感染——HIV、乙型肝炎、丙型肝炎或梅毒的筛查至少有一种不足 100%。对于许多中低收入国家而言，投资输血基础设施，扩大输血的研究和宣传（包括重新考虑出发点良好但受到环境限制的政策，例如仅执行 VNRD、现场病理学专家的要求以及强制家庭互助献血单元）是麻醉从业人员在更大的全球卫生界参与的关键领域[75, 133]。

有关麻醉设备、药品和其他基础设施的全球标准正在逐渐形成共识[3, 117]。对医疗机构或国家能力的大多数评估所获得的数据不同，结果可能高估或低估当前的基础设施局限性。例如，如果具有琥珀胆碱、氟烷、异氟烷或硫喷妥钠，而缺少罗库溴铵、七氟烷或丙泊酚，并不一定代表不能安全实施麻醉。目前 WFSA、GICS 和其他组织正在努力开发麻醉专用的研究工具，以协助提高中低收入国家监测和评估麻醉的能力[116-117]。全球麻醉和外科界可能受益于全球麻醉基础设施评估工作的持续合作和协调。

镇痛的不平等

全球有 50 亿人口几乎或根本没有获得有效的镇痛。与外科疾病危机一样，镇痛获取方面的不公平部分是由于该问题的量化数据有限。与大多数关注延长健康寿命和生产能力的传统性全球卫生指标不同，减轻疼痛并不可能总是针对这些相同的目标（如急性手术镇痛和姑息医疗），因而增加了量化疼痛负担的复杂性。获取镇痛的巨大不公平还与其他几个因素相关，包括宣传具有挑战性（疼痛不是疾病特有的，也不容易与"脸面"联系在一起）、医疗专业人员培训机会有限、担心成瘾和注意力分散、资金筹措、供应链限制、文化态度以及监管和法律障碍（框 2.4）[52-53]。在随后的讨论中，将关注全球麻醉界需要介入的一些障碍和潜在领域。

有限的财政资源和基础设施阻碍了医疗卫生系统提供镇痛服务的能力（即有效供应链），并限制了患者负担这些医疗服务的能力。GDP 或人类发展指数较低的国家，阿片类药物的可及性与使用较少[53]。相对于 GDP，中低收入国家阿片类药物的价格往往较高。据报道，最近在阿根廷和墨西哥处方阿片类药物用于癌性疼痛的每月花销超过平均月收入的 200%[74, 134]。在卢旺达，吗啡注射剂的价格为《国际药品价格指标指南》中最低价格的 6 倍[30, 135]。这些价格高涨的驱动因素包括进口成本、税金、许可费、仓储费用和销售限制以及有限的公共财政计划。有关疼痛治疗和药物成瘾

框 2.4　影响镇痛获得和有效性的因素

知识和态度
- 提供者——培训有限
- 患者——健康认知力有限
- 恐惧症——害怕成瘾、注意力分散或副作用
- 关于疼痛的文化心态和信仰
- 有关估计疼痛负担或国家镇痛准确需求的数据有限
- 宣传具有挑战性（疼痛不是疾病特有的，也不容易与"脸面"联系在一起）

规定与政策
- 禁酒主义者的偏见
- 实施需要大量资源
- 繁琐的规定（如谁可开具处方、持续时间、剂量和适应证的限制）
- 复杂的法规使从业人员担心被起诉
- 有关扩大镇痛可及性的全球宣传工作有限

经济与筹资
- 贫困
- 中低收入国家镇痛费用较高
- 实施 / 执行国际规定的成本
- 从经济上保证镇痛药费用的机制几乎没有（如补贴或全民健康覆盖）

卫生系统
- 供应链（及时的进口、采购、仓储和配送）
- 镇痛药选择有限
- 能提供足够镇痛的受过培训或熟练的医师几乎没有
- 提供镇痛服务的医疗机构数量 / 分布不足
- 国家政府能力有限

Modified from：Berterame S，Erthal J，Thomas J，et al. Use of and barriers to access to opioid analgesics：a worldwide，regional，and national study. Lancet. 2016；387（10028）：1644-1656.
Goucke CR，Chaudaksheṭrin P. Pain：a neglected problem in the lowresource setting. Anesth Analg. 2018；126（4）：1283-1286.
INCB 2017 report https://www.incb.org/documents/Publications/Annual Reports/AR2017/Annual_Report/E_2017_AR_ebook.pdf.

的国际规定和误解构成了许多此类干预措施的基础。

关于镇痛的错误信息使医疗服务从业人员、患者和决策者之间的知识和态度存在偏差，并导致了疼痛治疗的严重不足。数项研究证实，适当应用镇痛药的成瘾风险被明显夸大，急性、癌性或临终期疼痛患者适当应用镇痛药的成瘾风险特别低[136]。但是，对麻醉性镇痛药造成注意力分散和药物成瘾的广泛和过度恐惧造成了不必要的繁重监管障碍，这些障碍常常混淆了药物耐受和药物依赖、正常使用者和药物成瘾者，结果对贫困和偏远地区人群带来了严重的影响[137]。例如，由于氯胺酮滥用问题，一些政府机构反复劝说国际麻醉性镇痛药管制委员会（International Narcotics Control Board，INCB）将氯胺酮重新作为所有国家的I类药物。该管理规定实际上将移除中低收入国家几乎普遍使用的氯胺酮，并进一步加剧当前全球疼痛危机[138]。氯胺酮是一种廉价、易得、安全的药品，因此已成为全世界提供安全、容易获得的麻醉和镇痛服务的关键资源。幸运的是，限制氯胺酮的尝试已迅速被认为是无情的，违反了国际管制政策。

曲马多是另一种经常被误解的镇痛药，常常在中低收入国家中使用。曲马多不受国际法规的控制，导致其广泛用于镇痛，但也导致其滥用[139]。许多高收入国家（如加拿大）和中低收入国家（例如非洲和中东许多国家）都广泛报道过曲马多的滥用。曲马多在喀麦隆滥用严重，甚至通过人体排泄后在地下水中确实可以检测出曲马多[140]。一般认为曲马多不是阿片类药物的适当替代品，也未列入WHO的基本药品清单。

当代的法律和法规/政策框架显著加剧了镇痛服务可及性的差距。19世纪发生了几起导致阿片类物质滥用激增的重大事件，包括鸦片战争和皮下注射器的发明；20世纪初，一些国家和国际组织首次做出了限制和管制麻醉性镇痛药的努力。其中包括1909年的第一次国际麻醉性镇痛药会议（上海国际鸦片会议）和1912年的第一份多边禁毒公约（《海牙国际鸦片公约》）。20世纪最引人注目的法规之一是1961年《联合国麻醉性镇痛药单一公约》（以下简称《单一公约》）。《单一公约》的开篇承诺：" ……麻醉性镇痛药的医疗使用在减轻疼痛和痛苦方面仍然不可缺少，必须充分供应，以确保麻醉性镇痛药用于这些目的。……"《单一公约》旨在控制植物性药物（阿片、大麻和可卡因）的使用和贸易，同时确保医疗目的的使用[141]。该法规要求政府参与（报告国家对麻醉性镇痛药需求的估算，认真保存记录），管制麻醉性镇痛药的植物种植，交易限于被授权的国际团体，并设立了INCB。INCB的任务是监测联合国禁毒公约的执行情况，并要求每个国家指定一个执行办公室［如美国的毒品执行管理局（Drug Enforcement Administration，DEA）］。尽管大多数国家都采用了这一繁琐的规定，但大多数贫穷国家缺乏足够的资源来实施所有的这些变革。对于许多国家来说，《单一公约》的"全球估算"系统实施特别困难。该系统要求所有国家提供阿片类药物需求（用于医疗目的）的估计数，以便为全球生产目标提供信息，并限制存在非法使用风险的阿片类物质过量供应。准确估算需要大量资源，而许多中低收入国家无法提供准确的估算将直接导致供应不足。例如，乍得（人口1450万）2017年阿片类药物预测估计量为341 g芬太尼，249 g吗啡和105 g可待因。与加拿大的估计量（3630万人口：150 000 g芬太尼，4 750 000 g吗啡，40 020 000 g可待因和70种其他管制药品）相比，其差距和总体低估显而易见[142]。INCB批准这些总体低估，实际上是在合法禁止患者获得阿片类药物。在人道主义危机的时候，《单一公约》阻碍了紧急增加地区镇痛服务的能力，这种阻碍在2010年海地地震后尤为明显[143]。

遏制非法使用的全球法规在确保获得用于医疗目的的镇痛药（或确保获得药物滥用的治疗）方面发挥了主导作用。1985年，印度议会通过了《麻醉性镇痛药和精神药物法》，以执行国际药品政策（如《单一公约》）。该法令的苛刻规定和极高的刑罚（包括某些与麻醉药品有关犯罪的死刑）使吗啡的医疗使用减少了90%以上[144-145]。一些人将这种不平衡称为"禁毒战争的附带损害"，其严重地影响到中低收入国家，并继续妨碍世界大多数人口获得镇痛药[143]。这种偏见也阻碍了成瘾治疗计划的扩大。例如，在最早的麻醉性镇痛药条例通过后的约100年，在基本药品清单制定后的40年，成瘾治疗药物（美沙酮和丁丙诺啡）才于2006年被列入WHO基本药品清单。

以前国际毒品政策的禁止性偏见造成了许多国家管制障碍，包括限制谁能开具处方、分发或注射阿片类药物以及限制治疗适应证（如术后但非癌性疼痛）、剂量或持续时间[137]。例如，在亚美尼亚，只有获得多个供应商批准的肿瘤科医师才能开具门诊阿片类药物处方，而在乌克兰，医务人员必须前往患者家中给予阿片类药物。在约旦，用于癌性疼痛的阿片类药物处方的最长疗程为10天，而用于所有其他情况仅为3天[146]。这些无数的法规造成了另一个额外的障碍，由于医务人员害怕没有遵守规定的行为而引发起诉，降低了开具处方的意愿。此外，医务人员缺乏足够的培训机会，尤其是在中低收入国家，再加上在临床实践中罕见应用镇痛药，这样就形成一个循环，即愿意开具阿片类药物处方的医务人员越来越少。

《单一公约》的几次修正案已经颁布，包括 1971 年的《精神药物公约》，1988 年的《联合国禁止非法贩运麻醉性镇痛药和精神药物公约》，1977 年将吗啡纳入第一份《WHO 基本药品清单》以及 1986 年 WHO 疼痛阶梯治疗。尽管做出了这些努力，世界上大多数人口仍然无法可靠地获得镇痛。《单一公约》颁布后近 60 年，许多国家的药物滥用人数接近历史最高水平，而 150 个国家仍然缺乏获得镇痛的可靠途径。甚至旨在为世界确定优先发展事项的联合国 SDG 也反映了以前国际政策的禁止性偏见。SDG 3.5 呼吁改善对药物滥用（包括麻醉性镇痛药）的预防和治理，但是在 SDG 3.5 中任何地方都没有提及疼痛或姑息医学[29]。

全球利益相关者，包括麻醉界的宣传和科普努力以及对国际镇痛政策（包括《单一公约》）的重新思考，对于应对全球疼痛危机至关重要[125, 147]。为医疗人员、决策者以及大众提供的教育，在扩大镇痛可及性方面发挥着重要作用。这些努力应侧重于药物治疗策略，但也应强调更好地理解和管理疼痛的病因和影响因素，包括社会和经济决定因素。许多国家卫生部有关机构的努力也取得了一些小成绩。在越南和印度，由基层和公民社会主导，旨在减轻阿片恐惧症和减少机构许可规定的政策举措，可以在不增加注意力分散的情况下，显著增加镇痛的可及性[148-151]。在乌干达，非政府组织非洲乌干达临终关怀组织的宣传努力帮助说服乌干达卫生部于 1993 年进口吗啡粉，并向所有癌症或 HIV/AIDS 患者免费提供国产吗啡液。2004 年，乌干达卫生部允许接受过姑息治疗培训的护士和全科医师合法开具阿片类药物处方，显著扩大了镇痛的可及性，特别是在农村社区。用于姑息治疗的

进口和国内包装口服吗啡制剂已使麻醉和外科界更易获得口服吗啡。卢旺达、尼日利亚、肯尼亚、斯威士兰和马拉维目前正在采用类似的模式[152]。

第二部分：全球麻醉服务模式的发展与挑战

在 19 世纪中叶，吸入性麻醉药（如最著名的乙醚）开始在一些高收入国家使用，并通过殖民体系较迅速地传播到了一些资源相对较少的国家。在 170 多年后的今天，仍有一些低收入国家使用乙醚（图 2.9）。麻醉实践已经发生了巨大变化，但是这些变化，包括患者安全性大幅度提高在高收入国家并不一致。麻醉实践在国家与国家之间，甚至国家内部的差异巨大。在形成这种差异的众多挑战和因素中，许多都是不同收入水平的国家所共有的。这些共同的挑战包括劳动力不足（数量、构成或分布），高昂的医疗费用，农村和贫困人口获得医疗服务的机会有限，缺乏实践和培训标准。

本部分探讨世界六个地理区域的麻醉学，提供来自不同经济、政治和人口背景国家的实例。重点介绍麻醉服务模式的地区差异，包括麻醉服务发展中的关键里程碑，以及当前他们在提供安全、负担得起的麻醉服务方面所面临的挑战。本部分并非全面阐述，只是列举一些代表麻醉学多样性的示例，但是这些示例有着共同的目标或面临许多类似挑战。

非洲

非洲是拥有 12 亿人口的第二大洲，并拥有所有

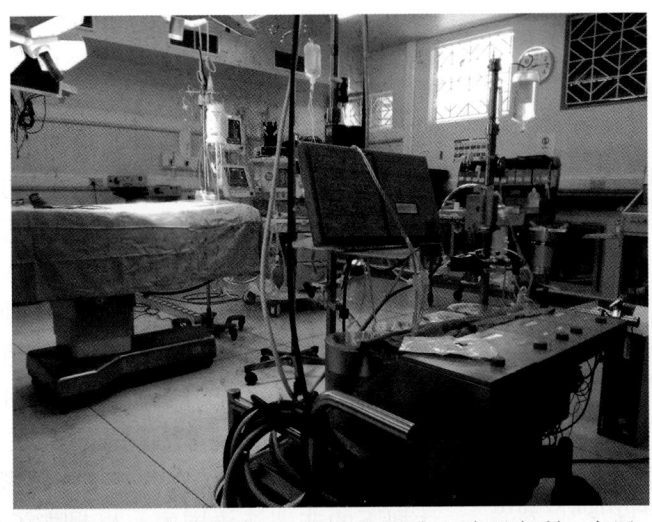
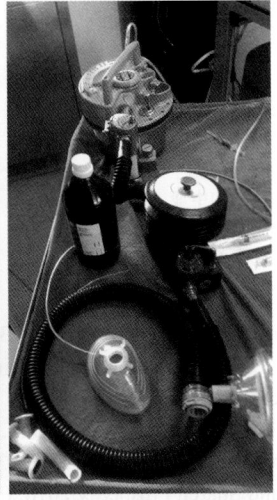

图 2.9　**2018 年乌干达的两个手术室设施。**左图，乌干达心脏研究所；右图，可提供手术服务的一家一级医院的 Epstein，Macintosh，Oxford（EMO）乙醚蒸发器（Copyright © 2018 Cornelius Sendagire，reproduced with permission.）

大洲中最年轻的人口（年龄中位数为 19 岁，而美国为 38 岁）。非洲也是最贫穷的大陆。世界银行的最近估计表明，世界上 11% 的人口每天生活费不足 1.90 美元，全球的大多数极端贫困人口（超过 4 亿）生活在非洲（彩图 2.10）[153]。

非洲的经济正在快速发展，其中大多数国家的 GDP 年增长率为 3% ～ 6%（例如 LIC 的乌干达为 6.3%，中等偏上收入国家的南非为 1.2%）[154]。卫生总支出（total health expenditure，THE）的增长速度超过 GDP，其 THE/GDP 平均增长率从 1995 年的 4.8% 上升到 2014 年的 5.9%。自付费用占 THE 的比例也在一直下降（南非从 1995 年的约 17% 降至 2014 年的约 5%，而乌干达则从约 45% 降至约 40%）[155]。

非洲国家的医疗系统相差悬殊。根据最近发表的一项关于非洲国家手术后结局的研究显示，参与这项研究的国家报告了相对于较高收入地区（尽管患者较健康），其手术结局差，并将手术结局差归因于资源有限和患者无法得到外科服务[65]。乌干达和南非的公共卫生部门在许多方面代表着非洲目前麻醉和外科服务的现状。

乌干达（Mary T. Nabukenya 和 Sarah Hodges）

乌干达（人口约 4000 万）是世界上最年轻、发展最快的国家之一（生育率约为 6）。乌干达的人均国民总收入为 630 美元（见表 2.1），尽管 THE/GDP 近期有所增长（乌干达为 7.2%，而美国为 17.10%），但是仍然存在许多医疗卫生方面的挑战（预期寿命 56 岁），特别是麻醉和外科[76, 156]。

乌干达有关麻醉的最早记录是 1879 年的一例剖宫产手术使用香蕉酒作为麻醉药[157]。1897 年，Albert Cook 爵士首次使用现代麻醉药（氯仿）[158]。

麻醉最初通常由外科医师实施。也培训手术室工作人员和医疗助理实施麻醉工作。在 20 世纪 70 年代和 20 世纪 80 年代初期，创建了一个为期 2 年的麻醉文凭课程（麻醉助手）。在 1985 年的英联邦东部、中部和南部非洲区域卫生部长会议上，确定医学背景对麻醉科医师的培训至关重要，也导致"麻醉助手"项目的取消，并于 1986 年创建了两年制文凭课程培训（麻醉人员），该课程要求获得临床医学、护理或助产士文凭作为先决条件。

20 世纪 80 年代以前，乌干达麻醉科医师的培训主要在国外，而且由于政治动荡，几乎没人返回乌干达执业。20 世纪 70 年代中期，一位麻醉科医师返回乌干达，并在穆拉戈医院（Mulago Hospital）（乌干达坎帕拉）建立了麻醉科。1985 年，他与一名澳大利亚麻醉科医师共同建立了 1 年制麻醉学文凭，并于次年在 Makerere 大学医学院建立了为期 3 年的住院医师项目，授予麻醉学硕士（Master of Medicine，MMED）。1990 年，乌干达麻醉师协会成立，此时该国共有 4 位麻醉科医师和大约 100 位非医师的麻醉师。

如今，乌干达有两个医师 MMED 和三个非医师文凭项目。2017 年还启动了一项新的非医师、四年制麻醉专业学士项目。由于乌干达目前还没有麻醉认证机构，所以每个机构各自为自己的毕业生颁发证书。在区域范围，东非、中非和南非的麻醉科医师学院（College of Anesthesiologists for East, Central, and Southern Africa，CANECSA）成立于 2014 年，但尚未开始认证。

从 2000 年到 2018 年，乌干达的麻醉科医师人数从不到 10 人增加到 80 多人，其中大多数在首都（坎帕拉）附近工作。非医师的麻醉师人数比麻醉科医师人数高出将近 6 倍，分布在全国各地，通常在没有监督或团队支持的情况下执业。尽管近年来人数不断增加，但是麻醉劳动力的严重短缺限制了全国麻醉服务的可及性。近 10 年来，约有 10% 的麻醉科医师已移居到非洲其他国家。在其他许多国家，包括在科托努计划下的非洲法语国家，也报告了这种人才流失情况，据报道该地区的人才流失率接近 18%[108]。除了

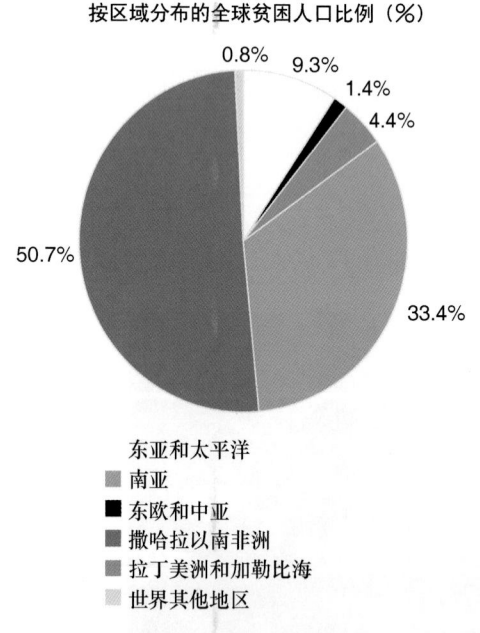

按区域分布的全球贫困人口比例（%）

0.8%　9.3%　1.4%　4.4%　50.7%　33.4%

- 东亚和太平洋
- 南亚
- 东欧和中亚
- 撒哈拉以南非洲
- 拉丁美洲和加勒比海
- 世界其他地区

彩图 2.10　全球贫困人口生活在哪里？2013 年按区域分布的全球贫困人口（Source：Most recent estimates，based on 2013 data using Povcal-Net［online analysis tool］，World Bank，Washington，DC，http://iresearch.worldbank.org/PovcalNet/.［Figure originally appeared in The World Bank Group. Taking on Inequality，Poverty and Shared Prosperity 2016. Copyright © 2016 The World Bank. This image is reproduced under the CC BY 4.0 license.］）

这种外部人才流失（即移民到另一个国家）外，内部人才流失（如离开公共部门进行私人执业、留在城市中心或离开麻醉领域）也是整个地区面临的重大挑战。这些人才流失是经济激励和政治变革所致。

在 2007 年，乌干达卫生部在每个县（全国约 150 个）都建立了卫生院，每个卫生院有一个手术室，用于提供紧急产科和外科服务。不幸的是，这些卫生院装备很差，而且很多都不起作用。33 个地方医院没有麻醉科医师（尽管医院提供了职位），而 13 家区域转诊医院中只有 4 家有麻醉科医师。目前，国家转诊医院加上两个 MMED 项目的教学人员只有 25 名麻醉科医师。乌干达的所有其他麻醉科医师都工作在私人医院和大学中。

乌干达的安全标准主要基于 WFSA 指南，但并未严格执行[3]。WHO 手术安全核查表的遵守率很低，符合该核查表要求的能力也很低。对东非主要医院应用该核查表的调查显示，依从性差异颇大（19%～65%）[94]。

尽管近年来乌干达以 Epstein，Macintosh，Oxford（EMO）蒸发器进行乙醚麻醉已大大减少，但是在乌干达的边远地区仍在使用。在全国范围内，有各种各样的配置，用于心脏搭桥手术的 EMO 装置到现代麻醉机均可见（图 2.9）。在影响几乎所有地点日常麻醉服务的许多基础设施挑战中，可靠电源、一次性用品和氧气的限制是其中之一。即使在监测方面，从基本的听诊器和血压袖带到能有创监测的监护仪，其差异显著。近年来，越来越多的医疗人员在国外完成专科（如儿科麻醉、心脏麻醉、产科麻醉、危重症监护治疗和区域麻醉）培训，并返回本地从事医疗实践和教学，麻醉实践范围已经扩大。

除了几乎普遍存在的报酬问题外，乌干达麻醉的最大挑战是劳动力和工作负荷之间的巨大不平衡。这种不平衡加上医院设备很差，使安全服务变得困难，麻醉从业人员职业疲倦司空见惯。

南非（Hyla Kluyts）

南非约有 5650 万不同种族和文化的人口[159]。自 1994 年第一次民主选举和 1996 年通过《南非宪法》以来，该国一直在努力解决不平等问题。在医疗卫生领域，已经取得了成功，例如 HIV 感染发生率降低，预期寿命（从 2002 年的 55.2 岁到 2016 年的 62.4 岁）延长。南非的人均国民总收入为 5480 美元（中等偏上收入国家），但约有 19% 的人口生活在世界银行的贫困线以下（每天 1.90 美元），只有 17% 的人口拥有私人医疗保险[76]。南非生活在极端贫困线以下

的人口比例远高于许多其他中等收入国家。世界银行最近的一份合作报告称南非是"世界上最不平等的国家之一"[160]。南非卫生部正在努力实现全民健康覆盖，并于 2018 年 6 月发布了《国民健康保险法案》草案[160a]。

1847 年 4 月乙醚首次在开普敦用于拔牙，同年 6 月在麻醉下实施首例大手术。第一位专业麻醉科医师 Bampfylde Daniel 博士在英国出生并接受培训，于 1907 年被任命为约翰内斯堡医院的麻醉科医师。南非麻醉科医师协会（The South African Society of Anaesthesiologists，SASA）成立于 1943 年，是 1955 年成立 WFSA 的创始会员之一。SASA 于 1987 年发布了第一份《实践指南》，随后进行了五次修订，包括 2012 年和 2018 年的修订，这些修订均符合安全麻醉实践的 WHO-WFSA 国际标准[161]。

医师经过培训和认证后，可以以全科医师或专科医师的身份提供麻醉服务。全科医师在完成本科学习 6 年及作为实习医师和随后的社区服务医务人员接受监督培训 3 年后，可以注册为独立医师。全科医师在认可的机构接受为期 6 个月的监督下全职实践后，可获得麻醉学文凭。在完成为期 4 年的研究生培训期，完成一项研究项目，并成功通过南非麻醉科医师学院的最终职位考试后，即可注册为麻醉专科医师。

南非卫生专业人员委员会（Health Professionals Council of South Africa，HPCSA）对医学专业人员进行认证，是麻醉培训的认证机构。全国有 8 个大学部门负责学术投入和培训路径的实施，而省级卫生部门规定这些培训路径中的岗位数量。由南非医学院确定课程体系，也负责课程的评估和考试。

南非的麻醉从业人员由独立执业医师（私人和公立机构的全科医师或专科医师）以及辅助的实习生、社区服务医务人员、专科实习生和不具备独立执业资格且必须在公立机构中监督下工作的外国医师组成。南非私人执业的麻醉科医师并不以医院为基地，而是根据外科同事的需求在医院之间流动。因此，SASA 作为临床医师与其他利益相关者互动的代表机构，在私营部门发挥着重要作用。相比之下，所有公立机构的麻醉科医师都受雇于省卫生部门的特定医院。

在南非，有限的麻醉专科医师队伍也是不均匀地分布在私立机构与公立机构、农村与城市地区。例如，2017 年，约有 1800 名麻醉专科医师在 HPCSA 注册，其中约 1100 名是 SASA 成员，而这 1100 名中有 790 名麻醉科医师在私立机构工作。南非约 900 万患者在私立机构得到保险和医疗服务[161]。麻醉科医师在注册为麻醉专科医师后离开公立机构转到私立机构的最常见原因是工作条件与薪酬不满意。

南非非专业的麻醉从业人员的数量、分布和培训的相关信息有限。非专业人员选择全职麻醉工作作为职业的数量相对较少，该数量在医疗卫生系统的任何一个机构都不可能有效解决民众缺乏麻醉服务的问题。据估计，每 10 万人口中麻醉从业人员的总数最多也只是安全服务最低需求的一半。南非没有非医师提供麻醉。其一直在努力培训更多的医师，并在有需要的地区招募医师（如实施农村津贴）。麻醉科医师还与家庭医师、初级保健护士和产科医师一起组成了地区临床专家团队（District Clinical Specialist Teams）。成立这些团队的目的是为了降低地区一级的产妇和新生儿死亡率和发病率，但是这些团队中麻醉职位大量空缺，且认为麻醉职位不是"最低团队"标准的强制要求。

由于该国的地理位置和可利用资源的分布情况，医疗服务可及性是主要障碍。南非约 1/3 的最贫困人口距离最近的医院至少有 20 km [160]。这些一级医疗机构通常提供产科手术服务，但并不为最主要的外科疾病提供外科服务，这很大程度上是因为没有认识到基本外科服务是公共卫生问题。

在国家层面上还没有麻醉相关结局的信息，但通过全国产妇死亡秘密调查委员会的报告获得了一些有用的数据 [71]。最近的多中心研究报道了南非和非洲的手术结局 [65]。改善南非的麻醉和外科服务至关重要的是规范管理医疗卫生支出、改善该国农村地区获得基本外科服务的可及性以及增加围术期管理和资源分配的数据。

北美洲

北美不同国家的经济、政治和医疗卫生系统差异很大。这里介绍两个高收入国家（加拿大和美国）和一个中等收入国家（墨西哥）的示例。这两个高收入国家的医疗服务以及麻醉服务模式截然不同。加拿大的医疗体系以医师为主，实行全民健康覆盖，而美国几乎是在医师和非医师之间平均分配。墨西哥以医师为基础，但有一个新颖的且具有争议性的乡村医师麻醉项目。海地是北美唯一的 LIC，其面临医疗卫生从业人员短缺的问题，该问题比该地区其他国家严重一个数量级。全国 1085 万人口中只有不到 100 名麻醉科医师，且大多数麻醉科医师只在首都工作。1998 年，无国界医师组织与公共卫生和人口部（独立于海地医学会和海地麻醉科医师协会）合作，开始了护理麻醉师的培训项目，但是护理麻醉师的数量仍然极低 [100, 162]。

加拿大（Tyler Law）

1847 年加拿大首次报道了应用麻醉药的消息，是因为 Morton 在波士顿麻醉演示成功后，带有新闻消息的船从波士顿到伦敦途经了加拿大的哈利法克斯（Halifax）[163]。1910 年，多伦多开始了第一次正式麻醉培训项目，随着 1943 年加拿大麻醉科医师协会的成立，麻醉成为一种正式职业 [164]。

PAP 直接从医学院接受 5 年的麻醉专科住院医师培训，或通过国际医学研究生项目培训来自其他国家的执业医师达到国家标准。这种培训重点在于渐进式、成功展示任务能力［称为委托专业活动（entrustable professional activities，EPA）］，而不是基于时间的轮转培训。EPA 贯穿于住院医师培训项目过程中，住院医师经常收到关于他们表现的反馈。在进入下一阶段培训之前，住院医师必须证明其在 EPA 中的能力 [165-166]。

加拿大皇家内科医师与外科医师学院结合培训计划制定了麻醉科医师的认证标准和所要求的能力。结合 EPA，该皇家学院通过笔试和口试进行全国考试，以测试知识、知识应用和临床判断。标准化的模拟场景正在逐步引入，作为专业认证的一个组成部分。

加拿大的麻醉科医师人数从 2005 年的 2500 人显著增加到 2018 年的 3300 人，每 10 万人口中有 9 名麻醉科医师。在加拿大，麻醉药主要由麻醉专科医师提供，另外一些医疗人员也提供麻醉服务。两年制家庭医学实习的毕业生可以选择参加为期 1 年的麻醉"附加技能"培训课程。他们通常在社区或低容量环境下，独立地为急性程度较低的患者和手术实施麻醉。

少数牙医为牙科治疗实施全身麻醉和镇静，通常是在诊所或医院的日间手术室。牙科学校毕业后进行为期 3 年的培训计划使他们能够管理 ASA 分级 1 级、2 级和稳定性 3 级患者 [167]。麻醉服务团队还包括麻醉助手，后者按照规定的教育项目进行培训（通常为期 1 年），并在麻醉科医师的监督下为设备提供技术支持并执行临床任务（如插管或术中医疗管理）。

麻醉实践指南由加拿大麻醉科医师协会制定，并定期更新加拿大麻醉实践的核心要素，经常引用 ASA 和其他国际协会的指南。近期指南中值得注意的内容包括鼓励使用格式化的交接协议，并要求对中度或深度镇静进行二氧化碳监测 [168]。

大多数麻醉科医师都在学术医疗中心和社区医院执业 [169]。大多数外科、麻醉和术后住院患者服务的费用都由省级公共医疗保险计划支付。私人医疗保健支出中只有 0.7% 用于医师，因此私人麻醉服务市场小，通常仅限于公共计划未涵盖的服务，例如牙科和美容手术室[170]。

尽管全民健康覆盖并有相对大量的麻醉从业人员，但是加拿大仍面临与麻醉和外科服务有关的若干挑战。加拿大是世界上第二大国家（按土地面积计），虽然大部分人口在地理位置上较为集中，但农村地区缺乏一致性医疗服务，特别是缺乏包括麻醉科医师在内的专家服务。许多北部社区有大量原住民（土著），他们所接受的医疗服务并不充足。与美国类似，加拿大麻醉从业人员角色之间的紧张关系是一个持续存在的问题。

墨西哥（Gerardo Prieto）

阿兹台克人和玛雅人是墨西哥最早的麻醉师，他们以使用草药饮料产生镇痛作用而闻名，并辅以响尾蛇毒牙、水蛭、豪猪针和龙舌兰针等以产生局部麻木感[171]。玛雅巫医根据他们治愈或产生的疾病分成专门的小组。首先提到的是一位能"催眠"的巫医 Ah Pul Uenel，他使用可以产生幻觉和神经系统刺激的植物。以及 Pul-Yahob，他用不同的仪式、植物和动物治疗伤口和疼痛。

和许多国家一样，外科医师在墨西哥实施了第一批现代麻醉。1847 年，在美国干预韦拉克鲁斯战争期间，军队外科医师 E. H. Barton 和 Pedro Vander Linden 在墨西哥首次将乙醚麻醉用于炮弹炸伤截肢术。1852 年，Pablo Martinez Del Rio 医师在医学会的一次会议上为一例产科患者使用乙醚麻醉。Ramos Alfaro 医师被认为是墨西哥麻醉的奠基人，他于 1852 年引入氯仿麻醉。1900 年，Juan Ramon Pardo Galindo 医师在墨西哥和拉丁美洲进行了首次蛛网膜下腔阻滞。1934 年，颁发了第一个正式的麻醉学文凭（diploma in anesthesiology，DA），同年墨西哥麻醉学会（Sociedad Mexicana de Anestesistas）成立。1957 年，建立了第一个现代麻醉住院医师项目；1973 年，墨西哥麻醉委员会注册成立，并一直活跃到 2013 年成为全国麻醉认证委员会（National Council of Certification in Anesthesia，CNCA）。

在墨西哥，麻醉培训项目在医学院毕业后需要 3～4 年的时间，并得到大学和公认的医学研究所的授权。一旦完成培训项目，受训者必须通过全国麻醉认证委员会的认证，获得 5 年的执照。墨西哥有心脏、儿科、神经、妇产科和创伤麻醉的亚专业培训。

墨西哥城是世界上人口最多的城市之一，在其方圆 300 英里（约 483 km）范围内大约聚集了墨西哥所有麻醉科医师的 70%。许多因素使大部分人口极难获

得医疗服务，例如墨西哥人口的地域分布广泛、农村土著部落的方言不同、人均收入低（人均国民总收入 16 176 美元），以及医疗资源主要集中在城市地区。

1994 年墨西哥经济危机之后，墨西哥被迫评估了如何提高最贫困和边缘化人口医疗服务的可及性。由此制定了一项称为"PROGRESA"（Programa de Educación，Salud，y Alimenación）的项目，旨在通过发展人力资本来减轻贫困。该项目的部分目的是弥补农村环境工作的专业人员短缺。墨西哥政府和社会保障协会确立了在外科、产科、儿科和麻醉学领域培训"农村专家"的理念。招募和训练未能通过住院医师培训项目国家考试的医学院毕业生，并到农村地区工作至少 6 个月至 2 年（通常教育资源有限）。在许多情况下，这些医师也会迁移到较大的城市或城镇。该项目培训了约 500 名毕业生，2016 年，政府要求全国麻醉认证委员会（National Council of Certification of Anesthesia）允许农村麻醉毕业生参加国家考试。如果这些从业人员通过了国家考试，他们只能获得农村执业证书。如果他们三次笔试都没有通过，还有机会参加操作考试。该培训的效果和项目的总体影响仍然存在争议。

在墨西哥，大约 13 000 名认证的麻醉从业人员为 1.28 亿人口提供服务（每 10 万人中有 7 人），其中 70% 的麻醉科医师位于墨西哥中部。大约 85% 的外科手术在公立医院进行，15% 在私人诊所进行。墨西哥社会保障协会估计，2015 年实施了 250 万例手术，而包括所有公立医院和私人诊所在内，估计每年完成麻醉超过 500 万例[8]。

除少数城市外，墨西哥在提供麻醉服务方面面临重大挑战。2012 年，据估计有 21.5% 的人口（约 2500 万人）缺乏医疗服务。墨西哥有相对充足的麻醉培训能力，麻醉专科医师的数量不断增加，但是麻醉科医师分布不均是目前限制麻醉服务可及性的主要因素。墨西哥麻醉界面临的其他挑战包括从业人员职业疲倦、成瘾以及麻醉安全性数据有限。

墨西哥正在开展一些麻醉患者安全倡议，包括指定麻醉科医师和医院执业要求的法律授权（"墨西哥官方麻醉学规范 006"）。这些努力的成功将取决于解决前面讨论的每一个挑战。

美国（Ronald D. Miller 和 Adrian W. Gelb）

1846 年 Morton 首次乙醚麻醉演示后，麻醉在美国逐渐被接受为医学专业。在整个 20 世纪早期，麻醉作为一项任务，不定期、非正式地由医学生、实习生或护士实施。美国大部分麻醉曾由护士完成，但

是认证注册护理麻醉师（Certified Registered Nurse Anesthetist，CRNA）的名称直到 1956 年才正式确立。

美国第一个麻醉学会是 1905 年成立的长岛麻醉师学会，第一个麻醉科和住院医师培训项目由 Ralph Waters 于 1927 年在威斯康星大学成立。该项目直接（如 Cullen，Apgar 和 Rovenstein）和间接（Stoelting，Miller）培养了麻醉学领域的几位关键领导者（图 2.11）。美国麻醉委员会（American Board of Anesthesia，ABA）成立于 1938 年，是麻醉科医师的认证机构。1940 年美国医学会（American Medical Association，AMA）认定麻醉为一门专业，而 ASA 在 1945 年成立直到现在[163]。

美国的麻醉科医师必须获得医学学位（医学博士学位或矫形外科学博士学位），然后再进行麻醉专业（住院医师）培训。进入医学院之前，必须获得本科学士学位（3 ~ 4 年）[174]。麻醉住院医师培训为 4 年：1 年全科医学实习，3 年麻醉及围术期医学培训。麻醉住院医师需要在手术室（包括专业病例）、疼痛医学和至少 4 个月的重症监护治疗科室进行轮转。研究生医学教育认证委员会（Accreditation Council for Graduate Medical Education，ACGME）规定了住院医师培训要求。经过两项笔试（基本和高级）、一项标准化口试和一项客观结构化临床考试后，ACGME 认证项目的毕业生有资格获得 ABA 认证。委员会认证是大多数医院麻醉工作的先决条件。

危重症护理实践 1 年以上的护士有资格接受 CRNA 培训。培训期为 24 ~ 42 个月，并授予硕士或更高学位。培训指南由护士麻醉教育项目认证委员会规定，要求至少 465 h 的课堂教育，至少接触 600 例临床病例，至少 2000 h 临床[175]。与医师一样，完成认证项目的 CRNA 可参加由国家护理麻醉师认证和再认证委员会举办的国家认证考试。

注册麻醉科医师助理是美国一个相对较新的麻醉从业人员群体。第一个麻醉科医师助理培训项目于 1969 年开始，其目的是解决当时美国存在的严重的从业人员短缺问题，但该团体的人数增长相对缓慢。麻醉科医师助理完成医学预科的本科学位，然后进入与麻醉科合作开展的为期 2.5 年的麻醉培训项目。他们在麻醉科医师的监督指导下进行麻醉，并与领导麻醉服务团队的麻醉科医师密切合作。

美国的麻醉科医师参与围术期服务的所有方面，包括门诊的术前优化、术后急性疼痛管理、产科麻醉服务以及参与创伤和住院急诊的救治。麻醉科医师完成危重症监护治疗的亚专科培训后，还要经常管理 ICU。

在美国，大约有 5 万名麻醉科医师和 5 万名 CRNA，每 10 万人口大约有 31 位麻醉从业人员[176-177]。麻醉服务团队的组成模式可能包括只有麻醉科医师，或者麻醉科医师监督下的 CRNA 或麻醉助理，或只有 CRNA。美国联邦法规要求医师对 CRNA 进行监督，但是 2001 年立法出台后，有 17 个州选择了放弃这一要求[178]。在这 17 个选择放弃该要求的州中，有 14 个州需要一定程度的医师监督（不一定是麻醉科医师），只有 3 个州允许 CRNA 完全独立执业。

尚无证据表明美国非医师的麻醉从业人员是否可增加麻醉服务的可及性或非医师的麻醉从业人员提供的麻醉服务是否存在不同的质量结局，但是数据证实，CRNA 更有可能在农村地区工作，且比麻醉科医师实施更多的镇静下麻醉（即 MAC）[179-180]。

尽管美国的医疗服务人员的总体密度高，但是地理分布明显不均，从业人员主要集中在城市地区。由于缺少麻醉科医师，许多人口稀少地区报告了严重的手术延误[95]。获得亚专业医疗服务的机会也有限。例如，美国近 1/3 的儿童居住地离最近的儿科麻醉科医师至少 50 英里（约 80 km）[181]。

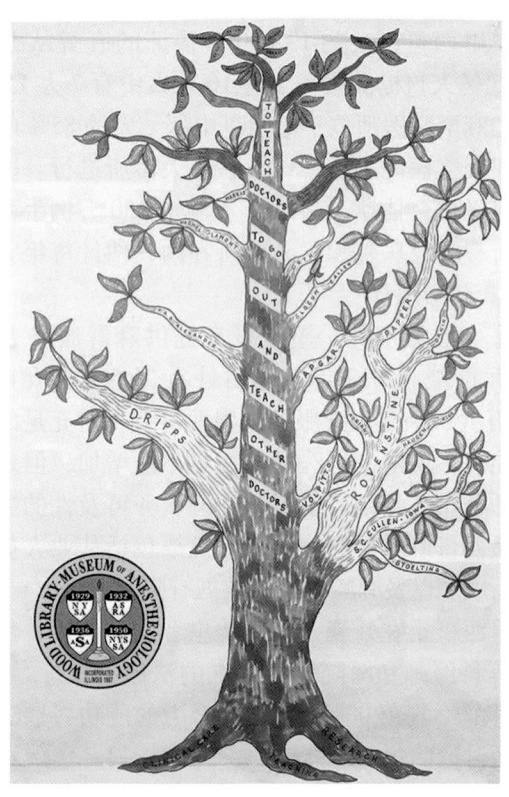

图 2.11　Waters 住院医师世系树（Aqualumni tree）（由 Lucien E. Morris，Ralph M. 和 Jean P. Morris 创建）描写了麻醉学术中心主席或负责人的名字，这些人来自 Ralph Waters 博士在威斯康星大学领导的世界上第一个麻醉学研究生学术型住院医师项目（Copyright © 2018 https://www.woodlibrarymuseum.org. Image reproduced courtesy of the Wood Library-Museum of Anesthesiology, Schaumburg, IL.）

尽管麻醉相关的产妇死亡率已下降，但是近 10 年来，美国产妇死亡率有所增加[182]。原因是多因素的，可能是产科患者的风险状况不断变化，并对麻醉师提出了动态的挑战。

高昂的治疗费用和不完全的财务覆盖（保险）是美国面临的另外两个不断变化的挑战，这对麻醉服务具有重大影响和关联。此外，关于麻醉从业人员的作用存在着重大的争论。

欧洲

尽管欧洲和欧洲联盟（European Union，EU）可能似乎是一个整体，但是所代表的国家在人口、经济状况、文化和政治领导方面各不相同。这些国家麻醉医疗服务的培训和组织也有类似的多样性。该专业的欧盟官方名称是"麻醉学"，欧盟唯一的培训要求是期限应为 3 年[183]。实际上，各国在麻醉、重症监护治疗、疼痛和重症急救医学方面的培训差异很大，培训期限为 3 ～ 7 年[184]。欧洲医学专家联盟（European Union of Medical Specialists，UEMS）的欧洲麻醉分会和麻醉委员会（European Section and Board of Anaesthesiology，EBA）是欧洲麻醉学的行政分支。UEMS 旨在促进和协调欧盟内医学专家、医学实践和医疗服务的最高培训水平，并促进欧盟内专科医师的自由流动。EBA/UEMS 已发布了培训指南，以鼓励各国致力于达成一致的标准[185]。UEMS 与欧洲麻醉学科学分支——欧洲麻醉学会（European Society of Anaesthesiology，ESA）合作，提供欧洲麻醉和重症监护治疗文凭（European Diploma of Anaesthesia and Intensive Care，EDAIC）。欧洲麻醉学的另一个基石是 2010 年出台的《赫尔辛基麻醉学患者安全宣言》[186]。以下介绍两个国家的情况：罗马尼亚，中等收入的欧盟成员国，人口 1970 万，只有医师服务；挪威，高收入的非欧盟成员国，人口 520 万，采用麻醉团队服务模式。

挪威（Jannicke Mellin-Olsen）

1847 年 3 月 4 日，在挪威奥斯陆的国立医院进行了第一次乙醚麻醉[187]。同年 4 月，首次将乙醚吸入麻醉用于分娩。当时，负责分娩的麻醉是年轻的外科医师和全科医师（general practitioners，GP），后来是护士。20 世纪 30 年代，两位外科医师（Carl Semb 和 Johan Holst）分别为 Otto Mollestad 和 Ivar Lund 医师在伦敦和波士顿（马萨诸塞州总医院）提供了麻醉培训机会。Mollestad 博士于 1939 年被无偿聘用，并于

1947 年成为麻醉学的第一位顾问。

挪威麻醉学会成立于 1949 年 1 月，当时只有七名成员。创始成员在推动该专业方面面临巨大困难，但是麻醉护士欢迎医师的参与和领导。

医师专业培训为 5 年。虽然没有期末考试，但除了持续的个人评估外，还有课程考试和过程核查清单。鼓励受训者参加 EDAIC 考试。护理麻醉师需要完成 3 年护理教育后培训 1.5 年。麻醉科医师和护理麻醉师均由国家卫生理事会认证。

1993 年，医师和护士共同撰写了第一份描述麻醉团队实践与动态范围的指南[188-189]。大家一致认为麻醉学是一门医学专业。医师负责所有的麻醉过程，护士可以在间接监督下为 ASA 1 级和 2 级成人提供麻醉。在诱导和紧急情况下，必须有两名接受过麻醉培训的人员随时待命。"麻醉机动团队"通常由一名医师和一名护士组成。

麻醉学在挪威是一个有吸引力且具声望的专业（仅次于胸外科和神经外科），并且与包括外科医师在内的几乎所有其他医院专家紧密合作工作[190]。与许多其他国家相比，挪威的麻醉科医师受到公众的高度尊重。部分原因是挪威麻醉科医师在公众的曝光度较高，因为麻醉科医师不仅在麻醉方面起到领导作用，而且在围术期医学、疼痛管理、重症监护治疗和危重急救医学（包括院前服务）方面发挥领导作用。目前有 1329 名麻醉科医师（每 10 万人口中有 25.5 名）和 2000 名护理麻醉从业人员[100]。麻醉是女性比例最低（30%）的医学专业。由于挪威有优厚的带薪产假和陪产假，所以以男女双方都留在这个行业全职工作。

挪威的医疗卫生得益于该国的经济繁荣、健全的公共项目以及对患者安全的重视。挪威麻醉学学会是《赫尔辛基麻醉学患者安全宣言》的首批签署国之一，WHO 的"外科手术安全核查表"已在全国范围内分发和使用。挪威的医疗卫生主要由政府资助。患者免费享受医院医疗服务，一旦超过规定的费用，药品费用也是免费。存在私立医院，但主要提供择期手术。

挪威麻醉界当前面临的挑战包括对成本和质量的担忧，尽管医院总体装备精良。近年来，药品短缺的频率越来越高，这主要是由于药品公司缺乏国内生产和出口政策，这可造成不良的安全后果。

罗马尼亚（Daniela Filipescu）

Temesvarer Wochenblatt 杂志记录了 1847 年 2 月 13 日罗马尼亚的首次麻醉（乙醚用于截肢术）[190a]。1901 年，一位罗马尼亚人在巴黎世界上首次介绍了阿片类药物用于鞘内麻醉[191]。Thomas Ionescu 进一步

研发了该技术，并出版了鞘内麻醉的第一本教科书：*La rachianesthésie générale*[191-192]。

罗马尼亚于1951年举办了第一届麻醉培训课程。确定麻醉和重症监护治疗医学（Anesthesia and Intensive Care Medicine，AICM）为一门独立的医学专业后，于1959年开始了为期1年的正式培训课程[190a]。1958年建立了第一个ICU，但是直到1972年，罗马尼亚医疗卫生系统才正式接纳AICM部门。

Zorel Filipescu于1958年成立第一个AICM研究小组。该研究小组后来成为罗马尼亚外科学会的一部分，并于1972年独立成为罗马尼亚麻醉与重症监护治疗学会（Romanian Society of Anaesthesiology and Intensive Care，RSAIC）。同年，RSAIC加入了WFSA。

在罗马尼亚，专科医师是唯一的正式麻醉提供者。医师从医学院毕业后，经国家笔试合格，方可进入专业培训。每个专业的名额由卫生部决定，一个专业的录取取决于考生的喜好和笔试成绩。通常情况下，由于去国外工作的机会多，AICM是首选的培训专业之一。罗马尼亚医学博士和专业文凭在欧盟国家自动认可。

AICM专业培训为期5年，其中包括2年的重症监护治疗医学。罗马尼亚认可以能力为基础的欧洲麻醉委员会的麻醉学、重症监护治疗和疼痛治疗的课程，但这只是部分实施。为了获得专家认证，必须在培训期末进行笔试和口试。自2010年起，罗马尼亚采用由ESA组织的EDAIC第I部分考试作为国家笔试。所有在罗马尼亚执业的医师，都必须根据每5年累积的至少200个继续医学教育（continuing medical education，CME）学分进行评估并重新颁发执照。罗马尼亚没有专门的麻醉护理专业，但普通护士可以申请AICM部门的职位，在当地接受工作培训。

据估计，罗马尼亚目前有1400名麻醉科医师正在执业，每年大约180名受训人员进入该专业。受训者分布在国内的12个学术中心，但是大多数受训者在5个最大的学术中心接受培训。大多数麻醉科医师在公立医院工作，也有少数在私立医疗中心工作，有些两者兼有。

RSAIC促进了AICM的安全性，RSAIC签署了《赫尔辛基麻醉学患者安全宣言》，支持WHO清单、ESA临床指南并发布了国家指南。尽管这些措施关注患者安全性，但是包括罗马尼亚17家医院1298例患者的欧洲外科手术结局研究（European Surgical Outcomes Study，EuSOS）证实，罗马尼亚的非紧急普通外科手术后死亡率（6.8%）高于欧洲平均值（4%）[193]。随后，实施了一项国家危重症监护治疗项目，包括

26家罗马尼亚医院1875例患者的最近的国际外科手术结局研究（International Surgical Outcomes Study，ISOS）结果显示，结局有所改善[194]。

罗马尼亚的麻醉界面临若干挑战。限制罗马尼亚麻醉医疗服务可及性的关键性挑战是从业人员（麻醉科医师和受过训练的AICM护士）以及设备技术人员的短缺。造成这些短缺的原因包括内部和外部人才流失（大部分流向西欧）[195]。劳动力短缺特别影响ICU工作以及手术室运行，在手术室中麻醉从业人员可能同时管理多个手术间。扩大劳动力规模的另一个障碍是缺乏全国标准化的AICM护士课程和培训。罗马尼亚常遇到的其他挑战包括专家和设备的分布不均，以及严重的基础设施限制和药品短缺。例如，超声和某些基本药品（如氨甲环酸、胺碘酮）并不普及。虽然AICM的实践包括围术期医疗服务，但是罗马尼亚公立医院没有正式的麻醉术前评估中心或疼痛治疗中心。麻醉从业人员面临的最后一个重大挑战是无法获得适当的医疗事故保险方案，这导致了防御性医疗实践。

尽管面临当前的挑战，但是AICM仍是罗马尼亚最具活力的专业之一，在专业的RSAIC领导下取得了巨大的发展。

亚洲和中东

亚洲是世界上最大的大陆，人口44.3亿。按购买力平价（at purchasing power parity，PPP）计算，国家之间的人均GDP收入从1944国际美元（阿富汗）到127 480国际美元（卡塔尔），社会经济差异巨大[76]。麻醉服务也有很大差异。麻醉学会在大多数国家都发挥着作用，位于同一地理区域的许多学会自愿联合起来组成区域性学会。WFSA在亚洲得到官方认可的区域性分会有1884年成立的泛阿拉伯麻醉、重症监护治疗与疼痛管理学会联盟（Pan Arab Federation of Societies of Anesthesia，Intensive Care and Pain Management，PAFSA），20世纪70年代成立的东盟麻醉科医师协会联合会（Confederation of ASEAN Societies of Anaesthesiologists，CASA）是亚洲和大洋洲地区分会（Asian Australasian Regional Section）的一部分，而南亚区域合作协会-麻醉科医师协会（South Asian Association of Regional Co-operation—Association of Anaesthesiologists）于1991年成立。

印度（Bal Krishnan Kanni）

印度的第一次乙醚麻醉是在1847年3月22日，第一次氯仿麻醉是在1848年1月12日。氯仿和乙醚

在许多医院一直使用到 20 世纪 50 年代中期。1960 年引入氟烷,1992 年引入异氟烷[196]。1894 年首次报道了区域麻醉(可卡因),1908 年报道了重比重斯妥伐因(阿米卡因)脊椎麻醉。1935 年,第一台波义耳设备机器抵达印度,同年,加尔各答建立了第一座制氧厂。印度麻醉学会(Indian Society of Anesthesia,ISA)成立于 1947 年。ISA 的第一份官方刊物于 1953 年 7 月出版,1956 年 ISA 作为创始成员加入 WFSA。

印度本科生的正式麻醉培训于 1906 年正式开始,随后是麻醉文凭(1946 年)和医学博士 / 硕士学位课程(1955 年)。1970 年,国家医学科学院(National Academy of Medical Sciences)开始颁发国家考试委员会(National Board of examinational)文凭,随后开设麻醉学博士课程。今天,印度所有的麻醉科医师在独立执业前都必须接受三种培训途径中的一种。在完成 4 年的医学院学习(医学学士,外科学士——MBBS)和 1 年的实习或"家庭外科医师"后才进行培训。第一种培训途径要求医师在一所大学医院完成 3 年的麻醉研究生培训并完成论文。第二种可能的途径被称为国家委员会文凭(Diplomate of the National Board,DNB),即需要在国家考试委员会批准的一所医院接受 3 年培训并完成一篇论文。医师也能在没有论文的情况下在一所大学医院攻读两年制研究生文凭课程。持有这种麻醉研究生文凭的人通常需要在高级麻醉科医师的监督下执业。印度没有护理麻醉师,全国(13.4 亿人口)麻醉科医师总数约为 25 000 人(见表 2.3)。

已有多种尝试来培训非麻醉科医师,以应对当前持续的劳动力危机。2002 年,印度政府启动了一项针对医师的短期培训项目,但由于实施中的问题和缺乏政府支持,该项目无法持续下去。一项正在进行的计划为医学院毕业后的医师提供为期 6 个月的培训,以便在没有麻醉科医师的农村设施中为紧急产科实施剖宫产和救命的麻醉技能[197-198]。该计划具有争议,并没有得到普遍支持。印度还培训手术室技术人员(Operation Theatre Technologists,OTT)或助理,他们从中学直接接受 3 年文凭或 6 个月至 1 年的培训项目。这些人执业范围有限(如能放置静脉通路或给予药物),必须在麻醉科医师的直接监督下执业。尽管 ISA 不允许 OTT 执行插管或椎管内麻醉等任务,但是非常担心某些医疗中心会发生这种情况。

除了数量短缺之外,印度的麻醉工作人员的分布也不公平,城市地区提供麻醉服务的人数不成比例。印度的麻醉科医师还要负责手术室以外的许多服务(如术前准备、术后监护治疗和危重症监护治疗),因此也常常无法提供这些医疗服务。

ISA 积极参与数项活动,以推动整个印度的麻醉安全性。在 WFSA 的初步财政资助下,ISA 启动了一项针对农村麻醉师的 CME 项目,以更新知识和技术。ISA 认可 WFSA 和 WHO 的最低监测标准指南、WHO 手术安全核查表以及许多其他麻醉安全措施(如药物的颜色编码、注射器标签、机器检测以及适当的麻醉管理记录)。通过开展公众教育项目,对公众进行麻醉和麻醉安全性教育方面也做出了重大努力[199]。

尽管印度许多公立和私立机构都提供安全麻醉服务,但现代化设备和设施并不普遍。就像麻醉从业人员一样,麻醉基础设施也集中在城市地区。大多数城市医院都提供神经、心脏、疼痛、儿科和产科的专科麻醉,而农村医院几乎没有[200]。因此,许多农村医院缺乏安全麻醉服务的能力。在印度,限制获得安全麻醉服务的其他挑战包括贫困、距离医疗服务点远、社会与文化障碍以及患者自身合并疾病。

黎巴嫩和中东(Patricia Yazbeck)

该地区最古老的医学文字是在美索不达米亚和尼罗河谷发现的楔形文字板和希伯纸莎草纸,其描述了颠茄、大麻和曼陀罗等草药治疗方法。腓尼基人还通过使用镇静草药、罂粟花和杜松叶来获得人工睡眠。在中世纪,著名的阿拉伯学者(Avicenna,Al Razi,Ibn Al Quff,Al Baghdadi 等)在医学领域做出了重要贡献。

1835 年,Clot 博士在开罗的 Kasr-Al-Aini 医院建立了中东第一所阿拉伯医学院。毕业生在该地区所有大城市执业。1860 年,美国、法国和英国列强对该地区进行了干预,随着传教士的涌入,建立了更多的医学院和医院。在黎巴嫩,美国传教士在 1886 年创办了叙利亚新教学院(贝鲁特美国大学),而法国耶稣会士于 1883 年创办了法国医学院(圣约瑟夫大学)。1865 年,美国传教士外科医师 George Post 博士首次应用吸入麻醉,他在黎巴嫩阿比赫村(Abeih)使用了"kulfera"(氯仿)。一般认为 Post 博士是中东现代麻醉的先驱(图 2.12)[201]。

第一次世界大战结束时,麻醉的实施仍然依赖于外国的外科医师以及当地和外国的护士或技术人员,使用的是乙醚或氯仿。但是该地区石油生产的开始改善了经济,并相继在叙利亚、苏丹和伊拉克建立了许多医学院。1950 年后,中东国家建立了完全独立的麻醉部门,并拥有自己的结构、人员、住院医师培训、研究和国际学术机构的认证。此外,20 世纪 60 年代和 70 年代,许多国家建立了自己的国家麻醉学会,

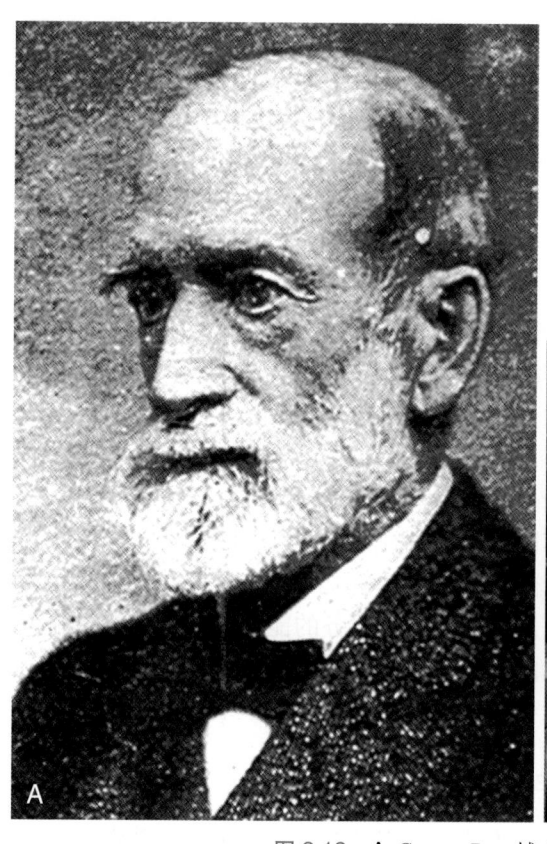
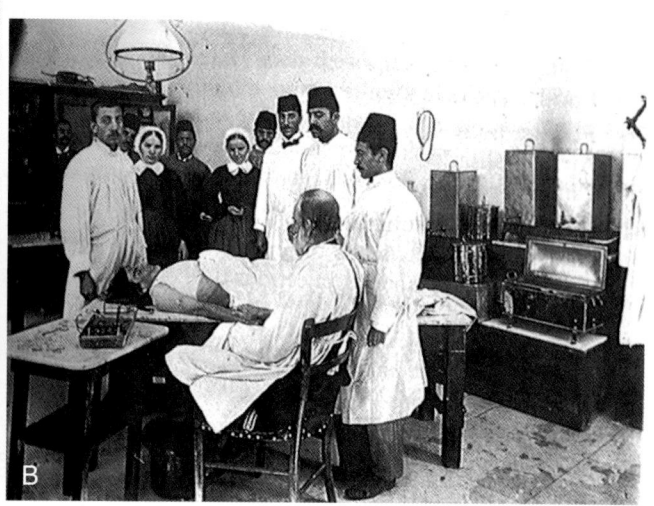

图 2.12　A. George Post 博士；B. 手术床上躺有女患者的手术间

并在 1985 年成立了 WFSA 区域分会——泛阿拉伯麻醉学会。

中东国家的麻醉科配备了由阿拉伯委员会或外国学术机构，如美国、法国或欧洲麻醉委员会或英国皇家麻醉科医师学院（United Kingdom's Royal College of Anaesthetists，RCoA）认证的高素质教师。

在已认定的培训中心经过 4 年的住院医师培训计划后，可以继续 1 年或 2 年的专科培训，包括疼痛管理、危重症监护治疗、产科麻醉、心胸麻醉或其他由国家麻醉学会认可的培训项目，培训方式也遵循继续医学教育（CME）模式。

麻醉通常由合格的麻醉科医师实施。麻醉实习医师或麻醉护士可在合格的麻醉科医师监督下开展麻醉。在摩洛哥、叙利亚和伊拉克，每 10 万人口的麻醉科医师不足 3 人，在也门和苏丹不到 1 人，而在埃及、阿曼、约旦、黎巴嫩、阿拉伯联合酋长国和科威特等国家为 6 ~ 10 人以上不等。

麻醉科医师的职责包括术前评估和准备、术前用药以及为 PACU 和 ICU 配备人员。麻醉在手术室、分娩室、放射科进行，还有日间手术麻醉。另外，急性或慢性疼痛管理正成为麻醉科医师的常规服务范围。中东国家的麻醉科和麻醉学会负责制定实践指南，使之与国际麻醉学会，如美国、法国或欧洲麻醉学会批准的标准相匹配。麻醉机、监测设备和药品符合国际标准。

该地区安全麻醉面临的主要挑战和障碍是许多中东国家（如叙利亚、伊拉克、利比亚、苏丹和巴勒斯坦）最近发生动荡，造成这些国家部分地区劳动力以及麻醉服务可及性与安全性受到限制。

巴基斯坦（Fauzia Khan）

从巴基斯坦获得独立（1947 年）到 20 世纪 50 年代末，麻醉实践大多局限在脊椎麻醉或氯乙烷诱导后的开放式点滴乙醚。1959 年在拉合尔爱德华国王医学院设立了麻醉学第一位主任职位，1960 年在该学院开设了两年制麻醉文凭课程（DA）。巴基斯坦第一个 ICU 于 1976 年在拉合尔的梅奥医院建立，巴基斯坦麻醉学会（Pakistan Society of Anesthesia，PSA）于 1971 年在卡拉奇成立。1972 年，巴基斯坦内科和外科医师学院（College of Physicians and Surgeons of Pakistan，CPSP）颁发了高级文凭，即巴基斯坦内科和外科医师学院会员（Fellowship of College of Physicians and Surgeons of Pakistan，FCPS）。

CPSP 包括麻醉学院，并认证全国所有医师培训项目。麻醉培训有两种途径：①高级专业文凭（FCPS），需要基于能力的 4 年标准化培训；②学院会员（MCPS），要求医学院毕业后接受 2 年的培训，并实习 1 年。只有 FCPS 文凭持有者才能在大学麻醉工作的学术平台上取得进步。任何培训途径的认证都需要笔试、实践考试和口试。行医执照由一个独立的机构提供，即巴基斯坦医学和牙科理事会。

巴基斯坦的麻醉工作人员由 3100 名专科医师组成（每 10 万人口中有 1.64 名麻醉科医师）（见表 2.3）。麻醉几乎均由麻醉科医师提供，但是在一些偏远地区，外科医师可能会实施局部阻滞或甚至脊椎麻醉。大多数麻醉科医师的主要临床职责是提供手术室麻醉和术前评估，但在一些机构，还要负责 ICU 和慢性疼痛管理门诊。

巴基斯坦的医疗卫生服务主要由私营机构提供，政府只提供约 20% 的服务。国有机构分为教学、地区和县（taluka）医院。基本医疗卫生单位系统仅提供初级卫生保健。大多数麻醉科医师同时从事两份工作，因为只做一份工作的报酬不够。只有少数公共机构允许麻醉科医师在内部从事私人工作。人才外流是一个持续存在的问题，很大一部分劳动力移民到中东或欧洲。

目前还没有关于麻醉的国家指南，对国际安全标准几乎没有认识。巴基斯坦麻醉结局的数据也有限[202]。没有负责质量和安全的国家机构，但旁遮普省卫生保健委员会（Punjab Healthcare Commission，PHC）是省政府为旁遮普省（9600 万人）设立的一个自治卫生监管机构。PHC 旨在通过在包括麻醉在内的所有领域和所有学科实施最低限度服务提供标准（Minimum Service Delivery Standards，MSDS），以提高旁遮普人口医疗服务的质量、安全和效率。这种模式很快将在其他省份推广。

麻醉服务在该国不同的医疗机构中有很大的不同。较大城市中的较大型医院具有与高收入国家相当的现代化设备和监护仪。许多政府教学医院和二级医疗中心资金不足，只有基本的监测设备（如心电图和无创血压）。由于几种常规麻醉药品，如芬太尼、吸入麻醉药、抗心律失常药物和血管活性药物需要进口，药物短缺现象屡见不鲜。甚至在本国生产的药物，如吗啡和麻黄碱也经常缺货。由于许可问题，根本无法获得瑞芬太尼、舒芬太尼、艾司洛尔、氯胺酮和可乐定等许多药物。

巴基斯坦麻醉界目前面临的其他挑战包括人力资源分配不均、生物医学技术人员支持有限以及政治意愿缺乏。非常有必要区域合作，以收集有关麻醉和外科的需求、资源和结局的数据，从而帮助提高安全性和更好地分配资源[203]。

中国（黄宇光）

20 世纪早期，现代麻醉随着西方医学一起传入中国。到 20 世纪 50 年代，中国仅能提供一些简单的麻醉服务，包括开放式点滴乙醚麻醉、吸入麻醉下气管插管、单次普鲁卡因脊椎麻醉以及外周神经阻滞。由于 20 世纪 50 ～ 80 年代的经济限制，常用静脉普鲁卡因联合阿片类药物麻醉，甚至针刺麻醉。近 20 年来，麻醉学在中国已经发展成一门至关重要的医学专业，是多学科外科服务与合作的组成部分。这已使现代麻醉学从狭义的手术麻醉转向了围术期医学。

麻醉从业人员的培训仍然是一个巨大的挑战。目前在中国，医学院的学习时间为 5 ～ 8 年，不可避免地出现教育质量差异。2000 年启动了全国住院医师培训项目，并在 2014 年实现标准化，使专业化水平与国际培训标准相一致，有助于抵消由于初期医学教育背景不同产生的差异。

为了确保患者安全，强调临床麻醉必须由麻醉科医师而不是麻醉护士实施。为了满足快速增长的手术室外麻醉需求，麻醉科医师需要参与内镜检查、分娩镇痛等非手术诊断和治疗的过程，为改善患者在医院治疗期间的医疗质量提供最大关怀。随着经济的繁荣，中国的大多数医院配备了先进的麻醉机和监护仪，并拥有现代化的工作环境。但在中国的不同地区，麻醉设备和麻醉服务的数量和质量存在明显差异。在一些中小型医院中，没有麻醉气体监测仪、除颤器或目标靶控的输液泵[204]。

在国家卫生健康委员会（National Health Commission，NHC）的支持下，中国麻醉专业已从单一的手术室麻醉转向围术期医学，并已从基于数量的医疗保健系统转变为基于价值的医疗保健系统。麻醉的安全性和质量保证有着重要的意义，并引起高度关注。2011 年，黄宇光教授作为负责人建立了国家麻醉质量控制中心。到目前为止，中国大陆各地已经建立了 31 个省级质量控制中心。但仅有少数提供麻醉安全数据的研究，这些数据来自几家大型医院，而医疗资源有限环境的现状还有待探索[205-206]。

伴随手术量的增长和麻醉需求的增加，而麻醉科医师的数量却没有随之增长，麻醉科医师的短缺已经成为中国最大的挑战之一。在中国，每 10 万人口仅有 5.12 名麻醉科医师，大约是美国的 25%。为了满足迫切的医疗需求，中国麻醉科医师正奋力应对繁重的工作，倦怠程度高，工作满意度低[207]。工作时间长、工作量大、强度高、节奏快都与倦怠和患者安全相关。即使竭尽全力，也仅有 10% 的孕妇在分娩时可以接受硬膜外镇痛，麻醉科医师主要在手术室进行手术麻醉，因此，接受镇痛镇静下内镜检查的患者的等待时间较长。为了填补劳动力短缺，中国政府做出了巨大努力来强调麻醉科医师和麻醉专业的重要性，并发布政策性文件，重点提高麻醉专业在医学中的认知和作用，不仅对患者，还对麻醉专业人员。令人鼓舞的是，越来越多的医学专业毕业生愿意加入麻醉专业，对未来的发展十分有利。

在中华医学会麻醉学分会和中国医师协会麻醉学医师分会的大力努力下，中国麻醉学得到了迅速发展，可为患者提供更安全的麻醉和更好的生活质量。面临的挑战包括麻醉安全的差异性、人员短缺、职业倦怠以及全国各地工作条件不平衡。未来进一步的努力将使中国的麻醉更加完善。

越南（Thi Thanh Nguyen 和 Thang Cong Quyet）

由于战争期间记录的丢失，越南的现代麻醉史仅可追溯到1975年。在战争期间，麻醉通常由外科医师实施，少数情况下由法国或者美国培训的麻醉科医师实施。在战争期间，美国的军队麻醉科医师取得了多项重大的开创性发现，从而改变了现代输血实践[208-209]。战争结束后，越南医师逐渐开始实施麻醉。在1979年，越南麻醉科医师协会在河内成立，共有100名成员，由 Ton Duc Lang 教授担任第一任主席。学会的成员不断扩大，目前越南有1000多名麻醉科医师。1980年，在荷兰 J. Beiboer 医师的帮助下，越南麻醉科医师协会加入了 WFSA、CASA 以及区域内其他各种专家协会。

近十年来，东南亚麻醉科医师的作用发生了显著变化。麻醉科医师获得了同行和民众的认可。麻醉培训最初是由外科医师与外科培训同时进行。1993年，在河内医科大学建立了第一个麻醉科。很快在胡志明市、顺化、芹苴、太原（Thai Nguyen）和海防建立了其他麻醉科。为了满足整个国家的不同需求，曾引入了几种不同形式的培训，培训时间从1年到5年不等，现代麻醉的培训是基于美国和法国的培训体系。

越南的医学院学制6年，但在战争时期，已经完成2年护理课程的学员可以选择4年的学制。医学院毕业后，可以进入3年的麻醉住院医师培训（临床24个月、科研12个月），越南每年有30个培训名额。住院医师在培训期间没有报酬，除非他们在医学院与住院医师培训之间作为全科医师固定在医院工作。完成住院医师培训后，将获得硕士学位并能作为"第一专业"的麻醉科医师工作。此后，还可以通过学术途径（两年制博士学位）或以"第二专业"培训的"临床实践"途径（为期2年的实习和会诊工作）进行额外培训。"第二专业"证书允许这些医师担任顾问、

麻醉科主任或在实际的培训系统中担任培训人员。还为未参加住院医师培训的医学院毕业生提供了另一种麻醉培训途径。这些医师必须通过1年的麻醉培训计划，再进行2年的临床麻醉实习，然后返回医科大学完成2年多的麻醉培训。这种培训途径结束时，他们将获得"第一专业"的麻醉科医师证书，该证书的作用是相当于上述临床实践途径。这种麻醉培训途径，全国每年大约有100个培训名额。越南没有正式的、经过认可的亚专业培训计划，但是一些机构为某些亚专业提供6个月至1年的认证计划。法国和东南亚也为越南麻醉科医师提供其他培训机会。越南的许多麻醉科医师参加曼谷麻醉区域培训中心（Bangkok Anesthesia Regional Training Center，BARTC），该项目为期1年，由 WFSA 和泰国皇家麻醉科医师协会支持，用于培训亚洲的麻醉教育者[210]。

除了麻醉科医师的培训课程外，还为护理麻醉师开设了数门课程，时间从注册护士的1年到新护理学生的3年不等。护理麻醉师必须始终与麻醉科医师合作或在医院管理者的允许下工作。麻醉科医师和护理麻醉师现在能够为全国1000多家进行手术的医院和诊所提供服务。2012年，越南卫生部发布了指南，要求麻醉科医师除术前、术中和术后服务外，还要参与疼痛管理和危重症监护治疗。这些专科需要额外的培训，但是越南并不存在正式的麻醉亚专科培训。

在1990年之前，使用的主要麻醉技术是吸入麻醉，首先使用乙醚，然后使用氟烷。诱导使用硫喷妥钠或氯胺酮，区域麻醉采用脊椎麻醉或硬膜外麻醉。1990年以来，麻醉科医师的职责已扩大到专业领域，如开胸心脏手术的体外循环、器官移植、超声引导的区域麻醉、慢性疼痛管理、术前评估门诊以及手术室外的工作，如硬膜外分娩镇痛和内镜操作的麻醉。WHO"外科手术安全核查表"通常用于每个手术室，临床实践指南参考 ASA 或 ESA 的指南。目前仍然存在麻醉科医师分布不均、基本药品短缺和必要的基础设施缺乏的问题，这些危及患者的安全性。

越南麻醉科医师协会正在努力提高麻醉教育标准，使其与国际水平保持一致，以提高本国麻醉实践的安全性，鼓励会员进行科学研究，建立专业指南并支持与卫生部携手促进麻醉专业的发展。目前没有国家认证考试。

南美洲

南美是一个拥有4.2亿人口的广阔大陆，经济规模从世界第八大国（巴西）到世界上最贫穷的国家

（玻利维亚）不等[210a]。一些城市或地区拥有高收入国家的医疗服务，包括拥有顶级研究和联合委员会认证的医院（6 个国家共 77 个），但许多其他医院甚至不符合国家标准[211]。这反映了南美的社会困境，因为大多数国家的基尼系数（衡量一个国家居民收入分配的指标）很差，位于世界最差的排名中[212]。

南美的麻醉劳动力密度在不同国家之间变化超过 10 倍（乌拉圭 13.7 *vs.* 秘鲁 1.7）[100]。临床实践模式存在实质性差异，哥伦比亚只有医师实施麻醉，而巴拉圭 50% 的麻醉由非医师实施。这导致南美医疗资源存在巨大差异，一些医院拥有麻醉信息系统和精密的监测设备（例如术中经食管组织多普勒超声心动图和脑电图监测），而大多数医院仍然依靠纸质记录和有限的麻醉机。培训质量和能力也存在很大差异，因为几乎没有认证机制，所以几乎没有统一的机制来保证培训的最低标准。

巴拉圭（Rodrigo Sosa Argana）

巴拉圭的第一次麻醉报道是 1864 年至 1870 年间巴拉圭与三国联盟（巴西、乌拉圭和阿根廷）的战争中使用氯仿的记录[213]。国家第一位记录在案的麻醉科医师是 1928 年的 Roberto Olmedo 博士，1948 年第一位训练有素的麻醉科医师 Luis Ramirez 博士在巴拉圭开创了麻醉专业。此后，在国外接受培训的麻醉科医师人数开始增加[214]。

巴拉圭麻醉学会（Sociedad Paraguaya de Anestesiología，SPA）由当时在该国执业的 18 位麻醉科医师于 1973 年成立。第一个麻醉培训项目始于 1982 年，第一个正式的麻醉住院医师项目（为期 3 年）是 1992 年由亚松森国立大学医院创建。

除麻醉科医师外，公共卫生和社会福利部还许可两种非医师的麻醉从业人员，即技术员和认证医师。技术员并无正式的入门条件，即使有过正规培训也掌握很少（通常多数为学徒，历史上最多是外科医师传授）。认证医师是在高中毕业后完成为期 3 年的麻醉培训计划，包括每周一次的培训。目前这些人在全国最偏远的地区和公立医院提供麻醉服务，而麻醉科医师则在城市和私立机构提供大部分麻醉服务。在城市和私立机构中，非医师从业人员通常与麻醉科医师共同工作，起到辅助作用，并接受密切监督。卫生部已经为巴拉圭的非医师从业人员确定了执业范围，这样他们能在没有麻醉科医师的偏远地区独立实施麻醉。在这种情况下，非医师从业人员由外科医师监督，通常实施较低难度的病例，其中大部分是脊椎麻醉。巴拉圭所有麻醉从业人员之间存在明显紧张的关系。尽

管先决条件、培训和实践存在显著差异，但是技术员和认证医师认为他们的培训和专业知识相同（见表 2.3）。最近几十年中，相对于非医师从业人员数量，麻醉科医师的数量有所增加。巴拉圭约有 258 位麻醉科医师和 491 位非医师从业人员（技术员和认证医师）（每 10 万人中有 10.7 名麻醉从业人员）。

当前巴拉圭的主要挑战是确保麻醉从业人员培训的标准。由于持续关注培训标准质量，SPA 一直广泛地游说政府，以控制巴拉圭的非医师培训。近 10 年中，SPA 成功地实施了高水平的教育改革以提高麻醉实践标准，并组织了多次国际会议，包括最近的一次大型拉丁美洲麻醉会议（CLASA 2013）。

哥伦比亚（Pedro Ibarra）

哥伦比亚第一次记录在案的麻醉是 1849 年使用氯仿[215]。在这个早期时代，表现不佳的医学生常被降级去实施麻醉，且多年以来，提供麻醉服务的人员都缺乏训练，且通常是非医疗人员（如技术员、医疗专业的学生以及护士）。Isaac Rodriguez 博士是哥伦比亚第一位致力于麻醉的医师，第一位经过正式培训的麻醉科医师是 Juan Jose Salamanca 博士，他于 1940 年在马萨诸塞州总医院接受 Henry Beecher 博士的培训。哥伦比亚麻醉与复苏学会（Sociedad Colombiana de Anestesiologia y Reanimacion，SCARE）成立于 1949 年，是 1955 年 WFSA 的创始学会之一。哥伦比亚的第一个正式麻醉培训计划于 20 世纪 60 年代在国立大学和安蒂奥基亚大学（Universidad Nacional and Universidad de Antioquia，UdeA）建立。国立大学项目得到了 Gustavo Delgado 博士的支持，他曾与几位麻醉学先驱们接受过培训，包括 Robert Dripps 博士（图 2.11）。UdeA 项目是由 Nacianceno Valencia 博士建立的，他是 Perry Volpitto 博士培训的第二代"aqualumni"（图 2.11）[216-217]。

20 世纪 60 年代开始的第一个麻醉住院医师项目（为期 2 年）开始增加麻醉科医师的人数，但是劳动力严重短缺迫使几所医学院校在医学院校期间引入了强大的麻醉培训。这使医学院的毕业生在毕业后强制性农村服务的一年期间可提供基本的麻醉服务。在 20 世纪 70 年代，逐渐减少了小城镇的非医师从业人员的麻醉服务。这些医师中许多人留在偏远城镇提供麻醉服务，直到 1991 年颁布了第一部法律，禁止无文凭的麻醉执业。自 20 世纪 90 年代后期以来，哥伦比亚的麻醉服务完全由麻醉科医师提供。

23 个麻醉住院医师培训项目中的大多数为期 3 年（两个项目为 4 年），并由教育部监督。自 1974 年，教育部根据 SCARE 和定期举办的麻醉教育研讨会意

见确定课程要求。目前没有国家考试，执业许可证由卫生部颁发。

哥伦比亚目前大约有 3600 名麻醉科医师，每 10 万人口中有 7.9 名。每年大约有 115 名麻醉学培训生毕业，并且还有几乎同等数量的外国人或受过外国培训的哥伦比亚人加入麻醉队伍。近年来，委内瑞拉的政治和经济的不确定性增加了外国培训的麻醉科医师流入哥伦比亚。在某些情况下，这种流入人员的增加降低了薪酬，并与当地培训的麻醉科医师产生了紧张的关系。

乡村麻醉人员配备是哥伦比亚的一项重大挑战。偏远地区的需求通常只能通过经济激励措施和临时职位来满足。乡村医院为难以填补的职位支付优越的工资，之所以能够这样做是因为将近 100% 的哥伦比亚公民通过政府资助和多机构保险计划获得医疗保障。这种单一支付方式使乡村医院获得的报销金额相当于较高收入的城市医院。由于乡村麻醉工作岗位的竞争力比城市小，一些乡村医院能够制定出更有竞争力的薪酬方案，并且比城市的一些公立医院更容易招聘到人员，因为城市的医疗费用报销比例较低，工作竞争更激烈。

哥伦比亚的第一个麻醉标准在 1985 年发布，1992 年 SCARE 发布了基于 ASA 标准的现代版本，哥伦比亚政府采纳了该标准。WHO "外科手术安全核查表" 于 2008 年采纳，它有助于减少麻醉相关的医疗事故案例的发生率。医疗事故诉讼是哥伦比亚的一项重大挑战，也是提高安全性的驱动力。1993 年，SCARE 创立了麻醉不良事件保护基金 FEPASDE，该基金成为该国的重大不良事件的保障。为了维持该基金的经济健全，SCARE 已采用国家医疗卫生教育策略来预防不良后果。

哥伦比亚的医疗卫生系统面临其他一些挑战。一是经济可持续性，因为医疗福利已经超过了国家资源。二是地区不公平，地区之间的医疗质量差异很大。另一个重大挑战是劳动力持续短缺。导致医务人员短缺的一个因素是当前的培训系统，该系统要求住院医师在专科医师培训期间支付学费。哥伦比亚国会正在努力消除这种做法。与许多其他中低收入国家一样，对哥伦比亚麻醉从业人员来说，薪酬是一项重大挑战，麻醉从业人员经常在一个以上的全职位置工作以增加工资。这可以扩大麻醉服务的覆盖面，但是也增加了麻醉从业人员倦怠的风险。

大洋洲

大洋洲地区有 16 个独立国家。西南太平洋地区约占地球表面积的 30%，但人口不到 4000 万，其中 70% 以上的人生活在澳大利亚和新西兰。在独立的岛屿国家中，巴布亚新几内亚人口最多，超过 800 万人，图瓦卢人口最少，约为 11 000 人。该地区由许多偏远岛屿组成，经济各不相同，只有澳大利亚和新西兰被视为高收入国家。澳大利亚和新西兰将被一起考虑，独立岛屿国家斐济、所罗门群岛、瓦努阿图、汤加、巴布亚新几内亚、马绍尔群岛、密克罗尼西亚、瑙鲁、萨摩亚、图瓦卢、帕劳和基里巴斯将被视为一个群体。

澳大利亚和新西兰（Rob McDougall）

首次使用乙醚麻醉的消息通过帆船于 1847 年 5 月传到了澳大利亚，不久之后，乙醚在悉尼用于牙科手术，在朗塞斯顿用于普外科手术[218]。同年晚些时候，新西兰首次使用了麻醉药，也是通过航海传递[219]。1888 年，在澳大利亚医院中首次任命了 "氯仿专家"，但直到 1944 年，才建立了第一个麻醉专业的大学文凭课程[220]。澳大利亚麻醉科医师协会成立于 1934 年，新西兰麻醉科医师协会（Zealand Society of Anaesthetists，NZSA）成立于 1948 年。

澳大利亚和新西兰的麻醉服务由医师提供。澳大利亚和新西兰麻醉科医师学院（Australian and New Zealand College of Anaesthetists，ANZCA）成立于 1992 年，负责对澳大利亚和新西兰麻醉科医师进行培训、考核和认证。在此之前，由 1952 年成立的澳大利亚皇家外科医师学院的麻醉科医师学部负责麻醉科医师的培训。ANZCA 于 1998 年在澳大利亚成立了疼痛医学学部，2005 年澳大利亚将疼痛医学认定为一门医学专业。此外，ANZCA 负责澳大利亚和新西兰的麻醉和疼痛医学的临床实践指南。

就人口而言，澳大利亚和新西兰是世界上麻醉从业人员密度最高的国家，每 10 万人口中分别有 23.09 和 21.79 位麻醉从业人员[100]。成为麻醉专科医师至少需要 7 年的毕业后培训。

麻醉专科医师几乎承担了新西兰全部麻醉工作，但是，澳大利亚拥有 250 多名全科麻醉科医师，他们主要工作在无法提供全职麻醉专科医师的某些区域和偏远地区[221]。全科麻醉科医师由 ANZCA 和澳大利亚皇家全科医师学院培训和认证。在澳大利亚偏远地区提供高质量麻醉服务仍然是一项挑战。

2014 年，澳大利亚麻醉从业人员的平均年龄是 49 岁，其中 27% 为女性。虽然澳大利亚和新西兰为全民医疗提供了公共资金，但两个国家都有私立医疗机构。澳大利亚麻醉科医师的工作有超过 50% 是在公立机构进行的。

自 1985—1987 年第一份全面报告以来，ANZCA 每三年报告一次澳大利亚和新西兰的麻醉相关死亡率。2012—2014 年度，澳大利亚麻醉相关死亡率为每年每百万人口 2.96 例，或 57 023 次麻醉中有 1 例死亡[222]。此外，新西兰是为数不多的全面收集和报告术后 30 天术后死亡率（POMR）的国家之一。POMR 是 LCOGS 推荐的监测手术和麻醉安全的核心指标之一。新西兰 2010—2015 年度的 30 天 POMR 在接受全身麻醉的住院患者为 0.55%[223]。

澳大利亚尽管面积巨大，却是世界上城市化程度最高的国家之一。这有助于医疗卫生服务的集中化，但是确实为生活在偏远地区的人们带来了公平获得医疗服务的挑战。对于非常偏远地区人口占几乎一半的澳大利亚土著来说，这是一项特别的难题。

澳大利亚和新西兰的麻醉科医师参与了全球卫生活动，尤其是在亚太地区。澳大利亚麻醉科医师协会和 NZSA 都是 WFSA 的活跃成员，也有自己的全球推广委员会。ANZCA 还设有强大的海外援助委员会。澳大利亚麻醉科医师协会海外发展和教育委员会与太平洋麻醉科医师协会和斐济国立大学（Fiji National University，FNU）合作，长期以来一直支持太平洋地区的麻醉发展。ANZCA 与巴布亚新几内亚麻醉科医师协会和巴布亚新几内亚大学（University of Papua New Guinea，UPNG）合作，也同样支持巴布亚新几内亚。与蒙古、缅甸、东帝汶、密克罗尼西亚、所罗门群岛、老挝、柬埔寨和其他太平洋岛国等国家的专业组织之间也存在类似的伙伴关系。基本疼痛管理（Essential Pain Management）、初级创伤救治（Primary Trauma Care）和救生箱（Lifebox）是澳大利亚和新西兰专业机构在亚太地区合作的项目示例。

斐济和太平洋岛国（Sereima Bale）

无数大小岛屿组成的太平洋岛国的偏远地理位置及其不同人口，对麻醉的培训和实践提出了巨大的挑战。

在各国获得独立前的不同殖民时期，斐济、巴布亚新几内亚和太平洋岛国的助理医师或麻醉技术人员作为学徒由外来的麻醉科医师顾问进行培训。麻醉在 1970 年成为斐济公认的专业学科，尽管自 20 世纪 20 年代以来，医师（注册为"本地医师"）就一直以"麻醉科医师"的身份执业。

20 世纪 70 年代初，许多太平洋岛国（斐济、汤加、基里巴斯、纽埃）派遣医师参加了由西太平洋麻醉学中心（菲律宾马尼拉）和 WHO 西太平洋区域办事处合作提供的麻醉学文凭（diploma in anesthesiology，DA）培训。目前，该地区的两个专科培训机构是 1996 年开始麻醉培训的斐济国立大学（Fiji National University，FNU）的医学、护理和健康科学学院，以及 1989 年建立麻醉培训的巴布亚新几内亚大学（University of Papua New Guinea，UPNG）斐济医学院。这些项目为医师提供 1 年的 DA，然后可以有 3 年的麻醉医学硕士（Master's of Medicine，MMed）作为专科医师资格。自 1996 年以来，FNU 已经毕业了 92 位具有 DA 的医师，其中 39 位继续接受培训获得 MMed。已毕业的专科医师有 32 位，其中 23 位来自斐济，16 位来自其他太平洋国家。

FNU 只培训医师，而 UPNG 还提供为期 1 年的文凭培训课程培训医务人员成为麻醉科学人员（Anaesthesia Scientific Officers，ASO）。这些 NPAP 在巴布亚新几内亚提供了 90% 的麻醉服务，通常在偏远的省和教会医院，没有医师的监督。利用 NPAP 来补充医师规模的其他太平洋岛屿有瓦努阿图、汤加和所罗门群岛。北太平洋的其他岛屿，包括前美国领土，都雇用美国培训的护理麻醉师[224]。

有两个问题严重限制了太平洋地区麻醉人员的发展：①斐济和巴布亚新几内亚几乎没有医学院毕业生来提供给任何专业并满足不断增长的人口需求；②国家卫生部几乎不资助工作机会。例如，在斐济的 80 万人口中，有 23 名麻醉专科医师，但卫生部仅提供 5 个顾问职位，该部雇用了所有斐济 FNU 的毕业生。该地区通常面临的其他挑战包括设备获取受限、地域偏僻以及其他地区医学毕业生的流入，而这些毕业生可能对这种环境下的研究生培训或实践准备不足。

2018 年，斐济（人口 80 万）有 18 位麻醉专科医师。除非明显增加麻醉专科医师的工作机会，否则无论毕业生数量如何，获得麻醉专科医师级别服务机会有限的情况将持续存在。斐济毕业的麻醉专科医师人才不断流失。在 23 名 MMed 毕业生中，只有 17 名仍留在公立医院工作，私立机构工作机会很少。但是，其中一些毕业生仍然在太平洋地区工作，只是不在原籍国。

其他太平洋岛屿正在继续建设其麻醉服务能力并留住他们的毕业生：基里巴斯（33 000 人口）有 2 位 MMed 和 1 位 DA，所罗门群岛（60 万人口）有 4 位 MMeds。较小岛屿国家的病例数量和病种范围构成了不同的挑战。每周只需要实施 1 或 2 次手术麻醉的麻醉科医师必要时可能还要从事其他的临床或行政服务工作。此外，同时还要负责急诊以及随时待命。职业孤立和缺乏支持，就会导致技能与知识的老化以及职业倦怠。

巴布亚新几内亚是一个位于新几内亚岛（世界第二大岛）东半部的中低收入国家，只有 19 名麻醉专科医师和 130 名 ASO，目前仅雇用了 50%。巴布亚新几内亚提供安全手术和麻醉的挑战与其地形和贫困有关。80% 的人口居住在偏远的高地、沿海和岛屿村庄，距离能提供三种主要手术服务的医院需要数天的路程。目前，巴布亚新几内亚的每 10 万人中有 0.25 位 PAP，而澳大利亚和新西兰是它的 75 倍[224]。

在澳大利亚和新西兰以外的西太平洋地区有三个主要的麻醉协会：太平洋麻醉科医师协会（28 名成员）、密克罗尼西亚麻醉科医师协会（7 名成员）、巴布亚新几内亚麻醉科医师学会（16 名成员）。所有太平洋协会都得到了澳大利亚和新西兰政府、ASA、NZSA、ANZCA 和 WFSA 的不同支持，并于 2014 年首次主办了联席会议。

第三部分：资源受限环境下的实践要点

临床和技术技能

世界上任何地方的麻醉实践都取决于四个主要因素：人员、设备、药品和有合并症的患者。扰乱、更改或缺少这些因素中的任何一个都可能限制麻醉的安全实施。无论是在一个高收入国家的乡村环境、一个中低收入国家、一所军事或人道主义野战医院还是其他资源受限的环境中实施麻醉，所有这些因素都将有所不同。指导在这些环境下实施麻醉的数据有限，可能会有不同的解读。许多例子表明，高收入国家基于循证的良好方法在中低收入国家可产生意想不到的负面结果[225]。

资源受限环境中的临床实践可能与日常习惯的情况截然不同，因此，重要的是在试图更改任何事情之前，了解当地的情况。实践模式与"标准"背离通常有一个合乎逻辑的原因，这通常与当地医疗服务者"不知道正确的方法"关系不大，而更多的是与当地人员、设备、药品或患者的挑战有关。本部分将通过分析这四个因素来简要讨论在资源有限环境下麻醉实践的选择方面。

人员　麻醉从业人员有限是全世界安全提供麻醉服务的最主要障碍之一。除了麻醉从业人员绝对数量低外，现有麻醉从业人员的能力可能差异很大。在资源有限环境中提供麻醉服务的许多从业人员可能完成的培训不充分，并且常常在缺乏监督或同事支持下独立工作。许多人在狭窄临床病例范围内具有很高的技能和能力，并经常学习实施"处方型"麻醉，而这种麻醉方法可能不适用于或不适合于更复杂的病例。

在资源有限环境下工作时，重要的是了解当地麻醉从业人员的知识和经验水平。无论培训水平如何，总是有机会互惠互利地双向学习。麻醉从业人员在许多资源有限环境中的作用通常仅限于手术室，因为围术期管理的概念尚不完善，不是培训的一部分。人员短缺通常限制了足够的术前评估（包括复苏）或术后常规监测的能力。人员配备（例如围术期护理）可能完全缺乏，术后管理的常规内容，如监测或镇痛治疗时的定期疼痛评估很少实施。因此需要周密的计划，特别是术后需要较高级别的管理时（如通气），因为这种管理通常将成为麻醉从业人员甚至家庭成员的责任（他们经常被要求来协助监测甚至人工通气）。PACU 可能由无人值守的走廊或手术室出口附近的指定小空间构成。在这种情况下，最重要的是要确保患者到达该麻醉恢复区时的麻醉恢复程度要比常规在资源充足的 PACU 中的恢复更充分。

设备　麻醉机：大多数现代麻醉工作站在没有加压气体和电力的情况下无法工作，在许多资源受限的环境中，这两个条件可能都供不应求。在这些情况下，熟悉气流抽吸式麻醉可能是必要的。深入讨论气流抽吸式麻醉超出本章范围，但是，气流抽吸式麻醉的知识在许多实践环境中具有高度相关性，本章最后包括了一些学习气流抽吸式麻醉的综合资源。在此仅简要概述气流抽吸式麻醉的基础知识。

吸入麻醉系统必须能够输送准确浓度的挥发性麻醉药，避免二氧化碳复吸入，提供间歇性正压通气（intermittent positive pressure ventilation，IPPV）并提供富氧气体。与较复杂的麻醉机不同，气流抽吸式麻醉系统不需要压缩气体或电力，能在室内空气中工作，并且不会输送低氧性混合气体（在可能缺乏氧气监测仪的情况下尤其重要）。气流抽吸式麻醉系统包括有温度补偿或缓冲的低阻蒸发器（根据药物进行校准）、装有单向活瓣以确保气体单向流向患者的自动充气皮球或风箱，以及患者端无复吸入活瓣，以免二氧化碳复吸入（图 2.13）。最通用的气流抽吸式麻醉装置是能够使用多种挥发性药物（即在没有某一种挥发性药物的情况下），麻醉从业人员应该熟悉不同挥发性麻醉药用于同一种蒸发器的技术。自充气式风箱（self-inflating bellows，SIB）可提供 IPPV（手控）并可显示呼吸时的运动或可感受到的轻微压力变化，使麻醉从业人员能够在自主呼吸的模式下监测呼吸频率。空气是气流抽吸式麻醉系统中的"驱动"气体

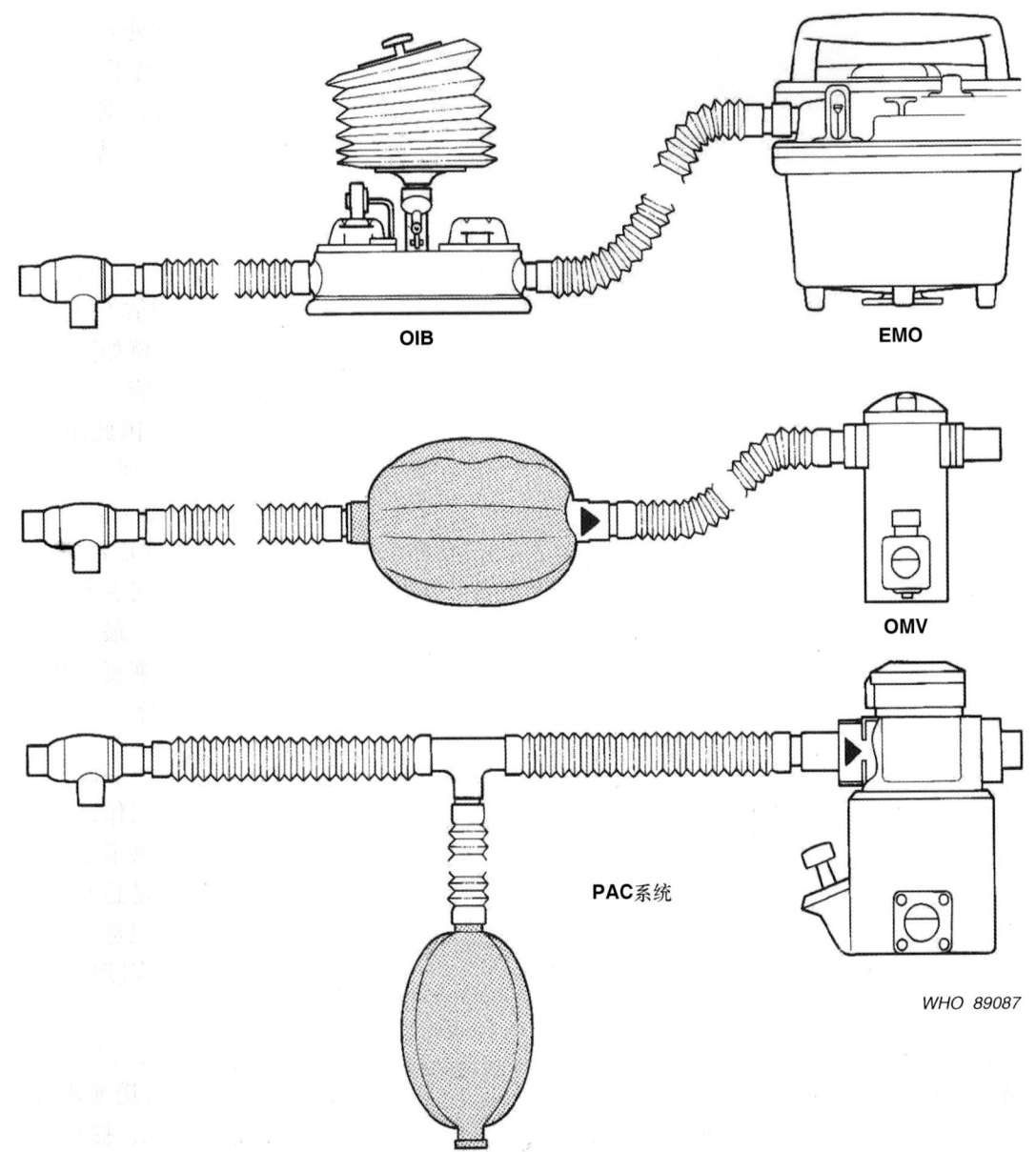

图 2.13　气流抽吸式吸入麻醉装置（Reproduced with permission from the WHO. Dobson MB, World Health Organization. Anaesthesia at the District Hospital. 2nd ed. Geneva：World Health Organization. http：//www.who.int/iris/handle/10665/42193.）

（尽管"卷入"气体的描述可能更准确），但是可以通过在蒸发器入口处或添加一段储气管或储气袋来补充氧气。所有气流抽吸式麻醉装置的关键性安全特征是能够在环境空气下工作。如果没有储气袋，无论氧气流量如何，吸入氧气浓度（FiO_2）都不可能超过 0.3。使用 1 m 的标准成人储氧管（直径 22 mm），氧气流量 4 L/min，FiO_2 就能超过 0.6，即使氧气流量为 1 L/min，FiO_2 也可达到 0.3。气体流量取决于患者的潮气量和呼吸频率，其差异很大，但是只要气流是间歇性，大多数蒸发器（OMV、DDV、EMO）（图 2.13）都将保持非常精确的状态。但是，当系统转换为持续气流模式，蒸发器常会失去其精确性。

尽管气流抽吸式麻醉系统为低阻力，但是在某些情况下，如婴儿麻醉时，明智的做法是采用持续气流模式，以克服无复吸入活瓣水平的无效腔。这可通过使用牛津充气风箱或自动充气皮球手动控制气流。将风箱拉到最大容量后，缓慢松开。每分钟 6 次产生持续气流通过蒸发器。通过连接该风箱出口的 Ayre T 型管可提供富含氧气的空气气流。此时仍然是低压系统，需要使用两个活瓣来确保气体单向流动（图 2.14）。如果使用自动充气皮球，则必须每分钟挤压和释放 12 次。这种手动系统模拟了气流更具间歇性的成人气流抽吸式麻醉系统。与使用 Farman 夹带吸入药或将氧气源直接连接到蒸发器入口的完全性持续气流相比，此时蒸发器仍能提供精确的读数。无论您使用什么设备，遵循以下大致准则可能更简单：

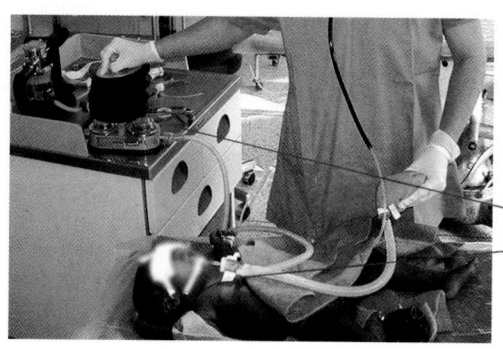

连接于牛津充气风箱和患者的Ayre T型管

图 2.14　乌干达儿科患者使用牛津充气风箱和 Ayre T 型管的气流抽吸式麻醉（Copyright © 2018 Sarah Hodges.）

如果体重< 5 kg，无论手术时间长短，采用辅助通气模式；

如果体重为 5 ～ 10 kg，手术时间短采用自主呼吸模式，手术时间较长采用辅助通气模式；

如果体重> 10 kg，大部分手术采用自主呼吸模式，除非需要肌松或手术时间较长。

有少量一体式麻醉机，其原理与便携式气流抽吸式麻醉系统相同（图 2.15）。但它们不是压力式麻醉机，其通过钢瓶或集成制氧机供给氧气。与许多其他麻醉机相比，这些麻醉机价格明显便宜，维护较容易，在没有电源和额外或加压氧气的情况下也能工作，最适用于一些资源受限的环境。集成的不间断电源（uninterruptable power supplies，UPS）可在断电时为某些功能（如监护仪）供电，某些型号包括集成的呼吸机。制造 Universal 麻醉机（Gradian Health）和 Glostavent 麻醉装置［Diamedica（UK）Ltd］的公司都投入了大量资源，以确保当地在操作、培训和服务支持方面的专业技术。这些对资源有限环境中成功使用

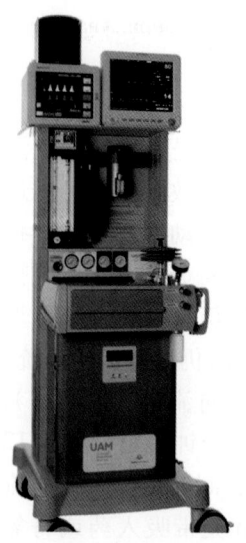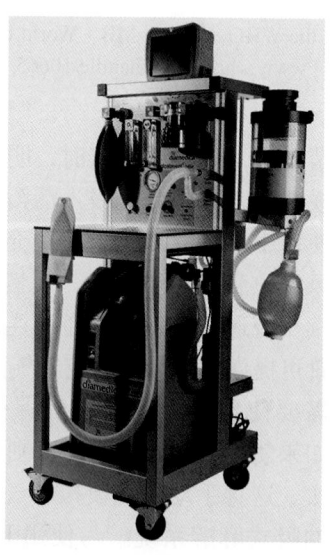

图 2.15　**一体化气流抽吸式麻醉机**。左图是由 Gradian Health 生产的通用麻醉机（包括呼吸机模块），右图是由 Diamedica（UK）Ltd 生产的 Glostavent Helix 麻醉机（Copyright © 2018 Gradian Health and Diamedica［UK］Ltd.）

设备至关重要。无论采用哪种麻醉装置，必不可少的是有电源或氧气故障的计划，可能因环境而有所不同。

制氧机：在许多国家 / 地区，加压氧气主要通过氧气瓶提供，但其供应可能不可靠或成本过高而受限，因此必需提供备用氧气。在资源受限环境中工作的从业人员应至少熟悉各种氧气输送解决方案，包括制氧机的功能和维护的基本要素。制氧机使用变压吸附和沸石晶体技术从空气中提取氮气，产生纯度为90% ～ 96% 的氧气，但是随着流速的提高，氧气纯度会下降到约 85%。原则上，大多数制氧机都是较相似的，非工程人员通常能诊断和解决常见问题（如过滤器脏污、电压低、压缩机或阀门系统故障、流量过大或环境温度过高）[226]（请参阅附录 1 的链接和有用的资源，包括 WHO 制氧机维护指南）。实际上，并非所有制氧机都能在各种气候下工作，且许多并不符合 WHO 指南[226-227]。对 8 种制氧机性能的研究显示，在 35℃和相对湿度 50% 下，只有两种型号能提供超过82% 的吸入氧浓度[228]。制氧机能为手术室（通过气流抽吸型系统）、PACU 或病房中提供额外氧气。将单个氧源临时分给病房中的多位患者供氧是常见的做法，但是这易导致吸入氧气浓度不足。一种小型便携式氧气分析仪可用于检测制氧机和氧气瓶的输出氧浓度，因为一些机构缺乏保证必要质量控制的基础设施。将并联的氧气输送回路的末端浸入水中，可以比较气体流速。

监护仪：尽管 WHO 和 WFSA 制定了国际标准，但世界上许多手术室只有最低监测选项[3]。这种情况下，对临床技能的依赖有所增加（如脉搏变化、胸廓扩张程度、瞳孔大小以及风箱、自动充气皮球或 Ayre T 管路的顺应性变化）。由于电力可能不稳定，理想情况下，监护仪应带有功能正常的内置电池。脉搏血氧饱和度监测具有重要的意义，但并不是普遍拥有。一些便宜的脉搏血氧仪符合国际质量标准，但是，几乎没有一个适用于恶劣环境，许多极不准确[229]。救生箱（Lifebox）倡议是帮助设计和分发符合中低收入国

家需求的脉搏血氧仪（即价格合理、准确、耐用、有声音警报以及经过特殊设计的可重复使用的探头且适用于新生儿和成人）的首批倡议之一[230]。胸前听诊器特别实用，是将普通听诊器延长而成（如用吸管或氧气管）。心前区听诊器能出色地监测心率，还可通过连续听诊确认呼吸频率、气道通畅性和气管插管位置。低血容量可以通过心音减弱来检测，这种减弱在其他监护仪发出警报前就很明显。

气道设备：在资源有限的环境中，困难气道患者建立安全气道之前，通常绝对必要的是维持自主呼吸和氧合。使用 Guedel 口咽通气道或鼻咽通气道下面罩通气、区域麻醉或氯胺酮为主麻醉可能比尝试复杂的气道管理更安全。清醒状态下行直接喉镜观察通常可帮助制订气道管理计划。安全才是关键，选择局部麻醉下行气管切开术可能更为可取，因为手术技巧可能优于有限的麻醉设备和能力下的可行操作。由于可能缺少先进的气道设备和经验丰富的助手，直接喉镜的精湛使用技术和定位是成功的关键。许多开展手术的医院只有 Macintosh 3 号喉镜片，罕见其他额外工具，如 bougie。逆行气管插管和经鼻盲插管是需要掌握的有用技能。可通过多种方法来完成气道表面麻醉，包括经气管注射利多卡因或漱口或喷洒水溶性润滑凝胶、利多卡因和肾上腺素。对于经鼻盲插管，听着呼吸的声音在吸气时沿鼻底向前推送气管插管（类似于 Patil 引导技术）。如果气管导管进入食管，则应伸展颈部；如果气管导管碰及喉前部，则应使颈部弯曲。抬起下颌可防止气管导管顶到会厌。稍微旋转气管导管或使气囊充气也可能有助于气管导管进入气管内。如果没有二氧化碳监测，气管导管内冷凝气、呼吸球囊随呼吸而运动、双肺听诊以及罕见情况下的食管气泡声能有助于确认导管的正确位置。在中低收入国家可能没有喉罩、面罩、Guedel 或鼻咽通气道以及气管导管经常需要清洗和重复使用。有许多产品能方便地用于气管导管、喉罩和其他气道设备的清洁，然而，获取极不可靠。在处理和重复使用这类设备时，气囊的损坏和塑料硬度的增加是重大挑战。

气管插管探条很少见。通过小心地将一根金属丝插入适当大小的吸痰管中可临时制作出气管插管导芯，但要当心金属尖端突出来。最基本的是要学会安全、合理的可重复使用的技术，而不是应用昂贵的专业设备。在没有传统的电动吸引器的场所，球囊吸引器（用于新生儿）和脚踏式吸引装置非常重要。

区域麻醉设备：广泛传授并在许多场所应用脊椎麻醉，其应用范围可能比在高收入国家更为广泛（例如阑尾切除术）。针头质量各不相同，使用 21 G 皮下注射针头作为导引针能克服穿刺针尖端的圆钝。最常用的局麻药是重比重的 0.5% 布比卡因。所有麻醉从业人员均学会了如何行脊椎麻醉，但不是所有人都学会了如何预防脊椎麻醉期间的仰卧位低血压。学会如何为孕妇制作一个用于子宫倾斜的简单楔形物，或学会如何将患者重新放置于不同程度的反 Trendelendberg 体位，可能预防不幸事件的发生，特别是在手术床可能不能调节的场所。尽管脊椎麻醉看起来是一种较简单、较安全的选择，但是选择合适的患者至关重要，尤其是在首选血管加压药和液体可能缺乏的场所。此时，可将 0.5 mg 肾上腺素加入到 500 ml 的 5% 葡萄糖瓶中稀释，并谨慎地使用治疗低血压。硬膜外技术在资源匮乏环境中罕见使用，原因有以下几种：操作者可能对该技术不熟练；穿刺针并不常见；用于术后输注的不含防腐剂的局麻药并不易获得；更重要的是，术后管理中人员配备比例可能不足，且所掌握的知识可能不足以管理术后硬膜外输注局麻药。在一些有电子药物输注泵的环境中，可使用低成本的弹性球形泵以固定的流速给药。应用 22 G 套管针进行骶管阻滞常用于小儿术后疼痛管理，但是唯一安全的局麻药制剂可能是脊椎麻醉用的布比卡因。

很少有超声或神经刺激器，但是使用体表标记或盲探法能实施许多神经阻滞（如脚踝、手指、腋窝、阴茎、手腕、髂筋膜、股部和腹直肌鞘阻滞）。局部区域阻滞可用于各种各样的手术，包括通常在门诊条件下局部麻醉完成的疝气手术。有超声的地方也可能缺少其他用品，如超声凝胶、探头套、回声针和合适的局麻药。针对这些共同的常见挑战，已经详细介绍了几种变通方法。尽管没有超声或神经刺激器下能较容易较安全地实施许多阻滞，但是仍可能发生严重并发症。在一些低收入国家，仍然有包皮环切术实施阴茎阻滞时发生局麻药中毒死亡的报道，且原因完全可以预防（剂量或技术错误）[231]。一般来说，远端阻滞采用低容量、作用时间较短的局麻药可能是较安全的选择，特别是安全设施可能受到限制的场所（例如缺乏脂肪乳剂）。

建立静脉通路设备：静脉套管针几乎可以普遍获得，但质量差异可能限制其使用。针头可能不锋利或超出套管尖端数毫米。头皮静脉是重症婴儿的常用留置部位。经过适当培训，快速将套管置入右颈内静脉或腹膜腔内，可以在寻找到一个更加持久的解决方案前，挽救濒临死亡的低血容量性休克（如霍乱）儿童的生命。骨内针不易找到，但是 18 G 或 16 G 针能用于婴儿胫骨。如果有蝴蝶针，因其长度有限特别实用。旋转对于刺入骨皮质至关重要，直到进入髓腔出现突然的落空感。建立了这种通道，可以实施整个手术的麻醉（图 2.16）。

中低收入国家通常没有输液泵，即使有，也常受限于兼容性一次性用品（即大小合适的注射器或专用管道）的供应。重要的是，不仅要熟练地根据滴度因子（每毫升滴数）计算输液速度，还要意识到输液装置大小和质量各不相同，这常常使精确校准具有挑战性。

药物 吸入性麻醉药：乙醚已从 WHO 基本药品清单中删除，自 2013 年以来，其使用已显著减少。异氟烷和氟烷均已列入 WHO 基本药品清单，由于价格差异（例如在乌干达，250 ml 氟烷的价格约为 21 美元，250 ml 异氟烷约为 39 美元，250 ml 七氟烷约为 250 美元），氟烷是低收入国家许多乡村或非教学医院最常用的药物。氟烷的效能强（MAC 0.8%），有甜味，但是血气分配系数为 2.4，使其麻醉起效和恢复慢于一些药物。该药可单独用于困难气道和困难插管的处理。氟烷具有心肌抑制作用和诱发心律失常作用，尤其在呼气末二氧化碳含量升高的情况下。氟烷可用于吸入诱导，但重要的是在建立静脉通道后，要迅速降低吸入浓度。在某些地区（主要在城市）可获得氧化亚氮，但其价格可能极其昂贵。由于医用级空气（FiO_2 0.21）的价格是氧气的 4～5 倍，通常无法获得，可能只能吸入 100% 的氧气。

诱导药物：丙泊酚使用广泛，但是氯胺酮（除吸入性麻醉药外）仍然是许多中低收入国家最普遍使用的诱导药物。在高收入国家以外也常遇到硫喷妥钠。氯胺酮类似于乙醚的静脉注射制剂（拟交感神经、不

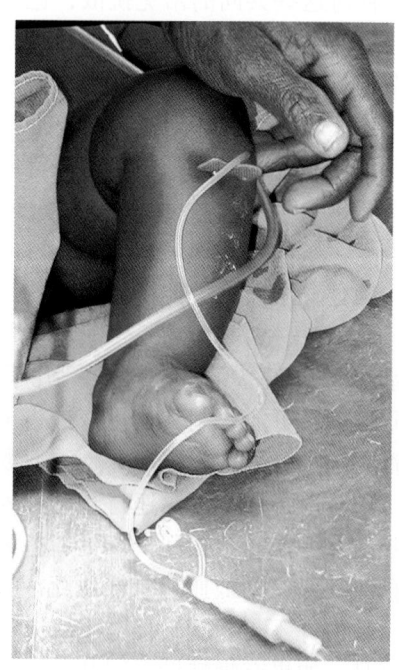

图 2.16　乌干达儿科患者使用的简易骨内穿刺导管（Copyright © 2018 Sarah Hodges.）

会抑制气道反射、可致唾液分泌过多以及镇痛作用突出）。S- 氯胺酮可用作辅助区域麻醉。术后输注（静脉或皮下注射）氯胺酮可用于疼痛管理，尤其是阿片类药物供应不足时。氯胺酮还可用于多种手术（如开腹手术）的全凭静脉麻醉，但清醒时间明显延长，由于经常不使用苯二氮䓬类药物（从业人员在资源有限的情况下更容易获得地西泮，而不是咪达唑仑），患者可能出现令人不安的幻觉。氯胺酮是低血容量或脓毒性休克患者的"首选"诱导药物，但在交感兴奋最强烈的患者，氯胺酮能导致心搏骤停。由于氯胺酮具有潜在的催产作用，不建议作为单一麻醉药物用于孕妇非产科手术的麻醉。尽管新生儿对手术反应可出现体动，但是氯胺酮也能引起新生儿呼吸暂停。这些患者人群应用氯胺酮必须特别注意和谨慎。由于氯胺酮总体安全，该药物已被用作为期 5 天课程的基础，培训中级非麻醉从业人员在没有麻醉从业人员的情况下如何在撒哈拉以南非洲乡村地区实施紧急的麻醉。该项目已引起重大争议，突显了中低收入国家提供麻醉所面临的许多挑战[233-234]。

镇痛药：对许多中低收入国家而言，尽管获取吗啡常具有挑战性，但吗啡通常是最容易获得的阿片类药物。在一些姑息医学比较发达的国家（例如乌干达），口服制剂常用于术后镇痛。哌替啶在中低收入国家中常见，常规用于围术期镇痛。值得注意的是，哌替啶并不包括在 WHO 基本药品清单中，由于其疗效和副作用不稳定，不建议用于常规的急性术后镇痛。尽管如此，哌替啶仍可能是一些中低收入国家镇痛的唯一选择，基本熟悉其药理学可能在特定情况下非常有用（参阅第 24 章）。如本章前面所讨论，鸦片恐惧症和获取限制明显阻碍了阿片类药物的使用。结果，在许多资源受限的情况下，即使有药，术后阿片类药物的处方也罕见超过 48 h。许多镇痛药（如氯胺酮、吗啡和哌替啶）经常通过肌内注射给药，这可能在可行性和安全性方面有好处，尽管支持的数据有限[232]。通常没有患者自控镇痛，但在某些情况下，可使用一个皮下小套管替代，通常放置在三角肌上方，仅用于肠外给予阿片类镇痛药。这避免反复肌内注射，尤其是儿童，该套管可留置 48～72 h。曲马多容易获得且价格便宜，常用于资源有限情况下的围术期疼痛管理。使用曲马多需要了解其局限性，包括副作用、滥用可能性以及在许多情况下不如阿片类药物镇痛。

扑热息痛（对乙酰氨基酚）与非甾体抗炎药一样，以片剂、栓剂、糖浆和静脉内制剂的形式广泛使用。肠外制剂因国家而异，其药效也因生产国而不同。双氯芬酸常见，通过肌内注射给药。开具镇痛药

的主要挑战之一是宣传多模式镇痛的概念。尽管可能缺少全方位的镇痛模式，但在资源贫乏地区，多种镇痛方法（包括区域麻醉）通常还是可行的。

肌松药：琥珀胆碱是一种普遍使用的肌松药，没有机械通气或拮抗药物时，它可能是最安全的肌松药。尽管该药能引起咬肌痉挛，特别是在患有神经系统或肌肉疾病的儿童中，但很少引起恶性高热。暴露在高温情况下，阿曲库铵和琥珀胆碱都会失去药效，而在许多情况下保持冷藏是一个重大挑战。当外科医师喜欢在肌肉松弛情况下关腹时（如剖腹手术），在手术结束时给予小剂量琥珀胆碱有助于关闭腹膜和腹直肌，同时为患者提供手控通气，更快排出吸入性麻醉药。非去极化神经肌肉阻滞剂的供应差异很大，麻醉从业人员要做好准备使用高收入国家可能不常应用的药物。

无法获得输血服务（如"麻醉与'全球卫生'"部分所述）是另一个经常遇到的问题，可能需要根据情况临时处理。资源受限环境下的麻醉从业人员可能承担 ABO 血型检测（如 EldonCard）和交叉配型，应熟悉这些技术。尽管存在一些明显的局限性（包括冷藏导致的血小板和凝血因子活性潜在损失），但是全血输注可能比成分输血更常见。缺乏绝对的输血指征，这会造成巨大困惑。例如，如果没有可用的血液制品，在 9 g/dl、8 g/dl、7 g/dl 或更低的血红蛋白下进行疝气手术是否安全？患者或亲戚的直接捐赠以及强制性交换（即必须有人捐赠才能从血库取血）在中低收入国家有不同的做法。其他方法已有报道，如术前等容性血液稀释和术中临时性血液回收（如使用杯子、纱布过滤、抗凝剂和 60 ml 注射器），但迄今为止，许多情况下尚无安全、有效替代输血服务的方法[235-236]。

患者　资源受限地区的麻醉从业人员必须能处理不同可能的手术患者，尤其是创伤、产科（如产后出血）和儿科患者。在很多中低收入国家，超过 50% 的人口未满 18 岁，与高收入国家相比，多数患者合并症和多重用药较少。另一方面，患者通常就诊较晚且病情严重。这可能是影响医疗服务获得的各种因素所致，包括自己不能到医疗单位就诊（因雨季道路无法通行，或道路不安全），或者一直就诊于当地医治者或接骨师但没有任何改善，或者他们极度穷困，以及所有医疗卫生都出现了财政和社会资源耗竭。

住院期间大部分服务常由亲属承担（如做饭、洗床上用品和衣服），住院非常耗时，没有家人希望患者住院时间超过必要时间。患者流动较快，但可能对术后指导的依从性较差。虽然患者慢性心脏和呼吸系

统合并症的发生率可能较低，但是许多患者可能合并贫血、营养不良，或隐匿性低级疟疾或蠕虫感染。如果考虑大手术，可能需要先治疗现有疾病，并可能延长住院时间。多次术前检查可能无法承受，也不可行，许多决定只能依靠临床判断做出。

中低收入国家的麻醉从业人员必须熟悉常见疾病的围术期优化方案。常见疾病的治疗，如高血压或糖尿病，可能需要具体的方法和深刻的见解（如在何处以及如何提供温度稳定的非假冒药品）。

资源受限环境下的麻醉实践受到许多问题的束缚，试图按照许多专业人士提倡的方式提供高水平的麻醉服务可能具有挑战性。麻醉安全是麻醉服务至关重要的组成部分。是否有全球一成不变的麻醉服务标准？如果足月孕妇因严重产前出血入院需要紧急剖宫产以救治母婴，选择哪种麻醉方式？单纯局麻药浸润，或静脉间断分次给予氯胺酮和经鼻导管吸氧，还是使用氯胺酮、琥珀胆碱和氟烷完成快速序贯诱导？再加上现实的情况：麻醉从业人员可能只是经过 1 年麻醉培训的护士，医院只有 250 ml 的配型血液，且没有儿科医师复苏婴儿。什么是最安全的麻醉技术？这个问题很难回答，但是，对于计划在一个中低收入国家工作的任何一位麻醉从业人员而言，不可或缺的是了解当地资源、倾听当地麻醉从业人员意见，谦卑承认自己并不知道所有答案，但是最重要的是关注患者的医疗和安全。

全球卫生胜任力

尽管近年来全球卫生提供医学培训的机会急剧增加，但大多数是短期的选择性轮训，提供全球卫生胜任力方面，有组织的培训项目较少[237]。

尽管许多麻醉提供人员可能不会直接参与正式的以缺医少药人群为重点的全球卫生倡议或职业，但是应该具备与所有麻醉从业人员相关的全球卫生基本胜任力（无论在高、中或低收入国家）。对关键概念的广泛理解是普遍相关的，应纳入所有从业人员的麻醉培训中。这包括医疗服务可及性和可负担性、当地和全球的疾病负担、健康的结构和社会决定因素、医学伦理、健康公平和社会正义。全球卫生大学联盟（Consortium of Universities for Global Health，CUGH）确定了 11 项胜任力领域，每个领域设有四个胜任力水平（范围从与全球卫生相关的所有医疗服务从业人员 Ⅰ 级服务，到计划终身参与全球卫生的医疗服务从业人员 Ⅳ 级服务）（框 2.5）[238]。

对于计划将职业生涯中部分时间致力于全球卫生

框2.5　CUGH 全球卫生胜任力领域

领域1——全球疾病负担
领域2——卫生与卫生服务全球化
领域3——卫生的经济和环境决定因素
领域4——能力强化
领域5——合作、共事和交流
领域6——伦理
领域7——专业实践
领域8——健康平等和社会公平
领域9——项目管理
领域10——社会文化和政治意识
领域11——策略分析

CUGH，全球卫生大学联盟。
CUGH Competencies reproduced under Creative Commons 4 Licensing from Jogerst K, Callender B, Adams V, et al. Identifying interprofessional global health competencies for 21st-century health professionals. Ann Glob Health. 2015；81：239-247. https://doi.org/10.1016/j.aogh.2015.03.006.

的麻醉从业人员而言，需要考虑以下额外的培训：流行病学、统计学、定性研究、卫生政策、卫生系统、健康经济学、医学人类学、人口统计学、伦理学、实施和管理科学及其他。

资源丰富地区的麻醉从业人员去资源受限的地区工作前，可做好准备，即使只是短期访问，也会受益[239]。在资源受限地区，经常遇到与临床无关的挑战和陷阱，包括无法提供因地制宜的干预措施（参阅"基础设施挑战"部分中有关设备捐赠的讨论）、没有后续计划、没有充分调动当地利益相关者、过分强调短期解决方案并消耗当地资源[240-241]。还会经常遇到某些伦理上的挑战，常与适当的执业范围、当地和外部资源的公平分配以及对当地社会和文化规范了解不充分有关。

乌干达大学有众多来访的国际访问合作者，在一项对外科和麻醉受训者的调查中，大多数受训者（75%）认为，访问团队提高了培训水平。但是40%的受训者表示，国际访问团队对患者服务具有中性或负面影响。仅有15%的受训者认为国际组织进行的研究项目是当地的优先领域，约1/3的受训者（31%）不满访问教师所做临床决策的道德规范[242]。

提供全球卫生机会的机构有义务提供正式培训。现有众多资源可以帮助受训者、从业人员和机构掌握必要的知识，以应对这些挑战并最大程度地发挥全球卫生工作的积极影响（参阅附录中链接和有用资源）[243-246]。

在某些国家（如英国），麻醉受训者可从事6个月到1年的全球卫生工作，包括正规课程和较长时间的临床、研究和教育内容。受训者需要完成标准化评估，包括 RcoA 大纲下的临床评估和基于病例的讨论[247]。在美国和其他国家有数量少但仍在增加的麻醉项目，正在向感兴趣的住院医师以及正式全球卫生麻醉专科医师提供正式的全球卫生培训信息和职位[248]。学术机构和全球麻醉界整体上必须继续扩大培训和职业发展机会，以增加有兴趣并有能力促进全球范围内公平获得安全麻醉的麻醉科医师人数。

结论

尽管过去一个世纪世界各地的麻醉发生了重大变化，但在麻醉的安全性、可及性和可负担性方面的改善并不普遍。目前，世界大多数地区无法获得安全的麻醉、外科或镇痛服务，而且相对较少的资源被用于解决这一日益严重的危机。大规模且不断增长的手术和疼痛危机不同程度地影响着中低收入国家，而这些国家劳动力和基础设施严重短缺以及不切实际的国际法规限制了医疗服务的可及性。尽管存在许多常见的误解，但是麻醉、镇痛和外科服务在资源受限环境下仍然是可行的，并且与许多其他公共卫生干预措施（如接种疫苗）一样具有成本效益。

全球卫生界对疼痛和外科疾病的忽视，导致当今世界面临最不公平的全球公共卫生危机之一。只是最近几年，外科、麻醉和全球卫生界加快了研究、教育和宣传倡议方面的投资，旨在提高世界上的穷人获得安全麻醉和外科服务的机会。这些努力还处于起步阶段，全球麻醉界必须扩大和支持这些努力。无论收入水平如何，所有国家影响医疗服务可及性、安全性和成本的因素都是相关的。所有麻醉从业人员都应该认识到全球麻醉界面临的基本挑战，希望越来越多的人致力于解决全球卫生公平问题。麻醉从业人员有许多不同的方式在患者或系统水平参与全球卫生事业，包括研究、宣传、教育和临床服务。

许多人容易忽视麻醉在全球卫生中的作用，但是全球麻醉界必须迅速加大力度积极领导全球卫生倡议，旨在改善基础设施、扩大劳动力、促进数据向政策和实践的转化、改善外科患者财务风险保护机制、扩大转诊和院前系统、提供基本药品，并最终促进全球获得安全且能承担的麻醉、外科和疼痛服务。

致谢

作者和出版商要感谢以下合作者对本章节做出的贡献：Maria Carmona，Deepak Tempe，Naoyuki Hirata，Michiaki Yamakage，Anis Baraka（已故），Fouad Salim Haddad（已故），Yury Polushin，Olga Afonin，Guillermo Lema，Florian Nuevo，Lars Eriksson，和 D. G. Bogod.

本章节从 Michael Cooper、Maytinee Lilaonitkul、Fred Bulamba、Cephas Mijumbi 和 Doruk Ozgediz 的贡献和编辑中受益匪浅。

参考文献

1. Gelb AW, et al. *World J Surg.* 2015.
2. McQueen K, et al. *World J Surg.* 2015;39(9):2153–2160.
3. Gelb A, et al. *Can J Anaesth.* In Press. 2018.
4. Merry AF, et al. *Can J Anaesth.* 2010;57(11):1027–1034.
5. Meara JG, et al. *Lancet.* 2015.
6. Koplan JP, et al. *Lancet.* 2009;373(9679):1993–1995.
7. Fried LP, et al. *The Lancet.* 2010;375(9714):535–537.
8. Adams LV, et al. *BMC Med Educ.* 2016;16:296.
9. Merson MH. *N Engl J Med.* 2014;370(18):1676–1678.
10. Merson M, Chapman K. *The Dramatic Expansion of University Engagement in Global Health | Center for Strategic and International Studies.* Washington, D.C.: Center for Strategic and International Studies; 2009. https://www.csis.org/analysis/dramatic-expansion-university-engagement-global-health. Accessed August 21, 2016.
11. Address by Dr. H. Mahler Director General of the WHO to the World Congress of the International College of Surgeons. 1980. http://www.who.int/surgery/strategies/Mahler1980speech.pdf?ua=1. Accessed March 8, 2018.
12. MacGowan WA. *Bull Am Coll Surg.* 1987;72(6):5–7, 9.
13. Wasunna AE. *Bull Am Coll Surg.* 1987;72(6):18–19.
14. Vaz F, et al. *Bull World Health Organ.* 1999;77(8):688–691.
15. Ouro-Bang'na Maman AF, et al. *Trop Doct.* 2005;35(4):220–222.
16. McCord C, Chowdhury Q. *Int J Gynaecol Obstet Off Organ Int Fed Gynaecol Obstet.* 2003;81(1):83–92.
17. Javitt JC. *Arch Ophthalmol Chic Ill 1960.* 1993;111(12):1615.
18. Luboga S, et al. *PLoS Med.* 2009;6(12):e1000200.
19. Jamison DT, et al., ed. *Disease Control Priorities in Developing Countries.* 2nd ed. Washington (DC): World Bank; 2006. http://www.ncbi.nlm.nih.gov/books/NBK11728/. Accessed January 18, 2016.
20. World Health Organization. *Patient Safety. WHO Guidelines for Safe Surgery 2009: Safe Surgery Saves Lives*; 2009. http://www.ncbi.nlm.nih.gov/books/NBK143243/. Accessed December 14, 2016.
21. Haynes AB, et al. *N Engl J Med.* 2009;360(5):491–499.
22. Farmer PE, Kim JY. *World J Surg.* 2008;32(4):533–536.
23. Ozgediz D, Riviello R. *PLoS Med.* 2008;5(6).
24. 68th World Health Assembly. WHO. http://www.who.int/surgery/wha-eb/en/. Published May 2015. Accessed March 8, 2018.
25. Botman M, et al. *World J Surg.* 2015;39(6):1335–1340.
26. Debas H, et al., ed. *Disease Control Priorities 3. Vol Essential Surgery.* 3rd ed. World Bank Group; 2015. http://dcp-3.org/surgery
27. Jim Yong Kim - Inaugural Lancet Commission on Global Surgery 2014. YouTube; 2014. https://www.youtube.com/watch?v=61iM4Qjk-q4. Accessed March 8, 2018.
28. Jamison DT, et al. *The Lancet.* 2013;382(9908):1898–1955.
29. United Nations Sustainable Development Goals. U N Sustain Dev. http://www.un.org/sustainabledevelopment/health/. Accessed August 25, 2016.
30. Knaul FM, et al. *The Lancet.* 2017;0(0).
31. Dare AJ, et al. *The Lancet.* 2014;384(9961):2245–2247.
32. GBD 2016 DALYs and HALE Collaborators. *Lancet Lond Engl.* 2017;390(10100):1260–1344.
33. Gallup JL, Sachs JD. *The Economic Burden of Malaria.* American Society of Tropical Medicine and Hygiene; 2001. https://www.ncbi.nlm.nih.gov/books/NBK2624/. Accessed April 24, 2018.
34. Murray CJ. *Bull World Health Organ.* 1994;72(3):429–445.
35. Murray CJ, et al. *Bull World Health Organ.* 1994;72(3):495–509.
36. Gosselin R, et al. *World J Surg.* 2013;37(11):2507–2511.
37. Vos T, et al. *The Lancet.* 2017;390(10100):1211–1259.
38. Goldberg DS, McGee SJ. *BMC Public Health.* 2011;11:770.
39. Parker R, et al. *J Int AIDS Soc.* 2014;17(1).
40. Alkema L, et al. *The Lancet.* 2016;387(10017):462–474.
41. WHO cancer fact sheet. World Health Organization. http://www.who.int/news-room/fact-sheets/detail/cancer. Accessed June 24, 2018.
42. Funk LM, et al. *Lancet Lond Engl.* 2010;376(9746):1055–1061.
42a. https://www.who.int/bulletin/online_first/18-216028.pdf. Accessed March 11, 2019.
43. Weiser TG, et al. *The Lancet.* 2008;372(9633):139–144.
44. Alkire BC, et al. *Lancet Glob Health.* 2015;3(6):e316–e323.
45. Khubchandani JA, et al. *Surgery.* 2018;163(2):243–250.
46. Cintron A, Morrison RS. *J Palliat Med.* 2006;9(6):1454–1473.
47. "Please, do not make us suffer any more..." | Access to Pain Treatment as a Human Right. Human Rights Watch. https://www.hrw.org/report/2009/03/03/please-do-not-make-us-suffer-any-more/access-pain-treatment-human-right. Published March 3, 2009. Accessed March 15, 2018.
48. Brennan F, et al. *Anesth Analg.* 2007;105(1):205–221.
49. Lohman D, et al. *BMC Med.* 2010;8:8.
50. Seya M-J, et al. *J Pain Palliat Care Pharmacother.* 2011;25(1):6–18.
51. PPSG Opioid Consumption Map. https://ppsg.medicine.wisc.edu/. Accessed March 5, 2018.
52. International Narcotics Control Board, United Nations. *Availability of Internationally Controlled Drugs: Ensuring Adequate Access for Medical and Scientific Purposes : Indispensable, Adequately Available and Not Unduly Restricted*; 2016.
53. Berterame S, et al. *The Lancet.* 2016;387(10028):1644–1656.
54. Rasu RS, Knell ME. *Pain Med Malden Mass.* 2018;19(3):524–532.
55. Pletcher MJ, et al. *JAMA.* 2008;299(1):70–78.
56. Singhal A, et al. *PloS One.* 2016;11(8):e0159224.
57. Bainbridge D, et al. *Lancet Lond Engl.* 2012;380(9847):1075–1081.
58. Beecher HK, Todd DP. *Ann Surg.* 1954;140(1):2–35.
59. Lagasse RS. *Anesthesiology.* 2002;97(6):1609–1617.
60. Rickard JL, et al. *World J Surg.* 2016;40(4):784–790.
61. Heywood AJ, et al. *Ann R Coll Surg Engl.* 1989;71(6):354–358.
62. Watters DA, et al. *World J Surg.* 2015;39(4):856–864.
63. Ng-Kamstra JS, et al. *The Lancet.* 2015;385:S29.
64. Ng-Kamstra J, et al. *J Am Coll Surg.* 2017;225(4):S107.
65. Biccard BM, et al. *Lancet Lond Engl.* 2018.
66. Walker IA, Wilson IH. *The Lancet.* 2008;371(9617):968–969.
67. Maman AO-B, et al. *Trop Doct.* 2005;35(4):220–222.
68. Hansen D, et al. *Trop Doct.* 2000;30(3):146–149.
69. Glenshaw M, Madzimbamuto FD. *Cent Afr J Med.* 2005;51(3-4):39–44.
70. Sama HD, et al. *Ann Fr Anesth Réanimation.* 2013;32(11):818–819.
71. Saving Mothers 2014-2016: Seventh triennial report on confidential enquiries into maternal deaths in South Africa: short report. 2018. http://www.midwivessociety.co.za/downloads/Short_report_Saving_Mothers_2014-2016_7th_triennial_report.pdf. Accessed May 1, 2018.
72. Sobhy S, et al. *Lancet Glob Health.* 2016;4(5):e320–e327.
73. Shrime MG, et al. *Lancet Glob Health.* 2015;3(suppl 2):S38–44.
74. De Lima L, et al. *J Pain Palliat Care Pharmacother.* 2004;18(1):59–70.
75. Jenny HE, et al. *BMJ Glob Health.* 2017;2(2): bmjgh-2016-000167.
76. Worldbank country data. https://data.worldbank.org/country/india. Published 2018. Accessed April 24, 2018.
77. Albutt K, et al. *PLoS One.* 2018;13(4):e0195986.
78. Chu KM, et al. *Arch Surg Chic Ill 1960.* 2010;145(8):721–725.
79. Bhandari A, et al. *Health Aff (Millwood).* 2008;27(4):964–976.
80. Narayana Hrudayalaya: a model for accessible, affordable health care? knowledge@wharton. http://knowledge.wharton.upenn.edu/article/narayana-hrudayalaya-a-model-for-accessible-affordable-health-care/. Accessed June 22, 2018.
81. Samad L, et al. *World J Surg.* 2015;39(1):21–28.
82. Bertram MY, et al. *Bull World Health Organ.* 2016;94(12):925–930.
83. Hutubessy R, et al. *Cost Eff Resour Alloc CE.* 2003;1:8.
84. Chao TE, et al. *Lancet Glob Health.* 2014;2(6):e334–e345.
85. Yap A, et al. *Surgery.* 2018.
86. Copenhagen Consensus Expert Panel Findings. 2012. http://www.copenhagenconsensus.com/sites/default/files/outcome_document_updated_1105.pdf. Accessed March 6, 2019.
87. Dieleman JL, et al. *Lancet Glob Health.* 2015;3(suppl 2):S2–4.
88. Shawar YR, et al. *Lancet Glob Health.* 2015;3(8):e487–e495.
89. Shiffman J, et al. *Int J Health Policy Manag.* 2017;6(4):183–189.
90. Dare AJ, et al. *PLOS Med.* 2016;13(5):e1002023.
91. Lipnick MS, et al. *Anesth Analg.* 2017;125(3):1049–1052.
92. Mbonye AK, et al. *Int J Gynecol Obstet.* 2007;98(3):285–290.
93. Epiu I, et al. *BMC Pregnancy Childbirth.* 2017;17(1):387.
94. Epiu I, et al. *BMC Anesthesiol.* 2016;16(1):60.
95. Baird M, et al. *The Anesthesiologist Workforce in 2013: A Final Briefing to the American Society of Anesthesiologists*; 2014. https://www.rand.org/content/dam/rand/pubs/research_reports/RR600/RR650/RAND_RR650.pdf. Accessed June 22, 2018.
96. Baird M, et al. *Anesthesiology.* 2015;123(5):997–1012.

97. Abenstein J, et al. *Anesthesiology.* 2002;96(supp 2):A1131.
98. Crandall M, et al. *Am J Public Health.* 2013;103(6):1103–1109.
99. Holmer H, et al. *Lancet Lond Engl.* 2015;385(suppl 2):S40.
100. Kempthorne P, et al. *Anesth Analg.* 2017;125(3):981–990.
101. Holmer H, et al. *Lancet Glob Health.* 2015;3(suppl 2):S9–11.
102. Cherian M, et al. *Bull World Health Organ.* 2010;88(8):637–639.
103. Galukande M, et al. *East Cent Afr J Surg.* 2006;11:11–24.
104. Lipnick M, et al. *World J Surg.* 2012;37(3):488–497.
105. Hewitt-Smith A, et al. *Anaesthesia.* 2018;73(3):284–294.
106. Nurse Anesthetist Training Programs – AIC Kijabe Hospital. http://kijabehospital.org/postgraduate-training/nurse-anesthetist-training-programs. Accessed April 27, 2018.
107. Binagwaho A, et al. *N Engl J Med.* 2013;369(21):2054–2059.
108. Zoumenou E, et al. *Anesth Analg.* 2018;126(4):1321–1328.
109. Thind A, et al. In: Debas HT, Donkor P, Gawande A, Jamison DT, Kruk ME, Mock CN, eds. *Essential Surgery: Disease Control Priorities.* 3rd ed. Vol. 1. Washington (DC): The International Bank for Reconstruction and Development / The World Bank; 2015. http://www.ncbi.nlm.nih.gov/books/NBK333513/. Accessed April 21, 2018.
110. Chao TE, et al. *World J Surg.* 2012;36(11):2545–2553.
111. World Health Organization. Tool for Situational Analysis to Assess Emergency and Essential Surgical Care. http://www.who.int/surgery/publications/QuickSitAnalysisEESCsurvey.pdf. Accessed April 4, 2017.
112. WHO, Harvard PGSSC. WHO-PGSSC surgical assessment tool (SAT) hospital walkthrough tool. http://docs.wixstatic.com/ugd/346076_b9d8e8796eb945fe9bac7e7e35c512b1.pdf. Accessed June 7, 2017.
113. SOS PIPES Surgical Capacity Assessment Tool. Surgeons Overseas. https://www.surgeonsoverseas.org/resources/. Accessed April 4, 2017.
114. Hodges SC, et al. *Anaesthesia.* 2007;62(1):4–11.
115. Evans FM, et al. Availability of essential anesthetic medicines in resource-poor countries in Africa and Central America. Scientific Abstract. American Society of Anesthesiologists.
116. World Federation of Societies of Anaesthesiologists - anesthesia facility assessment tool (AFAT). https://www.wfsahq.org/afat. Published 2018. Accessed June 1, 2018.
117. Global Initiative for Children's Surgery (GICS). *Optimal resources for children's surgical care: guidelines for different levels of care.* Version 2.0. April 2018.
118. Fast O, et al. *BMJ Glob Health.* 2017;2(suppl 4).
119. *Decontamination and Reprocessing of Medical Devices for Health-care Facilities*; 2016. http://apps.who.int/iris/bitstream/handle/10665/250232/9789241549851-eng.pdf;jsessionid=BD6887F06B8291CDBB52A6E5B49357E1?sequence=1. Accessed April 1, 2018.
120. WHO. Zambia - Service Availability and Readiness Assessment 2010, Summary report. http://apps.who.int/healthinfo/systems/datacatalog/index.php/catalog/36/reports. Accessed March 19, 2018.
121. Henry JA, et al. *World J Surg.* 2012;36(12):2811–2818.
122. *Indice de disponibilite et de capacite operationnelle des services (SARA): Republique democratique du Congo*; 2014. http://apps.who.int/healthinfo/systems/datacatalog/index.php/ddibrowser/54/download/165. Accessed April 1, 2018.
123. *Uganda Hospital and Health Centre IV Census Survey.*; 2014. http://www.who.int/healthinfo/systems/SARA_H_UGA_Results_2014.pdf?ua=1. Accessed April 1, 2018.
124. Bradley BD, et al. *Int J Tuberc Lung Dis Off J Int Union Tuberc Lung Dis.* 2016;20(8):1130–1134.
125. WHO medical device technical series: medical device donations - considerations for solicitation and provision. 2011. http://apps.who.int/iris/bitstream/10665/44568/1/9789241501408_eng.pdf. Accessed March 19, 2018.
126. WHO model list of essential medicines - 20th list. 2017. http://www.who.int/medicines/publications/essentialmedicines/20th_EML2017.pdf?ua=1. Accessed April 1, 2018.
127. Buckley GJ, Gostin LO, eds. Committee on Understanding the Global Public Health Implications of Substandard, Falsified, and Counterfeit Medical Products, Board on Global Health, Institute of Medicine. *Countering the problem of falsified and substandard drugs.* Washington (DC): National Academies Press (US); 2013. http://www.ncbi.nlm.nih.gov/books/NBK202530/. Accessed June 24, 2018.
128. WHO global surveillance and monitoring system for substandard and falsified medical products. 2017. http://www.who.int/medicines/regulation/ssffc/publications/gsms-report-sf/en/. Accessed June 24, 2018.
129. A study on the public health and socioeconomic impact of substandard and falsified medical products. http://www.who.int/medicines/regulation/ssffc/publications/se-study-sf/en/. Accessed June 24, 2018.
130. Roberts DJ, et al. *Hematol Oncol Clin North Am.* 2016;30(2):477–495.
131. Kralievits KE, et al. *The Lancet.* 2015;385:S28.
132. WHO | Blood safety and availability. WHO. http://www.who.int/mediacentre/factsheets/fs279/en/. Accessed April 21, 2018. https://www.who.int/en/news-room/fact-sheets/detail/blood-safety-and-availability. Accessed 3-7-19 TG.
133. Custer B, et al. *Transfusion (Paris)*; 2018.
134. De Lima L. *J Palliat Med.* 2004;7(1):97–103.
135. Frye JE. *International Drug Price Indicator Guide.* 393.
136. Forbes K. *J Pain Palliat Care Pharmacother.* 2006;20(3):33–35.
137. Liliana De Lima MHA, et al. *Health Policy.* 2001;56(2):99–110.
138. Nickerson JW, et al. *Can J Anaesth J Can Anesth.* 2017;64(3):296–307.
139. Scheck J. Tramadol: the opioid crisis for the rest of the world. *Wall Street Journal.* http://www.wsj.com/articles/tramadol-the-opioid-crisis-for-the-rest-of-the-world-1476887401. Published October 20, 2016. Accessed April 24, 2018.
140. Kusari S, et al. *Angew Chem Int Ed.* 55(1):240-243.
141. United Nations. *Single Convention on Narcotics Drugs*; 1961. https://www.unodc.org/pdf/convention_1961_en.pdf.
142. Estimated World Requirements of Narcotic Drugs in Grams for 2017. https://www.incb.org/documents/Narcotic-Drugs/Status-of-Estimates/2017/EstAdv17_Dec._21.pdf. Accessed May 1, 2018. Active 3/7/19.
143. Nickerson JW, Attaran A. *PLoS Med.* 2012;9(1).
144. WHO Regional Office for South-East Asia (SEARO) | Pain & Policy Studies Group. http://www.painpolicy.wisc.edu/who-regional-office-south-east-asia-searo. Accessed May 4, 2018.
145. Shariff U-K. An Epidemic of Pain in India; 2013. *New Yorker* https://www.newyorker.com/tech/elements/an-epidemic-of-pain-in-india. Accessed June 22, 2018.
146. Stjernswärd J, et al. *J Pain Symptom Manage.* 2007;33(5):628–633.
147. Taylor AL. *J Law Med Ethics J Am Soc Law Med Ethics.* 2007;35(4):556–570, 511.
148. Krakauer EL, et al. *J Pain Symptom Manage.* 2015;49(5):916–922.
149. Vallath N, et al. *J Pain Symptom Manage.* 2017;53(3):518–532.
150. Joranson DE, et al. *J Pain Symptom Manage.* 2002;24(2):152–159.
151. Rajagopal M, et al. *The Lancet.* 2001;358(9276):139–143.
152. Jr DGM. 'Opiophobia' Has Left Africa in Agony. *The New York Times.* https://www.nytimes.com/2017/12/04/health/opioids-africa-pain.html. Published December 4, 2017. Accessed April 15, 2018.
153. The World Bank Group. *Taking on Inequality, Poverty and Shared Prosperity 2016*; 2016. https://openknowledge.worldbank.org/bitstream/handle/10986/25078/9781464809583.pdf. Accessed May 1, 2018.
154. The World Monetary Fund. World Economic Outlook (April 2018) - Real GDP growth. http://www.imf.org/external/datamapper/NGDP_RPCH@WEO. Accessed June 24, 2018.
155. *Universal health coverage in Africa: a framework for action.*; 2016. http://www.who.int/health_financing/documents/uhc-africa-action-framework/en/. Accessed June 24, 2018.
156. The World Factbook — Central Intelligence Agency. https://www.cia.gov/library/publications/the-world-factbook/geos/ug.html. Accessed June 2, 2018.
157. Dunn P. *Arch Dis Child Fetal Neonatal Ed.* 1999;80(3):F250–F251.
158. Billington WR. *Br Med J.* 1970;4(5737):738–740.
159. Statistics South Africa. http://www.statssa.gov.za/. Accessed June 24, 2018.
160. Sulla V, Zikhali P. *Overcoming Poverty and Inequality in South Africa: An Assessment of Drivers, Constraints and Opportunities.* The World Bank; 2018:1–148. http://documents.worldbank.org/curated/en/530481521735906534/Overcoming-Poverty-and-Inequality-in-South-Africa-An-Assessment-of-Drivers-Constraints-and-Opportunities. Accessed June 24, 2018.
160a. South Africa. Dept of Health. 2018. *National Health Insurance Bill, No. 635:* For broader public comment. Government Gazette No. 41725:636 26 June.
161. SASA - South African Society of Anaesthesiologists Practice Guidelines; 2018. http://sasaweb.com/. Accessed June 24, 2018.
162. Rosseel P, et al. *World J Surg.* 2010;34(3):453–458.
163. Eger II EI, et al., ed. *The Wondrous Story of Anesthesia.* New York: Springer-Verlag; 2014. https://www.springer.com/us/book/9781461484400. Accessed June 24, 2018.
164. Chronology of Canadian Anesthesiologists' society events. https://www.cas.ca/English/CAS-Chronology. Accessed June 24, 2018.
165. Fraser AB, et al. *Can J Anaesth J Can Anesth.* 2016;63(12):1364–

1373.

166. The Royal College of Physicians and Surgeons of Canada. Specialty education design. http://www.royalcollege.ca/rcsite/cbd/cbd-specialty-education-design-sed-e. Accessed June 24, 2018.

167. *Standard of Practice: Use of Sedation and General Anesthesia in Dental Practice*; 2015. http://www.rcdso.org/Assets/DOCUMENTS/Professional_Practice/Standard_of_Practice/RCDSO_Standard_of_Practice__Use_of_Sedation_and_General_Anesthesia.pdf. Accessed June 1, 2018.

168. Dobson G, et al. *Can J Anaesth J Can Anesth.* 2018;65(1):76–104.

169. CMA Anesthesiology Profile; 2018. https://www.cma.ca/Assets/assets-library/document/en/advocacy/profiles/anesthesiology-e.pdf. Accessed June 1, 2018.

170. *National Health Expenditure Trends, 1975 to 2017*; 2017.

171. Gaspar XC. *Rev Biomed.* 1998;9(1):38–43.

172. Carillo-Esper R, et al. *Rev Mex Anestesiol.* 2017;40:S347–S349.

173. Sanchez-Meneses S. *Gac Med Mex.* 2007;143(6):525–529.

174. *ACGME Program Requirements for Graduate Medical Education in Anesthesiology*; 2017.

175. Accreditation Standards, Policies and Procedures, and Guidelines. Council on Accreditation of Nurse Anesthesia Education Programs. http://home.coa.us.com/accreditation/Pages/Accreditation-Policies-Procedures-and-Standards.aspx. Accessed June 24, 2018.

176. National Board of Certification & Recertification for Nurse Anesthetists. https://www.nbcrna.com/initial-certification. Accessed June 24, 2018.

177. 2016 Anesthesia almanac - analytics and research services - American Society of Anesthesiologists (ASA). https://www.asahq.org/resources/analytics-and-research-services. Accessed June 24, 2018.

178. AANA. Certified Registered Nurse Anesthetists Fact Sheet; 2017. https://www.aana.com/docs/default-source/pr-aana-com-web-documents-(all)/crna-fact-sheet.pdf?sfvrsn=c5f641b1_4.

179. Lewis SR, et al. *Cochrane Database Syst Rev.* 2014;7:CD010357.

180. Daugherty L, et al. An analysis of the labor markets for anesthesiology. https://www.rand.org/pubs/technical_reports/TR688.html. Published 2010. Accessed June 24, 2018.

181. Muffly MK, et al. *Anesth Analg.* 2016;123(1):179–185.

182. Creanga AA, et al. *Obstet Gynecol.* 2017;130(2):366–373.

183. Recognition of professional qualifications in practice - growth - European commission. /growth/single-market/services/free-movement-professionals/qualifications-recognition_en. Accessed June 24, 2018.

184. Egger Halbeis CB, et al. *Eur J Anaesthesiol.* 2007;24(12):991–1007.

185. Van Gessel E, et al. *Eur J Anaesthesiol.* 2012;29(4):165–168.

186. Mellin-Olsen J, et al. *Eur J Anaesthesiol.* 2010;27(7):592–597.

187. Strømskag KE. *Tidsskr Den Nor Laegeforening Tidsskr Prakt Med Ny Raekke.* 2002;122(8):804–805.

188. Gisvold SE, et al. *Acta Anaesthesiol Scand.* 2002;46(8):942–946.

189. Ringvold E-M, et al. *Acta Anaesthesiol Scand.* 2018;62(3):411–417.

190. Aasland OG, et al. *Tidsskr Den Nor Laegeforening Tidsskr Prakt Med Ny Raekke.* 2008;128(16):1833–1837.

190a. Litarczek G, Tecău M. Tabelcronologic cu date din istoriaanesteziei. In: *Bazeleteoretice Ale Anesteziologiei. Bucureşti: Editura Academiei de Ştiinţe Medicale*; 201:15–22.

191. Brill S, et al. *Eur J Anaesthesiol.* 2003;20(9):682–689.

192. Jonnesco T. *Br Med J.* 1909;2(2550):1396–1401.

193. Pearse RM, et al. *Lancet Lond Engl.* 2012;380(9847):1059–1065.

194. International Surgical Outcomes Study Group. *Br J Anaesth.* 2016;117(5):601–609.

195. Mitre C, et al. *Eur J Anaesthesiol.* 2016;33(3):157–159.

196. Divekar VM, Naik LD. *J Postgrad Med.* 2001;47(2):149–152.

197. Mavalankar D, et al. *Int J Gynaecol Obstet Off Organ Int Fed Gynaecol Obstet.* 2009;107(3):283–288.

198. Ashtekar SV, et al. *Indian J Community Med Off Publ Indian Assoc Prev Soc Med.* 2012;37(3):180–184.

199. Ray M. *Indian J Anaesth.* 2010;54(1):6–7.

200. Agarwal A. *Indian J Anaesth.* 2012;56(6):524.

201. Haddad FS. *Middle East J Anaesthesiol.* 1982;6(5):241–280.

202. Khan M, Khan FA. *Middle East J Anaesthesiol.* 2007;19(1):159–172.

203. Abayadeera A. *Anaesth Pain Intensive Care.* 2017;21:125–127.

204. Juan X, et al. *Anesth Analg.* 2012;114(6):1249–1253.

205. Yu X, et al. *BMJ Open.* 2017;7(6):e015147.

206. Zhu B, et al. *Am J Med Qual Off J Am Coll Med Qual.* 2018;33(1):93–99.

207. Li H, et al. *Anesth Analg.* 2018;126(3):1004–1012.

208. Miller RD, et al. *Ann Surg.* 1971;174(5):794–801.

209. Miller RD, et al. *JAMA.* 1971;216(11):1762–1765.

210. Bangkok Anesthesia Regional Training Center | BARTC. http://www.wfsa-bartc.org/. Accessed June 25, 2018.

210a. World Bank. GDP ranking. 2019. https://datacatalog.worldbank.org/dataset/gdp-ranking. Accessed June 10, 2019.

211. JCI-Accredited Organizations. Joint Commission International. https://www.jointcommissioninternational.org/about-jci/jci-accredited-organizations/. Accessed June 25, 2018.

212. The world factbook — Central Intelligence Agency - Gini coefficient. https://www.cia.gov/library/publications/the-world-factbook/rankorder/2172rank.html. Accessed June 25, 2018.

213. Venturini A. *Historia de la anestesia en sudamerica*; 2010. http://files.sld.cu/anestesiologia/files/2012/03/anestesia-sudamerica.pdf. Accessed June 1, 2018.

214. Historia de la Anestesia en Paraguay. http://www.clasa-anestesia.org/search/apendice/comision_historia/paraguay.htm. Accessed June 25, 2018.

215. Ponton JH. *Sociedad Colombiana de Anestesiologia y Reanimacion.* 1999.

216. Ocampo B, Peña JE. *Br J Anaesth.* 2014;112(3):406–409.

217. Bacon DR, Ament R. *J Clin Anesth.* 1995;7(6):534–543.

218. Cooper M. *Anaesth Intensive Care J.* 1997;25(3):221.

219. Newson AJ. *Anaesth Intensive Care.* 2006;34(suppl 1):39–45.

220. Wilson G. *Anaesth Intensive Care.* 1988;16(4):448–456.

221. Department of Health. *Australia's Future Health Workforce - Anaesthesia*; 2016. http://www.health.gov.au/internet/main/publishing.nsf/Content/australias-future-health-workforce-anaesthesia-report. Accessed June 1, 2018.

222. McNicol L. *A review of anaesthesia-related mortality reporting in Australia and New Zealand*; 2017:2012–2014. http://www.anzca.edu.au/documents/soa-mortality-report_p4.pdf. Accessed June 1, 2018.

223. Perioperative Mortality Review Committee. *Perioperative Mortality in New Zealand: Sixth report of the Perioperative Mortality Review Committee*; 2017. https://www.hqsc.govt.nz/assets/POMRC/Publications/POMRC_6th_Report_2017.pdf. Accessed June 1, 2018.

224. Cooper MG, et al. *Anaesth Intensive Care.* 2016;44(3):420–424.

225. Maitland K, et al. *N Engl J Med.* 2011;364(26):2483–2495.

226. Duke T, et al. *Ann Trop Paediatr.* 2010;30(2):87–101.

227. Technical Specifications for Oxygen Concentrators. (WHO medical device technical series). http://apps.who.int/medicinedocs/en/d/Js22194en/. Accessed April 26, 2018.

228. Peel D, et al. *Anaesthesia.* 2013;68(7):706–712.

229. Lipnick, et al. *Anesth Analg.* 2016.

230. Dubowitz G, et al. *Anaesthesia.* 2013;68(12):1220–1223.

231. Gray A. *Atlas of Ultrasound-Guided Regional Anesthesia.* 3rd ed. 2018. https://www.elsevier.com/books/atlas-of-ultrasound-guided-regional-anesthesia/gray/978-1-4557-2819-0. Accessed May 4, 2018.

232. Sacevich C, et al. *Can J Anaesth J Can Anesth.* 2018;65(2):170–177.

233. Burke TF, et al. *World J Surg.* 2017;41(12):2990–2997.

234. Cheng D, et al. *World J Surg. February.* 2018.

235. Shukla P, et al. *J Obstet Gynaecol India.* 2014;64(5):358–361.

236. Nkwabong E, et al. *Med Sante Trop.* 2016;26(1):75–77.

237. Kerry VB, et al. *J Glob Health.* 2013;3(2):020406.

238. Jogerst K, et al. *Ann Glob Health.* 2015;81(2):239–247.

239. Butler M, et al. *J Pediatr Surg.* 2018;53(4):828–836.

240. Welling DR, et al. *World J Surg.* 2010;34(3):466–470.

241. Holm JD, Malete L. Nine problems that hinder partnerships in Africa. *The Chronicle of Higher Education.* http://chronicle.com/article/Nine-Problems-That-Hinder/65892/. Published June 13, 2010. Accessed February 17, 2011.

242. Elobu AE, et al. *Surgery.* 2014;155(4):585–592.

243. DeCamp M, et al. *Ann Intern Med. March.* 2018.

244. Crump JA, Sugarman J. *JAMA.* 2008;300(12):1456–1458.

245. Crump JA, Sugarman J. *Am J Trop Med Hyg.* 2010;83(6):1178–1182.

246. Le Phuoc. Teaching global health ethics using simulation. Poster Presentation. Presented at the: https://interprofessional.ucsf.edu/sites/interprofessional.ucsf.edu/files/wysiwyg/GH_ethics_poster_1-23-14_final_draft.pdf.

247. The Royal College of Anaesthetists. Unit of training for working in a developing country. http://www.rcoa.ac.uk/careers-training/oope-and-oopt/working-training-developing-countries/unit-of-training-working-developing-country. Accessed August 23, 2016.

248. Tabaie S, et al. *Curr Anesthesiol Rep.* 2017;7(1):30–36.

附录 1　链接和有用的资源

- WHO Essential Surgery: http://www.who.int/surgery/en/
- Surgical Care at the District Hospital: http://www.who.int/surgery/en/
- World Federation of Societies of Anaesthesiologists (WFSA): www.wfsahq.org
- WFSA Workforce Map: www.wfsahq.org/workforce-map
- WFSA Anesthesia Facility Assessment Tool: www.wfsahq.org/afat
- Open Anesthesia Global Health: http://www.openanesthesia.org/subspecialty/global-health/
- American Society of Anesthesiologists Global Humanitarian Outreach: https://www.asahq.org/gho
- Consortium of Universities for Global Health: www.cugh.org
- Royal College of Anesthetists e-Learning Anaesthesia: www.rcoa.ac.uk/e-la
- Royal College of Anesthetists Anaesthesia for Austere Environments modules: https://www.rcoa.ac.uk/e-la/anaesthesia-humanitarian-austere-environments
- Institute for Health Metrics and Evaluation: http://ghdx.healthdata.org/
- Global Health Ethics Course (Johns Hopkins): http://ethicsandglobalhealth.org/
- Essential Pain Management Course: www.essentialpainmanagement.org/
- "Anaesthesia at the district hospital" by Mike Dobson: http://apps.who.int/iris/handle/10665/42193
- Developing Anaesthesia Handbook: http://www.developinganaesthesia.org/
- *Primary Anesthesia*, Book by Maurice King
- International Association for the Study of Pain (IASP) Guide to pain management in low-resource settings: http://ebooks.iasp-pain.org/guide_to_pain_management_in_low_resource_settings
- *Developing Global Health Programming: A Guidebook for Medical and Professional Schools.* By Jessica Evert et al: www.cfhi.org/sites/files/files/pages/developingglobalhealthprogramming_0.pdf
- *The Right Stuff*, Michael Dobson, MD Publications, 2017

3 围术期医学

NEAL H. COHEN, MICHAEL A. GROPPER, AMAN MAHAJAN

张瑞林 王祯 译 郭政 王国林 邓小明 审校

<table>
<tr><td>要　点</td><td>

- 随着为患者在手术室内接受新型手术（其中许多为较复杂手术），以及在其他非手术室环境下接受微创或介入操作提供健康医疗服务，麻醉实践日新月异。随着非手术室麻醉的快速增长，传统的手术室内麻醉服务不再是麻醉实践的主要内容。
- 麻醉亚专业的数量也有所增加，包括儿科麻醉、心胸外科麻醉、产科麻醉、神经外科麻醉、危重症医学、急性和慢性疼痛管理、姑息医学和睡眠医学。麻醉科医师在亚专业领域的技能和专业知识与相关外科专业的发展齐头并进。
- 麻醉学技能与临床能力的多样性给麻醉科医师创造了机会，使麻醉科医师利用持续发展的医疗环境，在医院与非医院环境下的围术期医疗中承担更广泛的作用，给患者围术期或围操作期提供连续的医疗服务，并扩展至家庭医疗服务和其他项目。
- 随着医疗服务的变革，麻醉科医师不仅必须要重新评估目前的实践，还必须确定适应新型医疗服务模式的方向。新型医疗服务方案令麻醉学专业感到振奋，但实施正在面临挑战。扩大麻醉实践范围的同时，麻醉科医师还必须继续履行传统手术室中的作用，并保持安全且高质量的术中麻醉医疗服务。
- 为了成功地过渡至这些新型实践模式，麻醉科医师必须更全面地了解医疗卫生经济学以及他们的围术期医疗管理在决定患者医疗成本、预后、质量和安全方面的作用。
- 电子健康记录和大数据的获取可作为宝贵的资源，用于推进医疗服务和提高医疗质量。有效地利用电子记录需要麻醉科医师掌握医学生物信息学和数据科学方面的技能，以推进围术期医疗服务。
- 公共和私营保险公司正在实施新型支付模式，以取代传统的临床医疗服务收费模式。它们正在从服务收费过渡到"基于价值"的支付方法，以更好地调整医疗质量、医疗成本和医疗目标。同时，政府（如联邦医疗保险）和私人支付机构（如保险公司）正在实施新型的替代支付模式，包括捆绑（固定）式支付方法，旨在将财务风险从患者和支付机构转移到医疗服务方，包括医师与医疗系统。随着麻醉服务和围术期医学的不断发展，麻醉科医师必须了解这些新型支付模式，以及它们将如何影响麻醉服务的临床管理和补偿机制。
- 当前医疗环境下要提供最佳的围术期医疗管理需要实施新型的、有创意的、基于价值的医疗模式，以涵盖患者的整个临床过程，并需要与整个医疗系统中的其他医疗服务提供者建立新的伙伴关系和合作关系。麻醉科医师可在围术期管理中发挥更重要的作用，因为麻醉科医师在手术期间以及手术后对患者的外科与内科需求有更深刻的理解。同时，包括医院医师在内的其他医师也正在与外科医师合作，以优化围术期住院患者的医疗管理。与医院医师、医学专家和其他人员的合作对于改善围术期医疗管理以及明确麻醉科医师在提供基于价值的围术期医疗管理中的作用至关重要。对于某些患者群体，可执行共同管理方案，以协调围术期医疗管理，并优化整个医疗持续服务的过渡。
- 美国和其他国家正在成功地采用各种围术期医学模式。围术期外科之家（perioperative surgical home，PSH）和加速康复外科（enhanced recovery after surgery，ERAS）方案是多学科合作医疗的新型模式的典范。业已证实这些模式对许多患者群体有显著的益处，并使患者、医疗服务提供方、医院和医疗费用支付方的目标一致。

</td></tr>
</table>

引言

传统上麻醉医疗服务主要针对院内或日间环境中手术患者的术中管理。近几十年里，麻醉科医师对显著改善围术期患者安全和质量的贡献已得到公认[1]。由于麻醉医疗水平以及外科和诊断能力的进步，麻醉服务范畴已经扩展至手术室以外的院内与日间各种医疗服务中。虽然麻醉服务已扩展至多样化，但是麻醉医疗的基本要素相对不变，即术前评估、术中管理和术后管理，以确保患者安全度过围术期。随着麻醉亚专业培训机会的增加以及医疗服务和支付方式的改变，麻醉科医师在围术期医疗和手术室内外患者管理中理应发挥更广泛的作用。与此同时，日益增长的医疗能力和高昂的医疗费用正承受着巨大的压力，需要提高质量和安全性，同时按照患者的意愿提供基于价值的医疗服务，特别是在美国[2-3]。这些变化为麻醉实践的发展以及麻醉科医师的作用扩展到目前临床实践以外创造了机会。

本章回顾医疗服务和医疗费用方面发生的变化，这些变化为麻醉科医师拓展其临床实践以融入围术期医学的理念创造了挑战和机遇。

麻醉科医师和围术期医学

围术期医学是一个不断发展的领域，它致力于优化手术患者的健康和医疗服务，为这些手术后患者提供医疗服务。麻醉科医师非常适合推动自身作为围术期医学专家的作用，并为手术患者提供更好的医疗服务。新的麻醉技术、监测能力和基于证据的围术期管理策略使得麻醉更加安全，并提高了围术期医疗的质量和安全性[1]。外科手术的进步和微创技术的发展对麻醉医疗的提供方式产生了重大影响，并扩大了需要麻醉服务的场所。同时，部分由于这些改变，接受麻醉的患者群体已发生了变化。以往因合并明显内科疾病而被认为不能接受手术的患者，现在能够成功地接受复杂的手术。这些变化对医疗系统产生了重大影响，显著增加了医疗难度与费用，同时也对包括医院床位容量在内的医疗资源施加了压力[4-5]。

对于麻醉科医师来说，医疗水平的提高、需要麻醉服务的患者多样性以及高额的医疗费用是新的机遇，也是新的挑战。对于麻醉实践来说，最重要的是在承担传统的手术室作用之外，扩大了围术期患者医疗管理的临床职责范围，需要提高围术期/围操作期医疗管理的工作效率，并降低成本。这些挑战也为熟悉手术室管理的麻醉科医师提供了机会，使他们能够承担起医疗系统的领导作用，并改善手术患者的医疗服务。

麻醉实践范围的变化与许多不同的因素有关。将麻醉医疗服务扩展到其他住院和门诊环境是基于优化手术室医疗的管理策略和经验教训。将麻醉服务范畴扩展到介入放射学、内镜检查和心脏学诊疗中改善了患者的临床管理，并在某些情况下可提高住院患者周转率。

麻醉科医师已改进临床实践，以优化临床医疗并提升效率。例如，研究表明术前评估不仅改善了临床结局，还减少了与实验室检查和其他无意义术前检验相关的费用[6-7]。同时，麻醉科医师在优化术前患者方面也发挥了更大的作用。对患有糖尿病、心肺疾病、肾功能不全等潜在内科疾病的患者进行术前管理，改善了围术期过程，最大程度地降低了术后并发症发生可能性。在某些情况下需要咨询其他医学专家，但是对于大多数患者来说，麻醉科医师的作用对优化患者术前条件至关重要，因为他们最了解围术期不同因素的相互影响，包括患者因素、麻醉和手术技术。作为优化围术期管理的一个重要环节，麻醉科医师能依据患者的术前个体风险评估和术中过程，为患者提供术后管理，包括许多患者的重症监护治疗和疼痛管理。从许多方面看，这些变化已经重新定义了麻醉，使之涵盖于围术期医学中[8]。

多个亚专业麻醉培训的扩展以及危重症医学与急慢性疼痛的管理，也为麻醉科医师提供先进和多样的技能，使麻醉科医师与外科专家配合默契，以确保围术期的协调管理。因此，许多麻醉亚专科医师成功地扩大了他们在围术期医疗中的作用。例如，器官移植麻醉科医师（参见第60章）经常参与有关病例选择、术前优化以及从手术室到术后管理过渡的讨论。在麻醉科医师、移植外科医师和内科专家合作的基础上，麻醉科医师参与病例选择讨论，针对器官移植带来的围术期改变提出自己的观点。对于许多移植手术服务来说，与麻醉科医师合作可使医疗方案更加完善。许多以往需要在重症监护治疗病房（ICU）进行术后医疗管理的患者现在能避免在ICU过渡，并缩短了住院时间[9]。研究证实，对于有麻醉科医师参与心脏外科（参见第54章）、小儿外科（参见第77～79章）、神经外科（参见第57章）或其他亚专业围术期管理的患者，患者恢复结局类似。在这些例子中，外科医师、麻醉科医师和整个医疗服务团队在手术室环境内外的合作对于改善患者预后和降低医疗成本至关重要。

接受过疼痛医学和重症监护治疗高级培训的麻醉科医师能够促进并优化围术期医疗管理。疼痛管理策略对急性与慢性疼痛患者医疗管理具有显著的积极影响（参见第 51、80 和 82 章）。围术期疼痛管理中采用多模式管理策略，特别是长期慢性疼痛患者，围术期疼痛医学团队对围术期结局具有积极的影响，包括减少阿片类镇痛药物的需求量，对某些患者还能缩短住院时间，提高患者满意度[10-12]。同样，危重症麻醉科医师在改善需要 ICU 医疗的患者的围术期管理方面发挥了重大的作用。他们对减少机械通气相关并发症、提供脓毒症早期诊断与治疗、改善肾功能障碍患者管理策略等 ICU 管理方面的价值都有证可循（参见第 80、84 和 85 章）[13-15]。

一个同样重要的因素促使麻醉科医师在围术期管理中承担更大的责任，这与其对围术期整体环境、其复杂性和相关高成本的认识有关。麻醉管理的进步促进了新型手术技术的实施应用，并使以往认为的手术高风险患者可成功接受复杂手术，并取得良好的结局。这些医疗的进步导致了医疗费用不断上涨，特别是在美国[2]。高额的费用不仅与手术有关，往往还与治疗相关并发症、出院后医护服务和再入院等大量额外费用有关[16-17]。麻醉管理对围术期医疗费用、住院时间、术后需要延长 ICU 住院时间和其他临床结果等都具有影响。例如，术中管理能导致术后并发症，如压疮、中心静脉导管感染、肾衰竭、误吸和呼吸机相关性肺炎、认知功能障碍以及其他并发症。当这些并发症发生时，患者住院时间延长，同时患者康复（所需的专业护理、物理治疗与康复治疗服务）需求明显增加。

设法解决与治疗并发症有关的费用变得愈发重要。近几年来，美国政府和私人支付机构已关注到并发症治疗的相关费用，其中一些费用与麻醉管理有关[18-19]。这些支付机构正在减少支付并发症相关费用，并拒绝支付再次入院的相关费用。作为围术期医学的一部分，麻醉科医师必须识别这些围术期风险，并在临床允许的情况下，确定改进管理策略，以改善患者结局并降低成本。

另一个促使以更协调的方式重视围术期医疗管理的因素是政府和私人支付机构为控制医疗费用而正在实施的支付方式变化所带来的影响。在美国，向医师支付费用的主要方法仍然是收费。虽然人们对按服务收费（fee-for-service，FFS）的支付方法对医疗质量和医疗资源利用的影响进行了广泛的辩论，但是 FFS 支付模式与一些服务过度使用、费用较高和医疗协调不力有关[20]。针对这些问题，实施了一些替代性支付模式（alternative payment models，APM），包括捆绑式支付方式和与降低医疗成本相关的奖励性支付方式，以及在成本居高不下时的惩罚措施。根据 2015 年的《联邦医疗保险准入与儿童健康保险项目授权法案》（Medicare Access and CHIP Reauthorization Act），联邦医疗保险已经实施了大量 APM 和质量支付计划，其中包括基于业绩的奖励支付系统（Merit-Based Incentive Payment System，MIPS），每项计划都旨在补偿医师在降低医疗成本下改善患者结局[21]。联邦医疗保险还鼓励成立责任医疗组织（Accountable Care Organizations，ACO），在这些组织中，医疗系统承担管理患者群体、提高医疗质量和降低总体成本的临床和财务责任。

这些医疗管理和支付方式的变化对所有医师和医疗系统产生了深刻影响。这些变化将责任和风险转移给了医疗服务提供方，正在迫使医师和医疗系统实施基于价值的医疗服务。麻醉科医师对围术期患者管理的复杂性非常了解，并且有能力管理且优化许多方面的医疗服务和体系。因此，麻醉科医师能帮助定义新的医疗服务模式，并在一些患者群体的围术期管理中扩大其自身的作用，并承担更大的责任。例如，如果麻醉科医师能够在手术患者医疗服务过程中帮助降低成本，那么他们就可以通过捆绑式支付方法、共享储蓄计划以及参与 ACO 时获得经济上的收益。尽管与支付方法有关的问题在不同国家之间有很大差异（超出了本章的范围），但是所有麻醉科医师都应该了解这些新的支付方法的目标和意义，因为它们对麻醉实践和麻醉科医师在围术期医学中的作用有重大影响。

虽然麻醉科医师特别适合于优化围术期医疗管理，但是麻醉科需要调整其工作重点和优先事项，以便更好地参与到围术期医学中。如果以一种协调的方式提供服务，围术期医疗则具有成本效益，并可改善患者结局[22]。同时，麻醉实践的扩展、作用与职责的多样化以及麻醉服务的亚专业化在某种程度上损害了麻醉科医师作为围术期医疗服务提供者的能力。围术期医疗管理的细分和亚专业化有可能导致医疗管理的分散，并削弱围术期管理协调方式的发展。在许多医院，术前医疗服务目前在专门的术前评估门诊进行，从根本上与手术室或其他临床场所分开。术前评估在手术前一段时间进行，关于患者状态和临床计划的交流通常以电子方式进行，缺乏与手术期间提供医疗服务的麻醉科医师的面对面对话或交流。术中患者管理由麻醉科医师亲自或作为麻醉医疗团队模式的一部分提供。而术后管理，包括 PACU 管理、疼痛管理和 ICU 管理通常由不同的医疗服务提供者来提供。围术期医学需要所有麻醉服务提供者之间的协作，结合每位服务参与者的知识和技能，包括提供术前管理、术中管理、重症监护治疗、疼痛管理等。每一位医疗服务者对患者医疗管理都是至关重要的，麻醉科医师作为一个群体，其医疗服务的协调也是优化医疗服务、掌握并实现患者的医疗目标以及提高效率的关键因素。

围术期管理

本文讨论麻醉科医师在围术期医疗管理各方面中的作用。每一个环节对患者医疗质量、安全和成本都至关重要。麻醉科医师应当关注整体的医疗服务方案，包括从计划手术麻醉直到患者从麻醉和手术中恢复并正常活动。正如麻醉作为一种专业在术中安全性和质量方面的进步得到公认一样，它应该将其重点和责任扩展到整个围术期，与外科医师、医院医师、其他医师和护士协调评估、管理和责任。通过分别优化他们每个人，协调整个围术期医疗管理，这将实现围术期医学带来的益处，即改善临床预后、提高医疗安全、降低医疗成本。

术前评估与管理

第 31 章重点讨论患者需求的变化和麻醉科医师在术前评估和管理方面的作用。本章进行了较为全面的讨论。总结目前的实践，对于大多数健康患者，通常不需要进行正式的术前评估[6-7]。实际上，对于许多患者，麻醉科医师已经能够通过实施基于证据的协议，使术前管理标准化，从而减少术前检查和其他费用[7]。现在大多数患者不需要术前访视、实验室检验和影像学检查，取而代之的是常由执业护士进行的电话咨询，以评估术前状态和围术期需求，并解决患者的问题或担忧。对于其他患者，尤其是有潜在内科疾病或复杂合并症的患者，可能需要进行更全面的评估和术前管理，并优化潜在疾病[23]。对于这部分复杂的患者，术前评估和管理是整个围术期医学的一个组成部分，麻醉科医师在其中起着重要的作用。对某些患者，额外的诊断性检查，如超声心动图或肺功能检测可能有助于确定患者围术期最佳管理策略。这种情况下，与术前为患者提供治疗服务以及术后将为患者提供医疗服务的顾问或医师协同解读这些检测结果将有利于患者。麻醉科医师在术前可能需要与其他专家，如心脏专科医师、肾专科医师或肺医学医师进行正式会诊，尽管只有少数患者需要这些会诊。对于存

在影响围术期，特别是影响术后恢复的明显基础疾病的患者，转诊进行额外的术前管理（预康复）有助于在进行重大手术前优化其临床状态[24-26]。对于大多数患者来说，优化患者所需要的特殊管理策略通常最好由麻醉科医师来确定，因为麻醉科医师最了解慢性疾病对围术期管理需求的影响以及麻醉对潜在生理学的影响。

术中管理

世界各地的医院已经实施了一系列举措，以改善术中管理，最大程度减少并发症，并降低成本。研究证实，实施核查清单可改善手术室的患者安全（参见第 5 章）[27-29]。同样，开始手术前进行常规的简要检查（如暂停手术）可以减少错位手术的发生率，促进医护人员之间的沟通，确保患者得到最佳的医疗服务[30]。有的医院和手术服务机构还在每次手术结束时进行任务完成简要汇报，以明确已经完成什么手术，明确患者术后注意事项，并确保所有手术用品和材料已从手术区域妥善收回[31]。这些举措减少了术中并发症发生，在某些情况下还降低了医疗成本。例如，英国国家卫生服务局建立了"高效手术室"，以提高外科手术期间的效率和患者结局[32-33]。该项目包括术前任务简报和术后任务完成简报，以确定手术过程中和手术后的关键问题。这个过程减少了失误，有利于手术结束后手术患者从手术室的过渡。结果手术室的利用率提高，周转时间缩短，浪费减少。这种方法还节省了大量的资金。英国国家卫生服务局在其他医院部门实施了类似的措施，如"高效病房"是在手术室环境下获得成功的基础上建立的[34]。麻醉科医师需要参与到这些举措中来，以确保在手术期间有一个综合的管理方法，从而对患者预后产生显著且持久的影响。

术后管理

将手术患者转移出手术室的过渡期是麻醉科医师进一步提升手术室内医疗质量和安全以及改善围术期患者预后的又一重要机会。得益于更好麻醉药物的出现、新型麻醉技术的应用以及监测手段的进步，麻醉安全性的提升得到了美国国家科学院医学科学院（原医学研究所）[1]和其他团体的认可。虽然术中并发症的发生率已经大大降低，但术后的并发症发生率仍然居高不下。麻醉实践中的差异对术后远期预后的影响日益受到重视，无论是对于仍在住院的患者，还是经

历麻醉和手术意外以及未被重视的后遗症的出院后患者。例如，在需要气管插管的外科手术后，相当多的患者可能出现持续数天的拔管后喘鸣或吞咽困难。这可损害气道保护能力，在睡眠期间尤为明显[35]。吞咽困难是否可引起术后肺炎？这种肺炎可能在出院后才会有明显的临床表现。同样，最常见的医源性感染是肺炎和手术部位感染，这一点支持术中管理是术后结局的重要决定因素的理念[36]。许多其他的术中管理策略也影响到患者术后远期预后，不只是术后早期。有三个例子支持这个结论：首先是术中液体管理和血管活性药应用对患者术后代谢状态和肾功能的影响[37-38]；其次，术中血糖控制对伤口愈合有重大影响[39]；最后，近期研究表明，麻醉管理能影响成人和儿童的术后认知功能障碍[40-41]。基于这些发现，麻醉科医师有责任和机会了解上述以及其他并发症的起因。我们需要了解麻醉管理是如何导致不良预后的，以及我们如何改进术中和术后管理策略以减少不良预后。

协调性围术期管理策略

虽然围术期医疗的每一个组成部分都有其特定的要求和方法，以达到最佳管理，改善预后并可能降低成本，但是围术期管理策略必须进行综合评估，这通常采用基于证据的临床路径，以确保达到围术期医学的目标[42-43]。麻醉科医师有机会满足这些需求。为了实现这些目标，麻醉科医师必须重新评估当前的医疗模式，并改进一些实践方案。有效地协调医疗服务的一个关键挑战是围术期过程和管理的复杂性。在大多数临床情况下，仅仅一名麻醉从业人员不再可能也不适合参与到手术患者围术期过程中的所有方面。术前、术中和术后管理往往由不同的麻醉科医师提供，包括在某些病例中由麻醉科医师提供疼痛医学和重症监护治疗管理。为了优化这种模式下的围术期管理，需要改进麻醉从业人员之间以及参与患者医疗服务的其他医护人员的沟通和合作。对于一些患者群体，如老年患者或有复杂合并症的患者，可执行与其他专科医师形成的共同管理意见，以优化整个围术期管理，同时明确各自的作用和责任[44]。电子健康记录是一个宝贵的临床信息来源，但不能替代医护人员之间更直接的沟通，特别是在管理复杂临床问题时（参见第6章）。

对于接受简单手术的健康患者来说，合作式医疗管理方法可能似乎并不必要。然而，对几乎所有患者来说，麻醉科医师在围术期管理中发挥更大作用的价值和机会都是显而易见的，并且这种协同管理方法受到了患者的赞赏，因为患者往往对谁来管理其疾病医疗感到困惑[45]。例如，接受"简单"手术的患者往往有一些未被充分认识的术后临床问题，需要进行评估和管理。麻醉科医师、外科医师和护士往往需要在患者不能理解或处理信息的时候，提供指导和信息以帮助他们度过术后过程。因此，即使在这些情况下，麻醉科医师也有助于解决术后麻醉相关问题，并有助于协调将患者医疗服务移交给家庭医师。外科医师可通过向家庭医师提交手术记录来提供有关手术过程的信息，但是它很少涉及与麻醉管理有关的问题，对气道或潜在气道梗阻的担忧，或与麻醉剂、麻醉镇痛药、肌肉松弛药或区域麻醉阻滞有关的后遗症。在许多情况下，电话咨询或电话会议足以解决临床需求。在其他情况下，可能需要进行正式的术后门诊，一些麻醉科临床实践提供这种医疗服务。扩大术后评估和管理的范围对患者、外科医师和其他医护人员都有很大的帮助，可以为患者提供通常情况下无法获得的支持。信息技术资源的应用和医疗信息学的不断发展（参见第4章）加强了患者与医师在整个围术期的沟通。

除了希望对每一例患者的整个围术期采取更加协调的管理方法外，对于合并内科疾病的患者、接受复杂手术的患者以及需要长期住院的患者，必须要具有一个更加正式、更加有力的围术期管理策略。此外，对于出院后需要专业护理或康复服务的患者以及需要家庭医疗服务的患者来说，医疗管理转变的挑战是确保维持术后管理策略、评估疗效反应以及调整疗法。就其本质而言，这些患者的围术期管理需要协作性，需要许多不同学科的专科医师加入其中，包括但不限于麻醉亚专业的专科医师、外科医师和医学亚专科医师。不同的观点和临床专家意见是必要的，特别是在有多种合并症的患者接受较复杂的手术时。同时，医疗的协调工作必须由一个能够将不同的观点整合成符合每例患者需求和目标的综合医疗方案的人员来承担。最初这种协调是由患者的家庭医师提供的，其在整个围术期都发挥着一定的作用。随着围术期管理的日益复杂，人口结构的变化，以及提供更有效更协调的医疗以降低总体成本的需要，麻醉科医师有机会在管理其中一些患者中起到更重要的作用。要做到这一点，就需要麻醉实践致力于这种新的医疗模式，并且在许多情况下，需要掌握新的临床和管理技能，以提供高效且符合患者期望的优化医疗服务。

麻醉科要想在围术期管理中发挥更大的作用，最突出的障碍之一就是其自身的成员。当务之急是麻醉科内所有成员达成共识，即认为协调性管理策略是重要的，并且符合他们的期望。为了获得科室的支持，必须明确围术期管理是一种综合性医疗管理方法，涉及不同的医疗服务提供者群体。该群体每位成员都必须参与围术期医疗管理的整个过程。医疗管理将由许多不同的麻醉科医师提供，每位麻醉科医师都有其不同的临床专长。这种协调性围术期医疗管理方法的一个例子是对一例具有慢性剧烈疼痛史的患者接受复杂手术的管理。该患者将在术前评估项目中接受广泛的评估和优化管理。术中管理将由另一位麻醉科医师提供，这位麻醉科医师与患者进行过沟通，了解术前病史并能解决所有临床问题。当患者转入ICU进行术后治疗时，包括呼吸机支持、重症呼吸管理、血流动力学监测和液体管理，从提供术中管理的麻醉科医师到重症麻醉科医师的过渡是无缝衔接的。疼痛管理由疼痛服务部门与重症麻醉科医师合作提供（参见第51章和第82章）。患者医疗过程中的其余管理将由麻醉科的成员负责管理，以促进医疗服务过渡到另一个医疗机构或家庭，并确保与家庭医师或其他医护人员的有效沟通。虽然这种模式对许多临床实践来说是陌生的，但是它代表了优化围术期管理的许多医疗模式之一，并充分利用了麻醉科医师在对其麻醉的患者进行整体医疗管理方面的专业知识。

最后，围术期管理的新方法还要求每种实践获得必要的运行、临床和财务数据，并且具备解释这些数据的分析能力。较大的区域性和全国性机构拥有广泛的专业知识，可以对麻醉实践进行分析，并确定在哪些方面改进流程，从而使患者受益并提高实践的效率。对于较小的医疗机构来说，拥有这种广泛的专业知识和获取信息的机会是一个挑战，尽管有些较小的机构已经非常成功地采用了这些管理策略。因此，美国大型地区性和全国性组织已经对麻醉实践进行了大范围的整合[46]。这种整合使得较大的、通常是多机构的集团能够提供所需的资源，以帮助麻醉实践优化围术期管理，并从临床和财务角度证实了麻醉服务的价值。一些集团已经过渡形成了多专科集团，或者招募医院医师或其他医疗服务提供者参与麻醉实践，以增强麻醉科医师的临床技能，从而使麻醉科拥有优化围术期医疗管理所需的多样化临床和管理专业知识。这种多学科的围术期医疗管理方法使该集团能够扩大其实践范畴，并开发出临床和管理数据库，从而证实其对患者和机构服务的价值。从行政管理的角度来看，这种管理策略更有利于与医院或医疗系统的代表谈判临床实践，特别是在倡导捆绑式支付的份额时。由于管理和分析能力对于优化围术期医疗管理至关重要，所以无论规模大小，每种实践都需要明确最有效的方法来发展这种专门技术，并获得必要的数据，以

成功应对麻醉实践所面临的诸多挑战。

围术期医疗管理模式

大多数医疗系统和医护人员在保持或提高医疗（特别是围术期医疗）质量的同时确定更有效且降低成本的管理方法方面都面临着挑战。实现这些不同目标困难重重，而且没有任何一种医疗模式适用于所有患者群体或医疗环境。因此，已经实施的许多围术期医疗管理方法中，有些成功，而有些则结果不明。虽然围术期管理的模式包括麻醉科医师，但是其他医护人员也参与了复杂患者群体的术前和术后管理，每个人都有不同程度的贡献。基于这些经验，围术期医疗管理模式的关键方面包括：①了解模式中所包括的具体患者群体（如具体手术）；②具有足够的临床和财务信息，以便对管理策略及其影响进行评价；③参与该模式的所有服务提供者之间的协调与合作[47]。随着围术期管理模式的发展，它们已充分利用了住院患者医疗管理的医院医师模式以及慢性疾病管理的居家式医疗模式的管理经验。

以患者为中心的医疗之家

医疗之家模式也被称为"以患者为中心的医疗之家"（patient-centered medical home，PCMH），指的是由内科医师提供全面医疗服务，以改善患者群体健康预后的医疗模式[48]。PCMH的关键要素是协调管理，以减少急诊室就诊和住院。在管理患者群体中，实施了许多策略来降低成本和改善预后。这些模式通常利用额外的服务提供者，包括专科护士、呼吸治疗师、物理治疗师和患者权益维护者来管理慢性疾病，如哮喘、慢性阻塞性肺疾病、心力衰竭和糖尿病。PCMH的付款包括FFS的暂时性医疗付款以及协调医疗的付款。这种模式成功地改善了医疗管理，特别是对特定的慢性病患者，尽管并不肯定财政上的成功[49-51]。在某些情况下，PCMH实际上可导致患者住院的增加[52]。尽管PCMH取得了不同程度的成功，但是一些经验教训可应用于围术期管理。首先，术前评估必须足够全面，以确定潜在的临床问题，并在术前和术后对其进行有效管理（参见第31章）。对于管理围术期的麻醉科医师来说，必须解决慢性疾病问题，这些问题的管理不能推给其他服务提供者。在手术治疗过程中管理慢性疾病时，必须考虑到围术期需求的影响。其次，必须将基础内科疾病作为计划手术的一部分，并

考虑其对术后管理的影响。这种更广泛的观点需要与外科医师沟通，对于某些患者来说，还需要与医院医师、其他专家和家庭医师协调。例如，与糖尿病相关的周围神经病变患者可能无法参与传统的康复方法，必须根据每例患者的具体需求来调整医疗方案，并咨询其他专家，后者能根据需要修改医疗方案，以优化实现预期预后的可能性。最后，虽然麻醉科医师的参与是必不可少的，但是围术期医疗管理的许多方面可由其他医护人员来管理，包括其他医师和高级实践护士。然而，围术期管理成功的关键是需要有一名医师负责协调医护团队的医疗管理，确保患者医疗需求得到一致和持续的沟通，并提供能用于分析临床和业务实践、医疗成本及预后评价的数据。围术期的责任医师可能是麻醉科医师、外科医师或医院医师。随着患者的康复，只要有良好的沟通和适当的"交接"，其责任医师可以过渡到家庭医师。

外科的医院医师

美国和世界其他地区的许多医院已实施的另一种模式是外科的医院医师（surgical hospitalist）模式，它建立在医院医师管理内科住院患者模式的基础上。许多研究已经证明了实施健全的医院医师项目相关的临床价值和某些优势[53-54]。大多数项目是针对急性（也许伴有潜在慢性）内科疾病患者的医疗管理，而不是针对接受外科手术的患者。对于手术患者，外科医师的作用正在发生变化，诸多原因包括：外科住院患者的比例正在增加；住院患者的临床需求正变得更加复杂；在没有额外支持的情况下，外科医师难以管理。因此，许多医院正在招募医院医师为外科患者提供围术期医疗服务[53-54]。在某些情况下，医院医师与特定的外科服务机构（或一位外科医师）合作，以管理患者自入院至出院的整体医疗以及医疗过渡期。外科的医院医师项目模式各不相同，有些情况下，医院医师接受了内科或儿科的初级培训，有些情况下，由对围术期管理感兴趣的外科医师承担医院医师的作用。在每一种模式中，尽管管理复杂合并症患者的知识和技能可能大为不同，但是临床管理的问题相似。

在这些外科的医院医师模式中，有许多成功地优化了原有内科疾病以及与外科手术相关的围术期需求的医疗服务。尽管其对住院时间和再入院率影响的证据有限，但是这些模式有效地提高了治疗的及时性以及患者与医护人员的满意度[54]。为使该模式行之最有效，需要外科的医院医师掌握与特定外科手术相关的围术期管理特殊性。当原有内科疾病的医疗与患者

其他围术期需求均得到细致协调管理时，其有效性最为明显。例如，神经外科的医院医师必须了解脑血流自身调节等概念以及临床干预对接受神经血管手术的患者脑血流动力学的影响。与其他外科服务合作的医院医师也必须考虑到类似的问题。

外科的医院医师模式极为有效地使得外科医师将精力集中于手术室工作。但是，外科的医院医师（无论是承担这种非手术责任的外科医师还是医院医师）和麻醉科医师在围术期早期的最佳关系还未规范化。在某些情况下，麻醉科医师在术后早期将患者围术期医疗管理移交给外科的医院医师；在其他情况下，麻醉科医师可能将患者管理移交给重症监护医师（重症监护麻醉科医师或其他重症监护医师），而外科的医院医师仍然负责管理一些基本临床治疗。在后一种情况下，需要明确界定麻醉科医师、重症监护医护人员和外科的医院医师的作用和责任，以确保适当的协调和过渡。当职责协调划分清楚时，无论哪种模式都能奏效。患者围术期管理中的另一个重要环节是从住院到门诊的过渡。在可能的情况下，应与门诊医师进行良好的沟通和协调，将有关医疗工作移交给门诊医师，并提供门诊医师关于术中过程及其影响的充分信息，包括麻醉管理中出现的可能影响术后管理的任何问题。

加速康复外科

加速康复外科（enhanced recovery after surgery，ERAS）模式是对接受重大手术的患者进行围术期管理的另一种创新性医疗模式范例[55-56]。ERAS 方案是基于证据的临床路径，旨在改善围术期的患者医疗服务与预后以及效率。ERAS 方案要求重点突出整个围术期过程中的多学科协作的围术期医疗管理方法。最成功的 ERAS 项目应该由患者群体围术期医疗管理过程中发挥作用的所有医疗与服务提供者共同参与[57-58]。大多数 ERAS 方案包括术前教育、围术期抗生素管理、疼痛管理策略和早期康复。在某些情况下，已经启动了特定的医疗方案来应对围术期中的每一个阶段，一个是解决围术期早期管理策略，另一个是集中针对术后早期以后患者医疗的需求[59]。已实施了许多成功的 ERAS 方案，用于优化各种手术患者的医疗管理，包括腹腔镜下和其他结直肠手术、乳房手术和泌尿外科手术[60-61]。最近，实施了一项优化活体肝捐献者围术期管理的 ERAS 方案[62]，另一项旨在改善择期开颅手术患者的围术期管理[63]。每一项 ERAS 方案均改善了患者预后。一些患者的住院时间和术后并发症分别减少30%和50%[64-65]，对其他患者来说，

尽管使用了较少的阿片类药物，但术后疼痛管理得到了改善[60-62, 66]。

如前所述，与其他旨在改善围术期管理的路径一样，ERAS 项目最重要的特点之一是 ERAS 方案由包括医师、护士、呼吸治疗师等在内的多学科医护人员组成的小组所形成，以确保患者术前、术中和术后（出院后）整个过程的无缝衔接协调[67]。麻醉科医师提供的基本信息中包括麻醉管理的关键部分，而这些麻醉管理关键部分的完善可改善患者预后。

实施 ERAS 方案的相关结果一般均有利于患者、医护人员和医疗系统。此外，所有参与患者医疗管理的医护人员都参与 ERAS 方案的实施，能全面审查临床过程和预后、医疗成本以及资源需求。应鼓励参与者定期回顾临床、财务和其他数据，并在适当情况下修改方案以优化医疗服务。最近实施的一项旨在改善结直肠手术患者医疗管理的 ERAS 方案发现，急性肾损伤的发生率增加[68]。急性肾损伤高危患者手术时间较长，且与憩室炎诊断有关。该研究结果强调有必要重新评估管理策略，并在术中和术后实施目标导向液体管理方法。需要进行后续工作，以确定方案的这些改变是否有效。这些研究结果强调，不仅需要在制订方案的过程中多学科合作，而且要在实施后回顾性分析所取得的经验，并在出现不良结果时改进方案。

根据迄今为止启动的许多 ERAS 方案的经验，这种完善和改进医疗管理的方法已经成功地改善了患者预后并降低了医疗成本。从医疗经济学的角度来看，ERAS 方案代表了一种基于价值的优化医疗管理的方法[55]。ERAS 方案的制订使麻醉科医师有机会与外科医师和其他参与患者医疗管理的服务提供者讨论如何优化围术期管理，以及如何改进麻醉实践和疼痛管理策略，以促进康复并尽可能减少并发症。同时，虽然报道的预后改善令人印象深刻，但是麻醉科医师和其他医护人员应确保将对患者最重要的预后评价纳入未来的 ERAS 方案中，以提高其价值[58, 69]。

围术期外科之家

麻醉科医师的职责不断扩大，为他们作为围术期医师发挥更广泛的作用提供了基础和框架[70-72]。美国麻醉科医师协会（American Society of Anesthesiologists，ASA）与其他医学专科合作开展了围术期外科之家（perioperative surgical home，PSH），作为协调整个围术期医疗管理的模式[73-75]。纳入 PSH 模式中的许多理念都建立在纳入 PCMH 模式的理念的相同基础上。PCMH 模式旨在更好地管理门诊环境下有复杂内科疾病和合并症的患者[49-51]，而 PSH 强调从计划手术开始到整个围术期的患者临床管理。PSH 旨在特别优化患者手术期间和手术后的预后，并促进患者医疗管理过渡到其家庭医师。与 PCMH 一样，PSH 模式的理念是提供以患者为中心的医疗管理，符合患者的目标和期望。PSH 模式的目标是建立循证的临床路径，旨在改善临床预后，并降低整个过程的总体医疗成本，包括与家庭医疗管理和专业护理设施相关的成本。尽管实施 PSH 的目标明确，但是在实施 PSH 模式时，并没有可以遵循的单一模式或具体操作指南。有一些 PSH 模式，麻醉科医师承担主要责任，而在其他情况下，外科医师是主要执行者。对于一些 PSH 模式来说，与其他医疗服务提供者达成的共同管理协议有助于医疗管理的协调性，并使手术取消次数减少，并发症减少，住院时间缩短，再入院次数减少。结合许多 PSH 经验来说，即使麻醉科医师在规划和执行的整体医疗中承担主要作用，也会根据患者的临床需求获得其他医护人员（包括医院医师或内科亚专科医师）的意见。在 PSH 模式下建立的合作关系可以延伸到其他患者的医疗管理中，并为其他医疗服务提供者提供机会，让他们更好地了解麻醉科医师的技能、作用和责任。这些关系对于体现麻醉科医师在捆绑式支付模式下的价值也至关重要。

虽然 PSH 和 ERAS 方案的目标有一些相似之处，但是 PSH 的组成部分和总体目标比 ERAS 方案的预期结果更广泛一些。根据 ASA 的建议，PSH 有以下主要目标：

- 确定患者和制订医疗计划。
- 根据需要促进外科医师、麻醉科医师及其他医疗提供者之间的沟通，以协调医疗管理。
- 提供全面的术前评估并制订医疗方案，包括相关疾病的管理策略。
- 制订并实施整个围术期临床医疗管理的循证方案。
- 管理整个过程的临床医疗。
- 评估并公开报告预后和绩效。

PSH 模式的基本组成部分显然是理想的目标，并建立在围术期医学的许多基本理念之上。一般来说，PSH 更全面，需要深思熟虑的领导以及制度性承诺，超出了 ERAS 方案通常所要求的范围，且 ERAS 旨在调整针对手术的医疗管理[76-77]。

在一定的患者群体中已成功实施了一些 PSH 模式范例，并取得了令人印象深刻的结果[78-79]。有些是相对直接的循证策略，以优化围术期管理，而另一些则更为全面。制订 PSH 的过程繁琐，需要在住院和门诊环境中进行大量协调，在某些情况下，需要不同医疗系统的参与。该模式需要一个指定的专业医师领导，负责监督围术期医疗的整个连续过程。要成功地实施PSH，要求主要负责的医师在流程改进策略方面接受过专门培训并有一定经验[80]。该模式还需要其他医疗服务提供者的支持，特别是外科医师和医院管理者[81]。虽然在不同的医疗环境已实施了PSH，但是在"封闭式"医疗系统中能成功地实施最全面的PSH模式，如退伍军人管理局、Kaiser和其他充分整合的服务模式[79, 82-84]。当PSH需要来自多个不同环境的服务提供者和设施参与时，PSH实施起来就更具挑战性，因为需要康复、专业护理或家庭医疗的患者可能必须这样做。

　　尽管存在这些限制，但是PSH已实施成功，它改善了临床医疗管理，降低了医疗成本，缩短了住院时间，减少了患者再入院的次数，提高了医护人员和患者的满意度。PSH的基本组成部分显然是理想的目标，并建立在许多围术期医学的基本理念之上。该模式有希望解决合并内科疾病的患者接受复杂外科手术所带来的医疗管理方面的挑战。如何有效地将这种模式扩展到解决这类更广泛的患者群体，并使更多的医疗服务者和卫生系统参与进来，仍有待确定[77, 85]。

结论

　　围术期医疗管理不断发展，很大程度上得益于手术室和非手术室环境下接受复杂手术患者外科和麻醉管理的进步。现在，接受外科手术的患者通常伴有潜在内科疾病，这些疾病对麻醉和外科管理具有影响。同时，部分由于患者群体的变化，医疗费用继续上升。支付方关注到医疗成本的不断增加，在某些情况下，他们指出一些昂贵的临床实践缺乏证据支持。联邦医疗保险和一些私人支付机构正在向MIPS过渡，对提供以价值为基础的医疗服务给予相关的奖励，对绩效差的则给予惩罚[86]。同时，由于某些诊断提供捆绑式支付，这要求医疗服务方承担更大的风险。为了应对支付方面的这些巨大变化和对外科管理总体成本的担忧，已经制订并实施了新型围术期医疗管理模式和循证临床路径。这些新型的医疗管理模式需要所有医疗服务提供者之间更好的合作和协调。围术期医学的理念提供了一个框架，在此基础上重新设计医疗管理策略以应对这些挑战。虽然没有任何一种管理策略适合于所有的临床环境和患者需求，但是围术期医学的一个重要组成部分是需要实施一种医疗管理模式，该模式确保从术前评估和管理到术后康复整个连续过程中的协调、合作和平稳过渡。其为麻醉科医师和麻醉科提供了机会，在提高术中质量和安全的成功经验基础上，扩大了其实践范围。优化围术期医疗管理的许多替代方法可能适用，而且很可能需要多种策略来解决每一类患者群体、手术过程和机构能力的特殊性问题。PSH是一个新型创新性模式的范例，它可能对特定患者群体具有显著的益处；使患者、医疗服务提供者、医院和支付方的目标一致；通过建立在其他方法，包括ERAS、外科的医院医师模式和PSH的经验和成功的基础上，显著改善围术期医疗管理。为了圆满地承担起这种扩大的作用，麻醉科医师必须依靠其临床专业知识，并且必须获取和分析患者预后和成本的数据，以证实这种新型的围术期医疗管理模式正在满足所有医疗服务提供者、医疗系统、支付方，以及患者（最重要）的需求。

参考文献

1. Committee on Quality of Care in America. *Institute of Medicine: To Err is Human: Building a Safer Health System.* Washington: National Academy Press; 2000.
2. Papanicolas I, et al. *JAMA.* 2018;319(10):1024–1039.
3. Patel AS, et al. *Appl Health Econ Health Policy.* 2013;11:577.
4. McCrum ML, et al. *Med Care.* 2014;52(3):235–242.
5. Song PH, et al. *J Healthc Manag.* 2017;62(3):186–194.
6. Bader AM, et al. *Cleve Clin J Med.* 2009;76(suppl 4):S104.
7. Correll DJ, et al. *Anesthesiology.* 2006;105:1254.
8. Rock P. *Anesthesiology Clin NA.* 2000;18:495–513.
9. Taner CB, et al. *Liver Transpl.* 2012;18:361–369.
10. Garimella V, Cellini C. *Clin Colon Rectal Surg.* 2013;26:191–196.
11. Ilfeld BM, et al. *Pain.* 2010;150:477–485.
12. Rivard C, et al. *Gynecol Oncol.* 2014.
13. Hashemian SM, et al. *N Engl J Med.* 2014;370:979–980.
14. Shiramizo SC, et al. *PLoS One.* 2011;6:e26790.
15. Ferrer R, Artigas A. *Minerva Anestesiol.* 2011;77:360–365.
16. Deepa C, Muralidhar K. *J Anaesthesiol Clin Pharmacol.* 2012;28:386–396.
17. Bozic KJ. *Clin Orthop Relat Res.* 2014;472:188–193.
18. Mattie AS, Webster BL. *Health Care Manag.* 2008;27:338–349.
19. Teufack SG, et al. *J Neurosurg.* 2010;112:249–256.
20. Vats S, et al. *Med Care.* 2013;51:964–969.
21. Medicare QPP Resource Library. https://qpp.cms.gov/about/resource-library. Accessed December 31, 2018
22. Vetter TR, et al. *Anesth Analg.* 2017;124:1450–1458.
23. Ferschl MB, et al. *Anesthesiology.* 2005;103:855.
24. Carli F, Scheede-Bergdahl C. *Anesthesiol Clin.* 2015;33(1):17–33.
25. Vlisides PE, et al. *J Neurosurg Anesthesiol.* 2018.
26. West MA, et al. *Curr Anesthesiol Rep.* 2017;7(4):340–349.
27. Cullati S, et al. *BMJ Qual Saf.* 2013;22:639–646.
28. Millat B. *J Visc Surg.* 2012;149:369.
29. Rateau F, et al. *Ann Fr Anesth Reanim.* 2011;30:479.
30. Khoshbin A, et al. *Can J Surg.* 2009;52:309.
31. Ahmed M, et al. *Ann Surg.* 2013;258:958.
32. Ahmed K, et al. *Urol Int.* 2013;90:417.
33. Gilmour D. *J Perioper Pract.* 2009;19:196.
34. Bloodworth K. *J Perioper Pract.* 2011;21:97.
35. Skoretz SA, et al. *Chest.* 2010;137:665.
36. Magill SS, et al. *N Engl J Med.* 2014;370:1196.
37. Adanir T, et al. *Int J Surg.* 2010;8:221–224.
38. Canet E, Bellomo R. *Curr Opin Crit Care.* 2018;24(6):568–574.
39. Endara ML, et al. *Plast Reconstr Surg.* 2013;132:996.
40. Monk TG, Price CC. *Curr Opin Crit Care.* 2011;17:376.
41. Millar K, et al. *Paediatr Anaesth.* 2014;24:201.
42. Rieth EF, et al. *Curr Anesthesiol Rep.* 2018;8(4):368–374.
43. Soffin EM, et al. *Anesth Analg.* 2018.
44. Adogwa O, et al. *J Neurosurg Spine.* 2017;27(6):670–675.
45. Wang MC, et al. *J Ambul Care Manage.* 2015;38(1):69–76.

46. https://www.abeo.com/anesthesia-mergers-understand-and-thrive/. Accessed December 31, 2018

47. Martin J, Cheng D. *Can J Anaesth*. 2013;60:918.

48. Robeznieks A. *Mod Healthc*. 2013;43(6):18–19.

49. Graham J, et al. *Patient Saf Surg*. 2014;8(7).

50. Schwenk TL. *JAMA*. 2014;311:802.

51. Kociol RD, et al. *JACC Heart Fail*. 2013;1:445.

52. Kuo YFL, Goodwin JS. *J Am Geriatr Soc*. 2010;58:1649.

53. Auerbach AD, et al. *Arch Intern Med*. 2004;170:2010.

54. Rohatgi N, et al. *Ann Surg*. 2016;264(2):275–282.

55. Ljungqvist O. *JPEN J Parenter Enteral Nutr*. 2014.

56. Oda Y, Kakinohana M. *J Anesth*. 2014;28:141.

57. Ljungqvist O, et al. *JAMA Surg*. 2017;152:292–298.

58. Abola RE, et al. *Anesth Analg*. 2018;126(6):1874–1882.

59. Merchea A, Larson DW. *Surg Clin North Am*. 2018;98(6):1287–1292.

60. Lemini R, et al. *Int J Colorectal Dis*. 2018;33(11):1543–1550.

61. Rojas KE, et al. *Breast Cancer Res Treat*. 2018;171(3):621–626.

62. Khalil A, et al. *Clin Transplant*. 2018;32(8):e13342.

63. Wang Y, et al. *J Neurosurg*. 2018:1–12.

64. Fierens J, et al. *Acta Chir Belg*. 2012;112:355.

65. Lee L, et al. *Ann Surg*. 2014;259:670.

66. Brandal D, et al. *Anesth Analg*. 2017;125(5):1784–1792.

67. Persice M, et al. *J Perianesthe Nurs*. 2018.

68. Marcotte JH, et al. *Int J Colorectal Dis*. 2018;33(9):1259–1267.

69. Fleisher LA, Ko CY. *Anesth Analg*. 2018;126(6):1801–1802.

70. Longnecker DE. *Anesthesiology*. 1997;86:736.

71. Miller RD. *Anesthesiology*. 2009;110:714.

72. Kain ZN, et al. *Anesth Analg*. 2015;120(5):1155–1157.

73. Perioperative surgical home. http://www.periopsurghome.info/index.php. Accessed March 28, 2014.

74. Paloski D: Forum Focus—Perioperative Surgical Home Model AHA Physician Forum 7/3/13. http://www.ahaphysicianforum.org/news/enews/2013/070313.html. Retrieved March 30, 2014.

75. Vetter TR. *Anesthesiol Clin*. 2018;36(4):677–687.

76. Vetter TR, et al. *Anesth Analg*. 2014;118(5):1131–1136.

77. Vetter TR, et al. *Anesth Analg*. 2015;120(5):968–973.

78. Qiu C, et al. *Anesth Analg*. 2016;123:597–606.

79. Walters TL, et al. *Semin Cardiothorac Vasc Anesth*. 2016;20:133–140.

80. Mariano ER, et al. *Anesth Analg*. 2017;125(5):1443–1445.

81. Butterworth JF, Green JA. *Anesth Analg*. 2014;118:896–897.

82. Alvis BD, et al. *Anesth Analg*. 2017;125(5):1526–1531.

83. Mariano ER, et al. *Anesth Analg*. 2015;120:1163–1166.

84. Mahajan A, et al. *Anesth Analg*. 2017;125(1):333–341.

85. Vetter TR, et al. *BMC Anesthesiol*. 2013;13:6.

86. Centers for Medicare & Medicaid Services (CMS). HHS. Medicare Program; Merit-Based Incentive Payment System (MIPS) and Alternative Payment Model (APM) incentive under the physician fee schedule, and criteria for physician-focused payment models. Final rule with comment period. *Fed Regist*. 2016;81(214):77008–77831.

4 围术期医学中的信息学

DOUGLAS A. COLQUHOUN，NIRAV J. SHAH，SACHIN K. KHETERPAL

张君宝　路志红　译　董海龙　熊利泽　审校

要　点	■ 个人计算机通过网络相连，使得众多用户间可分享信息。
	■ 信息安全是指确保只有正确的用户在正确的时间，才能得到正确的信息。
	■ 医疗信息存储和交换应遵守规则，以保护患者的隐私。
	■ 与其他医疗专业相比，麻醉诊疗相关信息的系统性和结构化很强。
	■ 麻醉诊疗记录系统的复杂性越来越强，目前在美国患者的围术期医疗中已经广泛应用。
	■ 麻醉诊疗电子记录的益处在于可以与监护、排班、收费和单位的电子病历系统相整合。
	■ 主动和被动决策支持工具显示了如何唤醒或激活临床医生的注意力模式。
	■ 电子病历数据的二次使用对于了解临床决策对患者预后的影响，以及评估医疗质量很有价值。
	■ 电子设备在手术室医疗环境中可能造成注意力分散。

引言

在现代生活中计算机可以说无处不在。它们已经渗透到每个医疗领域，围术期医疗实践也不能例外。计算机促成了信息学学科的建立，对信息生成、存储、处理、操作和呈现都能进行研究。在医疗领域这些被称为医学信息学、生物医学信息学或临床信息学。

计算机系统

最基本的计算机系统是复杂的电子回路，可对获得的信息进行数学操作（加减乘除、比较）。即便是最复杂的计算机系统也是由这些操作组成的，通过每秒重复数百万次来完成用户指定的行为。计算机内每项操作都开始于从内存提取信息，接着处理器进行数学操作，然后再将该项操作的输出结果存储回内存。这一提取、处理和存储的循环过程每秒重复数百万次。

软件的作用是执行指令，计算机通过这些指令来处理信息。操作系统是控制计算机不同部件间通信的基础软件。操作系统控制着处理器内完成任务的顺序，分配内存给不同应用，安排长程内存中组织文件的结构，控制对文件的访问，确定哪项应用可以运行，并管理着用户和计算机的交互。现代操作系统提供的是图像交互界面，这些界面反映了信息的组织状况和用户特定的计算机活动的方法。

应用程序是向计算机发出的完成一组特定任务的一组指令。电子病历（electronic health record，EHR）软件是应用程序的一个例子。通过输入设备和显示设备，软件（通过操作系统）与外部硬件设备、长程内存中的数据和用户进行交互活动。

随着移动设备的增多，传统的笔记本或台式机系统已经在很多情况下被平板电脑或智能手机所取代。这些设备结构上与传统计算机设备相同，但操作系统和软件针对用户交互进行了重新设计，以支持触摸屏或声控操作。这些设备需要权衡计算机性能、便携性（大小和重量）以及使用时间（电池能量）。

计算机网络

网络是计算机之间信息交换的方式，使得资源可以共享。这些网络可通过无线（如微波无线电频谱）或者有线连接的方式建立（图4.1）。硬件（装置）控制着通过这些连接来发送和获取信息，通过特定的设备来确保信息发送至网络中正确的计算机。软件用来

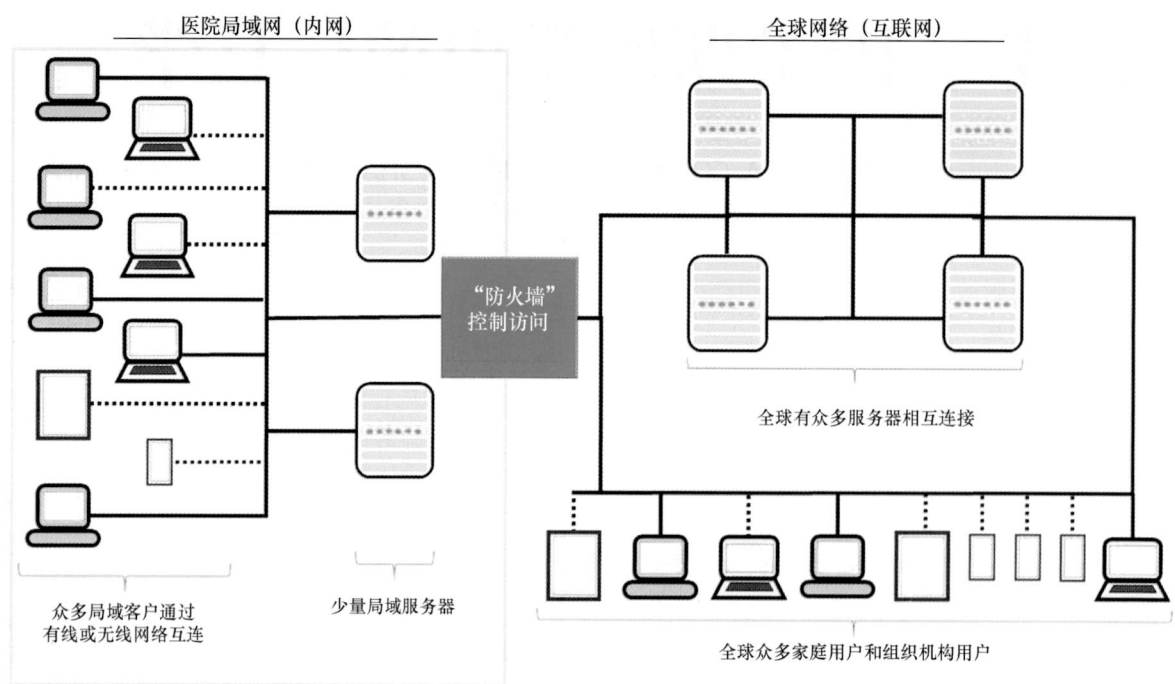

图 4.1　局域网（单位内部）和广域网之间的联系。单位通过销售商来向外部用户提供某些服务，这称为"云"计算或"云"服务务。重要的一点是要防止未经授权的外部团体访问，同时让用户能够访问互联网和更多资源。"防火墙"设备可协助将单位内网和互联网隔离开来，并控制访问

确保通信按照设定的标准来进行。为了让计算机在网络中可及，每台计算机都会被分配一个网络上的独特地址，这样才能识别信息的目的地是哪一台计算机。获得和维持网络地址的过程是由本地操作系统和网络硬件完成的。这使得软件程序能确定要发送的信息，并且操作系统和网络硬件能管理计算机之间的信息交换。

有线网络需要计算机系统和接收硬件与电缆或光缆物理连接。这使得连接点的灵活性受限，只能在提前设定好的区域，如有调整需要重新布线。如没有与网络电缆或连接点的物理连接，网络传输的信息就无法拦截或获取。

无线网络的优点是方便，在工作环境中可移动，无需在计算机系统间建立物理连接，但这通常以信息交换的速度为代价。无线连接的信息交换比最快的有线连接慢一个数量级。无线系统需要计算机和网络设备之间有强的无线电连接，因此容易出现接收不良（可能由于物理障碍）和干扰，表现为网络信号差或没有信号。很难确定无线网络可及的精确范围（比如说只在一栋建筑内，一出建筑就没有），因此需要对授权用户进行无线网络访问限制，并对通过无线网络传输的数据进行加密。

在实际工作中，医疗机构会使用无线和有线网络混合的方式，以确保能综合二者的优点来支持用户的使用。

在大多数机构，网络是以"客户–服务器"模式组织的。分享资源的主计算机被称为"服务器"，获

取资源的计算机则为"客户"。服务器负责确保客户是授权分享资源的用户（访问控制），并确保资源对多个用户都可及，防止一名客户垄断资源。

客户–服务器的概念与点对点（P2P）架构相反，后者资源分布在整个系统内，每个网络上的计算机都贡献其资源（如文件或某硬件）。所有计算机都同时为客户和服务器。很难事先计划性和合作性地控制访问。

客户–服务器基础结构使得大量的计算机任务可由中央服务器承担。当客户计算机的计算机资源极其有限时，称其为"瘦客户端"。计算机重量级任务可由服务器实施，客户端则接收运算的结果。基本上，对于瘦客户端是通过在服务器上运行的某一应用程序来访问并与之互动的。客户端相当于将用户的输入发送至服务器的一种途径，也是程序运行结果的一种动态显示。为了让这些顺利运行，服务器上必须有一小组可预见的应用程序可供客户端访问，并且有可靠的网络连接。没有网络连接，瘦客户端就没有功能性。这一模式可能更容易维护，因为所有的变动都是在中央服务器进行的，只需变动一次，所有接入的客户端就都能使用此变动了。

另一个可替代的模式叫"胖客户端"，该客户端可执行较多的计算活动，在未连接至网络时仍保持完全的功能状态，只在需要通过网络获取信息时才访问，并独立进行处理。但这些客户端需要单独维护。

一个混合的解决方案是"应用程序虚拟化"，单

个的软件应用程序的储存和计算资源使用都是中央化的，客户端系统不管配置如何都可访问这些应用程序。这兼顾了瘦客户端的优势——能控制应用程序的可用性，易于维护，确保了兼容性（除了与服务器连接外，不需要其他计算资源）——和拥有功能完备的计算机或设备、可以自行完成任务的用户的需求。此外，这一混合模式使服务器上存储的信息和客户端运行的应用程序分割开来，这样确保了机构网络内服务器的信息的安全性。

互联网

互联网是全球性的网络互联系统。使用互联网的两种最知名方式是网站和电子邮件，互联网简单来说是在世界范围内传递电子信息的一种方式。互联网服务供应商（Internet service providers，ISP）向全世界传送信息的光缆和电缆提供访问入路。这些光缆都是相互连接的，因此任一时间数据都可以通过多条途径传送。路由器控制互联网交通的流动，确保在多条可用路径中选择最快最直接的路径。尽管用户在访问信息时的延迟波动范围很大，且与多种因素相关，但信息流经全球只需大约数百毫秒或更少。

互联网的应用促成了一系列技术的发展，可通过互联网连接的方式来分布客户端，并完成客户端之间的互动，从而将计算资源提供给多个客户端（图4.1）。这些"云"平台允许计算资源的按需和可扩展的使用。可根据计算资源被使用的时间或信息储存量对其进行买卖，还可灵活地额外增加空间。有了互联网连接，这些资源可从任何地方访问。此外，云平台让组织机构能够将管理提供这些服务的计算机硬件的工作转给其他组织。

随着手机数据网络的整合和越来越强大的手持设备（智能手机和平板电脑）的增加，客户端的数量进一步增加。对医疗机构而言，远程或通过移动设备访问医疗信息系统的用户压力很大。

互联网最普遍的应用是提供"网页"。信息存储于"网络服务器"，应远程客户端计算机（网页浏览器）上运行的应用程序的申请，信息和显示格式指令（如尺寸、形状、文本位置或图形）被发送至客户端。网页浏览器将这些指令进行解读，根据这些特定指令显示信息。这一过程高度依赖于客户端和服务器之间定义完善、被广泛接受的信息交换标准，并由客户端提交。

这些网页日益智能化，整合了文本、视频、音频、复杂的动画、样式表和超链接。现在的技术已经进步到可以通过交互处理来将信息特定地分配给仅一名用户（例如用户银行交易的记录），并且这种处理方式对很多不同的用户都通用（因此所有的顾客都可以通过这种方式获取自己的银行交易记录）。当这些指令是为了特定业务流程时，它们的功能是基于网络的软件应用程序，被称为"网络应用程序"或"网络app"。与网页的互动会引起物理世界中复杂的业务流程。例如，在网上买书的行为开始于显示信息的网页，结束于某人将其递送至购买者门前，二者之间有着许多物理步骤。医疗机构将这些技术应用于支持患者医疗实践的实施和管理，包括预约系统、化验结果报告、患者沟通和设备管理系统，所有这些都以这种模式来进行。

值得注意的是，若无额外的举措，则网络上传递的信息并不能保持私密。打个比方，就像装在信封里传递的信息和写在明信片上传递的信息的差别。

信息保护措施

尽管计算机技术对医疗实施的影响很大，但它也带来了一些亟待解决的挑战。其中主要的一个就是信息的安全保护。这些顾虑的核心是确保正确的信息能够被正确的用户在正确的时间获得。

对信息安全保护（简称"安保"）的威胁可能来自于机构内或机构外。在机构内，雇员可能会未经授权访问数据，或是以未经安保的方式传递或存储数据。他们还可能使用应用软件来传输机构以外的信息，或者用私人设备对已有网络做调整，这些也会造成安保威胁。外部威胁会通过从合法用户处获得密码或身份（"钓鱼式"攻击），或者通过引入降低计算机功能以勒索支付的应用软件（"勒索软件"攻击），来对信息进行不当的访问（"黑客"）。

控制对计算机资源访问的模式是用户和账户。每个使用计算机的人都被视为一个用户。用户能被识别和匹配至真实世界中的人。用户可能属于拥有共同属性的一个群体。提前应设计好哪些资源能被哪些用户或用户群体获取。用户群体（例如麻醉医务人员）将能访问特殊的一些资源（例如麻醉政策的文件），但每名用户可能还能根据他们的个体参数访问其他的资源（例如，麻醉医生个人对其私人文件拥有完全的访问权）。用户群体具备同样的功能角色，对某一类资源拥有优先权，这被称为"基于角色的安全性"。优先权一旦变更，会影响到群体中的每个用户。

用户应当能让他们自己被识别，通常需要结合用户名和密码，密码应当只有用户和计算机系统知道。

但现在其他一些认证的方法，例如生物识别信息（指纹、虹膜扫描、面部扫描）或物理访问令牌（如身份胸卡）也很常用。密码政策要求其复杂性必须达到某一程度（最短长度、混合字母与数字，或特殊字符），设定失效时限，并且避免密码的重复使用，这些政策使得密码更难被陌生用户猜出来，也降低了从外部获得或使用这一密码的风险。但是，增强复杂性或增加变更密码的频率也会给用户带来额外的负担，以致他们不愿意接受，也就不能降低风险。

机构还可以选用"双重认证"方法，这一方法可以总结为需要"你知道的和你拥有的"两种东西才能访问计算机系统。密码组成了这一概念的第一部分，因为只有用户知道密码。物理令牌代码发生装置（产生可预计的响应，这一响应信息需伴随密码一同输入）或交互系统（通过智能手机应用或电话来认证）等设备组成了这一概念的第二部分。因此，假若某人要假扮某位用户，他们需要同时有密码（可能在用户不知情的情况下获取）和物理设备（用户更有可能察觉这些设备的丢失）。这使得远程访问的可能性更小，因为世界另一头的外部用户可能获得或猜出密码，但不太可能拿到访问所需的令牌或智能手机。

物理安保是信息安保不可或缺的部分。确保未授权的人员对计算机硬件没有物理访问途径，或者对连接至计算机硬件的方式无法进行访问，这一点非常重要。要实现这一点，可以通过物理措施（如锁房间、关门、谨防计算机硬件被移动的设备等），或者安排好放置存有需控制访问的信息的计算机的场所（避免未获授权的人员在公共区域计算机上进行访问）。

但是，如前文所指，这些限制都要与计算机用户对计算机设备可用性和便携性的更高的需求，以及在临床互动交流时医务人员能够获得信息这一需求相平衡。

因此，确保无线连接和互联网传递的数据的安全访问很有必要。一种方法是确保信息在传输时不可见。这是由一组称为加密的处理流程来实现的。加密是将信息从原来的可访问的状态转换为不可访问，如果不使用另一条信息（密钥）就无法读取其含义。

如果有密钥，加密文本的互相转换相对较简单，但如果不知道密钥的话就不可行。加密过程基于包含了极大数字相乘的数学过程，这一过程可产生许多不同因素的可能组合，这些组合的最终结果一致。因此，以现在的技术，想要通过尝试所有可能方案来解密基本是不可能的。

对机构的外部威胁包括外部组织尝试访问只能内部使用的服务或应用软件。因为医疗机构必须与互联网连接才能实现众多信息交换功能，所以他们的数据可能被世界上每一台连接互联网的设备获取。"防火墙"用于确保只有与外部世界的合法交易和互动才能进入内部医院网络。这些硬件和软件工具（统称为防火墙）阻止了机构外向内部计算机系统的非授权连接。防火墙还能限制内部网络系统向外的网络传输的类型。例如，它可以限制通常用以分享文件的网络传输。

为了允许合法的外部访问，机构会允许建立虚拟专用网络（virtual private networks，VPN）。在合适的授权和认证后，VPN 为外部互联网连接计算机向机构内网的信息传递建立了加密的途径。这允许外部计算机能像物理连接到内网一样运行，并能访问特定软件或分享文件等资源。这额外增加了连接的访问安保层次，确保信息沟通得到保护。医疗机构可能需要使用 VPN 来访问机构网络以外的电子病历。

医疗数据交换标准

尽管有时不明显，但电子病历通常是复杂性不一的多个计算机系统和设备的混合体。这些系统按照统一的标准、语言和程序交换数据。

常见的连接包括监护设备，这些设备将测量的参数自动传输至电子记录表格，还包括输注泵（记录程序化设置）、实验室设备（血气机、细胞计数仪、生化分析仪、床旁检测设备），或者管理患者入院、身份识别、床位占用［入院、出院、转运（ADT）系统］的系统。所有这些设备和系统都需要通过某种方式与电子病历相沟通（图 4.2）。尽管在某些情况下，可能使用专有的标准来进行系统间的交流，但在整个单位进行管理很快就会变得很难。因此目前已建立了一系列常用标准，以便于医疗信息的交流。

健康等级 -7（health level-7，HL7）标准最初发展于 20 世纪 80 年代后期，现在仍然在医疗信息交换中被广泛应用。HL7 允许数据以标准的形式在设备和临床系统间进行传输。信息能够被鉴定为属于某一患者，并能被组织为不同的信息形式，显示为实验室结果、监护数据和账单信息。它还使得接收系统能进行某种行为，例如更新之前获得的数据。HL7 标准和之后衍生的一系列标准使得临床文件的交换能以有序的可识别的方式进行，这些标准支持着信息在不同的临床系统间进行交流。但这一标准基于同一单位不同软件应用系统间的数据交换，没有考虑在众多医疗机构间分享资源的远程互联网连接设备的不断增长。

这一新的模式促成了快速医疗互操作性资源（Fast Health Interoperability Resources，FHIR）的发展。这一沟通标准与现代互联网应用程序经由向中央资源

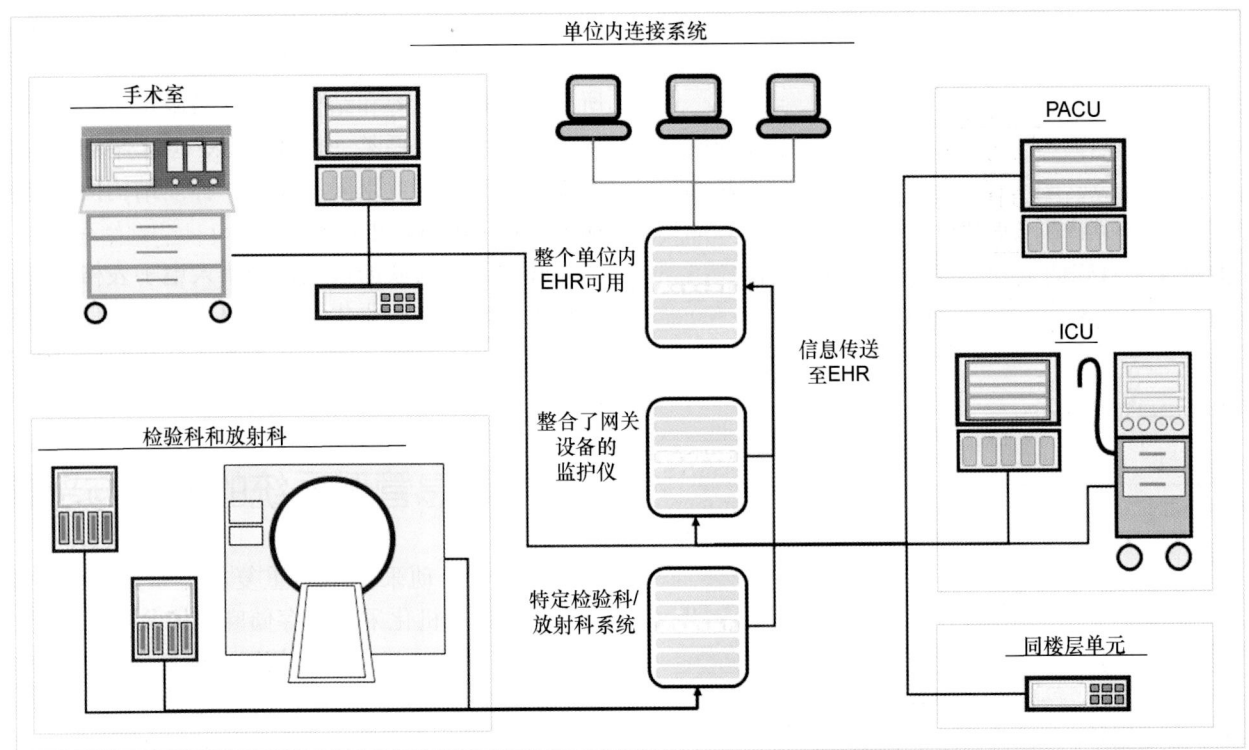

图 4.2　单位内各种连接设备提供的信息流入电子病历（EHR）。有些部门还配备 EHR 可交互的特殊软件来满足其特殊需求，例如，放射科会使用图像采集和沟通系统，而且报告可与原始 CT 扫描图像关联。通过使用网关接口设备，同样网络的监测数据做到了相互可用

发送简单标准化的请求来进行数据交换的方式类似。FHIR 让不同类型的软件更易于整合，也让由于移动设备不断增长而必要的安全特征得以整合。这一标准是为了促成数据的交换，不管它是一项单独的生命体征，还是从纸质表格里扫描的文件。

电子数据交换的规则

美国 1996 年通过了《健康保险便携性与可问责性法案》（Health Insurance Portability and Accountability Act，HIPAA），为健康信息及其存储和传输的过程建立了通用的管理架构，并建立了对不遵从这些规则的相关问题进行调查的职能。

有四项主要的规则：HIPAA 隐私规则、安保规则、执行规则和违约通知规则。每项更新都是复杂的规则文件，需要对其在特定情况下的应用和相关性做出专业建议。

HIPAA 隐私规则详细列出了个人可识别健康信息在哪些情况下可供使用和披露，这些信息被称为"受保护的健康信息"（protected health information，PHI）。表 4.1 列出了 PHI 的识别信息。隐私规则还定义了其所覆盖的医疗服务机构。通过制定业务相关协议，它对与医疗服务机构之外的业务伙伴合作时应当遵从的

程序也进行了定义。它进一步建立了有限数据集的概念，即一系列可识别医疗信息，这些信息完全没有直接的标识，可出于研究目的、医疗操作和公共卫生原因被有些实体分享。其应用由"数据使用协议"管控。

HIPAA 安保规则专门应用于电子 PHI（e-PHI）。该规则要求机构生成、接收、维护或传输的 e-PHI 都应注意私密性，并应确保信息完整性和可及性。此外，该规则要求对数据安保的威胁应进行监控，并采取措施减轻这些威胁。这包括对计算机系统进行审查，以确保没有未经授权的访问。其包括了物理的、技术的、程序性的以及管理性的措施，应采用这些措施来促进对安保规则的遵从。一般来说，规则并不会限定哪些计算机资源可被使用，而是限定对它们进行核查的标准。

HIPAA 执行规则建立了一套程序，当违反隐私规则时，对其进行调查并执行处罚。医疗与人类服务（Health and Human Services，HHS）部公民权利办公室（Office of Civil Rights，OCR）负责接收和调查此类投诉。若发生了犯罪性质的违约，则该投诉将被转至司法部。若不遵从相关法规，惩罚措施包括巨额的罚款，有犯罪行为者将入狱。

HIPAA 违约通知规则定义了什么是 PHI 数据安保违约，并规定所列出的机构有义务向 OCR 报告所发

表 4.1 使患者能被识别的数据元素
HIPAA 标识符
姓名
所有州以下的地理分区，包括街道地址、市、县、区、邮编
与个人直接相关的所有日期信息（除了年）。年龄大于 89 岁者所有日期信息（包括年）
电话号码
车辆识别码和序列号，包括车牌号
传真号
设备识别码和序列号
电子邮箱
网络通用资源定位器（Universal Resource Locators，URL）
社会保险号码
互联网协议（Internet Protocol，IP）地址
病历号
生物信息识别码，包括指纹和虹膜印纹
健康计划受益人号码
全面部照片和类似影像
账户号码
任何其他独特的识别码、特征或代码
证书/执照号码

HIPAA，《健康保险便携性与可问责性法案》。
Adapted from https://www.hhs.gov/hipaa/for-professionals/privacy/specialtopics/de-identification/index.html. Accessed March 3，2019.

现的 PHI 违约情况。报告的时限依违约所涉及的人数是在 500 人以上还是以下而不同。还须通知受影响的个人，根据所波及人数可能还须通报媒体。

麻醉中所涉及医疗信息的性质

在麻醉诊疗的实施中，收集的很多信息都是常发生的成体系的数据。也就是说，遇到的很多信息都能被归入一些组。这些信息在麻醉中常常出现。信息本身常常能被限制在一小群选项中，例如气道评估中的信息。

这一特性适用于术前诊疗阶段（如气道评估的 Mallampati 分级）和术中采集到的信息（如心率和收缩压）。此外，术中诊疗阶段的信息特点是按预定的间隔自动测量所获得的重复信息（例如每 3 min 测量无创血压）。

麻醉管理中收集的大部分数据都是成体系的，数量有限，且按计划重复获得。但是，监护仪、麻醉机和医疗泵上连续生成和采集的数据其数量也是巨大

的。麻醉医疗中一分钟的参数就可以多达 50 多个。

这一点和其他的医疗专业可能不一样，其他专业所采集的信息内容和结构不太容易限定。初级医疗访视的记录可能遵循某一标准格式，但采集的参数数量则难以事先设定或是限制在某一标准结构内，可能要记录的事项的范围也很宽泛。

麻醉产生的数据很适合采集入电子表格系统。现在有很多成熟的商业化系统可以完成这一任务。这些系统通常并不是独立的，在下一部分我们将讨论它们是如何整合的。

麻醉信息管理系统的发展与部署

从适合自动采集不断重复的海量数据这一点来说，使用计算机化采集和存储麻醉记录的概念已经不新了。1934 年 McKesson 介绍了一种整合了生命体征数据记录仪的早期形态的监护仪（图 4.3）[1]。早期的先驱系统包括 Duke 自动监护设备（DAME）系统，还有其更为成功的衍生品，microDAME，后者将内部监护平台与网络结构整合，用以中央数据记录[2]。整合语音识别的麻醉记录保存系统（Anesthesia Record Keeper Integrating Voice Recognition，ARKIVE）在 1982 年由 Diatek 商业化，它包含了语音和触屏交互界面[3-4]。随着时间变化，开始出现其他一些系统，从"麻醉记录保存"（anesthesia record keeping，ARK）系统到"麻

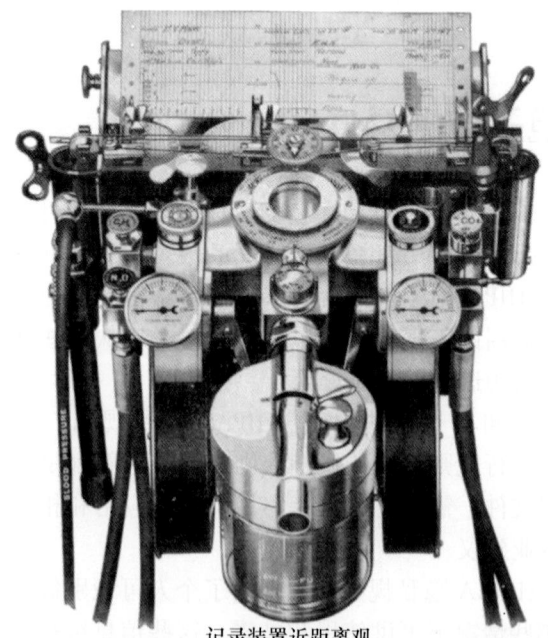

记录装置近距离观

图 4.3　McKesson 生理指标和气体混合自动记录装置，1934 年（From McKesson EI. The technique of recording the effects of gas-oxygen mixtures, pressures, rebreathing and carbon-dioxide, with a summary of the effects. Anesth-Analg. 1934; 13 [1]: 1-7 ["Apparatus" Page 2]）

醉信息管理系统"（anesthesia information management systems，AIMS），其所覆盖的参数范围和与其他系统的整合也在不断发展。

尽管有很多商用系统陆续出现，但 AIMS 在 21 世纪初使用并不多。调查表明，到 2007 年，在大学医学中心其应用只有大概 10%，到 2014 年末就已经升到了近 75%。到 2020 年估计其占有率将达到所有医学中心的 84%[5-7]。在美国，联邦政府财政计划，包括《2009 美国复苏与再投资法案》都支持实施电子病历系统，该法案向每家医院支持近 1100 万美元来推动其应用健康信息技术[8]。

健康信息技术使得麻醉记录进一步与其他临床系统整合在一起。美国麻醉科医师协会发布了对麻醉诊疗记录的声明[9]。这些系统可以满足临床文件记录的需求，但这些系统更有价值的潜力在于能与更广阔的医院环境整合，而且能促进数据的二次利用。

麻醉信息管理系统的结构

成熟的 AIMS 必须能够：①记录麻醉的各个方面［术前、术中、麻醉恢复室（postanesthesia care unit，PACU）］；②必须自动采集监护平台和麻醉机生成的高保真生理数据；③必须能让麻醉人员记录实施麻醉中观察到的情况。这三项要求让我们能清晰地定义 AIMS 的架构。

第一项要求是在一个病例的多个阶段都能获得同一患者的记录，这需要使用基于计算机网络的系统，计算机记录保存在中央服务器上，由多个用户进行访问。这一性能要求在每个患者医疗的区域具备计算机工作站，以便记录。计算机在临床互动期间必须能被访问，但访问不会干扰这一互动，这同时涉及人体工程学和行为学的议题。在手术室，在临床诊疗时应当能直接访问计算机系统，以便麻醉医生无需从患者身边或诊疗区域离开就可以同时完成记录。许多部署方案通过在麻醉工作站和监护设备一起安装一台计算机来达到这一目的。因为计算机硬件放置于临床环境中，它们可能被病原体污染，因此能按照感控政策对其进行清洁很重要[10-11]。

第二项要求是自动采集手术室监护仪和麻醉设备的数据，这是通过计算机硬件和血流动力学监护仪、麻醉机，以及其他连接患者的设备（输注泵或呼吸机）间的交互设备完成的，见表 4.2。在大多数 AIMS 的部署中，这一交互是在中心进行的，生理监护仪和中央计算机通过网关设备来主导 AIMS 的数据沟通。一般来说，交互要使用标准化的数据格式，例如之前

表 4.2　麻醉记录中自动采集自不同来源的常用参数示例

采集自主要生理参数监护仪

动脉血压（收缩压、舒张压、平均动脉压）

心指数

心输出量

中心静脉压

呼气末 CO_2（$ETCO_2$）

心率（心电图监测和 SpO_2）

颅内压（ICP）

无创血压（收缩压、舒张压、平均压）

肺动脉压（收缩压、舒张压、平均压）

脉压变异度（PPV）和收缩压变异度（SPV）

外周血氧饱和度（SpO_2）

ST 段分析

外周血管阻力

体温（全身）

采集自独立的设备（有些主要生理参数监护仪可能也有）

加速度监测仪的值

脑氧饱和度计（NIRS）

连续心输出量监护仪

意识水平监测仪

混合静脉血氧饱和度（SvO_2）

采集自麻醉工作站

吸入氧分数（FiO_2）

新鲜气流：氧气、空气、氧化亚氮

挥发性麻醉剂（吸入和呼出气浓度）

每分通气量

氧化亚氮（吸入和呼出气浓度）

氧气（吸入和呼出气浓度）

吸气峰压（PIP）

呼气末正压（PEEP）

呼吸频率（呼吸机和 $ETCO_2$）

潮气量

通气模式

所述的不同厂商和研发者的设备和软件方法的转换沟通。用计算机网络来进行这些设备的交互需要特定的硬件和额外的花费。但是，这一交互实现了监护仪和麻醉机数据的自动采集，将临床医务人员从记录数据的工作中解放了出来。考虑到费用和实施可能遇到的问题，有的资源较少单位的 AIMS（例如诊室麻醉区

域）可能会选择不设置数据接口装置。

　　理论上，所有电子生成的数据都可以被记录在
AIMS 中。因此，麻醉科医师必须确定系统中应该包
含多少数据。尽管有些监测数据是以一定的规定频率
获得，比如每 3 min 进行一次无创血压测量，但是大
多数参数是从连续的数据源中采样而来。在手术室
中，脉搏血氧仪不是从分散的时间段中所检查到的单
一参数，而是连续的数据源。连续的数据源［如心电
图（ECG）、脉搏血氧仪、有创血压或呼气末二氧化
碳（ETCO$_2$）］被转化为能以较低数据强度记录的措
施，这一过程被称为采样。通过对心电图描记进行采
样和解读，可报告心率和 ST 段分析结果。虽然从技
术上来说可以用电子形式记录连续的数据源用以将来
审查，但生成的数据流很难呈现、存档和检查，所以
这并不实际。因此，对于连续的数据源，通常需要按
设定的频率来采样以便完成报告。

　　第三项要求是 AIMS 允许用户对自动收集的数据
进行注释（例如用药、对所做手术的描述、对重要临
床事件的注释、对是否合规的证明）。由于不同的麻
醉状况彼此相似，可以预定义一些图表元素来简化这
些记录任务，并减少非结构化和"随意文本"条目的
使用。由于病例之间可能存在相似性，许多系统使用
结构化的模板（有时称为"脚本""模板"或"宏"），
使麻醉科医师能更容易地访问特定病例类型所需的表
单组件（图 4.4）。例如，心脏麻醉模板上会突出显示
与体外循环有关的表单元素，并让其易于选择。每个
安装站点中这些表单元素和模板往往是个性化定制的，
因此便于记录该站点特有的医疗实践或手术信息。

　　虽然根据上述三项 AIMS 要求我们知道了如何去
构建 AIMS 系统，但是这些仅是最低要求。只提供这
些需求的 AIMS 其价值不高。AIMS 的主要优势源于
它们与其他临床系统和医疗过程的整合，这将在接下
来的部分中讨论。

麻醉信息管理系统的优点

　　向 AIMS 转变是临床记录质量的关键改进。取消
生理参数的手动记录不会降低麻醉科医师对临床情况
的警惕性，而且可能使麻醉科医师腾出时间去执行其
他任务[12-15]。AIMS 还建立了独立的、无偏倚的监测
和机器数据的记录。最后，手写记录单常常存在易读
性问题，这可以通过使用电子记录来解决。

　　早期的研究对比了手写记录单的血压值和自动采
集记录的血压值。在手术室研究中，与自动采集的值相
比，手写记录单上的血压记录最高收缩压较低，而最低

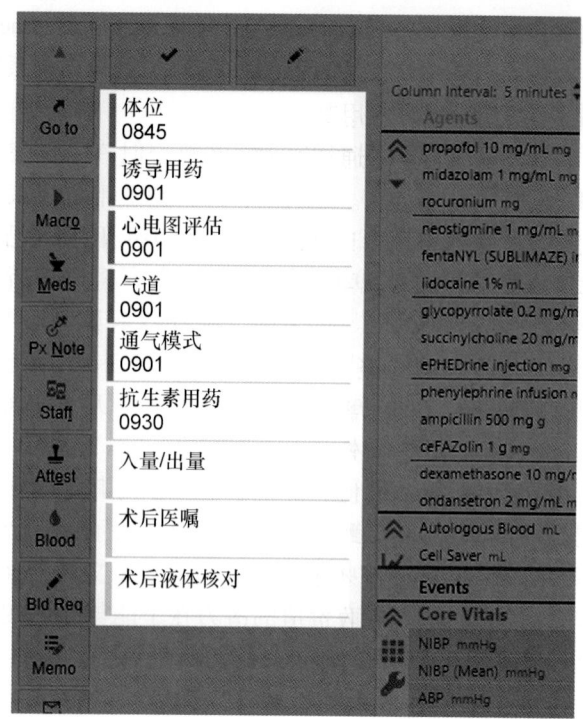

图 4.4　为病例预先设好的记录表单内容。这是内置在 EPIC
电子病历麻醉记录（EPIC Systems，Verona，WI）中的被动决
策支持的一个例子。通过宏（高亮显示）提示用户完成下一
个文档要素。"抗生素用药"就像一个备忘录，提醒麻醉科医
师：这可能是治疗进程的下一步（Image：© 2018 Epic System
Corporation. Used with Permission.）

舒张压较高[16-18]。这种差异被称为手写记录单的"抹平
效应"，并且可能导致临床有意义的数据的丢失[16, 19]。
随后的一项研究表明，在高工作强度期间（如诱导、
苏醒和重要的临床事件），手写记录单中的错误会集
中出现[20-21]。

　　虽然与手写记录单相比，AMIS 记录单记录的生
理参数文件更加完整，但其他的数据元素可能仍不完
整[22-23]。随着 AMIS 部署的成熟，不同医师的记录质量
也明显不同，并且重要的临床部分常常记录不完整，尤
其是需要自己输入文字来完成记录的时候[24]。与在高
工作强度期间记录容易不准确这一点相似，AIMS 中
用药的记录也容易不完整或是被忽略[25]。AIMS 支持
一定程度的定制，包括指定某些数据元素在完成病例
前必须强制执行，但是在做出决定添加更多的强制元
素的时候，必须权衡医师是否会随意输入数据（"点
击通过"）或令医师产生挫败感，这两者都有违改进
数据质量的目标[26]。很明显，对默认值或所需数据
元素进行系统设计和决策，显著影响着所创建的记录
质量。

　　有一种方法可以解决记录要求过于繁重的问题，
那就是根据不同的临床情况记录其所需要的元素——
例如，在涉及气管内导管的情况下，需要记录双侧呼

吸音，但喉罩通气者不需要[26]。

此外，为了提高对记录个别高优先级的数据元素的依从性，还可以采用其他策略。采用文本式提醒信息或步骤信息来实时通知医务人员，已被证实可以增加记录的完整性[27-28]。通过仪表盘、电子邮件反馈或者信息性活动的非实时反馈可以促进 AIMS 数据的记录，从而改进数据元素的完成[29]。这些效应可能持续到干预期之后[27, 29]。

与收费程序的整合使得系统能自动获取麻醉收费所需的必要病例元素，例如，诊疗开始和结束的时间、提供麻醉诊疗的外科手术的细节、麻醉诊疗的性质、任何单独收费的操作以及相关的医师。这些信息可以通过报告功能提取并与患者身份整合。与需要人工审阅的纸质记录副本的解决方案相比，基于 AIMS 的工作流程整体效率收益更高，尽管有些设计不幸地将管理任务重新分配给了一线医护人员。通过使用 AIMS，可能改进收费所需的数据元素的获取，改进记录以支持麻醉操作的收费，并且在临床诊疗的同时进行收费，从而使流程更快[27-28, 30-31]。

AIMS 系统的优点之一是可以在整个组织内实时检查麻醉科医师的"共行性"。在美国，当提供麻醉诊疗时，"手术间内"的麻醉科医师必须全程亲自在场。这通常由"登录"和"退出"文档来记录。手术间内的麻醉科医师由上级医生指导，该上级医生可同时指导的最大手术间数量是根据机构或付费方政策规定的。AIMS 系统可以在登录时核查手术间内麻醉医生有没有在一个以上的手术间进行记录，或者上级医生指导的手术间数量有没有超过规定。在登录时核查可以确保不会因记录错误而违反这些标准，并防止收费被拖延。在某些收费情况下，违反共行性规则可能导致在收费时的诉求被拒。

提供可被多个用户同时访问的麻醉记录有助于负责指导的麻醉科医师远程监督手术间内麻醉科医师的诊疗。每个诊疗点提供的患者诊疗的可见性增加，使指导者能更好地了解每个病例的治疗过程，并且为指导者提供了更多关于管理决策的指导。手术室管理者也可以从类似的角度受益，并且可以根据记录的诊疗来决定资源利用。

麻醉诊疗信息和手术室信息系统的整合

因为要持续获得关于诊疗地点、病例、患者、人员配置和病例进展的信息，很自然地会将麻醉信息系统和手术室管理系统整合起来。这些系统被用以手术室病例安排和人员、用品的调配。

手术室是有限的资源，有一定数量的可用的房间，这些房间有一定数量的可用的人员，这些人员有特定经验和专业知识。由于这些因素，在任何手术开始之前，手术室都已经产生了高昂的费用。有效地分配和利用这些资源与医院的经济效益密切相关。

开展每台手术都需要对手术空间、人员和设备进行分配，特定的病例有特定的分配。因此，以集中的方式来协调很有意义。手术室管理系统是为完成管理资源分配任务而设计的。这些系统使得资源分配既常态[例如，12 号手术室在周一专门用于胸部手术病例（区块计划）]又特定（例如，在 8 月 20 日上午 11 点到下午 1 点，John Smith 正在接受 Jones 医生开展的右肺上叶切除术），并进一步分配人员和设备到这台手术（手术排班）。通过利用过去的手术时长来预估未来的时间需求（取决于术者和要做的手术），可以改进手术排班。

在安排某位术者将实施的手术时，可以根据预期的需求和术者偏好生成所需设备 / 仪器的特定列表。供应团队可以使用"外科医生偏好卡"的"病例选择表"来备好必要的设备，并能预计术中还可能需要哪些设备。

手术室管理系统和 AIMS 的整合为病例和手术提供了表单功能。此外，这些系统之间的沟通还创建出了共同的表单项，例如手术阶段（麻醉、手术开始、手术完成等），这有助于了解日常管理中手术室环境的使用并明确长期的趋势。鉴于手术室高昂的固定费用，通过分析从这些系统获得的关于手术时间变化、顺序安排的手术之间的"周转时间"，以及麻醉相关时间变化的影响的信息，已经有大量文献发表[32-37]。

最近的一个趋势是将 AIMS、手术室管理系统同更大范围的医院或者单位的电子病历相整合。这是通过开发专门的模块来实现的，这些模块解释了在手术室环境和住院楼层 / 病房单元之间工作流程的差异。这些系统一方面补充了常见的患者信息，例如患者身份、人口统计、注册和位置，另一方面增加了前述的特定信息。此外，这使得围术期医师在一个计算机系统中就可以获得医疗文件、检验和其他诊断结果。

与其他的院内区域相比，手术室工作流程一个更大的不同是用药记录过程。当使用住院电子病历时，医师从计算机输入医嘱来完成常规给药。当药房确认医嘱后，药品由床边护士送到合适的病房给患者服用。在手术室环境中，给药决策、从预先储存有药品的推车中选择药品以及使用药品都由麻醉科医师处理。这缩短了从医师决策到患者用药之间的时间。因此，记录需要反映的是现在所提供的诊疗，而不是以后将要提供的诊疗（如计划给药）。考虑到用药很多，从推车取药和用药之间间隔时间短，理想的记录系统不应该繁琐，并允许快速输入。

由于手术室用药和记录的这些特点，住院电子病历的很多功能都不可用：用药前会通过特定顺序识别患者身份和药物信息（通常在用药时扫描药瓶和患者的条码），这一功能不再使用，因为用药往往是回溯性记录的，对患者的身份确认往往只在麻醉开始前进行一次。此外，由于采取回溯性记录，自动的用药界面、药品剂量和过敏原核查在围术期给药情况下可能不起作用。因为麻醉诊疗的记录与大多数医疗界面的记录大不相同，在开发交互模式和创建文档时，必须考虑到工作流程的差异。

虽然在手术室中大多数药物作用时间较短，但是在一些重要的病例中，手术室中的给药的影响会超出手术时长。例如神经肌肉阻滞剂、长效阿片类药物、长效局部麻醉药和抗生素用药可能会引起重要的药物相互作用，远远超过手术时长或者需要调整术后诊疗。因此，必须向负责术后诊疗的医务人员提供相关的给药信息。使用独立的 AIMS 可能导致这些重要用药信息的沟通失败。独立系统和单位的电子病历之间的接口允许交流这些信息，但是这会增加开发、维护和部署的负担。类似地，手术室中对困难气道管理的记录其影响也超出了手术室范围，因为在重症监护室或者后续的诊疗中患者可能需要紧急气道处置；在围术期收集的信息可能对许多其他的医务人员有着持久的价值。

决策支持工具的开发

AIMS 和单位的电子病历最激动人心的价值之一是它们有能力通过改进医务人员的决策来改进患者诊疗[38]。虽然医疗决策必须由负责的医务人员提供，但是可以通过提供支持特定实践模式的默认选项、根据诊疗类型来建议可能合适的选项（见图4.4）、提供关于重要更新趋势或结果的额外通知，以及提供根据多条信息整合而来的警报来帮助决策。前两条是被动决策支持的例子，后两条是主动决策支持的例子。这些工具统称为决策支持，并且是围术期信息系统的一个重要组成部分[39]。

被动决策支持系统

考虑被动决策支持工具的时候应该从最简单的

到最复杂的。在最简单的围术期信息系统配置中，呈现给用户的对选择的决策（默认剂量、单位和范围的核查）可以作为用户选择时的提示，即所谓的锚定效应。这是一个被动决策支持的例子。随后应继续关注选择决策和使用者的实际实践是否一致，以确保提供的默认选项的确是该医疗单位的常用用法[40]。

麻醉诊疗记录系统的典型方法是根据手术、应用的麻醉技术和诊疗地点等将临床诊疗的各方面记录整合起来。例如，脊椎麻醉的病例模板不要求记录气管内插管技术，因为这两者不总是相关。这些构成了给医务人员所提供的决策提示的基础。例如，在心脏手术中，在记录完全体外循环后，立即会有与停止机械通气有关的表单内容出现。这可以提示医务人员去实施此任务。这些提示的复杂程度取决于系统在安装和配置时花费的构建时间。

改进记录的一个特征是应用一些在完成病例记录前必须完成的强制性记录元素。应该规定哪些记录元素是强制性的。即使是最通用的文档元素也可能有例外，强制完成或输入这些项目可能会破坏临床文档完整度的可靠性。

主动决策支持系统

在术中领域，已开发出一些更复杂的决策支持方法（彩图4.5）。这些决策支持工具持续评估医疗记录的输入信息，并向用户提供反馈。这些工具可能与电子病历分离，但可以访问由电子病历软件记录的信息。这些工具能提醒医务人员注意可能被忽略或者需要解决的诊疗方面。这可以指导用户重新评估患者状态（如果发现血压监测有差异），或者考虑额外的干预措施（提示治疗超高血糖），或转变管理策略（例如，加大潮气量）[41-46]。

为了发挥作用，这些更复杂的决策支持形式围绕一个通用的体系结构而设计。它们与电子病历的临床记录功能并行运行。它们可内置在电子病历中（图4.6），或者作为一个独立的软件与电子病历一起运行。无论软件运行的细节如何，最好将这些系统的构建视为组件[39]。除了获取传入设备数据和允许医务人员手工记录的模块外，还添加了三个附加模块。

第一个模块是一个组件，它允许用户定义一系列规则来评估传入信息。这些规则应定义其适用的人群（即在医院主手术室接受手术的18岁以上患者）、规则的细节（即确定血糖值是否大于300 mg/dl），和建议的行动（即通过文本信息通知医务人员此发现，或者在电子病历软件中显示弹窗）。第二个组件是监视

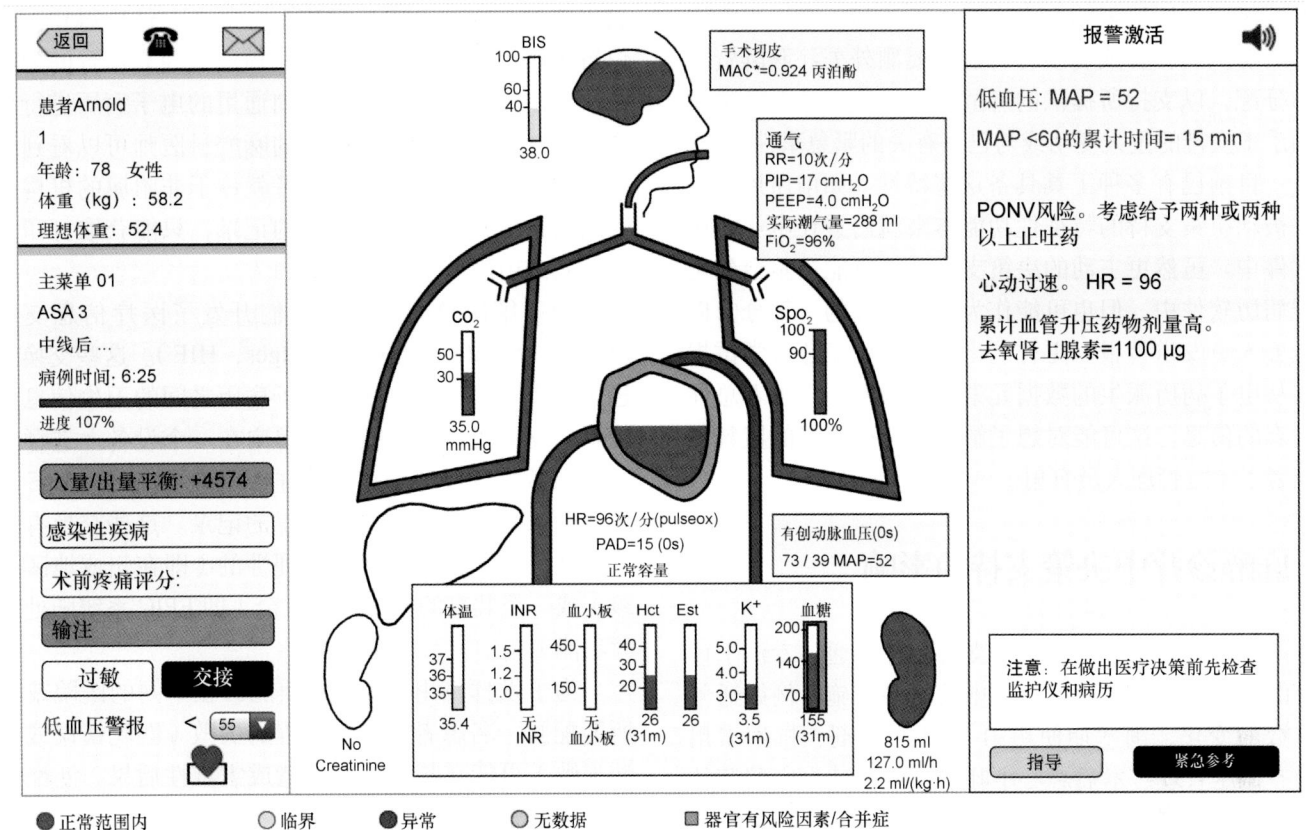

彩图 4.5　Alterwatch OR（Alterwatch，Ann Arbor，MI）多参数决策支持系统，显示了麻醉下患者的生理状态。它整合了生理监护仪和电子病历元素。根据预先指定的规则，它会提示医务人员考虑某特定操作或者给出指示患者状态的额外标记。* 表示计算所得的吸入药物、丙泊酚和右美托咪定注射液的累积 MAC 值

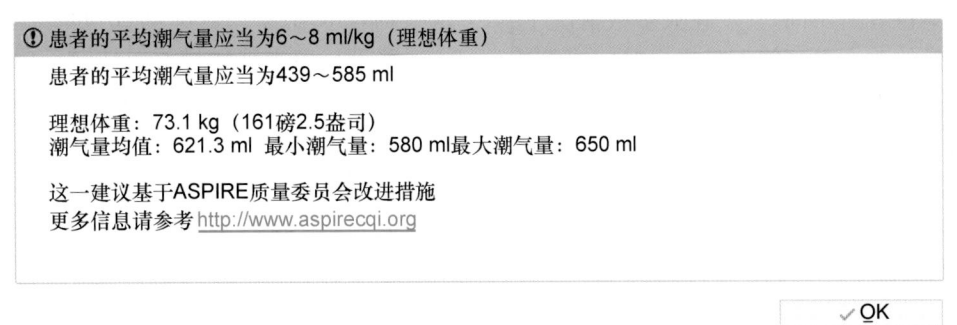

图 4.6　**一个主动决策支持的范例**。屏幕上给予医务人员提示，建议其考虑潮气量，根据给出的信息，医务人员可以对其临床实践进行调整。平均测量值超过预定义阈值将触发警报（Image：© 2018 Epic System Corporation. Used with Permission）

程序，利用最新的检验结果、表单元素、监护仪或设备数据，根据规则重复评估患者状态。此程序决定了何时触发规则。最后一个组件是通知模块，是与用户交互的方法。这可能内置在电子病历中（所关注患者病历前的弹出信息），独立于电子病历（在麻醉工作站运行的专用软件中显示关于患者状态的通知），或者可以使用一种完全独立的通信方式，例如短信传呼、短信息，甚至打电话。

根据临床情境校准警报非常重要，而且应考虑到数据采集和通知所需的前导时间。若电子病历每分钟更新监护仪信息，则该规则要求有重复的数值（以确

保非人为），并且输出系统有 1 min 的延迟时间，这限制了最适合通过该系统处理的临床事件的种类。每秒的变化（如氧饱和度变化）很难在有指令时间延迟的系统间进行转换[47]。因此，在设计决策支持系统时，应当锚定正确的事件，并认识到极端或快速发生的事件可能最好通过其他通知系统处理，或嵌入床旁监护仪。

另一个关键考虑是谁是临床决策支持警报的预期受者。在美国的医疗环境中，有的医务人员可能既负责麻醉区域内又负责区域外的麻醉诊疗。对于手术间中的医务人员的警报可能重点在于支持临床决策和选择，而那些针对监督者的警报最好重点在于确保监督

者始终掌握所监督的手术间病例的当前状态。手术室中的麻醉监督者或者主管可能还要额外关注麻醉资源的分配，以支持所提供的麻醉诊疗；他们还要负责通知手术安排的重大变动或与己方有关的紧急事件。

目前已有多种工具具备这些特性。如前所述，许多被动决策支持的特征性功能本来就内置在电子病历软件中。虽然更主动的决策支持系统可能被整合到电子病历软件中，但也可能作为独立软件的一部分，向医务人员发送警报。更智能化的工具可能还会尝试提供从电子病历派生的数据元素中提取的关于患者总体状态的信息。这可能对想了解诊疗过程概况的监督者或者手术室管理人员有用。

麻醉诊疗中决策支持的影响

对麻醉诊疗中临床决策支持的评估通常专注于诊疗的具体方面，一般是过程中的某些措施，例如通气参数的变化、围术期使用 β 受体阻滞剂、抗生素用药、血压管理、术后恶心呕吐的预防和减少麻醉药的使用（通过减少新鲜气流量）[44, 48-58]。临床决策支持和相关患者预后之间还没有建立关系。在糖尿病患者的围术期血糖管理领域，围术期决策支持工具已经能够说明在单中心研究中，随着围术期血糖控制的改善，手术部位感染也有所不同[59]。在大多数情况下，患者预后的可测量的改变很可能不是来自某一决策规则的使用。因此，患者预后更有可能影响的是整个系统，包含了决策支持的多个因素，而这种多参数决策支持尚未得到广泛应用或研究。有一项单中心的研究表明，采用多参数围术期决策支持系统有助于降低住院费用，从而节约资源[45]。

与单位的电子病历的整合

AIMS 和单位电子病历可提供大量信息供利用，因此在许多机构，这些系统会被整合成一个单一的系统。值得注意的是，这增加了电子病历的复杂性。若手术室或麻醉信息系统是由麻醉科或者外科来支持和维护的，如果要整合入单位的电子病历，需要将支持和维护权转给医院或机构。这可能降低这些系统的可定制性，想要变更或调整的话，需要由职责范围更广、要先处理优先事项的小组来处理。

电子病历的一个新特性是跨机构不同电子病历平台数据的传输，这是电子病历最初预计的用处之一。通常每个机构都会维护一个该机构特有的电子病历。随着较小的医疗机构合并成更大的卫生系统，医务人员也置身于同一个电子病历系统之下。这使得在同一位置可进行更多医疗交互，在物理上独立位置的卫星诊所可以使用卫生系统范围内通用的电子病历进行记录，使在本部照看手术患者的麻醉科医师可以看到诊所那边的信息。然而，当患者就诊于非附属的机构或医院时，无法获得其他机构的记录，只能获取打印的纸质版或由患者手动传递。

为了解决这个问题，人们开发了医疗信息交换（healthcare information exchanges，HIE）。这些交换促进了多个不同医疗系统的电子病历之间的卫生信息的传输。交换可以是直接的：用户在一个设备上选择发送图像数据到另一个设备，并使用电子病历的 HIE 用户界面来发现可通过 HIE 获得的记录。这些交换有多种形式，但通常基于一个地理性的（即在州或地区一级）或一个共享的电子病历平台（即 EPIC 系统随处诊疗功能）。

为了发挥作用，HIE 必须能够在不同的医院或诊所匹配同一名患者。这一过程的失败（匹配错误或匹配失败）可能在临床治疗中造成灾难性后果。匹配必须考虑到每个医院使用的标识不同，病案号或注册号往往是每家机构特有的，所以不适合用以匹配。此外，由于其他原因分配的专有标识（如社保号）也可能不适合这项任务，因为它们的使用可能会随着时间推移而变化，并且其准确性可能不足以满足医疗所需。此外，由于社保号与包括财务记录在内的多个其他数据库相连，可能对患者隐私构成风险。

通常会使用标识的组合来确认患者身份。这一方法符合逻辑，在一定程度上平衡了不确定性，解决了先前提到的匹配失败和匹配错误的风险。然而，这仍然会导致患者标识的信息交换。可用加密方法来避免患者身份标识在信息交流中泄露。

在一些情况下，即使单纯告知有某个病历存在，也会造成信息泄露，给患者隐私带来风险，例如在专治某一疾病的诊所存有一份病历记录，就代表着可推断出某一特定诊断。将此问题最小化的一种方法是限制将患者从资源医疗系统连接到他们在另一系统中的记录。这种方法只允许用户访问另一家机构中"匹配的"患者的记录，而非让一个机构的用户自由搜索另一个机构的患者。通过限制主动的医患接触，可以对远程系统的访问进行进一步的控制。以上方法都在尽量平衡最大化的信息交流和患者隐私保护。

收费系统接口

医院服务的收费需要准确地获取在医疗中所使用

资源的信息，例如，在围术期单元、手术室和 PACU 停留的时间，或者用了某些手术用品和设备。这些是通过手术室管理系统记录的，并与管理手术供应、资源利用和手术排表等更广泛的程序有着关联。通过这种方式，收费、供应和使用系统中可以反复使用手术室临床治疗记录中的信息。多个用户都可访问中央电子病历系统，这使得临床、操作和管理方面可同步使用信息。这些用途的基础是所记录参数的自动导出。

在美国，麻醉诊疗的专业收费是根据所提供诊疗的时间和诊疗步骤而定的。特殊监测、特殊血管通路或者术后镇痛的疼痛管理可能需要额外的收费。收费所需的数据可以从电子病历中提取出来，例如，基本的病例信息，如麻醉时间、ASA 分级、麻醉科医师以及所做手术。报告可以在麻醉结束或者快要结束时进行，并允许病例迅速移交给收费人员做进一步处理。这可以加快收费过程，使其无需依赖纸质收费表或其他方式。通过短信传呼和电子邮件来提醒自动收费，有助于预防收费错误，减少等待完成记录才能收费的时间，并节约改错所费的时间，还能确保放置动脉管道者能及时收费和报销[28, 30, 60]。

麻醉信息系统实施存在的挑战

就像手术室必须在任何紧急情况下都可用一样，完成这些任务的围术期信息系统也必须很可靠。尽管在架构上电子病历存在大量冗余，但是在硬件和软件故障导致系统无法使用的情况下，或在计划的维护期间，备用程序必须是可用的。通常在这些计划或非计划的异常情况期间会转为基于纸质记录的系统。但必须有程序来确定之后如何处理"当机"期间所获取的记录。

由于这些系统的复杂性，可能某些部件的故障不会导致整个系统不可用。例如，如果监测平台和 AIMS 系统之间的连接失效，麻醉科医师可能不得不手动输入监测数据。重要的是必须意识到这一连接的失效。很不幸，手动数据输入不太可能达到自动收集信息的完整程度。这种情况可能导致的法律责任已经引起了关注[61]。

对于所有创建电子记录的情况都需要制订一个计划，以确保未来能够进行访问。美国各州对医疗记录的保留要求各不相同。这些记录通常在最近一次就诊后保存一段时间，成人患者甚至可长达 10 年。对于儿童患者，可保存至其成年，甚至可至其 30 岁。这些记录的保存时长可能会超过创建记录的软件的预期寿命。电子病历的操作者（包括围术期的操作者）需

要制订计划，以确保记录能按照法律要求进行存档、保留和保持可访问性。

即使有了最全面的电子病历，某些医疗的组成部分仍可能需要物理性的健康记录，例如知情同意书可能要纸质的，患者可能要写信给他们的医务人员，而且院外转入的患者会携带打印的或纸质的记录。如何保留和存档这些物理记录需要决定好。可能需要制作电子副本来存入电子记录内。

在某些情况下，围术期使用的系统和机构的其他系统是分开的，这时可能会打印纸质记录并将其放进患者的病案中。当一项纸质记录和一项电子记录同时存在于某机构时，需要决定以哪项为主。如果医务人员在麻醉诊疗结束时创建了一项纸质记录，但随后又更新了一项电子记录元素，那就需要有程序来确保这些更新能在纸质病案中也能同步实现，以保证以纸质记录为主。

此外，如果在围术期使用了不同的系统，可能会导致整个医疗团队间重要信息沟通的失败。如前所述的长效药物使用和气道管理挑战的例子中，独立系统中信息的不同类型（可能所需访问权限也不同）使得围术期与其他临床情况完全不同。这可能导致围术期出现事件的沟通失败，可能造成患者受伤害。

想要让信息系统覆盖所有做麻醉的地点可能是一项挑战。有很多地方麻醉诊疗是间断提供的。这些可能是"非手术室场所"。在这种情况下，给这些地方投资加入电子记录系统其经济考量可能被低估。在没有信息系统的地点就诊的病例可能需要传统的纸质表格。这会造成巨大的开销，因为需要维持业务流程来支持对这些地点的活动的记录，并确保其纸质记录能作为诊疗记录存档，而且可用于收费流程和质保审查。

采集数据的其他用途

电子病历数据的二次使用已变得很普遍，也是这些系统价值体现的重要部分。除了临床记录、操作和支持任务等主要目的外，电子病历中包含的信息还可用于质量的评估和研究目的。

用于医学研究

AIMS 的迅速出现引发了对麻醉诊疗实践和预后的研究的激增。这种激增的出现是由于研究数据的获取变得更加容易。与同一患者群体的纸质记录相比，对电子病历数据库的查询实施更快，可查范围更广。

总体来说，这使得麻醉学领域的回顾性数据库研究迅速发展。不仅实现了罕见事件（如困难面罩通气合并困难插管，或椎管内麻醉后硬膜外血肿），也实现了更常见的围术期事件（如急性肾损伤）的风险因素的量化和识别[62-67]。

使用电子病历作为研究计划的数据来源在数据样本量规模上有优势，同时也可以将更多的风险因素纳入考虑范围。现在使用电子病历数据来进行数千例患者记录的观察性研究已经成为常规。鉴于现代麻醉实践中灾难性并发症或主要不良预后的发生率相对较低，极大的样本量对风险因素和患者预后发生率的量化是必要的。

尽管术中的并发症很少，但长期的手术并发症仍很常见。利用从整个医院记录中获得的信息来确定患者预后对围术期预后研究者非常重要，因为围术期并发症可能对患者预后有实质性的影响。

很明显，即使是最大的单中心研究结果也无法很好地推广到各家医院。临床实践在机构间和地理区域间存在明显不同。这推动了多中心研究的发展，而电子数据的交互也进一步促进了多中心研究。多中心围术期预后团队（Multicenter Perioperative Outcomes Group，MPOG）*就是这样一项工作的例子，它汇集了来自美国和欧洲超过 50 家机构的调查人员，这些研究人员已经收集、标准化和定义了超过 1000 万份围术期记录，用于研究和质量改进†。通过总结来自许多站点的数据，并尽量纳入不同的临床实践地点，这些工作都在向着建立更通用的知识体系而努力。

这项工作的挑战之一是概括的水平，通过概括可以将患者的临床状况总结为少数几个变量，以便将其纳入各种分析。例如，在研究术中低血压和术后预后的关系时，需要考虑如何建立一种低血压的评估方法，通过这种方法可以将多个小时的高密度血压信息总结为少数变量，以将其纳入研究。一台 3 h 的手术可能记录到 60 次或以上的无创血压值。为了将其纳入各种分析中，这些记录需要以一种在生物学上合理的方式加以总结。有许多方法可选，例如取所有收集到的血压平均值，或高于（或低于）绝对值［平均动脉压（MAP）< 65 mmHg］或相对阈值（与基础 MAP 相比下降 < 20%）的时间或患者比例。每种方法的输出值都不同，可能会改变结果和对结果的解读。对于所有自动收集的信息，应当在没有临床医生干预的情况下从监测平台传送到自动记录系统。考虑

到研究中可能包含的大量数据，关键是要在决策前预先制订一个明确的假设和方法（而不是决策后），以便评估具有统计学显著性或临床显著性的预后。

虽然目前为止大多数研究都是在回顾性观察研究的背景下进行的，但电子病历衍生的研究中出现了一个新的主题，就是在近实时（几日内）使用这些数据进行前瞻性干预试验。作为电子病历中创建的临床记录的副产品，这些研究会收集试验所需的很多信息。通过传统的研究管理软件，可以添加关于患者病程的额外信息。更新颖的方法还有嵌入式实用的临床试验，这种情况下医院或诊所可以通过合作模式来将他们对所有患者的管理标准化（例如，将某一类抗高血压药物作为没有慢性肾病的成年患者的常用首选用药），这些需要依靠患者随访的电子病历数据采集，甚至需要通过决策支持工具来给出"常用选择"（见第 89 章）[68]。

诊疗质量评估

关于诊疗质量和患者预后的信息可通过审查电子病历获取。传统的质量管理模式往往是由经过培训的摘录者应用标准化的质量指标审查医疗记录。尽管这些系统运行良好，但由于详细审查的耗时性和由此产生的人力成本，它们不能很好地拓展到大规模的临床工作中。人们对使用电子病历数据自动导出的诊疗质量信息产生了兴趣。经过精心设计，可使用来自电子病历的数据对诊疗流程（如适当的预防性抗生素用药）和预后评估（如手术部位感染）进行追踪。决策支持工具可用于维护质量评估和其所对应的临床实践的一致性。需要注意的是，要确保所推广的诊疗模式能带来良好的临床实践。

使用自动导出的评估，有可能在临床诊疗时向医务人员提供反馈。已建立了完善的自动数据提取和处理，医务人员群体通过使用电子邮件、医务人员和机构专用"仪表盘"报告工具以及实时短信警报（图 4.7）获得反馈[38, 49, 51]。很多人都在努力研发有效的工具，通过从个人站点向中央数据库提交数据，来使质量评估能够得到广泛部署[69]。通过此方法各站点可以不再需要建设、部署此类工具所需的技术架构（这对许多组织来说是个重大障碍）。然而，这可能不利于各站点所提供的评估的灵活性，并会造成处理过程中一定程度的延迟。

---

* 多中心围术期预后团队：http://www.mpog.org
† 个人交流，2018 年 10 月

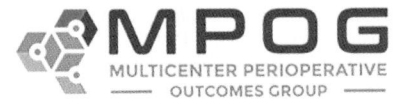

您好！

　　以下为您的最新的MPOG质量成绩报告。如要查询每项评估的结果，请点击相应图标，即可连接至我们的报告网站（需登录）。

　　如有问题，请参考我们的FAQ，或将问题发送至anes-aspire@med.umich.edu。感谢您参与MPOG质量管理。

MPOG小组

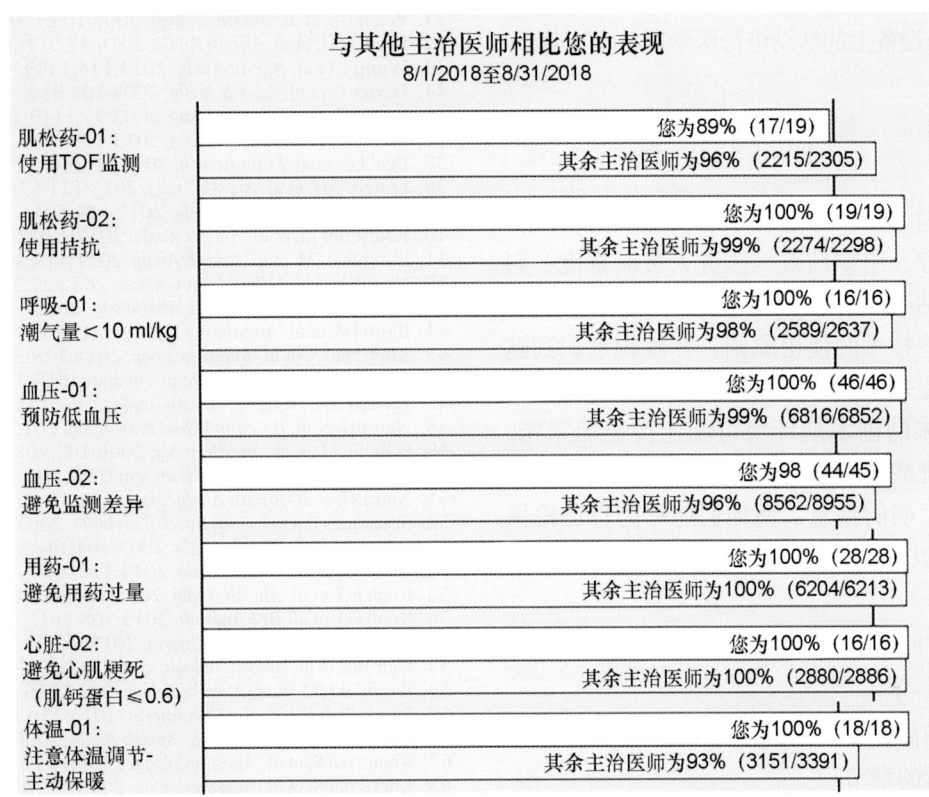

图 4.7　反馈电子邮件的示例，该邮件利用电子病历中的数据，总结了对预先定义的措施的依从性情况。本图在原图基础上稍加改编，去除了收件人的身份信息

电子设备与麻醉诊疗提供的交互

　　安全的麻醉诊疗需要同时对多种信息来源保持高度警觉。麻醉诊疗要求的工作量很大[70]。工作量包括了众多与任务的性质、执行任务所处的状况和实施者相关的因素[71]。与手术室诊疗阶段相关，工作量明显是不均匀分布的，尤其集中在麻醉诱导和苏醒阶段[70]。医务人员是否有能力从事除患者诊疗以外的任务是有争议的。

　　对当前患者诊疗分心的原因包括和手术室中其他团队成员进行与患者诊疗不相关的交流、为后续患者的准备、临床相关资料的查阅、教育活动和对个人问题的关注。有研究者尝试量化了医务人员对临床状况的注意力或分心事件的影响，注意到分心是麻醉诊疗的一个常见特征[70, 72-75]。考虑到麻醉诊疗过程中普遍发生和各种可能引起分心的事件来源，减轻分心的影响以保持对患者诊疗的关注可能是麻醉科医师的一项必备技能[74]。

　　特别是手术室中越来越多的电子设备，包括医务人员个人拥有的设备（例如智能手机和平板电脑设备）和麻醉工作站的某些部分（经常联网以访问电子病历和记录的计算机），这些都可能是手术室中注意力分散的新来源[76]。一项来自某机构 8 个麻醉工作站的研究发现，连接到麻醉工作站的计算机 16% 的工作时间用于非麻醉记录目的。但应注意，这项研究并没有区分花在这类项目的时间是否与患者诊疗相关（例如访问独立实验室或电子病历系统）[77]。另一项研究已发现 54% 的麻醉病例中出现了自发分心。与个人事务相关的分心出现在 49% 的病例中，与教育活动相关的出现在 24% 的病例中[78]。

专业协会已经发布了包括电子设备在内的手术室中注意力分散因素的指南。部分指南建议出台政策以约束电子设备的使用[79-81]。这些政策可能区分临床的、教学的和个人的电子设备和资源的使用，以及在患者诊疗过程中使用它们的适宜性。需要注意的是，围术期信息技术的使用（包括个人设备的使用）的许多方面都会有登陆或记录。这可能允许在将来提供麻醉诊疗的同时，对电子设备上的活动进行医学司法学审查。

结论

信息技术是围术期诊疗过程中非常重要的组成部分。它对临床诊疗、组织绩效、医务人员满意度、科研和诊疗质量评估有显著影响。重要的是，麻醉科医师要了解使用这些技术的使用原则，并敏锐意识到这些工具的应用可能带来的好处和缺点。随着更多的信息能被利用，未来的围术期环境可能连接更加紧密。围术期信息学的挑战和希望仍然在于确保正确的人在正确的时间获取正确的信息，使他们能够为自己提供的诊疗做出正确的决策。

致谢

作者和出版商感谢 C. William Hanson 医师在上一版中就此题目撰写的章节。

参考文献

1. McKesson El. *Curr Res Anesth Analg.* 1934;13:1.
2. Block Jr FE, et al. *J Clin Monit.* 1985;1:30.
3. Block Jr FE. *Baillière's Clinical Anaesthesiology.* 1990;4:159.
4. Stonemetz J. *Anesthesiol Clin.* 2011;29:367.
5. Egger Halbeis CB. *Anesth Analg.* 2008;107:1323.
6. Trentman TL, et al. *J Clin Monit Comput.* 2011;25:129.
7. Stol IS. *Anesth Analg.* 2014;118:644.
8. Steinbrook R. *N Engl J Med.* 2009;360:1057.
9. Committee on Quality Management and Departmental Administration. *Statement on Documentation of Anesthesia Care.* Schaumburg, IL: American Society of Anesthesiologists; 2018.
10. Rutala WA, et al. *Infect Control Hosp Epidemiol.* 2006;27:372.
11. Bures S, et al. *Am J Infect Control.* 2000;28:465.
12. Loeb RG. *J Clin Monit.* 1995;11:9.
13. Allard J, et al. *Br J Anaesth.* 1995;74:619.
14. Weinger MB, et al. *Anesthesiology.* 1997;87:144; discussion 29A.
15. Davis TC, et al. *J Clin Monit Comput.* 2012;26:163.
16. Reich DL, et al. *Anesth Analg.* 2000;91:612.
17. Thrush DN. *J Clin Anesth.* 1992;4:386.
18. Cook RI, et al. *Anesthesiology.* 1989;71:385.
19. van Schalkwyk JM, et al. *Br J Anaesth.* 2011;107:546.
20. Lerou JG, et al. *J Clin Monit.* 1988;4:37.
21. Devitt JH, et al. *Can J Anaesth.* 1999;46:122.
22. Edwards KE, et al. *Can J Anaesth.* 2013;60:990.
23. Jang J, et al. *Int J Med Inform.* 2013;82:702.
24. Driscoll WD, et al. *Anesth Analg.* 2007;104:1454; table of contents.
25. Avidan A, et al. *Can J Anaesth.* 2014;61:979.
26. Avidan A, Weissman C. *Int J Med Inform.* 2012;81:173.
27. Sandberg WS, et al. *Anesth Analg.* 2008;106:192; table of contents.
28. Kheterpal S, et al. *Anesth Analg.* 2007;104:592.
29. McCarty LK, et al. *Anesthesiology.* 2014;121:1166.
30. Spring SF, et al. *Anesthesiology.* 2007;106:157.
31. Reich DL, et al. *Anesthesiology.* 2006;105:179; quiz 231.
32. Luedi MM, et al. *Anesth Analg.* 2016;122:1169.
33. Wang J, et al. *Anesth Analg.* 2013;116:1333.
34. Dexter F, et al. *Anesth Analg.* 2009;108:929.
35. Dexter F, et al. *Anesth Analg.* 2003;97:1119; table of contents.
36. Dexter F, et al. *Anesth Analg.* 2013;116:1103.
37. Deal LG, et al. *J Clin Anesth.* 2014;26:264.
38. Epstein RH, et al. *Anesth Analg.* 2015;121:678.
39. Nair BG, et al. *Anesth Analg.* 2017;124:603.
40. Rodriquez LI, et al. *Anesth Analg.* 2017;125:255.
41. Ehrenfeld JM, et al. *Anesth Analg.* 2011;113:356.
42. Nair BG, et al. *J Clin Monit Comput.* 2013;27:265.
43. Sathishkumar S, et al. *Anesthesiology.* 2015;123:29.
44. Blum JM, et al. *Anesthesiology.* 2013;119:295.
45. Kheterpal S, et al. *Anesthesiology.* 2018;128:272.
46. Simpao AF, et al. *J Clin Monit Comput.* 2017;31:885.
47. Epstein RH, Dexter F. *Anesth Analg.* 2012;115:929.
48. Nair BG, et al. *Jt Comm J Qual Patient Saf.* 2012;38:283.
49. O'Reilly M, et al. *Anesth Analg.* 2006;103:908.
50. Nair BG, et al. *Surg Infect (Larchmt).* 2011;12:57.
51. Nair BG, et al. *Anesth Analg.* 2010;111:1293.
52. St Jacques P, et al. *Surg Infect (Larchmt).* 2005;6:215.
53. Wax DB, et al. *Anesth Analg.* 2007;104:1462; table of contents.
54. Nair BG, et al. *Anesth Analg.* 2014;118:206.
55. Kooij FO, et al. *Anesth Analg.* 2008;106:893; table of contents.
56. Kooij FO, et al. *Br J Anaesth.* 2012;108:961.
57. Kooij FO, et al. *Appl Clin Inform.* 2017;8:313.
58. Nair BG, et al. *Anesthesiology.* 2013;118:874.
59. Ehrenfeld JM, et al. *Anesthesiology.* 2017;126:431.
60. Freundlich RE, et al. *J Clin Anesth.* 2013;25:110.
61. Vigoda MM, Lubarsky DA. *Anesth Analg.* 2006;102:1798.
62. Kheterpal S, et al. *Anesthesiology.* 2006;105:885.
63. Kheterpal S, et al. *Anesthesiology.* 2013;119:1360.
64. Lee LO, et al. *Anesthesiology.* 2017;126:1053.
65. Ehrenfeld JM, et al. *Reg Anesth Pain Med.* 2013;38:409.
66. Kheterpal S, et al. *Anesthesiology.* 2007;107:892.
67. Sun LY, et al. *Anesthesiology.* 2015;123:515.
68. Weinfurt KP, et al. *BMC Med Res Methodol.* 2017;17:144.
69. Valentine EA, Falk SA. *Anesthesiol Clin.* 2018;36:31.
70. Weinger MB, et al. *Anesth Analg.* 2004;98:1419; table of contents.
71. Leedal JM, Smith AF. *Br J Anaesth.* 2005;94:702.
72. Slagle JM, Weinger MB. *Anesthesiology.* 2009;110:275.
73. Jothiraj H, et al. *Br J Anaesth.* 2013;111:477.
74. Campbell G, et al. *Br J Anaesth.* 2012;109:707.
75. Savoldelli GL, et al. *Eur J Anaesthesiol.* 2010;27:683.
76. Jorm CM, O'Sullivan G, et al. *Anaesth Intensive Care.* 2012;40:71.
77. Wax DB, et al. *Anesthesiology.* 2012;117:1184.
78. Slagle JM, et al. *Anesthesiology.* 2018;128:44.
79. Committee on Quality Management and Departmental Administration. *Statement on Distractions.* Schaumburg, IL: American Society of Anesthesiologists; 2015.
80. Committee on Perioperative Care. *Statement on Distractions in the Operating Room.* Chicago, IL: American College of Surgeons (ACS); 2016.
81. Position Statement. *Mobile Information Technology.* Park Ridge, IL: American Association of Nurse Anesthetists; 2015.

5 麻醉实践与患者安全中的质量改进

ANNA MARY VARUGHESE，DAVID WINTHROP BUCK，MEGHAN BROOKS LANE-FALL，EUGENIE S. HEITMILLER

马爽 申乐 译 易杰 黄宇光 邓小明 审校

要 点	

- 质量必须是医疗服务体系的整体特征。医疗质量的改进常常需要我们重新调整工作的方法。麻醉团队面临的挑战是将围术期医疗（尤其是手术室）的效率与患者安全和最佳质量尽可能相结合。

- 患者、临床医师、保险公司、监管机构、认证机构以及医疗服务购买者对提高医疗卫生质量和安全的需求日益增长，这要求麻醉科医师和麻醉团队成员持续评估其所提供的医疗服务质量。

- 医疗质量的改进需要进行绩效评估。临床医师获得有关其日常工作绩效的反馈能力增强，部分得益于信息系统越来越多的使用。然而，在如何评估医疗质量方面尚未达成共识。

- 评估的目的在于学习和改进。评估系统必须与改进系统相适应；临床医师必须有合作的意愿来改进，并且他们必须对当前医疗体系的变革有想法或假设。此外，临床团队必须拥有模型以检验变革效果并将实现改进的变革加以实施。

- 包括住院死亡率在内的结局指标已成为评估绩效和质量的基础。但是，单纯住院死亡率无法提供完整的质量信息，既不包括质量的所有方面，也不能评估针对一种特定疾病的全医疗周期的总体成功率。需要一套平衡的结构（如何组织医疗）、过程（我们做什么）和结局指标（根据患者长期健康状况的医疗结果）来评估总体医疗质量。

- 改进医疗质量需要建立有效、可靠和实用的质量指标。确定能真正实现卓越的临床医疗将不仅有助于麻醉管理的提升，还有助于医疗卫生行业整体的提升。

- 建立一项质量指标需要几个步骤：确定临床领域的优先级进行评估，选择指标的类型，编写定义和设计规范，开发数据收集工具，试点测试数据收集工具并评估指标的有效性、可靠性和可行性，制定评分和分析规范，以及收集基线数据。

- 改善医疗质量和患者预后的最佳机会很可能不仅来自于发现新疗法，还来自发现如何更好地实施已知有效的疗法。

- 安全是质量不可或缺的一部分，其重点在于防止差错和患者伤害。航空业常被誉为安全典范，因为它已经接受了重要的安全原则，包括日常任务标准化，减少不必要的复杂性以及创建备用力量。麻醉医疗团队也采用了这些原则，尽管仍有许多机会进一步提高患者安全性。

- 医护人员能围绕三个关键领域组织其质量改进和患者安全工作：①将证据转化为实践；②识别和减轻危害；③改善文化和沟通。尽管这些领域各自需要不同的工具，但它们都有助于医疗卫生机构评估患者安全和质量方面的进展。

在科学文献和非公开出版物中已经反复强调了提高质量和降低医疗费用的需求。改善医疗、最大程度减小差异并降低费用已日益成为许多国家的当务之急。致力于解决这些问题的质量改进（quality improvement，QI）项目不仅可以改进医疗的实施，而且可以对从业人员的职业满意度以及机构认同感产生积极影响[1]。

本章的目的是为在麻醉学和危重症医学中建立和实施 QI 项目提供一个实用的框架，这些项目在科学上合理可行。为了实现此目标，我们将回顾 QI 的科学和方法，提出有助于评估 QI 项目是否带来了改进的指标，并描述多个 QI 的成功例子。

什么是质量?

质量的定义

学者、教授、作家、演讲家和商业领袖、公司以及政府的顾问 W. Edwards Deming 将质量定义为"适合于客户的质量标准，并具有可预测的一致性和可靠性"[1]。在 QI 领域，这种质量的早期定义源于其在工业生产中的应用。但是，与生产消费品时的关注点截然相反，当术语"质量"用于医疗卫生行业时，对待人类的微妙之处和影响至关重要。在医疗卫生行业中使用"质量"一词有时会引起防御态度、经济考量，甚至是伦理争议。

在医疗卫生领域，质量对不同的人可能具有不同的含义。例如，一位女儿可能通过护士对待她年迈母亲的尊严与尊重程度来评估质量。一位心脏外科医师可能将质量视为其刚刚完成手术患者的心脏功能改善的百分比。一个企业可能根据对其员工提供的服务及时性和性价比以及其对底线的影响来判断质量。最后，社会可能根据提供医疗服务给予所需要的人的能力——无论其文化或社会经济背景——来评估质量。

尽管在商业和医学中对质量有许多定义，但是在医疗卫生行业中应该有关于 QI 的质量统一定义。质量的定义对其评估和改进都有影响。为了使医疗卫生行业"质量"定义标准化，美国医学研究所（Institute of Medicine，IOM）在 1990 年的一份题为《联邦医疗保险：一项旨在质量保证的策略》的报告中发布了自己的定义。IOM，后来被更名为美国国家医学科学院（National Academy of Medicine，NAM），其质量定义为"为个人和人群提供的医疗服务使期望的健康结局的可能性增加的程度，并与当前的专业知识相一致"[2]。

该定义包含了评价方法、目标取向、过程和结局、个人和社会偏好以及专业知识动态的要素。医疗卫生行业质量的这一定义已得到广泛接受。美国政府卫生与公共服务部提供了类似的定义，该定义将公共卫生的质量定义为"针对人口的政策、项目、服务和研究在多大程度上增加人们所期望的健康结局和人们能保持健康的条件"。

医疗卫生质量的目标

在 2001 年《跨越质量鸿沟》的报告中，列出了医疗卫生质量的六大目标[3]。安全性、有效性、以患者为中心、及时性、高效性以及公平性的目标包含并超出了曾在其早期报告《人非圣贤，孰能无过》中描述的患者安全问题[4]。许多组织已经采纳了这些目标，包括美国医疗服务改进研究所（Institute for Healthcare Improvement，IHI），这是一家致力于推进医疗卫生行业 QI 和患者安全的美国非政府机构。这六大目标是评价和改进质量的基础，其描述如下：

1. 安全性　任何时候，任何患者或医务人员都不应受到医疗卫生系统的伤害，包括在医疗交接班期间和"非工作时间"，如晚上或周末。差错可以分为两种，一种是行动没有按照计划发生，如给患者开具了错误的药物，另一种是整个计划都是错误的，如误诊以及随后误治患者[4]。应尽可能提前告知患者医疗行为的风险与获益。如果确实发生并发症，医务人员应充分告知，向患者和家属提供帮助，并尽最大努力防止错误再次发生。

2. 有效性　当有证据存在时，有效的医学需要就患者个体的治疗进行循证决策。在制订治疗计划时，现有的最佳证据应与临床专业知识和患者的价值观相结合。在有效医疗中，医师向所有受益的人提供治疗时应避免治疗不足，并避免向不太可能受益的人提供治疗，以避免治疗过度。

3. 以患者为中心　以患者为中心的医疗尊重患者的个人偏好、需求和价值观，并使用这些因素来指导临床决策[4]。更具体地说，根据 Gerteis 等[6]，以患者为中心的医疗包括尊重患者的价值观，医疗的协调与一体化，知情、沟通和宣教，身体舒适，情感支持以缓解恐惧和焦虑，家人和朋友的参与。在互联网上获得健康信息的机会急剧增加，导致更多的患者在医疗中获得充分信息并主动参与他们的治疗。以患者为中心的医疗顺应了这一趋势，并将更多的权力和控制转移到患者及其家人。以患者为中心医疗的示例包括共享决策，患者和家人参与查房，患者对医疗记录的所有权，医疗安排将患者不便最小化，以及不受限制的探视时间[7]。

4. 及时性 减少等待时间对患者和医疗从业者都非常重要。漫长的等待表明缺乏对患者时间的尊重。此外，延误不仅可能影响患者满意度，而且可能影响及时的诊断和治疗。对于医护人员而言，设备或信息的可用性延误可能会降低职业满意度和充分执行其工作的能力。

5. 高效性 费用上升使医疗卫生行业的浪费审查更加严格，包括劳动力、资金、设备、供应品、创意和能源的浪费[8]。提高效率可减少浪费，并在给定成本的情况下增加产出。效率指标的示例包括平均住院时间、再入院率和诊断的平均治疗费用。消除浪费能以相同或更低的成本为患者提供更好的医疗质量。

6. 公平性 公平医疗在质量上不会因人而异。NAM 在两个层次上定义了公平医疗。在群体水平，公平医疗意味着减少或消除亚群体之间的差距。在个体层面，这意味着没有基于年龄、性别、种族、民族、国籍、宗教、教育程度、性取向、残疾或地域等因素的歧视[3]。

质量的另一个框架是 Bodenheimer 和 Sinsky[5] 提出并被 IHI 采用的"四重目标"。这四个目标包括更好的医疗、更佳的结局、更低的成本以及医务人员更好的职业生涯。在 IHI 先前的"三重目标"中增加了最后一个目标，是因为认识到越来越多的临床医师职业耗竭对高质量医疗构成威胁[5]。

Deming 的渊博知识体系

在学习改进的框架和工具之前，了解质量改进工作背后的理论不无裨益。W. Edwards Deming 的笔下将知识分为两类：主题知识和渊博知识。主题知识就是专业知识，例如麻醉学知识。渊博知识就是改进的知识。当这两种类型的知识重叠时，就会出现最显著的改进。Deming 将渊博知识分为四个不同的类别：对系统的欣赏、知识理论、对变化的理解和心理学。

渊博知识的第一个领域是对系统的欣赏。一个系统是相互依存的组件组成的网络，这些组件为共同的目标而协同工作[6]。人们常说"每个系统都经过精心设计，以获取所要获得的结果"。如果一个系统表现不佳，那是因为无意地将该系统设计为表现不佳。在这种情况下，我们的责任是管理系统以确保获取我们所需的结果。

Deming 渊博知识的第二部分是知识需要理论的观点。信息本身不是知识。例如，词典包含信息，但不是知识。如果要准备开始学习，我们必须在改进工作的背后有一个理论，而不仅仅是数据[6]。

为了学习，我们必须另外了解变化以及如何对变化做出反应。Deming 说，"生命就是变化"[6]。常见原因变化（common cause variation）是过程固有的变化。特殊原因变化（special cause variation）是指过程中非固有原因引起的变化，这些原因是特定情况引起的。仅具有常见原因变化的过程在统计"控制"中。另一方面，同时具有常见原因变化和特殊原因变化的过程是一个不稳定的过程[7]。改进工作中的两个常见错误：一是将常见原因变化视为特殊原因变化，二是将特殊原因变化视为常见原因变化。

渊博知识的最后一个领域是心理学。这通常是改进工作中最具挑战性的部分。Deming 相信内在动力，需要培养人们的工作乐趣和学习的内在动力[6]。最近，John P. Kotter 在他的《变革的心》一书中描述了八个变革步骤，分别是增加紧迫性、建立指导团队、建立正确的愿景、沟通以实现认同、授权行动、创造短期胜利、不松懈和做出改变[8]。

质量评估方法

质量保证与持续质量改进

尽管术语"持续质量改进（continuous quality improvement，CQI）"和"质量保证（quality assurance，QA）"过去可以互换使用，但是两者之间存在实质性差异。大多数医疗 CQI 系统建立在传统的 QA 系统的基础上，QA 系统使用"标准"来定义质量[9]。标准可定义为"可接受"的性能水平。例如，心脏手术后总死亡率的标准低于 3%，但是，接受心脏手术后 3%（相对于 4% 或 2%）的死亡率是否可以接受？同样，头部损伤评估的标准是入院后 4 h 之内的脑部 CT 扫描，但是在特定情况下，头部损伤的患者可能需要更早进行 CT 扫描。

大多数标准在本质上主观随意，且常在医学专业人士之间缺乏共识[9]。此外，QA 系统通常仅在不符合标准时才做出响应。传统的基于标准的质量保证体系的例子是同行评审系统以及发病率和死亡率评审。这些系统的存在通常是为了标记某些案例或从业人员，以进行严格审查。从业人员可能会认为这种严格的审查是一种惩罚，因为只有"失败"或"害群之马"才被识别出来，并且过程失败并非在每个案例都和结局相关。因此，QA 体系本质上是评判性的，且如果不谨慎应用，可能会因一些不能掌控的随机因素来裁定从业者承担责任。在另一方面，CQI 系统认识到差错会发生且需要不同的应对。通常无法通过 QA 体系的分析来确定卓越的医疗。卓越有时是由没有失败来定义的。良好（可以接受的）和卓越的医疗卫生之间有区别吗？

医疗卫生系统是一系列相互关联的过程，每个过程都会产生一个或多个输出。与 QA 系统相反，CQI 系统包括一种明确的过程处理方法以及使用规范来改进过程或结局的方法。规范是关于过程的重要属性或过程产生的结局的明确、可衡量的描述[9]。规范能识别需要评估的变量，但通常不设定可接受的限值或标准。一旦 CQI 系统中的规范已确定，就将根据这些规范评估所有输出或案例，而不仅仅是失败案例。然后，系统尝试通过修复过程而不是人员来纠正错误。因此，CQI 旨在通过在过程中进行改进来变革过程并在质量故障发生前预防它们。引用 Philip Crosby 的话："造就质量的系统是预防，而不是评估"[10]。

改进框架

改进模型

通过系统的方法，能使改进的过程更加有效和高效。由培训和管理咨询公司——过程改进联合公司（Associates in Process Improvement）（http://www.apiweb.org）开发的改进模型，是不同学科的组织所采用的一种方法，也是目前 IHI 使用的方法。它是一种结构化的动态模型，将科学方法应用于变革的测试和实施[7]。1939 年，物理学家、工程师和统计学家 Walter A. Shewhart 介绍了现代 QI 的科学[11]。他介绍了由规范、生产和检查三个步骤组成的科学过程，指出"这三个步骤必须成圆而不是直线运行"[12]。20 世纪 40 年代，他的门生 W. Edwards Deming 将这些概念应用于政府和工业界，发展出计划、实施、研究、行动（Plan, Do, Study, Act, PDSA）周期（表 5.1）[13]。通过添加三个基本问题（如下段所述）对 PDSA 进行了修正，从而形成了改进模型（图 5.1）[12]。

从三个改进的基本问题开始改进项目，可以为项目设定明确的方向，定义成功的模样，并假设成功的干预措施。改进的三个基本问题是：

1. 目的　"我们要实现什么？"改进的目的（或目标）应该是具体的（specific）、可测量的（measurable）、可操作的（actionable）、相关的（relevant），并且有明确时间性的（time-specific）（也称为 SMART 目标）。改进的想法可以来自受访的涉及该过程或受其影响的

表 5.1　计划、实施、研究、行动（PDSA）周期的步骤

步骤	描述
计划	为测试改变做出计划。包括结果的预测以及如何收集数据
实施	在小范围内测试改变。记录数据、观测值以及出现的问题
研究	应用由上述步骤得到的数据建立新的知识并做出预测。通过成功和失败的改变获取知识
行动	采用改变，或应用获取的知识用于计划或改良行动的下一个行动测试

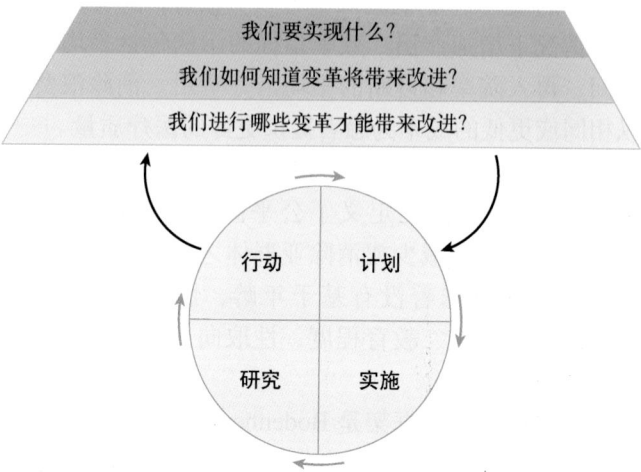

图 5.1　**改进模型图**（From Langley GJ，Moen RD，Nolan KM，et al. The Improvement Guide：A Practical Approach to Enhancing Organizational Performance. San Francisco：Jossey-Bass；2009. With permission from John Wiley & Sons.）

人员，例如员工或患者。想法也可以来自检查运营、临床或财务过程先前的数据。

2. 指标　"我们如何知道变革将带来改进？"理想情况下，指标应直接与项目的目的或目标联系起来，并应确保代表过程利益相关者的利益[7]。在可能的情况下，应使用定量指标来评估随时间的变化。这些指标提供了反馈，使人们能够知道变革是否改进。但是，并非所有项目都有容易量化的结局，结局可能更偏向于定性。尽可能花时间和精力去发现将目标转化为可量化结局的机会。这些可以更容易地用于交流成功的经验。

3. 变革　"我们进行哪些变革才能带来改进？"带来改进的变革想法通常始于观察、模仿他人的成功模式以及集思广益。对过程及其关键驱动因素的了解越深入，产生成功变革的可能性就越大。

这三个基本问题之后是 PDSA 周期，PDSA 周期是测试和实施先前生成的变革想法的框架。改进可能需要多个周期，最好是随时间变化的小测试。通过在实施之前对变革进行小规模测试，可以降低风险。对

变革进行小型测试也可能有助于克服个人对变革的抵制。通过重复的周期，可以获得更多的知识，并且不断地修正或更改行动。模型的第一部分中定义的指标有助于确定变革是否成功。这些指标通常随时间绘制在运行图或控制图上（图 5.2 和 5.3）。成功和失败的测试都能获取知识。最后，PDSA 周期既可以测试变革，又可以在更大范围或在不同的临床领域中实施成功的变革。

精益方法和六西格玛

除了改进模型，CQI 举措的提倡者还有许多其他的框架。这里简要讨论其中两个框架，即精益生产和六西格玛（6Σ）。这些框架有时会合并在一起，例如"精益六西格玛"。无论采用哪种框架，都可以通过保留结构化和一致性的方法来实现 CQI 而获得收益。

精益方法起源于日本制造业，尤其是丰田生产系统[14]。最近，精益方法已在医疗卫生行业取得了成功。弗吉尼亚梅森医疗中心（Virginia Mason Medical Center）和 ThedaCare 公司是两个应用它的著名例子，

它们都通过应用精益原理改组了他们的组织结构。实际上，2004 年的 ThedaCare 报告，他们通过减少应收帐款、重新部署人员、缩短电话分诊时间、减少文书工作时间以及降低药物分发时间节省了 330 万美元[14]。

精益方法着眼于以更少的资源为客户（即患者）创造更多价值。评估流程中的每个步骤，以区分那些增加价值的步骤和那些没有增加价值的步骤。最终目标是消除所有浪费，从而使每个步骤都是增值过程。精益化的其他关键组成部分包括减少工作流程的不均匀性［例如，我们在转入重症监护治疗病房（intensive care unit，ICU）或急诊病例中可能会发现的情况］，以及消除人员和设备的过负荷工作。精益改进的五个原则如下[7]：

1. 定义客户正在寻找的价值　弗吉尼亚梅森医疗中心的所有流程都以"患者至上"为重点[14]。

2. 确认并绘制价值流　如果要评价术前评估，则应从手术日程排定到手术当天（病史和查体、术前咨询、实验室检查、影像检查、会诊等）绘制患者的实际流程图。在此过程中，所有步骤均应纳入考虑，包括患者到前台、实验室等的来回流动。在过程的每个步骤中所花费的时间都应该记录下来。

3. 使增值步骤之间的转换更加顺畅　消除那些不会给整个过程增加价值的步骤，以及可能会导致医护人员或患者浪费时间或精力的步骤。此过程的一个示例可能是取消患者术前评估中不必要的检验、检查或会诊，以减少由可纠正的低效率导致的等待时间过长。

4. 在步骤之间创建牵引力　客户需求应触发下游流程的开始。示例包括根据手术需求开放手术室或增加人员，而不是为每位外科医师或每个手术科室分配固定的时间。

5. 继续进行此过程，直至达到最大价值而没有浪

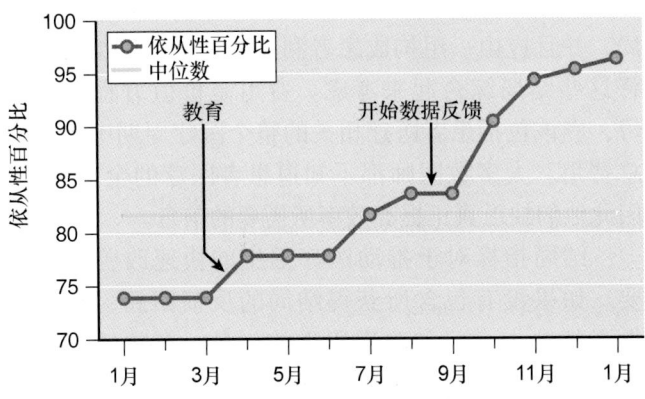

图 5.2　**运行图示例**。该图显示了随时间变化的绩效指标曲线。横轴（*x*）表示月份时间，纵轴（*y*）表示绩效指标——术前抗生素按时应用的依从性百分比

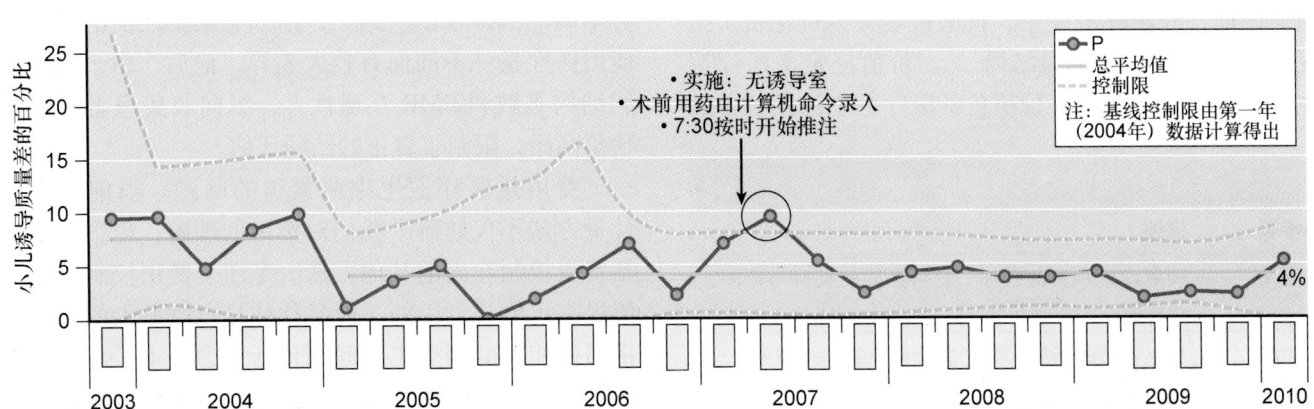

图 5.3　通过诱导依从性检查表来监测麻醉诱导过程质量的管理图示例。蓝实线表示均值，虚线表示控制上限（upper control limit，UCL）和控制下限（lower control limit，LCL），其为均值 ±3 个标准差。圆点表示诱导质量中单个特殊原因变化（From Varughese AM. Quality in pediatric anesthesia. Paediatr Anaesth. 2010；20：684-696.）

费，以追求完美。

摩托罗拉在20世纪80年代从一家陷入困境的公司转变为一家高品质、高利润的组织，促进了六西格玛方法的产生。六西格玛的两个关键基本目标是几乎没有错误的过程，以及对于减少偏差的大量关注[15]。实际上，六西格玛过程或者说偏离平均值6个标准差的过程仅相当于每百万3.4个错误。

医疗卫生行业常常远远达不到这一标准。Chassin[16]在1998年的一份报告中说，因疏忽而受伤的住院患者为四西格玛水平（10 000/百万），未得到充分治疗的抑郁症患者为二西格玛水平（580 000/百万），未接受β肾上腺素受体阻滞剂的符合条件的心脏病幸存者为一西格玛水平（790 000/百万）。相比之下，Chassin发现麻醉学是接近六西格玛水平的医疗专业，麻醉引起的死亡低至5.4/百万[16]。与医疗卫生行业相比，空难死亡人数是二西格玛水平（230/百万）。而传统公司约在四西格玛水平运行，约等于每百万发生6200次差错[16]。考虑到差错常常直接与成本紧密相关，差错率会显著地影响财务状况。

六个西格玛与改进模型相似，因为它使用一个简单的框架来指导改进，在这种情况下，使用定义、测定、分析、改进、控制（Define, Measure, Analyze, Improve, Control, DMAIC）[15]。表5.2中描述了DMAIC步骤。如前所述，许多组织通过在其CQI工作中结合不同方法的要素而发现了最大的收益。一个流行的例子是精益六西格玛，它结合了流程和价值的改进以减少错误和变异。此外，可以酌情应用这些策略中的单个工具，例如PDSA循环或DMAIC流程。

医疗卫生的价值框架

医疗卫生的质量侧重于患者的预后，因此提升质量的另一种方法是价值框架。费用相关的质量决定价值。因此，在医疗卫生中，价值被定义为每花费1美元可以实现的患者健康结局[17]。价值应定义医疗卫生中绩效改善的框架。价值包括医疗卫生已经包含的

目标，例如质量、安全、以患者为中心和成本控制，价值框架提供了一种整合这些目标的方法。

因为价值始终是围绕客户定义的，所以在医疗卫生行业中，价值就是对患者而言最重要的，它凝聚了医疗卫生系统中所有利益相关者的利益。因此，当价值提高时，不仅患者受益，付款方、提供者和供应商都会从中受益，而且医疗卫生系统的经济可持续性也会得到改善。因此，价值应该是医疗卫生服务的首要目标。Porter认为，未能将价值作为医疗卫生的中心目标和无法评估价值是医疗界最严重的失败[18]。

目前的价值评估有限且很不完善。价值应通过产出而非投入来评估。因此，价值取决于患者的健康状况，而不取决于所提供服务的数量。准确评估价值的唯一方法是在全医疗周期中纵向跟踪个体患者的治疗结局和费用，其中住院治疗的时间从30天到90天不等，而慢性病治疗的时间为1年。

价值不是通过患者使用的医疗过程来评估的。尽管过程评估是改进的重要组成部分，但不能代替患者结局的评估。结局和费用应分开评估。结局，即价值方程式的分子，是指就患者健康而言的实际医疗结局，并且应由一组构成患者利益的多维结局组成，并将这些结局综合起来考虑。费用是价值方程式的分母，应该包括患者医疗相关的整个医疗周期中涉及的总费用。大多数医师都不知道患者医疗的全部费用，因此他们缺乏真正提高效率所需的信息。

结局指标对于推动医疗卫生的快速改善至关重要。如果没有包含所获得结局的反馈回路，服务提供者将缺少学习和改进所需的信息。有效的结局指标受到几个问题的困扰。首先，对于结局的构成缺乏共识。其次，电子病历（electronic medical record, EMR）系统通常不便于在适当范围内捕获纵向结局指标，这些系统可能过于狭窄或过于泛泛，只能提供患者结局的部分视图。第三，诸如感染率之类的结局可能因医疗条件不同而有较大差异。最后，由于部分组织结构零散和EMR互通性差，纵向收集患者结果的代价高昂，限制了真正的结局评估。

费用是医疗卫生中最紧迫的问题。当前的费用计量方法不仅妨碍了我们对费用的理解，也影响了包括费用控制在内的其他方法。专注于费用控制而非价值提高可能是危险的，而且往往是自欺欺人的。与费用评估相关的两个主要问题包括：①成本汇总，其中我们经常根据医疗的组织和计费方式来评估和累积成本，即科室、离散的服务区域和单项（例如供应品或药品）来计费；②成本分摊，其中医疗卫生交付的成本是包括共享资源在内的共享成本，因此通常按科室

表5.2	精细过程或六西格玛过程中的步骤
步骤	**描述**
定义	确定改进项目的目标。获得必要的支持与资源，将其融入一个项目组中
测定	建立合适的指标。测定现行系统的基线绩效
分析	检测系统中可能改进的区域
改进	通过实施想法改进系统。统计验证改进
控制	新系统制度化并监控其时间稳定性

所有患者的平均成本计算。例如手术室按小时收费。但是，为了真正理解成本，必须围绕患者计算，而不是依据单项服务计算，同时必须根据每个患者对共享资源的实际使用情况，将费用分摊给各个患者。最后，用于计算成本的视角很重要，包括失业在内的患者成本可能未包括在分析中。

正确测量预后和成本是改善医疗卫生服务最有力的手段，尽管目前的评估方法还很不完善，但评估过程已经开始。正如 Michael Porter 在《新英格兰医学杂志》[18]上发表的述评，概括了其关于价值的支撑，如果医疗卫生领域的所有利益相关者都将价值作为核心目标并对其进行评估，那么所带来的改善将是巨大的。

质量改进的指标和工具

使用指标来推动改进的概念起源于医学和工业。使用数据来改善患者的健康状况始于 19 世纪中期，两位开拓者是 Florence Nightingale 和 John Snow。Nightingale 使用英国士兵死亡率的数据来推动战地医院卫生条件的改善。同样，Snow 使用霍乱的发病率和地理位置的数据将疾病的发病率与从宽阔街道（Broad Street）水泵获得的水联系起来。20 世纪初，美国麻省总医院的外科医师 Ernest Codman 率先倡导追踪患者的病情，以便识别不良事件并改善对未来患者的医疗[19]。20 世纪 60 年代，Avedis Donabedian 强调指标的重要性，并描述了一种基于结构、过程和预后评估医疗卫生质量的模型——结构是提供医疗卫生的环境，过程是提供医疗卫生的方法，预后是卫生保健的结果[20]。后来在 1991 年，Paul Baltaden 和 Don Berwick 建立了 IHI，该研究所已成为将改进科学应用于医疗卫生的主要组织之一[21]。

在 QI 中，指标能用于许多目的。它能用于：识别问题和建立基线绩效，为 QI 项目提供信息和指导，选择和测试旨在改进的变革以及评估进度并使之与组织目标保持一致。选择和制定有用的指标颇具挑战性。理想的指标必须是全面的、经过仔细定义的、针对目标群体量身定制的，并且相关评估负担最小。目标群体通常包括临床工作人员，因此指标应针对与这些工作人员一起工作的特定患者人群，并使其与临床目标保持一致。指标应在临床医师提供医疗的情况下通过表面有效性测试。若可行，国家或机构的指标也应当使用，但可能与本地目标受众并不总是相关或可信。在机构内部，目标受众应包括系统领导，因此指标还应与组织重点工作和战略目标保持一致。

过程和结局指标

指标应包括以下内容：

1. 关注医疗卫生提供过程的过程指标（如围术期患者 β 肾上腺素受体阻滞剂的使用，为预防手术部位感染而使用抗生素）。

2. 关注医疗卫生服务提供后患者结局的结局指标，如临床和功能预后或对健康的满意度（如发病率、死亡率、住院时间、生活质量）。

3. 关注过程变革可能带来的后果的平衡指标（如当对过程进行改进以提高效率时，其他结局不应受到不利影响，如患者满意度）。

这些指标各有优点和局限性[22]。一套全面的指标应至少包括一个过程、结果和平衡指标。此外，在适当的时候，需要纳入 ICU 医护比等重要的结构指标[23-24]。

医务工作者很容易接受过程指标，因为他们显示了医务人员可以在多大程度上影响过程以改善患者预后。从业人员通常感觉对医疗过程比其结局负有更多责任，因为结局可能受到许多其他变量的影响[22]。使用过程作为质量指标标准的一个障碍是可持续性问题：随着医学科学的发展，需要经常更新。

评估医疗是如何进行的过程指标可能比结局指标更易于评估和实施，并且能够提供对医疗的重要见解[25]。过程指标可以提供有关绩效的即时反馈，从而可以快速改善医疗。如果某种结局很少发生，提供者将无法及时获得有意义的结局反馈。例如，导管相关血流感染（catheter-related bloodstream infections，CRBSI；一项结局指标）改善的证据可能需要 12 ～ 24 个月的数据（因为很少有患者发生感染），而对减少感染循证实践的依从性得到了改善（过程指标）可能会在 1 周内被观察到（因为可以评估所有患者以确定他们是否接受了干预）。

过程指标还有另外两个重要优点。首先，其通常对医疗人员具有表面效度，这意味着医疗人员相信他们可以使用这些数据来改善医疗；其次，由于风险调整不太重要，因此可以进行广泛实施。此外，医务人员、专业学（协）会和政府部门或支付机构之间的共同努力也使过程指标更加可行[25]。

为了实现有效性，过程指标应与重要结局具有因果关系；过程的变革应产生期待中的预后变化。改善患者预后的最佳机会之一可能来自发现如何提供已知能有效产生所需预后的疗法（过程）[26]。例如，手卫生和在中心静脉导管（central venous catheter，CVC）穿刺前使用氯己定对皮肤部位进行消毒是已知的降低

CRBSI 的五个过程中的两个重要的过程指标[27]。诸如此类的过程指标可提示患者是否可靠地接受已知的预防并发症的循证干预措施。

尽管过程指标是有用的并且应该继续进行，但是没有替代结局指标的方法，其主要目的不是比较医务人员，而是实现医疗创新。过程指标在很大程度上应该是内部努力，而不应该是外部评估以及质量和价值报告的手段。如上所述，价值评估需要评估一段时间内的实际结局。

结局指标是指患者健康状况随着时间推移的实际医疗结果。对于每种医疗状况，都有一组多维结局共同构成患者的利益。其包括生存、功能状态和恢复可持续性。结局指标直接关系到患者的健康状况。患者对医疗的满意程度是一个过程指标，而不是结局指标。患者对健康的满意度是结局指标。但是，当前的结局指标通常侧重于特定操作或干预措施的即时结果，而不是某个医学状况的整个医疗周期的总体成功。

对结局和过程指标的相对关注将取决于数据收集在科学上合理和可行之间的平衡。通常，一套平衡的过程和结局指标有助于为改进工作提供信息，并提供这些工作已改变患者生活的证据。

为了使指标有效，以下原则很重要。首先，指标应重点放在改进团队有权更改的事情上，并且最初应该是简单的、小规模的指标，着重于过程本身而不是人员。其次，指标应切实可行，寻求实用性而非完美，并适合工作环境和成本控制要求。第三，指标数据应易于获得。在工作完成时找到捕获数据的方法，可以将指标构建到日常工作中。第四，定性数据（如患者用自己的话语表示不满意的原因，将量化数据进行情境化的观察）具有很高的信息量，应该补充量化数据（如患者对医疗满意度的百分比）。最后，在使用指标时，平衡是关键，一组平衡的指标可以帮助回答以下问题：“我们是否要以牺牲其他方面为代价来改善系统的某些部分？”

指标不应压倒变革过程。改进团队应尽可能减少评估负担。指标可能对资源使用、医务人员行为和患者产生直接和间接影响[28]。评估绩效和医疗结果的费用可能很高，尤其是如果数据收集过程是人工的并且使用表格分析的话。使用 EMR 系统和计算机化的命令输入可以减轻评估的负担，尽管这些信息技术系统的实施和维护成本很高。此外，这些资源可能在整个系统或机构中无法平等提供，从而导致所提供医疗的差异。

评价固化是使用过程指标时可能对医护人员行为造成的意想不到的后果。例如，当使用诸如“收到执行计划的糖尿病患者的百分比”之类的过程指标而不是诸如“提高患者对糖尿病管理的了解”之类的结果指标时，临床医师认为该指标定义了什么是重要的。因此，对过程的评估成为重中之重，而不是预期的结局[28]。或者，临床医师可能会变得如此专注于所评估的内容，以至于医疗的各个方面都没有得到同等的重视。此外，突出过程而非结局指标可能通过脚本化过程而扼杀创新，从而抑制了过程水平的创新。医疗实践是动态的，因此实践的变化确实具有一定的用处，并且通过尝试新的医疗方法，创新得以发生。最后，QI 指标的表现可能与患者的临床医疗偏好不匹配。不考虑患者偏好的绩效指标可能导致患者对他们的医务人员和系统的满意度、信任度和信心下降[28]。因此，选择一组具有上述属性的适当指标，仔细权衡评估后平衡使用是可行的做法。

消费者、付款人和雇主越来越多地要求采取结局指标，以提升医疗水平并降低费用。甚至国家政府机构也在影响医疗卫生的指标和质量报告。在美国，联邦医疗保险和医疗救助服务中心（the Centers for Medicare and Medicaid Services，CMS）是单一最大的医疗卫生购买方，它要求医院和医师参加质量支付计划（Quality Payment Program，QPP）。该计划要求提供者通过参加高级替代支付模式（类似于高质量的协作组织或捆绑式支付模型的参与者）或通过基于绩效的激励性支付系统累积积分来证明质量[29]。英国的质量和预后框架[30]是一个类似的系统。这些质量要求从根本上改变了临床医师、医院和卫生系统参与和报告 QI 活动的方式。

分析和展示质量改进数据

数据的解读和对过程变化的理解是 QI 工作的基础。首先要改善核心数据元素，即收集这些数据作为行动的基础。其次，在过程的运行范围内进行数据解读。最后，分析技术应滤除过程中的噪声。汇总数据或汇总统计信息通常不会过滤掉系统中的噪声，并且不会提供足够广泛的信息来指导从业人员采取正确的行动或过程改进。

Shewhart 假定数据既包含信号又包含噪声。为了研究，必须将信号与噪声分开[31]。CQI 科学定义了过程中的两种类型的变化：随机变化和特异性变化。随机变化（也称为常见原因变化）是由过程接收的输入或过程本身的固有因素差异引起的。随机变化是系统内的随机背景噪声，并且始终在过程中发生。特异性变化（也称为特殊原因变化或归因变化）并非始终作为背景噪声出现，而是由不属于系统的一个或多个特定原因引起。当存在特异性变化时，过程被认为是不稳定的，应努力了解产生这些变化的特殊原因。当特异性变化不再发生时，稳定过程将持续存在，仅留下随机或常见的变化[9]。CQI 旨在消除每个过程的特异性变化，从而仅保留随机变化。基于标准的质量保证（QA）系统无法区分随机变化和特异性变化，并试图纠正所有变化。尝试纠正随机变化必然会失败，CQI 将其定义为"篡改"过程。当一个过程仅表现出随机变化时，应评估该过程，以确定它是否在可接受的水平上运行。如果不是，则将需要变革该过程，以使平均值朝所需方向移动。流程标准化通常是减少随机变化和改进过程的关键。

运行图和控制图

运行图和控制图是数据的图形显示，以能观察到趋势和模式随时间的变化。它们是确定改进策略是否有效的最佳工具。运行图（见图 5.2）也称为时间序列图，在纵轴上绘制要研究的变量或指标，在横轴上绘制时间。平均线或中心线是中位数。建立基线至少需要 12 个数据点，而检测趋势和模式至少需要 20 ~ 25 个数据点。运行图应带有变革测试的注解，以提供可以解释数据的内容。可将以下四个规则与运行图一起使用，以确定是否存在非随机模式或检测变革是否带来了改进：

1. 当 6 个或更多连续点高于或低于中位数时提示出现了偏移。
2. 当 5 个或更多的点上升或下降时提示存在某种趋势。
3. 运行被定义为中位线同一侧的一系列连续点。
4. 出现的某个极大数据可能是不正常的，表现为其值显著差异（异常值）[7]。

变化本质上是暂时的，因此随时间推移呈现数据的运行图是过程运行中解读数据的强大工具。

控制图（见图 5.3）[32] 也称为 Shewhart 图[7, 11]，它是运行图的扩展，用于区分特异性变化和随机变化。与运行图一样，变量在纵轴上绘制，时间在横轴上绘制。但是，对于控制图，中心线或平均线是平均数而不是中位数，并且会计算出控制上限（upper control limit，UCL）和控制下限（lower control limit，LCL）。UCL 和 LCL 对应于平均值的 $\pm 3\sum$。当数据点在这些控制限内时，该过程被视为"处于控制状态"或稳定[11]。随机变化或因过程的常规节律而产生的变化会产生稳定的过程。而在一个包含特异性变化的不稳定过程中，数据点超过了 UCL 或 LCL[33]。

故障类型和影响分析

故障类型和影响分析（failure modes and effects analysis，FMEA）是一种工具，可帮助您在事件过程中，于问题发生并造成危害之前作出识别[7]。FMEA 可以帮助您确定改进工作的目标。此外，在实施新流程之前，前瞻性方法使其特别有用。

FMEA 会检查流程中的步骤、潜在的故障模式（可能出什么问题）、故障原因（为什么会发生故障）以及故障影响（后果是什么）（IHI，QI 必选工具包）。列出了流程中的步骤后，会根据发生的可能性、检测的可能性和严重性来计算风险档案编号。然后，改进工作重点针对那些具有最高风险状况的步骤。

简化的 FMEA 是 FMEA 的快捷版本，可以帮助指导改进工作。简化的 FMEA 包括列出流程中的步骤，列出每个步骤可能出错的潜在故障以及针对每个可能的故障进行集思广益的干预措施。下面是一个简化的 FMEA 示例，用于对输液泵进行编程，该改进的 FMEA 用于改进项目中以减少用药错误。

放在一起：质量改进项目示例

以下是如何将先前讨论的 QI 方法用于解决实际问题的示例。描述了减少麻醉科用药错误的假设示例。

某麻醉小组对他们科室发生的大量用药错误表示关注。他们组成了一个多学科小组，包括麻醉科医师、护理麻醉师、麻醉住院医师和药剂师。他们通过制定 SMART 目标解决了改进模型中的第一个问题——"我们要实现什么"。他们的 SMART 目标是在 12 个月内将麻醉科的用药错误从每月三个减少到每月一个。

改进模型中的下一个问题是"我们如何知道变革将带来改进"。为了监测进度，他们每月在其部门中构建一个用药错误的运行图。他们通过以前存在的自我报告系统捕获了数据。

改进模型的最后一个问题是"我们进行哪些变革才能带来改进"。为了更好地了解发生的错误，该小组将用药错误分类，并构建了帕累托图（Pareto Chart）。帕累托图是条形图，其中类别按降序列出。该小组了解到，三类错误约占错误总数的 80%。这些类别是输液泵错误、对乙酰氨基酚错误和抗生素错误。他们决定将最初的工作重点放在这三个类别上。他们为这三个类别创建了流程图，以更好地了解当前流程并制订可能的干预措施。最后，为了帮助组织他们的改进理论，他们创建了关键驱动程序图，列出了他们认为会影响其目标的驱动程序以及针对驱动程序的可能干预措施。

现在他们有了改善的理论，开始测试他们的干预措施。他们使用 PDSA 周期测试了他们的想法。他们采用了成功的测试，采用了混合结果的测试，并放弃了失败的测试。他们的一些测试包括要求药房贴上标签以及要求对输液泵进行两人双重检查。随着测试和实施的不断进行，他们看到运行图的中心线或中位数从三个减少到了两个。运行图规则表明这是一个重大变化。该小组对他们减少了部门的用药错误数量感到兴奋，但是他们尚未达到每月不超过一个用药错误的目标。他们决定继续测试新想法，直到中位数减少到每月少于一个错误为止。

仪表盘和记分卡

指标仪表盘的功能就像是飞机或汽车的仪表面板，对正在发生的事情提供实时反馈。平衡记分卡或"全系统指标"类似于仪表盘，用于提供质量的完整图像。平衡记分卡由 Kaplan 和 Norton 开发，被定义为"通过将目标、行动和指标与机构的战略相关联，在企业的各级水平描述、实施和管理战略的多维度框架"[34]。一组指标应当反映一个机构的文化与使命。整体来看，该组指标提供了对当前表现的评定并能够指导机构未来改进的方向。指标的平衡性可确保一个领域的改进不会影响其他领域的结局而产生不良影响。

其他 QI 评估和沟通工具

在大多数情况下，改进模型或精细西格玛等 QI 框架足以帮助指导改进的开发、测试、实现和推广。但是，为了更好地理解系统或过程中的问题，QI 专家已经开发或配备了多种方法或工具。其中的一些方法与工具帮助查看系统和过程，且可组织和沟通信息。这些将在以下部分描述。

了解一个过程或系统如何工作是对其改进的基础。流程图是获得了解的一种方法。流程表或流程图是在流程绘图中应用的一种重要改进工具。其可提供被研究过程的直观图形，定义过程的一系列活动以图表形式呈现出来。流程图确定和阐明过程中的所有步骤。它们还可帮助团队理解过程的复杂性并识别改进的机遇。

故障类型和影响分析是识别和解决过程相关问题的一项系统的、主动的方法。它应用了标准化的分析方法，包括识别过程中的不同步骤并解决其故障类型、影响及可能的干预措施。

关键驱动因素示意图（key driver diagram，KDD）（图 5.4）是将一个团队已开发的改进理论和想法组织起来的另一种方法[35]。KDD 同时结合改进背后的理论（关键驱动）以及用于测试改变的想法，来呈现项目的目标或结局[7]。最初，驱动因素图帮助规划隐藏于改进的结局背后的描述性理论。当这些理论被测试后，驱动因素图则被升级和增强，以开发预测性理论。KDD 极为有用，因为其在努力改进期间提供了一

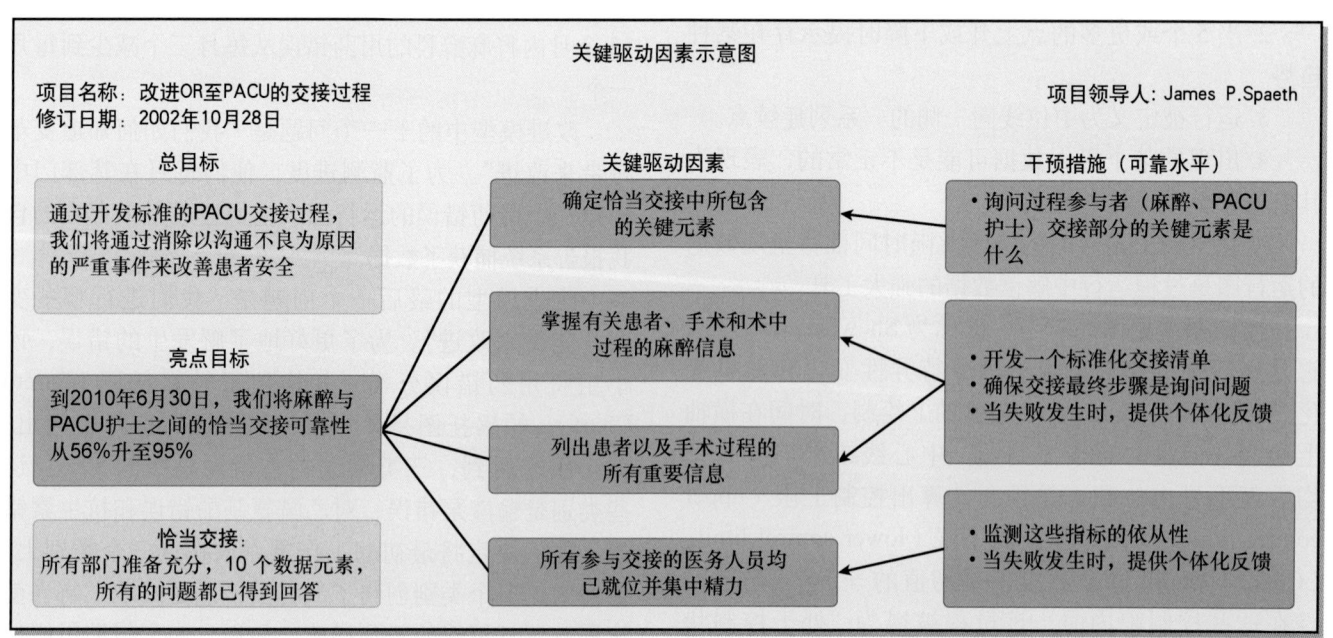

图5.4 为改进由手术室（OR）到麻醉后恢复室（PACU）的交接过程而开发的关键驱动因素示意图示例。该表整合了项目的总目标与亮点目标、过程中固有的关键驱动因素以及针对各关键驱动因素的特殊干预（From Boat AC，Spaeth JP. Handoff checklists improve the reliability of patient handoffs in the operating room and postanesthesia care unit. Paediatr Anaesth. 2013；23（7）：647-654.[93]）

个团队心智共享模型。

用于改进的干预工具

在促进 QI 和患者安全的不断努力中，出现了许多重新组织医疗实施的工具。QI 干预工具被用于改进人员沟通和团队合作。这些工具的范例包括每日目标表、简报 / 汇报以及核查清单。

每日目标表

在将近 20 年的时间里，无论是成人还是儿童重症监护治疗病房（ICU），都采用书面记录或白板记录每日目标来改善多学科查房之间的沟通[36-37]。作为一页的纸质核查清单，该工具每天早晨即可完成，内容包括为每例患者制订当日护理计划、设定目标并检查潜在的安全风险（图 5.5）。

在成人 ICU 中实施每日目标表之前，一项初步调查显示，ICU 团队成员在完成每例患者的巡诊查房后无法回答两个简单的问题：“您了解患者当天的目标吗？”和“您了解今天需要对该患者完成哪些工作吗？”知道当天治疗计划的住院医师和护士不到 10%，这并不奇怪，因为传统的巡诊查房往往侧重于向下级医师教授疾病进程，而不是专注于患者治疗方案应做的工作。实施每日目标表大约 4 周后，95% 的住院医师和护士熟悉了每例患者的治疗目标。此外，实施了每日目标表后，外科 ICU 的住院时间从平均 2.2 天减少到仅 1.1 天[38]。这些结果已在 ICU 的护士、医师和药剂师中得以再现。访谈结果表明，通过提供一种结构化、全面的、个性化的患者治疗方案，可以加强医患沟通、患者诊疗和教育。每日目标清单有助于确定新的患者诊疗问题，激发治疗方案大讨论，尤其是在镇静、脱机和药物治疗等方面[36]。此外，在巴西 118个 ICU 中使用每日目标清单进行的 QI 干预改善了低潮气量的使用，避免了过度镇静、CVC 使用和导尿管

	房间号 _____	交接班：☐ 上午　 / ☐ 下午
安全	要将患者自 ICU 转出需要做什么？	
	患者最大的安全风险是什么？如何能减轻风险？	
	应当报告什么事件或变化？ 有无 ICUSRS 问题？	
患者治疗	疼痛和镇静管理	疼痛目标 _____ /10
	心脏 回顾心电图	心率目标 _____☐　达标 ☐↑ ☐ ↓ β受体阻滞剂
	容量状态 午夜容量净目标	平　☐ 正 ☐负 ___ 净 ___ (ml) ☐ 患者确定
	肺：呼吸机，呼吸机集束化治疗，床头抬高，脱机	☐ OOB/ 肺灌洗/ 活动
	SIRS/ 感染/ 脓毒症评估 体温>39℃或<36℃，心率>90次/分 呼吸>20次/分或PaCO₂<32 WBC>12×10⁹/L、<4×10⁹/L 或未成熟粒细胞>10%	☐ 无现存SIRS/ 脓毒症问题 ☐ 已知或怀疑有感染 ☐ 血培养两份/尿/痰 ☐ 更换抗生素 ☐ 停止脓毒症集束化治疗
	导管/ 引流管能拔除吗？	是/否
	胃肠道/ 营养/ 肠道营养配方： 需要放置TPN 导管、鼻-十二指肠管PEG吗？	☐ TPN ☐ NPO/高级饮食
	患者是否正在接受DVT/PUD 预防措施？	是/否
	能停药、改为口服或调整用药吗？	
诊疗计划	今日所需化验检查/治疗	
	已安排好的实验室检查	
	是否需要早晨实验室检查/胸片？	
	会诊	
描述	主要服务是否已更新？	
	是否已告知家属最新情况？ 是否已解决社会议题？ 长期/姑息医疗	

图 5.5　ICU 每日目标清单示例。DVT，深静脉血栓；ICUSRS，ICU 自行报告系统；NPO，禁食水；OOB，离床活动；PEG，经皮内镜胃造瘘；PUD，消化道溃疡疾病；SIRS，严重感染性呼吸综合征；TPN，完全肠外营养；WBC，白细胞计数

使用，并提升团队合作意识以及患者安全意识，但并没有降低院内死亡率[37]。

小儿心脏重症监护治疗病房使用白板显示每日目标，从而实现了进一步的改善[39]。使用白板将患者医疗团队对患者目标达成的共识百分比从 62% 提高到 87% 以上[37]。目标根据需要进行更新，并作为患者治疗团队所有员工及患者家属的信息源。这样的每日目标展示可以修订用于其他护理单元或手术室出室记录或急诊室查房。

核查清单

医疗和其他行业都已经在使用核查清单来确保不会遗漏工作中的重要步骤。美国食品药品监督管理局（Food and Drug Administration，FDA）推荐在交接患者和使用麻醉机前用核查清单来确保设备和监护仪运行正常[40-41]。核查清单通过规范操作流程，降低复杂程度，进而可以有效降低中心静脉导管相关血行性感染（central line associated blood stream infections，CLABSI），但这也会引入冗余安全检查。通常需要有一位护士或其他医师来监督核查清单，如果操作者未遵照核查清单或是无菌操作不合格，监督者将有权终止操作。一项前期的研究发现这一措施使 CLABSI 的总体发生率降低了 66%。之前的平均发生率为 2.7/1000，采用核查清单后 3 个月和 18 个月的平均发生率均为 0[42]。总之，机构、安全组织和监管机构已采用中心静脉导管置入核查清单，确保 CVC 放置过程符合规范，并预防 CLABSI 的发生。核查清单和中心静脉导管置入流程可在网上下载，如 IHI（http://www.ihi.org）就提供此类资源。

除了标准化技术任务之外，清单还用于标准化沟通。Haynes 等[43]使用了清单来指导围术期三方安全核查过程，结果表明，实施世界卫生组织手术安全核查清单（图 5.6）可以降低死亡率和住院并发症[43]。手术安全核查清单的使用现在已很普遍，并且是世界

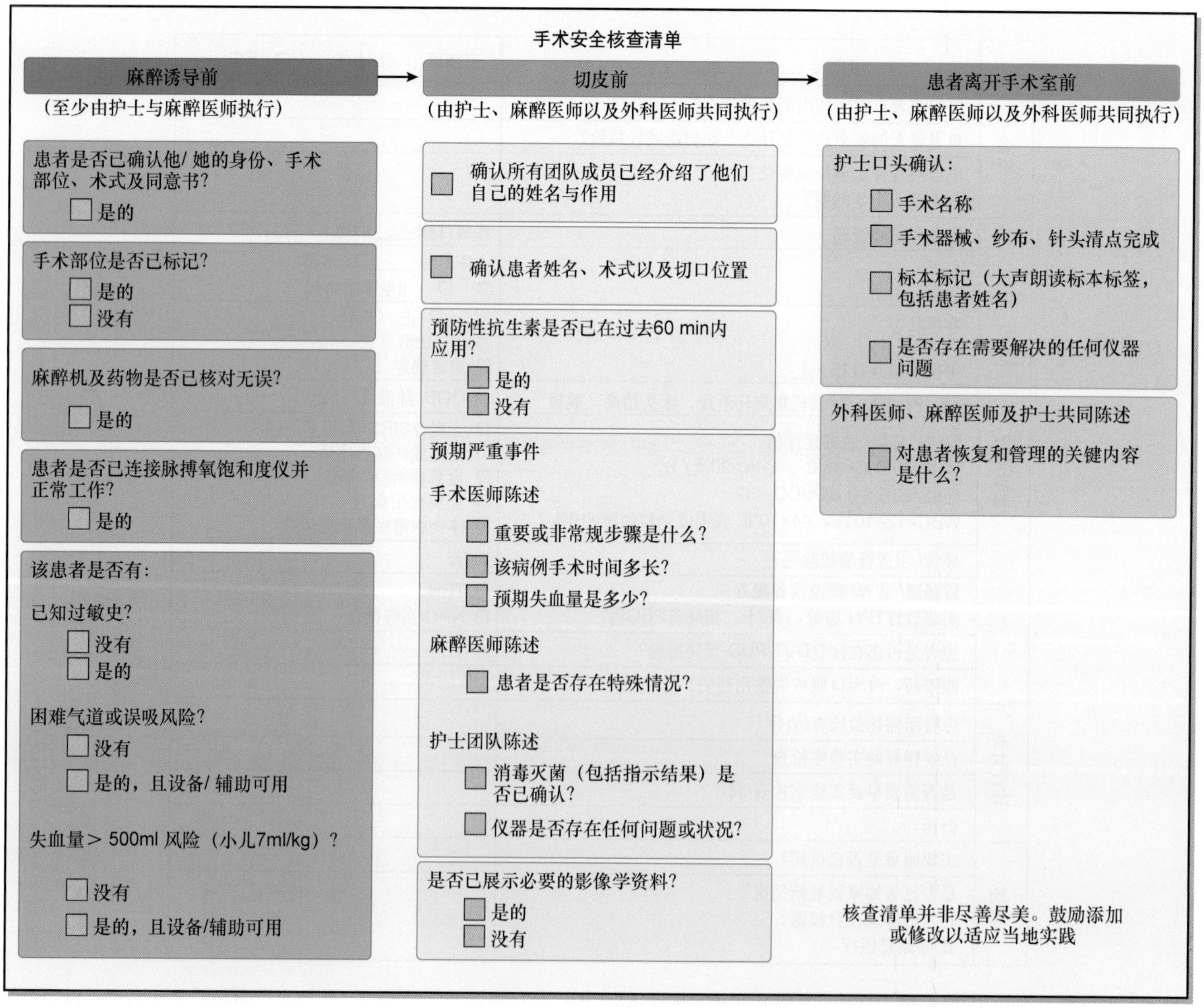

图 5.6　WHO 手术安全核查清单（Reproduced with permission from World Health Organization. WHO Surgical Safety Checklist.）

上大多数手术室标准要求。与手术安全核查清单有关的许多研究，无论是将其作为工具还是过程，都已证明其有效性，而一些研究则报告了其局限性。对 2009—2016 年间关于手术安全核查清单的 25 篇高引用研究论文的回顾显示，核查清单执行的规范性、执行力和持续性存在很大的复杂性[44]。复杂性包括环境差异、人员组成、正确的核查时机、实施清单的人员之间的关系以及医疗机构的文化氛围等[44]。这些复杂性可能会影响清单的有效性，应在实施清单之前加以考虑。

简报和小结

手术核查清单被纳入《通用方案》，旨在防止错误的人员、错误的操作以及错误的手术部位。为了解决许多其他重要的安全问题，例如抗生素的需求、深静脉血栓形成的预防、火灾的防范、特殊设备的需求和血液制品的供应，许多机构都实施了手术室简报或汇总，以及手术结束后的小结。研究显示，术前简报可改善团队沟通，提高最佳实践的依从性，并增强全体人员对手术室安全氛围的共识[45]。

简报和小结这两项工具旨在促进有效的跨学科交流和团队合作。两者均已广泛用于手术室中、ICU 护理人员向重症医师交接班期间，以及手术室护理人员与麻醉协调员之间[40, 46-47]。简报是团队成员开始执行手术程序之前对所有病例进行的结构性回顾。手术后进行小结，团队将回顾哪些方法行之有效，哪些环节失败了，以及将来有哪些环节可以做得更好（图5.7）。

标准的手术室简报的内容包括按名称介绍（每个人的姓名和任务），确认患者正确，确认手术部位 / 左右侧和具体步骤（暂停），以及所有团队成员口头表示赞同，并都了解手术过程，以及确保手术成功的必要条件。检查所有必需的设备、药物（如适当的抗生素）和血源的充足性。提出问题："如果出了什么问题，那会是什么？"并讨论减轻或应对潜在危害的计划。

美国医疗卫生研究与质量管理局（Agency for Healthcare Research and Quality，AHRQ）和国防部的合作采用了机组人员资源管理策略来进行手术室简报，并产生了一个基于证据的资源，称为"提高绩效和患者安全的团队策略和工具"（Team Strategies

术前简报：每次手术前
团队介绍：姓名，包括任务，将姓名写在字板上
确认：患者 ID 带，知情同意书（大声读出），手术部位标记，手术室标识，患者对手术的描述（如为清醒患者），H&P 或临床记录
有无任何安全、设备、仪器、植入物等方面问题？
如有指征，已给予抗生素？
抗生素再次给予的预计时间是何时？
是否需控制血糖或给予β受体阻滞剂？
患者体位是否能使伤害减至最小？
消毒液是否正确使用，无蓄积并自然晾干？
是否已讨论手术的目的和关键步骤？
是否有所需数量的血可供使用？
DVT预防的指征？ 如有，加以叙述
保温装置是否用在患者身上？
分配给该手术的时间是否准确？
主治医师是否回顾了最近的实验室检查和放射学检查结果？
术后小结：每次手术后
有没有做哪方面工作以使该患者更安全或更有效？
是否完成手术部位感染数据采集表？
患者的姓名、病史号、手术标本名称和重要情况是否记载下来？（必须由手术医师单独确认）
仪器是否有故障？ 有无报告？
是否讨论过转送至术后恢复室的计划？ ❑ 液体管理？ ❑ 病历表中输血情况记录？ ❑ 抗生素剂量和应在术后恢复室再次给予的时间间隔？ ❑ 疼痛管理/PCA计划？ ❑ 术后需要立即给予新药物？ ❑ 是否需β受体阻滞剂？ ❑ 血糖控制？ ❑ DVT预防？

图 5.7　**手术室术前简报与术后小结工具示例。** DVT，深静脉血栓；H&P，病史与查体；ID，身份证明

and Tools to Enhance Performance and Patient Safety, TeamSTEPPS)(www.ahrq.gov)。手术室中的这种团队方法鼓励医疗团队所有成员之间的情境意识和沟通[48-51]。

质量改进信息的来源

QI 项目的开发首先需要确定一个问题，然后收集基线数据并建立改进干预措施。在干预之后重新收集数据。若发现干预有效，将设定持续的监测或审计，以确保这些改进措施得以坚持。作为审计的一部分，必须向医疗服务机构进行反馈。传统意义上，医务工作者获取其日常工作反馈的能力有限，部分是因为缺乏信息系统以及缺乏针对如何测定医疗质量的一致意见[52]。

QI 项目的想法可以通过多种来源确定，但是他们通常始于当地医务人员的调查和投入，以及对报告发病率的回顾。额外的信息可来自文献、国家指南的回顾、质量指标以及外部或内部评审的信息。

QI 数据的来源横跨临床和管理领域，包括循证医学（evidence-based medicine，EBM）和循证临床实践指南、来自认证机构以及非盈利安全组织的警告、医学专业协会提出的标准与指南、终审诉讼数据库以及政府机构管理的数据库。美国政府机构〔包括 AHRQ、CMS 以及美国国家质量管理论坛（National Quality Forum，NQF）〕促进医疗卫生质量管理指标的更新与报告[53]。

事件报告

自愿报告有潜在危害的事件已经成功用于改进患者医疗和促进 QI 项目[54]。随着自愿报告不良事件在医疗卫生行业的作用被逐步得到认可，这种报告的惩罚性目的越来越低，同时更多关注系统而非个人。当自愿报告不良事件被恰当应用时，可帮助早期识别患者的危险，并能将其变成 QI 努力的焦点，以降低危险程度[55]。与其他方法侧重评估已经受到伤害的患者有所不同，自愿报告不良事件侧重于从未遂事件（事件未导致伤害但有潜在风险）中学习的潜力。QI项目的一项丰富资源是这些安全隐患以及潜在的风险，故而应强调不良事件的预防。

所有的麻醉科都应备有一个用于采集不良事件和安全隐患的程序。尽管绝大多数科室有报告的程序，但出于各种原因许多事件未被报告。科室应当鼓励无责自愿上报。电子捕获不良事件、未遂事故以及投诉

可以提供数据，通过分析以确定趋势并评估风险对患者的伤害程度。

频繁发生的低伤害事件应当与偶发的高伤害事件同样重要。在科室层面，重点关注发生较为频繁的不良事件（如围术期皮肤擦伤、实验室标本标注错误）或可以被频繁监测的医疗过程（如手消毒、合理应用抗生素）是更为有效的方法。对于偶发的伤害性事件，QI 举措需要基于更为广泛的全国多中心不良事件数据库分析。

使用多机构事件报告系统，可以收集更多在单个机构中的罕见事件。这样的系统可以分析常见原因，从而增加我们的预防计划知识。较大的多机构数据收集系统包括 Vizient 协作系统（前身为大学医疗系统联盟），该系统支持事件报告和数据库，可用于开发 QI 程序、基准测试和循证实践[56]。专为调查研究罕见麻醉相关事件而开发的报告系统包括由麻醉质量研究所（Anesthesia Quality Institute，AQI）建立的麻醉事件报告系统（Anesthesia Incident Reporting System，AIRS）[57]和儿科麻醉学会 QI 项目——苏醒安全（Wake Up Safe）[58]。AIRS 每月在 ASA 通讯（ASA Newsletter）上刊登一个学习案例，其中会总结该案例的学习要点。

其他一些更为广泛的匿名自愿事件报告系统，也已有文献对其进行了分析，并证实可以提供重要的信息。例如，英国的严重事件报告和学习框架[59]和澳大利亚事件监测研究[60]。这些事件登记系统要求事件不应该被认为是人为失误或可预防事件而报告，而是 QI 项目的创意来源。

尽管自愿报告系统已被证明是富有成效的，但是仍有许多不良事件和未遂事故被漏报。获取这些事件的一种方法是调查当地医务人员，了解他们如何看待最近一例被伤害患者受到伤害的具体原因或下一个可能被伤害患者的潜在风险。员工安全评估调查的过程将在本章后两部分进行介绍（见"合作项目"以及"综合型单元安全计划"）。员工安全评估调查对于为 QI 项目鉴别问题尤其有帮助。另外，若员工发现了问题，他们将更有兴趣通过 QI 进行改进。

发表的文献

文献回顾为特殊领域的 QI 主题提供了思路和指导干预的信息。例如，若 QI 项目的计划是为了减少心脏麻醉的风险，文献回顾就可以针对不同心脏麻醉风险的报道进行回顾分析。一旦某一临床领域的主题被选

定，应再次进行文献搜索，以确定类似的 QI 项目是否已经执行以及是否获得成功。类似的信息将有助于设计未来的举措。文献也提供了已发表报道的确定指南和（或）循证实践，其可作为未来项目的基础[61-62]。

国家举措和质量指标

美国 AHRQ 为美国国家质量测定清算所和美国指南清算所提供数据。专业性组织，如美国麻醉科医师学会（American Society of Anesthesiologists，ASA）以及世界麻醉科医师学会联盟（World Federation of Societies of Anesthesiologists，WFSA）提供关于该特定领域的指南。ASA 一直支持许多重要指南的回顾和发展，这些能为 QI 举措提供充足的资源。这些指南覆盖了一系列的实践活动，包括中心静脉通路的放置[63]、阻塞性睡眠呼吸暂停患者的管理[64]以及术前禁食管理[65]。对于也参与危重症医学的从业人员，指南和协议确实改进了特殊医疗过程中的绩效，如 ICU 中的镇静与呼吸机脱机协议。此类协议缩短了机械通气时间和 ICU 滞留时间[66-67]。

对国家质量指标的回顾是另一个改进 QI 举措的方法。来自 CMS 的国家举措，如 QPP［以前称为"质量改进措施与工具"（Quality Improvement Measures and Tools）］以及外科医疗改进项目（Surgical Care Improvement Project，SCIP）提供了质量指标，并且与绩效支付相关。主要衡量医疗过程的大多数 SCIP 措施均已具备（在所有医院几乎为 100%），因此已经从主动监控指标中退出。联合委员会（Joint Commission，TJC）网站（www.jointcommission.org）列出了美国国家患者安全目标和国家质量核心指标，评审时现场检查这些目标与指标。在 2004 年，TJC 与 CMS 在一项名为医院质量评估的举措中对指标进行了统一。这些指标也被私人非营利性会员机构 NQF 认可，其创立目的在于发展和实施医疗卫生质量测定和报告的国家战略（www.qualityforum.org）。NQF 的功能之一是认可质量和安全指标（共识的标准），然后再整合到国家其他质量举措中。NQF 认可标准的目标是这些标准成为用于衡量美国医疗卫生质量的主要标准。麻醉项目日益侧重于关注专业相关的标准，因为要根据法规的执行情况来评估医疗机构，并且要求医疗机构根据这些指南向主管部门报告其绩效。

越来越多的区域性和全国性组织正在出台一些举措，以激励报告特定的循证实践和结局。这些举措亦决定了当地的 QI（表 5.3）。如前所述，绩效薪酬制度鼓励向 CMS 报告这些措施。全国性专业组织，如 ASA 正在制订该领域特殊的指标。

质量改进组织	网站	描述
医疗卫生研究与质量管理局（Agency for Healthcare Research and Quality，AHRQ）	www.ahrq.gov	首席联邦领导机构，负责改进医疗质量、安全、效率和效力
美国医疗质量学会（American Health Quality Association，AHQA）	www.ahqa.org	代表致力于改进医疗质量的质量改进组织和专业人员
麻醉患者安全基金会（Anesthesia Patient Safety Foundation，APSF）	www.apsf.org	推动了解麻醉伤害的研究和计划
疾病控制与预防中心（Centers for Disease Control and Prevention，CDC）	www.cdc.gov	美国健康与人类服务部最主要的职能部门之一
急诊医疗研究所（Emergency Care Research Institute，ECRI）	www.ecri.org	通过应用科学研究去挖掘何种医疗技术、设备、药品和过程为最佳
医疗服务改进研究所（Institute for Healthcare Improvement，IHI）	www.ihi.org	以马萨诸塞州剑桥为基地的医疗卫生改进机构
安全用药实践研究所（Institute for Safe Medication Practices，ISMP）	www.ismp.org	美国唯一一所完全致力于用药错误预防和安全用药的 501（c）（3）组织
医疗质量改进委员会（Medicare Quality Improvement Community，MedQIC）	www.medquic.org	医疗和质量改进专家的全国性知识论坛
国家质量管理论坛（National Quality Forum）	www.qualityforum.org	目的为建立和实施全国性医疗质量和报告的策略
国家患者安全基金会（National Patient Safety Foundation，NPSF）	www.npsf.org	一个独立的 501（c）（3）组织，其使命为改进患者安全

表 5.3　麻醉相关的非营利性与政府质量改进组织

结局研究

比较不同过程决策相关的结果或医疗服务的差异是结局研究的基础。结局研究可能确定医疗中的这些差异，并确定这些差异是否改善麻醉患者的结局。结局研究中的一个关键问题是风险调整，这项颇具挑战性的目标需要一个强有力的数据库。应用管理数据来识别患者的危险因素具有诸多限制[68]。专为研究、基线测试以及 QI 设计的注册中心是以此为目的的良好资源。

美国胸外科医师学会（Society of Thoracic Surgeons，STS）以及国家外科质量改进项目（National Surgical Quality Improvement Programs，NSQIP）均是登记结局研究的范例。STS 数据库成立于 20 世纪 90 年代初，目前几乎纳入了美国所有心脏外科中心，并且已经开发出稳定的风险分层模型。根据该数据库的研究结果而采取的措施已使死亡率明显下降，例如围术期应用 β 肾上腺素受体阻断剂和阿司匹林，以及胸廓内动脉冠状动脉旁路移植术的应用。NSQIP 是一个更新的注册中心，由美国退伍军人事务部（U. S. Department of Veterans Affairs，VA）开发。来自风险调整结局数据库的研究结果已用于识别医疗的差异性。基于这些发现所做出的改变已使全 VA 网络的外科结局得到改善。美国外科医师学院（American College of Surgeons，ACS）已经采用 NSQIP 来比较医院的质量。目前有 350 余家普通外科中心参与其中[69]。参与的医院提交一系列普通外科常见术式的手术患者样本的详细数据。之后他们将收到比较他们的结局与整个队列结局的图形显示。手术中心接下来将应用这些数据来确定在哪些领域他们能够做出改进并且启动以其为关注点的 QI 项目。例如，Kaiser Permanente 集团应用该信息开发了降低围术期插管时间延长的患者比例的 QI 项目[69]。

ASA 创建了麻醉质量研究所（Anesthesia Quality Institute，AQI）以及国家麻醉临床结局注册系统（National Anesthesia Clinical Outcomes Registry，NACOR），目的是从电子麻醉数据系统中直接抓取病例特异性的数据，以改善麻醉结局[70-71]。这些资源仍在继续发展并推进，从而改进麻醉结局。麻醉所做出的另一重要努力是多中心围术期结局协作组（Multicenter Perioperative Outcomes Group，MPOG），其由密歇根大学的研究人员领导。MPOG 已经建立了一个全国性的麻醉实践团队网络，该团队为统一的数据库提供数据。MPOG 的目标是开发一个多机构协作与数据共享的结构；开发信息技术的基础架构，以收集各种围术期数据用于以患者为中心的研究；开发统计基础架构，以分析数据；提供一个学术场所，使多个研究机构工作人员在结局研究方面能够合作（http://mpog.med.umich.edu）[72]。

内部或外部机构审查

医疗服务过程的内部或外部机构审查能为 QI 措施提供重要的见解与思路。除了外部监管审核，机构有望执行质量内部审查并明确亟需改进的方面。这些审查常被用于机构水平的 QI 项目。

质量改进项目举例

已经讨论过 QI 框架工作和工具的范例。本部分将介绍质量和安全改进的重要举措，这些举措应用了本章前面提到的一些方法与工具。

合作项目

应用合作是改进医疗广泛领域的一种方法。QI 合作需要由为了同一个目标工作的两个或更多医疗卫生团队的共同参与。在医疗卫生领域，应有多学科代表（来自与关注领域相关的所有临床与管理领域）参与协作。合作能在单个机构内和（或）多个医疗卫生机构间进行。合作项目通常由一个担负以下职责的团队来领导：

1. 决定所应用的循证干预措施，并将这些呈现给参与单位（若循证干预不可用，团队将制订基于当地和广泛专家共识的干预措施）。

2. 建立数据收集方法（确定指标、收集方法和反馈机制）。

成功合作的一个关键因素是建立成员培训的过程以及干预与障碍分享的过程。通过团队讨论［会议和（或）电话会议］，团队能了解其他团队解决问题的最佳实践和创新方法。另外，合作带来了分享的动力与热情，能增加可持续性[24, 73-74]。

医疗服务改进研究所：突破系列协作项目

QI 合作提供了一个向其他团队学习、协作工作以及更广泛地传播变革的机会。10 多年来，医疗服务改进研究所（IHI）一直应用协作模型进行改进，称为突破系列模型。跨多个组织的协作由 12～160 个团队组成。成功的 IHI 合作包括将等待时间减少 50%，将 ICU 成本降低 25%，并将心力衰竭患者的住院减少 50%[75]。

在突破系列模型中，选择了一个主题，登记参与的团队（图 5.8）。招募了来自全国乃至国际的专家团队参加一次专家会议，以形成一种称为"变革方案"的变革框架。变革方案根据现有证据描述了用于改进的干预措施。接下来，来自所有小组的团队成员参加协作学习会议，他们在其中学习改进模型，并分享实施变革方案的进度。协作结束时，利用总结性会议和出版物与他人共享成果。

综合型单元计划

Sawyer 等报告了"将证据向床旁转化，并营造患者为中心的文化的机制"的成功合作[76]。合作包括重点将证据转化为实践（translating evidence into practice，TRIP）以及综合型单元安全计划（Comprehensive Unit-Based Safety Program，CUSP）。在几项大型合作项目中已复制并验证了这种方法（图 5.9）[76-78]。

TRIP 模型融入了以下关键步骤并强调数据的测量及反馈至团队的重要性。

1. 通过同行评议发表文章的回顾，确定与改进结局相关的循证干预措施。

2. 选择最大程度影响结局的目标导向干预措施，并将它们转化为行为。在选择行为时，应关注治疗效果最强（需要治疗的数量最小）且应用障碍最小的干预措施。

3. 制订并实施评估干预（过程）或结局的措施。

4. 测定基线绩效并建立数据库，以便精确管理数据并及时向团队反馈。

5. 确保患者通过四个步骤接受循证干预：参与、教育、执行和评估（表 5.4）。

合作的形式还包括参与团队的年度碰头会和定期的电话会议，这些会议侧重于实际执行过程、支持这些过程的证据基础以及经验分享方面的教育。首先，每周电话交流可提供整个项目的最初概貌，描述每一个人的作用与职责并介绍将要应用的工具。一旦合作开始，每月的内容沟通电话须贯穿整个计划期间，并且将所采取的干预措施的证据或其他即将实施的计划以幻灯片形式展示。每月的培训电话可使团队成员分享他们的干预执行情况以及克服障碍的思路。

合作中纳入的 CUSP 项目提供了一种结构化方法，以改进安全文化并识别和减轻伤害（即从错误中学习）[38, 47]。CUSP 为一种五步骤项目，已经在 ICU 测试并成功用以改进质量和安全（表 5.5）[79-80]。CUSP 项目已用于许多不同的环境，包括住院部、初级医疗实践[81] 和围术期[82]，以增强安全文化并改善患者体验[83]。

CUSP 实施前和实施 1 年后分别评估安全文化，以评价项目的影响。有多种评估安全文化的工具可供使用[64-65]。AHRQ 提供免费在线调查（www.ahrq.gov）。最初的测定提供了员工在其临床领域对安全文化的认知以及他们对机构的患者安全举措的认知的基线评估。

教育是 CUSP 的一个重要方面，通过教育可以让医护人员从新的角度识别危险并提出改进医疗的建议系统变革。这些教育方面的举措目的在于保证医护人员：①知晓安全是一个系统属性；②学习可靠医疗卫生设计的概念；③知晓变革管理的基础。在安全科学的教育讲座后，要求项目成员辨别他们所处临床领域的患者安全隐患，并提出改进干预的建议。在这个过程中，项目成员回顾来自其单位的事件报告、责任诉

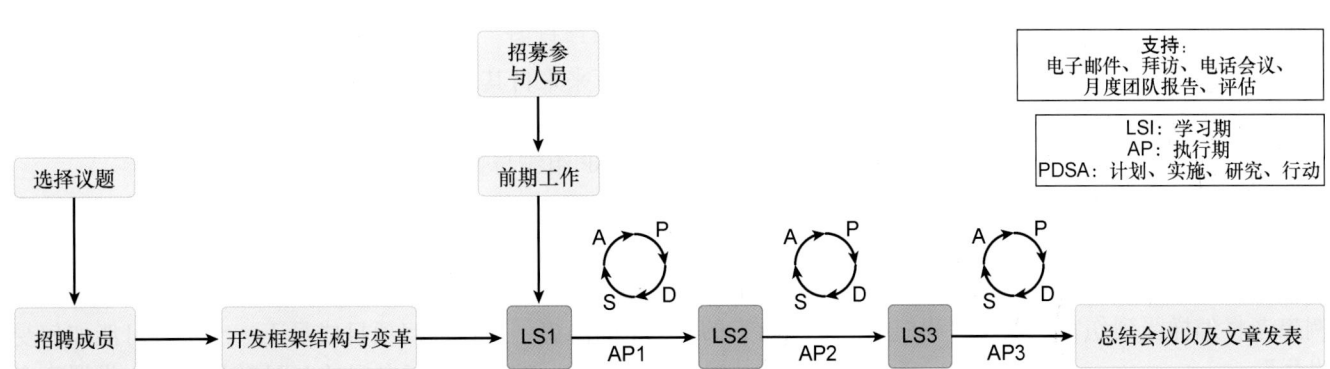

图 5.8 **突破系列合作模型**（Reproduced with permission from Institute for Healthcare Improvement：The Breakthrough Series：IHI's Collaborative Model for Achieving Breakthrough Improvement. IHI Innovation Series white paper, Boston, 2003. PDSA, Plan, Do, Study, Act. http://www.ihi.org/knowledge/Pages/IHIWhitePapers/TheBreakthroughSeriesIHIsCollaborativeModelforAchievingBreakthroughImprovement.aspx. ）

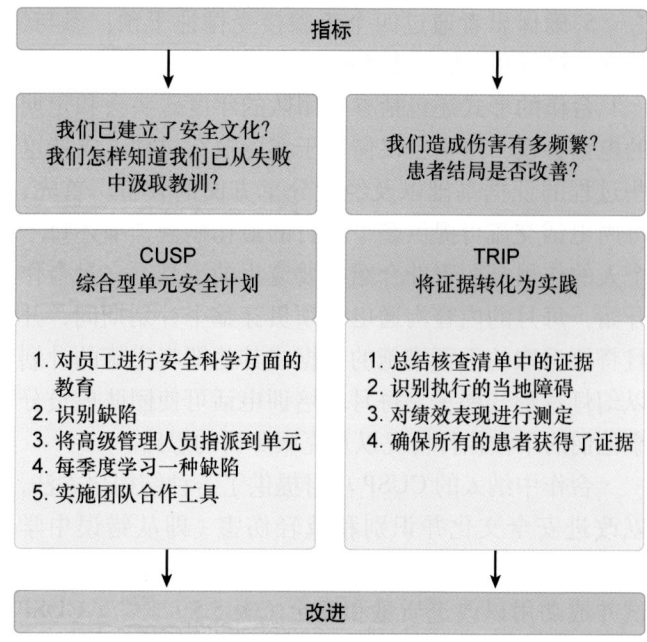

图 5.9 综合型单元安全计划（CUSP）与将证据转化为实践（TRIP）：确保患者接受循证医疗的基本步骤（Reproduced with permission from Sawyer M. Using evidence, rigorous measurement, and collaboration to eliminate central catheter-associated bloodstream infections. Crit Care Med. 2010；38：S292-S298.）

表 5.4 以导管相关血流感染为例通过合作确保患者接受循证干预措施的四个步骤

步骤	行动	示例
参与	揭示问题	将当地 CRBSI 发生率与全国发生率进行比较
教育	为医护团队所有成员制订教育计划	在大查房与多学科团队会议中提出循证实践，提出改进医疗和评定预后的计划
执行	建立安全文化，降低过程的复杂性，在过程中引入后备力量，定期召开小组会议	建立对 CRBSI 零容忍的文化，确保无菌 CVC 置入所需的所有设备和耗材都到位且可方便获取，使用关键步骤核查清单来减少 CRBSI，每周集中精力完成 1～2 项任务并确定对该项任务负责的团队成员
评估	评定与提供反馈	建立数据采集计划和用以追踪进程的数据库，给予人员实时反馈，将过程公布于醒目处，识别引起缺陷的原因

CRBSI，导管相关血流感染；CVC，中心静脉导管

表 5.5 综合型单元安全计划的五个步骤

	步骤	描述
1	提供培训材料	通过讲座和其他培训资料对工作人员进行安全科学的教育
2	完成识别患者安全问题的表格	询问如下问题： ■ 下一例患者会如何受伤害？ ■ 能如何预防该伤害？ ■ 建立自愿事件报告
3	安排一名高级管理人员负责特定区域	高级管理人员与该临床区域的所有成员会面，做到： ■ 协助区分出安全措施的优先次序 ■ 排除系统变革中的障碍 ■ 提供资源 ■ 做出医院方面对患者安全的承诺 ■ 培养高级领导者和工作人员间的关系
4	从缺陷中学习	集中 2～3 个安全问题实施计划，保持目标简明： ■ 降低过程中的复杂性 ■ 建立独立的备用力量，以确保完成关键步骤
5	执行团队合作工具	执行计划，例如核查清单、培训以及每日目标等，目的在于改进团队工作以及交流

讼以及前哨事件。另外，有两个问题："你觉得下一例患者将怎样受到伤害"以及"我们如何能预防它的发生"。

在完成调查和教育部分后，机构的高级领导（如院长、副院长、主任）参与一个部门或一个临床领域。这位领导每月参与该单位的查房，以帮助项目成员将安全放在首位，确保他们有资源实施改进，并使他们负责评估安全的改进与否。要求项目成员每月学习一个缺陷，每个季度实施一项改善医疗服务的工具[38, 47]。

CUSP 首先在 ICU 进行了预试验，之后在整个 Johns Hopkins 医院以及 Michigan Keystone 项目中实施[77]。在预试验中，一个由临床领域医务人员组成的患者安全团队负责项目监督。为了实现最佳效果，该团队包括了作为 ICU 医师安全之首的 ICU 主任、护士长、另一名 ICU 医师及护士、一名风险经理或患者安全官员，以及机构的一名高级执行人员。当医师及护士至少奉献他们时间的 20% 用于改进质量与患者安全进而领导项目时，项目运转最佳。第一个单元是测试点，接下来来自其他临床领域的团队将从其成功与失败中进行学习。终极目标是让医院内的所有领域均通过 CUSP 组织与管理安全。

CUSP 与安全文化的显著改进密切相关。阳性安全报告的比例从 CUSP 前的 35% 上升至 CUSP 后的 60%[80, 84]。另外，团队通过 CUSP 识别并消除数个特定的隐患。通过询问项目成员下一个患者可能如何受到伤害，ICU 创立了专门的 ICU 转运团队，设置床旁药剂师，执行每日目标表，清楚地标记硬膜外导管以防止意外连接静脉，以及实施经静脉起搏包的装备标准化[85]。另外，应用 CUSP 减少了住院时间和护士

换班。

总之，CUSP 为改进安全文化提供了若干益处，同时是实施所有安全或 QI 干预或项目时医务人员依从性的基础。它提供了足够的结构来将改进患者安全的模糊目标转变为集中策略；而它又足够灵活，允许各单位关注其最重要的工作。CUSP 提供了一个引入严格研究方法的场所，并作为一个学习实验室进行识别和减少危害，还具有改善患者结局的潜力。

质量改进项目的挑战和障碍

多中心和（或）单所医院的项目可因以下因素而失败：资源匮乏、缺乏领导支持、团队成员期望和目标模糊、缺乏沟通、研究计划复杂、数据收集管理不力、将精力浪费于"重蹈覆辙"而非采用实践证明有效的手段等。成功的合作需要一种准备迎接改变的团队氛围（团队的价值观、态度和信仰等）以及具有相同安全观且了解患者质量与安全科学（即如何组织与提供医疗的技术组成部分）的参与者。

相关概念：改进科学和实施科学

本章的重点是 QI 行动，或在给定环境中与指标和及时改进质量有关的工作。QI 行动与改善科学和实施科学有关，这两者的目的都是创造可推广的知识，从而有可能在各种环境中改善医疗质量和患者结局。这三个领域经常混淆，因为它们共享工具，并且都对改善患者的结局感兴趣，但是可能会使用不同的术语来指相似的概念。为了清楚地说明这些领域之间的异同，Koczwara 等将概念图谱化了，其中一方面是 QI 行动，另一方面是实施科学，中间是改进科学[86]。了解这些领域的作用可能对那些对麻醉 QI 有兴趣的人有用。

QI 行动　如本章的详细介绍，QI 是改善医疗卫生提供过程中影响医疗质量和结局问题的系统方法。这是一项及时的、与情境相关的团队工作，有可能在短期、中期和长期改善当地医疗。

改进科学　对 QI 的普遍批评是，它是"不科学的"，其更多地关注行动，而不是关注理解改进发生的机制（或改进工作失败的原因）。改进科学源于 QI 原则，旨在"创造能及时改变患者医疗的实践学习"[87]。但是，改进科学还与可推广知识的创造有关。因此，在改进研究的设计中，应同时注意内部和外部有效性。精心设计的改进科学项目可能会牺牲 QI 项目的

某些及时性，但可在这个不利因素与在本地环境以外的研究结果潜在效力更大之间取得平衡。

实施科学　实施科学（在加拿大称为知识转化）旨在缩小当被证明有效的干预措施无法转化为改进的医疗和结局时，证据与实践之间明显的差距[88]。尽管该领域是新领域，但它来自心理学、教育、管理和相关科学。有两个特点清楚地区分实施科学与 QI 和改进科学：对循证实践的依赖以及明确框架、理论和模型的使用。实施科学是美国和加拿大研究资助机构的主要重点，因为它被视为将分配给医疗科学发现的拨款的回报最大化的一种方法。与 QI 和改进科学一样，"现实世界"环境的充分表征至关重要。与改进科学相比，实施科学中倾向于更加强调普遍性。

这三个领域之间的主要区别在于它们与证据的关系。实施科学依赖于循证干预措施。但是，在质量明显欠佳的情况下，并不总是有证据来指导我们的实践。在这些情况下，QI 方法可能有用，因为周期快速的小规模变革测试可以在解决质量问题的同时将危害最小化并降低风险。

展望：研究、教育与伦理

很多 QI 仍有待于完成。改进患者医疗的机会巨大，同时改进围术期医疗质量的压力持续增加。医疗质量改进需要具备测定和改进绩效的能力。需要研究来开发临床医师认为有效的质量指标，并且学习如何确保所有的患者可靠地接受被推荐的干预。需要创新来开发能被多学科应用的信息系统。麻醉科医师和专业学会可能需要与质量评估专家合作，以开发和实施质量指标。未来的努力应该平衡质量指标的可行性和有效性，并开发综合方法以改进质量，包括开发集束化治疗、减少复杂程度以及创建独立的后备力量等策略。

临床医师现在需要改进质量的必要技能。只有当所有人都认为质量与安全是他们的主要工作而非额外活动，同时医疗机构提供条件来监督和改进绩效时，医疗卫生才会最终跨越质量的鸿沟。一线医务工作者必须了解质量和安全科学，并且认识到安全风险出于系统隐患而非个人能力。这是我们实习生培训的组成部分。麻醉住院医师培训计划的 CQI 已获高度评价25 年有余[89]。近年来，美国在培训的住院医师应掌握六大核心胜任力，这由医学研究生教育认证委员会（Accreditation Council of Graduate Medical Education）强制要求[90]，同时这些核心竞争项目与 NAM 的改进

六大目标相关联（表 5.6）[3]。为努力关联这两组目标并将其应用于临床培训，Bingham 及其同事开发了一个被称为"医疗矩阵"的框架，该框架在改进方面能用作教育工具，也能用作研究工具[91]。

　　随着越来越多的智能重点与医疗卫生资源指向 QI 项目，QI 的伦理问题开始浮出水面。QI 项目一般都免除人体研究项目的严格审查。但是，一份关于应用 QI 方法改进医疗质量与安全的伦理学的 Hastings 中心报告指出，一些 QI 项目可能包含对患者的风险，应当接受正式的审查[92]。该报告列举了可能需要审查的 QI 举措，例如随机设计、使用新颖的治疗方法、涉及研究人员、监测反馈延迟或者由外部资源支持的项目。应当鼓励 QI 活动的报告，例如，应当需要一个内部审查委员会的批准并用标准的格式报告结果。上述所有实践支持这样一个前提，即提供高质量医疗既是一门科学，又是一门艺术。

总结

　　医疗卫生机构需要一个系统化方法来应对患者安全的三个方面：①将证据转化为实践；②识别并降低风险；③改进文化与交流。本章中讨论所有方法的基本原则是，医疗质量的改进要求从业人员必须能够评估其绩效。医疗卫生从业人员通常在获取其日常工作绩效的反馈方面能力有限，部分是由于缺乏信息系统以及在如何测定医疗质量上缺乏共识[44]。因此，许多医疗卫生从业人员都无法获取绩效数据，从而并不知道他们所获得的结果（或不能获得结果）。由于消费者、支付方、监管机构以及受益人越来越需要关于医疗质量的证据，故对质量指标的需求将会增长。为了满足这些需求，麻醉科医师必须准备应用有效的指标，来评估其所提供的医疗质量，并在患者的围术期医疗中应用最佳的循证实践。

表 5.6　医学研究生教育认证委员会（ACGME）的六项核心胜任力和 IOM 的六项改进目标

	ACGME 核心胜任力	IOM 改进目标
1	患者医疗	安全
2	医学知识	及时
3	人际交流技巧	有效
4	专业化	高效
5	基于系统的实践	公正
6	基于实践的学习和改进	以患者为中心

致谢

　　作者和出版商要感谢 Elizabeth Martinez 博士（1966—2013 年）对本章以前版本的贡献。她的工作是本章的基础。

　　本章极大地受益于 Claire Levine 的精心编辑。

参考文献

1. Chandrupatla TR. *Quality and Reliability in Engineering: Excerpt.* New York: Cambridge University Press; 2009.
2. Lohr KN, Schroeder SA. *N Engl J Med.* 1990;322(10):707.
3. Institute of Medicine. *Crossing the Quality Chasm: A New Health System for the 21st Century.* Washington, DC: The National Academies Press; 2001.
4. Institute of Medicine. *To Err Is Human: Building a Safer Health System.* Washington, DC: The National Academies Press; 2000.
5. Bodenheimer T, Sinsky C. *Ann Fam Med.* 2014;12(6):573.
5a. Kohn L, et al. *To err is Human: Building a Safer Health System.* Washington, DC: The National Academies Press; 2000.
6. Gerteis M. *Picker/Commonwealth Program for Patient-Centered Care: Through the Patient's Eyes: Understanding and Promoting Patient-Centered Care.* 4th ed. San Francisco: Jossey-Bass; 1993.
7. Langley GJ, et al. *The Improvement Guide: A Practical Approach to Enhancing Organizational Performance.* Wiley; 2009.
8. Kotter JP, Cohen DS. *The Heart of Change: Real-life Stories of how People Change their Organizations.* Harvard Business School Press; 2002.
9. James B. *Quality Management for Health Care Delivery.* Chicago: The Health Research and Educational Trust of the American Hospital Association; 1989.
10. Crosby PB. *Quality is Free: The Art of Making Quality Certain.* McGraw-Hill; 1979.
11. Shewhart WA, Deming WE. *Statistical Method from the Viewpoint of Quality Control.* New York: Dover; 1986.
12. Moen R, Clifford C. *Circling back: Clearing up Myths About the Deming Cycle and Seeing how it Keeps Evolving.* Quality Progress; 2010.
13. Deming WE. *Out of the Crisis.* 1st MIT Press ed. Cambridge, Mass: MIT Press; 1986.
14. Institute for Healthcare Improvement. *Going Lean in Health care.* Boston: IHI Innovation Series white paper; 2005. www.IHI.org
15. Pyzdek T, Keller PA. *The six Sigma Handbook : A Complete Guide for Green Belts, Black Belts, and Managers at all Levels.* 3rd ed. New York: McGraw-Hill; 2010.
16. Chassin MR. *Milbank Q.* 1998;76:565.
17. Porter ME, Teisberg EO. *Redefining Health Care: Creating Value-Based Competition on Results.* Boston, MA: Harvard Business School Press; 2006.
18. Porter ME. *N Engl J Med.* 2010;363(26):2477.
19. Howell J, Ayanian J. *J Health Serv Res Policy.* 2016;21(4):279.
20. Donabedian A. *The Milbank Memorial Fund quarterly.* 1966;44(3):suppl:166.
21. Randolph G, et al. *Pediatr Clin North Am.* 2009;56:779.
22. Rubin HR, et al. *Int J Qual Health Care.* 2001;13:469.
23. Nelson EC, et al. *Jt Comm J Qual Saf.* 2003;29:5.
24. Nelson EC, et al. *Front Health Serv Manage.* 1998;15:3.
25. Pronovost PJ, et al. *Curr Opin Crit Care.* 2001;7:297.
26. Lenfant C. *N Engl J Med.* 2003;349:868.
27. Mermel LA, et al. *Clin Inf Dis.* 2009;49(1):1.
28. Bardach NS, Cabana MD. *Curr Opin Pediatr.* 2009;21:777.
29. Centers for Medicare & Medicaid Services. *Fed Regist.* 2016;81(214):77008.
30. Roland M, Guthrie B. *BMJ.* 2016;354.
31. Shewhart WA. *Economic Control of Quality of Manufactured Product.* American Society for Quality Control; 1931.
32. Varughese AM, et al. *Paediatr Anaesth.* 2010;20:684.
33. Carey RG, Lloyd RC. *Measuring Quality Improvement in Healthcare: A Guide to Statistical Process Control Applications.* New York: Quality Resources; 1995.
34. Kaplan RS, Norton DP. *The Balanced Scorecard: Translating Strategy into Action.* Boston, Mass: Harvard Business School Press; 1996.
35. Christie CA, Inkelas M, Lemire S. *Improvement Science in Evaluation: Methods and Uses: New Directions for Evaluation.* Wiley; 2017. Number 153.

36. Centofanti JE, et al. *Crit Care Med.* 2014;42(8):1797.
37. Cavalcanti AB, et al. *JAMA.* 2016;315(14):1480.
38. Pronovost P, et al. *J Crit Care.* 2003;18:71.
39. Justice LB, et al. *Pediatr Crit Care Med.* 2016;17(7):677.
40. Makary MA, et al. *Jt Comm J Qual Patient Saf.* 2006;32:357.
41. March MG, Crowley JJ. *Anesthesiology.* 1991;75:724.
42. Berenholtz SM, et al. *Crit Care Med.* 2004;32:2014.
43. Haynes AB, et al. *N Engl J Med.* 2009;360:491.
44. Mitchell B, et al. *BMJ Qual Saf.* 2017;26(10):837.
45. Hicks CW, et al. *JAMA Surg.* 2014;149(8):863.
46. Makary MA, et al. *Jt Comm J Qual Patient Saf.* 2006;32(7):407.
47. Thompson D, et al. *Jt Comm J Qual Patient Saf.* 2005;31(8):476.
48. Baker DP, et al. *Medical Teamwork and Patient Safety: The Evidence-Based Relation.* Rockville, MD 2003.
49. Alonso A, et al. *Hum Res Manage Rev.* 2006;16(3):396.
50. Clancy CM. *Aorn J.* 2007;86(1):18.
51. Weld LR, et al. *Am J Med Qual.* 2016;31(5):408.
52. McGlynn EA, Asch SM. *Am J Prev Med.* 1998;14:14.
53. Miller T, Leatherman S. *Health Affairs (Project Hope).* 1999;18:233.
54. Leape LL. *N Engl J Med.* 2002;347:1633.
55. Vincent C. *N Engl J Med.* 2003;348:1051.
56. White C. *Am J Med Qual.* 2017;32(1_suppl):3S.
57. Dutton RP. *ASA Monitor.* 2011;75(10). 30.
58. Tjia I, et al. *Anesth Analg.* 2014;119(1):122.
59. Cassidy CJ, et al. *Anaesthesia.* 2011;66:879.
60. Webb RK, et al. *Anaesth Intensive Care.* 1993;21:520.
61. Sackett DL, et al. *BMJ.* 1996;312:71.
62. Shojania KG, et al. *Evid Rep Technol Assess (Summ) i.* 2001;1.
63. Rupp SM, et al. *Anesthesiology.* 2012;116:539.
64. Gross JB, et al. *Anesthesiology.* 2006;104:1081; quiz, p 117.
65. Apfelbaum JL, et al. *Anesthesiology.* 2011;114(3):495.
66. Brook AD, et al. *Crit Care Med.* 1999;27:2609.
67. Marelich GP, et al. *Chest.* 2000;118:459.
68. Freundlich RE, Kheterpal S. *Best Pract Res Clin Anaesthesiol.* 2011; 25:489.
69. Fuchshuber PR, et al. *Perm J.* 2012;16:39.
70. Dutton RP. *Anesth Analg.* 2015;120(3):507.
71. Dutton RP, Dukatz A. *Anesthesiol Clin.* 2011;29(3):439.
72. Kheterpal S. *Anesthesiol Clin.* 2011;29(3):377.
73. Ovretveit J, et al. *Qual Saf Health Care.* 2002;11:345.
74. Mittman BS. *Ann Intern Med.* 2004;140:897.
75. Institute for Healthcare Improvement. Boston: IHI Innovation Series white paper; 2003.
76. Sawyer M, et al. *Crit Care Med.* 2010;38:S292.
77. Pronovost P, et al. *N Engl J Med.* 2006;355:2725.
78. Pronovost PJ, et al. *Health Serv Res.* 2006;41:1599.
79. Pronovost P, Goeschel C. *Healthc Exec.* 2005;20:14.
80. Pronovost PJ, et al. *Jt Comm J Qual Patient Saf.* 2006;32:119.
81. Pitts SI, et al. *Jt Comm J Qual Patient Saf.* 2017;43(11):591.
82. Moloo H, et al. *Can J Surg.* 2016;59(6):422.
83. Pottenger BC, et al. *Qual Manag Health Care.* 2016;25(4):197.
84. Pronovost P, et al. *J Pat Safety.* 2005;1:33.
85. Pronovost PJ, et al. *Jt Comm J Qual Patient Saf.* 2006;32:102.
86. Koczwara B, et al. *J Oncol Pract.* 2018;14(6):335.
87. Marshall M, et al. *Lancet.* 2013;381(9864):419.
88. Lane-Fall MB, et al. *Anesthesiol Clin.* 2018;36(1):1.
89. Dubin SA, et al. *Int Anesthesiol Clin.* 1992;30:29.
90. Accreditation Council for Graduate Medical Education. ACGME Common Program Requirements. 7/29/2013 2016.
91. Bingham JW, et al. *Jt Comm J Qual Patient Saf.* 2005;31:98.
92. Baily MA, et al. *Hastings Cent Rep.* 2006;36:S1.
93. Boat AC, Spaeth JP. *Paediatr Anaesth.* 2013;23(7):647.

6 避免患者伤害：人员绩效与患者安全

STEPHANIE MARIA OBERFRANK，MARCUS RALL，PETER DIECKMANN，MICHAELA KOLBE，DAVID M. GABA

杨冬　徐瑾　孙艳霞　译　范晓华　邓晓明　李天佐　审校

要　点

- 临床医师所面临的是多重挑战而非仅是医学难题，卓越的临床表现单靠运用丰富的医学知识是无法达到的。人们越来越认识到，在卫生保健体系中，个人层面和团体层面的人为因素和组织因素在优质医疗中发挥着重要作用。因此，对于麻醉专业人员来说，①人员绩效的研究是基础；②成功应用有效的安全策略与其认知高度相关；③对于相关组织事务的理解非常重要。

- 整个卫生保健体系，特别是单个的临床机构及工作单位必须有合理的组织结构，从而利于实施患者安全的医疗活动，其中包括：促进安全文化建设，高效的事故报告与分析系统，专业人员的继续教育，以及优化的组织结构及流程。

- 具有此特性的组织被称为高可靠性组织（high-reliability organizations，HRO），HRO 理论描述了一个能够执行复杂、高风险任务而保持极低失败率的系统的主要特征。HRO 的主旨并非避免所有的错误，而是明确人为错误的机制，使系统不受错误及其衍生事件的影响（具有弹性）。

- 人员绩效研究已证明了一些优劣绩效的机制。任务分析是人员绩效研究中的一项特殊技术，对于认识与了解麻醉专业人员的工作是很有帮助的。通过观察他们在日常操作或处理（模拟）不良事件时的表现提高我们对于人员绩效的认知。这些绩效机制包括危机及持续的情形意识和决策（也就是核心认知流程模型）、有效的团队协作、领导力及沟通能力、任务管理及应用认知辅助工具（如核查单和突发事件手册）。

- 机构及个人应充分认识到，和所有人一样，麻醉专业人员的个人绩效会受到绩效影响因素的负面影响，如噪声、疾病、衰老、厌倦、干扰、睡眠剥夺、疲劳，及团体内部或团体间社会动态等。

- 充分认识那些已知的人员绩效缺陷非常重要，例如固有错误、无效的团体沟通、误解、医疗失误、不明确的任务分配和错误的假设等。尽管麻醉专业人员的专业知识及技能是保证患者安全医疗活动所需的主要力量，但局限性问题的解决有助于其积极避免或降低发生不良反应的风险。

- 危机资源管理（critical resource management，CRM）是理解与干预麻醉中人员绩效问题的一种方法，它尤其关注有挑战的情况下的绩效问题。CRM［又作驾驶舱（cockpit）（后改为全体人员）资源管理］起源于航空业，随后用于医疗行业，于 20 世纪 90 年代初开始在麻醉中应用。CRM 的组成多样，但其主要强调形势判断、动态决策、任务管理、沟通和团队合作。CRM 最初在麻醉中引入并扩展到许多其他学科及医疗领域，是与麻醉专业人员单学科或多学科模拟培训分不开的。这也有助于聚焦在系统问题上，也是 CRM 为主导的培训中突显的关键部分。

■ "首先，不要伤害患者"：对于患者来说，任何一个可以避免的伤害或死亡都足够成为一个惨剧，麻醉专业人员应该尽最大努力避免所有会对患者造成伤害的已知或未知的潜在因素。麻醉中人员绩效和患者安全的未来发展需要跨学科的研究及培训，促进大局思维和系统安全，组织内学习，及医疗保健各个层面的参与。

本章的内容：概述

本章概述了麻醉中的人员绩效及患者安全相关的主要问题，并论证了其与麻醉专业人员临床表现的相关性。将本章的知识用于医疗活动之中，可以避免对患者造成不必要的伤害，同时，也可以防止对麻醉专业人员的心理伤害（即"第二受害者"）。因此，本章探讨的不仅是患者的安全，还会探讨作为医务工作者的麻醉专业人员的安全及健康。作者提供一系列务实的安全理念及策略，引导读者提高或更新病例管理的技能，并提高读者对麻醉中患者安全相关的核心问题的认识与能力。

由于人员绩效的大部分研究集中在手术室的麻醉，本章主要探讨此环境下的人员绩效和患者安全问题。然而，大部分的理念和问题与其他围术期学科和重症监护医学具有共通性，与疼痛医学也有一定程度的相关。这也可以广泛应用于急诊医学和其他具有相似认知特性的卫生保健领域。如果读者对重症监护医学更感兴趣，可以参考本章的参考文献作为入门基础[1-8]。

本章纳入的参考文献时间跨度大，从数十年前到最近的文献都有纳入。作者试图在保留经典参考文献（其中的知识内容多年来变化不大）与引入最新文献之间取得平衡，本章纳入了最新发表的文献，其主要反映的是某些思维或证据的变化，或更新的知识与经验的汇总。

在本章我们采用"麻醉专业人员"一词代表所有麻醉医务人员，包括麻醉科医师、注册麻醉护师（certified registered nurse anesthetist，CRNA）及麻醉助理医师（或在其他国家中的类似职位的人员）。

读者会获悉的内容

■ ……动态复杂的工作环境中安全相关的问题及其所致临床后果。其中几个章节重点探讨了麻醉本身工作环境的高度复杂及多变性，以及对人员绩效及患者安全带来的难题。
■ ……麻醉专业人员执行不同任务的特点及相应的风险，以及降低潜在风险的措施。

■ ……人员绩效的问题，人员的局限性，以及针对个人与团体相关的各种安全策略。
■ ……涉及系统安全方面问题的高可靠性组织（HRO）。

本章不涉及的内容

关于人员绩效和患者安全的相关文献数量是巨大的，有标准的参考文献著作[9-14]，也有互联网资源（附录 6.1）。本章只选取了与麻醉专业人员工作相关的文献资源。并未详细讨论人机交换环境与物理设计工作环境的相关内容，但麻醉人为因素中的这部分内容或人体工程学问题也是很重要的。本章提供了一些发表的相关文献以供参考[15-20]。此外，本章也并未探讨同属于围术期管理范畴的感染控制及药物安全的问题，同样，本章也提供了相应的文献以供参考[21-36]。

麻醉中人员绩效与患者安全的重要性

尽管在过去的几十年中随着科技水平的进步，麻醉被认为是一个"安全"的学科，但是麻醉专业本身蕴含风险。在很多方面，麻醉药物和麻醉操作都可影响患者的生命功能，并可能致命，而他们本身不具有治疗作用。麻醉的进步并非只是让人类暂时无痛、意识消失、遗忘及在多数病例中的肌肉松弛。外科手术同样可能激发或导致多种生理机能的紊乱，此外，有些需要麻醉的患者病情本身很重。因此，在麻醉中稳定的状态可能在几秒钟、几分钟或几小时内突变成危及生命的情况，而在其他的医疗环境中，这种改变会需要几天、几个月，甚至几年。

优质医疗仅靠医疗和技术技能是不够的。 在过去，接受过充分培训的麻醉专业人员的操作通常被认为是恰当的。不理想的结果常被解读为麻醉技艺本身的瑕疵，这一解读导致人们过度关注麻醉知识与技艺相关方面的培训和医疗活动。不良反应也多被归因于药物的不良反应、患者潜在的疾病、麻醉专业人员的疏忽或者能力不足。

有意思的是，研究发现一般大多数不良反应的病因与器械、药物或疾病的自身问题并不相关，而是发现 80% 可避免的不良反应是由所谓的人为因素造成的，这和来自航空业的统计数据相似。例如，Cooper 等回顾分析了麻醉中的一些关键事件，结果发现，在 359 起事件报告中，有 82% 的事件发生原因归结于人为因素[37]。这些事件小到简单的设备故障，大到患者死亡，均提示了问题的严重性和重要性。这一结论得到早期研究的支持，一项研究对 2000 例麻醉事件进行评估，结果发现 83% 的事件是人为错误所致[38]。人为因素（human factor，HF）指的是与特定环境、工作、组织结构、机器、产品、个人挑战相关的人的生理和心理行为。

人类的表现在某些方面是难以想象的灵活、强劲和生机勃勃，在某些方面却是局限的或存在缺陷。时至今日，我们对麻醉专业人员的人员绩效较之多年前理解得更加充分。例如，我们知道麻醉的成功取决于必备的麻醉技能与知识，但是我们也清醒认识到，专业知识有效的实时实现很大程度上取决于绩效中的非医疗与非技术因素。人为因素中疲倦、厌倦及注意力不集中等问题被称为人员绩效影响因素。

无论对个人还是团体而言，人为因素相关的安全策略必不可少。失误、错误及差错给患者带来潜在的伤害（"第一受害人"），同样也会对医务人员本身造成伤害（"第二受害人"）。作为第二受害人的医务人员，其伤害主要来自于对患者实质性损伤而产生的内疚心理。与其他行业（航空业、化学制造业）不同，它们不是产品的直接物理损伤，并且这类事件不会被公众所知，但是医疗机构的财务及名誉也会受到损害。而保护机构及医务人员的最佳手段就是预防不良事件的发生，降低对患者的损害。

组织的安全态度对保证个人优质绩效至关重要。针对麻醉专业人员绩效问题的培训需得到更多关注，他们才能在日常工作中发挥并提升人员绩效的核心能力。此外，部门及机构的领导应认识到他们的态度及行为会对人员绩效塑造、安全氛围、患者转归，以及最终的（很大可能）患者安全水平产生很大影响。

麻醉专业依然任重道远。麻醉专业是历史上第一个致力于提高患者安全的专业学科。因此，麻醉专业在患者安全方面的先驱地位已得到广泛承认。与其他医学专业相比，麻醉专业在患者安全方面所取得的成绩，使其成为卫生保健领域中实至名归的楷模[40]。然而，安全科学教育我们，患者安全及医疗质量的改善是无止境的，自满骄傲是危险的。此外，资源短缺而临床需求增加，麻醉的"效益压力"不断增加，会

威胁到我们已取得的成绩。任何麻醉中患者的伤害，一个就够多了。这个理念与美国麻醉患者安全基金会的"零容忍"声明一致："麻醉中没有人应该受到伤害"。正是基于此，Cooper 和 Gaba 写到，麻醉专业人员"……应该对所面临的困境保持清醒，在为站在致力于患者安全领域的前沿而感到骄傲的同时，仍需充满热情地不断追求麻醉患者伤害的'零容忍'"（第 1336 页）[40]。

挽救患者的心脏、大脑及生命。最近发表的几项研究显示了多种患者安全策略实施的获益性[5, 41-44]。作者分享了自己亲历的专注于安全和人员绩效的策略所带来的益处，其同道也在此领域或其他领域致力于建立更安全的医疗体系。尽管本章提出的问题和实施的策略对改善患者转归的影响尚需确实证据，但是有充分的理由和正在进行的研究支持我们坚信，应用此部分内容可以确实挽救患者的心、脑功能和生命。通过作者与读者分享其在人员绩效和患者安全方面的所知所得，这种坚信就是最佳的回报。

麻醉工作的特点：复杂动态的工作环境

麻醉工作的特点就是复杂动态的工作环境，表现在麻醉专业人员时刻面临着人员绩效和患者安全受到损害的挑战。

为了更好地理解患者安全与人员绩效之间的关系，作者首次描述了麻醉工作的主要特性，表述如下：①麻醉的主要特性即是复杂动态的工作环境；②安全和生产之间内在的不匹配及效益压力的影响所致的安全挑战问题；③安全挑战问题与麻醉领域紧密耦合，错综复杂。

麻醉本身蕴含危机

麻醉及其类似学科（以重症医学、急诊医学、产科学、新生儿学及外科学等为例）与其他学科有哪些不同呢？主要就是复杂的和动态的工作环境，并与学科内在的风险相结合，使得危机情况频发，处理问题极具挑战性。这种时候就必须要求麻醉专业人员精通危机管理。

复杂和动态环境的定义标准

基于 Orasanu 等的工作成果[45]，以下描述了一些

麻醉学特性，正是这些特性导致了麻醉环境的复杂性与动态性。

1. **结构不良问题**。与结构良好问题相比，结构不良问题的性质和目的不明确，许多问题的原理未知或模糊不清。在麻醉学中，患者的生理表现不只是一个随机的单独变量，而是与之前的决策和治疗密切相关。这不是能独自解决的单一问题，而是多方结合的多样问题，需要麻醉专业人员、外科医师及围术期医护人员共同制订并实施解决方案。

2. **系统不确定性**。正如领航员关注飞机一样，患者是麻醉专业人员的关注中心所在。患者本身具有内在的复杂性，许多方面及潜在的功能尚未可知。尽管一些基本的原理已得到阐述，但是医学界对于某些特定生理现象的潜在原因所知甚少。与航空和制造业不同，患者并不是被设计、制造或检测的，也不是按照说明书执行操作的产品。我们不是总能直接监测患者的真实状况，必须通过主观的临床观察和电子监测设备的数据来推断。然而这些数据并不完美，因为不像在工业系统中，传感器的设计和安装都在最关键的部位，便于测量最重要的数据，在患者身上，设备一般都连接在容易监测的地方，尤其是使用无创的方法进行测量。大多数生理功能是通过体表测得的微弱信号间接观察的，因此易于受到各种电子和机械的干扰。无创测量方法还易受仪器制造和解读误差的影响。而且，即使麻醉科医师知道患者的确切状态，患者对干预的反应也是不可预知的。即便是正常患者，对于一定剂量的药物或者常规操作（如喉镜暴露），也会在反应敏感性、药代动力学及药效动力学方面出现先天的和后天的不同，反应千差万别。对于有合并症或创伤的患者，或者存在急性功能不全的患者，这类反应的不同会变得异常明显，患者出现反应过度或反应不足。因此，与工程设计体系不同，就一个系统而言，患者具有极高的不稳定性。

3. **动态性的环境**。动态性根源于常规事件与反常变化或事件的发生频率、事件的发展速度以及患者生理机能和患者对干预措施反应的非预测性。术中麻醉的患者处于不断变化的状态中，许多事件都超出了麻醉科医师的掌控。如外科医师无意中离断一个大血管或者非过敏体质患者发生的严重过敏反应。尽管预防措施可降低一些事件发生的可能性，但仍有一些事件无法避免，因为它们是医疗操作中不可避免的不良反应（如术中失血）。一些不可预测和不断变化的事件与预先计划好的方案相互冲突，进而影响麻醉科医师的行为。

4. **时间压力**。由于手术室资源紧张，存在持续不断的整体时间压力来高效使用手术室（见"效益压力"部分）。外科医师和手术室的管理者希望尽早开始手术，这会给麻醉专业人员带来压力，影响他们的决策和行动，有可能会违反安全条例。从长远来看，会造成系统的"偏差正常化"[47-50]（见"偏差正常化与边缘摆动"部分），这就意味着一些新的不严格的行为在过去会被认为是不对的，而今却认为是正常的。更加紧迫的时间压力还体现在病情变化迅速而须争分夺秒之时。

5. **变化的、难以界定的或相互冲突的目标**。病例管理的多重目标本身就存在矛盾性（如血流动力学稳定 *vs.* 良好的手术条件 *vs.* 术后快速苏醒）。手术室管理者的目标（产出高、成本低）与麻醉专业人员的目标时有矛盾。并且目标会随着患者病情或工作时间、手术例数的变化而变化。例如，Engelmann 等就发现手术计划的决定很大程度上受微观政治学及权力的影响与操纵[51]。Nurok 等在他们的调查中描述到，"手术医师和麻醉科医师是在互相说谎还是在欺骗系统？"[52]

6. **短效的行动反馈回路**。行动及其效果的时间常数很短暂，要以秒或分来计。决策制订和行动是环环相扣的，而不是在相互独立的环路里执行。大多数决策及行动的执行和评估都是增量性的，通过评估前一个行动／反馈环路的效应来决定下一步行动，逐步制订最佳方案。麻醉的专业人员常常不会草率下结论或者全部实施一整套行动，他们通常会尝试着给予一种或两种方法，观察其效果，不断地评估而非提前得出结论。

7. **高风险**。麻醉专业人员的任何决定或行动都会影响患者的预后。高风险表现在即使健康的患者行择期手术也可能会发生恶性事件。许多最初看起来无害的触发事件最终会引起死亡、脑死亡或其他的永久伤害。每种干预手段即使是恰当的，也会伴有不良反应的发生，有些甚至是严重的并发症。有些风险是无法预测和避免的。与商业航空不同，如果发现问题或者恶劣天气会取消或延迟航行，这些在医疗行业很少发生。对于有生命危险的患者，往往需要立即手术（与麻醉）来挽救生命。权衡手术与麻醉带来的风险与患者病情本身的风险是十分困难的。

8. **多角色参与**。围术期医学需要来自不同医学背景的专业人员共同参与。每个专业都有其自身的特点，一方面，外科医师、麻醉专业人员及手术室护士都希望患者安全并且转归良好，另一方面，每个专业和领域都会有本专业内在的其他目标。例如，外科医师更加希望手术进行，乐于冒险并且对于患者的转归持乐观态度，而麻醉科医师更希望规避风险。同样，由于多种原因，外科医师更愿意将效益压力转嫁到麻醉专业人员和护士身上，而非反之。有时，手术室工作人员之间的个性碰撞也会支配着整个工作环境。手术室提供了一个独特的行动团队结构，成员的变动性大（见"团队合作"部分），此外每个成员也会有一定的个体差异，在规定的任意时间内，即使是"优秀"的人也可能不在状态。

9. 组织目标和规范。总体来说，麻醉科医师的工作要全面遵循手术室、麻醉科、医院及本专业已明确或未成形的规范。有时决策只是为了符合这些规范，即便这些规范不完全是经过麻醉科医师认可的。麻醉专业人员有时会感到无形压力，因为他们认为遵循工作规范所作的决定可能对患者不是最好的。因此，无论个人及团队层面还是在部门和机构更大的层面，直面人员绩效和患者安全的缺陷非常重要（参见后面的"组织层面的患者安全：问题与策略"部分）。

尽管上述的一些特征适用于其他医学领域，然而在麻醉中这些特征都很明显，使麻醉学成为一门独特学科。麻醉学与门诊或住院医学明显不同之处在于波动大、时间压力、不确定性、危机四伏及称为"行动团队"的独特团队结构（参见"团队层面的人为因素"部分）。

影响麻醉复杂性的其他因素：设备多样，紧密耦合。麻醉的复杂性还在于同时使用不同的彼此联系的各种设备。挑战在于，独立设备的扩增伴着多重、非标准化的交互联系。设备常常是工程师单独设计的，而各种仪器及设备之间、设备与患者之间、设备与操作者之间的相互关系并未在设计阶段给予充分的考虑。

此外，麻醉的复杂性还在于复杂交联设备之间的相互依赖（紧密耦合）。耦合指的是系统各部分之间或松或紧的联系[46]。由于身体的各个系统相互影响，患者是一个紧密耦合的整体。麻醉状态可能会抵消各系统间的缓冲和保护作用，从而加强了各系统间的联系及患者对外部机器支持的依赖（如呼吸机、血管活性药物）。

效益压力导致安全与生产的不均衡

目前围术期医学中持续增加的效益压力使严峻的工作环境更加紧张[53]。社会和组织环境可能是麻醉专业人员效益压力的来源。

安全态度与经济思维相冲突。效益压力所包含的社会和经济的压力施加在工作人员身上，使他们将效益而不是安全作为首要任务[54]。于麻醉而言，就是手术开台早、周转快、接台快并且少停手术。根本

上说，安全和效率是息息相关的。高可靠性的很多方面，如标准的手术流程、术前病例报告和消除级别差，会使手术更顺畅，更安全。然而工作负荷的压力及讨好外科医师和手术室管理者的压力，或者跳过关键步骤赶时间的做法都会破坏安全，导致偏差正常化（最新标准请见"偏差正常化与边缘摆动"部分）[55]。例如当麻醉专业人员屈服于效益压力时，他们可能会跳过恰当的术前评估和术前计划，或可能不进行术前充分的设备检查。即使确实进行了术前评估，发现患者存在着严重或未得到控制的疾病，但是来自于手术医师（或其他人）的压力还会迫使麻醉专业人员不能暂停择期手术。

效益压力是操作标准及流程标准化发生偏移的触发因素。效益压力会使麻醉专业人员选择他们认为不可取的技术。Gaba 等报告了一项针对加利福尼亚麻醉科医师对效益压力感受的大样本随机调查[56]。少数受访者（20%～40%）报告他们承受着相当大的压力，如果服从这种压力，他们的决定会违背自己对最佳安全的判断，反之，就要冒着承担经济后果的风险。一般说来，经过先前不愉快的经历，压力早就内化而成，而非来自于明显的外部刺激。尽管有非正式报道说目前的效益压力上升了，以及某些制度是导致其上升的因素（如择期手术深夜开台，或者择期手术持续到后半夜而麻醉专业人员没有被接班），但是近期尚缺乏此类研究报告。评估这些方面的工作环境十分困难，因为这其中包含经济利益的驱动、复杂的组织结构及不同医学背景工作人员之间复杂的人际网。环境的更迭同样带来挑战，需要管理层面的行动（见"个人和团队层面的患者安全策略：危机资源管理和其他培训课程"）[57]。

效率与彻底性权衡（efficiency-thoroughness trade-off，ETTO）。由于医疗资源的有限性，医务工作者要优先考虑，不断权衡。效率与彻底性权衡（efficiency-thoroughness trade-off，ETTO）最初在 Eric Hollngeal 的《ETTO 原则：可以办好的事情有时为什么办错了》一书中进行了详细的描述[58]。这种权衡的一个例证就是麻醉专业人员为了更快地完成更多的术前评估，就会减少术前患者的信息采集量。既然效率和彻底性无法同时获得，权衡就会出现未觉察的失衡，威胁到患者安全与人员绩效。

生产信号和安全信号固有的不平衡。获得最佳安全所面临的挑战之一就是安全信号和生产信号的不对称[59]：①对于生产的投入可以很容易地设计和测量，生产的反馈（税金、收入和花费）也很容易获得和解释（成功还是未成功）。成功是以肯定的形式呈

现（产出和收入的增加），并被明显强化。投入（人力、物力和财力）和生产的关系相对明确。②另一方面，安全的评估较难施行，性价指标无法直接测量，缺乏持续性，使得其解读困难或者发生错误。安全方面的反馈本身很弱并且模糊不清。因为如果结局是负性指标（意外事件发生少），那么成果就不会反馈性增强——如何测量那些会发生但实际没有发生的意外事件呢？投入（人力、物力和财力）与安全的关系同样是不确定的。多数情况下，只有伤害事件发生后才会意识到安全出现漏洞。事实表明，有些人认识到这种漏洞，但是常常被体系忽视或者压制。

麻醉工作的特点：工作多样和工作负荷管理

如前所述，麻醉的工作特点包括复杂和动态的工作环境，处理各种突发难题，相互矛盾的目标，时间压力及独特结构中的多重参与者。所有这些都会影响人员绩效和患者安全。实施麻醉包含多种特定的工作，无论是操作（如导管置入、插管等）、行为（领导的行为和沟通方式），还是在认知方面（注意力、预估力和动态决策制订）都会面临挑战。要获得优质绩效和患者安全，医疗和非医疗技能缺一不可[11, 60]。

人为失误和设备故障会带来灾难性的后果。认知的错误或认知的偏倚在麻醉中常常发生，也会威胁到患者的安全[61-62]。以下部分作者会探讨麻醉中多种工作的特点及其各自不同的弱点。这对个人和团队绩效的提升很重要，对临床教育与培训、组织架构和设备设计的改善也很重要。以下内容的关注点是体力工作和认知工作。接着会讨论非医疗的行为（见"个人和团队层面的患者安全"部分）。

本部分重点突出麻醉不同阶段的工作，汇总工作分析和工作绩效相关研究的结果，佐证标准的设备检测是安全必不可少的工作，并将非观察性的认知工作，特别是动态决策制订的理念融于麻醉实施中。此外，本部分还为工作负荷管理提供了方法，展示了相关研究中的成果，总结了麻醉专业人员绩效评估的优缺点，突出了工作分析研究的结果。

麻醉的各项工作和相应不足

为了获得良好的麻醉效果，多任务分析研究探讨是麻醉科医师所必备的行为和思维过程。自 20 世纪 70 年代起，采用直接观察病例[63-67]或观看录像带中的病例的方法[64, 68-74]，开展了针对于此的多项研究。此外，模拟仿真环境下的研究也日益增多[8, 64, 75-79]。值得注意的是，许多被引用的研究具有开创性并且影响至今。

早期关于麻醉科医师工作的研究引起人们对围术期医学的关注，他们强调了围术期多种工作多轨并行（见"任务管理"部分），发现麻醉中无论不同的工作或工作的子步骤还是同一工作的不同阶段都有犯错的可能。接下来的研究关注于麻醉科医师的绩效及工作负荷，随后推及基于团队协作[80-82]、交流[83]、和领导力[82, 84-85]的绩效评估方法。近期的研究多采用人体工程学设计的问卷进行。某些复杂的人机交互问题及错综复杂的医疗环境中科技的影响力不是本章讨论的范畴。但是一些发表的研究探讨了这些问题[16, 86-87]。

麻醉一般包括以下几个阶段：①术前计划；②诱导期；③维持期；④麻醉苏醒期[63]。每项工作有其各自的体力工作和认知工作，每项工作有各自的步骤，表现出不同的工作强度和人为错误的隐患。读者可以进一步参考 Phipps 等的研究[63]，他们进行了全面的综述，提供了更详细的信息。

术前计划

在整个麻醉过程中，麻醉专业人员需要做好积极干预的准备。准备工作包括获得必要的设备和用品，药品的准备，以及生命支持设备和麻醉机诱导前的检测（见"设备 / 麻醉机使用前的检测"部分）。

Phipps 等的工作分析研究中确定了 44 项工作步骤，其中设备检测是一个漫长而琐碎的环节，并且容易被有意或无意地忽略或跳过。

诱导期

工作分析研究显示，在诱导期、苏醒期和急症手术中，麻醉科医师的工作负荷会增加[63, 67, 88-94]。Phipps 等明确了从药品准备到麻醉患者转运到手术间（麻醉诱导）需要 73 项工作步骤，其中包含了认知与交流工作、术前设备的检测、大量动手操作步骤，如导管置入、气管插管等。Pape 和 Dingman 分析了诱导过程中不相关的干扰因素（如其他人员提出的不相关问题、手术间门的开关、噪声、接电话及无关的交流等），平均每 9 分钟出现 7.5 次[95]。他们认为这种干扰会使得注意力不集中，导致错误的发生，需要进一步的研究来证实诱导期保持安静是一种安全措施。另一研究结果发现，平均 4 分 23 秒就会出现一次注意力不集中，诱导期大约会出现 3.4 次走神，而从诱导室转运到手术室期间会出现超过 3.0 次的走神[96]。在这个研究中发现，多数干扰不会对患者造成负面影响，

22% 的干扰会有负性结果（处理欠佳）。而有 3% 不是真正的干扰，因它们有利于患者的安全。在另一研究中，诱导期 20% 的视觉注意力集中在患者监测上，而在模拟的危机事件诱导时此部分上升到 30%[97]。另一研究直接观察实际病例，发现在常规病例中，药品与液体管理工作在诱导期占 20%±6%，维持期 15%±8%，苏醒期则占 12%±7%。

维持期

Betza 等的观察性研究发现，维持期 71% 的时间，麻醉人员在进行患者监测和患者管理工作[98]。工作大约每隔 9 秒钟会转换一次。不管工作如何，最常见的转换就是从观测监测设备再到观察患者。与诱导期相比，维持期的工作步骤（16 项）减少[63]。但是维持期严重意外事件的发生率较高（维持期为 59% 而诱导期为 26%）[37]。患者的情况会出现明显或潜在的变化，因此麻醉专业人员需要对关键指标密切监测。这种注意力会被分散或者有所侧重，对所有的监测指标的关注不能总保持在同一水平。有时其他工作会分散麻醉专业人员的注意力，如电话、听诊、置入动脉导管、经食管超声检查（transesophageal echocardiography，TEE），或"解决问题"时。注意力集中时间有限并且易受干扰，因此学会在复杂多变的环境中（如麻醉）合理分配注意力时间十分重要（见"情形意识"部分）。

加利福尼亚大学圣迭戈分校、斯坦福大学及圣迭戈与斯坦福老兵医学中心进行了一系列十分详尽的工作分析研究[66-67]。工作负荷研究发现，诱导期或者程度轻一些的苏醒期工作强度最大。然而，有争议指出这些都是常规工作，工作强度会降低。维持期恰恰相反，动手操作的工作少，但是脑力工作"活动密集"，不断收集处理大量信息[99]。

苏醒期

苏醒期的工作，时间短任务重，自麻醉结束到转运患者至恢复室共需 40 项工作步骤[63]。Broom 等研究发现，苏醒期较之诱导期和维持期是最容易分神的阶段，噪声平均为 58 分贝（诱导期为 46 分贝，维持期 52 分贝），超过 70 分贝的强噪声在苏醒期更常出现[100]。与诱导期（0）和维持期（6）相比，苏醒期中人员出入频繁（10）。苏醒期 93% 的谈话与手术无关。苏醒期是最容易分神的阶段，平均每 2 分钟一次[96]。这些发现也得到主观研究访谈的肯定，引文如下：

"我认为人们并没有意识到苏醒期和诱导期

同样重要，很多时候他们只是很高兴手术结束了。他们吵吵闹闹，走来走去，缺乏清醒的认识""……一旦他们认为工作结束了，就会发牢骚，大声说话，讨论下一个病例。而我确实发现这让人分心，因为我想：这个病例还没有结束呢"（见 711 页）[96]。

设备 / 麻醉机使用前的检测

使用前检测以确保麻醉设备的正常运行对患者安全至关重要。使用前没有进行仪器设备的检测，可能会造成患者的伤害或出现"有惊无险"的情况[101-102]。Marcus 等对 668 例意外事件回顾性分析，发现接近 18% 的手术室内儿科麻醉事故是因为没有进行设备检测[102]。最新的麻醉机内置计算机系统可以进行自检并向麻醉专业人员发出问题警报。然而当模拟情境中嵌入机器问题或外部设备故障时（氧化亚氮和氧气接口插反），作者发现麻醉专业人员对此问题缺乏足够的认识。

2008 年美国麻醉科医师协会（American Society of Anesthesiologists，ASA）发布了最新的设备检测清单[103]。由于对现代麻醉交互系统的检测缺乏专门的专家共识，设备使用前检测的最新专家共识是根据一系列的设计指南提出的，并提供了相应的操作范例（可以在以下链接获得：www.asahq.org/resources/clinical-information/2008-asarecommendations-for-pre-anesthesia-checkout）。这份 2008 年麻醉设备使用前检测共识（anesthesia apparatus checkout recommendation，AACR）包含了 15 个独立部分，需要每天开始时进行（术前检测）或者移动机器后、机器保养后或者更换挥发罐后进行检测。其中的 8 个部分需要在每个手术开始前检测（诱导前检测）。有些部分机器可以自检完成，有些则需要人工手动检测。Feldman 等写到：

"遵循这个检测清单，一天最初的检测需要不到 5 分钟，而手术中间的检测只需不到 2 分钟，却可以确保麻醉专业人员术前对麻醉机的生命支持功能做到心中有数。"（第 6 页）[104]

2012 年英国和爱尔兰麻醉科医师协会（The Association of Anesthetists of Great British and Ireland，AAGBI）发布了最新的麻醉设备检测的安全指南，该指南包含但不限于使用前麻醉设备的检测（以下链接可获得：https://www.aagbi.org/sites/default/files/checking_anaesthetic_equipment_2012.pdf）[105]。最新修订的麻醉设备使用前检测指南包括 2014 年澳大利亚和新西兰麻醉科医师学院（Australian and New Zealand College of Anesthetists，ANZCA）发布的指南[106] 和加拿大麻醉科医师协会（Canadian Anesthesiologists' Society，CAS）2016 年发布的指南[107]。

患者安全行动框

目前有许多可用的检测清单。严重的患者安全事故就是由于未遵守标准原则。麻醉仪器设备的检测就是系统确保麻醉专业人员进行彻底的仪器设备检测的一种方法。所有的专业人员应将其作为标准化操作以确保最佳和最安全的医疗活动。检测清单的应用是组织流程，需要系统实施，最好对使用者进行培训。

麻醉管理的认知工作和相应不足

麻醉专业人员的工作不只那些能看见的工作。麻醉专业人员看起来轻闲，但是大部分时间脑力活动仍在继续。一些研究者已将麻醉的认知要素书写成文[91, 108-111]。在麻醉所犯错误中，认知错误和认知偏倚是常见的，并且威胁到患者的安全[61-62, 102]。

以下内容包括：①动态决策制订与情形意识的认知工作已纳入麻醉专业人员的核心认知流程模型。②探讨这一核心流程的管理和协调。③介绍一些认知工作负荷的计算方法。

麻醉专业人员核心认知流程模型的介绍

麻醉专业人员需要不断检查是否达到预期的麻醉效果，不断核查出现的数据流，还要处理大量意外事件，有些事件根据患者的病史和手术类型可以预估，而有些却不能。这样的话，麻醉计划需要根据情况随时调整。

麻醉专业人员的核心认知流程模型涵盖了动态决策制订与情形意识等方面。这个模型由 David Gaba 开发，汲取了大量其他人员关于动态复杂环境下人员绩效研究的工作成果[91, 112-114]。具体来说，这是一个理解传统数据的框架，为麻醉专业人员表现成功或失败的成因探讨提供了词汇量表。

图 6.1 是整个核心流程模型，描述了一个核心流程实施过程中麻醉专业人员工作所涉及的 5 个相互影响的认知层面（资源管理层面、程序流程层面、交流层面、抽象推理层面及监管层面）。核心流程包括观察、验证、问题识别、未来态势的预测、决策制订、执行和重新评估等要素（框 6.1）。核心流程须与其他团队人员的行为整合，也受工作环境的限制。麻醉中的专业表现就是在不同步骤重复循环着这些特征。这一流程中的每个步骤都可能出错。

基于 Rasmussen 和 Reason 等的研究成果[113, 115]，将脑力劳动划分为不同层次。工作分析研究揭示了多重脑力支持，工作并行理念（同时完成不止一项工作，需不同程度的脑力劳动）和多重任务或多路复用理念（只进行一项工作，但是工作之间的转换非常迅速）[64, 67, 89]。表 6.1 是不同层次的脑力劳动的概述和简介。

在感知运动水平，感知与行动在最小限度的意识控制下进行，他们是流畅并熟练的，是高度整合的行为模式。在程序流程层面，麻醉专业人员是在熟悉的环境下进行常规的工作。这些常规是由培训与先前的经验总结而成。在制订术前计划时或术中出现不熟悉情况而又缺乏熟练的专业知识或常规经验时，会使用一定程度的抽象推理。Rasmussen 的模型[113] 已被扩展，加入了两个层次的脑力劳动：监督管理和资源管理层面，使麻醉专业人员的思维过程具有动态适应性。监管层面考虑的是在常规或非常规的活动之间、多重问题之间，以及五个认知层面之间分配有限的注意力。注意力是非常稀缺的资源，因此在动态决策的各个方面注意力的分配变得尤为重要。资源管理就是指挥控制可利用的资源，其中包括团队协作和交流。麻醉中的专业绩效就是在一个反复循环中重复这些特性。核心流程及其要素详见表 6.1。这些要素详细介绍如下：①观察；②验证；③问题识别；④未来态势预测；⑤预案响应；⑥实施行动；⑦重新评估。

观察。通过观察，麻醉专业人员判断患者的病情是否正常，或者是否出现了问题，这是决策循环的第一步。观察数据，解读信息，更深层次地了解其意义。数据流通常来自对患者的直接观察（看、听、和触摸）、手术区域的观察、常规仪器监测、特殊监测系统（有时是有创）、纱布和吸引瓶的内容物、实验室检查结果，以及与其他人员的交流。Loeb 发现麻醉专业人员通常每隔 $10 \sim 20 \, s$ 观察监测仪 $1 \sim 2 \, s$。一般要经历几个观察循环才能在监测仪上发现细微的线索[88]。管理快速变化的情况，麻醉专业人员需要评

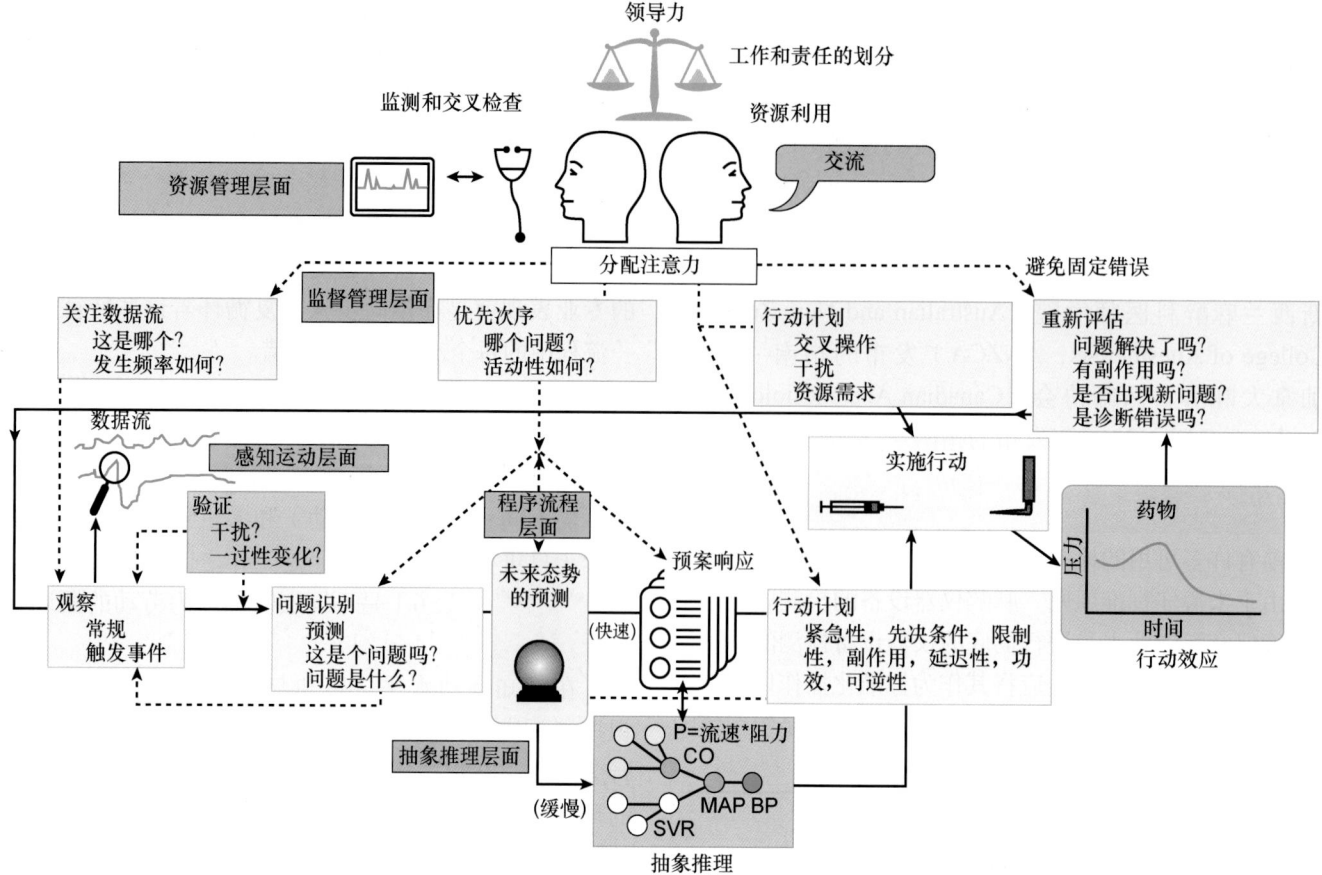

图 6.1　**麻醉科医师复杂的实时解决问题行为的核心认知流程模型**（详见文字描述）。五个认知层面并行。核心流程包括一个主要循环（实线箭头），由观察、决定、行动及重新评估组成。该核心流程被两个元认知层面所管理，涉及第二个更高层面的循环（高于核心流程）：监督管理（注意力分配）和资源管理。模型的每个部分都需要不同的认知技能并且都容易受到一系列不同失准表现的影响。BP，血压；CO，心输出量；MAP，平均动脉压；SVR，系统血管阻力（From Gaba DM, Fish KJ, Howard SK. Crisis Management in Anesthesiology. New York：Churchill Livingstone；1994.）

框 6.1　麻醉科医师核心认知流程的要素
1. 观察
2. 验证
3. 问题识别
4. 未来态势的预测
5. 决策制订
a. 预案响应启动（识别启动决策）
b. 启发试探法和概率法制订决策
c. 涉及抽象推理的决策制订
6. 实施行动
7. 重新评估（避免固有错误）
8. 重复第一步（开始循环）

估各种各样的信息来源。因为人的大脑一次只能密切关注一到两个项目，麻醉专业人员的监督管理水平必须决定关注什么信息及观察信息的频率（如后面 CRM 要素 14 "明智地分配注意力"中所示）。在麻醉过程中需不断地观察和解释不同的信息系统。即使在最常规的病例中，数据流同时涌现也是一个挑战。警惕，即保持注意力的能力，在观察和发现问题中起着至关

重要的作用，是合理化医疗的必要前提。警惕性会因绩效影响因素（见"绩效影响因素"部分）而下降，面对大量及快速变化的信息而无所适从。

验证。在麻醉专业人员的工作环境中，现有的、能观察到的信息并不总是可靠的。大多数监测是无创的、非直接的，易受到伪差干扰（虚假数据）。即使是直接的临床观察，如望诊和听诊，也可能模糊不清。短暂的一过性变化（短时的真实数据）可以迅速自我纠正。为了防止它们偏离决策过程并引发可能产生重大副作用的轻率行为，临床医师对其采取行动之前必须对关键的观察结果进行验证。这需要使用所有可用的数据和信息，反复观察不同相关的数据流，而不是仅仅依赖缺乏合理解释的任何单一数据（如后面 CRM 要素 8 所示"利用所有可用的信息"和 CRM 要素 10 所示"交叉检查和双重检查——永远不要假设任何事"）。验证使用多种方法，如表 6.2 所示。

表6.1 大脑活动水平

级别的控制	说明	注解
资源管理层面	指导并管理包含团队协作和交流在内的所有资源	意外事件分析发现，缺乏资源管理和交流技能是导致意外发生的主要因素，这些因素的重要性已经在 ACRM 的原则和模拟培训中体现出来（见第 7 章）
监督管理层面	元认知：思考中的思考	思维流程、决策制订（避免固有错误）、日程安排及记忆行为（如前瞻性记忆任务）等方面的动态适应性
抽象推理层面	运用基本的医学知识，寻找高层次的类比、演绎及推理	常常和其他层面并行，在紧急情况下往往过于缓慢，而在高负荷的情况下也会更敏感易分神
程序流程层面	根据流程、启发性观点和"下意识反应"而制订的预案响应	以认知为导向的决策制订——专家常处于此水平 特殊错误的原因是没有检查"程序"的适当性；经验不足的人可能会滥用此层面，出现考虑不周，和不恰当的"食谱医学"（纸上谈兵）
感觉运动层面	利用所有的感官和手动操作，"感受到的、做到的、听到的"，有时潜意识控制行为	专家动作流畅，动作的管理来自于感官直接反馈（如放置静脉导管或进行气管插管的一系列操作，会出现滑脱或操作失误等技能错误）

ACRM，麻醉危机资源管理

表6.2 主要观察结果的验证方法

方法	解释及例证
重复	重复观察或测量以排除临时的错误值（如无创血压测量中的运动伪差）
检查趋势信息	短时观察实际变量的趋势以判断其可信性。生理参数的变化趋势是曲线而非阶梯式轨迹
观察一个冗余通路	检查现有的冗余通路（例如有创动脉压和袖带血压，从心电图和脉搏氧饱和度仪获得心率）
关联	多个相关（但非重复的）变量相互关联，以明确所讨论的参数的意义（例如，心电图显示一条平坦的线，提示"心搏停止"，而动脉血压曲线有波形）
启动一个新的监测设备	安装了一个新的监测方式（如放置肺动脉导管），这也为"关联"添加了另一参数
重新校准仪器或其他功能	对测量的质量和可靠性进行检查，并对其功能进行测试（例如，CO_2 的监测无显示值，麻醉科医师可以对它呼气以判断它是否正常工作），观察冗余通路也有助于指标的验证（见上）
更换仪器	如果对设备的功能存有疑问，可以使用新的设备或备用仪器
寻求帮助	如果对于指标仍存有疑问，需尽早寻求帮助，听取其他的有经验人员的意见

患者安全行动框

设法灵敏地感知变化，不要在没有复查或使用其他信息确定一切是否正常的情况下，像平常一样解释它们。假设有一个大问题，除非你能证明它不是，否则如果有疑问，应该始终假设患者处于危险中，所讨论参数的指标是真实的（排除最坏的情况）。举证责任在你身上。不要轻易认定它只是一个技术问题。

问题识别。问题识别后，麻醉专家如何反应？经典的决策模式包括仔细比较证据和各种可以解释问题的因果假设，然后仔细分析所有可能的行动及解决方案。这种方法是强大的但是相对缓慢，并不适用于证据模棱两可或稀少时。麻醉专业人员面临的许多围术期的问题，都需要在不确定的情况下，迅速采取行动，防止快速级联导致灾难性的后果[116-117]。而从基本原则出发，通过正式的演绎推理来解决这些问题，实在是太慢了。在复杂动态的环境中，问题识别过程是几个认知理论的中心特征[110, 118-119]。问题识别涉及将环境线索与已知的具有代表性的特定问题进行匹配。由于麻醉具有高度不确定性，现有的信息源并不能总是揭示问题的存在，即使有，也不一定能说明问题的本质或来源，麻醉专业人员可使用类似策略来处理这些模糊的情况，这种方法心理学家称之为启发法（heuristics）[120]。Stiegler 和 Tung 详细回顾了启发法和影响问题识别的其他偏倚[121]。一种启发法就是将正在发生的事件归于常见的几类问题之一，每类问题都有许多不同的潜在情况（相似性 / 模式匹配）。另一种就是开始选择一个最常见的事件押注于一个单一诊断（频率赌博[115]）。在术前计划中，麻醉专业人员需要调整精神上的"怀疑指数"，才能识别特定的患者或发现术中可能出现的特定问题。麻醉专业人员还必须明确所有的数据是否可以用单个潜在的诊断来解释，还是它们是由多种因素所造成的。这一决定十分重要，因为过度细化诊断就注意力分配而言代价较大。与之相反的是，过早的诊断会导致不充分或错误的治疗。启发法是麻醉专家的典型做法，在处理问题时通常会节省大量时间。然而这是一把双刃剑。当这些诊断是错误的或在重新评估过程中没有得到纠正时，无论是押注于单一诊断还是不恰当地分配注意力只关注预估问题，都会严重破坏问题的解决。

下面的决策部分将更详细地探讨与问题识别及一般认知相关的许多问题，尤其在系统I思维模型、系统II思维模型以及识别启动决策模型中。

未来态势预测。问题的评估必须依据其对患者未来状态的意义[110, 118]。从看似不重要的小事件来预测未来状态已成为专家危机管理者预测行为的主要部分。问题已经很严重或者可以预测会发展成危机事件的问题会得到最高的优先处置级（如稍后在 CRM 要素 15 "动态地设置优先事务"中所示）。未来态势预测通过设定所需行动的时间框架也可影响行动规划。Cook 等描述了一些"恶化"事件，在这些事件中，问题的早期表现很明显，但是患者的未来态势却没有充分得到估计[122]。心理学研究中已知的挑战之一就是事件以非线性的方式变化时，人类的大脑并不十分适合预测未来的状态。这种情况对人体来说很常见，变化超过预期，结果出乎意料。

患者安全行动框

在手术过程中，儿童缓慢而稳定且持续的失血除非出现快速失代偿，可能在一段时间内不会造成血流动力学的明显变化。如果没有发现问题发展的微弱迹象或做出错误判断，灾难性的后果就可能会骤然而至。长程手术中使用直观的心率和血压的趋势监测有助于麻醉专业人员更好地发现那些被测量值监测所忽略的变化。

预案响应。一旦关键事件被观察证实，麻醉专业人员需要做出响应。在复杂的动态领域，专家对大多数事件的最初响应来自于处理已识别事件而得的预定规则和响应计划[115]。这种方法被称之为识别启动决策[114, 124]，因为事件一旦识别，响应是众所周知的（见"决策制订"部分）。在麻醉领域，这些响应通常是通过个人经验获得的，但越来越多的人认识到，关键响应的方案须明确编写并系统教授。有经验的麻醉专业人员可以根据患者的情况、手术的方式及可预料的问题在心里重新安排、重新编译及反复排练这些响应方案[125]。对于常见问题的预定响应最好能很容易地检索并能快速执行。当问题的确切性质不明显的时候，可以采用一组适合总体情况的通用响应策略。例如，当发现有通气问题时，麻醉专业人员在明确原因前，会先切换到手动通气，加大吸入氧浓度（fraction of inspired oxygen，FiO_2）。然而，模拟试验发现，即使是有经验的麻醉专业人员应对危机情况的响应也会有很大差异[75, 125-127]。这一发现使研究者更关注危机事件系统响应机制的模拟培训[108, 128]。

即使响应实施得很理想，但是当没有找到可疑原因或者患者对常规处理没有反应时，这些响应也注定失败。麻醉不能单纯按照"食谱"操作。即使必须快速行动，根据医学基础知识对问题进行抽象推理仍然需与预案响应并行。这包括使用扎实的医学技术知识以及对所有可能的解决方案的彻底分析来寻求高层次的类比[115]或真正的演绎推理。在模拟危机管理中，麻醉专业人员已经将预案响应行动和抽象的医学理论联系起来[125]。

实施行动。麻醉科医师需要在不同的认知层面、不同的任务甚至不同的问题之间分配注意力。麻醉专业人员对注意力的强烈需求使有限的脑力资源不堪重负。因此，对每一个小的扰动迅速采取行动（这需要很多注意力）还是以一种更保守的"观望"态度对待，麻醉专业人员需要权衡。这种权衡需要根据情况的变化不断地在两个极端之间变化。然而，在模拟的危机情况下，一些临床人员即使发现了问题的严重，也不愿意从常规模式转换到紧急模式[75]。错误地观望太久是不正确的，有可能导致灾难性的后果。在动态变化事件中，做好积极干预的准备是麻醉科医师工作的关键所在。但是这种需求的频率如何？根据 Wacker 和 Staender 的综述，围术期不良反应的发生仍然频繁，住院期间的发生率为 30%，而其中 50% 是可以预防的[129]。

患者安全行动框

一旦确定这是个大问题，整个团队有效地转换到紧急模式十分重要。方法之一就是大声宣布紧急情况，比如："各位，患者有一个非常严重的问题——可能是过敏反应——这是个严重的紧急情况。"

在麻醉过程中的任何时候，都可能会有多件事情要做，每一件事情本质上说都是恰当的，但它们不可能同时完成。模拟试验表明，麻醉专业人员要做出恰当的选择、计划和安排，有时是非常困难的[75]。

患者安全行动框

如果团队成员了解行动计划和首选行动时间表（称之为"共享心智模型"），将会有所帮助。如果麻醉的专业人员未提供相关信息，团队成员应该与麻醉科医师核查。它还有助于重点突出和（或）时间清晰的行动分配。（CRM 原则 7："有效沟通"，例如，[信息接收者的名字]："首先准备×××，然后我需要×××，之后给我×××，"或者"你完成×××之后，我们一起完成×××"或者"30 分钟后，再检查血气和血糖水平等"）。

麻醉学的一个重要特点就是决策者不仅决定需要采取什么行动，而且经常直接参与行动的实施。麻醉专业人员执行这些行动需要大量注意力，可能会消耗其脑力和体力而无法进行其他的行动（如需要无菌的操作）。当其他的行动被打断或悬而未决时，这个问题尤其突出。前瞻性记忆[130-134]指一个人记住在未来实施某种行为的能力（例如完成一项任务），很容易被打断。麻醉专业人员动手操作时，无法同时进行其他的体力工作，也不能保持对输入信息的警醒。

重新评估。为了成功解决动态问题，应对麻醉过程中变化出现的快速、疑难诊断及治疗的不确定性，核心流程必须包含反复地重新评估情况。因此，重新评估步骤由监管层面最先启动，再由麻醉专业人员进行观察但要考虑到特别的评估（见 CRM 要素 12 "反复进行重新评估"）。麻醉专业人员只有经常反复评估情况，才能适应动态的过程。因为最初的诊断和情况评估可能是不准确的，即使是有助于问题解决的行动也不一定成功。

情形意识是指不断更新对情形的评估并检查所行举措有效性的过程[118-119]。在绩效分析和错误究因中是一个有趣而重要的部分，会在以下部分详细讨论[110, 135-136]。框 6.2 提供了重新评估问题的例子，以保持情形意识。

错误地重新评估、计划的适应性不强及缺乏情形意识都会导致一种被称为固有错误的人为错误[137-138]。在专业人员对异常情况的反应中描述过固有错误[125-126, 137-139]。在 "15 个危机资源管理关键原则介绍" 部分中，将详细介绍在麻醉领域中如何避免和识别固有错误。

核心认知过程的管理与协调：监督管理和资源管理

动态决策制订和危机管理的关键之处就是麻醉专业人员能够通过监督管理层面和资源管理层面不断调整他们的思维（元认知——思维中的思维）。

监督管理。监督管理就是在处理多项任务中分配稀缺的注意力资源，并对核心过程进行监督调节。例如，确定观察不同数据流的频率，确定诊断和治疗方案的优先级，积极管理工作负荷，对行动进行优先排

序和调度。监督管理将从以下几方面积极管理工作负荷：①通过预期和计划避免高工作负荷的情况；②根据时间分配工作负荷；③根据人员调配工作负荷；④改变任务性质以减少工作；⑤将干扰降到最低。关于积极管理工作负荷的细节会在之后的 CRM 要素 5 "分配工作量" 中涉及。

资源管理。元认知和管理的最高层次就是资源管理，资源管理是一种指挥和管理现有资源进行医疗及处理问题的能力。这就涉及在充分考虑到局限性的前提下，将工作必备知识转化成有效的团队行动，围术期领域的局限性是由环境复杂和结构不良所导致的。资源是指可立即获得的或者必要时可获得的人员、设备和供应物资，资源遍及组织的各个层面。资源管理明确要求团队的合作与协作，麻醉专业人员只知道自己要干什么，或者甚至能够独立完成每一项工作是不够的。在规定的时间内就要完成这么多工作，有些工作只能由其他的专业人员（如导管室工作人员）完成。麻醉专业人员的主要职责就是调动所需资源，并在现有资源中分配相关目标和任务。关于这个关键功能的详细信息在 "危机资源管理" 中阐述。

麻醉专业人员的工作负荷及其测量方法

大多数麻醉专业人员除了上述体力工作、认知工作和行为职责之外，还有其他重要的职责，例如管理、监督或教学。根据任务性质、任务密集度、个人的经验和技能、患者的状态和外界环境（效益压力、人员可用性、噪声、光线、空间、团队等）的变化，麻醉专业人员的工作负荷在麻醉期间会随时调整。当工作负荷很大时（如在诱导、急诊或紧急情况等任务密集的阶段），认知资源就会减少，从而导致表现失准[76, 127]、反应慢[93]、警惕性降低[90, 92]，以及增加错误风险。

工作负荷的概念很难定义。Hart 和 Staveland[140]这样描述它："工作负荷不是一种固有的属性，而是从任务的需求、执行任务的环境、操作者的技能、绩效和感知之间的相互作用中产生的"（第 140 页）。心理学文献表明，在要求严格的行动中，情绪会损害认知处理效率[141]。如前所述的任务分析研究和接下来介绍的任务（行动）密集度研究让我们对工作负荷的几个方面有了深入了解，尤其是明确待测的单个工作或子任务，从而有助于工作负荷的测量。然而，这类研究并不一定能在绩效影响方面深入了解工作负荷。

如下所述，测量工作负荷的方法包括观察任务表

框 6.2 重新评估的问题——保持对情形的认知
■ 这些措施有任何效果吗？（如这个药物可用于该患者吗？）
■ 问题好转还是恶化了？
■ 最初的措施对患者有副作用吗？
■ 有新发问题或是被最初忽略的问题吗？
■ 最初的情况评估 / 诊断正确吗？
■ 未来（最近）可预测的进一步的发展有哪些？

现、主观评估和生理测量等三个方面。如需更全面的综述，请参考 Leedal 和 Smith[142]，以及 Byrne[143] 等的文献。

主要任务绩效。主要任务绩效测评是评估受试者在标准工作任务上（例如，病例观察、打结等）的表现，随着任务数量、密度或复杂性的增加，任务完成会变得越来越困难。起初，受试者能够完成逐渐增加的任务负荷，但在某一点，一旦工作负荷超过了其任务管理能力，标准任务绩效也随之下降。

辅助任务探查。辅助任务探查是在完成主要工作任务的同时，添加干扰最小的辅助任务来测试受试者的工作负荷。辅助任务比较简单，可以客观地衡量其绩效。例如，应答时间、手指敲击、心算和振动触觉装置等常作为辅助任务用于测量。麻醉专业人员必须明白，管理患者作为主要任务要绝对优于辅助任务。因此，假设辅助任务占用与主要任务相同的脑力资源，麻醉科医师完成辅助任务的表现可以间接反映其完成主要任务的剩余资源：剩余资源越多，辅助任务表现越好，主要任务工作负荷就越小。根据辅助任务应答渠道（体力活动、语音、手势、多种方式）的不同，可能存在通道干扰。尽管这种探查方法可以同时测量"警惕性"和"工作负荷"两个方面的绩效，但到底是哪一方面，仍然存在争议。如果辅助任务探查的使用频率低、精细、有多个应答渠道，在低工作负荷时执行，更重于警惕性；如果探查使用频率高、易于观察、需要手动应答，并在高工作负荷期间执行，则更多提示的是剩余资源和工作负荷。

主观评估。在主观评估中，受试者常被要求事后回顾或直接评价实际工作环境中的工作负荷。NASA TLX 量表是评估主观工作负荷常用且经过验证的量表[140]。当客观评估发现剩余脑力资源明显下降时，麻醉专业人员有可能在主观上低估工作负荷，因此，主观评估只是作为客观评估的补充方法。

生理测量。生理测量是评估工作负荷的技术之一。视觉或听觉诱发电位已成功用于脑力负荷的评估，但该技术只能在静态的实验室环境中使用。心率（特别是心率变异性的某些方面）和血压也是已经在使用的生理测量指标，但解释的可靠性仍存在质疑。

麻醉专业人员的绩效评估

多年来，有许多研究采用调查手册（如技术方面的程序）、认知（如动态决策、情形意识、警惕性）和行为 / 非技术任务（如沟通能力、团队协作、领导力）等手段来评估麻醉科医师的绩效。本节将重点介绍麻醉专业人员在任务密度、工作经验、教学 / 委派 / 监督活动、重大事件 / 紧急情况处置等方面的绩效。大多数研究是在模拟医疗环境中进行的。

因为许多最新文献概括了开创性研究的发现，本章中使用了这些初步研究的结果。即使没有提供详尽的文献清单[6-8, 68, 73-74, 76, 144-149]，也为读者提供了最新的、精选的研究文献以供参考。2017 年，Weinger 等发表了一项关于麻醉科医师绩效的大规模调查研究，该研究调查了获得资格证的麻醉科医师在四个紧急情况下的表现[75]。下文详细介绍了这项研究。

关于与麻醉相关的一般人员绩效方面，会在接下来的"人员绩效、人为因素和非技术技能"和"系统思维"等部分中有更广泛的探讨。

任务密度方面的绩效

普遍认为，人类信息处理的能力是有限的，信息超载会导致绩效不良[150]。例如，许多人开车时，都无法同时兼顾导航、看路标和听乘客说话等事情。然而，麻醉工作领域似乎经常要求这种任务密度（图 6.2）。一个跨学科研究小组开展了多项任务分析研究，对多个并行和重叠的任务进行分析（行动 / 任务密度）[89]。图 6.3 和 6.4 展示了 24 例手术室的观察实例。观测数

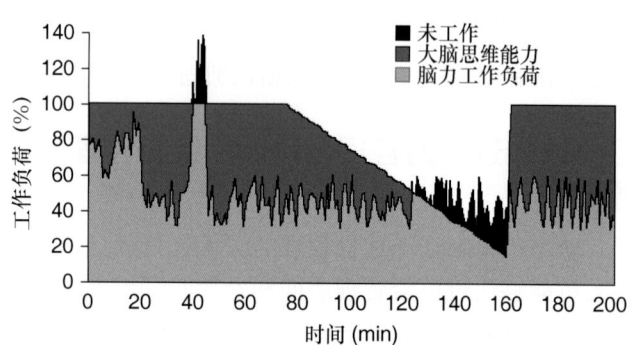

图 6.2　**麻醉过程中个体和团队的脑力负荷变化图解**。x 轴为时间，y 轴为总工作负荷。在麻醉诱导的前 20 min，工作负荷很大，大脑思维能力尚可处理。然后，在麻醉维持的最初几分钟内，工作负荷会下降。在 35 min 时，一场危机会导致工作负荷的突然增加，超过了大脑思维能力。如图所示，在此期间某些信息没有被处理。这种突然的超载是重大事件的典型特征，在航空领域被称为"最大限度"。此后，维持阶段的工作负荷再次下降。但与此同时，在这个病例大约 80 min 后，麻醉专业人员变得越来越累，思维能力下降。所以 120～160 min 工作负荷再次超过了大脑思维能力，使得部分信息没有被处理。最后，麻醉科医师在 160 min 后被唤醒，直到病例结束，工作负荷又恢复正常（Figure based on the publication of Byrne A. Measurement of mental workload in clinical medicine: a review study. Anesth Pain Med. 2011; 1（2）: 90-94.）

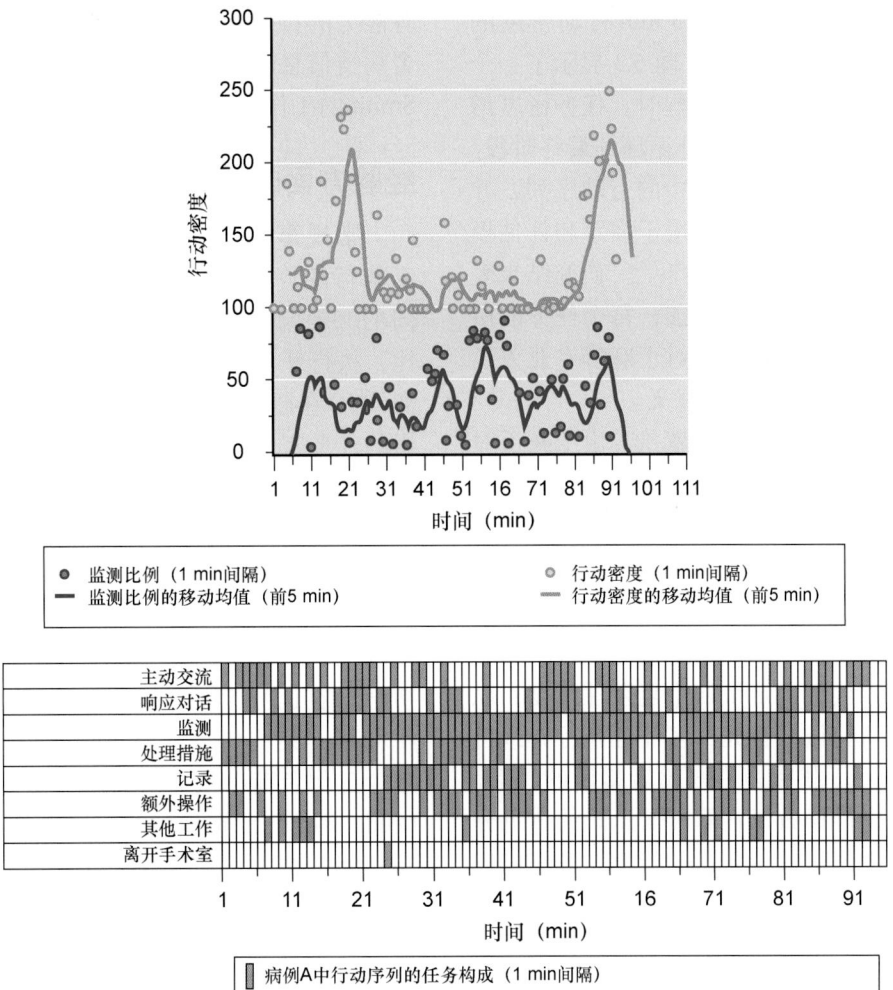

图 6.3 **行动密度图展示了一个真实麻醉病例从麻醉诱导到麻醉苏醒的"行动密度"。** 图中浅蓝色线表示全部的行动密度，各点表示密度的移动均值。深蓝色线表示单个任务组（如"监测"）所占比例。下面的图表显示了同一病例所有 8 个任务组的构成数据

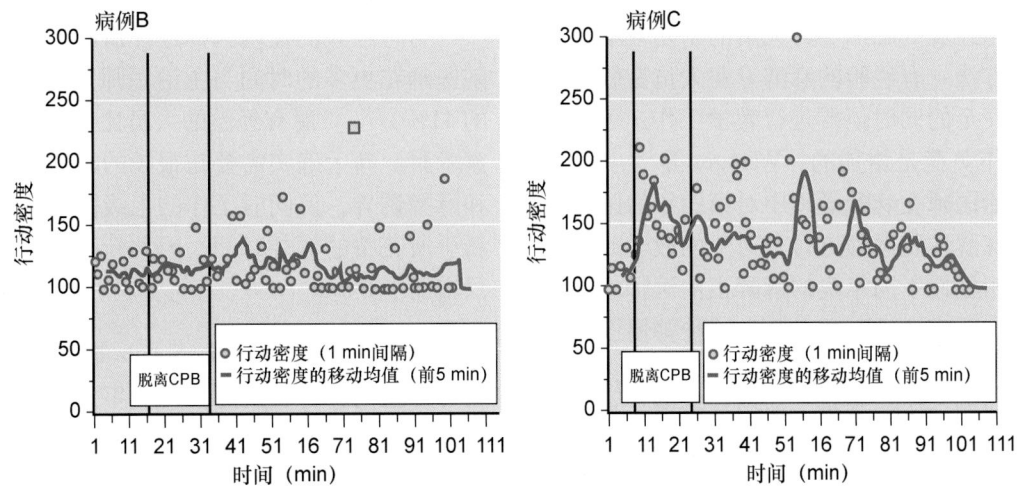

图 6.4 **体外循环（cardiopulmonary bypass，CPB）后没有或伴有并发症的行为密度。** 左图是脱离 CPB 前后保持"平坦"曲线（在两条垂直线之间）的简单病例（病例 B）密度图。反之，右图的病例 C 在脱离 CPB 时情况复杂，脱离 CBP 后行为密度很高，随后密度进一步升高至峰值

据包含许多短期波动（点），每隔 5 min 行动密度的移动平均值也被绘制出来（直线）。图 6.3 显示了一个完整的麻醉过程，在麻醉诱导和苏醒时，任务密度增加。图 6.4 显示了两个心脏病例体外循环的最终阶段。任务分析技术还用于研究模拟案例中的行动序列，并将其与真实手术室案例进行比较，用于演示和评估模拟器的生态有效性（参见第 7 章）[64, 89]。研究结果表明，随着单位时间内的任务密度增加，每个任务的所占时间减少，反之亦然。这一发现对于麻醉专业人员如何分配他们的注意力有着重要的意义。

在绩效方面另一个有趣的地方就是，由于新手对所面临的困难缺乏认知，我们推测新手的脑力负荷可能比有经验的人员要低，这也被称为无意识的不能胜任[151]。

Xiao 等[70]通过模拟试验对任务复杂性维度进行研究，并探讨了其对创伤手术中的危机处理行动和团队协作流程的影响。他们确定了四个复杂性维度，以不同的方式影响团队协调。首先，多任务并行导致目标冲突、任务间相互干扰和争夺与患者接触的机会。其次，病情的不确定性导致了在解释信息时的意见分歧，以及很难去试图预测其他队员的行动。第三，应急方案的应用造成了切换任务时间不明以及随后如何重新分配任务的困难。最后，高工作负荷会导致过程被压缩，这种偏离正常工作的情况会进一步增加任务的复杂性。因此建议进行沟通方面的培训，以应对任务复杂性的挑战。

教学、委派和监督任务方面的绩效

教学。在实际的外科手术过程中，有经验的麻醉专业人员与无经验的临床实习人员的密切互动是一种标准的培训方法。有经验的麻醉专业人员在管理麻醉和保证患者安全的同时还要进行教学工作，可以推测，他们的工作负荷是增加的。Weinger 等[92]发现，当一名麻醉主治医师在麻醉管理中对第四年的医学生或第一个月的麻醉住院医师进行一对一的教学时，对警示灯的反应明显慢于同年资的麻醉主治医师。在诱导期和苏醒期，反应滞后时间最长。这种警惕性测试也是一种程序上的（绩效）工作负荷评估手段，提示工作负荷增加和剩余资源减少。他们还发现，与非教学团队相比，教学团队的工作量密度显著增加。综上所述，术中教学增加了工作量，降低了警惕性，提示在患者管理过程中进行教学时需要格外谨慎。

委派和监督。经验表明，委派对工作负荷的影响取决于任务的性质，以及被委派人员对所分配任务处置能力的自信度。委派必须以监督者的情形意识和患者病情信息的综合处理能力为指导。这些在 Leedal 和 Smith 的工作中进行了进一步的说明[142]。

经验方面的绩效

常规事件。研究发现，在麻醉的某些阶段，新手执行的许多任务与经验丰富的麻醉专业人员是相同的，但与三年住院医师和经验丰富的麻醉护士相比，执行任务所需时间更长，反应滞后，任务负荷更大[90]。在插管前、插管中、插管后的一段时间内，两组的任务密度均达到最高，但经验丰富的受试人群的任务密度要高于新手，说明前者在短时间内完成多项任务的能力更强。这些发现与 Weinger[67]等的研究结果一致，Weinger 评估了在红灯闪烁时按蜂鸣器的平均响应时间（辅助任务）。在诱导期和诱导后（维持）阶段，有经验的受试者其响应时间都在 60 s 之内，而初学者在诱导期的响应时间明显延长。对此可能的解释是，某些任务会逐渐成为常规工作，一定程度减少工作负荷，从而节省脑力资源来完成其他任务。Leedal 和 Smith 在他们的综述中总结了这一问题："有经验的工作人员在常规工作中尚有'剩余能力'，我们建议，如果发生不良事件，他们可以注意到'安全余量'"（第 708 页）[142]。

相反，Byrne 等最近进行的一项研究发现，工作负荷和工作经验有关的证据是有限的[152]。

最近的另一项发现表明，更有经验的麻醉团队可能更倾向于没有进行过多公开交流的隐式协调，这使他们更依赖于团队协作和理解任务性质的准确性和共享性[153]。

与有经验的住院医师或注册麻醉护师相比，新住院医师花更多的时间与主治医师交谈（占插管前时间的 11%）[90]。而有经验的人员比初学者花更多时间观察术野。新手确实需要花很长的时间来完成患者准备和麻醉诱导，但同时工作的上级医师的高效率抵消了新手所花费的额外时间，因此新手的插管前准备时间只增加了 6 min。

重要事件 / 紧急情况。Schulz 等提供的数据显示[97]，更有经验的麻醉科医师（> 2 年工作经验）在重要事件期间将用于操作的时间从 21% 增加到 25%，而经验较少的麻醉科医师从 20% 减少到 14%，他们在监测任务上花费了更多的时间。

Byrne 和 Jones[76]研究了 180 例模拟的麻醉紧急情况，观察有经验的麻醉专业人员和经验较少的麻醉专业人员的表现差异。结果显示，只在第一年和第二年麻醉专业人员之间存在显著的差异。正如在其他研究中看到的，在所有的经验水平上都出现了显著的错误[75-76, 125-126]，并且大多数麻醉专业人员的表现都偏离了既定的指南[75-76, 154]。

DeAnda 和 Gaba 进行了一项经典的模拟研究，调查了麻醉学员、有经验的麻醉教员和私人医师对六起预先设计的不同类型和不同严重程度的相关事件的反应[126, 155]。事件包括：①手术操作造成的支气管内插管（endobronchial intubation，EI）；②静脉管路（intravenous，IV）阻塞；③快室率心房颤动伴低血压；④气管插管与呼吸回路断开；⑤呼吸回路太短，不能按照外科医师的要求将手术台旋转 180°；⑥室性心动过速或心室颤动。对于每个事件，在发现和处理时间、信息资源利用和实施行动中都发现了相当大的个体间差异。尽管事件各不相同，但麻醉专业人员的平均绩效往往随着经验的增加而提高。但有经验的麻醉教员的表现并不比第二年的住院医师（他们正在接受最后一年的培训）更好。许多（但不是所有）新住院医师的表现与更有经验的人员难以区分。经验组中总会有一些人解决问题耗时长，或者根本就解决不了问题。在每个经验组中，至少有一个人犯了可能对患者的临床转归产生重大负面影响的错误。例如，一名教师从未使用电除颤治疗心室颤动；一名私人医师把 EI 当作"支气管痉挛"，从未评估过双肺通气的对称性；一名住院医师从未发现呼吸回路断开。导致表现欠佳的因素既有技术因素，也有认知因素。技术问题包括在使用体外除颤电极时选择了适合于体内电极的除颤能量，安瓿掉换，以及未能给气管导管套囊充气导致漏气。认知问题包括未能将注意力分配到关键问题上和思维定势错误。

Schwid 和 O'Donnell[125] 进行了与 DeAnda 和 Gaba 近似的试验，并得到了类似的结果。在处理了几个没有严重事件发生的病例后，每个受试者被要求处理 3 或 4 个涉及 4 个严重事件（食管插管、心肌缺血、过敏反应和心搏骤停）的病例。受试者包括不同经验水平的麻醉科医师。每组在问题诊断与决定及实施治疗阶段均会出现显著的诊断或治疗错误。例如，尽管提供了心率、血压、喘息、吸气相峰压升高和皮疹等有效信息，60% 的受试者仍没有诊断出过敏反应。在处理心肌缺血时，发生了多次失败。30% 的受试者考虑诊断时没有对严重的异常进行补救。经常发生思维定势错误，即使错误明显，最初的诊断和计划也未得到修正。

Howard 等[127] 的研究发现，除却经验问题，在模拟的紧急事件中难题也是接连不断：同时管理多个

问题、关注最重要的需求、担任团队领导、与人员沟通、充分利用所有可用手术室资源。通过对创伤和复苏病例的录像分析，我们发现了监控设备的可用性和设置存在不足，以及存在不沟通或沟通不良的情况[69]。Byrne 和 Jones[76] 评估了麻醉科医师在 9 种紧急情况下的表现，结果显示，在诊断和治疗方面都出现了严重错误，并且没有遵循公认的治疗指南。一些常见严重事件，例如过敏反应的诊断，很难被清晰描述[74, 125]。如前所述，一旦诊断，并没有执行规范化的计划或流程[73-74]。

这些经典的研究可以追溯到 25 年前或更早的时候，然而最近的研究结果[75, 156] 仍然与经典研究完全一致。在 2017 年 Weinger 等发表的文章中，共有 263 名获得资格证的麻醉科医师（board-certified anesthesiologists，BCA；即专业医师）参与了两个 20 min 的、标准化的、高仿真的意外紧急事件模拟场景。这些场景目前已存在于麻醉学科认证资格维护的模拟课程中。这些场景涉及以下内容：①局麻药全身毒性反应伴血流动力学衰竭；②腹腔镜术中隐性腹膜后出血引起的失血性休克；③麻醉恢复室出现恶性高热；④开腹术中心房颤动急性发作伴血流动力学不稳定，继发 ST 段抬高型心肌梗死。预先建立绩效评估体系：关键临床绩效要素记分表，四项非技术技能的绩效固定顺序量表，个人和团队整体技术绩效和非技术绩效的顺序量表，以及绩效是否达到或超过 BCA 预期的二进制评分。结果显示，大致在危机管理的四个广泛领域，关键的临床绩效要素通常被忽略，没有做到：①在一线治疗不起作用的情况下治疗升级（例如，当去氧肾上腺素、麻黄碱或液体没有有效纠正低血压时使用肾上腺素或加压素）；②利用现有资源（例如，在情况明显恶化时寻求帮助）；③大声说出来并让其他团队成员参与进来，特别是在需要他们采取行动的时候（例如必要的时候，要求外科医师改变手术方法）；④遵循循证指南（例如，给诊断明确的恶性高热患者使用丹曲洛林）。采用技术和非技术的 9 分有序量表测评，大约 25% 的受试者的表现评分处于较低水平。30% 的受试者表现被评为"低于 BCA 的预期值"。

患者安全行动框

有经验的麻醉科医师也难免会犯错误。研究表明，无论经验如何，都有可能犯重大错误。经验并不能代表水平卓越或专业能力，因此定期培训和保持忧患意识是很重要的，这与经验水平无关。

患者安全行动框

不要以为这不会发生在你身上……McIntosh 在《麻醉中的乌比冈湖效应……除了那些不属于平均水平的人，每个人都高于平均水平：模拟术中紧急事件管理的可变性》[157] 一文中讨论了乌比冈湖效应在麻醉领域的适用性，即人们普遍倾向于高估自己的成就和能力。这种效应在司机、首席执行官、股票市场分析师、大学生、父母和州教育官员等身上都有体现[158]。事实上，就评估我们自己处理重大事件的能力而言，我们可能都生活在乌比冈湖。

绩效评估在麻醉中的实际意义

综上所述，绩效模拟研究显示，麻醉专业人员在处理紧急和突发事件时的绩效存在着明显差距。这些研究结果弥补了实际案例中参考数据的不足[159-163]。总体来说，频繁的表现平平令人惊讶，反映了麻醉领域对患者安全的担忧，也强调了麻醉专业人员和他们的组织需要：

- 了解日常工作的绩效缺陷和陷阱。
- 将绩效提升策略的知识和培训作为核心竞争力之一。
- 注重对循证实践指南的遵循与应用。
- 注重对环境（团队、资源、设备等）的有效管理。
- 在教育、培训和再认证中落实病例管理能力，这不仅仅是医学/技术知识和技能。

绩效评估的益处和挑战

麻醉任务与绩效研究所带来的益处

更好地理解麻醉专业人员的临床表现可以帮助他们在各种临床环境下开展更安全高效的医疗活动，提高患者和从业人员的满意度。人员绩效研究可能带来的益处包括但不限于以下几点：

1. 提高临床表现 行为观察有助于识别哪些过程和行为与高效和安全的绩效相关[63, 83, 164]。因此，它为我们提供了新的知识，让我们知道高效团队和无效团队相比有什么不同，以及他们是如何做的[165]。与自我报告相比，行为观察允许测量团队层面实际的现象和动态，这些现象和动态团队甚至可能没有被意识到，并且随着时间的推移而变化[166]。

2. 改进操作流程 个人进行麻醉的方式在一定程度上是基于他们对自己绩效极限的认知。麻醉技术或手术室工作应该扬长避短，利用麻醉专业人员的能力，并减少他们的不足。

3. 加强对麻醉专业人员的临床教育和培训 了解必备绩效的特点和人类内在局限性将有助于改进培训，最大限度地发挥麻醉专业人员的优势，弥补现有麻醉专业人员的薄弱环节。绩效差距的识别为改进绩效提供了机会[75]。通过引出下意识的专业行为来确定专业知识，可以创造教育收益[167]。把这些知识运用到实际工作中，可以使医疗活动更安全、压力更小且效率更高。

4. 更有效的工作环境 麻醉专业人员现在通过一系列的技术来完成他们的任务，其中许多技术的设计并没有最佳地支持麻醉专业人员的工作。通过了解相关的任务和绩效需求，改进工作空间和手段，为完成最困难的任务提供更好的支持。这也会提高安全性、工作效率和满意度。

5. 更有效的组织系统 麻醉学是有组织的大医疗体系中的一员，这个系统涉及许多人员、机构、组织和专业领域的互动。了解麻醉专业人员的工作如何与此系统相联系，可以开发更合理、更有效的信息流和组织管理。

6. 更理性地看待专业工作和法律责任 现代卫生保健体系，特别是在美国，受到法医学问题的强烈影响。诉讼制度有一个主要的选择偏差，那就是在诉讼之前的每一个案例都涉及对患者不利的结果。从业人员的职责就是在麻醉领域中作为明理而谨慎的专家开展医疗活动。什么是明理和谨慎？在复杂和动态的环境中，受过适当训练的人应该有什么样的表现？通过对人员绩效的理解，我们有可能对什么是治疗标准，什么不属于治疗标准有着更理性的判断。

麻醉中任务和绩效科学研究所面临的挑战

人员绩效的研究涉及的研究范式不同于麻醉科学研究中通常使用的范式。要获得有关人员绩效方面的有效数据存在许多障碍。人员绩效研究中无动物模型，也不可能有可供详细研究的如同 SD（Sprague-Dawley）大鼠的研究对象。招募有经验的人员作为研究对象是困难的，并且按照自愿性的原则就会存在选择偏倚的问题。特别是在现实的医疗活动中进行人员绩效的调查研究，它受到诉讼、认证和保密等因素的制约，因此研究设计实施很难达到最佳水平。此外，麻醉专业人员个体之间的差异是相当大的，麻醉专业人员对相同情况的反应及处理各不相同，并且每个人可能在不同的日子或同一天的不同时刻有不同的行为。这种个体内部与个体间的差异程度不分伯仲。另一个挑战是，当受试者通过付出努力的增多或减少来补偿工作负荷的增加或减少时，那么绩效评估方法对工作负荷测量的敏感性就会降低。

绩效本身是一个直观意义的概念，很难精确定义。麻醉专业人员的临床决策和行动缺乏统一标准，需具体情况具体分析。此外，无论成功与否，明确了解麻醉专业人员如何进行工作，都意味着需要深入研究他们的心理过程，这是无法轻易衡量的。设计研究使用的是仿真的实验任务，这些任务的表现可以被客观地测量，但是这些任务脱离麻醉的真实情况。相反，调查训练有素的从业者在现实世界中的实际表现，得到的主要是主观和间接的数据。理解麻醉专业人员的绩效必须被视为类似于解决拼图游戏，这种类推法是由 Gaba[128] 引入并由 McIntosh 推广而行的[157]。这个拼图的碎片可能有各种各样的来源，但没有一个任何单独的来源可以反映整个画面。

所有研究者面临的问题是缺乏一个公认的麻醉专业绩效客观或主观的评价标准和一个公认的分析和描述麻醉专业绩效的方法。由于人类绩效研究领域的分歧，随着应用行为观察法的分类数量、范围和种类不断增加，研究结果的比较和趋同整合变得困难。有几个研究团队正在研究绩效的技术和行为方面的评估方法[75, 89, 166, 168-170]。

Kolbe 等[166] 指出了在行为评价中的四个方法学难题。第一要在特异性和普遍性之间取得最佳平衡。研究人员必须决定是采用同时捕获所有团队行为的方法从全局角度来研究，还是要专注于一个单一的过程（例如，闭环沟通）来详细地研究它；第二是决定是评价团队合作行为的质量还是描述它的过程。可以用固定顺序评定量表（例如，从优到差）来衡量行为的质量，或者，使用"何时——由谁——对谁"等描述手段来评估特定行为的发生过程，但所得结果不尽相同；第三是既没有通用语言，也缺乏共同的行为准则时，如何将研究结果与团队培训的内容联系起来；第四是不同的研究中应用不同的评分系统，而不考虑实用性以及研究、培训和考试等需求的不同。

个人和团队层面的患者安全

前面的内容详细介绍了麻醉工作环境复杂性和动态性的特点，麻醉专业人员涉及操作、行为、认知等方面的多重任务以及相关的绩效考核研究。这两个部分内容都说明了工作人员经常面临的一些人员绩效和患者安全方面的挑战。对工作环境复杂以及任务多重、工作负荷和绩效陷阱的了解和管理，

决定着绩效干预措施是否成功。这些人为因素包含了感知、记忆、解决问题、生理节律等多方面相关的问题。本部分集中讨论所谓的非技术技能和绩效影响因素[37-38, 136, 171-174]，因为它们对麻醉专业人员的工作有最直接的实际影响。

非技术技能和绩效影响因素的重要性也与本章前面提到的麻醉科医师的绩效研究结果[69-70, 73-76, 125, 127] 相一致。他们发现，无论经验如何，都需要提升绩效，特别是在突发和紧急情况下。最新观点也强调了非技术技能可发挥相关作用，以防止常规情况转变成紧急情况[175]。在动态、复杂和高负荷的环境中，团队成员面临压力时，专业知识和技能的应用会存在困难，非技术技能理论可解释这一现象。非技术技能与个人（例如，记住执行任务、监控自己的行为、担任团队领导）、团队（例如，分配任务、管理冲突、共享心理模型）和设备（例如，了解设备的应用、理解不同的使用模式、故障排除）协调与管理时面临的挑战有关。

因此，接下来的内容将讨论以下主题：①在人员绩效的大背景下，介绍和讨论人为因素（human factors，HF）和非技术技能（nontechnical skills，NTS）的基本概念。随后，举例说明 HF/NTS 的作用，从患者安全的角度来看，HF 和 NTS 受重视程度应该与专业知识（病理生理学、诊断、治疗）和实践技能相同，后者一直是麻醉专业人员传统培训项目中的主要内容；②患者安全的两类主要因素：第一类与个人绩效有关（情形意识和决策），第二类与团队绩效有关（沟通、团队合作和任务管理）；③此外，还讨论了个人绩效影响因素，特别是疲劳、干扰、注意力分散和环境噪声。

人员绩效、人为因素和非技术技能

人员绩效、人为因素和非技术技能等相关术语在文献中以各种不同的方式被使用，有时甚至是同义词，这使得很难对它们进行分类。它们是相互关联的，尽管有一些范本和分类标准，但这些术语和概念之间仍然界限不明。在下一部分中，将阐述总的基本原则，简单概述它们之间的相互关系，更系统地理解主要概念。在本章中"人为错误"这个词偶尔使用，它本身是一个不同的术语，可以认为是人为因素的反义词。有人可能会说，人为因素（和其他方面）的挑战可能导致人为错误。有关人为错误的定义和分类，请参阅后面的"系统思维"部分。

人员绩效和人为因素

什么是人为因素？ 人员绩效是由人为因素（HF）的不同层面所塑造，有积极的一面，也有消极的一面。好的人为因素会提升人员绩效，而不好的人为因素则会降低人员绩效。在某些文章中也会使用"人体工程学"一词。这两个术语都涉及各种各样的学科和许多不同的主题，因此有多种定义。人为因素和人类工程学学会对人为因素的定义如下："人为因素是指与人有关的所有因素，他们的能力、特点，他们所使用的设备的设计局限性，他们所处的环境以及所从事的工作[176]。" Catchpole 和 McCulloch 在医学教材[177]中将人为因素定义为："通过理解团队合作、任务、设备、工作空间、文化和组织对人员行为和能力的影响，以及在临床环境中应用这些知识，来提升临床绩效。"

人为因素的不同组成部分。 基于 SEIPS 模型[178-179]，经作者修改，将人为因素分成以下几个组成部分：

- 就任务而言的个人行为和他们的行为/知识（个人层面）
- 团队中人与人之间的关系（团队层面）
- 人与组织/社会文化情况的关系（组织层面）
- 人与环境/工作空间的关系（环境层面）
- 人与技术设备的关系（技术/工程/设计水平层面）

从人为因素的角度，这五个人为因素的组成部分缺一不可，足以描述和理解麻醉专业人员的整个工作体系。各部分之间的相互影响，导致不同层面之间千丝万缕的联系。有时各部分之间会相互补偿（如当专业人员更快地工作以补偿时间压力时，或者当人们互相协作来解决超出个人能力的问题时）；有时候，各部分彼此产生共鸣，并放大它们的效果——好的方面（如拥有完成手头任务的合适设备）或坏的方面（如缺乏解决问题的资源）。本章并未全面地论述人为因素，许多问题只是简单地触及一下。虽然环境和技术水平很重要——停电或关键临床设备故障时会挑战认知——但本章的重点是从不同层面探讨与麻醉专业人员直接相关的最重要的人为因素：个人层面、团队层面和组织层面。

人为因素和非技术技能

与人为因素相比，什么是非技术技能？ 当具体讨论与个人和（或）团队的行动直接相关的人为因素时，通常提及非技术技能（NTS）的概念。NTS 被定义为"作为技术技能（包括医疗技术知识及其各种规程）补充的认知、社会和个人资源技能，其有助于任务绩效的安全与高效"[11]或者"不直接关系到医学专业知识、药物或设备的态度和行为"[171]。

虽然有些作者反对使用非技术技能这个词——用否定的词来描述某物——但也有人指出，不仅这个词已经广泛使用，而且在科学、数学和医学中也有很多涉及否定的词。一篇重要论文和一篇社论探讨了这个问题[180-181]。在医疗保健领域，这个词也可以是非医疗技能，而不是非技术技能。然而，由于非技术技能在其他行业和医疗文献中的广泛使用，本章使用了该术语。

非技术技能的不同分类方法。 一般来说，NTS 可以分为两大类：①个体层面的认知和心理技能，包括决策和情形意识；②团队层面的社交和人际交往能力，包括团队合作、沟通和领导力。商业航空在驾驶舱（后来改为"机组"）资源管理模式（CRM，20 世纪 80 年代与之后的持续演变）和 90 年代末的"NOTECHS"模式纳入了这种非技术技能。在麻醉学中，麻醉危机资源管理（anesthesia crisis resource management，ACRM）框架是由 Howard 等在 1990 年提出的[127]，是对航空公司 CRM 的一种改进。ACRM 方法根据沟通、情形意识、决策、团队合作（包括领导力）和任务管理这五个关键要素对 NTS 进行分类（图 6.5）。2003 年麻醉非技术技能（anesthesia nontechnical skills，ANTS）框架由 Fletcher 等首次介绍；Flin 等发表文章，对 ANTS 的历史、发展、应用、使用及走向成熟等方面进行了概述[182-183]。ANTS 方法一般包括四个方面：意识、决策、团队合作（明确地包括领导力）和任务管理。这两种框架，缺乏可用的范式，不能明确地捕捉到麻醉学中人为因素的每一个重要方面。例如，对绩效影响因素——压力和疲劳的管理也是 ANTS 框架

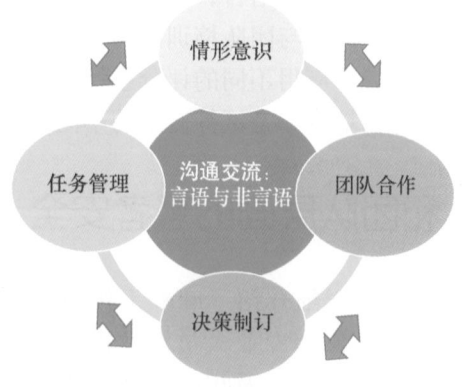

图 6.5　危机资源管理（crisis resource management，CRM）的五大要素。 主要要素包括：沟通交流、情形意识、决策制订、任务管理和团队合作。在这种方法中，有效的沟通就像胶水一样把所有其他的要素粘在一起。此外，所有的要素都是相互交织和相关的，由要素之间的箭头表示

的一部分，但在 ACRM 中被隐去了。沟通本身并不是 ANTS 框架中的一个明确因素（它假定沟通渗透到每个因素中），而在 ACRM 中，它是一种需要明确提及和培训的特定技能[184]。值得注意的是，非技术技能框架始于麻醉学而后进一步应用于其他医学领域，如外科学和重症监护医学[8, 11, 168-169, 185-188]。

非技术技能评估。 随着影响医疗绩效的人为因素和 NTS 被越来越多地承认，人们已经制定了一些衡量 NTS 的标准。在 1998 年，Gaba 等将 Helmreich 等的一组航空领域 CRM 固定顺序量表的参照标准直接用于 NTS 的评估并探讨它的适应性[169, 189]。在 2004年，ANTS 框架补充了一个行为固定评分量表[182-183]。Weinger 等[75]融合了之前的一些方法，在 2017 年提出一套全新的针对 NTS 四个方面的评估量表。

Kolbe 等描述了另一种评估 NTS 的新方法：协调行动（Co-ACT）框架[166]。该框架旨在观察协调行为，特别是在像麻醉这样的急症医疗团队中的协调行为，它由四个方面组成，每个方面分别有三个子要素更具体地描述 NTS：①指示、发言和计划等协调的显式行动；②监测、私人谈话（与行动有关）及辅助措施等协调的隐式行动；③与所求信息、信息评价、信息请求有关的明确协调信息；④与信息收集、私人交谈（信息相关）和非请求信息有关的隐式协调信息。

非技术技能评估所面临的挑战。 ANTS 系统的开发人员已经对其测量 NTS 的心理测量质量进行了评估，并认为其达到了可接受的水平[182]，然而另一项研究[190]对评估人员进行了一天 ANTS 的培训，再评估其可靠性，发现可靠性很差。丹麦的一项研究显示了 ANTS 良好的心理测量质量[185]。ANTS 最初是因为教育目的而开发，而后用于麻醉科医师培训后的 NTS 的探讨，旨在提升 NTS。Zwaan 等评估了 ANTS 的可用性和可靠性，发现 ANTS 系统的总分是可靠的，并且可以在研究环境下测量医师的 NTS[191]。然而，研究人员发现不同要素的可靠性存在差异，并建议预先排除那些特定情况中不适用或无法观察到的要素。但是，确定应该排除哪些要素并不容易。从整体上看，ANTS 系统似乎是一个有用工具来加强麻醉和其他医学领域 NTS 评估，它从一个已建立的航空领域非技术评估系统（NOTECHS）演变而来，甚至可以进行一些域间比较。然而，最近 Watkins 等直接将ANTS 与 Weinger[75]使用的评估量表进行了比较，结果表明 ANTS 更难以使用，除此之外，这两种方法的评估效果相当[192]。

非技术技能：坏的-好的-可变的。 良好的 NTS（即警惕性、有效的沟通、团队协作等）可降低主动和被动错误以及不良事件发生风险，提高人员绩效，而次优的 NTS 则与之作用相反。这些影响是会变的，例如，一个人可能在一个场合非常有效地沟通，但在下一个具有挑战性的情况下沟通失败。

丹麦的一项研究分析了技术技能和非技术技能之间的关系[193]。通过视频记录，采用 ANTS 量表[185]对 25 名第二年的麻醉科医师的模拟困难气道管理情景进行评分，并对操作的技术部分评分。此外，汇总NTS 绩效的书面描述，并对内容进行分析。两个评分结果无明显相关，但分别对最好和最坏的三种情况下的 NTS 内容进行分析比较，明确了对良好的 NTS 贡献最大的因素。这些因素包括系统地收集信息、事先考虑、沟通和决策调整、委派任务以及警醒地应对不断变化的形势。不良的 NTS 与以下因素有关：缺乏结构化的方法、缺乏清晰的计划和决策、缺乏资源和任务管理、缺乏对治疗后果的考虑、对不断变化的情况反应不佳以及缺乏领导力。

非技术技能和人为因素对医学不良绩效的影响有哪些？ 在医学领域，拙劣的 NTS 对不良绩效的影响怎么高估都不过分。根据文献报道[37-38, 171-174]，在医学上出现的所有差错中，高达 80% 可归结于 NTS 和人为因素。

尽管有人认为现在技术进步了，1978 年 Cooper等的先驱研究的结果（多达 80% 的事件与人为因素相关）已经很过时了，但另一方面，这些结果数据与其他动态或复杂工作环境领域的研究结果相当[171]，并且最新的研究，如 2015 年的研究仍证实了这些结果（参考文献见下文）。在接下来的一些分析性研究中提到了人为因素和安全挑战之间的关系。

1993 年，一项来自澳大利亚的研究报告对 2000份事件报告进行了分析，调查了与人为因素和 NTS 有关的事件[38]。在 83% 的事件中，报告者对人为因素进行评分。尽管事件报告者的评分结果可能不如人为因素专家的系统评分结果准确，这种文字描述也对这类数据的收集作用有限，但它仍然反映了问题——同时也要铭记，自愿报告的事件只代表冰山一角，还有很多事件根本没有被报告。

Fletcher 等在 2002 年发表了一篇研究综述，描述了 NTS 在麻醉中的影响，结论很明显，"非技术技能在良好的麻醉实践中发挥着核心作用，很多行为也都很重要……包括监测、注意力分配、规划和准备、情形意识、优先排序、应用预定义的策略／协议、决策的灵活性、沟通和团队合作"第 426 页[171]。

随着越来越多的证据表明，沟通、领导力和团队互动等人为因素会影响心肺复苏（cardiopulmonary resuscitation，CPR）的表现，Hunziker 等在 2010 年发表了一项研究[6]，回顾了模拟的心肺复苏情景中人为因素的影响。与真实案例的研究结果相似，模拟的心搏骤停情景揭示了两个与结局相关的因素：多次不必要的 CPR 中断和除颤时间明显推迟。研究表明，人为因素在这些不足中起着主要作用，至少在非常规情况下，医疗绩效取决于领导力和团队结构的质量。

Jones 等[194]最近系统地回顾了人为因素在预防气道管理不善所致的麻醉并发症中的作用的相关文献，并重点关注最新的国家报告结果和指南，其中包括第四个国家审计项目（the 4th National Audit Project，NAP4）。NAP4（2011）是第一个针对英国发生的所有主要气道事件的前瞻性研究，回顾了所有的气道管理相关并发症，包括死亡、脑损伤、紧急外科气道、非预料转入 ICU 或 ICU 住院时间延长[173]。共回顾了 184 份事件报告。对其深入分析发现，人为因素对每个事件都有相关的影响，每个事件平均涉及 4.5 个人为因素[195]。报告中的人为因素包括[173]：对风险麻痹大意或盲目自信，对低标准的容忍，团队结构不清晰，沟通不良或无效沟通（包括交接不完整或不充分），核查流程不充分，未能制定备案并与团队成员讨论，未能使用现有设备，在紧急情况下尝试使用不熟悉的设备，个人工作负荷过大，没有时间进行彻底评估，设备短缺，缺乏经验的工作人员在无监督下工作，引起或容忍不安全医疗的组织文化，核查缺乏正规渠道诉求，自相矛盾的目标，以及不愿意进行不良事件分析和从错误中吸取教训。

联合委员会前哨事件报告对 2014 年自愿报告的 764 起前哨事件［患者死亡、功能丧失、意外的额外护理和（或）心理影响］的根本原因进行分析[172]。人为因素相关的因素，包括沟通和领导力，是前哨事件的首要原因，占全部原因的 65%。尽管这些数据与麻醉实践的联系尚未明确，但很可能存在很强的相关性。

在前面的内容中详细解释过的（关于评估绩效的部分，"经验方面的绩效"）Weinger 等[75]在 2017 年进行的一项基于模拟的最新研究也提示，在处理紧急情况时，麻醉科医师所面临的各种障碍与人为因素有关。

人为因素和非技术技能对人员绩效影响的意义
- 在医学教育和培训期间权衡技术和非技术技能的所占比重。技术技能和医学知识一直是医学教育和培训的核心，尽管有越来越多的证据证实，但 NTS 的重要性直到最近才被认识到。
- 承认个体层面和团队层面的人为因素的重要性。个体和团队要想最大限度地减少和减轻人的弱点，增强人的力量，从而减少医疗失误及其后果，首先要做的就是承认人为因素是人类行为的一部分，从而承认人的局限性。世界卫生组织（WHO）指出：

"医疗工作中大多数不良事件的一个关键原因就是未能应用人为因素原则。因此，所有医疗工作者都需要对人为因素原则有一个基本的理解。不了解人为因素基础知识的医疗工作者就像感染控制专业人员不知道微生物学一样。"（第 111 页）[196]

个人层面的人为因素

本部分将更详细地介绍三个层次的人为因素：①理解个体行为（个体层面）；②个体之间的互动（团队层面）；④团队与组织之间的互动（组织层面）。个体层面的第一部分涉及五个相关因素：①任务管理；②情形意识；③决策；④一般的个人绩效影响因素（如疲劳、分心和噪声）；⑤个人的（安全）态度。

任务管理

根据 ANTS 框架，任务管理被定义为（第 8 页）"利用资源，采取行动达到目标的能力，包括个案计划目标或长期规划目标。它有四个技能要素：计划和准备，优先考虑，提供和维持标准，识别和利用资源"。[170]

麻醉专业人员通常在手术室里要完成大量工作：自己采血，开放静脉，做超声心动图；同时扮演多种角色：药剂师、技术员、清洁工、数据记录员、患者转运员，以及外科医师的代表（如手术台操作、接听电话等）等；与此同时还要保持情形意识、参与决策、任务管理以及管理麻醉。团队中的任务管理就是合理地分配任务，通过有效沟通与闭式循环，以验证请求是否被接收和理解，然后报告上级任务已经完成，或者存在问题。

任务密度可能变得非常高，以至于：①任务或子任务中的错误更有可能发生；②没有一个人能独自完成所有的任务[89]，所以需要团队成员的帮助（团队合作）；③任务可能会因为中断或互斥需求而延迟，这就需要前驱记忆来记住未来要做什么或正确地恢复中断的动作[130-134, 197]。

多任务处理和多路复用。有时候可以同时完成几项任务，这取决于当时的情形和任务的性质。专业人员需要清醒认识到一旦环境和任务发生改变，可能无法同时完成多项任务。当任务密度增大，任务绩效不再遵循简单的线性模式，而是需要更加复杂的多重任务并行。医院环境下，试图同时执行两个及以上的任务是很常见的[198]，但是如果涉及相同的认知资源，任务就几乎不可能完成。完成两个及以上相对简单的工作通常是可行的，如在观察术野的同时，询问术者一个简单问题。即便这样，也会有任务被忽视或重视不够的风险。然而，调整输液速度与计算婴儿抗生素的输注剂量很难同时进行。

通常情况下，"多任务处理"一词专指媒体的多任务处理，即每天工作的同时，听音乐、查收邮件和短信及上网。在多任务处理的心理学实验室的调查研究中[199-200]发现，与那些不常在媒体上进行多任务处理的人相比，经常在媒体上进行多任务处理的人其表现反而更差。许多人认为，真正的多任务处理是不可能的，而且当尝试多任务处理时，几乎总是会降低某些或所有任务的绩效。

在多媒体或实验室检查这种充斥着大量数据及工作的专业环境中，操作者完成多任务处理与所执行任务种类的相关程度尚不明确。在麻醉中，个人能够安全完成的事情是有限的。

虽然围术期简单的多任务处理可能可行，但是当任务复杂时，完成多任务处理是不现实的。人们通常并非同时执行两个（及以上）行动，而是按照顺序执行，但会在项目之间或多个并行线程之间快速来回切换。如果任务使用不同的认知资源，则被称为多路复用[201]。多路复用给人们带来挑战：①必须在每次切换时重新集中注意力；②更容易分心和出错。在手头的任务需要实时强化管理而非自动认知的时候，尤其明显[201]。证据表明，医务工作者并不了解在多任务处理时会存在绩效损害的风险[202]。

Douglas 等近期回顾了医疗保健环境中多任务处理的最新相关文献[198]。他们认为，多任务处理通常会导致任务完成时间延长，压力增加，并存在记忆丧失的风险，进而导致错误和事故的发生。如果环境迫使一个人进行多任务处理，或者不同的任务竞争相同的局部认知资源，这种绩效局限性通常就会凸显出来。在他们的综述中，只纳入了两项多任务处理与医疗环境中的错误之间相关性的研究。尽管缺乏最终结论，但研究发现，同时执行两项任务时，存在准确性和效率降低的风险[203]，并且对外部刺激的反应延迟[204]。

保持专注。不要试图一次做几件事——有可能一件也做不好——而是有意识地、彻底地从一件事情转移到另一件事情，并根据优先级安排手头的工作。把注意力放在正在做的事情上会帮助你做得更好，错误更少，减少前瞻记忆负担。尽可能杜绝或调整能够避免的干扰。

交接时的多任务处理。一项研究观察了 6 家医院的患者从手术室转到麻醉恢复室的交接模式[205]。研究人员比较了两种交接模式：①仪器和患者信息同时交接（即护士连接监测仪，同时接收口头信息）；②顺序交接（先是连接好各项监测，然后口头交接信息）。对 101 例交接模式进行观察，研究发现，65% 的受访者采用第一种交接模式。有趣的是，同时交接并不比顺序交接快多少（1.8 min vs. 2.0 min）。Segall 等在关于术后交接的综述中建议：①交接流程标准化或系统化（如使用核查清单和交接记录单）；②紧急的临床处理要先于信息交接；③口头交接时，禁止与患者无关的交谈；④要求所有相关团队成员在场；⑤提供团队技能和沟通方面的培训。关于如何交接将在下面的"沟通"部分进一步详细讨论。

上述建议有助于患者术后安全移交。另一种移交形式见于一名麻醉科医师临时或完全替换另一名麻醉科医师的麻醉工作。还有一种移交形式是寻求他人前来帮忙或自身前往提供帮助，在这种移交形式中，前来帮忙的人可能会专注于立即执行任务，而忽视首诊麻醉科医师的简报。除非形势非常紧急（如 CPR），否则均应等待、评估患者病情、观察情况并关注简报。有关移交的更多信息，请参阅"有效沟通和任务分配"。

情形意识

在麻醉过程中需要对多种信息进行查看，以便了解总体情况。这些包括（但不仅限于）：患者（临床症状和病史）、各种监护设备、病历、同事和（或）手术室团队成员的显性和隐性信息以及工作时间的特点（例如，人员构成、人员短缺、合适的设备/时间等）。1995 年，Gaba、Howard 和 Small 在麻醉领域引入了情形意识（situation awareness，SA）的概念[110]。Schulz 在 2013 年写了一篇关于麻醉中 SA 的评论[135]。

SA是"在短时间形势瞬息变化的复杂环境中，个体保持充分的内在表现的能力"（第729页）[135]。

SA的概念是从军用航空领域中引入，反映复杂实时环境中各个层面的认知。虽然SA本身很重要，但它会受到先前的决策、沟通模式和团队动力的影响，SA也将反过来影响团队的沟通与合作。SA包括患者的情况（例如，"是否所有必要的专业知识都有代表性？"）、治疗团队的状况（例如，"团队成员的工作是否超负荷？""团队成员相互信任吗？"）以及环境状况，包括设施的其他部分（例如，"我遇到的问题是否也发生在手术室内其他地方？"）。SA的主要专家之一 Mica Endsley 提出了个体SA的三个组成部分：①在一定的时间和空间范围内感知形势/环境要素（＝收集信息、探测线索）；②理解要素和其代表的意义（＝信息/线索的解释、诊断）；③预测下一步的状态变化（＝预期、预测）。Dekker和Hollnagel 质疑这一模式[210-211]。

SA的成功或失败可发生在每个环节：感知、理解和预测。某些信息可能会被遗漏，或错误感知；而另一方面，经验会使人们对几乎不可感知的线索非常敏感。他们也常常（但并非总是）理解每个人所感知到事物的意义，即使其他人忽略了它的意义[212]。专家通常不仅能够评估现状，而且能够预测事物变化发展趋势，当然，他们的预测可能是不准确的，也可能被忽视（包括"一切正常的固有错误"）。

Schulz等回顾200起在医院内发生的麻醉和重症监护事故，以确定单个患者的SA错误发生的频率[136]。不可否认，此调查可能在一定程度存在事后偏见，但是81.5%的事故发生了SA错误，主要为感知错误（38.0%）和理解错误（31.5%）。

情形意识共建。SA既可用于个体（个体SA，见上文）又可用于团队（共建SA）中。团队SA定义为"每个团队成员拥有其职责所需的SA程度"（第39页）[207]。在职业背景不同及房间内物理位置不同情况下，由于既往经验、参与、关注点、兴趣、知识结构或信息差异，同一案例的SA和解释在团队内可能会有很大的不同。当然，并不是每一条信息都适合与整个团队共建，这会使每个人都不知所措。然而，在所有成员中创建和维持团队心理模型共建对于患者医疗的最优行动计划至关重要。手术室中一些团队沟通看似没有明显目的，实际上可能是在确立心理模型共建，从而共建SA[213-214]。例如，麻醉科医师通过感知外科医师谈话，可定期评估手术进展和分析可能发生的并发症[213]。

心理模型共建预示良好的团队绩效[215]。例如，已在外科团队证明心理模型共建与积极绩效相关，团队领导和成员可根据信息进行交流、有效分工[216]。Schmutz和Eppich引入心理学和管理学文献，介绍了团队反思在医疗中的基本概念[217]。他们提出共建SA出自于团队反思的组成部分，即：①执行前简报；②执行中商议；③执行后汇报。Fioratou和Colleagues[218]质疑个体和团队SA的通用模型，而将分布式情形意识（distributed situation awareness，DSA）模型引入麻醉领域，并认为认知实际上涉及（物理）环境要素，例如监护仪的数值。

丹麦一项多中心研究探讨了64例电视胸腔镜下肺叶切除术中手术团队心理模型共建，以了解手术参与人员彼此之间的熟悉程度，对手术期间在场的其他工作人员的技术和非技术技能进行相互评估；评估患者从手术和麻醉中感知的风险；并提出目前协同合作中存在的问题。团队成员之间的风险评分并不一致，该研究显示，外科团队成员之间共建患者和相关风险的心理模型程度有限。一项随访研究证明了相关的临床指标和心理模型共建之间的联系。

SA的其他方面已经在前面"核心认知流程模型"介绍。框6.2给出了重新评估问题的例子，以确保SA。

决策

决策是在不断变化的环境中明确合适的信息搜索和反应的认知和情感过程的总称。它包含"在正常情况和时间紧迫的危机情况下，根据情况选择执行方案或做出诊断的技能。具体包括：识别选项，平衡风险并选择选项和重新评估"（第13页）[170]。有关麻醉科医师决策的详细内容在前面"核心认知流程模型"中已讨论，如需了解更多内容，可回顾此部分。

麻醉决策涉及围术期多种决策，本章将特别关注问题或危机处理过程中的非常规决策。这是一个非常复杂的过程。尽管有时信息的使用是纯理性的，但在决策时会受到许多非理性因素的强烈影响，如群体压力、根深蒂固的习惯、认知偏差和错觉[219-220]。在确定备选方案及分析其各种利弊时，可选择的备选方案或其认知价值也会有所不同。

医学决策（不是麻醉学）的传统概念主要是指相对静止、构思良好的决策。例如，血压升高的患者A是应该用药物X治疗高血压，还是暂不治疗？在内科学和放射学中，其他研究者都只把"诊断"作为单独的任务（特别是"诊断性解释"）。这些决策没有抓住麻醉学中动态、有时间压力和不确定性等方面。自20

世纪 80 年代以来，有关复杂真实情境中决策与反应的范例已经出现。

一些模型很大程度上是基于心理学实验室的研究，这些研究调查了受控条件下决策的局限性和隐患，并详细描述了认知偏差。Daniel Kahneman 和 Amos Tversky 在此方面的研究获得了 2002 年诺贝尔经济学奖。Tversky 于 1999 年去世后，Kahneman 继续从事有关决策的工作，他最近在畅销书《思考的快与慢》中对这个主题进行了总结[212]，描述了两个认知系统。系统 I 是直观（启发型）认知系统，速度很快，不太关注信息处理和决策的精度（只要它大致正确），更关注于减轻认知负荷。启发型决策的研究表明，减少所考虑的信息量仍然可以得到同样好或更优的决策[221]。系统 II 是分析型认知系统，速度慢，但能够详细考虑信息和决定的要点。在时间紧迫的情况下，人们倾向于尽可能长时间地在系统 I 上运行，而有时运行时间太长——在实际需要精确的时候选择了不精确的结果。另一种研究和描述决策的方法是基于对在现实环境（或模拟环境）中从事复杂决策工作的专业人员的观察研究，称为自然决策（naturalistic decision making，NDM）。Gary Klein、Judith Orasanu 等是这一理论的先驱[45, 114, 118]。NDM 为导向的工作模型还引用了并行决策系统的概念，一个是启发式、快速系统，另一个是系统性、精确缓慢以及反复考虑有效反应的其他方面的系统。

包含动态决策在内的核心认知流程模型（见前面"麻醉专业人员核心认知流程模型"部分）主要基于 NDM 模型，但与 Kahneman 对系统 I 和系统 II 的描述一致。事实上，Klein 和 Kahnemann 共同撰写了一篇论文，概述了两种方法的相似之处及不同[222]。Kahneman 和 Tversky 的工作强调了决策中的隐患和错误，而 NDM 强调了尽管存在这些风险，其又是如何成功的[121]。

Stiegler 和 Tung 代表了受 Kahneman-Tversky 研究影响的观点，确定了麻醉背景下的人类决策行为的当前理论：①预期效用，贝叶斯概率，正式化模式匹配，启发法，双过程推理和理智；②确定非理性认知过程对决策的共同影响；③建议改善麻醉决策的策略[121]。

在另一篇文章里，Stiegler 等总结了临床麻醉中发现的最常见的认知 / 非理性错误。主要的 10 项错误为锚定效应、可行性偏差、结论过早、反馈偏差、框架效应、确认偏差、忽略偏差、委任偏差、过度自信和沉没成本[61]。在模拟紧急情况中，其中有 7 项错误的发生频率超过 50%，结论过早（过早接受诊断，未

能考虑合理的可能性差异）和确认偏差（只寻找或承认能确认的预期的或怀疑的诊断信息）是最常见的认知错误，错误的频率可达 80%。2016 年，联合委员会还发表了一篇关于认知错误的安全问题和可能导致或增加认知偏差因素的文章[62]。

Gigerenzer 对人类决策特征的看法不同[223-224]。在其他框架中所谓的偏差应视为人类认知和决策的相关特征，允许在复杂的世界中进行功能感知和反应。也许和 NDM 一样，这一观点表明决策理论并不能真正描述现实世界中的决策。例如，在大多数情况下，不可能收集所有相关的决策备选方案，对其进行全面评估，并选择最佳方案。可能没有关于备选方案的足够数据和（或）评估可能需要太长时间。"采取最佳"（take-the-best）（也称为"满意"）的启发法建议决策者们考虑他们所认同的决策的关键特征，并以此为标准比较其他备选方案。只有当首要标准无法确定时，才考虑次选标准。

■ 个体绩效形成因素

前面有关麻醉专业人员绩效的讨论，大多假设他们处于正常情况、身体健康、放松、在正常工作环境中。然而，个体绩效也会受到绩效形成因素的影响，如干扰、分心、疲劳和压力等，使个体易于出错。关于实验室和其他领域的人员绩效研究表明，内在与外部的绩效影响因素都会对人员（即便很熟练）的能力产生显著影响。而绩效影响因素对患者预后到底产生何种影响却不得而知。在极端情况下，如过度疲劳，无疑会严重降低麻醉科医师的绩效水平，甚至使其无法工作。但这种极端的情况还是比较少见，此外，典型工作环境中出现的绩效水平下降是否会造成重大影响也不得而知。

一些人员绩效因素可能非常重要，值得关注。这些包括环境噪声、音乐、个人电子设备的干扰、其他人员的干扰、疲劳和睡眠不足、衰老、疾病、药物滥用和相对固定的危险态度。本节将讨论这些问题。本章不讨论其他人员绩效的影响因素，如照明水平和环境温度。

目前，工作中确保自身健康的责任完全由临床医师个人承担。在高可靠性组织（HRO）（见下文）中，维护组织安全是关键要素，机构会实施一些措施来减轻绩效影响因素的负面影响。随着医疗卫生系统更加认真地落实人员绩效和患者的安全问题，这些情况都将随之解决。

手术室内的分心和干扰

最近发表的一些文章涉及手术室内的分心和干扰，有关此方面详细信息，读者可以参考文献，本节只简要概述该主题[68, 95, 96, 225-234]。

手术室的环境噪声与音乐。 麻醉科医师的工作场所主要在手术室——一个非常复杂的工作环境。除非采取特殊措施降低噪声，否则负压吸引、手术设备（电钻、气钻或电动工具）和监护仪的噪声水平要远高于办公室或控制室。有些噪声可控，如对话与音乐。手术室内噪声对人际交流与情形意识的潜在影响让想在这种复杂工作环境中达到最好的团队合作水平的团体感到担忧[68, 236]。

在手术室中播放音乐比较普遍。许多专家认为音乐可以使工作时间更活跃，当所有组员都享受音乐时可提高团队的合作水平。而另一些人发现，在某些情况下，音乐的音量过大则难以听到脉搏血氧饱和度仪的声音、报警器的节奏和音调，以及团队成员之间有关工作内容的对话。Stevenson 等进行了一项实验室研究，确定视觉注意力负荷和听觉干扰可降低麻醉科住院医师监测脉搏血氧饱和度变化的能力[235]。

两位社会心理学者 Allen 和 Blascovich 的一项具有争议性的研究显示，较之于实验者选择的音乐或不播放音乐，外科医师自己选择的音乐可增强其在序列递减任务中的表现并降低其自主神经反应性（即使其"放松"）[237]。但有人对此研究的方法提出质疑[238]。针对 Allen 和 Blascovich 关于外科医师对音乐种类和音量的选择可以凌驾于小组其他成员选择之上的说法，一些麻醉科医师产生了质疑[238]。

Murthy 等[239] 研究了噪声（80～85 dB）以及音乐对腹腔镜技术模拟器中受试者打结能力的影响，在测验中没有发现打结时间或质量的差异，认为外科医师可以有效屏蔽噪声与音乐的影响。与论文一同发表的特邀评论提出一些很重要的问题：噪声对手术小组内其他成员有何影响，噪声又是如何影响组员之间的沟通，噪声是否影响判断力，以及其他一些无法回答的问题。关于音乐在手术室中的角色没有简单的答案。很明显最佳的患者医疗是我们的首要目标，有些外科医师和麻醉科医师明确地抵制手术室中任何类型的音乐。更多手术团队所采用的方法是，如果任何成员认为音乐影响到他们的工作，他们可以停止播放音乐或降低音量。

干扰包括音乐、对话交流和笑话。在适当的环境下，这些活动是合适的。它们可以使工作环境更加舒适，促进团队精神的发展，但同时它们也会严重削弱工作人员发现和纠正问题的能力。这个问题可以在手术开始前提出，以确保所有人员同意。在患者手术期间，工作人员必须进行调节以避免分散注意力。如果音乐音量太大，必须减小或关闭音量（脉搏血氧监测的音量应始终大于音乐或谈话音量）。当危机发生时，应尽可能消除或减少所有干扰。

阅读和使用移动电子设备。 可以看到有的麻醉科医师在患者管理过程中偶尔读书或杂志，这一发现引发了对这一活动是否恰当的积极辩论[240]。尽管毋庸置疑阅读可分散管理患者的注意力，但 2009 年，Slagle 与 Weinger 的研究表明，只在低工作量时的阅读不会对麻醉科医师的警觉性造成影响（详见后述）[65]。许多有关这一议题的论点并非关于阅读引发了实际的警觉性降低，而是这一行为的负面影响——手术医师和患者如果知道的话。

如今无处不在的智能手机和社交媒体极大地放大了这一问题。几乎所有的临床人员（除了那些消毒后进入手术的人员）都有一个智能手机。阅读电子邮件、网站或社交媒体网站以及推送活动、新短信通知、邮件或社交媒体帖子等，具有巨大的诱惑。各种各样的信息渠道使人们更可能花时间与手机互动，而不是与报纸、期刊或书籍互动。可关注的内容永无止境。在他们的调查中，Soto 等列举了在手术室使用个人电子设备的使用模式、风险和益处等最新情况[241]。

工作导致的分心。 注意力分散的一个重要来源实际上是工作本身。从事一项任务时会分散人们对其他重要任务的注意力。在手术床上（或旋转手术床）调整患者的体位可能需要花费巨大的时间、体力和脑力。在某些情况下，调节患者体位过程中难以注意所有常规的监测，或查看、听或注意监测数据。另一项容易分散注意力的操作是超声心动图的使用，它需要集中注意力在图像、操作探头和设备接口。虽然超声心动图可能提供重要的临床信息，但也可分散麻醉科医师对监视仪或手术野的注意力。

干扰。 除了分散对重要数据的注意力之外，各种刺激也会对执行任务的顺序造成"干扰"[95]。Campbell 等研究发现，超过 20% 的分神行为，特别是干扰因素会造成可见的负面影响[96]。如果打断或干扰了关于下一步操作的前瞻性记忆，易产生后续问题[132]。尤其是并行任务的打断或干扰，例如，在麻醉中如果麻醉科医师暂时中止机械通气（比如进行放射学检查时），能否重新启动呼吸机取决于前瞻性记忆，而该任务很容易被遗忘。多种方法可以保留前瞻性记忆，比如可使用视觉或听觉提醒（监护仪警报监测通常用于此目的），尽管这种方法的有效性不一。

患者安全行动框

当麻醉科医师出于某些原因暂停呼吸机，将手指放在呼吸机开关上这一特殊动作可表示一个重要的意图正在等待执行。另一个策略是可在呼吸机上放一个小标志，提醒你它已经关闭了。还有一种方法，如果忘记重新开启呼吸机，正确设置的警报会提醒您呼吸暂停。根据操作要求，其他策略是使自己习惯于在开始下一个任务之前有意识地完成之前的任务（另见"任务管理"部分）。如果在一项任务执行中被团队成员打断，可以让他们知道你正忙，比如"请稍等一下，我稍后关注"。然而，让别人帮你记住（"你能提醒我吗"）显然是一种不太有效的策略，分散了真正该记住此事的责任。

产生影响。对于分心和干扰，需要平衡监管的利弊。在我们看来——类似于 Slagle 和 Weinger[65] 的观点——除了患者监护需要之外，阅读非相关书籍和使用移动电话一律禁止的政策都注定要失败，而且有可能是有害的。首先，这些措施难以执行，尽管建议者出于安全意图，然而任何旨在消除在工作中使用此类设备的建议都可能产生紧张的工作气氛。其次，在某些情况下，阅读或使用电话可以消除无聊，从而提高工作效率。第三，这些分散注意力的活动不一定与其他可接受的与患者监护无关的活动存在不同，例如工作人员之间的谈话。当然，这类活动是有合理的限度。

研究者指出如下最低标准（引用 Slagle 与 Weinger 的话）："①患者首位；②在不稳定或危急的情况下进行无关紧要的或分神的工作是不恰当的"（第 282 页）[65]。最后，应记住，存在与分心相关的潜在隐患，麻醉科医师应承担对所有可控性分散注意力事件的调节，并在工作中平衡认知负荷和个人、临床或团队建设的效用。允许日常工作中播放音乐（若都同意的话）和少量阅读或使用智能手机，但当音乐过于分散注意力、工作量增加或情况变得复杂或紧急时需要减少或关闭音乐。排除任何潜在的干扰，最大程度关注患者应是最低标准。

针对在手术室和其他患者监护区域，与患者无关的情况下使用个人电子设备导致分心和干扰引发患者安全问题，一些专业协会和组织制定了声明和指南，以明确这些设备在手术室中的合理使用[242-245]。一些医疗机构在患者医疗的重要阶段实施"无干扰区"[242, 246]，采用"机场静默"的理念[100]，该理念源自航空条例，该条例禁止机组人员从事除外飞行关键阶段安全操作飞机所需的职责的任何其他活动。

压力。压力是影响人员绩效的一个因素。有关压力的详述不在本章的范围。更多详情请参考其他参考文献[11, 247]。

睡眠剥夺与疲劳

疲劳在麻醉从业人员中非常常见。这往往与工作时间、工作中随叫随到的状态，或者生活中与孩子相处或其他情况变换无常有关。睡眠与饥饿或口渴相似，是一种生理驱动，对保持警惕、人员绩效和整体健康十分必要。个体所需睡眠是由遗传决定的，使得个体在日间保持觉醒和警觉。年轻人的平均睡眠时间是每 24 h 7～8 h，伴有 15% 上下波动。睡眠要求不随年龄增长改变，并且人们发现没有哪种训练能使生理功能在睡眠不足的情况下发挥到最佳。

睡眠和睡眠剥夺的生理和心理学已经非常完善，本节简单总结已知的内容。

睡眠债。睡眠缺失不断累积导致"睡眠债"。相较于存在睡眠债的个体，获得最佳量睡眠的个体能更好地应对长时间持续工作。受慢性睡眠缺失的累加影响，即使轻微的晚间睡眠受限也可累积成显著的睡眠债。偿还睡眠债的唯一方法就是睡觉。睡眠债在我们的文化中司空见惯。美国国家睡眠基金会的年度调查显示，美国人长期睡眠缺失 30～90 min[248]。工作变更、长期不规则的工作时间以及家庭娱乐需求导致不规则的睡眠模式。对于经常轮班工作的医护人员来说尤其如此，值班时间长，频繁照看患者的时间久。在某种程度上，睡眠剥夺导致的危险情况远超人们想象。

昼夜节律。我们负责人类昼夜节律的生物钟，通过被称为"环境钟"的外部刺激，与一天 24 h 同步，其中最具影响力的是昼夜的明/暗循环。昼夜节律系统是双相的，在一天 24 h 内的两个时间段——凌晨 2 点至 6 点和下午 2 点至 6 点，昼夜节律系统促使睡眠趋势上升，工作能力下降。在这两个时间段内，由于生物钟"关闭"，工作人员更容易发生意外事件和事故。生物钟对变化有很强的抵抗力，它不能迅速适应时差或轮班工作所产生的变化。破坏正常的昼夜节律或不完全的昼夜节律适应会导致急性和慢性睡眠剥夺、警觉下降、主体疲劳增加以及绩效下降[249]。

困倦和警醒。 困倦和警醒处于一个连续统一体的两端。日间困倦是未获得充足睡眠的最明显反应。美国交通部数据显示，单辆车事故多发生在早晨，此时人们的警觉正处于节律暂息期。驾驶员极度困倦引起的注意力下降易导致这些事故[250]。

行为困倦和主观困倦均可被刺激性环境所掩盖。当环境刺激减弱时，生理性困倦表现为入睡倾向强烈。生理性警觉的人不会因为环境刺激减少而感到困倦。例如，如果无生理性困倦，一个人可能会在演讲中感到无聊，但不会睡着。

微睡眠。 警觉受损的最显著原因是实际睡眠发作（微睡眠）侵占了觉醒时间。微睡眠事件一般持续数秒至数分钟。它们的发作是间歇性的，个体很难预测何时发生。极度困倦时，多数个体会低估自己的困倦程度，使得这一问题更加严重。这在工作场所和长时间工作后驾车回家时均有显著的负面影响。

微睡眠是极度困倦的迹象，是较长睡眠出现的先兆。通常，它们发生在低工作量或低刺激期间，以及个体极为困倦时。在微睡眠发作期间个体绩效也会受到影响。频繁且较长的微睡眠会增加疏忽性错误的次数。

麻醉科住院医师生理性困倦的评估。 Howard 等采用多项睡眠潜伏期测定（Multiple Sleep Latency Test，MSLT）评估三种不同情况下的麻醉住院医师日间生理性（客观性）困倦：①基线（白班，前 48 h 内未值班）；②值班后（24 h 值班后即刻）；③延时睡眠[251-252]。在延时睡眠的情况下，住院医师被告知尽量多睡觉，并获准其在测试前连续 4 天上午 10 点来上班（比正常晚 3～4 h）。这段时间他们不必待命。纳入延时睡眠是为了提供充分的休息和警觉最强的真实对照状态。在这项研究中，麻醉科住院医师在 MSLT 基线检查的得分和值班后的得分都接近嗜睡患者或睡眠呼吸暂停患者日间困倦的病理水平。基线组平均每晚睡眠时间为 7.1±1.5 h，而值班后组在值班夜里的平均睡眠时间为 6.3±1.9 h。尽管值班夜间通常很忙，但只有少数受试者在晚上大部分时间无法睡觉。在延时睡眠下，受试者平均每晚睡眠时间延长至 9 h 以上，MSLT 评分在正常范围内。结果表明，与疲惫不堪的住院医师相比，未被呼叫的医务人员也不能被认为是"精力充沛"。结果还表明，在正常工作条件下，接受研究的住院医师的生理性困倦接近病理状态。这一发现揭示了这一人群存在未知的不同程度的慢性睡眠剥夺。值得注意

的是，这些数据大大质疑了先前医疗人员绩效的研究，这些研究的前提是假设在正常情况下工作的个体得到了良好休息。

麻醉科住院医师主观性困倦的评估。 前面提到的研究也调查了主观性困倦和生理性困倦的联系。在上文所讨论的研究中，Howard 等还调查了住院医师的主观性困倦（他们感觉有多困倦）和生理性困倦（他们有多易入睡）间的差异。总体而言，受试者在每次睡眠前自我报告的困倦程度与他们实际测得的困倦评分并不相关。作者还发现，受试者很少能判定他们是否确实入睡。例如，51% 的脑电图和眼电图测量结果显示受试者已入睡，而受试者认为他们在整个试验过程中是清醒的。这些结果证明医护人员对警觉下降生理上敏感但却无法感知。因此，麻醉科医师实际上可能在病例管理过程中已睡着，但醒来完全未觉察到警觉下降。

情绪。 研究发现，长时间工作、疲劳和睡眠剥夺可带来情绪和情感的巨大改变。抑郁、焦虑、不安、愤怒和人格解体在对长期疲劳的住院医师的测试中均有所增加。这些情绪是麻醉科医师及其合作者、患者、家人之间关系紧张的明显原因。情绪、绩效和患者安全之间的关系目前尚无定论。

睡眠惯性。 睡眠惯性是指醒来后立即达到最佳状态的能力下降的阶段。这一现象通常发生在个体从慢波睡眠中醒来，表现为睡醒后持续 15～30 min 的昏昏沉沉和绩效受损。睡眠惯性还可出现在正常睡眠中被叫醒后，最常出现于清晨的昼夜节律低谷期间（凌晨 2 点至 6 点）。根据先前存在的困倦程度，打盹超过 40 min 的个体发生睡眠惯性的风险高。

患者安全行动框

睡眠惯性对于从深度睡眠中被唤醒为患者提供紧急医疗（如紧急剖宫产或紧急插管）的医护人员非常重要。如果紧急情况可预计，个体应有足够的时间从睡眠中被唤醒（至少 15 min），以尽量减少睡眠相关的昏沉和绩效下降。另一个选择是，在需要提供紧急医疗前，睡眠时间不要超过打盹的时间。如果睡眠惯性不可避免，那么受影响的个体应寻求帮助，直到从昏昏沉沉中清醒。

疲劳对麻醉科医师工作绩效以及患者的结局的影响。 既定的心理生理变化是否、如何或在何种情况下会与临床工作相互作用，从而影响麻醉患者的安全，

无法确定。评估个体睡眠水平的方法多种多样，包括行为指标、主观测量和生理（客观）测量。

Gaba 等的调查显示，超过 50% 的住院医师认为他们在临床管理中犯过与疲劳有关的错误[56]。在另一项对麻醉科医师和注册麻醉护师的调查中，61% 的住院医师回忆，他们在麻醉过程中犯过错误，并将其归咎于疲劳。在 2011 年，美国的一项大型、全国范围、随机抽样的注册麻醉护师匿名调查，以量化方式评价睡眠活动[253]。对约 1300 名调查对象的调查发现，近 16% 的人在手术过程中发生过睡眠相关的行为，近 50% 的人目击过同事在手术过程中睡着。2015 年，一项与注册麻醉护师类似的调查发现，325 名调查对象中有近 30% 的人报告他们因疲劳而在监护患者时犯了错误[254]。

2011 年，医疗机构认证的联合委员会在"医护人员疲劳和患者安全"的"前哨事件警报"中提出了医务人员睡眠剥夺和疲劳的问题[255]。"前哨事件警报"是公开的，可从联合委员会网页检索。Sinha 等提出："麻醉科医师疲劳：对患者安全造成威胁？"[256]。Gregory 和 Edsell 在 2014 年他们的教育出版物中也提到了这个话题[257]。

对疲劳效应的大量研究已经瞄准在交通行业，尤其是需要持续警觉和心理运动技能的驾驶。除非道路相当直或车辆有自动转向 / 自动变速功能，否则一旦驾驶员出现持续数秒的小睡，很可能会发生交通事故。即使在医疗卫生领域，研究也主要在医院病房内进行，病房内的夜间值班医护人员可能负责多名患者[258]。麻醉科的环境有所不同。每一名麻醉患者将至少有一名麻醉科医师时刻监护，这名医师在同一工作时间不再负责其他患者。虽然 ASA 强调麻醉科医师工作中要时刻警觉，但很少有情况需要持续不断的关注。对高度警觉和负责的需求通常不是随机出现的，通常仅出现在麻醉诱导期、苏醒期和手术过程中的一些关键时刻。严重不良事件并不常见，即便不良事件已发生，临床团队也可能有多种方法在出现实质性的负面影响之前已发现并纠正。因此，麻醉科医师可能很容易疲劳，并常常抱怨困倦和疲劳，但在麻醉过程中，由于困倦直接导致患者转归不良的可能性很小。在医疗体系中，没有正式的机制来评估不良事件的因果关系，更不用说评估睡眠-觉醒问题和疲劳的影响，因此，上述因素在不良事件结局中的作用尚不知晓。至于人类行为的许多方面，可精确可靠测量的变量并不能反映临床工作的复杂性或典型适应性。相反，解决这些因素的措施和方法，本质而言是非定量和有创的。

Howard 等通过收集 4 h 逼真模拟情景中的多重测量结果——情绪调查问卷、PVT 精神运动试验、对次级任务探查的反应时间和对临床事件的应答，对睡眠剥夺（模拟随叫随到前保持 25 h 清醒）的麻醉住院医师进行了一项研究[78]。精神运动试验显示，与休息良好者相比，睡眠剥夺者的警觉、情绪和绩效在待命阶段和试验当日有渐进性损害。次级任务探查反应在睡眠剥夺后变慢，尽管在 3 项探查反应测试中仅 1 项具有统计学意义，但事实上，两种情况下受试者都犯有显著错误。睡眠剥夺的受试者（常快速地）反复出现困倦现象，受损最严重的个体有超过 25% 的试验时间（60 min）表现出这种行为。

在这项研究中关于疲劳的一个关键问题是，模拟试验中高度疲劳的麻醉人员并不是一直保持清醒或一直睡着[78]。相反，在整个模拟情景中，他们频繁地在清醒、困倦和小睡的状态中循环。通常情况下，当麻醉人员清醒时，他们的行为表现为轻微下降，但是当他们表现出极度的困倦或者睡着时，他们的行为表现基本为零。受试者被观察到在某一时刻完全睡着，但在探测刺激或临床事件发生时醒来，并做出令人满意的回应。大多数受试者由于小睡时间很短，高度受损状态所占时间的比例很低。部分原因是即使是在一个安静的常规临床环境中也存在各种刺激，包括其他的工作人员及相关工作。手术室团队中固有人员过多、监控警报的潜在益处以及临床系统和患者的适应能力可能解释了为什么麻醉期间的灾难事件非常罕见，即使许多手术是由患有严重慢性和急性疲劳的麻醉科医师监管。

疲劳的对策。麻醉科医师不能仅靠意志力避免睡着，因为睡眠是基本的生理驱动行为。机构或执业医师通过以下策略将困倦和疲劳对绩效的负面影响减至最小：教育和推广安全文化、改善睡眠习惯、工作中的休息间歇、策略性小睡、用药以及光疗法。国家机构、专业协会和组织的对策是按要求设定合理的工作时间。

工作时间要求。限制临床医师的工作时间是减少睡眠剥夺的直接调控对策。在很大程度上，这只适用于那些处于培训中的工作人员（他们往往在白天和晚上都工作很长时间——随叫随到）。调整实施的结果和结局性研究各不相同，没有证据表明这些调整能够提高患者的安全[259]。改变工作时间表并不能消除慢性疲劳，内科医师是在夜间需要了解大量不熟悉的患者病情信息，交接过程的信息丢失和混乱可能超过医师警觉提高带来的好处。然而，这些发现可能不适用于麻醉科医师工作的手术室环境。之前的研究关注于睡眠剥夺和疲劳对内科医师绩效和健康的影响。

早在 2003 年，美国医学教育学位委员会的授权委员会（Accreditation Council for Gradute Medical Education，ACGME）就对所有授权的住院医师培训项目设置了一般的工作时间要求。2009 年医学研究所（Institute of Medicine，IOM）进行了《住院医师的值班时间：增强睡眠、加强监督、保证安全》的报告[260]，2011 年对其进行了修订。Blum 等发表的一份白皮书就最新的信息和创新做法进行了辩论，并讨论了如何更好执行 2009 年 IOM 的提议[261]。欧盟、澳大利亚或新西兰对实习生的工作时间规定比美国严格得多。有关工作时间规定的更多详细信息，请参阅更多文献[259, 262-263]。

教育和安全文化。处理医疗人员困倦和疲劳的第一步是对执业医师和医疗机构的管理者就睡眠对工作绩效、情绪工作满意度和健康的影响进行教育。涉及睡眠剥夺、昼夜节律破坏、疲劳和对策的教育方案已越来越多应用于航空业。但无论在个人或整个机构层面，教育都可能无法完全解决该问题。其他一些竞争因素，例如对生产与安全的控制，对于执业者来说非常强大并且难以管理。

组织结构起着重要作用。只有当疲劳被视为降低安全的组织问题，并且将安全作为组织优先考虑的问题时，疲劳导致的安全问题才会减少。对一个组织这意味着：疲劳的员工不能被默许在任何情况下都能工作，为疲劳的员工创造休息和恢复的机会（即定期休息时间、策略性小睡等）并培养一种组织安全文化，允许麻醉科医师在知道自己能力下降时（由于疲劳或其他原因）寻求同事的帮助（团队合作、说出来，见下一节），无任何负面结果（怯懦等）。有关其他措施，请参见前面介绍的联合委员会前哨事件警报[255]。

改善睡眠习惯。充足的睡眠非常重要。大多数成年人至少需要 8 h 睡眠时间，无论做什么，你需要的时间都不会改变。良好的睡眠习惯包括：上床和起床时间规律；连续和充足的睡眠时间；上床前不摄入酒精、咖啡因和尼古丁；利用锻炼、营养和环境因素来促进睡眠而非干扰睡眠；此外，移动设备应该在睡前半小时放置在一边，这不仅是因为它们的蓝色光向身体发出"唤醒时间"的信号，还因为你在其中读到的很多东西可能会使你的心率上升而非下降。

规律的睡眠是最佳睡眠健康的一个重要部分，但对医疗人员来说往往不可能，因为他们要 24 h 满足临床需求。医疗人员应尽可能保持持续的睡眠时间，并尽量增加睡眠减少期之前或之后的睡眠机会。社会上药物的使用对睡眠产生了深刻影响（见下文）。理想状态下，睡眠环境应是一个黑暗安静的房间，没有干扰源，如宠物、电话、寻呼机和孩子。心理压力增加基础生理觉醒度，可损害睡眠的数量和质量。入睡前应努力有一小段放松时间不考虑当天工作。

众所周知，咖啡因和其他强效兴奋剂若在睡眠前服用，可减少整体夜间睡眠时间，从而降低睡眠时间和睡眠质量。苯丙胺类等强效兴奋剂确实能提高警觉性和绩效，也有显著的副作用，不应作为医疗人员的选择［例如，在其作用消失后，个体必须进行大量的修复性睡眠（"崩溃"）］。

工作中的休息间歇、策略性小睡、使用咖啡因。工作中的休息间歇。尽管其他行业已公开承认疲劳和困倦可导致警惕性下降，但医疗卫生体系却尚未认可。飞行交通管理员休息间歇和轮班强制执行，这也是海军军舰指挥程序的一部分，试图防止潜在警惕性下降。现已证实，手术中的短时休息可提高工作效率和工作满意度，还可能有助于减轻厌倦[264]。麻醉科的组织障碍：通常需要额外的麻醉专业人员来定期提供这些机会。

休息的最佳时间和时长尚未明了，但应尽可能在工作时定期放松。Cooper 等研究了术中更换麻醉人员的影响[265-266]。尽管有些情况手术室人员交接班引发了问题，但更多情况是发现了之前已存在的问题。人员换班的积极作用取决于麻醉科医师的移交简报质量。若麻醉科医师在长时工作中无法得到休息，还可采取其他措施保持警觉。他们可以与手术室其他人员交谈（尽管这也会分散注意力），增加环境刺激水平。四处走动和站立也是减少主观性（而非生理性）困倦的方法。

策略性小睡。如夜间未获得充足睡眠，小睡可减少困倦和提高绩效。对大多数人来说，小睡的最佳时间是 45 min，这一段睡眠能明显增加警觉性，提高绩效，并减少清醒时进入睡眠的可能。10 min 的小睡也能增进警觉性。90 ～ 120 min 的小睡便可获得一个完整的睡眠循环，较短时间小睡相比，能够提高个体警觉性和绩效。

医务人员在个人或传统上倾向于忽略或最小化疲劳与睡眠剥夺的负面作用，医学文化将工作间歇与小睡视为虚弱的象征。军队对"10 min 供能小睡"的概念也采取了同样态度，应适宜地以正面形式展现小睡的理念，小睡象征的是智慧与力量，而非懦弱和虚弱。再次强调，卓越的组织安全文化是判断疲劳等安全和质量问题以及如何克服这些障碍的关键要素之一（见上文和后文关于"组织层面患者安全"部分）。

Smith-Coggins 等研究了一所繁忙的城区大学急诊部门医务工作者在值夜班时小睡的作用[267]。他们发现这个时间小睡能够提高某些测试（不是所有）的绩效。该研究最终的结果可能是这样一个事实，获得休息的人员能够：①在真实工作环境中成功运用这一策略；②提高警觉性与绩效。在退伍军人行政系统下属的几个单位，已成功地进行了试验并在 ICU 实行策略性小睡[268]。本研究的构成要素包括一个正式的教育项目、对个体执业者和医疗机构的项目指南以及其他实行指南。实施该计划不需要额外的工作人员，因为该计划允许个人在计划的休息期间小睡。有一些情况会影响到医务专业人员适当利用小睡。小睡的地点便是一个主要（而且是持续的）障碍。

使用咖啡因。医师经常使用咖啡因来保持清醒，并在待命期间临时提高警觉，但通常其使用方法可能更需策略性。咖啡因应策略性使用以在需要时发挥其最大效应。咖啡因的策略性使用包括：①了解其作用开始时间（15 ～ 30 min）和作用时程（3 ～ 4 h）；②在需要警觉而不太可能睡觉时使用。除了提高警觉作用外，如果临睡前摄入，咖啡因还可减少觉醒次数以及夜间睡眠总时间。长期使用咖啡因在我们的文化中很常见，易对药物的警觉作用产生耐受性，因此，在策略性地使用咖啡因时应以避免。尼古丁是一种兴奋剂，可产生类似咖啡因的效果。

虽然麻醉科医师可能会在困倦中工作而不影响患者的总体预后，但这并不意味着睡眠不足和疲劳应该被忽视。在照顾患者的同时入睡（长时间的小睡或完全睡着）是不可接受的，这肯定不是任何患者或他们的家属所期许的。因此，麻醉科医师个人以及其工作的科室和机构需要系统地解决疲劳问题。很明显，仅仅对住院医师（许多国家的当前情况）或获得认证的医师的工作时间加以限制是不可以的。只有一个旨在改善个人睡眠健康以及重组临床工作结构和流程的综合方法，才有可能确保麻醉科医师保持适当的警觉，警惕地保护他们的患者。

麻醉科医师衰老

随着年龄的增长，人的能力不可能永久保持不变。总体而言，独立的感觉-运动和认知技能试验的测评水平可随年龄增长而下降[269]。然而，个体间存在巨大差异。而且除了极端的损害（如视觉或听觉的严重损害），心理或认知单独改变的作用尚难以关联到实际工作中去。工作环境中常有很多涉及多重感觉形式的暗示与技术性补偿（如借助助听器或眼镜）。对于涉及单一解决方案或基于流畅性来定义有效性的

任务，年龄增长与绩效下降相关[270]。年龄增长可能引起生理改变，但是应对各种情况的经验也会增加。当有效性的定义是基于策略使用的多样性，以及基于社会高度和解决方案的选择对个体情感影响时，绩效则会随着年龄增长愈加稳定，甚至会有所提高[270]。

对许多个体而言，从经历中所学到的东西足以弥补他们随衰老而面临的适度生理损害。与"衰老"相关的问题可能与远离初始或反复系统训练的时间较长有关。最初所受培训良好，保持及时了解新的监护标准和经常练习急诊技能的执业医师，与培训结束后知识和技能立即冻结，在低复杂性环境下从事医疗实践的边缘执业医师相比，受年龄增加影响的可能较小。对于参加强制性认证证书项目的麻醉科医师来说，这个问题可能不那么严重。

医疗是一种社会组织构建的行为。老年麻醉科医师可以改变他们的工作类型，减少复杂麻醉的管理，或者不安排值班任务。其他围术期团队成员也可以在任何一天支援那些仍然有工作能力但可能不在最好状态的老年麻醉科医师。

其他行业是如何对待此问题的呢？从 1959 年到 2007 年，美国和航空管理部门强制飞行员 60 岁退休，无论他们的健康状况或能力如何。新规定允许飞行员飞到 65 岁。此外，规章要求航空公司飞行员每 6 ～ 12 个月通过一次"Ⅰ级"体检，主要是为了识别患有可能突然丧失能力的慢性疾病的个体。模拟器测试显示，飞行员在飞行的高负荷阶段（如进近和着陆）丧失能力可导致明显的飞机坠毁率，即使有第二飞行员可接手控制飞机也是如此。这些体检会排除掉有严重认知或感觉运动障碍（尤其是视力）的飞行员，但它们并未涉及年龄引起的绩效改变的细微方面。在整个职业生涯中，航空公司飞行员的飞行绩效也通过实际飞行和模拟飞行进行正式评估。

相比之下，对于麻醉科医师来说，虽然个别机构或执业组织可以选择强制实施测试要求或年龄递增性削减白天或值班要求，但对体检或正式绩效检查没有法定要求。因此在未来时间内，年龄相关因素对麻醉科医师绩效的影响还会被反复提出。

疾病和药物滥用

每个麻醉科医师都会受到短期疾病的影响，某些情况下可能会降低其绩效能力。所有人员都易受慢性疾病的影响，这会直接或间接影响他们的健康和绩效能力。医疗职业文化常使个体带病继续工作，而其他职业工作者患病往往会选择家中休息或就诊。服用处方药或非处方药可进一步扩大疾病对绩效的影响。疾

病和药物影响麻醉绩效的程度尚不可知。

飞行员用一个记忆检查清单来筛查是否存在潜在的影响绩效水平的因素，如因任何原因受到伤害，就会被认为不适于飞行。医疗领域的一个类似的安全策略是 "I'M SAFE"[271]，该方法来源于患者安全干预策略 "Team STEPPS"，后面将详细介绍。"I'M SAFE" 是一个简单的个人检查表，用于确定一个人是否具有安全工作的能力，关注因素如下：疾病（Illness）、药物治疗（Medication）、压力（Stress）、酒精/药物（Alcohol/Drugs）、疲劳（Fatigue）、饮食和排泄（Eating and Elimination）。麻醉科的困难在于，现实的组织情况及许多临床实践的奖励措施并没有相应的机制给他们休息的机会，而且几乎不存在这种组织结构和部门能理解并促使可选择性休息（缺乏"安全文化"）。

麻醉行业的一个严重的问题是药物滥用[272-275]。几乎 15% 的医师会成为药物依赖者，而麻醉科医师的发病率几乎比其他医师高 3 倍。研究表明，包括酒精在内，有多达 3.5% 的麻醉科医师成瘾；如果排除酒精，药物成瘾发生率在 2.5% 左右[276-277]。小剂量酒精或宿醉对复杂实际工作环境中绩效的影响程度仍不确定。麻醉科医师严重滥用酒精、可卡因、镇静剂或麻醉药必然会发展为认知表现在某种程度上的严重损害。但成瘾专家报告工作绩效是生活中最后受损害的区域之一[273, 275, 278]。成瘾的麻醉科医师工作绩效明显受损的时间在药物滥用的整个时间段中，只占相对很小的一部分。尽管这不能为在药物影响下实施麻醉提供借口，但它可能说明麻醉科医师成瘾很常见，然而成瘾麻醉科医师导致患者风险或伤害的报告却罕有。对患者安全的一系列威胁，包括工作压力、疲劳、疾病、过度劳累和分心会影响更多的麻醉科医师，发生更频繁，从而给患者带来更大的安全风险，但它们不会像吸毒一样给麻醉科医师的生活带来同样的风险，也不会带来同样的社会耻辱感。另一方面，将药物从需要药物的患者转移给上瘾的临床医师使用或出售是一个越来越大的风险。

专业人员的态度是人员绩效与患者安全的重要组成部分

态度是能力的重要组成部分，对绩效的影响不亚于生理和认知方面的绩效影响因素。研究飞行员判断能力的心理学家确定了五种特别危险的态度类型，并针对各种危险态度制订了矫正思路，飞行员一旦发现自己正以危险的方式思考，便反复念叨这些矫正思路[279]。作者已将其应用于麻醉学，见表 6.3。

对麻醉科医师而言，"不会出事"和"大男子气概"的态度非常危险。较少取消手术导致的短时间内处理更多的手术病例，以及缺乏充分术前评估所产生的压力叠加在他们身上。"灾难不会发生在我身上"以及"完美表现可以避免灾难发生"的想法可导致行为散漫和计划不周，出现发生问题的异常数据时，判断阈值发生了改变，导致出现"一切正常"的固有错误。

专业人员的绩效是麻醉科医师保护患者安全最强有力的工具。但有计划地避免灾难发生应该比应对灾难更加有效。经济和社会的现实可能会导致麻醉科医师将这些压力内化，形成他们本来可能抵制的危险态度。

在这种情况下，必须对择期病例的常规管理方案进行调整，以便为患者寻求最佳治疗方案。归根结底，必须确保患者的利益是方案的首要标准，并建立安全规划、设备使用前检查和患者术前准备完善的底线。也许外科医师、护士、同事或管理人员会迫使你做不安全的事，但如果患者遭受痛苦，他们并不会来感谢你，如果出现诉讼，他们也不会来为你辩护。

为了简化这些方案，许多机构已经制定了指导患者术前准备多学科书面共识指南，针对不同外科急症类别、不同医疗条件的患者进行适当的检查。

有时，在问题得以解决或并发症得到控制后，专家可能会成为英雄，但必须认识到麻醉科医师不能依靠英雄主义来达到最佳安全状况。其次，如果一开始就采取良好的安全措施，很可能根本无需英雄。

表 6.3　危险态度及其矫正方法示例[279]

危险态度	矫正方法
反权威："别告诉我该如何做。政策是为别人制定的"	"遵循规则，通常是对的"
冲动行为："快点做——任何事儿！"	"不急，三思而后行"
侥幸心理："不会发生在我身上，这只是个常规病例"	"可能发生在我身上，常规病例亦会发生严重问题"
大男子气概："我会让你看到我能做。我能够完成任何气管插管"	"冒险是愚蠢的，要先为失败做好计划"
放弃："有什么用？与我无关，是外科医师的事"	"我并非帮不上忙，我能够做点什么。总有事情可以帮忙"

Tucker 和 Edmondson[280] 在他们的综述《为什么医院不从失败中吸取教训：组织和心理变化抑制系统变化》中描述了医师态度的另一个方面，这些态度可能会对安全产生影响：人是有创造力的，医师想为他们的患者多做些事情。因此，他们几乎每天都在尽最大努力解决问题和清除障碍。然而，如果医师在这些解决方案中过多施展计策，可能会掩盖潜在的系统问题，使更多患者面临风险，延误了解决这些问题的时间。

团队层面的人为因素

本节着重于团队层面的人为因素，探讨关键要素①有效沟通，包括移交和任务分配；②安全增强策略"大声说出来"；③团队中的身份和等级效应；④团队合作；⑤领导力。

有效沟通和任务分配

有效沟通有益于麻醉和手术室中患者的治疗[281-284]。然而，有效沟通这个术语不精确，留下了很大的解释空间。事实上，沟通从来不是一条"单行线"，有效性包括所有团队成员的参与[285]。研究显示，团队间沟通往往是无效的，有效的沟通指的是内容和形式[286]。团队应定期使用和更新多方面的可用资源的信息，在团队成员之间共享关键要素，并尽可能清楚地沟通[286-287]。

闭环沟通。例如，按姓名称呼团队成员并进行闭环沟通（图 6.6）有助于避免误解[288-290]。闭环沟通包括：①发送者发出信息时，接收者通过重复信息内容来确认已接收到信息；②当任务完成时，接收者反馈给发送者，发送者确认反馈。例如，不要说"请找人帮忙好吗"。闭环沟通呈现如下："Jeff，请你打电话求助。"——"好的，Megan，我马上打电话求助。"——"Megan，我已经打电话求助了，他们正在路上。"——"好的，Jeff，谢谢你。" El-Shafy 等在美国一级创伤中心评估闭环沟通的有效性，分析创伤小组组长发布的所有口头命令，包括命令可听性、直接责任、检查和任务完成时间[291]。共审查了 89 个创伤视频，确定了 387 个口头命令。其中，126 个（32.6%）是定向的，372 个（96.1%）是可听的，101 个（26.1%）是闭环的。平均每个任务需要 3.85 min 完成。当使用闭环沟通时，任务完成时间显著缩短。与开环任务相比，闭环任务的完成速度快 3.6 倍。作者强调，闭环沟通不仅可以防止错误，而且有可能提高在创伤环境下完成任务的速度和效率。

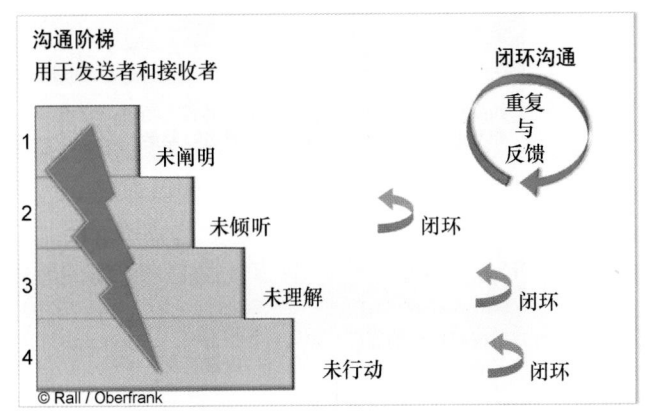

图 6.6　沟通阶梯与闭环沟通：正确沟通的重要性。①日常工作中，尤其是在时间压力下处理复杂情况时，人们往往会"意味深长"或"思考"很多，但"说"的很少。让其他团队成员知道你的想法很重要，共建心理模型。②并不是发言者说的每一句话都一定会被那些应该听到的人听到。发言者需要确保接收者收到消息，并且接收者需要确认消息（＝闭环沟通）。③听觉和心理理解不一样。"密切监视这个患者"可能会被清楚地听到，但它的含义涵盖范围很大。误解会产生，但可以消除。④有些任务可能是忘记了，需要重新检查。一些工作需要花时间完成并且有可能失败。不管怎样，让团队知道（＝闭环沟通）

ISBAR 法则。另一个有效沟通方法尤其对共享信息非常有用，即 ISBAR（图 6.7）。ISBAR 全称是介绍（Introduction）、情况（Situation）、背景（Background）、评估（Assessment）和建议（Recommendation），通常被简化为 SBAR。ISBAR 起源于美国核潜艇，也用于航空领域。ISBAR 可由手术室团队的不同成员使用[292]。该法则的使用可提高沟通准确性，增加安全氛围[293]，减少沟通错误[293]以及意外死亡[293-294]。

在医疗背景下，ISBAR 是一种普遍适用的沟通方法，可用于多种情景中，例如手术室和麻醉后监护室中面对面或电话移交患者。它也可在紧急情况下向新的团队成员进行简报，以及向前来支援的上级医师进行简报。在文献中，可以找到"思（Think）—言（Talk）—写（Write）—ISBAR"的标语，它代表了这一思想应用领域广泛。Shahid 和 Thomas 对当前关于 ISBAR、医务人员之间沟通的改变以及该工具正确使用的文献进行了最新的评论，并将其与现有的其他沟通工具进行比较，以评估其优缺点[295]。详细信息请参阅该篇评论。

ISBAR 可在短时间内传递重要信息，已被世界上多家医疗机构采用。医疗协会和主要的医疗保健组织，如德国麻醉学和重症医学学会（Deutsche Gesellschaft für Anästhesiologie und Intensivmedizin，DGAI）、澳大利亚医疗安全和质量委员会（Safety and Quality in Health Care，ACSQHC）、美国医疗卫生质量改进委员会（Institute of Healthcare Improvement，

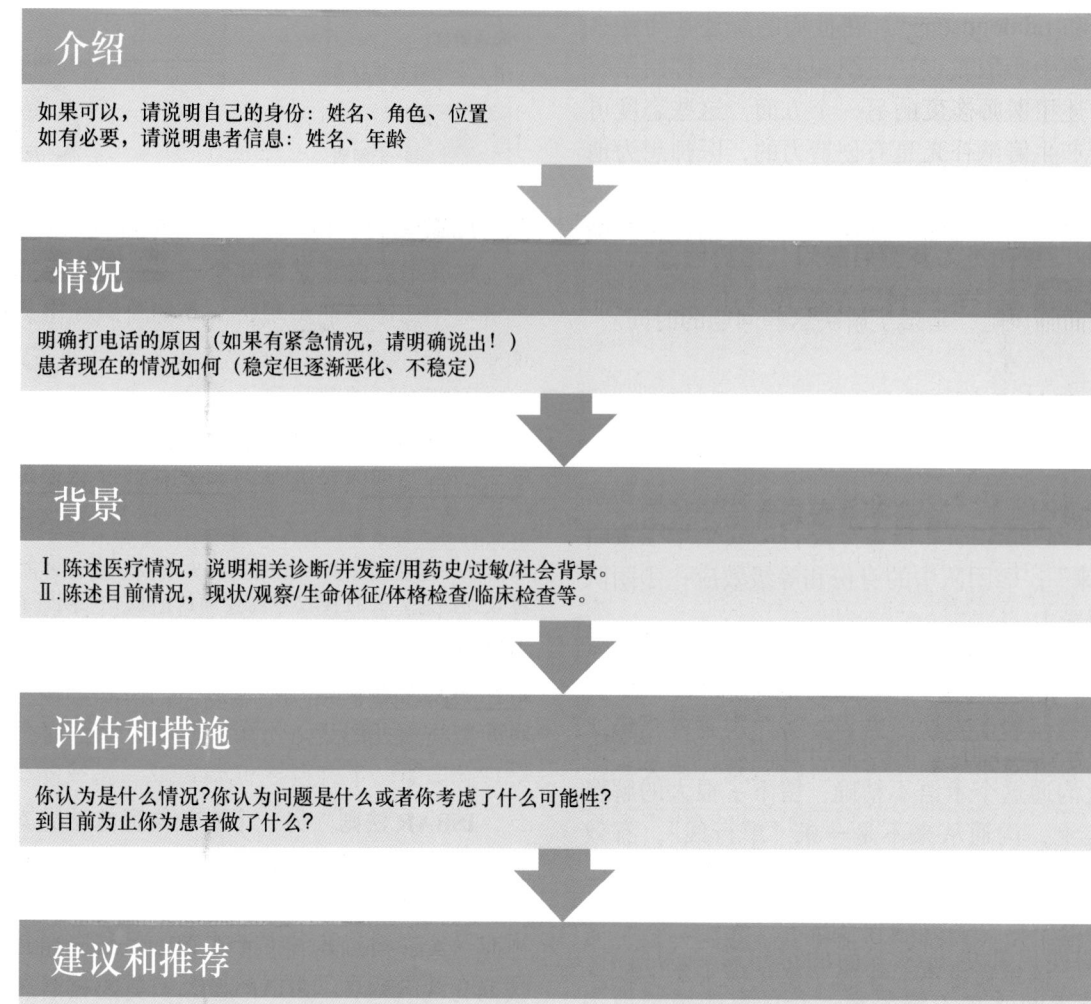

图 6.7 使用 ISBAR 沟通的示例

IHI）和世界卫生组织均认可 ISBAR 法则，视情况将其作为医务工作者的标准交流工具。在美国，SBAR 已被护士采用（原则如此，但不普遍），但内科医师并不经常使用。

患者安全行动框

为什么要使用 ISBAR（或 SBAR）？因为该法则可通过强化信息传递、职责和责任改善患者医疗情况，通过完善信息交流内容提高患者的安全。ISBAR 易于记忆，可帮助信息提供者：①有意识地为沟通做准备，对需要陈述的内容进行排序；②对将要沟通的内容设立预期（心理模型共建）。ISBAR 可以减少不同级别的工作人员、专业人员和学科之间有效沟通的障碍。ISBAR 可日常工作中使用，也可在压力事件中使用。

移交方案*。安全有效沟通的另一个方面涉及术后患者移交和术中治疗责任的改变，这是已知患者关键信息易发生遗漏的风险情况[296]。术中麻醉科医师的变更与患者术后不良结局相关，更换护理人员、住院医师和麻醉护士造成的影响也类似[297]。有时，新的更换人员可能会重新审视情况，发现错误，找机会改善治疗。移交方案旨在通过创建指定的时间和框架将患者风险最小化，以确保在治疗过渡期间不会遗漏患者关键信息。由于工作时间限制，在某些情况下，患者移交的次数显著增加，因此人们越来越关注正式的移交方案。方案可分为概念模型（例如，IQ——提醒医护人员应将患者和病例的详细情况告知接管方，并允许他们在离开前提问）和脚本模型（例如，I-PASS[298]，代表疾病严重程度、患者摘要、措施表、情形意识和应对措施、接替人员汇总；或者 I PASS

---

* 致谢：关于移交的这一部分由 Lisa Sinz（医学博士，宾夕法尼亚州立大学医学院）提供

the BATON[271]，即介绍、患者、评估、情况、安全问题背景、措施、时间、责任人、下一位）。

口头移交和书面移交还可相互对照，也可以口头移交为主，书面信息补充为辅。当患者的监护转移到不同的医疗团队时，例如，当患者在重症监护室和手术室之间转运时，团队间的移交是有益的，因为关于患者的报告和问题在两个团队间是统一的（例如，登记离开的时间）[299]。每次交接都应使用完善的移交流程，包括术中休息移交[300]、送患者至 PACU[206]、手术中从一名麻醉科医师更换至另一名麻醉科医师。使用检查清单或结构表有助于防止遗漏，但无论使用何种工具，都应清晰完整地沟通，保护患者免于遭受医疗错误。

有效的任务委派。任务委派无效会导致委派者和执行者双方挫败。任务委派的常见错误是委派不完整、受制于假设、留下了太多的解释空间。

委派指示的力度可能取决于所涉及的人员。对于平级的麻醉科医师，委派任务是可行的，例如，"Sara，你能负责气道管理吗"。相信被委托者可自己做出决定。在其他情况中，尤其是经验不丰富的人员，仅仅说"Michael，管理好血压"是不够的，因为委派者和执行者可能对这句话的实际含义有不同的理解。这样的任务分配会让双方失望。该情况需要更详细的委派指令，比如：

"Michael，我们的患者既往有高血压病史，存在卒中的风险，尽量保持舒张压大于 80 mmHg。必要时给予 500 ml 晶体液，再者，小剂量麻黄碱。如仍无效，请告诉我。有什么问题吗？"

患者安全行动框

有效的任务委派包括心理模型共建，并分享一方期望对方执行的具体命令或建议，以使另一方满意地完成任务。委派者不使用具体委托任务的一个原因是他们认为这会花费太多的时间，或者因为他们认为其他人知道或者应该知道该做什么。从长远来看，这几秒钟的时间让任务更具体，从而带来回报。

提出开放式问题。使用开放式问题询问团队成员的观点和计划是有效而简单的沟通方式，尤其是在跨专业和跨学科的情况中[281, 301]。

地位和等级："说出来"

"说出来"指"自由地就工作相关问题表达想法、建议、关心或意见，目的是改善组织或单位的运行"（第 375 页）[302]。通常"说出来"意味着在等级中从下到上的表达。没有发言，问题就无法被发现，想法就无法共享，潜在的伤害就无法预防。这在多学科、复杂、动态而又有限的情况中尤为重要[303]。在这种情况下，一个团队成员对其他团队成员存在的潜在风险或不恰当行为表示担忧，通常可能是出现不良事件的最后障碍[10, 304-307]。不幸的是，在团队中，尤其是在手术室工作人员中，"说出来"是罕见的[308-310]。在一项对 137 名内科和外科主任的调查中，70% 的人反映的问题没有得到解决，"elephants in the room"（显而易见而又没人愿意讨论的问题）是很常见的现象[311]。麻醉领域的研究表明，在需要大声说话的情况下，只有 40% ～ 70% 的参与者这样做[312-313]。例如，一项研究显示，全院麻醉科医师在如下情况才会"说出来"：① 73% 的情况中，提醒外科医师已表现出严重的困倦；② 14% 的情况中，提醒正在使用扬声器给病理科医师通话的护士：患者醒着并能听到；③只有 24% 的情况里，提示麻醉科同事使用了错误治疗方案[303]。对于那些团队结构不断变化的成员而言，创造条件鼓励他们直言不讳地说出来非常有用，因为这些成员没有机会发展为团队[314]。这种不稳定妨碍了成员说出问题以及心理安全的正常发展。某人说出问题，他的地位不应受到威胁[315]。

森严的等级制度普遍存在于许多医院，构成了说出问题的障碍[303, 316-318]。即使是旨在促进说出问题的正式制度，实际上也可能会阻碍员工畅所欲言[319]。领导力是促进问题解决的有力工具：领导者可以提供指导和指示来支持发言[320]，通过使用包容性的语言[321]，通过执行情况汇报反思"说出来"的重要性，并通过建立和维持一种规范，使这种行为成为社会所需[322]。研究表明，敢于直言的人比那些不敢直言的人更有自信、更有能力，也更有社会地位[323]。

有两种明确的安全策略可用于说出问题，例如，CUS 法（框 6.3）和两次提醒法（框 6.4）[271]，但是，要使这两种方法正确地工作并有益地工作，就必

框 6.3　提出安全问题——CUS 法

使用 CUS 法[271] 可以清楚地沟通和逐步升级对问题的关注，并将团队的注意力集中在提出关注的特定关键短语上。当团队成员使用"我很担心……"这个短句时，是为了引起团队的注意，并确保团队成员听到。为了使问题升级，团队成员会使用短句"我感到不安，因为……"。最后用短句"这是一个安全问题……"升级问题。那么当前操作必须停止（"停止！"）并在下一步治疗前进行重新评估。这三个不断升级的关键短句组成的公共框架，可以为团队提供一个标准化的、易于使用的、能够引起注意的沟通工具。与此同时，由于问题不断升级，团队成员会对关注点的重要程度有一个清晰的概念

框 6.4　提出安全问题——两次提醒法

两次提醒法[271] 是另一个策略，如果团队成员觉察或发现了一个重要的安全隐患，它授权所有成员"停止进行！"。

两次提醒法规则强调如下：

- 每个人都有责任将自己关注的事情**至少肯定地说两遍**，以确保它被听到
- 被提醒的团队成员必须**以积极的言语回应**已经接收到了问题
- 如果安全问题仍未得到解决：团队成员应该采取更强有力的行动或动用指导者或指挥系统

须有组织地整合和接受这些方法（参见患者安全和安全文化的组织方面相关部分）。

患者安全行动框

说出问题并不容易。如果等级和经验上存在差异，或者组织安全文化非常浓厚，就会变得更加困难。但是，如果患者的安全受到威胁，大声"说出来"是很重要的。"说出来"的关键往往是如何处理问题，何时干预。直言不讳可能会被误解为总是告诉同事自己会做哪些策略。但是，只有在患者（或同事或相关设备）存在潜在危险的情况下，才应该说出来。采用标准化的短语有助于说出问题，例如，"对不起，我发现这名患者存在安全问题……"其他系统性方法是采用 CUS 法和两次提醒法表达关注。这有助于表达一个人的想法和关注或反对的理由。比如，不要说"琥珀胆碱？你真的想用琥珀胆碱诱导吗"。而应说："对不起，在我看来，使用琥珀胆碱麻醉诱导存在安全隐患。患者血钾水平为 5.3 mmol/L，所以我认为罗库溴铵更适合诱导，因为患者可能会出现严重的高钾血症和心搏骤停……"

团队合作

团队合作的定义为"个体在团队中进行工作，以确保有效完成联合任务和团队成员满意，团队合作包括团队成员间协作，信息交换，权威的实施和威信的展示，能力评估，支持他人"[170]。

与航空、军队、警察和消防团队不同，手术室团队的指挥结构模糊。医师（外科医师和麻醉科医师）名义上比护理和技术人员级别更高，但在围术期即刻，每位医师对患者负有同等责任。

传统上外科医师被认为是"船长"，甚至有合法的守则让他们担负手术室内所有成员行动的责任。尽管这个合法的守则形式上已经被遗弃，但仍有部分遗留在手术室环境的组织结构与文化中。但是，当外科医师与麻醉科医师同时看护一名患者时，他们同样负有责任，这使得指挥权、等级与操控权变得十分复杂。Cooper 最近发表了一篇论文，研究了外科医师和麻醉科医师之间的关系对患者安全的关键作用[324]。尽管有关这种关系的研究很少，但 Cooper 认为，外科医师和麻醉科医师之间的关系可能是整个团队绩效的最关键因素。他的文章探讨了工作关系的功能和功能失调，点明了每个行业对其他行业都持有成见，并就如何改善工作关系提出了一些建议。

除了对患者负责的挑战外，手术室团队的组成还存在一些其他挑战。Salas 等对团队的定义是"2 名或 2 名以上成员，他们通过动态地、互相依赖和相互适应地互动，去完成有价值的共同目标、目的或使命，他们各自行使特定的角色或功能，而他们的成员资格有一定时限性"（第 4 页）[325]。一个团队区别于小组的显著特征在于小组是一群缺乏特定任务和特定角色的个体集合。在手术室中，所有团队成员有着共同的目标，就是患者良好的预后。然而，对如何实现这一目标，患者管理中哪个因素优先，仍存在诸多分歧，这些分歧是由于手术室团队本身由多学科团队组成（即外科学、麻醉学、护理学，有时还包括来自多个领域的技术人员），它们各自有自己的指挥等级、整体特性（专业位置、文化、传统和历史）、患者管理的目标和目的。每个队伍由多个有效合作的成员组成，而各队伍一起工作组成团队。这一过程成功的关键部分是建立和维持对工作环境的心理模型共建。心理模型共建越多，团队成员就越能有效预测、协调和适应[13]。完成心理模型共建，不同的个体就能向着一个共同的目标贡献他们的力量。

团队合作的质量影响麻醉的临床绩效[326]。严格地说，手术室团队和麻醉恢复室团队并不是传统意义上的团队，不是为了一个共同的目标，有固定的团队成员且长期存在。相反，他们被认为是行动团队：成员可能被临时分配在一起，时间短，而且团队成员可能会频繁变动[81]。

这对团队合作和训练有影响：这样的组合作为一个团队来发展和学习的时间是有限的[314]。相反，他们必须即时组建团队，这种能力被称为团队合作[285]。团队合作包括四个支柱："说出来"（见前一部分）、协作（即采用协作思维和协作行为）、试验（即迭代化工作，并将不确定性视为合作中固有的）、定期和不断反思团队合作。简报和汇报已被证明为麻醉和手术室等行动小组的反思提供了基础[314, 327-328]，建立和更新共享知识具有挑战性。根据 Cooke 和 Salas 的观点，团队知识不仅仅是各个团队成员知识的总和[329]。在团队知识中他们区别出"团队心理模型"（team mental model）和"团队处境模式"（team situation model）。为明确团队知

识，还需要更广泛的"团队认知"（team cognition）信息，包括团队知识本身、团队决策制订、团队环境认知以及对团队的理解。建立团队认知和适应变化的需求需要团队成员之间有针对性的沟通[215, 288, 290, 330-332]。可以明确地表达，以避免误解和相互猜测，也可以含蓄地表达，例如在房间里交谈[153, 290, 301, 333]。

领导力

在航空业中，机长和第一副驾驶员的角色均经仔细定义，各自任务不同但相互关联。在麻醉学中，麻醉专业人员——无论是有经验的还是正在培训的——在患者治疗中的角色常不太明确。例如，住院医师需完成所有任务，偶尔会得到指导教师的协助。在麻醉领域，领导力在危急、非常规和高度复杂的情况下至关重要[82, 334-335]。危机中不同任务的确切责任并未预先规定。它包括多种功能，如组织团队、规定任务、设定期望和目标、构建和规划、培训和发展、感知构建、提供反馈、监控和管理团队、执行团队任务、提升团队、解决问题、提供资源、鼓励团队自我管理、支持社会氛围[336]。部分领导职位可以由团队成员担当[335]。外科团队的上级领导可能会间或地将某些领导角色委派或返回至下级领导[337]。虽然共享领导力是有效的，但这需要了解团队并讨论如何在这种方式下良好地工作[338]（参阅后面 CRM 部分，CRM 要素4）。这一点特别重要，尤其是在快速变化、时间紧迫的情况下，如复苏时，领导力对绩效至关重要，必须适应不断变化的任务和协调要求[339-340]。有关急救医学中领导力的行为观察研究表明，在危重和无标准化的情况下，领导行为与绩效成正相关，而在日常和高度标准化情况下，领导行为与绩效成负相关[85]。此外，领导者应该是文明和相互尊重的榜样，因为这对高效和安全的绩效很重要[341-342]。

患者安全行动框

在很多情况下，不清楚谁是医疗组长。例如，对于护士甚至是医师来说，在紧急情况下，如果有两名同一专业的医师在场，可能不清楚谁是小组组长。随着不同资历或专业知识的人员进入或离开现场，领导者身份可能会发生变化。必要时澄清角色是有帮助的。"谢谢你的交接。现在由我来接手"，或"谢谢你，你继续负责，我协助你"。如果有疑问，"再确认一下：我还在负责吗？还是你想让我协助你？"或者从护士的角度："我很抱歉，但为了更好地协调工作：现在谁负责？"

等级的一个主要问题被称作"暗示教学"和"暗示学习"，人们在活动中常常不自知地给予"暗示"，并被他人习得[343]，下属对于上级所给出的那些暗示非常敏感。这些暗示可以阻止下属的行动甚至是质疑。这样的暗示可能被理解为："不要打扰我""不要质疑我""我知道我在做什么，你不知道"，或者"我刚查过，没问题"等，从而阻碍下属发言。一项瑞典关于非技术技能的定性、描述性研究显示，麻醉护士认为优秀的麻醉科医师应是在危急情况下冷静、清晰处理问题，并成为有担当能力的领导者[344]。关于麻醉中的领导作用的更多内容详见后面 CRM 要素 4 的相关内容。

个人和团队层面的患者安全策略：危机资源管理和其他培训课程

以下是关于如何将麻醉科医师的身体、心理和组织工作环境中的负面人为因素减到最小，以及如何加强个人和团队绩效的积极方面。前面提到的 CRM 是解决这些问题的一个有用的组织原则。作者在此：①对这一策略及其历史做一概括性介绍；②介绍了15个 CRM 的关键要素；③讨论了 CRM 在危机情况以及在常规医疗情况下的应用；④举例表明 CRM 在医疗中是有益的；⑤简要讨论了其他知名的团队培训课程，如团队 STEPPS 和医疗团队培训（Medical team training，MTT）。

危机/机组资源管理

医学中的危机资源管理（crisis resource management，CRM），有时也称为机组（crew）资源管理，是一种有效的安全战略概念和工具，来自航空领域，并根据医疗的需要进行修改。Gaba 对 CRM 的传统定义是："CRM 是在复杂且结构不良的真实医疗中，将需要做的事情转化为有效的团队反应能力。"

总体来说，CRM 是指协调、使用并应用所有可用的资源来尽最大可能保护和帮助患者。而资源包括了所有相关人员，及其技术、能力和态度——尽管也包含了他们的局限性。器械、设备、信息资源，包括认知协助，也是重要的资源。此外，CRM 提供了有效的策略，覆盖之前介绍的与人为因素相关的五个主要元素所导致的典型安全隐患。CRM 基本的科学论点成为15 个 CRM 实践的关键要素，医护人员可以在工作中实施应用（框 6.5）。

CRM 最初是在 20 世纪 80 年代中期，一些哨兵

> **框 6.5　危机资源管理——医疗中的要素**
>
> - 了解环境
> - 预测与计划
> - 尽早寻求帮助
> - 做有决断力的领导与下属
> - 分配工作量（10 s 为 10 min 原则）
> - 动员可用资源
> - 有效沟通——说出来
> - 利用所有可用的信息
> - 预防与控制固有错误
> - 交叉检查和双重检查——永远不要假设任何事
> - 使用认知辅助工具
> - 反复进行重新评估（引用"10 s 为 10 min"原则）
> - 优秀团队合作的执行原则——协助并支持他人
> - 明智地分配注意力
> - 动态安排优先事务

以上要素最早由 Rall 和 Gaba 在第 6 版 *Miller's Anesthesia* 第 559 页提出，此处的版本已进行了更新

飞机坠毁后作为驾驶舱资源管理由航空公司与 NASA 合作引入航空领域的。后来改名为机组资源管理，以承认机组的重要性，不仅仅局限在驾驶舱内。从那时起，CRM 被认为是成功的航空安全策略，也是其他工业和军工业的安全策略。有趣的是，尽管这些行业将 CRM 要素和 CRM 培训作为行业安全的关键部分，但没有所谓的循证医学"1 级证据"来证实[11, 345]。事实上，这样的证据是不可能收集到的。

麻醉学中一个类似的项目最早是由退役军人事务（Veteran Affairs，VA）Palo Alto 医疗系统以及斯坦福大学医学院的 Gaba、Howard 等开展，最初是作为麻醉危机资源管理（anesthesia care resource management，ACRM）[109, 127]。ACRM 对基于航空的 CRM 原则进行改进，以更好地适应医疗需求。与 ACRM 类似的课程已被全世界的培训中心广泛接受，用于各种医疗领域[346]。ACRM 课程的详细描述已有提供[347]。关于麻醉中 CRM 的详细信息可见相关安全文献[11, 59, 123, 127, 348] 以及 Gaba、Fish、Howard 编写的第一版（1994）和第二版[14] 以及 Burden 编写的新版《麻醉危机管理》。请注意，危机一词并不意味着这些要素只适用于危险的情况。相反，它们适用于患者医疗的全部流程中，但在具有挑战性的情况下最明显。此外，ACRM 的创立者希望保留 CRM 的首字母缩写，而不使用诸如"驾驶舱"或"机组"之类在医疗领域不熟悉的术语。

危机资源管理的 15 项关键要素

CRM 应用于麻醉中的要素基于前文所述的研究进行不断更新和扩展。Rall 和 Gaba 的 15 项 CRM 关键要素（框 6.5）涵盖了与人相关的五个主要要素，

如前面介绍过：沟通、团队合作、任务管理、决策和情形意识（图 6.5）。CRM 原则将已知重要领域的理论转化为简易且适于医护人员的行动策略。在许多情况下，不同的指导原则在内容和目标上是重叠的。团队内的不同成员和专业人员可以在患者治疗期间的不同时间点应用不同的 CRM 原则，从而最大限度地降低错误或伤害发生的风险。临床医师不需要记住这些原则，相反，作者希望将它们引入定期培训和实践中（参见后面"如何学习、培训和保持危机资源管理相关技能"部分）。

有些原则看起来明显或不言而喻，但从我们模拟训练的经验看来，无论在日常工作中或是危急情况下，实际应用这些原则并非微不足道。以下部分详细介绍了 CRM 的 15 个关键要素。

了解环境（CRM 要素 1）。充分了解工作环境至关重要。环境是指设备、供给品、程序和人力，以及它们在不同情况下或在不同地点、一天中各个时间或一周中每天的变化。了解环境在紧急情况下有助于减轻压力，并提供更多的人力和处理突发情况的能力。知道可以向谁求助，每天不同时间点可以找到谁，怎样快速找到这些人以及他们多久能到达，非常重要。和飞行员一样，麻醉科医师也应该知道如何使用所有的麻醉设备和用品，包括麻醉机、除颤器、输液和输血治疗系统，以及如何排除故障或切换到备用设备。作者作为临床医师和教师在真实和模拟麻醉案例中的经验表明，许多麻醉专业人员缺乏足够的设备操作知识或技能。这些系统并非总是从人为因素的角度进行优化设计，只会增加临床医师深入了解和熟悉其所有功能和隐患的时间。

> **患者安全行动框**
>
> **了解你的环境**
>
> - 知道在发生心搏骤停或其他重大紧急情况时如何呼叫帮助和使用呼叫代码
> - 知道处理不同类型的问题或紧急情况应向谁寻求帮助；了解紧急情况拨打的电话号码（或者他们可能出现在可用的认知辅助工具上），如果不确定一定要询问
> - 利用工作的空余时间钻研细节，练习较少使用的设备或功能。一些设备（例如，纤维支气管镜）可以在常规情况下适当使用，以保持其使用技能
> - 参与识别和根据环境条件而进行实践变化的组织过程，以提高质量和安全

预测与计划（CRM 要素 2）。预测是目标定向行为的关键要素，有助于避免不愉快的意外发生。麻醉专业人员通常会预先考虑病例的要求，并为关键的事件提前计划。他们必须想象可能发生什么问题，并提前准备对抗可能的困难。聪明的麻醉科医师会想到出乎意料的事件，而当事情发生时，他们就会开始预测接下来会发生什么并为最坏的情况做好准备。人们总是说"要领先"或"不落后"。资源可以随时调动和利用，但最好是早已预期和规划好。

在任何情况下，合理的麻醉方案都应使麻醉技术与患者的病情、手术实施要求（如患者的体位）、可用的麻醉设备和麻醉专业技能相适应。它还包括在原计划失败或需要更改时使用特定备用程序和监控计划。通常情况下，由于术前评估不足，潜在的疾病状态被忽略，导致计划实施不完善。请注意，错误的麻醉计划将使患者面临风险，即使麻醉计划执行得很好。

为使预测和计划有效实施，患者医疗团队的所有成员之间应协作。常规情况下可使用简报[217, 328]。在过去 10 年里，已有重要举措使简报正式运行（例如，世界卫生组织手术安全核查表术前强制性简报，患者安全小组）。

提前预测和计划
- 完善准备，明确可能发生的情况
- 提前预测每个案例可能发生的困难情况或并发症，并在思想上为备选方案或措施做好准备。如有疑问，宁可多做额外准备
- 团队内进行预测和计划：鼓励同事说出问题；对于有挑战性的病例，应进一步审查主要计划（计划 A）以及备选计划 B、C、D 等

尽早寻求帮助以改变现状（CRM 要素 3）。寻求帮助与良好的个人和团队绩效相关[75]。明白自己的处境和早求助是理性、有担当和以患者为中心的表现。试图独自处理每一件事或在危急的情况下孤身坚持到底是危险的，对患者也不公平。决定何时求助很复杂，但关键是要尽早求助，这样援助才可起作用。寻求援助太晚，患者已无法救治，则一切徒劳。应提前知道谁可提供帮助，并计划好如何安排会有助于提高他们的作用。

适用于各年资麻醉科医师的求助触发事件包括：①任务过多时；②情况已经陷入危机时（例如心搏骤停、气道建立困难）；③当严重情况变得更糟或对常用方法没有反应时（或两者兼有）；④不清楚发生了什么情况时。提前知晓可以找谁、如何求助以及当援助到达时计划如何更好地利用援助非常重要。

低年资麻醉科医师更早寻求帮助很常见，因为他们不希望在没有监督或帮助的情况下处理麻醉的任何关键方面（如麻醉诱导）。对于有经验的人员则不会如此频繁，因为他们完全有能力独自处理更多的事情，但寻求帮助仍然至关重要。许多失控的情况原本可以在适当和及时的帮助下得到解决。

尽管此前有关支持行为的研究表明，寻求帮助对团队有益，但它并不是完美的。Barnes 等在文章《有害的帮助》中发表了一篇关于支持行为的评论，其中提到了在接受大量支持后，后续的工作量会减少[349]。另一个相关的概念是"社交逃避"，指的是一项通常由两个人分别完成的任务，为获得冗余，他们中的一方或双方都逃避，认为另一个人在负责这项任务[350]。

尽早寻求帮助以改变现状。"帮助"具有不同的概念范畴。我们可以把它们称为行为帮助（做事情）和大脑帮助（帮助思考）。即使是在呼叫过程中提供少量的关键信息，也可以帮助后来的人员思考或计划可能的需求。请求帮助只有在组织文化认可和支持的地点才会获得成功（参见后面关于"安全文化"的部分）。如果一个人在适当的时候提前寻求帮助，但却受到了同事或高层领导的批评甚至欺凌，那么这种有利于安全的行为可能就会消失。

做有决断力的领导和下属（CRM 要素 4）。领导力包括组织团队、计划、决策和分配任务。领导并不意味着一定比所有人知道的多、什么事都自己做或者贬低他人。服从也是一项重要的技能。团队领导和成员共同负责患者的生命健康（见前面部分"说出来"）。由于直言不讳需要跨越各种人际障碍（例如，担心不良后果或产生不利影响）[307]，团队成员有时可能需要得到团队领导的明确认可与肯定，这也称为领导包容性[351-352]。

Wacker 和 Kolbe[82]详述了麻醉中的领导力、追随力和团队合作：

> "在麻醉和围术期医疗中，领导力和团队合作对于团队绩效、患者安全、患者预后至关重要。研究显示，日常工作中通常不需要明确的领导力存在，但在未预料的、新发的或有压力的情况下，积极的甚至是指导性领导力很重要"（第 200 页）

他们概述了如何根据麻醉科的临床工作阶段和特

殊情况（日常工作中的低负荷或高负荷，未预料的小事件或重大事件，起始和维持阶段）优化领导力的实践（内隐和外显团队协调）。Rosenman 等对医疗行动小组的领导力和领导力培训进行了系统评估[353-354]。

患者安全行动框

尽早寻求帮助以改变现状。人们一起工作，冲突不可避免。团队中的任何人都应尽力化解冲突，使团队专注于患者的医疗。一种方法明确要求团队应专注于（对患者而言）什么是正确的，而不是谁是正确的。冲突应在临床事件解决后化解。团队领导应倾听成员所关切的事情，并积极鼓励他们表达自己的意见（例如，"你还有其他建议吗？"或者"患者病情恶化——我认为我们需要给他插管，你们怎么想？"）。团队成员应明确提倡关切和鼓励。观点迥异可能会改变领导的方式，也可能不会，但是如果他们没有表达出来，改变的机会就更渺茫。

分散工作量，"10 s 为 10 min 原则"（CRM 要素 5）。战略性控制注意力的主要方面是对工作量的主动管理。麻醉科医师不应被动处理工作量的增减，而应主动地处理。Schneider 和 Detweiler[240] 及 Stone 等[130] 描述了各种工作量管理策略的理论基础。这些策略是由几位研究人员专门针对麻醉科制定的[108, 111]。麻醉科医师可通过以下五种方法主动管理工作量：

1. 避免工作量过大的情况（例如，预测和规划，CRM 要素 2；尽早寻求帮助，CRM 要素 3）。专家可能会选择减少工作量的方法和计划（特别是当个体和团队资源有限的时候），即使这些计划从技术的角度看不可取。例如，一个单独工作的麻醉科医师不会选择使用高科技、高工作量的监护设备（例如 TEE），因为使用它的工作量超过其获取信息的价值。

2. 按时间分配工作（即动态设置优先事物，CRM 要素 15）。麻醉科医师可以在工作负荷量低的情况下（预处理）为下一步工作进行准备，在工作负荷高（减负）时可暂缓或放弃优先等级较低的任务。需要大量工作时间来准备的资源，如血管加压素，通常在麻醉开始前就准备好。许多任务是由多个子任务组成，每一项子任务时间有限。并非每项子任务均需密切关注，在总览全局时可间或关注（多重任务 / 多路复用，见前面部分）。

3. 分散员工工作量（例如，通过实际应用，CRM 要素 5；通过团队协调，CRM 要素 13）。当工作量不能按时间分配，或者需要额外的人员时，可以考虑按以下方法分配任务：①部分任务可以由单个麻醉科医师来处理，而另一些则需要额外的人员协助；②部分任务无法兼顾，例如，任何需要穿衣服和戴手套的操作都会限制个人执行其他任务；③在时间非常紧张的情况下，可能需要合理安排人员进行任务分配，而在常规情况，单个麻醉科医师足以完成一系列任务。

4. 改变任务的性质。任务的性质通常并不固定，任务可以不同的形式执行；执行标准放宽，所需的工作量也会随之减少。例如，在大量失血期间，麻醉科医师主要集中于管理输血和补液以及监测血压，可以降低血压的可接受限度，以减少频繁干预。

5. 减少干扰和减轻日常的负担。麻醉科医师核心工作需要集中注意力，然而临床环境中充满干扰因素。专业麻醉科医师在工作负荷大时主动排除干扰，在工作负荷小的时候允许干扰存在（以提高士气和团队建设）。某些常规任务（例如，在麻醉记录中输入非关键信息）或礼节性行为（例如，帮忙系上外科医师或护士的外衣）在工作量较低时，由麻醉科医师执行，但在工作负荷量增加时绝不可执行。

患者安全行动框

分散工作量。团队领导应该脱离操作，进行监管、收集信息、协调、分配和委派任务。人的能力是有限的，执行任务过多往往导致未识别错误发生。在手术室内，这可能难以完成，直到有几名经验丰富的人员前来帮忙。即便如此，仍有一些任务是领导者以团队中心的身份完成的，例如，他们可能选择执行静脉注射药物，直接进行处理与操作，跳过团队沟通。单一的人员或任务难以完美安排解决所有情况。

适度决断很重要。在模拟和真实案例中经常可见这样的现象：麻醉专业人员可能太平静或太随意，甚至在紧急和需要决断的情况下也如此。但过分决断，特别是在非危急情况下，易激怒或惹恼同事，导致负面结果。

做有决断力的下属（见 CRM 要素 4，做有决断力的领导和下属），队员也应主动承担需要完成的工作。团队领导不必考虑和安排每一项任务或行动。工作协调需要适度沟通（见 CRM 要素 7，有效沟通）。

患者安全行动框

领导者应该明智地将任务按顺序分配给个人，或者一次分配一个任务给每个人，例如，"Mary，寻求帮助。Peter，去推急救车。Michael，100 μg/ml 肾上腺素"。如果团队某成员一次被分配了太多的工作，或者工作重点不明确，那么他们应该大声说出来（例如，"我一次只能做其中的一件事，我应该先做哪件事？"）。

我们总是能有 10 s！ 患者医疗中，时间很重要，有时需争分夺秒，CPR 就是一个例子。患者病情很可能会在几分钟到几小时内恶化。尽管紧张并有内在压力要立即采取行动（"快处理，现在就处理！"），但通常总会有一些时间来思考行动计划。太过慌乱可能会导致原本可以避免的错误产生。

为了解决这个问题，Rall 等建立了"10 s 为 10 min"的原则，他们象征性地停下来 10 s，为了接下来的 10 min 实现更好的团队协作。紧急情况下停顿几秒钟会让人产生违和感，如能习惯，这是提高绩效和患者安全的有效的方法。"10 s 为 10 min"原则已经扩展到许多医疗领域（麻醉、ICU、院前等）中。

这个概念可扩展理解为在某件事情中投资时间，即使是几分钟，也可以在未来以各种方式产生巨大的收益（包括节省的时间）。策略性时间投资在关键情况下显得尤为重要，如：①诊断和治疗的开始；②复杂干预措施的规划；③团队因最初的诊断不正确而感到陷入困境，或者已知问题的常规处理方法不起作用时（图 6.8）。

研究表明，通过构建团队讨论，可加强信息共享（参见 CRM 要素 8，利用所有可用的信息）[355]。"10 s 为 10 min"原则鼓励和促进了团队讨论。

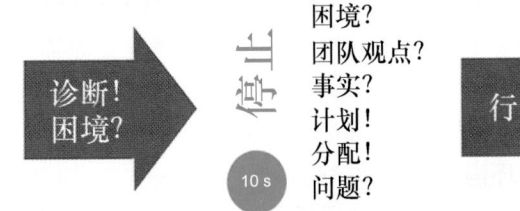

"10-for-10"概念

10 s 为 10 min

图 6.8 "10 s 为 10 min"原则——"10-for-10"[563]。当进行诊断或陷入困境时，采取 10 s 团队暂停并核查"现在最大的问题是什么？"（困境）。与所有在职的团队成员一起阐明此问题（观点），收集所有可用信息（事实）。设计治疗方案，包括其所需要的治疗顺序，分配工作量，包括任务与责任。与团队成员核查进一步的问题与建议，然后有组织地行动（Figure provided by M. Rall.）

患者安全行动框

当应用"10 s 为 10 min"原则时，使用一个关键词或一个关键句子让团队暂停片刻，以便开始"10 s 为 10 min"（例如，"停止，大家暂停行动，总结一下我们目前的情况……"）。为了让"10 s 为 10 min"发挥作用，每个人都必须停止任何非关键性的行动，领导者必须明确通知全部团队成员参与（例如，"我希望你们都停止正在做的事情，我想很快总结一下我们的情况。我认为这像过敏反应。各位怎么想？是否有其他诊断？"）。"10 s 为 10 min"原则通常可以由任何团队成员提出，但是否执行或何时执行仍由团队领导决定。

动员所有可利用的资源（CRM 要素 6）。 如果发生紧急情况，应动员所有有助于解决问题的人和物，包括人员、设备和部门（放射科、其他科室等）。要知道哪些资源是现成可用的，哪些调动会延时到达（CRM 要素 1，了解环境；要素 2，预测与计划）。在人员方面，麻醉科医师的知识和技能（会受到人员知识不足的影响而大打折扣）是最重要的资源，此外还有有能力的其他辅助人员。

患者安全行动框

动员所有可利用的资源。 紧急情况发生时应考虑到所有的团队成员，而不仅是麻醉专业人员或技术人员。每人都应该愿意施以援手，但往往不知如何提供帮助。其他专业的技能，有些是独一无二的。即使是未经医学训练的人员（例如，家政人员或护理人员）也可以在某些任务中提供帮助。

有效沟通——说出来（CRM 要素 7）。 良好的团队合作取决于团队的一致努力与协调。沟通是实现良好团队合作的重要手段，就像胶水把不同的成员粘在一起。尽管麻醉专业人员整天都在互相交谈，但有效的沟通实际上是一项挑战，尤其是紧张情况下。研究显示，团队沟通往往不畅[356-358]，有效的沟通涉及沟通的内容和形式[286]。许多方面使沟通变得困难：例如未明确的假设、缺乏心理模型共建、层次结构、声音传送、心理压力高以及时间压力大（见前文）。

在时间紧迫的情况下处理复杂的情况时，人们往往"意味深长"，但"说话"很少。图 6.6 显示了闭环沟通——一个有效沟通的系统模型，确保团队其他成员明白发言者的意思、阐明、理解、行动，以便心理模型共建。

患者安全行动框

有效沟通——说出来。 下面方法有助于有效果断地沟通：

■ 通常无需大声讲话，但如果有必要，可提高声音以引起他人注意。
■ 尽可能清楚、准确地陈述命令或要求。这在危机情况下非常困难，需要练习。

■ 尽可能称呼对方的名字或者讲话前眼神交流。尽管麻醉科医师讨厌被直接叫"麻醉师"。但通常情况下，当你不知道他人名字时，也可能会如此选择。避免委派任务含糊不清，比如"有人能监测血氧饱和度吗""有人能呼叫帮助吗""我需要更多的丙泊酚""我们需要补更多液体"。

■ 使用闭环沟通（参阅前面部分）：

- 复述——如果你收到任务，请重复听到的内容（例如，任务："Peter，我需要肾上腺素 10 μg/ml"，回答："好的，Mary，我马上配置肾上腺素 10 μg/ml"）。

- 反馈——当你完成一项任务时，应给予反馈，并反馈你所做的事情，即使无效或效果不佳（例如，"Mary，我拿到了除颤器，就在你身后，我要启动吗？"）。

- 重复——如果某人没有回复或回应你，他们可能没有听到或很忙。进一步询问，等待回复，重复问题，直到获得他们的关注。

- 回问——如果你没有听到别人说什么，或者你没有理解分配的任务，应该把事情弄清楚。

■ 指示给药时，要使用正确的剂量（比如，应说"丙泊酚 20 mg"而不是"丙泊酚 20"或者"准备肾上腺素 100 mg/ml"而不是"准备肾上腺素"）。

■ 提出问题，尤其是如果你不知道如何继续。"各位团队成员，现在我不知道该怎么做，我们下一步该怎么办？"

■ 解释你的想法或反对意见，这有助于团队更好地理解。例如，不要只说"去拿除颤仪"（你心里想的是"去拿除颤仪，在我们需要时就能准备好"）。说出你的想法：去拿除颤仪，我们暂时还不需要，准备好以防万一。

利用所有可用的信息（CRM 要素 8）。 由于需要整合多个不同渠道的信息，麻醉学十分复杂。在紧急情况下，麻醉科医师仅仅能获得患者的间接信息且时间有限，信息来源包括以下几方面：能够立即获取的信息（如患者、监护仪、麻醉记录）、二手资料（如病例等），以及外部资料［如认知辅助工具（见 CRM 要素 11）］或互联网。而提供给前来参与急诊的护士和医师的信息可能不可靠[355-356]。Bogenstätter 等的模拟研究表明，提供给前来参与抢救的医护人员的信息中有 18% 不准确[356]。

由于信息来源不可靠（人工记录、时间短暂和误解），需要进行各个信息验证以及数据整合，为问题

识别、鉴定、诊断以及管理提供最佳依据（如麻醉科医师认知流程模型所示，见前文）。

利用所有可用的信息。 在分析患者信息时要考虑时间因素。麻醉中患者状况变化很大。3 min 前令人满意的生命体征可能会迅速改变。对于周期性的无创监测，比如自动血压袖带，我们需不断地权衡测量的重复时间和频繁测量的潜在并发症。如果患者情况不稳定，则典型的 5 min 测量间隔将埋下隐患，下次测量时可能设备获得患者信息更困难，需花费更长时间。这就是为什么我们会选择投入时间、精力和较小风险来放置动脉导管进行连续血压监测。

预防与控制固有错误（CRM 要素 9）。 人类的决定和行动是基于当前环境下即时心理模式（见前面"麻醉专业人员的核心认知流程模型"部分）。如果模式错误，那么决策和行动很可能错误。重新评估错误、采用不充分的计划和情形意识丧失都会导致人为的固有错误[138]。固有错误描述了一种心理模式，即尽管有足够的证据可以纠正，但错误却一直持续。因此，固有错误会导致对诊断或计划的持续修改失败，即使现成的证据表明有必要进行修改。

框 6.6 描述了三种主要的固有错误[137-139]。每项

框 6.6　固有错误

认识和理解三种主要类型的固有错误[137-139]：

■ 固有错误 1：一类固有错误被称为"只能是它"或"认知井视"。在这种错误中，人们的注意力只集中于一种可能，而其他（可能或实际上正确的）方法却不纳入考虑（例如，发生严重的低血压和心动过速，患者一定是血容量低，必定有出血，而不考虑过敏反应、心源性休克、血管扩张药使用过量等）。仅根据现有证据下初步诊断，或者注意力集中在主要问题的次要方面。

■ 固有错误 2："除此之外的一切"。在这种类型的错误中，注意力始终集中在寻找进一步的（相关的）信息或诊断上，而忽视了造成严重结果的一个极有可能的原因（例如，患者心动过速，可能是麻醉减浅，可能是低血容量，可能是高碳酸血症，可能与二氧化碳吸收剂有关，可能是发热，可能患者发生了脓毒症……既未明确排除其他诊断又未进行下一步治疗——"事实上，所有迹象都表明发生了恶性高热，所以要进行相关治疗"）。

■ 固有错误 3："没有问题"。这种观念坚持认为没有任何问题发生，尽管已有充分的证据存在。在这种类型的错误中，所有的异常都可以归因于人为原因或暂时现象。可能出现灾难性后果的征兆却被忽略了（例如，"血压不可能这么低，可能血压袖带测量不对，没问题。"）。这种固有错误的另一种形式是，当情况需要时，未能从"常规模式"转变为"危机模式"。如果危机时刻没有宣布情况紧急或接受援助，可能因为否认实际发生了严重情况

错误与另一项错误极端相反，在两个极端之间进行选择通常有利。例如，"只能是它"与"除此之外的一切"相比，人们通常希望深入了解问题发生的最可能原因，以便正确解决，同时对其他可能性保持开放的心态。有时应进行极端选择，比如患者没有脉搏，必须毫不犹豫地进行 CPR（"只能是它"），不用考虑根本原因。相反，有时必须推迟处理一个可能原因，以抓住真正的原因。如果我们未能正常处理每件事，则任何常规工作都会变得混乱。不可思维固定，以便根据需要进行最佳选择——驶向或远离中间地带。

即使独自工作，麻醉科医师也可以主动改变视角（生理或心理的），寻找形势之外的信息，就像刚进手术室一样。前面所述的"10 s 为 10 min"原则（CRM 要素 5）有助于团队成员积极参与，促进其他想法、诊断和异议的提出。向另一位未知先前假设的麻醉科医师求助有助于打破固有错误；在接收简报中，尽量不要过分偏向汇报者对形势的看法。记住，你承担鉴别诊断的责任。对于每一种异常情况，你都必须假设患者目前不正常，直到查明原因。同样，你必须为所有异常情况假设最坏的诊断，直到正确诊断明确。

交叉检查和双重检查——永远不要假设任何事（CRM 要素 10）。交叉检查和重复检查是减少错误发生的有效策略。交叉检查是指将不同来源的信息联系起来。比如，患者的心率一般有三个独立的来源（心电图、脉搏氧饱和度仪和血压监测仪），心律则有两个（心电图和脉搏氧饱和度仪）。交叉检查对于依赖人的感知获取的信息（例如，听诊）和确定已实施或正在实施的操作是有用的。人们对于所实施操作的记忆很容易受影响，尤其在干扰出现时。

双重检查是指在信息和（或）设备非常关键或有疑问时对其进行核实。简而言之，永远不要假设任何事情。信息越重要或越关键时，任何继续证实都是恰当的。当选择的治疗方法不起作用时，一项重要的双重检查是重新审视预期过程是否正常。例如，反复检查一个重要的输液泵性能是否正常，是指检查其设置、运行、电源以及从输液泵到患者的管路和螺旋阀是否一切正常。

使用双重检查的另一个安全策略是"阻滞前暂停"活动（有关更多信息、免费壁报和实施工具包，详见 www.rcoa.ac.uk/standards-of-clinical-practice/wrong-site-block）。"阻滞暂停"活动由英国诺丁汉大学医院于 2010 年发起，目前已在世界各地推广（壁报见图 6.9）。与此同时，已经发布了这一策略的多个扩展项目[359-360]。

交叉检查和双重检查——永远不要假设任何事。一项安全相关的策略是"停止注射，核对！"（图 6.10）。这一策略对防止用药错误非常适用。当准备注射的时候，不要注射（停止注射），在不可逆转的关键时刻针对注射考虑几秒钟（核对），纠正所有问题，然后继续行安全注射。药物进入体内就无法退回。这一战略同样适用于其他无法逆转的干预措施。

运用认知辅助工具（CRM 要素 11）。有关人为因素的文献证明，认知功能，如记忆、计算等，极易出现错误甚至完全失败，特别是在压力或时间紧张的情况下。认知辅助工具——诸如壁报、计算公式、清单、手册、计算器、个人应用程序和咨询热线等认知辅助工具——虽形式不同，但有相同的功能。认知辅助工具确保不会错过关键步骤。它们还协助确保当前使用最好的措施，因为在危急中，人们常常会回想起最早他们所学到的最好处理办法，而不是最新的推荐。认知辅助工具使知识在特定情况下变得明确和适用，而不仅仅是隐藏在某人的大脑中。

在麻醉学和急救医学中，应急手册／紧急清单、智能手机应用程序、电子健康记录系统、壁报和计算公式是最常用的认知辅助手段。互联网已经成为一种越来越有效的认知辅助手段，在医院的电脑终端、平板电脑和智能手机上都可使用。

认知辅助工具的使用相对简单，它们有助于防止可能致命的关键步骤的丢失。

在 2003 年，美国退伍军人事务部国家患者安全中心和弗吉尼亚州帕罗奥图市的斯坦福研究组联合推出了一套紧急情况清单，包括了 16 起严重的围术期紧急情况，将这套紧急情况清单塑封后置于 105 家医院的每个手术间。研究表明，认知辅助工具的使用对弗吉尼亚州麻醉科医师的帮助很大[144]。其他研究也证明，在危机模拟中，使用认知辅助工具可以提高医疗水平和技术操作[145, 361-362]，并且如果有一位"读者"在场，通过阅读向团队提供相关的援助措施，并跟踪他们能否完成相关的任务，将有助于麻醉科医师领导整个团队处理危机事件[363-364]。

例如，Arriaga 等在一项高保真模拟研究中表明，使用紧急清单与手术室危机管理改善显著相关，这表明手术室内危机期间使用清单具有改善患者医疗结局的潜力[145]。研究中，来自三个机构（一个学院型医疗中心，两个社区医院）的 17 个病房小组参与了 106

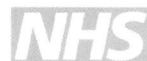

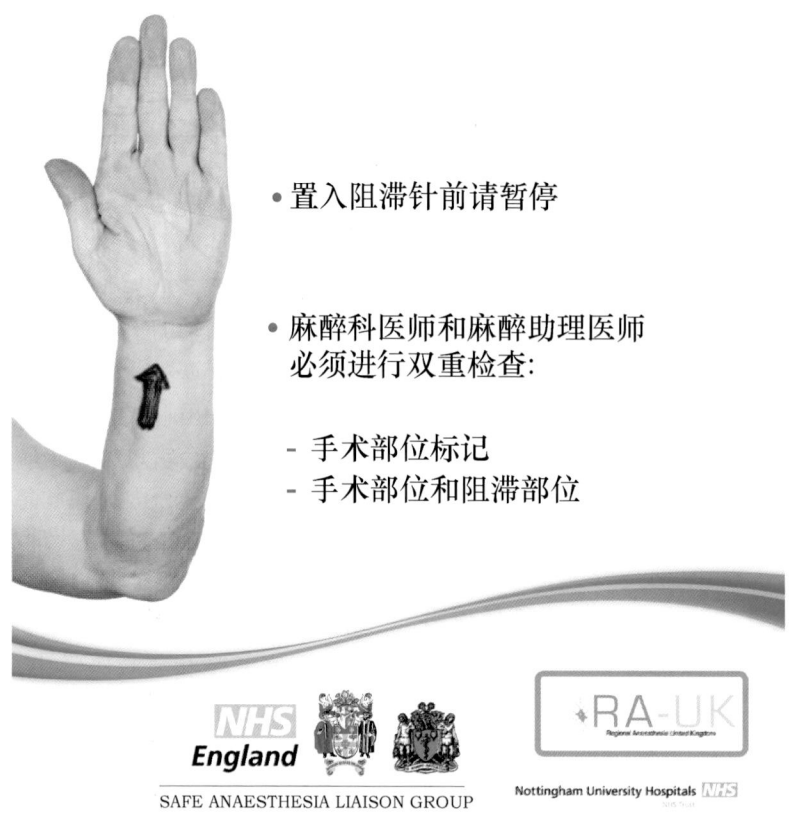

阻滞前暂停

- 置入阻滞针前请暂停

- 麻醉科医师和麻醉助理医师
  必须进行双重检查:

  - 手术部位标记
  - 手术部位和阻滞部位

NHS
England
SAFE ANAESTHESIA LIAISON GROUP

RA-UK
Regional Anaesthesia United Kingdom

Nottingham University Hospitals NHS

图 6.9　"阻滞前暂停"可避免阻滞部位错误（Reproduced here with permission from the Safe Anaesthesia Liaison Group（SALG）and Regional Anaesthesia UK，but SALG has not reviewed this as a whole.）

避免给药错误　　　　　停止给药
停止　　注射　　核查！
InPASS
© Marcus Rall, InPASS

图 6.10　"停止操作"是利于患者安全的行为工具，用于不可逆、不可返回的时刻，例如"停止注射，核对！"为避免不必要的用药错误，所有准备注射药物的人员应该在注药前暂停 2 s（停止注射），确认（核查）注射安全（患者正确、药物正确、剂量正确、注射途径正确等），简短确认后再执行药物注射。图中所示为印在标签上的标语，可放在医疗设备车上，作为医务人员日常患者安全的提示标签

项外科危机模拟场景。随机分配每个小组，一半使用紧急清单管理模拟场景，另一半根据记忆管理场景。当使用紧急清单时，每个小组的表现均优于不使用的小组。使用清单时，未遵守急救程序的情况较少（使用清单时 6% 的步骤遗漏，不使用清单时 23% 的步骤遗漏）。97% 的参与者报告，如果其中一次危机发生在手术期间，他们会使用清单。有关此问题的进一步

研究已经展开[300, 365-368]。

Hepner 等介绍了认知辅助工具在手术室的发展历史、目前作用和未来的发展方向[369]。Marshall 综述了麻醉中的各种认知辅助工具，并总结了未来在设计、测试和实施认知辅助工具等方面的建议[370]。

已知认知辅助工具的应用。在日常和危机情况中，越来越多的人开始在手术室使用认知辅助工具，如清单和应急手册。最近在医疗领域出现了一些大规模的清单执行行动：

例如，其中一项行动是欧洲关于麻醉患者安全的《赫尔辛基麻醉学患者安全宣言》，该宣言是欧洲对于提高麻醉患者安全的共同观点，是目前有价值且可实现的方法[371]。该宣言要求："为患者提供围术期麻醉的所有机构都应制订方案……管理……困难 / 失败的插管、过敏反应、局麻药中毒、大出血……"

也许，目前使用最广泛的清单是 WHO 外科手术

安全核查单，该核查单由 WHO 患者安全国际联盟在 2009 年发起，称为"安全手术挽救生命"运动。一项全球研究[372]表明，在引入 WHO 核查单之前，死亡率为 1.5%，之后降至 0.8%。引入前，11.0% 的住院患者发生并发症，在引入 WHO 清单后，7.0% 的住院患者发生并发症。然而，WHO 外科安全核查单在应用和遵守方面仍存在挑战，其中一项研究评估了德国麻醉科医师对 WHO 核查单的应用态度和依从性[373]。大约 60% 的参与者知道理论框架。签字、患者 ID 和手术部位的核查超过 95%，过敏情况近 90%，可预料气道困难核对可达 65%，输血核对达 70%。85% 的参与者主张暂停手术，将手术室所有人员都包括在内，主张暂停手术为 57%。有 41% 的情况是仅在麻醉科医师和外科医师之间进行手术暂停的沟通，17% 的情况是有患者同时参与手术暂停和（或）手术取消的沟通。

Levy 等还提供了一份有关 ICU 中显著降低导管/中心静脉导管相关血流感染的清单[374]。此外，还有关于患者移交和患者监护转移的（另见前面的"有效沟通和任务分配"）清单[295, 298, 300]。一项对美国一家大型学院型机构麻醉科医师的调查显示，打印或电子清单在患者监护转移和移交过程中均有价值（分别为 61% 和 58%）[368]。在麻醉准备和麻醉执行过程，40% 的麻醉科医师声称对使用清单感兴趣，然而，这种兴趣根据临床经验存在显著差异：经验缺乏的麻醉科医师和经验丰富的麻醉科医师均重视常规麻醉认知辅助

工具（54% 和 50%），只有 29% 的有 2～10 年麻醉经验的医师声称对使用它们感兴趣。使用常规清单发生患者监护干扰和效率下降的问题（分别为 27% 和 31%）已受到关注。

其他用于麻醉的清单是麻醉机检查表（参见前文"设备使用前检测"）和紧急清单或应急手册。

紧急清单或应急手册。认知辅助工具的一个已知例子是使用紧急清单或应急手册，亦被称为"紧急应答预案""危机事件处理流程"等类似术语。斯坦福麻醉认知辅助组（The Stanford Anesthesia Cognitive Aid Group，SACAG）为了实现认知辅助的术中实时应用，开展了多年的模拟研究，并用图形设计显示出逐渐改善的优化效果[362-363]。SACAG 已经推出《应急手册：围术期紧急事件认知辅助》（《斯坦福应急手册》）（在 3.1 版中，见图 6.11）。应急手册的早期版本作为附录发布在教科书《临床麻醉学手册》[375]。在 2013 年，这些认知辅助工具已被置于斯坦福大学全部教学医院的所有麻醉相关场所。

《斯坦福应急手册》现有免费的电子版，全世界均可以下载便携式文档，并具有知识共享属性、非商业性、无衍生品许可证，允许在未经授权的情况下，免费非商业性地使用文件，以及作者的署名（emergencymanual.stanford.edu）。使用者可以选择打印部分应急手册，并说明使用的打印纸张（例如，不易燃烧、能够消毒擦拭）、装订以及在围术期患者管理环境中的放置。

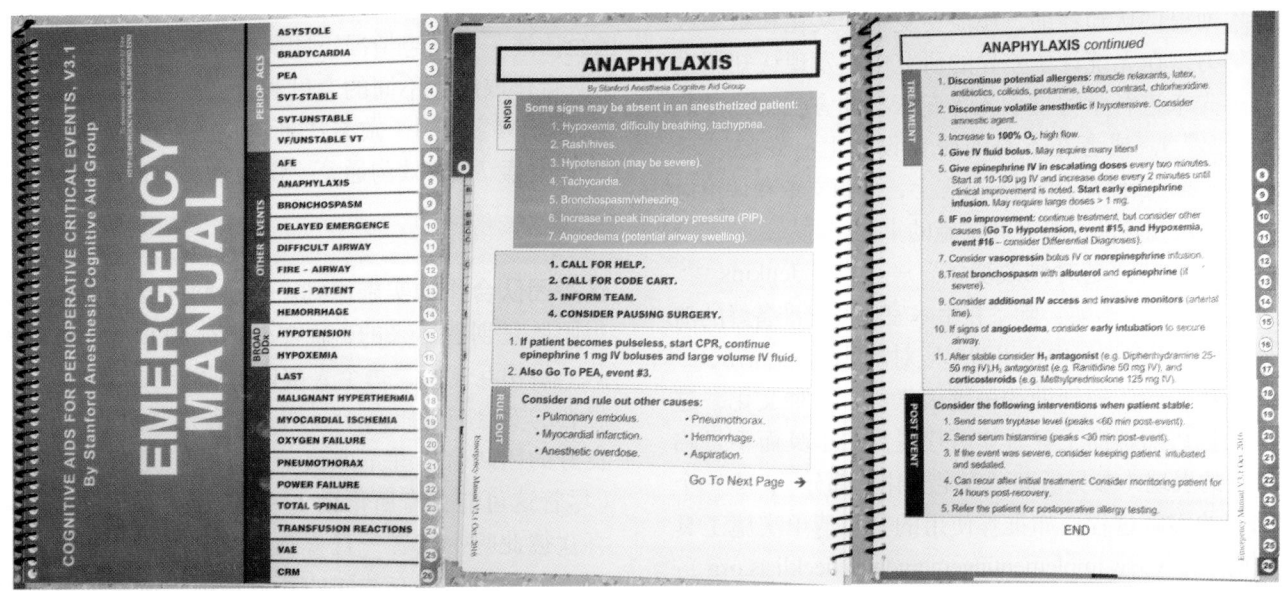

图 6.11　**斯坦福麻醉认知援助组应急手册。**（A）应急手册封面。首页列出了紧急事件，这样便于迅速翻到正确的页数。本手册通过牢固的金属环可以悬挂起来。经验表明，临床医师必须提前熟悉手册才能够最佳使用。（B 和 C）应急手册关于"过敏反应"的两页处理清单：为了能够在实际的手术室紧急事件中简便使用，通过图表式设计和简练的文字而使内容和布局达到最佳效果（Photographs by David Gaba）

布里格姆妇女医院附属的阿里阿德涅实验室推出了一份同样著名的紧急清单，该清单也免费提供并广泛传播。美国小儿麻醉学会推出的基于网络和iPhone应用程序的应急手册，在该亚专业领域广泛使用。在欧洲和澳大利亚麻醉学学会的支持下，David Borshoff于2011年出版了一本商业化的麻醉危机手册（详见www.theacm.com.au网站）。教科书《麻醉学危机管理》虽然没有针对实时使用进行优化，但也可以实时使用，其中包含相当多（99个）的围术期事件。

最近的一项研究比较了纸质和电子认知辅助工具在模拟研究中的影响，表明信息的模式不会影响表现[376]。传播和使用此类认知辅助工具的运动正在逐渐发展。应急手册执行协作小组（Emergency Manual Implement Collaborative，EMIC）已经启动，汇集了该领域的几个领先中心，以促进这些资源的开发、测试、传播、采用及使用。该机构的最新出版物强调了执行机构的重要性。不仅要在可获得的地方提供认知辅助工具，如应急手册，还要纳入培训体制，以提高临床医师的认知、熟悉度、文化接受度和有计划的临床使用[377]。由此机构提供的执行工具包可免费获得（网址：www.implementingemergencychecklists.org/）。EMIC网站可提供许多可用的应急手册链接，绝大多数属于非商业性质，可免费下载。

据悉，截至2018年底，有关麻醉学应急认知辅助工具的总下载或传播量约为40万次。

文献中关于认知辅助有效性的相互矛盾的数据并不一定毫无益处，反而表明了这些工具的成功不仅是在围术期提供认知辅助，还需要复杂的文化和组织改革的努力。在无统计学差异的研究中，发现认知辅助工具事先未进行学习便引入（专家将此方法称为"打印、投放"），或者在本身的研究设计上有缺陷[370]。2013年一期《麻醉与镇痛》杂志上，多篇文章和评论讨论了关于认知辅助工具及其实施的重要问题[370, 378-381]。在"认知辅助：是时候改变了"一文中，Jenkins[382]提出了这样一个事实：除了在手术室使用已准备好的清单外，应在团队训练中使用清单应对常见的紧急情况。

成功实施认知辅助的关键因素：①一种文化，这种文化把认知辅助工具看作医疗提高的工具而不是临床无能的表现（参见后面"安全文化"部分）；②一个有组织的实施过程，如推荐使用的紧急清单实施工具包（网址：www.implementingemergencychecklists.org）；③合理清单的开发和设计。一些文献概述了发展、执行清单和认知辅助工具的挑战。

反复进行重新评估——应用"10 s为10 min"原则（CRM要素12）。 麻醉在危急情况下是动态变化的，现在认为正确的下一分钟就可能被推翻。有些因素会随时间逐渐改变，微小的改变是很难察觉的。因此，对患者进行反复评估至关重要。重新评估描述了评估情况和个人信息更新的连续过程，以及某些阶段团队对形势的心理建设。

不断重新评估以更新对形势的认知和监测操作的有效性是情形意识的主要部分。任何危机管理者都不能保证在事件的任何阶段都能成功。提前思考至关重要（预测与计划，CRM要素2）。不要假设任何情况都是确定的，反复核查所有重要事项（CRM要素10）。趋势监测有助于发现缓慢但潜在的变化。

为了保持对形势的认知，并明确是否仍在最有效地处理最严重情况，我们应该反复提出如下问题：

- 对情况的初步评估或诊断正确吗？
- 这些措施有任何效果吗？
- 问题好转还是恶化了？
- 最初的措施对患者有任何副作用吗？
- 有新发问题或是最初被忽略的问题吗？
- 未来（最近）可预测的进一步发展有哪些？

重新评估这种情况的方法是在危机处理的特定阶段定期运用"10 s为10 min"原则（见图6.8）。

运用团队合作——协助并支持他人（CRM要素13）。 团队合作是一个非常复杂的话题。但研究表明，团队合作的质量会影响麻醉的临床绩效。前面已经介绍了团队合作的一些原则（见"团队合作"一节）。特别是在Eduardo Salas、Nancy Cooke等的工作中，已经描述了在动态情况下团队合作的关键原则。优秀团队合作取决于不同的态度和特征，其中一些原则已经在CRM要素4（做有决断力的领导和下属）以及CRM要素7（有效沟通——说出来）中讨论过。

患者安全行动框

优秀团队合作的实施原则——协助并支持他人。 理想团队是创建出来的，而不是与生俱来的。理想团队一贯相互支持，每个人都以专业的方式彼此关照，患者的安全与健康高于一切。与普遍观点不同的是，良好的团队合作并不取决于团队成员是否互相喜欢（尽管这可能会有所帮助）。运动冠军团队成员都会喜欢彼此吗？或者一直喜欢吗？可能并非如此。然而，因为他们拥有共同的获胜目标，所以他们成为一个高效能团队。患者在围术期依靠的是理性、专业化团队中的成员，他们会应用优秀团队的原则，而无需考虑其亲密关系如何。

理想情况下，团队内部协作始于团队组建时。如果所有成员都知道要完成的任务及其在这些任务中的角色（简报，参见 CRM 原则 7），那么合作就会很容易。在诸如航空业这样复杂的、动态变化的领域中，任务开始时的简短汇报以及任务结束后的简短总结十分常见，如今这些流程在医疗领域也越来越常见。医疗研究表明，这些时间似乎是值得花费的[217, 328]。在危机的紧要关头，我们值得花费少量时间来协调团队活动（例如，"10 s 为 10 min"原则，CRM 要素 5）。团队中的信息共享对于团队绩效、凝聚力、决策满意度和知识整合非常重要[355]。

患者安全行动框

外科医师是团队中的关键成员。当问题出现时，有时麻醉科医师要求外科医师的表现只有两种选择，要么保持沉默，要么要求立即停止手术。实际上，外科医师有协助和关注等众多选择（参见"有效沟通"）。麻醉科医师应该把正在发生的问题告知外科医师和护士，简明扼要地向他们传达问题的性质，希望他们做什么（或不做什么），以及接下来的计划。反之，当外科医师或护士遇到问题时，只要你还能够维持患者安全评估、控制麻醉过程，你就应该准备以恰当的方式帮助他们。

合理分配注意力（CRM 要素 14）。 如前所述，一些与绩效相关的因素（参见"绩效影响因素"部分）和危险态度（参见"专业人员的态度是人员绩效和患者安全的关键要素"，以及表 6.3）可能会降低你的警觉性。而在被干扰和中断的情况下（参见"干扰和中断"部分），存在一些其他因素会明显降低你的警觉性。降低警觉性的另一个因素是超负荷工作（参见"与工作量相关的绩效"部分）。

再次谈及前文介绍过的麻醉科医师核心认知流程模型（见前文），经验研究已清晰表明，在认知水平、任务与任务之间以及问题与问题之间都需要分散注意力。对麻醉科医师注意力的高要求使得本就精神高度紧张的他们很容易不堪重负。人类的注意力是非常有限的，在一个充满压力的环境下，同时处理多项事务可能会变得非常困难且无法成功。

我们必须动态地将注意力分配到需要的地方，这一动态过程要求你不断地对需要注意力的任务进行优先排序。一方面，麻醉科医师应该迅速处理危急事务，在患者状态稳定时再去处理那些不那么危急的问题。另一方面，在工作负荷较低时，即使是小问题也应该处理，因为小问题可能会发展成更加危急的问题。麻醉科医师也可以利用工作负荷较少的一段时间为即将到来的高负荷工作做准备，例如，患者从麻醉中苏醒过来或终止心肺分流术。

另一种分配注意力的方法是培养节奏感和速记模式。例如，在术前评估时总是按照同样顺序提问就不太可能忘记相关事项。基于这一原则的另一个例子是 ABC 记忆法，其指的是气道（airway）、呼吸（breathing）和循环（circulation）（根据美国心脏协会指南，现已更改为 CAB 记忆法）。分配注意力的其他策略还包括在关注细节和关注大局之间的转换；将某些责任、任务或信息流移交给其他胜任的团队成员（CRM 原则 5）；不断更新情况，定期上报给团队领导（CRM 原则 13）。

动态安排优先事务（CRM 要素 15）。 基于最新信息以及不断再评估，动态的境况需要动态变化的决策和行动（CRM 要素 12）。在某一时刻不正确的举措可能会在另一时刻变成正确举措。此外，对于一个显而易见的问题，一种解决方案并不能确保其就是最佳方案，或者该方案只能解决这一问题。一些目标总是具有最高优先级——确保重要器官的充分氧合和灌注至关重要——永远不能忽视。为了让团队成员理解团队领导者不断变化的优先事务，重要的是有效沟通动态优先级（CRM 要素 7），并尽可能以团队的最佳方式相互支持（CRM 要素 4 和 13）。有时，人们会执着于他们最初的决策和行动（CRM 要素 9）。

危机资源管理和其他与人为因素相关的团队培训课程的有益证据

危机资源管理实施后的改进。 最近的几项研究表明，CRM 培训提高了患者安全和患者预后。在医疗组织中，涉及 CRM/NTS 理念的项目实施与实施后的许多改进相关：

- 增强提供者满意度
- 改善安全文化并增强团队合作文化[43]
- 提高临床团队绩效[396]
- 减少病房周转时间[397]
- 增加第一个病例准时开始的比例[42, 397]
- 减少术前延误、交接问题和设备问题[42]
- 提高患者推荐的意愿[397]
- 减少用药和输血错误[398]
- 增加抗生素预防的依从性[42]
- 增加多学科创伤团队临床流程的有效性[399]
- 降低死亡率和发病率[42, 400]

Neily 等[42]在一项回顾性研究中抽样调查了近

182 500 例手术，用以在国家层面确定 CRM 团队培训计划与外科手术结果之间是否存在相关性。研究人员发现，与非培训机构年死亡率降低 7% 相比，经过培训的机构年死亡率降低了 18%。

Haerkens 等[5] 将 CRM 成功引入 ICU，数据表明，实施 CRM 与减少危重患者严重并发症及死亡率相关。在一间拥有 32 张床位的 ICU 进行了一项为期 3 年的前瞻性队列研究，该 ICU 每年接收 2500～3000 例患者。在第一年末，所有 ICU 人员接受了为期 2 天的小型团队 CRM 培训，然后进行为期一年的实施阶段，将第三年确定为临床效果年。在研究期间，入住 ICU 的 7271 例患者全部包括在内。ICU 并发症的发生率从 67.1/1000 例下降至 50.9/1000 例。心搏骤停的发生率从 9.2/1000 例下降至 3.5/1000 例，心肺复苏术（CPR）的成功率从 19% 上升至 67%。在实施后的一年内，标准化死亡率从 0.72 下降至 0.60。

危机资源管理项目的成本效益分析。Moffatt-Bruce 等[41] 发表了一项创新性研究，该研究不仅报告了在一家学术型医疗中心实施 CRM 项目将预期事件减少了 26%，还评估了项目成本和投资回报。成本包括培训、项目固定成本、离开工作时间和领导时间。可节约的成本是基于可避免的不良事件的减少和文献中的成本估计来计算的。在 3 年内，大约有来自 12 个地区的 3000 名医疗人员接受了培训，共花费 360 万美元。节省的数额从保守估计的 1260 万美元到 2800 万美元不等。因此，该研究提出 CRM 培训的总投资回报为 910 万美元至 2440 万美元，结论是 CRM 为医疗组织整体质量改进提供了一种比较经济的方式。这项研究表明，CRM 培训不仅改善了患者治疗结果（见上文），而且非常节省成本。

其他团队培训课程：TeamSTEPPS 和临床团队培训

到目前为止，许多不同类型的培训策略都归属于医学团队培训的范畴，包括大范围学习、发展策略、方法以及团队合作能力。尽管每个培训策略在某些方面有其独特性，但其中所倡导的许多原则和所讲授的方法相类似，追根溯源均来自于相同的基础文献和经验库[401-408]。在 20 世纪 90 年代初，首次详细描述了将航空业的 CRM 用于医疗系统[348]。另一项团队培训课程名为 TeamSTEPPS，于 2006 年推出，2015 年修订。TeamSTEPPS 起源于美国军队的课程，后由美国医疗研究和质量机构用于医疗系统。美国退伍军人事务部在 2007 年推出了 MTT 课程，后更名为临床团队培训（Clinical Team Training，CTT）。

Weaver 等的综述[409] 显示，在 26 项研究中，其中 9 项研究采用了某种形式的 CRM 干预，7 项研究报告使用了 TeamSTEPPS 课程内容，3 项研究使用了 VA MTT，7 项研究报告使用了其他团队培训课程。Marlow 等近期发表了另一篇综述[410]。

TeamSTEPPS。TeamSTEPPS 课程（提高绩效和患者安全的团队策略和工具）[411-412] 是一个循证体系，包含以下五个关键要素：团队结构、领导力、形势监测/相互绩效监测、相互支持/支持行为，以及沟通。在实施方面，其包括三个连续的组织阶段：①评估；②规划、培训、实施；③维护。该项目由多个具体的团队策略组成，这些策略针对上述各个关键要素，为随时可用的教学内容、每月的网络研讨会和培训课程提供了资源（详情参见 www.ahrq.gov/teamstepps/index.html）。该项目旨在作为整体组织安全的干预措施，可在组织结构中完全或部分实施，干预措施是由几种具体的安全策略组成。TeamSTEPPS 课程是为广大临床领域的医疗专业人员设计的。然而，对于诸如在麻醉、危重症医学、急诊医学等具有内在高风险性动态领域工作的医疗专业人员而言，其面临着与许多其他医学领域不同的认知和团队合作情境。

临床/医疗小组培训。退伍军人事务部国家患者安全中心的临床团队培训项目（CTT）[曾用名 VA M（medical）TT[413]] 最初是一个基于课堂的 CRM 培训项目。然而，随着项目发展，以模拟为基础的培训逐渐成为课程的重要组成部分，该课程包括多学科的现场培训以及由经验丰富的教师指导的综合模拟[414]。在 CTT 项目中，将航空机组资源管理（CRM）的原则引入临床情境，用以在医疗环境中模仿具体应用。准备阶段需要两个月，高层领导的参与是此理念的关键部分。在开始阶段，教学课程的实施会超过 2 天。将为期 1 天的教学课程提供两次，以提高那些无法因培训而停止工作的临床部门出席率。在教学课程结束后实施运用超过 6 个月，并在 12 个月后对各部门绩效结果进行指导和监测。

在我们的资深作者（DG）看来，TeamSTEPPS 和（A）CRM 方法（见前文）之间的关键区别是，TeamSTEPPS 高度关注那些非常具体的相关行为（如 SBAR、CUS 单词、双挑战规则），而（A）CRM 则解决了更为广泛的问题，其中一些包含了 TeamSTEPPS 的特定行为。然而，TeamSTEPPS 既没有直接提出个人作出动态决策的组成部分，也没有关注到团队管理和团队协作的一些普遍问题（例如，分配工作量、调配和使用资源）。实际运用 TeamSTEPPS 时可能会"见木不见林"。关注具体行为的好处是可给各类人员提供具体的、可操作的行动指南，以便于其在日常工作中实施。但缺点是，几乎无法解决临床工作和团队合作中出现的各种复杂问题。

事实上，显然所有的这些课程以及其他课程都是解决类似问题的互补方法，均借鉴于相同的基本原则和实践。没有哪一种课程明显优于另一种课程，可以联合应用两种或两种以上的课程。TeamSTEPPS 之所以受欢迎，部分原因是其在临床领域或层级关系中倾向于普遍适用，因此具有广泛适用性，可以在组织范围内实现上述功能。TeamSTEPPS 是由美国政府医疗研究和质量机构基于国际公认的专家在团队合作方面的研究（尽管主要来自非医学领域）制定并推广的，医疗研究与质量局（the Agency for Healthcare Research and Quality，AHRQ）为实施 TeamSTEPPS 提供了一个免费的扩展工具包。相比较而言，（A）CRM 不具有广泛适用性，不普遍适用于临床情境，或者需要临床组织进行大量分析或实施，在高内在风险的动态领域很受欢迎，如麻醉学领域。尽管（A）CRM 已成功应用于这些领域的跨专业团体，但其目标通常是将医师作为团队领导者。（A）CRM 的推广是通过其自身长期存在（1990 年开始，1992 年在文献中首次描述）、非麻醉领域的出版物以及一本颇具影响力的教科书（《麻醉学危机管理》，自 1994 年已印刷两个版本）促进实现的。

更多的医疗团队培训项目。 除了这三个特别熟悉的团队培训项目以外，还有许多其他团队培训项目，包括团队绩效加强型（Team Performance Plus，TPP）、面向团队的医疗模拟（Team Oriented Medical Simulation，TOMS）、生命之翼 / 动态结果管理（LifeWings/Dynamic Outcomes Management，DOM）、最佳患者安全三元组（Triad for Optimal Patient Safety，TOPS）、医疗团队和医疗团队管理（MedTeams and Medical Team Management，MTM）。为了内容完整性在此提及，如果想了解更多细节，读者可参考加拿大患者安全基金会[415]的总结报告以及其他文献。

组织层面的患者安全

接下来，作者将探讨在麻醉护理和患者安全方面人员绩效的组织和系统因素。只有组织才能够持续、系统地寻找和实施用于一线患者护理的跨领域、实用的解决方案。Charles Vincent 在其所著的患者安全[9]第二版中对患者安全的组织方面进行了全面论述。

组织应该努力使临床医师更易于遵循与安全性相关的操作流程，本质上是将个人利益转化为工作中的患者利益。正如由 Reason[123]、Cook、Woods 和 McDonald[122]所指出的，在临床一线操作领域（所谓的尖端）中发生的事情广泛地受到组织和管理环境的影响，其被嵌入其中（所谓的钝端）。诚然，每一层级水平都有其自身可交付成果的尖端和更高影响的钝端。例如，医院 CEO 制定政策和方向，这对于其他所有人来说是钝端，但反过来又受到监管机构、资助者或患者群体等影响，这又构成了 CEO 的钝端。

理想情况下，高层管理者不仅要在思想上，而且要在行动上将患者安全作为首要目标落实。鼓励个人和团队充分参与整个系统的患者安全策略，并促使他们做出自身改变。管理和管理者可以通过以下措施做到这一点。首先，改变他们自身和团队的行为；其次，教导并说服他人做出关键改变；第三，寻找和识别系统问题，并敦促他们找到解决方案。

接下来的内容将讨论：①系统方法（系统思考）的基本理念，此方法可在组织层面确保患者安全和人员绩效；②从高可靠性组织理论（High Reliability Organization Theory，HROT）衍生出的医疗组织患者安全四要素；③组织层面实施这些理念和原则的重要策略。

系统思考

我们需要一个宽泛的系统视角来充分了解患者安全的众多问题。个人和团队的行动和失败通常起着核心作用，但工作环境和更广泛的组织流程会强烈影响和制约着他们的想法和行为。下一节将讲述系统思考的基础知识，研究：①人为失败和人为错误的定义；②与错误相关的事故和不良事件的演变；③后见偏差和结果偏差的概念是理解事件的陷阱；④三个杰出的系统组织安全模型：正常事故理论（Normal Accident Theory，NAT）、HROT 和安全 - Ⅰ / 安全 - Ⅱ（Safety-Ⅰ / Safety-Ⅱ）；⑤弹性、不确定性管理、偏差正常化等相关概念。还有更多文献进一步深入研究了关于人员绩效和患者安全的组织方法，例如，René Alamberti、Sidney Dekker、Nancy Leveson、Richard Cook、David D. Woods、Erik Hollnagel、Jens Rasmussen、James Reason、Scott Sagan、Karl Weick，以及 Kathleen Sutcliffe 的著作。

人为失败：人为错误和违规

长期以来，人们一直将"人为错误"概念化，并进行研究。最初，通过对错误进行分类，并试图确定是否大量错误可以追溯到一小部分因果机制[132, 416]。近年来，工作环境对于理解错误路径和预防方面的作用变得更加突出，而认知神经科学的研究有助于解释个体的弱点[417]。

人为失败的分类。对人为失败和人为错误存在不同的分类方法。人为失败通常分为两种主要类型[418]：①人为错误，是一种非故意的行为或决策；②违规，是一种故意的失败，蓄意做错事。根据 Arnstein[419]、Norman[112] 和 Rasmussen[420] 的人为错误模型推导和改编，可将人为失败分为以下几类（图 6.12）：①主动错误，包括基于知识的错误、基于技能的错误和基于规则的错误（违规）；②潜在错误，包括设备或人体工程学故障、不正确的政策 / 协议、不充分的培训 / 监督 / 援助、社会 / 文化因素等。

主动错误

基于技能的错误。这些错误包括疏忽（行为与预期不符）和记忆错误（忘记做某事），并与潜意识（自动）认知错误有关。术语称其为"执行错误"，Norman 描述了五种基于技能的错误[112]：

- 捕获错误：取代预期行为的一种常见行为（例如，习惯使然）。
- 描述错误：面对错误目标，执行正确操作（例如，翻转错误开关）。
- 记忆错误：在一序列中忘记某一项目。

主动错误	基于知识的错误 （知识或经验不足）
	基于规则的错误，故意的错误/违规 （常规的、情形上的、程序化的）
	基于技能的错误 （即操作或注意力上的疏忽，记忆力衰退）
	技术上的错误
潜在错误	人体工程学/设备的不足或故障
	培训不足或错败
	政策或方案不恰当
	援助或监督不充分
	社会和文化因素（即语言等）
	患者的生理状况
	侥幸

（右侧竖排：未遂事件 / 关键事件 / 事故）

图 6.12　**主动和潜在的人为错误**。源自并改编于 Arnstein 出版的人为错误目录[419] 和 Rasmussen 的绩效水平[420]。基于技能的错误，即不当的疏忽或过失均与有意识或潜意识的（自动）认知错误有关，均归结于术语"执行错误"下。基于规则和知识的错误则被称为"计划错误"或"错误"。更多信息详见正文

- 顺序错误：没有按顺序执行其他操作。
- 模式错误：适用于一种操作模式的行动，但不适用于另一种操作模式。

模式错误可能是单纯的设备故障，随着计算机设备使用的增加，模式错误越来越常见[86]。在麻醉学中，机械模式错误的一个例子是麻醉呼吸回路中的气囊 / 呼吸机选择阀，其在两种通气模式之间进行选择，在呼吸机模式下无法启动呼吸机可能成为灾难性事件，在选择呼吸机模式后，新机器可能会自动激活呼吸机。如果同一显示器或开关基于所选操作模式的不同而控制着监测设备或给药设备的不同功能，则模式错误也可能发生。

使用工程安全装置可以解决特别危险的执行错误，这种装置可以在机械设计层面防止错误的发生[59]。例如，新型麻醉机配备有联锁，可以从根本上防止同时使用一种以上的挥发性麻醉药。其他的联锁可切实地阻止选择含氧少于 21% 的混合气体。然而，这一切都是有代价的，不仅在金钱方面，还包括在复杂性和新的失败机制引入方面。

基于规则和知识的错误。这些错误（做出错误的决策）被总结为"计划错误"或"错误"。此外，还有三种形式的错误被描述为固有错误［参见"预防和管理固有错误"（CRM 要素 9）部分］[109]，这些可能被视为"认知视野狭窄"。

潜在错误。James Reason 撰写了一本关于人为错误的书籍，引入了潜在错误的概念，为此他也使用了"常驻病原体"这一隐喻："……不良后果可能潜伏在系统内很长一段时间，只有当它们与其他因素联合起来破坏系统防御时才会凸显出来。它们最有可能是由那些在时间和空间上的活动与直接控制层面无关的人所造成的，如设计师、高层决策者、建筑工人、管理人员和维护人员"（第 173 页）[59]。

潜在错误源于潜在威胁，如组织文化、专业文化、时间规划、管理策略和决策、组织过程等。

航空心理学家 Robert Helmreich 提出了这个威胁和错误模型，他区分了：①潜在威胁（国家和组织文化、专业文化、时间规划和政策、管理决策和组织过程）；②个人威胁（团队因素、患者因素、组织因素、环境因素和员工个人因素）；③管理威胁（错误的管理策略和对策）[421]。

在麻醉环境中可能存在各种潜在的故障 / 威胁 / 错误[14]。这些问题可能包括：手术病例如何预约，病例如何分配给特定的麻醉科医师，为门诊患者提供怎样的术前评估，为了快速周转病例或避免取消病例，

而不是避免风险，应相对优先考虑什么[422]。潜在错误也会源于麻醉设备及其用户界面的设计，在某些情况下，其可导致临床医师犯下错误或难以原谅的错误。机械制造缺陷、日常维护故障以及培训、监督等也属于某种潜在错误。

事故的演变和调查：一个错误不是事故的原因

传统上，人们谈论的是在决策和行动中出现的错误，这些错误可能是导致对患者造成伤害的灾难或事故。然而，错误一词越来越被认为并不恰当，因为常常会妄下结论、草率地归因和责备。目前的组织事故模型表明，错误通常是由若干潜在的因素和条件（即根本原因和促成因素）联合作用产生的结果（图6.13）[59]。Vincent 等发表了一个名为"安全的七个层次"的相关因素框架[423]。在他们的文章中，产生错误的条件和组织因素分为患者因素、任务因素、员工和团队因素、工作环境因素、组织 / 管理因素和制度背景因素。伦敦草案（London Protocol）使用了这种分类方法，并将其作为事故处理报告的调查和分析工具[424]。

人为错误——系统的一个窗口。人为错误可被看

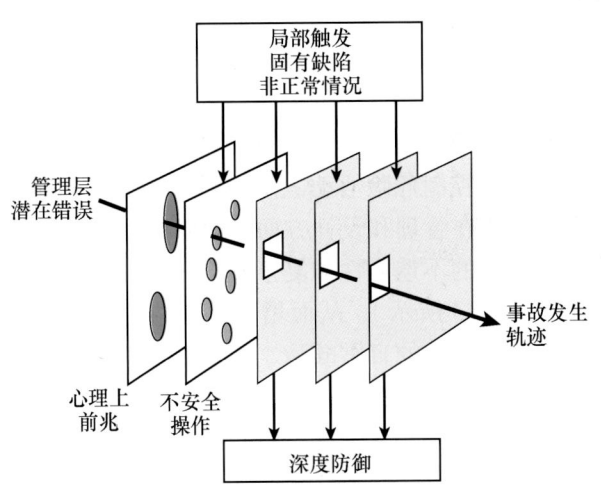

图 6.13　James Reason 的因果事故关系模型。这个模型展示了一个组织拥有不同的"防御盾牌"，这些盾牌在不同水平防止了事故发生。但每一块盾牌都有薄弱点，想象一下在不同盾牌上均有一些孔洞。鉴于医疗领域的工作和工作环境是动态变化的，应将图表想象成三维图像，并且也是动态变化的，即盾牌移动，孔洞打开和关闭。举例说明，如果现在，管理层的潜在错误联合心理上的前兆和操作层面的触发事件就可以启动事故发生。只要没有直接穿透盾牌，事故就会被系统内一个或多个盾牌阻挡住。但是，如果直接穿透盾牌，则表明无法预料的组织或绩效失败联合潜在错误和触发事件可能会突破系统防御，最终导致事故发生。这个模型也被称为 Reason 的"瑞士奶酪模型"。Charles Vincent 改编了 Reason 模型，并发表了一个扩展模型，命名为"组织事故模型"[9]（Figure redrawn from Reason JT. Human Error. Cambridge：Cambridge University Press；1990.）

作工作系统中动态隐藏的一个窗口[9, 425-426]。飞行员兼人为错误专家 Sidney Dekker 写到：

> "你可以把人为错误看作灾难的原因。在这种情况下，'人为错误'无论被贴上什么标签——意识缺失、程序违规、监管缺陷、管理缺陷——都是你努力理解错误的推论。或者你可以将人为错误视为更深层次问题的征兆。假若如此，人为错误是你努力的起点，找到'错误'仅仅是开始。你将探究人为错误如何与人类工具、任务、操作 / 组织环境的特性系统地联系起来（第 11 页）[427]。"

然而，首次描述的人为错误属于旧观点（个人路径），后来描述的人为错误是新观点（系统路径），诚然，这种新观点已有几十年的历史[428]。新观点的重点不是找出人们做错了什么，而是考虑到他们所处的环境，理解是什么导致了他们当时的评估、行动和决策。错误和违规应该在系统层面上解决，而不是只涉及个人。

调查研究。对不良事件的调查（参见后文"关键事件报告"）应该同时指出潜在错误和主动错误，以及组织 / 管理环境和操作领域。把关注重心放在主动错误上可能会忽略这样一个事实，即一线人员往往是系统的受害者，处于进退两难的局面，常常即被鼓励要效益最大化，又被告诫要保证安全。单纯指责一线人员的行为，而不考虑他们工作的潜在压力和条件，将使他们具有防御性并且不愿合作。Cook 和 Woods 指出，如果观察事故发展的事件链，总能找到操作人员的错误[429]。如果分析止步于此，可能会错误地部分或全部归咎于操作者，而我们却可能无法发现真正的系统根源；这些系统根源会在未来继续导致其他不良事件链（参见后文"关键事件报告"）。

> **患者安全行动框**
>
> 告诫工作人员"更加努力！" / "更加小心！" / "下次你必须更加注意！"是众所周知的解决安全问题的一种徒劳方式。这种情况需要在工作方式上进行明确的切实改变，从而在执行和组织层面更便于遵守。

错误和事故的评估：事后偏见——"我一直都知道"和结果偏见——"无害不罚"

事后偏见。事后偏见这种心理现象在事故和不良事件的原因归因中扮演着重要角色。这种偏见有时被称为"星期一早上四分卫"（美国俚语，"马后炮"的

意思）或"'我一直都知道'效应"。在事件发生后，似乎很容易得出结论哪里出了问题，相关人员做了什么或没有做什么，哪些信息是关键的，并精确地认识到本应该预见或预防的伤害："从后见之明的误导角度来看，几乎没有任何人类行为或决策不存在缺陷、不缺乏明智，评论人员自身应该不断意识到这一事实"（第 147 页）[430]。同样，Leveson 也曾指出"在事件（事故）发生前，这种洞察很困难，甚至或许是不可能的"（第 38 页）[12]。事后偏见往往低估了复杂性，无法全面分析导致错误或事故的因素是什么，以及他们是如何相互作用的，这种偏差与早期提及的人为错误的旧观点有关。事后偏见仍然是一种隐蔽的、很难克服的偏见，具有一定危险性，其可损害组织学习，助长个人过分自信，甚至可将合理行为误判为医疗事故。[431-432]

结果偏见。 结果偏见是另一种相关的偏见。有时，结果好时，就用体育中"无害不罚"的比喻[431]。当对一种情况的判断取决于结果（只有事后才知道）而不是决策过程本身时，就会出现结果偏见。当结果不好时，人们往往会做出更加严苛的判断，判断的严苛程度取决于结果好坏[433]。

患者安全行动框

在试图理解事件时，重要的是问"为什么或如何发生"，以全面了解问题及相关人员当时的思考过程。过早地妄下结论可能导致不当或无效的解决方案，因为其并未指出问题的实际根源。

系统错误模型：正常事故理论和高可靠性组织理论

关于在高度危险活动中的组织安全性，存在几种不同的思想流派。两个互补的理论，即正常事故理论（NAT）和高可靠性组织理论（HROT），主导了系统安全在许多领域的讨论，并自 20 世纪 80 年代以来，越来越多地应用于医疗行业[59, 123, 434]。NAT 最初是由社会学家 Charles Perrow 在三哩岛（宾夕法尼亚州）核事故后发布的[54]。Charles Perrow 和他人已经将其应用于商业航空、海上运输和核武器处理等不同领域。另一不同的理论——HROT 最初由 Todd LaPorte、Gene Rochlin、Karlene Roberts[435-437] 以及后来的 Karl Weick 和 Kathleen Sutcliffe[438-441] 提出，并将其应用到不同领域，包括航空母舰飞行甲板、海上石油平台、空中交通管制、核能生产和金融交易行业。NAT 和 HROT 均认为交互复杂性和紧密耦合可能导致系统事

故。然而，对于这些系统事故是不可避免的还是可控的，两种理论持有不同观点。

简而言之，NAT 相当悲观的观点认为，灾难是无人想要、不可避免的（正常的），其是复杂的社会-技术系统的结果；HROT 相当乐观的观点认为，灾难是可以通过组织的某些关键设计特征或响应系统来预防和管理的。

一些文献比较了这两种理论，概述了其各自的优点和局限性，并提出了超越这两种理论的方法[442-446]。Hollnagel 等推出了另一有影响力的错误模型，叫作弹性工程[447-451]，Haavik 等将其与 HROT 进行了比较[452]。有人可能认为其他理论都不能取代 NAT 或 HROT，但是现在几乎所有专家都认为这些理论是并行存在的，每一个理论都为同一套问题提供了补充观点。

正常事故理论（NAT）。 NAT 主要关注系统的三个特性：①系统中相互作用的复杂性；②系统各组成部分之间存在紧密耦合；③系统的潜在灾难性。Perrow[54]认为，社会-技术系统中交互复杂性和紧密耦合的共存导致了交互的不可预测性，因此系统事故是不可避免的或是正常的。NAT 认为，当复杂性和紧密耦合并存时，异常的一系列事件可以被隐藏，并具有复杂的或不可预测的后果。系统中的主动错误只有在被系统多层核查和防御困住时才可能导致事故发生（图 6.14和 6.13）。

NAT 还指出，专业人士自欺欺人地认为，他们可以完美地控制危险活动，并能够随时防范灾难。实际上，人们在管理和设计方面所做的许多努力往往只会增加系统的不透明性和复杂性（在盾牌上钻更多的孔，如图 6.13 所示），从而增加了事故的可能性。这些因素联合正常的日常故障、错误和意外事件，为事故发生提供了肥沃的土壤。

NAT 将安全性视为众多相互竞争的组织目标之一，但往往并没有得到充分地优先重视。为了预防不良事件的发生，Perrow 建议应注意加强修复路径，通过这种路径，小事件可以在演变成严重事故之前得到妥善处理。事实上，Perrow 在正常事故一书中提出的建议，加上商业航空领域显而易见的成功，直接启发了 Gaba 等开发了以模拟为基础的危机管理培训，并编写和推广应急手册（认知辅助）。

高可靠性组织理论（HROT）。 与 NAT 对组织安全挑战相当悲观的看法不同之处是，HROT 认为，适当地组织人员、技术和流程能够在可接受的绩效水平处理复杂的、危险的活动[373, 453]。事实上，尽管存在高内在风险性和高工作量，但 HRO 管理的许多努力

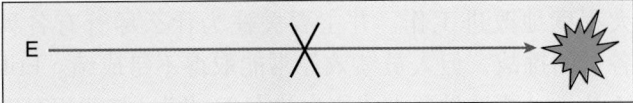

不成熟观点：错误会导致事故

A

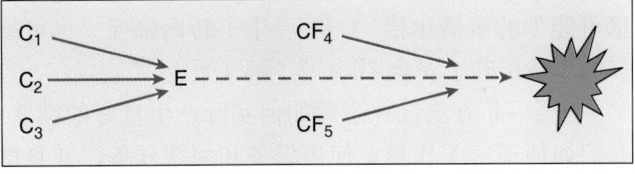

现代观点：更深层次因素使得错误导致事故发生

B

图 6.14　**错误和不良事件之间的关系**。A. 错误是事故的原因。相当不成熟的观点认为，事故的原因直接和单独与错误有关（E），因为错误往往直接导致事故，但是错误并不是事故的唯一原因。B. 错误不是事故的原因。在更现代的观点中，当事故发生时，错误是多因素环境的一部分。多个根本原因（C_1、C_2、C_3）导致错误（E）。在大多数情况下，在事故序列中，其他的促发因素（CF_4、CF_5）必不可少，其使得错误最终演变成事故，这就解释了深入分析事故或意外事件的必要性，以防类似后果再次出现（Modified from Rall M，Manster T，Guggenberger H，et al. Patient safety and errors in medicine：development，prevention and analyses of incidents［in German］. Anesthesiol Intensivmed Notfallmed Schmerzther. 2001；36：321-330 with permission.）

几乎获得了零失败的结果。

　　框 6.7 展示了 HRO 的共同特征[454]。值得注意的是，许多组织都显示了其中的一些特征，但是真正的 HRO 同时具有所有特征。框 6.8 显示了在 HRO 中指导人们思维的组织安全策略。尽管这些要素指

向正确，但就我们的情况而言，如果没有转化到医疗领域，并嵌入到组织运营结构中，那么其仍然停留在理论层面。一种以参考表格的形式基于 HRO 的安全策略工具可从医疗改进研究机构（Healthcare Improvement，IHI）免费获得[455]。图 6.15 显示了 HRO 的四个策略性关键要素，在框 6.9 和 6.10 以及下一节中有更为详细的讲解。

　　在传统上，麻醉学具有很强的 HRO 某些要素，尤其是在复杂的技术安全策略方面。麻醉学领域正在兴起一项运动，目的是更加全面地实施 HRO 的理念和技术[456]。事实上，麻醉科医师不仅是患者安全运

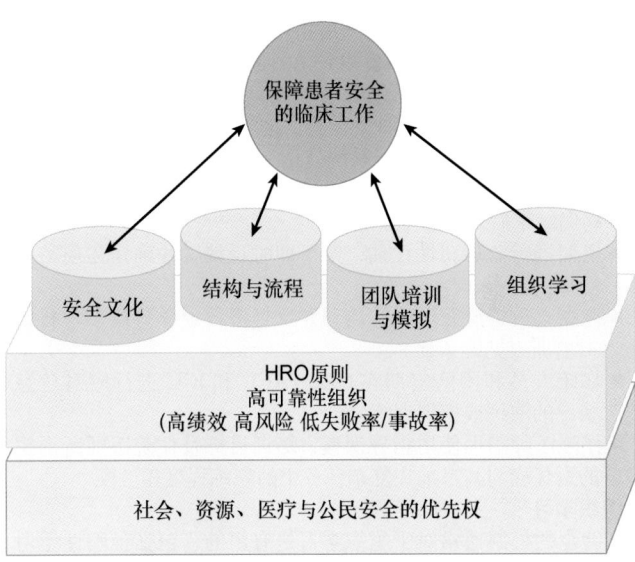

图 6.15　**高可靠性组织的基础和原则**

框 6.7　高可靠性组织的共同特征……[454]
■ 超复杂的环境——各种组件、系统和层级
■ 紧密耦合/相互依赖的团队——跨众多部门和层级的相互依赖
■ 极度的层级分化——有多个层次，每一层级都有其自身的精密控制和调节机制
■ 在复杂的通信网络中有多个决策者——特征表现为控制和信息系统中的冗余
■ 在大多数组织中没有问责制——不合格的表现或偏离标准程序会导致严重的不良后果
■ 对于决策可进行高频率的即时反馈
■ 压缩时间限制——主要活动周期以秒计算
■ 多个关键结果必须同时发生——同时意味着操作的复杂性，以及无法撤回或修改操作决策

框 6.8　在高可靠组织中指导人们思维的组织策略[438]：
■ 专注于失败
■ 不愿简化解释
■ 对（一线）操作敏感
■ 承诺可恢复
■ 尊重专家意见

框 6.9　安全文化要素[437, 441, 454, 560]
价值
■ 安全是最重要的目标，高于绩效或效率
■ 专注于可能的"失败"，而不是过去的"成功"
■ 提供必要的资源/激励措施/奖励，不仅是为了实现最佳绩效，还为了最佳安全性
信念
■ 必须积极负责安全
■ 护理流程和常规与个人敬业、技能或努力对安全同样（或更加）重要
■ 对安全和错误持开放态度至关重要，应从正常和不良事件中充分学习
标准
■ 低级别人员可提出安全问题，并挑战不确定性，无需考虑层级或级别
■ 鼓励寻求帮助，并经常寻求帮助，甚至对于有经验的人员也是如此
■ 常常进行明确的沟通
■ 层级制度扁平——领导听从下属；下属大声说出来；不管级别高低，寻求帮助是常规
■ 即使某人可信的担忧最终被证明是错误的，其在安全方面的理性错误也应得到奖励

Modified from Weick KE. Organizational culture as a source of high reliability. Calif Manage Rev. 1987；29：112-127.

框 6.10　在医学中高可靠性组织的关键要素[437, 441, 454, 560]

安全文化建设（见框 6.9 要素）

优化结构与流程

- 无论层级与专业，决策制订要依赖那些对特定问题具有丰富知识或经验的人员
- 整合不同部门的人员（如心脏外科、心脏麻醉、手术室护士、转机灌注人员、ICU）组建临床团队，需强调团队合作和弹性工作
- 正规流程是在病例开始前适时地将信息传达给所有团队成员（病例汇报或暂停程序）
- 日程安排应保证工作与值班时间在合理范围，避免过度疲劳。对于在高度紧张状态下工作的人员应给予支持，必要时换班
- 尽可能采用标准化流程、技术和设备，以便无论何人参与，类似的工作或手术都能采用相似的操作方法。相反，在必要的时候（急症或不良事件），团队保持弹性，应对当时的情形不拘泥于标准化常规
- 积极鼓励使用预先设计的流程、清单和认知辅助工具
- 随时随地均易获取最新系统信息

在常规流程与模拟中进行培训和实践

- 病例结束后进行总结汇报
- 定期进行非惩罚性评估，给予即时反馈，并确定需要特定培训的要素
- 存在人员资源管理时，启动并反复进行单学科或多学科模拟培训（见第 7 章）
- 临床人员和团队定期在 OR、PACU 和 ICU 进行应对危急状况的演练或模拟训练
- 住院医师培训使用指导课程，培训目标及住院医师所承担的责任应与其目前在复杂任务中的熟练程度相匹配

组织学习

- 健全的机制通常对于组织学习是有用的，包括前瞻性学习（预先考虑如何优化方案与流程，如失败模型和效果分析）与回顾性学习（对不良事件、幸免事件，或问题进行分析报告，如根源分析）
- 分析问题的主要目的是确定哪些方面可以改进，而不是责备谁。评估改良的流程并将其恰当应用，流程改变反映出分析恰当

ICU，重症监护治疗病房；OR，手术室；PACU，麻醉后监测治疗室（麻醉恢复室）

动的发起者，而且还是将 HROT 理论应用于医疗行业的领军人。在 2003 年，APSF 开始初步实施高可靠性围术期医疗（见 APSF *Newsletter* 特别篇，2003 年夏，www.apsf.org）。最近，HRO 被概念化为三种安全方法之一：超适应性（包括风险，如创伤中心）、高可靠性（管理风险，如计划手术）和超安全性（避免风险，如放射治疗）[10]。为 ASA Ⅰ 级患者提供麻醉被认为是一种高可靠性、超安全的方法[10]。

安全 - Ⅰ 和安全 - Ⅱ：确保事情尽可能少的出错或尽可能多的正确？

　　如上所述，对安全的看法正在改变。近年来，一些科学家对"安全"的定义提出了质疑，逐步形成一种安全新观点，其将安全定义为，以正确方式最大程度地改进工作，并主要关注为什么尽管有各种各样的挑战，但人员绩效经常能取得不错成绩。Erik Hollnagel 将这种新方法称为"安全 - Ⅱ"，与此相对应的是"安全 - Ⅰ"，"安全 - Ⅰ"表示调查错误、事件和事故的传统方法[457]。"因此，'安全管理应该从确保尽可能少的事情出错'（安全 - Ⅰ）转向确保'尽可能多的事情正确（安全 - Ⅱ）'"（第 4 页）[458]。

　　安全 - Ⅱ 方法旨在了解如何实际产生良好的绩效：人们如何适应工作量、使用设备和组织任务，并且即使在充满挑战的环境中也能获得良好的工作绩效，在这方面，其与 HROT 很相似。安全 - Ⅱ 也将成功的绩效视为一个学习空间：

> 这个"……方法假设每天的绩效变化反映了响应不同条件所需的适应性，因而这是事情可以顺利进展的原因。因此，将人员视为系统灵活性和弹性所必需的资源。在安全 - Ⅱ 中，调查的目的转变为理解事情通常是怎样正确进行的，因为这是解释事情偶尔出错的基础。"（第 4 页）[458]

　　也许安全 - Ⅰ 和安全 - Ⅱ 最重要的新观点是模型的分析特点。关注积极性绩效为我们提供了一个不同的视角，而不是强调个人成功，其指出的是这种成功如何发生以及为什么会发生。Hollnagel[459] 描述了功能共振分析，这种方法识别系统的不同部分，并详细研究他们之间是如何动态相互影响的。许多现象产生于系统各部分的相互作用，但这种现象的产生可能不易或者说不可能用因果原理加以解释。有关 Hollnagel、Wears 和 Braithwaite 对安全 - Ⅰ 和安全 - Ⅱ 方法的详细描述可以在网上获得 PDF 版本（"From safety-Ⅰ to safety-Ⅱ：A White paper. The Resilient Health Care Net"）[458]。

弹性和不确定性管理：安全是动态的，并非所有风险都可以消除

　　系统安全不是医院和各部门的静态属性，相反，其常常在短时间内是动态变化的。即使采取了强有力的患者安全策略并实施了相应的管理制度，也并非所有风险都可以在系统中消除，并且安全，即便确立了安全，也不是无所不在或无限持久的。在任何情况下，风险是否可以令人信服地降至零，这一点存在广泛争论。要承认在努力寻找更合适的方法处理不利事件的发生时无法规避风险，例如，不管理论方法如何，通过提高系统弹性[447-448] 或者管理不确定性的能力[460-465] 似乎都是适当的。一些系统安全方法论

甚至将领域内的专业人员视为不可靠的组成部分，而 HRO、安全 - Ⅰ 和安全 - Ⅱ 的理论则将人视为创建可靠系统的核心要素。

弹性。 就患者安全方面，"弹性"这个术语来源于弹性工程，是 HRO 的一个重要特征。Hollnagel 等提出将其引入医疗领域。弹性描述的是个人、团队和系统的内在能力，以应对和调整新的或变化的需求，并且即使在发生重大事故后或存在持续压力下，仍能够有效且安全地来响应未预见的、未预测的和未预料到的问题或需求。一个有弹性的系统有能力在可能易于导致失败的情况下取得成功。

不确定性管理。 Grote 认为"为了改善风险管理，有意增加安全的不确定性可能是有益的"（第 71 页）[460]。Grote 进一步区分了两种不确定性模式[461]：①高度标准化、中央计划、工作 / 过程的自动化和高度专业化，以及员工的自由度较小（稳定性），可以将不确定性降到最低；②相比之下，较新的组织理论强调了在高度不确定的网络化过程中灵活适应的必要性，通过为组织中的每个人提供行动选择而不是固定的计划和标准，使他们能够应对不确定性。因此，组织必须找到一种方法来平衡稳定性和灵活性，因为两者可以相互支持[466]。有时可以容忍某种程度的不确定性——依靠功能完善的系统灵活地适应智能的、训练有素的人员并保持稳定——而不是试图通过标准化消除所有可能的不确定性。从 HROT 的角度来看，我们可以说在保持灵活性和弹性的同时尽可能（或明智地）标准化。诚然，尽管如何实现这一平衡仍存在争议，但在这两个极端之间存在一个最佳平衡点[467]。

偏差正常化与边缘摆动

偏差正常化。 偏差正常化是美国社会学家 Diane Vaughan 首创的一个术语，她对"挑战者号"航天飞机空难进行了详细的组织分析[468]。当组织内的人员对于没有引起问题的反常操作或事件如此麻木不仁时，这种现象就会发生，这些操作本身看起来没有错误，本质上创造了一种"新常态"。这种偏差正常化不知不觉地出现了，有时经历了数年。一旦这种情况大规模发生，组织中就没有人能够看到行为中的不妥之处。他们开始抗拒那些认为他们实际上是异常的、偏离的建议，对"皇帝没穿衣服"的说法不予理会。由于灾难的发生的确离不开一些关键要素的存在，因此，在灾难发生之前，持续良好的结果会增加这种偏差正常化的行为。许多人将这些概念应用到包括麻醉学在内的医疗领域[48-50, 445]。Banja[47] 概述了全部医疗的话题，并识别出组织中出现偏差正常化的一些原因，包括：

- 认为现有的规则是愚蠢和低效的。
- 知识是不完善和不均衡的。
- 工作本身，以及新技术可能破坏工作行为和规则依从性。
- "为了我的患者好，我违反了规则"。
- "这些规则不适用于我" / "你要信任我"。
- 工作人员不敢畅所欲言。
- 领导没有意识到或者低估了有关系统问题的报告或发现。

边缘摆动。 Cook 和 Rasmussen 发表了两个相关的偏差正常化模型，可以将其理解为边缘摆动[469]。他们所谓的动态安全模型描述了一个组织在运行中系统的三种不同状态（稳定系统、不稳定系统、稳定但高风险系统）。该模型指出，系统状态能够动态变化，这取决于一套组织边界（即经济、工作量、可接受绩效）和系统内压力（即管理、安全运动 / 文化、员工）。通常，最高的经济收益位于边界附近，可能会将系统推向甚至超过边界，此边界是保护系统免于错误、事故和不良事件。边缘模型的基本摆动引起了人们对风险的关注，即边界外的反复移动可能会导致对最初边界的判断过于保守，从而导致边界的移动（偏差正常化）。当这种情况发生时，系统的常规操作就会在一个已经很危险的边缘区域进行，这意味着一种错误的安全感，并增加了事故发生的可能性。

实现高可靠性及系统思维：系统安全方法的基本要素

临床部门和医疗机构如何转变成一个高可靠性组织？在个人和团队层面解决安全问题已经在医疗领域取得了一些有益进展。然而，更加全面的改进需要改变整个组织。只改变特定的护理程序是不够的，需要转变的是工作文化。AHRQ 在 2008 年发布了一份报告《成为 HRO：对医院领导的操作建议》，深入总结了这一论点[470]。

如图 6.15 所示，HRO 本质特征包括四个关键支柱：①创造和维持安全文化；②全体、深度地组织学习，包括事件报告系统（incident reporting systems，IRS）；③持续的个人、团队和工作部门培训，包括定期使用模拟培训；④持续优化安全相关的结构和流程。这四个支柱旨在为系统的组织改进提供支点，更为详细的讲解见后文。

安全文化

创建一种安全文化是提高患者安全的重要要素[471-473]。安全文化是一个组织整体文化的一部分。与此相对应的是，广泛流传的问责文化（也称为消极安全文化），安全文化也称为无问责文化，或者通过表达积极安全文化来加强其意义。

文化的一个突出定义是："一个群体在解决其外部适应和内部整合问题时所获悉的共同的基本假设模式"（第 12 页）[474]。更简单地说，文化就是"我们在这里做事的方式"，或者"你在无人关注时做的事情"。联合委员会将安全文化定义为："安全文化是一个组织在追求安全的过程中所做的一切总和……个体和群体的信念、价值观、态度、认知、能力和行为模式决定了组织对质量和患者安全的承诺"（第 2 页）[475]。

Edgar Schein 描述了观察到的三种文化要素：①组织中使用的构件（例如，图表、衣服／制服、会议、仪式）；②倡导的信念和价值观（有些通过调查来衡量，有些通过访谈或者通过关注和倾听日常工作来衡量）；③几乎不再引起注意的根深蒂固的基本假设（例如，患者 *vs.* 客户或合作伙伴，疾病 *vs.* 健康，或者安全性 *vs.* 质量或结果）。框 6.9 显示了基于共同价值观（什么是重要的）、信念（应当如何工作）和常规（工作方式）安全文化的主要要素。

联合委员会发布了安全文化下的行为，并提出了相应对策[476]。目前已有两篇关于安全文化的文献综述[477-478]。

医疗领域对安全的 HRO 承诺需要从高层开始，首先要获得首席执行官、董事会或董事的全力支持，并且延伸到所有中层管理人员，甚至充分扩展到一线人员（专业人员和其他人员）。此承诺包含框 6.11 中显示的关键特征（基于 AHRQ 公式）。

当组织不倡导安全文化时，工作人员通常不愿意报告不良事件和不安全状况，因为他们担心报复行为，或者根据以往经验认为报告很少会带来改变（见后文"组织学习"和"事件报告"）[471]。

目前已经研发了多种技术来帮助组织创建和维持安全文化。其中一些通过诸如患者安全领导力巡回赛[479]或利用一线专业知识（Leveraging Frontline

框 6.11　基于 AHRQ 定义的高可靠性组织的关键特征 [561]

- 确认组织活动的高风险本质，并决心实现始终如一的安全操作
- 一个无问责的环境，使个人能够报告错误或未遂事件，而不必担心受到谴责或惩罚
- 鼓励跨层级和跨学科合作，以寻求患者安全问题的解决方法
- 组织对解决安全问题的资源投入

Expertise，LFLE）之类的活动，使高层管理者和高管更直接地与工作尖端发生的状况保持联系[479-480]。IHI 建议采取的其他干预措施包括：指定患者安全员，让患者参与安全项目，任命每个部门的安全负责人，制作安全简报，以及模拟可能的不良事件（见后文"定期团队培训和模拟团队培训"和第 7 章）[481]。美国医疗高管学院、IHI/NPSF Lucian Leape 机构[482]和联合委员会[483]提供了其他可广泛适用的指南用于创建组织安全文化。很难证明这些策略和技术中哪一种最为有效，并且可能在很大程度上取决于每个组织的各种局部因素[484]。

将安全文化视作无问责文化，有时会有一些问题。安全文化实际上是一个更为广泛的概念，"无问责"或"不受责备"的观念已被一种公平文化的概念所取代。尽管对于许多无意识的错误没有给予适当的问责，但其他一些行为似乎理应问责，并要求个人对此负责。公平文化侧重于识别和解决系统问题，这些问题会导致个人做出一些不安全行为，同时通过对鲁莽行为建立零容忍来保持个人责任感。可以将其分为人为错误（例如，疏忽）、高风险行为（例如，走捷径）和鲁莽行为（例如，忽略所需的安全步骤）。绝不容忍重大过失、违规行为和破坏性行为。

尽管如此，个人问责的不公平文化仍然占主导地位[476]。Khatri 等报告，医疗组织中问责文化出现的可能性增加的原因是：①主要依赖于层级、以服从为基调的管理体系；②不重视员工参与决策；③忽视人力资源管理能够辅助培育安全文化[485]。

患者安全行动框

注意你的语言！确保对话、访谈、讨论和报告避免使用评判性或责备性语言（例如，"你应该／本应该……""你为什么不……""你认为那是一个好主意？""专业人士不能……"）。取而代之的是，使用那些鼓励系统思考的语言[486]。

在试图将主要的问责文化转变为安全文化方面，麻醉学发挥了专业主导作用——将安全放在首位，并试图了解错误、意外事故和不良事件如何演变[11, 40, 456, 487-490]。

衡量安全文化。衡量安全文化比较困难。严格地说，只有通过人类学方法研究文化，才能使人种学者进入工作场所深入了解工作方式，并通过组织访谈作为补充，这种方法很难实施且花费较大。较为常用的是通过对医护人员进行书面调查来衡量安全文化。从本质上讲，这些方法衡量了安全文化氛围，即调查结果代表了人员态度，而将这些结果延伸到实际建立的

安全文化中是非常困难的。尽管如此，调查问卷相对简单且成本较低，特别是出现了在线管理设备。

有几种有效的调查工具可用来衡量医院安全和团队安全环境，例如，医疗机构的患者安全文化（the Patient Safety Culture in Healthcare Organizations, PSCHO）[491-493]、AHRQ 患者安全文化调查，以及安全态度调查问卷（the Safety Attitudes Questionnaire, SAQ）。每种工具的侧重点不同，并且这类调查的管理方法非常重要。

影响此类调查结果的问题包括：①要求谁完成调查？是在全院范围内还是仅在一个或几个工作部门？有时，工作部门是分析的适宜部门，但常常可能需要目标更广泛[494]。②管理者和高层领导者的抽样比例是否与其他员工相同？如果不同，这将意味着他们的观点不具有代表性，因为他们只占劳动力总体中的一小部分。对于发挥重要作用但占比较少的人员，通过采样可以弥补这一点。③调查是真正保密的还是匿名的？④如何解释数据？仅看大多数受访者的观点可能还不够。如果有部分比例的人群（一些专家的经验认为大约为 10% 或以上）对安全文化做出对立的反应，这可能表示严重缺乏一致性，并显示出问题。例如，HRO 承认，在不同的军事飞行员调查中也曾询问过 PSCHO 调查的内容，负面的安全观点几乎从未接近 10%，但在医疗人群中比例较高、较为常见[495]。安全文化的团队合作和沟通维度与不良临床事件显著相关[491, 496-498]。

尽管过去十年一直致力于改善患者安全，但大多数医疗组织仍在努力实现 HRO 地位[445, 499]——持续提供高质量的医疗服务，在承载工作量的同时最大程度地减少不良事件。

在对 2009 年警示事件警报的更新中，2017 年联合委员会再次呼吁高层医疗领导者在其组织内建立安全文化，采用公平文化原则建立透明的、公平的政策来解决临床人员的错误，并保持分析和应对不良事件的稳健结构。其他的具体建议包括使医院董事会和患者参与安全工作，使安全绩效体现在领导者评估中。将是否遵守警示事件警报建议作为联合委员会调查评估的一部分[475]。

注意你的态度！追求安全文化通常来说是一个人对于安全问题的态度和反应。例如，如果患者病情正在恶化，当你认为事情还在自己掌控之中时，而其他人呼叫了快速反应小组（the rapid response team, RRT），请不要说，"你为什么要叫 RRT？你认为我是个白痴吗？"反而，最好说"感谢呼叫 RRT，我想我知道发生了什么事并且仍在我掌控之中，但呼叫他们也并不会有任何问题。"反之，当团队到达时，如果发现没有危机存在，不应抱怨（或翻白眼），而是应该感谢临床医师的呼叫，即使他们眼下的事情似乎很顺利，也表示愿意提供任何方式的帮助。在医疗领域，人们有时会因一次正确应对而给予他人口头奖励，并注意到这对患者护理是很重要的事情。然而，当人们发现事实并非问题时，很少有人因提出可信的担忧而被给予奖励。无论结果如何，提供这样的奖励都会加强安全文化并鼓励人们大声说出来。

组织学习

组织学习是提高患者安全的重要策略，也是 HRO 的核心内容。组织学习"被定义为创建和应用有效的知识以使组织得以改善的过程"[500]。此类学习应既是前瞻性的，即使用故障模式和效果分析（Failure Mode and Effect Analysis, FMEA），又是回顾性的，即使用（关键）事件报告系统［(critical) incident reporting systems, (C) IRS］。在航空分析中，Donaldson 将医疗领域的组织学习称为"通过橙线测试"：

> "想象一下，一架波音 757 飞机发动机有一条橙色线，这对其安全功能至关重要。再想象一下，一名航空工程师在飞行前检查时发现，橙色线在某种程度上被磨损了，这提示出现了系统故障，而非正常的磨耗与撕裂。那么接下来会发生什么呢？可能将对世界上大多数 757 的发动机进行橙线检查（可能在几天之内），如果发现故障，则更换发动机。"[501]

那么，医疗领域和橙线测试如何呢？ 在过去二十年中，IRS 通过组织学习在增强医疗系统安全性方面产生了很多动力。接下来将讨论：①有关前瞻性（FMEA）和回顾性（IRS）组织学习的基本信息；②有关 IRS 的目的、面临的挑战及其有效性的更为详细的信息；③ IRS 的阻碍因素和促进因素；④成功 IRS 的特征；⑤ IRS 的法律问题；⑥基于英国最近的先锋安全运动，讨论独立医疗事故调查委员会的相关构想。

故障模式与效果分析（FMEA）。 FMEA 已从工程系统分析领域适应了医疗领域，有时其被用作回顾分析不良事件的工具。FMEA 方法是全面布局可能导致事件和结果发生的故障模式及其影响，这有助于明确预防或阻止事故演变链的方式。一种前瞻性的安全方法可以使用 FMEA 技术预先识别安全差距并实施纠正措施，尤其适用于评估系统提出的改进计划。例如，引进新设备或一套新的手术程序（例如，首次开始实施肝移植项目）。预先考虑可能发生故障的方式将有助于确定收益是否超过了组织风险，如何最佳地组织改进，以及如何在问题不可避免时最佳地预防或减轻问题。

（关键）事件报告系统†。回顾性组织学习方法意味着从了解已发生事件或未遂事件中获得最大程度的学习。尽管文献中的术语有所不同，但根据《世界卫生组织不良事件报告和学习系统指导原则草案》[502]，意外事件是对正常医疗的偏离，会对患者造成伤害或存在伤害风险，包括：①不良事件，会对患者造成伤害，有时也称为警示事件（sentinel events，SE）或关键事件；②差错，差错可能会转变成关键事件，但可以某种方式预先阻止其发生。另一种事件称为从来不会发生的事件，该事件会对患者造成严重伤害或者死亡，被归类于疾病或治疗副作用的非自然结果。

除了某些强制性法律报告和披露要求外，（关键）事件报告系统［有时也称为患者安全报告系统（patient safety reporting systems，PSRS）］通常是自愿填写的。最初的事件报告系统（IRS）是纸质版的，但技术进步使大多数电子版本或网络系统得以开发。尽管 IRS 采用各种格式，但大多数都具有相同的核心操作模式：一线员工（通常是直接参与事件或导致事件发生的人员）以匿名或秘密方式提供有关已发生事件的详细信息。下一步，由专家分析此报告（通常报告者免责），以确定哪些因素造成系统和人为错误，以及如果适用的话，制订预防此类事件的策略。图 6.16 给出了 IRS 核心过程的简化概览。IRS 的目的是提供从局部到整体层面的系统性组织学习，认识到一个部门发生的事件也可能是另一部门的问题。

大多数 HRO 都为各种严重的未遂事件创建 IRS 付出了特殊努力。尽管存在一些局限性，但是如果成功使用 IRS，借用 Charles Vincent[487] 的话，其可作为强有力的"系统窗口"，用以了解系统问题和安全漏洞。为了正常发挥功能，IRS 需要易于使用、易于组织整合及协调，需要得到安全文化的支撑（见前文），免于制裁，并且与报告问题的处理反馈相连接。

组织学习的其他方法。FMEA 和 IRS 都无法最佳

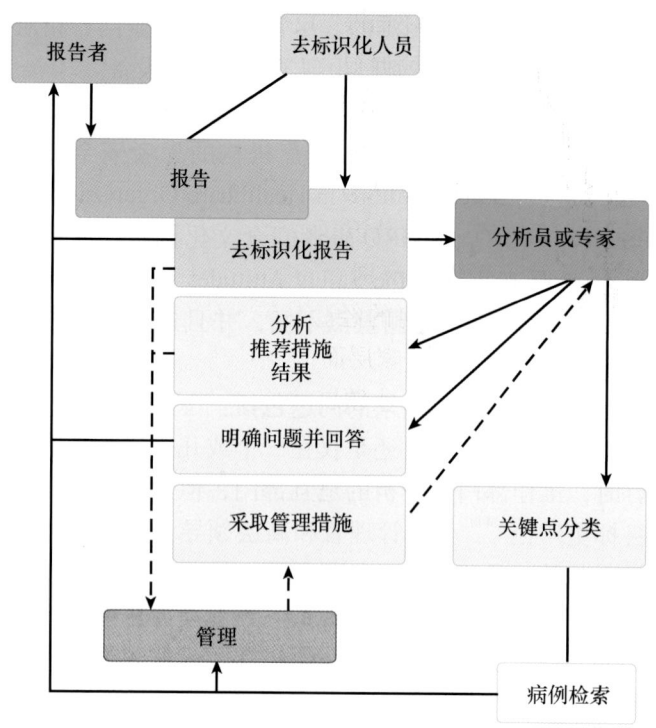

图 6.16　**去标识化现代事件报告系统的数据处理**。首先，报告要由专业的去标识人员进行完全的去标识化。重要的是由多学科人员组成的团队对报告进行分析，并及时反馈给汇报单位的组织管理部门。对于所有利益相关人员，分析和反馈过程是透明的

地增强患者安全性，其只是从一线员工那里征求意见的两种策略，旨在患者护理领域创建安全问题的快速解决之道。为了获得全面情况，需要通过对错误和伤害进行系统评估，以整合许多来源的信息。美国医疗保健研究与质量管理局为组织学习详细讨论了识别错误和潜在安全问题的方法[503]。高层领导者和主管人员的走访活动还提供了一种从一线员工那里收集安全隐患数据的方法[479]。

医疗系统的 IRS 主要是从民航和核工业中汲取了灵感。不幸的是，"报告"这个词具有多种（大部分是负面的）含义。在组织学习的背景下，应将其视为积极的意思，其意味着传达与安全相关的信息。麻醉科医师在日常工作中体验到工作环境的缺点和优点，这是已经存在的潜在安全隐患的宝贵信息。通过报告，IRS 可以帮助医疗机构和处于钝端的员工（风险管理人员、执行人员等）直接从一线员工那里提取安全关键信息进行分析，并作为组织学习内容。因此，将更加积极方式的 IRS 称为学习系统，例如，英国国家卫生部（National Health Service，NHS）国家患者安全局的全国报告和学习系统。

---

　　†在阅读本节时，美国读者需要打破自身的固有习惯，不要将"IRS"认为是美国联邦政府的税收征管机构（美国国税局）

事件报告系统的不同操作模式。在设计和操作流程方面，世界各地的 IRS 差异很大（见附录 6.1）[346, 502, 504-509]。IRS 可在医疗系统内的不同层面上运行：某些 IRS 主要在地方层面上运行（即作为当地医院质量和风险管理的工具），可能会扩大规模，也可能不会；其他 IRS 可在更大区域或全国范围内运作（即 ASA 的 AIRS）。AIRS 能够识别无法辨别（罕见）的事件模式，以及更加广泛地推广获得的经验教训和创建的解决方案。无论是在地方还是国家层面，IRS 可与单一专业相关，或者包括更广泛的专业领域。某些 IRS 接受各种事件和偏差（即未遂事件、不良事件、警示事件，从来不会发生的事件等）报告。其他 IRS 限定只报告符合特定严苛标准的事件。

事件报告系统的目标。目前关于报告系统适用目标的讨论在于数据使用方式，特别是对于以下各项的不同组合：①帮助医疗组织学习和改进；②对组织进行基准测试和比较；③要求组织对安全绩效负责；④帮助监管者和出资者做出判断[502, 510-513]。某些 IRS 目标虽然在理论上是兼容的，但在实践中可能是互相排斥的。对每个目标的强调都会影响系统的设计特点，例如，报告是强制性的还是自愿性的，报告是机密的还是公开的，以及允许报告何种事件。

IRS 有效吗？ 在美国，所有医院都必须维护机密事件报告系统。在德国，自 2013 年也是如此。大约 20 年前，Lucian Leape 写道："如果报告是安全的，并且从专家分析中提供有用的信息，则可以显著提高安全性[504]。"尽管目前普遍都有 IRS，但这些系统对于其既定目标的实际贡献尚不确定，其有效性仍然存在问题[514-515]。

关于事件报告系统的挑战和误解。在近期《事件报告问题》一文中，Macrae 围绕 IRS 总结了各种问题[512]。这些问题包括许多方面：

1. 漏报是事件报告的主要限制因素。在医院环境发生的错误和不良事件中，报告系统捕获的比例不足 10%[516]。在报告障碍部分对报告不足的原因进行了详细回顾。虽然增加报告的绝对数量是有用的，但其质量至关重要。Charles Vincent 强调，对少量事件进行全面分析可能比对大量事件进行粗略概述更有价值[487]。

2. 对 IRS 另一种普遍误解是，认为报告的目的是提供对患者伤害的数字表述。相反，仅对事件进行计数根本不能提供信息，还可能浪费时间[517]。有时将其描述为核查框练习。许多报告描述的事件相似，在最初几个事件后，每个事件的相对学习内容明显减

少。然而，如果某些事件没有被报告过，那么系统可能对其不甚了解。所有报告系统（无论是否自愿）都存在严重的选择——偏见问题——很多事件从未被报告过，因为这样做很费力，而且这样做似乎会使个人和工作环境面临声誉损失或其他负面后果。

3. 即使在最好的情况下，IRS 也仅提供了组织中的部分观点。鉴于各种原因，护士要提交 50% ～ 80% 的报告，医师仅填写 1% ～ 3% 的事件报告[518-519]。一项意义重大的研究指出，多达 94% 的事件都涉及医师和护理人员[520]。可能需要员工充分了解事件报告系统，同时也需要训练有素的观察者（人种学者）参与其中。此外，即使详细了解了所有事件，但如何分析和理解事件，并找到暴露问题实用而有效的解决方案要比仅仅收集信息困难得多。

成功的事件报告系统特征

报告环境。成功的 IRS 详细信息可见于许多出版刊物[1, 502, 505-507, 521-527]，框 6.12 给予了概述。安全文化是有效 IRS 的先决条件[502, 506]。如果人们担心报告带来负面后果或者认为一切都不会改变，则不会提交报告。

此外，成功的 IRS 需要高层管理人员传播 IRS 免责且无惩罚目的的信息，以确保组织的实际活动遵守

框 6.12　有效事件报告系统的重要特征[11, 502, 523, 527]

- 事件报告系统整合于组织体系中，并得到管理方面的全力支持
- 对于报告者和涉及人员不惩罚不制裁
- 可选择保密或者匿名报告，并积极采取去标识化（需要该领域专家）
- 法律保护和最先进的数据保密措施
- 独立的组织层级：报告发给组织层级外或组织外部的可靠部门（外部信托中心，如 ASRS 报至 NASA）
- 系统使与患者安全相关的所有人员（包括医师、护士和技术人员）易于提交报告
- 上报容易并且快捷
- 培训相关人员如何提交有价值的报告（例如，重点关注人为因素，并重视医疗技术方面）
- 及时反馈，包括收到报告、分析以及建议采取的措施
- 每份报告均由专家分析（多学科专家团队不但有医学领域的背景，而且还要了解人员绩效和分析方法）
- 采用根源分析或者失败模型并以改善未来系统安全为目标的效果分析，对挑选出来的病例进行深度分析
- 及时执行改进措施，以保证系统的"反应性"，并使其有所不同
- 评估改进措施和特别护理，以防"更不利的改进"（权宜之计，无助于解决潜在危险）
- 从组织层面支持病例报告和分析，以及执行改进措施
- 支持积极主动持续改进的部门安全文化（系统角度）

ASRS，航空安全报告系统；NASA，美国国家航空航天局

约定。并且，医疗组织应负责调查他们自己的报告[513]。

报告的阻碍和促进因素。IRS 依赖于工作人员的举报意愿。医护人员报告的常见阻碍包括[508]：害怕问责，法律处罚，认为事故报告并不能改善患者安全，缺乏组织支持，反馈不足，没有事件跟踪，缺乏有关 IRS 的知识，以及对构成错误的原因缺乏了解。Firth-Cozens 等[528]发现的其他阻碍是，报告错误的定义过于狭窄，难以做出报告。在另一项医师和护士的研究中，缺乏反馈似乎也是最重要的阻碍[529]。

常见的促进因素包括：不评判的环境，认为事故报告可以提高安全性，阐明要报告的内容和方法以及系统如何使用报告，榜样（例如管理者），立法保护报告者，能够匿名举报[508]。Firth-Cozens 等发现的其他促进因素是[528]：提高对安全和错误的领导力，学习小组和超时学习，为了明确可接受的行为而进行文化变革，管理层采取行动以带来改进并支持员工，中层人员加入政策委员会，彼此支持并从管理中获得支持。

事件报告系统应报告什么？由谁报告？航空业（IRS 摇篮）针对事件（没有负面结果的偏差）与事故（有负面结果）有各自的报告系统。航空事故由一个独立的国家机构进行调查（见后文"事故调查委员会"）。在航空事故中，事故发生常常是完全公开的，并且具有负面结果的事件绝不应该再次发生。与航空业相反，在医疗环境中，人人都会生病、死亡，因此，大多数负面结果是疾病的必然进程。通常很难确定哪些结果是偏差的结果，哪些是由疾病本身或内在的副作用导致的结果。

从作者的角度来看，应广泛鼓励工作人员进行报告，并且对报告标准没有什么限制。这样，对于临床医师和工作人员来说，报告就更加简单，并且可以使用广泛的网络来识别尽可能多的安全相关事件和系统漏洞。为此，许多专家认为，对于医疗事件报告系统，所有不良事件无论是否有负面结果都应向该系统报告。除了所有医疗组织工作人员应该报告以外[506]，另一种有意思的方法是，让患者和家属也有机会报告[502]。

最近，Macrae[512]和其他专家认为，"全部报告，全部捕获"方法错过了一个重要机会，即采用特定报告标准来关注某些事件，并为关键风险设定优先级。随着在组织中建立 IRS 并接收大量报告，这一点变得越来越重要。Stavropoulou 等在他们的文献综述中发现了这样一个证据——如果有明确的事件纳入标准，则 IRS 似乎更为有效[515]。

事故报告的一种新方法称为"从卓越中学习"[530]，该方法符合安全 - II 的思想（见前文）。从卓越中学习意味着，对于临床状况虽具有挑战性，但对结果很好的积极事件和出色表现进行报告分析与分析失败同样有用。

有一种风险是，某种 IRS 可能因受控于自身利益索赔和投诉而中止[9]。如果工作人员没有充分了解目标、报告内容的操作原则以及原因，就可能发生这种情况。IRS 还可被一个或几个人用作试图对其他个人或群体施加权力的手段。

报告表格应该是什么样的？通常，对事件表格进行部分标准化，以便于收集基本临床细节，同时亦可以自由文本的形式描述事件。所谓的叙事报告提供了捕获丰富内容和故事情节的机会，从而可以探究和理解导致错误的条件。为报告者提供一系列多选框，用以选择事件相关原因的 IRS 尚未证明有用[502, 506]。

传统的事件报告系统是纸质的，但技术进步使网络系统得以发展。在报告表中，应鼓励员工也为事件提出解决方案[513]。理想情况下，人员填写表格的时间不应太长[529]。将来，IRS 报告可能会使用智能手机等数字资源，让员工能够使用他们习惯的设备即时报告[507]。

机密性和匿名性。通常，报告是由直接参与事件的工作人员提交的，这些专业人员可能会有一些合理的顾虑，担心报告会对其声誉或职业绩效记录产生潜在影响。一些 IRS 完全是匿名的——无法识别患者或报告的专业人员。尽管临床事件的独特方面使其可以进行自我辨识，但匿名可以提供高水平的保护。对于组织学习而言，匿名报告的主要缺点是：分析人员无法追踪和询问更多信息以阐明报告（通常信息不完整）。

相反，其他 IRS 是机密的，但不是匿名的，这意味着报告者的身份对于系统是已知的，但应尽可能保密。理想情况下，应该提供强有力的法律保护，以防止泄露报告人的身份（有时不排除有目的的专业不当行为或犯罪行为）。通常，一旦分析团队获得了全部事件内容，就应尽可能将其标识为机密报告[9]。专家建议，机密系统也应允许匿名报告，因为能够获取报告比一无所获更为重要[502, 506]。

去标识化的报告可能很棘手。在去标识化的过程中，保留了解情况所需的关键信息和删除所有可能的标识数据二者之间的平衡并不总是那么容易。即使表面上所有客观标识符号都被删去了，但关于事件的事实组合也可能是特有的，或者说可能是固有的[531]。那些参与去标识化过程的人员也需要接受专门的培训和监督，以确保实现恰当的平衡。

患者安全行动框

为了从错误或事件中学习并系统性地改善系统和患者安全，事件报告的主要问题不应指出"谁错了"，而应指出"什么地方错了以及如何/为什么"。下一步，事件报告需要关注"谁可以做些什么防止此类事情再次发生"。

关于机密性和匿名性另一个普遍关注的问题是，如果举报事件是披露内部主管或经理，则担心会受到影响。这种担心可能会影响所报告的内容，从而产生阻碍重要信息向上层传递的"反作用过滤器"[512]。参照航空业的经典模式，IRS 由独立的安全团队操作和管理，对人员决策和绩效记录没有影响。

事件分类。IRS 的下一步是对事件进行分类，以使其更易于查找或通过内部链接找到，并可使用标准格式更轻松地比较护理提供者之间的数据[502, 506, 513]。最常用的分类框架是 WHO 重大事件框架（www.who.int/patientsafety/implementation/taxonomy/ICPS-report/en/）。

分析。应该建立一个有组织的、清晰的机制恰当地分析报告[521]。Taylor-Adams 和 Vincent 制定的"伦敦草案"是一种广泛用于分析报告事件的框架[424]。报告应由了解工作并了解事件的人员进行阐释[517]。为使医疗事故报告价值最大化，应由临床医师进行审查，或许还应与能够识别人为因素和组织系统问题的人员进行合作[532]。专家强调了由多学科和多专业组成的调查委员会对分析事件的价值[522, 533]。分析的常见结果应包括描述问题、得出结论并制订行动计划[506]。

行动。医疗事故报告的主要问题之一是"我们收集的太多而做的太少"[512]。制订改进行动计划以及改变组织方法都可能会有所帮助[521]。本地和国家报告系统有时会被大量的报告所淹没，结果是，他们常常无法为优秀且可持续的解决方案提出建议。在最坏的情况下，会产生所谓的快速修复，而这些修复本身会引发新的风险。即使一些非常好的促进学习活动，如组织安全警报、政策更新或临床新建议，也无法促进他们学习[512]。学习是一个复杂的社交和参与过程，需要人们积极反思并重新整理分享的知识、技能和实践。

除了最佳组织嵌入外，IRS 如果能与其他安全措施整合并交互使用，则其可能会尤为有效。例如，模拟团队培训项目联合 IRS 要考虑到他们的相互影响。麻醉将报告事件作为模拟场景的素材，从而使麻醉科医师的培训经验和所获得的信息与日常临床工作紧密相关。反之，模拟能够加深人们对于事情如何发生以及为什么会发生的理解，并且模拟经验能够激发参与

模拟的临床医师将来向 IRS 报告的更大兴趣。

反馈。应给予报告人及时反馈，确认报告已收到并正在处理中，以使他们不会觉得自己的报告被抛在一边[497, 504]。在报告受理过程中，应单独告知报告人下一步的措施和行动。如果报告人在报告事件后未收到反馈，并且认为事件报告既不会带来改进也不会改善患者安全，这会使其感到沮丧。已报告事件的摘要（已标识）应及时分发给工作人员[521]。现已建立了多种互补的反馈模式[507, 534]。研究人员描述了一种安全行动反馈循环。不幸的是，在许多组织中，这种反馈循环没有引起足够的重视[512, 522]，导致人们将 IRS 视为黑洞（报告不断涌现，但似乎没有有用的东西出来）。临床管理者应设法利用行动反馈信息来激励其员工[535]。

在过去 15 年中，有关 IRS 的研究主要集中在为技术支撑、报告收集表格，以及分类和分析工具搭建平台。尽管这些基础很重要，但"在接下来的 15 年中，我们必须重新集中精力，开发更加复杂的基础架构，用以调查、学习和共享……"（第 74 页）[512]。Leistikow 等认为，"过程重于结果"，意思是更多地关注医院如何从事件中学习，而较少地关注医院学到什么[511]。

报告系统的法律问题。某些法律问题会影响报告系统，尤其常见于医疗责任诉讼的司法管辖中。在某些情况下，一些类别的事件需要依法报告给当局。在美国，某种药物不良反应事件和医疗设备故障是需要依法报告的。此外，还有一些州对某些"从来不会发生的事件"启动了强制报告程序。通常，自愿性质的 IRS 运作与这些政府类型的报告系统完全不同。

在美国，各个州和联邦级别的法律能够为某些组织报告调查（诉讼中）提供各方面法律保护（庇护）。美国国会通过了《2005 年患者安全和质量改进法案》（公共法 109-41），该法案于 2009 年实施，创建了卫生与人类服务部，其授权患者安全组织（patient safety organizations，PSO）采集事件相关的机密报告并分析信息。与调查诉讼过程一样，该法案为强制性信息的发布提供了强有力的法律保护（特权）。在一些州，被授予的调查特权可为医院内部报告系统提供质量改进措施，但各州法律在此问题上差别很大。此外，质量改进保护措施在诉讼中常被质疑，是否赋予特权取决于各个案例中法官的裁决。其他国家的报告系统还采用了一些其他策略。比如在德国，国家 IRS 建立了自己的"新闻办公室"（以刊物的形式在麻醉界公布），在"新闻自由法案和权利"的保护下，诉讼中几乎不能采用报告系统的任何资料。

美国的麻醉事件报告系统。在 2011 年，美国麻醉科医师协会（ASA）下属的麻醉质量协会启动了麻醉事件报告系统（AIRS），旨在收集麻醉中重要事件报告。事件以匿名或保密的形式通过安全的网络数据收集系统进行上报。保密性报告允许 AIRS 分析人员与报告者联系，用以阐明和随访事件。美国联邦法律给予该系统法律保护，法律也就如何执行保密性制定了严格的指导方针。AIRS 定期在其主页以及 ASA Newsletter 专栏中以去标识化形式每月发表一个引人关注的病例和 AIRS 分析报告（网址：https://www.aqihq.org/casereportsandcommittee.aspx）。截至 2018 年 10 月，AIRS 自 2011 年 10 月以来每月发布一次病例分析。AIRS 建立了 4 个专业模块，用以收集某种特殊事件的数据：①涉及呼吸抑制事件的病例；②缺少必需药物（药物短缺）的病例；③在妇产科医师手术过程中或在医院产科病房发生的案例；④ 18 岁以下患者（儿科）的病例。

医疗领域应该有一个独立的事故调查组织吗？
如前所述，航空业和其他行业发生的严重事件和交通事故均由完全独立的跨学科政府安全调查员进行调查，例如，美国国家运输安全委员会（National Transportation Safety Board，NTSB；www.ntsb.gov）。大多数国家都存在类似的机构，这些机构通常在 24 h 内迅速将事故调查专家部署到配备有实验室、大量分析设施和专业总部的事故现场。几十年来，不断有建议提出建立类似 NTSB 的机构来调查医疗事故，尤其在近几年，有新的倡议提出要建立一个这样的机构[536]。直到 2017 年，该机构的复杂性与无法预知的困难（事实上，医疗领域中的不良后果远远较商业航空业更为常见）阻碍了其创建进程。在 2017 年 4 月，英国开始运营首家独立调查机构，即医疗安全调查局（Healthcare Safety Investigation Branch，HSIB；www.hsib.org.uk），尽管由卫生部资助并由 NHS 改进项目主持，但其是由经验丰富的安全调查员组成的多学科团队独立运作，该机构未来的发展将从其运作中展现所带来的成效和用途。

在不同的司法系统中，有关这种高级调查组织的可行性和可取性的辩论可能会持续很长时间。我们相信，通过快速部署和专家分析，对安全关键事件和危害的专业调查，将会带来新的洞察，并实施切实可行的、强有力的、有效的解决方案。

包括模拟在内的持续培训

一小组人员在整个围术期护理中一起工作。麻醉科医师、外科医师、护士和其他医疗专业人员必须彼此配合，以确保安全、高效地护理患者。传统意义上的团队需要长时间合作，而在手术室或 ICU 环境中团队配置是动态、频繁变化的，包含了所谓行动团队的特殊挑战（见前文"团队合作"）。行动团队成员极少一起受训，迄今为止，几乎没有人专门受训过如何为管理挑战性危急提供安全护理，例如，应用 CRM 理念（见前文"危机资源管理"）。并且，他们来自截然不同的学科和不同的教育背景，在某种程度上常将他们描述成处于竖井或部落中。工作的多样性和工作人员之间的合作使团队培训成为提高患者安全和减少医疗失误的理想工具。

后文将详细说明如何最好地学习、培训和应用 CRM 理念。针对医疗领域专业人员现代模拟团队培训的管理和模式，更多详细信息见第 7 章。

如何学习、培训和保持与危机资源管理相关的技能？ 尽管有越来越多的证据，但改善患者和系统安全的系统干预措施仅部分渗透到了医学思维和教学中。重视 CRM 的培训和行为应该成为解决麻醉安全中人为因素问题的综合方法的一部分，但却很少有机构采用这种整合的方法。Weaver 等在 2014 年发表了关于多种 MTT 的最新综述[409]，其指出各个项目讨论的目标团队合作能力相似，但课程差异很大，包括在内容、持续时间、临床医师和员工的参与频次、传授策略（授课、研讨会、模拟 / 总结汇报）、维护策略和评估工作方面。模拟的一个主要问题是似乎在一定程度上简化了课堂活动。

团队培训的两种不同方法：模拟教学还是课堂教学？ 最古老的医学 CRM 课程，即 ACRM 课程，在很大程度上依赖于高仿真模拟培训，其先向参与者介绍 CRM 原理，继而在随后情景总结中强调医疗领域的 CRM 部分。列有 15 个 CRM 关键点的口袋卡片如图 6.17 所示。

研讨会要比模拟培训简单得多，其纯粹以讨论的形式开展有关人为因素、CRM 原理、团队合作和团队沟通方面的培训。有一些团队培训项目（包括 MedTeams、MTM 和 DOM）仅仅依靠课堂教学、培训讲座，小组练习、角色扮演、讨论以及视频分析等方法。

鉴于这些培训项目的不同理念，以及高仿真模拟的高成本、高人力付出以及每个模拟课程参与者数量较少，引发了一个问题：与课堂教学相比，是否需要模拟 CRM 培训？并且，他们是否同样有效？只有少数研究调查了课堂团队培训与模拟项目的有效性[537]。

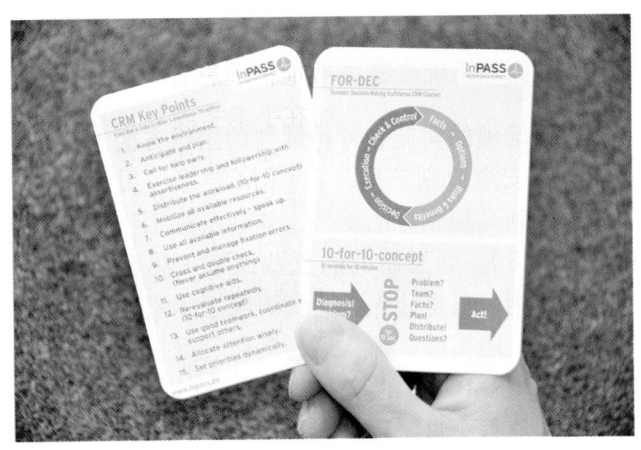

图 6.17　危机资源管理（CRM）口袋卡。卡片的一面显示了 Rall 和 Gaba 提出的 15 条 CRM 要素，卡的另一面显示两个图形。其中一个图形显示一种称为 "FOR DEC" 的工具，用以规范决策和避免固有错误，该工具源自航空业。另一个图形显示 "10 s 为 10 min" 原则的理念，提醒您在适当的时候花必要的时间组织团队。卡片既方便又袖珍，可在工作中随身携带，以备提醒，也可在部门内分发，以作提醒、获益或倍增工具。在作者的 CRM 课程或模拟培训课程中，向每个参与者分发 CRM 口袋卡（Photograph by M. Rall.）

Weaver 的综述摘要报告，两者在学习者反应、知识或技能、临床实践以及患者预后方面有着相似的积极影响[409]。Riley 等比较了三家不同医院的围产期工作区域：一个参加了教学团队培训计划，一个参加了现场模拟项目，另一个作为对照组[538]。结果表明，与教学组（降低 1%）和对照组（增加 43%）相比，在参与现场模拟项目的一组，患者损伤降低幅度显著增大（降低了 37%）。从前文介绍的退伍军人事务部（VA）MTT 计划的实施中获得的经验教训还表明，模拟是 CRM 团队培训干预措施的重要组成部分[414]。

与航空业的 CRM 培训课程相似，课堂教学方法相当于联邦航空局（Federal Aviation Agency，FAA）所说的第一阶段（认知），而模拟培训方法相当于第二阶段（实践技能和反馈），然后是第三阶段的保持（反复培训）。这与 Salas 等的团队合作培训的综合方法相一致。

这种教学方法提出了成人教育所需的三个要素：①传达关于团队合作的知识；②培养团队合作技能；③提高团队合作的积极态度[539-540]。Gaba 在关于问题点对点的讨论中写道，"模拟为团队合作培训增加了什么"[541]，下文指出了基于模拟的 CRM 培训的优点：

> "培训讲座可以讲授知识并影响态度，但要充分提高技能并改变态度，体验式培训（如基于模拟的培训）可能是最有效的。因此，鉴于主题的复杂性，可能有必要采用多种方法来将学习最优化，并转移到实际的患者护理中。"

Pratt 和 Sachs 质疑这种观点，认为在实际的患者护理期间和之后，课堂教学和临床医师的密集指导已取代了相当复杂且成本高昂的模拟方法[542]。一种新型教学方法运用 CRM 教学理念，在屏幕上交互式虚拟仿真经典的临床情境[543-544]。尽管虚拟仿真实现了灵活性、经济高效和非同步学习，但没有实际的团队干预，这种虚拟教学的作用和有效性需要进一步评估。

Gaba 继续上述讨论：

> "此外，很可能没有单一的课程或练习能够永久改变这种复杂的行为，只有长期的反复培训和实践，再加上在实际工作环境中扎实地强化原则和技能的结合，才有可能开发新的、最佳团队合作模式，并将这些模式深入植根于工作文化中。"[541]

联合课堂培训和模拟培训各自的好方法用以获得最佳 CRM 团队培训经验似乎是合理的。遵循航空 CRM 课程经典的第一阶段（认知）和第二阶段（实践技能和反馈），越来越多与 CRM 相关的组织或部门干预措施正在实施，即 ACRM 课程、TeamSTEPPS、VA CTT 和若干 CRM 实施研究。首先，员工参加研讨会形式的 CRM 干预措施，以了解理念并建立认知。然后在课堂介绍之后或课堂介绍期间使用模拟培训，用于在实际医疗案例情境中应用理论知识，并获得反馈或更新知识，以便随着时间的推移获得可持续性成长。第 7 章提供了模拟培训方法的更多详细信息。在《麻醉学危机管理》第 2 版中，详细介绍了有关 ACRM 的不同教学方式（基于模拟和基于课堂）[14]。

我们认为，要在常规和紧急情况下践行 CRM 技能，除其他事项外，还需要在现实的模拟情境中接受具有挑战性的临床状况，继而由胜任的指导老师带领进行详细的小组总结汇报，以分析所发生的情况。如第 7 章所述，此类以 CRM 为导向的模拟培训可在专用的模拟中心进行，也可在实际工作环境中进行就地模拟培训。许多模拟中心提供 "移动模拟培训"，即模拟培训团队将模拟人和模拟设备带到另一个机构，用以培训机构里没有模拟人和相关指导老师的员工。另一种方法是，将一些临床医师分派到其中一项 CRM 模拟团队培训的讲师课程中，以培养一些自己的临床医师开展 CRM 模拟团队培训。尽管有许多这样的课程，但在美国，三家最著名的讲师培训地点分别是波士顿的 "医学模拟中心"、斯坦福医学院的 "沉浸式和基于模拟的学习中心"，以及匹兹堡大学的 "WISER"。在欧洲，还有 InPASS InFacT 讲师课程（由 Rall 负责）、DIMS 开设的讲师课程（由 Dieckmann 负责），以及 EuSiM 讲师课程。

选择培训课程时，重要的是要了解模拟是一项技能，而不是技术。其采用多种模式：从非技术模式（例如，口头模拟、角色扮演）到简单的技能训练模式，再到完全由计算机控制的人体模型；从训练学生到训练专业团队，从相当简单的人体模型培训场景到复杂的紧急场景设计。每种培训模式都需要不同数量的人力、物力和成本，但无论在何种情况下，至关重要的是模拟指导老师在课程中、场景准备、场景执行以及总结汇报中的专长（见第 7 章）。为了成功使用模拟，需要对模拟指导老师进行专门的 CRM 岗前培训（见第 x 章），需要设置模拟培训的学习目标（见第 x 章），并满足各个阶段学习人群的需求（见第 x 章）。此外，为了使模拟有效，需要将其整合到组织的战略理念中，以促进人员将学到的思维和技能转化到临床实践中。

团队培训效果的增强和可持续性。随着时间的推移，团队培训效果的可持续性是科学家和从业人员能力提升中的普遍问题。许多团队培训的早期评估均将随访评估限制在培训后的 6 个月或更短时间内[409]。我们发现，基于模拟的 CRM 干预后的积极反应可以持续到培训后的 6 个月[347]。Patterson 在培训后 8～10 个月的随访中发现，团队合作知识获得保留[242]。在检查 VA 团队培训项目实施情况的研究中，结果表明，在实施后 11 个月内对团队合作氛围的认知有了显著改善[545]，在培训后 1 年统计学上显著降低了手术死亡率[42]。这些数字与 Armour 等的发现相仿，他们表示训练后 1 年收益将会下降[397]。

现已投入大量工作来测试临床技能（例如复苏或插管技能）的最佳复训间隔，而了解团队合作能力的最佳复训间隔所做的工作相对较少。Moffatt 等在初次培训后的 2 年提供了一次复训[41]。VA CTT 项目在初次培训课程结束后的 1 年内要进行强制性复训，这正是考虑到复训"在项目中对于加强 CRM 关键理念至关重要"[546]。但此项目未提及 1 年后的进一步培训频次。根据文献研究结果，并且参照航空业 CRM 课程（第三阶段：反复复训），CRM 团队培训的复训间隔时间为 1 年似乎是合理的，但是我们不知道有哪个机构可以经常性地为有经验的临床医师提供全天候的课程。

重要的是，不要认为模拟培训只需一次或偶尔一次，而是要将其视为伴随整个职业生涯的一系列培训活动。模拟培训有时可在专用的模拟中心或在医院模拟区域进行，有时可能直接在患者接受治疗和护理的地方进行[547]。如果联合应用这些模拟活动，显然会

不断改进个人和团队的技能、知识、态度和行为，以及系统探测和系统改进。

团队培训的实施和可持续性的组织方面。与几乎所有患者安全原则一样，将 CRM 要素应用于患者护理必须得到高层领导的支持，并在实际工作环境中强化（图 6.18）。如果研究的这些原则（甚至在模拟中实践的原则）只是让人感受到真实手术室的压力和文化，而不可能实施，那么这样的研究毫无用处。事实证明，将 CRM 要素的基本理念充分整合到临床实践的结构和流程中是一项重大挑战。联合委员会质量与患者安全杂志在 2009 年概述了成功开展团队培训的几个关键因素[539]，简要叙述如下：

- 使团队培训目标与安全目标和组织目标保持一致。
- 为团队培训计划提供组织支持。
- 让一线护理负责人加入。
- 为团队培训提供培训地点和受训人员。
- 确定所需的资源和时间投入并确保其可用性。
- 在工作中广泛运用培训过的团队合作技能。
- 评估团队培训项目的有效性。

框 6.13 显示的特征是已被证明的成功的团队培训干预。

持续优化与安全相关的结构和流程

HRO 试图不断改变他们的工作方式以提高安全

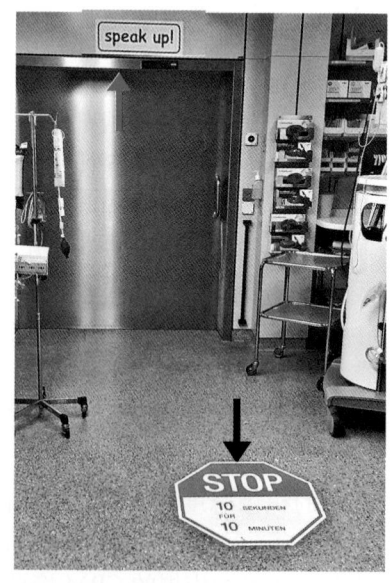

图 6.18　"说出来"和"停止！10 s 为 10 min"的组织整合示例。该照片显示了瑞士苏黎世大学医院创伤室门上方带有"说出来"字样的薄板标识（蓝色箭头）和在地板上（黑色箭头）带有"停止！10 s 为 10 min"的薄板标识。放置这些标识是为了提醒临床团队使用安全工具，同时表明对于患者安全问题，组织所付出的努力和支持（Photos published with permission of University Hospital Zurich［USZ］, Center for Simulation［Chair：M. Kolbe］）

框 6.13　成功团队培训的特征

研究[5, 41-42, 414, 546, 562]评估了 CRM 团队培训项目实施的积极影响并取得了成功，以下展示或部分展示了实施和培训过程的特征：

准备和实施
- 评估合作和标准化的措施（2 个月），然后基于个人组织制订实施计划（1 个月）
- 任命由医院医疗和护理领导层组成的"领导委员会"
- 创建领导层支持，并吸引部门团队参与计划和准备

开始
- 行政培训：对领导小组的强化培训，例如，首席执行官、财务总监、院长、首席医疗官、首席质量官、部门主管、部门负责人（2 天）
- 行政培训：高管和高层领导、董事会成员以及围术期部门领导参加所有围术期医师和员工参与的同一 CRM 培训
- 员工培训：为所有参与干预的医师和护士提供强制性 CRM 培训课程。一些项目最初是从自愿开始的（"试点"）
- 互动式培训和跨专业团队的培训
- 小组培训（每组 15 名参与者）并有足够的时间进行讲座和互动式培训（2 天，每天 9 小时[5]；1 天[42]；4 h[41]）
- 引入 CRM 进行整体培训（所有部门人员都在短时间内，即 2 ～ 3 个月内参加培训）
- 由 CRM 胜任的、经验丰富的指导老师提供团队培训，点对点的交流是有帮助的
- 对于互动式培训，培训老师和参与者的适宜比例是 2∶15
- 培训联合应用讲座和互动式培训（即研讨会、讨论等）
- 尽可能减少干扰（即没有值班呼叫、没有寻呼机等）。甚至必须关闭手术室进行培训课程
- 根据组织 / 部门需求量身订制培训

保持
- 创建由一线临床医师组成的 CRM 工作组，不时向 CRM 提供建议（发帖子、公告、在晨会和员工会议期间常常提及 CRM 等），将 CRM 转化为组织需求（专业所有），并组织若干 CRM 活动（即"CRM 周"、复习讲座、CRM"奖励"等）
- CRM 作为年度个人评估的一部分
- 提名部门"冠军"奖
- 指导和监管部门的绩效结果（即超过 12 个月）或提供"后续支持"
- 对所有新员工进行强制性团队培训
- 强制性"实践培训"（即基于 CRM 的模拟团队培训）
- 强制性"再次培训"（在首次培训的 1 年后，在首次培训的 2 年后没有强制）
- 领导委员会持续每月召开一次会议，用以监管培训进展情况
- 启动"培训指导老师项目"，以培养医院自身的 CRM 推动者，并将 CRM 培训和实施内部化

性，包括组织结构、工作部门（有时称为微系统）、团队以及常规的护理流程和方案。有时（但并非总是如此）这些改进同样可以提高效率。鉴于权宜之策只能一次性救治一位患者，因此，对于做出持续性改进至关重要的是解决日常的工作流程，以及为异常或危机状况做好准备。

为了在患者安全方面不断优化结构和流程，重要的是要保持安全文化（见前文），只有这样，一线员工才能够有意愿并能够积极做出贡献。此外，在谈论优化与安全相关的结构和流程时，重要的是确定并形成结构化的方法传递重要的安全信息和主题，例如从 IRS（见前文）和团队培训活动（见前文）到负责结构改进的人员。

诚然，有许多不同的方法优化结构和流程。例如，出发点，既可以是前面提及的增加巡视次数[479]，也可以将常规和非常规事件后的总结汇报作为形成性评估来弥补绩效漏洞[548]。

在许多地方，优化结构和流程取决于医疗质量和风险管理人员。然而，我们已经观察到钝端工作人员所优化的内容与尖端工作人员所认可并执行的内容之间存在差异[549]。为了应对这一挑战，基于其他专家观点，作者认为重要的是：

- 重视安全文化的四个主要要素，以最为平衡的方式组织学习（IRS）、团队培训和优化结构和流程。
- 与临床团队共同增进、优化结构和流程，并密切合作（参与开发以用户为中心的迭代设计）。
- 系统性引进并实施新的结构和流程，利用一切可以利用的时间高效运作，而不要盲目开展。为了先确定新流程将如何以及在何处参与并影响其他活动，可能需要改进管理，而这些信息最好来自与临床人员及其管理者的讨论。
- 调整流程和结构，在人为因素管理中发现问题。有时，需要改进工作环境或设备，并使其适应人员绩效的实际情况，不要本末倒置。

鉴于几乎不可能同时践行或加强 HRO 的四个主要要素，重要的是要逐步进行并平衡各个要素之间的侧重点。建立安全文化是最重要的目标之一，因为该要素与其他要素的成功紧密地交织在一起。然而，在组织内部，对人员绩效和患者安全的关注重点在于优化结构和流程以及 IRS。同时，组织应继续对其医务人员进行有关人员绩效和患者安全方面的培训，但要面临以下三个挑战：

- **在所有结构和流程被优化之前，一线人员做什么？** 发展强大而安全的结构和流程不可能一蹴而就，许多过程和结构都需要优化。在此过程中，临床团队继续日复一日地治疗患者，即使在过时的结构和流程下，他们也需要磨练自己的技能。
- **即使进行了改进，也没有完善的系统和流程。** 即使优化过的流程和结构也存在隐患，临床团队将始终需要弥补这些隐患和安全漏洞。只有个人和团队共同学习和培训如何操作，他们才能安全进行——本质上"人为创造安全"（第 267 页）[9]。

■ **在任何结构或流程的最后，总是站着一个人。**
无论结构和流程是否优化，在可预见的将来，专业人员都将处于患者护理的"尖端"，执行这些流程和程序，并有意或无意地更改或绕过这些流程和程序。因此，专业人员需要了解并能够使用所有相关的安全策略。鉴于这些专业人员的确是防止灾难发生的最后屏障，每个专业人员都应成为 HRO 的理想典范，同时，提高工作弹性和灵活性（见前文）。

一线员工自身的行为、承诺和参与是将组织意图转化为实践的关键。我们的经验是，将侧重于人员绩效要素和患者安全的 CRM 模拟团队培训（临床行为和临床相关性）作为一个较好的切入点，从而让临床人员了解并接受组织改进。

更大的蓝图：美国国家和国际层面的患者安全努力

患者安全里程碑和活动

麻醉学领域引以为傲的观点是，患者安全是临床医师做好工作的"副产品"。然而，患者安全本身就值得研究、寻求并为之不懈努力。这在很大程度上要归功于 Jeffrey B. Cooper（麻省总医院）和 Ellison C.（Jeep）Pierce, Jr.（曾任 ASA 主席），他们创建了患者安全委员会。Jeff、Jeep 和其他一些志同道合的创新者创建了麻醉患者安全基金会。这些发展被认为是患者安全事业的奠基性里程碑，并为世界各地医疗领域各方面类似组织的进一步发展提供了灵感。

部分通过此类患者安全组织的努力，医学界越来越开放，更加认真地审视医疗人员绩效、错误和负面结果。自 20 世纪 90 年代以来，许多具有里程碑意义的出版物和活动都涉及患者安全和减少错误的组织方面[9, 11, 174, 434, 550-552]。

尽管麻醉学内外的许多学者多年来一直致力于解决患者安全问题，但 1999 年 IOM 的报告《是人都会犯错》（*To Err Is Human*）[174] 的发表在美国唤起了人们对患者安全问题的广泛关注。该报告汇总了主要文献，指出"每年都有成千上万的人死于护理失误，成千上万的人遭受或无法逃脱非致命伤害，而真正的高质量护理体系能够在很大程度上预防其发生"。2001 年 IOM 医疗质量委员会的后续报告题为《跨越质量鸿沟：21 世纪的新医疗体系》[434]，采用了系统化方法改善整个医疗系统。该报告指出，"我们现有的医疗与我们应该达到的医疗之间隔着的不是一条缝隙，而是一道鸿沟。"因为现有医疗系统伤害不断，常常无法体现其潜在的益处。报告总结道："现有的医疗体系无法做到患者安全这项工作，更加努力尝试也不会有结果，但改变医疗体系将能够做到。"

有关患者安全的其他各种努力包括 IHI 发起的"100 000 条生命运动"（2004 年）；世界卫生组织患者安全项目（2004 年）；加强患者安全的 TeamSTEPPS 项目（2005 年发起，2013 年修订）；《患者安全和质量改进法案》建立了自愿性质 IRS，并为报告中的患者安全信息提供特权和机密性保护；引进世界卫生组织手术安全核查表（2008 年）；世界卫生组织患者安全课程（2011 年）。

在 IOM 报告《是人都会犯错》发表 15 年后，美国国家患者安全基金会（National Patient Safety Foundation, NPSF）在 2015 年召集了一个专家小组来评估患者安全领域的状况，并为接下来 15 年的工作奠定基础。其建议[471] 包括：建立整体的系统方法和安全文化，呼吁政府、监管机构、医疗人员等采取行动，将患者安全学以及实施放在更加优先的位置。欧洲麻醉学委员会和欧洲麻醉学学会在 2010 年发布的《赫尔辛基麻醉学患者安全宣言》[553] 强调了麻醉学在促进欧洲围术期安全护理中的作用[371]。

从事患者安全的机构

在过去 20 年中，已经建立了一些政府和非政府的患者安全机构，包括美国国家患者安全基金会（NPSF）、医疗研究与质量局（AHRQ）和美国的 IHI，英格兰国家患者安全局（the National Patient Safety Agency, NPSA），加拿大患者安全研究所（the Canadian Patient Safety Institute, CPSI），还有很多。

提高患者安全意识

在 2003 年，NPSF 启动了每年开展一次的患者安全意识周，强调了患者安全的不同主题。2 年后，也就是 2005 年，WHO 发起了每年一次的患者安全日活动，以提高人们对患者安全的认知。

医疗专业人员的患者安全认证教育

NPSF 设立了患者安全专业认证（the Certified Professional in Patient Safety, CPPS）证书，用以建立该领域的核心标准和基准测试，并为想获得患者安全专业认证的人员设定了应达到的熟练程度。截至 2018 年，已有 2000 多名专业人员获得了 CPPS 证书。他们包括医师、护士、药剂师、患者安全专业人员、质量和风险管理专业人员、医疗保健主管、非临床医疗保健专业人员以及在美国和其他 9 个国家 / 地区具有必需背景的其他人员。认证的内容涵盖以下五个关键要素：安全文化、领导力、患者安全风险和解决方案、衡量和改善绩效以及系统思考和设计 / 人为因素。VA 国家患者安全中心与 VA 大学附属学院办公室合作，给予为期一年的患者安全研究基金，用以提供患者安全实践和领导力方面的深入教育。

患者安全项目收益的美国国内和国际评估

在过去几年中，患者安全举措越来越关注经济和效率问题。两项主要报告显示了患者安全项目的成本收益：① AHRQ 在 2016 年提供的报告显示了 2010 年至 2015 年国家为提高医疗安全所付出努力的中期数据 [44, 554]，报告显示医院获得性疾病自 2010 年以来持续下降，死亡人数大幅减少，节省大量资金。②国际经济合作与发展组织于 2017 年发布了患者安全经济学报告 [472]，该报告估计患者伤害是全球疾病负担的第 14 位主要原因，其结果造成患者、医疗系统和社会的巨大成本。这些重要信息强调了领导力和建立积极的安全文化所发挥的重要作用。类似经济上的成功，但组织层面的成功直到 2017 年才被 Moffatt-Bruce 等在学院医疗中心研究中证明 [41]。

为了患者安全的患者

此外，支持患者参与作为安全护理的重要组成部分得到了越来越多的关注。世界卫生组织启动了"为了患者安全的患者"安全项目，并为患者提供了几种工具包。例如，在加拿大、澳大利亚和美国已经启动了一些项目，其遵循的理念是患者应将额外的精力投入到安全流程中 [555-557]。如果患者得到医务人员的授权和支持，他们更有可能参与其中并大声说出来。因此，成功制订患者授权策略需要医务人员了解其获益，继而给予全力支持。

结论与展望

对于每位麻醉科医师而言，避免错误以及避免对患者的伤害至关重要。这既是为了患者安全，也是为了专业人员的心理健康（专业人员常常作为患者伤害的第二受害者）。在护理过程中，临床知识和技能并不足以伤害任何患者。本章概述了麻醉专业人员绩效问题的重要性。从本章可以了解到，个人、团队和系统绩效面临众多挑战，这些挑战可能会减弱实现安全和优质护理的能力。了解和讲授这些是解决这类问题的第一步。需要将模拟作为重要组成部分进行反复培训和实践，无论模拟是成功还是失败，之后都需进行组织学习，并需要持续培养和改进安全文化。正如 Liam Donaldson 于 2004 年在华盛顿举行的患者安全联盟会议上所说："是人都会犯错，但掩盖不可原谅，不从中学习也不可原谅。"

麻醉科医师可以并且应该与手术、护理及其他方面的合作伙伴进行合作但麻醉科医师终将需要承担责任，以确保我们作为个人、我们所工作的团队以及我们的工作场所，随时提供最佳治疗。

在过去 30 年中，患者安全已得到极大的推动。尽管取得了许多成就，但仍有许多问题需要合理地解决，部分原因在于其根源是医疗领域组织方式的基础层面。即使是患者安全领域的先驱国家，也仍然在努力。但在发展中国家和资源匮乏的环境下，患者安全的基本方面都亟待解决。无论资源如何，患者安全都是一场永无止境的战斗，正如 Charles Vincent 所说："医疗安全是一个不断变化的目标 [558]。"

包括我们（作者）在内的医学界众多患者安全先驱者均认为，本章中所提及的许多问题将是未来 10 年的主题。如今，随着我们当中的许多人进入了患者安全旅程的第四个 10 年，我们知道这条路永无止境……

我们都将继续前进。

致谢

作者、出版商和 Marcus Rall 博士、David M. Gaba 以及 Peter Dieckmann 感谢 Steven K. Howard 博士在上一版中对本章的贡献，其是本章的基础。

参考文献

1. Valentin A, et al. *BMJ*. 2009;338:b814.
2. Pronovost P, et al. *N Engl J Med*. 2006;355(26):2725–2732.
3. Lipshutz AKM, et al. *BMC Anesthesiology*. 2015;15:93.
4. Steyrer J, et al. *Health Care Manage Rev*. 2013;38(4):306–316.
5. Haerkens MH, et al. *Acta anaesthesiol Scand*. 2015;59(10):1319–1329.
6. Hunziker S, et al. *J Emerg Trauma Shock*. 2010;3(4):389–394.
7. Niles D, et al. *Resuscitation*. 2009;80(8):909–912.
8. Reader TW, et al. *Crit Care Med*. 2009;37(5):1787–1793.
9. Vincent C. *Patient Safety*. 2nd ed. Edinburgh: Wiley-Blackwell & BMJ Books; 2010.
10. Vincent C, Amalberti R. *Safer Healthcare. Strategies for the Real World*. Heidelberg, Germany: Springer; 2016.
11. Flin R, et al. *Safety at the Sharp End: A Guide to Nontechnical Skills*. Farnham, UK: Ashgate; 2008.
12. Leveson NG, et al. *Engineering a Safer World: Systems Thinking Applied to Safety*. Cambridge, Massachusetts & London, England: The MIT Press; 2016 (Reprint).

13. St Pierre M, et al. *Crisis Management in Acute Care Settings: Human Factors and Team Psychology in a High Stakes Environment*. New York: Springer; 2008.
14. Gaba DM, et al. *Crisis Management in Anesthesiology*. 2nd ed. Elsevier; 2014.
15. Carayon P, et al. *BMJ Qual Saf*. 2014;23(3):196–205.
16. Weinger MB, Englund CE. *Anesthesiology*. 1990;73(5):995–1021.
17. Raghavendra Rao RS. *Ind j anaesth*. 2016;60(5):306–311.
18. Decker Bauer. *Min Inv Ther Allied Tech*. 2003;12(6):268–277.
19. Loeb RG, et al. In: Erenwerth J, Eisenkraft JB, Berry J, eds. *Anesthesia Equipment: Principles and Applicaitons*. 2nd ed. Philadelphia, PA: Saunders; 2013:485–509.
20. Davis M, et al. *J Peri Prac*. 2016;26(12):274–280.
21. Cooper L, Nossaman B. *Intl Anesth Clin*. 2013;51(1):1–12.
22. Merry AF, et al. *Best Prac ResClinAnaesth*. 2011;25(2):145–159.
23. Merry AF, Anderson BJ. *Paediatr Anaesth*. 2011;21(7):743–753.
24. Jensen LS, et al. *Anaesthesia*. 2004;59(5):493-504.
25. Orser BA, et al. *Can J Anaesth*. 2013;60(2):127–135.
26. Glavin RJ. *Br J Anaesth*. 2010;105(1):76–82.
27. Prabhakar A, et al. *J Med Prac Mgmt*. 2015;30(6 Spec No):41–43.
28. World Health Organization (WHO). 2007;Volume 1. http://www.who.int/patientsafety/solutions/patientsafety/PS-Solution1.pdf. Accessed August 13, 2018.
29. World Health Organization (WHO). 2007;Volume 1. http://www.who.int/patientsafety/solutions/patientsafety/PS-Solution7.pdf. Accessed August 21, 2018.
30. Dolan SA, et al. *Am J Inf Cont*. 2013;41(11):1077–1082.
31. Gariel C, et al. *Br J Anaesth*. 2018;120(3):563–570.
32. Mauger B, et al. *Am J Inf Cont*. 2014;42(suppl 10):S274–283.
33. Nanji KC, et al. *Anesthesiology*. 2016;124(1):25–34.
34. Rothschild JM, et al. *Crit Care Med*. 2005;33(8):1694–1700.
35. Wahr JA, et al. *Br J Anaesth*. 2017;118(1):32–43.
36. Zimlichman E, et al. *JAMAInt Med*. 2013;173(22):2039–2046.
37. Cooper JB, et al. *Qual Saf Hlth Care*. 2002;11(3):277–282.
38. Williamson JA, et al. *Anaesth Intensive Care*. 1993;21(5):678–683.
39. Wu AW. *BMJ*. 2000;320(7237):726–727.
40. Cooper JB, Gaba D. *Anesthesiology*. 2002;97(6):1335–1337.
41. Moffatt-Bruce SD, et al. *Am J Med Qual*. 2017;32(1):5–11.
42. Neily J, et al. *JAMA*. 2010;304(15):1693–1700.
43. Schwartz ME, et al. *J Hlth Risk Mgmt*. 2018;38(1):17–37.
44. *Efforts To Improve Patient Safety Result in 1.3 Million Fewer Patient Harms.* ; 2014. http://www.ahrq.gov/professionals/quality-patient-safety/pfp/interimhacrate2013.html
45. Orasanu J, Connolly T. In: Klein GA, Calderwood R, eds. *Decision Making in Action: Models and Methods*. Norwood, NJ: Ablex Publishing Gorp.; 1993.
46. Gaba DM, et al. *Anesthesiology*. 1987;66(5):670–676.
47. Banja J. *Bus Horiz*. 2010;53(2):139.
48. Odom-Forren J. *J Peri Anesth Nrsg*. 2011;26(3):216–219.
49. Prielipp RC, et al. *Anesth Analg*. 2010;110(5):1499–1502.
50. Price MR, Williams TC. *J Pat Saf*. 2018;14(1):1–2.
51. Engelmann C, et al. *Langenbeck's Arch Surg*. 2017;402(1):187–190.
52. Nurok M, et al. *Pat Saf Surg*. 2015;9(1):34.
53. Eichhorn JH. *Can J Anaesth*. 2013;60(2):111–118.
54. Perrow C. *Normal Accidents: Living with High-Risk Technologies*. New York, US: Princton University Press; 1984.
55. Kirsner K, Biddle C. *Int J Law Hlth Eth*. 2012;8(1).
56. Gaba DM, et al. *Anesthesiology*. 1994;81(2):488–500.
57. *Production Pressures*. Agency for Healthcare Research and Quality (AHRQ); 2007. https://psnet.ahrq.gov/webmm/case/150.
58. Hollnagel E. *The ETTO Principle : Efficiency-Thoroughness Trade-Off. Why Things that go Right Sometimes go Wrong*. Burlington, VT: Ashgate Publishing Company; 2009.
59. Reason JT. *Human Error*. Cambridge: Cambridge University Press; 1990.
60. Riem N, et al. *Br J Anaesth*. 2012;109(5):723–728.
61. Stiegler MP, et al. *Br J Anaesth*. 2012;108(2):229–235.
62. Cognitive biases in health care. *The Joint Commission*. 2016. https://www.jointcommission.org/assets/1/23/Quick_Safety_Issue_28_2016.pdf
63. Phipps D, et al. *Br J Anaesth*. 2008;100(3):333–343.
64. Manser T, et al. *Ergonomics*. 2007;50(2):246–260.
65. Slagle JM, Weinger MB. *Anesthesiology*. 2009;110(2):275–283.
66. Weinger MB, et al. *J Clin Anesth*. 2000;12(4):273–282.
67. Weinger MB, et al. *Anesthesiology*. 1997;87(1):144–155.
68. Slagle JM, et al. *Anesthesiology*. 2018;128(1):44–54.
69. Mackenzie CF, et al. *J Clin Monitor*. 1995;11(5):335–341.
70. Xiao Y, et al. *Hum Factors*. 1996;38(4):636–645.
71. Friedman Z, et al. *Reg Anesth Pain Med*. 2006;31(4):304–310.
72. Weinger MB, et al. *Qual Saf Health Care*. 2004;13(2):136–144.
73. Lindekaer AL, et al. *Acta Anaesth Scan*. 1997;41(10):1280–1284.
74. Jacobsen J, et al. *Acta Anaesth Scan*. 2001;45(3):315–319.
75. Weinger MB, et al. *Anesthesiology*. 2017;127(3):475–489.
76. Byrne AJ, Jones JG. *Br J Anaesth*. 1997;78(5):553–556.
77. Manser T, et al. *Anesth Analg*. 2009;108(5):1606–1615.
78. Howard SK, et al. *Anesthesiology*. 2003;98(6):1345–1355.
79. Marshall SD, et al. *Anaesthesia*. 2016;71(4):389–404.
80. Burtscher MJ, et al. *Hum Factors*. 2010;52(2):282–294.
81. Manser T. *Acta Anaesth Scan*. 2009;53(2):143–151.
82. Wacker J, Kolbe M. *TrendsAnaesth Crit Care*. 2014;4(6):200–205.
83. Lingard L, et al. *Qual Saf Health Care*. 2004;13(5):330–334.
84. Künzle B, et al. *Qual Saf Hlth Care*. 2010;19(6):e46-e46.
85. Künzle B, et al. *Euro J Work Organiz Psych*. 2010;19(5):505–531.
86. Cook RI, Woods DD. *Human Factors*. 1996;38(4):593–613.
87. Cook RI, Woods DD. *J Clin Anaesth*. 1996;8(suppl 3):29s–37s.
88. Loeb RG. *Anesthesiology*. 1994;80(3):527–533.
89. Manser T, Wehner T. *Analysing Action Sequences: Variations in Action Density in the Administration of Anaesthesia*. vol. 4. ; 2002.
90. Weinger MB, et al. *Anesthesiology*. 1994;80(1):77–92.
91. Weinger M, Slagle J. *J Am Med Inform Assoc*. 2002;9(suppl 6):S58–S63.
92. Weinger MB, et al. *Anesth Analg*. 2004;98(5):1419–1425.
93. Byrne AJ, et al. *Br J Anaesth*. 2010;105(6):767–771.
94. Gaba DM, Lee T. *Anesth Analg*. 1990;71(4):354–361.
95. Pape TM, Dingman SK. *Plastic Surg Nrsg*. 2011;31(2):49–56.
96. Campbell G, et al. *Br J Anaesth*. 2012;109(5):707–715.
97. Schulz CM, Schneider E, et al. *Br J Anaesth*. 2011;106(6):807–813.
98. Betza SM, et al. *Proceedings of the Human Factors and Ergonomics Society Annual Meeting*. 2016;60(1):608–612.
99. Smith AF, et al. *Anaesthesia*. 2003;58(11):1070–1078.
100. Broom MA, et al. *Anaesthesia*. 2011;66(3):175–179.
101. Cooper JB, et al. *Anesthesiology*. 1984;60(1):34–42.
102. Marcus R. *Paediatr Anaesth*. 2006;16(3):242–250.
103. American Society of Anesthesiologists. Standards and Guidelines: 2008 ASA Recommendations for Pre Anesthesia Checkout. https://www.asahq.org/resources/clinical-information/2008-asa-recommendations-for-pre-anesthesia-checkout. Accessed November 16, 2018.
104. Feldman JM, et al. *APSF Newsletter*. 2008;23(1):6–7.
105. Association of Anaesthetists of Great Britain and Ireland (AAGBI). *Anaesthesia*. 2012;67(6):660–668.
106. Australian and New Zealand College of Anaesthetists (ANZCA). *Guidelines on Checking Anaesthesia Delivery Systems*; 2014. http://www.anzca.edu.au/documents/ps31-2014-guidelines-on-checking-anaesthesia-deliv.pdf
107. Merchant R, et al. *Can J Anaesth*. 2016;63(1):86–112.
108. Gaba DM. *Dynamic Decision-Making in Anesthesiology: Cognitive Models and Training Approaches*. Berlin, Heidelberg: 1992.
109. Gaba DM. *Intl Anesth Cin*. 1989;27(3):137–147.
110. Gaba DM, et al. *Hum Factors*. 1995;37(1):20–31.
111. Xiao Y, et al. *Incident Evolution And Task Demands: An Analysis And A Field Study Of 'Going Sour' Incidents*. vol. 36. ; 1995.
112. Norman DA. *Psychol Rev*. 1981;88(1):1–15.
113. Rasmussen J. *IEEE Trans Syst, Man, and Cybernetics*. 1983;SMC-13(3):257–266.
114. Klein GA. *Adv Man Machine Sys Res*. 1989;5:47–92.
115. Reason J, et al. *Generic Error-Modeling System (GEMS): A Cognitive Framework for Locating Common Human Error Forms*. Chichester, UK: Wiley; 1987.
116. Klemola UM, Norros L. *Med Educ*. 1997;31(6):449–456.
117. Hall KH. *Med Educ*. 2002;36(3):216–224.
118. Sarter NB, Woods DD. *Intl J Aviation Psych*. 1991;1(1):45–57.
119. Hartman BO, Secrist GE. *Aviat Space Environ Med*. 1991;62(11):1084–1089.
120. Tversky A, Kahneman D. *J Science*. 1974;185(4157):1124–1131.
121. Stiegler MP, Tung A. *Anesthesiology*. 2014;120(1):204–217.
122. Cook RI, et al. *Human Performance in Anesthesia: A Corpus of Cases*. Columbus, Ohio: Cognitive Systems Engineering Laboratory Report, prepared for Anesthesia Patient Safety Foundation; 1991.
123. Reason JT, et al. *Qual Health Care*. 2001;10(suppl 2):ii21–25.
124. Klein GA. In: Orasanu J, Calderwood R, Zsambok CE, eds. *Decision Making in Action: Models and Methods*. Norwood: Ablex Publishing Corporation; 1993:138–147.
125. Schwid HA, O'Donnell D. *Anesthesiology*. 1992;76(4):495–501.
126. DeAnda A, Gaba DM. *Anesth Analg*. 1991;72(3):308–315.
127. Howard SK, et al. *Aviat Space Environ Med*. 1992;63(9):763–770.
128. Gaba DM. *Anesthesiology*. 1992;76(4):491–494.

129. Wacker J, Staender S. *Curr Opin Anaesth*. 2014;27(6):649–656.
130. Stone M, et al. *Memory (Hove, England)*. 2001;9(3):165–176.
131. Dodhia RM, Dismukes RK. *Appl Cogn Psych*. 2009;23(1):73–89.
132. Dieckmann P, et al. *Ergonomics*. 2006;49(5-6):526–543.
133. Dismukes RK. *Curr Dir Psych Sci*. 2012;21(4):215–220.
134. Glavin RJ. *Best Prac Res Clin Anaesth*. 2011;25(2):193–206.
135. Schulz CM, et al. *Anesthesiology*. 2013;118(3):729–742.
136. Schulz CM, et al. *BMC Anesthesiology*. 2016;16:4.
137. De Keyser V, et al. *Fixation Errors in Dynamic and Complex Systems: Descriptive Forms, Psychological Mechanisms, Potential Countermeasures*. Brussles: Technical Report for NATO Division of Scientific Affairs. North Atlantic Treaty Organization (NATO); 1988.
138. De Keyser V, Woods DD. In: Colombo AG, Bustamante AS, eds. *Systems Reliability Assessment*. Dordrecht, Germany: Kluwer Academic; 1990:231–251.
139. Xiao Y, et al. *Decision Making in Dynamic Environments: Fixation Errors and Their Causes*. vol. 39. ; 1995.
140. Hart SG, Staveland LE. In: Hancock PA, Meshkati N, eds. *Human Mental Workload*. Amsterdam: Elsevier; 1988:139–183.
141. Edwards MS, et al. *Anx Stress Coping*. 2015;28(1):1–16.
142. Leedal JM, Smith AF. *Br J Anaesth*. 2005;94(6):702–709.
143. Byrne A. *Anesth Pain Med*. 2011;1(2):90–94.
144. Neily J, et al. *Jt Comm J Qual Patient Saf*. 2007;33(8):502–511.
145. Arriaga AF, et al. *N Engl J Med*. 2013;368(3):246–253.
146. Yang CW, et al. *Resuscitation*. 2012;83(9):1055–1060.
147. Knudson MM, et al. *J Trauma*. 2008;64(2):255–263. discussion 263-254.
148. Rall M, et al. In: Kyle R, Murra BW, eds. *Clinical Simulation: Operations, Engineering, and Management*. Burlington: Academic Press; 2008:565–581.
149. Kenmoku K. *J Artif Org*. 2009;12(2):67–72.
150. Wickens CD. *Hum Factors*. 2008;50(3):449–455.
151. Regehr G, Mylopoulos M. *J Cont Ed Hlth Prof*. 2008;28(S1):19–23.
152. Byrne AJ, et al. *Anaesthesia*. 2013;68(12):1266–1272.
153. Burtscher MJ, et al. *BMJ Sim Tech Enh Lrng*. 2018;4(4):165–170.
154. Schwid MD, et al. *Anesthesiology*. 2002;97(6):1434–1444.
155. DeAnda A, Gaba DM. *Anesth Analg*. 1990;71(1):77–82.
156. Henrichs B, et al. *Anesth Analg*. 2009;109:255–262.
157. McIntosh CA. *Anesth Analg*. 2009;108(1):6–9.
158. Lake Wobegon. In OxfordReference.com. Retrieved August 21, 2018, from http://www.oxfordreference.com/view/10.1093/oi/authority.20110810105237549.
159. Scherrer V, et al. *A & A Case Reports*. 2013;1(5):75–76.
160. Novick RJ, et al. *J Surg Ed*. 2015;72(2):302–309.
161. Mhyre JM, et al. *Anesthesiology*. 2010;113(4):782–793.
162. Langerman A, et al. *J Am Coll Surg*. 2014;219(6):1181–1186.
163. Dutton RP, et al. *Anesthesiology*. 2014;121(3):450–458.
164. Tschan F, et al. In: Boos M, Kolbe M, Kappeler P, Ellwart T, eds. *Coordination in Human and Primate Groups*. Heidelberg, Germany: Springer; 2011:93–115.
165. Weingart LR. *Res Org Behav*. 1997;19:189–239.
166. Kolbe M,B, et al. *BMJ Qual Saf*. 2013;22(7):596–605.
167. Embrey ED, et al. *Anesthesia eJournal*. 2013;1(2).
168. Lyk-Jensen HT, et al. *AANA J*. 2016;84(2):122–127.
169. Gaba DM, et al. *Anesthesiology*. 1998;89(1):8–18.
170. Fletcher G, et al. *Framework for Observing and Rating Anaesthetists' NonTechnical Skills. Anaesthetists' NonTechnical Skills (ANTS) System Handbook v1.0*. Aberdeen, Scottland: University of Aberdeen; 2012.
171. Fletcher GC, et al. *Br J Anaesth*. 2002;88(3):418–429.
172. The Joint Commission. *Sentinel Event Statistics Released for 2014*; 2015. https://www.jointcommission.org/assets/1/23/jconline_April_29_15.pdf
173. Cook TM, et al. *Br J Anaesth*. 2011;106(5):617–631.
174. Kohn LT, et al. *To Err Is Human: Building a Safer Health System*; 2000.
175. Dieckmann P, et al. *Adv Simul*. 2017;2(1):21.
176. Human Factors and Ergonomics Society (HFES). *Definitions of Human Factors and Ergonomics*; 2016. http://cms.hfes.org/Resources/Educational-and-Professional-Resources/Educational-Resources/Definitions-of-Human-Factors-and-Ergonomics.aspx
177. Catchpole K, McCulloch P. *Curr Opin Crit Care*. 2010;16(6):618–622.
178. Holden RJ, et al. *Ergonomics*. 2013;56(11):1669–1686.
179. Carayon P, et al. *Qual Saf Hlth Care*. 2006;15(suppl 1):i50–i58.
180. Nestel D, et al. *Simul Hlthcare*. 2011;6(1):2–3.
181. Gaba DM. *Simul Hlthcare*. 2011;6(1):8–10.
182. Fletcher G, et al. *Br J Anaesth*. 2003;90(5):580–588.
183. Flin R, et al. *Br J Anaesth*. 2010;105(1):38–44.
184. Salas E, et al. *Human Res Mgmt*. 2014:24. Available at: https://orpca.org/APCM/Salas_et_al-2014-Human_Resource_Management%201%203.pdf.
185. Jepsen RMHG, et al. *Int J Med Ed*. 2015;6:17–25.
186. Spanager L, et al. *Danish Med J*. 2012;59(11):A4526.
187. Shields A, Flin R. *EMJ*. 2013;30(5):350–354.
188. Flin R, et al. *The Surgeon*. 2007;5(2):86–89.
189. Helmreich R, et al. *Vol NASA/UT Technical Manual 90-2, Revision 1*. Austin, TX: NASA/University of Texas Aerospace Crew Performance Project; 1991.
190. Graham J, et al. *Br J Anaesth*. 2010;104(4):440–445.
191. Zwaan L, et al. *Adv Simul*. 2016;1(1):18.
192. Watkins SC, et al. *Simul Hlthcare*. 2017;12(2):69–75.
193. Gjeraa K, et al. *Acta Anaesth Scan*. 2016;60(1):36–47.
194. Jones CPL, et al. *Anaesthesia*. 2018;73(suppl 1):12–24.
195. Flin R, et al. *Anaesthesia*. 2013;68(8):817–825.
196. World Health Organization (WHO). Patient safety curriculum, Topic 2: "Why applying human factors is important for patient safety?". In: *WHO Multi-professional Patient Safety Curriculum Guide*. 2011:111-107.
197. Brandimonte M, et al. *Prospective Memory: Theory and Applications*. Mahwah, NJ, US: Lawrence Erlbaum Associates Publishers; 1996.
198. Douglas HE, et al. *Appl Ergo*. 2017;59:45–55.
199. Ophir E, et al. *Proc Natl Acad Sci U S A*. 2009;106(37):15583–15587.
200. Uncapher MR, Wagner AD. *Proc Natl Acad Sci U S A*. 2018;115(40):9889–9896.
201. Feng SF, et al. *Cogn Affect Behav Neurosci*. 2014;14(1):129–146.
202. Weigl M, et al. *J Pat Saf*. 2013;9(1):18–23.
203. Rohrer D, Pashler HE. *Psych Bulletin Rev*. 2003;10(1):96–103.
204. Nijboer M, et al. *PLoS ONE*. 2013;8(11).
205. van Rensen ELJ, et al. *Anesth Analg*. 2012;115(5):1183–1187.
206. Segall N, et al. *Anesth Analg*. 2012;115(1):102–115.
207. Endsley MR. *Human Factors*. 1995;37(1):32–64.
208. Endsley MR. *J Cogn Eng Dec Mak*. 2015;9(1):4–32.
209. Endsley MR. *Cogn Tech Work*. 2015;17(2).
210. Dekker S. *Cogn Tech Work*. 2015;17(2):159–161.
211. Dekker S, Hollnagel E. *Cogn Tech Work*. 2003;6:79–86.
212. Kahneman D. *Thinking, Fast and Slow*. New York: Farrar, Straus and Giroux; 2012.
213. Bogdanovic J, et al. *BMC Hlth Serv Resch*. 2015;15:128.
214. Widmer LW, et al. *Wrld J Surg*. 2018;42(7):2011–2017.
215. Burtscher MJ, Manser T. *Safety Sci*. 2012;50:1344–1354.
216. Johnsen BH, et al. *Scand J Trauma Resuc Emg Med*. 2017;25(1):109.
217. Schmutz JB, Eppich WJ. *Acad Med*. 2017;92(11):1555–1563.
218. Fioratou E, et al. *Br J Anaesth*. 2010;105(1):83–90.
219. Gibbs NM. *Anaesth Intev Care*. 2017;45(3):289–290.
220. Fleisher LA. *Euro J Anaesth*. 2012;29(8):357–359.
221. Marewski JN, Gigerenzer G. *Dial Clin Neurosci*. 2012;14(1):77–89.
222. Kahneman D, Klein G. *Am Psychol*. 2009;64:515–526.
223. Gigerenzer G. *Simple Heuristics that Make us Smart*. New York: Oxford University Press; 1999.
224. Gigerenzer G, Gray JA. *Better Doctors, Better Patients, Better Decisions : Envisioning Health Care 2020*. Cambridge, MA: MIT Press; 2011.
225. Schlesinger JJ, et al. *Anesthesiol Clin*. 2018;36(1):99–116.
226. Nurok M, Cohen N. *Intnl Anesth Clin*. 2015;53(3):116–126.
227. Distracted Doctoring. *Returning to Patient-Centered Care in the Digital Age*. Springer; 2017.
228. Jorm CM, O'Sullivan G. *Anaesth Inten Care*. 2012;40(1):71–78.
229. Attri JP, et al. *Saudi J Anaesth*. 2016;10(1):87–94.
230. Ford DA. *AORN journal*. 2018;107(1):P13–P14.
231. Gill PS, et al. *Risk Mgmt Hlthcare Pol*. 2012;5:105–114.
232. van Pelt M, Weinger MB. *Anesth Analg*. 2017;125(1):347–350.
233. Pınar HU, et al. *BMC Anesthesiology*. 2016;16:88.
234. Domino KB, Sessler DI. *Anesthesiology*. 2012;117(6):1156–1158.
235. Stevenson RA, et al. *Anesthesiology*. 2013;118(2):376–381.
236. Weinger MB, van Pelt M. *Anesth Analg*. 2017;125(1):347–350.
237. Allen K, Blascovich J. *JAMA*. 1994;272(11):882–884.
238. Weinger MB. *JAMA*. 1995;273(14):1090–1091.
239. Murthy VS, et al. *Can J Anaesth*. 1995;42(7):608–611.
240. Schneider W, Detweiler M. *Human Factors*. 1988;30(5):539–566.
241. Soto RG, et al. *Euro J Anaesth*. 2017;34(4):246–247.
242. Patterson P. *OR manager*. 2013;29(2):20–22.
243. Statement on use of cell phones in the operating room. *Bulletin of the American College of Surgeons*. 2008;93(9):33–34.
244. (AORN) *Position Statement on Managing Distractions and Noise During Perioperative Patient Care*; 2014. http://www.aorn.org/Clinical_Practice/Position_Statements/Position_Statements.aspx

245. The Joint Commission. Minimizing noise and distractions in the OR and procedural units. *Quick Safety*. 2017;(Issue 35). https://www.jointcommission.org/assets/1/23/Quick_Safety_Issue_35_2017_Noise_in_OR_FINAL.pdf
246. Anthony K, et al. *Crit Care Nurse*. 2010;30(3):21–29.
247. Huber S, et al. 2016.
248. *International Bedroom Poll*. 2013. https://sleepfoundation.org/sleep-polls-data/other-polls/2013-international-bedroom-poll
249. Doran SM, et al. *Arch Italiennes de Biologie*. 2001;139(3):253–267.
250. Akerstedt T, Kecklund G. *J Sleep Research*. 2001;10(2):105–110.
251. Howard SK, et al. *Adad Med*. 2002;77(10):1019–1025.
252. Howard SK, et al. *Anesthesiology*. 2002;97(5):1281–1294.
253. Biddle C, Aker J. *AANA Journal*. 2011;79(4):324–331.
254. Domen R, et al. *AANA Journal*. 2015;83(2):123–131.
255. The Joint Commission. Health care worker fatigue and patient safety. *Sentinel Event Alert*. 2011;48(48):1–4. https://www.jointcommission.org/assets/1/18/SEA_48.pdf
256. Sinha A, et al. *J Anaesth, Clin Pharm*. 2013;29(2):151–159.
257. Gregory P, Edsell M. *Cont Ed Anaesth Crit Care Pain*. 2014;14(1):18–22.
258. Barger LK, et al. *PLoS Med*. 2006;3(12):e487.
259. Fletcher KE, et al. *Ann Intern Med*. 2004;141(11):851–857.
260. Accreditation Council for Graduate Medical Education (ACGME). *The ACGME 2011 Duty Hour Standard: Enhancing Quality of Care*. Supervision and Resident Professional Development; 2011. https://www.acgme.org/Portals/0/PDFs/jgme-monograph[1].pdf
261. Blum AB, et al. *Nat Sci Sleep*. 2011;3:47–85.
262. Philibert I, et al. *Ann Rev Med*. 2013;64:467–483.
263. Landrigan CP, et al. *JAMA*. 2006;296(9):1063–1070.
264. Engelmann C, et al. *Surg Endoscopy*. 2011;25(4):1245–1250.
265. Cooper JB, et al. *Anesthesiology*. 1982;56(6):456–461.
266. Cooper JB. *J Clin Anesth*. 1989;1(3):228–231.
267. Smith-Coggins R, et al. *I Ann Emerg Med*. 2006;48(5):596-604, 604.e591-593.
268. Howard SK. *VA's Strategic Nap Program. TOPICS IN PATIENT SAFETY*. VA Palo Alto Health Care System;MAY/JUNE 2008.
269. Rendell PG, Craik FIM. *Appl Cogn Psych*. 2000;14(7):S43–S62.
270. Mienaltowski A. *Ann New York Acad Sci*. 2011;1235:75–85.
271. Agency for Healthcare Research and Quality (AHRQ). *TeamSTEPPS® 2.0 Pocket Guide*; 2014. 2018 https://www.ahrq.gov/sites/default/files/wysiwyg/professionals/education/curriculum-tools/teamstepps/instructor/essentials/pocketguide.pdf
272. Silverstein JH, et al. *Anesthesiology*. 1993;79(2):354–375.
273. Bryson EO, Silverstein JH. *Anesthesiology*. 2008;109(5):905–917.
274. Jungerman FS, et al. *Braz J Anesth*. 2012;62(3):375–386.
275. Mayall RM. *BJA Educ*. 2016;16(7):236–241.
276. Booth JV, et al. *Anesth Analg*. 2002;95(4):1024–1030.
277. Skipper GE, et al. *Anesth Analg*. 2009;109(3):891–896.
278. Berge KH, et al. *Mayo Clin Proc*. 2009;84(7):625–631.
279. Rossier RN. Hazardous Attitudes. Which one do you have?. https://www.aopa.org/news-and-media/all-news/1999/september/flight-training-magazine/hazardous-attitudes; 1999
280. Tucker AL, Edmondson AC. *Calif Mgmt Rev*. 2003;45(2):55–72.
281. Lingard L, et al. *Acad Med*. 2002;77(3):232–237.
282. Greenberg CC, et al. *J Am Coll Surg*. 2007;204(4):533–540.
283. Kolbe M, et al. *Anesth Analg*. 2012;115:1099–1108.
284. The Joint Commission. Sentinel Event Alert: Inadequate hand-off communication. Issue 58. September 2017; https://www.jointcommission.org/assets/1/18/SEA_58_Hand_off_Comms_9_6_17_FINAL_(1).pdf. Accessed November 16, 2018.
285. Edmondson AC. *Teaming: How Organizations Learn, Innovate, and Compete in the Knowledge Economy*. San Francisco, CA: Jossey-Bass; 2012.
286. Smith-Jentsch KA, et al. *Small Group Research*. 2008;39(3):303–327.
287. Rudolph JW, et al. *Academy Manage J*. 2009;34:733–756.
288. Schmutz J, et al. *Euro J Work Organiz Psych*. 2015;24(5):761–776.
289. Härgestam M, et al. *BMJ Open*. 2013;3(10).
290. Kolbe M. In: Salas E, Tannenbaum S, Cohen D, Latham G, eds. *Developing and Enhancing Teamwork in Organisations: Evidence-Based Best Practices and Guidelines*. San Francisco, CA: Jossey-Bass; 2013:609–643.
291. El-Shafy IA, et al. *J Surg Educ*. 2018;75(1):58–64.
292. Hunter H, et al. *Periop Care OR Mgmt*. 2017;6:7–10.
293. Randmaa M, et al. *BMJ Open*. 2017;8(8):e015038.
294. De Meester K, et al. *Resuscitation*. 2013;84(9):1192–1196.
295. Shahid S, Thomas S. *Safety in Health*. 2018;4(1):7.
296. Bagian JP, Paull DE. *JAMA*. 2018;319(2):125–127.
297. Saager L, et al. *Anesthesiology*. 2014;121(4):695–706.
298. Starmer AJ, et al. *N Engl J Med*. 2014;371(19):1803–1812.
299. Karamchandani K, et al. *Qual Mgmt Health Care*. 2018;27(4):215–222.
300. Jullia M, et al. *Euro J Anaesth*. 2017;34(7):471–476.
301. Kolbe M, et al. *Anesth Analg*. 2012;115(5):1099–1108.
302. Morrison EW. *Acad Mgmt Ann*. 2011;5(1):373–412.
303. Raemer DB, et al. *Acad Med*. 2016;91(4):530–539.
304. Schwappach DLB, Gehring K. *BMJ Open*. 2014;4(5).
305. Schwappach DL, Gehring K. *PLoS One*. 2014;9(8):e104720.
306. Schwappach DL, Gehring K. *BMC Hlth Serv Res*. 2014;14:303.
307. Okuyama A, et al. *BMC Hlth Serv Res*. 2014;14:61.
308. Detert J, Edmondson A. *Acad Mgmt J*. 2011;54(3):461–488.
309. Morrison EW. *Ann Rev Organiz Psychol*. 2014;1(1):173–197.
310. Kish-Gephart JJ, et al. *Res Organiz Behav*. 2009;29:163–193.
311. Souba W, et al. *Acad Med*. 2011;86(12):1492–1499.
312. St.Pierre M, et al. *Der Anaesthesist*. 2012;61(10):857–866.
313. Weiss M, et al. *Small Group Res*. 2014;45(3):290–313.
314. Vashdi DR, et al. *Acad Mgmt J*. 2013;56(4):945–971.
315. Edmondson AC. *Administrative Science Quarterly*. 1999;44(2):350–383.
316. Bould MD, et al. *Can J Anaesth*. 2015;62(6):576–586.
317. Liu W, et al. *J Appl Psych*. 2013;98(5):841–851.
318. Sydor DT, et al. *Br J Anaesth*. 2013;110(3):463–471.
319. Martin GP, et al. *BMJ Quality Amp; Saf*. 2018.
320. Farh CI, Chen G. *J Appl Psychol*. 2018;103(1):97–110.
321. Weiss M, et al. *We can do It! Inclusive Leader Language Promotes Voice Behavior in Multi-Professional Teams*; 2017.
322. Wei X, et al. *J Appl Psych*. 2015;100(5):1641–1652.
323. Weiss M, Morrison EW. *J Organz Behav*. 2018;0(Special Issue):1–15.
324. Cooper JB. *Anesthesiology*. 2018.
325. Salas E, et al. *Toward an Understanding of Team Performance and Training. Teams: Their Training and Performance*. Westport, CT: Ablex Publishing; 1992:3–29.
326. Schmutz J, Manser T. *Br J Anaesth*. 2013;110(4):529–544.
327. Weiss M, et al. *Euro J Work Organiz Psych*. 2017;26(1):66–80.
328. St Pierre M, et al. *Der Anaesthesist*. 2016;65(9):681–689.
329. Team Cognition. *Understanding the Factors That Drive Process and Performance*. American Psychological Association; 2004.
330. Burtscher MJ, et al. *Br J Anaesth*. 2011;106(6):801–806.
331. Schmutz J, et al. In: Örtenblad A, Abrahamson C, Sheaff R, eds. *Management Innovations for Health Care Organizations. Adopt, Abandon or Adapt?*. New York: Routledge; 2016:359–377.
332. Burtscher MJ, et al. *J Exp Psych: Appl*. 2011;17:257–269.
333. Kolbe M, et al. *J Appl Psych*. 2014;99(6):1254–1267.
334. Künzle B, et al. *Eur J Work Organ Psychol*. 2010;19:505–531.
335. Künzle B, et al. *Safety Science*. 2010;48(1):1–17.
336. Morgeson FP, et al. *J Mgmt*. 2010;36(1):5–39.
337. Klein KJ, et al. *AdminSci Quar*. 2006;51(4):590–621.
338. Seelandt J, et al. *GIO*. 2017;48(1):69–78.
339. Tschan F, et al. *Trends Anaesth Crit Care*. 2014;4:36.
340. Fernandez Castelao E, et al. *J Crit Care*. 2013;28(4):504–521.
341. Foulk T, et al. *J Appl Psych*. 2016;101(1):50–67.
342. Riskin A, et al. *Pediatrics*. 2015;136(3):487–495.
343. Sagan SD. *J Contig Crisis Mgmt*. 1994;2(4):228–240.
344. Larsson J, Holmström IK. *Br J Anaesth*. 2013;110(1):115–121.
345. Helmreich RL, et al. *Intl J Aviat Psych*. 1999;9(1):19–32.
346. Rall M, et al. *AINS*. 2001;36(6):321–330.
347. Gaba D, et al. *Simul Gaming*. 2001;32:175–193.
348. Gaba DM, et al. *Simul Gaming*. 2001;32(2):175–193.
349. Barnes CM, et al. *J Appl Psych*. 2008;93(3):529–539.
350. Sagan SD. *Risk Analysis*. 2004;24(4):935–946.
351. Nembhard IM, Edmondson AC. *J Organiz Behav*. 2006;27(7):941–966.
352. Hirak R, et al. *Leadership Quar*. 2012;23:107–117.
353. Rosenman ED, et al. *J Grad Med Educ*. 2016;8(3):332–340.
354. Rosenman ED, et al. *Acad Med*. 2014;89(9):1295–1306.
355. Mesmer-Magnus JR, Dechurch LA. *J Appl Psych*. 2009;94(2):535–546.
356. Bogenstätter Y, et al. *Human Factors*. 2009;51:115–125.
357. Christensen C, et al. *Med Dec Making*. 2000;20(1):45–50.
358. Larson JRJ, et al. *J Pers Soc Psychol*. 1998;75:93–108.
359. Chikkabbaiah V, et al. *Anaesthesia*. 2015;70(12):1453-1453.
360. Pandit JJ, et al. *Anaesthesia*. 2017;72(2):150–155.
361. Berkenstadt H, et al. *Anesth Analg*. 2006;102(2):530–532.
362. Harrison TK, et al. *Anesth Analg*. 2006;103(3):551–556.
363. Burden AR, et al. *Simul Hlthcare*. 2012;7(1):1–9.
364. Bereknyei Merrell S, et al. *Jt Comm J Qual Patient Saf*. 2018;44(8):477–

484.

365. Hilton G, et al. *Intl J Ob Anesth.* 2016;25:9–16.
366. Marshall SD, Mehra R. *Anaesthesia.* 2014;69(7):669–677.
367. Lingard L, et al. *Arch Surg (Chicago, Ill : 1960).* 2008;143(1):12–17.
368. Krombach JW, et al. *Anesth Pain Med.* 2015;5(4):e26300.
369. Hepner DL, et al. *Anesthesiology.* 2017;127(2):384–392.
370. Marshall S. *Anesth Analg.* 2013;117(5):1162–1171.
371. Mellin-Olsen J, et al. *Euro J Anaesth.* 2010;27(7):592–597.
372. Haynes AB, et al. *New England Journal of Medicine.* 2009;360(5):491–499.
373. Neuhaus C, et al. *J Pat Saf.* 2017.
374. Levy MM, et al. *Crit Care Med.* 2004;32(suppl 11):S595–597.
375. Chu L, Fuller A. *Manual of Clinical Anesthesiology.* Philadelphia: Lippincott Williams & Wilkins; 2011.
376. Watkins SC, et al. *J Clin Monit Comp.* 2016;30(3):275–283.
377. Goldhaber-Fiebert SN, et al. *Jt Comm J Qual Patient Saf.* 2015;41(5):212–220.
378. Gaba DM. *Anesth Analg.* 2013;117(5):1033–1036.
379. Tobin JM, et al. *Anesth Analg.* 2013;117(5):1178–1184.
380. Augoustides JG, et al. *Anesth Analg.* 2013;117(5):1037–1038.
381. Goldhaber-Fiebert SN, Howard SK. *Anesth Analg.* 2013;117(5):1149–1161.
382. Jenkins B. *Anaesthesia.* 2014;69(7):660–664.
383. Walker IA, et al. *Br J Anaesth.* 2012;109(1):47–54.
384. Pugel AE, et al. *J Inf Publ Hlth.* 2015;8(3):219–225.
385. Close KL, et al. *BMJ Global Health.* 2017;2(suppl 4):e000430.
386. Treadwell JR, et al. *BMJ Qual Safety.* 2014;23(4):299–318.
387. Winters BD, et al. *Crit Care.* 2009;13(6):210-210.
388. Gillespie BM, Marshall A. *Implement Sci.* 2015;10:137.
389. Mahajan RP. *Best Prac Res Clin Anaesth.* 2011;25(2):161–168.
390. Clay-Williams R, Colligan L. *BMJ Qual Safety.* 2015;24(7):428–431.
391. Salas E, et al. *Theoret Iss Ergonom.* 2007;8(5):381–394.
392. Cooke NJ, et al. *J Exp Psychol Appl.* 2007;13(3):146–157.
393. Cooke NJ, et al. *Hum Factors.* 2000;42(1):151–173.
394. Cooke NJ. *CurrDir Psycho Sci.* 2015;24(6):415–419.
395. Salas E, et al. *Grp Organ Mgmt.* 2018;43(3):357–381.
396. Gjeraa K, et al. *Acta Anaesth Scand.* 2014;58(7):775–787.
397. Armour Forse R, et al. *Surgery.* 2011;150(4):771–778.
398. Deering S, et al. *Jt Comm J Qual Patient Saf.* 2011;37(8):350–356.
399. Capella J, et al. *J Surg Educ.* 2010;67(6):439–443.
400. Young-Xu Y, et al. *Arch Surg.* 2011;146(12):1368–1373.
401. Risser DT, et al. *Ann Emerg Med.* 1999;34(3):373–383.
402. Morey JC, et al. *Hlth Serv Res.* 2002;37(6):1553–1581.
403. Rosen MA, et al. *Acad Emerg Med.* 2008;15(11):1190–1198.
404. Birnbach DJ, Salas E. *Anesthesiol Clin.* 2008;26(1):159–168. viii.
405. Sundar E, et al. *Anesthesiol Clin.* 2007;25(2):283–300.
406. Nielsen PE, et al. *Ob Gyn.* 2007;109(1):48–55.
407. Marshall DA, Manus DA. *AORN journal.* 2007;86(6):994–1011.
408. Dunn EJ, et al. *Jt Comm J Qual Patient Saf.* 2007;33(6):317–325.
409. Weaver SJ, et al. *BMJ Quality & Safety.* 2014;23(5):359–372.
410. Marlow SL, et al. *Jt Comm J Qual Patient Saf.* 2017;43(4):197–204.
411. Agency for Healthcare Research and Quality. TeamSTEPPS: Curriculum, Toolkit, further information and implementation guidelines, Online Training, Pocket Guide and Pocket Guide App, Webinars, Training Videos, Classroom slides, Measurement Tools. https://www.ahrq.gov/teamstepps/index.html.
412. Agency for Healthcare Research and Quality (AHRQ). *TeamSTEPPS® 2.0;* 2012. https://www.ahrq.gov/teamstepps/index.html
413. Veterans Affairs National Center for Patient Safety. Clinical Team Training (CTT). https://www.patientsafety.va.gov/professionals/training/team.asp. Accessed May, 06 2018.
414. Neily J, et al. *Lessons from the VA's Team Training Program. Perspectives on Safety;* 2011. https://psnet.ahrq.gov/perspectives/perspective/112
415. Canadian Patient Safety Foundation. *Report on Summary of Team Training Programs;* 2010. http://www.patientsafetyinstitute.ca/en/toolsResources/teamworkCommunication/Documents/Teamwork%20and%20Communications%20Final%20Summary%20of%20training%20programs.pdf
416. Moray NP, Senders JW. *Human Error: Cause, Prediction and Reduction.* Lawrence Erlbaum Associates Inc; 2008.
417. Hogan AM, Sanders RD. *Br J Anaesth.* 2014;112(6):960–964.
418. Health and Safety Executive (HSE). Leadership and worker involvement toolkit. http://www.hse.gov.uk/construction/lwit/assets/downloads/human-failure.pdf; 2012
419. Arnstein F. *Br J Anaesth.* 1997;79(5):645–656.
420. Rasmussen J. *Information Processing and Human-Machine Interaction: An Approach to Cognitive Engineering.* New York, USA: Elsevier Science Ltd; 1986.

421. Helmreich RL. *BMJ.* 2000;320(7237):781–785.
422. Engelmann C, et al. *Langenbeck's Arch Surg.* 2017;402(1):187–190.
423. Vincent C, et al. *Br Med J.* 1998;316(7138):1154–1157.
424. Taylor-Adams S, Vincent C. *Clinical Risk.* 2004;10(6):211–220.
425. Nyssen AS, Blavier A. *Ergonomics.* 2006;49(5-6):517–525.
426. Mehl K, Wehner T. In: Bauer J, Harteis C, eds. *Human Fallibility: The Ambiguity of Errors for Work and Learning.* Dordrecht: Springer; 2012:91–106.
427. Dekker S. *The Field Guide to Understanding Human Error.* 2nd New edition. Aldershot (England) & Burlington, VT (USA): Ashgate Publishing Limited; 2006.
428. Reason J. *West J Med.* 2000;172(6):393–396.
429. Cook RI, Woods DD. *Human Error Med.* 1994:255–310.
430. Hidden A. *Clapham Junction Accident Investigation Report.* London: His/Her Majesty's Stationary Office; 1989.
431. Henriksen K, Kaplan H. *Qual Saf Hlth Care.* 2003;12(suppl 2):ii46–ii50.
432. Arkes HR. *Curr Dir Psych Sci.* 2013;22(5):356–360.
433. Hugh TB, Dekker S. Hindsight bias and outcome bias in the social construction of medical negligence. *A Review.* 2009; 16.
434. Institute of Medicine (IOM). *Crossing the Quality Chasm.: A New Health System for the 21st Century.* 2001.
435. Roberts KH. *Ind Crisis Quar.* 1989;3(2):111–125.
436. Laporte T, Consolini P. *Working in Practice But Not in Theory: Theoretical Challenges of "High-Reliability Organizations".* 1991;1.
437. La Porte TR. *J Cont Crisis Mgmt.* 1996;4(2):60–71.
438. Weick K, Sutcliffe KM. *Managing the Unexpected: Resilient Performance in an Age of Uncertainty.* John Wiley & Sons; 2001.
439. Weick KE. *Calif Mgmt Rev.* 1987;29(2):112–127.
440. Weick KE. In: Staw BM, Cummings LL, eds. *Research in Organizational Behavior.* vol. 21. Greenwich, CT: JAI Press, Inc.; 1999:81–123.
441. Sutcliffe KM. *Best Prac Res Clin Anaesth.* 2011;25(2):133–144.
442. Leveson N, et al. *Organization Studies.* 2009;30(2-3):227–249.
443. Shrivastava S, et al. *Human Relations.* 2009;62(9):1357–1390.
444. Sagan SD. *The Limits of Safety. Organizations, Accidents, and Nuclear Weapons.* Vol 53. Princeton, New Jersey: Princeton University Press; 1993.
445. Gaba DM. Structural and organizational issues in patient safety: a comparison of health care to other high-hazard industries. *California Management Review.* 2000;43(1):83–102.
446. Snook SA. *Friendly Fire: The Accidental Shootdown of U.S. Blackhawks Over Northern Iraq.* Princeton: Princton University Press; 2000.
447. Hollnagel EW, et al. *Resilience Engineering - Concepts and Precepts.* Aldershot: Ashgate; 2006.
448. Fairbanks RJ, et al. *Jt Comm J Qual Patient Safety.* 2014;40(8):376–383.
449. Hollnagel E, et al. *Resilience Engineering in Practice: A Guidebook.* Ashgate: CRC Press; 2010.
450. Hollnagel E. In: Hollnagel E, Braithwaite J, Wears RL, eds. *Resilient Healthcare.* Farnham, UK: Ashgate; 2013:3–17.
451. Hollnagel E, Nemeth CP. In: Nemeth CP, Hollnagel E, Dekker SWA, eds. *Resilience Engineering Perspectives.* vol. 2. Farnham, UK: CRC Press; 2009:310.
452. Haavik TK, et al. *Safety Science.* 2016.
453. Gaba DM. *Anesth Patient Saf Found Newsl (Special Issue).* 2003;18(13-14).
454. Roberts KH, et al. *J High Tech Mgmt Res.* 1994;5:141–161.
455. Institute for Healthcare Improvement (IHI). High reliability organization (HRO) principles. *Reference Sheet.* 2014. http://app.ihi.org/FacultyDocuments/Events/Event-2491/Presentation-10595/Document-8970/Tools_HRO_Principles.pdf
456. Rall M, Dieckmann P. *Best Pract Res Clin Anaesthesiol.* 2005;19(4):539–557.
457. Hollnagel E. *Safety-I and Safety-II. The Past and Future of Safety Management.* Farnham, UK: Ashgate; 2014.
458. *From Safety-I to Safety-II: A White Paper. The Resilient Health Care Net.* Published simultaneously by the University of Southern Denmark, Australia, University of Florida, USA, and Macquarie University; 2015. https://www.england.nhs.uk/signuptosafety/wp-content/uploads/sites/16/2015/10/safety-1-safety-2-whte-papr.pdf
459. Hollnagel E. *FRAM, The Functional Resonance Analysis Method : Modelling Complex Socio-Technical Systems.* Burlington, VT: Ashgate; 2012.
460. Grote G. *Safety Science.* 2015;71:71–79.
461. Grote G. *Safety Management in Different High-Risk Domains – All the Same?.* 2012;50.
462. Grote G. *Ann Rev Control.* 2004;28:267–274.

463. Gilbert C, et al. *J Risk Research*. 2007;10(7):959–975.
464. Power M. *The Risk Management of Everything: Rethinking the Politics of Uncertainty*. London: Demos; 2004.
465. Grote G. *Management of Uncertainty. Theory and Application in the Design of Systems and Organizations*. London: Springer; 2009.
466. Grote G, et al. *OrganizPsychRev*. 2018;8(2-3):125–148.
467. Pedersen KZ. *Soc Hlth Illness*. 2016;38(7):1180–1193.
468. Vaughan D. *The Challenger Launch Decision: Risky Technology, Culture, and Deviance at NASA*. University of Chicago Press; 1997.
469. Cook R, Rasmussen JJ. *Qual Saf Health Care*. 2005;14:130–134.
470. Hines S, et al. *Becoming a High Reliability Organization: Operational Advice for Hospital Leaders*. Rockville, MD: Agency for Healthcare Research and Quality (AHRQ). AHRQ Publication No. 08-0022; 2008.
471. *Free from Harm: Accelerating Patient Safety Improvement Fifteen Years after To Err Is Human*. National Patient Safety Foundation; 2015. http://www.ihi.org/resources/Pages/Publications/Free-from-Harm -Accelerating-Patient-Safety-Improvement.aspx
472. Slawomirski L, et al. *The Economics of Patient Safety*; 2017.
473. Frankel AS, et al. *Hlth Serv Res*. 2006;41(4 Pt 2):1690–1709.
474. Schein EH. *Organizational Culture and Leadership: A Dynamic View*. San Francisco: Jossey-Bass; 1985:1992.
475. The Joint Commission. *Sentinel Event Alert*. 2017;(57):1–8.
476. Sentinel Event Alert. Behaviors that undermine a culture of safety. *The Joint Commission*. 2008;(Issue 40). https://www.jointcommission.org/assets/1/18/SEA_40.PDF
477. Sammer CE, et al. *J Nrsg Scholar*. 2010;42(2):156–165.
478. Xuanyue M, et al. *J Evidence-Based Med*. 2013;6(1):43–49.
479. Singer SJ, Tucker AL. *BMJ Qual Saf*. 2014;23(10):789–800.
480. Singer SJ, et al. *Jt Comm J Qual Patient Saf*. 2013;39(8):349–360.
481. Institute for Healthcare Improvement (IHI). Develop a Culture of Safety. http://www.ihi.org/resources/Pages/Changes/DevelopaCultureofSafety.aspx. Accessed May 15, 2018.
482. *Leading a Culture of Safety: A Blueprint for Success. Work of an Expert Roundtable Convened by the American College of Healthcare Executives and the IHI/NPSF Lucian Leape Institute. American College of Healthcare Executives, Institute for Healthcare Improvement (IHI), National Patient Safety Foundation (NPSF)*. Lucian Leape Institute; 2017. https://www.npsf.org/page/cultureofsafety.
483. The Joint Commission. *Strategies for Creating, Sustaining, and Improving a Culture of Safety in Health Care. Real-World Solutions to Challenging Safety Culture Implementation Issues*. 2nd ed.; 2017.
484. Weaver SJ, et al. *Ann Int Med*. 2013;158(5 0 2):369–374.
485. Khatri N, et al. *Health Care Manage Rev*. 2009;34(4):312–322.
486. Shorrock S, et al. *Systems Thinking for Safety: Ten Principles. A White Paper. Moving towards Safety-II*. European Organisation for the Safety of Air Navigation (EUROCONTROL); 2014.
487. Vincent CA. *Qual Saf Health Care*. 2004;13(4):242–243.
488. Pronovost PJ, et al. *J Crit Care*. 2006;21(4):305–315.
489. Vincent C. *N Engl J Med*. 2003;348(11):1051–1056.
490. Pronovost P, et al. *Int Care Med*. 2006;32(10):1467–1469.
491. Singer S, et al. *Health Serv Res*. 2009;44(2 Pt 1):399–421.
492. Singer S, et al. *Hlth Serv Res*. 2007;42(5):1999–2021.
493. Benzer JK, et al. *J Eval Clin Pract*. 2017;23(4):853–859.
494. Gaba DM, et al. *Crit Care Med*. 2007;35(1):314–316.
495. Gaba DM, et al. *Hum Factors*. 2003;45(2):173–185.
496. Flin R. *Safety Sci*. 2007;45:653–667.
497. Mardon RE, et al. *J Patient Saf*. 2010;6(4):226–232.
498. Hogden A, et al. *Safety Culture Assessment in Health Care: A Review of the Literature on Safety Culture Assessment Modes*. Sydney, Australia: Australian Commission on Quality and Safety in Health Care; 2017.
499. Carroll JS, Rudolph JW. *Qual Saf Health Care*. 2006;15(suppl 1):i4–9.
500. Lipshitz R, et al. *J Appl Behav Sci*. 2002;38(1):78–98.
501. Donaldson L. *Lancet*. 2004;364(9445):1567–1568.
502. World Health Organization. *World Alliance for Patient Safety : WHO Draft Guidelines for Adverse Event Reporting and Learning Systems : from Information to Action*. Geneva: World Health Organization; 2005.
503. Patient Safety Primer: Detection of Safety Hazards. Agency for Healthcare Research and Quality (AHRQ); Last updated August 2018. https://psnet.ahrq.gov/primers/primer/24. Accessed October 24, 2018.
504. Leape L. *N Engl J Med*. 2002;347(20):1633–1638.
505. Vincent C. *BMJ*. 2007;334(51).
506. *Key Findings and Recommendations on Reporting and Learning Systems for Patient Safety Incidents Across Europe. Report of the Reporting and Learning Subgroup of the European Commission (PSQCWG)*. European Commission; 2014. https://ec.europa.eu/health/home_en
507. *Patient Safety Reporting Systems: A Literature Review of International Practice*. Health Quality & Safety Commission New Zealand; 2016. https://www.hqsc.govt.nz/assets/Reportable-Events/Publications/Patient-safety-reporting-systems-literature-review-Nov-2016.pdf
508. Health Quality Ontario. *Ontario Health Technology Assessment Series*. 2017;17(3):1–23.
509. Manser T, et al. *Intl J Qual Hlth Care*. 2017;29(3):349–359.
510. Dodds A, Kodate N. *J Pub Policy*. 2012;32(2):117–139.
511. Leistikow I, et al. *BMJ Quality Safety*. 2017;26(3):252–256.
512. Macrae C. *BMJ Qual Saf*. 2016;25(2):71–75.
513. Howell AM, et al. *BMJ Qual Saf*. 2017;26(2):150–163.
514. Mitchell I, et al. *BMJ Qual Saf*. 2016;25(2):92–99.
515. Stavropoulou C, et al. How effective are incident-reporting systems for improving patient safety? *A Systematic Literature Review*. 2015;93.
516. Murff HJ, et al. *J Biomed Inform*. 2003;36(1-2):131–143.
517. Billings C. In: Cook RI, Woods DD, Miller CA, eds. *A Tale of Two Stories: Contrasting Views of Patient Safety*. North Adams, MA: US National Patient Safety Foundation; 1998:52–61.
518. Levtzion-Korach O, et al. *J Pat Safety*. 2009;5(1):9–15.
519. Nuckols TK, et al. *Qual Saf Health Care*. 2007;16(3):164–168.
520. Thomas EJ, et al. *Med Care*. 2000;38(3):261–271.
521. Reporting Patient Safety Events. Agency for Healthcare Research and Quality (AHRQ); Last Updated August 2018. Accessed October 24, 2018.
522. Agency for Healthcare Research and Quality (AHRQ). *Incident Reporting: More Attention to the Safety Action Feedback Loop. Please*; 2011. https://psnet.ahrq.gov/perspectives/perspective/108/Incident-Reporting-More-Attention-to-the-Safety-Action-Feedback-Loop-Please
523. Leape LL. *N Engl J Med*. 2002;347(20):1633–1638.
524. Merry AF. *Anaesthesia*. 2008;63(4):337–339.
525. Mahajan RP. *Br J Anaesth*. 2010;105(1):69–75.
526. Larizgoitia I, et al. *J Pub Hlth Res*. 2013;2(3):e29-e29.
527. Rall M, Dieckmann P. In: Bannister J, ed. *Euroanesthesia 2007*. Munich, Germany: European Society of Anaesthesiology; 2007:179–186.
528. Firth-Cozens J, et al. *Clinical Risk*. 2004;10(5):184–190.
529. Evans SM, et al. *Qual Saf Health Care*. 2006;15(1):39–43.
530. Kelly N, et al. *Arch Dis Childhood*. 2016;101(9):788–791.
531. Rall M, et al. *[Article in German]*; 2014.
532. Dieckmann P, et al. *Work (Reading, Mass)*. 2009;33(2):135–143.
533. Anderson JE, Kodate N. *Safety Sci*. 2015;80.
534. Benn J, et al. *Qual Saf Health Care*. 2009;18(1):11–21.
535. Pham JC, et al. *J Public Health Res*. 2013;2(3):e27.
536. Macrae C, Vincent C. *J Royal Soc Med*. 2014;107(11):439–443.
537. Cook DA, et al. *Simul Hlthcare*. 2012;7(5):308–320.
538. Riley W, et al. *Jt Comm J Qual Patient Saf*. 2011;37(8):357–364.
539. Salas E, et al. *Jt Comm J Qual Patient Saf*. 2009;35(8):398–405.
540. Salas E, et al. In: Kraiger K, ed. *Creating, Implementing, and Managing Effective Training and Development: State-of-the-Art Lessons for Practice*. San Francisco, CA: Jossey-Bass; 2013:234–262.
541. Gaba DM. *Perspectives on Safety*. 2006.
542. Pratt SD, Sachs BP. *Team Training: Classroom Training vs. High-Fidelity Simulation*; 2006. https://psnet.ahrq.gov/perspectives/perspective/21/team-training-classroom-training-vs-high-fidelity-simulation
543. Umoren RA, et al. *Creative Nursing*. 2017;23(3):184–191.
544. Tschannen D. *J Cont Ed Nrsg*. 2017;48(11):525–532.
545. Carney BT, et al. *Am J Med Qual*. 2011;26(6):480–484.
546. VA National Center for Patient Safety. Clinical Team Training. https://www.patientsafety.va.gov/professionals/training/team.asp
547. van de Ven J, et al. *Euro J Ob Gyn Rep Biol*. 2017;216:130–137.
548. Rudolph JW, et al. *Acad Emerg Med*. 2008;15(11):1010–1016.
549. Buist M, Middleton S. *BMJ*. 2013;347:f5800.
550. Landrigan CP, et al. *N Engl J Med*. 2010;363(22):2124–2134.
551. Gaba DM. *BMJ*. 2000;320(7237):785–788.
552. Jha AK, et al. *Qual Saf Health Care*. 2010;19(1):42–47.
553. European Society of Anaesthesiology (ESA). *Helsinki Declaration of Patient Safety*; 2010. https://www.esahq.org/patient-safety/patient-safety/helsinki-declaration/signed-helsinki-declaration/
554. Agency for Healthcare Research and Quality (AHRQ). *National Scorecard on Rates of Hospital-Acquired Conditions 2010 to 2015: Interim Data From National Efforts To Make Health Care Safer*. Rockville, MD; 2016.
555. National Patient Safety Foundation's Lucian Leape Institute. *Safety Is Personal: Partnering with Patients and Families for the Safest Care*; 2014.
556. Canadian Patient Safety Institute (CPSI). Engaging Patients in

Patient Safety. A Canadian Guide. http://www.patientsafetyinstitute.ca/en/toolsResources/Patient-Engagement-in-Patient-Safety-Guide/Documents/Engaging%20patients%20as%20partners.pdf

557. Australian Commission on Safety and Quality in Health Care. *National Safety and Quali-ty Health Service Standard 2: Partnering with Consumers. Embedding partnerships in healthcare.* ; 2014. https://www.safetyandquality.gov.au/wp-content/uploads/2014/11/Partnering-with-Consumers-Embedding-partnerships-in-health-care.pdf

558. Vincent C, Amalberti R. *BMJ Quality. Safety.* 2015.

559. Rall M, Gaba DM. In: Miller RD, ed. *Miller's Anesthesia.* 6th ed. Phila-delphia, PA: Elsevier Churchill Livingstone; 2005:3021–3072.

560. Roberts KH. *Organization Science.* 1990;1(2):160–176.

561. Agency for Healthcare Research and Quality (AHRQ). Culture of Safety. last updated June 2017 https://psnet.ahrq.gov/primers/primer/5/safety-culture

562. King H, et al. In: Henriksen K, Battles JB, Keyes M, et al., eds. *Advances in Patient Safety: New Directions and Alternative Approaches.* vol. 3. Rockville (MD): Agency for Healthcare Research and Quality (US); 2008. Performance and Tools.

563. Rall M, et al. *Bulletin Royal Coll Anaesth.* 2008;(51):2614–2616.

附录 6.1　在线链接和宝贵的公共资源

- 患者安全和危机资源管理资源的链接
  - 国家患者安全基金会：www.npsf.org/
  - 退伍军人事务部国家患者安全中心：
    - 患者安全：www.patientsafety.va.gov
    - VA 临床团队培训项目（CTT）：www.patientsafety.va.gov/professionals/training/team.asp
  - 医疗组织认证联合委员会：www.jointcommission.org/
  - 英国国家卫生部国家患者安全局：www.npsa.nhs.uk
  - 斯坦福医学院，沉浸式和模拟学习中心：https://cisl.stanford.edu/
  - 医疗研究与质量局（AHRQ）：
    - 患者安全：www.ahrq.gov/patient-safety/index.html
    - TeamSTEPPS™：www.ahrq.gov/teamstepps/index.html
    - 患者安全组织项目：https://pso.ahrq.gov/
  - 世界卫生组织（WHO）
    - 患者安全：www.who.int/patientsafety/en/
    - 多专业患者安全课程指南（2011 年）：www.who.int/patientsafety/education/mp_curriculum_guide/en/
    - 医学院患者安全课程指南（2009 年）：www.who.int/patientsafety/education/curriculum_guide_medical_schools/en/
    - 患者安全国际分类（ICPS）的概念框架：www.who.int/patientsafety/implementation/taxonomy/ICPS-report/en/
    - 手术安全核查表：www.who.int/patientsafety/topics/safe-surgery/checklist/en/
  - 患者安全教育项目（PSEPTM）：www.patientsafetyeducationproject.org/index.php
  - 澳大利亚医疗安全与质量委员：www.safetyandquality.gov.au/national-priorities/australian-safety-and-quality-framework-for-health-care/
- 不同事件报告系统和相关主题的链接
  - 美国麻醉科医师学会事件报告系统（AIRS）：www.aqihq.org/airs/airsIntro.aspx
  - 英国国家卫生部国家患者安全局报告系统：www.nrls.npsa.nhs.uk/report-a-patient-safety-incident/
  - Pronovost 重症监护室安全报告系统[85]
  - 世界卫生组织不良事件报告和学习系统指导原则草案——从信息到行动：www.who.int/iris/handle/10665/69797
  - 美国退伍军人事务部患者安全报告系统（PSRS）：https://psrs.arc.nasa.gov/
- 根本原因分析（RCA）工具
  - 英国国家卫生部：www.nrls.npsa.nhs.uk/resources/collections/root-cause-analysis/
  - 退伍军人事务部国家患者安全中心：www.patientsafety.va.gov/professionals/onthejob/rca.asp
- 失败模式和影响分析（FMEA）工具：https://www.patientsafety.va.gov/professionals/onthejob/HFMEA.asp

7 患者模拟

STEPHANIE MARIA OBERFRANK，MARCUS RALL，PETER DIECKMANN，
MICHAELA KOLBE，DAVID M. GABA
于洋 蒋毅 译 于泳浩 王国林 审校

要 点

- 在麻醉学科的引领下，模拟装置和模拟应用已整合成为多种医疗领域中多样应用的一部分，模拟可用于：培训初学者、进修医师和经验丰富的专业医师训练；进行模拟研究；系统探测和表现评估。患者模拟可作为一个机构实施患者安全策略的一部分，并支持其建立安全文化（详见第6章）。

- 目前已有多种模拟装置。技术开发和产品应用在快速进展。然而，技术本身并不会教学。模拟装置的使用必须与目标人群和学习目标保持一致。不同的模拟装置可能适用于不同的学习目标；对于某些场景和教学目标来说，标准化患者（演员）可能更有效。

- 在医疗中，使用最广泛的模拟装置是基于计算机视频的模拟装置（微机模拟装置）、能够仿真人体部位的部分任务训练装置，或常用于心肺复苏培训和复杂团队训练的基于人体模型的模拟装置。使用基于人体模型的模拟装置来进行复杂的模拟团队训练，通常被称为"高仿真"或"全尺度"模拟训练。

- 随着可移动和廉价模拟装置的开发，模拟培训进一步扩展到以往无力购买或无法实施的区域和场所（即现场模拟培训）。

- 模拟装置设备用于教育和培训时，其本身并不会教学。它仅仅作为一种工具，实现真实医疗情况下难以实现的学习目标。程序、课程、应用场景、任务报告的设计以及指导者创造学习机会的能力，是决定模拟装置能否有效实现相关目标的关键。

- 提供有效且有价值（高仿真）的模拟培训，最大的障碍是：①需要在一定时间内获得学习人员的情况；②提供训练有素、技术娴熟的指导者来准备、实施、总结和评估模拟课程。

- 高仿真患者模拟训练最重要的组成部分是，在临床场景模拟后进行自我反思性（一般采用视频辅助）任务报告。任务报告的质量很大程度上取决于指导者的培训、技巧和经验。因此，有必要对模拟指导者进行特殊培训，使他们具备超过普通指导者的资质。多数任务报告方法重视开放性问题，引发自我反省和深入分析，促进被培训者深度学习。

- 模拟场景需要清晰的学习目标，不管是针对临床还是非临床技能（人为因素，详见第6章）。场景需要兼顾目标人群、学习目标、切题和场景内指导。最大真实化并不是必需的。在高仿真模拟团队培训中，麻醉危机资源管理（anesthesia crisis resource management，ACRM，通常称为CRM，由本书的一位作者David Gaba开发，详见第6章）课程在麻醉和医疗领域是一种基于人为因素的模拟培训中在世界上广为流行的方法。CRM的15个要素能够帮助个人和团队了解与人为因素相关的误区，应用不同的安全策略，提高工作业绩和保障患者安全。

- 在研究方面，模拟已被证明对相关模拟研究领域非常有价值，例如任务报告方法、场景设计和实施以及程序的开发。同时发现其有助于麻醉期间行为模式的研究，包括人为因素和医疗失败分析。
- 关于系统探测方面，模拟可以成功地用于测试医疗机构的结构和流程，例如早期发现系统问题和重大事件的应急准备、新治疗理念的开发（如使用清单、远程医疗）以及支持生物工程系统的开发（如设备 beta 测试、培训操作工人）。
- 在用于工作评估方面，已经开发出多种评估工具和行为标志，为工作评估提供了新的窗口。当然，在实际使用模拟用于评估工作表现时，需要考虑模拟特有的局限性（永远不会与真实情况完全相同）。

概述：本章的主要内容

"各种形式的模拟培训将是建立更安全的医疗系统的重要组成部分。"（第 55 页）[1]

——SIR LIAM DONALDSON，CMO ANNUAL REPORT（2008）

模拟联合其他方式，通过向被培训者传授最佳技能、指导建立临床常规、提高被培训者行为能力，从而提升患者安全性。遗憾的是，与其他高风险 / 高可靠性行业中所使用的模拟量相比，模拟在医疗行业中仍没有得到广泛、系统的使用。作者认为，麻醉科医师、麻醉科和医疗机构应该努力将模拟用于本章所提到的多种目标。结合人为因素培训（CRM，详见第 6 章）与模拟培训相结合，可显著提高医疗质量和安全性。

麻醉学科是医疗模拟的开创者。20 世纪 90 年代初，麻醉科已经开始规范使用基于人体模型的新式模拟装置。过去的二十年，模拟技术大幅提升，并且在麻醉学科的教育培训、研究、系统和设备探测以及评估领域开发了多种模拟技术，并被广泛应用。有关模拟设备、场所、教学方法和评估规则已经获得大量的经验。一个曾经神秘且小众的活动现在已大大扩展。模拟就像是在演奏一种乐器：几乎每个人都可以弹出声音，但是想要更好地演奏和使用，必须经过大量的练习。

本章旨在为读者（无论是模拟被培训者、初学者还是经验丰富的指导者）提供对麻醉学和其他医疗模拟领域细致的阐释。

集成先进教学理念和人为因素培训（CRM）的现代模拟远远优于传统的基础和高级生命支持培训。现代团队模拟培训是要求学术的、令人兴奋的学科，涉及多学科和多种思维方式。模拟指导者是现代模拟培训的核心！

读者可学到

- …模拟在麻醉学和医疗中的各种用途，主要侧重点包括培训和教育、研究、系统与设备探测以及评估等主题。
- …区分不同类型的患者模拟装置（如部分任务训练装置、用于低仿真和高仿真模拟的模拟装置、患者参与 / 标准化患者、混合模拟），并了解其优缺点。
- …针对以下几个方面，基于模拟的不同培训方法的可能性和局限性：①模拟场所（如专用模拟中心、"原地"模拟、移动模拟）；②模拟时间（如预先安排的事件与待命事件）；③模拟被培训者（如单学科、多学科、跨专业）。
- …在患者模拟中促进或抑制学习的教育和心理因素，例如场景设计和实施、模拟培训的要素或阶段以及任务报告技巧。
- …模拟指导者需要承担许多不同的任务，他们需要获得特殊技能以指导更复杂和具有细微差别的单学科或跨学科需求。
- …模拟的生态有效性及其收益、成本和成本效益的相关信息。
- …使用模拟来评估临床医师的表现及其问题和局限性。

为了涵盖以上要点，作者试图在保留经典参考文献（文献中的内容在过去几年中仅略有变化）与反映新学术观念、学术证据、新知识和经验的新文献之间取得平衡。由于模拟已成为解决麻醉患者安全和人为因素的关键工具，因此本章与第 6 章之间在一定程度上互为补充。

作者在本章中使用"麻醉专业人员"指代所有照顾患者的麻醉临床工作人员，包括医师、注册护理麻醉师（certified registered nurse anesthetist，CRNA）和麻醉助手（或其他国家的类似职位）。

本章未涉及

本章主要介绍麻醉学中的模拟，展示从麻醉专业人员、重症医学医师或其他人员所看到的场景。围术期管理范围之外的模拟设备和活动（仅限于有创治疗或手术操作中的心理运动方面）和部分任务视频模拟系统（如 Gasman）仅简单涉猎。

本章概括描述了麻醉学中的模拟，并没有针对特定的亚专业分别介绍。现在，在儿科也有大量的国际模拟经验，可能某些读者会更感兴趣[2-9]。

在第 6 章，我们详细介绍了模拟培训的组织以及组织实施和模拟课程的可持续性这一主题，模拟课程涵盖了从组织的角度改进其他组织，到提高患者和系统的安全性。有关此主题的更多信息，请查阅第 6 章的后半部分（第 6 章的框 6.13 为概览）。

麻醉学中的模拟：为何如此重要？

看一个-做一个-教一个？看一个-做一个-教一个？几十年前，麻醉学的实习生可能都被长期束缚（缺乏有效监管），通常被告知要靠自己在有限的临床患者实践中获得临床经验。利用患者练习技术，仿佛患者就是一次性的人体"模拟装置"，这种行为是不道德的，并且实习生所得到的学习经历也极其不均衡。在过去的几十年中，这种不被接受的做法已经逐渐消失，但也出现了新的问题，即不同经验水平的临床医师，如何才能在不把患者置于过度风险的情况下，感受到管理患者的困难，包括非常困难情况的处理？医务工作者如何从一个初学者变成一个独当一面的麻醉专家？临床医师如何在最开始和反复的培训中学习和磨练动态决策技巧、情境意识、领导力、沟通力和团队合作能力变得越来越重要。

麻醉学是一门讲究"动手实践"的学科。医学生和住院医师不可能仅仅通过"看""时间积累"或"自行领悟"来学习。需要持续学习（稀有）技术技能、正确使用医学知识和算法以及可靠地利用非技术技能（详见第 6 章）——如团队合作、沟通和领导力，并反复训练。同时，经验不能代表处事不惊（详见第 6 章），对于非常规事件，例如紧急情况或罕见并发症，则更是如此。不仅实习人员，包括经验丰富的临床医师也都需要对其临床技能和非技术技能接受持续的教育和培训，保持其技术先进，避免不良习惯或异常行为常态化（详见第 6 章）。

麻醉学在医疗领域率先借鉴并改进多年来其他有类似问题的行业有关教育和获得经验的成功方法。这些方法均以"模拟"为重点。在军事、航空、太空飞行和核电行业，模拟是众所周知的技术。模拟是指为达到某一目的而复制出真实世界的一些组成元素，其目的包括技术和非技术技能的教育和培训、系统探测、设备和用品的测试、对学生和人员的评估。即便我们更侧重于将模拟作为一种培训和教育工具，本章也基本涵盖了这些不同的主题。

2000 年，美国国家医学科学院（当时称医学研究所）发表了一份点评《人非圣贤，孰能无过——建立更安全的卫生系统》，呼吁在医疗服务中使用模拟培训以减少可预防的错误[10]。美国重症医学学院也建议使用模拟来改善重症监护培训[11]。麻醉科医师是医疗模拟培训的开拓先锋，因此模拟在麻醉学中的应用也算历史悠久。在过去的几十年中，已有全面深入的开展，并经历了漫长而艰难的道路，虽然得到了很多收益，但仍需要进一步实施和持续评估。在美国，麻醉模拟在维持麻醉科医师证书资格（Maintenance of Certification in Anesthesiology，MOCA）实践改进组成中高度使用的临床现实，充分表明麻醉模拟已被大多数人认可[12]。在澳大利亚和新西兰，模拟也是麻醉培训的组成部分[13-14]。Lorello 等[15]、LeBlanc 等[16]、Higham 和 Baxendale[17] 先后发表综述，概述了基于模拟的麻醉培训。全世界包括发达国家在内的地区，模拟的使用都落后于美国或澳大利亚。

模拟未来愿景的一个基本部分是，临床工作人员、团队和医疗结构，在他们的整个职业生涯中，出于教育、培训、成绩评估、实践改进和系统探测等目的，使用不同模拟方式进行定期和系统的模拟培训。此目标某种程度上是受到各种高可靠性行业，特别是在商用航空和核电领域中已运行的系统启发（详见第 6 章）。毋庸置疑，将模拟作为医疗体系改革进程的一部分，比仅尝试从当前高端体系中复制模拟培训更为复杂。此外，除了培训，模拟还可以通过间接的方法来提高安全性，包括促进技术人才的招聘、留任、充当文化改革的杠杆以及改善质量和风险管理活动。

模拟在麻醉和医疗领域的应用

模拟技术几乎可以应用于所有医疗领域[18]。一些书籍甚至专门讨论了模拟及其在麻醉学内外的使用[19-24]。

在接下来的部分，将按以下顺序概述医疗和麻醉学中模拟的主要目标：①技术和非技术技能的教育和培训；②系统探测；③设备测试和供应；④评估/评价；

⑤研究；⑥进一步的目的。

使用患者模拟进行培训和教育

关于首要目标——教育和培训——尽管模拟已几乎遍布所有学科和领域，但在医疗体系中，麻醉学仍然是使用模拟的主要驱动力[25]。如本章所述，教育强调概念知识、基本技能以及非技术技能和工作实践。培训则强调使个人做好执行任务和工作的准备。

除了麻醉之外，很多学科也成功地将模拟应用于培训[15, 26]，如急诊医学和紧急现场救援[27-29]、创伤医疗[30-31]、新生儿[32-34]和小儿麻醉[2-3, 5, 35]、分娩镇痛[36-38]、外科手术[39-40]、放射肿瘤学[41]、重症监护[42-43]和传染病[44-45]。模拟为几乎所有的复苏训练提供了服务，这些训练也已经发展了多年[46]。图 7.1 展现了模拟训练的一些场景。

尽管培训范围、频率和目标内容不尽相同，但在美国，几乎每个麻醉住院医师规范化培训都会提供一些令人信服的模拟培训经验。Hayes 等研究显示，其他学科和国家在住院医师培训期间，可能无法提供足够范围的模拟培训[47]。

美国军方和美国国土安全部也一直是医疗模拟的拥护者。近来，模拟已开始应用于新的医疗领域医务人员的初期培训以及有经验的临床医师和临床团队的定期培训[48]。2013 年，北大西洋公约组织（NATO）特种作战部队（SOF）在北约总部布鲁塞尔开设了第一门教学课程，汇集了来自美国 SOF、北约 SOF 的医学专家以及一些平民专家学者（包括作者 Rall 和 Oberfrank）。

模拟对于早期职业或专业教育（学生）以及学徒培训（实习生和住院医师）非常有意义，目前越来越多地用于对经验丰富医务人员的定期知识更新。模拟也可以定期用于临床培训（个人、团队或机构，后者如用于灾难演习或准备照料埃博拉病毒感染患者[49]），而无需考虑他们的资历，以此提供经验积累，从而长期协作。模拟适用于具有丰富经验的医疗工作人员，包括专家[50]、初学者、高级住院医师[25]，医学、护理、其他医疗学生[51-57]，甚至儿童[58-61]。作为临床实践的一种辅助手段，模拟演练目前正在探索中，如外科医师或整个外科手术团队可以通过对特定患者的模拟来预先演练异常复杂的手术[62-63]。

许多模拟中心都为有经验的医务人员提供继续医学教育（continuing medical education，CME）培训，许多针对住院医师的模拟培训也可以为此扩展。一些研究表明，经验丰富的麻醉科医师在处理危重患者时，也存在不少缺陷，并且出现与麻醉住院医师类似的严重错误[64-71]。常规临床工作中很少发生危机事件，因此这些结果并不令人吃惊。此外，在本专业的工作年限、等级制度可能与医生本身的专业知识和水平并不相关。应用患者模拟进行危机事件管理的培训应在教育和培训的早期就开始，并在实践中反复应用。

对医护专业人员进行关于患者安全的教育时，患者模拟可演变为一种工具，有助于自下而上地改变医院文化，创建安全文化。首先，它可以根据高可靠性组织的原则，对初级和高级临床医师进行实践培训，从而制定出所需的安全文化（详见第 6 章）[72]。模拟可以成为文化变革和患者安全的集结点，它可以使来自不同学科和领域的具有丰富经验的临床医师（模拟在临床上具有挑战性，并且与患者治疗直接相关，因此会吸引他们的关注）、卫生管理人员、高管、经理[73-74]、风险管控人员[75]以及涉及人为因素、组织行为或机构变革方面的专家汇聚在一起。模拟可以传达给这些小组成员临床工作的复杂性，并且在多个级别上，来锻炼和探测临床机构的组织实践（详见"系统探测"部分）。模拟培训有多种课程和课程开设建议。

使用模拟进行系统探测和协议测试

关于第二个目标，在患者治疗场所进行模拟（称为现场模拟；in situ simulation, ISS），是用于测试（系统探测）和评估组织实践（方案测试）的强大工具[75]。

在一项将 ISS 与基于中心的模拟进行比较的研究中，ISS 更多是用于探测系统流程以及硬件设备缺陷的工具[82]。另一项研究将模拟作为失效模式与后果分析（Failure Modes and Effects Analysis, FMEA，详见第 6 章）的补充。为了增强系统安全性，FMEA 作为一种风险管理工具，可以通过专家描述和识别可能发生的错误及其后果，并促进组织的改进。在该分析过程中增加模拟不会出现更多的失败模式描述，这个过程可使实践中未展开的实际情况得以详细描述[83]。

探测系统问题的另一种方法是在患者治疗过程中进行 ISS，来发现问题和潜在风险。描述事件原因的著名的 Reason 误差轨迹模型（又称为瑞士奶酪模型，详见第 6 章）中，事件被视为主动（人为）风险和潜在（系统）风险的组合，相互作用而导致不良后果。一项对 800 多名被培训者进行的 46 次 ISS 紧急事件处理培训的研究，以此模型为基础，来识别和纠正主动性和潜在性问题，并给出了相关建议[84]。在 965 次错误中，将近 50% 被归为潜在风险，其余被归为主动风险。在另一项研究中，对小儿急诊患者进行现场

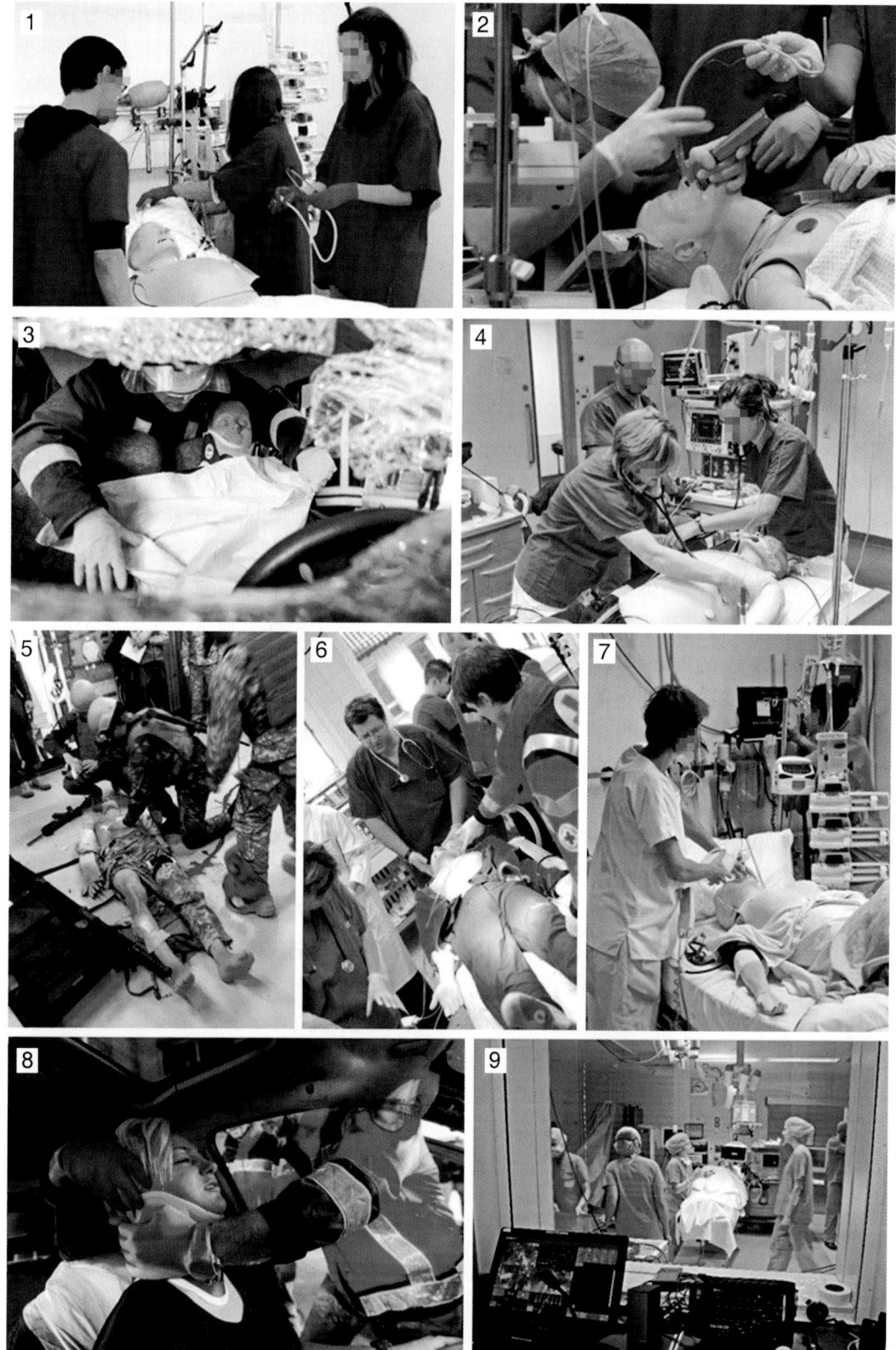

图 7.1　**在不同的医疗环境中，模拟培训课程的不同场景。**图片按照从左到右顺序：（1）病房内现场模拟培训。（2）麻醉环境下现场模拟团队培训。（3）德国法兰克福模拟年会 INSiM 上进行的模拟练习。照片为从车祸车辆中救出一名模拟患者。（4）急诊室进行现场模拟团队培训。（5）在火灾情况下战术伤亡人员医疗的军事模拟培训（InPASS, Photo with permission by M. Rall.）。（6）在德国 Tübingen 的 TüPASS 模拟中心进行模拟培训。照片展示的是交接时刻，创伤患者从救护车交接给急创团队（Photo with permission by director M. Rall 2010.）。（7）重症过渡病房进行模拟训练。（8）模拟从车祸车辆中救出一名标准化患者（Photo provided by M. Rall.）。照片由 M. Rall 提供。（9）手术室现场模拟培训，照片展示了完整的产科急诊剖宫产的启动阶段，照片是从手术室外临时建立的模拟控制室、通过手术室窗口拍摄的（Photo provided by M. Rall.）

模拟，用于发现潜在的安全威胁[85]。斯坦福大学的"大出血计划"评估并培训了威胁生命的大出血治疗方案，使用未预先通报的模拟进行了几次系统探测，并在探测后成功发现了需要改进的地方[75]。

2016 年，模拟曾用来探查机构埃博拉病毒应急响应系统中的漏洞[86]。如果发现有患者埃博拉病毒检测呈阳性，则启动模拟程序，模拟中心有 12 个小时的时间来评估医院的准备情况。并在接下来的几周中，使用更多的模拟来确定应急响应短板，并评估可能的解决方案。

此外，在开发针对各种危机的认知辅助工具或解决方案以及填补设计失败的漏洞时，基于迭代模拟的测试和重新设计是有帮助的。例如，McIntosh 等[87]使用这种方法开发和测试了一种新的认知辅助方法，用于处理严重的局麻药毒性反应。使用形成性可用性测试和基于模拟的以用户为中心的设计时，会带来一种在感官上截然不同的认知帮助，从而增强了设计辅助工具在实际使用环节中的重要性。

在设计新的医院和科室时，无论是环境布局还是工作流程，模拟都可以发挥作用。可以帮助评估设计理念，尤其是在医护人员和患者一起搬入新的医院或 ICU 时，能够尽快熟悉新的场所[88]。

模拟已经逐渐被视为一种风险管理工具。Driver、Lighthall 和 Gaba[75]认为，从风险管理的角度看，模拟有许多潜在的方法可以预防医疗索赔或减少损失。他们认为模拟是"临床表现的数据源"（第 356 页）。De Maria 等[25]认为，使用模拟可以确定机构麻醉科医师的整体差距，并制订有意义的改善计划。

使用患者模拟进行设备检测和供应

关于第三个目标——设备检测和供应——目前正在与生物医学行业合作使用模拟技术。例如一些模拟中心为设备制造商的主管、工程师和销售代表提供培训。他们可以在自己公司生产的设备用于患者治疗的情况下（包括压力异常），通过模拟系统来了解临床医师的任务需求。

在开发新的监护和治疗设备过程中，模拟用来研究人为因素的影响。模拟装置提供了独特的测试平台和演示模式，可在采购前评估来自不同制造商的医疗设备的可用性。模拟使两家附属医院［弗吉尼亚州 Palo Alto（DG）和德国 Tübingen（MR）］能够对尚未批准用于临床并且无法在采购前进行评估的临床监护设备的原型机进行评估。

其他工业用途还包括培训人们使用新型药物。在美国，通过使用模拟装置多角度培训启用阿片类药物瑞芬太尼，并指导临床医师安全地使用如地氟烷等药物。除了提供重要的教育效益外，工业活动也是模拟中心的重要收入来源，有助于支付培训学生和住院医师的费用。

使用患者模拟进行表现评估

第四个目标，模拟在评估和评价医学生、住院医师、执业医师和团队的行为和能力中成为核心角色——低风险或形成性测试（教育和培训）、目前较低程度的总结性测试（认证、再认证等）以及用于医疗决策形成或医疗过程的研究。模拟可以在各种医疗机构中用于评估临床和非临床技能[64, 69, 89-98]。

麻醉学在模拟评估的发展中起了主导作用[99]。2012 年的一项综述中，Boulet 和 Murray[99]总结了特别是关于麻醉学的基于模拟的教育。2016 年新的综述中，Ryall 等[100]等认为模拟可以用作卫生专业教育中技术技能的评估工具。他们认为，模拟是一种有效的评估工具，但同时指出，作为独立评估工具，其有效性仍需进一步研究。

即使使用了模拟评估，对于研究和教育来说，还是有一些挑战。包括：①确定衡量成绩的各个方面；②创建可靠且有效的评分和衡量工具；③寻找针对临床和非临床成绩的评价手段。此外，如本章稍后所述，模拟本身具备一些独特的挑战和陷阱，需要综合考虑到这些因素。已经出现了几种评估措施和评分系统[99-102]。

从机构/组织的角度看，美国研究生医学教育认证委员会将使用模拟作为麻醉学住院医师培训计划的必要组成部分。模拟不仅对初学者和住院医师的教育有好处，同时对执业麻醉科医师进行知识更新也有好处，使用模拟培训来应对挑战、改善实践已经成为美国麻醉学委员会（ABA）MOCA 计划的重要组成部分。Weinger 等的研究阐述[64]，尽管模拟作为一种在学生和住院医师培训中形成性评估的工具，已广泛用于麻醉学，但对于执业麻醉科医师的形成性评估尚不够（总结性评估的应用也不多）[103]。

由于成绩评估与人的表现密切相关，在第 6 章中已经讨论过不少以此为重点的模拟研究结论，可以参考。

使用患者模拟进行研究

第五个目标，研究。基于模拟的研究可分为两类：①有关模拟的研究——测试或改进模拟工艺、技术和方法；②使用模拟作为工具来研究其他事物，例如人的行为和临床认知（详见第 6 章），或临床治疗过程[104]。框 7.1 提供了此类问题的示例。

关于模拟的研究，一些示例提供了设计任务报告的方法（如 Debriefing with Good Judgement[105-107]、Debriefing-Diamant[108]、PEARLS[109]、TeamGAINS[110] 及其他方法[111-114]）、设计模拟病例的方法（如 PARTS[115]）、如何在任务报告中有效地使用视频[116-120]、营造并维持引人入胜的学习氛围[121]、特定培训措施的设计（如复苏[46, 122-123]、气道管理[124-125]、避免导管相关感染[126]）、特定的培训干预措施（如提高表达能力[50, 127-129]、任务报告[130] 和反馈[131]）。

现在，患者模拟有时候被用来解决事故、大规模毁灭性武器或恐怖主义导致的化学、生物或核威胁的医学事件管理。德国的一个小组使用模拟方法测试了配备全面化学防护装置下治疗患者所受的限制，以此来优化德国内务部应对恐怖袭击或化学武器灾难策略（图 7.2）。研究人员通过综合模拟方式（基于脚本、人

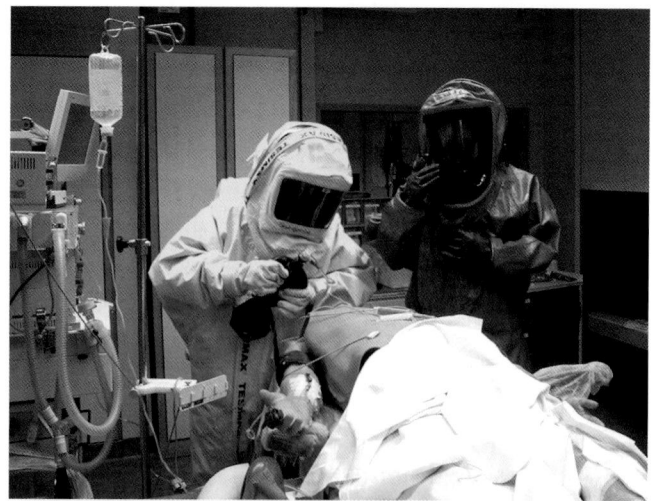

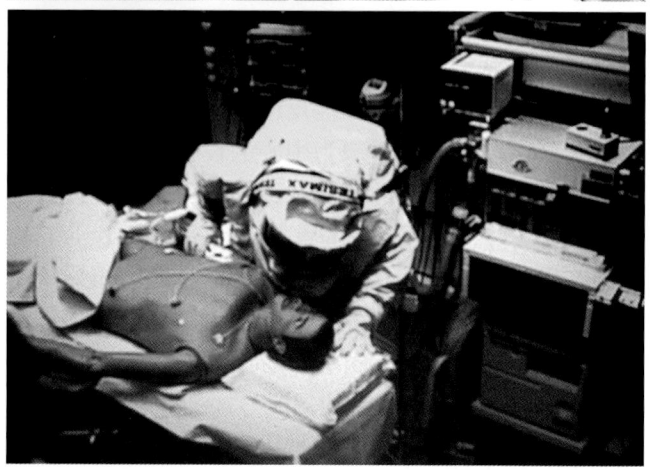

图 7.2　模拟作为测试，用于研究医疗救援队在全面化学防护下的表现。工作小组成员穿着正常的制服或全套防护服在执行基本的复苏行动（如静脉置管、抽吸药品、插管）。穿着完整的防护装备，团队内部以及与患者（有意识）之间的沟通变得很困难（Photograph taken by M. Rall at the Center for Patient Safety and Simulation，Tübingen，Germany.）

框 7.1　通过模拟可以研究的问题示例

动态决策的认知科学（详见第 6 章）
- 预编译基础知识（Ⅰ类思维）与深度医学知识和摘要推理（Ⅱ型思维）间的相互作用是什么？
- 警惕性、数据过载和视觉扫描模式如何监控观察？
- 观察手术术野的内容和用途是什么？
- 如何实施最佳行动计划和补充计划？
- 如何重新评估为何失败并导致错误？

人机互动
- 虚假警报的分散惩罚是什么？
- 集成显示器相对于多个独立设备和显示器是否具有优势？
- 在标准和危机情况下，现有麻醉设备的控件和显示器的易用性如何？

在手术室指导麻醉（详见第 6 章）
- 在保持麻醉人员警觉的情况下，可以在手术室完成多少教学？
- 指导者如何对麻醉被培训者的表现进行评估和分类？
- 在手术室中，哪种教学风格能与患者管理最佳结合？

麻醉科医师的非技术技能 / 团队合作问题
- 应急场景下，麻醉科医师如何应对？
- 工作如何分配？
- 如何相互沟通？如何与手术室团队的其他成员进行沟通？

影响麻醉科医师行为的因素
- 睡眠不足、疲劳、衰老或非处方药、咖啡或酒精如何影响麻醉科医师的表现？
- 智能警报系统或人工智能能否在手术室或 ICU 提供正确且具有临床意义的决策？

新设备的开发和应用：关于模拟技术的研究
- 模拟如何很好地重建围术期的临床环境？是否可以有与实际临床工作相同的动作（模拟系统的生态有效性）？
- 任务报告对模拟学习有何帮助？针对于整体表现或特定情况，不同任务报告技术的有何适用性或实用性？
- 模拟场景的不同部分如何对感知产生影响？如何影响培训结果向现实转移？
- 模拟培训会导向更好的临床实践并改善临床结果吗？

体模型模拟装置和模拟患者）进行了多学科研究，以指导如何救治大规模毁灭性武器和恐怖主义袭击中的受害者[132-133]。在目前存在军事冲突或持续需要为战争或恐怖袭击做准备的国家中，对这种训练的需求是现实的。

模拟作为研究工具，提供了一些独特的功能，可以将其视为在临床中有关其他模式的补充窗口。例如，当研究诸如医疗团队流程之类的复杂现象时，可以使用模拟。如团队如何从常规诊疗适应到非常规情况，这种适应与行为[134-140]、信息处理（如信息传递）[141]、会议室内沟通[142]、公开谈话[50, 129, 143-146]、问题的解决和决策[142, 147-149]、复苏过程中的协调配合的关系[139-140, 150-154]。关于模拟的两种研究的重要里程碑是医疗模拟协会（SSH）在 2007 年创立专业期刊 *Simulation in Healthcare*。在随后的几年，其他专业期刊也陆续出版，如 *Advances in Simulation*、*BMJ Simulation & Technology Enhanced Learning*、

Clinical Simulation in Nursing。此外，对于与特定临床领域相关的研究，传统医学专业期刊也更为欢迎模拟相关或将模拟用作实验技术的文章。

事实证明，模拟主管教师或指导者与心理学家、人为因素工程师或教育工作者之间的合作对研究和培训价值非常大。此类合作有助于描述基于模拟的体验式学习的理论基础，增强对任务报告的理解，研究医疗过程中的工作心理学和医疗人员行为[155-161]。许多机构在模拟中心的工作人员中整合了心理学家和（或）教育工作者。

患者模拟的其他应用

传统意义上，模拟培训将医疗专业人员视为被培训者。近年来，模拟又有了一些新的被培训者。培训内容可能不是麻醉，但是培训中心使用的思维方式来源于麻醉的模拟培训。一项研究表明，可以使用"标准化医师"来训练患者进行出院谈话[162]。患者与扮演临床医师角色的演员进行互动，练习该说什么、问什么，以及出院后如何服用药物。Kneebone 的研究小组让患者参与模拟的设计，并向他们开放模拟培训[163]。他们在演示模式下通过模拟让市民更好地了解医院内可能的状况或临床中护理是何感受[164-166]。目的是使模拟在医疗专业以外有多样的应用。

模拟还具有一些独特的应用。一些模拟中心使用模拟装置向对医疗感兴趣的高中生或大学生开展宣传。患者模拟已用于制作有关各种患者安全问题的教育视频。有时还会使用模拟来使立法者或监管者熟悉动态治疗患者的现实和复杂性。

模拟已被用作法医的辅助手段[167]。虽然目前患者模拟装置仍无法预测特定患者的生理行为，但模拟可用于再现典型的围术期情况以及不同监护和治疗的作用，提供诉讼过程中患者管理的相关信息。

将模拟培训用于医疗战略或运营协调及决策制订已有详细描述[168]。

模拟和模拟装置的历史、发展及种类

以下部分将简要概述医疗和麻醉领域主要模拟装置的历史和发展。如果希望对该主题有更深入的了解，可以参考其他文献，其中数篇综述文章对广泛使用的基于人体模型的模拟装置进行了详细介绍[169-171]，Rosen 在 2013 年出版的专著中专门对该主题进行了介绍[172]。Owen 出版了的另一本关于医疗模拟历史的专著[173]。

模拟可能与人类一样古老　史前时代以来，模拟就可能已经成为人类活动的一部分。人们模拟猎物或敌方战士的行为，为狩猎活动和战争进行演练。中世纪，士兵们使用假的士兵学习剑术。数百年前，医疗开始使用模型辅助讲授解剖学和生理学，并使用模型装置训练手术技巧，训练助产士和妇产科医师如何处理分娩并发症。18 世纪初期，意大利是应用模拟装置的主要地区；进入 19 世纪，临床模拟的主战场转移到了法国、英国、德国[174]。现代社会，战争对模拟技术的发展具有强大的推动作用，特别是在航空、海军和装甲车等领域。这些技术已被民用领域，在商用航空中得到了最广泛的使用。飞机模拟装置在 20 世纪 60 年代后期具备现代雏形，并且一直在不断完善。

基于人体模型的模拟装置（MBS）　1969 年，南加州大学一名教师和一名麻醉科医师联合一家航空航天公司合作生产了现代医疗中第一个电动的基于人体模型的模拟装置 Sim One[175]。它是一个当时在许多方面非常先进，由可插管的气道、躯干上部和手臂组成的人体模型，最初用来帮助医学生或住院医师学习气管插管和麻醉诱导，但该产品在 20 世纪 70 年代初就消失了。到 20 世纪 80 年代中后期，逐渐开发出其他几种基于人体模型的模拟系统。值得一提的是 1976 年研发出的一种心脏病模拟装置 Harvey，能够模拟正常和病理状态下动脉搏动、血压、颈静脉波形、心前区活动和心音[176]。1986 年，斯坦福大学由 Gaba 和 DeAnda 领导的一个小组[177]率先开发出被称为综合麻醉模拟环境（CASE）的全模拟装置。他们最初用它来研究麻醉专业人员在危机事件中的决策过程[68, 178-179]，但他们也对它在培训中的应用感兴趣。随后几年，随着逐渐认识到麻醉与危机资源管理（CRM）的相似之处，该团队开发了他们的旗舰模拟培训课程"麻醉危机资源管理"（ACRM，详见第 6 章）[180-181]。1995 年起，麻醉专业开始使用新一代商业人体模型模拟装置，并且获得了大量经验。目前，多数模拟中心都使用基于人体模型的全尺寸模拟设备（可以从制造商 Laerdal、Gaumard、CAE Healthcare 等处购买）。类似设备可以模拟快速变化的生理学活动，可以支持各种操作的干预（如气道管理、血管置管、给药、电击或起搏）。某些设备在没有操作人员输入的情况下，可以自动识别特定的药物或治疗，如心脏按压并作出的适当生理响应[182]。人体模型虽然经历了高速发展，但仍缺少很多重要功能。框 7.2 展示了未来 MBS 系统应具备的理想功能。

框 7.2 未来基于人体模型模拟系统的理想功能

- 能够模拟高级大脑监控并交互作用,如听觉诱发电位（AEP）、双频指数（BIS）、脑电图、患者状态指数（PSI）。
- 皮肤特异表现,如皮肤颜色发绀或苍白、汗腺分泌变化、皮肤温度变化（休克或发热）,皮疹、荨麻疹或全身性水肿
- 反流、呕吐、气道出血或分泌物
- 生理性咳嗽（目前只有声音）
- 真实的抽搐
- 有目的的四肢运动
- 可能椎管内、硬膜外或其他区域麻醉操作并改良
- EEG 信号（如 BIS、AEP 和 PSI）改良
- 颅内压改良
- 支持真实的中心静脉和动脉穿刺
- 超声心动图和产妇胎心监测

请注意:此列表所列出的功能并不完整,某些功能可能正在开发中,并在本书出版后应用。另外,也存在一些第三方或自制的其他功能

患者模拟行动框

从患者安全和教学的角度看,过多关注近期设备可能具有的复杂而美观的功能是错误的。这些功能和附加组件不一定会改善模拟效果或使被培训者受益。高仿真模拟系统非常有用,但不一定需要复杂的功能。重要的是在教学与经济上使用与模拟活动目标人群和目标匹配的模拟设备。

（计算机）视频模拟装置（微机模拟装置） 20 世纪 80 年代中期开始,麻醉科医师开发了几种计算机视频模拟装置,也称为单独屏幕模拟装置（微机模拟装置）。包括:①基于屏幕的部分任务训练系统,用于模拟单独一方面的麻醉课程,如不同生理和理化状态下,麻醉药在体内的吸收和分布（著名的 Gasman 程序[183]）。②基于屏幕的总体任务训练系统,代表患者和临床环境的所有方面。早期通过绘画或动画来代表"患者",后来越来越多的使用照片或视频来表示。虚拟显示器上的生命体征模仿真实的临床设备。该系统通常使用用户图形界面,被培训医师定期用鼠标单击菜单和按钮,使用滑块和数字输入框来完成很多干预措施的操作指令输入。

部分任务训练装置和虚拟程序模拟装置 21 世纪,工程和计算机科学的进步模拟了模拟装置技术的新时代,包括:

- 以解剖模拟设备形式出现的部分任务训练系统使用合成材料制成模拟人体的不同部位,如中心静脉导管置入、硬膜外导管置入、气管切开或胸腔引流的模型。经过几十年发展,以人体组织为基础的模拟（代表部分任务训练系统）已变得越来越普遍,由于成本和动物伦理问题,被培训者已经不再使用动物模型来学习操作技能。
- 用于外科手术和操作技能的虚拟模拟装置（即

通过硬件软件提供腹腔镜胆囊切除、支气管镜检查、结肠镜检查、超声心动检查和血管内类似真实手术的触觉反馈[182]。在这些系统中,合成（虚拟）环境仅存在于计算机中,通过由模拟装置重建的视频显示器来完成实际操作。如果模拟装置有特殊部件、装备手套或传感器,被培训者可通过眼睛（配备或不配备眼镜）、耳朵、手的操作与视频进行交互模拟操作。以麻醉为例,可以使用虚拟现实（VR）模拟系统训练纤维支气管镜插管操作[184-185]和区域神经阻滞[186-187]。以下两篇综述提供了更多关于模拟培训用于区域神经阻滞的内容[188-189]。

虚拟现实和增强现实（通过头戴式显示器） 身临其境的虚拟现实（virtual reality, VR）可以将人类用户完全融入计算机世界,增强现实（augmented reality, AR）将计算机生成的图像添加到真实世界视图之上或接近真实视图,VR 和 AR 通常使用头戴式显示器来代替和增强普通视觉。这两种方法在文献中都有描述,目前多是原型机或在研究过程中。本章只讨论 VR 技术,不讨论 AR 技术。本章作者（特别是 DG）一直在评估商用头戴式显示 VR 系统。用于医疗时大致分为两类:①对象或空间的可视化,多数用于解剖结构或建筑环境;②基于物理交互的临床环境,临床医师本身可以与空间一起移动,医师间以及和虚拟患者之间可以互动,其本质是 VR 中基于人体的模拟。可视化应用非常常见,可以直接使用消费级 VR 硬件和软件（如将人的心脏内部和外部的所有细节进行可视化,而不是像泰姬陵那样仅仅能看到外观）。全互动 VR 技术利用商用头戴显示器和其他设备,但更复杂的是创建了虚拟临床空间、患者和设备,能够为多个被培训者提供流畅的头部和身体运动以及互动。

这两种类型的医疗 VR 仍处于早期尝试阶段,如何将这些方法更好的用于医疗仍有待观察,但现在的趋势是这些技术正在从神秘的研究或"雾件"（看得到摸不着）转向迅速发展为实用设备和应用的阶段。Gaba 之前曾写道,VR 很快（2020—2025 年）将完全取代所有的物理模拟,但现在看来那个时间段几乎不可能实现。事实上,每种模拟模式相对于其他模式都有其独特的优缺点,VR 很可能会成为模拟模式的一部分。

虚拟环境/虚拟世界 虚拟模拟的一种形式是虚拟环境或虚拟世界。根据维基百科的说法,虚拟世界是一个基于计算机的模拟环境,用户可以通过化身（用户自身的图像化）来进行互动。这样的系统通常允许多个被培训者通过网络同时控制自己的化身（包括语音）,并在一个普遍感知的虚拟环境中通过语言

和虚拟行为进行互动。这项技术将虚拟世界制作成在电脑屏幕上有声音的透视三维图像（或真实三维图像）。虚拟世界最常用于电脑游戏。在医学虚拟世界中，患者可以是由电脑自主控制的化身，也可以是由被培训者控制的化身。Kleinert 等在 2015 年发表了一篇相关综述，并得出结论，此类模拟系统的开发和验证有待进一步研究[190]。

标准化患者　标准化患者（standardized patient，SP；一些国家称为"模拟患者"）是经过培训以代表患者状况（如症状或社会情况）的演员 / 角色扮演者，通过接受培训，可以对被培训者的表现进行评分并提供信息反馈。在过去三十年中，医学生越来越多地使用标准化患者来进行既往史和体检技能学习[170]，可参阅关于标准化患者在麻醉学中使用和实施的综述[191-193]。基于标准化患者的模拟越来越多地被用于诸如不良医学消息的告知和其他难以启齿的话题以及止痛药之类的问题上[194]。

杂交模拟　杂交模拟是指在模拟场景中组合不同类型的模拟方式。可以采用不同方式，用于多种用途：①并行配对模拟设备。建立一个培训环境，让不同专业都可以发挥他们的临床作用。如在手术室，外科医师和麻醉科医师一起练习并发症的处理，明确两个专业在场景中的职责，将是很有帮助的。Kjellin 等进行了一次多学科手术室团队模拟培训，手术室配备了基于人体模型的模拟装置和腹腔镜模拟装置[195]。另一种方案是将栩栩如生的外科模特与人体模型集成在一起，用于多学科手术室团队培训[14]。②序列配对模拟设备，通过这种方式，在不同场景中使用最佳特性的模拟模式，使最终创建的场景模拟度超过各个部分的总和。如一个场景可以从一个标准化患者 / 角色扮演者代表的患者在病床或转运床上开始，在需要有创性操作（插管或心肺复苏）或分娩等关键点模拟可以转移到人体模型上。Cantrell 和 Deloney 给出了将标准化患者集成到高仿真模拟场景中的建议[192]。

模拟仿真度与模拟装置分类

虽然模拟在教学和培训中应用越来越普遍，但学者们对"模拟"这个词的定义仍然持有分歧。这就需要对模拟模式、仿真度、相关技术和特点以及教学方法进行了解。

模拟仿真度和模拟能力　在模拟相关文献中，仿真这个术语通常用来指特定的设备或产品接近或替代真实的程度。但是作者强烈认为这是一个误解，仿真度这个概念的提出是针对模拟活动的特性，而不是主要指所用的设备或产品。也就是说，仿真度取决于

模拟复制的几个方面（不仅是硬件方面）及每个方面与真实世界的相似性（见模拟的真实性相关部分）。模拟的仿真度取决于培训目标和被培训者人群，有些目标可以应用低仿真度的模拟培训完成，而有些目标必须依赖于高仿真度的模拟培训。

模拟装置的分类　出于某些目的，比较不同的模拟装置的技术能力等级或特点是非常有必要的。目前还没有公认的麻醉模拟装置的分类标准[169]。任何分类都涉及一些重叠和灰色区域[159]。Cumin 和 Merry 在人机对话、生理学基础和应用三个层次上总结了分类方法[196]。Gaba[171] 对模拟形式进行如下分类：口头模拟（如"如果-那么"讨论、讲故事、视频辅助、角色扮演）、标准化患者、部分任务训练系统（包括仿真的模拟设备以及局部组织模型）、计算机患者（即 VR 模拟和基于屏幕的计算机模拟系统）和电子患者。

在本章中，患者模拟装置（与部分任务训练系统相反）是一个系统，它展示的是整个患者（不仅是患者的一部分）以及与麻醉科医师直接相关的临床工作环境（如手术室、PACU、ICU 等）。一个患者模拟装置包含数个部分（图 7.3）[159]。表 7.1 给出了目前典型的基于人体模型的模拟装置。

接下来主要介绍模拟设备可以完成的主要教学和培训任务。该部分是参照临床胜任力的"米勒棱柱"（也包括"金字塔"或"三角形"）理论制定的。有关更详细的概述，请参阅更多文献[75]。

"米勒学习金字塔"　每一次模拟教学都存在不同的教学目标。大体上，它们可以与图 7.4 所示的"米勒金字塔"[197] 一致。在认知层面，模拟可以帮助被培训者获得新的知识，更好地理解概念和动态演变（"知道"和"知道怎样做"层面）。如生理学模拟可以让学生观察心血管和呼吸功能的变化，以及它们对干预手段的反应，将书本知识、复杂的图表和图片带到了现实中。"金字塔"的下一层次是独立完成知识相关的技能（"知道怎么做"，到更深层次的"演示怎么做"）。其中一些技能可以从知识概念中迅速获得（如心脏听诊），而另一些则涉及精细和复杂的精神运动性活动（如导管放置或插管）。这些独立的技术性操作和非技术性操作需要在临床工作中不断整合，从而达到"金字塔"中一个新的更高的层次（"演示怎么做"到"做"）。随着时间的推移，这些技能融入实践，成为日常工作（"做"）的一部分。专业的医疗专家除了学习新技能之外，基本在"做"这一层次。然而，无论个人还是团队还是工作小组，他们的能力水平与最佳水平之间可能存在差距，通常，临床医师处于"知道怎么做"到"演示怎么做"这个层次，但并

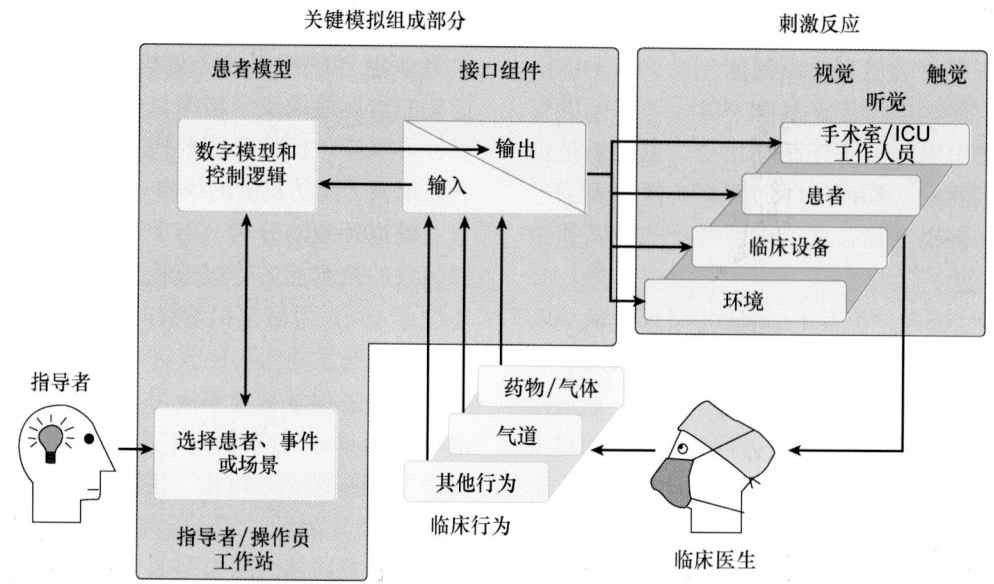

图7.3　**患者模拟装置系统总体结构示意图**。模拟装置使用适当的接口硬件、显示技术或同时使用两者生成患者和工作环境。描述由麻醉专业人员感知，他们的动作通过物理动作或输入设备输入到模拟系统。模拟场景行为由指导者或操作员通过工作站进行操作，工作站允许选择不同的患者、异常事件和模拟患者的其他特征。该控制可以是手动的、基于脚本的或基于模型的，并通过手动调整来达到最佳的学习收益。ICU，重症监护治疗病房（Diagram by D.M. Gaba.）

不是能在所有的环境和处境下完成"做"，所以模拟可以成为弥合这种差距的一个非常有价值的工具。

患者模拟行动框

在目前的医疗体系中，对于大多数有创性手术来说，初学者第一次完成操作通常在教师指导下，在患者身上完成。同样也会通过对患者的练习来获得完整的学习曲线。模拟系统提供了一种可能性，既可以让新手在临床实习过程中练习，也可以同时通过模拟来进一步提高那些技能。这是非常有用的，因为模拟能让他们获得相关经验，甚至包括非同寻常的解剖或临床表现。

非技术模拟　口头模拟（"如果-那么"讨论）、讲故事、纸笔练习和标准化患者仅需要很少或根本不需要技术，但可以有效地模仿具有挑战性的临床场景，就如同即使是水果片或简单的玩偶也可以用来训练一些手工操作一样。一些团队合作的教学和培训可以通过角色扮演或相关事件的视频讨论来完成。

（计算机）视频模拟装置（微机模拟装置）　在屏幕上以绘图、照片或视频的形式呈现患者，同时允许学生选择临床干预手段，可用来培训基本概念和操作技术，如吸入麻醉剂的吸收和分布或静脉药物的药效学。这样的程序既廉价又实用。它们可以呈现并实践在正常和异常情况下的概念和操作，主要面向"米勒金字塔"中"知道"和"知道怎么做"的层次，通常服务于早期被培训者。

部分任务训练装置　人造模型（有时也包括动物或人体尸体），用于培训特定的操作技能，例如插管、静脉或骨髓穿刺、区域阻滞、胸腔引流和困难气道管理设备的应用等。这些技能的训练目标是"知道怎么做"和"演示怎么做"。这类训练系统最常用于缺乏经验的新手，或对经验丰富的人员在特定工具的应用中进行再培训。

基于人体模型的模拟装置　一般是患者的大部分或整体模型，可用来捕获真实任务领域整体复杂性，包括临床技能和指南的应用以及团队分工与协作。它们可以用来将"演示怎么做"扩展到"做"，至少在模拟中是这样的。因此，基于人体模型的模拟装置适合于培训对危机情况的诊断和管理，以及非技术技能和人为因素的行为（详见第6章）。它们适用多种教育方法，并可以用于所有层次的被培训者。对于早期被培训者来说，通常会使用教室里的老师作为指导者，并通过"暂停和反思"来控制模拟装置，允许场景在必要时停止、继续或重新启动，以最大限度地提高学习效果。

患者模拟行动框

与"米勒学习金字塔"相比：如果被培训者（还）不熟悉基于人体模型的训练所需的临床概念、程序或任务，他们通常应该在整体模拟之前接受其他方式的培训。无论使用哪种设备，模拟装置都是一种教学工具，必须配合有效的课程进行使用[198]。模拟越复杂（即MBS），模拟装置越能代表整个患者——由一个或多个团队治疗——拥有受过专门训练的合格教师就越重要[198]。

表 7.1　当前典型的基于人体模型的模拟装置的功能 *

临床分区	特征和功能	备注
气道	正确的咽和声门解剖学 放置面罩、气管插管、声门上气道装置、导管 喉痉挛、舌头和气道肿胀、颈部不动、下颌闭合、牙齿断裂 环状软骨切开术 气管喷射通气 支气管解剖（至叶支气管水平）	气道常为气管插管提供密封作用。声门上气道的密封是可变的，但它通常允许正压通风。 面罩密封是可变的（塑料对塑料） 适度真实的环状软骨切开术；组织不像真的皮肤，没有皮下组织脂肪层；没有出血；但是模拟允许通过物理步骤插入声门下手术气道
头部	眼睑运动、瞳孔扩张、对光线或药物有反应 患者的嗓音和声音，如咳嗽和呕吐（通过内置扬声器） 可触及的颈动脉搏动 以嘴边蓝光为代表的发绀 流泪、出汗	与预先录制的音频片段相比，现场语音是首选的，因为在场景中具有更高的灵活性 蓝光是患者发绀的表示，但不是生理性复制发绀的外观
胸部	生理和病理生理心音和呼吸音 胸壁运动时的自主呼吸 支气管痉挛 可调肺顺应性 可调气道阻力 气胸 针刺开胸放置导管引流 除颤，经胸心电图 胸外按压	通过扩音器的呼吸和心音；声音包含人工制品和机械噪声。通常声级取决于听诊器相对于扬声器的位置 气管切开术的现实解剖结构不太切实，但人体模型可能允许执行这些程序
四肢	可触及的脉搏（取决于动脉压） 通过听诊、触诊或示波法测量骨折和创伤模式下的血压 静脉置管 周围神经刺激引起的拇指抽搐 手臂运动 强直阵挛发作的表现	目前大多数模拟装置甚至不提供有限的四肢运动 这些表现是因为缺乏解剖学线索
监测（波形或数字读数）	ECG（包括形态和节律异常） SpO_2 无创血压 CVP，PAP，PCWP 心输出量 温度 CO_2（可能是实际的 CO_2 呼出量） 麻醉气体（可能有药物的实际吸收和分布） 体外循环	大多数模拟装置提供了一个虚拟生命体征；有些模拟系统可以对接临床监护仪 一些模拟系统包括虚拟体外循环机
自动化和传感器	胸外按压 通气率和通气量 除颤和起搏（包括能量测量） 气体分析仪（吸入氧气、麻醉剂） 药物识别（药物识别和数量）	

CO_2，二氧化碳；CVP，中心静脉压；ECG，心电图；PAP，肺动脉压；PCWP，肺动脉楔压；SpO_2，外周血氧饱和度。
* 列出的功能都存在于一些现有的模拟系统中，但并非所有功能都存在于单个设备上。功能集取决于设备和型号

模拟场所

某些类型的模拟，例如非技术模拟和使用视频或计算机程序的模拟，被培训者可以使用他们自己的设备在家或者办公室中完成。部分任务训练员和基于人体模型的模拟通常用在专门的模拟中心，但是 MBS

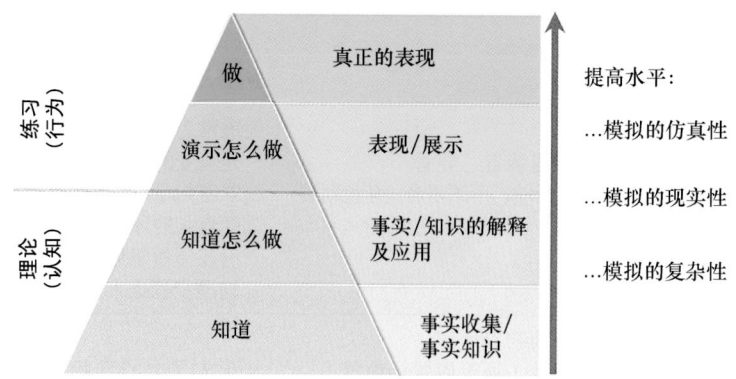

图7.4　"米勒学习金字塔"，也称为米勒临床能力棱柱。[197]基于"米勒学习金字塔"，麻醉科医师的临床能力分布在四个不同的能力水平上，这可以分为理论（一个人的认知："知道"-"知道怎么做"）和做（一个人的行为："演示怎么做"-"做"）。最相关的临床能力是实时表现（"做"）。在处理模拟的学习目标和评估目标时，需要考虑这四个层次。此图是根据 Alinier[368]的出版作品修改的，表明模拟的仿真性、模拟的现实性和模拟的复杂性随着能力水平的不同而增加

也越来越多地在现场（真实的病房／病床中）或附近的地方进行（临床工作单位附近的其他地方）。对于大规模模拟（如灾难演习[49, 86]），整个组织场地将成为培训的场所，或者在移动模拟（moving simulation）的情况下，组织机构的不同部分将成为培训的场所。如果模拟培训在组织机构外部进行，但使用组织的设备和人员，则称为流动模拟（mobile simulation）。

通常，在专用模拟中心工作的模拟人员也可以"现场""就近""流动"和"移动患者"进行模拟，或者可以指导其他人这样做。我们在各个部分分别讨论了不同模拟场所的优缺点，并在表7.2中进行了总结，Sørensen 等在2017年的最新出版物中概述了不同模拟场所的优缺点[199]。

专用模拟中心

许多机构选择建造一个或多个模拟中心来进行教学和培训，在一些地方甚至已经创建了完整的"模拟医院"（如迈阿密，网址为 https://simhospital.sonhs.miami.edu/）。我们在本章末尾列出了一些有用的模拟中心网站和相关资源信息（附录7.1）。关于它的成本结构则是一个复杂的问题（见后文），但项目及其负责人在收支问题上已经投了赞成票。

在专用模拟中心中，可以在室内以通用的方式使用一个或多个模拟装置部分或完全复制各种临床环境（例如手术室、ICU、产房、急诊室等）。图7.5和图7.6分别展示了中型和大型模拟中心的平面图。后者展示的是斯坦福大学沉浸式学习中心的平面图，该中心是医疗模拟的模范中心。

通常，模拟中心提供单独的控制室，允许进行复杂的模拟，而没有指导员侵扰模拟案例。图7.7展示

了一个模拟控制室的样子。许多模拟中心都有音-视频系统，可以在患者模拟期间记录多个视图。一些中心还拥有基于计算机的系统，可以即时标注视频并快速搜索标注的部分，但一些中心也发现，这种配置对于任务报告不是必需的。专用中心通常会提供一个或多个具备视频回放功能的点评室。理想情况下，中心的位置应距离学员比较近。设计、装备和模拟中心的监管可能得益于专业的知识或之前的经验[200-201]。

大学和医院建设大型多学科和多模式模拟设施逐渐增多，麻醉科医师在这些中心中通常处于领导地位。通常，这类中心将所有类型的模拟和沉浸式学习集合在一个大单元中，包括扮演标准化患者的被培训者（通常在诊所中）、基于人体模型的模拟系统、部分任务及外科操作训练装置、干湿工作（例如石膏浇铸或加工食品流程），以及不同形式的 VR。通常有用于解剖尸体或麻醉动物的设施，但会在其他的场所。一些机构拥有许多模拟中心，它们与不同的学员、不同的地区或不同类型的模拟设备相关联。

专用模拟中心的优缺点　在专用模拟中心进行模拟有利于进行定期培训，并允许使用复杂的视听设备以及各种有大量存储空间的模拟和临床设备。在这里可以对设备进行预设和测试、准备模拟道具、即时点评等，还可以安全地使用廉价的、废弃的、有缺陷的或过时的临床设备或物料。当模拟中心将所有模拟方法整合到一体时会促进技术联用，例如扮演标准患者的被培训者与部分任务训练装置结合，或者外科手术模拟系统与基于人体模型的模拟系统结合。

专用模拟中心的主要缺点是其建造和装备的成本高昂。而且，无论设备多么完美，它都无法复制任何特定临床工作场所的设备、布局和临床进程。另外，学员从一开始就知道是模拟，而不是真实的场景。

表 7.2　模拟场所及其优缺点

模拟场所	优势	劣势
专用中心（固定设施不属于实际临床工作单位）	■ 永久安装设备，最小化设置时间，高级别的控制和基础架构配置 ■ 可以应用复杂视听系统 ■ 可以进行详细的模拟任务报告，包括视频审查 ■ 时间灵活 ■ 不会干扰实际的临床工作，保护人员免受实际临床工作的影响 ■ 多用途	■ 无法重建不同目标人群准确的工作内容、设备和耗材 ■ 临床医师脱产参加培训可能遇到困难 ■ 人员不能同时参加工作 ■ 远离临床工作场所 ■ 创建和维护专门的模拟中心非常昂贵 ■ 不探究实际临床情况
■ 临时现场模拟（实际工作单位，临时搭建和移除）	■ 真实的临床现场 ■ 使用实际设备 / 用品对实际工作单位中的人员进行检测 / 培训 ■ 临床医师有能力参加类似他们的工作 ■ 探查实际临床部门和系统问题 ■ 比运营专用的模拟中心便宜	■ 并非总是有空缺的临床场地 ■ 安排上的困难——可能需要现场进行临床使用 ■ 可能和实际的临床工作有冲突，人员随时准备返回临床工作 ■ 被培训者的分心不受控 ■ 视听系统不完善，较少的视听记录能力 ■ 搭建和移除的巨大努力
■ 住院现场模拟（实际工作单位，常设机构）	■ 与临时现场相同 ■ 最小化设置时间 ■ 提供复杂的视听系统 ■ 时间灵活	■ 在临床工作单位中创建永久性模拟床的成本很高 ■ 可能和实际的临床工作有冲突；人员随时准备返回临床工作 ■ 被培训者的分心不受控
■ 就近 / 异地模拟（在会议室等非临床环境中进行模拟）	■ 方便安排 ■ 无需临床空间或无需专门的模拟中心即可使用模拟 ■ 不完善的训练总比没有训练好 ■ 可以使用许多耗材和某些设备，就像它是真实的东西一样	■ 缺乏理想的床边或现场培训的真实感 ■ 最小的视听系统，较少的视听记录能力 ■ 搭建和移除的巨大努力 ■ 无系统探测
■ 转运模拟 / 移动模拟（模拟模拟系统在场所之间的传输）	■ 运输本身是具有挑战性的临床工作 ■ 复制患者的自然流动和团队之间的交接	■ 多个模拟场所的要求 ■ 便携式无线模拟系统的技术局限性 ■ 搭建和移除的巨大努力
■ 流动模拟（运输模拟系统和指导人员到客户或中立场所）	■ 模拟专业知识带给了那些无法或不愿自己投资的人 ■ 就地使用，其所有优点	■ 可能很高的运输成本（驾驶员、燃料、车辆） ■ 对于原地使用，其所有缺点以及搭建和移除的巨大努力

培训和探查临床医师的工作场所

有几种方法可以在临床工作的实际场所或附近进行模拟。就需要而言，没有设置专用模拟中心的机构必须使用这些方法，但这些方法在其他方面也很有用。

现场模拟

现场模拟选择临床工作场所（如手术室、ICU、创伤急救室、麻醉后恢复室或病房）的实际场所中进行。ISS 培训通常由经验丰富的单学科或跨专业人员进行，用来模拟复杂患者的治疗方案，通常用于创建高仿真度和（或）用于探查程序或系统问题（详见前文"模拟在麻醉和医疗领域的应用"部分）[4, 75, 83-87, 202]，特别是对于在模拟中心或其他地方难以重建足够真实感的特殊工作场所，如导管室、CT 室、救护车或空中救援等（见后文"真实性与现实性"部分），ISS 可能是一个有用的培训选项（图 7.8 ～ 7.15）。

Rosen 等[203] 回顾了现场模拟在医学继续教育中的使用情况。他们认为，少数研究表明 ISS 对学习和组织实施有着积极影响，围绕 ISS 作用的研究仍在不断涌现，研究前景广阔。

大多数 ISS 是因为培训课程的变动临时实施。只有极少数培训机构的模拟系统会永久安装在临床工作场所中，如在临床真实的 ICU 中建设专门用于模拟的病房。

现场模拟的优缺点　ISS 似乎很理想，因为其可以探查实际工作中的人员和系统，容易发现医疗中的真正问题。适用于所有医疗场所，即使没有专用模拟中心，也可以进行短期课程和突击模拟培训。

由于可以在实际的工作单位中进行，减少了前往

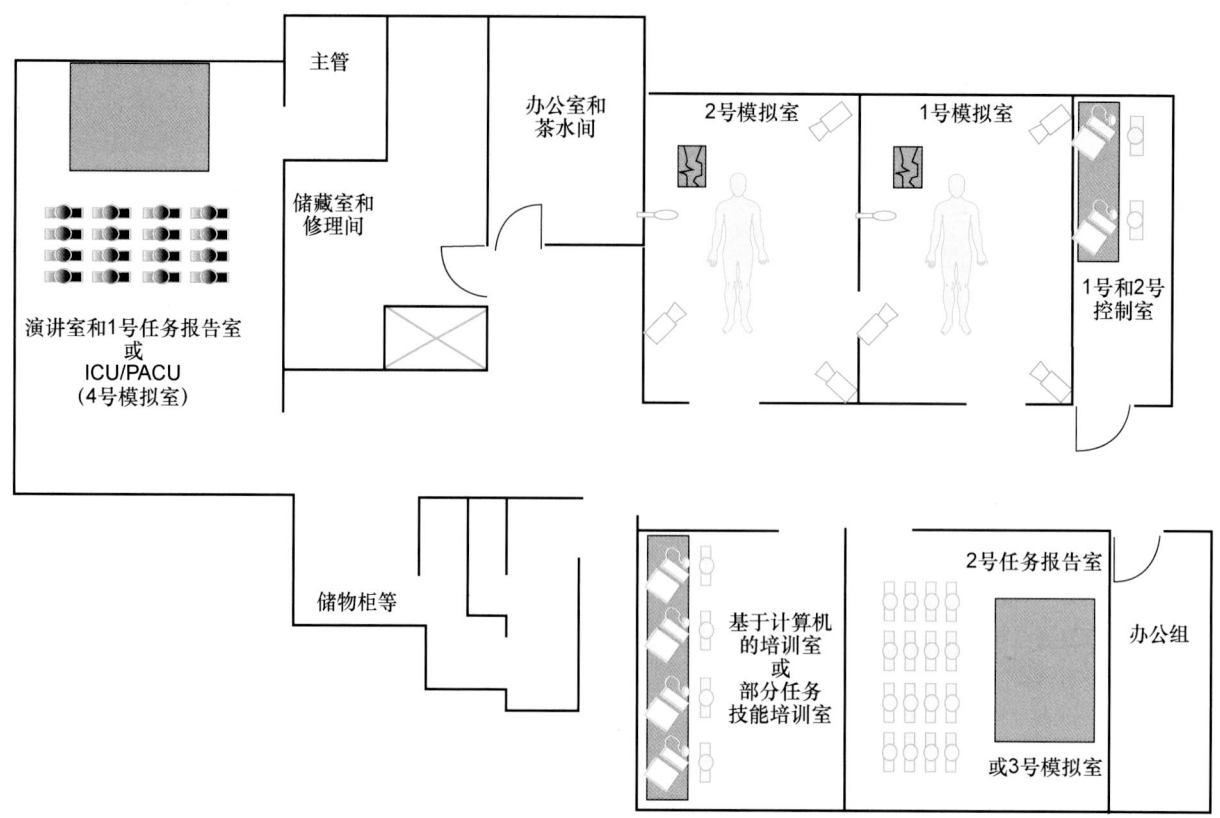

图 7.5　**模拟中心平面图**。一个中等规模的模拟中心，具有四个模拟室、一个基于计算机的培训室和几个多功能室，配备了音-视频接线板，可以根据不同培训活动的需要灵活地调整（如大型研讨室可以用作大型 ICU 或 PACU）（Figure by M. Rall & E. Stricker, Center for Patient Safety and Simulation［TuPASS］，Tübingen，Germany.）

专门模拟中心的时间，被培训者易于集中。但无法忽视的缺点在于：可能分散临床工作的注意力、缺乏隐私、安装和拆卸的后勤工作、视听和模拟设备的可用性降低以及成本（许多 ISS 培训会根据需要使用该单位的实际临床耗材）[204]。ISS 很难组织、预先安排和控制。计划进行模拟练习的临床区域可能会被占用或临时挪为他用。从事模拟的工作人员也可能被临时派往其他临床工作，培训课程可能随时会中断。Raemer[204]总结了 ISS 的潜在风险，并强调了模拟的安全隐患，包括对模拟药物和设备的维持控制、占用宝贵的医疗资源、从模拟中学到错误的知识点以及使患者和家人感到不安。根据笔者的经验，患者和家属很少感到不安，他们反而很高兴看到进行这样的培训。

就近或异地模拟

原则上讲，如果认为模拟是有价值的，那么在任何地方进行模拟都会比不做更好。就近模拟（peri-situ simulation，PSS）意味着在临床工作场所进行模拟，例如在会议室甚至是病房的走廊，而不是在实际的病房/病床。比如原本计划进行 ISS，但没有实际的临床场所可用，就可以执行 PSS，当然，也可以有

目的地开展 PSS。PSS 相较于 ISS，在地点、系统和供应方面具有一些优势，但缺乏实际病床的现实性。当在临床机构之外（例如非临床区域的会议室）或在医院的公共区域进行模拟时，称为异地模拟（off-site simulation，OSS）。

转运模拟

转运模拟（sequential location simulation）有时也称为移动模拟（moving simulation）。指在某种场景下，模拟患者在不同场所之间移动，在每个转运点模拟在该位置可能发生的事情。如通过救护车将患者带到急诊室，进行评估和治疗，然后进行 CT 扫描、放射介入或转移至手术室，最后到 ICU。最好通过 ISS 或 PSS 来完成移动模拟，即便不能完美地模拟每个场景，但仍然有一定的价值。要完全准确地实现移动模拟，需要对模拟设备和人员进行深入的沟通协调和编排。移动模拟可以在每个转运点解决不同的问题，侧重于探测系统问题和改进。

移动模拟的优缺点　像所有类型的 ISS 一样，移动模拟是探测系统中潜在威胁的强大工具。除了着眼于某些工作场所的潜在风险外，还可以探测转运到这

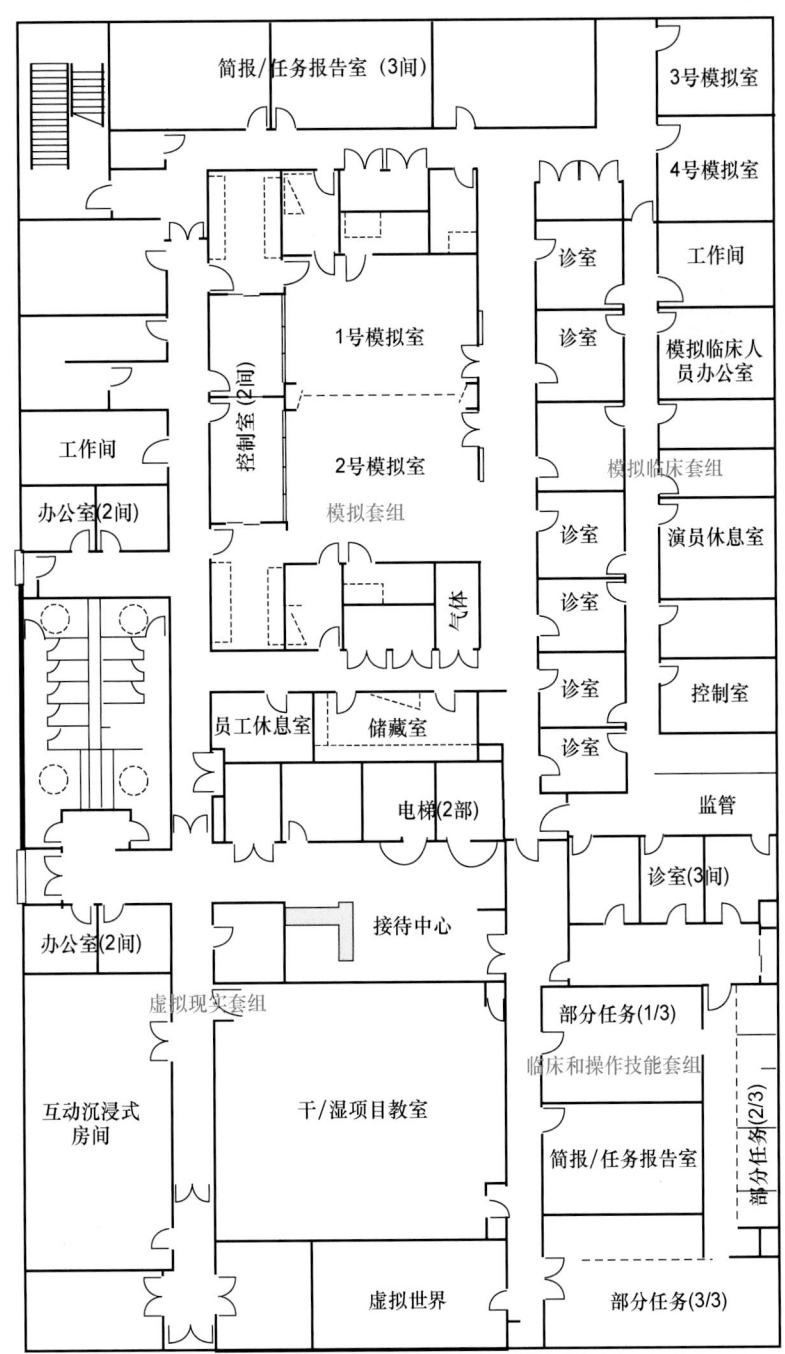

图 7.6　**模拟中心平面图**。大型跨学科模拟中心的平面图，有多个领域组成（麻醉、手术、学员），并设有多个多功能模拟室和技能实验室（Figure by D. M. Gaba at the Immersive Learning Center at the Stanford School of Medicine, Stanford, California.）

些工作场所过程中的问题。如上所述，移动模拟需要付出巨大的努力，包括组织和技术准备、技术挑战、整个模拟设备的移动以及配备合适的临床工作人员。

流动模拟："使模拟得以旅行"

流动模拟是指将模拟系统和视听设备运送到培训机构之外进行模拟，对于缺乏专用模拟中心或缺乏在自己机构中进行 ISS/PSS 专业培训知识的临床机构，可以通过这种模式进行模拟。

流动模拟可以在临床环境或会议室，甚至在酒店会议室中进行，由模拟中心的工作人员提供流动模拟装置，这些模拟中心一般配有可以随身携带的流动模拟装置和视听设备。甚至在某些地方，将小型模拟中心配置在卡车或巴士中。

流动模拟的优缺点　对于使用流动模拟的客户而言，流动模拟是一种很好的方式，其可以了解模拟培训和探测系统问题，而无需花费额外的时间和员工旅行的费用。同时，流动模拟具有外部反馈的优势。外来的指导者可以发现机构内部人员所忽视的规范化错

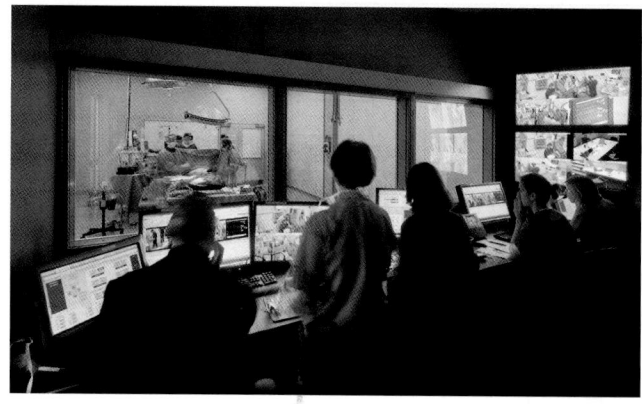

图 7.7　模拟控制室。通过窗户墙将模拟控制室与实际模拟室隔开。指导者可以通过窗口或不同视图的多个屏幕之一查看模拟状况。在他们的前面，放置了一个用于控制模拟系统系统的工作站，包括一个可控制语音的音频控制台、用于场景内指导的语音以及多个无线耳机通道（Photograph provided by D.M. Gab；control room of the Stanford Immersive Learning Center.）

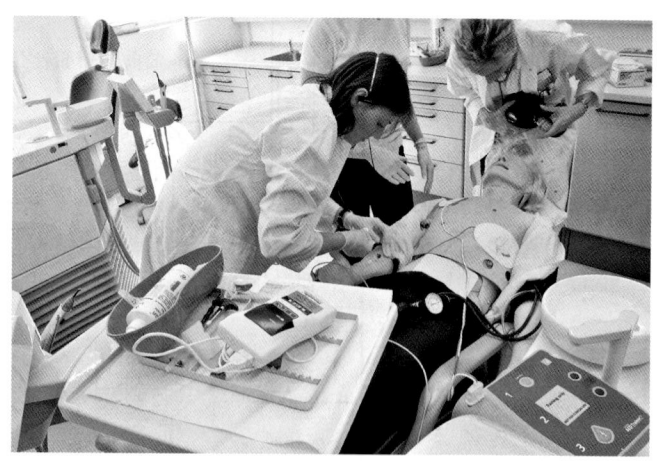

图 7.9　在牙医诊室的现场流动模拟。该模拟系统配备了人造牙龈和白齿进行练习，模拟牙医的操作程序。突发紧急情况时，需要团队做出回应。培训的重点是危机资源管理的要点和医疗技能，包括使用自动体外除颤器（Photograph by M. Rall.）

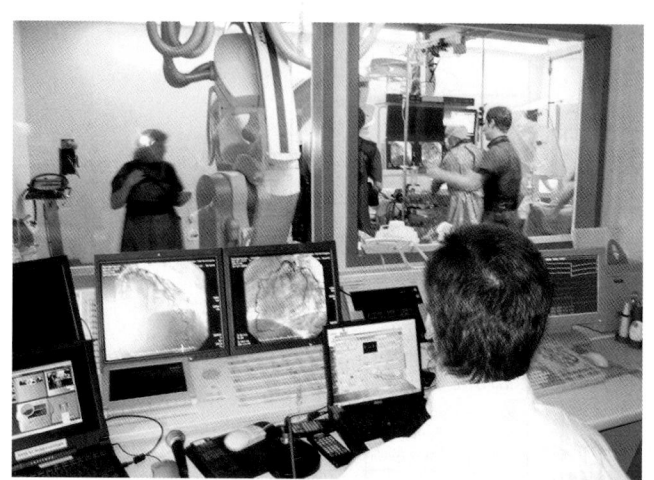

图 7.8　在导管实验室进行的现场流动模拟。模拟系统放置在被 X 射线设备包围的导管室桌子上，空间十分有限，使患者的治疗更加复杂。生命体征监护仪可提供相关数据给临床团队。模拟装置由导管室控制室控制。多个流动摄像机和生命体征传输器实时将视频传输到培训小组临时任务报告区域，进行危机资源管理任务报告（Photograph by M. Rall.）

误（详见第 6 章）和陷阱。提供流动模拟的机构可以提供更大的培训灵活性。其不仅在自己机构内部任何区域提供培训，还可以为其他组织提供模拟培训机会。不仅自己的模拟培训获得了资金，而且还提高了空置的设备使用率，提升了人员能力。

模拟团队培训学员：应该培训谁？如何组成？

　　每个医学训练都可以认为包含一个或多个人员。几个工作人员可以组成一个团队紧密合作。如手术室团队，由麻醉科医师、外科手术医师和护理（以及技术人员和支持人员）组成。团队成员之间相较其他团队可能更熟悉。这种不同专业间（和私人）的"彼此了解"，通过增强共同思维模式，能对他们的表现产生

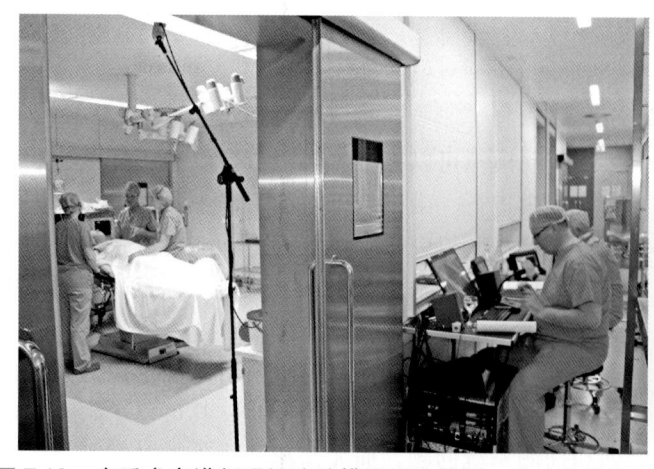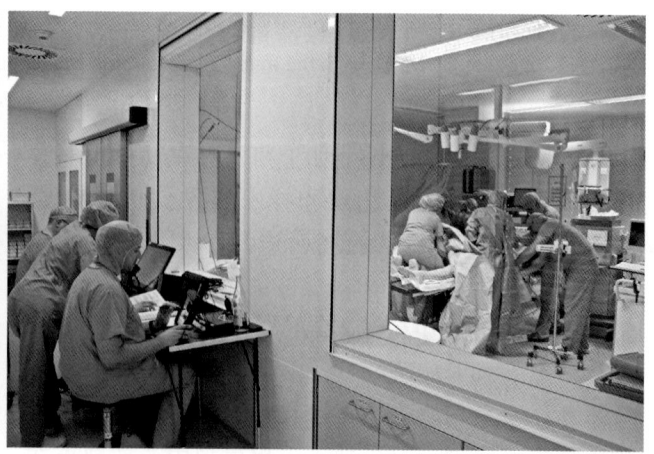

图 7.10　在手术室进行现场流动模拟团队培训。流动模拟控制室位于手术室之外，指导者可以通过实时视频（左图）或手术室窗口（右图）直接或间接观看模拟场景（Photograph provided by M. Rall，InPASS in situ training in the OR at Scuol Hospital，Switzerland，Chairman：J. Koppenberg.）

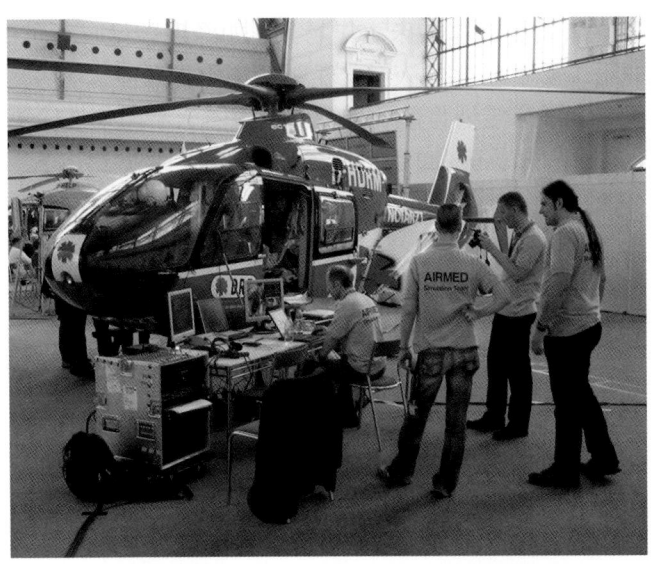

图 7.11　在空中救援直升机上进行现场流动模拟团队培训。带有几个摄像头和麦克风的流动模拟控制室设置在直升机外部，提供内部多视角视图，以监视场景并对现场培训过程进行反馈（Photograph taken by M. Rall at Airmed 2008 with the German Air Rescue（DRF）team.）

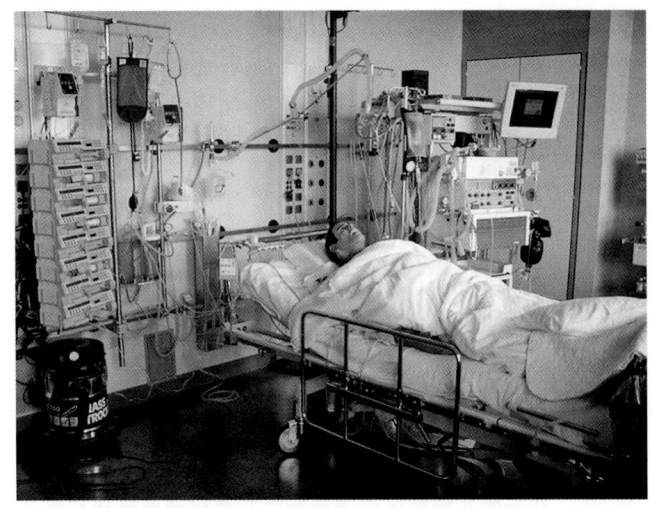

图 7.13　重症监护治疗病房（ICU）/ 监护过渡病房的现场流动模拟。临床领域的培训特别适用于 ICU。危机资源管理的培训展示了面对高度复杂的问题，高品质协调的 ICU 团队所需的互动。培训兼顾了检查医疗设备的现场布置以及对某些紧急情况的反应的准备。某些 ICU 中已经有永久性的现场模拟设施（见正文）（Photograph by M. Rall.）

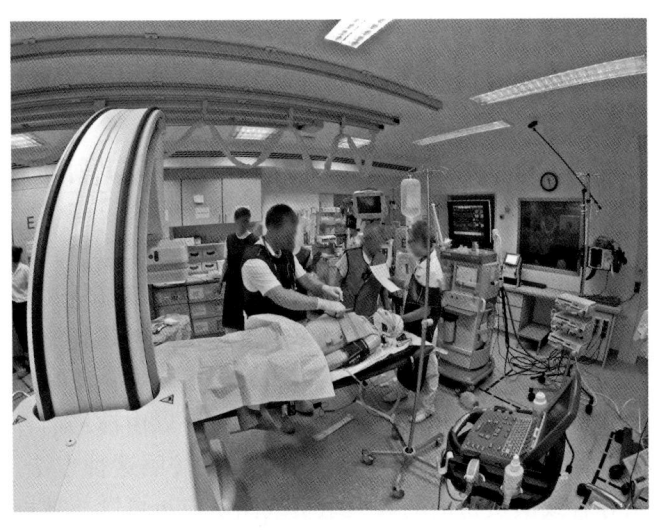

图 7.12　在大型创伤中心进行现场流动模拟创伤团队培训（Photo provided by M. Rall.）

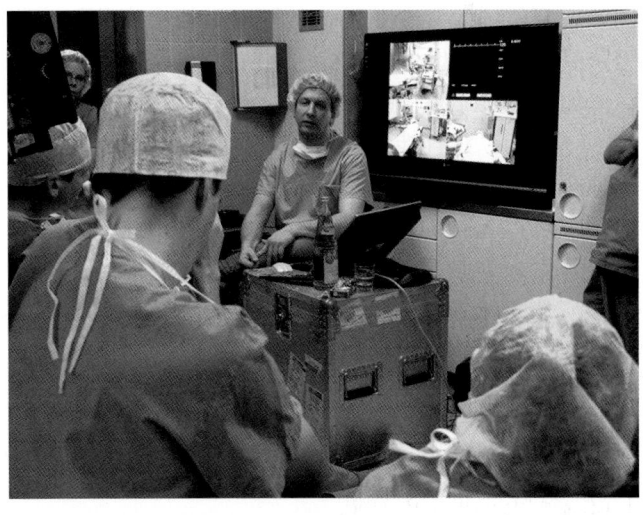

图 7.14　现场流动危机资源管理（CRM）——手术室内的模拟团队培训。该任务报告室临时设置在麻醉诱导室。在这种条件下，也可以使用视频进行任务报告（此处视频是位于水池上方的 42 英寸平板电视）。医院内部的培训通常是用相同的课程培训实际工作团队，如果可能的话，要对大部分相关人员进行培训。"Enbloc"培训课程中包括 CRM 行为在内的学习内容可能会产生长久而深远的影响（Photograph by team TuPASS［Center for Patient Safety and Simulation, University Hospital, Tübingen, Germany］, who performed a full team training of the anesthesia department at Steinenberg Medical Center, Reutlingen, Germany.）

重要影响[205]。

　　很多模拟应用是针对个人进行的，尤其用于教授知识、基本技能，或用于培训特定的心理任务。与其他高风险行业（包括麻醉学，详见第 6 章）一样，个人技能是基本要素，但研究发现，个人能力并不足以实现整体最佳成绩和最佳安全性[206]。成绩和安全性更多体现在人与人之间的相互作用以及与设备、组织结构和进程间的相互作用。这就是为什么高可靠性组织中，更重视提高组织水平、各种形式的团队合作沟通以及人际交往。这种能力一般在危机资源管理培训中使用红字标注（详见第 6 章和后面的部分）[24, 207-208]。

虽然团队培训在医疗和麻醉领域尚未广泛实施，但其重要性已被广泛接受[33, 209-216]。第 6 章详细讨论了有效团队合作的先决条件（如团队领导、相互绩效监督、支持和对话、适应性和团队定位、团队认知概念等）。团队组成成员的不断变化对医疗团队构成很多

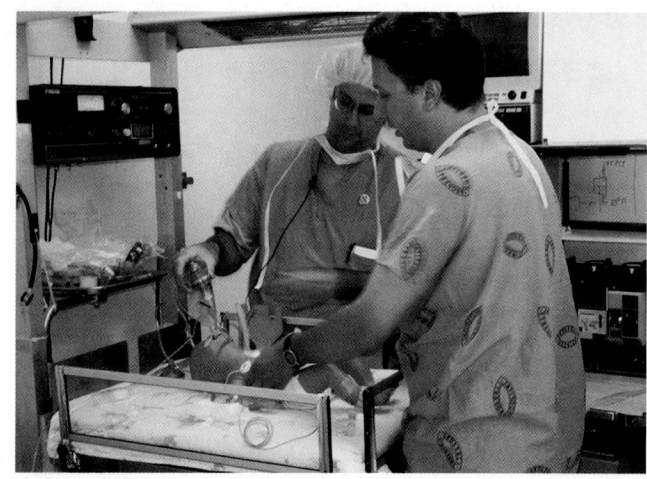

图 7.15 在新生儿抢救区域进行新生儿危机资源管理和复苏培训。经验丰富的指导者（婴儿右侧）作为团队的一部分，也参与演示，而控制室的其他人则负责模拟（Photograph taken at Stanford Simulation Center, Stanford University, Palo Alto, California; provided by M. Rall.）

挑战，是医疗行业团队的特点之一。在一个科室内，例如在麻醉或复苏小组的成员随时可能会变动，这些团队或工作人员也称为"行动团队"（详见第 6 章）。

如果模拟目的涉及个人医学技术以外内容（如CRM 培训），并且涉及非技术技能和团队合作，则可以划分为单学科和多学科培训。基于 CRM 的"团队培训"可以先针对小组（即单学科团队），然后针对团队（称为多学科团队）[217]。从广义上来讲，在本章中所使用术语"团队培训"，既指单学科培训，也指多学科培训。对于这两种培训，日常工作中培训和转变学习的最佳方法是安排专业内（医师、护士、专职医务人员等）和团队成员现实角色工作岗位上的学习（"边工作边培训"，详见下面的模拟行动框）。

患者模拟行动框

"边工作边培训。"除了"初学者"外，对经验丰富的人员进行模拟培训时，一起工作的其他成员应尽可能一起培训。尽管该观点是根据以往经验和团队成员培训的理念上建立起来的，但在模拟培训中进行协同工作，确实可以磨练对患者整体治疗任务、目标和策略上的合作技能。

团队培训可以基于科室（如特定 ICU）的实际工作单位组织，每个部分可以有自己的培训目标，基于整个单位的组织（如整个医院或网络）要成为一个整体。每个场景应具有特定的特征，如文化特征等，这将影响被培训者接受培训的方式以及在临床环境应用模拟所学到知识的难易程度。模拟也可以应用于医疗机构的

非临床人员或非临床工作场景（如经理、行政人员、非正式领导），多数人对此表现出浓厚的兴趣[73-74]。

多学科培训与单学科培训用于团队培训各具优缺点[155]，为了获得最好的效果，这些培训方法最好互补使用。

培训个人

基于模拟的个人技能培训可用于被培训者的教育（"米勒学习金字塔"中"知道""知道怎么做"，图7.4）、增强心理技能（"知道怎么做""演示怎么做"）以及指导如何整合各项技能。最初被培训者需要从某个技能开始，而有经验的被培训者也需要尝试学习全新的技能或操作。基于屏幕的模拟装置可用于教育和获取基本知识体系，部分任务训练系统可用于心理技能，基于人体模型的模拟装置则用于将各种概念整合的培训。基于人体模型的模拟系统用于训练个人时（如同仍在组内训练），训练的重点在于：①训练个人的临床技能，如遵循诊疗流程；②培训非技术技能，如领导力、沟通力和任务管理能力等；③两者兼顾。

培训小组：跨专业的单学科团队培训

小组（如麻醉科医师）培训涉及场景模拟，其中所有被培训者都来自同一学科，并且这些场景与其工作内容（临床和非技术技能）高度相关。团队其他成员的角色（如外科医师等）由指导者或具有临床知识的演员扮演；相对不重要的团队角色可以由被培训者扮演，或者在不必要时根本不扮演。按照这种方法，指导者或演员扮演的其他组员或团队成员可以与被培训者进行特定行为的互动。为了便于使被培训者系统地面对各种挑战，一般需要提前设定这些角色。

这种模拟培训的方法可以针对性的根据该学科的技能、知识和场景设定，包括可能与其他团队成员无关且较广泛的临床问题和情况（如心脏、骨科、普外、分娩、重症监护）。单学科培训强调动态决策、资源管理、领导力和团队合作等通用技能，这些技能适用于与特定学科相关的任何具有挑战性的临床情况。

单学科培训对在不同环境中工作的专业人员以及非永久团队成员（如麻醉中的"行动团队"，详见第 6 章）可能具有特殊意义和价值。他们必须学会适用于所有同事的通用团队合作和沟通技巧。对于专门的模拟中心来讲，单学科场景更为简单，因为只需要培训一个学科，而不需要安排每个学科的被培训者。

培训团队：跨专业的多学科团队培训

在医疗领域，跨学科团队越来越多。每个学科的专家只需要进行专门的多学科团队培训（也称为联合团队培训或跨专业培训 IPE），而无需在同一时间组成一个专家团队[218]。培训中，一起工作的不同学科的被培训者一起接受培训，每个人都扮演自己的角色，并设计各种场景来挑战所有学科。多学科团队培训有更为自然的团队互动，同时加强了跨学科的知识理解。在涉及麻醉科医师的诸多领域中，已经报道了此类培训的成功案例，包括手术室[159, 219]、产科[220-222]（综合产科、麻醉、护理、新生儿和儿科）、重症监护（综合多学科医生及护理、呼吸治疗和药学）[223]、急诊科[224-225]、创伤管理[30-31, 90, 226-227]。

根据培训场所（详见前文），团队培训计划的制定存在一些挑战。如很难在专门的模拟中心安排多学科培训。理想情况下，应该由来自多个学科的指导者分别进行任务报告。多学科培训更容易组织为现场培训（详见相关内容），或作为预先公布或未公布的"模拟事件"（详见下一部分）来组织实际临床团队（如病房或单位团队、快速响应团队或急救小分队）培训。在未预先宣布的情况下，团队直到现场才知道这是在进行模拟培训。

交叉培训：角色变更

模拟培训的指导者可以选择是让所有被培训者扮演自己的常规角色，还是承担其他角色。两种选择各有优点，"在工作中学习和在学习中工作"原则通常希望每个人都扮演自己的角色[82]，但是交叉培训可以使人们理解并体验其他专业人员或学科的任务、决策、挑战和责任。研究表明，交叉培训有助于实现：①有效的团队合作、沟通和行为[228]；②增强团队互动和构建思维模型[229]；③在任务需求增加时有助于团队成员间保持沟通[230]。

患者模拟行动框

如果进行交叉培训，建议以合理的方式向被培训者展现其他职业角色，不要表现出或夸大某些特殊的个性化行为。任务报告应着重讨论可以从"穿别人的鞋子走路"中学到什么。如用外科医师的外科技能和行为标准来评价麻醉科医师是愚蠢的。演戏可能会很有意思，但是如果不尊重他人，则浪费了宝贵的模拟培训时间。

整体培训：避免培训效果的亚阈值

如果将模拟作为促进患者安全的干预措施，如对工作人员或团队进行危机资源管理培训（详见第 6 章），或补充新的清单、程序等，组织者 / 课程设计者可以安排在短时间内（几天或几周）对所有团队成员进行培训。这样使培训效果更集中和统一。但是从另一个角度，机构内由于逻辑或政策的原因，全体培训不太可能实现，可能不值得"政治资本"让其实现。由于没有数据可以证明整体效应，有必要评估在什么情况下值得这样做。

模拟时间：预先公布 vs. 未预先公布

无论在任何地方，都可以进行预先安排好的模拟程序，既可以针对正常上班的人员，也可以针对休假或参加培训的人员。一般情况下，如果所有潜在的被培训人员都意识到存在出现模拟情况的可能性后，某个部门可以实施未预先公布的模拟事件（宣布为真实事件）。计划内和计划外的 ISS 是互相补充的，每种方法各有利弊。这种模拟一个明显的问题是会干扰被培训者正常的医疗活动，因此需要建立基本规则，明确何时以及如何在必要时中止模拟。另一方面，当偶尔进行模拟情景，并采取适当的保障措施的情况下，临床系统应具备在紧急情况下指派预备人员对患者进行处理的能力。总之，如果能认真完成该项培训，对组织学习具有很大的帮助。

近期许多论文对未预先公布的模拟事件优缺点以及与此类培训实施的相关问题进行了讨论[199, 231-233]。

医疗模拟：模拟的 12 个维度

迄今为止，针对模拟培训提出多种变量和方向，这里以 12 个不同维度（最初为 11 个[171]）的排列组合来定义一项模拟培训。每个维度都可以有多种选择（选项列表）（图 7.16）。任何特定的模拟培训都可以通过对 12 个维度中的每个维度上的一个或多个特征定义进行分类。可以根据需要组合不同属性以实现不同的目标。有些组合显然是无用或不相关的，有些组合则比较相似，另一些则是多余的，但是从所有维度上进行排列组合数量仍然非常大，因此每项培训只能实现部分组合。其中模拟的目的和意义、目标人群、模拟的方式以及所使用的教学方法是比较重要的维度。

本章前面已经详细介绍了许多内容。为了完整

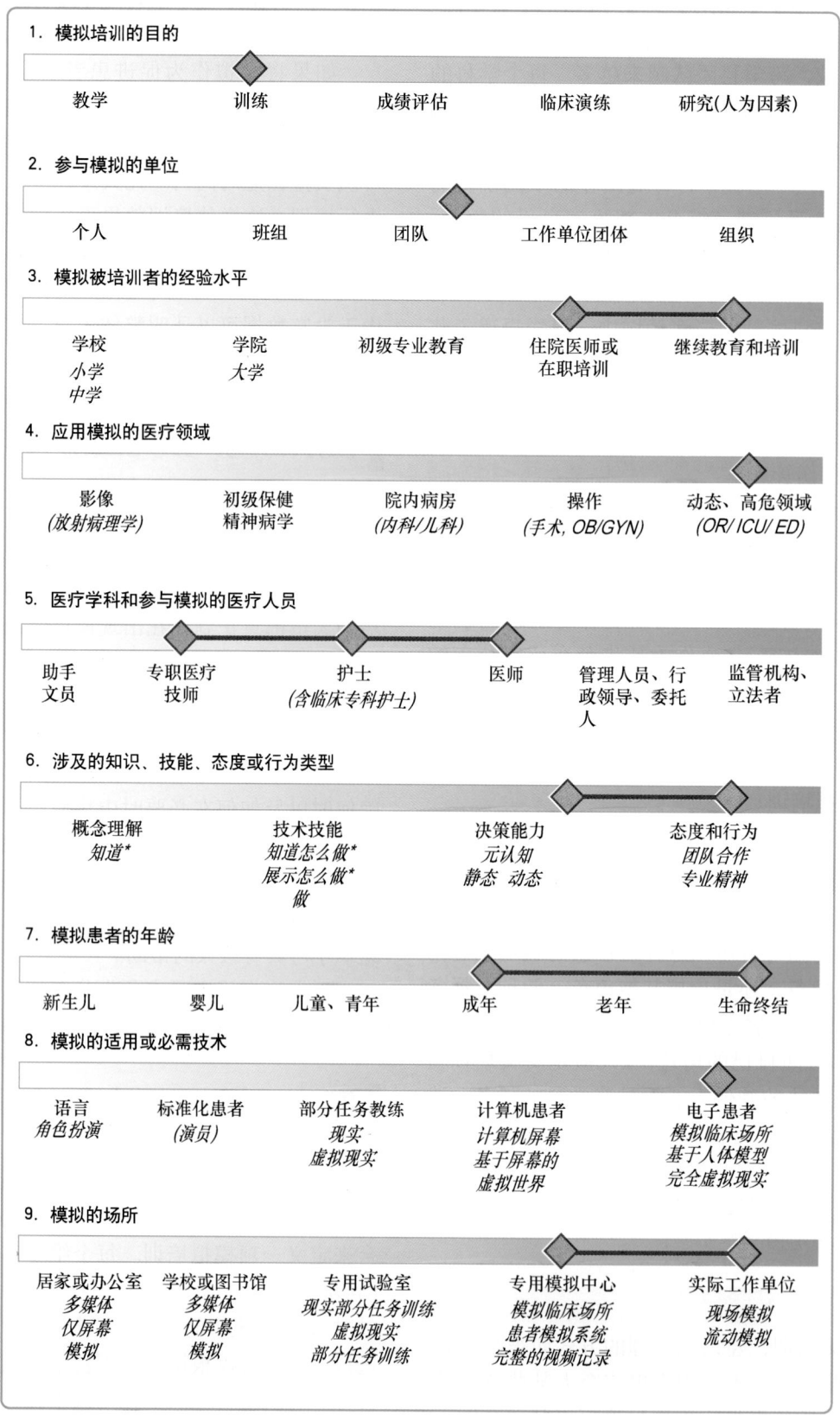

图 7.16 **模拟应用程序的 12 个维度。**（A）维度 1 ～ 9。* 这些术语参照 "米勒学习金字塔"。（B）维度 10 ～ 12。任何特定的应用都可以表示为每个维度上的点或范围（以菱形表示）。该图说明了一种特定的应用：针对成人 ICU 人员的多学科危机资源管理（CRM）决策制订和团队合作培训。ED，急诊科；M&M，发病率和死亡率；OB/GYN，产科和妇科；OR，手术室

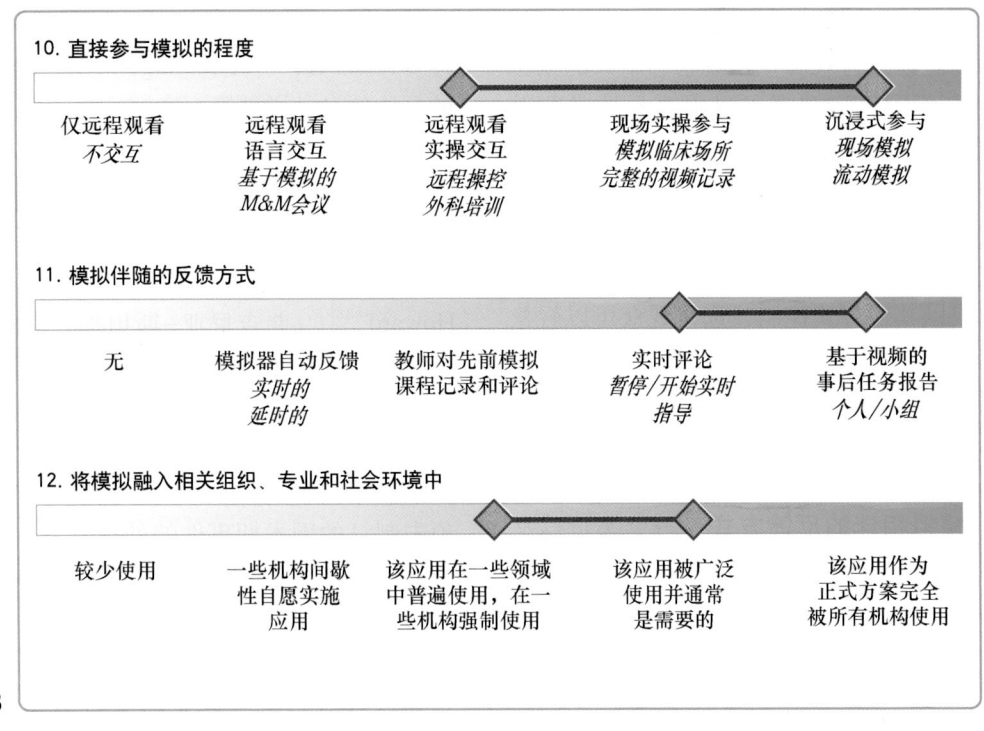

图 7.16（续）

性，这里仅对 12 个维度进行简短描述，读者可以参考其他章节以获取更多信息，或者通过其他参考文献寻求对不同维度的详细描述[75, 234]。

维度 1：模拟培训的目的和意义　在"模拟在麻醉和医疗领域的应用"部分中描述了模拟系统最普遍的应用。更多详细信息请参阅该部分。这里仅概括主要目的：① 教育；② 包括临床演练的培训；③ 能力评估；④ 模拟本身的研究；⑤ 通过模拟进行的研究，包括流程测试（5a）、设备测试（5b）和系统测试（5c）。

维度 2：参与模拟的单位　参与单位已在"模拟团队培训"部分进行了描述，更多详细信息请参阅该部分。

维度 3：模拟被培训者的经验水平　模拟可以应用于临床和公众教育的整个过程。更多信息见有关"使用模拟进行培训和教育"部分。如前所述，模拟培训适用于具有丰富经验的医疗人员，包括专家[2, 50]、高级住院医师和初学者[2, 90, 178, 235-236]、医疗 / 护理 / 其他医疗专业学生[51-52, 53-57]，甚至是儿童[58-61]。

维度 4：应用模拟的医疗领域　模拟技术几乎可以应用于所有医疗领域[18]，在此前"模拟在麻醉和医疗领域的应用"部分中，对不同领域应用进行了总结。

维度 5：参与模拟的医疗科室人员　模拟不仅适用于医师，同样适用于各种医疗领域的专业人员。在麻醉学中，模拟已应用于初学者和有经验的医师、有执照的麻醉科医师、CRNA 和麻醉技师。模拟不仅适用于临床人员，也可以针对管理人员、行政人员、医院委托人、监管者和立法者[73-74]。

维度 6：模拟中涉及的知识，技能，态度或行为类型　通过模拟可以训练不同的能力：知识、技能、态度、行为。基于"米勒金字塔"（详见相应部分），可以根据能力程度归类为"知道""知道怎么做""演示怎么做"和"做"。除了 Miller 描述的能力之外[197]，Gaba[234] 还增加了认知能力，通过模拟培训可以获得决策过程、态度和行为等能力。

维度 7：模拟患者的年龄　通过提供完全交互式的新生儿和小儿模拟系统，模拟培训几乎适用于所有类型和年龄的患者，模拟系统可以模拟每个年龄段的生命终止问题。

维度 8：模拟的适用或必需技术　为了实现以上 1、3、4、5、6、7 维度中所列出的模拟目标，各种模拟技术（包括不使用技术）都与模拟相关。前面的子章节"模拟和模拟装置的历史、发展及种类"，"模拟仿真度与模拟装置分类"和"如此众多的模拟装置或模拟选择：使用哪一个"中分别进行了概述。

维度 9：模拟培训的场所　进行模拟系统的不同场所已在相应的子章节中进行了详细描述。高级模拟也可以采用视频会议和高级联网功能远程进行（详见维度 10）。

维度 10：直接参与模拟的程度　并非所有学习都需要直接参与。通过旁观者视角观察当事人的模拟培训就可以进行学习，旁观者可以很容易地身临其境[237]。进一步的方案是让远程观看者在模拟系统中进行互动，或者在有关事件的任务报告中进行口头交流。一些中心已经使用视频会议进行基于模拟系统的培训，包括并发症和死亡讨论。由于模拟系统可以暂停、重新启动或以其他方式控制，远程观众可以轻松地从现场被培训者处获取更多信息，讨论适当的操作步骤，并与模拟装置的被培训者讨论如何更好地进行下一步操作。通过被培训者的进一步操作使远程观众可以身临其境沉浸式体验现场模拟。

维度 11：模拟相伴的反馈方式　一个人可以从模拟本身中学到很多东西，而无需任何其他反馈[238]。许多模拟培训通过提供特定的反馈以最大化学习效果。基于屏幕的模拟装置、VR 系统以及模拟装置（部分任务训练系统或人体模型模拟）自身，可以提供被培训者操作或决策的反馈，尤其是对于容易清晰判定的手动任务。更常见的方法是通过指导者提供反馈。最简单的方法是让指导者查看被培训者单独完成的培训课程的录像。对于很多目标人群，指导者可以在模拟进行过程中通过启动、暂停和重启系统，向被培训者提供实时指导和反馈，或者指导者提供事后反馈。对于复杂的模拟培训，尤其是在培训有经验的人员时，指导者通常在模拟结束后的任务报告环节提供总结性反馈[105, 107, 112-113, 238]。关于任务报告的更多讨论将在后面的"任务报告"部分中进行。

维度 12：将模拟融入相关组织、专业和社会环境中　最后一个重要方面是模拟如何融入到整个社会活动中[159]。医疗机构的正式要求或政府监管机构的强制要求，可以使模拟得以普及。普及的另一个原因是，早期被培训者学习曲线的初始（陡峭）部分应该在模拟培训中完成，然后才允许在监督下对临床患者进行治疗。此外，应该将模拟完全融入临床工作中，使模拟培训成为日常工作的正常组成部分，而不是在业余时间参加的一项额外活动。

危机资源管理：现代模拟团队培训的一部分

上一部分强调了基于模拟培训的益处和生态有效性。接下来的部分将探讨：基于模拟培训的多种模拟课程，尤其是团队培训，不仅需要考虑医学和技术技能，还需要考虑麻醉危机资源管理（anesthesia crisis resource management，ACRM），又称为危机资源管理（crisis resource management，CRM）。有关 CRM 的具体信息，详见第 6 章。

麻醉危机资源管理培训的起源

1989 年，基于既往的研究，Cooper[239-240]、Howard[181]、弗吉尼亚-斯坦福大学的 Gaba[241-242] 及其团队证实，在麻醉科医师培训过程中，决策制订和危机管理等关键方面存在漏洞，而这些漏洞是由于在标准的住院医师或研究生教育中缺乏系统的培训。这些漏洞主要表现在以下几方面学习和技能的不足：①预先制订的围术期事件的处理方案；②元认知和注意力分配；③资源管理行为，包括领导力、交流能力、工作负荷管理、观察及反复核对所有可用信息。

从历史上看，麻醉科医师一直被认为仅仅通过经验和通过观察具有经验的学习对象，潜移默化地获得决策和非技术技能，而不是通过专门的教育和培训（详见第 6 章）。但是与航空业类似，医疗除非经过专门的教育，否则这些（非技术）能力是不会自然获得的。对于机组人员来说，CRM 培训最初是为了解决这些问题而创建的。特别是麻醉学，其他健康领域也一样，弗吉尼亚-斯坦福研究组模仿了航空业的CRM 培训，并将其命名为 ACRM[181]。因为在健康领域的广泛应用，ACRM 常常单指 CRM。ACRM 的方法影响广泛。全世界不同的模拟中心都有 ACRM 及类似的培训课程，不仅在麻醉专业，也包括许多其他的医疗领域，如 ICU、急救医学、分娩、创伤及野外应对[3, 93, 222, 243-247]。图 7.17 展示了典型的 ACRM 团队培训场景。

麻醉危机资源管理课程

最初的 ACRM 中心的一个工作小组（弗吉尼亚-斯坦福、波士顿 CMS、多伦多桑尼布鲁克）公布了一套 ACRM 或 ACRM 类似课程所需要达到的标准。框 7.3 为这套标准的摘录。

其中，这些标准描述了：

1. 为了解决上述发现的培训中的差距，ACRM 大约 50% 的重点是对特定高风险围术期情况的医疗和技术管理，约 50% 是基于危机管理的一般原则，适用于几乎所有复杂患者的医疗处理。ACRM 的教学要点见框 7.4。ACRM 模拟课程中会强调这些要点，并在后面的任务报告会突出强调出现或遗漏的部分。

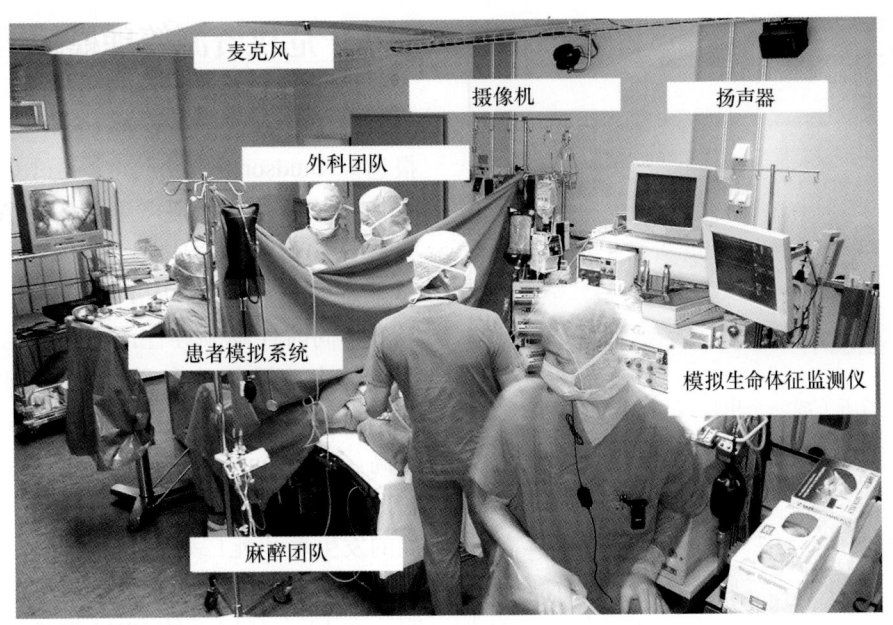

图 7.17 **麻醉危机资源管理团队培训场景**。外科团队正在执行屏幕上回放的复杂内镜手术。麻醉团队必须解决临床问题并与外科团队合作。摄像机、麦克风和扬声器可提供必要的连接及作为稍后的任务报告工具（Photograph taken by M. Rall at the Center for Patient Safety and Simulation, University Hospital, Tübingen, Germany.）

2. 需要对培训教师进行 ACRM 类似课程的特殊培训。作者的经验表明，ACRM 教学最困难的方面是任务报告，新教师需要一段相当长的经验，最好是在更高级教师的指导下，才能最终成为完全独立的教师。几个单独或合作工作的小组已经制定了复杂模拟培训方案的指导意见，包括任务报告和场景设计的实质性模块（见下文"模拟指导者的资格认证"部分）。

3. ACRM 类似课程采用多种教学模式来实现这些目标，包括以下内容：

■ 麻醉危机管理综合教材:《麻醉学危机管理》（现为扩充后的第 2 版）[24]。该书包括关于 ACRM 原则的教学材料和麻醉中危机事件的综合目录，以统一的格式提供预防、识别和管理 99 个围术期情况的指南。文本的目录部分旨在提供学习材料，以增加麻醉科医师对常见和不常见情况做出反应的储备。这本教科书已被翻译成日语、德语（第 1 版）、西班牙语和葡萄牙语（第 2 版）。

■ 简要介绍和讨论 CRM 和患者安全的原则。

■ 使用视频触发来发起讨论，有时来自非医疗环境（如商业航空、拿破仑战争期间的英国战舰）。

■ 分析患者医疗处理事件的小组练习，体现方式为：①真实的患者医疗处理事件的录像或其重建；②一份如同来自并发症和死亡讨论的报告录像；③事件的书面报告。

■ ACRM 类似课程的核心是几个小时不同的、复杂的、多方面的、现实的模拟场景，被培训者轮流扮演不同的角色，如麻醉住院医师、第一反应人（称为无准备者，对情况一无所知）和手术技术员。在真正的围术期环境中，其他教师或演员扮演外科医师、护士和技术人员的角色。每一种情况之后都有一次详细的任务报告（见下文"任务报告"中的讨论）。

很多文章详细描述了不同水平被培训者对 ACRM 或与之相当的培训体验的反应[181, 248-250]。被培训者对 ACRM 课程学习都给予了高度认可，大多数人相信 ACRM 培训有利于他们麻醉的安全实施[180]。在以"实践改进"为特定目标的培训环境中，这类课程可以引发个人或体系的改变[248]。在斯坦福住院医师阶段，ACRM 已经被扩展到了一个多层次的课程（如 ACRM 1、2、3 级），分几年进行。随着课程水平的提高，场景变得更加复杂，并涉及麻醉的亚专业。此外，附加的教学模块涵盖了安全管理的其他重要方面，如并发症和死亡讨论会或同行评审会的背景、围术期严重不良事件的追踪以及在不良事件后如何与患者及其家属沟通。

ACRM 和 ACRM 类似课程已经面向全世界，并成为被培训者的必修课程（某些情况下也包括有经验的人员）。Salas 等发表了一篇关于有效 CRM 培训必备条件的精彩综述[251]。

框 7.3　麻醉危机资源管理类似模拟培训特点

目标
- 学习解决复杂问题、制订决策，资源管理和团队行为的一般原则
- 提高被培训者在认识和处理复杂医学情况时的医学技术、认知和交际能力
- 增强反思、自我审查、团队协作能力，并建立个体化的态度、行为和技能工具包

目的
- 预防、改善和解决危机事件

课程特点
- 复制一个相关工作场所（或一个用作现场模拟的真实医疗场所）中仿真的模拟环境
- 工作人员扮演典型工作环境中可能见到的人员，包括护士、外科医师和技师
- 一系列真实模拟培训课程之后进行详细的分析报告
- 初学者可求助于其他被培训者
- 在不同场景中被培训者可轮流扮演角色，以获得不同的视角
- 额外辅助培训模式：指定读物、讲座、视频分析、角色扮演或者小组讨论等
- 培训必须达到一定时间（＞4 h，通常≥8 h），分小组进行

内容特点
- 要求被培训者参与适当的专业上的互动
- 至少50%的课程重点放在危机资源管理行为（非操作技能）上，而不是医学或者技术项目上（非技术技能在第6章讨论）
- 单纯观摩不能等同于实际参与一个或多个场景

教学人员特点
- 高强度培训，需要大量教学人员且较低的被培训者/教学人员比例
- 教学人员，特别是指导任务报告的教学人员经过专门的培训或有从事危机资源管理训练的经验

任务报告特点
- 所有被培训者一起使用（适当的）模拟过程的音频/视频记录进行分析总结
- 任务报告强调建设性批评的重要性，从而使被培训者最大程度地发言和批评，并互相学习（促进任务报告）

框 7.4　麻醉危机资源管理的要素

麻醉危机资源管理的要点在第6章中已经详细阐述。这些要点均摘取自 Rall 和 Gaba 主编出版的第6版《米勒麻醉学》[367]，在此以最新版本呈现。
1. 了解环境
2. 预测和计划
3. 早期求助
4. 建立具有适当自信的领导力和合作能力
5. 分派任务。使用"10 s 为 10 min"的概念
6. 动用所有可用资源
7. 有效沟通——大声说
8. 使用所有可用信息
9. 预防和处理固有错误
10. 交叉查对和双重查对。不臆断任何事情
11. 使用各种认知辅助工具
12. 反复多次评估。应用"10 s 为 10 min"的概念
13. 良好的团队精神。合作和支持他人
14. 合理分配注意力
15. 随时确认优先处理的事情

基于危机资源管理模拟培训的益处

目前已有很多关于从 CRM 模拟培训获益的文献报道。Knudson 等发现，接受过 CRM 类似模拟培训的住院医师，在模拟严重创伤患者医疗处理过程中，整体分数和团队合作分数都有显著提高[90]。在一项模拟研究中，经过 CRM 培训的无交流时间比例明显降低，同时伴随领导性语言表达的提升[153]。一项涉及麻醉专业医师的多学科产科案例研究显示，经过 CRM 培训后，专业团队间的合作显著改善，抗压能力提高。Haerkens 等在一项历时3年的前瞻性队列研究中发现，在32张床位的 ICU CRM 干预后，严重并发症的发生率和死亡率显著降低，心搏骤停的发生率降低，心肺复苏成功率提高。Moffatt-Bruce 等的研究表明，在12个开展系统 CRM 培训的不同医疗单位中，不良事件发生率明显降低并描述了投资回报[253]。

模拟团队的训练设置

无论何时进行模拟培训时，均需首要考虑其理论基础和可能涉及的相关因素[254-255]。因此，应将重点放在为医疗专业人员进行的基于人体模型的（以 CRM 为导向的）患者模拟培训上，接下来的内容将介绍：①概述模拟训练设置及其重要组成；②讨论模拟场景的设计及执行；③模拟场景后专业任务报告的方式。尽管侧重于为医疗专业人员进行的基于人体模型的模拟培训，但许多概念方法是相同的，或者只需稍加修改，就可以涵盖模拟12个维度中的其他选项。

模拟培训的目标和目的各不相同。大多数情况下，模拟场景会被整合到一个多维度的课程中，课程本身就必须与个人和团体的整体教育和培训途径相关联。因此，对于任何既定的模拟培训，概念和场景设置都会影响培训的执行、被培训者的感受、被培训者学到了什么以及哪些学习项目可用于临床工作领域[255]。

如图7.18所示，模拟课程/培训本身可以被划分为不同的、相互关联的阶段[255]。每次培训中并非所有阶段都会出现，相反，一些阶段（如"场景"和"任务报告"）可能会在一个较长的阶段中反复进行。

最理想的情况是，应该协调模拟练习相互连接的各个阶段。如果对简介/熟悉不充分，被培训者可能无法完全投入到模拟场景中，造成最终任务报告可能受到影响。模拟指导教师的角色在模拟培训的不同阶段中都会发生变化，从课程开始时提供指导到任务报告中促进学习。在很大程度上，基于 Dieckmann[255] 的工

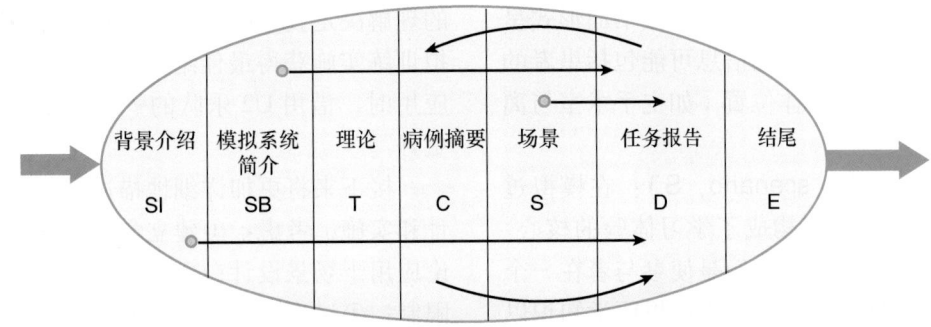

图 7.18　**模拟训练的设置。**一个模拟课程由不同的模块或阶段组成 [例如模拟介绍（SI），模拟装置和临床环境简介 /"熟悉"（SB），理论（T），病例摘要（C），场景（S），任务报告（D），结尾（E）]。该图显示了模拟课程的典型流程。如果在此过程中发生了多个场景，则对每个场景重复 C 到 D。不同的模块是相互关联的，并且一个模块中出现的问题可能会影响其他模块（细箭头）（Figure with courtesy of P. Dieckmann.）

作，下面将以模拟课程的时间框架和要素为例，具体讨论模拟练习的不同阶段（图 7.18）。

　　预简介（pre-briefing，PB）：预简介提前介绍和提醒被培训者有关课程信息、课程目标以及流程信息，以便在整体培训中适当安排活动，树立积极的态度并查看活动时间表。一个实用的建议（来自拉普兰大学 Ruokamo 和 Keskitalo 的建议）是询问被培训者并与他们讨论在今天的模拟课程中"你想学什么或探索什么"。同样，也要问老师"你对教学或探索感兴趣的是什么？"这种对话将吸引被培训者，并展示了指导教师想要解决被培训者的许多个性化问题的兴趣。

　　模拟介绍（simulation introduction，SI）：在课程开始时的一个重要方面，是提供有关该课程的概述以及关于此次培训的行为准则和规范[256]。就课程中发生的事件，为被培训者提供一个共享的理解也同样重要[111]。此外，创造一个积极的氛围来最大限度的学习也是很重要的，这通常被称为"心理安全"，或者是最近提出的"安全容器"概念[121]。Edmondson 将心理安全定义为"团队共享的理念是团队可以承担人际风险"[257]。通常，这与确保模拟环境的保密性有很大关系（即"这里发生的事情就留在这里了"），并且任务报告将"评论表演，而不是表演者"。心理安全"不是创造一个舒适的空间，而是让不舒适变得'OK'"[258]。

　　模拟装置和临床环境简介（simulator and clinical environment briefing，SB）（"熟悉"）：被培训者需要熟悉模拟装置和模拟环境，以便尽可能接近现实，在模拟场景中他们不应该被技术或程序的不确定性分散注意力。为了让被培训者更好地掌握场景并积极参与其中，被培训者应当了解：①模拟装置如何工作（"正常"呼吸声、"正常"脉搏、插管、静脉通路等）；②什么能做或什么不能做；③如何在模拟环境中工作（如何呼叫帮助，如何使用模拟设备等）；④被

培训者能够在模拟装置上执行什么操作以及他们需要假装做什么。熟悉是通过解释、示范和被培训者自己动手实践来实现。此阶段非常重要，以帮助被培训者在场景中最好地利用模拟体验。将塑料人体模型视为患者并接受治疗。被培训者对模拟装置和模拟设备的感觉越舒服，他们在场景中就越不害怕或紧张。在任务报告过程中可以进行更多关于医学和非技术技能的反思性学习，任务报告不应该变成讨论对模拟技术或环境的困惑和疑问。因此，对熟悉过程的时间充足对教师和被培训者都有好处。

　　理论介绍或讨论（presentation or discussion of theory，T）：人员工作表现或临床工作流程的理论可以是课程的一部分，也可以不是。大多数培训都有相关信息的教学或理论部分。这些理论部分既可以是（新的）医学或技术知识，也可以是某些流程图更新讲座，还可以是（麻醉）危机资源管理相关技能 [（anesthesia）crisis resource management-related skills（ACRM、CRM）] 和患者安全问题（见第 6 章）的介绍。有些情况下，可以通过阅读或在线练习提前获得这些教学材料。有些情况下，在培训的特定阶段，布置讲座或小组工作单元。

　　休息（break，B）：对于复杂而长期的课程，休息对于被培训者之间或被培训者与教师之间的交流也是非常重要的。休息为非正式的分享和故事讲述提供了空间，这是模拟场景之外的学习机会之一。

　　病例摘要（case briefing，C）：由于模拟装置本身并不是提供临床信息的真实患者，并且由于模拟环境仍会存在很多问题，因此需要采用多种方法确保被培训者在场景开始之前或开始时了解与病例和模拟现实有关的重要信息。有时候，模拟被培训者从另一个临床医生那里接手一个病例是正常的（事实上，在 ACRM 中，从头开始处理每个病例会浪费很多时间）。这种切换可以适当地编写成完整或粗略的脚本。在其

他情况下，场景信息可以由教师以口头或书面形式呈现。在场景中不容易获得的其他信息可能包括患者的外观或气味或医疗处理的具体位置（如主手术室与离站流动手术中心）。

模拟场景（simulation scenario，S）：在模拟过程中，场景及任务报告一起构成了学习体验的核心。模拟场景不仅仅是临床案例。它们是使参与者在一个安全的、模拟真实病例的学习环境中反思医学知识以及反思个人和团队表现的工具。大多数模拟练习都涉及模拟一种既定临床情况的场景，要求被培训者应对当前的情况。场景由教师根据培训的学习目标预先设计（见下文"场景设计"部分）。在场景的执行过程中，指导者（或模拟教师/模拟技术员）调节模拟装置的响应并调整场景流程[259-260]；向被培训的团队提供模拟装置或临床人员没有提供的相关患者、情况或临床信息[260-261]（见下文"场景内现场指导"部分）；管理练习，使被培训者能够像治疗真正的患者一样采取最佳地治疗[259]（见下文"场景设计"部分）。

任务报告（debriefing，D）：大多数的培训场景随后都会及时通过各种形式反馈和报告。Fanning 和 Gaba 在他们推荐的综述中概述了模拟学习的起源和背景、角色、模型、过程、要素以及其他几种任务报告方式[238]。学习目标、被培训群体和模拟模式决定了任务报告是否有用，以及任务报告需要有多深入。在某些课程中，很少有反馈和报告，而有些课程在每个场景之后都有一个专门的任务报告环节，所花的时间与场景本身一样长甚至更长（见下文"任务报告技巧"部分）。任务报告有不同的方法[24, 105, 109-110, 238]。有时可以通过策略性地回放一小段的场景来进行任务报告[117, 238]。

结尾（ending，E）：尤其是对于多场景的课程，可以设定最后一节课来结束整个课程。这一阶段提供了一个机会来总结所涵盖的问题，并思考如何最好地将这些经验应用到实际患者医疗处理中。

场景设计与执行：了解学习目标并将其变为现实

交互式模拟团队培训的场景设计可能很棘手，一般不同于为传统课程准备的培训练习。

"关键是软件而非硬件"[62]，这是来自早期飞行模拟培训的结论，同样也适用于患者模拟的场景设计和执行。以目标为导向应用模拟至少不仅仅在于技术的概念，也在于模拟设备的技术。对模拟概念和理论的理解决定技术的正确应用和设计重要的匹配以及模拟训练实施获得最佳结果。只有当模拟得到最有效的应用时，借用 U2 乐队的一句话：模拟可能"比真实更好"。

接下来将更加详细地描述针对患者模拟场景的设计和实施，考虑：①建立学习目标；②将认知负荷理论应用于场景设计；③指出并讨论场景设计的约束和限制；④讨论模拟场景中的真实性（reality）、现实性（realism）和相关性概念；⑤场景内信息和提示。

现有大量关于各种模拟应用指导设计的文献[23, 77, 115, 177, 262]。在世界各地培训中心教学培训课程中，这个主题都有广泛涉及。国际和区域性的模拟会议［如国际医疗模拟会议（International Meeting on Simulation in Healthcare，IMSH），或欧洲医疗模拟应用协会（Society in Europe for Simulation Applied to Medicine，SESAM）］通常提供场景设计的讲习班。大型模拟装置制造商的用户群也开展关于此方面的讲习班。

以下部分只能作为该主题的介绍，并主要关注针对医疗专业人员的 CRM 基于人体模型的模拟培训。

目标导向：建立学习目标

学习目标为模拟场景提供了原因和框架。包含临床技能或非临床技能，如沟通力、领导力、团队合作、情境意识、决策和任务管理（见危机资源管理，CRM，第 6 章）。最佳的场景选择强调个人的判断力和解决问题能力、临床和技术知识以及 CRM 核心问题[75, 217]。

学习目标可以通过需求分析，在课程前预先设定，可以通过精通模拟的临床教师直观地学习，或者在教师培训或文献中了解。设定相关的学习目标应当明确在什么样的情况下能够做什么的相关问题[78]。

模拟场景设计可以逐级、分层次考虑。心理学研究表明，为了学习的目的，把复杂的任务分解成不同阶段和层次是有帮助的。如"患者复苏"，包括三个主要目标：①诊断心搏骤停（子目标：检查脉搏、呼吸、"脑"）；②大脑氧供（子目标：开放气道、心脏按压、通气）；③恢复自主循环（子目标：除颤、给予肾上腺素），这需要团队成员进行合作（如确保所有团队成员都知道患者的诊断，分配任务）[263]。这种对团队在场景中的行为预期的判断不仅有助于场景本身的设计[115]，而且有助于教师在观察团队表现的同时引导他们的注意力，通过在共同报告环节中分配观察任务来分担工作量[264]。此外，还有助于教师指导任务报告[107]。应该提前制定学习目标和预期效果，以便利用任务报告来弥补潜在的差距，指导团队保持良好的成绩。

认知负荷理论：不太多，不太少

当设计和进行模拟培训时，学习机会应该与被培训者的能力和学习需求相匹配。如果场景难度过大，被培训者可能会难以承受，从而可能使他们的学习达不到标准。相反，如果场景太简单，被培训者会发现没有挑战，可能会感到无聊，也不会学到很多东西。认知负荷理论[265]为区分学习情况下的不同方面提供了一个框架以阐明场景的"难度"，从而为被培训者优化场景。在这个理论中，划分了三种不同形式的认知负荷。总体难度可以认为是以下三部分的总和：①内在认知负荷，描述了材料的复杂性／难度。这在一定程度上取决于被培训者已有的知识但不包括对其他大多数人来说较困难的问题；②额外认知负荷，指由学习材料造成的负荷，如一个结构良好的教科书可能比一个混乱的讲座更容易学习；③关联认知负荷，描述处理信息所需的内在过程和认知能量。

认知负荷理论认为，如要求麻醉专业初学者同时处理复杂的临床情况和具有挑战性的人际关系可能会导致负荷过载。对于模拟的不熟悉也会增加额外的负荷——被培训者不得不将模拟场景当成真实事件来解释，这使得他们很难将更多的精力集中在课程学习中。当被培训者担心被别人观察时，会增加关联认知负荷。他们不仅需要考虑场景中的最佳行动方案，同时还要设法控制和考虑不能给教师和观察者留下不良印象。

一个好的模拟场景会考虑到这些不同的元素。额外认知负载可以通过精心设计场景和 PB 指令来优化[255]。帮助被培训者更加熟悉模拟并更加舒适可以降低关联认知负荷，如精心设计模拟熟悉环节，或者缓慢增加场景的复杂性。

场景设计的约束和限制

一个场景在书面上提出来容易，但要把它转化为可实际应用的有效场景则会困难许多。要考虑很多限制和约束，包括已有模拟装置的特性和局限性、可用的人员、道具和外部系统及拟定场景的时间和既定场景的运作。大多数场景最初只产生一个核心想法，通过反复讨论的方式，和创造性的设计或小的技术改进，这个"核心"不断充实。理想情况下，新的场景通常最初由指导者和模拟者来测试或在目标人群中的

志愿者参与试点测试。可利用目标人群中的志愿者来进行初步测试。对于经验丰富的指导者来说，一个新的场景在正式为被培训者运行之前可能只需要一次技术演练。随着时间的推移以及不断发现故障和改进，所有的场景都会变得更好。

场景设计模板

很多中心为他们的场景开发设计了场景模板。框 7.5 列出了场景设计的关键问题。免费提供的场景模板包括 Dieckmann 和 Rall 的模板（https://www.inpass.de/downloadshtml/downloadscenarioscr ipt/）以及杜克大学模板（https://anessesi ology.duke.edu/?page_id = 825706）。一些期刊出版了对场景的细节描述，一些专业协会组织为其成员建立了场景库；美国麻醉科医师协会（American Society of Anesthesiologists，ASA）模拟委员会有一个供 ASA 认定模拟培训使用的共享场景库。到目前为止，许多场景模板都可以在互联网上免费获得。一般来说，只有当一个场景要被广泛共享，或者需要正式存档时，才需要长而详细的模板，简单的模板足以供单个模拟中心内部使用。

真实性与现实性

模拟是一项复杂的社会任务[155]。接下来的内容讨论的概念涉及"仿真性"和"现实性"的本质和影响因素，因为这些概念会用于模拟培训和模拟的目标。模拟设计中会广泛使用这两个术语，很大程度上也会被误用。本章将简要介绍相关的概念。这三个概念在模拟过程中都是吸引被培训者的重要因素，是使

框 7.5　模拟场景脚本的关键思考

基于 Dieckmann 和 Rall（https://www.inpass.de/downloadshtml/downloadscenarioscript/）提供的脚本模板，场景脚本应提供的关键信息包括：
- 场景名称（快速浏览）
- 场的主要医学挑战
- 场景操控资源管理（CRM）挑战
- 学习目标（医学及 CRM）
- 场景简述
- 人员配备（教师／模拟团队和被培训者）
- 案例简介（所有被培训者共同或不同团队分别简介）
- 模拟装置设置和人体模型的准备
- 道具准备
- "拯救者"[259]场景（被培训者表现出色和糟糕的时候）

通常，场景脚本包含：①带有上述主题简要说明的摘要表；②在另外的纸张上描述模拟与这些主题相关的详细说明。正确使用场景脚本是许多模拟教师培训课程的常规内容。

培训有意义的重要组成部分。

　　患者模拟培训本身就是真实发生的事情。这项培训是真实性的，对患者的医疗处理也代表了在真实世界中另一个同样真实的患者。因此，可以不用预先设定。"现实性"强调了一个问题，即需要在多大程度上复制一种情景，才能有意义地将这种情景呈现给被培训者。如现在航空模拟装置非常现实，即使一名飞行员之前从未驾驶过真正的飞机，但如果有驾驶一架模拟机的飞行经验，通常被认证为可以驾驶一架全新的或不同的飞机。Nestel、Krogh 和 Kolbe 详细探讨了医疗模拟中的现实性问题[266]。作者还在其研究中的建议条目中推荐使用"有意义"这个词来帮助模拟教学人员理解关于现实性的决策。

　　模拟装置（设备）和模拟（练习）现实性之间有一个重要的区别。如模拟装置可与真实的人类（如扮演标准化患者的模特）区分开来，但却可能被用于不符合情理和无用的情景中，导致模拟本身不具有现实性。相反，可以通过使用单一模拟装置甚至在没有模拟装置的情况下，开发出多种具有现实性的模拟情景（见下文）。

　　不能天真地认为模拟越接近现实自然就结果越好（尽管这种想法很常见）。对于各种类型的模拟努力来说，既不需要，也不应期望达到最大限度的"现实性"。对其他目标人群的某些应用，降低现实性有利于增加学习经验[157]。另一方面，仅仅创建一个仿真的模拟并不能保证对被培训者有意义或有效（如学习方面）[155-156]。许多文献已经反复讨论和解释过对这个问题的不同概念和解释[155-158, 260, 267-269]。然而，由于"现实性"是模拟中的一种复杂的思想体系，关于模拟现实性影响的研究结果并不一致，部分原因是每项研究可能只专注了复杂的模拟整体的某个方面。如下所述，模拟现实性使用不同仿真性和维度描述。

不同的（切实可行）仿真创造模拟现实性

Alessi[270] 将仿真度定义为"模拟复制现实的程度"（第 203 页）。模拟仿真度的概念[198, 260, 271]包括生理仿真度（模拟设备能够复制人体生理）、环境仿真度（模拟训练室与真实临床环境）、设备仿真度（设备能够像真实设备一样工作或者直接使用真实的设备）和心理仿真度（模拟能够唤起类似真实场景的行为）。现实性可以通过各种效度实现，如表面效度（使被培训者有逼真的所见所感）、内容效度（练习涵盖与目标情境相关的内容）、结构效度（模拟训练按照真实情境中工作预测来复制表现和行为）和预测效度（模拟期间的表现对类似真实情境表现的预测）。

不同（理论）维度创造模拟现实性

2007 年，Dieckmann、Gaba 和 Rall 发表了一篇论文，试图阐明现实性、真实性、相关性以及它们如何影响模拟培训目的[155]。在文章中，作者将德国心理学家 Laucken 关于"真实"的思维模式应用到模拟训练的现实性和仿真度中。Laucken 描述了关于现实的三种思维模式：物理模式、语义模式和现象模式。另一篇来自波士顿的关于思维模式的文章[158]。除了以上定义，还列举了各种术语描述模拟设计的概念，尤其是关于仿真度。为了更好地理解各种术语及其含义，Paige 和 Morin 发表了一篇关于该问题的综述，并建议将仿真度的概念分为物理的（包括环境和设备）、概念的和心理的[260]。以下介绍的理念和概念主要来自 Dieckmann，他将广泛的心理学概念改用到医学模拟中：

　　物理模式现实性。模拟中物理模式的相关方面能够通过基本的物理、化学术语和度量（如厘米、克、秒）来测量。如人体模型的重量、胸部按压时产生的压力以及一个场景的持续时间都是模拟的物理方面。尽管现有的人体模型大致呈人形，但它们还有许多不真实的物理元素，如模型是由塑料制成的、没有肌肉和骨骼、胸部听诊时可能会出现异常的机械噪声、"皮肤"不会变色等。

　　模拟的物理模式还涉及临床设备和临床环境：①在基于人体模型的模拟中使用的一些设备是完全功能性的，在物理性质上与真实事物相同，如贴有标签的注射器可能只有水，而不是真正的药物；② ISS 在实际病房和病床会比在相同设备的会议室具有更高的物理真实感。

　　语义模式现实性。语义模式涉及概念及其临床信息和意义的相互关系。如在失血性休克的场景中，被培训者如何理解正在发生的事情？在语义模式中，出血模拟可以用语义术语描述为发生于部位 z，开始于时间点 y，流速 x 的"出血"，并且与血压从基础值 a 下降到 b 有关。在该思维模式里，信息如何传递或表述在语义上是无关痛痒的。同一信息可应用生命体征监测仪、语言描述或脉搏触诊逐渐减弱来表示。语义模式允许模拟代表真实情况。允许毫无生气、面色红润、面带微笑的模拟装置被当作真正的患者。允许充水的注射器被视为含有有效药物。

　　现象模式现实性。现象模式涉及被培训者在模拟场景中的体验感受，包括环境引发的情感、价值观、动机、自我意识和信念。如果被培训者完全投入到模拟场景中，那么他们很可能会表现得像在真实临床环境中治疗真实的患者。在许多层面上，高现象模式非常重要，但是足够的物理模式和语义模式都是实现这一目标的有效手段。

患者模拟行动框

如果在恰当的时间向被培训者提供了充分且准确的临床信息，在他们心中，无生命的人体模型就可能会变成一个重症患者（见"场景信息和指导"）。有意义的模拟依赖于对模拟场景的解释，被培训者并不总是能按照教师想象的方式来解释，因此，被培训者的真实表现容易被教师记住，并有利于后面的任务报告。

模拟行动框

一个好的模拟场景并不一定要设计得尽可能仿真，比如在创伤场景中，给人体模型洒满人造血液。一个好的模拟场景可以通过以下几个方面联合创造出适当的真实感：
（1）所使用的模拟装置和环境。
（2）所呈现的案例、团队组成和每个被培训者的专业角色。
（3）所使用的临床设备，或足够的语义标识。
（4）模拟案例开始前的简报。
（5）检查模拟装置时教师的反馈。
（见下文"场景内信息和指导"部分）这些方面的应用并非微不足道，会影响临床专业人员对模拟的感知方式。

模拟真实性和相关性

　　模拟练习的相关性是指培训的特点与培训目的之间的匹配情况。场景应该与被培训者相关，但这取决于许多因素，包括被培训者的背景和经历、场景展开的方法以及模拟课程的相关部分（如熟悉模拟装置和模拟环境、案例简介等）。

　　模拟是利用虚拟的、非真实的场景元素（"非现实"）来最大化学习体验——正如一句口号所说，"重点不是'愚弄'他们，而是教育他们。"举个例子，当进行有创操作训练时，通常会摒弃现象模式现实性，强调物理模式和语义模式现实性，如此心理活动技巧可得到关注。同样，物理模式现实性必要时可能会因时间压缩或扩展而牺牲。有经验的人员可能会跳过病例中相对无趣的部分，而在缺乏经验的情况下，有些场景可能会非常迅速地进展到致命情况（如连接管道时误用 N_2O 代替 O_2），此时可以减慢节奏，以便缺少经验的医师可以尝试思考解决问题。如果允许这种情况按照正常速度发展，在被培训者处理完最初的问题之前，场景就已经过渡到心脏骤停阶段。"非现实的"其他用途包括认知支持，以各种形式提供帮

助——有时是模拟场景里的一位老师或培训人员——或提供额外线索来帮助被培训者制订决策和选择治疗方案。

场景内信息和指导

　　尽管全仿真的人体模型模仿了人体的各种各样特征，但还是不同于实际临床患者。这一差别意味着需要模拟场景中的教师提供场景内信息帮助被培训者理解场景。如果被培训者陷入困境或处理有偏差，还需要提供场景内信息和指导来帮助被培训者改进。在涉及模拟提示的相关文献中，介绍了如线索、触发器、指示、征兆和指导等术语[260]。Dieckmann 等使用了独特的名词"场景拯救者"[259]。在符合逻辑、不影响进程的情况下，可以在培训方案中使用线索或"拯救者"。

　　通常来说，如果多种生理信息无法通过患者模拟体现，那么有一个好方法向被培训者宣布该体征、症状或缺失的检查结果。Escher 等总结了教师提供额外场景信息以及传递信息的四个方法以及何种方法传递的信息如何影响场景表现[261]。提示线索方法包括：①搭档，②旁观者，③控制室到场景室的扬声器，④通过耳机提示。尽管 Escher 等认为通过扬声器或耳机从控制室传递信息可能会干扰团队交流，但本章作者认为场景内使用音频指导有很多优点。音频指导对以下情况特别有帮助：①体检结果，如（误导的）听诊结果和腹部触诊结果，但通常只在被培训者可靠地尝试获得体检结果后；②立即纠正不符合场景的判断（如错误听诊指示气胸，实际上没有气胸）。

　　在模拟过程中，通过将场景语义信息融入到被培训者正在处理病例的心理状态，帮助他们"停留"在模拟场景中，尽管实际上只是在处理一个塑料人体模型。

任务报告：模拟培训的核心和精髓

　　正如在"模拟团队的训练设置"（图 7.18）一节中所介绍的，模拟训练不仅仅是为了运行模拟场景，更是为了在任务报告中更好地反映被培训者所经历的过程。在基于 CRM 的任务报告中，教学理念不同于传统临床教学模式（表 7.3）[238]。了解更多关于医疗模拟任务报告的信息，可以参阅具体文献[24, 105, 109-111, 113, 238, 272-276]。本章只作为该主题的介绍，主要侧重于患者模拟，重点是 CRM 团队培训。

表 7.3　传统教学与模拟培训课程中引导的比较

传统教学："教师"	新教学方式："引导者"
仅强调理论知识	强调人为因素和 CRM 方面
强调"是什么"/"什么"或"谁"错了	强调"为什么"事情变得更糟糕（深入分析）及"为什么"事情变好了
（T）是（绝对的、一贯正确的）专家	（I）拥有专长，但通过观察审查不同观点，利用（P）的知识和专长审核讨论的观点
（T）告诉被培训者下次做什么更好	（I）帮助（P）找出他们表现的根本原因，同时查找可能的解决方法
（T）指导什么对被培训者是重要的	（I）帮助自我反省，并获得现实的自我感知 / 自我意识；（I）将任务报告导向有趣的方面，但有关（P）的话题是开放的
（T）在反馈中讲得最多	（I）在任务报告中激发和指导被培训者间的讨论，而不是说的最多
（T）是领域专家	（I）是 CRM 专家
（T）在基于模拟的学习中没有专门的培训	（I）在基于模拟的学习中有专门的培训 / 经历
（T）没有视频辅助反馈	（I）有策略地使用相关视频以增强任务报告
（T）决定是否（P）学到了设置课程	（I）评估（P）是否投入讨论和理解相关的问题，但（P）的经历太复杂无法简单进行评估

CRM，危机资源管理；（I），指导者 / 引导者；（P），被培训者；（T），教师

模拟装置（设备）

大多数模拟培训都会涉及一些反馈或报告，这些反馈或报告可以多种不同方式和途径给出[111, 113, 238, 272-275]。"报告"和"反馈"这两个术语经常被当作同义词使用，但含义是不同的。反馈有改变的思维和（或）行为的意思，包括将观察到的表现与标准处置（无论正式或非正式设定）进行比较。通常信息的传递是从教师到被培训者的单向传递[111]。报告是指讨论某一段时间的表现，与"简介"相对应，简介发生在行动或任务前。与反馈相反，报告是一种双向的、互动的、反思性的讨论或对话，"可能发生在被培训者和引导者（指导者）或被培训者之间，以及其他组合"（第209 页）[111]。

受航空领域 CRM 应用的启发，Gaba 等将任务报告概念引入到医学模拟培训中，成为麻醉团队 ACRM 模拟培训的一部分[181, 217]。多年来，模拟培训的任务报告已经得到了充分完善，并成为许多模拟课程中必不可少的组成部分[273]。

教学与引导——一种新的教学方式

在许多培训环境中，负责培训的教师被称为"指导者"。在上面的任务报告描述中，指导者的角色从"指导者"变成了"引导者"：指导者的作用不是不断地指导，而是引导学习过程。通过将被培训者引向最感兴趣和最重要的领域，激发被培训者之间的讨论，发现他们表现中的潜在问题并为将来可能发生的类似问题寻求个体化的解决方案。对于大多数指导者，即使有多年传统教学经验，但引导仍是一种新的教学方式，需要重新学习。模拟场景中的"指导者"指负责模拟场景整体方向的个人。这个人通常但不总是任务报告的引导者。

通过表现良好的病例、处理困难或处理有问题的病例的反思，都可以引发富有成效的讨论和学习（见"安全 - Ⅱ"，第 6 章）。Dieckmann 等在论文中通过几个理论框架，描述了模拟培训和任务报告方面"从成功中学习"的方法[277]。

患者模拟行动框

理想情况下，指导者的临床专业知识应该与被培训者的相一致。如创伤的多学科团队培训，最好有来自各相关专业和学科的指导者 / 任务报告者，特别是麻醉学、护理和外科学。

任务报告的技术

尽管世界上不同场所、不同机构和个人在任务报告风格上各不相同，但大多数模拟中心具有一个共同点：任务报告能够促进自我反思，并且能够去分析事件是如何以及为什么发生的。

Fanning 和 Gaba[238]、Cheng 等[113] 和 Sawyer 等[111]对模拟中的任务报告技术进行了综述，涉及有关任务报告的大量文献，并重点介绍了可以使用的模型和方法。任务报告通常发生在场景模拟后不久，但在模拟暂停期间也可以使用。尽管被培训者可以自我报告，但由于结构的限制，会有一些局限性。通常模拟后任务报告由指导者来完成[111]。

任务报告有多种方法，每种方法都有各自的结构性阶段和对话结构[238]。包括良好判断[105-107]、Diamond[108]、SHARP[278]、PEARLS[109]、Team-GAINS[110]，替换和利弊[238]及其他结构。这些对话结构引导任务报告内容和流程，每种结构有特有的重点和目标。Sawyer 等总结认为，多数流程都强调从一开

始就引导对话的重要性，对整个事件进行检查，并与临床实践最相关的方面联系起来[111]。任务报告结构的示例如表 7.4 所示。

虽然任务报告在模拟培训中起着至关重要的作用[119, 198, 279-281]，但是几乎没有证据支持哪种形式优于另一种。这也不足为奇，因为培训目标广泛，模拟体验是强烈的，被培训者的解释和讨论会非常广泛。

一项对 24 名专业任务报告人员的访问研究表明[275]，对于有经验的任务报告人员来说，并不是有特殊内容，而是关于价值观和教学理念的一系列想法和信念："任务报告者是一个促进者，他必须敬业、坦诚、真诚、好奇，并具备在任务报告中进行反思的能力……遵循被培训者的需求和目标……"（第 3 页）[275]。

大多数有经验的报告者除了在任务报告中使用相似的结构，显示其观点和理念之外，创造一个安全的学习环境，最有经验的报告者还结合多种任务报告模式和对话技巧，根据个人偏好、被培训者的感知需求以及任务报告者所经历的场景动态调整[275]。提出开放式问题以促进讨论，引导被培训者的自我反思和自我评估，以及在指导者提问后保持沉默，这些都是促进任务报告的其他关键要素[111]。在这种沉默过程中，被培训者能够进行思考。开放式问题不能用"是"或"否"回答，促使被培训者从自身的角度解释问题。有些经验不足的指导者会使用任务报告脚本或认知辅助以有效地引导任务报告对话。另一方面，有些时候报告者可以坐在一旁看和听；最好的任务报告应该是大部分讨论纯粹是在被培训者之间进行的，以解决指导者所设定的问题，在这种情况下，指导者只需要使用很少的任务报告技巧。

对于指导者来说，准备一个好的任务报告是从场景进行时就开始的。任务报告者的一项关键技巧是能够仔细观察和倾听场景中正在发生的所有事情，同时

表 7.4

任务报告阶段：基于（麻醉）危机资源管理模拟的任务报告

列出的阶段不一定要严格遵循下列的时间顺序。根据场景、被培训者的表现和报告方式，报告过程中必须重复几个阶段，特别是在任务报告中心阶段，如图中循环标识所示。在讨论场景时，有时会出现不同阶段重叠

	报告的阶段	解释
预报告阶段	结束场景	在可能的情况下，场景不应过早停止，应该让被培训者感觉场景是自然终止的，在被培训者的思维沉浸其中时不应将其终止。例如，仍照顾患者并采取治疗措施
	场景向报告过渡	大多数场景都要进行热烈的讨论。这样能使指导者聆听和观察被培训者的直接反应。另一种形式是指导者给被培训者一些时间来讨论场景本身
报告开始阶段	吐露情感	所有被培训者都有机会说出他们在场景中的感受。宣泄出压抑感，并且能有机会处理场景中的异常（如模拟装置故障等）。此阶段，被培训者可以批判场景，并且应当引起指导者重视和承认
	描述阶段	被培训者描述发生了什么（或回放部分视频）以及场景中遇到的临床问题。各自分享不同的观点（如被培训者、护士、外科同事等）
	问题的自我认同	有时候在任何其他人发表评论之前，让被培训者本人先发现实施不良的问题和可能会有哪些不同的做法，这是很有意义的。指导者可以而且应该帮助分析原因，并指出替代方法的利弊
报告中心阶段	临床内容的讨论	应涉及临床治疗的所有主要内容以及 CRM 要素。在没有进行讨论或澄清有关重要临床错误的情况下，不应该终止一个任务报告，应确保被培训者能够理解正确的处理方法
	分析	任务报告应该从各部分目标比较分析事件为什么发生，可做出的其他选择，以及各自的优缺点
	转移到"真实世界"	被培训者要讨论如何把从场景和任务报告中获得的经验应用到临床实践中。讨论改进过程中的阻碍以及如何克服
	系统改进的机会	在可行的情况下，在分析的基础上，可以要求被培训者对模拟系统提出改进建议，以改善将来对类似情况的处理
报告结束阶段	总结有用信息	指导者或被培训者对报告主要观点的总结非常有用
	终止任务报告	任务报告在内容上非常丰富，时间可能会延长。对任务报告做出时间安排或官方宣布结束有利于准备下一个场景或结束一天的培训活动

Provided by M. Rall & P. Dieckmann as used in their own courses, derived from the original ACRM-course structure by D. Gaba and colleagues and used by many others around the world.

还能处理相应的任务（图 7.19）。

对于沉浸式基于模拟的团队培训，尽管复杂的场景对话可能会产生细微偏差导致时间延长，但任务报告持续的时间一般与场景本身时间差不多。对于较短的模拟培训，如未通知的复苏模拟，任务报告会短得多。任务报告者的数量可以调整。有些人喜欢只有一个报告者（或可能只有一名指导者），但实际培训中通常会有两个或更多的"共同报告者"。多个报告者间的协调可能非常困难（有时被描述为像跳舞一样）。Cheng[264] 等描述了几种多人共同报告的有效方法。

一般来说，打算在沉浸式模拟培训中担任报告者的教师需要专门接受这种教学方法的培训和实践[105, 119, 238, 282-283]，以及在整个职业生涯中不断学习和培训[275]。有几个模拟中心强调了指导者任务报告技巧的培训，任务报告在大型模拟会议的研讨会中是一个常见话题。

框 7.6 展示了选择出的一些荒诞的学习说法——特别是患者模拟团队培训的任务报告，这些案例在医学教育工作者中广泛传播，但在作者眼中都是错误的，尤其是培训医疗专业人员。

任务报告中使用音-视频记录

在最初的 ACRM 模拟课程中，任务报告者和被培训者观看整个记录，某一点暂停并进行讨论。但这种做法已经过时，现在大多数任务报告者只使用音-视频记录来触发对特定要点的讨论[111, 119, 202, 283-284]。

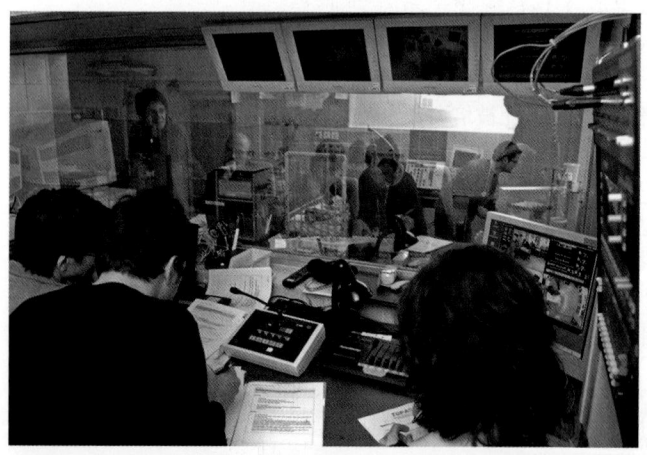

图 7.19 **指导者在模拟案例中的高工作负荷**。照片显示在模拟场景中指导者团队在控制室内的控制键盘和监视器前。控制室与模拟室之间由单向可视的镜子隔开。指导者必须操作模拟装置、控制场景课程和生命体征、给予现场场景内指导，并与场景室内支持模拟的工作人员交流，同时为任务报告做好笔记。这些复杂的任务需要事先经过培训、具有经验和良好组织能力的指导者团队（Photograph by B. Schaedle, Momentum Photo at University Hospital, Tübingen, Germany.）

关于任务报告者采用录像分析效果的研究，没有明确的证据表明其改善了任务报告体验[116, 118-120, 285]。尽管如此，音-视频记录目前仍然作为一种学习和自我反思的工具[117, 119, 202, 284]。一些研究认为其具有积极的效果，另一些研究则认为没有。由于任务报告过程复杂，模拟影响长远，任务报告是一个长期的学习、反思和改变的积累，因此很难弄清因果关系并不令人惊讶。

支持使用音-视频触发的一个观点是，在常规的临床工作中，麻醉不支持太多的自我反思。经验丰富的麻醉科医师经常独自工作，往往很少有来自其他麻醉专业人员或其他手术室人员的反馈。多数情况下尽可能快地周转。缺乏同行反馈使他们对自己表现的看法与其在现实中的行为存在很大的差异。基于 Kolb 的体验式学习圈[286]（图 7.20）证明对临床医师来说，通过录制行为视频自己发现问题比被指导者批评性的描述更有意义。另一个观点是通过音-视频将场景实时传输给未参与该培训的人员观看也是有用的。（图 7.20 和图 7.21）。有证据表明，模拟观看者学习到的内容和被培训者是一样的[287]。

先进的模拟课程一般能很好地反映 Kolb 的成人体验式学习圈：①自我体验（参与到场景中）或间接体验（观察场景的实况转播）；②经历反思（任务报告）；③抽象概念化（任务报告，与理论材料相联系）；④主动试验（未来场景及在真实病例中运用）。

当实时传输视频仅仅被用来观看时，可以给观察者设定特殊任务（如寻找 CRM 要点，见框 7.4），使他们能更多地参与该过程。使用场景记录视频进行任务报告时，需要其他的指导者判断场景位置并熟练控制回放系统。

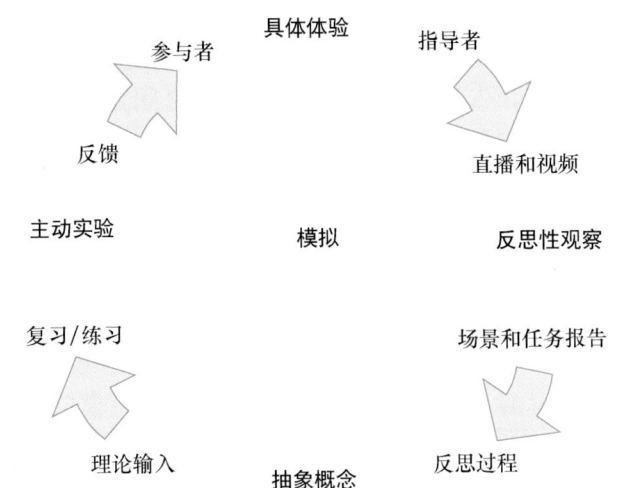

图 7.20　**Kolb 体验式学习圈。**具有现场视频传输及音-视频记录任务报告的团队模拟训练是 Kolb 学习圈的完美体现。在情景中，被培训者可以获得亲自操作的体验。在指导者的协助下和自行查看视频，个人行为会反映在任务报告中（"反思性观察"）。将实况视频传输给没有参与当前场景的小组成员，有助于他们对场景进行"反思性观察"。在任务报告期间，是对所有被培训者（主动的和非主动的）抽象概念化的阶段，指导者归纳训练过程中因素和根本原因，说明场景中的行为是如何发生发展的。随着指导者的理论讲解和最终引发的讨论，所有被培训者在任务报告期间都会发生深度学习和计划改进，促使未来正确处理类似情形。主动的和非主动的小组对新学习的知识和所得结论进行尝试，将用在下一个场景或真正的患者医疗处理中（Modified from Kolb DA. Experiential learning：experience as the source of learning and development. Englewood Cliffs, NJ：Prentice-Hall；1984.）

涉猎：讨论真实临床病例的任务报告技术

　　任务报告也可以用于真实患者医疗处理事件的病例分析。Eppich 等在文章 *Let's talk about it* 中提出了一个方案：将医疗模拟的经验教训转化到临床事件任务报告和临床指导中[288]。在简短的任务报告会中将报告技术应用于相关的临床团队也被证明是非常有价值的[245, 276, 289-291]。Clegg 和 MacKinnon[292] 在论文 *Strategies for handling the aftermath of intraoperative death* 中强调，在手术室发生重大事件后，手术室团队需要进行任务报告，这一概念与其他研究结果一致[293]。

　　临床病例后的任务报告可以帮助团队学习[288, 294-295]。对于配合时间短、成员变动的团队或行动小组尤其如此，因为作为小组成员成组的发展和学习时间有限[296]。任务报告在此方面提供了一个有用的学习结构，成员可以将从一个小组的任务报告中汲取的经验教训应用到另一个小组的团队合作中[296]。小组任务报告的优点包括减少错误次数，提高演讲能力和成绩，缩短工作时间[129, 296-298]。

　　然而，在真实案例之后，要获得形成性任务报告存在一定困难[299]。小组成员通常对直言的交流感到不舒服[300]，他们倾向于讨论已知的信息，而不是新信息[148]，导致"无法讨论"话题[105, 301]。例如，虽然一些组织工作需要调整为适应临床情况，但是很多任务报告系统还是为临床病例后进行任务报告提供了

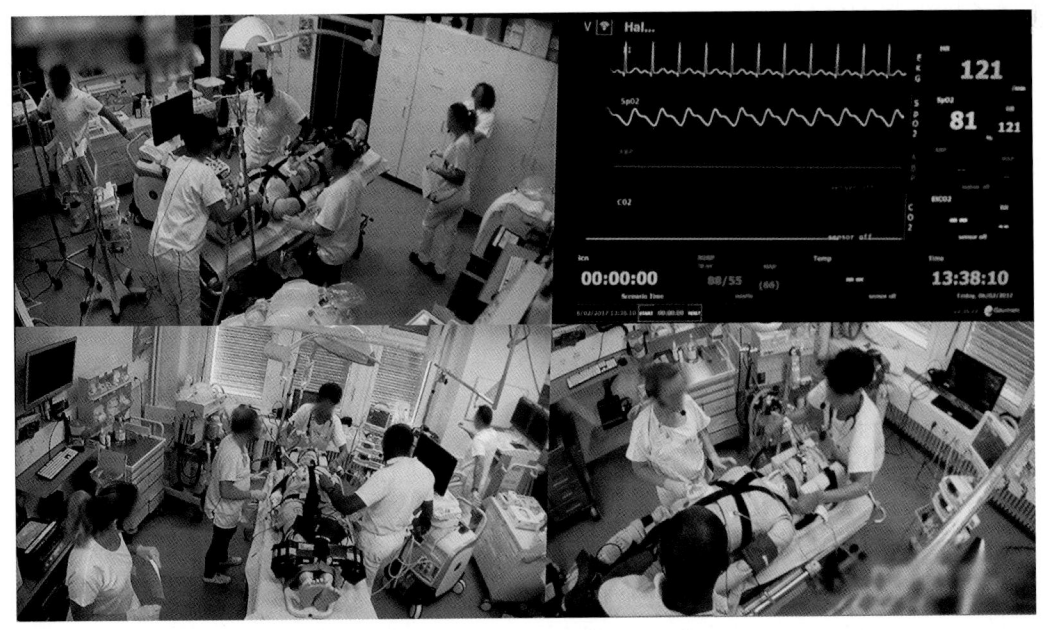

图 7.21　**模拟练习的四分显视器。**模拟监视器四个屏幕中的一个屏幕显示的是场景中患者的生命体征，在模拟场景中通常显示摄像机三个不同的视角。四分显示器可用于将模拟场景实时传输给不直接参与模拟的被培训者，也用于随后的音-视频相关的任务报告来反映在某种情况下发生的事情，并且拥有提供不同视角和生命体征等视图的优点（Photograph provided by M. Rall, InPASS in-situ-training at Scuol Hospital, Switzerland, Chairman J. Koppenberg.）

有用的结构[302]。不幸的是大多数临床事件后，任务报告缺乏适当的环境、训练有素的促进者和足够的时间[294]。如在心搏骤停后：①复苏成功时，许多团队成员来自ICU，他们将忙于转运患者或其他护理工作；②无论该事件在临床上是否成功，团队成员很可能被叫走，远离这项他们需要关注的重要活动，严重限制了其任务报告能力。

涉猎：并发症和死亡讨论的任务报告技术

很多任务报告的理念和技术都适用于并发症和死亡（morbidity and mortality，M&M）等真实的案例的讨论。两者都应该是探索事情的发生方式和原因，而不是过分强调谁应该受到责备。任务报告和M&M的目的不仅是对参与人员进行教育，还应提出未来预防或减少问题的方法，特别是纠正系统问题。两者的目标都是建设性的，而不是破坏性的。

但是，任务报告和M&M会议都有"事后偏见"的问题（详见第6章）。事件发生后，往往很清楚问题是什么以及如何避免错误或采用最好的方法进行治疗，这就使最初的临床医师看起来很愚蠢。事后偏见很难避免，但应该努力从专业人员的角度，根据他们在某一时刻所掌握的信息来分析事件。Gaba明确提出："不幸的是，我们用于预测未来的水晶球那天没有工作。"从这个观点看，那些事后看来很愚蠢的决定在当时的场景下就变得完全可以理解了。

另一个共同的基本规则是只谈论观察到的行为表现，而不是关于个人、个性、态度、假设或干扰。如果有人想要透露自己内心的想法，那么这也可以成为一个讨论的话题。使用这样的理念和技术，就有更好的机会发现可纠正的系统问题，培养安全文化，并使工作人员在报告和讨论有问题的案例时感到舒适，造福以后的患者。

不同文化背景下的任务报告

尽管任务报告被广泛认为是模拟培训的重要组成部分，但在实践中如何展开取决于各种背景思考。许多任务报告的模式源自北美和欧洲，这可能被称为西方文化。可以说，听取对行动的口头反思讨论这一任务报告整体想法可能会被当作西方思想。随着模拟在世界各地的传播，不同的民族文化、传统、习惯和解释模式的关联变得更加紧密[303]。被培训者和指导者之间的关系将受到关于不同等级人际关系如何的社会习俗的影响。最近有一项研究，对28个不同国家的经验丰富的模拟指导者进行访谈，表明国家的"权力距离"与报告过程中具体的行为模式之间具有密切关系。权力距离越大，任务报告者就越重要，使用封闭型的问题越多，被培训者进行非技术技能问题的讨论和发言就越困难。

模拟指导者的资格认证

自麻醉专业和其他领域的第一波大规模模拟开始以来已有近30年历史。在这段时间里，总体上以及各个机构都出现了关于如何培养和稳定骨干模拟指导者的各种各样的问题。其中包括：①模拟指导者是否需要特殊培训？②他们在初级培训后是否需要持续培训，如果需要，需要多少培训？多久培训一次？③他们是否需要定期进行正式（重新）认证？④如何衡量或区分指导者的资质？本节将讨论这些问题。

模拟指导者的任务——模拟指导者课程的学习目标

在某些情况下，模拟培训完全类似于床旁教学，区别仅在于患者是模拟人，所有技能均适用。对于模拟的其他用途，可能需要新技能[112, 272, 299, 304]，特别是对于涉及以下内容的模拟培训：①复杂的现实场景；②多人参加的小组和团队；③小组任务报告（有无视频辅助）；④强调人为因素、CRM原则和可行的对策。普遍认为，指导者的资格对任何模拟课程都是必要的。对于复杂的活动，任务报告员的能力是质量的主要方面。

大多数临床教育工作者不一定具有一名全能的模拟指导者所需的技能。关键任务包括：

- 搭建相关的、合理的、有意义的临床场景，并具有必要的现实性以达到预期的学习目标（尽管一些优秀指导者会将场景设计留给同事）。
- 建立一个积极的学习环境[121]。
- 将一个陌生环境和模拟装置简介给课程被培训者使被培训者熟悉[121, 299]。
- （复杂）临床场景同步控制：①模拟系统；②模拟环境（即场景内信息[261]等）；③模拟人员（共同指导员、演员、模拟技术人员等）；④实时调整场景，为所有被培训者提供最佳学习场景。
- 提供结构化的场景后任务报告和反馈，激发自我反思，引导同行讨论，引发深刻和可持续的学习，并促进课程向现实世界转移。

- 采取成人学习原则，在任务报告期间平衡引导和指导（即 Kolb 的成人体验式学习圈，图 7.20）。
- 必要时处理培训和任务报告期间的群体动态以及个人敏感性[272]。
- 适时地使用记录的音-视频以便于任务报告[和（或）反馈，特别是关于技术或程序技能]。
- 除了转移医学知识外，还要教授资源管理（CRM）决策、情境意识、任务和团队管理、沟通和专业精神。
- 根据患者安全系统理论原则突出系统优化。

模拟指导者的教育、培训和持续发展

指导者的教育和培训

正如 Fanning 和 Gaba 所述[238]，与传统教师不同，引导者不可以将自己定位为权威专家，而是同伴和共同被培训者。很多时候，特别是对于经验丰富的医学教师来说，学习这种教学方法最困难的是停止讲课、开始倾听和引导。同时，在给予被培训者高度重视的同时，提出诚恳的批评意见是十分困难的——作者称之为"批评表现而不是表演者"——看起来尤其挑战[106, 304]。这就是为什么基于模拟的教育工作者通常需要特殊的教育和培训。框 7.7 介绍了指导者培训课程学习目标的一个示例。

框 7.7　危机资源管理导向的模拟指导者课程的学习目标

- 了解被培训者参与模拟场景的感受
- 了解当其他人在视频中观看自己或看到自己时，在一个小组中听取任务报告的感受
- 了解不同课程阶段的相互影响（"模拟解剖学"，图 7.18），并将此知识应用于模拟培训或课程
- 思考适用于模拟课程（指导 *vs.* 引导）的教学风格的变化
- 了解人为因素、危机资源管理（CRM）、系统理论和组织安全的基本概念（详见第 6 章）
- 能够在场景报告过程中发现、解释和讨论 CRM 要素
- 如果使用视频，能使用场景的录制视频片段，并选择最相关的部分进行回放和讨论
- 能够进行结构化的任务报告，并在适当的范围内、在非评判性的氛围中引导任务报告
- 了解如何在任务报告过程中处理被培训者的个体敏感性和群体动态
- 不讨论"谁"犯了"什么"错误，而是能够将任务报告重点放在对"发生了什么"、"为什么会以这种方式发生"、"可以学到什么教训"和"如何将这些教训应用于真实患者医疗处理"的分析上
- 创建一个设计良好、学习目标适用于各类人群的场景

Modified from the learning objectives of instructor courses by Gaba, Rall, and Dieckmann.

来自退伍军人事务部 Palo Alto 医疗系统/斯坦福医学院（Veterans Affairs Palo Alto Health Care System/Stanford School of Medicine，VAP AHCS/SU）的 Gaba、Howard 和 Williams 于 1992 年率先开展了 CRM 导向的模拟指导者培训，将他们自制的模拟系统带到波士顿 3 个月，并教授大约十几名哈佛医学院麻醉学系学员如何开展 ACRM 课程。几年后，由 VAPAHCS/SU、波士顿麻醉模拟中心（医学模拟中心的先驱）和多伦多大学 Sunnybrook 模拟中心组成的联盟创建了正式的指导者课程，将 CRM 模拟指导者培训的理念和样式传播到世界各地。Rall 与 Dieckmann 合作为 3000 多名国际被培训者开设了指导者课程。许多机构提供各种不同的全国及国际性的指导者课程（按照课程内容及其规模有 2～6 天课时）。读者可向模拟协会如 SSH 或 SESAM 等询问关于这种课程的信息或互联网搜索知名模拟中心。此外，每年的国际医疗模拟大会（例如 SSH 的 IMSH 会议或 SESAM 年会）上都开设较短的关于指导者技能的介绍性课程，在大会上有很多涉及任务报告、指导者培训和 CRM 培训等题目的专题讲习班。

持续的能力开发

最近研究表明，模拟教育工作者在进行基于模拟的培训课程时意识到各种挑战[272, 304]。如任务报告的困难，包括被培训者异常安静、注意力涣散或情绪失常[272]。能力开发可以使模拟教育工作者设计和开展更有意义且受人欢迎的培训课程的同时，预见潜在问题并积极干预，在必要处置时获得较好的感受并增色[272, 305]。由于任务报告特别具有挑战性，因此特别强调要不断提高该方面技能[106, 306-308]。

意见反馈可以为模拟人员任务报告技能提供帮助[304]。通过观摩任务报告、互相交流学习、实践、吸收同行和专家的反馈指导可以促进任务报告的改进[309-311]。

可以采用有效可靠的工具，如医疗模拟任务报告评估（Debriefing Assessment for Simulation in Healthcare，DASH）[307]和客观结构化任务报告评估（Objective Structured Assessment of Debriefing，OSAD）[312]来评估任务报告的质量，并为能力开发的反馈交流提供数据。DASH 支持多种语言（迄今为止，英语、德语、法语、日语、西班牙语；https://harvardmedsim.org/debriefing-assessment-for-simulation-in-healthcare-dash/）。DASH 由六个评级要素组成：①为积极的学习环境构建平台；②保持积极的学习环境；③有序地组织任务报告；④引导令人反思的深入讨论；⑤确定

成绩差距及其原因；⑥帮助了解如何提高或维持良好的成绩。OSAD 由八个项目组成：①方法；②环境；③参与；④反应；⑤反思；⑥分析；⑦诊断；⑧应用。这两种工具都可以从不同的角度（即被培训者、同事、教育工作者）评价，对任务报告质量提供多方面的评估[313]。

模拟指导者的认证

模拟指导者通常需要特殊的技能，普遍认为只有一小部分机构的教职员工或工作人员能参与。对于老牌模拟团体和中心，常采用非正式的内部机制来筛选指导者。长期以来，对大多数模拟团体和中心而言，一直希望获得正式的专业认可，以确定谁有资格开发、实施和（或）任务报告医疗模拟，引发对资格的不同认证模式。其中一种模式是医学教育者学院（Academy of Medical Educators，AoME）的模式[314]，这是一家总部位于英国的医学、牙医或兽医专业教育的教育者组织，其成员需要在以下五个专业标准领域取得一定程度的成就：

- 设计与规划学习
- 教导和促进学习
- 学习评估
- 教育研究与奖学金
- 教育管理与领导

对于每个领域，使用三个级别来评估和记录一个人的进度。更多相关信息，参阅 AoME 网站（https://www.medicaleducators.org/）。

SSH 提供了一个认证方案，可以解决特定于模拟方面的角色认证，适用于所有人员，而不仅仅是"医学"教育工作者。包括基础和高等认证标准。更多有关医疗模拟教育者（Certified Healthcare Simulation Educator，CHSE）认证和医疗模拟教育者高级认证（Certified Healthcare Simulation Educator-Advanced，CHSE-A）的信息，可参考该协会网页（https://www.ssih.org/Certification）。这些课程内容较为普通，并未完全解决特定课程资格的具体问题。护理人员比医师更加热衷于 SSH 认证，这可以解释为什么很少有麻醉专业的模拟指导者获得正式认证。虽然美国 ASA 模拟教育网络（Simulation Education Network，SEN）计划许可程序尚未认证指导者，但在考虑认证站点时，会评估站点指导者的模拟背景、站点培训的过程及对新指导者的批准。

指导者在讲授不同模拟课程时所需要的技能及其认证（如果有）可能很不一样。使用部分任务训练装置来培训特定操作技能（如气道管理或中心静脉导管放置）不需要使用基于视频的 CRM 培训任务报告所需的能力且使用并无帮助。一些站点使用正式或非正式的分层指导者分类系统，将每个人能够进行的特定类型课程和角色联系起来。也提供了从新晋指导者到大师级指导者的进阶过程。

模拟程序、场所和中心的认证

除了指导者资质外，设备和组织基础对于医疗模拟的质量也很重要。这方面在"认证"这个标题下进行讨论。SESAM 写到："通过寻求认证，一个机构可以证明其资质已由一个独立的机构进行了判断和验证，该独立机构应该在国际上被公认为医疗模拟教育领域的意见领袖。"[315]

目前出现了几种认证项目系统，其中一些系统对麻醉专业十分感兴趣。

SESAM 提供了一个具有两级认证体系（www.sesam-web.org/accortification/）。基础级认定是根据程序申报的描述；扩展级包括现场考察。

SSH 提供认证程序，对核心标准进行单独认证，外加以下一个或多个重点领域：教学／教育、评估、研究、系统集成。更多信息可参考其网站（https://www.ssih.org/Accreditation/Full-Accreditation）。

ASA 启动了一个许可麻醉模拟的体系（ASA 选择不使用术语"授权"），使申报者有资格成为 ASA 的 SEN 成员。最早批准的中心是为了能够向 ASA 成员提供高质量的 CME。2010 年与 ABA 达成一致后，ASA-SEN 很快转变为能够进行麻醉模拟课程资格认证的半标准化维护的体系。作为 ABA 美国麻醉学认证维护（Maintenance of Certification in Anesthesia，MOCA）体系第四部分（实践改进）的组成部分。框 7.8 展示了 MOCA 体系特点。

截至 2018 年 11 月，ASA 许可了 50 多个培训项目，每个项目均完成详细的申请，报告其指导者和主管人的能力和经验、设备和程序的性能和使用情况，通过了 ASA 模拟教育编辑委员会评议和同意（ASA 成员可参看 http://www.asahq.org/For-Members/Education-and-Events/Simulation-Education.aspx）。

美国外科医师学会（American College of Surgeons，ACS）有一个授权教育机构（Accredited Education Institutes，AEI）计划，"……使用基于模拟的教育培养和培训执业外科医师、外科住院医师、医学生和外科团队成员"[316]。许多麻醉模拟程序，特别是 ASA-SEB 许可的程序，与本机构 ACS-AEI 有着密切合作。

框 7.8　作为 ASA 认证维护第四部分首选的模拟

模拟课程必须在美国麻醉科医师协会模拟编辑委员会许可的站点举办，课程符合最低标准。虽然没有具体明确是麻醉危机资源管理（ACRM），但 MOCA 标准显然源于全球常见的ACRM 模拟课程：

■ 总课程至少 6 h
■ 积极组织现实（基于人体模型）模拟场景
■ 场景后指导者引导同行进行任务报告
■ 复杂患者医疗处理培训，至少包括以下内容：① 血流动力学不稳定；② 任何原因的低氧血症，包括困难气道管理
■ 强调团队合作和沟通
■ 所有被培训者至少一次机会成为主管麻醉科医师（即"重要位置"）
■ 被培训者与指导者的比例不得大于 5∶1
■ 至少有一位指导者目前必须在 MOCA 项目中

模拟培训的益处、效益和生态有效性

在循证医学时代，每个人都想知道"模拟是否有效""其成本-效益比如何"。针对一些特定情况，现在已经对这些问题有了肯定的答案。但实际上，对于许多常见但有挑战性的医疗领域，这些问题很明显无法得到适用于所有情况的答案[317]。一些人认为，模拟是否有效的问题需要被"何时""如何"和"在什么条件下"模拟"起作用"的问题，以及在给定的情境中"如何定义'有效'"的问题所取代。在下文中，总结了模拟的益处，回答了上述问题中的一些挑战以及对相关研究中的一些关键发现。

益处

医疗模拟作为培训工具具有一些基本优势。以下内容是在 Gaba 和 DeAnda 工作基础上进行的修改和扩展[177]。

■ 即使存在"动手"培训，对患者也没有任何风险。
■ 可以根据意愿对常规、紧急甚至涉及罕见严重问题的临床事件进行呈现。
■ 被培训者可以在相关临床背景下，学习使用复杂的设备。
■ 同一个临床病案可以针对个人或团体进行独立的多目的的呈现。
■ 在一个模拟临床场景中允许发生错误并逐渐发展至可能的结论，而在临床实践中需要上级立即介入。

■ 在合理的情况下，培训可以标准化并且是可重复的。
■ 培训可以有重点地进行，并且允许各种形式的反馈或讨论，而这些在现实病例中难以实现。
■ "临床时间"由指导者控制；可以跳过无聊的部分，而对于非常困难的部分可以进行充分学习，从而使初学者有足够的机会掌握并解决这种情况。
■ 可以停止并重新启动模拟进行教学；可以延长或缩短生理变化时间，包括"控制死亡"。
■ 可以方便记录、重演并评论被培训者的表现，因为不涉及患者的安全或隐私问题。

模拟可以加速技能获取，提高技能保留率并减少技能的下降[26]。模拟已被广泛用于解决非技术性技能（详见第 6 章），例如沟通、团队合作、任务管理、领导能力、情境意识和决策。考虑到人员表现能力的弱点，这些非技术性技能和基于人为因素的培训方法对于患者安全至关重要（详见第 6 章）。然而，如下所述，这些方面的训练可以改善患者预后将是模拟领域最难证明的。

尽管模拟在医疗领域有许多优点，但仍然可能会产生不利影响。Hodges 撰写了一篇关于一般医学教育的批判性综述，题为"医学教育与维持不称职"[318]。该文章指出，任何类型的教育都有可能造成或维持不称职的风险，特别是忽略实际教育的项目。作者建议所有模拟指导者都应意识到 Hodges 所指的风险。

效益

挑战 1：模拟研究的可比性和模拟评估。对于模拟是否有效以及不同层面的有效模拟问题，需要定义评估的概念，并为模拟研究的比较提供一个共同基础。为了分别评估学习和远期业绩结果，通常会引用如图7.22 所示的 Kirkpatrick 四级培训评估模型[319-320]。

用于评估模拟的另一个概念是转化科学-该研究旨在加速结果从实验室到临床患者床旁的转化。Sung等最初在 2003 年提出了连续研究和潜在的转化障碍这些概念，连续研究是指从基础科学到临床试验再到患者医疗管理中的广泛应用[321]。该文章提出了针对不同层次研究连续性的一系列术语，使用 T 水平来表达转换水平。

在教育方面，转化科学致力于解决实验室（T1）取得的成果如何转化到改善下游患者医疗管理实践（T2）并转化到提高患者和公众健康（T3）[322]。McGaghie[322-324]首先将转化研究的 T 水平使用到医疗

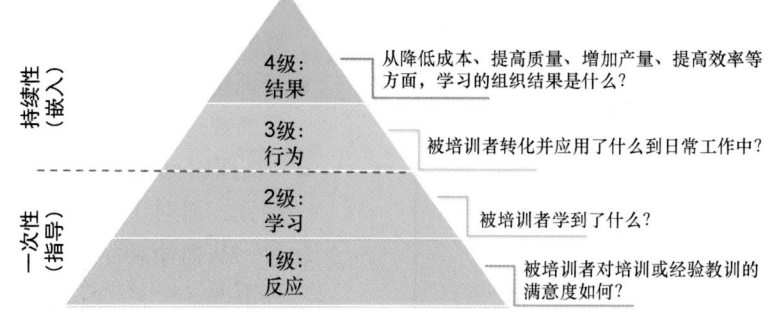

图 7.22　**Kirkpatrick 四级培训评估模型。**模型由四级组成：反应-学习-行为-结果

和医学模拟领域，包括 T1、T2、T3 和 T3'（表 7.5）。对于模拟而言，最重要的 T 水平是 T1：在模拟过程中是否观察到行为改善？T2：工作场所的实际临床行为是否发生变化？T3：患者预后有变化吗？在较小程度上，T3'：是否具有成本效益？

基于这两个概念，出于研究目的，简单的结果是 Kirkpatrick 1 级（被培训者的反应）和 Kirkpatrick 2 级（自信心的改变或通过多选题衡量知识变化）。两个 Kirkpatrick 级别都由 T1 表示[325]。后来改编了来自其他资料的其他 T 水平[326-327]，增加了 T0、T4、T5 和 T6 水平（表 7.5），并根据预期结果对干预措施进行了分类。模拟研究人员现在开始使用此术语来描述和比较他们的研究方案和结果。

挑战 2：要定义成本效益，需要将支出与投资回报相关联。 在模拟教育中，历史上评估的重点主要是定性评估，而非定量评估，并且评估学习成果和患者预后所需的衡量标准仍在不断变化。Bukhari 等发表了一个框架，用于确定模拟医疗教育的投资回报[328]。不幸的是，到目前为止，尚缺乏能得出有关投资回报的经济信息的评估[329]。培训费用（详见下一部分）会有所不同（从高成本到低成本），具体取决于模拟培训中的设置选择多样性（详见前文的"12 个模拟维度"）。

在这一点上，大多数模拟学习研究处于 T0 或 T1 级别。在较低的 T 水平下，各种分类已显示出小到中度的积极影响[330]。在 T2 水平进行了一些研究，而有关患者预后的 T3 或 T3'水平仅有少量研究。Draycott 等[331]发现了模拟的积极效果，其中包括一些对新生儿预后的模拟部分。Barsuk 等[126]发现实施模拟中心静脉插管训练后，减少了并发症并降低了成本。来自坦桑尼亚的一系列研究表明，对患者的积极影响不一定与使用高端模拟设备有关[38, 332]。Van de Ven 等[333]在他们的研究中得出结论，在现场重复培训的情况下，医学模拟中心对产科急症进行多专业团队培训是具有成本效益的。T4 和 T5 可以被认为是执行科学，但几乎没有模拟执行的研究。

鼓励模拟研究人员在可能的情况下转向更高水平的转化研究。诚然，随着"T 水平"的升高，研究的成本和复杂性也呈非线性上升。由于模拟在麻醉学中的许多应用重在关注麻醉科医师更有效地预防和管理罕见且严重的不良事件，此类事件的罕见性以及影响患者预后的诸多混杂变量使得干预研究非常困难[317]。

这些研究一定是庞大、漫长且复杂的。迄今为止，几乎所有的研究时间都太短且未系统化，并且干预措施薄弱，没有充分控制混杂变量。与许多制药行业资助的临床试验不同，即使在复杂的试验中也愿意投入大量资金，因为发现非常成功的药物后可直接获

表 7.5　**基于模拟培训的转化研究水平**

水平	研究方法	评论 / 范例
0	无法评估被培训者的表现	问卷或多选题测试，以评估知识的反应 / 变化
1	仅可评估模拟期间的表现	被培训者在随后的模拟中做得更好吗？
2	评估实际临床医疗处理中的表现	被培训者在随后的临床实践中做得更好吗？
3	评估患者预后的改善	经过培训的患者病情好转了吗？
3'	评估干预成本、结果和金钱利益（即评估"成本效益"）	干预会节约金钱吗（有 / 没有改善结果）？
4	评估将干预措施到试验地点以外的传播程度	干预是否成功地转化到其他地方？
5	评估在常规操作中采用干预措施的程度	被广泛采用了吗？
6	评估人口健康成果	对整个患者人群有影响吗？

得高额回报，但模拟干预研究没有相应的资金来源。模拟对患者预后影响的 1A 级证据需要通过多项随机对照试验获得，这些可能需要对成千上万的患者进行研究，由数百上千的临床医师进行管理，并需要有力、全面、持续的模拟干预措施，且与临床医师的成绩评估相关联（和补救）。到目前为止，还没有代理商或商业公司愿意为这种大型、长期并且复杂的研究提供资金[317]。航空和核电都没有收集到"1A 级证据"证明模拟可以挽救飞机、发电厂，乃至生命。航空不太可能尝试随机试验，而这种研究即使不违背伦理，也几乎是不可能的。

挑战 3：高仿真患者模拟可提供效益和成本效益，但只有满足某些条件才具有教学效果。 Flanagan 等关于模拟培训对学习和评估的效果进行了一个全面的回顾[334]。得出结论，"模拟培训对学生、被培训者和临床医师是有价值的，使他们可以对常规和非常规操作以及患者管理进行学习"。在一项研究中，模拟练习时间与学习成果之间呈剂量反应关系[198]。

与 Flanagan 的观点相似，Cook 等[330]在他们的研究中发现，模拟通常越昂贵效果越好。在他们的研究中，与其他结构方法相比，技术增强的模拟呈小到中度的积极的教学效果。他们的另一项比较性研究[335]，将卫生专业教育中的技术增强模拟培训与"常规实践"进行比较，发现模拟始终与知识、技能和行为的结果显著相关，并且与患者预后中度相关。Lorello 等[15]在最近的综述中证实这些结论，他们和其他作者[198, 334]也提出了研究的异质性问题，认为研究方法缺乏稳健性，并且缺乏合适的对照组。

Issenberg 等[198]的综述《对医学教育的最佳证据》总结，只有在满足以下条件时，高仿真医学模拟才具有教学效果：

- 提供教学反馈。
- 使用或允许重复练习。
- 将模拟培训合理地整合到标准课程中。
- 被培训者的水平可以适应任务难度。

挑战 4：模拟效果研究的局限性。 即使是很好的结果也需要注意。首先，难以在评估中区分模拟的影响。大多数情况下，模拟只是众多干预措施中的一部分，或同时存在于整个临床改善过程中（统计学家称之为"长期变化"）。其次，例如在中心静脉插管时，证明其对患者预后的影响很容易，因为临床活动受限，结局相对常见，且已经有了预期，培训与阴性结果之间的关系很容易被理解，同时干预本身就很局限。但是对于许多领域，尤其是麻醉科医师对意外不良事件的处理，这种情况相对较少；不良结果的监测较弱，麻

醉科医师的行动与最终结果之间存在很多混淆，并且模拟干预非常复杂。如上所述，要在这种情况下证明模拟的改善效果非常困难，并且可能需要进行长期、复杂的试验，涉及成千上万的患者、众多临床医师以及漫长的时间。此外，期望单一的模拟培训可以改变复杂的行为或影响患者预后是很不现实的，特别是对实际临床实践中的表现评估影响较小或相关性较弱时。

挑战 5：像药品一样，评估模拟对医疗的影响。 模拟的评估可以采用类似于药物开发和测试的方法，该方法由 Weinger[336]在药物领域推荐，经过 Gaba[317]在解决相关政策问题方面予以扩展。假设有人希望测试一种降压药是否可以成功地降低患者血压，并且降低例如心肌梗死和中风等这些心血管不良事件的发生率。设想一下存在如下情况：每年仅使用几次相对小剂量的这种药物；即使只服用这么少量的药物，也要承认存在药物依从性变数；将所有受试者置于充满压力和容易引发心血管事件的环境中；仅试验少量患者，并在很短的时间内进行随访。

是否有人会怀疑，即使是对于一些已知有效的药物，也可能出现无效结果吗？到目前为止，医疗模拟的效果通过以下方式进行测试：对于不频繁的（通常很短的）模拟进行小型的短期研究，在充满压力的真实临床环境中，这些模拟课程并没有得到充分强化。实际上，问题不是"通过模拟课程的学习可以使被培训者变得更优秀吗？"在其他固有危险行业的成功引领下，例如商业航空或核工业，问题应该是"采用全面而综合的模拟强化训练策略，并且长期对临床工作人员进行评估，会对医疗行业产生什么影响？"在航空领域，不论飞行员的年龄和经验如何，他们在整个职业生涯中每年都要接受模拟培训和评估。

飞行员在整个职业生涯中会不断经历模拟培训和评估。另一方面，公众期望政府为确保飞行员的能力设置安全底线。监管机构也不太可能放弃对飞行员进行强制性培训和测试的要求。如果此类要求持续存在，则可能只存在两个选择：在实际飞行中进行练习，并伴有支出（如燃料费用）和风险；或进行模拟。随着医疗朝着这个方向发展[92, 222, 226, 245, 337-338]，未来或许可以发展出更有效的模拟方式，所有人员都会经历相似的模拟培训。

其他行业有一套职业生涯的模拟干预措施，可以对（从业者的）能力产生积累影响。CRM 培训的两位主要创建者，社会心理学家 Helmreich 和 Foushee 写道："数据表明，即使是严格的早期 CRM 培训也仅构成了认识阶段和概念介绍，持续不断的反复强化对于人为因素实践的长期影响至关重要"[339]。

相似地，联合航空在其 CRM 手册中指出："指挥 / 领导 / 资源管理（美国 CRM 术语）不可能一气呵成。它必须是一个协调的长时程过程。因此，新员工培训，过度和升级计划以及定期培训都应该是整个培训中不可或缺的连续部分"[340]。

患者模拟的生态有效性：是否可以转化到现实世界？

当试图将模拟中的专业行为转化到实际临床中表现出的专业行为时，出现的一个问题是被培训者参与模拟的方式与实际临床病例是否一致。简而言之，在心理学中被称为生态有效性。如果模拟中的动作和行为与实际临床相似，在模拟环境中进行的研究结果或在模拟培训中学习的经验很可能会转移到对实际患者的医疗处理中。

患者模拟：临床实际的有效代表？ 关于全场景的模拟系统是否可以有效地代表实际工作环境这一问题（例如，麻醉科医师在手术室中的任务等），德国图宾根和瑞士苏黎世的一个跨学科研究小组进行了研究[160]。在两个临床病例和三个模拟对照病例（一个常规病例和两个重症病例）中，对参与的六名麻醉科医师逐一进行观察。研究分析表明，因为手术室与模拟场景的总体相似性良好，使人员不同工作范畴都具有良好的相似性（图 7.23）。研究小组解释为手术室和模拟装置设置整体上具有较好的可比性，因此表明模拟装置在麻醉中有较高的有效性。

Weller 等[341]最近的一项研究通过观察麻醉科医师在模拟和真实病例中是否表现出相似的语言交流方式，来检验模拟环境的有效性。在真实病例和两个模拟病例中，对 17 位麻醉科医师通过录像观察，验证了图宾根和苏黎世研究小组的发现，研究发现，在手术室和常规模拟环境中，麻醉科医师的沟通方式没有显著差异。被培训者自己认为沟通是真实的，并认为他们沟通的频率在模拟环境中与手术室中情况相似。

这些发现支持模拟环境的有效性及其对转化培训的价值，并进一步的确认了经验水平各异的麻醉科医师对现实性模拟环境的良好主观印象[65, 68-69, 178-179, 181, 342]。因此，本章中提出的评估结果表明，模拟培训是一项强大的技术，初学者和经验丰富的麻醉科医师都认为是非常有益的，被培训者和指导者都认为这可以改善临床表现。正如 Sim One[175]的开发人员指出的那样，当模拟提供了其他方法无法教授的选择时，如在麻醉科医师处理严重危机事件（心搏骤停、过敏反应或恶性高热）时的系统指导，模拟装置是别的方法无可比拟的。

在培训期间，模拟可以代替临床时间或病例数吗？ 由于模拟可以提供真实的医疗设置和行为，并且还具有许多优势。对于必须要完成一定临床时间和病例数才能获得认证或证书的情况，在某些条件下允许采用模拟替换临床部分需求。在德国某些州，对于院前急诊医师［可能不久会有辅助人员（试点项目）］，他们可以在特定的 3 天模拟项目中完成 50 例强制性院前病例中的 25 例。

在美国有 22 个州在某种程度上允许模拟时间代替最终取得注册护士执照所需的临床时间。工时数量或百分比差异很大，各州的法规以及模拟培训的强度

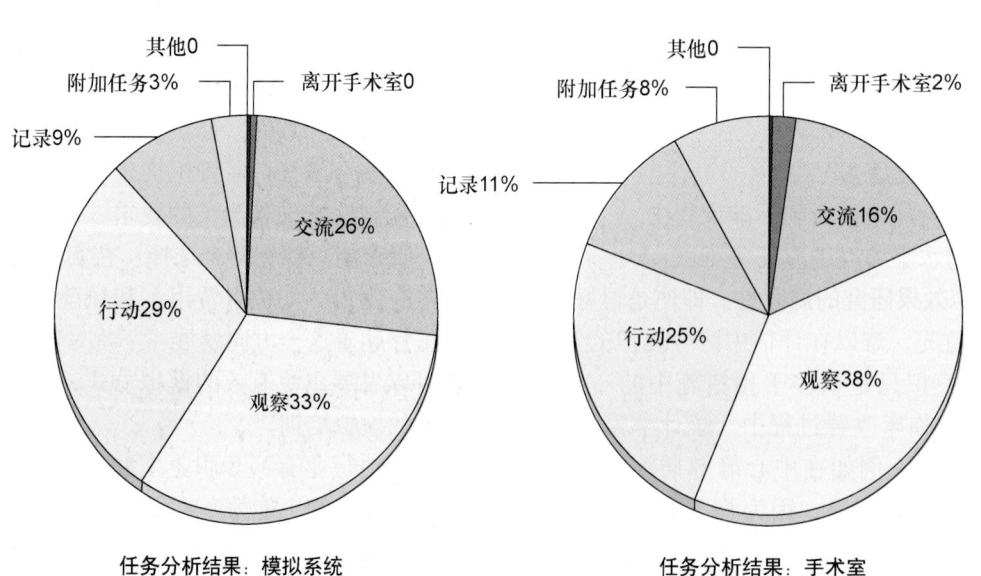

图 7.23　**模拟与手术室的生态有效性对比。** 为了研究[160]，分别观察同一麻醉科医师在完整配备手术室人员、手术团队和麻醉护士的手术室和模拟环境中的表现。尽管这两个环境有一些差异，但是模拟的总体生态有效性还是不错的（Courtesy of T. Manser, ETH Zurich, and University Hospital, Tübingen, Germany.）

或质量标准不一（请参阅 https://www.inacsl.org/sim-regulations/）。一项大型、复杂的有关教育结果（非患者预后）的研究提供了支持这些做法的证据[343]，尽管 Gaba 认为，该研究的方法学和结果总结存在局限性。

模拟与真实世界病例的差异。 尽管上述研究表明模拟具有很高的生态有效性，但是模拟与实际患者医疗处理之间的某些差异是无法避免的，在模拟环境中进行表现的任务报告和评估时需要考虑到这些差异。Manser 等[160]发现，差异的主要原因是组织因素（如模拟装置中需要执行的其他任务较少）。同时，正如文献中所述[75]，①被培训者最终变得很警惕，意识到他们处于模拟环境中，会比平时更专注并且做的更多（如在等待危机事件时，被培训者往往忽略了模拟中的病例，或在开始模拟之前仔细阅读患者的病例，以免遗漏重要的隐藏指标，或在可能出现问题的迹象上反应过快）；②相反地，不会因为这种模拟不是"真正的患者"而不严肃对待，因此不会像对待真正的患者那样进行犯一些低级错误（例如马虎、鲁莽、嬉闹）。

仔细而富有创意的场景设计和实施以及适当的简介可以会减轻其中的某些影响（详见前述相关部分）[273]。

患者模拟和模拟中心的费用

患者模拟成本

关于基于模拟装置的麻醉培训的一个重要问题是其成本效益。这个复杂的问题有两个独立的组成部分。第一个涉及培训对被培训者的行为能力和患者预后的影响和益处（如前所述），第二个涉及实现这种收益的成本。

测量模拟培训的成本取决于多种因素，但与评价培训效果相比，估算成本更容易。影响成本的因素包括：

- 培训涉及的类型（或类型的范围）
- 培训的目标对象
- 组织机构和财务结构及中心流程的各种方面（可能是最重要的）

模拟硬件和软件的成本差异很大（有很多模拟几乎不需要技术就能完成）。单纯屏幕模拟装置的成本很低（几百美元），而一个仿真模拟人或 VR 系统的硬件成本要高很多。商业模拟系统根据功能不同，其价格从中等性能近 25 000 美元到 150 000 美元以上不等。可与制造商联系获取详细信息。这些费用不包括任何相关的临床配套设备（如麻醉机），当然也不包括模拟中心的建设和维护[344]。即使这些支出很大，但在运营成本中也不占主要地位。由于建设成本通常由机构本身承担，有时可以捐赠购买设备，设备成本通常在较长的使用寿命内摊销，并进行适当的服务和升级。

运营模拟中心的主要成本是专家级指导者工作和永久性培训人员的工资和津贴（一般由临床部门直接或间接承担）。不同的模拟培训机构和模拟活动程度，这些成本差异很大。培训课程必须经专家审查（可能会产生直接费用），而培训类型和培训对象决定了所需专家的数量。一名专家级指导者每年在每一名住院医师身上均需花数小时审查视频模拟系统操作的练习总结。非医疗指导者适合一些任务训练或实践课程。一名单独的指导者可以使用模拟装置为一个医学生班级演示呼吸或心血管生理。新住院医师可由高年资住院医师培训其基本麻醉技能，以降低边际成本。但为有经验的住院医师和执业医师开展复杂培训项目，例如处理紧急事件时，专家级的指导者是不可替代的。专家指导的成本受培训机构管理体制的影响。在教学机构中，工作人员必须花费一定时间用于教学或学术活动，一些教职员工可以通过选择模拟培训或学术来完成这一要求。而在需要额外指导者时，模拟中心则需支付指导者离开临床的费用。

成本所涉及的另一个方面是住院医师花费时间参加复杂、费力和冗长的培训课程。为了培训而使临床人员离开临床不产生收益，其成本高昂。如果模拟培训能让他们的工作更加安全高效，其收益会高过成本。一些研究表明，模拟团队培训可以提高医师工作满意度和日常医疗处理的有效性，同时有益于减少病假和工作变动[345]。一些住院医师项目为住院医师提供受法律保护的受教育时间（如每周半天）。在这种情况下，参加培训的住院医师数量会增多，但同时会使教师的时间更加不足。在澳大利亚和德国，CME 的需求已经表现出可预见的增长。

毫无疑问，模拟培训的成本要明显高于让被培训者阅读或听讲课。但是，当考虑继续医学教育（continuous medical education，CME）的学分时，读一篇短文并回答几个问题只能获得 1 h 的学分，或者像澳大利亚和德国那样只能获得少量的 CME 学分，像听一堂课一样。模拟培训与其他活动相比更具互动性和密集性，专业人员可以从中获得更多的学分，这使得基于模拟培训的 CME 相对于其他简单方法在经济上更具竞争力。

基于模拟的培训使许多问题得以解决，这是其他方法无法做到的。这是作者们坚信的——自 20 世纪 90 年代出现的"用脚投票"的项目已证实了这一点——如果基于模拟装置的培训看上去值得，组织上的创新就会允许其发展并出现。

一些新兴的理念使模拟培训成为有助于解决未来相关组织需求的有效工具。如在哈佛大学医院，哈佛风险管理基金会承保人采取了前所未有的措施，将基于模拟的继续医学教育培训与麻醉和产科有经验临床医师医疗事故保险费率折扣联系起来（J. Cooper，个人交流，2005）。这种超前意识的方案逐渐被其他医疗事故运营商所采用。在一些司法管辖区，风险经理选择直接在其机构内投资模拟培训，而不是采取折扣保费的方法。

模拟中心的成本

模拟中心的成本差异巨大，取决于其设施及其程序的规模、目标人群以及不同利益相关群体的应用范围。成本在一个机构或团体内的分担同样是复杂的，且高度依赖于局部条件。没有一个成功的公式。在一些机构中，模拟中心完全承担成本，但同样也可以完全自由地产生和保留收入。另一个完全不同的模式是，主办机构承担运营所有核心设施的成本，但它也收取所得全部收入，甚至可能对该机构的成员（例如各科室）征税以抵偿成本。最普遍的模式是混合式，主管机构承担初始建设和装备的费用（通常由慈善机构资助）和部分正在进行的后续基础设施（包括模拟工作人员、中心翻新、水电费）成本，而每个使用者（如各科室）负责支付指导教师以及一些特殊课程或应用的边缘开支。迄今为止，还没有哪家模拟中心真正产生盈利，如果有也很少，但是许多中心成功地获得了额外资金，来抵消培训其关键目标人群的一些成本。

利用模拟评估临床表现

尽管模拟的主要用途是用于教育和培训，但第一个模拟装置（包括 Sim One[175] 和 CASE[177]）是作为研究工具来评估和了解临床医师表现的。这种评估可以解决临床环境中的日常工作[115, 134, 136, 346-347]以及在应对重大事件时的表现[64, 68]。

尽管术语"评估（assessment）"和"评价（evaluation）"含义略有不同，但经常互换使用，所以作者也选择在本章中这么做。

关于人员绩效和患者安全主题相关临床表现评估，请读者查阅第 6 章，与模拟相关较少的这方面主题在那里有更多细节描述。

表现可分为两个组成部分：①医疗或技术表现，即对重大事件的医疗和技术反应的恰当性和彻底性；②行为或非技术[348]表现，合理适当地应用危机管理行为（如领导、沟通、工作量分配、决策制订等）[24, 349]（详见第 6 章）。

在定义医疗专业人员临床和非技术技能表现评估时，有许多潜在的框架可供参考。在不同的国家，采用不同的框架来描述麻醉科医师的能力，这为评估措施提供了基础。许多国家的评估框架都建立在 CanMed[350]（加拿大医学教育委员会指导方针）的基础上，描述了合格医师的七种角色。即医学专家、沟通者、合作者、领导者 / 管理者、健康顾问、学者和专业人士。其他国家建立在研究生医学教育认证委员会（Accreditation Council for Graduate Medical Education，ACGME）的六项核心能力上，包括患者医疗处理、医学知识、基于实践的学习和提高、人际交往和沟通技能、职业素养和系统实践[102]。

根据不同作者的建议，在模拟环境中针对医学技术和非技术反应产生了多种评估和评价工具[64, 69, 89-93, 97, 99, 101, 136, 342, 349, 351-354]。

为了评估麻醉科医师的非技术技能，研究者使用麻醉非技术技能（Anaesthesia Non-Technical Skills，ANTS）评估系统[91, 353]。近年来，早期的 ANTS 评估系统被不同的国家采用，并针对不同的文化[351]和专业[355]进行了修改。当然，还有其他工具可以评估麻醉科医师的非技术技能。特别值得注意的是Weinger、Gaba 等[64, 356]开发的一种系统，其特点是与 ANTS 相比更加简易，但功能相同。

基于模拟的表现评估的益处

由于已知模拟紧急事件的本质和原因，可以事先拟定一个恰当的技术活动清单[357]。根据处理行为的重要性给予相对权重，来反映如下事实：即使都合理，不同的行为重要性也不同。这种权重既可以在数据采集前来评估，也可事后来做（但应采用合理的盲法）。如当评估恶性高热处理的医疗或技术时，停止诱发因素并静脉给予丹曲林是最重要并且是必要的处理项目。而物理降温、过度通气和碳酸氢盐治疗则被列为正确的应对方法（但重要性稍低）。也可以事先预测到可能发生的特定技术性错误，如处理恶性高热时，丹曲林稀释液用错或稀释液用量不足。

模拟产生的临床结果能预测真实患者在接受相同治疗下的情形吗？这个结果能用于评估吗？当观看模拟场景时，无论是通过生理的基础数学模型（某些模拟装置）计算还是基于对医疗处理是否遵守指南规范，似乎很容易成为个体评估或是否正确的决定因素，即据此预测真实患者将会有什么样的结果。这种倾向是十分危险的。也许在极端显露的情况下，明显的结果是可靠的。如患者表现为心室颤动但并没有进行处理，那患者必然会死亡。如果行神经肌肉阻滞但无其他疾病的患者，在接受 50% FiO$_2$ 后突然停止通气 30 s，几乎可以肯定患者并无大碍。但如果处于极端情况之间，确切的结果则很难预测。在某些情况下数学模型可以预测某些生理变量，但是这些变量对其他变量的影响可能是未知的。如患者的收缩压在一定时间内下降至 50 mmHg、60 mmHg 或 70 mmHg 以下，为什么有些患者会出现心律失常，而另一些患者则耐受良好？为什么在心律失常发作后以相同的时间间隔施用电复律，一名患者会恢复自主循环，而另一名患者则没有？在对真正的患者进行复苏时，完全正确地决策也不能保证电复律能够成功地恢复正常心律。在可预见的将来，任何可靠的表现评估技术都必须涉及临床专家对医疗处理过程的主观判断，而不是计算得出的或假定的结果。

基于模拟的表现评估存在的问题

技术与非技术（CRM）技能。如前所述，评估对特定事件的技术反应和一般非技术行为（CRM），虽然困难但也还是可行的。仅评估技术性表现或仅评估非技术性表现，或者同时评估两者，到底哪种评估方法更好？

场景数量。为了达到对患者医疗服务所有方面个人表现（技术和非技术）的充分评估，需要多少个不同的场景呢？文献建议，不同场景下个人表现的变化很大，实际上大于评估者之间的差异。如果要使用模拟来评估，则需要为每个人设定大量场景。与增加评分员人数相比，增加场景数目对提高评分可靠性更有效[64, 237, 358]。

个人评分、小组评分还是团队评分。麻醉科医师的工作既是个人工作，也是在工作场所和团队中与其他麻醉科医师、外科医师、护士、技师及其他人员一起工作。是否应该对个人单独工作的表现进行评估？遇到问题时麻醉科医师可以求援或寻求帮助来解决问题吗？假如答案是肯定的，当一个人在团队中工作时，需要对其个人操作进行评分吗？

表现波动。表现可能随时间变化（在模拟场景期间），怎样通过单次评分反映这些变化呢？Gaba 等注意到这个问题，并认为这是评分员之间评分不一致的主要原因之一[349]。任何现行的评分系统都未涉及这个问题[91, 359]。一种解决方法是进行逐时评分，以产生高分辨时间序列下的不同成绩。然后采用各种数学技术计算产生适当的总体成绩和变量。

标准阈值。针对评估目的的不同，表现标准阈值应设置在什么水平？表现的基准可以由真正的临床专家设置吗（工作年限和职务并不代表专业知识或技能）？同样，评分系统如何评价被培训者其他操作都正确，只有其中一步是有害的或致命的？假如用于结论性评价，评分系统应该给出被培训者成功或失败的结论。但假如使用分数累加的方法或高风险评价，那些给患者带来损害的被培训者的总分则不能高于那些整个操作过程不太好但至少未给患者造成危害的被培训者。出现心搏骤停时未施行胸外按压则应定为淘汰标准。

对评估的正确性、评分员间的可靠性和重复性进行恰当的统计学分析。目前已经使用了各种统计学检验方法对上述特点进行评估。评估结果显示评分员间存在不同程度变异及被培训者个人（团队）之间具有高度变异性[68-69, 181, 342, 349, 360]。按照 Gaba 等[349]的详细描述，对评分员间可靠性所用的统计方法较其他项目严格，尤其是关于"偶然"基准点性质的统计方式。何种统计分析方法最适于模拟过程中的成绩评估，目前尚未达成一致意见。一些评分系统（包括 ANTS）已采用了不太严格的统计方法对评分员间的可靠性进行分析。概化理论[361]可用于分析场景、主题、评分员、场景的数目及其他方面对评估结果的影响。这种技术详述了如何与标准能力水平比较或无固定基准主题之间的相对比较。

尽管采用模拟系统为实施表现评估提供了一个有用的窗口，但即使采用模拟装置在一个标准化场景中作为工具演示[363]，建立一套广泛的衡量麻醉科医师表现的评估指标仍然具有挑战性[362]。Klemola 和 Norros[364]发表了一项用于评估麻醉科医师"行为习惯"相关表现的新方法。作者将"行为习惯"分为"被动反应型习惯"（保守、独立、不愿意建立主观评估）和"主动思考型习惯"（有创造力、相互作用、连续一体化推理）两类。他们认为，在讨论最好的教育和评估方法时必须考虑很多问题。其中包括专业胜任力的确定和评估。

模拟用于评估和考核麻醉专业医师

模拟作为表现评估工具有假定优势：场景是已知的，允许发生和展示错误，对表现可做集中记录和存档。这些特点为前瞻性和挑战性操作的考核提供了独一无二的窗口，虽然对于被考核人员实际工作的常规观察也是前瞻性的，但多数情况下只能看到不具挑战性的常规情况，难以形成操作的考核报告，因此，多数报告不完整且是事后报告[365]。然而，与作为教学工具相比，模拟装置考核评分或评判工作能力仍存在很多问题。麻醉专业已经对模拟装置用于住院医师毕业考试或 ABA 资格考试的可能性做过长期讨论。以色列已经将模拟考试作为专科医学会认证考试的一部分[95]。

虽然存在困难，但是使用麻醉模拟系统作为辅助评价表现的情况会逐渐增加。虽然目前模拟培训已经用于一些高风险测试，但存在的挑战包括：①对模拟场景的独立审查以及对专家主观评分能力的评估；②缺乏一个普遍接受的成绩评估标准。

在中立场所使用模拟进行高风险测试的另一个问题是，考试用的设备很少与被培训者在手术室使用的设备完全一样，模拟手术室人员的操作方案可能也与被培训者平时熟悉的也不一样。在培训环境里，这些差异可以忽略，因为这些是模拟训练收益最大化而需要接受的一部分。但在考试时，这些不同可能影响考试结果。该问题的解决方法是允许被培训者做考前准备，进行足够的实践，熟悉考试时的标准化模拟环境。

基于模拟的评估的另一项应用是对留职察看或明显可能被解雇的被培训者或资深临床医师进行评估。对这些临床医师来说，他们的考试任务是展示其技能。模拟为他们的展示提供了更加可控的环境。这种评估也适用于对离开临床一段时间后期望返回临床工作的执业医师。

目前采用的评估是随意的临床工作能力主观判断与笔试和口试成绩相结合，但这种方式的有效性从未被证明过。许多专家认为，笔试与临床能力的关联性并不强，而口试过程对实际临床技能的测试程度尚不清楚。模拟可以让被培训者在一定的临床领域内展示其临床能力，合理的场景还能够考察其语言技巧和向其他临床医师请教的能力[226, 366]。

ABA 在 2017 年对第二部分考试方式进行了改革，称之为 APPLIED 测试，其包括客观标准化临床测试（Objective Standardized Clinical Examination, OSCE）部分和传统的结构化口试部分。OSCE 不使用全面的基于人体模型的模拟系统，但包括任务训练系统以及与模拟患者或临床人员（如外科医师）的演员进行接触。

目前用于评估临床医师在其实际临床工作中表现的方法不完善且不一致；系统上不能胜任的麻醉专业人员，在这种评估中不容易被识别或淘汰。可以做出合理推论，即考虑到目前笔试和口试系统的限制，尤其是为了高风险评估的目的，临床评估已完全到了考

虑基于模拟的考核的优势，包括完全基于人体模型的模拟[366]。虽然如此，基于模拟的表现评估仍然是模拟和临床麻醉群体中的一个受到争论的话题。麻醉专业应注意如何引入基于模拟的表现评估。模拟的应用是为了通过个人和集体培训来改善临床工作，阻止和处理不良临床事件，这种争论不应将注意力从这个最基本的问题转移开。

模拟协会和模拟期刊

医疗领域中模拟技术的成熟情况可通过其专业社团和相关同行评议期刊的形成和发展来衡量。医疗模拟学会（Society for Simulation in Health Care, SSH）和 SESAM 等组织（www.sesam-web.org）一直在努力普及模拟技术在医疗领域中的知识和应用。尽管麻醉学是最初使用完全交互性人体模型模拟装置的医学领域，并且引领着该领域的早期发展，但模拟是一个开放性的战略，目前已被医疗系统中的许多不同学科和领域广泛采用。大部分模拟专业社团是作为多学科机构兴起的，而临床协会也建立了相关委员会和其他机构来监督或促进模拟技术应用。麻醉科医师和麻醉学相关工程师在这些社团中担任重要的主导角色，远比其他临床医师更加普遍。

自 20 世纪 90 年代中期以来，开始召开定期的关于模拟的科学年会（罗彻斯特麻醉模拟大会），早期出席人数不足 100 人。目前，最大的模拟机构是 SSH，该协会成立于 2004 年，因连续数年主办医学模拟国际会议而形成，该会议是麻醉技术学会年会的卫星会议。在 SSH 的赞助下，该会议已转变为 IMSH，涵盖了所有卫生保健学科和领域，而不仅是临床医学。虽然最初的参会者非常少，但现今的 SESAM 已有大约 850 名与会者（2018 年）。同样，相对于 SSH，最初的 IMMH 最多只有 200 名与会者，但到 2018 年 IMSH 已有超过 3000 名与会者，被列入中等规模的科学会议，成为美国麻醉学第三大学术会议，仅排在 ASA（约 14 000 名与会者）和纽约麻醉学研究生大会（Postgraduate Assembly in Anesthesiology, PGA）（超过 4000 名与会者）之后，排在国际麻醉研究学会（International Anesthesia Research Society, IARS）年会（约 1000 名与会者）之前。

另一个成熟的标志是医疗领域同行评议期刊的创立和发展。自 2006 年以来，SSH 每隔 1 个月会发行纸质版和电子版 *Simulation in health care*。该期刊已于 2008 年被 PubMed 编入索引。该期刊已经成为许多组织的官方出版物（如澳大利亚 SSH 及标准患者教育者

协会），这些组织已成为 SSH 的分支机构。国际临床模拟护理学会自 2006 年以来发行（线上）了 *Journal of Clinical Simulation in Nursing*，但目前关于麻醉学的论文很少。*BMJ Simulation and Technology-Enhanced Learning* 是英国医疗模拟实践学会的期刊，自 2014 年开始出版（线上）。SESAM 官方期刊 *Advances in Simulation* 自 2016 年开始发行（线上）。

患者模拟在麻醉领域的应用前景

"把握现在，展望未来。"[234]

虽然历经 30 多年的持续发展，医疗模拟仍是一个较新的领域。目前有成千上万的模拟装置在世界各地的许多临床项目中使用。麻醉和危重症医学仍然是医疗模拟的重要领域，并已成为麻醉专业人员培训的标准部分，但与其他医疗卫生领域众多的医师人数相比，这些领域中的医师人数仍然较少。即使在麻醉学领域，经过近 30 年的模拟发展，麻醉专业人员在完成初始训练后能够经历模拟培训体验的仍不多。如据 Gaba 估计，截至 2018 年，美国经过认证的麻醉科医师中，只有大约 25% 的接受过 MOCA 模拟课程。

模拟方式已经从完全非技术形式发展到完全虚拟。MBS 已经变得更加复杂，使用更方便、更便携，可选择的模型的制造商也增加。另一方面，第一款商用模拟系统推出至今已近 25 年，其特点、可靠性以及临床或生理真实性的整体改进没能够与计算机发展同步。部分原因是由于模拟系统的改进在很大程度上取决于对设备整体的需求，以及被培训者的一些特殊功能需求。完全按照预期或培训需要进行设备改进，所需的代价太高。很多使用复杂的生理学和药理学数学模型的模拟装置已经退出了市场，原因是很多系统可以用相对简易的控制系统很好地进行模拟。

不同于航空学工程师，麻醉专业人员或生物医学工程师不能"设计和制造"人类。在航空领域里，关于流体力学和空气动力学的微分方程已经十分完善，超级计算机可提供有效的模拟，在技术上替代许多物理测试；原型飞机飞行测试是使用内置的复杂传感器进行，以更精确地监测飞机的性能。但临床医师却缺乏关于人体的类似知识体系。

VR 和 AR 仍处于早期阶段，虽然发展迅速，但仍然远不成熟。许多当前的（截至 2018 年底）VR 系统只解决解剖学或物理结构的可视化问题。只有少数提供了沉浸式虚拟环境中的多人交互体验。就虚拟患者而言，它们仅类似基础发动机（无论是数学发动机还是其他发动机）一样驱动其临床反应。未来十年里，VR 可能会持续的快速发展，相关技术、科技和公司可能被大量淘汰。目前许多模拟系统用户开始尝试 VR 和 AR 系统，但在其开发和应用方面仍处于早期阶段。

VR 的支持者们认为 VR 非常逼真，其可与真实世界相媲美或难以区别。类似于《星际旅行》里的全息甲板或《黑客帝国》里"缸中之脑"的模拟方式。尽管我们曾预期交互式 VR 模拟系统可以在 2020 至 2025 年间替代物理模拟系统，而且确实开始向此趋势转变，但我们预测这种情况还需要很长时间。人类专业技术人员在真实的临床环境中自然合作与通过某种 VR 技术进行同样的工作是否真的有本质上的不同还有待观察。

在发达国家，患者模拟已成为大部分麻醉科医师和许多其他专业临床医师启蒙培训和继续教育的常规部分，并在发展中国家得到了广泛推广。从没有技术到低端技术的模拟，成功地为资源缺乏的地区解决了重要的健康问题。

患者模拟采用 CRM 理念关注人为因素和患者安全，其理念以 ACRM 或其他类似形式进入临床各个不同领域。成为各医疗领域传统教学方法和内容的强有力补充，尤其是对有着复杂和动态工作模式的麻醉专业——需要在数秒、数分钟和数小时内进行决策；与医疗团队进行合作；如第 6 章所述，需要进行决定生命的干预措施。由于基于人体模型的模拟及其关键应用的所有开创性工作都是在麻醉学领域完成的，因此麻醉领域可以自豪地声称，在提供其他技术，如 Apgar 评分、脉搏血氧饱和度监测和呼气末二氧化碳监测、血气分析、机械通气等基础上，我们又为医疗领域提供了一份重要的技术。尽管它的传播已经超出了麻醉学领域，麻醉科医师及其团队仍然在多学科和多专业模拟中心和组织中发挥着重要的领导作用。

重视人为因素和 CRM 充分整合的团队模拟培训能够改善患者安全和急救质量，同时这种培训也能增加医师满意度和日常工作的效率。模拟团队培训日益普遍，却依然没有像商业航空或核电那样牢固地融入到医疗行为的核心部分。虽然医疗领域在实现使用模拟培训提高患者医疗质量和安全方面还有很长的路要走，但作者不担心模拟技术在医疗领域不被接受，并且认为我们值得继续在这条通往全行业、全职业生涯综合性模拟应用的道路上，尽可能多地拯救人们的心脏、大脑和生命。

附录 7.1 链接和有用资源

- 美国麻醉科医师协会（ASA）模拟教育网站
  - 模拟资源和 ASA 资助的模拟中心的链接
- 医疗模拟学会（SSH）
  - 主页：www.ssih.org
  - 期刊 *Simulation in Healthcare*，Elsevier：https://journals.lww.com/simulationinhealthcare/pages/default.aspx
  - SSH 的指导者项目认证网站：https://www.ssih.org/Certification
  - SSH 对模拟中心的认证标准：https://www.ssih.org/recognition
- 欧 洲 医 疗 模 拟 应 用 协 会（SESAM）：www.sesam-web.org
- 斯坦福沉浸式和模拟学习中心的模拟场所：cisl.stanford.edu
- 先进的儿科和围产期教育中心（CAPE）：cape.stanford.edu
- 医 学 模 拟 中 心（位 于 波 士 顿 的 CMS）：harvardmedsim.org
- WISER 模拟中心-匹兹堡大学医学中心：www.wiser.pitt.edu

致谢

编者、出版商、Marcus Rall 博士、David M. Gaba 博士和 Peter Dieckmann 博士对 Christoph Bernard Eich 博士在前一版中为本章主题做出的贡献表示感谢。他的工作为本章奠定了基础。

参考文献

1. Donaldson L. London, UK: The Stationary Office. Online available from https://webarchive.nationalarchives.gov.uk/20130105045448/http://www.dh.gov.uk/prod_consum_dh/groups/dh_digitalassets/documents/digitalasset/dh_096231.pdf. Accessed November 28, 2018;2008.
2. Mai CL, et al. In: Coté CJ, Lerman J, Anderson BJ, eds. *A Practice of Anesthesia for Infants and Children*. 6th ed. Philadelphia: Elsevier; 2019:1204–1211.e1202.
3. Eppich WJ, et al. *Curr opinped*. 2006;18(3):266–271.
4. Weinstock PH, et al. S*Pediatr Crit Care Med* 2009;10(2):176-181.
5. Everett TC, et al. *Pediatric Anesthesia*. 2017;27(10):984–990.
6. Halamek LP, et al. *Pediatrics*. 2000;106(4):E45.
7. Eich C, et al. *BJA*. 2007;98(4):417–419.
8. Niles D, et al. *Resuscitation*. 2009;80(8):909–912.
9. Sutton RM, et al. *Pediatr Crit Care Med* 2009;10(3):407–409.
10. Kohn LT, et al. National Academies Press. 2000.
11. Dorman T, et al. *Crit Care Med*. 2004;32(1):263–272.
12. Gallagher CJ, Tan JM. *Int Anesthesiol Clin*. 2010;48(3):83–99.
13. Weller J. In: Riley RH, ed. *Manual of Simulation in Healthcare*. Oxford: Oxford University Press; 2008.
14. Weller J, et al. *N Z Med J*. 2015;128(1418):40–51.
15. Lorello GR, et al. *BJA*. 2014;112(2):231–245.
16. LeBlanc VR, et al. *Simul Healthc*. 2011;6(suppl):S24–S29.
17. Higham H, Baxendale B. *BJA*. 2017;119:i106–i114.
18. Salas E, et al. *BMJ Quality & Safety*. 2013;22(6):449–452.
19. *The Comprehensive Textbook of Healthcare Simulation*. corrected 2nd printing ed. New York, Heidelberg, Dordrecht, London: Springer; 2014.
20. *Defining Excellence in Simulation Programs*. 1st ed. Philadelphia, PA: Society for Simulation in Healthcare; 2014.
21. *Manual of Simulation in Healthcare*. 2nd ed. Oxford University Press; 2015.
22. Gallagher CJ, Issenberg SB. *Simulation in Anesthesia*. Philadelphia: Saunders; 2006.
23. Kyle RR, Murray WB. *Clinical Simulation: Operations, Engineering and Management*. Amsterdam, Sydney, Boston: Academic Press Elsevier; 2008.
24. Gaba DM, et al. *Crisis Management in Anesthesiology*. 2nd ed. Elsevier; 2014.
25. DeMaria S, et al. *BMJ*. 2017.
26. Murray DJ. *Minerva Anestesiol*. 2011;77(5):528–533.
27. Hicks CM, et al. *Acad Emerg Med*. 2008;15(11):1136–1143.
28. Rosen MA, et al. *Acad Emerg Med*. 2008;15(11):1190–1198.
29. Parsons JR, et al. *West J Emerg Med*. 2018;19(1):205–210.
30. Steinemann S, et al. *J Surg Educ*. 2011;68(6):472–477.
31. Härgestam M, et al. *BMJ Open*. 2016;6(1).
32. Rubio-Gurung S, et al. *Pediatrics*. 2014;134(3):e790–e797.
33. Capella J, et al. *J Surg Educ*. 2010;67(6):439–443.
34. Campbell DM, et al. *Paediatr Child Health*. 2009;14(1):19–23.
35. Peacock PJ, et al. *Cureus*. 2016;8(9):e790-e790.
36. Lee MMH, et al. *BMJ*. 2017;3(4):142–148.
37. Gardner R, Raemer DB. *Obstet Gynecol Clin North Am*. 2008;35(1):97–117.
38. Nelissen E, et al. *BMC*. 2017;17(1):301.
39. Fann JI, et al. In: Levine AI, DeMaria Jr S, Schwartz AD, Sim AJ, eds. *The Comprehensive Textbook of Healthcare Simulation*. New York: Springer; 2014:299–313.
40. Maluf MA, et al. *Rev Brasil Cirur Card*. 2015;30(5):562–570.
41. Giuliani M, et al. *Radiation Oncology*. 2014;9:189.
42. Singleton MN, et al. *BMJ*. 2017.
43. Sandahl C, et al. *Int J Health Care Qual Assur*. 2013;26(2):174–188.
44. Phrampus PE, et al. *Simul Healthc*. 2016;11(2):82–88.
45. Walsh K, et al. *BMJ*. 2018;4(1):1–3.
46. Hunt EA, et al. *Resuscitation*. 2014;85:945–951.
47. Hayes CW, et al. *Crit Care Med*. 2007;35(7):1668–1672.
48. Hendrickse AD, et al. *J R Army Med Corps*. 2001;147(2):173–178.
49. Gaba DM. *Simul Healthc*. 2014;9(6):337–338.
50. Raemer DB, et al. *Acad Med*. 2016;91(4):530–539.
51. Szyld D, et al. *Simul Healthc*. 2017;12(6):385–392.
52. Edwards SE, et al. *BMJ*. 2015;1(3):87–93.
53. Jowsey T, et al. *BMJ*. 2018.
54. Beal MD, et al. *Simul Healthc*. 2017;12(2):104–116.
55. Paige JT, et al. *BMJ*. 2017;3(4):127–134.
56. Perdue TO, et al. *Simul Healthc*. 2017;12(5):308–313.
57. Solanki P, et al. *BMJ*. 2017.
58. Stroobants J, et al. *Resuscitation*. 85(12):1769-1774.
59. Wilks J, Pendergast D. *Health Ed J*. 2017;76(8):1009–1023.
60. Böttiger BW, Van Aken H. *The Lancet*. 2015;385(9985):2353.
61. Van de Velde S, et al. *Ann Emerg Med*. 2009;54(3):447–457.e445.
62. Meier AH, et al. *J Am Coll Surg*. 2001;192(5):372–384.
63. Stefanich L, Cruz-Neira C. *BiomedSci Instru*. 1999;35:141–145.
64. Weinger MB, et al. *Anesthesiology*. 2017;127(3):475–489.
65. Schwid HA, O'Donnell D. *Anesthesiology*. 1992;76(4):495–501.
66. Lindekaer AL, et al. *Acta anaesthes Scand*. 1997;41(10):1280–1284.
67. Byrne AJ, Jones JG. *BJA*. 1997;78(5):553–556.
68. DeAnda A, Gaba DM. *Anesth Analg*. 1991;72(3):308–315.
69. Schwid MD, et al. *Anesthesiology*. 2002;97(6):1434–1444.
70. Gardi T, et al. *Acta Anaesth Scand*. 2001;45(8):1032–1035.
71. Jacobsen J, et al. *Acta Anaesth Scand*. 2001;45(3):315–319.
72. Singer SJ, et al. *Qual Saf Health Care*. 2003;12(2):112–118.
73. Cooper JB, et al. *Simul Health*. 2011;6(4):231–238.
74. Singer SJ, et al. *Health Care Manage Rev*. 2011;36(2):188–200.
75. Driver JF, et al. In: Youngberg BJ, ed. *Principles of Risk Management and Patient Safety*. Sudbury, MA: Jones & Bartlett Learning; 2011.
76. Barsuk JH, et al. *Simul Healthc*. 2016;11(1):52–59.
77. Birsner ML, Satin AJ. *Sem Peri*. 2013;37(3):175–178.
78. Thomas PA, eds. *Curriculum Development for Medical Education*. 3rd ed. Baltimore: Johns Hopkins University Press; 2015.
79. Gordon JA, Pawlowski J. *E Acad Med*. 2002;77(7):751–752.

80. Issenberg SB, Scalese RJ. *Perspect Biol Med.* 2008;51(1):31–46.
81. Murray DJ. *Curr Opin Anaesthesiol.* 2014;27(6):610–615.
82. Sørensen JL, et al. *BMJ Open.* 2015;5(10).
83. Nielsen DS, et al. *Simul Healthc.* 2014;9(1):48–55.
84. Riley W, et al. *Qual Safe Health Care.* 2010;19(suppl 3):i53–i56.
85. Patterson MD, et al. *BMJ Qual Saf.* 2013;22(6):468–477.
86. Biddell EA, et al. *Simul Healthc.* 2016;11(2):94–99.
87. McIntosh CA, et al. *BMJ.* 2018;4(1):4–12.
88. Gignon M, et al. *Int J Occup Saf Ergon.* 2017;23(4):589–591.
89. Howard SK, et al. *Anesthesiology.* 2003;98(6):1345–1355.
90. Knudson MM, et al. *J Trauma.* 2008;64(2):255–263.
91. Fletcher G, et al. *Br j Anaesthes.* 2003;90(5):580–588.
92. Barsuk D, et al. *Anesth Analg.* 2005;100(3):803–809. able of contents.
93. Overly FL, et al. *Ped Emerg Care.* 2007;23(1):11–15.
94. Fehr JJ, al dt. *Anesthesiology.* 2011;115(6):1308–1315.
95. Boulet JR, et al. *Anesthesiology.* 2003;99(6):1270–1280.
96. Ottestad E, et al. *Crit Care Med.* 2007;35(3):769–775.
97. Boulet John R, Murray David J. *Anesthesiology.* 2010;112(4):1041–1052.
98. Murray D, Enarson C. *Anesthesiology.* 2007;106(5):895–896.
99. Boulet JR, Murray D. *Can J Anaesthes.* 2012;59(2):182–192.
100. Ryall T, et al. *J Multidisc Healthc.* 2016;9:69–82.
101. Byrne AJ, Greaves JD. *Br J Anaesthes.* 2001;86(3):445–450.
102. Tetzlaff MD, John E. *Anesthesiology.* 2007;106(4):812–825.
103. Lien CA, et al. *Anesthesiology.* 2017;127(3):410–412.
104. Cheng A, et al. *BMJ.* 2016;2(3):51–60.
105. Rudolph JW, et al. *Anesthesiol Clin.* 2007;25:361–376.
106. Rudolph JW, et al. *Simul Healthc.* 2013;8:304–316.
107. Rudolph JW, et al. *Acad Emerg Med.* 2008;15(11):1010–1016.
108. Jaye P, et al. *Clin Teacher.* 2015;12(3):171–175.
109. Eppich W, Cheng A. *Simul Healthc.* 2015;10.
110. Kolbe M, et al. *BMJ Qual Saf.* 2013;22:541–553.
111. Sawyer T, et al. *Simul Healthc.* 2016;11.
112. Eppich WJ, et al. *Acad Med.* 2015;90.
113. Cheng A, et al. *Med Educ.* 2014;48.
114. Kolbe M, et al. *Adv Simul.* 2016;1(1):29.
115. Schick CJ, et al. *Simul in Health.* 2015;10(3):178–187.
116. Farooq O, et al. *BMJ.* 2017;3(2):48–53.
117. Krogh K, et al. *Clin Simul Nursing.* 2015;11(3):180–187.
118. Reed SJ,A, et al. *Clin SimulNursing.* 2013;9:585–591.
119. Savoldelli GL, et al. *Anesthesiology.* 2006;105:279–285.
120. Sawyer T, et al. *Simul Healthc.* 2012;7(4):213–221.
121. Rudolph JW, et al. *Simul Healthc.* 2014;9(6):339–349.
122. Sullivan NJ, et al. *Resuscitation.* 2015;86:6–13.
123. Cheng A, et al. *Resuscitation.* 2015;93:142–149.
124. Grande B, et al. *Curr Opin Anesthes.* 2017;30(6):743–747.
125. Kennedy CC, et al. *Crit Care Med.* 2014;42(1):169–178.
126. Barsuk JH, et al. *BMJ.* 2014;23(9):749–756.
127. Pian-Smith MCM, et al. *Simul Healthc.* 2009;4(2):84–91.
128. O'Connor P, et al. *Jt Comm J Qual Patient Saf.* 2013;39:426–431.
129. Weiss M, et al. *Eur J Work Organ Psychol.* 2017;26(1):66–80.
130. St.Pierre M, et al. *Der Anaesthesist.* 2016;65(9):681–689.
131. Minehart RD, et al. *Anesthesiology.* 2014;120(1):160–171.
132. Kobayashi L, et al. *Simul Healthc.* 2006;1(2):72–78.
133. Kyle RR, et al. *JEPM.* 2004;6(1):E029-E029.
134. Burtscher MJ, et al. *J Exp Psychol Appl.* 2011;17:257–269.
135. Manser T, et al. *Anesth Analg.* 2009;108:1606–1615.
136. Burtscher MJ, et al. *BrJ Anaesth.* 2011;106(6):801–806.
137. Schmutz J, et al. *Eur J Work Organ Psychol.* 2015;24:761–776.
138. Riethmüller M, et al. *Ergonomics.* 2012;55(1):55–68.
139. Künzle B, et al. *Eur J Work Organ Psychol.* 2010;19:505–531.
140. Künzle B, et al. *Qual Saf Health Care.* 2010;19:1–6.
141. Bogenstätter Y, et al. *Hum Factors.* 2009;51:115–125.
142. Tschan F, et al. *Small Group Research.* 2009;40:271–300.
143. Weiss M, et al. *Small Group Research.* 2014;45:290–313.
144. St.Pierre M, et al. *Der Anaesthesist.* 2012;61(10):857–866.
145. Kolbe M, et al. *Anesth Analg.* 2012;115:1099–1108.
146. Minehart RD, et al. *Simul Healthc.* 2012;7:166–170.
147. Rudolph JW, et al. *Acad Manage J.* 2009;34:733–756.
148. Larson JRJ, et al. *J Pers Soc Psychol.* 1998;75:93–108.
149. Christensen C, et al. *Med Dec Making.* 2000;20(1):45–50.
150. Tschan F, et al. *Human Perform.* 2006;19:277–304.
151. Marsch SC, et al. *Eur J Anaesth.* 2005;22.
152. Hunziker S, et al. *BMC Emerg Med.* 2009;9(1):1–10.
153. Fernandez Castelao E, et al. *Resuscitation.* 2011;82:1338–1343.
154. Marsch SCU, et al. *Crit Care Med.* 2005;33:963–967.
155. Dieckmann P. *Simul Healthc.* 2007;2(3):183–193.
156. Dieckmann P, et al. *J Cogn Eng DecMaking.* 2007;1(2):148–168.
157. Scerbo MW, Dawson S. *Simul Healthc.* 2007;2(4):224–230.
158. Rudolph JW, et al. *Simul Healthc.* 2007;2(3):161–163.
159. Dieckmann P, Rall M. In: Cashman JN, Grounds RM, eds. *Recent Advances in Anaesthesia and Intensive Care.* Cambridge, UK: Cambridge University Press; 2007:213–232.
160. Manser T, et al. *Ergonomics.* 2007;50(2):246–260.
161. Dieckmann P, et al. *Ergonomics.* 2006;49(5-6):526–543.
162. Wehbe-Janek H, et al. *Simul Healthc.* 2015;10(1):4–13.
163. Kneebone R, et al. *Adv Simul.* 2016;1(1):19.
164. Huddy JR, et al. *BMJ Open.* 2016;6(9):e011043.
165. Kneebone RL. *Adv Simul.* 2016;1(1):27.
166. Weldon SM, et al. *BMJ.* 2018;4(suppl 2). A21-A21.
167. Kofke WA, et al. *Med Law.* 2001;20(1):79–83.
168. Zhang C, et al. *AdvSimul.* 2018;3:15-15.
169. Cooper JB, Taqueti VR. *Qual SafHealthc.* 2004;13(suppl 1):i11–i18.
170. Rosen KR. *J Crit Care.* 2008;23(2):157–166.
171. Gaba DM. *Simul Healthc.* 2007;2(2):126–135.
172. Rosen K. In: Levine AI, DeMaria Jr S, Schwartz AD, Sim AJ, eds. *The Comprehensive Textbook of Healthcare Simulation.* New York: Springer; 2013:5–49.
173. Owen H. *Simulation in Healthcare Education. An extensive history.* Cham, Heidelberg, New York, Dordrecht, London: Springer International Publishing; 2016.
174. Owen H. *Simul Healthc.* 2012;7(2):102–116.
175. Abrahamson S, et al. *J Med Educ.* 1969;44(6):515–519.
176. Gordon MS, et al. *Am J Cardiol.* 1980;45(4):791–796.
177. Gaba DM, DeAnda A. *Anesthesiology.* 1988;69(3):387–394.
178. DeAnda A, Gaba DM. *Anesth Analg.* 1990;71(1):77–82.
179. Gaba DM, DeAnda A. *Anesth Analg.* 1989;68(4):444–451.
180. Holzman RS, et al. *J Clin Anesthes.* 1995;7(8):675–687.
181. Howard SK, et al. *Aviat Space Environ Med.* 1992;63(9):763–770.
182. Naik VN, Brien SE. *Can J Anaesthes.* 2013;60(2):192–200.
183. Philip JH. *Int J Clin Monit Comp.* 1986;3(3):165–173.
184. De Oliveira Jr GS, et al. *Anaesthesia.* 2013;68(10):1053–1058.
185. Anesthesiology News. *Clinical Anesthesia: Virtual Reality Simulator Improves Intubation Success;* 2017. https://www.anesthesiologynews.com/Clinical-Anesthesiology/Article/12-17/Virtual-Reality-Simulator-Improves-Intubation-Success/45309. Accessed November 11, 2018.
186. Grottke O, et al. *Br J Anaesth.* 2009;103(4):594–600.
187. Ullrich S, et al. *Stud Health Technol Inform.* 2009;142:392–394.
188. Udani AD, et al. *Loc Reg Anesthes.* 2015;8:33–43.
189. Chen XX, et al. *Reg Anesth Pain Med.* 2017;42(6):741–750.
190. Kleinert R, et al. *J Med Internet Res.* 2015;17(4):e91.
191. Levine AI, Swartz MH. *J Crit Care.* 2008;23(2):179–184.
192. Cantrell MJ, Deloney LA. *Anesthes Clin.* 2007;25(2):377–383.
193. Nestel D, Bearman M. *Simulated Patient Methodology. Theory, Evidence and Practice.* Chichester: Wiley; 2015.
194. Hoelzer BC, et al. *Pain Med.* 2015;16(4):680–691.
195. Kjellin A, et al. *Scand J Surg.* 2014;103(4):232–236.
196. Cumin D, Merry AF. *Anaesthesia.* 2007;62(2):151–162.
197. Miller GE. *AcadMed.* 1990;65(suppl 9):S63–67.
198. Issenberg SB, et al. *Med Teach.* 2005;27(1):10–28.
199. Sørensen JL, et al. *BMC Med Ed.* 2017;17(1). 20-20.
200. Eagle A. *Health Facility Management Magazine.* November 1, 2017. https://www.hfmmagazine.com/articles/3184-principles-for-efficient-simulation-center-layouts. Accessed November 12, 2018.
201. Eagle A. *Health Facility Management Magazine.* November 1, 2017. https://www.hfmmagazine.com/articles/3182-the-reality-of-designing-simulation-centers. Accessed November 12, 2018.
202. Rall M, et al. In: Kyle R, Murray BW, eds. *Clinical Simulation: Operations, Engineering, and Management.* Burlington: Academic Press; 2008:565–581.
203. Rosen MA, et al. *J Cont Ed Hlth Prof.* 2012;32(4):243–254.
204. Raemer DB. *Simul Healthc.* 2014;9(3):153–155.
205. Gjeraa K, et al. *Acta Anaesthes Scand.* 2016;60(1):36–47.
206. Billings CE, Reynard WD. *Aviat Space Environ Med.* 1984;55(10):960–965.
207. Helmreich RL, et al. *Int J Aviat Psychol.* 1999;9(1):19–32.
208. Wiener EL, et al., eds. *Cockpit Resource Management.* San Diego: Academic Press; 1993.
209. Manser T. T*Acta Anaesth Scand.* 2009;53(2):143-151.
210. Weaver SJ, et al. *BMJ Qual Saf.* 2014;23(5):359–372.
211. Armour Forse R, et al. *Surgery.* 2011;150(4):771–778.
212. Hughes A, et al. *J Appl Psychol.* 2016;101(9):1266–1304.
213. Baker DP, et al. In: Henriksen K, Battles J, Marks E, et al., eds. *Advances in Patient Safety: From Research to Implementation.* Rockville, MD: Agency for Healthcare Research and Quality (AHRQ); 2005.

214. Salas E, et al. *Human Res Manag.* 2014:24. Available at: https://orpca.org/APCM/Salas_et_al-2014-Human_Resource_Management%201%203.pdf.
215. Weaver SJ, et al. *Jt Comm J Qual Patient Saf.* 2010;36(3):133–142.
216. Salas E, et al. *Acad Emerg Med.* 2008;15(11):1002–1009.
217. Gaba DM, et al. *Simul Gam.* 2001;32(2):175–193.
218. Burke CS, et al. *Qual Saf Health Care.* 2004;13(suppl 1):i96–104.
219. Tan SB, et al. *ANZ J Surg.* 2014;84(7-8):515–522.
220. Haller G, et al. *Int J Qual Health Care.* 2008;20(4):254–263.
221. Hilton G,D, et al. *Int J Ob Anesthes.* 2016;25:9–16.
222. Maslovitz S, et al. *Ob Gyn.* 2007;109(6):1295–1300.
223. Lighthall GK, Barr J. *J Intensiv Care Med.* 2007;22(5):257–269.
224. Shapiro MJ, et al. *Qual Saf Healthc.* 2004;13(6):417–421.
225. Wallin CJ, et al. *Med Educ.* 2007;41(2):173–180.
226. Berkenstadt H, et al. *Anesthesiol Clin.* 2007;25(1):65–74. viii-ix.
227. Murphy M, et al. *Injury.* 2018;49(5):953–958.
228. Volpe CE, et al. *Hum Factors.* 1996;38(1):87–100.
229. Marks MA, et al. *J Appl Psychol.* 2002;87(1):3–13.
230. Strang AJ, et al. *Proc Human Factors Erg Soc Annual Meeting.* 2012;56(1):1581–1585.
231. Walker ST, et al. *BMJ Qual Saf.* 2013;22(6):453–458.
232. Lighthall GK, et al. *Jt Comm J Qual Patient Saf.* 2010;36(5):209–216.
233. Lighthall GK, et al. *Jt Comm J Qual Patient Saf.* 2013;39(4):157–166.
234. Gaba DM. *Qual Saf Health Care.* 2004;13(suppl 1):i2–10.
235. Sidi A, et al. *J Pat Safety.* 2017.
236. Barsuk JH, et al. *Arch Int Med.* 2009;169(15):1420–1423.
237. Murray DJ, et al. *Anesth Analg.* 2005;101(4):1127–1134. table of contents.
238. Fanning RM, Gaba DM. *Simul Healthc.* 2007;2(2):115–125.
239. Cooper JB, et al. *Anesthesiology.* 1984;60(1):34–42.
240. Cooper JB, et al. *Qual Saf Healthc.* 2002;11(3):277–282.
241. Gaba DM. *Int Anesthesiol Clin.* 1989;27(3):137–147.
242. Gaba DM, et al. *Anesthesiology.* 1987;66(5):670–676.
243. Gaba D, et al. *Simul Gaming.* 2001;32:175–193.
244. Dunn EJ, et al. *Jt Comm J Qual Patient Saf.* 2007;33(6):317–325.
245. Weinstock PH, et al. *Ped Crit Care Med.* 2005;6(6):635–641.
246. Cooper JB, et al. *Anesth Analg.* 2008;106(2):574–584.
247. Murphy JG, et al. *J Crit Care.* 2007;22(1):51–55.
248. Steadman RH, et al. *Anesthesiology.* 2015;122(5):1154–1169.
249. Weinger MB, et al. 00.*Anesthesiology.* 2014;121(3):655-659.
250. Kurrek MM, Fish KJ. *An J Anaesthes.* 1996;43(5):430–434.
251. Salas E, et al. *Hum Factors.* 2006;48(2):392–412.
252. Haerkens MH, et al. *Acta Anaesth Scand.* 2015;59(10):1319–1329.
253. Moffatt-Bruce SD, et al. *Am J Med Qual.* 2017;32(1):5–11.
254. Curran I. In: Kyle R, Murray BW, eds. *Clinical Simulation: Operations, Engineering, and Management.* Burlington: Academic Press; 2008:153–161.
255. Dieckmann P. In: Dieckmann P, ed. *Using Simulations for Education, Training and Research.* Lengerich, Germany: Pabst; 2009:40–138.
256. Der Sahakian G, et al. *Simul Gaming.* 2015;46(2):197–208.
257. Edmondson AC. *Admin Sci Qua.* 1999;44(2):350–383.
258. Nickson C. https://litfl.com/the-safe-container-rules-ok/. Accessed November 21, 2018.
259. Dieckmann P, et al. *Simul Healthc.* 2010;5(4):219–225.
260. Paige JB, Morin KH. *Clin Simul Nurs.* 2013;9(11):e481–e489.
261. Escher C, et al. *Adv Simul.* 2017;2:25-25.
262. Choi W, et al. *BMJ.* 2017;3(suppl 1):S23–S32.
263. Tschan F, et al. In: Boos M, Kolbe M, Kappeler P, Ellwart T, eds. *Coordination in Human and Primate Groups.* Heidelberg: Springer; 2011:93–118.
264. Cheng A, et al. *Simul Healthc.* 2015;10(2):69–75.
265. Young JQ, et al. *Med Teach.* 2014;36(5):371–384.
266. Nestel D, et al. In: Nestel D, Kelly M, Jolly B, Watson M, eds. *Healthcare Simulation Education: Evidence, Theory and Practice.* Wiley-Blackwell; 2017.
267. Salas E, et al. *Int J Avia Psychol.* 1998;8(3):197–208.
268. Salas E, Burke CS. *Qual Saf Healthc.* 2002;11(2):119–120.
269. Hays RT, Singer MJ. *Simulation Fidelity in Training System Design: Bridging the Gap Between Reality and Training.* New York: Springer; 1989.
270. Alessi S. In: O'Neil H, Andrews D, eds. *Aircrew Training and Assessment.* Mahwah, NJ: Erlbaum; 2000:197–222.
271. Feinstein AH, Cannon HM. *Simul Gaming.* 2002;33(4):425–440.
272. Grant VJ, et al. *Med Teach.* 2018:1–10.
273. Rall M, et al. *Euro J Anaesthesiol.* 2000;17(8):516–517.
274. Dieckmann P, et al. *MedTeach.* 2009;31(7):e287–e294.
275. Krogh K, et al. *Adv Simul.* 2016;1(1):12.
276. Dismukes RK, et al. *Simul Healthc.* 2006;1(1):23–25.
277. Dieckmann P, et al. *Adv Simul.* 2017;2(1):21.
278. Brindley PG, Reynolds SF. *J Crit Care.* 2011;26(2):155–159.
279. McGaghie WC, et al. *Med Educ.* 2010;44(1):50–63.
280. Cantrell MA. *ClinSimul Nurs.* 2008;4(2):e19–e23.
281. Dreifuerst KT. *Nurs Ed Perspec.* 2009;30(2):109–114.
282. Dieckmann P, Rall M. In: Kyle R, Murray BW, eds. *Clinical Simulation: Operations, Engineering, and Management.* Burlington, MA: Academic Press; 2008:647–652.
283. Dieckmann P, et al. In: Kyle R, Murray BW, eds. *Clinical Simulation: Operations, Engineering, and Management.* Burlington, MA: Academic Press; 2008:667–676.
284. Raemer D, et al. *Simul Healthc.* 2011;6(suppl):S52–57.
285. Ali AA, Miller ET. *J Nurs Ed.* 2018;57(1):14–20.
286. Kolb DA. *Experiential Learning: Experience as the Source of Learning and Development.* Englewood Cliffs, NJ: Prentice-Hall; 1984.
287. Stegmann K, et al. *Med Educ.* 2012;46(10):1001–1008.
288. Eppich W, et al. *Clin Pediatr Emerg Med.* 2016.
289. Marshall DA, Manus DA. *AORN J.* 2007;86(6):994–1011.
290. Makary MA, et al. *Jt Comm J Qual Patient Saf.* 2006;32(7):407–410. 357.
291. Awad SS, et al. *Am J Surg.* 2005;190(5):770–774.
292. Clegg I, MacKinnon R. *Cont Ed Anaesth Crit Care Pain.* 2014;14(4):159–162.
293. Gazoni FM, et al. *Anesth Analg.* 2012;114(3):596–603.
294. Mullan PC, et al. *JAMA.* 2014;312(22):2333–2334.
295. Schmutz JB, Eppich WJ. *Acad Med.* 2017;92(11):1555–1563.
296. Vashdi DR, et al. *Acad Man J.* 2013;56:945–971.
297. Tannenbaum SI, Goldhaber-Fiebert S. In: Salas E, Frush K, eds. *Improving Patient Safety Through Teamwork and Team Training.* New York: Oxford University Press; 2013:249–256.
298. Tannenbaum SI, Cerasoli CP. *Hum Factors.* 2013;55(1):231–245.
299. Kolbe M, et al. *Best Prac Res: Clin Anaesthes.* 2015;29(1):87–96.
300. Hackman JR, Morris CG. In: Berkowitz L, ed. *Adv Exp Soc Psychol.* vol. 8. New York: Academic Press; 1975:45–99.
301. Argyris C. *Pub Admin Rev.* 1980:205–213.
302. Gardner R. *Semin Perinatol.* 2013;37(3):166–174.
303. Chung HS, et al. *Simul Healthc.* 2013;8(3):166–170.
304. Kolbe M, Rudolph JW. *BMJ.* 2018.
305. Palaganas JC, et al., eds. *Defining Excellence in Simulation Programs.* Alphen aan den Rijn, Netherlands: Wolters Kluwer; 2014.
306. Cheng A, et al. *Simul Healthc.* 2015;10(4):217–222.
307. Brett-Fleegler M, et al. *Simul Healthc.* 2012;7:288–294.
308. Loo ME, et al. *Simul Healthc.* 2018;13(1):52–60.
309. Kumar AH, et al. *Simul Healthc.* 2018;13(1):72.
310. Cheng A, et al. *Simul Healthc.* 2017;12(5):319–325.
311. Peterson DT, et al. *Simul Healthc.* 2017;12(4):254–259.
312. Arora S, et al. *Ann Surg.* 2012;256:982–988.
313. Hull L, et al. *BMJ.* 2017;3(1):9–16.
314. *Professional Standards for Medical, Dental and Veterinary Educators.* vol. 21. 3rd ed.. Cardiff, UK: Academy of Medical Educators; 2014.
315. SESAM. Accreditation. https://www.sesam-web.org/accreditation/. Accessed November 27, 2018.
316. American College of Surgeons. Accredited Education Institutes. https://www.facs.org/education/accreditation/aei. Accessed March 26, 2019.
317. Gaba DM. *Simul Healthc.* 2010;5(1):5–7.
318. Hodges B. *Med Teach.* 2006;28(8):690–696.
319. Kirkpatrick DL, Kirkpatrick JD. *Evaluating Training Programs. The Four Levels.* San Francisco, CA: Berrett-Koehler Publishers; 1994.
320. Kirkpatrick DL, Kirkpatrick JD. *Implementing the Four Levels.* San Francisco, CA: Berrett-Koehler Publishers; 2007.
321. Sung NS, et al. *JAMA.* 2003;289(10):1278–1287.
322. McGaghie WC, et al. *Simul Healthc.* 2011;6(suppl):S42–47.
323. McGaghie WC. *Sci Trans Med.* 2010;2(19):19cm8.
324. McGaghie WC, et al. *Chest.* 2012;142(5):1097–1103.
325. Rall M, et al. In: Miller RD, Eriksson L, Fleisher L, Wiener-Kronish J, Neal C, William Y, eds. *Miller's Anesthesia.* 8th ed. Philadelphia, PA: Elsevier Churchill Livingstone; 2014.
326. Translational Research Working Group. *Public Roundtable II - Executive Summary*; 2006. https://www.cancer.gov/images/trwg/trwg-oct06rt-exsum-11-21-06.pdf
327. Khoury MJ, et al. *Gen Med.* 2007;9(10):665–674.
328. Bukhari H, et al. *INQUIRY.* 2017:54.
329. Maloney S, Haines T. *Adv Simul.* 2016;1(1):13.
330. Cook DA, et al. *Simul Healthc.* 2012;7(5):308–320.
331. Draycott T, et al. *BJOG.* 2006;113(2):177–182.
332. Mduma ER, et al. *Int J Qual Healthc.* 2018;30(4):271–275.
333. van de Ven J, et al. *Euro J Ob Gyn Rep Bio.* 2017;216:130–137.
334. Flanagan B, et al. Melbourne, Australia: Department of Health;

2007.
335. Cook DA, et al. *JAMA*. 2011;306(9):978–988.
336. Weinger MB. *Simul Healthc*. 2010;5(1):8–15.
337. Ostergaard HT, et al. *Qual Saf Health Care*. 2004;13(suppl 1):i91–95.
338. Ziv A, Wolpe PR, Small SD, et al. *Acad Med*. 2003;78(8):783–788.
339. Helmreich RL. Paper presented at: Proceeding of the AIAA / NASA / FAA / HFS conference. January 1991; Vienna, VA.
340. Orlady HW. In: Wiener EL, Kanki BG, Helmreich RL, eds. *Cockpit Resource Management*. San Diego, CA: Academic Press; 1993.
341. Weller J, et al. *Anesthesiology*. 2014;120(1):142–148.
342. Forrest FC, et al. *BJA*. 2002;88(3):338–344.
343. Hayden JK, et al. *J Nurs Reg*. 2014;5(2):C1–S64.
344. Kurrek MM, Devitt JH. *Can J Anaesth*. 1997;44(11):1191–1195.
345. Meurling L, et al. *BMJ Qualamp; Safety*. 2013;22(6):485–494.
346. Kolbe M, et al. *J Appl Psychol*. 2014;99(6):1254–1267.
347. Phipps D, et al. *BJA*. 2008;100(3):333–343.
348. Gaba DM. *Simul Healthc*. 2011;6(1):8–10.
349. Gaba DM, et al. *Anesthesiology*. 1998;89(1):8–18.
350. Frank JR, Danoff D. *Med Teach*. 2007;29(7):642–647.
351. Jepsen RM, et al. *Int J Med Ed*. 2015;6:17–25.
352. Lyk-Jensen HT, et al. *AANA journal*. 2016;84(2):122–127.
353. Fletcher G, et al. *Anaesthetists' Non-Technical Skills System Handbook v1.0*. Aberdeen, Scotland: University of Aberdeen; 2012. https://www.rcoa.ac.uk/system/files/AaE-ANTS-HANDBOOK.pdf
354. Scavone BM, et al. *Anesthesiology*. 2006;105(2):260–266.
355. Wisborg T, Manser T. *Acta Anaesth Scan*. 2014;58(7):773–774.
356. Watkins SC, et al. *Simul Healthc*. 2017;12(2):69–75.
357. Schmutz J, et al. *Acad Med*. 2014;89(7):996–1005.
358. Boulet JR, et al. *Simul Healthc*. 2011;6(suppl):S48–51.
359. Yule S, et al. *Med Educ*. 2006;40(11):1098–1104.
360. Weinger MB, et al. *Anesthesiology*. 1994;80(1):77–92.
361. Shavelson R. *Generalizability Theory: A Primer*. Newbury Park, CA: Sage Publications; 1991.
362. Myerson KR. *Anaesthesia*. 1998;53(11):1039–1040.
363. Kapur PA, Steadman RH. *Anesth Analg*. 1998;86(6):1157–1159.
364. Klemola UM, Norros L. *Med Educ*. 2001;35(5):455–464.
365. McIntosh CA. *Anesth Analg*. 2009;108(1):6–9.
366. Holmboe E, et al. *Simul Healthc*. 2011;6(suppl):S58–62.
367. Rall M, Gaba DM. In: Miller RD, ed. *Miller's Anesthesia*. 6th ed. Philadelphia, PA: Elsevier Churchill Livingstone; 2005:3021–3072.
368. Alinier G. *Med Teach*. 2007;29(8):e243–250.

8 麻醉管理中的伦理学问题

GAIL A. VAN NORMAN，STANLEY H. ROSENBAUM
黄燕华 译 罗艳 于布为 审校

要　点	
	■ 临床中，当患者的个体利益与大多数人的利益矛盾时，义务伦理主义（"基于规则的"）和实用主义（"基于结果的"）的理论会存在冲突。

■ 临床中，当患者的个体利益与大多数人的利益矛盾时，义务伦理主义（"基于规则的"）和实用主义（"基于结果的"）的理论会存在冲突。

■ 在美国，主要的医学伦理原则是尊重患者的自主权，即患者对医学治疗的知情同意。

■ 有能力和自主的个体可以对他们的医疗做出肯定的选择，也可以拒绝包括救生在内的任何医学治疗。这种能力兼具功能性和相对性。胜任决策的四个要素是理解、甄别、推理和选择的证据。

■ 未成年患者具有不同程度的决策能力，他们可能拥有做出某些决定的合法权利。儿科患者应该尽可能地参与到医疗决策中来，尤其是在择期治疗方面。

■ 医学检测应遵循有益和无害的伦理原则，并应尽可能基于经临床验证的操作流程。具有特殊社会意义的医学检测，如妊娠和人体免疫缺陷病毒（human immunodeficiency virus，HIV）检测，应仅在患者知情同意的情况下进行，在没有充分证据证明这些检测是必要和有益的情况下则不应进行。

■ 一般来说，妊娠妇女的权利对胎儿权利的干涉在胎儿发育逐步接近并超过可存活孕龄的过程中逐渐降低。产妇有能力做出知情同意，而"Ulysses指示"在分娩时的有效性在伦理上存在争议。

■ 约束患者有悖于患者自主权的伦理要求，麻醉科医师有道德上和法律上的双重义务来确定是否需要这种极端的干预。强迫或使用物理、化学手段迫使有能力的患者接受他们拒绝的治疗，既不道德也不合法。

■ 对患者自主权的尊重要求我们公开对患者造成伤害的过错，因为这样做能避免患者对已行的医疗过程产生误解，同时提高他们共享医疗决策的能力。

■ 预先指示是患者丧失自主能力前签署的一份文件，在患者不能亲自表述自己的意愿时，用以指导医师进行重大的医疗决策。这些指示包括但不限于：代理人的持久授权、生前遗嘱、输血决定、不尝试复苏（do-not-attempt-resuscitation，DNAR）指令及器官捐献的相关决定。

■ 代理决策人明确扮演着代替患者表达其意愿的"替代判断"角色，不应仅询问代理决策人自己的偏好。代理决策人的意愿最多也只能接近患者本人的意愿。

■ 在道德和法律意义上，患者有权利拒绝生命维持治疗，这些权利同样适用于手术室内。DNAR指令不应因麻醉和（或）手术而自动中止，而是需要重新考虑利弊。有能力患者的目标和决定通常应该受到尊重。

■ 临终关怀要求医师具备特殊的知识和经验。它需要医师具有在医学支持性治疗上的专业知识，应对棘手症状的处理能力，并能了解临终患者的生理变化，为患者及其家属提供支持和咨询，理解并尊重患者的自主权及其宗教、文化习俗和信仰，具有在复杂医疗团队中协同工作的能力，良好的沟通能力以及同理心。

■ 一些干预措施具有特殊的伦理意义，如液体治疗和营养支持，使用可能会加速死亡的镇静剂和（或）麻醉剂，实施深度持续镇静，使用神经肌肉阻滞剂，停用起搏器、心室辅助装置和植入式心脏复律除颤器。

- 医师协助自杀（physician-assisted suicide，PAS）是指为患者终止生命的特殊要求而提供药品和（或）处方。安乐死是指患者以外的其他人为使患者死亡而使用药物。PAS 和安乐死仅在世界的某些特定地区是合法的，但它们得到了公众的大力支持。
- 脑死亡在法律和医学上被定义为所有心肺功能或整个大脑的所有功能不可逆停止的时刻。
- 心脏死亡器官捐献（donation after cardiac death，DCD），指心脏停搏后，撤除生命支持治疗的同时即刻进行器官捐献。关于 DCD 的争议包括何时可以宣告心肺功能死亡，以及是否可以使用保护器官功能但可能加速供体死亡的药物。
- 人体研究必须平衡多种利益冲突，如受试人体的需求和权益，未来患者群体的可能利益，以及医生的经济、专业和个人目标。人体研究的伦理行为应遵循三个原则：①尊重自主的原则，有义务保护自主性受限的患者；②行善的原则，有义务将风险最小化、利益最大化，并确保研究设计科学合理；③公正的原则，有义务在道义上正确对待每个人，确保公平分配利益和职责。
- 对动物认知能力理解的进步使大多数生物学家相信，即使不是全部，许多动物也都具有对快乐和疼痛的感知能力，具有预感和恐惧感，因此它们会体验到欢乐和痛苦。让动物因疼痛、恐惧、疾病或照护标准差而受苦是不道德的，必须加以避免或减轻，并慎重地与它所能产生的利益相权衡。
- 美国医师职业组织一贯声称医师参与执行死刑是不道德的。美国麻醉科医师协会表示，参与执行死刑构成非专业执业，将导致麻醉科医师受到调查，并可能撤销其资质。
- 医生出于良心拒绝提供违反其个人道德价值观的合法医疗服务是可能的，但受到医生以患者利益为重的职业义务的限制和平衡。

医学是一个受人尊敬的职业，具有确切的行为规范与准则。现代医学从业者具有强大的影响力和社会公认的重要性，并对几乎每个人的生活都会产生重大的经济影响。美国麻醉科医师协会（American Society of Anesthesiologists，ASA）已经建立了患者伦理管理的原则[1]。本章探讨了医学实践的伦理基础及其对麻醉科医师的意义。

伦理理论

德行论、实用主义和道义论

医学实践的经典"家长式作风"源于以道德为基础的伦理学。在该观点中，医师是一个真正有道德的人，具有能力、真诚、守密和利他主义的内在品质，他自然知道并为患者做正确的事情。没有受过医学教育的患者不得不相信医师来决定什么是最好的。自家长式作风盛行以来，西方社会和法律体系发生了重大变化，取而代之的是建立在医学伦理四大"支柱"之上的实践：尊重患者的自主权、行善原则、无害原则和公正原则。现代医学应用了许多不同的伦理框架，但与西医相关的两个最突出的框架是实用主义和道义论[2]。

在实用主义伦理学中，行为的正确与否是通过其产生结果的好坏来判断的。一个"正确"的行为是指在平等地考虑所有相关当事人的利益后，能产生最好结果的行为。实用主义理论很有说服力，它的缺点在于不能评判哪种利益是最重要的。是所有理性的人都想要的"好"还是患者个人定义的"好"？如果使善最大化的唯一途径是去做一件完全不道德的行为，该怎么办？例如，如果赢得战争的唯一方法是要有系统地折磨儿童，该怎么办？行为的结果会随着时间的推移不断累积——那么在累积过程中判断该行为是对是错还合适吗？拯救一个人的生命，在今天看起来是善举，但当 20 年后，同一个人被揭露为大屠杀凶手时，我们可能就会从一个完全不同的角度来看待了。

实用主义理论在分析宏观政策、确定资源配给以及试图解决几个同等利益方之间相互冲突的道德义务时，可能是最好的。

康德学派伦理学（也称道义论或基于职责的理论）的前提是以行为本身而非其结果来评判行为的好坏。动机比结果更重要。此外，任何人都不应把他人作为达到目的的唯一手段，因为每个人都是我们应该为之行动的目的。任何人在未获得其本身自主同意的情况下，都不应为他人所利用。例如，康德哲学中不允许为救一个无辜的人去牺牲另一个无辜的人。

西方社会高度重视个人主义和自主权，当人们需要平衡医师权威与患者个体价值和目标之间的伦理冲突时，往往倾向于采用康德理论。

当个别患者的权利和意愿与社会政策相冲突时，就会出现医疗实践中一些最棘手的伦理问题。道义论和实用主义理论的冲突常见于重症监护治疗病房（ICU）、管理式护理环境、临终关怀、移植医学、平民大规模伤亡事件中的分诊，以及由政府资助的贫穷和老年患者的医疗服务中。在上述情况下，患者个人的意愿可能与更普遍的原则相冲突，后者主张缩减开支、公平分配稀缺资源、保护广大患者的利益以及将社会医疗保健资金都用在最有价值的地方。

美国的政治传统为个人自由提供了明确的基础，在20世纪初，患者自主权的概念开始出现。

临床伦理学

知情同意和知情拒绝

知情同意的法律和道德要求是建立在尊重患者自主权的伦理原则基础之上的。自主权是指个体能在没有他人强制性干扰和个人选择能力受限（如信息不足或理解不够）的情况下，做出自己的选择[2]。个体有权利在自身能力允许范围内决定将要发生于自身的事。在美国，这项权利受到宪法中隐私权和不干涉原则的保护[3]。1914年，在Schloendorff诉纽约医院协会的案例中确立的原则是："每一个成年且心智健全的人都有权决定将要加诸于自身的任何事[4]。"1957年，在Salgo诉Leland Stanford医院委托人的案例中首次使用了知情同意的概念，其所确立的原则是：医师不仅仅要遵守协议，而且除了有义务告知患者治疗的过程及其可能的结果之外，还应告知其所接受治疗的风险及备选方案[5]。

尊重患者的自主权要求医师尊重有行为能力的患者做出的决定，并且通过排除妨碍其做出决定的障碍，提高其行使自主权的能力。妨碍患者行使自主权的障碍包括不完整或不准确的信息，会影响患者对所

给信息理解能力的可逆的疾病。

胜任力和能力

在不能胜任的情况下，做出医疗决定的自主权是不可能存在的。在美国，胜任力（competence）是一种法律界定，而能力（capacity）是指参与医疗决策的必要技能。大多数情况下，这两个术语可以互换使用[3]。

能力受损可以是暂时的，也可以是永久的，例如一些精神疾病、痴呆、发育不全、焦虑和疼痛的情况。药物可以不同程度地妨碍或提高能力，这取决于药物的效应及给药的时机。老年患者、精神障碍患者和儿童参与医疗决策的机会尤其容易被不合理地限制或剥夺，因为人们往往会低估他们的参与能力。失聪、表达性失语和其他神经功能障碍会给人能力受损的错误印象。许多未成年人有能力做出医疗决定，但可能仅仅因为他们的年龄而被错误地排除在决策过程之外。语言障碍会给交流带来很大的挑战。

能力既是相对的，又是因事而异的。例如，患者可能有能力理解并做出有关医疗问题的决定，但却没有能力管理自己的财务。

在知情同意的过程中，医师的行为也存在偏见和家长式作风。当患者和医师有不同的意见或价值观时，患者的能力常常受到质疑[3, 6-7]，而这其中大部分患者事实上是胜任的[3]。对患者能力有意或无意地无根据的质疑，可能会让医师忽视而不是解决关于患者意愿的困境，因为一旦发现患者无能力，医师的家长式作风则不能凌驾于患者的自主权之上。在一项回顾性研究中，Katz等指出，转诊接受紧急或严重疾患的患者会让会诊的精神科医师倍感压力，他们只能通过简单地宣布患者无法胜任决策以支持医疗团队的干预意愿[8]。拒绝治疗可能只是反映了患者对医疗结果以外的其他事情（如尊严、隐私、独立性）的优先考量，并不体现患者的能力问题——它可能反映出患者的选择不成比例地受到了可控情绪和价值观的影响，但不一定表明患者能力不足。

医师误判了患者对延续生命治疗的意愿，在30%～40%的病例中，医师低估了老年患者对延长生命疗法的渴求[9-10]。另外，调查显示，对有残疾或障碍的患者，医师及其他医务工作者常会按个人的偏见行事[11]。

患者决策的功能性能力必须与决定本身的感知质量分开进行评估。如果患者有足够的能力并且得到了恰当的信息告知，他们有权利做出"坏"的决定（即医师认为不太理想的决定）[7]。否则，一旦出现分歧，医师只会占上风，患者在医疗决策中的自主权也将不

复存在。

我们该怎样评估胜任力呢？胜任力是从功能上定义，且具任务特异性[2]。不能仅仅因为特定的诊断或药物就给出胜任力缺失的定义[12]。此外，能力受损不足以证明患者不能胜任决策。在美国高度重视自主权和自我决断的背景下，宣布患者无法胜任是（而且应该是）一个难以跨越的障碍，只有那些"处于表现曲线最底部"的残障人士才可被判定为无法胜任[12]。医学、生物医学和行为医学伦理问题研究总统委员会支持采用"滑动标尺"的方法，而不是"全或无"的方法来进行胜任力的判定[13]，并通常反映了法院会如何处理胜任力认定相关的案件[12]。

麻醉科医师常常会疑问，接受过术前用药的患者还能不能提供有效的同意书。声称术前用药会自动使同意书无效是一种对胜任力概念缺乏理解的表现。如果苯二氮䓬类药物和麻醉药会自动使同意书无效，那么我们将不得不认为几乎所有慢性疼痛患者的同意书都是无效的。在一项研究中，37.5% 的老年手术患者自行服用了药物，其中超过 25% 是镇痛药和苯二氮䓬类药物[14]。如果特定药物的使用会导致患者胜任力自动失效，那么在获得同意书之前，我们将被迫对所有的术前患者进行药物检测。诚然，有时术前用药会干扰患者做出知情同意的能力，但在某些情况下，患者不使用术前用药就无法做出知情同意。例如，一名处于剧痛中的患者，如果不先接受药物治疗，就不太可能专注于手术的具体风险和替代方案。在这种情况下，严重疼痛的治疗实际上可以提高患者知情同意过程中的决策能力。

麻醉医生如何判断他们正在治疗的患者是否能胜任决策呢？胜任力顾问的多次评估一致认为，胜任力有几个功能要素：①理解——患者是否能够接收和理解与治疗相关的信息？②甄别——患者是否对疾病及其后果和潜在的治疗方案有深刻的认识？患者是否明白治疗在某些方面是有益的？③推理——患者是否能够运用逻辑来比较治疗方案的风险和收益？④选择的证据——患者能否传达出自己的选择[3, 12, 15]？

为了尊重和促进患者在医疗决策中的自主权，麻醉科医师有伦理义务处理那些可能影响医疗决策的可逆病情，前提是不延误医学治疗，否则这样做就无关紧要了。择期手术可能不得不被推迟，直到专家给出患者精神能力的鉴定，或对可逆的情况已进行了治疗。当需要对有能力受损的患者进行紧急手术时，麻醉科医师可能必须依靠决策代理人，或从患者的利益角度出发做出最佳决定。必须指出的是，仅仅出现紧急情况并不能剥夺有能力做决策的患者做出同意或拒绝治疗的权利。即使在紧急情况下，违背这些患者的意愿也是不道德的[16]。

公开

知情同意过程中要求诚实地向患者披露医疗信息。美国法院通常接受两种信息公开标准，即"理性人"（或客观人）标准和主观标准。在"理性人"标准中，医师必须公开理论上的"理性人"想要知道的所有信息，以及处于患者地位的"理性人"在决定是否放弃所建议的治疗时需重视的一系列风险[17-18]。该标准并非要求医师对事实进行详尽的叙述，因为在做出是否接受某项治疗的决定的过程中，所有与该治疗相关的信息并非都是不可或缺的。主观标准认为，某些患者可能对特定的信息有特殊需求，当这种需求很强烈或已引起医师注意时，必须公开相关的信息。音乐会的小提琴手可能需要知道腋路阻滞也许会造成神经的损伤，而歌剧演唱家可能需要知道插管也许会对声音产生不利影响。在获得知情同意的过程中，麻醉科医师应常规询问患者对麻醉药物是否有特殊的顾虑，或者是否有希望医师知晓的情况。一般来说，法律和道德标准现在要求医师：①能准确地说明相关的治疗方法及其可能的替代疗法——包括不治疗；②披露常见的风险和重大的风险，因为前者更易发生，而后者后果严重。

医师有时会引用所谓医疗特权的概念来避免与患者讨论相关的风险，其理由是，讨论风险带来的压力可能会对患者造成心理上和生理上的伤害。但有关知情同意过程中患者压力的研究结果并不支持这一观点。这些研究表明，在风险讨论之后，患者的压力通常会降低[19-20]，而忽略这类风险讨论违反美国法律。虽然应患者的要求压缩甚至停止讨论相关风险是符合伦理的，但医师单方面决定这样做通常都是不道德的。

医师具备专业知识并具有权威性，而患者对其在治疗上存在依赖，因而医患关系本质上就是一种不平等的关系。医师有伦理上的义务避免利用他们的影响力来达到自己的目的。尽管为医疗选择提供合理的依据是可以接受的，但通过明显的或暗示性的威胁或者通过省略或歪曲关键信息来强迫或操纵有能力的患者做出决定通常是不道德的。事实上，这种故意操纵在道德上等同于对患者撒谎，因此完全否定了知情同意的概念[21]。

知情同意的法律意义

知情同意程序并不能规避不良事件发生后的法律责任。有缺陷的知情同意程序反而可以用于证明医师医疗质量的不足，并给医师带来较差的诉讼结果[22]。美国麻醉科医师协会结案索赔数据库的数据显示，约 1% 的案例涉及知情同意，且知情同意文件存在不足的案例与金额较大的赔偿有关[23]。研究证明，医疗事故索赔的风险与患者所感受到的医患关系的优劣直接相关[24]。知情同意的过程虽然简洁，但它是麻醉科医师与患者建立良好医患关系的几个为数不多的机会之一，在医学法律上的重要性不容忽视。

知情拒绝

如果知情患者不能拒绝接受医学治疗，那么知情同意的概念就没有意义，因为这样一来每个知情同意都将会成为患者默许医师意愿的流程。麻醉学中知情拒绝的例子包括：要求在 ICU 撤除或停止生命支持治疗；在手术室内实施 DNAR 指令；拒绝输血；以及患者拒绝术前检查，如 HIV 检测或妊娠测试。

知情拒绝的注意事项和要求与知情同意相类似。当患者拒绝治疗或坚持进行医师认为不是最理想的治疗时，告知其利弊显得尤为重要，因为这些决定可能与已被广泛接受的、危险性最低的观念相悖。相较于让一名未充分知情的患者接受非正统的治疗，同意一名充分知情患者与众不同的偏好要容易得多。

尽管已充分告知，患者有时仍可能会要求一些不合理的治疗，这些要求要么会对手术产生不良影响，要么就是存在一些不必要的高风险。当患者所要求的治疗不适当或超出了合理治疗的范畴时，麻醉科医师没有伦理义务去执行。没有医师可以因为患者的强迫而任意妄行。

知情同意和知情拒绝的特殊事宜

耶和华见证会患者

拒绝麻醉操作的典型例证是耶和华见证会的患者，他们中许多人相信，接受输血违背了圣经的旨意。耶和华见证会的教义也随时间发生了改变，在"如果有的话，血液成分是否是可以接受的"这一问题上，信徒们的宗教行为也不尽相同。每个人都可能根据自己的精神感悟来领会宗教教义，而且并非所有的信徒都能用同等的热情恪守同一信条。教会的教义像医学实践一样，会随时间而发展，彼时可以接受的行为在数年后可能就不被接受了。麻醉科医师和外科医师会以个人与教义的矛盾为由忽视耶和华见证会患者的意愿，但这样做并不比假设每位高血压患者都需

要或将会对相同的治疗有良好的反应，或假设最佳的治疗方案不会随时间而发展更合乎逻辑。此外，无论这种愿望是否出于宗教信仰，任何患者都有权拒绝输血治疗。这类拒绝治疗的病例在非耶和华见证会的患者中也越来越常见，因为输血疗法与感染风险和其他并发症有关。

由于在有关血液替代治疗是否可接受的信仰上存在差异，麻醉科医师必须在术前与耶和华见证会的患者彻底、详细地讨论有关可能的治疗方法，并将结论记录于患者病案中。如果一名医师不能满足某个有能力的成年患者放弃输血的愿望，他就有道德义务在可能的情况下去寻找另一位可以替代自己的医师[25-26]。

法庭强烈支持大多数成年患者拒绝自身接受血制品的权利，但对妊娠患者则存在争议，甚至在某些病例中要加以干涉。法院常常发出给耶和华见证会儿童输血的强制令。但随着可维持氧气输送能力的非血液治疗逐步发展、耶和华见证会针对儿童进一步修订教义及对儿童同意或拒绝治疗的能力更进一步的认识，为耶和华见证会患者输血在伦理及法律上越来越不被人们所接受。

儿童及其他胜任力受限的患者

医学伦理学非常倾向于尊重有胜任力的患者行使医疗决策的自主权，或者在患者有决策能力时预立指令。对于从未具备自主决定能力的个体，医学救治应遵从尊重患者人格尊严、行善、避免伤害和恪守公平的原则。

儿童是可能有或没有自主能力的范例。美国每个州都定义了儿童能进行医学决策的法定年龄（通常是 18 岁），但很多年龄更小的患儿已经具有做出医学决策的心智能力。强迫这些患儿接受他们不愿意的治疗是不道德，甚至是不合法的。

儿童的决策能力差异性大。大多数 2 岁的儿童显然不具备医疗决策能力。但 7 岁或 8 岁儿童的能力范围就很广。在一项研究中，受邀参与流感疫苗研究的 6 ~ 9 岁的儿童询问了有关个人的风险和益处，以及他们的社区或其他儿童是否会受益等非常中肯的问题[27]。研究表明，一般 12 岁的青少年已具备医疗决策所需的能力，但在这个年龄段中，由于大脑发达的奖赏系统和不发达的控制系统带来的不同影响，在特定的情况下，决策能力实际上可能会降低[28]。

美国大多数州政府都认可"解放的未成年人"（"emancipated minor"）的地位，即法院判定未成年人可以合法地为自己做出医疗决定。当治疗对未成年人最有利，或者取得父母同意反而会干扰儿童接受医

疗帮助时，绝大多数州都认同知情同意年龄的法定例外情况。法律也不得不承认，有时未成年人甚至是由于父母的虐待而寻求医疗帮助的，此时寻求父母的治疗许可反而可能进一步危害未成年人的利益。1/4 的怀孕青少年有遭受身体或性侵犯的危险，最常见的行凶者是他们的家庭成员[29]。因此，很多州允许未成年人在不征求父母同意的情况下自行同意接受药物滥用、性传播疾病、精神疾病的治疗以及妊娠相关的医疗救助，包括流产。当未成年人有决策能力但未被"解放"时，法官可以宣布该未成年人是具有决策权的"成熟的未成年人"。

理想情况下，任何年龄段的个体都应该在其能力允许的范围内参与医疗决策。7～17 岁的儿童已渴望获得全面的围术期信息，包括手术和麻醉的细节、风险和并发症[30]。具有决策能力的未成年人在大多数情况下不应受到强迫或限制[31]。确定未成年人是否具有这样的能力可能需要专业的咨询和评估。美国儿科学会声明，每名儿科医师"都应认真考虑每个患儿参与决策的能力发展状况，包括其合理性和自主权"[32]。对于未达到法定年龄而未被法律授予成年人权利的儿童，常采用赞同（assent）一词而不是同意（consent）一词来表示其同意治疗。最近，作者建议对 12 岁及 12 岁以上参与医学研究的儿童应采用"知情同意"而非"知情赞同"[33]。

当患儿不同意进行治疗时，其持续的拒绝可能在伦理上具有约束力，尤其是涉及医学研究时。医务人员应尊重持保留意见的患者的意愿，并努力更好地理解他们的处境，或帮助他们克服恐惧。"当推荐的治疗对其并不是必不可少的，和（或）推迟治疗并无实质性危险时，对于患者的不情愿或拒绝同意也应慎重加以考虑"[32]。

术前检测的伦理挑战

基因检测的伦理意义在文献中已被广泛讨论，但常规医学检测的伦理意义在很大程度上被专业协会所忽视。然而，诊断测试的确涉及伦理层面。我们通常准确地进行这些测试，因为我们意图帮助患者（有益），或使用这些信息来降低其他风险（无害）。但某些医学检测也可能对患者的自主权、隐私，甚至社会公正产生影响。

常规术前检测方案

术前检测有助于发现可能会增加麻醉风险的未被识别或隐藏的情况。但每项医学检测都有风险。假阳性的结果会使不存在某种疾病的患者被误认为患有该种疾病，假阴性的结果会使确实存在某种疾病的患者不适当地得到未罹患该种疾病的保证。错误的结果可能导致进一步的检测或者不合理、不必要的治疗，并引起并发症。这些错误也会导致患者被剥夺接受重要治疗的权利。检测有时会造成身体不适，而且肯定会产生经济成本。系统性的过度检测会增加全民的医疗成本，不必要地加重本已昂贵的医疗系统的负担，并将急需的资金转移到不需要的企业。如果开具检测的医师与进行检测的实体机构有经济关系，那么医疗检测可能涉及利益冲突问题。此外，并非所有医学检测在伦理上都是相同的。某些检测，如妊娠检测和 HIV 检测，本身可能产生复杂的社会后果，导致严重的、本可避免的伤害。

现代医学是一门科学，它融合的理论应具有一致性和可概括性。尽管所有的数据都有很深的理论基础，但循证医学（evidence-based medicine，EBM）的实践是建立在这样一个概念上的，即在做出个体患者的医疗决定时，应认真、审慎和确切地使用现有最好的医学证据，并与从系统研究中获得的临床经验相结合。一般来说，非系统性的临床经验、轶事和未经考证的理论不足以作为临床决策的依据。

EBM 和医学伦理拥有共同的原则和目标：旨在使利益最大化和风险最小化，以及让患者参与共同决策。运用 EBM 指导临床检测和治疗，是由对传统疗法的分析支持的，这些疗法从未经过严格的测试，在检查时，不仅对患者没有帮助，而且可能有害。例如，Cochrane 的一篇综述发现，作为休克治疗的主要手段之一，给予人类白蛋白治疗可能与死亡率升高有关[34]。另一篇 Cochrane 综述表明，尽管乳房 X 线照相术筛查将在 10 年内延长每 2000 名女性中 1 人的寿命，但在同一时期，它将导致 10 名女性被误诊为癌症并接受癌症治疗；这些发现对常规乳房 X 光照相术的利弊提出了严峻的问题[35]。运用医疗诊断测试的系统评价来制定术前检查的原则，不仅符合有益和无害的伦理原则，也使我们能够为患者提供准确和最新的信息，说明检测的潜在益处，以帮助他们理解并参与到医疗保健中——从而履行尊重患者自主权的原则。

相反地，EBM 提出了潜在的重大伦理问题。在依赖传统医学实验的情况下，EBM 可能无法充分考虑到社会和文化因素（如贫穷、种族、信仰和性别）对健康的作用，而可能过于依赖一个狭隘的患者健康与疾病经验的生物医学模型。用 Rogers 的话说："那些疾病负担最重的患者被剥夺了权利，因为与他们相关的研究很少，他们很难获得治疗的机会，注意力也从可能对他们的健康产生更大影响的项目上转移开[36]"。

尽管有其局限性，但似乎有理由相信，在使利益最大化、伤害最小化的尝试中，EBM 至少为寻求一种合理的、经济有效的医学检测方法带来了进步，而不是仅仅采用"传统"疗法或方案，但却没有证据表明它们将有助于实现以上的目标。不恰当地应用医学检测会对患者造成非常严重的伤害。简单地说，如果医疗保健是无效的，那么它就是不符合伦理的。

很少有证据表明常规检测或传统模式的术前检查能改善围术期的结局。与此相反，大样本研究表明，许多常规术前检测，如凝血功能[37]、胸片[38]和心电图[39]增加了成本，但不一定对结果产生积极影响，甚至可能导致不利的结果。ASA 麻醉前评估工作组承认，大部分常规检测是不必要的[40]。当已有术前检测的循证流程可用并已经过临床适当验证时，应将其用于指导临床决策。

常规术前妊娠和人体免疫缺陷病毒检测

对医师而言，术前检测的社会风险可能不像医疗风险那么明显，但却可能造成重大伤害。能产生社会危害而对手术帮助有限的术前检测包括 HIV 和妊娠检测。这两种测试都涉及重要的伦理问题，对手术的益处即使存在也十分有限，但对患者却可能造成严重的社会和经济后果，需要征得患者的知情同意。

HIV 检测通常是为了挑选出那些需要采取额外综合预防措施的患者，以降低手术室内的传播风险。大多数外科医师和麻醉科医师相信，强制性的 HIV 检测能降低自身的暴露风险，而且很多人错误地认为这种检测是医师的特权，可以在没有患者同意的情况下进行[41]。

然而，HIV 检测并不一定能提高麻醉管理的安全性，且比严格实施常规防范措施的代价更高[42]。在低患病率的人群中，检测更容易产生假阴性结果，错误地让手术室工作人员确信患者没有感染。如果放松警惕的话，这可能反而会增加 HIV 传播的风险。

HIV 检测可能导致失业、失去保险，或两者兼而有之。如果血清学阳性妇女的身份被暴露，她们可能会经历婚姻破裂，遭到遗弃、辱骂和身体暴力[43-44]。强制性 HIV 检测的威胁几乎肯定会阻止一些患者去寻求本所需的外科治疗[41]。

术前常规的妊娠检测会产生和 HIV 检测类似的伦理学争议。与普遍的认知相反，研究并没有最终证明麻醉药物会导致早期流产或胎儿的畸形率增加[44-47]。研究还表明，即使是青春期的女孩，在私下被问及怀孕的可能性时，通常也会准确地报告[48]。术前不进行常规妊娠检测的法律后果实际上是不存在的，在美国只有不到 1/3 的诊所要求进行此类检测[49]。如果弱势患者处于一个怀孕不能被接受的社会环境中，妊娠试验阳性可能会产生极为负面的后果。多达 2/3 的性侵犯受害者是未成年人，其中有些是家庭儿童强奸案的受害者。出于隐瞒家庭性犯罪的企图，甚至在某些情况下以"名誉杀人"的名义，被遗弃、消极的家庭互动、对患者和（或）胎儿的暴力在妊娠信息被披露时都可能发生[50]。应考虑将妊娠青少年转介儿童保护服务机构[49]。在美国许多州，不论妊娠少女的年龄多大，向父母透露甚至暗示其妊娠情况都是违法的。因此，对发现少女妊娠的麻醉科医师而言，几乎没有轻松或合法的选择。

许多患者在知道自己妊娠后都不会选择进行择期手术。但强迫女性患者接受妊娠检测可能会违背患者的意愿并使其感觉受到了侮辱，这明显是违背患者自主权的。医师的自身利益并不能成为无视患者自主权或侵犯患者隐私的充分理由。ASA 术前检测工作组和 ASA 伦理委员会共同建议麻醉科医师向任何可能有需求的女性患者提供术前妊娠检测的选择，向她们解释潜在的风险和益处，并获得检测的知情同意或知情拒绝[40]。

妊娠妇女的麻醉伦理

母婴间的冲突

一般来说，孕妇拒绝治疗的权利受到美国宪法中隐私权条款的保护，即使这样做会对她们的胎儿造成伤害。当胎儿接近并超过可存活孕龄时，这些权利会以一种递减的方式与其对胎儿的潜在伤害进行权衡。在胎儿还未达到可存活孕龄时，以母亲的权益为重。法院的判决一贯支持妊娠妇女堕胎、不接受药物测试和在妊娠早期不输血的权利。对那些可能危及胎儿的孕妇行为，试图以虐待儿童、伤害儿童、贩毒、谋杀或谋杀未遂等罪名提出的指控，几乎无一例外都会败诉[51]。通常妇女在怀孕时不丧失身体完整和知情同意的权利，胎儿的"权利"和政府的利益都不能取代孕妇作为医疗决策者的权利。

美国儿科学会伦理委员会列出了他们认为有必要推翻母亲拒绝治疗决定的情况：①如不治疗，胎儿将受到无可挽回的伤害；②该治疗有明确的指征并可能有效；③对母亲的危险性小[52]。美国妇产科医师学会谴责对妊娠妇女使用强迫手段，主张对患者进行仔细的风险咨询，并与伦理委员会进行协商[53]。

产妇的知情同意

分娩妇女硬膜外麻醉知情同意的有效性是麻醉科医师关注的一个话题，他们时常提出这样一个问题：分娩妇女在疼痛时是否能够充分考虑和权衡分娩镇痛的风险。尽管在分娩过程中往往缺乏获得知情同意的理想条件，但重要的是要认识到，即使在择期手术患者中也很少能实现这一理想，因此，区分不理想的条件和不充分的条件是至关重要的。

尽管麻醉科医师对此表示担忧，但大多数研究表明，产妇与普通外科患者一样具备知情同意的能力[54-55]，能够在分娩结束后很长时间内回忆起知情同意过程的细节，并表明分娩没有改变她们当初的决定[56]。此外，研究表明，后期产妇回忆镇痛风险及知情同意过程中的其他内容的能力很少受到分娩疼痛的影响[55, 57]。一些研究人员认为，只有在产妇进入产程活跃期，且可以自己评估疼痛的严重程度和不使用镇痛剂的后果后，她才能完全知情[54]。

在所谓的 Ulysses 指令的病例中可能会出现伦理冲突。产妇在分娩前会执行一项预先指令，拒绝硬膜外镇痛，并指示医师在分娩时忽略她要求硬膜外麻醉的请求——如果她改变主意的话。尽管一些专家认为，无视 Ulysses 指令不尊重女性的长期偏好，但另一些专家认为，"信息和有效的经验是自主决策的关键先决条件"，只有当前的愿望（接受硬膜外麻醉）在伦理上是相关的[58]。这类病例似乎没有明确的伦理依据，医师必须根据情况行事。然而，如果存在漠视 Ulysses 指令的麻醉操作，显然应尽可能在分娩前告知患者。

不合作患者——强制和约束

在 1947—1949 年的医师审判之后，《纽伦堡法典》首次直接讨论了使用身体约束来控制医学研究对象的问题，这是一个持续受到密切关注的话题[59]。对麻醉科医师而言，化学约束经常取代物理约束，但其涉及的伦理问题是相同的。麻醉科医师常被同事要求用化学方法约束不合作的患者。约束患者与促进患者自主权是背道而驰的，麻醉科医师有道德和法律义务来确定这种极端的干预措施是否是正当的。强制或用物理、化学方法迫使有能力的患者接受其所拒绝的治疗，既不道德也不合法。拒绝医学治疗及愤怒的行为都不能作为患者无能力、中毒或不能进行医疗决策的证据[60]。

当面对不合作的成年患者时，应考虑的问题包括：①患者确实是无行为能力，还是仅仅是愤怒和不合作？是否有证据显示患者存在神经系统损害、急性中毒或严重精神障碍？②患者是否处于即刻的危险中？③患者是否对医务人员或其他患者造成了直接威胁？④是否迫切需要处理危及生命的损伤？在没有上述任何一项的情况下，使用胁迫或物理或化学方法约束患者既不道德也不合法。在某些情况下，没有时间对患者能力进行耗时的评估或寻找代理决策人，医师必须在有限的时间内采取行动。此时适用的标准是，做一个"理性的"人所希望做的事。在这种情况下，强制或约束（或两者兼而有之）可能并不理想，但可能是必要的，在道德上也是允许的。

不合作的患儿涉及特殊的伦理问题。当患儿没有进行医疗决定的能力但又拒绝治疗时，伦理上要求麻醉科医师在维护患儿尊严和安全的同时，提供最有可能使患儿受益和避免伤害的治疗。尽管对没有自主权的患者不存在伤害其自主权的问题，但仍存在违背行善、无害和尊重患者尊严三大原则的问题。滥用物理或化学方法制约患者并不是没有身体上的危险，其所引起的恐惧和愤怒可能导致患者今后厌恶治疗及对医务工作者产生不信任感。美国儿科学会儿童虐待和忽视问题委员会表示，儿科医疗中不应使用约束，"除非有必要对患儿进行适当的诊断和治疗，如在高热、潜在耳部感染或急诊情况下[61]"

对不合作儿童或无能力的成年人进行行为控制时，应侧重于身体约束之外的其他选择，例如提供如何入睡的选择，以及使用幻想或催眠暗示。尽管有许多可能的社会、经济和时间安排方面的压力，但对歇斯底里的患者来说，推迟或重新安排手术比对其使用胁迫或武力要好。推迟择期手术可以减轻应激，方便使用适当的术前用药，并提供更安全的诱导条件。如果手术紧急或延期手术看起来并不会改善患者的条件，麻醉科医师应以能维护患者尊严和安全的方式进行操作。

真相告知——公开错误并道歉

从希波克拉底时代起，无害原则就一直是医学界的一项基本原则，而这一原则并未区分故意伤害和非故意伤害。医疗充满了不确定性、风险和错误。由意外并发症、事故、系统问题和医疗过错造成的伤害应尽可能谨慎地加以避免。

Wu 等将医疗过错定义为"被有经验和知识的同

行们认定为一种可能会对患者造成潜在不良后果的过错或疏忽，而无论在事发当时是否有任何不良后果[62]"。在所有住院诊疗中，医疗过错的发生率为 3% ~ 5%[63]。其中，超过 40% 是可以避免的，超过 15% 导致了患者的死亡[64]。1999 年，美国医学研究所的报告《人都会犯错》（To Err Is Human）将公众和政界的注意力集中在了美国医疗事故的可怕后果上[65]。

研究表明，76% 的医师承认他们有过未向患者公开的严重医疗过错[66]，22% 的医生表示他们不会公开导致患者死亡的过错[67]。医师不愿公开错误的原因包括个人羞愧、在医师队伍中失去声望的恐惧、对直接报复行为的害怕、缺乏披露不良信息的经验、对患者及其家庭造成进一步伤害（情感上的或心理上的）的担心和对诉讼的恐惧。在许多情况下，对医师的法律建议并不鼓励公开病情和道歉，因其错误地认为这些策略可以减轻法医学责任。

当医疗过错造成患者并发症时，混淆其根本原因并不困难，因为在医患关系中，医师是唯一具有专业知识的人，也是唯一受到信任的人。而且，信息公开的最低标准根本不存在。美国医师协会（American Medical Association，AMA）的道德准则规定，患者不应对自身的医疗状况产生误解，医师有道德义务"向患者告知所有必要的事实，以确保患者了解发生了什么[68]"。然而，AMA 的道德规范只提到"危害"而没有提到"错误"，这意味着医师没有义务披露未造成伤害的医疗错误。尽管一些专家指出，医师公开无害错误和（或）"未遂事故"的义务可能较轻，但是否应该考虑这样做仍然是有争议的。公开过错对于医师而言没什么损失，而这样的公开或许能提高与患者之间的医疗讨论的质量，从而加强医患之间的关系。在法律上，一些专家认为，全面披露医疗错误是对知情同意这一法律原则的延伸："显然，如果患者有权在给予同意之前了解手术的风险和可能出现的问题，那么不管是否出乎意料，他们都有权知道是否真的出了问题[69]"

尊重患者的自主权要求我们公开对患者造成伤害的过错，因为这样做能使患者免于对已行的医疗过程产生误解，同时，提高他们共享医疗决策的能力。信息公开可避免患者将不良后果错误地归因于不相关的因素。对于医疗过错所致并发症的治疗，信息公开通常是获得知情同意的必要条件。信息公开可以加强患者对医师的信任。此外，信息公开有利于患者就伤害造成的经济后果，如失去工作和薪酬，获得公正、公平的补偿。

对于向患者公开过错会增加诉讼，或减少患者对涉事医师或医师群体的信赖的担忧尚未得到证实。研究表明，全面公开医疗过错能降低患者更换医师的可能性，提高患者的满意度，增加患者对医师的信任度，并且产生更积极的情感回应[70]。研究也表明，患者之所以采取法律行动是因为他们希望医师更加诚实，想得到医师已从过错中汲取教训，因此今后的患者不太可能再遭受痛苦的保证[71]。

医疗差错和信息披露对医师和其他医护人员的影响常常被忽略，他们会产生焦虑、恐惧、内疚、羞愧、自我怀疑、愤怒和失望的感受。这种心理上的伤害可能是长期和严重的，尤其是在严重的差错发生之后，甚至会引发药物滥用和自杀。在一项对麻醉科医师的调查中，84% 的受访者至少经历过一次意外死亡或严重伤害事件，88% 的受访者表示他们需要更长的时间来恢复，19% 的受访者则表示他们在事发后从未完全恢复。12% 的麻醉科医师因此考虑更换职业。尽管有 67% 的医师认为他们提供医疗服务的能力在事故发生后的 4 h 内受到了影响，但只有 7% 的人获准休息。5% 的受访者承认借助毒品和酒精来应对创伤[72]。大多数麻醉科医师报告说，在处理这类事件时，来自同事或其单位的支持不足[73]。

医师受益于信息公开后的如释重负，至少在很多情况下，受益于取得患者宽恕后的一种解脱感[74]。信息公开有助于医师学习和改进他们的实践能力。未能报告错误、未能从错误中学习、未能在医疗系统中沟通错误及其可能的解决方案本身就是导致医疗错误的主要原因。有人认为，一名医师如果未能披露一个可预防的错误，以致该错误重复出现，那么他（她）不仅要对自己的患者承担伤害责任，还要对今后所有因此受到伤害的患者承担责任，因为如果当初该错误被公开的话，这些伤害本都可以避免。

信息公开可能会给医师带来一些伤害：公开错误会带来压力，可能会引发诉讼，医疗事故保险费可能会增加，未来的就业可能会受到不利影响。然而，在医患关系中，从伦理的角度出发，对患者利害关系的考量应重于对医师利害关系的考量。

我们有道德义务去揭露别人的错误吗？从法律上讲，一些北美法院认为我们不应该这么做[69]，而有关"搬弄"他人隐私的社会规范是对此类信息披露的强大威慑。告密医师之所以会犹豫，可能是因为缺乏明确的信息，或受到干涉他人医患关系的潜在指责，担心患者转诊和绩效评估等专业互动可能会受到影响，以及害怕会遭到诽谤诉讼。当一名医师注意到另一名医师所犯的医疗错误时，他的选择包括保密、建议涉事医师披露错误、向诸如风险管理机构的第三方或直接向患者公开过错。虽然没有严格的法律指导方针，但道德原则更倾向于如下行为，即令患者充分理解其医疗过程中所发生的事。

在医疗事故发生后，道歉（与披露相对）仍然是沟通中一个有争议的方面，主要是因为担心道歉可能会在随后的诉讼中被用作承认过失的证据。然而，道歉在许多案件中似乎能降低后续诉讼的风险，而缺乏道歉却是医疗事故原告提起诉讼的一个常见原因[75]。在减少诉讼愿望的推动下，美国很多州颁布了"道歉法"，禁止医疗事故案件中的被告医师在法院上使用各种类型的道歉。虽然众多起诉医师的患者表示，一声道歉本可以阻止他们这样做，但这些法律和道歉对医疗事故诉讼发生率和结果的影响仍不清楚。

预先指示和代理决策人

当患者病情严重到无法制订或表达自己的医疗决定时，常常会面临一些重大的医疗决策问题。在一些相关的司法裁定生效后，产生了预先指示的概念，它明确了：患者有权力拒绝包括挽救生命措施在内的治疗，而且需要有明确而令人信服的证据表明患者同意由代理决策人提出撤除生命支持治疗的要求[76]。预先指示是患者在丧失自主能力前签署的一份文件，在患者不能亲自表述自己的意愿时，用以指导医师进行重大的医疗决策。这类指示包括：生前遗嘱，其中详述了患者在生命终末期丧失自主能力时希望接受或拒绝的救治措施；DNAR 指令；以及其他有关医疗决策的倾向。

代理决策人是指患者指定为其进行医疗决策的人［持久授权书（durable power of attorney，durable POA）］或因其与患者的关系而具有其他法律认可权威性的个体。

持久授权书可以由患者授予某个特定的人，以在患者本人丧失自主能力时为其进行医疗决策。除法院指定的监护人外，授权书赋予授权委托人的权威性要高于其他大多数的决策人，包括患者的家属。

当患者未指定持久授权书时，医师依靠家庭成员为患者做出决定。美国许多州都有法律规定的决策者等级制度。通常患者的配偶或法律承认的家庭伴侣是首要代理人；其次是其子女，如果所有人都同意；再次是患者的父母，如果双方意见一致；然后是兄弟姐妹，如果所有人都同意。麻醉科医师应该熟悉他们行医所在州的具体法律。

代理决策人明确扮演着代替患者表达其意愿的"替代裁定"角色，理论上不应仅询问代理决策人自己的意愿。但代理决策人的决定最多也只能接近患者本人的意愿，因为他们对被代理人的理解会受到自身偏见、价值观和心理历程的影响。有时无自主能力的患者可能是感情上和经济上的累赘，与代理决策人存在利益冲突，代理决策人可能因此曲解患者本人的信念和证言。

研究表明，患者及其代理人很少讨论涉及生命维持技术及其治疗价值的问题。在评估患者精神健康状况和满意度时，患者本人和代理人之间往往存在明显的差异。医师和代理人并非总能正确预测患者对生命支持治疗的偏好[77-78]。但尽管有上述缺陷，如果患者没有留下特殊指令，代理决策可能是唯一的选择。

可能需要法院命令的医疗决定

有些医疗措施带有浓厚的文化内涵，可能涉及对个人自由的限制，比如生育权，或者可能在历史上曾遭到滥用。有关这些干预措施的决定不能由代理决策人做出（即使有这样的代理人），并需要通过法院审查。在美国许多州，这类治疗的例子包括绝育和电休克治疗。

麻醉科医师在患者进入手术室前应检查患者的病史记录，并明确：①患者是否有预先指示；②患者的代理决策人是谁；③代理决策人的知情同意是否符合法律程序；④在特殊情况下，是否已获得适当的法院指令。

手术室里的"不尝试复苏"指令

多达 60% 的麻醉科医师错误地认为 DNAR 指令在麻醉和手术过程中将自动终止。ASA[25]、美国外科医师学会[79]、手术室护士协会[80]和联合委员会[81]都发表了操作指南，要求在围术期复议而不是废止患者的 DNAR 指令。

手术室内心搏骤停的原因和预后与在手术室外发生的可能不同，尽管其结果仍然很差，存活率只有 25% 左右[82]。因此，重要的是要让患者了解心肺复苏的风险和益处，以便他们能够就是否要求在围术期暂停 DNAR 指令做出最佳决定。

尽管患者的初级保健医师可能已经向患者或代理决策人介绍了 DNAR 指令的概念，麻醉科医师仍有责任在术前进一步向其解释麻醉和手术条件下复苏的利弊。麻醉科医师在讨论中应涉及以下几个步骤：①确定患者手术和复苏的目标；②与常规麻醉不同，明确"复苏"的含义；③向患者宣教有关手术室内复苏的利弊；④记录与患者达成的协议，即患者可以接受哪些通常与复苏相关的干预措施。这些措施包括但不限于气管插管、使用血管活性药物、使用直流电除颤及实施胸外按压。许多患者之所以表示不愿意接受术中复苏实际上是害怕造成负担沉重的附带结果，比如永久性的神经损伤，而不是复苏过程本身。通过宣教和讨论可以消除他们对手术室内复苏潜在结果的疑虑，并可建立一个基本法则，即如果复苏措施不能产生有意义的效果，可以在术后终止复苏治疗。

手术是依靠不同专业的医务工作者共同完成的，其中每个人都对患者负有独立的伦理义务。因此有必要与手术团队中的其他成员讨论所达成的复苏协议。这种沟通可以防止在紧急情况下需要快速决定医疗措施时出现重大的分歧。也可以让"良心抗拒者"提前退出医疗团队。

预先指示具有法律和伦理上的约束力。尽管有明确、一致和有力的法律裁定，医师仍常错误地认为预先指示及生前遗嘱的法律效力不能延伸到手术室内，或者医师在决定何时遵守或忽略此类指令时有自由裁量权，因而忽视患者的 DNAR 指令——已有家属因 DNAR 指令被忽视而提起诉讼，要求对继续医疗产生的费用给予巨额赔偿，并对幸存患者遭受的疼痛、折磨和精神痛苦给予惩罚性赔偿[83-84]。

1990 年，美国国会通过了《患者自决法案》，承认有能力的患者有权拒绝任何医疗治疗，包括生命维持治疗，并要求医疗机构和医疗提供者就这些权利向患者提供建议，并询问他们的选择[76]。为了参与医疗保险和医疗补助，必须遵守该法案。此外，2006 年，美国公民自由联盟对新墨西哥州的一组骨科医师提起诉讼，因为他们要求患者签字放弃 DNAR 的权利作为手术的前提，认为这不仅违反了 1990 年的《患者自决法案》，而且剥夺了患者的宪法权利。医师们被裁决停止这种做法，公布政策的改进（尊重 DNAR），支付律师费和各种其他罚款[85]。

最后，DNAR 指令绝不能作为不"照顾"患者的借口。患者决定放弃复苏并不意味着他不愿意接受其他有益的干预措施。例如，放置肺动脉导管可能有助于确保对已获得 DNAR 指令的危重患者进行最佳管理，使麻醉科医师避免陷入需要对患者执行 DNAR 指令的状况。

临终决策

美国医学协会 1996 年的一项综述表明，以下终末期问题对患者来说最为重要：控制死亡的时机和地点；治疗疼痛、呼吸困难、焦虑和抑郁等症状；医疗财务管理；以及治疗方案的维持问题，包括医师协助

自杀（physician-assisted suicide，PAS）[86]。

撤除或停止医疗救治

2000 年至 2010 年间，美国约 1/3 的死亡病例发生在综合医院短期住院的患者中[87]。患者和医生都认识到，在疾病晚期，积极的医疗治疗可能是不可取的，甚至是不适当的，而且随着时间的推移，临终关怀和姑息治疗设施的使用也在增加[88]。绝大多数 ICU 内的死亡都发生在患者明确要求撤除或停止治疗后[89]。

在 20 世纪中叶以前，所谓行善的概念在医师看来仍是要极力避免死亡的发生。不作为（"任其死亡"）和作为（"谋杀"）之间的伦理差异，过去和现在一直令人困惑。更糟糕的是，如果患者因撤除治疗而死亡，医师将面临刑事处罚的风险[90]。1976 年，Karen Ann Quinlan 的案例证明，患者有权放弃侵入性治疗，即使是挽救生命的治疗，如果代理决策人能够证明患者不需要这些挽救生命的治疗，那么他们就可以要求撤除这些治疗[91]。后来，在 Claire Convoy 和 Nancy Cruzan 的案件中，放弃抢救治疗的权利被扩大到所有治疗范畴，只要患者拒绝治疗或有明确和令人信服的证据表明他（她）会在有自主能力时拒绝该项治疗[76]。这些决定在 2005 年 Theresa Schiavo 的不幸案例中又被重新审视和确认[92]。

认为撤除或停止生命支持治疗并非违法谋杀患者的依据是：谋杀与任其死亡之间以及作为（如注射处死）与不作为（如撤除或停止呼吸机治疗）之间存在伦理差别[93]。由于这种区别令医生和患者都感到困惑，所以在停止或撤除治疗时，通常采用比例原则[94]。按照此原则，进行治疗的指征是，基于患者在医学、社会和心理等方面对治疗益处和医疗负担的理解，治疗所带来的益处要大于所造成的负担。当然，有自主能力的患者始终有权拒绝治疗，甚至是挽救生命和有治疗指征的措施。

麻醉科医师可能参与的有关撤除或停止生命支持治疗的两种常见情境出现在 ICU 或手术室内患者心脏死亡器官捐献（DCD）前。这两种情况下，停止或撤除治疗所涉及的问题和原则是相同的。

撤除生命支持治疗预示着临终关怀最后阶段的来临，这是患者及其家属生活中具有社会意义的关键阶段。临终关怀要求医师具备特殊的知识和经验。它需要医师具有在医学支持性治疗上的专业知识，应对棘手症状的处理能力，并能了解临终患者的生理变化，为患者及其家属提供支持和咨询，理解并尊重患者的自主权及其宗教、文化习俗和信仰，具有在复杂医疗团队中协同工作的能力，良好的沟通能力以及同理

心。任何密切参与临终患者护理的人员还应非常熟悉相关的伦理和法律标准。

撤除生命支持治疗的第一步是评估患者的生理状况、对治疗的依赖程度、意识水平、镇静和镇痛的选择，对隐私性和家人及其他亲人参与程度的偏好。应重新回顾患者所有的治疗指令以满足新的治疗目标。能提高患者舒适度的治疗通常应继续进行，而仅为了维持生理功能的措施可以考虑全部予以撤除。患者的家庭成员和其他临终看护人员应接受宣教，了解在撤除治疗后他们可能会看到的患者身体和精神上的变化，包括死亡可能并不会在撤除支持治疗的即刻就发生[95]。

有些干预措施因涉及伦理，应慎重考虑——如液体治疗和营养支持，使用可能会加速死亡的镇静剂和麻醉剂，使用神经肌肉阻滞剂，停用起搏器、心室辅助装置和植入式心脏复律除颤器（implantable cardioverter-defibrillator，ICD）。

关于液体和营养支持的问题是有争议的。持续输液和营养支持所造成的负担包括延长死亡过程，由静脉和（或）肠道导管留置造成的痛苦及并发症。但给患者进食和补水对家属及医疗工作者来说可能具有重要意义，可能这样做能让他们觉得还在照顾患者，减轻他们"抛弃"患者的感觉[95]。

疼痛、呼吸困难和抑郁都是导致临终患者痛苦的常见症状。采取镇痛和缓解呼吸困难的措施存在加速死亡的危险。医学、法律和宗教权威都明确接受了"双重效应"的原则，即旨在为患者带来益处的行为可能不仅会产生预期的益处，还会产生潜在的重大伤害。为了缓解患者的痛苦而使用大剂量的镇痛药和镇静药是完全合乎道德和法律的，即使这种治疗有加速死亡的副作用。然而，有明确加速死亡意图的任何用药都属于安乐死范畴，而不是治疗范畴[95]。

临终镇静

"临终镇静"也称为"深度持续镇静"（deep continuous sedation，DCS），是一种伦理上存有争议的临终策略，适用于在死亡最后阶段出现无法忍受的症状，且根据症状"按需"使用镇静药或镇痛药不能很好或完全缓解的患者。在 DCS 中，患者或其合适的代理人决定放弃对症状的反应性治疗，而采用静脉注射镇静药 / 镇痛药，目的是使患者永久失去意识，直到死亡降临，而非是有意造成死亡。尽管 DCS 的目标——减轻痛苦——是值得赞赏的，但伦理问题仍然存在：实践中存在着术语和操作的模糊和不规范，研

究成果的缺乏，与 PAS 和安乐死的令人不安的混淆，对双重效果原则的误解，以及关于苦难和超越在人类生命意义中的作用这一哲学命题在文化上的多样性[96]。反对者认为，DCS 不过是伪装的安乐死，是为了规避法律制裁和道德异议而发明的。一些伦理学家认为，DCS 永久剥夺了患者在道德方面的"人格"，因此代表着一种杀戮。令人不安的研究表明，许多使用 DCS 的医生确实有意加速死亡[97-98]。

DCS 的一个特别有争议的方面是，当患者遭受严重而棘手的生存痛苦——恐惧、孤独、焦虑、精神危机等时，是否可以且应该允许使用 DCS。关于 DCS 和临终生存痛苦的指南在各个专业中的建议有很大的不同：美国临终关怀与姑息医学学会[99]和美国医师学会[100]没有对 DCS 的临终生存痛苦做出具体的陈述；美国医学会伦理和司法事务委员会反对对生存痛苦施行 DCS[101]；荷兰皇家医学会[102]和哈佛大学社区伦理委员会[103]支持在生存痛苦的情况下使用 DCS；美国退伍军人健康管理局并不拒绝 DCS，但会在讨论中权衡使用 DCS 治疗生存症状的可能性[104]。当在儿科患者中实施 DCS 时，会出现更多的问题[96]。

神经肌肉阻滞剂

神经肌肉阻滞剂没有麻醉、镇痛或镇静的作用。如果预期会停止通气支持，则不应使用此类药物。通过麻痹患者来安慰家属，使他们不必看到患者死亡时令人不安的躁动或呼吸，这种做法是不合理的。更糟糕的是，它可能掩盖患者痛苦的症状和体征，导致患者在死亡过程中的痛苦无法得到缓解[95]。当患者已经使用了神经肌肉阻滞剂，若拟撤除呼吸机支持，则除特殊情况外，均应停止用药[105-106]。

植入式心脏装置

当装有心脏装置的患者要求撤除生命支持治疗时，可能会出现这样的问题：应患者的要求停用甚至摘除此类设备是否合乎伦理。具体到 ICD，问题则可能变成在选择姑息治疗的患者中继续这样的治疗是否合乎伦理。最近的研究提供了相关信息：在 MADIT Ⅱ 试验中，只有 15% 的死亡患者的 ICD 被停用，他们在生命的最后几天接受了"多次"电击[107]。一项死后设备询问研究表明，31% 的患者在生命的最后 24 h 内接受过电击[108]。在生命的最后几个小时里遭受电击的患者很可能无法表达他们正在经历的痛苦，并要求停止电击。在另一项研究中，只有 27% 的患者讨论过

在生命末期关停ICD[109]，这引起了人们的担忧，即未能停用ICD主要是由于医师与患者之间未能就这种可能性进行沟通，而这是本应予以考虑的。在某些情况下，医师可能缺乏专业知识或设备，无法在发生不适当的电击时迅速关停这些设备[110]。

一些专家说，相较于其他医疗干预措施，必须区别对待这些设备，因为通过植入，它们已经成为一种"生物固定装置"，或者说是患者自身的一部分[111]。但当我们考虑到，许多人接受医疗装置的植入而随后当这些装置失效或无法满足患者目的时便被取出，这样的论点就难以为继。常见的例子包括人工关节、人工晶状体、药物输送装置和矫形器具。此外，这些装置从未有如DNA或原生器官一样的意义，是患者特有的一部分。事实上，如果是有能力的患者或代理决策人提出的请求，那么停用起搏器依赖患者的起搏器和关闭呼吸机依赖患者的呼吸机之间的伦理差别很小。这两种行为都涉及停止患者不再渴求的人工治疗，且均可能导致患者迅速死亡。

英国复苏委员会、英国心血管学会、英国国家姑息治疗委员会[112]、欧洲心律协会和心律学会[113]、加拿大心血管学会[114]的共识声明和指南都建议与患者讨论在临终关怀中停用植入式心脏装置的问题。

不应把禁止复苏指令视为患者自动要求停止植入设备治疗的依据。与其他终末期治疗一样，停用这些装置时应考虑该决定是否是由有自主能力的患者在完全知情同意的情况下做出的。停用设备治疗的管理应始终包括对窘迫症状的处理计划和合理的舒适化治疗措施。

医师协助自杀和安乐死

PAS的定义是，医师应患者的具体要求，以结束其生命为明确目的，向其提供药物或处方。实施PAS时，需要患者既有自主能力也能传达请求，并有能力自己给药。安乐死是指在相信死亡最符合患者的利益（但不一定是应患者的具体要求）时，由患者以外的其他人明确为了导致其死亡而使用药物。这两种做法在伦理上都不同于撤除或停止生命支持治疗。在撤除或停止生命支持治疗时，其主要目的是停止正在造成痛苦的治疗，同时意识到这样做可能或很可能会导致患者死亡。而在PAS和安乐死中，首要目的是导致死亡，其次才是结束痛苦。

目前，安乐死仅在荷兰、比利时和卢森堡是合法的。在哥伦比亚，安乐死的现状有些混乱，该国被贴上了允许"安乐死"的标签，但事实上似乎已经将

PAS合法化，反映出媒体对这两种做法之间差异的普遍误解[115]。在美国，无论何种情况下，安乐死都是非法的，但截至2018年，PAS在俄勒冈州、华盛顿州、蒙大拿州、佛蒙特州、科罗拉多州、加利福尼亚州和哥伦比亚特区是合法的。该法案2017年被两州众议院通过后，差一点在新墨西哥州获得批准，并在2018年3月被夏威夷州众议院通过。其他州也在考虑这项计划。37个州有明确的法律认定PAS不合法，4个州没有关于PAS的具体法律[116]。在国际上，PAS仅在荷兰、比利时、卢森堡、德国和瑞士合法[117]。

PAS的支持者认为，隐私权和对自主权的尊重赋予了患者决定自己死亡时间、地点和环境的权利。患者总是将丧失自主性和控制力、无法从事以前重视的活动以及失去尊严列为临终时的主要担忧。在生命的最后阶段，如何充分控制疼痛、焦虑、呼吸困难和其他症状仍然是医学界的一大挑战，因此，当痛苦无法得到控制时，人们更渴望能通过某种手段结束生命。反对者认为PAS将死亡"医学化"，将医患关系过度理想化，忽视了个体和专业人员之间可能存在的利益冲突，导致了临终患者和医生之间信任的丧失。尽管许多伦理学家认识到，在个别情况下，协助自杀可能是一种伦理上允许的行为，但大多数人都对潜在的滥用表示担忧。社会上的弱势群体，如穷人、老人和残疾人，可能迫于经济和社会因素的压力而放弃姑息治疗，转而选择自杀。反对PAS或安乐死合法化的另一个论点是，相较于寻求更困难但更确切的救助措施，这些方法为解决老年和贫困患者常见的医疗、社会和经济问题提供了一种更简单、更廉价的方式。

自俄勒冈州于1997年将PAS合法化并颁布实施，以及荷兰将PAS和安乐死合法化以来，20年过去了，现在有大量数据可以帮助我们了解那些关于PAS和安乐死的担忧是否正在成为现实。在最近的民意调查中，2/3以上的美国人支持PAS合法化，大约70%的人支持安乐死合法化[118]。美国肿瘤患者在临终关怀中倾向于使用PAS或安乐死的比例约为65%[119]，而经常参与临终护理的医师，如重症医学专家、肿瘤学专家和姑息治疗专家则是主要的反对主体[120]。这一发现表明医师和患者之间存在显著的不一致。

在美国PAS合法化时间最长的俄勒冈州，2015年（可获得数据的最近一年）的数据与之前保持一致，显示请求PAS的患者更可能是白人，通常拥有较高的经济地位和教育水平。99.2%以上的人参加了保险，92.2%的人接受了临终关怀。大多数患者超过65岁（78%），72%的患者罹患癌症。截至2015年，36%接受PAS处方的患者（20年内共有1545

名患者）从未使用过它们，并最终死于他们的基础疾病——其中许多患者的存活时间明显长于预期。在俄勒冈州计划中，超过 92% 的参与患者表示，自主权的丧失是他们选择这一方案的首要原因[121]。一些作者认为，拥有一种合法和人道地结束自己生命的手段可以阻止出现可能更早发生的"先发制人"的自杀，从而延长了生命[122]。

对滥用 PAS 和安乐死的担忧无疑将继续存在，但迄今为止，在 PAS 合法化和规范化的地方，系统化滥用的证据仍不足。在美国，随着人口老龄化和患者渴望能更多地控制其临终的护理和境遇，人们关于 PAS 和安乐死的争论将会继续增长。

器官移植中的伦理学问题

麻醉科医师要面对的关于重要器官移植的两个关键问题，一是脑死亡的概念，二是撤除生命支持治疗与心脏死亡后器官摘取和移植（DCD）的联系。

脑死亡

在 20 世纪 60 年代以前，死亡被定义为心脏停搏、呼吸停止的时刻。心肺复苏和机械通气技术的进步使得推迟死亡成为可能，且这种推迟似乎是无限期的。1968 年，哈佛医学院特设委员会建议将死亡重新定义为所有心肺功能不可逆转地停止，或整个大脑的所有功能不可逆转地停止的时间点（脑死亡）[123-124]。委员会给出了重新定义死亡的两个明确理由。第一是患者被允许宣告死亡而不必再靠机器维持生命——由此节约了费用，可以将医疗资源重新分配给其他可救治的患者，围绕死亡的社会仪式也可得以举行。第二是准许在循环停止前进行重要器官的捐献。

死亡宣告还带有非医疗后果，如哀悼过程、刑事起诉、遗产、税收和丧葬事宜。因此，对死亡的判定应遵循跨越州界的一致规则，1980 年，美国全国统一州法律会议颁布了《死亡统一定义法》，并由各州通过[124]。

公众对脑死亡的接受较慢，部分原因是它要求完全信任医师，而忽略人们自己已理解的死亡迹象。对非医务人员而言，脑死亡捐赠者在许多方面从表面上很难与活人相区分，因此，他们必须完全依赖医师来获得有关至亲死亡的真实准确的信息。最近有法庭案件针对明显符合脑死亡标准患者的死亡宣告提出了质疑，比如内华达州的 Aden Hailu 案件，这表明公众对脑死亡的态度仍然存在不确定性[124]。

诊断脑死亡的医学标准是相对简单的，尽管对死亡本身的定义在整个美国仍然存在差异。在美国，医疗标准要求证明在没有药物、麻痹剂、低体温及其他模拟大脑功能丧失的可逆情况下，患者不存在皮质和脑干功能。通过临床证明患者没有皮质活动或脑干反射，或者通过放射影像学证明完全没有脑血流都可以确立诊断。

尽管脑死亡是一种社会性的而非生物学上的死亡定义，但医学、伦理学、神学和法律专家普遍认同，在脑死亡所定义的情况下，一个具有伦理和法律权利以及道德地位的人不再存在，也不应再被当作活着的人对待。如果患者或其代理决策者同意，这时停止昂贵的医疗干预不存在法律分歧，也可捐献重要器官用于移植。

在处理脑死亡器官供体之前，麻醉科医师有义务审核病例中的脑死亡声明文件及其所依据的标准。如果对诊断有任何疑问，在麻醉科医师的疑虑得到满意解答前，应推迟进行器官捐献。

心脏死亡器官捐献

当患者希望停止维持生命的医疗治疗，并希望在死后继续进行重要器官捐赠时，就会出现 DCD 的情况。控制死亡的时间和地点，从而优化器官捐献的时机，这在医学和伦理上都具有明显的优势。捐献器官的决定是在患者死亡前做出的，因此有时间就此进行讨论和签署知情同意。器官缺血时间可减至最少。然而，放弃维持生命的干预措施和在死后捐献重要器官的双重决定可能会产生伦理冲突。当一个垂死的患者即将变成一个器官捐献者时，患者的利益存在被最小化或被忽略以倾向于器官受体利益的风险。

美国国家医学院审查了 1997 年[125] 和 2000 年[126] 的 DCD，发现其中存在严重的伦理问题，例如决定在心脏停搏后多快可以开始器官捐献，以及在捐献者死前，伦理上是否允许仅仅为了保护脏器的目的而使用药物。

伦理学、神学和法律原则上都禁止我们为了一个人的利益而谋杀另一个人，但 DCD 供体的确切死亡时间是不清楚的。尽管得当的捐献是 DCD 的目的，但医师绝不能在这个过程中牺牲任何活着的患者，甚至冒着巨大的风险这样做。在公众中由此引起的不信任会减少潜在的捐献者，最终伤害未来潜在的器官受赠者，从而将 DCD 的整个概念置于危险之中[127]。心脏停搏后意识很快消失，但脑功能尚能持续一段时间，数分钟内不会出现不可逆的脑损伤。然而，一些操作流程要求在循环停止后 2 min 内就进行器官摘取，且在至少一个机构中，允许在心脏停搏后几秒钟内就开始摘取器官[128]。在科学上和哲学上都不能确定完全死亡的确切时间——这甚至可能导致对医师的指控（故意谋杀患者以获取移植器官）。尽管有明确的临床标准，脑死亡器官捐献者中也发生过失误；DCD 可能更容易出错，因为至今尚无普遍接受的临床指南[129]。

脑死亡后捐献重要器官和 DCD 既合理也合法，但在死亡发生之前，必须绝对保护临终患者的利益。麻醉科医师可以在器官捐献过程中发挥重要作用，帮助医院制定合理的伦理政策来管理脑死亡和 DCD 供体。每一位麻醉科医师都应该完全熟悉脑死亡的标准，并且在接受照料脑死亡供体前应审查脑死亡的判定过程。麻醉科医师不适合参与 DCD，除非他们在相关的伦理、法律和医学问题上具备专业的知识，并且在临终护理方面具有经验。

研究伦理学

人体研究

当医患关系牵涉到研究对象时，"医师总是把患者的最大利益放在首位"的前提可能会受到威胁。受试者被要求抛开他们自己的利益，以造福于将来某个假定的患者群体。在一些极端的例子中，患者变成了被研究的"物体"，其自身不会从试验中获得任何益处。这里有两个例子：在健康受试者中进行的试验以及在终末期患者中进行的 I 期肿瘤试验，这些研究的目的仅仅是为了确定治疗的毒性——而不是减轻、缓解或治疗作用。

人体研究必须平衡多种利益冲突，如研究对象的需求和权利、未来患者群体的可能利益以及医师的经济、专业和个人目标。学术或企业的发展、个人声望和财务激励都可能会阻碍那些努力保护患者利益或在设计方案、分析和报告研究结果时始终保持客观的研究人员。因此，与其他医学研究相比，人体研究受到更严格的规范、监督和管理。

对研究进行监管始于第二次世界大战以后，《纽伦堡法典》和《赫尔辛基宣言》概括了参与人体研究的医师的伦理义务。美国迟迟才意识到，他们自己的试验对象有时在试验中所遭受的残酷对待堪比在集中营内进行的类似试验[130]。在纽伦堡医师审判之后的几年里，Fox[131] 和 Beecher[132] 发现，研究者都知道纽伦堡制定的标准，但经常不遵守。1974 年，《国家研究法案》设立了保护生物医学和行为研究中人体受试者的国家委员会，并由此诞生了现代机构审查委员会。

人体研究的伦理行为应遵循三个原则：①尊重自主的原则，有义务保护自主权受限的受试者；②行善的原则，有义务将风险最小化、利益最大化，并确保研究设计科学合理；③公正的原则，有义务在道义上正确对待每个受试者，确保公平地分配利益和职责。

除了要向受试者全面告知他们将要接受的操作或药物的风险和益处之外，必须公开的信息还包括：研究结果商业化的可能性、研究者的经济利益，以及其他已经存在或可能存在于研究者、研究单位及赞助商之间的利益冲突。受试者在任何时候都必须能自由地拒绝或终止参与研究而不受惩罚。应避免或减轻情境胁迫，即受试者认为他们没有真正自由拒绝的权利。情境胁迫的例子包括：囚犯参与或拒绝研究的决定可能会影响他们的监禁条件和经历，以及住院患者可能认为如果他们不与研究人员合作，会对他们的治疗造成负面影响[130]。

如果不损害受试者在合理情况下拒绝研究的自由，采用金钱或其他方式吸引研究对象参与研究是被允许的。巨额的金钱奖励可能会对受试者的自主权产生不利影响，并可能降低研究的科学质量。例如，如果报酬很高，受试者可能会隐瞒一些原本会使他们丧失参与资格的因素，从而影响研究结果，也使他们自己面临更大的风险。

研究人员有义务将有关研究的利益最大化，而将可能的伤害最小化，包括生理、精神、社会、法律和经济上的伤害。必须明确研究的价值应超越其可能的风险，并且必须遵循核准的方案进行研究。必须及时准确地报告研究结果。如果怀疑研究会对受试者造成伤害，必须立即终止研究。

麻醉学研究通常涉及不适症状的处理或预防，如疼痛和恶心。当有效的治疗方法已经确立时，此类研究应限于和已知疗效的治疗进行对比，而不是进行安慰剂对照试验，并且必须根据患者的要求提供"补救性"的镇痛药或止吐药。

在没有获得相应研究益处的情况下，任何群体都不应遭受研究中的不公平待遇。最后，受试者个体的利益必须永远高于社会的利益。

儿童受试对象

儿童作为研究对象尤其容易受到伤害，因为他们可能缺乏做出成熟决定的能力，可能会服从他人的权威，可能会掩盖潜在的异议而顺从父母和他人的意愿，并可能出现与知情同意不相符的需要紧急做出决断的情况[133]。儿童的权利经常被低估，而父母的权威则可能被高估。研究表明，即使是有决策能力的儿童也常常被其父母和医师排除在知情同意程序之外[134]。

如果未成年的儿童有"能力"表达意见，那么除了获得其法定代理人的同意外，通常还必须获得儿童本人的同意。在美国，联邦法律规定 7 岁及以上未成年儿童在参与医学研究时，必须征得其本人的同意。尤其当研究对受试者个体没有实质性利益时，许多伦理学家认为，儿童的异议必须始终受到尊重[134-135]。

动物研究的伦理学

随着美国民权运动的觉醒以及人们越来越认识并关注到人类对环境及其他动物物种的影响，自 20 世纪 80 年代以来，美国的动物权利运动发展势头强劲。1959 年，William Russell 和 Rex Burch 出版了他们关于动物研究伦理学的前哨书籍《人性化的实验技术原理》，引入了这样一个概念，即人性化对待动物不仅是伦理上的要求，而且是高质量研究必不可少的[136]。保护动物权益的联邦立法始于 1966 年的《实验动物福利法》。1985 年，《健康扩展法案》和《动物福利法修正案》要求建立动物管理和使用委员会，负责监督实验动物的状况；审查和批准动物研究方案；在伦理问题和动物处理方面（如麻醉、镇痛和安乐死）教育和培训研究人员；充当社区联络人。

一些研究者认为动物实验不应受到任何的道德约束，并断言医学的进步已经并将继续完全依赖于持续的动物研究。许多动物福利活动家则坚持认为动物实验与人体试验在道德要求上是等同的，并指责研究人员对实验动物的痛苦视而不见甚至无动于衷。这些看似简单的两极化观点并不能真实地反映出问题的复杂性。

对动物认知能力理解的进步使大多数生物学家相信，即使不是全部，许多动物也都具有对快乐和疼痛的感知能力、具有预感和恐惧感，因此它们会体验到欢乐和痛苦。许多生物伦理学家认为，高等动物有足够的意识来拥有道德地位，尽管道德地位有多高一直是争论不休的话题[137-138]。让动物因疼痛、恐惧、疾病或恶劣的条件而受苦是不道德的，必须加以避免或减轻，并慎重地与它所能产生的利益相权衡。伦理学家认为，残忍地对待动物是不道德的，应该保护动物不受虐待，不仅因为它们具有道德地位，还因为对动物残忍的人更有可能会对人类残忍[139]。

研究人员有义务为实验动物提供干净、人道的条件和合理的兽医护理。研究人员应该牢记"三个R"——替代（replacement）、减少（reduction）和精简（refinement）——即只有在必要的时候才使用动物作为实验对象，将实验中产生的痛苦降到最低，并且寻找受试动物的非生物替代品[99]。不允许使用受试动物进行无意义或重复的研究。医学和科学界有责任继续积极寻求和促进替代受试动物的方法[139]。

医师参与执行死刑

美国医师职业组织一贯宣称，医师参与执行死刑是不道德的，但许多医师承认他们会同意参与。医师在安乐死和执行死刑中所扮演的角色是麻醉科医师特别关注的问题，由于他们特殊的专业技能，麻醉科医师被认为是执行这类任务的理想人选。赞成医师参与死刑执行的论点通常引用允许人道死亡中的行善原则。

然而，历史上行善的论点曾导致医师释罪的"滑坡效应"，医师参与处死了一批从未面对过原告或获得过公正听证的人——其中包括有身体或精神障碍的人，以及从个人和社会的整体"利益"出发被认为有"社会缺陷"的人。一旦医师接受了以行善为由参与执行死刑，在伦理上，就很难与参与其他政府主导的行动划清界限，例如酷刑、胁迫和"医疗监禁"，因为这些行动通常也被辩护为有益于社会[140]。

当医师同意参与行刑时，他们的行为看起来似乎是代表了"患者"，但实际上是充当了政府代理人的角色。这将导致公众信任和尊重的流失。毫无疑问的是，它有时还会导致医师参与杀害无辜的人[141]。

为了避免难以忍受的自我谴责，几乎所有的行刑者都要经历"道德分离"，他们非人化罪犯，贬低他们的生命，从而通过责怪陪审团、法官、政府以及"法律"来转移行刑的道德责任，而不是接受他们自己在结束囚犯生命中所承担的责任[142]。医务工作者在伦理上被要求重视生命价值、尊重个体，承担个人道德责任，而参与死刑执行是对这些价值观的否认，两者之间的矛盾很难协调。

1980 年，美国医学会发表了一项意见，认为医师参与执行死刑是不道德的，并将"参与"广义地定义为，不仅包括他们自己会导致死刑犯死亡的行为，还包括任何帮助、监督或促成其他人执行死刑的行为。但是，没有涉及对任何参与医师的直接制裁。2010 年，美国麻醉学委员会成为第一个不仅谴责参与死刑是不道德的，而且声明经其委员会认证的医师若参与注射死刑将受到包括吊销执照在内的纪律处分的医师组织[144]。

道德操守——医师能成为医学上的良心抗拒者吗？

患者的麻醉治疗可能涉及伦理争论、法律争议和道德歧义。当医师的个人价值观与可接受的医疗道德标准背道而驰时，医师如何解决道德冲突是一个备受关注的问题[145-146]。医学职业协会承认医师在医疗实践中有良心抗拒的权益。ASA、英国医学协会和生物伦理学研究所即 Hastings 中心都发表声明，认可当医师个人的价值观与患者诊治过程中的伦理标准出现严重冲突时，医师有权退出[147]。ASA 特别明确，如果存在 DNAR 指令或其他限制治疗的指令，医师有权选择退出对患者的治疗[25]。但这些权利是有限制的。对某些存在激烈争论的问题，如流产或 PAS，提出道德异议是可以被接受的，但反对已经明确的标准，如知情同意，则是不合理的。如果医师认为自己是以一名有道德的医师，而不仅仅是一个有道德的人的身份提出道德反对，那么他的道德反对可能具有更大的分量，因为这些异议更有可能建立在专业制定的标准中，而不是个人信仰中[147]。当医师的个人宗教和其他道德信仰被允许取代患者的信仰时，其结果几乎一致地造成了对妇女、青少年和老年人等弱势群体医疗保健的障碍[148-149]。

2018 年初，美国卫生和公共服务部在保守派政治领导下采取行动，加强了医师拒绝为患者提供他们个人反对的合法医疗的权利，例如堕胎、变性治疗和节育。AMA 为此表示担心，此举捆绑并非法扩大了未经公众投票的法律。芝加哥大学的内科医师兼伦理学家 Lainie Friedman Ross 博士指出："这很成问题，因为它忘记了医师是权威个体，而患者是弱势群体。这项法律旨在保护医师，而不是那些需要保护的人——那些生病和害怕的患者[150]。"新规则能否经受住不可避免的法律挑战还有待观察。与此同时，加拿大一家法院的裁决则相反，在安大略省，让患者接受合法的医学治疗要求"对医师的宗教自由进行合理的限制，以防止患者受到伤害和不公平的待遇[150]。"

参考文献

1. Beauchamp TL, et al. The concept of autonomy. In: *Principles of Biomedical Ethics*. Oxford: Oxford University Press; 1994:120.
2. Committee on Ethics. Guidelines for the ethical practice of anesthesiology. American Society of Anesthesiologists. ASA, Schaumburg IL Oct 16, 2013.
3. Leo RJ. *Prim Care Companion J Clin Psychiatry*. 1999;1:131–141.
4. *Schloendorff v Society of New York Hospital*, 311 NY 125, 127, 129; 105 NE 92, 93, 1914.
5. *Salgo v Trustees of Leland Stanford Hospital*, 154 Col App 2d 560, 317 P2d 170 Ct Appl, 1957.
6. Kontos N, et al. *Psychosomatics*. 2013;54:103.
7. Mclivennan CK, Swetz KM. *Amer J Bioeth*. 2016;8:13.
8. Katz M, et al. *Psychosomatics*. 1995;26:33.
9. Hamel M, et al. *Ann Intern Med*. 1999;130:116.
10. DesHarnais S, et al. *J Palliat Med*. 2007;10:728.
11. Madorsky J. *West J Med*. 1997;166(6):410.
12. Appelbaum PS. *N Eng J Med*. 2007;357:1834.
13. President's Commission for the Study of Ethical Problems in Medicine and Biomedical and Behavioral Research. Vol. 1. Washington, DC: Government Printing Office; 1982.
14. Amanor-Boadu D. *Afr Med Med Sci*. 2002;31:49.
15. Grisso T, Appelbaum TS. *Assessing Competence to Treatment: a Guide for Physicians, and Other Health Professionals*. New York: Oxford University Press; 1998.
16. Brach C. *Health Aff (Millwood)*. 2016;35:739.
17. Derse AR. *J Law Med Ethics*. 2017;45:51.
18. Ginsberg MD. *J Law Med Ethics*. 2017;45:106.
19. Kain ZN. *Anesth Analg*. 1999;88(2):237.
20. Bergmann P, et al. *Anesth Analg*. 2001;93:1093.
21. Cox CL, Fritz Z. *J Med Ethics*. 2016;42:632.
22. Vila-Nova de Silva DB, et al. *Aesthet Surg J*. 2015;35:477.
23. Caplan RA, Posner KL. *ASA Newslett*. 1995;59(6):9.
24. Beckman HB, et al. *Arch Intern Med*. 1995;154(12):1365.
25. American Society of Anesthesiologists. *Ethical Guidelines for the Anesthesia Care of Patients with Do-Not-Resuscitate Orders or Other Directives that Limit Treatment*. Park Ridge, Ill: 2013.
26. American Academy of Pediatrics. *Pediatrics*. 2009;124:1689.
27. Lewis CE, et al. *Am J Public Health*. 1978;68(11):1079.
28. Grootens-Wiegers P, et al. *BMC Pediatr*. 2017;17:120.
29. Berenson AB. *J Adolesc Health*. 1992;13:466.
30. Fortier MA. *Anesth Analg*. 2009;109:1085.
31. Mutcherson KM. *Cornell J Law Public Policy*. 2005;14(25):251.
32. American Academy of Pediatrics. *Pediatrics*. 1995;95(2):314.
33. Hein IM, et al. *BMC Med Ethics*. 2015;16:76.
34. Alderson P, et al. *Cochrane Database Syst Rev*. 2002;(1):CD001208.
35. Gotzsche PC, Nielsen M. *Cochrane Database Syst Rev*. 2011;(1):CD001877.
36. Rogers WA. *J Med Ethics*. 2004;30:141.
37. Chee YL, et al. *Br J Haematol*. 2008;140(5):496.
38. Joo HS, et al. *Can J Anaesth*. 2005;52(6):568.
39. Noordzij PG, et al. *Am J Cardiol*. 2006;97(7):1103.
40. American Society of Anesthesiologists Task Force for Preanesthesia Evaluation. *Anesthesiology*. 2012;116(3):1.
41. Chapman K, et al. *AIDS Care*. 1995;7(2):125.
42. Lawrence VA, et al. *J Clin Epidemiol*. 1993;46(11):1219.
43. Lester P, et al. *J Aquir Immune Defic Syndr Hum Retrovirol*. 1995;10(3):341.
44. Gielen AC, et al. *Women Health*. 1997;25(3):19.
45. Canadian Agency for Drugs and Technologies for Health. CADTH; June 8, 2015
46. Mazze RI, Kallen B. *Am J Obstet Gynecol*. 1989;161(5):1178.
47. Reedy MB, et al. *Am J Obstet Gynecol*. 1997;177(3):673.
48. Malviya S, et al. *Anesth Analg*. 1996;83(4):854.
49. Kempen PM. *J Clin Anesth*. 1997;9(7):546.
50. Benagiano G, et al. *Eur J Contracept Reprod Health Care*. 2010;15:220.
51. Harris LH, Paltrow L. *JAMA*. 2003;289:1697.
52. American Academy of Pediatrics. *Committee on Bioethics: Pediatrics*. 1999;103:1061.
53. American College of Obstetricians and Gynecologists. *Obstet Gynecol*. 2005;106:1127.
54. Jackson A, et al. *Can J Anaesth*. 2000;47:1068.
55. Burkle CM, et al. *J Clin Anaesth*. 2017;36:158.
56. Affleck PJ, et al. *J Clin Anesth*. 1998;10:141.
57. Cheng WY, et al. *Anaesth Intensive Care*. 2007;35:68.
58. Davies JM. In: Van Norman G, et al. eds. *Clinical Ethics in Anesthesiology: a Case-Based Textbook*. Cambridge: Cambridge University Press; 2011:44.
59. Shuster E. *N Engl J Med*. 1997;337(20):1436.
60. Clarke JR, et al. *Hastings Cent Rep*. 1980;10(6):20.
61. Krugman RD, et al. *Pediatrics*. 1992;90(4):651.
62. Wu AW, et al. *J Gen Intern Med*. 1997;12(12):770.
63. Brennan TA, et al. *N Engl J Med*. 1991;324(6):370.
64. Baker GR, et al. *CMAJ*. 2004;170(11):1678.
65. Kohn LT, ed. *To err is Human: Building a Safer Health System*. Washington, DC: National Academy Press; 2000.
66. Wu AW, et al. *JAMA*. 1991;265(16):2089.

67. Sweet MP, Bernat JL. *J Clin Ethics*. 1997;8:341.
68. American Medical Association. *Opinion of the Council on Ethical and Judicial Affairs, Ethical Responsibility to Study and Prevent Error and Harm in the Provision of Health care, Opinion 1-I-03*. Chicago: 2003.
69. Waite M. *Health Law J*. 2005;13:1.
70. Mazor KM, et al. *Ann Intern Med*. 2004;140(6):409.
71. Vincent C, et al. *Lancet*. 1994;343(8913):1609.
72. Gazoni F, et al. *Anesth Analg*. 2012;114:596.
73. McLennan SR, et al. *Acta Anaesthesiol Scand*. 2015;59:990.
74. Plews-Ogan M, et al. *Acad Med*. 2016;91:233.
75. McDonnell WM, Guenther E. *Ann Intern Med*. 2008;149(11):811.
76. Jonsen A, et al. *Source Book in Bioethics: a Documentary History*. Washington, DC: Georgetown University Press; 1998.
77. Layde P, et al. *Arch Fam Med*. 1995;4(6):518.
78. Covinsky KE, et al. *J Am Geriatr Soc*. 2000;48(Suppl 5):S187.
79. American College of Surgeons. *ACS Bull*. 1994;79(9):29.
80. AORN Position Statement. *Perioperative Care of Patients with Do-Not-Resuscitate Orders*. Denver: Association of Operating Room Nurses; 1995.
81. Joint Commission on accreditation of healthcare organizations: patient rights. In: *Manual of the Joint Commission on Accreditation of Health Care Organizations*. Chicago: Joint Commission on Accreditation of Healthcare Organizations; 1994.
82. Kalkman S, et al. *Anesthesiology*. 2016;124:723.
83. Lynch AF, Mathes M, Sawicki N. *Compliance with Advance Directives: Wrongful Living and Tort Incentives*. ;17. University of Pennsylvania Law School Legal Scholarship Repository; 2008.
84. Span P. *The New York Times*. 2017.
85. *Following ACLU of New Mexico Lawsuit, Surgical Center Agrees to Honor Patients' end-of-life Wishes*. American Civil Liberties Union; 2006. https://www.aclu.org/news/following-aclu-new-mexico-lawsuit-surgical-center-agrees-honor-patients-end-life-wishes. Accessed 23.03.18.
86. Council on Scientific Affairs: American Medical Association. *JAMA*. 1996;275:474.
87. Hall MJ, et al. NCHS Data Brief No. 118, March 2013.
88. Teno JM, et al. *JAMA*. 2013;309:470.
89. Karlawish J. *Am J Respir Crit Care Med*. 1997;155(1):1.
90. Alpers A. *J Law Med Ethics*. 1998;26:308.
91. *In the matter of Karen Quinlan, an alleged incompetent*, 355 A2d 647 (NJ Super Ct Cir 1976).
92. *Schiavo v Schiavo*, No. 05–11628 (11th Cir, March 25, 2005).
93. Childress J. *Kennedy Inst Ethics J*. 1993;3:203.
94. Jonsen A, et al. *Clinical ethics*. 3rd ed. New York: McGraw-Hill; 1992.
95. Cist A, et al. *Int Anesthesiol Clin*. 2001;39:87.
96. Van Norman G. Ethics and clinical aspects of palliative sedation in the terminally ill child. In: Mason KP, ed. *Pediatric Sedation Outside of the Operating Room*. New York: Springer Science and Business Media; 2014:699–710.
97. Sercu M, et al. *J Pain Symptom Manage*. 2014;47:1054.
98. Anquinet L, et al. *J Am Geriatr Soc*. 2013;61:1768.
99. *American Academy of Hospice and Palliative Medicine Position Statement on Palliative Sedation*; AAHPM Chicago IL; Approved December 2014. http://aahpm.org/positions/palliative-sedation. Accessed 23.03.18.
100. Quill TE, Byock IR. *Ann Intern Med*. 2000;132:408.
101. Sedation to Unconsciousness in End-of-Life Care. Code of Medical Ethics Opinion 5.6. American Medical Association Council on Ethical and Judicial Affairs. 2018. http://aahpm.org/positions/palliative-sedation. Accessed 23.03.18.
102. *Guideline for Palliative Sedation*. The Netherlands: Royal Dutch Medical Association (KNMG). Ultrecht; 2009.
103. Powers CL, McLean PC. *Am J Bioeth*. 2011;11:65.
104. National Ethics Committee Veterans Health Administration. *Am J Hosp Palliat Care*. 2007;23:483.
105. Truog RD, et al. *N Eng J Med*. 2000;342:508.
106. Murray MJ, et al. *Crit Care Med*. 2016;44:2079.
107. Sherazi S, et al. *Pacing Clin Electrophysiol*. 2013:1273.
108. Kinch Westerdahl A, et al. *Circulation*. 2014;129:422.
109. Goldstein NE, et al. *Ann Intern Med*. 2004;141:835.
110. Looi YC. *J Pain Symptom Manage*. 2006;31:1.
111. Morgenweck CJ. Discontinuing pacemakers, ventricular-assist devices, and implanted cardioverter-defibrillators in end-of-life care. In: Van Norman G, Jackson S, Rosenbaum S, Palmer S, eds. *Clinical ethics in Anesthesiology: a Case-Based Textbook*. Cambridge: Cambridge University Press; 2011:103.
112. Pitcher D, et al. *Heart*. 2016;102(suppl 7):A1.
113. Padeletti L, et al. *Europace*. 2010;12:1480.
114. Ezekowitz JA, et al. *Can J Cardiol 2017*. 2017;33:1342.
115. Suarez MP. *Colombian Doctors must now Provide Euthanasia by law Panampost.com*. 2015. https://panampost.com/maria-suarez/2015/06/04/colombian-public-doctors-must-now-provide-euthanasia-by-law/. Accessed 23.03.18.
116. *State-by-State Guide to Physician-Assisted Suicide ProCon.org*; 2017. Available at: https://euthanasia.procon.org/view.resource.php?resourceID=000132. Accessed 23.03.18.
117. *Euthanasia and Physician-Assisted Suicide (PAS) Around the World ProCon.org*; 2017. Available at: https://euthanasia.procon.org/view.resource.php?resourceID=000136. Accessed 28.03.18.
118. McCarthy J. Seven in 10 Americans Back Euthanasia. Gallup News; 2014. Available at: http://news.gallup.com/poll/171704/seven-americans-back-euthanasia.aspx. Accessed 23.03.18.
119. Yun YH, et al. *CMAJ*. 2011;183(10):E673.
120. McCormick R, et al. *Palliat Med*. 2012;26(1):23–33.
121. Oregon death with dignity act: 2015 data summary. Oregon Health Authority. Available at: http://www.oregon.gov/oha/ph/ProviderPartnerResources/EvaluationResearch/DeathwithDignityAct/Documents/year18.pdf. Accessed 23.03.18.
122. Lindsay RA. *Am J Bioeth*. 2009;9(3):19.
123. A definition of irreversible coma: a report of the ad hoc committee of the Harvard School of Medicine to examine the definition of brain death. *JAMA*. 1968;205:337.
124. Lewis A, et al. *J Law Med Ethics*. 2017:45112.
125. Herdman R, Potts J. *Non–Heart Beating Organ Transplantation: Medical and Ethical Issues in Procurement. A report of the Institute of Medicine*. Washington, DC: National Academy Press; 1997.
126. Cassel C, et al. *Non–Heart Beating Organ Transplantation: Practice and Protocols. A Report of the Committee on Non–HEART-Beating Transplantation II. Institute of Medicine*. Washington, DC: 2000. National Academy Press; 2000.
127. Menikoff J. *Issues Law Med*. 2002;18:3.
128. Stein R. *New Trend in Organ Donation Raises Questions*. The Washington Post; 2007.
129. Van Norman G. *Anesthesiology*. 1999;91(1):275.
130. Lerner BH. *N Engl J Med*. 2007;356:1806.
131. *Final report of the Advisory Committee on Human Radiation Experiments*. Washington, DC: U.S. Government Printing Office; 1995.
132. Beecher H. *N Engl J Med*. 1966;74:1354.
133. Brody JL, et al. *Ethics Behav*. 2003;13(1):79.
134. Olechnowicz JQ, et al. *Pediatrics*. 2002;109:806.
135. Wendler DS. *J Med Ethics*. 2006;32(4):229.
136. Russell WMS, et al. *The Principles of Humane Experimental Technique* London: Methuen; 1959.
137. Francione GL. *J Law Med Ethics*. 2007;35(2):241.
138. Pluhar EB. *Theor Med Bioeth*. 2006;27(4):333.
139. Martin J. *J Med Ethics*. 1990;16:160.
140. Krass ME. *Can Med Assoc J*. 1978;119:1340.
141. Harmon TR, Lofquist WS. *Crime Delinquency*. 2005;51(4):498.
142. Osofsky MJ, et al. *Law Hum Behav*. 2005;29:371.
143. American Medical Association Council on Ethical and Judicial Affairs: Code of Medical Ethics opinion 9.7.3. Capital punishment. AMA. Available at: https://www.ama-assn.org/delivering-care/capital-punishment . Accessed 29.03.18.
144. American Board of Anesthesiology. Anesthesiologists and capital punishment. 2010. Available at: http://www.theaba.org/ABOUT/Policies-BOI. Accessed 29.03.18.
145. Hughes JA. *Bioethics*. 2018;32:126.
146. Savulescu J, Schuklenk U. *Bioethics*. 2017;31:162.
147. Wicclair M. *Bioethics*. 2000;14(3):205.
148. Morrel KM, Chaykin W. *Curr Opin Obstet Gynecol*. 2015;27:333.
149. Fiala C, Arthur JH. *Heath Hum Rights*. 2017;19:299.
150. Glauser W. *CMAJ*. 2018;190:E270.

第 2 部分

麻醉生理学

9 意识、记忆和麻醉

GEORGE A. MASHOUR，KANE O. PRYOR

魏昌伟　王雨竹　译　吴安石　岳云　审校

要　点	■ 意识和记忆形成机制，以及全身麻醉药对意识和记忆的中断，是临床麻醉实践中意义重大的科学问题。 ■ 意识的特征是觉醒（即大脑维持唤醒状态）和认知（即主观体验）。 ■ 麻醉药物作用于脑干、下丘脑和基底前脑内调控睡眠-觉醒状态的结构，其可能是导致觉醒状态丧失的原因。 ■ 麻醉药物干扰皮质和丘脑皮质网络结构之间的连接和沟通，其可能是导致认知丧失的原因。 ■ 记忆可分为外显（有意识）记忆和内隐（无意识）记忆，外显记忆的一个例子是能够回忆起手术中发生的事件。 ■ 对外显记忆的抑制是多数全身麻醉药最强效的作用之一。 ■ 麻醉药物作用于海马、杏仁核、前额叶皮质以及与这些结构相互连通的结构，可能是麻醉导致遗忘的机制——这一遗忘作用甚至发生在意识消失之前。

引言

科学意义和临床意义

意识和记忆是所有学科中最有吸引力、最复杂的内容。人类意识和记忆的丰富性，以及用语言表达这种丰富性的能力，是人类区别于其他物种的最典型特征。意识和记忆亦与麻醉科医师的临床工作息息相关：当手术情景的主观体验和外显记忆同时存在时，即发生"术中知晓"。在有规范评估的记录中，这一并发症的发生率为1‰～2‰[1-3]，并与创伤后应激障碍（posttraumatic stress disorder，PTSD）的发生高度相关[4-5]。此外，术中还可以产生无回忆的意识，这一情况的发生率也较高[6]。对意识、记忆和麻醉神经生物学的详尽理解是推动围术期脑监测领域发展的基石。

意识

定义

意识研究领域一直受到"意识（consciousness）"一词滥用的困扰。当我们提到意识时，我们指的是主观体验。简单地说，我们在无梦睡眠时失去意识，在早晨醒来时重新获得意识。但是，需要注意几个重要的定义和区别。

1. 认知　神经科学家和哲学家使用"认知（awareness）"这个词时，仅限于表达"主观体验"。但在临床麻醉学中，大家却惯用"认知"一词来表达意识和外显式情景记忆（记忆的分类方法将在本章的下一个主要部分进行讨论），这是不准确的。

2. 关联意识与分离意识　关联意识是环境刺激（如手术）造成的体验，而分离意识是一种内源性体验（如梦境）[8]。

3. 意识与反应　个体可以在清楚地体验到刺激（例如命令"睁开你的眼睛！"）的情况下，却不能做出反应（例如患者在手术中肌肉麻痹却仍有意识）[9]。

人们曾提出很多理论来解释意识和全身麻醉的机制。时至今日，神经科学的进步使我们能够超越推测的桎梏，专注于以系统为基础的方法来研究这两门学科[10]。本章关于意识的部分通过以下四个方面展开讨论：①脑干和下丘脑核团调节睡眠-觉醒周期（从而维持觉醒状态）（图9.1和9.2）；②丘脑在意识和麻醉中的作用；③以丘脑皮质系统（参与调节意识的主观体验）为核心探讨皮质-皮质下连接；④皮质-皮质间的沟通。

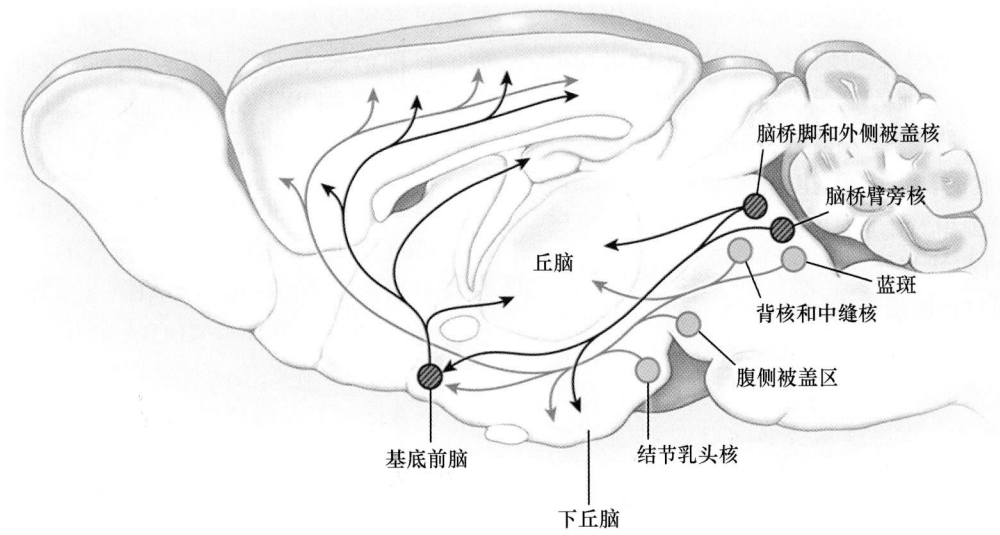

图 9.1 清醒状态的神经生物学。皮质下区域的多个神经化学系统（如图所示在啮齿动物的大脑中）促进皮质的觉醒和激活。脑干头侧和下丘脑尾侧的单胺能神经元（浅蓝色）支配皮质以及包括下丘脑和丘脑在内的许多皮质下区域。这些单胺能区包括去甲肾上腺素能神经元（蓝斑）、5 羟色胺能神经元（背核和中缝核）、多巴胺能神经元（腹侧被盖区）和组胺能神经元（下丘脑结节乳头核）。唤醒信号也来自胆碱能区域（深蓝色＋斜线），包括脑桥脚和外侧被盖核及基底前脑。已经证实，全身麻醉药可以抑制上述区域（Redrawn from Scammell TE，Arrigoni E，Lipton JO. Neural circuitry of wakefulness and sleep. Neuron. 2017；93［4］：747-765.）

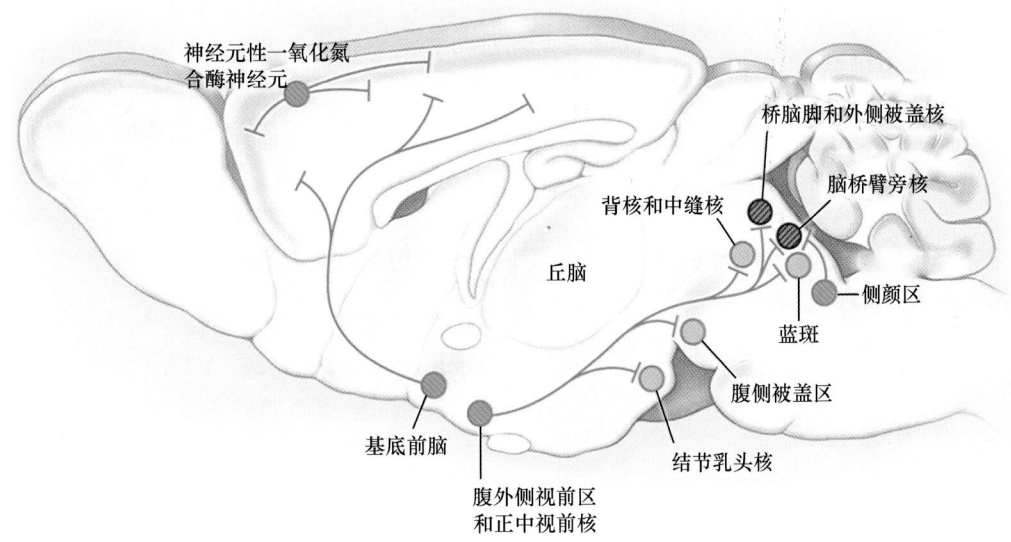

图 9.2 慢波睡眠的神经学。下丘脑腹外侧视前区和正中视前核中的 GABA 能神经元（如图所示）通过抑制下丘脑尾侧和脑干中促进觉醒的神经元促进睡眠。这些下丘脑的神经核团在全身麻醉药的作用下被激活（Redrawn from Scammell TE，Arrigoni E，Lipton JO. Neural circuitry of wakefulness and sleep. Neuron. 2017；93［4］：747-765.）

调节觉醒的皮质下神经核团

20 世纪 90 年代中期有一种假说认为，麻醉药通过作用于控制睡眠-觉醒周期的皮质下核团抑制意识[11]。随后的几十年间，麻醉药与睡眠-觉醒中枢相互作用的假说得到证实[12-13]，尽管精确的相互作用机制和对全身麻醉状态的贡献尚有待阐明。本节介绍脑干和下丘脑中具有调节睡眠-觉醒周期功能的皮质下核团[14]，其中一些核团可能与麻醉相关。

脑干

蓝斑 去甲肾上腺素在蓝斑（locus ceruleus，LC）合成，蓝斑位于脑桥，其神经纤维广泛投射于大脑皮质[15]。蓝斑的神经元与其他单胺能神经元一样，在清醒时兴奋性最高，在非快速眼动（nonrapid eye movement，NREM）睡眠时下降，在快速眼动（rapid eye movement，REM）睡眠时最低[16-17]。因此，蓝斑只与清醒状态下的皮质觉醒相关，而与快速眼动睡眠时的皮质兴奋无关。蓝斑神经元可被氟烷超极化[18]。研究表明，去甲肾上腺素受体拮抗剂能延长巴比妥类药物的麻醉时间，而其激动剂可以缩短麻醉时间，进一步证明了去甲肾上腺素在麻醉中的作用[19-20]。去甲肾上腺素在基底前脑的转运可能与麻醉深度尤为相关[21]。已经发现，蓝斑去甲肾上腺素能神经元参与调节异氟烷麻醉和随后的苏醒状态[22]。值得注意的是，氯胺酮的麻醉效果则与其增加蓝斑的活性相关[23-24]。

由于 α₂ 受体激动剂右美托咪定的临床应用，蓝斑和去甲肾上腺素的催眠作用尤为受到关注。在蓝斑显微注射（译者注：指通过脑立体定位仪将显微注射器定位于局部脑区或神经核团进行微量注射）右美托咪定导致意识水平降低，而同时注射 α₂ 受体拮抗剂阿替美唑可阻止右美托咪定的这一作用[25]。右美托咪定诱发大脑产生类似于非快速眼动睡眠的变化——蓝斑和下丘脑结节乳头状核（tuberomammillary nucleus，TMN）失活，而腹外侧视前核（ventrolateral preoptic nucleus，VLPO）激活[26]。多巴胺 - β - 羟化酶（dopamine-β-hydroxylase）基因敲除小鼠（缺乏合成去甲肾上腺素的能力）对右美托咪定具有超敏反应，表明存在其他的作用机制[27]。但是，在蓝斑选择性敲除 α₂A 肾上腺素能受体可以阻止右美托咪定诱导的翻正反射消失（啮齿动物处于全身麻醉状态的一个标志）[28]。

侧背部被盖和脑桥脚被盖　脑桥侧背部被盖（laterodorsal tegmentum，LDT）、脑桥脚被盖（pedunculopontine tegmentum，PPT）和基底前脑是大脑生成乙酰胆碱的来源[29]。已知 LDT 和 PPT 直接投射至丘脑负责产生慢波振荡和睡眠纺锤波[30]，这两者共同提示的神经生理意义是信息向皮质的传递可能受到阻断[31]。与产生去甲肾上腺素的蓝斑神经元一样，LDT 和 PPT 在清醒时兴奋性较高，在非快速眼动睡眠时兴奋性下降[15]。然而，与蓝斑神经元和其他单胺能神经元不同的是，产生胆碱的 LDT 和 PPT 在快速眼动睡眠期也处于兴奋状态，而已知在快速眼动睡眠期大脑皮质处于唤醒状态。且 LDT 或 PPT 中胆碱能神经元的激活可诱导快速眼动睡眠[32]。因此，睡眠-觉醒周期中大脑皮质两种状态的激活都与胆碱能张力增高相关。全身麻醉可在 LDT 和 PPT 水平调节胆碱能投射系统。在氟烷麻醉过程中产生睡眠纺锤波，与胆碱能向脑桥网状结构（pontine reticular formation，PRF）中部的传递减少相关[33-34]。有证据表明，突触和突触外 γ - 氨基丁酸（γ-aminobutyric acid，GABA）受体在调节 LDT 神经元中发挥作用[35]，这使得 LDT 神

经元可直接与多种全身麻醉药的分子机制相关联。然而，目前研究主要集中在基底前脑的胆碱能神经元上，对 LDT 和 PPT 在麻醉机制中发挥作用的研究相对较少。

脑桥网状结构　脑桥网状结构（pontine reticular formation，PRF）是网状激活系统的一部分，在皮质觉醒中起重要作用。虽然 GABA 是大脑中主要的抑制性神经递质，但 PRF 中 GABA 的作用与皮质觉醒有关[36]。例如，在脑桥网状结构微注射 GABA_A 受体激动剂蝇蕈醇可延长觉醒状态[37]；而微注射 GABA_A 受体拮抗剂荷包牡丹碱导致觉醒状态受到抑制，但诱发快速眼动睡眠（另一种皮质觉醒状态）。Vanini 等发现，PRF 中 GABA 水平的降低与异氟烷引起的意识丧失、肌肉松弛和呼吸频率降低有关[38]。由于麻醉药的作用通常与 GABA 活动的增强有关，这些发现强调了特定的神经解剖和神经化学环境可以在意识和麻醉机制中发挥独特而出乎意料的作用。此外，Vanini 团队还发现，大鼠 PRF 中 GABA 能的传递可调节异氟烷引起的意识丧失，但似乎不影响麻醉苏醒[39]，这为麻醉导致的意识丧失和苏醒两个过程的不对称性提供了证据。

中脑脑桥被盖区位于脑桥网状结构。当在该区域微注射戊巴比妥时，可诱发可逆的麻醉状态[40]。近年来，随着空间分辨率的提高，在这一区域发现了约 1900 个可诱发全身麻醉状态的神经元[41]。

腹侧被盖区　传统观念认为，中脑腹侧被盖区（ventral tegmental area，VTA）的多巴胺能神经元不是调节睡眠-觉醒周期的关键结构，因为与脑干其他神经核团的神经元相比，鲜有证据表明中脑腹侧被盖区与睡眠-觉醒状态之间的变化存在依赖性。时至今日，这一观点在睡眠神经生物学领域受到了挑战[42]。近期发现表明，果蝇存在调节睡眠-觉醒状态的多巴胺能通路[43]，哺乳动物 VTA 的多巴胺能神经元在睡眠中亦发挥作用[44]。这使得人们对多巴胺能神经元兴奋性可逆转全身麻醉或加速苏醒的作用重新产生了兴趣。研究发现，多巴胺激动剂哌甲酯具有逆转异氟烷和丙泊酚镇静作用的能力[45-46]。电刺激 VTA 或选择性刺激 VTA 的多巴胺能神经元可以逆转麻醉诱导的意识消失，表明 VTA 可能是调控麻醉苏醒的多巴胺能递质的来源[47-48]。

下丘脑

腹外侧视前核　长期以来，人们认为下丘脑前部调节睡眠-觉醒状态[49]。该区域的腹外侧视前

核（ventrolateralpreoptic nucleus，VLPO）负责转运 GABA 和甘丙肽[50]。在非快速眼动和快速眼动睡眠期间，VLPO 的神经元兴奋性最高[51-52]；正中视前核（median preoptic nucleus，MnPO）在睡眠期间也相对处于兴奋状态。其中，VLPO 中 GABA 能神经元的兴奋性与睡眠总量相关，而正中视前核中 GABA 能神经元的兴奋性与睡眠压力或睡眠倾向的自我平衡有关[53]。重要的是，睡眠时 VLPO 的活动抑制脑干和下丘脑的其他觉醒中心[51, 54]。VLPO 很可能在睡眠调节中处于核心位置，这也使其成为麻醉诱导意识丧失的研究焦点。近期许多研究验证了这些神经核团的重要性。Nelson 等发现，丙泊酚或硫喷妥钠诱导全身麻醉后 VLPO 激活[55]。Eikermann 等通过 VLPO 慢性损伤模型的大鼠发现，消融 VLPO 导致睡眠剥夺（同预期），但增加了大鼠对异氟烷的敏感性[56]。这一发现与 VLPO 在麻醉机制中起关键作用的理论相对立。然而，Moore 等发现，VLPO 的急性损伤可以表现出对异氟烷的耐受，这种作用似乎是通过腹外侧视前核中特定的睡眠兴奋性神经元介导的[57]。这些神经元实际上被异氟烷去极化（即激活）了。也就是说，VLPO 在麻醉诱导的意识消失中起作用（急性损伤研究数据证明了这一点），但慢性 VLPO 病变造成的睡眠剥夺的影响可能会改变这一作用。奇怪的是，在 VLPO 直接注射右美托咪定（α_2 肾上腺素能受体激动剂）可以破坏异氟烷诱导的麻醉状态[58]。

食欲肽能神经元　食欲肽能神经元（orexinergic neuron）位于外侧下丘脑，对皮质起重要的觉醒刺激作用。食欲肽（orexin）也被称为下丘脑分泌素，分为 A 和 B 两种类型。食欲肽能神经元支配脑干和基底前脑的其他觉醒中心，并在清醒状态下最大程度激活，在非快速眼动睡眠中受到抑制，在阶段性快速眼动睡眠中偶尔出现爆发性活动[59-60]。在人类和动物模型中，食欲肽能系统的功能障碍与发作性睡病有关[61-62]。发作性睡病患者麻醉苏醒时间往往明显延迟[63]，这推动了食欲肽在麻醉机制中的研究。食欲肽通过多种机制减弱异氟烷[64]、丙泊酚[65]、氯胺酮[66]和巴比妥类[67]药物的作用。在使用七氟烷和异氟烷麻醉的动物模型中，基底前脑局部注射食欲肽导致脑电图觉醒样改变和麻醉苏醒时间缩短[68-69]。在下丘脑穹窿周围区（食欲肽能神经元所在区域）显微注射丙泊酚造成皮质乙酰胆碱减少，而乙酰胆碱是一种重要的兴奋性神经递质[70]。重要的是，遗传和药理学研究都表明食欲肽在七氟烷和异氟烷麻醉的苏醒期（而不是诱导期）起重要作用[71]。这些研究表明，麻醉诱导和

苏醒各自有其独特的神经生物学属性，这一结论成为了在意识状态转换期间"神经惰性"的理论基础[72]。值得注意的是，氟烷对食欲肽敲除小鼠的食欲肽能神经元没有显著影响，麻醉苏醒时间也没有变化[73]。这一发现也在丙泊酚麻醉中得到印证：丙泊酚降低大鼠食欲肽能神经元的活性，而在基底前脑灌注食欲肽影响麻醉苏醒时间，但不影响麻醉诱导时间[74]。食欲肽可能通过作用于基底前脑，促进麻醉苏醒[75]。

结节乳头核　结节乳头核（tuberomammillary nucleus，TMN）位于下丘脑尾部，是大脑组胺（一种促进觉醒的递质）的来源。TMN 兴奋性和组胺水平在清醒时最高，在睡眠时最低[76]；TMN 与促进睡眠的腹外侧视前核的 GABA 能神经元有相互抑制的关系[51, 54, 77]。在睡眠和氟烷麻醉期间，下丘脑前部的组胺释放受到抑制[78-79]。静脉给予丙泊酚、硫喷妥钠和 GABA 受体激动剂蝇蕈醇都会导致 TMN 活动减少[55]。在基底前脑的大细胞基底核中微量注射组胺可以逆转异氟烷对脑电图的抑制作用，这种作用可能是由 H_1 组胺受体介导的[80]。最近一项基因敲除 $GABA_A$ 受体的研究表明，虽然组胺能神经元能拮抗丙泊酚的作用[81]，但在行为水平上并不改变丙泊酚诱导的翻正反射消失，而翻正反射消失是麻醉诱导啮齿动物意识消失的标志。因此，TMN 和组胺能传导在麻醉中的作用机制尚不清楚。

丘脑的作用

丘脑由超过 50 个神经核团及亚核团组成，大致可以归类为接收外周感觉输入的中转站，或接收皮质输入的多模式综合区域。此外，丘脑对于传导脑干觉醒信号和调节大脑皮质的交流至关重要。丘脑参与觉醒、感觉处理和皮质信息的整合，并可能是保障意识存在的关键。因此，丘脑一直是麻醉介导的意识消失机制的研究热点。

丘脑是麻醉状态转换的开关[82]。这一理论基础是，多数吸入和静脉麻醉药（除氯胺酮外）导致丘脑代谢持续抑制[83-86]，表明丘脑可以作为一个有效的关闭开关。丘脑的超极化可将紧张电位转变为爆发电位（如睡眠状态），阻止传入的感官刺激唤醒大脑皮质。然而值得指出的是，与更高级或非特异性核团相比，丘脑中的感觉核（及其与皮质的连接）似乎较少参与麻醉介导的意识消失[87-88]。

丘脑开关学说的证据主要来自动物实验，在动物实验中，使用电压门控钾通道的阻断抗体或烟碱刺激丘脑中央内侧核区域可以逆转吸入麻醉药的作用[89-90]。

尽管在丘脑中注射大剂量的烟碱可引起麻醉迅速苏醒，但在同一位置使用烟碱乙酰胆碱受体的拮抗剂并不会引起麻醉介导的意识消失。丘脑中央区兴奋有利于创伤性颅脑损伤的行为学改善[91]。研究表明，人类丘脑和其他皮质下结构的（自发）兴奋与麻醉后苏醒有关，这表明丘脑参与麻醉苏醒期的原始意识或"核心"意识[92]。

丘脑的非特异性核团是整合皮质信息的平台[93]。因此，如果麻醉诱导意识消失的机制是抑制皮质信息整合，那么实际上就是抑制丘脑。为了验证这一假设，Velly 等使用头皮脑电图（反映皮质信号）和丘脑下核电极（反映丘脑活动）进行了一项神经生理学研究[94]。结果是丙泊酚或七氟烷麻醉诱导与皮质变化有关，而与皮质下变化无关，表明通过神经影像学研究发现的丘脑抑制是麻醉诱导意识消失的结果，而不是原因。但也有针对人类的研究认为，在丙泊酚诱导过程中，丘脑和大脑皮质同时受到抑制[95]。此外，在动物模型中对丘脑和皮质的更精确的神经生理记录表明，丙泊酚对丘脑中央区活动的影响先于对皮质的影响[95]；有趣的是，这一先后顺序也存在于自发睡眠的过程中[96]。另有动物研究发现，丙泊酚对丘脑高频振荡的衰减比皮质更明显[97]。

上述两种假说（丘脑作为开关或皮质信息的整合平台）把丘脑当作全身麻醉的被动参与者。然而，近期研究表明，丘脑可能在麻醉过程中发挥主动的作用。一项利用人类脑电数据进行计算建模的研究表明，丙泊酚作用于网状核 GABA 受体，使其与额叶皮质产生超同步 alpha 波（8 ～ 13 Hz），从而阻断感觉传入[98]。alpha 波超同步可能会阻碍正常意识所需的皮质-皮质沟通[99]。一项动物研究证实，丙泊酚诱导过程会诱发丘脑和内侧前额叶皮质之间的 alpha 波同步[100]。丘脑-皮质相互作用在麻醉诱导的意识消失中的潜在作用促使人们进一步探索丘脑及其与皮质的沟通。

皮质-皮质下联系

皮质和丘脑功能的紧密结合表明，这两者可以被视为统一的丘脑皮质系统。丘脑皮质系统在睡眠-觉醒周期中发生状态依赖性变化，对意识起着关键作用。这一作用归结于其能够整合多样的认知模式的神经活动，是主观体验的关键属性[101]。

最近使用功能性磁共振成像（functional magnetic resonance imaging，fMRI）的研究完善了丘脑皮质联系在麻醉中的作用。研究发现，丙泊酚能导致丘脑和外侧额叶-顶叶网络之间联系中断[102]。类似地，一项

关于特异神经核团（与特异的感觉模式有关）和非特异神经核团（与整合功能有关）的研究发现，非特异核团与大脑皮质之间的联系中断是丙泊酚导致意识水平下降的最合理解释[87]。新近研究表明，吸入麻醉药七氟烷能在功能上中断丘脑和皮质（尤其是额叶皮质）间的联系[103-104]。值得注意的是，神经影像学研究一致发现，尽管麻醉造成意识消失，但负责初级感觉网络的丘脑-皮质联系相对完好。

与麻醉诱导意识消失相关的丘脑-皮质联系中断的报道并不常见。fMRI 研究揭示了丙泊酚诱导的大脑皮质与壳核（基底神经节皮质下结构）间的功能分离[105]，而皮质与丘脑的连通性则相对保留。纹状体（由壳核和尾状核组成）在麻醉诱导意识消失中的潜在作用已在大鼠异氟烷麻醉模型研究中得到证实[106]。fMRI 发现，异氟烷诱导全身麻醉时，额叶皮质与基底神经节之间的功能联系被中断。而丙泊酚诱导引起人类意识消失时，也能在 fMRI 观察到皮质和皮质下结构的功能性分离[107]。通过改进 7T 功能性磁共振成像仪的空间分辨率和脑干核团模块区组[108]，未来的研究可以更精确地确定麻醉诱导意识消失的关键性皮质-皮质下相互作用或功能分离[109]。

皮质间联系和动态变化

以上三节根据意识和麻醉涉及的中枢结构，从脑干、间脑到丘脑皮质系统，自下而上进行介绍。睡眠也是通过自下而上的机制产生的[14]。然而，麻醉药可能通过自下而上的机制诱导意识消失，但苏醒期意识的恢复可能是通过自上而下（即皮质）机制[12]。

早期使用正电子发射断层摄影术（positron emission tomography，PET）的研究显示，麻醉导致皮质（包括外侧和内侧额叶-顶叶网络）区域出现局部抑制[110]。fMRI 观察到应用不同分子机制的药物，包括丙泊酚、七氟烷和氯胺酮，在麻醉诱导意识消失过程中，额叶-顶叶网络功能联系发生中断[102-103, 111-112]。而皮质联系不仅能通过 fMRI 进行评估，也应能通过评价皮质联系的神经生理学技术进行评估，后者可使麻醉诱导意识消失时的数据有更好的时间分辨率。脑电图能测量功能性联系（通过统计不同脑区电活动的统计学相关变异）以及联系的方向性或有效性（通过推测分析不同脑区之间的因果关系）[113]。将这些技术应用于脑电图（某些情况下联合使用 fMRI），可以在人类身上连续观察具有不同分子靶点的各类麻醉药诱发的额叶-顶叶联系中断和信息传递阻断[104, 114-117]。这可能是麻醉诱导意识消失的共同途径和直接原因[118]。

抑制额叶-顶叶联系可能意味着更广泛的皮质信号联系中断。一项使用高频脑电图和经颅磁刺激的研究显示，咪达唑仑诱导的意识消失会抑制皮质间的有效联系[119]。给予苯二氮䓬类药物后，可在磁刺激部位观察到局部皮质兴奋，但爆发电位在 100 ms 内即终止，随后皮质联系受到抑制。值得注意的是，上述麻醉药诱导出的现象与非快速眼动（NREM）睡眠中的现象一致[120]。这种扰动现象表明，在睡眠、全身麻醉和意识障碍期间，大脑皮质对刺激反应的复杂性降低[121]。在无意识的生理（睡眠）和药理（麻醉）状态下的相似发现可能反映了一种通过缓慢振荡阻断皮质联系的共同神经生理机制，这些神经生理机制在 NREM 睡眠和全身麻醉中有许多共同的特征[122]。一项对三名癫痫患者的颅内神经生理监测研究显示，在丙泊酚诱导意识消失的前 5 s 内，慢波振荡显著增加[123]。虽然单一结构的神经兴奋性在最开始受抑制，但当它恢复到基础值（或超过基础值）时，会分成高兴奋性期和静息期。神经放电会与慢波振荡偶联。然而，慢波振荡随皮质距离增加发生相位偶联衰减。因此，神经元的脉冲活动被分割成时开时关的片段，使得整个大脑皮质电活动出现暂时性的不协调。这些神经生理状况显著降低了皮质-皮质有效沟通的可能性。

分析无意识状态下皮质变化的新趋势是采用动态方法，这种方法不仅能反映相互联系的立体结构，还能反映全身麻醉过程中不同状态的动态变化。例如，在丙泊酚诱导的无意识期，皮质动态变化性和神经信号多样性下降，即正常意识体验所需的皮质灵活性丧失[124-125]。全身麻醉时，皮质动态变化多样性受损，动态变化趋于稳定[126]。上述改变可能是一个离散的、多阶段的过程，并在镇静和全身麻醉期间具有明显的动态变化特征（图 9.3）[127-128]。研究者将皮质动态变化与皮质联系性相互关联，发现在麻醉状态下，灵长类动物大脑中的功能联系模式似乎更依赖于结构/解剖模式[129]。值得注意的是，动物研究表明，离散分布的神经结构间连接的重新分配，能决定全身麻醉苏醒期的意识恢复过程[130]。

在下一节中，我们将讨论有关记忆的内容，记忆是将有意识的经历贯穿在一起形成自我叙述的中轴线。

记忆

历史及术语

对人类记忆的结构、功能和机制的理解，深受遗忘研究的影响。1957 年，Brenda Milner 报道了健忘症患者 Henry Gustav Molaison（H.M.，1926—2008）的惊

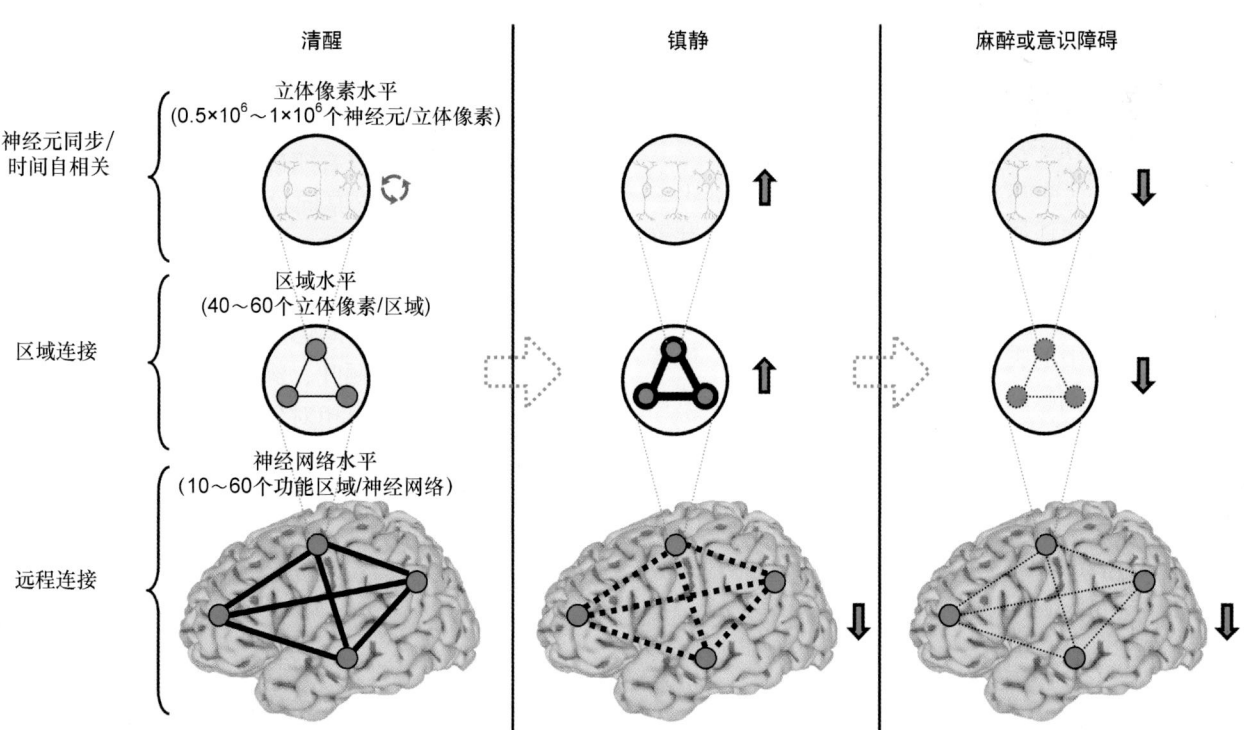

图 9.3 意识消失过程连续阶段的示意图。相对于清醒状态（左），镇静状态（中）的特征是局部/区域信号的同步性增强和全脑联系中断。手术期深度麻醉或意识障碍（右）与局部/区域同步和全脑联系中断有关（From Huang Z, Liu X, Mashour GA, Hudetz AG. Timescales of intrinsic BOLD signal dynamics and functional connectivity in pharmacologic and neuropathologic states of unconsciousness. J Neurosci. 2018；38［9］：2304-2317.）

人案例[131]，该案例成为神经科学史上最具影响力的个案研究。在一次治疗难治性癫痫的手术中，H.M. 内侧颞叶（medial temporal lobe，MTL）的重要部分（双侧海马、双侧杏仁核和邻近的海马旁回）被切除。术后，H.M. 发生了显著而持久的顺行性遗忘，无论通过何种感觉方式，H.M. 都无法建立任何形式的新的有意识的记忆。H.M. 还出现了一个层次明显的逆行性遗忘时间窗——H.M. 对术前 3 年发生事件的记忆受损。然而，他的大部分认知功能（知觉感受、语言、注意力、语义理解，以及在不断复述时保留少部分信息片段的能力）几乎都没有受损。在 H.M. 的报道之前，加拿大神经心理学家 Donald Hebb 提出的主流理论是，大脑中没有专门负责记忆功能的区域[132]。人们曾认为记忆过程是散在分布并整合在特定区域的感知和认知功能中，比如记忆的视觉属性将完全由感知视觉的纹状体和外侧纹状体皮质负责。H.M. 的案例否定了这一理论。显然，内侧颞叶是负责所有形式记忆的建立和早期维持的特定而必需的结构。自此以后，记忆研究发生了里程碑式的改变。起初，多数研究专注于内侧颞叶内孤立的结构-功能亚区（图 9.4A）和细胞水平的神经重塑过程。神经重塑的显著特征是长时程增强（long-term potentiation，LTP）。Timothy Bliss 和 Terje Lømo 在 1973 年报道了这一现象[133]。随后，新技术的出现使人们能够从系统水平进行发现和研究。例如使用脑电图和脑磁图能评估振荡相位同步在神经元区组中的作用[134]，使用 fMRI 能识别与特定记忆功能相关的大规模神经网络[135]，使用机器学习可以分类和预测记忆的复杂网络模式[136]。

术语"遗忘（amnesia）"用于描述全身麻醉主要特性之一。这一描述属于现象学范畴（正如多数麻醉科医师和非专业人员的理解），即患者在接受麻醉时不能回忆发生在他们身上的事件。然而，这一用法模糊了机制与语义上的关键区别。深麻醉状态下，患者无法处理并将基础感知整合成完整的意识体验。从认知神经科学的角度理解，全麻过程中的遗忘不是记忆的丧失，而是意识的丧失。它所体现的所谓记忆不能重现意识体验，是因为意识体验在一开始就未能建立。"认知（awareness）"的本意是有意识的感知，英语中习惯使用"awareness"这一术语（译者注：中文习惯使用"知晓"）来描述患者有意识地回忆麻醉过程中发生的事件，这一用法进一步增加了人们对概念的混淆。其忽略了记忆与意识在功能上是分离的这一本质。"认知"的存在对于麻醉状态下形成记忆是必要的，但只有"认知"是不够的。只有当认知（有意识的感知）和内侧颞叶及其他脑区的记忆过程共存

时，有意识的回忆才会发生。回忆仅是记忆建立和保存的表现形式。

由此，在麻醉状态下形成记忆的患者一定不可能是真正无意识的——他们记忆的产生一定源于一些意识片段的形成。不过，意识和记忆并非互为必要条件，即麻醉时意识的存在并不一定会导致记忆的产生。临床麻醉中一些现象无疑是这一说法的铁证，如患者接受小剂量丙泊酚或咪达唑仑诱导后可以进行逻辑清晰的对话，而事后却无法回忆谈话内容；又如全麻苏醒期的患者可以遵循指令有意识地做出反应（以证明拔管可以安全进行），而事后却不能清楚地回忆起这些有意识的活动。由此，麻醉药物一定对与意识无关的记忆过程有直接影响。而这些观察到的现象也为系统研究麻醉药物对记忆的影响奠定了基石。

正常记忆的组织结构和功能

多重记忆系统

"记忆"一词在日常用语中一般指陈述性记忆。陈述性记忆是对之前发生的事件和已习得知识的描述，陈述性记忆经意识获得，也可受到注意力和执行功能控制。当人们提及麻醉诱导记忆丧失时，指的也是这种陈述性记忆的丧失。

陈述性记忆由不同重要组分构成，需要加以区别。首先，是情景记忆和语义记忆的区别。情景记忆是对事件的回忆，具有明确的时空背景（如回忆自传性事件时，回忆内容有明确的个人经历感受、时间和地点）；而语义记忆是回忆应用定义、事实证据和常识知识的能力，不依存于特定的时空背景（如回忆珠穆朗玛峰是世界最高峰时，不依赖于获得这一知识的时间和地点）。情景记忆系统能快速进行时空定位，并高度依赖于内侧颞叶、额叶和顶叶结构[137-138]；而语义记忆系统的调用相对较慢，并散在分布于紧密映射到预设模式网络的皮质区。这是一个活跃于静息状态和自然认知过程的庞大系统[135,139]。其次需要进行区别的是情景记忆中的回忆和熟悉。回忆涉及对先前事件专属场景细节的特定记忆，而熟悉是对一个事物曾遇到过的感觉，并不附加特定的场景细节。目前普遍认同的观点是，回忆和熟悉来自内侧颞叶内部不同的神经解剖结构和加工过程。边缘皮质接收来自感觉联络区的输入，并通过编码和检索识别某一事物的特征（信息的内容）来支持熟悉度判断。海马旁回和内嗅区接收来自空间处理脑区的信息输入（事件发生

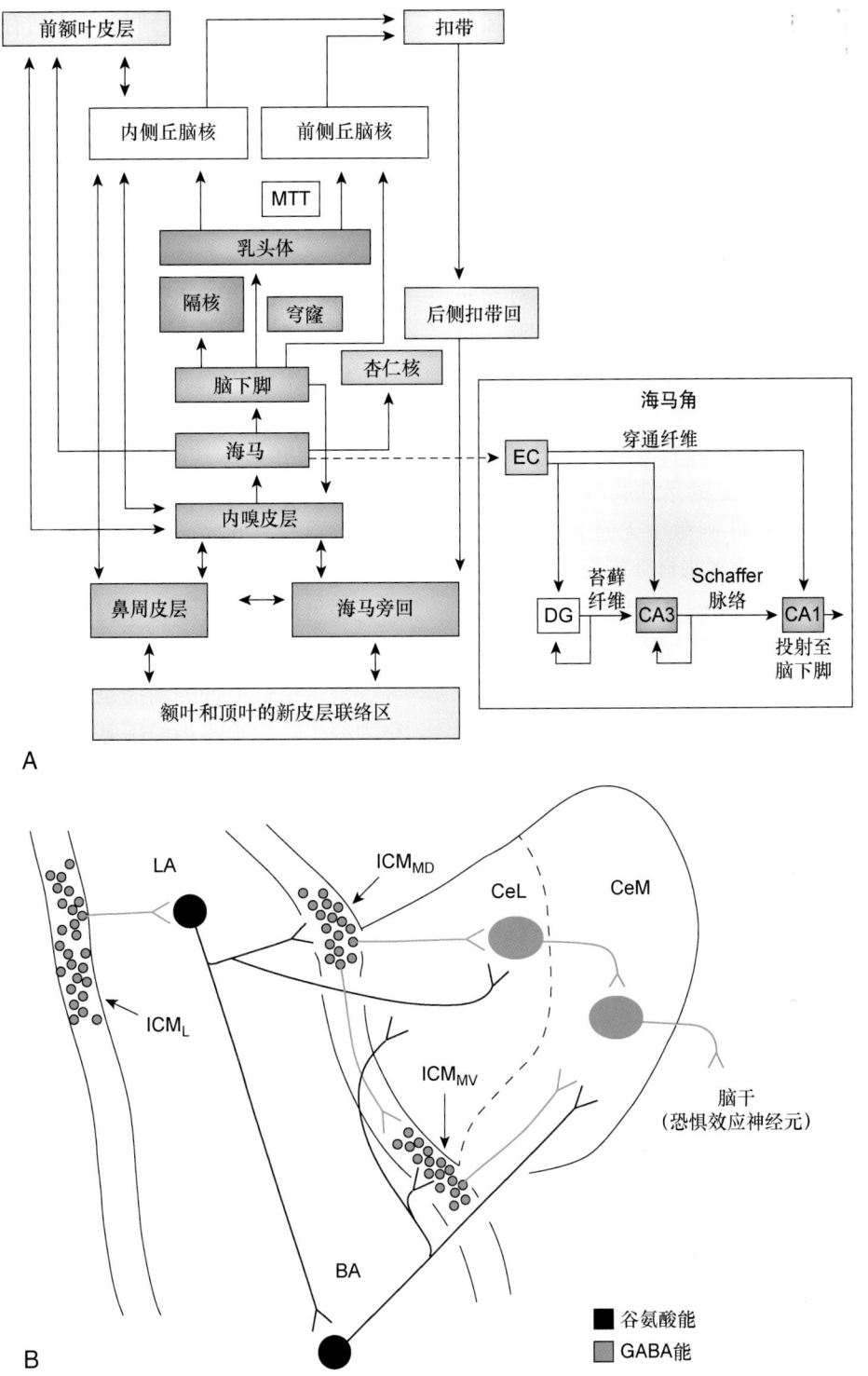

图 9.4　内侧颞叶记忆系统。(A) 内侧颞叶、间脑核与新皮质联合区结构的单向或双向网络连接表征。CA，海马角；DG，齿状回；EC，内嗅皮质；MTT，乳头体丘脑束。(B) 杏仁核的内在连通性。BA，基底核；CeL，中央核外侧段；CeM，中央核内侧段；ICM_L，外侧中间细胞团；ICM_MD，背侧中间细胞团；ICM_MV，腹侧中间细胞团；LA，外侧核 ([A] Modified from Bartsch T, Butler C. Transient amnesic syndromes. Nat Rev Neurol. 2013；9 [2]：86-97, Figure 2. [B] Modified from Duvarci S, Pare D. Amygdala microcircuits controlling learned fear. Neuron. 2014；82 [5]：966-980, Figure 2.)

的地点)，并通过编码和检索相关场景来协助回忆。海马将事物和场景联系起来，可能是回忆所必需的结构 (译者注：这里应指的是近期回忆，因为 H.M. 切除双侧海马后，仍保留远期回忆)，但海马在熟悉程度的判断中几乎没有作用[140-141]。

其他形式的记忆则与陈述性记忆是分离的。程序性记忆研究发现，健忘症患者在对任务没有陈述性记忆的情况下也能学习手眼协调技能，这一现象反映了陈述性记忆和程序性记忆的区别。程序性记忆依赖于尾状核。记忆减退患者也有完整的程序性记忆启动[142]，也就是说，某一刺激对随后相同刺激的影响是一个无意识的过程。例如，健忘症患者对曾见过的图片的命名比未见过的图片的命名快 100 ms，尽管患者对自己曾见过该图片没有陈述性记忆[143]。启动效应（priming effects）的神经解剖基础位于处理知觉和场景信息的脑区（译者注：启动效应指根据之前对相同或相关刺激的经验而产生的在处理刺激时的速度、偏倚或准确性的变化），因此也随信息的性质而变化[144]。最后介绍情绪记忆系统，这一领域的研究工作非常丰富。经典的实验模型是巴甫洛夫恐惧条件反射实验及相关变体，实验将情感上中立的条件刺激与厌恶性非条件刺激相结合，导致条件刺激下无意识的生理和（或）行为反应。该回路汇聚了来自外侧杏仁核、基底外侧核及中央核的所有传入模式，而这些核团广泛投射至调节皮质和皮质下区域（图 9.4B）[145-146]。随着对不同记忆系统的深入研究，记忆的研究框架已转向功能和解剖的多种记忆系统模型[147]。

工作记忆是指在意识流中保持有限信息的能力，并负责执行复杂的认知任务，如推理、理解和学习[148]。工作记忆的概念是从早期短期记忆概念发展而来的，但是其大部分内容已经被替代，这两个概念不可混用。工作记忆意味着既是短期记忆储存形式又具有可操作的能力。目前最有影响力的模型由 Baddeley 和 Hitch 在 1974 年首次提出[149]。该模型把工作记忆分为容量有限的三个子系统：①语音环路：通过声音或默读保持信息，例如记住一个电话号码；②视觉空间画板：用于保存和处理空间、视觉和运动觉信息；③中枢执行：负责调节选择性注意和抑制。随后加入了第四个子系统：情节缓存，负责多维陈述的临时存储和与陈述性记忆的整合[150]。

传统观点认为，工作记忆与内侧颞叶无关[151]，虽然近期空间工作记忆的研究对这一观点提出质疑[152]，但目前依旧认为，工作记忆依托于散在分布于皮质网络中持续活动且灵活分配的资源，其核心区位于背外侧前额叶皮质（dorsolateral prefrontal cortex，DLPFC），与顶叶皮质、丘脑、尾状核和苍白球相连[153]。工作记忆与内侧颞叶在功能和结构上的区别并不意味着工作记忆和陈述性记忆系统间没有相互作用。工作记忆依靠陈述性记忆来提供语义和场景。在工作记忆任务中，与陈述性记忆相关的皮质知觉区激活，且该激活与前额叶区同步性增加[154]。反之，陈述性记忆的形成受工作记忆加工处理的深远影响，处理程度越高，学习效果越好[155]。

记忆从短期存储到稳定长期存储的过渡是连续的，人们曾认为记忆是在系统间顺序传输的。然而，这一观点受到了罕见病例的挑战——一些患者表现出选择性的短期记忆缺陷，却能保留完整的陈述性记忆。最近研究也证实了记忆在多个系统中并行存储的假说[156]。

长时程增强、突触标记和记忆强化模型

Müller 和 Pilzecker 在 1900 年首次提出了记忆巩固假说[157]。他们指出，新的记忆在形成后的一段时间内可被其他学习信息扰乱。这种被称为"倒摄抑制"的效应是时间依赖性的，即记忆的易感性在学习的即刻最强，并随时间而减弱。Müller 和 Pilzecker 提出，记忆痕迹形成之初以一种"脆弱"的状态存在，随后通过巩固过程变稳定。时至今日，巩固假说仍是理解记忆和行为过程的基础。

整合记忆痕迹的前提是建立记忆痕迹，这一过程称为编码。编码指当经历某一事件时，调控神经表征的网络不会立即返回其之前的状态，而是调整为可以再次强化激活的状态。突触可塑性和记忆假说认为，神经活动诱导的突触可塑性对于信息存储（记忆的基础）是必要的和充分的[158]，在这一理论下，编码意味着某种形式的突触可塑性的启动。虽然编码本身并不负责记忆痕迹由短期向长期的传递，但编码为长期记忆的形成提供了可能。

人们对编码记忆相关的神经关联最小单位尚未完全理解。细胞模型显示，突触强度的功能性改变可以在树突棘结构不变的情况下发生[159]。记忆早期通过结构和功能重塑所产生的永久性变化代表了记忆巩固的神经关联。目前广泛应用的细胞模型是长时程增强（long-term potentiation，LTP）[160]，LTP 指在一定刺激后，突触传输效能的持久增强。LTP 在海马和其他传入通路中大量发生[161]。LTP 可由非生理性高频刺激诱发，也可由类似生理性活动的刺激诱发。可诱发 LTP 的刺激频率主要在 theta 波（4 ～ 8 Hz）范围内[162]，而海马区 theta 波同步振荡对形成记忆至关重要[134]，表明 LTP 与记忆有显著相关性。

涉及 LTP 机制的研究广泛而深入，这里仅简单介绍与麻醉相关的研究。大多数 LTP 的诱导需要激活突触后 N- 甲基 -D- 天冬氨酸（N-methyl-D-aspartate，NMDA）受体[163]，诱发 Na^+ 和 Ca^{2+} 流入。这一细胞内 Ca^{2+} 的增加是触发 LTP 的关键因素。随后，钙-钙调蛋白依赖激酶 II（calcium-calmodulin-dependent kinase II，CaMK II）被激活并自磷酸化，导致细胞骨架重构[164-165]。其他细胞信号的级联激活也有助于LTP[166]。LTP 的最终结果是介导蛋白合成，这一过程发生在胞体和树突局部，并导致突触结构的持久性变化[167]。蛋白合成抑制剂可以持续阻止体外实验中LTP 的产生，在动物实验中阻碍学习过程[168]。

LTP 分为两个阶段：早期 LTP（early LTP，E-LTP）不涉及蛋白合成，可以在维持数分钟至数小时，而晚期 LTP（late LTP，L-LTP）依赖于细胞内信号和蛋白合成，可维持数天。突触增强（和记忆）的持续存在受围绕编码的事件影响，"突触标记和捕获假说"从机制上解释了这一现象[169]。该假说认为，在 E-LTP 过程中激活的突触通过一个不依赖于蛋白合成的机制标记，该标记为持续的 L-LTP 奠定基础。但为使级联反应继续进行，这些标记必须在胞体或树突中捕获可塑性蛋白（plasticity-related proteins，PRP，由神经活动诱导合成）。突触标记模型解释了单个神经元的数千个树突如何同时处于记忆的不同阶段参与记忆稳定过程，因为标记和 PRP 捕获不需要作为一个整体进程。

再巩固

人们对记忆巩固理解的重大转变归功于 Nader 等在 2000 年的报道。他们发现，听觉恐惧条件反射的陈旧记忆通常对蛋白抑制剂不敏感，但当该记忆重新获得时，就会重新变得对蛋白抑制剂敏感[170]。这表明对一个记忆的检索会使其暂时具有可塑性，随后再重新进入稳定状态。这一过程称为再巩固，可塑性期称为再巩固窗。该机制与初始的记忆巩固共享许多LTP 过程，但也在细胞水平和系统水平表现出一些截然不同的特性[171]。再巩固作为一个调节过程，可以强化已存在的记忆，同时，也提供了一个更改记忆的窗口，可在已经存在的记忆中添加新的信息，也可通过阻断再巩固过程削弱记忆的存在[172]。再巩固的后一种特性引起了转化医学极大的兴趣，因为动物实验已经反复证实，通过药物和行为干预再巩固的过程，能够修改甚至消除恐惧记忆[173]。事实也证明，在窗口期阻止特定行为可消除人类的恐惧记忆[174]。

相位同步与耦合

集合和网络中的神经元处于兴奋和抑制的振荡变化状态。这些振荡的相位同步通过在大脑不同功能区域间创建瞬态和动态关联进行神经通信。相位同步可

能是神经可塑性和记忆的基础[134]。许多研究表明，在执行记忆任务期间的相位同步动力学可能与长期记忆和工作记忆的性能有关[175-176]。gamma 波（30～100 Hz）同步是海马 Hebbian 可塑性（又称"峰电位时间依赖可塑性"）的一种重要形式。计算拟合模型和实验数据都表明，通过协调神经元集合中的突触前棘波，gamma 波的频率和相位产生快速变化来调节这种可塑性，从而有效地识别单一事件[177]。

记忆编码的另一个特性是 gamma 波与 theta 波（4～8 Hz 范围）的慢波同步振荡相耦合[178]。在海马体和内嗅皮质中显著的 theta 振荡在受到刺激时发生相位重置。相位重置涉及的区域分布广泛，是一种有效的跨区域通信机制[179]。海马–内嗅皮质系统的theta 相位重置和同步与陈述性记忆有关[180]，而杏仁核–海马系统的 theta 相位重置和同步则与恐惧记忆有关[181]theta 相位和 gamma 振荡之间的耦合与陈述性记忆形成相关[180, 182]。也有提议使用简化模型，以代码形式有序地呈现多个项目和空间的耦合[183]。theta相位和 gamma 相位之间的耦合可以使神经元棘波具有更精确的时间协调性，并可以编码工作记忆中多个互不相干的项目[184]。

麻醉药物对人类陈述性记忆功能的影响

麻醉药物可能通过多种途径干扰记忆并导致遗忘。多数机制无法直接通过人类评估，但可以根据记忆过程的特征设计实验进行间接检验。麻醉对记忆影响的研究所使用的模型和实验方案借助了相对成熟的记忆研究相关方法，使其研究结果也更有说服力。

逆行性记忆的行为学研究

系统性研究没有发现麻醉药导致人类逆行性遗忘的证据（尽管存在少数个案报道）。诱导剂量的硫喷妥钠、美索比妥或丙泊酚都不会诱发逆行性遗忘[185-186]。成年患者能保留给予 2 mg、5 mg 或 10 mg 咪达唑仑前4 min 的视觉记忆[187]。在术前准备区或手术室内，患者诱导前对词汇的记忆也是正常的[188]。针对儿童患者的研究显示，咪达唑仑、丙泊酚或右美托咪定诱导前的图像记忆也是正常的[189-191]。在成年志愿者和靶控输注的实验室中，输注丙泊酚、咪达唑仑、硫喷妥钠或右美托咪定前的图片和文字记忆都不受影响[192-194]。

一些设立非麻醉对照组的研究发现，麻醉药反而

导致给药前记忆增强，这一现象称为逆行易化。在一项使用丙泊酚进行轻度镇静的研究中，受试者在用药前 24 h 内的单词记忆相对增强[195]。在精神药理学领域的文献报道中，咪达唑仑和其他苯二氮䓬类药物也出现类似作用[196]。逆行易化的机制可以通过逆行干扰解释。逆行干扰是指脑力劳累会抑制新形成记忆的巩固，而刚形成的记忆是最脆弱的[197]，即使新引入的记忆内容和刚形成的记忆内容不相关，新 LTP 的引入仍会干扰刚形成的 LTP 和记忆能力[198]。当新形成的 LTP 受到选择性 NMDA 拮抗剂阻断时，这一新 LTP 就不会对近期形成的其他 LTP 产生干扰，记忆能力也得到提高[199-200]。由此，对丙泊酚和苯二氮䓬类药物诱导逆行易化的简单解释是，这些药物同样通过 GABA 能途径调节新 LTP 的产生，防止巩固近期记忆所需的资源被新的记忆占用，进而提高近期形成的记忆的保存率。

逆行易化的发现和逆行性遗忘的缺失表明，至少对于人类而言，GABA 能神经元相关的麻醉遗忘的关键机制涉及巩固级联反应中非常早期的过程。但很难想象这一早期影响会干扰记忆下游蛋白转录过程。若真如此，则麻醉药物将会干扰记忆系统对已发生事件的持续巩固，继而形成一个逆行性遗忘时间窗。尽管这一推论与目前临床研究相违背（临床研究未观察到麻醉药物的逆行性遗忘现象），基于诱导假说的另一个模型却发现，在啮齿动物中 GABA 能麻醉药对下游蛋白转录过程确实有直接影响[201-202]。

虽然药理学研究中未观察到逆行性遗忘现象，但临床实践中，确实有一定比例的患者不能回忆起麻醉前短时间内所发生的事件，且这种现象随患者年龄增长而增加[203]。急性应激和焦虑对记忆产生的复杂的去甲肾上腺素介导的影响可能是促成的这一现象的原因[204]，但尚需进一步研究证实。

麻醉遗忘的数学模型

记忆衰退的数学模型被用来描述多种静脉麻醉药的遗忘效应[193]，该功率衰减函数由两个参数构成：

$$m_t = \lambda t^{-\Psi}$$

λ 反映了最初的记忆强度（编码指数），Ψ 表示衰变的速率（整合指数）。不同麻醉药物调节这两个系数的方式显著不同。丙泊酚是一种典型的遗忘药物，它允许记忆过程对物质进行稳健的编码，但由于巩固功能丧失，信息随后加速衰减。而右美托咪定则导致典型的记忆障碍，它使得信息不能进行有效编码

码，但对编码记忆的后期巩固几乎没有影响。苯二氮䓬类药物咪达唑仑的表现与丙泊酚类似，在低剂量时选择性地导致记忆巩固功能丧失，同时保持编码功能的完整，但随着剂量的增加，咪达唑仑也能造成显著的编码功能障碍。而硫喷妥钠导致显著的记忆编码失败，但对巩固功能影响很小。在不同麻醉药物中观察到的模式差异意味着非特异性 GABA$_A$ 激动作用本身不足以解释麻醉药物诱导记忆巩固失败的作用。

麻醉药作为编码调节器对注意力和觉醒的影响

麻醉药物对编码过程的影响与注意力调节有关。选择性注意由不同的网络支配，这些网络负责调节警觉性、目标定向和执行控制功能[205]；涉及调节短距离连接和长距离连接的跨神经元相位同步[206]，并且是成功建立陈述性记忆的必要条件[207]。大多数麻醉药物对注意力的主要作用是降低觉醒，但 NMDA 拮抗剂氯胺酮例外，它主要作用于定向和选择[208]。硫喷妥钠使左下前额叶皮质（left inferior prefrontal cortex，LIPFC）兴奋性的下降影响注意力，而丙泊酚则没有这种效果[209]。在测试的 225 min，硫喷妥钠和右美托咪定对记忆的影响可通过觉醒状态预测，而丙泊酚导致记忆缺失的程度远大于仅通过觉醒预测的程度[194]。在麻醉相关记忆丧失的数学模型中，唤醒可以精确地预测右美托咪定、硫喷妥钠、咪达唑仑和丙泊酚等药物在镇静浓度范围内的编码强度指数[193]。总之，对于那些主要通过导致编码失败而影响记忆的药物，可以通过觉醒与否预测给药后记忆功能的存在情况。

皮质编码过程的神经影像学研究

少数功能性神经影像学研究评估了麻醉药在记忆编码过程中对皮质区域兴奋性的影响。一项早期的 PET 研究通过单词记忆任务探究丙泊酚的镇静作用，发现与编码功能和随后的语言任务记忆相关的左下前额叶皮质区域的变化相对保守[210]，表明丙泊酚没有阻断支持编码所需的过程。相比之下，与执行控制和运动规划的认知控制功能最相关的背外侧前额叶皮质区的兴奋性下降[211]。在随后的一项使用听觉深度的研究中，镇静剂量的硫喷妥钠可降低左下前额叶皮质的活化，而丙泊酚对左下前额叶皮质的活化没有明显

影响[209]。但也有研究发现丙泊酚减少编码区域的激活。一项丙泊酚轻度镇静对句子理解任务影响的 fMRI 研究发现，受试者对句子记忆能力的下降与左额下回（left inferior frontal gyrus，LIFG；属于左下前额叶皮质的一部分）和颞中回的兴奋性降低相关[212]。另一项使用单字编码任务的研究显示，镇静剂量的丙泊酚降低了左额下回的兴奋性并导致记忆丧失。同时，该研究还发现左额下回与一些涉及语言处理和记忆任务的额顶叶和颞叶区域（包括颞中回和楔前叶）之间存在完整的连接[213]。

需要注意的是，一些功能神经影像学研究在评估镇静剂量的麻醉药物作用时，使用的是与记忆编码任务类似的实验任务，但未将记忆编码作为主要研究目的，这些实验的结果固然有意义，但需要谨慎解释。一项早期 PET 研究使用音调识别实验范式对镇静剂量的咪达唑仑进行研究，发现在 Brodmann 分区系统的第 9、10 和 46 区出现剂量依赖性兴奋性下降，这些区域与背外侧前额叶皮质和左下前额叶皮质重叠[214]。通过 fMRI 对丙泊酚镇静过程中语义文字处理的研究发现，尽管受试者存在完整的行为反应，但左额下回的兴奋性呈剂量依赖性下降[215]。低剂量右美托咪定的 fMRI 研究发现，在情绪图片记忆任务中 Brodmann 分区系统的第 9 区和第 10 区的双侧前额叶的兴奋性受到广泛抑制，但该研究没有具体分析编码性能的改变[216]。最近一项使用音乐刺激的研究发现，镇静剂量的右美托咪定和咪达唑仑会降低初级和次级听觉处理区的兴奋性，而丙泊酚没有此作用[217]。其他涉及静息状态网络的评估，或在深度镇静反应丧失水平下涉及皮质对外界刺激的被动激活的神经影像学研究，不应视为记忆研究[217]。

内侧颞叶功能的神经影像学研究

两项研究通过事件相关 fMRI 评估低剂量丙泊酚和右美托咪定对内侧颞叶的激活，发现丙泊酚引起的记忆丧失程度与海马两侧兴奋性减少的程度呈线性相关[218]，并与行为巩固过程的失败相关。与丙泊酚相比，右美托咪定不降低海马的整体兴奋性水平，但随后记忆效应也减弱，即右美托咪定造成的海马变化与随后记忆能力下降的相关性较弱[216]。一种解释是，右美托咪定的这一现象反映的是大脑皮质编码过程的减弱对下游的影响。更早的一项苯二氮䓬类药物劳拉西泮和胆碱能拮抗剂东莨菪碱的研究发现，记忆减退与海马前部的兴奋性降低有关[219]，并伴有梭状回和额下皮质编码区兴奋性下降。另一研究发现，0.25% 的七氟烷能降低海马对听觉和视觉刺激的反应，但该

研究没有对记忆表现进行评估[220]。

少数研究使用皮质脑电图和植入癫痫患者脑深部的电极来评估麻醉效果，但都没有能涉及记忆功能研究。其中一项研究评估了轻度镇静浓度的丙泊酚对海马波谱相干性和静息时功率特性的影响，发现海马-内嗅区的自发相干性在 delta 波段显著增加，而在其他波段的变化极小[221]。但该研究未对皮质-海马的一致性进行评估。

皮质事件相关电位的研究

一些记忆领域的研究引入事件相关电位（event-related potential，ERP）参数。ERP 是脑电图中对刺激产生的微小而特定的正负信号波动，这一波动在刺激后的固定时相发生，并可通过叠加（通常 > 50 次）重复试验的结果进行识别。ERP 的机制是刺激引起正在进行的振荡发生相位重置，而不是诱导了新的振荡生成[222]。

一项关于东莨菪碱、劳拉西泮和苯海拉明的早期 ERP 研究表明，药物对觉醒和记忆的影响在电生理水平可能是可分离的，尽管这些研究没有直接评估记忆[223]。上述研究中，三种药物都能观察到与觉醒相关的 P1N1 和 N1P2 早期复合物的变化。与后期记忆相关的复合物，尤其是 P3 和 N2P3 的变化，只在东莨菪碱和劳拉西泮组出现，而在苯海拉明组没有出现。苯海拉明是一种抗组胺药，能引起镇静，但不能导致记忆丧失。随后，一系列使用记忆特异性实验范式（译者注：实验范式即相对固定的实验程序）评估不同静脉麻醉药的研究在该研究基础上拓展。在一项非文字记忆任务中，丙泊酚诱导的记忆丧失与编码任务时的 P300 振幅降低有关[224]。随后一项研究中，通过使不同药物达到同等镇静水平，发现麻醉药物的记忆效应独立于其镇静作用，丙泊酚和咪达唑仑导致 P300 和 N2P3 的振幅下降[225]，N2P3 是后续记忆表现的最佳预测因子。所有药物都呈现 N2 潜伏期与反应时间的相关性，而反应时间是镇静作用的一个替代指标。

另一项实验研究了起源于顶叶楔前叶区域（parietal precuneal region，Pz）的早期潜伏期 ERP 和中潜伏期 ERP，并将它们与描述编码和巩固失败程度的系数联系起来[226]。在多种类型不同剂量的药物研究中，记忆巩固失败与编码时观察到的 P2 振幅和 N2 潜伏期密切相关。由于视觉 P2N2 复合物来源于 theta 同步振荡[227]，一种可能的解释是，麻醉药物对记忆巩固影响的共同机制涉及巩固诱导时发生的分布于皮质-海马网络上的 theta 振荡变化。此外，P2N2 和记忆衰减系数也与反

应时间密切相关，而这一相关可能涉及区域间的同步性[228]。但目前并没有药理学方面的遗忘研究对皮质−海马同步进行直接测量。另有研究分析了新旧效应。新旧效应是顶叶 ERP 的稳健现象，用于区分初次暴露反应与作为记忆强度标记的后续暴露反应[229]。丙泊酚和咪达唑仑在给药 27 s 时显著降低了新旧效应，尽管此时记忆能力保持不变，再次证明了脑电改变作为记忆受损的早期标记先于可检测水平的行为学改变。

通过不同的实验范式评估不同浓度丙泊酚麻醉下的听觉 ERP[230-231]，发现丙泊酚会导致剂量依赖性的错配负性信号（mismatch negativity）和早期右前负性信号（early right anterior negativity，ERAN）的下降，这些负性信号由特定的音乐信息引起，并与联想记忆有关。而由初级听觉处理产生的 P1 复合体，即使在深度镇静状态下也不受影响。

麻醉对内侧颞叶记忆过程和行为影响的非人类研究

麻醉对内侧颞叶可塑性的影响

GABA 能中间神经元在海马各亚区间投射[232]，为麻醉药物提供了大量潜在的作用靶点。早期涉及 Schaffer 联合通路的强直刺激研究中[233]，异氟烷通过低频刺激阻断了 LTP 和长时程抑制（long-term depression，LTD）的产生。这一作用可被 GABA$_A$ 受体拮抗剂印防己毒素逆转，这成为异氟烷通过 GABA 能神经元影响 LTP 的有力证据。类似实验中，遗忘浓度的七氟烷也能阻断 LTP，并可通过添加 GABA$_A$ 拮抗剂荷包牡丹碱阻止七氟烷的这一作用[234]。最近的一项研究发现，新生大鼠暴露于七氟烷造成尖端树突棘密度减少、突触超微结构损伤、突触小泡相关蛋白表达升高，并抑制 LTP 形成，但 LTD 不受影响[235]。另一项涉及海马的研究发现，成年小鼠暴露于异氟烷 24 h 后认知功能意外提高，并伴有 NMDA 受体 2B 亚基上调和 LTP 增强[236]。

一系列研究表明，丙泊酚抑制 LTP 的诱导，但不影响 LTP 的维持，对 LTD 也无影响。这一作用可被印防己毒素阻断，表明该现象涉及 GABA$_A$ 受体介导的机制[237-238]。值得注意的是，一项研究发现丙泊酚只在麻醉浓度下抑制 LTP，而在遗忘浓度时不抑制 LTP[238]。丙泊酚也可以抑制构成 LTP 的子过程[239-241]。丙泊酚降低海马区活性相关细胞骨架蛋白（activity-related cytoskeleton-associatedprotein，Arc）

的表达，进而抑制逃避反应，但丙泊酚并不降低 Arc 的 mRNA 表达水平[202]，这表明丙泊酚的这一作用涉及转录后机制。

海马 GABA$_A$ 能中间神经元显著高表达 α$_5$ 亚基。已知 α$_5$-GABA$_A$ 受体调节的 theta 波的极窄频段范围内诱发的 LTP 对记忆功能意义重大[242]。这些现象启发人们在麻醉药物研究中引入 α$_5$-GABA$_A$ 敲除小鼠。在海马 CA1 神经细胞中，依托咪酯阻断野生小鼠 LTP 的产生，但对 α$_5^{-/-}$ 突变小鼠无影响。在行为学实验中，α$_5^{-/-}$ 突变小鼠能抵抗依托咪酯的遗忘作用[243]。此外，依托咪酯对 LTP 和记忆行为的影响能被 L-655、708 阻断。L-655、708 能选择性下调 α$_5$-GABA$_A$ 受体活性[244]。在 1 MAC 异氟烷麻醉研究中，也观察到野生小鼠发生记忆缺陷，而 α$_5^{-/-}$ 突变小鼠和接受 L-655、708 注射的野生小鼠记忆不受影响[245-246]。此外，依托咪酯和异氟烷导致的 α$_5$-GABA$_A$ 受体表达增加至少需要 1 周才能返回基线水平[247]。

除 α$_5$ 亚基外，其他亚型也参与麻醉诱导的记忆丧失。α$_4$-GABA$_A$ 受体主要在齿状回和背侧丘脑高表达。α$_4$ 敲除影响异氟烷的遗忘效应，但不影响其麻醉效果[248]。令人困惑的是，β$_3$-GABA$_A$ 受体基因敲除小鼠能抵抗异氟烷的遗忘效应[249]，但 β$_3$-GABA$_A$ 受体的基因敲入（译者注：通过基因敲入造成 β$_3$ 亚基点突变）却不能影响异氟烷的遗忘效应[250]。类似的现象也出现在 α$_1$ 亚基相关研究中[251-252]。

麻醉药对海马 theta 波影响的在体研究也有报道。一项研究使用恐惧条件反射范式检查异氟烷、氧化亚氮和氟烷的遗忘浓度，发现海马依赖性情境条件反射的抑制与 theta 波峰频率的减慢成正比[253]。另一项研究也表明，异氟烷在不改变绝对功率的情况下，使海马 CA1 神经元束的 theta 波振荡减慢[254]。东莨菪碱引起记忆丧失的剂量与 theta 振荡的加速有关，但当不存在 theta 振荡加速时，则可能提高学习能力[255]；而无论 theta 振荡是否存在，都能观察到东莨菪碱引起的绝对功率的损失。综上，这些发现表明不同麻醉药可能通过不同形式的海马波的中断导致记忆丧失。

麻醉对恐惧记忆系统影响的人类和非人类研究

杏仁核依赖的恐惧系统

杏仁核是一群相互连接的神经核团，位于海马前部，有传入和传出的投射，这些投射分布于皮质和皮质下结构的广泛区域。杏仁核对恐惧学习和恐惧记忆至关重要。依赖于杏仁核的经典恐惧条件反射（巴甫洛夫）的系统研究发现了许多相关机制和回路[145-146]。基底外侧杏仁核（basolateral nucleus of the amygdala，BLA）也调节海马体和其他地方的记忆编码和巩固，以应对情绪、觉醒和压力[256]。其机制依赖于 BLA 内的去甲肾上腺素能投射，去甲肾上腺素能投射同时作用于 BLA 的 α 受体和 β 受体[257]，并可由系统应激信号（尤其是糖皮质激素和肾上腺素）触发[258-259]。杏仁核-海马连接通过直接和间接的投射发生，并依赖于 theta 振荡同步[181, 260]。杏仁核含有许多 GABA 能麻醉药的靶点。

麻醉对非人类恐惧系统的影响

由于各种形式的恐惧条件作用是动物模型中研究记忆的主要实验方法，故几乎所有关于麻醉对记忆影响的研究都加深了麻醉对恐惧系统影响的理解。除了从大量文献中得出 GABA 能麻醉药普遍阻断恐惧记忆习得这一中心结论之外，还有一些研究因涉及麻醉药物对恐惧回路和恐惧行为影响而备受关注。

大量证据表明，麻醉对恐惧记忆的影响是由杏仁核 GABA 能机制介导的。咪达唑仑选择性注射在 BLA 可阻断恐惧记忆的获得和相应的应激增强[261]，在接受地西泮、丙泊酚和七氟烷麻醉的大鼠，损毁 BLA 可阻断抑制性逃避任务的顺行性遗忘[262-264]。此外，在 BLA 中注射选择性 GABA$_A$ 拮抗剂荷包牡丹碱可阻断丙泊酚和咪达唑仑的作用[202, 265]。

麻醉药在某些情况下可以增强恐惧记忆。条件刺激后立即给予丙泊酚或氯胺酮会造成记忆保留率提高[266-267]。如前所述，这可能是一种逆行促进。但同样方式给予右美托咪定，则会导致记忆保留率降低。在创伤后应激障碍大鼠模型中，恐惧学习后立即给予丙泊酚和氯胺酮，可增强长期的恐惧行为，而右美托咪定则没有此效果[267]。记忆消除训练用于缓解习得性恐惧表现。在记忆消除训练中给予咪达唑仑，会阻断消除训练的效果[261]，而且也会阻止减少习得性恐惧的表现[268]。当七氟烷以非常低的非镇静剂量（0.11%）使用时，会增强条件恐惧作用[269-270]。

麻醉对人类恐惧系统的影响

曾有三项功能性神经影像学研究直接探讨了麻醉对情绪记忆的影响。使用 PET 和路径分析的研究表明

（彩图 9.5 下）[271]，人类对负性情绪比中性情绪具有更深刻的记忆，0.1% 和 0.2% 的七氟烷麻醉均不能影响负性情绪记忆。但 0.25% 的七氟烷可以阻断负性情绪记忆，且这一阻断与从右侧杏仁核到海马体以及从右侧基底核到海马体的连接有效性下降有关。此外，七氟烷调节情绪感知，使人们对刺激感受的评定更倾向于中性。一项 fMRI 研究表明，镇静剂量的丙泊酚并不会降低杏仁核对消极刺激的反应，但海马体的激活明显减弱（彩图 9.5 上），并与记忆丧失和对高级情绪内容记忆的丧失有关[218]。这表明，皮质和皮质下负责情绪解释的功能区以及传入杏仁核激活的过程相对不受丙泊酚遗忘水平的影响，而依赖于杏仁核的调节海马可塑性的传出过程被中断。一项关于右美托咪定的 fMRI 研究也报道了右美托咪定不影响消极刺激导致的杏仁核激活[216]，但与丙泊酚不同的是，右美托咪定保留了高级情绪记忆，而左侧杏仁核和海马的激活与随后的记忆相关。综上，这些研究提示丙泊酚可能对杏仁核-海马调节轴具有更针对性的作用。一个可能的解释是，丙泊酚引起的 theta 振荡同步的丧失显著干扰了杏仁核-海马的连接，而蓝斑的 α$_{2A}$ 拮抗仅引起下游基底外侧杏仁核有限的去甲肾上腺素信号的衰减。

临床意义

杏仁核反应异常涉及许多以恐惧为基础的精神疾病，包括焦虑、恐惧症（phobia）、惊恐障碍（panic disorder）（译者注：惊恐障碍指突发突止的惊恐发作，不受情景限制、没有特定诱因，不可预知；而恐惧症指针对某一特定事物或场景的恐惧）和创伤后应激障碍[272]。手术和重大疾病创伤相关神经体液应激反应会导致儿茶酚胺、糖皮质激素和其他可促进杏仁核恐惧相关神经可塑性改变的介质水平的复杂变化，并往往包含情感应激。目前还不清楚这些介质水平的升高（或降低）在何种特定情况下会导致神经心理功能的长期改变，尽管在重症监护环境下的多项研究表明，应激和外源性儿茶酚胺的使用与远期不良结局相关[273]。在外科手术人群中，与手术相关的创伤后应激障碍综合征的发生率为 16%[5]，与暴力受害者相似。麻醉药在围术期或重症治疗中对神经系统可塑性的影响与否，在理论上有可能对长期的心理后遗症产生正面或负面的作用。然而目前没有足够的临床数据来提供具体的建议。

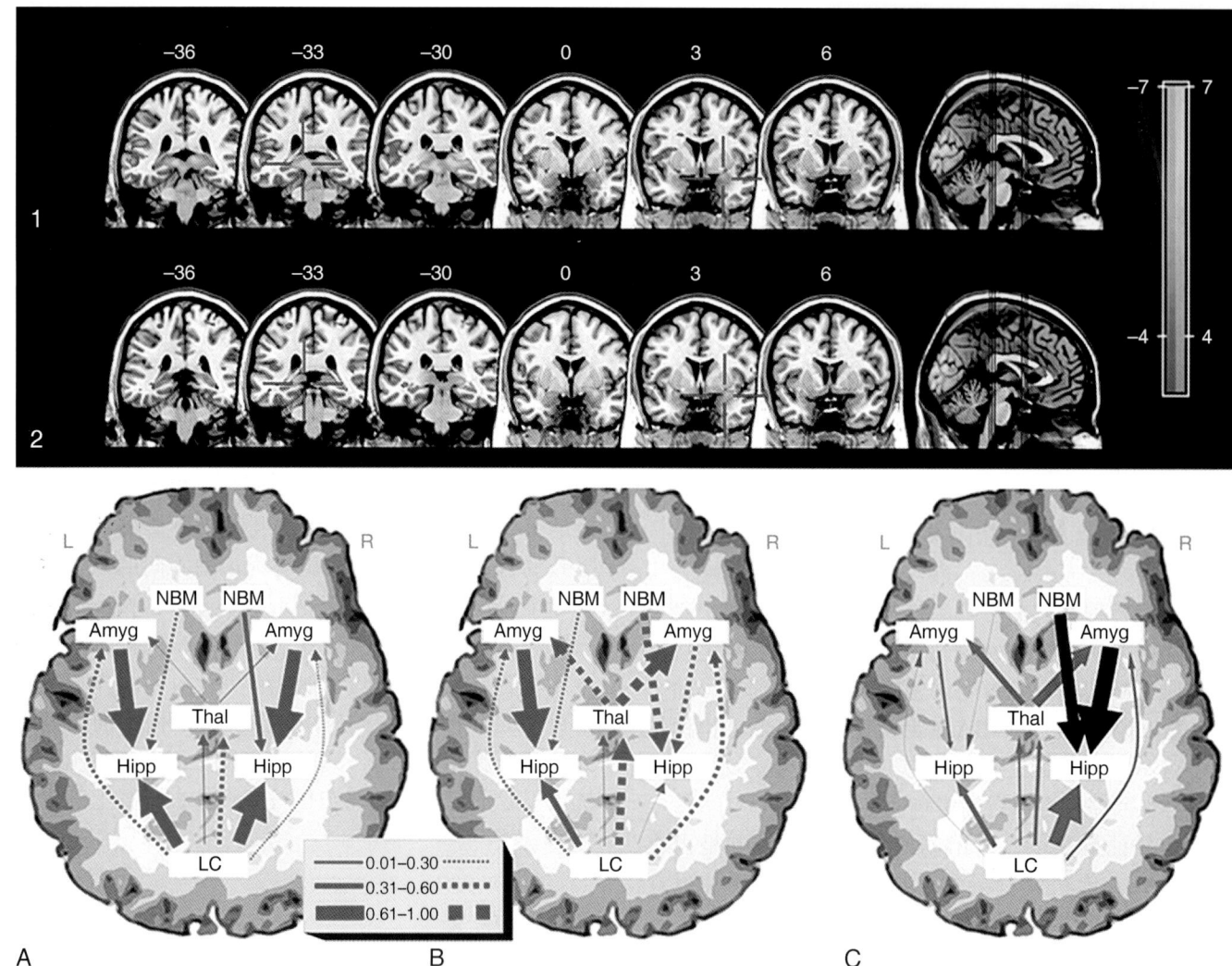

彩图 9.5　麻醉对情绪记忆系统的影响。（上图）杏仁核（0，3，6）和海马（－30，－33，－36）的功能性磁共振冠状位扫描成像显示消极事物与中性事物的唤起反应的不同。控制组（上排）显示杏仁核和海马对含有情绪信息的反应增强，而丙泊酚组（下排）仅有杏仁核的反应增强，海马不增强。（下图）静息状态下的连接路径图，实线表示某一区域对另一个区域产生积极影响，虚线表示消极影响，线宽表示影响程度。（A）在对照组中，双侧杏仁核对海马体具有显著正向影响。（B）0.25% 的七氟烷阻断行为上的情绪调节，并消除右侧杏仁核和麦氏基底核对海马的积极影响。（C）路径权重的数值差异表明，与七氟烷状态相比，上述两种路径在清醒状态下对网络模型的贡献更大。Amyg，杏仁核；Hipp，海马；LC，蓝斑；NBM，麦氏基底核；Thal，丘脑（［A］Modified from Pryor KO, Root JC, Mehta M, et al. Effect of propofol on the medial temporal lobe emotional memory system：a functional magnetic resonance imaging study in human subjects. Br J Anaesth. 2015；115［suppl 1］：i104-i113, Figure 3；［B］Modified from Alkire MT, Gruver R, Miller J, et al. Neuroimaging analysis of an anesthetic gas that blocks human emotional memory. Proc Natl Acad Sci U S A. 2008；105［5］：1722-1727, Figure 5.）

麻醉对内隐记忆的影响

内隐（非陈述性）记忆过程不需要意识作为基础，也不依赖于经典的海马可塑性。因此，麻醉药对内隐记忆功能的影响可能与对其陈述性记忆的影响有重要区别。为此，许多研究都在潜意识内寻找内隐加工的证据。一些研究使用"听觉适应性词干任务"或更严格的"加工分离程序"试验。试验要求受试者主动排除前次任务中记住的词条（即这些词条已经由意识捕获）；陈述性记忆会导致对目标词条的排除，而内隐记忆会导致对目标词条的熟悉反应。

两项对接受冠状动脉和妇科手术患者的早期研究为词干任务会调用内隐记忆提供了证据[274-275]。另一项研究表明，心外科患者的内隐记忆与术中存在潜伏期听觉诱发电位相关，且与早期皮质 Pa 和 Na 复合体的关系最为密切[276]。随后借助加工分离程序试验证实，创伤患者和接受急诊剖宫产手术的患者都能形成内隐记忆[277-278]，并发现存在内隐记忆的程度与双谱指数有关。然而，近期使用类似方法的多项研究却表明未观察到明显的内隐记忆启动，或结果模棱两可[279-281]。目前很难从这些不同的结果中总结出一个系统性的结论。虽然患者群体和麻醉方案的差异可能是结果迥异的原因，但方法学的限制亦可能导致假阳性和假阴性结果。对接受麻醉的儿童患者内隐记忆的研究也得出了相互矛盾的结果。一项研究认为，患者在麻醉期间从背景白噪声中区分出动物声音的能力有所提高[282]，但其他研究没有发现类似证据[283-285]。

参考文献

1. Sandin RH, et al. *Lancet.* 2000;355:707.
2. Sebel PS, et al. *Anesth Analg.* 2004;99:833.
3. Mashour GA, et al. *Anesthesiology.* 2012;117:717.
4. Leslie K, et al. *Anesth Analg.* 2010;110:823.
5. Whitlock EL, et al. *Anesth Analg.* 2015;120(1):87.
6. Sanders RD, et al. *Anesthesiology.* 2017;126(2):214.
7. Mashour GA, Avidan MS. *Br J Anaesth.* 2015;115(suppl 1):i20.
8. Sanders RD, et al. *Anesthesiology.* 2012;116:946.
9. Noreika V, et al. *Brain Cogn.* 2011;77:327.
10. Brown EN, et al. *Annu Rev Neurosci.* 2011;34:601.
11. Lydic R, Biebuyck JF. *Br J Anaesth.* 1994;72:506.
12. Mashour GA, Hudetz AG. *Front Neural Circuits.* 2017;11:44.
13. Franks NP. *Nat Rev Neurosci.* 2008;9:370.
14. Scammell TE, et al. *Neuron.* 2017;93(4):747.
15. Jones BE. *Handb Clin Neurol.* 2011;98:131.
16. Aston-Jones G, Bloom FE. *J Neurosci.* 1981;1:876.
17. Takahashi K, et al. *Neurosci.* 2010;169:1115.
18. Sirois JE, et al. *J Neurosci.* 2000;20:6347.
19. Mason ST, Angel A. *Eur J Pharmacol.* 1983;91:29.
20. Matsumoto K, et al. *Brain Res.* 1997;754:325.
21. Pillay S, et al. *Anesthesiology.* 2011;115:733.
22. Vazey EM, Aston-Jones G. *Proc Natl Acad Sci. U S A.* 2014;111(10):3859.
23. Lu J, et al. *J Comp Neurol.* 2008;508:648.
24. Kushikata T, et al. *Br J Anaesth.* 2011;107(6):924.
25. Correa-Sales C, et al. *Anesthesiology.* 1992;76:948.
26. Nelson LE, et al. *Anesthesiology.* 2003;98:428.
27. Hu FY, et al. *Anesthesiology.* 2012;117:1006.
28. Zhang Z, et al. *Nat Neurosci.* 2015;18(4):553.
29. Woolf NJ, Butcher LL. *Behav Brain Res.* 2011;221:488.
30. Steriade M. *Front Biosci.* 2003;8:d878.
31. Sleigh JW, et al. *Trends in anaesthesia and critical care.* 2011;1:263.
32. Van Dort CJ, et al. *Proc Natl Acad Sci U S A.* 2015;112(2):584.
33. Keifer JC, et al. *Neuroreport.* 1994;5:577.
34. Keifer JC, et al. *Anesthesiology.* 1996;84:945.
35. Kohlmeier KA, et al. *Neurosci.* 2010;171:812.
36. Vanini G, et al. *J Neurosci.* 2011;31:2649.
37. Flint RR, et al. *J Neurosci.* 2010;30:12301.
38. Vanini G, et al. *Anesthesiology.* 2008;109:978.
39. Vanini G, et al. *Eur J Neurosci.* 2014;40(1):2264.
40. Abulafia R, et al. *J Neurosci.* 2009;29:7053.
41. Minert A, et al. *J Neurosci.* 2017;37(38):9320.
42. Dahan L, et al. *Neuropsychopharmacol.* 2007;32:1232.
43. Ueno T, et al. *Nat Neurosci.* 2012;15:1516.
44. Eban-Rothschild A, et al. *Nat Neurosci.* 2016;19(10):1356.
45. Solt K, et al. *Anesthesiology.* 2011;115:791.
46. Chemali JJ, et al. *Anesthesiology.* 2012;116:998.
47. Solt K, et al. *Anesthesiology.* 2014;121(2):311.
48. Taylor NE, et al. *Proc Natl Acad Sci U S A.* 2016.
49. von Economo C. *J Nerv Ment Dis.* 1930;71:248.
50. Gaus SE, et al. *Neurosci.* 2002;115:285.
51. Sherin JE, et al. *Sci.* 1996;271:216.
52. Szymusiak R, et al. *Brain Res.* 1998;803:178.
53. Gong H, et al. *J Physiol.* 2004;556:935.
54. Saper CB, et al. *Nature.* 2005;437:1257.
55. Nelson LE, et al. *Nat Neurosci.* 2002;5:979.
56. Eikermann M, et al. *Brain Res.* 2011;1426:30.
57. Moore JT, et al. *Curr Biol.* 2012;22:2008.
58. McCarren HS, et al. *J Neurosci.* 2014;34(49):16385.
59. Mileykovskiy BY, et al. *Neuron.* 2005;46:787.
60. Lee MG, et al. *J Neurosci.* 2005;25:6716.
61. Nishino S, et al. *Lancet.* 2000;355:39.
62. Lin L, et al. *Cell.* 1999;98:365.
63. Mesa A, et al. *Anesthesiology.* 2000;92:1194.
64. Yasuda Y, et al. *Anesth Analg.* 2003;97:1663.
65. Zecharia AY, et al. *J Neurosci.* 2009;29:2177.
66. Tose R, et al. *Anesth Analg.* 2009;108:491.
67. Kushikata T, et al. *Neurosci.* 2003;121:855.
68. Dong H, et al. *Neuropeptides.* 2009;43:179.
69. Dong HL, et al. *Anesthesiology.* 2006;104:1023.
70. Gamou S, et al. *Anesth Analg.* 2010;111:395.
71. Kelz MB, et al. *Proc Natl Acad Sci U S A.* 2008;105:1309.
72. Friedman EB, et al. *PLoS One.* 2010;5:e11903.
73. Gompf H, et al. *Anesthesiology.* 2009;111:1001.
74. Zhang LN, et al. *Anesth Analg.* 2012;115:789.
75. Zhang LN, et al. *Neuropeptides.* 2016;58:7.
76. Chu M, et al. *Neurosci Res.* 2004;49:417.
77. Liu YW, et al. *J Physiol.* 2010;588:4103.
78. Strecker RE, et al. *Neurosci.* 2002;113:663.
79. Mammoto T, et al. *J Neurochem.* 1997;69:406.
80. Luo T, Leung LS. *Anesthesiology.* 2009;111:725.
81. Zecharia AY, et al. *J Neurosci.* 2012;32:13062.
82. Alkire MT, et al. *Conscious Cogn.* 2000;9(3):370.
83. Alkire MT, et al. *Anesthesiology.* 1997;86:549.
84. Alkire MT, et al. *Anesthesiology.* 1999;90:701.
85. Fiset P, et al. *J Neurosci.* 1999;19:5506.
86. Langsjo JW, et al. *Anesthesiology.* 2005;103:258.
87. Liu X, et al. *Anesthesiology.* 2013;118(1):59.
88. Mashour GA, Alkire MT. *Anesthesiology.* 2013;118(1):13.
89. Alkire MT, et al. *Anesthesiology.* 2007;107:264.
90. Alkire MT, et al. *Anesthesiology.* 2009;110:766.
91. Schiff ND, et al. *Nature.* 2007;448:600.
92. Langsjo JW, et al. *J Neurosci.* 2012;32:4935.
93. Ward LM. *Conscious Cogn.* 2011;20:464.
94. Velly LJ, et al. *Anesthesiology.* 2007;107:202.
95. Verdonck O, et al. *Can J Anaesth.* 2014;61(3):254.
96. Baker R, et al. *J Neurosci.* 2014;34(40):13326.
97. Reed SJ, Plourde G. *PLoS ONE.* 2015;10(4):e0123287.
98. Ching S, et al. *Proc Natl Acad Sci U S A.* 2010;107:22665.
99. Supp GG, et al. *Curr Biol.* 2011;21:1988.
100. Flores FJ, et al. *Proc Natl Acad Sci U S A.* 2017;114(32):E6660.
101. Tononi G. *BMC Neurosci.* 2004;5:42.
102. Boveroux P, et al. *Anesthesiology.* 2010;113:1038.
103. Palanca BJ, et al. *Anesthesiology.* 2015;123(2):346.
104. Ranft A, et al. *Anesthesiology.* 2016;125(5):861.
105. Mhuircheartaigh RN, et al. *J Neurosci.* 2010;30:9095.
106. Liang Z, et al. *J Neurosci.* 2012;32:10183.
107. Schroter MS, et al. *J Neurosci.* 2012;32:12832.
108. Bianciardi M, et al. *Neuroimage.* 2017.
109. Song AH, et al. *J Neurosci.* 2017;37(29):6938.
110. Kaisti KK, et al. *Anesthesiology.* 2002;96:1358.
111. Liu X, et al. *Brain Connect.* 2017;7(6):373.
112. Bonhomme V, et al. *Anesthesiology.* 2016;125(5):873.
113. Friston KJ. *Brain Connect.* 2011;1:13.
114. Lee U, et al. *Anesthesiology.* 2013;118(6):1264.
115. Jordan D, et al. *Anesthesiology.* 2013;119(5):1031.
116. Moon JY, et al. *PLoS Comput Biol.* 2015;11(4):e1004225.
117. Vlisides PE, et al. *Anesthesiology.* 2017(1):58.
118. Hudetz AG, Mashour GA. *Anesth Analg.* 2016;123(5):1228.
119. Ferrarelli F, et al. *Proc Natl Acad Sci U S A.* 2010;107:2681.
120. Massimini M, et al. *Sci.* 2005;309:2228.
121. Casali AG, et al. *Sci Transl Med.* 2013;5(198). 198ra105.
122. Murphy M, et al. *Sleep.* 2011;34:283.
123. Lewis LD, et al. *Proc Natl Acad Sci U S A.* 2012;109:E3377.
124. Hudetz AG, et al. *Brain Connect.* 2015;5(1):10.
125. Lee H, et al. *Hum Brain Mapp.* 2017;10.
126. Solovey G, et al. *J Neurosci.* 2015;35(30):10866.
127. Ishizawa Y, et al. *J Neurosci.* 2016;36(29):7718.
128. Huang Z, et al. *J Neurosci.* 2018.
129. Barttfeld P, et al. *Proc Natl Acad Sci U S A.* 2015;112(3):887.
130. Hudson AE, et al. *Proc Natl Acad Sci U S A.* 2014;111(23):9283.
131. Scoville WB, Milner B. *J Neurol Neurosurg Psychiatry.* 1957;20(1):11.
132. Hebb DO. *The Organization of Behavior.* New York: Wiley; 1949.
133. Bliss TV, Lomo T. *J Physiol.* 1973;232(2):331.
134. Fell J, Axmacher N. *Nat Rev Neurosci.* 2011;12(2):105.
135. Binder JR, et al. *Cereb Cortex.* 2009;19(12):2767.
136. Polyn SM, et al. *Science.* 2005;310(5756):1963.
137. Simons JS, Spiers HJ. *Nat Rev Neurosci.* 2003;4:637.
138. Cabeza R, et al. *Nat Rev Neurosci.* 2008;9:613.

139. Raichle ME. *Annu Rev Neurosci.* 2015;38:433.
140. Wixted JT, et al. *Trends Cogn Sci.* 2011;15:210.
141. Eichenbaum H, et al. *Annu Rev Neurosci.* 2007;30:123.
142. Tulving E, Schacter DL. *Sci.* 1990;247:301.
143. Cave CB, Squire LR. *J Exp Psychol Learn Mem Cogn.* 1992;18:509.
144. Henson RN. *Prog Neurobiol.* 2003;70(1):53.
145. Janak PH, Tye KM. *Nature.* 2015;517(7534):284.
146. Duvarci S, Pare D. *Neuron.* 2014;82(5):966.
147. Squire LR, Zola-Morgan S. *Trends Neurosci.* 1988;11:170.
148. Baddeley A. *Annu Rev Psychol.* 2012;63:1.
149. Baddeley A, Hitch GJ. Working memory. In: Bower GA, ed. *Recent advances in learning and motivation.* New York: Academic; 1974.
150. Baddeley A. *Trends Cogn Sci.* 2000;4:417.
151. Shrager Y, et al. *J Neurosci.* 2008;28:4818.
152. Jeneson A, Squire LR. *Learn Mem.* 2012;19(1):15.
153. Ma WJ, et al. *Nat Neurosci.* 2014;17(3):347.
154. Ruchkin DS, et al. *Behav Brain.* 2003;26:709. discussion 28.
155. Craik FIM, et al. *J Verbal Learn Verbal Behav.* 1972;11(671):1972.
156. Kitamura T, et al. *Sci.* 2017;356(6333):73.
157. Dudai Y, et al. *Neuron.* 2015;88(1):20.
158. Neves G, et al. *Nat Rev Neurosci.* 2008;9(1):65.
159. Chater TE, Goda Y. *Front Cell Neurosci.* 2014;8:401.
160. Bliss TV, Collingridge GL. *Nature.* 1993;361(6407):31.
161. Lynch MA. *Physiological reviews.* 2004;84:87.
162. Larson J, et al. *Brain Res.* 1986;368:347.
163. Morris RG, et al. *Nature.* 1986;319:774.
164. Giese KP, et al. *Sci.* 1998;279:870.
165. Malenka RC, et al. *Nature.* 1989;340:554.
166. Cingolani LA, Goda Y. *Nat Rev Neurosci.* 2008;9:344.
167. Costa-Mattioli M, et al. *Neuron.* 2009;61(1):10.
168. Hernandez PJ, Abel T. *Neurobiol Learn Mem.* 2008;89(3):293.
169. Rogerson T, et al. *Nat Rev Neurosci.* 2014;15(3):157.
170. Nader K, et al. *Nature.* 2000;406:722.
171. Tronson NC, Taylor JR. *Nat Rev Neurosci.* 2007;8(4):262.
172. Alberini CM. *Front Behav Neurosci.* 2011;5(12).
173. Monfils MH, et al. *Sci.* 2009;324(5929):951.
174. Agren T, et al. *Sci.* 2012;337(6101):1550.
175. Benchenane K, et al. *Neuron.* 2010;66:921.
176. Spellman T, et al. *Nature.* 2015;522(7556):309.
177. Jutras MJ, et al. *J Neurosci.* 2009;29(40):12521.
178. Canolty RT, et al. *Science.* 2006;313(5793):1626.
179. Mercier MR, et al. *J Neurosci.* 2015;35(22):8546.
180. Burke JF, et al. *J Neurosci.* 2013;33(1):292.
181. Seidenbecher T, et al. *Sci.* 2003;301:846.
182. Igarashi KM, et al. *Nature.* 2014;510(7503):143.
183. Lisman JE, Jensen O. *Neuron.* 2013;77(6):1002.
184. Sauseng P, et al. *Curr Biol.* 2009;19(21):1846.
185. Dundee JW, Pandit SK. *Br J Clin Pract.* 1972;26:164.
186. Hashimoto K, et al. *Masui.* 2007;56:920.
187. Bulach R, et al. *Br J Anaesth.* 2005;94:300.
188. Ghoneim MM, Block RI. *Acta Anaesthesiol Scand.* 2007;51:1054.
189. Twersky RS, et al. *Anesthesiology.* 1993;78:51.
190. Rich JB, et al. *J Clin Exp Neuropsychol.* 1999;21:535.
191. Mason KP, et al. *Br J Anaesth.* 2017;118(2):254.
192. Pryor KO, et al. *Br J Anaesth.* 2004;93:348.
193. Pryor KO, et al. *Anesthesiology.* 2010;113:313.
194. Veselis RA, et al. *Anesthesiology.* 2004;101:831.
195. Pryor KO, et al. *Anesthesiology.* 2012;117:BOC09.
196. Reder LM, et al. *Psychon Bull Rev.* 2007;14:261.
197. Wixted JT. *Annu Rev Psychol.* 2004;55:235.
198. Moser EI, et al. *Sci.* 1998;281:2038.
199. Shinohara K, Hata T. *Neurobiol Learn Mem.* 2018;147:1.
200. Villarreal DM, et al. *Nat Neurosci.* 2002;5:48.
201. Alkire MT, Guzowski JF. *Anesthesiology.* 2008;109:768.
202. Ren Y, et al. *Anesthesiology.* 2008;109(5):775.
203. Chen Y, et al. *Anesth Analg.* 2016;122(4):1158.
204. Hurlemann R, et al. *J Neurosci.* 2005;25(27):6343.
205. Posner MI, Rothbart MK. *Annu Rev Psychol.* 2007;58:1.
206. Womelsdorf T, Fries P. *Curr Opin Neurobiol.* 2007;17(2):154.
207. Muzzio IA, et al. *J Physiol.* 2009;587(12):2837.
208. Musso F, et al. *Neuroimage.* 2011;58(2):508.
209. Veselis RA, et al. *Anesthesiology.* 2008;109:213.
210. Veselis RA, et al. *Anesthesiology.* 2002;97:329.
211. Cieslik EC, et al. *Cereb Cortex.* 2013;23(11):2677.
212. Davis MH, et al. *Proc Natl Acad Sci U S A.* 2007;104(41):16032.
213. Liu X, et al. *Hum Brain Mapp.* 2012;33(10):2487.
214. Reinsel RA, et al. *Int J Neuropsychopharmacol.* 2000;3(2):117.
215. Adapa RM, et al. *Human brain mapping.* 2014;35(7):2935.
216. Hayama HR, et al. *Anesthesiology.* 2012;117(5):981.
217. Frolich MA, et al. *Anesth Analg.* 2017;124(5):1603.
218. Pryor KO, et al. *Br J Anaesth.* 2015;115(suppl 1):i104.
219. Sperling R, et al. *Proc Natl Acad Sci U S A.* 2002;99:455.
220. Ramani R, et al. *Anesth Analg.* 2007;105:648.
221. Fell J, et al. *Biol Cybern.* 2005;92:92.
222. Sauseng P, et al. *Neurosci.* 2007;146:1435.
223. Curran HV, et al. *Psychopharmacol (Berl).* 1998;135:27.
224. Reinsel RA, et al. *Br J Anaesth.* 1995;74:674.
225. Veselis RA, et al. *Anesthesiology.* 2009;110:295.
226. Pryor KO, et al. *Anesthesiology.* 2010;113(2):313.
227. Freunberger R, et al. *Neurosci Lett.* 2007;426:181.
228. Ghuman AS, et al. *Proc Natl Acad Sci U S A.* 2008;105:8405.
229. Veselis RA, et al. *Anesthesiology.* 2009;110(2):295.
230. Heinke W, et al. *Anesthesiology.* 2004;100(3):617.
231. Simpson TP, et al. *Br J Anaesth.* 2002;89(3):382.
232. Jinno S, et al. *J Neurosci.* 2007;27:8790.
233. Simon W, et al. *Anesthesiology.* 2001;94:1058.
234. Ishizeki J, et al. *Anesthesiology.* 2008;108:447.
235. Xiao H, et al. *Int J Dev Neurosci.* 2016;48:38.
236. Rammes G, et al. *Neuropharmacol.* 2009;56(3):626.
237. Nagashima K, et al. *Anesthesiology.* 2005;103:318.
238. Takamatsu I, et al. *Neurosci Lett.* 2005;389:129.
239. Fibuch EE, Wang JQ. *Neurosci Bull.* 2007;23:119.
240. Kozinn J, et al. *Anesthesiology.* 2006;105(6):1182.
241. Gao J, et al. *Neurosci Lett.* 2014;560:62.
242. Martin LJ, et al. *J Neurosci.* 2010;30(15):5269.
243. Cheng VY, et al. *J Neurosci.* 2006;26(14):3713.
244. Martin LJ, et al. *Anesthesiology.* 2009;111:1025.
245. Saab BJ, et al. *Anesthesiology.* 2010;113:1061.
246. Zurek AA, et al. *Anesth Analg.* 2012;114:845.
247. Zurek AA, et al. *J Clin Invest.* 2014;124(12):5437.
248. Rau V, et al. *Anesth Analg.* 2009;109:1816.
249. Rau V, et al. *Anesth Analg.* 2011;113:500.
250. Liao M, et al. *Anesth Analg.* 2005;101:412. table of contents.
251. Sonner JM, et al. *Anesthesiology.* 2007;106:107.
252. Sonner JM, et al. *Mol Pharmacol.* 2005;68:61.
253. Perouansky M, et al. *Anesthesiology.* 2010;113:1299.
254. Perouansky M, et al. *Anesthesiology.* 2007;106:1168.
255. Markowska AL, et al. *J Neurosci.* 1995;15:2063.
256. Roozendaal B, et al. *Nat Rev Neurosci.* 2009;10:423.
257. Buffalari DM, Grace AA. *J Neurosci.* 2007;27(45):12358.
258. Roozendaal B, et al. *Proc Natl Acad Sci U S A.* 2006;103(17):6741.
259. Chen CC, Williams CL. *Frontiers in behavioral Neurosci.* 2012;6:35.
260. Tovote P, et al. *Nat Rev Neurosci.* 2015;16(6):317.
261. Hart G, et al. *Learn Mem.* 2010;17(4):210.
262. Tomaz C, et al. *Proc Natl Acad Sci U S A.* 1992;89:3615.
263. Alkire MT, et al. *Anesthesiology.* 2001;95:708.
264. Alkire MT, Nathan SV. *Anesthesiology.* 2005;102:754.
265. Dickinson-Anson H, McGaugh JL. *Brain Res.* 1997;752(1-2):197.
266. Hauer D, et al. *Anesthesiology.* 2011;114(6):1380.
267. Morena M, et al. *Behav Brain Res.* 2017;329:215.
268. Pain L, et al. *Br J Anaesth.* 2002;89(4):614.
269. Zhu QL, et al. *Brain Res.* 2018;1678:174.
270. Alkire MT, et al. *Anesthesiology.* 2005;103(6):1167.
271. Alkire MT, et al. *Proc Natl Acad Sci U S A.* 2008;105:1722.
272. Mahan AL, Ressler KJ. *Trends Neurosci.* 2012;35(1):24.
273. Schelling G, et al. *Crit Care Med.* 2003;31:1971.
274. Bethune DW, et al. *Br J Anaesth.* 1992;69:197.
275. Block RI, et al. *Br J Anaesth.* 1991;66:170.
276. Schwender D, et al. *Anesthesiology.* 1994;80:493.
277. Lubke GH, et al. *Anesthesiology.* 1999;90:670.
278. Lubke GH, et al. *Anesthesiology.* 2000;92:1029.
279. Munte S, et al. *Anesthesiology.* 2002;96:588.
280. Hadzidiakos D, et al. *Anesthesiology.* 2009;111:293.
281. Lequeux PY, et al. *Anesth Analg.* 2014;119(5):1174.
282. Phelan L, et al. *Anaesth Intensive Care.* 2009;37:60.
283. Lopez U, et al. *Br J Anaesth.* 2009;102:379.
284. Pham X, et al. *Anesthesiology.* 2010;112:1097.
285. Bonett E, et al. *Paediatr Anaesth.* 2014;24(3):290.
286. Bartsch T, Butler C. *Nat Rev Neurol.* 2013;9(2):86.

10 睡眠医学

MATTHIAS EIKERMANN，SEBASTIAN ZAREMBA

崔凡 李怀瑾 肖玮 金笛 译 王东信 王天龙 审校

要 点

- 睡眠是一种动态的神经元及行为学状态，其具有特定的脑电图、电生理和行为学特征。
- 睡眠的特点可采用问卷调查、腕动计和呼吸多导生理记录来量化。但是，包含脑电图、眼电图、颏下肌电图及呼吸分析在内的多导睡眠描记术是描述睡眠皮质特点以及即刻生理结果所需要的方法。
- 下丘脑睡眠促进通路包括腹外侧视前核和正中视前核，其激活产生从觉醒到睡眠的生理性转换。
- 睡眠和麻醉可能看上去类似。虽然小剂量麻醉药物可通过激活睡眠促进通路来诱导睡眠，但是这种通路不能满足外科麻醉和制动的需求。
- 睡眠和麻醉期间呼吸控制会发生改变，通常会导致上呼吸道扩张肌和呼吸驱动肌肌力的减弱。
- 麻醉药和神经肌肉阻滞药的持续呼吸抑制作用会增加术后呼吸系统并发症的风险，尤其是对于患有阻塞性睡眠呼吸暂停的患者。
- 麻醉、手术以及在重症监护治疗病房所接受的治疗和阿片类药物的使用会影响患者的睡眠时程和睡眠结构，这会产生不良预后。

或许最早的与麻醉相关的"超自然睡眠"描述见于《创世纪》2:21:"永恒的上帝使他沉睡，他就睡了，于是取下他的一条肋骨，又把肉合起来"。虽然这种"超自然睡眠"据称是在"神"的干预下发生的，而不是麻醉所定义的由药物引起的意识丧失和制动，但是古代历史所记述的例子启示我们，深度睡眠可能是外科手术成功完成的唯一可行条件[1]。

在 21 世纪，越来越多的研究表明睡眠和麻醉之间存在共同点，但它们在临床表现和潜在机制上也存在着根本差异。

睡眠是生存所必需的。被剥夺睡眠的大鼠会在 2～3 周内死亡，与饥饿致死的时间相当[2]。人类的睡眠缺失可以致命。每年大约有 100 000 起机动车交通事故源于司机"开车时睡着了"。在美国纽约州一项有关司机的调查中，约 25% 的司机曾在驾驶中睡着过[3]。此外，睡眠剥夺会损害夜班工作者的精神运动表现，特别是外科医生和住院医生。患者围术期睡眠剥夺很常见，尤其是危重患者，并且可能对预后产生影响。在所有睡眠障碍中，阻塞性睡眠呼吸暂停

（obstructive sleep apnea，OSA）可能对围术期治疗的影响最大[4]。

因此，高质量的生理睡眠是公共卫生的一个关键领域，无论是从医生还是患者的角度，都需要在围术期医学中加以关注。

睡眠的定义

睡眠是一个意识暂停的自然周期，在此期间身体的机能得以恢复。睡眠的行为学定义包括：物种特异的姿势、动作静止以及唤醒阈值升高。然而，睡眠不仅仅是缺少活动那么简单。在睡眠期间大脑是非常活跃的，尤其是在快速眼动（rapid eye movement，REM）睡眠期，此时会出现张力缺失、周期性肌肉运动（由大脑不同区域的不同激活水平驱动）以及生动的梦境。睡眠不是一个简单的电生理现象。在睡眠的不同阶段，大脑的活动截然不同，如同睡眠与觉醒之间的差异[5]。人类和其他脊椎动物（详见"进化"部分）的睡眠主要分为两个阶段：REM 睡眠和非快速眼

动（non-REM，NREM）睡眠，它们还可以进一步被细分为亚阶段。大部分睡眠时间属于 NREM 睡眠，其特点是与清醒期相比脑电图（electroencephalographic，EEG）频率降低、振幅增大（图 10.1）。从清醒期到 NREM 睡眠，快速的觉醒脑电活动逐渐消失（从 α 波到 θ 波的过渡）；至 NREM 睡眠的更深阶段，慢波（如 δ 波）出现。因此，深度的 NREM 睡眠也被称为慢波睡眠。NREM 睡眠与肌张力强弱变化、体温下降、心率减慢相关。与之相比，REM 睡眠时期肌张力缺失、脑电图慢波消失，并爆发快速眼动，REM 也由此命名[6]。REM 睡眠的其他显著特点包括明显不规则的呼吸和心率，以及阴茎和阴蒂的勃起。REM 睡眠与生动的梦境十分相关。REM 睡眠的一个显著特点是运行一套抑制运动的系统，导致基线肌张力缺失并抑制梦境产生的运动指令，否则机体将演绎梦境（这种现象被称为 REM 睡眠行为障碍）。REM 睡眠的肌张力缺失并不是持续的，它会周期性地允许肌肉有突发性活动，包括快速眼动及四肢抽动。因此，REM 睡眠进一步被分为静态 REM 睡眠（即一段肌张力缺失并且无眼动的时期）和相位性 REM 睡眠（即发生短暂的眼动及其他运动）[7]。整个夜间 NREM 睡眠、REM 睡眠及觉醒的模式和数量被称为睡眠结构，有许多生理和病理生理过程可以影响睡眠结构。例如许多抗抑郁药物、苯二氮䓬类药物以及阿片类药物选择性抑制 REM 睡眠。比如发作性睡病的睡眠结构是从清醒状态快速进入到 REM 睡眠；而对于正常的睡眠周期，REM 睡眠通常需要经过一段较长的 NREM 睡眠过渡。

生理学

进化

我们为什么需要睡觉仍是未解之谜，但可以想象，进化压力会偏爱适应自然节律的生理机制[8-9]。在一个有节律的世界中，机体必须适应环境的交替变化，如光照强度、环境温度和湿度的昼夜节律和季节性变化。

昼夜节律

物种依赖的时间行为会从行为学、解剖学和生理学方面适应环境的变化。昼夜节律几乎影响机体各个方面的功能，包括活动和休息模式、认知功能（比如学习和记忆）、心血管和内分泌生理功能（比如心率、代谢和激素分泌），以及基因表达（15% 的人体基因表达具有昼夜节律）。

几乎所有的物种都具有昼夜节律，它大约以 24 h 为周期对物种行为和生理参数进行调节[10]。这种生物节律的主要特点是促使大多数生物的活动与环境的明暗周期同步。细菌、植物、动物和人类都具有这种行为模式，以帮助其与环境的明暗周期相协调[11]。人类睡眠行为的偏好又称为睡眠时型，是人体内在生物钟的外在表现。已证实睡眠时型的差异与睡眠障碍、认知和生理表现以及慢性疾病相关[12]。

生物钟基因在机体的大多数细胞（或许不是所有细胞）中产生内源性的节律脉冲，这些脉冲通过全身调节通路使机体与上级节律发生器（所谓的"主时

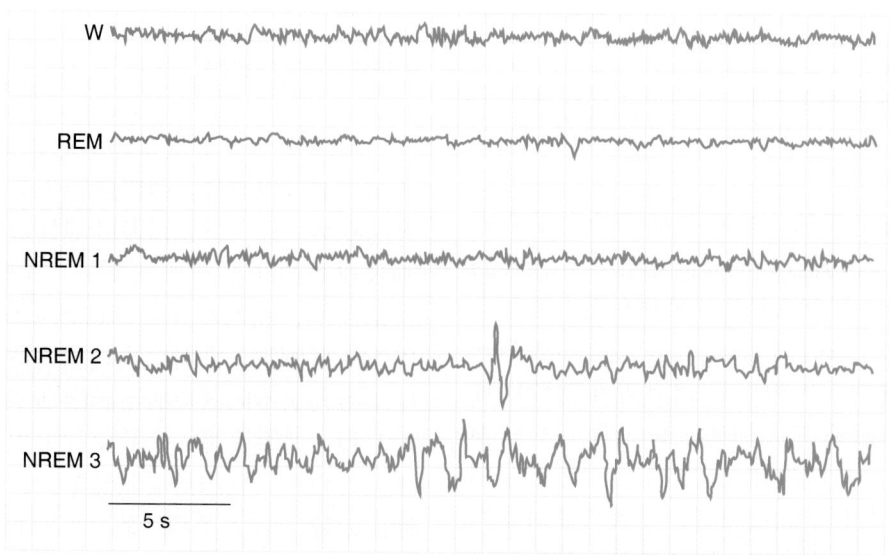

图 10.1　不同行为状态下的代表性脑电活动。一名患者在清醒期（闭眼，W）、REM 睡眠及 NREM 睡眠 1 ～ 3 期的脑电图记录

钟"）同步。这些节律的失调似乎与代谢紊乱、精神疾病以及其他疾病的发病机制相关[11]。人类的上级节律发生器位于视交叉上核，它接收从视网膜细胞传入的明暗信号，并使褪黑素的分泌水平同步。虽然"主时钟"通过太阳活动的昼夜交替同步人体的行为和生物节律来适应环境的变化，但睡眠本身也产生昼夜节律[11, 13]，而我们必须保持昼夜节律和夜间睡眠的时间结构，才能获得放松和提神的体验，以满足由第二个主要调节因素——睡眠稳态——产生的睡眠需求。在清醒的状态下，"睡眠压力"持续增加，促使清醒向睡眠转换的可能性增加[14]。在昼夜节律的觉醒阶段，充足的昼夜节律唤醒刺激可以部分抵消体内稳态睡眠压力的增加，但当睡眠压力过大时，昼夜节律唤醒刺激就会消失[15]。在这种情况下，人体就需要充足且有质量的睡眠来使机体恢复正常功能。

虽然睡眠调节的昼夜节律和稳态在大多数生物中均存在[16]，但将睡眠分化成 NREM 睡眠和 REM 睡眠（"完整的"睡眠）在最近的 3 亿～ 3.5 亿年才出现，因为这种睡眠时相仅出现在鸟类和大多数陆生哺乳动物中（图 10.2）[17-18]。

睡眠分期和睡眠周期

睡眠结构，即不同睡眠时相的时间顺序结构，是睡眠质量的重要决定因素。如果一个疲倦的个体以其觉得舒适的睡眠姿势进行休息，那么随着困倦程度的增加，其连续脑电图（EEG）也会从"β 节律波"（16 ～ 30 Hz，常见于注意力集中和大脑皮质活跃时）逐渐减慢为以 7.5 ～ 11 Hz 为主的"α 节律波"（常见于注意力下降和闭眼时）。在这个警觉的时期，人们并没有真正进入睡眠，即使给予一个较弱的感觉刺激也会使其很快建立完整的认知功能水平。从 α 状态过渡到睡眠阶段，α 和 β 节律波进一步减少，而 θ 波段（4.5 ～ 7.5 Hz）的脑电活动逐渐增加（图 10.3）。

目前普遍认为脑电活动从 α 节律波过渡到 θ 节律波是睡眠开始的脑电图表现[19]。在觉醒过渡到 NREM 睡眠 1 期的时期，心率下降、产热减少，从而导致体温轻度下降。与此同时，呼吸变深且有规律。随着睡眠加深，EEG 活动幅度逐渐降低，以 θ 节律波

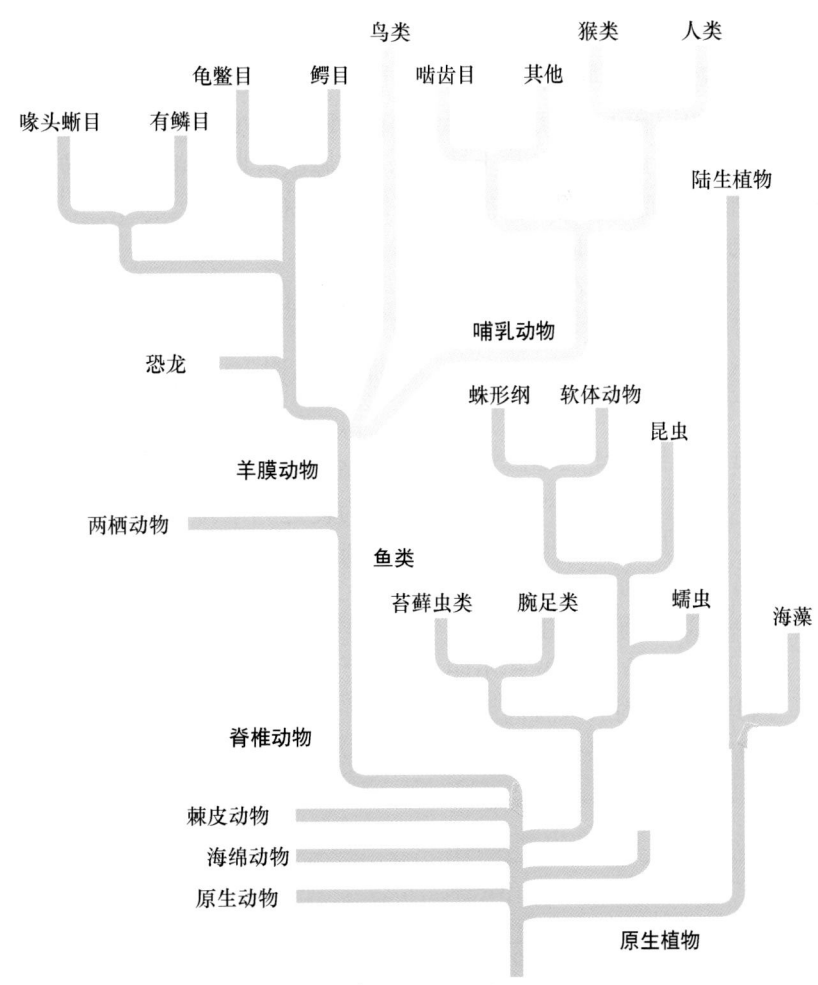

图 10.2　进化树。昼夜节律普遍存在于所有生物。然而仅哺乳动物和鸟类（浅蓝线部分）具有完整的睡眠，即有不同的睡眠时相。而鱼类、爬行动物、昆虫和植物（深蓝线部分）的昼夜节律主要以活动和休息为主要表现

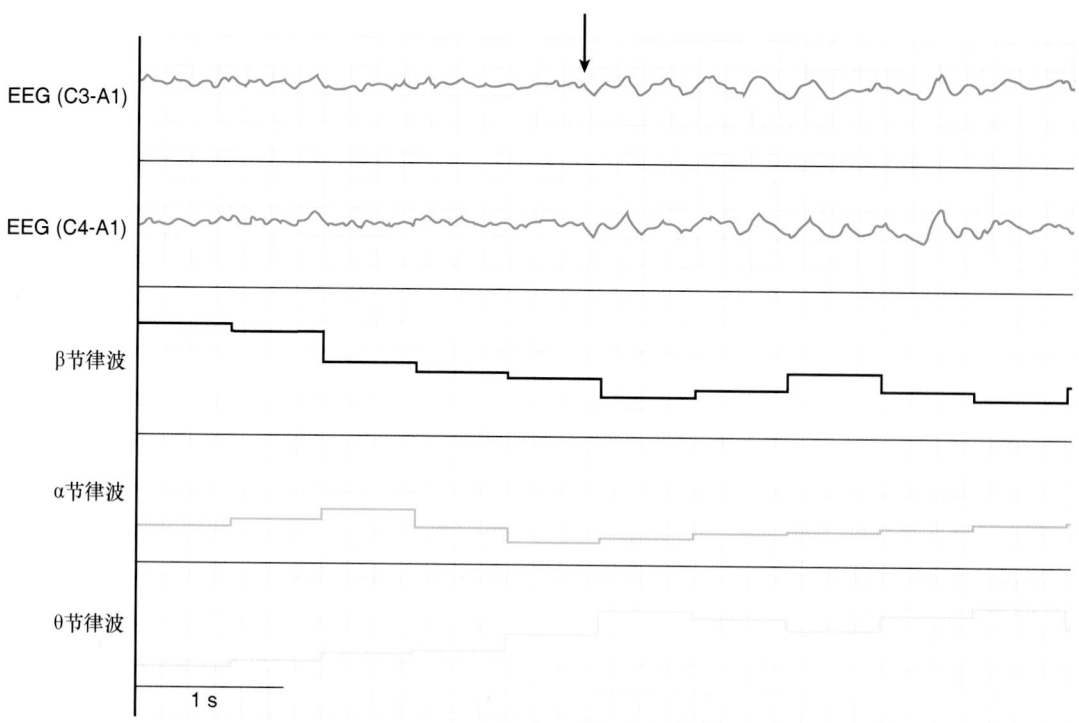

图 10.3　睡眠开始时（箭头所示）的脑电图记录。前两行双极脑电信号来源于左侧（C3-A1）和右侧（C2-A1）前额导联。第 3 行到第 5 行为经过快速傅立叶转换计算得到的 β 节律波、α 节律波、θ 节律波的相对数量

为主，间断出现睡眠梭状波和 K 复合波。后者亦可代表睡眠中脑干和大脑皮质下区域的激活[20-21]，以选择性处理一些意外感觉传入（比如声音），这可能需要完全觉醒、恢复意识来处理潜在的威胁[22]。与上述假说相一致的是，对于因大脑损伤而处于昏迷状态的患者，在昏迷期间给予听觉刺激时出现反应性 K 复合波是这类患者预后较好的一个标志[23]。在 NREM 睡眠期间，随着睡眠深度加深，EEG 监测获得的皮质电活动主要以高振幅、低频波为主，该时期也被称为慢波睡眠。

REM 睡眠，或称异相睡眠，与内环境稳态调节的变化相关，如心率变异性增加、呼吸不规则和体温调控能力减弱。此期脑代谢增加，EEG 可以记录到低电压和混合频率的功率谱，与觉醒时的脑电活动相似。在 REM 睡眠中还会出现由海马产生的明显的 θ 波，在人类，经头皮记录的 EEG 中 θ 波并不明显，而在啮齿类动物中，因其海马相对较大且离大脑表面更近，REM 睡眠时期 θ 波占主要部分。在这一时期，骨骼肌张力会降低（除了控制眼球活动的眼外肌）。做梦是 REM 睡眠期间的一种典型经历[24]，但在 NREM 睡眠期间也可出现[25]。在生理性睡眠中，不同睡眠时期通常会来回转换，也可被偶然的觉醒中断（图 10.4）。

睡眠的神经解剖学

睡眠促进和觉醒通路

一些神经通路进化为负责维持正常清醒状态下的大脑皮质激活和行为觉醒，而其他神经通路则逐渐演化为促进和维持睡眠（图 10.5）。这两个系统之间的平衡决定了机体是处于清醒状态还是进入睡眠。

上行激活系统　上行激活系统（ascending arousal system，AAS）是脑部主要的觉醒调节网络。该网络的主要通路接受胆碱能、单胺能、多巴胺能和谷氨酸能的神经传入。胆碱能传入起源于脑桥脚核和背外

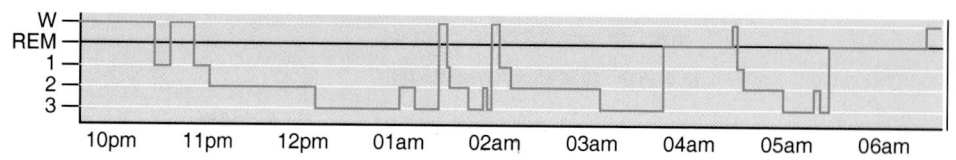

图 10.4　夜间生理睡眠的睡眠图。在一次夜间睡眠中（x 轴表示时间），人们在不同睡眠时相之间反复转换，伴有短暂的偶然觉醒（y 轴所示）。REM，快速眼动睡眠；W，清醒期；1，NREM 睡眠 1 期；2，NREM 睡眠 2 期；3，NREM3 期（慢波睡眠）

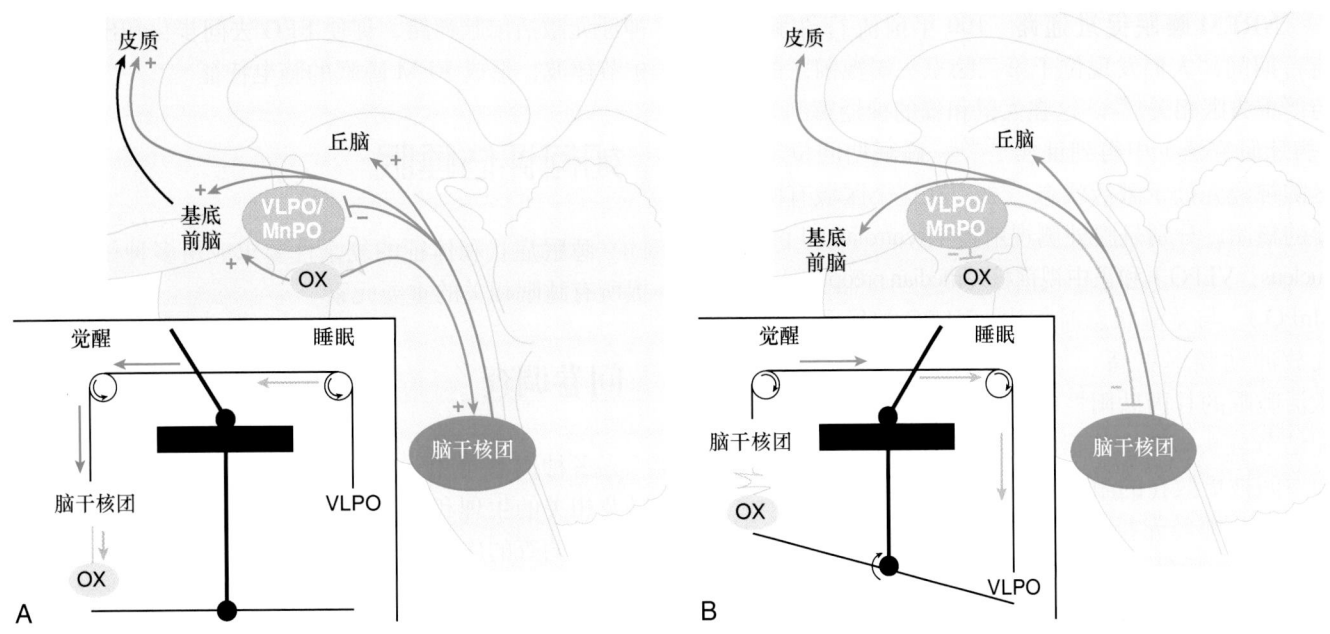

图 10.5 触发开关确保了觉醒和睡眠之间的快速转换。(A)觉醒状态下,上行激活系统(AAS)中的脑干核团直接或间接将兴奋性刺激传入丘脑、基底前脑(BF)和大脑皮质,同时抑制腹外侧视前核(VLPO)和正中视前核(MnPO)(开关转向觉醒状态)。促进觉醒的兴奋性刺激可以被额外的兴奋传入加强,这些兴奋性刺激由食欲肽能神经元(OX)传入,投射至 BF 和 AAS。(B)睡眠时,腹外侧视前核(VLPO)和正中视前核(MnPO)的神经元抑制脑干和上行激活系统(AAS)的食欲肽能神经元(OX)(开关转向睡眠状态)(Modified from Saper CB,Scammell TE,Lu J. Hypothalamic regulation of sleep and circadian rhythms. Nature. 2005;437:1257-1263;and Saper CB,Fuller PM,Pedersen NP,Lu J,Scammell TE. Sleep state switching. Neuron. 2010;68:1023-1042.)

侧大脑被盖核,支配下丘脑外侧部、前额皮质、基底前脑和丘脑中继核(如内侧和外侧膝状体核、内侧背核、丘脑枕和丘脑前侧、腹侧和外侧的细胞群)[26-27]。传入 AAS 的谷氨酸能神经元主要位于蓝斑(locus coeruleus,LC)腹侧、蓝斑前区(precoeruleus area,PC)以及投射至基底前脑和外侧下丘脑的臂旁核[28-29]。单胺能传入主要来自于蓝斑的去甲肾上腺素能神经元、结节乳头核(tuberomammillary nuclei,TMN)的组胺能神经元、中缝核中部和背部的 5- 羟色胺能神经元[30-31]以及中缝核背部附近的多巴胺能神经元[24,32]。除了投射到基底前脑外,多数神经冲动传入至丘脑,主要是层间核和网状核,还有杏仁核和大脑皮质。除此之外,位于蓝斑的去甲肾上腺素能神经元主要投射至外侧下丘脑后部。同时,外侧下丘脑后部神经元也会反向投射至蓝斑和结节乳头核。

后下丘脑的一些神经元会产生食欲肽 A 和 B,也称为下丘脑泌素(hypocretin,HCRT)1 和 2。这些神经元投射至基底前脑、杏仁核、大脑皮质和其他重要的唤醒区域,对于维持稳定的清醒状态至关重要[32]。食欲肽缺乏可导致发作性睡病(严重日间嗜睡),同时伴有猝倒症(肌张力突然缺失)[33],这是一种具有部分 REM 睡眠特征的功能紊乱[即在觉醒状态下出现 REM 睡眠样肌张力缺失(讨论见后)]。

食欲肽系统 食欲肽和其相关受体(OX$_1$R 和 OX$_2$R)在睡眠 / 觉醒调节中占有重要的地位。这一神经递质系统是发作性睡病发病机制中的重要环节,该疾病表现为日间反复出现不可控制的过度睡眠、睡眠发作,以及觉醒状态和睡眠状态快速转换[34]。无论是通过定向诱变编码食欲肽神经肽前体的 HCRT 基因构建的模拟发作性睡病的小鼠表型[35],还是较为少见的 OX$_2$R 基因敲除小鼠表型[36],均发现食欲肽信号通路在睡眠 / 觉醒调节中至关重要,同时也进一步从生物学上证实食欲肽受体拮抗剂可以作为治疗失眠的方法。相反,激活食欲肽通路可以促进觉醒,不论是通过外源性给予食欲肽受体激动剂,还是通过光遗传学激活位于外侧下丘脑区的食欲肽能神经元,均可以促进觉醒[37-38]。食欲肽能神经元可被来源于下丘脑腹外侧视前核(VLPO)的 γ- 氨基丁酸(GABA)能抑制性神经元抑制。OX$_2$R 仅在组胺能结节乳头核表达,而 OX$_1$R 则多表达于去甲肾上腺素能的蓝斑区,但两者均可出现在胆碱能的脑桥和外侧被盖核[38-39]。位于下丘脑和脑干核团的食欲肽能递质可促进大脑皮质的觉醒[40]。结节乳头核作为大脑中主要的组胺递质来源和维持大脑皮质觉醒的重要核团,通过 OX$_2$R 介导接收大量来自食欲肽能神经元的投射[40-41]。食欲肽受体拮抗剂则主要通过抑制 OX$_2$R 受体促进睡眠[42-45]。

NREM 睡眠促进通路　100 年前流行性脑炎大流行期间，人们发现位于第三脑室头端视前区的损害与严重失眠相关[46]。这在大鼠和猫的神经解剖学实验（病灶研究法）中得到证实[47-48]。睡眠期间位于视前区的神经元处于激活状态[49-51]。在这个区域有两个重要的核团，分别是腹外侧视前核（ventrolateral preoptic nucleus，VLPO）和正中视前核（median preoptic nucleus，MnPO）。与觉醒状态时相比，VLPO 神经元在睡眠时发放冲动频率更高[52]。在解剖上，VLPO 由密集的激活睡眠的甘丙肽阳性的神经元组成，这些神经元支配结节乳头核（上行激活系统的一部分），它的背侧和中间被更散在的激活睡眠的甘丙肽阳性的神经元包围，这些神经元投射至中缝背核和蓝斑[53]。在生理上，VLPO 神经元组成一个睡眠促进通路，该通路在睡眠时抑制觉醒系统中的许多组成成分。同样，觉醒系统中的一些结构也能够抑制 VLPO 的作用，包括背外侧大脑被盖核和脑桥被盖核，以及蓝斑、臂旁核、中缝背核、蓝斑前区、导水管腹侧灰质和结节乳头核。觉醒和睡眠促进两条通路相互抑制，形成一种开关转换机制，可以在觉醒和睡眠状态间进行快速而完全的转换（图 10.5）[53-54]。这也意味着不可能同时激活觉醒和睡眠两条通路。

动物实验显示，即使 VLPO 存在大范围的病变，睡眠也只是减少，并没有完全缺失，因为除 VLPO 外的数个大脑区域可能也参与了促进睡眠的过程[55]。部分基底前脑区域[49, 51]和大脑皮质的一些 γ- 氨基丁酸能中间神经元[56]可能具有睡眠激活神经元的作用。然而，这些区域在促进和调节睡眠中的作用仍然未知。

REM 睡眠促进通路和 NREM-REM 转换　在正常的睡眠过程中，当脑电活动开始出现明显的 α-θ 过渡时，可以同时清晰地观察到 NREM 睡眠向 REM 睡眠的转换。位于脑桥的两组相互抑制的神经元参与介导 NREM 睡眠和 REM 睡眠之间的转换[28]。第一组神经元由下外侧背侧核（sublaterdorsal nucleus，SLD）和蓝斑前区的 REM 主动抑制神经元组成[29, 54, 57]。这些神经元可以抑制第二组神经元，也能被第二组神经元所抑制。而第二组神经元位于导水管周围腹外侧灰质和脑桥被盖外侧区附近。这种相互抑制的关系形成一个 REM-NREM 睡眠转换开关，促进不同睡眠状态之间快速而完全的转换[54]。

在下外侧背侧核和蓝斑前区中，谷氨酸能神经元混合在能启动 REM 睡眠的 GABA 能神经元中。下外侧背侧核中的谷氨酸能神经元投射至脊髓，和 REM 睡眠时的肌张力缺失密切相关；蓝斑前区的谷氨酸能神经元激活前脑通路，促使 EEG 去同步化和出现海马 θ 节律波，形成 REM 睡眠的脑电特征[58]。

如何评估睡眠

睡眠症状和体征的复杂性要求应用多种仪器来捕捉所有睡眠相关的重要元素。

问卷调查

多种问卷可用于评估睡眠持续时间、睡眠质量，以及相关的生理和病理生理结果。睡眠质量常作为一般健康调查的内容来评定患者自报的结局。其他一些调查问卷量化了睡眠剥夺、睡眠障碍，或两者兼有的结果（表 10.1）。Epworth 嗜睡量表可能是睡眠医学中最常用的评估工具，这是一个用于评估日间嗜睡症状的简短的量表，结果表现了对单调状况的不耐受性。问卷要求受试者对 8 种不同情景（如看电视、阅读、下午躺着等）下入睡的可能性给予评估，从 0 到 3 表示入睡的可能性逐渐增加[59]。尽管 Epworth 嗜睡量表在检测日间嗜睡方面是可靠的[60-61]，但这个工具无法确定日间嗜睡的机制[62-63]。

其他临床实用的调查问卷着眼于发现睡眠障碍的症状和体征[59-79]。这很重要，因为睡眠疾病的表现在不同人群中存在很大差异（见表 10.1）。

临床评估睡眠疾病的有效方法是逐步评估，首先应用筛查工具（例如 Epworth 嗜睡量表），随后采用更具特异性的调查问卷确定个体睡眠障碍的机制及后果。

睡眠调查问卷的一种特殊形式是睡眠日记和晨 - 昏调查问卷，用以评估每天的睡眠习惯，包括睡眠时间、睡眠持续时间、夜间觉醒次数和主观睡眠质量[80]。

虽然调查问卷能快速简单地筛选日间睡眠障碍的症状，但不能用于量化睡眠结构。主观方法用于睡眠评估时会受到受试人群疾病谱、随时间变化的实际临床情况、测试条件及回忆偏倚的影响[80]。虽然调查问卷不能代替病史及对睡眠障碍的客观评估，但它仍是评估不同人群健康状况改善或恶化、预测医疗费用、评估治疗效果或比较疾病负担的一个重要工具。

腕动计

腕动计是通过线性加速度计检测手腕在单轴或多轴上的运动来研究睡眠 - 觉醒模式。通过运动相关数据，可以预测睡眠和清醒的时间，甚至可以对睡眠分

表 10.1　睡眠调查问卷：临床和研究中常用的睡眠调查问卷及其关注点

调查问卷 *	关注点	参考文献
匹兹堡睡眠质量指数（Pittsburgh Sleep Quality Index，PSQI）	睡眠及睡眠障碍	60, 61
睡眠质量量表（Sleep Quality Scale，SQS）	睡眠质量	66
睡眠功能结局问卷（Functional Outcome of Sleep Questionnaire，FOSQ）	日间嗜睡对日常生活的影响	12, 67
小儿睡眠调查问卷	儿童的睡眠及 SDB	68
儿童睡眠习惯调查问卷（Child Sleep Habits Questionnaire，CSHQ）	睡眠	69
Epworth 嗜睡量表	日间嗜睡	59, 62, 63
睡眠日记/睡眠日志	睡眠时间、睡眠持续时间	70, 71
晨–昏调查问卷	睡眠时间、睡眠持续时间、昼夜节律	72
拉夫堡睡眠对职业影响评估量表（Loughborough Occupational Impact of Sleep Scale，LOISS）	睡眠质量	73
失眠调查问卷（Insomnia Sleep Questionnaire，ISQ）	失眠	74
柏林调查问卷	手术患者的 SDB	66
STOP/STOP-Bang 调查问卷	阻塞性睡眠呼吸暂停	75, 76
短暂失眠调查问卷（Brief Insomnia Questionnaire，BIQ）	失眠	77
国际不宁腿综合征研究组评定量表（International Restless Legs Syndrome Study，IRLS）	不宁腿综合征	78
临床综合印象（Clinical Global Impression，CGI）量表	不宁腿综合征	67
理查德–坎贝尔睡眠问卷	ICU 内睡眠评估	79

* 推荐的调查问卷为斜体字。
ICU，重症监护治疗病房；SDB，睡眠障碍性呼吸；STOP，鼾症、疲劳、可见的呼吸暂停及高血压

期进行估测。腕动计可以方便地在患者家中使用，可持续使用数晚、数周，甚至更长时间[81]。但腕动计对于探测从清醒到睡眠过渡的有效性尚被质疑，尤其是对于睡眠碎片化的患者[81-82]。在临床上，腕动计用于评估失眠患者的睡眠模式、诊断昼夜节律紊乱（包括夜班），以及不能耐受多导睡眠监测仪的人群（如婴儿和痴呆患者）。然而，对于行动减弱的患者，如疗养院或 ICU 患者，其准确性是有限的。腕动计对于进行接受了改善睡眠结构和昼夜节律紊乱治疗患者的随访和疗效评估十分方便[83]。近年来，市场上涌现出越来越多的用于探测、分析人体活动和静止的可穿戴设备。尽管其中一些宣称可以准确地监测睡眠，甚至进行睡眠分期（主要是快速眼动睡眠）[84]，但目前尚没有模型被批准应用于临床。

呼吸多导监测

用于诊断睡眠呼吸暂停–低通气综合征时，家用呼吸多导监测（respiratory polygraphy，RP）作为多导睡眠监测的替代品，性价比较高。呼吸多导监测通过鼻导管检测鼻腔压力的变化，计算气流速度，通过压电感受带检测胸腹部运动和体位，通过脉搏血氧仪监测脉搏氧饱和度。利用这些参数，呼吸多导监测可以识别呼吸暂停和低通气，并判断其机制为阻塞性还是中枢性。此外，与腕动计相似，呼吸多导监测通过体位和光传感器可分析睡眠时长和清醒时长。后者还可结合睡眠日记、腕动计得到更准确的评估。但最终仍需要脑电图来判断清醒和睡眠（表 10.2）。

多导睡眠监测

多导睡眠监测是精确判断睡眠分期的唯一方法，也是诊断各种睡眠障碍的参照工具（即金标准）[85]。多导睡眠监测的内容包括脑电图、用于监测眼球运动的眼电图，以及至少监测颏肌活动的肌电图[86]。除上述三项经典测量内容外，还可有其他方法对睡眠障碍性呼吸（sleep-disordered breathing，SDB）进行监测，如鼻腔传感器可监测呼吸暂停和低通气，氧饱和度监测，电感体积描记术可测定胸式呼吸和腹式呼吸，体位传感器和腿部肌电图[87]可识别间歇性肢体

表 10.2　不同睡眠评估方法的优点和缺点

方法	优点	缺点	建议
睡眠问卷	花费少 依从性好 使用方便	回忆偏倚 对某些人群可靠性有限 有效性有限	应与访视结合
睡眠日记	回忆偏倚少 便于管理 花费少 记录每日的变化	与其他问卷形式相比依从性差 可因每日情绪及睡眠期望而产生偏倚	应结合其他测量睡眠时长的方法（如腕动计）
腕动计	提供每日变化和睡眠时长的客观信息 提供在家睡眠习惯的信息 不受患者主观期望、回忆偏倚或记忆障碍的影响 与实验室多导睡眠监测相比花费较少	对睡眠分期和睡眠发生潜伏期的评估有限 与调查问卷相比花费较高	应与其他测量睡眠时长的方法结合（如睡眠日记）
呼吸多导监测	与实验室多导睡眠监测相比花费较少 客观评估呼吸事件的发生 提供在家睡眠习惯的信息	对睡眠的评估有限 与调查问卷相比花费较高 除睡眠障碍性呼吸外，对其他睡眠障碍的评估有限	应与问卷调查和临床访视相结合
实验室多导睡眠监测	客观评估睡眠、睡眠分期和睡眠障碍	花费高 首晚效应 容量有限 不能提供在家睡眠习惯的信息	应作为睡眠评估的最后一步，在此之前应完成问卷调查及门诊筛查（如呼吸多导监测）
院外的多导睡眠监测	客观评估睡眠、睡眠分期和睡眠障碍 首晚效应更少 与实验室多导睡眠监测相比花费较少 可以提供在家睡眠习惯信息	对患者的观察有限，可能导致记录质量下降	要求患者受过良好教育 条件允许的情况下最好有监控记录

Adapted in part from Martin JL, Hakim AD. Wrist actigraphy. Chest. 2011; 139 (6): 1514-1527.

运动综合征或 REM 期睡眠行为障碍[88]。图 10.6 是一个典型的多导睡眠监护记录。

睡眠实验室监测

　　数十年来，多导睡眠监测只能在睡眠实验室中进行。实验室多导睡眠监测由经过培训的技术员实施，结果由接受过睡眠医学培训的睡眠医生根据已发布的指南进行分析[87, 89-91]。但是，昂贵的费用和过夜的需求限制了本方法的可及性。另外，实验室内的多导睡眠监测只能提供一段时间的睡眠监测，而睡眠监测本身也会损害患者的睡眠（即首晚效应），难以提供患者在家时的睡眠信息。从逻辑和医学经济学角度看，在一段时间内重复进行多次监测以调整治疗颇具挑战，甚至是不可能的。因此，现在有越来越多的实验室外设备可供使用，使得在几乎所有环境中记录多导睡眠监测成为可能，例如在患者家中、医院或疗养院病房内，甚至在恢复室或 ICU 内。

实验室外睡眠监测

　　与睡眠实验室中进行的多导睡眠监测相比，在实验室外使用便携式多导睡眠监测设备为阻塞性睡眠呼吸暂停[92]的诊断提供了一个可行、可靠且有效的方法，适用于被筛选出的具有中重度睡眠呼吸暂停风险的人群[92-94]。美国睡眠医学学会（American Academy of Sleep Medicine，AASM）便携式监测仪工作组表示这些便携设备用于临床及研究目的是可靠的，能提供质量相当于多导睡眠监测的数据[92]。

睡眠和睡眠障碍性呼吸评分

　　40 多年前，Rechtschaffen 和 Kales[86] 制定了多导睡眠监测的标准化测量方法，称为 R&K 标准。此后，大量技术创新促进了睡眠医学的临床和科研转化。AASM 的最新标准[87, 95] 充分发挥了数据计算机化的潜力，包括自动化睡眠评分、识别发生于睡眠期间的睡眠障碍，并可与其他治疗相结合（如气道正压的调节）。虽然 R&K 标准仍足以满足临床和科研的要求，但在世界各地的睡眠中心已较少应用。

　　根据以上标准，用三个不同头皮区域记录到的脑电活动，将唤起状态划分为觉醒期（W）、REM 睡眠（R）和三个阶段的 NREM 睡眠（见表 10.3 和图

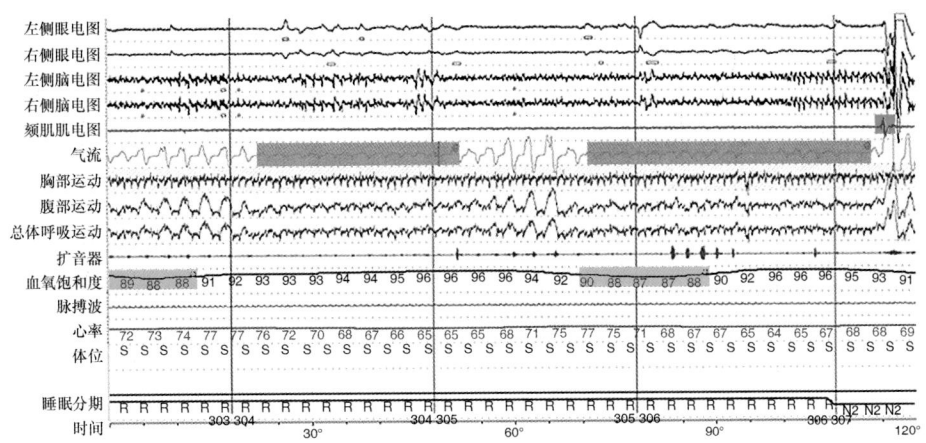

图 10.6　多导睡眠监测记录。左右眼电图、双通道脑电图和颏肌肌电图用于睡眠分期 [REM 睡眠（R）时在眼电图通道可见典型眼动信号]。其他的通道（如呼吸气流、胸部或腹部呼吸运动、扩音器和脉搏氧饱和度）用于诊断睡眠障碍性呼吸。对于该患者，呼吸暂停（灰色方框）导致血氧饱和度下降（浅蓝色方框），最终导致觉醒（最右侧，深蓝色方框）

表 10.3	不同行为状态下多导睡眠监测的特征	
	EEG 和 EOG 特点	AASM
觉醒状态	一个时期内 α 节律（8～13 Hz）出现的时间超过 50%	W
NREM 睡眠 1 期	振幅降低，频率减慢至 4～7 Hz（尖顶波*，缓慢眼动*）	N1
NREM 睡眠 2 期	睡眠 1 期的 EEG 表现外加睡眠梭状波和 K 复合波，慢波未达到睡眠 3 期标准	N2
NREM 慢波睡眠	慢波活动的 20%～50%（0.5～2 Hz）	N3
REM 睡眠	EEG 为低振幅混合频率，低颏肌电活动，快速眼动	R

* 非必要但可能存在。
AASM，美国睡眠医学学会（见参考文献 [87]）；EEG，脑电图；EOG，眼电图；N1，非快速眼动睡眠 1 期；N2，非快速眼动睡眠 2 期；N3，非快速眼动睡眠 3 期；R，快速眼动睡眠；W，觉醒

10.1）。

睡眠中呼吸事件的定义如下：

1. **呼吸暂停**指呼吸流量从基线水平下降 90% 以上，持续时间至少 10 s，整个呼吸事件过程中 90% 的时间满足通气量降低的标准。

2. **低通气**指呼吸流量下降至少 30%，氧饱和度与基线相比下降至少 4%，持续时间至少为整个时间过程（最少 10 s）的 90%。低通气也可被定义为呼吸流量下降至少 40%，伴随脉搏氧饱和度下降 3%。

3. **呼吸事件相关唤醒**的定义是不符合呼吸暂停或低通气标准的一连串呼吸，并持续至少 10 s。特点是呼吸力度增加或鼻腔压力曲线变平，最终导致从睡眠中觉醒。

4. **通气不足**被定义为动脉二氧化碳分压（$PaCO_2$）上升至少 10%。

虽然 AASM 于 2007 年发表的指南被广泛用于全世界各地的临床及研究领域[87]，但关于儿童能否采用新标准[96] 以及某些呼吸事件的评分问题仍然悬而未决。

睡眠与呼吸

睡眠期间的呼吸调节

睡眠状态将呼吸置于危险之中。与觉醒状态相比，睡眠期间上呼吸道扩张肌活动下降，尤其是在睡眠开始和 REM 睡眠时期。此外，睡眠期间机体对缺氧的通气反应减弱，因此可出现严重的缺氧状态，这种状态只有在从睡眠状态唤醒时才能纠正。

在觉醒和睡眠状态下决定每分通气量的关键因素是 $PaCO_2$。觉醒状态下 $PaCO_2$ 维持在接近 40 mmHg 的水平，而不同的是，睡眠期间机体对 CO_2 和氧的化学敏感性下降。因此在睡眠稳定期，$PaCO_2$ 一般维持在 45 mmHg 左右，同时通气需求下降，不同睡眠分期的觉醒阈值也在不断变化。

因此，从觉醒到睡眠以及睡眠的不同时期，呼吸肌活动度、通气需求和觉醒阈值的改变会对通气控制产生挑战并导致呼吸不稳定。评估呼吸不稳定性可采用一种结构化方法，即环路增益。这个工程学名词描

述的是反馈控制系统的稳定性（在这里指的是化学反馈回路控制个体通气）。在通气控制的模式下，环路增益反映了个体产生周期性（不稳定）呼吸的倾向。高环路增益患者具有更敏感的呼吸控制器（也就是高控制器增益）、更有效的 CO_2 排泄（也就是高系统增益），或者因 CO_2 从外周组织到中枢化学感受器的扩散速度慢（比如血液循环减少）而导致延迟增加（也就是混合增益）。这类高环路增益患者更容易受到反馈系统功能紊乱的影响，比如从觉醒到睡眠过渡期间由上呼吸道扩张肌活动度下降导致的轻微的通气量下降。

高环路增益可能导致阻塞性睡呼吸暂停的严重程度增加。同时，研究显示高环路增益个体更易出现不稳定性呼吸，比如出现潮式呼吸（Cheyne-Stokes respiration，CSR。见"中枢性睡眠呼吸暂停"部分）。

睡眠障碍性呼吸

睡眠障碍性呼吸（sleep-disordered breathing，SDB）是指与睡眠相关的呼吸功能障碍导致的体征和症状。其定义为在睡眠状态下呼吸节律停止（呼吸暂停），短暂或持续性的呼吸幅度下降（低通气），并导致动脉低氧血症[97]。常见原因包括上气道管腔直径减小（梗阻事件）而导致的上气道阻力增加，或脑干呼吸驱动输出减少或停止（中枢性事件），或两者兼而有之。SDB 具体分类——阻塞性还是中枢性——主要根据呼吸事件的类型来判断。SDB 的严重程度通常由每小时睡眠中发生的呼吸事件次数来量化。对睡眠期间呼吸事件进行量化是必要的，因为健康人群中有少数人睡眠期间每小时发生呼吸暂停和低通气的次数也可达到 5 次。两个测量指标可用于量化评价：呼吸暂停低通气指数（apnea hypopnea index，AHI）和呼吸紊乱指数（respiratory disturbance index，RDI）。通常，AHI（每小时睡眠中发生低通气和呼吸暂停的总次数，图 10.7 上）和 RDI（每小时睡眠中发生低通气、呼吸暂停和因呼吸事件而觉醒的总次数，图 10.7 下）用来量化反映 SDB 的严重程度。

阻塞性睡眠呼吸暂停

定义 OSA 是 SDB 最常见的类型，诊断标准是：睡眠期间每小时发生超过 15 次显著的梗阻事件，或呼吸事件发生较少（比如每小时 5 ～ 15 次）但伴有日间症状（比如嗜睡）或合并症，如高血压或房颤。这些临界值根据睡眠障碍的临床指南和国际分类制定，作为临床医生是否进行干预治疗的标准[87-88]。还可进一步判断睡眠呼吸暂停的严重程度，每小时睡眠中出现 15 次以下呼吸事件为轻度，15 ～ 30 次呼吸事件为中度，30 次及以上呼吸事件为重度（表 10.4）[88-89]。

流行病学 有日间症状的 OSA 在整个人群中的患病率为 0.3% ～ 5%[98-99]。由于肥胖是 OSA 的一个主要危险因素，因此随着肥胖者在整个人群中所占比例的提高，OSA 的患病率可能会继续增加[100-102]。而无日间症状的 SDB 患病率更高，在年龄 30 ～ 60 岁的人群中，女性患病率高达 9%，男性高达 24%，且常常未被认识到[103-104]。

此外，OSA 的患病率在不同人群中差异较大。肥胖、高龄、有特殊合并症（如卒中、心肌梗死）的人群更容易出现 OSA。不同研究方法得出外科手术患者中 OSA 的患病率介于 45%[105] 到 75%[106] 之间。近期一项研究显示接受外科减重手术的患者中 OSA 的患病率高达 77.5%[107]，而另一项研究显示接受妇科肿瘤手术的女性患者 OSA 患病率为 50%[108]。

表 10.4 基于 RDI 或 AHI 的睡眠呼吸暂停的严重程度分级

	RDI（每小时）	AHI（每小时）
无睡眠呼吸暂停	< 5	< 5
轻度睡眠呼吸暂停 *	≥ 5 至 < 15	≥ 5 至 < 15
中度睡眠呼吸暂停	≥ 15 至 < 30	≥ 15 至 < 30
重度睡眠呼吸暂停	≥ 30	≥ 30

* 仅当存在合并症，如高血压、房颤或伴有日间嗜睡时诊断。
呼吸紊乱指数（RDI）小于 5 是生理性的，在正常人中可出现。轻度睡眠呼吸暂停 RDI 为 5 ～ 15 次 / 小时，中度 RDI 为 15 ～ 30 次 / 小时，重度 RDI 大于等于 30 次 / 小时。根据睡眠呼吸暂停低通气指数（AHI）的严重程度分级临界值与 RDI 相似

$$AHI = \frac{呼吸暂停（10\,s无气流）+ 低通气（气流降低伴有低氧饱和度）}{总睡眠时间(h)}$$

$$RDI = \frac{呼吸暂停 + 低通气 + 呼吸事件相关觉醒（EEG中记录）}{总睡眠时间(h)}$$

图 10.7 呼吸暂停低通气指数（AHI）和呼吸紊乱指数（RDI）的定义

临床症状 约 1/3 的 OSA 患者主诉在清醒时有典型的症状和体征。常被提及的症状有觉醒时口干、早晨头痛、日间嗜睡、在单调的情况下（如看电视）容易睡着，以及认知功能的主观损害。当 OSA 有日间症状时通常称为睡眠呼吸暂停综合征（OSA syndrome，OSAS）[109-110]。

OSAS 患者与睡眠相关的症状和体征包括可被证实的呼吸暂停或打鼾，以及夜间觉醒次数多，最常见的主诉是假性夜尿增多，偶有主诉夜间觉醒时心动过速或者呼吸窘迫（窒息感）及其他症状（框 10.1）。

后果和合并症 OSA 可以导致一系列严重的临床后果，如高血压、心肌梗死、卒中[109,111-112]、糖尿病、糖尿病神经病变，以及认知功能障碍导致患者无法正常工作和交通事故[113-114]。OSA 患者认知功能损害的发生[115]与脑部认知和记忆相关结构（海马区）的萎缩程度相平行[116]，这在给予充分治疗后可部分逆转[117]。因为缺乏针对仅有间断缺氧而无其他症状的 OSA 患者的研究数据，OSA 对人体的不良影响是由于

破坏了睡眠结构还是由于间断的缺氧所致目前尚不清楚[118]。但是，近期研究发现，即使患者无临床症状，OSA 也会对心血管造成一定的影响，比如日间自我调节能力发生改变（即心率变异性）[119]。

OSA 相关的并发症发生率较高，这无疑会增加社会的经济负担，因为这类患者会需要更多的医疗相关服务、药物使用，同时这类患者失业率较高[120]。

危险因素 OSA 的易感因素包括肥胖[121]、年龄[121-122]、男性[121]、可能导致上气道表面组织水肿的因素（抽烟）[123]、过敏性鼻炎[124]，以及呼吸抑制剂造成的上气道扩张肌张力下降（通过中枢神经系统）[125]。

病理生理学 OSA 期间发生的呼吸事件特征为，由于上呼吸道内径减少，甚至咽部完全塌陷，导致在持续呼吸做功下仍然发生呼吸气流减少（图 10.6）。参与呼吸的肌肉在形态和功能上均属于骨骼肌，可分为两组：上呼吸道扩张肌和呼吸动力肌（呼吸泵）。

上呼吸道扩张肌对抗由呼吸动力肌产生的呼吸负压，以保证吸气时能有气流通过。呼吸动力肌是在呼吸周期中使胸腔内产生吸气和呼气的一系列肌群（彩图 10.8）。上呼吸道的持续开放通过平衡扩张力（由上呼吸道扩张肌产生）和塌陷力，即呼吸动力肌在吸气时产生的腔内负压和来自外周组织的腔外压迫维持[126]。

上呼吸道扩张肌 研究最多的上呼吸道扩张肌为颏舌肌和腭帆张肌（表 10.5）。颏舌肌接受广泛的神经传入，包括时相型（吸气）和紧张型（非吸气）驱动，分别分布于舌下运动神经元的不同位置[127]。在人和动物中，吸气时呼吸泵产生咽部负压，颏舌肌反射性地保持上呼吸道开放[128-129]。这种反射可能是吸气介导的运动单元信号通路所产生的。颏舌肌的张力

框 10.1 阻塞性睡眠呼吸暂停的症状

夜间症状
- 夜间睡眠时频繁觉醒（比如假性夜尿增多）
- 打鼾时因窒息感而觉醒
- 心动过速
- 不能恢复精神的睡眠

日间症状
- 睡醒时口干
- 晨起头部胀痛
- 日间嗜睡
- 在单调的场景下（比如看电视）容易睡着
- 认知功能受损的主观感觉

同睡者报告的症状
- 打鼾，特别是鼾声较大且不规律
- 睡眠过程中可以观察到呼吸停止

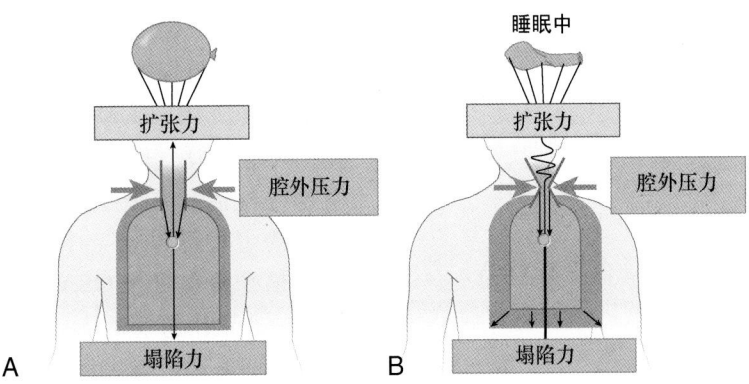

彩图 10.8 上呼吸道开放与呼吸泵活动的关系。（A）清醒时，上呼吸道扩张肌（绿色气球，扩张力）抵消了由腔外压力以及呼吸动力肌产生的吸气负压带来的塌陷力 [橙色，对抗力（塌陷力）]。在阻塞性睡眠呼吸暂停中，（B）入睡（蓝点）导致扩张力减少，引起上呼吸道通畅性降低（Modified from Sasaki N, Meyer MJ, Eikermann M. Postoperative respiratory muscle dysfunction: pathophysiology and preventive strategies. Anesthesiology. 2013；118：961-978.）

表 10.5　与上呼吸道稳定性相关的部分上呼吸道肌肉

肌肉	肌张力	肌肉活动	
		吸气	呼气
腭帆张肌[153]	+	+	−
腭帆提肌[153]	+	+	−
颏舌肌[154]	+	+	+
颏舌骨肌[155]	+	−	+
甲状舌骨肌	X	X	X

+，有；−，无；X，资料不足。上呼吸道主要肌肉及其在呼吸中的肌肉活动。肌张力，以及吸气、呼气时的肌肉活动

受到时相型神经传入（非吸气）的调节，而腭帆张肌则是紧张型肌肉，在整个呼吸周期中持续保持紧张状态[130]。

塌陷力的解剖易感性　咽部软组织靠骨性结构支撑并维持稳定，如下颌骨和脊柱，咽部气道的完全塌陷通常源于腔外压力，如血肿、水肿、咽周肿物或气道损伤（例如气管插管时间过长导致）[131]。肥胖患者的咽部特征也会压迫气道[132]。在肥胖患者中，颅面部畸形会进一步加重肥厚的咽腔外软组织的塌陷效应[133]。除骨性支撑结构的大小和形状外，腔外软组织也是决定腔外压力的重要因素，在吸气时需要上呼吸道扩张肌与其对抗，以避免上呼吸道梗阻相关的呼吸暂停[133]。此外由于重力作用，上呼吸道在仰卧位时比侧卧位或坐位更容易发生塌陷[134-135]。

静脉输液过多可影响上呼吸道开放。清醒健康志愿者穿着抗休克裤并充气后，下肢液体会大量再分布，导致颈围增加[136]，从而使上呼吸道塌陷的阈值降低[137]。这一理论在下肢静脉功能不全[138]和充血性心力衰竭（congestive heart failure，CHF）患者[139]中亦得到证实。这些研究提示，夜间液体从下肢再分布到颈部增加了上呼吸道塌陷的可能性[138]，加重中枢性呼吸暂停和OSA[139]。类似的影响可能会增加妊娠期和产后早期发生OSA的风险[139]。

影响呼吸道开放的另一个重要因素是肺容量和上呼吸道塌陷倾向的相互作用。在清醒健康成人中，呼气末肺容量增加与上呼吸道气流阻力降低有关[140]，也与上呼吸道管腔直径增加有关（无论是否存在OSA）[141]。上呼吸道开放与肺容量相互作用的机制被认为与气管纵向牵引力有关[142-143]。吸气时，肺充气膨胀，隆嵴被推向尾侧，对固定的气管产生拉力[142]。拉力通过气管侧壁传导到上呼吸道[143]。对气管的牵引促进呼吸动力肌参与维持上呼吸道的开放。

管腔内塌陷压力　呼吸泵驱动吸气和呼气动作。

呼吸泵可使胸腔扩张产生胸内负压，驱动吸气，并在需要时产生胸内正压，迅速呼气。吸气动力肌肉是一组解剖结构不同的肌群，研究最为深入的是肋间肌和膈肌。在平静呼吸过程中，膈肌参与60%～70%的肺容量改变[144]。吸气时，膈肌和肋间外肌收缩，胸腔容量增加，胸腔内负压增加，肺随之扩张。胸腔内负压转化为上呼吸道管腔内负压，一旦压力降到临界值即发生气道塌陷[145]。

在健康对照者中，气道压临界值（critical airway pressure，Pcrit）通常为负值（约−5 cmH$_2$O），但OSA患者在睡眠状态下，其上呼吸道塌陷的Pcrit甚至可以为正值。OSA患者需要气道内正压才能重新打开气道[146]。正常情况下，两个压迫因素——管腔内负压和管腔外正压需要通过上呼吸道扩张肌的运动来代偿，以保持气道开放[97]。

清醒刺激与睡眠　上呼吸道运动神经元的兴奋传入（例如舌下神经元）包括5-羟色胺能神经元和去甲肾上腺素能神经元，在清醒时占主导地位[147-150]，产生"清醒刺激"，增加清醒时上呼吸道扩张肌活性。进入睡眠时，这种清醒依赖的神经元传入（清醒时活跃，入睡时活力下降或消失）消失，导致健康对照者的上呼吸道肌肉活动降低、气道阻力增加，以及OSA患者气道塌陷[151-153]。文献报道上呼吸道的腭后梗阻是OSA最常见的病理生理机制[146]。

上呼吸道的单向阀　在观察OSA患者呼吸流量曲线时，发现一些呼吸事件并未呈现出最终导致气道完全性闭塞的特征性、进行性的气流受限，该结果是不同顺应性的"可塌陷管腔病理生理改变"的典型表现。在这些病例中，流量曲线表现为呼气流量正常，但在到达最大吸气流量前突然减少/中断。在OSA患者中，这一仅存在于吸气相的"快速梗阻"发生率为20%～30%[154]。近期研究提示在咽部有两个单向阀。会厌阀在吸气时关闭，而软腭可能在呼气时作为第二个单向阀以限制气流量[155]。

与会厌相似，软腭在口腔内自硬腭呈半岛型悬挂，可能在呼气时阻塞上呼吸道[156]。近期一项研究发现呼气流量在呼气流速达到峰值后迅速降低，在OSA患者行正压通气时更常出现[157]。类型相似的呼气流量受限也见于OSA患者自主呼吸中，提示这种现象并非正压通气所特有[158]。

这些发现可能提示除了单纯的可塌陷管腔病理生理改变外，OSA还存在第二种略微不同的机制，这种机制可能在麻醉时尤其重要。正确识别每一例OSA患者的阻塞部位便于临床医师实施个体化OSA治疗[155]。

呼吸觉醒　呼吸觉醒是指由于不断积累和持续增

加的呼吸刺激（低氧、高碳酸血症和呼吸做功），促使患者从睡眠中觉醒[159]。

睡眠暂停后，促使觉醒相关的呼吸恢复的主要三种传入因素包括（图 10.9）：

1. 对氧分压和二氧化碳分压敏感的外周和中枢化学感受器[160]。

2. 对呼吸泵产生的负压发生反应的存在于上呼吸道的感受器[128-129]。

3. 与意识或觉醒状态直接相关的大脑皮质传入性刺激[161]。

如果刺激足够强大，以上任何传入因素均可恢复呼吸肌张力。皮质自睡眠中觉醒（可以通过 EEG 的特征表现判断出来）可以对通气产生足够刺激。但是阻塞性呼吸暂停（例如 OSA 中的上呼吸道塌陷）可以通过增加呼吸肌的驱动力解除，而不涉及皮质觉醒[162]。例如，持续通气不足导致的高碳酸血症[160]及上呼吸道负压的增加[128-129]均可恢复呼吸肌张力。呼吸肌得到的驱动力取决于中枢呼吸模式发生器产生的刺激总和，包括外周和中枢化学反应、对气道负压的反射反应和觉醒驱动强度等。

治疗　OSA 患者得到恰当治疗可以改善其夜间氧饱和度，改善睡眠时间和质量，从而减轻日间嗜睡症状，改善日间功能并提高生活质量。成功的 OSA 治疗还可以降低心血管疾病风险，提高胰岛素敏感度，并改善神经行为表现[163-165]。因此，所有 OSA 患者一旦确诊并且通过客观检测（即 PSG）评定严重程度，就应开始治疗[88]。尽管过去几十年里，针对 OSA 的不同治疗方案有所发展（表 10.6），但持续气道正压通气（continuous positive airway pressure，CPAP）可以剂量依赖性地增加上呼吸道直径，仍然是治疗各种严重 OSA 患者的最有效方法[166-168]。但是最近的一项研究对 CPAP 能否预防 OSA 远期心血管不良事件提出了质疑[169]。

气道正压通气治疗　CPAP 治疗 SDB 通常通过鼻或口鼻面罩持续进行，可剂量依赖性地逆转任何睡眠相关的上呼吸道梗阻，如图 10.10 所示。治疗 OSA 的 CPAP 压力水平大多为 5 ～ 20 cmH₂O。家庭呼吸记录仪及 CPAP 压力滴定对某些患者可能有相似的疗效，但并非对所有怀疑 OSA 的患者均有效[176-177]。在滴定 CPAP 压力后，以此压力在夜间持续进行治疗。尽管这项治疗可有效消除潜在的病理改变，但 CPAP 的疗效会受到患者依从性的限制[112,178]，这主要是因为鼻、面部的局部副作用或面罩导致的不适[179]。当压力较高时，气流过大可能导致患者入睡困难。一些呼吸机有缓慢加压功能，在 5 ～ 45 min 内从较低压力开始逐渐增加至设定压力，使使者更易入睡。有些患者反馈 CPAP 压力较高时呼气困难。为了避免这个问题，可

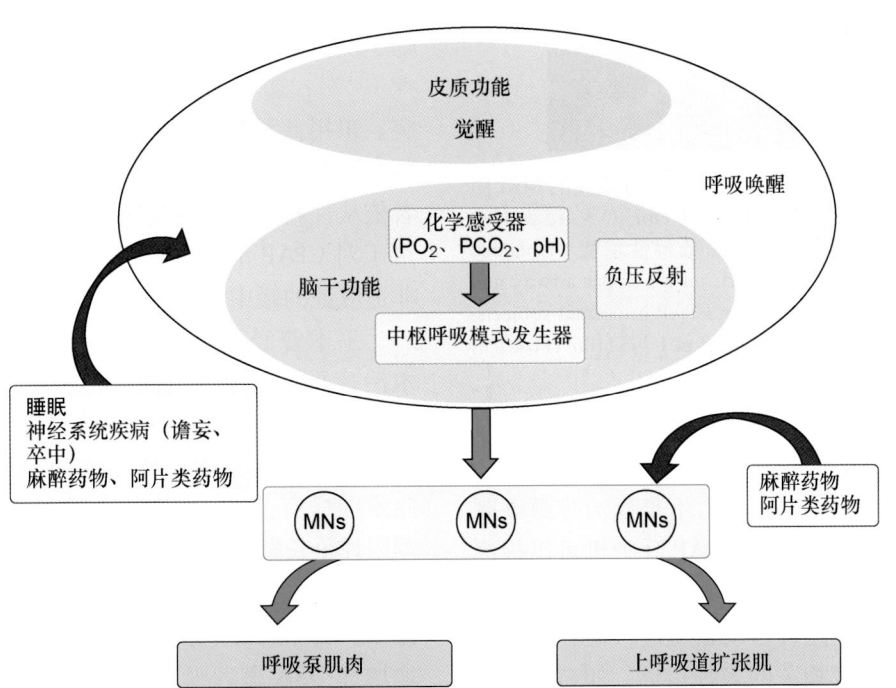

图 10.9　呼吸觉醒对上呼吸道扩张肌和呼吸动力肌的作用。呼吸觉醒由三个主要传入刺激组成：处理外周和中枢化学感受器传入信号的中枢呼吸模式发生器、对呼吸动力肌产生的气道负压反射反应以及觉醒刺激的强度。一些因素可以影响呼吸觉醒，例如睡眠和神经系统疾病、麻醉药物、阿片类药物等。蓝色箭头代表兴奋作用，灰色箭头代表抑制作用。*MN*，运动神经元（Modified from Sasaki N, Meyer MJ, Eikermann M. Postoperative respiratory muscle dysfunction: pathophysiology and preventive strategies. Anesthesiology. 2013; 118: 961-978.）

表 10.6 阻塞性睡眠呼吸暂停的治疗选择

治疗	方法 / 设备	推荐程度	参考文献
减重	减轻体重 减重手术（有助于减重成功）	中到高度，SU	170，171
药物	基于药物的治疗（例如三环类抗抑郁药物、5- 羟色胺再摄取抑制剂、胆碱能受体激动剂、碳酸酐酶抑制剂）	NR，ID	90
手术	鼻腔手术 腭部手术和植入 舌基底部手术	低，SU 低，MC 低，MC	172，173
增强肌肉	锻炼肌肉 舌下神经刺激	ID ID	174
非手术治疗	口腔矫正器 气道正压通气	高度，AT 高度，GS	175 175

AT，气道正压通气不耐受的替代疗法；GS，金标准；ID，推荐证据尚不足；MC，保守治疗失败的患者在经过认真筛选后可以谨慎使用；NR，不推荐；SU，支持疗法

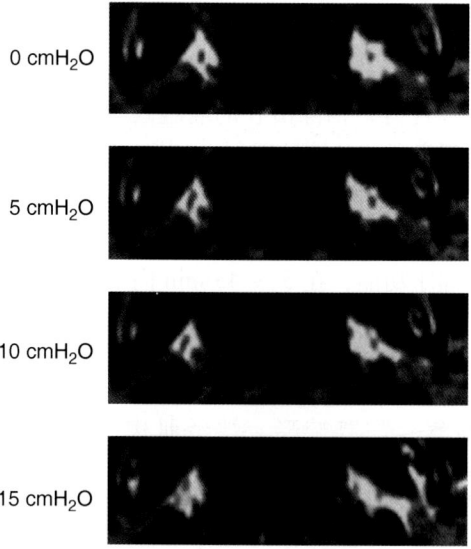

0 cmH₂O

5 cmH₂O

10 cmH₂O

15 cmH₂O

图 10.10　不同持续气道正压水平下，人体上呼吸道的 MRI 图像。在持续正压为 0 cmH$_2$O、5 cmH$_2$O、10 cmH$_2$O 和 15 cmH$_2$O 时 MRI 影像显示上呼吸道直径呈剂量依赖性增加（Obtained from Schwab RJ, Pack AI, Gupta KB, et al. Upper airway and soft tissue structural changes induced by CPAP in normal subjects. Am J Respir Crit Care Med. 1996；154［4 pt 1］：1106-1116.）

采用双水平呼吸机，即减小呼气气道正压，而吸气时给予足够的吸气气道正压。

某些病例中，单一 CPAP 压力不足以治疗睡眠呼吸暂停。带有动态压力水平的 CPAP 呼吸机可以提高治疗的成功率，尤其对于不同睡眠阶段通气障碍程度不同的患者尤为有效。这种自动正压通气装置或自滴定装置可以监测低通气相关的多种指标，如口咽壁震动、打鼾和吸入气流受限，并自动提高气道压直至这些低通气的症状消失。另外，CPAP 治疗是否能够预防 OSA 导致的心血管事件仍不明确。

尽管 CPAP 可以为大多数 OSA 患者提供满意治疗，但是某些患者可能需要不同的治疗方法。例如，混合性呼吸暂停（阻塞性和中枢性）患者或者以中枢性呼吸暂停为主的患者需要控制更为精确的（频率或时间控制模式的）无创通气（noninvasive ventilation，NIV），这类 NIV 预先设定最低呼吸频率或呼吸时间，若患者未在预设参数内诱发下一个自主呼吸，则程序自动启动吸气（机械通气）。

其他替代治疗选择　口腔矫正器（oral appliances，OA）适用于不耐受 CPAP 治疗的轻中度 OSA 患者。目前临床上主要有两种设计：①下颌复位器，使下颌处于前突状态（推荐下颌向前突出至少 50% 以有效治疗）[179]；②舌固定器，使舌处于前位，而下颌不前突。采用此种疗法时，推荐多学科协作，包括睡眠医师和有口腔矫正器相关经验的口腔科医师，是提高患者依从性和 OA 治疗效果的关键因素[109]。OA 被推荐用于对 CPAP 治疗不耐受[179]、无反应、治疗失败或非适应证的轻中度 OSA 患者[88]。

手术曾经是治疗 OSA 的唯一方法，但是鼻咽手术治疗重度 OSA 患者的有效证据不足。但是，对于合并扁桃体肥大的 OSA 成年患者，行扁桃体切除术是有益的，合并腺样体肥大的 OSA 儿童行腺样体切除术同样有益[180]。推荐术前及术后重复进行睡眠监测以评价长期治疗效果[88, 179, 181]。

最近，上呼吸道肌肉电刺激成为治疗 OSA 的新方法。舌下神经刺激诱发颏舌肌收缩，可剂量依赖性地增加 OSA 患者吸气流速[182]。但该操作的有创性、设备花费以及在麻醉时需要预先内镜检查等因素限制了其成为 OSA 的一线治疗方案[149]。

咽部脂肪堆积降低了咽腔的通畅性，使肥胖成为 OSA 的潜在危险因素[183-184]。减重可以降低 Pcrit

和 OSA 的严重程度[145, 171]，被推荐为所有超重的 OSA 患者的辅助治疗方法[185]。因为减肥手术使长期减重更为有效，所以对于极度肥胖 [体重指数（body mass index，BMI）≥ 40 kg/m²]、有严重合并症、BMI ≥ 35 kg/m² 以及饮食控制体重效果不佳的患者，可以考虑采用减重手术作为辅助治疗方法[88]。

目前不推荐吸氧作为治疗 OSA 的主要方法，但是对于某些患者可以作为辅助治疗方法，尤其是在术后[88, 186]。

尽管 OSA 在老年人中更常见，但是在 2 ～ 5 岁儿童中发病率也呈现高峰。在儿童中，肥胖预示着打鼾和其他呼吸梗阻症状[109]。扁桃体和腺样体肥大是导致儿童 OSA 的另一重要原因，可以手术治疗[187]。

中枢性睡眠呼吸暂停

中枢性睡眠呼吸暂停（central sleep apnea，CSA）影响生活质量[188]，且与心力衰竭患者不良预后有关[189-190]。CSA 的定义为没有呼吸运动的气流终止[188]，与 OSA 的区别为 OSA 中仍然有呼吸运动，甚至在呼吸暂停时呼吸运动增强。在临床睡眠呼吸暂停中，OSA 和 CSA 通常有重叠现象，需要仔细鉴别并给予相应治疗[191]。

CSA 可见于老年患者和伴有严重合并症的患者，如充血性心力衰竭、脑卒中和其他神经系统疾病（如肌萎缩性脊髓侧索硬化症）。美国宾夕法尼亚州南部的一项队列研究发现，5% 的 ≥ 65 岁的男性患有 CSA（AHI ≥ 20/h），而在年龄 < 65 岁的男性或任何年龄的女性均未发现 CSA。若把 CSA 标准降至 AHI ≥ 2.5/h，在年龄 < 45 岁的男性中发病率仍非常低，在 45 ～ 64 岁的男性中 CSA 发病率为 1.7%，年龄 > 65 岁的男性中发病率为 12%[192]，40 ～ 97 岁男性发病率为 9%[193]。

CSA 的机制可以分为高环路增益和低环路增益。最常见的 CSA 环路增益升高的亚型是周期性潮式呼吸，常见于合并充血性心力衰竭和左心室收缩功能

障碍的患者。潮式呼吸为渐强-渐弱通气模式，高通气 20 ～ 30 s，随后 10 ～ 40 s 低通气或呼吸暂停（图 10.11），常发生于 NREM 睡眠 1 期和 2 期[194]。潮式呼吸也可见于运动或清醒状态。几乎 1/2 的合并充血性心力衰竭的患者会出现潮式呼吸[195]。潮式呼吸在男性中更为常见，并在仰卧位时加重[161]。

潮式呼吸的呼吸治疗包括吸氧、呼吸兴奋剂（如 CO_2、茶碱和乙酰唑胺）以及 NIV（如双水平气道正压通气）。CPAP 治疗的有效性仍有争议。优化药物治疗是最佳的治疗方法，因为潮式呼吸通常可以通过适当的充血性心力衰竭治疗（心脏再同步化治疗和手术治疗，如心脏移植）而缓解[194]。

其他类型的中枢性呼吸紊乱　周期性呼吸指海拔导致的呼吸不稳定，通常见于患者转移到高海拔地区时。由于低气压导致周围空气氧含量降低，出现控制器增益增加[97]。特发性 CSA 在海拔平海平面时不易出现，更常见高二氧化碳血症性通气反应增加（高控制器增益）的个体中，导致睡眠中低碳酸血症和呼吸控制不稳定。特发性 CSA 患者 $PaCO_2$ 水平偏低，即使在清醒状态下也如此[196]。

肥胖低通气综合征

肺泡低通气　定义为导致高碳酸血症（$PaCO_2$ 增加）的通气不足。肺泡低通气的机制包括：中枢性低通气、胸壁畸形、神经肌肉疾病、慢性阻塞性肺疾病和严重肥胖 [肥胖低通气综合征（obesity hypoventilation syndrome，OHS）]。OHS 是指在排除其他原因的低通气情况下，肥胖患者（BMI ≥ 30 kg/m²）出现夜间和日间均通气不足，通常导致高碳酸血症。

OHS 在患 OSA 的肥胖患者中的发病率估计为 50%。OHS 在 BMI ≥ 50 kg/m² 的患者中发病率估计为 50%[197]，而在正常成年人群中的发病率为 0.15% ～ 0.3%。90% 的 OHS 患者同时患有 OSA[198-199]。OHS 的诊断通常被忽略，因此真正的发病率仍不明确。

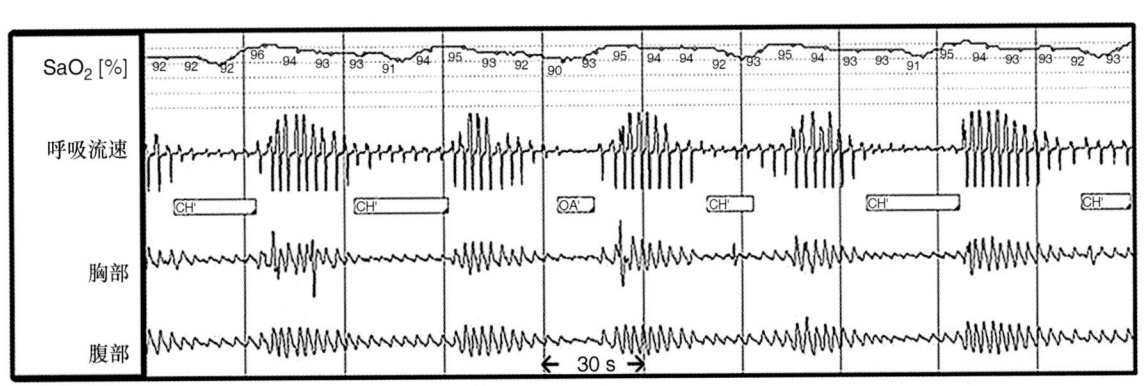

图 10.11　潮式呼吸的多相睡眠图。CH，中枢性低通气；OA，阻塞性呼吸暂停

严重肥胖与呼吸驱动增加有关，这有助于在肥胖导致胸壁活动异常和呼吸做功增加时维持正常碳酸水平[200-201]。在 OHS 患者中，此代偿机制消失[201-202]，可能与瘦素抵抗有关[203-205]。OHS 通常表现为肺总量下降、潮气量和功能残气量减小、补呼气量下降、呼吸系统顺应性降低和吸气肌力减小，但对 CO_2 的反应可能降低或正常。此外，这类患者血清 HCO_3^- 和肺泡 $PaCO_2$ 升高，同时呼吸做功增加，瘦素水平增高[205-206]。

向心性肥胖引起肺总量降低可以解释 OHS 患者的呼吸泵肌肉功能受损，导致仰卧位时膈肌上抬[206-207]。此外，膈肌肌病也是 OHS 的致病因素之一[205]。OHS 的治疗方法包括减肥和 NIV[207-208]。

睡眠与麻醉：影响围术期医学的两个截然不同的"双生子"

麻醉与睡眠的临床表现

虽然生理睡眠和麻醉有许多共同的临床特点（意识消失和脑干自主功能调节），但是仔细观察可以发现二者的行为状态有很多差别。与麻醉不同的是，睡眠可自然发生和终止，伤害性刺激可迅速终止睡眠，可以自我平衡。麻醉并没有生理睡眠过程中明显的分期。此外，功能影像学研究提示，进入麻醉状态和觉醒-睡眠转化有根本区别。

虽然慢波睡眠和麻醉诱导的意识消失在 EEG 上有一些相似，但是二者的 EEG 模式是不同的[209]。生理睡眠时记录的 EEG 与麻醉诱导意识消失时一致的 EEG 在频率和激活类型方面有所不同（图 10.12）[210]。

在麻醉诱导过程中，意识水平从完全清醒逐渐下降，从对外界刺激反应降低到完全失去反应[211]。这与人从清醒状态无过渡地进入睡眠状态时 EEG 出现尖

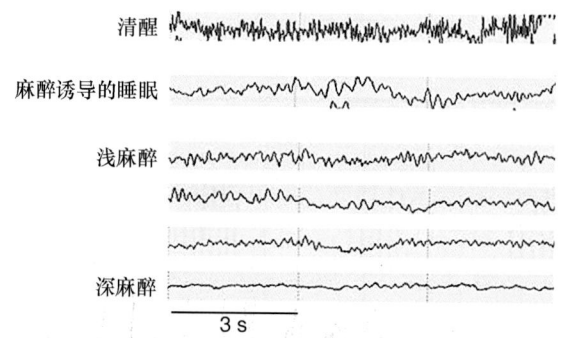

图 10.12　使用丙泊酚镇静和诱导意识消失的脑电图。与生理睡眠（见图 10.1）相比，镇静的 EEG 类似于慢波睡眠，提示麻醉药物有诱导睡眠作用。麻醉药物诱导的意识消失（下面 4 条脑电图）显示出不同的 EEG 活动：振幅降低和爆发抑制（爆发抑制没有在本图显示出来）

α-θ 波转变相反。进入生理睡眠的稳定阶段后，足够的刺激可以将人唤醒，而麻醉诱导的意识消失需要药物部分消除后才可以唤醒[212]。

麻醉期间睡眠促进通路的激活

内源性睡眠促进系统在全身麻醉机制中的作用越来越引起人们的注意。这个假说很有吸引力，因为睡眠和麻醉有许多相似之处，也有证据表明麻醉诱导的睡眠能满足生理睡眠的一些自我平衡需求[213-214]。虽然关于麻醉药物的分子作用机制已有大量数据，但是还不能解释药物是如何导致意识消失的，这使得这一假说更有吸引力。一项重要发现是，VLPO 的一些神经元在生理睡眠时被激活，也可以被某些麻醉药物激活[213-216]。另一项重要发现是，麻醉与唤醒相关神经核团（如 TMN）的抑制有关[215]。这一效应也提示了 VLPO 的激活，因为它是 TMN 抑制的主要来源。因此有人提出，麻醉药物诱导的意识消失是通过药物作用于 VLPO 的开关，控制从清醒到睡眠再到清醒的快速转变（见前文）[212, 217-218]。但是这一理论存在一些问题，如 VLPO 完全毁损的大鼠和小鼠仍可以被麻醉[216, 219]。虽然 VLPO 毁损可以导致一过性的对吸入麻醉药的抵抗[216]，但是 VLPO 毁损后过一段时间，实验动物显示出对异氟烷的敏感性增加，睡眠驱动的自我平衡增强[216, 219-221]。另一个关于 VLPO-TMN 回路假说的问题是，直接抑制 TMN 可以导致镇静但不能导致麻醉[215]。VLPO 神经元缺失的实验动物有显著的失眠症。因此，仅仅是麻醉药物与这些睡眠促进神经核团的相互作用并不能充分导致麻醉时意识丧失。近些年，一些研究进一步为全麻药物通过抑制促觉醒神经核团调节睡眠启动区提供了证据，这些区域包括蓝斑、脑桥网状结构的 GABA 能神经元、脑桥脚和背外侧被盖、腹侧被盖区、穹隆周围区、结节乳头核、基底前脑[222-223]。这一由麻醉诱导的"自下而上"的意识消失假说可能源于脑干与间脑区域的同步交互，包括 AAS 和内源性睡眠回路。尽管这些机制与促睡眠神经元相互作用相似，但不太可能是麻醉诱导意识消失的唯一途径。睡眠可以轻易地被真实或感知到的环境刺激逆转或中止，而麻醉则不能。虽然促睡眠神经元通过抑制这些觉醒通路而起作用，但其他对意识活动至关重要的神经元网络（如丘脑皮质神经网络）在睡眠期间仍保持活跃[224]。麻醉药与睡眠通路有关仍然是十分重要和有意义的发现，这无疑是这类麻醉药物导致睡眠的重要机制。无论如何，这种作用不会且不能防止足够的外界刺激激发觉醒。麻醉

形成的这种独特特性肯定还有其他机制参与。

围术期麻醉和睡眠的相互作用

麻醉和产生疼痛的手术操作影响睡眠和昼夜节律[225-227]，根据手术操作的复杂程度[228]，其影响可长达 6 个月。麻醉及手术后第 1 晚可见 REM 睡眠减少，随后在术后第 2～4 晚出现明显的 REM 反弹现象，即 REM 睡眠的强度和长度都增加[225, 227]。多数麻醉药可以导致睡眠结构受损，如在术后早期 REM 抑制和睡眠质量下降，损伤程度可能依赖于使用的麻醉药物和阿片类药物的药代动力学和药效动力学特点[229-230]（影响 REM 睡眠时间[231-232]），以及手术引起的应激。

丙泊酚对睡眠结构和 REM 睡眠的影响比较复杂，且呈剂量依赖性。在长期机械通气的重症患者中，丙泊酚镇静可剥夺 REM 睡眠并降低睡眠质量[233]，但是使用低剂量丙泊酚时可存在 REM 睡眠。氯胺酮镇静对睡眠结构和 REM 睡眠的影响尚未细致研究过，可能对 REM 睡眠时间有轻微影响[234]。

麻醉药物对 GABA 和 NMDA 受体有很强的作用，这两种受体均与昼夜节律控制有关。因此，麻醉药物可能会干扰昼夜节律的周期变化，但是临床前和人体研究数据结果并不一致。最近一项对蜜蜂的研究显示，麻醉诱导昼夜节律改变。在实验室内没有户外影响的情况下，日间给予麻醉扰乱了此后几天内蜂巢的常规活动模式。此外，生物钟基因的周期活动出现延迟[235-236]，且在麻醉时观察到了节律蛋白 -2 基因（主要的生物钟基因之一）表达下调[237]。值得注意的是，在猪模型研究中发现，具有精神作用的非麻醉药，如阿片类药物，可直接影响褪黑素的分泌，且不依赖于行为麻醉状态[238]。既往人体研究发现 3 h 麻醉暴露并不影响昼夜节律和体温调节节律[239]。

总之，麻醉药物影响昼夜节律的特殊机制仍不明确。还需要非常严密的实验研究来区分这些效应是直接作用于昼夜节律发生点还是作用于发生点下游的其他生理控制系统。

手术操作本身也会影响睡眠，表现为即使没有实施全身麻醉，手术也会减少 REM 睡眠时间[229-230]。疼痛、炎症、应激、制动和焦虑可能也是影响因素[240]。患者术后睡眠时间和质量显著下降。最终我们会明确哪种特殊的麻醉药物更能避免睡眠剥夺这一不良反应。

睡眠障碍性呼吸和麻醉期间气道开放

OSA 患者较健康对照者更容易出现围术期并发

症[241-242]，但是原因尚不清楚。很难将 OSA 的作用从典型的 OSA 合并症（如高血压、糖尿病、冠心病、神经血管功能脆弱和肥胖）的作用中独立出来。幸运的是，严重的术后并发症很少出现。因此，需要设计大样本临床试验来确定 SDB 与围术期并发症（如严重呼吸衰竭、栓塞并发症、住院时间延长和死亡率）的独立因果关系。

OSA（独立于肥胖）与气管插管困难或面罩通气困难无关[243-245]。但是最近一项 meta 分析报道，与对照组相比，OSA 患者的术后心脑血管事件、术后新发心房颤动和急性术后呼吸衰竭的风险显著增高[246-248]。还需未来样本量更大、人群分布更均匀的前瞻性研究来证实这些发现。OSA 与术后谵妄有关[241, 249]，术后谵妄是意义重大的围术期并发症，与花费、并发症和病死率增加有关。但是尚不明确术后谵妄是由反复低氧还是睡眠断裂引起。近期一项临床研究利用美国全国住院患者样本（Nationwide Inpatient Sample，NIS）数据库，研究了 1 058 710 名行择期手术的患者。作者发现既往诊断有 SDB 的患者需要进行紧急机械通气、NIV 和 CPAP 治疗的概率增加，发生呼吸衰竭的概率也增加。但是此研究也指出，和非 SDB 患者相比，SDB 患者在接受紧急气管插管后预后更好，与此治疗相关的费用较低[250]。同一组研究人员从 91 028 例行减重手术患者的数据中得出了相似的结论[251]。在这项研究中，既往诊断 SDB 的患者与非 SDB 患者相比，住院时间短，总的医疗费用低，具体原因尚不清楚。既往有睡眠呼吸暂停的患者在围术期可能会接受更加严密的监护，出现呼吸问题时处理可能更加积极，这可能也可以解释 SDB 患者术后再次气管插管发生率高的情况[250]。另一种可能的解释与慢性夜间缺氧有关，其对围术期急性缺氧有一定预防性作用。最重要的是，这些发现表明 SDB 和围术期预后的关系不只是单一因素。更倾向于 SDB 有双重作用，一方面 SDB 患者围术期呼吸并发症概率增加，另一方面 SDB 防止患者死于呼吸并发症。OSA 与术后呼吸衰竭和术后谵妄的潜在关系可能是多因素的。OSA 中频繁出现的气道塌陷导致缺氧、睡眠干扰、日间嗜睡和睡眠觉醒阈值升高，这些都是诱发或加重术后并发症的潜在因素。有趣的是，OSA 患者似乎在术后第 2 夜或第 3 夜更易发生低氧，这也是术后谵妄最常发生的时间段。

OHS 患者在围术期管理中需要给予额外关注，与肥胖患者相比，他们更易被收入院治疗且需要更多医疗资源[250, 252]。此外，与恶性肥胖但没有 OHS 的患者相比，合并 OHS 的患者的 ICU 住院率更高，出院后需要护理的时间更久，需要机械通气的概率更高[251-254]。

总之，SDB 患者更容易发生严重的围术期并发症。但是目前尚不明确这些并发症是否会导致这些患者术后总体预后更差。

睡眠障碍性呼吸患者的围术期管理

SDB 患者的围术期标准治疗取决于疾病的严重程度、合并症和手术风险。对所有行择期手术、有呼吸暂停风险的肥胖患者进行睡眠监测并不可行也没有必要。但是，应该识别出高风险患者并在围术期给予治疗。图 10.13 为经多国多学科小组共同研究出的处理流程。该流程的基本思路是术前已经进行 CPAP 的患者，围术期应继续接受 CPAP 治疗。具有多重危险因素的患者（基于手术和合并症判断）需要围术期进行睡眠医学会诊和（或）CPAP 治疗。

术前筛查

为了能够充分识别 SDB 患者，需要考虑采取多种措施[94, 253-254]。尽管使用易患体格特征来进行临床检查和评估是最简便、最经济的评估方法，但是诊断 OSA 的敏感度和特异性只有 50% ～ 60%[255-256]。而问卷的临床价值在于术前筛查高风险人群，而非仅仅是否患有 OSA。例如，STOP-BANG 问卷主要筛查与 OSA 相关的可能增加围术期并发症风险的疾病（高血压、肥胖、男性、高龄），而不是直接的呼吸障碍相关特征。OSA 预测评分也可根据合并症及易获取的临床资料预测 OSA 患者及其围术期预后[257]。

PSG 对于诊断 SDB 是必需的，但是并不用于术前常规筛查。PSG 价格昂贵，可能延迟手术时间，对患者来说也不方便。术前筛查需要多步骤方案。术前评估应该包括 SDB 筛查和目前应用 NIV 的情况。从麻醉手术角度看，对进行低风险择期手术的患者，OSA 可能并不意味着存在真实风险。笔者认为，既往未诊断 SDB 的患者进行低风险手术应该接受常规围术期监测和治疗。

进行高风险手术的患者需要进行进一步临床检查及标准调查问卷（如 Berlin）评估[254, 258]。这些检查可能足以筛查 OSA，但不足以筛查 OHS[251, 253]。血气分析是诊断高碳酸血症的一种方法，高碳酸血症是 OHS 的主要症状之一［标准：日间清醒状态下高碳酸血症（$PaCO_2 \geqslant 45$ mmHg）］。静脉 HCO_3^- 水平 $\geqslant 27$ mmol/L 也是 $PaCO_2$ 升高的敏感指标（92%），同时合并低氧血症（$SpO_2 \leqslant 94\%$）提示 OHS 风险高[251, 253, 256, 259]。值得注意的是，OHS 是一种排除性诊断，需要排除严重气道阻塞疾病、严重肺间质疾病、严重胸壁异常（如脊柱后凸）、严重甲状腺功能减退、神经肌肉疾病和先天性中枢性低通气综合征。在麻醉前应考虑由睡眠医学专科医师评价睡眠。睡眠专科医师应该与围术期团队合作商讨，选择最佳诊断方法，围术期使用可自动调整压力的 CPAP 呼吸机，并与呼吸治疗专科医

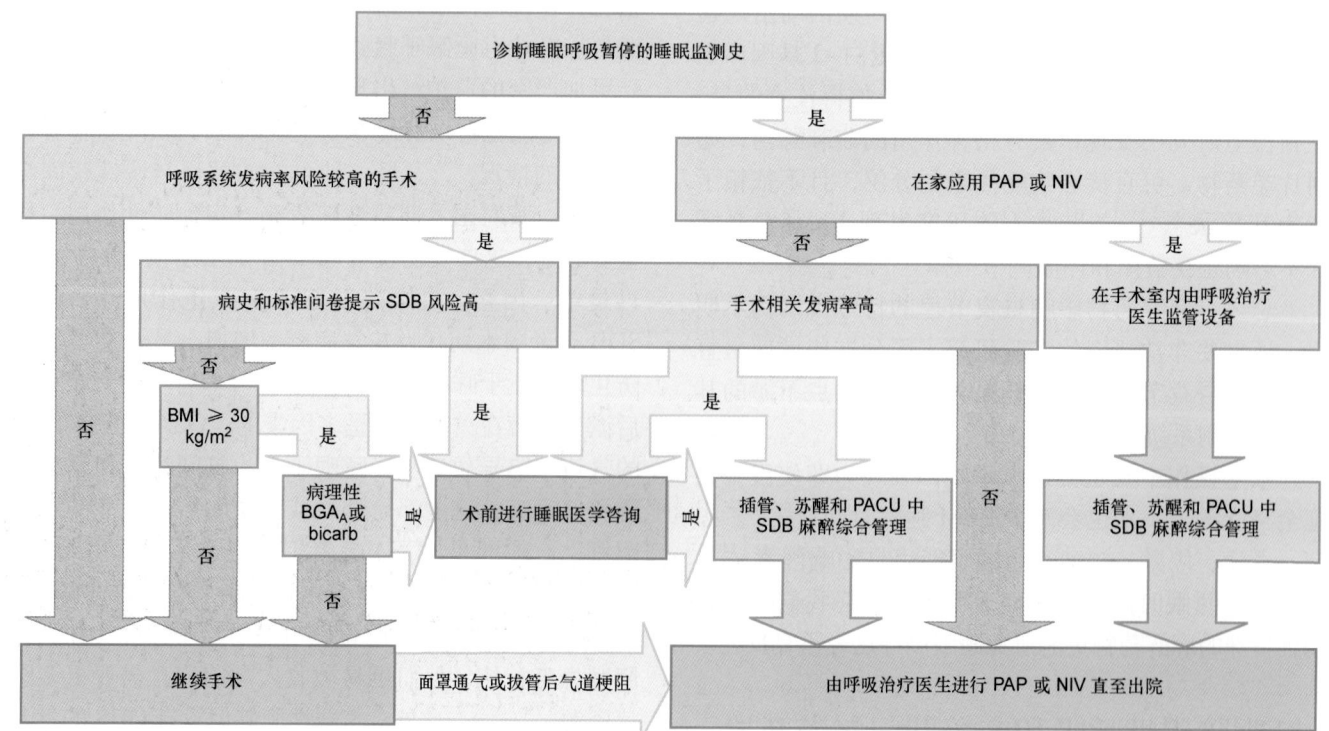

图 10.13　睡眠障碍性呼吸患者的围术期管理临床路径。BGA_A，动脉血气分析；bicarb，静脉碳酸氢根水平；BMI，体重指数；NIV，无创通气；SDB，睡眠障碍性呼吸；PACU，麻醉后恢复室；PAP，气道正压

师合作，以改善围术期 CPAP 治疗的可耐受性。

可能存在睡眠障碍性呼吸的患者的围术期管理

尽管有关术中和围术期最佳管理方案的资料有限，且主要基于小样本研究，但框 10.2 仍总结了 SDB 患者围术期治疗的一些方法和技术[258]。对于有 SDB 病史的患者，如果麻醉和手术伴有高并发症风险时，应该接受"OSA 麻醉综合管理"（框 10.2），包括插管、拔管、疼痛管理、围术期 CPAP 治疗期间的一系列特殊治疗和准备。

气管内插管　OSA 患者通常合并肥胖，而肥胖是困难气管插管的危险因素[244, 259-261]。在给予麻醉药物前，应该充分预给氧。嗅花位和头高脚低位有助于维持 OSA 患者被动（即麻醉状态下）咽部气道的开放[260, 262]，并增加功能残气量。为了缩短肌松作用时程，应谨慎给予非去极化肌松药，并且需要进行肌松监测。插管成功后，应立即考虑手法肺复张和呼气末正压维持肺容量[261, 263]。

术中治疗　若在没有装置支撑可塌陷上呼吸道的情况下使用麻醉药物，如在内镜手术时给予镇静药物，应特别注意麻醉药物对上呼吸道通畅性的影响[264-265]。尽管此种操作下（如内镜），镇静相关的严重并发症总体发生率似乎很低[266]，但对呼吸系统并发症敏感的患者可能出现迟发的上呼吸道梗阻。

阿片类药物、GABA 能镇静药 / 麻醉性镇痛药和催眠镇静药会影响上呼吸道通畅，在等效镇痛剂量时，药物间的相互影响无显著性差异[267-270]。值得注意的是，GABA 能药物对上呼吸道通畅性的影响可以

通过呼吸兴奋剂逆转（图 10.14）[266]。因此，当患者发生术后气道梗阻时，推荐在轻度高碳酸血症情况下拔管，而非低碳酸血症时。

氯胺酮在意识消失和睡眠过程中对上呼吸道开放没有影响[271]，对于气道塌陷风险高的患者可以作为术后疼痛管理的辅助用药。

非去极化肌松药应在肌松监测下滴定给药，以避免肌松残余效应，降低术后呼吸并发症风险[272-275]。只有在肌松残余存在的情况下才应用拮抗，因为拮抗不当可能影响动物和人的上呼吸道功能[274-276]。

术后治疗　OSA 可发生在睡眠和镇静过程中[277-278]，因此应该待患者意识完全恢复后再拔管。患者体位为上身应抬高 45° 以改善气道开放[261-262] 和功能残气量。如果患者不能耐受上身抬高也可以选择侧卧位。NIV 可以用于术后呼吸衰竭，有助于预防低氧合和术后负压性肺水肿，还可以预防阿片类药物导致的呼吸抑制[276, 279]。

从麻醉后恢复室转出之前，应进行脱氧测试。有多种可用于 OSA 及非 OSA 患者的无创监护仪。但是这些仪器是否能预防术后并发症的发生有待进一步研究[280-281]。

疼痛治疗　疼痛治疗是术后特别关注的问题。阿片类药物剂量依赖性地减少呼吸驱动，在与镇静或麻醉性镇痛药物联合应用时应该特别注意。如果没有禁忌证，推荐使用区域麻醉和非阿片类药物，以减少阿片类药物用量。如果使用了阿片类药物，术后早期全程使用 CPAP 对 OSA 高危患者有益[282]。术后疼痛程度通常会随着时间的推移而降低。通常需要逐渐减少

框 10.2　睡眠障碍性呼吸患者的特殊麻醉管理综合策略：睡眠障碍性呼吸和正压通气或无创通气治疗患者在麻醉期间的特殊处理

麻醉前
- 考虑区域麻醉，以减少术后镇静发生率

诱导期间
- 监测：二氧化碳描记图、潮气量
- 嗅花位
- 头高脚低位
- 考虑不使用非去极化肌松药插管，考虑琥珀胆碱
- 双手扣面罩、抬下颌、头后仰
- 插管成功后立刻进行手法肺复张，术中应用 PEEP 维持肺容量
- PCV 加 PEEP
- 选择短效麻醉药物和麻醉性镇痛药物
- 避免大剂量甾体 NMBA
- 使用肌松监测仪

术中管理
- 尽可能减少镇静药物和麻醉性镇痛药物的用量
- 考虑使用对上气道张力影响较小的药物（如氯胺酮、戊巴比妥）
- 进行肌松监测

- 拮抗残余肌松效应

拔管和麻醉后监护治疗室
- 拔管前，患者应该能够配合。PACU 中患者的体位：上身抬高 45°，侧卧位以减少重力对上气道的作用
- 如果发生呼吸功能受损，需要制订并记录监测和治疗计划，包括考虑应用无创通气
- 达到以下标准可以转至无监护环境或出院：
  - 生命体征在基线上下 20% 以内
  - 充分控制恶心
  - 疼痛评分 ≤ 40%
  - Aldrete 评分 ≥ 8
  - 通过脱氧测试

疼痛治疗
- 如果没有禁忌证，则尽可能考虑非甾体消炎药，以减少阿片类药物用量
- 阿片类药物联合镇静安眠药物应用时应特别注意

NMBA，肌松药；PACU，麻醉后监护治疗室；PCV，患者控制通气；PEEP，呼气末正压

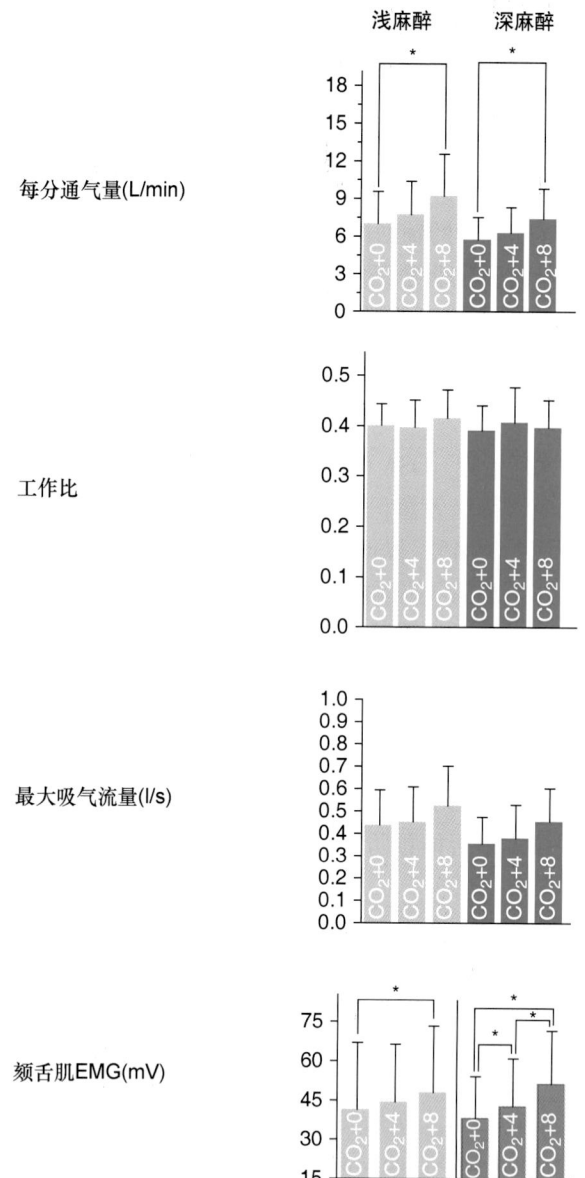

浅麻醉　深麻醉

每分通气量(L/min)

工作比

最大吸气流量(l/s)

颏舌肌EMG(mV)

图 10.14　麻醉中二氧化碳水平对颏舌肌活动及呼吸功能的影响。在深麻醉（深蓝色柱）和浅麻醉（浅蓝色柱）中，吹入 CO_2 至 PCO_2 增加（＋4 mmHg 或 8 mmHg）可剂量依赖性地增加每分通气量、最大吸气流量和上呼吸道扩张肌活动（如颏舌肌）（Modified from Ruscic KJ，Bøgh Stokholm J，Patlak J，et al. Supplemental carbon dioxide stabilizes the upper airway in volunteers anesthetized with propofol. Anesthesiology. 2018；129（1）：37-46.）

阿片类药物，以维持呼吸驱动增减之间的平衡。

　　在家中使用 CPAP 治疗的 SDB 患者在整个围术期都应该继续使用。术前应检查这些仪器是否功能良好（框 10.2）。

知识空白及未来研究

　　尽管过去数十年间发表了大量关于 SDB 对围术期影响的证据，但仍存在大量的知识空白[283-284]。呼吸、心血管、神经心理并发症以及不良临床预后在 OSA

患者中可能更多见或更少见。但是很多合并症是潜在的混杂因素，例如肥胖、糖尿病、血脂异常、冠心病和高龄。OSA 是一种异质性疾病，详细的生理表型分型可以确定增加或减少 OSA 围术期并发症的病理生理机制。多种可以导致 OSA 的机制（如解剖学易感、扩张肌功能障碍、觉醒阈值低、环路增益增强、肺容量不足、血管渗漏）可能在围术期发挥作用[125]。深入的生理学研究是必需的，直至可以用较短的时间或通过 PSG 确定表型。可分辨 OSA 患者高危表型的无创、简便的生理学研究或临床预测模型是未来研究的重要领域。

　　在此背景下，我们需要合适的围术期 OSA 筛查工具。如前所述，通常很难在术前安排 PSG 检查，门诊监测技术可能更有用，应进行研究。根据手术类型、需要的麻醉及阿片类药物的类型和深度、其他合并症以识别术后并发症风险增高的患者，而非仅仅通过 SDB 本身的表现判断可能更加重要。目前尚不清楚与 SDB 相关的围术期并发症的风险在多大程度上是由这些共存因素造成的或受其调节的。另外，麻醉前无 OSA 或轻微 OSA 的患者可能发展为更严重的 OSA。潜在因素包括阿片类药物、体位或静脉液体。一些研究发现，术后早期监测可以发现 OSA 严重程度加重的高危患者。需要更多研究确定这些术后监测是否能以及如何进行术后 OSA 风险分层。近几年，有许多措施用于改善 OSA 患者术后管理（如前所述）。但是仍有很多问题尚待解决：术后吸氧的作用是什么？影响围术期 CPAP 依从性的障碍是什么？患者依从性和气道正压通气的有效性是否能随着教育资源增加而增强？其他的呼吸支持措施应单独进行还是与气道正压通气一起进行？定压气道正压通气是否可用（即使是对未进行过 CPAP 治疗的高危患者）？院内开始使用 CPAP 治疗的法律责任和患者安全因素是什么[285]？

　　未来的研究应着眼于回答以上问题，进一步改善 SDB 患者的围术期管理[283]。进行综合管理措施（如包括监护、气道正压、教育、其他呼吸支持措施的流程）的临床试验可能比研究单向措施有效性的试验更有用处，因为前者更有可能有效改善预后。

　　OSA 围术期并发症的发生率低，因此需要进行合作研究以获取足够的 OSA 患者例数，并回答围术期预后的重要研究问题。患有 OHS 的患者可能处于高危状态。应确定前瞻性队列研究所需的最小数据元素集，以促进多部门协作和独立研究的分析。也可在大型队列研究中进行病例对照研究。这可以帮助我们找到更适合的对照组。这些研究可以改进风险分层并开发出新的对应疗法。此外，确定能在这一人群中优化安全性的干预措施也很重要。最初的干预试验应该集中在 SDB 风险最高的患者身上[283]。

重症监护治疗病房内的睡眠和镇静

ICU 患者的睡眠普遍受到影响[286]，其机制包括噪声、光、医疗措施打断睡眠、输注液体和营养支持，以及内源性因素，如疼痛、焦虑和炎症。ICU 内的睡眠因环境条件和患者病情严重程度而不同[287]。镇静和机械通气患者常出现碎片化睡眠[288-289]。ICU 患者的深度 NREM 和 REM 睡眠以及昼夜节律显著减少或消失[290-292]。这些患者的睡眠约 50% 发生在日间[286-287]。在进行镇静或机械通气的 ICU 患者中，高达 70% 出现不符合睡眠及清醒标准的 EEG 活动改变[293]。因此研究者开发出了 ICU 患者睡眠分类[294]，但这一分类评分的有效性还未得到证实。

噪声与光照

ICU 是医院内最吵闹的区域，噪声常超过世界卫生组织推荐的水平（< 45dB）[289, 295]。Elbaz 等的研究发现，机械通气稳定的 ICU 患者在脱机阶段，声音觉醒水平 > 77dB[296]。ICU 环境中，治疗及监护仪器报警是最明显的噪声来源。

除了噪声，光照的变化也可以改变睡眠模式和昼夜节律。ICU 患者通常持续受到昏暗灯光的照射，导致夜间光照水平升高而日间光照水平不足[297-298]。这妨碍了内在节律与外在 24 h 节律的校准，可能扰乱睡眠–清醒模式。这一现象可见于很多 ICU 患者[299]。

多个研究（表 10.7）报道了重症患者褪黑素分泌模式的节律性受损，且有多个因素影响 ICU 褪黑素节律。褪黑素水平随年龄增加而降低[300]，使得 ICU 老年患者昼夜节律更易紊乱。阿片类药物可增加 24 h 内褪黑素水平[301]。

同样，β 受体激动剂（包括缩血管药物、正性肌力药物以及雾化吸入沙丁胺醇）增加褪黑素水平，而 β 受体阻滞剂减少褪黑素分泌。重症患者儿茶酚胺的内源性分泌也可以诱导短时的褪黑素增加[305]。苯二氮䓬类药物的作用与对褪黑素的影响不完全一致[314-315]。

在管理 ICU 患者时应知晓上述因素与重症、ICU 治疗的相互作用。推荐夜间减少光照和噪声，日间增加光照水平以改善睡眠。此外，耳塞和眼罩也被证实

评价方法	相互作用	参考文献
PSG	■ 日间觉醒和睡眠中断增加，原因如下： 　■ 噪声 　■ 昏暗灯光 　■ 治疗措施	292, 296
	■ N₃ 和 REM 睡眠减少 ■ 觉醒和清醒增加	302-304
	■ 24 h 内多次间断睡眠 ■ 不典型的 EEG 信号 　■ 睡眠中断 　■ 非生理性睡眠 　■ 昏迷表现	287, 290, 292, 294
血褪黑素水平和尿 6- 羟基硫酸褪黑素水平	■ 节律紊乱随病情严重程度增加（康复患者，ICU 患者，严重脓毒血症的 ICU 患者） ■ 夜间褪黑素峰值延后	292, 304-312
	■ 夜间褪黑素生理性分泌减少，原因如下： 　■ 镇静 　■ 机械通气 　■ 觉醒增多	305, 308-309
	■ 日间褪黑素水平增加，原因如下： 　■ 光线昏暗 　■ 严重脓毒血症	306, 311
血压变化	■ 夜间血压下降减少	305
体温变化	■ 体温变化减少 ■ 昼夜节律改变，低谷分散于 24 h 内	23, 305, 313
血浆皮质醇水平	■ 昼夜节律消失 ■ 皮质醇达峰时间延迟	305, 310

表 10.7　重症监护治疗病房患者昼夜节律及睡眠改变的研究

EEG，脑电图；ICU，重症监护治疗病房；N3，睡眠阶段 3；PSG，多导睡眠图；REM，快速眼动

可以改善 ICU 患者的睡眠质量，并可能减少并发症风险[316-319]。

药物和治疗措施

治疗或护理措施属于 ICU 扰乱睡眠的环境因素。多项研究发现，不同 ICU 环境下的大量治疗措施多在夜间进行，可达每晚 60 次之多[320-322]。

NIV 和经气管插管通气均会影响睡眠结构和质量[288, 323]。目前仍不清楚如何预防或治疗 ICU 相关的昼夜节律紊乱。研究显示，日间脱机联合夜间辅助控制通气模式可以改善睡眠，表现为长期通气治疗的患者觉醒次数减少[291]。

重症监护治疗病房内的睡眠和镇静

ICU 内常需要对过度躁动或需要特殊治疗的患者使用镇静药物，但是深度镇静与 ICU 停留时间及住院时间延长有关[324]。GABA 受体激动剂（如丙泊酚和苯二氮䓬类药物）可能减少 REM 睡眠[325-326]。

疼痛见于大多数 ICU 患者[327]，未能辨别出疼痛（译者注：这里指疼痛引起的躁动）可能导致镇静药物的过度使用[324]。但是，阿片类药物被证实会减少 REM 睡眠并加重睡眠紊乱（如 ICU 患者的 OSA）[131, 328]。因此，推荐积极控制疼痛，同时将阿片类药物用量降至最低[329]。

重症监护治疗病房患者睡眠障碍的药物治疗

目前用于治疗 ICU 内失眠的药物与 GABA 系统相关。GABA 能神经传导在脑内具有多种功能，包括日间镇静、意识错乱、顺行性遗忘和谵妄[330-332]。

在某些国家会使用褪黑素改善重症患者睡眠。但对 ICU 患者使用褪黑素治疗睡眠障碍及其潜在并发症（如谵妄）的研究结果并不一致。少数研究中，使用褪黑素改善主观及客观睡眠质量[333-335]。褪黑素有导致眩晕、恶心、嗜睡、低血压、头痛的副作用，在 ICU 内使用可能有危险。近期开发出了褪黑素受体激动剂，并已上市供昼夜节律紊乱患者使用[336-337]。这些药物的脱靶效应可能较褪黑素小，但关于其在 ICU 中应用的研究十分有限。因此不推荐将褪黑素拮抗剂用于任何类型的 ICU 患者[338]。

食欲肽受体拮抗剂苏沃雷生（suvorexant）已获得 FDA 批准用于治疗原发性失眠，有望成为治疗 ICU 患者失眠的新方法。在对 254 位原发性失眠患者进行为期 4 周的研究中，与安慰剂相比，苏沃雷生自第 1 晚直至研究结束均显著改善了睡眠效率，并呈剂量依赖性。另外苏沃雷生显著改善入睡后苏醒和入睡时间[339]，无明显促谵妄效应[340]。食欲肽受体拮抗剂在重症患者中应用的有效性和安全性仍需进一步研究。

重症监护治疗病房患者睡眠障碍的后果

强有力的证据证明好的睡眠与适宜的代谢、内分泌、免疫和神经行为功能有关[341-345]。

尽管有争议，但越来越多的人认可充足的优质睡眠对于增强免疫功能的重要性，以及睡眠减少会增加感染的易感性[346]。接种流感疫苗期间，睡眠剥夺会延迟抗体滴度的增加[347-348]。睡眠剥夺和失眠与淋巴细胞和自然杀伤 T 细胞噬菌作用降低有关，也与白介素 2[349] 和白介素 7[350] 水平降低有关。白介素 7 有助于 CD8β 效应器向记忆 T 细胞转化，并延长记忆 T 细胞的存活时间[351]。长时间睡眠剥夺可发生于长住 ICU 的患者，可能诱导促炎性细胞因子的持续产生，导致慢性低度炎症和免疫缺陷[348]。

研究显示，即使对健康的年轻人实施短时睡眠剥夺，也可导致糖耐量受损和胰岛素抵抗，而血糖与糖尿病患者早期病程的水平常常相似[352]。另外，睡眠剥夺可以诱发分解状态：增加氧耗、二氧化碳释放和儿茶酚胺水平，可能是应激反应的表现[353]。睡眠剥夺时，也会出现下丘脑-垂体-肾上腺素轴活动、血浆皮质醇和促甲状腺素水平改变[354]以及炎性因子水平增加[355]。

术后睡眠剥夺也可能影响呼吸功能，表现为呼吸肌疲劳易感性增加[356]、对高碳酸血症的通气反应降低[357]和上呼吸道梗阻性增加[358]。

即使短时睡眠剥夺，也易发生认知功能受损。睡眠剥夺导致脑活性和连接性的双向变化，主要影响注意力和工作记忆，并增加重症患者对谵妄的敏感性[359-361]。

另外，近期研究发现，通过药物和时间治疗以重塑睡眠-清醒循环，有益于上述有谵妄风险的患者[362-364]。但是促睡眠药物本身可以增加谵妄的敏感性，需要找到改善睡眠效果最佳、同时谵妄风险最低的药物。

其他睡眠障碍疾病的围术期管理

发作性睡病

发作性睡病是一种神经性睡眠障碍，在大多数民族中发病率为 0.05% ～ 0.8%[365-366]，临床特点为日间睡眠时间过长、日间不自主睡眠、夜间睡眠受干扰和睡眠相关肌肉张力低。发作性睡病可以分为两种类型：伴有和不伴有猝倒（突然间失去肌肉张力但不伴有意识消失）[367]。

发作性睡病的病理机制可能与下丘脑食欲肽能神经元的自身免疫性病理改变有关[366]。实验证明，HCRT 受体 2 基因突变或 HCRT 神经元缺失可以导致动物出现发作性睡病样状态[368]，HCRT 缺陷也与人发作性睡病有关[34]。HCRT 与一些生理功能的控制有关，例如进食、心血管调节、上气道稳定性、疼痛、运动、应激和成瘾[369-370]。环境因素对发作性睡病的病理机制有关键作用，因为同卵双生子中同时发病的概率只有 20% ～ 35%。

发作性睡病的治疗包括针对日间嗜睡和猝倒的行为学治疗和药物治疗。推荐周期性规律睡眠时间和安排日间小睡。治疗日间嗜睡的药物包括苯丙胺、哌甲酯、莫达非尼或司来吉兰（对猝倒也有效）。治疗猝倒可以用三环类抗抑郁药、选择性 5- 羟色胺再摄取抑制剂或 γ- 羟丁酸钠。药物治疗需要联合行为治疗。

麻醉苏醒延迟、术后过度嗜睡和呼吸暂停与发作性睡病患者对麻醉药物敏感性增加有一定关系[371-373]。对这类患者可能推荐使用麻醉深度监测。发作性睡病的治疗围术期应该继续[374-375]。治疗日间嗜睡最常用的是莫达非尼，其作用于多巴胺通路，促进患者从麻醉中苏醒[376-377]。应避免镇静药物并考虑区域麻醉[378]。值得注意的是，在区域麻醉下也可能发作猝倒[379]。

不宁腿综合征和周期性肢体运动障碍

不宁腿综合征也称 Ekbom 综合征，是一种神经性障碍，发病率为 2% ～ 5%，有四个基本特点：①迫切想运动四肢，通常与感觉异常或感觉迟钝有关；②休息后加重；③活动后改善；④日间症状加重，晚上或夜间达到高峰。不宁腿综合征患者通常主诉腿部感觉方面的症状。

睡眠期间独立的周期性肢体运动是一种罕见的症状，通常被称为周期性肢体运动障碍。睡眠期间发作的特征性周期性肢体反复运动最常见于下肢，偶尔上肢发作。这些肢体运动与导致睡眠干扰的频繁唤醒有关，致使患者日间过度嗜睡。这通常是患者唯一的主诉[380]。

症状性不宁腿综合征可见于铁缺乏和尿毒症患者、妊娠[381]或使用神经性药物（多巴胺拮抗剂、抗精神病药、选择性 5- 羟色胺再摄取抑制剂、三环类抗抑郁药、抗组胺药物、咖啡因、酒精、尼古丁）期间。尽管不宁腿综合征的日间症状足以支持临床诊断（临床检查联合标准化问卷），但还需要进行 PSG 以排除 SDB，尤其对于主诉日间嗜睡或睡眠片段化的患者。

根据 AASM 的最新指南，不宁腿综合征的一线治疗为晚间使用多巴胺激动剂（如罗匹尼罗和普拉克索），还可以选择加巴喷丁酯、合用左旋多巴和多巴脱羧酶抑制剂、阿片类药物。尽可能避免使用影响多巴胺能系统的药物（多巴胺拮抗剂、抗精神病药、选择性 5- 羟色胺再摄取抑制剂、三环类抗抑郁药、咖啡因、酒精、尼古丁）。

全身麻醉可能加重不宁腿综合征[382]，而不自主的四肢运动可能会被误认为躁动或谵妄[383]。不宁腿综合征的第一次临床表现可能发生于脊椎麻醉[384]或全身麻醉[384]后，术后不宁腿综合征的发病率似乎比预想的高[382]。为了防止围术期症状加重，不宁腿综合征患者应安排在日间较早时候进行手术。药物治疗应该持续到手术当日。应该避免使用阻断中枢多巴胺递质的药物，如抗精神病药。对此类患者，氯胺酮可能是更好的选择[385]。此外，术中及术后于静脉或皮下使用阿片类和苯二氮䓬类药物可能对不宁腿综合征患者有益。缓解症状的最佳方法是术后尽早活动。对于不能活动的患者，有证据显示加压治疗[386]或者静脉应用镁剂[387]和毒扁豆碱[388]可以缓解不宁腿综合征症状。术前、术中和术后需要监测血液铁和铁蛋白水平以防出现症状性不宁腿综合征，尤其对于有铁流失的手术（如失血）。

致谢

主编、出版者以及 Sebastian Zaremba 和 Matthias Eikermann 医生感谢 Nancy L. Chamberlin 医生在前一版中对此章的贡献。她为此章打下了基础。

参考文献

1. Rosner F, et al. *Anesth Analg.* 1971;50:298.
2. Rechtschaffen A, et al. *Perspect Biol Med.* 1998;41:359.
3. Mukherjee S, et al. *Am J Respir Crit Care Med.* 2015;191(12):1450.
4. Roesslein M, Chung F. *Eur J Anaesthesiol.* 2018;35(4):245.
5. Hobson JA. *Nature.* 2005;437(7063):1254.
6. Aserinsky E, Kleitman N. *Science.* 1953;118(3062):273.
7. Montgomery SM, et al. *J Neurosci.* 2008;28(26):6731.
8. Kronfeld-Schor N, Einat H. *Neuropharmacology.* 2012;62(1):101.
9. Kronfeld-Schor NaTD. *Biol Rhythm Res.* 2008;39(3):193.
10. Hastings MH, et al. *J Neuroendocrinol.* 2008;20(6):812.
11. Albrecht U. *Neuron.* 2012;74(2):246.
12. Lane JM, et al. *Nat Commun.* 2016;7:10889.
13. Danilenko KV, et al. *J Biol Rhythms.* 2003;18(2):170.
14. Borbely AA. *Hum Neurobiol.* 1982;1(3):195.
15. Dijk DJ, von Schantz M. *J Biol Rhythms.* 2005;20(4):279.

16. Hartse KM. *Handb Clin Neurol*. 2011;98:97.
17. Siegel JM. *Nature*. 2005;437(7063):1264.
18. Rial RV, et al. *Neurosci. Biobehav. Rev*. 2010;34(8):1144.
19. De Gennaro L, et al. *Neuroscience*. 2001;107(1):1.
20. Jahnke K, et al. *NeuroImage*. 2012;59(2):1631.
21. Kohsaka S, et al. *Neuroscience*. 2012;202:243.
22. Buckner RL, et al. *Ann N Y Acad Sci*. 2008;1124:1.
23. Alster J, et al. *Brain Inj*. 1993;7(3):191.
24. Lu J, et al. *J Neurosci*. 2006;26(1):193.
25. Pagel JF. *Curr Opin Pulm Med*. 2012;18(6):574.
26. Hallanger AE, et al. *J Comp Neurol*. 1987;262(1):105.
27. Satoh K, Fibiger HC. *J Comp Neurol*. 1986;253(3):277.
28. Lu J, et al. *Nature*. 2006;441(7093):589.
29. Fuller PM, et al. *J Comp Neurol*. 2011;519(5):933.
30. Aston-Jones G, Bloom FE. *J Neurosci*. 1981;1(8):876.
31. Kocsis B, et al. *Proc Nat Acad Sci U S A*. 2006;103(4):1059.
32. Peyron C, et al. *J Neurosci*. 1998;18(23):9996.
33. Kornum BR, et al. *Curr opin Neurobiol*. 2011;21(6):897.
34. Nishino S, et al. *Lancet*. 2000;355(9197):39.
35. Chemelli RM, et al. *Cell*. 1999;98(4):437.
36. Willie JT, et al. *Neuron*. 2003;38(5):715.
37. Fujiki N, et al. *Sleep*. 2003;26(8):953.
38. Adamantidis AR, et al. *Nature*. 2007;450(7168):420.
39. Trivedi P, et al. *FEBS Lett*. 1998;438(1-2):71.
40. Saper CB, et al. *Nature*. 2005;437(7063):1257.
41. Torrealba F, et al. *Neuroscience*. 2003;119(4):1033.
42. Mang GM, et al. *Sleep*. 2012;35(12):1625.
43. Dugovic C, et al. *J Pharmacol Exp Ther*. 2009;330(1):142.
44. Morairty SR, et al. *PLoS One*. 2012;7(7):e39131.
45. Gotter AL, et al. *Sci Rep*. 2016;6:27147.
46. von Economo C. *J Nerv Ment Dis*. 1930;71(3).
47. McGinty DJ, Sterman MB. *Science*. 1968;160(3833):1253.
48. Nauta WJ. *J Neurophysiol*. 1946;9:285.
49. Modirrousta M, et al. *Neuroscience*. 2004;129(3):803.
50. Hassani OK, et al. *Proc Natl Acad Sci U S A*. 2009;106(7):2418.
51. Takahashi K, et al. *Neuroscience*. 2009;161(1):269.
52. Sherin JE, et al. *Science*. 1996;271(5246):216.
53. Lu J, et al. *J Neurosci*. 2000;20(10):3830.
54. Saper CB, et al. *Neuron*. 2010;68(6):1023.
55. Anaclet C, et al. *J Neurosci*. 2012;32(50):17970.
56. Gerashchenko D, et al. *Proc Natl Acad Sci U S A*. 2008;105(29):10227.
57. Boissard R, et al. *Eur J Neurosci*. 2003;18(6):1627.
58. Lu J, et al. *Nature*. 2006;441(7093):589.
59. Johns MW. *Chest*. 1993;103(1):30.
60. Beaudreau SA, et al. *Sleep Med*. 2012;13(1):36.
61. Spira AP, et al. *J Gerontol A Biol Sci Med Sci*. 2012;67(4):433.
62. Sil A, Barr G. *J Laryngol Otol*. 2012;126(4):372.
63. Hesselbacher S, et al. *Open Respir Med J*. 2012;6:20.
64. Beaudreau SA, et al. *Sleep Med*. 2012;13(1):36.
65. Spira AP, et al. *J Gerontol A Biol Sci Med Sci*. 2012;67(4):433.
66. Chung F, et al. *J Clin Anesth*. 2007;19(2):130.
67. Aurora RN, et al. *Sleep*. 2012;35(8):1039.
68. Spruyt K, Gozal D. *Sleep Med Rev*. 2011;15(1):19.
69. Owens JA, et al. *Sleep*. 2000;23(8):1043.
70. Urfer-Maurer N, et al. *Sleep Med*. 2018;48:180.
71. Smarr BL. *J Biol Rhythms*. 2015;30(1):61.
72. Auger RR, et al. *Nat Sci Sleep*. 2013;5:125.
73. Kucharczyk E, et al. *Behav Sleep Med*. 2011;9(4):243.
74. Okun ML, et al. *J Clin Sleep Med*. 2009;5(1):41.
75. Chung F, et al. *Anesthesiology*. 2008;108(5):812.
76. Chung F, et al. *Br J Anaesth*. 2012;108(5):768.
77. Kessler RC, et al. *Sleep*. 2010;33(11):1539.
78. Walters AS, et al. *Sleep Med*. 2003;4(2):121.
79. Richards KC, et al. *J Nurs Meas*. 2000;8(2):131.
80. Wright JG, Feinstein AR. *J Clin Epidemiol*. 1992;45(11):1201.
81. Martin JL, Hakim AD. *Chest*. 2011;139(6):1514.
82. Paquet J, et al. *Sleep*. 2007;30(10):1362.
83. Ancoli-Israel S, et al. *Sleep*. 2003;26(3):342.
84. Henriksen A, et al. *J Med Internet Res*. 2018;20(3):e110.
85. Kushida CA, et al. *Sleep*. 2005;28(4):499.
86. Rechtschaffen A, et al. *A Manual of Standardized Terminology, Techniques and Scoring Systems for Sleep Stages of Human Subjects*. Washington, DC: National Health Institutes; 1977.
87. Berry RB, et al. *For the American Academy of Sleep Medicine. The AASM Manual for the Scoring of Sleep and Associated Events: Rules, Terminology and Technical Specifications*. Darien, IL: American Academy of Sleep Medicine; 2017. Version 2.4.
88. Epstein LJ, et al. *J Clin Sleep Med*. 2009;5(3):263.
89. Kuna ST, et al. *Proc Am Thorac Soc*. 2011;8(1):1.
90. Fleetham J, et al. *Can Respir J*. 2006;13(7):387.
91. Somers VK, et al. *J Am Coll Cardiol*. 2008;52(8):686.
92. Collop NA, et al. *J Clin Sleep Med*. 2007;3(7):737.
93. Kuna ST, et al. *Am J Respir Crit Care Med*. 2011;183(9):1238.
94. Finkel KJ, et al. *Sleep Med*. 2009;10(7):753.
95. Duce B, et al. *J Clin Sleep Med*. 2014;10(7):803.
96. Novelli L, et al. *J Sleep Res*. 2010;19(1 Pt 2):238.
97. White DP. *Am J Resp Crit Care Med*. 2005;172(11):1363.
98. Lindberg E. *Sleep Med Rev*. 2000;4(5):411.
99. Vozoris NT. *Sleep Med*. 2012;13(6):637.
100. Young T, et al. *WMJ*. 2009;108(5):246.
101. Schonbeck Y, et al. *PLoS ONE*. 2011;6(11):e27608.
102. Wang YC, et al. *Lancet*. 2011;378(9793):815.
103. Young T, et al. *N Engl J Med*. 1993;328(17):1230.
104. Kapur V, et al. *Sleep Breath*. 2002;6(2):49.
105. Bryson GL, et al. *Can J Anaesth*. 2012.
106. Stierer TL, et al. *J Clin Sleep Med*. 2010;6(5):467.
107. Weingarten TN, et al. *Br J Anaesth*. 2011;106(1):131.
108. Bamgbade OA, et al. *Int J Gynaecol Obstet*. 2017;138(1):69.
109. Young T, et al. *Am J Respir Crit Care Med*. 2002;165(9):1217.
110. Gottlieb DJ, et al. *Am J Respir Crit Care Med*. 1999;159(2):502.
111. Redline S, et al. *Am J Respir Crit Care Med*. 2010;182(2):269.
112. Carr GE, et al. *Chest*. 2012;141(3):798.
113. Selim B, et al. *Clin Chest Med*. 2010;31(2):203.
114. Tahrani AA, et al. *Am J Respir Crit Care Med*. 2012.
115. Yaffe K, et al. *JAMA*. 2011;306(6):613.
116. Torelli F, et al. *NeuroImage*. 2011;54(2):787.
117. Canessa N, et al. *Am J Respir Crit Care Med*. 2011;183(10):1419.
118. Lal C, et al. *Chest*. 2012;141(6):1601.
119. Balachandran JS, et al. *Am J Cardiol*. 2012;109(1):140.
120. Jennum P. Kjellberg J. *Thorax*. 2011;66(7):560.
121. Block AJ, et al. *N Engl J Med*. 1979;300(10):513.
122. Eikermann M, et al. *Chest*. 2007;131(6):1702.
123. Mak KK, et al. *Sleep Med*. 2010;11(3):268.
124. McNicholas WT, et al. *Am Rev Respir Dis*. 1982;126(4):625.
125. Subramani Y, et al. *Anesth Analg*. 2017;124(1):179.
126. Sasaki N, et al. *Anesthiology*. 2013.
127. Butler JE. *Respir Physiol Neurobiol*. 2007;159(2):115.
128. Pierce R, et al. *Eur Respir J*. 2007;30(2):345.
129. Chamberlin NL, et al. *J Physiol*. 2007;579(Pt 2):515.
130. Nicholas CL, et al. *Sleep*. 2012;35(5):699.
131. Timm FP, et al. *Sleep*. 2018;41(1).
132. Isono S, et al. *Anesthesiology*. 1997;87(5):1055.
133. Watanabe T, et al. *Am J Respir Crit Care Med*. 2002;165(2):260.
134. Isono S, et al. *Anesthesiology*. 2002;97(4):780.
135. Tagaito Y, et al. *Anesthesiology*. 2010;113(4):812.
136. Shiota S, et al. *Thorax*. 2007;62(10):868.
137. Su MC, et al. *Respir Physiol Neurobiol*. 2008;161(3):306.
138. Redolfi S, et al. *Am J Respir Crit Care Med*. 2011;184(9):1062.
139. Yumino D, et al. *Circulation*. 2010;121(14):1598.
140. Series F, Marc I. *J Appl Physiol*. 1994;77(2):840.
141. Hoffstein V. *Am Rev Respir Dis*. 1984;130(2):175.
142. Graaff Van de WB. *J Appl Physiol*. 1991;70(3):1328.
143. Graaff Van de WB. *J Appl Physiol*. 1988;65(5):2124.
144. Mead J, Loring SH. *J Appl Physiol*. 1982;53(3):750.
145. Schwartz AR, et al. *Am Rev Respir Dis*. 1991;144(3 Pt 1):494.
146. Isono S, et al. *J Appl Physiol*. 1997;82(4):1319.
147. Fogel RB, et al. *J Physiol*. 2003;550(Pt 3):899.
148. Jelev A, et al. *J Physiol*. 2001;532(Pt 2):467.
149. Jordan AS, White DP. *Respir Physiol Neurobiol*. 2008;160(1):1.
150. Gestreau C, et al. *Curr Opin Pulm Med*. 2008;14(6):512.
151. Fogel RB, et al. *J Physiol*. 2005;564(Pt 2):549.
152. Wilkinson V, et al. *Sleep*. 2008;31(4):525.
153. Lo YL, et al. *Thorax*. 2007;62(9):799.
154. Lan MC, et al. *Laryngoscope*. 2015;125(10):2408.
155. Isono S. *Eur Respir J*. 2017;50(3).
156. Safar P. *J Am Med Assoc*. 1958;167(3):335–341.
157. Sato S, et al. *Anesthesiology*. 2017;126(1):28.
158. Stanescu D, et al. *Eur Respir J*. 1996;9(10):2116.
159. Berry RB, Gleeson K. *Sleep*. 1997;20(8):654.
160. Pattinson KT. *Br J Anaesth*. 2008;100(6):747.
161. Szollosi I, et al. *Sleep*. 2006;29(8):1045.
162. Jordan AS, et al. *Am J Respir Crit Care Med*. 2011;184(10):1183.
163. Kushida CA, et al. *Sleep*. 2006;29(3):375.
164. Gay P, et al. *Sleep*. 2006;29(3):381.
165. Giles TL, et al. *Cochrane Database Syst Rev*. 2006;3:CD001106 2006.

166. Schwab RJ, et al. *Am J Respir Crit Care Med.* 1996;154:1106.
167. McDaid C, et al. *Health Technol Assess.* 2009;13(4):143. iii, xi, 1.
168. Weaver TE, et al. *Am J Respir Crit Care Med.* 2012.
169. McEvoy RD, et al. *N Engl J Med.* 2016;375(10):919.
170. Morong S, et al. *Sleep Breath.* 2014;18(4):851.
171. Anandam A, et al. *Sleep Breath.* 2013;17(1):227.
172. Gunbey E, et al. *J Craniofac Surg.* 2015;26(4):1287.
173. Halle TR, et al. *Chest.* 2017;152(6):1214.
174. Lorenzi-Filho G, et al. *Respirology.* 2017;22(8):1500.
175. Kushida CA, et al. *Sleep.* 2006;29(2):240.
176. Corral J, et al. *Am J Respir Crit Care Med.* 2017;196(9):1181.
177. Malhotra A, et al. *Lancet Respir Med.* 2015;3(5):397.
178. Collop NA, et al. *J Clin Sleep Med.* 2011.
179. Randerath WJ, et al. *Eur Respir J.* 2011;37(5):1000.
180. Reckley LK. *Nat Sci Sleep.* 2018;10:105.
181. Kang KT, et al. *JAMA. Otolayngol Head Neck Surg.* 2017;143(6):561.
182. Schwartz AR, et al. *Am J Respir Crit Care Med.* 2012;185(4):420.
183. Shelton KE, et al. *Am Rev Respir Dis.* 1993;148(2):462.
184. Oliven A, et al. *Eur Respir J.* 2008;32(5):1309.
185. Veasey SC, et al. *Sleep.* 2006;29(8):1036.
186. Morgenthaler TI, et al. *Sleep.* 2006;29(8):1031.
187. Roland PS, et al. *Otolaryngol Head Neck Surg.* 2011;145(suppl. 1):S1.
188. Malhotra A, Owens RL. *Respir Care.* 2010;55(9):1168.
189. Lanfranchi PA, et al. *Circulation.* 1999;99(11):1435.
190. Somers VK, et al. *Circulation.* 2008;118(10):1080.
191. Malhotra A, White DP. *Lancet.* 2002;360(9328):237.
192. Bixler EO, et al. *Am J Respir Crit Care Med.* 2001;163(3 Pt 1):608.
193. Young T, et al. *Arch Intern Med.* 2002;162(8):893.
194. Naughton MT, Lorenzi-Filho G. *Prog Cardiovasc Dis.* 2009;51(4):339.
195. MacDonald M, et al. *J Clin Sleep Med.* 2008;4(1):38.
196. Xie A, et al. *Am J Respir Crit Care Med.* 1950;152(6 Pt 1):1995.
197. Piper AJ. *Sleep Med Rev.* 2011;15(2):79.
198. Kessler R, et al. *Chest.* 2001;120(2):369.
199. Olson AL, Zwillich C. *Am J Med.* 2005;118(9):948.
200. Steier J, et al. *Thorax.* 2009;64(8):719.
201. Sampson MG, Grassino K. *Am J Med.* 1983;75(1):81.
202. Lopata M, Onal E. *Am Rev Respir Dis.* 1982;126(4):640.
203. Phipps PR, et al. *Thorax.* 2002;57(1):75.
204. Shimura R, et al. *Chest.* 2005;127(2):543.
205. Piper AJ, Grunstein RR. *Am J Respir Crit Care Med.* 2011;183(3):292.
206. Resta O, et al. *Respir Med.* 2000;94(3):240.
207. Zavorsky GS, Wilson B. *Respir Physiol Neurobiol.* 2010;170(1):120.
208. Ozsancak A, et al. *Chest.* 2008;133(5):1275.
209. Brown EN, et al. *N Engl J Med.* 2010;363(27):2638.
210. Kochs E, et al. *Anesthesiology.* 1994;80(5):1026.
211. Alkire MT, et al. *Science.* 2008;322(5903):876.
212. Hillman DR, et al. *Anesthesiol Clin.* 2010;28(3):443.
213. Lu J, et al. *J Comp Neurol.* 2008;508(4):648.
214. Tung A, Mendelson WB. *Sleep Med Rev.* 2004;8:213.
215. Nelson LE, et al. *Nat Neurosci.* 2002;5(10):979.
216. Moore JT, et al. *Curr Biol.* 2008;22(21):2012.
217. Harrison NL. *Nat Neurosci.* 2002;5(10):928.
218. Franks NP. *Nat Rev Neurosci.* 2008;9(5):370.
219. Eikermann M, et al. *Brain Res.* 2011;1426:30.
220. Tung A, et al. *Anesthesiology.* 2002;97(4):906.
221. Pal D, et al. *Anesthesiology.* 2011;114(2):302.
222. Brown EN, et al. *Annu Rev Neurosci.* 2011;34:601.
223. Leung LS, et al. *Prog Neurobiol.* 2014;122:24.
224. Guldenmund P, et al. *Br J Anaesth.* 2017;119(4):674.
225. Gogenur I, et al. *Br J Anaesth.* 2008;100(1):45.
226. Gogenur I, et al. *Surg Endosc.* 2009;23(5):1026.
227. Rosenberg J. *Sleep Med Rev.* 2001;5(2):129.
228. Rehberg S, et al. *Anesthesiology.* 2008;109(4):629.
229. Kjolhede P, et al. *J Clin Sleep Med.* 2012;8(4):395.
230. Krenk L, et al. *Br J Anaesth.* 2012.
231. Axelin A, et al. *Eur J Pain.* 2010;14(7):752.
232. Wang D, Teichtahl H. *Sleep Med Rev.* 2007;11(1):35.
233. Kondili E, et al. *Intensive Care Med.* 2012.
234. Gottschlich MM, et al. *J Burn Care Res.* 2011;32(5):535.
235. Mihara T, et al. *Anesth Analg.* 2012.
236. Cheeseman JF, et al. *Proc Natl Acad Sci U S A.* 2012;109(18):7061.
237. Poulsen RC, et al. *Sleep Med Rev.* 2018;37:35.
238. Lewczuk B, et al. *Neuro Endocrinol Lett.* 1999;20(3-4):171.
239. Sessler DI, et al. *Anesthesiology.* 1991;75(6):985.
240. Vandekerckhove M, Cluydts R. *Sleep Med Rev.* 2010;14(4):219.
241. Gupta RM, et al. *Mayo Clin Proc.* 2001;76(9):897.
242. Zaremba S, et al. *F1000Res.* 2016;5.
243. Benumof JL. *Curr Opin Anaesthesiol.* 2004;17(1):21.

244. Neligan PJ, et al. *Anesth Analg.* 2009;109(4):1182.
245. Eikermann M, et al. *Open Respir Med J.* 2010;4:58.
246. Kaw R, et al. *Br J Anaesth.* 2012.
247. Kaw R, et al. *Chest.* 2012;141(2):436.
248. Nagappa M, et al. *Anesth Analg.* 2017;125(6):2030.
249. Bateman BT, Eikermann M. *Anesthesiology.* 2012;116(4):753.
250. Mokhlesi B, et al. *Chest.* 2013;144(3):903.
251. Mokhlesi B, et al. *Obes Surg.* 2013;23(11):1842.
252. Berg G, et al. *Chest.* 2001;120(2):377.
253. Cullen A, Ferguson A. *Can J Anaesth.* 2012.
254. Lakdawala L. *J Perianesth Nurs.* 2011;26(1):15.
255. Nowbar S, et al. *Am J Med.* 2004;116(1):1.
256. Redline S, Strohl KP. *Clin Chest Med.* 1998;19(1):1.
257. Shin CH, et al. *BMC Anesthesiol.* 2017;17(1):71.
258. Memtsoudis SG, et al. *Anesth Analg.* 2018.
259. Mokhlesi B, et al. *Sleep Breath.* 2007;11(2):117.
260. Juvin P, et al. *Anesth Analg.* 2003;97(2):595; table of contents.
261. Corso RM, et al. *Minerva Anestesiol.* 2011;77(1):99.
262. Isono S, et al. *Anesthesiology.* 2005;103(3):489.
263. Myers TR. *Respir Care.* 2007;52(10):1308; discussion 1327.
264. Atkins JH, Mandel JE. *Curr Opin Anaesthesiol.* 2018;31(1):120.
265. Lo YL, et al. *J Clin Sleep Med.* 2015;11(9):1011.
266. Ruscic KJ, et al. *Anesthesiology.* 2018;129(1):37.
267. Simons JC, et al. *Anesthesiology.* 2016;125(3):525.
268. Overdyk FJ. *Anesthesiology.* 2010;113(1):259; author reply 260.
269. Hajiha M, et al. *J Physiol.* 2009;587(Pt 11):2677.
270. Eikermann M, et al. *Anesthesiology.* 2009;110(6):1327.
271. Eikermann M, et al. *Anesthesiology.* 2012;116(1):35.
272. Sundman E, et al. *Anesthesiology.* 2000;92(4):977.
273. Eikermann M, et al. *Am J Respir Crit Care Med.* 2007;175(1):9.
274. Sauer M, et al. *Eur J Anaesthesiol.* 2011;28(12):842.
275. Grosse-Sundrup M, et al. *BMJ.* 2012;345:e6329.
276. Eikermann M, et al. *Anesthesiology.* 2007;107(4):621.
277. Payne JP, et al. *Br J Anaesth.* 1980;52(1):69.
278. Fogel RB, et al. *Thorax.* 2004;59(2):159.
279. Zaremba S, et al. *Effects of CPAP treatment on respiratory function in the recovery room following weight loss-surgery: a cross-over design, randomized controlled trial*; 2013. ATS Abstract #43218 2013.
280. Zhang X, et al. *Front Med (Lausanne).* 2017;4:26.
281. Rao Kadam V, Danesh M. *Sleep Sci.* 2016;9(3):142.
282. Zaremba S, et al. *Anesthesiology.* 2016;125(1):92.
283. Ayas NT, et al. *Ann Am Thorac Soc.* 2018;15(2):117.
284. Chung F, et al. *Anesth Analg.* 2016;123(2):452.
285. Gali B, et al. *Anesthesiology.* 2009;110(4):869.
286. Aurell J, Elmqvist D. *Br Med J (Clin Res Ed).* 1985;290(6474):1029.
287. Freedman NS, et al. *Am J Respir Crit Care Med.* 2001;163(2):451.
288. Parthasarathy S, et al. *Am J Respir Crit Care Med.* 2002;166(11):1423.
289. Gabor JY, et al. *Am J Respir Crit Care Med.* 2003;167(5):708.
290. Cooper AB, et al. *Chest.* 2000;117(3):809.
291. Bosma K, et al. *Crit Care Med.* 2007;35(4):1048.
292. Gehlbach BK, et al. *Sleep.* 2012;35(8):1105.
293. Boyko Y, et al. *J Crit Care.* 2017;37:99.
294. Watson PL, et al. *Crit Care Med.* 2013;41(8):1958.
295. Tainter CR, et al. *Crit Care Med.* 2016;44(1):147.
296. Elbaz M, et al. *Ann Intensive Care.* 2017;7(1):25.
297. Fan EP, et al. *J Crit Care.* 2017;40:11.
298. Patel J, et al. *Anaesthesia.* 2014;69(6):540.
299. Oldham MA, et al. *Crit Care Med.* 2016;44(1):207.
300. Touitou Y. *Exp Gerontol.* 2001;36(7):1083.
301. Govitrapong P, et al. *J Pineal Res.* 1992;13(3):124.
302. Friese RS, et al. *J Trauma.* 2007;63(6):1210.
303. Hardin KA, et al. *Chest.* 2006;129(6):1468.
304. Elliott R, Nathaney A. *Aust Crit Care.* 2014;27(3):151.
305. Paul T, Lemmer B. *Chronobiol Int.* 2007;24(1):45.
306. Mundigler G, et al. *Crit Care Med.* 2002;30(3):536.
307. Olofsson K, et al. *Acta Anaesthesiol Scand.* 2004;48(6):679.
308. Frisk U, et al. *Clin Sci (Lond).* 2004;107(1):47.
309. Perras B, et al. *Intensive Care Med.* 2007;33(11):1954.
310. Riutta A, et al. *Intensive Care Med.* 2009;35(10):1720.
311. Verceles AC, et al. *Intensive Care Med.* 2012;38(5):804.
312. Li CX, et al. *Mol Med Rep.* 2013;7(4):1117.
313. Gazendam JAC, et al. *Chest.* 2013;144(2):483.
314. Djeridane Y, Touitou Y. *Chronobiol Int.* 2003;20(2):285.
315. Morera AL, et al. *Prog Neuropsychopharmacol Biol Psychiatry.* 2009;33(6):1013.
316. Demoule A, et al. *Crit Care.* 2017;21(1):284.
317. Jones C, Dawson D. *Nurs Crit Care.* 2012;17(5):247.
318. Mills GH, Bourne RS. *Crit Care.* 2012;16(4):139.

319. Van Rompaey B, et al. *Crit Care*. 2012;16(3):R73.
320. Ugras GA, et al. *J Neurosci Nurs*. 2015;47(2):104.
321. Tamburri LM, et al. *Am J Crit Care*. 2004;13(2):102.
322. Celik S, et al. *J Clin Nurs*. 2005;14(1):102.
323. Ozsancak A, et al. *Crit Care Clin*. 2008;24(3):517. vi.
324. Kress JP, et al. *Am J Respir Crit Care Med*. 2002;166(8):1024.
325. Trompeo AC, et al. *Minerva Anestesiol*. 2011;77(6):604.
326. Kondili E, et al. *Intensive Care Med*. 2012;38(10):1640.
327. Turner JS, et al. *Crit Care Med*. 1990;18(9):966.
328. Bonafide CP, et al. *Anesthesiology*. 2008;108(4):627.
329. Shapiro BA, et al. *Crit Care Med*. 1995;23(9):1596.
330. Otmani S, et al. *Hum Psychopharmacol*. 2008;23(8):693.
331. Roth T. *J Clin Psychiatry*. 2007;68(suppl 5):13.
332. Hoque R, Chesson AL. *J Clin Sleep Med*. 2009;5(5):471.
333. Shilo L, et al. *Chronobiol Int*. 2000;17(1):71.
334. Ibrahim MG, et al. *Crit Care Resusc*. 2006;8(3):187.
335. Bourne RS, et al. *Crit Care*. 2008;12(2):R52.
336. Lockley SW, et al. *Lancet*. 2015;386(10005):1754.
337. Hatta K, et al. *Bellapart J, Boots R: Br J Anaesth*. 2012;108(4):572.
338. Bellapart J, Boots R. *Br J Anaesth*. 2012;108(4):572.
339. Herring WJ, et al. *Neurology*. 2012;79(23):2265.
340. Hatta K, et al. *J Clin Psychiatry*. 2017;78(8):e970.
341. Trinder J, et al. *Eur J Physiol*. 2012;463(1):161.
342. Imeri L. *Nat Rev Neurosci*. 2009;10(3):199.
343. Faraut B, et al. *Sleep Med Rev*. 2012;16(2):137.
344. Mullington JM, et al. *Prog Cardiovasc Dis*. 2009;51(4):294.
345. Lange T, et al. *Ann N Y Acad Sci*. 2010;1193:48.
346. Sareli AE, Schwab RJ. *Crit Care Clin*. 2008;24(3):613.
347. Spiegel K, et al. *JAMA*. 2002;288(12):1471.
348. Besedovsky L, et al. *Pflugers Arch*. 2012;463(1):121.
349. Irwin M, et al. *FASEB J*. 1996;10(5):643.
350. Benedict C, et al. *Brain Behav Immun*. 2007;21(8):1058.
351. Kaech SM, et al. *Nat Immunol*. 2003;4(12):1191.
352. Schmid SM, et al. *J Clin Endocrinol Metab*. 2007;92(8):3044.
353. Scrimshaw NS, et al. *Am J Clin Nutr*. 1966;19(5):313.
354. Spiegel K, et al. *Lancet*. 1999;354(9188):1435.
355. Sauvet F, et al. *J Appl Physiol (1985)*. 2010;108(1):68.
356. Chen HI, Tang YR. *Am Rev Respir Dis*. 1989;140(4):907.
357. White DP, et al. *Am Rev Respir Dis*. 1983;128(6):984.
358. Phillips B, et al. *South Med J*. 1987;80(1):16.
359. Krause AJ, et al. *Nat Rev Neurosci*. 2017;18(7):404.
360. Weinhouse GL, et al. *Crit Care*. 2009;13(6):234.
361. Ely EW, et al. *JAMA*. 2004;291(14):1753.
362. Potharajaroen S, et al. *Psychiatry Res*. 2018;261:21.
363. Burry L, et al. *BMJ Open*. 2017;7(3):e015420.
364. Luther R, McLeod A. *Nurs Crit Care*. 2017.
365. Longstreth WT, et al. *Sleep*. 2007;30(1):13.
366. Kornum BR, et al. *Curr Opin Neurobiol*. 2011;21(6):897.
367. Billiard M. *Sleep Med Rev*. 2007;11(5):377.
368. Lin L, et al. *Cell*. 1999;98(3):365.
369. Bonnavion P, de Lecea L. *Curr Neurol Neurosci Rep*. 2010;10(3):174.
370. Dauvilliers Y, et al. *Lancet*. 2007;369(9560):499.
371. Kelz MB, et al. *Proc Natl Acad Sci U S A*. 2008;105(4):1309.
372. Burrow B, et al. *J Clin Anesth*. 2005;17(1):21.
373. Mesa A, et al. *Anesthesiology*. 2000;92(4):1194.
374. Dahaba AA, et al. *Anesth Analg*. 2009;108(2):613.
375. Pelaez R, et al. *J Cardiothorac Vasc Anesth*. 2004;18(2):201.
376. Galvin E, et al. *Acta Anaesthesiol Scand*. 2010;54(2):154.
377. Larijani GE, et al. *Anesth Analg*. 2004;98(4):976.
378. Hu S, et al. *Anesth Analg*. 2018;126(1):233.
379. Soltanifar S, Russell R. *Int J Obstet Anesth*. 2010;19(4):440.
380. Aurora RN, et al. *Sleep*. 2012;35(8):1039.
381. Ohayon MM, O'Hara R. *Sleep Med Rev*. 2012;16(4):283.
382. Karroum EG, et al. *Ann Fr Anesth Reanim*. 2010;29(12):920.
383. Shin YK. *South Med J*. 1987;80(2):278.
384. Hogl B, et al. *Neurology*. 2002;59(11):1705.
385. Kapur N, Friedman R. *Anesth Analg*. 2002;94(6):1558.
386. Krishna M. *Anaesthesia*. 2007;62(9):973.
387. Bartell S, Zallek S. *J Clin Sleep Med*. 2006;2(2):187.
388. Alpert CC, et al. *Anesth Analg*. 2005;101(3):726; table of contents.

11 脑生理和麻醉药物的影响

PIYUSH M. PATEL, JOHN C. DRUMMOND, BRIAN P. LEMKUIL

徐咏梅 译 张兵 李文志 审校

<table>
<tr><td>要 点</td><td>

- 大脑代谢率高，脑血流量（cerebral blood flow, CBF）占心输出量的12%～15%。正常情况下，CBF约为50 ml/（100 g·min），其中灰质血流占80%，白质占20%。

- 大脑约60%的能量消耗用于维持电生理功能。剩余的能量则用于维持细胞稳态活动。

- CBF与局部脑代谢紧密相关，这一过程被称为神经血管耦合。当大脑特定区域的活动增强时，该区域血流量就会相应增加。相反，抑制脑代谢则会导致血流量的减少。

- 在正常静脉压下，当平均动脉压（mean arterial pressure, MAP）在65～150 mmHg范围内时，CBF具有自身调节功能，并保持恒定。当MAP超出自身调节的限度或范围时，CBF随MAP的变化而变化。MAP调节的上限、下限和平台的范围及斜率都存在显著的个体差异。

- CBF也受化学调节。$PaCO_2$在25～70 mmHg范围内时，CBF随$PaCO_2$的变化而变化。当PaO_2低于60 mmHg时，CBF显著增加。体温的降低主要通过抑制脑代谢来影响CBF。

- 全身血管扩张药（如硝酸甘油、硝普钠、肼屈嗪、钙通道阻滞剂）可扩张脑血管，并依赖对MAP的调节来增加CBF。血管收缩药（如去氧肾上腺素、去甲肾上腺素、肾上腺素和多巴胺）对脑循环无直接调节作用，它们通过对动脉血压的调节来影响CBF。当MAP低于自身调节下限时，血管收缩药会升高MAP，从而增加CBF。若MAP在CBF可自身调节范围内，血管收缩药引起的全身动脉血压升高对CBF几乎无影响。

- 所有挥发性麻醉药均会抑制脑代谢率（cerebral metabolic rate, CMR），除氟烷外，均会引起脑电图（electroencephalogram, EEG）的爆发抑制。此时，CMR减少约60%。挥发性麻醉药对CBF的作用呈剂量依赖性。低于1 MAC时，CBF轻度降低。高于1 MAC时，挥发性麻醉药直接扩张脑血管，引起CBF和脑血容量（cerebral blood volume, CBV）增加。

- 巴比妥类药、依托咪酯和丙泊酚均会降低CMR，并可引起EEG爆发抑制。此时，CMR减少约60%。由于神经血管耦合仍得以保留，所以CBF降低。阿片类药和苯二氮䓬类药会使CBF和CMR轻度下降，而氯胺酮可显著增加CBF，同时伴有CMR的适度增加。

- 大脑储备氧和底物的能力有限，并对CBF的减少极为敏感。CBF严重降低［低于6～10 ml/（100 g·min）］可致神经元迅速死亡。脑缺血性损害的特征为早期兴奋性中毒和延迟性细胞凋亡。

- 在实验室模型中，巴比妥类药、丙泊酚、氯胺酮、挥发性麻醉药和氙气有神经保护作用，并可减轻缺血性脑损伤。麻醉药物仅对轻度脑缺血性损伤具有持久的保护作用，对中重度的脑损伤没有长期保护作用。麻醉药物对人类的神经保护作用是有限的。依托咪酯会减少局部CBF，从而加重缺血性脑损伤。

</td></tr>
</table>

本章将回顾麻醉药物和技术对脑生理的影响，尤其是对脑血流量（CBF）和代谢的影响。最后一部分简要讨论病理生理状态，包括脑缺血和脑保护。本章将重点阐述神经麻醉管理中麻醉药物的选择和合理应用。第 57 章将详细阐述对这些患者的临床管理。神经监测，包括麻醉药物对脑电图（EEG）和诱发反应的影响将在第 39 章阐述。

大脑血液循环的解剖

大脑动脉的血液供应包括供应大脑前部的左、右颈内动脉和供应大脑后部的左、右椎动脉。两侧椎动脉吻合形成基底动脉。而两侧颈内动脉又和基底动脉吻合形成脑底动脉环（即 Willis 环），这样左右前后的动脉之间形成了侧支循环。从 Willis 环又发出灌注全脑的 3 对动脉：大脑前动脉、大脑中动脉和大脑后动脉。后交通动脉和前交通动脉使 Willis 环闭合成环。前部循环和后部循环对 Willis 环的贡献相同。

正常情况下，由于前部循环和后部循环的压力相同，两者内的血液并不混合。同理，跨越 Willis 环的左右侧支血液的混合也非常有限。由 Willis 环发出的血管为大脑相应区域提供血液供应。但是在某一动脉分支发生阻塞的病理情况下，Willis 环能够提供前后或左右血管的侧支循环，将血流输送到灌注减少的大脑区域。

完整的 Willis 环见图 11.1A。但 Willis 环的解剖存在很大的变异性，并且很大一部分个体 Willis 环并不完整[1]。Willis 环的变异种类和所占比例见图 11.1B。

大脑有三套静脉回流系统。皮质浅静脉引流大脑表面的软脑膜的静脉血，皮质深静脉引流更深脑组织结构的静脉血。上述静脉血回流至硬脑膜窦，主要由上矢状窦、下矢状窦、直窦、横窦和乙状窦构成。而硬脑膜窦内静脉血最终回流至左、右颈内静脉。脑静脉循环示意见图 11.1C。

左、右颈内静脉血流存在明显的不对称。大约 65% 的患者，右颈内静脉血流量大于左颈内静脉；其余患者左颈内静脉占优势[2]。而这种静脉回流模式对颈静脉置管以测量颈静脉血氧饱和度（jugular venous oxygen saturation，SjVO$_2$）产生影响。为确保精确地测量 SjVO$_2$，提倡将导管置入优势侧颈静脉。大多数患者右颈内静脉是优势静脉。

脑脊液的形成和循环

脑脊液主要由侧脑室、第三脑室和第四脑室的脉络丛产生，来自内皮细胞和新陈代谢活动产生的液体的贡献很小。脑脊液的产生是毛细血管内的液体因为流体静水压的作用进入血管周围间隙，然后主动转运到脑室。脑脊液的重吸收主要借助硬脑膜窦的蛛网膜颗粒。较少部分的脑脊液沿着脑神经和周围神经、周围血管路径和白质神经束跨室管膜流入脑静脉系统。脑脊液总容量约为 150 ml，而每天产生脑脊液总量平均为 450 ml。因此，脑脊液日循环量相当可观。脑脊液的产生也受到昼夜节律的影响，在睡眠期间脑脊液的产生达到高峰[3]。

最近，人们提出了将胶质淋巴途径作为大脑中清除废物手段的概念。从概念上讲，胶质淋巴通路可以被想象成一个类似于体循环淋巴系统的系统（但是注意，除了脑膜，大脑不包含淋巴）。从功能上讲，脑脊液进入动脉周围间隙，而这一间隙以血管和星形胶质细胞的终足为边界。终足上的水通道蛋白促进这种液体交换。脑脊液从动脉周围间隙被运输到脑实质，继而到达静脉周围间隙，再到脑室。以这样的方式，胶质淋巴系统承担了废物处理系统的职责[3]。值得注意的是，动脉周围间隙在睡眠和全身麻醉期间明显增大；因此在这些状态下，胶质淋巴运输和清除废物的能力增强。在麻醉药物中，挥发性药物减弱了胶质淋巴的转运，但右美托咪定对其影响较小[4]。

脑血流量的调节

麻醉药物对脑生理的很多方面产生剂量相关的、可逆的改变，包括 CBF、脑代谢率（CMR）和电生理功能（EEG、诱发反应）。麻醉药物和方法对处于疾病状态的大脑可能产生不利影响，因此在神经外科患者中具有重要的临床意义。但是可以通过调控全麻对 CBF 和 CMR 的影响，改善手术进程和患者的临床预后。

成人大脑约重 1350 g，仅占体重的 2%，而脑血流量占心输出量的 12% ～ 15%。由此可见脑代谢率很高。静息时，脑的平均氧耗量约为 3.5 ml/（100 g·min）。全脑氧耗量（50 ml/min）约占全身氧耗的 20%。CBF、CMR 和其他生理指标的正常值见框 11.1。

脑的能量消耗中约 60% 用于维持电生理功能。大脑需要消耗能量来维持细胞内外离子梯度，以产生在 EEG 上的去极化和复极化电活动，同时，合成、运输和再摄取神经递质也需要消耗能量。其余能量则用于维持细胞的稳态（图 11.2）。大脑各部位 CBF 和 CMR 是不同的，灰质的 CBF 和 CMR 约是白质的 4 倍。不同种类的大脑细胞对能量的需求也是不一致的。神经

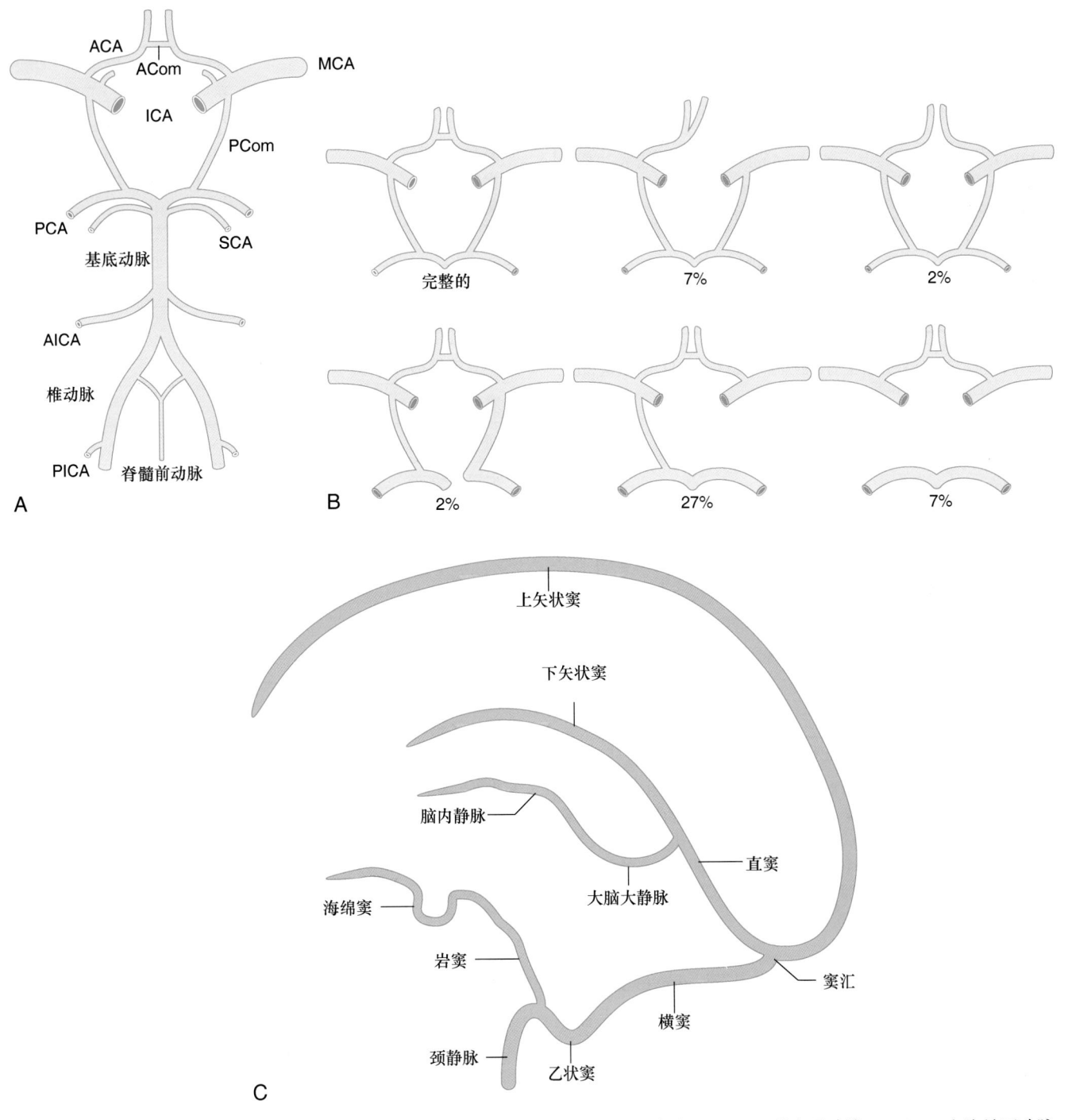

图 11.1　大脑的血液供应及回流解剖。**A**. 完整的 Willis 动脉环。ACA，大脑前动脉；ACom，前交通动脉；AICA，小脑前下动脉；ICA，颈内动脉；MCA，大脑中动脉；PCA，大脑后动脉；PCom，后交通动脉；PICA，小脑后下动脉；SCA，小脑上动脉。**B**. Willis 环的解剖变异。每种变异的发生率如图所示，以占成年人的百分数表示。**C**. 大脑的静脉回流

胶质细胞约占脑容积的一半，但耗能却比神经元还少。神经胶质细胞除了作为大脑的支持网络外，对于神经递质的再摄取、代谢底物和废物的传递与清除以及维持血脑屏障功能也起到重要作用。

　　鉴于产能底物的局部贮存有限，脑依赖血流来提供充分的氧和葡萄糖以满足脑对代谢底物的大量需求。但由于颅骨和脑膜的顺应性较差，限制了颅内空间的变化，使脑血流不能过量增加。大脑具有精细调

节 CBF 的机制，包括化学性、肌源性和神经源性机制，见表 11.1。

脑血流量的肌源性调节（自身调节）

　　传统观点认为，自身调节是指平均动脉压（MAP）在一定范围内波动时，脑循环有调节其血管阻力而维持 CBF 相对恒定的能力。正常人自身调

框 11.1　脑生理指标正常值（最新数据）

CBF	
全脑	45 ～ 55 ml/（100 g · min）
皮质（主要为灰质）	75 ～ 80 ml/（100 g · min）
皮质下（主要为白质）	8 ～ 20 ml/（100 g · min）
CMRO₂	3 ～ 3.5 ml/（100 g · min）
CVR	1.5 ～ 2.1 mmHg/（100 g · min · ml）
脑静脉氧分压	32 ～ 44 mmHg
脑静脉氧饱和度	55% ～ 70%
rSO₂	55% ～ 80%
SjVO₂	60% ～ 70%
ICP（仰卧）	8 ～ 12 mmHg

CBF，脑血流量；CMRO₂，脑氧代谢率；CVR，脑血管阻力；ICP，颅内压；rSO₂，近红外光谱学测量的局部氧饱和度；SO₂，氧饱和度；SjVO₂，颈静脉血氧饱和度

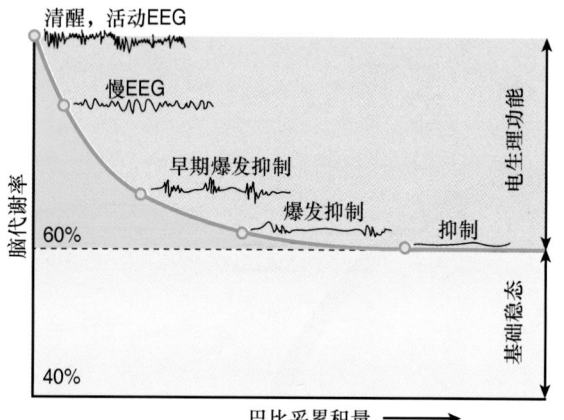

图 11.2　脑电生理功能和脑代谢率（CMR）的相关性。各种麻醉药（包括巴比妥类药）引起剂量相关的脑氧代谢率（CMRO₂）和脑血流量（CBF）下降，直至电生理活动消失。此时，电生理活动的能量利用为 0，但维持细胞稳态的能量利用不变。巴比妥类药的增加不引起 CBF 或 CMRO₂ 的进一步下降。EEG，脑电图

表 11.1　影响脑血流量的因素

因素	注解
化学性 / 代谢性 / 体液性	
CMR	CMR 的影响假定存在完
麻醉药	整的神经血管耦合，
温度	机制仍不完全清楚
觉醒 / 癫痫发作	
PaCO₂	
PaO₂	
心输出量	
血管活性药物	
麻醉药	
血管扩张药	
血管收缩药	
肌源性	
自动调节 / 平均动脉压	自身调节机制易受破坏，在许多病理状态下，CBF 依赖局部压力
流变性	
血液黏度	
神经源性	
颅外交感和副交感通路	作用和临床意义仍不清楚
轴内通路	

讨论见正文。
CBF，脑血流量；CMR，脑代谢率；PaCO₂，动脉血二氧化碳分压；PaO₂，动脉血氧分压

节的范围在 70 mmHg（自身调节下限；lower limit of autoregulation，LLA）到 150 mmHg（自身调节上限；upper limit of autoregulation，ULA）之间（图 11.3）[5]。但是自身调节的范围有很大的个体差异。脑灌注压（cerebral perfusion pressure，CPP）是 MAP 与颅内压（intracranial pressure，ICP）的差值。因为通常不测量正常人的 ICP，故难以获得 CPP（CPP ＝ MAP － ICP）。假定仰卧位时正常人的 ICP 是 5 ～ 10 mmHg，则以 MAP 表示的 70 mmHg 的 LLA 相当于以 CPP 表示的大约 60 ～ 65 mmHg 的 LLA。高于和低于自身调节的限度时，CBF 则呈现压力依赖性，与 CPP 的变化呈线性相关。自身调节也受 CPP 变化快慢的影响。在自身调节范围内，动脉压变化过于迅急也可造成 CBF 的短暂变化（3 ～ 4 min）。

　　自身调节的上、下限和平台是为分析的目的而建立的概念。它们不代表生理学中"全或无"反应。上

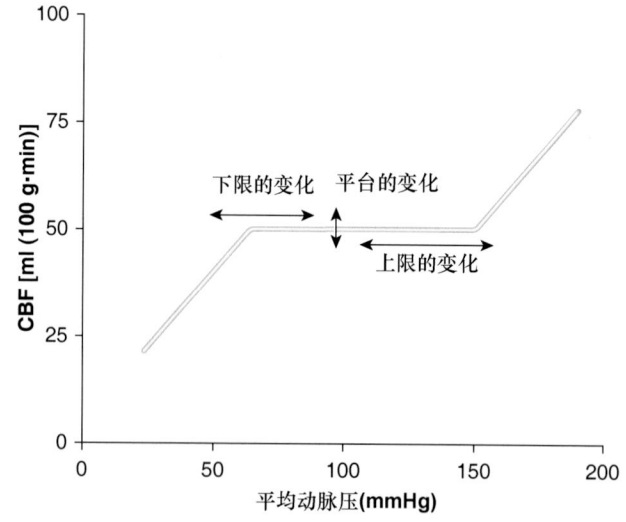

图 11.3　脑自身调节的传统观点。血压在一个较宽的范围内变化时 CBF 维持在正常范围。在低于人类自身调节的下限（MAP 65 ～ 70 mmHg）和高于上限（MAP 约 150 mmHg）时，脑循环呈现压力依赖性，CBF 随 MAP 的变化而变化。需要注意的是，自身调节平台的范围有很大的个体差异，个体差异的范围由箭头指示。自身调节曲线不应被认为是固定和静态的，而是大脑循环对血压变化的动态变化响应

限、下限和平台范围有很大变异性（见"脑自身调节的当代综合观点"）。

自身调节的确切机制及其与神经血管耦合的重叠关系仍不清楚。根据肌源性假说，CPP 的变化直接引起血管平滑肌张力的改变，这一过程是被动的。一氧化氮（NO）和钙离子通道可能参与调节低血压时的血管舒张。

脑血流量的化学性调节

包括 CMR、PaCO_2 和 PaO_2 在内的一些因素的改变可引起脑生化环境的变化，从而引起 CBF 的继发调节。

脑代谢率

局部 CBF 和代谢紧密耦合。这种耦合不受单一机制调节，而是涉及一个复杂的生理过程，是代谢、神经胶质、神经和血管因素的联合作用。神经元活动增加导致相应部位脑代谢增加，CMR 的增加伴随 CBF 的成比例增加，这就是神经血管耦合。传统观点认为这种耦合是一种正反馈机制，神经元活动增加导致能量需求增加，CBF 随之增加来满足这种需求。但最近的研究数据表明这是一种前馈机制，神经元活动直接增加 CBF，从而增加能量供给[6]。尽管神经血管耦合的机制仍不完全清楚，但有数据表明与局部代谢产物[K^+、H^+、乳酸盐、腺苷和腺苷三磷酸（ATP）]相关。神经突触活动增加伴随谷氨酸释放，引起多种影响血管张力的介质生成（图 11.4）。神经元活动增加所释放的谷氨酸可以促进一氧化氮（NO）的合成和释放。NO 是一种强效的脑血管扩张剂，在神经血管耦合机制中起重要作用。神经胶质在神经血管耦合中也起重要作用，它们与神经元紧密联系，并成为将神经元活动与脑血流增加相耦合的通路。谷氨酸激活星形胶质细胞上的代谢型谷氨酸受体（mGluR），从而引起花生四烯酸（AA）代谢，继而生成前列腺素和环氧二十碳三烯酸（EETs）。氧调节这些通路所起作用的相对大小。在组织氧张力下降的情况下，腺苷的释放引起血管扩张。因此，血管张力的最终结果取决于多个信号传导通路的相对贡献。此外，支配脑血管的神经释放肽类神经递质，例如血管活性肠肽（VIP）、P 物质、缩胆囊素、生长抑素和降钙素基因相关肽可能也参与到神经血管耦合之中。进行神经外科手术时，CMR 受到包括神经系统功能状态、麻醉药物和温度在内的一些因素影响。

功能状态　睡眠时 CMR 下降，而感官刺激、脑

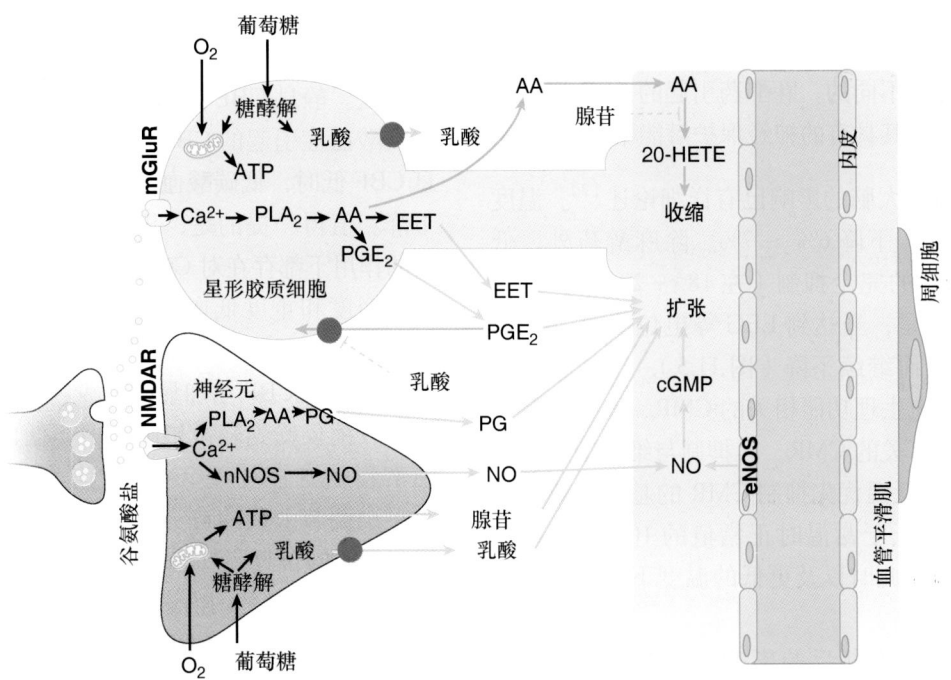

图 11.4　脑神经血管耦合。突触活动引起谷氨酸释放，激活谷氨酸能受体，钙离子流入神经元，触发花生四烯酸（AA）、前列腺素（PG）和一氧化氮（NO）的释放。代谢活动生成腺苷和乳酸。这些因素都导致血管扩张。谷氨酸也激活星形胶质细胞上的代谢型谷氨酸受体（mGluR），引起钙离子进入细胞内、磷脂酶 A_2（PLA_2）的激活，以及 AA、环氧二十碳三烯酸（EET）和前列腺素 E_2（PGE_2）的释放。后两种 AA 代谢产物引起血管扩张。相比之下，AA 也能在血管平滑肌中代谢生成 20- 二十碳四烯酸（20-HETE）。20-HETE 是强有力的血管收缩剂。cGMP，环鸟苷酸；eNOS，内皮型一氧化氮合酶；NMDAR，N- 甲基 -D- 天冬氨酸谷氨酸受体；nNOS，神经元型一氧化氮合酶（Modified from Attwell D，Buchan AM，Charpak S，et al. Glial and neuronal control of brain blood flow. Nature. 2010；468（7321）：232-243.）

力活动或任何原因所致的觉醒都使 CMR 增加。癫痫发作时，CMR 可能极度增加；在局部脑损伤或全脑昏迷时，CMR 可能显著降低。

麻醉药物   不同麻醉药物对 CMR 的影响将在本章的第二部分进行详细论述。总之，除氯胺酮和氧化亚氮（N₂O）外，绝大多数麻醉药物均抑制 CMR。这些麻醉药抑制与电生理功能有关的 CMR。一些麻醉药（包括巴比妥类、异氟烷、七氟烷、地氟烷、丙泊酚和依托咪酯）随血浆浓度的增加，进行性抑制 EEG 活动，CMR 也随之下降。但达到 EEG 等电位线时，麻醉药物血浆浓度进一步增加不会进一步抑制 CMR。静脉麻醉药不改变与维持细胞稳态有关的 CMR（见图 11.2）。

不同麻醉药使 EEG 完全抑制时的脑氧代谢率（CMRO₂）非常相似，然而，不同麻醉药引起的 EEG 抑制不是同一种生理状态，受抑制药物的影响。给予巴比妥类药物达到 EEG 抑制时，全脑的 CBF 和 CMR 的抑制程度相同。而异氟烷和七氟烷对 CBF 和 CMR 的抑制在新皮质区比其他部位强。上述两类药物引发的大脑电生理反应也不同，硫喷妥钠在远远大于引起 EEG 完全抑制的剂量下很容易记录到刺激正中神经引起的皮质躯体感觉诱发电位，而应用引起爆发抑制剂量的异氟烷（约 1.5 MAC）时则很难记录到此诱发电位。此外，对于不同麻醉药，EEG 完全抑制前出现的爆发抑制状态也是不同的。麻醉药引起的 EEG 爆发抑制状态不同可能与其具有的神经保护潜能不同有关。

温度   低温对大脑的影响已有详细论述[7]。温度每下降 1℃，CMR 下降 6% ～ 7%。除麻醉药外，低温也能引起 EEG 的完全抑制（在 18 ～ 20℃）。但与麻醉药物不同的是，当达到 EEG 等电位线时，CMR 仍会随温度降低而继续下降（图 11.5），这是因为麻醉药物仅降低与电生理功能相关的 CMR，而低温既抑制与电生理功能有关的 CMR，又抑制与维持细胞稳态有关的 CMR。浅低温优先抑制 CMR 的基本组成。在 18℃时，CMRO₂ 低于常温时正常值的 10%，这可能解释了为何大脑在此时以及更低的温度下能够耐受适度的循环停止。

高温对脑生理有相反的影响。在 37 ～ 42℃时，CBF 和 CMR 增加。高于 42℃时，脑的氧耗量急剧下降，提示高热引起的毒性反应导致蛋白（酶）降解。

PaCO₂   CBF 直接随 PaCO₂ 变化而改变（图 11.6A），PaCO₂ 在生理范围内变化时对 CBF 的影响尤为显著。在正常生理范围，PaCO₂ 每改变 1 mmHg，CBF 即相

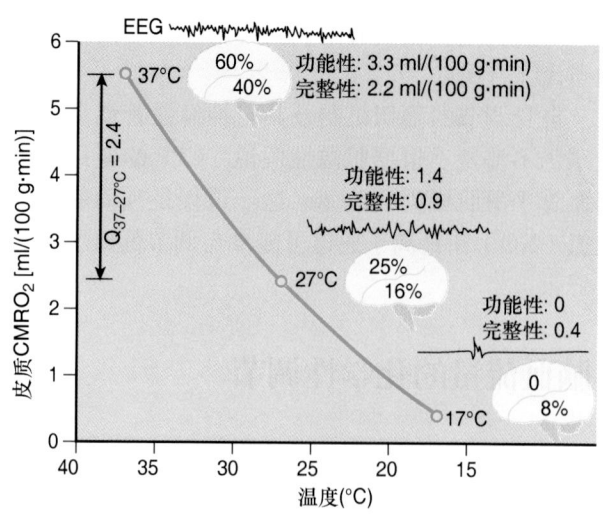

图 11.5   温度降低对大脑皮质的脑氧代谢率（CMRO₂）的影响。低温引起脑代谢活动的两种组成成分的下降（图 11.2）——与神经元电生理活动有关的成分（功能性）和与维持细胞内稳态有关的成分（完整性）的下降。这与麻醉药不同，麻醉药只改变功能性成分。37℃与 27℃时的 CMR 比值 Q10 如图所示。由于白质代谢率更低，脑皮质（即灰质）CMRO₂ 大于全脑 CMRO₂。EEG，脑电图（Modified from Michenfelder JD. Anesthesia and the brain: clinical, functional, metabolic, and vascular correlates. New York: Churchill Livingstone; 1988.）

应改变 1 ～ 2 ml/（100 g·min）。在 PaCO₂ 低于 25 mmHg 时这种反应减弱。正常情况下，CBF 对 PaCO₂ 的敏感性（ΔCBF/ΔPaCO₂）与 CBF 的静息水平呈正相关。因此，改变静息 CBF 的麻醉药会改变脑循环对 CO₂ 的反应。静息 CBF 高时（使用挥发性麻醉药麻醉时），低碳酸血症引起的 CBF 降低程度更为强烈；相反，静息 CBF 低时，低碳酸血症引起的 CBF 减少的幅度略下降。值得一提的是，正常大脑在所有被研究的麻醉药的作用下都存在对 CO₂ 的反应。

轻度和重度低血压的影响进一步强调了 MAP 在脑循环 CO₂ 反应中的作用[8]。轻度低血压时，高碳酸血症引起的 CBF 增加显著减少，而低碳酸血症引起的血管收缩仅受到轻微影响。但当低血压严重时，没有观察到脑血管对 PaCO₂ 的反应（图 11.6A）。PaCO₂ 的水平也调节大脑的自身调节。高碳酸血症时，大脑对于高血压的自身调节减弱。相反在低碳酸血症时，CBF 在更广的 MAP 范围内进行自身调节（图 11.6B）[9]。

PaCO₂ 引起的 CBF 变化依赖于脑细胞外液 pH 值的变化。NO，特别是神经元产生的 NO，虽并非唯一，但也是引起 CO₂ 血管扩张反应的重要介质[10]。前列腺素也部分介导了对高碳酸血症的血管舒张反应。因为 CO₂ 可以自由通过脑血管内皮和血脑屏障，所以 PaCO₂ 改变时细胞外液 pH 和 CBF 可迅速发生改变。与呼吸性酸中毒不同，在急性全身代谢性酸中毒时不

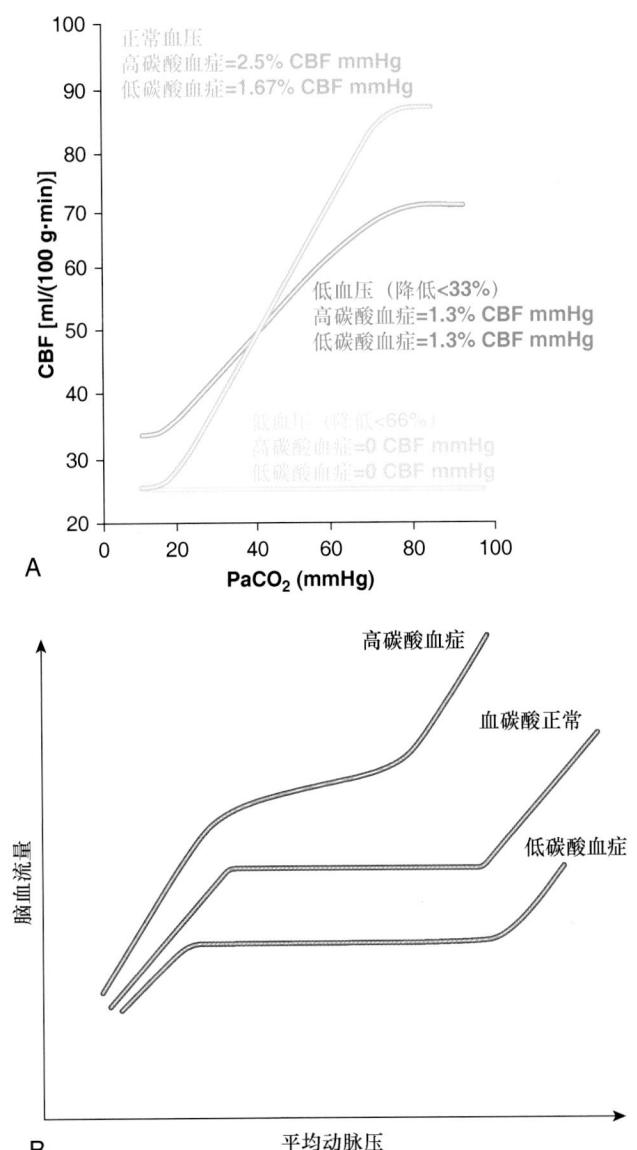

图 11.6　A. CBF 和 PaCO$_2$ 之间的关系。CBF 随 PaCO$_2$ 的增加呈线性增长。PaCO$_2$ 在 25 mmHg 以下，CBF 的进一步降低是有限的。同样，PaCO$_2$ 超过 75 ~ 80 mmHg 时，CBF 的增加程度也会衰减。血压显著影响脑血管对 PaCO$_2$ 的反应。中等低血压（MAP 降低 33% 以内）时，脑血管对 PaCO$_2$ 变化的反应显著减弱。而严重低血压（MAP 降低约 66%）时，CO$_2$ 反应则会消失。B. PaCO$_2$ 变化对脑自身调节的影响。高碳酸血症引起脑血管扩张，因此，对高血压的自身调节反应效果较差。相较之下，低碳酸血症会使 CBF 在更广的 MAP 变化范围内发生更明显的自身调节（Modified from Willie[8] and Rickards[9].）

会引起 CBF 的即时变化，这是因为 BBB 可将血管周围间隙的 H$^+$ 排出。虽然 CBF 随 PaCO$_2$ 的改变而迅速发生变化，但这种变化并不持久。即使动脉血 pH 值仍在增高，随着碳酸盐的排出，脑脊液的 pH 值可在 6 ~ 8 h 内逐渐恢复到正常水平（图 57.6）。因此，应特别注意长时间过度通气或通气不足的患者。快速恢复正常的 PaCO$_2$ 会导致严重的脑脊液酸中毒（低碳酸血症后）或碱中毒（高碳酸血症后）；前者同时导致

CBF 增加，以及随之而来的颅内压增加，这取决于当时的颅内顺应性，而后者在理论上有脑缺血的风险。

PaO$_2$　PaO$_2$ 在 60 ~ 300 mmHg 的范围内变化时对 CBF 影响不大。而在 PaO$_2$ 低于 60 mmHg 时，CBF 迅速增加（图 11.7A）。PaO$_2$ 低于 60 mmHg 时，氧合血红蛋白饱和度迅速降低，通过脉搏血氧饱和度仪测定的氧合血红蛋白饱和度与 CBF 是线性反比关系（见图 11.7B）。缺氧时脑血管舒张的调节机制可能与外周或轴索化学感受器启动的神经源性作用以及局部体液因素有关。PaO$_2$（低氧性缺氧）下降或血红蛋白浓度下降（贫血、血液稀释）均会导致动脉血含氧量减少，从而减少脑氧供。而血液稀释和低氧性缺氧均会导致脑血管扩张和 CBF 增加。在这两个变量中，低氧性缺氧在 CBF 增强方面比血液稀释更有效。因而当缺氧或血液稀释同等程度地减少动脉血氧含量时，缺氧能更好地维持脑氧供（见图 11.7C）。脱氧血红蛋白通过引起 NO 及其代谢物和 ATP 的释放，在缺氧引起 CBF 增加这一过程中发挥核心作用[11]。低氧时 ATP 依赖的 K$^+$ 通道开放，引起血管平滑肌超极化，导致血管扩张。延髓头端腹外侧（RVLM）是大脑内的氧感受器。低氧刺激 RVLM 会引起 CBF（而非 CMR）增加，RVLM 的病变会抑制 CBF 对缺氧反应的程度。低氧引起的血管扩张反应与高碳酸血症及酸中毒引起的反应具有协同作用。高 PaO$_2$ 时 CBF 轻度下降。在 1 个大气压下吸纯氧时 CBF 下降约 12%。

脑血流的神经源性调节

脑血管有广泛的神经支配[12]，神经分布的密度随血管管径的减小而减少。神经源性调节主要体现在较大的脑动脉上。神经支配包括颅内外的胆碱能（副交感和非副交感）、肾上腺素能（交感和非交感）、5-羟色胺能和 VIP 能系统。动物颅外交感神经的影响来自颈上交感神经节，副交感神经支配来自蝶腭神经节。动物轴内途径的神经支配可能来自蓝斑、顶核、中缝背核和 Meynert 大细胞基底核。对 CBF 自身调节和缺血损害的研究已经表明了神经源性调节在功能上的重要性。失血性休克时交感神经张力增高、CBF 下降，其降低的幅度不如使用交感神经节阻断药时明显。休克时，交感神经张力增强，引起脑血管收缩，使脑血流量自身调节曲线下限右移。在这一现象中体液机制和神经机制所发挥的相对贡献大小仍不清楚。但是，神经源性作用肯定存在。因为失血性休克时，去除交感神经支配可使 CBF 增加。此外，人类星状神

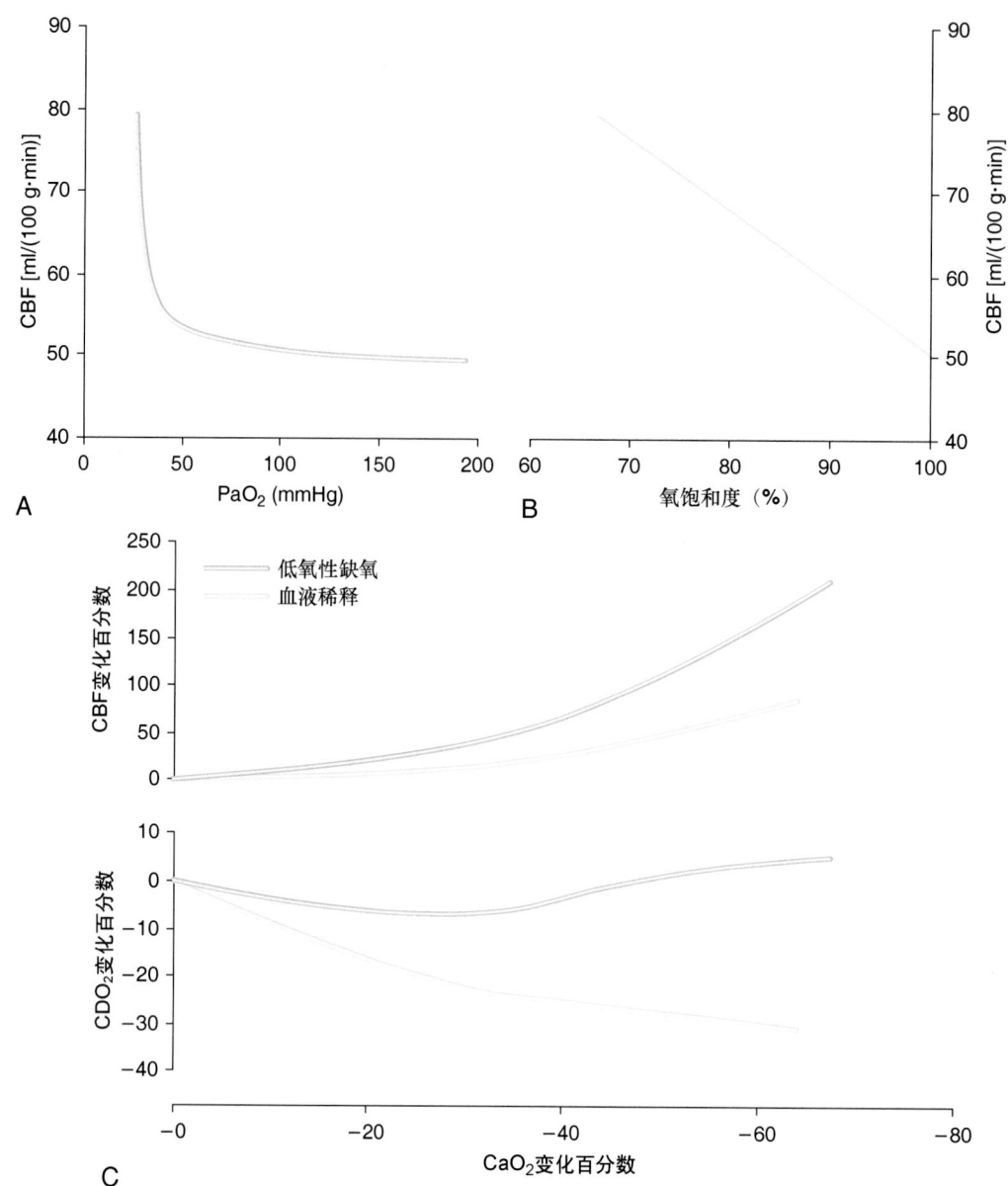

图 11.7 **A.** CBF 与 PaO₂ 之间的关系。PaO₂ 在 60 ～ 200 mmHg 的范围内，对 CBF 的影响很小。PaO₂ 低于 60 mmHg 会导致血红蛋白去饱和。此时，脑血管显著扩张，CBF 明显增加。**B.** 血红蛋白饱和度与 CBF 呈线性反比关系，随着饱和度的降低，CBF 逐渐增加。**C.** 描述了低氧性缺氧或血液稀释对脑氧供（cerebral oxygen delivery, CDO₂）减少的影响。无论是缺氧还是血液稀释都会引起 CBF 显著增加；然而，缺氧时 CBF 的反应要大得多（上图）。在相同的动脉血氧含量（CaO₂）水平下，缺氧时总脑氧供比血液稀释时维持得更好，因为前者引发的脑脊液增加更明显（Modified from Hoiland et al.[11] and Todd et al.[354-355].）

经节阻滞引起的去交感神经支配能增加 CBF[13]。脑内交感神经被激活时，自身调节上限右移，此作用可对高血压引起的脑脊液升高（在某些情况下可能导致 BBB 破坏）提供一定程度的保护[8]。在实验研究中，改变这些神经源性控制通路会影响标准化缺血损伤的预后，这可能是通过影响血管张力进而影响 CBF 所致。对人类而言，这些途径的本质和对脑血流的影响尚不明确，如何调控这些途径以达到临床治疗目的尚待系统研究。

血液黏度对脑血流量的影响

血液黏度能够影响 CBF。血细胞比容是血液黏度最重要的决定因素[14]。健康人的血细胞比容在正常范围内（33% ～ 45%）变化时，对 CBF 的影响是很小的。超过这一范围，CBF 的变化非常显著。贫血时脑血管阻力下降，CBF 增加。这不仅是因为血液黏度下降，还与血液携氧能力下降时引起的代偿性反应有关[15]。虽然缺氧和血液稀释都使动脉血氧含量降低，但伴随缺氧的 CBF 增加幅度大于血液稀释[11]。局部脑缺血时，血液黏度下降对 CBF 的影响更加显著，这时携氧能力下降引起的血管扩张反应可能已经达到最大。这种情况下，血液稀释降低血液黏度，可以使缺血区域 CBF 增加。对于局部脑缺血的患者，血细胞比容保持在 30% ～ 34% 可获得最理想的供氧效果。但是，改变急性缺血性卒中患者的血液黏度对降低脑损伤的程度无益。因此，对于有脑缺血危险的患者，除非血细胞比容超过 55%，否则不应把血液黏度作为调控目标。

心输出量

脑血液动力学的传统观点认为，灌注压（MAP 或 CPP）是 CBF 的主要决定因素，心输出量的影响是有限的。而最近的数据表明，心输出量也会影响脑灌注。在一些通过调节下肢负压或输注液体来调节中心血容量的研究中，以经颅多普勒测量的大脑中动脉血流速度（middle cerebral artery flow velocity，MCAfv）作为衡量指标，清晰地得出心输出量与 CBF 之间存在线性关系[8, 16-20]。汇集这些研究的数据进行分析后，得出心输出量降低约 30% 会导致 CBF 减少约 10% 的结论[21]。在硬膜外麻醉下行全髋关节置换术的患者中，即使 MAP 低于 LLA，给予肾上腺素仍能维持 CBF，这可能是由于肾上腺素引起心输出量增加[22]。在急性脑卒中、蛛网膜下腔出血引起的血管痉挛和脓毒症中也观察到 CO 和 CBF 之间的关联。但 CO 与 CBF 的关系尚未得出一致的结论。事实上，在包括创伤性头部损伤、神经外科疾病和心脏外科疾病在内的某些疾病状态下，CO 的增加不会增加 CBF[21]。总而言之，现有数据表明 CO 确实会影响 CBF，尤其是在循环容量减少的情况下和休克状态。

脑自身调节的当代观点综合

脑自身调节的传统观点认为，当 MAP 在自身调节下限和上限之间增加时，CBF 保持恒定。但现有数据表明这一观点现已过时，需要加以修订。如前所述，CBF 和脑血管系统受多种变量的影响。显然，MAP（灌注压）是 CBF 的主要决定因素。但心输出量也逐渐被认为是 CBF 的重要决定因素。而心输出量又取决于足够的循环容量、心脏前负荷、心肌收缩力、后负荷以及心率和心律。心血管疾病的存在，特别是充血性心力衰竭，将限制自身调节机制在应对低血压时维持 CBF 的能力。动脉血气会影响血管紧张度，而高碳酸血症和低氧血症都会减弱自身调节。交感神经系统在脑血管对高血压的反应中具有十分重要

的意义。同时，在低血压期间，交感神经会降低脑血管的扩张能力。多种药物可通过调节交感神经系统活性（β 受体拮抗剂、α₂ 受体激动剂）或直接降低血管舒缩功能（钙通道阻滞剂、硝酸盐、血管紧张素受体阻滞剂、血管紧张素转化酶抑制剂）来影响自身调节。麻醉药通过多种方式调节自身调节，包括抑制代谢、改变神经血管耦合达到更高的血流-代谢率、抑制自主神经活动、直接影响脑血管张力以及改变心脏功能和全身循环张力。

因此，脑血管张力和 CBF 受一个复杂的调节系统控制（图 11.8）。由于许多因素决定脑血液循环对灌注压变化做出反应的能力，之前认为脑自身调节是静态的观点已经站不住脚。相反，应该将大脑自身调节视为一个动态过程，自身调节曲线的形态是以相互依存的方式影响脑血管张力的所有变量的综合结果[8, 23]。因此，当脑血管床扩张或收缩能力耗尽时，在上、下限和平台都可能连续存在血管反应。在对人类研究的可用数据进行回顾时，确定自身调节下限的压力范围从 33 mmHg 到高达 108 mmHg[5]。在健康人接受下肢负压以减少中心血容量和降低血压时，自身调节的平台范围只有 10 mmHg（基线 ±5 mmHg）[24]，而不是传统观点表述的 100 mmHg 的范围。在高于或低于这个狭窄的平台范围时，CBF 随压力变化而变化。即使在这个狭窄的平台范围内，仍可以观察到随着血压升高，CBF 的轻度增加，即平台不是平的。已得出，代表 MAP 变化百分比与 CBF 变化百分比关系的斜率在诱发低血压时是 0.81±0.77，在诱发高血压时是 0.21±0.47。这些数据与之前的说法一致：脑循环适应血压升高的能力远远大于对低血压的适应能力[8]。基于这些最新的观察结果，传统的自身调节观点可能不适用于大多数受试者，因此需要根据最新数据对脑循环控制的框架进行修订[8, 23]。在这方面，作者认为，大脑自身调节应该由一系列自动调节曲线而不是单个静态曲线来表示（图 11.8）。在这些动态自身调节曲线中，自身调节下限和上限以及平台范围和斜率均存在明显不同。

临床意义 维持脑灌注至关重要，确定每名患者 MAP 的目标范围是麻醉管理的关键部分。鉴于脑自身调节能力存在很大的变异性，在大多数患者中难以根据自身调节下限确定目标范围。在适当考虑可能影响脑血管和心血管功能的并存疾病后，最好根据基础压力选择目标范围。为了维持足够的灌注压，传统的全身血管收缩的方法（例如使用 α₁ 受体激动剂）是合理的。但也应考虑维持足够的循环容量和心输出量，

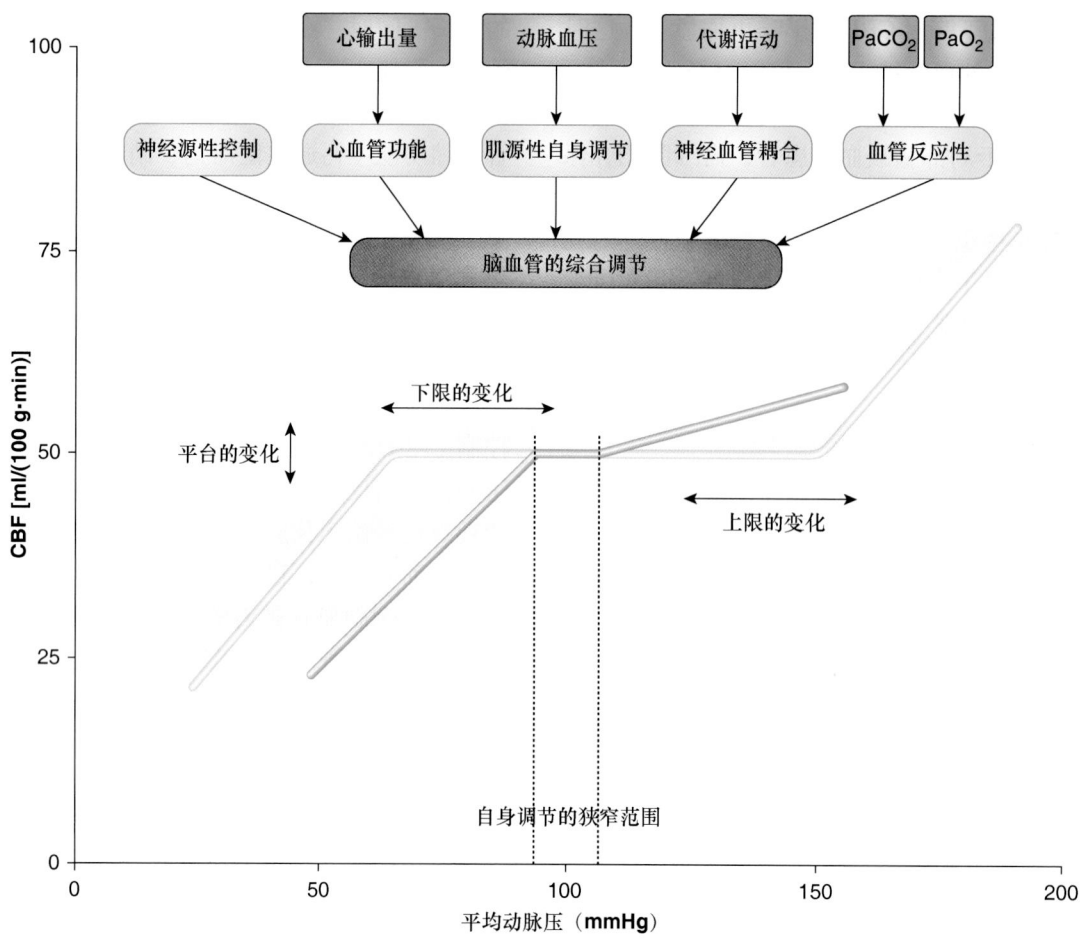

图 11.8　脑血流量（CBF）的综合调节。大脑自身调节的传统观点是，当平均动脉压（MAP）在 65 ~ 150 mmHg 范围内变化时，CBF 保持恒定。更现代的观点是，大脑自身调节是一个动态过程，受到许多变量的影响，包括肌源性自身调节、神经血管耦合、动脉 CO_2 和 O_2 张力、自主（神经源性）活动和心血管功能。特别是麻醉药会在多个层面影响自身调节：抑制新陈代谢、改变动脉血气张力、直接调节脑血管扩张、抑制自主神经活动以及调节心血管功能。因此，任何特定时刻的 CBF 都是这些变量综合作用的结果。正因如此，自身调节曲线的上、下限和平台存在相当大的变化。传统的自身调节曲线用浅蓝色表示。蓝色阴影区域表示 CBF 的变化范围。深蓝色的自身调节曲线来自 48 位健康受试者。在这组中，自身调节的下限约为 90 mmHg，而 CBF 保持相对恒定的范围仅为 10 mmHg。$PaCO_2$，动脉二氧化碳分压；PaO_2，动脉氧分压（Modified from Tan et al.,[24] Willie et al.,[8] and Meng and Gelb.[23]）

给予能够增加心输出量的药物可能有价值。这对于心脏功能受损的患者尤为重要。

血管活性药物

现代麻醉实践中所使用的许多药物都具有内在的血管活性，包括麻醉药，也包括调整血流动力学时所使用的多种血管活性药，本部分主要讨论后者。麻醉药的作用将在"麻醉药对脑血流量和脑代谢率的影响"部分进行讨论。

全身性血管扩张药

大多数用于降压的药物（包括硝普钠、硝酸甘油、肼屈嗪、腺苷和钙通道阻滞剂）也会引起脑血管扩张，因此 CBF 可增加或维持在降压前水平。此外，

脑血管扩张剂引起低血压时，CBF 仍可保持正常；而出血或非脑血管扩张剂则不能维持正常的 CBF。与直接的血管扩张剂不同，血管紧张素转化酶抑制剂依那普利对 CBF 无明显影响。使脑循环血管舒张的麻醉药物同时会导致脑血容量（cerebral blood volume，CBV）增加，并有可能增加 ICP。缓慢降低血压时，这些麻醉药物对 ICP 的影响较小，这可能反映了当变化发生较慢时，补偿机制（即脑脊液和静脉血的转移）之间的相互作用更为有效。

儿茶酚胺受体激动剂和拮抗剂

对儿茶酚胺受体（α_1、α_2、β_1、β_2 和多巴胺受体）具有激动或拮抗作用的许多药物都是临床常用药物。这些药物对脑生理的影响依赖于基础血压、药物引起的血压变化幅度、自身调节机制的状态以及 BBB

的状态。药物可能对脑血管平滑肌有直接作用，或是通过体循环血压改变引起脑血管自身调节反应的间接作用（或两种作用都有）。自身调节机制正常时，如果基础血压超出自身调节的范围，体循环压力升高时 CBF 增加；如果基础血压在自身调节范围内，血压升高不会对 CBF 有明显影响，因为可通过自身调节反应使脑血管收缩（脑血管阻力增加），以维持恒定的 CBF。当自身调节机制受损时，CBF 将随体循环血压的变化而变化。以下部分内容和表 11.2 着重描述的是从血管加压药完整制剂的研究中获得的数据，人和高级灵长类动物研究数据优先。

α_1 受体激动剂　给予 α_1 受体激动剂（去氧肾上腺素和去甲肾上腺素）会引起 CBF 降低吗？

对人类和灵长类动物的研究并未证实这一观点。颈动脉内注射去甲肾上腺素使 MAP 明显上升，而 CBF 无变化。如果自身调节机制受损或超出其调节范围，去甲肾上腺素可引起 CBF 增加。在一些情况下，CBF 增加与 BBB 异常有关。拟 β 受体药物（去甲肾上腺素有 β_1 受体作用）增加脑代谢[25]的同时增加 CBF，特别是在 BBB 受损，药物容易进入脑实质时，这种作用更加明显（见表 11.2）。在体外循环中给予去氧肾上腺素并不降低 CBF。而在脊髓损伤的相对低血压患者中，给予 α_1 受体激动剂米多君（midodrine）则会增加大脑中动脉（MCA）和大脑后动脉的灌注压和流速[26]。在健康患者[27]以及在沙滩椅体位的手术患者中[28]，给予去氧肾上腺素能维持或增强 MCAfv。

总之，这些数据表明去甲肾上腺素和去氧肾上腺素能维持脑灌注。

传统观点认为使用 α_1 受体激动剂可以维持 CBF 而对脑氧合没有任何不良影响，但这种观点已受到挑战。给予麻醉状态下的患者[29-31]大剂量去氧肾上腺素可轻度降低局部脑氧饱和度（rSO_2），rSO_2 通过近红外血氧定量法测定。虽然麻黄碱和去氧肾上腺素同等程度地升高动脉压，但前者不降低 rSO_2，可能是因为麻黄碱能维持心输出量。对于人类志愿者，去甲肾上腺素引起的动脉血压升高可轻度降低 MCAfv、脑氧饱和度（ScO_2）和 $SjVO_2$[32]。相比之下，虽然去氧肾上腺素降低了 rSO_2，但增加了 MCAfv，对 $SjVO_2$ 影响则不大[33]。那么去氧肾上腺素和去甲肾上腺素对脑氧合会产生负面影响吗？有几个因素并不支持这种可能性[34]。首先是方法学。近红外光谱学（NIRS）测定的是大脑特定区域的氧合和去氧合的血液，是动脉、毛细血管和静脉血的混合血液。血管升压药会影响动脉和静脉的张力。即使是大脑局部动脉和静脉容量的微小变化都能影响 rSO_2 的测量。此外，在目前可用的 NIRS 监测仪所测得的数值中，颅外血掺杂是 rSO_2 值的重要成分[35]。在这些研究中，这种掺杂比出现 ScO_2 轻微下降更有意义。在没有直接测量脑组织氧合的方法的情况下，动脉血压升高而 ScO_2 适度下降不能被视为脑氧合被破坏的证据。此外，$SjVO_2$ 是脑氧合更全面的测量方式，而去氧肾上腺素不降低 $SjVO_2$。虽然去甲肾上腺素使 $SjVO_2$ 降低大约

表 11.2　纯儿茶酚胺受体激动剂和特殊升压物质对脑血流量和脑代谢率影响的最佳评估

激动剂	脑血流量	脑代谢率
纯的		
α_1	0/ −	0
α_2	−	−
β	+	+
β（血脑屏障开放）	＋＋＋	＋＋＋
多巴胺	＋＋	0
多巴胺（大剂量）		? 0
非诺多泮	−	? 0
混合的		
去甲肾上腺素	0/ −	0/ +
去甲肾上腺素（血脑屏障开放）	+	+
肾上腺素	+	+
肾上腺素（血脑屏障开放）	＋＋＋	＋＋＋

符号的数量代表影响的程度。
因种属不同，数据会有所改变，优先选择来自灵长类的数据。完整讨论见正文。
＋，增加；−，减少；0，无影响

3%（最多是轻度下降），但以往的研究显示其增加了 $CMRO_2$。最后，当同时出现 $CMRO_2$ 增加时，去氧肾上腺素引起的 ScO_2 轻度下降并不明显。显然，去氧肾上腺素不能防止脑代谢增强引起的 CBF 增加。

这些研究是在中枢神经系统正常的患者中进行的。尽管可能性不大，但值得注意的是，α_1 受体激动剂可能降低受损大脑的灌注。对于脑损伤患者，给予去氧肾上腺素可增加 CPP 而不降低局部 CBF[36]。给予负荷剂量的去氧肾上腺素，CBF 和 rSO_2 会发生一过性变化（2 ~ 5 min）。但持续输注 α_1 受体激动剂对人类 CBF 和脑氧合几乎没有直接影响[34]。因此使用这些血管升压药维持 CPP 不会对大脑产生不利影响。

α_2 受体激动剂　α_2 受体激动剂既有镇痛作用又有镇静作用。这类药包括右美托咪定和可乐定，后者是特异性不高、效能不强的 α_2 受体激动剂。对人类志愿者进行的两项研究证实了右美托咪定能够降低 CBF。同时，右美托咪定剂量依赖性地降低 MCAfv，最大降低量约为 25%[37]。在健康的志愿者中，右美托咪定 [1 μg/kg 负荷剂量，并以 0.2 μg/（k·h）或 0.6 μg/（k·h）的剂量持续输注] 可使 CBF 减少约 30%[38]。而这两项研究都没测量 CMR。尚不清楚 CBF 的减少是由于右美托咪定的直接血管收缩作用还是由于 CMR 的抑制继发 CBF 的减少。在一项较新的右美托咪定的研究试验中，对健康人的 MCAfv 和 CMR 都进行了测量，发现右美托咪定降低 MCAfv 的同时也降低了 CMR[39]。同样，在健康患者[40]和创伤性脑损伤患者[41]接受右美托咪定镇静时，CBF 的减少与 CMR 的减少相匹配。这些数据说明右美托咪定对 CBF 的作用主要是通过抑制 CMR 所致。CBF 的减少与 CMR 的减少是相称的，并且没有证据表明右美托咪定会导致脑缺血。众所周知，右美托咪定会降低动脉血压，因此对于严重依赖侧支灌注压的患者，尤其是在麻醉恢复阶段，需慎用。

β 受体激动剂　小剂量 β 受体激动剂对脑血管无直接作用，大剂量使用并伴有生理应激时，则会导致 CMR 增加，并伴有 CBF 增加。这些作用可能是由 β_1 受体激活介导。当小剂量使用不引起 MAP 明显变化时，颈动脉内肾上腺素不会改变未被麻醉人体的 CBF。但当大剂量使用导致 MAP 增加时，CBF 和 $CMRO_2$ 均会增加约 20%。最近的一项研究表明，对于在硬膜外麻醉下手术患者的低血压，给予肾上腺素能增加 MCAfv，这可能是由于肾上腺素引起心输出量增加所致（如前所述）[22]。

多巴酚丁胺可使 CBF 增加 20% 以及 CMR 增加

30%。多巴酚丁胺可以增加 CBF，而不受其对血压的影响；CBF 的增加归因于多巴酚丁胺增加心输出量[36]。

有证据表明 BBB 受损可以增强 β 受体激动剂的作用[42]。颈动脉内去甲肾上腺素在正常情况下不影响 CBF 和 CMR，但在应用高渗药物使 BBB 通透性增强时，颈动脉内去甲肾上腺素会增加 CBF 和 CMR。即只有在 BBB 通透性增加时，肾上腺素才会升高 $CMRO_2$[42]。这些结果表明，只有在 BBB 受损时 β 受体激动剂才会增加 CBF 和 CMR。但当给予肾上腺素的剂量并未显著升高 MAP 时，就会出现 CBF 和 CMR 增加。因此，人类 BBB 受损并不是 β 受体激动剂介导的 CBF 和 CMR 增加的必要条件，但可促进 CBF 和 CMR 的增加。

β 受体阻滞剂　β 受体阻滞剂可以降低 CBF 和 CMR 或对两者无影响。在针对人体的两项研究中，静注 5 mg 普萘洛尔[43]或静注 0.75 mg/kg 拉贝洛尔[44]，对 CBF 和脑血流速度均无影响。在纠正开颅术患者麻醉苏醒期高血压时给予拉贝洛尔可使 CBF 轻度降低。艾司洛尔能缩短电惊厥治疗（electroconvulsive therapy，ECT）引起的癫痫发作时间，说明它确实可以透过正常的 BBB。给予 β 肾上腺素能阻滞剂时，体内的儿茶酚胺水平或（和）BBB 的状态会影响这些药物的作用。除了继发于灌注压变化而产生的不良作用外，β 受体阻滞剂对有颅内病变的患者可能不会产生不利影响。

多巴胺能药物　多巴胺可用于治疗血流动力学异常。治疗局部脑缺血时，特别是在血管痉挛时，常用多巴胺增强正常心血管系统的功能，以提升 MAP。但多巴胺对 CBF 和 CMR 的作用还未确定。研究表明，小剂量多巴胺对正常脑血管的主要作用可能是轻度的血管扩张和 CMR 的轻度改变[45]。多巴胺使大脑个别区域（如脉络丛和基底神经节）CMR 增加，但不影响整个皮质血流。即使多巴胺的剂量达到 100 μg/（kg·min），也不引起脑血管收缩[45]。非诺多泮是一种作用于 DA1 受体和 α_2 受体的多巴胺受体激动剂。给予非诺多泮可以引起全身血管舒张和动脉血压下降。人类研究显示，非诺多泮可使全身动脉压降至高于自身调节下限水平，此时即使维持体循环血压，轻度下降（约 15%）的 CBF 也不能升至正常水平[46]。非诺多巴降低 CBF 的原因尚不清楚。

钙通道阻滞剂　钙通道阻滞剂常用于治疗神经损伤患者的急性高血压。脑血管富含钙通道，尤其是 L 型钙通道。因此钙通道阻滞剂引起软膜和脑动脉的血管扩张。在健康人类中，静脉注射尼莫地平不会改变 CBF；但是如果考虑到 MAP 的轻微下降和 $PaCO_2$ 的变化，CBF 增加 5%～10%[47]。CMR 和 CO_2 的反应性仍能维持。但对于人类受试者，尼莫地平确实会中等程度地钝化自身调节[48]。在用于治疗蛛网膜下腔出血后脑血管痉挛时，如果 MAP 维持不变，动脉内给予尼莫地平能够增加局部 CBF，这表明尼莫地平是一种脑血管扩张剂[49]。

尼卡地平可能是在围术期血压控制中最常使用的钙通道阻滞剂，因为它的半衰期短且易控制。尼卡地平是一种温和的脑血管扩张剂，并一再被证明能增加 CBF 或脑血流速度，同时降低体循环 MAP。在使用尼卡地平时，脑 CO_2 反应性仍能维持良好[50-51]。

氯维地平是第三代二氢吡啶类钙通道阻滞剂，具有超短的半衰期，这是因为它经酯酶介导快速代谢。由于其可控性好，在心脏和神经系统疾病患者群体中的应用显著增加。在健康志愿者中，氯维地平不会增加 MCAfv，但会使 MAP 出现约 25% 的大幅降低[52]。在低血压的情况下，MCAfv 并不增加，这说明氯维地平是一种脑血管扩张剂。像尼卡地平一样，可能在一定程度上减弱了自身调节。使用氯维地平时，CO_2 反应性也保持不变。

现有数据表明，钙通道阻滞剂是中度脑血管扩张剂。因此，它们对 CBF 的净影响取决于全身血管扩张的程度和 MAP。如果维持 MAP 不变，预计 CBF 会增加。

血管紧张素Ⅱ、血管紧张素转化酶抑制剂和血管紧张素受体拮抗剂　血管紧张素Ⅱ（angiotensin Ⅱ，AⅡ）重新被用于治疗血管扩张性休克，这种休克对传统血管加压药并不敏感。在这些休克状态下，AⅡ增加了 MAP，减少了对其他血管加压药（包括去甲肾上腺素和血管加压素）的需求。AⅡ对脑循环的急性作用很少受到重视。紧急给予 AⅡ 会加强脑微血管收缩，但不影响 CBF；这种影响优先于它对血压的影响。但 AⅡ 会减轻随着区域代谢增加而发生的局部充血，从而对神经血管耦合产生不利影响[53]。鉴于 CBF 在血压升高时仍能维持，自身调节和 CO_2 反应性似乎仍也可以维持[54]。

血管紧张素转化酶抑制剂（ACEI）和血管紧张素受体拮抗剂（ARB）通常用于治疗高血压。在外科病房和神经科 ICU，这些药物用于紧急控制血压。ACEI 和 ARB 在高血压时可降低动脉压，但不影响静息时的 CBF，此时自身调节机制仍保留[55]。然而，ACEI 和 ARB 的急性给药会降低自身调节下限（实验动物

的自身调节曲线左移）[56]；这一发现在人类中的意义尚不清楚。对于急性脑卒中患者，ACEI 和 ARB 可以降低动脉血压但不显著影响 CBF[57-58]。显然，在动脉压轻度下降的情况下这些药物不会降低 CBF。

年龄

在正常衰老的大脑中，从青年到老年，神经元的丧失是渐进的。健康老年大脑中的神经元丧失约为 10%[59]。有髓纤维的丢失导致白质容量减少[60]。相比之下，老化大脑中突触的丢失更为明显。脑内大部分兴奋性突触位于树突棘上。树突分支和容量逐渐减少时，树突棘的数量减少 25%～35%[60]。随着神经纤维网的丧失，在 80 岁时 CBF 和 $CMRO_2$ 下降 15%～20%[61]。在健康老年大脑中，脑循环对 $PaCO_2$ 的变化和缺氧的反应性略有降低[4, 62]。

麻醉药对脑血流量和脑代谢率的影响

这部分主要讨论麻醉药物对 CBF 和 CMR 的影响，并简单提及其对自身调节、CO_2 反应性和 CBV 的影响。对于脑脊液动力学、BBB 和致癫痫性的影响将在后文讨论。

在神经外科麻醉中，麻醉方法和药物对 CBF 的影响机制受到重视。原因是双重性的。首先，脑的能量供应依赖于 CBF。脑缺血时，CBF 的轻微改变都可能会显著影响神经元的预后。其次，调节 CBF 是控制 ICP 的主要措施，因为在 CBF 受血管收缩剂-血管扩张剂的影响发生变化时，CBV 也随之变化[63]。与 ICP 相比，CBV 是更关键的指标。在正常大脑中，CBV 约为 5 ml/100 g 脑组织。$PaCO_2$ 在 25～70 mmHg 的范围内时，$PaCO_2$ 每变化 1 mmHg，CBV 相应增减约 0.049 ml/100 g 脑组织。成人脑约重 1400 g，$PaCO_2$ 从 25 mmHg 升至 55 mmHg 时，总 CBV 增加 20 ml。实际上，CBV 比 CBF 难测量得多，所以数据相对较少，尤其是关于人类的数据。

虽然 CBV 和 CBF 通常呈平行变化，但 CBV 的变化幅度比 CBF 变化的幅度小（图 11.9）。另外，在某些情况下，CBV 和 CBF 独立变化。比如脑缺血时，CBV 增加而 CBF 明显下降。自身调节机制可防止 MAP 升高引起的 CBV 增加。事实上，当 MAP 升高时，脑循环减少，为了维持 CBF 不变，此时 CBV 实际上是下降的。当自身调节受损或超出上限（≈ 150 mmHg）

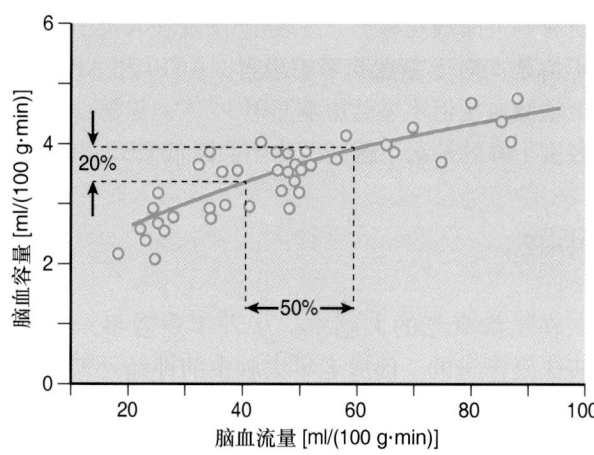

图 11.9　脑血流量（CBF）和脑血容量（CBV）之间的关系。虽然 CBF 和 CBV 呈线性关系，但当 CBF 的变化一定时，CBV 变化的幅度明显小。CBF 增加 50% 只引起 CBV 增加 20%

时，随动脉压的上升，CBF 和 CBV 平行上升（见图 11.8）。MAP 下降时，因脑血管会扩张以维持血流量不变，所以 CBV 会逐渐增加；而 MAP 低于自身调节下限时，CBV 会进一步增加。对于正常的受试者，CBV 的初始增加并不使 ICP 升高，因为可以由颅内其他成分代偿调节（例如静脉血转移至脑外血管，脑脊液转移至脊髓的蛛网膜下腔）。颅内顺应性 * 下降时，CBV 增加会引起脑疝，而 CPP 下降会导致脑缺血。

静脉麻醉药

绝大多数静脉麻醉药会导致 CMR 和 CBF 同时下降。而氯胺酮是个例外，它会引起 CMR 和 CBF 的增加。图 11.10 对静脉麻醉药对人类 CBF 的影响进行了比较[38, 65-77]。

静脉麻醉药维持神经血管耦合，静脉麻醉药降低 CBF 主要是由于降低 CMR 引起的平行性改变。静脉麻醉药对血管张力有直接影响。例如巴比妥类药物可引起离体脑血管平滑肌的松弛，但在体试验表明巴比妥类药物会使 CMR 明显下降。其在 EEG 抑制时的净作用是血管收缩，以及 CBF 的明显下降[78]。总体来说，使用静脉麻醉药时，自身调节和 CO_2 反应性仍能维持。

巴比妥类药物

巴比妥类药物降低 CMR 和 CBF 的作用与剂量相关。麻醉开始后，CBF 和 $CMRO_2$ 均降低约 30%，大

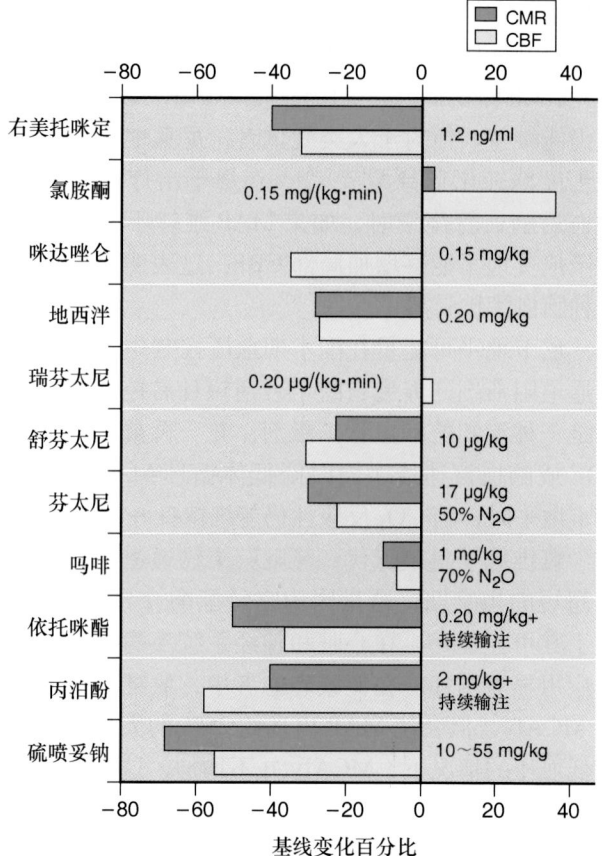

图 11.10　静脉麻醉药对脑血流量（CBF）和脑氧代谢率（$CMRO_2$）的影响。数据来自对人类的研究，以未麻醉对照值变化的百分比表示，右美托咪定的 CMR 值是在 0.5% 异氟烷麻醉背景下测定的（详见正文）。没有咪达唑仑对人类 $CMRO_2$ 影响的数据（Data from references 25，47-59.）

剂量硫喷妥钠使脑电图完全抑制时，CBF 和 CMR 均降低 50% ～ 60%[78-79]，而进一步增加剂量则不再对 CMR 有影响[78]。这表明在非毒性剂量下，镇静性麻醉药主要影响与脑电生理功能（如神经生理学活动）相关的脑代谢，而对维持细胞稳态的脑代谢影响极小（见图 11.2）。

巴比妥类药对 CBF 和 CMR 的影响会很快出现耐受[80]。在一个严重脑外伤维持"巴比妥昏迷"72 h 的病例中，用来维持 EEG 爆发抑制的硫戊巴比妥的血浆浓度在第一个 24 h 末增加，并在随后的 48 h 里持续增加[81]。在戊巴比妥深麻醉时，当动脉压低至 60 mmHg，脑血流的自身调节与 CO_2 反应仍得以维持。

丙泊酚

丙泊酚（2,6- 二异丙基苯酚）对 CBF 和 CMR 的

---

　* 顺应性是一个被误用的根深蒂固的术语[64]。"顺应性"曲线通常用来描述颅内压力-容积关系（图 57.3），实际上描述的是 $\Delta P/\Delta V$（弹性）而不是 $\Delta V/\Delta P$（顺应性）。这里指的"顺应性下降"，正确的说法应该是"弹性增加"。但是由于现在的文献大多数通常使用"顺应性"这一术语，我们在此就保留了这种不正确的说法

作用与巴比妥类药相似。对人类的研究表明，丙泊酚使 CBF 和 CMR 降低[82]。对于健康的志愿者，与清醒状态时相比，手术所需水平的丙泊酚能使 CBF 减少 53%～79%[83-84]。给志愿者输注丙泊酚到意识消失时，用正电子发射断层扫描术（PET）测定大脑糖代谢，发现全脑代谢率下降 48%～58%，部分区域下降不一致[85]。与异氟烷-芬太尼、七氟烷-芬太尼麻醉相比较，丙泊酚-芬太尼麻醉降低颅内肿瘤患者的硬膜下压力，并降低动静脉氧含量差（$AVDO_2$）[86]。总结这些人体研究发现，丙泊酚降低 CMR，继而引起 CBF、CBV 和 ICP 的下降。

在人类，使用丙泊酚不影响 CO_2 的反应性和自身调节[87-88]，即使丙泊酚的剂量导致 EEG 爆发抑制[89]，CO_2 的反应性和自身调节作用仍保持。丙泊酚麻醉下，低碳酸血症导致的 CBF 下降幅度将减小，这可能是因为 CMR 下降引起的脑血管收缩限制了低碳酸血症介导的脑血管收缩。

依托咪酯

依托咪酯对 CBF 和 CMR 的作用与巴比妥类药相似。在人类，CBF 和 CMR 几乎同时降低[65, 90]，并伴有 EEG 进行性抑制。硫喷妥钠或依托咪酯麻醉诱导均会引起 MCAfv 下降约 27%[91]。而 CBF 和 CMR 的变化幅度较大。给予成人约 0.2 mg/kg 的依托咪酯时，CBF 和 CMR 分别下降 34% 和 45%[65]。和巴比妥类药一样，当增加剂量使 EEG 完全抑制后，给予更大剂量时 CMR 也不再下降。尽管后一现象在人类并未被证实，但严重脑外伤患者如果仍保持有 EEG 活动，依托咪酯可降低 ICP；如果 EEG 受抑制，则依托咪酯对 ICP 无影响[92]。依托咪酯对全脑 CMR 的抑制比异氟烷和巴比妥类药轻。与巴比妥类药物抑制全脑 CMR 不同，依托咪酯在脑的不同区域对 CMR 的抑制不完全一致，主要为对前脑的抑制。

依托咪酯可降低颅内肿瘤[93]和脑外伤患者[94]的 ICP，但不引起 CPP 下降。而外科手术中 MCA 暂时阻断时，依托咪酯会加重脑组织的缺氧和酸中毒[95]。此外，需注意使用依托咪酯时由酶抑制作用导致的肾上腺皮质功能抑制和助溶剂丙二醇引起的肾损害作用[96]，因而依托咪酯应避免持续使用。

在对人类使用依托咪酯麻醉时，CO_2 反应性仍存在[65, 90]，其对自身调节机制的影响未见报道。肌阵挛和致癫痫发生在"癫痫发生"部分讨论。

麻醉性镇痛药

虽然现有研究结果还不一致，但麻醉性镇痛药可能对正常神经系统的 CBF 和 CMR 影响很小。即便有影响，也只是轻度下降。文献报道的不一致在很大程度上是因为许多研究中的"对照"状态设定为肌肉松弛和镇静状态，通常仅使用 N_2O。在这些可观察到 CBF 和 CMR 明显下降的研究中，麻醉药的功效可能是药物固有作用与觉醒程度降低的共同结果。而觉醒程度降低时，很容易发生 CBF 和 CMR 的下降，这对临床有重要意义。但是，应将其视为镇静或（和）镇痛的非特异作用，而不是麻醉性镇痛药的特异作用。接下来将重点讨论一些研究，在这些研究中对照测量结果不受觉醒现象的显著影响。

吗啡 单独注射吗啡（约 1 mg/kg）对人全脑 CBF 无影响，而 $CMRO_2$ 下降 41%。令人惊讶的是后者明显下降，而 CBF 却没有同时改变。没有其他关于人类单独使用吗啡的临床研究。给予患者 1 mg/kg 和 3 mg/kg 的吗啡以及 70%N_2O 时，CBF 和 CMR 无明显变化[48]。N_2O 可以轻度增加 CBF。而在清醒对照组中，CBF 和 CMR 没有改变，提示大剂量吗啡对 CBF 和 CMR 有轻度至中度的抑制作用。但是应注意的是，吗啡具有组胺释放作用。组胺使脑血管扩张引起 CBV 增加，而 CBF 的变化则会因全身血压而反应而异。

在给予健康志愿者吗啡 2 mg/kg 和 70%N_2O 吸入时，MAP 为 60～120 mmHg 时脑血流的自身调节机制未受影响[97]。

芬太尼 芬太尼 12～30 μg/kg（平均 16 μg/kg）复合 50%N_2O 麻醉时，和清醒状态相比，CBF 轻度下降 21%，CMR 下降 26%。图 11.10 中的芬太尼-N_2O 的数据来自上述患者。大剂量芬太尼（100 μg/kg）复合地西泮 0.4 mg/kg 使 CBF 下降 25%，其中苯二氮䓬类药物起部分作用（见后面"苯二氮䓬类药"部分），而不是芬太尼本身。镇静剂量的芬太尼 1.5 μg/kg 使额叶、颞叶和小脑 CBF 增加，而与疼痛有关的区域 CBF 下降。CO_2 反应性和自身调节机制亦不受影响，对低氧的充血反应仍存在。

综上所述，对于正常安静状态的大脑，芬太尼引起全脑 CBF 和 CMR 中度降低。与吗啡相似，觉醒状态下芬太尼引起 CBF 和 CMR 更大幅度的下降。

阿芬太尼 给予戊巴比妥钠麻醉状态的犬[98] 320 μg/kg 的阿芬太尼时，犬的 CBF、CMR、CO_2 反应性、自身调节及 CBF 对低氧的反应均不变。目前仍缺乏有关阿芬太尼对人 CMR 影响的报道。给予患者硫喷妥钠诱导后，给予 25～50 μg/kg 的阿芬太尼使 MCAfv 一过性降低，说明 CBF 轻度下降[99]。相比之下，对处在异氟烷 -N₂O 吸入维持麻醉状态的患者给予 25 ～ 50 μg/kg 阿芬太尼，MCAfv 无变化[100]。对接受颅骨切除手术的患者进行外科领域评估，给予阿芬太尼没有发生任何不良事件[101-102]。

总之，只要预防了阿芬太尼引起的 MAP 降低，其对脑循环无明显影响。

舒芬太尼　人类研究表明，剂量不同时，舒芬太尼对 CBF 和 CMR 无影响或略有降低。用 10 μg/kg 舒芬太尼[68]诱导时，CBF 下降 29%，CMRO₂ 下降 22%。给予志愿者 0.5 μg/kg 舒芬太尼[103]不会影响 CBF。给予 ICP 升高的头部损伤患者 1.0 μg/kg 和 2.0 μg/kg 舒芬太尼后 MCAfv 降低。

可以得出如下结论：舒芬太尼或阿芬太尼对 ICP 无影响，不会引起 ICP 降低。但在对人类的一些研究中发现，舒芬太尼可轻度增加 ICP。舒芬太尼引起 ICP 增加的部分原因可能是舒芬太尼使 MAP 突然下降引起的自身调节的结果[104]，因此给予舒芬太尼和芬太尼时应注意防止 MAP 突然降低。这将使 CPP 降低并可能增加 ICP。CPP 过度下降、ICP 过度升高都可能是有害的。但舒芬太尼引起 ICP 增加的程度很小。此外，在外科手术的情况下，包括颅牵引器压力[101]和脑松弛状态，舒芬太尼对 ICP 没有产生不良影响。因此舒芬太尼不应被视为禁忌，但是使用时应密切注意其对 MAP 的影响。

瑞芬太尼　中等剂量的瑞芬太尼与其他合成的麻醉性镇痛药作用相似（除作用时间明显缩短外）。幕上占位病变的患者开颅手术时给予 1 μg/kg 瑞芬太尼对 ICP 无影响[105]。另一项研究表明，对开颅手术患者给予约 0.35 μg/（kg·min）瑞芬太尼时，CBF 值与中等深度的异氟烷 -N₂O 或芬太尼 -N₂O[106]麻醉时所测得的值相似，CO₂ 反应性仍得以保存。大剂量的瑞芬太尼对 CBF 的影响更为显著。心肺转流术中，使用 5 μg/kg 的瑞芬太尼麻醉，继之以 3 μg/（kg·min）输注，在 MAP 不变的情况下，MCAfv 下降 30%[69]。但较低剂量（2 μg/kg）静注继之以 3 μg/（kg·min）输注时并不影响 MCAfv。同等剂量的瑞芬太尼与舒芬太尼的作用相似。

瑞芬太尼与其他药物合用可能会影响脑的血流动力学。最近对健康志愿者的研究证明，输入低剂量（镇静）瑞芬太尼可以增加 CBF。一项 PET 研究中，给予 0.05 μg/（kg·min）和 0.15 μg/（kg·min）瑞芬太尼后，发现额叶前部、低位顶叶前极和辅助运动皮质的 CBF 增加，小脑、颞叶上部和中脑灰质的 CBF 下降[105]。随着瑞芬太尼剂量的增加，CBF 也显

著增加。Lorenz 等[107]用 MRI 测定 CBF 也得出同样的结果。从人类志愿者[108]的 PET 检查中发现，瑞芬太尼引起边缘系统的局部 CBF 增加。虽然使 CBF 增加的机制尚不清楚，但可能与输注小剂量瑞芬太尼引起的去抑制或副作用的感觉（如温暖、舒适、瘙痒）有关[107]。在瑞芬太尼或芬太尼与 N₂O 联用时，CBF 和 CO₂ 反应性是相似的[106]。总之，单独使用小剂量（镇静）的瑞芬太尼会使 CBF 轻度升高。增加剂量或与其他辅助麻醉药合用时，CBF 不变或轻度下降。

苯二氮䓬类药物

苯二氮䓬类药物使人的 CBF 和 CMR 平行下降。给予脑外伤患者地西泮 15 mg，CBF 和 CMRO₂ 下降 25%。咪达唑仑对人 CBF（而非 CMR）的影响也有相关研究。给予清醒健康志愿者 0.15 mg/kg 咪达唑仑后，CBF 下降 30% ～ 34%[71, 109]。利用 PET 发现相似剂量的咪达唑仑使全脑 CBF 下降 12%，主要出现在与觉醒、注意力和记忆有关的部位[110]。CO₂ 反应性仍存在[111]。

现有数据表明苯二氮䓬类药物会引起人 CBF 中等程度的下降，这可能与代谢相关。苯二氮䓬类药物引起 CBF 和 CMR 下降的最大程度介于麻醉性镇痛药（轻度）和巴比妥类药物（显著）之间。如果不引起呼吸抑制（相应 PaCO₂ 升高）和低血压，苯二氮䓬类药物用于颅内高压的患者应该是安全的。

氟马西尼是一种具有高度特异性的苯二氮䓬类受体拮抗剂。对未麻醉志愿者的 CBF 没有影响[109, 112]。但氟马西尼可逆转咪达唑仑引起的 CBF、CMR 和 ICP 的降低。在脑肿瘤切除术结束时使用氟马西尼拮抗咪达唑仑后，脑脊液和 CMR 均无变化[113]，但如果脑外伤患者 ICP 未能得到很好控制，给予氟马西尼拮抗咪达唑仑后，ICP 会明显升高[114]。这些后来的研究与动物研究结果一致，氟马西尼不仅逆转了咪达唑仑降低 CBF 和 CMR 的作用，还引起两者明显的短时间升高，CBF 较给予咪达唑仑前高出 44% ～ 56%，ICP 高出 180% ～ 217%。CMR 没有高出对照组的水平，说明 CBF 增高并不与代谢耦合。引起 CBF 升高的原因不清，可能与神经源性唤醒作用有关。对于颅内顺应性降低的患者，应慎用氟马西尼来拮抗苯二氮䓬类的镇静作用。

氟哌利多

尚无单独使用氟哌利多对人 CBF 和 CMR 影响的研究。综合动物实验和对人联合用药时的试验资料[115]，发现氟哌利多无脑血管扩张作用，其对人 CBF 和

CMR 的影响可能很小。偶见 ICP 升高[115]，可能是 MAP 突然下降时通过自身调节引起脑血管扩张所致。

氯胺酮

在所有静脉麻醉药中，氯胺酮是唯一引起 CBF 和 CMR 升高的药物[116]。在动物实验中发现，给予氯胺酮后不同大脑区域 CMR 的变化不同。边缘系统 CMR 明显增加，而皮质部分中度或轻度降低[117]。对人体的 PET 研究表明，亚麻醉剂量的氯胺酮（$0.2 \sim 0.3$ mg/kg）可使全脑 CMR 增加约 25%[118]。额叶和前扣带回皮质的 CMR 增加最显著。还观察到小脑 CMR 相对降低。市售氯胺酮包含左旋和右旋两种异构体。左旋氯胺酮增加 CMR，而右旋氯胺酮降低 CMR，特别是颞内侧皮质和小脑[119]。CMR 的变化同时伴有 CBF 的变化[120]。给予左旋氯胺酮增加人类全脑和局部 CBF 时不伴有 $CMRO_2$ 同等程度的增加。亚麻醉剂量和麻醉剂量的氯胺酮分别增加全脑 CBF 约 14% 和 36%，但却不改变全脑 $CMRO_2$。正如预期的一样，鉴于 CMR 不变而 CBF 增加，氧摄取率下降[77]。绝大多数研究表明氯胺酮麻醉时自身调节仍可维持[121]，CO_2 反应性仍存在。最近的一项 meta 分析得出结论，在人类中，氯胺酮的使用会增加 CBF，特别在前扣带回、内侧前额叶皮质和枕叶这些区域中。总体而言，现有数据表明氯胺酮确实增加了 CBF，而随之而来的 CMR 增加至多是轻度的。氯胺酮不会增加 CBV[122]。

尚未在人体证实 ICP 会随着 CBF 的增加而增加。整体检查现有数据，发现氯胺酮不会增加非创伤性神经疾病患者[122]和创伤性脑损伤患者的 ICP[122]。事实上，应用丙泊酚镇静的颅脑损伤患者在给予相对大剂量的氯胺酮（$1.5 \sim 5$ mg/kg）后，ICP 下降[123]。需要注意的是，在评估氯胺酮对 ICP 影响的大多数研究中，除氯胺酮外，都对患者使用了镇静药物。麻醉用药（地西泮、咪达唑仑、异氟烷 -N_2O、丙泊酚、阿片类和美索比妥）会减弱或消除氯胺酮引起的 ICP 或 CBF 的增加[116, 124-125]。所以氯胺酮不应单独用于颅内顺应性差的患者，但当辅助使用镇静药物时可谨慎使用。

利多卡因

在对未被麻醉志愿者进行的试验中，30 min 内给予 5 mg/kg 利多卡因，然后以 45 μg/（kg·min）持续输注，CBF 和 CMR 分别下降了 24% 和 20%[126]。体外循环时给予犬大剂量利多卡因（160 mg/kg）引起 $CMRO_2$ 下降的程度比给予大剂量巴比妥类药时大得多[127]。此外，利多卡因的膜稳定作用可能降低了维持细胞膜完

整性所需的能量。

为了控制开颅手术中由使用针式头部固定器或切皮等操作刺激引起的急性 ICP 升高，给予 1.5 mg/kg 利多卡因和给予 3 mg/kg 硫喷妥钠同样有效，但硫喷妥钠使 MAP 下降更显著[128]。因此，单次剂量的利多卡因可用于预防和治疗急性 ICP 升高，并且能够预防气管内吸痰导致的 ICP 升高。虽然针对人类的试验表明，大剂量利多卡因可引起惊厥发作，但是对于麻醉状态下的人类未见有利多卡因引起惊厥发作的报道。然而在清醒状态下，应限制利多卡因的用量不超过导致惊厥发作的血浆浓度阈值（$> 5 \sim 10$ μg/ml）。单次给予 2 mg/kg 利多卡因的血浆浓度峰值可达 $6.6 \sim 8.5$ μg/ml，低于引起惊厥发作的阈值。因此单次给予利多卡因 $1.5 \sim 2.0$ mg/kg 是恰当的。

吸入麻醉药

挥发性麻醉药

挥发性麻醉药对脑生理的影响方式与静脉麻醉药完全不同，后者通常导致 CMR 和 CBF 同时降低。所有挥发性麻醉药和静脉镇静 - 催眠药一样，引起剂量相关的代谢抑制[129-132]，但挥发性麻醉药还具有对血管平滑肌的直接作用，具有脑血管舒张活性。因此挥发性麻醉药对 CBF 的最终作用取决于 CMR 抑制引起的 CBF 下降与直接脑血管舒张引起的 CBF 增加之间的平衡。0.5 MAC 时，CMR 抑制引起的 CBF 下降占主导，此时与清醒状态相比 CBF 下降；异氟烷、七氟烷和地氟烷在 1.0 MAC 时 CBF 不变，此时 CMR 抑制和血管扩张之间达到平衡；超过 1.0 MAC，血管舒张活性占主导，即使 CMR 明显下降，CBF 也会明显增加（图 11.11[133]）。挥发性麻醉药剂量增加引起的血管扩张导致脑自身调节功能减弱。大剂量的挥发性麻醉药会损害自身调节功能，脑灌注变成压力依赖性（图 11.12）。

挥发性麻醉药在大于 1.0 MAC 时引起的 CBF 增加反映神经血管耦合消失。但是，在应用挥发性麻醉药麻醉时耦合（CBF 的调整与 CMR 的变化呈平行状态）仍持续存在[134-138]。所以结论是挥发性麻醉药使 CBF/CMR 比值改变（增加）。这种改变是剂量相关的，在稳态条件下，增加挥发性麻醉药的剂量会导致 $CBF/CMRO_2$ 比值升高[130, 139]。MAC 水平越高，血液灌注越"奢侈"。

应用挥发性麻醉药可能产生的严重临床后果来自 CBF 和 CBV 的升高，进而导致 ICP 的升高。常用的挥发性麻醉药中，扩张脑血管效能依次为氟烷≫恩氟

烷＞地氟烷≈异氟烷＞七氟烷。

对脑血流量的作用　挥发性麻醉药具有内在的扩张脑血管的性能，这不仅会改变脑自身调节能力，还会使动脉血压呈剂量相关性下降。因此，评价其对

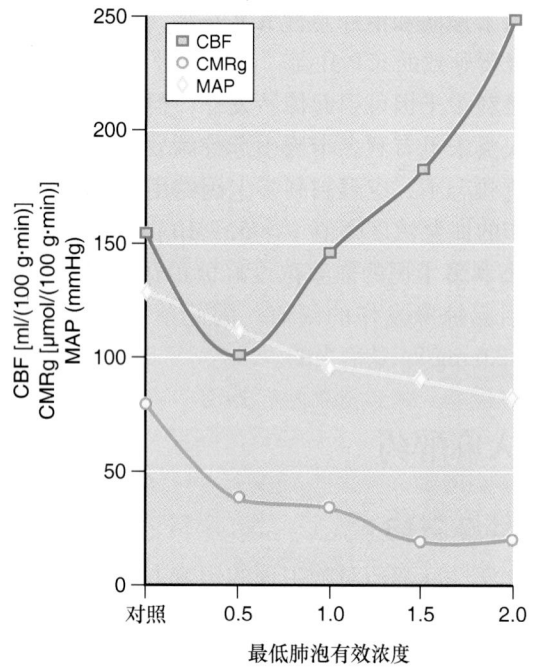

图 11.11　异氟烷麻醉时大鼠运动感觉皮质脑糖代谢率（CMRg）和 CBF 变化之间的关系。异氟烷引起的大多数 CMR 抑制发生在 1 MAC，在这个浓度范围内脑血流量（CBF）不会增加。此后，异氟烷浓度增加不会引起 CMR 进一步下降，而脑血管则开始扩张。这些来自 Maekawa 等[133] 的数据［± 标准差（SD）］表明了代谢耦合在测定异氟烷对 CBF 影响时的重要性。MAP，平均动脉压

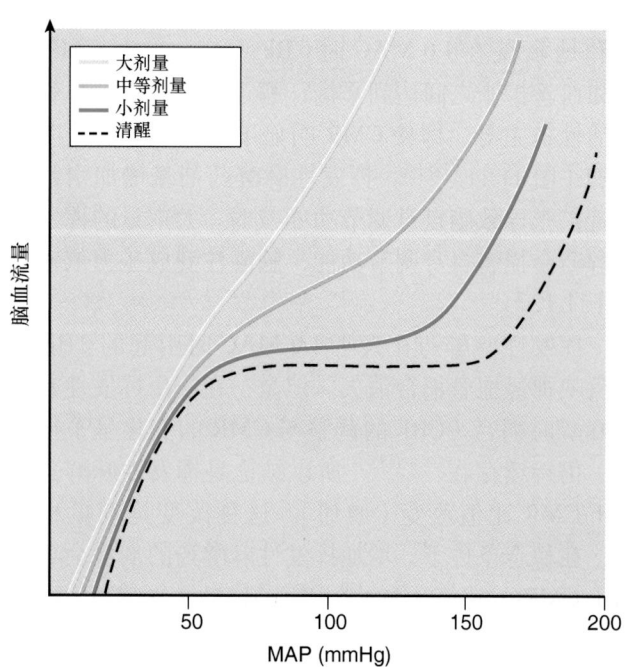

图 11.12　一种典型的挥发性麻醉药浓度逐渐增加对脑血流量（CBF）自身调节功能影响的示意图。剂量依赖性脑血管扩张导致随着 MAP 的上升，自身调节能力减弱。上限和下限都左移

CBF 和 CMR 的作用时应使动脉压维持在同一水平。此外，挥发性麻醉药对脑血管的作用还受其他中枢神经系统活性药物的影响。因此，理解不同对照状态下（清醒、镇静或麻醉）挥发性麻醉药对 CBF 和 CMR 的影响十分重要。而有关挥发性麻醉药对脑血管作用的最佳资料都来自于以非麻醉（清醒）状态为对照的研究。

有关氟烷和恩氟烷对脑血管作用的研究数据很有限。对人体的初步研究表明，即使血压明显下降，应用 1 MAC 氟烷时，CBF 也会显著增高。后有研究发现，对人类而言，当 MAP 维持在 80 mmHg 时，1.1 MAC 氟烷会使 CBF 增加 191%，而 CMR 降低约 10%（图 11.13）[140-141]。与清醒状态相比，1.2 MAC 恩氟烷使 CBF 增加 45%，而 CMR 降低 15%[142]。CBF 的显著增加和 CMR 轻度下降证明氟烷和恩氟烷具有脑血管扩张作用。异氟烷对 CBF 的影响不及氟烷和恩氟烷显著。当血压在正常范围时，1.1 MAC 异氟烷使 CBF 增加约 19%，而 CMR 降低约 45%[137]。

七氟烷和地氟烷均可明显降低患者 CBF（与清醒、非麻醉患者 CBF 对照）。1.0 MAC 七氟烷[143] 和地氟烷[142] 分别使 CBF 降低 38% 和 22%，分别使 CMR 降

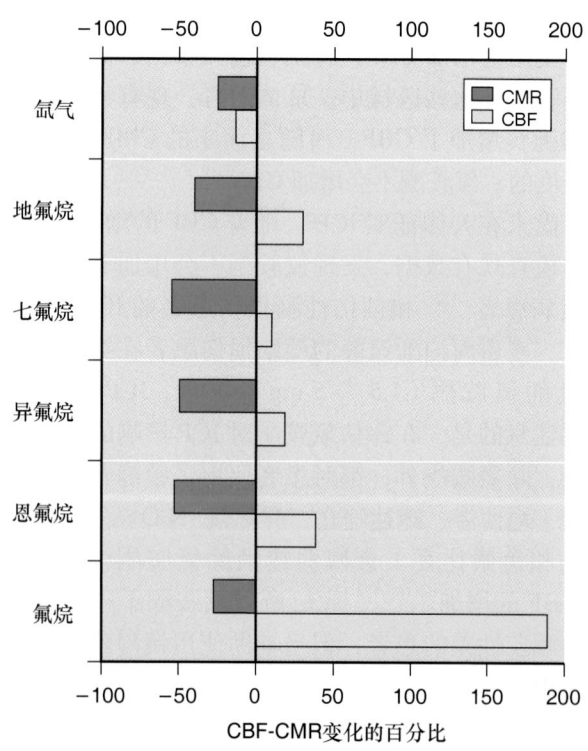

图 11.13　挥发性麻醉药引起的脑血流量（CBF）和脑氧代谢率（CMRO₂）的估算变化。氟烷、恩氟烷和异氟烷的 CBF 是 1.1 MAC 时（维持血压）从人类获得的数据，以清醒对照值的百分比表示[356]。氟烷、恩氟烷和异氟烷的 CMRO₂ 是从猫的实验中获得的[130, 140]，以 N₂O 镇静对照值的百分比表示。七氟烷的 CMRO₂ 是在 1.1 MAC 麻醉下获得的（兔），以吗啡 - N₂O 麻醉对照值的百分比表示[132]。七氟烷的 CBF 是从 1 MAC 麻醉下的患者获得的[143]。地氟烷的数据是从 1 MAC 麻醉下的患者获得的[141]。CMR，脑代谢率

低 39% 和 35%。这些结果表明，异氟烷扩张脑血管的作用强于七氟烷和地氟烷。CBF 由 Kety-Schmidt 技术测定。由于该技术主要测定皮质 CBF，可能明显低估了全脑 CBF 值。对健康人应用 PET 研究表明，七氟烷剂量依赖性地抑制 $CMRO_2$ 和 CBF。在 1 MAC 水平，$CMRO_2$ 和 CBF 分别降低接近 50% 和 50% ～ 60% [83-84]。虽然 CBF 明显下降，但七氟烷不引起 CBV 下降。还有一些人体研究采用经颅多普勒超声测定 MCAfv，结果表明异氟烷、地氟烷与七氟烷的作用差异不大（图 11.14A）[144-147]。因为各试验组的血压不同，所以不可能精确地定量比较挥发性麻醉药之间的差异。关于挥发性麻醉药对 CBF 影响的文献报道也存在差异，原因是选择测量 CBF 的区域不同和挥发性麻醉药对脑的不同部位的影响不均一（见后面"脑血流量和脑代谢率变化的分布"部分）。

氙气的麻醉特性在几十年前就已被发现，但是直到现在氙气才被认定可以用于患者中。氙气的 MAC 为 63% ～ 71%，女性患者的 MAC 值显著降低（51%）[147]。氙气主要通过非竞争性拮抗 NMDA 受体来发挥麻醉作用 [148]，但 TREK 两孔 K^+ 通道的激活也可能起到一定的作用 [149]。对于健康的成年人，1 MAC 氙气会引起皮质和小脑的 CBF 分别下降近 15% 和 35%。有趣的是，CBF 在白质增加了 22% [150]。CBF 下降伴随脑糖代谢率（CMRg）的相应减少，为 26% [151]。动物在氙气麻醉下可保持大脑的自身调节和 CO_2 反应性 [152]。在 ICP 增加的实验模型中，在苯巴比妥麻醉

的背景下，使用氙气不会增加 ICP，并且保留了对低碳酸血症和高碳酸血症的反应 [153]。氙气扩散入含气的腔隙（如肠内）的情况确实存在，但气体扩散的程度明显小于 N_2O [154]。因此对颅内存留气体的患者，氙气的使用要慎重。上述数据表明其非常适合神经外科麻醉。

对脑代谢率的影响　所有挥发性麻醉药都会降低 CMR。但在特定的 MAC 时，氟烷对 $CMRO_2$ 的影响比其他四种小。七氟烷对 $CMRO_2$ 的影响与异氟烷相似。从现有的不同研究中得到的数据表明，地氟烷对 $CMRO_2$ 的抑制作用较异氟烷轻，尤其是超过 1 MAC 时 [131]。虽然目前没有关于所有挥发性麻醉药对人类 $CMRO_2$ 影响的直接比较研究，但可以收集到的数据表明，1 MAC 的异氟烷、七氟烷和地氟烷分别使 $CMRO_2$ 下降 25% [155]、38% [141] 和 22% [156]。在 PET 研究中，氟烷（0.9 MAC）和异氟烷（0.5 MAC）可使 CMRg 分别降低 40% 和 46% [85, 157]。$CMRO_2$ 的下降与剂量相关。在对人类的研究中，异氟烷（可以肯定还有地氟烷和七氟烷）达到临床相关浓度（例如 1.5 ～ 2 MAC）时出现 EEG 完全抑制，此时 $CMRO_2$ 下降最显著 [131]。此外，异氟烷的呼气末浓度达到 6% 时不会引起 CMR 的进一步下降，也未表现出代谢毒性。氟烷则不同，在动物实验中，氟烷浓度超过 4 MAC 后达到 EEG 抑制，而进一步增加氟烷的浓度时，$CMRO_2$ 继续降低，此变化与能量负荷的变化一致。后者的变

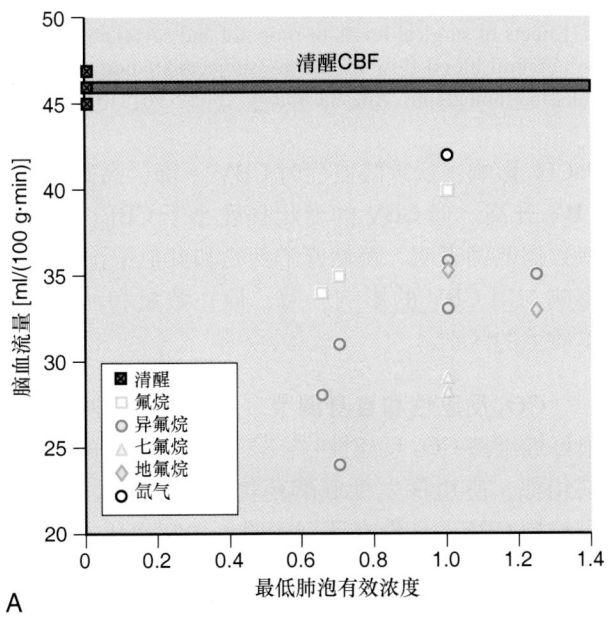

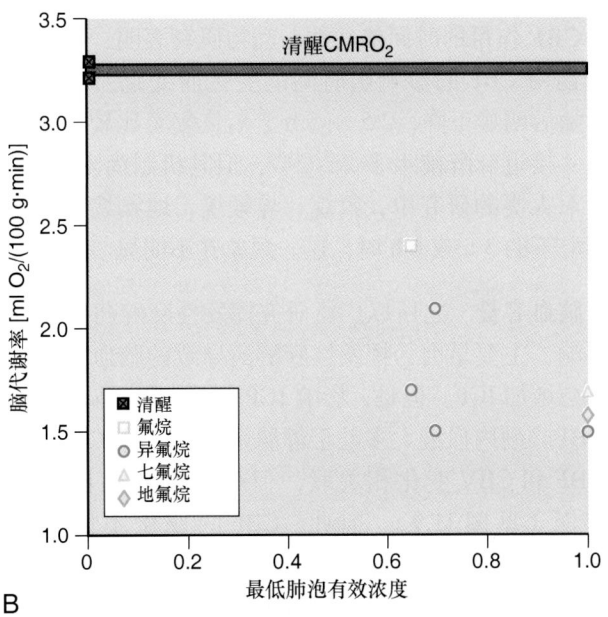

图 11.14　挥发性麻醉药对清醒人类脑血流量（CBF）（A）和脑氧代谢率（$CMRO_2$）（B）的影响。此图由许多独立研究结果组合而成 [72, 130-131, 135-137, 139-146, 356-358]。在这些研究中，$PaCO_2$ 维持在正常范围（35 ～ 40 mmHg）并维持一定的平均动脉压。多数研究中 CBF 是通过放射性氙气洗出技术测量的；这种技术主要测量皮质 CBF，因此可能低估了全脑 CBF。除了物种差异之外，这可能是本图和图 11.13 中挥发性药物对 CBF 影响的数据不一致的原因

化是可逆的，说明氟烷干扰了氧化磷酸化。

挥发性麻醉药对 CBF 和 CMR 的影响与剂量呈非线性关系。氟烷、恩氟烷和异氟烷麻醉时，出现 EEG 变化的同时伴有 $CMRO_2$ 迅速下降[131]，之后 $CMRO_2$ 随剂量增加下降的速度变慢。七氟烷也有这样的作用。在对人类的研究中，逐渐增加七氟烷浓度，1 MAC 的七氟烷麻醉使熵（一种麻醉深度的测量方法）最大程度地下降。随着浓度的增加，下降的程度则变小[158]。

脑血流量和脑代谢率变化的分布　氟烷和异氟烷引起的 CBF 和 CMR 变化的区域分布差异显著。氟烷对大脑各部位影响比较一致，全脑 CBF 增加，CMR 下降。异氟烷引起的变化则不均一。皮质下和后脑的 CBF 增加比新皮质显著[136, 159]；而对 CMR 的影响正相反，异氟烷主要降低新皮质的 CMR，对皮质下影响较小[133]。在人类，1 MAC 七氟烷（彩图 11.15）就会引起皮质和小脑 CBF 下降。随着七氟烷剂量的增加，皮质 CBF 进一步下降。与此相比，七氟烷剂量大于 1.5 MAC 时小脑 CBF 增加[83]。这些效应与异氟烷相似[83, 159]。还没有关于地氟烷局部 CBF 的研究。然而，考虑到其对 EEG 作用相似（说明对皮质 CMR 和 CBF 的作用也相似），CBF 分布存在不均一性的假设也是合理的，有待进一步研究。这些分布差异可能解释了现有文献报道中关于异氟烷脑血流效应存在矛盾的原因。采用测定全脑血流动力学效应的方法比只测定皮质的方法变化更大。例如开颅手术患者异氟烷麻醉时，用氙洗出方法测定的 CBF 不会增加[160]。

CBF 作用的时间依从性　动物研究表明，挥发性麻醉药对 CBF 的影响随时间的变化而变化，即先升高，随后明显下降，2.5 ～ 5 h 之后恢复至比较稳定的水平（接近麻醉前水平）[161-163]，但其机制尚不清楚。在针对人类的研究中，氟烷、异氟烷、地氟烷和七氟烷麻醉下的 3 h 或 6 h 时，这一现象并不明显[146, 164]。

脑血容量　之所以广泛研究挥发性麻醉药对 CBF 的影响，主要是因为挥发性麻醉药导致的脑血管扩张可能会增加 ICP。但是，影响 ICP 的是 CBV 本身而不是 CBF。颅内血液大多贮于静脉系统。血管扩张引起的 CBF 和 CBV 变化相关联，但 CBF 的变化比 CBV 更显著（见图 11.9）。因此，CBF 的变化不能推测 CBV 和 ICP 的变化。不过，与丙泊酚或戊巴比妥麻醉相比，异氟烷麻醉确实会引起 CBV 的明显增加[63]。对于人类志愿者，1 MAC 的七氟烷会减少局部 CBF 但不会减少局部 CBV；与此相反，丙泊酚既降低局部 CBF 也降低局部 CBV（图 11.16）[84]。此外，CBV 受

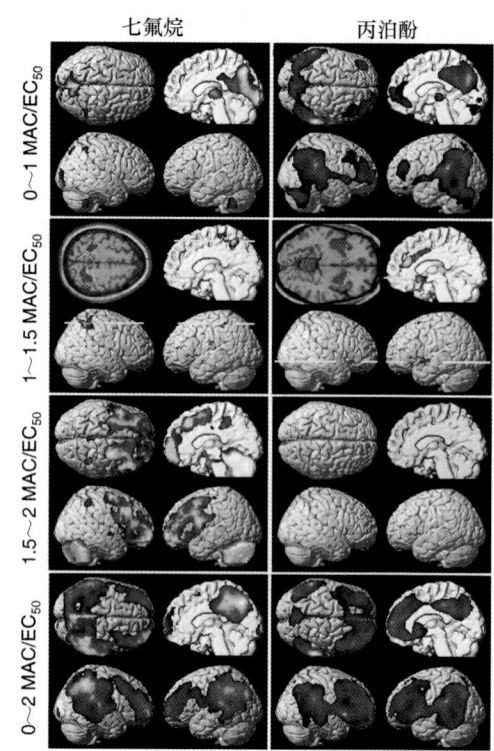

彩图 11.15　在人类中与剂量相关的脑血流量（CBF）再分布。PET 扫描证实七氟烷（左）和丙泊酚（右）麻醉引起剂量相关的 CBF 下降。七氟烷麻醉时，引起剂量依赖性的 CBF 减少（蓝色表示）。七氟烷从 1.5 MAC 增加到 2.0 MAC，导致小脑内 CBF 增加（黄色表示）。随七氟烷麻醉浓度的增加，平均动脉压（MAP）逐渐下降，未对 MAP 进行干预。如果使 MAP 维持在正常范围内，CBF 增加更明显。因此本图显示的 CBF 比七氟烷麻醉时真正的 CBF 低。给予 EC_{50} 剂量丙泊酚定义为预防 50% 的患者对中等大小手术产生体动的血浆浓度。丙泊酚血浆靶浓度为 0 μg/ml、6 μg/ml、9 μg/ml 和 12 μg/ml。丙泊酚麻醉时 CBF 在大脑各部位均一下降，且没有观察到 CBF 的再分布（Modified from Kaisti K, Metsähonkala L, Teräs M, et al. Effects of surgical levels of propofol and sevoflurane anesthesia on cerebral blood flow in healthy subjects studied with positron emission tomography. Anesthesiology. 2002；96：1358-1370.）

$PaCO_2$ 影响，低碳酸血症时 CBV 下降，高碳酸血症时 CBV 升高。但 CBV 的变化程度小于 CBF。总之，这些数据明确表明，虽然麻醉药物和其他干预对 CBF 的影响与对 CBV 的影响一致，但在数量和质量上存在本质上的区别。

CO_2 反应性和自身调节　所有挥发性麻醉药均能很好地维持 CO_2 反应性[145, 165-166]。与所有的血管舒张剂相似，应用挥发性麻醉药物期间，较低的 MAP 仍可维持 CBF，且没有证据表明各种麻醉药之间存在差异。没有直接比较低血压期间使用异氟烷、地氟烷和七氟烷麻醉时对 CBF 影响的研究。相对之下，动脉血压升高时的 CBF 自身调节受损，使脑血管扩张最显著的麻醉药对自身调节影响最大，并且与剂量相关。与其他挥发性麻醉药相比，七氟烷对自身调节的损害最

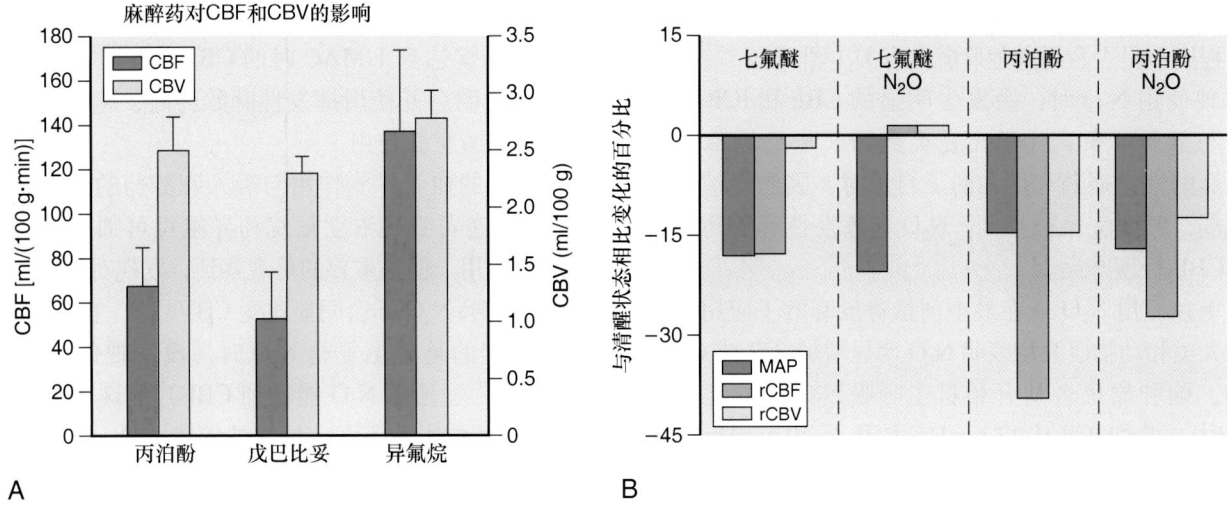

图 11.16　麻醉药对脑血流量（CBF）和脑血容量（CBV）的影响。（**A**）与异氟烷相比，丙泊酚和戊巴比妥使 CBF 明显下降，但 CBV 轻微下降[151]。（**B**）虽然七氟烷引起区域 CBF（rCBF）明显下降，但区域 CBV（rCBV）未发生变化。如果血压维持在正常水平，rCBV 可能比清醒状态时更大。而丙泊酚使 rCBF 和 rCBV 都显著减少。这些数据表明麻醉药对 rCBF 的影响程度明显大于对 rCBV 的影响。因此，rCBF 下降不一定导致相同程度的 rCBV 下降。MAP，平均动脉压；N_2O，氧化亚氮

小。最近的研究惊讶地发现，在应用 1.2～1.5 MAC 七氟烷麻醉时，去氧肾上腺素诱导的 MAP 增加不会导致 MCAfv 的变化[167-168]，失血引起低血压时 CBF 也不变[169]。在高血压的急性发作期间，例如使用喉镜或麻醉深度没达到手术刺激的需要时，对高血压的自身调节反应可能是恰当的。

麻醉药扩张脑血管作用的临床意义　当以 1 MAC 或更低浓度给药时，异氟烷、地氟烷和七氟烷对人脑皮质的血管具有轻度扩张作用。事实上，挥发性麻醉药对 CBF 的净作用是导致 CBF 下降（图 11.14A）。需谨慎地解读这些结果，因为临床上真正感兴趣的关键指标是 CBV。如前所述，尽管 CBF 与 CBV 之间存在直接相关性，但这种关系并不严格为 1∶1。CBV 的变化幅度明显小于 CBF 的变化幅度。并且 CBF 的轻中度下降不一定伴有 CBV 的下降。临床研究进一步证实了这一发现。研究观察到，使用可引起 CBF 下降的浓度的异氟烷患者的 ICP 显著升高（进而 CBV 增加）[170-171]。尽管低碳酸血症减轻了 ICP 的升高，但研究表明过度通气并不能降低异氟烷引起的颅内肿瘤患者的 ICP 升高[172]。在实验性脑损害研究中，挥发性麻醉药明显增加 ICP，而低碳酸血症并不能缓解这种作用[173]。总之，对于颅内顺应性正常的患者，挥发性麻醉药对脑的血流动力学影响轻微。但对于颅内顺应性异常的患者，挥发性麻醉药可能增加 CBV 和 ICP。因此，当患者出现大面积或迅速扩散的脑损害或其他显著的脑生理功能紊乱时，大脑对 CO_2 的反应异常，神经血管耦合受损，此时应谨慎使用挥发性麻醉药。如果出现上述情况（例如一名嗜睡、呕吐的

患者伴有视盘水肿、颅内占位体积大和大脑基底池受压），在打开颅骨和硬膜并能够直接评估麻醉方法的影响之前应主要选用静脉麻醉药。这种情况在择期神经外科手术时相对少见。

对于进行药物治疗或疾病本身已经使 CMR 下降的患者，应用挥发性麻醉药亦应谨慎。如前所述，挥发性麻醉药的脑血管扩张作用在一定程度上可被代谢介导的血管收缩作用所抵消（见图 11.11），但对于 CMR 已经明显下降的患者，挥发性麻醉药主要使脑血管扩张，因而 CBF 增加更显著。例如，当吗啡轻微降低 CMR 后，异氟烷不再引起 CBF 显著增加。但在硫喷妥钠麻醉下，异氟烷显著增加了 CBF[135]。同样，先给予丙泊酚麻醉产生对 CMR 的最大抑制时，给予任何挥发性麻醉药都会导致 CBF 的显著增加[89]。从本质上讲，CMR 先被抑制使挥发性麻醉药的血管扩张作用更明显。这些数据还表明在病理条件下，如创伤性脑损伤，代谢已经降低时，必须谨慎使用挥发性麻醉药。

在相同 MAC 时，异氟烷、地氟烷和七氟烷对人体的血管扩张作用比氟烷弱，因此在颅内顺应性受损的情况下选择挥发性麻醉药时，前者更为合适。颅内顺应性差、血碳酸正常的患者使用氟烷会发生 ICP 升高，但如果氟烷诱导前患者已存在低碳酸血症，ICP 的升高会大幅减少或不升高。不过，多数临床医师更愿意使用异氟烷、地氟烷和七氟烷，因为与氟烷相比，其安全范围更广些。

氧化亚氮

N_2O 引起 CBF、CMR 和 ICP 增加。CBF 和 CMR

增加的部分原因可能是 N_2O 兴奋交感肾上腺系统。其作用的程度与是否合用其他麻醉药有关（图 11.17）[174-175]。当单独使用 N_2O 时，会发生明显的 CBF 和 ICP 的增加。与静脉麻醉药（巴比妥类药物、苯二氮䓬类药物、麻醉性镇痛药和丙泊酚）合用时，脑血管扩张作用减弱，甚至完全被抑制。N_2O 与挥发性麻醉药合用时，CBF 轻度升高。

单独应用 N_2O 或在最小剂量背景麻醉下应用 N_2O 时，人类和动物研究均表明 N_2O 明显增加 ICP 或 CBF。例如，脑肿瘤患者从开始自主呼吸 N_2O 至浓度达到 66% 时，平均 ICP 从 13 mmHg 上升至 40 mmHg[176]。与动物中观察到的相比，人类 CBF 的增加要小得多，但仍然显著[174]。这些作用是 N_2O 本身的作用还是非特异的"二期"觉醒现象，目前仍不清楚。

与静脉麻醉药合用时，N_2O 增加 CBF 的作用显著下降。一项研究表明，颅内肿瘤患者和颅内顺应性差（诱导前平均 ICP 为 27 mmHg）的患者[177]在巴比妥麻醉下吸入 50% N_2O 并诱导低碳酸血症后，ICP 几乎没有变化。动物和人类的研究都表明单独给予苯二氮䓬类药物可削弱 N_2O 增加 CBF 的作用[107]。麻醉性镇痛药物具有相似的作用。应用 1 mg/kg 吗啡联合 70% N_2O 麻醉时，CBF 与清醒对照值相比无变化[66]。由于吗啡对 CBF 的影响很小，这些数据说明 N_2O 不引起明显的脑血管扩张。虽然有报导称在丙泊酚麻醉的基础上应用 N_2O 会增加儿童 MCAfv[178]，但其他研究并未发现这种增加[175]。

在大多数研究（包括几项对人类的研究）中，挥发性麻醉药达到或超过 1 MAC 时吸入 N_2O，CBF 显著增高[179-180]。用相同 MAC 的 N_2O 代替异氟烷，比较 1.5 MAC 异氟烷和 0.75 MAC 异氟烷复合 65% N_2O 麻醉时，发现后者的 CBF 增加了 43%[181]。一些研究证实，

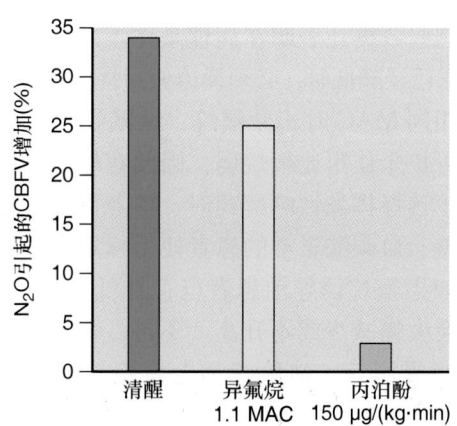

图 11.17　记录三种对照状态 [清醒状态[174]、吸入 1.1 MAC 的异氟烷[179]、持续输注丙泊酚 150 μg/（kg·min）[175]后吸入 60% N_2O 时（血碳酸正常），大脑中动脉的脑血流速度（CBFV）增加的平均百分数

1 MAC 异氟烷麻醉时的 CBF 低于 N_2O（50% ～ 65%）复合异氟烷达到 1 MAC 时的 CBF[179, 181-182]。这些研究一致说明合并使用挥发性麻醉药时，N_2O 有明显累加的脑血管扩张作用。

N_2O 的血管扩张作用与吸入麻醉药的浓度呈正相关[180]，这表明高浓度氟烷和异氟烷可加强 N_2O 增加 CBF 的作用。但是重要的是观察到，发现对健康的志愿者使用 50% N_2O 不会明显改变 CBV[183]。在 1 MAC 七氟烷麻醉的基础上复合 N_2O 时，没发现任何对 CBV 的影响[84]。虽然 N_2O 能增加 CBF，但这些数据表明其对 CBV 的影响不大，这支持前述结果。

N_2O 对脑代谢率的影响　关于 N_2O 对 CMR 的作用没有一致结论。CBF 与 CMR 平行变化、CBF 增加而 CMR 无变化、CMR 变化时 CBF 无变化等研究结果均有报道。这种分歧是由种属、方法、背景麻醉的深度，以及与同时使用的其他麻醉药物的相互作用等影响因素的不同造成的。最近的一项人类研究表明，在七氟烷或丙泊酚麻醉的基础上应用 70% N_2O 会引起 $CMRO_2$ 一定程度的升高，因此说明 N_2O 确实增加了脑代谢[84]。

N_2O 麻醉时，CBF 对 CO_2 的反应仍保留[184]。

临床意义　尽管研究结果不一致，但 N_2O 的血管扩张作用对于颅内顺应性差的神经外科患者具有临床意义。N_2O 的脑血管扩张作用可以被同时使用的静脉麻醉药减弱。相反，在挥发性麻醉药物的基础上应用 N_2O 能轻度增加脑代谢和脑血流。N_2O 曾被广泛用于神经外科，根据经验，放弃使用并不合理。但 ICP 持续升高或者术野张力过大均可能与 N_2O 有关。因为 N_2O 能够迅速进入密闭的气体间隙，当颅内存在密闭气体间隙或发现血管内存在气体时，应避免使用 N_2O。

肌肉松弛药

非去极化肌肉松弛药

目前已知的非去极化肌肉松弛药对脑血管的唯一作用是通过组胺释放实现的。组胺在增加 ICP（脑血管扩张引起）的同时降低 MAP，从而使 CPP 下降。BBB 完整时，这种作用是组胺直接引起脑血管扩张的结果还是继发于 MAP 下降的自身调节反应，目前尚不完全清楚。而氯化筒箭毒碱是组胺释放作用最强的肌肉松弛药。甲筒箭毒、阿曲库铵和米库氯铵仅引起组胺轻度释放，除非将其大剂量应用以迅速达到插管条件，否则这种作用可能无临床意义。在这些药物

中，顺阿曲库铵的组胺释放作用最弱。神经外科 ICU 的患者在给予 0.15 mg/kg 顺阿曲库铵后没有发现组胺释放[185]。但顺阿曲库铵起效慢，并不适用于快速麻醉诱导。

大剂量维库溴铵对脑肿瘤患者的脑生理没有明显影响。其他氨基甾体类肌肉松弛药即哌库溴铵和罗库溴铵应该也没有对脑生理的直接作用且尚无不良事件的报道。

肌肉松弛药的间接作用可能对脑生理产生影响。因为具有防止咳嗽和屏气（降低中心静脉压，同时降低脑静脉回流的阻力）的作用，所以肌肉松弛药可降低 ICP。

阿曲库铵的代谢产物 N- 甲基罂粟碱可能会诱发癫痫。大剂量的阿曲库铵虽可引发觉醒模式的 EEG，但是 CBF、CMR 和 ICP 均无改变（犬实验）[186]。N- 甲基罂粟碱不会增加头孢菌素直接用于皮质表面引起的癫痫样脑电活动的严重程度（兔实验）[187]。阿曲库铵对人类诱发癫痫的可能性非常小[188]。

总之，维库溴铵、哌库溴铵、罗库溴铵、阿曲库铵、米库氯铵、顺阿曲库铵、甲筒箭毒和泮库溴铵（如果能防止泮库溴铵引起的急性血压升高）都可以应用于高颅内压的患者。甲筒箭毒、阿曲库铵和米库氯铵的剂量应加以限制，以防止出现低血压。

罗库溴铵在麻醉诱导和术中肌肉松弛中的应用日渐增多。其在非去极化肌肉松弛药中起效最快。使用舒更葡糖时，即使很深程度的神经肌肉阻滞也可以迅速逆转（见第 27 章和第 28 章）。舒更葡糖对脑血管的作用还没有被评估。

琥珀胆碱

浅麻醉下使用琥珀胆碱使人 ICP 轻度增加（约 5 mmHg）。这个效应可能是肌肉纺锤体发出的传入电位引起脑电活动（以 EEG 改变和 CBF 增加为证据）的结果[189]。正如所估计的那样，这可能是一种觉醒现象，因为犬实验研究显示深麻醉能够防止琥珀胆碱引起的 ICP 增加[190]。维库溴铵的肌肉松弛作用和 0.03 mg/kg 甲筒箭毒的"轴突解聚（defasciculation）"作用也可防止琥珀胆碱引起的 ICP 增加[190]。而其他具有轴突解聚效应的麻醉药物有无此效应尚无人体研究。

尽管琥珀胆碱能增加 ICP，但是仍然可被用于快速顺序诱导麻醉。在 10 例无肌肉松弛但行机械通气的神经外科 ICU 的患者（其中 6 人患有脑外伤）中，给予琥珀胆碱 1 mg/kg 并未引起 ICP 的变化[191]。他们的观察资料非常重要，因为正是这样的患者能否使用琥珀胆碱更易引起争论。假定琥珀胆碱对 ICP 的作用是肌梭传入冲动引起的觉醒现象[189]，那么疾病本身导致的意识障碍就可以抑制这一反应。同许多麻醉药物一样，我们应关心的不是能否使用它，而是如何使用它。当没有禁忌证时，在给药时注意控制 CO_2 张力、血压和麻醉深度，或者在给药前去肌颤，可降低危害性。

麻醉药物对脑生理的其他影响

脑脊液动力学

麻醉药对脑脊液的生成速率和吸收速率均有影响。表 11.3 是常见麻醉药对脑脊液的非定量影响。由于未做人类研究，这些结果均来自动物实验[192-198]。在挥发性麻醉药中，氟烷减少脑脊液的分泌，异氟烷不影响脑脊液的分泌，而恩氟烷和地氟烷则增加了脑脊液的分泌。氟烷和恩氟烷减少脑脊液的吸收，地氟烷不影响脑脊液的吸收，而异氟烷增加了脑脊液的吸收。对颅内顺应性差的患者，理论上应该注意长时间的闭合性颅内操作。在颅内顺应性较差的情况下，增加脑脊液的产生同时减少其重吸收的危害性更大。在犬实验中，恩氟烷增加脑脊液的产生，同时减少其重吸收。除了其对脑损害和低碳酸血症患者的潜在致癫痫性，这是限制恩氟烷临床应用的另一原因。

血脑屏障

在全身大部分毛细血管床中，内皮细胞之间的通道直径约为 65Å。在脑中除了脉络丛、垂体区和极后区等部位，内皮细胞之间的紧密连接使这个孔的面积约减少至 8Å，因而，大分子和大多数离子不能进入脑

表 11.3　麻醉药对脑脊液分泌和吸收速率的影响						
	氟烷	恩氟烷	异氟烷	地氟烷	芬太尼	依托咪酯
分泌	↓	↑	—	↑	↓	↓
吸收	↓	↓	↑	—	↑	↑

向上的箭头表示脑脊液分泌或吸收速率增加，向下的箭头表示减少。表中的结果是非定量的，对脑脊液的影响可能随药物剂量的不同而不同

间质组织（血脑屏障）。这就导致关于麻醉药对 BBB 的影响的研究数量很有限。动物实验中，1% 异氟烷使白蛋白漏出到丘脑，表明 BBB 完整性受损。更高剂量的异氟烷（3%）明显增加的蛋白漏出，不仅在丘脑，还在皮质[199]。这种 BBB 的破坏与甘露醇的作用相当。在脑损伤模型中，有研究表明异氟烷可以加剧损伤大脑的水肿形成[200]，也有研究表明其可减轻损伤大脑的水肿形成[201]。这些作用是异氟烷本身对 BBB 作用的结果还是麻醉对血流动力学的影响，目前还不清楚。麻醉药对 BBB 的潜在调控作用的临床意义也尚不清楚。就作者所知，目前尚无血压正常时麻醉药对人 BBB 功能影响的对比研究。

癫痫发生

关于麻醉药及其辅助药的致惊厥和抗惊厥作用有比较全面的综述[202-203]。几种常用的麻醉药有引发癫痫的可能，尤其对于易感人群而言。值得注意的是，在麻醉和肌松下癫痫很难发现，而如果长时间内底物需求（CMR）超过供给，癫痫将导致神经元损伤[204]。另一个值得注意的问题是，致癫痫作用将持续到麻醉后阶段，往往癫痫在出手术室后发作，而且不如在手术中容易控制。实际上，在麻醉中或麻醉后出现的自发癫痫极为少见。尽管如此，对患者进行可能诱发癫痫的操作时，如果有合适的替代药物，仍应避免使用可能有致癫痫作用的药物。

挥发性麻醉药

临床上，恩氟烷可能导致癫痫发生。与神经外科麻醉相关的是恩氟烷麻醉时低碳酸血症促发癫痫样放电。在 3% 恩氟烷麻醉下，受试者的 $CMRO_2$ 下降 50%，发生癫痫时 $CMRO_2$ 恢复至正常水平[205]，这说明神经血管耦合仍存在。如果维持氧供充足，并无证据说明这种类型的 EEG 活动是有害的。但癫痫发作使脑代谢增加 400%。在有癫痫倾向的患者中，应避免使用恩氟烷，尤其是在高剂量和低碳酸血症的情况下。

癫痫病灶切除术中，可利用恩氟烷激活 EEG 的特性进行癫痫病灶激活和定位，此时 EEG 出现术前不存在的棘波并可持续到术后[206]。但和恩氟烷诱发癫痫相关的不良后果还未见报道。

异氟烷引起 EEG 棘波和肌阵挛，但在实验中没有出现恩氟烷诱导时的癫痫状态。临床应用异氟烷的经验非常多，但目前只报道了两例患者发生无法解释的癫痫，一例发生在术中[207]，另一例发生在术后即刻[208]。因此异氟烷的致癫痫性没有临床意义。事实上，异氟烷已成功地用于控制顽固性癫痫持续状态[209]。

儿童，包括没有癫痫诱因的儿童，在高浓度七氟烷诱导时也可发生癫痫[210]。两例健康成人在吸入 2 MAC 七氟烷时出现 EEG 爆发抑制并伴有癫痫样放电[211]。癫痫样放电同时伴有 CBF 显著增加，证明神经血管耦合仍存在。颞叶癫痫的患者在吸入 1.5 MAC 七氟烷时出现广泛的阵发性 EEG 活动。值得注意的是阵发性 EEG 活动并不局限于颞叶癫痫病灶，因此七氟烷无助于大脑癫痫病灶的定位[212]。另有报道无癫痫病史的患者在七氟烷麻醉苏醒期发生了强直阵挛性的癫痫活动[213-214]。所有关于七氟烷与癫痫有关的报道中患者均未发生严重后遗症。因此，虽然七氟烷引发癫痫的可能性小，但癫痫患者仍应慎用。

美索比妥

使用美索比妥有时会出现肌肉痉挛，因此常用它来激活癫痫灶进行皮质定位[211]。大剂量使用美索比妥以引起 EEG 爆发抑制的神经外科患者会发生顽固性癫痫[215]。因此，对于起源于颞叶的癫痫患者（通常表现为精神运动异常）或使用大剂量时，美索比妥有引发癫痫的风险。但是尚未有报告指出接受电惊厥治疗的患者单次服用美索比妥后癫痫发作时间延长。

氯胺酮

氯胺酮能诱发有癫痫倾向的患者的癫痫发作[216]。氯胺酮麻醉时用深度电极对癫痫患者进行监测，可以显示孤立的皮质下癫痫样活动，由于它起源于边缘系统和丘脑，所以表面 EEG 可能记录不到这种皮质下的激活。神经功能正常的患者在氯胺酮麻醉后发生癫痫的报道只有两例[217-218]，其中一例癫痫的阈值可能已被氨茶碱降低。但氯胺酮也被用来控制癫痫持续状态。因此，氯胺酮引起的癫痫发作活动无需引起特别关注。

依托咪酯

依托咪酯常引起肌阵挛，但和 EEG 的癫痫样活动无关[219]。目前有一例依托咪酯麻醉后立即出现严重、持久的肌阵挛的报道[220]。依托咪酯还使癫痫患者出现广泛癫痫样 EEG 活动[221]，这类患者应避免使用依托咪酯。但术中可选择性使用小剂量依托咪酯激活癫痫灶，以利于术中定位癫痫灶[222]。在作者的研究中（未发表），使用 0.1 mg/kg 依托咪酯可以选择性激活静止病灶，大剂量则可能会导致广泛激活。

与美索比妥和丙泊酚相比，给予依托咪酯后电惊厥治疗引起的癫痫更持久。在电惊厥治疗期间使用

0.15 ～ 0.3 mg/kg 的依托咪酯不会引起剂量相关的癫痫抑制，这在美索比妥和丙泊酚已经被证明如此。

上述研究并不充分，目前没有令人信服的研究表明依托咪酯对正常人具有致癫性。因此，依托咪酯的使用不应受到限制。实际上，依托咪酯一直用于控制顽固性癫痫持续状态。

丙泊酚

丙泊酚麻醉后可出现异常的身体运动和角弓反张。但是对人类[223] 的系统研究虽然发现了偶然的肌张力障碍和舞蹈样动作的发生，却并未证实丙泊酚是促进惊厥的。此外，丙泊酚诱导后的电惊厥治疗癫痫发作比美索比妥诱导后的短[224]，这与抗惊厥效应更为一致。另外，丙泊酚镇静被广泛用于癫痫灶以及其他颅内病灶的"清醒"切除。虽然 EEG 中发现了明显的高振幅 β 波活动[225]，但并没发生预想不到的癫痫。

麻醉性镇痛药

在某些动物种属，麻醉性镇痛药易引起癫痫或（和）边缘系统代谢亢进。对健康志愿者的研究发现，与疼痛处理有关的脑深部结构 CBF 增加[226]，但在人类未见动物中出现的代谢亢进作用。几项无 EEG 记录的报道表明，接受大剂量和小剂量芬太尼的患者都发生了癫痫大发作。但在相对大剂量芬太尼、舒芬太尼和阿芬太尼对人 EEG 影响的系统研究中，未发现神经兴奋活动[227]，"癫痫"可能是过强的肌强直现象。也有一些例外。据报道，行前颞叶切除的患者用芬太尼诱导后出现了复杂部分发作[228]。9 名患者中有 8 名在临床相关芬太尼剂量范围（平均 26 μg/kg）内出现电癫痫活动[228]。另一项研究发现，50 μg/kg 阿芬太尼能增强颞叶癫痫患者的颞叶棘波活动[229]。未经治疗的强直本身也会导致严重的中枢神经系统后果。麻醉引起的僵直过程中，ICP 升高可能是脑静脉充血的结果。

新生儿的麻醉药物神经毒性

此部分内容将在第 78 章详细讨论。

病理状态下的脑生理

脑缺血的病理生理学

临界脑血流量阈值

大脑对能量的利用率高，但能量储备有限。因此，当底物（例如氧、葡萄糖）供给中断时，脑极易受损。在正常情况下，全脑 CBF 维持在约 50 ml/（100 g·min），在 CBF 降低以至脑供氧随之减少的情况下，神经元功能呈现渐进式的损害，而并非"全或无"的方式（图 11.18）。CBF 低于正常水平时，大脑有一个基础储备，因此在 CBF 降至约 20 ml/（100 g·min）之前，EEG 不出现缺血迹象。CBF 在约 15 ml/（100 g·min）水平时，皮质 EEG 呈等电位。只有当 CBF 降至 6 ～ 10 ml/（100 g·min）时，才会迅速出现不可逆的膜衰竭指征（如细胞外的钾离子浓度升高[230] 和直接皮质反应丧失）。在 10 ～ 15 ml/（100 g·min）范围内，随着 CBF 降低，能量供给逐渐减少，经过一段时间（可能会延续数小时而非几分钟）后导致膜衰竭和神经元死亡。CBF 降至 6 ～ 15 ml/（100 g·min）的脑区，神经元功能障碍是暂时、可逆的，但若血流不恢复，就会发生神经元死亡。这些缺血区域称为"缺血半暗区"[230-231]。关于"半暗区"内脑梗死进程的研究主要是在灵长类动物的大脑皮质进行的。因麻醉药[232] 和种属的不同，发生各种功能减退的实际 CBF 水平也不同。但是在人类，氟烷和 N$_2$O 麻醉使 EEG 开始发生变化[233] 的 CBF 阈值与动物实验的结果是相似的。

脑缺血模型

全脑缺血（如心搏骤停）和不完全性脑缺血（如发生于脑部大血管的阻塞或严重低血压）有什么不同？从临床医师的角度而言，最重要的区别是：不完全性缺血时，残余（即侧支）血流量可能会提供足够的氧以生成 ATP，从而防止发生严重的不可逆的膜衰竭，

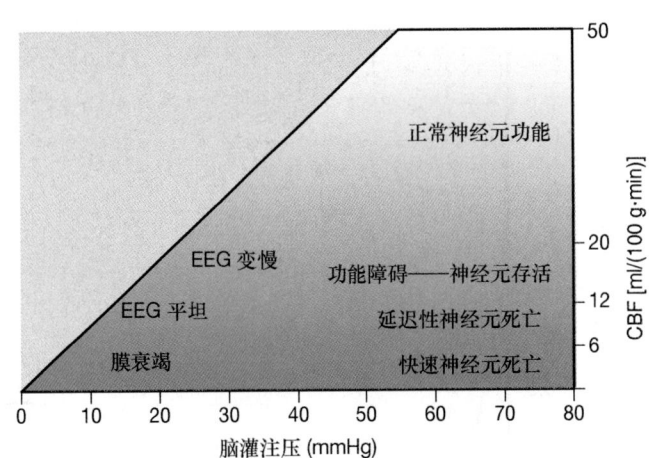

图 11.18 脑灌注、脑血流量（CBF）、脑电图（EEG）与神经元功能状态和生存能力之间的关系。注意 CBF 在 6 ～ 12 ml/（100 g·min）范围内，能量供给是不足以支持电生理活动的（即平坦 EEG），但它能避免进展期的完全膜衰竭和神经元死亡。这些区域被称为"缺血半暗区"[230]。数据来源于对用巴比妥类药麻醉的狒狒[230, 359] 和未麻醉的猴[360] 的大脑皮质的研究。CBF 和平均动脉压阈值可能因麻醉药和种属不同而不同[232]

而在常温下全脑缺血时，几分钟便可发生膜衰竭[234]。能量供应障碍程度的差异（图 11.19）[234-235] 使脑对局灶性或不完全性缺血的耐受力要比对全脑缺血（如心搏骤停）的耐受力强。

能量衰竭和兴奋性中毒

能量衰竭是发生于脑缺血的主要事件[236]。正常膜离子梯度的维持需要 ATP，能量衰竭迅速导致神经元细胞膜的去极化，以及 Na^+、Ca^{2+}内流。电压依赖性钙通道随后被激活，Ca^{2+}流入细胞质。突触前膜去极化导致大量兴奋性神经递质释放入突触间隙，特别是谷氨酸。谷氨酸受体、NMDAR 和 α-氨基-3-羟基-5-甲基-4-异唑丙酸受体（AMPAR）的激活增加了 Na^+、Ca^{2+}内流（图 11.20）。mGluR 激活后所产生的细胞信号使贮存在内质网（ER）的钙通过 1,4,5-三磷酸肌醇（IP_3）受体释放出来。离子内流伴随水的内流，因此在膜去极化后，神经元水肿迅速发生。过量谷氨酸受体被激活所造成的损害称为兴奋性中毒。

Ca^{2+}是细胞内普遍存在的第二信使，是许多酶系统激活必需的辅助因子。快速、不可控的细胞质内钙的增多激活许多细胞过程而引起损害。激活的蛋白酶裂解细胞骨架内的蛋白质（如肌动蛋白）。这些酶还能将大量组成神经元的蛋白质降解。脂酶作用于细胞脂质，损害细胞膜。磷脂酶 A_2 是一种重要的脂酶，可以导致细胞膜释放脂肪酸（如花生四烯酸）。在环加氧酶和脂加氧酶的作用下，花生四烯酸（AA）代谢为前列腺素和白三烯，并伴随有过氧化物自由基的产生。后

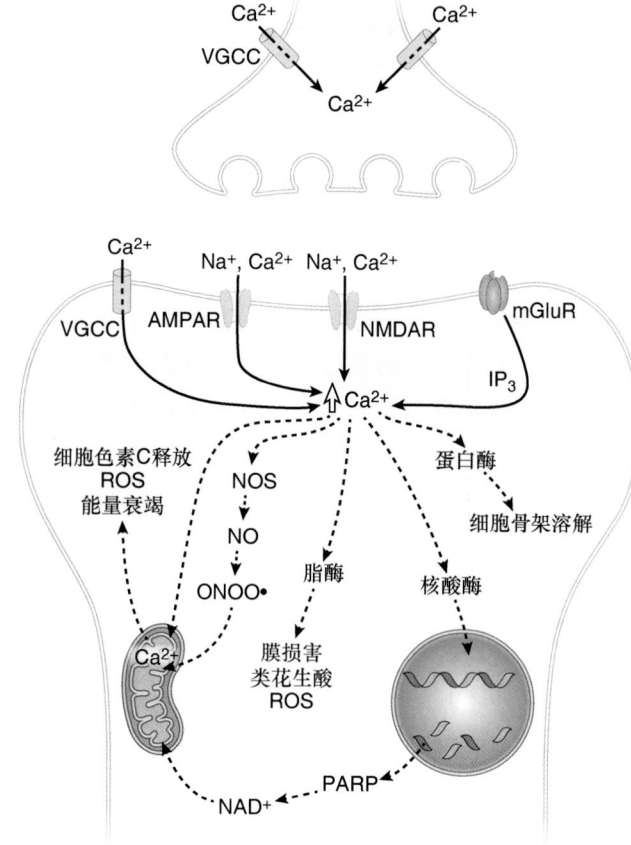

图 11.20　缺血时，腺苷三磷酸（ATP）减少导致神经元去极化和超出正常数量的大量神经递质（特别是谷氨酸）的释放。配体门控通道的过度兴奋和电压依赖性钙离子通道的开放使 Ca^{2+}迅速流入神经元，代谢型谷氨酸受体（mGluR）的激活产生 1,4,5-三磷酸肌醇（IP_3），后者引起 Ca^{2+}从内质网（ER）和线粒体中释放。谷氨酸受体的 α-氨基-3-羟基-5-甲基-4-异唑丙酸受体（AMPAR）门控通道的激活允许过量的 Na^+内流。过多的游离 Ca^{2+}导致多种酶的激活：活化的蛋白酶裂解神经元的细胞骨架；脂酶损坏细胞膜上的脂质并释放花生四烯酸（AA），后者在环加氧酶和脂加氧酶的作用下产生自由基和其他细胞损伤的物质；一氧化氮合酶（NOS）的激活使 NO 释放，产生过氧亚硝基（ONOO·），一种强反应性自由基；激活的内切核酸酶损伤 DNA，使细胞易凋亡。线粒体的损害导致能量的衰竭，自由基产生，细胞色素 C 释放；细胞色素 C 是启动神经元凋亡的通路之一。mGluR，代谢型谷氨酸受体；NAD^+，氧化的烟酰胺腺嘌呤二核苷酸；NMDAR，N-甲基-D-天冬氨酸受体；PARP，多聚腺苷二磷酸核糖聚合酶；ROS，活性氧；VGCC，电压门控钙通道

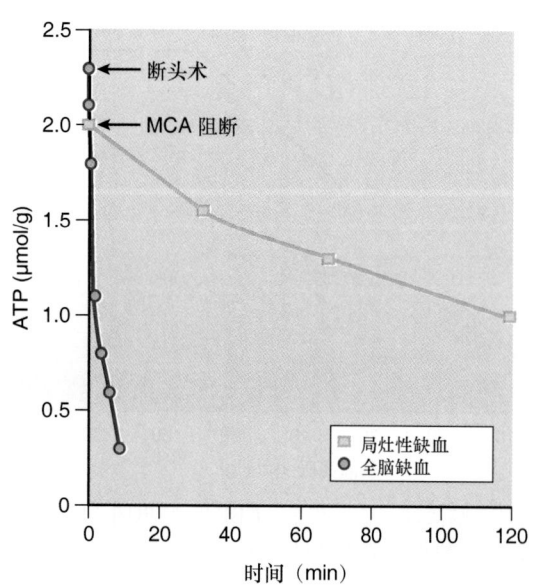

图 11.19　全脑缺血（通过犬头离断而产生[235]）和不完全性局灶性缺血［阻断猴的大脑中动脉（MCA）][234] 时能量供给［腺苷三磷酸（ATP）］衰竭的比较。在有残余 CBF 存在的情况下，能量供给衰竭会明显延迟

者和线粒体损害后生成的其他自由基一起引起脂质过氧化反应和膜损害。前列腺素和 AA 能引起炎症反应，而且是强有力的趋化剂。脑内微血管中血小板的激活及流入损害区的白细胞阻塞血管并加重缺血性损害。

在缺血性神经元损伤中，DNA 的损害也一个重要的问题。AA 代谢、线粒体损害、NO 生成的过氧亚硝基所产生的自由基导致 DNA 的氧化性损伤。激活的内切核酸酶也使 DNA 链断裂。在正常情况下，DNA

损伤使参与 DNA 修复的多聚腺苷二磷酸核糖聚合酶（PARP）被激活。过多的 DNA 遭到损伤后，PARP 的活性急剧增高，并导致 PARP 的底物烟酰胺腺嘌呤二核苷酸（NAD^+）减少。NAD^+ 在能量代谢中是很重要的辅酶，它的减少会加重能量的衰竭。

乳酸形成是脑缺血病理生理过程的另一要素。氧供不足时无氧糖酵解过程会产生乳酸，与之伴随的 pH 值下降导致细胞内环境恶化。缺血前血糖水平的升高会通过提供额外的无氧酵解底物来加速这一过程。

在多数生理状态下，NO 可能是 CBF 改变的一种介质（见前述"脑代谢率"），也与缺血的病理生理相关。事实上，NO 是一种弱自由基，它会引起更具活性的物质（过氧亚硝基）的生成。而且它还是巨噬细胞使用的一种"杀伤性物质"。在脑缺血过程中，NO 的作用有利有弊。在局灶性缺血期，NO 的扩血管作用（可能是内皮源型 NO）会增加侧支循环的 CBF。但是，在缺血后期，NO（可能来源于神经元或巨噬细胞）会导致神经损伤。

总之，许多细胞通路同时激活且未被调控，阻碍了神经元内修复和恢复过程，并最终导致神经元死亡。

神经元死亡的本质

在脑缺血过程中发生的神经元死亡根据性质可分为坏死和凋亡两种。由兴奋性中毒损伤引起的神经元坏死的特征为细胞迅速肿胀、细胞核凝聚和固缩以及线粒体和 ER 水肿，这些坏死神经元的一个特征性改变是嗜酸性细胞质的出现[237]。神经元坏死导致脑局部炎性细胞浸润，造成脑组织大量的附带损害。

神经元凋亡是细胞自杀的一种形式，并已在各种脑缺血模型中得到证实。其特征为：染色质凝聚、细胞膜退化、线粒体水肿和细胞固缩。在凋亡晚期阶段，神经元破碎成数个凋亡小体，随后从脑中被清除[237]。凋亡不引起炎症反应，从而限制了对最初缺血损伤中存活的周边神经元的损伤。

有多种导致凋亡的生化途径。关于损伤的线粒体释放细胞色素 C 启动凋亡的途径研究最多（图 11.21）。细胞色素 C 受线粒体外膜的限制而不能进入细胞质[238]。当线粒体受损，其外膜上的微孔就会将细胞色素 C 释放到细胞质中，并与胱天蛋白酶 -9 及凋亡激活因子（APAF）共同形成凋亡体。胱天蛋白酶 -9（procaspase-9）经过溶蛋白性裂解激活，激活的胱天蛋白酶 -9（caspase-9）又激活胱天蛋白酶 -3，后者能将在 DNA 修复中起重要作用的蛋白质底物（如 PARP）清除。炎症信号通路通过肿瘤坏死因子 α（TNF-α）和活化的胱天蛋白酶 -8 也能激活胱天蛋白酶 -3[239]。值得注意的是，对于脑

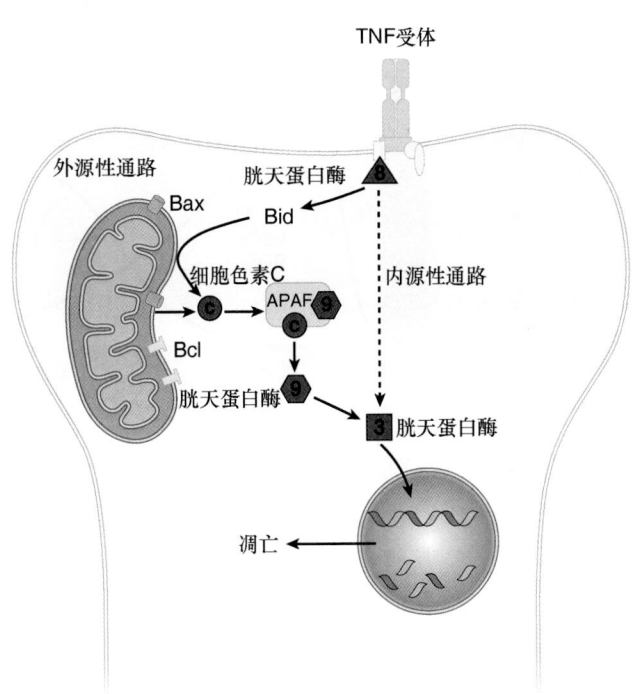

图 11.21　导致神经元凋亡的细胞内过程。位于线粒体内外膜间的细胞色素 C 会在线粒体受损伤时释放出来。细胞色素 C 与凋亡激活因子（APAF）一起，通过溶蛋白性裂解激活胱天蛋白酶 -9。激活的胱天蛋白酶 -9 又激活了胱天蛋白酶 -3，后者能裂解许多底物，包括 DNA 修复的必需物质。在线粒体中 Bax 促进细胞色素 C 的释放，Bcl 可阻止细胞色素 C 释放。Bid 也可促进细胞色素 C 释放，而胱天蛋白酶 -8 通过肿瘤坏死因子（TNF）激活 Bid。另外，胱天蛋白酶 -8 可直接激活胱天蛋白酶 -3。多聚腺苷二磷酸核糖聚合酶（PARP）是参与 DNA 修复的酶，它的过度激活使细胞内氧化的烟酰胺腺嘌呤二核苷酸（NAD^+）减少。由于 NAD^+ 在能量代谢中发挥重要作用，它的减少加重了能量衰竭

缺血所发生的神经元损伤，很难区分为坏死或凋亡。神经元死亡的本质可能是单纯的神经元坏死或凋亡，或兼而有之。

神经元死亡的时机

关于缺血性损伤的传统观念认为，神经元死亡仅限于缺血期和再灌注早期阶段。但是最近的研究表明，缺血后神经元损伤是一个动态过程，缺血性损伤开始发生后，神经元的死亡将经历一个较长的阶段（图 11.22）[240]。这种神经元的延迟性死亡先后在全脑缺血模型和局灶性脑缺血模型中得到证实。神经元的延迟性死亡程度与缺血性损害的程度相关。严重缺血时，大多数神经元快速死亡。对于较轻微的创伤，在最初损伤中存活下来的神经元会经历延迟性死亡。这一渐进性的神经元死亡导致了在局灶性脑缺血中脑梗死面积的逐渐扩大。在实验性研究中证实，即使在脑缺血后 6 ~ 8 个月仍存在炎症反应，炎症反应从理论上将会进一步造成损伤。

神经元延迟性死亡的发生对于评价神经元保护策

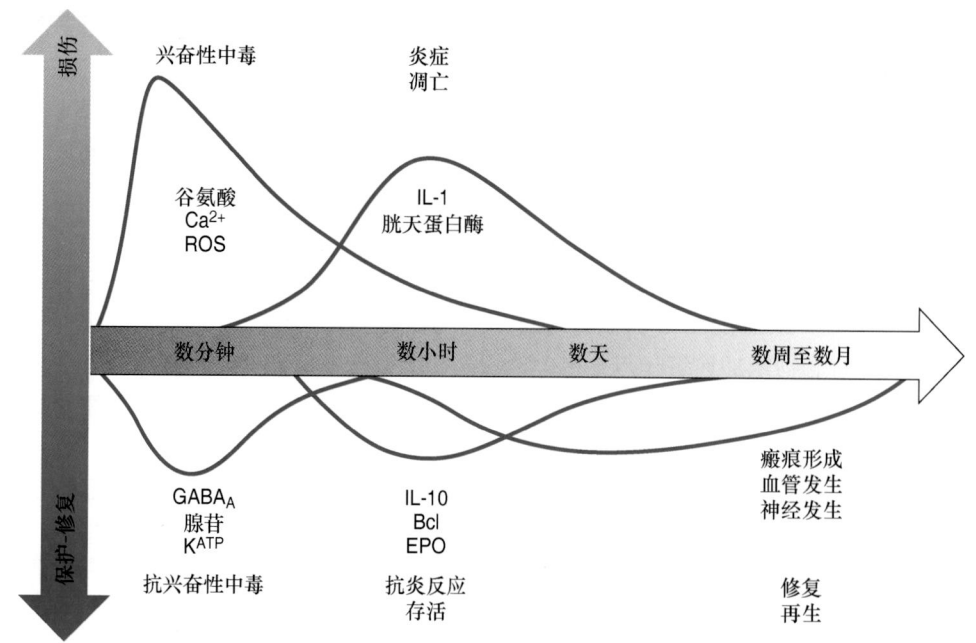

图 11.22　神经元死亡的时间历程。在脑缺血发生后最初几小时，兴奋性中毒（由谷氨酸介导）损伤导致了缺血后几小时内神经元的死亡。脑组织的损伤激活炎症反应（是受损组织清除和康复的重要过程），导致脑组织大量的附带损伤。由炎症反应导致的神经元死亡可持续数天，在最初发生脑缺血时存活下来的受损神经元可发生凋亡。已证实，神经元的凋亡在脑缺血发生后，可持续许多天。很明显，缺血后神经元的死亡是一个动态过程，在这一过程中，神经元在一个较长的阶段内继续死亡。Ca^{2+}，钙离子；EPO，促红细胞生成素；$GABA_A$，γ-氨基丁酸 A；K^{ATP}，受 ATP 调控的钾离子；IL-1，白介素 1；IL-10，白介素 10；ROS，活性氧（Adapted from Dirnagl U，Iadecola C，Moskowitz M. Pathobiology of ischaemic stroke：an integrated view. Trends Neurosci. 1999；22：391-397.）

略的研究有重要意义。在对缺血后 3 ～ 4 天内损伤程度评估的研究中，许多方法显示了神经元保护作用，但这种作用并不持久。近期资料显示，在较长的缺血后恢复阶段之后对损伤进行评估，发现脑梗死面积会逐渐扩大，可以减轻损伤的特异疗法的作用也不再明显[240]。因此，对于一种特定疗法的长期（＞ 1 个月）效果的评价是很重要的。

关于脑缺血的病理生理过程的大多数文献都聚焦在神经元损伤。但是，最近的研究突出了星形胶质细胞、小胶质细胞、血管细胞（例如内皮、平滑肌细胞和周细胞）、基底膜和细胞外基质对脑卒中的作用的重要性。这些独立的成分聚集形成神经血管单位。对神经血管单位的每一种成分所起作用的深入了解不仅是保护大脑免受缺血和创伤性损伤的先决条件，而且是寻找中枢神经系统再生的治疗方法的前提。

脑保护

尽管研究工作的力度很大，但能够保护大脑免受缺血性损伤的药物尚未确定。急性缺血性脑卒中时减轻脑损伤的主要措施是溶栓治疗。急性缺血性脑卒中患者早期管理指南中对溶栓治疗进行了综述[241]。建议从出现症状开始到治疗时间少于 3 h 的患者静脉注射阿替普酶（alteplase）。溶栓的禁忌证包括无法识别症状的发作、颅内出血、3 个月内的脑卒中或头部创伤、近期颅内或脊柱手术、胃肠道恶性肿瘤或出血和凝血病[241]。入选患者溶栓窗口可以延长到 4.5 h。

溶栓的狭窄时间窗限制了可能受益于血栓去除的患者数量。近来机械血栓切除术大大扩展了这个窗口。此前，对于大血管中大块血栓引起的急性缺血性脑卒中，血管内治疗限制在出现症状后不超过 6 h 的时间内。最近的两项试验表明，患者从出现症状后的长达 16 h 和 24 h 时进行颈内动脉或近端大脑中动脉血栓切除术后，神经系统转归有所改善。一个关键的入选要求是存在大量缺血但尚未梗死的可挽救的组织（缺血组织和梗死组织之间严重不匹配，表明非梗死组织可以挽救）。

DAWN 试验根据临床神经缺陷（美国国立卫生研究院脑卒中量表评分）与梗死组织体积的差异，使用严格定义的不匹配标准[242]。DEFUSE 3 试验利用成像（计算机断层扫描灌注或 MRI 扩散-灌注）来识别缺血组织和梗死组织之间的不匹配[243]。在这两项研究中，接受血栓切除术的患者转归更好。这些研究将增加急性缺血性脑卒中后适于接受血管内治疗的患者数量。因此，麻醉科医师参与这些患者的监护的频率将显著增加。

关于脑缺血和脑保护的文献很多，关于这一主题的详细论述远远超过目前讨论的范围。最近发表了许多关于此方面的较好的综述[244-253]。

全脑缺血（心搏骤停）的处理

心搏骤停后维持足够的灌注压是重点。心搏骤停复苏后，低血压可能会加重微循环和血管痉挛程度，加重脑损害。晚期可能会发生颅内高压，其原因为广泛脑水肿（可能是血管源性和细胞毒性）的形成，与脑坏死有关。对于这种颅内高压应用渗透疗法特别有效。

巴比妥类药和钙通道阻滞剂已用于心搏骤停的患者。前者是无效的。在一组发生心搏骤停的患者中（51 人），尼莫地平可改善 CBF 而并不改善神经学预后[254]。另一试验（大约包含 150 名心搏骤停的患者）也未获得尼莫地平有利于神经学预后的结论[255]，但在高级生命支持的启动延迟 10 min 以上的患者中，尼莫地平可改善存活率。但这一单一研究并不能成为尼莫地平用于心搏骤停患者的依据，特别是当利多氟嗪用于心搏骤停的多中心研究得出确切的阴性结果时[256]。再次强调，治疗的目标是维持正常血碳酸值、正常血压、正常 pH 值、避免高氧血症[257]、避免体温过高、预防和治疗癫痫发作。

对于经历心搏骤停后精神状态改变、Glasgow 昏迷评分为 7 或更少的患者，诱发浅低温可有效降低死亡率和发病率[258]。与正常体温组相比，进行约 24 h 的 32～34℃浅低温治疗可改善心搏骤停后的神经功能转归和 6 个月的存活率。诱发浅低温并不难。患者的被动复温过程应缓慢，且要超过 8 h。浅低温组的并发症与正常体温组相似。这是低温用于预防全脑缺血损害的可行性和有效性的最早的研究之一。对于经历缺血缺氧性脑病的新生儿，全身低温（33.5℃）72 h 使死亡率下降[259]。长期随访此研究中的患者证实了浅低温的潜在益处[260]。在许多单位，诱导低温已被加入治疗心搏骤停或新生儿全脑缺氧缺血性脑病的脑并发症的医疗设备中。

局灶性（不完全性）脑缺血的治疗

在讨论个别麻醉药物之前，需要注意的是，麻醉本身具有脑保护作用。其对标准化实验损伤相关的全身应激水平的降低改善了预后，具体原因不明[261-262]。在回顾关于麻醉药脑保护作用的文献时，读者应意识到这样一种可能性：麻醉药之所以显示脑保护性作用，可能是由于在高应激对照状态下（例如 N_2O 镇静）损伤加重。

巴比妥类药　大量动物研究报道，在局灶性脑缺血中，巴比妥类药具有保护作用[263-265]，人类有效的报道只有一项[266]。这一作用主要与降低 CMR 有关，但也可能与 CBF 的重新分布和自由基清除有关[267]。有证据显示降低 CMR 不是其唯一的作用机制[268]。理论上讲，CMR 的降低对一些脑的区域有好处，在这些脑的区域中，氧供不充足，不能满足正常生理需要，但可满足一些正在进行的电生理活动的能量消耗（即 EEG 异常但不是平坦的）。在局灶性缺血的情况下，这些区域面积一般都相对局限，但有动物研究提示它可产生非常显著的保护性作用[263-264]。回顾这些研究可以看出，以前应用的监测和维持体温的方法低于现有的对有意[269-270]和无意低温作用进行分析后得出的标准。在引用的一些研究中，未被认识到的脑低温可能是保护作用的一个因素，因此有可能高估了巴比妥类药的保护作用。虽然最近的研究中使用恰当的温度控制方法，确实显示巴比妥类药具有保护作用[268,271-272]，但是与早期研究相比，这一作用是较弱的。当巴比妥类药用于短暂性局灶性缺血（如动脉瘤手术中血管的短暂阻断）之前或早期时，对于已麻醉的患者，由巴比妥类药诱发的 EEG 抑制可能仍是一种合理的疗法。但是，必须在考虑了血管闭塞的危险性、患者的心血管状况、医师是否愿意接受可能的苏醒延迟以及客观评价可能的保护作用的大小之后，才能做出采用上述方法的决定。

大量动物和人类研究都不能证实巴比妥类药在全脑缺血（如心搏骤停）时具有保护作用。

由于抑制 CMR 被认为是巴比妥类药物发挥保护作用的机制，传统上使用巴比妥类药物最大程度地降低 CMR（当达到 EEG 的爆发抑制，CMR 的减少几近完全）。但是，动物实验中使用爆发抑制剂量的 1/3 就能产生相同的保护作用（表现为梗死体积减少）[268]，这一发现具有重要的临床意义。各种巴比妥类药（如硫喷妥钠、硫戊巴比妥、美索比妥和戊巴比妥）对 CMR 有相同的作用，并被推测具有相同的脑保护作用。但是，如果该保护机制是药理学作用而非 CMR 的减少，那么推测各种巴比妥类药有相同脑保护作用合理吗？近来一些资料显示，巴比妥类药的脑保护作用并不相同。对比临床上常用的三种巴比妥类药物，发现美索比妥和硫喷妥钠（而不是戊巴比妥）能在局灶性缺血动物模型中减少损伤[273]。这些资料表明，非代谢抑制机制或代谢抑制机制以外的某些机制可能参与巴比妥类药的保护作用。

挥发性麻醉药　异氟烷也是大脑皮质 CMR 强有力的抑制剂，并且有报道以 EEG 为证据表明异氟烷在人类中有保护作用[232]。与清醒状态或 N_2O- 芬太尼麻醉状态相比，在脑半球缺血[274]、局灶性缺血[275]和全脑缺血[276-277]模型中一致证实异氟烷有脑保护作用。一项具有重要临床意义的临床前研究表明异氟烷的脑保护作用不持久[278]。对缺血后 2 天的损伤进行评估，异氟烷麻醉者损伤明显减轻。但是，14 天后，损伤减轻不明显。这些数据表明，在缺血后的恢复期仍可出现神经元的损害，缺血后不久出现的脑保护作用不能延续较长时间。更新的数据显示，在缺血的严重程度已被控制和缺血后血流完全恢复的情况下，异氟烷仍具有改善神经元存活的作用[279]。异氟烷的脑保护作用与其他挥发性麻醉药没有显著差异。已证实在局灶性[280]和半球缺血[281]的动物模型中，七氟烷可减轻缺血损害，其效果等同于氟烷。地氟烷减轻神经元损伤的作用与异氟烷相似[282]。因此，与清醒状态相比，适当的麻醉本身有脑保护作用[261-262]。但是不同挥发性麻醉药的保护作用并无差别。

氙气　这种惰性气体通过非竞争性作用于 NMDAR 而发挥麻醉作用，所以认为它能为兴奋性中毒损伤提供神经保护作用是符合逻辑的。在活体小鼠局部缺血实验[283]和心肺转流引起的鼠认知功能障碍[284]实验中发现，氙气具有神经保护作用。有趣的发现是，联合应用亚麻醉剂量的氙气和低温或异氟烷[285]能明显减轻实验模型的神经损伤，并改善神经功能。这种保护作用在新生儿窒息模型中，损伤后 30 天仍明显。但是应该注意到，在以成人为对象的试验中，未发现氙气有长期的神经保护作用。以神经保护为目的的氙气特殊应用还有待人类试验的结果。

丙泊酚　临床剂量的丙泊酚可使 EEG 受到抑制。一个案例系列和非正式同行交流材料表明，在动脉瘤[286]和颈动脉内膜剥脱术（CEA）中应用丙泊酚可以提供"保护作用"。丙泊酚麻醉的动物与清醒动物相比，大脑梗死面积明显减少[287]。将丙泊酚与戊巴比妥直接进行比较发现，在两种药物分别麻醉的动物中，局灶性脑缺血造成的脑损伤是相似的[288]。与挥发性麻醉药相似，初期的研究认为，丙泊酚的保护作用不持久[289]。

依托咪酯　依托咪酯已作为一种具有潜在保护作用的药物用于动脉瘤的手术[290]。依托咪酯也能使 CMR 减少，程度与巴比妥类药相同。与巴比妥类药相似，依托咪酯也是 $GABA_A$ 受体的激动剂。在局灶性缺血的实验中，与 1.2 MAC 氟烷麻醉对照组相比，使用依托咪酯并未减少损伤的体积。事实上，依托咪

酯组比对照组的损伤大得多。与相当麻醉剂量地氟烷组相比，行暂时性颅内血管阻断的患者使用依托咪酯会导致更严重的组织低氧和酸中毒。依托咪酯（咪唑基）造成损伤加重的原因可能是与 NO 直接结合引起溶血反应的结果[291]，依托咪酯还可直接抑制 NO 合酶。因此，尚无科学依据支持目前使用的依托咪酯具有脑保护作用。事实上，对于局灶性脑缺血，依托咪酯的作用可能是有害的。

钙通道阻滞剂　蛛网膜下腔出血（SAH）后尽快口服尼莫地平（北美尚未允许静脉制剂用于临床），持续 21 天，这是已经确定的临床治疗方案[292]。其他钙通道阻滞剂在 SAH 后减轻血管痉挛但没有改善患者预后，说明尼莫地平的益处是细胞水平的而不是对血管的作用。但是在手术室或其他环境中，与 SAH 不同的是，出现神经性卒中后，尼莫地平或其他钙通道阻滞剂并未成为常规用药。尽管在一些小规模试验中有阳性结果，但并不是在所有脑卒中患者的研究中都证实了尼莫地平的益处[293]。虽然使用钙通道阻滞剂控制血压是合理的，但目前不建议仅以神经保护为目的而使用[241]。

其他麻醉药物　在动物研究中，大量麻醉药物都被证实有脑保护作用。但迄今为止，各种药物的大范围随机试验中，尚未证实任何药物对脑卒中患者有脑保护作用。除外使用组织型纤溶酶原激活物（tPA）进行溶栓、机械性血栓切除术、钙通道阻滞剂尼莫地平和尼卡地平用于 SAH，药理学上有脑保护作用的药物在脑缺血患者治疗中均无作用。已经进行了临床试验和那些目前正在用于人类治疗研究的药物的相关具体问题可以在美国圣路易斯的华盛顿大学脑卒中试验登记处 [Stroke Trials Registry（www.strokecenter.org/trials/clinicalstudies）] 找到。

脑缺血：生理参数的影响

脑灌注压　增加 CBF（能量供给的重要因素）的方法也很重要。在"缺血半暗区"（在"临界脑血流量阈值"部分描述），较小程度的 CBF 改善可能明显延长神经元存活时间。正常高值水平的 CPP 的维持可增加侧支灌注压和维持 CBF[294]，并且还可改善神经功能[295]。相反，低血压可减少 CBF 并加重损伤。在对急性脑卒中患者进行的尼莫地平试验中，血压下降 10% ~ 20% 会使预后不良（死亡或功能丧失）的可能性增加 4 倍[296]，故应强调血压降低对受损大脑的不良影响非常明显。因此，有脑缺血的患者应迅速纠正低血压，使其恢复至正常压力。尽管目标 MAP 应以

患者发病前血压为依据，可现存的数据不足以为人类的治疗提供一个具体的指南[241]。在大多数患者中，MAP 维持在 70 ～ 80 mmHg 已足够。现有的数据支持已使用过溶栓药物的脑卒中患者血压降至低于 180/105 mmHg，目的是减少缺血脑组织发生出血的概率[241]。另外，在确保等血容量的情况下提升血压，使 SAH 导致血管痉挛的患者[297]收缩压升高至 180 mmHg 以及外伤性脑损伤患者[298]的 CPP 升至 60 ～ 70 mmHg 是合理的。

二氧化碳分压　高碳酸血症可能引起颅内"盗血"现象，并可恶化细胞内 pH 值。尽管一些研究支持低碳酸血症可以产生所谓的罗氏（Robin Hood）现象和逆转"盗血"现象，但在实验室和临床中尚未得到证实。在获得进一步的研究资料和找到证实对 $PaCO_2$ 调控的灌注反应的方法之前，维持正常二氧化碳分压仍是实践中的标准[298]。

温度　低温已成为循环骤停时一项主要的脑保护措施。它能确切地增强脑组织对缺血的耐受力。在深低温下，这一作用的机制可能是使 CMR 减少。巴比妥类药只能减少与电生理活动相关的 CMR（减少清醒状态下 60% 的 $CMRO_2$），但是低温既可减少电生理能量消耗，又能减少用于维持细胞完整性的能量消耗，并且浅低温可优先抑制后者[299]。最近，大量实验室研究证实，在缺血期轻度的体温降低（2 ～ 4℃）能发挥重要的脑保护作用，并在组织学上得以证实[269-270]。此外，缺血后即刻应用低温技术可提供脑保护作用[300]。

由于实验室中浅低温显著的保护作用，有人提出在手术室中应用浅低温。支持其应用的人认为，低温较易达到，并且不伴随明显的心肌抑制和心律失常。另外，在缺血危险消退后，患者在手术室中很容易复温。一项初步研究结果清晰地表明，在行颅内动脉瘤夹闭的患者，低温有改善神经预后的趋势[301]。不幸的是，后续的动脉瘤术中低温试验（IHAST）并没有显示出任何低温引起的预后改善[302]。但这个试验中大部分患者都是蛛网膜下腔出血分级Ⅰ、Ⅱ、Ⅲ级的患者。另外，暂时夹闭超过 20 min 的患者非常少（5、6 人）。因此产生了以下争论：浅低温对分级较高的动脉瘤患者有益处还是对动脉瘤夹闭复杂程度高以至于需要延长暂时夹闭时间的患者有益处。考虑到降温需要一些时间，需提前做出降温的决定。在高危患者中应考虑低温的治疗性应用[297]。

初步试验表明，在脑损伤后应用浅低温能降低 ICP[303]，并改善神经功能预后[304]。尚未发现低温引起的并发症。两个后续多中心、有关颅脑损伤患者低温的试验并未证实初步研究的发现[305-306]。应用浅低

温不能改善长期神经功能转归。

对脑卒中患者（样本量有限）已进行了许多低温技术的临床试验。到目前为止，这些试验已证实在 33 ～ 35℃ 范围内的低温技术是可行的，即使是对于没有气管内插管和机械通气的患者也是可行的[307]。低温可改善 ICP 和 CPP。但低温常引起一些并发症，特别是血小板减少、心动过缓、心室异位性搏动、低血压和感染。另外，在复温时，即使温度回升缓慢并历时数小时，仍可发生难控制的 ICP 增高。这些副作用说明仍需进行恰当的随机试验来正确评价浅低温对脑卒中患者的保护作用。但目前不推荐对急性脑卒中患者使用低温进行进行神经保护[241]。

对心搏骤停存活者应用浅低温的相关数据得出的结论更加肯定，最近的两项试验表明，在成功进行心搏骤停复苏后应用低温（32 ～ 34℃），6 个月后神经功能得到显著改善[258, 308]。这些研究证明，低温减少缺血性脑损伤是临床有效的，并为高危患者在术中使用低温提供了间接的支持。

相反，在缺血发生时或缺血后，脑温升高会加重损伤[309]。即使温度值升高 1℃ 也能加重损伤。缺血通常会导致零散的神经元坏死，但在体温升高时会引起脑梗死。因此，对已发生缺血和有脑缺血风险的患者应该谨慎避免高温。在手术中高温一般不是问题。在有缺血性脑损伤风险的患者中，目前建议用解热药治疗体温过高[241]。

葡萄糖　在可能发生脑缺血的情况下，限制含葡萄糖液体的输入是目前已经确定的临床治疗方案。这一实践是基于脑和脊髓缺血的动物模型所提供的大量资料。无论发生完全性还是不完全性缺血前，血糖的升高均可导致神经损伤加重。但是，需注意到大部分研究结果来自成年动物，在未成熟动物（如新生儿）中高血糖确切的不良作用研究较少[310]。此外，还应注意的是，只有部分[311-312]而不是所有[313]的人类研究证实了血糖对神经学预后的独立作用。但是对长期预后的研究显示，高血糖（糖尿病和非糖尿病）是预后不良的独立危险因素[312]。在美国国家卫生研究所资助的重组 tPA 脑卒中试验中，高血糖与满意临床预后的概率显著较低相关，并和颅内出血的高发生率相关[314]。这些数据促成了对急性卒中患者使用胰岛素是否有效的随机临床试验。结果显示对急性脑卒中的患者应用胰岛素来控制血糖并未改善脑卒中 3 个月后的预后[315]。这些研究共同的观点是血糖水平升高可能是严重损害（如缺血、外伤）的应激结果，而非原因。另外，一个不可避免的问题是是否应用胰岛素和

在多长时间内将高血糖降至正常水平以减少危险。该问题尚未得到确切的答案。基于将血糖恢复至正常范围（"严格"控制）没有益处的观点，目前的建议是，维持血糖在 140 ～ 180 mg/dl 的范围内是合理的临床目标[241]。

低血糖也与脑损害有关。血糖逐渐下降至约 40 mg/dl 时，EEG 的频率由 α 和 β 波向 δ 和 θ 波转变[316]。当血糖水平低于 20 mg/dl 时可以观察到 EEG（平坦）的抑制。这种持续的低血糖水平会导致癫痫和神经损伤，尤其是在海马部位。

癫痫　癫痫引起 CMR 和 CBF 的显著增加。持续的癫痫活动明显加重已损伤大脑的损伤程度。因此，急性脑卒中时应立即使用合适的抗癫痫药治疗癫痫（见后面"昏迷和癫痫部分"）[241]。

血容量和血细胞比容的调控　在人类脑卒中的研究中并未证实血液稀释是有效的。虽然血液稀释常被用于发生 SAH 伴有血管痉挛的缺血患者中，以增加 CBF，但目前的做法更侧重于维持血容量和诱导血压适度升高，而不是血液稀释。此外，对于在手术室可能发生局灶性缺血的患者，并未证明常规血液稀释的有效性（理论上认为血细胞比容在 30% ～ 35% 最佳）[317]。血细胞比容增加，由于黏度的作用，可减少 CBF[14]。在有可能发生不完全性缺血的操作中［如颈动脉内膜剥脱术（CEA）］，血细胞比容超过 55% 时应考虑术前静脉切开术。

高氧　缺氧已被反复证明能够对各种原因引起的脑损伤患者的预后产生不利影响。为了预防缺氧，补充氧往往会导致相对高氧，PaO_2 远远超过正常值。高氧与血管收缩、微循环血流量减少、活性氧的生成和炎症的增强有关[318]。这使氧过多对受伤大脑具有的潜在不利影响受到关注[319]。

在心搏骤停成功复苏后进入 ICU 的患者中，高氧增加了死亡率[320]。导致死亡率增加的 PaO_2 阈值大于 300 mmHg；PaO_2 在 100 ～ 300 mmHg 范围内不增加死亡率[321]。相比之下，高氧对心搏骤停存活者的长期预后（12 个月）没有明显的影响[322]。颅脑损伤时，内皮和组织水肿可以减少氧向神经元的扩散。高氧改善大脑新陈代谢，但仅体现在大脑中代谢显著下降的区域[323]。但其他研究表明，高氧患者的预后更差[324]［特别是 PaO_2 过高（> 487 mmHg）］，或对长期预后没有影响[325]。急性脑卒中时，鼻导管、氧气面罩和气管内导管给氧与不良结果不相关[326]。同样，对 SAH 患者补充氧气不影响预后[327]。

根据这些相互矛盾的数据，很难得出能够指导临床决策的确定结论。现有的数据不能确定目标 PaO_2，鉴于脑损伤的多样性本质，这并不奇怪。因此，应为每个患者定制氧气供给方法，目标是积极治疗低氧血症，对于氧合在正常范围内的患者中避免高氧（> 300 mmHg）。

麻醉性药物和神经保护的总结

与清醒和轻度镇静状态相比，在麻醉状态下脑组织对缺血损伤的易感性降低。与单纯应用 N_2O-麻醉性镇痛药的麻醉相比，挥发性麻醉药、巴比妥类、丙泊酚、氙气和氯胺酮在实验模型中都显示可以减轻损伤。但是还没有直接的对比研究证实哪一种药物（或联合用药）优于另一种药物。因此基于现有的数据，临床中并没有倡导为了脑保护而应该使用某一特定麻醉药或麻醉方案。

考虑到围术期脑卒中和缺血损伤发生率低，麻醉药对人类神经保护作用的资料和临床试验的缺乏是可以理解的。但可从几个临床研究推断麻醉药具有神经保护作用。在前面提到的 IHAST 动脉瘤临床试验中，出于神经保护的目的，一部分患者接受了追加剂量的硫喷妥钠、依托咪酯或丙泊酚，这些患者的神经预后和没有接受这些麻醉药的患者没有区别[328]。在全身麻醉对比局部麻醉的临床试验中[329]，行 CEA 的患者随机接受全身麻醉或局部麻醉。局部麻醉组患者手术中被轻度镇静但可被唤醒。两组预后无差异，表明全身麻醉状态没有提供保护作用[329]。最后，在最近的一项关于急性脑卒中溶栓的回顾性试验中，麻醉患者比轻度镇静患者预后更差。虽然全身麻醉预后差归因于 CPP 更低[330]，但结果没有证实麻醉药的神经保护作用。总之，这些数据表明麻醉状态下的患者使用辅助药物引起 EEG 爆发抑制不起保护作用，全身麻醉状态没有改善神经学预后。

只有在密切注意维持生理稳态的情况下，麻醉药物在实验研究中的神经保护作用才得以显现出来。事实上创伤或缺血引起的脑损伤的恶化和生理紊乱比药物的轻度保护作用要严重得多。因此考虑到脑保护的问题，应把重点放在维持生理学指标（如灌注压、氧合、正常二氧化碳值、体温管理、控制血糖、预防癫痫发作）在正常范围，而不是放在能减轻脑损伤的药物或麻醉性药物上。

脑卒中后推迟择期手术

麻醉和术后脑梗死范围扩大的危险性并未得到系统研究。脑卒中患者的 CBF 发生明显改变。既有高

CBF 区域，又有低 CBF 区域，局部 CBF 和 CMR 约在 2 周后明显稳定[331]。在损伤后的早期阶段，正常血管舒缩反应的丧失（如 CO_2 反应性、自身调节）很普遍。在一小部分脑卒中患者中，这种改变可持续超过 2 周。CT 造影和脑同位素扫描发现，在损伤后 4 周仍可存在 BBB 异常[332]，而且在数月内，组织学上大面积梗死也没有完全结束。脑卒中严重和有神经功能障碍的患者在脑卒中早期行 CEA，其脑出血风险的风险增加[333]。在最近的一项大型队列研究中，脑卒中 3 个月内行非心脏手术，包括新的卒中和心肌梗死在内的心血管不良事件的发生率要高得多；在脑卒中后 9 个月并发症的发生率才稳定[334]。根据早期 CEA 的经验，建议在脑卒中后推迟 6 周行 CEA[333]。推迟 6 周对于自身调节、CO_2 反应性、BBB 完整性的恢复可能有一定的保证。

但是脑卒中后延迟进行 CEA 也是有风险的。发生脑卒中的患者再次卒中的可能性是 12%[335]。延迟手术存在颈动脉完全堵塞的风险。此外，早期 CEA 能恢复"缺血半暗区"的脑灌注，有可能改善长期的功能转归。但是梗死的面积和位置需要加以考虑。与导致轻瘫并仍在消退的大面积梗死相比，在沉默皮质区的小面积梗死有着更宽的范围。一项小规模的前瞻性研究证实，对于非致残的脑卒中患者，脑卒中后 2 周内进行早期 CEA 是安全的[336]。脑卒中后适合行早期 CEA 的患者包括脑梗死面积相对较小、神经功能症状消退（完全消退或近乎完全消退）、同侧颈动脉狭窄的患者[337]。对于大面积脑卒中并存严重神经功能障碍、意识水平降低、CT 扫描显示中线移位的患者，行延迟 CEA 较合适。

关于对脑卒中患者进行其他手术的时机，相关数据缺乏。在获得其他资料之前，从 CEA 的研究内容推断，脑血管意外后至少 4 周再进行择期手术是合理的，最好在 6 周后进行手术，此时受损伤的神经系统状态趋于稳定[334]。

慢性高血压

对于慢性高血压患者，将血压降低到什么水平是人们经常关注的问题。至今尚未形成一个公认的标准。但是，从有利于大脑角度出发，将高血压和正常血压患者的 MAP 降低其静息均值的 20%～25% 是合适的。这两种人群使用相同的标准是合理的，因为慢性高血压的患者自身调节曲线的上限和下限均向右移并轻微扭曲[338]。

降低 20%～25% 的理由如下：在未麻醉的正常

血压和高血压患者中，MAP 降低 50% 通常会引起可逆的脑低灌注症状[338-339]。虽然人体在短时间、血细胞比容适当、脑血管开放情况下可耐受较大幅度的血压下降，但作者反对血压过度降低。这种幅度的 MAP 降低会显著增加 CCP 接近或低于自身调节下限的可能性，从而会降低脑血管储备。已证实 MAP 降低 25% 会使血压正常和高血压患者的 CPP 降至自身调节下限[338]。当 MAP 降低超过基础值的 25%，即使是没有闭塞性血管疾病者，CBF 值也会低于正常，但会在引发神经生理功能障碍或损伤的阈值之上（见图 11.6）。但是，生理储备的下降已经不允许由于错误或其他原因（如低血细胞比容、由先天性变异或未发现的脑血管疾病造成的侧支循环不良）而导致的脑氧供降低的出现。

在动物中已证实，治疗慢性高血压可使自身调节下限恢复正常[340-341]。在人类中也发现相似的现象，但有些个体治疗 12 个月也未得到恢复或恢复不完全[338]。在抗高血压治疗中，自身调节下限恢复的程度可能与药物有关，但未得到证实。一些药物比其他药物在自身调节下限的恢复上更为有效。特别是血管紧张素转化酶抑制剂可迅速降低血压正常者和高血压患者的自身调节下限[342-343]。

颅内高压

颅内高压的控制将在第 57 章中详细介绍。

脑肿瘤

关于颅内肿瘤生理学的资料很少。用激光多普勒技术测量了颅内肿瘤的 CBF，和正常脑组织相比，肿瘤组织 CBF 较低[344]。自身调节偶尔明显。血管对 PaO_2[345] 和 $PaCO_2$[346] 变化的反应在神经胶质瘤患者中一般被保留。丙泊酚减少肿瘤周围区域脑组织的 CBF，CBF 的减少程度与对侧正常大脑半球相似[347]。在肿瘤区域内，局部 CBF 的测量对判定颅内神经胶质瘤的分级可能是一种有用的预测因素；高级别的神经胶质瘤有更高的局部 CBF 和 CBV[348]。颅内肿瘤一般都伴有明显水肿，放射学观察的水肿程度（代表异常血管渗漏的程度）与 ICP 增高的严重程度相关，而 ICP 的增高与插管相关性高血压有关[349]。肿瘤周围区域水肿形成可能是由于血浆蛋白从血管间隙中渗漏，脑脊液流动受阻导致脑积水，或是肿瘤引起的静脉受阻导致的淤滞[350]。虽然水肿形成发生的确切机制还不清楚，但是构成 BBB 的紧密连接蛋白的完整性的丢失、肿瘤表达的血管内皮生长因子使血管通透性增强、肿瘤周围液体中白三烯 C4 表达增加都可能起作用[351]。用甘露醇渗透治疗能使水肿减轻，但对于渗透性增强的 BBB，甘露醇可能扩散到肿瘤周围间隙并导致水肿的反弹[350]。在手术室内快速降低 ICP 时，这种顾虑不用考虑。渗透疗法使神经元细胞体积减少导致神经细胞内"特有"渗透物质的积累，继而神经元内渗透压增加导致重新吸收水进入细胞，试图恢复细胞体积。这个过程也有助于反弹水肿的发生。袢利尿剂，例如布美他尼（bumetanide）可以显著减少"特有"渗透物质的积累[352]。地塞米松仍是治疗肿瘤性水肿的主要方法，它能减轻水肿形成，但对水肿的重吸收没有作用。第 57 章有更详尽的讨论。

昏迷和癫痫

任何原因引起的昏迷都降低脑代谢。在网状激活系统发生损伤的情况下，CMR 的减少可能代表对减弱的功能活动的正常生理性调整。在癫痫全身发作时，CMR 和 CBF 急剧增高[187]。与全身性癫痫发作相关的剧烈活动和脑活动的增强可导致全身性和脑酸中毒，经常伴有动脉氧合下降、$PaCO_2$ 增加、外周乳酸性酸中毒。若全身性癫痫发作持续未减轻，将会发生低血压。若肌肉松弛，并有充分的氧合和通气，就可避免全身酸中毒和低血压，脑酸中毒的严重程度就可减轻。在相对短的持续性癫痫发作过程中，脑组织可满足高代谢的需要[204]。但若癫痫持续更长时间，即使维持有效的通气和灌注压，仍会导致不可逆的神经损害[353]。治疗的目的在于控制癫痫发作、恢复脑代谢需要和脑血流之间的平衡。巴比妥类药、苯二氮䓬类药和其他强效抗惊厥药是合适的。充分通气、维持氧合和血压都是重要的辅助措施。肌肉松弛药应视为单纯的对症治疗，因为它不能改变异常的脑电活动。此外，还有一种担心，即肌肉麻痹可能掩盖癫痫发作活动，特别是当脑电图未被监测时。

癫痫的危害很大，因此重在预防。临床情况各不相同，但是，准备进行皮质切开的患者都有癫痫发作的风险，应考虑围术期预防性使用抗惊厥药。

参考文献

1. Hartkamp MJ, et al. *Stroke.* 1999;30(12):2671.
2. Beards SC, et al. *Anaesthesia.* 1998;53(7):627.
3. Benveniste H, et al. *Neuroscientist.* 2017. 1073858417691030.
4. Zhang N, et al. *Neurosci Biobehav Rev.* 2017;72:168.
5. Drummond JC. *Anesthesiology.* 1997;86(6):1431.
6. Attwell D, et al. *Nature.* 2010;468(7321):232.
7. Michenfelder JD. *Anesthesia and the Brain: Clinical, Functional, Metabolic, and Vascular Correlates.* New York: Churchill Livingstone; 1988.
8. Willie CK, et al. *J Physiol.* 2014;592(5):841.
9. Rickards CA. *Compr Physiol.* 2015;5(4):1585–1621.
10. Toda N, et al. *Can J Physiol Pharmacol.* 2009;87(8):581.
11. Hoiland RL, et al. *Am J Physiol Regul Integr Comp Physiol.* 2016;310(5):R398.
12. Branston NM. *Cerebrovasc Brain Metab Rev.* 1995;7(4):338.
13. Gupta MM, et al. *Br J Anaesth.* 2005;95(5):669.
14. Harrison MJ. *Cerebrovasc Brain Metab Rev.* 1989;1(1):55.
15. Cole DJ, et al. *J Neurol Sci.* 1994;124(1):15.
16. Brown CM, et al. *J Neurol Sci.* 2003;208(1-2):71.
17. Levine BD, et al. *Circulation.* 1994;90(1):298.
18. Ogawa Y, et al. *Anesth Analg.* 2007;105(5):1389.
19. Ogoh S, et al. *J Physiol.* 2005;569(Pt 2):697.
20. van Lieshout JJ, et al. *Stroke.* 2001;32(7):1546.
21. Meng L, et al. *Anesthesiology.* 2015;123(5):1198.
22. Bombardieri AM, et al. *Anesth Analg.* 2016;122(1):226.
23. Meng L, Gelb AW. *Anesthesiology.* 2015;122(1):196.
24. Tan CO. *J Appl Physiol.* 1985. 2012;113(8):1194.
25. Nemoto EM, et al. *Anesth Analg.* 1996;83(6):1262.
26. Phillips AA, et al. *J Cereb Blood Flow Metab.* 2014;34(5):794.
27. Ogoh S, et al. *Clin Physiol Funct Imaging. November.* 2011;31(6):445.
28. Soeding PF, et al. *Br J Anaesth.* 2013;111(2):229.
29. Meng L, et al. *Anesth Analg.* 2011;113(4):751.
30. Meng L, et al. *Br J Anaesth.* 2011;107(2):209.
31. Nissen P, et al. *Neurocrit Care.* 2010;12(1):17.
32. Brassard P, et al. *Br J Anaesth.* 2009;102(6):800.
33. Brassard P, et al. *J Appl Physiol.* 2010;108(6):1472.
34. Drummond JC. *Anesth Analg.* 2012;114(2):478.
35. Davie SN, Grocott HP. *Anesthesiology.* 2012;116(4):834.
36. Joseph M, et al. *Neurosurgery.* 2003;53(5):1044.
37. Zornow MH, et al. *J Cereb Blood Flow Metab.* 1993;13(2):350.
38. Prielipp RC, et al. *Anesth Analg.* 2002;95(4):1052.
39. Drummond JC, et al. *Anesthesiology.* 2008;108(2):225.
40. Farag E, et al. *Eur J Anaesthesiol.* 2017;34(11):732.
41. Wang X, et al. *Brain Inj.* 2013;27(13-14):1617.
42. Artru AA, et al. *J Neurochem.* 1981;36(6):1941.
43. Madsen PL, et al. *Eur J Clin Pharmacol.* 1990;39(3):295.
44. Schroeder T, et al. *Neurol Res.* 1991;13(1):10.
45. Bandres J, et al. *J Neurosurg Anesthesiol.* 1992;4(4):250.
46. Prielipp RC, et al. *Anesth Analg.* 2001;93(1):45.
47. Schmidt J, et al. *Acta Neurochirurgica.* 1991;111:49.
48. Tzeng YC, MacRae BA. *J Appl Physiol.* 1985. 2013;114(7):888.
49. Ott S, et al. *Biomed Res Int.* 2014;2014:970741.
50. Abe K, et al. *Anesth Analg.* 1993;76(6):1227.
51. Kawaguchi M, et al. *Stroke.* 1991;22(9):1170.
52. Lemkuil BP, et al. *J Neurosurg Anesthesiol.* 2016;28(4):337.
53. Capone C, et al. *Am J Physiol Heart Circ Physiol.* 2011;300(1):H397.
54. Kazama K, et al. *Am J Physiol Heart Circ Physiol.* 2003;285(5):H1890.
55. Estrup TM, et al. *J Renin Angiotensin Aldosterone Syst.* 2001;2(3):188.
56. Sigurdsson ST, et al. *J Cereb Blood Flow Metab.* 2014;34(3):467.
57. Nazir FS, et al. *Cerebrovasc Dis.* 2005;19(2):77.
58. Sare GM, et al. *J Hypertens.* 2008;26(6):1058.
59. Pakkenberg B, Gundersen HJ. *J Comp Neurol.* 1997;384(2):312.
60. Morrison JH, Baxter MG. *Nat Rev Neurosci.* 2012;13(4):240.
61. Aanerud J, et al. *J Cereb Blood Flow Metab.* 2012;32(7):1177.
62. Biagi L, et al. *J Magn Reson Imaging.* 2007;25(4):696.
63. Todd MM, Weeks J. *J Neurosurg Anesthesiol.* 1996;8(4):296.
64. Lanier WL, Warner DO. *Anesthesiology.* 1992;77(2):403.
65. Renou AM, et al. *Br J Anaesth.* 1978;50(10):1047.
66. Jobes DR, et al. *Anesthesiology.* 1977;47(1):16.
67. Vernhiet J, et al. *Ann Anesthesiol Fr.* 1977;18(10):803.
68. Stephan H, et al. *Anaesthesist.* 1991;40(3):153.
69. Paris A, et al. *Anesth Analg.* 1998;87(3):569.
70. Cotev S, Shalit MN. *Anesthesiology.* 1975;43(1):117.
71. Forster A, et al. *Anesthesiology.* 1982;56(6):453.
72. Pierce Jr EC, et al. *J Clin Invest.* 1962;41:1664.
73. Takeshita H, et al. *Anesthesiology.* 1972;36(1):69.
74. Stephan H, et al. *Anaesthesist.* 1987;36(2):60.
75. Kofke WA, et al. *Anesth Analg.* 2002;94(5):1229.
76. Zornow MH, et al. *Anesth Analg.* 1990;70(6):624.
77. Langsjo JW, et al. *Anesthesiology.* 2005;103(2):258.
78. Michenfelder JD, et al. *Anesthesiology.* 1974;41(3):231.
79. Astrup J, et al. *Acta Anaesthesiol Scand.* 1984;28(5):478.
80. Gronert GA, et al. *Anesthesiology.* 1981;55(2):110.
81. Sawada Y, et al. *Anesthesiology.* 1982;56(1):53.
82. Vandesteene A, et al. *Anaesthesia.* 1988;43(Suppl):42.
83. Kaisti K, et al. *Anesthesiology.* 2002;96:1358.
84. Kaisti KK, et al. *Anesthesiology.* 2003;99(3):603.
85. Alkire MT, et al. *Anesthesiology.* 1995;82(2):393.

86. Petersen KD, et al. *Anesthesiology.* 2003;98:329.
87. Fox J, et al. *Anesthesiology.* 1992;77(3):453.
88. Craen RA, et al. *J Neurosurg Anesthesiol.* 1992;4:298.
89. Matta BF, et al. *Anesthesiology.* 1995;83(5):980.
90. Cold GE, et al. *Acta Anaesthesiol Scand.* 1985;29(5):490.
91. Kofke WA, et al. *J Neurosurg Anesthesiol.* 1994;6(2):89.
92. Bingham RM, et al. *Br J Anaesth.* 1985;57(9):843.
93. Modica PA, Tempelhoff R. *Can J Anaesth.* 1992;39(3):236.
94. Dearden NM, McDowall DG. *Br J Anaesth.* 1985;57(4):361.
95. Hoffman WE, et al. *Anesthesiology.* 1998;88(5):1188.
96. Levy ML, et al. *Neurosurgery.* 1995;37(2):363.
97. Jobes DR, et al. *Anesthesiology.* 1975;42(1):30.
98. McPherson RW, et al. *Br J Anaesth.* 1985;57(12):1232.
99. Schregel W, et al. *Anaesthesist.* 1992;41(1):21.
100. Mayberg TS, et al. *Anesthesiology.* 1993;78(2):288.
101. Herrick IA, et al. *Anesth Analg.* 1991;72(3):359.
102. From RP, et al. *Anesthesiology.* 1990;73(5):896.
103. Mayer N, et al. *Anesthesiology.* 1990;73(2):240.
104. Werner C, et al. *J Neurosurg Anesthesiol.* 1992;4:313.
105. Wagner K, et al. *Anesthesiology.* 2001;94:732.
106. Ostapkovich ND, et al. *Anesthesiology.* 1998;89(2):358.
107. Lorenz IH, et al. *Neuroimage.* 2002;17(2):1056.
108. Kofke WA, et al. *Anesth Analg.* 2007;105(1):167.
109. Forster A, et al. *Anesth Analg.* 1987;66(4):309.
110. Veselis RA, et al. *Anesthesiology.* 1997;87(5):1106.
111. Forster A, et al. *J Cereb Blood Flow Metab.* 1983;3(2):246.
112. Wolf J, et al. *Br J Anaesth.* 1990;34(8):628.
113. Knudsen L, et al. *Br J Anaesth.* 1991;67(3):277.
114. Chiolero RL, et al. *Intensive Care Med.* 1988;14(3):196.
115. Misfeldt BB, et al. *Br J Anaesth.* 1976;48(10):963.
116. Strebel S, et al. *Anaesthesia.* 1995;50(3):223.
117. Cavazzuti M, et al. *J Cereb Blood Flow Metab.* 1987;7(6):806.
118. Vollenweider FX, et al. *Eur Neuropsychopharmacol.* 1997;7(1):25.
119. Vollenweider FX, et al. *Eur Neuropsychopharmacol.* 1997;7(1):9.
120. Holcomb HH, et al. *Neuropsychopharmacology.* 2001;25(2):165.
121. Schmidt A, et al. *Acta Anaesthesiol Scand.* 2003;47(5):569.
122. Zeiler FA, et al. *J Neurosurg Anesthesiol.* 2016;28(2):123.
123. Albanese J, et al. *Anesthesiology.* 1997;87(6):1328.
124. Mayberg TS, et al. *Anesth Analg.* 1995;81(1):84.
125. Sakai K, et al. *Anesth Analg.* 2000;90(2):377.
126. Lam AM, et al. *Anesthesiology.* 1993;79:A202.
127. Astrup J, et al. *Anesthesiology.* 1981;55(3):263.
128. Bedford RF, et al. *Anesth Analg.* 1980;59(6):435.
129. Michenfelder JD, Milde JH. *Stroke.* 1975;6:405.
130. Todd MM, Drummond JC. *Anesthesiology.* 1984;60(4):276.
131. Lutz LJ, et al. *Anesthesiology.* 1990;73(1):125.
132. Scheller MS, et al. *Anesthesiology.* 1988;68(4):548.
133. Maekawa T, et al. *Anesthesiology.* 1986;65(2):144.
134. Michenfelder JD, Cucchiara RF. *Anesthesiology.* 1974;40(6):575.
135. Drummond JC, et al. *Anesthesiology.* 1986;65(5):462.
136. Hansen TD, et al. *Anesthesiology.* 1988;69(3):332.
137. Lenz C, et al. *Anesthesiology.* 1998;89(6):1480.
138. Drummond JC. *Anesthesiology.* 2018;129(1):187.
139. Heath KJ, et al. *Anesth Analg.* 1997;85(6):1284.
140. Todd MM, et al. *Anesthesiology.* 1982;57:A332.
141. Mielck F, et al. *Br J Anaesth.* 1998;81:155.
142. Sakabe T. *Anesthesiology.* 1983;59(6):532.
143. Mielck F, et al. *Anesth Analg.* 1999;89:364.
144. Johnson J, et al. *Anesthesiology.* 1995;80:S214.
145. Ornstein E, et al. *Anesthesiology.* 1993;79(3):498.
146. Kuroda Y, et al. *Anesthesiology.* 1997;87(3):527.
147. Sanders RD, Maze M. *Curr Opin Anaesthesiol.* 2005;18(4):405.
148. Franks NP, et al. *Nature.* 1998;396(6709):324.
149. Gruss M, et al. *Mol Pharmacol.* 2004;65(2):443.
150. Laitio RM, et al. *Anesthesiology.* 2007;106(6):1128.
151. Rex S, et al. *Anesthesiology.* 2006;105(5):936.
152. Schmidt M, et al. *Anaesthesia.* 2002;57(10):960.
153. Schmidt M, et al. *Acta Anaesthesiol Scand.* 2005;49(4):494.
154. Reinelt H, et al. *Anesthesiology.* 2001;94(3):475.
155. Fraga M, et al. *Anesthesiology.* 2003;98:1085.
156. Milde LN, Milde JH. *Anesth Analg.* 1989;68:S196.
157. Alkire MT, et al. *Anesthesiology.* 1997;86(3):549.
158. Maksimow A, et al. *Anaesthesia.* 2005;60(9):862.
159. Reinstrup P, et al. *Anesthesiology.* 1995;82(2):359.
160. Eintrei C, et al. *Anesthesiology.* 1985;63(4):391.
161. Boarini DJ, et al. *Neurosurgery.* 1984;15(3):400.
162. Warner DS, et al. *Anesthesiology.* 1985;63(3):243.
163. Albrecht RF, et al. *Anesthesiology.* 1983;58(1):26.
164. Fleischer LH, et al. *Anesthesiology.* 1992;77:A167.
165. Madsen JB, et al. *Anesthesiology.* 1987;66(3):332.
166. Drummond JC, Todd MM. *Anesthesiology.* 1985;62(3):268.
167. Gupta S, et al. *Br J Anaesth.* 1997;79:469.
168. Vavilala MS, et al. *Br J Anaesth.* 2003;90(5):636.
169. Lu H, et al. *Anesth Analg.* 1998;87:854.
170. Adams RW, et al. *Anesthesiology.* 1981;54(2):97.
171. Campkin TV, Flinn RM. *Anaesthesia.* 1989;44(1):50.
172. Grosslight K, et al. *Anesthesiology.* 1985;63(5):533.
173. Scheller MS, et al. *Anesthesiology.* 1987;67:507.
174. Field LM, et al. *Br J Anaesth.* 1993;70(2):154.
175. Eng C, et al. *Anesthesiology.* 1992;77(5):872.
176. Henriksen HT, Jorgensen PB. *Br J Anaesth.* 1973;45(5):486.
177. Misfeldt BB, et al. *Br J Anaesth.* 1974;46(11):853.
178. Wilson-Smith E, et al. *Acta Anaesthesiol Scand.* 2003;47(3):307.
179. Lam AM, et al. *Anesth Analg.* 1994;78(3):462.
180. Strebel S, et al. *Acta Anaesthesiol Scand.* 1995;39(5):653.
181. Algotsson L, et al. *Acta Anaesthesiol Scand.* 1992;36(1):46.
182. Reinstrup P, et al. *Br J Anaesth.* 1997;78(4):407.
183. Reinstrup P, et al. *Anesthesiology.* 2001;95(5):1079.
184. Drummond JC, et al. *Anesth Analg.* 1987;66(11):1083.
185. Schramm WM, et al. *Anesth Analg.* 1998;86(1):123.
186. Lanier WL, et al. *Anesthesiology.* 1985;63(6):589.
187. Tateishi A, et al. *Stroke.* 1989;20(8):1044.
188. Standaert FG. *Anesthesiology.* 1985;63(6):577.
189. Lanier WL, et al. *Anesthesiology.* 1994;80(2):392.
190. Stirt JA, et al. *Anesthesiology.* 1987;67(1):50.
191. Kovarik WD, et al. *Anesth Analg.* 1994;78(3):469.
192. Artru AA. *Anesthesiology.* 1984;60(6):575.
193. Artru AA. *Anesthesiology.* 1983;58(6):533.
194. Artru AA. *Anesthesiology.* 1984;60(3):193.
195. Artru AA. *J Neurosurg.* 1984;60(2):252.
196. Artru AA, et al. *Anesthesiology.* 1982;57(4):255.
197. Maktabi MA, et al. *Anesthesiology.* 1993;78(1):72.
198. Artru AA. *J Neurosurg Anesthesiol.* 1993;5(3):178.
199. Tetrault S, et al. *Eur J Neurosci.* 2008;28(7):1330.
200. Thal SC, et al. *PLoS One.* 2012;7(12):e50752.
201. Altay O, et al. *Stroke.* 2012;43(9):2513.
202. Modica PA, et al. *Anesth Analg.* 1990;70(3):303.
203. Modica PA, et al. *Anesth Analg.* 1990;70(4):433.
204. Kreisman NR, et al. *J Cereb Blood Flow Metab.* 1991;11(1):77.
205. Wollman H, et al. *Fed Proc.* 1967;28:356.
206. Flemming DC, et al. *Anesthesiology.* 1980;52(5):431.
207. Hymes JA. *Anesth Analg.* 1985;64(3):367.
208. Harrison JL. *Anesth Analg.* 1986;65(11):1235.
209. Kofke WA, et al. *Anesthesiology.* 1989;71(5):653.
210. Komatsu H, et al. *Ann Acad Med Singapore.* 1994;23(suppl 6):130.
211. Kaisti K, et al. *Anesthesiology.* 1952;91(6):1999.
212. Hisada K, et al. *J Neurosurg Anesthesiol.* 2001;13:333.
213. Hilty CA, Drummond JC. *Anesthesiology.* 2000;93(5):1357.
214. Terasako K, et al. *Anesth Analg.* 2003;96(4):1239.
215. Todd MM, et al. *Anesthesiology.* 1984;61(5):495.
216. Bennett DR, et al. *Neurology.* 1973;23(5):449.
217. Steen PA, Michenfelder JD. *Anesthesiology.* 1979;50(5):437.
218. Hirshman CA, et al. *Anesthesiology.* 1982;56(6):464.
219. Ghoneim MM, Yamada T. *Anesth Analg.* 1977;56:479.
220. Laughlin TP, Newberg LA. *Anesth Analg.* 1985;64:80.
221. Ebrahim ZY, et al. *Anesth Analg.* 1986;65:1004.
222. Gancher S, et al. *Anesthesiology.* 1984;61:616.
223. Samra SK, et al. *Anesthesiology.* 1995;82(4):843.
224. Rampton AJ, et al. *Anesthesiology.* 1989;70(3):412.
225. Drummond JC, et al. *Anesthesiology.* 1992;76(4):652.
226. Firestone LL, et al. *Anesth Analg.* 1996;82(6):1247.
227. Smith NT, et al. *J Clin Monit.* 1985;1(4):236.
228. Tempelhoff R, et al. *J Neurosurg.* 1992;77(2):201.
229. Cascino GD, et al. *J Clin Neurophysiol.* 1993;10(4):520.
230. Astrup J, et al. *Stroke.* 1977;8(1):51.
231. Hossmann KA. *Ann Neurol.* 1994;36(4):557.
232. Michenfelder JD, et al. *Anesthesiology.* 1987;67(3):336.
233. Sundt Jr TM, et al. *Mayo Clin Proc.* 1981;56(9):533.
234. Michenfelder JD, Sundt Jr TM. *Stroke.* 1971;2(4):319.
235. Michenfelder JD, Theye RA. *Anesthesiology.* 1970;33(4):430.
236. Siesjo BK. *J Neurosurg.* 1992;77:169.
237. Lipton P. *Physiol Rev.* 1999;79(4):1431.
238. Fiskum G, et al. *J Cereb Blood Flow Metab.* 1999;19(4):351.
239. Velier JJ, et al. *J Neurosci.* 1999;19(14):5932.
240. Kawaguchi M, et al. *Anesthesiology.* 2000;92(5):1335.
241. Powers WJ, et al. *Stroke.* 2018;49(3):e46–e110.

242. Nogueira RG, et al. *N Engl J Med.* 2018;378(1):11.
243. Albers GW, et al. *N Engl J Med.* 2018;378(8):708.
244. Dirnagl U, et al. *Trends Neurosci.* 1999;22(9):391.
245. Del Zoppo GJ. *Stroke.* 2013;44(1):263.
246. Dirnagl U. *Ann NY Acad Sci.* 2012;1268:21.
247. Heiss WD. *Ann NY Acad Sci.* 2012;1268:26.
248. Hossmann KA. *J Cereb Blood Flow Metab.* 2012;32(7):1310.
249. van der Spuy WJ, et al. *Rev Neurosci.* 2012;23(3):269.
250. Kramer DR, et al. *J Clin Neurosci.* 2016;24:22.
251. Ma Y, et al. *Prog Neurobiol.* 2017;157:247.
252. Martin A, et al. *Ther Adv Neurol Disord.* 2018;11.1756286418774267.
253. Mayor D, Tymianski M. *Neuropharmacology.* 2018;134(Pt B):178.
254. Forsman M, et al. *Anesth Analg.* 1989;68(4):436.
255. Roine RO, et al. *JAMA.* 1990;264(24):3171.
256. No authors listed. *N Engl J Med.* 1991;324(18):1225.
257. Roberts BW, et al. *Circulation.* 2018;137(20):2114.
258. Hypothermia Group after Cardiac Arrest Study Group. *N Engl J Med.* 2002;346(8):549.
259. Shankaran S, et al. *N Engl J Med.* 2005;353(15):1574.
260. Shankaran S, et al. *N Engl J Med.* 2012;366(22):2085.
261. Hoffman WE, et al. *Anesth Analg.* 1991;73(4):460.
262. Hoffman WE, et al. *Anesth Analg.* 1993;76(2):279.
263. Smith AL, et al. *Stroke.* 1974;5(1):1.
264. Michenfelder JD, et al. *Arch Neurol.* 1976;33:345.
265. Nehls DG, et al. *Anesthesiology.* 1987;66:453.
266. Nussmeier NA, et al. *Anesthesiology.* 1986;64:165.
267. Shapiro HM. *Br J Anaesth.* 1985;57:82.
268. Warner DS, et al. *Anesthesiology.* 1996;84:1475.
269. Busto R, et al. *J Cereb Blood Flow Metab.* 1987;7(6):729.
270. Sano T, et al. *Anesthesiology.* 1992;76(2):221.
271. Warner DS, et al. *J Cereb Blood Flow Metab.* 1991;11(5):794.
272. Drummond JC, et al. *Neurosurgery.* 1995;37(4):742.
273. Cole DJ, et al. *Can J Anaesth.* 2001;48(8):807.
274. Baughman VL, et al. *Anesthesiology.* 1988;69:192.
275. Soonthan-Brant V, et al. *Anesth Analg.* 1999;88:49.
276. Mackensen GB, et al. *Anesthesiology.* 2000;93(4):1102.
277. Nellgard B, et al. *Anesthesiology.* 2000;93(2):431.
278. Kawaguchi M, et al. *J Neurosurg Anesthesiol.* 2000;12:385.
279. Sakai H, et al. *Anesthesiology.* 2007;106(1):92.
280. Warner DS, et al. *Anesthesiology.* 1993;79:985.
281. Werner C, et al. *Br J Anaesth.* 1995;75(6):756.
282. Engelhard K, et al. *Br J Anaesth.* 1999;83(3).
283. Homi HM, et al. *Anesthesiology.* 2003;99(4):876.
284. Ma D, et al. *Anesthesiology.* 2003;98(3):690.
285. Ma D, et al. *Ann Neurol.* 2005;58(2):182.
286. Ravussin P, de Tribolet N. *Neurosurgery.* 1993;32(2):236. discussion 240.
287. Gelb AW, et al. *Anesthesiology.* 2002;96(5):1183.
288. Pittman JE, et al. *Anesthesiology.* 1997;87(5):1139.
289. Bayona NA, et al. *Anesthesiology.* 2004;100(5):1151.
290. Batjer HH, et al. *J Neurosurg.* 1988;68:234.
291. Nebauer AE, et al. *Br J Anaesth.* 1992;69(1):58.
292. Pickard JD, et al. *BMJ.* 1989;298(6674):636.
293. No authors listed. *Lancet.* 1990;336(8725):1205.
294. Drummond JC, et al. *Stroke.* 1989;20(11):1538.
295. Young WL, et al. *Anesthesiology.* 1989;71:794.
296. Ahmed N, et al. *Stroke.* 2000;31(6):1250.
297. Connolly ES Jr, et al. *Stroke.* 2012;43(6):1711.
298. Carney N, et al. *Neurosurgery.* 2017;80(1):6.
299. Nemoto EM, et al. *J Neurosurg Anesthesiol.* 1996;8(1):52.
300. Buchan A, Pulsinelli WA. *J Neurosci.* 1990;10(1):311.
301. Hindman BJ, et al. *Neurosurgery.* 1999;44(1):23.
302. Todd MM, et al. *N Engl J Med.* 2005;352(2):135.
303. Shiozaki T, et al. *J Neurosurg.* 1993;79:363.
304. Clifton GL, et al. *J Neurotrauma.* 1993;10(3):263.
305. Clifton GL, et al. *Lancet Neurol.* 2011;10(2):131.
306. Clifton GL, et al. *N Engl J Med.* 2001;344(8):556.
307. Kammersgaard LP, et al. *Stroke.* 2000;31(9):2251.
308. Bernard SA, et al. *N Engl J Med.* 2002;346(8):557.
309. Wass CT, et al. *Anesthesiology.* 1995;83(2):325.
310. Vannucci RC, et al. *J Cereb Blood Flow Metab.* 1996;16(5):1026.
311. Mullner M, et al. *J Cereb Blood Flow Metab.* 1997;17(4):430.
312. Weir CJ, et al. *BMJ.* 1997;314(7090):1303.
313. Matchar DB, et al. *Ann Intern Med.* 1992;117(6):449.
314. Bruno A, et al. *Neurology.* 2002;59(5):669.
315. Gray CS, et al. *Lancet Neurol.* 2007;6(5):397.
316. Auer RN. *Forensic Sci Int.* 2004;146(2-3):105.
317. Archer DP, et al. *J Neurosurg Anesthesiol.* 1994;6(1):51.
318. Dell'Anna AM, et al. *Crit Care.* 2014;18(5):555.
319. de Jonge E, et al. *Crit Care.* 2008;12(6):R156.
320. Kilgannon JH, et al. *JAMA.* 2010;303(21):2165.
321. Elmer J, et al. *Intensive Care Med.* 2015;41(1):49.
322. Vaahersalo J, et al. *Crit Care Med.* 2014;42(6):1463.
323. Vilalta A, et al. *J Neurotrauma.* 2011;28(7):1139.
324. Davis DP, et al. *J Neurotrauma.* 2009;26(12):2217.
325. Brenner M, et al. *Arch Surg.* 2012;147(11):1042.
326. Roffe C, et al. *PLoS One.* 2011;6(5):e19113.
327. Lang M, et al. *Neurosurgery.* 2016;78(4):540.
328. Hindman BJ, et al. *Anesthesiology.* 2010;112(1):86.
329. Group GTC, et al. *Lancet.* 2008;372(9656):2132.
330. Davis MJ, et al. *Anesthesiology.* 2012;116(2):396.
331. Lenzi GL, et al. *J Cereb Blood Flow Metab.* 1982;2(3):321.
332. Olsen TS. *Acta Neurol Scand.* 1986;73(4):321.
333. Rockman CB, et al. *J Vasc Surg.* 2006;44(3):480.
334. Jorgensen ME, et al. Time elapsed after ischemic stroke and risk of adverse cardiovascular events and mortality following elective non-cardiac surgery. *JAMA.* 2014;312(3):269.
335. Rantner B, et al. *Eur J Vasc Endovasc Surg.* 2005;30(1):36.
336. Ballotta E, et al. *Surgery.* 2002;131(3):287.
337. Keldahl ML, Eskandari MK. *Expert Rev Cardiovasc Ther.* 2010;8(10):1399.
338. Strandgaard S. *Circulation.* 1976;53(4):720.
339. Njemanze PC. *Stroke.* 1992;23(12):1743.
340. Vorstrup S, et al. *Stroke.* 1984;15(2):312.
341. Toyoda K, et al. *J Cereb Blood Flow Metab.* 1998;18(3):305.
342. Larsen FS, et al. *Stroke.* 1994;25(10):1985.
343. Waldemar G, et al. *J Hypertens.* 1989;7(3):229.
344. Arbit E, et al. *Neurosurgery.* 1989;24(2):166.
345. Julien C, et al. *Br J Cancer.* 2004;91(2):374.
346. Packard SD, et al. *Neoplasia.* 2003;5(4):330.
347. Rasmussen M, et al. *Anesthesiology.* 2010;112(1):50.
348. Shin JH, et al. *AJR Am J Roentgenol.* 2002;179(3):783.
349. Bedford RF, et al. *Anesth Analg.* 1982;61(5):430.
350. Kaal EC, Vecht CJ. *Curr Opin Oncol.* 2004;16(6):593.
351. Stummer W. *Neurosurg Focus.* 2007;22(5):E8.
352. McManus ML, Strange K. *Anesthesiology.* 1993;78(6):1132.
353. Wasterlain CG. *Epilepsia.* 1974;15(2):155.
354. Todd MM. *Adv Pharmacol.* 1994;31:595.
355. Todd MM, et al. *Am J Physiol.* 1994;267(5 Pt 2):H2025.
356. Murphy FL, et al. *Abstracts Annual Meeting Am Soc Anesthesiol.* 1974;1974:62.
357. Werner C, et al. *Anesth Analg.* 1991;72(2):177.
358. Wollman H, et al. *Anesthesiology.* 1964;25:180.
359. Branston NM, et al. *Exp Neurol.* 1974;45(2):195.
360. Jones TH, et al. *J Neurosurg.* 1981;54(6):773.

12 神经肌肉生理学与药理学

J. A. JEEVENDRA MARTYN，MALIN JONSSON FAGERLUND
刘冬冬 译 潘鹏 李文志 审校

要点

- 神经肌肉接头由神经末梢远端、施万细胞、突触间隙及肌肉终板组成，它们共同形成可供药物作用的受体及底物。神经肌肉传递主要依赖于天然神经递质乙酰胆碱。乙酰胆碱从突触前神经末梢释放后，与位于神经肌肉接头（突触）前膜或者后膜的经典乙酰胆碱受体结合。根据结构组成，乙酰胆碱受体分为常见的肌肉亚型乙酰胆碱受体和多种神经亚型乙酰胆碱受体。

- 肌松药作用位点多样。去极化和非去极化肌松药的主要作用机制和作用位点是对接头后受体产生竞争性或拮抗作用，但这只是神经肌肉药物作用的简单描述。非去极化肌松药通过阻止乙酰胆碱与接头后烟碱乙酰胆碱受体的首选识别位点结合而阻碍神经肌肉的传递。

- 增加非去极化肌松药浓度会出现另一种非竞争性作用的叠加，即离子通道的阻断。肌松药通过作用于突触前膜的乙酰胆碱受体，调节乙酰胆碱的释放，从而增强肌松药在突触后膜上的肌松效应。这一点在实验记录中可表现为，随着刺激频率的增加而出现"衰减"。当突触后膜上的乙酰胆碱受体功能受抑制（如被银环蛇毒素抑制），或乙酰胆碱受体数量减少（如重症肌无力）时，也会出现"衰减"。因此，神经肌肉接头是一个复杂的动态系统，药物作用是一系列因素的综合，药物种类、剂量、神经末梢和肌肉部位的活性、给药后的时间、联合应用麻醉药或其他药物，以及患者的年龄和身体状态等多种因素均能改变肌松药的作用。

- 抗胆碱酯酶药（如新斯的明）可以抑制肌肉胆碱酯酶的活性，增加突触间隙乙酰胆碱浓度，从而竞争性置换非去极化肌松药，逆转其肌松作用。这些抗胆碱酯酶药（如新斯的明）还有其他作用，包括通过别构效应影响神经末梢和受体。单次或者长期使用抗胆碱酯酶药可能损害健康状态良好患者的神经肌肉功能。改良的环糊精（如舒更葡糖）作为一类新型化合物，能通过包裹甾体类肌松药而逆转其肌松作用。

- 与神经递质类似，去极化肌松药（如琥珀胆碱）首先与乙酰胆碱识别部位发生反应，在使终板膜去极化的过程中开放乙酰胆碱离子通道。而与递质不同的是，去极化肌松药不被乙酰胆碱酯酶水解，而是一直保留在接头处。琥珀胆碱用药后不久，一些受体就出现脱敏，此时，即使受体与激动剂结合，离子通道也无法开放，不能让电流通过而引起肌肉膜的去极化。

- 当使用超过常规浓度的去极化肌松药或去极化肌松药在接头部位长时间留存时，则会出现其他的神经肌肉作用。高浓度去极化肌松药也可影响接头前结构。去极化肌松药的接头前和接头后作用加上其对肌肉神经稳态的某些继发作用，导致了所谓"Ⅱ相阻滞"这一复杂现象。某些临床用药（如肉毒杆菌毒素）也能对运动神经产生作用，从而间接影响肌肉。某些产梭菌毒素的全身性感染（如肉毒杆菌感染、气性坏疽）可通过减少神经末梢乙酰胆碱的释放，引起全身麻痹。即使在用药 24 h 或更长时间后，非去极化肌松药也能够影响突触后受体，出现类似去神经支配的表现（化学性去神经支配），表现为突触后乙酰胆碱受体上调。先兆子痫的孕妇给予镁后，乙酰胆碱释放减少，故孕妇或新生儿存在肌无力的风险。在认识到这些作用部位和机制的前提下，我们开始将这些理论知识用于进一步解释这些药物临床应用后的表现。

- 目前研究工作的重点在于调控正常或疾病条件下接头后膜上乙酰胆碱受体的表达。乙酰胆碱受体成熟及未成熟的异构体的出现与否，使其效应更加复杂化。特定病理状态下（如去神经支配、脑卒中、脓毒症、烧伤、身体制动和长期应用肌松药），乙酰胆碱受体表达上调，同时乙酰胆碱受体的未成熟异构体的表达也增加，烟碱 α_7 乙酰胆碱受体（α_7AChR）也重新开始表达。在肌肉无力的病理状态下，未成熟受体（胎儿受体或包含 γ 亚基的受体）功能及药理学特性的改变和烟碱 α_7AChR 的表达，导致肌肉对琥珀胆碱的敏感性增加，并伴有高钾血症及非去极化肌松药抵抗。

- 另一个日益受到关注的领域是对成熟受体及其另外两种受体异构体（突触上未成熟的 γ 亚基和 α_7AChR）表达的调控。未成熟的 γ 亚基和 α_7AChR 的再表达可能与生长因子信号异常有关。

- 将乙酰胆碱受体基因进行突变后，离子通道开放时间延长或出现快速开放，即使受体数量正常，也可能出现类肌无力状态。通常，这种肌无力与无效的去极化或通道开放时间的改变有关，抑或两者都有关。

　　尽管神经肌肉接头处的胆碱能神经传递是神经系统中研究最广泛的突触，但其作用机制还未完全研究清楚。通过典型的乙酰胆碱受体（acetylcholine receptor，AChR）介导的神经肌肉信号传递模型，可以在一个最简单的层面上分析并理解神经肌肉传递的生理学变化。哺乳动物的神经肌肉接头和烟碱乙酰胆碱受体非常典型，且被广泛应用于对突触的研究。经典神经肌肉接头通路的传导过程中，神经传导以及受体对药物的反应都是可以干预的，相关研究对其过程已经提供了很多详细的信息。例如，研究发现乙酰胆碱受体的质变和量变均可调节神经传导和受体对药物的反应[1-3]。在重症肌无力患者中，乙酰胆碱受体的减少将会导致神经传递效率的下降（因而肌肉无力）[4]，以及受体对神经肌肉松弛药敏感性的改变[3]。另一个例子就是相关神经（接头前）的变化在神经传递和肌松药反应上的重要性[5-7]。然而，肌松药发挥作用的途径并非经典图解所示的单一作用位点。研究显示，肌松药可以产生接头前效应[5]，并且一些肌松药对受体也有类似于激动剂的作用[8]，而另一些肌松药所产生的效应则不能用单纯的突触后反应来解释[9-11]，这些所见为先前无法解释的现象提供了新的突破口。尽管已知肌松药作用于神经肌肉接头处的突触前膜及突触后膜受体，但是新近研究表明肌松药与烟碱及毒蕈碱乙酰胆碱受体发生作用的部位，除了肌肉处，还包括颈动脉窦、心脏迷走神经以及支气管平滑肌等部位[9-13]。

虽然这种多元化的动作–反应现象使神经传导的生理学和药理学更加复杂，但是这些崭新的观点使实验研究所得结论与临床研究更为密切。本文将详细介绍神经肌肉接头的基础生理学和麻醉相关的药理学。读者可以通过几篇综述来深入了解改变神经肌肉接头功能和药理作用的生理和病理过程[14-19]。

神经肌肉传导

　　神经肌肉的传导机制比较简单直观。神经组织合成乙酰胆碱，并将其储存在一种小而均一的囊泡中。当神经受到刺激时，这些囊泡移动到神经表面，破裂后向神经与肌肉间裂隙释放乙酰胆碱。位于肌肉终板上的乙酰胆碱受体反应性开放钠通道，使肌肉组织去极化。肌肉组织产生的终板电位沿着肌膜传导，使整个肌膜上的钠通道开放，引发一次肌肉收缩[16-17]。然后乙酰胆碱立即与受体分离并被突触间隙的一种酶——胆碱酯酶降解（该酶也存在于突触间隙）。外源性可以激活烟碱乙酰胆碱受体的药物，即激动剂，如去极化肌松药（琥珀胆碱或烟碱），也可以作用于这些受体，并模拟乙酰胆碱的作用，使终板去极化。非去极化肌松药（nondepolarizing muscle relaxants，NDMR）也作用于受体，但其作用机制是阻止乙酰胆碱与受体结合，从而阻止激动剂的去极化作用。由于非去极化肌松药可以阻止激动剂（如乙酰胆碱、卡巴胆碱、琥珀胆碱）的作用，因而也被称作肌肉乙酰胆碱受体拮抗药。其他通常称作逆转因子或神经肌肉松弛拮抗剂（如新斯的明、普洛斯的明）的复合物，通过抑制乙酰胆碱酯酶来抑制乙酰胆碱的水解。累积的未降解的乙酰胆碱可以有效地与非去极化肌松药竞争，从受体上取代后者（即质量作用定律），并拮抗其作用。

形态学

神经肌肉接头是神经端和肌肉端传递和接受化学信号的特异结构[15-19]。每一个运动神经元从脊髓前角或髓质直接发出一个大且有髓鞘包被的轴突到神经肌肉接头处（图 12.1A）。运动神经元靠近肌肉时，不断发出分支与众多的肌细胞接触，并与其组成功能性群体，称为"运动单位"（图 12.1B）。这类神经末梢在结构上与其他神经轴突差别很大，当神经末梢到达肌纤维后，即脱髓鞘形成一束终末神经束分布于肌表面，并被施万细胞覆盖。这种排列与肌细胞膜中的突触结构相匹配（图 12.1C）。神经与肌细胞表面之间存在一宽约为 50 nm 的裂隙间隔，称为接头间隙或突触间隙。神经和肌肉之间以蛋白丝紧密联合，该蛋白丝称为基底膜，并由其分隔神经和终板间的突触间隙。肌肉表面有很多褶皱，在肌膜的褶皱中又有许多凹陷，即初级和次级裂隙，因此终板处的肌纤维膜总

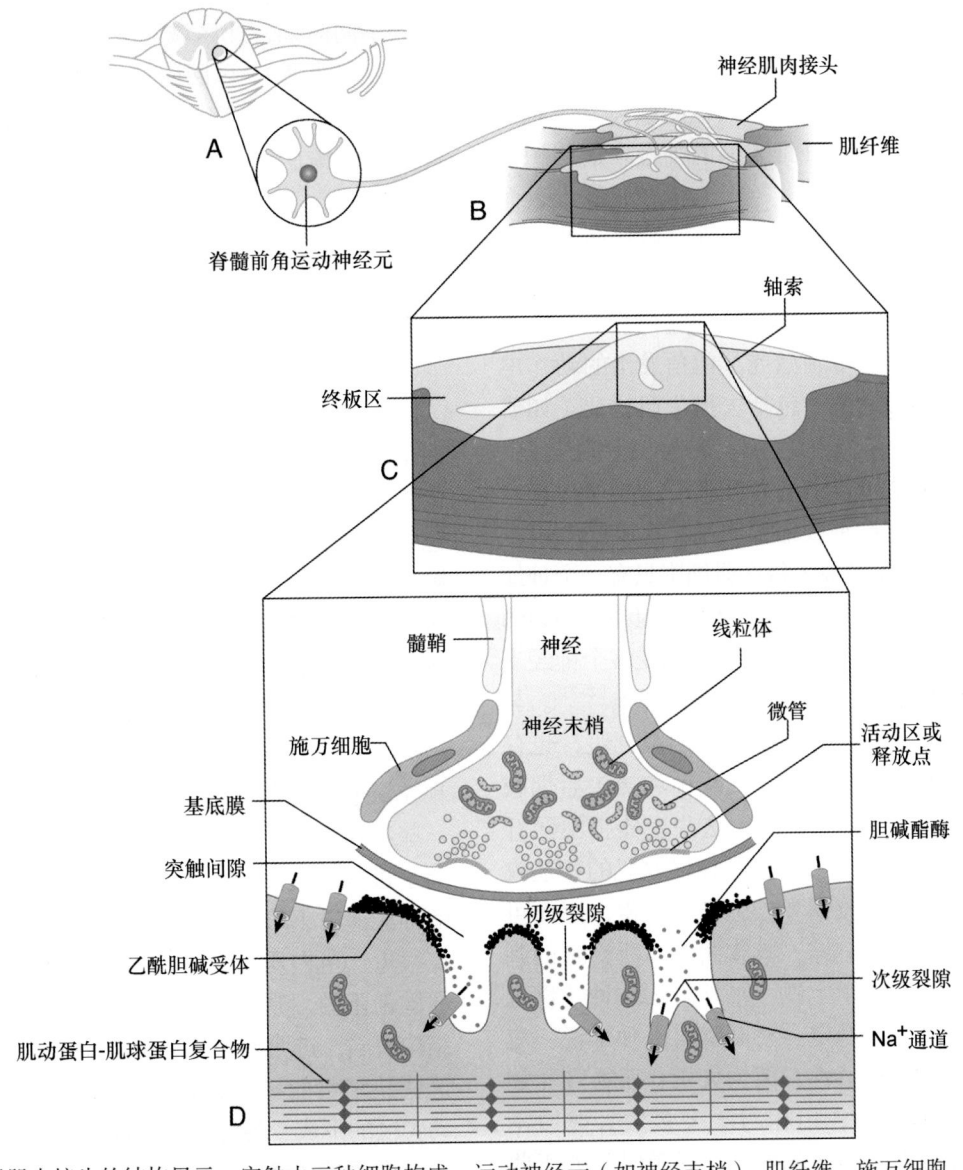

图 12.1　成人神经肌肉接头的结构显示，突触由三种细胞构成：运动神经元（如运动末梢）、肌纤维、施万细胞。（A）运动神经由脊髓的前角或脑干发出。（B）当神经靠近其肌纤维时，在与肌纤维表面接触之前，神经会不断发出分支，支配肌纤维。（C）每块肌肉只接受一个突触。运动神经元脱髓鞘并进一步发出许多分支进入到突触前终端，终止在肌纤维表面。（D）被施万细胞覆盖的神经末梢在膜周围有成簇分布的囊泡使膜增厚，这是活动区，其一端朝向突触，而另一端朝向线粒体和微管。突触的槽（突触间隙）由初级裂隙和很多次级裂隙构成，将神经和肌肉分隔开来。肌肉的表面形成褶皱，褶皱"肩部"的密斑含有乙酰胆碱受体，钠通道存在于裂隙的底部并遍及肌膜。起着稳定神经肌肉接头作用的乙酰胆碱酯酶、蛋白和蛋白聚糖也分布于突触间隙

表面积很大。不同物种和不同类型的肌组织之间，这些皱褶的深度也不相同。虽然人类位于肌肉纤维上的接头实际大小比小鼠大很多，但人类神经肌肉接头相对于自身肌肉大小来说，要比小鼠小许多。人类的神经肌肉接头分布有更多的褶皱，而且褶皱相对较深[14, 17]。传递去极化电流的钠通道分布于这些褶皱的底部（图 12.1D）。乙酰胆碱受体密集分布于这些褶皱"肩部"，每个接头处约有 500 万个。而在皱褶底部，这些乙酰胆碱受体则稀少许多。

神经的营养功能对于神经肌肉正常功能的发育及维持非常重要。出生前，每个肌细胞通常和几个神经接触，并形成突触[14, 19]。出生时，只保留一个终板，其他神经均回缩（见"特殊年龄阶段的神经肌肉接头"部分）。突触结构一旦形成，尤其是终板，则成为永久结构，即使原来的神经死亡，也会有其他神经在原来的区域代替其支配同一区域的肌肉。快肌纤维表面的神经末梢比慢肌纤维表面的神经末梢体积更大、更复杂，其原因尚不明。神经末梢在肌纤维表面的这些差异可能与快 / 慢收缩肌纤维对肌松药的反应不同有关。

由于单个运动单位中的所有肌细胞都被同一个神经元激动，神经发出的电刺激或从前角发出的动作电位，或者任何一种激动剂［包括去极化肌松药（如琥珀胆碱）］均可以导致一个运动单位中的肌细胞同步收缩。这种一个运动单位中所有细胞同步收缩的现象称为肌束震颤，通常这种收缩很明显，在皮肤上可以肉眼观察到。虽然大多数成人每个肌细胞只有一个神经肌肉接头，但也有例外，尤其是眼外肌。与哺乳动物的横纹肌不同，眼外肌是"强直性"肌肉，受多个神经支配，即多个神经肌肉接头汇聚到同一条肌纤维[20-23]。与其他肌肉明显不同的是，即使是成人的眼外肌，也存在成熟和未成熟胎儿受体（见"接头前和接头后烟碱乙酰胆碱受体的生物学"部分），这些受体将不同纤维上的不同突触分隔开[20-22]。与其他横纹肌的快速收缩和松弛不同，眼外肌收缩和松弛均很缓慢，因而可保持比较稳定的收缩或挛缩，其收缩力与所受到的刺激大小成比例。从生理学上说，眼外肌的这种特性可以有效维持眼球位置的稳定。对麻醉科医师来说，应十分重视眼外肌的这种特性，因为去极化肌松药（如琥珀胆碱）对眼外肌的作用相对于大多数骨骼肌不同，不是使眼外肌先收缩后麻痹，而是长时间处于收缩状态，处于收缩状态的眼外肌将眼球压在眶壁上，使得眼内压升高[22-23]。然而，临床上对琥珀胆碱诱导眼内压升高的临床意义已产生质疑。尽管许多教科书提及应用琥珀胆碱后导致眼内容物脱出的报道，但

这一效应的基础似乎缺乏说服力[24]。临床研究表明，琥珀胆碱诱导可使眼外肌收缩 1 ～ 2 min，并且每条眼外肌均会产生 12 g 以上的张力[23]。因而琥珀胆碱似乎不应该用于开放性眼外伤患者。

旁接头地带为肌肉刚刚离开肌肉的区域，其对神经肌肉接头的功能很重要。旁接头地带中存在各种受体，包括低密度的乙酰胆碱受体以及高密度的钠通道（图 12.1D）。受体的混合存在，增强了旁接头地带对乙酰胆碱受体产生的去极化作用（也就是终板电位）的反应，并将其转化为去极化波，沿肌组织传导，最终引发肌肉收缩。旁接头地带的钠通道密度高于距离接头更远的肌纤维膜组织[25-26]。旁接头地带离神经末梢较近，能受到其释放的神经递质的影响。而且，在生命的不同时期，此区域的受体和通道会发生某些特殊变异（即亚型），以回应神经活性的异常下降（见"接头前和接头后烟碱乙酰胆碱受体的生物学"部分）。也有一些乙酰胆碱受体、钠离子或钙通道存在先天异常（即突变）[25-27]。这种变异性有可能导致患者在不同年龄和病理条件下对肌松药产生不同的反应[17, 27]。

量子理论

神经末梢的内容物并非均一一致。如图 12.1C 和图 12.2 所示，囊泡聚集在朝向接头表面的部位，而微管、线粒体以及其他支撑结构则分布在对侧。这些包含神经递质的囊泡沿着电子致密度很高的小而厚的膜，以集簇的形式有序分布，这一区域被称作"活动区"或"释放点"。该增厚区是一些横跨神经末梢突触表面的条带的交叉部分，被认为是囊泡破裂进入突触间隙（见"胞吐过程"部分）之前所附着的结构（活动区）。高分辨率电子显微镜显示，一些小的蛋白颗粒沿着囊泡间的活动区域分布。这些颗粒被认为是一些特殊通道，即电压门控钙通道，该通道可以允许钙离子进入神经细胞，并引起囊泡释放[28-29]。迅速释放的神经递质（200 μs）提示上述电压门控钙通道离释放点很近。蛋白质组学研究表明，至少有 26 种基因编码突触前蛋白，其中的 12 个基因出现突变能导致突触前结构缺陷，进而导致乙酰胆碱释放减少和肌肉无力[30]。这些缺陷可能影响胞吐作用、胞吞作用、活动区和活动旁区的形成、囊泡的运输及神经肽的调节[30]。

在观察骨骼肌的电生理活动时，神经肌肉接头处可以看到小的、自发的去极化电位。与运动神经受到刺激时所产生的终板电位幅度相比，这些神经肌肉接头处的电位幅度只有终板电位的 1/100。除幅度外，这些电位在时程及受药物影响的方式方面与终

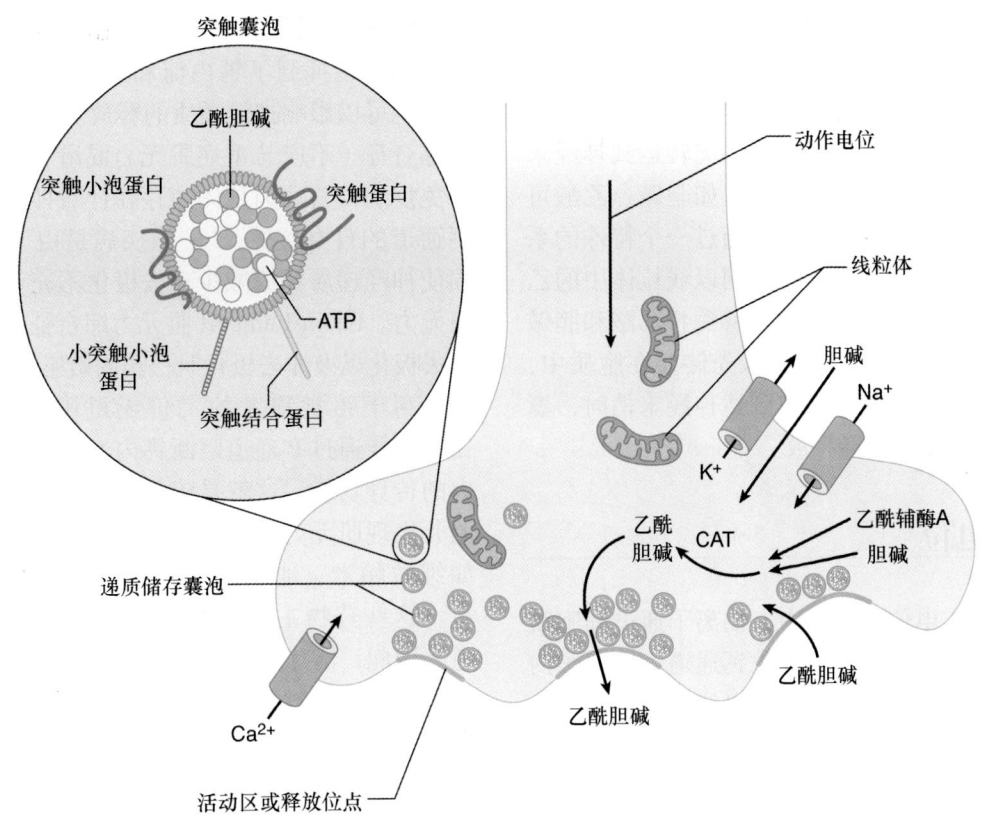

图 12.2　化学突触、运动神经末梢，包括递质合成装置的作用过程。线粒体是细胞内比较大的结构。在乙酰辅酶 A 的作用下，胆碱和乙酸合成乙酰胆碱，然后运输并贮存在有被囊泡中，转移至释放部位。突触前动作电位通过特殊的蛋白质（钙通道）触发钙离子内流，引起囊泡与膜融合并释放递质，囊泡膜从神经膜上脱离并被摄取再利用。每一个囊泡都能够不同程度地释放内容物——从不完全到完全。递质通过扩散、分解和再摄取而被灭活。插图为突触囊泡的放大图。乙酰胆碱以量子的形式与 ATP 共同贮存在囊泡中并被覆囊泡膜蛋白，突触小泡蛋白是构成囊泡膜的一种糖蛋白，突触结合蛋白是囊泡的钙感受器。作为另一种膜蛋白，突触蛋白磷酸化后促使囊泡运输到释放部位。小突触小泡蛋白［囊泡相关膜蛋白（VAMP）］是一种 SNARE 蛋白，其将囊泡与释放部位相连（图 12.3）。CAT，胆碱乙酰转移酶；K^+，钾离子；Na^+，钠离子；Ca^{2+}，钙离子

板电位相似。这些小幅度电位被称作"小终板电位"（miniature end-plate potentials，MEPP）。统计分析得出结论，它们是单位反应，也就是说，MEPP 有最小值，而且所有的 MEPP 都等于最小值或者是最小值的倍数。因为单个乙酰胆碱分子不足以产生如此大的 MEPP，故推想 MEPP 是由大小一致的一组（即量子）神经递质从神经释放时（无刺激时）所产生的。刺激所引发的终板电位是几百个囊泡同步释放所产生的去极化的总和。传播到神经末梢的动作电位通过开放电压门控钙通道促使钙离子进入神经细胞，而钙离子内流导致囊泡移行到活动区，并与神经膜融合，将乙酰胆碱释放进入突触间隙[28-29]。释放点位于受体所在突触后表面的正对侧，因此所有的神经递质都被充分利用，这样，肌肉反应直接与神经传导信号相偶联[17, 28]。

突触前受体位点的有序排列有赖于突触两侧分布的黏附分子或特殊细胞表面蛋白，跨过突触间隙相互紧密连接，使得接头前、后的突触结构成为一个整体[14, 19, 31]。神经连接蛋白就是其中一种与突触黏附相关的蛋白，其与突触后膜的神经配蛋白相结合。每

个神经冲动所释放的乙酰胆碱数量庞大，至少有 200 个量子（每个量子约含 5000 个分子）。同时，一次神经冲动释放递质所激活的乙酰胆碱受体也数量庞大，大约为 50 万个分子。通过激活（开放）的乙酰胆碱受体通道，离子流动（主要是 Na^+ 和一些 Ca^{2+}）引起最大的终板去极化，最终形成一个远高于肌肉兴奋阈电位的终板电位。神经肌肉接头是一个强有力的系统，其冲动由比实际需要多得多的神经递质分子产生，而且其引发的反应也比所需要的强烈。同时，每个冲动信号的传送只动用了可用囊泡、受体及通道的一小部分。因此，信号传递具有重要的安全范围，同时也具有强大的储备能力[16-18, 32]。

神经肌肉接头

神经递质在运动神经末梢中的形成

运动神经轴突将电信号从脊髓传递到肌肉，其

具有将电信号转化为化学信号所需的所有生物化学结构。神经末梢中所有用来合成、储存和释放乙酰胆碱以及其他营养因子的离子通道、酶、蛋白质、大分子和膜成分，都是在细胞体生成并由轴突转运到神经末梢（图 12.2）[15, 28-29]。简单的分子，如胆碱、乙酸可从神经末梢的外环境中获得。胆碱通过一个特殊的系统从细胞外液转运到胞质中，乙酸则以线粒体中的乙酰辅酶 A 的形式摄取。胆碱乙酰转移酶将乙酸和胆碱合成为乙酰胆碱，合成的乙酰胆碱先储存在胞质中，然后被运输到囊泡。当动作电位到达神经末梢时，囊泡这一位置有利于乙酰胆碱释放。

神经动作电位

神经产生动作电位的过程中，钠离子通过细胞膜流入细胞，生成去极化电压，开放钙通道，钙离子内流，引起乙酰胆碱释放。神经动作电位是神经递质乙酰胆碱释放的激活因素。神经受刺激后释放的量子数量与细胞外钙离子浓度有很大关系。如果钙离子不存在，即使电刺激使神经去极化也不会引发神经递质的释放。当细胞外钙离子浓度增加 1 倍时，终板电位的量子含量将增加 16 倍[33]。钙离子流将持续存在，直至细胞内的钾外流使膜电位回到正常。神经末梢同时有钙通道和钾通道，钾通道有电压门控钾通道和钙激活性钾通道两种，其功能是限制钙离子内流，从而抑制去极化[26, 32]。钾通道阻滞剂（如 4- 氨基吡啶、四乙铵）可以延长钙离子的流动、延缓或阻止钾离子外流。此种情况下量子释放显著增加[17, 34]。提高神经末梢钙离子浓度可在临床上出现"强直后增强（PTP）"的现象，一般发生在患者用非去极化肌松药后，用持续的高而强直的频率刺激神经时。每一次刺激都会引起钙离子内流，且钙离子无法在神经受到刺激后立即排出，因而在强直阶段出现蓄积。由于神经末梢在强直后的一段时间内所含有的钙离子的量较正常多，这段时间给神经一个刺激会引起超出正常量的乙酰胆碱释放。这些超出正常量的乙酰胆碱可以拮抗肌松药并导致特征性的收缩幅度增加（比如强直后刺激）。

钙离子通过钙通道这一特殊蛋白质进入神经细胞[15, 35]。在多种钙通道中，有两种在神经递质释放过程中比较重要，即 P 通道和 L 慢通道。P 通道只分布在神经末梢，可能负责神经递质的正常释放[13, 35]。在运动神经末梢，钙通道位于活化区的毗邻区域（图 12.2）。这些钙通道是电压依赖性的，通过神经动作电位引起膜电位的改变来控制其开放和关闭。除了钙通道，钾通道也存在于神经末梢，包括电压门控钾通道

和钙激活性钾通道。钾通道限制神经末梢去极化的时间，因而也抑制了钙内流和递质释放[26]。钙内流的改变也可以影响神经递质的释放。Eaton-Lambert 肌无力综合征（不应与重症肌无力混淆）是一种获得性自身免疫病，其病因是体内存在针对神经末梢电压门控钙通道的自身抗体[36]。该疾病是由于钙通道功能受损使神经递质释放减少，去极化不充分，从而导致肌肉无力。Eaton-Lambert 肌无力综合征患者主要表现为对去极化以及非去极化肌松药的敏感性增加[37]。

高于正常浓度的二价无机阳离子（如镁、镉、锰）也能通过 P 通道阻断钙内流而明显地损害神经肌肉的传导功能。这就是硫酸镁治疗先兆子痫时孕妇及胎儿出现肌无力的作用机制。阻断钙内流的药物，例如维拉帕米、地尔硫䓬、硝苯地平等不会影响 P 通道。这些药物主要影响分布于心血管系统的 L 慢通道。因此，治疗剂量的 L 慢通道阻滞剂不会明显影响乙酰胆碱的正常释放或神经肌肉正常的传导强度。也有一些报道认为，钙通道阻滞剂会增加非去极化肌松药对神经肌肉传导的阻断程度，但作用很小，且并不是每个研究人员都能观察到。可能的解释是神经末梢也含有 L 型钙通道。钙通道对去极化肌松药的影响（如果有的话）尚不清楚。

突触囊泡及再循环

可释放乙酰胆碱的有两个囊泡池，即释放池和储备池，有时也分别称之为 VP1 和 VP2[38-39]。电子显微镜研究已经证明，大多数突触囊泡 VP1 储存在储备池里并拴在微丝网状的细胞骨架上，其组成成分主要为肌动蛋白、突触蛋白（一种肌动蛋白结合蛋白）、突触结合蛋白和血影蛋白[38-39]。VP2 中的囊泡较小，并被限制在非常靠近神经膜的区域，且其在该区域被绑定到活动区域。这些囊泡是通常释放发射器的囊泡。可溶性 N- 乙基马来酰亚胺敏感性附着蛋白受体（soluble N-ethylmaleimide-sensitive attachment protein receptor，SNARE）蛋白使得 P 通道在活性区线性排列。钙离子通过 P 通道进入神经导致囊泡释放[38-39]。SNARE 蛋白参与乙酰胆碱在活动区的停靠、融合与释放。钙离子仅需移动极短的距离（如几个原子半径）就可以与囊泡接触，并激活参与"停靠"过程的位于囊泡壁上的蛋白质（见"胞吐过程"部分）[39]。激活的蛋白质可以和神经膜相互作用形成裂孔，囊泡经由这个裂孔将乙酰胆碱释放入突触间隙。采用荧光蛋白技术研究可观察到突触囊泡如何与释放点融合，释放其内容物，然后进行自我修补。某些囊泡在自我

修补前处于短暂的开放状态，并未完全塌陷入表膜（"亲吻和逃跑"）。其他囊泡则开放更久并可能不会完全塌陷（"补偿"）。还有一些囊泡在下一个刺激传导过来前一直完全关闭，处于未恢复状态（"搁浅"）[38-39]。

神经末梢的囊泡大多数是比较大的储备囊泡（VP1）。这些囊泡被许多蛋白质牢固地固定于细胞骨架结构上。这些蛋白质包括肌动蛋白、突触蛋白（肌动蛋白结合蛋白）、突触结合蛋白以及血影蛋白[37-38]。储备囊泡可以在神经高强度工作（例如高频率长时间刺激神经）时，从细胞骨架结构移动到释放池去顶替那些已破碎的囊泡或参与传递。在这种紧张的情况下，钙离子可以较一般状态下更深地渗透到神经内部，或通过 L 通道内流并激活钙依赖性酶，破坏连接囊泡与细胞骨架结构的突触蛋白，使囊泡移动到释放点。重复刺激需要神经末梢不断补充充满神经递质的囊泡，该过程称为动员。这个词通常指维持神经末梢释放神经递质能力的所有步骤的综合，包括胆碱的获取、乙酸的合成，以及囊泡向释放点的移动。其限速环节可能是胆碱的摄取过程和胆碱乙酰转移酶（合成乙酰胆碱的酶）的活性[15, 29]。

胞吐过程

突触囊泡池中组装的囊泡可直接释放。在动作电位产生和钙内流的过程中，神经递质被释放出来。有关囊泡释放内容物的潜在工作机制的研究取得了一些进展，该过程被称为"胞吐作用"。SNARE 包括（图12.3A）突触–囊泡蛋白（小突触小泡蛋白）、质膜相关蛋白（突触融合蛋白）以及 25 kd 突触体相关蛋白（synaptosome-associated protein of 25-kd，SNAP-25）[38-39]。目前蛋白质介导的胞吐过程中的膜融合模型如下：当产生动作电位出现钙离子内流时，突触蛋白发生磷酸化，使突触囊泡从其所连接的细胞骨架中游离出来。突触融合蛋白和 SNAP-25 是固定在细胞膜上的复合体。囊泡膜上的小突触小泡蛋白与突触融合蛋白和 SNAP-25 复合体初次接触后组成一个三联体。作为钙离子感受器，突触结合蛋白位于囊泡膜上，能将突触囊泡固定于富含钙通道的突触区域，使其处于稳定的停靠状态[38]。上述三联体促使囊泡靠近下方的神经末梢细胞膜（即活动区）并处于释放就绪状态（图12.3B）。这种释放位点、钙通道和突触囊泡的紧密接近，以及钙离子感受器的参与，导致在刺激的同时新

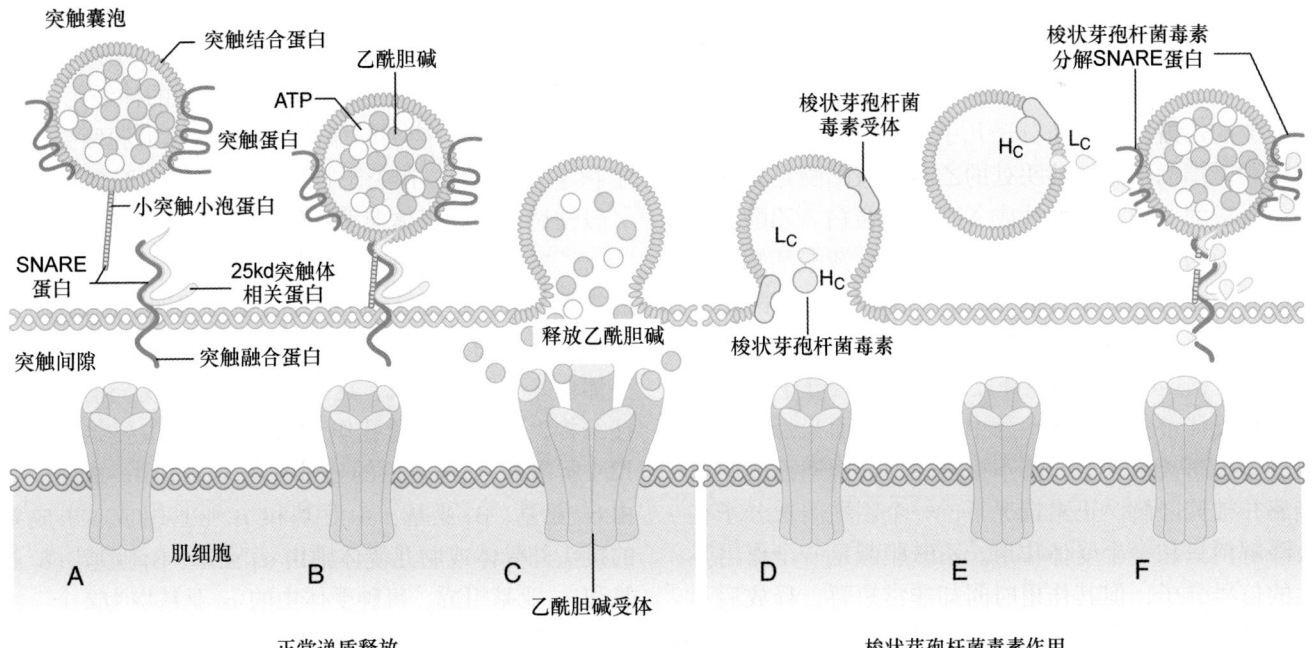

图 12.3 蛋白质介导的膜融合及胞吐过程示意图。（A）乙酰胆碱从囊泡中释放是由 SNARE 蛋白介导。突触结合蛋白是神经钙离子受体，可感受到钙离子内流；小突触小泡蛋白，即囊泡相关膜蛋白（VAMP），是囊泡上的丝状蛋白。（B）在去极化和钙离子内流时，突触蛋白也出现在囊泡膜上。囊泡上的小突触小泡蛋白解折叠，并与神经末梢膜上的突触融合蛋白及 25 kd 大小的突触体相关蛋白形成三联体复合物。（C）上述三联体复合物的形成促使囊泡在活化区内紧贴神经膜并释放其内容物乙酰胆碱。融合过程完结，囊泡再循环。（D）梭状芽孢杆菌毒素——肉毒杆菌毒素通过抑制乙酰胆碱的释放导致肌肉麻痹。梭状芽孢杆菌毒素由轻链（Lc）和重链（Hc）组成。中毒的第一阶段是毒素和一种迄今尚未明确的受体相互作用。（E）随后是囊泡内毒素的细胞内在化及囊泡释放轻链。（F）依据毒素的类型，释放的 Lc 可分解不同的 SNARE 蛋白，进而阻止融合复合物的形成，最终阻断乙酰胆碱的释放。ATP，腺苷三磷酸；SNAP-25，25 kd 突触体相关蛋白

递质暴发性释放（图 12.3C）[37-40]。囊泡释放其部分或全部内容物，有些内容物可以再回收形成新的囊泡，如前所述（"亲吻和逃跑""补偿""搁浅"）[37-40]。

肉毒杆菌神经毒素可选择性地降解一种或全部 SNARE 蛋白，进而阻断囊泡的胞吐作用[41-42]，最终导致肌无力或麻痹。该毒素能够产生部分或完全的化学性去神经效应。肉毒杆菌毒素已用于治疗许多神经性疾病或外科疾病的强直或痉挛症状，并用于多汗症、去皱美容[43-44]。肉毒杆菌毒素由重链、轻链蛋白两部分组成（图 12.3D 和 E）。重链作用于一种位于胞膜上、被称为多聚唾液酸神经节苷的脂质分子，并与囊泡上的突触结合蛋白相互作用，从而进入囊泡。一旦进入囊泡内，轻链蛋白就会通过抑制 SNARE 蛋白功能，使神经肌肉传递失活（图 12.3F）。有报道称，加拿大和美国梭菌感染的发病率增加，其中肉毒梭状芽孢杆菌感染在外伤、药物滥用者和肌肉骨骼移植后的患者中尤为常见[6-7]。因此，梭菌感染后可能发生全身肌肉麻痹。而用于治疗的局部注射通常会导致局部麻痹，尽管全身效应亦有报道[7, 45]。

乙酰胆碱酯酶

乙酰胆碱从神经释放后在突触间隙中扩散，与终板上的烟碱乙酰胆碱受体结合，引发肌肉收缩。那些没有立即与烟碱乙酰胆碱受体反应，或与受体结合后又释放的乙酰胆碱递质分子几乎立即被突触间隙中的乙酰胆碱酯酶降解。接头处的乙酰胆碱酯酶是肌肉终板中合成的一种非对称性或 A12 构象蛋白。乙酰胆碱酯酶（酶的分类为 3.1.1.7）是一种 B 型羧酸酯酶。接头外区域也存在低浓度的乙酰胆碱酯酶。这种酶由肌组织分泌出来后通过胶原的细柄附着于肌细胞的基底膜上[15, 37]。大多数神经释放的乙酰胆碱分子在接触接头后受体前都要从这些酶中间经过，而当乙酰胆碱从受体上解离出来后，都不可避免地会遭遇乙酰胆碱酯酶并被其降解。正常情况下，一个乙酰胆碱分子在被降解前只和一个受体作用。乙酰胆碱是一个作用强大的信号分子，但其作用时间却非常短暂，释放后不到 1 ms 就会被降解。

某些先天性和获得性疾病与乙酰胆碱酯酶活性的改变有关。先天性乙酰胆碱酯酶缺如（基因敲除小鼠）可导致运动神经系统的功能紊乱以及神经终末支的缺陷[46]。有研究报道，因先天性乙酰胆碱酯酶功能异常所致的多种综合征可以导致神经肌肉功能紊乱，其症状和体征类似于重症肌无力或肌无力综合征[27, 47]。去神经化能降低接头及接头外的乙酰胆碱酯酶浓度[37]。

其他胆碱酯酶相关的获得性疾病则与乙酰胆碱酯酶的慢性抑制有关。有机磷杀虫剂、神经毒气（如沙林）以及为预防神经气体中毒而进行的长期溴吡斯的明治疗都可以引起慢性乙酰胆碱酯酶抑制[48-49]。胆碱酯酶长期受抑制的症状从乏力到肌无力均可出现，这表明乙酰胆碱酯酶对正常和非正常神经肌肉功能的重要性。最近采用啮齿类动物的研究证实，长期溴吡斯的明治疗相关的肌无力与乙酰胆碱受体的下调和受体非依赖性因素有关[50]。

接头后乙酰胆碱受体

乙酰胆碱受体在多种种属中具有相似性，其在 Torpedo 电鳐上的大量分布极大地方便了这一领域的研究工作。通过获取人类及其他种属乙酰胆碱受体的 mRNA 和 DNA，研究者可以在人工系统（例如蛙卵细胞和不表达该受体的哺乳动物细胞，如 COS 或成纤维细胞）中研究该受体。研究者也可用分子生物技术使乙酰胆碱受体发生变异来模拟病理状态，从而研究在这种人工环境中该受体的功能。通过这些技术以及相关的科技手段，对乙酰胆碱受体的合成、组成和生物学功能以及乙酰胆碱受体的生理学和药理学作用机制已经有了深入的了解[51-53]。接头后烟碱受体有三种类型，一种是接头受体或成熟受体，一种是接头外或未成熟（胎儿型）受体，还有最近发现的神经元 α_7 受体[2, 16, 18]（见"接头前和接头后烟碱乙酰胆碱受体的生物学"部分）。在关于神经肌肉传导中受体作用的一般性讨论中，受体亚型间的差异可忽略。

乙酰胆碱受体在肌细胞内合成，并通过一种特殊的被称作 rapsyn 的 43 kd 的缔合蛋白镶嵌于终板膜上。这种胞质蛋白与乙酰胆碱受体的比例是 1 : 1[16-19]。该受体由 5 个亚基构成，这 5 个亚基排列成一桶形的圆柱结构，中间围成的孔作为离子通道（主要结构如图 12.4 所示）。受体蛋白的分子量约为 250 kd。成熟受体由 α_1 亚基、β_1 亚基、δ 亚基和 ε 亚基组成。未成熟的接头外受体或胎儿受体则由 α_1 亚基、β_1 亚基、δ 亚基和 γ 亚基组成。每种受体中的 α 亚基均为 2 个。神经元 α_7 乙酰胆碱受体包括 5 个 α_7 亚基[16, 18]。每个亚基由 400 ～ 500 个氨基酸组成。受体蛋白复合物贯穿细胞膜，向外突出于细胞膜外表面，向内深入到细胞质。每个受体的 α_1 亚基或 α_7 亚基上都有乙酰胆碱的结合位点，位于 α 亚基蛋白的细胞外基质上，而且这些位点是受体激动剂及拮抗剂的竞争目标，激动剂和拮抗剂被吸引至此，其中的一个会占据这个位点，该位点距离半胱氨酸残基（α 链特有）很近，在 α

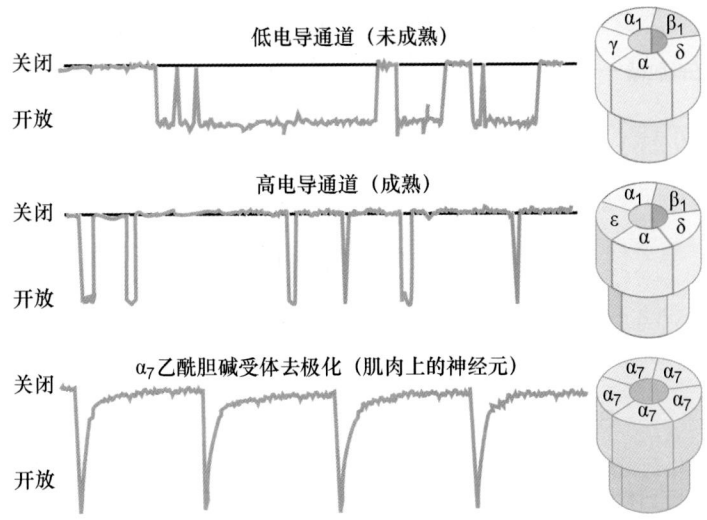

图 12.4　乙酰胆碱受体通道（右）及受体通道开放时的细胞膜片钳电流示意图（左）。成熟受体又称接头受体，由两个 α_1 亚基及一个 β_1 亚基、一个 δ 亚基和一个 ϵ 亚基组成。未成熟受体，又称接头外受体或胎儿型受体，则由两个 α_1 亚基及一个 β_1 亚基、一个 δ 亚基和一个 γ 亚基组成。因此后者又称为 γ 亚基受体。最近，在肌肉中还发现了一种由五个 α_7 亚基组成的神经元受体。这些亚基围绕在阳离子通道周围。包含 γ 亚基的未成熟受体通道开放时间较长但通道电流幅度低。而包含 ϵ 亚基的成熟受体去极化状态下通道开放时间短且电流幅度大。ϵ 亚基取代 γ 亚基可使门控通道转变为开放快、高电导的通道类型。正如所料，乙酰胆碱作用于 α_7 乙酰胆碱受体可产生快速的迅速衰减的内向电流。这些去极化事件对毒蕈碱乙酰胆碱受体拮抗剂阿托品治疗不敏感，但是对能够阻断电流的 α 银环蛇毒素和肌松药敏感。肌松药对这三个亚型的亲和力可能不同，α_7 乙酰胆碱受体是最不容易被阻断的

亚基的 192 ～ 193 位氨基酸处[16-18]。对眼镜蛇中提取的 α 银环蛇毒素进行放射标记，用于受体的定量分析和荧光染色，发现标记物连接于 α 亚基 185 ～ 199 位的肽位点处[54]。最初被描述为乙酰胆碱受体诱发活动（AChR-inducing activity，ARIA）的运动神经元生成的神经调节蛋白 -1 β（NR β -1），通过激活 ErbB 受体诱导亚突触肌细胞核中的 AChR 基因转录[16-19]。

突触后受体的合成与稳定

肌组织从中胚层分化而来，最初表现为肌原细胞。肌原细胞相互融合形成肌管，所以每个肌管都有很多核。当肌管成熟后，肌小节就形成了，后者是肌肉收缩的主要元素，主要由肌动蛋白和肌球蛋白组成[55]。β 整联蛋白对肌原细胞的融合和肌节的形成十分重要[55]。运动神经元轴突会很快地长入正在生长的肌肉组织，而且这些轴突带来的神经源性信号（即生长因子），包括突触蛋白聚糖和神经调节蛋白（NR β -1、NR β -2），在肌管成熟变为肌组织的过程中发挥重要作用[19]。突触蛋白聚糖是一种来源于神经组织的蛋白质，可以通过激活肌肉特异性酪氨酸激酶（muscle-specific tyrosine kinase，MuSK）来刺激突触后分化，MuSK 是一种选择性表达于肌组织的酪氨酸激酶。当突触蛋白聚糖传出信号时，原本在肌膜上散在分布的乙酰胆碱受体就会立即在神经下方聚集

成簇。突触蛋白聚糖以及其他生长因子（神经调节蛋白等）也会引发其他重要的肌源性蛋白成簇分布，包括 MuSK、缔合蛋白及 ErbB 蛋白。上述蛋白是接头部位乙酰胆碱受体成熟及保持稳定不可缺少的物质。除了对突触后分化有影响外，突触蛋白聚糖和 MuSK 对突触前分化也有影响。突触蛋白聚糖和 MuSK 诱导逆行性信号，这些信号指导神经元轴突的向外生长和终末分化[19]。目前对神经肌肉接头的突触前的理解远没有对突触后深刻。在出生前和出生后不久，未成熟的含有 γ 亚基的乙酰胆碱受体即被成熟的包含 ϵ 亚基的受体取代。虽然上述机制还未清楚，但是一种与 ErbB 受体相连接的神经调节蛋白 NR β -1（也叫作 ARIA）似乎起着一定作用[19, 56]。

神经传导的电生理基础

图 12.5 显示了在终板受体上乙酰胆碱作用所引起的经典去极化活动。正常情况下，通道的裂孔被一些类似圆柱状的物质（即亚基）封住。当激动剂占据两个 α 亚基位点时，蛋白分子就会发生构象变化，即沿着受体中心轴扭转运动，导致受体中心通道开放，进而离子顺着浓度梯度流动。中心通道开放时，胞外钠离子和钙离子发生内流，钾离子外流。这一通道的大小足以通过许多无机阳离子以及一些电中性分子，但其排斥阴离子（如氯离子）。离子运动变化使邻近

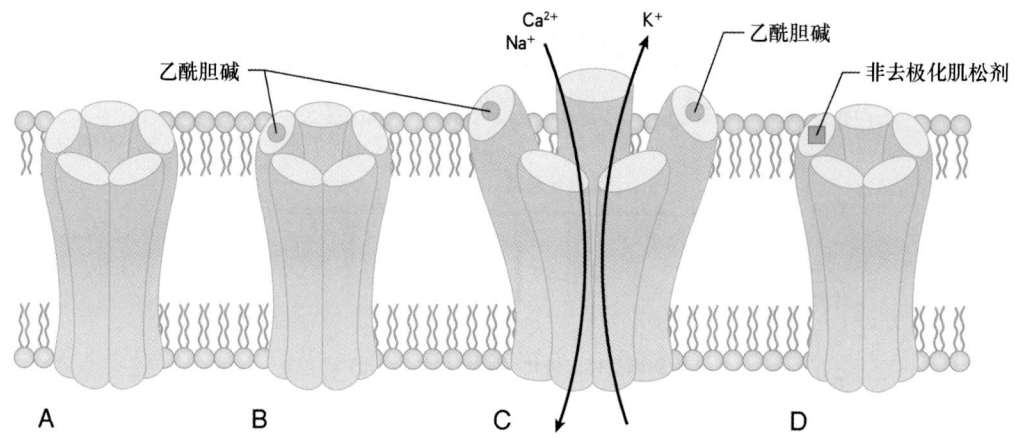

图 12.5　乙酰胆碱或非去极化肌松药对终板受体的作用。（A）离子通道处于失活状态，乙酰胆碱缺失则通道不开放。（B）即使一个乙酰胆碱分子（实心圆）结合了受体上两个结合位点中的一个，通道也无法开放。（C）乙酰胆碱同时与两个 α 亚基的识别位点结合后（实心圆），通道构象改变，通道开放，允许阳离子跨膜通过。（D）拮抗剂（如非去极化肌松药）的作用（实心方形）。乙酰胆碱与非去极化肌松药竞争受体识别位点的同时，也与乙酰胆碱酯酶作用。可通过抑制乙酰胆碱酯酶的活性来延长乙酰胆碱的寿命及其与受体作用的概率。当两个受体识别位点中的一个被非去极化肌松药占据时，即使另一个识别位点与乙酰胆碱结合，受体也不会开放。Ca^{2+}，钙离子；K^+，钾离子；Na，钠离子

的细胞膜去极化。电流诱发去极化，产生终板电位，使肌肉收缩。同时，向下（即去极化）的电流可被先前描述过的膜片钳电生理技术记录下来（图 12.4）。

　　一个或者两个激动剂分子从受体上解离下来后，启动离子通道的机械性反向别构（如前所述），离子通道关闭，冲动停止。激活、开放状态下，通过每个开放通道的电流很小，仅数毫安（大约每毫秒 10^4 个离子）。然而，神经释放一次乙酰胆碱通常会同时开放 500 000 个通道，其电流总和足以使终板去极化并引起肌肉收缩。一个通道开放可将神经传来的化学信号转变为电流，形成终板电位，最终引起肌肉收缩。习惯上认为终板电位是分级的，并且可受药物的影响，导致波幅降低、时间延长，但实际上终板电位是无数离子通道同时开放时发生的很多"全或无"事件的总和，药物正是影响这些很小的事件。

　　如果没有与两个激动剂分子（如乙酰胆碱）结合，受体则处于关闭状态。受体的两个 α 亚基必须同时被激动剂占领，如果只有一个被占领，通道仍是关闭的（图 12.5），这是拮抗剂阻止去极化的基础。非去极化肌松药就是通过结合一个或两个 α 亚基阻止乙酰胆碱与其结合，从而阻止通道的开放。激动剂与拮抗剂相互竞争的结果是传导还是阻断，主要依赖于药物的相对浓度和结合特点（见"药物对突触后受体的作用"部分）。

　　单个通道也可出现多种构象变化[17, 57]。其可呈现开放或关闭状态，从而影响总体的跨膜电流。但是其功能却不限于此。与正常相比，单个通道单次开放或关闭的时间可长可短，可快可慢，还可出现短暂开放或重复开放（即 flickering），或单次允许通过的离子较平常多或者少。其功能受药物、膜流动性的变化、温度、环境中电解质平衡的改变以及其他物理和化学因素的影响[38-39]。受体通道是一动态结构，与药物相互作用后变化很大，电流通过可发生不同改变。所有这些对通道活性的影响最终都反映在神经肌肉传导及肌肉收缩的强弱上。

药物对突触后受体的作用

非去极化肌松药的经典作用

　　神经动作电位释放的乙酰胆碱与烟碱乙酰胆碱受体结合产生神经传导作用。所有的非去极化肌松药通过竞争性损害或阻止乙酰胆碱与其受体的结合来减弱或阻断神经传导，其最终结果（阻断或传导）取决于药物相对浓度及对乙酰胆碱受体的相对亲和力。图 12.5 所示为受体系统暴露于乙酰胆碱和非去极化肌松药的情形。一个受体与两分子乙酰胆碱结合，离子通道开放，此处的离子流引起该节段膜去极化；另一个受体与一分子非去极化肌松药结合，即使另一位点被一分子乙酰胆碱占据，离子通道还是处于关闭状态，无离子流产生。第三个受体上的一个 α 亚基与乙酰胆碱结合而另一个不与任何分子结合。可能出现的效应取决于受体上结合的分子，如果是乙酰胆碱，通道将开放，膜去极化；如果是非去极化肌松药，通道则处于关闭状态，膜也不会去极化。如一个或两个非去极化肌松药与受体结合，这时受体对激动剂无反应，亦无电

流产生。在中等浓度非去极化肌松药作用下，任何通过整个终板的电流都会衰减，产生较小的终板电位，如持续时间较长，将会产生神经传导阻滞或神经肌肉麻痹。

正常情况下，乙酰胆碱酯酶会分解乙酰胆碱，并使乙酰胆碱从受体的竞争位置上移除，这样非去极化肌松药就更易于抑制传导功能。但给予胆碱酯酶抑制剂（如新斯的明）后，胆碱酯酶无法分解乙酰胆碱。突触间隙的激动剂会保持较高浓度，此种高浓度可使非去极化肌松药与乙酰胆碱之间的竞争更倾向于乙酰胆碱，即使周围环境中存在非去极化肌松药，受体与两个乙酰胆碱分子结合的概率还是大大增加。胆碱酯酶抑制剂正是通过这种机制来逆转非去极化肌松药的肌松作用。离子通道只有在乙酰胆碱与两个识别位点都结合后才开放，但一个分子的受体拮抗剂即足以阻止受体的去极化作用，这使受体激动剂与拮抗剂之间的竞争更有利于受体拮抗剂（舒张）。精确地讲，如果非去极化肌松药的浓度加倍，则乙酰胆碱的浓度必须是原来的 4 倍才能够与非去极化肌松药相竞争。高浓度的肌松药（受体拮抗剂）产生的肌松作用比低浓度的肌松药产生的肌松作用更难于用胆碱酯酶抑制剂逆转。大剂量使用非去极化肌松药后，只有当接头周围肌松药通过再分布或清除等作用降到较低浓度后，胆碱酯酶抑制剂才能起作用，这是建议不要过早（即在深度阻滞时）使用抗胆碱酯酶的分子基础。与用胆碱酯酶抑制剂逆转肌松的情况相反，对任何浓度的甾体化合物（如维库溴铵和罗库溴铵），环糊精类都会起作用。在这一机制下，只要用量足够大，环糊精（如舒更葡糖）可以逆转任何水平的神经肌肉阻断。

去极化肌松药的经典作用

去极化肌松药（如琥珀胆碱、十烃季铵）最初模拟了乙酰胆碱的作用并因此被视为激动剂，事实上，其在刺激开始后表现为神经传导的阻断作用。琥珀胆碱在结构上与天然配体乙酰胆碱相似，由两个乙酰胆碱分子结合而成，因此其可以模拟乙酰胆碱的作用毫不奇怪。

琥珀胆碱或十烃季铵可与受体结合，开放离子通道，产生电流，使终板去极化。与乙酰胆碱相似，这些激动剂结合通道的时间短暂，单次离子通道开放时间较短，只有 1 ms 或更短。然而由于胆碱酯酶对乙酰胆碱的快速降解作用，突触后膜对乙酰胆碱的反应在数毫秒内结束，终板在其他神经刺激到来之前已恢复至静息状态。与此相反，去极化肌松药对肌肉呈特征性的双相作用，即开始时收缩，随后是持续数分钟甚至数小时的松弛作用。去极化肌松药对胆碱酯酶的

水解作用不敏感，因此只有当该药物在血浆中被清除后，才会开始从接头间隙清除。药物作用的时间主要取决于该药从体内清除的时间。去极化肌松药的整体清除也非常缓慢，尤其是对于胆碱酯酶异常的患者。由于突触间隙的肌松药分子不能被很快清除，故与乙酰胆碱相比，即使血浆胆碱酯酶正常，其也与受体反复作用，几乎是从一受体解离后立即作用于另一受体，使终板反复去极化，通道重复开放。胆碱酯酶缺乏患者的琥珀胆碱效应详见第 27 章。

由于终板被去极化肌松药持续去极化，肌肉迅速由收缩状态转化为松弛状态。肌膜终板边缘的平行位置存在不同的离子通道，即一种对化学物质无反应，但在跨膜电压变化时开放的钠通道。与 AChR 相似，该钠通道也是一种钠离子可通过的圆柱形跨膜蛋白。其由两部分组成[58]，如同两个闸门控制钠离子通过。钠离子必须在两个闸门同时开放时才能通过，任何一个关闭将切断电流。两个闸门相继开放，因此该种钠通道有三种功能状态，并可逐渐从一种状态转变为另一种状态（图 12.6）。整个过程如果是由乙酰胆碱引起，则时间很短[58]。去极化肌松药导致的最初反应类似于乙酰胆碱，但由于肌松药不能被迅速水解，终板的去极化作用时间较长。

去极化肌松药引起的终板去极化开始时，引起邻近钠通道的电压闸门开放，产生沿肌肉传导的去极化波，并引起一次肌肉收缩。在电压依赖性闸门开放不久，时间依赖性非激活闸门关闭。肌松药在突触间隙不能被清除，故终板持续去极化。与终板紧密相接的钠通道受终板去极化的影响，其电压依赖性闸门保持开放状态，时间依赖性闸门则处于关闭状态。因钠离子不能通过一个关闭的失活的闸门，故突触周围的肌膜不能去极化。突触旁区通过钠通道的离子流因非激活闸门关闭而停止时，下游通道（突触旁区外）就不受去极化影响。实际上，接头旁区域成为一个缓冲带，可以保护其余肌肉不受终板影响。因此，肌膜被分为三个区：①终板，可被琥珀胆碱去极化；②接头

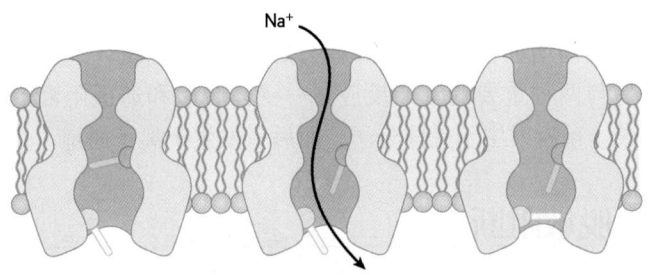

图 12.6　钠（Na+）通道示意图。棒型图示代表充当闸门作用的分子部分，上面的棒型图示是电压依赖性的，下面的则是时间依赖性的。图左侧代表静息状态。一旦电压变化激活通道，分子及闸门即产生如图所示（从左到右）的变化。详见正文

旁肌膜，此处钠通道被定格于失活状态；③其余肌膜，钠通道处于静息状态。因为神经脉冲式分泌的乙酰胆碱不能激活接头周边的钠通道，神经肌肉传导被阻断，此现象也称为"适应"。在"适应"过程中，当突触处于对神经（递质）无反应的状态时，直接电刺激肌肉也可产生肌肉收缩，原因是肌肉接头周围区域钠通道处于静息可兴奋状态。

眼外肌为张力性肌肉，受多种神经支配，且其大多数肌膜表面具有化学兴奋性[20-23]。尽管眼外肌由多种神经支配，但其同时表达成熟受体和未成熟受体[20, 22]。其不存在"适应"现象。应用琥珀胆碱后，肌肉可处于一种持续收缩状态。此张力将眼球向眼眶压迫，这也部分解释了去极化肌松药导致眼压升高的原因。还有证据表明，眼外肌中含有某种特殊类型的受体，在乙酰胆碱或其他激动剂持续存在时不发生脱敏变化（下文讨论）[21, 23]。单次剂量的琥珀胆碱可引起眼外肌收缩数分钟[23]。是乙酰胆碱受体的未成熟的 γ 亚基还是 α_7 亚基在抵抗眼外肌脱敏中起作用，目前还不得而知。

神经肌肉药物的非经典及非竞争性作用

某些药物可与受体相互作用，通过直接作用或通过脂质环境改变神经肌肉传递功能（框 12.1）。这些药物与神经肌肉受体作用，改变或削弱其传导功能，但并不作用于乙酰胆碱的识别位点。这些药物可使受体的动力学特性发生药物诱导性变化，被修饰的通道变得不活泼而不再快速开闭。通道开放变得更加缓慢、开放时间更长，或关闭缓慢且经历多个步骤，或两者并存。离子通道的此种效应可引起离子流相应的变化及终板电位的变形。临床效果依赖于这些分子事件。例如普鲁卡因、氯胺酮、吸入麻醉药，或其他溶解于膜脂的药物可改变离子通道的开闭特性[57, 59]。如果通道开放被阻止，传导功能就被削弱。但如果通道关闭受阻或减慢，传导功能可能会加强。这些药物不符合经典模型。其削弱的神经传导功能不能通过胆碱酯酶抑制剂增加接头周围乙酰胆碱的浓度来拮抗。这些药物与两种重要的临床反应——受体脱敏和通道阻断有关。前者发生于受体分子，而后者发生于离子通道。

脱敏阻断

乙酰胆碱受体因其周围脂质的灵活性和流动性，可以存在多种构象[57-61]。由于静息受体未与激动剂结合，通道处于关闭状态。第二种状态是当两分子激动

框 12.1 能够引起或促进烟碱胆碱受体脱敏的药物
挥发性麻醉药
氟烷
七氟烷
异氟烷
抗生素
多黏菌素 B
可卡因
醇类
乙醇
丁醇
丙醇
辛醇
巴比妥盐类
硫喷妥钠
戊巴比妥
激动剂
乙酰胆碱
十烃季铵
卡巴胆碱
琥珀胆碱
乙酰胆碱酯酶抑制剂
新斯的明
溴吡斯的明
二氟磷酸酯（DFP）
依酚氯铵
局麻药
辛可卡因
利多卡因
丙胺卡因
依替卡因
酚噻嗪类
氯丙嗪
三氟拉嗪
丙氯拉嗪
苯环利定
钙通道阻滞剂
维拉帕米

剂同时结合于受体 α 亚基，受体发生构象变化，通道开放，允许离子通过。这些反应是神经肌肉正常传递的基础。然而，也有一些受体与激动剂结合后不发生通道开放的构象变化。此状态称为脱敏（即对激动剂的通道开放作用不敏感）。这些受体与激动剂结合得异常紧密，但此种结合不会导致通道开放。目前，这种脱敏作用发生的机制不明。受体大分子重量是大多数药物及气体重量的 1000 倍，其可为小分子提供许多作用位点。受体蛋白和脂质界面提供了其他潜在的反应点。已知受体蛋白有几种不同构象，乙酰胆碱不能使它们中任意一种的离子通道开放，因此均属于脱敏构象。一些证据表明，脱敏作用伴随受体蛋白的酪氨酸磷酸化[61-62]。

尽管激动剂（如琥珀胆碱）可诱导脱敏，但无论

激动剂存在与否，受体一直处于静息和脱敏之间的转换状态。激动剂可加速受体向脱敏状态转换，或由于其与脱敏受体紧密结合，使受体处于脱敏状态。非去极化肌松药也能与脱敏受体紧密结合，使受体处于脱敏状态。但非去极化肌松药并不是通过与乙酰胆碱竞争受体来发挥这种作用。如果乙酰胆碱促进受体向脱敏状态转变，乙酰胆碱可能会增强拮抗剂的作用。脱敏作用会造成对所得数据的误解。表面上看似正常，但受体对激动剂或拮抗剂的反应已经改变。在应用激动剂后，受体会在数毫秒内发生变化。这可解释为什么应用琥珀胆碱后受体对非去极化肌松药的敏感性会增加。脱敏阻断现象也是 Ⅱ 相阻滞现象的一部分，即长期使用去极化肌松药后的 Ⅱ 相阻滞现象（见"Ⅱ 相阻滞"部分）。通常 Ⅱ 相阻滞被认为是一种脱敏阻断现象，然而实际并非如此，因为受体脱敏只是导致 Ⅱ 相阻滞的许多现象中的一个。

麻醉科医师使用的许多其他药物也能使受体由正常状态转为脱敏状态[58-60]。其中一些药物（框 12.1）可通过降低神经肌肉接头处的安全范围，或者增加非去极化肌松药阻断传导的能力来削弱神经传导功能。此作用与经典的竞争性乙酰胆碱抑制机制不同。脱敏受体的存在表明可用于传导跨膜电流的受体通道较正常少。脱敏受体的产生削弱了神经肌肉的传递效能。如果有较多受体脱敏，剩余的正常受体将不足以使运动终板去极化，神经肌肉的传递将不会发生。即使只有一部分受体脱敏，神经肌肉的传递功能也会受损，机体对传统拮抗剂（如筒箭毒碱或泮库溴铵）会更敏感。

通道阻断

局麻药或钙通道阻滞剂可以阻断钠通道或钙通道，进而阻断钠离子或钙离子流动，因此被称为通道阻断药。同样，临床上应用多种不同浓度的药物都可阻断乙酰胆碱受体的离子流，这是导致受体产生一些特殊现象和药物相互作用的原因。通道阻断有两种类型：开放性通道阻断和闭合性通道阻断[60, 63-64]。在闭合性通道阻断中，某些特定药物占据通道的入口，阻止能够使终板去极化的离子流通过。此过程甚至可以在通道关闭的情况下发生。在开放性通道阻断中，药物分子进入被乙酰胆碱激活后开放的通道中，但并不一定贯穿整个通道。开放性通道阻断是一种功能依赖性阻断，这意味着只有在通道开放时药物分子才可以进入通道中。在开放性和闭合性通道阻断中，正常通过受体的离子流减少，从而导致终板去极化受阻，神经肌肉传递功能被阻断或削弱。然而，由于此作用并

非发生于乙酰胆碱识别位点，故不是乙酰胆碱的竞争性拮抗作用，也不能够通过可增加乙酰胆碱浓度的胆碱酯酶抑制剂缓解症状。增加乙酰胆碱浓度可使通道开放频率增加，因此对功能依赖性阻断剂更加敏感。有证据表明，新斯的明和相关的胆碱酯酶抑制剂可用作通道阻断药物[17, 63]。

通道阻断在某些药物（如抗生素、可卡因、奎尼丁、罗哌卡因、三环类抗抑郁药、纳曲酮、纳洛酮和精神毒性药物等）所致的神经肌肉功能改变方面起重要作用。相比之下，肌松药可与乙酰胆碱识别位点相结合并占据该通道。泮库溴铵优先与此识别位点结合。加拉碘铵（临床已经不再使用）在两位点（通道阻断位点和乙酰胆碱阻断位点）的作用相似（戈拉碘铵是由瑞士出生的意大利药理学家 Daniel Bovet 合成。其因在心血管领域及神经肌肉药理学领域的突出贡献，于 1957 年获得生理学或医学诺贝尔奖）。筒箭毒碱是第一种应用于临床的非去极化肌松药，作用居中，临床上低剂量时产生最轻微的传导阻断作用，该药物实质上是识别位点的纯粹拮抗剂；大剂量时，其可进入并阻断通道。十烃季铵和琥珀胆碱作为激动剂可使通道开放，作为小分子，其可进入通道并将其阻断。十烃季铵和其他一些细长型分子可以贯穿整个开放的通道，并进入肌细胞的细胞质。在重症监护治疗病房中长期使用非去极化肌松药是否会导致其占据离子通道甚至进入胞质，目前仍不清楚。

Ⅱ 相阻滞

Ⅱ 相阻滞是一复杂现象，是肌肉长时间暴露于去极化肌松药时发生的典型消退。这种衰减现象可能是由于琥珀胆碱与特殊的神经元（接头前）乙酰胆碱受体相互作用并产生去极化效果引起的。此时，这些接头前受体被高于通常浓度的琥珀胆碱所阻断。这种由琥珀胆碱引起的衰减至少部分依赖于与胆碱能传递相关的突触前相互作用，这对神经递质动员和释放具有重要意义。然而，重复性神经刺激在肌肉中产生的衰减也可以归咎于接头后乙酰胆碱受体的阻断[65]。

导致 Ⅱ 相阻滞的原因很多。通道的反复开放导致持续性钾离子外流及钠离子内流，致使膜内外电解质失衡，接头处膜功能遭到破坏。钙离子通过开放性通道进入肌组织，使受体及亚终板结构破裂。随着胞内钠离子增多，膜上钠钾 ATP 酶泵活动增强，将细胞内的钠泵出，细胞外的钾泵入，使膜内外离子恢复平衡，膜电位趋于正常。只要去极化药物存在，受体通道就保持开放状态，从而保证频繁的离子流[66]。

多种因素可影响Ⅱ相阻滞进程，包括药物暴露时间、使用药物的种类和浓度及肌肉的类型（即快纤维或慢纤维）。麻醉药物之间以及麻醉药和其他药物之间的相互作用也影响此过程。上述药物均可能具有接头前膜效应，即影响神经递质的释放和运动。诸多因素影响神经肌肉传递，因此Ⅱ相阻滞是一个复杂且不断变化的现象。很难预测胆碱酯酶抑制剂逆转去极化肌松药导致的Ⅱ相阻滞的效果。因此，尽管可用四个成串刺激或肌强直反应来预测非去极化肌松药的阻断程度，仍建议最好不用胆碱酯酶抑制剂逆转Ⅱ相阻滞。

接头前和接头后烟碱乙酰胆碱受体的生物学

肌接头后传统的乙酰胆碱受体和神经乙酰胆碱受体的比较

目前已知的接头后乙酰胆碱受体有三种类型。存在于受神经支配的成人神经肌肉接头的乙酰胆碱受体异构体被称为成人受体、成熟受体或接头受体；另一种异构体发现于40年前，肌力减弱时才表达，通常见于胎儿未形成神经支配前，或见于化学或物理因素引起制动后，或出现于上下运动神经元损伤、烧伤、脓毒症后，或导致肌蛋白分解的其他原因（包括脓毒症或全身感染）后[1-3]。与成熟受体或接头受体相反，该异构体称为未成熟受体、接头外受体或胎儿型乙酰胆碱受体。有证据表明，在营养不良状态下肌蛋白分解和消耗时并未见到未成熟受体[67]。基因突变可导致成熟异构体数量的变化，从而引起蛋白质结构亚基的改变。乙酰胆碱受体数量的改变还能引起神经传递的异常（如慢通道及快通道综合征）[27,47]，由此引起对肌松药反应的异常。

在分子水平，成熟或未成熟受体均由五个亚基组成（图12.4）[1-3]。成熟接头受体是由两个α_1亚基、一个β_1亚基、一个δ亚基，一个ε亚基组成。未成熟接头受体由两个α_1亚基、一个β_1亚基、一个δ亚基和一个γ亚基组成。也就是说，未成熟接头受体中γ亚基取代了ε亚基。γ亚基与ε亚基在氨基酸的同源性上差异极小，但这些差异足以造成受体及其离子通道的生理和药理作用的差异。接头受体通常局限于肌膜的终板区域。未成熟受体或接头外受体可在肌膜的任何位置表达，但接头处表达最少[16]。在某些病理状态或其发展过程中，接头和接头外受体可共存于肌膜的接头周围区域（图12.7）。

传统肌肉乙酰胆碱受体由α_1、β_1、δ及ε/γ亚基组成，如前所述。与传统的受体组成不同，新近在制动、脓毒症和去神经病变患者的骨骼肌里发现了乙酰胆碱受体的α_7亚基[68-69]。最近两项研究表明，在

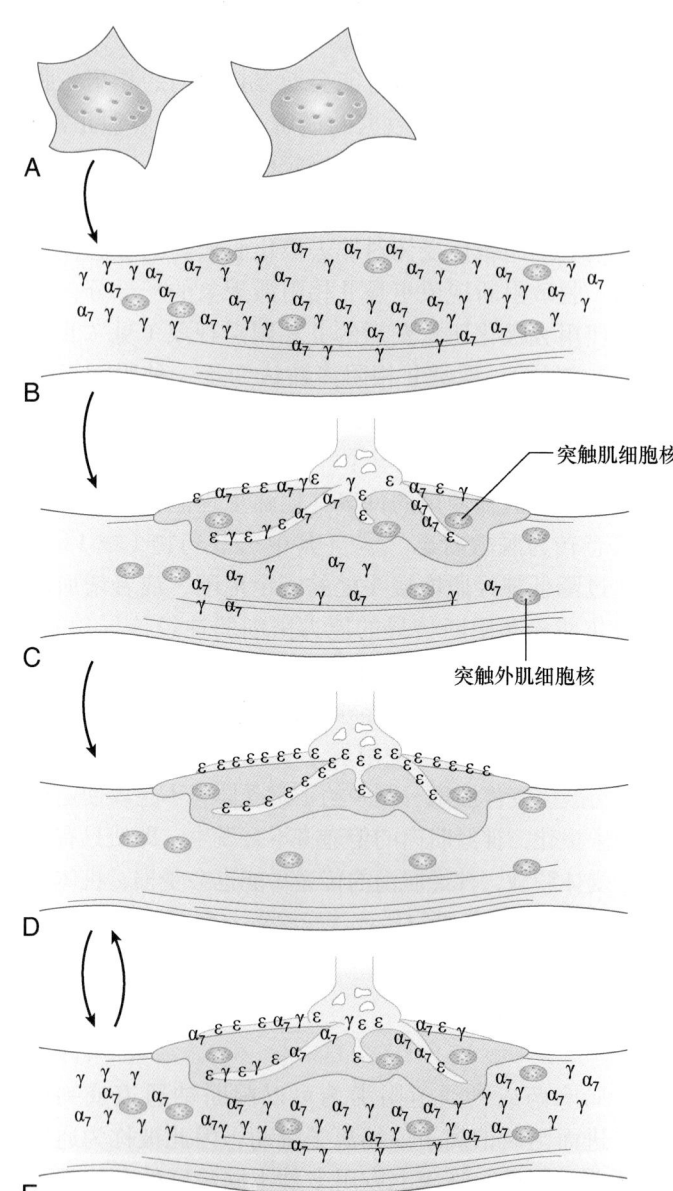

图12.7　发育成熟的成人肌肉、去神经支配的肌肉或制动肌肉或者炎症引起的消耗性肌肉中乙酰胆碱受体的分布。（A和B）在胎儿早期，来自中胚层的单核肌细胞彼此融合形成多核肌管。在被神经支配前，含γ亚基的未成熟乙酰胆碱受体和含α_7亚基的神经元乙酰胆碱受体分布于整个肌膜。（C）当神经与肌肉接触后，受体在突触处聚集，部分突触外受体消失。（D）神经肌肉接头处含ε亚基的受体取代含有γ亚基和α_7亚基的受体意味着神经肌肉接头的成熟。虽然成熟的肌细胞是多核的，但缺乏突触外乙酰胆碱受体。（E）即使不是解剖上的去神经支配（如烧伤、制动、长期肌松药治疗、脑卒中、脓毒症），去神经或其他病理状态也可导致γ亚基乙酰胆碱受体的再表达，而且主要表达在接头外区。α_7乙酰胆碱受体在接头处表达，更可能在接头外表达。如果肌肉制动、消耗状态或炎症能恢复正常，这种受体的改变是可逆的

脓毒症、烧伤和制动后，用蛋白质免疫印迹法、配体结合和基因技术测定，发现肌肉中乙酰胆碱受体 α_7 亚基蛋白的表达增加，在这期间没有发生明显的去神经支配[16, 70]。这些 α_7 亚基乙酰胆碱受体是同价同效基因（即由同样的亚基组成），排列成五聚体（图12.4）。配体（药物）结合口袋被认为形成于 α_7 亚基装配界面的阴面和阳面。正像预期的那样，内源性激动剂乙酰胆碱结合到 α_7 乙酰胆碱受体上，五个亚基都有结合乙酰胆碱或琥珀胆碱分子的能力[18, 69]。其他激动剂（包括烟碱和胆碱）和拮抗剂（包括肌松药、眼镜蛇毒素和 α 银环蛇毒素）也与 α_7 乙酰胆碱受体结合[18, 69-72]。

与传统的乙酰胆碱受体（α_1、β_1、δ、ε / γ）或脑中神经元 α_7 乙酰胆碱受体相比，肌肉的 α_7 乙酰胆碱受体功能和药理学特性不同。作为乙酰胆碱（和琥珀胆碱）的前体和代谢产物，胆碱对传统的肌肉乙酰胆碱受体是弱激动剂，但对 α_7 乙酰胆碱受体而言是强效激动剂。也就是说，不能使传统乙酰胆碱受体通道开放的胆碱浓度却能够开放 α_7 乙酰胆碱受体通道[69]。此外，即使胆碱持续存在，α_7 乙酰胆碱受体也不发生脱敏[69]。因此，钾离子随着浓度梯度有更大的概率外流，从细胞内（浓度约为 145 mEq/L）流向细胞外间隙，包括血浆（浓度约为 4.5 mEq/L）。源自蜗牛的化学性 α 芋螺毒素 GI 特异性抑制肌肉中的传统乙酰胆碱受体（成熟和未成熟受体），而不抑制 α_7 乙酰胆碱受体。有证据表明 α_7 乙酰胆碱受体在非去极化肌松药抵抗中起着重要作用[73]。在该实验中，野生型小鼠被制动时可形成非去极化肌松药抵抗，而 α_7 乙酰胆碱受体基因敲除的小鼠在同样被制动的情况下不出现抵抗。神经组织中的 α_7 乙酰胆碱受体很容易对胆碱脱敏[69]，这一点不同于肌肉的 α_7 乙酰胆碱受体，后者对胆碱不脱敏。肌肉 α_7 乙酰胆碱受体对其激动剂的亲和力很低，包括泮库溴铵、罗库溴铵、阿曲库铵及 α 银环蛇毒素。上述药物需要较高浓度才可抑制激动剂诱发的离体 α_7 乙酰胆碱受体去极化，或在 α_7 乙酰胆碱受体上调时引起离体或在体的神经肌肉麻痹[69-72]。在传统的乙酰胆碱受体中，拮抗剂只结合一个 α_1 亚基就可以使受体钝化，因为乙酰胆碱激活乙酰胆碱受体需要结合两个 α_1 亚基。而对于 α_7 乙酰胆碱受体而言，即使三个亚基都与拮抗剂（例如肌松药）结合，其剩余的两个亚基仍能够结合激动剂而产生去极化。这种特性也可解释为什么 α_7 乙酰胆碱受体在病理状态中的肌肉和其他组织中表达时，对肌肉松弛剂有一定的抵抗[69-73]。

肌肉 α_7 乙酰胆碱受体的临床药理学特性尚未研究详尽，但其基本药理学作用为研究琥珀胆碱相关性高钾血症提供了一些线索。肌肉的化学或物理性去神经支配不仅能导致乙酰胆碱受体数量上调及性质改变（ε 亚基→ γ 亚基），而且上调肌肉 α_7 乙酰胆碱受体表达的数量。琥珀胆碱作为一种合成的乙酰胆碱类似物，包含两个连接在一起的乙酰胆碱分子，能够使传统的乙酰胆碱受体和肌肉 α_7 乙酰胆碱受体发生去极化反应[72]。而且，琥珀胆碱的代谢物胆碱的弱脱敏作用可使 α_7 乙酰胆碱受体去极化。琥珀胆碱和胆碱对上调的 α_7 乙酰胆碱受体的去极化作用，能导致细胞内的钾持续流出和细胞外液剧增（包括血浆），从而引起高钾血症。接头和接头外表达的三种亚型数量及亚基组成上的差异也许可以解释临床观察到的肌松药反应异常，如非去极化肌松药抵抗及琥珀胆碱引起的高钾血症[2, 72-73]。

成熟神经肌肉接头的保持

与其他细胞不同，每个肌细胞都包含多个（通常是数百个）细胞核。每个细胞核均含有表达三种类型受体的基因。电活动、生长因子信号（如胰岛素、突触蛋白聚糖及神经调节蛋白）及神经支配与否等众多因素都控制着三种受体亚型的表达[19, 37]。在发育的胚胎中，随着神经肌肉接头的形成，可清楚地看到这些因素对受体表达的调控。在受到神经支配前，胎儿肌细胞只合成未成熟受体和 α_7 乙酰胆碱受体，这也是前者被称为胎儿型受体的原因。此合成过程几乎由细胞内所有的胞核调控，且受体在肌细胞胞膜各处均有表达（图 12.7）。随着胎儿的发育，肌肉开始由神经支配，肌细胞开始合成成熟受体。这些受体被特异性地植入发育中的（未来的）终板区域[14-19]。神经释放的许多生长因子可影响核附近的受体合成装置。首先，神经营养因子诱导亚突触核增加乙酰胆碱受体的合成。其次，神经产生的电活动使接头外区域的受体受到抑制（图 12.7B 和 C）。神经源性生长因子（包括突触蛋白聚糖及 ARIA/ 神经调节蛋白）使受体聚集于亚突触区域，并促使成熟受体迅速表达[19, 37]。众多研究证实，成熟受体的聚合、表达和稳定至少需要两种生长因子诱导，即突触蛋白聚糖和神经调节蛋白/ARIA，可能还有降钙素基因相关肽[56, 74-75]。神经调节蛋白和突触蛋白聚糖也可以从肌肉中释放，但是肌源性突触蛋白聚糖在受体的聚集和成熟过程中不是那么重要。ARIA 在神经中合成，其在成熟囊泡排列和触发 γ 亚基转变为 ε 亚基时发挥作用[75]。所有这些生长因子与特定的胞膜和胞质受体蛋白相互作用后磷酸化，从而引起核（基因）转录系统的激活。突触蛋白聚糖通过 MuSK 发挥作用，而神经调节蛋白通过 ErbB 受体起作用（图 12.8）。这些受体调控着接头部位受体亚型转录的数量和质量。一旦转录开始，整个过程就非常稳定，接头处的细胞核会持续表达成熟受体。在某些病理状态诱导的胰岛素抵抗下，乙酰胆碱受体似乎可在接头区域外增殖。制动、烧伤及去神经支配状态下可以观察这类胰岛素抵抗（如生长因子信号减少）[75-78]。在这种情况下，不仅所有的乙酰胆碱受体出现上调，未成熟受体和 α_7 乙酰胆碱受体亚型也出现从头合成及上调（图 12.7D）[1-3]。这种上调可能与缺乏聚集蛋白和神经调节蛋白的生长因子作用有关，后者通过与胰岛素相同的下游蛋白（如磷酸肌醇 3 激酶）进行信号传递[56, 76-79]。因此突触蛋白聚糖和神经调节蛋白信号可对正常神经肌肉接头处的未成熟乙酰胆碱受体及 α_7 乙酰胆碱受体的抑制起着十分重要的作用。

胎儿期，在神经支配前，肌细胞膜各处都有乙酰胆碱受体存在。神经支配后，乙酰胆碱受体越来越多地向突触后膜集中。胎儿出生时受体几乎在突触以外的区域消失。神经支配的过程在胎儿期进展相对较缓慢，在婴儿期和童年早期才成熟[14-19]。随着年龄增长，未成熟受体密度逐渐下降，且在肌肉外周部位消

失。在活跃的、具有正常神经支配的成人肌肉，只有在终板下方和靠近终板的细胞核才指导受体合成，而且只有表达成熟受体的基因处于活跃状态。接头区域以外的细胞核不活跃，因此肌细胞内除了接头周围，其他区域受体不表达。接头周围的乙酰胆碱受体中，所有 γ 亚基到 ε 亚基的转变在出生后继续进行。在啮齿动物中，该转变过程需要约 2 周的时间[14-19]，人类还会更长。α_7 乙酰胆碱受体在胎儿或新生儿体内消失的时间范围现在还未知。涉及成熟受体和细胞骨架连接的蛋白很多，包括整联蛋白、互养蛋白、肌营养相关蛋白、α 和 β 肌养蛋白聚糖以及缔合蛋白等[14-19]。

未成熟（胎儿型）γ 亚基及 α_7 亚基乙酰胆碱受体在成人的再表达

在上、下运动神经元去神经支配后及特定的病理状态下（如烧伤、脓毒症、制动、慢性肌肉松弛治疗及肉毒中毒、肌肉电活性丧失），接头外未成熟受体迅速再次出现。用外源性电流刺激去神经支配的肌肉可阻止未成熟受体的出现。已有研究表明，在肌肉活动时进入到肌肉中的钙离子对抑制上述过程具有重要作用[16-17]。在之前列举的那些病理状态下，如果病情危重且持续时间长，接头外受体就会被插入到肌肉整个表面，包括接头周围的部位（图 12.7D）。接头处的细胞核也会持续产生成熟受体，肌肉停止活动后，数小时内即开始合成未成熟受体，但肌细胞膜表面完全被受体覆盖则需要数天。此种受体上调提示，使用去极化和非去极化肌松药后可引起受体上调。α_7 乙酰胆碱受体的改变似乎与未成熟受体的表达成平行性相关，尽管这一点尚未深入研究。

受体亚基的组成成分（γ 亚基与 ε 亚基）改变也影响了受体的电生理的（功能的）、药理学的及代谢的特点[16-18]。成熟受体代谢较稳定，半衰期为 2 周左右；未成熟受体半衰期不到 24 h。未成熟受体单通道电导较小，平均通道开放时间比成熟受体长 2 ~ 10 倍（图 12.4）。亚基成分的变化也可改变特定配体的受体的敏感性和（或）亲和性。去极化肌松药或激动剂，如琥珀胆碱和乙酰胆碱，更易使未成熟受体产生去极化，出现阳离子流，其所需剂量为成熟受体的 1/100 ~ 1/10[2]。对于烧伤、去神经和制动的患者，非去极化肌松药表现为药物抵抗，药效也被减弱[1, 3]。但是根据最近的研究，非去极化肌松药药物抵抗很可能与接头处的 α_7 乙酰胆碱受体表达有关，这些受体与

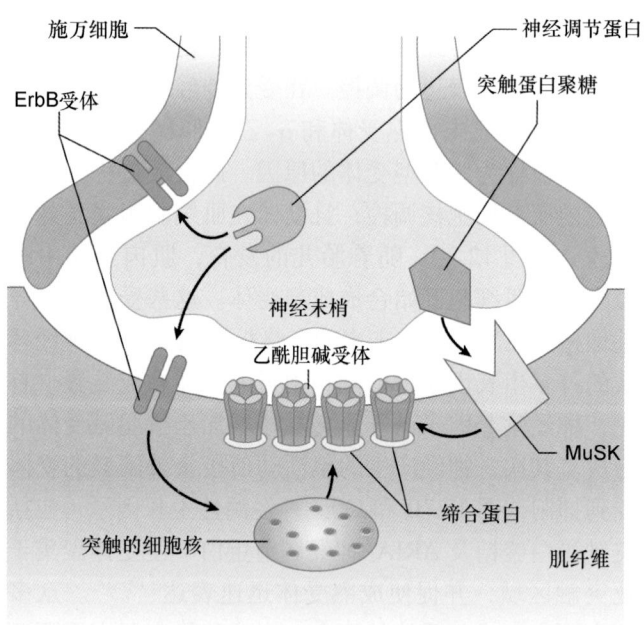

图 12.8 神经肌肉接头成熟过程中，突触蛋白聚糖和乙酰胆碱受体诱发的 ARIA/ 神经调节蛋白依赖性事件。肌肉中的神经建立后，突触蛋白聚糖和神经调节蛋白等生长因子被释放，神经调节蛋白信号对施万细胞的存活很重要，而施万细胞对轴突的支持又是非常重要的。突触蛋白聚糖与其受体 MuSK 相互作用可增加突触蛋白（包括乙酰胆碱受体、缔合蛋白和 ErbB 受体）的聚集。ARIA/ 神经调节蛋白在含有 γ 亚基的未成熟受体转换为含有 ε 亚基的成熟受体的过程中具有重要作用。含有 ε 亚基的成熟受体具有突触特异性，因此不会插入到接头外区域

图中标注：施万细胞、ErbB受体、神经调节蛋白、突触蛋白聚糖、神经末梢、乙酰胆碱受体、MuSK、缔合蛋白、突触的细胞核、肌纤维

非去极化肌松药的亲和力下降[16, 69-73]。有数据显示，一些非去极化肌松药可以使未成熟受体产生部分激动作用，因而药效减弱[8]。接头和接头外区域的成熟乙酰胆碱受体上调可延缓肌松药的扩散，引起对去极化肌松药的抵抗[80]。

对肌松药的敏感性发生改变可只见于身体的某些部位，或某些神经活动少的肌肉（如脑卒中后）。肌松药的敏感性开始发生改变在损伤或住院治疗的 72 h 后。一个或多个肌肉内的乙酰胆碱受体上调时，使用琥珀胆碱最严重的不良反应就是高钾血症[1-3]。在这些情况下，受体大范围地分布于肌细胞膜表面。在激动剂（琥珀胆碱）的作用下，乙酰胆碱通道开放，钾离子从肌肉中释放入血（图 12.9）[2-3]。如肌细胞表面大范围地存在着上调的受体（未成熟受体）通道，且其开放的时间较长，那么从肌肉释放入血的钾离子则显著增加。由此引发的高钾血症可造成包括心室颤动在内的各种高危心脏节律紊乱。此外，提前给予非去极化肌松药也难以阻止高钾血症的发生，因为阻断这些乙酰胆碱受体需要大剂量的非去极化肌松药，而后者也会引起肌肉麻痹，也就不必再使用琥珀胆碱了[3]。较常规剂量大的非去极化肌松药能削弱血钾的增高，但不能完全阻止。换句话说，在前文所述的脑卒中后 4 天内，并未发现琥珀胆碱引发高钾反应[50]。然而，即使不是在去神经支配的状态下，给予琥珀胆碱也可引起高钾血症和心搏骤停。这见于某些先天性肌营养不良患者，给予琥珀胆碱后其肌膜更容易受损，导致钾离子通过受损的肌膜释放入循环[81]。

接头前乙酰胆碱受体

烟碱乙酰胆碱受体以多种形式存在，而不是仅存在于肌肉中[16, 18]。经典肌肉型烟碱乙酰胆碱受体存在于突触后，而神经型乙酰胆碱受体可能存在突触前及突触后。接头前表达的神经型烟碱乙酰胆碱受体为杂聚肽，仅由 α 亚基和 β 亚基构成。在周围和中枢神经系统、自主神经和颈动脉体内氧感受性细胞上的神经节中，这种烟碱乙酰胆碱受体家族广泛表达。α7 乙酰胆碱受体也存在于免疫细胞中，如巨噬细

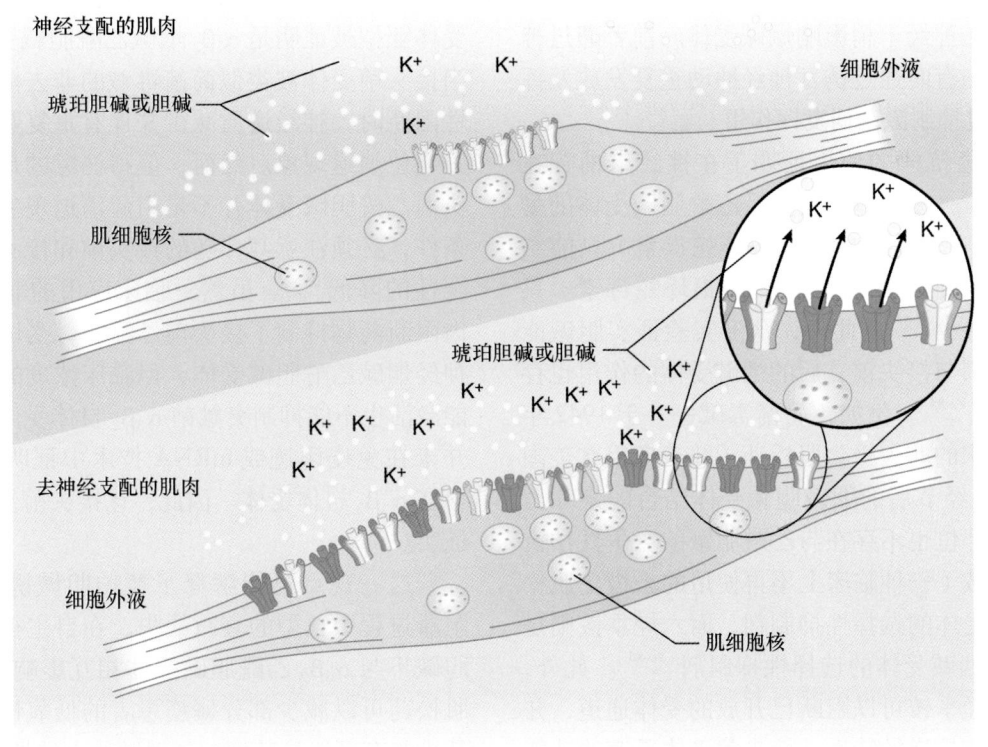

图 12.9 在神经支配（图上半部分）及去神经支配（图下半部分）的肌肉中，琥珀胆碱（SCh）诱发的钾离子（K+）释放。在受神经支配的肌肉中，全身给予的琥珀胆碱能够接触到所有肌细胞膜，但由于乙酰胆碱受体（AChR）只存在于接头处，因此去极化只发生在接头处（α_1、β_1、δ/ϵ）的受体。在去神经支配的肌肉中，肌细胞核不仅表达接头外（α_1、β_1、δ/γ）的乙酰胆碱受体，还在整个肌细胞膜上表达 α_7 烟碱乙酰胆碱受体。与局部释放的乙酰胆碱相比，琥珀胆碱全身用药能使所有上调的乙酰胆碱受体出现去极化，引起大量细胞内钾离子外流进入循环，导致高钾血症。琥珀胆碱的代谢物胆碱（可能还有琥珀酰单胆碱）也能通过 α_7 烟碱乙酰胆碱受体维持这种去极化，促进钾离子的释放并维持高钾血症（From Martyn JAJ, Richtsfeld M. Succinylcholine-induced hyperkalemia in acquired pathologic states: etiologic factors and molecular mechanisms. Anesthesiology. 2006; 104: 158-169, 2006.）

胞、淋巴细胞、中性粒细胞、成纤维细胞和软骨细胞等[16, 18]。不同的基因编码不同的乙酰胆碱受体,离子通道由复杂的亚基(多聚体)构成。已从脊椎动物中克隆出 17 种乙酰胆碱受体基因,其中包括 α 亚基($\alpha_1 \sim \alpha_{10}$)、$\beta$ 亚基($\beta_1 \sim \beta_4$)以及 1 个 γ 亚基、1 个 δ 亚基和 1 个 ε 亚基的不同组合。γ 亚基、δ 亚基和 ε 亚基只见于肌肉组织[16-18]。

药理形态学及分子生物学技术已证明了接头前或神经末梢胆碱能受体的药理学作用,但与突触后膜受体相比,其组成及作用还未完全明确。许多含有多种潜在靶点的药物均可影响神经末梢功能。维持神经肌肉联系的营养功能包括乙酰胆碱和营养因子的释放和再补充,其所需信号需要多种受体介导,接头前的烟碱乙酰胆碱受体就是其中之一。非去极化肌松药可以抑制琥珀胆碱引起的肌束震颤。由于肌束震颤是一个运动单位中的大量肌细胞同时收缩引起的,而只有神经可使所有的肌肉在一个运动单位中活动同步化,很显然琥珀胆碱的作用部位也一定在神经的终末端。由于非去极化肌松药可以抑制肌束震颤,推测非去极化肌松药也同样在接头前受体中发挥作用,极微量的胆碱能受体激动剂(如琥珀胆碱)及拮抗剂(如非去极化肌松药)可在神经末梢影响烟碱受体。前者通过神经末梢去极化,有时通过诱发神经冲动重复发放发挥作用;后者通过抑制激动剂发挥作用[5]。

特定单克隆抗体的使用证明了在神经末梢存在烟碱 α_3 亚基[82]。接头前和接头后乙酰胆碱受体的另一个不同就是一些药物(如 β 银环蛇毒素)只能结合接头前受体,而其他药物(如 α 银环蛇毒素)只能结合接头后受体[65]。此外,众多实验证实胆碱能激动剂和拮抗剂与接头前、后的烟碱受体的作用也存在很多差异[65, 82-84]。例如,筒箭毒碱——于 1942 年首个应用于临床的非去极化肌松药(并未应用在美国或欧洲),与神经节后的烟碱胆碱受体结合的亲和力较低,且在该部位也不存在与乙酰胆碱的竞争性拮抗作用。十烃季铵(一种临床上不再使用的去极化肌松药)是肌肉型受体的选择性抑制剂,而六烃季铵则是自主神经节中烟碱受体的选择性抑制剂[80-85]。此外,筒箭毒碱和六烃季铵可以阻断已开放的受体通道,并具有阻断神经节传递的特性。接头前受体通道的功能特点可能也不相同。例如,河豚毒素作为钠离子流动的特异阻断剂,可阻断乙酰胆碱在运动神经末梢的去极化作用,但对终板却不起作用。

对运动神经末梢中神经元型烟碱受体分子组成的相关信息,目前仍所知较少。虽然某些亚基组成相似,但接头后受体的其他亚基组成却不同。目前已发现 16 种不同的烟碱胆碱受体基因产物,其中只有 12 种($\alpha_2 \sim \alpha_{10}$ 和 $\beta_2 \sim \beta_4$)在神经元的烟碱受体表达中发挥作用。最令人侧目的是,神经组织中不包含 γ 亚基、δ 亚基和 ε 亚基,只包含编码 α 亚基及 β 亚基的基因。而神经中的 α 亚基及 β 亚基基因与肌肉中又不完全相同。为了强调神经和肌肉中烟碱受体的不同,前者往往用 Nn 而后者用 Nm 表示。由于存在许多不同的亚基,这些亚基可以有多种可能的组合,在运动神经中还未发现究竟有哪些亚基组合,其生理作用也未完全明确。在体外,神经中烟碱乙酰胆碱受体的表达已经明确,肌松药及其代谢产物可与这类受体中的一部分结合[53, 83-85]。

神经(神经末梢)接头表面的烟碱受体可以感受突触间隙中的神经递质,并通过正反馈系统引起更多的递质释放。在神经系统的其他部位,负反馈系统可以补充正反馈系统,当突触间隙中的递质浓度适当增加时,释放系统将被关闭。现在认为在神经肌肉组织中,非去极化肌松药抑制强直收缩和四个成串刺激是由运动神经末梢突触前的胆碱能自身受体介导的[5, 52]。

引起神经末梢抑制和随后膜电位消退现象(在强直刺激中或四个成串刺激中观测到的)的神经元乙酰胆碱受体亚型被证明是 $\alpha_3\beta_2$ 烟碱乙酰胆碱受体亚型[10, 84]。当接头前受体被类似筒箭毒碱的非去极化肌松药特异性阻断时,神经递质减少并伴有重复刺激,随后发生膜电位消退现象。然而,值得注意的是,单纯阻断接头前乙酰胆碱受体并不是引起消退现象的必要或充分条件,必须注意其伴随的接头前和接头后神经传递安全性的降低[65]。虽然,临床应用的非去极化神经肌肉阻断药物抑制了接头前乙酰胆碱受体和其他的一些神经烟碱乙酰胆碱受体,但临床浓度的琥珀胆碱既不能激活也不能抑制突触前 $\alpha_3\beta_2$ 自体受体[53, 85]。然而,并未在免疫印迹或 mRNA 技术中证明在接头前区域存在 $\alpha_3\beta_2$ 自体受体。因此,该接头前受体尚未被完全证实。

这一观点可能解释了琥珀胆碱诱导的神经肌肉阻滞过程中典型的衰减缺失。在自主神经节中,琥珀胆碱不与 $\alpha_3\beta_2$ 乙酰胆碱受体相互影响[53]。非去极化肌松药可以减少部分瘫痪患者的低氧性通气反应[86],其机制有可能是其抑制颈动脉体上的烟碱受体[11]。最近,在人类颈动脉体发现了烟碱 α_3、α_7 和 β_2 乙酰胆碱受体[87]。这些受体的抑制是否在缺氧驱动反应的减弱中起着重要作用还有待进一步研究。运动神经末梢还存在其他类型的受体,如阿片受体、肾上腺素受体、多巴胺受体、嘌呤受体以及腺苷受体和内源性激素、神经肽类和许多蛋白质的受体[88-89]。上述受体的生理作用以及麻醉对其影响还不明确。

特殊年龄阶段的神经肌肉接头

新生儿

出生前，乙酰胆碱受体大都围绕在接头处的神经上，在接头外只有少量的乙酰胆碱受体存在。新生儿的突触后膜自身并没有特异化，几乎没有突触皱褶，有宽大的突触间隙和少量的乙酰胆碱受体[14, 19]。出生后早期的乙酰胆碱受体簇为椭圆形斑块（图12.10）。几天后出现简化的褶皱。随着不断成熟，斑块转化成多孔的卷样结构。由于其他的神经末端萎缩，多神经支配的终板转化成单一神经支配的接头。在成人，神经末梢与乙酰胆碱受体簇完美结合。新生儿与重症肌无力患者的突触后膜在形态学上没有太大差别，乙酰胆碱受体数量减少，并且突触后褶皱也减少。因此，重症肌无力患者及新生儿神经传递效率不高并不奇怪。鉴于这个原因，当给予新生儿和婴儿非去极化肌

松药后，他们的表现与重症肌无力患者相似[90]。在人类，大约在2岁会出现成熟的神经肌肉接头[90]。

老年期

随着寿命的增加，与衰老相关的典型变化是体质和力量的逐渐丧失，称为肌肉减少症（sarcopenia）（希腊语：sarco——flesh，penia——poverty），最近受到越来越多的关注[91]。这些肌肉减少性变化与突触的失神经样改变及合成代谢或生长因子信号在肌肉中的变化有关[91-93]。目前已明确证实存在老龄相关的功能性去神经支配、肌肉萎缩和肌无力现象[91-92]。老年相关的形态学变化包括突触后乙酰胆碱受体的长度和面积增加、突触皱褶退化和施万细胞对突触皱褶的更多侵犯。神经末梢变薄，末梢肿胀，神经与突触的相对位置减少（图12.10）。再加上神经肌肉连接处的形态学改变，随着年龄的增长而发生的功能变化可能包括神经递质释放量的增加及在刺激终板时电位的快速下降[91-93]。尽管这些结构和功能变化是随着年龄的增

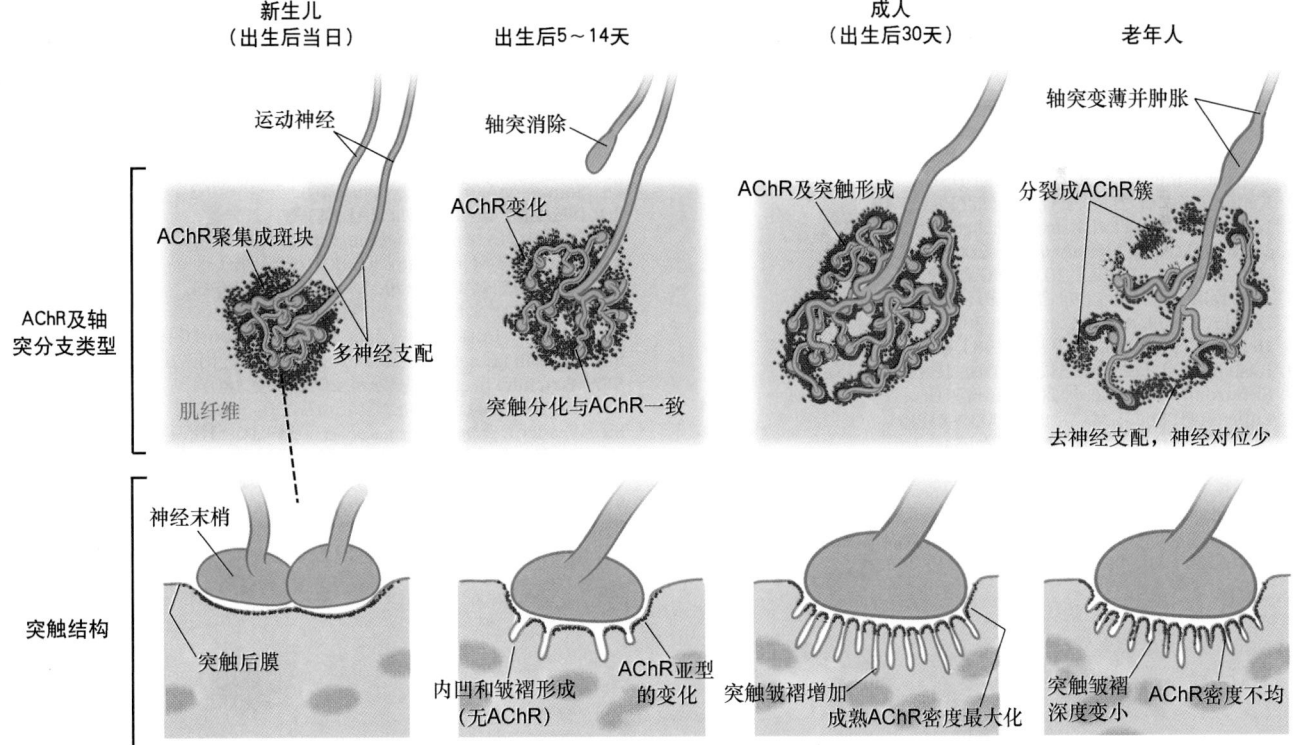

图12.10 突触后结构的成熟过程。出生当天（新生儿）：出生时，乙酰胆碱受体（AChR）聚集成边界不规则的椭圆形斑块。此时每个接头可能有多个神经末梢支配。生后第5～14天：出生后5～14天，突触后膜陷入鞘内，形成一个凹陷，并在斑块处形成小的裂孔。这些裂孔反映了由于突触裂缝（没有乙酰胆碱受体）而产生的间隙。在此期间未成熟γ亚基型乙酰胆碱受体完全被成熟ε亚基型乙酰胆碱受体取代。凹陷和裂缝的数量增加，从而在卷桶形状的突触乙酰胆碱受体接头处形成很多裂隙。这些裂隙相当于突触间隙或皱褶。出生后第30天：在出生后第30天，神经肌肉接头完全形成，出现较大的卷筒形状。乙酰胆碱受体的密度最大化。突触下区域选择性地转录一系列突触后蛋白质和信号分子，保障了神经肌肉接头的完整性和神经传递的高效性。老年人神经肌肉接头：老年小鼠和人的神经肌肉接头检查显示明显的形态学变化。一些突触发生部分变性，突触染色变淡。突触皱褶深度较小。神经末梢变薄，出现肿胀或球茎状变化，与之同位的突触较少。施万细胞似乎在神经肌肉接头处更多（未显示）

长而发生的，但由于神经传递的安全性极高，在大多数情况下，用握力等简单方法不容易证明[93]。尽管结构和功能的变化与年龄有关，但老年人的整体安全性要比新生儿好[94]。即使老年人出现了这些类似失神经的变化，也没有证据表明这些患者更容易出现琥珀胆碱引起的高钾血症。也没有研究证实由于神经肌肉连接的改变而增加或减少对非去极化阻滞剂的敏感性。由于药代动力学原因，一些非去极化肌松药（如维库溴铵）在老年人作用延长。

参考文献

1. Martyn JA, et al. *Anaesthesia.* 2009;64(suppl 1):1.
2. Martyn JA, Richtsfeld M. *Anesthesiology.* 2006;104:158.
3. Fagerlund MJ, Eriksson LI. *Br J Anaesth.* 2009;103(1):108.
4. Gilhus NE. *Curr Opin Neurol.* 2012;25:523.
5. Bowman WC, et al. *Ann N Y Acad Sci.* 1990;604:69.
6. Frick CG, et al. *Anesthesiology.* 2007;106:1139.
7. Frick CG, et al. *Anesth Analg.* 2012;114:102.
8. Lape R, et al. *Nature.* 2008;454:722.
9. Paul M, et al. *Eur J Pharmacol.* 2002;438:35.
10. Vizi ES, Lendvai B. *Pharmacol Ther.* 1997;73:75.
11. Jonsson M, et al. *Eur J Pharmacol.* 2004;497:173.
12. Sunaga H, et al. *Anesthesiology.* 2010;112:892.
13. Fryer AD, Maclagan J. *Naunyn Schmiedebergs Arch Pharmacol.* 1987;335:367.
14. Li L, et al. *Annu Rev Physiol.* 2018;80:159.
15. Tintignac LA, et al. *Physiol Rev.* 2015;95:809.
16. Lee S, et al. *Anesthesiology.* 2014;120(1):76–85.
17. Sine SM. *Physiol Rev.* 2012;92:1189.
18. Albuquerque EX, et al. *Physiol Rev.* 2009;89:73.
19. Shi L, et al. *Trends Neurosci.* 2012;35:441.
20. Fraterman S, et al. *Invest Ophthalmol Vis Sci.* 2006;47:3828.
21. Büttner-Ennever JA, Horn AK. *Mov Disord.* 2002;17(suppl 2):S2.
22. Kaminski HJ, et al. *Invest Ophthalmol Vis Sci.* 1996;37:345.
23. Lennerstrand G, et al. *Acta Ophthalmol.* 2010;88:872.
24. Vachon CA, et al. *Anesthesiology.* 2003;99:220.
25. Catterall WA. *J Physiol.* 2012;590:2577.
26. Catterall WA, et al. *J Biol Chem.* 2013;288:10742.
27. Engel AG, et al. *Ann N Y Acad Sci.* 2012;1275:54.
28. Heuser JE, Reese TS. *J Cell Biol.* 1981;88:564.
29. Rash JE, et al. *J Electron Microsc Tech.* 1988;10(153).
30. Sieburth D, et al. *Nature.* 2005;436:510.
31. Littleton JT, Sheng M. *Nature.* 2003;423:931.
32. Rich MM. *Neuroscientist.* 2006;12:134.
33. Wang X, et al. *J Neurosci.* 2004;24:10687.
34. Katz B, Miledi R. *Proc R Soc Lond B Biol Sci.* 1979;215:369.
35. Uchitel OD, et al. *Proc Natl Acad Sci U S A.* 1992;89:3330.
36. van Sonderen A, et al. *Curr Treat Options Neurol.* 2013;15:224–239.
37. Naguib M, et al. *Anesthesiology.* 2002;96:202.
38. Sudhof TC. *Neuron.* 2012;75:11.
39. Jahn R, Fasshauer D. *Nature.* 2012;490:201.
40. Heidelberger R. *Nature.* 2007;450:623.
41. Turton K, et al. *Trends Biochem Sci.* 2002;27:552.
42. Restani L, et al. *PLoS Pathog.* 2012;8:e1003087.
43. Schurch B. *Drugs Today (Barc).* 2004;40:205.
44. Schiavo G. *Nature.* 2006;444:1019.
45. Lange DJ, et al. *Muscle Nerve.* 1991;14:672.
46. Heeroma JH, et al. *Neuroscience.* 2003;120:733.
47. Engel AG, Sine SM. *Curr Opin Pharmacol.* 2005;5:308.
48. Abraham RB, et al. *Anesthesiology.* 2002;97:989.
49. Karwa M, et al. *Crit Care Med.* 2005;33:S75.
50. Richtsfeld M, et al. *Anesthesiology.* 2013;119:412.
51. Kopta C, Steinbach JH. *J Neurosci.* 1994;14:3922.
52. Jonsson M, et al. *Anesthesiology.* 2006;105:521.
53. Jonsson M, et al. *Anesthesiology.* 2006;104:724.
54. Griesmann GE, et al. *J Neurochem.* 1990;54:1541.
55. Gullberg D. *Nature.* 2003;424:138.
56. Missias AC, et al. *Dev Biol.* 1996;179:223.
57. McCarthy MP, Stroud RM. *Biochemistry.* 1989;28:40.
58. Yamaoka K, et al. *Curr Pharm Des.* 2006;12:429.
59. Raines DE. *Anesthesiology.* 1996;84:663.
60. Gage PW. *Biophys Chem.* 1988;29:95.
61. Swope SL, et al. *Ann N Y Acad Sci.* 1995;757:197.
62. Plested CP, et al. *Neurology.* 2002;59:1682.
63. Albuquerque EX, et al. *J Pharmacol Exp Ther.* 1997;280:1117.
64. Maelicke A, et al. *J Recept Signal Transduct Res.* 1997;17:11.
65. Nagashima M, et al. *Anesth Analg.* 2013;116:994.
66. Creese R, et al. *J Physiol.* 1987;384:377.
67. Ibebunjo C, Martyn JAJ. *Anesth Analg.* 2000;91:1243.
68. Fischer U, et al. *Eur J Neurosci.* 1999;11:2856.
69. Tsuneki H, et al. *J Physiol.* 2003;54(7):169.
70. Liu L, et al. *Br J Anaesth.* 2014;112:159.
71. Lindstrom JM. *Ann N Y Acad Sci.* 2003;998:41.
72. Khan MA, et al. *Shock.* 2012;38:213.
73. Lee S, et al. *Alpha7 AChRs play a pivotal role in the immobilization-induced resistance to atracurium in mice.* Abstract A1007; Presented at the ASA Annual Meeting, 2012.
74. Placzek AN, et al. *Mol Pharmacol.* 2004;66:169.
75. Tansey MG, et al. *J Cell Biol.* 1996;134:465.
76. Hirose M, et al. *Am J Physiol.* 2000;279:E1235.
77. Sugita M, et al. *Metabolism.* 2012;61:127.
78. Hirose M, et al. *Metabolism.* 2001;50:216.
79. Samuel MA, et al. *PLoS One.* 2012;7:e456663.
80. Dilger JP. *Anesth Analg.* 2013;117:792.
81. Gronert GA. *Anesthesiology.* 2001;94:523.
82. Tsuneki H, et al. *Neurosci Lett.* 1995;196:13.
83. Chiodini F, et al. *Anesthesiology.* 2001;94:643.
84. Faria M, et al. *Synapse.* 2003;49:77.
85. Martyn J, Durieux ME. *Anesthesiology.* 2006;104:633.
86. Eriksson LI. *Acta Anaesthesiol Scand.* 1996;40:520.
87. Mkrtchian S, et al. *J Physiol.* 2012;590:3807.
88. Santafe MM, et al. *Eur J Neurosci.* 2003;17:119.
89. Wessler I. *Trends Pharmacol Sci.* 1989;10:110.
90. Goudsouzian NG, Standaert FG. *Anesth Analg.* 1986;65:1208.
91. Shafiee G, et al. *J Diabetes Metab Disord.* 2017;16:21.
92. Yang JC, Van Remmen H. *Exp Gerontol.* 2011;46(2-3):193.
93. Willadt, et al. *Ann NY Acad Sci.* 2018;1412:41–53.
94. Sanes JR, Lichtman JW. *Nat Rev Neurosci.* 2001;2:791.

13 呼吸生理学与病理生理学

BRIAN P. KAVANAGH, GÖRAN HEDENSTIERNA
岳子勇 译 崔晓光 审校

要 点	
	■ 体内 CO_2 的排出取决于肺泡通气量，而不是总（每分）通气量。
	■ 慢性阻塞性肺疾病和肺栓塞患者的无效腔通气量显著增加，可达每分通气量的 80% 以上。
	■ 低肺容量呼吸增加气道阻力，促使气道关闭。
	■ 肺泡通气不足、弥散障碍、通气/血流比值失调及右向左分流都可引起低氧血症。
	■ 几乎所有麻醉药物都能降低骨骼肌张力，导致功能残气量降至接近清醒时的残气量水平。
	■ 功能残气量降低及吸入氧浓度（FiO_2）较高（包括麻醉诱导前预吸氧）都可导致麻醉期间肺不张。
	■ 全身麻醉可导致通气/血流比值失调（气道闭合）和分流（肺不张）。
	■ 静脉血掺杂是由通气/血流比值失调（对 FiO_2 增高有反应）和分流（对 FiO_2 增高无反应）引起的。
	■ 大多数麻醉药能减弱低氧性肺血管收缩（HPV），从而加重通气/血流比值失调。
	■ 呼吸顺应性下降和气道阻力增加将导致麻醉期间呼吸做功增加。

呼吸生理学是麻醉实施的关键

　　呼吸功能和麻醉实施密不可分。麻醉期间会发生呼吸系统不良事件[1]，其中最严重的并发症为低氧血症。这些并发症包括从气道闭合引起的顽固性低氧血症到阿片类药物或区域麻醉引起的术后呼吸抑制[2-3]。根据在手术室和恢复室的观察数据发现，即使未出现不良后果，全麻仍会对呼吸功能和肺生理产生明显的影响。麻醉科医师在保证患者生命安全时成为领导者，与对麻醉引起的生理改变（例如支气管痉挛的机制[4]、机械通气的影响）认识的提高[5]和监测技术[6]（例如脉搏氧饱和度测定法和 CO_2 描记法）的开拓性进展都有关[7]。最后，从运动耐量[8]、肺活量测定到组织氧合[9]或总氧耗量[8]，这些呼吸功能的综合评估方法对手术及麻醉预后的判断可能有帮助。

健康人的肺生理学

　　通过研究健康人的正常呼吸功能和机制，可以判断麻醉相关呼吸功能障碍的发生机制。我们简单回顾

一下细胞内呼吸消耗 O_2 并产生 CO_2、O_2 和 CO_2 在血液内的运输以及肺内血液氧合并排出 CO_2 的生理过程。

细胞内呼吸

　　正常的动脉血氧分压（PaO_2）接近 100 mmHg，在线粒体内代谢后，氧分压降至 4 ~ 22 mmHg。在细胞质中，葡萄糖（$C_6H_{12}O_6$）经糖酵解途径代谢成丙酮酸盐（CH_3COCOO^-）和 H^+，丙酮酸进入线粒体，作为三羧酸循环的起始底物，最终代谢为烟酰胺腺嘌呤二核苷酸（NADH）、腺苷三磷酸（ATP）、CO_2 和 H_2O。NADH 和 H^+ 是氧化磷酸化过程中关键的电子供体，消耗二磷酸腺苷（ADP）和 O_2，生成 ATP 和 H_2O。因此，葡萄糖氧化作用的最终结果是提供能量（最终为 ATP）、H_2O 和 CO_2[10]。

血液中 O_2 的运输

　　动脉血将 O_2 运输到细胞，运输 O_2 的总量（$\dot{D}O_2$）等于动脉血 O_2 含量（CaO_2）与血流量（心输出量，$\dot{Q}$）

的乘积，即：

$$\dot{D}O_2 = CaO_2 \times \dot{Q}$$

血液中 O_2 的运输有两种形式：与血红蛋白结合的 O_2（容量巨大）及在血浆中溶解的 O_2。动脉血中 O_2 含量等于上述两部分的总和：

$$CaO_2 = [(SaO_2 \times Hb \times Hb \text{ 中 } O_2 \text{ 结合能力}) + (O_2 \text{ 的溶解度} \times PaO_2)]$$

其中 CaO_2 为每 100 ml 血液中 O_2 的容积（ml），SaO_2 为血红蛋白氧饱和度，Hb 为每 100 ml 血液中血红蛋白的质量（g），Hb 中 O_2 结合能力为 1.34 ml/g，血浆中 O_2 的溶解度为 0.003 ml/（dl·mmHg），PaO_2 为 O_2 压力（溶解的 O_2）。

O_2 与 Hb 的结合是一个复杂的变构机制。理解血液中 O_2 运输的典型异常（例如一氧化碳中毒、高铁血红蛋白血症）对 O_2 张力、含量和运输的影响，才能对 O_2 与 Hb 的结合过程有更深刻的理解。

三价铁离子（Fe^{3+}）代替二价亚铁离子（Fe^{2+}）与 O_2 结合，形成高铁血红蛋白（MetHb）。MetHb 与 O_2 的结合能力减弱，导致 O_2 含量降低，运输减少。若无肺疾病，则 PaO_2 正常，因而通过 PaO_2 估算 O_2 含量，则 O_2 含量是正常的；但直接测定 O_2 含量，则 O_2 含量是降低的。相反，MetHb 水平升高。在严重病例中，则因 O_2 运输力下降而发展为乳酸酸中毒。同时，尽管 MetHb 的比例很少，但由于 MetHb 是蓝褐色的，患者仍会呈现出蓝色，应用特殊的氧测量法可以测定 MetHb 水平[11-12]。氧疗对于明显的发绀治疗效果并不佳，其治疗为使 MetHb 转化（还原）成 Hb（例如通过亚甲蓝）。形成 MetHb 的医源性原因包括苯佐卡因、氨苯砜及易感人群吸入一氧化氮（NO）。

CO 中毒时，CO 与 Hb 结合，CO 与 Hb 的亲和力比 O_2 高很多（超过 200 倍）。牢固结合的 CO-Hb 主要造成两方面影响[13]：① CO-Hb 形成后使 Hb 可结合 O_2 的位点变少，血液中 O_2 含量因此减少；② CO-Hb 造成 Hb 分子构象改变，与 Hb 结合的 O_2 释放减少，这个作用相当于使 Hb-O_2 解离曲线左移。尽管 CO 与 Hb 的结合并没有减少 O_2 含量和 O_2 运输"总量"，但降低了 O_2 的释放及向细胞内的局部扩散。由于 CO-Hb 与 Hb-O_2 的颜色非常相似，患者血液的颜色（包括肤色）呈鲜红色。与 MetHb 的情况相似，PaO_2（无呼吸系统疾病时）是正常的，计算出来 CaO_2 也是正常的，但 CaO_2 的测定值会下降。严重时，还会出现乳酸酸中毒。最新的脉搏氧饱和度监护仪能区分 CO-Hb 与 Hb-O_2[13]。

最后，波尔效应是指由 CO_2 或者 pH 改变引起的 Hb-O_2 解离曲线移位[14]。与动脉血相比，体循环毛细血管局部 CO_2 生成，PCO_2 增高（pH 相应降低），使 Hb-O_2 解离曲线向右移位，增加 O_2 向组织中释放。在肺毛细血管中则相反，因为 CO_2 排出，PCO_2 降低（pH 相应增高），Hb-O_2 解离曲线向左移位，利于 O_2 与 Hb 结合。

血液中 CO_2 的运输

CO_2 是由线粒体代谢产生，线粒体中 CO_2 的水平最高。运输途径（压力梯度逐渐降低）是从线粒体经过细胞质至小静脉，最后通过混合静脉血经肺泡排出。在血液中，CO_2 的运输主要有三种形式：溶解的 CO_2（产生 $PaCO_2$，约占运输总量的 5%）、碳酸氢根离子（HCO_3^-，约占 90%）和氨基甲酸化的 CO_2（CO_2 与 Hb 分子末端的氨基结合，约占 5%）[10]。动脉血和（混合）静脉血中，CO_2 的正常含量分别约为 21.5 mmol/L 及 23.3 mmol/L。

对于慢性肺疾病患者，吸入 O_2 有时会引起高碳酸血症，尤其吸入过多 O_2 者。传统理论认为增加 PaO_2 会降低呼吸驱动力，现在已经知道这不是关键原因[15]，主要原因是 Haldane 效应及低氧性肺血管收缩（HPV）的损伤。Haldane 效应[16] 指充分氧合的血液和缺氧的血液中 CO_2 含量存在差异，其机制有两种：① PaO_2 升高，使氨基甲酸复合物形成能力降低（减少 CO_2 与 Hb 结合），从而增加 CO_2 溶解（PCO_2 升高）；②组氨酸的咪唑基在生理 pH 下是有效的 H^+ 缓冲剂，组氨酸是血红素和血红蛋白链之间的重要连接分子。增加氧分压（PO_2）能增加与 Hb 结合的 O_2 量，导致 Hb 分子结构发生改变，从而改变与血红素连接的组氨酸，降低其对 H^+ 的缓冲能力。因此，更多的自由 H^+（未被缓冲）与 HCO_3^- 结合，释放储存的 CO_2。O_2 升高减弱了 HPV 作用，使通气不足区域的灌注增加，进而减少通气充足区域的灌注（和 CO_2 运输），导致 CO_2 排出效率降低。增加肺泡通气（$\dot{V}_A$）能力受损的患者对 CO_2 升高不能代偿，吸入过多 O_2 会导致 $PaCO_2$ 升高。

肺内氧合

体循环静脉血（中心静脉血）通过右心房进入右心室。不同大静脉中的 O_2 饱和度（SO_2）是不同的：静脉血 SO_2 高说明血流充足、组织氧摄取低，或者两者兼有[17]。与上腔静脉相比，下腔静脉的 SO_2 相对较高，原因可能是相对于氧耗而言，肾和肝的血流较多。在右心室，来自上腔静脉和下腔静脉的中心静脉血（$S_{CV}O_2$）与来自冠状循环的静脉血（通过冠状窦）混合，另外还有少量引流自心肌的静脉血通过心最小静脉流入。所有的这些静脉血充分混合后进入肺动脉，称为"混合静脉血"（S_VO_2），因此 $S_VO_2 < S_{CV}O_2$，尽管两者通常呈平行趋势[18]。

通气

通气是指肺吸入和呼出气体的运动。

肺泡通气

新鲜气体以代谢所需要的频率和幅度（潮气量，V_T）周期性地呼吸进入肺，V_T 一般为 7 ～ 8 L/min[19]。吸入的大部分气体进入肺泡，每次潮气量中的一部分气体留在气道内（100 ～ 150 ml），不能参加气体交换。这部分无效腔量（V_D）接近于潮气量的 1/3[20]。解剖无效腔是指"传导性"气道中那部分潮气量，生理无效腔是指未参加气体交换的那部分潮气量（图 13.1）。

潮气量（V_T，ml）可以表示为：

$$V_T = V_A + V_D$$

潮气量（ml）与呼吸频率（次 / 分）的乘积即为每分通气量（$\dot{V}_E$）。每分通气量（$\dot{V}_E$，ml/min）表示为：

$$\dot{V}_E = \dot{V}_A + f \times V_D$$

每分钟达到肺泡和呼吸性细支气管，并参与气体交换的这部分 $\dot{V}_E$ 被称为肺泡通气量（$\dot{V}_A$），约为 5 L/min。因其与肺血流量（即心输出量，5 L/min）接近，所以肺泡总的通气 / 血流比值约为 1。

无效腔通气

$PaCO_2$ 的维持依赖于 CO_2 生成（$\dot{V}CO_2$，反映代谢活动）和肺泡通气（$\dot{V}_A$）的平衡。如果 $\dot{V}_E$ 不变，V_D 增加，$\dot{V}_A$ 则自然下降，$PaCO_2$ 将升高。所以，如果 V_D 增加，$\dot{V}_E$ 必须相应增加，才能预防 $PaCO_2$ 升高。当使用口罩或面罩时 V_D 增加，这部分增加的 V_D 被称为"设备无效腔"（可高达 300 ml，气道解剖 V_D 为 100 ～ 150 ml）[21]。

传导性气道容积增加（例如支气管扩张）仅轻度增加总的 V_D。大量肺泡的血液灌注中断时，V_D 显著增加，例如肺栓塞（图 13.1）。实际上，大面积肺栓塞时，V_D/V_T 能达到 0.8（正常值的 2.7 倍）。此时，为了维持正常的 $\dot{V}_A$（5 L/min），$\dot{V}_E$ 需要增加至接近 20 L/min（也是 2.7 倍）。除了低 $PaCO_2$ 引起的呼吸困难外，$\dot{V}_E$ 增加也会引起明显的呼吸困难。

阻塞性肺疾病导致吸入气体流向通气充足但灌注不良的肺组织，使这部分肺组织的通气 / 血流比升高（高 $\dot{V}_A/\dot{Q}$）[22]，相当于增加了 V_D/V_T（图 13.1）。严重的慢性阻塞性肺疾病（chronic obstructive pulmonary disease，COPD）患者 V_D/V_T 甚至达到 0.9，这类患者需要非常大的通气量（30 ～ 50 L/min）以维持正常的

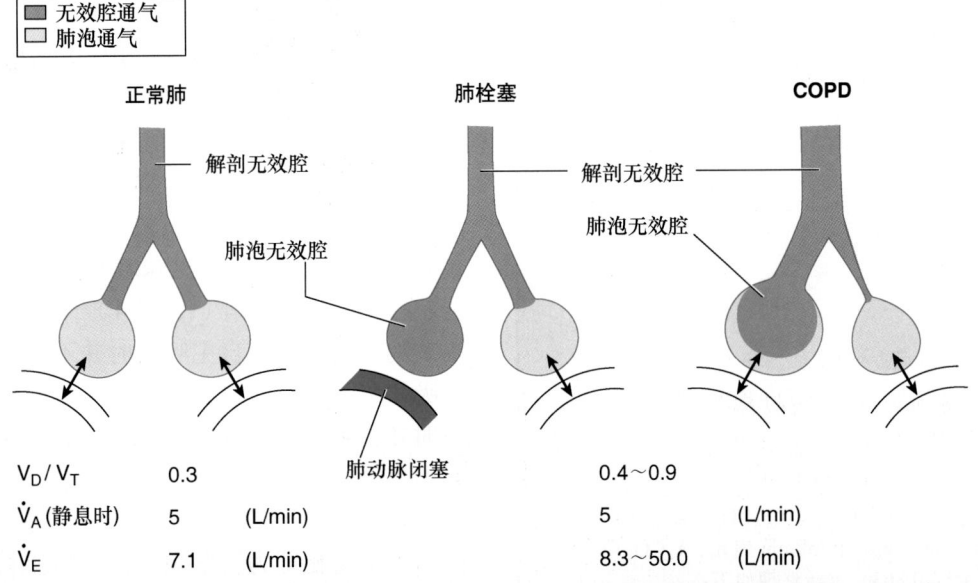

图 13.1　正常肺和患病肺的无效腔通气和肺泡通气。无论是血流中断，还是相对于灌注而言肺泡通气增加，都会导致无效腔（V_D）增加。如果 V_D 增加，为了维持 $\dot{V}_A$，必须大幅度增加每分通气量。V_D/V_T，无效腔量与潮气量比值；$\dot{V}_A$，肺泡通气量；$\dot{V}_E$，每分通气量。$\dot{V}_E = \dot{V}_A + f \times V_D$。双向箭头表示 CO_2 正常交换。COPD，慢性阻塞性肺疾病（From Hedenstierna G. Respiratory measurement. London：BMJ Books；1998：184；see also book review of Respiratory Measurement in Thorax 1998；53：1096.）

$PaCO_2$，当通气储备减弱时则难以维持。上述患者表现为 $\dot{V}_A$ 降低，而 $\dot{V}_E$ 常常增加。一个重要的代偿机制是 $PaCO_2$ 增加时，较低水平的 $\dot{V}_A$ 可维持 CO_2 排出稳定（框 13.1）。

静态肺容积——功能残气量

正常呼气末肺泡内气体总量称为功能残气量（functional residual capacity，FRC；图 13.2），正常值为 3 ~ 4 L，是由向内的力量（肺）和向外的力量（胸壁）平衡产生的。向内的力量是肺组织的"弹性回缩力"，源自有弹性的肺纤维组织、会收缩的气道平滑肌和肺泡表面张力。向外的力量由肋骨、关节和胸壁肌肉的被动回缩力产生。FRC 随身高和年龄（肺弹性组织减少）的增加而增大，女性和肥胖人群则减小[19, 23]。

呼气末肺内保留一部分气体（即 FRC）很重要，原因有两个：①膨胀一个张开的（已充气的）的肺要比膨胀一个完全萎陷的肺容易得多。这是因为肺完全萎陷导致肺泡只有液体（高表面张力）界面，而部分膨胀的肺泡则是气–液（低表面张力）界面；②尽管肺的灌注具有时相性的，但是频率很快，流量波动却很小，形成几乎持续的血流。通气则不同，频率明显

框 13.1　肺泡气体方程式

肺泡氧分压（PAO_2）

$$PAO_2 = PiO_2 - \frac{PACO_2}{R} + \left(PACO_2 \times FiO_2 \times \frac{1-R}{R} \right)$$

PiO_2 是吸入氧分压，$PACO_2$ 是肺泡 CO_2 分压（假定等于动脉 PCO_2）。R 是呼吸交换率（正常范围 0.8 ~ 1.0），FiO_2 是吸入氧分数。括号内是通过肺泡毛细血管内膜的 O_2 吸收大于 CO_2 清除的补偿。
没有补偿项的简化方程式如下：

$$PAO_2 = PiO_2 - \frac{PACO_2}{R}$$

肺泡通气
肺泡通气（$\dot{V}_A$）表示为：

$$\dot{V}_A = f \times (V_T - V_{DS})$$

f 为呼吸频率，V_T 为潮气量，V_{DS} 为生理无效腔。
肺泡通气也可以表示为：

$$\dot{V}_{CO_2} = c \times \dot{V}_A \times F_ACO_2$$

$\dot{V}_{CO_2}$ 为 CO_2 清除量，c 为转换常数，F_ACO_2 为肺泡 CO_2 浓度。如果 $\dot{V}_A$ 用 L/min 表示，$\dot{V}_{CO_2}$ 用 ml/min 表示，F_ACO_2 用 $PACO_2$（mmHg）表示，c = 0.863，重新整理如下：

$$\dot{V}_A = \frac{\dot{V}_{CO_2} \times 0.863}{PACO_2}$$

相对慢，波动幅度也大很多。在呼吸过程中，如果肺完全（或大部分）萎陷，血液流经闭合的肺泡（不含 O_2）后 SO_2 会非常低（等同于混合静脉血），这部分血液与肺的全部血液混合后可导致每次呼气后血液中 O_2 严重低饱和。

呼吸力学

学习呼吸力学让我们知道吸入气体在肺内如何分布，以及量化肺部疾病的严重程度。整体呼吸阻抗包括弹性（顺应性的倒数）、阻力及惯性。

呼吸系统顺应性

肺像一个弹性气球，正压（内部）或者负压（外部）可以使肺膨胀。正常情况下，肺保持膨胀状态，因为尽管内部的压力（肺内压）是 0，但外部的压力（例如，胸膜腔压力）为足够的负压。使肺膨胀的净压，即气道压（正数）（P_{AW}）与胸膜腔压力（负数）（P_{PL}）的差值被定义为跨肺压（P_{TP}）。即：

$$P_{TP} = P_{AW} - P_{PL}$$

很明显，P_{AW} 增加则 P_{TP} 增加。降低 P_{PL}（经常是负值，使其变得更小）同样增加 P_{TP}。

顺应性（弹性的倒数）表示在一定水平的 P_{TP}（压力，cmH_2O）下所能达到的膨胀程度（容积，L），通常为 0.2 ~ 0.3 L/cmH_2O[24]。与大多数弹性结构相似，虽然高 P_{TP} 能使肺膨胀更大，但施加的压力与其导致的容积增大之间的关系是曲线型的（图 13.3）[24]。肺顺应性依赖于肺容积，当 FRC 极高或极低时，顺应性最差（图 13.3）。在以肺顺应性下降为特征的肺疾病中（例如 ARDS、肺纤维化、肺水肿），压力-容积（P-V）曲线变得平坦且右移（图 13.4）[24]。相反，虽然肺气肿患者的弹性组织减少，但是肺组织总量（通过 CT 影像显示）减少意味着顺应性增加[25]，P-V 曲线左移，并变得陡峭（图 13.4）[24]。

胸壁的阻力在自主呼吸时并不会被注意到，因为呼吸"泵"本身就包括了胸壁。只有在呼吸肌完全松弛时才能测量胸壁力学[26]，而在机械通气时，呼吸肌则完全松弛。随着 P_{AW} 使肺膨胀，胸壁的特性决定了 P_{PL} 的变化。在这种情况下，P_{PL} 每增加 1 单位引起的肺容量变化即为胸壁顺应性。和肺顺应性类似，胸壁顺应性在肥胖、胸壁水肿、胸腔积液、肋椎关节病变时降低[26]。

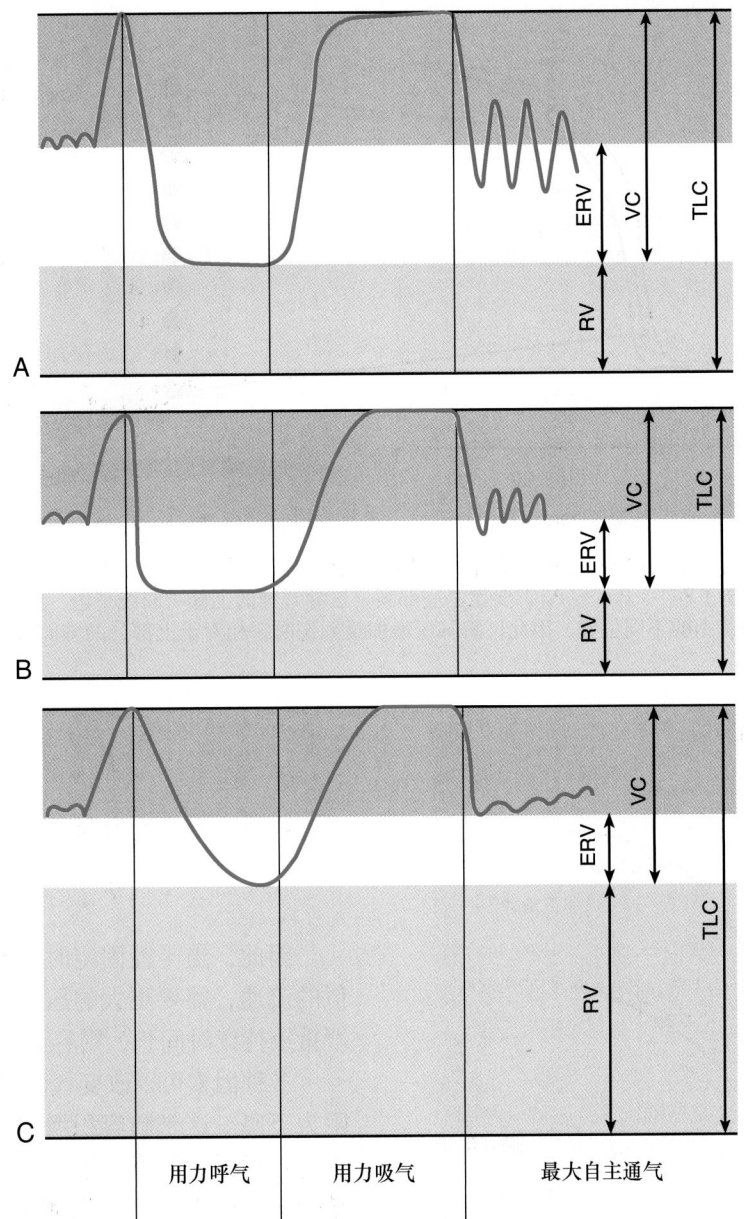

用力呼气　　用力吸气　　最大自主通气

图 13.2 （A）健康人正常肺的通气和肺容积。（B）限制性肺疾病患者。（C）慢性阻塞性肺疾病（COPD）患者。限制性肺疾病时，肺活量（VC）降低，呼气流速增加（即用力呼气曲线比正常曲线坡度陡）。COPD 时，残气量（RV）增加，VC 下降，用力呼气流速减慢。ERV，补呼气量；TCL，肺总量（From Hedenstierna G. Respiratory measurement. London：BMJ Books；1998：184；see also book review of Respiratory Measurement in Thorax 1998；53：1096.）

呼吸系统阻力

气道

阻力阻碍气流进入（或者离开）肺组织。阻力主要由气道（大气道和小气道）阻力组成，小部分由吸气（和呼气）过程中肺和胸壁组织的移动组成[27]。驱动压力能够克服阻力。在自主呼吸时，驱动压力是 P_{PL}；正压机械通气时，施加在气管导管（P_{AW}，"来源"）和肺泡（P_{ALV}，"目标"）的压力是不同的。阻力（R）等于驱动压力（ΔP）除以形成的气流（F）：

$$R = \frac{\Delta P}{F}$$

气道阻力约为 1 cmH$_2$O/（L·s），患阻塞性肺疾病时（例如，COPD、哮喘）增加，严重哮喘时甚至升高 10 倍[28]。使用内径为 8（或 7）mm 的气管导管时，将使阻力增加 5（或 8）cmH$_2$O/（L·min）[29]。无论应用何种导管，当气流为层流（平滑、流线型）时，阻力增加与导管长度成正比，与导管直径成反比（4 次方）。

以下两个原因能解释为什么气流产生的大部分阻力（接近 80%）发生在大气道里[27]：①随着支气管

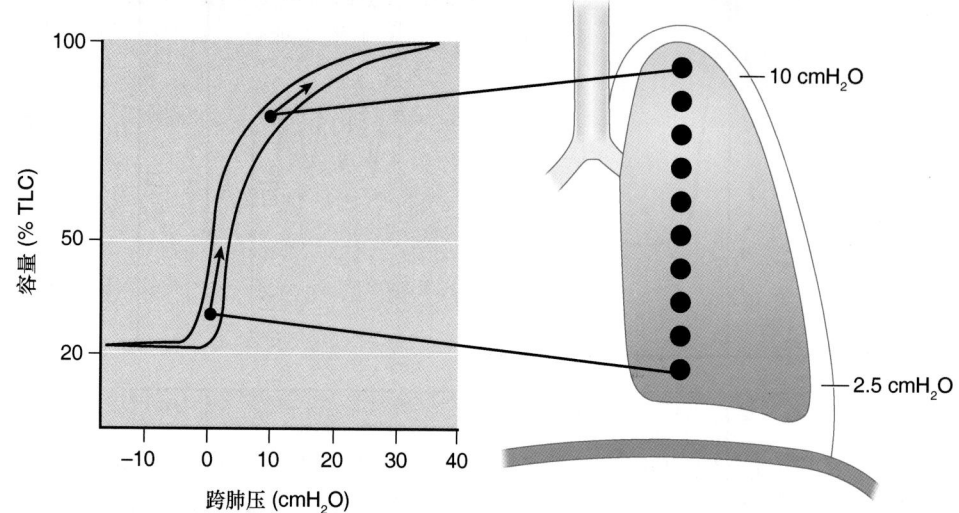

图 13.3　肺的压力-容积关系。压力和容积呈曲线关系（弹性结构的典型关系）。在肺顶端，胸膜腔的压力较低（比大气压低很多）。站立时，肺顶端的跨肺压（$P_{PT} = P_{AW} - P_{PL}$）要比基底部高。这导致肺的上部（曲线平坦，顺应性差）和肺的下部（曲线陡，顺应性好）对应压力-容积曲线上的不同位置。因此，跨肺压增加量固定时，相对于上部分的肺而言，下部分的肺膨胀得更好（即通气更好）。TCL，肺总量

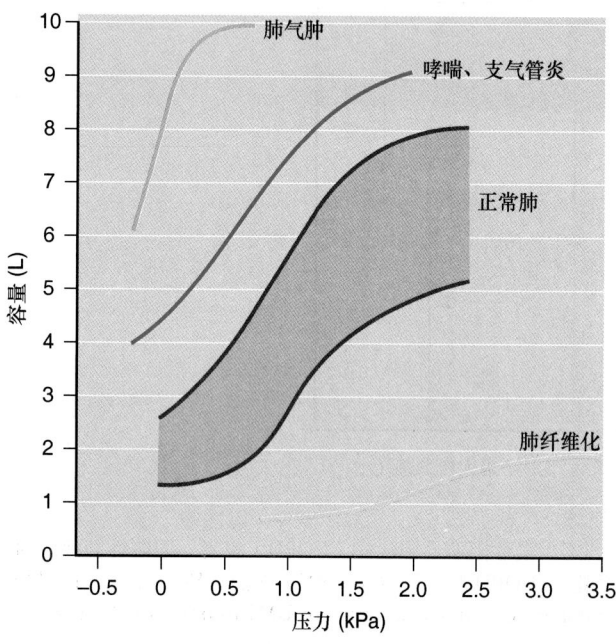

图 13.4　健康人和肺疾病患者的压力-容积曲线。肺纤维化时曲线变得平坦，说明压力变化和呼吸做功增加的幅度很大。哮喘或者支气管炎时，压力-容积曲线发生（向上方）平移，说明肺容积增加，但是顺应性没有变化。肺气肿时，曲线坡度变得更陡，说明弹性组织减少，顺应性可能增加。但是，在肺气肿、哮喘或者支气管炎时，气道阻力增加，呼吸做功也增加，顺应性增加产生的优势因此抵消（From Hedenstierna G. Respiratory measurement. London：BMJ Books；1998：184；see also book review of Respiratory Measurement in Thorax 1998；53：1096.）

逐渐分支，阻力被平行分散，终末细支气管的总横截面积增大，甚至达到气管水平的 10 倍；②大气道较粗、不规则或有分支，气流常常是湍流，不是层流。当气流为层流时：

$$F_{(lam)} = \frac{\Delta P}{R}$$

相反，当气流为湍流时：

$$F_{(turb)} = \frac{\Delta P}{R^2}$$

因此，当半径固定时，如果发生湍流，为达到相似的流速，需要更大的压力，需要做更多的功。如果严重或持续时间长，则容易发生呼吸衰竭。

多种因素可以改变气流阻力：①随着肺容积增加，阻力下降。这是肺容积增加（正压或者自主呼吸）使气道直径增大的直接结果。由于气道直径是阻力的关键性决定因素，所以此时阻力降低至很小的水平。呼气时恰好相反（图 13.5）。但是肺容积达到残气量（residual volume，RV）时（例如麻醉状态），压缩的肺组织内气道同时变狭窄，阻力呈指数增加。主动或者被动通气时，这些影响显而易见。②主动通气还有其他影响。用力呼气会压缩小气道（不包括软骨组织）[27]。另外，用力呼气还导致 COPD 患者的小气道气流发生湍流，腔内压力骤降，细支气管变得狭窄[30]，导致呼出气流受限，多次呼吸后，最终发展成"动态性过度充气"[31]。COPD 患者为了更容易呼吸，有时会采取对抗阻力的呼吸方式（或者"缩唇呼吸"）。原理是通过增加呼气阻力减慢呼气流速。呼气流速减慢会降低驱动呼气的压力梯度（即肺泡内压力最高，至口腔压力逐渐降低）。沿着气管树存在一个点，在这个位置，气道内的压力刚好降低到小于气道外的压力（等于胸膜腔压力）。这个点从可塌陷的小气道移向口腔，移向不可塌陷的软骨性气道（图 13.6），能预防小气道塌陷，

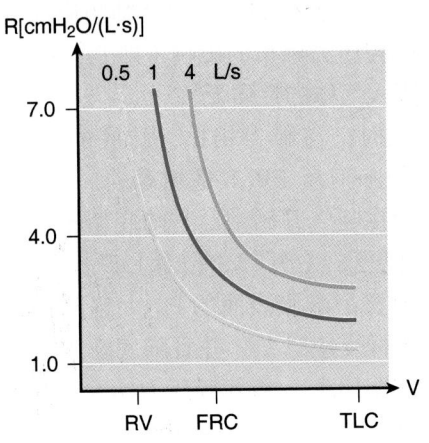

图 13.5　不同流速时气体阻力和肺容量的关系。肺容量下降时，气流阻力增加。当肺容量低于功能残气量（FRC）时，阻力增加的幅度更大。而且，气体流速越高，阻力越大。当肺容量极度降低时，阻力接近于中到重度哮喘时的数值［$6 \sim 8$ cmH$_2$O/（L·s）］。RV，残气量；TCL，肺总量

而小气道对维持正常的气体交换至关重要[32]。

大气道（即咽、喉和气管）位于胸廓外。吸气时，胸腔内气道受到的管腔外压力（即 P$_{LP}$）低于管腔内压力；相反，胸廓外的气道受到的管腔内压力低于管腔外压力（即大气压）[27]。这一特征与吸气导致的向下的牵拉一起作用，使胸廓外大气道变得狭窄。如果之前已经存在气道狭窄（例如甲状腺增大或者肿瘤、声带麻痹、会厌炎），则会严重降低气道横截面积。

组织

尽管直观上并不明显，但肺组织的阻力等于施加于肺组织的压力除以肺组织的运动速度。在人体，有多种方法测定肺组织阻力，包括使用体积描记法（P-V 曲线下面积相当于克服全肺阻力所做的功）和食管压力法（P-V 曲线下面积相当于克服"组织"阻力所做的功）来考虑压力-容积（P-V）曲线的特性[33]。也可以用数学方法模拟肺对不同呼吸频率的反应[34]。肺

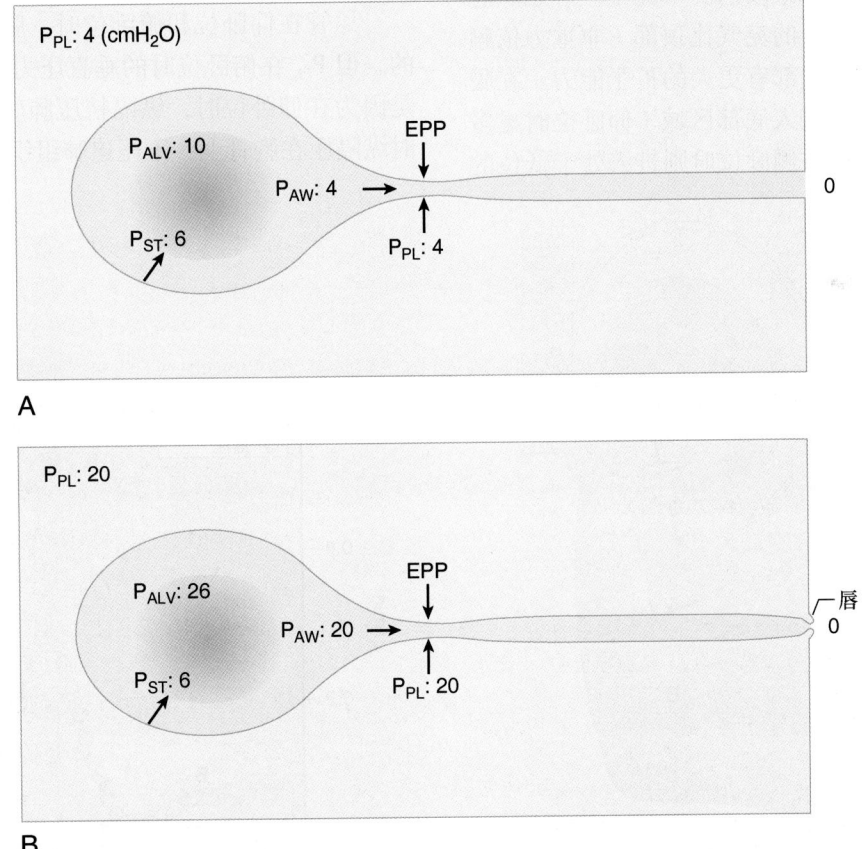

图 13.6　"等压点"（EPP）概念和气道动态压缩。（A）在正常条件下轻度用力呼吸，在一些呼吸肌的作用下，胸膜腔压力（P$_{PL}$）为正值——4 cmH$_2$O（0.4 kPa）。肺泡弹性回缩力（P$_{ST}$）（6 cmH$_2$O）和胸膜腔压力共同形成肺泡压（P$_{ALV}$）（10 cmH$_2$O），从而产生呼气气流。在朝向气道开放的下游某个位置，气道压（P$_{AW}$）降低了 6 cmH$_2$O，管腔内压力和胸膜腔、管腔外压力相等，这就是 EPP。从这个点到口腔，气道管腔内压力低于管腔外压力，气道可能被压缩。（B）通过"缩唇呼吸"稳定气道。呼气阻力增加，为保持呼气气流，需要增加呼气做功。因此，与正常状态相比，胸膜腔压力有所增加（P$_{PL}$ = 20 cmH$_2$O）。因为肺容积相同，肺泡弹性回缩力（P$_{ST}$）和早期相等。如果呼气流速与正常呼吸时是相同的，则压力沿呼气道降低的幅度也与正常呼吸一致。此时 EPP 的位置也和正常呼吸一样，没有达到稳定气道的作用。通过增加肺容积，增加肺泡弹性回缩力（P$_{ST}$），或者通过降低呼气流速，都能使 EPP 向口腔方向移动，减少气道闭合，沿气道的压力梯度下降也会减慢

组织的阻力约占全部呼吸阻力的 20%，在慢性肺疾病时，可以增加 3 倍或者 4 倍[35]，在浅快呼吸时则降低[36]。最后，成人呼吸窘迫综合征（adult respiratory distress syndrome，ARDS）患者的胸壁阻力增加[37]。

气体和组织的惯性或加速度

呼吸总阻力的最后一个组成部分是惯性，或者说是在吸气或呼气时，气体和组织的加速度。但惯性所占比例很小，而且无论是否有肺部疾病，在正常呼吸时几乎测不到惯性。尽管如此，在快速机械通气时组织的惯性很大[38]，在以浅、快为特征的呼吸中，例如脱机失败或者高频振荡通气，惯性就显得很重要。

吸入气体分布

吸入的气体在肺内并非均匀分布。自然吸气时，更多的气体进入那些扩张最多的肺单元中。静息状态下，底部（重力依赖区）的充气比顶部（非重力依赖区）要少一些。因此，底部有更大的扩张能力。在吸气过程中，大部分气体进入底部区域（仰卧位时更多的气体进入肺背部，而右侧卧位时则进入处于低位的右肺）[39]。如此分布的原因包括肺顺应性及体位对肺扩张的胸膜腔压力分布的影响（即 P_{PL} 压力梯度）。这些改变与吸入气体的性质无关。

直立位时，与肺尖相比，肺底的 P_{PL} 负值较小。因为全肺的肺泡压（P_A）是相等的，肺尖的开放 P_{TP} 更大，因此在吸气开始前，与肺底相比，肺尖膨胀更大（顺应性更小）（图 13.3 和图 13.7）。在吸气时，膈肌的收缩使整个胸膜表面的 P_{PL} 大幅度降低（因为正常肺的流体样反应[39]），并且肺底膨胀程度大于肺尖（图 13.3 和图 13.7）。胸膜腔压力梯度与重力的方向一致，所以通气的分布受体位影响。

肺密度、重力和肺组织与胸腔形状的一致性[40]造成肺底的局部 P_{PL} 负值略小，因此形成 P_{PL} 压力梯度。因为正常肺组织的密度约为 0.3，所以高度每下降 1 cm，P_{PL} 增加 0.3 cmH_2O，肺损伤或肺水肿时，P_{PL} 增加更多。甚至在实验室失重状态下，通气分布呈不均匀性降低[41]，但 P_{PL} 压力梯度并没有消失，因此非重力因素（例如组织、气道）也发挥作用[42]。

尽管在仰卧位和俯卧位时，肺的垂直高度是一致的，但 P_{PL} 在俯卧位时的垂直压力梯度较小[43]，可能是因为在仰卧位时，纵隔挤压肺底部组织，而俯卧位时纵隔压在胸骨上，不压迫肺组织[44]。1974 年 Bryan

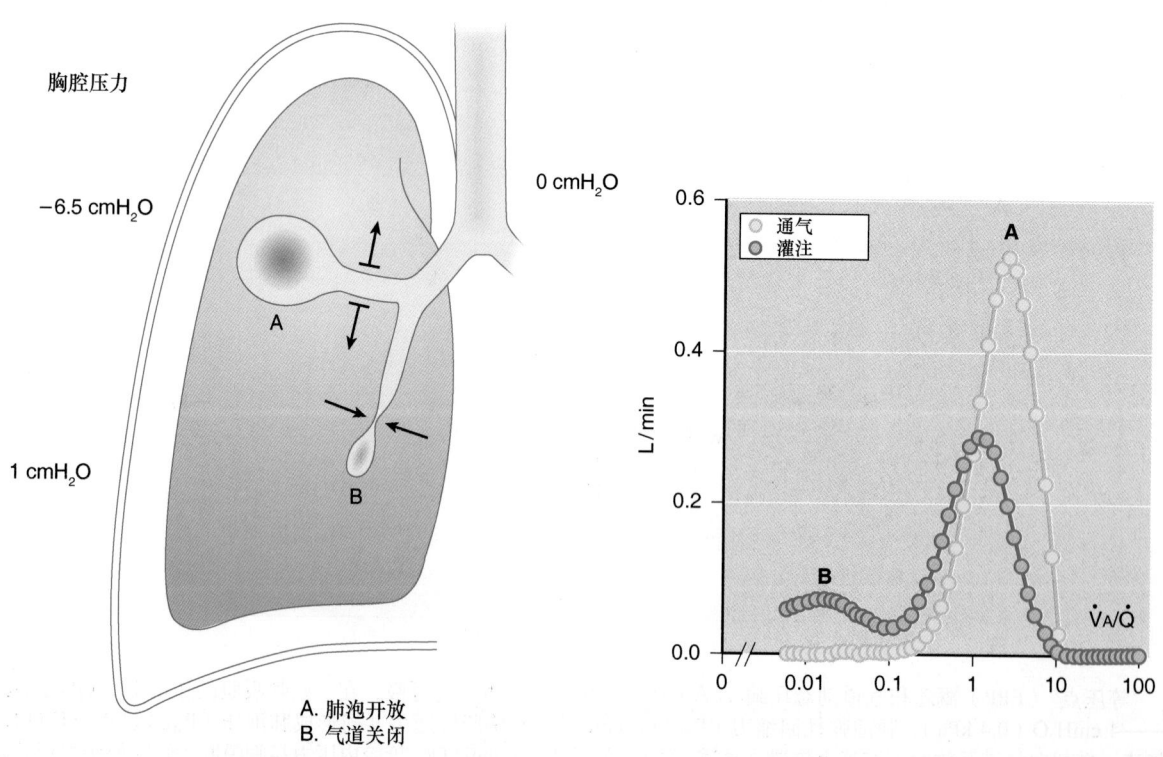

图 13.7　局部肺泡和气道容积示意图，左图示肺上部分（A）和下部分（B）。肺最顶端和最底端存在胸膜腔压力（P_{PL}）梯度［－6.5 － 1 ＝－7.5（cmH_2O）］。气道压（P_{AW}）为大气压，或者自始至终都为 0 cmH_2O。因此，在肺的上部分 $P_{AW} > P_{PL}$，气道持续开放。相反，在肺较低部分 $P_{PL} > P_{AW}$，导致气道闭合。闭合气道远端肺泡内气体随后被吸收，气道闭合可能进一步加重。右图是多种惰性气体清除技术得到的通气/血流比值分布图。可以看到，肺上部分肺泡开放和通气，形成"正常"的通气和血流（A）。另外还有一部分肺泡血流大于通气（B），形成低 $\dot{V}_A/\dot{Q}$。这与呼吸时气道间歇性闭合一致

预测[44]在俯卧位时吸入气的分布更加均匀，氧合作用更佳，并已被实验证实[45-46]。

在低流量呼吸（例如，休息）时，气体分布主要受顺应性差异而非气道阻力差异的影响。在肺膨胀开始时，（已充气的）肺尖顺应性略低，所以气体优先进入肺底部；相反，在高流量时，阻力（而非顺应性）是决定气体分布的关键因素。肺尖部阻力较小，膨胀程度较大，所以增加气体流速使得通气在肺内分布均等，正如 ^{133}Xe 在人体内分布所示（图 13.8）[47-48]。这在运动和紧张时显得尤为重要，因为此时可以利用更多的肺泡-毛细血管表面。

气道闭合

呼气使气道变得狭窄，深呼气时甚至导致气道闭合。呼气时使部分气道关闭，余下的低于 FRC 且高于 RV 之间的气体量称为闭合气量（CV），CV 和 RV 的总量称为闭合容量（CC，即气道发生闭合时肺的总容积）[49]。在呼气时发生气道闭合很常见，P_{PL} 升高会增加气道闭合，尤其用力呼气时。当 P_{PL} 超过 P_{AW} 时，气道（如果能塌陷）将会闭合，而且经常在肺底部最先开始，因为底部的 P_{PL} 最大（图 13.7）。

对麻醉科医师而言，这一重要原理主要涉及三个方面：①气道闭合与年龄相关。年轻人呼气达到或者接近 RV 时才发生气道闭合，而老年人在呼气时较早发生气道闭合（即肺容量较高时）。因为随着年龄增加，P_{PL} 的平均值变得更加趋于"正数"（即大气压，

等于 P_{AW}）。到 65～70 岁时，达到甚至高于 FRC 时也会发生气道闭合[50]，导致在正常呼气时，下垂部分的肺组织也会发生气道闭合。这可能是氧合作用随着年龄增加而降低的最主要原因。②仰卧位时 FRC 比直立位时低，但闭合容量不变。因此 45 岁时仰卧位呼气量为正常 V_T（从 FRC）可达到闭合容量，但 70 岁时仰卧位即发生持续的气道闭合（图 13.9）。③ COPD 患者气道闭合时的肺容积增加，而气道水肿时可能会使之加重，增加支气管张力[49]。

气体弥散

在大气道和中等大小的气道中，气体呈成团流动（即对流），即在驱动压力梯度作用下，气体分子按照一定的平均速度整体流动。气流流经多个级别的支气管，净阻力逐级减小。第 14 级支气管后，气道与肺泡合并，参与气体交换（呼吸性细支气管）。横截面积大量增加（气管 2.5 cm^2，第 23 级支气管 0.8 m^2，肺泡表面积 140 m^2）[51]，总阻力骤降。气体分子的总数是不变的，所以气流速度迅速下降，气体进入肺泡时流速极小（0.001 mm/s），到达肺泡膜时为 0。气流进入肺泡的速度比 O_2 和 CO_2 扩散速度慢一些，因此，扩散（而非对流）对末端气道和肺泡的气体运输是必要的。甚至屏气数秒后，在口腔仍能检测到 CO_2，这是快速扩散和心脏搏动（即混合）的共同作用结果。

正常呼吸时，正常肺的肺泡内气体能完全混合。但是如果肺泡扩张（如肺气肿），弥散的距离太长以至于难以使气体充分混合，可能会造成肺泡膜表面的气体层富含 CO_2，而肺泡中心的气体富含 O_2，出现

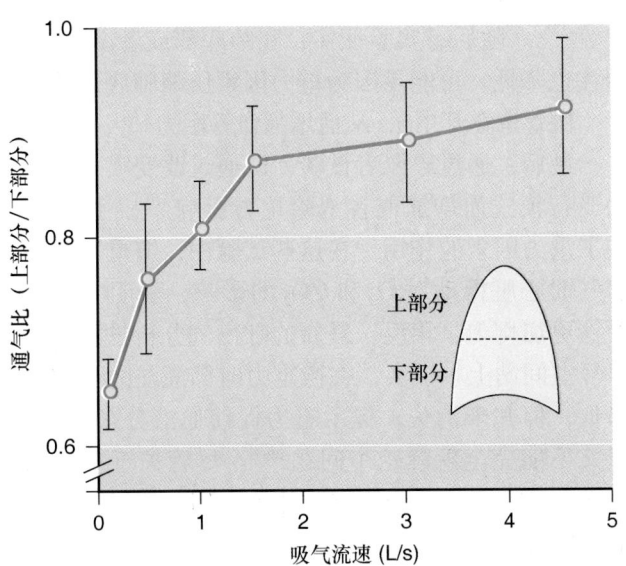

图 13.8　吸气流速改变时肺上部与肺下部组织的通气分布。低流速使大量的气流进入肺下部，但流速较高（例如在运动）时气体分布更加均匀，保证了在气体交换时能够更有效地利用全部肺泡毛细血管膜（假设肺血流分布相似）

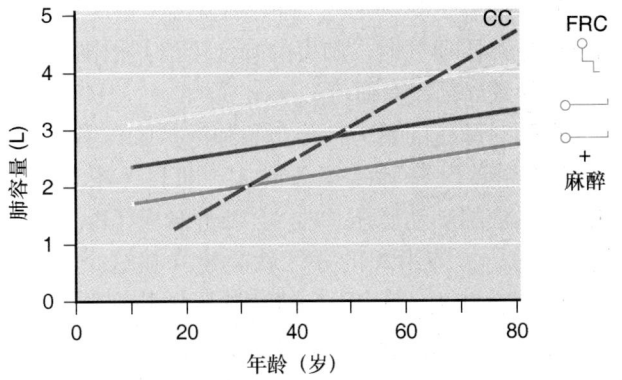

图 13.9　静息状态下的功能残气量（FRC）和闭合容量（CC）。FRC 随着年龄增长而增加（因为肺弹性组织减少），而仰卧位时，FRC 在此基础上减少（由于腹腔内容物导致的膈肌抬高），仰卧位麻醉时 FRC 会进一步减少。CC 也随着年龄增加而增加，而且急速增加，导致在直立位（大于 65 岁）和仰卧位（大于 45 岁）大于 FRC 时就发生气道闭合。CC 和 FRC 之间的关系解释了血液氧合会随着年龄的增长而下降的原因

"细微的"通气分布不均匀[52]。

灌注

　　肺循环与体循环不同，肺循环压力比体循环压力低 5 ～ 10 倍，且血管更短更宽。特别低的血管阻力有两方面的重要影响：①与全身毛细血管的稳定血流相比，肺毛细血管中的血流是波动性的[53]；②由于不受高的静水压影响，毛细血管壁和肺泡壁可以足够薄，改善气体扩散（即交换）的同时又限制了血浆或者血液渗漏到肺泡中。但肺动脉（或肺静脉）压突然增加会导致毛细血管断裂[54]，缓慢增加（即持续数月甚至数年）则促使血管重构[55]，血管重构或许能预防肺水肿[56]（或许也能预防肺损伤[57]），但气体扩散可能受损。

肺血流分布

　　肺血流取决于驱动压力和血管阻力，在整体肺组织中，上述因素（和血流）是不均一的。传统的肺灌注观念强调重力因素的重要性[58]，但非重力因素也很重要。

肺血流分布：重力因素的影响

　　血液是有重量的，所以血压受重力影响。成年人的肺（从肺底到肺尖）约高 25 cm，所以站立时，肺底部的静水压力比肺尖部高 25 cmH$_2$O（即约 18 mmHg）。在心脏水平，平均肺动脉压约为 12 mmHg，肺尖的肺动脉压接近于 0。所以，肺尖的血流（相比于肺底）比较少。正压通气时，肺尖的肺泡压迫其周围的毛细血管，导致局部没有血流。

　　在肺动脉压的重力性分布和肺泡扩张作用的基础上，West 等[59]将肺组织分成 I ～ III 区（图 13.10）。肺泡灌注依赖肺动脉压（P$_{PA}$）、肺静脉压（P$_{PV}$）和肺泡压（P$_{ALV}$），肺组织的分区就是建立在这个原理基础上的。在肺尖（I 区），肺动脉压比肺泡压低，因此没有血流。机械通气时，I 区会出现上述情况，而 P$_{PA}$ 降低则会进一步加重 I 区无灌注。当 I 区无灌注时，无灌注的肺泡增加无效腔量（V$_D$）。肺尖下部的区域为 II 区，P$_{PV}$ 低于肺泡压（P$_{ALV}$），除了有血流时，此区域的静脉塌陷就好像"血管瀑布"。尽管大多数时候 P$_{ALV}$ 大于 P$_{PV}$，但当 P$_{PA}$ 大于 P$_{ALV}$ 时（即间歇地、发生在心脏收缩期）则会有灌注。继续往下是 III 区，

$$肺血管阻力(PVR) = \frac{P_{PA} - P_{LA}}{\dot{Q}_T}$$

（仅在肺 III 区是正确的）

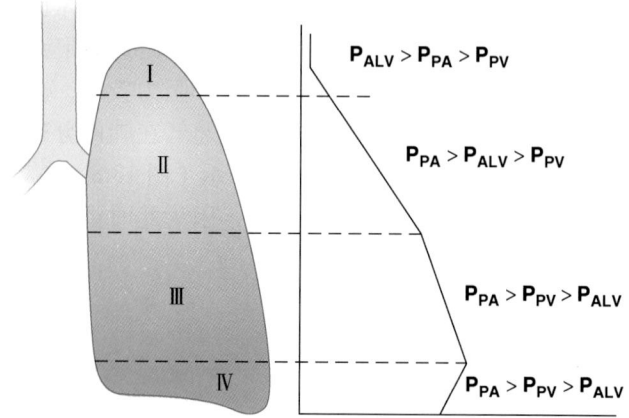

图 13.10　肺血流垂直分布图。I、II、III、IV 区的位置已标出。I 区只有通气没有灌注。II 区肺动脉压大于肺泡压，肺静脉压最小，驱动压等于 P$_{PA}$ − P$_{ALV}$。III 区肺动脉压和静脉压都超过了肺泡压，因此驱动压为 P$_{PA}$ − P$_{PV}$。在肺底，肺血流下降，可能是因为肺间质压力升高，压迫肺泡外血管。P$_{ALV}$，肺泡压；P$_{LA}$，左心房压力；P$_{PA}$，肺动脉压；P$_{PV}$，肺静脉压；$\dot{Q}_T$，心输出量

该区域有两个重要的不同点：① P$_{PA}$ 和 P$_{PV}$ 持续大于 P$_{ALV}$，因而在心脏收缩期及舒张期（吸气和呼气时）此区域都有灌注。②重力因素作用的结果是随着向肺底部的移动，P$_{PA}$ 和 P$_{PV}$ 同等程度增加。因此，在 III 区，通过单纯增加 P$_{PA}$ 与 P$_{PV}$ 压力梯度，重力因素是无法影响血流的。尽管如此，但接近肺底部的血液重量较大，有可能会使血管扩张，从而降低血管阻力，增加血流[58]。随后有实验证实，在肺底部或者说是 IV 区，灌注也降低。可能是因为重力因素压缩肺底部的肺组织（血管也在其中），从而增加血管阻力[60]。

　　最后，通过志愿者试验，即通过改变喷气式飞机的飞行模式而增加或者消除重力影响[61]，进一步证实了重力因素的作用。在这些试验中，零重力能降低屏气时心脏搏动对 O$_2$ 和 CO$_2$ 的影响，表明零重力使灌注更加均匀。相反，最新的呼出气分析试验（在和平号空间站上）证实，在微重力时肺灌注的不均匀性降低，但并未消失，提示重力促使血液分布不均匀，但又不能完全解释这个问题[62]。尽管关于重力的确切影响仍有争议，与直立位相比，仰卧位时重力的影响仍然较小。

肺血流分布：非重力因素的影响

　　一些重要的实验重新考虑了重力的影响。在同一

重力水平上，每单位肺组织里，肺尖的血流量比肺底少[63]。因此，微球分析方法证实，在相同重力平面上肺血流量存在显著差异，无论患者处于俯卧位或仰卧位，肺高度似乎都不足血流分布的10%[64]。此外，水平方向的不均匀性要比垂直方向的不均匀性更明显（图13.11）[65]。其他实验也表明，中央区域（与外周相比）肺组织的灌注更占优势[66]，呼气末气道正压（PEEP）可逆转这种分布[67]。尽管因肺血管呈放射状，外周的血管较长，可以解释这种中心-周围差异，但也有专家认为该因素影响并不显著[64]。最后，有研究认为是由于肺不同区域中局部血管阻力不同[68]。

血流的不均匀分布可能比重力的影响更重要[69]。灌注不均匀模式意味着在任何给定的区域内，相邻组织之间都可能存在血流的"空间相关性"（相似性）。

尽管研究肺灌注的方法复杂，观点也很多[70]，但综合数据表明，重力以外的其他因素造成了灌注分布的不均匀性。

低氧性肺血管收缩

低氧性肺血管收缩（hypoxic pulmonary vasoconstriction，HPV）是使血流从低氧的肺区域向氧合更好的区域转移的一种代偿机制[71]。无论是通气不足还是吸入气体PO_2低导致的肺泡氧分压（PAO_2）降低，都是HPV的最大刺激因素，在越小的肺区域表现越明显。低氧混合静脉血的刺激作用较弱[72-73]。虽然对于人类而言，与静脉麻醉药物相比，传统的挥发性麻醉药对HPV的抑制作用更强，较先进的挥发性麻醉药，如七氟烷[74]和地氟烷[75]则对HPV的抑制作用相对小。应用静脉麻醉时，一侧肺给予FiO_2为1.0的气体，对侧肺则给予低氧的混合气体（FiO_2为

$0.05 \sim 0.12$），低氧侧肺的灌注量降低至心输出量的30%[76]。持续HPV导致血管重构，形成肺动脉高压。高海拔地区的居民[77]或者有慢性缺氧性肺疾病的患者可发展成肺动脉高压。

肺功能的临床评估

肺活量测定——肺总量及其组成

最大吸气后肺内的气体量为肺总量（total lung capacity，TLC；通常为$6 \sim 8$ L）。COPD时可因为肺泡过度膨胀或肺泡壁破裂、弹性组织丧失（如肺气肿）导致TLC增大（图13.4）[78]。在极端情况下，TLC可增加至$10 \sim 12$ L。限制性肺疾病时，TLC反映肺纤维化程度，TLC降低，甚至低至$3 \sim 4$ L（图13.4）[78]。

最大呼气后，肺内仍有部分气体，即RV（约2 L）。因为在肺泡塌陷前末梢气道（< 2 mm）已经闭合，一部分气体潴留并避免肺泡排空，所以局部肺泡没有进一步发展为塌陷[79]。同时这也限制了胸壁、胸腔及膈肌被进一步压缩。预防肺组织塌陷的重要性前文已经阐述（图13.6）。

尽力吸气后呼出的最大气体量为肺活量（vital capacity，VC；$4 \sim 6$ L），为TLV和RV的差值。VC在限制性和阻塞性肺疾病时都降低。在限制性肺疾病时，VC下降反映肺容量减少，例如肺纤维化的压缩（萎缩）造成的肺容量减少。在阻塞性肺疾病时，通过损害（和降低）VC，或同时通过（比例较小地）增加FVC，长期潴留在肺内的气体使RV增大[78]。

潮气量（V_T，通常为0.5 L）指静息状态下，从呼气末（FRC，2.0 L）开始吸气的气体量。随着通气增加，例如运动时，V_T增加，FRC可能降低约0.5 L。

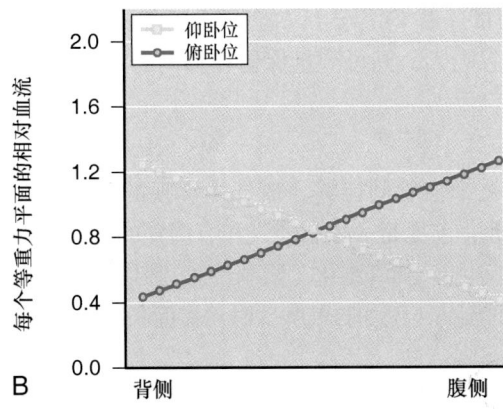

图13.11 仰卧位和俯卧位时（腹侧和背侧）的血流分布图。不管体位如何，从腹部到背部血流分布相似，说明血流分布是由解剖结构决定的，而不是由重力因素决定的。俯卧位（或仰卧位）时血流分布的变化（即非重力性的不均匀）远大于俯卧位与仰卧位（即重力性的不均匀）之间血流分布的差异（From Glenny RW, Lamm WJ, Albert RK, Robertson HT. Gravity is a minor determinant of pulmonary blood flow distribution. J Appl Physiol. 1991；71：620-629.）

但在气道梗阻时，呼气受阻，尚未达到正常静息状态的肺容量时就开始了吸气运动，因此呼气末容量增加[78]。这种气体潴留降低了狭窄气道中的气流阻力，但由于肺组织过度膨胀和不利的机械条件，总的呼吸做功增加。

随着年龄增加，肺弹性组织减少，FRC 增加，与向外的胸壁力量相反，肺弹性回缩力降低，肺容量增加。COPD 时，慢性气体潴留，弹性组织显著减少，FRC 随着年龄发展的速度可能加快[19]。肺纤维化疾病患者 FRC 下降[78]，有时低至 1.5 L（图 13.4）。肺切除也会降低 FRC，但是剩余的肺组织会扩张，补充部分容量，称为代偿性肺气肿（见第 53 章）。

弥散量——肺泡-毛细血管膜间弥散

测定一氧化碳弥散量（DL_{CO}）的实验融合了许多呼吸生理学的重要现象。此处将对实验方法和影响其解读的因素进行阐述。在肺内，O_2 和 CO_2 被动弥散：O_2 从肺泡气体进入血浆和红细胞，与血红蛋白结合；CO_2 则相反，从血浆进入肺泡。在一定时间内，通过肺泡毛细血管膜弥散的气体总量即为弥散量，可以用下面的公式表示：

$$弥散量 = \frac{(SA \times \Delta P \times Sol)}{h \times \sqrt{MW}}$$

其中 SA 表示与气体接触的肺泡膜表面积，ΔP 表示气体进出血液的分压梯度，Sol 表示气体在细胞膜的溶解度，h 表示膜的厚度，MW 表示气体分子量。

弥散量（有时也叫弥散系数）评估中检测气体用 CO。在最大呼气后，吸入低浓度（0.3%）CO 气体，达到 TLC，使稀释的 CO 气体尽可能充满肺。屏气后深呼气至 RV。呼出气和吸入气中 CO 数值上的差值等于灌注的血液（即 Hb）所摄取的量或保留在肺内（RV）的量。若 CO 与可保留在肺内的不可溶气体（如 He）一起吸入，则可测量保留在肺内的 RV。

表面积

肺泡和毛细血管间能够完成气体交换的面积即为表面积。因此，前提是一个有通气和有灌注的肺（即非无效腔）。在小肺、肺纤维化（限制性）、肺切除后或者肺组织受损的疾病（例如肺气肿）时，表面积减小。

膜厚度

膜厚度增加，CO 转运降低，因为弥散距离增加降低弥散能力，且 O_2（和 CO_2）在纤维组织中的溶解度低于在血浆中的溶解度。毛细血管中血液的容量

与膜厚度对弥散的影响很难区别，但 O_2 和 CO 相互竞争结合血红蛋白，因此，改变 FiO_2，然后测定 CO 的弥散量，就有可能区分开两者（见 Hughes 等的综述）[80-81]。

压力梯度

气相（肺泡）和液相（毛细血管）中 O_2 或者 CO_2 的分压差（ΔP）越大，弥散的速度越快。毛细血管中混合静脉血的 PO_2 为 40 mmHg（5.3 kPa），肺泡中 PO_2 为 100 mmHg（13.3 kPa），因此驱动压力（ΔP）是 60 mmHg（8 kPa）。

血液流经毛细血管时，摄取 O_2，释放 CO_2。由于毛细血管中氧分压逐渐升高，氧气弥散速度缓慢下降，当肺泡-毛细血管壁两侧压力相等时，弥散速度降至 0。静息时，经常在毛细血管长度的 25% ~ 30% 时出现压力平衡状态，在剩余的毛细血管中几乎无气体交换（图 13.12）。但在运动或者应激（即高心输出量）时，流经毛细血管的血流速度加快，达到平衡状态所需要的毛细血管长度增加。肺泡-毛细血管膜增厚也能延迟弥散平衡，如果增厚严重，则可阻碍弥散达到平衡状态，从而增加低氧血症的可能。如果混合静脉血中 PO_2（$P_{mv}O_2$）低于正常，则驱动压增加，通过与肺泡内 O_2 达到平衡而获得部分补偿。驱动压表示为：

$$\Delta P = (PaO_2 - P_{mv}O_2)\ mmHg$$

大部分溶解在血浆中的氧气都弥散到红细胞中，与 Hb 相结合。饱和度为 98% 的 1 L 血液（Hb150 g/L）（正常动脉血）携带 200 ml 氧化血红蛋白。相比之下，溶解的氧气只有 3 ml（PaO_2 100 mmHg）。血浆中与

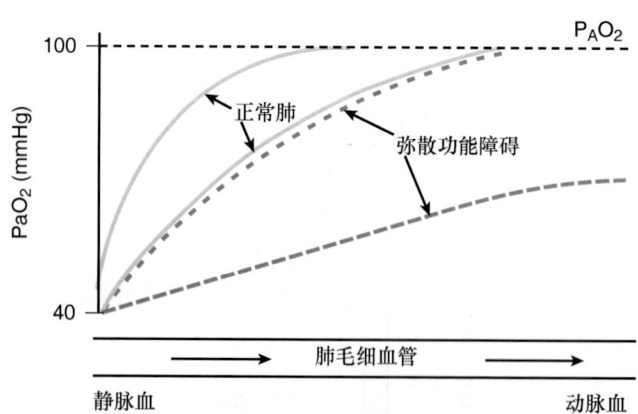

图 13.12　肺毛细血管血液氧合。健康人，氧分压在肺泡和毛细血管血液之间达到平衡的时间很快（只需要小于 30% 的肺毛细血管长度）；但在运动时，血流速度加快（即转运时间缩短），经过大部分毛细血管距离才能达到平衡，可以通过增粗和增加毛细血管抵消这种影响。如果弥散受损，达到平衡所需的距离就更长，在运动时到毛细血管末端仍不能达到平衡

Hb 结合的氧气不会产生压力，这一点非常重要，因为在达到压力平衡前，这将允许更多的氧气通过肺泡-细胞膜弥散入血。贫血（或之前接触 CO）时弥散量降低，红细胞增多症时弥散量增加。

分子量和溶解度

分子的弥散速度与其分子量（MW）的平方根成反比，分子越大，弥散速度越慢。O_2 是较轻的气体（MW32），CO_2 是较重的气体（MW44）。但弥散也与其在组织中的溶解度成正比，CO_2 的溶解度几乎是 O_2 的 30 倍。总的结果是 CO_2 的弥散速度是 O_2 的 20 倍[82]。所以，肺部疾病不会影响到 CO_2 的弥散。

术中呼吸运动

麻醉期间的呼吸功能

无论患者是自主呼吸还是机械通气，麻醉都损伤肺功能。大多数受试者麻醉后血液氧合能力受损[83]，因此术后供 O_2（FiO_2 常为 0.3 ~ 0.5）几乎成为惯例。轻-中度低氧血症（SaO_2 为 85% ~ 90%）较常见，持续几秒钟甚至数分钟。有时很严重，约 20% 的患者 SaO_2 低于 81% 的时间长达 5 min[84]。甚至在麻醉相关死亡索赔案件中，50% 以上的案件与麻醉期间低氧血症有关[2]。离开手术室后，麻醉期间造成的肺功能改变持续存在：小手术后 1% ~ 2% 的患者可观察到典型的临床肺部并发症，胸部或较大的上腹部手术后则可高达 20%[85]。麻醉造成的影响使确定围术期呼吸功能障碍的原因和临床治疗方法至关重要。

该部分将描述麻醉及机械通气对肺功能的影响。这部分的叙述顺序与血液氧合和 CO_2 排出的顺序一致。因此，麻醉时最先观察到的现象可能是肌肉张力消失，接着是外向力量（即呼吸肌）和内向力量（即肺弹性组织）之间的平衡发生改变，导致 FRC 降低。这可引起或伴随肺弹性回缩力增强（顺应性下降）和呼吸系统阻力增加。FRC 下降影响肺组织膨胀，导致肺不张（吸入高浓度氧气时肺不张加剧）和气道闭合。通气分布和通气 / 血流比值改变，血液氧合作用和 CO_2 排出受阻。

麻醉期间的肺容量和呼吸力学

肺容量

从直立位变为仰卧位时，静息肺容量（即 FRC）减少接近 1 L，麻醉诱导后 FRC 进一步下降约 0.5 L[86]。FRC 由约 3.5 L 降至 2 L，接近 RV。无论是控制呼吸还是自主呼吸[87-88]，无论是吸入麻醉还是静脉麻醉[89]，均将导致 FRC 下降（约 20%），这是氧合作用下降的主要因素（后面进行讨论）。全麻期间肌肉松弛不会进一步降低 FRC。

FRC 下降的解剖学基础尚不明确。一项纳入 3 例志愿者的试验，通过二维断层扫描发现麻醉和肌肉松弛导致的膈肌向头侧移位与 FRC 降低有关[90]。该项研究结果具有重要意义。最近用 CT 扫描进行的实验也证实膈肌向头侧移位，同时胸部横截面积降低[89, 91]。但其他数据则提示几乎不会对膈肌造成影响，因为膈肌的前部分可能向尾侧（不是头侧）移动[92]。单独 CT 检查证实，除非有严重的阻塞性肺疾病，否则膈肌均向头侧移位。尽管关于 FRC 降低在解剖学方面仍有争议，但 FRC 降低的机制似乎与呼吸肌张力消失有关。内向作用力（肺回缩力）和外向作用力（胸壁回缩力、胸壁肌肉、膈肌）维持平衡，产生 FRC。例如，氯胺酮麻醉时保留肌张力，FRC 不降低[89]。因为患者常常是仰卧位，所以 FRC 已经降低，老年患者更是如此。此时，麻醉的影响更加明显（图 13.9）。如图所示，假设体重不变，则 FRC 随着年龄增加而降低。

呼吸系统顺应性和阻力

在麻醉期间，呼吸系统（包括肺和胸廓）的静态顺应性由平均 95 ml/cmH_2O 降至 60 ml/cmH_2O[93]。大部分研究表明，与清醒时相比，麻醉期间肺顺应性降低。汇总大量研究的综合数据也证实，静态顺应性平均值的下降与麻醉有关，从接近 190 ml/cmH_2O 降至约 150 ml/cmH_2O[93]。呼吸阻力变化的数据仍不清楚。尽管大部分研究表明麻醉增加呼吸阻力，尤其是机械通气时[93]，但尚无研究对肺容量和气流速度（都明显影响阻力）进行校正，可能是因为容量（即 FRC）减少仅引起阻力变化（图 13.13）。

麻醉期间肺不张和气道闭合

在一篇经典文章中，Bendixen 等[94]提出了"肺不张"的概念，认为其是导致麻醉期间氧合作用受损和呼吸顺应性下降的原因[94]。此研究中，在麻醉患者和实验动物身上均观察到顺应性逐渐下降，伴随着氧合逐渐降低，被解读为渐进性的肺不张。但有其他研究发现在麻醉诱导时突然发生顺应性和 PaO_2 下降，而常规胸部 X 线扫描无法显示肺不张。

CT 扫描技术提高了我们对麻醉导致的肺不张的

清醒

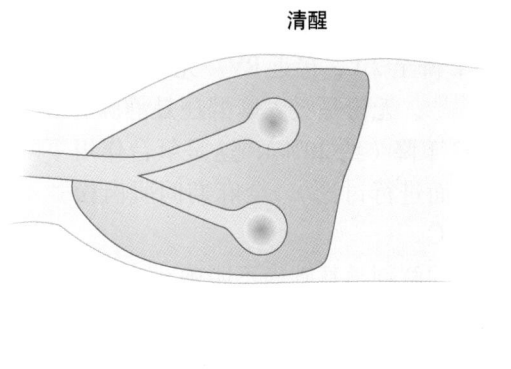

麻醉

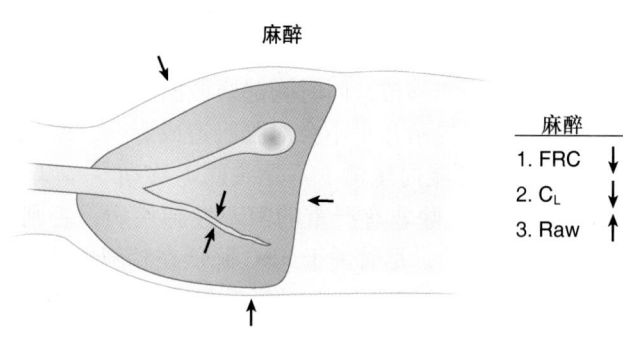

麻醉
1. FRC ↓
2. C_L ↓
3. Raw ↑

图 13.13 麻醉导致膈肌向头侧移位及胸廓横截面积减小。这种影响造成 FRC 降低。通气量下降（肺不张和气道闭合）引起顺应性（C_L）下降。FRC 降低导致的气道直径减小可能会升高气道阻力（Raw）

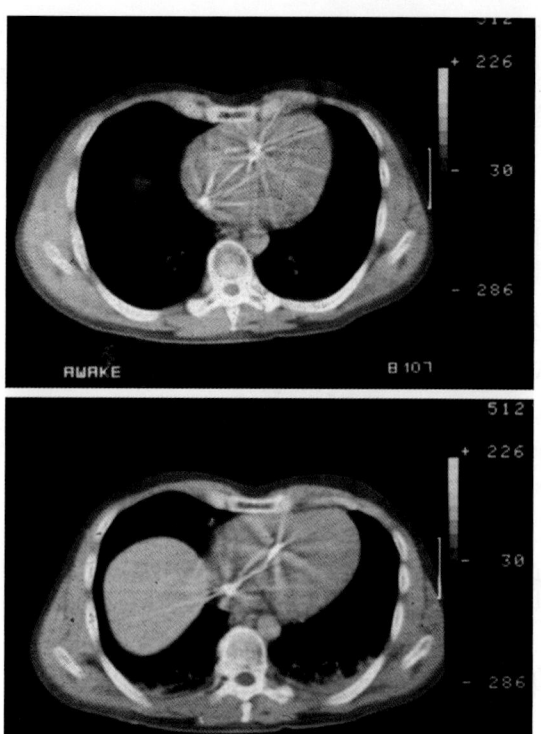

图 13.14 受试者在清醒（上图）和麻醉期间（下图）胸廓横截面积的 CT 影像。清醒时，肺充气良好（心脏内可见肺动脉导管影）。麻醉期间，肺下垂部分会发生肺不张（见图中灰色/白色不规则区域）。右肺中间大面积的灰白区域是由肝及膈肌上移导致的

本质的认识，这项技术还提示麻醉期间双肺底部密度迅速增加（数据截止到 1990 年，Moller 等描述）[84, 95]。对不同种类动物肺密度的形态学研究支持肺不张的诊断。图 13.14 是一例肺不张的 CT 影像。

约有 90% 的麻醉患者发生肺不张，而且与麻醉选择无关[96]。在自主呼吸和肌松状态，无论是静脉麻醉还是吸入麻醉后都会发生肺不张[89]。靠近膈肌位置的肺不张常占全肺 5%～6%，并且极易超过 20%。塌陷的肺组织总量更大，因为肺不张的区域主要由肺组织构成，而这部分肺组织的 20%～40% 是由正常膨胀的肺泡构成（其余为气体）。因此在手术开始前，麻醉维持期间有 15%～20% 的肺不张。从肺底到肺尖，肺不张逐渐减少，肺尖保持通气（图 13.15）。胸科手术和心肺转流术后，肺不张的程度更加严重（超过肺容量的 50%），可持续数小时[97]。腹部手术对肺不张几乎无影响，但腹部手术后肺不张可持续数天[98]。

肺不张是导致低氧血症的一个重要原因。肺不张的程度与肺内分流的大小具有显著而密切的相关性（R = 0.81），肺不张以 CT 扫描显示的膈肌上方的肺组织的百分比表示，分流以通过多种惰性气体清除技术（MIGET）测定的心输出量百分比表示[96]。结合 CT 扫描和单光子发射计算机断层成像（SPECT），分流增加的位置即为肺不张区域（图 13.16）[99]。除分流外，肺不张可能是感染集中的区域，很容易导致肺

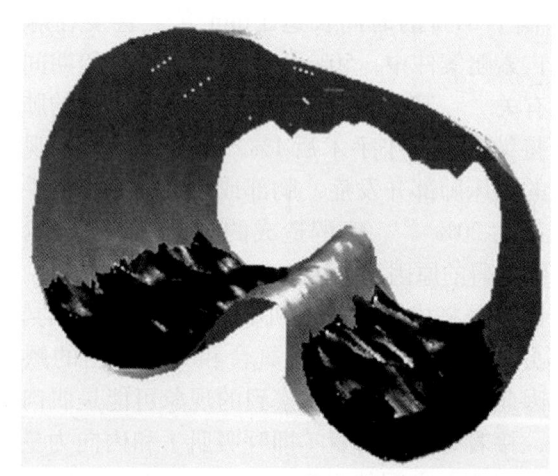

图 13.15 一位麻醉患者的胸腔三维重建图像。图像显示双肺底部的肺组织发生肺不张。朝向肺尖方向（在此图的远端），肺不张的程度轻微下降（Data from Reber A, Nylund U, Hedenstierna G. Position and shape of the diaphragm: implications for atelectasis formation. Anaesthesia. 1998; 53: 1054-1061.）

部并发症[100]。

除麻醉（和手术类型）外，很难预测肺不张的发展。肺不张的程度通常与体重指数（BMI）及吸氧浓度直接相关[87,89]。此外，无论年龄[96]还是 COPD[101]都无法预测肺不张的程度和范围。COPD 时，气道闭合早于肺泡闭合（所以能预防肺泡闭合）。或者，与

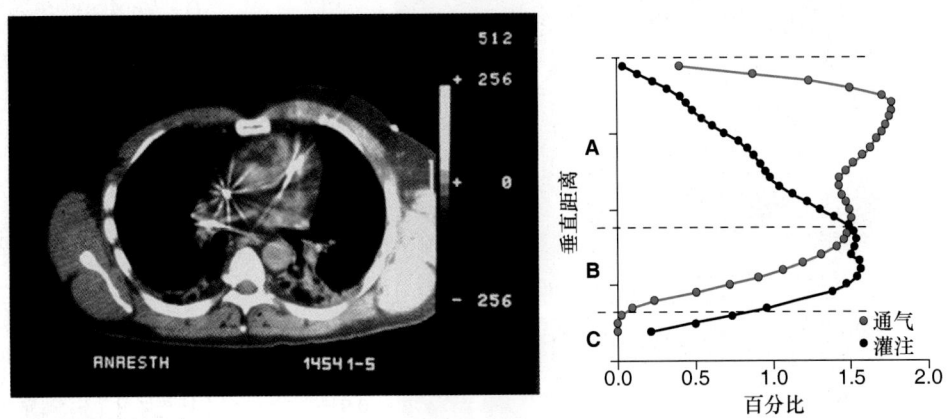

同一肺段通气和灌注的CT扫描和垂直分布

图 13.16　肺不张和通气-血流分布。左图是一名麻醉患者的胸廓横截面的 CT 影像，显示底部（背部）肺不张。右图显示了整个区域的通气和血流分布。大部分通气都在上方肺组织（A 区）（与没有肺不张的清醒患者完全相反），其通气远远超过了局部的灌注水平，导致上方肺组织通气浪费（即无效腔）。下部分肺（B 区）的通气减少（可能是因为气道间断性闭合），局部灌注增加，导致此区域低 $\dot{V}_A/\dot{Q}$，引起低氧血症。在更低的区域（C 区）由于肺不张，完全没有通气，但仍有一些灌注，产生分流。距离肺顶端越远，灌注越好，但在最低的区域灌注下降（Data from Hedenstierna G. Alveolar collapse and closure of airways: regular effects of anaesthesia. Clin Physiol Funct Imaging. 2003; 23: 123-129.）

胸壁组织相比，肺组织（弹性回缩力）减少较多，故有利于预防肺不张。

麻醉期间肺不张的预防

多种干预措施有助于预防肺不张[95]，甚至复张塌陷的肺组织，如下所述。

呼气末气道正压

许多研究证实，呼气末气道正压（PEEP）（10 cmH_2O）能使肺不张区域部分复张（图 13.17）。仍有一些肺不张较顽固，可能需要更高的 PEEP 和吸气压力[89]。高水平的 PEEP 会产生复杂的影响。PEEP 的大小与低氧血症改善程度之间并无成比例的相关性。PEEP 在很多时候存在一个临界值。另外增加 PEEP 后 SaO_2 可能下降，原因有两个：① PEEP 导致 P_{PL} 增加，静脉回流减少，尤其是低氧血症时，心输出量和氧输送量（DO_2）降低，混合静脉血氧含量（$C_{\bar{v}}O_2$）降低。存在肺内分流（如肺不张）时，混合静脉血直接汇入肺静脉血，造成动脉血氧饱和度下降。②增加 PEEP 会导致肺血流从通气的、扩张的区域（PEEP 使肺泡扩张）向肺不张（PEEP 未能使肺泡扩张）的区域再分布（图 13.18）[102]。在这种情况下，与无 PEEP 相比，下垂部分肺组织的血流量占全肺血流量的比例增加[58]。最终，停用 PEEP 后，麻醉导致的肺不张迅速再次出现[89]。因此，Hewlett 等[103]在 1974 年警告不要"常规麻醉中不加选择地使用 PEEP"。

为避免抑制循环，PEEP 的大小仅仅够使塌陷的肺泡复张即可。没有心肺疾病的标准体重患者（BMI < 25 kg/m²）与不应用 PEEP 的患者相比，PEEP 为 7 cmH_2O 可复张大部分肺，使肺泡维持开放，改善氧合[104]。因此不需要强制性的肺复张策略。非腹部手术时可见这种影响，腹部手术时是否有类似的保护作用尚有待观察。

肺复张策略

逆转肺不张建议采用叹气呼吸或大 V_T [10]。但肺不张的改善程度与 V_T 增加或 P_{AW} 高达 20 cmH_2O 的叹气呼吸并不一致[105]。肺不张初步开放时要求 P_{AW} 达 30 cmH_2O，更完全的逆转则要达 40 cmH_2O（图 13.19）。在健康肺，上述复张潮气量相当于肺活量，因此被称为肺活量法（尽管是通过 P_{AW} 正压达到）。如果持续应用肺活量法，会造成明显的血流动力学影响。事实上，应用 40 cmH_2O 的 P_{AW} 复张肺泡，持续 7 ～ 8 s，能成功复张绝大部分麻醉导致的肺不张[106]。

减少气体吸收

无论 PEEP 还是肺活量法都可以完全复张麻醉导致的肺不张，但为了预防肺不张快速复发，需要持续应用某个水平 PEEP[107]。但是，如果肺泡是开放的，N_2（一种不溶解于血液的气体，不能被吸收入血）能"撑住"肺泡。所以，麻醉的患者接受肺活量法后，用 60% N_2 + 40%O_2 的混合气体行机械通气，再次肺不张的倾向降低，复张肺泡 40 min 后，只有 20% 再

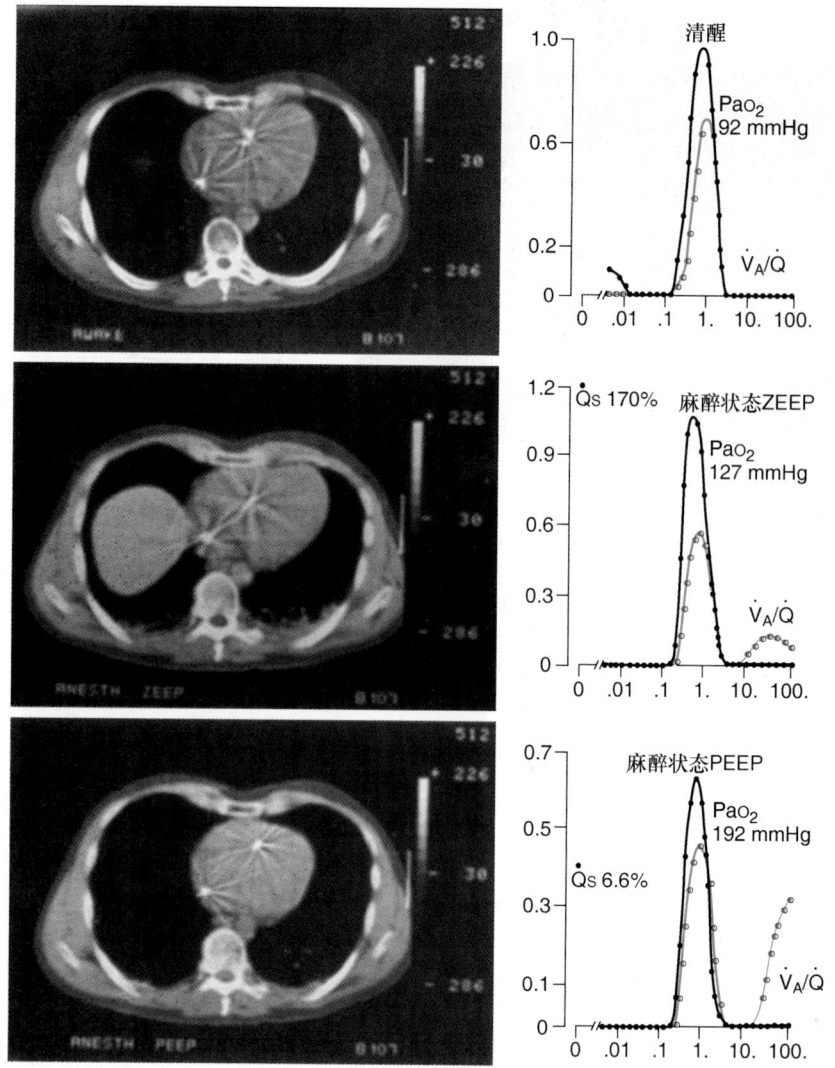

图 13.17　健康人在清醒状态，无 PEEP 的麻醉状态［零呼气末正压（ZEEP）］、PEEP 为 10 cmH₂O 时的麻醉状态（PEEP）下的 CT 影像和 $\dot{V}_A/\dot{Q}$ 再分布。清醒时无肺不张，$\dot{V}_A/\dot{Q}$ 比值较小（上图），反映间歇性气道闭合。应用 ZEEP 的麻醉中，肺不张可以在肺底部见到（膈肌被推向头侧）。低 $\dot{V}_A/\dot{Q}$ 被肺不张和大量分流代替，另外，轻度"增高"的 $\dot{V}_A/\dot{Q}$ 比值（中图）曲线反映肺上部无效腔。麻醉中应用 PEEP 时，塌陷的肺组织复张，分流减少。而且，高 $\dot{V}_A/\dot{Q}$ 比值（下图）曲线显著增加，可能反映在肺上部无灌注区肺泡的进一步扩张

次发生肺不张[107]。

　　相同的原理适用于麻醉诱导期肺预充氧过程。"预充氧"的目的是在麻醉诱导过程中，即在麻醉科医师较好地管理机械通气和氧合，确保气道安全之前，预防氧饱和度下降（即低于 O₂ 的安全阈值）。传统方法是应用 FiO₂ 1.0。尽管这样常能维持较好的 SaO₂，但肺不张仍不可避免。临床研究证实，与诱导期应用 100% 的 O₂ 相比，应用 30% 的 O₂ 能避免肺不张的形成[108]。随后，研究比较了诱导期吸入 100%、80% 和 60% 的 O₂，发现吸入 100% O₂ 时普遍存在肺不张，吸入 80%O₂ 时减少，吸入 60%O₂ 时更少（图 13.20）。但较少的肺不张换来的是氧饱和度下降的安全时限缩短[109]。

　　另一种替代方法是持续气道正压（CPAP）。应用 CPAP 10 cmH₂O，FiO₂ 达到 100% 时也不会发生明显的肺不张[110]。这可能是将氧饱和度降低和肺不张风

险降到最小的一种理想方法，但尚未经过反复验证。

维持肌张力

　　因为膈肌和胸壁失去肌张力会增加肺不张的风险，所以维持肌张力的方法可能有益。氯胺酮静脉注射不影响肌张力，是唯一不引起肺不张的特殊麻醉药。如果联合应用肌松药物，则和其他麻醉药一样引起肺不张[90]。氯胺酮在特殊情况下是一种非常有用的麻醉药，但广泛应用方面仍存在挑战。

　　有一种试验方法是通过膈肌起搏恢复呼吸肌张力。这种方法通过刺激膈神经实现，能适度降低肺不张，但方法复杂，效果有限[111]。

术后肺不张

　　麻醉和手术后低氧血症很常见。麻醉诱导前吸入

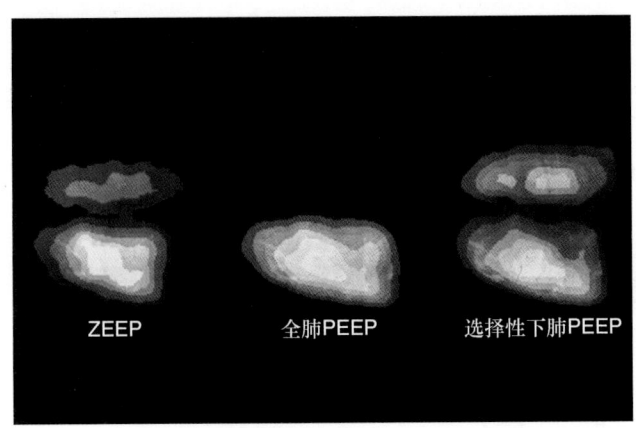

图 13.18　麻醉患者侧卧位时的肺血流分布 γ 摄像图。使用零呼气末正压（ZEEP）机械通气时，灌注（占心输出量的 60% ～ 70%）主要分布在下侧肺组织。双肺都使用 PEEP（10 cmH₂O）后，下侧肺的灌注更好，上侧肺几乎没有灌注（即无效腔显著增加）。相反，如果选择性地对下侧肺应用 PEEP，将使灌注向上侧肺再分布。当然，图像显示的是灌注的肺组织（不是全部的、解剖学上的肺组织，右侧卧时上侧肺将会增大）（From Hedenstierna G，Baehrendtz S，Klingstedt C，et al. Ventilation and perfusion of each lung during differential ventilation with selective PEEP. Anesthesiology. 1984；61：369-376.）

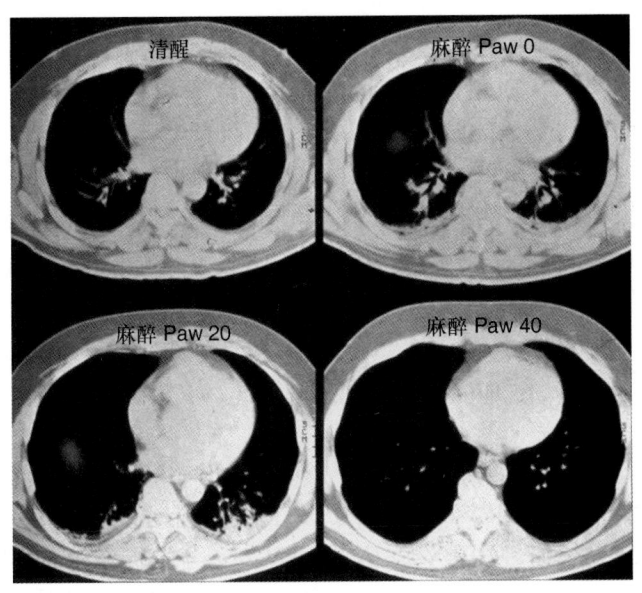

图 13.19　患者清醒时和麻醉时不同气道压力的 CT 影像。影像显示清醒患者脉管系统正常，没有肺不张（左上图）。麻醉时（P_AW = 0 cmH₂O，右上图）可见双侧底部肺不张，P_AW = 20 cmH₂O 时，肺不张仍存在，P_AW = 40 cmH₂O 时肺不张被逆转（右下图）。因此，复张肺时需要用肺活量法（From Rothen HU，Sporre B，Engberg G，Wegenius G，Hedenstierna G. Re-expansion of atelectasis during general anaesthesia：a computed tomography study. Br J Anaesth. 1993；71：788-795.）

氧气和气管导管拔出前吸引气道（负压）都会加重术后低氧血症。绷带固定以及疼痛导致的咳嗽受限都会引起术后肺不张。也有一些方法用来尝试处理术后肺不张导致的低氧血症。吸入 100% 的 O₂ 联合肺活量

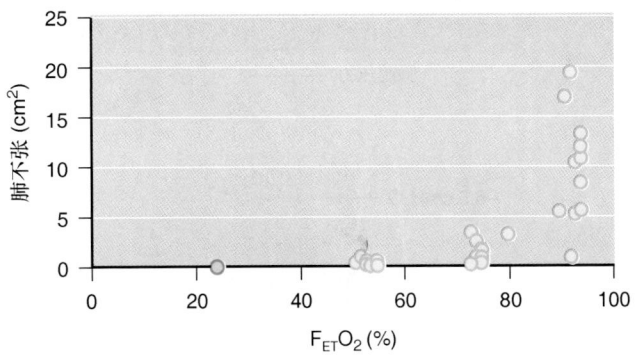

图 13.20　不同浓度 O₂ 预充氧后，患者肺不张的情况。尽管变异较大，但在充分预充氧时，增加 FiO₂ 会增加随后肺不张的可能性。图中呼出氧浓度（F_ETO₂）25% 附近的圆圈代表使用 30% O₂ 进行麻醉诱导时所得到的数据（From Rothen HU，Sporre B，Engberg G，Wegenius G，Reber A，Hedenstierna G. Prevention of atelectasis during general anaesthesia. Lancet. 1995；345：1387-1391.）

法并无效果，可能是因为虽然肺活量法使肺复张，肺泡却没有持续开放（事实是不含 N₂ 的 O₂ 促进肺泡塌陷）[111]。低浓度氧（40%O₂ 与 60%N₂ 混合气）联合肺活量法可保持肺泡持续开放直到麻醉结束[106]。心肺转流术后，与吸入 100%O₂ 比，吸入含 50%O₂ 的空气（即 N₂），机械通气后能维持更长时间的氧合[113]。拔管前吸入 100%O₂ 会增加肺不张的发生率[112]，处理肺不张引起的低氧血症时，CPAP 替代吸入 100%O₂，预后更好[114]。

气道闭合

间歇的气道闭合减少了受累肺泡的通气。如果灌注持续存在，或没有降低至与通气相同的水平，这部分肺将会成为低 $\dot{V}_A/\dot{Q}$ 区域。随着年龄增长，气道闭合倾向增加（图 13.9）[49]，低 $\dot{V}_A/\dot{Q}$ 区域的灌注也增加[115]。麻醉降低 FRC 约 0.5 L[87]，因此以潮气量通气时，气道闭合会增加[116-117]。事实上，因为气道闭合，未发生肺不张的区域通气减少（图 13.21）。而且，这些区域通气比灌注少（即低 $\dot{V}_A/\dot{Q}$ 区域），导致麻醉期间氧合受损。综上所述，肺不张和气道闭合可以解释 75% 的氧作用受损[88]。另外，CV-ERV 反映了大于 FRC 时发生气道闭合的数量（ERV 表示补呼气量），该值随着麻醉诱导而增加，并且低 $\dot{V}_A/\dot{Q}$ 与气道闭合程度之间具有良好相关性[88]。总之，简单的肺三室模型（正常 $\dot{V}_A/\dot{Q}$ 区域、气道闭合区域、肺不张区域）可很好地解释导致麻醉期间氧合作用受损的因素（图 13.21）。

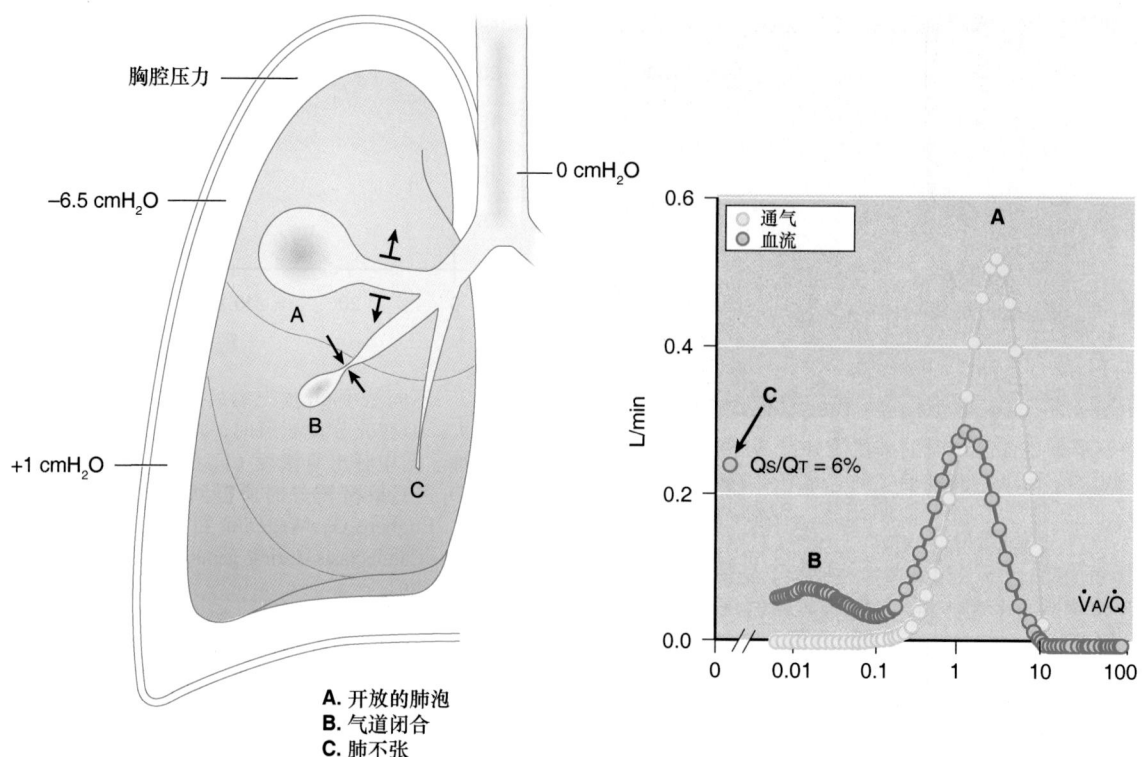

A. 开放的肺泡
B. 气道闭合
C. 肺不张

图 13.21　麻醉期间通气和血流的三室模型。上部分肺的肺泡和气道都是开放的（A 区），中间部分的肺和气道间断性闭合（B 区），最底部肺组织出现肺不张（C 区）。右图是相应的通气-血流分布情况（多种惰性气体清除技术），曲线 A 反映通气和血流较好，曲线 B 反映间断性气道闭合。另外，肺不张区域存在肺内分流（曲线 C）。Q_S/Q_T，静脉血掺杂或分流比例

麻醉期间通气和血流的分布

通气分布

应用同位素技术，通过对麻醉状态下仰卧位患者的观察，发现吸入气体可以从肺靠下的部位向肺靠上的部位再分布。应用放射性物质标记的气溶胶和 SPECT 技术，显示通气主要向肺靠上部分形成再分布，同时肺靠下部分的通气逐渐减少，在更低部分的肺组织则完全没有通气，这与 CT 所观察到肺不张吻合（图 13.16）[100]。

患者麻醉后侧卧位[118] 和仰卧位[119] 时，肺复张策略可增加下垂部分肺的通气，将通气分布恢复到清醒状态。因此，总 FRC 恢复至清醒水平，气体分布也将恢复至清醒水平。原因是：肺不张区域复张、闭合气道再开放、已经开放的（上部分的）肺区域进一步扩张，降低了局部顺应性，减少了额外通气量。

肺血流的分布

通过注射同位素标记的大颗粒白蛋白和 SPECT 技术，人们研究了肺血流的分布[99]。在麻醉期间，从较高处到较低处，肺灌注逐渐增加。在肺最低的位置，灌注轻微减少，通过同步 CT 观察发现这部分有肺不张（图 13.16）。PEEP 将阻碍静脉血回流至右心，

降低心输出量。PEEP 也影响肺血流阻力，尽管这对心输出量的影响很小。另外，PEEP 促使血流向较低处肺再分布[59, 119]，减少较高处肺的血流（增加无效腔）。较低处肺血流增加可能加重肺不张区域的分流[102]。

低氧性肺血管收缩

在离体的肺组织，一些吸入（而非静脉）麻醉药物能抑制 HPV[120]。由于多个参数同时改变，HPV 的人体研究很复杂。因此 HPV 对心输出量、心肌收缩力、血管张力、血容量分布、pH、PCO_2 和肺呼吸力学改变的反应就很容易被混淆。尽管如此，研究发现在心输出量无明显改变时，最低肺泡有效浓度（MAC）为 2 时，异氟烷和氟烷可抑制 50% 的 HPV 反应（图 13.22）[121]。

麻醉期间的通气 / 血流比值

无效腔、分流与通气-血流的关系

CO_2 清除

麻醉损伤 CO_2 清除及血液氧合能力。呼吸受抑制

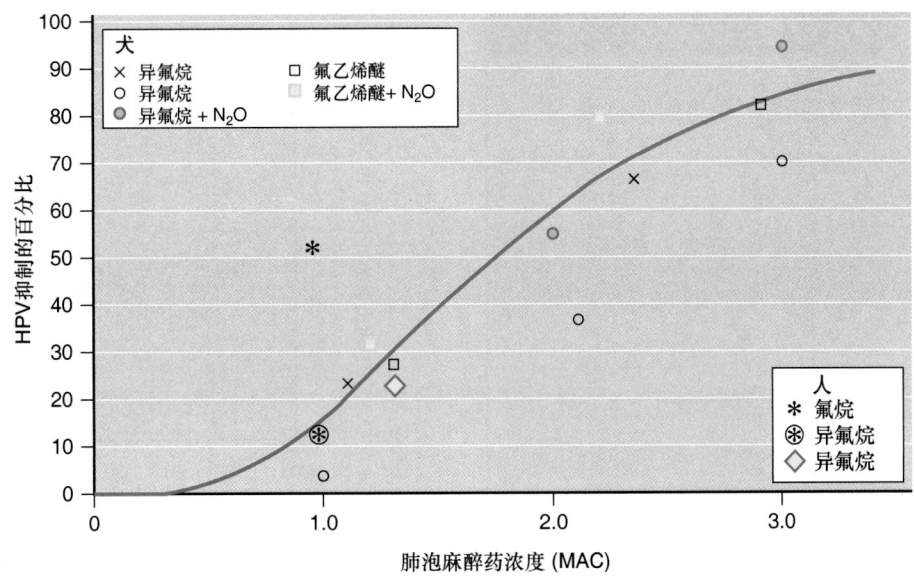

图 13.22　吸入麻醉药对低氧性肺血管收缩（HPV）的影响。吸入麻醉药为 1 MAC 时，可抑制 20% ～ 30% 的 HPV；吸入更高浓度的麻醉药时，HPV 将急剧下降。其结果是在吸入麻醉期间，本应减少的分流（即无通气区域的灌注）得不到减少。MAC，最低肺泡有效浓度（From Marshall BE. Hypoxic pulmonary vasoconstriction. Acta Anaesthesiol Scand Suppl. 1990；94：37-41.）

引起的每分通气量（$\dot{V}_E$）下降，或者 $\dot{V}_E$ 不变，V_D/V_T 增加，都可导致 CO_2 清除能力下降。单肺灌注记录已证实解剖无效腔无变化，增加的 V_D/V_T 是肺泡，已由 MIGET 扫描确认（图 13.23）[10]。这种较高的 $\dot{V}_A/\dot{Q}$ 可能是因为肺上部区域的肺泡压力可能超过肺血管压力（Ⅰ区），从而影响肺泡间隔中的小角血管的灌注所致[84]。由此造成的 CO_2 清除能力受损通过增加通气量可以轻易纠正，在常规的机械通气的麻醉过程中，极少产生这种问题。

氧合作用

　　高龄、肥胖及吸烟患者，麻醉期间动脉氧合能力受损更加严重[122-123]。按照标准的氧分流方程式估算，麻醉期间静脉血掺杂也增大，约达心输出量的 10%。但这只是估算的平均值，并且仅考虑低氧血症是由分流引起的。事实上导致低氧血症的原因包括"真性"分流（即无通气肺有灌注）、某些区域的通气差、某些区域通气但灌注大于通气（低 $\dot{V}_A/\dot{Q}$ 区域）。这些影响统称为静脉血掺杂（venous admixture）。分流方程式（框 13.2）假设所有流经肺的血流去向为以下两者中的任意一个：其一（无分流部分）的血液均有氧合，另一个（分流部分）的血液均存在分流。

　　分流方程式（或静脉血掺杂）可以表示为[124]：

$$\frac{\dot{Q}_S}{\dot{Q}_T} = \frac{(C_cO_2 - C_aO_2)}{C_cO_2 - C_{\bar{v}}O_2}$$

假设肺末端毛细血管血流达到最大程度的氧饱和

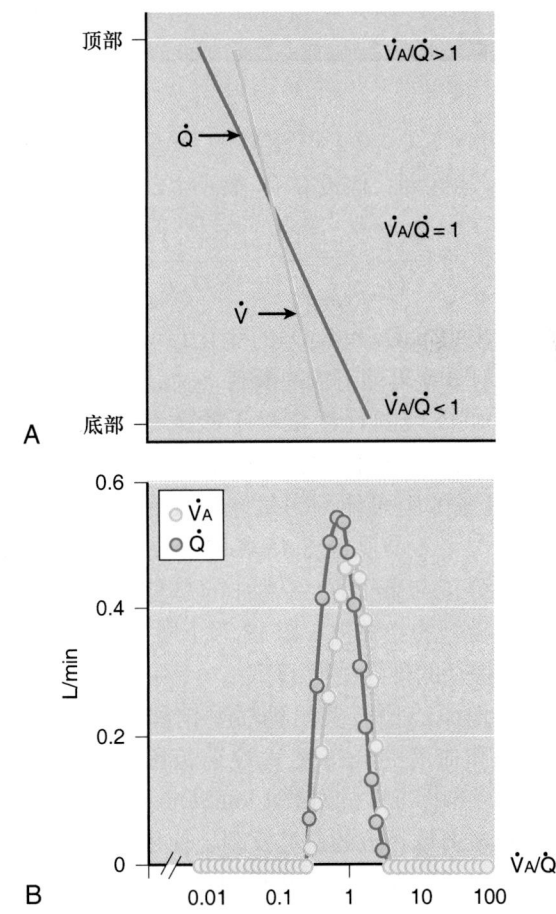

图 13.23　全肺通气（$\dot{V}_A$）和血流（$\dot{Q}$）的垂直分布（**A**）及通气-血流（$\dot{V}_A/\dot{Q}$）分布（**B**）的示意图。$\dot{V}_A/\dot{Q}$ 分布以比值等于 1 为中心，它相当于通气和血流曲线交叉的部位。在肺上部，通气比血流稍大，导致 $\dot{V}_A/\dot{Q} > 1$。相反，在肺下部，血流比通气大，这就是 $\dot{V}_A/\dot{Q}$ 较低的原因（$\dot{V}_A/\dot{Q} < 1$）。肺下部通气适度增加，而血流增加更大

框 13.2 静脉血掺杂（分流）方程式的推导

$$Ca \times \dot{Q}_T = (Cc' \times \dot{Q}_C) + (C_{\bar{v}} \times \dot{Q}_S) \quad (1)$$

$$\dot{Q}_C = \dot{Q}_T - \dot{Q}_S \quad (2)$$

将方程式（2）（流经肺的全部血流）代入方程式（1）（全肺的氧运输）得出：

$$Ca \times \dot{Q}_T = [Cc' \times (\dot{Q}_T - \dot{Q}_S)] + (C_{\bar{v}} \times \dot{Q}_S)$$

重新整理，即：

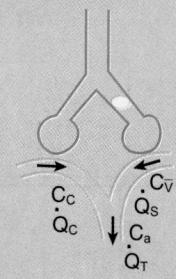

$$\frac{\dot{Q}_S}{\dot{Q}_T} = \frac{Cc' - Ca}{Cc' - C_{\bar{v}}}$$

Cc'、Ca 和 $C_{\bar{v}}$ 分别是肺末端毛细血管、动脉血、混合静脉血的氧含量。$\dot{Q}_T$ 代表心输出量，$\dot{Q}_C$ 代表肺毛细血管血流，$\dot{Q}_S$ 代表分流

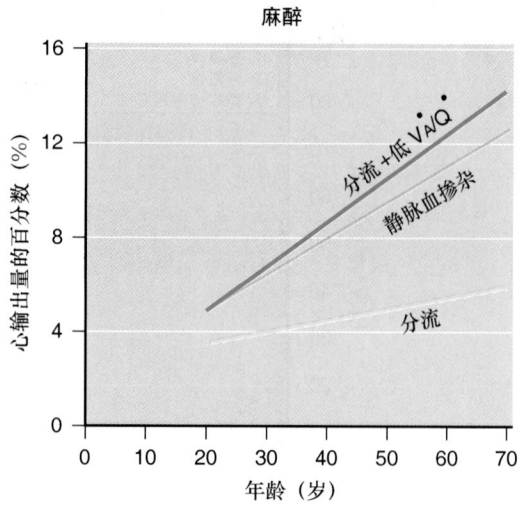

图 13.24 麻醉期间年龄对氧合的影响。随着年龄增加，分流和低 $\dot{V}_A/\dot{Q}$ 之和显著增加（与静脉血掺杂程度一致）。分流随年龄增加而增加，虽然有意义，但是不显著（From Gunnarsson L，Tokics L，Gustavsson H，Hedenstierna G. Influence of age on atelectasis formation and gas exchange impairment during general anaesthesia. Br J Anaesth. 1991；66：423-432.）

（因此，此时 $S_cO_2 = 1$），溶解的 O_2 量可以忽略，可以与 $C_{\bar{v}}O_2$ 相区别，假设 $C_{\bar{v}}O_2$ 很小（$C_vO_2 = C_{\bar{v}}O_2$）：

$$\frac{\dot{Q}_S}{\dot{Q}_T} = \frac{(1 - SaO_2)}{(1 - S_vO_2)}$$

因此根据 SaO_2 和 S_vO_2 的变化，可以轻松估算出干预措施对分流可能造成的影响。

静脉血掺杂的程度依赖于吸入氧浓度（FiO_2）。FiO_2 越高，低 $\dot{V}_A/\dot{Q}$ 区域越少。但是随着 FiO_2 增加，低 $\dot{V}_A/\dot{Q}$ 区域的肺可能因为气体吸收而发生塌陷，变成分流区[125]。一项包含 45 名麻醉受试者的研究表明，真性分流与低 $\dot{V}_A/\dot{Q}$ 区灌注的总量和静脉血掺杂之间具有良好的相关性（图 13.24）[97]。"氧分流"或者静脉血掺杂的推导见框 13.2。

年轻健康志愿者使用硫喷妥钠和甲氧氟烷麻醉时，通气和血流的分布使 $\dot{V}_A/\dot{Q}$ 值范围增大，后者可以用灌注分布标准差的对数（log SD$\dot{Q}$）的增加量来表示。另一项例数相近的研究发现，使用氟烷和肌松药麻醉时，麻醉时 log SD$\dot{Q}$ 几乎翻倍（清醒时 0.43，麻醉时 0.80）。另外，真性分流增加至平均 8%。对中年（37 ～ 64 岁）手术患者的一项研究得出相似的结果，即清醒时分流为 1%，而麻醉时平均 9%，分布范围也增大（log SD$\dot{Q}$：清醒时 0.47，麻醉时 1.01）。肺功能严重受损的老年患者，无论是否应用氧化亚氮，应用氟烷和肌松药麻醉时，都将导致 $\dot{V}_A/\dot{Q}$ 显著增大（log

SD$\dot{Q}$：清醒时 0.87，麻醉时 1.73）。而且，分流增加至平均 15%，同时患者间的差异也很大（0 ～ 30%）。因此，麻醉中经常可以看到 $\dot{V}_A/\dot{Q}$ 失调加重，表现为 log SD$\dot{Q}$ 和分流增加，参阅 Hedenstierna 的论著[83]。

麻醉期间自主通气通常减少，因此吸入麻醉药[126]或者巴比妥类药物[127]能降低机体对 CO_2 的敏感性。这种反应呈剂量相关性，麻醉加深时通气进一步降低。麻醉也会降低机体对缺氧的反应，可能是颈动脉体化学感受器受影响所致[128]。

麻醉对呼吸肌功能的影响已得到更为深入的理解[129]。但其影响并不一致。麻醉加深时胸廓运动减小[130]。对 CO_2 通气反应主要由肋间肌完成[131-132]，但在氟烷麻醉时，CO_2 重复吸入未明显增加胸廓运动。因此，麻醉期间 CO_2 通气反应能力下降主要归因于肋间肌的功能受到抑制。

影响麻醉期间呼吸功能的因素

自主呼吸

大多数关于肺功能的研究是在接受麻醉并行机械通气的患者或者动物身上完成的，关于自主呼吸的研究相对较少。无论是否应用肌松药[90-91]，麻醉时 FRC 降低的程度都是一样的。保留自主呼吸的麻醉患者和应用肌松药的患者发生肺不张的程度几乎一致[133]。而且，正如 Froese 和 Bryan[90] 的文章中所报道的，无论是保留自主呼吸，还是应用肌松药，即使膈肌从静止位运动方式不同，全身麻醉状态下膈肌向头侧移位的程度也是相同的。自主呼吸时，膈肌底部运动幅度最大；而应用肌松药时，膈肌顶部运动幅度最大。

所有这些发现均存在如下问题：自主呼吸和机械通气时局部通气是否有差别？机械通气是否导致灌注良好的肺底部通气降低，从而恶化了该区域的 $\dot{V}_A/\dot{Q}$？但是，几乎没有证据支持肌松药会恶化正常肺（与受损伤的肺相比）的气体交换。少数几项关于 $\dot{V}_A/\dot{Q}$ 分布的研究也没有得到支持结论。Dueck 等[134] 发现，无论是自主呼吸还是机械通气，麻醉期间绵羊的 $\dot{V}_A/\dot{Q}$ 失调均恶化。log SD$\dot{Q}$ 显示了不匹配的增加幅度（清醒时为 0.66，吸入麻醉时，保留自主呼吸为 0.83，机械通气为 0.89）。麻醉期间分流从 1%（清醒时）增加至 11%（麻醉时，保留自主呼吸）或者 14%（麻醉时，机械通气）。通过对麻醉患者的研究发现，分流和 log SD$\dot{Q}$ 从清醒时的 1% 和 0.47 分别增加至麻醉状态保留自主呼吸时的 6% 和 1.03，以及机械通气时的 8% 和 1.01[83]。因此，麻醉对气体交换的影响大部分发生在自主呼吸时，肌松药和机械通气很少或者不会进一步恶化对气体交换的影响。

增加吸入氧浓度

迄今为止的研究，使用的吸入氧浓度（FiO$_2$）约为 0.4。Anjou-Lindskog 等[135] 研究发现，静脉麻醉下行择期肺手术的中年至老年患者，从麻醉诱导期到手术开始前吸入空气（FiO$_2$ = 0.21），尽管 log SD$\dot{Q}$ 从 0.77 增加至 1.13，但分流增加很少，从 1% 增加到 2%。当 FiO$_2$ 增加至 0.5 时，分流则增加（从 3% 增加到 4%）。另一项关于老年人氟烷麻醉的研究中[83]，FiO$_2$ 从 0.53 增加至 0.85，也导致分流量增加，从占心输出量的 7% 增加至 10%。因此，FiO$_2$ 增加可引起分流增加，可能是因为 FiO$_2$ 增加会减弱 HPV[121]，或者低 $\dot{V}_A/\dot{Q}$ 区的肺组织进一步发展成肺不张和分流[125]。

体位

仰卧位和麻醉的共同作用导致 FRC 显著降低。Heneghan 等研究直立位时麻醉诱导对 FRC 的影响[136]，发现半卧位和仰卧位时氧合没有差异。降低心输出量和加重血流的不均匀分布，可超过任何体位的影响。半卧位时，较低部位的肺组织灌注（可能有通气或未通气）实际上可能已经增加了。已证实，侧卧位时不同位置（高低）的肺组织之间的呼吸力学、静息肺容

量及肺不张形成均有差异[137]，这种差异导致 $\dot{V}_A/\dot{Q}$ 更加紊乱，氧合严重受损。而且，个体间还存在极大的不可预测的差异[138]。采用同位素技术证实，麻醉期间使用肌松药的患者在侧卧位时 $\dot{V}_A/\dot{Q}$ 失调加重[139]，在俯卧位时得到改善[140]。另外，俯卧位时，灌注在垂直方向的分布差异也变得不明显[68]，反映血管结构有局部差异，这种差异促使背部组织灌注良好，无论其是否处于低垂部位。最终，俯卧位时麻醉患者的通气分布可能更加均匀[141]。

年龄

老年患者的氧合作用下降[10]。但成人肺不张的形成并不随年龄增加而加重，少数几项针对麻醉期间婴儿的 CT 研究显示，肺不张的程度非常严重[96]。另外在 23 ~ 69 岁，分流与年龄无关。但 $\dot{V}_A/\dot{Q}$ 失调随年龄增加而加重，在清醒和麻醉期间，低 $\dot{V}_A/\dot{Q}$ 区域的灌注增加。小于 50 岁时，麻醉期间气体交换受损的最主要原因是分流，而大于 50 岁时，$\dot{V}_A/\dot{Q}$ 失调（即 log SD$\dot{Q}$ 增加）则变成越来越主要的原因（图 13.24）。因为 log SD$\dot{Q}$ 和年龄的关系在麻醉时和清醒状态下是一致的，故可以说，麻醉使 $\dot{V}_A/\dot{Q}$ 失调恶化的程度相当于患者衰老了 20 岁。

肥胖

肥胖损害氧合作用[142-143]的主要原因是 FRC 下降，导致气道闭合的倾向大大增加[144]。另外，吸入高浓度氧时，闭合气道远端的肺泡将会快速发生肺不张[87, 109]。与正常体重患者相比，肥胖患者肺不张似乎更严重（图 13.25）[144-145]。

麻醉诱导时应用 CPAP 能预防 FRC 降低，减少肺不张形成，维持氧合[123, 146-147]。事实上，肥胖患者"安全窗口期"（麻醉诱导前吸入 O$_2$ 后，氧饱和度下降的起始时间）明显降低，通过 PEEP 和 CPAP[148] 增加肺容量、增加可向毛细血管弥散的 O$_2$ 储备，可能会延长"安全窗口期"。

应用高浓度氧气（通常接近 100%），使麻醉和手术期间维持氧饱和度在一个可接受的水平。这可能是最简单的方法，但不一定是最好的，这也可能是促使进一步形成肺不张的原因[108]。如果分流大于 30%（在这样的患者中就会出现这种情况），增加吸入氧浓度时动脉氧合增加并不明显[149]。曾有人提倡应用 PEEP，因为 PEEP 可以减少肺不张[122, 144, 146]，但也会产生不良反应，例如误吸倾向、心输出量下降、使

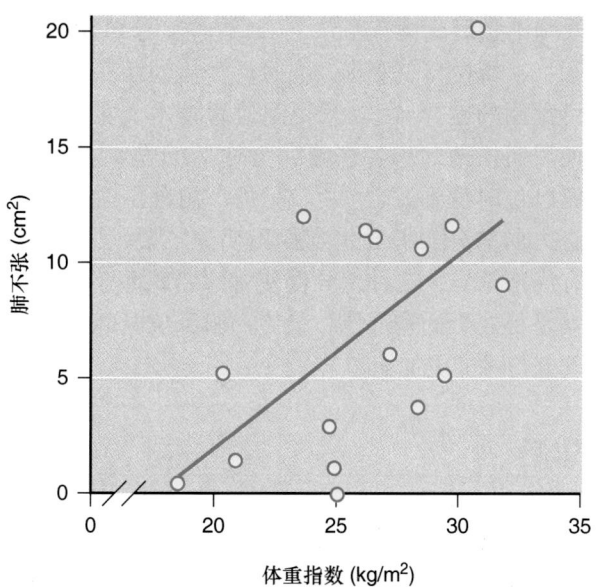

图 13.25　全麻期间体重指数（BMI）与肺不张程度之间的关系。随着 BMI 增加，肺不张程度增加（尽管变异率很大）（From Rothen HU，Sporre B，Engberg G，Wegenius G，Hedenstierna G. Re-expansion of atelectasis during general anaesthesia：a computed tomography study. Br J Anaesth. 1993；71：788-795.）

血流向剩余的塌陷肺组织形成再分布。以接近肺活量的通气量进行机械通气，使塌陷的肺组织复张，随后应用 PEEP，继续机械通气，可作为另一个选择。患者 BMI 为 40 kg/m² 或者更高时，肺充气到 55 cmH₂O 的气道压，能复张所有已经塌陷的肺组织[150]。但是，如果仅依靠单纯的复张方法，肺开放仅仅能维持几分钟。若想维持肺开放，则需要在复张后应用 10 cmH₂O 的 PEEP。但单独的 10 cmH₂O PEEP 却不足以使肺开放[150]。体位对肺容积有明显的影响，在手术允许的情况下，应给予一定程度的考虑[151]。

并存肺疾病

吸烟和慢性肺疾病患者在清醒状态时气体交换即已受损，与健康人相比，麻醉导致的氧合功能降低也会更加明显[10]。令人注意的是，通过 MIGET 计算发现，与肺组织正常的患者相比，中度气流受限的吸烟者分流较少。因此，轻-中度支气管炎患者在行肺手术或者腿部血管重建术时，仅发现很少的分流，log SD$\dot{Q}$ 却增加[83]。通过 MIGET 和 CT 对慢性支气管炎患者进行研究，发现麻醉期间没有或者极少发生肺不张，也没有分流或者分流极少[101]；但观察到灌注比例显著增加，导致失调程度明显加重，形成低 $\dot{V}_A/\dot{Q}$ 区。因此与肺健康患者相比，其动脉氧合功能明显受损，但原因与健康患者不同。这些患者没有发生肺不张和分流，可能是由于肺慢性过度充气，后者改变了

肺的力学特征，也改变了肺和胸廓之间的相互作用，降低了肺泡塌陷的趋势。但应该牢记，阻塞性肺疾病患者的低 $\dot{V}_A/\dot{Q}$ 区域可能很大，后者可能随着时间转变成吸收性肺不张。因此，麻醉期间阻塞性肺疾病对肺不张形成的保护作用可能并不会维持很长时间。术中或术后，继发于气道闭合的气体缓慢吸收可能导致许多低 $\dot{V}_A/\dot{Q}$ 区最终发展为肺不张。

区域麻醉

区域麻醉对通气的影响取决于区域麻醉的类型和运动阻滞的范围。包括所有胸段和腰段的广泛阻滞时，吸气容积降低 20%，补呼气量接近零[152-153]。但是，即使蛛网膜下腔或硬膜外腔阻滞意外扩散到颈段时，膈肌功能常仍可保留[152]。熟练地进行区域麻醉对肺气体交换的影响很小。在蛛网膜下腔和硬膜外麻醉时，动脉氧合及 CO₂ 清除都很好地维持。这与发现 CC 和 FRC 的关系不变的结论相一致[154]，而且在硬膜外麻醉时，MIGET 评估发现通气 / 血流比值也不变[83]。

低氧血症和高碳酸血症的原因

在前面我们讨论了通气、气体分布以及支配气体分布、弥散和肺灌注的呼吸力学。所有肺功能的组成部分都会影响血液氧合，还会明显影响 CO₂ 清除，但弥散除外。关于低氧血症和 CO₂ 潴留（或称高碳酸血症，或碳酸过多）的不同机制在前文均有涉及，在这里将近一步详细讨论。

低氧血症的原因包括通气不足、$\dot{V}_A/\dot{Q}$ 失调、弥散障碍和右向左分流（表 13.1）。尽管 $\dot{V}_A/\dot{Q}$ 失调和分流会导致高碳酸血症，但常见的原因仍是通气不足（表 13.2）。高代谢状态（例如发热、恶性高热、甲状腺危象）或应用生成 CO₂ 的药物，例如使用 NaHCO₃ 时，$\dot{V}CO_2$ 增加。

通气不足

如果与代谢需求相比通气比例不足，CO₂ 清除就会不彻底，肺泡、血液和组织内的 CO₂ 就会蓄积。通气不足常被定义为通气导致 PaCO₂ 大于 45 mmHg（6 kPa）。因此，假如代谢需求或者无效腔通气大幅度增加，即使每分通气量已经很大，仍会发生通气不足。

肺泡 PCO₂ 升高减少了肺泡内氧气的空间。肺泡 PO₂（PAO₂）可以通过肺泡气体方程式计算（框 13.1）。

表 13.1　低氧血症的原因

干扰	PaO₂（吸空气）静息时	PaO₂（吸氧气）静息时	PaO₂（吸空气）运动时（相对于静息时）	PaCO₂
通气不足	降低	正常	无变化或进一步降低	升高
通气/血流失调	降低	正常	无变化或轻度升高或降低	正常
分流	降低	降低	无变化或进一步降低	正常
弥散障碍	降低	正常	轻度降低到明显降低	正常

表 13.2　不同肺疾病导致低氧血症的机制

疾病	通气不足	弥散障碍	通气/血流失调	分流
慢性支气管炎	（＋）	－	++	－
肺气肿	+	++	+++	－
哮喘	－	－	++	－
纤维化	－	++	+	+
肺炎	－	－	+	++
肺不张	－	－	+	++
肺水肿	－	+	+	++
肺栓塞	－	－	++	+
急性呼吸窘迫综合征	－	+	+	+++

+++，最重要；++，重要；+，相关；－，不重要

简化的方程式可以表示为：

$$PAO_2 = PiO_2 - \left(\frac{PACO_2}{R} \right)$$

假设呼吸交换率（R）是 0.8（静息时基本合理），PAO₂ 则可估算。在理想的肺中，PaO₂ 和 PAO₂ 相等。例如，如果 PiO₂ 为 149 mmHg（19.9 kPa），PaCO₂ 为 40 mmHg（5.3 kPa），则 PaO₂ 为 99 mmHg（13.2 kPa）。如果发生通气不足，PaCO₂ 增加至 60 mmHg（8 kPa），且无其他气体交换障碍，则 PaO₂ 将降至 74 mmHg（9.9 kPa）。很明显，通过增加 PiO₂（即增加 FiO₂）可以很容易克服通气不足导致的 PaO₂ 下降。如果 PAO₂（用方程式估计的值）和测得（真实）的 PaO₂ 存在差异，说明除了通气不足之外，还有其他导致低氧血症的原因存在。这些原因将在后面讨论。

通气-血流比例失调

理想的气体交换，通气和血流必须在肺全部区域相匹配。静息时，从肺尖至肺底，通气和血流均逐渐增加。但血流增加幅度大于通气增加幅度，肺最顶端和最底端 5 cm 范围内相比，通气相差 3 倍，血流相差 10 倍。这种差别导致在肺中段某处的 $\dot{V}_A/\dot{Q}$ 平均值接近 1，$\dot{V}_A/\dot{Q}$ 比值有一定范围（在肺底为 0.5，在肺尖为 5；见图 13.23 上图，血流分布简图见图 13.11）。

另一种表现通气和血流匹配关系的方法是建立与 $\dot{V}_A/\dot{Q}$ 比值相应的通气和血流分布多室分析。可以通过 MIGET 实现[155]。简单来说，MIGET 是基于持续静脉注射多种（常为 6 种）惰性气体，这些气体在血液中的溶解度不同。当血液通过肺毛细血管时，不同的气体通过肺泡排出，呼出量间接反映它们在血液中的溶解度。溶解度低的气体会快速离开循环血液，差不多被完全清除和呼出（例如硫六氟化物）；溶解度高的气体几乎全部留在血液中，不会被呼出（例如丙酮）；中等溶解度的气体将会中等程度地（呼出或）留在血液内（例如氟烷）。

因此，动脉血中不同气体的浓度也会不同，溶解度越高，气体浓度越高。溶解度可以通过动脉血和混合静脉血中气体浓度的比值计算。同样，浓度的比值（即呼出气：混合静脉血）也能计算，并可测定每种气体的排出量。知道了每种气体的溶解量、排出量和溶解度，就可以绘制 $\dot{V}_A/\dot{Q}$ 对应的血流连续分布图。图 13.23 中的下图即为健康人的例子，其通气和血流非常匹配，$\dot{V}_A/\dot{Q}$ 局限在 1 左右。MIGET 对于检测不同的 $\dot{V}_A/\dot{Q}$ 失调具有较高的分辨能力，但不能确定具体分布位置。一些反映失调程度的变量是可以计算

的，在表 13.3 中已经给出。下文将讨论 $\dot{V}_A/\dot{Q}$ 失调的一些例子。

如果通气和血流不匹配，气体交换将受影响。影响氧合最常见的原因是 $\dot{V}_A/\dot{Q}$ 失调。低 $\dot{V}_A/\dot{Q}$ 会降低氧合作用，因为通气太少，以至于无法使血液充分氧合。氧合受损的程度取决于 $\dot{V}_A/\dot{Q}$ 失调的程度。事实上，即使肺组织局部的 $\dot{V}_A/\dot{Q}$ 正常（0.5～1），血液也不会完全达到氧饱和。因此 PaO_2 和肺泡 PO_2 不会完全相等，PAO_2 与 PaO_2 差值为 3～5 mmHg（0.4～0.7 kPa）是正常的。$\dot{V}_A/\dot{Q}$ 失调越严重，PAO_2 与 PaO_2 的差值就越大。$\dot{V}_A/\dot{Q}$ 失调可以解释所有严重阻塞性肺疾病患者低氧血症的原因[115]。COPD 的患者常常被认为存在分流（有灌注，但无通气），但用更加精细的技术（例如 MIGET）检测时，大多数情况下又不存在分流。事实上，阻塞性肺疾病患者的分流很可能是疾病中的一个重要复杂因素（图 13.26）。

严重哮喘患者应用 MIGET 检查时，低 $\dot{V}_A/\dot{Q}$ 呈独特的双峰图形（图 13.26）[156]。原因可能是水肿（或黏液栓，或痉挛）导致气道闭合，其远端的肺泡仍可以通过旁路通气（即肺泡孔、支气管间交通），否则这些区域就会存在分流（无通气但有灌注），其结果是导致 $\dot{V}_A/\dot{Q}$ 出现又一个高峰，这就解释了双峰分布的原因。这些旁路通气可能就是 COPD 时不常存在真性分流的部分原因。当然如果用标准分流方程式解释低氧血症，很难区分导致低氧血症的原因究竟是低 $\dot{V}_A/\dot{Q}$ 还是分流（被称为"静脉血掺杂"更加确切）。

气道梗阻分布不均，$\dot{V}_A/\dot{Q}$ 的变异很大。实际上，通气会从气道阻力高的区域向其他区域再分布。于是，与灌注相比，这些区域就形成了过度通气，导致高 $\dot{V}_A/\dot{Q}$。这样的区域在肺尖很常见，$\dot{V}_A/\dot{Q}$ 甚至达到 5；阻塞性肺疾病时，这个数值可能达到 100 甚至更高，使其很难与真正的无效腔相鉴别。这就是导致阻塞性肺疾病时生理无效腔增加的原因。高 $\dot{V}_A/\dot{Q}$ 和气道无效腔的影响是相似的，即通气似乎不参与气体交换（"无效通气"）。因此，患有 COPD 的患者，既有低 $\dot{V}_A/\dot{Q}$（影响氧合作用），又有高 $\dot{V}_A/\dot{Q}$（模拟无效腔，

影响 CO_2 排除）。但 MIGET 是一个复杂的、更适合于科研的方法，临床上计算无效腔依赖于 CO_2 排出量。用 CO_2 推导无效腔见框 13.3。

所有 COPD 患者都存在不同程度的 $\dot{V}_A/\dot{Q}$ 失调，能解释大多数患者的低氧血症。通气不足也是低氧血症的一个促进因素，但是弥散障碍和分流很少引起低氧血症。在严重 COPD 时，尤其是肺气肿时，弥散容量（或转运试验）明显降低。在这些病例中，弥散容量下降并不是因为肺泡-毛细血管膜增厚，而是由于毛细血管血容量下降和弥散面积减少。

肺疾病会影响肺血流，通过阻碍局部血流导致 $\dot{V}_A/\dot{Q}$ 失调。因为 $\dot{V}_A/\dot{Q}$ 失调、弥散障碍和分流，累及血管的系统性疾病会导致严重的肺功能障碍。肺纤维化时出现低氧血症大部分原因是 $\dot{V}_A/\dot{Q}$ 失调[157]。另外，弥散障碍（尤其是运动时，作用更明显）和不同程度的分流也会导致低氧血症（见后文）。

肺栓塞通过三种途径导致 $\dot{V}_A/\dot{Q}$ 失调。①血管床闭塞，导致局部极高的 $\dot{V}_A/\dot{Q}$，表现为无效腔增加。②闭塞的血管床迫使血液向其他已通气的区域流动，导致这些区域形成低 $\dot{V}_A/\dot{Q}$。③如果 P_{PA}（肺动脉压）显著增加，任何分流的倾向都会增加[158]。急性肺动脉栓塞患者[159]的低氧血症主要是由 $\dot{V}_A/\dot{Q}$ 可变性增加引起的，已被实验证实[160]。

当肺炎涉及大面积实变、水肿和肺不张（即全部未充气）时，出现明显分流和肺部分通气，都会导致 $\dot{V}_A/\dot{Q}$ 失调（图 13.26）[149]。细菌性肺炎时，HPV 受到抑制，这是低氧血症恶化的重要机制[161-162]。

$\dot{V}_A/\dot{Q}$ 对 CO_2 清除的影响

通常误认为即使 $\dot{V}_A/\dot{Q}$ 影响氧合作用，其对 CO_2 清除的影响也很微小。事实上，相比于血液的氧合作用，CO_2 清除更加受限于 $\dot{V}_A/\dot{Q}$[82]。但很少因此导致高碳酸血症，因为 $\dot{V}_A$ 极小的增加也会快速纠正 $PaCO_2$。如果肺泡通气完全受损，且无法增加，则 $\dot{V}_A/\dot{Q}$ 失调加重会升高 $PaCO_2$。

表 13.3 在清醒的没有心肺疾病和在全麻肌肉松弛的情况下通气-血流关系的平均值							
	$\dot{Q}$mean	log SD$\dot{Q}$	$\dot{V}$mean	log SD$\dot{V}$	分流（%Q_T）	无效腔（%V_T）	PaO_2/FiO_2（kPa）
清醒	0.76（0～33）	0.68（0.28）	1.11（0.52）	0.52（0.15）	0.5（1.0）	34.8（14.2）	59.5（8.1）
麻醉	0.65（0.34）	1.04（0.36）	1.38（0.76）	0.76（0.31）	4.8（4.1）	35.0（9.9）	50.9（15.2）

log SD$\dot{Q}$，血流分布标准差的对数；log SD$\dot{V}$，通气分布标准差的对数；$\dot{Q}$mean，$\dot{V}_A/\dot{Q}$ 的血流分布平均值；$\dot{V}$mean，$\dot{V}_A/\dot{Q}$ 的通气分布平均值（Gunnarsson L, Tokics L, Gustavsson H, Hedenstierna G. Influence of age on atelectasis formation and gas exchange impairment during general anaesthesia. Br J Anaesth. 1991；66：423-432）

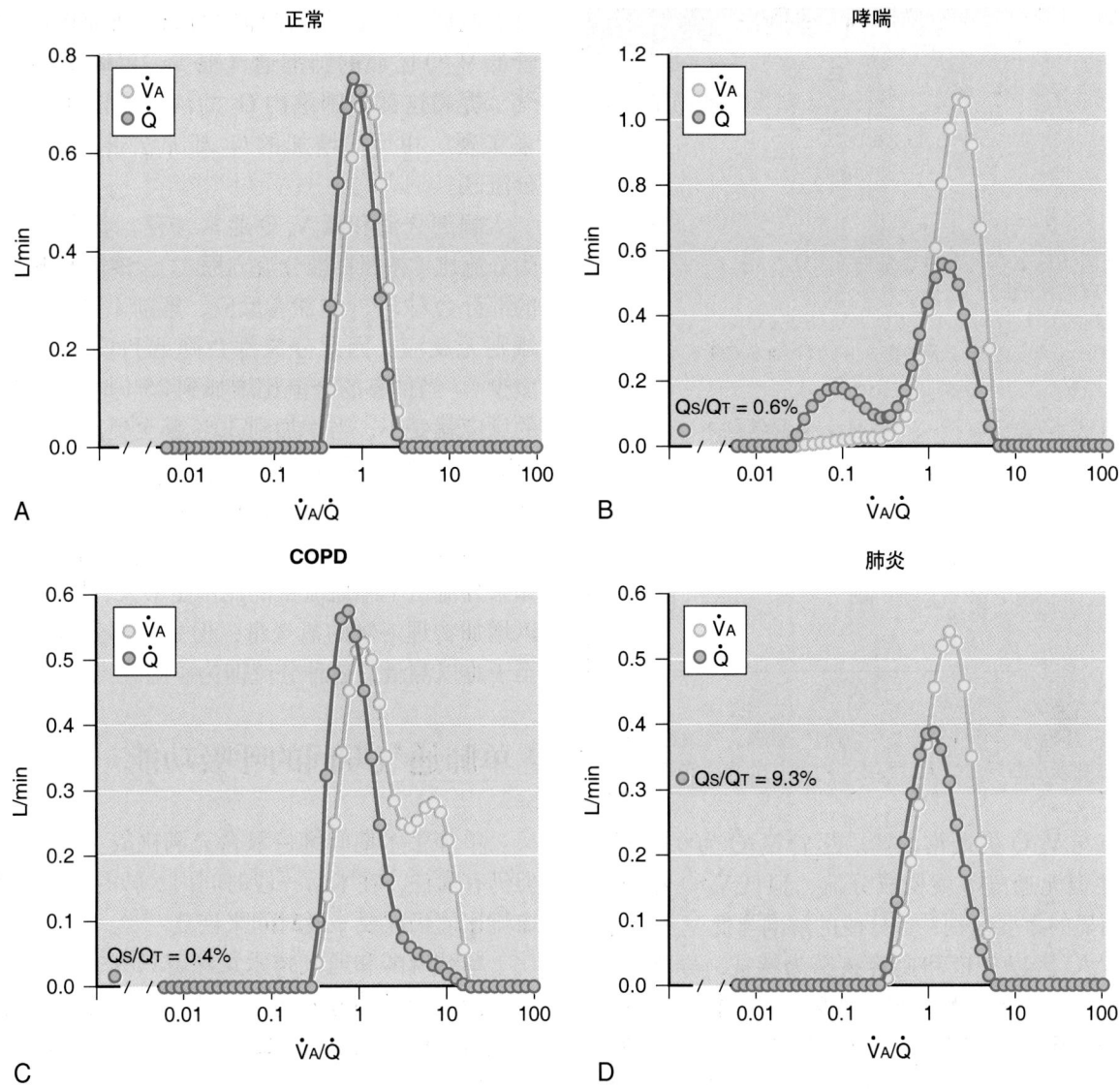

图 13.26　正常肺、哮喘、慢性阻塞性肺疾病（COPD）和肺炎时的通气-血流分布。（A）健康受试者通气和血流匹配较好，$\dot{V}_A/\dot{Q}$ 集中在 1。这时 CO_2 排出和血液氧合都达到最佳。（B）哮喘患者 $\dot{V}_A/\dot{Q}$ 分布范围较广，有些区域的通气相对血流是过剩的（$\dot{V}_A/\dot{Q}$ 比值达 10，甚至更高），并且还存在一个 $\dot{V}_A/\dot{Q}$ 比值集中在 0.1 的特殊低 $\dot{V}_A/\dot{Q}$ 区域。旁路通气可以合理解释这一现象，旁路通气使其他闭合的气道仍保持一定程度的气体交换。哮喘患者不存在分流。（C）慢性支气管炎患者的通气类型和哮喘患者几乎没什么差别，但有一个更明显的"高 $\dot{V}_A/\dot{Q}$"，增加了无效腔通气。不存在分流，图中所示的 $\dot{V}_A/\dot{Q}$ 模型不会导致显著的低氧血症。（D）大叶肺炎的主要表现就是完全分流（实变、有灌注、极少通气的肺叶），$\dot{V}_A/\dot{Q}$ 分布范围非常窄

弥散障碍

　　肺血管疾病和肺纤维化时，肺泡毛细血管膜严重增厚，从而发生弥散障碍，导致低氧血症。即使在静息状态下，弥散也会减慢，可能需要增加整个毛细血管的长度，才能使毛细血管血液达到完全氧饱和。另一方面，这意味着假如 O_2 达到平衡所需的灌注时间和距离允许，弥散屏障增厚就不会导致低氧血症（图 13.12）。但当储备量耗尽时，PaO_2 开始下降。这在肺纤维化患者中很容易观察到，这类患者的 PaO_2 在静息时正常，运动时则显著降低[82, 115]。心脏水平的右向左分流恶化或者加重，例如房间隔缺损，也会导致

这种运动诱发的低氧血症。这是因为，由于 P_{PA} 增高，静息时的左向右分流变成了右向左分流（或轻微的右向左分流增加）。

右向左分流

　　如果血液流经肺而未与通气肺泡相接触，则血液不会发生氧合，也不会清除 CO_2，这种情况称为分流。分流降低 PaO_2，升高 $PaCO_2$。健康人有很小的分流（占心输出量的 2%～3%），这是心肌中的静脉血通过心脏最小静脉汇入左心房引起的。病理状态下，分流范围可从心输出量的 2% 升至 50%。

框 13.3　生理无效腔方程式的推导

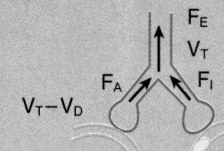

一次呼气潮气量中 CO_2 的呼出量 = $F_E CO_2 \times V_T$

它既来自有灌注的肺，也来自无灌注的肺

来自灌注肺的 CO_2 呼出量 = $F_A CO_2 \times V_A = F_A CO_2 \times (V_T - V_D)$

吸入气体来自非灌注肺（无效腔）的 CO_2 = $F_I CO_2 \times V_D$

因此：

$$F_E CO_2 \times V_T = F_A CO_2 (V_T \cdot V_D) + (F_I CO_2 \times V_D)$$

重组后：

$$\frac{V_D}{V_T} = \frac{F_A - F_E}{F_A - F_I}$$

如果 $F_I = 0$，P 替代 F，Pa 替代 P_A，以 CO_2 为例，

$$\frac{V_D}{V_T} = \frac{PaCO_2 - P_E CO_2}{PaCO_2}$$

F_E、F_A、F_I 分别表示呼气混合气、肺泡气和吸入气浓度；V_T、V_D、V_A 分别表示潮气量、无效腔量、有灌注的肺泡的潮气量

　　分流与 $\dot{V}_A/\dot{Q}$ 失调常混淆。尽管 $\dot{V}_A/\dot{Q}$ 为 0 时（有一些灌注但无通气）就构成分流，但低 $\dot{V}_A/\dot{Q}$ 和分流有两个明显的重要区别：①分流的解剖与低 $\dot{V}_A/\dot{Q}$ 有区别。低 $\dot{V}_A/\dot{Q}$ 区以气道和血管狭窄为特征，导致一些区域通气和血流减少，而另一些区域相应增加。例如阻塞性肺疾病和血管疾病。分流是局部通气完全终止引起，常为塌陷（肺不张）或者实变（例如肺炎）的结果。哮喘和 COPD 不涉及分流[115]，即使有分流，也是并发症。②增加吸入氧浓度可改善低 $\dot{V}_A/\dot{Q}$ 导致的

低氧血症，但是对分流导致的低氧血症作用很小。尽管低 $\dot{V}_A/\dot{Q}$ 区域的肺泡通气很少，但确实存在肺泡通气，提高这部分肺泡内 O_2 的浓度可以通过增加 FiO_2 来实现。相反，增加的 O_2 却无法进入真性（解剖）分流区。

　　解剖分流和低 $\dot{V}_A/\dot{Q}$ 通常并存，其净效应常被称为分流比（按照标准分流方程式）。该情况下，低 $\dot{V}_A/\dot{Q}$ 的部分会对 FiO_2 增加有反应，解剖（真性）分流的区域则无反应。因此分流都会降低 PaO_2（无论 FiO_2 是多少）。当估算的分流比增加到 25% 时，对 FiO_2 增加的反应就变小；当增加到 30% 甚至更高时，反应就变得微乎其微[149]。分流血液和混合静脉血具有相同的 PO_2，肺终末毛细血管 PO_2 正常的血液与分流血液混合，净效应就是造成了这种对 FiO_2 增加的不同反应。如果分流占全肺血流量的比例足够大，则增加 FiO_2 可以增加物理溶解的氧气量，但是这部分氧气太少，以至于难以测量，这种分流即为顽固分流。

单肺通气期间的呼吸功能

　　单肺手术期间维持氧合充满挑战。一侧肺无通气但仍有灌注，在术后一段时间内，肺的完整性和通气/血流比值仍需要一段时间来恢复[163]。

　　单肺麻醉和通气技术意味着只有一侧肺通气、提供血液氧合并清除 CO_2。无通气肺的持续灌注将导致分流及 PaO_2 降低（图 13.27）。可采取相应措施降低这种分流[164-165]。

　　单肺通气期间，有两个主要因素导致氧合受损：①无通气肺持续存在血流；②通气肺发生肺不张，导

双肺通气　　　　　　　　　　　　　　　单肺通气

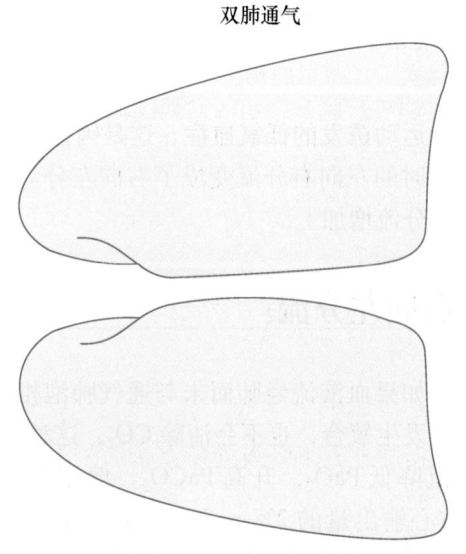
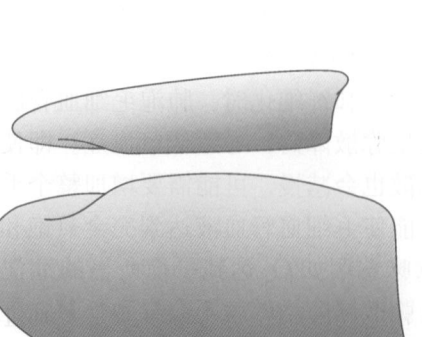

图 13.27　麻醉中行双肺通气和单肺通气时分流的分布。暗区表示分流区，双肺通气时分流位于下面的肺，而单肺通气时，下面的肺以及上面的整个肺都有分流

致局部分流及低 $\dot{V}_A/\dot{Q}$[138]。肺复张策略可以确定通气侧肺不张的原因[166]。连续增加通气肺的气道峰压和 PEEP，PaO_2 明显增加，表明通气肺的肺不张是导致低氧血症的重要原因。这种情况下，若把血液灌注从通气肺转移到无通气肺，不但不会改善氧合，还会使氧合恶化。

复张还会影响 V_D。单肺麻醉期间复张策略能改善氧合，同时也会降低 V_D[167]。CO_2 曲线在呼气期（Ⅲ期）的斜率变得平坦，表明吸入气在肺内分布更均匀，肺泡排空更同步。因此，使塌陷肺泡再复张会产生继发效应（可不是在复张即刻发生的），即通气分布更加均匀，无效腔也减少。这个效应有利于应用小潮气量通气。与单独一次复张策略相比，持续增加 P_{AW}（通气肺设定最佳 PEEP）的方法能使顺应性增加10%，但稍微恶化氧合，可能是血液从通气肺向无通气（未受压迫）肺再分布引起[168]。有综述介绍了单次复张和应用最佳 PEEP 的基本原理[169]。

复张也可用于无通气肺。加压对无通气肺氧合的影响可以通过动脉内 O_2 传感器监测，动脉内 O_2 传感器提供即时和连续的 PaO_2 监测[170]。加压后 PaO_2 升高，说明血液从无通气肺向通气肺移动。无通气肺发生完全吸收性肺不张可能也有相似的效应[171]。

吸入一氧化氮（NO，肺血管舒张药）和静脉注射阿米三嗪（肺血管收缩药）分别单独应用或两者联合应用已有研究。单独应用 NO 对氧合作用的影响很小[172]，但是联合应用阿米三嗪时，氧合得到改善[173-174]。在剂量不影响 P_{PA} 或心输出量时，单独应用阿米三嗪也能改善氧合[175]。尽管吸入 NO 能增加肺充分通气区域的灌注（提高 $\dot{V}_A/\dot{Q}$），但是阿米三嗪能增强 HPV，减少无通气（即分流）区域的灌注（减小分流），还可能促使血液流向肺通气区域。选择性肺血管扩张也有报道[176-177]。

肺血管扭曲和 HPV 会造成机械性梗阻，详细分析后显示，血流从无通气肺转移（尽管未完全转移）的重要决定因素是 HPV[178]。另外，患者体位会影响分流的程度[179]。

气腹

腹腔镜手术是通过向腹腔内注射 CO_2 气体实现的。气腹的影响是双方面的。一方面，高碳酸血症性酸中毒[180-181]的影响包括心肌收缩力下降、心肌对儿茶酚胺导致肺血管收缩和全身血管扩张引起的心律失常作用敏感[182]。术后对呼吸的影响也会持续较长时间[183]。另一方面，气腹造成的物理影响也很重要。

包括 FRC 和 VC 下降[184]、肺不张[185]、呼吸顺应性下降[186]和吸气峰压升高[187]。尽管如此，CO_2 气腹时分流减少，动脉氧合明显改善[188]。肺不张增多和分流减少是两个相反的结论，说明高碳酸血症性酸中毒时 CO_2 增强 HPV，导致血流从塌陷的肺组织向其他区域有效转移。实际上，近期的研究表明，如果向腹腔内注入空气，相比于向腹腔内注入 CO_2，会发生更严重的分流[189]。

心脏手术后肺功能

心脏手术会引起严重的术后肺不张[190]，可能是由于双肺均发生塌陷。肺不张的自然恢复过程缓慢，到术后 1 天或 2 天，残留的分流仍可高达 30%[97, 191]，但是术毕采取复张策略是可行的。在某些病例中，由于开胸的促进作用，气道压力 30 cmH_2O 持续 20 s 即足够[97]。复张策略（PEEP 为 0 时）能使 PaO_2 和呼气末肺容积（EELV）短暂升高；单独应用 PEEP 时，EELV 增加，但 PaO_2 没有变化。但复张策略后再使用 PEEP 能大幅度持续提高 PaO_2 和 EELV[192]。单独应用 PEEP 时，EELV 增加的幅度明显大于动脉氧合增加的幅度，这说明相比于使膨胀不全的肺复张，PEEP 更有利于使已经开放的肺保持扩张。

一项关于间断 CPAP 和持续无创压力支持通气的正面对比研究得到了有意思的结论。压力支持后，肺不张的影像学证据减少，床旁肺功能测试得到的氧合结果没有差异[193]。尽管作者认为无创压力支持通气没有临床效果，但不同的 FiO_2 可导致不同的肺不张倾向。达到中等程度气道压（46 cmH_2O）的复张策略似乎不会影响肺血管阻力或者右心室后负荷[194]，这是心脏手术后一个非常重要的问题。尽管如此，在这种情况下仍应慎重考虑右心室负荷和射血，尤其是存在右心室储备下降或者三尖瓣关闭不全时。最后，现在很多心脏手术都是在"非体外"下进行的，对术后肺功能的影响降低，术后肺内分流减少，住院时间相对缩短[195]。

保护性通气

在过去的几年里，出现了"保护性通气"的概念。其基于三个呼吸支持方法：①小潮气量（假设能降低肺内压力和张力）；②肺复张策略（假设能复张所有塌陷肺泡）；③ PEEP（假设能在麻醉和手术期间，维持肺泡再开放）[196]。在重症监护治疗病房已经采用上述方法，可能会有人问，健康者麻醉下行机械通气时，这些方法是否同样有效。对于小潮气量，合理的潮气量为 6 ～ 8 ml/kg 体重，通常建议与正常人清醒时自主呼吸的潮气量一致。对于肺复张策略和 PEEP，打开肺泡并维持肺泡开放状态也很合理，甚至很重要。肺复张策略和 PEEP 都能达到这个目的。

"保护性通气"的目的是减少术后肺部并发症，但各种研究的结果差异较大[196-197]，且哪种方法最重要仍需进一步研究。此外，保护性通气的概念包括从麻醉诱导到麻醉维持期间，术后是否仍保留任何积极作用尚不明确[198]。术中出现的肺不张在术后可能还会持续数天[199]，可能因此导致术后肺部并发症。因此，进一步完善呼吸支持策略的重点可能在于麻醉维持和术后阶段。

术后理疗

术后理疗虽然存在诸多争议[200]，但当认真完善其流程后[201]，其对肺复张（胸部 CT 可见）的作用显著，例如运动后使用流量瓶吸氧[201]。事实上，术后尽早做较大的呼吸运动或许能预防术后肺部并发症。是否需要特殊的用力呼吸装置来辅助深呼吸仍不确定。

术中吸入高浓度氧气

有研究证实，麻醉期间或术后数小时内吸入高浓度氧气（80%O_2）将改善伤口愈合，减少术后并发症[202]。基于大量实验数据，世界卫生组织（WHO）提出了围术期吸入高浓度氧气的指南[203]。但该指南遭到了批评[204]，而且指南发布后出现的大量研究并不支持使用含高浓度氧气的气体[205-206]。因此，随着活性氧形成，细胞反应可抵消动脉氧分压升高的潜在优势[207]。

睡眠对呼吸的影响

睡眠对呼吸的很多方面都有重要影响，可能最重要的就是通气[208]。睡眠降低 V_T 及吸气驱动力。V_E 下降约 10%，并与睡眠阶段相关，在快速眼动（REM）睡眠阶段 V_E 降低最为显著。肺容量（即 FRC）也降低[209]，这一现象在刚进入睡眠后立刻发生，FRC 在 REM 睡眠阶段降低至最低值（静息时的 10%）[210]。健康志愿者进行 CT 检查，发现睡眠期间 FRC 下降伴随着肺低垂部位通气减少[211]。已经证实麻醉患者 FiO_2 从 0.3 增至 1.0 时，通气同样出现下降，

快速发生肺不张。在正常睡眠时，吸入高浓度氧气可能也会导致肺不张。

参考文献

1. von Ungern-Sternberg BS, et al. *Lancet.* 2010;376:773.
2. Cook TM, et al. *Anaesthesia.* 2010;65:556.
3. Cheney FW, et al. *Anesthesiology.* 1991;75:932.
4. Woods BD, Sladen RN. *Br J Anaesth.* 2009;103(suppl 1):i57.
5. Pinsky MR. *Curr Opin Crit Care.* 2007;13:528. 2007.
6. Buhre W, Rossaint R. *Lancet.* 2003;362:1839.
7. Mooninghe SR, et al. *Anesth Analg.* 2011;112:891.
8. Hennis PJ, et al. *Br J Anaesth.* 2012;109:566.
9. Poeze M, et al. *Intensive Care Med.* 2000;26:1272.
10. Nunn JF: *Nunn's Applied Respiratory Physiology.* 4th ed. London: Butterworth Heinemann; 1993.
11. Caboot JB, et al. *Pediatr Pulmonol.* 2012;47:808.
12. Shamir MY, et al. *Anesth Analg.* 2012;114:972.
13. Hampson NB, et al. *Am J Respir Crit Care Med.* 2012;186:1095.
14. Bohr C, et al. *Arch Physiol.* 1904;16:401.
15. Hanson CW, et al. *Crit Care Med.* 1996;24:23.
16. Jensen FB. *Acta Physiol Scand.* 2004;182:215.
17. Barratt-Boyes BG, Wood EH. *J Lab Clin Med.* 1957;50:93.
18. Chawla LS, Zia H, et al. *Chest.* 2004;126:1891.
19. Quanjer PH, et al. *Eur Respir J Suppl.* 1993;16:5.
20. Astrom E, et al. *Eur Respir J.* 2000;16:659.
21. Broughton SJ, et al. *Physiol Meas.* 2006;27:99.
22. Wilschut FA, et al. *Eur Respir J.* 1999;14:166.
23. Roca J, et al. *Respir Med.* 1998;92:454.
24. Grassino AE, Roussos C. Static properties of the lung and chest wall. In: Crystal RG, West JB, Weibel ER, Barnes PJ, eds. *The Lung: Scientific Foundations.* 2nd ed. Philadelphia: Lippincott-Raven; 1997:1187.
25. Goldin JG. *Radiol Clin North Am.* 2002;40:145.
26. Van Lith P, et al. *J Appl Physiol.* 1967;23:475.
27. Pedley TJ, Kamm RD. Dynamics of gas flow and pressure-flow relationships. In: Crystal RG, West JB, Weibel ER, Barnes PJ, eds. *The Lung: Scientific Foundations.* 2nd ed. Philadelphia, 1997, Lippincott Raven.
28. Slats AM, et al. *Am J Respir Crit Care Med.* 2007;176:121.
29. Holst M, et al. *Intensive Care Med.* 1990;16:384.
30. O'Donnell DE, et al. *Am Rev Respir Dis.* 1987;135:912.
31. Calverley PM, Koulouris NG. *Eur Respir J.* 2005;25:186.
32. Mead J, et al. *J Appl Physiol.* 1967;22:95.
33. Bachofen HJ. *Appl Physiol.* 1968;24:296.
34. Kaczka DW, et al. *J Appl Physiol.* 1997;82:1531.
35. Verbeken EK, et al. *J Appl Physiol.* 1992;72:2343.
36. Bachofen H, Scherrer M. *J Clin Invest.* 1967;46:133.
37. Tantucci C, et al. *Am Rev Respir Dis.* 1992;145:355.
38. Frostell C, et al. *J Appl Physiol.* 1983;55:1854.
39. Milic-Emili J. Ventilation distrbution. In: Hammid Q, Shannon J, Martin J, eds. *Physiologic Bases of Respiratory Disease.* BC Decker: Hamilton, Ontario; 2005.
40. Hubmayr RD. *Am J Respir Crit Care Med.* 2002;165:1647.
41. Guy HJ, et al. *J Appl Physiol.* 1994;76:1719.
42. Prisk GK. *J Appl Physiol.* 2000;89:385.
43. Ganesan S, et al. *Respir Physiol.* 1989;78:281.
44. Bryan AC. *Am Rev Respir Dis.* 1974;110:143.
45. Mayo JR, et al. *J Thorac Imaging.* 1995;10:73.
46. Petersson J, et al. *J Appl Physiol.* 2004;96:1127.
47. Bryan AC, et al. *J Appl Physiol.* 1964;19:395.
48. Bake B, et al. *J Appl Physiol.* 1974;37:8.
49. Milic-Emili J, et al. *Eur J Appl Physiol.* 2007;99:567.
50. Teculescu DB, et al. *Lung.* 1996;174(43).
51. Haefeli-Bleuer B, Weibel ER. *Anat Rec.* 1988;220:401.
52. Adaro F, Piiper J. *Respir Physiol.* 1976;26:195.
53. Dawson CA, Linehan JH. Dynamics of blood flow and pressure-flow relationships. In: Crystal RG, West JB, Weibel ER, Barnes PJ, eds. *The Lung: Scientific Foundations.* 2nd ed. Philadelphia: Lippincott-Raven; 1997:1503.
54. Bachofen H, et al. *Am Rev Respir Dis.* 1993;147:997.
55. Jeffery PK. *Proc Am Thorac Soc 1.* 2004:176.
56. Townsley MI, et al. *Circ Res.* 1995;77:317.
57. Kornecki A, et al. *Anesthesiology.* 2008;108:1047.
58. Hughes JMB. In: Crystal RG, et al., ed. *The Lung: Scientific Foundations.* 2nd ed. Philadelphia: Lippincott-Raven; 1997:1523.

59. West JB, et al. *J Appl Physiol*. 1964;19:713.
60. Hughes JM, et al. *Respir Physiol*. 1968;4:58.
61. Michels DB, West JB. *J Appl Physiol*. 1978;45:987.
62. Verbandt Y, et al. *J Appl Physiol*. 2000;89:2407.
63. Reed JH Jr, Wood EH. *J Appl Physiol*. 1970;28:303.
64. Glenny RW, et al. *J Appl Physiol*. 1991;71:620.
65. Glenny RW, et al. *J Appl Physiol*. 1999;86:623.
66. Hakim TS, et al. *J Appl Physiol*. 1987;63:1114.
67. Hedenstierna G, et al. *J Appl Physiol*. 1979;47:938.
68. Hlastala MP, et al. *J Appl Physiol*. 1996;81:1051.
69. Glenny RW, Robertson HT. *J Appl Physiol*. 1991;70:1024.
70. Glenny R. Counterpoint. *J Appl Physiol*. 2008;104(1533);5–6; discussion.
71. Sylvester JT, et al. *Physiol Rev*. 2012;92:367.
72. Marshall BE, et al. *Intensive Care Med*. 1994;20:379.
73. Moudgil R, et al. *J Appl Physiol*. 2005;98:390.
74. Kerbaul F, et al. *Br J Anaesth*. 2000;85:440.
75. Kerbaul F, et al. *Can J Anaesth*. 2001;48:760.
76. Hambraeus-Jonzon K, et al. *Anesthesiology*. 1997;86:308.
77. Sartori C, et al. *Respir Physiol Neurobiol*. 2007;159:338.
78. Pellegrino R, et al. *Eur Respir J*. 1997;10:468.
79. Leith DE, Mead J. *J Appl Physiol*. 1967;23:221.
80. Hughes JM, Bates DV. *Respir Physiol Neurobiol*. 2003;138:115.
81. Aguilaniu B, et al. *Eur Respir J*. 2008;31:1091.
82. West JB. *Respiratory Physiology—The Essentials*. Baltimore: Williams & Watkins; 1990.
83. Hedenstierna G. *Thorax*. 1995;50:85.
84. Moller JT, et al. *Lancet*. 1998;351:857.
85. Kroenke K, et al. *Chest*. 1993;104:1445.
86. Wahba RW. *Can J Anaesth*. 1991;38:384.
87. Rothen HU, et al. *Br J Anaesth*. 1998;81:681.
88. Westbrook PR, et al. *J Appl Physiol*. 1973;34:81.
89. Hedenstierna G, Edmark L. *Intensive Care Med*. 2005;31:1327.
90. Froese AB, Bryan AC. *Anesthesiology*. 1974;41:242.
91. Reber A, et al. *Anaesthesia*. 1998;53:1054.
92. Warner DO, et al. *Anesthesiology*. 1996;85:49.
93. Don H. *Int Anesthesiol Clin*. 1977;15:113.
94. Bendixen HH, et al. *N Engl J Med*. 1963;269:991.
95. Duggan M, Kavanagh BP. *Anesthesiology*. 2005;102:838.
96. Gunnarsson L, et al. *Br J Anaesth*. 1991;66:423.
97. Tenling A, et al. *Anesthesiology*. 1998;89:371.
98. Lindberg P, et al. *Acta Anaesthesiol Scand*. 1992;36:546.
99. Tokics L, et al. *J Appl Physiol*. 1996;81:1822.
100. van Kaam AH, et al. *Am J Respir Crit Care Med*. 2004;169:1046.
101. Gunnarsson L, et al. *Eur Respir J*. 1991;4:1106.
102. Musch G, et al. *Anesthesiology*. 2004;100:323.
103. Hewlett AM, et al. *Br J Anaesth*. 1974;46:495.
104. Ostberg E, et al. *Anesthesiology*. 2018.
105. Rothen HU, et al. *Br J Anaesth*. 1993;71:788.
106. Rothen HU, et al. *Br J Anaesth*. 1999;82:551.
107. Rothen HU, et al. *Anesthesiology*. 1995;82:832.
108. Rothen HU, et al. *Lancet*. 1995;345:1387.
109. Edmark L, et al. *Anesthesiology*. 2003;98:28.
110. Rusca M, et al. *Anesth Analg*. 2003;97:1835.
111. Hedenstierna G, et al. *Anesthesiology*. 1994;80:751.
112. Benoit Z, et al. *Anesth Analg*. 2002;95:1777–1781.
113. Sinha PK, et al. *J Cardiothorac Vasc Anesth*. 2006;20:136.
114. Squadrone V, et al. *JAMA*. 2005;293:589.
115. Agusti AG, Barbera JA. *Thorax*. 1994;49:924.
116. Hedenstierna G. *Clin Physiol Funct Imaging*. 2003;23:123.
117. Dueck R, et al. *Anesthesiology*. 1988;69:854.
118. Hedenstierna G, et al. *Anesthesiology*. 1984;61:369.
119. Hulands GH, et al. *Clin Sci*. 1970;38:451.
120. Marshall BE. *Effects of Anesthetics on Gas Exchange*. London: Kluwer Academic; 1989.
121. Marshall BE. *Acta Anaesthesiol Scand*. 1990;94(suppl):37.
122. Pelosi P, et al. *Anesthesiology*. 1999;91:1221.
123. Coussa M, et al. *Anesth Analg*. 2004;98:1491; table of contents.
124. Walley KR. *Am J Respir Crit Care Med*. 2011;184:514.
125. Dantzker DR, et al. *J Physiol*. 1974;242:72P.
126. Sakai EM, et al. *Pharmacotherapy*. 2005;25:1773.
127. von Ungern-Sternberg BS, et al. *Br J Anaesth*. 2007;98:503.
128. Ide T, et al. *Anesthesiology*. 1999;90:1084.
129. Sasaki N, et al. *Anesthesiology*. 2013;118:961.
130. Morton CP, Drummond GB. *Br J Anaesth*. 1994;73:135.
131. Warner DO, Warner MA. *Anesthesiology*. 1995;82:20–31.
132. Warner DO, et al. *J Appl Physiol*. 1994;76:2802.
133. Strandberg A, et al. *Acta Anaesthesiol Scand*. 1986;30:154.
134. Dueck R, et al. *Anesthesiology*. 1984;61:55.
135. Anjou-Lindskog E, et al. *Anesthesiology*. 1985;62:485.
136. Heneghan CP, et al. *Br J Anaesth*. 1984;56:437.
137. Klingstedt C, et al. *Acta Anaesthesiol Scand*. 1990;34:315.
138. Klingstedt C, et al. *Acta Anaesthesiol Scand*. 1990;34:421.
139. Landmark SJ, et al. *J Appl Physiol*. 1977;43:993.
140. Mure M, et al. *Am J Respir Crit Care Med*. 1998;157:1785.
141. Nyren S, et al. *Anesthesiology*. 2010;112:682.
142. Yoshino J, et al. *Acta Anaesthesiol Scand*. 2003;47:742.
143. Brooks-Brunn JA. *Chest*. 1997;111:564.
144. Pelosi P, et al. *Anesth Analg*. 1998;87:654.
145. Eichenberger A, et al. *Anesth Analg*. 2002;95;1788; table of contents.
146. Cressey DM, et al. *Anaesthesia*. 2001;56:680.
147. Gander S, et al. *Anesth Analg*. 2005;100:580.
148. Berthoud MC, et al. *Br J Anaesth*. 1991;67:464.
149. Melot C. *Thorax*. 1994;49:1251.
150. Reinius H, et al. *Anesthesiology*. 2009;111:979.
151. Mynster T, et al. *Anaesthesia*. 1996;51:225.
152. Warner DO, et al. *Anesthesiology*. 1996;85:761.
153. Yamakage M, et al. *Acta Anaesthesiol Scand*. 1992;36:569.
154. McCarthy GS. *Br J Anaesth*. 1976;48:243.
155. Roca J, Wagner PD. *Thorax*. ;49. ; 1994:815.
156. Rodriguez-Roisin R, Roca J. *Thorax*. 1994;49:1027.
157. Agusti AG, et al. *Am Rev Respir Dis*. 1991;143:219.
158. Manier G, Castaing Y. *Thorax*. ;49. ; 1994:1169.
159. Santolicandro A, et al. *Am J Respir Crit Care Med*. 1995;152:336.
160. Altemeier WA, et al. *J Appl Physiol*. 1998;85:2337.
161. Light RB. *Semin Respir Infect*. 1999;14:218.
162. Light RB. *Am Rev Respir Dis*. 1986;134:520.
163. Benumof JL. *Anesth Analg*. 1985;64:821.
164. Karzai W, Schwarzkopf K. *Anesthesiology*. 2009;110:1402.
165. Hedenstierna G, Reber A. *Acta Anaesthesiol Scand*. 1996;40:2.
166. Tusman G, et al. *Ann Thorac Surg*. 2002;73:1204.
167. Tusman G, et al. *Analg*. 2004;98:1604; table of contents.
168. Mascotto G, et al. *Eur J Anaesthesiol*. 2003;20:704.
169. Slinger PD, et al. *Anesthesiology*. 2001;95:1096.
170. Ishikawa S, et al. *Br J Anaesth*. 2003;90:21.
171. Pfitzer J. *Br J Anaesth*. 2003;91:153; author reply -4.
172. Schwarzkopf K, et al. *Anesth Analg*. 2001;92:842.
173. Moutafis M, et al. *Anesth Analg*. 1997;85:1130.
174. Silva-Costa-Gomes T, et al. *Br J Anaesth*. 2005;95:410.
175. Moutafis M, et al. *Anesth Analg*. 2002;94:830; table of contents.
176. Dembinski R, et al. *Minerva Anestesiol*. 2004;70:239.
177. Schilling T, et al. *Anesth Analg*. 2005;101:957; table of contents.
178. Friedlander M, et al. *Can J Anaesth*. 1994;41:26.
179. Choi YS, et al. *J Thorac Cardiovasc Surg*. 2007;134:613.
180. McMahon AJ, et al. *Lancet*. 2000;356:1632.
181. Neudecker J, et al. *Surg Endosc*. 2002;16:1121.
182. Gutt CN, et al. *Dig Surg*. 2004;21:95.
183. Bablekos GD, et al. *Arch Surg*. 2006;141:16.
184. Hirvonen EA, et al. *Anesth Analg*. 1995;80:961.
185. Andersson LE, et al. *Anesthesiology*. 2005;102:293.
186. Makinen MT, et al. *Can J Anaesth*. 1998;45:865.
187. Sharma KC, et al. *Chest*. 1996;110:810.
188. Andersson L, et al. *Acta Anaesthesiol Scand*. 2002;46:552.
189. Strang CM, et al. *Minerva Anestesiol*. 2013;79(6):617.
190. Hachenberg T, et al. *Acta Anaesthesiol Scand*. 1992;36:800.
191. Hachenberg T, et al. *Anesthesiology*. 1997;86:809.
192. Dyhr T, et al. *Acta Anaesthesiol Scand*. 2004;48:187.
193. Pasquina P, et al. *Anesth Analg*. 2004;99:1001; table of contents.
194. Reis Miranda D, et al. *Br J Anaesth*. 2004;93:327.
195. Tschernko EM, et al. *J Thorac Cardiovasc Surg*. 2002;124:732.
196. Futier E, et al. *N Engl J Med*. 2013;369(5):428.
197. Las Vegas investigators. *Eur J Anaesthesiol*. 2017;34(8):492.
198. Hedenstierna G. *Anesthesiology*. 2015;123(3):501.
199. Lindberg P, et al. *Acta Anaesthesiol Scand*. 1992;36(6):546.
200. Pasquina P, et al. *BMJ*. 2003;327:1379.
201. Westerdahl E, et al. *Chest*. 2005;128:3482.
202. Greif R, et al. *N Engl J Med*. 2000;342(3):161.
203. Allegranzi B, et al. *Lancet Infect Dis*. 2016;16(12):e288.
204. Hedenstierna G, et al. *Anesthesiology*. 2017;126(5):771.
205. Staehr-Rye AK, et al. *Br J Anaesth*. 2017;119(1):140.
206. Kurz A, et al. *Br J Anaesth*. 2015;115(3):434.
207. Turrens JF. *J Physiol*. 2003;552(Pt 2):335.
208. Douglas NJ, et al. *Thorax*. 1982;37:840.
209. Hudgel DW, Devadatta P. *J Appl Physiol*. 1984;57:1319.
210. Ballard RD, et al. *J Appl Physiol*. 1990;68:2034.
211. Appelberg J, et al. *Chest*. 2007;131:122.

14 心脏生理学

LENA S. SUN, NICHOLAS A. DAVIS
岳子勇 译 席宏杰 审校

> **要 点**
> - 心动周期是指一次心搏过程中心脏一系列的电和机械活动。
> - 心输出量由心率、心肌收缩力,以及前负荷和后负荷决定。
> - 多数心肌细胞由肌原纤维组成,肌原纤维为柱状束,是心肌细胞收缩的基础。
> - 收缩的基本工作单位是肌节。
> - 缝隙连接是细胞间小分子电偶联的基础。
> - 心脏动作电位分为四期。
> - 普遍存在的第二信使 Ca^{2+} 是心脏兴奋收缩偶联的关键。
> - 钙诱导的钙火花是局限性的钙离子释放在时间上和空间上模式化的活动表现,其对于兴奋收缩偶联以及自律性、收缩性的调节至关重要。
> - β 肾上腺素受体兴奋可产生变律、变力、舒张和变传导作用。
> - 影响心脏活动的激素可由心肌细胞合成和分泌,或由其他组织合成转运至心脏。
> - 心脏反射是心脏与中枢神经系统之间的快反射环路,可以调节心脏功能并维持生理学稳态。

"人都会犯错误,也会被欺骗。" William Harvey 在 1628 年出版的《动物心血运动解剖论》中对医生同行们表达了委婉的否定。在该书中,他提出了心脏作为血液循环中央泵的概念,这摈弃了遵循了数个世纪的 Galen 的解剖教义[1-2]。现代的心脏生理学不仅包括上述观点,还包括心肌细胞的细胞学和分子生物学概念以及神经和体液因素对心脏功能的调节。本章侧重于心脏的生理学,先讨论整体心脏生理学,再深入到心脏细胞生理学,最后简要讨论调控心脏功能的各种因素。

心脏的基本解剖结构由两个心房及两个心室组成,它们构成两个相互独立但又连续的循环系统。肺循环是低阻力和高容量的血管床,其接受右心排出的血液,主要功能是双向气体交换。左心排出的血液提供给体循环,其功能是输送氧气(O_2)和营养物质,并清除各组织床中的二氧化碳(CO_2)及代谢产物。

整体心脏生理学

为了掌握整体心脏的机械性能,首先要了解心动周期的每个阶段以及影响心室功能的决定性因素。

心动周期

心动周期是一次心脏跳动过程中一系列的电和机械活动。图 14.1 展示了单个心动周期中用心电图描绘的电活动及其对应的机械活动。左心房和左心室的压力变化与主动脉血流和心室容积变化具有时间相关性[3]。

特殊的心脏起搏组织具有自律性和节律性。由于窦房结能以最大频率产生电冲动,心动周期起始于窦房结。窦房结是正常的起搏点。

电活动及心电图

体表心电图代表起搏点和特殊传导系统的电活动。心电图是由心脏产生并在体表位置记录到的电势差。动作电位起始于窦房结,由特殊传导系统传导至两个心房,引起心房收缩并在心电图上表现为 P 波。在房间隔和室间隔接合处,心房的特殊传导组织汇聚在房室结,连接于希氏束。房室结传导相对较慢,心房和心室收缩的延迟通常发生于此,PR 间期表示在房室结水平房室收缩之间的延迟。电脉冲通过大的左右束支从远端希氏束传导至浦肯野纤维,后者是特殊传

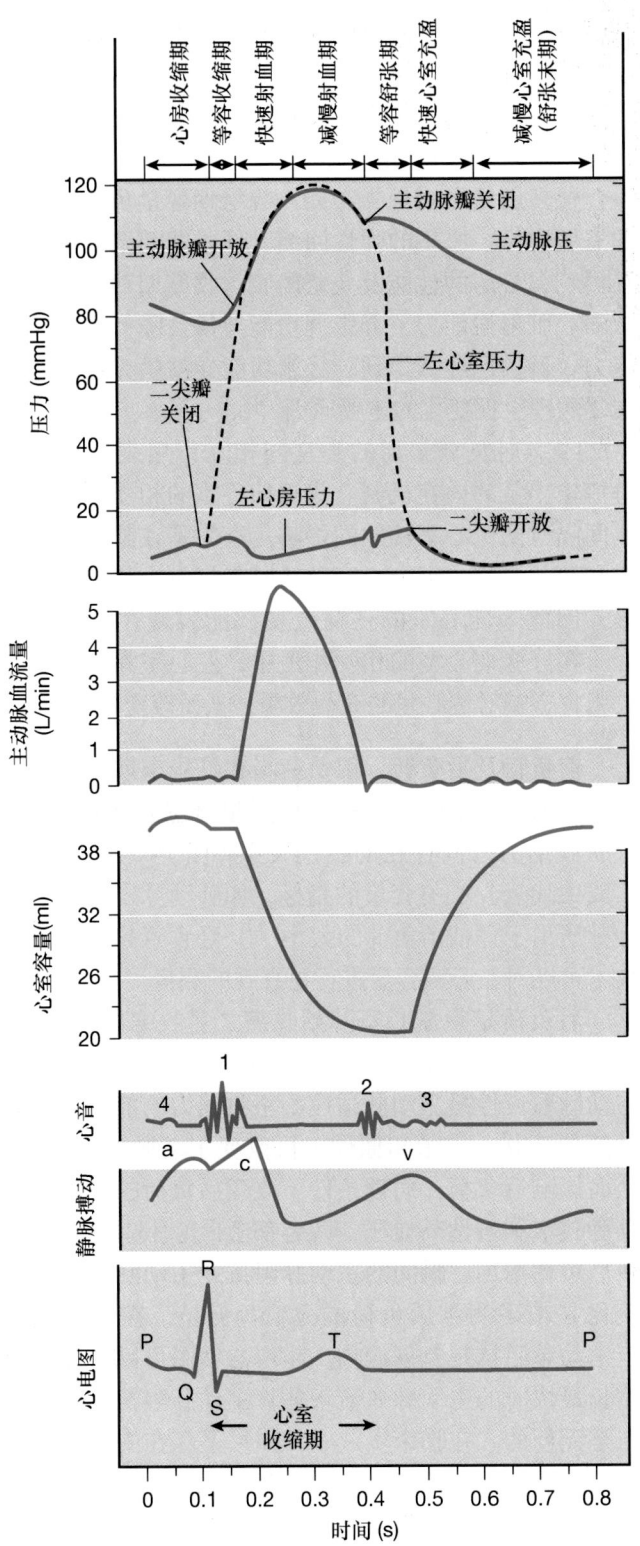

图 14.1　在单个心动周期内电活动及机械活动。图中显示了主动脉及心房的血流、心室容量、静脉搏动及心电图（Berne RM，Levy MN：The cardiac pump. In Cardiovascular physiology，ed 8，St Louis，2001，Mosby，pp 55-82.）

导系统中的最小分支。最终电信号从浦肯野纤维传导至每一个心肌细胞，心肌去极化在心电图上显示的就是 QRS 波群。去极化后就是心室复极化，在心电图上表现为 T 波[4]。

机械活动

心动周期的机械活动始于血液由体循环和肺循环返回到左、右心房。血液在心房内充盈，心房压力增加至超过心室内压力，房室瓣开放，血液被动地流入心室，此时心室流入量大约占心室总充盈量的 75%[5]。心房主动收缩将剩余的血液注入心室。心房收缩的开始与窦房结的去极化及 P 波同时发生。心室充盈，房室瓣向上移位，心室收缩始于三尖瓣和二尖瓣的关闭，对应于心电图上 R 波的终止。心室收缩的第一期被称为等容收缩期。冲动通过房室区并由左右束支传到浦肯野纤维，引起心室肌的收缩和心室内压力递增。当心室内压力超过肺动脉和主动脉压时，肺动脉瓣和主动脉瓣开放，心室射血，为心室收缩的第二期。

心室射血期分为快速射血期和减慢射血期。在快速射血期，射血速度最快，肺动脉压和主动脉压上升也最快。在减慢射血期，随着收缩期的进展，血流及大动脉压力的变化逐渐减少。血液射出后，室内压下降，心室舒张，肺动脉瓣及主动脉瓣关闭。心室舒张的最初阶段是等容舒张期，这一期伴随着心室肌复极化，心电图上 T 波结束。心室舒张的最后时期，室内压快速下降，直至低于左、右心房的压力，此时房室瓣重新开放，心室重新充盈，又重复下一周期。

心室结构和功能

心室结构

心肌的特殊结构是心脏发挥泵功能的基础。心肌束螺旋状分层分布使左心室呈椭圆形（图 14.2）。心肌肌束的走向在外层是纵向的，中间为环状，内层又变为纵向。由于左心室是椭圆形的，室壁的厚度也不同，导致左心室横断层面的半径也不同。这些局部的差别使左心室适合不同的负荷状况[6]。此外，上述解剖也使左心室射血呈螺旋状，即由基底部开始，至心尖结束。左心室这种复杂结构允许心肌进行最大程度的收缩，使室壁增厚，产生收缩力。同时左心室扭曲的解除可为左室舒张期的充盈提供抽吸机制。由于左心室游离壁和室间隔有相同的肌束组织，在正常心脏收缩时室间隔向内移动。局部室壁厚度通常用于临床评估心肌做功指数，如通过围术期超声心动图或磁共振成像来评估。

与左心室泵血需要抵抗较高的体循环压力不同，右心室泵血需要抵抗的是较低的肺循环压力，因此右心室壁很薄。与左心室的椭圆形相反，右心室为月牙形，因而右心室的收缩力学更为复杂。右心室的流入

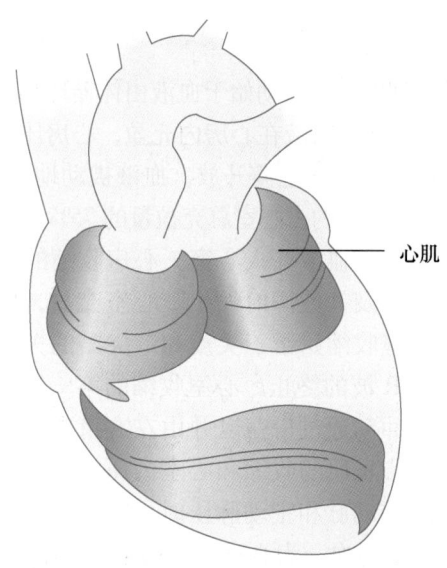

图 14.2 肌束（From Marieb EN. Human Anatomy & Physiology. 5th ed. San Francisco：Pearson Benjamin Cummings；2001：684.）

和流出收缩并非同步发生，大部分收缩力似乎是依靠以左心室为基础的室间隔收缩力。

复杂的胶原纤维基质形成支持心脏和周围血管的骨架，且具有足够强度抵抗伸展拉力。胶原纤维主要由厚的 Ⅰ 型胶原纤维构成，其与薄的 Ⅲ 型胶原纤维横向连接，Ⅲ 型胶原纤维是另一种主要类型的胶原纤维[7]。含有弹性蛋白的弹性纤维与胶原纤维接近，使心肌富有弹性[8]。

心室功能

心脏提供动力向整个心血管系统输送血液、提供营养并带走代谢废物。由于右心室解剖学的复杂性，传统收缩功能的描述通常限于左心室。心脏的收缩特性取决于负荷条件和收缩力。前负荷及后负荷是相互依赖的外在因素，支配着心脏的做功。

舒张期是指心室的舒张，存在四个不同阶段：①等容舒张期；②快速充盈期，即左心室充盈同时左心室压发生变化；③减慢充盈期；④心房收缩最后充盈期。等容舒张期是能量依赖性的。在张力增加的舒张期（第 2 期到第 4 期），充盈时心室内存在压力，这一过程心肌不产生收缩力，心室不断充盈。等容舒张期不发生心室充盈，心室的最大充盈量出现在第二阶段，而第三阶段只增加总的舒张期容量的约 5%，最后阶段由于心房收缩，心室容量可增加 15%。

有几个指标可以评价舒张功能。应用最为广泛的评价等容舒张期舒张功能的指标是计算左心室压力下降的最大速率（-dP/dt），或者等容相左心室压下降的时间常数（τ）。超声心动图测定主动脉瓣关闭到二

尖瓣开放之间的间隔时间和等容舒张期时间及左心室壁变薄的峰率，也可用来评价张力增加的舒张期的舒张功能。用压力-容量关系来评估心室顺应性也可确定这一阶段的舒张功能[9-10]。

很多因素影响舒张功能：收缩期容量负荷、被动的室壁硬度、心室的弹性回缩、舒张期两个心室的相互影响、心房的性能及儿茶酚胺。收缩期功能异常会减弱心脏射血能力，舒张期功能异常会降低心脏充盈能力。目前已经认识到，舒张功能异常是充血性心力衰竭病理生理变化的主要原因[11]。

收缩期及舒张期的心室间相互作用是反馈调整每搏输出量的内在机制。收缩期心室的相互作用包括室间隔对两侧心室功能的影响。室间隔在解剖上连接左右两侧心室，每个心室做功时其将成为负荷的一部分，因此一侧心室的任何改变都能表现在另一心室上。在舒张期心室的相互作用中，左心室和右心室的扩张将影响对侧心室的充盈效果，从而改变其功能。

前负荷及后负荷 前负荷指在舒张末期心脏收缩开始之前的心室负荷。Starling 最早描述了肌节长度和心肌收缩力之间存在的线性关系（图 14.3）。在临床实践中代表左心室容量的指标，如肺动脉楔压或中心静脉压用于评估前负荷的大小[5]。经食管超声心动图技术可以对左心室容量进行更直观的测量。

后负荷是指左心室开始收缩之后收缩期的负荷。主动脉顺应性是决定后负荷大小的另一个重要因素[3]。主动脉顺应性是主动脉适应心室收缩力的能力。主动脉壁的变化（扩张和僵硬）可改变主动脉的顺应性，从而影响后负荷。病理条件下改变后负荷的实例是主动脉狭窄和慢性高血压，两者都阻碍心室射血，进而使后负荷增加。瞬间的主动脉阻抗或主动脉压力与血流比是精确测量后负荷的方法。但是，在临床上测定主动脉阻抗是有创操作。超声心动图可以通过测量增长最快时的主动脉血流来估算主动脉阻抗，这种方法是无创的。在临床实践中，如果不存在主动脉瓣狭窄，收缩压的测量足以估算后负荷的数值。

前负荷和后负荷分别被认为是心室舒张末期和左心室射血期心室壁的张力。室壁张力是一个有用的概念，它包含前负荷、后负荷及收缩所需的能量。室壁张力和心率可能是导致心室氧需求变化的两个最相关的参数。Laplace 定律说明，室壁张力（σ）等于心室内压力（P）乘以心室半径（R）再除以室壁的厚度（h）[5]：

$$\sigma = P \times R / 2h$$

左心室的椭圆形使其可保持最小张力，而心室由

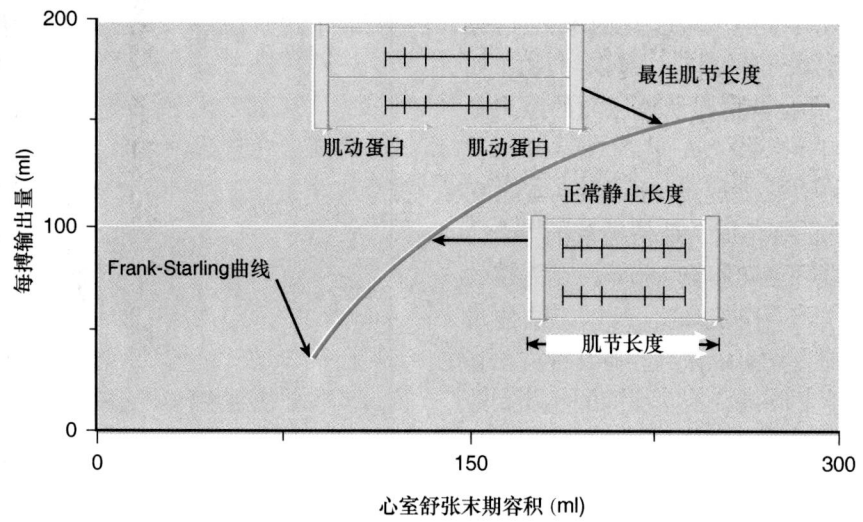

图 14.3 Frank-Starling 曲线。图中显示了肌节长度和心肌张力变化的关系。心脏舒张末期容积的增加相当于心肌伸展长度的增加，因此根据 Starling 定律，每搏输出量也增加

椭圆形变为球形时，室壁张力增加。椭圆的长轴和短轴比值减小表示心室从椭圆形转变为球形。

左心室肌的厚度是室壁张力重要的调节因素。例如，主动脉瓣狭窄时后负荷增加，收缩期射血时心室必须产生更高的压力来克服增加的后负荷。为了提高做功，心室厚度增加（左心室肥厚）。尽管为克服主动脉瓣狭窄必须增加左心室压力，但是根据 Laplace 定律，左心室壁厚度的增加将使室壁张力减小（图 14.4）[12]。在衰竭的心脏，左心室半径增加，从而增

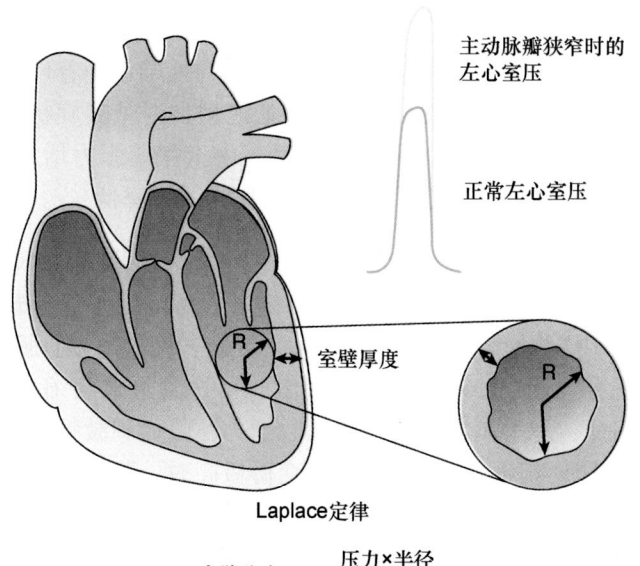

图 14.4 主动脉瓣狭窄时，左心室压力增加，而为保持室壁张力在可控范围，左心室代偿性肥大。根据 Laplace 定律，室壁张力＝心室内压力 × 半径 ÷（2× 室壁厚度），因此，室壁厚度的增加抵消了心室内压力的增长，使室壁张力保持在可控水平（From Opie LH. Ventricular function. In：Heart Physiology From Cell to Circulation. 4th ed. Philadelphia：Lippincott-Raven；2004：355-401.）

大了室壁张力。

Frank-Starling 机制 Frank-Starling 机制是心肌的内在特性，伸展心肌的肌节可以提高心肌的收缩能力（图 14.3）。Otto Frank 于 1895 年首先在骨骼肌记录到这种情况，即张力的改变直接影响肌肉长度的变化。在心脏，压力的改变引起容量的改变[13]。1914年，E. H. Starling 以离体心肺为模型观察到："肌纤维由静止到收缩状态转变时，其长度的改变可释放机械能"[14]。如果将一条心肌在等长状态下装在肌肉槽内，以固定频率刺激，肌节长度的增加引起抽搐张力增加。Starling 的结论是，抽搐张力的增加是肌束相互作用增强的结果。

电子显微镜技术证实，肌节长度（2.0～2.2 μm）与肌动蛋白和肌球蛋白横桥的数量呈正相关。肌节有一个最适长度，在这个长度上相互作用是最大的。这个观念基于以下假设：横桥数量的增加等同于肌肉性能的增加。上述理论虽然适用于骨骼肌，但心肌的张力－长度关系更为复杂。比较骨骼肌与心肌张力－长度关系时，可以注意到，即使心肌肌节长度为正常的80%，张力也只减少10%[13]。有关 Frank-Starling 机制的细胞学基础在本章后面还要进行研究和讨论。通常在临床上讨论左心室舒张末容积（left ventricular end-diastolic volume，LVEDV）和每搏输出量的关系时应用 Starling 定律。Frank-Starling 定律在心力衰竭时也是适用的[15]。但是，损伤或心力衰竭后的心室重塑可能会改变 Frank-Starling 机制。

收缩性 每一条 Frank-Starling 曲线都代表了心脏的一种收缩性或变力状态，即在任一舒张末期状态时的心肌做功。改变心肌收缩性的因素可构成一组

Frank-Starling 曲线（图 14.5）[12]。这些因素包括运动、肾上腺素能神经刺激、pH 变化、温度、药物（如洋地黄）。左心室产生并维持射血所需压力的能力是心脏固有的变力状态。

在离体的肌肉，最大收缩速度（即 Vmax）是在零负荷的条件下确定的。在不同负荷情况下，将离体乳头肌缩短速度绘制成图就可得到 Vmax。在完整的心脏上，由于零负荷是不可实现的，所以无法测量 Vmax，但在离体心肌细胞中可以做到。有几种方法在测量完整心脏的收缩性上取得了不同程度的成功。绘制压力-容量环的方法虽然要求进行左心插管，但这是目前测定完整心脏收缩性最好的方法（图 14.6）[12]。压力-容量环相当于间接测量肌肉的力（压力）和长度（容量）的 Starling 关系，临床上最常用的能代表心室收缩功能的非创伤性指标是射血分数，可通过超声心动图、血管造影术、放射性核素心室造影术进行评估：

射血分数＝（LVEDV － LVESV）/LVEDV（其中 LVESV 是左心室收缩末容积）

心脏做功　心脏做功分为外部做功和内部做功。外部做功用于克服压力射血，内部做功用于改变心脏的形状，为心脏射血做准备。内部做功表现不出心脏的效能，室壁张力直接和内部做功成正比[16]。

外部做功或每搏做功等于每搏输出量（SV）与心脏射血时产生的压力（P）的乘积。

每搏做功＝ SV×P 或（LVEDV － LVESV）×P

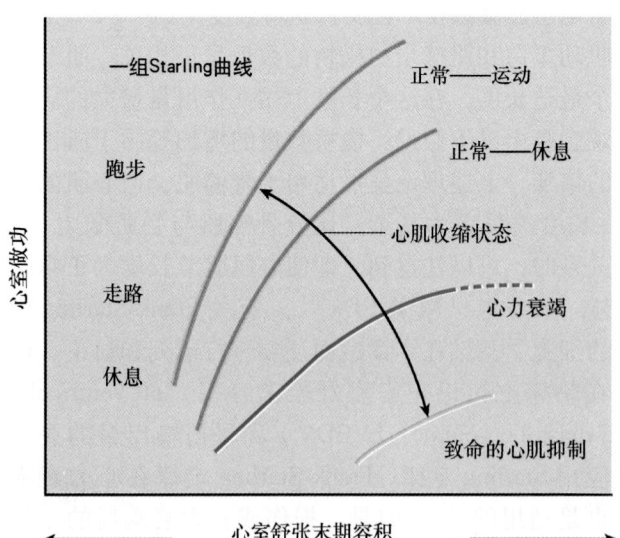

图 14.5　一组 Starling 曲线。曲线左移表示收缩状态的增强，向右移则表示收缩力的减弱（From Opie LH. Ventricular function. In：Heart Physiology From Cell to Circulation. 4th ed. Philadelphia：Lippincott-Raven；2004：355-401.）

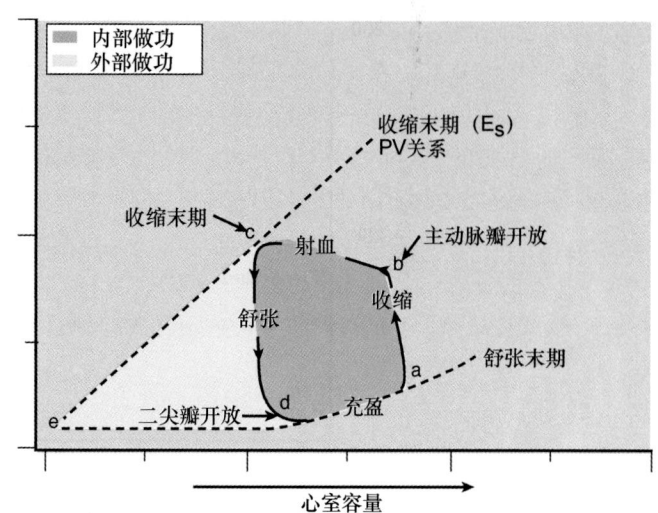

图 14.6　压力-容量（PV）环。a 点描述等容收缩开始，主动脉瓣在 b 点开放，随后开始射血（b → c），二尖瓣在 d 点开放，随之心室充盈。a、b、c、d 四点确定为外部做功，在 e、和 c 点进行内部做功，压力-容量环面积是内部和外部做功的总和（From Opie LH. Ventricular function. In：Heart Physiology From Cell to Circulation. 4th ed. Philadelphia：Lippincott-Raven；2004：355-401.）

心室外部做功和内部做功都要耗氧。在心肺转流期间左心室引流不畅的情况可以说明内部做功的临床意义。心肺转流术中，虽然外部做功是由滚轮泵提供，但如果左心室引流不畅，会导致室壁张力及内部做功增加，心肌缺血仍可能发生。

心脏收缩性可由下面的公式评价[10]：

心脏效率＝外部做功 / 等量的氧耗量

正常的左心室结构是纵向排列的外层包绕着环状排列的中间层，在此基础上，心脏射血时呈螺旋状运动做功效率最高。心力衰竭时，由于室壁张力增大，导致氧耗增加，心室扩张导致心脏的效率降低[13]。

心率及收缩力-频率关系　在离体心肌，增加刺激的频率可导致收缩力增大，这个关系称为"阶梯现象"或收缩力-频率关系[10,17]。固定长度的离体心肌，每分钟给予 150 ～ 180 次刺激时可达到最大收缩力。因此，增加刺激频率可增加收缩力，降低刺激频率则减小收缩力。但当刺激频率变得极高时，收缩力也减小。根据收缩力-频率关系，只有起搏器设置在某心率范围内才能产生正性肌力作用。在衰竭的心脏，应用收缩力-频率关系增加心肌收缩力的效果不佳[10]。

心输出量

心输出量是单位时间内心脏泵出的血量（$\dot{Q}$），由四个因素决定：两个内在因素——心率和心肌收缩力，两个与心血管功能性相关的外在因素——前负荷和后负荷。

心率是指每分钟心搏的次数，主要由自主神经系统调节。若心室在舒张时具有足够的充盈，则心输出量随心率增加而增加。收缩力可以定义为不依赖于负荷状态的收缩性能的内在水平。由于收缩力与心脏负荷状态无法分离开，很难定义完整心脏的收缩力[10, 17]。例如，Frank-Starling 关系被定义为基于前负荷的改变，收缩性能也发生改变。活体的心输出量可以应用 Fick 原理测定（其原理概述见图 14.7）[3]。

Fick 原理的依据是质量守恒定律，肺静脉输送的氧含量（q_3）等于通过肺动脉（q_1）和肺泡（q_2）输送到肺毛细血管的氧含量。

经肺动脉输送到肺毛细血管的总氧含量（q_1）等于总的肺动脉血流量（$\dot{Q}$）乘以肺动脉血氧浓度（$CpaO_2$）：

$$q_1 = \dot{Q} \times CpaO_2$$

从肺静脉运送出的氧含量（q_3）等于肺静脉总血流量（$\dot{Q}$）乘以肺静脉血氧浓度（$CpvO_2$）：

$$q_3 = \dot{Q} \times CpvO_2$$

肺动脉 O_2 浓度等于混合静脉血 O_2 浓度，肺静脉 O_2 浓度等于外周动脉血 O_2 浓度。氧耗量是指从肺泡输送到肺毛细血管的 O_2 量（q_2），由于 $q_1 + q_2 = q_3$，所以：

$$\dot{Q}(CpaO_2) + q_2 = \dot{Q}(CpvO_2)$$
$$q_2 = \dot{Q}(CpvO_2) - \dot{Q}(CpaO_2)$$
$$q_2 = \dot{Q}(CpvO_2 - CpaO_2)$$
$$\dot{Q} = q_2/(CpvO_2 - CpaO_2)$$

因此，如果 $CpaO_2$、$CpvO_2$ 和氧耗量（q_2）是已知的，就可得出心输出量。

指示剂稀释技术是测量心输出量的另一种方法，也是根据质量守恒定律。两种最常用的指示剂稀释技术是染料稀释法和热稀释法。图 14.8 说明了染料稀释法的原理[3]。

心脏细胞生理

细胞结构

从细胞水平看，心脏由三种重要成分组成：心肌组织（收缩性心肌细胞）、传导组织（传导性细胞）和细胞外结缔组织。一组心肌细胞及其结缔组织支撑网或细胞外基质组成一个心肌纤维（图 14.9）。相邻的心肌纤维通过胶原相连，细胞外基质是由成纤维细胞合成，其成分是胶原和其他主要基质蛋白。胶原是

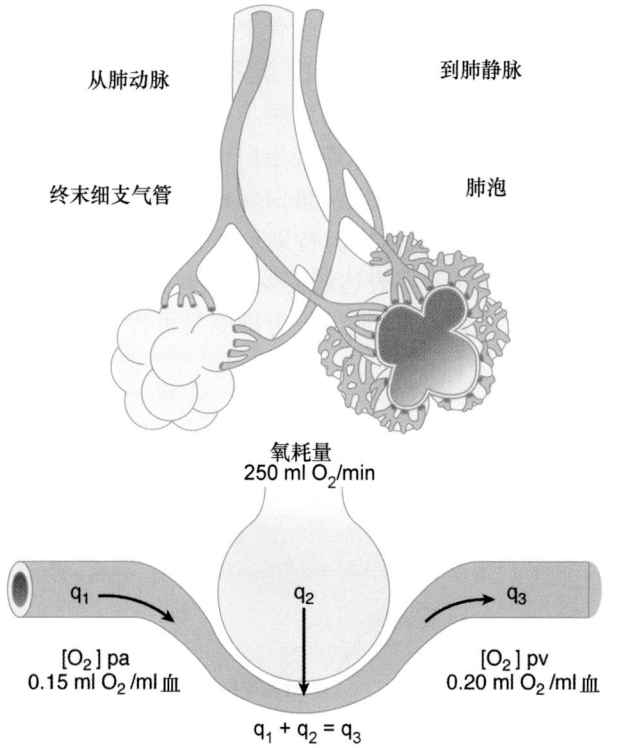

图 14.7 图中显示了根据 Fick 方程测定心输出量的原理。如果肺动脉中的氧浓度（$CpaO_2$）、肺静脉中的氧浓度（$CpvO_2$）和氧耗量均为已知，则可计算出心输出量。pa，肺动脉；pv，肺静脉（Berne RM，Levy MN：The cardiac pump. In Cardiovascular physiology, ed 8, St Louis, 2001, Mosby, pp 55-82.）

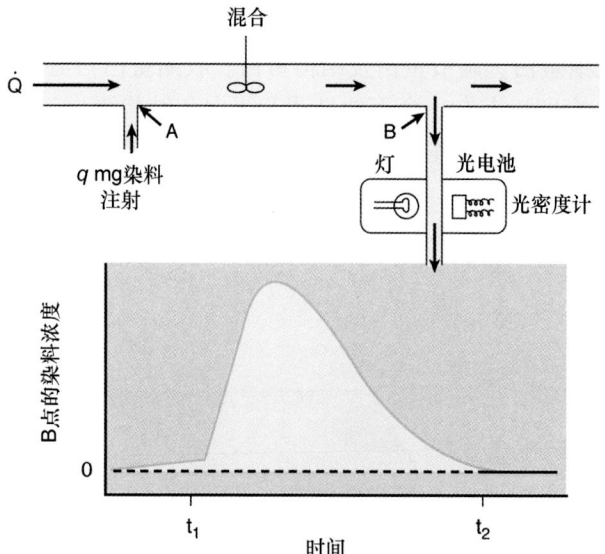

图 14.8 该图描述了使用染料稀释技术测定心输出量的原理。在这一模型中假定没有再循环血流。在 A 点将已知量的染料（q）注入血流 $\dot{Q}$（ml/min），在 B 点通过光密度计以一恒定速率抽出混合的样本。一定时间内染料浓度的变化通过曲线描述。流量可以通过从上游注入的染料总量除以下游浓度曲线下面积来测得（Berne RM，Levy MN：The cardiac pump. In Cardiovascular physiology, ed 8, St Louis, 2001, Mosby, pp 55-82.）

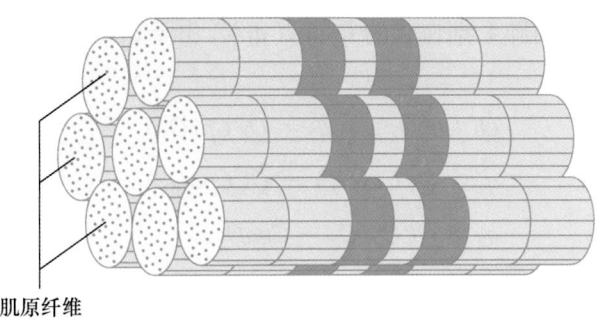

图 14.9　心肌细胞的组成。肌原纤维占心肌细胞的 50%，其他成分包括线粒体、细胞核、肌质网和细胞液

心肌坚硬程度的主要决定因素。基质蛋白之一弹性蛋白是弹性纤维的主要成分。弹性纤维使心肌具有弹性[8]。其他的基质蛋白包括糖蛋白或蛋白聚糖和基质金属蛋白酶。蛋白聚糖带有短的糖链，包括硫酸乙酰肝素、软骨素、纤维连接蛋白、层粘连蛋白。基质金属蛋白酶是可降解胶原和其他细胞外蛋白的酶。合成所引起的细胞外基质蛋白的蓄积与基质金属蛋白酶对其进行降解之间的平衡决定了心脏的机械特性和功能[8]。

心肌细胞结构及功能

单个的收缩性心肌细胞是长度介于 20 μm（心房肌细胞）和 140 μm（心室肌细胞）之间的大细胞。肌原纤维占收缩性心肌细胞成分的 50%，其他成分是线粒体、细胞核、肌质网和细胞溶胶（细胞液）。肌原纤维柱状束组成心肌的收缩成分，每个收缩成分之间均有收缩蛋白、调节蛋白及结构蛋白。收缩蛋白占心肌蛋白的 80% 左右，余下的是调节蛋白和结构蛋白[18-19]。心肌收缩的基本单位是肌节（本章后面"收缩成分"中将会详述）。

肌膜或外部质膜将细胞内外间隔开。其通过广泛

的横向或 T 型管状网络围绕着心肌细胞并进入肌原纤维内部，形成了特殊的细胞间连接[20-21]。

横管或 T 型管与膜内系统及在钙代谢中起重要作用的肌质网相接。钙离子代谢是心肌细胞兴奋收缩偶联（excitation-contraction coupling，ECC）的关键。肌质网进一步分为纵型（纵管系统）和连接型的肌质网。纵管系统参与钙的摄取，触发肌肉舒张。连接型的肌质网内有大量钙离子释放通道［雷诺丁受体（RyR）］，受到去极化刺激后，钙离子释放通道将肌质网中储备的钙离子释放出来，通过肌膜上的钙通道形成钙离子流。钙离子释放通道不仅可释放钙离子，也形成支架蛋白，固定着许多关键的调节蛋白[22]。

肌膜下面是线粒体，其楔在细胞内肌原纤维之间。线粒体内包含促进腺苷三磷酸（ATP）合成的酶类，它们是心肌细胞的能量加工厂。另外，线粒体也有积聚钙离子的作用，进而有助于调节胞质钙离子浓度。在细胞核内几乎可以发现所有的遗传信息。在肌膜内除细胞器、收缩性结构和蛋白质以外，就是细胞液，其形成充满液体的微环境。

心肌细胞间有三种不同的细胞间连接：缝隙连接、点状桥粒、片状桥粒（或者是筋膜连接）（图 14.10）[20, 23]。缝隙连接主要用于电偶联及细胞间小分子物质的转送，而桥粒样连接属于机械性连接。点状桥粒形成的黏附点用于固定细胞的细丝骨架，而筋膜黏附形成的黏附点用于固定收缩结构。缝隙连接由与相邻细胞的细胞质间隔直接相连的质膜丛构成。由保守蛋白的多基因家族编码的间隙连接蛋白构成缝隙连接。哺乳动物心脏的主要间隙连接蛋白异形体是间隙连接蛋白43；其他间隙连接蛋白，特别是间隙连接蛋白40、45 和 37 也有表达，但表达量较少[22-23]。

传导性心肌细胞或浦肯野细胞是可传导动作电位

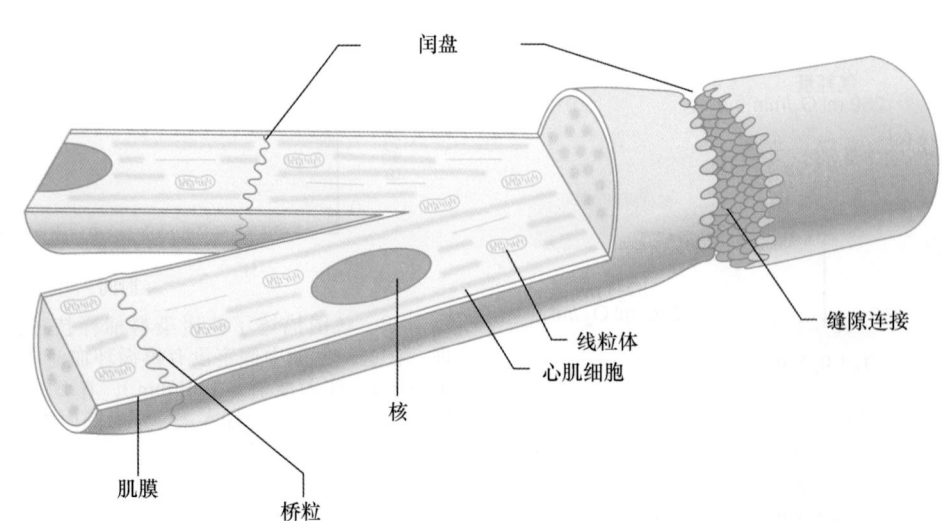

图 14.10　包绕心肌细胞的肌膜高度分化形成闰盘，与相邻细胞的终末细胞相接触。闰盘包括缝隙连接、点状和片状桥粒

的特殊细胞。这些细胞含有少量的肌原纤维和明显的细胞核，并有大量的缝隙连接。心肌细胞从功能上可分为：①兴奋系统；②兴奋收缩偶联系统；③收缩系统。

兴奋系统

始发于特殊传导组织的细胞动作电位传递到每个细胞引起细胞内的活动，并通过肌膜兴奋系统引发细胞的收缩。

动作电位　离子流通过质膜引发去极化（膜电位负值减少）及复极化（膜电位负值增加）。带有离子选择小孔（电压门控通道）的膜蛋白对其进行调节。依据膜电位变化，离子通道开启及关闭小孔，所以这些通道属于电压门控通道。在心脏上，已发现钠、钾、钙、氯通道与动作电位有关。

心脏的动作电位可分为两种类型：①快反应动作电位，由浦肯野细胞系统和心房肌细胞、心室肌细胞形成；②慢反应动作电位，由窦房结和房室结中的起搏细胞形成。图 14.11 描述了浦肯野系统典型的动作电位[10]。K^+ 跨膜电化学梯度决定了静息膜电位。膜电位发生去极化主要是由于 Na^+ 内流，引发了一次极快的膜电位上升（0 期）。在去极化过程中，当膜电位达到了临界水平或阈值，动作电位被广泛传导。快速超射后，紧接着就是瞬时的复极化（1 期），1 期主要

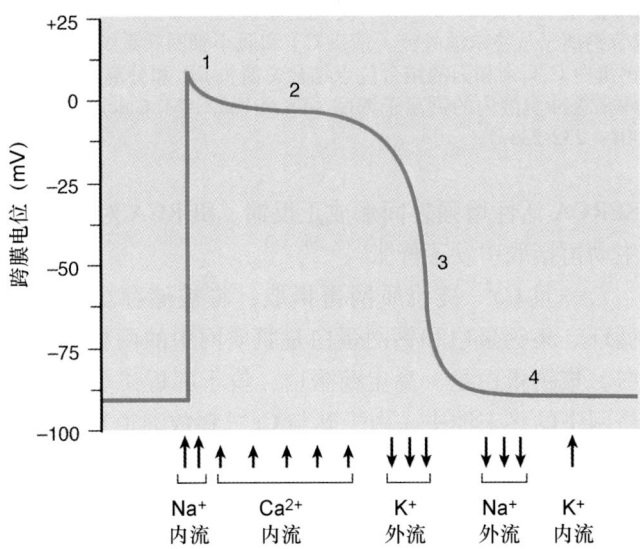

图 14.11　心室肌的动作电位分期和主要的伴随电流。初始期（0）峰值和超射（1）是由快速 Na^+ 内流引起的。平台期（2）是由 L 型 Ca^{2+} 通道介导的慢 Ca^{2+} 电流引起。复极化（3）是由外向型 K^+ 电流引起的。4 期，静息电位（Na^+ 外流，K^+ 内流）是通过 Na^+-K^+-ATP 酶维持。主要通过 Na^+-Ca^{2+} 交换将 Ca^{2+} 排出。在特殊的传导系统中，4 期会发生自发性的去极化，直到达到可引发 Na^+ 通道开放的电位水平（From LeWinter MM, Osol G. Normal physiology of the cardiovascular system. In Fuster V, Alexander RW, O'Rourke RA, eds. Hurst's the Heart. 10th ed. New York: McGraw-Hill; 2001: 63-94.）

是瞬时外向钾电流 i_{to} 的激活引起的短暂有限的复极化；平台期（2 期）有通过 L 型钙通道进行的 Ca^{2+} 内流和通过一些钾通道进行的 K^+ 外流——内向整流 i_k、延迟整流 i_{k1} 和 i_{to}。当三种外向钾离子流中的 K^+ 外流超过了 Ca^{2+} 内流，就发生复极化（3 期），即恢复膜的静息电位。在快反应动作电位中，心脏舒张期（4 期）有极少量的离子流。

对比之下，在心脏舒张期（4 期），表现出慢反应动作电位的起搏细胞可发生自发的心脏舒张期去极化，并产生自主性心脏节律。4 期发生的起搏是源自三种内向电流增加及两种外向电流减少。引起自发性起搏细胞活动的三种内向电流是由两种钙通道介导的钙内流 i_{CaL} 和 i_{CaT}，以及一种混合性阳离子流 I_f[24]。两种外向电流是延迟整流钾电流 i_k 和内向整流钾电流 i_{k1}。与快反应动作电位相比，慢反应动作电位 0 期较缓和，没有 1 期，2 期与 3 期没有明显区别[25]。在窦房结细胞中，起搏点的 I_f 电流是决定舒张期去极化持续时间的主要因素，它是由超极化激活环核苷酸门控通道的四个亚型（HCN1 ～ 4）编码[26]。

在心肌动作电位中，Ca^{2+} 进入细胞内和 Na^+ 从细胞内移出引发了离子的不均衡分布。通过耗能的逆浓度梯度的 Ca^{2+} 向细胞外主动转运，Na^+ 向细胞内转运，这种 Na^+-Ca^{2+} 交换恢复了细胞内外离子的均衡分布。

兴奋收缩偶联

参与兴奋收缩偶联的结构包括肌膜、横管系统、肌质网和肌丝（图 14.12A）[27]。兴奋收缩偶联过程始于质膜的去极化和兴奋沿着心肌细胞肌膜的传导。

广泛存在的第二信使 Ca^{2+} 在心脏兴奋收缩偶联中起重要作用（图 14.12B）[25]。参与兴奋收缩偶联的 Ca^{2+} 循环触发并终止肌纤维收缩。收缩系统的激活依赖于细胞液中游离 Ca^{2+} 的增加及其随后与收缩蛋白的结合。

Ca^{2+} 通过质膜上的通道进入 T 型管聚积，通过电压门控 L 型钙通道（二氢吡啶受体）内流的钙触发了肌质网内 Ca^{2+} 的释放[28]，随即引发钙火花。钙火花被认为是心肌 ECC 的基本 Ca^{2+} 信号事件。钙火花的发生伴随着一串肌质网 RyR 的开放，以一种局部再生的方式释放 Ca^{2+}。钙火花反过来又激活了钙离子释放通道，诱发肌质网内终末池中 Ca^{2+} 的进一步释放，使得细胞内钙离子（iCa^{2+}）大量增加。这些时间和空间上模式化的局部钙释放的激活又触发了肌纤维的收缩。细胞内钙离子的增加是暂时的，因为 Ca^{2+} 将会通过以下方式移出：肌质网内的钙泵腺苷三磷酸酶主动摄取；通过 Na^+-Ca^{2+} 交换将 Ca^{2+} 从细胞液中移出；Ca^{2+} 与蛋

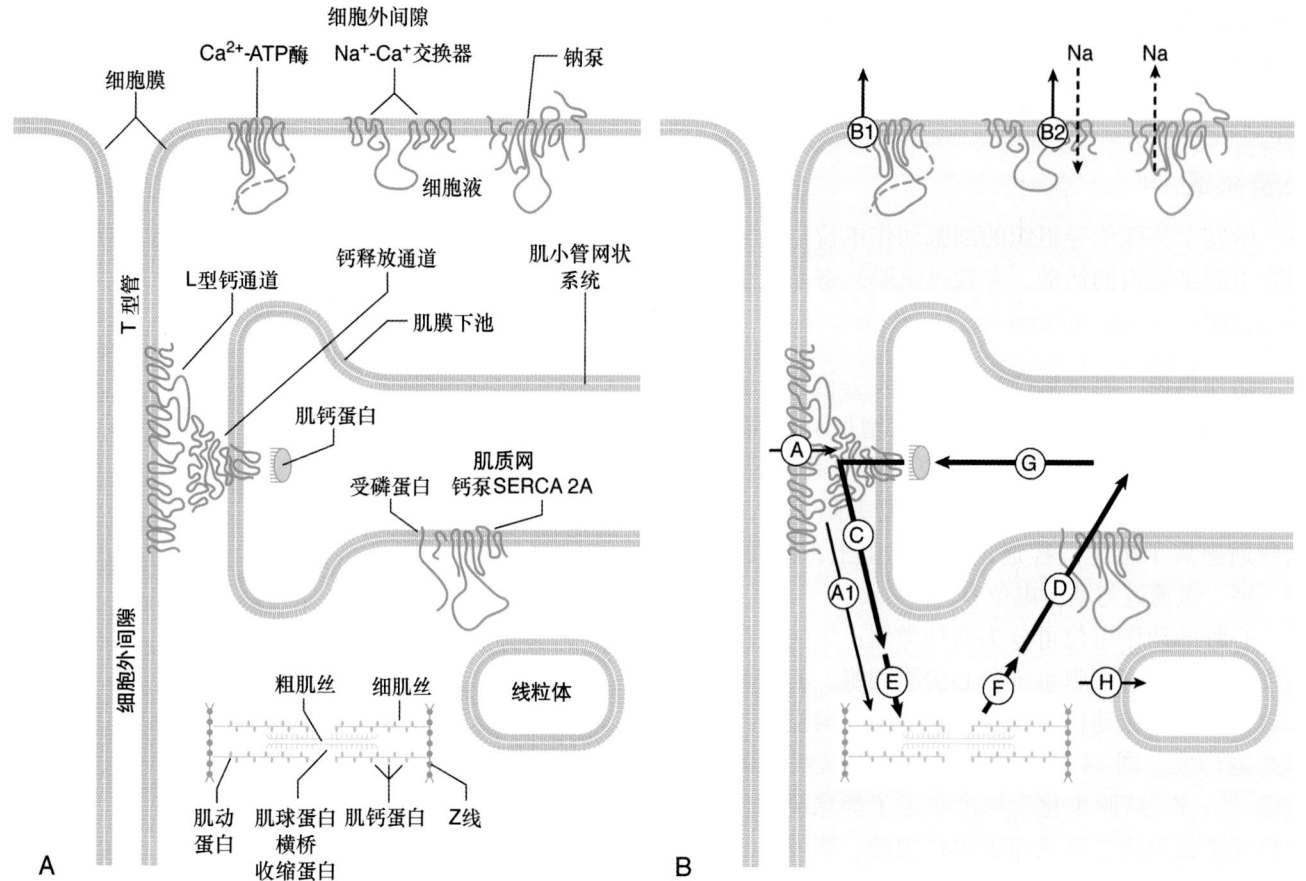

图 14.12　（A）该图描述了心脏兴奋收缩偶联的构成。钙池用**黑体**字注释。（B）该图显示的是细胞外（箭头 A、B1、B2）和细胞内钙离子流（箭头 C、D、E、F、G）。箭头的粗细代表钙离子流的量。垂直的箭头描述了钙离子转运的能量学：向下的箭头代表钙离子被动转运，向上的箭头代表钙离子主动运输。钙离子通过 L 型钙通道从细胞外进入细胞内触发了肌质网中钙离子的释放。只有一小部分直接激活了收缩蛋白（A1）。箭头 B1 描述了钙离子通过细胞膜上钙泵和 Na^+-Ca^{2+} 交换主动转运到细胞外。钠泵把通过 Na^+-Ca^{2+} 交换进入细胞内的 Na^+（虚线）泵出细胞液。肌质网调节钙离子从终末池外流（箭头 C）和肌小管网状系统的钙摄入（箭头 D）。箭头 G 代表钙离子在肌质网内的播散。钙离子通过与肌钙蛋白 C 高亲和力的结合位点结合（箭头 E）和分散（箭头 F）来激活和抑制收缩蛋白的相互作用。箭头 H 描述了钙离子进入线粒体来缓冲胞液内的钙离子浓度（From Katz AM. Calcium fluxes. In：Physiology of the Heart. 3rd ed. Philadelphia：Lippincott-Raven；2001：232-233.）

白质相结合[29]。钙火花还与高血压、心律失常、心力衰竭、肌营养不良等病理生理性疾病有关[30-32]。

　　肌质网提供了解剖基础，它是 Ca^{2+} 循环的主要细胞器，也是细胞内 Ca^{2+} 的贮存库。肌质网对 Ca^{2+} 循环释放及再摄取，调节细胞液中的 Ca^{2+} 浓度并且将兴奋与收缩偶联。肌质网膜上 L 型钙通道与 RyR 邻近，利于 Ca^{2+} 诱导的 Ca^{2+} 释放。RyR 的起始位置是从 SR 膜到 T 型管膨大的部分，此处有 L 型钙通道[19, 29, 33]。

　　肌质网也与 Ca^{2+} 再摄取有关，Ca^{2+} 的再摄取可触发肌肉松弛或终止收缩。肌质网 / 内质网 Ca^{2+}-ATP酶（SERCA）是依赖 ATP 的泵，其将释放的 Ca^{2+} 主动泵回肌质网。约 90% 的 SR 蛋白由 SERCA 组成，静息时被受磷蛋白所抑制。受磷蛋白是一种 SR 膜蛋白，脱去磷酸后具有活性。β 肾上腺素刺激或其他刺激通过各种酶发生磷酸化作用抑制受磷蛋白的活性，并释放其抑制作用。受磷蛋白磷酸化抑制作用消失及

SERCA 活性增强之间形成正反馈。SERCA 对 Ca^{2+} 的主动再摄取引发了舒张[19, 29, 33]。

　　一旦 Ca^{2+} 被肌质网再摄取，将被储存至下一次循环。集钙蛋白和钙网蛋白是肌质网中的两种贮存蛋白。集钙蛋白是一高电荷蛋白，位于邻近 T 型管的肌质网中的终末池中。由于其与 Ca^{2+} 释放通道相邻，一旦 Ca^{2+} 释放通道受到刺激，贮存的 Ca^{2+} 能够迅速释放。细胞液中的 Ca^{2+} 也通过肌质膜上钙泵和 Na^+-Ca^{2+} 交换被移出。钙调蛋白是一种重要的感受器并且调节细胞内 Ca^{2+}[21]。

　　Ca^{2+} 调节失误　由于 Ca^{2+} 在心脏信号传导中的普遍性，Ca^{2+} 调节的变化可能与许多不良后果相关。在衰竭的心脏中，肌质网的 Ca^{2+} 泄漏增加，这可能与从细胞中移出 Ca^{2+} 相关。肌质网的 Ca^{2+} 泄漏导致心脏收缩力显著降低及衰竭心脏的正性肌力作用降低[34-35]。衰竭的心脏中出现 β 肾上腺素受体蛋白激酶 A（PKA）

激活的解偶联及 Ca^{2+} 调节异常[34]。PKA 是一种 cAMP 依赖性蛋白激酶,是 β 肾上腺素受体激动剂激活的关键效应蛋白,可刺激跨膜 Ca^{2+} 内流及其在肌质网中的螯合,从而导致收缩功能和舒张功能增加。钙调神经磷酸酶是一种 Ca^{2+} 依赖的信号分子,通过激活 T 细胞途径的核因子调节基因表达,与心肌肥厚相关[34-35]。除了钙调神经磷酸酶,钙-钙调蛋白依赖性蛋白激酶 Ⅱ 也与 Ca^{2+} 稳态密切相关,其长时间激活可能会导致心律失常。

收缩系统

收缩成分 最基本的收缩单位是肌节。一个肌节定义为一个 Z 线区域(Z 是德语 Zuckung 的简写,译为收缩),Z 线将肌节循序连接起来。每个肌节包含一个中心 A 带,A 带被来自 Z 线两侧的一半 I 带分隔开,Z 线将 I 带分成两部分。肌节图示见图 14.13[10]。每个肌节内有两种主要的收缩蛋白(见下文"收缩蛋白"部分)和一种非收缩蛋白——肌巨蛋白[29]。两种收缩蛋白分别是构成细肌丝的肌动蛋白和构成粗肌丝的肌球蛋白。肌动蛋白肌丝和肌巨蛋白都连接在 Z 线上,肌球蛋白却没有真正到达 Z 线,由第三种肌丝蛋白——肌巨蛋白将肌球蛋白粗肌丝连接到 Z 线。收缩过程中肌球蛋白粗肌丝头和肌动蛋白细肌丝相互作用并且彼此发生了滑行,肌节两端的 Z 线会更加靠近[36-37]。

家族性肥厚型心肌病是一种遗传性常染色体肌节疾病[38],是发生猝死的最常见原因。其临床特征为左心室肥大和肌细胞 / 肌纤维排列紊乱。已证实至少 8 种编码肌节蛋白的基因发生突变是上述紊乱发生的分子学基础。这些基因分别编码 β 心肌球蛋白重链、心肌钙蛋白 T(TnT)、α 原肌球蛋白、心肌球蛋白结合蛋白 C、调节肌球蛋白轻链、心肌钙蛋白 I(TnI)、α 心肌动蛋白和肌巨蛋白[38]。

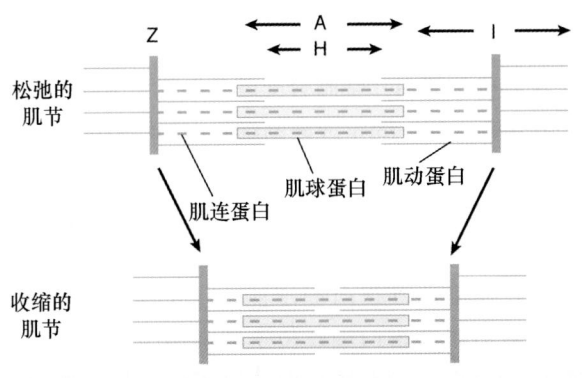

图 14.13 收缩的基本单位是肌节。该图分别描述了一个收缩和松弛的肌节。Z 线位于肌节的两端。A 带是肌球蛋白和肌动蛋白肌丝重叠的部分。I 带位于 A 带的每一边且只含肌动蛋白。H 区位于 A 带的中央且只含肌球蛋白

收缩蛋白 心肌细胞内的收缩结构是由收缩蛋白和调节蛋白构成[21, 39-40]。细肌丝肌动蛋白和粗肌丝肌球蛋白是两种主要的收缩蛋白。肌动蛋白含有两条螺旋链。原肌球蛋白是一种双链 α 螺旋调节蛋白,缠绕在肌动蛋白周围并且构成了肌动蛋白细肌丝的核心。肌球蛋白粗肌丝由 300 个肌球蛋白分子组成,每个肌球蛋白分子有两个功能结构域——体部 / 细丝和有两个裂片的肌球蛋白头部。肌球蛋白头部由一条重链和两条轻链组成。头部重链有两个结构域,其中较大的部分在肌动蛋白裂口处与肌动蛋白相互作用,并且有一个肌球蛋白 ATP 酶定位的 ATP 结合袋;较小的弹性较好的部分和两个轻链相连接。沿着原肌球蛋白有规律的间隔可发现调节肌钙蛋白异三聚复合体。这种异三聚肌钙蛋白由三种蛋白组成:肌钙蛋白 C(TnC),即 Ca^{2+} 受体;TnI,一种肌动蛋白和肌球蛋白相互作用的抑制物;TnT,其将肌钙蛋白复合体和原肌球蛋白联系在一起。原肌球蛋白调节蛋白是另一种调节蛋白,位于肌动蛋白细肌丝末端并在末端加帽,以防止任何细肌丝的过度拉长[36-37]。

肌细胞收缩和舒张 静止时,无横桥循环,也无收缩力,是由于肌球蛋白头部和细肌丝的联系被阻断或者只是微弱地和肌动蛋白连在一起(图 14.14)[18]。由于钙离子和 TnC 结合,增加了 TnC - TnI 的相互作用并降低了对 TnI -肌动蛋白相互作用的抑制,进而形成横桥循环。上述过程是由 Ca^{2+} 和 TnC 结合导致原肌球蛋白变构、允许肌球蛋白头部和肌动蛋白结合引起。横桥循环包括肌球蛋白头部和肌动蛋白的分离以及肌球蛋白和另一个肌动蛋白利用 ATP 酶水解 ATP 获得能量再次结合的过程。ATP 结合到肌球蛋白头部的核苷酸袋导致了 ATP 酶的激活[33, 36-37],ATP 水解和肌球蛋白头部变构易化了肌球蛋白头部和肌动蛋白的结合及肌球蛋白头部动力的形成。在此模型基础上,可以明显看出横桥循环的速率依赖于肌球蛋白 ATP 酶的活性[40]。横桥循环的关闭主要是由细胞液钙离子降低引起的。

由于细胞液内 Ca^{2+} 浓度恢复到静息水平需要消耗 ATP,肌细胞舒张是一个耗能的过程。细胞液内 Ca^{2+} 浓度降低是通过 SERCA 将 Ca^{2+} 主动重吸收回肌质网和 Na^+-Ca^{2+} 交换排出 Ca^{2+} 实现的。上述变化导致了结合在 TnC 上的 Ca^{2+} 释放和肌球蛋白-肌动蛋白横桥分离。肌细胞舒张依赖于横桥循环动力学、Ca^{2+} 对 TnC 的亲和力及 Ca^{2+} 再摄取机制的活性。增强横桥循环动力学、降低 Ca^{2+} 对 TnC 的亲和力及 Ca^{2+} 再摄取机制活性增强均可促进肌细胞舒张[29]。

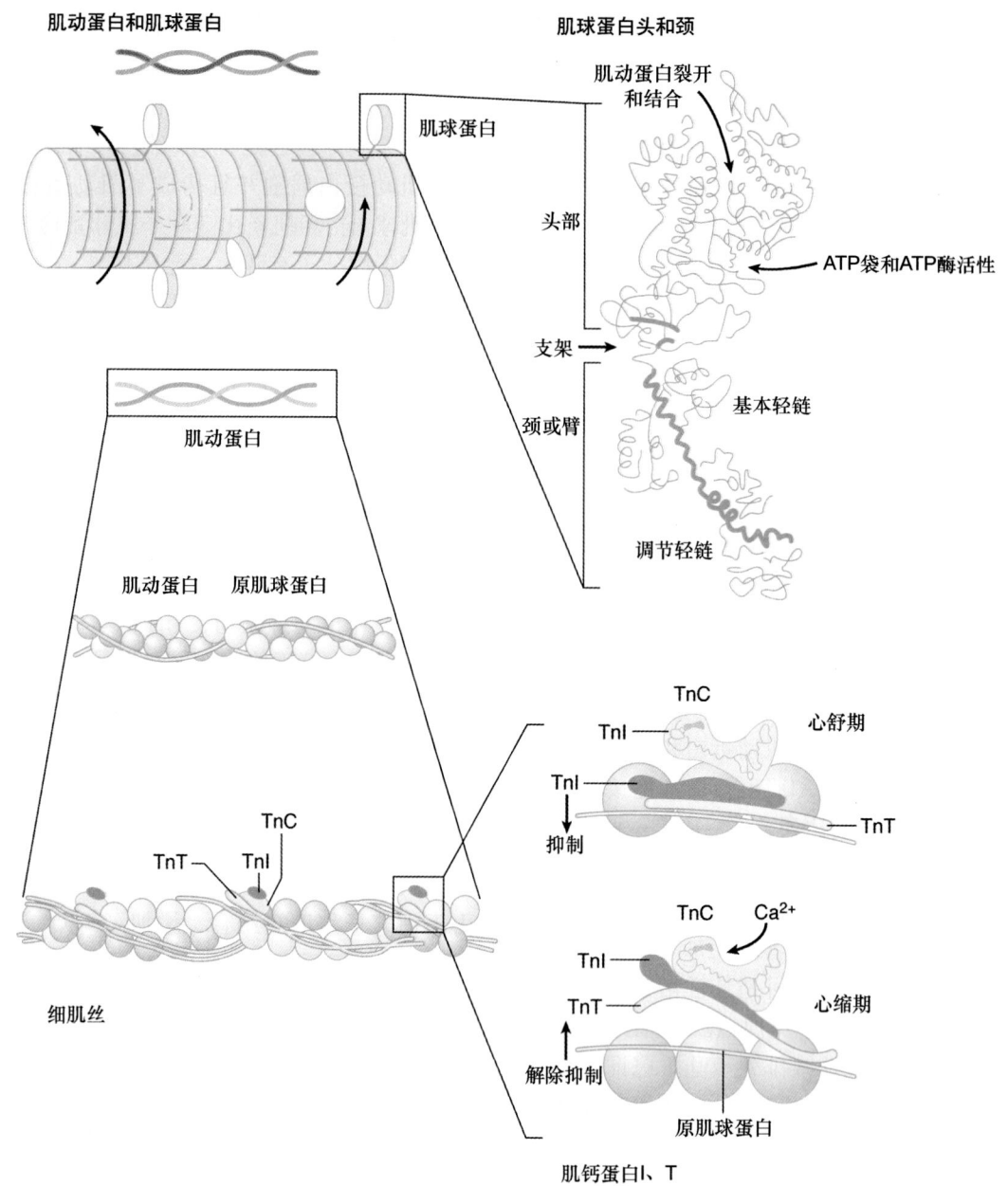

肌动蛋白和肌球蛋白

肌球蛋白头和颈

肌球蛋白

肌动蛋白裂开和结合

头部

ATP袋和ATP酶活性

支架

基本轻链

颈或臂

调节轻链

肌动蛋白

肌动蛋白　原肌球蛋白

TnC

TnI　心舒期

TnI

抑制

TnT

TnC　Ca²⁺

TnT　TnI　TnC

TnI

细肌丝

TnT　心缩期

解除抑制

原肌球蛋白

肌钙蛋白I、T

图 14.14　收缩系统的分子结构。肌钙蛋白 C、I、T（TnC、TnI、TnT）；ATP，腺苷三磷酸（From Opie LH. Ventricular function. In：Heart Physiology From Cell to Circulation. 4th ed. Philadelphia：Lippincott-Raven；2004：209-231.）

　　肌巨蛋白是一种大分子的环状蛋白质，是肌节内的第三种肌丝。一个肌巨蛋白分子跨越半个肌节。结构上，肌巨蛋白由一个不可伸展的固定片段和一个可伸展有弹性的片段构成。其两个主要功能涉及肌肉的集合和弹性。肌巨蛋白是心肌在心室低容量下被动特性的主要决定因素[41]。

　　Frank-Starling 机制说明心室舒张末期容量的增加会增强心肌的收缩能力[42-43]。在细胞水平，Frank-Starling 机制的主要基础是 Ca^{2+} 敏感性的长度依赖性变化[44-46]。这种 Ca^{2+} 敏感性的变化涉及如下几种可能的机制：作为肌丝间距改变的一种功能，涉及横桥与肌动蛋白结合的正性协同作用，依赖于弹性蛋白-肌

巨蛋白的张力[40, 44]。

　　细胞骨架蛋白　细胞骨架就是细胞质中的蛋白质框架，其用来连接、固定或限制细胞内的结构成分[18, 21]。微丝（肌动蛋白细丝）、微管和中间细丝是在细胞质中发现的三类细胞骨架蛋白。微丝蛋白就是肌动蛋白细丝，根据位置分为肌节肌动蛋白细丝和皮质肌动蛋白细丝，肌节肌动蛋白细丝是已述的收缩系统中的细肌丝。皮质肌动蛋白细丝位于细胞表面质膜下并且与抗肌萎缩蛋白、黏着斑蛋白、锚蛋白等几种微丝蛋白相连。微管是由 α 微管蛋白及 β 微管蛋白二聚体聚合形成，其在细胞内转运和细胞分区方面具有主要作

用[47]。微管末端与细胞结构相附着，使微管扩张和收缩，从而推动细胞周围结构。中间丝相对不易溶解，已经证明其在维持正常线粒体功能和活动中起重要作用。心肌细胞中的结蛋白中间丝可将细胞核与质膜连接并且对细胞间收缩力产生的压力和张力传导起重要作用[48]。在细胞内，细胞骨架是为酶 / 蛋白质活动及相互作用提供了微环境的组织结构。

家族性肥厚型心肌病是一种遗传性肌节疾病，而家族性扩张型心肌病（FDCM）实际上是一种细胞骨架蛋白疾病。FDCM 的遗传学基础包括 X 染色体连锁的两种基因（dystrophin 和 G4.5）和常染色体连锁的四种显性基因（actin、desmin、lamin A/C 和 δ-sarcoglycan）[18]。

心脏功能的调控

心脏功能的神经调节

自主神经系统是由在心脏功能调节方面发挥着相反作用的两部分组成[49]。交感神经系统的神经递质是去甲肾上腺素，具有正性变时（心率）、变力（收缩力）和松弛（舒张）效应。副交感神经系统对心房发挥直接抑制效应，对心室发挥负性调节作用。副交感神经系统的神经递质是乙酰胆碱。去甲肾上腺素和乙酰胆碱都与反复穿膜 7 次形成的 G 蛋白偶联受体相结合，进行细胞内信号转导，进而发挥效应（图 14.15）[50]。静息状态下，心脏有较强的副交感活动和较弱的交感活动。因此，在静息状态下心脏主要受到副交感神经调节。但在运动或紧张状态下，交感神经的影响变得更为突出。

副交感神经通过迷走神经对心脏发挥支配作用。室上组织比心室接受更多的迷走神经支配。副交感神经作用的主要靶效应器是心脏的毒蕈碱受体[51-52]。毒蕈碱受体的激活抑制了起搏细胞活动，减慢房室传导，直接降低心房的收缩力，对心室收缩力发挥抑制效应。现已克隆出 5 种毒蕈碱受体[53]，在哺乳动物心脏中发现的主要是 M_2 受体。M_3 受体被证实存在于冠状动脉循环中。此外，有心脏中存在非 M_2 受体的报道。总之，M_1、M_3、M_5 受体与 $G_{q/11}$ 蛋白偶联并激活磷脂酶 C- 二酰甘油–磷酸肌醇系统，以传导细胞内信号。另一方面 M_2 和 M_4 受体与百日咳毒素敏感的 G 蛋白 $G_{i/o}$ 相偶联，抑制腺苷酸环化酶。M_2 受体与特定 K^+ 通道相结合可影响钙通道活性、I_f 电流、磷脂酶 A_2、磷脂酶 D 和酪氨酸激酶。

与迷走神经支配相反，心脏的交感神经支配对心室的影响多于心房。去甲肾上腺素从交感神经末梢释放出来，作用于心脏上的肾上腺素受体。两类主要的肾上腺素受体是 α 和 β 受体，均是 G 蛋白偶联受体，通过特定的信号级联，进行细胞内信号转导（图 14.16）。

β 受体可被进一步分为 $β_1$、$β_2$ 和 $β_3$ 亚型[54]。虽然大多数哺乳动物的心脏含有 $β_1$ 受体和 $β_2$ 受体，但许多哺乳动物心室内也存在 $β_3$ 受体。每一 β 受体亚型对心脏功能的调节因种属不同而异。在人类，$β_1$ 受体是心房和心室的主要受体亚型。相当一部分 $β_2$ 受体存在于心房，并在左心室也发现了近 20% 的 $β_2$ 受体。目前对 $β_3$ 受体了解较少，但已有文献报道其存在于人类的心室中。尽管事实上 $β_1$ 受体所占比例大于 $β_2$ 受体，但两种亚型的相对密度与其对心脏的影响不成比例，主要是由于与 $β_1$ 受体相比，$β_2$ 受体与环腺苷酸（cAMP）信号转导通路的结合更紧密。被 $β_1$ 受体和 $β_2$ 受体激活的信号通路包括兴奋型 G 蛋白（Gs）、腺苷酸环化酶的激活、cAMP 的积聚、cAMP 依赖性蛋白激酶 A 的激活，以及关键性靶蛋白的磷酸化，这些蛋白包括 L 型钙通道、受磷蛋白和 TnI。

$β_1$ 受体和 $β_2$ 受体均与 G_s-cAMP 信息传递系统偶联。另外，$β_2$ 受体与非 G 蛋白依赖性信息传递系统偶联，调节心脏功能；也与抑制型 G 蛋白（Gi）偶联，激活非 cAMP 依赖性信息传递系统。正如图 14.17 所示，β 受体的激活既可增强收缩功能，也可增强舒张功能。

α 受体的两个主要受体亚型是 $α_1$ 受体和 $α_2$ 受体。$α_1$ 受体、$α_2$ 受体还可被进一步分成不同的亚型。$α_1$ 受体是 G 蛋白偶联受体，包括 $α_{1A}$、$α_{1B}$ 和 $α_{1D}$ 亚型。$α_1$ 受体亚型是基因分离的结果，在结构、G 蛋白偶联、组织分布、信号传导、调节和功能方面存在差别。$α_{1A}$ 受体和 $α_{1B}$ 受体均发挥正性肌力作用。但由 $α_1$ 受体介导的正性肌力作用对心脏影响相对轻微。$α_1$ 受体与磷脂酶 C、磷脂酶 D 和磷脂酶 A_2 偶联，进而提高细胞内 Ca^{2+} 浓度并增加心肌纤维对 Ca^{2+} 的敏感性。

心肌肥厚主要由 $α_{1A}$ 受体介导[55-56]。肥厚心肌对

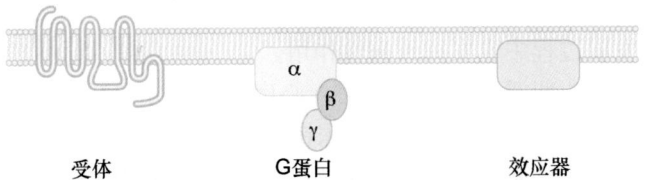

图 14.15　G 蛋白偶联受体，包括受体、异源三聚体、G 蛋白和效应器（Reprinted with permission from Bers DM. Cardiac excitation-contraction coupling. Nature 2002；415：198-205. Copyright MacMillan Magazines Ltd.）

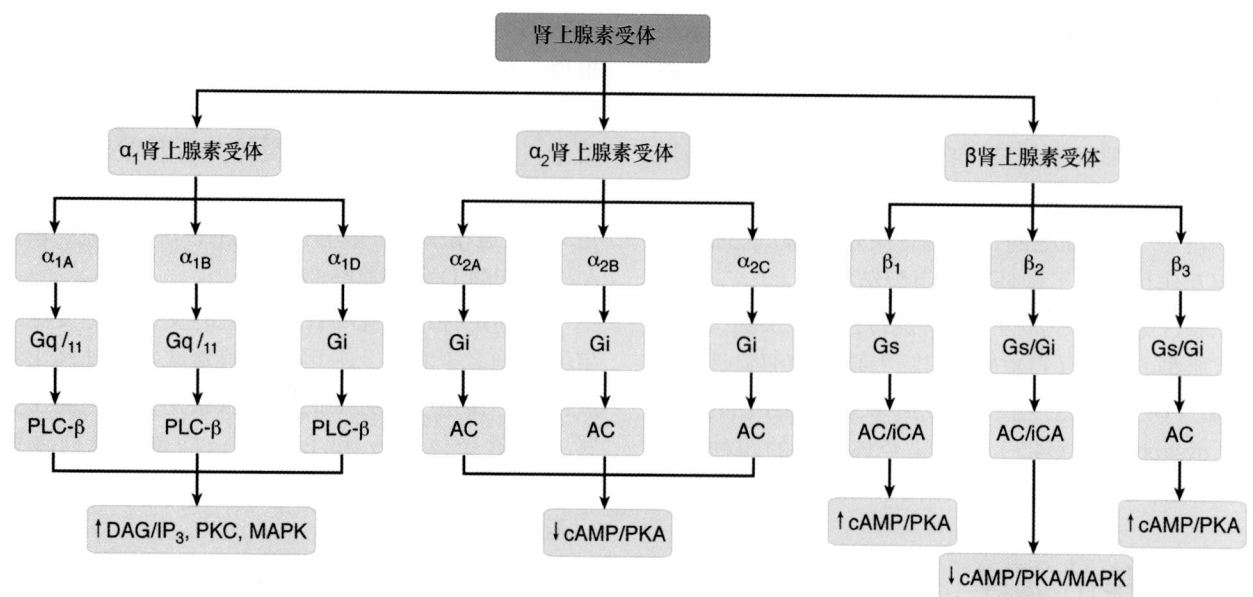

图 14.16　涉及 G 蛋白及效应器的心脏内肾上腺素受体信号级联反应包括腺苷酸环化酶（AC）、L 型钙电流（iCA）和磷脂酶 β（PLC-β）。细胞内信号是二酰甘油（DAG）、三磷酸肌醇（IP₃）、蛋白激酶 C（PKC）、环腺苷酸（cAMP）、蛋白激酶 A（PKA）及丝裂原活化蛋白激酶（MAPK）。Gq/₁₁，异源三聚体 G 蛋白；Gi，抑制性 G 蛋白；Gs，刺激性 G 蛋白

α₁ 受体激动剂的反应涉及 Gq 信号传导机制介导的蛋白激酶 C 和丝裂原活化的蛋白激酶的激活。已知有三种 α₂ 受体：α₂ₐ、α₂ᵦ 和 α₂ᴄ。在哺乳动物的心脏，心房内的 α₂ 受体在去甲肾上腺素释放的突触前抑制中发挥作用。这些突触前的 α₂ 受体属于 α₂ᴄ 亚型。

心脏功能的神经性调节与肾上腺素受体的不同种类及亚型及其信号通路之间的复杂相互作用相关。心血管内科疾病靶向治疗涉及对肾上腺素受体药理学知识的基本理解和临床应用。

心功能的体液调节

许多激素对心脏发挥直接和间接的作用（表 14.1）。对心脏活动有影响的激素可由心肌细胞合成及分泌，或由其他组织产生转运至心脏，作用于心肌细胞上的特殊受体。这些激素受体大部分是细胞膜 G 蛋白偶联受体（GPCR）。非 GPCR 包括：利尿钠肽受体（即鸟苷酸环化酶偶联受体），糖/盐皮质激素受体（与雄激素、醛固酮相结合，是核锌指转录因子）。激素可以在正常心脏生理条件下发挥作用，也可只在病理条件下发挥作用，或两种条件下都起作用。关于激素对心脏的作用的新认知大部分都来源于慢性心力衰竭相关的内分泌改变[57]。

在正常心脏，心脏激素是由心肌组织分泌到循环的多肽。利尿钠肽[58-59]、醛固酮[60]和肾上腺髓质激素[61]都可由心肌细胞分泌。肾素-血管紧张素系统中的效应激素血管紧张素 II 也由心肌细胞分泌[62-63]。肾

素-血管紧张素系统是心血管生理中最重要的调节机制之一，是心肌发育和功能的关键调节激素。血管紧张素 II 作用于两个单独的受体亚型：AT₁ 和 AT₂，二者均存在于心脏中。正常成人心脏中主要表达 AT₁ 受体亚型。刺激 AT₁ 受体将产生正性变时、变力效应。作用于 AT₁ 受体，血管紧张素 II 也会调节心肌和成纤维细胞的发育和增殖并引发生长因子、醛固酮和儿茶酚胺的释放。AT₁ 受体与心肌肥大和心力衰竭的发展直接相关，对心肌重塑也产生负面影响。相比之下，AT₂ 受体发生相反的调节作用，一般起抑制增殖的作用。因为 AT₂ 受体在胎儿心脏中大量表达并随发育减少，故而在成人心脏表达较少。心肌损伤或缺血时 AT₂ 受体表达上调，但其在心脏的确切作用有待于进一步证实。

治疗心力衰竭时，应用血管紧张素转化酶抑制剂来阻断肾素-血管紧张素系统的益处源于 AT₁ 受体活性被抑制。除肾素-血管紧张素系统外，其他激素，如醛固酮[60]、肾上腺髓质激素[64-66]、利尿钠肽[58-59]、血管紧张素[67-69]、内皮素[70]及血管升压素[71-72]在心肌发育、心肌纤维化、心肌肥大、充血性心力衰竭的发展过程中也发挥致病性作用。

心肌受到牵拉刺激时，心房和心室分别释放心房钠尿肽（ANP）和 B 型利尿钠肽（BNP）。ANP 和 BNP 均与利尿钠肽受体结合产生第二信使 cGMP，是压力或容量超负荷引起的血流动力学变化所引发的心脏内分泌反应的一部分。他们也参与了胚胎期心血管系统的发育[58-59]。在慢性心力衰竭患者中，血清 ANP 和

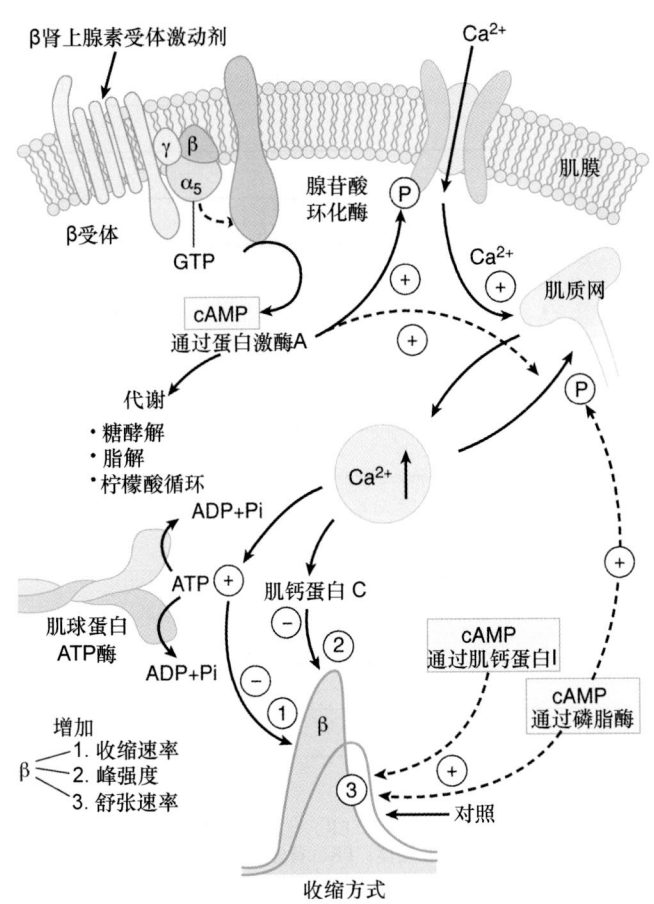

图 14.17 β 肾上腺素受体信号系统引起心率增加、心肌收缩和舒张功能增强。ADP，腺苷二磷酸；ATP，腺苷三磷酸；cAMP，环腺苷酸；GTP，鸟苷三磷酸；Pi，磷脂酰肌醇（From Opie LH. Receptors and signal transduction. In：Heart Physiology From Cell to Circulation. 3rd ed. Philadelphia：Lippincott-Raven；1998：195.）

BNP 水平的升高可作为死亡率的预测指标[73]。

肾上腺髓质激素是最近发现的血管活性物质，最初由嗜铬细胞瘤组织分离而来。肾上腺髓质激素使 cAMP 积聚，直接引发正性变时变力效应[61, 64-65]。虽然随种属及部位不同而变化，但肾上腺素髓质激素可增加一氧化氮的产生，表现出强力扩血管作用。

醛固酮是心脏产生的类固醇之一，其生理学作用仍不确定。其与盐皮质激素受体相结合并增加心肌蛋白的表达或（和）增强心肌蛋白的活性，维持离子动态平衡或调节 pH 值，如 Na^+/K^+-ATP 酶、Na^+-K^+ 协同转运蛋白、Cl^--HCO_3^- 和 Na^+-H^+ 反向转运体[60]。醛固酮通过诱发两心室纤维化改变心肌结构，因此引起心肌收缩功能的损害。

其他激素，如生长激素[74]、甲状腺激素[75]和类固醇性激素（见下文）通过直接或间接影响核受体也起到强心的作用。

性类固醇激素与心脏的关系

绝经前女性的心脏收缩力强于同龄男性，绝经后女性停止激素替代疗法则会导致心脏收缩功能降低。心脏功能的性别差异（性别两态性）及其对损伤和疾病状态的适应反应是部分通过性类固醇激素介导的。事实上，健康的绝经前女性心血管疾病的风险比男性低，提示了性激素调节心脏功能的机制[76]。

研究最多的性类固醇激素是雌二醇 -17β（E_2）及其有生物学活性的代谢产物。它们结合并激活心脏上的两个雌激素受体亚型：ERα 和 ERβ。对黄体酮、睾酮（另外两种性类固醇激素）和芳香酶的研究并不多，芳香酶可将睾酮转化为雌激素。黄体酮和睾酮分别结合并激活心脏上的黄体酮受体和雄激素受体。性类固醇激素作用于其受体，对突触后靶细胞产生作用，并影响突触前的交感肾上腺素功能。心肌细胞不仅是性类固醇激素作用靶点，而且是这些激素的合成和代谢部位[77]。

E_2 源于睾酮，主要经肝代谢为羟雌二醇、儿茶酚雌二醇和甲氧雌二醇。其也可在血管平滑肌细胞、心脏成纤维细胞、内皮细胞和心肌细胞代谢。心肌细胞含有调节基因表达的细胞核性类固醇激素受体及调节性类固醇激素的非基因效应非细胞核受体。在转录活动中，它们与许多不同的共调节因子相互作用传递信息到组织，并表达暂时的特异性。这些细胞特异性的辅激活物和辅阻遏物被认为是激素相关受体[78]。性类固醇激素可不改变基因表达而快速激活信号通路（图 14.18）。例如，激活血管内皮一氧化氮合酶可以介导血管舒张。绝经前女性比同龄男性收缩压低的可能原因是雌激素的血管扩张效应。男性芳香酶介导下睾酮转化为雌激素，以维持正常的血管张力。另外，性类固醇激素作用于核受体和非核受体，在没有配体的情况下，性类固醇激素受体也能够激活生长因子途径发送快速信号。

心脏电生理功能具有性别差异。雌激素对钙通道的调节作用可能是心脏复极化有性别差异的原因。例如，女性静息心率更快，同样也更易患有长 Q-T 间期综合征[79]。雌激素通过激活 ERβ 受体，对大鼠心肌梗死后缺血再灌注损伤提供保护作用。相比之下，在同一模型中睾酮作用则相反。芳香酶也具有保护作用，可能是其作用使雌激素增加、睾酮减少。

心脏生理学性别差异应该涉及男性和女性性类固醇激素的细胞生理学，男性和女性的心肌细胞、血管平滑肌细胞和内皮细胞本质上的差异，以及心脏生理学的自主调节方面的性别差异。

表 14.1   激素对心脏功能的影响

激素	受体	心脏活性	伴随 CHF 增加（＋）或降低（－）
肾上腺髓质激素	GPCR	＋变力作用 / ＋变时作用	＋
醛固酮	胞质或核 MR		＋
血管紧张素	GPCR	＋变力作用 / ＋变时作用	＋
内皮素	GPCR		＋
利尿钠肽	GCCR		
ANP（ANF）			＋
BNP			＋
神经肽 Y*	GPCR	－变力作用	＋
抗利尿激素	GPCR	＋变力作用 / ＋变时作用	＋
血管活性肠肽 †	GPCR	＋变力作用	无
雌激素	ER α/ER β	间接作用	无
睾酮	AR	间接作用	无
黄体酮	PR	间接作用	无
甲状腺激素	NR	＋变力作用 / ＋变时作用	－
生长激素	IGF-1	＋变力作用 / ＋变时作用	－

ANF，心房利钠因子；ANP，心房钠尿肽；AR，雄激素受体；BNP，B 型钠尿肽；CHF，充血性心力衰竭；ER，雌激素受体；GCCR，鸟苷酸环化酶偶联受体；GPCR，G 蛋白偶联受体；IGF-1，胰岛素生长因子 1；MR，盐皮质激素受体；NR，核受体；PR，黄体酮受体
* Data from Grundemar L，Hakanson R. Multiple neuropeptide Y receptors are involved in cardiovascular regulation. Peripheral and central mechanisms. Gen Pharmacol. 1993；24：785-796；and Maisel AS，Scott NA，Motulsky HJ，et al. Elevation of plasma neuropeptide Y levels in congestive heart failure. Am J Med. 1989；86：43-48.
† Data from Henning RJ，Sawmiller DR. Vasoactive intestinal peptide：cardiovascular effects. Cardiovasc Res. 2001；49：27-37.

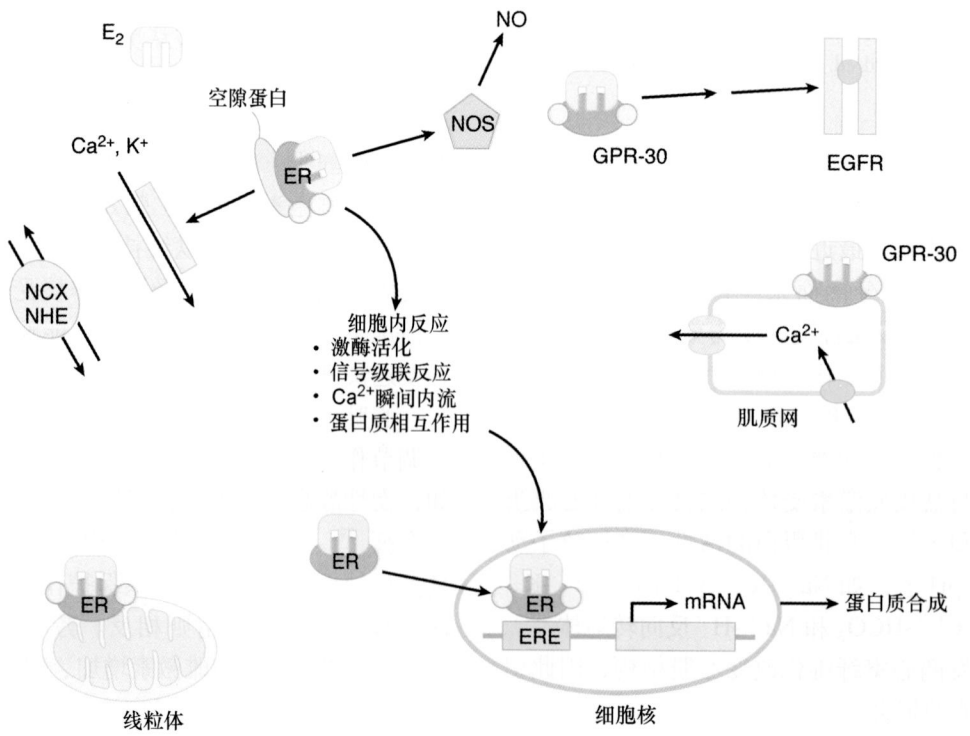

图 14.18   位于雌激素受体（ER）和雌激素结合受体 GPR-30 上的细胞核和非细胞核信号途径。细胞核 ER 通过与靶基因启动中的 ER 反应元件（ERE）相结合影响了靶基因转录。E₂，雌激素；EGFR，表皮生长因子受体；NCX，Na⁺-Ca²⁺交换体；NHE，Na⁺-H⁺交换体；NO，一氧化氮；NOS，一氧化氮合酶（From Du XJ，Fang L，Kiriazis H. Sex dimorphism in cardiac pathophysiology：experimental findings，hormonal mechanisms，and molecular mechanisms. Pharmacol Ther. 2006；111：434-475.）

心脏反射

心脏反射是心脏和中枢神经系统之间的快反射环路，其作用是调节心脏功能和维持生理学稳态。特定的心脏感受器通过不同路径引发生理学效应。心脏感受器通过走行于迷走神经中的有髓或无髓传入神经纤维与中枢神经系统相连。在心房、心室、心包及冠状动脉内均存在心脏感受器，大血管和颈动脉则有心外感受器存在。交感和副交感神经的传入信号在中枢神经系统被处理。传入信号经中枢处理后，通过传出纤维传递到心脏或全身循环系统并引发特殊的效应。心血管系统对传出刺激发生的反应随年龄及引起反射的条件的持续时间而异。

压力感受器反射（颈动脉窦反射）

压力感受器反射的作用是维持动脉血压。这一反射可通过负反馈环路围绕预设值来调节动脉血压（图 14.19）[80-81]。慢性高血压引起血压基础值改变后，压力感受器反射可重新调整预设的动脉血压值。颈动脉窦和主动脉弓的环状和纵向的牵张感受器监测动脉血压变化。上述牵张感受器传来的冲动通过舌咽神经及迷走神经将信号发送到延髓心血管中枢的孤束核。延髓心血管中枢包括两个功能不同的区域：侧面区和边缘区负责升压，中心和尾部区域负责降压。中心区和尾部区也可整合来自下丘脑和边缘系统的冲动。通常，全身血压高于 170 mmHg 就会兴奋牵张感受器。降压系统的反应包括交感神经活性降低而引起的心肌收缩力下降、心率减慢及血管张力下降。此外，副交感神经兴奋可进一步减慢心率和降低心肌收缩力。低血压则引发相反效应。

压力感受器反射在在急性失血和休克时起到重要的作用。当血压低于 50 mmHg 时，压力反射弧将丧失功能。激素状态和性别不同可改变压力感受器反射[82]。吸入麻醉药（特别是氟烷）可抑制这种反射对心率的影响[83]。同时使用钙通道阻滞剂、血管紧张素转化酶抑制剂和磷酸二酯酶抑制剂将削弱压力感受器反射引发血压升高的效应。削弱这一效应的原因是其对周围循环系统的直接影响，更主要的是对中枢神经系统信号传导通路（Ca^{2+}、血管紧张素）的干扰[84]。由于压力感受器反射的减弱，慢性高血压患者围术期易出现循环不稳定的情况。

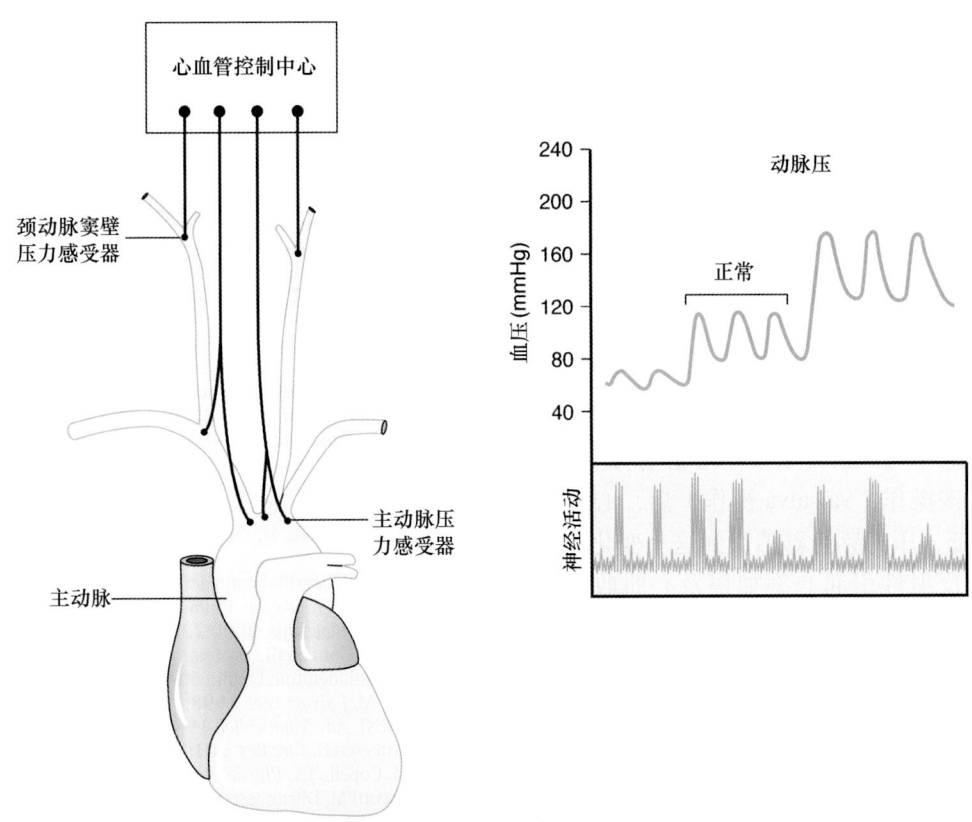

图 14.19　压力感受性反射的解剖学结构。位于颈动脉窦和主动脉壁的压力感受器感受到了循环中动脉压的变化。通过迷走神经将这些信号传入延髓的传入感觉区。髓质效应器部分发出信号调节外周血管紧张度和心率。血压升高引起反射活动增强（右图），最终使血压降低（From Campagna JA，Carter C. Clinical relevance of the Bezold-Jarisch reflex. Anesthesiology. 2003；98；1250-1260.）

化学感受器反射

化学敏感细胞位于颈动脉和主动脉上，对 pH 值和血氧分压的变化敏感。当动脉氧分压低于 50 mmHg 或酸中毒时，化学感受器发出神经冲动沿颈动脉窦神经（舌咽神经的一条分支）和第 10 对脑神经（迷走神经）传至延髓化学感受区，该区域刺激呼吸中枢加强呼吸驱动力。另外，副交感神经系统激活可引起心率减慢和心脏收缩减弱。持续缺氧将直接刺激中枢神经系统，并因此引起交感神经活动增强。

Bainbridge 反射

Bainbridge 反射[85-87]由位于右心房壁和腔静脉心房交界处的牵张感受器引发。右侧充盈压升高通过迷走神经将信号传至位于延髓的心血管中枢，进而抑制副交感神经活动，导致心率加快。心房的伸展对窦房结的直接影响也可引起心率加快。心率的变化取决于受刺激前的基础心率。

Bezold-Jarisch 反射

Bezold-Jarisch 反射是左心室壁内的化学和机械感受器感受到作用于心室的有害刺激，引起低血压、心动过缓和冠状动脉扩张的三联反应[80]。被激活的感受器通过无髓鞘的迷走神经 C 型传入纤维传递信号。这些纤维反射性增加了副交感神经张力。由于引起心动过缓，Bezold-Jarisch 反射被认为是一种保护心脏的反射。这种反射与一系列心血管系统的生理学反应有关，如心肌缺血或心肌梗死、溶栓、血管重构或晕厥。由内生的 ANP 或 BNP 激活的利尿钠肽受体可以调节 Bezold-Jarisch 反射。因此，Bezold-Jarisch 反射在心肌肥大或心房颤动患者中不是很明显[88]。

Valsalva 操作

闭住声门用力呼气，胸内压及中心静脉压升高，静脉回流减少。该操作（Valsalva 操作）后，心输出量及血压将会降低，压力感受器感受到这一变化并通过兴奋交感神经反射性引起心率加快及心肌收缩增强。当声门打开时，静脉血回流增加并引起心收缩力增强和血压升高。动脉血压升高又被压力感受器感受到，从而激活副交感神经到心脏的传出通路。

Cushing 反射

Cushing 反射是由颅内压升高导致脑缺血引起。延髓舒血管中枢缺血引发交感神经系统的活动，出现心率加快、动脉血压升高、心肌收缩力增强等以改善脑灌注。血管张力增加时，压力感受器随即引起反射性心动过缓。

眼心反射

眼心反射通过对眼球加压或牵拉眼周围组织引起。牵张感受器位于眼外肌，一旦受到刺激，牵张感受器将通过睫状长神经和睫状短神经发出传入信号，睫状神经在睫神经节并入三叉神经眼支。三叉神经会将这些冲动传入到半月神经节，从而导致副交感神经张力增加及心率减慢。这种反射在眼外科手术中的发生率为 30% ～ 90%。抗毒蕈碱药物（如格隆溴铵或阿托品）的应用可减少眼科手术时心动过缓的发生。

参考文献

1. Harvey W. *On the Motion of the Heart and Blood in Animals* [Willis R, Trans]. *Scientific Papers: Physiology, Medicine, Surgery, Geology*, vol. 38. P. F. Collier & Son; 1910.
2. Shultz SG. *News Physiol Sci*. 2002;17:175–180.
3. Berne RM, Levy MN. The cardiac pump. In: *Cardiovascular Physiology*. St. Louis: Mosby; 2001:55–82.
4. Berne RM, Levy MN. Electrical activity of the heart. In: *Cardiovascular Physiology*. St. Louis: Mosby; 2001:7–32.
5. Katz AM. The heart as a muscular pump. In: *Physiology of the Heart*. Philadelphia: Lippincott-Raven; 2001:408–417.
6. Takayma Y, Costa KD, Covell JW. *Am J Physiol Heart Circ Physiol*. 2002;282:H1510.
7. Katz AM. Structure of the heart. In: *Physiology of the Heart*. Philadelphia: Lippincott-Raven; 2001:1.
8. Opie LH. Heart cells and organelles. In: *Heart Physiology From Cell to Circulation*. Philadelphia: Lippincott-Raven; 2004:42.
9. Little WC. Assessment of normal and abnormal cardiac function. In: Braunwald E, ed. *Heart Disease*. 6th ed. Philadelphia: Saunders; 2001:479.
10. LeWinter MM, Osol G. Normal physiology of the cardiovascular system. In: Fuster V, Alexander RW, O'Rourke RA, eds. *Hurst's the heart*. 10th ed. New York: McGraw-Hill; 2001:63.
11. Zile MR, Brutsaert DL. *Circulation*. 2002;105:1387.
12. Opie LH. Ventricular function. In: *Heart Physiology From Cell to Circulation*. Philadelphia: Lippincott-Raven; 2004:355.
13. Frank O. *Z Biol*. 1895;32:370.
14. Starling EH. *Linacre Lecture on the Law of the Heart*. London: Longmans Green; 1918.
15. Holubarsch CT, et al. *Circulation*. 1996;94:683.
16. Katz AM. The working heart. In: *Physiology of the Heart*. Philadelphia: Lippincott-Raven; 2001:418.
17. Opie LH. Mechanisms of cardiac contraction and relaxation. In: Braunwald E, ed. *Heart Disease*. 6th ed. Philadelphia: Saunders; 2001:443.
18. Roberts R. Principles of molecular cardiology. In: Alexander RW, O'Rourke RA, eds. *Hurst's the heart*. 10th ed. New York: McGraw-Hill; 2001:95.
19. Opie LH. Myocardial contraction and relaxation. In: *Heart Physiology From Cell to Circulation*. Philadelphia: Lippincott-Raven; 2004:221.
20. Severs NJ. *Bioessays*. 2000;22:188.
21. Katz AM. Contractile proteins and cytoskeleton. In: *Physiology of the Heart*. Philadelphia: Lippincott-Raven; 2001:123.
22. Yeager M. *J Struct Biol*. 1998;121:231.
23. Severs NJ. *Adv Myocardial*. 1985;5:223.
24. DiFrancesco D. *Circ Res*. 2010;106:434.
25. Fill M, Copella JA. *Physiol Rev*. 2002;82:893.
26. Baruscotti M, Difrancesco D. *Ann N Y Acad Sci*. 2004;1015:111.
27. Kumar NM, Gilula NB. *Cell*. 1996;84:381.
28. Katz AM. The cardiac action potential. In: *Physiology of the Heart*. Philadelphia: Lippincott-Raven; 2001:478.
29. Katz AM. Calcium fluxes. In: *Physiology of the Heart*. Philadelphia: Lippincott-Raven; 2001:478.
30. Katz AM, Lorell BH. *Circulation*. 2000;102:69–74.

31. Cheng H, Lederer WJ. *Physiol Rev.* 2008;88:1491.
32. Cheng H, et al. *Cell Calcium.* 1996;20:129.
33. Bers DM. *Nature.* 2002;415:198.
34. Luo M, Anderson ME. *Circ Res.* 2013;113:690–708.
35. Hajjar RJ, Ishikawa K, Thum T. Molecular and cellular biology of the heart. In: Fuster V, Harrington RA, Narula J, Eapen ZJ. eds. Hurst's The Heart, 14e New York, NY: McGraw-Hill.
36. Opie LH. Excitation-contraction coupling. In: *Heart Physiology From Cell to Circulation.* Philadelphia: Lippincott-Raven; 2004:159.
37. de Tombe PP. *J Biomech.* 2003;36:721.
38. Bonne GL, et al. *Circ Res.* 1998;83:580.
39. Solaro RJ, Rarick HM. *Circ Res.* 1998;83:417.
40. Fuchs F, Smith SH. *News Physiol Sci.* 2001;16:5.
41. Trinick J, Tskhovrebova L. *Trends Cell Biol.* 1999;9:377.
42. Moss RL, Fitzsimons DP. *Circ Res.* 2002;90:11.
43. Alvarez BV, et al. *Circ Res.* 1999;85:716.
44. Konhilas JP, et al. *Circ Res.* 2002;90:59.
45. Konhilas JP, et al. *J Physiol.* 2002;544:225.
46. Fukuda N, et al. *Circulation.* 2001;104:1639.
47. Capetanaki Y. *Trends Cardiovasc Med.* 2002;12:339.
48. Howard J, Hyman AA. *Nature.* 2003;422:753.
49. Opie LH. Receptors and signal transduction. In: *Heart Physiology From Cell to Circulation.* Philadelphia: Lippincott-Raven; 2004:187.
50. Rockman HA, et al. *Nature.* 2002;415:206.
51. Mendelowitz D. *News Physiol Sci.* 1999;14:155.
52. Brodde OE, Michel MC. *Pharmacol Rev.* 1999;51:651.
53. Dhein S, et al. *Pharmacol Res.* 2001;44:161.
54. Kaumann AJ, Molenaar P. *Naunyn Schmiedebergs Arch Pharmacol.* 1997;355:667.
55. Endoh M. *Neurochem Res.* 1996;21:217.
56. Arteaga GMT, et al. *Ann Med.* 2002;34:248.
57. van der Horst IC, et al. *Neth Heart J.* 2010;18:190.
58. Cameron VA, Ellmers LJ. *Endocrinology.* 2003;144:2191.
59. de Bold AJ, et al. *Cardiovasc Res.* 1996;31:7.
60. Delcayre C, Silvestre JS. *Cardiovasc Res.* 1999;42:7.
61. Martinez A. *Microsc Res Tech.* 2002;57:1.
62. Dinh DT, et al. *Clin Sci.* 2001;100:481.
63. Schuijt MP, Jan Danser AH. *Am J Hypertens.* 2002;15:1109.
64. Kitamura K, et al. *Microsc Res Tech.* 2002;57:3.
65. Minamino N, et al. *Microsc Res Tech.* 2002;57:28.
66. Smith DM, et al. *Biochem Soc Trans.* 2002;30:432.
67. Mello De WC. *J Mol Med.* 2001;79:103.
68. Opie LH, Sack MN. *Circ Res.* 2001;88:654.
69. Scicchitano P, et al. *Molecules.* 2012;17:4225.
70. Kramer BK, et al. *J Mol Med.* 1997;75:886.
71. Chandrashekhar Y, et al. *J Mol Cell Cardiol.* 2003;35:495.
72. Walker BR, et al. *Am J Physiol.* 1988;255:H261.
73. Giannakoulas G, et al. *Am J Cardiol.* 2010;105:869.
74. Palmeiro CR, et al. *Cardiol Rev.* 2012;20:197.
75. Danzi S, Klein I. *Med Clin North Am.* 2012;96:257.
76. Clerico A, et al. *Am J Physiol Heart Circ Physiol.* 2011;301:H12–H20.
77. Mendelsohn ME. *Science.* 2005;308:1583.
78. Du XJ, et al. *Pharmacol Ther.* 2006;111:434.
79. Pham TV, Rosen MR. *Cardiovasc Res.* 2002;53:740.
80. Campagna JA, Carter C. *Anesthesiology.* 2003;98:1250.
81. Parlow JL, et al. *Anesthesiology.* 1999;90:681.
82. Huikuri HV, et al. *Circulation.* 1996;94:122.
83. Keyl C, et al. *Anesth Analg.* 2002;95:1629.
84. Devlin MG, et al. *Clin Exp Pharmacol Physiol.* 2002;29:372.
85. Crystal GJ, Salem MR. *Anesth Analg.* 2012;114:520.
86. Hakumaki MO. *Acta Physiol Scand.* 1987;130:177.
87. Ludbrook J. *Annu Rev Physiol.* 1983;45:155.
88. Thomas CJ, Woods RL. *Hypertension.* 2003;41:279.

15 胃肠道生理学和病理生理学

LAURIE O. MARK, A. SASSAN SABOURI

赵延华 周姝婧 译 俞卫锋 审校

要 点	
	■ 胃肠道是包括口腔到肛门的长管道，其主要功能是运动、消化、吸收、排泄和循环。胃肠道的每个组成部分都有特定的功能。

- 胃肠道是包括口腔到肛门的长管道，其主要功能是运动、消化、吸收、排泄和循环。胃肠道的每个组成部分都有特定的功能。
- 胃肠道管壁分层（从最外层到最内层）包括浆膜层、纵肌层、环状肌层、黏膜下层和黏膜层。黏膜层包括（从最外层到最内层）黏膜肌层、固有层和上皮。
- 胃肠道由自主神经系统支配。外部神经系统由交感神经和副交感神经组成，对于胃肠道的运动功能，交感神经主要发挥抑制性作用，副交感神经主要发挥兴奋性作用。肠神经系统控制其运动、分泌和血流。
- 混合性运动和推进性运动是胃肠道内和沿胃肠道的两种主要运动。每种运动形式在疾病状态下其机制都有显著的改变，并且有多种方法可以评估这些改变。
- 全身麻醉对胃肠道的影响是多方面的，从给药到血液动力学副作用都可以改变胃肠道的功能。尤其是阿片类药物对肠道有不良影响，目前人们正努力减少胃肠道手术中阿片类药物的使用。
- 血流动力学改变、肠道操作和开腹手术可对胃肠道的解剖和功能产生重大影响，包括术后肠梗阻、炎症状态、肠系膜缺血和肠道肌肉的完整性被部分或完全中断。
- 横结肠近端以上胃肠道的神经支配来自腹腔神经丛，而降结肠及其以下肠道的神经支配则来自下腹神经丛。
- 腹腔神经丛可以通过不同途径阻断，包括经股、术中、内镜超声引导和腹腔灌洗。
- 硬膜外麻醉能抑制交感神经介导的胃肠反射，减少术后肠梗阻的发生。
- 使用区域麻醉技术和避免使用全身阿片类药物的疼痛管理策略有助于降低术后恶心呕吐的发生率。
- 胃肠道手术术后加速康复（ERAS）方案和循证实践有助于保护胃肠道的自然生理，并有助于缩短住院时间。
- ERAS 方案强调：理想的围术期疼痛控制，营养，避免不必要的导管、通路和引流管，体温，液体管理，以及早期下床活动。

引言

本章的目的是了解胃肠道解剖的各个组成部分及其各自的功能。对胃肠道正常状态的理解有助于理解其在常见不同疾病状态下如何受到影响。本章接着讨论麻醉科医师的围术期注意事项，包括各种麻醉药物和外科手术对肠功能和生理的影响。本章的其余部分将着重于胃肠道的神经支配，以及在治疗胃肠道疾病和实施手术时如何使用各种区域麻醉和疼痛管理策略。

胃肠道解剖和功能

胃肠道约占人体总重量的5%。它的主要功能是运动、消化、吸收、排泄和循环。本节由两部分组成，第一部分讨论胃肠道各部分的基本解剖和神经分布，第二部分讨论食管、胃、小肠和大肠的具体解剖和功能。胰腺、肝和胆道将在第16章中介绍。

胃肠道各部位的管壁均有多层，但各层的功能因器官而异。从最外层到最内层是浆膜层、纵肌层、环状肌层、黏膜下层和黏膜层。黏膜层（从最外层到最内层）包括黏膜肌层、固有层和上皮。浆膜层是由光滑的薄层结缔组织和细胞组成，分泌浆膜液，用于包围空腔和减少肌肉运动之间的摩擦。纵肌层收缩会使肠段的长度缩短，而环状肌层收缩会使肠腔的直径变小。这两层一起收缩使肠道运动。位于这些平滑肌层之间的是调节肠道平滑肌的肌间神经丛（Auerbach 神经丛）。黏膜下层有黏膜下神经丛（Meissner 丛），它将信息从上皮传递到肠道和中枢神经系统。黏膜层包括一薄层平滑肌，称为黏膜肌层，它的功能是移动绒毛；固有层包含血管、神经末梢、免疫细胞和炎症细胞；上皮层的作用是感知胃肠道内容物和分泌消化酶、吸收营养物质以及排出代谢产物。

胃肠道受自主神经系统支配，这是由具有交感神经和副交感神经成分的外部神经系统和肠神经系统组成的。外源性交感神经系统主要为抑制性，当它受到刺激，可以减少或停止胃肠道的运动。其节前纤维起源于脊髓 $T_5 \sim L_2$ 节段。它们进入神经节的交感神经链，与神经节后神经元形成突触。然后到达肠道，在那里终止于肠道神经系统，主要的神经递质是去甲肾上腺素，血管活性肠肽（VIP）也能传递交感神经信号。外源性副交感神经系统主要是兴奋性的，因为它可激活胃肠道的运动和功能。副交感节前纤维起源于脊髓的髓质和骶部。迷走神经纤维支配食管、胃、胰腺、小肠和大肠的上半部分。盆神经纤维支配大肠的后半部分、乙状结肠、直肠和肛门，主要的神经递质是乙酰胆碱。

肠神经系统是胃肠道的独立神经系统，控制胃肠道运动、分泌和血流。肠神经系统由两个神经丛组成：肌间神经丛（Auerbach 神经丛）和黏膜下神经丛（Meissner 丛）。肌间神经丛通过肠神经元、Cajal 间质细胞（产生胃肠道固有电活动的起搏细胞）和平滑肌细胞控制胃肠道的运动。黏膜下神经丛控制吸收、分泌和黏膜血流。这两个神经丛对交感神经和副交感神经的刺激都有反应。交感神经刺激是抑制性的，所以会增加肠壁的张力；而副交感神经刺激是兴奋性的，会引起肠收缩和运动。此外，肠神经系统有多种反射。例如，当有交感神经刺激时，肠壁的张力增加，括约肌收缩，兴奋性乙酰胆碱的释放量反射性减少。其机制是通过激活 α_2 受体抑制乙酰胆碱的释放，通过激活 β 受体收缩括约肌和放松肠肌。这两步共同作用，减缓胃肠道内容物的运送。

下一节将简要讨论胃肠道各部分的解剖和功能，只涵盖食管、胃、小肠和大肠的相关内容。胃肠道解剖和功能的概述见表 15.1。

食管是连接咽部和胃的肌性管道，它是食物进入消化系统的首个通道。长 18 ～ 25 cm，从 C_6 椎体水平的下咽部一直延伸到 T_{11} 椎体水平的胃食管交界处[1]。食管分为颈段、胸段和腹段三段，食管颈段长 4 ～ 5 cm，由前方的气管、后方的脊柱、两侧的颈动脉鞘和甲状腺包围。食管胸段从胸骨上窝到膈裂孔，位于气管后方；在气管隆嵴水平，向右偏移为主动脉

表 15.1　胃肠道各部位的位置和功能

各部位	位置	功能
食管	自 C_6 延伸至 T_{11} 椎体水平	把食物从咽部推进胃部
胃	左上腹腔，上方为膈肌，后方为胰腺，外侧为大网膜	从食管接收食物并开始消化，通过物理和化学机制把食物分解成食糜
十二指肠	位于胃以下部位，长 25 ～ 30 cm	化学消化食糜，利于小肠吸收
空肠	位于十二指肠和回肠之间	吸收食糜中的营养物质
回肠	位于空肠和盲肠之间	进一步吸收营养物质
盲肠	右下腹腔，回肠下外侧	食糜与细菌混合形成粪便
升结肠	从盲肠向上延伸至肝右下缘，90°转弯成为横结肠	蠕动波使粪便向上移动，细菌消化粪便，肠道进一步吸收营养物质、水和维生素
横结肠	从右到左横过腹腔，位于胃的下方	形成粪便
降结肠	沿腹腔左侧下行	在排泄前储存粪便，进一步吸收水分、营养物质和维生素
乙状结肠	左下腹腔	在排泄前储存粪便
直肠	后盆腔，行走于骶尾骨前表面	在排泄前储存粪便。直肠扩张会激活牵张受体，使肛门内括约肌放松并允许排便

弓留出空间，走行于左主支气管的后下方；从 T_8 到膈裂孔（T_{10}），走行于主动脉的前面。食管腹段从膈裂孔延伸至胃贲门。食管的上 1/3 由横纹肌组成，其余 2/3 为平滑肌。食管有两个高压区：食管上括约肌和食管下括约肌。食管上括约肌位于环状软骨水平，由环咽肌、下缩肌和食管环肌组成，静息时食管上括约肌压力为 30 ～ 200 mmHg。食管上括约肌的开闭与咽部向下推进食物相协调。食管下括约肌由内部的食管环肌和外部的膈肌形成，受交感神经和副交感神经支配，静息时食管下括约肌压力为 10 ～ 45 mmHg[2]。

胃呈 "J" 形扩张，分为四个区域：贲门、胃底、胃体和胃窦。胃有三个主要功能：储存大量食物（高达 1.5 ～ 2 L），将食物与胃液混合形成食糜并分解为颗粒，缓慢排空进入小肠。近端胃是未消化食物的贮存器，产生平滑、强直的收缩。远端胃通过高幅度收缩对食物进行研磨、混合并滤过食物颗粒。胃中有助于消化的主要细胞类型包括黏膜细胞（抵抗强酸性的盐酸）、壁细胞（分泌盐酸）、主细胞（分泌胃蛋白酶）和 G 细胞（分泌胃泌素）。这些细胞的分泌物一起分解并一定程度上将食物消化成食糜，并且在食物进入小肠之前将其分解为适当大小的颗粒（直径 2 mm 或更小）[2]。

十二指肠是小肠的起始段也是最短的一段，长 25 ～ 30 cm，在胰腺周围形成一个 "C" 形环。其主要功能是对来自胃的食糜进行化学性消化，为吸收做准备。胰腺、肝和胆囊分泌的消化酶通过壶腹分泌进入十二指肠中部[2]。

空肠是小肠的第二段，其主要功能是吸收营养。经十二指肠消化的食糜进入空肠，在此进行混合并循环以与空肠壁接触，便于营养物质的吸收。空肠壁有很多皱褶以增加其表面积并允许最大限度地吸收营养。当食糜进入回肠时，几乎 90% 的营养被吸收[2]。

回肠是小肠的最后一段。其作用是吸收维生素 B_{12} 和没有被空肠吸收的其他消化产物。回肠终止于回盲瓣，这是一种防止结肠内容物回流到小肠的环状肌肉。结肠扩张时回盲瓣收缩，回肠扩张时回盲瓣松弛[2]。

大肠由盲肠、阑尾、升结肠、横结肠、降结肠、乙状结肠和直肠组成。简而言之，盲肠是大肠的起始部，呈囊袋状，来自小肠的食糜在此与细菌混合形成粪便。升结肠将粪便沿着右侧向上推送至横结肠，升结肠壁吸收水分、营养和维生素。横结肠是大肠中最长的一段，横穿腹腔，它通过收缩来混合粪便，细菌在此发酵废物，水和营养进一步被吸收。随后，粪便进入降结肠，在其被进一步运送前一直储存于此，然后在腹腔左侧向下运送到乙状结肠。同样，降结肠壁

进一步吸收水分和营养。乙状结肠呈 "S" 形，储存粪便，然后将粪便从降结肠运送到直肠和肛门进行清除。大肠的最后一段是直肠，粪便在直肠中储存直至排出。当粪便积聚时，对直肠壁施加压力。牵拉受体被激活，导致肛门内括约肌松弛，从而完成排便过程[2]。

健康和疾病状态下的食物运送时间

本节讨论食管、胃、小肠和大肠的运动，重点讨论各种疾病状态如何影响消化道的运动和转运的机制，以及如何评估消化道的运动。

混合性运动和推进性运动是胃肠道内和沿胃肠道的两种主要运动。混合性运动使肠道内容物始终保持适当和彻底的混合，而推进性运动包括胃肠道某些节段的周期性收缩（蠕动），使内容物沿肠道向下推进。

食物的输送源于其被吞咽进入食管。首先，口咽将食物向后和向下推进，而鼻咽部的肌肉能阻止食物进入鼻腔。当准备吞咽时，舌头挤压并将食物卷进后咽部。会厌保护性向上移动覆盖在喉和气管上方，以防止食物被误吸。吞咽动作会抑制呼吸中枢以防止食物被误吸，但抑制时间非常短暂，所以不易察觉。食物经过食管上括约肌进入食管，然后食管上括约肌收缩以防止食物反流回咽部。食管上括约肌产生的压力为 30 ～ 200 mmHg。食管蠕动两次将食物经过下括约肌推进到胃部，食管下括约肌产生的压力为 20 ～ 60 mmHg。传入神经纤维传导至迷走神经背侧复合体，终止于食管横纹肌或肠神经系统神经的传出纤维被激活。乙酰胆碱的释放使肌肉收缩，而 VIP 和一氧化氮（NO）则使肌肉放松。食管下括约肌通过肌源性和神经激素机制对食管的扩张做出相应的反应。

食管疾病多种多样。病因可分为解剖性、机械性和神经源性，其中许多疾病状态涉及两种或三种病因。解剖性疾病包括憩室、裂孔疝和慢性胃酸反流相关的改变。这些解剖学异常阻断了食物进入胃的正常途径，进而改变了食管的压力区。这可能会带来危险的后果，因为食管压力可能会增加到足以克服上括约肌和下括约肌的静息压力，从而导致反流。机械性病因包括贲门失弛缓症、弥漫性食管痉挛和下括约肌压力过高。这些疾病也有神经源性病因，但其结果都是食管不能适当放松以允许食物进入胃部。在贲门失弛缓症，平滑肌无法松弛和向下推进食物，下括约肌张力增加，不能完全放松。这会导致吞咽困难、反流和明显疼痛。在弥漫性食管痉挛，肌肉收缩不协调，从而使得食物不能适当向下推进。下括约肌压力过高是指平均压力为 45 mmHg 或更高，导致吞咽困难和胸

痛。神经源性疾病，如卒中、迷走神经切断或激素缺乏，会改变神经通路，感觉和反馈通路被切断。神经源性食管病变的常见症状是吞咽困难。

在评估食管功能时，重要的是选择一项具有适当临床相关性的检测，确定是运动性问题还是解剖异常。如果怀疑是运动性问题，那么最好进行食管压力检测。一种特殊导管可用于检测食管不同节段的压力变化。首先记录下括约肌的压力；然后将导管拉回到食管并测量不同节段的压力，同时评估吞咽期间的食管运动功能；最后记录上括约肌的压力，然后拔出导管。如果怀疑是解剖异常，则最好进行上消化道钡餐检查，评估吞咽过程和观察食管内面的解剖异常。

在讨论通过胃和小肠转运食物之前，了解它们在禁食状态下的行为是很重要的。移行性复合运动仅见于禁食状态，由始于胃终止于回肠末端的规律电活动波组成[3]。迷走神经刺激释放胃动素，触发移行性复合运动引起胃肠蠕动。它们每 45 ~ 180 min 出现一次，由四个时相组成。Ⅰ相是平静期；Ⅱ相包括动作电位增加和平滑肌低幅度收缩；Ⅲ相最为活跃，电活动和机械活动达峰值，平滑肌规律、高幅度收缩；Ⅳ相活动减弱，进入下一次移行性复合运动的Ⅰ相。移行性复合运动的意义在于，它可将剩余的未消化食物沿胃肠道向前推进，也将细菌从小肠转移到大肠。进食会中断这一过程，下面会讨论这个问题。

如前所述，胃是呈"J"形的囊袋，能储存大量食物，混合和分解食物形成食糜，并减慢食物进入小肠的排空过程。固体食物在进入十二指肠前必须分解成 1 ~ 2 mm 的颗粒，从胃排空需要 3 ~ 4 h。液体的排空比固体快。胃的运动受内在和外在神经调节的控制。副交感神经刺激通过迷走神经增加收缩的次数和力度，而交感神经刺激通过内脏神经抑制胃的收缩。内在神经系统协调胃的运动。神经激素也在发挥作用，因为胃泌素和胃动素会增加收缩的强度和频率，胃抑肽会抑制收缩。

胃的排空由神经和激素机制以及摄入食物的成分控制。胃扩张、胃泌素和 NO 会促进排空。十二指肠扩张使胃张力降低以减慢胃排空，食物脂肪含量增加引起胆囊收缩素释放，进一步抑制胃运动。

能减缓胃排空的胃动力障碍会增加胃反流的发病率。这些疾病可能是药物相关性、神经源性或者是危重病的结果。能减慢胃排空的药物包括服用阿片类药物（将在本章后面讨论）和使用血管活性药物。血管活性药物增加儿茶酚胺浓度，导致交感神经被激活，从而减少胃运动。这些药物通常在术中使用或用于危重患者以维持血压。导致胃动力下降的神经系统疾病

包括迷走神经病变和胃瘫。最后，胃动力下降常见于严重病变的患者如高血糖、颅内压升高和需要机械通气者。尝试使用红霉素和甲氧氯普胺等药物增加胃动力已经取得了一些成功。

评价胃动力最普遍的检测是胃排空试验。患者在试验前禁食至少 4 h，然后摄入已经紧密结合放射性示踪剂的食物，通常是卵白蛋白。在接下来的 60 ~ 120 min 内进行连续或频繁的成像，测定 50% 摄取食物的排空时间。值得注意的是，虽然胃排空闪烁成像长期以来一直是标准检查，但它受到多种因素的影响，包括膳食成分和数据采集参数[4]。胃动力研究也可以与小肠动力研究相结合，如小肠测压试验。这将在下文讨论。

小肠通过运动将胃内容物与消化酶加以混合，进一步减小颗粒大小并增加其可溶性。但是小肠的主要功能是使其内容物与肠黏膜尽可能发生接触，以便在进入大肠之前最大限度地吸收水分、营养素和维生素。同样，小肠也有混合性收缩和推进性收缩。环形肌和纵行肌以协调的方式进行分节运动。当两端相邻肠段收缩时，中间肠段被隔离。然后，该肠段的中间部分发生收缩，肠段被进一步分割隔离。这些肠段中间继续收缩，循环往复。分节运动使得肠道内容物在小肠内停留足够长的时间，以便将必需的营养物质加以吸收入血。该过程主要由肠神经系统控制，由外周神经系统调节运动。

在考虑小肠动力异常时，根据可逆性和不可逆性病因加以鉴别可能有所帮助。对于可逆性病因，应该首先想到机械性梗阻。在此情况下，小肠平滑肌无法克服这种生理性梗阻，疝、恶性肿瘤、粘连和扭转都是例子。细菌过度生长应该是另一个需要考虑的因素。大肠中含有丰富的细菌，但小肠的细菌数量通常不到 100 000/ml。小肠内细菌过度生长会引起吸收功能的改变从而导致腹泻，这种情况可以用抗生素治疗。其他可逆性原因包括肠梗阻、电解质异常和严重疾病。不可逆性原因可分为结构性或神经性。存在结构性病因的情况下，小肠平滑肌可能有异常从而不能正常收缩，见于硬皮病和结缔组织病等疾病。炎性肠病患者的黏膜结构异常，导致营养物质吸收减少。短肠综合征被认为存在结构性异常，因为大部分小肠结构都缺失。对于小肠部分切除的患者，其剩余部分小肠可能无法代偿其功能，从而导致腹泻、营养不良和体重下降。神经性病因可以产生一种假性梗阻，在这种情况下内在和外在的神经系统会发生改变，以致肠道只能产生微弱或不协调的收缩。这会导致腹胀、恶心、呕吐和腹痛的症状。无论病因如何，小肠动力障碍都会对营养吸收产生不利影响，导致营养不良。

最常用的小肠动力测试是小肠测压。此项检查对不明原因恶心、呕吐、腹痛和无明显原因梗阻的患者有用。与食管测压的方法类似，该测试是使用带压力传感器的细导管来评估小肠的收缩。该检查项目包括三个时间段：禁食期、餐中期和餐后期。正常情况下，记录时间为禁食 4 h、进食、餐后 2 h。异常结果分为肌源性和神经源性病因。对于肌源性病变，未见移行性复合运动或Ⅲ相的收缩幅度非常低（正常情况下Ⅲ相的幅度为 40 mmHg）。对于神经源性病变，小肠的收缩幅度虽足够，但是会出现收缩不协调（肠神经病变）或餐后反应不当，这意味着餐后肠道动力不足（外源性神经病变）。据报道，这种压力测试导致 8% ～ 15% 的不明原因恶心、呕吐和腹痛患者的诊断发生变化[5]。

大肠的作用是储存尚未排泄的废物和不可消化的物质，并吸收剩余的电解质和水。大肠在调节排便和大便稠度方面起着至关重要的作用。回肠扩张会使回盲瓣松弛，使肠内容物进入结肠，随后的盲肠扩张会使其收缩。结肠的收缩与肠道其他部分不同。环形肌和纵形肌仍有混合性运动和推进性运动的同时，结肠也表现出巨大的移行性复合运动。巨大的移行性复合运动沿大肠产生团块移动。在健康状态下，这些复合运动在 24 h 内出现 6 ～ 10 次，平均幅度为 115 mmHg，移行速度约 1 cm/s，每次持续约 20 s[6]。这些复合运动以及混合性和推进性运动，有助于将肠道内容物推进到直肠。起源于乙状结肠的巨大移行性复合运动会产生便意。直肠扩张以及 VIP 和 NO 的释放将促进肛门内括约肌的松弛和排便。

结肠运动障碍表现为两个主要症状：肠道习惯改变和间歇性腹部痉挛。与结肠运动障碍相关的最常见疾病是肠易激综合征（irritable bowel syndrome，IBS）和炎性肠病（inflammatory bowel disease，IBD），两者都是临床诊断。罗马Ⅱ标准将 IBS 定义为腹痛 / 不适以及以下三个特征中的至少两个：排便可缓解疼痛或不适，疼痛的发作与排便频率异常（每天超过 3 次或每周少于 3 次）有关，疼痛的发作与大便形式的改变有关[7]。在以腹泻为主的 IBS 中，自发性的巨大移行性复合运动的频率和幅度增加，这种增加与症状的严重程度成正比。在以便秘为主的 IBS 中，巨大移行性复合运动的幅度和频率降低。严重情况下，巨大移行性复合运动可能完全消失。此外，结肠整体收缩活动减弱，导致结肠扩张和疼痛感。这种现象会因应激而加重，表现为明显的运动功能障碍和内脏超敏反应，以及血浆去甲肾上腺素增加刺激交感神经系统，从而更加减弱结肠的运动能力。在 IBD 中，炎症性黏膜压迫结肠壁，混合性和推进性运动以及强直收缩受到抑制，但仍存在巨大移行性复合运动。巨大移行性复合运动的频率增加，其巨大的压力效应进一步压迫炎症性黏膜，从而导致出血、黏液分泌和严重糜烂。

结肠动力的评估方法

对于肠易激综合征和炎性肠病患者并不常规评估巨大移行性复合运动，仅对确诊患者进行评估，以帮助了解致病的生理和机制。但是，也有评估大肠功能和解剖结构的测试。例如，下消化道系列检查包括钡剂灌肠。钡剂勾勒出肠道的轮廓，在 X 线片上可见。这样可以检测结肠和直肠的解剖异常。

全麻对肠道功能的影响

麻醉药对胃肠道的影响是多方面的，包括血流动力学和生理变化。本节将分为几个部分来分别介绍全麻药的各种成分及其各自对胃肠道的影响。着重关注术前镇静、麻醉诱导、催眠药、吸入麻醉药、肌松药及其拮抗药对胃肠道的影响。阿片类药物将在另一节讨论。请注意，此处的讨论适用于健康状态。

患者术前往往精神紧张和交感兴奋，胃肠道活动的抑制与交感神经刺激分泌的去甲肾上腺素量成正比。因此术前越焦虑，抑制作用越大。良好的睡眠习惯和行为方法有助于缓解焦虑，但这些可能还不够，患者通常在术前服用苯二氮䓬类药物（通常是咪达唑仑）来缓解焦虑。咪达唑仑通过增强神经递质 GABA 对 GABA-A 受体的效应而发挥作用。Castedal 等的一项研究用胃十二指肠空肠测压法观察了咪达唑仑对小肠运动的影响[8]。绝大多数研究变量不受咪达唑仑的影响，但有一个显著的变化是，十二指肠近端和远端移行性复合运动的Ⅲ相持续时间延长，移行性复合运动缩短 27%。对此尚无明确的解释，但有几个因素值得考虑。其一，咪达唑仑的镇静作用可能是移行性复合运动改变的原因，因为移行性复合运动在清醒状态和睡眠状态之间存在差异。其二，咪达唑仑的抗焦虑作用减少了交感神经的刺激，从而对肠道的抑制减少而运动增加。但是在临床上，并未见到小肠运动的真正差异。咪达唑仑被广泛用作术前用药，具有良好的耐受性。

全身麻醉导致所有保护性反射消失。这是通过多种药物实现的，包括阿片类药物、催眠药和神经肌肉阻滞药。如前所述，阿片类药物的作用将在下一节讨论。挥发性麻醉药通过各种机制影响肠道功能，包括抑制自发性活动和肠组织氧合的变化。挥发性麻醉药可抑制胃、小肠和结肠的自发性、电活动性、收缩性和推进性活动，这在动物和人类的诸多研究中已得到证实。术后小肠功能首先得以恢复，其后至术后约 24 h 胃功能恢复，然后术后 30 ～ 40 h 结肠功能恢复。不同的挥发性麻醉药之间有细微的差别。值得注意的一个区别是，与其他吸入麻醉药相比，地氟烷浓度的快速增加会导致交感神经系统更大程度的激活，这与外科手术过程中交感神经系统的过度激活相结合，会抑制胃肠功能和动力。在一项比较地氟烷和异氟烷的研究中，与异氟烷相比，地氟烷浓度快速增加对交感神经和肾素-血管紧张素系统活性以及血压和心率的增加有显著的影响。然而，这种效应是短暂的，因为只有当浓度迅速增加，这种效应才会出现，否则交感神经刺激的激增会迅速减弱。这种短暂的现象不太可能对肠道功能产生持久的影响[9]。挥发性麻醉药也剂量依赖性影响内脏循环和氧合，这是对肠道功能已知的影响。在一项对马进行异氟烷维持麻醉的研究中，当异氟烷浓度达到 2% 时，微灌注和肠组织氧合降低[10]。在 Muller 等进行的人体研究中，评估了地氟烷和异氟烷在结直肠手术期间对肠组织氧合的影响。结果发现，地氟烷和异氟烷对肠道组织氧合有相似的影响。但是，在进行切除和吻合的缺血期间，异氟烷组患者的反应性充血得以保留[11]。这可能对术后患者重获协调和有序的肠道功能具有重要意义，并且可能有助于确定术中用挥发性麻醉药还是全凭静脉麻醉药物来维持。挥发性麻醉药抑制肠道的自发性活动并影响血流，但是胃肠道副作用与使用挥发性麻醉药之间没有明确的关系。同时，在临床应用中，地氟烷、异氟烷和七氟烷对肠道功能的影响没有什么区别。

除了用挥发性麻醉药物进行麻醉维持，也可以应用全凭静脉麻醉。其中，丙泊酚是最常用的药物。与七氟烷-瑞芬太尼相比，术中应用丙泊酚-瑞芬太尼可增加肠道运动[12]。尚无不良胃肠道反应的报道，但确实会更多地引起外科医生的不满。Jensen 等的一项研究观察了开放手术后的肠道恢复情况，比较异氟烷/氧化亚氮、丙泊酚/空气、丙泊酚/氧化亚氮，没有发现整体恢复和肠道功能的差异[13]。即使在结直肠癌患者中，静脉注射丙泊酚和瑞芬太尼或七氟烷吸入麻醉复合芬太尼，炎症反应也没有差异[14-15]。关于丙泊酚对胃肠平滑肌的影响，目前数据较少；许多文献报道了丙泊酚对肠道功能恢复的影响，结果多样且相互矛盾。

氧化亚氮在血液中的溶解性是氮气的 30 倍，因此，从血液扩散到含有气体的空腔的速度比那些空腔中已经存在的氮气的扩散速度要快。这在肠道中尤为重要，因为肠道扩张与肠道中已经存在的气体量、氧化亚氮的使用时间及其浓度有关。尽管已经证实氧化亚氮会引起肠扩张，长时间腹部手术或肠道已经扩张时应谨慎地避免使用氧化亚氮，但最近的 ENIGMA 试验并未将使用氧化亚氮与任何显著的不良结局相关联[16]。

神经肌肉阻滞药松弛肌肉，为外科创造良好的手术条件。神经肌肉阻滞药只影响骨骼肌，因此胃肠运动保持完整。但应特别提及去极化神经肌肉阻滞药琥珀胆碱。琥珀胆碱与乙酰胆碱相似，因为它松弛肌肉前先会先引起肌肉收缩，就是我们所看到的肌束颤动。这种收缩增加胃内压力，可能会使胃内压大到高于食管下括约肌的张力，导致胃内容反流。误吸是我们必须要关注的问题，但这并不是说不能使用琥珀胆碱。患者的状态，包括体质、插管难度、禁饮食状态和合并疾患应该是评估误吸风险的决定因素。

使用抗胆碱酯酶药新斯的明以逆转肌肉松弛，会通过增加副交感神经活动而增加收缩的频率和强度，从而增加肠蠕动。对于刚吻合好的肠道来说，这可能是一个值得关注的问题，因为肠道活动增加会导致吻合口裂开。同时给予抗胆碱能药物格隆溴铵或阿托品可部分抵消这一影响，这些药物用于减轻新斯的明引起的心动过缓。舒更葡糖钠没有出现这种效果，不会增加肠道活动，对于脆弱的肠道吻合口来说使用舒更葡糖钠进行肌松拮抗可能是一种更为谨慎的选择。有一些数据支持使用新斯的明治疗术后肠梗阻，但心动过缓、呕吐和腹部痉挛的副作用可能会限制其应用。

胃肠道手术会产生剧烈的应激反应，可能会导致术后肠功能障碍。麻醉治疗的目标应该是减轻应激反应，优化血流动力学和容量状态，并保持正常体温[17-18]。目前没有证据表明可以推荐特定的麻醉和镇痛药物以避免胃肠道副作用。

阿片类药物对肠功能的影响

阿片类药物的使用及其作用（有利的和不利的）已引起广泛关注。人们希望只使用辅助技术和非阿片类药物，但是，阿片类药物常常是控制围术期疼痛所必需的药物。阿片类药物的主要不良反应是胃肠道运动减少和便秘，这与阿片类药物的耐受无关。阿片类药物通过中枢和外周受体（即 μ、δ、κ 受体）发挥作用。中枢效应主要是介导镇痛并产生有利效果，而外周效应是不良反应。肌间神经丛和黏膜下神经丛有大量的外周 μ 受体。肌间神经丛内这些 μ 受体的激活对控制运动的神经通路有双重作用，蠕动收缩的兴奋性通路受抑，抑制性通路也受抑。这些抑制会增加胃肠平滑肌的活动及其静息期肌张力，包括回盲瓣和肛门内括约肌的张力。这会使肠道产生痉挛和非节律性或推进性运动。这些受体的激活还会抑制乙酰胆碱的释放和促进氧化亚氮的释放，从而抑制推进性运动[19]。这些效应的共同作用会延缓胃排空和减慢食物在肠道内的转运。黏膜下神经丛内这些受体的激活会减少营养物质的分泌，增加液体的吸收。再加上运动能力下降，大便在肠道中停留的时间会更长，随着更多的水分被吸收，大便变得坚硬和干燥，导致便秘[20]。其他不良反应包括恶心、厌食、消化不良、腹痛、排便过度用力和排便不尽。

为了减轻或避免阿片类药物引起的肠道功能障碍，目前已经做了并且正在做出许多努力。泻药、大便软化剂和胃肠动力药（如甲氧氯普胺和新斯的明）的应用，在缓解阿片类药物引起的便秘方面取得了一些成功。换用不同的阿片类药物也可以作为一种潜在的治疗选择。Tassinari 等进行了一项 meta 分析，强有力的证据表明替换阿片类药物能缓解便秘，特别是将吗啡替换为透皮芬太尼[21]。另一种选择是阿片类药物与肠内阿片受体拮抗剂联合使用。纳洛酮是首个使用的拮抗剂。它是一种非选择性的竞争性阿片受体拮抗剂。虽然它对肠道外周受体的作用产生了逆转肠道运动抑制的有利结果，但它的非选择性特征意味着它也作用于中枢受体，并逆转了阿片类药物的镇痛作用。因此，纯外周阿片受体拮抗剂的研究受到了新的关注。甲基纳曲酮是一种外周 μ 阿片受体拮抗剂，不透过血脑屏障。在健康志愿者中，使用甲基纳曲酮可防止吗啡给药后食物在胃肠道内转运时间的延迟[22]。随后的系统评价表明，甲基纳曲酮和阿维莫泮在逆转阿片类药物引起的胃肠转运时间增加和便秘方面优于安慰剂[23-25]。然而，长期疗效和安全性尚未明确。进一步的研究正在进行之中。

开腹手术、缺血、肠造口、吻合术对胃肠道生理和功能的影响

即使是为了纠正胃肠道病理状态，手术本身亦会显著影响胃肠道的生理和功能，并容易导致术后肠梗阻。最近，术后肠梗阻的标准定义被确立为"术后肠道运动暂时性失调，使得肠道内容物不能有效转运和（或）不能耐受摄食"[26]。肠道操作是术后肠梗阻的主要诱发因素。其他因素包括制动、体液转移和

隐性失液导致电解质不平衡，以及补液过量引起肠壁肿胀。在开腹手术中，肠道的手术操作会引起一定程度的创伤，从而启动术后肠梗阻的整个过程。简单的术后肠梗阻（无穿孔、出血、腹膜炎等并发症）可分为两个阶段。第一阶段是早期的神经源性病变，第二阶段是炎症期。总体来说，简单的术后肠梗阻持续约 3～4 天[26]。

对肠道进行外科手术可导致术后早期出现神经源性病变，开放手术比腹腔镜手术更广泛。这种手术操作激活交感神经系统，增加抑制性神经的传入，导致推进性运动减少和胃肠道运动几乎完全停止。该过程手术后持续 3～4 h。

晚期炎症期也是由肠道的外科手术导致的。外科操作增加对肌间神经丛的交感刺激，促进白细胞聚集至肠道的"创伤"部位。细胞因子、趋化因子和白细胞进一步释放，吞噬作用始于创伤部位并最终扩散到整个胃肠道。这种炎症级联反应使通透性增加，使得肠道内细菌移位，从而进一步加剧炎症过程。但是，这种炎症反应并不总是进展为腹膜炎，因为肥大细胞和中性粒细胞能非常有效地消除腹腔内的转移细菌。这一过程发生在肠道操作后约 3 h，并在接下来的 24 h 内继续蔓延至手术肠段和胃肠道的其余部分。它最终会减弱，这种简单的肠梗阻通常 3～4 天会得以缓解[27-28]。

肠系膜缺血如果不治疗，死亡率为 100%。当肠道氧供不足以满足氧需时，就会发生这种情况。缺血累及小肠和大肠，分为闭塞性和非闭塞性缺血。肠系膜缺血的病因包括：绞窄、栓塞（常见于心房颤动患者）、主动脉手术或主动脉夹闭期间的并发症、创伤、药物、动脉粥样硬化和炎症性疾病。肠系膜缺血有四个阶段。第一个阶段是肠道血流量突然被阻断的过度活跃期，这会导致剧烈疼痛和蠕动过度，可能伴有血便。第二阶段为麻痹期，表现为大范围小肠麻痹。第三阶段出现液体、蛋白质和电解质通过肠壁渗透入腹膜。如果肠道坏死，会出现腹膜炎。第四阶段是休克期。终末器官受损明显，引发血流动力学改变，患者病情危重。治疗包括通过血管重建使闭塞血管再通和可能的肠段切除[29]。

肠段切除对剩余肠段的影响各不相同。胃肠功能障碍的程度取决于被切除肠段的比例。结肠主要吸收水分，全结肠切除不会影响生命质量。但是，切除小肠对胃肠道的影响要明显得多。小肠负责吸收维生素和营养。如果至少有 1/3 的小肠残留，其吸收功能即可被适当维持。空肠是消化和吸收营养物质的主要部位。空肠切除后，回肠通常能够代偿其功能。回肠吸

收维生素 B_{12} 和胆盐。如果回肠被切除（尤其是超过100 cm），剩下的小肠将无法代偿其功能的丧失，将导致严重的吸收不良和腹泻。未被吸收的胆盐进入结肠，刺激脂肪和水的分泌。小肠切除会增加胃动力，但这取决于切除的部位和被切除肠段的长度。如果回肠末端和回盲瓣被切除，肠内容物转运速度就会加快[30]。

肠吻合术会显著改变肠功能，因为破坏了肠道的正常运动。部分性肠切除通常能保留肠道的活动波，完全性肠切除则会破坏肠道的活动波。由于被切除肠道的远端部分不再接收到来自十二指肠近端的信号或者对此做出反应，肠道运动的连续性丧失。被切除肠道的远端部分必须依靠自身固有的慢波运送肠内容物。肠壁肌层的无限接近可减弱这种效应。吻合口处存在运动不同步现象，但长期研究表明，随着时间的推移最终会出现合适的移行性复合运动。肠道运动功能得以恢复的机制仍不确定。肠切除和吻合术对小肠内稳态影响不大，不会引起明显的消化或吸收不良反应[2]。

胃肠系统痛觉

腹腔内脏疼痛及其相关症状在胃肠道围术期较为常见。为了解胃肠道痛觉，必须详细了解腹部内脏神经支配的解剖和生理学。

腹部内脏神经支配

腹腔内脏痛觉信号通过交感神经和副交感神经自主神经纤维传递[31-32]，壁层腹膜、腹壁肌肉和皮肤由胸腹神经腹支支配，该支神经属于躯体感觉系统。

支配上腹部脏器（包括肝、胃、胰腺、小肠和近端结肠）的交感神经纤维起源于脊髓 $T_5 \sim L_2$ 节段。这些节前纤维以灰质交通支的形式离开脊髓，进入椎旁的交感神经链。这些纤维通过内脏神经终止于椎前（膈下）神经节并且发出腹腔神经丛，与大量神经节后纤维（主要是无髓鞘纤维）形成突触，节后纤维支配脏器（图 15.5）[33]。下腹部脏器（包括降结肠、乙状结肠和直肠、膀胱和输尿管下段）的神经支配起源于 $T_9 \sim L_3$，形成肠系膜下和腹下神经节及神经丛。

交感传入纤维传递内脏疼痛，而交感传出神经抑制肠蠕动和胃扩张并引起胃肠血管收缩[33]。

副交感神经系统通过迷走神经支配结肠脾曲近端的腹腔脏器。一些迷走纤维经过椎前纤维（腹腔神经丛）。副交感节后神经元位于肌间和黏膜下神经丛。内脏传入的副交感神经纤维传递饱腹、恶心和腹胀的感觉，而传出的副交感神经纤维促进分泌、括约肌松弛和蠕动等功能[34-36]。

结肠、直肠、内生殖器和外生殖器以及膀胱由脊髓 $S_2 \sim S_4$ 的纤维支配，这些纤维形与盆神经伴行（图15.1）[37-40]。

腹部内脏器官支配神经的特征是：①几乎都是有髓的 A δ 和无髓的 C 纤维；②具有"双重功能"（传递感觉诱发电位的感觉功能和调节自主神经的传入功能）[42]；③神经、神经节和神经丛之间有丰富的联系；④没有一条完整而独立的神经；⑤解剖学上有相当大的变异；⑥内脏支配神经受腹腔内病变的影响；⑦内脏神经分布广泛而且其效应易于放大。一旦受到刺激，就很难停止（自我恶化）[41-46]。

综上所述，胃肠道至近端横结肠由腹腔神经丛支配，降结肠和胃肠道远端由下腹下神经丛支配。尽管每个器官看似都是由特定的脊髓节段支配，但神经纤维之间保持频繁的相互交通（表 15.2）。

腹腔神经丛解剖

腹腔神经丛通常由两或三支内脏神经组成：

内脏大神经（胸上神经）源自 $T_5 \sim T_9$ 脊神经（神经纤维可上抵 T_1，下至 T_{11}）。内脏大神经通常位于 T_{12} 椎体的前外侧。它穿过膈脚，进入后腹膜腔，于此处汇入腹腔神经丛。

内脏小神经源自 $T_9 \sim T_{11}$ 脊神经。有30%的病例无此神经。内脏小神经形成两个或多个腹腔神经节，位于腹腔动脉干起点和肾动脉之间的主动脉腹外侧。

每侧腹腔神经节的大小和数目有很大的变异。它们通常呈椭圆形，宽度 0.5 ~ 4.5 cm 不等。

这些神经节融合形成一条细小的神经丛，从 T_{12} 椎体下缘延伸至 L_2 椎体下缘。它们大多紧邻腹腔动脉干[46]。

神经丛和相关的神经结构与主动脉、下腔静脉、奇静脉系统、淋巴结、乳糜池和膈脚均位于椎前的腹膜后间隙内（彩图 15.2）。

腹部内脏痛

尽管内脏源性腹痛在围术期很常见，但是我们对控制这种疼痛的知识和实践非常有限[47]。

内脏痛与躯体痛在许多方面是不同的，并不是所有的器官对刺激都有类似的反应，有些器官更敏感。例如，胰腺比胃更敏感。组织破坏、缺血和炎症并不

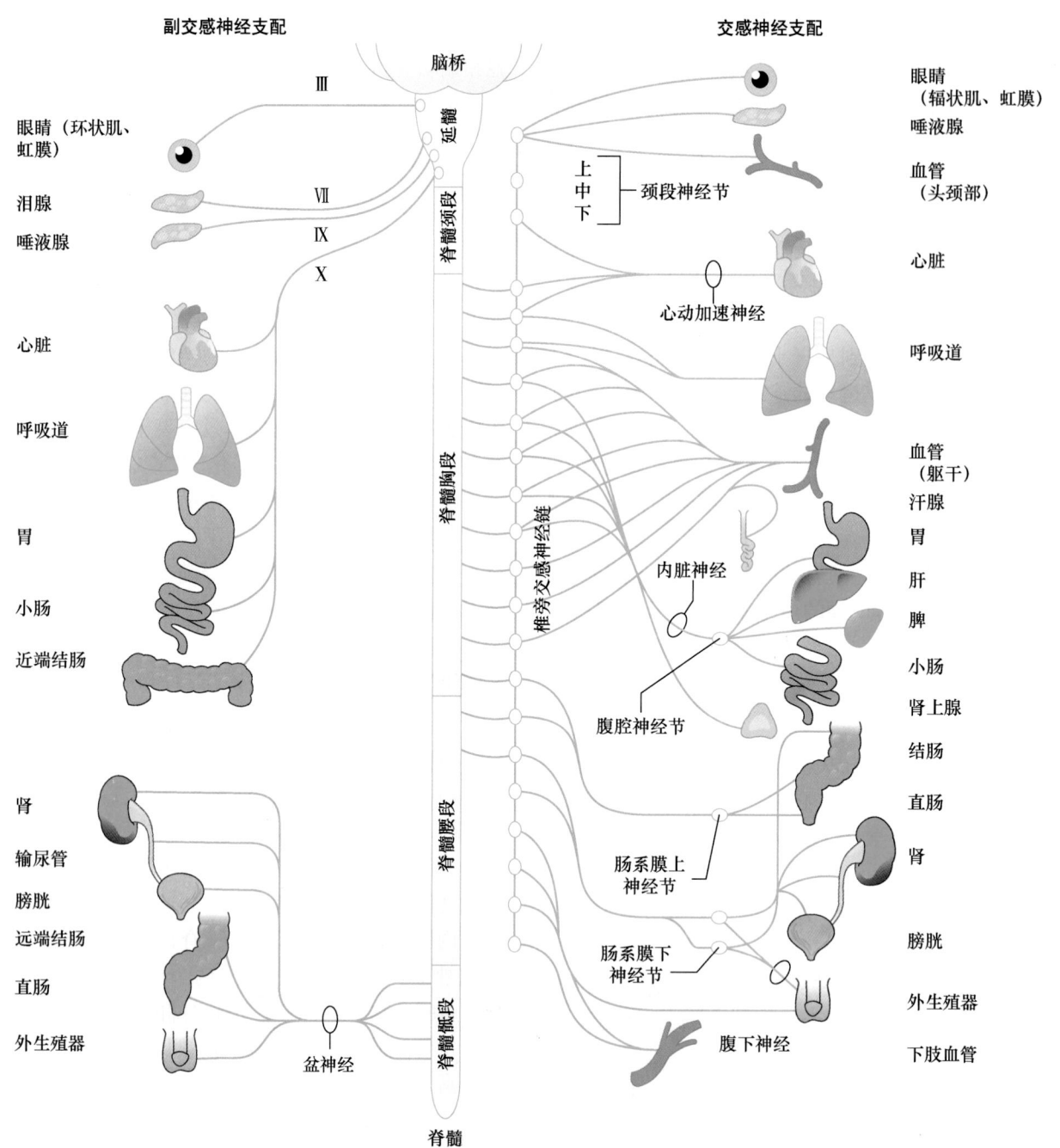

副交感神经支配　　　　　　　　　　　　　　　　交感神经支配

图 15.1　胃肠道交感神经和副交感神经支配示意图。胃肠道至直肠的大部分脏器的交感神经来自腹腔神经丛（From Glick DB. The autonomic nervous system. In：Miller RD，ed. Miller's Anesthesia. 7th ed. Philadelphia：Elsevier；2010.）

总是会引起疼痛[48]。内脏和浅表结构之间最显著的区别在于内脏疼痛的定位不准确，可引发强烈的情绪反应，可放射到其他部位伴有强烈的局部区域或肌肉痉挛和自主神经不稳定[49-51]。

内脏疼痛的牵涉性是由于内脏和躯体感觉一起传入脊髓和中枢神经系统。同样，内脏疼痛可能有躯体因素。这些感觉传入的混合可以改变内脏炎症部位远端的疼痛感觉，或者一个腹腔脏器的疼痛可以牵涉另一脏器[40]。

内脏疼痛与情绪波动密切相关。肠易激综合征被

认为与肠-脑相互作用和自主神经失调有关[52]。

研究发现输注脂肪酸可减轻诱发性悲伤情绪，而且还观察到大脑处理情绪部分的神经活动增强[53]。益生菌有利于应激相关性疾病，如焦虑、抑郁以及常见的合并症和某些肠道疾病[54]。

内脏疼痛治疗

阿片类药物仍然是治疗内脏疼痛的主要药物，尽管其使用受到诸多副作用的限制，如肠道动力下降

表 15.2　胃肠道内脏神经支配[47]

脏器	交感支配	副交感支配
肝和胆道	由 $T_5 \sim T_{10}$ 发出经腹腔神经丛支配	迷走神经
胃	由 $T_7 \sim T_9$ 发出经腹腔神经丛支配	迷走神经
胰腺	由 $T_6 \sim T_{10}$ 发出经腹腔神经丛支配	迷走神经
小肠	由 $T_9 \sim L_1$ 发出经腹腔神经丛支配	迷走神经
盲肠、升结肠、横结肠	由 $T_9 \sim L_1$ 发出腹腔经神经丛支配	迷走神经
降结肠	由 $T_9 \sim T_{12}$ 发出经腹腔神经丛支配	由 $S_2 \sim S_4$ 发出经盆神经支配
乙状结肠、直肠	由 $T_{11} \sim L_1$ 发出经下腹下神经丛支配	由 $S_2 \sim S_4$ 发出经盆神经支配

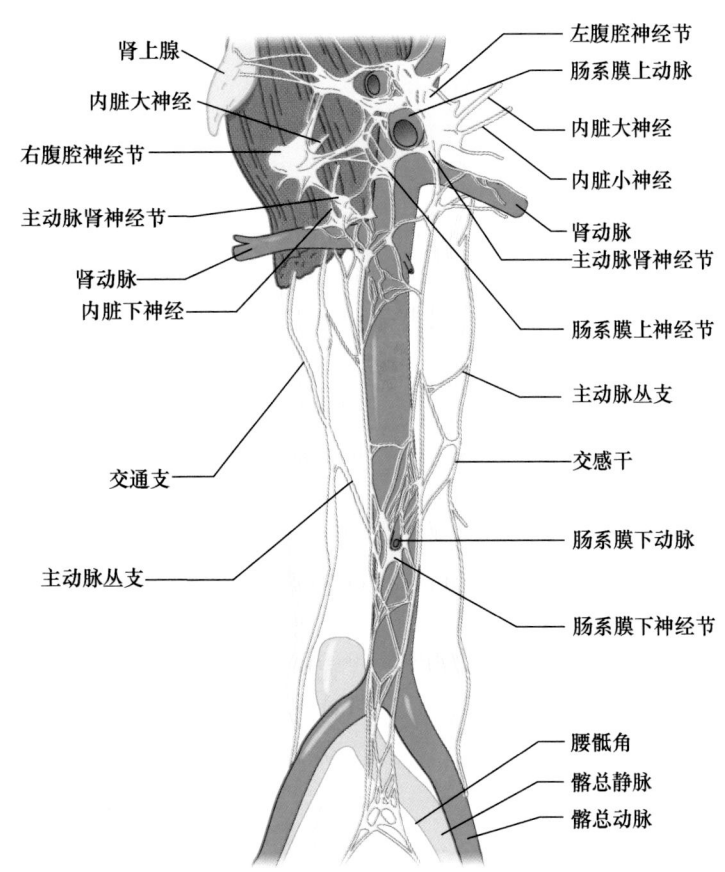

彩图 15.2　腹腔交感干的解剖（Redrawn from http：//commons.wikimedia.org/wiki/File：Gray847.png#mediaviewer.）

和便秘、镇静、恶心和呕吐。此外，长期使用麻醉性镇痛药会导致阿片类药物诱发性痛觉过敏和耐受[55]。有人建议使用对乙酰氨基酚、非甾体抗炎药和 5- 羟色胺，但结果并不明确[56]。

内脏疼痛阻滞技术

以下区域麻醉技术可阻断腹部内脏产生的伤害性疼痛传入（图 15.3）：

1. 脊椎麻醉至少达到 T_5 水平。
2. 硬膜外麻醉阻滞 $T_5 \sim T_{12}$ 皮肤感觉。
3. 椎旁阻滞包括 $T_5 \sim L_2$ 脊髓节段。
4. 选择性阻滞 $T_5 \sim L_2$ 交感神经链。
5. 腹腔 / 内脏神经阻滞。

根据区域阻滞技术的类型和阻滞范围，其对胃肠道生理的影响有所不同。值得注意的是，上述区域麻醉技术可同时阻滞交感神经系统，而副交感神经系统的作用通常不受影响。

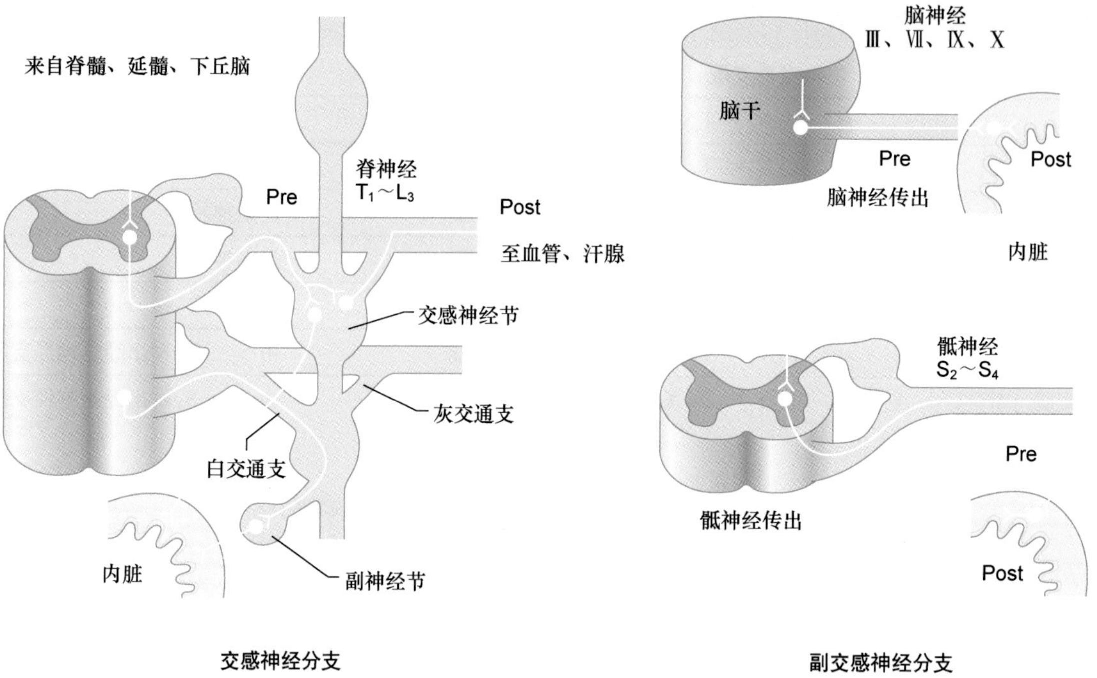

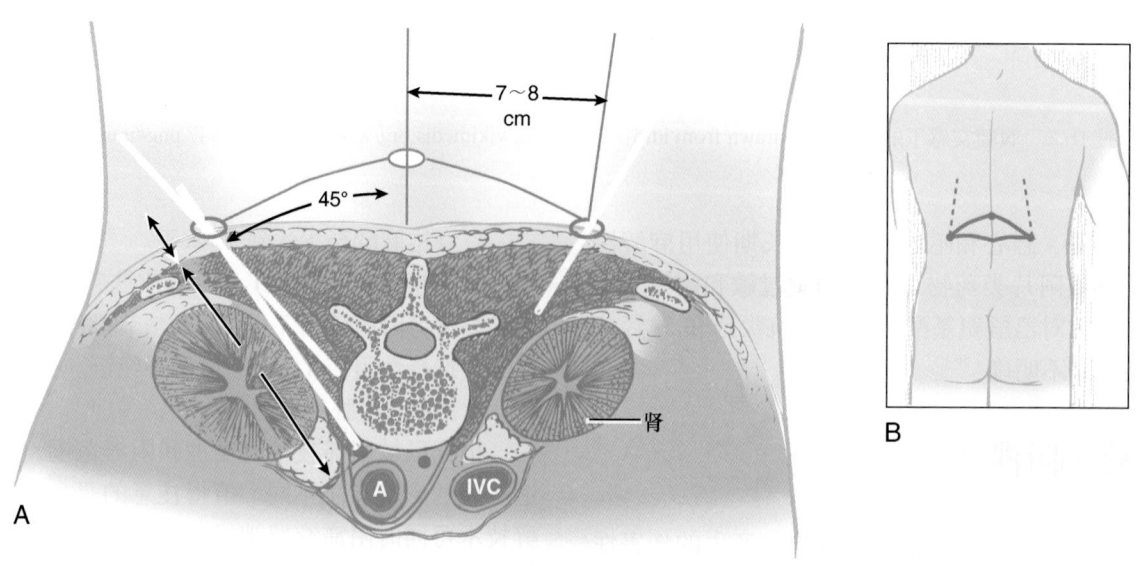

图 15.3 胃肠道内脏交感神经的区域麻醉技术。不同的区域技术可在不同的水平阻断胃肠道的交感神经。Pre, 节前神经元；Post, 节后神经元 (From Glick DB. The autonomic nervous system. In：Miller RD, ed. Miller's Anesthesia. 7th ed. Philadelphia：Elsevier；2010.)

内脏 / 腹腔神经丛阻滞

内脏 / 腹腔神经丛阻滞可通过以下多种方法实现。

腹腔内局部麻醉或腹腔灌洗

腹腔内滴入局部麻醉药即可阻断腹腔内脏疼痛。Boddy 等近期的 meta 分析发现，腹腔镜手术中行腹腔区域麻醉总体是有益的，虽然没有持续的镇痛效果，但也没有明显的并发症和副作用[57]。

后入路和经膈脚腹腔神经丛阻滞

为了安全实施该阻滞，特别是溶解性阻滞，通常需要放射影像学、荧光透视或计算机断层扫描技术的辅助。

这种方法需要一种特殊的阻滞针，通常是长 15 cm 口径 20 G 或 22 G 的 Chiba 针。患者俯卧或侧卧位，阻滞针经左侧第 12 肋尖端下方插入，以 45° 角置入以触及 L_1 椎体外侧，深度为 7 ~ 9 cm。随后，针几乎完全转 5° ~ 10°，并前进到 11 ~ 14 cm 的深度。在这种情况下，有时可以通过阻滞针感觉到主动脉的搏动（图 15.4）。

图 15.4 （A）后路示意图，在 T_{12} 水平插入 20 ~ 22 G 15 cm 的腰麻针（Chiba 针）阻滞腹腔神经丛。（B）患者体位和体表标志（From Wedel DJ, Horlocker TT. Nerve blocks. In：Miller RD, ed. Miller's Anesthesia. 7th ed. Philadelphia：Elsevier；2010.)

对于缺乏第 12 肋、肋骨明显下移或其他先天性畸形的患者，不能准确地确定椎体水平。

前入路腹腔神经丛阻滞

开腹后向上牵拉肝左叶，向下和向左轻拉胃，从而暴露和牵拉小网膜。手术者的示指从切口最高点伸入腹腔，通过小网膜触碰到搏动的主动脉。指尖移到椎体处将主动脉推移至左侧，与腔静脉分开。将一根细的 22 G 腰麻针沿手指插入下腔静脉和主动脉之间腹膜后椎体前疏松组织中。仔细回抽后注入稀释过的局部麻醉药。针尖应该靠近膈肌，在腹腔干起点上方的中线位置。Lillemoe 在 1992 年描述过类似方法，用于胰腺癌患者术后疼痛治疗：暴露小网膜后，将左手示指和中指放在主动脉的两侧并且向下牵拉，直到确定胰腺的上缘，然后在主动脉的两侧注入 20 ml 溶液（图 15.5）[58]。

超声内镜引导下腹腔神经丛阻滞

最近发现，超声内镜（endoscopic ultrasound，EUS）可以观察和接近腹腔神经节，现在可以直接对腹腔神经丛进行阻滞注射。患者左侧卧位，清醒镇静。超声内镜可以从胃小弯的后侧在纵向平面上看到主动脉。沿主动脉向远端追踪至腹腔干，在腹腔干周围注药。meta 分析显示超声内镜引导腹腔神经丛阻滞安全且有效（图 15.6）[59]。

内脏神经丛的技术问题

没有既定的标准技术。重要的是要完全阻断内脏神经支配中的所有冲动的传输，因为这些冲动广泛传播并且通过很细的神经即可恢复传输功能。

但是，内脏神经和腹腔神经丛阻滞的成功并不能被任何客观迹象所证实。低血压并不一定会出现。如果患者确实有上腹部疼痛，通常在阻滞后几分钟内产生镇痛效果。疼痛未能缓解并不仅仅是由于阻滞技术不当，还因为内脏神经丛（如腹下神经丛）也参与内脏疼痛的形成。

对局麻药有效阻滞的持续时间知之甚少。阻滞多数是局部麻醉药和损毁疗法共同作用的结果。联合其他主要的区域麻醉技术（如腹壁阻滞）时，为了避免毒性副作用，须减少局麻药剂量。

内脏疼痛阻滞的并发症

并发症发生率为 0.5% ～ 32%，这取决于阻滞方法，因为放射影像学方法会降低并发症的发生率（框 15.1）。

内脏容量血管的扩张会引起低血压。蛛网膜下腔注射多发生于后路阻滞，注射酒精可导致截瘫。

腹膜后淋巴结损伤会引起乳糜胸。

最严重的并发症是血管损伤、血栓形成和腹膜后

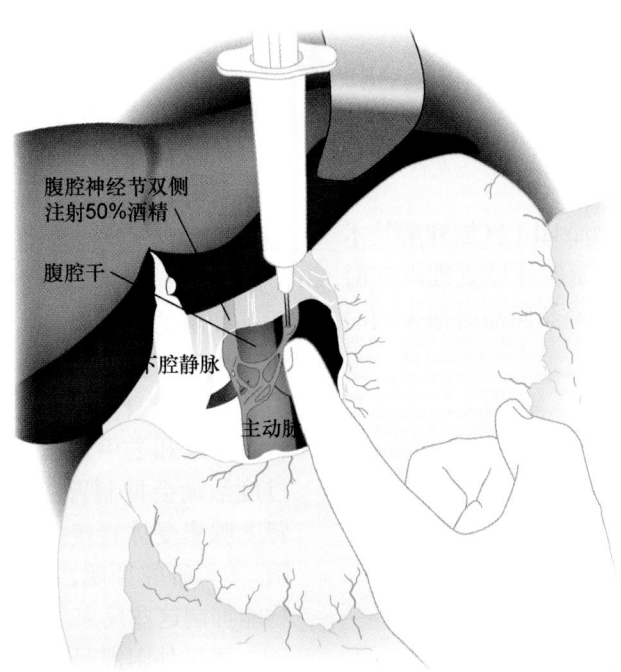

图 15.5　腹腔神经丛阻滞（前路）。20 ～ 22 G 腰麻针行术中腹腔神经丛阻滞，在腹腔干水平的主动脉两侧进行注射（Redrawn from Lillemoe KD，Cameron JL，Kaufman HS，et al. Chemical splancnicectomy in patients with unresectable pancreatic cancer. A prospective randomized trial. Ann Surg. 1993；217：447-457.）

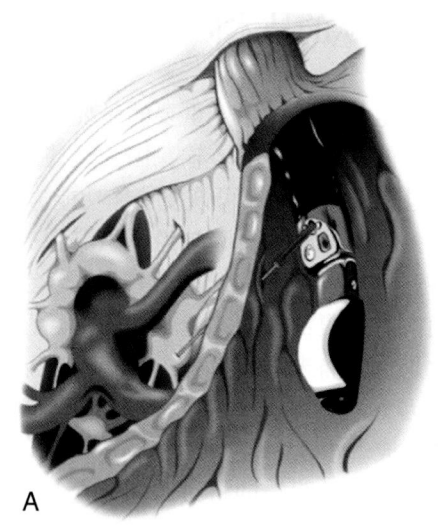
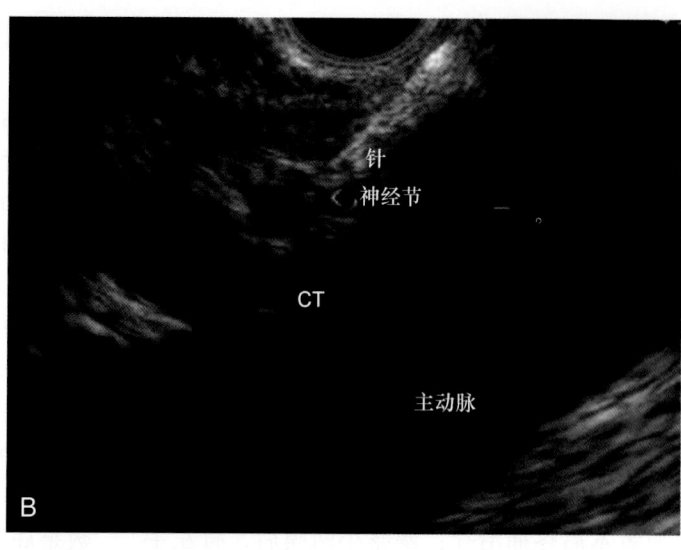

图 15.6　超声内镜引导下腹腔神经丛阻滞。(A) 超声束经胃小弯观察腹腔干；(B) 超声内镜引导下腹腔神经丛阻滞术中腹腔神经节和腹腔针的超声图像。CT，腹腔干 (From Levy M，Wiersema M. EUS-guided celiac plexus neurolysis and celiac plexus block. Gastrointest Endosc. 2003；57 (7)：923-930.)

框 15.1　腹腔神经丛阻滞的并发症
低血压
腹泻
血管内注射与血管损伤
蛛网膜下腔或硬膜外注射与截瘫
肾损伤
气胸
乳糜胸
周围结构损伤与腹膜后血肿
腹膜炎和脓肿

血肿[60]。

内脏疼痛阻滞的适应证

缓解开腹手术后疼痛

　　中枢神经轴索 (central neuroaxial) 区域麻醉技术 (如硬膜外镇痛或椎旁镇痛) 控制躯体感觉性疼痛时通常同时阻滞内脏疼痛。腹腔神经丛阻滞时很少同时进行任何其他的区域麻醉技术。

癌痛

　　内脏 / 腹腔神经丛阻滞已用于胆管癌和胰腺癌。内脏疼痛治疗的这一适应证将在慢性疼痛管理的章节 (第 51 章) 中进行详细讨论。

区域麻醉对胃肠生理的影响

　　区域麻醉对胃肠道的影响程度取决于阻滞的类型和程度。硬膜外镇痛，特别是胸段硬膜外镇痛已广泛应用于各种胃肠道手术。文献对胃肠道手术后胸段硬膜外镇痛的临床疗效进行了广泛的综述，本章的重点是其对胃肠道生理的影响。

对胃肠道动力及术后肠梗阻的影响

　　如前所述，术后肠梗阻在腹部大手术患者中非常普遍。术后肠梗阻是腹腔手术后胃肠运动功能暂时性障碍，包括胃肠道失去正常协调运动[61]、非机械性肠梗阻、抑制性反射和炎症介质被激活、肠道操作、电解质紊乱、使用阿片类药物、交感神经过度活动伴手术疼痛、术后疼痛[62-66]。胃转运时间可延长 24 ~ 48 h，结肠转运时间可延长 48 ~ 72 h。其中一些影响可能持续至手术后 3 ~ 4 天[67-68]。

　　术后肠梗阻的主要病理生理是神经免疫相互作用，这种作用是建立在胃肠道内外免疫系统与自主神经系统的双向交流基础上的[69]。

　　肠道操作和术后疼痛相关性应激反应是导致术后肠梗阻的关键因素。手术应激反应是机体对手术刺激产生的多方面神经体液反应，可能与许多并发症有关，包括全身炎症反应综合征，这与全身炎症反应、肾上腺素和去甲肾上腺素的释放有关。这种交感神经过度活动会抑制胃肠道的活动，并通过激活 α 和 β 肾上腺素受体直接抑制肠平滑肌，从而导致术后肠梗阻[70]。研究证明，经硬膜外给予局麻药或阿片类药物能抑制这些反应[71-73]。

　　硬膜外阻滞是将局麻药注入硬膜外腔，阻断交感神经介导的胃肠反射传入和传出，但副交感神经的支配不受影响。交感神经和副交感神经系统之间的这种不平衡会改善胃肠道血流和吻合口黏膜灌注。这种效应能控制疼痛并且减少对阿片类药物的需求[74-78]。

然而，值得注意的是，严重低血压（收缩压降低50% 以上）可能与局部灌注恶化有关[79-80]。血管活性药物，如去甲肾上腺素，可以减弱这种作用并且改善结肠灌注[81]。

总之，硬膜外镇痛可有效降低术后肠梗阻的发生率。一项 Cochrane 综述显示，与阿片类药物方案相比，硬膜外给予局麻药可减少术后肠梗阻的发生至术后 36 h[82]。

对肠吻合口裂开的影响

交感神经纤维被阻滞后副交感神经的活动将会不受控制，临床医生担忧由此引起的胃肠道活动和肠腔内压力增加会导致吻合口瘘并可能发生破裂[83]。但是，动物研究未能显示硬膜外麻醉和全身麻醉下吻合口破裂压力的任何差异[84]。事实上，可以认为，随着胃肠道血流和组织氧合的改善，神经轴（neuroaxial）阻滞实际上可以降低吻合口破裂的风险。但是，胃肠道手术和剖腹手术后神经轴阻滞对肠吻合口瘘的影响尚无文献支持[81, 85]。

对营养的影响

胃肠道手术后早期的特点是全身应激反应和分解代谢。这种影响加上缺乏营养，导致术后虚弱无力和肌肉萎缩。如前所述，硬膜外镇痛已被证明可减少阿片类药物的需求和术后肠梗阻的发生，这反过来会促进肠内营养[86]。因此，硬膜外镇痛能阻断传入刺激、抑制内分泌代谢反应以及改善分解代谢，是胃肠道大手术术后加速康复（ERAS）方案中的方法，可以促进经口摄入营养[87]。

对术后恶心呕吐的影响

疼痛管理在术后恶心呕吐治疗中起着重要作用[88]。避免全身性应用阿片类药物和使用硬膜外镇痛有助于减少恶心呕吐的发生。但是应用区域麻醉时，应注意未受影响的迷走神经活动过度活跃、局麻药全身毒性、低血压和其他用药情况。

脊椎麻醉（脊髓麻醉）后恶心和呕吐的发生风险最高，可见于 20% 的患者。脊椎麻醉（特别是在 $T_6 \sim L_1$ 被阻滞的情况下）可引起交感神经支配阻断而迷走神经活动不受影响，导致胃肠蠕动过度、恶心和呕吐[89]。此外，胸段硬膜外镇痛或脊椎麻醉导致的全身性低血压在非常严重的情况下会引起脑缺血，从而导致恶心和呕吐[90]。

对胃肠道血流量和容积的影响

脊椎麻醉或硬膜外麻醉引起的动脉低血压程度与阻滞程度、局部麻醉药用量和基础血流动力学水平直接相关[91]。腰段硬膜外麻醉时，麻醉药作用节段的动脉和静脉扩张。内脏近端的血管床的血管收缩将内脏系统的血容量转移到全身循环中，应激容量和血压得以维持。胸段硬膜外镇痛引起肠系膜血管显著舒张和动脉低血压，而肠道血流量和耗氧量维持不变。一项使用标记红细胞的研究证实，阻滞 $T_4 \sim T_5$ 感觉的硬膜外麻醉可增加胸内和内脏血管床的血容量。使用缩血管药物会减少内脏血容量，但会增加胸腔内的血容量。作者估计，胸段硬膜外镇痛时使用缩血管药物会导致大约 1 L 的血液从内脏区域转移到胸部和全身循环[92]。输液或使用肾上腺素能激动剂明显增加应激容量。输注液体可增加总（应激和非应激）血容量，而肾上腺素能激动剂可将现有血容量从非应激性区域转移到应激性区域[93]。在许多情况下，使用 α 肾上腺素能激动剂可能比输注液体更有益。由于静脉对肾上腺素能刺激比动脉敏感得多，所以在正常血压患者中，小剂量的 α 肾上腺素能激动剂会收缩静脉（增加应激性容量），而不会影响动脉或损害组织灌注。

胃肠道手术术后加速康复的生理基础

ERAS 是一个跨学科、多模式的概念，旨在通过同时应用多种干预措施，加速术后恢复和降低总体发病率。ERAS 代表了围术期干预的模式转变。它用循证实践取代并重新审视传统实践[94]。

胃肠道手术的 ERAS 强调了围术期治疗方案应着重关注[95-96]：

1. 区域麻醉
2. 避免使用阿片类药物
3. 多模式镇痛
4. 营养与术前碳水化合物
5. 选择性肠道准备
6. 优化补液
7. 体温控制
8. 早期拔除引流管和导管
9. 早期下床活动
10. 早期恢复进食

使用 ERAS 方案可以缩短住院时间[97]。

ERAS 的生理基础

围术期疼痛控制

关于区域麻醉、减少阿片类药物用量的麻醉方式、多模式镇痛的各个层面已有讨论。多项研究评估了疼痛控制对术后结局的影响，并且是许多外科手术（包括胃肠道手术）ERAS 方案中不可分割的部分[99-100]。硬膜外镇痛对呼吸和心血管系统均可产生有利的生理作用，这可能是硬膜镇痛作为 ERAS 方案重要部分的原因[101-102]。

术前糖负荷与术后早期肠内营养

在动物研究中的有力证据表明，喂食的动物比禁食的动物更能耐受应激。围术期口服碳水化合物可使胰岛素敏感性提高 50%。这意味着术后胰岛素抵抗减少 50%，也会改善肠屏障功能障碍。此外，发生高血糖事件的风险较小，蛋白质和瘦体重的保留率也有所改善[103, 105]。肠内喂养与预防细菌移位[104]或肠屏障衰竭有关[105]。碳水化合物负荷将细胞代谢转变为合成代谢状态，这将有益于术后营养支持[106-108]。

大多数美国国内协会和国际协会现在推荐术前禁食固体食物 6 h，禁饮清饮料（包括碳水化合物饮料）2 h[109-112]。

为了维持代谢和营养平衡，建议患者术后早期进食。对大肠癌手术后患者的一项小规模研究表明，术后立即进食不会导致体内氮的净流失[113]。

温度控制

除了对凝血、心脏、呼吸和神经功能的不利影响外，低温（<35℃）还会引发全身热调节性血管收缩反应。因此，低体温可减少皮肤血流，导致组织缺氧和体液免疫防御系统衰竭[114-116]。低温会使手术部位感染的发生率增加 3 倍[117]。

鼻胃管

腹部大手术后常规使用鼻胃管是为了胃减压，从而防止吻合口漏，促进肠功能的早期恢复。然而，常规使用胃管一直受到质疑，因为这对患者来说非常不舒服，并且存在发生肺部并发症、肠功能恢复延迟和伤口感染率增加的相关风险[118]。此外，胃管的存在与胃液分泌和胃动力的增加有关，这是机体对异物的生理反应。

肠道准备

胃肠道大手术的肠道准备的实施是为了减少术后与肠道感染性内容物相关的并发症[119]，聚乙二醇是最常用的药物。其不良生理效应包括患者运动能力下降、体重减轻、血浆渗透压增加、尿素和磷酸盐减少、血浆钙和钾降低[120]。这些影响与禁食一起会给患者带来非常不愉快的体验。

常规进行肠道准备备受质疑。事实上，最近的研究表明，在择期结直肠手术前可以不进行机械性肠道准备[121-122]。

引流

放置腹腔引流管是为了防止腹腔积液的累积，快速发现术后出血，诊断吻合口瘘，并引流腹腔脓肿。然而，在腹部大手术后仅为了预防常规放置引流管的做法最近受到质疑。这些引流并非无害，它们可能与细菌污染、伤口感染、切口疝、肠梗阻和瘘管形成、出血有关[123]。尚无足够的证据支持结直肠吻合术后常规引流可以防止吻合口漏或任何其他相关并发症[124]。

液体管理

所有择期手术的患者都要经历一个术前禁食期，这会导致液体不足。一般来说，它不足以产生大量的液体转移，但可能刺激抗利尿激素、心房钠尿肽的产生和肾素-血管紧张素-醛固酮系统的激活，交感神经活动增加。这种相对低血容量在接受肠道准备、腹泻或呕吐、暴露于高温或鼻胃管引流量大的患者中也更为明显。

最近的禁饮食（NPO）指南允许患者在手术前 2 h 前进食清亮液体[125]。术中液体管理应考虑到术前液体不足、区域麻醉技术的影响、出血和第三间隙丢失。然而，静脉输液必须谨慎且小心，因为不受控制的快速的盐和水的输注会增加毛细血管静水压，引起组织和肠水肿，并对吻合口的完整性产生不利影响。优化液体管理应侧重于增加组织灌注和氧供，以及调节激素和炎症反应[126]。

运动和早期下床

推荐术后早期下床以预防和治疗术后肠梗阻[127-128]。早期下床活动有助于肠功能的恢复。然而，研究表明，术后早期下床并不总是有助于胃肠肌电活动的恢复；至少与活动的程度没有相关性[129]。但是，早期下床活动具有许多其他优点，特别有助于预防术后血栓栓塞和肺部并发症[130-131]。

致谢

主编和出版者感谢 Matthias F. Stopfkuchen-Evans 博士和 Simon Gelman 博士为本著作前一版中这一专题的章节所做的贡献，为本章的撰写奠定了基础。

参考文献

1. Agur A, et al. *Grant's Atlas of Anatomy*. Baltimore: Lippincott Williams & Wilkins; 2005.
2. Andreoli TE, Carpenter CCJ, Cecil RL. *Andreoli and Carpenter's Cecil Essentials of Medicine*. Philadelphia: Saunders; 2007. Print.
3. Quiqley EM, et al. *Braz J Med Biol Res*. 1998;31:889–900.
4. Seok JW. *J Neurogastroenterol Motil*. 2011;17(2):189–191.
5. Patcharatrakul T, Gonlachanvit S. *J Neurogastroenterol Motil*. 2013;19(3):395–404.
6. Sarna SK. *Colonic Motility: From Bench to Bedside*. San Rafael: Morgan & Claypool Life Sciences; 2010.
7. Thompson W, et al. *Gut*. 1999;45(suppl 2):1143–1147.
8. Castedal M, et al. *Aliment Pharmacol Ther*. 2000;14(5):571–577.
9. Weiskopf RB, et al. *Anesthesiology*. 1994;80(5):1035–1045.
10. Hopster K, et al. *Vet J*. 2015;205(1):62–68.
11. Muller M, et al. *Anaesthesia*. 2002;57(2):110–115.
12. Desmet M, et al. *Acta Anaesthesiologica Scandinavica*. 2016.
13. Jensen AG, et al. *Can J Anaesth*. 1992;39(9):938–943.
14. Tylman M, et al. *Minerva Anestesiol*. 2011;77:275–282.
15. Lee TL, et al. *Anesthesia & Analgesia*. 1999;89(5):1246–1249.
16. Leslie K, et al. *Anesth Analg*. 2011;112(2):387–393.
17. Patel S, et al. *J Anaesthesiol Clin Pharmacol*. 2012;28(2):162–171.
18. Woerlee GM. *Common Perioperative Problems and the Anaesthetist. Developments in Critical Care Medicine and Anaesthesiology*. Vol. 18. Springer Netherlands; 1988.
19. Galligan J, Akbarali H. *Am J Gastroenterol Suppl*. 2014;2(1):17–21.
20. Leppert W. *Contem Oncol (Pozn)*. 2012;16(2):125–131.
21. Tassinari D, et al. *J Palliat Med*. 2008;11:492–502.
22. Yuan CS, et al. *Clin Pharmacol Ther*. 1997;61: 467–475.
23. McNicol E, et al. *Pain Med*. 2008;9:634–659.
24. McNicol E, et al. *Cochrane Database Syst Rev*. 2008;(2):CD006332.
25. Keller D, Stein SL. *Clin Colon Rectal Surg*. 2013;26(3):186–190.
26. Delaney C, et al. In: Bosker G, ed. *Clinical Consensus Update in General Surgery*. Roswell(GA): Pharmatecture, LLC; 2006.
27. Kumar C, Bellamy M. *Gastrointestinal and Colorectal Anesthesia*. New York: Taylor & Francis; 2006. Print.
28. Zeinali F, et al. *Can J Surg*. 2009;52:153–157.
29. Holzheimer RG, et al., eds. *Surgical Treatment: Evidence-Based and Problem-Oriented*. Munich: Zuckschwerdt; 2001.
30. Jeejeebhoy KN. *CMAJ*. 2002;166(10):1297–1302.
31. McSwiney BA. *Annu Rev Physiol*. 1944;(6):365–390.
32. Cervero F. *Physiol Rev. Jan*. 1994;74(1):95–138.
33. Scratcherd T, Grundy D. *Br J Anesth*. 1984;56:3–18.
34. Procacci P, et al. *Prog Brain Res*. 1986;67:21–28.
35. Paintal AS. *Prog Brain Res*. 1986;67:3–19.
36. Jänig W, Morrison JFB. *Prog Brain Res*. 1986;67:78–114.
37. Kuntz A. *The Autonomic Nervous System*. Philadelphia: Lea & Febiger; 1953.
38. Bornica JJ. *Anesthesiology*. 1968;29:793–813.
39. Gebhart GF. *Gut*. 2000;47(suppl 4):iv54–iv55; discussion iv8. PMID 11076915.
40. Altschuler SM, et al. *J Comp Neurol*. 1989;283(2):248–268.
41. Sengupta JN, Gebhart GF. Mechanosensitive afferent fibres in the gastrointestinal and lower urinary tracts. In: Gebhart GF, ed. *Visceral Pain*. Seattle: IASP Press; 1995:75–98.
42. Langley JN. *Brain*. 1903;(26):1–16.
43. Michell GAC. *Anatomy of the Autonomous Nervous System*. Livingstone: Edinburgh; 1953.
44. Sengupta JN, Gebhart GF. *J Neurophysiol*. 1994;71(6):2046–2060.
45. Al-Chaer ED, Traub RJ. *Pain*. 2002;96(3):221–225.
46. Renck H. Management of abdomino-visceral pain by nerve block techniques. *H Mediglobe*. 1992.
47. Sikandar S, Dickenson AH. *Curr Opin Support Palliat Care*. 2012;6(1):17–26.
48. Fields HL, Liebeskind JC. *Pharmacological Approaches to the Treatment of Chronic Pain: New Concepts and Critical Issues*. Seattle: 1994:11–30.
49. Procacci P, Zoppi M, Maresca M. Visceral sensation. In: Cervero F, Morrison JFB, eds. *Progress in Pain Research*. Amsterdam: Elsevier; 1986;39:21–28.
50. Hardy JD, et al. *J Clin Invest*. 1950;29(1):115–140.
51. Gebhart GF. *Visceral Pain, Progress in Pain Research and Management*. Seattle: IASP Press; 1995:3–23.
52. Mayer EA. *Am J Med*. 1999;107(5A). 12S–9S.
53. Van Oudenhove L, et al. *J Clin Invest*. 2011;121(8):3094–3099.
54. Mayer EA. *Nat Rev Neurosci*. 2011;12(8):453–466.
55. Chu LF, et al. *Clin J Pain*. 2008;24(6):479–496.
56. Castro-Lopes J, Raja SN, Schmelz M. *Pain 2008 Refresher Course Syllabus*. Seattle: IASP Press; 2008:381–389.
57. Boddy AP, et al. *Anesth Analg*. 2006;103(3):682–688.
58. Lillemoe KD, et al. *Ann Surg*. 1993;217:447–457.
59. Puli SR, et al. *Dig Dis Sci*. 2009;54(11):2330–2337.
60. Rana MV, et al. *Curr Pain Headache Rep*. 2014;18(2):394.
61. Liu SS, et al. *Anesthesiology*. 1995;83(4):757–765.
62. Leslie JB, et al. *Adv Prev Med*. 2011:1–10.
63. Yukioka H, et al. *Br J Anaesth*. 1987;59:581–584.
64. Wilder-Smith CH, et al. *Anesthesiology*. 1999;91:639–647.
65. Ingram DM, Sheiner HJ. *Br J Surg*. 1981;68:572–576.
66. Nimmo WS, et al. *Br J Clin Pharm*. 1975;2:509–513.
67. Desborough JP. *Br J Anaesth*. 2000;85(1):109–117.
68. Guha A, et al. *Eur J Anaesthesiol*. 2002;19(09):652.
69. Boeckxstaens GE, de Jonge WJ. *Gut*. 2009;58:1300.
70. Desborough JP. *Br J Anaesth*. 2000;85(1):109–117.
71. Kehlet H. *Br J Anaesth*. 1989;63:189–195.
72. Carli F, et al. *Br J Anaesth*. 1991;67:729–734.
73. Kouraklis G, et al. *Int Surg*. 2000;85:353–357.
74. Liu S, et al. *Anesthesiology*. 1995;82(6):1474–1506.
75. Holte K, Kehlet H. *Br J Surg*. 2000;87(11):1480–1493.
76. Shi WZ, et al. *Acta Anaesthesiol Scand*. 2014;58(8):923–932.
77. Steinbrook RA. *Anesth Analg*. 1998;86(4):837–844.
78. Guay J, et al. *Anesth Analg*. 2016;123(6):1591–1602.
79. Steinbrook RA. *Anesth Analg*. 1998;86:837–844.
80. Carpenter RL. *Reg Anesth*. 1996;21:13–17.
81. Michelet P, et al. *Chest*. 2005;128(5):3461–3466.
82. Jorgensen H, et al. *Cochrane Database Syst Rev*. 2000;4:CD001893.
83. Holte K, Kehlet H. *Reg Anesth Pain Med*. 2001;26:111–117.
84. Schnitzler M, et al. *Reg Anesth*. 1992;17:143–147.
85. Ryan P, et al. *Eur J Surg*. 1992;158:45–49.
86. Holte K, Kehlet H. *Clin Nutr*. 2002;21(3):199–206.
87. Lewis KS, et al. *Am J Hosp Pharm*. 1994;51(12):1539–1554.
88. Watcha MF, White PF. *Anesthesiology*. 1992;77(1):162–184.
89. Carpenter RL, et al. *Anesthesiology*. 1992;76(6):906–916.
90. Freise H, Fischer LG. *Curr Opin Anaesthesiol*. 2009;22(5):644–648.
91. Clemente A, Carli F. *Minerva Anestesiol*. 2008;74(10):549–563.
92. Stanton-Hicks M, et al. *Anesthesiology*. 1987;66(3):317–322.
93. Holte K, et al. *Anesthesiology*. 2004;100(2):281–286.
94. Ljungqvist O. *JPEN J Parenter Enteral Nutr*. 2014;38(5):559–566.
95. Varadhan KK, et al. *Clin Nutr*. 2010;29(4):434–440.
96. Ljungqvist O, et al. *JAMA Surg*. 2017;152(3):292–298.
97. Nygren J, et al. *Current Opinion in Clinical Nutrition and Metabolic Care*. 2003;6:593–597.
98. Pöpping DM, et al. *Ann Surg*. 2014;259(6):1056–1067.
99. Hughes MJ, et al. *JAMA Surg*. 2014;149(12):1224–12230.
100. Khan SA, et al. *Surg Endosc*. 2013;27(7):2581–2591.
101. Popping DM, et al. *Arch Surg*. 2008;143:990–999; discussion 1000.
102. Popping DM, et al. *Ann Surg*. 2014;259:1056–1067.
103. Soop M, et al. *Br J Surg*. 2004;91(9):1138–1145.
104. Wildhaber BE, et al. *J Surg Res*. 2005;123(1):8–16.
105. Mosenthal AC, et al. *Crit Care Med*. 2002;30(2):396–402.
106. Wang ZG, et al. *Br J Surg*. 2010;97:317–327.
107. Yuill KA, et al. *Clin Nutr*. 2005;24:32–37.
108. Bardram L, et al. *Lancet*. 1995;345(8952):763–764.
109. Smith MD, et al. *Cochrane Database Syst Rev*. 2014;8:CD009161.
110. American Society of Anesthesiologists Committee. *Anesthesiology*. 2011;114:495–511.
111. Soreide E, et al. *Acta Anaesthesiol Scand*. 2005;49:1041–1047.
112. Spies CD, et al. *Anaesthesist*. 2003;52:1039–4.
113. Soop M, et al. *Br J Surg*. 2004;91:1138–1145.
114. Hart SR, et al. *Ochsner J*. 2011;11(3):259–270.
115. van Oss CJ, et al. *J Reticuloendothel Soc*. 1980;27(6):561–565. PubMed.
116. Sheffield CW, et al. *Wound Repair Regen*. 1996;4(3):339–345.
117. Kurz A, et al. *N Engl J Med*. 1996;334(19):1209–1215.

118. Nelson R, et al. *Br J Surg.* 2005;92(6):673–680.
119. Nichols RL, Condon RE. *Surg Gynecol Obstet.* 1971;132(2):323–337.
120. Bucher P, et al. *Dis Colon Rectum.* 2004;47(8):1397–1402.
121. Slim K, et al. *Gastroenterol Clin Biol.* 2002;26:667–669. 8–9.
122. Guenaga KF, et al. *Cochrane Database Syst Rev.* 2005;1:CD001544.
123. Jesus EC, et al. *Cochrane Database Syst Rev.* 2004;4:CD002100.
124. Merad F, et al. *Surgery.* 1999;125(5):529–535.
125. Practice guidelines for preoperative fasting and the use of pharmacologic agents to reduce the risk of pulmonary aspiration: application to healthy patients undergoing elective procedures an updated report by the American Society of Anesthesiologists Task Force on Preoperative Fasting and the Use of Pharmacologic Agents to Reduce the Risk of Pulmonary Aspiration. *Anesthesiology.* 2017;126(3):376–393.
126. Scott MJ, et al. *Acta Anaesthesiol Scand.* 2015;59(10):1212–1231.
127. Story SK. *Chamberlain RS Dig Surg.* 2009;26(4):265–275.
128. Brieger GH. *Ann Surg.* 1983;197:443–449.
129. Waldhausen JH, Schirmer BD. *Ann Surg.* 1990;212(6):671–677.
130. Wenger NK. *Cardiovascular Clinics.* 1978;9(3):107–115.
131. Parker HG, et al. *Surg Clin N Am.* 1976;56(3):667–672.

16 肝生理学、病理生理学与麻醉处理

DOLORES B. NJOKU，HOVIG V. CHITILIAN，KATE KRONISH
曹学照　刘金锋　译　马虹　审校

要点	

- 肝是最大的腹腔脏器，具有很多重要的生理功能，包括代谢功能和解毒功能。
- 肝血流约占心输出量的 25%。其中，25%～30% 的血液由肝动脉供应，其余 70%～75% 的血液由门静脉供应。它们各为肝提供一半的氧供。
- 根据独立的血流供应和血液、胆汁的流出通路，可将肝分为 8 个肝段。肝切除术中切除每个肝段时可以不损坏其他肝段的血流和胆汁排出。
- 腺泡是肝的基本功能单位。它围绕着供应肝窦的从门静脉系统到中心静脉的血流。腺泡中的肝细胞根据其与门静脉系统或中央静脉的距离而被划分成不同区域。1 区或门静脉周围的肝细胞更接近门静脉系统，并接受氧含量高和营养丰富的血液。3 区或静脉周围的肝细胞更接近中心静脉，并接受氧含量低的血液。不同区域的肝细胞具有不同的解剖学功能。
- 肝在碳水化合物、蛋白质、脂质和胆汁代谢中起着不可或缺的作用。它还负责蛋白质的合成。白蛋白是肝产生的最丰富的血浆蛋白。
- 药物和毒素的排泄由肝细胞完成。首先将分子极化，再与其结合，使其更具有亲水性。经胆汁排泄的药物可通过肝肠循环重吸收，从而延长作用时间。
- 用于评估肝胆系统功能的常规实验室检查可明确肝胆病理改变的分类：肝炎、肝胆功能异常或蛋白质合成不足。特定的诊断需要结合临床背景和影像学资料。
- 慢性肝病引起的肝硬化可导致门静脉高压和肝衰竭。肝衰竭最终可导致严重的多器官功能障碍以及凝血功能障碍、血小板减少、循环高动力状态、食管静脉曲张、肝性脑病、肝肺综合征、肺动脉高压和肝肾综合征。肝衰竭最终的治疗方法是肝移植。
- 吸入麻醉药剂量依赖性引起平均动脉压降低和心输出量下降，导致门静脉血流减少。除氟烷外，异氟烷、七氟烷、地氟烷均可保持肝动脉的自主调节能力，维持肝血流量。
- 晚期肝病影响许多药物的消除，包括维库溴铵、罗库溴铵、吗啡、哌替啶和苯二氮䓬类药物。因此肝衰竭时，应该调整药物剂量。
- 急性肝炎或肝衰竭患者禁忌行择期手术。慢性肝炎患者可安全接受择期手术。应在围术期维持肝灌注，避免使用肝毒性药物。Child-Turcotte-Pugh 分级和终末期肝病评分模型可用于预测围术期死亡风险。

肝解剖

肝是人体第二大器官，其主要功能是维持机体稳态。肝可将胃肠道和其他器官联系在一起。肝负责物质代谢、合成、免疫和调节血流动力学功能。因此，肝功能异常对全身器官系统都有着明显影响，给麻醉管理带来了严峻的挑战。对于麻醉医生来说，牢牢掌握肝解剖学、生理学和病理生理学知识十分关键。

407

手术解剖、肝血流和胆道系统

成人肝重 600 ~ 1800 g，是人体最重的器官之一。健康女性的肝重 603 ~ 1767 g[1]，健康男性的肝重 968 ~ 1860 g[2]。在新生儿、婴儿和儿童中，肝也是最大的器官之一，其重量与体重的比值随着年龄增长而降低。因此，肝在 3 ~ 3.5 kg 的新生儿中可达 150 ~ 170 g[3]，大约占体重的 5%。相比之下，成人肝只占体重的 2% ~ 2.5%。

肝血流约占心输出量的 25%[4]。肝通过肝动脉和门静脉进行动脉和静脉系统双重供血（图 16.1）。其中 25% ~ 30% 的血液由肝动脉提供，70% ~ 75% 的血液由门静脉提供。80% 的肝动脉起源于腹腔干，其余来自肠系膜上动脉。肝总动脉发出胃十二指肠动脉分支后，进入肝门，进一步分为肝左动脉和肝右动脉，分别供应肝的左侧和右侧。胆囊血供来自于肝右动脉发出的分支—胆囊动脉[4]。肝动脉在肝中的分支流经门静脉后回流入肝窦（毛细血管）。肝氧供主要来源于属于静脉系统的门静脉。胃肠道、胰腺和脾的血流通过门静脉流至肝。门静脉由肠系膜上静脉、脾静脉和肠系膜下静脉汇合形成，也接受胃、胆囊和胰

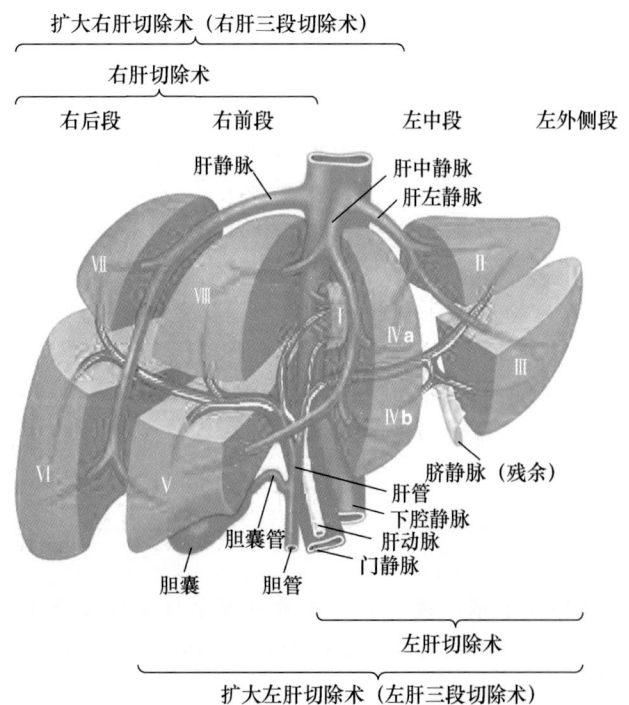

图 16.1 Couinaud 节段肝解剖和正常门静脉结构示意图。括号内的文字显示部分肝切除时切除的肝段（Modified from Venook AP, Curley SA. Management of potentially resectable colorectal cancer liver metastases. http://www.uptodate.com/contents/management-of-potentially-resectable-colorectal-cancer-liver-metastases.）

十二指肠静脉血液回流。门静脉进入肝门后，像肝动脉一样分为左、右门静脉，供应肝的两侧[4]。随后门静脉继续与肝动脉并行分布到整个肝，最后与肝动脉一起汇入肝窦。

肝的静脉血通过肝静脉直接流入下腔静脉。肝右静脉和肝中静脉分别接受肝右半部分和肝中部的血液，而肝左静脉接受肝左半部分的血液。肝产生的胆汁经胆道系统排出，经 Vater 壶腹流入十二指肠。肝内胆管通常与门静脉伴行，流入左右肝总管，最终形成胆总管（图 16.1）[4]。

从历史的视角来看，对肝解剖的研究已经从基于器官的表面解剖进展为其功能组织研究。传统认为，肝根据其表面特征通常分为四个叶：右叶、左叶、方叶、尾状叶。从肝的前面观察，左叶和右叶被镰状韧带分开。从肝的下方观察时，方叶背侧是肝门，右侧是胆囊窝，左侧是圆韧带[4]。尾状叶前缘是肝门，右侧为下腔静脉，左侧为韧带静脉裂隙。19 世纪后期，James Cantlie 发现右半肝和左半肝有独立的门静脉循环，因此肝的功能中线是在门静脉分支处，沿着胆囊床和下腔静脉（"Cantlie 线"），位于镰状韧带的外侧。Cantlie 线定义了肝血管的分水岭并描述了其对肝手术切除的意义[5]。随着肝手术的进展，肝解剖学的描述也得以发展，进一步根据血管分布和胆汁引流将肝分成多个肝段。每个肝段都有自己独立的血流进出系统和胆汁引流系统，因此手术切除某个肝段并不会影响其相邻肝段。Couinaud 分类是目前最常用的分类体系（图 16.1）[6]。在 Couinaud 模型中，肝分为八个区段，在肝门静脉分叉处沿肝中静脉将肝分为左、右两叶。肝右、肝中、肝左静脉将肝垂直分为右后叶、右前叶、左内叶和左外叶四个部分。门静脉的分支将四个区段水平划分为八个区段。在这个体系中，尾状叶称为肝段 I，其余部分以顺时针方向命名。肝段 II 和肝段 III 位于肝左静脉的内侧，肝段 II 高于肝段 III。肝段 IV 位于肝中静脉和肝左静脉之间，分为 IV a（上）和 IV b（下）子段。肝段 VIII（上）和肝段 V（下）位于肝中静脉和肝右静脉之间，肝段 VI（上）和肝段 VII（下）位于肝右静脉和肝边缘[6]。在临床实践中，增强 CT 扫描和术中超声用于了解每名患者的实际解剖结构以及制订适当的肝切除手术方案。为了将描述肝切除的命名标准化，国际肝胰胆管协会于 2000 年根据 Couinaud 分段法发布了共识术语，称为 Brisbane 2000 术语[7]。这个术语已经获得了广泛关注，但尚未被统一采用[8-9]。

细胞解剖学

肝小叶和腺泡

　　肝的细胞结构具有支持血液解毒和营养物质代谢的功能。组织学上，肝实质可分为解剖单位（肝小叶）或功能单位（腺泡）。肝小叶是肝实质的基本结构单位（图 16.2），通常呈六角形，每个角处有门静脉管，中心有肝静脉（中央静脉）。每个门静脉管包括淋巴管、神经纤维和肝门系统。每个肝门系统由胆管、肝动脉和门静脉组成。从功能的角度来看，腺泡是肝的最小单位（图 16.3A），它由中心的门静脉管和周围的中心静脉组成。整个腺泡内，富含氧和营养物质的血液经肝窦从门静脉系统流向中央静脉（见图16.3B）。肝窦细胞壁由肝窦内皮细胞组成，细胞间有直径 50 ～ 150nm 的窗孔。这些窗孔允许代谢物、血浆蛋白、药物分子、脂蛋白和其他溶质通过并进入到肝窦周围的 Disse 间隙内，而血管内的血细胞不能进入。大分子和潜在的免疫原性肽通过肝窦内皮细胞的跨细胞作用进入 Disse 间隙[10]。一旦进入 Disse 间隙，分子可被肝细胞摄取。

肝细胞

　　肝 75% ～ 80% 的细胞是肝细胞[11]。除了合成维持代谢平衡所必需的多种蛋白质，以及参与继发于缺血再灌注、病毒、细菌感染和中毒的急性反应外，肝细胞还负责药物、蛋白质、碳水化合物、脂质和血红素的代谢。肝细胞通过异构等离子体膜极化促进其多种功能的发挥。基底外侧膜（窦周隙膜）部分与 Disse 间隙直接接触，而膜的尖端部分构成排出胆汁的胆小管[12]。根据肝细胞与门静脉的距离远近将肝细胞分

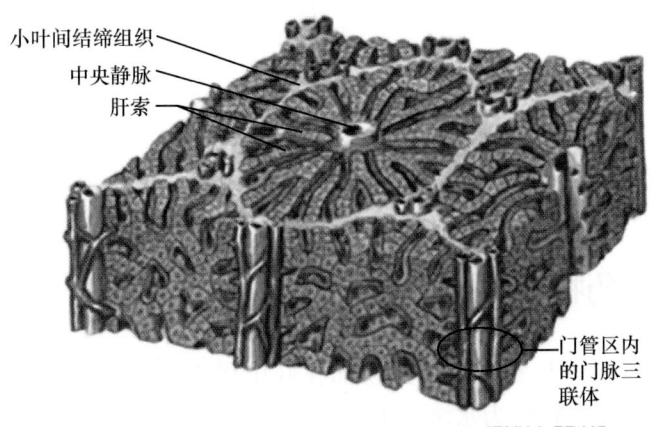

小叶间结缔组织
中央静脉
肝索

门管区内
的门脉三
联体

JOHN A.CRAIG—AD

图 16.2　肝小叶。肝由一系列六边形小叶排列而成，每个小叶由一系列肝索（板）组成，肝窦贯穿其中。每个小叶围绕一条中央静脉，并以六个外周门静脉系统为界（低倍镜）

成不同的区域：1 区在门静脉周围，3 区在中央静脉周围（静脉周围或中央周围），2 区在两者中间（中间区）。3 区肝细胞离门静脉最远，因此其血供氧含量低且营养物质少[13]。不同区域的肝细胞代谢功能不同（图 16.3C）。这种代谢分区提高了碳水化合物、氨基酸、脂质和异生素代谢的效率。门静脉周围区域（1区）肝细胞是有氧代谢的主要部位，如糖原合成和硫酸化。静脉周围（3 区）肝细胞是无氧代谢、糖酵解和葡糖醛酸化的主要场所，但是 3 区肝细胞对缺氧最敏感[13]。

肝星形细胞

　　肝星形细胞（hepatic stellate cell，HSC）占肝细胞的 8% ～ 10%[14]。这些特殊细胞存在于肝窦内皮细胞（liver sinusoidal endothelial cell，LSEC）和肝细胞中的 Disse 间隙内。在正常肝组织内，肝星形细胞处于静止状态。在肝损伤的情况下，由肝细胞、肝窦内皮细胞、白细胞和 Kupffer 细胞释放的细胞因子和趋化因子可以激活这些细胞。星状细胞增殖并分化为成肌纤维细胞，参与肝炎和肝纤维化的病理过程[15]。

髓样细胞

　　肝中的髓样细胞包括 Kupffer 细胞（也称组织固有巨噬细胞，占 20% ～ 30%），树突细胞和髓样抑制细胞。乍看这些细胞不如肝细胞和肝窦内皮细胞那么重要。然而，Kupffer 细胞占非实质细胞 20% ～ 30%，但占所有组织巨噬细胞的 80% ～ 90%[16]。Kupffer 细胞存在于肝门和小叶肝窦内，可吞噬感染性和非感染性颗粒。这些颗粒一旦被吞噬就不能在肝中诱导促炎反应。因此，这些细胞通过降解毒素下调破坏肝稳态的潜在促炎性因子，在固有免疫和适应性免疫中发挥关键作用[17]。

　　髓样细胞中的树突细胞和髓样抑制细胞含量最少。肝树突细胞存在于正常肝门静脉区，可提高肝对吞噬颗粒的耐受性[18]。髓样抑制细胞可抑制肝的免疫应答。在急性肝炎中，可减轻炎症反应并限制组织损伤。然而其免疫抑制功能可导致某些病理状况的不良后果。在慢性病毒性肝炎中，它们可以促进病毒存活。髓样抑制细胞也可抑制对肝肿瘤的免疫反应[17]。

淋巴细胞

　　肝中淋巴来源的细胞包括自然杀伤（NK）细胞、

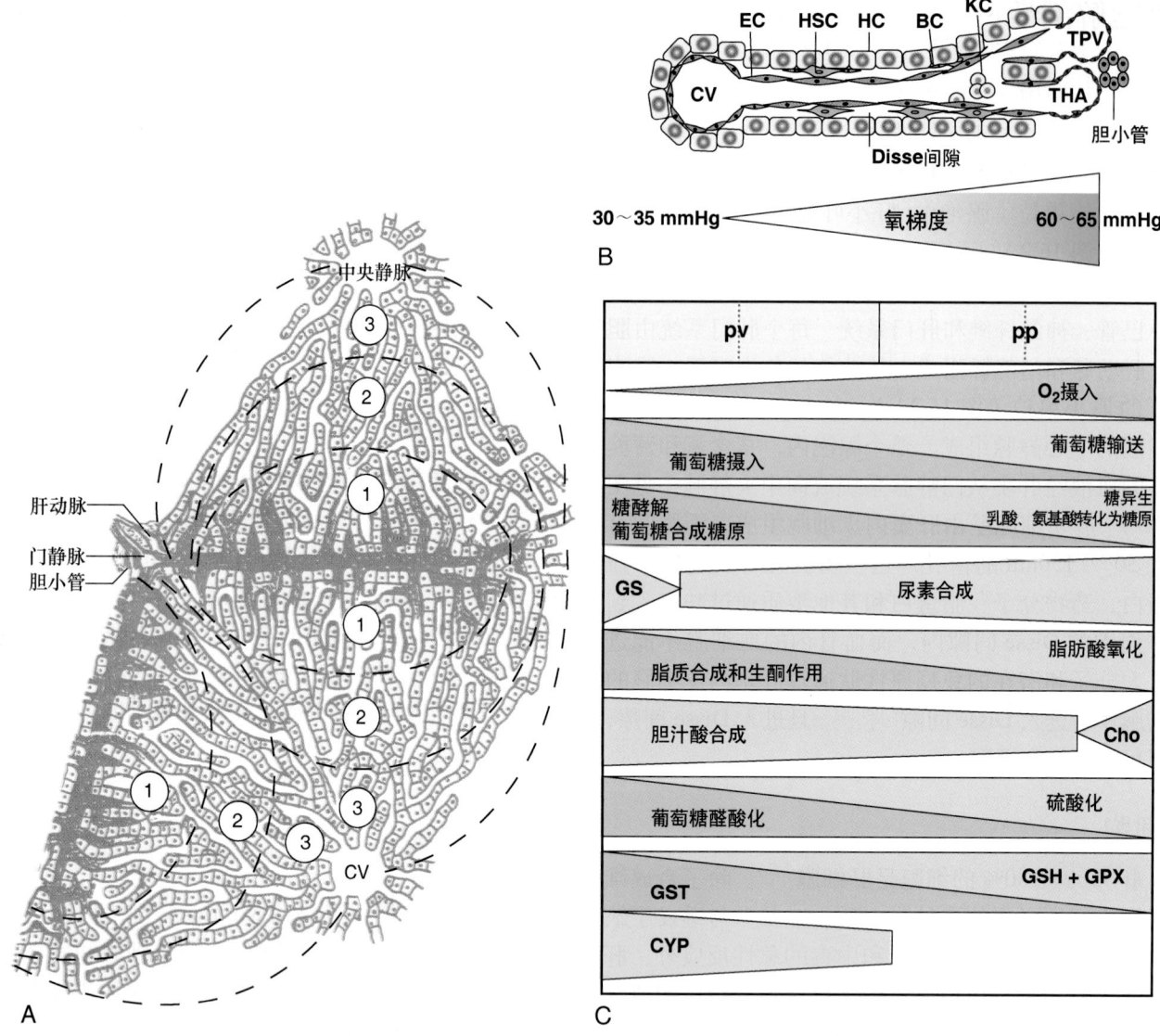

图 16.3　（A）肝腺泡血液供应。上图表示腺泡和肝细胞分区。肝细胞可以根据门脉三联体（PT）到中央静脉（CV）的肝窦的走行划分为三个区域。1 区为门静脉周围区——肝细胞接近门静脉系统；3 区为静脉周围、中央周围或小叶周围区——肝细胞接近中央静脉。2 区（中间区）肝细胞位于两者之间。（B）肝窦示意图。肝窦细胞壁由肝窦上皮细胞（EC）组成，由控制溶质进入 Disse 间隙的小孔隔开。Disse 间隙包含肝星形细胞（HSC），以肝细胞（HC）质膜的基底外侧（窦状隙）部分为界。质膜的顶部构成胆小管（BC）。富含氧气和营养的血液从终末肝动脉（THA）和门静脉（TPV）经肝窦流至中央静脉（CV）。随着肝窦的走行，氧浓度呈梯度改变。Kupffer 细胞（KC）是肝固有巨噬细胞，存在于肝窦中。（C）肝细胞分区。肝窦内的肝细胞的主要代谢途径因其距离门静脉系统或中央静脉的远近而不同。图中列出了门静脉旁（pp）肝细胞和静脉旁（pv）肝细胞的主要代谢途径。Cho，胆固醇合成；CYP，细胞色素 P450 酶；GPX，谷胱甘肽过氧化物酶；GS，谷氨酰胺合成；GST，谷胱甘肽转移酶（［B and C］From Kietzmann T. Metabolic zonation of the liver：the oxygen gradient revisited. Redox Biol. 2017；11：622-630.）

NK T 细胞（NKT）、黏膜相关恒定 T 细胞和 γδT 细胞，以及主要组织相容性（MHC）限制性 CD4$^+$T 细胞、CD8$^+$T 细胞和 B 细胞。这些细胞分布在肝实质中，并在固有免疫（NK 细胞、NK T 细胞、黏膜相关恒定 T 细胞和 γδT 细胞）和适应性免疫（主要组织相容性限制性 CD4$^+$T 细胞、CD8$^+$T 细胞和 B 细胞）反应中起关键作用。这些免疫细胞通过提高肝细胞对异物的耐受性以维持肝稳态。但这些 MHC 限制性细胞也可以扩大反应以促进异物的清除，并从淋巴结和脾等肝外来源募集更多细胞[17]。

肝生理学

药物代谢

　　绝大多数麻醉药物都在肝中代谢。多种酶将药物分子转化为水溶性更高的（亲水性）分子或化合物以促进其排泄。根据它们介导的反应类型，将这些酶分为参与第一相代谢的酶或参与第二相代谢的酶。第一相代谢的酶由细胞色素 P450 酶家族组成，主要通过氧化、还原或水解将亲脂性药物分子转换为亲水性分子。非 CYP450 酶包括单胺氧化酶、醇脱氢酶和醛酮还原酶。第二相代谢是由第一相代谢产物和内源性亲水性分子结合来增加其水溶性。极性分子可能只经过第二相代谢，而无第一相代谢。最常见的第二相代谢反应是葡糖醛酸化，即药物化合物与葡糖醛酸结合。该反应通过尿苷 5′- 二磷酸葡糖醛酸基转移酶家族代谢。其他参与第二相代谢的酶包括磺基转移酶（SULT）、谷胱甘肽转移酶（GST）和儿茶酚胺 -O- 甲基转移酶[19]。第三相代谢通过分子运输体将化合物排泄到肝窦或小管内的胆汁中，分子运输体是跨膜蛋白，可协助大分子或离子穿过细胞膜。大多数跨膜蛋白是利用 ATP 主动转运分子的 ATP 结合盒（ATP-binding cassette，ABC）转运蛋白超家族的一部分。常见的 ABC 转运蛋白包括多药耐药蛋白（multidrug resistance protein，MDR）、囊性纤维化跨膜通道调节因子和多药耐药相关蛋白（multidrug resistance-related protein，MRP）。

一些口服药物在进入全身循环之前会在肠道或肝中经过广泛代谢，这种代谢被称为首过效应，也是这些药物口服生物利用度较低的原因[20]。

药物代谢受许多因素影响，包括代谢酶的遗传多态性、年龄、性别、妊娠、肝病及复合用药。新生儿的第一相代谢和第二相代谢酶的表达和功能减低。与男性相比，女性中某些 CYP450 酶的活性增加。药物代谢酶和转运蛋白的遗传多态性可导致某些药物（如华法林）的药代动力学差异很大。部分携带特定的 CYP450 多态性的患者，其药物代谢率降低。复合给药也会影响药物代谢。许多常见的药物可作为肝药酶诱导剂或抑制剂在药物代谢不同阶段发挥作用[20]。表 16.1 列出了一些常用的药物，可经过三相代谢后排泄，也可作为各阶段酶抑制剂或诱导剂。

有关肝摄取率的进一步讨论，请参阅药代动力学章节。

蛋白质代谢

肝负责蛋白质、氨基酸和肽的合成与降解。80% ～ 90% 的循环蛋白在肝中合成，包括激素、凝血因子、细胞因子和趋化因子。因此肝在人体各功能中

表 16.1　Ⅰ、Ⅱ 和 Ⅲ 相代谢途径的常见底物、抑制剂和诱导剂

酶	底物	抑制剂	诱导剂
Ⅰ 相			
CYP3A	咪达唑仑，丁螺酮，非洛地平，洛伐他汀，依来曲坦，西地那非，辛伐他汀，三唑仑	酮康唑，克拉霉素，伊曲康唑，沙奎那韦，氟康唑，葡萄柚汁，替拉那韦 / 利托那韦	苯妥英钠，利福平，圣约翰草，依非韦仑，依曲韦林，萘夫西林，泼尼松
1A2	阿洛司琼，咖啡因，度洛西汀，褪黑素，雷美替安，他克林，替扎尼定	环丙沙星，依诺沙星，氟伏沙明，口服避孕药，苯丙醇胺	孟鲁司特，苯妥英钠，香烟的烟草成分
2C8	瑞格列奈，紫杉醇	吉非罗齐，氟伏沙明，酮康唑，甲氧苄啶	利福平
2C9	塞来昔布，华法林，苯妥英钠	胺碘酮，氟康唑，咪康唑，氧雄龙，卡培他滨，依曲韦林，氟伐他汀，甲硝唑，磺吡酮，替吉环素	卡马西平，利福平，阿瑞匹坦，波生坦，苯巴比妥，圣约翰草
Ⅱ 相			
UGT	胆红素，酚类，雌二醇，阿片类，羧酸	紫杉醇，咪达唑仑，环孢素，酮康唑，苯巴比妥，苯妥英钠	胆红素，苯巴比妥，利福平
SULT	酚类，醇类，胺类	类黄酮，甲芬那酸，水杨酸，氯米酚，达那唑	维 A 酸，甲氨蝶呤
NAT	对氨基苯甲酸，对氨基水杨酸，对氨基谷氨酸，磺胺二甲嘧啶，异烟肼，肼屈嗪，磺胺类	咖啡酸，七叶亭，槲皮素，染料木黄酮，东莨菪亭，香豆素	雄激素，氨茶碱
GST	环氧类，醌类，亚砜，酯类，过氧化物	苯酚，醌类，维生素 C 衍生物，多巴胺，视黄酸	西兰花、卷心菜、甘蓝小包菜和葡萄柚的提取物
Ⅲ 相			
P-gp	地高辛，洛哌丁胺，长春碱，他林洛尔	胺碘酮，阿奇霉素，环孢素，地尔硫䓬，屈奈达隆，红霉素，伊曲康唑，酮康唑，洛匹那韦 / 利托那韦，奎尼丁，维拉帕米	阿伐麦布，卡马西平，苯妥英钠，利福平，圣约翰草，替拉那韦 / 利托那韦

From Almazroo OA，Miah MK，Venkataramanan R. Drug metabolism in the liver. Clin Liver Dis. 2017；21：1-20. Elsevier.

起着关键作用。白蛋白是肝合成的主要蛋白质，占血浆总蛋白的 50% 以上。白蛋白负责运输脂质和激素并维持血容量。肝在蛋白质降解中起重要作用。氨基酸通过脱氨基或转氨基进行分解代谢，两种反应都可产生氨，随后氨经肝尿素循环转化为尿素，再随尿液经肾排出[21]。

碳水化合物代谢

肝主要负责储存和释放葡萄糖以满足身体的需要。进食后，肝通过糖原合成来储存葡萄糖。一旦糖原储存完成，肝就会将多余的葡萄糖转化为脂肪。禁食状态下，肝通过分解糖原（糖原分解）或通过从碳水化合物前体产生葡萄糖（糖异生）的方式为机体提供葡萄糖[22]。

脂质代谢

肝在脂质代谢中起关键作用。非酯化脂肪酸可以由脂肪酶介导的复合脂质分解或硫酯酶介导的脂酰辅酶 A 水解产生[23]。这些脂肪酸可经口服后进入肝，或者可以在脂肪组织分解后进入肝。在肝中，脂肪酸氧化主要受两个因素调节——肝的脂肪酸供应（通过脂解作用）和微粒体酯化的量[23]。碳水化合物代谢也影响脂质代谢，因为在碳水化合物代谢中形成的乙酰辅酶 A 可用于合成脂肪酸。脂肪酸可以进行生物转化，为机体提供能量。肝也可以将氨基酸和碳水化合物的中间产物转化为脂肪并将其运输到脂肪组织。

胆汁和肝肠循坏

成人肝每天产生 400 ～ 600 ml 胆汁。胆汁促进毒素的排泄以及膳食脂肪的吸收，是分子量大于300 ～ 500 D 且不易被肾排泄的化合物的主要排泄机制。胆汁排泄许多内源性和外源性化合物，包括胆汁酸、胆红素、磷脂、胆固醇、药物、毒素、类固醇激素和不溶性卟啉类化合物。框 16.1 列出了从胆汁排泄的药物、化学物质，以及它们的代谢产物。胆汁的另一个主要功能是助消化以及吸收膳食脂肪、胆固醇、维生素[24]。胆汁总量的 95% 是水，其余成分为胆汁酸、磷脂、胆固醇、胆红素以及其他外源性和内源性物质。胆汁酸两种主要形式是胆酸和鹅脱氧胆酸。胆酸是肝细胞通过胆固醇合成的，随后两者结合以降低肝毒性和增加溶解度，然后分泌到胆小管内。胆汁从

框 16.1　经胆汁排出的药物、化学物质及其代谢产物		
胺碘酮[114]	雌酮[115]	酚磺肽[113]
氨苄西林[113, 116]	依折麦布[110]	酚酞[117]
青霉素[118]	2- 氟 - β 丙氨酸[119]	苯妥英钠[117]
胆红素[120]	庆大霉素[118]	匹氨西林[118]
溴甲酚绿[121]	格列本脲[5]	利福米特[113]
磺溴酞钠[122]	格列齐特[123]	利福霉素[113]
头孢克肟[124]	丙米嗪[125]	罗喹美克[126]
头孢曲松[127]	吲哚菁绿[122]	孟加拉玫瑰红[121]
头孢他啶[128]	吲哚美辛[125]	螺内酯[125]
头孢噻啶[113]	伊立替康[129]	磺胺甲噁唑[113]
头孢孟多[118]	毛花苷 C[118]	舒林酸[125]
头孢唑林[118]	劳拉西泮[130]	舒巴坦[116]
鹅去氧胆酸[122, 125]	氯甲西泮[6]	替马沙星[131]
氯霉素[118]	甲氨蝶呤[113]	睾酮[125]
金霉素[118]	甲硝唑[117]	四环素[113, 118]
克林霉素[117]	美洛西林[132]	甲砜霉素[113]
地美环素[118]	吗啡[133]	托芬那酸[134]
地西泮[113]	霉酚酸[135]	托瑞米芬[136]
洋地黄毒苷[113]	吗替麦考酚酯[137-138]	曲格列酮[139]
地高辛[113]	去甲替林[131]	曲伐沙星[7]
多西环素[118]	新生霉素[131]	熊去氧胆酸[122, 125]
红霉素[113]	奥替普拉[140]	丙戊酸[125]
雌二醇[125]	哌替啶[113]	华法林[133]

Roberts MS, Magnusson BM, Bruczynski FJ. Enterohepatic circulation. Clin Pharmacokinet. 2002; 41: 751-790, Table II, page[767].

胆小管流入较大的胆管，然后流入肝管。肝内胆管壁由胆管细胞组成，可改变胆汁的体积和组成。胆管最终形成左右肝管，并汇合到肝总管中。胆汁浓缩并储存在胆囊中，胆囊通过胆囊管与胆道相连。肝总管和胆囊管连接形成胆总管，通过 Oddi 括约肌（肝胰括约肌）与十二指肠相连接[24]。摄入食物后，十二指肠中的脂肪酸刺激胆囊收缩素（cholecystokinin，CCK）的释放，引起胆囊收缩和 Oddi 括约肌松弛，使胆汁释放到十二指肠。胆汁酸乳化膳食脂肪并促进其吸收。释放到十二指肠中的绝大多数（95%）胆汁酸在回肠末端被重吸收并被肝重新利用。这种回收胆汁酸的途径称为肝肠循环（enterohepatic circulation，EHC）[25]。肝肠循环可以影响经胆汁排泄药物的药代动力学和药效学，如提高其生物利用度，减少排泄及改变其血浆浓度曲线。肝肠循环对药物性质的影响取决于排泄入肠腔的药物的生理活性（药物前体或活化形式），肠道重吸收的能力，以及药物通过肝后进入胆汁还是进入循环系统。肝肠循环可以使某些再循环的药物达到血浆浓度的二级和三级峰值[26]。

肝在凝血系统中的作用

肝在凝血系统中起关键作用。肝合成除凝血因子Ⅲ（促凝血酶原激酶）、Ⅳ（钙离子）和Ⅷ（vWF）

以外的所有凝血因子。它还合成调节凝血和纤溶的蛋白质，如 S 蛋白、C 蛋白、纤溶酶原激活物抑制剂和抗凝血酶Ⅲ。此外，肝还可以通过肝网状内皮系统去除活化的凝血和纤维蛋白溶解产物。许多凝血因子依赖维生素 K 激活。依赖维生素 K 的凝血因子Ⅱ、Ⅶ、Ⅸ、Ⅹ以及 C 蛋白和 S 蛋白通过翻译后修饰变为活性状态。简言之，将这些蛋白质氨基末端的谷氨酸转化为 γ- 羧基谷氨酸，并和钙离子结合，形成活化复合物所必需的磷脂桥接位点[27]。华法林可通过抑制 γ 羧化作用而发挥抗凝作用。除了这些维生素 K 依赖性因子外，肝细胞还可以合成凝血因子Ⅴ和ⅩⅢ、纤维蛋白原、抗凝血酶、α_2 纤溶酶抑制剂和纤溶酶原[28]。相反，凝血调节蛋白、组织纤溶酶原激活物、组织因子血浆抑制剂、vWF 和尿激酶不在肝中合成，而是在内皮细胞中合成。其中尿激酶在内皮细胞、巨噬细胞和肾上皮细胞中表达。组织纤溶酶原激活物存在于肝网状内皮系统，主要从血流排出[29]。

血红素代谢、胆红素和卟啉症

肝参与血红素合成和代谢。80% ～ 90% 的血红素在骨髓中合成，作为合成血红蛋白的底物。其余大部分的血红素在肝中产生，主要用于合成细胞色素 P450 酶。骨髓中血红素合成的速率与铁利用率成正比，但肝中血红素合成的速率与体内游离血红素成正比[30]。血红素以甘氨酸和琥珀酰辅酶 A 为原料，并以卟啉原作为中间体进行八步酶级联反应而合成，称为 Shemin 途径。涉及血红素合成反应中的任何酶的缺乏都会导致卟啉症的出现。卟啉症的具体类型及其临床表现取决于缺乏的特定酶和其累积的底物。最常见的卟啉症是急性间歇性卟啉症，发病率为每 10 万人有 5 ～ 10 人。卟啉症由胆色素原脱氨酶缺乏引起，这种酶可催化胆色素原转化为羟甲基胆烷。患者通常具有足够的酶以维持血红素的稳态，然而，内源性或外源性激动剂诱导 Shemin 途径，超过肝系统负荷，导致前体不断蓄积，最终引起临床症状。常见的诱因包括红霉素、甲氧苄啶、利福平、苯妥英钠和巴比妥类药物。发作时临床症状包括严重的局部腹痛（> 90% 的病例）、恶心、呕吐和意识不清。低钠血症发生率为 40%。常见尿液颜色变为深红色（特别是暴露于光线下）。治疗措施包括去除诱因，给予止痛药，碳水化合物和血红素[30]。

胆红素是血红素分解代谢的产物。主要来源于被脾、肝和骨髓中的巨噬细胞吞噬的衰老的红细胞。游离血红素被血红素加氧酶转化为胆红素，产生一氧化

碳和铁离子。未结合的胆红素不溶于水，体内循环时与白蛋白紧密结合。肝细胞通过葡糖醛酸转移酶将其与葡糖醛酸结合，从而使胆红素转化为水溶性。然后将结合胆红素分泌到胆小管并随胆汁排出。在结肠中，胆红素被细菌分解、代谢，并转化为尿胆原。尿胆原可经肝肠循环重吸收或从尿液和粪便中排出，使尿液和粪便具有特征性的颜色[31]。

激素的肝调节

肝通过激素合成或降解调节内分泌功能。肝细胞合成激素或激素原，如铁调素、胰岛素样生长因子和血管紧张素原。除这些激素外，血小板生成素也由肝细胞和肝窦内皮细胞合成。这些激素和激素原在人体中具有特殊的作用。例如铁调素（hepcidin）通过诱导铁调素受体——铁转运蛋白的降解来维持铁稳态以及调节肠道铁吸收、血浆铁浓度和组织铁的分布[32]。胰岛素样生长因子促进机体生长，特别是儿童骨骼生长[33]。血管紧张素原是所有血管紧张素蛋白的前体，它可调节全身血压以及体内水、钠组成[34]。血小板生成素通过刺激巨核细胞的产生和分化来调节血小板的生成[35]。除激素合成外，肝也通过灭活激素调节内分泌功能，如甲状腺素、醛固酮、抗利尿激素、雌激素、雄激素和胰岛素。

肝评估

临床评估

肝疾病一般无症状或体征，直至晚期才出现。肝病可能表现为轻微的非特异性症状，如食欲不振、易疲劳、睡眠习惯改变或者轻微的性格改变。肝病主要的危险因素包括酗酒、服用违禁药物、性滥交、输血、职业性暴露于肝毒性环境、暴发性黄疸、遗传疾病（如血色素沉积症、α_1 抗胰蛋白酶缺乏和肝豆状核变性）。晚期肝病患者可能有一些非特异性症状，包括瘙痒、易产生瘀斑、尿液或粪便颜色改变等。晚期肝病患者体格检查可发现黄疸、巩膜黄染、腹水、蜘蛛痣、黄斑瘤、扑翼样震颤和肝掌。

标准实验室检查

用于评估肝胆状态的一系列标准检查常被称为"肝功能检查"（表 16.2）[36]。确切地说，这些试验都

表 16.2　肝血液检查和肝胆疾病的鉴别诊断

血液检查	主要疾病		
	胆红素过量（溶血）	肝细胞损伤	胆汁淤积
转氨酶	正常	升高，可能正常，或者晚期下降	正常，晚期可能升高
血清白蛋白	正常	降低，急性暴发性肝衰竭时可能正常	正常，晚期可能减少
凝血酶原时间 *	正常	延长	正常，晚期可能延长
胆红素（主要存在形式）	非结合型（结合型也轻度升高）	结合型	结合型
碱性磷酸酶	正常	正常，肝浸润性疾病可能升高	升高
γ-谷氨酰转肽酶 5′-核苷酸酶	正常	正常	升高
血尿素氮	正常，肾功能不全时可升高	正常，严重肝病和正常的肾功能可降低	正常
BSP/ICG 染料	正常	染料残留	正常或染料残留

* 可与国际标准化比值互换使用。
BSP/ICG：磺溴酞钠和吲哚菁绿

不能测量出任何特异性肝功能。但它们可表明肝胆病理改变的大致分类：肝炎、肝胆功能异常或者蛋白质合成不足。

肝细胞损害的检测

转氨酶

肝细胞损害是引起丙氨酸转氨酶（ALT）和天冬氨酸转氨酶（AST）血清水平升高的最常见原因。这两种酶以前分别称为血清谷丙转氨酶和血清谷草转氨酶，都参与糖原异生过程。ALT 主要存在于肝细胞质内，而 AST 的同工酶广泛存在于肝外组织的细胞质和线粒体内，这些肝外组织包括心脏、骨骼肌、大脑、肾、胰腺、脂肪组织和血液。因此，仅 AST 升高常提示非肝性损伤，但 ALT 和 AST 同时升高通常表明肝损伤。偶有肌肉损伤可引起 AST 和 ALT 同时升高[37]。

实践指南基于临床征象和 AST、ALT 升高程度评估肝酶的异常。人群中性别和体重指数（body mass index，BMI）的正常范围不同，因此建立 AST 和 ALT 的正常参考范围更加复杂。然而，大量研究表明，即使 AST、ALT 的数值轻度高于正常值的上限，也会导致死亡率增加。因此，一些临床医生认为应该降低 AST、ALT 的正常值的上限[38]。

ALT 和 AST 的升高水平有时可进行定性描述：从轻度（> 100 IU/L）到极重度（> 2000 IU/L）。转氨酶升高的程度可帮助鉴别诊断。任何引起肝细胞损害的病变都可引起 ALT 和 AST 的轻度升高。重度增高通常反映了急性肝细胞缺血。极重度增高则提示大面积肝坏死，典型原因如暴发性病毒性肝炎、严重的药物诱发性肝损害、休克肝[51]。然而，转氨酶水平很难揭示肝细胞损害的程度，例如慢性肝炎导致的严重肝衰竭的患者，由于有活性的肝细胞残留很少，所以其转氨酶水平可能正常。

AST/ALT 的比值可能帮助判断肝病的病因。大多数肝损伤中 ALT 值高于 AST 值。但当 AST/ALT 比值＞1，也有报道比值＞4 时，表明是典型的肝豆状核变性疾病和酒精性肝病。伴有轻微纤维化的慢性肝炎 AST/ALT 比值低，但当肝纤维化严重时比值＞1。虽然，AST/ALT 比值不足以作为单一的预测指标，但可同其他无创性检查方法共同使用，用于预测慢性肝炎患者的纤维化程度[39]。

乳酸脱氢酶

乳酸脱氢酶（lactate dehydrogenase，LDH）是肝细胞损伤的非特异性指标。LDH 重度升高提示肝细胞大面积损害，可见于缺血、药物性肝衰竭（如对乙酰氨基酚过量使用），这些患者也会伴有 AST 和 ALT 的升高。LDH 和碱性磷酸酶（alkaline phosphatase，AP）同时升高提示肝恶性浸润性疾病。非肝疾病也会导致 LDH 水平升高，如溶血、横纹肌溶解、肿瘤坏死、肾梗死、急性脑血管意外和心肌梗死[37]。

谷胱甘肽 -S- 转移酶

谷胱甘肽 -S- 转移酶（Glutathione-S-Transferase，GST）是检测肝损害的敏感性指标，其半衰期（60 ～ 90 min）短于 AST 和 ALT。肝细胞损害后，血清 GST 快速升高，而连续测定血清 GST 可以帮助监测疾病恢复情况[40]。AST 和 ALT 存在于肝门周围的肝细胞内（腺泡 1 区），而 GST 存在于整个腺泡区[41]。小叶中央区 / 静脉周围的肝细胞群对缺氧性损伤和对乙酰氨基酚毒性最敏感，因此，特别是在肝损伤早期，GST 是更敏感的指标。

胆汁淤积性疾病

碱性磷酸酶

碱性磷酸酶（AP）同工酶存在于许多组织内，包括肝、骨骼、肠道和胎盘。在肝内，AP 存在于肝内胆小管膜中。AP 轻度增高可能是正常的，因为 AP 随着性别、年龄、血型和吸烟情况而有所变化[42]。导致 AP 升高的非肝原因包括骨骼异常，如 Paget 病、骨软化和骨肿瘤，正常生长的儿童，妊娠晚期，脓毒症，肾功能不全和用药。肝胆源性 AP 升高最常见的原因是胆汁淤积，典型表现为高于正常上限值的 2 ～ 4 倍。胆汁淤积的患者很少会出现 AP 值重度升高（高于正常上限值 10 倍）[51]。AP 也会在肝细胞疾病（如肝炎）中出现轻微升高。ALT 与 AP 比值可鉴别胆汁淤积症（ALT：AP ＜ 2）与肝细胞损伤（ALT：AP ＞ 5）[38]。

胆汁淤积导致 AP 升高的原因可能是肝内或肝外胆道梗阻，常见的原因包括原发性胆汁性肝硬化、胆总管结石和肝恶性肿瘤压迫肝内小胆管。AP 半衰期约为 1 周。AP 可在胆道梗阻早期仍保持正常，也会在梗阻解除后数天依然升高[37]。

电泳可确认 AP 同工酶升高的原因，但这个检查方法昂贵且不常用。多数临床医师采用其他证明胆汁淤积的方法来确认肝源性 AP 升高的原因。胆汁淤积时，5'- 核苷酸酶和 γ- 谷氨酸转肽酶也会与 AP 同时升高。这些酶同时升高有助于确认 AP 升高是否为肝源性。

血清胆红素

血清胆红素是评价肝分泌功能应用最广泛的指标。胆红素在血清分析中可分为直接或间接胆红素。直接胆红素为水溶性，可直接与测量试剂反应。虽然直接胆红素与结合性胆红素水平相关，间接胆红素与非结合性胆红素水平相关，但这两个术语并不是同义词。间接胆红素试验通常会低估非结合性胆红素的水平。区分结合性胆红素和非结合性胆红素是鉴别诊断的关键。尿液中出现胆红素也可以帮助鉴别临床病因。胆红素尿通常提示结合性高胆红素血症，因为只有水溶性的结合性胆红素才能从肾排出（图 16.4）[37]。

非结合性胆红素升高可能是由于过量的血红素分解或者肝无法结合胆红素。溶血反应是最常见的原因之一，红细胞裂解产生大量非结合性胆红素，超过了肝结合能力。大量溶血会引起两者均升高，但只表现为非结合性胆红素升高。Gilbert 综合征是一种良性病变，表现为肝酶葡糖苷酸转移酶水平低，伴有轻度或间歇性非结合性胆红素升高。许多药物也会导致非结合性高胆红素血症。非结合性胆红素水平过高具有神经毒性，特别是对婴儿。

结合性高胆红素血症发生是由于肝细胞分泌过多的结合性胆红素或肝胆管内胆汁淤积。这可能是由于遗传性胆红素分泌障碍或胆汁淤积（肝内或肝外）。肝内胆汁淤积是由于炎症或浸润过程压迫肝内胆小管，而肝外胆汁淤积是由于胆道梗阻如结石或胰腺肿物。原发性硬化性胆管炎可累及肝内或肝外胆管[43]。

肝合成蛋白的评估

血清白蛋白

血清白蛋白可以用于评估慢性肝病和肝细胞功能状态（即蛋白质合成）。但是这种方法特异性低。低白蛋白血症除白蛋白合成率降低外，还有许多其他原

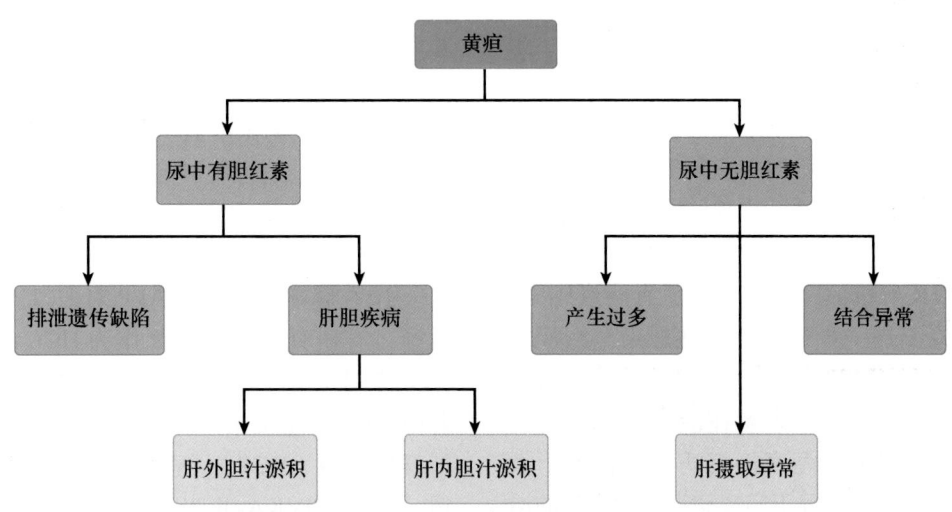

图 16.4　黄疸的鉴别诊断取决于尿液中是否有胆红素

因，包括白蛋白降解增加、血浆总量增加、白蛋白经肾丢失和白蛋白分布不均匀。由于血清中的白蛋白半衰期是 20 天，因此血清白蛋白浓度并不能很好地反应肝合成功能的急性改变。前白蛋白是肝合成的另一种蛋白质，也参与转运和结合。前白蛋白的半衰期明显短于白蛋白。由于合成前白蛋白所需的必需氨基酸比例很高，与反映肝合成功能相比，前白蛋白水平更能反映蛋白质营养状况[37]。

凝血酶原时间

　　肝源性凝血因子水平也可用于评估肝合成功能。肝合成大量凝血因子，因此当严重肝损害时，凝血酶原时间（prothrombin time，PT）会发生变化。凝血因子的半衰期从凝血因子Ⅶ的 4 h 到纤维蛋白素原的 4 天不等，但均短于白蛋白。因此，发生严重肝功能不全时，相比于白蛋白，凝血酶原时间［或国际标准化比值（INR）］能更快速地反映急性肝衰竭。凝血酶原时间也可用于检测肝功能的恢复情况，一般早于临床症状改善。但是，PT/INR 延长不是肝疾病的特异性指标。它也可以反映维生素 K 缺乏、华法林作用或遗传缺陷[37]。

特殊疾病诊断试验

　　除了上述实验室检查外，一些针对性的检查也可以帮助诊断特殊肝胆疾病。包括：①病毒、自身免疫病的血清学检测；②基因检测；③肿瘤标记物的检测。病毒标记物包括抗体、抗原和遗传物质，可用于诊断肝炎病毒（A、B、C、D、E）和疱疹病毒（如巨细胞病毒和 EB 病毒）所致的肝炎。通过对乙型肝炎表面抗原以及表面抗体和核心抗体的测量，可以鉴别急性或慢性乙型肝炎的患者以及因感染或接种疫苗而免疫的患者（表 16.3）。HBV DNA 测定可用于监测治疗效果以及急性肝炎治愈后慢性乙型肝炎的进展[44]。

　　建议对有高风险行为和暴露于 HCV 者（如静脉药物使用史、长期溶血反应或 HIV 感染）进行丙型肝炎病毒检测，这是不明原因肝病评估的一部分。1945—1965 年出生的美国人是丙型肝炎病毒的流行人群，美国指南推荐该人群应全面进行一次丙型肝炎病毒筛查，要检测 HCV 抗体，阳性表示已有病毒感染。HCV RNA 核酸检测进一步诊断活动性感染。治疗完成至少 12 周后检测不到 HCV RNA 定义为对病毒持续应答的治疗有效[45]。目前，患者在治疗开始前也会接受 HCV 基因型测试。新型直接抗病毒药物对于大多数基因型和大多数临床情况下实现病毒持续应答的治疗有效。因此，很快基因型测试将不作为常规检测[46]。

表 16.3　乙型肝炎病毒血清学的解读

乙型肝炎病毒血清学	解读
乙型肝炎表面抗原（HBsAg）	急性或慢性感染
乙型肝炎表面抗体（Anti-HBs）	因感染或接种疫苗而获得免疫
乙肝病毒 IgM 型核心抗体（Anti-HBc IgM）	既往感染或正在感染
乙肝病毒 IgG 型核心抗体（Anti-HBc IgG）	急性感染
结果的解读	
HBsAg（−） Anti-HBs（＋） Anti-HBc IgG（＋）	因康复获得免疫
HBsAg（−） Anti-HBs（＋） Anti-HBc IgG（−）	通过疫苗获得免疫
HBsAg（＋） Anti-HBs（−） Anti-HBc IgM（＋）	急性乙型肝炎
HBsAg（＋） Anti-HBs（−） Anti-HBc IgG（＋） Anti-HBc IgM（−）	慢性乙型肝炎
HBsAg（−） Anti-HBs（−） Anti-HBc IgG（−）	无免疫，潜在易感

　　快速 HCV 抗体试验和即时 RNA 试验可用于社区高风险人群检查，以及无法进行实验室检查的远程服务。HCV 核心抗原（HCVcAg）可以诊断活动性丙型肝炎感染，作为单一试验具有高灵敏度和特异性，但不作为常规检测。HCVcAg 测定因其快速简便，特别适用于诊断失访风险高的人群，但还不能现场即时检验[47]。

　　肝恶性肿瘤的标志物包括甲胎蛋白（alpha fetoprotein，AFP）和由维生素 K 缺乏或拮抗剂Ⅱ（PIVKA-Ⅱ）诱导的蛋白质[48-50]。AFP 是在肝、胎儿卵黄囊和胃肠道中合成的糖蛋白，其正常值小于 20 ng/ml。在肝细胞癌（hepatocellular carcinoma，HCC）患者中，AFP 的浓度显著升高，通常大于 1000 ng/ml。AFP 在睾丸生殖细胞肿瘤中也升高，但在前列腺癌和其他胃肠道肿瘤中很少升高。AFP 可监测 HCC 的进展和治疗效果。联合超声检查也被广泛用于 HCC 高危人群的筛查。但近来 AFP 对 HCC 的监测作用受到质疑，有研究表明，AFP 作为 HCC 筛查工具敏感度低，特别是对于小肿瘤和单个肿瘤。40% 的 HCC 患者中 AFP 可能正常[51-52]。PIVKA-Ⅱ也称为脱-γ-羧基凝血酶原（DCP），是高度特异性的 HCC 生物标志物[48, 50]。PIVKA-Ⅱ半衰期比 AFP 短，可用于监测治疗效果和复发情况。PIVKA-Ⅱ也与低生存率有关。

AFP 和 PIVKA-Ⅱ 联合应用可进一步提高诊断 HCC 的敏感性和特异性[53]。

肝病的治疗与预后检测

实验室检查可以帮助明确肝功能异常的类型，甚至可以确定具体病原。此外，其中的一些标记物可用于评估疾病严重程度，监测疾病进展和治疗，并预测死亡率。单一指标，如血常规中血小板减少是肝硬化的早期症状，提示肝功能降低和门静脉高压引起的脾隔离[54]。将一些标记物组合起来创建评分系统可以提高单项检查的灵敏度和特异性。例如，终末期肝病模型（MELD）评分（一项联合 INR、胆红素和肌酐的计算方法）以评估肝硬化患者经颈静脉肝门体分流术（TIPS）手术的死亡风险。目前，由于与患者死亡率相关，MELD 评分可作为肝移植名单的参考。标准检测（如 INR、乳酸、血小板计数以及新的定量试验）已被用于预测肝移植后的短期预后[55]。结合 AFP、MELD 和肿瘤大小的 HCC-MELD 评分可以预测 HCC 患者肝移植后的存活率[56]。胆红素升高预示急性或慢性肝病预后不良，AP 和胆红素联合应用可预测原发性胆汁性肝硬化预后。

肝纤维化的无创血清学检测

多模型联合无创检测已被用于评估肝纤维化严重程度，其目的在于无需肝活检即可进行疾病分期（从轻度纤维化到肝硬化）。尽管肝活检仍是诊断的金标准，但有其局限性，如取样误差、具有主观性、疼痛、出血和价格昂贵[54]。这些模型包括各种标准检测的联合，如转氨酶、血小板计数和 INR 以及细胞外基质的血清标志物，如 α_2 球蛋白、载脂蛋白 A_1 和透明质酸。新的商业化检查测试了一系列与纤维化相关的胶原直接标志物[39, 57-58]。

肝定量试验

肝定量功能试验是指通过测定各种肝代谢物质的清除率来评估肝细胞功能。常用的物质是磺溴酞钠和吲哚菁绿（ICG）。清除率测定只是粗略的评估，可能受被测定物质肝外吸收或清除、血流变化（门体分流）以及其他因素的影响。ICG 主要被肝摄取，肝外摄取和代谢少，其清除动力学以 ICG 的血浆清除率（plasma disappearance rate，PDR）表示，可经皮无创测量。这个试验对肝功能早期变化十分敏感，可用于指导临床治疗。它通过估计功能性肝细胞的量来预测肝部分切除术后的预后情况；也可用于肝移植术后的

肝功能的早期检测。然而，与其他高摄取率的物质一样，ICG 清除率依赖于肝血流量，因此反映了肝血流量和肝细胞功能的变化。事实上，ICG 也可用于肝血流量特异性检测。ICG 血浆清除率的降低可能代表肝细胞功能减弱、肝血流量的减少，或者两者都有。磺溴酞钠是另一种可用于测量肝清除率的高摄取率物质。磺溴酞钠可导致严重的全身反应，因此不再使用[59]。

肝代谢药物的能力也可以通过咖啡因清除率、半乳糖清除能力、氨基比林呼气试验和一乙基甘油二甲基苯胺（MEGX）试验来测定[37, 60-62]。咖啡因清除率可以无创测定，如受试者口服咖啡因后 24 h 测定唾液中咖啡因的代谢产物。MEGX 是利多卡因的主要代谢产物，经静脉注射利多卡因后可在血清中测定。MEGX 可用于评估肝部分切除术后患者的肝功能，对 ICU 内的肝功能不全患者有一定的预后价值。研究发现，MEGX 可独立预测慢性丙型肝炎患者的不良预后，相比于标准肝功能试验，MEGX 鉴别诊断更加敏感[63]。但由于肝定量试验价格昂贵且耗时，目前仍基本限于试验研究并且需要进一步验证。

肝血流量测定

肝血流量测定方法分为三类：清除率测定法、指示剂稀释测定法和直接测量法。

清除率测定法

根据 Fick 定律，清除率测定法通过计算完全被肝清除物质的清除速率来测定肝血流量。高清除率的物质包括 ICG、普萘洛尔、利多卡因和放射性标记胶体颗粒。清除率测定法的局限性是需要假定肝细胞功能正常。在肝病中，肝清除这些物质的能力可能会显著降低，因为肝功能不全通常和肝血流的改变有关[64]。

双胆酸盐试验以口服或静脉给药的方式来测量胆酸盐的清除率。口服胆酸盐经过大量首过消除，可以用来计算门静脉循环血流。静脉注射胆酸盐可以测定全身循环的清除率，从而可以量化门静脉和体循环之间的分流程度，并可以计算疾病严重程度指数。该指数与肝活检的纤维化程度相关，可以预测肝硬化的风险和临床不良预后[63, 65]。

指示剂稀释测定法

与清除率测定法不同，指示剂稀释测定法测定肝血流量不受肝病的影响。将一定量的放射性标记物（如碘标记的白蛋白）注入门静脉系统和肝动脉，通过肝静脉持续测量该物质浓度，然后通过指示剂稀释

曲线来计算肝血流量。该方法所用指示剂不能被肝清除[4]。指示剂稀释技术假定肝灌注均匀，因此分流患者的结果可能会改变。该方法虽然有创，但仍然是主要的检测方法[64]。

直接测量法

电磁探头或超声探头可以直接测定通过门静脉和肝动脉血流量。这些技术是有创的，并且容易出现误差。植入探头的外科操作本身也会改变肝血流量。探头植入后固定不动，通过遥感技术测定肝血流量。植入式多普勒探头有时用于肝移植术后早期，也用于肝动脉或门静脉血栓高危患者中[64]。

放射学方法

放射学技术在诊断肝疾病中起着关键作用。脾动脉造影可以评估脾静脉和门静脉，也有助于识别静脉曲张和血栓。门静脉造影利用三维 CT 技术生成门体侧支血管分布图。这些无创性影像技术特别适用于手术前的评估，如肝移植前[66]。

常规廉价的超声诊断肝硬化具有较高的敏感性和特异性。肝硬化的超声征象包括表面结节、肝大、尾状叶肥大以及门静脉高压征象，如腹水、脾大和门静脉内径增大。多普勒超声可显示门静脉血流减少和血液逆流[56, 67-68]。超声弹性成像是一种无创的测量肝硬度（liver stiffness，LS）的方法，可以用来评估肝纤维化。超声探头发射横波穿过肝，然后测量波的传播。这种瞬态弹性成像是可重复的，并且适合在诊室内操作。当瞬态弹性成像在肥胖患者和腹水患者成像困难时，可以使用磁共振弹性成像。硬度是一种与纤维化组织学分期相关的连续测量指标，具有较高的敏感性和特异性[67, 69-70]。血清试验与弹性成像联合应用可明显提高诊断肝纤维化的准确性。尽管这些检查还没有取代肝活检，但在临床中已广泛应用。

慢性肝病患者和慢性乙型肝炎病毒携带者患 HCC 的风险增加，需要定期筛查癌症。超声是目前世界上应用最广泛的肝癌筛查工具。采用多相增强 CT 和 MRI 对疑似肝癌的局灶性肝病变进行诊断，具有较高的敏感性和特异性。正常肝实质仅 25% 的血流量来自肝动脉（其余来自门静脉），而 HCC 细胞的血流量主要来自肝动脉。对比增强成像显示 HCC 在动脉期表现为密度增高，在门静脉期消失。肝成像报告和数据系统（LI-RADS）是慢性肝病患者肝损伤放射学分类的标准化工具。使用 LI-RADS 提高了放射诊断的准确性，减少了肝活检的需要。事实上，即使在肝癌患者

肝移植治疗之前，也很少使用证实性肝活检[54, 71-72]。

肝病理生理学

胆汁淤积性疾病

胆汁淤积是胆汁生成或流动障碍引起的，主要特征为血清 AP 和 γ - 谷氨酰转移酶（GGT）升高，伴有或不伴有胆红素升高。胆汁淤积可以表现为急性或慢性疾病，可影响多达 20% 的人群[73]。胆汁流动障碍导致血清和肝细胞中胆盐浓度升高。由于胆盐在肝中蓄积，导致肝细胞膜溶解，AP 和 GGT 释放入血，使其血清浓度增加[74]。在肝细胞的细胞质中发现血清 AST 和 ALT 轻度增加。随着疾病的进展，结合胆红素的血清浓度增加，引起黄疸[31]。大多数胆汁淤积症是良性的，但严重和长期胆汁淤积可导致肝硬化。

胆汁淤积的体征和症状包括疲劳、瘙痒、尿液颜色变深和粪便颜色变浅。实验室检查 AP 升高可能是筛查无症状患者的首要指征。评估包括病史和体格检查以及腹部超声检查。腹部超声检查用于区分肝外还是肝内胆汁淤积。肝外胆汁淤积由肝外胆管的机械性梗阻引起，多为结石、狭窄或肿块导致胆管扩张。内镜逆行胰胆管造影（endoscopic retrograde pancreatography，ERCP）可以确诊和治疗。如果病因尚不清楚，可以使用内镜超声或磁共振胰胆管造影术进一步明确导致梗阻的胆管病变[75]。正常的影像学检查可以发现肝内胆汁淤积。肝内胆汁淤积症有多种病因，包括免疫介导、感染、药物诱导、副肿瘤和缺血。评估首先需要测定抗线粒体抗体（AMA）滴度以排除原发性胆汁性胆管炎，进一步评估可能需要 ERCP 和肝活检。

原发性胆汁性胆管炎

原发性胆汁性胆管炎（primary biliary cholangitis，PBC）以前称为原发性胆汁性肝硬化。PBC 是一种自身免疫性疾病，其特点是肝内胆管细胞的破坏和 AMA 的存在。它是最常见的胆汁淤积性肝病之一[76]。发病率约为 20/1 000 000 ~ 490/1 000 000，其中美国发病率最高[77]。超过 90% 的患者是女性，平均患病年龄在 60 岁左右。诊断依据是 AP 的升高超过正常上限的 1.5 倍，持续时间大于 24 周以及 AMA 滴度大于1：40[76]。这些患者的肝活检显示小叶间胆管病变。高达 60% 的患者在诊断时可能无症状。如果患者出现症状，最常见的是疲劳和瘙痒。大部分患者可能并存

其他自身免疫性疾病，如干眼症和雷诺现象。PBC 可能与骨质减少以及高脂血症有关[76]。由于对线粒体抗原不耐受，导致自身免疫介导的胆管上皮细胞（胆管细胞）破坏，继而发展为 PBC。PBC 可导致肝硬化和肝衰竭，肝移植是最终的治疗方法。

治疗措施包括熊去氧胆酸（UDCA）药物治疗。UDCA 是一种胆汁酸，被认为可以通过改变胆汁酸池和减轻炎症反应而发挥作用。UDCA 治疗对 60% ～ 70% 的 PBC 患者有效，血清 AP 和胆红素水平得到改善，并且延缓肝硬化和肝移植的病情进展。对 UDCA 治疗效果欠佳的患者发生并发症和肝衰竭的风险增加。这些患者服用奥贝胆酸（法尼醇 -X 受体激动剂）可降低血清 AP 的水平。当 UDCA 单独用药无效时，可联合应用贝特类药物和皮质类固醇[78-83]。

原发性硬化性胆管炎

原发性硬化性胆管炎（primary sclerosing cholangitis，PSC）是一种罕见的免疫介导的胆汁淤积症，最常见于 30 ～ 40 岁男性。其特征是胆管的炎症反应和纤维化。大多数原发性硬化性胆管炎患者也患有溃疡性结肠炎。大约一半的患者诊断时无症状。原发性硬化性胆管炎最常见的临床症状是疲劳和瘙痒。血液检查显示胆汁淤积。患者也可能有高丙种球蛋白血症和血清中自身抗体升高。诊断依据是胆管造影显示多灶性狭窄和节段性胆管扩张，并且排除其他可能的病因，包括细菌性胆管炎、胆总管结石和手术胆道损伤[84]。原发性硬化性胆管炎患者发生肝胆癌的风险增加。该疾病进行性发展，胆道纤维化引起肝硬化并最终导致终末期肝病（ultimately end-stage liver disease，ESLD）。肝移植是唯一有效的治疗方法。

肝硬化

肝硬化是多种肝损伤的常见病理终点。在美国，它是第 14 位最常见的死亡原因，患病率为 0.3%[85]。西方国家最常见的肝硬化病因是酒精性肝病、丙型肝炎和非酒精性脂肪肝。在亚太地区，最常见的病因是乙型肝炎[86]。肝硬化相关的发病率和死亡率主要原因是门静脉高压。慢性肝病促进肝细胞的凋亡和再生，由此产生的炎症反应可导致肝实质损伤和纤维化，引起肝血管畸形和阻塞。这些结构改变引起肝门静脉血流的阻力增加并引起门静脉高压。由于肝内皮功能障碍，肝血管阻力进一步增加导致血管扩张剂（主要是 NO）释放减少和血管收缩剂（即血栓素）表达增多[87]。门静脉高压及血管生成因子的释放导致胃食管静脉曲张和门体分流增加。随着门静脉高压的发展，局部释放的 NO 和前列腺素引起内脏循环血管的扩张，进一步增加门静脉流入，加剧门静脉高压。内脏血管舒张也导致全身性低血压，进而增加交感神经张力，激活肾素-血管紧张素-醛固酮系统，使抗利尿激素释放增加，导致腹水和肝肾综合征（hepatorenal syndrome，HRS）。肝硬化和门静脉高压的其他并发症包括自发性细菌性腹膜炎、肝性脑病、HRS、门静脉性肺动脉高压（PoPH）、肝硬化心肌病和 HCC[88]。

肝硬化患者的实验室检查可发现 ALT、AST、AP、GGT 和血清胆红素升高。低白蛋白血症和 PT 延长是肝合成功能障碍的指标。虽然肝活检是诊断肝硬化的金标准，但对于有病史、接受实验室检查和放射学诊断的患者来说，肝活检并不是必需的。怀疑患有肝硬化的患者，腹部超声检查有助于 HCC 和门静脉高压的诊断和评估。血清学研究和超声也可用于肝纤维化的评估[89]。

肝硬化患者依据是否存在门静脉高压、胃食管静脉曲张和合成功能障碍以及严重程度进行危险分层[90]。肝硬化有两个阶段——代偿期和失代偿期。失代偿期肝硬化临床表现为腹水、静脉曲张出血和（或）肝性脑病。代偿期肝硬化则没有这些临床症状。代偿期肝硬化患者中位生存期超过 12 年，失代偿期肝硬化患者中位生存期约为 2 年[91]。代偿期肝硬化患者可根据门静脉高压程度进一步分级。门静脉高压定义为肝静脉压力梯度（HVPG）大于 5 mmHg。HVPG 超过 10 mmHg 的患者可有明显门静脉高压临床症状。与轻度门静脉高压（HVPG 为 5 ～ 10 mmHg）患者相比，他们发生静脉曲张、肝功能失代偿、术后失代偿和 HCC 的风险增加[92-94]。虽然 HVPG 是检测门静脉高压的金标准，但因其是有创操作，并不常规使用。应用超声的瞬时弹性成像技术检测 LS 值是一种无创检测临床显著门静脉高压的方法。LS 值超过 20 kPa 可有效区分轻度的和有临床症状的门静脉高压[95]。肝多普勒超声也可能帮助诊断。在超声成像中出现门体侧支或门静脉血流逆转可诊断为明显门静脉高压[96]。明显门静脉高压患者中，出现胃食管静脉曲张提示预后较差[97]。

代偿性肝硬化患者无胃食管静脉曲张，可通过治疗潜在的病因来预防疾病进展[90]。静脉曲张患者接受非特异性 β 受体阻滞药治疗（如普萘洛尔、噻吗洛尔）、卡维地洛或内镜下静脉曲张结扎术来预防曲张静脉出血。非特异性 β 受体阻滞药治疗可降低 HVPG[98-100]。

急性静脉曲张出血是一种急症，处理措施包括气道保护、容量复苏和内镜下静脉曲张结扎术。同时服用抗生素（头孢曲松 1 g/24 h）和输注血管加压药（生长抑素、奥曲肽、特利加压素）可以改善预后。一旦病情稳定，针对再出血风险高的患者应提前实施 TIPS[90]。

腹水

腹水是失代偿性肝硬化的标志。出现腹水的患者 1 年死亡率为 20%[100]。出现腹水的患者发生其他并发症的风险增加，包括自发性细菌性腹膜炎和急性肾损伤（acute kidney injury，AKI）。治疗措施包括限制钠盐饮食、非特异性 β 受体阻滞药以降低门静脉压力、利尿药（螺内酯、呋塞米）。米多君可用于治疗难治性腹水。TIPS 可以改善未进行肝移植的难治性腹水患者的生存率[86]。

肾衰竭和肝肾综合征

终末期肝病的住院患者有 40% 会发生肾衰竭。肾衰竭是疾病晚期的临床症状，提示肝衰竭预后不良。70% ~ 80% 的病例是由血容量不足或细菌感染引起的。肝肾综合征（HRS）不常见，而且预后较差[101-102]。HRS 是排他性诊断，其特征为无明显病因（休克、肾毒性药物、阻塞、肾实质疾病）的 AKI，对扩容及停用利尿药无反应。AKI 定义为 48 h 内肌酐升高大于或等于 0.3 ml/dl 或在 7 天内升高 50% 以上[103]。根据发病快慢和损伤程度，HRS 分为 1 型和 2 型。1 型表现为病情进展迅速，2 周内血清肌酐增加 1 倍，它通常与诱发因素有关，预后较差。治疗 HRS 旨在增加肾灌注压。对于重症患者，可使用去甲肾上腺素与白蛋白联合输注[104]。对于病情稳定的患者，可给予特利加压素或米多君与奥曲肽联合白蛋白治疗。药物治疗无效时应透析。肝移植是治疗 HRS 的最终方法[105]。

肝性脑病

肝性脑病（hepatic encephalopathy，HE）是继发于肝功能不全或门体分流的脑功能障碍，是肝硬化失代偿的标志。30% ~ 40% 的肝硬化患者和 50% 的门体分流患者可出现肝性脑病[106]。其临床表现是逐渐进展的，从人格的轻微改变到定向障碍、嗜睡、昏迷。扑翼样震颤通常出现在早期到中期[107]。肝性脑病的严重性可使用 West Haven 标准进行分级，病情从一级到四级，一级症状轻微，四级则出现昏迷（表 16.4）[108]。常见的肝性脑病诱发因素包括感染、静脉曲张出血和利尿药过量。诊断需排除引起脑功能障碍的其他原因及应用临床诊断标准。治疗包括去除诱

表 16.4　肝性脑病分级——West Haven 标准

分级	说明
I	轻微意识丧失，注意力减弱，睡眠紊乱
II	嗜睡，行为改变，扑翼样震颤
III	昏睡，意识模糊，定向力障碍，行为失常
IV	昏迷

Modified from Table 2, Page 719 in：Vilstrup H, Amodio P, Bajaj J, et al. Hepatic encephalopathy in chronic liver disease：2014 practice guideline by the American Association for the Study of Liver Diseases and the European Association for the Study of the Liver. Hepatol. 2014；60：715-735.

因、应用乳果糖（一种不可吸收的双糖）。利福昔明可预防复发[108]。

肺部并发症

肝肺综合征（hepatopulmonary syndrome，HPS）、门静脉性肺动脉高压（portopulmonary hypertension，PoPH）和肝性胸腔积液（hepatic hydrothorax，HH）是肝硬化和晚期肝病患者可能出现的肺部并发症。据报道，在考虑肝移植的评估中，有多达 30% 的患者并存有肝肺综合征，它是与肝病严重程度无关的独立死亡危险因素[109]。肝肺综合征是指坐位呼吸空气时异常的肺泡-动脉血氧分压差（≥ 15 mmHg）。它是由肝硬化时肺内血管扩张引起的，其严重程度由 PaO_2 决定：大于 80 mmHg 为轻度，60 ~ 80 mmHg 为中度，50 ~ 60 mmHg 为重度，小于 50 mmHg 为极重度[110]。患者休息或劳累时可能出现呼吸困难。大约 25% 的患者有斜卧呼吸（从仰卧位到站立时呼吸困难）或直立位低氧血症（从仰卧位到站立时 PaO_2 下降超过 5% 或 4 mmHg）。疾病晚期，患者可能会出现杵状指和发绀。应用脉搏血氧饱和度仪筛查患者（室内空气下 SpO_2 < 96%），并根据 PaO_2 值进行诊断。对比增强的经胸超声心动图（TTE）可显示肺内血管扩张。尚无药物治疗可以改变肝肺综合征患者的预后。吸氧可使 SpO_2 维持在 88% 以上。肝移植是唯一有效的治疗方法[111]。因此，严重肝肺综合征（PaO_2 50 ~ 60 mmHg）患者属于终末期肝病模型（MELD）例外评分。尽管经验丰富的医疗中心可以降低风险，但危重肝肺综合征患者（PaO_2 < 50 mmHg）在肝移植后出现并发症和死亡的风险仍然很高[111-112]。

肺门高压是门静脉高压导致的肺动脉高压[113]。有 5% 的患者在准备进行肝移植评估时发现，如果不进行治疗，1 年生存率为 46%[114-115]。诊断依赖右心导管检查，平均肺动脉压（mPAP）大于 25 mmHg，肺血管阻力（PVR）大于 240 dynes/（s·cm⁵），肺动

脉楔压小于 15 mmHg。肺门高压分为轻度（mPAP：25 ～ 35 mmHg）、中度（mPAP：35 ～ 45 mmHg）和重度（mPAP > 45 mmHg）[110]。该疾病的病理生理仍有待阐明。通常使用 TTE 测定患者右心室收缩压（RVSP）。RVSP > 50 mmHg 的患者应进行右心导管检查以确诊并确定肺门高压严重程度。肺门高压的治疗采用磷酸二酯酶 -5 抑制剂、前列环素类似物和内皮素受体拮抗剂以降低 PVR。mPAP 大于 45 mmHg 是肝移植的绝对禁忌证。对于治疗有效的肺门高压属于 MELD 例外[110]。

肝性胸腔积液在肝硬化患者中的患病率为 5% ～ 10%[116]。由腹水从腹腔通过膈肌缺损进入到胸膜腔而引起，最常见于右侧。患者可能出现呼吸困难、咳嗽、胸部不适、低氧。胸片和胸腔穿刺用于诊断。药物治疗包括限钠和利尿。难治性肝性胸腔积液用 TIPS 治疗。对于 TIPS（经颈静脉肝内门体分流术）无效的患者，可以选择 VATS（胸腔镜手术）进行胸膜固定术[117]。

肝细胞癌

HCC 是最常见的原发性肝恶性肿瘤，也是全球癌症死亡的第三大常见原因。HCC 男性发病率高于女性，亚洲和非洲发病率较高，美国发病率也有所上升[118]。慢性肝病是 HCC 病情进展的最重要危险因素。乙型肝炎、丙型肝炎、血色素沉着症、嗜酒、非酒精性肝病、糖尿病和肥胖都会增加 HCC 的发病风险[119]。建议所有肝硬化患者每隔 6 个月进行超声筛查，也可以检测血清 AFP。可以应用动态 MRI 或四相多探头 CT 检测对 1 cm 以上肿物进行无创性诊断。影像学不典型的结节应进行经皮活检[120]。根据肿瘤大小、邻近组织的浸润程度、有无转移、肝功能和患者的身体状况进行分期，但目前没有公认的分期方法。其中根据肿瘤、结节、转移进行分期和 Barcelona 分期（BCLC）是最常用的两种分期方法[120]。

手术切除是 HCC 的明确治疗方法。然而，HCC 确诊时通常已在疾病晚期。对于保留了肝功能并且为局限性和孤立性的肝肿瘤患者，手术切除治疗的 5 年生存率为 40% ～ 75%[121]。肝功能不全、肿瘤局限于肝和肿瘤大小满足特定要求的患者可选择肝移植[122]。不适合肝切除或肝移植的患者可选择非手术治疗包括射频消融、经动脉化疗栓塞和全身治疗[120]。

麻醉药的肝作用

吸入麻醉药

（另见于挥发性麻醉药的药代动力学相关章节）

吸入麻醉药对肝的影响主要是改变了肝灌注血流。肝血流量是门静脉血流量和肝动脉血流量的总和。通过肝动脉缓冲反应维持肝血流量，门静脉血流量的减少可通过肝动脉血流量的增加来代偿[123]。吸入麻醉药可降低平均动脉压和心输出量，导致门静脉血流量剂量依赖性的减少。除氟烷外，异氟烷、七氟烷和地氟烷均可保持肝动脉缓冲反应，进而维持肝血流量[124-126]。

氙气是一种可以用作麻醉药的惰性气体[127]。它具有良好的麻醉效能，包括极低的血气分配系数（0.115）和维持血液动力学稳定[128-129]。在一个猪的实验模型中研究了氙气麻醉时猪肝灌注情况。使用放射性微球示踪观察到氙气麻醉与丙泊酚对肝灌注影响没有差异[130]。然而，第二项使用 ICG 的研究表明，使用氙气和氯胺酮麻醉的猪门静脉血流量减少了 17%，而肝动脉灌注血流或肝功能无显著差异[131]。与丙泊酚相比，在猪模型中使用氙气麻醉肝静脉氧含量更高[132]。目前尚不清楚这些研究的发现是否有临床意义。氙气麻醉已成功用于 4 例肝移植[133]。

一般来说，静脉麻醉药，如丙泊酚、硫喷妥钠、依托咪酯和美索比妥不会对肝产生不良影响。此外，肝硬化患者中这些药物的药代动力学没有明显变化[134-137]。肝硬化患者可能对中枢神经系统的抑制作用更敏感。使用放射性标记微球、多普勒、电磁流量计测定动物和人体的器官血流量，发现丙泊酚可以增加肝血流量和耗氧量[138-141]。但在使用 ICG 清除率测量肝血流量的研究中发现丙泊酚减少肝血流量[142-143]。丙泊酚自身可干扰 ICG 的清除，影响了这些研究结果[141, 144]。临床上，丙泊酚对肝功能没有不良影响。咪达唑仑在肝功能不全患者的消除受到影响，导致镇静作用延长[145]。右美托咪定在肝损害患者消除减少，需要减少用药量[146]。

在肝硬化患者中，吗啡、哌替啶和阿芬太尼的代谢减慢，作用时间延长[147-149]。在轻度肝功能不全患者中，芬太尼、舒芬太尼和瑞芬太尼的药代动力学与正常对照组相比没有变化[150-152]。

肝功能不全患者假性胆碱酯酶水平降低可延长琥珀胆碱和米库氯铵的作用时间[153-154]。因为经 Hoffman 消除，顺阿曲库铵的恢复时间没有变化[155]。

氨基类固醇神经肌肉阻滞剂（维库溴铵、罗库溴铵、泮库溴铵）在肝硬化患者中分布容积增加。此类药物起效慢、作用时间长，需要谨慎给药和实施 TOF（四个成串刺激）监测[156-158]。舒更葡糖（sugammadex）能逆转罗库溴铵在肝功能不全患者中的神经肌肉阻滞作用[159]。新斯的明逆转也不受肝功能障碍影响。

有五项研究探讨了硬膜外麻醉对肝血流的影响。其中四项研究使用 ICG 血浆清除率和经胃肝静脉多普勒测量，显示腰椎或胸椎硬膜外麻醉导致肝血流量减少。在另一项研究中，输注胶体和多巴胺可恢复血流[160-162]。麻黄碱或去甲肾上腺素维持平均动脉压可进一步减少肝血流量。与这些研究结果不同，Kortgen 等的研究表明，胸椎硬膜外麻醉增加了肝血流量（应用 ICG 血浆清除率方法），而腰椎硬膜外麻醉导致肝血流量减少[163]。这些发现的临床意义尚不确定。

肝病患者的非肝部手术

肝病患者的术前评估应包括明确疾病的严重程度和有无肝功能障碍相关的合并症。考虑到死亡风险，急性肝炎或急性肝衰竭患者禁忌实施择期手术[164]。无肝硬化和明显肝功能障碍的情况下，慢性肝病患者一般不会增加择期手术的风险。接受非肝部手术的肝硬化患者术后发病率和死亡率高于无肝硬化患者[165]。一些样本量小、无对照的、跨越 30 年的研究发现死亡率为 1% ~ 50%。这些患者死亡率与肝病严重程度、合并症和外科手术方式相关[165]。最大的肝硬化患者院内死亡率研究使用的数据来自全国住院患者样本。它将从 1998 年到 2005 年间接受了四类手术（胆囊切除术、结肠切除术、冠状动脉旁路移植术和腹主动脉瘤修复手术）之一的 22 569 例肝硬化患者与 280 万对照人群对比。结果发现，4214 例肝硬化患者存在门静脉高压。与对照组相比，肝硬化患者手术期间的院内死亡风险增加 3 ~ 8 倍。严重肝病患者的死亡风险更高，根据不同的手术操作增加 12 ~ 23 倍不等。接受冠状动脉旁路移植术的患者死亡风险最大[166]。一项台湾研究显示，与 97 128 例对照组肝硬化患者相比，24 282 例接受非肝部手术肝硬化患者的 30 天死亡风险增加 2 倍以上（1.2% vs. 0.7%）。患有病毒性肝炎、黄疸、腹水、胃肠道出血和肝昏迷的肝硬化患者死亡率进一步增加[167]。

Child-Turcotte-Pugh（CTP）评分和 MELD 评分可用于评价接受非肝手术的肝硬化患者的发病率和死亡率[168-172]。CTP 评分包括五个指标：肝性脑病程度、腹水程度、INR、血清白蛋白和总胆红素（表 16.5）。根据 CTP 评分将患者分为三级：A 级（5 ~ 6 分）、B 级（7 ~ 9 分）和 C 级（> 10 分）[173]。CTP 分级越高，死亡风险越高。最近的一项研究发现，每个 CTP 分级相关的死亡风险已有所下降。接受腹部手术的肝硬化患者早期回顾性研究发现，CTP 评分 A、B、C 级的死亡风险分为 10%、30%、73% ~ 82%[174-175]。最近一组研究中，194 例患者接受 212 项普通外科手术，

表 16.5　Child-Turcotte-Pugh（CTP）评分

	评分		
	1	2	3
腹水	无	轻微	中度
胆红素	< 2 mg/dl	2 ~ 3 mg/dl	> 3 mg/dl
白蛋白	> 3.5 g/dl	2.8 ~ 3.5 g/dl	< 2.8 g/dl
凝血酶原时间			
延长时间（s）	< 4	4 ~ 6	> 6
国际标准化比值	< 1.7	1.7 ~ 2.3	> 2.3
脑病	无	1 ~ 2 级	3 ~ 4 级
总分	CTP 分级	手术死亡率	
5 ~ 6	A	2% ~ 10%	
7 ~ 9	B	12% ~ 31%	
10 ~ 15	C	12% ~ 82%	

通过回顾性研究预测基于 Child-Turcotte-Pugh（CTP）评分的术后 30 天死亡率。最近的研究报道的死亡率较低。
From Pugh RN, Murray-Lyon IM, Dawson JL, et al. Transection of the oesophagus for bleeding oesophageal varices. Br J Surg. 1973；60（8）：646-649. https://doi.org/.

与 CTP 评分 A、B、C 级对应的 30 天死亡率分别为 6%、13%、53%[169]。腹腔镜手术患者的风险更低（A 级：2%；B 级：12%；C 级：12%），这表明围术期护理和手术技术的改进提高了肝硬化患者手术安全性[170]。CTP 评分的缺点是肝性脑病和腹水的分级是主观的。此外，CTP 评分没有考虑手术风险的其他预测因素，如手术类型或肝硬化病因[176]。

如上所述，MELD 评分根据患者的 INR、血清肌酐、血清胆红素和肝疾病的病因计算（图 16.5）[177]，是终末期肝病患者死亡风险的有效测量方法，也是移植肝分配系统的基础[178]。许多研究已经证实 MELD 评分可以很好地预测肝硬化患者腹部、骨科和心脏手术的风险[168, 179-181]。一项大型回顾性研究证实，MELD 评分可很好地预测接受腹部、骨科和心脏手术肝硬化患者 30 天、90 天、1 年和 5 年死亡率。MELD 评分低于 8 分的患者 30 天死亡率为 5.8%，MELD 评分高于 20 分的患者 30 天死亡率超过 50%[182]。将血清钠

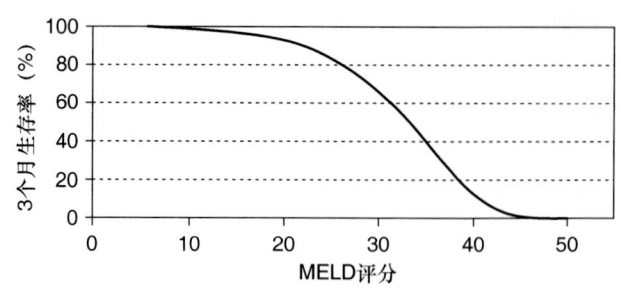

图 16.5　终末期肝病模型（MELD）评分可评估 3 个月生存率

加入 MELD 评分（MELD-Na）以及联合血清钠和患者年龄（综合 MELD 或 iMELD）可以提高 MELD 预测生存率的准确性[183-184]。使用 MELD-Na 和 iMELD 可以更准确地预测非肝手术后的死亡率，但需要更多研究证实[169, 185-186]。

比较 CTP 与 MELD 预测能力的研究产生了相互矛盾的结果，这可能是由于样本量小以及主要测量结果和外科手术过程的差异。对心脏和普通外科患者的小型研究发现，CTP 和 MELD 评分均能很好地预测术后死亡率[168-169]。一项针对接受非肝腹部手术的肝硬化患者的研究发现，MELD 评分比 CTP 评分能更好地预测术后 90 天内的死亡率或肝功能失代偿[180]。最近的一项研究发现，在择期全麻手术的肝硬化患者中，两者都不能很好地预测死亡率和肝功能失代偿[171]。有人建议，肝硬化患者进行非肝手术风险分层时，应将以上两种评分与其他检查联合应用[187]。

除了肝硬化严重程度和特定的外科手术外，与肝硬化患者术后发病率和死亡率增加相关的危险因素还包括急诊手术、美国麻醉科医师协会（ASA）分级、肾功能不全、男性和高龄[168, 170, 188]。

除了确定肝硬化严重程度外，术前评估还应明确与肝硬化相关的合并症及严重程度，包括肝性脑病、肺部疾病、心脏病和肾功能不全（见前面的讨论）。术前实验室评估应包括全血细胞计数以评估贫血、血小板减少症和白细胞增多症。此外，应检测 INR、纤维蛋白原、血清电解质、肌酐、葡萄糖、转氨酶、胆红素和白蛋白。

肝胆手术的麻醉管理

经颈静脉肝内门体分流术　经颈静脉肝内门体分流术（transjugular intrahepatic portosystemic shunt, TIPS）是一种血管内的介入手术，经颈静脉入路，建立肝内的位于肝静脉及门静脉之间的人工分流通道

（图 16.6），目的是降低门静脉高压[189]。TIPS 主要适应证是静脉曲张出血的二级预防和难治性腹水的治疗[190]。高危患者（HVPG > 20 mmHg）急性静脉曲张破裂出血，内镜介入的 TIPS 可减少再出血[191]。手术禁忌证包括充血性心力衰竭、三尖瓣反流和中重度肺动脉高压。在手术过程中，导管一般通过右颈内静脉进入肝静脉分支，然后用针穿过肝静脉进入门静脉，扩张通道并置入支架。术后 HVPG 应小于 12 mmHg。主要并发症，如腹腔内出血等，发生率为 1% ～ 2%[192]。

TIPS 可以择期或急诊实施手术。术前评估应明确肝功能不全的程度和相关的发病率。晚期肝病患者可能处于高循环动力状态。可能伴有明显的腹水及功能残气量减少、肝性脑病或肝肺综合征。当患者处于仰卧位时，可能会进一步损害肺功能。患者还可能并存肾功能不全、凝血异常和血小板减少症。实验室检查应筛查贫血、血小板减少症、凝血功能障碍、低钠血症、肌酐和高钾。患者血红蛋白浓度小于 7 ～ 9 mg/dl，INR 大于 2，血小板计数小于 50 000/μl 时应输血[193]。手术可在局麻、镇静或全麻下进行，应考虑患者的敏感度、是否耐受仰卧位以及手术时间。有明显腹水或近期静脉曲张破裂的患者优先选择全麻快速诱导以保护气道。在肝内分流和支架扩张过程中可能发生术中疼痛。在 150 例接受全凭静脉麻醉（TIVA）的 TIPS 患者中，术后 ICU 入院率为 6.6%，主要原因是术中血流动力学不稳定。考虑到气道保护、患者仰卧位和术中疼痛，研究者推荐所有 TIPS 均应实施全身麻醉[194]。术后并发症包括由于静脉回流增加引起的心力衰竭、造影剂肾病、溶血性贫血和脓毒症[195-196]。

肝切除术　肝切除术最常见的适应证是治疗继发性转移（即结肠癌肝转移）、原发性肝癌、胆道恶性肿瘤和肝良性肿物[197]。肝切除术是沿着肝的功能肝段进行切除，根据血液供应和胆道引流的分布，肝分为八个功能肝段。左肝由肝段 Ⅱ、Ⅲ、Ⅳ 组成，而右

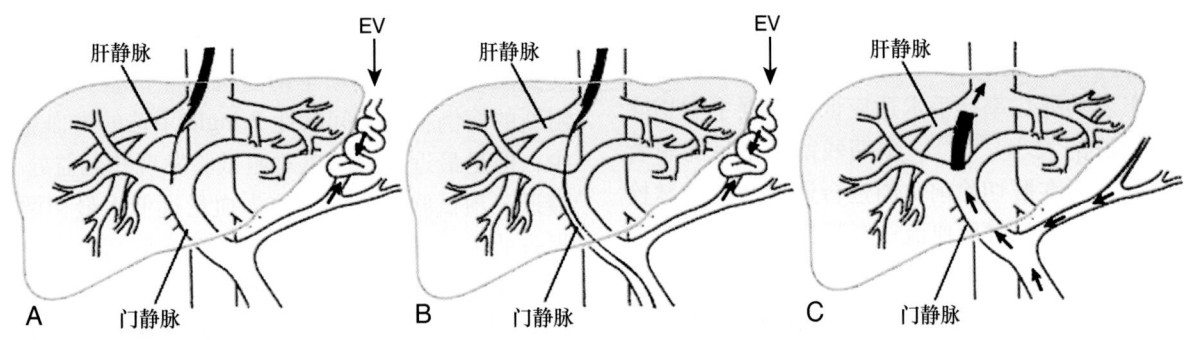

图 16.6　经颈静脉肝内门体分流术。支架（一个或多个）通过一根金属丝穿过颈内静脉进入肝静脉（A），食管静脉曲张（EV）明显扩张。然后将金属丝和支架伸入门静脉（B），血液就可以通过门静脉进入肝静脉，绕开扩张的食管静脉以减压（C）（Reproduced with permission from University of Michigan Health System：www.med.umich.edu/1libr/topics/liver09.htm）（not able to access/TG 9-21-18）

肝由肝段 Ⅴ、Ⅵ、Ⅶ、Ⅷ组成。肝段 Ⅰ 是尾状叶（见图 16.1）。右肝切除术包括切除肝段 Ⅴ～Ⅷ，左肝切除术包括切除肝段 Ⅱ～Ⅳ。肝右叶切除术也称为扩大右半肝切除术或右三叶切除术，涉及肝段 Ⅳ～Ⅷ 的切除，伴或不伴肝段 Ⅰ 的切除。扩大左肝切除术（肝左三叶切除术）包括 Ⅱ～Ⅴ 肝段和Ⅷ肝段[198]。死亡率和发病率与手术切除范围密切相关。美国外科医师学会-国家外科质量计划项目数据库报告对 5 年内 4881 例肝部分切除术患者进行了回顾性分析，该手术 30 天死亡率和发病率分别为 1.9% 和 13.1%。接受扩大肝切除术（肝叶切除术或三叶切除术）患者的死亡率和发病率分别增加到 5.8% 和 22.5%[199-200]。其他影响因素包括医疗中心的手术例数、患者年龄、心脏病史，肺部或肾疾病、失血、腹水以及肝功能降低[199-200]。

位于外周肝段（Ⅱ～Ⅵ）小的（＜5 cm）、孤立性病变最适合在有经验的医疗中心实施腹腔镜肝切除术[201-202]。据报道，有经验的医疗中心进行了更大范围的肝切除。一项关于 83 组配对病例（2900 例患者）的 meta 分析显示，与开腹肝切除术相比，接受腹腔镜肝切除术患者的并发症、输血、失血和住院率显著降低[203]。迄今为止，唯一一项比较腹腔镜肝切除术与开腹肝切除术的随机对照试验发现，对于切除少于三个连续肝段的结直肠癌肝转移来说，腹腔镜肝切除术患者术后并发症显著减少［19% vs. 31%，95% 置信区间（CI）1.67～21.8，P = 0.021］。虽然住院时间明显缩短，但失血量和死亡率没有差异[204]。腹腔镜转为开腹手术通常是由于术中出血，据报道发生率为 6%～14%。危险因素包括高 BMI、高龄、糖尿病、高血压和巨大肿瘤[205-206]。最近的一项观察性回顾性研究阐述了机器人辅助在肝切除术中的作用[207]。一项 meta 分析评价了 2010—2014 年发表的比较腹腔镜和机器人肝切除术的七项研究，发现腹腔镜手术可明显减少失血量和缩短手术时间，但在转为开腹手术发生率、术后复发率、住院时间方面无明显差异[208]。

患者的术前评估应侧重于确定肝病的严重程度及是否并存其他合并症。肝硬化和脂肪变性都会增加肝切除术患者的死亡率。手术适应证要依据手术切除后预期残留肝的大小[209-210]。预期残留肝不足的患者手术风险高，可在肝切除前 1 周进行选择性门静脉栓塞。肝病变部分的门静脉血流中断导致切除部位萎缩和预期残留肝肥大，使患者在肝切除后维持足够的肝大小。门静脉栓塞通常适用于预期残留肝低于 20% 的无肝硬化患者和预期残留肝小于 40% 的肝硬化患者[120, 211]。应根据上述内容进一步进行术前评估和风险评估。肝切除术前的实验室检查应包括全血细胞计数、血清电解质、肝生化、白蛋白、凝血系统以及病变类型和筛查。

减少血液丢失的策略

肝切除的术中失血量增多与发病率和死亡率增加有关[212-214]。有很多术前因素与输血风险增加有关，包括术前贫血、肝外手术、腹腔暴露，肝大部切除（＞3 个节段）、肿瘤大小、血小板减少症、肝硬化和反复手术[215-217]。现已证明，对于大出血风险高的患者，使用急性等容血液稀释和术中洗涤细胞回输等技术可以减少异体输血[218-221]。

目前已采用多种方法来减少开放性肝切除术中的失血量，一些大型医学中心的肝切除术的失血量通常小于 500 ml[213, 222-223]。这些方法包括使用暂时性肝血管闭塞和术中维持低中心静脉压（central venous pressure，CVP）[224-225]。

外科医生可以利用肝血管闭塞技术，限制流向肝的血流量来减少出血。虽然在简单的肝切除术中不常规使用，但可能用于更复杂的肝切除术，因而有必要熟悉这些技术。最常用的血管闭塞技术是通过夹持肝十二指肠韧带来阻断肝动脉和门静脉，也称为 Pringle 手法，是于 1908 年首次应用的阻断肝总血流量来控制肝创伤出血的一种手段（图 16.7A）[226]。这种操作的弊端是可能出现肝缺血再灌注损伤[227]。为了减轻这种损伤，外科医生通常使用间歇性夹闭，即每夹闭 15～20 min，松开 5～10 min，使总缺血时间少于 120 min[228]。但也有研究显示肝可耐受更长的累计缺血时间[229]。在一项单中心随机对照试验中，在 Pringle 手法前给予七氟烷预处理 30 min，可明显减少术后转氨酶升高以及连续血流阻断超过 30 min 引起的并发症[230]。随后的三个随机对照试验中发现，在 Pringle 手法之后（后处理）或在间歇性动脉夹闭时给予七氟烷，术后转氨酶和并发症减少[231]。

Pringle 手法在现代肝切除术中是否有效减少失血受到质疑。虽然两项早期随机对照试验表明与无血流阻断的病例相比，间歇性 Pringle 手法的失血量明显减少，但是最近三项随机对照试验发现并无益处[232-236]。最近三项试验报告的中位失血量远低于最初两项研究报告的失血量。目前这些数据证实肝切除术中没有必要常规使用 Pringle 手法[236-237]。

另一种可能有效的替代技术是半肝血流阻断技术。此操作为夹紧供应正在切除半肝的门静脉和肝动脉的分支，以减少对残余肝的缺血性损伤（图 16.7B 和 C）[238]。与 Pringle 手法相比，半肝血流阻断技术尚

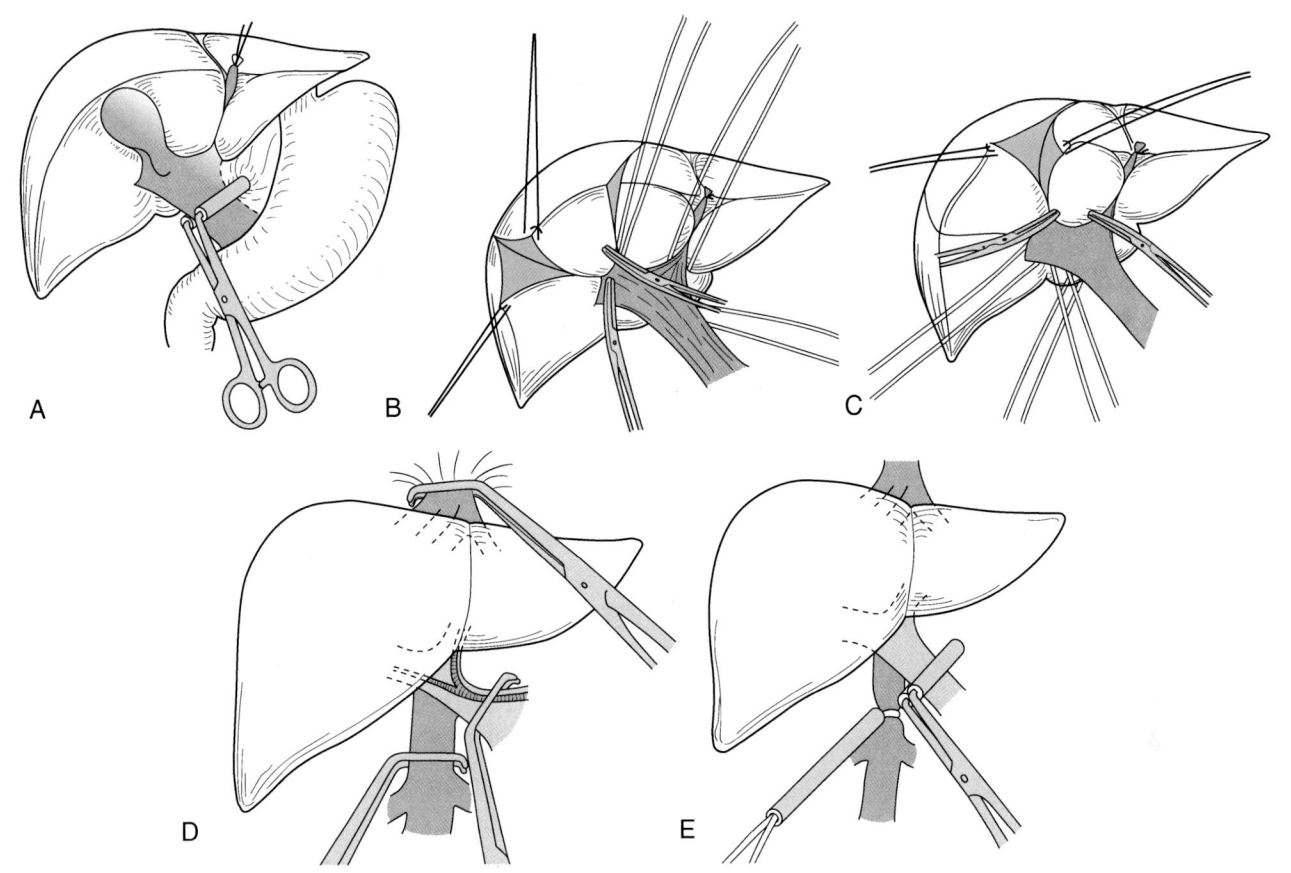

图 16.7 （A～E）肝手术中的血管闭塞术。肝切除过程中减少出血的血管闭塞术包括 Pringle 手法（A），需夹闭肝十二指肠韧带以阻塞肝动脉和门静脉血流入肝。选择性肝血管阻断（B 和 C）包括夹闭被切除半肝的供血。全肝血管阻断（D）是通过夹闭肝上下两侧的下腔静脉和肝十二指肠韧带实现的。另一种技术是夹闭肝下侧下腔静脉和肝十二指肠韧带（E）（From Otsubo T. Control of the inflow and outflow system during liver resection. J Hepatobiliary Pancreat Sci. 2012；19：15-18.）

未显示可减少失血[239-242]。全肝血管阻断，包括阻断肝上腔静脉、肝下腔静脉，以及门静脉和肝动脉（图16.7D）[243]。由于静脉回流减少以及发病率增加，全肝血管阻断可导致严重的低血压。与 Pringle 手法相比，它没有显示出任何益处，但其通常适用于肿瘤侵犯到下腔静脉的患者。在这种复杂的肝切除术中，将其与低温门静脉灌注和静脉旁路相结合，以降低低血压和肝缺血的风险，但是报告的死亡率仍然很高[244-245]。为了避免全肝血管阻断的血液动力学效应，外科医生采用选择性肝血管阻断，夹紧肝静脉而不包括下腔静脉[246]。一些研究表明，选择性肝血管阻断引起的并发症少于全肝血管阻断，但是其对技术要求很高，且在简单肝切除术中作用有限[247-248]。

低中心静脉压

虽然 Pringle 手法阻断肝血流，但肝静脉内的逆行血流仍然可以导致大量静脉出血。肝静脉压力与腔静脉压力直接相关，因此维持低 CVP（＜ 5 mmHg）可以尽量减少术中失血量[249]。回顾观察性研究表明，控制 CVP 低于 5 mmHg 可以减少失血量，而且无重大不良并发症[250-253]。两项随机对照试验比较 CVP ＜ 5 mmHg 的患者和自由给药的患者，结果显示低中心静脉压可以减少术中失血量及输血量[254-255]。但这些研究都存在显著偏倚。此外，在一些试验中的估计失血量虽有统计学差异，但无临床意义[256]。尽管肝切除术的标准操作是维持低 CVP，但一些研究发现 CVP 与术中失血量无关。供体肝切除术患者的回顾性研究中，CVP 与术中失血量之间没有相关性。这一发现可能是由于活体肝供体是肝正常的健康患者[257-258]。最大的一项由 900 多名患者组成的研究发现虽然 CVP 与估计失血量之间没有相关性，但几乎所有患者的 CVP 均低于 10 mmHg，大多数患者 CVP 在 4～6 mmHg 范围内变化[258]。

肝切除术期间多种技术均可降低 CVP。最常见的方法是限制术中液体的输注速率为 1 ml/（kg·h）。根据需要使用血管加压药来维持收缩压大于 90 mmHg 和尿量大于 25 ml/h。虽然很少需要，但如果不能有效的限制液体量，可使用硝酸甘油或吗啡进行扩张血管，或使用呋塞米进行利尿[250-251, 254-255, 259]。尽管缺少充足的数据来推荐某种特定的方法，也可以使用米力农、反 Trendelenburg 体位以及硬膜外麻醉[256, 260-262]。

除了之前的干预措施，夹闭肝下下腔静脉可在 CVP 升高的情况下减少出血量（见图 16.7E）[263]。许多随机对照试验表明在可耐受夹闭患者或 CVP 大于 5 mmHg 的患者中阻断肝下下腔静脉，失血量及输血量均显著减少[262, 264-268]。对 714 例患者进行的 meta 分析显示，阻断肝下下腔静脉使术中失血量显著减少（均数差 −353 ml），术后并发症发生率无显著差异。值得注意的是，在 meta 分析中，两组的 CVP 值没有差异[269]。

其他减少失血量的方法

两组多中心、随机、安慰剂对照试验研究了在肝切除患者中，预防性使用重组因子Ⅶa（rFⅦa）后能否减少输血。研究发现预防性应用 rFⅦa 对死亡率、输注红细胞或不良事件的发生没有益处[270-271]。对 214 例接受部分肝切除术的患者进行的单一随机对照试验（82% 的病例）发现，在手术切开前静脉输注氨甲环酸 500 mg，然后每隔 6 h 输注 250 mg，持续 3 天，可以减少输血和失血[272]。

最近 Cochrane 数据库分析了 67 项减少肝切除术失血方法的随机临床试验，发现所有试验都存在偏倚风险。多个试验的低质量的证据表明"钳夹和挤压"肝实质切除技术比射频切除术不良事件更少。也有低质量证据表明术中低 CVP 管理可使失血量、手术时间和总住院时间减少[273]。

麻醉管理

这些病例的麻醉管理应根据患者的合并症、手术方式（开腹或腹腔镜）、预期的切除范围和血管阻断操作的需要进行调整。应根据预期的出血程度建立足够的静脉通路。如果预期出现大量失血，可以进行红细胞回收，也可考虑使用急性等容血液稀释。除了标准的 ASA 监测之外，在预期大量失血或者需要血管闭塞操作的情况下，应使用直接动脉压监测。尽管一些大型医疗中心不常规使用 CVP 监测，但中心静脉导管可以用于输血以及 CVP 监测[274-275]。外周静脉压力监测可作为一种替代方案。有研究证明肝切除术的患者肘前静脉的压力与 CVP 相关[276-277]。每搏变异度（stroke volume variation，SVV）作为 CVP 的替代方案，用于肝切除患者的容量管理。一项对接受供体肝切除术的患者进行的研究显示，SVV 值 ≤ 6% 提示出血量超过 700 ml[278]。两项接受开腹或腹腔镜肝切除术的研究发现，患者的目标 SVV 值高于 12% ～ 15%，出

血量相当于或优于维持低 CVP[279-280]。一项应用米力农降低 CVP 的研究中，SVV 9% 可产生良好的手术视野，而与 CVP 无相关性，这可能由于米力农的松弛效应引起的[281]。存在心脏危险因素的患者应考虑使用经食管超声心动图，但存在明显食管静脉曲张的情况下应用要谨慎。

在大量病例中，肝切除可能会引起出血，甚至发展为凝血障碍。没有足够的证据推荐常规使用血栓弹力图（TEG）。一项随机对照试验发现，对患有凝血疾病 [INR > 1.8 和（或）血小板计数 < 50×10⁹/L] 的肝硬化患者进行有创操作时，与依据常规实验室检查相比，TEG 指导输血能够明显减少血液制品的用量。但只有一半参与实验的患者其手术过程中出血风险高于 3%[282]。

在疼痛管理方面，胸段硬膜外镇痛是控制肝切除术疼痛的一种非常有效的手段[283-284]。但由于肝切除术后凝血功能障碍和血小板减少症的发生以及硬膜外血肿的相关风险，胸段硬膜外镇痛仍然存在争议[276, 285-288]。根据切除肝组织的大小，有 21% ～ 100% 的肝切除患者术后出现凝血功能障碍和血小板减少症。INR 在术后 1 ～ 2 天达到峰值，而血小板计数在术后 3 ～ 4 天时最低。这些值通常在术后 4 ～ 5 天回到基线。但在一些患者中，INR 可能持续升高长达 1 周，导致硬膜外导管拔除延迟或需要输注 FFP（新鲜冰冻血浆）以拔除硬膜外导管[276, 285-289]。另一个问题是凝血功能障碍患者的硬膜外导管意外移位，据报道发生率约为 7%[276, 286]。凝血功能障碍的程度受切除范围的影响。在 759 例接受肝切除术的患者中，接受肝大部切除术（> 2 个节段）的患者凝血功能障碍的发生率为 39.1%，而接受肝部分切除术（≤ 2 节段）的患者凝血功能障碍的发生率为 21.3%[289]。其他与术后凝血功能障碍相关的独立因素包括先前存在的肝硬化、术前 INR ≥ 1.3，术前血小板计数 < 150 000/μl，估计失血量 ≥ 1000 ml，手术持续时间[285, 287-289]。目前尚无病例报道硬膜外血肿的并发症，这可能是因为硬膜外血肿相当罕见，已发表病例的数量可能不足以检测其发生率[290-291]。

大量腹水的患者应考虑快速诱导。全身麻醉的维持可以选择吸入麻醉药和静脉麻醉药。没有高质量的临床证据表明一种特定药物优于另一种药物[292-294]。无论采用何种方法，麻醉药用量应做到个体化，同时考虑肝病患者常用麻醉药的药代动力学和药效动力学的改变。麻醉科医师应该了解在手术过程中可能使用的血管闭塞方法及其对血流动力学的影响。在开腹和腹腔镜肝切除术期间，Pringle 手法导致平均动脉压和全身血管阻力增加、心输出量降低[295-296]。在开腹肝切除术中，门静脉钳夹导致左心室舒张末期容积减少

（即左心室前负荷）。在腹腔镜肝切除术中，由于气腹的建立，PTC（经皮肝穿刺胆管造影）也增加左心室收缩末期压力（即左心室后负荷）[297]。

肝手术后加速康复

多项随机对照试验研究比较了接受开腹和腹腔镜肝切除的患者使用术后加速康复（enhanced recovery after surgery，ERAS）和传统治疗后的恢复情况[250, 298-301]。虽然存在 ERAS 共识指南，但这些试验在 ERAS 要素的数量和性质方面存在差异[302]。大多数纳入了术前教育、早期肠内营养和早期运动。肝切除手术实施 ERAS 方案已被证实可以减少轻症不良事件、住院时间、住院费用并改善患者的生活质量。Cochrane 发表的一项 meta 分析指出 ERAS 方案减少轻症不良事件、住院时间和住院费用，但所有研究均存在很大的偏倚风险且证据的质量很低[303]。

致谢

主编和出版者感谢 Phillip S. Mushlin 博士和 Simon Gelman 博士在本书的前一版中为此章节做出的贡献，为本章奠定了基础。

参考文献

1. Molina DK, et al. *Am J Forensic Med Pathol.* 2015;36(3):182.
2. Molina DK, DiMaio VJM. *Am J Forensic Med Pathol.* 2012;33(4):368.
3. Pryce JW, et al. *BMC Clin Pathol.* 2014;14:(18).
4. Abdel–Misih SRZ, Bloomston M. *Surg Clin North Am.* 2010;90(4):643.
5. van Gulik TM, van den Esschert JW. *HPB (Oxford). England;* 2010;12:81.
6. Juza RM, Pauli EM. *Clin Anat.* 2014;27(5):764.
7. Strasberg SM. *J Hepatobiliary Pancreat.* 2005;12(5):351.
8. Strasberg SM, Phillips C. *Ann Surg.* 2013;257(3):377.
9. Bismuth H. Revisiting liver anatomy and terminology of hepatecto- mies. *Ann Surg.* 2013;257(3):383.
10. Poisson J, et al. *J Hepatol.* 2017;66(1):212.
11. Blouin A, et al. *J Cell Biol.* 1977;72(2):441.
12. Treyer A, Müsch A. *Physiol.* 2013;3(1):243.
13. T K. Metabolic Zonation of the Liver: The Oxygen Gradient Revis- ited; 2018. PubMed - NCBI. https://phstwlp2.partners.org:2052/pu bmed/28126520.
14. Geerts A. *Semin Liver Dis.* 2001;21(3):311.
15. Tsuchida SL, Friedman T. Mechanisms of Hepatic Stellate Cell Acti- vation; 2018. PubMed - NCBI. https://phstwlp2.partners.org:2052/ pubmed/28487545.
16. Li P, et al. *Mol Immunol.* 2017;85:222.
17. Robinson MW, et al. *Cell Mol Immunol.* 2016;13(3):267.
18. Lau AH, Thomson AW. *Gut.* 2003;52(2):307.
19. Njoku DB. *Int J Mol Sci.* 2014;15(4):6990.
20. Almazroo OA, et al. *Clin Liver Dis.* 2017;21(1):1.
21. Trefts E, et al. *Curr Biol.* 2017;27(21):r1151.
22. Adeva–Andany MM, et al. *Biosci Rep.* 2016;36(6).
23. Nguyen P, et al. *J Anim Physiol Anim Nutr (Berl).* 2008;92(3):272.
24. Boyer JL. *Compr Physiol.* 2013;3(3):1035.
25. Roberts MS, et al. *Clin Pharmacokinet.* 2002;41(10):751.
26. Malik MY, et al. *Drug Metab Rev.* 2016;48(2):281.
27. Borowski M, et al. *J Biol Chem.* 1986;261(4):1624.
28. Dimova EY, Kietzmann T. *Thromb Haemost.* 2008;100(6):992.
29. Cesarman–Maus G, Hajjar KA. *Br J Haematol.* 2005;129(3):307.
30. Stein PE, et al. Update Review of the Acute Porphyrias; 2018.PubMed – NCBI. https://phstwlp2.partners.org:2052/pubmed/?term=27982422.
31. Sticova E, Jirsa M. *World J Gastroenterol.* 2013;19(38):6398–6407.
32. Ganz T, Nemeth E. *Biochim Biophys Acta.* 2012;1823(9):1434.
33. Yakar S, et al. *J Clin Invest.* 2002;110(6):771.
34. Lu H, et al. *Hypertens Res.* 2016;39(7):492.
35. Jelkmann W. *Eur J Gastroenterol Hepatol.* 2001;13(7):791.
36. Habib S, et al. Approach to jaundice and abnormal liver function test results. In: Sanyal AJ, et al., ed. *Zakim and Boyer's Hepatol: A Textbook of Liver Disease.* 7th ed. Philadelphia, PA: Elsevier; 2018:99–116.
37. Pratt DS. Liver chemistry and function tests. In: Feldman M, et al. ed. *Sleisenger and Fordtran's Gastrointestinal and Liver Disease: Patho- physiology, Diagnosis, Management.* 10th ed. Philadelphia: Saunders; 2016:1243–1253.
38. Kwo PY, et al. *Am J Gastroenterol.* 2017;112(1):18.
39. Eminler AT, Ayyildiz T, Irak K, et al. AST/ALT ratio is not useful in predicting the degree of fibrosis in chronic viral hepatitis patients. *Eur J Gastroenterol Hepatol.* 2015;27(12):1361.
40. Maina I, et al. *Jrnl App Lab Med.* 2016;1(2):119.
41. Redick JA, et al. *J Biol Chem.* 1982;257(24):15200.
42. Siddique A, Kowdley KV. *Clin Liver Dis.* 2012;16(2):199.
43. Fargo MV, et al. *Am Fam Physician.* 2017;95(3):164.
44. Liang TJ, Hepatitis B. The virus and disease. *Hepatology.* 2009; 49(suppl 5):13.
45. AASLD/IDSA HCV Guidance Panel. *Hepatology.* 2015;62(3):932.
46. Fourati S, et al. *J Int AIDS Soc.* 2018;21(suppl 2):e25058.
47. Freiman JM, et al. *Ann Intern Med.* 2016;165(5):345.
48. Ajisaka H, et al. *J Surg Oncol.* 2003;84(2):89.
49. Fujioka M, et al. *Hepatology.* 2001;34(6):1128.
50. Sugimoto H, et al. *Liver Int.* 2003;23(1):38.
51. Wong RJ, et al. *Clin Liver Dis.* 2015;19(2):309.
52. Song P, et al. *World J Gastroenterol.* 2016;22(1):262.
53. Yuen M, Lai C. *Best Pract Res Clin Gastroenterol.* 2005;19(1):91.
54. Tapper EB, Lok AS. *N Engl J Med.* 2017;377(23):2296.
55. Bolondi G, et al. *World J Gastroenterol.* 2016;22(26):5936.
56. Guerrini GP, et al. *Prog Transplant.* 2018;28(1):63.
57. Lin C, et al. *Intern Med.* 2008;47(7):569.
58. Younossi ZM, et al. *Hepatology.* 2018;68(1):349.
59. Sakka SG. *Curr Opin Crit Care.* 2007;13(2):207.
60. Denaro CP, et al. *Ther Drug Monit.* 1998;20(1):78.
61. Jover R, et al. *Am J Gastroenterol.* 1997;92(10):1905.
62. Wahlländer A, et al. *J Hepatol.* 1990;10(2):129.
63. Everson GT, et al. *Hepatology.* 2012;55(4):1019.
64. Chow PKH, et al. *J Surg Res.* 2003;112(1):1.
65. Helmke S, et al. *Curr Opin Gastroenterol.* 2015;31(3):199.
66. Kang HK, et al. *Radiographics.* 2002;22(5):1053.
67. Sharma S, et al. *World J Gastroenterol.* 2014;20(45).
68. Iranpour P, et al. *Ultrasonography.* 2016;35(1):3.
69. Barr RG, et al. *Radiology.* 2015;276(3):845.
70. Younossi ZM, et al. *Hepatology.* 2018;68(1):349.
71. Tang A, et al. *Radiology.* 2018;286(1):29.
72. Bialecki ES, Di Bisceglie AM. *HPB (Oxford).* 2005;7(1):26.
73. Pollock G, Minuk GY. *J Gastroenterol Hepatol.* 2017;32(7):1303.
74. Popper H, Schaffner F. Pathophysiology of cholestasis. *Hum Pathol.* 1970;1(1):1.
75. EASL. *J Hepatol.* 2009;51(2):237.
76. Lleo A, et al. *Hepatol Int.* 2017;11(6):485.
77. Boonstra K, et al. *J Hepatol.* 2012;56(5):1181.
78. Trivedi HD, et al. *Frontline Gastroenterol.* 2017;8(1):29.
79. Poupon RE, et al. *N Engl J Med.* 1991;324(22):1548.
80. Corpechot C, et al. *Hepatology.* 2008;48(3):871.
81. Hirschfield GM, et al. *Gastroenterol.* 2015;148(4):61.e8.
82. Lens S, et al. *Liver Int.* 2014;34(2):197.
83. Rautiainen H, et al. *Hepatology.* 2005;41(4):747.
84. Karlsen TH, et al. *J Hepatol.* 2017;67(6):1298.
85. Scaglione S, et al. *J Clin Gastroenterol.* 2015;49(8):690.
86. Tsochatzis EA, et al. *Lancet.* 2014;383(9930):1749.
87. Garcia–Pagan JC, et al. *J Hepatol.* 2012;57(2):458.
88. Runyon BA. *Hepatology.* 2013;57(4):1651.
89. De Robertis R, et al. *World J Gastroenterol.* 2014;20(23):7231.
90. Garcia–Tsao G, et al. *Hepatology.* 2017;65(1):310.
91. D'Amico G, et al. *J Hepatol.* 2018;68(3):563.
92. Ripoll C, et al. *Gastroenterology.* 2007;133(2):481.
93. Ripoll C, et al. *J Hepatology.* 2009;50(5):923.
94. Abraldes JG, et al. *Clin Liver Dis.* 2014;18(4):779.

95. Shi KQ, et al. *Liver Int.* 2013;33(1):62.
96. Vilgrain V, et al. *Gastrointest Radiol.* 1990;15(3):218.
97. Zipprich A, et al. *Liver Int.* 2012;32(9):1407.
98. Gluud LL, Krag A, et al. *Cochrane Database Syst Rev.* 2012;8:CD004544.
99. Shah HA, et al. *J Hepatol.* 2014;60(4):757.
100. D'Amico G, et al. *Gastroenterology.* 2006;131(5):1611.
101. Carvalho GC, et al. *Ann Hepatol.* 2012;11(1):90.
102. Martin-Llahi M, et al. *Gastroenterology.* 2011;140(2):496.e4.
103. Angeli P, et al. *J Hepatol.* 2015;62(4):968.
104. de Mattos AZ, et al. *Ann Hepatol.* 2016;15(4):474.
105. Boyer TD, et al. *Liver Transpl.* 2011;17(11):1328.
106. Nolte W, et al. *Hepatology.* 1998;28(5):1215.
107. Montagnese S, et al. *Metab Brain Dis.* 2004;19(3–4):281.
108. Vilstrup H, et al. *Hepatology.* 2014;60(2):715.
109. Swanson KL, et al. *Hepatology.* 2005;41(5):1122.
110. Krowka MJ, et al. *Transplantation.* 2016;100(7):1440.
111. Iyer VN, et al. *Hepatology.* 2013;57(6):2427.
112. Schiffer E, et al. *Am J Transplant.* 2006;6(6):1430.
113. Simonneau G, et al. *J Am Coll Cardiol.* 2013;62(suppl 25):34.
114. Krowka MJ, et al. Portopulmonary hypertension: Results from a 10–year screening algorithm. *Hepatology.* 2006;44(6):1502.
115. Swanson KL, et al. *Am J Transplant.* 2008;8(11):2445.
116. Malagari K, et al. *Hepatogastroenterology.* 2005;52(62):558.
117. Machicao VI, et al. *Hepatology.* 2014;59(4):1627.
118. GBD 2016 Risk Factors Collaborators. *Lancet.* 2017;390(10100):1151.
119. Forner A, et al. *Lancet.* 2018;391(10127):1301.
120. Heimbach JK, et al. *Hepatology.* 2018;67(1):358.
121. Poon RT, et al. *Ann Surg.* 2002;235(3):373.
122. Mazzaferro V, et al. *N Engl J Med.* 1996;334(11):693.
123. Lautt WW. *Am J Physiol.* 1985;249(5 Pt 1):549.
124. Gelman S, et al. *Anesthesiology.* 1984;61(6):726.
125. Frink EJ Jr, et al. *Anesthesiology.* 1992;76(1):85.
126. Hartman JC, et al. *Can J Anaesth.* 1992;39(8):877.
127. Cullen SC, Gross EG. *Science.* 1951;113(2942):580.
128. Goto T, et al. *Br J Anaesth.* 1998;80(2):255.
129. Wappler F, et al. *Anesthesiology.* 2007;106(3):463.
130. Schmidt M, et al. *Anaesthesia.* 2001;56(12):1154.
131. Iber T, et al. *Minerva Anestesiol.* 2008;74(10):511.
132. Reinelt H, et al. *Acta Anaesthesiol Scand.* 2002;46(6):713.
133. Wilke HJ, et al. *Transplant Proc.* 2011;43(7):2683.
134. Servin F, et al. *Br J Anaesth.* 1990;65(2):177.
135. Pandele G, et al. *Anesthesiology.* 1983;59(2):123.
136. van Beem H, et al. *Anaesthesia.* 1983;38(Suppl):61.
137. Duvaldestin P, et al. *Acta Anaesthesiol Scand.* 1991;35(2):159.
138. Carmichael FJ, et al. *Anesthesiology.* 1993;79(5):1051.
139. Wouters PF, et al. *Anesth Analg.* 1995;81(1):125.
140. Zhu T, et al. *Can J Anaesth.* 2008;55(6):364.
141. Meierhenrich R, et al. *Anaesthesia.* 2010;65(11):1085.
142. Leslie K, et al. *Anesth Analg.* 1995;80(5):1007.
143. Runciman WB, et al. *Br J Anaesth.* 1990;65(3):353.
144. Sear JW, et al. *Br J Anaesth.* 1994;72(4):451.
145. MacGilchrist AJ, et al. *Gut.* 1986;27(2):190.
146. Weerink MAS, et al. *Clin Pharmacokinet.* 2017;56(8):893.
147. Mazoit JX, et al. *Anesth Analg.* 1987;66(4):293.
148. Klotz U, et al. *Clin Pharmacol Ther.* 1974;16(4):667.
149. Ferrier C, et al. *Anesthesiology.* 1985;62(4):480.
150. Haberer JP, et al. *Br J Anaesth.* 1982;54(12):1267.
151. Chauvin M, et al. *Anesth Analg.* 1989;68(1):1.
152. Dershwitz M, et al. *Anesthesiology.* 1996;84(4):812.
153. Devlin JC, et al. *Br J Anaesth.* 1993;71(2):227.
154. Viby-Mogensen J, Hanel HK. *Acta Anaesthesiol Scand.* 1978;22(4):371.
155. De Wolf AM, et al. *Br J Anaesth.* 1996;76(5):624.
156. Lebrault C, et al. *Anesthesiology.* 1985;62(5):601.
157. Khalil M, et al. *Anesthesiology.* 1994;80(6):1241.
158. Duvaldestin P, et al. *Br J Anaesth.* 1978;50(11):1131.
159. Fujita A, et al. *Acta Anaesthesiol Taiwan.* 2014;52(2):54.
160. Tanaka N, et al. *Anesth Analg.* 1997;85(2):286.
161. Meierhenrich R, et al. *Anesth Analg.* 2009;108(4):1331.
162. Trepenaitis D, et al. *Medicina (Kaunas).* 2010;46(7):465.
163. Kortgen, et al. *Eur J Anaesthesiol.* 2009;26(2):111.
164. Friedman LS. *Trans Am Clin Climatol Assoc.* 2010;121:204. discussion 205.
165. de Goede B, et al. *Best Pract Res Clin Gastroenterol.* 2012;26(1):47.
166. Csikesz NG, et al. *J Am Coll Surg.* 2009;208(1):96.
167. Lin CS, et al. *Br J Surg.* 2013;100(13):1784.
168. Farnsworth N, et al. *Am J Surg.* 2004;188(5):580.
169. Neeff HP, et al. *Surgery.* 2014;155(4):623.
170. Telem DA, et al. *Clin Gastroenterol Hepatol.* 2010;8(5):7. quz e58.
171. Hoteit MA, et al. *World J Gastroenterol.* 2008;14(11):1774.
172. Pantel HJ, et al. *J Gastrointest Surg.* 2016;20(8):1511.
173. Pugh RN, et al. *Br J Surg.* 1973;60(8):646.
174. Garrison RN, et al. *Ann Surg.* 1984;199(6):648.
175. Mansour A, et al. *Surgery.* 1997;122(4):6.
176. Kiamanesh D, et al. *Br J Anaesth.* 2013;111(suppl 1):50.
177. Malinchoc M, et al. *Hepatology.* 2000;31(4):864.
178. Kamath PS, et al. *Hepatology.* 2001;33(2):464.
179. Suman A, et al. *Clin Gastroenterol Hepatol.* 2004;2(8):719.
180. Befeler AS, et al. *Arch Surg.* 2005;140(7):4. discussion 655.
181. Northup PG, et al. *Ann Surg.* 2005;242(2):244.
182. Teh SH, et al. *Gastroenterol.* 2007;132(4):1261.
183. Biggins SW, et al. *Gastroenterology.* 2006;130(6):1652.
184. Luca A, et al. *Liver Transpl.* 2007;13(8):1174.
185. Cho HC, et al. *Eur J Gastroenterol Hepatol.* 2011;23(1):51.
186. Kim DH, et al. *ANZ J Surg.* 2014;84(11):832.
187. Bhangui P, et al. *J Hepatol.* 2012;57(4):874.
188. Kim TH, et al. *Liver Int.* 2015;35(3):713.
189. Boyer TD, Haskal ZJ. *Hepatology.* 2010;51(1):306.
190. Parker R. *Clin Liver Dis.* 2014;18(2):319.
191. Monescillo A, et al. *Hepatology.* 2004;40(4):793.
192. Suhocki PV, et al. *Semin Intervent Radiol.* 2015;32(2):123.
193. Chana A, et al. *BJA Education.* 2016;16(12):405.
194. DeGasperi A, et al. *J Clin Monit Comput.* 2009;23(6):341.
195. Modha K, et al. *Cardiovasc Intervent Radiol.* 2018;41(4):564.
196. Suhocki PV, et al. *Semin Intervent Radiol.* 2015;32(2):123.
197. Dimick JB, et al. *Arch Surg.* 2003;138(2):185.
198. Aragon RJ, Solomon NL. *J Gastrointest Oncol.* 2012;3(1):28.
199. Kneuertz PJ, et al. *J Gastrointest Surg.* 2012;16(9):1727.
200. Chang CM, et al. *Medicine (Baltimore).* 2014;93(12):e59.
201. Wakabayashi G, et al. *Ann Surg.* 2015;261(4):619.
202. Abu Hilal M, et al. *Ann Surg.* 2018;268(1):11.
203. Ciria R, et al. *Ann Surg.* 2016;263(4):761.
204. Fretland AA, et al. *Ann Surg.* 2018;267(2):199.
205. Cauchy F, et al. *Br J Surg.* 2015;102(7):785.
206. Goh BK, et al. *Surg Endosc.* 2015;29(9):2636.
207. Nota CL, et al. *HPB (Oxford).* 2016;18(2):113.
208. Montalti R, et al. *World J Gastroenterol.* 2015;21(27):8441.
209. Capussotti L, et al. *Eur J Surg Oncol.* 2005;31(9):986.
210. Reddy SK, et al. *Hepatology.* 2012;56(6):2221.
211. van Lienden KP, et al. *Cardiovasc Intervent Radiology.* 2013;36(1):25.
212. Kamiyama T, et al. *J Am Coll Surg.* 2010;211(4):443.
213. Aramaki O, et al. *J Hepatobiliary Pancreat Sci.* 2014;21(8):585.
214. Katz SC, et al. *Ann Surg.* 2009;249(4):617.
215. McNally SJ, et al. *HPB (Oxford).* 2012;14(4):236.
216. Nanashima A, et al. *Surg Today.* 2013;43(5):485.
217. Janny S, et al. *HPB (Oxford).* 2015;17(4):357.
218. Fujimoto J, et al. *Arch Surg.* 1993;128(9):1065.
219. Matot I, et al. *Anesthesiol.* 2002;97(4):794.
220. Jarnagin WR, et al. *Ann Surg.* 2008;248(3):360.
221. Frankel TL, et al. *J Am Coll Surg.* 2013;217(2):210–220.
222. Imamura H, et al. *Arch Surg.* 2003;138(11):1206. discussion 1206.
223. Grazi GL, et al. *Ann Surg.* 2001;234(1):71.
224. Huntington JT, et al. *J Surg Oncol.* 2014;109(2):81.
225. Jiang JS, et al. *Hepatol Res.* 2018;48(8):635.
226. Pringle JHV. *Ann Surg.* 1908;48(4):541.
227. Kim YI. *J Hepatobiliary Pancreat.* 2003;10(3):195.
228. Hoekstra LT, et al. *Dig Surg.* 2012;29(1):35.
229. Torzilli G, et al. *Ann Surg.* 2012;255(2):270.
230. Beck-Schimmer B, et al. *Ann Surg.* 2008;248(6):909.
231. Beck-Schimmer B, Breitenstein S, Bonvini JM, et al. *Ann Surg.* 2012;256(5):5.
232. Man K, et al. *Ann Surg.* 1997;226(6):3.
233. Man K, et al. *Br J Surg.* 2003;90(2):183.
234. Capussotti L, et al. *Br J Surg.* 2006;93(6):685.
235. Lee KF, et al. *Br J Surg.* 2012;99(9):1203.
236. Lee KF, et al. *World J Surg.* 2018.
237. Hanyong S, et al. *Eur J Surg Oncol.* 2015;41(2):243.
238. Makuuchi M, et al. *Surg Gynecol Obstet.* 1987;164(2):155.
239. Figueras J, et al. *Ann Surg.* 2005;241(4):582.
240. Liang G, et al. *HepatoGastroenterology.* 2009;56(91–92):745.
241. Fu SY, et al. *Am J Surg.* 2011;201(1):62.
242. Ni JS, et al. *J Gastrointest Surg.* 2013;17(8):1414.
243. Huguet C, et al. *Surg Gynecol Obstet.* 1978;147(5):689.
244. Belghiti J, et al. *Ann Surg.* 1996;224(2):155.
245. Azoulay D, et al. *Ann Surg.* 2015;262(1):93.

246. Elias D, et al. *Br J Surg*. 1995;82(11):1535.
247. Smyrniotis VE, et al. *Am J Surg*. 2002;183(2):173.
248. Smyrniotis VE, et al. *World J Surg*. 2003;27(7):765.
249. Melendez JA, et al. *J Am Coll Surg*. 1998;187(6):620.
250. Jones RM, et al. *Br J Surg*. 1998;85(8):1058.
251. Smyrniotis V, et al. *Am J Surg*. 2004;187(3):398.
252. Bui LL, et al. *HPB (Oxford)*. 2002;4(1):5.
253. Chen H, et al. *J Gastrointest Surg*. 2000;4(2):162.
254. Wang WD, et al. *World J Gastroenterol*. 2006;12(6):935.
255. Liu Y, et al. *Chin–Germ J Clin Oncol*. 2008;7:7.
256. Hughes MJ, et al. *HPB (Oxford)*. 2015;17(10):863.
257. Chhibber A, et al. *Liver Transpl*. 2007;13(4):537.
258. Kim YK, et al. *Acta Anaesthesiol Scand*. 2009;53(5):601.
259. Melendez JA, et al. *J Am Coll Surg*. 1998;187(6):620.
260. Ryu HG, et al. *Am J Transplant*. 2010;10(4):877.
261. Sand L, et al. *Acta Anaesthesiol Scand*. 2011;55(9):1106.
262. Rahbari NN, et al. *Ann Surg*. 2011;253(6):1102.
263. Otsubo T, et al. *Surgery*. 2004;135(1):67.
264. Chen XP, et al. *Langenbecks Arch Surg*. 2006;391(3):209.
265. Kato M, et al. *World J Surg*. 2008;32(6):1082.
266. Zhu P, et al. *Br J Surg*. 2012;99(6):781.
267. Zhou YM, et al. *Medicine (Baltimore)*. 2016;95(27):e4159.
268. Ueno M, et al. *Surgery*. 2017;161(6):1502.
269. Fancellu A, et al. *J Gastrointest Surg*.2018;22(5):941.
270. Lodge JP, Jonas S, Oussoultzoglou E, et al. *Anesthesiology*. 2005;102(2):269.
271. Shao YF, et al. *Am J Surg*. 2006;191(2):245.
272. Wu CC, et al. *Ann Surg*. 2006;243(2):173.
273. Moggia E, et al. *Cochrane Database Syst Rev*. 2016;10:CD010683.
274. Wax DB, et al. *Eur J Surg Oncol*. 2016;42(10):1608.
275. Niemann CU, et al. *Liver Transpl*. 2007;13(2):266.
276. Choi SJ, et al. *Liver Transpl*. 2007;13(10):1414.
277. Stephan F, et al. *Acta Anaesthesiol Scand*. 2008;52(3):388.
278. Kim YK, et al. *Transplant Proc*. 2011;43(5):1407.
279. Ratti F, et al. *HPB (Oxford)*. 2016;18(2):136.
280. Dunki–Jacobs EM, et al. *Ann Surg Oncol*. 2014;21(2):473.
281. Lee J, et al. *Anesth Analg*. 2017;125(2):423.
282. De Pietri L, et al. *Hepatol*. 2016;63(2):566.
283. Schreiber KL, et al. *Reg Anesth Pain Med*. 2016;41(4):460.
284. Ali M, et al. *Br J Anaesth*. 2010;104(3):292.
285. Matot I, et al. *Anesth Analg*. 2002;95(5):81.
286. Tsui SL, et al. *Anaesth Intensive Care*. 2004;32(5):630.
287. Yuan FS, et al. *J Clin Anesth*. 2012;24(5):398.
288. Elterman KG, Xiong Z. *J Anesth*. 2015;29(3):367.
289. Jacquenod P, et al. *Anesth Analg*. 2018;126(4):1142.
290. Christie IW, McCabe S. *Anaesthesia*. 2007;62(4):335.
291. Cook TM, et al. *Br J Anaesth*. 2009;102(2):179.
292. Ko JS, et al. *Transpl Int*. 2010;23(7):736.
293. Toprak HI, et al. *Transplant Proc*. 2012;44(6):1635.
294. Ko JS, et al. *Liver Transpl*. 2008;14(8):1150.
295. Decailliot F, et al. *Br J Anaesth*. 2001;87(3):493.
296. Delva E, et al. *Anesth Analg*. 1987;66(9):864.
297. Decailliot F, et al. *Anesth Analg*. 2005;100(3):864.
298. Ni CY, et al. *Eur J Surg Oncol*. 2013;39(6):542.
299. Qi S, et al. *J Clin Lab Anal*. 2018:e22434.
300. He F, et al. *Clin Transl Oncol*. 2015;17(9):694.
301. Liang X, et al. *Surg Endosc*. 2018;32(6):2746.
302. Melloul E, et al. *World J Surg*. 2016;40(10):2425.
303. Bond–Smith G, et al. *Cochrane Database Syst Rev*. 2016;2:CD011382.

17 肾解剖学、生理学、药理学和功能评估

RICHARD M. PINO，ABRAHAM SONNY

樊玉花　徐咏梅　译　郭悦平　李文志　审校

要　点	■ 血浆中的分子必须依次通过毛细血管内皮细胞窗孔、肾小球基底膜（glomerular basement membrane，GBM）和滤过裂隙膜，才能越过滤过膜进入小管液。毛细血管内皮限制细胞的通过，而GBM限制白蛋白和更大的分子通过，GBM上含有带负电荷的糖蛋白，能阻止其他带负电荷的蛋白质通过。因此，滤过屏障具有分子大小和电荷双重选择性。上皮细胞通过产生几个关键的信号分子和膜受体的内吞作用来维持毛细血管床的完整性。

■ 肾小球滤过率（glomerular filtration rate，GFR）的首要决定因素是肾小球滤过压，它取决于肾动脉灌注压以及入球小动脉与出球小动脉之间的张力平衡。随着入球小动脉压力或血流量下降，一些介质，如儿茶酚胺、血管紧张素Ⅱ及精氨酸升压素（arginine vasopressin，AVP）收缩出球小动脉，以维持肾小球滤过压，其结果是GFR增加。

■ 管球反馈是肾自身调节作用的主要机制。当GFR增加时，转运至远端肾小管的NaCl增加。致密斑感受到氯化物浓度增加，触发肾素-血管紧张素级联释放。由于出球小动脉收缩，GFR增加，其结果是入球小动脉反馈式收缩。自身调节功能使肾在动脉血压大幅波动的情况下仍能调节水和溶质的平衡。肾小管对水的重吸收与管周毛细血管静水压密切相关并决定了尿流率。任何原因引起的低血压都可以导致尿流率下降，只有当动脉血压接近正常水平时，尿流率才能逐渐恢复。

■ 肾小管有强大的重吸收水和NaCl的能力。肾每天能产生180 L不含蛋白质的肾小球超滤液，其中99%的水分和99%的Na被肾小管重吸收。肾浓缩尿液的能力至少取决于以下三个步骤的相互作用：①由逆流机制和尿素再循环产生高渗性髓质间质；②小管液在髓袢中先浓缩再稀释；③AVP（也称为抗利尿激素）增加远端小管后半部分和集合管对水的通透性。球旁器为血压、盐和水的稳态提供重要的调控系统。

■ 交感-肾上腺轴、肾素-血管紧张素-醛固酮系统和AVP之间相互作用，通过增强血管收缩和水盐潴留，对低血压和低血容量做出反应。在高血压和高血容量时，前列腺素类和利尿钠肽类物质增强血管扩张和水盐排出。

■ 血浆渗透压被严格控制。神经垂体分泌AVP的渗透压阈值是280～290 mOsm/kg。即使轻度脱水也会导致快速的抗利尿反应，且尿渗透压会由300 mOsm/kg增至1200 mOsm/kg，血管内容量的降低刺激AVP的分泌。

■ 血清肌酐浓度反映肌肉产生肌酐和肾清除肌酐之间的平衡，这种平衡依赖于GFR。肌酐产生率随着肌肉量、体力活动、蛋白质摄入和分解代谢而变化。当这些过程都处于平衡状态并且肾功能稳定时，血清肌酐是一个评估GFR的有效指标。血清肌酐与GFR之间呈倒指数关系，血清肌酐加倍意味着GFR减半。

引言

肾是精细的结构-功能关系的典型代表，借此调节血管内容量、渗透压、酸碱及电解质平衡，并排泄代谢和药物的终产物。肾还能分泌激素，这些激素与维持体液内环境稳态（肾素、前列腺素、激肽）、骨代谢（1,25-二羟胆钙化醇）及红细胞生成（促红细胞生成素）有关[1]。除了这些在健康状态较好患者中的多种作用，几乎每一种全身疾病都会影响肾功能。本章将介绍肾的正常解剖和生理学以及肾功能临床评估的基本知识。

肾组织构成

肾单位

肾的基本单位是肾单位（图 17.1 和 17.2）。肾单位由血管网组成，邻近一系列具有不同生理功能的小管，小管内液体流入集合管形成尿液。正常肾大约有 100 万个肾单位。尽管肾只占总体重的 0.5%，但接受

约 20% 的心输出量，占人体总耗氧量的 7%[2]。入球小动脉从肾动脉发出，分支广泛，以供应肾和管周毛细血管网。肾疾病可能由这些血管、肾小球和管状成分的病变引起（见第 42 章）。麻醉科医师了解这些因素对减少围术期肾功能下降很重要。

肾分为外层、皮层和内层髓质，皮层接受肾血流量（renal blood flow，RBF）的 85%～90%（图17.1）。皮层内有肾小球（图 17.2 和彩图 17.3），即入球小动脉形成的毛细血管网。肾小球毛细血管内皮细胞窗孔是红细胞的屏障，但允许血浆蛋白和较小分子通过（图 17.4）。肾小球的糖萼是一种阴离子屏障，可排斥大分子和白蛋白，通过实验研究和肾小球基底膜（glomerular basement membrane，GBM）阴离子位点改变后出现蛋白尿而了解到这一点[3-4]。在发育过程中，毛细血管内皮陷入上皮细胞，形成脏层上皮细胞簇，具有足样形态，称为足细胞，富含肌动蛋白细胞骨架。这些足细胞固定在 GBM 上，紧密交错并包裹肾毛细血管（图 17.5）。滤过裂隙膜超微结构是拉链状复合物，横跨于足细胞的足突之间[5]。另有上皮细胞及其血管外基质构成壁层上皮，排列成囊状结

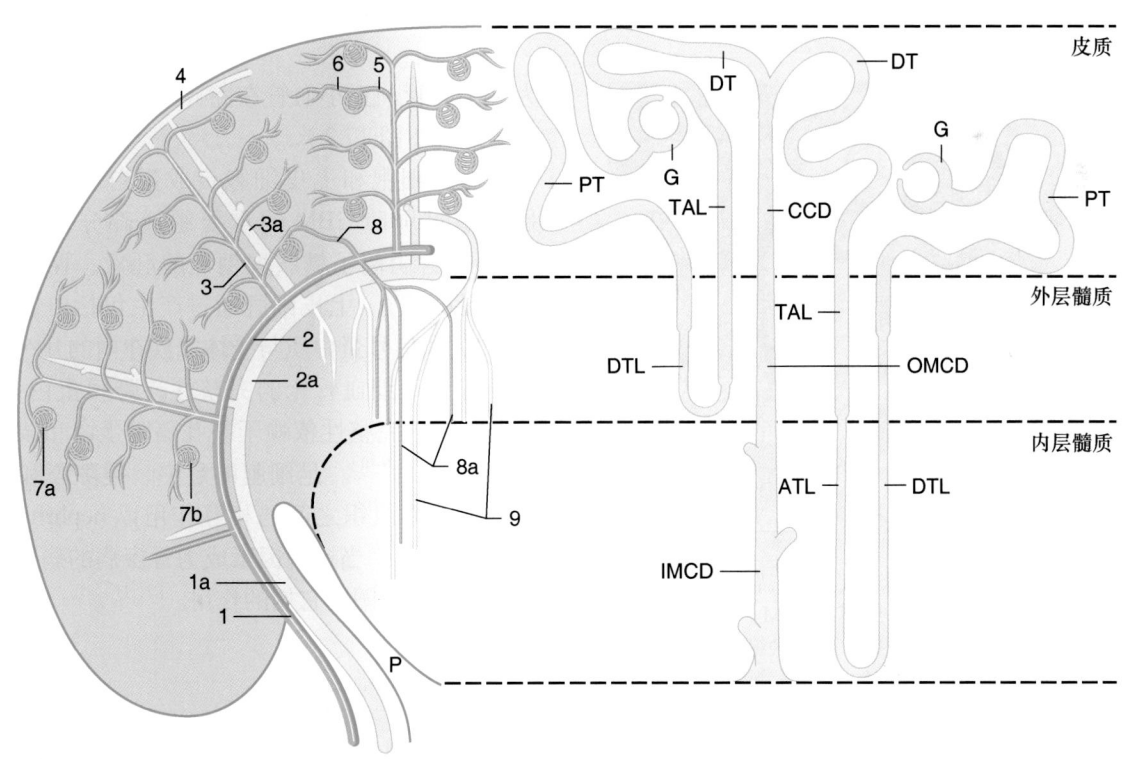

图 17.1　**肾单位和肾血管的解剖关系**。图的左侧表示肾血管系统分布于内层髓质、外层髓质和皮质。动脉以实线表示，静脉以中空线表示。肾动脉分为叶间动脉（1）、弓形动脉（2）和小叶间动脉（3）。入球小动脉（5）在外层皮质（7a）发出侧支形成肾小球毛细血管丛，出球小动脉（6）形成皮层毛细血管网（未表示）。在近髓区（7b），出球小动脉形成直小血管，与长的髓袢（8、8a、9）紧密伴行。静脉回流系统包括星状静脉（4）、小叶间静脉（3a）、弓状静脉（2a）和叶间静脉（1a）。ATL，髓袢升支细段；CCD，皮质集合管；DT，远端小管；DTL，髓袢降支细段；G，肾小球；IMCD，内层髓质集合管；OMCD，外层髓质集合管；PT，近端小管；TAL，髓袢升支粗段（Modified from Kriz W，Bankir L. A standard nomenclature for structures of the kidney. The Renal Commission of the International Union of Physiological Sciences（IUPS）. Kidney Int. 1988；33 [1]：1-7.）

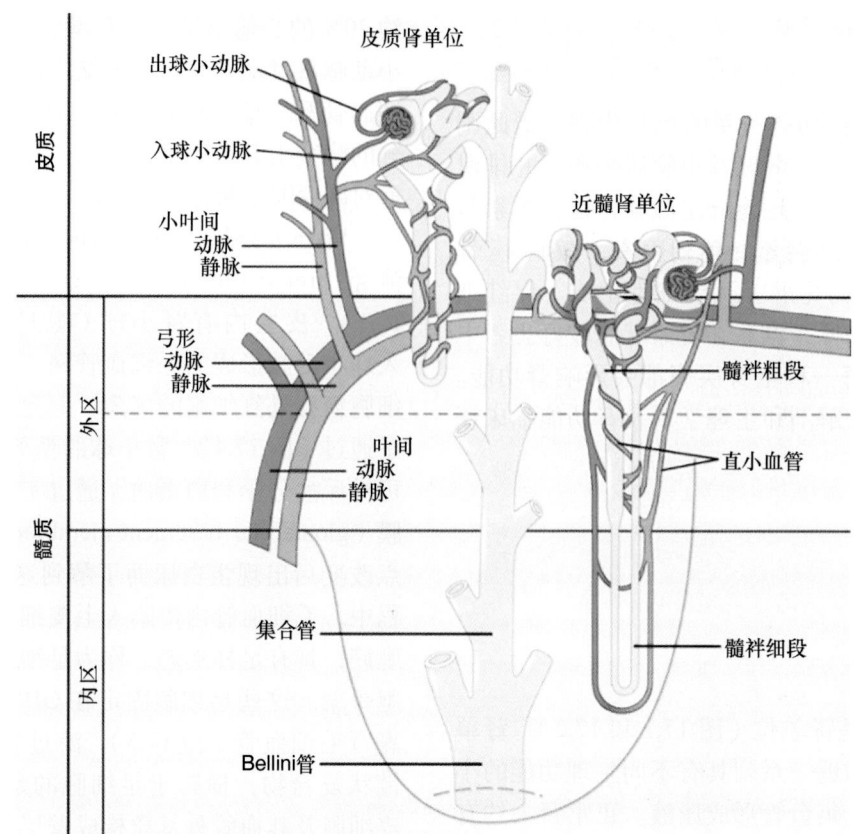

图 17.2　**血管和管状结构之间的关系示意图**（Redrawn from Hall JE. Guyton and Hall Textbook of Medical Physiology. 13th ed. Philadelphia：Elsevier；2016.）

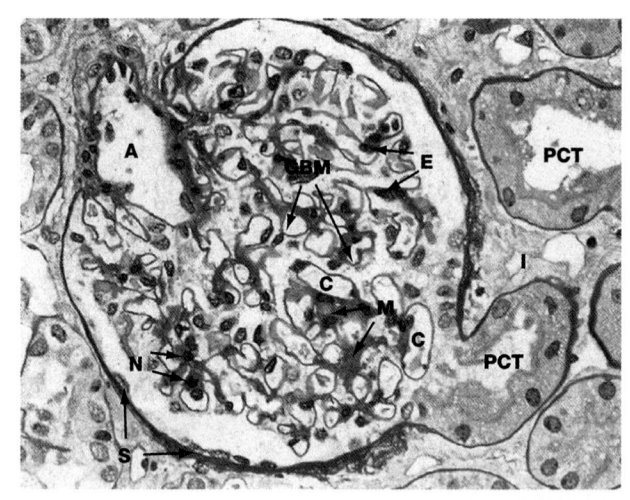

彩图 17.3　**肾小球**。入球小动脉（A）进入肾小球，并分成许多毛细血管（C），与肾小球基底膜（GBM）相邻。肾小囊腔内衬的鳞状上皮细胞（S）连接具有刷状缘的立方形近曲小管（PCT）。E，内皮细胞核；M，系膜；N，系膜细胞核（From Young B，Woodford P，O'Dowd G. Urinary system. In：Wheaton's Functional Histology. A Text and Colour Atlas. 6th ed. Philadelphia：Elsevier Churchill Livingstone；2014.）

构，称为肾小囊腔，这是肾小管系统的开始。

肾的血管系统是独特的，因为它有两个毛细血管床。肾小球毛细血管离开肾小球后形成出球小动脉，继而由 10～25 条管周毛细血管交织成网状结构，称

为直小血管。直小血管在髓袢升支周围吻合成肾静脉后离开肾（图 17.2）。

内皮细胞和上皮细胞合成蛋白质，这些蛋白质是肾滤过屏障 GBM 的重要组成部分（图 17.5）[6]。GBM 富含阴离子糖胺聚糖硫酸肝素、Ⅳ型胶原和层粘连蛋白[6-7]。上皮细胞通过产生包括血管内皮生长因子[8]和信号蛋白质与受体家族在内的几个关键分子来维持该毛细血管床的完整性。跨膜蛋白 nephrin 维持裂隙膜的完整性依赖于裂孔隔膜蛋白和浆膜成分的内吞作用[7, 9-10]。足细胞的足突、裂隙膜和肌动蛋白细胞内支架组织之间的相互作用以 nephrin 和相关蛋白为中心[11]。当这些因素成为肾疾病的病因时，需要在实验研究中阐明它们的作用。[7, 11]。

肾小管

肾接受总心输出量 20% 的血液，但摄取氧气相对较少。肾动静脉氧差仅为 1.5 ml/dl。但是，肾皮质和髓质之间在血流量、氧供和氧耗方面存在显著差异（表 17.1）。髓质仅接受 6% 的 RBF，平均氧分压（PO_2）为 8 mmHg。因此，尽管总 RBF 相对充足，髓质仍可能出现严重的缺氧。代谢活跃的髓质区髓袢升

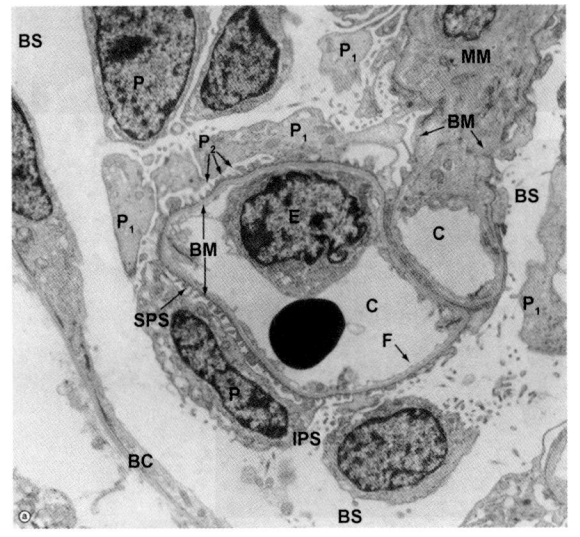

图 17.4　**肾小球的电子显微照片**。数个肾小球毛细血管（C）衬有开窗的内皮细胞。足细胞（P）发出足突（P_1、P_2）附着在肾小球基底膜（BM）上。肾小球系膜细胞（M）支持毛细血管环。肾小囊腔（BS）的一侧是足细胞，另一侧是壁层上皮细胞。E，毛细血管核；IPS，足细胞间间隙；MM，肾小球系膜基质；SPS，足细胞下空间（From Young B, Woodford P, O'Dowd G. Urinary system. In：Wheaton's Functional Histology. A Text and Colour Atlas. 6th ed. Philadelphia：Elsevier Churchill Livingstone；2014.）

支粗段特别容易受到损伤[12]。

　　肾小管系统的成分命名是基于光学显微镜观察的形态。该系统始于近曲小管，是肾单位壁层上皮的延续（彩图 17.3）。高密度的线粒体、表面积较大的顶端细胞膜（称为刷状缘）和基底细胞膜是肾小管的标志，表明它需要很高的能量。在正常肾中，Na^+/K^+-ATP 酶消耗 80% 的能量，以维持渗透梯度来重吸收过滤后的分子（图 17.6）[2]。尽管有如此高的能量需求，但肾

小管系统仅占有 10% ～ 15% 的 RBF，是低血压后急性小管坏死的关键病因（见第 42 章）。

　　近曲小管的远端短而直的部分连接髓袢降支细段的较薄上皮。形成 180°"U"形小管上升到皮层，并最终成为髓袢升支粗段和远曲小管（图 17.2）。70% ～ 80% 的肾单位开始于皮质，并具有短髓袢，仅进入髓质的外缘。其余的近髓肾单位始于肾皮质-髓质交界处，具有细长的髓袢，并向下延伸到髓质的最远端。远端肾小管的末端是肾小球旁器，由致密斑的上皮细胞（借助光学显微镜图像）、入球小动脉的细胞和系膜细胞组成（彩图 17.7）。球旁器对于维持血压至关重要，见后述。肾单位的最远端是集合管，它将超滤液排入肾盂，然后排入输尿管。

尿液的形成

　　尿液是由三个过程的相互作用形成的：肾小球滤过、肾小管重吸收和肾小管分泌。

肾小球滤过

　　肾小球滤液的形成取决于 Starling 力的平衡，它可以调节通过滤过膜的液体量[13]。此过程的中心环节是入球和出球小动脉之间的压力差（图 17.8）。肾小球毛细血管的静水压为 60 mmHg，是大多数毛细血管床的 3 倍。压力差使血浆跨过内皮和上皮的滤过屏障（表 17.2），压力下降会减少滤过，而压力升高可能会导致肾损害，所以需要维持压力的微妙平衡。肾小球滤过率（glomerular filtration rate，GFR）取决于肾小球毛细血管压，它与肾小囊腔的静水压和肾小球

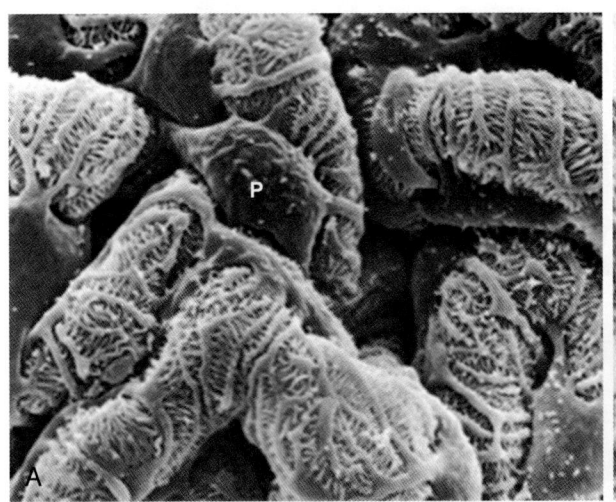

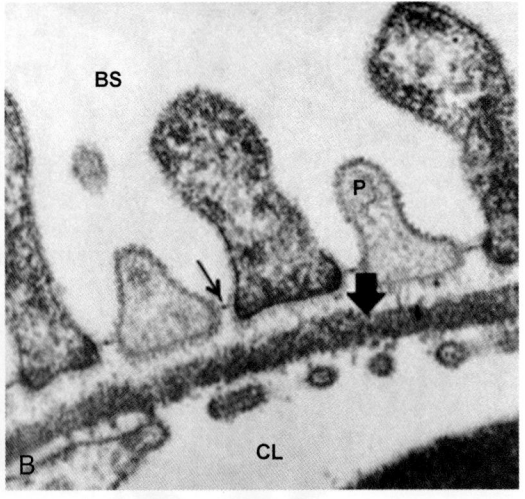

图 17.5　（A）足细胞（P）及其足突的扫描电子显微照片。（B）足突（P）、肾小球基底膜和肾小球毛细血管的电子显微照片。裂孔隔膜（细箭头所示）跨越足突。粗箭头指向肾小球基底膜的致密板。BS，肾小囊腔；CL，肾小球毛细血管腔（Modified from Gartner LP. Urinary system. In：Textbook of Histology. 4th ed. Philadelphia：Elsevier；2017.）

表 17.1　肾血流量在皮质和髓质的分布	皮质	髓质 *
肾血流量百分比	94	6
肾血流量［ml/（g·min）］	5.0	0.03
PO₂（mmHg）	50	8
O₂ 摄取率（VO₂/DO₂）	0.18	0.79

* 肾髓质仅接收总肾血流量的一小部分，并且流速极慢。因此组织氧分压极低，髓质几乎摄取了氧供的 80%。因此，总肾血流量和皮质肾血流量有非常轻微的减少都可能会导致肾髓质缺血和缺氧。DO₂，氧供；O₂，氧气；PO₂，氧分压；VO₂，耗氧量（Data from Brezis M，Rosen S，Epstein F. The pathophysiological implications of medullary hypoxia. Am J Kidney Dis. 1989；13：253-258.）

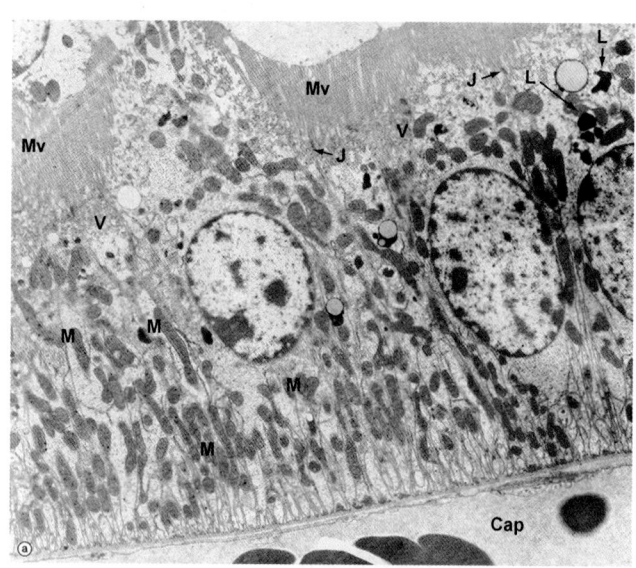

图 17.6　**近曲小管**。近曲小管上皮的顶端表面有长的微绒毛（Mv），即在光学显微镜下所看到的刷状缘。基底表面的细胞质充满了线粒体（M），反映了维持基底侧面 Na⁺/K⁺-ATP 酶所需的高氧需求。Cap，管状毛细血管；J，紧密细胞间连接；L，溶酶体；V，囊泡（From Young B，Woodford P，O'Dowd G. Urinary system. In：Wheaton's Functional Histology. A Text and Colour Atlas. 6th ed. Philadelphia：Elsevier Churchill Livingstone；2014.）

毛细血管内的胶体渗透压相对抗（图 17.8 和 17.9）。健康者的肾小囊腔胶体渗透压是可以忽略的，因为 GBM 限制蛋白质通过。正常 GFR 大约为 180 L/d。

肾小球滤过率的介质控制

　　肾小球毛细血管压力的控制非常精细。激素、多肽和自分泌物与肾中的受体相互作用，以确保维持 RBF 和 GFR（图 17.10）。

　　α 肾上腺素能作用　入球小动脉和出球小动脉的血管平滑肌细胞具有压力依赖性的收缩或松弛能力。当血压升高时，这一机制可以防止压力性利尿。轻度刺激 α 肾上腺素能可收缩出球小动脉以维持 GFR（图

17.11）。强烈的 α 肾上腺素能激活通过收缩入球和出球小动脉降低滤过分数，以防止流量引起的 GFR 降低。这就是在脓毒症期间使用去甲肾上腺素可以保持利尿的原因。在休克期间内源性肾上腺素能激活或使用 α 受体激动剂可能会加重肾灌注不足并降低 GFR，

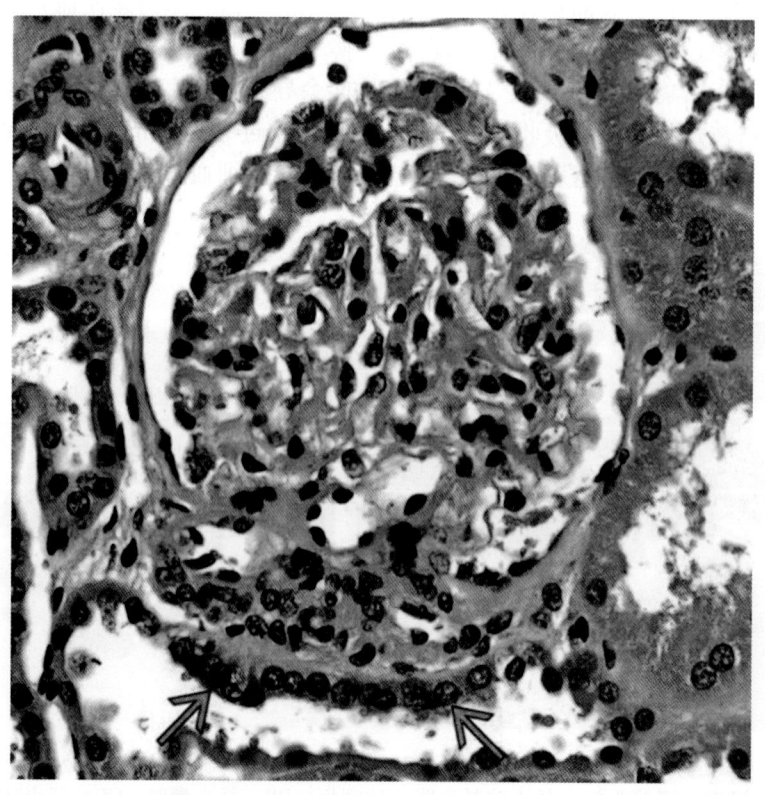

彩图 17.7　致密斑（箭头所示）。致密斑细胞是远端小管的一个特殊部分，该部分与球旁器相邻（From Genitourinary and male genital tract. In：Lindberg MR，Lamps LW，eds. Diagnostic Pathology：Normal Histology. 2nd ed. Philadelphia：Elsevier；2018.）

表 17.2　正常肾循环中的压力和血管阻力的估计值

血管	血管压力（mmHg）		总肾血管阻力的百分比
	起点	终点	
肾动脉	100	100	≈ 0
叶间、弓形和小叶间动脉	≈ 100	85	≈ 16
入球小动脉	85	60	≈ 26
肾小球毛细血管	60	59	≈ 1
出球小动脉	59	18	≈ 43
管周毛细血管	18	8	≈ 10
叶间、弓形和小叶间静脉	8	4	≈ 4
肾静脉	4	≈ 4	≈ 0

From Hall JE. Guyton and Hall Textbook of Medical Physiology. 13th ed. Philadelphia：Elsevier；2016.

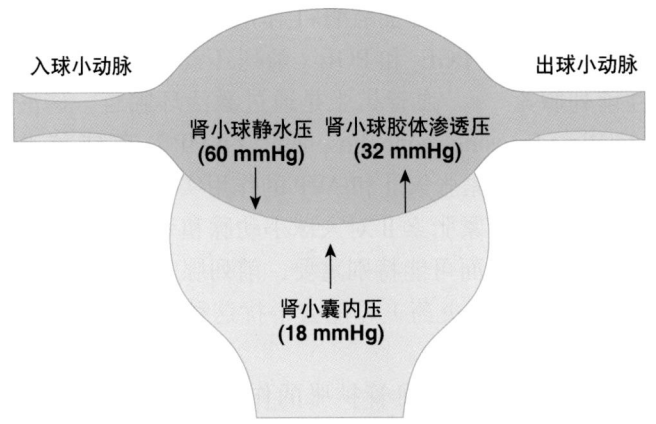

$$\underset{\text{(10 mmHg)}}{\text{净滤过压}} = \underset{\text{(60 mmHg)}}{\text{肾小球静水压}} - \underset{\text{(18 mmHg)}}{\text{肾小囊内压}} - \underset{\text{(32 mmHg)}}{\text{肾小球胶体渗透压}}$$

图 17.8　引起肾小球毛细血管滤过的力（Redrawn from Hall JE. Guyton and Hall Textbook of Medical Physiology. 13th ed. Philadelphia：Elsevier；2016.）

理解这一点很重要。肾相对缺乏 β_2 受体，因此肾上腺素的释放通过 α 受体或血管紧张素的活化引起明显的血管收缩。

肾素-血管紧张素　受肾上腺素能刺激，球旁器从致密斑细胞和集合管的主细胞中释放出酶——肾素[14]。肾素（称为血管紧张素酶原更恰当）将肝合成的糖肽血管紧张素原转化为血管紧张素 I。血管紧张素转化酶（Angiotensin-converting Enzyme，ACE）存在于多种细胞类型中[12]，包括白细胞和平滑肌。肾和肺的血管内皮细胞是 ACE 的主要来源，ACE 将血管紧张素 I 转化为血管紧张素 II[12, 15-17]。

血管紧张素 II 激发具有相反作用的两条途径（图 17.12）。主要受体是 AT₁，存在于近端肾小管细胞、髓袢升支粗段、致密斑、远端小管和集合管的管腔上

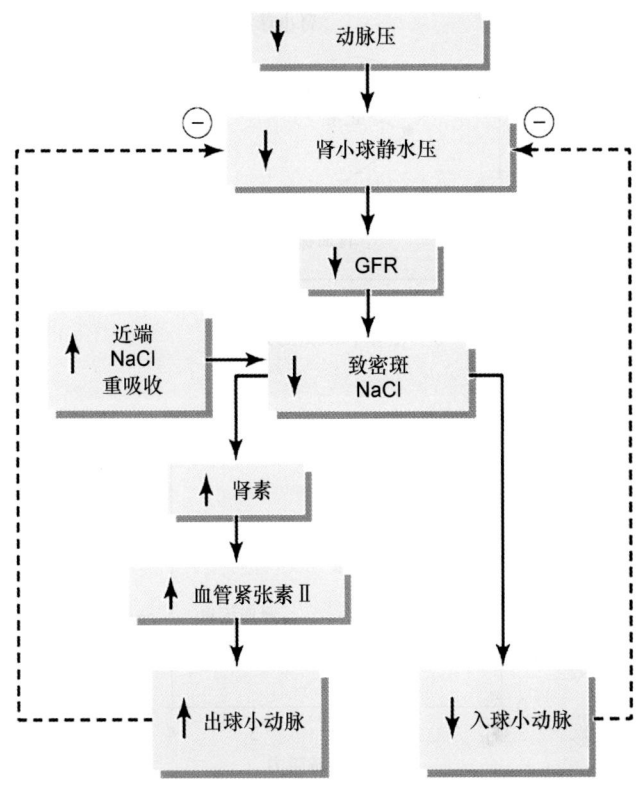

图 17.9　肾动脉压降低期间肾小球静水压和肾小球滤过率（GFR）自身调节的致密斑反馈机制（Redrawn from Hall JE. Guyton and Hall Textbook of Medical Physiology. 13th ed. Philadelphia：Elsevier；2016.）

血管收缩系统	血管舒张系统
交感肾上腺系统 肾素-血管紧张素系统 醛固酮 抗利尿激素	前列腺素 激肽 心房钠尿肽
↓肾血流量 ↓肾小球滤过率 ↓尿量 ↓钠排泄	↑肾血流量 ↑肾小球滤过率 ↑尿量 ↑钠排泄

图 17.10　肾神经激素调节系统。↓，下降；↑，增加（Modified from Sladen RN. Effect of anesthesia and surgery on renal function. Crit Care Clin. 1987；3（2）：380-393.）

皮表面[14, 18]。血管紧张素 II -AT₁ 相互作用通过收缩血管来维持全身血压，并促进肾小管转运机制以便重吸收钠和水[14-15, 19]。血管紧张素 II 与非经典受体（如 AT₇）的结合拮抗上述作用，通过一氧化氮（nitric oxide，NO）引起血管舒张，前列腺素介导利钠和利尿，减少氧化应激[19]。

血管紧张素 II 是一种强有力的出球小动脉血管收缩剂，可增加压差并增强过滤[18]。由血容量不足或全身性低血压而导致 RBF 或灌注压轻度至中度降低

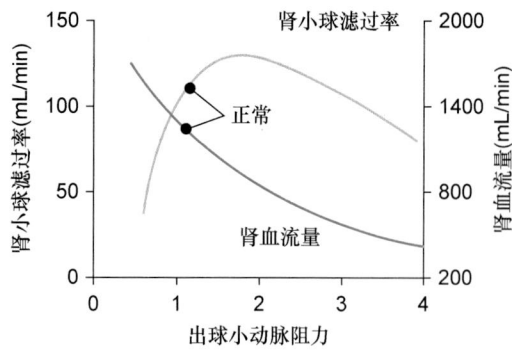

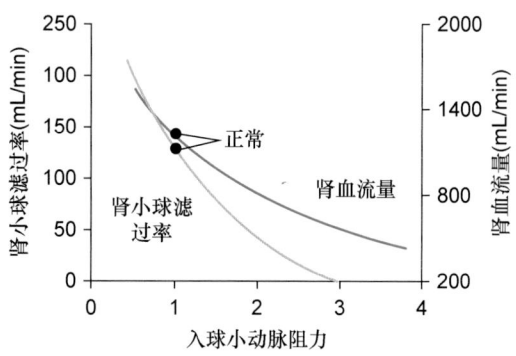

图 17.11　入球小动脉阻力或出球小动脉阻力的变化对肾小球滤过率和肾血流量的影响（Redrawn from Hall JE. Guyton and Hall Textbook of Medical Physiology. 13th ed. Philadelphia：Elsevier；2016.）

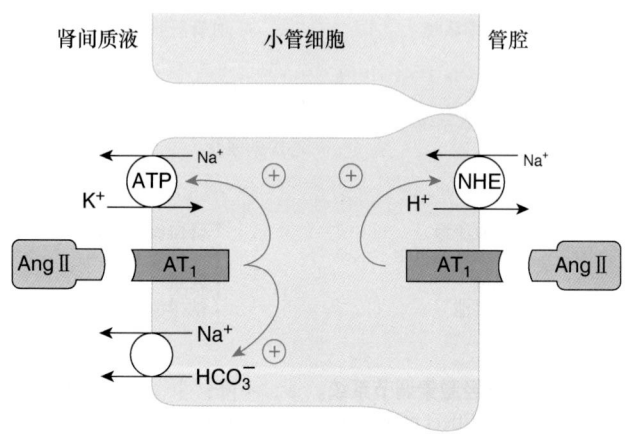

图 17.12　血管紧张素 Ⅱ（Ang Ⅱ）增加近端小管钠重吸收的直接作用。Ang Ⅱ 刺激管腔膜上的钠-氢交换（NHE），并刺激基底外侧膜上的 Na^+/K^+-ATP 酶转运蛋白和钠-碳酸氢盐协同转运。ATP，腺苷三磷酸（Redrawn from Hall JE. Guyton and Hall Textbook of Medical Physiology. 13th ed. Philadelphia：Elsevier；2016.）

时，可以保持 GFR。血管紧张素 Ⅱ 也可促进全身血管收缩，约为对肾作用的 1/10。由出血、利尿或钠丢失/限制引起的血容量不足刺激肾素分泌，正压通气、充血性心力衰竭、脓毒症或肝硬化腹水所引起的灌注减少也会刺激肾素分泌。血管紧张素 Ⅱ 反馈到球旁

器，抑制肾素分泌，它还刺激磷脂酶 A_2 触发血管舒张性前列腺素的合成。

前列腺素和激肽　肾内前列腺素通过扩张近髓血管并维持皮质内血流在内源性肾保护中起重要作用[20]。前列腺素之所以被称为自分泌物，是因为它和真正的激素不同，它们产生的量微小，在局部作用后很快失效。由于它们的结构以 20-碳脂肪酸为基础，因此也被称为类二十烷酸（eicosanoids），eicosa 是希腊语 20 的前缀。

磷脂酶 A_2 存在于细胞膜的内部脂质层中，并通过形成主要前体花生四烯酸来调控前列腺素的产生。它受到缺血、低血压、去甲肾上腺素、血管紧张素 Ⅱ 和精氨酸升压素（arginine vasopressin，AVP）的刺激。引起和介导应激反应的因子同时激活前列腺素，从而保护肾免受损害。环加氧酶-1 作用于花生四烯酸，形成包括 PGD_2、PGE_2 和 PGI_2（前列环素）的血管扩张性前列腺素[21]。血管扩张是通过激活环腺苷一磷酸（cyclic adenosine monophosphate，cAMP）来拮抗儿茶酚胺、血管紧张素 Ⅱ 和 AVP 的作用实现的。前列腺素在降低血管紧张素 Ⅱ 对入球小动脉和系膜细胞的血管收缩作用方面可能特别重要，前列腺素合成抑制剂（例如非甾体抗炎药）可能会干扰这种代偿机制，并导致髓质缺血。

激肽直接起到血管扩张的作用，并刺激磷脂酶 A_2、前列环素的产生和内皮细胞 NO 的形成[22]。激肽是通过丝氨酸蛋白酶激肽释放酶裂解激肽原而产生的。超过 90% 的肾激肽释放酶是由皮质内远曲小管产生，浓度从皮质到髓质逐渐降低[22]。控制缓激肽水平的肾激肽酶被 ACE 抑制剂抑制，这是血管性水肿的原因[23]。

精氨酸升压素　垂体后叶产生 AVP，也称为抗利尿激素（ADH），高渗透压或血容量不足会刺激其释放[24]。AVP 释放的最强刺激因素是由主动脉弓和颈动脉窦压力感受器介导的全身低血压状态，它远强于其他的刺激因素，可使血浆 AVP 水平超过正常值的 10～1000 倍。在此高浓度下，AVP 成为血管收缩剂，特别是对肾外层皮质作用最强。AVP 可激动位于血管平滑肌细胞、肾小球系膜细胞和直小血管细胞上的 V_{1A} 受体，并通过磷脂酰肌醇途径促使血管收缩[25]。AVP 是出球小动脉的极强收缩剂，因而它可有效维持肾小球滤过压，与儿茶酚胺和血管紧张素不同，AVP 的血浆浓度即使处于高水平，也几乎对入球小动脉无作用[26]。与髓质集合管上的 V_2 受体的结合刺激腺苷酸环化酶形成 cAMP，从而增强主细胞的水通道蛋白

2 以增加水的重吸收（图 17.13）[24, 27]。麻醉药除了通过引起动脉血压、静脉容量、血清渗透压的改变影响 AVP 分泌外，对 AVP 的分泌无直接作用。外科创伤是 AVP 分泌的主要激动因素。这一应激性反应无论是由疼痛引起还是由血管内容量的改变引起，都具有很大影响，并在外科手术后持续 2 ～ 3 天。

利尿钠肽 利尿钠肽通过激活环鸟苷酸，在磷脂酶 C 结合的受体处阻断去甲肾上腺素和血管紧张素 Ⅱ 的作用，从而舒张血管平滑肌。心房钠尿肽（atrial natriuretic peptide，ANP）[28] 由心房肌细胞释放，是对心房壁拉伸和心房容量增加的反应，脑钠肽（B 型利尿钠肽）在脑室扩张时释放，而 C 型由大血管内皮细胞释放。尿舒张肽（urodilatin）由远端小管和集合管上皮分泌，是对平均动脉压和血容量增加的反应。

即使在 RBF 未升高或动脉压降低时，利尿钠肽仍可引起 GFR 和肾小球滤过分数的快速持续增高。利尿钠肽可引起入球小动脉的扩张（伴或不伴有出球小动脉的收缩）、拮抗内皮素（由血管内皮细胞产生的内源性血管收缩肽），抑制肾素分泌，并减少血管紧张素激活的醛固酮。这些肽还抑制醛固酮在肾上腺皮质中的释放，并阻断其在远端小管和集合管中的作用。此外，它们通过对大脑和垂体的作用抑制 AVP 的分泌，从而导致利尿作用增强。NaCl 被重吸收，促进利

尿[29]。这些作用对于增加少尿患者（例如患有急性肾衰竭和慢性肾衰竭的患者）的尿量很重要。

醛固酮 醛固酮是皮质类固醇，在高钾血症或低钠血症时，由肾上腺皮质的球状带分泌[30]。血管紧张素 Ⅱ 和促肾上腺皮质激素也可促使其释放。醛固酮作用于髓袢升支粗段、远端小管的主细胞和集合管，增加钠的主动重吸收和水的被动重吸收，直至血容量扩张。管壁的钠潴留可增强它们对血管收缩物质的反应。与交感神经性血管紧张素 Ⅱ 对低血容量的迅速反应不同，醛固酮从分泌到发挥钠重吸收的作用会延迟 1 ～ 2 h。

醛固酮与位于远端小管主细胞膜上的受体形成复合物（图 17.14）。醛固酮–受体复合物进入细胞核，引发胞质内 mRNA 转录。这一转录过程合成了构成顶端细胞膜上钠通道的蛋白，增强了基底外侧细胞膜上 Na^+/K^+-ATP 酶泵[31]。醛固酮增加 Na^+ 与 K^+ 交换，使 Na^+ 由小管液转运至管周毛细血管。慢性腹水导致

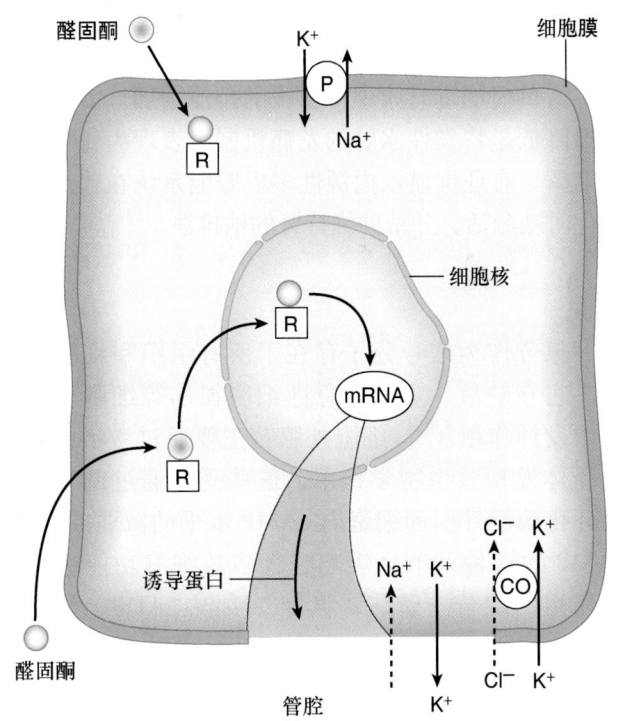

图 17.14 **醛固酮的作用。** 醛固酮进入远端肾小管细胞质并附着于受体，然后迁移至细胞核，在细胞核中诱导信使核糖核酸（mRNA）的形成。mRNA 诱导蛋白质的合成，该蛋白质增强了顶端（腔）膜对钠和钾的渗透性。钠的重吸收激活基底外侧膜 Na^+/K^+-ATP 酶泵，细胞内钾的浓度升高，并随其浓度梯度而进入管腔。醛固酮的净作用是钠的重吸收和钾的丢失。CO，协同转运蛋白（＝协同载体）；P，Na^+/K^+-ATP 酶泵；R，受体（From Wingard LB, Brody TM, Larner J, et al. Diuretics: drugs that increase excretion of water and electrolytes. In: Wingard LB, Brody TM, Larner J, et al., eds. Human Pharmacology: Molecular-To-Clinical. London: Wolfe Publishing Ltd; 1991: 249, Fig. 19.4.）

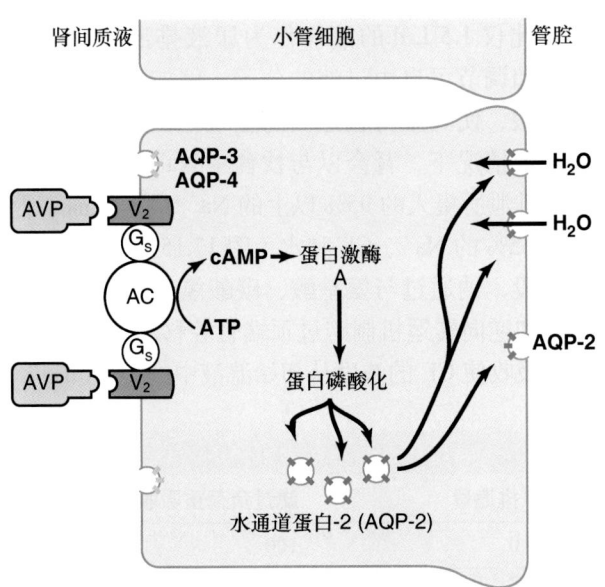

图 17.13 **精氨酸升压素的作用机制。** 精氨酸升压素（AVP）与受体（V_2）结合，该受体与 G 蛋白（Gs）偶联以激活腺苷酸环化酶（AC），并刺激环腺苷酸（cAMP）的形成。然后激活蛋白激酶 A，使细胞内蛋白磷酸化，并允许水通道蛋白 2（AQP-2）在膜的管腔侧形成水通道。不受 AVP 控制的其他水通道蛋白（AQP-3、AQP-4）允许水在基底外侧细胞膜处离开细胞。ATP，腺苷三磷酸（Redrawn from Hall JE. Guyton and Hall Textbook of Medical Physiology. 13th ed. Philadelphia: Elsevier; 2016.）

血管内容量减少，造成长期的醛固酮分泌，最终引起钾缺乏和低钾性碱中毒。

多巴胺能系统

多巴胺能（DA）受体至少有两个亚型[32]。DA₁ 受体既可见于肾和内脏的脉管系统，还可见于近端小管。激动 DA₁ 受体可激活 cAMP，引起肾血管舒张、RBF 和 GFR 增加、利钠以及利尿。在近端小管，多巴胺抑制刷状缘膜上的钠-氢逆向转运体系。在髓质的髓袢升支粗段，多巴胺还可抑制基底外侧膜上的 Na^+/K^+-ATP 酶泵。

DA₂ 受体位于节后交感神经的突触前末梢，它的激活抑制突触前小泡内去甲肾上腺素的释放，使血管扩张。多巴胺能系统起到整合内源性血管扩张-尿钠增多系统的作用，还维持正常血压。内源性多巴胺主要激活 DA₂ 受体，协同增强 DA₁ 受体的活性，并抑制肾小管的 Na^+/K^+-ATP 酶活性（特别是钠摄取增多时）。多巴胺还可对抗去甲肾上腺素、血管紧张素 Ⅱ 和醛固酮的保钠作用。内源性 ANP 通过将细胞内"静息的"DA₁ 受体募集向质膜，促使肾多巴胺能系统发挥作用，并增强多巴胺的积聚[32-33]。

盐负荷加重时尿中多巴胺的排泄增加。多巴胺能活性降低是特发性水肿的发病机制，表现为直立位水盐潴留。有证据显示内源性多巴胺能系统在代偿性肝硬化时被激活，并帮助维持肾的钠排泄[32-33]。

腺苷

腺苷作为信号分子存在于所有组织和细胞外间隙。它在缺氧、炎症和急性细胞损伤等细胞窘迫状况中发挥作用[34]。细胞外腺苷主要通过激活四种腺苷受体发挥其生物学作用，这些受体通过调节腺苷酸环化酶活性引起细胞内 cAMP 水平的减弱或激活。cAMP 的这种调节会影响在大多数细胞功能中起重要作用的腺苷一磷酸、腺苷二磷酸（ADP）和腺苷

三磷酸（ATP）的产生[34]。腺苷通过管球反馈参与 RBF 的调节，并保护肾免于缺血[35]。在缺血期间，细胞外腺苷增加 5 倍。在动物模型中，腺苷受体可有效预防或治疗缺血性急性肾损伤（acute kidney injury, AKI）[35]。

一氧化氮

内源性 NO 是一种有效的血管平滑肌舒张剂。它产生于许多肾单位节段，包括皮质和髓袢升支粗段[36]。在氧化应激期间，会产生活性氧（reactive oxygen species, ROS），包括超氧化物（O_2^-）、过氧化氢（H_2O_2）和羟基（OH）。在正常条件下，NO 可使这些 ROS 的影响降至最低。NO 在三羧酸循环中的多个点起作用，并提高了肾内氧气利用的效率[36]。NO 抑制近端小管顶端 Na^+/H^+ 协同转运和基底外侧 Na^+/K^+-ATP 酶活性，还通过阻断 $Na^+/K^+/2Cl^-$ 协同转运蛋白抑制髓袢升支粗段中钠的重吸收，对皮质集合管的钠通道有直接作用，以抑制钠的转运[36-37]。髓袢升支粗段上皮细胞产生的 NO 可以缓冲髓质循环中交感神经受刺激和血管紧张素 Ⅱ 引起的血管收缩[38]。O_2^- 对肾小管活性具有拮抗作用，而内源性 NO 抵消了 O_2^- 的血管收缩作用。

肾小管系统生理学

肾小管系统通过重吸收来补偿大量的肾小球滤过，因此仅 1.5 L/d 的液体作为尿液排出。肾小管还可保留和调节可自由过滤的分子，例如离子、葡萄糖和氨基酸，使其维持在适当的生理范围内（表 17.3）。在大多数情况下，肾会以与饮食中 Na^+ 摄入量相匹配的速率排泄所摄入的 95% 以上的 Na^+[39]。近曲小管重吸收约 65% 的 Na^+、Cl^- 和水（图 17.15）。在近曲小管的第一段，钠通过与氨基酸、碳酸氢盐和葡萄糖的协同转运和逆向转运机制跨过顶端管腔移动（图 17.16）。这种重吸收使 Cl^- 的浓度从初始滤液中的 105 mEq/L 增

表 17.3　不同物质在肾的滤过、重吸收和排泄速率

	滤过量	重吸收量	排泄量	滤过负荷重吸收百分比
葡萄糖（g/d）	180	180	0	100
碳酸氢盐（mEq/d）	4320	4318	2	＞ 99.9
钠（mEq/d）	25 560	25 410	150	99.4
氯（mEq/d）	19 440	19 260	180	99.1
钾（mEq/d）	756	664	92	87.8
尿素（g/d）	46.8	23.4	23.4	50
肌酐（g/d）	1.8	0	1.8	0

From Hall JE. Guyton and Hall Textbook of Medical Physiology. 13th ed. Philadelphia：Elsevier；2016.

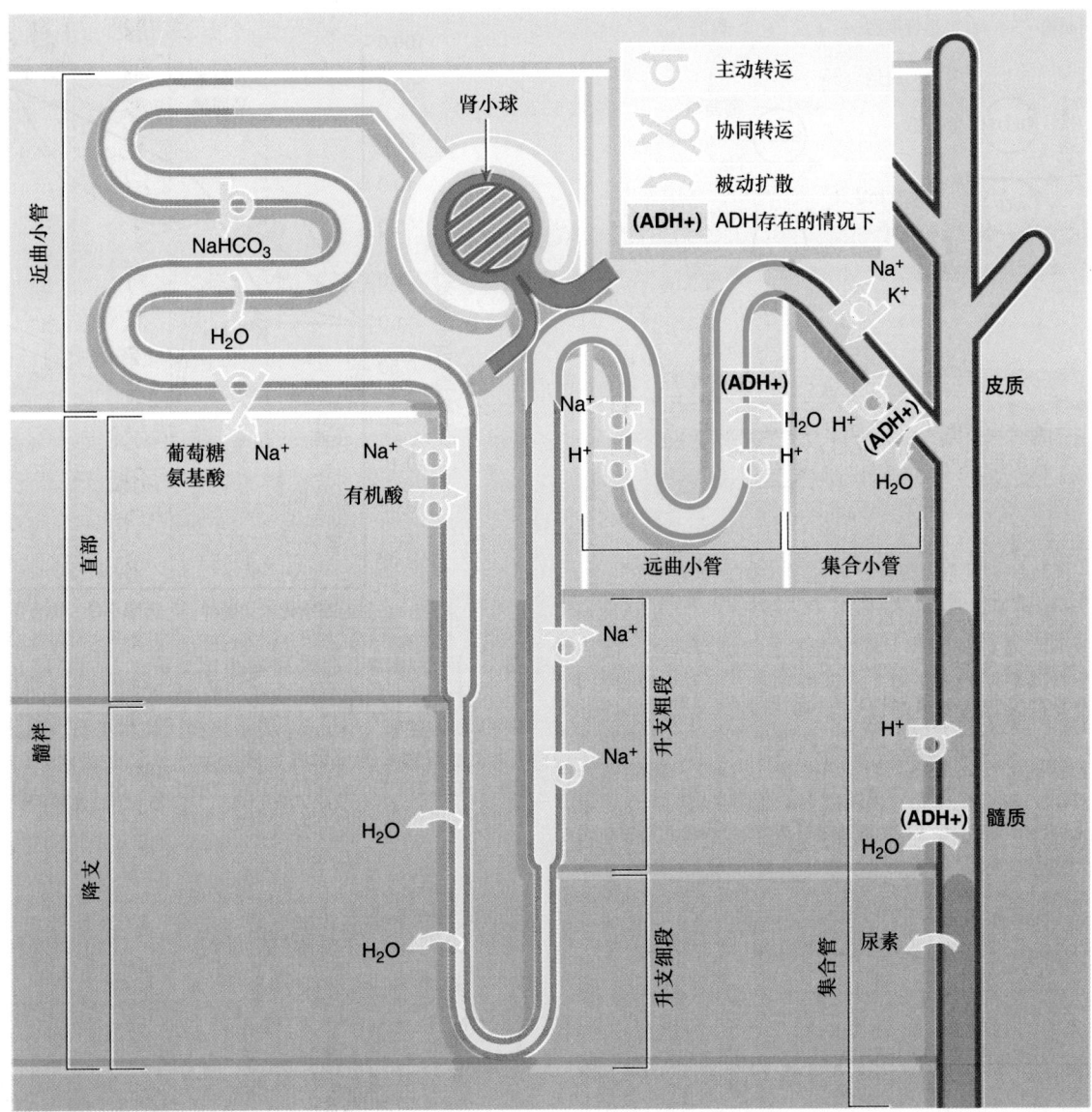

图 17.15　**肾小管不同部位的主要活动。**小管产生浓缩尿液的能力依赖于逆流倍增机制产生的肾髓质的高渗透压。这取决于 NaCl 在不可渗透水的髓袢升支粗段的主动转运、精氨酸升压素（抗利尿激素，ADH）对集合小管和集合管的作用、被动扩散产生的高浓度尿素、水通过直小血管被重吸收到高渗性髓质中（Redrawn from Young B，Woodford P，O'Dowd G. Urinary system. Wheaton's Functional Histology. A Text and Colour Atlas. 6th ed. Philadelphia：Elsevier Churchill Livingstone；2014.）

加到 140 mEq/L，并有利于其通过细胞间连接扩散到间隙中。近曲小管清除了包括代谢废物的有机酸和碱，例如胆汁盐和尿素，以及多种外源分子。这种清除作用具有额外的临床重要性，因为药物被肾清除（例如 β 内酰胺类抗生素），需要调整药物剂量以达到治疗水平或预防其他器官的毒性。图 17.17 概述了肾小管系统中不同物质的浓度相对于血浆和肾小球滤液中浓度的变化。

髓袢

髓袢由降支细段、升支细段、升支粗段和通向远曲小管的皮质部分组成。致密斑（图 17.1）是一个紧密排列的细胞区域，覆在远端小管内壁上，与升支粗段在此处交汇。髓袢的主要功能是在间质通过逆流系统吸收 40% 滤过的钠和 25% 滤过的水来维持渗透压梯度（见下文）[39]。对水的不同渗透性、离子的转运和尿素载体提供了浓缩尿液的间质环境（图 17.15）。髓袢降支的小管可自由渗透水，并允许重吸收约 20% 滤过的水。髓质和皮质粗段都对水不通透，具有浓缩尿液的功能。尿素包含 90% 的废氮，它由特定的转运蛋白通过渗透作用被动吸收进入肾小管中。肾小管管腔中尿素浓度的增加有利于尿素向间质移动，从而在顶端产生极高的间质渗透压，接近 1200 mOsm/kg。由于肾小管对尿素的渗透性不如水，大部分尿素都会排泄到尿液中。

与近曲小管细胞一样，升支粗段细胞具有高代谢活

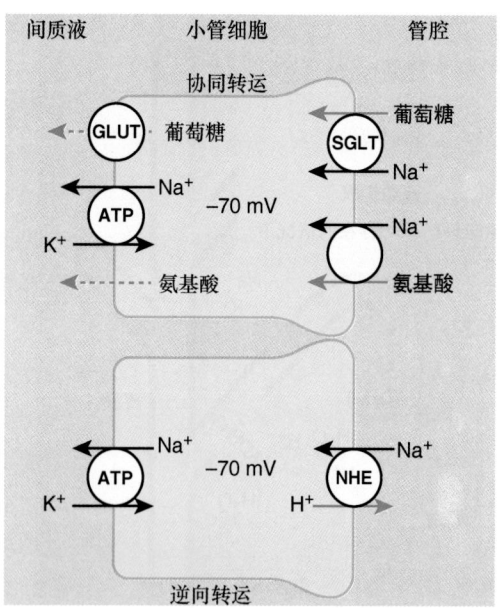

图 17.16　**继发性主动转运的机制**。上面的细胞显示葡萄糖和氨基酸以及 Na^+ 通过肾小管上皮细胞的顶侧协同转运，随后是通过基底外侧膜的易化扩散。下面的细胞显示 H^+ 从细胞内部穿过顶膜并进入管腔的逆向转运。Na^+ 沿着钠钾泵在基底外侧膜处建立的电化学梯度进入细胞，并提供了将 H^+ 从细胞内部转运到管腔的能量。ATP，腺苷三磷酸；GLUT，葡萄糖转运蛋白；NHE，钠氢交换剂；SGLT，钠 - 葡萄糖协同转运蛋白（Redrawn from Hall JE. Guyton and Hall Textbook of Medical Physiology. 13th ed. Philadelphia：Elsevier；2016.）

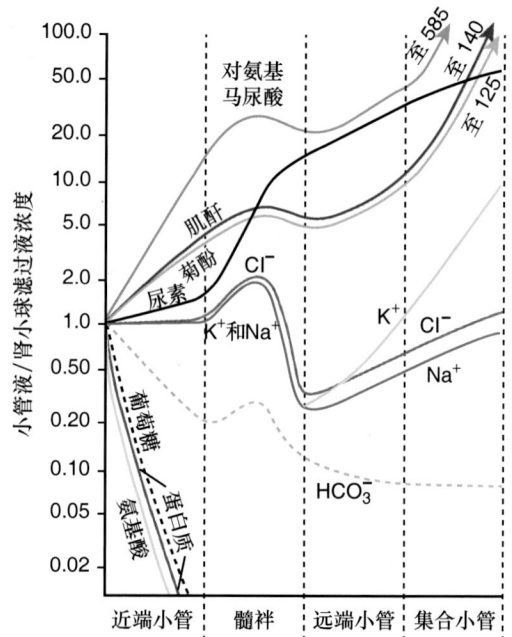

图 17.17　相对于血浆和肾小球滤液，不同物质在小管系统中不同点的平均浓度的变化。值 1.0 表示小管液的浓度与血浆中的浓度相同，小于 1.0 表示该物质比水更易重吸收，而大于 1.0 表示该物质的重吸收程度小于水或分泌到肾小管（Redrawn from Hall JE. Guyton and Hall Textbook of Medical Physiology. 13th ed. Philadelphia：Elsevier；2016.）

性。该段中的 $Na^+/K^+/2Cl^-$ 协同转运蛋白从管腔吸收 Na^+、Cl^- 和 K^+。阳离子（带正电荷的）袢利尿剂（如呋塞米）的机制是抑制这种协同转运蛋白，相对于间质，肾小管管腔带正电荷，允许除 Na^+ 和 K^+ 外的 Mg^{2+} 和 Ca^{2+} 等阳离子经细胞旁途径重吸收，基底膜上依赖 ATP 酶的 Na^+/K^+ 泵将重新吸收 25% 滤过的 Na^+ 和 K^+。

远端小管和致密斑

远端小管的第一部分形成了球旁器的致密斑。NaCl 协同转运蛋白将离子从管腔移入细胞，Na^+/K^+-ATP 酶将 Na^+ 移出细胞，通过这些过程，在远端小管的第一部分约 5% 的 Na^+ 被重吸收[39-40]，噻嗪类利尿剂可以抑制这种协同转运蛋白（图 17.16）。氯化物的移动是被动的。远端小管以及后面介绍的集合管对水的通透性受 AVP 的调节（图 17.18）。随着 AVP 的增加，小管变得更具通透性，水被吸收。

集合小管

集合小管是远端小管的延伸，并具有相同的 Na^+ 吸收功能。集合小管内衬的两种细胞类型是主细胞和

两种闰细胞。主细胞依靠 Na^+/K^+-ATP 酶吸收 Na^+ 和 K^+。这些细胞是保钾利尿剂（如螺内酯，一种醛固酮的竞争抑制剂）的作用部位。另一种机制是利尿剂（例如阿米洛利）阻断 Na^+ 通道。

A 型闰细胞利用 H^+-ATP 酶和 H^+/K^+-ATP 酶转运蛋白，对抗较大的浓度梯度主动分泌由碳酸酐酶形成的 H^+，而 HCO_3^- 在基底外侧膜被吸收。相反，B 型闰细胞将 H^+ 从基底外侧转移出细胞，而 HCO_3^- 则被排泄到管腔中。这些细胞对于维持酸碱平衡、钠重吸收和血管容量至关重要[41]。

集合管

髓质集合小管的远端汇合为集合管，后者决定尿液的最终成分。集合管的主细胞是功能可高度调节的上皮细胞。AVP 控制水重吸收。尿素通过转运蛋白重吸收到髓质间质中，从而提高渗透压，有助于尿液浓缩。集合管也可以逆浓度梯度分泌氢来调节酸中毒。

肾自身调节

尿液的形成受复杂的自身调节严格控制，小管流

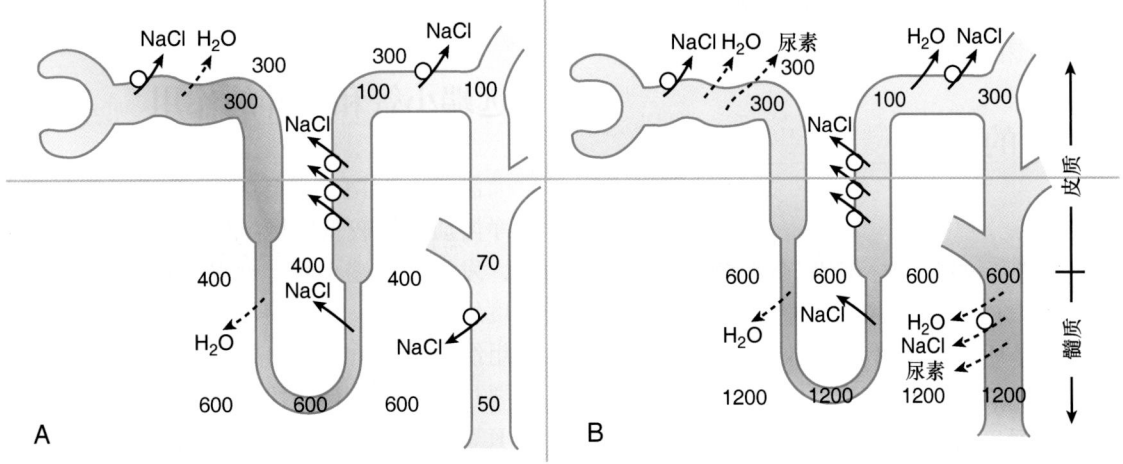

图 17.18　**精氨酸升压素对尿液形成的影响。**（A）精氨酸升压素（AVP）处于低水平时，髓袢升支的液体被稀释，并在远端小管和集合小管进一步稀释，这是通过不断重吸收溶质（表示为毫摩尔 / 升）而水不被重吸收实现的。（B）当 AVP 高时，尿液浓缩。随着水在远端小管和集合小管被重吸收，离开髓袢的液体变得更加浓缩。在高 AVP 水平下，尿液的渗透压（表示为毫渗量）与肾髓质间隙液中的渗透压相同（Modified from Hall JE. Guyton and Hall Textbook of Medical Physiology. 13th ed. Philadelphia：Elsevier；2016.）

量发生变化时自身调节可保持 RBF、GFR 和小管重吸收率不变。这种自身调节通过两种机制保护肾免受高血压的继发伤害——RBF 的自身调节和管球反馈[42]。

肾血流量的自身调节

　　与其他血管床一样，入球小动脉的平滑肌具有内在的收缩能力，可以使血压升高，称为肌源性反应。在平均动脉压范围为 70 ～ 130 mmHg 的情况下，自身调节可在 3 ～ 10 s 内补偿压力变化[43]。

肾血流量自身调节的肌源性机制

　　通过增加近端肾小管细胞和髓袢的重吸收率防止液体流失而使血压升高时，管球平衡代偿 GFR 的增加。这个过程更适合于缓慢的动脉压变化（> 20 s），并且在持续降低血压的过程中对维持 GFR 和 RBF 更为关键（图 17.19）[43]。GFR 的增加促进 NaCl 向远端小管输送。Cl⁻浓度的增加由致密斑感知，并触发肾素-血管紧张素级联反应，通过血管紧张素 II 收缩入球小动脉从而降低 GFR。该触发信号是由致密斑通过旁分泌信号传导方式从系膜细胞复合体传送到血管平滑肌。致密斑、球旁器的其他成分和血管之间没有细胞间连接[44]。GFR 成比例的重吸收增加防止远端小管节段的扩张。

管球反馈

　　管球反馈的动态范围是 NaCl 浓度 15 ～ 60 mmol/L，最大反应是在大于 60 mmol/L 时[44]。在肾小管中，超过 99% 的水和大多数溶质被吸收，通过间质并以 124 ml/min

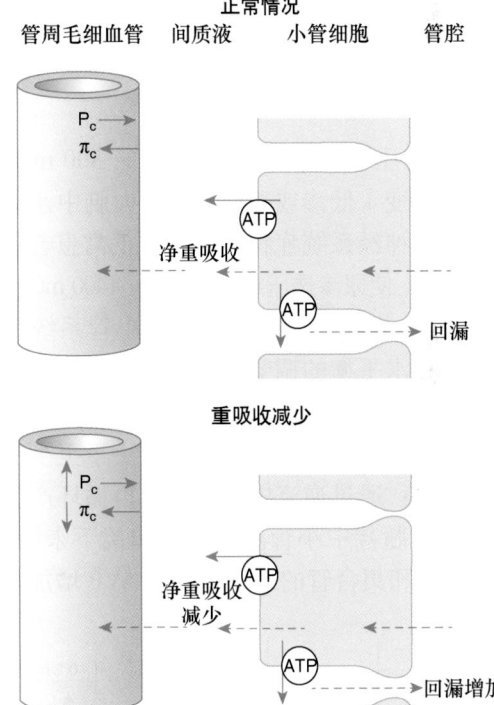

图 17.19　正常情况下近端和管周毛细血管的重吸收（上），以及由静水压（Pc）增加或胶体渗透压（πc）下降引起的管周毛细血管重吸收减少的情况下，近端和管周毛细血管的重吸收。随着管周毛细血管的重吸收减少，溶质和水会通过肾小管上皮细胞的紧密连接回漏到管腔，因此溶质和水的净重吸收会降低。ATP，腺苷三磷酸（Redrawn from Hall JE. Guyton and Hall Textbook of Medical Physiology. 13th ed. Philadelphia：Elsevier；2016.）

的速度进入毛细血管。如大多数毛细血管床所示，液体的输送取决于静水压和胶体压的平衡（图 17.8）。血管内压力（13 mmHg）和间质胶体渗透压（15 mmHg）对抗重吸收，而间质的静水压（6 mmHg）、血管内胶体渗透压（32 mmHg）和毛细血管表面积大有利于重吸收。

血浆渗透压的维持

定义

在对此过程进行描述之前，应先了解容积渗透摩尔浓度和重量渗透摩尔浓度的定义。重量渗透摩尔浓度是指每千克溶剂的溶质渗透摩尔（Osm/kg），而容积渗透摩尔浓度是指每升溶液中溶质的渗透摩尔（Osm/L）。渗透压受水含量、温度和压力变化的影响。容积渗透摩尔浓度略小于重量渗透摩尔浓度，因为总溶剂重量不包括任何溶质。临床上，容积渗透摩尔浓度和重量渗透摩尔浓度值非常相似，二者通常可以互换使用。依据实验室数据——2［Na⁺（mmol/L）］＋2［K⁺（mmol/L）］＋BUN（mg/dl）/2.8 ＋葡萄糖（mg/dl）/18——进行床旁计算是以容积渗透摩尔浓度为单位。临床实验室用渗透压计测定的结果以重量渗透摩尔浓度表示。

渗透压调节

血浆渗透压被严格调节至 275 ～ 300 mOsm/L。渗透压急性改变（低渗或高渗）时，大脑中水的转移可导致严重的神经系统症状和死亡。正常患者可以稀释和浓缩尿液，使尿渗透压维持在 40 ～ 1400 mOsm/L 的范围内[45]。血浆渗透压的维持与肾小管系统和集合管对钠浓度和水平衡的调节有关，这种调节与直小血管通过肾小管对水通透性的差异和对钠转运的控制为肾小管供血相一致（图 17.20）。它取决于至少三个过程的相互作用：通过逆流机制和尿素再循环产生高渗性髓质间质，髓袢中小管液的浓缩和接下来的稀释，以及远端小管和集合管的最后部分中 AVP 增加水通透

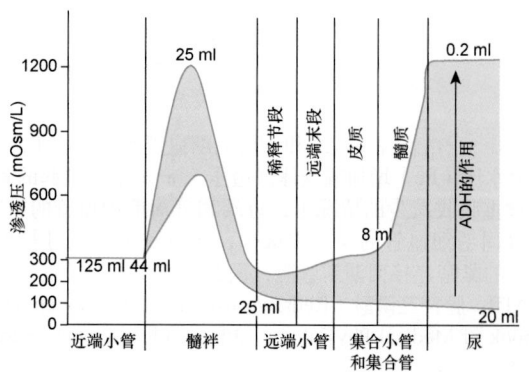

图 17.20　在高水平和低水平的精氨酸升压素［此处由抗利尿激素（ADH）一词替代］的作用下，通过不同的小管节段（每分钟毫升数）时，小管液渗透压的变化（Redrawn from Hall JE. Guyton and Hall Textbook of Medical Physiology. 13th ed. Philadelphia：Elsevier；2016.）

性的作用。

远端小管和髓袢的作用

渗透，即溶剂分子自发地通过选择性渗透膜进入净溶质浓度较低的区域以平衡两侧溶质浓度的净运动，发生在近端小管。近端小管的溶质和水会被同等程度地重吸收，从而使小管液与血浆等渗。相反，髓袢组织维持髓质间质的高渗性，可达到 1200 mOsm/L。主要过程是从髓袢粗段管腔主动转运 Na⁺ 以及协同转运 K⁺ 和 Cl⁻，髓袢粗段中水不能渗透到间质中，允许的浓度梯度为 200 mOsm/L。

髓质间质

髓袢的逆流倍增效应使髓质间质变成高渗状态，通过图解的方式能够更好地理解（图 17.21）。主要机制是升支重吸收 NaCl 而对水没有通透性。降支可自由渗透水，水沿渗透梯度扩散到间质中，并且在髓袢转弯处小管液渗透性逐渐增高。离开髓袢进入远曲小管的尿液被稀释（约 100 mOsm/L），原因是上皮细胞能够主动转运 NaCl 而不允许水分子通过。在集合小管，水的重吸收依赖于 AVP（ADH）的作用，因为上皮通常对水没有通透性。在 AVP 的作用下，大量水重吸收到皮质间质中，并通过管周毛细血管转移（图 17.18）。

直小血管

肾的直小血管或直小动脉是一系列平行于近髓肾单位髓袢的直毛细血管（图 17.22）。只有 5% 的 RBF 通过直小血管缓慢流动。随着毛细血管下降进入髓质，溶质从间质进入，血液变得更浓缩。反过来，直小血管升段中的高浓度溶质有利于水从小管升支进入。肾小管通透性和直小血管的相互作用共同在皮质（300 mOsm/L）、近髓区域（600 mOsm/L）和髓质深层（1200 mOsm/L）造成垂直分布的渗透梯度。

尿素的作用

健康人会排出尿素滤过负荷量的 20% ～ 50%。进入小管系统的尿素浓度与其肾前血浆浓度和 GFR 有关。尿素占髓质间质渗透压的 40% ～ 50%。尿素可自由渗过近曲小管，而髓袢、远端小管和集合管对尿素的渗透性很低（图 17.23）。由于 AVP 的作用水重吸收增加时，小管中尿素浓度也逐渐增加。在这种高浓度下，由 AVP 激活的特定尿素转运蛋白可促进尿素扩散到组织液中。

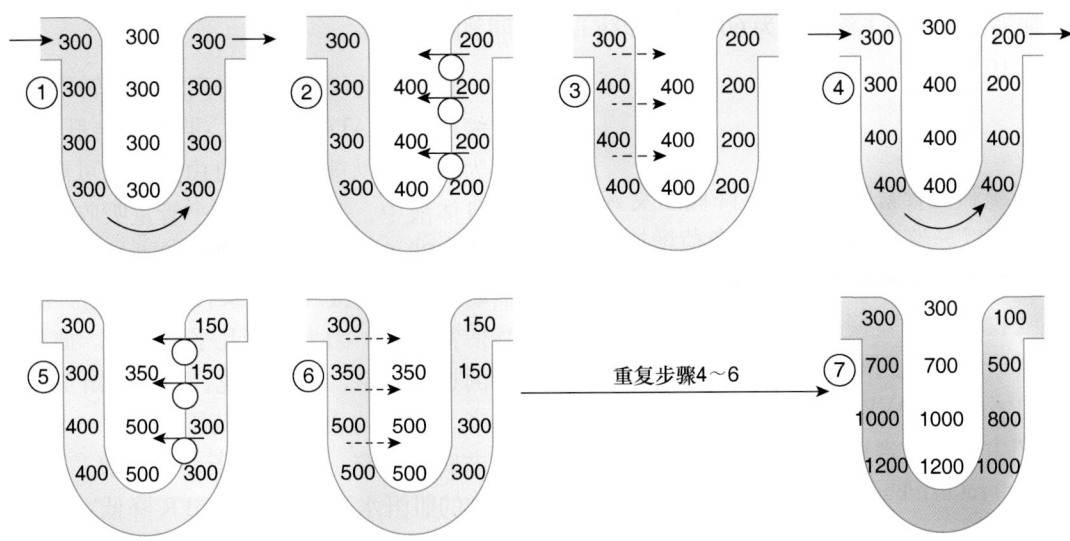

图 17.21　髓袢的逆流倍增系统，造成高渗（mmol/L）的肾髓质（Redrawn from Hall JE. Guyton and Hall Textbook of Medical Physiology. 13th ed. Philadelphia：Elsevier；2016.）

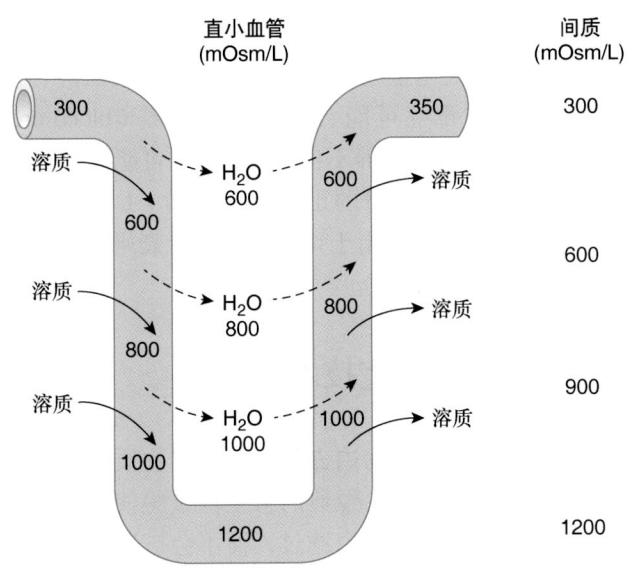

图 17.22　**直小血管的逆流交换**。血浆流经直小血管环的降支时，渗透压（mmol/L）变得更高，因为水从血液中扩散出来，而溶质从间质液流入血液。在升支，溶质扩散回间质液，水扩散回直小血管（Redrawn from Hall JE. Guyton and Hall Textbook of Medical Physiology. 13th ed. Philadelphia：Elsevier；2016.）

尿素和水同时从内层髓质集合管中移出，可保持小管液中尿素的高浓度。随着髓质间质中尿素浓度的增加，尿素会通过髓袢细支扩散，并在排出之前再次经过升支系统。这种再循环促进了髓质中渗透压的增加。

血管内容量的肾调控

低血容量

围术期常见因出血、胃肠道丢失或术前禁食导致低血容量的患者。低血容量引起的细胞外容量减小会

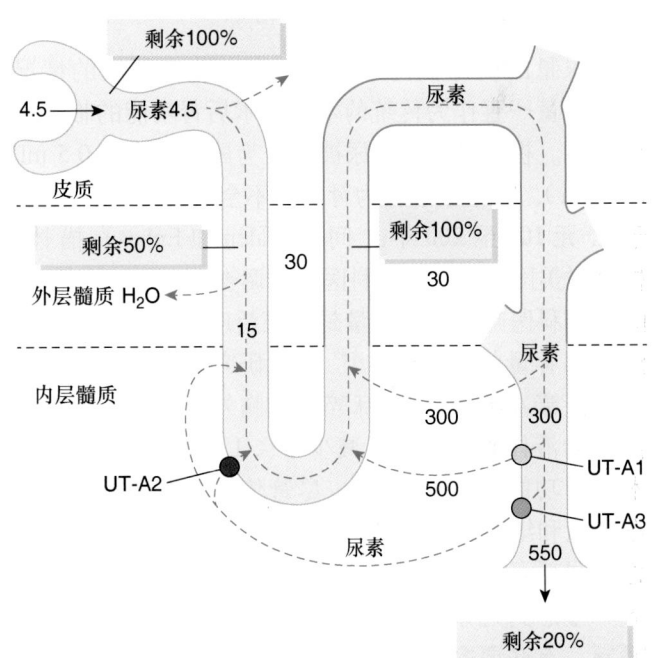

图 17.23　从髓质集合管重吸收的尿素再循环到组织液中。尿素在尿素转运蛋白 UT-A2 的帮助下扩散到髓袢细段，到达远端小管，最后通过尿素转运蛋白（UT-A1 和 UT-A3）返回到集合管。这种再循环有助于使尿素停留在肾髓质中，有助于其维持高渗（mmol/L）环境。粗线表示不易渗透尿素的节段（Redrawn from Hall JE. Guyton and Hall Textbook of Medical Physiology. 13th ed. Philadelphia：Elsevier；2016.）

增加交感神经输出、激活肾素-血管紧张素-醛固酮系统，并释放 AVP。最初，GFR 和钠滤过负荷下降，在交感神经系统激活、血管紧张素 II 以及肾血管收缩导致的管周毛细血管压下降的共同作用下，近端小管钠的重吸收由 66% 增加到 80%。流入髓袢升支粗段、远端小管和集合管的钠也相应减少，但醛固酮能促进这些部位对钠的重吸收。在 AVP 的作用下，集合管重吸收

大量水分，使尿液高度浓缩（渗透压为 600 mOsm/kg），但几乎不含钠（10 mEq/L）。

高血容量

交感神经系统和血管紧张素 II 活性降低以及 ANP 释放的共同作用可以导致 GFR 和钠滤过负荷增加。随着管周毛细血管静水压不断增加，这些反应引起近端小管对钠的重吸收率从 67% 降至 50%。血浆醛固酮浓度的下降使髓袢升支粗段到集合管部分对钠的重吸收能力下降。ANP 分泌或 AVP 缺乏可以降低集合管对水分的吸收，产生大量富含钠（80 mEq/L）的稀释尿液（渗量压为 300 mOsm/kg）。

肾功能的临床检查[46-47]

尿量

尿量的测量很简单，在没有实验室数据的情况下，尿量一直作为传统的术中和术后肾功能的临床评估指标。根据共识，少尿被定义为尿流率小于 0.5 ml/（kg·h），通常被解释为肾功能不全的征兆[48]，最初于公元 100 至 200 年之间由 Galen 和 Ephesus 描述。根据对美国和欧洲麻醉科医师的调查，有 77% ～ 83% 的麻醉科医师认为，尿量是最广泛应用的指导静脉输液增加容量的指标之一[49]。但研究表明，少尿不一定与肾衰竭有关[50]。麻醉下的胸外科患者，不论输注多少液体，术中尿量减少 [< 1 ml/（kg·h）] 与术后肾功能不全无关[51]。尽管传统上将少尿视为低血容量和继发肾灌注减少的迹象，但围术期少尿并不总是异常的，尤其是在没有其他低灌注迹象的情况下。考虑到近来推行的术后加速康复方案对液体的限制，有必要容许适度的少尿[52]。目标尿量不会影响术后 30 天的死亡率，并且少尿不是死亡率的可变危险因素[53]。少尿一直与 AKI 相关，也许是指导输液的更好阈值[54]。

在围术期少尿几乎不可避免。它可由低血压引起，作为血管内容量不足的（适当的）肾前性反应，或是对手术应激的生理反应[55]，这是一种相对状况，取决于预期的尿流量，可能与 GFR 的关系很小（如果有的话）。当动脉血压和血管内容量恢复正常水平时，尿量就会恢复正常。完全性、突发性的尿流中断（无尿）提示是肾后性梗阻。对于留置导尿管的患者，必须首先排除因位置不当、血液凝块或扭结导致的导管阻塞，一旦确定原因，应立即纠正。如果导管是开放的，则必须根据手术过程考虑手术区域的阻塞。

肌酐

肌肉中的磷酸肌酸将高能磷酸转移至 ADP，产生收缩所需的 ATP 和肌酸。肌酐来自肝中肌酸的代谢。因为肌酐可以被肾小球自由滤过，可溶于水，分布于全身体液中，并且不被肾小管重吸收，故血清肌酐浓度是 GFR 的合理反映。肌酐产生率随着肌肉量、体力活动、蛋白质摄入和分解代谢而变化。低 GFR 往往会高估肾功能，因为肌酐几乎不分泌。血清肌酐与 GFR 呈倒指数关系，也就是说，血清肌酐加倍意味着 GFR 减半。正常的血清肌酐范围为 0.5 ～ 1.2 mg/dl。必须考虑肌肉质量，因为对于营养不良、恶病质的患者，正常的肌酐水平可能提示 GFR 降低。

血尿素氮

氨基酸在肝中通过脱氨作用形成尿素，通过精氨酸循环，尿素转化为氨。它不是 GFR 的指标，因为它会被肾小管快速重吸收。从胃肠道重吸收血液、使用类固醇和脓毒症可能会增加血尿素氮（blood urea nitrogen, BUN），而营养不良或肝疾病则可能导致 BUN 减少。BUN 与血清肌酐的正常比值为 10 : 1 ～ 15 : 1。BUN 与肌酐的比值可用于诊断肾前性肾衰竭和急性肾小管坏死（见第 42 章）。

肾清除率的测定技术

清除率是一段时间内去除一种特定物质的血浆容量的药代动力学测量。经典的肾生理试验使用植物多糖，它可以被肾小球自由滤过，而不会被肾小管分泌或重吸收。I^{131} 碘肽酸盐具有与菊粉相同的肾特性，用于放射线研究以评估清除率[56]。

在常规临床实践中，一直采用 GFR[尿肌酐（mg/dl）× 尿液体积（ml）/ 血浆肌酐（mg/dl）]。传统的收集期为 24 h，但由于有时无法收集尿液，可以使用较短的时间间隔进行估算。在规定的时间内仔细收集一定量的尿液，并测量肌酐浓度。然后与在尿流中点采集的血液样本进行比较。GFR 可能在血清肌酐升高超过正常水平之前显著降低，并且可能不准确，这是因为肾小管分泌可变、肾外清除和生成速率可变。由于以上原因，基于年龄、性别和种族因素，通常使用肾疾病饮食调整（Modification of Diet in Renal Disease, MDRD）或慢性肾病流行病学协作（Chronic Kidney Disease Epidemiology Collaboration, CKD-EPI）公式来计算估值 GFR（estimated GFR, eGFR）[57]。

两种方法均须根据性别、年龄和种族进行标准化处理，均基于稳定的肌酐稳态产量，存在 AKI 而肌酐清除率不断变化时并不准确。MDRD 公式已标准化为平均体表面积为 1.73 m² 的成人。对于小于 60 ml/（min·1.73 m²）的值，CKD-EPI 公式更为精确。临床实验室会在报告 eGFR 时说明使用了哪种方法。极端的肌肉质量、怀孕、饮食摄入和并存疾病是导致 eGFR 错误的因素。当根据肾功能给药时，肌酐清除率更为准确[58]。

肾小管功能的测量

当存在少尿时，肾小管功能检查可能有助于区分脱水（肾前性氮质血症）与急性肾小管坏死。脱水时，肾小管正常发挥作用，保留 Na⁺ 和水以维持血容量。正常血浆渗透压为 280 ~ 300 mOs/kg，当脱水时尿液渗透压可增加至 450 mOs/kg 以上。急性肾小管坏死是一种病理状态（见第 42 章），此时肾小管的浓缩能力不足。非少尿时，钠和水可能随尿液丢失。

评估肾小管浓缩能力的最常见方法是钠排泄分数（FE_{Na}），即测量钠清除率占肌酐清除率的百分比。FE_{Na} 由同时采集的血液和尿液样本计算得出：

$$FE_{Na} =（尿钠/血浆钠）/（尿肌酐/血浆肌酐）\times 100$$

麻醉药对肾功能的影响

所有全身麻醉药物都会降低心输出量和动脉血压，其结果是导致 GFR 降低和术中尿量减少[59]。一些药物也可降低 RBF，但滤过分数通常是增加的，这提示由血管紧张素引起的出球小动脉收缩可以限制 GFR 的降低，而 GFR 降低在麻醉苏醒后会恢复。任何导致低血压的麻醉方法都会改变管周毛细血管的静水压梯度，从而引起尿量减少，即使是在肾自身调节存在的情况下。除非术前就存在肾功能异常，或长时间血容量不足、肾毒性损伤加重或上述情况的组合（这些情况会加重肾功能不全），否则永久性肾损伤很少发生[60]。挥发性麻醉药会导致 RBF 和 GFR 轻度至中度降低，主要是由于它们对心肌的抑制作用和舒张血管的作用[61]，预先静脉补液可以削弱这些作用。与挥发性麻醉药相比，阿片类药物能更明显地抑制儿茶酚胺、血管紧张素Ⅱ、醛固酮及 AVP 的释放。氯胺酮可能通过激活交感神经而增加 RBF 但降低尿量。在失血性血容量不足时，它可以维持 RBF[62]。

目前挥发性麻醉药分解为游离的氟离子导致肾小管损伤后引起 AKI 的潜在作用已成为历史[63]。较老的挥发性药物异氟烷产生的氟化物峰值最小（< 4 μm/L）[64]。七氟烷在大鼠中的最初研究报道了

因为化合物 A 的形成而产生肾毒性，该化合物是由七氟烷在低流量下通过二氧化碳吸收剂降解而形成的乙烯醚[65]。甚至在并存中度肾功能不全的患者中，地氟烷、七氟烷或丙泊酚均未显示出临床上明显的肾损伤[66]。

越来越多的证据支持麻醉药可以改善肾和其他器官的缺血-再灌注损伤[67]。在动物模型中，与戊巴比妥或氯胺酮相比，挥发性麻醉药地氟烷、七氟烷、异氟烷和氟烷减轻了血清肌酐的升高[68]。该机制与细胞保护因子的生成有关，也与缺血-再灌注时促炎细胞因子和趋化因子活化的抑制有关。有实验证实，丙泊酚可通过抑制氧化应激通路来防止肾缺血再灌注损伤[69]。

机械通气对肾功能的影响

机械通气和呼气末正压（positive end-expiratory pressure，PEEP）可能会通过改变血流动力学而导致 RBF、GFR、钠排泄和尿流率降低[70]。气道和胸膜内压力的增加导致静脉回流、心脏充盈压和心输出量降低。正压通气增加下腔静脉压力和肾静脉压力，并可通过增加管周毛细血管压力来增加肾小管对钠的重吸收。心输出量和体循环动脉压力的降低可通过颈动脉和主动脉压力感受器使肾交感神经张力增强，引起肾血管收缩、抗利尿、抗利钠作用。心房容量受体通过减少 ANP 分泌，对心房充盈压的下降做出反应，引起交感神经张力增加，激活肾素和 AVP。

肾素-血管紧张素-醛固酮系统无疑会增强肾对正压通气的反应。PEEP 升高会降低心输出量、RBF、GFR 和尿量，并增加肾素和醛固酮。尽管肾功能下降的程度取决于平均气道压力，但在容积控制通气和压力支持通气之间，肌酐清除率和 FE_{Na} 并无差异[71]。在急性呼吸窘迫综合征中使用的允许性高碳酸血症可能会促进肾血管收缩[70]。

控制性降压

麻醉中使用控制性降压时，GFR 和尿流率明显下降是很常见的。尽管较早的研究表明，患者可以很好地耐受低血压麻醉而不会永久性损害肾功能，但最近一项回顾性分析表明，平均动脉压低于 60 mmHg 11 ~ 20 min，或低于 55 mmHg 10 min 以上与急性肾损伤是相关的[72]。控制性降压时使用的血管扩张剂对 RBF 的影响不同。给予硝普钠可降低肾血管阻力，但会引起肾血液分流。此外，给予硝普钠可引起肾素-血

管紧张素激活、儿茶酚胺释放，此时如果突然停药，将引起反跳性高血压。硝酸甘油降低 RBF 的作用比硝普钠弱[73]。选择性 DA_1 受体激动剂非诺多泮在降低血压的同时不会引起 RBF 显著下降[74]。对于在人工降压下行脊柱手术的患者，尼卡地平可增加肌酐清除率并减少 FE_{Na} 的增加[75]，对于并存肾功能不全并接受机器人辅助前列腺癌根治术的患者，尼卡地平能改善其肾功能[76]。

致谢

作者和出版者感谢 David McIlroy 博士和 Robert N. Sladen 博士出色完成了上一版本章内容，它是这一版的基础。

参考文献

1. Jelkmann W. *J Physiol.* 2011;589:1251–1258.
2. Hansell P, et al. *Clin Exp Pharmacol Physiol.* 2014;40:123–137.
3. Washinzawa K, et al. *Pediatr Nephrol.* 1993;7:1–5.
4. Raats CJ, et al. *Kidney Int.* 2000;57:385–400.
5. Rodewald R, Karnovsky MJ. *J Cell Biol.* 1974;217:423–433.
6. Farquhar MG. *J Clin Invest.* 2006;116:2090–2093.
7. Neal CR. *Front Endocrinol.* 2015:6–9.
8. Schrijvers BF, et al. *Kidney Int.* 2004;65:2003–2017.
9. Inoue K, Ishibe S. *Am J Physiol Renal Physiol.* 2015;309:F398–F405.
10. Pulamen T, et al. *J Am Soc Nephrol.* 2002;13:1766–1772.
11. New LA, et al. *Curr Opin Nephrol Hypertens.* 2014;23:420–430.
12. Wu C-H, et al. *Arterioscler Thromb Vasc Biol.* 2018;38:e108–e116.
13. Koeppen BM, Stanton BA. Glomerular filtration and renal blood flow. In: Koeppen BM, Stanton BA, eds. *Renal Physiology.* 4th ed. Philadelphia: Mosby Elsevier; 2007:31.
14. Navar LG, et al. *Hypertension.* 2011;57:355–362.
15. Wilson BA, et al. *Am J Physiol Regul Integr Comp Physiol.* 2014;307:R487–R489.
16. Herichova I, Szantoova K. *Endocr Regul.* 2013;47:39–52.
17. Sparks MA, et al. *Compr Physiol.* 2014;4:1201–1228.
18. Li C, et al. *Am J Physiol Renal Physiol.* 2011;300:F1255–F1261.
19. Chappell MC. *Compr Physiol.* 2012;2:2733–2752.
20. Hao C-M, Breyer MD. *Ann Rev Physiol.* 2008;70:357–377.
21. Kim G-H. *Electrolyte and Blood Pressure.* 2008;6:35–41.
22. Scicli AG, Carretero OA. *Kidney Int.* 1986;29:120–130.
23. Baram M, et al. *J Allergy Clin Immunol Pract.* 2013;1:442–445.
24. Kortenoeven ML, et al. *Am J Physiol Renal Physiol.* 2015;15:F280–299.
25. Bayless PH. Posterior pituitary function in health and disease. *Clin Endocrin Metabolism.* 1983;12:747–770.
26. Edwards RM, et al. *Am J Physiol.* 1989;256:F526–F534.
27. Olesen ET, Fenton RA. *Am J Physiol Renal Physiol.* 2017;312:F744–F747.
28. de Bold AJ. *Can. J. Physiol. Pharmacol.* 2011;89:527–531.
29. Inoue T, et al. *Cardiovasc Res.* 2001;15:470–480.
30. Heras MM, et al. *J Diabetes Metab.* 2012;3:171.
31. Genuth SM. The adrenal glands. In: Berne RM, Levy EM, eds. *Physiology.* 4th ed. St Louis: Mosby; 1998:930–964.
32. Choi MR, et al. *Biomed Res Int.* 2014.
33. Sansoè G, et al. *Dig Dis Sci.* 2002;247:392–400.
34. Eltzschig HK. *Anesthesiology.* 2009;111:904–915.
35. Bauerle JD, et al. *J Am Soc Nephrol.* 2011;22:14–20.
36. Evans RG, Fitzgerald SM. *Curr Opin Nephrol Hypertens.* 2005;14:9–15.
37. Ortiz PA, Garvin JL. *Am J Physiol Renal Physiol.* 2002;282:F777–F784.
38. Cowley AW Jr, et al. *Am J Physiol Renal Physiol.* 2015;308:F179–F197.
39. Palmer LG, Schnermann J. *Clin J Am Soc Nephrol.* 2015;10:676–687.
40. McCormick JA, Ellison DH. *Compr Physiol.* 2015;5:45–98.
41. Roy A, et al. *Clin J Am Soc Nephrol.* 2015;10:305–324.
42. Carlström M, et al. *Physiol Rev.* 2015;95:405–511.
43. Burke M, et al. *Curr Vasc Pharmacol.* 2014;12:845–858.
44. Komlosi P, et al. *Acta Physiol Scand.* 2004;181:463–469.
45. Rose BD. Regulation of plasma osmolality. In: Rose BD, ed. *Clinical Physiology of Acid-Base and Electrolyte Disorders.* 4th ed. New York, NY: McGraw-Hill; 1994:261–273.
46. Winter WE. *The Kidney.* In: *Laposata's Laboratory Medicine Diagnosis of Disease in Clinical Laboratory.* 2nd ed. New York, NY: McGraw Hill; 2014:385–396.
47. Prowle JR, Forni LG. Functional biomarkers. In: Ronco C, Bellomo R, Kellum JA, Ricci Z, eds. *Critical Care Nephrology.* 3rd ed. Philadelphia: Elsevier, Inc; 2019:141–145.
48. Kunst G, Ostermann M. *Brit J Anaesth.* 2017;119:1075–1077.
49. Cannesson M, et al. *Critical Care.* 2011;15:R197.
50. Kheterpal S, et al. *Anesthesiology.* 2007;107:892–902.
51. Matot I, et al. *J Thorac Cardiovasc Surg.* 2013;146:461–466.
52. Makaryus R, et al. *Brit J Anaesth.* 2018;120:376–383.
53. van der Zee EN, et al. *BMC Anesthesiol.* 2017;17:22.
54. Matot I, et al. *Arch Surg.* 2012;147:228–234.
55. Sladen RN. *Anesthesiol Clin North America.* 2000;18:739–752. viii.
56. Seegmiller JC, et al. *Adv Chronic Kidney Dis.* 2018;25:84–92.
57. http://www.niddk.nih.gov/health-information/communication-programs/nkdep/laboratory-evaluation/glomerular-filtration-rate/estimating.
58. Hermsen ED, et al. *Pharmacotherapy.* 2009;29:649–655.
59. Priano LL. Effects of anesthetic agents on renal function. In: Barash PG, ed. *Refresher Courses in Anesthesiology.* Philadelphia: Lippincott; 1985:143–156.
60. Fukazawa K, Lee T. *J Am Soc Nephrol.* 2014;25:884–892.
61. Gelman S, et al. *Anesth Analg.* 1984;63:557–565.
62. Priano LL. *Anesth Analg.* 1982;61:853–862.
63. Mazze RI, et al. *Anesthesiology.* 1971;35:247.
64. Mazze RI, et al. *Anesthesiology.* 1974;40:536–542.
65. Higuchi H, et al. *Anesth Analg.* 2000;91:434–439.
66. Ebert TJ, Arain SR. *Anesthesiology.* 2000;93:1401–1406.
67. Motayagheni N, et al. *Am J Nephrol.* 2017;46:380–389.
68. Lee HT, et al. *Anesthesiology.* 2004;101:1313–1324.
69. Li Y, et al. *Cell Physiol Biochem.* 2015;37:14–26.
70. Kuiper JW, et al. *Crit Care Med.* 2005;33:1408–1415.
71. Botha J, et al. *Crit Care Resusc.* 2005;7:303–309.
72. Thompson GE, et al. *Anesthesiology.* 1978;48:91–96.
73. Colley PS, Silvarjan M. *Anesth Analg.* 1984;63:503–510.
74. Aronson S, et al. *J Cardiothorac Vasc Anesth.* 1991;5:29–32.
75. Park C, et al. *Clin Spine Surg.* 2017;30:E954–E958.
76. Huh H, et al. *J Int Med Res.* 2014;42:427–435.

18 药理学基础

TAE KYUN KIM，SHINJU OBARA，KEN B. JOHNSON
李凯 译 赵国庆 审校

要 点	
	■ 药代动力学描述了药物剂量与血浆或效应室浓度随时间变化的关系。对于麻醉药物而言，药物的分布与清除（代谢与排泄）过程决定了这一关系。
	■ 静脉药物的时间进程是分布容积与清除率的函数。分布容积和清除率、药代动力学参数是通过数学公式计算出来的，这个公式是在给予已知剂量的药物后，测量不同时间点的血液或血浆浓度而得出的。
	■ 前端动力学是指心排血量的改变会显著影响麻醉药物起效时间和持续时间的药代动力学。静脉输注即时半衰期是指在停止长时间输注药物后，达到某个血浆药物浓度的时间，反映了终末动力学的特点。
	■ 滞后效应是指血浆浓度改变与药效变化的时间差。滞后效应包括了药物经血浆弥散到效应部位，药物进入效应位点以及触发药效的时间总和。
	■ 药效动力学描述了药物对机体的作用，尤其是药物浓度与药理作用的关系。
	■ 效应室浓度是通过数学推导得出的虚拟药物起效位点的浓度。该方法不能体现药物作用机制（如药物-受体间相互作用）。
	■ 一种麻醉药物在不同效应室浓度时，表现出不同药物作用（如镇痛、呼吸抑制、丧失喉镜反射以及脑电图的改变）。
	■ 会引起药效改变的浓度范围被称为药效区间。当浓度超出药效区间时，不会引起药效改变。低于药效区间没有效应，高于药效区间也不会产生额外效应。
	■ 麻醉是药物间相互作用的实践过程。很难通过单一药物实现麻醉，需联合应用多种药物达到催眠、镇痛和肌肉松弛的状态。催眠剂、镇痛剂和肌肉松弛剂会彼此影响，因此存在其他药物时，其药效不同于单独应用。
	■ 药代动力学及药效动力学阐述了药效强度与药效历程的特点。但复杂的数学模型限制了其在临床中的应用。随着计算机模拟技术的发展，最终实现了对患者体内显效药物的实时监视。
	■ 特殊人群：**合理**选择药物剂量一定要考虑到患者的很多人口学特征及用药史。这些因素包括年龄，体质，性别，阿片类药物、苯二氮䓬类药物或酒精长期应用史，心、肺、肝、肾疾病，失血量及脱水程度。
	■ 患者的某些特征（如肥胖、年龄）会影响麻醉药物的作用，但某些特征（如长期阿片类药物服用史、肝肾衰竭）的影响依然有待阐明。

引言

药理学基本原理是麻醉科医师知识体系的基石。本章节描述了麻醉用药实践中所体现的临床药理学主要原理。该章节共分为三个部分：药代动力学、药效动力学以及患者特征的重要性。药代动力学反映了药物应用与效应室药物浓度的关系。核心概念包括分布容积、药物清除率以及药物在血浆与组织间的转运。药代动力学介绍了决定药代动力学的生理过程以及反映剂量-浓度关系的数学模型。

药效动力学反映了药物浓度与药物效应的关系。单独应用一种药物实施麻醉并不常见。大多数的麻醉是复合应用多种药物从而达到镇痛、镇静、肌肉松弛的效果。该部分讲述了药效动力学间的相互作用及其对麻醉效果的影响。

本章结尾部分简要阐述了患者的人口学特征及其对麻醉的影响。在实施麻醉过程中，为了确定准确的药物剂量往往需要考虑以下因素：年龄，体质，性别，是否长期应用阿片类药物、苯二氮䓬类药物或酒精，有无心、肺、肝、肾疾病，失血量及脱水程度。其中重点阐述了体质及年龄，因为二者不仅影响大多数麻醉药物的药理学，而且是药代动力学及药效动力学改变的典型。

药代动力学基本概念

药代动力学描述了药物剂量与血浆或效应室浓度随时间变化的关系。药物的吸收、分布与消除（代谢和排泄）过程决定了这一关系。静脉给药没有吸收过程，而其他给药方式都有吸收过程。静脉给药后的时间进程是分布容积和清除率的函数。通过药代动力学参数可评估药物分布容积以及清除率。这些药代动力学参数可以组成一个数学公式，反映给予某个剂量的药物后，全血或血浆药物浓度随时间的变化。

分布容积

药物在水箱中稀释是药物在血浆和组织中分布的简化模型。分布容积（volume of distribution，Vd）是已知剂量的药物有足够时间在水箱内完全混合后达到某一浓度时的水箱表观容积（图 18.1）。若所注射药物立即扩散且无降解，则其分布容积可以用给药剂量（例如 mg）与所测浓度（例如 mg/L）的简单关系来表示，并通过公式 18.1 表示。

$$分布容积 = \frac{给药剂量}{浓度} \qquad (18.1)$$

已知水箱容积的条件下，任意单次剂量后的药物浓度均可通过计算得出。人体不像一个水箱，药物注射入体内后即开始了清除。为了体现这一过程，在图 18.1 的基础上，增加了一个水龙头表示药物的体内清除（图 18.2）。考虑到药物清除以及浓度改变，公式 18.1 定义的分布容积更正为某个特定时间点的剂量除以对应的药物浓度。

$$分布容积 = \frac{时点剂量（t）}{时点浓度（t）} \qquad (18.2)$$

在单室模型中，如果药物的清除符合一级反应过程（即清除与对应时刻的浓度成比例），则通过公式 18.2 计算得出的分布容积为一个常数（图 18.3，也见图 18.2）。当静脉给药后，少量药物停留于血管内，大部分药物会分布至周围组织中。这种分布通常可以用与中央室（血液或血浆容积）相连的额外分布室（周边分布容积）来表示。周边分布容积增加了总分布容积（图 18.4）。在计算分布容积时，血浆浓度较易测得，而外周组织浓度很难测得。

图 18.4 展示的两室分别代表血浆和周围组织的容积。周边室表示药物在外周组织中的分布。为了更好地描述体内药物分布，可能会用数个周边室来表示。周边室的大小表示药物的组织溶解度与血液或血浆溶解度的相对比，药物在周围组织中的溶解度比血液中高出越多，周边室分布容积越大。

图 18.4 还反映了一个非常重要的信息，即药物不仅可分布于外周组织以增加分布容积，同时可以与周边室的组织相结合。这一过程会进一步降低中央室所测得的药物浓度。因此，药物总分布容积甚至大于二者容积之和。事实上，一些麻醉药物具有巨大的分布容积（如芬太尼的表观分布容积高达 4 L/kg）显著高于血管内容积（0.07 L/kg）或细胞外液容积（0.2 L/kg）。

因为存在额外的分布容积，所以药物的总分布容积可随时间发生变化，同时与给药方式（如单次给药或持续输注）之间也存在函数关系。单次或持续输注某种静脉麻醉药后，药物浓度和分布容积随时间变化的模拟图如图 18.5 所示。单次给药后，假设初始分布容积为 1 L，而 10 min 后，由于血药浓度下降，其分布容积增加至 14 L。这反映了药物在外周组织中的分布以及血药浓度的下降。持续输注后，假设初始分布容积也是 1 L，数小时后，当血药浓度达到稳态时，其分布容积也增加至 5 L。这就是稳态分布容积，即

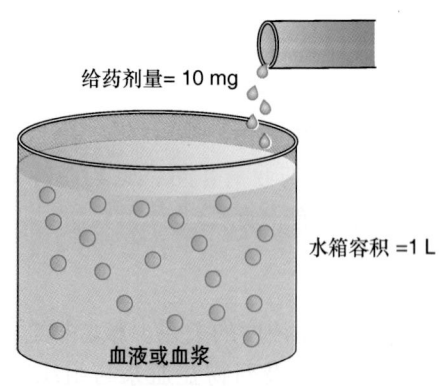

给药剂量= 10 mg

水箱容积 =1 L

血液或血浆

浓度= 10 mg/L
0时间点时药物剂量= 10 mg
分布容积= 10 mg/(10 mg/L) = 1 L

图 18.1 单室模型分布容积的示意图。右上方水管处流出的蓝色液滴表示追加的药物剂量，当其进入水箱后，均匀地分布在水箱中

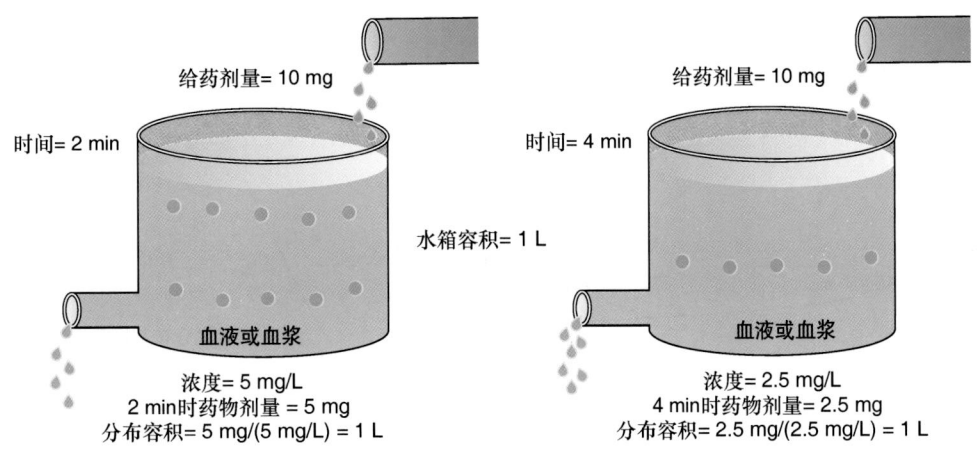

图 18.2　药物清除的一室模型符合一级反应过程（药物剂量以每 2 min 减少 50% 的速度代谢）。在单次给药 10 mg 后 2 min（左图）和 4 min（右图），水箱内的药物浓度从 5 mg/L 下降到 2.5 mg/L。为了方便理解药物清除过程，两个时间点的药物分布容积均为 1 L

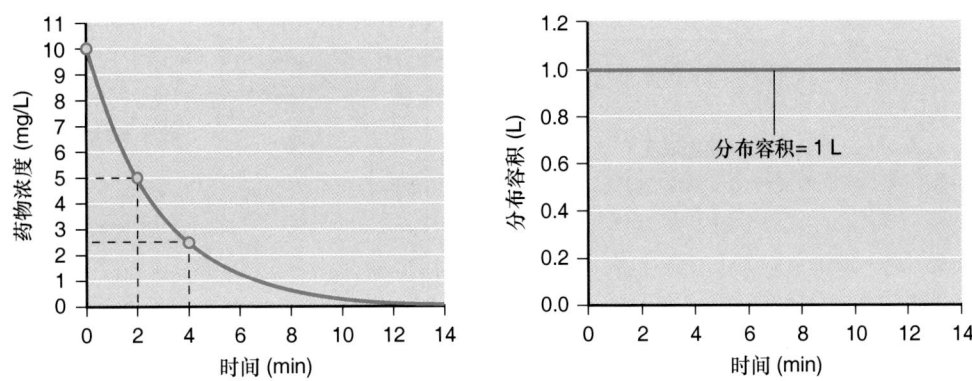

图 18.3　模拟了单箱（单室）模型中，单次注射给药后，浓度（左图）及分布容积（右图）随时间的变化。分布容积始终保持不变

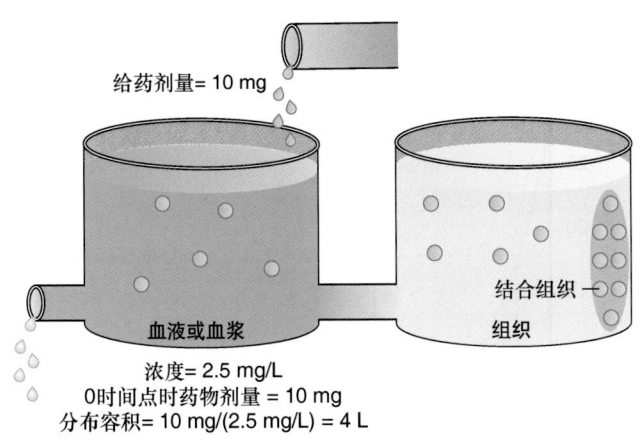

图 18.4　双室模型示意图。总分布容积为两室之和。周边室中的棕色椭圆形代表与药物相结合的组织。单次注射 10 mg 药物后，测得的血液或血浆内的药物浓度为 2.5 mg/ml（译者注：原文如此，应为 2.5 mg/L）。根据图 18.1 可得出分布容积为 4 L

中央室和周边室表观分布容积之和。

清除率

清除率反映了药物从血浆 / 血液中移除的速度。药物的清除包含两个过程：全身清除（从水箱清除）

及室间清除（水箱之间）（图 18.6）。全身清除是指药物永久地从体内移除，既可以是原型药物的清除，也可以是将原型药物转化为代谢产物。室间清除是指药物在血浆及周围组织间的转移。在本章中，为了方便澄清，室与水箱这两个词可相互替换。

清除率的单位是流量，即单位时间内被完全清除药物的容积（例如 L/min）。不要把清除率与清除速度（如 mg/min）相混淆。清除速度不是描述随时间推移所清除药量的准确方法。例如在一级反应过程中，血药浓度高时药物清除速度高，血药浓度低时清除速度低。而清除率不依赖于药物浓度，因此是一个较好的评估指标。

为了阐释这一观点，可参照图 18.7。如图所示，通过已知的分布容积和测得的药物浓度可以计算出任意时间点的药物总量。尽管都是 1 min 时间，时间窗 A 的药物浓度改变较时间窗 B 更大。时间窗 A 和时间窗 B 的药物清除速度分别为 28.4 mg/min 和 10.4 mg/min。二者有所不同，但都不可用作评估药物从体内清除的参数。正是由于清除速度的局限性，才衍生出清除率的概念，从而用一个数据描述药物浓度的下降，如图

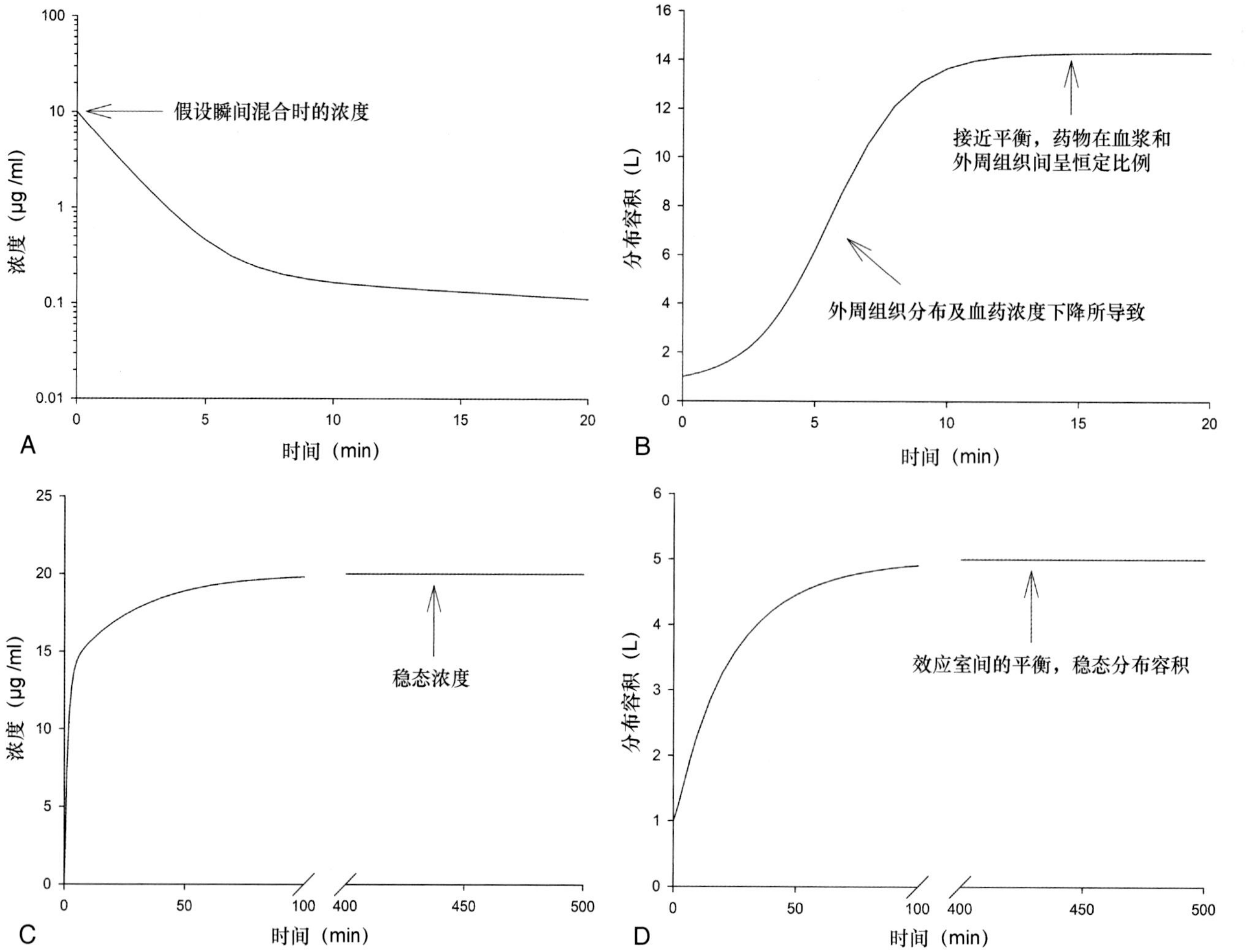

A

（纵轴：浓度（μg/ml），横轴：时间（min））

假设瞬间混合时的浓度

B

（纵轴：分布容积（L），横轴：时间（min））

接近平衡，药物在血浆和
外周组织间呈恒定比例

外周组织分布及血药浓度下降所导致

C

（纵轴：浓度（μg/ml），横轴：时间（min））

稳态浓度

D

（纵轴：分布容积（L），横轴：时间（min））

效应室间的平衡，稳态分布容积

图 18.5　模拟双室模型中，给药后的药物浓度和表观分布容积随时间的变化。**图 A** 和**图 C** 代表药物浓度随时间的变化。**图 B** 和**图D** 代表表观分布容积随时间的变化

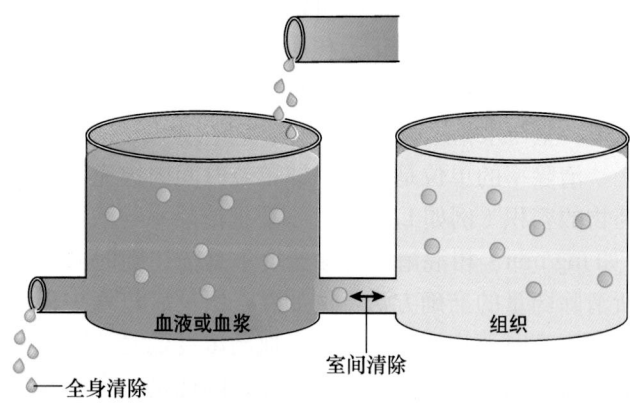

图 18.6　药物在双室模型中从中央室（血液或血浆）内清除的
两种形式：全身清除和室间清除

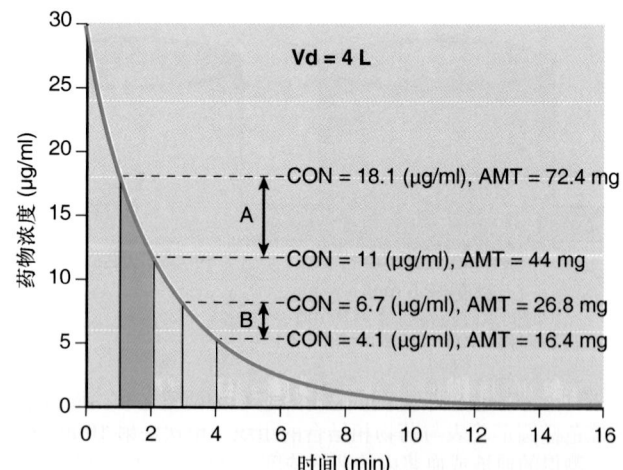

图 18.7　对于符合一级消除的单室模型（图 18.2），单次注射
给药后的药物浓度的变化。虚线分别标出了 1 ～ 2 min（时间
窗 A）与 3 ～ 4 min（时间窗 B）内的药物浓度变化。每个时
间窗起始浓度和终止浓度（CON）用于计算被清除的药物总量
（AMT）。Vd 为药物的分布容积

18.7 所示。

　　为了方便讨论，假设浓度是药物从水箱内清除的
驱动力。浓度越高，清除的药物量则越多。为了使清除
速度标准化，需要根据浓度对药物清除量进行校正。例
如，将时间窗 A 的药物清除速度（28.4 mg/min），根据
中间时点的药物浓度（14.2 μg/ml）校正，得出清除率

为 2 L/min。当时间窗 B 的药物清除速度（10.4 mg/min），
根据中间时间点的药物浓度（5.2 μg/ml）校正，其清

除率也是 2 L/min。如果时间间隔无限缩小，近似为零，则清除率的定义就变成了：

$$清除率 = \frac{\dfrac{dA(t)}{dt}}{C(t)} \quad (18.3)$$

其中 dA（t）/dt 表示某个特定时间（t）的药物清除速度，C（t）为对应的药物浓度。将公式 18.3 中分子与分母都进行微积分，可以得到：

$$清除率 = \frac{\int_0^\infty dA(t)}{\int_0^\infty C(t)\,dt} \quad (18.4)$$

因为 $\int_0^\infty dA(t)$ 等于药物清除的总量，而 $\int_0^\infty C(t)$ 为各个时间点浓度的曲线下面积（area under curve，AUC），得出的衍生方程如下：

$$清除率 = \frac{剂量}{AUC} \quad (18.5)$$

长时间输注后，药物的浓度会达到一个稳态浓度，此时，药物的清除速度 $\left[\dfrac{dA(t)}{dt}\right]$ 也与给药速度（输注速度）保持平衡。清除率达到一个稳态，可通过公式 18.3 获得如下结果：

$$清除率 = \frac{输注速度}{C_{ss}} \quad (18.6)$$

其中 C_{ss} 表示达到稳态时的血浆药物浓度。

为了阐释清除率和分布容积之间的关系，下图代表了某个单位为 mg，清除率为 1 L/min 的药物，单室水箱代表了分布容积。假设给药后，药物立即在水箱内充分混合且均匀分布。分布容积为 4 L，药物总量为 64 mg，任意给定时间的药物清除率都与此时的药量成正比。药物清除速度符合一级消除动力学。注射药物后，药物立即均匀分布于 4 L 分布容积的水箱中（图 18.8）。由于清除率为 1 L/min，则每分钟可清除分布于 1/4 容积的药物。第 1 分钟可清除 16 mg 药物。剩余 48 mg 药物将再次均匀分布于该水箱中。下一分钟将再清除 1/4 容积的药物量，即第 2 分钟可清除 12 mg 药物。此过程每分钟重复 1 次。因此如公式 18.7 所示，清除容积内所含药量与整个分布容积中总药物量的比值保持恒定。

$$\frac{16\,mg}{64\,mg} = \frac{12\,mg}{48\,mg} = \frac{9\,mg}{36\,mg} = \frac{药物被清除的容积}{分布容积} \quad (18.7)$$

如公式 18.8 所示，这个比值，就是清除速度常数（k）。

$$\frac{CL}{Vd} = k \text{ or } CL = Vd \times k \quad (18.8)$$

其中 CL 是以容积 / 时间（L/min）为单位的清除率，Vd 是以升（L）为单位的分布容积，k 是以时间

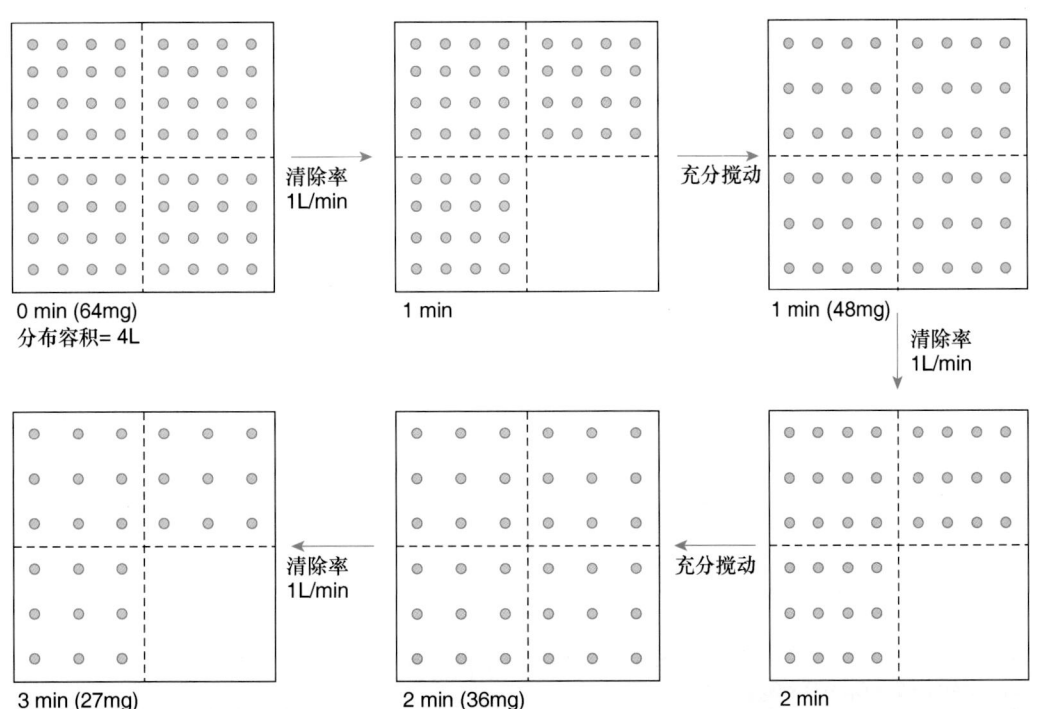

图 18.8　清除率、分布容积和清除速度常数之间的关系示意图。在容积为 4 L 的单水箱中加入 64 mg 的药物，其清除率为 1 L/min。在任意给定时间内药物清除比例与水箱内药物量成正比，也被称为一级消除动力学。在 1 min 时间间隔内，4 L 总量中，其中 1 L 容量内的所有药物均被清除。药物量在第 1、第 2、第 3 分钟分别减少 16 mg、12 mg、9 mg

倒数为单位（min^{-1}）的一级清除率常数。

清除率的生理学模型

　　药物在代谢器官内的清除可用图 18.9 表示。这个模型代表了所有参与药物清除的代谢器官。根据质量守恒定律，药物流出代谢器官的速度等于药物进入器官的速度减去代谢速度。清除速度（dA/dt）可以表示为 Q（C_{in} − C_{out}），用 C_{in} 代替公式 18.3 中的 C（t），清除率可以表示为：

$$清除率 = \frac{Q（C_{in} - C_{out}）}{C_{in}} \qquad (18.9)$$

其中 Q 是代谢器官的血流量，C_{in} 是流入代谢器官的药物浓度，C_{out} 是流出代谢器官的药物浓度。器官内所清除的药物比例可以用 $\frac{（C_{in} - C_{out}）}{C_{in}}$ 的比值来表示，也就是所谓的摄取率（extraction ratio，ER）。清除率可以看作器官血流量与 ER 的乘积。故公式 18.9 可以简化为：

$$清除率 = \frac{Q（C_{in} - C_{out}）}{C_{in}}$$
$$= Q \times \frac{C_{in} - C_{out}}{C_{in}} = Q \times ER \qquad (18.10)$$

　　总清除率等于所有代谢器官，比如肝，肾和其他组织的清除率之和。

　　肝的清除率已经被阐明。比如，清除率、肝血流量和摄取率三者间的关系可用图 18.10 表示[1]。对于摄取率近似为 1 的药物（如丙泊酚），肝血流量的

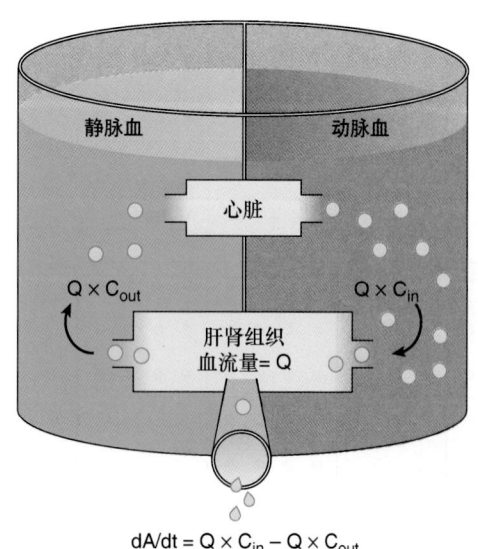

图 18.9　药物摄取示意图。其中，Q 代表血流量，C_{in} 和 C_{out} 分别代表流入和流出代谢器官的药物浓度。A 代表药物总量，dA/dt 是药物清除速度

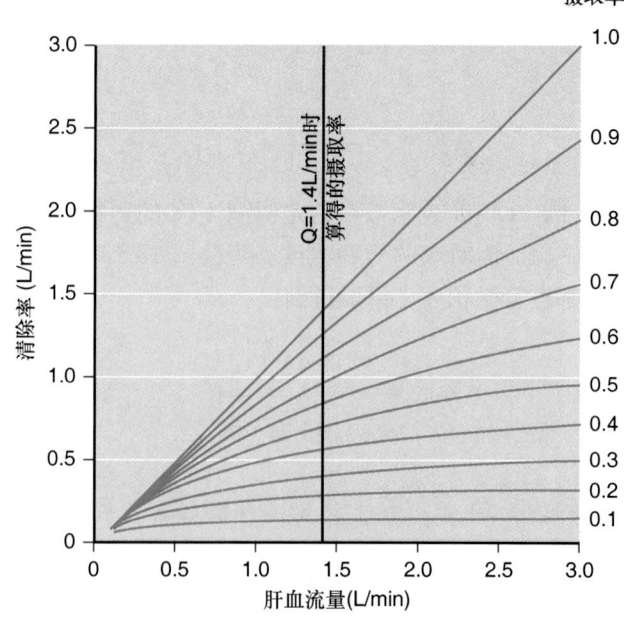

图 18.10　肝血流量（Q）、清除率与摄取率间的关系：高摄取率药物的清除率接近肝血流量；低摄取率药物的清除率几乎不受肝血流量变化的影响（From Wilkinson GR, Shand DG. Commentary：a physiological approach to hepatic drug clearance. Clin Pharmacol Ther. 1975；18：377-390.）

变化也会引起清除率的等比例改变。对于 ER 低的药物（如阿芬太尼），清除率与肝血流量无关。若药物几乎 100% 被肝所摄取，则表明肝对于该药物有十分强大的代谢能力。在这种情况下，代谢的限速因素是肝的血流量，此类药物被称为"流量限制型"。因此，由于麻醉药物对循环系统的影响，或由术中出血或其他情况造成额外体液丢失引起的循环血量改变，都减少肝血流量，从而影响肝依赖性药物的清除率。然而，中等程度的肝代谢功能改变几乎不会影响清除率，因为肝的代谢能力是严重过剩的。

　　很多药物（如阿芬太尼）的摄取率都显著低于 1。这些药物的清除率受到肝摄取和代谢能力的限制，被称作"能力限制"型。肝疾病或者是酶诱导，都会改变肝对药物的代谢能力，进而改变清除率。然而，由麻醉药物或内脏血流对肝血流量的影响，都不会改变清除率，因为肝仅能处理其中的一小部分药物。

　　大多数麻醉药物是经过肝代谢的，但瑞芬太尼、琥珀胆碱和艾司洛尔是在血浆或组织中通过酯类水解而代谢，泮库溴铵通过肾清除。代谢和清除率之间的关系十分复杂。

肝的生物转化

　　大多数麻醉药物都是经过肝的生物转化而被清除的。生物转化的合成通路在很多生化教材中都有详细阐述。简而言之，肝通过氧化、还原、水解及结合作

用代谢药物。氧化与还原主要在细胞色素 P450 系统中进行。这些酶能够被某些药物（比如，St. John 草的中药治疗）所诱导产生，从而增加肝的内在代谢能力。其他药物（比如，某些钙通道阻滞剂和抗生素）或者肝疾病能够抑制这些酶。氧化代谢的过程包括羟基化、脱烷基、脱氨基、脱硫基、环氧化及脱卤作用。虽然葡萄糖醛酸化过程需要 P450，但是水解及结合往往在 P450 系统以外进行。结合作用是对疏水分子添加极性基团，从而转化为水溶性分子，有利于代谢物经肾排泄。经肝代谢后的代谢产物一般无活性，但某些药物（如吗啡、咪达唑仑）的代谢产物具有与原型药物相等的效应。上述代谢途径均有遗传多样性，这就导致了人群的药物清除率存在一些差异。

药代动力学模型

为了对比不同的药物以及描述药物代谢，药代动力学专家创造了药代动力学模型，用于描述药物浓度与时间的函数关系。这些模型可用于不同给药方式（如单次给药 / 持续输注），估算药物浓度随时间的变化。目前已有多种药代动力学模型，其中包括复杂的生理学模型以及较为常用的房室模型。

生理学模型

生理学模型以器官和组织的生理学及解剖学数据为基础。需要监测流入及流出器官的血药浓度、器官血流量以及器官药物分布容积。几乎不可能获得人体所有器官的数据，在动物模型中也非常困难。即使获得了，该数据只能用于评估机体每个器官的分布容积及代谢率。这些单个器官模型还要再融合为整体器官的生理学模型[2]。该复合模型十分复杂且难于计算。在预测血药浓度随时间变化的关系时，它们可能并不优于单室模型。如果旨在弄清如何给药才能达到有治疗作用的血药浓度，房室模型通常就足够了。

房室模型

房室模型与生理学模型都基于同样的基本概念，但前者更为简化。房室药代动力学模型根据经验所得，他们是基于已知给药剂量后的实测药物浓度所衍生的拟合方程式。药代动力学模型是描述容积和清除率随时间改变特点的模型。那些受欢迎的药代动力学模型，都是将非直观的指数形式转化为图 18.11 所示的更为直观的房室形式。

常用的描述麻醉药物的房室模型可能是一室，二

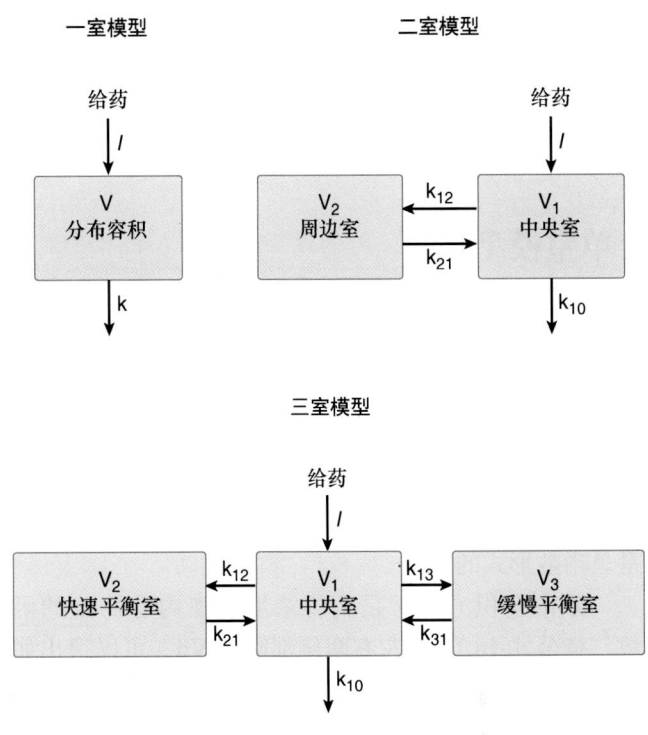

图 18.11　一室、二室和三室乳突型模型

室或三室，取决于描述血浆与浓度的公式中的所需指数的数目（如图 18.11）。指数很难应用且临床意义不大，因此被转化为虚拟容积和清除率。例如三室模型中，有一个中央室和两个周边室，所有容积之和即为稳态分布容积。药物被清除出中央室即为中央清除，中央清除代表了代谢和排泄两个过程。中央室与周边室之间的清除则为室间清除。微观速度常数以 k_{ij} 表示，其定义为药物从房室 i 转移至房室 j 的速度。例如，k_{10} 是药物从中央室转至体外的微观速度常数。室间微观速度常数（k_{12}，k_{21} 等）描述了药物在中央室和周边室间的转运。各周边室至少有两个微观速度常数，一个代表药物流入，另一个代表药物流出。图 18.11 为两室和三室模型中的微观速度常数。

零级和一级动力学

药物消除有以下两种方式：零级和一级消除动力学。在零级动力学消除中，药物以一个固定的速度代谢。在一级消除动力学中，代谢速度与现存药量呈一定比例。代谢速度可用以下公式表示：

$$\frac{dA(t)}{dt} = -k_0 \text{ 是零级动力学} \tag{18.11}$$

$$\frac{dA(t)}{dt} = -k_1 E(t) \text{ 是一级动力学} \tag{18.12}$$

$A(t)$ 是 t 时刻的药量，$dA(t)$ 为 t 时刻的药物改变量。$-k_0$ 是零级消除动力学的速度常数。单位是单位

时间内的质量（如 mg/min）。− k_1 是一级消除动力学的速度常数。单位是时间的倒数（如 $\min^{-1}$）。大多数麻醉药物为一级消除动力学。当代谢过程饱和时，消除动力学可从一级变为零级。

单室模型

对于符合一级清除动力学的单室模型，某个时刻的药物剂量可以用公式 18.13 表示。

$$A(t) = A_0 e^{-kt} \qquad (18.13)$$

其中 A_0 是初始药量（即首剂量），k 是一级消除动力学的速度常数，且 k 必须大于 0。在公式中，药物剂量呈指数形式的下降。

分布容积（Vd）是药物浓度和室内总药量的函数。将公式 18.13 的左右两侧都除以 Vd，可以得出如下公式：

$$\frac{A(t)}{Vd} = \frac{A_0}{Vd} e^{-kt} \qquad (18.14)$$

从公式 18.15 可以衍生出药物浓度：

$$C(t) = C_0 \times e^{-kt} \qquad (18.15)$$

其中 C（t）是 t 时刻的药物浓度，C_0 为初始药物浓度。

将等式两边同时取自然对数，将得到以下公式：

$$\log C(t) = \log C_0 - kt \qquad (18.16)$$

该方程的图形是一条斜率为 − k，截距为 $\log C_0$ 的直线。为了得出浓度下降一半的所需时间，将公式 18.16 中的 logC（t）替换为 $\log C_0/2$，则可得到以下公式：

$$\log \frac{C_0}{2} = \log C_0 - kt \qquad (18.17)$$

解方程可得到

$$t_{1/2} = \frac{0.693}{k} \qquad (18.18)$$

其中 $t_{1/2}$ 即为消除半衰期。

多室模型

单次静脉给药后，血浆药物浓度随时间的变化趋势，类似图 18.12 中的曲线，这一曲线符合绝大多数静脉药物单次注射后的特点。首先，药物浓度会随时间持续下降。其次，初始下降十分明显，后期逐渐变缓，直至符合线性对数关系。对于多数药物而言，此过程可以明确地分为三个时期，见图 18.12。"快速分布期"（深蓝线）是从单次注射后即刻开始的。此时

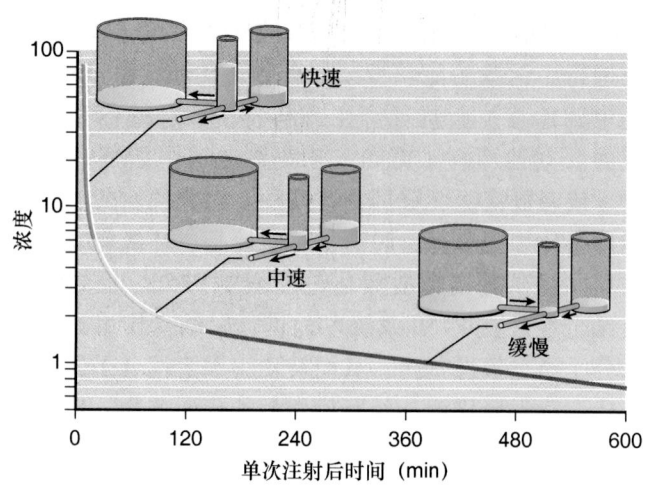

图 18.12　芬太尼药代动力学的液压模型。药物注射入中央室后，分布至两个周边室或进行清除。水箱体积与分布容积成正比，管道横截面积与清除率成正比（From Youngs EJ, Shafer SL. Basic pharmacokinetic and pharmacodynamic principles. In：White PF, ed. Textbook of Intravenous Anesthesia. Baltimore：Williams & Wilkins；1997.）

期的特点是药物从血浆迅速进入快速平衡组织。通常情况下，接下来的 1 s 是"缓慢分布期"（浅蓝线），此时药物从快速平衡组织进入缓慢平衡组织或返回血浆。终末期（灰线）经半对数处理后呈直线。终末期通常被称为清除期，因为此时药物浓度降低的原因是药物从体内的清除。终末清除期的特征是血浆浓度低于组织浓度，药物在血浆及周围组织中的相对分布比例维持不变。在这一终末期，药物从快速或慢速分布容积返回血浆，并最终从血浆中代谢或排泄。

单次给药后呈现显著的三个时期是三室模型的典型特点[3]。流体力学模型可描述此模型特征。此模型有三个水箱，从左依次表示缓慢平衡周边室，中央室（注入药物的血浆）以及快速平衡周边室。水平管道代表室间清除率或代谢清除率（用引流出纸面的排出管道表示）。每个水箱的容积代表每个腔室的分布容积。管道间的交叉区域代表了芬太尼的全身清除与室间清除。水箱中的液面高度代表药物浓度。

通过这种液压模型，我们可以研究单次注射后的药物浓度随时间的下降过程。最初阶段，药物通过室间清除从中央室进入两个周边室，或者通过代谢性清除彻底退出模型。因为药物可以有三个不同的去向，中央室的浓度会迅速下降。在这个过渡区域，中央室的浓度下降至低于快平衡室，二者之间的液体流向发生了逆转。在蓝线与红线之间的过渡区域，最快平衡室内发生了变化。此时，中央室的浓度低于快速平衡室，液体的流动方向出现逆转。这个过渡时期（浅蓝线）后，血浆内的药物仅有两个去向：进入缓慢平衡室或者从管道排出。从快速平衡室内返回血浆的药物

能够部分抵消这一过程。净效应是，一旦快速平衡室达到平衡，中央室浓度下降的速度就会显著变缓。

当中央室的浓度低于快速平衡室和缓慢平衡室时（灰线），降低血浆浓度的唯一途径就是代谢清除，即排出管道。从两个周边室返回中央室的药物大大缓解了血浆药物浓度的降低。

曲线随时间呈持续下降的趋势，而曲线的斜率持续增加（曲线形态见图 18.12），可以用一组负指数的总和来表示。根据药代动力学，反映血浆浓度随时间变化的指数关系公式为：

$$C(t) = Ae^{-\alpha t} + Be^{-\beta t} + Ce^{-\gamma t} \qquad (18.19)$$

其中，t 为给药后时间，C（t）是单次给药后的药物浓度，A、α、B、β、C 及 γ 为药代动力学模型的参数。A，B，C 为系数，α，β，γ 为指数。单次注射给药后，公式 18.19 中的 6 个参数都大于 0。

最小指数往往有着特别含义。这个指数决定了最终对数-线性曲线的斜率。医学文献所指的药物半衰期，除特别说明外，都是终末半衰期。某些文献有时将初始分布阶段的半衰期称为分布半衰期。终末半衰期是单次注射药物后，药物浓度降低 50% 的最高时限。通常情况下，浓度下降 50% 的时间要比这个最高时限更短。

麻醉药代动力学的特殊性

前端动力学

前端动力学描述了给药后即刻的静脉药效。药物从血浆进入周围组织的速度会影响药物的血浆峰浓度。在给药后的前几分钟内，进入外周组织中的药量通常超过消除药量。例如，单次推注丙泊酚后，其在周围组织中的蓄积以及随着时间的消除量如图 18.13 所示。在最初的 4 min 内，分布于外周组织的药量大于消除药量。4 min 后，该关系发生逆转。

利用房室模型，一个重要的假设就是单次静脉注射的药物快速地在中央室中混匀，并且在注射即刻达到峰浓度而不会在周围组织中发生分布或清除。为了达到模拟的目的，假设循环速度无限快，从而推算出初始时刻的初始浓度及分布容积。当然，这并不是真实的。假设药物从上肢静脉注射，而初始药物浓度经桡动脉测得，药物出现在动脉体系中的时间是注射后 30 ～ 40 s。这一延迟过程正是药物通过上臂静脉、心脏、大血管、外周动脉循环所需的时间。更为复杂的模型（如再循环模型）[4] 能够有趣地解释延迟问题，并描述单次诱导注射药物后的起效时间及持续时间（图 18.14）。

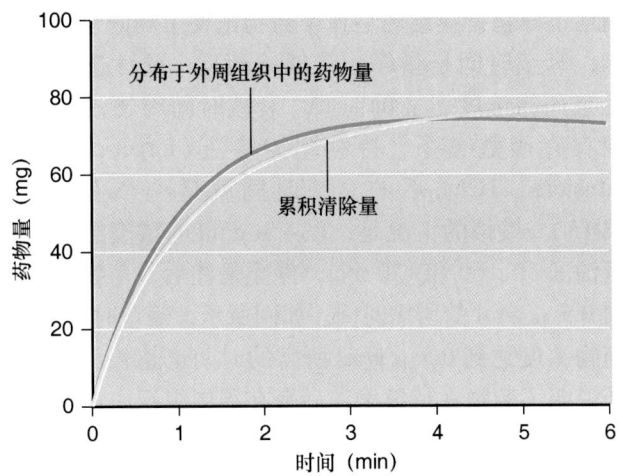

图 18.13　给予 53 岁，身高 177 cm（5 英尺 10 英寸），体重 77 kg（170 磅）的男性患者，单次静脉注射 2 mg/kg 丙泊酚后，按照药代动力学模型参数[32]（译者注：此处原文参考文献标为 32，但应该是 3）的模拟曲线周围组织中丙泊酚的累积量（深蓝线），累积清除量（浅蓝线）。药物为丙泊酚

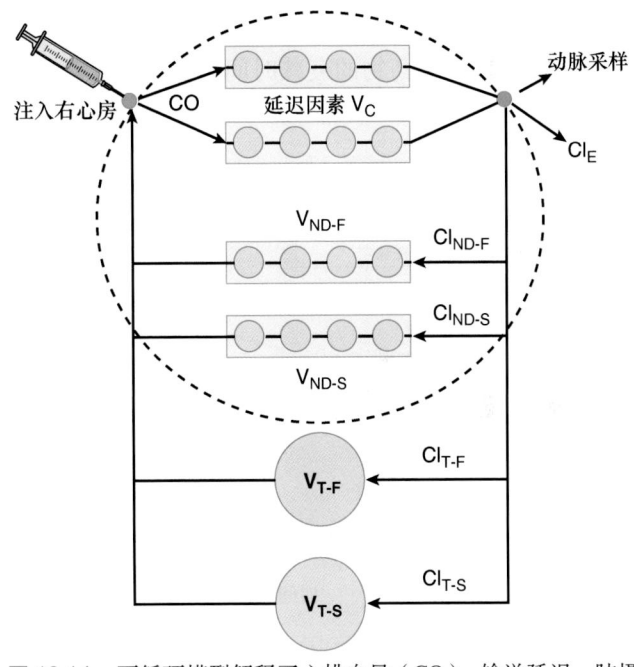

图 18.14　再循环模型解释了心排血量（CO）、输送延迟、肺摄取（延迟因素 V 和 C）以及非分布性混合路径（V_{ND} 和 Cl_{ND}）。虚线圆形以内的各个成分都是准确模拟中央分布容积所必需的。在大多数情况下，并不需要如此复杂的模型，简单地认为药物注入即刻已完成与中央室的混合已经足够接近实际了。Cl_{ND-F}，快速非分布性清除；Cl_{ND-S}，慢速非分布性清除；Cl_{T-F}，快速组织清除；Cl_{T-S}，缓慢组织清除；V_{ND-F}，快速非分布性容积；V_{ND-S}，缓慢非分布性容积；V_{T-F}，快速组织容积；V_{T-S}，缓慢组织容积[2]（From Krejcie TC，Avram MJ，Gentry WB. A recirculation model of the pulmonary uptake and pharmacokinetics of lidocaine based on analysis or arterial and mixed venous data from dogs. J Pharmacokinet Biopharm. 1997；25：169-190.）

终末动力学

通过分析分布容积和清除率，终末动力学是一个描述持续给药后静脉药效的有效工具。终末动力学描述了停止持续给药后血浆药物浓度下降的情况。例如，衰减时间是指停止持续给药后，预计达到某个血浆药物浓度所需的时间。衰减时间与输注持续时间存在函数关系。持续靶控输注（target-controlled infusions，TCI）后的衰减时间就是一个例子（图 18.15）。模拟的情况是，以 4 μg/ml 的浓度维持输注丙泊酚 30、60 和 120 min，停止输注后，药物浓度达到 0.5 μg/ml 的所需时间。如图所示，输注时间越长，药物浓度达到 0.5 μg/ml 所需的时间也越长。这个例子说明了药物在持续输注后会在周围组织中产生蓄积作用，而该作用会延长衰减时间。

衰减时间的另外一个作用就是用于同类药物间的比较（如阿片类药物）。作为参照，衰减时间是持续输注时间的函数。用这种办法，衰减时间被定义为在停止持续输注前，达到一定靶浓度的所需时间。以某些特定的阿片类药物或镇静药物为例，50% 或 80% 衰减时间，见图 18.16。值得注意的是，如果输注时间较短，则两种麻醉药物的衰减时间会非常接近。一旦

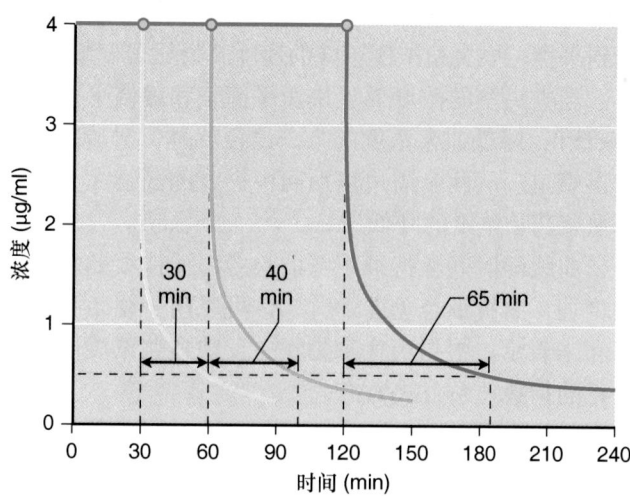

图 18.15　以 4 μg/ml 的浓度维持输注丙泊酚后 30、60、120 min 的衰减时间。一旦停止输注，达到 0.5 μg/ml 的血浆浓度分别需要 30、40、65 min。模拟衰减时间采用了常用的药代动力学模型 [From Schnider TW, Minto CF, Gambus PL, et al. The influence of method of administration and covariates on the pharmacokinetics of propofol in adult volunteers. Anesthesiology. 1998; 88 (5): 1170-1182.]

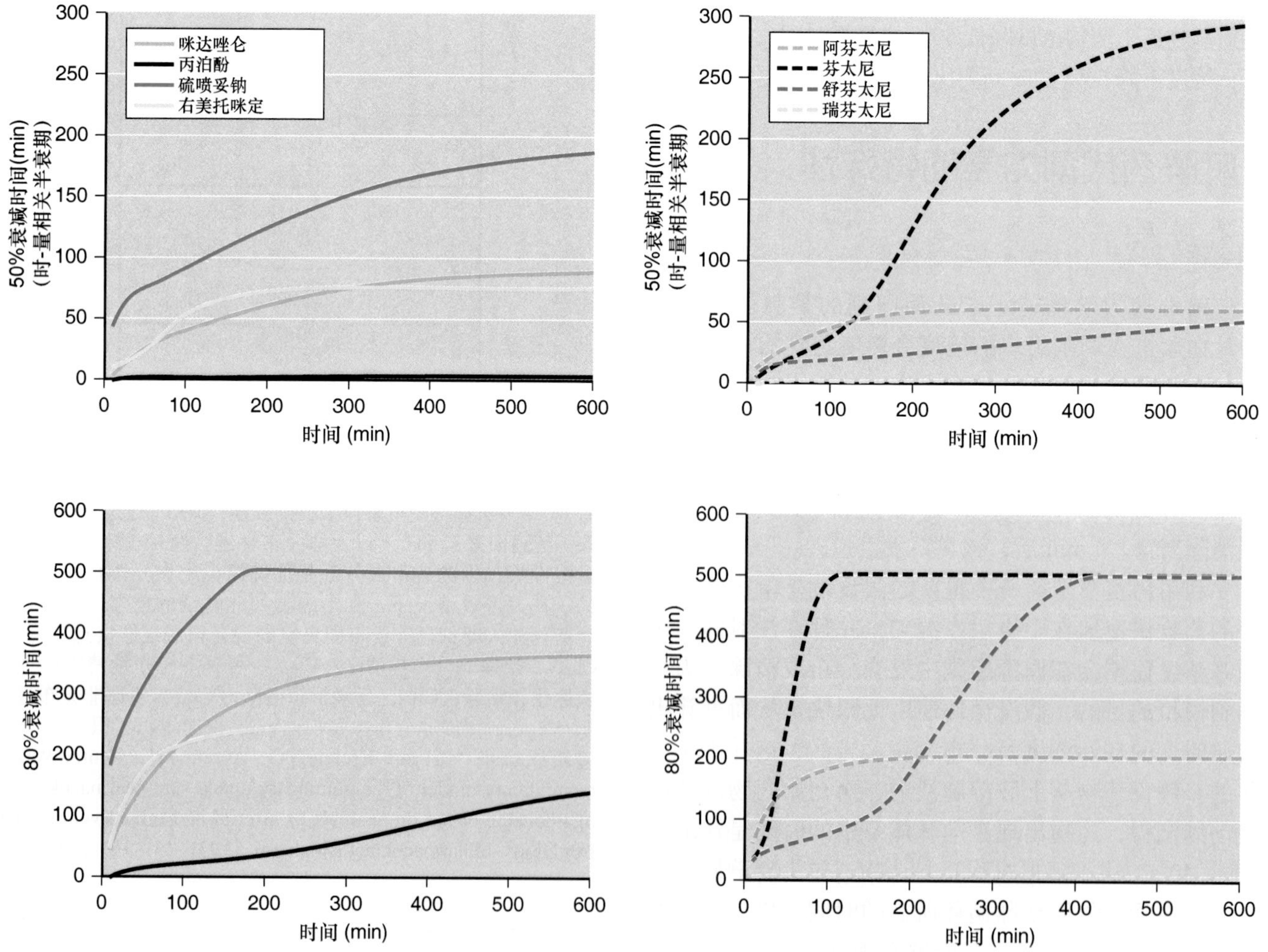

图 18.16　某些镇静药（左）与阿片类药物（右）的 50% 与 80% 衰减时间。纵轴代表达到目标衰减时间所需的时间。横轴代表持续输注时间。所有的衰减时间是根据文献报道的每种镇静或镇痛剂的药代动力学模型进行模拟的（Data from references 5, 43, 57, and 68-70. ）

输注持续时间超过 2 h，则衰减时间会有显著差异。常用的衰减时间是 50% 衰减时间，也被称为时-量相关半衰期[5]。"时-量"一词是指持续输注，"半衰期"即 50% 衰减时间。

滞后效应

　　滞后效应是指血浆浓度变化与药效变化间的时间差。滞后效应是药物从血浆弥散到活性位点的时间及在活性位点产生药效的时间的总和。图 18.17 模拟了单次注射不同剂量的丙泊酚及其对脑电双频指数的影响。值得注意的是，不同剂量达到最大效应的时间都是一致的（血浆峰浓度后约 1.5 min）。不同剂量间仅有效应强度与持续时间的差异。其中最重要的规律是当药物浓度变化时（如，在诱导期与苏醒期期间），药效的改变总是比药物浓度的改变更为滞后。这种药物浓度与药效的时间差被称作滞后效应，并因此产生两个药物浓度对应一个药效或者一个浓度对应两个药

效的情况。图 18.17 反映了不同的药物浓度 C 和 c 对应了相同的脑电双频指数值（bispectral index scale，BIS）。为了消除血浆药物浓度与药效间的滞后效应，将血浆浓度与药效一一对应起来，就在中央室的基础上构建了效应室。动力学中的微观速率常数，如 k_{1e} 和 k_{e0}，可以用于描述这种生物过程。k_{1e} 表示药物从中央室进入效应室，k_{e0} 表示药物从效应室清除。关于效应室，有两个重要的假设：①从中央室进入效应室的药物总量可以忽略不计，反之亦然；②效应室没有容积。

　　血浆与效应位点间的典型关系可以用效应位点模型来表示，见图 18.18。药物效应位点与血浆室通过一级反应过程相联系。效应室浓度与血浆药物浓度关系的公式为：

$$\frac{dCe}{dt} = k_{e0} \times (Cp - Ce) \qquad (18.20)$$

其中 Ce 是效应室浓度，Cp 是血浆药物浓度，k_{e0} 是药物清除的速度常数。常数 k_{e0} 代表药效增加和降低的速度（图 18.19）。

　　总之，传统的药代动力学名词"半衰期"对于

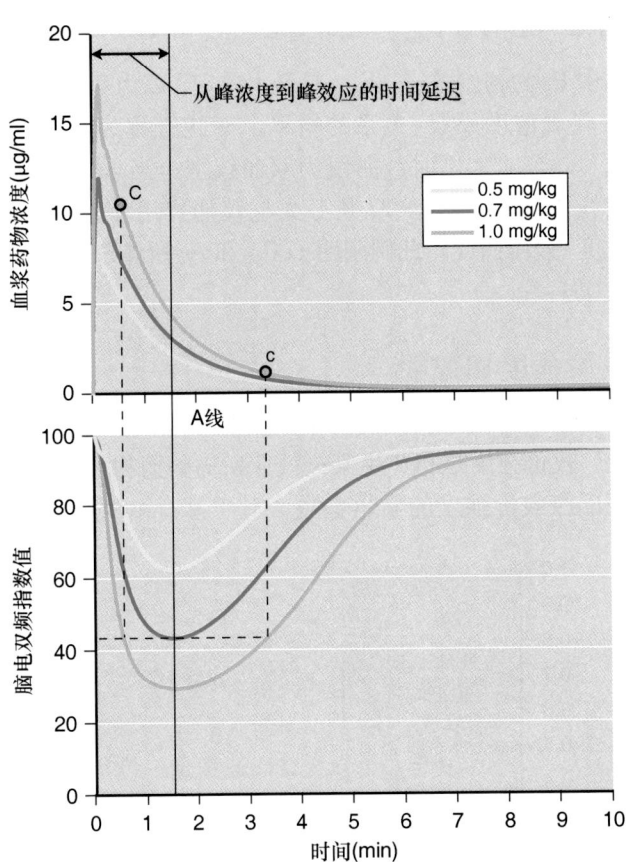

图 18.17　滞后效应的示意图。上图代表三种丙泊酚剂量所对应的血药浓度。下图代表了基于脑电双频指数值（BIS）的预测效果。这些示意图都是基于线性药代动力学的假设：无论药物剂量多少，均在同一时刻达到药效高峰（A 线）及血药峰浓度。药效达峰时间为 1.5 min。尽管血浆药物浓度 C 和 c 有所不同，但 BIS 一致。本图展示了血药浓度与 BIS 之间的滞后效应。此示意图根据文献的药代动力学及药效动力学模型（Data from references 32 and 57.）

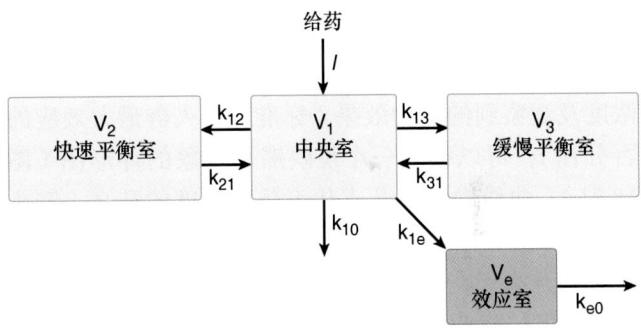

图 18.18　在三室模型基础上，加入了效应室以解释动脉药物浓度升高、降低与药物起效、失效之间，平衡延迟的原因。假设效应室的容积可以忽略不计

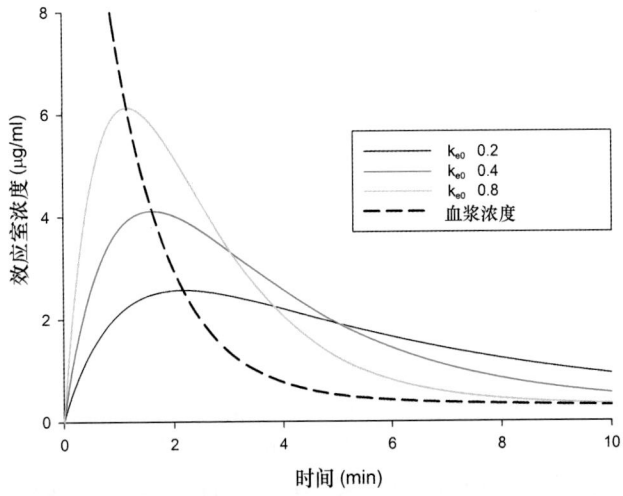

图 18.19　k_{e0} 改变的影响。随着 k_{e0} 的降低，药效达峰时间相应延长（Data from references 32，57，67.）

很多临床医师很重要，但不能很好地描述麻醉药物的临床作用，因此对麻醉实践的意义十分有限。与之相比，本章所讨论的药代动力学原则（如分布容积、清除率、消除、前端动力学、终末动力学、时-量相关半衰期、生物相）都是描述药物如何发挥麻醉作用的。

药效动力学原理

简而言之，药代动力学讲述了机体对药物的影响，而药效动力学说明了药物对机体的作用。也可以简单理解为，药效动力学阐明了药物浓度与药理作用的关系。

用于描述浓度-效应关系的模型与药代动力学模型非常类似。它们都是基于观察结果而建立的数学模型。为了建立药效动力学模型，需要同时监测血浆药物水平和特定的药物效应。例如，某一个体单次给药后的血浆药物浓度与边缘频率间的关系见图 18.20。边缘频率是较易获得的脑电图（electroencephalogram，EEG）的量化指标。血浆浓度达峰后不久，边缘频率下降至最低值，随着血浆浓度下降到近乎 0，边缘频率也返回基础值。

将一些患者的数据整合，用点标记测得的药物浓度及观察到的药物效果（标准化为人群最大效应的百分比），可以得到一个反映滞后现象的环形图（图 18.21）。曲线中的上升支代表药物浓度的升高（箭头所示）。在上升曲线中，药物效应的增加滞后于药物浓度的升高。在下降曲线中，药物效应的消退滞后于药物浓度的降低。

为了建立药效动力学模型，利用建模技术压扁滞后环，使之能够反映血浆浓度与药物效应之间的滞后时间。利用模型技术，用 $t_{1/2}k_{e0}$ 评估滞后时间，50% 药物有效率（C_{50}）评估效应室浓度（Ce）。大多数麻

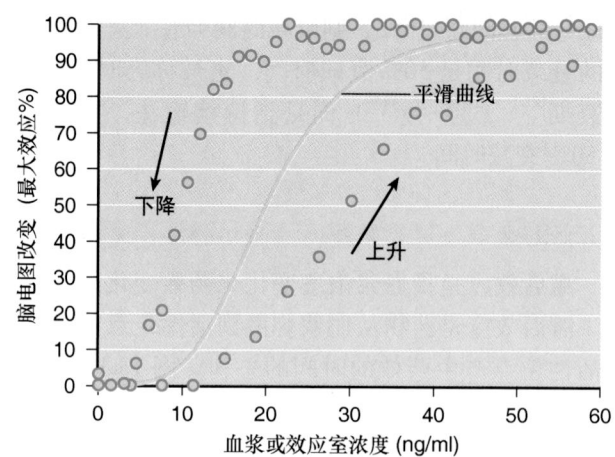

图 18.21　不同个体的血浆浓度与标准化的边缘频率值（用最大效应的百分比表示）（蓝圈）。黑色箭头所示为滞后于药物浓度升高与下降的滞后环的上升支与下降支。蓝线代表来自压扁滞后环产生的药效动力学模型

醉药物的浓度-效应关系曲线都是 S 形曲线。反映这种关系的标准方程被称为 "Hill 方程"（公式 18.21），也可称为 "S 形 E_{max} 关系"：

$$Effect = E_0 + (E_{max} - E_0) * [C^g / (C_g^{50} + C^g)] \quad (18.21)$$

其中 E_0 为初始效应，E_{max} 是最大效应，C 为药物浓度，γ 代表浓度-效应关系的斜率。γ 也被称为 "Hill 系数"。当 $\gamma < 1$ 时，曲线为双曲线型；当 $\gamma > 1$ 时，曲线为 S 型。图 18.22 是芬太尼镇痛作用在效应室的浓度-效应曲线。此例阐明了 C_{50} 和 γ 所体现的浓度-效应关系。

效价强度和效能

和这种关系相关的两个重要概念是效价强度和效能。效价强度是指产生某一效应所需的药物剂量。C_{50} 是反应效价强度的常用参数。对于具有浓度-效应关

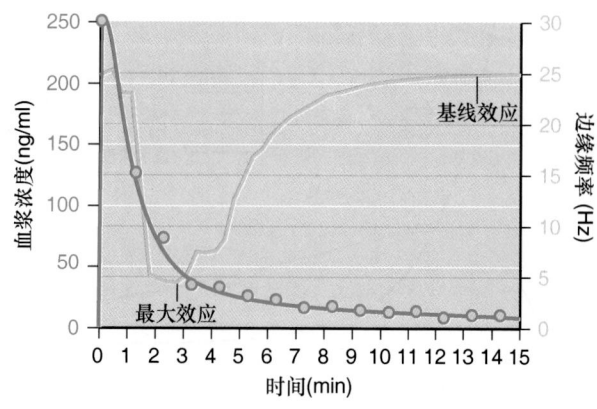

图 18.20　某个患者，单次给药后血浆药物浓度变化（深蓝色曲线）及其对应脑电图边缘频率（浅蓝色曲线）的变化。注意边缘频率的变化滞后于血浆浓度的变化

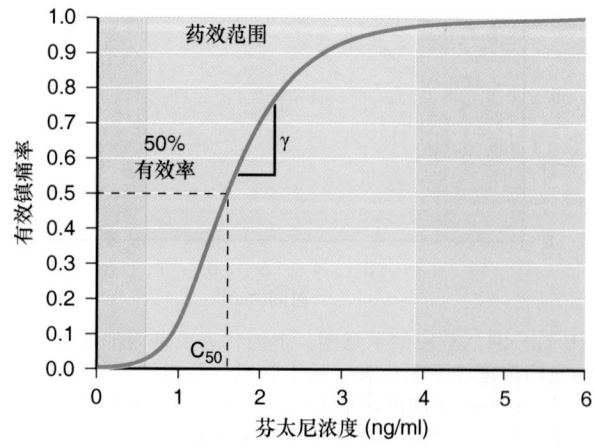

图 18.22　芬太尼镇痛作用的药效动力学模型。绿色区域为药效范围，在此浓度范围内，浓度的变化能够引起相应的药效变化。高于或低于药效范围均不会导致药效的改变。C_{50} 代表 50% 有效镇痛时的药物浓度。γ 为药效范围内曲线的斜率

系的药物，浓度-效应曲线左移（C_{50} 小），药物的效价强度将更高；如果曲线右移，则相反。以图 18.23 为例，作为芬太尼的衍生物，镇痛 C_{50} 最小的是舒芬太尼（0.04 ng/ml），最大的是阿芬太尼（75 ng/ml），因此，舒芬太尼比阿芬太尼的效价强度更强。

效能衡量药物一旦占据受体后产生某种效应的效果。即使作用于同一受体的相似药物，其产生效应的程度也可能不同。比如，同样是与 G 蛋白偶联受体结合，某些药物就能够在占据受体后激活更多的第二信使，从而产生更大的效应。能够达到最大效应的药物称为完全激动剂，不能达到最大效应的药物为部分激动剂。

有效剂量与致死剂量

一种药物可能有多种效应。C_{50} 可用于对比某个药物的不同作用。以图 18.24 为例，芬太尼在镇痛（2 ng/ml）、呼吸抑制（4 ng/ml）、对喉镜反应消失（15 ng/ml）以及引起 EEG 改变（20 ng/ml）等作用时有不同的 C_{50}[6]。

能引起药物效应变化的浓度范围被称作**药效范围**。如图 18.22 所示，药效范围内，0.6 ~ 3.9 ng/ml 之间的有效镇痛率为 2% ~ 97%。在药效范围外的浓度变化不会引起药效的变化。低于药效范围时是无效的，而高于药效范围不会产生额外的效应。

与其他效应相似，S 形 E_{max} 曲线可以反映剂量与死亡的关系。不同的是，这种药物与效应关系图中，水平 X 轴是剂量，而不是浓度。与 C_{50} 类似，ED_{50} 表

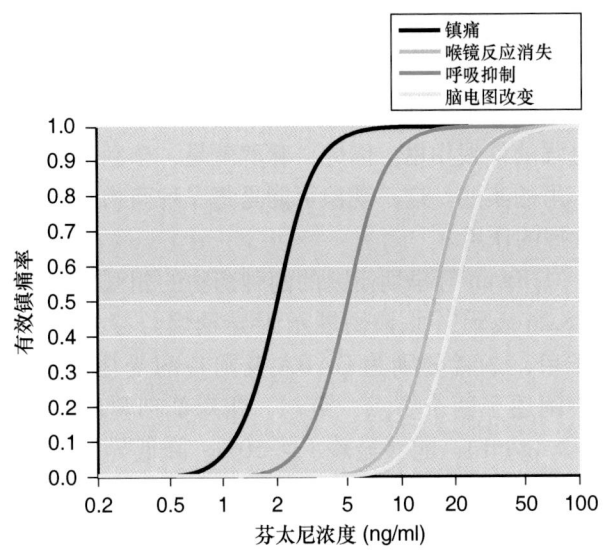

图 18.24　芬太尼的不同效应的药效动力学模型［From Egan TD, Muir KT, Hermann DJ, et al. The electroencephalogram（EEG）and clinical measures of opioid potency：defining the EEG-clinical potency relationship（"fingerprint"）with application to remifentanil. Int J Pharmaceut Med. 2001；15（1）：11-19.］

示有效率达 50% 时的剂量，而 LD_{50} 是致死率达 50% 时的剂量。药物的治疗系数定义为 LD_{50} 与 ED_{50} 的比值（图 18.25）。比值越大，药物的临床安全性越高。

麻醉药物的相互作用

很少单独应用一种药物进行麻醉，往往采用复合用药以达到催眠、镇痛和肌肉松弛的目的。催眠药、

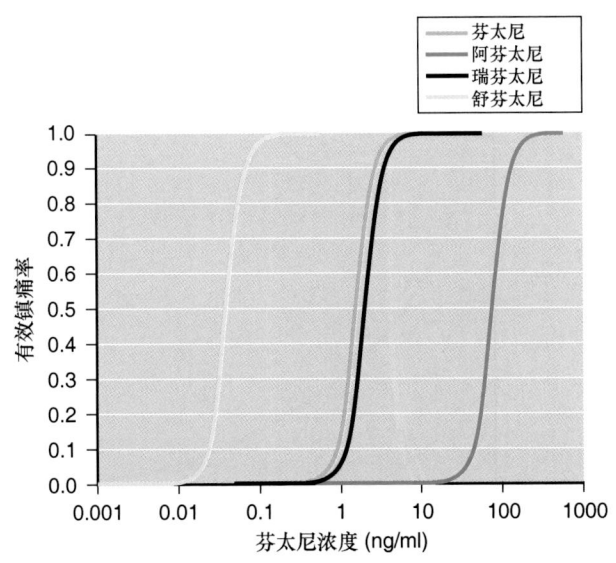

图 18.23　芬太尼衍生物的药效动力学模型。每种药物的 C_{50} 都不同，但曲线斜率及最大效应都是相似的［From Egan TD, Muir KT, Hermann DJ, et al. The electroencephalogram（EEG）and clinical measures of opioid potency：defining the EEG-clinical potency relationship（"fingerprint"）with application to remifentanil. Int J Pharmaceut Med. 2001；15（1）：11-19.］

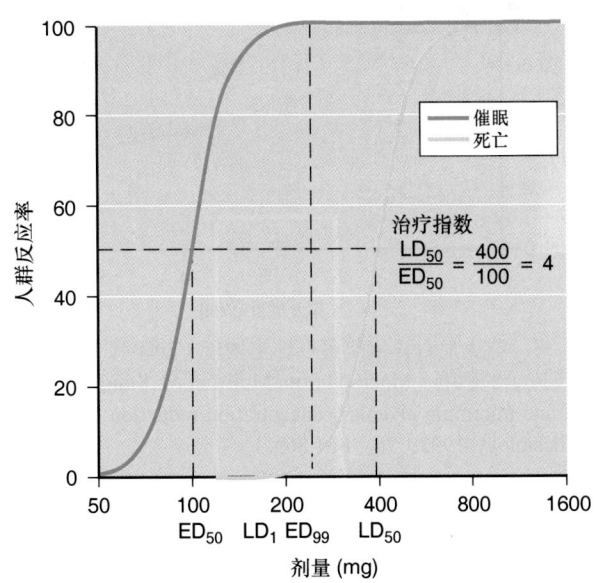

图 18.25　半数有效量（ED_{50}）、半数致死量（LD_{50}）和治疗指数。蓝色曲线为镇静催眠药达到丧失反应水平的量效关系。红线为同一种镇静催眠药达到死亡效应的量效关系。治疗指数是 LD_{50}/ED_{50} 比值，在本例为 400（译者注：应为 4）。ED_{99} 与 LD_1 同样很有意义，ED_{99} 为无反应率达到 99% 时的剂量，LD_1 为死亡率为 1% 时的剂量。在此例中，LD_1 低于 ED_{99}，这是临床上无法接受的

镇痛药和肌肉松弛药之间相互作用，药物作用不同于单独应用。例如，当应用催眠剂时，镇痛剂的镇痛作用一定会强于单独应用，而催眠剂也会达到比单独应用更强的催眠作用。因此，麻醉就是一个利用药物相互作用的实践。这一现象可能是每一种药物对不同受体发挥的作用。

McEwan 等早期研究的两种药物的相互作用，用图 18.26 表示[7]。该图展示了异氟烷与芬太尼的相互作用，二者分别为 GABA 及阿片的受体激动剂。图中阐述了两个要点：第一，相对低剂量的芬太尼（＜2 ng/ml），能够显著（＞50%）降低异氟烷的最低肺泡浓度（minimal alveolar concentration，MAC），即可避免切皮刺激引起的体动；第二，当芬太尼浓度高于 3 ng/ml 时，维持 MAC 的呼气末异氟烷浓度虽然较低，但不再明显改变。因此，天花板效应的存在说明无论芬太尼的浓度为多少，一定浓度的异氟烷都是维持麻醉 MAC 所必需的。

有大量研究探讨麻醉药物间的相互作用。如图 18.27 所示，相互作用可分为拮抗、累加与协同。当两种具有累加作用的药物一起应用时，最终效应就是二者的总和。当相互作用为拮抗时，最终效应低于二者累加之和。当相互作用为协同时，最终效应大于二者累加之和。

等效线是描述两种药物，不同浓度组合（X 与 Y 配伍用）状态的术语。等效线是达到某一特定效应的等效曲线。常用的等效线是 50% 等效曲线，其代表能使 50% 的患者达到某种特定效应的两种药物不同效应室浓度的组合。其他的等效图更有临床意义。比如，95% 意识消失等效线是使意识消失率达到 95% 的药物浓度的组合。同样，5% 等效图则是较低的意识消失率（多数患者有反应）下的药物浓度组合。当制订麻醉用药方案时，理想的情况是，麻醉药的剂量能刚好达到高于 95% 等效线但不远远超过 95% 等效线（彩图 18.28）。

Hendrickx 等综述了关于人和动物模型的研究文献，研究阿片类药物、镇静催眠药和吸入麻醉药的组合，所产生的两种麻醉效应时的药物相互作用：①意识消失（人体）或翻正反射消失（动物）；②制动，即未麻痹的个体在伤害性刺激时不体动[8]。他们发现了麻醉药物组合的一些有趣特点。首先，在吸入麻醉药联合用药时完全是累加作用，表明药物作用机制相同。例外的是氧化亚氮，与其他吸入麻醉药组合，产生不完全累加效应。第二，除了氧化亚氮与 GABA 镇静催眠剂外，其他静脉药物与吸入麻醉药的相互作用均呈协同效应。第三，除了氯胺酮与苯二氮䓬类药物，不同静脉药物之间（例如阿片类和镇静催眠药）基本都是协同效应（图 18.29）。

一些学者创造了三维数学模型来描述麻醉药物的相互作用。这些模型被称为反应平面模型，包括每种

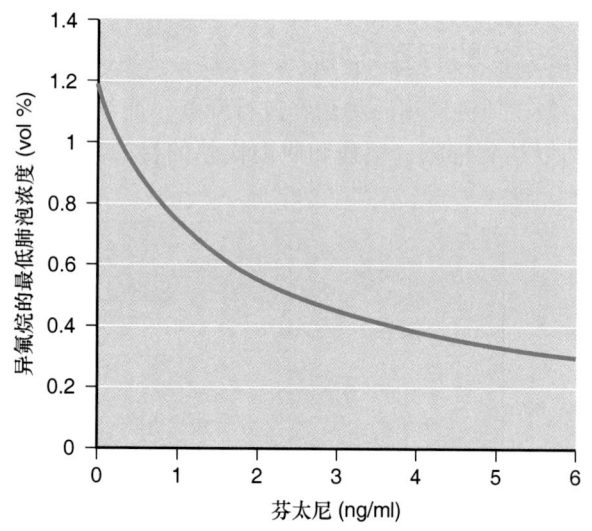

图 18.26　芬太尼对异氟烷最低肺泡浓度（50% 患者对切皮刺激有反应）的影响（Modified from McEwan AI，Smith C，Dyar O. Isoflurane minimum alveolar concentration reduction by fentanyl. Anesthesiology. 1993；78：864-869.）

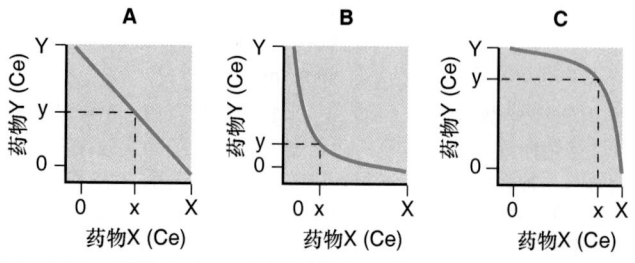

图 18.27　药物 X 与 Y 的相互作用。图 A 为累加，图 B 为协同，图 C 为拮抗

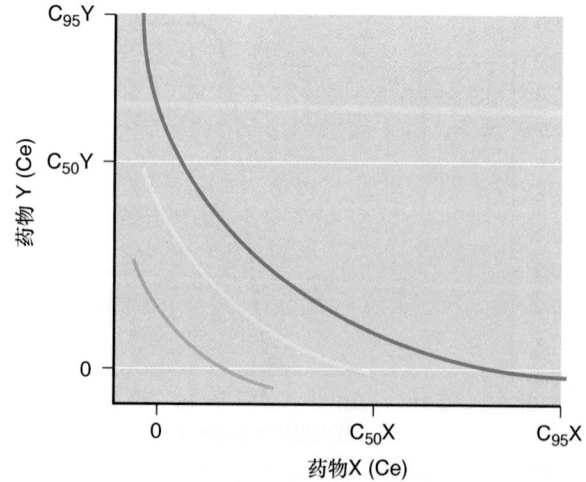

彩图 18.28　等效线示意图。红、绿、蓝线分别代表药物 X 与 Y 的协同作用的 5%（译者按）、50% 和 95% 等效线。等效线是产生同等效应的浓度组合。5%、50%、95% 的等效线描述了引起某个特定作用，药物 X 与 Y 浓度组合的药效范围。与单个药物的量效曲线一样，理想的浓度配伍应该在 95% 等效线的附近

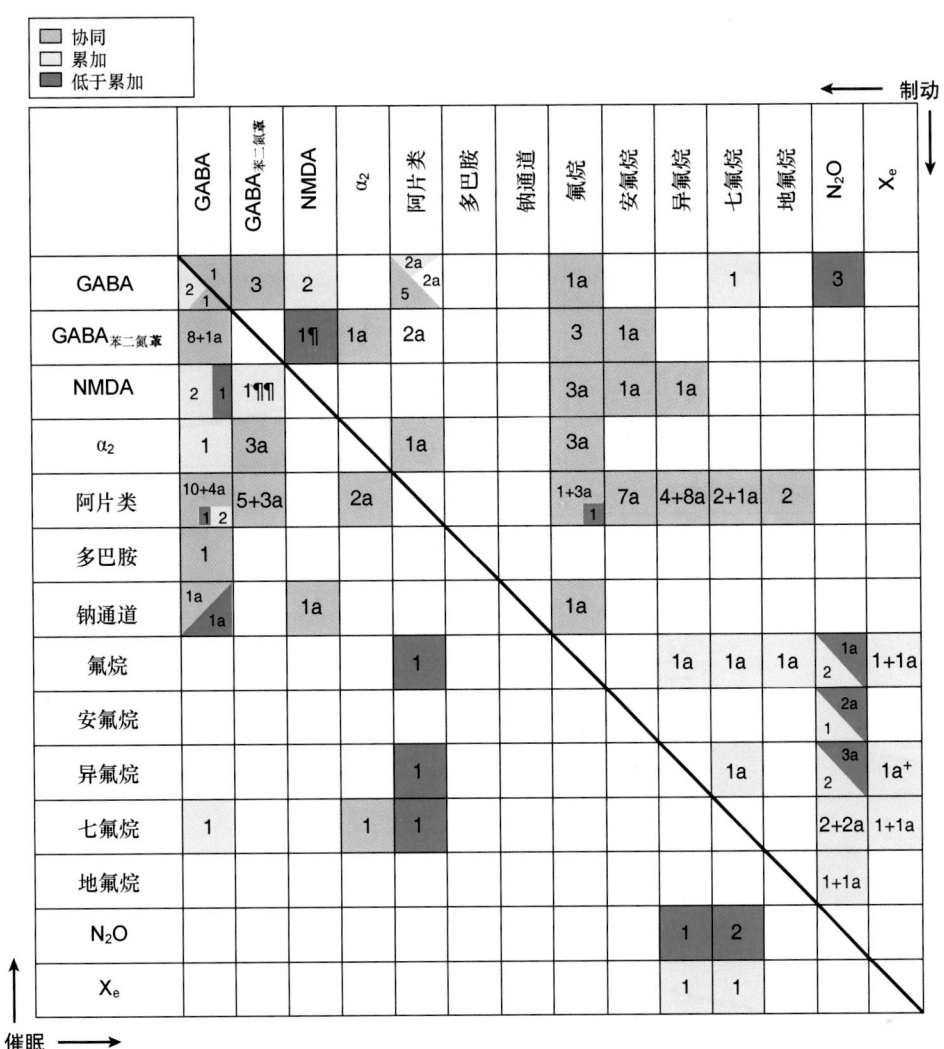

图 18.29　人和动物在达到睡眠状态（在人体为意识消失，在动物为翻正反射消失）及静止不动（对有害刺激的体动反应消失）时的药物相互作用总结。每一格内的数字是指支持该发现的论文的篇数。α_2 受体激动剂包括右美托咪定和可乐定；阿片受体激动剂包括吗啡、瑞芬太尼、芬太尼、舒芬太尼和阿芬太尼；多巴胺受体激动剂包括氟哌利多和甲氧氯普胺；Na^+ 通道拮抗剂包括利多卡因和布比卡因。字母 "a" 表示基于动物模型的相互作用研究；粗对角线是为了区分两种不同的药物相互作用研究，下半部分为催眠作用研究，上半部分为制动作用研究。GABA，γ- 氨基丁酸（GABA 受体激动剂包括丙泊酚、硫喷妥钠、美索比妥和依托咪酯）；GABA苯二氮䓬激动剂为通过结合苯二氮䓬受体起效的激动剂，包括咪达唑仑和地西泮）；NMDA，N- 甲基 -D- 天冬氨酸（NMDA 受体拮抗剂包括氯胺酮）（From Hendrickx J，Eger EI 2nd，Sonner JM，et al. Is synergy the rule? A review of anesthetic interactions producing hypnosis and immobility. Anesth Analg. 2008；107：494-506.）

药物的效应室浓度和总效应概率估计。Bouillon 等的研究揭示了丙泊酚-瑞芬太尼对意识消失的相互作用，见彩图 18.30[9]。反应平面展示了引起反射消失的所有瑞芬太尼-丙泊酚等效线（0% ～ 100%）。常用的两种反应平面模型是三维图和地形图。地形图是反应平面的反面观，药物浓度分别是横坐标与纵坐标。药物效应以特定的等效线表示（即 5%、50% 和 95%）。

反应平面模型可以表示多种麻醉效应，包括对语言、触觉和痛觉的反应，血流动力学和呼吸效应以及脑电活动的改变。以研究气道工具为例，反应平面模型可被设定为对放置喉罩[10]、喉镜[11-12]、气管插管[13]、食管仪器[14]等刺激无反应，从而研究特定的麻醉药物组合。虽然已经有很多反应平面模型，但还有很多

的空白，不能够涵盖所有的常见麻醉药物组合及围术期的各种刺激。

近期研究了七氟烷与瑞芬太尼产生的不同药效时的相互作用，如意识消失、电刺激（高达 50 mA）或压力痛（50 PSI 作用于胫骨前区域）等外科刺激无反应，对喉镜与温度无反应[12]。在非稳定状态下（即改变挥发罐设置），测定的七氟烷的呼气末浓度并不准确。因为呼气末浓度也不能解释呼气末浓度与效应室浓度间的滞后性（时间差）。用预计效应室浓度能够提高模型的可预测性[15]。总体而言，七氟烷-阿片类药物组合的相互作用，能够发挥显著的协同镇痛效果，轻度的协同镇静效果。

已有文献利用 MAC 和等效阿片剂量的方式，将

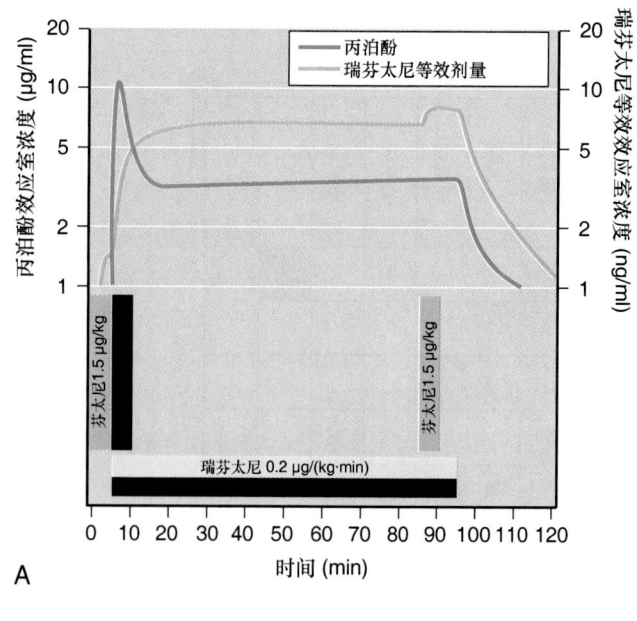

A

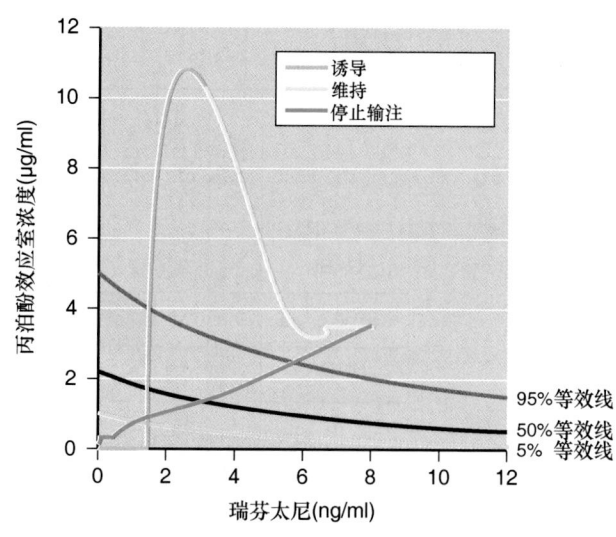

B

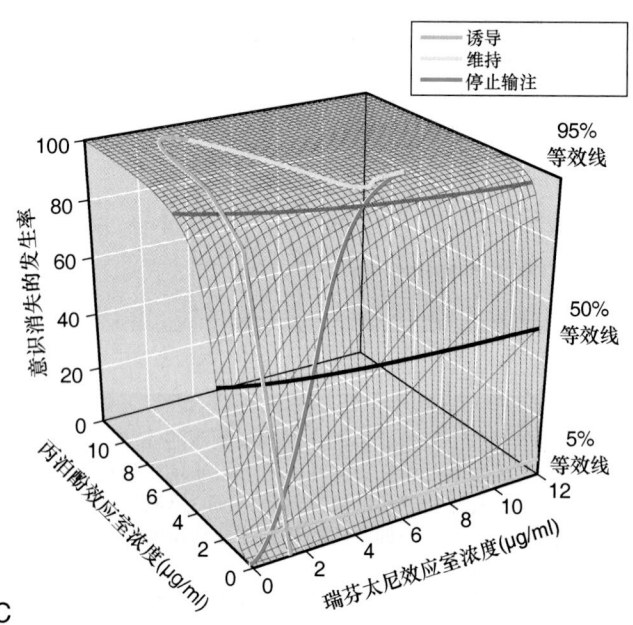

C

彩图 18.30　模拟负荷剂量（2 μg/kg），维持量［100 μg/（kg·min）］的丙泊酚与维持量［0.2 μg/（kg·min）］的瑞芬太尼，间断追加（1.5 μg/kg）芬太尼复合应用 90 min。图 A，最终的效应室浓度 Ce。图 B，预测意识消失的地形图（俯视图）。图 C，三维反应平面图。浅蓝色、紫色和绿色线条分别代表 5%、50% 和 95% 等效线。每条等效线都是能够产生相同效应的丙泊酚−瑞芬太尼的组合。所有等效线都是向内的弓形，说明药物间为相互协同作用。等效线相互靠近，表示从有意识到意识消失的快速转变

七氟烷−瑞芬太尼间的相互作用，套用到其他吸入药与阿片类药物的组合中[16]。对于择期外科手术的患者，七氟烷−瑞芬太尼的研究结论同样适用于异氟烷−芬太尼。还有一些药物间相互作用模型是关于三种或更多种药物[17]，比如 Vereecke 的研究，涉及了氧化亚氮−七氟烷−瑞芬太尼的模型[18]。这个研究很有临床意义，因为大多数的麻醉都是使用两种以上麻醉药。

　　与此类似，大量文献研究了镇静催眠药与阿片类药物的相互作用，主要是丙泊酚与阿芬太尼[19]或瑞芬太尼[9, 11, 14, 20-21]的组合，所产生多种效应。当使用强效吸入麻醉药和阿片类药物时，镇静催眠药与阿片类药物的相互作用是能够发挥显著的协同镇痛效果，轻度的协同镇静效果。

　　一些文献研究了不同种类镇静催眠药间的相互作用。包括咪达唑仑复合丙泊酚[22-23]以及丙泊酚复合挥发性麻醉药[24-26]。其相互作用主要为累加效应。

药物显示

　　正如文献所说的，反应平面模型的最大缺点是过于复杂，难以应用于临床。最近研究将其转化为药物

显示，以方便临床医师实时地应用于患者。

这种显示方式不仅能够提供（血浆及效应室）药物浓度，还能够预测实时的药效，如意识消失、镇痛、降低"四个串刺激"的反应性（如监测肌肉松弛剂的效果）等等。只需要手动输入患者的人口学信息（年龄、性别、身高、体重），注射器内的药物名称，加上一些麻醉机自动收集的数据（呼气末吸入麻醉药浓度，输液泵信息），无论是单次给药还是持续输注，药物显示都可以预测药物浓度和效应。有很多麻醉设备制造商都可以提供药物显示（如美国 GE Healthcare 的 Navigator Suite，德国 Dräger 的 SmartPilot View）。彩图 18.30 就是药物显示的例子。所有的药物显示都是根据反应平面相互作用模型制作的。

药物显示的另一个独特之处是在给药前模拟给药剂量方案。这一点对于确定复杂患者的最佳给药剂量十分有用，尤其是在复合应用多种药物时。基于人群模型的药物显示具有普适性，但不一定完全适用于每一个患者。某些药物显示系统，可以根据研究对象的反应校正药效（彩图 18.31）。例如，高龄患者或体质弱的患者，较小剂量往往能达到预期效果。药物显示允许临床医师确定达到预期反应的浓度，或调节追加的麻醉药量。

药物显示还有其他优点。当效应室浓度达到稳态时，药物滴定法就不再适用。在药物浓度已经达到高峰（间断静脉推注）或已经接近稳定状态（继续持续给予强效吸入麻醉药）时，临床医师往往给予额外的

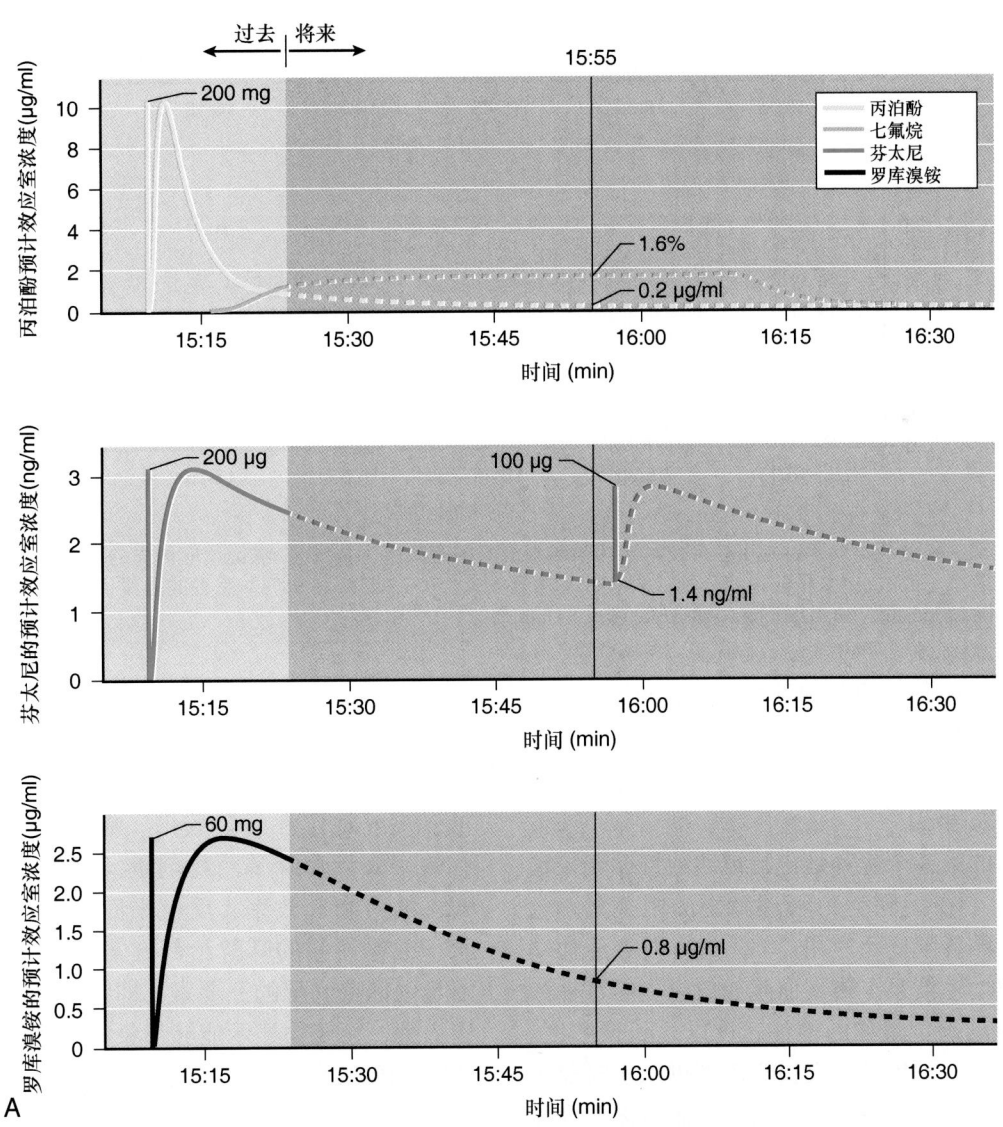

彩图 18.31 （A）药物显示举例。本例显示了复合应用芬太尼（2 μg/kg）、丙泊酚（2 mg/kg）、罗库溴铵（0.6 mg/kg）单次注射，七氟烷（2%）和单次注射芬太尼（1 μg/kg）维持的预计效应室浓度（A）和药物效应（B）。假设患者为男性，30 岁，体重 100 kg，身高 183 cm，心排血量及肺通气正常。（A）预计效应室浓度分别为丙泊酚（浅黄色线）、七氟烷（深橙色线）、芬太尼（蓝色线）、罗库溴铵（红线）。垂线代表负荷剂量，药物剂量标记在线旁。过去的预计值用实线表示，将来值用虚线表示。黑色的垂线代表 15:55 的预计效应室浓度，并记录浓度

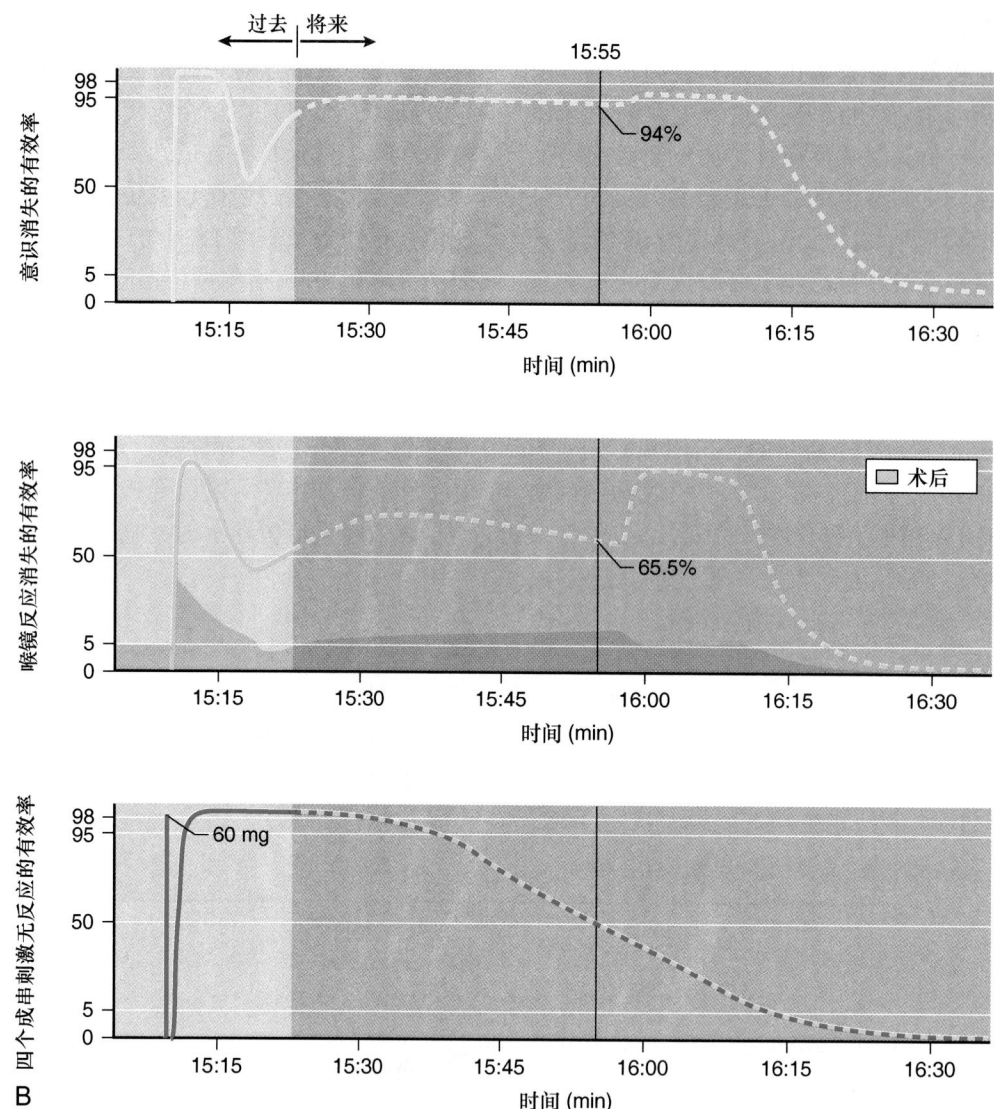

彩图 18.31 续 （B）预计药物效应。利用综合技术，评估意识消失的有效率（黄线）、喉镜反应消失的有效率（蓝线）、四个成串刺激无反应的有效率（红线）。水平的白线分别代表有效率达到 5%、50%、95% 和 98%。垂直的黑线代表 15：55 预计的药物效应［（A）From Applied Medical Visualizations，Salt Lake City，Utah.］

药物。当麻醉科医师设想药物浓度已经接近 0，但实际却还在上升，甚至是在停止给药后（呼气末吸入麻醉药的浓度为 0 mmHg，但依然没有反应），这时临床医师往往会失去耐心。

药物显示的第二个优势是进行被动的目标靶控输注（TCI）。除了在美国受到管理障碍的阻挠外[27]，TCI 已经在世界各国广泛应用。TCI 利用人群药代动力学的模型驱动输液泵。输入血浆或效应室的目标浓度后，电脑自动确定最佳的输注速度以达到该浓度。采取被动 TCI 时，利用这一人口学模型可以实时显示预计随时间变化的效应室浓度和药效，而不需要像传统 TCI 一样录入信息及驱动输液泵。利用这一方法，麻醉科医师可以在给药前测试给药方案（包括追加量和输注速度），从而确定其能否达到期望效果。此特性能够提供更为统一的给药方案。

药物显示的第三个优势是提供了计算麻醉药物剂量的更好方法。除了用 MAC，即 50% 的患者对外科刺激没有反应，作为指标衡量麻醉效果外，药物显示可以更好地定性麻醉效果。临床医师不再使用 50% 有效率来计算麻醉药物剂量，而是力求达到 95% 或 99% 的药物有效率。反应平面能够直观地展示达到某一效果所需的麻醉给药方案。而且，MAC 的概念不足以涵盖麻醉的三要素，即镇痛、镇静催眠以及肌肉松弛，而药物显示能够形象地同时显示有效率范围 0% ～ 100% 的上述三种效应。

特殊人群

实施麻醉时，综合考虑患者的一般情况和用药史才能计算准确的**药物剂量**。这些因素包括年龄，体质，性别，阿片类药物、苯二氮䓬类药物或酒精的长期应用史、心肺、肝、肾疾病、失血与脱水程度等。上述任一因素都可以显著影响药物代谢与药物效果。遗憾的是，很多麻醉药物效果的研究都是基于健康志愿者的，不能代表外科手术的人群。大量的研究已经探讨了某一些患者特性（如肥胖）对麻醉药物效果的影响。但有些患者特性（如长期使用阿片类药物）很难被评估。而且，还有一些麻醉药物至今没有被研究过。多数研究集中在新型麻醉药，比如丙泊酚和瑞芬太尼。接下来的章节简要概括了针对某些特殊人群的药代动力学与药效动力学的文献。

肥胖对麻醉药物的影响

肥胖是全球性的流行病，超重患者经常会经历麻醉及外科手术。此外，肥胖会影响麻醉药理学。药物制造商推荐根据实际总体重（total body weight，TBW）与每千克的剂量计算药量。因为担心引起药物过量（比如相同身高的 136 kg 患者并不需要两倍于 68 kg 患者的剂量），麻醉科医师很少按照 mg/kg 的方式计算肥胖患者的麻醉药物剂量。为了解决这个问题，创造了很多校正体重以免引起此类人群的药物过量或不足，如瘦体重（lean body mass，LBM），理想体重（ideal body weight，IBW），校正体重（corrected body weight，CBW），去脂体重（fat-free mass，FFM）。表 18.1 展示了计算上述体重的公式。表 18.2 显示了消瘦或肥胖患者根据不同方法转换后的体重。这些校正体

表 18.2　根据不同的给药标准计算出的给药体重

给药标准	176 cm（6 英尺）男性	
	68 kg（BMI = 22）	185 kg（BMI = 66）
	给药体重（kg）	给药体重（kg）
总体重（TBW）	68	185
理想体重（IBW）	72	72
修正体重（CBM）	70	117
瘦体重（LBM）	56	62
去脂体重（FFM）	55	88
修正去脂体重（MFFM）	60	127

BMI，体重指数（kg/m²）

重是为了将肥胖患者与正常体型患者的给药方案相匹配。这些校正体重都小于 TBW，从而避免了药物过量（图 18.32）。标准化后的体重可以用于计算单次用药量（mg/kg）、持续输注量［mg/（kg·h）］及 TCI。

这部分将讨论肥胖患者中，某些静脉麻醉药物（丙泊酚、瑞芬太尼和芬太尼）的药理学（主要是药代动力学）变化，讨论用不同的校正体重计算单次给药量和持续输注剂量的例子及其缺点，并结合已有数据简要讨论 TCI 的药理学模型。

丙泊酚

确定肥胖患者丙泊酚剂量很有挑战性。无论是单次剂量还是持续输注量，校正体重的选择与采用的给药技术相关（比如，一种适合计算单次剂量，另一种适合计算持续输注量）。此外，在已知的众多丙泊酚

表 18.1　常用校正体重（修正去脂体重）

名称	公式
理想体重（IBW）	男性：50 kg + 2.3 kg×［（身高 cm − 152 cm（5 英尺）]/2.45 cm（1 英寸） 女性：45.5 kg + 2.3 kg×［（身高 cm − 152 cm（5 英尺）]/2.45 cm（1 英寸）
校正体重	理想体重 + 0.4×（TBW − IBW）
瘦体重（LBM）	男性：$1.1×TBW − 128×（TBW/Ht cm）^2$ 女性：$1.07×TBW − 148×（TBW/Ht cm）^2$
去脂体重（FFM）[66]	男性：$（9.27×10^3×TBW）/（6.68×10^3 + 216×BMI）$ 女性：$（9.27×10^3×TBW）/（8.78×10^3 + 244×BMI）$
药代动力学体重[46-47]	$52/［1 + （196.4×e^{−0.025TBW} − 53.66）/100］$（只用于芬太尼）
修正去脂体重[28, 36]	去脂体重 + 0.4×（TBW − FFM）

BMI，体重指数；FFM，去脂体重；Ht，身高（cm）；IBW，理想体重；LBM，瘦体重；TBW，总体重（kg）

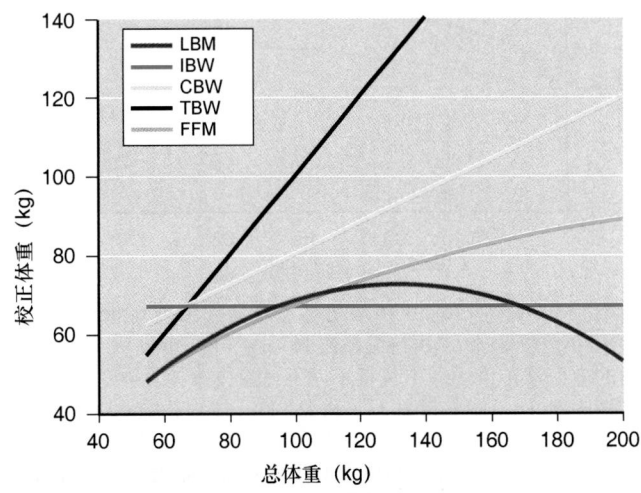

图 18.32　校正体重与总体重（TBW）的关系。图中的主要信息为：IBW 保持不变，与 TBW 无关；体重超过 127 kg 后 LBM 开始下降；CBW，修正体重；FFM，去脂体重；IBW，理想体重；LBM，瘦体重（40 岁身高 176 cm 男性）

药代动力学模型中，基于肥胖患者观察结果的模型可能更适合 TCI。

肥胖对丙泊酚药代动力学的影响还不完全清楚。总体而言，在肥胖患者中，血药分布更倾向于非脂肪组织而不是脂肪组织。这就导致以 mg/kg 计算的剂量，肥胖患者的血浆药物浓度高于脂肪量更低的正常患者。此外，由于肥胖增加肝体积及肝血流量（也增加心排血量），丙泊酚的清除率会升高。药物分布会影响单次注射药物后的血浆峰浓度，而清除率会影响持续输注期间及其后的药物浓度。

丙泊酚的校正剂量　根据不同的校正体重进行模拟输注的结果见图 18.33。假设情况为 176 cm（6 英尺）的肥胖（185 kg）和清瘦（68 kg）的男性患者持续输注［167 μg/(kg·min)］60 min。如果根据 TBW 计算剂量，则清瘦与肥胖患者的效应室峰浓度会不同，丙泊酚的峰浓度分别约为 5.2 μg/ml 和 7.1 μg/ml，如果用 CBW 计算肥胖患者的给药量，则血浆峰浓度大约为 4.5 μg/ml。按照其他的校正体重给药，浓度会更低。

在这些已有的校正剂量中，作者建议用 LBW 计算单次注射剂量（比如诱导期）[12]，TBW 或 CBW 计算持续用药量[9, 13]。对于持续输注，某些校正体重可能会导致剂量不足（最值得担忧的是 LBW）。按照 CBW 计算药量，血浆浓度可能低于按 TBW 计算得出的血浆浓度。

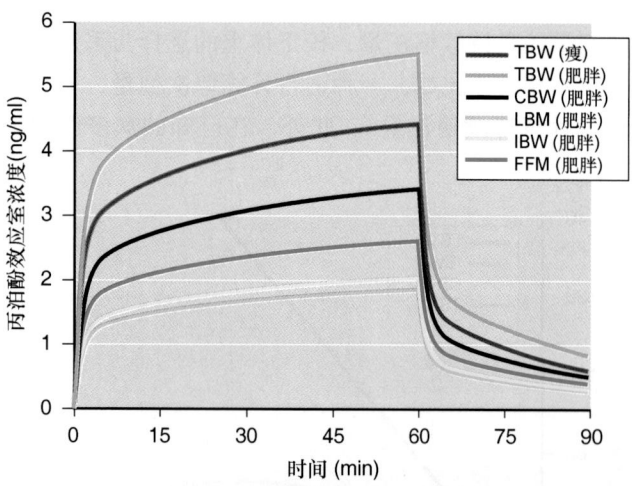

图 18.33　身高 176 cm 40 岁男性患者持续给药 60 min［先单次 10 mg/(kg·h)，再持续输注 167 μg/(kg·min)］后，丙泊酚的效应室浓度。图中包括了以下计量体重：总体重（TBW）分别为 68 kg（体重指数 22）和 185 kg（体重指数 60），将 185 kg 患者分别进行 Servin 修正体重（CBW）、瘦体重（LBM）、理想体重（IBW）和去脂体重（FFM）的标准化计算，得到如下信息：185 kg 的患者，按照 TBW 给药，丙泊酚的浓度过高；按照 IBW 或 LBM 给药，浓度过低；按照 CBW 给药所得浓度最接近按照 TBW 为瘦患者给药的浓度。采用 Eleveld 模型预测丙泊酚的效应室浓度

按照 TBW 计算持续输注量，需要担心的是药物蓄积。然而，已有的研究并不支持蓄积的猜测。Servin 等人对正常和肥胖患者采用 TBW 和 CBW 计算丙泊酚给药量，并进行了药代动力学分析[28]。其中，CBW = IBW + 0.4×（TBW − IBW）[29]。发现两组静眼反应的血浆浓度相似，而肥胖患者没有发生药物蓄积。事实上停药后，肥胖患者还会比正常患者醒得更早。数据显示，按照 Servin 计算 CBW，可能会造成肥胖患者的给药不足[30]。

丙泊酚靶控输注的动力学模型　在众多已有的模型中，最常用的两个丙泊酚 TCI 代谢模型是由 Marsh 和 Schnider 等人发表的[31-32]。除了选择模型计算负荷量和持续输注量外，确定理想的校正体重非常重要。

Marsh 模型虽然很有用，但数据来源于儿童。当与瑞芬太尼共同使用时，研究人员已经在病态肥胖患者中利用这个模型探索了按照不同的体重给药有不同的结果。Albertin 等[29]利用 CBW 和 Marsh 模型进行丙泊酚 TCI，发现预测浓度明显高于实测浓度，并担心其可能引起术中知晓。同一研究小组[33]对比了分别按照 CBW 和 TBW 进行 TCI 预测，发现 CBW 结果比 TBW 更差。他们得出的结论是，应该用 TBW 而不是 CBW，进行病理性肥胖患者的丙泊酚 TCI。与之相反，最近 Cortinez 等[34]评估了数个药代动力学模型，根据 CBW 使用 Marsh 模型以及 Schnider 模型（详见后述）都有很好的预测准确性[34]。他们指出，对肥胖患者根据 CBW 使用这两种模型，都是丙泊酚 TCI 的不错选择。为了防止意外，推荐监测脑电图以避免术中知晓。

Schnider 模型的数据来源于不同体重、身高、年龄的成年患者，但没有特别包含肥胖患者。此模型中使用的校正体重是 LBM，因此用于病理性肥胖患者时具有局限性[32]。

Marsh 和 Schnider 模型都已用于病态肥胖患者。Echevarria 等报道了病态肥胖患者麻醉诱导时，在 BIS 低于 60 的情况下，两个模型的效应室浓度有明显差异[35]。为达到 95% 的有效率，Marsh 和 Schnider 模型所需的靶浓度分别为 4.2 μg/ml 和 5.5 μg/ml。发生上述差异的原因是每个模型都有潜在的预测误差（每个患者的实际药物浓度未知）。

Cortinez 等利用名叫 "Open TCI"（http://www.opentci.org）的国际数据储存库，建立了一个基于较广体重范围的丙泊酚浓度的模型[36]。他们仍然使用经验公式，但根据正常体重对肥胖患者进行比例缩放。在公式中，TBW 导致了肥胖患者分布与清除率的异常。

TBW/ 标准体重（70 kg）后取 1 次幂，计算药物分布容积，取 0.75 次幂计算清除率。Van Kralingen 等修改了该方法，提供了一个更好的模型，将清除率的幂指数变为了 0.71[37]。Eleveld 等利用一个大型数据库构建了一个通用异速药代动力学模型，该数据来自幼儿、儿童、成人、老年人和肥胖者的数据（可通过在 http：//www.eurosiva.eu/tivatrainer/modeltranslate/calc_compartments.Html 输入患者人口学信息来计算药代动力学参数估计值。最后一次使用是在 2018/01/05）[38]。

Cortinez 等评估了上述五个模型（Marsh、Schnider、Cortinez、Van Kralingen 和 Eleveld 模型）对于肥胖患者数据的预测性能，发现 Eleveld 异速药代动力学模型的预测性能最佳[34]。他们认为对肥胖患者进行丙泊酚 TCI 时，使用基于 TBW 的 Eleveld 模型是最佳选择之一。

图 18.34 是分别使用 Marsh、Schnider、Cortinez 和 Eleveld 模型进行靶控输注，目标浓度为 3 μg/ml 时，各自的丙泊酚输注速度和相关的血浆浓度。该模拟

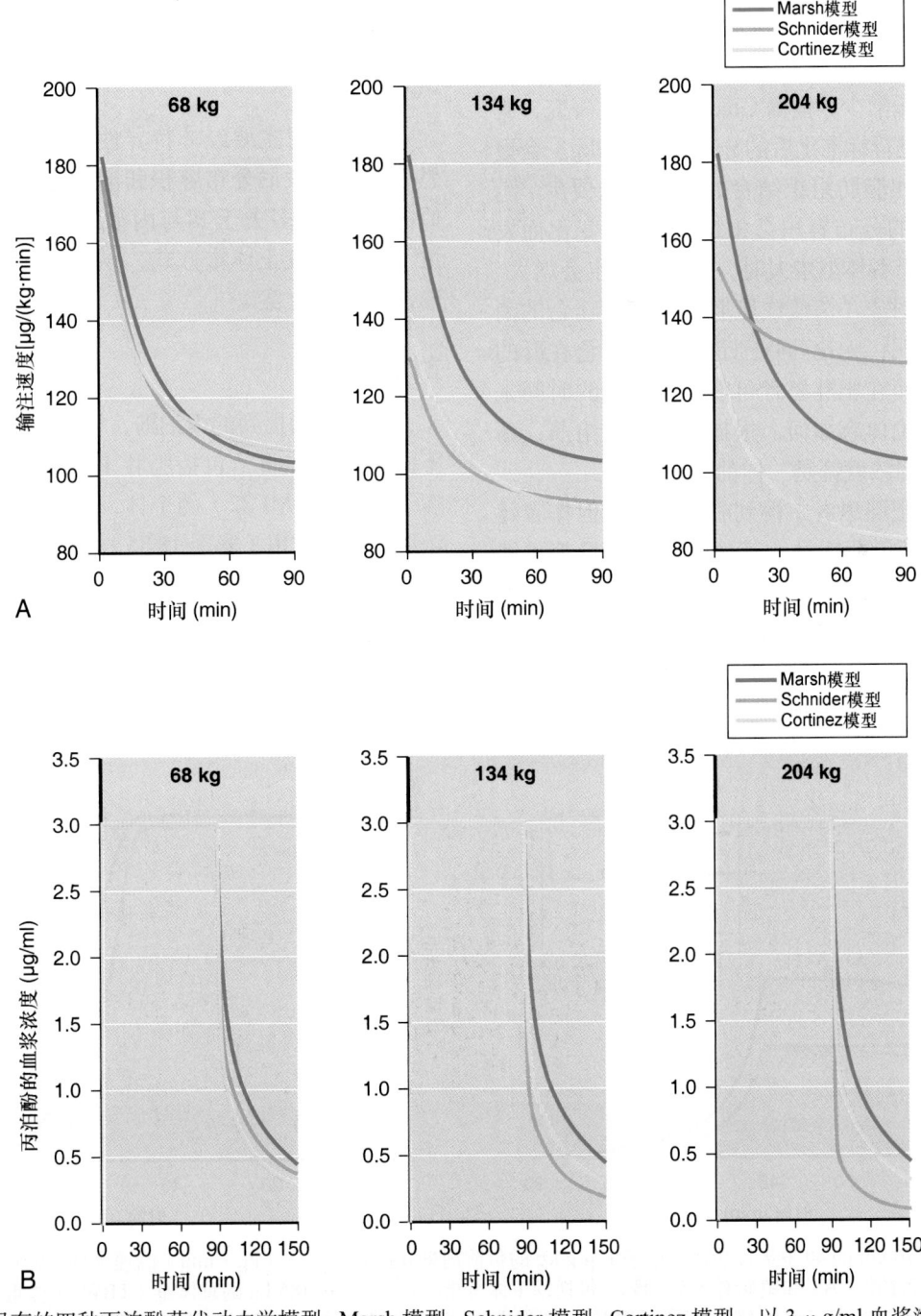

图 18.34 　根据已有的四种丙泊酚药代动力学模型，Marsh 模型、Schnider 模型、Cortinez 模型，以 3 μg/ml 血浆浓度（Cp）为目标，进行 90 min 靶控输注后所得结果。图示分别模拟了身高 176 cm，体重分别为 68 kg、136 kg 或 204 kg 的 40 岁男性患者。图 A 为各种体重患者的丙泊酚输注速度。图 B 为模型预测的各种体重患者的丙泊酚血浆浓度

图的主要结论是：基于 Marsh 模型的丙泊酚输注与 TBW 保持线性关系，不同体重下输注速度和血浆浓度是相同的。丙泊酚 TCI 的总量随体重增加的幅度，在 Cortinez 和 Eleveld 模型小于 Marsh 和 Schnider 模型。

对于丙泊酚而言，Eleveld 模型是最适用于肥胖、病态肥胖患者的 TCI。不幸的是，这个模型并没有被大多数商业化的 TCI 泵采用。需要提醒重视的是，个体间差异会掩盖模型差异。总之，在配合使用实时 EEG 监测进行药效滴定时，上述四种模型可能产生相似的临床效果。

其他镇静剂　研究其他镇静剂（比如咪达唑仑、氯胺酮、依托咪酯、右美托咪定、巴比妥）在肥胖患者中运用的文献非常少。根据 Greenblatt 等的研究，肥胖患者根据体重进行标准化后的分布容积（L/kg）会更大，提示瘦组织比脂肪组织结合的咪达唑仑要少[39]。因此，咪达唑仑的分布容积会根据 TBW 的变化而发生相应改变：当患者体型增大时，分布容积也会增大。此外，所有研究对象（清瘦或肥胖）对咪达唑仑的消除都一样。这表明，无论药物剂量，咪达唑仑在肝的代谢是不变的，而在肥胖患者可能需要更多的时间来清除。此外，无论体态如何，根据标准体重给药，药物的达峰时间和峰浓度都是一样的。

虽然还未在肥胖患者中得到临床验证，但作者建议根据 TBW 计算负荷剂量，其他的校正剂量都可能会导致用药不足。此外，因为清除率是恒定的，持续输注速度应该根据 IBW 来计算[39]。

Cortinez 等[40]研究了肥胖患者应用右美托咪定后的药代动力学特点，发现脂肪量与分布容积的增加并不成正比，而与清除率的下降有关。Xu 等[41]根据 TBW 所计算的剂量，对右美托咪定进行了非房室药代动力学分析。对于肥胖患者，有更高的初始浓度、更低的清除率/体重、更深的镇静效果和更低的氧饱和度。这些结果表明在肥胖患者中，根据 TBW 计算右美托咪定会导致过量。

阿片类药物

除瑞芬太尼外，很少有研究关注肥胖对阿片类药物药代动力学和药效动力学的特殊影响。

瑞芬太尼

瑞芬太尼主要经非特异性酯酶快速代谢，故肥胖患者的瑞芬太尼分布容积和清除率与清瘦的患者是相似的[42]。很多关于其与丙泊酚联合使用的研究，探讨了不同的校正体重方式，以优化其单次给药、持续输注及 TCI 方案。

剂量校正

正如前面提到的丙泊酚，模拟了身高都是 174 cm，不同的校正体重，包括肥胖（185 kg，BMI 60）或消瘦（68 kg，BMI 22）的个体，瑞芬太尼的预计效应室浓度及镇痛作用（彩图 18.35）。图示包含的要点如下：

1. 根据 FFM 校正肥胖患者的瑞芬太尼剂量，与根据 TBW 计算消瘦患者的剂量，可以得到相同的效应室浓度。不同于丙泊酚的是，根据 CBW 进行瑞芬太尼定量（红线）所得血浆药物浓度高于消瘦患者根

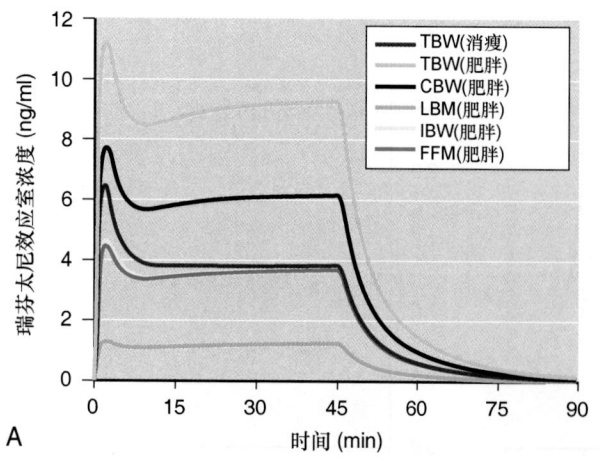
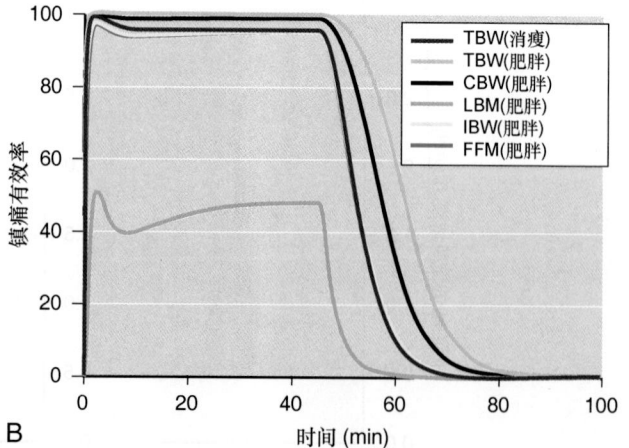

彩图 18.35　身高 176 cm 的 40 岁男性患者，给予 1 μg/kg 的负荷剂量并按 0.15 μg/（kg·min）的速度持续输注 60 min 后，所获得的瑞芬太尼效应室浓度（A）和镇痛有效率（B）。包括以下体重指标：68 kg 和 185 kg 的总体重（TBW）（体重指数分别为 22 和 60），185 kg 的换算体重包括 Servin 修正体重（CBW）、瘦体重（LBM）、理想体重（IBW）以及去脂体重（FFM）。使用已发表的药代动力学模型估计瑞芬太尼效应室浓度和镇痛效能 [From Minto CF, Schnider TW, Egan TD, et al. Influence of age and gender on the pharmacokinetics and pharmacodynamics of remifentanil. I. Model development. Anesthesiology. 1997；86（1）：10-23.]

据 TBW 所得的浓度。

2. 根据 LBM 对肥胖患者进行剂量校正，会导致效应室浓度低于消瘦患者根据 TBW 所得的浓度。

靶控输注瑞芬太尼的动力学模型

对于 TCI 瑞芬太尼，有一种由 Minto 等发表的药代动力学模型[43]。虽然数据来源于体重、身高和年龄在一定范围内的患者，但并不包含肥胖和病理性肥胖的患者。很多模型参数都是根据 LBM 进行校正的。如前所述，这就限制了这一模型在病理性肥胖患者中的应用。Kim 等研发了一个新的瑞芬太尼药代动力学模型，该模型使用总成年人口的异速体重量表，阐述体重的影响[44]。

图 18.36 展示了分别基于 Minto 和 Kim 的模型所预测的瑞芬太尼血浆浓度。随着体重的升高，Minto 模型高估了瑞芬太尼的浓度，其原因可能是评估药代动力学参数时采用了 LBM。

总之，现有模型（Minto 或 Kim）都适合用于这一特殊人群的 TCI，但所需瑞芬太尼剂量不同，只有仔细滴定才能避免不良反应，获得理想效果。

芬太尼

虽然芬太尼已广泛应用于临床，但研究肥胖对芬太尼药代动力学影响的文献相对很少。已有的药代动力学模型会随着 TBW 的升高而高估芬太尼的浓度[45]。基于肥胖患者的芬太尼药代动力学模型还未发表。Shibutani 等[46-47] 使用已发表模型通过修正人口学数

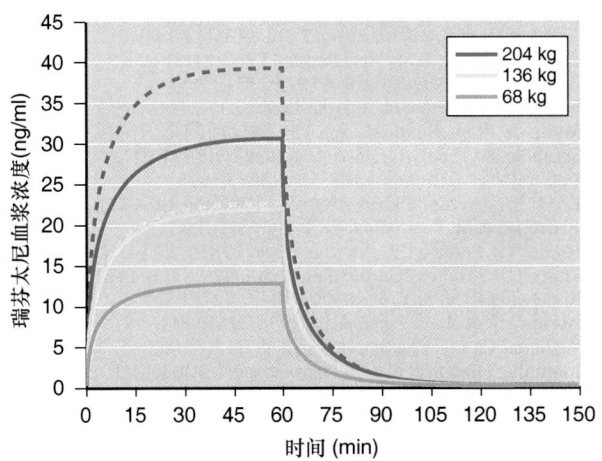

图 18.36　身高 176 cm 的 40 岁男性患者给药 0.5 μg/（kg·min）60 min 后的瑞芬太尼血浆浓度。模拟三种总体重分别为 68、136、204 kg，体重指数分别为 22、44 和 66 kg/m²。药代动力学参数分别采用 Minto 模型（虚线）[43] 和 Kim 模型（实线）[44]。在极度肥胖患者（204 kg），Minto 模型预测药物浓度会很高

据（比如身高或体重）来探索改善预测准确性的方法。他们认为芬太尼清除率与 TBW 呈非线性关系，建议使用"药代动力学质量"进行校正，从而改善目前 Shafer 等的芬太尼动力学模型的预测效果。他们基于药代动力学体重，对肥胖患者进行芬太尼术后药量研究，发现基于 TBW 会导致药物过量[36]。

其他阿片类药物

除了瑞芬太尼和芬太尼之外，肥胖对其他阿片类药物的药理学影响的相关资料更少。关于舒芬太尼在肥胖患者的应用研究显示，药物分布容积的增加与 TBW 呈线性关系，而清除率与消瘦患者很类似[48]。推荐的方案是根据 TBW 计算单次给药量，但谨慎减少持续输注量。当进行 TCI 时，Slepchenko 等[49] 发现利用 Gepts 等[50] 报道的舒芬太尼模型能够准确预测病理性肥胖患者的药物浓度。其可能的原因是此模型是根据 47～94 kg 患者的实测浓度而建立的。de Hoogd 等[51] 在病态肥胖个体中进行了静脉应用吗啡的群体药代动力学分析，发现吗啡的药代动力学和健康志愿者是一致的，没必要进行基于体重的剂量调整。然而，同时长时间给药时，药理活性代谢产物的清除有所降低。这种现象的临床意义尚不清楚。

吸入麻醉药

关于挥发性麻醉药的观点认为，其在肥胖患者的蓄积量高于消瘦患者，因此导致苏醒延迟。但针对肥胖患者吸入麻醉的文献并不支持这一猜测[52]。导致这一结果有两个原因：首先，随着肥胖程度的增加，脂肪组织的血流逐渐减少[53]；其次，挥发性麻醉药在脂肪组织中达到饱和状态所需的时间非常长。地氟烷和异氟烷在脂肪组织达到平衡状态的 63% 的时间分别超过 22 h 和 35 h[54-55]。

年龄对麻醉药物药理学的影响

临床医师经常会遇到老年患者的麻醉，并且很早就发现对于此类患者，较少的剂量就可以达到预期效果又降低不良反应。年龄是制订麻醉计划时一个非常重要的变量。已经有很多年龄对麻醉药物的药代动力学和药效动力学影响的报道。正如肥胖一样，瑞芬太尼和丙泊酚是用于研究年龄对麻醉药物影响的最佳模型。这些研究分析了年龄对瑞芬太尼和丙泊酚的影响，并用量化的形式加以阐述[32, 38, 43-44, 56-57]。

高龄患者需要很少的瑞芬太尼就可获得阿片效应。剂量的下降主要是和药代动力学变化有关，但也涉及药效动力学的变化[43]。引起脑电图改变所需的药物浓度也相应降低。根据已有的基于各个年龄段患者实际测量数据的药代动力学与药效动力学模型，模拟了年龄对药物剂量的影响[32, 43, 56-57]。例如，如果需要使 20 岁和 80 岁的患者达到相同的药效，80 岁患者的剂量会下降 55%。与之相类似，80 岁患者所需的丙泊酚剂量比 20 岁患者降低 65%。

上述改变的机制，尤其是药效动力学改变还不清楚。药代动力学改变的一个可能原因是心排血量的降低。老年患者心排血量降低则导致循环血量下降，进而影响药物的分布与再分布[58]。这会导致较高的血浆峰浓度，并减少药物向代谢器官的转运而降低清除率[58-59]。这与很多关于静脉麻醉药（丙泊酚、硫喷妥钠和依托咪酯）的文献报道相一致，即药物清除变慢，分布容积更小[32, 60-62]。除了年龄相关的心排血量改变外，并存疾病导致的心血管功能下降也是重要的因素[63]。值得注意的是，麻醉科医师要更关注患者的"生理学年龄"而不是实际年龄[64-65]。因为对于某些没有明显并存疾病，身体状态正常，运动耐力良好的老年患者，盲目地降低给药剂量也是不可取的。

总结

本章主要讲述了麻醉药物的临床药理学基本原理，包括药代动力学、药效动力学以及麻醉药物的相互作用。这些原理为合理选择和应用麻醉药物提供了依据。从实践的角度来说，这些原理描述了药效强度和时间进程的特点，但由于需要复杂的数学运算，限制了其在日常临床实践的应用。计算机模拟技术的进步实现了对患者的实时监控。理解临床药理的最主要意义，就是能够建立药物间作用模型以描述不同麻醉药物间的相互影响。这一点对麻醉科医师尤为重要，因为他们很少单独使用一种药物实施麻醉。

参考文献

1. Wilkinson GR, Shand DG. *Clin Pharmacol Ther.* 1975;18:377.
2. Ebling WF, Wada DR, Stanski DR. *J Pharmacokinet Biopharm.* 1994;22:259.
3. Youngs EJ, Shafer SL. Basic pharmacokinetic and pharmacodynamic principles. In: White PF, ed. *Textbook of Intravenous Anesthesia.* Baltimore: William & Wilkins; 1997.
4. Krejcie TC, Avram MJ, Gentry WB. *J Pharmacokinet Biopharm.* 1997;25:169.
5. Hughes MA, et al. *Anesthesiology.* 1992;76(3):334.
6. Egan TD, et al. *Int J Pharm Med.* 2001;15(1):11.
7. McEwan AI, Smith C, Dyar O. *Anesthesiology.* 1993;78:864.
8. Hendrickx J, et al. *Anesth Analg.* 2008;107:494.
9. Bouillon TW, et al. *Anesthesiology.* 2004;100(6):1353.
10. Heyse B, et al. *Anesthesiology.* 2012;116(2):311.
11. Kern SE, et al. *Anesthesiology.* 2004;100(6):1373.
12. Manyam SC, et al. *Anesthesiology.* 2006;105(2):267.
13. Mertens MJ, et al. *Anesthesiology.* 2003;99(2):347.
14. LaPierre CD, et al. *Anesth Analg.* 2011;113(3):490.
15. Johnson KB, et al. *Anesth Analg.* 2010;111(2):387.
16. Syroid ND, et al. *Anesth Analg.* 2010;111(2):380.
17. Minto CF, Schnider TW. *Anesthesiology.* 2000;92:1603.
18. Vereecke HE, et al. *Anesthesiology.* 2013.
19. Vuyk J, Lim T, Engbers FH. *Anesthesiology.* 1995;83(8).
20. Johnson KB, et al. *Anesth Analg.* 2008;106(2):471.
21. Zanderigo E, et al. *Anesthesiology.* 2006;104(4):742.
22. Fidler M, Kern SE. *Anesthesiology.* 2006;105(2):286.
23. Vinik HR, et al. *Anesth Analg.* 1994;78(2):354.
24. Harris RS, et al. *Anesthesiology.* 2006;104(6):1170.
25. Schumacher PM, et al. *Anesthesiology.* 2009;111(4):790.
26. Sebel LE, et al. *Anesthesiology.* 2006;104(6):1176.
27. Egan TD, Shafer SL. *Anesthesiology.* 2003;99(5):1039.
28. Servin F, et al. *Anesthesiology.* 1993;78(4):657.
29. Albertin A, et al. *Br J Anaesth.* 2007;98(1):66.
30. Igarashi T, et al. *Masui.* 2002;51(11):1243.
31. Marsh B, et al. *Br J Anaesth.* 1991;67(1):41.
32. Schnider TW, et al. *Anesthesiology.* 1998;88(5):1170.
33. La Colla L, et al. *Eur J Anaesthesiol.* 2009;26(5):362.
34. Cortinez LI, et al. *Anesth Analg.* 2014;119(2):302.
35. Echevarria GC, et al. *Anesth Analg.* 2012;115(4):823.
36. Cortinez LI, et al. *Br J Anaesth.* 2010;105(4):448.
37. van Kralingen S, et al. *Br J Clin Pharmacol.* 2011;71(1):34.
38. Eleveld DJ, et al. *Anesth Analg.* 2014;118(6):1221.
39. Greenblatt DJ, et al. *Anesthesiology.* 1984;61(1):27.
40. Cortinez LI, et al. *Eur J Clin Pharmacol.* 2015;71(12):1501.
41. Xu B, et al. *J Anesth.* 2017;31(6):813.
42. Egan TD, et al. *Anesthesiology.* 1998;89:562–573.
43. Minto CF, et al. *Anesthesiology.* 1997;86(1):10.
44. Kim TK, et al. *Anesthesiology.* 2017;126(6):1019.
45. Shafer SL, et al. *Anesthesiology.* 1990;73:1091–1102.
46. Shibutani K, et al. *Anesthesiology.* 2004;101(3):603.
47. Shibutani K, et al. *Br J Anaesth.* 2005;95(3):377.
48. Schwartz AE, et al. *Anesth Analg.* 1991;73(6):790.
49. Slepchenko G, et al. *Anesthesiology.* 2003;98(1):65.
50. Gepts E, et al. *Anesthesiology.* 1995;83(6):1194.
51. de Hoogd S, et al. *Clin Pharmacokinet.* 2017;56(12):1577.
52. Cortinez LI, et al. *Anesth Analg.* 2011;113(1):70.
53. Lesser GT, Deutsch S. *J Appl Physiol.* 1967;23(5):621.
54. Eger EIn, et al. *Anesthesiology.* 1971;35(4):365.
55. Wahrenbrock EA, et al. *Anesthesiology.* 1974;40(1):19.
56. Minto CF, et al. *Anesthesiology.* 1997;86(1):24.
57. Schnider TW, et al. *Anesthesiology.* 1999;90(6):1502.
58. Upton RN, et al. *Anesth Analg.* 1999;89(3):545.
59. Krejcie TC, Avram MJ. *Anesth Analg.* 1999;89(3):541.
60. Arden JR, et al. *Anesthesiology.* 1986;65(1):19.
61. Homer TD, Stanski DR. *Anesthesiology.* 1985;62:714.
62. Stanski DR, Maitre PO. *Anesthesiology.* 1990;72(3):412.
63. Rodeheffer RJ, et al. *Circulation.* 1984;69(2):203.
64. Avram MJ, et al. *Anesthesiology.* 1990;72(3):403.
65. Williams TF. *Clin Pharmacol Ther.* 1987;42(6):663.
66. Janmahasatian S, et al. *Clin Pharmacokinet.* 2005;44(10):1051.
67. Doufas AG, et al. *Anesthesiology.* 2004;101:1112.
68. Lee S, et al. *J Clin Pharm Ther.* 2012;37:698.
69. Scott JC, Stanski DR. *J Pharmacol Exp Ther.* 1987;240:159.
70. Hudson RJ, et al. *Anesthesiology.* 1989;70:426.

19 吸入麻醉药：作用机制

MISHA PEROUANSKY，ROBERT A. PEARCE，HUGH C. HEMMINGS，
NICHOLAS P. FRANKS

李红霞 翁亦齐 译 喻文立 杜洪印 王国林 审校

要点

- 麻醉由相互独立的不同组分或生理学亚态组成，每一部分涉及中枢神经系统的不同部位，其机制可能截然不同，也可能重叠。
- 全身麻醉药的效能与其在油中的溶解度相关，表明其与疏水靶位相互作用的重要性。
- 全身麻醉药通过与蛋白质中的两性分子腔隙直接结合而发挥作用。这些麻醉药结合位点可通过位点导向诱发突变法联合应用高分辨率结构分析法进行鉴别。
- 基因突变可以使公认的效应蛋白对吸入麻醉药不敏感，这种基因突变已经在小鼠体内建立并表达，但这一策略并未产生与静脉麻醉药相似的突破性进展。
- 吸入麻醉药的作用无法用单一的分子机制来解释。更确切地说，每种麻醉药物的效应都是多靶点作用的结果。然而，这些影响只集中于有限数量的行为学效果上。
- 吸入麻醉药的制动效应与脊髓的作用有关，而镇静/催眠和遗忘效应则涉及脊髓以上的作用机制。它与内在记忆、睡眠和意识通路网络相互作用。
- 挥发性吸入麻醉药在突触后通过增强 γ-氨基丁酸（GABA）和甘氨酸激活的配体门控离子通道，在突触外通过增强 GABA 受体，在突触前通过增加 GABA 的基础释放量，从而起到增强抑制性突触传递的作用。
- 吸入麻醉药通过减少突触前谷氨酸释放（挥发性麻醉药）和抑制突触后谷氨酸激活的亲离子受体（气态的麻醉药，某些程度挥发性麻醉药亦是）起到抑制兴奋性突触传递的作用。
- 吸入麻醉药直接激活某些两孔结构钾通道，这可能导致突触前和突触后效应。
- 目前尚无完整的麻醉学理论描述从麻醉药分子与靶点相互作用到行为学效应的一系列事件。

尽管全身麻醉药已经广泛应用于临床，但是目前尚不完全了解全身麻醉药作用的分子、细胞与网络机制。全身麻醉药的关键药理机制尚不明确，作为医学中最重要的药物种类之一，这不仅妨碍了现有麻醉药物的合理使用，而且阻碍了新型麻醉药的开发，这些新型麻醉药可以选择性达到麻醉理想作用终点，减少心血管、呼吸与神经病理不良反应的产生。虽然人们通过分子遗传学方法对静脉麻醉药药理学的了解有了很大进步，但是吸入麻醉药在分子与细胞水平的作用仍不明确。现在还无法准确地描述从生物复杂性的上升水平所致吸入麻醉药与靶点的相互作用到人类临床麻醉状态等一系列事件。然而，各项研究在不断揭示

麻醉药产生作用的基本原理，已经初步了解麻醉药在不同水平上的作用。

吸入麻醉药是化学结构与药理作用各异的一类药物，包括强效卤代醚类（异氟烷、七氟烷、地氟烷、恩氟烷）与烷类（氟烷）挥发性麻醉药以及无机气体麻醉药（氧化亚氮和氙气），本章重点介绍这类药物的主要治疗作用（麻醉）和副作用（彩图19.1）。本文对现有知识的总结以历史性概述以及综述麻醉的行为学终点作为开始。然后，按组织层次升序水平即从分子、细胞、回路、网络、器官水平直至哺乳动物行为学表现来尽可能描述吸入麻醉药的作用。我们还简要介绍关于生物机体模型中麻醉效应及其在哺乳动物

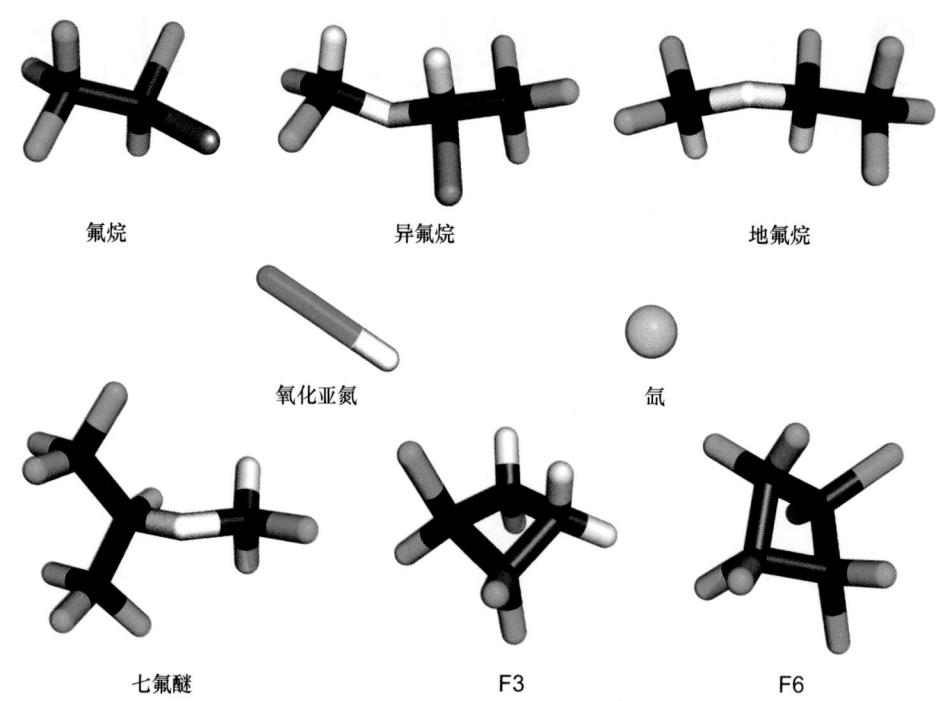

彩图 19.1 一些典型的全身麻醉药和非制动剂的结构（F6）。颜色有溴（棕色）、碳（黑色）、氯（绿色）、氟（青色）、氢（灰色）、氮（蓝色）、氧（红色）和氙（品红）。请注意，氟烷、异氟烷、地氟烷和 F3 都含有手性碳；因此它们都以两个镜像对映体存在（仅示出一个对映体）。此外，非制动剂 F6 含有两个手性碳，以两个反式对映体和一个顺式立体异构体的形式存在（仅示出一个对映体）

未知的麻醉终点相关的研究[1]。

历史回顾

麻醉理论的一元论

就在 Morton 进行圆屋乙醚示范后的 6 个月，第一部报道麻醉药机制相关实验性工作的专著出版，文章提出了后来被证实是虚假的麻醉药物作用的脂质-洗脱理论。此后的 20 年里，麻醉现象让那些努力去了解它的人迷惑、鼓舞和敬畏。19 世纪 70 年代，Claude Bernard 提出了最具影响力的麻醉药作用机制理论，即麻醉是"统一的"现象：统一机制适用于生命的所有形式。尽管麻醉状态可以由多种介质诱导，但是它的本质在所有生物相同。事实上，Bernard 认为，麻醉药的易感性取决于生命本身。Bernard 也提出了关于麻醉的特殊理论——细胞质凝固，它与科学界现存的众多理论相互竞争。在 1919 年发表的主要著作中，Hans Winterstein[2] 通过列举 600 多篇文献总结了麻醉药理论的复杂多样性，文献大多数来源于实验室工作——为科学界对这一现象感兴趣的方面提供了让人信服的证据。值得注意的是，一直到 20 世纪 60 年代前，Meyer 和 Overton 在 19 世纪末进行的工作被认为对研究轨迹产生的影响很有限。Meyer-Overton 相关曲线

（彩图 19.2A）呈现的是麻醉药作用强度与其在橄榄油中溶解度的相关性，这一令人惊奇的简单关系让大多数研究人员认为脂质一定是麻醉药的作用靶点。这种相关性将人们研究的重点集中到了细胞膜的容积物理特性上，而那时已知细胞膜主要包含脂质分子。这种非特异性或"脂质基础"麻醉药理论从 20 世纪 60 年代到 20 世纪 80 年代一直统治着该领域。

最低肺泡有效浓度：联系过去和现在的桥梁

在 20 世纪 60 年代 Eger 和他的同事们[3-4] 的经典研究中确立了吸入麻醉药制动时的效能，在他们的研究中将吸入麻醉药的**最低肺泡有效浓度**（minimum alveolar concentration，MAC）定义为：一个大气压下，50% 受试者对伤害性刺激不产生体动反应时的浓度。MAC 的概念涉及麻醉药作用的一元论并反映临床实践的优先级。因此，避免体动（制动）成为麻醉效应存在于大脑的通用标准。更进一步说，MAC 和脂溶性简单的相关性（彩图 19.2A）生动地阐明了 Meyer 和 Overton 的结论，即"所有可溶于脂类的化学惰性物质均为麻醉药，它们作为麻醉药的相对效应依赖于它们与脂类及水的亲和力，即脂/水分配系数[1]。"这被认为是支持脂类为麻醉药的主要靶点的观点及麻醉的

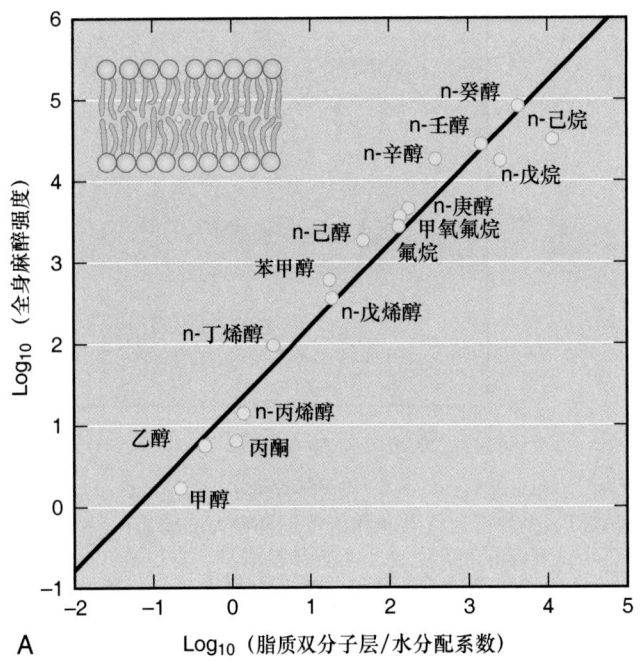

A

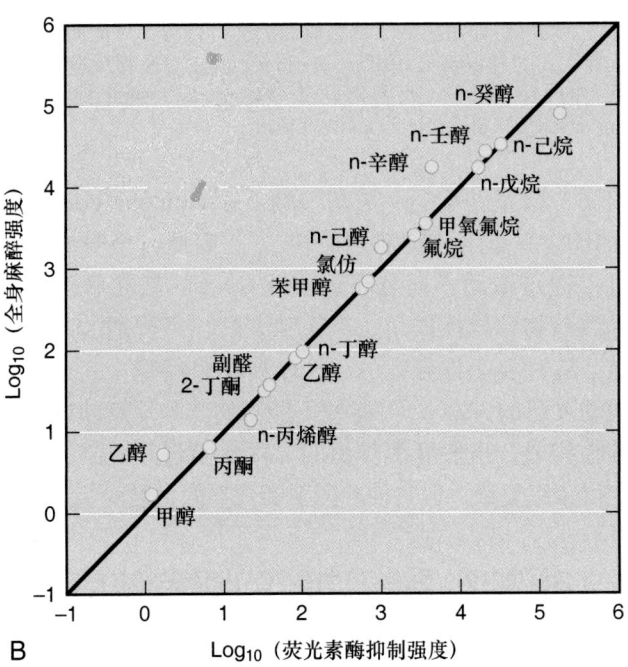

B

彩图 19.2　全身麻醉药通过与蛋白质直接结合产生作用。（A）研究麻醉药强度与脂 / 水分配系数相关性的 Meyer-Overton 相关曲线（c.1900）最初被描绘成神经外膜脂类是麻醉药主要作用位点的证据。（B）20 世纪的研究进展证明全身麻醉药的强度同样与其抑制可溶性荧光素酶的活性相关，它本身不是生理相关性麻醉靶点，但可作为结合麻醉药的脂质游离模型蛋白质。插图中，荧光素酶的晶体结构[110]与麻醉药绑定（红色）（Reprinted with permission from Franks NP，Lieb WR. Molecular and cellular mechanisms of general anesthesia. Nature. 1994；367：607-614.）

单一非特异性理论。麻醉的单一且统一的机制颇具吸引力。这使得大量研究集中在阐明麻醉药如何通过和脂类相互作用这一非特异性脂类理论来达到麻醉后的行为学改变。

由于吸入麻醉药浓度反映的是平衡后组织中的浓度，脑和心脏等灌注良好的器官最快达到这种浓度，MAC 在这方面类似于静脉麻醉药的血浆半数有效浓度（50% effect，EC_{50}）。在临床应用中，MAC 通常用容量百分数表示（vol%），由于吸入麻醉药在水中的溶解度与温度相关，而相当的液相摩尔浓度却与温度无关[5]，所以 MAC 会随温度改变而有相当大的变化。MAC 概念为研究者和临床医师提供了衡量确切麻醉终点（制动）的通用标准，使实验结果的比较更有意义，促进了麻醉机制的实验室和临床研究的开展。现在，对 MAC 更深入的理解已经考虑到麻醉药不同组分对生物底物作用的结构和功能上的多样性。

从脂类中心机制到蛋白质中心机制的转变

以脂类为中心的麻醉机制在 MAC 概念确定后的 20 年里盛行。替代目标偶尔会被提出，但绝大多数被科学主流忽视了。实验中脂类靶点的不一致性[6-8]，以及与蛋白质作为主要作用位点相容的证据[9-10]，在很大程度上被忽略了。然而，从脂类向以蛋白质为中心的机制的转变始于 20 世纪 70 年代末，这主要是由于 Franks 和 Lieb 的重大发现[11-15]，他们在一系列有影响力的出版物中证明，不仅脂类是不可信的靶点，而且蛋白质靶点也符合 Meyer-Overton 的法则（彩图 19.2B）——这也是近几年大量转向蛋白质研究的证据。作为重新定向的结果，反对以脂类为基础的理论逐渐被人们所认同。例如，麻醉性能在同源系列的长链醇类有所削减[15-16]，以及对不遵循 Meyer-Overton 法则的亲水性药物的确认[1, 17]，由于常规选择法很难将脂类靶点筛选出来[18-20]，一些麻醉药的镜像异构选择性进一步巩固了蛋白质特异性结合位点的论点。目前，全身麻醉药基本不会影响脂质双分子层，以及决定性信号通路蛋白质（例如：离子通道或配体-门控受体）是麻醉药作用的相关分子靶点这一观点已被广泛接受[11, 21]。与特异性麻醉终点相关蛋白质的准确鉴定在持续进行[22]，相关研究旨在寻找麻醉药作用机制的"位置"（靶点）及"方式"（过程）。

麻醉作用靶点的多样性

在体外高浓度的条件下，大多数吸入麻醉药会影响多种蛋白质的功能，许多蛋白质可能与麻醉状态的形成或麻醉药副作用有关。然而，当考虑到特定的麻醉药作用终点时，麻醉药在体内需要一个相当窄的浓度范围内发挥效应。这使得观察到的相关麻醉效果的浓度成为决定潜在相关性的关键考虑因素。在体外一定浓度产生微小效应的相关机制还不明确，也即，这些效应太细微以至于不能认为与麻醉相关[23-25]？

麻醉是由于多个部位的微小干扰的总和，还是由于对少数靶点的实质性影响仍有待确定。随着更复杂的分子遗传学实验技术被应用于测试假定目标的相关性，这个问题应该得到解决。认为麻醉作用靶点的数量较小的原因主要有两个。首先，麻醉药浓度-反应曲线的陡峭意味着，对于给定的终点，对两个到三个靶点的实质性影响将足以完全解释体内效应。其次，在体内[26]观察到的立体选择性与体外[18, 20]假定靶点中看到的最大效应相当，这表明只有少数靶点可能参与其中。与这一逻辑相反的是，实验证据表明，相当多看似合理的靶蛋白会受到影响，尽管影响的程度很小，但要确定其中哪些与各种麻醉终点相关仍然是一个挑战。

麻醉：一种复杂的神经药理学状态

随着麻醉分子机制鉴别水平的进步，我们对麻醉状态本质的理解也有了进展。然而全身麻醉下类似昏迷的状态可以由适当浓度的吸入麻醉药诱导（大约 1.3 倍 MAC，相当于静脉麻醉药的 EC_{95}），这可能导致短期或长期的不良反应。现已清楚，麻醉是由可划分的或至少部分独立的组分或亚类组成，每个组分包含了作用于中枢神经系统（central nervous system, CNS）不同部位的独特的、也可能是重叠的机制，而且不同药物之间的相对功效存在差异[27]。制动作为衡量 MAC 的核心标准，主要是由吸入麻醉药[28-29]而不是由巴比妥类药物[30]在脊髓水平介导。另一方面，脊髓似乎不是麻醉药作用的主要部位，因为这些遗忘、镇静、意识丧失现象主要与大脑皮质功能相关麻醉药效应有关（图 19.3）。遗忘与镇静之间的功能分离在静脉麻醉药已经得到证明[31]，在吸入麻醉药也有可能。结合无应答及意识丧失等不同状态有关证据[32]，这种通常所说的"意识丧失"状态本身存在多样性。这些相似的发现导致了这样的观念，即全身麻醉是由实验和临床上可辨别的多种独立组分构成的。

理论上，每个麻醉组分可以通过个体细胞/分子途径以集中和药物特异性的方式在 CNS 不同区域优先被诱导。例如，在中脑桥脑盖的散在部位注射戊巴妥诱导出麻醉状态[33-34]，然而丙泊酚全身用药诱导镇静可以被结节乳头体核（一组位于下丘脑的睡眠调节

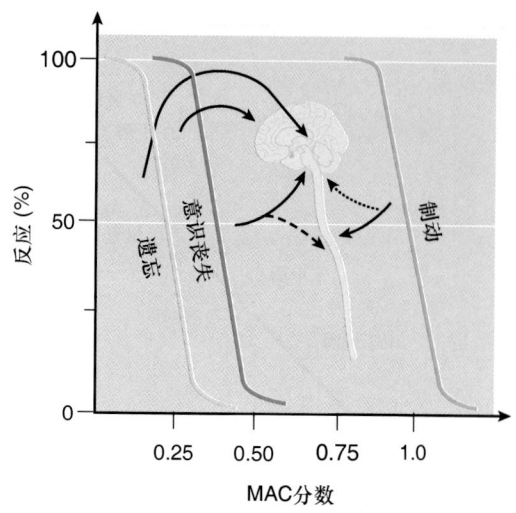

图 19.3 多种行为终点和作用位点是吸入麻醉药作用的基础。遗忘是最敏感的麻醉终点，可能涉及海马、杏仁核、颞叶以及其他皮质结构。意识丧失可能涉及大脑皮质、丘脑以及睡眠和觉醒神经通路。镇静和催眠（意识丧失）是意识有无之间的连续部分，这里并未说明。制动是由于脊髓麻醉作用产生的，虽然脊髓上效应（点状箭头）对于某些麻醉药可能很重要。脊髓麻醉作用阻滞了伤害刺激的上行传导，可能间接引起麻醉导致的意识丧失和遗忘（虚线箭头）。心血管反应发生于更大的 MAC 水平（此图未显示）（Courtesy Joseph Antognini, University of California, Davis, CA.）

核团）微量注射 γ-氨基丁酸（γ-aminobutyric acid, GABA_A）受体拮抗剂所逆转[35]。因此，全身麻醉药可以通过激动不同分子靶点在 CNS 的散在解剖部位导致药物特异性作用，产生独立的、可辨别的麻醉亚类。这种复杂性导致的一个重要结果就是，完全基于运动反应的 MAC，可能并不能恰如其分地反映麻醉的其他构成。虽然麻醉作用的异质性使对其机制的理解变得错综复杂，但它使麻醉亚类药物的发展变为可能。

中枢神经系统功能的整合效应

制动

脑电图作为一种检测大脑活动的监测手段已经被应用于麻醉药机制的研究及麻醉状态的监测。无法发现伤害性刺激条件下脑电图活动定量测量与制动之间的相关关系，导致产生一个有几分激进的（在当时）假说，即制动不是一种"大脑"现象[36]。实验证明挥发性麻醉药作用于脊髓抑制运动[28-29]，这些证据支持这个假说，同时也是导致当时麻醉亚态学说分开的主要因素，该学说指出制动需要最高的麻醉药浓度（图 19.3）。Antognini 等通过对山羊的大脑和脊髓分开进行独立血液灌注发现，达到制动需要将麻醉药输送到脊髓，因为仅向大脑选择性输送异氟烷和氟烷需要

2.5 ～ 4 倍的浓度[28, 37]。与此同时，Rampil 等通过将大鼠前脑与中脑从脊髓中分离证实，制动主要涉及对脊髓水平疼痛撤回反应弧的抑制（图 19.4）[29]。

　　在明确脊髓作为麻醉药产生制动效应位点的 25 年里，研究主要集中在药理、基因及复杂的网络通路上。通过传统的药理学方法（将激动剂和拮抗剂大量注入 CNS 中）在受体水平研究异氟烷诱导制动的机制（异氟烷已成为用于实验的标准且有效的醚类）在中枢神经系统庞大复杂的网络结构中有很大的局限性。然而这至少产生了一个令人惊奇的发现：GABA_A 受体对于制动的终点的作用并不重要，至少在使用吸入麻醉药时如此[38]。麻醉药抵抗型转基因小鼠实验证实，含有 α1 或 α3 亚基的 GABA 受体不会促成异氟烷的制动效应[39-40]。也许让人不太惊奇的是，抑制中枢性烟碱型乙酰胆碱受体对制动也没有任何作用[41]。鞘内注射 Na$^+$ 通道抑制剂可增强麻醉药的制动效应（减少 MAC），而 Na$^+$ 通道激动剂的作用刚好相反[42]，这一发现提示电压门控钠离子（Na$^+$）通道的作用。

　　相比之下，突变型小鼠的实验研究表明，双钾通道（K$_{2P}$）在麻醉药的制动中发挥着重要作用。缺乏 TASK-1、TASK-3、TREK-1 K$_{2P}$ 通道的突变型小鼠对挥发性麻醉药而不是静脉麻醉药不敏感[43-46]，提示这些通道可能通过突触前机制起到一定作用[47]。但是重要的限制因素是，全基因敲除后一定会不可避免地导致生物体发生分子水平的代偿，从而使得研究出现不可预测的结果。

　　通过对保留部分复杂脊髓环路的标本进行体外试

验，提示麻醉药对脊髓腹侧角传出信号（运动）的抑制强于对脊髓背角传入信号（伤害性刺激）的抑制，然而对于特殊的药物这种情况可能有所不同。这种运动性传出冲动和由控制胆碱能运动神经元的中央型发生器组成的神经元网络相互协调[48]。与认识麻醉药对更高级认知功能的效应相似，认识麻醉药对整体脊髓网络活动的作用将是理解制动的关键。

意识丧失

　　对麻醉学很多方面的研究已经相对成熟，而对于麻醉药导致的意识丧失的生物学基础的研究相对较新，但是已经成为热门的研究领域。目前已经有相关的动物实验及人体试验，也正在努力开发更加有效的麻醉深度监测仪。这些努力反映了人类对于"意识科学"的浓厚兴趣和进步[49-50]。此外，麻醉药本身也可作为了解"意识相关神经基础"的工具。

　　意识丧失（或催眠）是麻醉开始的标志。然而，通常麻醉状态下被认为的无意识，或许应更确切地描述为无反应，这种状态包括没有环境意识的自我意识（如做梦时），或没有回忆的环境意识状态（例如麻醉诱导过程中伴随的健忘和神经肌肉麻痹）[32, 51]。

　　人们提出了很多理论来解释麻醉引起的意识丧失。这些理论可以分为两大类，一类是脑干回路中有控制觉醒的"自下而上"的变化[52-53]，另一类是处理整合信息的丘脑皮质回路中的"自上而下"的变化[54]。事实上，这一区别成为了近期一个新的设想的基础，即意识水平反映自下而上的过程，而意识内容反映自上而下的过程——一个具有直观感染力的概念[55]。

　　其中最有影响的理论之一是托诺尼（Tononi）的"意识综合信息论（integrated information theory of consciousness，IITC）"[56]，该理论强调了同时区分大脑意识状态和将它们整合为一体的必要性[57]。药物或者疾病对意识的控制可以通过这两种途径起作用。其他以信息论为基础的方法包括符号分析[58]、传递熵[59]、混沌理论[60]等等。丰富的大脑皮质的连通性及其层次组织特别适合在人类的大脑中进行高水平的信息集成。一些大脑区域呈现出"rich-club"组织（即高度连接节点优先连接到其他高度连接节点），被认为是最佳的信息集成[61-62]。这些中心可能是麻醉药物产生催眠作用的靶点。

　　麻醉药干扰了这些网络运行的同步性和连贯性，结果是皮质功能连接性的破坏，就像在自然慢波睡眠状态[63]及咪达唑仑诱导的意识丧失中[64]观察到的一样。比起外界药物对传入神经的阻滞，这种皮质连

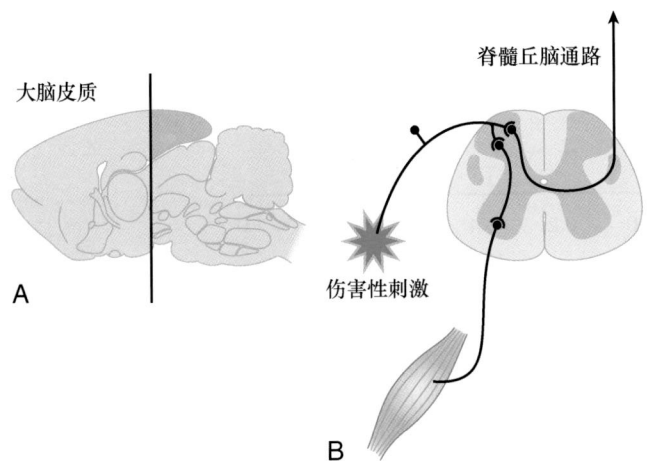

图 19.4　吸入麻醉药在脊髓水平产生制动效应。（A）从图中黑粗线位置切除前脑结构的大脑切除方式不能改变异氟烷在大鼠的 MAC，提示挥发性麻醉药导致的制动并不依赖于大脑皮质[28-29]。（B）麻醉药在脊髓水平抑制伤害性刺激通过感觉神经传导到背侧角产生的疼痛撤回反射。目前的努力主要集中于鉴别这种效应在分子、细胞以及解剖学上的底物

大脑皮质

脊髓丘脑通路

伤害性刺激

接的分解可能造成意识丧失[65]。意识丧失并不是因为大脑皮质无法再对信息进行处理，而是由于其对信息的整合能力被破坏。

虽然"结合"的机制尚不明确（例如：创建知觉的统一体），在 40 ～ 90 Hz 范围内功能性连接的皮质层中（一般指 40 Hz 或 γ 节律），神经元的同步性是一个可能实现的情况。动物[66-67]和人体[68]数据提示，遍布皮质的 γ - 带是全身麻醉药在网状系统水平的靶点。对皮质信息处理的麻醉作用可能不仅仅包括反应抑制，而且包括减少诱发反应的复杂性和变异性，非直觉的反应增强其可靠性和准确性[69-70]。

一个公认的有趣的观察结果表明，麻醉药对下行的神经连接的抑制多于对上行神经连接的抑制[59, 71]。在预先编码的框架内[72]，这表明意识丧失与机体内部产生的预判更有关系，而不是对传入的感官信息的抑制。这种效应背后的分子和细胞机制尚不明确，但异氟烷在体外大脑切片中[73-74]对皮质-皮质反应的优先抑制支持了这种自上而下的机制，即麻醉药直接作用于丘脑皮质回路。

相反的，"自下而上"的理论将意识的改变归因于皮质下的兴奋神经核。从这一系列的研究中得出了一个有趣的结论。在自然慢波睡眠和全身麻醉状态下活动有改变的中枢之间有大量重叠区域[35, 75-77]。也就是说，许多麻醉药可能通过"劫持"神经的睡眠[78-79]或觉醒[80]通路而导致意识丧失，至少是部分意识丧失。

由麻醉药导致的意识丧失的丘脑理论[81-82]，结合了自上而下和自下而上机制的特征，这不仅反映了丘脑在大脑分层结构中的枢纽位置，还能体现"感觉传导通路"和更高级的"非特异性"丘脑核传导模式的区别[83]。

学习和记忆

顺行性遗忘作为令人满意的核心麻醉效果之一，可在较低的麻醉药浓度下（约 0.25 MAC）获得，低于达到意识丧失的药物浓度（约 0.5 MAC）。在啮齿类动物中，与人类外显记忆最接近的颞叶内侧依赖型时间和空间顺序学习被认为是**海马依赖性空间学习功能**。其他的学习范例，例如声调相关的恐惧条件反射，相比之下却不依赖于海马。空间学习可以通过各种实验方法来进行测试，包括对空间的恐惧（图 19.5）。异氟烷和惰性气体 F6 抑制海马依赖性认知功能的浓度是抑

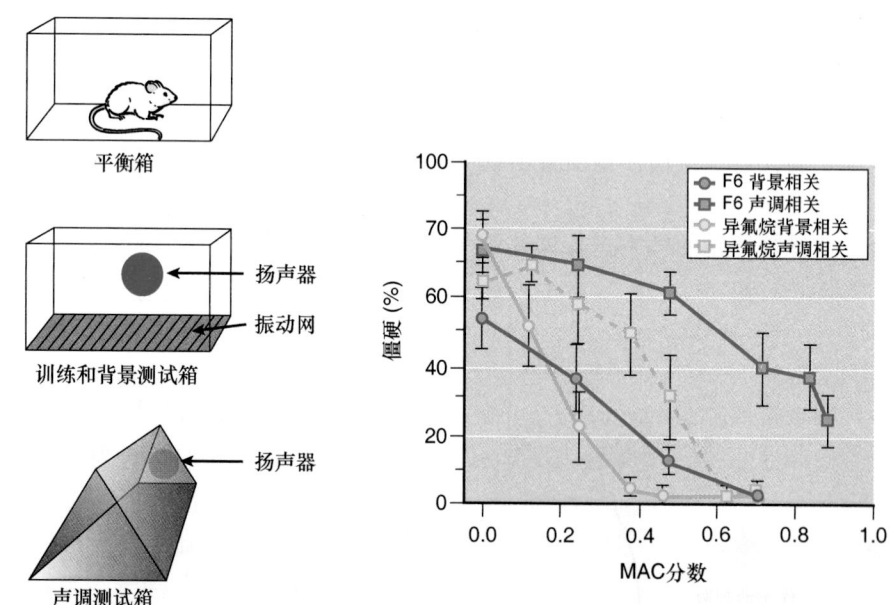

图 19.5　不同类型学习对麻醉药和非制动剂的敏感度差异性。对伤害性刺激有预期的僵硬是测量大鼠学习的一种方法；较少的僵硬表明了较少的学习。左图，学习过程包括在将大鼠置入训练箱之前，先将其放入平衡箱对适当浓度的异氟烷或非制动剂 F6 产生预平衡。为了测试对背景产生的记忆，训练箱和测试箱完全相同。为了测试对声调产生的记忆，训练和测试发生在不同箱中。右图，异氟烷抑制海马依赖型学习（背景相关的恐惧条件反射，闭合信号）的浓度（浅蓝色圆圈）低于抑制非海马依赖型认知（声调相关的恐惧条件反射）的浓度（浅蓝色方块）。这种差别感受性在非制动剂 F6 也同样得到反映（蓝色圆圈和蓝色方块分别代表背景和声调相关的恐惧条件反射）[Left panel adapted with permission from Eger EI 2nd, Xing Y, Pearce R, et al. Isoflurane antagonizes the capacity of flurothyl or 1,2-dichlorohexafluorocyclobutane to impair fear conditioning to context and tone. Anesth Analg. 2003；96：1010-1018；right panel data points reconstructed from Dutton RC, Maurer AJ, Sonner JM, et al. Short-term memory resists the depressant effect of the nonimmobilizer 1-2-dichlorohexafluorocyclobutane（2N）more than long-term memory. Anesth Analg. 2002；94：631-639；and Dutton RC, Maurer AJ, Sonner JM, et al. The concentration of isoflurane required to suppress learning depends on the type of learning. Anesthesiology. 2001；94：514-519.]

制海马非依赖性学习功能的一半[84]。同样，麻醉药抑制人类外显记忆（是指与运动学习、经典条件作用等截然相反的记忆）的浓度低于其减少内在记忆（不受制于有意识的记忆）的浓度[85]。综上所述，这些研究结果牵连影响内侧颞叶的功能，包括海马、麻醉药对外显记忆的抑制。对于其他结构的效应，例如杏仁核，可能与麻醉药抑制内在或其他类型记忆有关[86]。

吸入麻醉药在产生遗忘作用浓度时可以作用于多种细胞靶点，因此很难将遗忘作用归因于特定的细胞机制。定量比较异氟烷和依托咪酯对海马突触抑制的变化程度表明，异氟烷对记忆的影响主要是由于 GABA 能抑制的增强[87]。其他起作用的靶点可能包括 nAChR[88]、HCN1 通道[89] 和兴奋性谷氨酸能突触[90]，相反的，也可能一些对学习和记忆产生抑制的药物的受体亲和度在某种程度上有共享机制。例如，θ-节律（4 ～ 12/Hz）在海马依赖性学习和记忆产生机制中具有重要作用[91]。苯二氮䓬类[92]和大麻酚类[93]药物减缓和抑制海马 θ-节律与其减弱海马依赖型学习的能力成正比。异氟烷和惰性气体 F6 在遗忘浓度水平对 θ-节律产生同等的作用，但是它们对镇静具有不同的受体水平作用甚至相反效应[94]。因此，神经元同步的变化为记忆缺失提供了一个共同的网状系统水平的底物。当恐惧记忆恢复时发生的杏仁核与海马之间 θ-节律的同步化提示，这个原理可能也适用于其他记忆类型以及麻醉药产生的记忆缺失[95]。如同麻醉状态的其他构成元素一样，麻醉药所致记忆缺失的准确机制，以及记忆本身，都有待更全面的阐释。

镇静

镇静〔定义为活动、清醒、觉醒和（或）警觉的减退〕和催眠在较低的麻醉药浓度（< 0.5 MAC）时即可达到，与产生遗忘作用时的浓度相近。镇静与催眠在产生机制和临床表现方面没有明确的区分。相比之下，即使镇静可以困难地与遗忘区分，静脉麻醉药的相关证据提示这两种作用有着分离但重叠的底物[31]。这些行为效应的机制可能类似于那些较少混淆的药物，因为应用遗传学方法是有益的。一种氨基酸敲入突变小鼠（H101R）提供对苯二氮䓬类药物调节作用不敏感的 α₁GABAₐ 受体亚基，产生对苯二氮䓬类药物镇静和遗忘效应的抵抗，在它们的镇静作用中保留其他的行为效果[96]。α₁ 亚基在 CNS 大量表达，主要在皮质区和丘脑。低浓度挥发性麻醉药对含有 α₁ 亚基的 GABAₐ 受体（但也可含有其他亚基）具有性质相似的效果。缺乏镇静性能[94]的惰性气体 F6 具

有遗忘作用[97]，但并不调节对苯二氮䓬类药物敏感的含有 α 亚基的 GABAₐ 受体[98-99]，这点与含有 α 亚基的受体在挥发性麻醉药所致镇静中所扮演的角色一致，因为在纯粹的镇静浓度很少有其他靶点受到影响。气体麻醉药氧化亚氮和氙气不影响 GABAₐ 受体，它们镇静效应的可能靶点包括 N-甲基-D-天冬氨酸（N-methyl-D-aspartate，NMDA）受体拮抗作用[100]以及 K 通道激活作用[101]。与这个清晰的药理学描述一致，氧化亚氮在针对评估小鼠镇静的试验中表现出与苯二氮䓬类药物明显不同的效应[102]。

认识到自然睡眠与麻醉药诱导的镇静和遗忘之间不仅仅存在表面的相似，一些麻醉药通过直接激动下丘脑中散在的睡眠促进核，明显"劫持"了自然睡眠机制[35]。事实上，在睡眠剥夺时一些神经元被激活，在右美托咪定诱导的镇静中也被激活，至少是有一部分重叠的神经元群[103]。自然慢波睡眠和麻醉在脑电图模式观察中显示出某些相似性[104]，睡眠剥夺的恢复可以发生于丙泊酚麻醉[105-106]和吸入麻醉药，这些证据支持这个观点。对其他皮质[107]和皮质下结构[32]的麻醉作用也造成麻醉药导致的镇静和催眠。

麻醉作用分子靶位的识别

麻醉相关靶位的鉴别标准

现在已经有特殊的标准来评估麻醉药诸多潜在分子靶点之间的关联性[108]。这些标准包括：

1. 临床相关浓度下靶点功能的可逆性变化。这个标准要求在体内和体外有同等的敏感度，而且取决于研究中的麻醉终点。例如，与制动作用相关的靶点对 MAC 的麻醉药敏感，而介导记忆缺失的靶点在浓度为部分 MAC 时就产生作用。新近证据表明，在没有持续接触的情况下，吸入麻醉药表现出持久的作用，这是对该作用可逆性概念的一种挑战。

2. 靶点在适当的解剖位置表达从而介导特异的麻醉终点。例如，吸入麻醉药产生的制动效应主要与脊髓的活动有关，不依赖于大脑的活动。

3. 体内麻醉作用与体外靶点效应一致的立体选择性。在没有特异性麻醉药拮抗剂的情况下，全身麻醉药在体内和体外立体选择作用的相互关系可有效测定假定的分子靶点药理学关联性。关联体内效力与体外受体作用的立体选择性资料显示，GABAₐ 受体是依托咪酯、戊巴比妥、神经甾体类药物产生麻醉作用的靶点，也可能是异氟烷的作用靶点。

4. **对麻醉性和非麻醉性复合物的敏感性**。麻醉药卤代环丁烷类及其同型物可以用于在体外区分相关吸入麻醉药的靶点，因为在根据 Meyer-Overton 法则推测应该产生麻醉效应的浓度时，它们并不起作用。例如，麻醉药 F3（1- 氯 -1,2,2- 三氟环丁烷），而非结构上相似的 F6（1,2- 二氯六氟环丁烷），作用于 $GABA_A$、甘氨酸、AMPA、红藻氨酸盐、5-HT$_3$ 受体以及 Na^+ 通道产生制动作用，与它们在制动效应中的可能角色一致，然而，F3 和 F6 作用于神经元烟碱、M1 毒蕈碱、5-HT2C 和 mGluR5 受体，显示这些靶点与制动作用无关。有趣的是，F6 缺乏镇静和制动作用，但却具有遗忘作用，今后更精确的名词"**非制动性麻醉药**"，将成为区分这些作用靶点的有效工具。

5. **对假定分子靶位进行基因操纵的预测性效应**。删除麻醉药物靶位上相关特定分子（敲除突变）或应用基因工程导入修饰麻醉药物敏感性的特定突变（敲入突变），二者在模型生物中的应用为检测麻醉药物效应的假定分子靶位的功能提供了有力的途径。在 GABA 能静脉麻醉药丙泊酚和依托咪酯作用中涉及的特定 $GABA_A$ 受体亚型研究中，这种方法已成功应用，其中在特定受体亚型的单氨基酸替代消除在体外和体内均消除了麻醉作用[109]。假定的麻醉作用靶位的靶向突变为体外观察和整体动物实验之间提供了一座桥梁，这对证明麻醉终点是至关重要的。多靶点的存在和离子通道亚型的丰富性使其成为研究吸入麻醉药更具挑战性（相对静脉麻醉药而言，稍后讨论）的实验方法。

麻醉药结合部位的理化性质

整合 X 射线衍射晶体分析、分子模型和结构–功能数据，表明吸入麻醉药结合在蛋白质内形成的疏水性腔隙中[22]。这些结合部位亲脂性（或疏水性）的性质能够解释它们为什么符合 Meyer-Overton 法则。在与这些腔隙的有效相互作用中，同样需要一些双亲性的成分（同时拥有极性和非极性两种特性），正如 Meyer-Overton 法则在更多亲水脂性溶剂（拥有疏水和亲水属性）中的改进所提示的一样。

从模型蛋白质到受体

识别吸入麻醉药在合理的靶蛋白上的结合部位是很困难的，因为它们之间亲和力低，药理学上相关靶蛋白的原子分辨率结构资料缺乏，而且缺乏特异的拮抗剂。结果，麻醉药大多数结合部位可以在特征明显的模型蛋白质中辨别，因为它们的三维原子分辨率结构是可得到的，但它们与麻醉无关，例如荧光素酶[110]和白蛋白[111]。这些研究显示，麻醉药在腔隙内以非极性和极性非共价化学作用相结合[23, 112]。结合包括：极性氨基酸残基和水分子之间弱的氢键联系、非极性范德华力作用以及相对疏水的麻醉药分子上两亲性结合腔的极化作用。麻醉药在这些腔内达到临界体积，为受体变化和离子通道通过选择性稳定作用产生功能提供了合理的机制（例如，离子通道开放或失活的状态）[22]。甘氨酸、$GABA_A$ 和 NMDA 受体的研究为重要神经信号蛋白上存在麻醉药结合部位提供了可信的证据[113]。这一定程度表明这些受体的高分辨率晶体结构将很快结合吸入麻醉药。然而，由于麻醉药仅通过与某些瞬态构象结合而起作用，因此必须仔细评估必要的静态晶体结构的相关性。

真核生物离子通道的原核同源物更易获得，使用它们进行结构研究，为生物学上合理的蛋白质上麻醉结合位点的研究提供了一个有力的工具。例如，丙泊酚和地氟烷均可与无类囊体蓝藻（*Gloebacter violaceus*，GLIC）共结晶，GLIC 是真核生物抑制性配体门控离子通道（甘氨酸和 $GABA_A$ 受体）的细菌同源物。在其一个亚基上跨膜节段之间的跨膜结构域的上部，二者均与其上已存在的位点相结合[114]（彩图 19.6）。在脊椎动物 GABA$_A$ 和甘氨酸受体的跨膜结构域，以结构上同源的蛋白质为基础的分子模型也被用来鉴定假定的麻醉结合部位（彩图 19.7）。这些模型提示，不同药物可能在单个的两亲性腔内朝不同方向结合，也可能占据了蛋白质内的不同腔穴，结果却导致相似的功能效果。对这些分子模型的进一步改进，将为全身麻醉作用的分子基础提供可以实验证明的新见解。例如，氙气和异氟烷与 NMDA 受体可能的作用部位也已用此方法进行了确认，一个可包含三个氙原子或一个异氟烷分子的部位，与 NR1 亚基上协同激动剂甘氨酸的已知结合部位相重叠[115]。这说明两种化学结构不同的吸入麻醉药，通过对协同激动剂结合的直接竞争性抑制，起到抑制 NMDA 受体的作用。

吸入麻醉药的分子靶位

离子通道已经成为吸入麻醉药最有前景的分子靶位。由于其在中枢神经系统的适当分布、在抑制和兴奋性突触传递中的重要生理作用以及对临床相关浓度的麻醉药的敏感性，神经递质门控离子通道，特别是 $GABA_A$、甘氨酸及 NMDA 型谷氨酸受体，已成为主要的备选研究靶位[22, 27, 108, 116]。对吸入麻醉药敏感

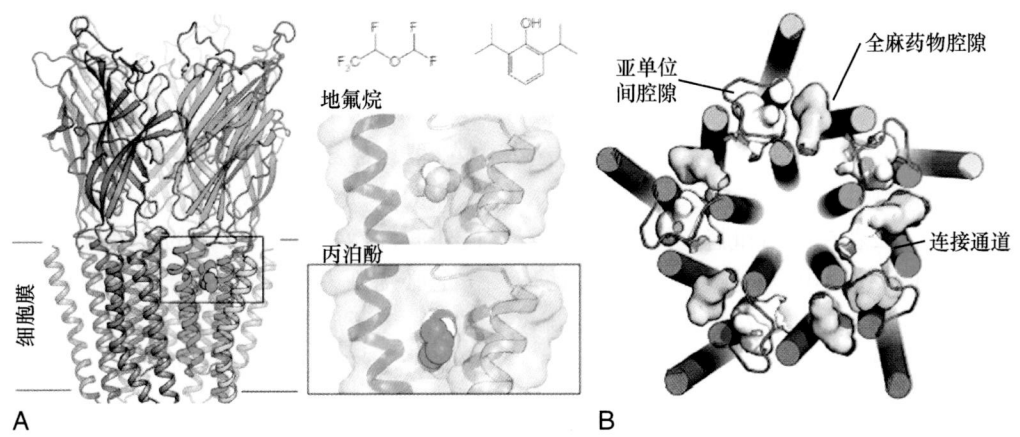

彩图 19.6　丙泊酚和地氟烷结合的五聚体配体门控离子通道的 X 射线结构。（A），结合全身麻醉药分子的哺乳类五聚体配体门控离子通道细菌同源物［无类囊体蓝藻（GLIC）］的膜平面卡通视图。（B），五聚体通道上全麻药分子表面，亚单位内腔（黄色）及邻近的亚单位间腔隙（粉色）（Modified from Nury H，Van Renterghem C，Weng Y，et al. X-ray structure of general anaesthetics bound to a pentameric ligand-gated ion channel. Nature. 2011；469：428-433.）

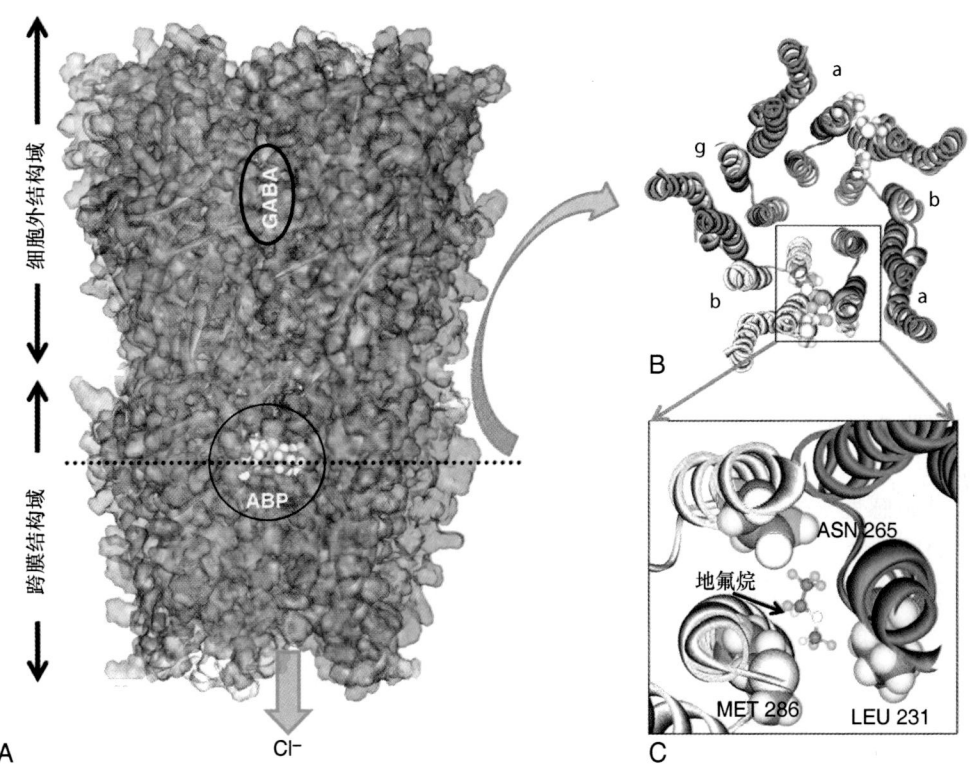

彩图 19.7　GABA$_A$ 受体上假定的麻醉药结合位点的分子模型。（A）应用计算化学优化和分子对接的同源建模技术建立的鼠 GABA$_A$ 受体分子模型。氨基酸骨架通过条带框架及透明可溶的分子表面展示出来。五个亚基分别用不同的颜色标明。GABA 结合位点位于胞外结构域，具有增强作用的假定的麻醉药结合槽（ABP），在和亚基间的跨膜结构域外三分之一处。图中显示两个结合位点，但仅一处结合了地氟烷。（B）A 图中虚线处横断面水平显示，五聚体亚基方向关于中心离子核对称。（C）从 B 图截取的亚基间麻醉药结合靶点的放大图，显示了同地氟烷相互作用（同一标尺的球棒框架）的相关氨基酸位点（在空间填充的框架中）（Courtesy the Bertaccini laboratory，Stanford University，Stanford，CA.）

的其他离子通道包括：引起起搏电流和调节轴突兴奋性的超极化激活环核苷酸（hyperpolarization activated cyclic nucleotide，HCN）门控通道家族[116]，在许多细胞中维持静息膜电位的双孔结构域（K$_{2P}$）"漏出" K$^+$ 通道[117-118]以及电压门控的 Na$^+$ 和 Ca^{2+} 通道[116]。

配体门控离子通道

抑制性 GABA$_A$ 和甘氨酸受体的增强作用

醚类麻醉药（包括异氟烷、七氟烷和地氟烷）、烷烃类麻醉药氟烷、大部分静脉麻醉药（包括丙泊酚、依托咪酯、巴比妥类）以及神经甾体类麻醉药，均可增强GABA$_A$和甘氨酸受体（glycine receptor, GlyR）的功能。GABA$_A$和GlyR是半胱氨酸环配体门控离子通道超家族的成员，该家族还包括阳离子可透性烟碱型乙酰胆碱受体及5HT$_3$受体。GABA$_A$受体是大脑新旧皮质主要的递质门控Cl$^-$通道，然而GlyR在脊髓完成这种功能，二者在间脑和脑干具有一些重叠。激活的受体传导Cl$^-$使膜电位达到Cl$^-$平衡电位。这两种受体均是抑制性的（在神经发育期，少数情况下仍可保持兴奋性），因为Cl$^-$平衡电位通常比正常静息电位值更低。通道开放也降低膜阻抗和"分流"兴奋性反应。多数有功能的GABA$_A$和GlyR是五聚体，典型组成为三种不同的GABA$_A$亚基（如：两个α、两个β和一个γ或δ）或两种不同的GlyR亚基（三个α和两个β）[120]。GABA$_A$受体亚单位的组成决定了它们的生理学及药理学特性，而且在大脑区域之间和内部，以及单个神经元不同室腔都有差别。在海马CA1区（记忆形成的一个重要区域）轴突中的α$_5$亚基、丘脑中的α$_4$亚基及小脑中α$_6$亚基的优先表达就是例证。苯二氮䓬类药物对GABA$_A$受体的调节需要γ亚基的存在，同时γ亚基也能影响吸入麻醉药的调节作用。虽然吸入麻醉药调节受体的分子机制尚不明确，但这些受体对于我们理解麻醉药受体的相互作用至关重要。利用对麻醉药敏感的GABA$_A$和不敏感的GlyR亚基的嵌合受体结构，使得位于跨膜结构域2和3上对吸入麻醉药起决定作用的特异性氨基酸残基已被确定[121]。这为抗麻醉药的GABA$_A$受体的构建和麻醉药敏感性发生改变的转基因小鼠的出现奠定了基础（稍后讨论）。

挥发性麻醉药同样使阳离子可透性5-羟色胺（血清素）-3［5-hydroxytryptamine（serotonin），5HT$_3$］受体作用增强[122-123]。5HT$_3$受体与自主反射相关，这也可能是挥发性麻醉药致吐特性的原因。

兴奋性乙酰胆碱和谷氨酸受体的抑制作用

神经元烟碱型乙酰胆碱受体（neuronal nicotinic acetylcholine receptor，nnAChR），像半胱氨酸环超家族的其他成员一样，是异五聚体配体门控离子通道，但具有阳离子选择性。它们是由α和β亚基组成，但功能同源受体可以通过某些α亚基组成。在中枢神经系统，nnAChR主要分布在突触前膜[124]。同源α$_7$受体对钙离子的通透性高于NMDA受体[124]。相比较于GABA$_A$和GlyR，nnAChR被激活时允许阳离子通过，因此使膜电位去极化。含有α$_4$β$_2$亚基的受体对异氟烷和丙泊酚的阻滞非常敏感[125-126]。尽管它们可以产生遗忘作用，吸入麻醉药阻滞nnAChR不能

产生制动作用、镇静状态和意识丧失，因为nnAChR也能被非制动剂阻滞。

NMDA受体是谷氨酸亲离子受体主要的突触后受体亚型，谷氨酸是哺乳动物中枢神经系统主要的兴奋性神经递质[127]。典型的NMDA受体，药理学上通过外源性激动剂NMDA的选择性激活来界定，是由一个必需亚基GluN1和调节亚基GluN2组成的多聚体。通道开放要求谷氨酸（或其他激动剂如NMDA）与GluN2结合，同时协同激动剂甘氨酸与GluN1亚基结合。NMDA受体也需要通过细胞膜去极化来解除Mg^{2+}引起的电压依赖性阻滞。典型的去极化通过谷氨酸与非NMDA谷氨酸受体结合产生（稍后讨论）。由于同时要求突触前递质释放和突触后去极化，突触NMDA受体起到重合探测器的作用，这一特点对它们在认知和记忆功能中的作用极为重要。NMDA受体也参与慢性疼痛的发展，可能与类似潜在突触可塑性机制相关，同时NMDA受体也与缺血导致的兴奋性毒性有关，因为它们具有允许细胞内信号分子Ca^{2+}进入的能力。非卤化吸入麻醉药氙。氧化亚氮和环丙烷，对GABA$_A$受体的影响很小，但通过阻滞NMDA谷氨酸受体，抑制突触后兴奋性谷氨酸能突触传递[128-129]（图19.8）。较高浓度的挥发性麻醉药也能抑制孤立的NMDA受体[130]。这连同谷氨酸释放的突触前抑制一起，可能抑制NMDA受体介导的兴奋性传导。

离子型谷氨酸受体的第二类包括非NMDA受体，基于对选择性外源性激动剂的敏感性它们可被细分为AMPA和红藻氨酸盐受体[127]。吸入麻醉药对AMPA受体仅有很弱的抑制作用，因此这种作用可能并不重要[131]。有趣的是，吸入麻醉药增强红藻氨酸盐受体，但可能不牵涉制动效应，因为GluR6受体亚基缺失小鼠的MAC并没有变化[132]。多数证据表明，挥发性麻醉药抑制谷氨酸能突触传递的主要机制是突触前的，突触后受体阻滞所起的作用很小[133-135]（见"细胞机制"部分）。

电压门控及其他离子通道

挥发性麻醉药对各种离子通道有不同的效应，这些离子通道很大程度上参与了神经生理、心血管和呼吸活动。详细了解这些相互作用对这些基本药物类别的药理学描述至关重要。

Na$^+$通道

电压门控钠离子通道对于轴突传导、突触整合以及神经元兴奋至关重要。与在无脊椎动物巨轴突上的发

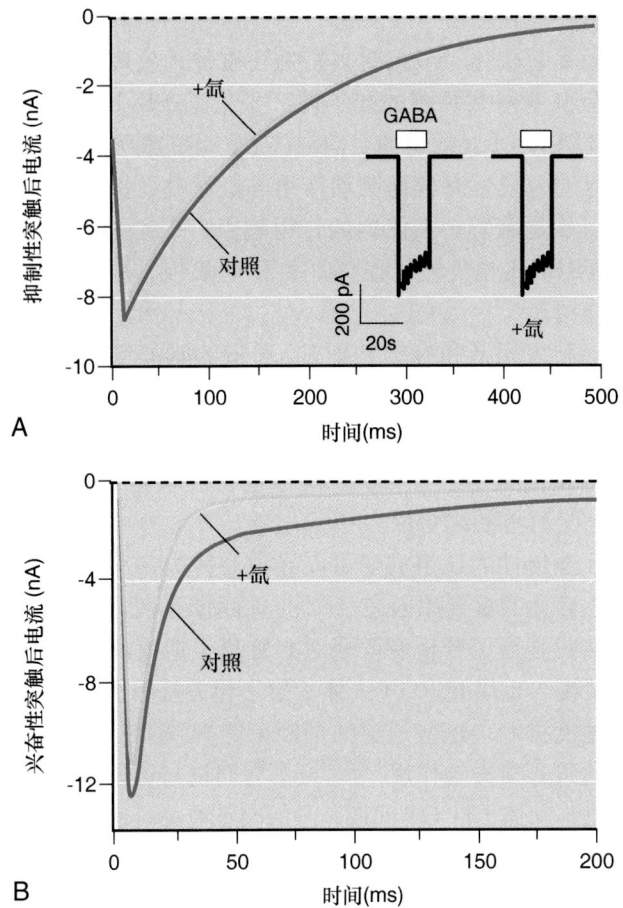

图 19.8　培养的大鼠海马神经元抑制性 GABA 能与兴奋性谷氨酸能突触中氙的作用。氙（3.4 mmol/L，或 1 MAC）并没有对抑制性突触后电流产生显著影响（A），但抑制了兴奋性谷氨酸能突触的电流，几乎完全抑制了 NMDA 受体介导的慢电流组分（B）。与此相反，1 MAC 异氟烷的主要影响是延长抑制电流的衰减和降低兴奋性电流的峰值，而时程几乎没有改变（此图未显示，见图 19.10）（Reprinted in modified form by permission from de Sousa SLM, et al. Contrasting synaptic actions of the inhalational general anesthetics isoflurane and xenon. Anesthesiology. 2000；92：1055-1066.）

现相反[136]，在哺乳动物突触上，挥发性麻醉药能够抑制无髓鞘海马小轴突（0.1 ～ 0.2 μm）的传导[137-138]，而且终端前动作电位的振幅小幅降低就能明显减少递质释放，因此抑制突触后反应[139]。异源性表达的哺乳动物电压门控 Na$^+$ 通道对临床相关浓度的挥发性麻醉药是敏感的。Na$^+$ 通道家族包括 9 种同源的孔型 α 亚基，这些亚基在细胞和亚细胞水平的分布不同[140, 141]。异氟烷和其他的挥发性麻醉药能够抑制哺乳动物钠离子通道的亚型，包括神经元亚型（Na$_v$1.2）、骨骼肌亚型（Na$_v$1.4）、心肌亚型（Na$_v$1.5）和外周亚型（Na$_v$1.8）[142]。挥发性麻醉药，但不包括非制动性麻醉药，也抑制神经元和神经末梢 Na$^+$ 通道[141, 143-146]，这支持阻滞 Na$^+$ 通道能够抑制突触神经递质释放的观点[147]。相反，在离体心肌细胞中氙对 Na$^+$、Ca^{2+}、

或 K$^+$ 通道并没有可检测到的影响[148]。电压门控 Na$^+$ 通道的原核生物同源物 NaChBac，也被挥发性麻醉药所抑制，为这些通道的结构-功能研究开创了一条途径[145]。这些研究表明挥发性麻醉药可能通过至少两处药物结合位点来影响通道门控[149-151]。

Ca^{2+} 通道

多种细胞功能依赖于细胞内严格控制的游离 Ca^{2+} 浓度（[Ca^{2+}]$_i$），它取决于电压门控 Ca^{2+} 通道、容量 Ca^{2+} 通道、质膜和肌质网 / 内质网（endoplasmic reticulum，ER）Ca^{2+} ATP 酶（泵）、Na$^+$/Ca^{2+} 交换、线粒体 Ca^{2+} 存留以及细胞质 Ca^{2+} 结合蛋白的整体活性。麻醉药对任何这些机制的改变都可能影响受 Ca^{2+} 第二信使作用调节的许多细胞进程，包括突触传递、基因表达、细胞毒性和肌肉兴奋收缩耦联。可兴奋细胞通过主要由质膜中电压门控 Ca^{2+} 通道介导的 Ca^{2+} 流，将它们的电活动性转化为动作。表达于各种细胞和组织上的不同 Ca^{2+} 通道亚型，根据控制通道的去极化程度，例如低电压活化型（low voltage-activated，LVA；T- 型）和高电压活化型（high voltage-activated，HVA；L-, N-, R- 及 P/Q- 型）通道，有着药理学和功能上的分类。用于识别孔型 α- 亚基的克隆和测序使得这些功能识别通道亚型的分子学分类成为可能[141]。有力的证据说明，挥发性麻醉药抑制特定的 Ca^{2+} 通道亚型，而不是其他亚型。

对递质释放耦合的突触前电压门控 Ca^{2+} 通道的抑制，结合挥发性麻醉药减少兴奋性传递作为一种机制被提出[152-153]。实际上，介导与神经递质耦合的 Ca^{2+} 内流的 N- 型（Ca$_v$2.2）和 P- 型（Ca$_v$2.1）通道，对挥发性麻醉药有着适当的敏感性[154-155]，但不是存在于所有的神经元类型[156]，表明辅助性亚基、翻译后修饰或其他可能的麻醉敏感性调节剂的重要性。R- 型 Ca^{2+} 通道（Ca$_v$2.3）对挥发性麻醉药的敏感性以及该基因敲除的小鼠 MAC 的小幅增加，说明它对麻醉起一定的作用[157]。T- 型 Ca^{2+} 通道对挥发性麻醉药[158]和氧化亚氮尤其敏感[159]。然而，虽然麻醉起始延迟，缺乏一种主要神经元 T- 型 Ca^{2+} 通道异构体（Ca$_v$3.1）的基因突变小鼠对挥发性麻醉药却有着正常的敏感性[160]。因此看来，在吸入麻醉药的 CNS 作用中，这些或其他 Ca^{2+} 通道抑制剂所扮演的角色还不清楚。

相比之下，Ca^{2+} 通道抑制在挥发性麻醉药的负性肌力效应中所起的作用（高剂量时尤其显著），已经得到确定。心肌收缩力决定于电兴奋后胞质中 Ca^{2+} 增加的程度、收缩蛋白对 Ca^{2+} 的反应性，以及肌原纤维的长度。Ca^{2+} 的可用性、收缩蛋白对 Ca^{2+} 的敏感性

和胞质 Ca^{2+} 清除率的下降介导了挥发性麻醉药的负性肌力作用。挥发性麻醉药在心肌细胞内主要通过抑制 L- 型（$Ca_v1.2$）Ca^{2+} 流来减少瞬变幅度和缩短动作电位持续时间，导致负性肌力作用和心律失常[161-163]。相反，在离体心肌细胞，氙并不降低心肌功能或抑制 L- 型 Ca^{2+}、Na^+ 或 K^+ 离子流[164-165]。通过对心肌 L- 型 Ca^{2+} 通道穿越肌质的 Ca^{2+} 内流的抑制，在挥发性麻醉药所致负性肌力作用中扮演了主要角色，以氟烷作用为最强，挥发性麻醉药对肌丝 Ca^{2+} 敏感性和肌质 Ca^{2+} 释放的影响也在其中发挥了一定作用[162, 166]。

不同于调节细胞外 Ca^{2+} 内流的电压门控 Ca^{2+} 通道，细胞内 Ca^{2+} 通道是从细胞内贮存处调节 Ca^{2+} 的释放，特别是 ER 和肌质网（sarcoplasmic reticulum, SR）。这些通道包括受第二信使 IP_3 调节的 1,4,5- 三磷酸肌醇受体（1,4,5-inositol triphosphate receptors, IP_3R），以及介导在肌肉兴奋-收缩耦联中关键的肌质网 Ca^{2+} 快速释放的 ryanodine 受体（RyR）。挥发性麻醉药诱导的 Ca^{2+} 释放通过 IP_3R 和 RyR 通道产生，结果导致 SR 和 ER 的细胞内 Ca^{2+} 贮存减少。在大脑中，挥发性麻醉药对 IP_3R 的激活被认为是麻醉药神经毒性的机制[167]。这个机制减缓了外界刺激导致的细胞内 Ca^{2+} 浓度变化，同时造成了挥发性麻醉药的平滑肌松弛性质，后者是支气管扩张和血管舒张的基础[168]。恶性高热易感性是一种遗传药理学紊乱，表现为挥发性麻醉药（尤其是氟烷）触发的具有潜在致命性的代谢亢进危象。这个现象通常与 RyR1 和充当电压传感器的 L- 型 Ca^{2+} 通道（$Ca_v1.1$）的基因突变有关[169]。挥发性麻醉药激活突变的 RyR，引起不受控制的细胞内肌质网 Ca^{2+} 释放、肌肉收缩和高代谢活动[170]。

K^+ 通道，HCN 通道和 TRP 通道

钾离子（K^+）通道是一类变化非常多的离子通道家族，因为它们有着各式各样的激活模式。它们调节电兴奋性、肌肉收缩性和神经递质释放。它们在决定输入阻抗、促进动作电位后复极化具有重要作用，从而决定了兴奋性和动作电位持续时间。考虑到 K^+ 通道在结构、功能和麻醉药敏感性等方面巨大的差异性，它们对吸入麻醉药的敏感性和反应性相当不同也就不足为奇了[171]，从相对不敏感（电压门控 K^+ 通道 $K_v1.1$，K_v3）[172]到敏感［双孔结构域 K^+ 通道（K_{2P}）家族的一些成员］，产生对 K^+ 流的抑制、激活或无作用。

挥发性麻醉药对某种"泄漏" K^+ 通道的激活，最初是在椎实螺属蜗牛体内发现的，虽然受影响离子通道的分子类型尚不清楚[173]。挥发性和气体麻醉药（包括氙气、氧化亚氮和环丙烷）对 K_{2P} 通道的激活，

随后在哺乳动物体内发现[118]。增强的 K^+ 传导可以使神经元超极化，减少对兴奋性突触传入反应性并且可能会改变网状系统的同步性。小鼠 TASK-1、TASK-3 和 TREK-1 K_{2P} 通道的定向缺失以一定的特殊方式可减少其对挥发性麻醉药制动作用的敏感性，提示这些通道可能是麻醉药在体内的作用靶点[44-47]。这个 K^+ 通道 TREK-1 也促进了氙气[174]和七氟烷[175]的神经保护作用。

利用光亲和标记辨别 K^+ 通道的麻醉结合位点近期已取得进步，这种技术识别了一种 $K_v1.2$ 通道的七氟烷结合位点；这在大脑中广泛表达并能被挥发性麻醉药正向调节[176]。分子模拟也已经被用于识别 K_{2P} 通道上可能的结合位点[177]。

遗传性的通道病变可以导致心律失常，而且是心脏性猝死的重要原因之一[178]，特别是在小儿[179]，这个认识强调了分析麻醉药对心脏离子通道调节作用的重要性。重组 hERG（人体乙醚去相关基因）通道被氟烷适度抑制，这些通道的抑制可能导致了挥发性麻醉药的致心律失常作用[162, 180]；它们也与获得性（药物诱发）和遗传性 QT 间期延长综合征有关。心肌细胞内流型 K^+ 通道（K_{IR}）、电压门控 K^+ 通道（K_v）和 Ca^{2+} 活化 K^+ 通道，通常对临床浓度的挥发性麻醉药和氙气不敏感[162, 164, 181]。相反，大量证据表明，挥发性麻醉药和氙气激活心脏线粒体和肌质 K_{ATP} 通道[182]，这可能在心肌缺血的麻醉药预处理中发挥作用。麻醉药预处理的直接电生理效应已经在线粒体和肌质 K_{ATP} 通道得到证明，但是其准确机制尚需澄清。目前认为，体内试验已证实，大电导（BK）线粒体 K^+ 通道家族 Slo2 基因在挥发性麻醉药预处理中起到重要调控作用[183]。

挥发性麻醉药同样抑制 HCN 起搏点通道，减少起搏点电位上升率和某些神经元自律性爆发频率。它们减少神经元内 I_h 传导[184]，而且在临床相关浓度调整重组 HCN1 和 HCN2 通道亚型[185]。因为 HCN 通道产生静息膜电位，控制动作电位放电、树突整合、神经元自律性和时间总和，决定许多神经元网络振动的周期性和同步性[186]，所以麻醉药对这些通道的调节可能在麻醉药对于神经元整体功能的作用中扮演了重要的角色。在大鼠前脑中选择性敲除 HCN1 表明此类通道在挥发性麻醉药遗忘和催眠效应中发挥作用[89]，在制动效应中并无作用。

细胞内信号传导机制

细胞信号传导机制对于各个阶段的器官功能至关重要，同时也是全身麻醉药的广泛作用当中引人注目

的研究目标。麻醉药对细胞信号传导途径的作用相当复杂，包括从细胞表面受体和离子通道之后的下游进程，例如第二信使作用、蛋白质磷酸化途径以及其他调节机制[187]。

G 蛋白偶联受体

多种信号包括激素、神经递质、细胞因子、信息素、芳香族和光子，通过与代谢型受体相互作用激活三磷酸鸟苷结合蛋白（G 蛋白），产生细胞内作用。与离子型受体直接连接离子选择性通道的作用相反，G 蛋白充当了分子开关的角色，将信息从激活的质膜受体传导到相应的细胞内靶点。

异源三聚体 G 蛋白由一个大的 α - 亚基和一个小的 β / γ - 亚基二聚体组成，由于不同的特性和下游靶点从而表达为多种亚型。G 蛋白调节众多的下游效应器以控制细胞溶质中第二信使水平，例如 Ca^{2+}、环磷腺苷和三磷酸肌醇。G 蛋白通过直接作用或通过第二信使调节的蛋白质磷酸化途径，依次调节离子通道和酶等效应器蛋白。Ca^{2+} 是一种广泛存在的可调节许多下游效应器的第二信使，通常由多功能 Ca^{2+} 结合蛋白的钙调蛋白所调节。挥发性麻醉药通过同时作用于质膜和细胞内 Ca^{2+} 通道、转运蛋白和交换器（详见前面离子通道章节）对细胞内 Ca^{2+} 浓度产生了深远的影响，许多麻醉药物的下游效应最终由第二信使 Ca^{2+} 活动变化所调节。

麻醉药通过 G 蛋白偶联受体（G protein-coupled receptors，GPCR）起作用，例如 μ 阿片受体和 $α_2$ 肾上腺素能受体，可以影响麻醉药敏感度（MAC 减小）。吸入麻醉药也可以通过 GPCR 直接影响信号传导[188]。例如，挥发性麻醉药以一种受体和药物选择性的方式，在体内激活多种大鼠嗅觉器官的 GPCR[189]。与关键的麻醉终点相关的 GPCR 发生类似效应是可能存在的，但仍需进一步证明。观察发现，挥发性麻醉药和非制动性麻醉药都抑制 mGluR5 谷氨酸受体、$5-HT_{2A}$ 血清素受体和蕈毒碱乙酰胆碱受体，说明这些 GPCR 不会引起麻醉性制动[190-192]。

蛋白质磷酸化

特异性丝氨酸、苏氨酸或酪氨酸羟基上的蛋白质磷酸化，涉及许多麻醉药敏感性受体和离子通道的翻译后修饰，对于突触可塑性非常关键［例如，长时程增强（long-term potentiation，LTP）］。磷酸化受控于蛋白激酶和磷酸酶之间的活性平衡，这些酶类貌似也是麻醉作用的靶点。多功能蛋白中的蛋白激酶 C（protein kinase C，PKC）家族受到脂类信号分子

二酰甘油激活，涉及多种离子通道和受体的调节。氟烷[193]和七氟烷[194]增强某些 PKC 亚型的活性，激发特异性 PKC 底物的磷酸化。结构研究识别出位于 PKC δ 二酰甘油结合区域上的可能结合位点，符合这些麻醉药具有通过连接活化位点来模仿这种天然调节剂的能力[195]。鞘内注射 PKC 特异亚型抑制剂并不影响体内对氟烷的敏感性[196]。敲除小鼠缺乏的 PKC γ 亚型同样对氟烷和地氟烷显示出正常敏感性，而对异氟烷 MAC 增加[197]，说明 PKC 不是挥发性麻醉药制动作用的关键因素。

挥发性麻醉药和氙气在细胞信号传导机制方面的重要性已经被发现，即心脏（见第 28 章）和脑的麻醉药预处理可以对抗缺血性损害[198-202]。心脏的麻醉药预处理和缺血预处理共享了关键的信号传导机制，包括多种 GPCR（例如腺苷、阿片样物质、肾上腺素能药）和蛋白激酶［例如 src 激酶、PKC δ、PKC ε、Akt、促分裂原活化蛋白激酶（mitogen-activated protein kinases，MAPK）］及其下游靶位的激活，特别是肌质和（或）线粒体 K_{ATP} 通道，可能从作为重要第二信使的活性氧的变化开始[203-204]。挥发性麻醉药和氙气由于这些信号传导途径而都具有心脏保护和神经保护作用[202, 205]。

利用磷酸化状态特异性抗体能够检测激酶底物的磷酸化形式，这种方法可以用来研究麻醉药对特异性底物上个别残基磷酸化的作用。三种机制不同的麻醉药（异氟烷、丙泊酚和氯胺酮）的作用比较显示，在已知整合了众多第二信使系统的关键性细胞内蛋白磷酸化信号传导途径方面，三者在体内既有共同的又有特异的作用[206]。三种麻醉药都减少 NMDA 和 AMPA 谷氨酸受体上的激活位点以及下游细胞外信号调节激酶 ERK2 的磷酸化作用，与突触可塑性相关，麻醉状态的小鼠大脑皮质的正常谷氨酸能突触传导的抑制与此一致。这种作用多少有些选择性，因为检测的许多其他底物未被影响，提示 PKA 活性具有底物特异性而不是全面抑制[207]。哪些麻醉药对激酶途径的影响代表了直接作用，就像与 PKC 发生的一样，哪些由于调节蛋白激酶和磷酸酶活性的 Ca^{2+} 和其他第二信使等信号传导分子发生麻醉药诱导的变化，表现出间接作用，尚待进一步的研究。

基因表达

由于立早基因 *c-fos* 和 *c-jun* 的高度活性，全身麻醉药改变脑基因表达的能力被首次观察到[208]。从此，对多种麻醉药和器官开始了麻醉作用影响基因表达的观察[209]。在老龄大鼠的海马，基因表达的变化一直

持续到吸入异氟烷和氧化亚氮后 2 天[210]，而蛋白质表达的变化在吸入地氟烷后 3 天仍可观察到[211]。在从经典的麻醉体征恢复过来后，持续的基因和蛋白质表达变化的显著性仍然有待确定（见综述[212]）。近期研究表明，某些麻醉效应是由表观遗传机制调节的，这种机制包括 DNA 结合组蛋白通过乙酰基转移酶和去乙酰化酶进行的特异性翻译后调节。例如，新生小鼠暴露于全身麻醉会导致组蛋白 3 乙酰化和延迟的认知功能障碍，这可被组蛋白脱乙酰酶抑制剂所逆转[213]。

细胞机制

神经元兴奋性

神经元兴奋性是由静息膜电位、动作电位起始阈值和输入阻抗（全部通道活性的指标）决定的。这些因素在不同种类神经元中存在多样性，细胞膜特性不仅在神经元之间不同，在神经元的不同部分也存在差别（例如细胞体和轴突比较）。此外，麻醉效果随着独立神经元状态发生变化，也就是说，不论是超极化或是去极化，都是通过突触输入信号或者是静息状态决定的。因此，通过使用模型系统或离体实验（例如神经元培养或脑切片）所获得的实验结果并不能完全反映麻醉药物在体内的作用效果。然而，许多有价值的信息是利用这些方法获得的，因为它们允许在神经元活动中存在特异性细胞分子靶点的变化。

氟烷对体内脊髓运动神经元的内在兴奋性不会有显著影响[214]，但麻醉药对海马椎体神经元放电性质的影响十分复杂。已有升高或降低阈值，区域差异以及剂量依赖性效应对放电模式影响的报道[215-216]。相比之下，丘脑腹后核神经元（可能是丘脑中间神经元）在异氟烷作用下会发生超极化，但是由于 K^+ 传导增加导致的输入阻抗的下降（分流增加），不太可能激发动作电位[217]。在舌下神经运动神经元和蓝斑神经元也观察到相似效应，这些部位涉及 TASK 型 K_{2P} 通道[218]。

位于突触外部位的 $GABA_A$ 受体可通过增加膜传导性来影响兴奋性，由此产生"分流"的兴奋性电流。突触外 $GABA_A$ 受体对 GABA 有很高的亲和性，且暴露于周围低浓度 $GABA_A$ 中时失敏缓慢[219]。然而，它们对于麻醉的重要性取决于外界确切的浓度[220]。海马椎体神经元通过激动含有 α_5 亚基的 $GABA_A$ 受体而产生强大的紧张性电流，这种受体对依托咪酯、丙泊酚、咪达唑仑和七氟烷具有高度敏感性[221-224]。因此，这些

受体在麻醉药的遗忘效应中提供了潜在底物。GABA 从突触溢出产生慢相（突触）电流，这种慢相电流也被认为和这些受体有关[225]。电流的慢时程和产生位置与突触 NMDA 受体产生的电流特点一致，这使它们成为调节突触可塑性的理想方式。实际上，通过药理学或基因方式减少或消除 α_5-$GABA_A$ 受体可减弱依托咪酯 $GABA_A$ 受体选择性遗忘效应。然而，消除锥体神经元中 α_5-$GABA_A$ 受体并不能产生同样效应[226]，其他细胞类型（中间神经元或胶质细胞）可能在麻醉诱导的遗忘和其他麻醉相关终点事件也发挥作用。

突触传递中的突触前对比突触后的作用

全身麻醉药在突触传递中起十分有效的和特殊的作用，包括突触前作用（通过改变递质释放）和突触后作用（通过改变突触后神经元对特异性递质的反应）。麻醉药物的突触前和突触后效应在突触传递中的相关作用是比较难解答的，这可能是由于这些作用是递质和突触特异性引起的。麻醉药物在突触传递中的净效应取决于突触前和突触后效应的相对强度和方向。吸入麻醉药的一般作用为增强抑制性突触传递和抑制兴奋性突触传递（图 19.9）。

挥发性麻醉药使突触的兴奋性降低（图 19.10）。多种切片制备实验显示，兴奋性的降低主要是由于突触前抑制[87, 133, 214, 227-229]。突触后抑制同样发挥作用，因为直接应用谷氨酸盐的活性反应也有一定程度的降低[229-231]。挥发性麻醉药对克隆 AMPA 或 NMDA 谷氨酸受体起不相一致的作用，但是可增强红藻氨酸盐受体的作用[115, 129, 232-233]，这种作用与抑制谷氨酸能突触的突触前机制是一致的。然而，非卤化吸入麻醉药（氙气、一氧化二氮、环丙烷）的作用主要是由抑制突触后的 NMDA 受体介导的（先前讨论过）。在某些情况下，在携带线粒体复合物 1 突变的患者[234]和大鼠[235]中，吸入剂通过干扰能量密集型谷氨酸循环途径来抑制谷氨酸释放[236]，从而导致对麻醉药的极度敏感。近期来自条件性基因敲除小鼠的证据表明，这种机制即使在不致病的状态也可能会导致不同的结局[237]。

大多数全身麻醉药引起的 GABA 能抑制增强则是由突触前和突触后抑制共同介导的。突触后和突触外 $GABA_A$ 受体的增强作用，是被广泛认识到的[116]。挥发性麻醉药也会增加自发 GABA 的释放和抑制性突触后电流频率[238-242]，也就是说，挥发性麻醉药在 GABA 能接头处的突触前作用与其在谷氨酸能突触的作用是有差别的。

吸入麻醉药突触前效应的机制，与其突触后效应

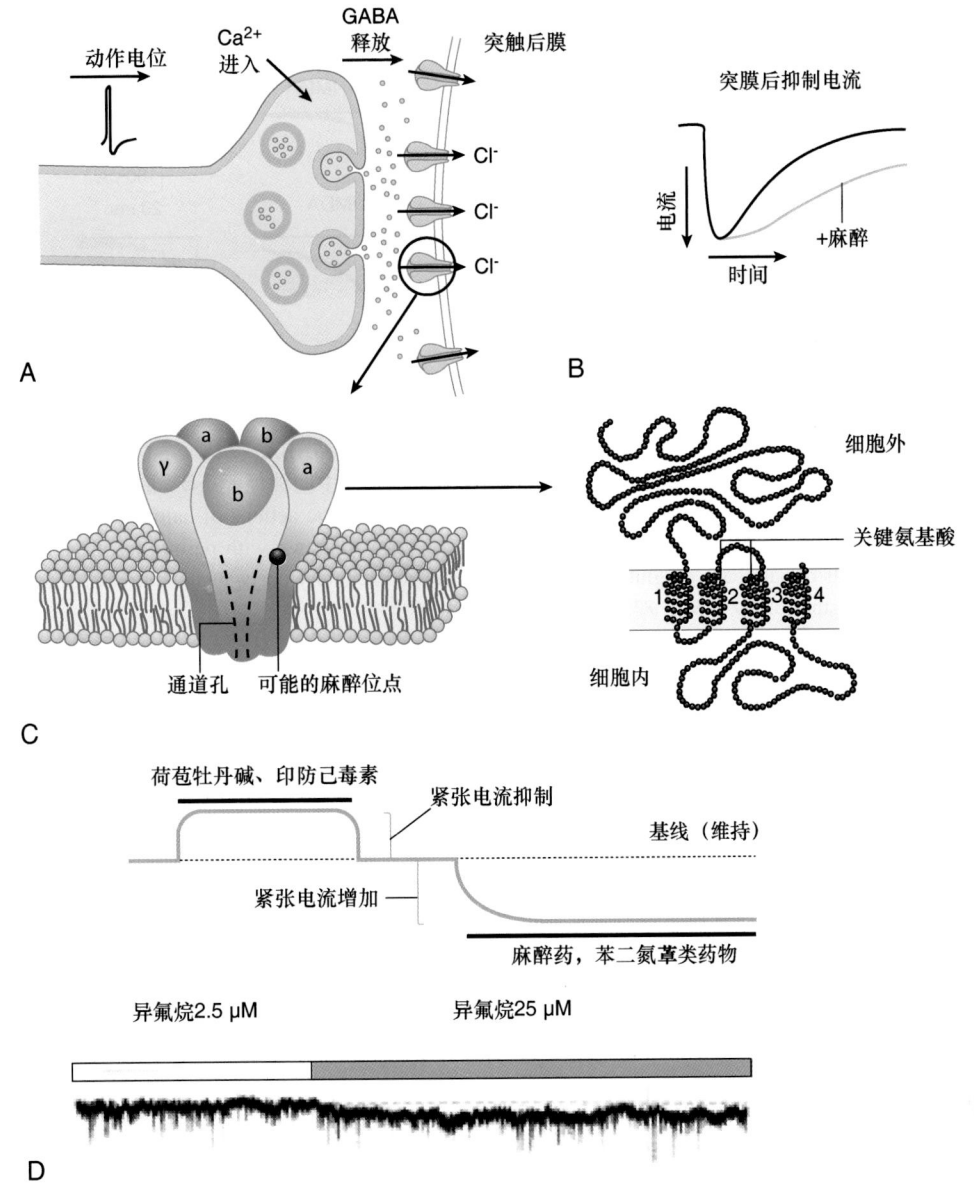

图 19.9　突触内和突触外 GABA$_A$ 受体是吸入麻醉药的作用靶点。A，GABA（γ- 氨基丁酸）和 GABA$_A$ 受体结合，其氯通道打开，从而导致超极化。挥发性麻醉药在突触 GABA$_A$ 受体是相对低效力高效能的，在突触外的 GABA$_A$ 受体是相对高效力低效能的。B，全麻药延长通道开放时间并且增强了突触后抑制。图片表明了由于电流衰减的减慢而导致的突触后微小抑制电流的延长。C，一个 GABA$_A$ 受体五聚体复合物嵌入在脂质双分子层中（左图），对其中一个单独亚基放大后显示，残基的位置对在第二和第三跨膜结构域的麻醉效能特别重要（右图）。D，应用 GABA$_A$ 受体阻滞剂（荷苞牡丹碱或印防己毒素）可显示一个紧张性抑制传导，正像如图所示的基线趋势的向上偏移。麻醉药和苯二氮䓬类药物增强紧张性传导，图示为曲线的内向移动（Modified from Hemmings HC Jr，Akabas MH，Goldstein PA，et al. Emerging molecular mechanisms of general anesthetic action. Trends Pharmacol Sci. 2005；26：503-510.）

一样是十分复杂且包含多靶位的。尽管突触前 Ca^{2+} 通道的突触特异性作用是有可能的[243]，但突触前 Na$^+$ 通道的敏感性要高于与谷氨酸盐释放相偶联的 Ca^{2+} 通道。这与一些观察相一致，在海马谷氨酸能突触（P/Q- 型）中，与神经递质释放相偶联的主要 Ca^{2+} 通道对异氟烷是不敏感的[156]。现在又提出一些其他的突触前抑制，包括在生物体模型——新杆状线虫中显示的囊泡融合过程中的作用[244-245]。然而，异氟烷对大鼠海马神经元出胞作用的影响主要发生在囊泡融合的上游[139，246]。

简单回路和复杂网络

简单回路现象

解剖（体内）或生理（体外）上简化制备，结合计算机模拟技术，已极大地促进了对涉及复杂回路的现象机制层面的理解。这些方法对于将还原论者关于麻醉多分子作用的研究与行为终点方面的功能模型相整合十分关键。麻醉药物对 CNS 不同区域（海马、杏仁核、皮质、丘脑、脑干、脊髓——主要是鼠的标

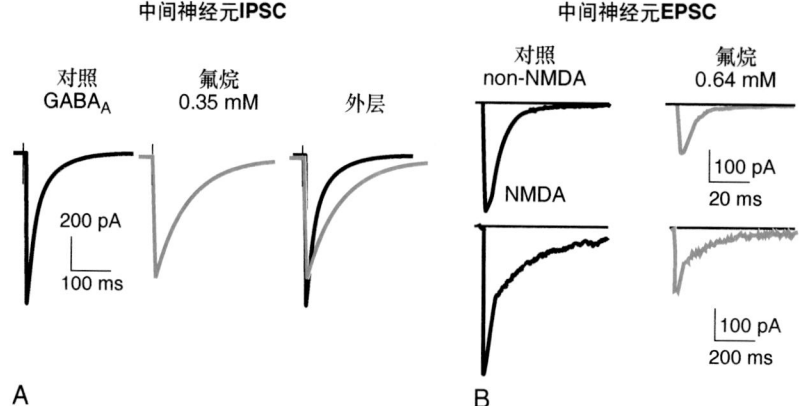

图 19.10　卤化麻醉药增强抑制性突触传递，抑制兴奋性突触传递。氟烷减慢 GABA$_A$ 受体介导的突触后抑制性电流（IPSC）（A）的衰减，降低谷氨酸能兴奋性突触后电流（EPSC）的幅度，但并不影响海马中间神经元（B）的兴奋性突触后电流的衰减［（A）Redrawn with permission from Nishikawa K，MacIver MB. Membrane and synaptic actions of halothane on rat hippocampal pyramidal neurons and inhibitory interneurons. J Neurosci. 2000；20：5915-5923.（B）Redrawn with permission from Perouansky M，Baranov D，Salman M，Yaari Y. Effects of halothane on glutamate receptor-mediated excitatory postsynaptic currents. A patch-clamp study in adult mouse hippocampal slices. Anesthesiology. 1995；83：109-119.］

本）的影响，已经通过制备大脑快速切片进行了研究。快速切片保留了本身的连接，但是通常缺乏天然的输入和输出信号。发育中哺乳动物的大脑切片可以在体外培养。这些"器官型培养切片"保留了高度的突触连接性并显示出自发的网状结构活性，这是快速切片不具备的。体内简化制备技术可使相对容易理解的回路与现象（典型的诱发反应）牵涉在一起。计算机模型和模拟有助于对实验验证提出假设，并依据实验数据验证假设。

突触可塑性

双脉冲抑制（paired-pulse depression，PPD）和双脉冲易化（paired-pulse facilitation，PPF）是外界刺激下短期可塑性的例子。在体内[247]和体外[248]，突触抑制被挥发性麻醉药所延长，这与麻醉药物增强 CNS 的功能性抑制的观点大体一致。双脉冲易化的增强已经被归因于挥发性药药的突触前抑制作用[133, 228]（图 19.11）。

LTP（认知与记忆的细胞模型）包括谷氨酸能兴奋性突触连接的功能依赖性增强。吸入麻醉药对 LTP 的影响取决于实验准备。氟烷、恩氟烷和异氟烷不能阻滞 LTP 在体内的诱导，然而氯胺酮和 NMDA 拮抗药 CPP 可以[247, 249]。相比之下，异氟烷会通过增强 GABA$_A$ 受体介导的抑制作用[250]或阻断神经烟碱受体[88]去阻滞海马切片的 LTP（图 19.12）长时程抑制（long term depression，LTD）同样可被异氟烷阻滞，它是兴奋性连接的一种功能依赖性减弱，作用与 LTP 相对[250]。这些体内、体外研究结果间的差异尚无明确解释。

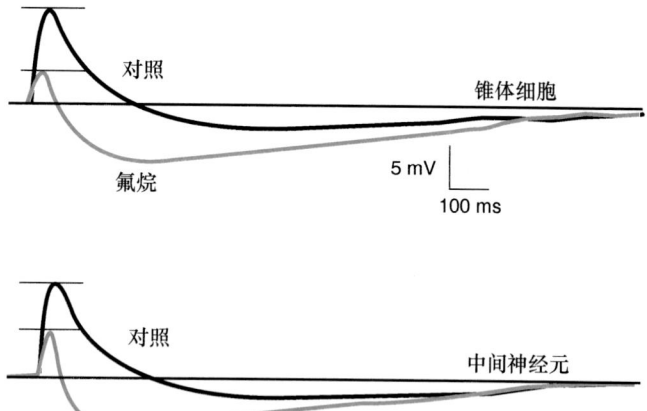

图 19.11　麻醉药物同时以不同的方向影响兴奋和抑制。氟烷抑制海马锥体细胞和中间神经元细胞的兴奋去极化以及增加抑制超极化。最终结果依赖于神经元细胞潜在的状态、神经网状结构和功能（Redrawn with permission form Nishikawa K，MacIver MB. Membrane and synaptic actions of halothane on rat hippocampal pyramidal neurons and inhibitory interneurons. J Neurosci. 2000；20：5915-5923.）

自发兴奋回路

在体内和大脑皮质切片中，神经元自发兴奋性可被挥发性麻醉药降低。这种作用主要是 GABA$_A$ 受体依赖性的，即使在较低的镇静浓度时，这种作用也很明显[107]。因为培养的切片缺乏皮质下的输入信号，所以这些结果表明，挥发性麻醉药可以直接通过皮质作用引起一些效应（例如镇静作用）。但是，神经元代谢率的改变可能并不能作为高级认知功能的精确定量评估方法，这在放电模式同皮质节律的关系中得到更好体现（见下一章节）。麻醉药物的作用也已在基本运动回路中得到验证，后者是一种中枢模式发生者。异氟

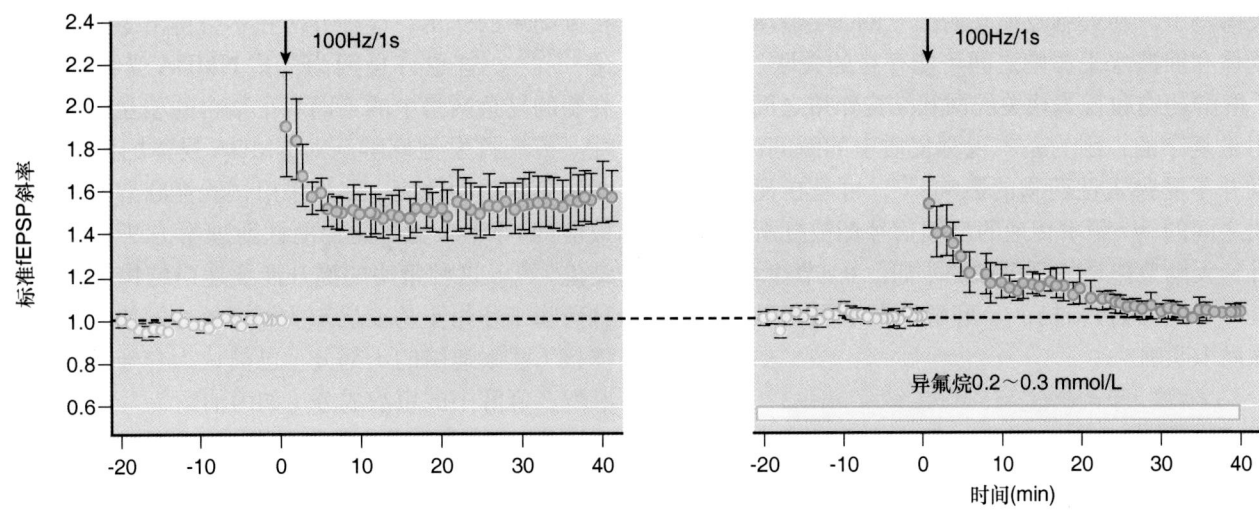

图 19.12　异氟烷在体外阻滞突触可塑性的诱导（学习和记忆模型）。强直刺激海马切片的兴奋性突触，正常兴奋性突触后电位（EPSP）斜率的增加则表示长时程增强（一种突触强度的增加），这也可被 0.2 ～ 0.3 mmol/L 的异氟烷所阻滞（Redrawn with permission from Simon W，Hapfelmeier G，Kochs E，et al. Isoflurane blocks synaptic plasticity in the mouse hippocampus. Anesthesiology. 2001；94：1058-1065.）

烷对八目鳗和大鼠脊髓体外模型的影响说明脊髓是挥发性麻醉药物诱导制动效应的主要靶位[251-252]。

节律和模拟

　　大脑始终在产生频率从几分之一到数百赫兹（赫兹；每秒周期数）的复杂电节律（细胞外场电位的振荡），如同头皮表面记录的脑电图（electroencephalogram，EEG；此类高频振荡不被表面记录仪所记录）一样。所有的振荡均为行为状态依赖性，而且多个振荡共存贯穿整个睡眠-觉醒周期。低频节律明显占据较长时间和大部分的大脑区域。与此相反，在局部范围内高频节律可引发更高的时间分辨率。交叉频率的调节能够整合信息处理的各个方面。尽管其生理学作用还不甚清楚，但是大脑节律反射反映或组成了基本的更高级指令的处理过程。那么，麻醉药物对它们的调节作用是值得仔细研究的。目前大脑节律并不按照潜在的机制命名，而是按惯例命名。

δ- 节律和其他慢节律

　　δ- 节律的 EEG 振荡频率通常为 1.5 ～ 4 Hz，这些振荡幅度是深度睡眠的特征，且在全身麻醉下也很常见。更慢的节律（低于 1 Hz）在非快速眼动睡眠（non-rapid eye movement，RNEM）时期发生，在丙泊酚[253]和七氟烷[254]诱导意识丧失时可出现。在 RNEM 期间，δ- 节律和睡眠纺锤波与更慢的振荡幅度相关，表明其功能具有相关性[255]。波幅呈递增递减改变的阵发性、慢节律纺锤形脑电波也可能出现在

麻醉状态下的皮质 EEG 中。δ-α 期的相关变化被认为是丙泊酚诱导的意识丧失的一种"信号"[256]，但这种信号如何产生，类似的变化是否出现在更多的麻醉药物中，以及潜在的生理和功能意义尚不明确。

θ- 节律

　　θ- 节律出现于深层皮质结构中，但主要见于海马，θ- 节律可以给它的"在线状态"传送信号。它们分别与觉醒时的感觉运动和记忆功能相关[257]。θ-节律的一部分（Ⅰ 型或阿托品抵抗型）可以被遗忘浓度的异氟烷以及非制动性麻醉药 F6 所影响[94]，表明对麻醉药物诱导的遗忘作用其网状结构水平的标记作用。Ⅱ 型 θ- 节律（阿托品敏感）可以被麻醉药所启动，也可被氟烷减慢和增强[258]。有趣的是，这种氟烷诱导的振荡在 TASK-3 敲除小鼠中消失[46]。

γ- 节律

　　此定义包含了宽泛的范围和功能以及机制不同的不同谱系的节律。其通常细分为：慢 γ- 节律（30 ～ 50 Hz；如：在 β- 节律上的波谱），γ- 节律（50 ～ 90 Hz），快节律、超 γ- 节律或者 ε- 节律（> 90 Hz 以及上百赫兹）[224]。GABA$_A$ 能的突触抑制和神经元内在共振特性在 γ- 节律生理上具有重要作用，使其成为麻醉调整的重要依据。在人类，异氟烷可以减慢 γ- 振动的频率（30 ～ 90 Hz，即已知的 40 Hz 节律）[259-260]。一项关于 γ- 振动的体外研究显示在抑制性网状结构中，其频率主要决定于 GABA$_A$ 受体介导的突触电流衰减的时间常数[261]。异氟烷可以在一定程度上减慢

人类海马[262]和大脑皮质切片[263]的 γ - 节律，显示出受体和回路水平影响之间可能存在的关联[259]。然而，麻醉药物和行为相关的网状结构作用之间的相互作用是复杂的，因为基本视觉皮质中的瞬间激发 γ - 振动并不受吸入性药物的影响[67]，可是在视觉和额皮质之间的 γ - 频率传递的反馈信号却被打断[59, 67]。此外，大脑节律是相互关联的［如：θ - 节律调节 γ - 振荡（θ - γ 网状结构）］。麻醉药调节机制以及相互关联尚未明确。

模型和模拟

在宏观水平，计算机模拟可以提供动态的神经元和网状结构兴奋性调节的综合图像。一种"由下至上"、神经元到神经元的方法依据的是单一神经元的计算机模型、已知的麻醉药物对固有膜和突触膜传导的影响，以及简单网状结构模型。麻醉药对整合输出信号的作用可以通过计算机模拟产生（例如起搏神经元的放电作用）[264]。这些模型明显依赖于真实神经元和网状结构的衍生特性的精确性，模拟的范围由于其各组分间的复杂性而被限制[265]。另一种称为"自上至下"的方法，例如平均场模型，为了总体动力而牺牲了个体的精确性。整体皮质现象，例如麻醉诱导相关癫痫[266]，可以模拟成基于平均神经元基团之间平均相互作用的阶段性转变（类似于 EEG 信号反映了神经元基团的平均信号）。这种途径可以被延伸到诸如意识等大脑皮质现象[267]。神经元和计算机模型可能会在未来麻醉学研究中作为理论和实验的桥梁获得重视。

将来的研究策略

基础学科的发展驱动了对麻醉机制的探索。一些能够促进理解麻醉机制的策略包括：在体内使用激动剂 / 拮抗剂、非麻醉药 / 非制动剂、大脑功能的高分辨率成像、转基因动物以及最新分子遗传学技术的应用。

药理学方法

激动剂、拮抗剂和实验性麻醉药

运用针对明确受体的激动剂和拮抗剂提供了一种药理学方法来把体内、外实验联系起来。根据前面提到的标准，选择一个作用于明确终点的受体（如制动）。这种方法用于排除 NMDA 受体阻滞在吸入麻醉药制动作用中的重要作用，但对 GABA_A 及 GlyR 在制动中的作用，这种方法并不会得出令人信服的结论[267-268]，这也许是因为药物 NMDA 受体在类似于脊髓的复杂网络中的不同水平整合的相互作用的复杂性。传统挥发性麻醉药对 NMDA 受体的阻滞并不会明显导致制动效应，体外采用试验性麻醉药抑制不同效能的 NMDA 受体的辅助性药理学方法也支持这种结论[269]。这种策略的提升涉及运用结构上不同的多种药物来作用于功能已知的细胞核。例如，结节乳头体核（睡眠通路的一部分）已被认为介导了某些静脉麻醉药麻醉中的镇静成分（如丙泊酚）[35]。基于此策略，位于中脑脑桥连接处背侧的 GABA 能药物的散在全身麻醉作用位点已经被提出[33-34]。然而，这些方法都存在这样一个问题，即必须在局部注射稳定高浓度药物以观察药理作用（由于快速再分配），因此这些观察需要使用更复杂的方法来证实，例如基因操纵（见下文）。

非制动剂

非制动剂是一类理化特性类似于常用吸入麻醉药的化合物，不过，预计麻醉浓度的该类药物（基于其脂溶性和 Meyer-Overton 相关性：MACpred）并不能产生制动作用[17]。起初它们被称为非麻醉药，但当发现它们在与经典挥发性麻醉药相似的 MACpred 时也产生了遗忘作用后此专业术语就被修改了[98]。如果一种麻醉药和一种非制动剂以相同的方式影响分子或细胞过程的话，那么此过程就与麻醉状态无关，遗忘作用是个明显例外。尽管这逻辑很严密，但是只会排除一定量的受体，因为与挥发性麻醉药相比，非制动剂相对来说是目标选择性的。这类化合物有可能提供深刻的见解，此见解超过了早先设想的受体水平的研究，这些研究通过把镇静与遗忘分离开来以研究体内基本的网络活动[95]。

光反应麻醉

人工合成包含光活性基团（通常是三氟双吖丙啶）的麻醉药类似物已经成功在静脉注射药物中实现[270]。在波长大约 300 nm 的放射线照射下，这些光活性基团会与麻醉药物的结合位点上的氨基酸发生不可逆的反应。当然，这种方法要求类似物的药理学特征与母体化合物的药理学特征非常相似，从而确定相关的结合位点。吸入麻醉药的光活性类似物可被合成，GABA_A 受体上的四个假定位点也已经被鉴定[271]。与 X 射线晶体学相比，这种方法的一个优点是，与受体的不同构象状态结合的麻醉药至少在原则上更易于分析。

遗传学方法

全生物遗传学

遗传学策略有两种方式即顺向和逆向遗传学[272]。逆向遗传学方法以某个特定的基因为中心，之所以选择此基因是因为有很多理由相信该基因的产物可能对麻醉很重要。此策略的很多例子都是定向的突变，这些突变改变了特定的神经递质受体对麻醉药的敏感性[121]。最初这些突变被用来确定麻醉药的结合点位。随后，转基因药物被用来测试改变了的基因产物对麻醉药表型的行为相关性时，这些转基因药物对麻醉药产生了耐受性，这是通过从基因组中删除一个认定的目标蛋白或者通过表达出一个对麻醉药不敏感的基因结构被改变的目标受体而实现的。相比之下，顺向遗传学是一个发现过程，涉及影响群体中目标表型（如：麻醉终止位点）的随机突变的研究（试验诱发或自然发生的多态性）。然而，这种方法并没有得到广泛应用。

分子遗传学

在神经科学中发挥重要作用的第三种遗传学方法是利用分子遗传学对神经元功能进行选择性修饰。许多不同的方法被使用，从使用 microRNA（一小块非编码的 RNA，可以选择性地减少蛋白质的表达）选择性地敲除特定的受体群，使用破伤风毒素轻链阻断从神经元群释放的神经递质，以及选择性地激活或抑制使用光遗传学[273]或药理学[274]的神经网络。这些技术的一个有力补充是，这种方法具有利用腺相关病毒（adeno-associated virus，AAV）和在特定细胞类型中表达 Cre 重组酶的小鼠系，将人工转基因传递到特定神经元群体的能力，这些细胞类型允许在这些特定细胞中选择性表达这些基因。这些方法才刚刚开始被用于识别参与麻醉作用的神经通路。例如，最近的研究表明[275]，异丙酚的镇静作用需要激活外侧缰核，一个靠近丘脑的兴奋核。这些方法可能会对我们理解吸入性全身麻醉药的机制产生越来越大的影响。

敲除和敲入方法

在敲除方法中，可通过某个特定删除或者插入来干扰编码某个目标蛋白的基因表达。几乎所有此类研究均在小鼠上进行。整体的敲除方法存在的众所周知的问题是有时可能会在动物的蛋白质组中产生大量的代偿性变化，这些变化可表现为子宫内的致命性畸变到潜在的实验里容易相混淆的野外型差异，这种差异可能只在成年期表现出来。一个补偿性策略就是有条件地敲除，在此策略中基因的删除是以受限制的方式发生的：结构上的（局限于某些脑区域）或者暂时性的（即基因在某个已知的点位被及时删除）。这些策略能把发展的畸变降低至最小以及减少代偿性变化的可能性。在敲入方法中，通常是以某个单一的氨基酸残基的突变为目标来制造某种蛋白质，此蛋白质对某种目标药物的敏感性已发生改变。理想情况是，在没有该药物的情况下，此变异仍然是完全悄无声息的，也就是说，此变异并不会干扰目标蛋白质的正常表达与其功能或者改变其他基因的表达。

GABA$_A$ 受体 关于吸入麻醉药，来自转基因动物的结果既表明了遗传学方法的有效性又表明了它的困难性。限于前脑 GABA$_A$ 受体 α_1 亚单位被有条件地敲除的鼠比野生型鼠对异氟烷产生遗忘更不敏感，产生了对这些受体的作用促进了异氟烷的遗忘作用这一论断[276]。相反，GABA 受体 α_1 亚单位的变异使得该受体在体外对异氟烷不敏感，而携带此受体 α_1 亚单位变异的小鼠并没有表现出对异氟烷的遗忘或制动作用的敏感性降低，由此可下结论，此亚单位并没有介导异氟烷对学习和记忆产生的损害[40]。类似的实验表明作用于 GABA$_A$ 受体 β_3 亚单位并不介导异氟烷的制动或遗忘作用[39]。这种"自下至上"的遗传学方法是个劳动量大但又强有力的工具，用于针对特性受体的静脉麻醉药，此方法已经产生了明确的结果[27]，不过，把这种方法运用于更加错综复杂的吸入麻醉药已被证明更富有挑战性。

α1 甘氨酸受体 药理学研究表明，在脊髓中的甘氨酸能神经传递可能为吸入麻醉药制动作用的效应器，在这里，甘氨酸替代 GABA 作为最重要的抑制性递质。然而，小鼠的隐匿性突变使得 α_1 亚单位甘氨酸受体对酒精极为敏感，但吸入性乙醚麻醉药的 MAC 值并不能被证实有着相同的改变，因为 α_1 是成年动物中最广泛表达的亚基，这不同于甘氨酸受体在吸入麻醉药制动作用中的重要意义[276]。

双孔结构域 K$^+$ 通道 运用携带被敲除几个双孔结构域 K$^+$ 通道（K$_{2P}$）家族成员（TASK-1、TASK-3、TREK-1）变异的老鼠已经表明这些 K$^+$ 通道在挥发性麻醉药中的作用[44-45, 47]。例如，TREK-1 敲除的老鼠用于测试正向反射丧失（评估意识）和制动时对所有的挥发性麻醉药呈现部分耐受，尽管在更高浓度时它们依然能够对此类鼠产生麻醉作用。有趣的是，这些鼠对戊巴比妥的反应未受影响，这表明此变异并没有导致对麻醉药的广泛耐受。

顺向和种群遗传学

线虫类的新杆状线虫和果蝇类黑腹果蝇分别有302 和 100 000 个神经元，在麻醉研究中也已被用作有机物模型[277]。一些线虫基因的突变影响了其对吸入麻醉药的敏感性[278]，最显著的是 unc-1[279]，是一种叫做人类红细胞膜整合蛋白的哺乳动物蛋白的近同源物[280]。酵母被用作有机物模型来确定适当的麻醉药作用终端时，其局限性更明显。

对麻醉药的敏感性具有定量特征（在一个种群中是不断变化的），定量遗传学就是对连续性特征的遗传性的研究。这些特征受基因操纵，表现为数量性状遗传位点（quantitative trait loci，QTL）。在高级和低级有机物中，采用自上而下的以种群为基础的方法来对掌控着个体对麻醉药的易感性的 QTL 进行定位。从观察到近亲繁殖的鼠对异氟烷的敏感性各不相同开始，一方面进行以微卫星 DNA 为基础的连续分析以及另一方面进行以单核苷酸多态性为基础的遗传学变异分析，把异氟烷产生制动作用的 QTL 定位于鼠染色体 7[281]的最近端部分。黑原肠杆菌对吸入麻醉药敏感性的遗传变异性也得到了证实[282]。这种分析方法有望协助确定主要麻醉药作用终端及其产生不良反应易感变异性的遗传学基础。

功能性成像和高密度 EEG

随着成像技术的提高，确定麻醉药对意识、记忆以及制动产生影响的解剖学及功能性底物现在正成为现实。成像是基于描绘血流动力学或者代谢变化来替代性地衡量神经元的活动，如正电子发射体层成像（positron emission tomography，PET）和功能性磁共振成像（magnetic resonance imaging，MRI），或者基于描绘高密度 EEG 的电活动、脑磁图扫描以及低分辨率的脑电磁 X 线断层摄影术。受体的特性也能用放射性的配体（PET）进行探测。这些技术能够确定药物作用的神经解剖底物，当然具体方法有一定的局限性。来自功能性 PET 的结果表明丙泊酚是通过作用于前额和顶后部的脑皮质而不是作用于脑中间叶来抑制记忆片段的[283]，抑制意识是由于其作用于丘脑，部分中后脑皮质，和（或）脑后带以及中脑皮质[284]。尽管观察麻醉药对代谢活动的独立区域和整体性的抑制作用不可能提供一个最终机制性解释，但是这种信息能够促进各种设想和实验上可验证的各种预言的产生。

更加先进的分析方法依赖于更多地应用数学和统计学科来增加现有技术的力量。MRI 和大脑高密度EEG 记录揭示了交叉区域之间存在较强联系，但此联合能更好地了解大脑对麻醉反应相关信息的巨大潜能才刚开始被发现。逐渐增加的侵袭性记录技术（如：大脑表面电极网格和功能神经外科深部植入大脑的微电极）通常成为神经外科前沿，特别是在了解麻醉药理机制方面。

总结

当对麻醉药的研究模式从脂类进展到蛋白质两性分子腔时，吸入麻醉药作用机制已被证明比上一代所想象的要困难得多。尽管积累了大量的事实知识，但全身麻醉作用的综合性理论目前尚未明确。众多原因导致实现这个目标困难重重。吸入麻醉药的重要药理学特性包括低效能（毫摩尔），对多种靶点错综复杂的活性，缺乏特定的拮抗剂以及神经科学中记忆和意识的局限性，这些特性已经阻碍与其相关的分子作用靶点的确立。对静脉麻醉药而言情况则有所不同，它们展现了更常规的受体药理学。而且，越来越多的证据表明，不存在一个共同的作用靶位来解释每一个全麻药的作用，或者甚至单个全身麻醉药的作用。现在清楚的是，麻醉的混合状态和它的核心成分（即遗忘、镇静 / 无意识、制动）在体内是可分离的行为状态，这限制了在体外对它们进行复制。在分子和细胞水平解决这些现象代表了当代神经科学的前沿。在大量已确定的麻醉药的分子和细胞作用中，尚不清楚哪些对想要得到的行为作用终点至关重要，哪些是无害的或有益的不良反应（如预处理），以及如果有的话，哪些作用可能带来长期的或者迟发的不良后果（如细胞死亡、认知障碍）。确定全身麻醉药的分子靶位的不断进展为确立与全身麻醉药的行为和外周终点相关的网络和系统水平的作用提供了一个基础。随着行为的生物学基础被阐明（它们曾经被认为是心理学领域所独有的），麻醉药为其提供了一个有价值的研究工具，一个综合的麻醉学理论也终将形成。

参考文献

1. Perouansky M. *Anesthesiology*. 2012;117:465.
2. Winterstein H. *Die Narkose in ihrer Bedeutung für die Allgemeine Physiologie*. Springer; 1919.
3. Eger EI. *Anesthesiology*. 2002;96:238–239.
4. Eger EI, et al. *Anesthesiology*. 1965;26:756–763.
5. Franks NP, Lieb WR. *Anesthesiology*. 1996;84:716–720.
6. Boggs JM, et al. *Mol Pharmacol*. 1976;12:127–135.
7. Franks NP, Lieb WR. *Nature*. 1978;274:339–342.
8. Franks NP, Lieb WR. *J Mol Biol*. 1979;133:469–500.
9. Featherstone RM, et al. *Anesthesiology*. 1961;22:977–981.
10. Ueda I, Kamaya H. *Anesthesiology*. 1973;38:425–436.

11. Franks NP, Lieb WR. *Nature*. 1982;300:487–493.
12. Franks NP, Lieb WR. *Nature*. 1984;310:599–601.
13. Franks NP, Lieb WR. *Anesthesiology*. 2004;101:235–237.
14. Franks NP, Lieb WR. *Nature*. 1981;292:248–251.
15. Franks NP, Lieb WR. *Nature*. 1985;316:349–351.
16. Franks NP, Lieb WR. *Proc Natl Acad Sci U S A*. 1986;83:5116–5120.
17. Koblin DD, et al. *Anesth Analg*. 1994;79:1043–1048.
18. Hall AC, et al. *Br J Pharmacol*. 1994;112:906–910.
19. Dickinson R, et al. *Biophys J*. 1994;66:2019–2023.
20. Franks NP, Lieb WR. *Science*. 1991;254:427–430.
21. Herold KF, et al. *Proc Natl Acad Sci U S A*. 2017;114:3109–3114.
22. Franks NP. *Nat Rev Neurosci*. 2008;9:370–386.
23. Eckenhoff RG. *Mol Interv*. 2001;1:258–268.
24. Eckenhoff RG, Johansson JS. *Anesthesiology*. 2001;95:1537–1539.
25. Eger 2nd EI, et al. *Anesthesiology*. 2001;94:915–921.
26. Dickinson R, et al. *Anesthesiology*. 2000;93:837–843.
27. Rudolph U, Antkowiak B. *Nat Rev Neurosci*. 2004;5:709–720.
28. Antognini JF, Schwartz K. *Anesthesiology*. 1993;79:1244–1249.
29. Rampil IJ, et al. *Anesthesiology*. 1993;78:707–712.
30. Stabernack C, et al. *Anesth Analg*. 2005;100:128–136.
31. Veselis RA, et al. *Anesthesiology*. 2001;95:896–907.
32. Sanders RD, et al. *Anesthesiology*. 2012;116:946–959.
33. Devor M, Zalkind V. *Pain*. 2001;94:101–112.
34. Minert A, et al. *J Neurosci*. 2017;37:9320–9331.
35. Nelson LE, et al. *Nat Neurosci*. 2002;5:979–984.
36. Rampil IJ, Laster MJ. *Anesthesiology*. 1992;77:920–925.
37. Antognini JF, et al. *Anesthesiology*. 2002;96:980–986.
38. Zhang Y, et al. *Anesth Analg*. 2004;99:85–90.
39. Liao M, et al. *Anesth Analg*. 2005;101:412–418.
40. Sonner JM, et al. *Anesthesiology*. 2007;106:107–113.
41. Raines DE, et al. *Anesth Analg*. 2002;95:573–577.
42. Zhang Y, et al. *Br J Pharmacol*. 2010;159:872–878.
43. Heurteaux C, et al. *EMBO J*. 2004;23:2684–2695.
44. Linden AM, et al. *J Pharmacol Exp Ther*. 2006;317:615–626.
45. Linden AM, et al. *J Pharmacol Exp Ther*. 2007;323:924–934.
46. Pang DS, et al. *Proc Natl Acad Sci U S A*. 2009;106:17546–17551.
47. Westphalen RI, et al. *Br J Pharmacol*. 2007;152:939–945.
48. Jinks SL, et al. *Anesthesiology*. 2008;108:1016–1024.
49. Koch C, et al. *Nat Rev Neurosci*. 2016;17:307–321.
50. Mashour GA, Hudetz AG. *Trends Neurosci*. 2018;41:150–160.
51. Sanders RD, et al. *Anesthesiology*. 2017;126:214–222.
52. Leung LS, et al. *Prog Neurobiol*. 2014;122:24–44.
53. Brown EN, et al. *Annu Rev Neurosci*. 2011;34:601–628.
54. Mashour GA. *Front Syst Neurosci*. 2014;8:115.
55. Mashour GA, Hudetz AG. *Front Neural Circuits*. 2017;11:44.
56. Tononi G. *Biol Bull*. 2008;215:216–242.
57. Tononi G, et al. *Nat Rev Neurosci*. 2016;17:450–461.
58. Lee U, et al. *Philos Trans A Math Phys Eng Sci*. 2015;373.
59. Imas OA, et al. *Neurosci Lett*. 2005;387:145–150.
60. MacIver MB, Bland BH. *Front Syst Neurosci*. 2014;8:203.
61. Bullmore E, Sporns O. *Nat Rev Neurosci*. 2012;13:336–349.
62. van den Heuvel MP, Sporns O. *J Neurosci*. 2011;31:15775–15786.
63. Massimini M, et al. *Science*. 2005;309:2228–2232.
64. Ferrarelli F, et al. *Proc Natl Acad Sci U S A*. 2010;107:2681–2686.
65. Alkire MT, et al. *Science*. 2008;322:876–880.
66. Imas OA, et al. *Anesthesiology*. 2005;102:937–947.
67. Imas OA, et al. *Neurosci Lett*. 2006;402:216–221.
68. John ER, et al. *Conscious Cogn*. 2001;10:165–183.
69. Burlingame RH, et al. *Anesthesiology*. 2007;106:754–762.
70. Ter-Mikaelian M, et al. *J Neurosci*. 2007;27:6091–6102.
71. Lee U, et al. *Anesthesiology*. 2013;118:1264–1275.
72. Wacongne C, et al. *Proc Natl Acad Sci U S A*. 2011;108:20754–20759.
73. Raz A, et al. *Front Syst Neurosci*. 2014;8:191.
74. Hentschke H, et al. *Br J Anaesth*. 2017;119:685–696.
75. Kelz MB, et al. *Proc Natl Acad Sci U S A*. 2008;105:1309–1314.
76. Moore JT, et al. *Curr Biol*. 2012;22:2008–2016.
77. McCarren HS, et al. *J Neurosci*. 2014;34:16385–16396.
78. Solt K. *Curr Biol*. 2012;22:R918–R919.
79. Scharf MT, Kelz MB. *Curr Anesthesiol Rep*. 2013;3:1–9.
80. Taylor NE, et al. *Proc Natl Acad Sci U S A*. 2016.
81. Alkire MT, et al. *Conscious Cogn*. 2000;9:370–386.
82. Baker R, et al. *J Neurosci*. 2014;34:13326–13335.
83. Saalmann YB. *Front Syst Neurosci*. 2014;8:83.
84. Dutton RC, et al. *Anesthesiology*. 2001;94:514–519.
85. Brown EN, et al. *N Engl J Med*. 2010;363:2638–2650.
86. Alkire MT, Nathan SV. *Anesthesiology*. 2005;102:754–760.
87. Dai S, et al. *Anesthesiology*. 2012;116:816–823.
88. Piao MH, et al. *Ann Fr Anesth Reanim*. 2013;32:e135–e141.
89. Zhou C, et al. *Anesth Analg*. 2015;121:661–666.
90. Kuo MC, Leung LS. *Anesthesiology*. 2017;127:838–851.
91. Vertes RP. *Hippocampus*. 2005;15:923–935.
92. Pan WX, McNaughton N. *Brain Res*. 1997;764:101–108.
93. Robbe D, et al. *Nat Neurosci*. 2006;9:1526–1533.
94. Perouansky M, et al. *Anesthesiology*. 2007;106:1168–1176.
95. Seidenbecher T, et al. *Science*. 2003;301:846–850.
96. Rudolph U, et al. *Nature*. 1999;401:796–800.
97. Kandel L, et al. *Anesth Analg*. 1996;82:321–326.
98. Mihic SJ, et al. *Mol Pharmacol*. 1994;46:851–857.
99. Zarnowska ED, et al. *Anesth Analg*. 2005;101:401–406.
100. Jevtovic-Todorovic V, et al. *Nat Med*. 1998;4:460–463.
101. Gruss M, et al. *Mol Pharmacol*. 2004;65:443–452.
102. Gries DA, et al. *Life Sci*. 2005;76:1667–1674.
103. Zhang Z, et al. *Nat Neurosci*. 2015;18:553–561.
104. Murphy M, et al. *Sleep*. 2011;34:283–291A.
105. Tung A, et al. *Anesthesiology*. 2004;100:1419–1426.
106. Nelson AB, et al. *Sleep*. 2010;33:1659–1667.
107. Hentschke H, et al. *Eur J Neurosci*. 2005;21:93–102.
108. Franks NP, Lieb WR. *Nature*. 1994;367:607–614.
109. Zeller A, et al. *Handb Exp Pharmacol*. 2008:31–51.
110. Franks NP, et al. *Biophys J*. 1998;75:2205–2211.
111. Bhattacharya AA, et al. *J Biol Chem*. 2000;275:38731–38738.
112. Bertaccini EJ, et al. *Anesth Analg*. 2007;104:318–324.
113. Howard RJ, et al. *Pharmacol Rev*. 2014;66:396–412.
114. Nury H, et al. *Nature*. 2011;469:428–431.
115. Dickinson R, et al. *Anesthesiology*. 2007;107:756–767.
116. Hemmings HC, et al. *Trends Pharmacol Sci*. 2005;26:503–510.
117. Patel AJ, et al. *Nat Neurosci*. 1999;2:422–426.
118. Franks NP, Honore E. *Trends Pharmacol Sci*. 2004;25:601–608.
119. Sieghart W. *Adv Pharmacol*. 2015;72:53–96.
120. Lynch JW. *Physiol Rev*. 2004;84:1051–1095.
121. Mihic SJ, et al. *Nature*. 1997;389:385–389.
122. Solt K, et al. *J Pharmacol Exp Ther*. 2005;315:771–776.
123. Jenkins A, et al. *Br J Pharmacol*. 1996;117:1507–1515.
124. Role LW, Berg DK. *Neuron*. 1996;16:1077–1085.
125. Flood P, et al. *Anesthesiology*. 1997;86:859–865.
126. Violet JM, et al. *Anesthesiology*. 1997;86:866–874.
127. Dingledine R, et al. *Pharmacol Rev*. 1999;51:7–61.
128. Franks NP, et al. *Nature*. 1998;396:324.
129. de Sousa SL, et al. *Anesthesiology*. 2000;92:1055–1066.
130. Solt K, et al. *Anesth Analg*. 2006;102:1407–1411.
131. Harris RA, et al. *FASEB J*. 1995;9:1454–1462.
132. Sonner JM, et al. *Anesth Analg*. 2005;101:143–148.
133. MacIver MB, et al. *Anesthesiology*. 1996;85:823–834.
134. Perouansky M, et al. *Anesthesiology*. 2004;100:470–472.
135. Winegar BD, MacIver MB. *BMC Neurosci*. 2006;7:5.
136. Haydon DA, Urban BW. *J Physiol*. 1983;341:429–439.
137. Berg-Johnsen J, Langmoen IA. *Acta Physiol Scand*. 1986;127:87–93.
138. Mikulec AA, et al. *Brain Res*. 1998;796:231–238.
139. Wu XS, et al. *Anesthesiology*. 2004;100:663–670.
140. Yu FH, Catterall WA. *Sci STKE*. 2004;2004:re15.
141. Catterall WA. *Annu Rev Cell Dev Biol*. 2000;16:521–555.
142. Herold KF, et al. *Anesthesiology*. 2009;111:591–599.
143. Ouyang W, Hemmings HC. *J Pharmacol Exp Ther*. 2005;312:801–808.
144. OuYang W, Hemmings HC. *Anesthesiology*. 2007;107:91–98.
145. Ouyang W, et al. *J Pharmacol Exp Ther*. 2007;322:1076–1083.
146. Ratnakumari L, et al. *Anesthesiology*. 2000;92:529–541.
147. Herold KF, Hemmings HC. *Front Pharmacol*. 2012;3:50.
148. Tang JX, et al. *Alzheimers Dement*. 2011;7:521–531.e521.
149. Barber AF, et al. *Proc Natl Acad Sci U S A*. 2014;111:6726–6731.
150. Kinde MN, et al. *Proc Natl Acad Sci U S A*. 2016;113:13762–13767.
151. Sand RM, et al. *J Gen Physiol*. 2017;149:623–638.
152. Miao N, et al. *Anesthesiology*. 1995;83:593–603.
153. Pocock G, Richards CD. *Br J Anaesth*. 1993;71:134–147.
154. Kameyama K, et al. *Br J Anaesth*. 1999;82:402–411.
155. Study RE. *Anesthesiology*. 1994;81:104–116.
156. Hall AC, et al. *Anesthesiology*. 1994;81:117–123.
157. Takei T, et al. *Neurosci Lett*. 2003;350:41–45.
158. Joksovic PM, et al. *Br J Pharmacol*. 2005;144:59–70.
159. Todorovic SM, et al. *Mol Pharmacol*. 2001;60:603–610.
160. Petrenko AB, et al. *Anesthesiology*. 2007;106:1177–1185.
161. Hanley PJ, et al. *Anesthesiology*. 2004;101:999–1014.
162. Huneke R, et al. *Acta Anaesthesiol Scand*. 2004;48:547–561.
163. Rithalia A, et al. *Anesth Analg*. 2004;99:1615–1622.

164. Huneke R, et al. *Anesthesiology*. 2001;95:999–1006.
165. Stowe DF, et al. *Anesthesiology*. 2000;92:516–522.
166. Davies LA, et al. *Anesthesiology*. 2000;93:1034–1044.
167. Joseph JD, et al. *Anesthesiology*. 2014;121:528–537.
168. Pabelick CM, et al. *Anesthesiology*. 2001;95:207–215.
169. Roberts MC, et al. *Anesthesiology*. 2001;95:716–725.
170. Mickelson JR, Louis CF. *Physiol Rev*. 1996;76:537–592.
171. Yost CS. *Anesthesiology*. 1999;90:1186–1203.
172. Friederich P, et al. *Anesthesiology*. 2001;95:954–958.
173. Franks NP, Lieb WR. *Nature*. 1988;333:662–664.
174. Dickinson R, Franks NP. *Critical care*. 2010;14:229.
175. Tong L, et al. *Br J Anaesth*. 2014;113:157–167.
176. Woll KA, et al. *ACS Chem Biol*. 2017;12:1353–1362.
177. Bertaccini EJ, et al. *ACS Chem Neurosci*. 2014;5:1246–1252.
178. Farwell D, Gollob MH. *Can J Cardiol*. 2007;23(suppl A):16A–22A.
179. Antzelevitch C. *J Electrocardiol*. 2001;34(suppl):177–181.
180. Li J, Correa AM. *Anesthesiology*. 2002;97:921–930.
181. Davies LA, et al. *Br J Pharmacol*. 2000;131:223–230.
182. Stadnicka A, et al. *J Anesth*. 2007;21:212–219.
183. Wojtovich AP, et al. *Anesthesiology*. 2016;124:1065–1076.
184. Sirois JE, et al. *J Physiol*. 2002;541:717–729.
185. Chen X, et al. *J Neurosci*. 2005;25:5803–5814.
186. Robinson RB, Siegelbaum SA. *Annu Rev Physiol*. 2003;65:453–480.
187. Girault JA, et al. In: Hemmings HC, et al, eds. *Foundations of Anesthesia*. Mosby; 2005:31.
188. Rebecchi MJ, Pentyala SN. *Br J Anaesth*. 2002;89:62–78.
189. Peterlin Z, et al. *Mol Cell Neurosci*. 2005;30:506–512.
190. Minami K, et al. *Mol Pharmacol*. 1998;53:148–156.
191. Minami K, et al. *J Pharmacol Exp Ther*. 1997;281:1136–1143.
192. Minami K, et al. *Eur J Pharmacol*. 1997;339:237–244.
193. Hemmings HC. *Toxicol Lett*. 1998;100–101:89–95.
194. Hasegawa J, et al. *Acta Histochem Cytochem*. 2006;39:163–172.
195. Das J, et al. *J Biol Chem*. 2004;279:37964–37972.
196. Shumilla JA, et al. *Anesth Analg*. 2004;99:82–84.
197. Sonner JM, et al. *Anesth Analg*. 1999;89:1030–1034.
198. Inoue S, et al. *Anesthesiology*. 2004;101:75–81.
199. Rasmussen LS, et al. *Acta Anaesthesiol Scand*. 2004;48:1137–1143.
200. Fukuda S, Warner DS. *Br J Anaesth*. 2007;99:10–17.
201. Turner CP, et al. *Neuroscience*. 2012;210:384–392.
202. Pratt PF, et al. *Curr Opin Anaesthesiol*. 2006;19:397–403.
203. Zaugg M, et al. *Br J Anaesth*. 2003;91:551–565.
204. Ludwig LM, et al. *Anesthesiology*. 2004;100:532–539.
205. Song IA, et al. *BMC Anesthesiol*. 2016;16:13.
206. Snyder GL, et al. *Neuropharmacology*. 2007;53:619–630.
207. Hemmings HC, Adamo AI. *Anesthesiology*. 1994;81:147–155.
208. Marota JJ, et al. *Anesthesiology*. 1992;77:365–371.
209. Hamaya Y, et al. *Anesth Analg*. 2000;90:1177–1183.
210. Culley DJ, et al. *Eur J Pharmacol*. 2006;549:71–78.
211. Futterer CD, et al. *Anesthesiology*. 2004;100:302–308.
212. Durieux M, Davis PJ. *Anesth Analg*. 2010;110:1265–1267.
213. Dalla Massara L, et al. *Anesthesiology*. 2016;124:1311–1327.
214. Kullmann DM, et al. *J Physiol*. 1989;412:277–296.
215. Fujiwara N, et al. *J Physiol*. 1988;402:155–175.
216. MacIver MB, Roth SH. *Br J Anaesth*. 1988;60:680–691.
217. Ries CR, Puil E. *J Neurophysiol*. 1999;81:1802–1809.
218. Sirois JE, et al. *J Neurosci*. 2000;20:6347–6354.
219. Semyanov A, et al. *Trends Neurosci*. 2004;27:262–269.
220. Houston CM, et al. *J Neurosci*. 2012;32:3887–3897.
221. Bai D, et al. *Mol Pharmacol*. 2001;59:814–824.
222. Bieda MC, MacIver MB. *J Neurophysiol*. 2004;92:1658–1667.
223. Caraiscos VB, et al. *Proc Natl Acad Sci U S A*. 2004;101:3662–3667.
224. Caraiscos VB, et al. *J Neurosci*. 2004;24:8454–8458.
225. Capogna M, Pearce RA. *Trends Neurosci*. 2011;34:101–112.
226. Rodgers FC, et al. *J Neurosci*. 2015;35:9707–9716.
227. Berg-Johnsen J, Langmoen IA. *Acta Anaesthesiol Scand*. 1992;36:350–355.
228. Kirson ED, et al. *Br J Pharmacol*. 1998;124:1607–1614.
229. Richards CD, Smaje JC. *Br J Pharmacol*. 1976;58:347–357.
230. Wakamori M, et al. *J Neurophysiol*. 1991;66:2014–2021.
231. Yang J, Zorumski CF. *Ann N Y Acad Sci*. 1991;625:287–289.
232. Dildy-Mayfield JE, et al. *J Pharmacol Exp Ther*. 1996;276:1058–1065.
233. Minami K, et al. *J Biol Chem*. 1998;273:8248–8255.
234. Morgan PG, et al. *Anesthesiology*. 2002;96:1268–1270.
235. Quintana A, et al. *PLoS One*. 2012;7:e42904.
236. Zimin PI, et al. *Curr Biol*. 2016;26:2194–2201.
237. Ramadasan-Nair R, et al. *PLoS One*. 2017;12:e0188087.
238. Banks MI, Pearce RA. *Anesthesiology*. 1999;90:120–134.
239. Murugaiah KD, Hemmings HC. *Anesthesiology*. 1998;89:919–928.
240. Nishikawa K, MacIver MB. *Anesthesiology*. 2001;94:340–347.
241. Westphalen RI, Hemmings HC. *J Pharmacol Exp Ther*. 2003;304:1188–1196.
242. Westphalen RI, Hemmings HC. *J Pharmacol Exp Ther*. 2006;316:216–223.
243. Baumgart JP, et al. *Proc Natl Acad Sci U S A*. 2015;112:11959–11964.
244. Nagele P, et al. *Anesthesiology*. 2005;103:768–778.
245. van Swinderen B, et al. *Proc Natl Acad Sci U S A*. 1999;96:2479–2484.
246. Hemmings HC, et al. *Mol Pharmacol*. 2005;67:1591–1599.
247. Pearce RA, et al. *Anesthesiology*. 1989;71:591–598.
248. Pearce RA. *J Physiol*. 1996;492(Pt 3):823–840.
249. Ballesteros KA, et al. *Int J Gen Med*. 2012;5:935–942.
250. Simon W, et al. *Anesthesiology*. 2001;94:1058–1065.
251. Jinks SL, et al. *Neuroreport*. 2011;22:655–659.
252. Jinks SL, et al. *Anesthesiology*. 2005;103:567–575.
253. Lewis LD, et al. *Proc Natl Acad Sci U S A*. 2012;109:E3377–E3386.
254. Guidera JA, et al. *Front Neural Circuits*. 2017;11:36.
255. Steriade M, et al. *J Neurosci*. 1993;13:3266–3283.
256. Purdon PL, et al. *Proc Natl Acad Sci U S A*. 2013;110:E1142–E1151.
257. Buzsaki G. *Neuron*. 2002;33:325–340.
258. Bland BH, et al. *Hippocampus*. 2003;13:38–47.
259. Munglani R, et al. *Br J Anaesth*. 1993;71:633–641.
260. Madler C, et al. *Br J Anaesth*. 1991;66:81–87.
261. Buzsaki G, Wang XJ. *Annu Rev Neurosci*. 2012;35:203–225.
262. Dickinson R, et al. *Neuropharmacology*. 2003;44:864–872.
263. Antkowiak B, Hentschke H. *Neurosci Lett*. 1997;231:87–90.
264. Gottschalk A, Haney P. *Anesthesiology*. 2003;98:548–564.
265. Storer KP, Reeke GN. *Anesthesiology*. 2012;117:780–790.
266. Wilson MT, et al. *Anesthesiology*. 2006;104:588–593.
267. Steyn-Ross ML, et al. *Prog Biophys Mol Biol*. 2004;85:369–385.
268. Zhang Y, et al. *Anesth Analg*. 2001;92:1585–1589.
269. Zhang Y, et al. *Anesth Analg*. 2001;92:123–127.
270. Forman SA, Miller KW. *Anesth Analg*. 2016;123:1263–1273.
271. Woll KA, et al. *FASEB J*. 2018:fj201701347R.
272. Nash HA. *Br J Anaesth*. 2002;89:143–155.
273. Kim CK, et al. *Nat Rev Neurosci*. 2017;18:222–235.
274. Roth BL. *Neuron*. 2016;89:683–694.
275. Gelegen C, et al. *Curr Biol*. 2018;28:580–587. e585.
276. Sonner JM, et al. *Mol Pharmacol*. 2005;68:61–68.
277. van Swinderen B, Kottler B. *Bioessays*. 2014;36:372–381.
278. Morgan PG, Sedensky MM. *Anesthesiology*. 1994;81:888–898.
279. Rajaram S, et al. *Proc Natl Acad Sci U S A*. 1998;95:8761–8766.
280. Sedensky MM, et al. *Am J Physiol Cell Physiol*. 2001;280:C1340–C1348.
281. Cascio M, et al. *Anesth Analg*. 2007;105:381–385.
282. Olufs ZPG, et al. *Sci Rep*. 2018;8:2348.
283. Veselis RA, et al. *Anesthesiology*. 2002;97:329–337.
284. Alkire MT, Miller J. *Prog Brain Res*. 2005;150:229–244.

20 吸入麻醉药摄取、分布、代谢和毒性

STUART A. FORMAN，YUMIKO ISHIZAWA
王靖 译 赵洪伟 王国林 审校

要 点

- 肺泡吸入麻醉药的浓度（F_A）或肺泡吸入麻醉药的分压（P_{alv}）是重要的概念，因为它是决定麻醉药摄取进入血液和中枢神经系统靶器官的始动因素，并且能够以麻醉药用药剂量这一直观指标来监测。麻醉气体的输送及摄取都会影响P_{alv}。

- 通过增加新鲜载气流量，提高挥发罐输出设定和加大每分通气量可以给患者输送更多的吸入麻醉药。

- 初始摄取过程中，进入血液的麻醉药量随肺血流量（心排血量）、麻醉气体在血液中溶解度的增加而增加；随后的继续摄取过程（如应用血液溶解度高的药物或高心排血量），因其减缓P_{alv}上升速率，从而减缓麻醉诱导。相反，麻醉药在血液中溶解度低和麻醉快速起效和快速消除有关。

- 随着血液和组织中麻醉药分压增加，麻醉药摄取进入血液速率减慢，导致混合静脉血中麻醉药分压增加。

- 吸入麻醉药浓度越高，由于存在摄取过程，随后麻醉药消除越少（浓度效应）。当吸入某种气体浓度为100%时，摄取过程会引起肺泡内该气体容积的减少，但不会引起P_{alv}的变化。当吸入麻醉混合气体中含有高浓度氧化亚氮（N_2O）时，由于N_2O被快速摄取而引起肺泡内容积减少，从而保持或增加肺泡内其他气体的浓度（第二气体效应）。

- 影响麻醉药摄取的因素同样影响麻醉药在肺内的清除。清除速率与周围环境相关，即，肺泡和脑的麻醉药浓度同样降低的情况下，和短时间暴露于吸入麻醉药达到相同麻醉深度相比，长时间暴露于吸入麻醉药可减慢浓度降低的速率。

- 暴露于吸入麻醉药后，其药物毒性的持续主要和药物生物转化（代谢）有关。这些毒性作用通常在代谢组织中产生，如肝和肾。新型吸入麻醉药比早先的吸入麻醉药物代谢过程少，出现更少的肝毒性和肾毒性。

- 氟烷性肝炎是一种潜在的致命性综合征，由于暴露在挥发性麻醉药氧化产生的活性代谢产物中，产生爆发性肝损害。这些代谢产物共价地改变肝内蛋白质，产生新的半抗原从而引起对抗肝细胞的免疫反应。这种综合征的发生率因应用不同麻醉药而不同，并且平行于药物代谢的程度：氟烷＞＞恩氟烷＞异氟烷＞地氟烷。

- 吸入麻醉药的脱氟反应可发生在肝和肾，在血液中可产生高浓度的氟化物。以多尿性肾衰竭为特征的肾毒性几乎仅仅和长时间暴露于甲氧氟烷有关。七氟烷代谢过程也能导致血液氟化物水平升高，但不引起肾损伤。和七氟烷有关的可增加甲氧氟烷毒性的因素包括药物组织溶解度高、清除率低、肾代谢程度高，从而导致肾周高氟化物水平时间延长。

- 在哺乳类试验动物中，包括非人类的灵长类动物，在大脑发育的关键时期，所有全身麻醉药都会改变突触和神经回路的形成，导致记忆和行为异常。对儿童的临床研究表明，两岁以下儿童长时间（大于 4 h）接触麻醉药，与未接触麻醉药的对照组相比，出现可被检测到的、但相当小的神经认知缺陷（见第 77 章）。老年患者出现术后谵妄和术后认知功能下降／术后认知功能障碍（postoperative delirium and cognitive decline/dysfunction，POCD）也日益得到关注（见第 83 章）。基于动物和临床研究，术后神经炎症和暴露于全身麻醉药都可能导致 POCD。

- 麻醉药同强碱反应，特别是二氧化碳（CO_2）吸收剂中的氢氧化钾（KOH），产生多种潜在的毒性物质。七氟烷降解形成复合物 A，复合物 A 与啮齿类动物肾损伤有关，但和人类肾损伤无关。这种毒性差异与药物在啮齿类动物和人类肾代谢差异有关。呼吸回路中干燥的 CO_2 吸收剂与吸入麻醉药反应，释放一氧化碳和热量。新型 CO_2 吸收物质中不含强碱性化学制品，从而防止了此类反应和对患者的潜在伤害。

- N_2O 在麻醉药中非常独特，它通过氧化辅因子维生素 B_{12} 抑制蛋氨酸合酶。在某些易感患者或多次接受过如 N_2O 麻醉药的患者，蛋氨酸合酶受到抑制可导致血液和神经功能障碍，延长 N_2O 暴露之后，蛋氨酸合酶受到抑制，同样能增加血液中同型半胱氨酸氨酸水平，引起血管炎症增加血栓风险。大型临床试验表明，接触 N_2O 不会增加大多数患者心血管疾病发病率，但对于维生素 B_{12} 摄入吸收不足或维生素 B_{12} 依赖性新陈代谢障碍的患者，应避免接触 N_2O。

- 吸入麻醉药，当作为废气排出或直接排入大气会引起全球变暖和臭氧破坏。减低麻醉药对环境的影响，可通过减少麻醉废气产生、麻醉药经过低流量新鲜气流管路和（或）应用新技术收集排出的麻醉废气。对收集的麻醉废气进行再加工和再利用也可减低药物产物对环境的影响。

前言

现代吸入麻醉药在逆转患者中枢神经系统（central nervous system，CNS）功能方面是非常重要的药物工具。因为吸入麻醉药的摄取和消除均通过肺泡血气交换，因此可在肺泡呼出气体中检测药物剂量，依赖组织的代谢不是药物清除的必须方式。通过吸入进行全身给药，了解药物输送的最佳方式，需要对以下过程进行深入理解：气相混合物如何出入身体不同组织，它们是如何代谢的（药代动力学），以及这些药物和它们的代谢产物在哪个部位如何影响组织功能，上述过程的影响因素是什么。在神经系统、呼吸系统和心血管系统中可逆麻醉效应（药效动力学）的相关内容参见本书其他章节（见第 11、14、19 和 21 章）。

吸入麻醉药的摄取和分布

在本章的第一部分，回顾了化学平衡的基本概念，阐明了吸入麻醉药在体内摄取和分布的影响因素，因此，我们应用了可高度模拟临床观察结果的生理模型。该模型在 1973 年由 Mapleson[1] 进行了定性和定量（数学表达）的详细阐述，为不同学习程度的读者解释了重要概念。

吸入麻醉药生物物理学特性：分压、疏水性和分配系数

吸入麻醉药是患者吸入的混合气体中的组成成分，其生物物理学特征见表 20.1[2-11]。**分压**是指混合气体中的一个气体成分所产生的压力与混合气体所产生的总压力的比值，在这里该气体成分所产生的压力和它的摩尔数成正比。比如，空气（21% O_2 和 79% N_2）中混有 1.5% 异氟烷，在 1 个标准大气压下（760 mmHg），O_2 分压为 157.2 mmHg，N_2 分压为 591.4 mmHg，异氟烷分压为 11.4 mmHg。麻醉气体分压是反映气体热力学活性的指标，决定麻醉气体的药理作用。在接近 1

表 20.1 吸入麻醉药的化学结构和特性

麻醉药	氧化亚氮	氟烷	甲氧氟烷	恩氟烷	异氟烷	地氟烷	七氟烷
进入临床年份	1840 s	1956	1960	1966	1969	1990	1981
化学结构	$N\!\equiv\!\overset{+}{N}\!-\!\bar{O}$ $\updownarrow$ $\bar{N}\!=\!\overset{+}{N}\!=\!O$	F Br F–C–C–H F Cl	Cl F H–C–C–O–C–H Cl F	F F F H–C–C–O–C–H Cl F F	F H F F–C–C–O–C–H F Cl F	F F F F–C–C–O–C–H F H F	CF₃ H H–C–O–C–F CF₃ H
分子量	44	197.4	165.0	184.5	184.5	168	200.1
沸点（℃）	− 88.5	50.2	104.8	56.5	48.5	22.8	58.6
密度（g/ml）	1.84×10^{-3}	1.86	1.42	1.52	1.5	1.45	1.50
蒸汽压（mmHg）	43 800	243	22.5	175	238	664	157
油/气分配系数（37℃）	1.3	197	950	98.5	90.8	19	47.54
血/气分配系数（37℃）	0.47	2.5	12	1.9	1.4	0.45	0.65
MAC-immobility（% atm/mmHg）*	104/800	0.75/5.7	0.2/1.52	1.58/12.0	1.28/9.7	6.0/45.6	2.05/15.6
MAC-awake*	71/540	0.41/3.21	0.081/0.62	0.51/3.88	0.43/3.27	2.4/19	0.63/4.79

* MAC 为 40 岁左右患者的最低肺泡有效浓度
分配系数摘自下列参考文献[2-6]
最低无体动肺泡浓度（MAC-immobility）和最低清醒肺泡浓度（MAC-awake）摘自下列参考文献[2, 7-11]
气体特征如无特别说明均为干标准温度（20℃）和标准压力（1 atm）下测得

个标准大气压（760 mmHg）下，一种麻醉药的分压，通常以占混合气体分压的百分数（或分数）表示。当局部大气压和标准大气压明显不同，如高纬度、水下或高压舱内，将百分数分压修正为绝对值分压就非常重要。吸入相同浓度麻醉气体时，由于在高纬度地区麻醉药分压降低，因而药理作用减弱。在一个系统中分压是气体运动的热力学动力，麻醉药从高分压房室运动到低分压房室，不受混合气中其他气体的影响，当不同房室麻醉药分压相等时即达到平衡状态。

挥发性混合气体的最大分压是**蒸汽压**；这是挥发性麻醉药（volatile anesthetic，VA）在蒸发罐药物储存盒中的分压。每种麻醉药都有独特的蒸汽压，并且随着温度的升高而增加。挥发性麻醉药的定义为在 20℃下蒸汽压小于 1 个大气压并且沸点高于 20℃（表 20.1）。气体麻醉药的定义是在 20℃下蒸汽压大于 1 个大气压并且沸点低于 20℃（见表 20.1）。通常挥发性麻醉药占患者吸入混合气体中的一小部分。相反，气体麻醉药如氧化亚氮（N_2O）和氙，由于它们麻醉强度较低，一般在吸入混合气体中占有相对较大的比例，因此可以具有挥发性麻醉药本身可忽略不计的其他效应（如浓度效应、第二气体效应和气体腔膨胀）。

疏水性是某些化学物质的分子特性，包括大多数不能轻易形成氢键，因此表现出较低水溶性的一般麻醉药。疏水化合物通常也是**亲脂性**的，在低极性溶剂如油中表现出高溶解度。疏水性的一般指标是水和橄榄油（主要是油酸，一种 18 碳脂肪酸）之间或者水和正辛醇之间的**分配系数**，用希腊字母 λ 表示。分配系数是指某一溶质在两个独立相邻的溶剂或两个独立相邻的容器（液体可在两容器间自由出入）中达到

平衡（即分压相等）时，两相溶质浓度的比值（彩图 20.1）。另一个常用的对分配系数概念的描述是指**两个房室包含相同总量的溶质，在平衡状态下两个房室中该溶质的相对容积**（彩图 20.1）。

麻醉药血 / 气分配系数（$\lambda_{b/g}$）和组织 / 血分配系数（$\lambda_{t/b}$）是吸入麻醉药摄取和分布的重要影响因素，因为麻醉药从肺泡气腔进入肺血流，然后从肺血流进入不同组织（表 20.1 和 20.2）[6, 12-15]。麻醉气体（或其他气体如 O_2、N_2 和 CO_2）在血液中的溶解度随温度降低而升高[16-17]。因为大部分麻醉药是疏水性，它们在含脂丰富（如脂肪）的器官溶解度高，而且它们结合多种蛋白质形成疏水或两性分子口袋[13]。消化脂肪性食物后，麻醉药分配入血（在血液中的溶解度）增加[18]，在贫血或营养不良的患者中，可能降低。甲氧氟烷（已经不在临床中使用）和氟烷都是高血溶性的。N_2O、七氟烷和地氟烷在血液中的溶解度都是较低的。

麻醉药输送、摄取和分布：多室模型

向患者输送吸入麻醉药和静脉输注给药相似，但主要有两个不同点：①药物进入体内是经过跨肺泡膜交换进入血液。②药物清除是通过相同的途径。因此，吸入麻醉药的输送是依赖肺通气，吸入麻醉药的摄取和清除是依赖于肺血流灌注。

上游和下游房室以及麻醉药转运：体积流量和压力梯度

吸入麻醉药的摄取和分布可被简要地理解为上游高分压房室到下游低分压房室的一系列转运步骤，如

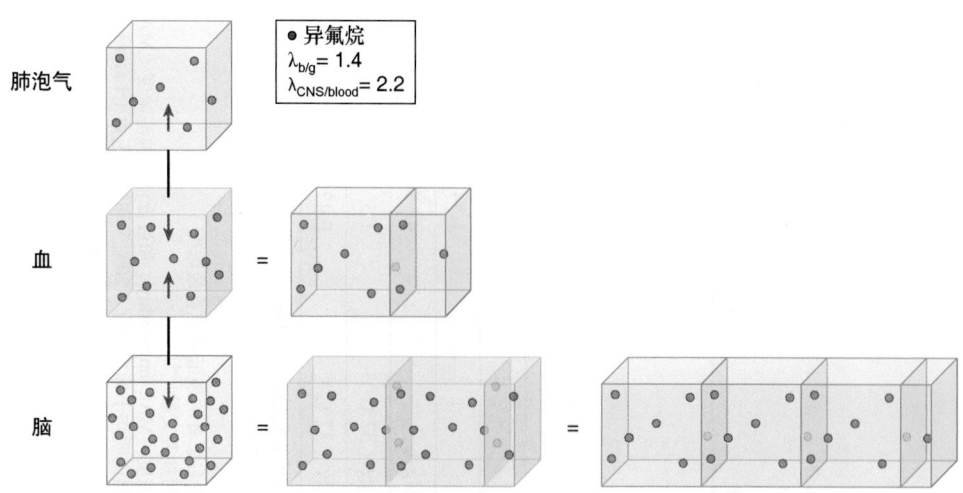

彩图 20.1　不同生物相间麻醉气体的分配。左：描述了异氟烷在气相（蓝）、血液（红）和脑（黄）之间的分配，异氟烷的血 / 气分配系数（$\lambda_{b/g}$）是 1.4，脑 / 血分配系数（$\lambda_{CNS/blood}$）是 2.2（表 20.2），即达到平衡时所有房室中异氟烷分压相等，1 体积血液所含异氟烷相当于相同体积肺泡气所含异氟烷的 1.4 倍；1 体积脑组织所含异氟烷相当于相同体积血液所含异氟烷的 2.2 倍。右：我们也用两相间有效（平衡）体积来描述分配系数。比如 1 体积血液所含异氟烷与 1.4 倍体积肺泡气相等，而 1 倍体积脑组织所含异氟烷与 2.2 倍体积血液或 3.1 倍体积气体相等

表 20.2　吸入麻醉药摄取和分布模型参数

组织	血液		心脏			肾			肝			中枢神经系统			肌肉			脂肪			血管匮乏组织		
	血流 (L/min)	容量 (L)	血流 (L/min)	容量 (L)		血流 (L/min)	容量 (L)		血流 (L/min)	容量 (L)		血流 (L/min)	容量 (L)		血流 (L/min)	容量 (L)		血流 (L/min)	容量 (L)		血流 (L/min)	容量 (L)	
	5	5	0.2	0.28		1.07	0.32		1.2	3.9		0.62	1.43		0.75	30		0.5	13		0.35	7	
麻醉药	V_{eff} (L) *		$\lambda_{组织/血}$	V_{eff} (L)	τ (min)	$\lambda_{组织/血}$	V_{eff} (L)	τ (min)	$\lambda_{组织/血}$	V_{eff} (L)	τ (min)	$\lambda_{组织/血}$	V_{eff} (L)	τ (min)	$\lambda_{组织/血}$	V_{eff} (L)	τ (min)	$\lambda_{组织/血}$	V_{eff} (L)	τ (min)	$\lambda_{组织/血}$	V_{eff} (L)	τ (min)
氧化亚氮	2.35		0.87	0.24	1.2	0.93	0.3	0.3	1.1	4.1	3.4	1.1	1.6	2.6	1.2	36	48	2.3	30	60	1.4	9.9	29
氟烷	12.5		2.9	0.8	4.0	1.5	0.5	0.4	2.5	9.8	8.0	2.7	3.9	3.3	2.5	75	100	65	840	1700	2.3	16	47
甲氧氟烷	60		1.2	0.34	1.7	2.3	0.74	0.69	2.5	9.8	8	2	2.9	4.7	1.6	48	64	76	980	1960	1.2	8.5	25
恩氟烷	9		1.3	0.36	1.8	2.0	0.64	0.6	2.1	8.2	6.7	1.4	2.0	3.3	1.7	51	68	36	464	930	2	14	41
异氟烷	7		1.3	0.36	1.8	2.3	0.74	0.69	2.4	9.4	7.6	1.5	2.1	3.5	2.9	87	116	45	580	1160	2	14	41
地氟烷	2.35		1.3	0.36	1.8	1.0	0.32	0.3	1.4	5.5	4.5	1.3	1.9	3.0	2.0	60	80	27	350	670	2	14	41
七氟烷	3.25		1.3	0.36	1.8	2.3	0.74	0.69	2.4	9.4	7.7	1.7	2.4	4.0	3.1	93	120	48	620	1240	2	14	41

基于休息时 70 kg 患者血流量 / 组织分配系数数据摘自参考文献 6 和 12-14。组织容量和血流值是近似值（Kennedy et al[15] and Levitt[13]）。有效容量的计算：组织容量 × $\lambda_{组织/血液}$。每个房室的交换时间常数（τ）是 V_{eff}/ 血流量

* 麻醉药血 / 气分配系数见表 20.1

CNS, 中枢神经系统；VPT, 血管匮乏组织（如皮肤、骨骼和结缔组织）

图 20.2 描述。首先，药物从麻醉输送装置，主要是配备可输送特定浓度（百分大气压）挥发性麻醉药蒸发罐的麻醉机，进入呼吸回路中的新鲜混合气体流中。第二，通气过程使呼吸回路中的气体转运进肺泡。第三，麻醉药跨毛细血管扩散进入肺静脉血。第四，动脉血将麻醉药分配给包括主要靶组织中枢神经系统在内的各个组织。第五，从组织中流出的静脉血汇入肺动脉。第六，混合静脉血经过肺泡毛细血管重新和肺泡气达到新的平衡。

从麻醉机到呼吸回路的气体流动是单向的，血液循环大部分也是单向的。从麻醉机（新鲜气体流出端）到呼吸回路，然后到肺泡气腔，麻醉药的流向可被简单理解为从上游房室到下游房室的交换。在后面的步骤中，比如肺泡气和肺毛细血管血液间的交换，麻醉

药分子通过在由可渗透膜相隔的相邻房室间弥散而实现药物流动。简单地说，在这里用到的模型中，作者没有将血液作为一个单独的房室。麻醉药分布至或来自于不同组织，包括通过血流的体积转运和跨毛细血管膜的扩散平衡。值得注意的是，当麻醉药的转运发生在气相和血液之间或血液和组织之间，下游房室的有效容量须要依据合适的分配系数进行调整（表 20.2）。

呼吸回路中洗入速率：蒸发罐和回路之间的平衡

麻醉药可控性输送装置将在本书中其他章节介绍（见第 22 章）。呼吸机呼吸回路的洗入过程是体积转运交换的代表，麻醉机出气端输出的新鲜气流替代呼吸回路房室中的气体。

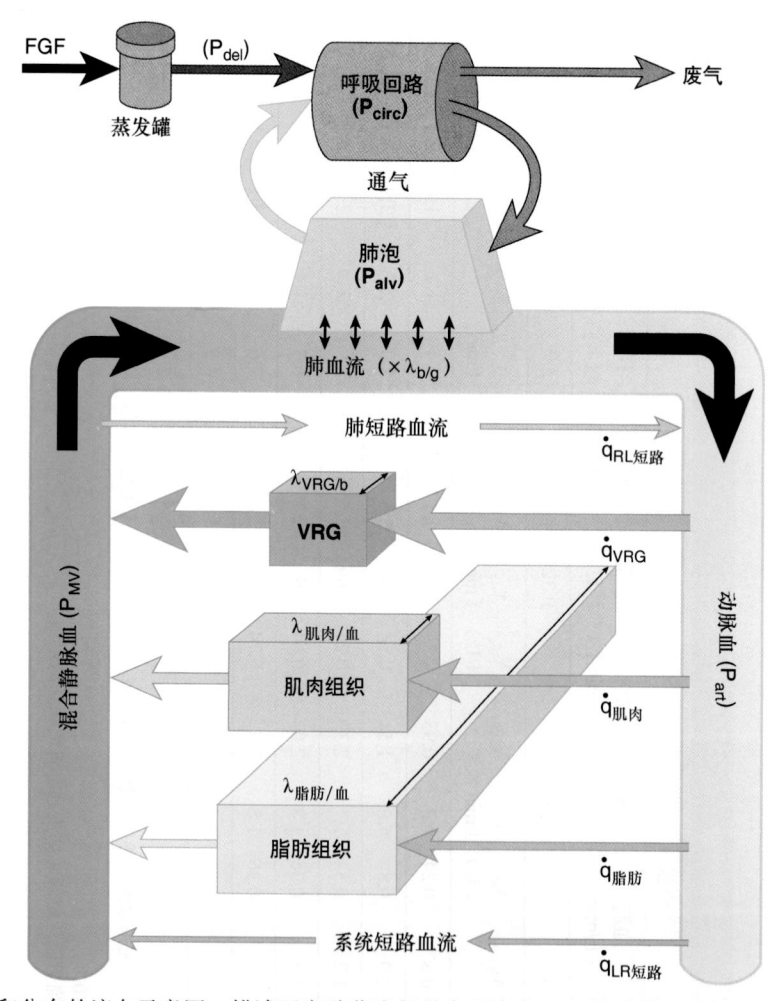

图 20.2　吸入麻醉药摄取和分布的流向示意图。描述了麻醉药流经的主要房室，包括呼吸回路、肺泡气腔和三个主要组织房室：血管丰富组（vessel-rich group，VRG）、肌肉和脂肪。组织房室的生理容量约和所绘房室正面大小成比例，血 / 组织分配系数用房室的高度表示。因此，VRG 的有效容量比肌肉组织的有效容量小得多，肌肉组织的有效容量比脂肪组织小得多。药物流向和模型不同部分间的药物交换用箭头表示。新鲜气流（fresh gas flow，FGF）推动麻醉药从蒸发罐到呼吸回路；通气过程实现麻醉药在呼吸回路和肺泡气之间交换；肺血流将麻醉药从肺泡转运入循环，然后随进入各个组织的血流将药物分布给不同房室。相对血流以及分流血流的大小约与进出组织房室的箭头宽度成比例。该图表描述的是当 VRG 包括脑等器官中的麻醉药和肺泡及动脉血麻醉药分压达到平衡时麻醉药摄取的最初阶段，此时肌肉组织和脂肪组织中的麻醉药分压仍相对偏低。该系统中麻醉气体运动的量化模型是通过数字积分方程来描述麻醉药在每个房室的出入（公式 20.5，20.8 ～ 20.11）。图 20.4 ～ 20.7、彩图 20.9、彩图 20.10 和图 20.12 也是以这些模型绘制的。模型中用到的标准化参数见表 20.2

从蒸发罐输送麻醉药：从蒸发罐开始的挥发性麻醉药输送很接近于混合气体中麻醉药的输送浓度（分数 = F_{del} 或 1 个大气压下分压 = P_{del}）和新鲜气流量（fresh gas flow，FGF）的乘积。

$$dVA_{del}/dt = P_{del} \times FGF \qquad (20.1)$$

因此，我们可以通过简单积分这个时间过程，大致计算出输送的气相麻醉药的容量。在最简单的情况下，P_{del} 和 FGF 保持为常数。

$$VA_{del}(t) = P_{del} \times FGF \times t \qquad (20.2)$$

新鲜气体洗入呼吸回路：影响麻醉机输送的混合气体替代呼吸回路中的气体（洗入）这一过程速度的影响因素是 FGF 和呼吸回路中的容量（V_{circ}）。在典型情况下，输送麻醉药的最初 FGF 是 6 L/min，呼吸回路各组件内的气体容量是 6 L。如果 FGF 加倍至 12 L/min，则洗入过程以 2 倍的速率进行（用一半的时间）。相反，如果 V_{circ} 加倍到 12 L，则洗入过程以一半的速率进行（时间加倍）。

气体交换过程不依赖回路中的麻醉药浓度，因为气体交换只通过体积流动和气体混合进行。然而，**输送气体浓度和回路中气体浓度之间的差异决定了麻醉气体的净流向和大小**。当输送的麻醉药分压（P_{del}）比回路中麻醉药分压（P_{circ}）大，麻醉药净流向是进入呼吸回路（随后进入患者体内）。从呼吸回路中清除麻醉气体，P_{del} 必须小于 P_{circ}。当不存在浓度梯度时（如分压相等），体积流动交换可能会用新的气体分子替换所有旧有气体分子，但是呼吸回路中没有气体净流动，麻醉气体浓度也没有任何变化。

从数学上，我们可以将呼吸回路交换过程描述为综合所有上述因素的微分方程：

$$\frac{dP_{circ}}{dt} = \frac{FGF}{V_{circ}} \times (P_{del} - P_{circ}) \qquad (20.3)$$

如果 P_{del} 是常数，对上述公式进行积分得到单指数函数，使得 P_{circ} 在任何给定时间中都随 t = 0 时刻的 P_{del} 变化：

$$P_{circ}(t) = P_{circ}(0) + (P_{del} - P_{circ}(0))$$
$$\times (1 - e^{-t/[V_{circ}/FGF]}) \qquad (20.4)$$

当 P_{circ} 经过一个指数的时间过程，时间常数为 $\tau = V_{circ}/FGF$. 达到 P_{del}。因此，如果 V_{circ} = 6 L 和 FGF = 6 L/min，指数时间常数可能是 1 min（图 20.3）。每分钟呼吸回路中原有气体比例降低 63.1%，4 min 后还剩不到 2% 的原有气体。整个过程的半衰期（蒸发罐-呼吸回路浓度差降低一半的时间）是 0.693 × τ。

呼吸回路中的其他组件，如 CO_2 吸收剂和呼吸

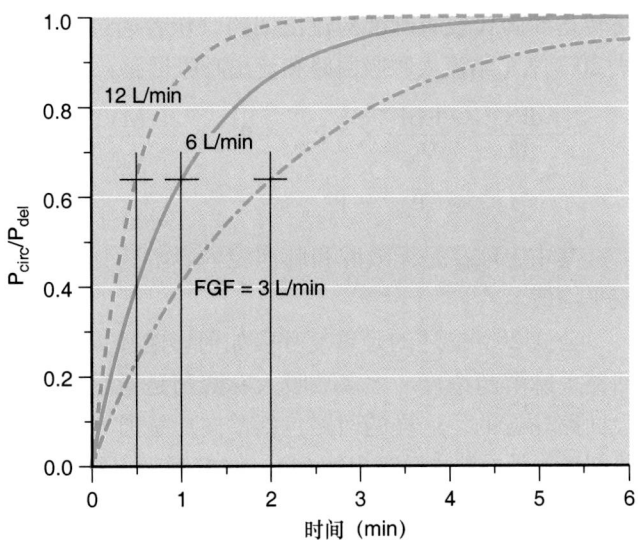

图 20.3 呼吸回路的洗入依赖于新鲜气流量（FGF）。曲线代表依赖于 FGF 时，当呼吸回路中气体容量为 6 L 时，麻醉药浓度（分压）升高的速率。FGF 增大，导致新鲜气体和回路中气体交换的更快。洗入过程的指数时间常数是回路中以升计算的回路容量被新鲜气流量以每分钟几升分割（公式 20.4）。十字叠加曲线表示在不同气体流速下的时间常数。每个时间常数和 63.1% 的交换相关

回路中管路及接头的塑料或橡胶材料，影响蒸发罐和呼吸回路之间的平衡速率，因为这些材料能够吸收挥发性麻醉药，增加呼吸回路的有效容量[19]。挥发性麻醉药疏水性越大，呼吸回路组件中吸收的麻醉药越多，然而，这种吸收作用对低溶解度麻醉药的洗入和洗出影响不大。

洗入过程的临床相关性非常容易理解。能够说明 FGF 重要性的举例是为单次呼吸提供麻醉药回路的填充气体。FGF 的设定和回路容量影响着所需的填充时间。一般情况下，当蒸发罐的设定改变了，新设定的数值能够对回路中洗入和洗出（随后对患者的影响）速度影响多少取决于 FGF。开放式（无复吸）麻醉药呼吸回路设计为低气体交换容量并且需要应用高流量 FGF。这些特点使得输送的麻醉药浓度可以快速变化，最大限度地减少对呼出气体的重复吸入。选择开放式系统还是复吸式系统可影响很多其他因素，而这些因素影响着呼吸回路下游吸入麻醉药的摄取和分布。下面的数据为上述两种情况提供模型。

呼吸回路和肺气体腔间的平衡

麻醉气体从呼吸回路转运到肺气体腔是与从蒸发罐到呼吸回路相似的另一个体积交换过程。在这种情况下，通气气流呈周期性和双向性，而且决定麻醉药交换速率的因素是每分通气量（minute ventilation，MV）和肺气体腔总量（V_{pulm}）[20]。因为气体从呼吸回

路转运到肺代表着麻醉药流出回路，作者通过更改公式 20.3 来总结流入呼吸回路和流出呼吸回路：

$$\frac{dP_{circ}}{dt} = \frac{FGF}{V_{circ}} \times (P_{del} - P_{circ}) - \frac{MV}{V_{pulm}} \times (P_{circ} - P_{pulm}) \qquad (20.5)$$

其中，P_{pulm} 是无效腔和肺泡腔内麻醉药分压的加权平均值。

公式 20.5 描述的是重复呼吸如何影响吸入（呼吸回路）麻醉药浓度。大多数吸入麻醉药是通过重复呼吸回路输送的，这样的回路包括单向流量通气阀和吸收剂以化学方法去除呼出的 CO_2。重复呼吸主要依赖新鲜气流量和每分通气量间的平衡。麻醉药气体在呼吸回路中代表新鲜气体和呼出气体的混合气体。增加新鲜气流量减少重复呼吸，而增加 MV 增加重复呼吸。

肺泡麻醉药浓度

肺泡麻醉药浓度（P_{alv} 或 F_A）对麻醉药摄取和分布来说是非常重要的因素。因为①它能和循环血液迅速达到平衡，并且高度弥散入组织，包括中枢神经系统中的靶组织。② P_{alv} 能够在呼末气体中被检测。因此，除了在快速交换阶段，P_{alv} 在呼气阶段可以作为有效评估患者中枢神经系统和其他易弥散组织中的麻醉药浓度的指标。

因为只有肺泡内气体与进行跨肺交换出入机体的麻醉药有关，肺泡通气量（$\dot{V}_{alv}$）是计算进入这部分肺

泡气腔进行交换的麻醉药的适量气流。

$$\frac{dP_{alv}}{dt} = \frac{\dot{V}_{alv}}{V_{alv}} \times (P_{circ} - P_{alv}) \qquad (20.6)$$

在这里（$\dot{V}_{alv}$）是 MV 是对无效腔通气量的修正值。

麻醉药进入肺血流之肺泡摄取

在吸入麻醉药诱导期间，麻醉药气体经过分隔房室的肺毛细血管交界面自肺泡流向肺血流，并且在肺泡气体（P_{alv}）和混合静脉血（P_{MV}）之间由分压梯度驱动进入肺动脉。在麻醉药洗出阶段，当 P_{alv} 降低到低于 P_{MV}，麻醉药的净流向出现逆转。麻醉药摄取进入血液也依赖于肺血流（肺血流和心排血量非常接近，）和血液溶解气态麻醉药的能力（血 / 气分配系数，$\lambda_{b/g}$）

$$Uptake = \dot{Q} \times \lambda_{b/g} \times (P_{alv} - P_{MV}) \qquad (20.7)$$

作者因此修正了公式 20.6 来体现麻醉药流入肺泡空气腔和麻醉药摄取进入血液的过程：

$$\frac{dP_{alv}}{dt} = \frac{\dot{V}_{alv}}{V_{alv}} \times (P_{circ} - P_{alv}) - \frac{\dot{Q} \times \lambda_{b/g}}{V_{alv}} \times (P_{alv} - P_{MV}) \qquad (20.8)$$

因此，在吸入麻醉药诱导期间，和 P_{circ} 相关的 P_{alv} 升高速率由下列因素支配①肺泡通气量，②心排血量，③血中麻醉药的溶解度。增加通气量能够从呼吸回路输送更多的麻醉药进入肺泡，并且增加 P_{alv}/P_{circ}（图 20.4）。重要的是，增加肺血流能够从肺泡中转运更多

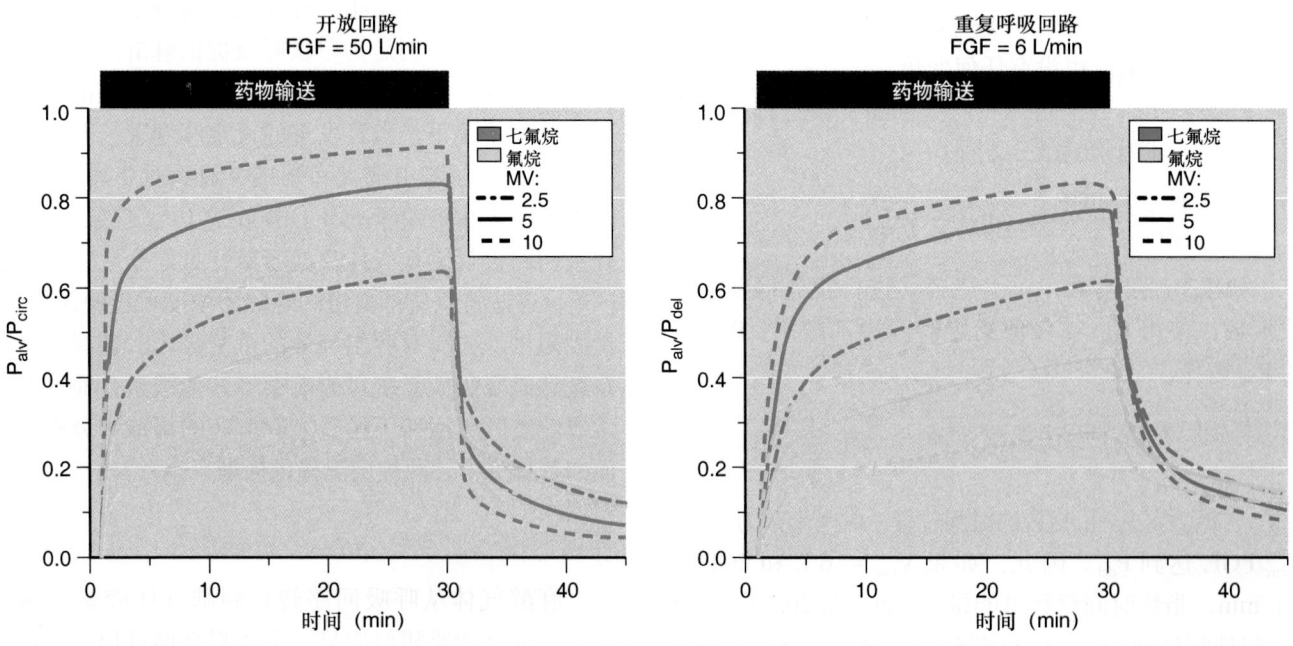

图 20.4　通气在肺泡麻醉药分压（P_{alv}）升高中的作用。左，传统高新鲜气流量（FGF）开放回路模型，$P_{del} = P_{circ}$ 为常数。右，临床常见情况蒸发罐输出量（P_{del}）是常数，在新鲜气流速为 6 L/min 时，出现部分重复呼吸。增加每分通气量，通过增加麻醉药进入肺从而加速 P_{alv} 的升高。无论麻醉药是高血溶性（如氟烷）还是相对不易溶于血液（如七氟烷）均存在这一效应。然后通气效应在溶解度大的药物中更加明显。在药物输送中止后，增加通气量同样能够加速麻醉药的清除。MV，每分通气量；P_{circ}，呼吸回路中麻醉药物分压；P_{del}，从麻醉药输出端输送的麻醉药分压

的麻醉药，因而降低了肺泡内麻醉药浓度的升高速度（P_{alv}/P_{circ}，图 20.5）。事实上，当呼气末 CO_2（end-tidal CO_2，$ETCO_2$）降低和呼气末挥发性麻醉药浓度升高，很有可能是由于心排血量降低[21]。血液中溶解的麻醉药越多（即麻醉药的 $\lambda_{b/g}$ 越高），单位体积血液自肺泡气中摄取的麻醉药越多（即有效血流越大）。因此，随着 $\lambda_{b/g}$ 增高，P_{alv}/P_{circ} 升高的更慢（图 20.6）。

影响 P_{alv} 升高的其他因素

影响肺泡摄取麻醉药的其他因素包括通气-血流

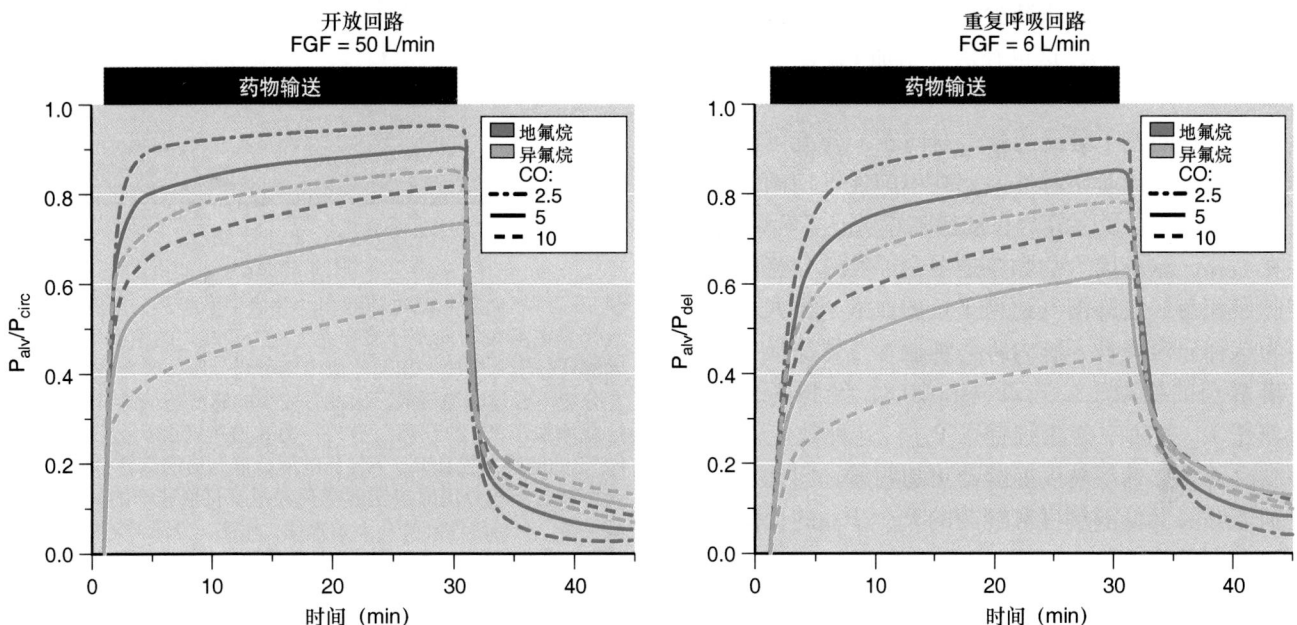

图 20.5　心排血量在肺泡麻醉药分压（P_{alv}）升高中的作用。左，传统高新鲜气流量（FGF）开放回路模型，$P_{del}＝P_{circ}$ 为常数。右，临床常见情况蒸发罐输出量（P_{del}）是常数，在新鲜气流量为 6 L/min 时，出现部分重复呼吸。增加心排血量可通过增加麻醉药经血液摄取减慢 P_{alv} 的升高（从肺泡气体中移除麻醉药）。这一效应在溶解度高（如异氟烷）和相对不易溶于血液（如地氟烷）的麻醉药中均起作用，但对溶解度大的药物效应更明显。心排血量以影响摄取的相同方式来影响麻醉药从肺的清除（即增加心排血量减慢麻醉药清除速率）。CO，心排血量；P_{circ}，呼吸回路中的分压；P_{del}，麻醉机输出端输送的麻醉药分压

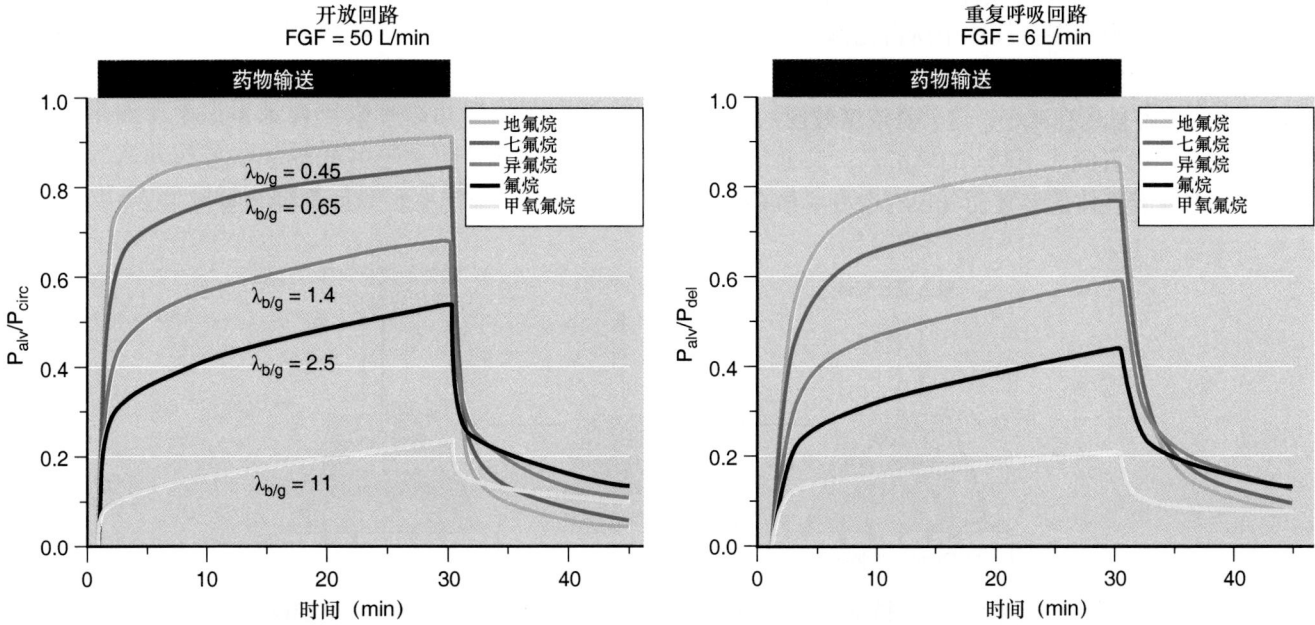

图 20.6　血液溶解度在肺泡麻醉药分压（P_{alv}）升高中的作用。左，传统高新鲜气流量（FGF）开放回路模型，$P_{del}＝P_{circ}$ 为常数。右，临床常见情况蒸发罐输出量（P_{del}）是常数，在新鲜气流量为 6 L/min 时，出现部分重复呼吸。当血液溶解度（$\lambda_{b/g}$）增加，P_{alv} 升高速率减慢，因为高溶解度的药物经血液摄取增多。血液溶解度的主要效应是 P_{alv} 初始快速升高的幅度，这个幅度代表麻醉药输送和经肺流量摄取间的平衡，麻醉药输送中止后，血液溶解度同样影响肺泡药物清除（即增加血液溶解度导致肺泡气体清除减慢）。P_{circ}，呼吸回路中的分压；P_{del}，麻醉机输出端输送的麻醉药分压

比和麻醉药在肺泡中的绝对浓度。

肺无效腔 无效腔（即通气无灌注肺区域）减少有效肺通气（公式 20.7 和 20.8），因此减慢了麻醉药摄取。在高新鲜气流量、血液溶解度低的情况下，肺泡通气是摄取过程的限制因素，吸入麻醉药这种效应最明显。在低新鲜气流量和血液溶解度高的情况下，通过增加无效腔来减少初始摄取，从而保持吸入麻醉药浓度（P_{circ}），这也补偿性增加 P_{alv} 以及后续的摄取。

肺（右向左）分流 肺（右向左）分流可能是生理性、病理性或者医源性，如在单肺通气期间。右向左分流导致 P_{alv} 和麻醉药在动脉血中分压（P_{art}）之间存在差异。这是因为动脉血是混合了经过分流的混合静脉血和与经过肺泡气达到平衡的血液（公式 20.9）。因为这种分流降低了肺内跨毛细血管气体交换，减慢了麻醉药的摄取（公式 20.7 和 20.8，经肺内分流血液修正），右向左分流维持了 P_{circ}，这种效应对高溶解度麻醉药比低溶解度麻醉药更加明显。因此，分流更加能够降低低溶解度麻醉药的 $P_{art} : P_{alv}$ 的比值，如 N_2O[22-23]（图 20.7）。

$$P_{art} = P_{MV} \times \dot{q}_{RLshunt} + P_{alv} \times (\dot{Q} - \dot{q}_{RLshunt}) \quad (20.9)$$

浓度效应和第二气体效应 一种吸入麻醉药的绝对浓度影响着它自身的摄取，其他气体也是如此。在先前的讨论和图表中，都是假设一种吸入麻醉药存在于吸入混合气体中的一小部分，麻醉药的跨肺泡摄取导致 Palv 的降低，对肺泡气体容量影响不大。然而，当吸入麻醉药在吸入混合气体中所占比例加大时，其自身快速摄取导致肺泡内麻醉气体浓度下降很小，因为肺泡内气体容量也在减小，这就是**浓度效应**[24]。在特定情况下，患者吸入 100% 的麻醉药，肺血液摄取降低了肺内麻醉气体的容量而并没有改变麻醉药浓度

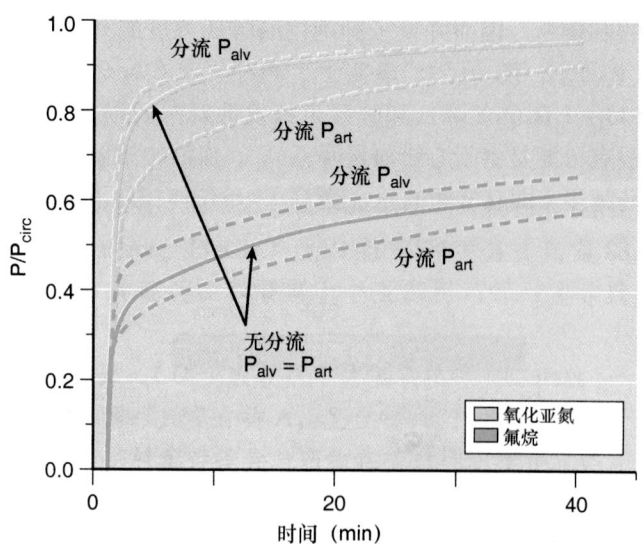

图 20.7 右向左分流对肺泡和动脉血中麻醉药分压的影响。曲线代表在 40% 右向左分流和无分流（实线）的情况下，肺泡中麻醉药分压（虚线）和动脉血中麻醉药分压（虚点线）。肺右向左分流不经过肺泡摄取，因此，较少的麻醉药从肺气体中清除，这就增快了 P_{alv} 的升高。另外，动脉血中麻醉药分压（P_{art}）是 P_{alv} 下的肺静脉血和 P_{mv} 下分流的混合静脉血的综合分压。因此，当存在右向左分流时决定麻醉药经组织摄取速率的 P_{art} 比 P_{alv} 升高得慢。与可溶性麻醉药（如氟烷）相比，分流对溶解度低的麻醉药（如 N_2O）P_{art} 的作用较分流对 P_{alv} 的作用更为显著。其他模型中的参数适用于开放输送回路（P_{circ} 不变）MV = 6 L/min；CO = 5 L/min。P_{alv}，肺泡麻醉药分压；CO，心排血量；MV，每分通气量；P_{MV}，混合静脉血中的麻醉药分压；P/P_{circ}.

或分压（氧气引起的肺不张也由于类似机制）。一个典型情况，如图 20.8 中表述，输送 66% 的 N_2O，33% 的 O_2 和 1% 的异氟烷。假设心排血量为 5 L/min，N_2O 摄取的初始速率按照公式 20.7 计算即 5000 ml/min × 0.47 × 0.66 atm = 1550 ml/min N_2O，这表示很大比例的 N_2O 在最初几次呼吸中即被摄取了。如果我们假设一半的 N_2O 和一半的异氟烷在最初几次吸入混合气体后被快速摄取，然后肺泡容量降低 33.5%，剩余

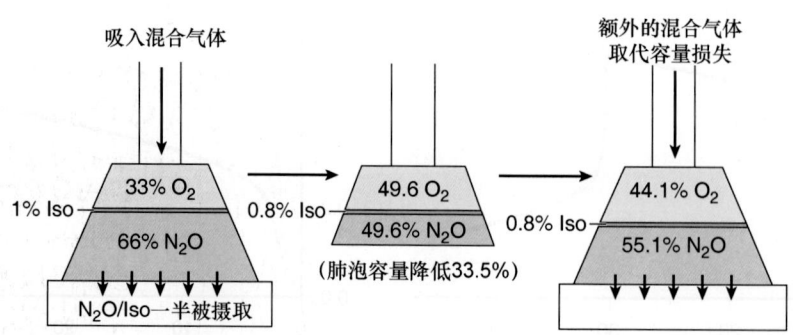

图 20.8 浓度效应和第二气体效应。上图描述的是给予麻醉药后初始阶段的肺泡气体。经初始吸气呼吸后，正常吸气末容量的肺泡中充满了回路中的混合气体（66% N_2O，33% O_2，1% 异氟烷）（左框）。N_2O 和异氟烷的一半被吸收入肺血流。肺泡内气体容量减少 33.5%。此时，N_2O 的气体容量和 O_2 的气体容量相等。混合气体为 49.6% N_2O、49.6% O_2 和 0.8% 异氟烷。再次吸入混合气体，气流进入肺泡达到肺泡最初容量值，从而使得混合气体中有 55.1% N_2O、44.1% O_2 和 0.8% 异氟烷。肺泡中 N_2O 分压减低幅度比部分摄取 N_2O 分压降低幅度少得多（浓度效应）。另外，O_2 分压的增加和吸入 O_2 量有关。异氟烷分压能够得到维持与吸入值密切相关，增加了异氟烷的摄取速率（第二气体效应）。Iso，异氟烷；N_2O，氧化亚氮；O_2，氧气

的肺泡气体含有 33 份 N_2O、33 份 O_2 和 0.5 份异氟烷（49.6% N_2O、49.6% O_2 和 0.8% 异氟烷）。尽管 N_2O 有 50% 的摄取量，肺泡气体容量的明显降低导致肺泡内剩余的 N_2O 浓度仅比初始浓度降低 24%。

第二气体效应　在这个例子中也有体现：快速摄取 N_2O，降低的肺泡内气体容量保持了 P_{iso} 接近它的初始吸入值并且增加了肺泡 P_{O_2}，因此补充了这些气体的摄取[25]。N_2O 快速摄取进入血液导致每分通气量增加，因为呼吸回路中更多的气体在肺泡气被快速吸收的同时被动进入肺泡。这些效应在人类[26]和实验动物中[25]均存在，近期临床研究和数学模型表明，由于通气灌注的不均匀性，较之在呼出气体中，第二气体效应在动脉血中体现更加明显，并且受挥发性麻醉药在血液中溶解度的影响，同时显著地影响着 N_2O 在相对低的摄取速率时麻醉药物的起效[27-29]。

麻醉药在组织中的分布

肺毛细血管中的血液进入肺静脉和左心，吸入麻醉药后经过动脉分布到全身各个组织。每个器官内麻醉药分压增加的速率由组织特异性动脉血流（$\dot{q}$）、有效容量（解剖学容量和组织 / 血分配系数，$\lambda_{t/b}$ 的乘积）以及动脉血和组织间的麻醉药分压梯度决定：

$$\frac{dP_i}{dt} = \frac{\dot{q}_i}{V_i \times \lambda_{i/b}} \times (P_{art} - P_i) \qquad (20.10)$$

这里 i 代表一个特定器官或某类组织。在模型计算中用到的数值总结在表 20.2 中。如果组织血流丰富，则动脉血（$P_{art} = P_{alv}$）和特定组织间麻醉药分压达到平衡所需要的时间缩短，如果组织有效容量较大，则平衡所需时间较长（图 20.2 和彩图 20.9）。

以往麻醉药分布被描述为四个不同的组织分组。**血管丰富组织**（vessel-rich group，VRG）包括心脏、脑、肺、脊髓、肝和肾。这些器官一共组成了成人身体质量的近 10%；然而，在正常静息状态下，它们接受约 70% 的心排血量。因此，在血液和这些器官之间麻醉药平衡的时间常数通常只有几分钟（表 20.2）。最受关注的是中枢神经系统，即介导麻醉效应组织的平衡时间。在灌注丰富的 VRG 组织之后，**骨骼肌**是平衡吸入麻醉药的下一个房室。在健康成人，肌肉组成了身体质量的近 40%，这使得肌肉是基于体重的最大的单一房室。另外，大多数吸入麻醉药更多是进入肌肉而不是脑，导致该房室对麻醉药摄取的有效容量增加。肌肉组织接受 10% ～ 15% 的心排血量 ［20 ml/ (kg · min)］，但这一数字会随着运动、应激、发热或其他能够增加心排血量的状态而增加[30]。总之，这

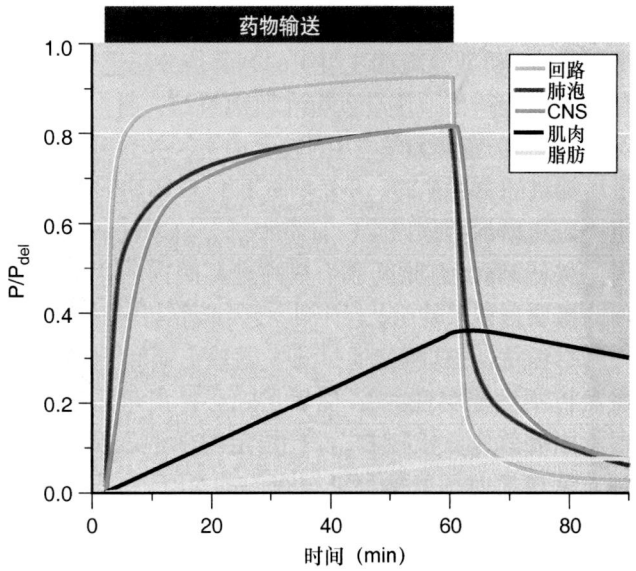

彩图 20.9　不同组织房室中麻醉药分压升高的速率。曲线代表以 6 L/min 新鲜气流量输送七氟烷，通气量 5 L/min，心排血量为 5 L/min 时的模型。虽然当 P_{alv} 快速升高或降低时会出现几分钟的滞后，中枢神经系统（CNS，紫色线）、一部分血管丰富组织的麻醉药分压能和 P_{alv}（蓝色线）快速达到平衡。麻醉药分压在肌肉（红线）和脂肪（橘红色线）中升高或降低要慢得多，因为肌肉和脂肪房室的有效容量要大得多（图 20.2），而且，血流量明显低于血管丰富组织。值得注意的是只要肺泡（和动脉血）中麻醉药分压比脂肪房室中分压高，脂肪中的麻醉药分压在麻醉药停止输送后仍会继续升高

些因素整体上导致麻醉药在血液和肌肉间平衡减慢，平衡常数以小时计算（表 20.2）。第三个分组是脂肪组织，占正常成人质量的 25%，接受心排血量的 10%[31]。强效挥发性麻醉药更易进入脂肪组织；因此，脂肪代表摄取这些药物的最大有效容量（图 20.2，表 20.2）。非常大的有效容量和相对低的血流量导致麻醉药在血液和脂肪间平衡非常缓慢，时间常数可以达到几天。第四个分组，包括皮肤、骨密质和结缔组织，也被称为**血管匮乏组织**。这些组织占成人平均身体质量的 10% ～ 15%，静息时接受少于 5% 的心输出量。全麻诱导损伤正常的交感神经功能，从而使平时温度较低的肢端皮肤也接受到更多的血流[32]。该组血容量占约身体质量的 7%，可被认为是麻醉药摄取的另一个房室，同样将药物转运到其他房室。

如前所述，心排血量增加引起麻醉药摄取增加，P_{alv} 升高速度降低。临床研究证实，在其他因素相同的情况下，心排血量增加会减慢采用吸入麻醉药全身麻醉诱导的速度[21, 33]。这个结果似乎和直观不符，提高心输出量增加麻醉药进入患者体内，从而增加麻醉药摄取，加速麻醉药转运入组织。然而，在麻醉诱导期间，血液以及下游房室组织中的麻醉药分压不可能比上游肺泡房室中更高。增加的心排血量减缓了

P_{alv} 升高，因此同样减慢了血液中（P_{art}）、中枢神经系统（P_{CNS}）和其他高灌注组织的麻醉药分压上升速率。另外的麻醉药摄取主要发生在肌肉组织，肌肉组织是对麻醉药具有高容纳能力的较大房室，并且是心排血量增加量的主要流向。例如，心排血量增加 50% 可使肌肉血流增加两倍以上，可将大部分麻醉药转运入肌肉，降低 P_{alv}，因此减慢中枢神经系统内靶组织麻醉药的摄取。如果能够人为控制吸入麻醉药输送来维持 P_{alv} 保持不变，这可能通过蒸发罐输出端和 FGF 自动反馈控制系统实现[34]，然后增加心排血量可能会出现不同的效应。模拟 P_{alv} 保持恒定的模型表明，当心排血量增加时，包括脑组织在内的 VRG 组织，药物摄取增加的更快[35]。

在儿科患者中，心排血量和不同组织血管床之间的平衡与成人不同。因此，虽然儿童每千克体重的心排血量较成人大，但对儿童进行麻醉诱导比对成人要快，因为比例不一致的灌注进入了血管丰富器官，如脑[36]。

大多数吸入麻醉药达到平衡时的分布容积是非常大的，目前为止最大的房室是脂肪组织。然而，脂肪和吸入麻醉药之间达到平衡非常缓慢，以至于脂肪在吸入麻醉药的药代动力学方面起着相对较小的作用。在一个持续 30 min 至几小时的非特殊全身麻醉过程中，血液、VRG 器官和肌肉是吸入麻醉药最常分布的房室。虽然图 20.2 中的模型说明了麻醉药分布只是通过动脉血流，当邻接器官有很大的接触面积时也会发生**组织间弥散**。特别是从麻醉药分压高的器官到邻接麻醉药分压低的器官，高容量的组织摄取也有助于药物分布。这个过程可见于麻醉药自心脏、肝和肾弥散到周围心包和腹腔的脂肪[37-38]。

混合静脉麻醉药分压

进入肺循环的混合静脉血中麻醉药分压是汇集到右心室的所有组织和器官流出的静脉血中麻醉药分压的加权平均值。

$$P_{MV} = \sum_{i=1}^{n} \frac{\dot{q}_i}{\dot{Q}} \times P_i \qquad (20.11)$$

当 P_{MV} 升高时，压力梯度驱动麻醉药自肺泡的摄取减弱。输送（吸入）麻醉药和肺泡（呼气末）麻醉药之间的浓度差异也缩小，引起跨肺摄取减慢（公式 20.7）。**系统分流（左向右）**较不存在分流引起 P_{MV} 更快速地增加。当血流进入其他组织仍保持正常，左向右分流仅代表多余的心排血量，由此产生的麻醉药摄取增加（公式 20.7）被 P_{MV} 增加抵消，导致麻醉药在

脑、肌肉和其他组织中的输送或摄取速率轻度增加。当左向右分流量大时，导致进入其他组织的血流减少，这些组织与麻醉药达到平衡也相对较慢。

模型与吸入麻醉药诱导的结合：PK/PD

在前文的讨论中强调了吸入麻醉药在给患者输送过程中，在包括蒸发罐、呼吸回路、肺、血液和不同组织间的平衡速率（药代动力学）。然而，在临床工作中，麻醉科医师的目标是在合理的时间内可逆的使患者出现某些预期的状态（遗忘、意识消失和无体动）。为了达到这些目标，药代动力学必须与靶组织内不同麻醉药分压产生不同效果的知识（如剂量依赖性或药效动力学）相结合[39]。最相关的药效动力学指标是最低无体动肺泡浓度（minimum alveolar concentration，MAC-immobility）[40]，可以抑制 50% 患者对外科刺激无体动反应的肺泡麻醉药浓度和最低清醒肺泡浓度（MAC-awake）[7]，可以抑制 50% 患者有感知能力的觉醒，这两个指标都是在中枢神经系统内的麻醉药分压（P_{CNS}）与 P_{alv} 达到平衡的情况下测得。在强效挥发性麻醉药中的 MAC-awake 通常是 $0.34 \times$ MAC-immobility[41]，而 N_2O 的 MAC-awake 大约是 $0.7 \times$ MAC-immobility（表 20.1）。在麻醉诱导期间，目标是在 15 min 内达到更好的抑制外科切皮后体动（$P_{CNS} \approx 1.2 \times$ MAC-immobility）同时避免麻醉过深的有害作用。在麻醉结束时，当 P_{CNS} 降低到小于 MAC-awake，患者可能会恢复意识。在用于解释该问题的观察模型中，患者的目标麻醉深度是估算的。在临床工作中，全麻的目标麻醉深度应该尽量减少知晓的风险（意识），但是目标麻醉深度会由于患者因素而有很大差异，以及是否存在有害刺激和其他药物因素。

在合理的时间范围内，有很多能够实现吸入麻醉药输入并且达到所需可逆麻醉效果的策略。首先最需要考虑的是蒸发罐的 P_{del} 必须高于目标的 P_{alv} 或 P_{CNS}（**过压**）。使用的过压越大，麻醉药输送的越快。高新鲜气流，每分通气量大和溶解度低的药物同样能够增加麻醉药输送和 P_{alv} 和 P_{CNS} 升高的速率。这些因素，尤其是过压，同样能够增加麻醉药输送过量的风险。常用策略是采用中到高新鲜气流量（$\geqslant 6$ L/min）和中度过压（$P_{del} = 2 \times$ MAC-immobility）开始吸入麻醉药输送，在 P_{alv} 达到或略超过目标水平后降低 P_{del}（彩图 20.10，左）。是否保持过压和稍高的 P_{alv} 取决于经过初始快速摄取后，药物分布至肌肉组织的过程中是

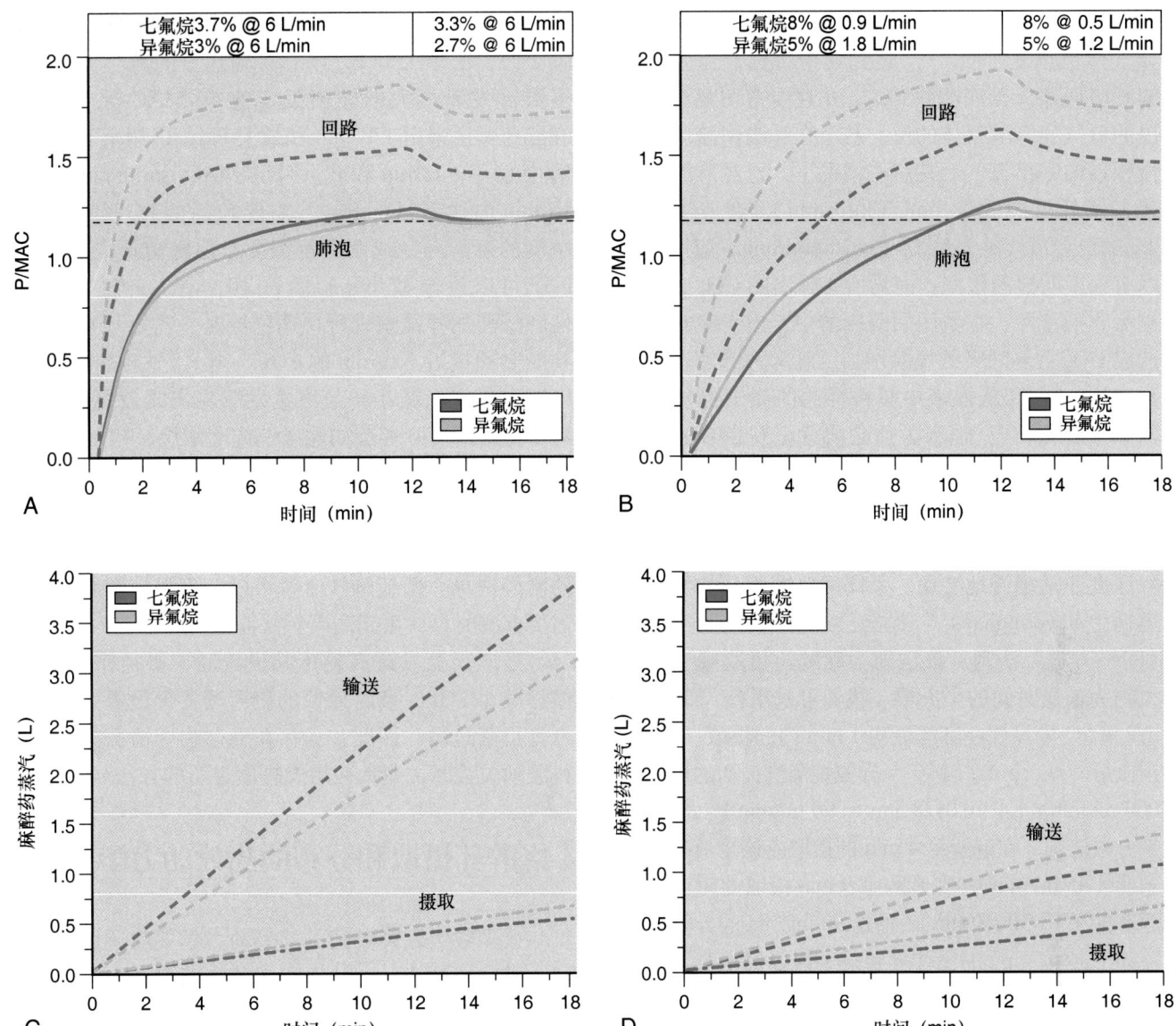

彩图 20.10　麻醉诱导技术对吸入麻醉药摄取和输送的影响。（A）用中等新鲜气流量（6 L/min）和适度过压（2～3 倍）的七氟烷（蓝色）和异氟烷（紫色）进行吸入麻醉诱导时，回路（点线）和肺泡内（实线）的麻醉药分压 P_{alv} 达到 1.2 MAC 约需 12 min，将蒸发罐设定下调 10% 也可保持 P_{alv} 在目标水平附近，为了保持住 P_{alv} 水平可能需要下调蒸发罐设定或新鲜气流量，或者两者都下调。（B）吸入麻醉诱导期间应用低新鲜气流量（小于 2 L/min）以及七氟烷（蓝色）和异氟烷（紫色）过压的最大值（4 倍）时的麻醉药分压。（C）A 框患者模型中接受的麻醉药蒸汽和麻醉药摄取的总和。值得注意的是，麻醉药输送远远大于麻醉药摄取，在低溶解度麻醉药（七氟烷）中更是如此。（D）B 框患者模型中接受的麻醉药蒸汽和麻醉药摄取的总和。值得注意的是，摄取过程与 C 框患者相似，输送的麻醉药更少。在低溶解度麻醉药（如七氟烷）中应用低 FGF 技术比在高溶解度麻醉药（如异氟烷）更加能够减少废气排放。MAC，最小肺泡浓度；P_{alv}，肺泡麻醉药分压

否仍需大量药物转运。如果 P_{del} 降低过快，可能降低至目标浓度以下。当吸入和呼出麻醉药分压差（P_{del} − P_{alv}）降低时，可将 P_{del} 或 FGF 缓慢下调。

紧闭回路或低流量麻醉输送

在允许使用少量过压时，应用高或中新鲜气流量导致被输送的麻醉药远远多于被摄取入组织的麻醉药。如彩图 20.10C 所示，异氟烷的输送量是摄取量的 4.5 倍，而七氟烷的输送量是摄取量的 7.2 倍。因此，在该例中，应用中高新鲜气流量的方法使超

过 80% 的输送挥发性麻醉药被浪费（设定值见彩图 20.10A）。重复呼吸回路允许新鲜期流量明显低于 MV，这减少了麻醉药进入废气回收系统。减少麻醉废气排放可减少麻醉费用，同时也可减少由于麻醉气体排放至大气引起的全球气候变化等环境问题（见后文）。低新鲜气流量和重复呼吸系统还能够保留呼吸气中的水分和热量，改善气道上皮状态，减少干燥呼吸道分泌物的堆积[42]。

紧闭回路麻醉　代表应用非常有限的低气体流量即输送的新鲜气流仅仅能够满足补充组织摄取、代谢

（特别是 O_2），或者补充排放到大气，呼吸回路中的大部分气体被重复呼吸[43]。达到这个目标，需要无泄漏的呼吸回路，彻底清除 CO_2，并且要密切观察吸入呼出的氧气和麻醉气体的值，甚至在呼吸回路中可能慢慢积累的呼出氮气。在这些情况下，已经麻醉的患者氧气消耗可能低于 3 ml/（kg·min），在一个体重 70 kg 的患者氧气补充量大约为 200 ml/min。应用这个技术有很多明显的限制。因为所有呼出的 CO_2 必须完全被吸收剂清除，在紧闭回路麻醉中，由于吸收剂失效造成 CO_2 重复呼吸的风险增加。麻醉药降解产物一氧化碳（CO）和从血液中缓慢释放的氮气可能在呼吸回路中积累[44]。临床医师必须意识到患者的代谢可能消耗呼吸回路中的氧气，可能导致在应用紧闭回路时吸入含氧量低的混合气体。当应用非常低的 FGF 值时，蒸发罐输出端变化（P_{del}）引起 P_{circ} 以及随后的麻醉深度非常缓慢地变化。紧闭回路麻醉药的给予可以遵循由 Severinghaus[45] 提出已经被详细阐述[46]的"时间平方根"法则。该法则为麻醉药摄取减少的速率大约为输送时间的平方根。我们可以用公式 20.7 估计 1.2 MAC 异氟烷在麻醉最初 1 min 内的摄取。因此，心排血量 × $\lambda_{b/g}$ × 1.2 MAC ＝异氟烷蒸汽最初的摄取量（5000 ml/min×1.4×0.0128 atm ＝ 90 ml/min）。应用时间平方根法则，在麻醉第 4 min 的摄取应该是最初速率的一半（45 ml/min），在麻醉第 9 min 摄取的应该是最初速率的 1/3（30 ml/min）。输送 90 ml/min 的异氟烷蒸汽（20℃时 0.54 ml 的液体异氟烷）需要设定蒸发罐最大输出量 5%，需新鲜气流量 1800 ml/min，这比紧闭回路的目标流量要大得多。麻醉科医师可以通过直接经呼吸回路的呼气端口注射小量液体麻醉药来克服这个限制[47]，然而，这个方法需要警惕注意注药时间和其他因素。对于经验不足的麻醉科医师，误算的麻醉药剂量或错误的注射时间有增加用药过量的风险。

因为应用紧闭回路存在的问题，临床上常用的是应用中到高新鲜气流量来达到在麻醉诱导期间快速改变麻醉药量的目的，当 P_{circ} 和 P_{alv} 之间差别很小时，保留紧闭回路麻醉。即使这样，由于温度不同，肌松程度不同，或手术刺激不同会引起患者代谢状态不同，因此可能导致要频繁调节氧流量和麻醉深度，使得紧闭回路系统麻醉药输送相对困难和不稳定

低流量麻醉输送　通常是在麻醉维持期间新鲜气流量为 0.5 ～ 1.0 L/min，是麻醉药输送紧闭回路和使用高新鲜气流量之间的折中。这避免了很多与高新鲜气流量有关的废气和其他问题，同时也缓解了严格应用紧闭回路技术的不稳定性。如前所述（见呼吸回路与肺气体腔之间的平衡），当发生重复呼吸时，吸入麻

醉药的浓度（P_{circ}）依赖于 P_{del} 和 P_{pulm}。因此，当 FGF 减小时，必须上调 P_{del} 以弥补输送量的减小。给予大多数蒸发罐最大的输出设定值 4×MAC-immobility，麻醉药输送采用 1 L/min 和最大 P_{del}，仍然小于前述举例中采用 6 L/min 和 P_{del} ＝ 2×MAC isoflurane。要在 15 min 内达到目标 P_{CNS}，需要较高的 FGF 或较低溶解度的麻醉药，或两者都需要，但随着摄取的减少，FGF 可以逐渐减小（彩图 20.10，右）。当应用可溶性麻醉药如异氟烷进行快速诱导时，需要蒸发罐设置到最大和接近 2 L/min 的 FGF。当 P_{alv} 达到目标水平，FGF 可以逐渐减小，最终蒸发罐输出端设置也减小。对于低溶解度麻醉药如地氟烷或七氟烷，初始 FGF 值接近 1.0 L/min，与蒸发罐输出设置到最大结合使用，并使用类似的策略减少 FGF。在这些情况下，在挥发性麻醉药废气最小化排放的同时，能够促进合理快速的麻醉诱导。低新鲜气流量可以一直保持到麻醉结束需要苏醒时再次用到高新鲜气流量时。

当应用蒸发罐高输出端设置时，必须密切观察，通过减小 FGF，及时谨慎的使用蒸发罐设置来避免对患者用药过量。因此，当存在复杂临床情况需要麻醉科医师关注时，避免应用大幅度过压的方法。

麻醉药摄取和分布的药效动力学效应

大多数吸入麻醉药的药效动力学效应还包括通气和心脏功能的变化，从而引起药物药代动力学的动态变化。当吸入强效挥发性麻醉药时，**自主通气**以剂量依赖的形式减少[48]。当麻醉加深时，自主呼吸的患者通过一定程度的自主调节减少自身麻醉药的摄取。这种保证一定程度安全性的自主调节在手动通气和机控通气的患者中不存在，如果蒸发罐不小心被设定了过压输送，患者有可能接受过量的麻醉药[49]。吸入麻醉药同样减少**心排血量**，药效动力学效应引起 P_{alv}/ P_{circ} 更快速的升高，从而使心脏，脑和其他高灌注器官中麻醉药分压快速升高[50]。氟烷是引起心排血量降低最多的麻醉药。如果心排血量降低时麻醉药持续输送，会发生心脏抑制加重，血流动力学快速下降至崩溃的正反馈。关于吸入麻醉药对呼吸和循环系统效应的具体内容见第 21 章。

氧化亚氮对充气空间的影响

因为 N_2O 经常在高分压下应用，它弥散、蓄积于含空气或其他不流动气体的空间内，可能引起潜在的

对生理有害的影响。临床相关的例子包括血管内的气体栓塞[51]、气胸[52]、内耳中的空气[53]、玻璃体内气泡[54]、鞘内空气、气肿[55]和胃肠道内空气[52]。空气填充的空间最常包含的是氮气，占空气 78% 的气体，但是氮气在血液中较 N_2O 的溶解度小 30 倍（N_2 的 $\lambda_{b/g}$ 是 0.015）。因此，N_2O 从血液和周围组织中顺压力梯度进入空气填充的空间，而 N_2 从这些空间中转运非常缓慢，即使吸入 $P_{N_2} = 0$。当 N_2O 进入，随着空气填充空间中气体分子总数的增加，其体积会膨胀，压力会增加，或者两者兼而有之，这取决于充气空间周围组织的顺应性。

在顺应性高的空气填充空间，像血管内气泡或小的气胸，N_2O 蓄积产生很小的压力变化，但增加气体的总体积（图 20.11，A）。当 N_2O 进入，空气空间开始膨胀，直到气腔中 P_{N_2O} 和周围血液达到平衡。在高顺应性空间中，气体最大潜在膨胀体积是：

$$\frac{V}{V_{init}} = \frac{1}{1 - P_{N_2O}} \qquad (20.12)$$

因此，给予 50%N_2O 能够使空气填充空间的体积加倍，而 67%N_2O 可能使体积膨胀 3 倍。N_2O 能使一个非致命容量的静脉空气栓子产生致命的作用，从而明显加重心血管或组织中血管内空气栓子引起的预后[51]。N_2O 引起胃肠道内气腔膨胀可能会妨碍外科手术暴露或腹部伤口闭合。当容积扩张时，气体空间房室顺应性最终下降，导致压力升高。比如 N_2O 能够将一个小的气胸扩大引起胸膜腔内压增加、肺挤压、纵隔移位和静脉回流减少（张力性气胸）。对于颅腔内存在气体的患者，在打开硬脑膜之前禁用 N_2O 以避免颅内高压[56]。气管内插管套囊填充的是空气，同样也有被 N_2O 膨胀的危险。增加的气管插管套囊压力可能损伤周围黏膜[57]。空气填充的喉罩通气道气囊[58]和空气填充的 Swan-Ganz 导管的气球[59]同样可能在给予

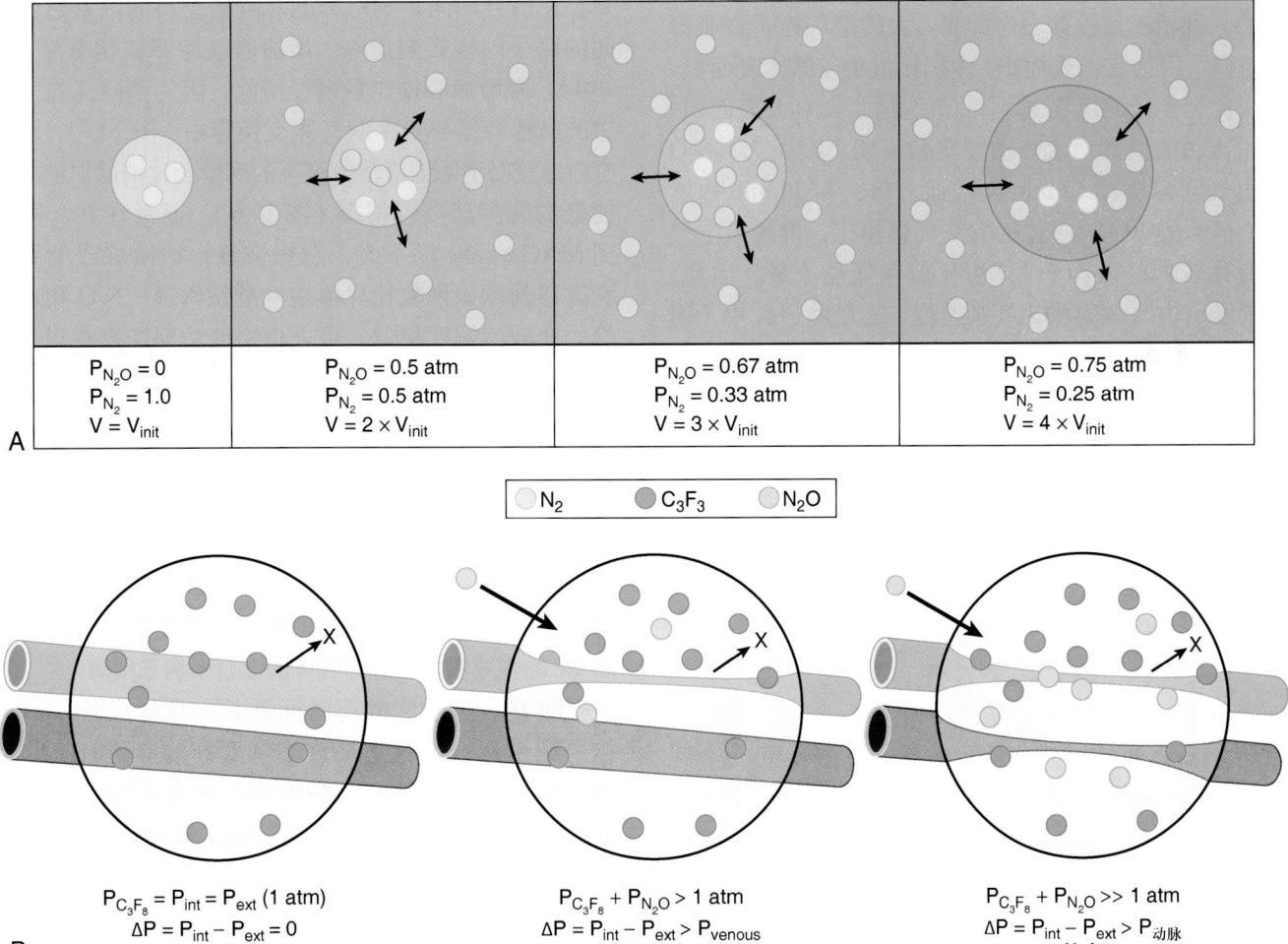

图 20.11　氧化亚氮在充气空间中蓄积　A，当周围血液中氧化亚氮的分压增加，具有顺应性的充气空间（小血管内的空气栓子）将膨胀。每个框中描述的是气泡内 P_{N_2O} 与血液中 P_{N_2O} 相等达到平衡时的情况。每个框下的标签总结了 N_2O 的分压和气泡中 N_2，以及和它本身初始值（V_{init}）相关的气泡容积。B，有血管经过的非顺应性充气房室内压力升高［如注射完八氟丙烷（C_3F_8）的眼睛］。当 N_2O 蓄积，房室内压力升高，能够使该房室（如视网膜）内依靠血管提供血流灌注的组织出现静脉血栓（中间框）或缺血（右边框）。atm，大气；ΔP，内外压力差；N_2，氮气；N_2O，氧化亚氮；P_{art}，动脉血压；$P_{C_3F_8}$，八氟丙烷分压；P_{ext}，房室外分压；P_{int}，房室内分压；P_{N_2}，氮气分压；P_{N_2O}，N_2O 分压；P_{venous}，静脉血压

N_2O 期间膨胀。

在**非顺应性充气填充空间**，当 N_2O 进入时气压升高，直到含气空间内 P_{N_2O} 和血液中 P_{N_2O} 相匹配。因此，在这样的空间内可能出现和周围环境有关的最大压力是 P_{N_2O}。因此，患者吸入 $50\%N_2O$，在这样的充气房室中压力可能接近 380 mmHg，远高于典型的动脉灌注压。临床上一个重要的例子是，玻璃体内六氟化硫（SF_6）或全氟丙烷（C_3F_8）气泡，它是在眼内手术或视网膜手术结束关闭巩膜时注射的[54]（图 20.11B）。由于这些气体溶解度很低，它们存在的时间比 N_2 更长。如果在玻璃体出现喷射气泡时给予患者 N_2O，N_2O 将弥散进入气泡，快速升高眼内压到高于视网膜静脉压力，引起视网膜栓塞。如果眼内压继续升高，高于动脉收缩压，可能会产生由于视网膜缺血导致的视力丧失。

N_2O 弥散入体内充气空间的速率取决于局部血流和该空间的表面积与体积比。因此，小的空气栓子由于它们有表面积/体积比值大和相对充足的溶有 N_2O 血供，可能在几秒钟之内膨胀。大的空气栓子膨胀得比较慢，因为它们表面积/体积比值小（球体表面积/体积比与半径成反比）。小的气胸通常具有大表面积/体积比和高局部血流。动物实验表明，吸入 $75\%N_2O$ 可使气胸容量在 10 min 内增加一倍，在 30 min 内增加 2 倍（图 20.12）。和气胸空气囊相比，胃肠道空气囊有比较低的表面积/体积比值和低血流量。因此，在胃肠道内气体膨胀比气胸要慢。在动物研究中（图 20.12），吸入 $70\% \sim 80\%N_2O$ 大约 2 h 后胃肠道内气

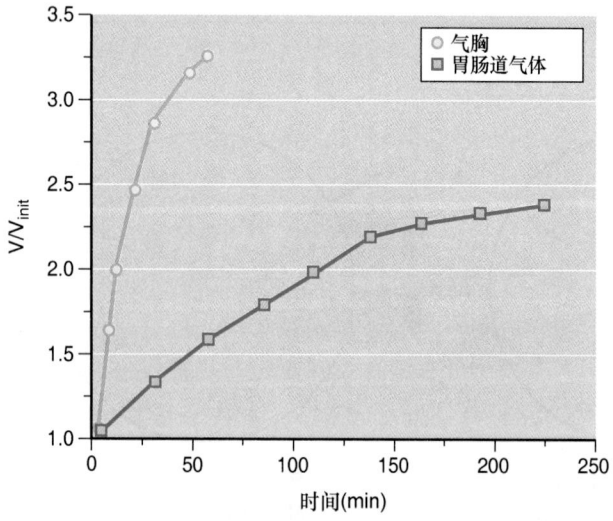

图 20.12　应用氧化亚氮期间，空气填充空间膨胀的速率。图示为实验动物犬吸入 $25\%O_2/75\%N_2O$ 混合气体时胸膜腔（圈）或胃肠道（方格）内注入的气囊膨胀程度和膨胀速度。气囊在胃、小肠、结肠比在气胸慢得多（Data are approximations from the results reported in Eger EI II，Saidman LJ. Hazards of nitrous oxide anesthesia in bowel obstruction and pneumothorax. Anesthesiology. 1965；26：61-66.）

体容量增加一倍[52]。

N_2O 在气胸、颅内积气和关闭硬脑膜等诸如此类存在血管空气栓子高风险的患者中是禁忌使用的。当存在大量胃肠道空气和 N_2O 暴露延长时，空气填充空间的膨胀会影响外科手术。当胃肠道内气体容量很小或手术时间很短时，可能对手术的影响不大。

麻醉恢复

与麻醉诱导的相似与差异

吸入麻醉药从靶组织（脑和脊髓）中清除主要是通过与麻醉诱导相同的途径：麻醉气流从组织进入静脉血然后进入到肺。如果 P_{alv} 小于 P_{MV} 则麻醉药的净流量将流出血液进入肺泡，最终被呼出。为了尽可能达到最快的清除，P_{circ} 必须尽量低，这可以通过停止麻醉药输送后，应用不带麻醉药的高流量气体（氧气和空气）达到。在诱导期间影响跨肺泡麻醉药交换的因素通过相同的路径同样影响清除。增加通气能够加速清除（图 20.4），而增加心排血量减慢清除，因为清除高血流量中的麻醉药需要更多的气体交换容积（图 20.5）。增加有效血流时清除血液溶解度高的麻醉药比清除血液溶解度低的麻醉药要慢得多（图 20.6）。通常在 P_{CNS} 降低到 MAC-awake 以下时，意识恢复，地氟烷或七氟烷麻醉达到意识恢复比异氟烷麻醉快得多。N_2O 和地氟烷的血液溶解度相似，可以更快地达到恢复意识，因为其具有两点优势，第一，在清除 N_2O 的过程中，浓度效应逆向起效，增加肺泡有效通气量和保持肺血液和肺泡间的流向梯度；第二，在全身麻醉期间，N_2O 的 MAC-awake（40 岁时是 0.71 atm）与吸入浓度非常接近；因此，清除少量的药物即可有助于恢复意识。这也是 N_2O 唯一作为安眠药但高术中知晓风险的原因，这可以通过吸入 N_2O 和第二种呼气末浓度约为 $1 \times$ MAC-awake 的强效吸入麻醉药气体的混合平衡来预防。

随着暴露于麻醉药时间延长，身体成分所起的作用越来越大，特别是对溶解度高的麻醉药。和标准模型相比，随着时间的推移，患者肌肉或脂肪麻醉药分布药量加大，导致清除速率减慢[60]。麻醉药摄取和清除之间最重要的区别是虽然过压能够用来加速摄取和麻醉诱导，蒸发罐设置不能降至零以下。因此，最容易改变影响麻醉药清除速率的因素是新鲜气流量和 MV。事实上，经过长时间（大于 4 h）暴露于 $1 \times$ MAC 吸入麻醉药，即使呼气末麻醉药浓度达到了 MAC-awake，也应首要保持充足的通气。在该情况下，低通气量会引起由于麻醉药从肌肉组织再次分布

入血液和高灌注组织而出现的再次麻醉状态[61]。

静脉输注麻醉后即时的恢复

虽然静脉输注即时半衰期的概念通常用于分布于多个药代动力学房室的连续静脉输注药物，但这个概念也同样适用于吸入麻醉药[62]。经过短时间的吸入和摄取后，麻醉药物通过呼出和分布入肌肉及其他组织快速从血液中清除。因此，停止输送麻醉药后，P_{alv}快速降低。在长时间的吸入和摄取后，麻醉药在肌肉和其他房室中的分压增加至与血液相近，降低了分布清除的作用。相反，从高容量组织逆向流出的麻醉药减慢了中央血液房室的清除速度。因此，与短时间吸入相比，长时间吸入麻醉药后会出现 P_{alv} 初始下降较小和更明显的清除减慢过程，导致麻醉恢复减慢（彩图 20.13）[63]。和其他因素一起，静脉输注即时性在高溶解度麻醉药中非常明显，在血液和组织溶解度低的麻醉药物中作用不明显[63]。低血溶性麻醉药的相对优势随着麻醉时间的延长而愈加明显。用异氟烷和地氟烷短时间麻醉后，两者预计唤醒时间只有很小的差距（2.5 min），但对于长时间麻醉，低溶解度麻醉药的唤醒时间会明显加快。

经皮和内脏麻醉药损失

除了肺交换，一定比例的吸入麻醉药通过身体和周围空气的大面积弥散而损失。成人皮肤表面积平均约为 2 m^2，全身麻醉期间，由于正常的热量调节性血管收缩受到抑制，经皮血流量可能明显增加[32]。尽管如此，全身麻醉药经皮损失在药物清除中所起的作用是可以忽略[64-65]。在开腹或者开胸手术中，内脏表面也直接暴露于空气，在这种环境下，麻醉药通过直接转运和空气流通的损失量比通过皮肤要大得多，但是对整体清除来说，仍然是很小的一部分[66]。

麻醉药回路的作用

如前所述，回路的组成包括管路、连接器、人工通气气囊和 CO_2 吸收剂。吸收吸入的麻醉药，有效的制造了一个隔间，随着麻醉药的流动充满，需要通过洗出过程清除[19]。麻醉气体从这些成分中的低水平释放可以持续相当长的时间。

麻醉药通过代谢清除

吸入麻醉药在组织中的代谢，特别是在肝的代谢，对药物的清除起着一定作用。吸入麻醉药代谢的

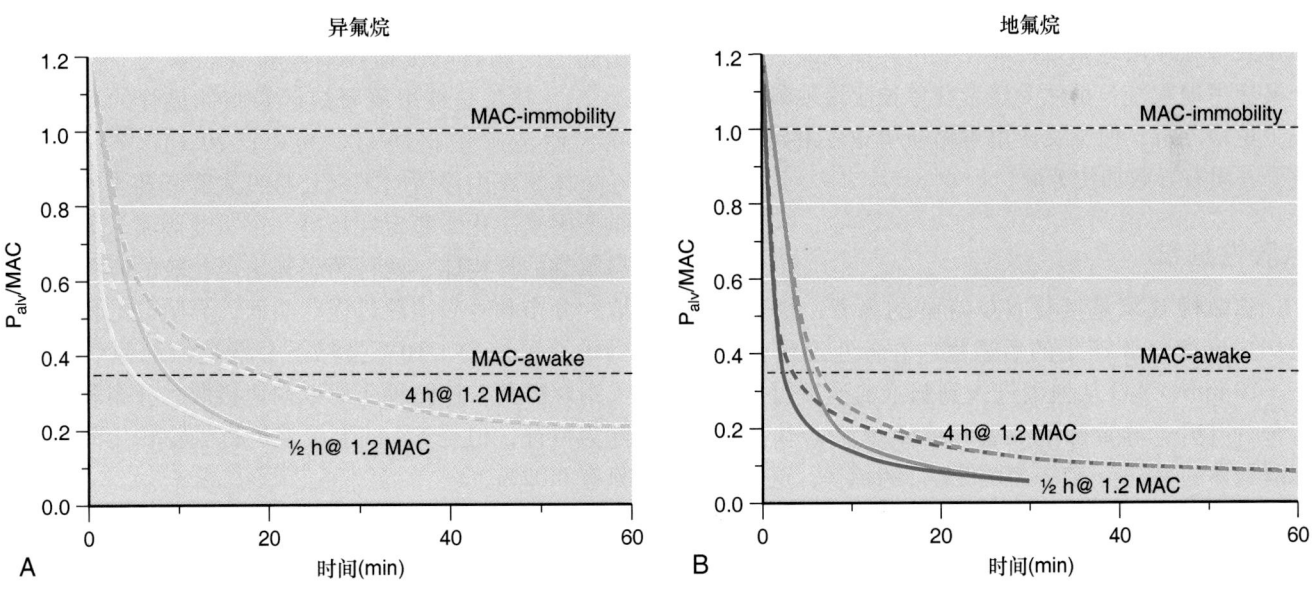

彩图 20.13　吸入麻醉药洗出及唤醒时间取决于麻醉时程。图框描述在 1.2×MAC-immobility 进行 30 min（实线）或 4 h（虚线）麻醉后，以 10 L/min FGF 和 5 L/min MV 洗出，P_{alv} 和 P_{CNS} 恢复至 MAC 时模型的计算数值。MAC-awake（约为 0.34×MAC-immobility）提示在此阈值之下，通常患者会从全麻中恢复知觉意识。虽然 P_{alv} 下降较 P_{CNS} 早，当 P_{CNS} 下降至低于 MAC-awake 时可以预测与临床相关的结束点（恢复意识）。（A）异氟烷洗出的药代动力学模型（橘红色为 P_{alv}，紫色为 P_{CNS}）。异氟烷 30 min 的摄取量为 990 ml 蒸汽，异氟烷 4 h 的摄取量为 3420 ml 蒸汽。延长异氟烷麻醉时间可明显增加为达到唤醒而需要的药物洗脱时间。用药 30 min，P_{CNS}（紫色实线）在 9 min 内降至 MAC-awake，而用药 4 h（紫色点线），要达到相同的 P_{CNS}，需要花费 20 min 以上来洗脱药物。（B）地氟烷的洗脱模型（蓝色是 P_{alv}，绿色是 P_{CNS}）。地氟烷 30 min 的摄取为 1530 ml 蒸汽，4 h 的摄取为 4600 ml 蒸汽。不同时程地氟烷麻醉下，预计唤醒时间（实绿线和虚绿线比较，各自到达 MAC-awake 的时间为 5.2 min 和 6.3 min）差别不大，因为地氟烷的血液溶解度低。临床研究显示当异氟烷麻醉时间从 20 min 到 75 min 变化时，唤醒和恢复（拔管时间）可能相差两倍，而地氟烷麻醉时间从 20 min 到 100 min 变化时，拔管时间均小于 10 min[63]。FGF，新鲜气流量；MAC，最小肺泡浓度；MV，每分通气量；P_{alv}，肺泡麻醉药分压；P_{CNS}，中枢神经系统内麻醉药分压

具体内容在本章中的第二部分介绍（见"吸入麻醉药的代谢和毒性"）。甲氧氟烷，已经不再应用于临床；氟烷，是在美国很少用到的更早期用药，都是代谢程度很高的吸入麻醉药。甲氧氟烷在人体被充分代谢，只有 19% 的吸入剂量自呼出气体排出[67]。大约 20% ~ 25% 的吸入氟烷通过肝的生物转化进行代谢。高代谢率能够减少组织内麻醉药分压，导致 P_{MV} 降低和增加所有麻醉药清除的速率。组织依赖性降解对新型麻醉药的清除作用不大。

其他因素和可能性

现代吸入麻醉药如七氟烷和地氟烷的血液溶解度低，因此对麻醉诱导和麻醉恢复都有直接的益处。然而，在长时间手术麻醉维持方面，这些药物不仅价格更高并未显示出相比早期用药如异氟烷更明显的优势。如果应用一种药物进行麻醉诱导，再切换至异氟烷进行麻醉维持，然后在麻醉苏醒阶段恢复使用溶解度低的药物如地氟烷。这样比单独应用异氟烷可实现快速诱导和苏醒。尽管可以通过留出足够的时间来近乎完全的洗出异氟烷并用地氟烷替代来实现快速唤醒，但这种类型的交叉需要大量的前置时间和高新鲜气流量。为了说明这个问题，Neumann 和他的同事[68]比较了单独应用 2 h 1.25×MAC（2 L/min FGF）异氟烷或单独应用地氟烷，或在应用异氟烷最后半小时交叉应用地氟烷。虽然受试者在单独应用地氟烷的情况下更快苏醒，但交叉应用策略与单独应用异氟烷相比，并没有导致加快苏醒。

弥散性缺氧

弥散性缺氧是接受 N_2O 麻醉的患者，快速洗出组织内麻醉气体产生的后遗症。在停止麻醉的最初 5 ~ 10 min，N_2O 从血液进入到肺泡的速度可以达到每分钟几升，导致肺泡中氧气被稀释[69]。快速洗出麻醉气体的另一个效应是肺泡 P_{CO_2} 的稀释，这也会降低呼吸驱动力[70]。如果患者在这个时期没有接受氧气补充，则麻醉后呼吸抑制、肺泡 P_{CO_2} 降低和肺泡 P_{O_2} 降低联合作用可能导致低通气和血氧饱和度下降。这些现象可以通过在麻醉恢复的最初 1 ~ 10 min 常规提供氧气补充来避免，并且密切观察患者的呼吸和氧合。

吸入麻醉药的代谢和毒性

本章的这个部分关注的是吸入麻醉药的副作用，不包括大部分吸入麻醉药在不同生理系统中快速可逆的药效动力学效应（见第 11、14 和 21 章）

吸入麻醉药是唯一的一类能够以药物原型经肺出入机体的药物。因此，吸入麻醉药的化学变化和它们的治疗作用关系不大，如遗忘、催眠和无体动。然而，挥发性烷烃和醚类的碳-氢键和其他化学键在某些情况下可能断裂：不同组织内酶的生物转化、与 CO_2 吸收剂中强碱反应、暴露在环境中的紫外线辐射。麻醉药在组织中或呼吸回路中的降解能够产生有毒性的活性中间产物，蓄积至一定量可直接或间接损伤患者。N_2O 气体不能被生物转化但是可以选择性的与维生素 B_{12} 反应，灭活维生素 B_{12}，影响维生素 B_{12} 依赖的生化途径。麻醉废气在大气中的分解同样对环境和健康有很大的影响。麻醉暴露对患者有潜在长期神经毒性作用，但和化学降解无关。吸入麻醉药的潜在毒性在第 78、84 章详细阐述。

吸入麻醉药生物转化

吸入麻醉药代谢的程度和代谢部位取决于不同化学因素。吸入麻醉药在不同组织进行不同程度的生物转化（表 20.3）[71]。甲氧氟烷代谢程度最高，估计为 70%，实验表明只有很小一部分进入机体的药物被呼出[67]。由于甲氧氟烷显著的亲脂性，肌肉和脂肪的药物自呼吸途径清除需要很多天（表 20.1 和 20.2）。氟烷是继甲氧氟烷后亲脂性最强的药物并且在代谢清除中也居第二位（表 20.3）[72-96]。因此，在机体组织内停留时间延长是吸入麻醉药生物转化的重要因素。化学稳定性是另一个重要因素。异氟烷是恩氟烷的异构体，两种药表现出可比较的呼吸系统摄取、分布和呼吸清除过程。然而，异氟烷的代谢只相当于恩氟烷的 1/10。虽然，七氟烷和地氟烷代表另一组麻醉药，这两种药均以快速摄取、分布和呼吸清除为特征，但是 5% 的七氟烷进行生物转化而地氟烷只有 0.02%。

麻醉生物转化过程中涉及的主要器官，肝和肾具有最高的代谢浓度，所以最易被毒性代谢物损伤。临床显著的肝毒性主要和氟烷暴露有关，肾毒性和甲氧氟烷暴露有关[71]。对这些毒性机制的研究影响着药物的发展，也为人类毒理学提供了重要的视角[97]。

肝内生物转化

肝是大多数药物代谢的主要部位，特别是亲脂类药物，代谢物主要为便于分泌的亲水性代谢物。肝体积大并且包含很多种高浓度的药物代谢酶。其他器官也参

表 20.3　卤化挥发性麻醉药的代谢

麻醉药	氟烷	甲氧氟烷	恩氟烷	异氟烷	地氟烷	七氟烷
组织代谢程度（%）	25	70	2.5	0.2	0.02	5
氧化酶	CYP2E1, CYP2A6	CYP2E1, CYP1A2, 2C9/10, 2D6	CYP2E1	CYP2E1	CYP2E1	CYP2E1
氧化代谢产物	F_3C-COOH, HBr, HCl	H_3C-O-CF_2-COOH, HCl_2C-COOH HOOC-COOH, HF, HCl	HF_2C-O-CF_2-COOH, HCl, HF	HF_2C-O-CO-CF_3, F_3C-COOH, CF_2HOH, HCl	HF_2C-O-CO-CF_3, F_3C-COOH, CF_2HOH, HF	HO-CH（CF_3）$_2$, HF
三氟乙酰化的肝细胞蛋白	+++++	n/a	++	+	+	无
还原酶	CYP2A6, CYP3A4	n/a	n/a	n/a	n/a	
还原代谢物	F^-, Br^- F_2C＝CHCl F_3C-CH_2Cl	—	—	—	—	
组织毒性	肝	肾、肝	肾、肝	肝	肝	肝
暴发性肝炎发生率	1：20 000	有报道，发病率未知	1：300 000	罕见	罕见	偶有报道
参考文献	[72-76]	[77-80]	[81-85]	[84, 86-88]	[89-92]	[78, 93-96]

加号表示蛋白质修饰的相对程度。n/a：还未明确的酶

（Kharasch ED. Adverse drug reactions with halogenated anesthetics. Clin Pharmacol Ther. 2008；84：158-162. ）

与药物代谢和清除，包括胃肠道、肾和肺[98-99]。药物生物转化反应包括氧化、水解和结合。单一药物可能转化为几种代谢物，这取决于不同酶促反应的相对速率、在酶结合部位与其他药物或内源性物质的竞争，以及其他因素。氧化和水解被称为 **1 相反应**，它们导致药物引入或暴露一个极性基团。肝内代谢吸入麻醉药的 1 相反应的酶类是存在于肝细胞内质网中不同的细胞色素 P450（CYP）异构体。这些酶类催化氧化反应如包括脱卤作用、N- 和 O- 脱烷作用、N- 和 S- 氧化反应，以及脱氨基作用。这些反应需要氧和 NADPH 依赖性细胞色素 P450 还原酶参与。当氧分压较低时，一些 P450 酶能催化还原反应。50% 以上的 CYP 异构体在人体内具有活性，其中 CYP3A4 和 CYP3A5 最为丰富。结合反应也被称为 **2 相反应**，这类反应通常给 1 相反应的代谢产物添加高极性基团如葡萄糖醛酸、硫酸或甘氨酸。最终亲水性产物容易经肾随尿排出或经胃肠道随胆汁排出。N- 乙酰化反应是个例外，它使得代谢物比母体药物水溶性低。

很多因素影响肝药物代谢，包括伴随药物、疾病、年龄和遗传[100]。酶诱导和酶抑制通常和暴露于某些药物或其他外源性物质有关。特异性 CYP 异构酶的诱导是由于慢性暴露于某些酶底物后基因介导的反应，从而加速酶产生或减慢酶降解。比如，巴比妥类药物能够引起 CYP3A4 和 NADPH- 细胞色素 P450 还原酶生成量增多，引起所有 CYP3A4 的底物代谢反应明显增强。代谢反应增强能够降低药物的效能（是耐药性的机制之一），或者在前体药物转化为活性代谢产物，则效能增强。如果代谢产物具有毒性，如挥发性麻醉药，则增强代谢会增加药物毒性。相反，抑制 CYP 可以增强母体药物的活性减少代谢产物的效应。CYP 酶抑制与肝疾病和暴露于某些物质有关。一个重要的例子是葡萄柚汁抑制 CYP3A4[100]。对于挥发性麻醉药，主要的氧化酶 CYP2E1 可被乙醇和异烟肼诱导，被双硫仑抑制[101]。如肝炎、不同程度肝硬化和肝癌等疾病能够降低酶活性，心衰也会引起肝灌注降低而降低酶活性。

新生儿与成人相比主要的 CYP 异构体有所不同。在早产儿和足月婴儿中常见肝代谢受损，特别是在胆红素葡萄糖醛酸化，从而导致新生儿高胆红素血症[102-103]。药物基因组学是药理学新兴研究领域，主要关注多种药物代谢和基因变异性的关系。麻醉学中已经阐述的实例是遗传不典型丁酰胆碱酯酶的纯合子患者琥珀胆碱水解减慢[104]。CYP2D6 遗传变异性是可待因（前体药物）、美托洛尔、去甲替林、右美沙芬及其他

CYP2D6 底物药物广泛功效和毒性的基础[105]。

在卤代吸入麻醉药的氧化代谢中肝 CYP2E1 是非常重要的（表 20.3）。在全身性缺氧、血流量降低或肝局部低 P_{O_2} 的情况下，CYP2A6 和 CYP3A4 通过还原途径催化挥发性麻醉药的降解。氟烷代谢主要是氧化，在正常情况下，大约 1% 的氟烷经还原代谢。氟烷的氧化代谢释放氯离子和溴离子，形成三氟乙酰氯，再与水反应形成三氟乙酸（图 20.14）。氟烷的还原代谢最初损失溴离子，而后中间产物与氢供体反应形成 2- 氟 -1,1,1- 三氟乙烷或捕获一个电子进一步还原碳碳键形成 2- 氯 -1,1- 二氟乙烯（图 20.14）。氟烷会降低局部肝血流引起肝细胞性缺氧，还可能增强还原代谢反应[71]。所有的醚类麻醉药经 CYP2E1 催化经过相似的氧化代谢反应（表 20.3，图 26.15）。这些药物经氧化代谢释放氟离子（F^-）和氯离子（Cl^-），形成活性中间产物与水反应形成羧酸。异氟烷和地氟烷都代谢生成三氟乙酸，而恩氟烷形成 2- 氟甲基 -2,2- 二氟乙酸。甲氧氟烷有很多氧化代谢途径，在后面的代谢步骤中释放 Cl^- 或 F^- 生成甲基二氟乙酸，二氯乙酸和乙酸（表 20.3）。

氟烷的肝毒性

作为第一个现代卤代挥发性麻醉药，氟烷在 1955 年问世。临床关注氟烷是和两例不同类型的肝损伤有关[76, 106-107]。在接受氟烷的成人中约有 20% 发生亚临床肝毒性。它的特点是术后丙氨酸转氨酶（alanine aminotransferase，ALT）和天冬氨酸转氨酶（aspartate aminotransferase，AST）轻度升高，但为可逆无害的。氟烷经 CYP2A6 无氧降解为 2- 氯 -1,1,1- 三氟乙基自由基（图 20.14），被认为可以介导这种轻度肝损伤[72]。肝毒性的爆发形式，通常称为氟烷肝炎，它的特点是给予氟烷后患者 ALT、AST、胆红素和碱性磷酸酶水平升高并且伴有大量肝细胞坏死。氟烷肝炎很少见（成人 1/35 000 ～ 1/5000），但死亡率在 50% ～ 75%。因为可能发展为致死性肝炎，在多数国家氟烷已经不再应用于成人。

氟烷肝炎是由与氟烷氧化代谢有关的高敏反应引起的。氟烷氧化后的高反应性代谢产物三氟乙酰氯可以和周围肝蛋白质发生反应（表 20.3）。在大多数接受氟烷麻醉后出现肝细胞坏死的患者，可检测到三氟乙酰基修饰蛋白质的抗体，提示肝损伤可能和以修饰蛋白质为抗原的免疫反应有关（图 20.16）。因此，有氟烷肝炎的患者通常有先前暴露于氟烷或其他挥发性麻醉药的历史，而且有提示免疫反应的症状，如发热、皮疹，关节痛和嗜酸性粒细胞增多[75]。现阶段认为三氟乙酰基-蛋白质加合物在敏感个体诱导细胞毒性 T 细胞反应导致肝损伤[76]。然而，尚缺乏氟烷肝炎肝损害是由免疫反应介导的确切证据。

儿童接受氟烷麻醉后也可能出现肝毒性和大面积肝坏死发生。然而，两项大型回顾性研究表明，氟烷肝炎的临床症状在儿科患者中比在成人患者中更为少见（1/200 000 ～ 1/80 000）[108-110]。氟烷在成人和儿童中代谢程度相似。儿童自出生起就具有免疫能力。儿科患者的氟烷肝炎同样和多次麻醉暴露史有关，提示其机制可能与成人氟烷肝炎相似。为什么氟烷肝炎的发病率在成人中更为常见还尚未明确。

其他挥发性麻醉药如恩氟烷、异氟烷和地氟烷同样和爆发性肝坏死有关[92, 111-115]，但是和氟烷相比，给予这些新型挥发性麻醉药后，潜在致命毒性的发生相对非常少见。应用恩氟烷、异氟烷和地氟烷后发生严重肝炎的机制可能和氟烷一样，因为这些药物都被氧化代谢成高活性中间代谢产物，共价修饰肝蛋白（图 20.15）。应用氟烷时，个案研究通常揭示患者之前有过挥发性麻醉药暴露史并且能够检测到肝修饰蛋白质抗体。极为

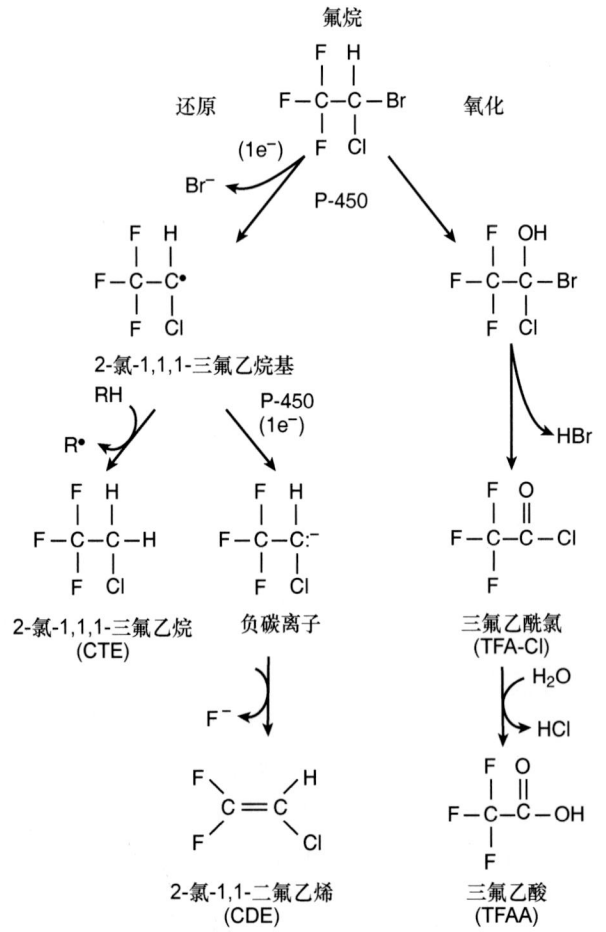

图 20.14 氟烷的氧化和还原代谢反应。图示为由肝 CYP2E1 催化氟烷代谢反应的主要产物。正常情况下，24% 氟烷进行氧化代谢反应，1% 氟烷进行还原代谢反应

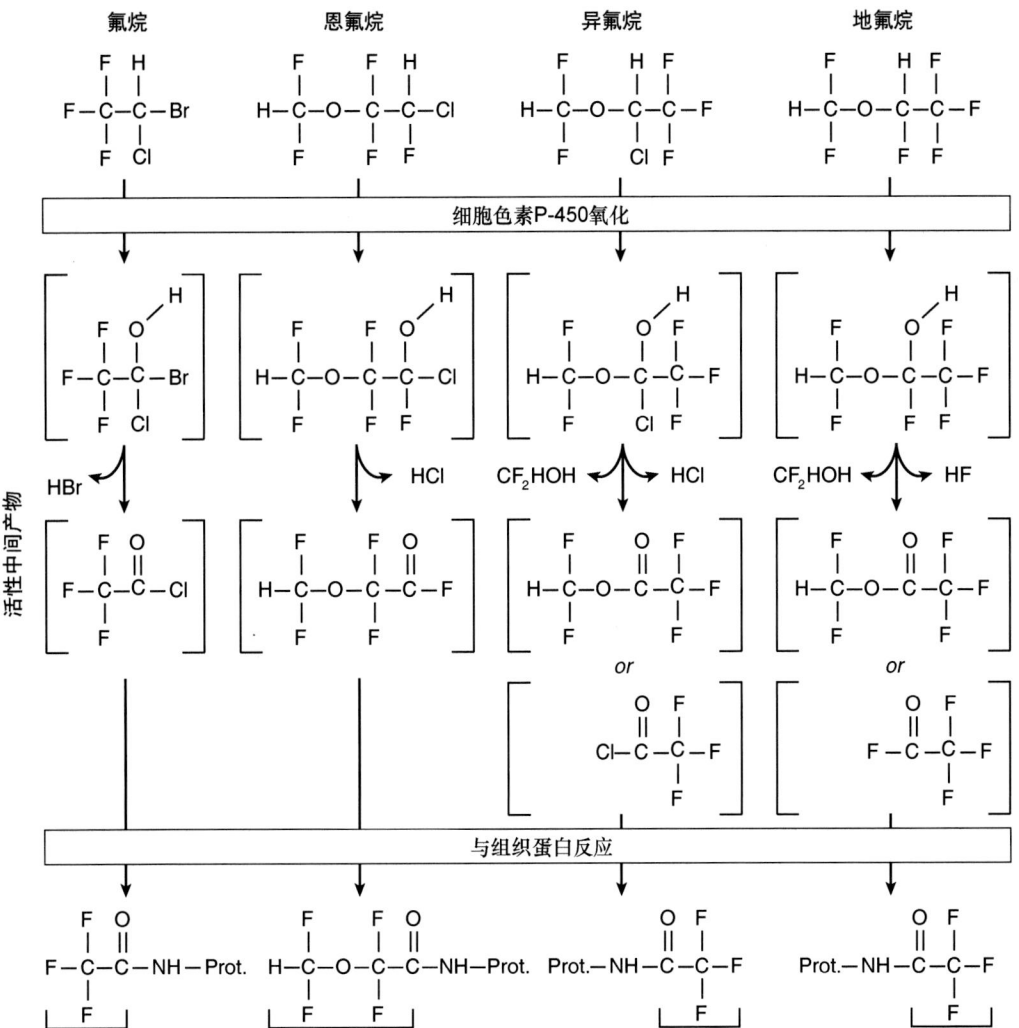

图 20.15　吸入麻醉药代谢为活性中间产物的可能途径。CYP2E1 催化氟烷、恩氟烷、异氟烷和地氟烷氧化代谢为不同的活性中间产物。活性中间产物可与肝细胞蛋白质结合形成加合物。氟烷、异氟烷和地氟烷的三氟乙酰蛋白质加合物具有相同的结构，而恩氟烷的蛋白质加合物只在免疫学上相似

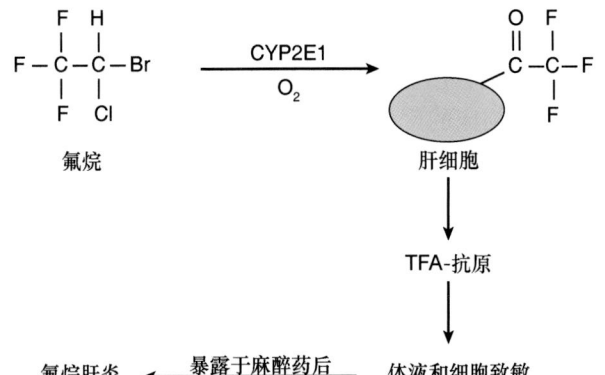

图 20.16　暴露于吸入麻醉药后出现免疫反应的途径。氟烷代谢为活性三氟乙酰化中间代谢物，并与肝细胞蛋白质形成酰胺键。暴露于麻醉药后变化的蛋白质触发了免疫反应，引起肝细胞损伤和坏死。当暴露于其他卤代药物，该药物代谢为相似的氟化乙酰中间代谢物，从而可能发生相似的过程。TFA，三氟乙酸（Modified from Njoku D, Laster MJ, Gong DH, et al. Biotransformation of halothane, endflurane, isoflurane and desflurane to trifluoroacetylated liver proteins: association between protein acylation and liver injury. Anesth Analg. 1997；84：173-178.）

少见的应用现代挥发性麻醉药后肝炎的发生可能是由于它们较低程度的进行氧化代谢和随后的免疫易感性。事实上，随着甲氧氟烷的推出，很快就有许多肝炎的报道，甲氧氟烷也是高代谢药物，产生高反应性酸性中间代谢产物[77, 116]。和其他挥发性麻醉药不同，七氟烷是在氟甲氧基 C-H 键进行氧化反应，形成六氟异丙醇和无机 F⁻（表 20.3，图 20.17）[117-118]。六氟异丙醇相对稳定，并且七氟烷麻醉后未形成肝修饰蛋白质。七氟烷麻醉后出现肝炎和猝死的个案也有报道，但是没有证据表明这和免疫介导机制有关[96]。

肾生物转化

　　肾是接受高血流量的器官。肾生理活动包括肾小球的水溶性代谢物滤过，水和必要代谢物的再吸收，代谢废物分泌至尿液和调节激素作用包括血管张力（肾素）和水平衡（醛固酮）。肾可以清除吸入麻

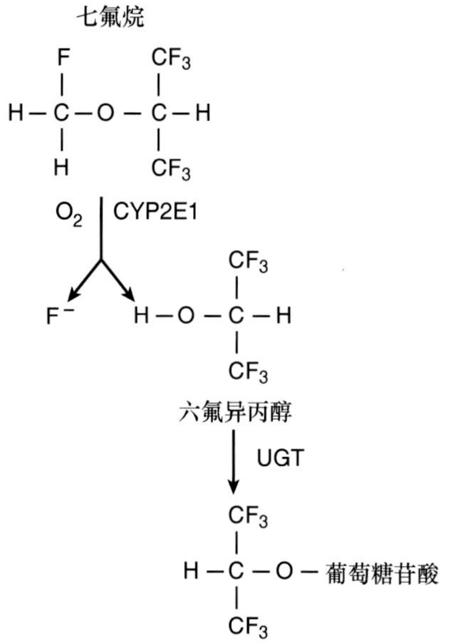

七氟烷

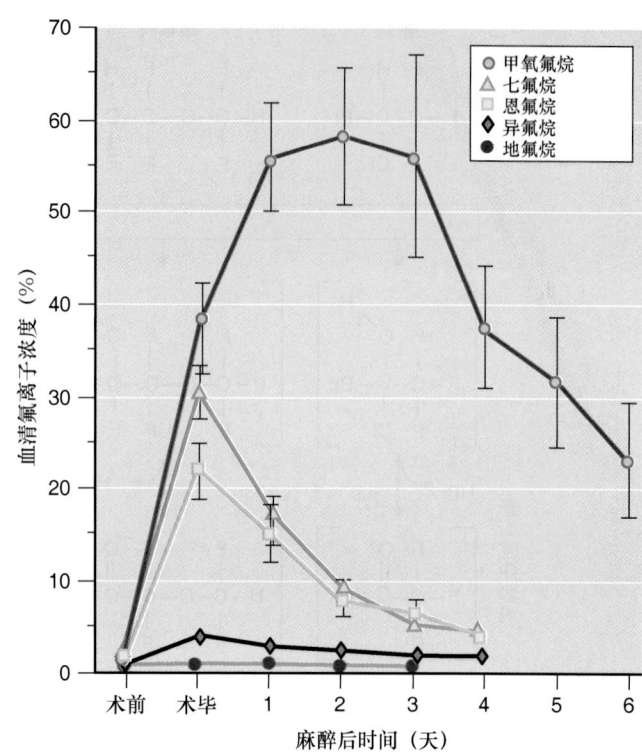

图 20.17　七氟烷代谢氧化。CYP2E1 催化 1 相反应七氟烷脱氟作用形成六氟异丙醇。尿苷 5′- 二磷酸葡萄糖醛酸转移酶（UGT）催化 2 相反应葡萄苷醛酸化

醉药生物转化产生的大多数水溶性代谢物。肾同样含有能够催化 1 相反应和 2 相反应的 CYP 酶，包括 CYP2E1，因此肾也是吸入麻醉药代谢的场所。与肝相似，肾实质内不同的 CYP 也能被外源性物质诱导或抑制[119-122]。

氟化物相关肾毒性

第一种现代卤代醚麻醉药，甲氧氟烷在 1959 年问世。甲氧氟烷可引起多尿性肾功能不全，已经不在临床中应用[123]。甲氧氟烷的肾毒性归因于其代谢过程中释放的无机氟离子（F^-）。大量研究为氟化挥发性麻醉药的潜在肾毒性机制提供了重要见解，影响着后续卤代麻醉药的发展。

吸收的甲氧氟烷进行了广泛的生物转化[67]，包括细胞色素催化氧化，释放出无机氟离子（F^-）进入血液。动物研究为甲氧氟烷的肾毒性提供了直接证据，包括甲氧氟烷应用剂量和肾损伤之间有着密切关系[124]，诱导 CYP 酶增加肾毒性增加[125-126]，抑制甲氧氟烷代谢肾毒性降低[84, 127]。临床数据进一步提示了肾毒性的严重性及死亡率和麻醉后血浆中高浓度氟有关[128-129]。当患者血清中无机氟水平低于 50 μM 则没有证据表明存在肾损伤，而患者应用甲氧氟烷后血清 F^- 大于 50 μM 有很大比例存在肾功能不全和死亡率增加[79, 130]。另外，与接受其他肾毒性不相关的卤代挥发性麻醉药的患者相比，接受甲氧氟烷后患者血清 F^- 浓度明显升高（图 20.18）。在甲氧氟烷代谢期间释放的无机氟离子可能会引起肾损伤，血浆 F^- 的肾毒性阈值大约为 50 μM。也观察到甲氧氟烷暴露后

图 20.18　甲氧氟烷麻醉前后血清无机氟化物（F^-）的暴露远远大于应用其他麻醉药物。点标记代表来自很多受试者的血清 F^- 测量值（均数 ± 标准差）。甲氧氟烷麻醉 2～3 MAC-hour，在停止给药时和停止给药之后 F^- 浓度上升，麻醉后第二天和第三天峰值水平超过 60 μmol/L，然后缓慢下降，在超过 1 周的时间仍然保持升高。七氟烷麻醉（3.7 MAC-hour）产生早期 F^- 峰值浓度平均为 31 μmol/L，3～4 天后下降。恩氟烷麻醉（2.7 MAC-hour）引起早期平均峰值浓度为 22 μmol/L，3～4 天后下降。异氟烷和地氟烷引起微弱的可以忽略不计的血清 F^- 浓度上升。只有甲氧氟烷与氟化物相关肾毒性有关。MAC，最低肺泡浓度（无体动）

患者肾损伤程度存在个体化差异。遗传异质性、药物相互作用和先前存在肾病可能导致这些差异。

自从甲氧氟烷问世，对所有具有前景的卤代麻醉药物的脱氟程度和随之产生的血清 F^- 浓度都进行了实验室和临床的广泛检测。然而，介于新药物的应用经验，特别是七氟烷引起了学者重新审视传统氟诱导肾毒性假说。七氟烷最初在 20 世纪 70 年代合成，但由于其相对较大的脱氟率（2%～5%），推迟了其进入临床应用。1990 年在日本最初被广泛应用。随后的临床研究证明，应用七氟烷后并未出现有临床意义的肾毒性，即使当血 F^- 浓度峰值大于 50 μM 时也是如此[117]。接受 2～3 MAC-hours 七氟烷麻醉后，典型的氟峰值浓度是 20～30 μM，而异氟烷和地氟烷则小于 5 μM（图 20.18）。恩氟烷代谢也常导致血 F^- 峰值浓度大于 20 μM。恩氟烷和地氟烷代谢程度最小，产生较低的血浆氟浓度。然而，这些麻醉药在临床上都没有明显的肾毒性，这表明只有甲氧氟烷具有损伤肾功能的能力。甲氧氟烷和目前应用的挥发性麻醉药

的不同点之一是其具有极高的脂溶性和极长的组织内残留时间。这导致血液中 F⁻ 浓度持续处于高位（图 20.18），表明 F⁻ 暴露时长是一个关键风险因素。然而记录表明，在异氟烷麻醉的几天内，出现血浆氟化物浓度持续中等升高（25 ~ 38 μM），却未对肾产生不良影响[131-132]。

因此，无论是血浆氟化物浓度的峰值水平还是高浓度血浆氟化物持续时间均不能完全解释卤代麻醉药的肾毒性作用。无机 F⁻ 的浓度与无机 F⁻ 暴露时间的乘积是否代表关键风险因素也尚未明确。然而，甲氧氟烷很大程度在肾实质内代谢，产生肾内高无机氟化物浓度（可能远远高于血液中的检测值），这被认为是引起肾损伤的原因[78, 80]。因此，与甲氧氟烷相比，现代挥发性麻醉药无肾毒性可能是源于下列因素：①组织溶解度较低，尤其是在肾（表 20.2），从而肾内氟化产物含量低；②整体生物转化率低；③自体内更快速地呼吸清除。

麻醉药在二氧化碳吸收剂中的降解

七氟烷、复合物 A 和肾毒性

卤代麻醉药可以与含有诸如氢氧化钠（NaOH）和氢氧化钾（KOH）强碱性物质的 CO_2 吸收剂反应而发生化学分解，这些强碱性物质存在于碱石灰和巴拉林中[133]。强碱从七氟烷异丙基中夺取一个质子，主要形成卤代烯烃氟甲基 -2-2- 二氟 -1-（三氟甲基）乙烯基醚，称为复合物 A（图 20.19）。复合物 A 是挥发性的，可通过肺泡气体交换被人体吸收。暴露于复合物 A 可使实验室动物出现肾毒性，引起近端肾小管坏死，如果暴露得足够充分，导致实验动物死亡。累积暴露于复合物 A 超过 150/1 000 000（ppm）-hour（例如 50 ppm 吸入 3 h）可观察到大鼠肾损伤[134-135]。暴露于 200 ppm-hour 复合物 A 可引起大鼠肾中度但可逆的组织病理学损伤伴有血尿素氮（blood and urea nitrogen，BUN）、肌酐和其他肾损伤指标升高。暴露于复合物 A 超过 1000 ppm-hour 是大鼠的半数致死量。

接受七氟烷麻醉的患者通常暴露于重复呼吸回路里的复合物 A 中，吸入的复合物 A 浓度取决于新鲜气体流量和所用 CO_2 吸收剂的类型。新鲜气体流量 1 L/min 时，复合物 A 的最大浓度接近于应用碱石灰 20 ppm 和应用巴拉林 30 ppm[136]。较高新鲜气流量使复合物 A 在呼吸回路中较少蓄积。然而，在人体，暴露于复合物 A 与出现具有临床意义肾毒性并不相关。目前尚未确定能引起亚临床肾损伤的复合物 A 暴露阈

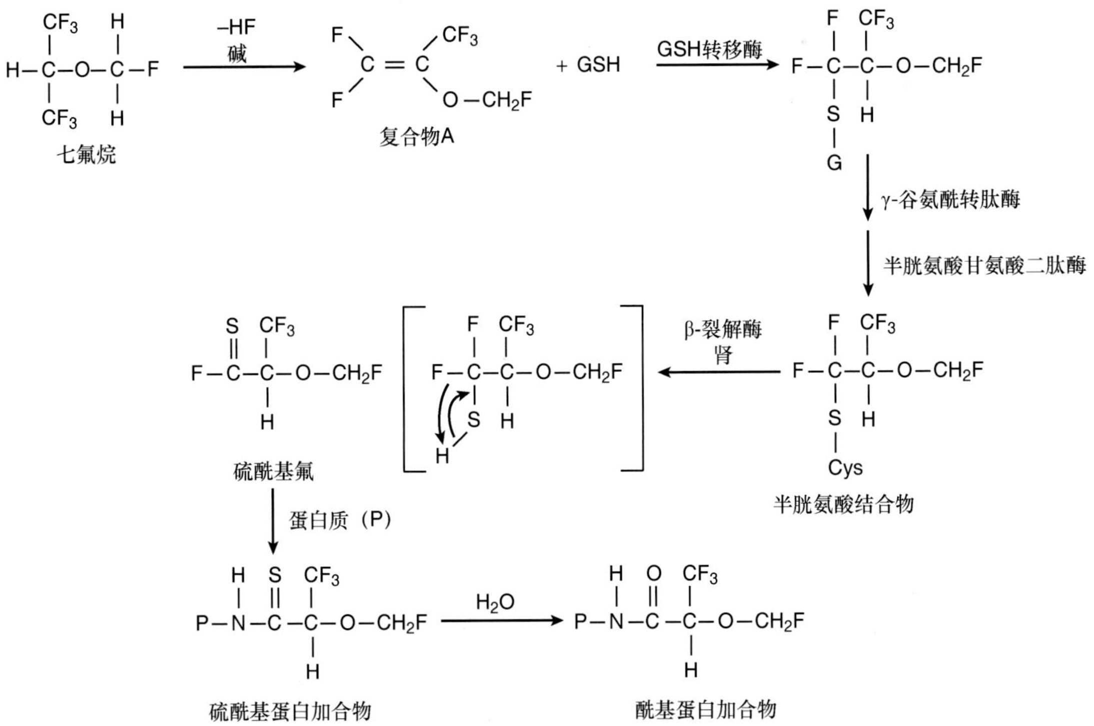

图 20.19　在啮齿类动物中复合物 A 介导肾损伤作用的可能途径。当一些 CO_2 吸收剂中存在强碱时，七氟烷降解为复合物 A。复合物 A 本身没有肾毒性，但在肝内与谷胱甘肽形成谷胱甘肽 S- 结合物。在肾，经过其他代谢步骤生成 S- 半胱氨酸复合物 A- 结合物，并在 β - 裂解酶的作用下生成有活性的硫酰基氟，硫酰基氟被认为会损伤对保持肾功能起必要作用的蛋白质。人类肾 β 裂解酶活性很低，这可能也是人类患者少有肾毒性报道的原因。CO_2，二氧化碳；GSH，谷胱甘肽；HF，氢氟酸（Adapted from Martin JL, Kandel L, Laster MJ, et al. Studies of the mechanism of nephrotoxicity of compound A in rats. J Anesth. 1997；11：32-37.）

值水平。很多研究表明，正常受试者或患者暴露于复合物 A 超过 200 ppm-hour 后，临床肾功能检测指标（BUN、肌酐、尿蛋白或尿糖和尿液浓缩能力）和早期肾功能损害实验室检测指标（N- 乙酰 - β - 氨基葡糖苷酶、丙氨酸氨基肽酶、γ -GTP 和 β₂ 微球蛋白）均未见变化[81, 86, 137-139]。Kharasch 等[140]对比低流量七氟烷和低流量异氟烷麻醉用于肾功能不全稳定期患者，结果发现术后肾功能检查未见明显差异。其他研究发现，在低新鲜气流量下延长七氟烷麻醉时程后，患者 BUN 和肌酐值正常但其他肾功能检测指标数值出现短暂的可逆性异常（在其中一项研究中复合物 A 暴露 > 330 ppm-hour）[141-144]。

与人类出现明显的良性结果相比，大鼠肾毒性的证据表明，七氟烷代谢的机制和毒性在不同种属之间是不同的。复合物 A 肾毒性作用在人和大鼠之间存在区别可能原因是接受复合物 A 剂量不同、代谢毒性方面种属差异和近端小管细胞对复合物 A 细胞毒性的敏感程度不同[71]。更加深入的研究表明，在大鼠中，复合物 A 经 S- 结合物结合至半胱氨酸，生成的半胱氨酸结合物经肾 β 裂解酶代谢形成活性硫酰基氟，活性硫酰基氟介导蛋白质酰化从而导致肾毒性作用[133, 145]（图 20.19）。人类肾 β 裂解酶活性远低于大鼠肾，是解释复合物 A 在两个物种之间毒性差异的原因之一。实验室研究应用氨基氧酯酸（aminooxy-acetic acid，AOAA）抑制 β - 裂解酶是否能够保护大鼠避免复合物 A 肾毒性，得到的实验结果并不相同[146-147]。关于复合物 A 毒性的替代机制已经被提出，包括经 CYP3A 同工酶催化后活性亚砜的形成[148]，同样，该物质在大鼠肾中比在人类肾中的活性要高。

虽然复合物 A 在实验动物中具有潜在的肾毒性机制还未明确，但可以确定的是，七氟烷在人类临床数据中缺乏显著临床意义的肾毒性。谨慎选择新鲜气流量、蒸发罐输出设置、CO₂ 吸收剂成分可限制复合物 A 暴露。应用 2 L/min 新鲜气流量对绝大多数患者来说，复合物 A 暴露将低于最保守的肾毒性阈值。虽然临床研究表明，对已经存在肾功能不全的患者，七氟烷似乎是最安全的药物，该药物也应按照批准的包装上标注的指导说明使用。

与七氟烷、氟烷在现有的 CO₂ 吸收剂中降解形成活性中间产物相似，溴氯二氟乙烯（bromochloro-difluoroethylene，BCDFE）[133]，也是被研究可能具有肾毒性的物质。Eager 等[149]发现，和复合物 A 相比，BCDFE 在呼吸回路中的蓄积量是复合物 A 的 1/40 ～ 1/20，活性是复合物 A 的 1/4，因此，BCDFE 肾毒性的风险是可以忽略不计的。

一氧化碳和热量

当干燥的 CO₂ 吸收剂中存在强碱时（水分含量小于 5%），一些卤化的挥发性麻醉药降解，形成 CO、三氟甲烷（CF₃H）和氟化氢（HF）[133]。决定 CO 产生量的因素包括 CO₂ 吸收剂的化学组成 [KOH > NaOH >> Ba（OH）₂,Ca（OH）₂]，吸收剂干燥程度，挥发性麻醉药浓度和它的化学结构[150]。巴拉林含有 4.6%KOH，而碱石灰含有 2.5%KOH 和 1.5%NaOH 且和卤代麻醉药反应并不强烈。相对弱碱 Ba（OH）₂，Ca（OH）₂是 CO₂ 吸收剂的主要成分，并且不催化 CO 生成（表 20.4）[136, 151]。含有二氟甲基基团（二氟甲基乙基醚）的麻醉药最易发生生成 CO 的降解反应，并且 CO 的产生量和呼吸回路中麻醉药的浓度相关（地氟烷 > 恩氟烷 > 异氟烷）[152]（图 20.20）。七氟烷、甲氧氟烷和氟烷也在强碱环境下降解，但不生成 CO。CO 的生成需要几乎彻底干燥的 CO₂ 吸收剂（如吸收剂去湿），通常在应用高流量呼吸回路 1 ～ 2 天后发生。碱石灰含有占重量 15% 的水分，巴拉林含有占重量 13% 的水分（表 20.4）。当碱石灰或巴拉林的水含量分别低于 1.4% 和 5% 时，会观察到 CO 产生[153]。高环境温度也会加速 CO₂ 吸收剂的干燥，可能增加生成 CO 反应的速率。和复合物 A 一样，CO 在呼吸回

表 20.4 碱性化学成分的组成和二氧化碳吸收剂中水含量						
CO₂ 吸收剂	Ca(OH)₂ (%)	Ba(OH)₂ (%)	KOH (%)	NaOH (%)	LiOH (%)	H₂O (%)
巴拉林 *	70	10	4.6	—	—	14
Soda lime I	80		2.6	1.3		15
Sodasorb	90		0.0005	3.8		16
Drägersorb 800 plus	82		0.003	2.0		16
Sodalime II/ Medisorb	81		0.003	2.6		16
Spherasorb	84.5	—	0.003	1.5		14
Amsorb	83.2			—		14.4
LofloSorb	84			—		16
Superia	79.5			—		17.5
氢氧化锂	—			—	99	1

* 巴拉林于 2004 年撤出市场
不同吸收剂也会含有其他成分，如聚乙烯吡咯烷、氯化钙、硫酸钙、氯化镁和铝硅酸盐
Data from Keijzer C，Perez RS，de Lange JJ. Compound A and carbon monoxide production from sevoflurane and seven different types of carbon dioxide absorbent in a patient model. Acta Anaesthesiol Scand. 2007；51：31-37, and Kharasch ED，Powers KM，Artru AA. Comparison of Amsorb, sodalime, and Baralyme degradation of volatile anesthetics and formation of carbon monoxide and compound A in swine in vivo. Anesthesiology. 2002；96：173-182.

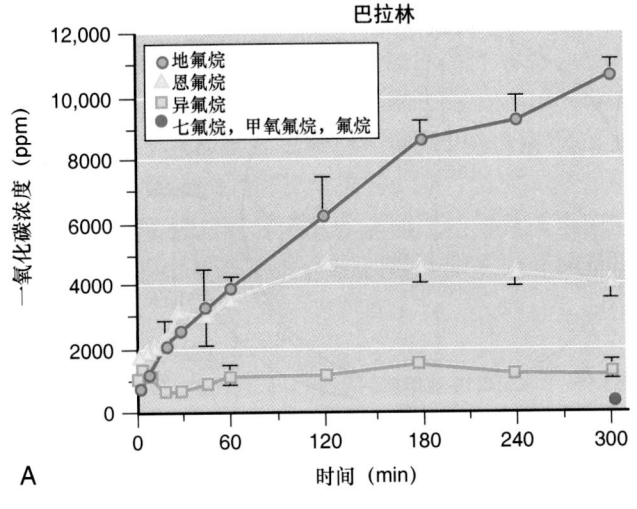

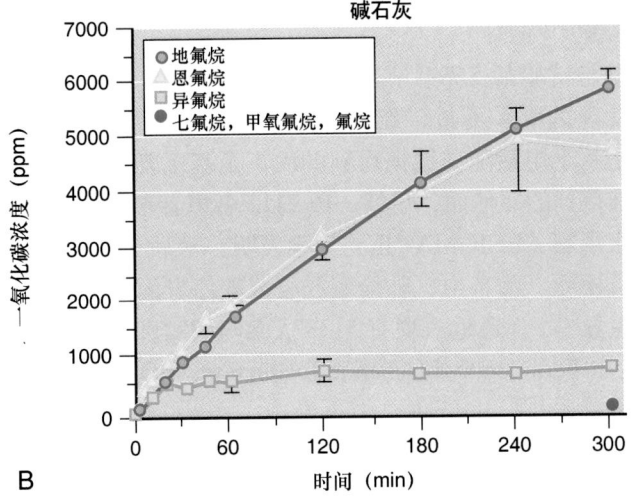

图 20.20　吸入麻醉药降解和 CO 生成。点代表在相同新鲜气流量和干燥 CO_2 吸收剂下，应用相同的麻醉药剂量（$1.5 \times MAC$）三种测量的均数 ± 标准差。（A）应用巴拉林时麻醉药降解和 CO 生成。（B）应用碱石灰时麻醉药降解和 CO 生成。麻醉药降解和 CO 生成是应用含有二氟甲基基团（地氟烷、恩氟烷和异氟烷）的麻醉药，而不是氟烷或那些含有单氟甲基基团的麻醉药如七氟烷和甲氧氟烷。CO，一氧化碳，MAC，最低肺泡有效浓度（Adapted from Baxter PJ, Garton K, Kharasch ED. Mechanistic aspects of carbon monoxide formation from volatile anesthetics. Anesthesiology. 1998；89：929-941.）

路中的积累与新鲜气流量成反比。

麻醉药在呼吸回路中的降解导致临床麻醉中 CO 中毒[154-155]。CO 与血红蛋白的亲和力比氧气与血红蛋白的亲和力高 250 倍；因此，碳化血红蛋白的形成降低了血液携氧能力和组织氧摄取，并且很难逆转。CO 中毒的有害作用和临床表现已被熟知；然而，在全身麻醉期间，患者暴露于 CO 的迹象被掩盖，很难检测出低氧血症，因为大多数脉搏氧饱和度仪不能区别碳化血红蛋白和氧合血红蛋白。

挥发性麻醉药被 CO_2 吸收剂中的碱降解是放热反应，因此产生热量。七氟烷与干燥的 CO_2 吸收剂一起

使用时产生的热量最大。吸收剂罐和麻醉药回路可能会达到很高的温度，可能引起爆炸或火灾，或者两者皆有[156-157]。

目前减小麻醉药降解为 CO 并产热的推荐方法包括使用避免 CO_2 吸收剂干燥的通气方法和使用含有较少 KOH 和 NaOH 的吸收剂。新型 CO_2 吸收剂（表 20.4）几乎不含强碱，在不考虑水合的情况下，不能降解挥发性麻醉药[136, 158-159]。应用新型 CO_2 吸收剂同样能减少七氟烷麻醉期间复合物 A 的产生[160-162]。

氧化亚氮、维生素 B_{12} 和同型半胱氨酸

N_2O 是唯一能够通过氧化钴（Ⅰ）配体而不可逆地抑制钴胺素（维生素 B_{12}）的麻醉药。钴胺素由肠道内细菌产生或摄取，它与 5- 甲基四氢叶酸盐一起是甲硫氨酸合酶活性的重要辅因子（图 20.21）。甲硫氨酸合酶催化同型半胱氨酸甲基化为甲硫氨酸，同时去甲基化 5- 甲氧四氢叶酸为四氢叶酸。甲硫氨酸转换为 S- 腺苷甲硫氨酸是 DNA、RNA、髓鞘和儿茶酚胺合成生化反应途径中甲基化过程的主要底物[163]。慢性维生素 B_{12} 缺乏（如恶性贫血）导致血液和神经系统功能障碍。长期暴露于 N_2O，典型的情况是为了愉悦而频繁吸入 N_2O 的人群，也会引起巨幼红细胞性贫血、脊髓病（亚急性联合变性）、神经病和肝性脑病，有时呈现为精神病[164-167]。在英国，N_2O 是第八大最常用于获得快感的药物[168]。增加 N_2O 毒性易感性的风险因素包括恶性贫血或其他消化吸收不良综合征、极端年龄、酗酒、营养不良、严格素食饮食和先天性钴胺素缺乏或四氢叶酸代谢障碍[164]。叶酸代谢抑制剂如氨甲蝶呤可能增加 N_2O 毒性易感性[169]。

对于接受常规手术的健康患者，骨髓中的巨幼细胞改变是罕见的，即使只出现在长时间（大于 12 h）N_2O 暴露后。在脊柱手术中暴露于 N_2O 长达 8 小时的健康儿童患者未出现巨幼细胞性贫血的证据[170]。然而，在重症患者或早期发现存在高风险因素的患者，更短（或重复）暴露于 N_2O 可能导致明显的亚急性病理状态。短期暴露于 N_2O（$2 \sim 6$ h）后可能出现巨幼细胞性骨髓改变[171]。维生素 B_{12} 缺乏或甲硫氨酸合酶活性降低能够引起亚急性脊髓病变和神经病变[172-175]。Selzer 等公布了一个病例表明先天代谢功能的重要性[176]。在该病例中，一个 4 月龄患儿在接受 N_2O 麻醉几周后出现不可逆并最终导致致命的癫痫症。尸检发现广泛脑萎缩和脱髓鞘，生化研究表明甲基四氢叶酸还原酶（methyltetrahydrofolate reductase，MTHFR）活性降低，最终可以追溯到编码 MTHFR 基

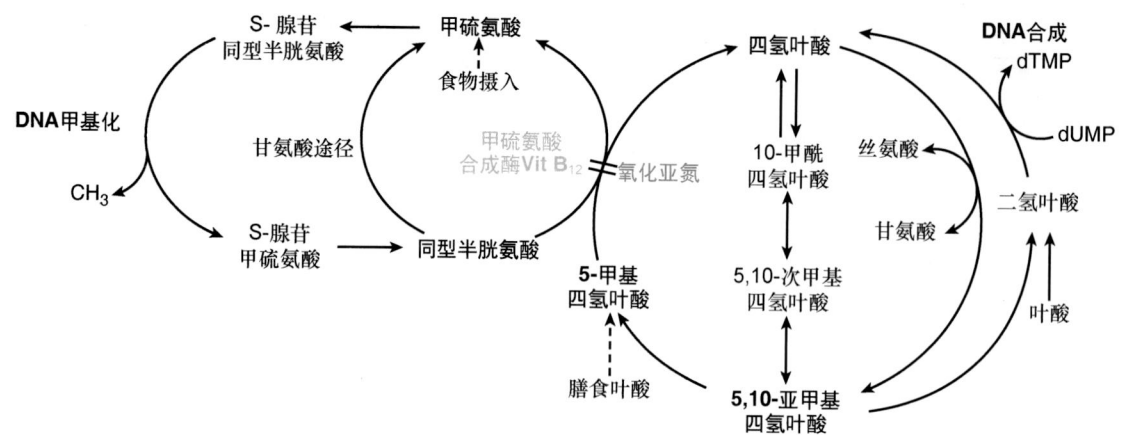

图 20.21　甲硫氨酸合酶对氧化亚氮的抑制。图示为甲基化生化反应循环。甲硫氨酸合酶（红色）催化同型半胱氨酸以 5- 甲基四氢叶酸作为甲基供体进行甲基化反应，生成甲硫氨酸和四氢叶酸（THF）。维生素 B12 和叶酸都是甲硫氨酸合酶的必需辅因子。氧化亚氮（蓝色）通过氧化钴胺素（维生素 B12）中的钴抑制甲硫氨酸合酶。甲基转移途径在蛋白质和 DNA 的合成中非常重要。dTMP，脱氧胸苷；dUMP，2- 脱氧尿苷酸 -5- 单磷酸盐

因发生多个突变。

另一个甲硫氨酸合成酶活性降低的后果是出现底物，即同型半胱氨酸积累（图 20.21）。由于严重的先天性甲硫氨酸合成酶活性缺乏引起的高胱氨酸尿症伴有血同型半胱氨酸水平极度升高，造成早期冠状动脉和脑动脉硬化以及过早死亡[177]。这些观察到的现象引出了"同型半胱氨酸假说"，即认为同型半胱氨酸激发了炎症和动脉粥样硬化，是血管疾病发病和死亡的关键可调节因素。尽管同型半胱氨酸水平升高是心脑血管疾病发生的独立危险因素[178-179]，但一些大型前瞻性研究发现，同型半胱氨酸水平与动脉粥样硬化血栓形成性疾病之间关联不大[170]。此外，通过饮食调理和维生素补充来降低同型半胱氨酸水平的研究表明，某些体现血管风险的指标能够得到改善，但并不能降低心肌梗死和动脉硬化脑卒中的概率[180-181]。因此，这似乎说明，同型半胱氨酸水平慢性中度升高对心血管疾病的预后影响不大，或者可能只与有限的患者人群相关。

在 N2O 麻醉期间快速升高的同型半胱氨酸水平是否能够影响手术麻醉后心脑血管疾病的发生？Badner 等[182]公布，在颈动脉内膜切除术患者中，N2O 明显升高同型半胱氨酸水平并且增加心肌风险。在一项超过 2000 名患者参加的"对麻醉混合气体中氧化亚氮的评估"（the Evaluation of Nitrous Oxide in a Gas Mixture for Anaesthesia，ENIGMA）的临床观察发现，麻醉期间避免使用 N2O 并增加吸入氧浓度同时发生，能够降低大手术术后一系列并发症的发生率，但并未发现死亡、心肌梗死、脑卒中的减少或缩短住院时间[183]。对参加 ENIGMA 临床观察的患者进行随访发现，N2O 暴露超过 2 h 的患者发生心肌梗死的风险增加［OR 值 1.6；95% 置信区间（1.01，2.5）］，直至

参与试验后 5.7 年[184]。在死亡率或脑卒中率方面未发现区别。不过，在 EINGMA 中，心肌梗死的诊断是基于电话随访数据得到的而不是基于既定的诊断标准得到的。然而，后续一项 7112 名患者参与的随机临床观察（ENIGMA- Ⅱ）实验表明，术后 30 天内在心肌梗死、脑卒中、肺栓塞或心搏骤停方面的风险并无差异[185]。最近一项有 5133 人参与的"围术期缺血评估（Perioperative Ischemic Evaluation，POISE）"的临床试验[186]事后研究中也发现，在约 1500 名接受过 N2O 治疗的患者中，死亡率、心肌梗死率、脑卒中率没有增加。

有这样的说法，认为 N2O 的使用会导致自基线水平升高的高同型半胱氨酸患者出现心肌梗死[187]。吸入 N2O 后同型半胱氨酸升高是评估甲硫氨酸合成酶敏感性和与 N2O 抑制有关的生化途径有价值的标志物。Nagele 等[188]研究了少数 MTHER 编码基因出现常见突变并接受外科手术的患者时发现，那些具有 667C → T 和 1298A → C 突变的患者在暴露 N2O 至少 2 h 后会出现同型半胱氨酸异常升高的风险。然而，具有与甲硫氨酸合成酶还原酶活性降低有关的普通基因变异（66A → G）的患者，接受 N2O 麻醉后，不会出现同型半管氨酸水平异常升高[189]。术前输注维生素 B12 和叶酸不能预防 N2O 麻醉后出现的正常同型半胱氨酸升高[190]

N2O 在 19 世纪早期开始作为麻醉药使用，但其继续存在的价值已经被部分人质疑。他们认为其已知和潜在的毒性已经超过了其快速起效和消除以及麻醉期间心血管系统相对稳定的优点[191-192]。目前得到的数据表明，在绝大多数的患者中，N2O 并没有改变发生心血管疾病的风险。笔者建议应严谨地筛选患者，以确定少数极可能出现 N2O 毒性的患者，从而避免在

这些患者中应用 N_2O。

吸入麻醉药与神经毒性

关于吸入麻醉药潜在神经毒性的全面描述见第 78 章。

全身麻醉药产生可逆性丧失意识的能力使数百万的患者受益，并且促进了医疗服务取得巨大的进步。虽然吸入麻醉药是一线麻醉用药并且仍然在绝大多数病例中应用，但是越来越多的证据表明，吸入麻醉药和其他全身麻醉药对极端年龄患者可能产生长期的神经毒性作用[193-194]（见第 78 章）。最令人担忧的是，全身麻醉药对处于大脑快速发育时期的低龄患者的影响。Jevtovic-Tetrodovic 等[195] 在一项研究中发现，7 天龄大鼠在接受咪达唑仑、异氟烷和 N_2O 后，脑组织出现大范围神经元死亡（凋亡），并且出现长期（达 4.5 个月）与学习和记忆相关的神经生理变化，以及在空间学习测试中表现出的能力缺陷。包括非人类灵长类动物在内的其他动物研究表明，在大脑发育早期的敏感时期，暴露于大多数全身麻醉药与加速神经元凋亡和神经元变性有关[196-200]。对新生的灵长类动物研究表明，暴露在麻醉药下 3 h 就会导致神经细胞凋亡和神经认知问题[199, 199, 201]。另有研究表明，低浓度不会引起凋亡的全身麻醉药可能抑制正常的突触形成并损害发育中的神经元网络[202]。神经发育毒性的可能机制被推测是与介导全身麻醉药起效的相同离子通道有关。全身麻醉药起效部分与拮抗 N- 甲基 -D- 天冬氨酸（N-methyl-D-aspartate，NMDA）受体和增强 $GABA_A$ 受体信号转导有关，具有其中一种作用或两者皆有的药物则会损伤发育中的大脑[194, 203, 204]。

基于临床前期的研究表明，麻醉药暴露会持续损伤神经发育，美国食品和药物管理局（the US Food and Drug Administration，FDA）发布了一项安全公告，指出 3 岁以下儿童反复或长时间接触全身麻醉药和镇静药可能会损害儿童的大脑发育（http://www.fda.gov/drugs/drugsafety/ucm532356.htm）。然而，新出现的临床数据表明，暴露于全身麻醉的外科手术与神经发育结果之间并没有或只有非常少的联系[205-208]。小儿麻醉神经发育评估（the Pediatric Anesthesia Neuro Development Assessment，PANDA）试验比较了一组 3 岁以前接受全身麻醉疝修补手术的孩子和他们的兄弟姐妹[209]。神经心理学结果显示，两组之间没有差异。一项随机临床研究，"全身麻醉与脊椎麻醉（the General Anesthesia Compared to Spinal Anesthesia，GAS）"的临床试验，比较清醒-脊椎麻醉和吸入全身

麻醉下行疝修补术的婴儿。2 岁时两组的认知评分相等[210]，5 岁时的主要结果尚未报告。相关的临床研究正在探索儿童的各种长期结果，增加了临床决策的不确定性。本书其他部分对这个内容进行了全面阐述。（见 "小儿麻醉"，第 78 章）。有关医疗服务提供者和家长在儿童接触麻醉和手术的最新指南请参考 https://sm arttots.org/about/consensus-statement/。对成年人手术和麻醉长期认知影响的全面阐述，见第 84 章。

吸入麻醉药与环境的作用

工作场所以及户外环境中的麻醉气体有潜在危害。美国麻醉科医师协会（American Society of Anesthesiologists，ASA）特别小组发布了一份关于环境可持续性麻醉实践的综合文件，包括麻醉气体的选择和减少浪费：https://www.asahq.org/resources/resources-from-asa-committees/environmentalsustainability/greening-the-operating-room[211]。三个潜在的后果已经被关注调查：全球变暖、臭氧损耗和工作场所暴露对健康的影响（表 20.5）[212-216]。

全球变暖

大气从地球表面俘获的热辐射被称为**温室效应**，即政府间气候变化专门委员会[217]认为全球变暖的主要因素。吸入麻醉药被认为是温室效应气体[218-219]。异氟烷、七氟烷和地氟烷，目前应用最为广泛的吸入麻醉药，其在人体内很少代谢，主要通过呼气排出体外。大多数麻醉废气清除系统将废气直接原型排入大气，这使得吸入麻醉药的生态毒理学特性引起重视。全球变暖潜力（global warming potential，GWP）需要考虑大气吸热效率和大气中气体的寿命（通过与自由基进行化学反应、光解和沉积所需的时间）。据报道，卤代麻醉药的 GWP 相当于相同质量 CO_2 的 1230 倍（异氟烷）到 3714 倍（地氟烷）。最近 Ryan 和 Nielsen[214] 提出最常用的挥发性麻醉药可能明显影响全球变暖，最大的效应来自于大气中的七氟烷[214]。

N_2O 的 GWP 大约比相同质量 CO_2 高 300 倍[220-221]。相对于挥发性麻醉药，给予患者的 N_2O 质量更大，并且性质更稳定，大气寿命约为 120 年[222]。大气中的 N_2O 有自然来源如土地、水产生的和人类来源如农业（氮基肥）和化石燃料的燃烧。Sherman 和 Cullen[223] 第一次报道 N_2O 可能促进全球变暖并且估计大约人造 N_2O 中 1% 用于麻醉。在美国 N_2O 的麻醉应用可能占 N_2O 总排放量的 3.0%[219]。虽然 N_2O 的应用在许多国家日益减少，但尚未获得世界范围内医疗应用 N_2O 的

表 20.5　吸入麻醉药在大气中存在时间和对环境的作用

	化合物	存在事件（年）	臭氧消耗潜能值	全球升温潜能值（20 年）	全球升温潜能值（100 年）
CFC-12	CCl_2F_2	100	1	11 000	10 900
二氧化碳	CO_2	5 ～ 200	— §	1	1
氧化亚氮	N_2O	114	0.017[212]	289	298
氟烷	$CF_3CHBrCl$	7[213]	0.36	—	218
异氟烷	$CHF_2OCHClCF_3$	2.6 ～ 3.6[214]	0.01	1230 ～ 1401[214]	350
七氟烷	$CH_2FOCH(CF_3)_2$	1.2 ～ 5.2[214]	0	349 ～ 1980[214]	575
地氟烷	$CHF_2OCHFCF_3$	10[214]	0	3714[214]	—

臭氧消耗潜能值（ozone depleting potential，ODP）相对于等量 CFC-12 排放量对臭氧总量的综合扰动（perturbation）。全球增温潜能（global warming potential，GWP）相对于参考气体（CO_2），来自气体排放的气体蓄积辐射保留等整体的一段时间。除非另有说明，数据是基于政府间气候变化第四次评估报告[215]。
§ CO_2 不和臭氧反应，不能消耗臭氧；然而，CO_2 在对流层产生的温室效应会降低平流层的温度，引起更多的臭氧消耗[216]。氟烷相对于 CFC-12 GWP 的计算值。

数据。

臭氧耗竭

地球大气臭氧层能够吸收有害紫外线 B 光（UVB；波长 280 ～ 315 nm），自 20 世纪 70 年代以来臭氧层已每 10 年减少 4%。增加 UVB 辐射的生物学后果包括皮肤癌、白内障、植物破坏和海洋浮游生物种群减少。卤代挥发性麻醉药和消耗臭氧层的主要物质氯氟烃（chlorofluorocarbons，CFCs）是相似的。卤碳化合物对臭氧的消耗作用取决于分子量、数量和卤素原子类型以及大气寿命[224]。卤代麻醉药的大气寿命非常短（4.0 ～ 21.4 年）[225] 比很多 CFCs（达 100 年）短得多。由于碳氟（C-F）键具有稳定性，氟化具有较长的大气寿命。一个寿命超过 2 年的化学品被认为会大量到达平流层。在平流层化学品暴露在强烈的紫外线辐射下可使碳卤键断裂，生成卤自由基催化破坏臭氧层。含氯麻醉药如氟烷、异氟烷和恩氟烷较仅含有 C-F 键的新型麻醉药如七氟烷和地氟烷可能对臭氧层更具破坏性。碳-氢键是容易受到来自对流层的羟基（OH·）攻击[226]，使它们不容易到达平流层。然而，即使化合物寿命仅有几个月的时间，也可能会导致臭氧层破坏[227]。据估计参与整个平流层臭氧层耗竭的，氟烷占 1%，恩氟烷和异氟烷占 0.02%[225]。

N_2O 是平流层中氮氧化物的主要来源，NO 和 NO_2 单独或两者一起均能破坏臭氧层。因为只有 10% 的 N_2O 转化为 NO_X，其臭氧消耗潜能低于等质量的 CFCs。然而，N_2O 的排放量是人类破坏臭氧层的药物中最大的单种药物排放，预计在本世纪会一直保持如此[212]。当联合应用卤代麻醉药时，使用 N_2O 可以提供更多的环境危害。

如果紧闭回路麻醉被广泛应用，吸入麻醉药对环境的影响可以减少达 80% ～ 90% 如果常规应用低载气流量，麻醉药对环境影响的程度也将更少（彩图 20.13）。在麻醉废气中重新获取麻醉药的技术在减少药物排放方面具有很大潜力，并且对重新获取的药物进行再利用（再蒸馏后）可以减少药物费用[228]。医生培训中有警告，N_2O 的医疗使用明显有助于温室效应和臭氧层消耗，可能会持续下去。当应用 N_2O 没有提供临床优势时要避免应用 N_2O，改用更加环保的药物进行麻醉操作[218]。

暴露于麻醉废气中

医务人员都可能会暴露在手术室内外的麻醉药废气中。长期接触微量吸入麻醉药对健康可能产生的不良影响，多年来一直是医疗服务研究人员关注的问题[229-230]。实验室研究表明，暴露于高浓度 N_2O（≥ 1000 ppm）的实验动物出现生殖异常[231-232]。长期职业性接触麻醉气体造成基因组改变[223]。然而，长期前瞻性研究没有发现对健康的不良影响与配有或不配有清除系统的麻醉药废气间存在因果关系[234]。

所有吸入麻醉药均能跨过胎盘屏障。有报道，慢性暴露于 N_2O 的实验动物胎儿出现畸形[235-236]，致畸性被怀孕的医疗人员尤为关注，但在人类未见此种损害。另外，虽然麻醉药在大脑发育敏感时期有可能造成损伤[238]（见上文，"吸入麻醉药与神经毒性"和第 78 章），但怀孕妇女接受麻醉后，未有对胎儿造成损害的确切证据[237]。目前美国职业安全与健康管理局（Occupational Safety and Health Administration，OSHA）推荐在麻醉实施期间，工作人员不应暴露于浓度大于 2 ppm、时间超过 1 h 的卤代麻醉药中（http://www.osha.gov/dts/osta/anestheticgases/index.html）。OSHA 还推荐工作人员不应暴露于 8 h 时间加权平均浓度大于

25 ppm 的 N_2O 中。在麻醉实施期间，N_2O 的推荐暴露水平为 25 ppm。

医护人员在麻醉后恢复室、重症监护治疗病房和其他患者护理区域中，患者呼出麻醉气体形成潜在的术后暴露也已被认识到。研究表明，在通气较差的麻醉后恢复室出现过量的麻醉药废气[239, 241]，然而，没有研究表明会对健康产生明显不良影响。

氙和其他惰性气体

现代吸入麻醉药比早期吸入麻醉药有了很大进步，N_2O 是应用时间最长，使用范围最广的麻醉药。惰性气体氙在 1951 年被首次引入全身麻醉[242]，后续研究表明，它比任何其他的吸入麻醉药都更加接近理想麻醉药[243, 245]。氙被最常与 N_2O 比较，但是在很多方面优于 N_2O。氙只占大气中很少成分（每 10 亿份中占 50 份），可通过蒸馏液化空气、液化氮气和氧气分离。氙在生物圈中完全没有活性；虽然从空气中蒸馏分离也需要能源并随之产生 CO_2 和其他污染物等副产品，但它只作为吸入麻醉药不造成环境污染[219]。氙无嗅、无味且不可燃，有无限的保质期。在血液（ λ b/g = 0.14）和身体组织中的溶解度比任何其他吸入麻醉药包括 N_2O 都要小。因此，它起效和呼吸清除非常快，在临床条件下当氙替代 N_2O 时苏醒时间快 $2 \sim 3$ 倍[246-248]。氙与 CO_2 吸收剂或紫外线光不发生任何生物转化或反应，甚至与大多数吸入麻醉药相比氙具有理想的药效动力学作用。它产生很小的心血管抑制作用，并且没有致心律失常性[248-251]。和 N_2O 一样，氙具有镇痛活性，能够减少术中阿片类药物的用量[252]。它不引发恶性高热、不产生已知的各种毒性[253]。事实上，在临床前期实验模型中，氙具有心血管保护作用和神经保护作用[243, 245]。心脏手术成人患者[254-256]、肾部分切除患者[257]和心搏骤停昏迷后的幸存者[258-259]参与的临床观察表明，与其他麻醉药相比，氙减少了对升压药的需求，并适当减低了器官损伤的程度。然而，在这些临床环境和其他环境中，氙并不能改善神经认知功能或改善生存率[260-262]。

具有上述优点，为什么氙没有成为常用吸入麻醉药？主要原因是它的成本[263]。气态氙每升超过 15 美元，氙比 N_2O 价格贵超过 100 倍，每名患者接收氙的花费比接受地氟烷或七氟烷这些目前最贵的挥发性麻醉药的花费还要贵得多。氙的 MAC-immobility 是 0.61 atm，即使在严格紧闭回路中，麻醉一名普通患者也需要 10 L 以上的氙。用氙-氧进行紧闭回路的麻醉需要麻醉前长时间的去氮来防治氮气在重复呼吸回路中蓄积[264]。在去氮过程中从 100% 氧气过渡到紧闭回路

中氙-氧麻醉是另一个漫长的过程，因为氙是氧气在患者体内以 $200 \sim 250$ ml/min 的速度代谢时加入到回路的。高流量氙是使这个过程缩短的必需条件。为了让氙成为更可负担的麻醉药，已经开始设计专门的麻醉机来更高效率的输送氙[265]，新型废气排放系统采用低温获取废气，从而从废气中将氙冷凝为液态[266]。将氙进行再蒸馏回到纯净状态，可以相对的实现氙低成本回收。

除了成本，氙还有其他几个缺点。氙的密度（5.9 g/L）比 N_2O（1.5 g/L）或空气（1.0 g/L）的密度都要高，导致气流阻力和呼吸做功增加[267]。因此，对呼吸功能不良的患者可能不是好的选择。和 N_2O 一样，麻醉需要的氙高分压引起含气空间膨胀和血管空气栓塞[268]。与丙泊酚输注和七氟烷吸入相比，氙麻醉恶心呕吐的发生率更高[269-270]。

目前，氙仍然是实验室麻醉药，现在的研究集中在它作为神经保护性药物的潜力和发展减少药物成本技术。调节成本收益平衡，使氙应用到更多的患者中，这取决于临床研究是否最终支持氙的有益功效。在实验模型中，其他惰性气体同样具有与氙相似的神经保护作用，目前也作为潜在临床麻醉药物尚在研究[271]。

参考文献

1. Mapleson WW. *Br J Anaesth*. 1973;45:319.
2. Bovill JG. *Handb Exp Pharmacol*. 2008;182:121.
3. Eger 2nd EI. *Anesth Analg*. 1987;66:971.
4. Eger 2nd EI, Shargel R. *Anesthesiology*. 1963;24:625.
5. Cromwell TH, et al. *Anesthesiology*. 1971;35:401.
6. Yasuda N, et al. *Anesth Analg*. 1989;69:370.
7. Stoelting RK, et al. *Anesthesiology*. 1970;33(5).
8. Dwyer R, et al. *Anesthesiology*. 1992;77:888.
9. Gion H, Saidman LJ. *Anesthesiology*. 1971;35:361.
10. Rampil IJ, et al. *Anesthesiology*. 1991;74:429.
11. Katoh T et al. *Anesth Analg*. 1993;77:1012.
12. Steward A, et al. *Br J Anaesth*. 1973;45:282.
13. Levitt DG. *BMC Anesthesiol*. 2002;2:5.
14. Wissing H, et al. *Br J Anaesth*. 2000;84:443.
15. Kennedy RR, et al. *Anesth Analg*. 2002;95:1616.
16. Munson ES, Eger 2nd EI. *Anesthesiology*. 1970;33:515.
17. Allott PR, et al. *Br J Anaesth*. 1973;45:294.
18. Munson ES, et al. *Anesth Analg*. 1978;57:224.
19. Eger 2nd EI, et al. *Anesth Analg*. 1998;86:1070.
20. Yamamura H, et al. *Anaesthesia*. 1963;18:427.
21. Kennedy RR, Baker AB. *Anaesth Intensive Care*. 2001;29:535.
22. Eger 2nd EI, Severinghaus JW. *Anesthesiology*. 1964;25:620.
23. Stoelting RK, Longnecker DE. *Anesthesiology*. 1972;36:352.
24. Stoelting RK, Eger 2nd EI. *Anesthesiology*. 1969;30:273.
25. Epstein RM, et al. *Anesthesiology*. 1964;25:364.
26. Taheri S, Eger 2nd EI. *Anesth Analg*. 1999;89:774.
27. Hendrickx JF, et al. *Br J Anaesth*. 2006;96:391.
28. Peyton PJ, Horriat M, Robinson GJ, Pierce R, Thompson BR. Magnitude of the second gas effect on arterial sevoflurane partial pressure. *Anesthesiology*. 2008;108:381–387.
29. Korman B, et al. *Anesthesiology*. 2018;129.
30. Barrett EJ, Rattigan S: Diabetes 61:2661
31. Larsen OA, et al. *Acta Physiol Scand*. 1966;66:337.
32. Matsukawa T, et al. *Anesthesiology*. 1995;82:662.
33. Watt SJ, et al. *Anaesthesia*. 1996;51:24.

34. Westenskow DR, et al. *Br J Anaesth*. 1986;58:555.
35. Van Zundert T, et al: Anaesth Intensive Care 38:76
36. Gallagher TM, Black GW. *Anaesthesia*. 1985;40:1073.
37. Carpenter RL, et al. *Anesth Analg*. 1986;65:575.
38. Yasuda N, et al. *Anesthesiology*. 1991;74:489.
39. Hendrickx J, et al. *Eur J Anaesthesiol*. 2016;33:611.
40. Eger EI, Brandstater B. *Anesthesiology*. 1965;26:756.
41. Eger 2nd EI. *Anesth Analg*. 2001;93:947.
42. Hunter T, et al. *Paediatr Anaesth*. 2005;15:750.
43. Baum JA. *Low flow anaesthesia: the theory and practice of low flow, minimal flow and closed system anaesthesia*. 3nd ed. Boston, Mass: Butterworth-Heinemann; 2001.
44. Levy RJ, et al. *Anesth Analg*. 2010;110:747.
45. Severinghaus JW. *J Clin Invest*. 1954;33:1183.
46. Lowe H, Ernst E. *The quantitative practice of anesthesia: use of closed circuit*. Baltimore, MD: Williams & Wilkins; 1981.
47. Lerou JG, et al. *Anesthesiology*. 1991;75:230.
48. Munson ES, et al. *Anesthesiology*. 1973;38:251.
49. Gibbons RT, et al. *Anesth Analg*. 1977;56:32.
50. Eger 2nd EI, et al. *Anesthesiology*. 1970;32:396.
51. Munson ES, Merrick HC. *Anesthesiology*. 1966;27:783.
52. Eger 2nd EI, Saidman LJ. *Anesthesiology*. 1965;26:61.
53. Perreault L, et al. *Anesthesiology*. 1982;57:325.
54. Wolf GL, et al. *Anesthesiology*. 1983;59:547.
55. Miller CF, Furman WR. *Anesthesiology*. 1983;58:281.
56. Singh M, et al. *J Surg Tech Case Rep*. 2015;7:20–22.
57. Stanley TH, et al. *Anesthesiology*. 1974;41:256.
58. Algren JT, et al. *Paediatr Anaesth*. 1998;8:31.
59. Kaplan R, et al. *Anesthesiology*. 1981;55:71.
60. Lemmens HJ, et al. *Anesth Analg*. 2008;107:1864.
61. Leeson S, et al. *Anesth Analg*. 2014;119:829.
62. Hendrickx JF, et al. *BMC Anesthesiol*. 2006;6:7.
63. Nordmann GR, et al. *Br J Anaesth*. 2006;96:779.
64. Cullen BF, Eger 2nd EI. *Anesthesiology*. 1972;36:168.
65. Fassoulaki A, et al. *Anesthesiology*. 1991;74:479.
66. Laster MJ, et al. *Anesth Analg*. 1991;73:209.
67. Yoshimura N, et al. *Anesthesiology*. 1976;44:372.
68. Neumann MA, et al. *Anesthesiology*. 1998;88:914.
69. Fink BR. *Anesthesiology*. 1955;16:511.
70. Rackow H, et al. *J Appl Physiol*. 1961;16:723.
71. Kharasch ED, et al. *Eur J Clin Pharmacol*. 2000;55:853.
72. Kenna JG. *J Hepatol*. 1997;26(suppl 1):5.
73. Kharasch ED, et al. *Lancet*. 1996;347:1367.
74. Garton KJ, et al. *Drug Metab Dispos*. 1995;23:1426.
75. Kenna JG. *J Hepatol*. 1997;26(suppl 1):5.
76. Gut J, et al. *Pharmacol Ther*. 1993;58(133).
77. Joshi PH, Conn HO. *Ann Int Med*. 1974;80:395.
78. Kharasch ED, et al. *Anesthesiology*. 1995;82:689.
79. Cousins MJ, Mazze RI. *JAMA*. 1973;225:1611.
80. Kharasch ED, et al. *Anesthesiology*. 2006;105:726.
81. Kharasch ED, et al. *Anesth Analg*. 2001;93:1511.
82. Christ DD, et al. *Drug Metab Dispos*. 1988;16:135.
83. Mazze RI, et al. *Anesthesiology*. 1982;57:5.
84. Kharasch ED, Thummel KE. *Anesthesiology*. 1993;79:795.
85. Christ DD, et al. *Anesthesiology*. 1988;69:833.
86. Mazze RI, et al. *Anesth Analg*. 2000;90:683.
87. Brunt EM, et al. *Hepatology*. 1991;13:1017.
88. Mazze RI, et al. *Anesthesiology*. 1974;40:536.
89. Sutton TS, et al. *Anesth Analg*. 1991;73:180.
90. Martin JL, et al. *Anesthesiology*. 1995;83:1125.
91. Jones RM, et al. *Br J Anaesth*. 1990;64:482.
92. Anderson JS, et al. *Anesth Analg*. 2007;104:1452.
93. Holaday DA, Smith FR. *Anesthesiology*. 1981;54:100.
94. Kharasch ED, et al. *Anesthesiology*. 1995;82:1379.
95. Kobayashi Y, et al. *Anesth Analg*. 1992;74:753.
96. Turillazzi E, et al. *Toxicol Pathol*. 2007;35:840.
97. Terrell RC. *Anesthesiology*. 2008;108:531.
98. Krishna DR, Klotz U. *Clin Pharmacokinet*. 1994;26:144.
99. Lohr JW, et al. *Pharmacol Rev*. 1998;50:107.
100. Wilkinson GR. *N Engl J Med*. 2005;352:2211.
101. Kharasch ED. *Acta Anaesthesiol Belg*. 1996;47:7.
102. Weiss CF, et al. *N Engl J Med*. 1960;262:787.
103. Young WS, Lietman PS. *J Pharmacol Exp Therap*. 1978;204:203.
104. Kalow W. *Hum Genomics*. 2004;1:375.
105. Ingelman-Sundberg M, et al. *Trends Pharmacol Sci*. 1999;20:342.
106. Summary of the national Halothane Study. Possible association between halothane anesthesia and postoperative hepatic necrosis. *JAMA*. 1966;197.
107. Ray DC, Drummond GB. *Br J Anaesth*. 1991;67:84.
108. Warner LO, et al. *Anesth Analg*. 1984;63:838.
109. Wark HJ. *Anaesthesia*. 1983;38:237.
110. Wark H, et al. *Br J Anaesth*. 1986;58:1224.
111. Tung D, et al. *Can J Anaesth*. 2005;52:133.
112. Ihtiyar E, et al. *Ind J Gastroenterol*. 2006;25:41.
113. Peiris LJ, et al. *J Clin Anesth*. 2012;24:477.
114. Turner GB, et al. *Eur J Gastroenterol Hepatol*. 2000;12:955.
115. Lewis JH, et al. *Ann Int Med*. 1983;98:984.
116. Lischner MW, et al. *Arch Int Med*. 1967;120:725.
117. Kharasch ED. *Anesth Analg*. 1995;81:S27.
118. Kharasch ED, et al. *Anesthesiology*. 1995;82:1369.
119. Ronis MJ, et al. *Biochem Pharmacol*. 1998;55:123.
120. Hotchkiss JA, et al. *Toxicol Lett*. 1995;78:1.
121. Chen TL, et al. *Can J Anaesth*. 2000;47:680.
122. Knights KM, et al. *Br J Clin Pharmacol*. 2013;76:587.
123. Mazze RI. *Anesthesiology*. 2006;105:843.
124. Mazze RI, et al. *Anesthesiology*. 1972;36:571.
125. Baden JM, et al. *Anesthesiology*. 1982;56:203.
126. Mazze RI, et al. *J Pharmacol Exp Therap*. 1974;190:523.
127. Cousins MJ, et al. *J Pharmacol Exp Therap*. 1974;190:530.
128. Taves DR, et al. *JAMA*. 1970;214:91.
129. Mazze RI, et al. *JAMA*. 1971;216:278.
130. Mazze RI, et al. *Anesthesiology*. 1971;35:247.
131. Murray JM, Trinick TR. *Anesth Analg*. 1992;74:236.
132. Spencer EM, et al. *Anesth Analg*. 1991;73:731.
133. Anders MW. *Annu Rev Pharmacol Toxicol*. 2005;45:147.
134. Keller KA, et al. *Anesthesiology*. 1995;83:1220.
135. Gonsowski CT, et al. *Anesthesiology*. 1994;80:566.
136. Kharasch ED, et al. *Anesthesiology*. 2002;96:173.
137. Bito H, Ikeda K. *Anesthesia Analg*. 1996;82:173.
138. Kharasch ED, et al. *Anesthesiology*. 1997;86:1238.
139. Bito H, et al. *Anesthesiology*. 1997;86:1231.
140. Conzen PF, et al. *Anesthesiology*. 2002;97:578.
141. Eger 2nd EI, et al. *Anesthesia Analg*. 1997;85:1154.
142. Ebert TJ, et al. *Anesthesiology*. 1998;88:601.
143. Higuchi H, et al. *Anesthesiology*. 1998;89:307.
144. Higuchi H, et al. *Anesth Analg*. 2001;92:650.
145. Kharasch ED, et al. *Anesthesiology*. 2005;103:1183.
146. Kharasch ED, et al. *Anesthesiology*. 1997;86:160.
147. Kharasch ED, et al. *Anesthesiology*. 1998;88:1624.
148. Altuntas TG, et al. *Chem Res Toxicol*. 2004;17:435.
149. Eger 2nd EI, et al. *Anesth Analg*. 1997;85:1164.
150. Wissing H, et al. *Anesthesiology*. 2001;95:1205.
151. Keijzer C, et al. *Acta Anaesthesiol Scand*. 2005;49:815.
152. Baxter PJ, et al. *Anesthesiology*. 1998;89:929.
153. Fang ZX, et al. *Anesthesia Analg*. 1995;80:1187.
154. Woehlck HJ, et al. *Anesthesiology*. 1997;87:228.
155. Berry PD, et al. *Anesthesiology*. 1999;90:613.
156. Wu J, et al. *Anesthesiology*. 2004;101:534.
157. Laster M, et al. *Anesth Analg*. 2004;99:769.
158. Baum J, van Aken H. *Eur J Anaesthesiol*. 2000;17:597.
159. Murray JM, et al. *Anesthesiology*. 1999;91:1342.
160. Kobayashi S, et al. *J Anesth*. 2004;18:277.
161. Struys MM, et al. *Anaesthesia*. 2004;59:584.
162. Kobayashi S, et al. *J Clin Anesth*. 2003;15:33.
163. Sanders RD, et al. *Anesthesiology*. 2008;109:707.
164. Reynolds E. *Lancet neurology*. 2006;5:949.
165. Doran M, et al. *BMJ*. 2004;328:1364.
166. Keddie S, et al. *J Neurol*. 2018.
167. Garakani A, et al. *Am J Addict*. 2016;25:358.
168. Kaar SJ, et al. *J Psychopharmacol*. 2016;30:395.
169. Fiskerstrand T, et al. *J Pharmacol Exp Therap*. 1997;282:1305.
170. Duma A, et al. *Anesth Analg*. 2015;120:1325.
171. Amos RJ, et al. *Lancet*. 1982;2:835.
172. Sesso RM, et al. *Neuroradiology*. 1999;41:588.
173. Hadzic A, et al. *Anesthesiology*. 1995;83:863.
174. McNeely JK, et al. *Anesthesiology*. 2000;93:1549.
175. Ilniczky S, et al. *Eur J Neurol*. 2002;9:101.
176. Selzer RR, et al. *N Engl J Med*. 2003;349:45.
177. McCully KS. *Am J Pathology*. 1969;56:111.
178. Nygard O, et al. *N Engl J Med*. 1997;337:230.
179. Mayer EL, et al. *J Am Coll Cardiol*. 1996;27:517.
180. Kaul S, et al. *J Am Coll Cardiol*. 2006;48:914.
181. Ntaios G, et al. *Arch Cardiovasc Dis*. 2009;102:847.
182. Badner NH, et al. *Anesth Analg*. 2000;91:1073.
183. Myles PS, et al. *Anesthesiology*. 2007;107:221.
184. Leslie K, et al. *Anesth Analg*. 2011;112:387.

185. Myles PS, et al. *Lancet*. 2014;384:1446.
186. Leslie K, et al. *Anesth Analg*. 2013.
187. Indraratna P, et al. *Heart Lung Circ*. 2017;26:e41.
188. Nagele P, et al. *Anesthesiology*. 2008;109:36.
189. Nagele P, et al. *Pharmacogenet Genomics*. 2009;19:325.
190. Rao LK, et al. *Anaesthesia*. 2010;65:710.
191. Nunn JF. *Br J Anaesth*. 1987;59:3.
192. Myles PS, et al. *Anaesth Intensive Care*. 2004;32:165.
193. Rappaport B, et al. *N Engl J Med*. 2011;364:1387.
194. Hudson AE, Hemmings Jr HC. *Br J Anaesth*. 2011;107:30.
195. Jevtovic-Todorovic V, et al. *J Neurosci*. 2003;23:876.
196. Loepke AW, Soriano SG. *Anesth Analg*. 2008;106:1681.
197. Slikker Jr W, et al. *Toxicol Sci*. 2007;98:145.
198. Zou X, et al. *Neurotoxicol Teratol*. 2011;33:592.
199. Brambrink AM, et al. *Anesthesiology*. 2010;112:834.
200. Brambrink AM, et al. *Anesthesiology*. 2012;116:372.
201. Schenning KJ, et al. *Neurotoxicol Teratol*. 2017;60:63.
202. Gascon E, et al. *Eur J Anaesthesiol*. 2007;24:213.
203. Mellon RD, et al. *Anesth Analg*. 2007;104:509.
204. Vutskits L, et al. *Paediatr Anaesth*. 2012;22:973.
205. Graham MR, et al. *Anesthesiology*. 2016;125:667.
206. Glatz P, et al. *JAMA Pediatr*. 2017;171:e163470.
207. Warner DO, et al. *Anesthesiology*. 2018;129(1):89.
208. Davidson AJ, Sun LS. *Anesthesiology*. 2018;128:840.
209. Schneuer FJ, et al. *Paediatr Anaesth*. 2018;28(6):528.
210. Davidson AJ, et al. *Lancet*. 2016;387:239.
211. Axelrod D, et al. *Greening the Operating Room and Perioperative Arena: Environmental Sustainability for Anesthesia Practice*. American Society of Anesthesiologists; 2014.
212. Ravishankara AR, et al. *Science*. 2009;326:123.
213. Langbein T, et al. *Br J Anaesth*. 1999;82:66.
214. Ryan SM, Nielsen CJ. *Anesth Analg*. 2010;111:92.
215. *Climate Change 2007: The Physical Science Basis*. New York: Cambridge University Press; 2007.
216. Austin J, et al. *Nature*. 1992;360:221.
217. Forster P, et al. In: Solomon S, Qin D, Manning M, eds. *Changes in Atmospheric Constituents and in Radiative Forcing, Climate Change 2007: The Physical Science Basis*. Cambridge: Contribution of Working Group I to the Fourth Assessment Report of the Intergovernmental Panel on Climate Change; 2007.
218. Ryan S, Sherman J. *Anesth Analg*. 2012;114:921.
219. Ishizawa Y. *Anesth Analg*. 2011;112:213.
220. Gutierrez MJF, et al. *Waste Manag Res*. 2005;23:133.
221. Maskell K, et al. *Lancet*. 1993;342:1027.
222. Schmeltekopf AL, et al. *Geophys Res Lett*. 1975;2:393.
223. Sherman SJ, Cullen BF. *Anesthesiology*. 1988;68:816.
224. Hammitt JK, et al. *Nature*. 1987;330:711.
225. Langbein T, et al. *Br J Anaesth*. 1999;82:66.
226. Brown AC, et al. *Nature*. 1989;341:635.
227. *Executive summary. scientific assessment of ozone depletion: 2002*. Geneva: World Meteorological Organization; 2002. Global Ozone Research and Monitoring Project Report No. 47.
228. Barwise JA, et al. *Anesth Analg*. 2011;113:1064.
229. McGregor DG. *Mayo Clinic*. 2000;75:273.
230. Burm AG. *Best Pract Res Clin Anaesthesiol*. 2003;17:147.
231. Vieira E, et al. *Anesth Analg*. 1980;59:175.
232. Fujinaga M, et al. *Anesthesiology*. 1988;69:401.
233. Yilmaz S, Calbayram NC. *J Clin Anesth*. 2016;35:326.
234. Spence AA. *Br J Anaesth*. 1987;59:96.
235. Szyfter K, et al. *J Appl Genet*. 2004;45:369.
236. Friedman JM. *Teratology*. 1988;37:69.
237. Kuczkowski KM. *Obstet Gynecol Surv*. 2004;59:52.
238. Reitman E, Flood P. *Br J Anaesth*. 2011;107(suppl 1):i72.
239. Sessler DI, Badgwell JM. *Anesth Analg*. 1998;87:1083.
240. McGregor DG, et al. *Anesth Analg*. 1999;89:472.
241. Krenzischek DA, et al. *J Perianesth Nurs*. 2002;17:227.
242. Cullen SC, Gross EG. *Science*. 1951;113:580.
243. Preckel B, et al. *Anesthesiology*. 2006;105:187.
244. Sanders RD, et al. *Br J Anaesth*. 2003;91:709.
245. Sanders RD, Maze M. *Curr Opin Anaesthesiol*. 2005;18:405.
246. Goto T, et al. *Anesthesiology*. 1997;86:1273.
247. Rossaint R, et al. *Anesthesiology*. 2003;98:6.
248. Law LS, Lo EA, Gan TJ. Xenon Anesthesia: A Systematic Review and Meta-Analysis of Randomized Controlled Trials. *Anesth Analg*. 2016;122:678–697.
249. Goto T, et al. *Anaesthesia*. 2004;59:1178.
250. Wappler F, et al. *Anesthesiology*. 2007;106:463.
251. Baumert JH, et al. *Br J Anaesth*. 2008;100:605.
252. Lachmann B, et al. *Lancet*. 1990;335(1413).
253. Wappler F. *Curr Opin Anaesthesiol*. 2010;23:417.
254. Al Tmimi L, et al. *Anesth Analg*. 2017;125:1118.
255. Al Tmimi L, et al. *Trials*. 2015;16:449.
256. Hofland J, et al. *Anesthesiology*. 2017;127:918.
258. Arola O, et al. *J Am Coll Cardiol*. 2017;70:2652.
259. Laitio R, et al. *JAMA*. 2016;315:1120.
260. Coburn M, et al. *Br J Anaesth*. 2007;98:756.
261. Coburn M, et al. *Eur J Anaesthesiol*. 2005;22:870.
262. Coburn M, et al. *Br J Anaesth*. 2018;120:127.
263. Nakata Y, et al. *J Clin Anesth*. 1999;11:477.
264. Rawat S, Dingley J. *Anesth Analg*. 2010;110:101.
265. Dingley J, et al. *Anesthesiology*. 2001;94:173.
266. Dingley J, Mason RS. *Anesthesiology*. 2007;105:1312.
267. Zhang P, et al. *Can J Anaesthesia = Journal canadien d'anesthesie*. 1995;42:547.
268. Lockwood G. *Br J Anaesth*. 2002;89:282.
269. Coburn M, et al. *Br J Anaesth*. 2008;100:787.
270. Fahlenkamp AV, et al. *PLoS One*. 2016;11:e0153807.
271. Dickinson R, Franks NP. *Crit Care*. 2010;14:229.

21 肺部药理学与吸入麻醉药

OLEG V. EVGENOV，YAFEN LIANG，YANDONG JIANG，JAMES L. BLAIR
张伟　李冰冰　译　顾小萍　马正良　审校

要 点	
	■ 吸入麻醉药影响肺生理功能的各个方面并且其在肺的药理学作用复杂。
	■ 挥发性麻醉药通过下调细胞内钙离子浓度和（或）降低对钙离子的敏感性而发挥扩张支气管的作用。挥发性麻醉药能缓解化学或者机械刺激引起的气道阻力升高。
	■ 吸入麻醉药能降低呼吸道黏液清除速率和 Ⅱ 型肺泡细胞功能，在术后肺部并发症的发生中发挥潜在作用。
	■ 挥发性麻醉药对肺血管平滑肌产生双相反应。虽然挥发性麻醉药对缺氧性肺部血管收缩的抑制作用总体来说是小的，但可导致已有基础性肺部疾病的患者低氧血症的恶化。
	■ 挥发性麻醉药通过降低呼吸动力和增加上气道的塌陷而抑制呼吸功能。在气管导管拔除后，即使是残余浓度的挥发性麻醉药，仍可严重损害外周化学感受器传入的功能和缺氧性唤醒反射。
	■ 挥发性麻醉药会产生剂量依赖性的潮气量和每分通气量减少，引起呼吸急促，对高碳酸血症和低氧血症的呼吸反应迟钝。
	■ 在使用挥发性麻醉药时，膈肌功能保持相对较好；但肋间吸气肌功能受到明显抑制，导致呼吸功能不全或矛盾性呼吸。
	■ 挥发性麻醉药可损害上气道开放性。即使在低浓度时，上气道阻塞也可发生在易感人群中，包括老年、肥胖或危重患者。
	■ 不同挥发性麻醉药在气道刺激性和增强保护性气道反射功能上的作用各不相同。七氟烷对气道的刺激性最小，在婴幼儿和儿童吸入麻醉诱导中是首选的麻醉药物。
	■ 临床前和临床证据均表明异氟烷和七氟烷对急性肺损伤具有治疗潜力。
	■ 虽然最近氧化亚氮的使用已经引起关注，但高级别证据的缺失并不能成为放弃其临床实践的理由，特别是考虑到其有利的成本效益。
	■ 氙气起效和代谢迅速，是一种有前景的危重症镇静替代药物。

引言

　　吸入麻醉药的肺部药理学影响复杂。本章将重点对异氟烷、七氟烷、地氟烷、氧化亚氮和氙气的肺部药理学进行深入探究。由于早期的挥发性麻醉药物（氟烷，安氟烷，乙醚）已经不在发达国家临床使用，它们仅在用于和其他药物进行比较时被提及。肺是唯一暴露于多种作用力之中的器官，包括通气、血流和表面张力，以及疾病和环境因素造成的功能失调。本章将详细阐述吸入麻醉药对通气调控、气道张力、黏膜纤毛功能、表面活性物质生成、肺血管阻力（pulmonary vascular resistance，PVR）和急性肺损伤（acute lung injury，ALI）的影响。

　　常用的吸入麻醉药的物理特性和临床关注点见表 21.1。

吸入麻醉药

哮喘和支气管痉挛概述

　　哮喘是一种慢性气道疾病，全球年死亡人数约

表 21.1　常用吸入麻醉药的物理性质及其临床关注点

物理性质	氟烷	异氟烷	七氟烷	地氟烷	氧化亚氮	氙气
沸点（℃）	50.2	49	59	24	−88	−108
气化压力（mmHg）20℃	241	238	157	669	38 770	—
血气分配系数	2.5	1.46	0.65	0.42	0.46	0.115
油气分配系数	224	91	47	19	1.4	1.9
最低肺泡有效浓度（MAC）	0.74	1.17	1.8	6.6	104	63～71
体内代谢（%）	25	0.2	2～4	0.02	0	0
临床关注点	肝毒性		复合物 A	气道激惹	气体膨胀	呼吸暂停

为 25 万。无症状哮喘患者的围术期呼吸系统并发症相对较少；然而，约 9% 的哮喘患者在围术期会发生支气管痉挛[1]；25% 的哮喘患者在麻醉诱导后出现喘鸣[2]，1.7% 的哮喘患者呼吸系统预后不佳[3]。此外，无哮喘或慢性阻塞性肺疾病（COPD）病史的患者在麻醉诱导、插管及麻醉维持中亦可发生急性支气管痉挛。依据美国麻醉科医师协会的终审索赔项目[4]，40 例由支气管痉挛导致的医疗事故索赔案例中，88% 病例发生了脑损伤或死亡。重要的是，这些患者中只有一半有哮喘或 COPD 病史。在美国医疗事故赔偿案例中，呼吸道不良事件占麻醉相关的脑损害和死亡案例的 28%，并且其平均索赔额度最高。在法国，7% 麻醉相关的死亡也被归因于支气管痉挛[5]。非过敏性机制与近 80% 的病例相关。虽然包含一个或多个诱发因素，如哮喘、严重吸烟、支气管炎的患者由于气道激惹引起的支气管痉挛比较常见，但是仅有 50% 和 60% 的非过敏性和过敏性支气管痉挛患者有哮喘病史。

支气管平滑肌的生理学

气道阻力升高至少部分是由于支气管平滑肌（bronchiolar smooth muscle，BSM）张力增大所引起。支气管平滑肌延伸到终末性细支气管，受到自主神经系统的调节。气道平滑肌对速激肽、血管活性小肠肽（vasoactive intestinal peptide，VIP）、腺苷、降钙素基因调节肽的收缩反应可由肺支气管感觉 C 纤维传入，通过非肾上腺素能和非胆碱能自主神经介导。

与哮喘发作相关的平滑肌收缩涉及气道神经、平滑肌、支气管上皮和炎症细胞之间复杂的相互作用。另一方面，上呼吸道激惹引起的反射性支气管收缩是通过调节孤束核（nucleus of the solitary tract，NTS）的传入纤维，投射到迷走神经节前神经元（vagal preganglionic neurons，VPN）。兴奋性神经递质谷氨酸调制 NTS 和 VPN 的冲动发放，而 NTS 投射到 VPN 释放的是抑制性神经递质 γ- 氨基丁酸（γ aminobutyric acid，GABA）。从 VPN 到呼吸道的传出通路是通过迷走神经释放乙酰胆碱（airways release acetylcholine，ACh），主要作用于气道平滑肌 M_3 毒蕈碱受体，诱导呼吸道平滑肌收缩。基础气道张力的维持也是由迷走神经介导。位于 BSM 的毒蕈碱样乙酰胆碱受体（muscarinic acetylcholine receptors，mAChR，$M_1 \sim M_5$）为 G 蛋白偶联受体，其中的三种亚型（M_1、M_2 和 M_3）在人类以及大部分哺乳动物中的肺部表达[6]。Belmonte 及其同事[7]回顾了毒蕈碱在肺部 mAChR 功能调控中的重要作用。神经元抑制性 M_2 型毒蕈碱 ACh 受体在副交感神经释放 ACh 中起到关键作用（图 21.1）。

钙离子的作用

支气管平滑肌内环核苷酸的交互作用可引起细胞内钙离子（ICa^{2+}）浓度的变化以及钙离子（Ca^{2+}）内流，从而改变肌球蛋白轻链（myosin light chain，MLC）及 MLC 激酶的活性。Ca^{2+}/ 钙调蛋白依赖性 MLC 激酶是平滑肌强直收缩的重要因素[8]。激动剂激活 BSM 还涉及第二信使，即 cADP 核糖，通过激活兰尼碱通道，引发三磷酸肌醇（inositol triphosphate，IP_3）介导的肌质网内 Ca^{2+} 释放[9]。随着钙离子释放，通过细胞膜的钠离子（Na^+）内流增加。这种局部钠离子内流的增加可转换 Na^+/Ca^{2+} 交换为反相模式，促使钙离子进一步内流，引起更强的支气管收缩。平滑肌细胞存在多个 cAMP 信号成分，可选择性的针对不同的激素和神经递质起反应[10]。人类 BSM 细胞的机械拉伸也会通过独特的拉伸激活的非选择性阳离子通道导致 Ca^{2+} 的内流，从而引发收缩[11]。腺苷可通过激活肥大细胞和神经释放收缩因子，作用于气道平滑肌的 I 腺苷酸受体，能迅速通过 G 蛋白和 IP_3 信号动员 ICa^{2+} 储备，间接引起平滑肌细胞收缩。激动剂诱发**非可溶性**鸟苷酸环化酶兴奋，通过降低 Ca^{2+} 电流使支气管平滑肌松弛。相反，用一氧化氮（NO）刺激可溶性鸟苷酸环化酶会减少细胞内 Ca^{2+} 浓度并降低 Ca^{2+} 敏感性[12]。

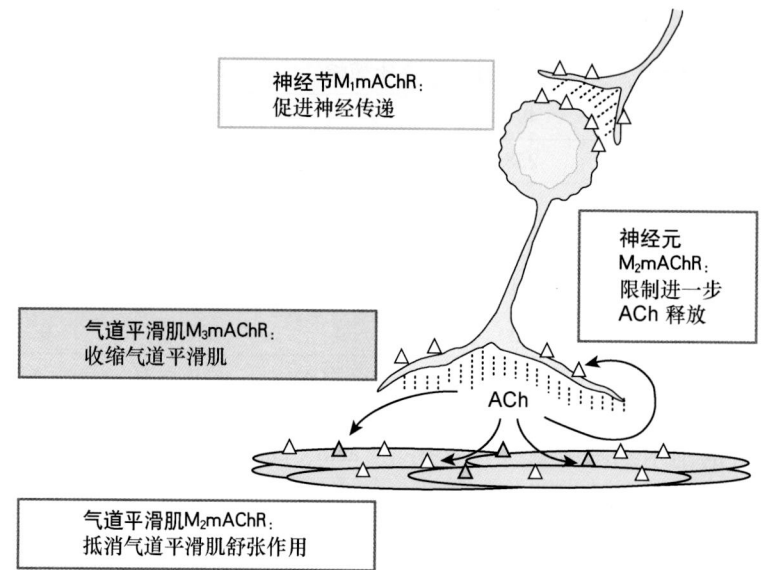

图 21.1 **肺副交感神经（PSN）和气道平滑肌（ASM）上的毒蕈碱样乙酰胆碱受体（mAChR）。** PSN 释放的乙酰胆碱（ACh）激活 ASM 上的 M_2mAChR 导致平滑肌收缩。ASM 上的 M_2mAChR 通过抵消环磷酸腺苷的舒张效应促进 M_3mAChR 介导的收缩。神经释放的 ACh 受 PSN 末梢上 M_2mAChR 严格调控。副交感神经节内的 M_1mAChR 可通过烟碱型乙酰胆碱受体的介导，促进胆碱能神经传递[7]。[Redrawn from Belmonte KE. Cholinergic pathways in the lungs and anticholinergic therapy for chronic obstructive pulmonary disease. Proc Am Thorac Soc. 2005；2（4）：297-304. Used with permission.]

组胺

支气管反射性收缩是由气道内释放的组胺通过激活 BSM 的 H_1 受体，诱发细胞内磷脂酶 C 及蛋白激酶 C（protein kinase C，PKC）下游介质的激活，引起细胞内钙池中 Ca^{2+} 的释放。释放的钙离子经过钙离子通道，即瞬时阳离子受体通道（transient receptor potential，TRP1），并激活 Na^+/Ca^{2+} 交换。烟酸腺嘌呤二核苷酸磷酸在组胺诱导的溶酶体样酸性区室释放 Ca^{2+} 的过程中被认为是潜在的第二信使，其在功能上通过内皮细胞 H_1 受体与内质网相偶联[13]。这种支气管张力的增加可被胆碱能拮抗剂阿托品所缓解。位于人类呼吸道上皮中的组胺降解酶，组胺 N- 甲基转移酶，对组胺引起的支气管收缩具有保护作用[14]。静脉内注射（intravenous，IV）组胺后，肺阻力（resistance，RL）和动态肺顺应性（dynamic pulmonary compliance，C_{dyn}）的改变可用来表征组胺诱发的支气管收缩。在犬的实验中研究了氟烷、七氟烷、异氟烷和恩氟烷对支气管扩张的作用效果。所有的挥发性麻醉药对组胺引起的 RL 升高和 C_{dyn} 降低均显示出抑制作用[15]。

肾上腺素能受体

BSM 中存在 α 和 β_2 两种类型肾上腺素能受体。α_2 激动剂可乐定和右美托咪定对主气道可产生扩张作用[16]，这种作用可能是通过中枢 α_2 迷走神经所介导的。临床上，β_2 受体亚型在 BSM 的反应中发挥重要作用。刺激 β_2 肾上腺素能受体通过激活蛋白激酶 A，引起胞内 Ca^{2+} 外流以及进入肌质网（sarcoplasmic reticulum，SR），导致 cAMP 介导的支气管舒张。值得注意的是，哮喘，包括过敏和乙酰甲基胆碱诱发的气道痉挛，在遗传学上似乎并非与占优势的 β_2 肾上腺素受体显性基因有关[17]。

呼吸道上皮释放调节支气管平滑肌张力的物质。去除上皮的大气道平滑肌对乙酰胆碱、组胺、5- 羟色胺表现为增强的收缩反应；而去除上皮的小气道对异丙肾上腺素表现为降低的舒张反应。这些表现与对内皮损伤后血管平滑肌张力的作用相类似。需引起重视的是，心肺转流术能显著影响猪支气管上皮介导的支气管张力，不同于肺血管内皮介导的血管平滑肌功能不全[18]。虽然内源性上皮因子中，NO 对呼吸道上皮与血管内皮具有相似的扩张作用。内皮素 -1 通过 IP_3 信号通路产生强烈的血管和支气管平滑肌收缩作用，且其对肺的作用效果强于对整个循环系统[19]。临床上，评估吸入麻醉药的作用需要在主要生理机制的背景下进行，这些生理机制调控着正常或病理状态下的 BSM 活动。包括气道疾病（哮喘和 COPD），作为 BSM 兴奋 - 收缩偶联的钙离子释放的复杂化学过程，内源性因素（传入和传出的 ACh 信号通路，α_2 受体信号通路，NO 和内皮素 -1，过敏和组胺释放）和外源性因素（物理和化学性刺激，例如气管内插管），能够促进反射性支气管收缩。

吸入麻醉药物的作用

所有的挥发性麻醉药都具有支气管扩张作用，这使得此类药物在处理气道阻力增加的患者时是很好的选择。使用计算机断层扫描术（computed tomography，CT），Brown 等证实了氟烷会引起犬的支气管剂量依赖性的扩张（图 21.2）[20]。

评价挥发性药物对支气管平滑肌张力的作用，尤其患者存在自主呼吸时，消除动脉血二氧化碳（CO_2）张力的间接影响至关重要。这是因为异氟烷能同时减弱高碳酸血症引起的支气管扩张和低碳酸血症引起的支气管收缩[21]。这种挥发性麻醉药剂量依赖性增加支气管舒张的作用，实际上可能是持续升高 CO_2 张力的间接作用所致。呼吸道上皮结构上从大气道的假复层柱状上皮到细支气管的立方状上皮，因此各级呼吸道之间存在明显的组织学异质性。虽然吸入麻醉药具有支气管扩张作用，但具体作用与支气管所在部位和不同结构有关。在体外试验中，异氟烷主要扩张细支气管而不是支气管[22]。异氟烷和氟烷在同等最低肺泡有效浓度下（minimum alveolar concentration，MAC）扩张的是第四级支气管[23]。相似的，在近 1 MAC 浓度下，异氟烷、七氟烷和地氟烷能缓解乙酰甲基胆碱引起的苯

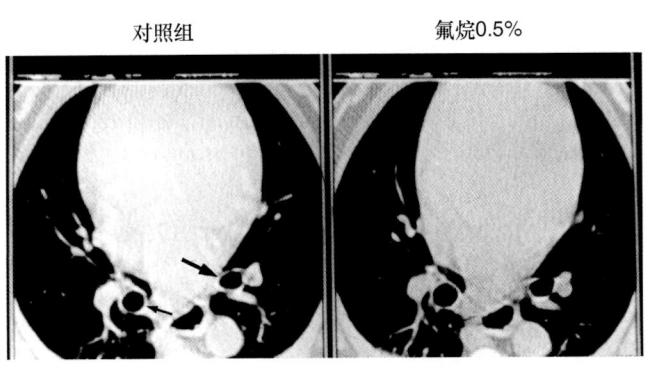

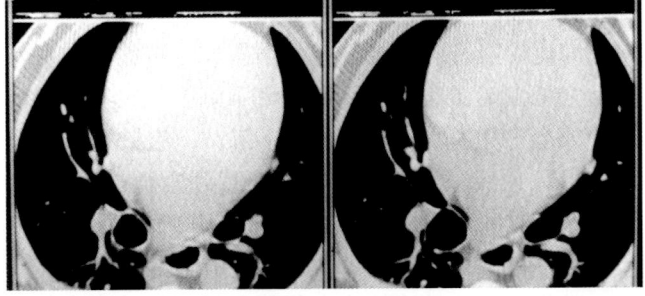

图 21.2 **肺高分辨率计算机化断层显像图。** 左上对照组；右上 0.5% 氟烷麻醉；左下 1% 氟烷麻醉；右下 1.5% 氟烷麻醉。注意箭头所示的气道进行性扩张（Reproduced from Brown RH，Mitzner W，Zerhouni E，et al. Direct in vivo visualization of bronchodilation induced by inhalational anesthesia using high-resolution computed tomography. Anesthesiology. 1993；78；295. Used with permission.）

巴比妥钠麻醉下开胸大鼠的支气管收缩[24]。异氟烷和七氟烷似乎对抑制支气管收缩的作用较气管平滑肌作用要强[25]。而且氟烷、地氟烷、异氟烷对远端气道（如细支气管）的作用较近端气道（如支气管）要强很多[26]。这些作用的差异可能与不同部位电压依赖性 Ca^{2+} 通道（voltage-dependent Ca^{2+}，VDC）的亚型有关。

吸入 1 MAC 或 2 MAC 的氟烷、恩氟烷、七氟烷或异氟烷不改变肺的基础阻力和动态顺应性。然而，这些药物均能显著减弱静脉注射组胺所引起气道阻力的增加和肺动态顺应性的降低。在改变支气管扩张指数方面，氟烷的作用最强，而异氟烷、七氟烷和恩氟烷三者的作用几乎相同[15]。在离体肺模型中，地氟烷在 1 MAC 时舒张支气管，而在 2 MAC 时则增加气道阻力[27]，这可能部分是由于在较高的 MAC 下吸入气体浓度明显增高所致。在固定阻力双腔肺模型中，研究了 25% O_2 浓度下异氟烷、七氟烷、地氟烷分别在 1.0、1.5 和 2.0 MAC 的效应。较高 MAC 的吸入麻醉药物均表现出气体浓度及气道阻力的增加，地氟烷在 2.0 MAC 时产生最高的气道阻力[28]。在一项临床随机试验中，对 1.0 和 1.5 MAC 的相同药物进行评估，计算吸气末阻塞参数。指标包括总吸气阻力 [R（rs）]，最低阻力 [R（min）] 和有效阻力 [D（Rrs）]。三种药物 1 MAC 维持 30 min，这些参数没有明显差异。在 1.5 MAC 时，地氟烷表现出最大 R（rs）和 R（min）的增加，相较于基线分别增加了 26% 和 30%，与之相比，异氟烷和七氟烷未对 R（rs）和 R（min）产生明显影响[29]。推测这种阻力的增加至少部分是由于 1.5 MAC 时地氟烷较高的绝对浓度所致更大的黏度系数。其他可能的因素包括在较高浓度下地氟烷支气管扩张作用减弱，特别是在吸烟者中[30]。用纤支镜在体内直接测定发现氟烷、恩氟烷和七氟烷扩张三、四级支气管的作用程度相似[31]。

现有的研究表明，地氟烷兼具促进和抑制气道收缩的作用（见下文）。1 MAC 的地氟烷和七氟烷能同样缓解胆碱能所致兔的中心气道阻力升高。但是两种挥发性麻醉药都不能保护胆碱类药物所导致的组织阻力增高。两种药物大概能抑制基础状态支气管张力的 30% ～ 40%。这结果与出现或者未出现气道过敏性炎症和支气管高反应性一致[32]。当气道收缩是由于通过胆碱能递质释放的中枢介导时，地氟烷能在缓解支气管收缩中具有良好的作用[22, 24, 33-34]。然而当气管收缩是通过非肾上腺素能或者非胆碱能受体激活时，比如速激肽类，地氟烷能加重和放大气管收缩作用[35-36]。因此，临床上麻醉科医师倾向于对具有气道高反应性疾病的患者避免使用地氟烷。

吸入麻醉药对人气道平滑肌张力及呼吸做功的影响

1 MAC 七氟烷使得择期手术患者气道阻力下降15%，然而地氟烷对其没有明显影响[30]。Rooke 及其同事[37]比较了健康患者进行麻醉诱导和气管插管后，氟烷、异氟烷、七氟烷和硫喷妥钠-N₂O 麻醉对支气管扩张的作用。不同于硫喷妥钠-N₂O 麻醉，所有吸入麻醉药都能显著降低气道阻力（图21.3）。

呼吸做功定义为吸气压或吸气力与潮气量的乘积。肺做功可分为克服弹性阻力做功（克服肺的回缩力）和气道阻力做功（克服气流阻力和肺组织黏滞阻力）。呼吸做功可通过跨肺压力-容积曲线推导。吸入麻醉药增加成人和儿童的呼吸做功。在大鼠中，挥发性麻醉药降低外周而不是主气道水平肺组织顺应性，因此提高了肺的黏滞阻力和弹性阻力[38]。此外，在啮齿类慢性哮喘的模型中发现，七氟烷显著降低外周和中心气道的阻力，也降低了外周肺组织的阻力。这些数据表明七氟烷对慢性气道梗阻患者有益处，并提示相对于其他吸入麻醉药，七氟烷能降低呼吸做功（图21.4）[39]。

人体研究表明，低浓度挥发性麻醉药对**上呼吸道阻力**的降低作用有着明显的天花板效应，反映了主气道中气道平滑肌张力的变化。相反，气道远端和肺实

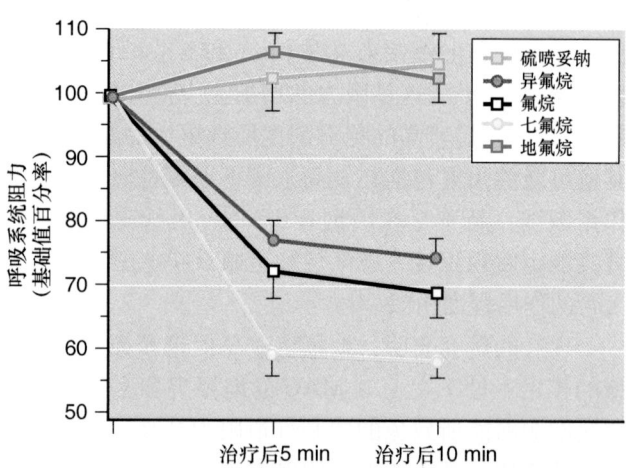

图21.3 硫喷妥钠［0.25 mg/（kg·min）输注］联合50%N₂O、1.1 MAC 七氟烷、氟烷、异氟烷或约1 MAC 地氟烷麻醉维持5 min 和10 min 后，患者呼吸阻力的百分比变化。除地氟烷外其余所有挥发性麻醉药均能降低呼吸阻力。与异氟烷相比，七氟烷降低呼吸阻力的效果更为显著（Modified from Rooke GA, Choi JH, Bishop MJ. The effect of isoflurane, halothane, sevoflurane, and thiopental/nitrous oxide on respiratory system resistance after tracheal intubation. Anesthesiology. 1997；86：1294；and Goff MJ, Arain SR, Ficke DJ, et al. Absence of bronchodilation during desflurane anesthesia：a comparison to sevoflurane and thiopental. Anesthesiology. 2000；93：404. Used with permission.）

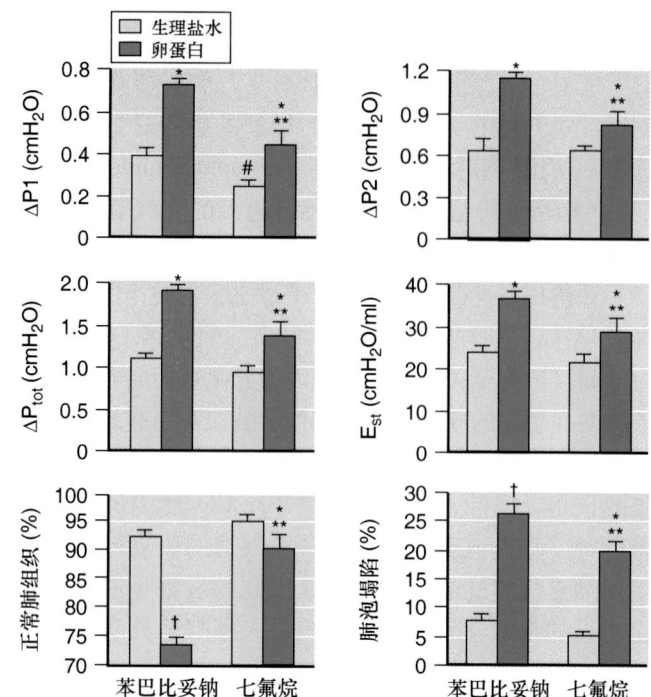

图21.4 克服气道阻力所需压力（ΔP1）、克服肺组织黏滞阻力所需压力（ΔP2）、ΔP1 与 ΔP2 的总和（ΔP$_{tot}$），以及肺静态弹性阻力（E$_{st}$）的改变。小鼠气管内反复滴注生理盐水（SAL）或者卵蛋白（OVA）处理后正常肺组织和塌陷肺泡面积的比例。给予动物苯巴比妥钠（PENTO）或七氟烷（SEVO）麻醉，给予最低肺泡有效浓度（1 MAC）。*，P < 0.05，与相应生理盐水组比较；**，P < 0.001，与卵蛋白-苯巴比妥钠组相比；#，P < 0.05 与生理盐水-苯巴比妥钠组比较；†，P < 0.01，与生理盐水-巴比妥钠组比较（Modified from Burburan SM, Xisto DG, Ferreira HC, et al. Lung mechanics and histology during sevoflurane anesthesia in a model of chronic allergic rhinitis. Anesth Analg. 2007；104：631. Used with permission.）

质缺乏平滑肌成分（**气道和肺泡的低阻力**更多的反应肺弹性变化）。不断增高的吸入麻醉药物浓度消除了其对远端肺部成分的影响，因此并不会进一步降低总肺阻力（图21.5）[40]。

正常呼吸时，呼气受到肺组织被动弹性回缩的影响。麻醉后，患者对呼气阻力增加时的通气反应降低的程度比对吸气阻力要显著。清醒和麻醉的患者在呼气阻力增加时，表现为呼吸频率下降，但只有麻醉的患者才会产生胸廓-腹部运动不协调，有效通气量及肺泡每分通气量下降。这对于出现呼吸道梗阻征象，保留自主呼吸的麻醉患者更为重要，如哮喘、COPD、气道分泌物增加，下咽部阻塞或部分呼吸回路阻塞。

以往实验的结论认为七氟烷和异氟烷扩张支气管的程度相似，而氟烷的作用更强。现在需要谨慎做出此推论，因为组胺引起的气道痉挛不能很好地模拟临床上气管插管导致的支气管痉挛。实际上，Arakawa 等研究[41]表明哮喘状态下的患者，吸入相同浓度的氟烷、异氟烷和七氟烷能产生相同程度的气道阻力下

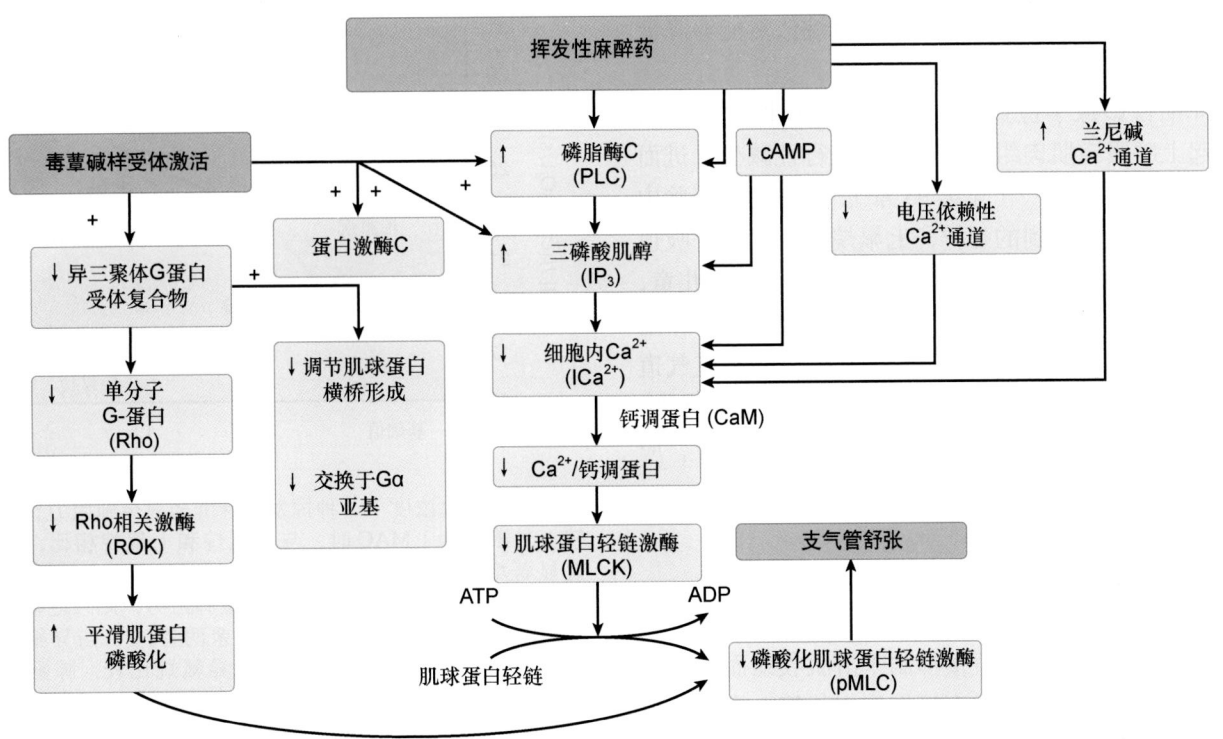

图 21.5　浓度为 0.6% 的异氟烷（ISO）减少呼吸系统弹性阻力（E cmH₂O/L）和气道阻力［R cmH₂O/（L·s）］。总代表整个呼吸系统（肺和胸廓）。数据表示为均数 ± 标准差（SD）。随着异氟烷浓度增加不能进一步降低阻力。*P < 0.05 与相应基础值比较；ADP，腺苷二磷酸；ATP，腺苷三磷酸；cAMP，环磷酸腺苷（Modified from Ruiz P，Chartrand D. The effect of isoflurane 0.6% on respiratory mechanics in anesthetized-paralyzed humans is not increased at concentrations of 0.9% and 1.2%. Can J Anaesth. 2003；50：67. Used with permission.）

降。事实上，吸入麻醉药可能是常规治疗不能缓解哮喘持续状态时有效的治疗手段[42-43]。

使用 β-肾上腺素能激动剂对氟烷麻醉下急性支气管痉挛的患者具有治疗作用[44-45]，但对于使用其他挥发性麻醉药的患者并没有效果。β₂-肾上腺素能激动剂非诺特罗能降低气管插管后气道阻力；当给予 1.3% 浓度的异氟烷吸入麻醉时，它并不能进一步降低气道阻力[46]。这些数据需要谨慎分析，因为对气道阻力的测定既包括了胸廓和肺的阻力，还包含了肺组织黏滞阻力的测定。肺疾病引起最明显的功能性改变是气流阻力的增高。气流阻力的改变被认为是与气道平滑肌的收缩和舒张状态的变化密切相关。然而，非平滑肌的因素中肺部炎症、气道增厚、改变的肺容积、肺的回缩、气道壁重构、大量气道分泌物、肺弹性的下降都可造成气道狭窄。吸入麻醉药对非平滑肌因素造成的气道阻力增加的作用仍需进一步研究。

挥发性麻醉药对支气管平滑肌张力的影响也取决于体外引起支气管痉挛的物质[47]。氟烷和异氟烷对内源性 5-羟色胺（产生于类过敏性或者免疫原性反应）介导的气管平滑肌收缩的松弛作用比 ACh（代表反射性支气管痉挛引起释放的中枢性递质）明显要强。因此在 5-羟色胺和组胺引起的支气管痉挛，挥发性麻醉药在 β₂ 肾上腺素能激动剂无效的情况下仍具有支气管扩张作用。必须指出，在麻醉的患者中，吸入麻醉药降低支气管平滑肌张力和中枢介导的气道高反应的作用可被同时减少的功能残气量（functional residual capacity，FRC）部分抵消。众所周知，哮喘患者的病死率和致残率的高危因素与 FRC 降低导致的气道阻力增加密切相关。低温能消除实验犬中挥发性麻醉药对卡巴胆碱引起的气道平滑肌收缩的舒张作用[48]，提示术中低温能降低吸入麻醉药扩张支气管的作用。

支气管痉挛可发生在除哮喘以外的其他肺疾病。例如：健康的患者肺实质受到手术刺激或者气道受到气管插管造成的刺激时，存在发生支气管痉挛的增加。术前用药、镇静催眠药、神经肌肉阻滞药和吸入麻醉药都是能够触发或减轻支气管痉挛的重要因素。无论诱导前的气道敏感性如何，个体患者所涉及的不同通路可能会导致其对挥发性麻醉药物产生不同的反应。Iwasaki 等[49]的研究发现：七氟烷引起的平滑肌舒张和对 VDC 通道的作用取决于不同的气道高反应模型。七氟烷对长期吸烟模型（表现为肺泡管扩张和毒蕈碱受体高反应性发生较少）的作用较抗原引起的急性哮喘模型（卵清蛋白敏化）弱。外周气道形态的改变在一定程度上降低了吸入麻醉药对吸烟患者的支气管扩张作用，但是七氟烷和异氟烷依然能够降低 COPD 患者的呼吸道阻力[50]。

择期行影像学检查的儿童给予挥发性麻醉药后，可引起上呼吸道肌肉组织横截面积进行性减少，进而导致咽部气道塌陷[51]（见第 93 章）。正如动物实验中使用异氟烷所观察到的那样，七氟烷在儿童上呼吸道各部分组织中起到的作用不完全相同。在健康儿童，七氟烷轻微降低气道阻力，而地氟烷具有相反的作用可能与降低气道截面积有关[52]。对已经证实有气道易感性的儿童，如诊断为哮喘和近期上呼吸道感染，可表现为气道阻力的显著升高。对此类儿童患者，应避免使用地氟烷。

挥发性麻醉药的作用机制

挥发性麻醉药通过直接抑制平滑肌收缩而舒张气道。这一作用可能是通过直接抑制支气管上皮和气道平滑肌细胞以及间接抑制神经通路反射实现的。几种参与 Ca^{2+} 动员的细胞内介质可能是挥发性麻醉药作用的潜在位点。挥发性麻醉药对胞膜相关 VDC 的抑制进而减少细胞外 Ca^{2+} 内流[53]。挥发性麻醉药增加细胞内 cAMP 浓度，通过刺激 Ca^{2+} 外排及增加 SR 对 Ca^{2+} 的摄取，降低了细胞内游离 Ca^{2+} 浓度。除了降低细胞内 Ca^{2+} 水平，挥发性麻醉药通过抑制蛋白激酶 C 活性及 G 蛋白功能，并抑制 Rho 蛋白和 Rho 激酶信号通路进而导致钙敏感性下降，也被认为参与了这种作用机制[53-54]。挥发性麻醉药也可通过改变气体混合物的密度而改变气道阻力[28]。对于阻力恒定肺模型的研究表明，高浓度挥发性麻醉药能够增加气体混合物的密度和计算出的肺阻力地氟烷的增加幅度最大（图 21.6）[28]。这种效应对于氙气更为显著，其分子量达到了 131.2 道尔顿，是室内空气密度的 4 倍[55]。

挥发性麻醉药对近端气道和远端气道的影响存在差异的原因可能与它们对 VDC 通道的作用以及该通道的分布存在相对差异有关。长时程（L 型）VDC 在 Ca^{2+} 进入气管平滑肌的机制中占有优势，而支气管平滑肌细胞同时存在短暂型（T 型）和 L 型 VDC[25-26]。异氟烷和七氟烷抑制这两种 VDC 的作用呈剂量依赖性，但抑制支气管平滑肌的 T 型 VDC 通道作用更强（图 21.7）[25]。

挥发性麻醉药对气管和支气管平滑肌的不同作用也可能与 Ca^{2+} 激活的氯离子通道活性[57-58]或 K^+ 通道亚型敏感性不同有关[57]。

图 21.8 描述了挥发性麻醉药诱导支气管扩张的可能信号通路[59-60]。

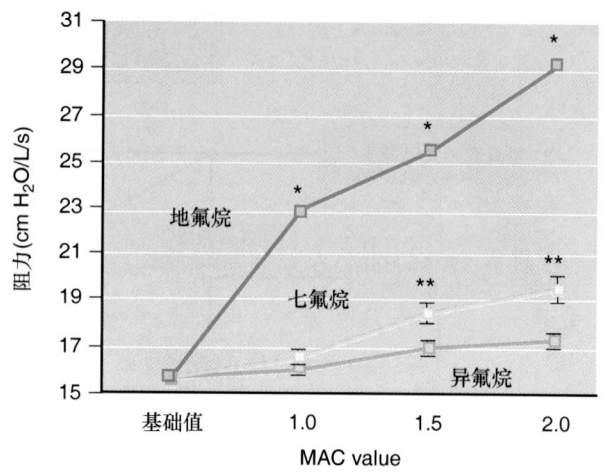

图 21.6 等效浓度下三种挥发性麻醉药对全肺阻力作用的比较。当浓度为 1 MAC 时，与异氟烷和七氟烷相比，仅地氟烷显著增大了肺阻力。当浓度为 1.5 MAC 和 2 MAC 时，与异氟烷相比，七氟烷显著增大了全肺阻力，此时地氟烷对全肺阻力的增大作用已远远大于其余两者。*，与异氟烷和七氟烷比较，肺阻力增大；**，与异氟烷比较，肺阻力增大（Reproduced from Nyktari VG，Papaioannou AA，Prinianakis G，et al. Effect of the physical properties of isoflurane，sevoflurane，and desflurane on pulmonary resistance in a laboratory lung model. Anesthesiology. 2006；104：1202. Used with permission.）

挥发性麻醉药通过抑制电压依赖和受体门控的钙通道，降低细胞内钙离子内流。此外，通过增加钙离子外流，耗竭肌质网内钙离子浓度。所谓储存调控 Ca^{2+} 内流（store-operated Ca^{2+} entry，SOCE），即是指钙离子对肌质网内钙离子储备耗竭，表现为内流增加。吸入麻醉药一方面降低肌质网钙离子储备，被认为有可能增强 SOCE。然而，在临床常用浓度下，挥发性麻醉药（异氟烷较七氟烷更强）抑制气道平滑肌 SOCE 作用强，进而减少钙的利用[61]。

吸入麻醉药似乎通过增强 IP_3[62]和兰尼碱受体通道引起肌浆网 Ca^{2+} 浓度的降低[59]。Kai 等[53]证实氟烷较七氟烷能够更大程度上缓解 ACh 引起的犬气管平滑肌的钙离子敏化，而等量 2 MAC 异氟烷却对其没有影响。这一作用是通过或至少部分通过提高平滑肌磷酸酶[60]，调节 G 蛋白［具体通过 Gq 和 G_i 调节亚基作用于环鸟苷酸（cyclic guanosine monophosphate，cGMP）］[53]，或 Rho 蛋白/Rho- 激酶信号通路实现[63-64]。挥发性麻醉药通过与毒蕈碱性受体——异源三聚体 G 蛋白复合物相互作用，阻止了 G 蛋白 Gα 亚基上的由激动剂诱导的核苷酸交换[65-66]。氟烷、七氟烷和作用最小的异氟烷对毒蕈碱介导的离体气道平滑肌收缩具有很强的直接抑制作用[67]。吸入麻醉药对 M_3 毒蕈碱受体和异源三聚体 $Gα_q$ 蛋白复合物偶联中的生物分子的作用随时间逐渐消退。异氟烷可使得收缩状态的支气管平滑肌发生松弛，该作用可被 Rho 激酶抑制剂预处理得

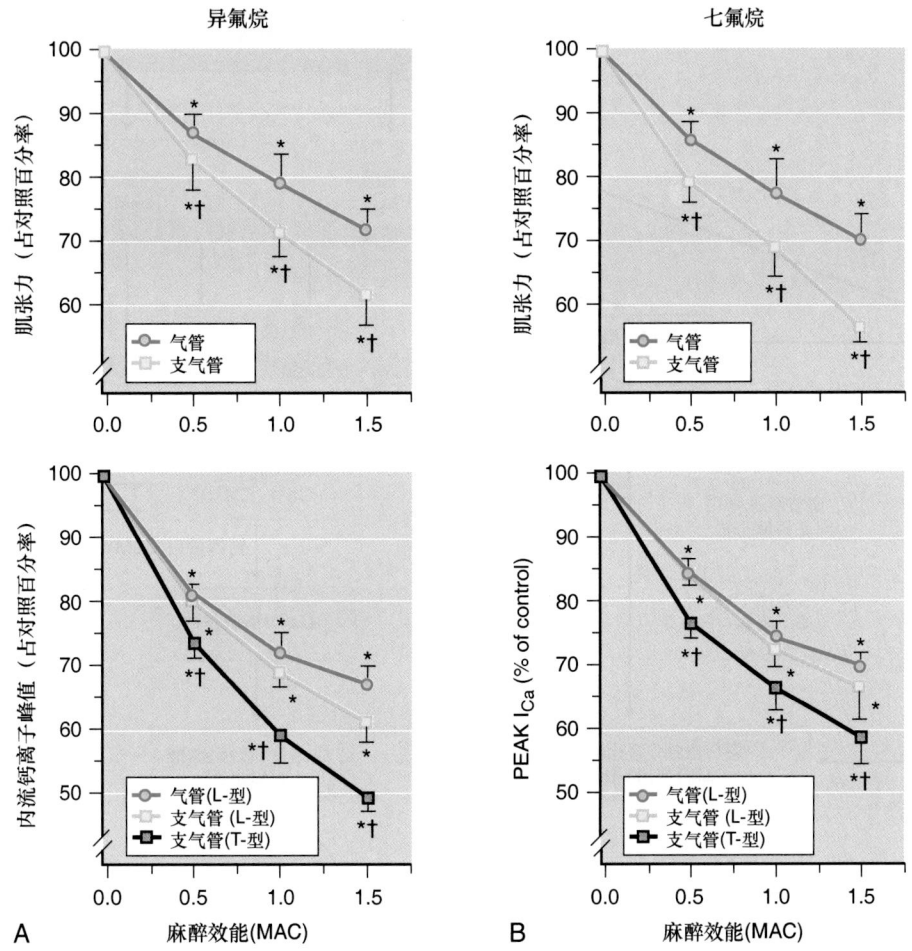

图 21.7 异氟烷和七氟烷对猪气管和支气管平滑肌张力以及通过 T 型或 L 型电压依赖性 Ca^{2+} 通道（VDC）的 Ca^{2+} 电流（ICa^{2+}）内流的影响。两种麻醉药对 L 型 VDC 的抑制没有差异，但对支气管平滑肌的 T 型 VDC 有显著抑制作用。符号代表均数 ± 标准差。（A）*$P < 0.05$，与 0 MAC 比较。† $P < 0.05$，与气管平滑肌比较。（B）† $P < 0.05$，与 L 型 VDC 比较（Reproduced from Yamakage M，Chen X，Tsujiguchi N，et al. Different inhibitory effects of volatile anesthetics on T-and L-type voltage dependent Ca^{2+} channels in porcine tracheal and bronchial smooth muscles. Anesthesiology. 2001；94：683. Used with permission.）

到加强，而七氟烷可浓度依赖性抑制三磷酸 -5′- 鸟苷酸（guanosine-5′-triphosphate，GTP）γ 刺激引起的平滑肌收缩和 Rho 蛋白 /Rho 激酶的细胞膜转位。这些后续作用对钙离子敏化具有重要作用[54]。气道平滑肌收缩的最后通路是肌球蛋白交叉桥联数量及其动力学调节产生的平滑肌收缩力及平滑肌缩短。异氟烷对离体大鼠气道平滑肌的交叉桥联数量和循环速率均起到调节作用[67]。

吸入麻醉药的支气管扩张作用可通过脑干 GABA A（$GABA_A$）受体和肺部胆碱能神经节前神经节 GABA B（$GABA_B$）受体，丙泊酚具有同样的效应[68]。事实上，$GABA_A$ 和 $GABA_B$ 和谷氨酸脱羧酶（GABA 合成酶），存在于气道上皮和平滑肌细胞。而且，GABA 在上呼吸道受刺激收缩后，气道平滑肌 GABA 水平升高并在局部定位，GABA 拮抗剂引起的胆碱诱导的气管环收缩强化作用可被 GABA 激动剂逆转[68-69]。

氟烷通过吸入给药而非静脉注射给药方式，减弱低浓度 CO_2 所致的支气管收缩效应，这表明挥发性麻醉药直接作用于气道平滑肌或局部神经反射弧，而不是通过中枢控制的反射通路。与这种假设一致，氟烷、七氟烷、异氟烷和地氟烷均能扩张远端支气管，其作用部分依赖于支气管上皮的存在[23，70]。前列腺素（如前列腺素 E_2 或 I_2）或 NO 均可介导挥发性麻醉药的支气管扩张效应。哮喘或暴露于过敏原的患者其小气道可能发生病灶性上皮受损或炎症，因此挥发性麻醉药的支气管扩张效应可能会减弱[71]。有慢性反应性气道疾病的患者，挥发性麻醉药的最大支气管扩张作用主要出现在近端气道而非远端。

在体外刺激气道内在神经会引起胆碱能样收缩反应，该反应可被阿托品抑制。除了上述直接作用之外，气道胆碱能神经还可通过突触前和突触后机制调节挥发性麻醉药的支气管扩张作用[72-73]。单用阿托品或氟烷任何一种药物都有增大气道内径的作用，但联合用药其扩张气道的作用并不增加。这意味着氟烷在

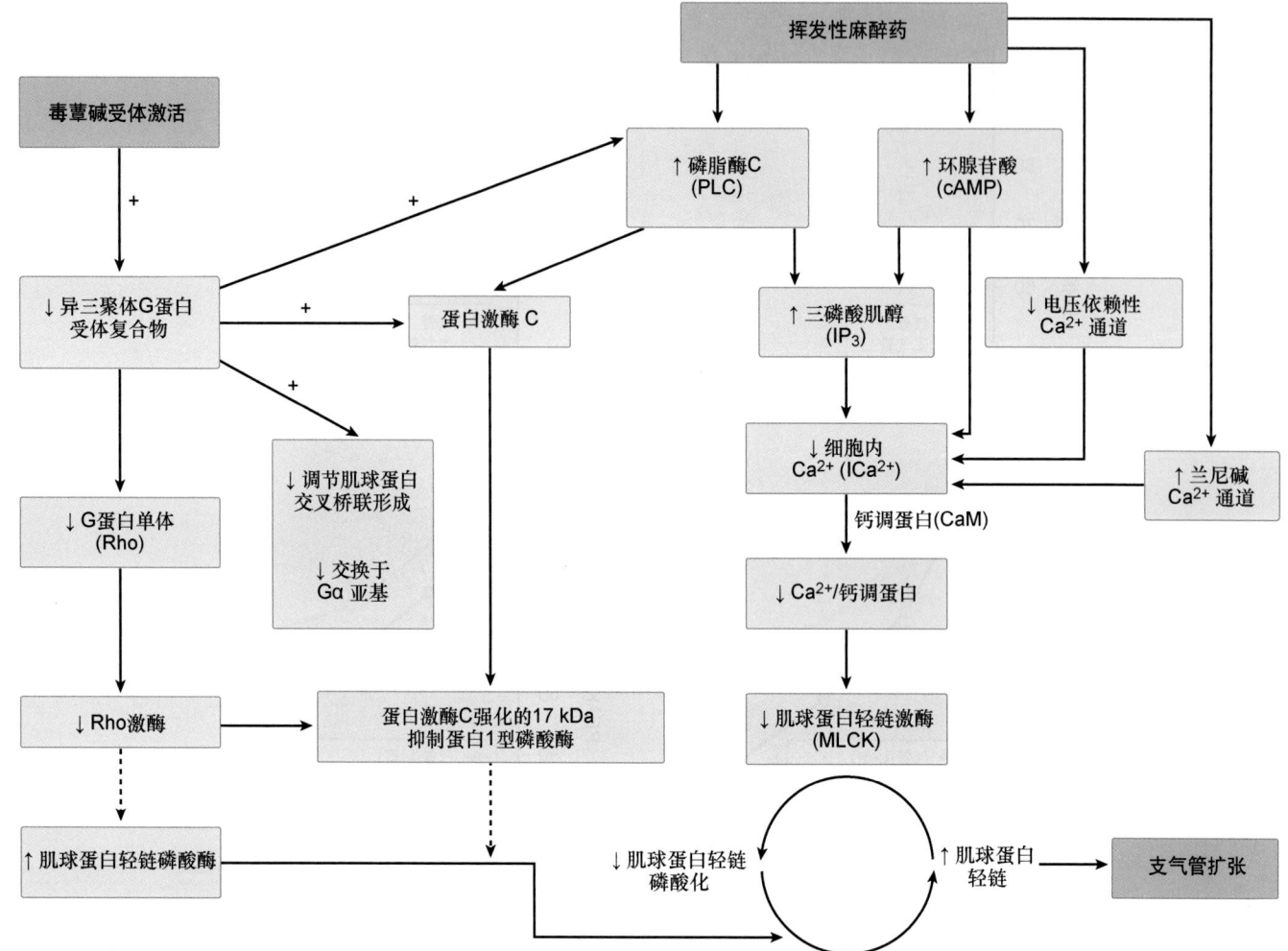

图 21.8　挥发性麻醉药诱导支气管扩张和（或）抑制毒蕈碱受体激动剂诱导的气道平滑肌收缩可能的信号通路。＋，毒蕈碱受体激动剂的兴奋性作用；↑，挥发性麻醉药引起活化或增加；↓，挥发性麻醉药引起抑制或减少。挥发性麻醉药在降低细胞内钙（ICa²⁺）含量、降低钙（Ca²⁺）的敏感性方面起到重要作用

无刺激条件下，通过阻断迷走神经就能扩张气道[74]。作为一种内源性多肽，内皮素 -1 能够导致气管的剧烈收缩。七氟烷对大鼠气管软骨环上由内皮素 -1 引起的气道平滑肌收缩能起到抑制作用，这提示了气道平滑肌舒张的另一种可能机制[75]。

黏膜纤毛功能和表面活性物质

正常黏膜纤毛的功能

气管支气管树通过清除黏液而排除异物颗粒、微生物以及死亡细胞，是肺的基本防御机制。有纤毛的呼吸道上皮分布于整个呼吸道，远达细支气管末端，但从气管到肺泡其密度逐渐下降。纤毛是头发样的附属结构，由大量的蛋白质形成微管样结构，它通过基体部紧密连接在细胞膜的顶部，向外延伸到细胞外空间[76-77]。纤毛分为运动型纤毛和固定型纤毛（原代）。运动型纤毛

被认为是产生并促进细胞外液分泌的单个细胞，而固定型纤毛则被认为是退化的器官。然而，固定型纤毛实际为重要的环境感受器。位于支气管平滑肌细胞的原代纤毛在感知和传导细胞外机械、化学性信号以及识别平滑肌损伤方面起到重要作用[78]。事实上，纤毛功能障碍是众多小儿原发性纤毛运动低下，常染色体隐性遗传多囊肾等疾病的主要原因[76, 79]。Christopher 等研究了芬太尼、右美托咪定及异氟烷不同组合时，温度（15～37℃）对小鼠气管上皮纤毛运动的影响。纤毛的运动与温度间存在着线性关系。芬太尼对纤毛运动有刺激作用，而右美托咪定和异氟烷均抑制纤毛功能。三种药物共同作用时，芬太尼、右美托咪定和异氟烷均抑制纤毛。相反，芬太尼加右美托咪定并没有明显改变纤毛功能。这些结果提示药物-药物和药物-温度存在着复杂的交互作用，效应的总和不能被简单地预估[80]。

纤毛先向头侧快速运动，然后缓慢地向尾侧反向运动。纤毛从近心端至远心端的精密协调运动能将

异物有效地送至气管。纤毛的这种运动波称之为**后时性**。每个运动纤毛排列为外周九组二联体微管包绕一对中央微管的结构（9＋2）。纤毛摆动时，纤毛动力蛋白臂通过消耗腺苷三磷酸（ATP）与邻近二联体完成黏附，收缩，释放的运动周期，完成纤毛滑动的动作。运动纤毛基底部锚定在微管、连接蛋白、径向辐条，进一步被纤毛膜限制。这种限制结构使得纤毛由滑动动作转为弯曲动作。

黏液层的数量和物理特性同样影响纤毛的协调摆动。黏液由杯状细胞和黏液腺分泌，它是水、电解质、大分子（如脂质、黏液素、酶）的混合物。黏稠的黏液层会减慢气道对表面颗粒的清除，而低黏度的黏液才能促进纤毛快速运输。上呼吸道黏膜纤毛功能受损与鼻部 NO 的浓度降低有关，但这些发现的临床意义还有待确定[81]。虽然在脊椎动物中尚未证实神经系统调控纤毛的协调运动，但黏膜纤毛清除率与自主神经系统的活动密切相关，并且最有可能与呼吸道分泌物的物理性质的改变有关（见第 103 章）[82]。

许多因素都可影响机械通气患者的黏膜纤毛功能进而导致肺不张和低氧血症。例如，吸入干燥气体可减慢纤毛运动并使黏液干燥。将犬置于吸入气温高于 32℃的环境中 40 min，黏液流动速率仍可维持在正常范围。但吸入干燥空气 3 h 会使气管黏液完全停止流动，如随后吸入相对湿度 100% 的 38℃空气则又可纤毛功能恢复正常。一些麻醉相关因素，如吸入高浓度氧气（O_2）、应用辅助药物（如皮质类固醇、阿托品和 β 受体阻滞剂）、使用气管导管套囊以及正压通气等也会降低黏液的运动速率[83]。

吸入麻醉药对黏膜纤毛功能的影响

挥发性麻醉药和氧化亚氮可以通过降低纤毛摆动频率、干扰后时性或改变黏液生成量及物理性质来降低黏液清除速率。与很多静脉麻醉药相反[84-85]，氟烷、恩氟烷、异氟烷和七氟烷在体外实验中能够减少纤毛运动和摆动频率[84-87]。在这些挥发性麻醉药中，七氟烷对体外培养的大鼠气管上皮细胞纤毛抑制作用最弱（图 21.9）[87]。

Gamsu 等[88]比较了全身麻醉下行腹腔内或下肢手术术后患者肺对钽（一种能够黏附于气道黏液上粉末状物质）的清除率。腹腔内手术患者术后 6 天钽仍黏附于黏液之中。吸入氟烷（1% ～ 2%）和 N_2O（60%）迅速降低黏液运动速率。暴露于氟烷和 N_2O 90 min，黏液运动就减弱甚至消失[89]。通过纤支镜检测健康患者的支气管主干远端沉积的放射性标记的白

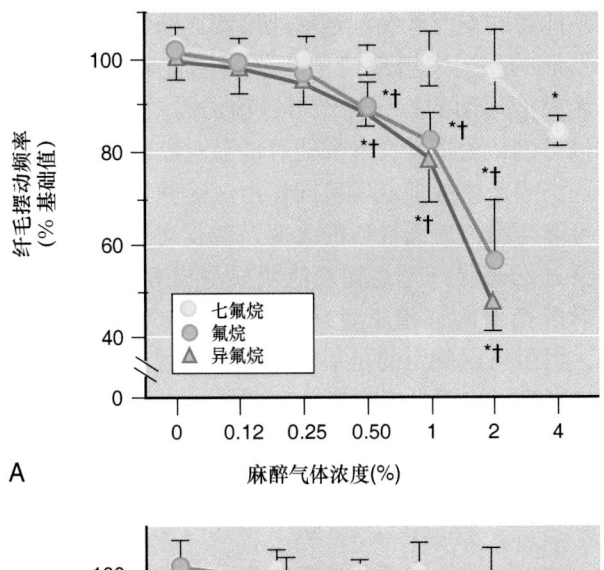

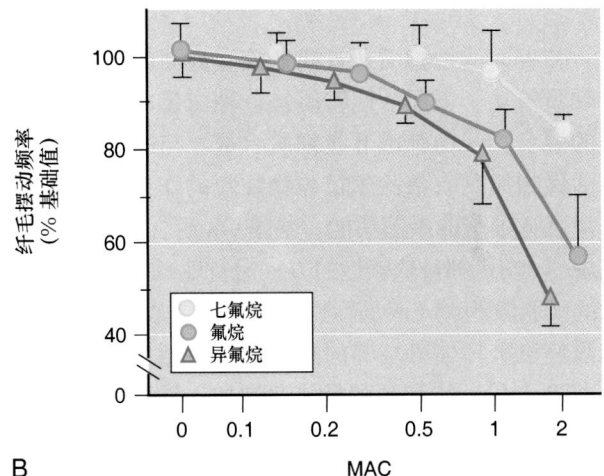

图 21.9　**七氟烷、氟烷和异氟烷对体外培养大鼠气管上皮细胞纤毛摆动频率（CBF）的影响。**测定不同麻醉药浓度下 CBF 的基础值和干预 30 min 后的数值。数值以均数 ± 标准差表示。（A）麻醉药浓度与 CBF 占基础值的百分比关系图。$*P < 0.05$，与麻醉药浓度为 0% 的比较。$†P < 0.05$，与相同浓度七氟烷比较。（B）MAC 值与 CBF 占基础值的百分比关系图（Modified from Matsuura S，Shirakami G，Iida H，et al. The effect of sevoflurane on ciliary motility in rat cultured tracheal epithelial cells：a comparison with isoflurane and halothane. Anesth Analg. 2006；102：1703. Used with permission.）

蛋白微粒可确定支气管黏膜运输速度。与氟烷研究的结果相反，在给予 1.5 MAC 异氟烷的过程中发现黏液的运输速度并没有变化[90]。

纤毛摆动频率下降，黏液清除能力下降，支气管黏液转运障碍与分泌物潴留、肺不张、下呼吸道感染等肺部并发症密切相关。在重症监护治疗病房（ICU）接受机械通气 4 天的患者肺部并发症升高与支气管黏液转运速度下降 3.5 mm/min（正常为 10 mm/min）密切相关[91]。因此，这些数据提示无论选择何种吸入麻醉药，在术后即刻进行增加气道分泌物清除率的肺部治疗可能有益。

接受腹部或胸部手术的吸烟患者与不吸烟患者相

比，前者的支气管黏液运输速度明显降低，同时肺部并发症的发生率增加[92]。有关挥发性麻醉药对吸烟患者黏液运动的特异性作用目前仍需要进一步研究。不过可以认为挥发性麻醉药可能会对黏液运输功能下降进一步产生叠加或者协同作用。这种功能受损的机制可能与黏液表面性质的改变，以及支气管横断和再吻合远端黏膜纤毛运输功能明显受损有关[93]。挥发性麻醉药对肺移植患者黏液运输的作用目前尚不清楚，但是可以确定的是基础黏液纤毛运动功能的减弱使患者更易出现术后肺部并发症。

吸入麻醉药对肺表面活性物质的作用

肺表面活性物质通过降低液气界面的表面张力减少呼吸做功。表面活性物质是一种由蛋白质和磷脂组成的混合物，由肺泡Ⅱ型细胞合成。与黏液相似，表面活性物质具有清除气道异物颗粒的作用，还能增强肺泡巨噬细胞的杀菌功能。暴露 4 h 后，氟烷[94]和异氟烷[95]均以剂量依赖性的方式短暂地减少肺泡细胞合成的磷脂酰胆碱（表面活性物质的主要成分）。高浓度的氟烷也破坏体外培养的肺泡细胞的能量代谢，表现为 ATP 含量减少和糖酵解代谢增加。氟烷和异氟烷可通过影响Ⅱ型肺泡细胞能量代谢，促进过氧化氢介导的磷脂酰胆碱含量的减少[95-96]。氟烷能降低Ⅱ型肺泡细胞上 Na^+/K^+-ATP 酶（Na^+/K^+-ATPase）和钠通道活性，这种作用可能与 ICa^{2+} 浓度改变或 ATP 耗竭相关。使用异氟烷后，在肺泡Ⅱ型细胞上同样发现 Na^+/K^+-ATP 酶的减少[97]。Na^+ 跨上皮运输有利于调节肺泡液体平衡，故这种转运功能的显著受损可能促进肺泡性肺水肿的发生。该现象与临床手术患者密切相关，因为吸入麻醉药能降低肺泡上皮液体清除率[98]。

表面活性物质中的磷脂成分对于维持其功能完整必不可少。表面活性物质的另外一种关键成分是由肺泡Ⅱ型细胞合成的疏水性表面活性物质相关蛋白 C。这种蛋白质能够使磷脂成分具备快速表面吸附和降低肺泡表面张力的性质，进而易化磷脂的吸附和分布，以形成单细胞表面活性物质层，从而增加肺泡Ⅱ型细胞对脂质的摄取。此外，活体实验指出，含有表面活性物质相关蛋白 C 的外源性表面活性物质可有效降低气压伤和死亡率。体外实验中，临床相关浓度的氟烷可增加表面活性物质相关蛋白 C 信使 RNA（mRNA），但对于机械通气的大鼠则作用相反[99]。将这些研究发现推广应用到麻醉患者身上时需非常小心，尤其存在急性肺损伤时，氟烷联合机械通气可能对表面活性物质的生成和肺泡腔的稳态具有不利影响。在大鼠模型中，七氟烷损害了受损肺的表面活性复合物和黏滞性，进一步促使肺泡塌陷[100]；这再次提醒将此类研究结果应用于人类时需要格外谨慎。Bilgi 等比较了混合氧化亚氮和地氟烷的低流量和高流量吸入麻醉对人黏膜纤毛活性及呼吸功能的影响。结果表明采用低流量技术而不是高流量技术对用力肺活量和用力呼气量以及黏膜纤毛对糖精粉末的清除效果更好，提示加热和加湿的气体相较于吸入麻醉药本身，可能有着更大的影响[101]。

长时程的使用挥发性麻醉药可能会产生黏液汇聚并损害肺泡细胞表面活性物质的代谢。这可能会对肺功能造成不良影响，包括进展性肺不张和感染。伴有过多或产生异常的黏液及表面活性剂物质的患者，包括急性肺损伤、慢性支气管炎、哮喘、囊性纤维化和长期机械性通气的患者风险最大。

长期给予挥发性麻醉药会导致黏液聚集，并对肺泡表面活性物质代谢产生不利影响。这些作用均会对肺功能产生有害影响，导致肺不张和感染。存在过度或异常分泌黏液和表面活性物质生成以及急性肺损伤、慢性支气管炎、哮喘、囊性纤维性变、长期机械通气的患者，肺功能损害的危险最大。在肺功能受损的患者的临床研究中，吸入麻醉药对黏膜纤毛功能、表面活性物质代谢及免疫调节的研究仍较为少见。

肺血管阻力

肺血管张力的调节

肺血管床是低压力高流量系统。正常肺动脉（pulmonary arterial，PA）压力大约为体循环动脉压的 1/5。相应的，肺血管阻力（PVR）亦低于体循环阻力。主肺动脉和其主要的分支血管相对于主动脉弓及其近端大血管分支，血管中膜比较薄，平滑肌成分少。肺血管平滑肌张力的直接变化通过影响压力-流量曲线的斜率改变 PVR。钙离子向细胞内迅速内流、交感神经的兴奋性、动脉血 O_2 和 CO_2 分压、酸碱平衡、血浆儿茶酚胺的浓度可引起肺血管平滑肌张力的改变。pH 恒定（即体液平衡）时，高碳酸血症不能改变肺血管平滑肌的张力，在正常 CO_2 分压下，酸中毒通过内皮非依赖的机制松弛离体肺动脉[102]。然而，肺动脉内皮功能障碍能加强高碳酸血症引起的血管收缩[103]。肺动脉压力和 PVR 的改变能显著影响肺泡气体和液体的交换。PVR 增加伴肺动脉压力升高促进肺间质液体渗漏。潮气量过大、过高的呼气末正压通气、肺泡低氧、高碳酸血症、酸中毒和临界肺泡关闭压均可造成急性 PVR 升高。低氧和酸中毒对 PVR

有协同作用。与急性肺动脉高压不同，慢性肺动脉高压的进展涉及内皮细胞功能障碍，内源性血管收缩剂（包括血栓烷 A_2、血管紧张素 2 和内皮素 1）和血管扩张剂（包括 NO 和前列环素）之间的失衡而导致的持续性血管收缩，平滑肌增生，血小板聚集，血管重塑和血栓形成以及丛状病变的形成，这些均造成肺小动脉不可逆性的损害。临床上，使用正性肌力药物（例如米力农）和增加血容量可通过增加心排量来降低 PVR。挥发性麻醉药通过降低自主通气时的肺容量对 PVR 产生间接作用。为了评估挥发性麻醉药的总体作用，应考虑经胸或经食道超声心动图检查来评估容量状态，机械通气对肺动脉的压力以及右心功能的影响。

内源性 NO 无论是在健康含氧量正常的肺组织还是在缺氧状态下，均是 PVR 调节的重要因素。NO 是通过对氨基酸 L- 精氨酸胍氮端的氧化而产生的。该反应利用分子 O_2 和 NADPH 作为底物，需要四氢生物蝶呤、黄蛋白、钙调蛋白和硫醇作为辅助因子，产生 NO 及其副产物 L- 瓜氨酸[104]。此种氧化作用是由一种单一的酶蛋白 NO 合成酶（NO synthase，NOS）催化，其又含有三种不同的亚型。钙依赖性亚型最初是从神经元组织（nNOS）和血管内皮细胞（eNOS）中纯化而得[105-106]。当受到细菌内毒素以及促炎细胞因子刺激时可在多种细胞中诱生出第三种非钙依赖性的亚型（iNOS），包括内皮细胞、血管平滑肌细胞、巨噬细胞和成纤维细胞。iNOS 一旦被诱生出，可不依赖钙离子而大量持续性的产生 NO。三种 NOS 亚型广泛分布于肺部，深度参与血管稳态调节，与肺部 O_2 环境密切相关[107]。

NO 从其合成处弥散，作用于源细胞及靶细胞的多种分子位点。NO 最常作用的位点为结合于某些蛋白质内，以及以血红素基团或铁-硫复合物的形式存在铁离子。NO 与可溶性鸟苷酸环化酶的血红素组分相互作用，刺激三磷酸鸟苷的转化为 cGMP[104]。反过来，细胞内增加的 cGMP 水平通过多种机制导致系统性肺血管和非血管平滑肌的舒张。除了降低细胞内游离钙，削弱钙瞬变，cGMP 还会通过激活钾通道引起肌肉细胞的超极化。

吸入气态 NO 后，在通气良好肺部的区域会产生选择性的肺血管扩张，可能会对由各种先天性心脏病、肺功能减退以及胎粪吸入而导致的新生儿肺部疾病的治疗有益。吸入 NO 对治疗成人急性肺动脉高压有一定的好处，前提条件为 PVR 不是由肺脉管系统的重塑和过度增生而致。此外，吸入 NO 降低小儿和成人患者心脏治疗期间的 PVR 已成为医疗常规（参见第 67、94 和 104 章）[108]。

前列环素作为内皮细胞释放的另外一种内源性血管舒张物质，可激活腺苷酸环化酶生成 cAMP，从而引起平滑肌舒张。前列环素以吸入或注射的形式对慢性 PA 高压患者产生肺部血管扩张作用。另一些肺血管扩张剂，包括西地那非和他达拉非，通过抑制 cGMP 特异性 5 型磷酸二酯酶（一种负责 cGMP 降解的酶）而产生血管扩张作用，用于治疗难治性 PA 高压。最后，利奥西呱，一种可以直接刺激非 NO 依赖性可溶性鸟苷酸环化酶的新型药物，最近已被批准用于治疗慢性肺高压以及慢性血栓栓塞性肺高压的患者[109]。

低氧性肺血管收缩机制

PVR 的局部改变可影响肺内血流分布，引起通气/血流比值的改变，同时也影响气体交换。肺血流量及肺通气分布一度被认为主要由重力介导，现在认为似乎也是由气道和血管的非对称分支结构引起的局部异质性所决定[110]。肺不张区域 PVR 增加，引起局部组织低氧，但通过使肺不张部位的肺血流向通气良好的区域再分布，可优化整体气体交换。这种称之为低氧性肺血管收缩（hypoxic pulmonary vasoconstriction，HPV）的现象为肺循环所独有，因为其他血管床（如冠脉和脑血管）对低氧的反应是扩张。因此，HPV 具有维持氧合的作用，使用干扰 HPV 的药物（包括挥发性麻醉药）可能会对气体交换产生不利影响。HPV 在肺不张、肺炎、反应性气道疾病、急性呼吸窘迫综合征（acute respiratory distress syndrome，ARDS）和单肺通气（one-lung ventilation，OLV）中起到独特的作用。对于平卧位的健康者，HPV 并不会引起肺血流分布的异质性[111]。

HPV 是一种局部调节现象，它并不受自主神经系统的调控。当肺泡氧分压低于 60 mmHg 时就会发生 HPV，当氧分压低至约 30 mmHg 时 HPV 达最大限度。HPV 最早在 1894 年发现，但其具体机制也是最近才逐渐清晰。特异性氧感受细胞通过调节呼吸和循环功能维持正常氧供应。高碳酸血症引起的酸中毒会使正常在体动物或离体灌注肺的 PVR 升高。在肺泡氧分压正常时，酸中毒引起的 PVR 升高的作用相对较小，但在肺泡低氧时该作用显著增强。对于健康肺，局部酸中毒和肺泡 CO_2 分压的增加可增强 HPV，并进一步改善动脉氧合。高浓度 CO_2 会降低 NO 的水平[112]，但此作用是否与高碳酸血症改善通气/血流比值有关尚不清楚[113]。

虽然低氧引起的内皮来源的血管收缩分子还没有确认[114]，低氧可通过兰尼碱受体促进钙离子从平滑肌 SR 释放[115]，增加钙离子的敏感性[114-116]，调节平滑肌的电压门控钾离子通道[117]。其他缺氧–反应偶联的介质也已被发现[116, 118]。Wang 等[119]最近的研究表明 HPV 的产生既需要连接蛋白 -40 介导的氧传感内皮信号逆行通路，也需要肺小动脉中 V4 型 TRP1 通道介导的 Ca^{2+} 内流[120]。最后，多种因素参与了 HPV 氧传感，但在体内具体的作用方式目前仍未达成共识，考虑到大多数已提出机制间存在复杂的相互联系，因素的具体作用仍要取决于 HPV 的阶段、低氧的程度、麻醉药物或其他制剂的参与[121]。

吸入麻醉药和低氧性肺血管收缩

所有挥发性麻醉药都能扩张肺血管床。Akata[122]系统地回顾了挥发性麻醉药引起血管舒张的机制，包括细胞质内游离钙的减少及肌丝钙敏感性的抑制。在正常肺组织中，挥发性麻醉药所产生的血管舒张作用相对较小。在体内，挥发性麻醉药引起的 PVR 有限降低可同时被减少的心排出量抵消。吸入麻醉药这些作用的净效应是微乎其微的，仅仅是肺动脉压的轻微改变及肺总血流量轻度降低。与它们产生的直接血管舒张作用相反，挥发性麻醉药能减弱长期植入监测仪的犬 K_{ATP} 通道介导和内皮介导的肺血管舒张[123-125]。在不同情况下给予挥发性麻醉药时，其对肺血管舒张的抑制作用并不一致。例如异氟烷和氟烷能增强异丙肾上腺素介导的血管舒张作用，但恩氟烷无此效

应[126-127]。与其他吸入麻醉药不同，七氟烷麻醉时仍可保留钾离子通道拮抗剂（莱马卡林）诱发的 K_{ATP} 通道介导的肺血管舒张[125]。确实，有证据表明至少在离体兔肺实验中，氟烷、恩氟烷和异氟烷，而非七氟烷，能够通过钙活化的钾通道或电压敏感性钾通道从而不同程度地调节肺血管张力[128]。在离体肺中，氟烷或恩氟烷诱导的肺血管收缩作用可通过抑制钾通道（Kv）而得到强化。当 Kv 通道被抑制时，异氟烷对肺血管没有影响。而且，七氟烷扩张肺血管时该舒张作用不受钾通道亚型抑制剂的影响（图 21.10）[128]。

肺动脉平滑肌 TASK-1 通道似乎与挥发性麻醉药引起的肺动脉扩张也相关。挥发性麻醉药并不立即引起血管扩张，而是对离体肺动脉条具有矛盾性的双向作用。早期挥发性麻醉药使 Ca^{2+} 从细胞内钙离子库释放后，剂量依赖性地增强肺动脉收缩力（图 21.11）[122, 130-131]。而后收缩力又随着 Ca^{2+}-钙调蛋白依赖性蛋白激酶 II 的激活而减弱[130-131]。将这些结果推广到人体内仍需谨慎，这些研究提示该血管舒张反应在 SR 低钙（如新生儿）以及蛋白激酶活性受抑制（如原发性肺动脉高压）的患者中可能更为显著。

总的来说，体外实验已表明所有的挥发性麻醉药均能在某种程度上减弱离体灌注肺组织或原位持续灌注肺组织的 HPV（图 21.12）[121, 132]，但大多数静脉麻醉药不具有这种作用[118]。相较于挥发性麻醉药和钙通道阻滞剂的单独使用，两者合用可进一步降低

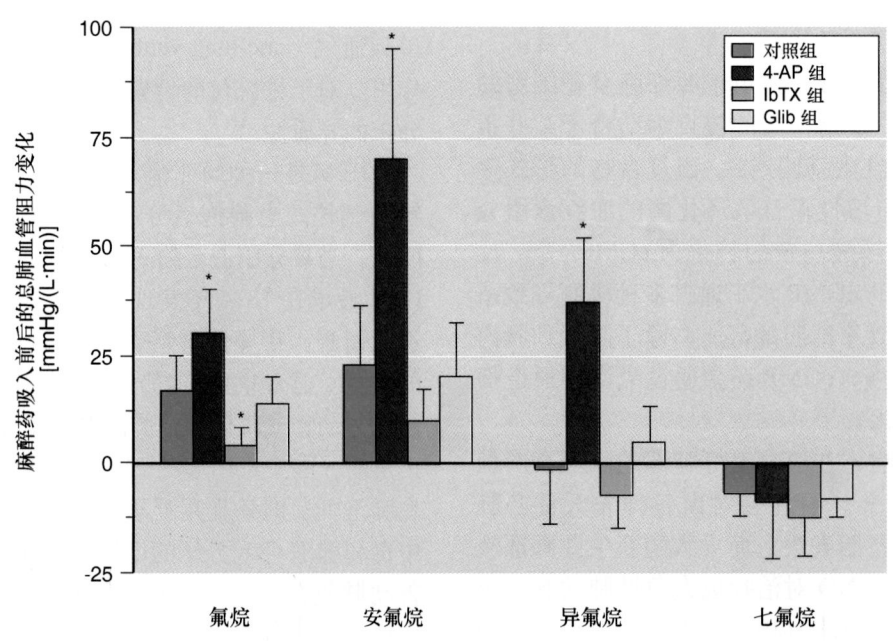

图 21.10　挥发性麻醉药吸入前后总肺血管阻力的变化（Rt）。数据以均数 ± 标准差（SD）表示。*$P < 0.05$ 与对照组比较。4-AP，电压敏感性 K^+ 通道抑制剂；Glib，ATP 敏感性 K^+ 通道抑制剂；IbTX，钙活化 K^+ 通道抑制剂；Rt 差值，麻醉给药后的阻力减去麻醉给药前的阻力（Modified from Liu R, Ishibe Y, Okazaki N, et al. Volatile anesthetics regulate pulmonary vascular tensions through different potassium channel subtypes in isolated rabbit lungs. Can J Anaesth. 2003；50；301. Used with permission.）

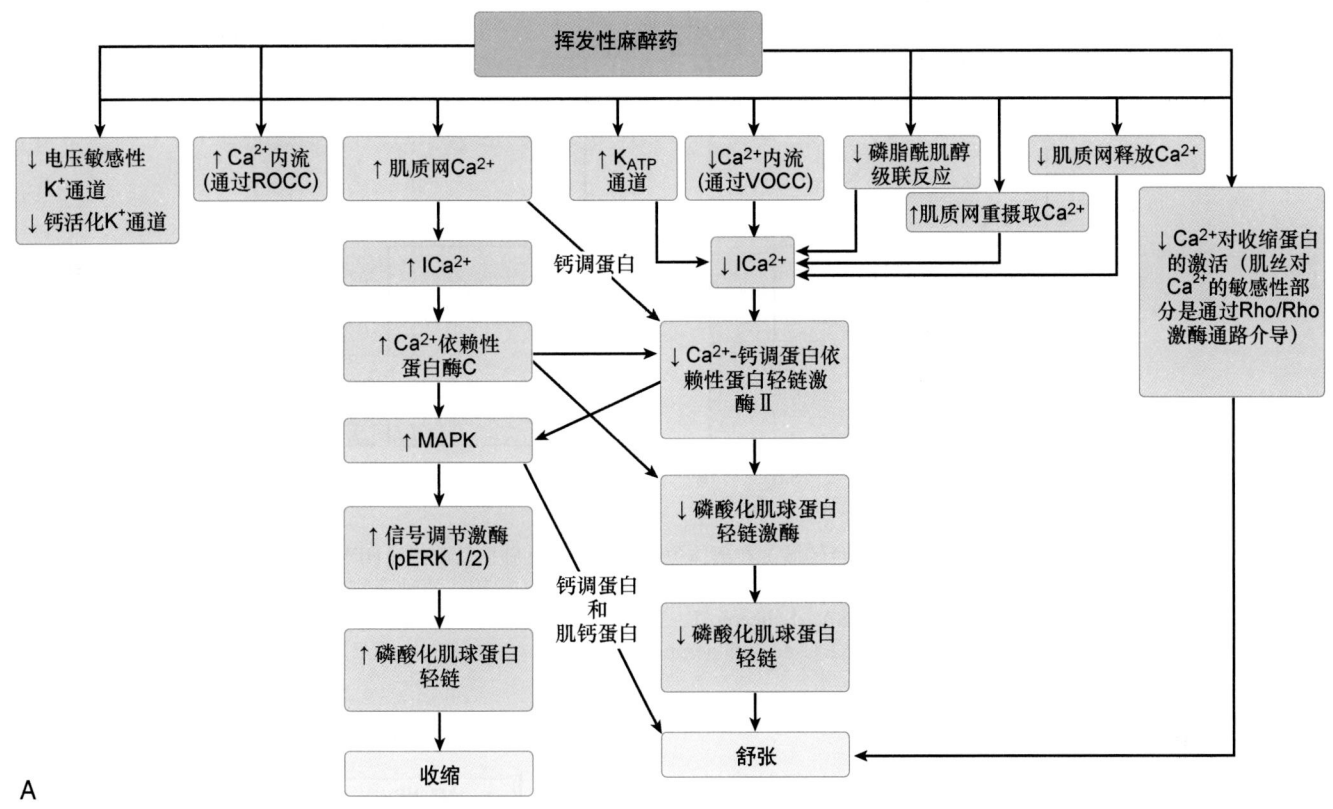

A

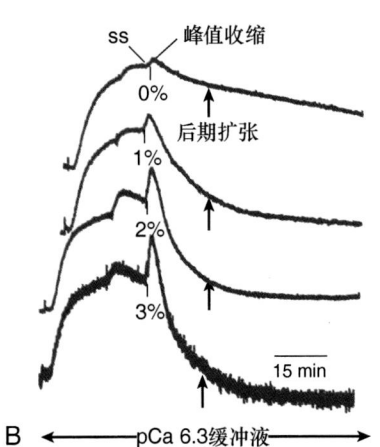

B

图 21.11 （A）挥发性麻醉药诱导肺动脉平滑肌收缩和舒张的可能信号通路。细胞内 Ca^{2+}（ICa^{2+}）可通过肌质网（SR）释放 Ca^{2+} 增加，这是通过抑制电压敏感性（K_v）或钙活化（K_{ca}）K^+ 通道，或通过受体调控 Ca^{2+} 通道来实现的。增加的 ICa^{2+} 引起剂量依赖性收缩力增强 [与蛋白激酶 C 的活化及丝裂原活化蛋白激酶（MAPK）的增加有关]。挥发性麻醉药也可通过激活 KATP 通道而减少 ICa^{2+}，因此，通过电压调控性 Ca^{2+} 通道（VOCC）来抑制 Ca^{2+} 内流、减少 SR 诱导的 Ca^{2+} 离子释放、抑制磷脂酰肌醇（Pi）级联反应以及增加 SR 诱导的 Ca^{2+} 再摄取。最终，平滑肌收缩降低与 Ca^{2+}-钙调蛋白依赖性蛋白激酶 Ⅱ 的激活有关。值得注意的是，不同的挥发性麻醉药对上述信号通路中任何分子都有药物特异性作用。（B）氟烷对肺动脉平滑肌的双相作用（收缩和舒张）的实例。0%、1%、2% 和 3%，氟烷浓度；ss，氟烷麻醉前稳态下的基础收缩值。氟烷剂量依赖性地增强 Ca^{2+} 活化的峰值收缩和后期舒张（Data from Akata[122], Su and Vo[130], and Zhong and Su[131].）

HPV，使该抑制效应增加 40%，表明这两种药物可能分别通过不同的作用靶点抑制 HPV。吸入麻醉药直接抑制 HPV 的机制尚不明确，可能与增加花生四烯酸代谢[133] 或其他内皮衍生的血管舒张因子有关[134]。然而，也有证据提示麻醉药诱发的 HPV 抑制可以不依赖于肺血管内皮、NO 或鸟苷酸环化酶的存在[135-136]。

吸入麻醉药也能破坏血管平滑肌的 Ca^{2+} 稳态而影响肺血管收缩。氟烷和异氟烷通过抑制犬离体肺动脉环 cGMP 的蓄积[137] 和 K_{ATP} 通道介导的 NO 和前列环素的相互作用，减弱内皮依赖性血管舒张[138]。相反，在离体兔肺中，异氟烷调节 HPV 反应至少部分通过 Ca^{2+} 激活的 K^+ 通道和电压敏感性 K^+ 通道。七氟烷

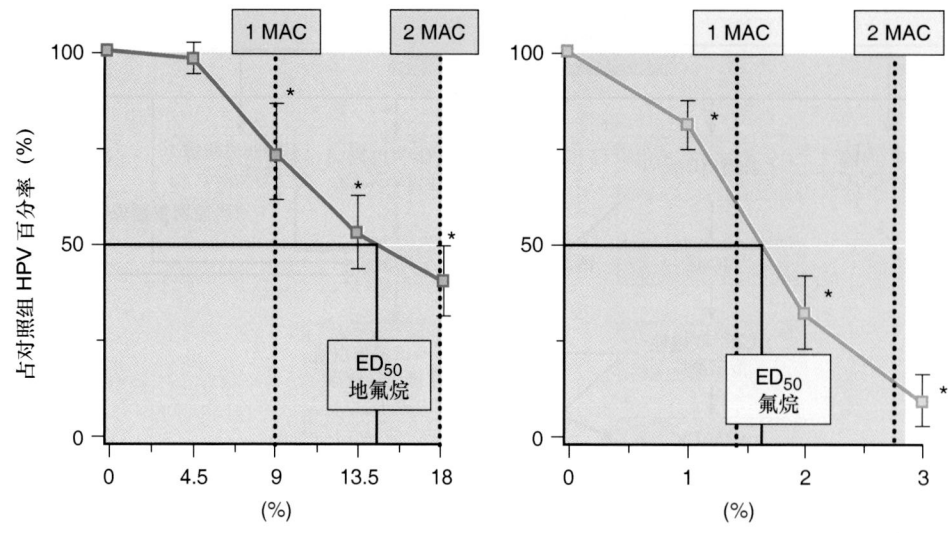

图 21.12　地氟烷（深蓝色区域）和氟烷（浅蓝色区域）在离体兔肺中对低氧性肺血管收缩（HPV）的浓度依赖性抑制作用。数值以均数 ± 标准误显示，并且表示为对照组的百分数。*$P < 0.05$ 与对照组 HPV 比较。两种药物的半数有效量（ED$_{50}$）值（对兔）介于 1 ～ 2 MAC 之间（Reproduced from Loer SA，Scheeren T，Tarnow J. Desflurane inhibits hypoxic pulmonary vasoconstriction in isolated rabbit lungs. Anesthesiology. 1995；83：552. Used with permission.）

降低 HPV 的效应不依赖 K$^+$ 通道的功能[139]。

　　挥发性麻醉药对 HPV 的相对疗效在体内很难被评估，因为其他几个因素也会影响 HPV，包括温度、pH、CO_2 张力、低氧程度、低氧区域大小、手术创伤及药物使用，可能部分参与这种作用机制。OLA 时挥发性麻醉药对 HPV 的直接抑制作用可能增加非通气侧肺的灌注，加重低氧血症。然而，挥发性麻醉药同样可间接作用于心排出量和混合静脉血氧饱和度从而影响到 HPV、肺灌注及混合静脉血氧饱和度[140]。基础 PA 血流和压力也参与调节 HPV 的影响。PA 压力升高可能导致收缩的血管床被动扩张，从而逆转HPV。另一方面，反射性肺和全身血管收缩对低血压的反应可能会增加健康肺组织的 PVR，导致肺血流向肺缺氧区的转移[121]。

　　早期的研究表明，在体动物实验中 N$_2$O 能减弱HPV。与异氟烷相反[133]，通过观察植入监测仪的右主肺动脉逐渐闭塞模型的犬，发现七氟烷和地氟烷麻醉对 HPV 没有产生抑制作用（图 21.13）[141]。N$_2$O[142]、地氟烷和异氟烷[143]，而非氙气[142]，能够降低 OLV猪的混合静脉血氧饱和度、心排出量及动脉氧合。然而，N$_2$O[142]、氙气[142]、地氟烷[143-144] 和异氟烷[143, 145]在 OLV 中，并不改变非通气肺的灌注，也不减少分流率。在由气腹引起气体交换障碍的动物模型上，七氟烷而非异氟烷引起的气体交换异常比丙泊酚更加显著[146]。因此，尽管离体实验证实吸入麻醉药引起 HPV 下降，但该效应在体内相对较小，同时存在的肺部疾病可能会加重麻醉药引起的气体交换异常。

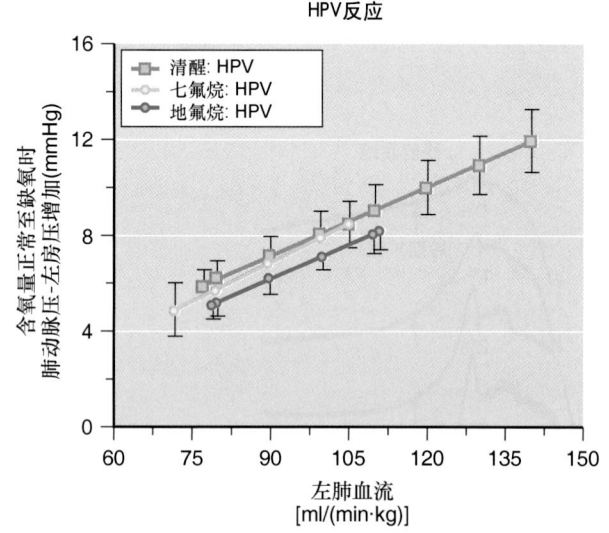

图 21.13　七只长期植入仪器犬在清醒状态或接受七氟烷、地氟烷麻醉下的低氧性肺血管收缩（HPV）综合反应［以肺动脉压（PAP）与左心房压（LAP）之差的增加衡量其左肺血流］。与在清醒状态下相比，两种麻醉药不影响 HPV 的幅度（From Lesitsky MA，Davis S，Murray PA. Preservation of hypoxic pulmonary vasoconstriction during sevoflurane and desflurane anesthesia compared to the conscious state in chronically instrumented dogs. Anesthesiology. 1998；89：1501. Used with permission.）

挥发性麻醉药对人肺血管的影响

　　全身麻醉通常会影响肺部气体交换。除了挥发性麻醉药本身的作用外，还有许多其他因素，包括重力、体位、肺不张、不同区域之间肺血管传导性差异、胸膜腔内压和 HPV，都可能影响挥发性麻醉药给药期间肺血流和通气的分布。肺内局部区域通气的变化与肺泡顺应性、呼吸频率、流速、胸膜腔压力和通气方式改变密切相关[147]。自主呼吸的健康志愿者，经面罩给予七氟烷（1 MAC，持续 20 min），通过单质子激发断层扫描（CT）观察到：从志愿者腹侧到背侧区域，肺通气和血流分布没有发生改变[147]。同样，采用电阻抗 CT 技术，通过喉罩（laryngeal mask airway，LMA）给予自主呼吸成人 0.7 MAC 七氟烷，肺通气分布也没有发生变化[145]。有趣的是，七氟烷能减轻肺组织局部血流分布的差异，扩大区域通气/血流比值（$\dot{V}/\dot{Q}$）的差异，自主呼吸的志愿者吸入七氟烷可使得 $\dot{V}/\dot{Q}$ 降低[147]。这种变化可导致气体交换障碍，但弱于机械通气下 $\dot{V}/\dot{Q}$ 失调造成的换气功能障碍[148-149]。不管采用压力控制还是压力支持通气模式，七氟烷产生相似的向腹侧再分布的通气改变[148]。

对健康患者，高浓度异氟烷足以引起全身性低血压，也不会造成肺内分流[150]。临床上胸科手术患者需要在侧卧位下开胸，因此显著改变肺内通气和血流相对分布。在这种情况下，非通气患侧肺与对肺进行手术操作相似，同样显著影响肺血管对低氧的反应性。大多数动物实验，或 OLV 的临床研究未证实挥发性麻醉药抑制 HPV 具有临床意义。研究证实，异氟烷或七氟烷麻醉对肺癌患者行肺叶切除，OLV 时的肺内分流率、PVR 或氧合作用没有显著性差异[151]。研究表明：OLV 时，静脉注射丙泊酚与吸入异氟烷[152]、七氟烷[153-154] 麻醉对肺内分流率的影响是相似的[153-154]。与吸入恩氟烷相比，静脉给予氯胺酮（不抑制 HPV）肺内分流率以及动脉血中氧张力均没有显著差异。相反，OLV 患者，异氟烷[155-156] 或七氟烷[156] 对肺组织氧合及分流率的不利影响强于丙泊酚。然而在这些研究中，不同药物引起的肺氧合能力下降程度的差别很小，几乎没有临床意义。实验中麻醉深度可能是静脉与挥发性麻醉药造成氧合差异的原因。根据达到相同的麻醉深度（由双频谱指数监护决定）来确定丙泊酚和七氟烷的剂量，两类药物可引起单肺通气患者氧合能力同等程度的下降[154]。在开胸手术行 OLV 的患者中，氟烷[157]、异氟烷[151, 157-158]、地氟烷[158] 和七氟烷都引起相同程度肺内分流率和氧合功能的变化（图 21.14）[151, 156-158]。

可靠证据表明，所有吸入麻醉药均能安全用于单肺通气开胸手术患者。氟烷和异氟烷[157] 引起的肺内分流增加和氧合作用降低与 1 MAC 挥发性麻醉药大约抑制 20% 的 HPV 作用相一致。没有挥发性麻醉药时，低氧侧肺的血流量下降 50%，而吸入 1 MAC 异氟烷时，低氧侧肺血流量降低 40%。这种血流的改变对应于肺内分流增加约占心排出量 4%。Carlsson 等[159]

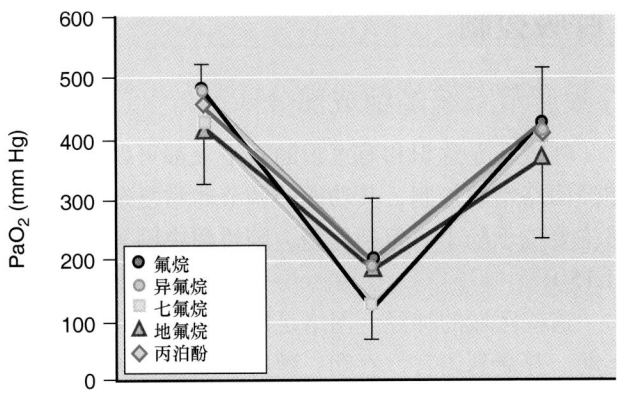

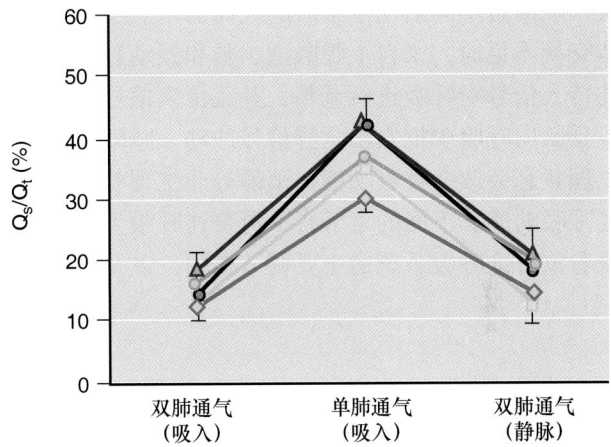

图 21.14　双肺通气（2-LV）或单肺通气（1-LV）患者的动脉氧分压（PaO_2）和肺内分流（Q_s/Q_t）的变化。患者接受吸入麻醉药（IH）——氟烷、异氟烷、七氟烷或地氟烷或静脉输注丙泊酚。注意，当一种静脉麻醉药取代挥发性麻醉药后对 PaO_2 和肺内分流的影响最小（Data modified from Abe and colleagues,[148, 153] Benumof and colleagues,[154] and Pagel and colleagues.[155]）

运用多种惰性气体消除技术来测量给予挥发性麻醉药患者实际的分流率，发现 1.5% 异氟烷使分流率上升 2%～3%，接近抑制 20% 的 HPV。此外，临床相关浓度的异氟烷和恩氟烷对动脉氧合没有明显影响。确实，与挥发性麻醉药相比，使用丙泊酚和阿芬太尼全凭静脉麻醉不会降低 OLV 时低氧血症的风险[152]。

从功能上讲，挥发性麻醉药对 HPV 和肺组织氧合的抑制作用即便有也很轻微[160-161]。尤其是阿米三嗪[162]（外周化学感受器的激动剂，能增强 HPV 效应）和吸入一氧化氮（能产生局部血管扩张作用，提高通气良好部位肺血流）用于临床后，吸入麻醉药轻度抑制 HPV，但不至于影响临床决策。此外，对非通气侧肺实施持续气道正压（continuous positive airway pressure，CPAP）以及容许性高碳酸血症等通气策略，纤维支气管镜确定双腔气管导管的位置，均能缓解低氧血症发生。挥发性麻醉药对 HPV 的净效应受多种因素影响，不仅依赖于药物对肺血管张力的直接作用，也取决于麻醉和手术中其他因素的间接作用。

呼吸控制

呼吸调节系统的组成部分

呼吸在无意识和有意识的水平上都可以发生，由神经回路精确控制，其功能的调节非常复杂。神经回路主要位于脑干，包括延髓、脑桥和中脑等部位（图 21.15）。

这些区域的神经元网络足以产生自发和随意呼吸运动，并受到语言、吞咽、微笑、喷嚏和咳嗽等皮质中枢活动的影响。呼吸本身是为了确保足够的气体交换，以满足不同活动水平时的代谢需求。当感觉到气体交换不足时，来自上呼吸道、肺和颈动脉体的反射性传入信号对呼吸进行调整，并且传入信号通过外侧下丘脑向呼吸中枢发出觉醒信号冲动。睡眠和怀孕等生理状态会改变呼吸功能；镇静等非生理状态也会改变呼吸功能。下面的章节将不再赘述呼吸生理学，而是着重讨论呼吸系统的主要调节核团，以及如何受到挥发性麻醉药的影响（图 21.16）。

有关呼吸生理学和监测的详细讨论，请参阅第 13 章和第 41 章。

一般除氧化亚氮外，所有吸入麻醉药都能抑制呼吸冲动[163-164]。挥发性麻醉药降低延髓脊髓部位谷氨酸能呼吸神经元突触后膜兴奋性冲动，增强氨基丁酸能抑制性信号通路[165]。舌下上气道运动神经元通过与 5-羟色胺和去甲肾上腺素受体相联系的钾离子通道使得钾离子外流，引起细胞膜静息电位的超极化[166-167]。挥发性麻醉药呼吸抑制的程度还取决于神经元在神经元网络等级中的位置；从上游产生呼吸冲动的发生器神经元到呼吸节律发生器，再到下游的膈神经和舌下神经输出运动神经元（图 21.16）。结果，挥发性麻醉药显著影响突触内神经递质的释放，从而对多突触神经联系环路的抑制作用要强于由少量突触联络构成的少突触环路。幸运的是，大多数呼吸系统为单一成分之间的联系即为少突触联系，也就解释了挥发性麻醉

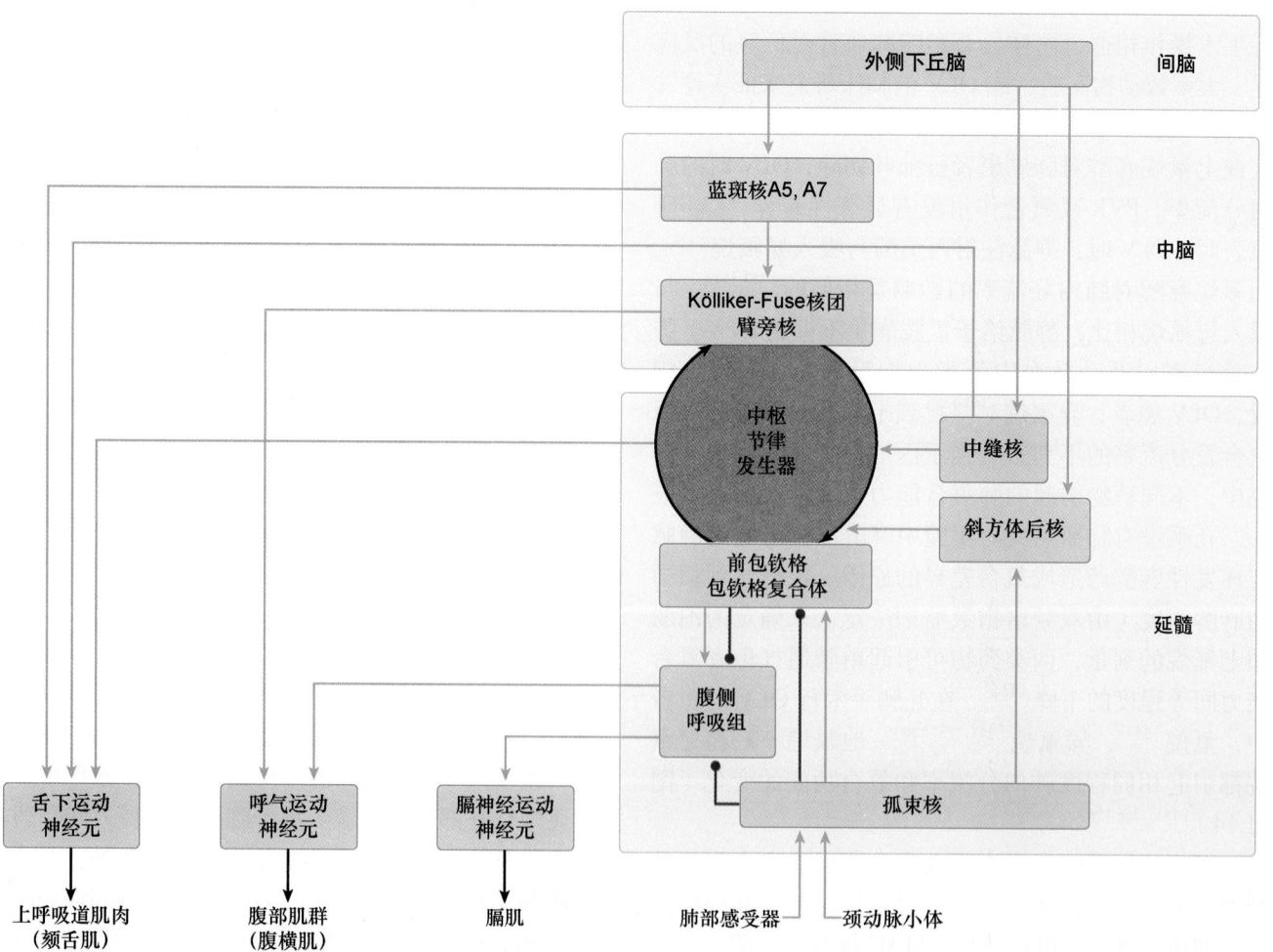

图 21.15　呼吸系统的解剖结构和参与呼吸的化学感受器及运动神经元的核团（详见书中内容）。觉醒驱动来自外侧下丘脑。中枢节律发生器将呼吸冲动转换成呼吸模式，它由多个存在于延髓和脑桥的核团组成。中枢化学感受器可能的位置位于蓝斑，在脑桥的 A5 和 A7 区，延髓的中缝核和斜方体后核。呼气和吸气的兴奋性冲动传递到前运动神经元（腹侧呼吸组），呼气运动神经元和吸气运动神经元（例如，膈神经）的脊髓。这些运动神经支配腹肌（呼气）和膈肌（吸气）。呼吸模式和化学感受器受到从肺和颈动脉体传入神经的影响。兴奋性传入（浅蓝色箭头）；抑制性传入（深蓝色按钮）

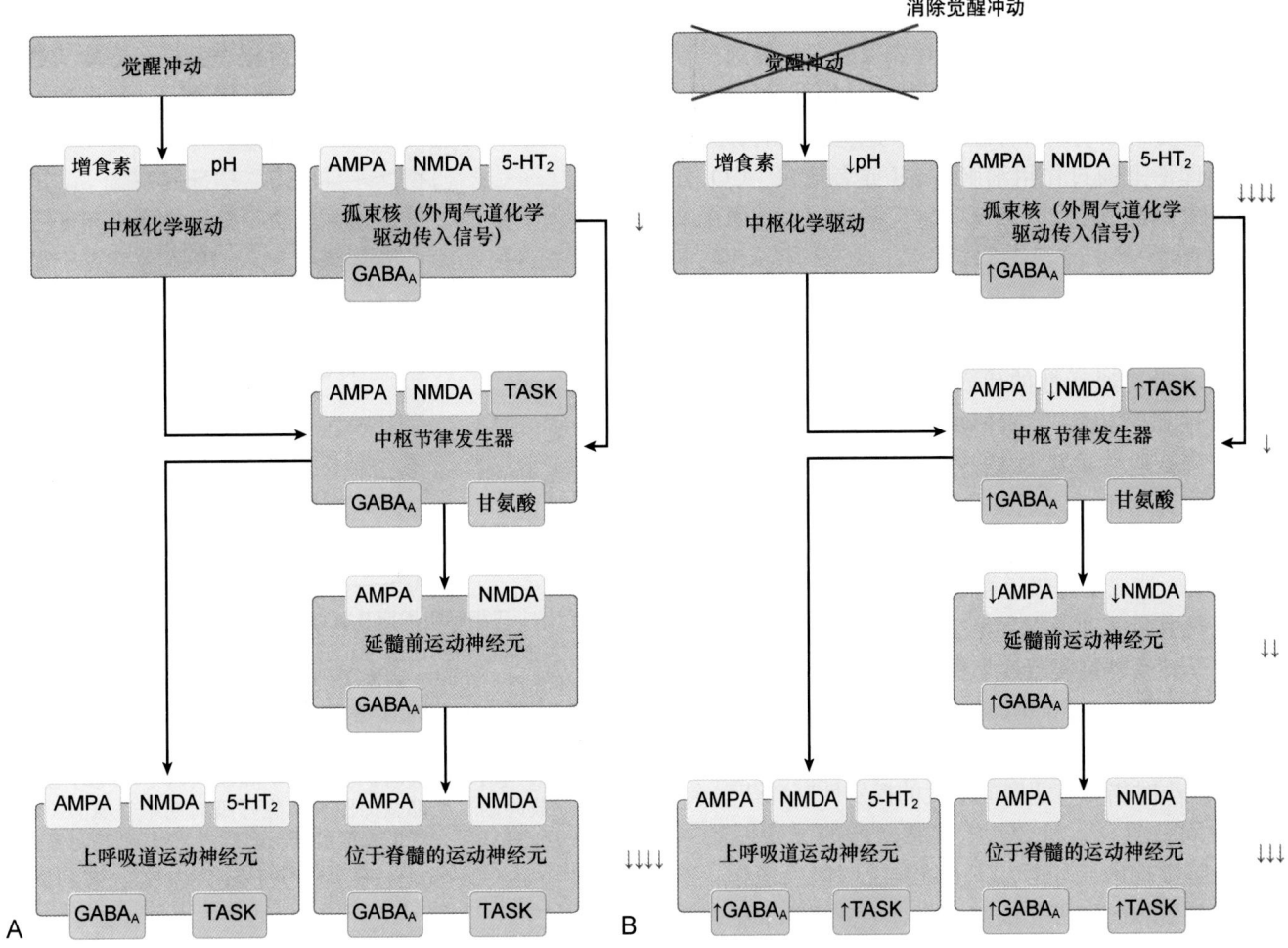

图 21.16　（A）配体门控受体和离子通道对呼吸相关神经元的作用。兴奋性受体和通道用黄色标记，抑制性用蓝色标记。pH 敏感通道开放激活神经元，而具有两孔配基酸敏感钾离子通道（TASK）开放，引起膜超极化，却抑制神经元放电。（B）挥发性麻醉药对呼吸相关神经元的影响。挥发性麻醉药消除觉醒驱动对呼吸系统作用（蓝色叉）。黑色箭头表示受体功能的改变（向上，增加；下降，降低），已在文献中出版。挥发性麻醉药减少呼吸前运动神经元突触前谷氨酸和 γ- 氨基丁酸 A（GABA_A）释放。挥发性麻醉药对各自的神经元组的积累效应被表述（蓝箭头）。可见相对抑制效应的程度（箭头数目）。在人体，对外周化学驱动的抑制程度强于中枢化学驱动。对上呼吸道运动神经元抑制程度比吸气运动神经元更显著。5-HT$_2$，5- 羟色胺；AMPA，α - 氨基 -3- 羟基 -5- 甲基 -4- 异唑酸；NMDA，N- 甲基 D- 天冬氨酸；NTS，孤束核

药对自主呼吸的影响比较困难。

吸入麻醉药对呼吸系统的抑制作用可在分子和遗传水平上得到进一步证实。在大多数确诊为迟发性中枢性低通气综合征的患者中，发现了杂合子配对同源盒 2b（*PHOX2B*）基因突变，可增加这些患者对麻醉诱导呼吸抑制的敏感性[168]。最近的一项研究表明，异氟烷可以增强 *PHOX2B* 变异体的聚集和错误定位，改变蛋白质折叠，并诱导内质网应激，这表明这些药物可影响术后呼吸神经元功能和促进神经性呼吸疾病的发病[169]。

重要的是，正如 Forster 和 Smith 在一篇综述中总结的那样，大多数关于呼吸调节系统的数据来自动物模型，因而不能直接应用到人体上[170]。因此，本节将介绍重要的动物研究结果，以帮助了解基本的呼吸结构和功能，并介绍最近的临床研究，证明这些发现

与临床实践的相关性。

中枢化学性感受器

多年来，人们普遍认为机体对 CO_2/H^+ 的敏感性只受中枢化学感受器影响。最近的研究表明，CO_2/H^+ 刺激自主呼吸兴奋性冲动的 2/3 来自中枢化学性感受器，1/3 来自外周化学性感受器[170]。这些兴奋性的化学冲动机制保证了健康人在正常氧气和正常二氧化碳分压状态下的自主呼吸[170]。中枢化学感受器对细胞外 pH 降低或［H^+］升高的反应而放电。此外，它们投射到呼吸系统的其他区域，形成兴奋性突触。这条路径是公认的，但其确切部位仍有待确定。动物研究表明脑干中有多个化学敏感区域[171]，包括斜方体后核（retrotrapezoid nucleus，RTN）、中缝核、蓝斑核、

孤束核（nucleus tractus solitarius, NTS）、外侧下丘脑、延髓尾端腹外侧区。RTN 病变在先天性中枢低通气综合征中可导致严重的中枢性呼吸暂停，因此 RTN 是一个特别重要的呼吸调节神经核团。这些区域的神经胶质细胞理论上通过作用细胞外 pH 或者低氧、CO_2 介导的 ATP 释放改变化学敏感神经元的功能，从而影响化学性感受[172]。

中枢化学感受器也促进了对神经元的兴奋性冲动，调节上呼吸道通畅和睡眠唤醒[171]。颏舌肌是保证上呼吸道通畅性的代表性肌肉，在清醒状态接受紧张性和时相性兴奋冲动信号。睡眠时颏舌肌的张力下降，吸入高浓度 CO_2（> 5%）能恢复到接近正常的张力水平。该现象在快速眼动睡眠（rapid eye movement, REM）阶段并不发生，因为此阶段颏舌肌张力消失，造成上呼吸道塌陷，随后出现通气不足。

上气道阻塞和通气不足引起的高碳酸血症可通过中枢化学感受器恢复颏舌肌的正常运动，也是阻塞性睡眠呼吸暂停（obstructive sleep apnea, OSA）患者从睡眠中苏醒并恢复气道通畅的另一机制（除缺氧外）。患者术后数小时仍可有亚麻醉浓度的挥发性麻醉药残余，抑制外周低氧[173]和 CO_2 化学感受器的灵敏度[174]，从而显著影响术后苏醒，不能维持上呼吸道通畅，造成严重低氧和高二氧化碳血症。对于日间手术患者特别是有 OSA 病史的患者来说，这是一个特别重要的问题[175]。

中枢呼吸节律发生器

周期性呼吸模式由中枢呼吸节律发生器（central pattern generator, CPG）控制。Abdala 等最近的一篇综述很好地总结了这一领域的进展[176]。尽管已经提出了多种 CPG 网络模型，但很多环路的相互作用及其功能仍然未知。中枢呼吸节律发生器目前认为位于脑桥延髓网络中（图 21.15）[177]。在相关的细胞核团队中，神经网络由兴奋性和抑制性神经元组成，它们控制呼吸运动的吸气和呼气相。呼吸周期调节的复杂性，以及神经元的类型和相关的神经递质已经在图中很清晰地阐明（图 21.17）。吸入麻醉药对神经回路进行药理学调节，可以影响呼吸频率、上呼吸道通畅性，以及分别影响胸壁与膈肌对潮气量和肺泡每分通气量的作用。

外周信号传入的整合

外周传入信号到达脑干呼吸中枢，将影响呼吸运

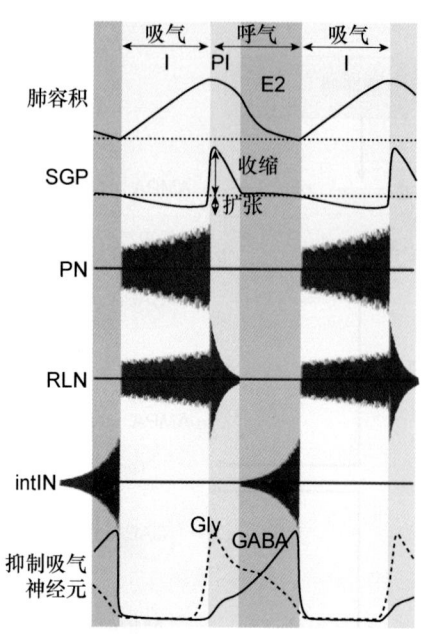

图 21.17　三相呼吸周期及其神经-机械功能元件的示意图。顶部示意图和神经描记图表示呼吸周期三个阶段，即吸气（I）、吸气末（PI）和呼气后期（E2）期间的肺容积、声门下压力（SGP）、膈神经（PN）、喉返神经（RLN）和肋间内神经（int IN）活动。注意，RLN 传导外展肌和内收肌运动神经元信号，分别在吸气时（吸气时扩张声门）和吸气后（呼气时缩小声门）发放冲动。底部叠加图表示在呼吸周期中甘氨酸（Gly，虚线）和 GABA 介导的（连续线）对吸气（I）神经元可能的随时间变化的抑制过程。这个时间周期反映了延髓吸气末（PI）抑制神经元的活性，被认为主要是甘氨酸能神经元和 γ-氨基丁酸能增强呼气抑制神经元（E-AUG）在呼气后期（E2）活动，两者在呼气相都抑制吸气神经元。在吸气时相，吸气神经元受抑制最小，活跃的吸气神经元抑制呼气神经元，但是在吸气末（PI）抑制作用突然上升，以协调吸气向呼气相转换，并开始呼气（Redrawn from Abdala AP, Paton JF, Smith JC. Defining inhibitory neurone function in respiratory circuits: opportunities with optogenetics? J Physiol. 2015; 593 [14]: 3033-3046. Used with permission.）

动。这些信号包括颈动脉体化学感受器，肺和呼吸道的迷走传入信号以及肺压力感受器信号。颈动脉体是主要的外周化学感受器，它感受缺氧或高碳酸血症，从而增加颈动脉窦神经放电，这些信息随后通过 NTS 谷氨酸能神经元到达网状旁 RPG，该神经元也作用于延髓头端腹外侧交感节前神经元，从而提高交感神经活性（sympathetic nerve activity, SNA）。化学感受器还通过 RPG 信号间接调节交感前神经元和心脏 VPN[178]。在原发性高血压、OSA 和充血性心力衰竭中，颈动脉体信号的长期增强会导致 SNA 增加，但呼吸频率和节律保持不变。

早在 80 年前，颈动脉体的功能就被发现，长期以来人们认为颈动脉体化学感受器的功能独立于中枢化学感受器[179]。然而，最近的研究表明，外周和中枢化学感受器在功能上不是独立的，而是相互依赖的。延髓化学感受器的敏感性由外周化学感受器和其

他可能的呼吸相关反射传入信号决定[170]。这种作用可能是通过 NTS 内部的相互作用和（或）NTS 向面旁呼吸组/RTN 整合神经元的投射和（或）向中缝-脑桥延髓呼吸网状神经元的投射来介导的。

肺和呼吸道的迷走神经传入信号也通过 NTS 传递。肺压力感受器信号投射到 NTS 的二级泵神经元，它可以向延髓呼吸中枢不同部位发放兴奋性和抑制性信号。通常，肺压力感受器的信号促进呼吸运动由吸气相向呼气相切换。此迷走呼气反射（赫伯反射）不仅在年幼的哺乳动物，对于成年志愿者平静通气时呼吸时相转换也非常关键[180]。虽然部分信号直接影响 CPG，但其他信号在延髓水平或者前运动神经元整合，再投射到脊髓运动神经元。

呼吸运动传出和上呼吸道通畅性

脑桥延髓呼吸网状结构产生呼吸模式，然后投射并控制脑干和脊髓的呼吸运动传出。膈神经运动神经元是脊髓内主要的吸气神经元，位于脊髓的 C_3 到 C_5 水平，支配膈肌运动[177]。膈神经运动神经元也受到挥发性麻醉药的直接抑制[181]。呼气运动神经元位于约脊髓 $T_7 \sim T_{12}$ 水平，支配躯干腹部肌群，帮助用力呼气和咳嗽等主动呼气运动。呼气性运动神经元接受延髓和脑桥的呼气神经元信号[177]。脊髓运动神经元是呼吸系统等级最低一级的神经元。它们的活性受到所有上游的化学感受器和神经递质的积累作用而减弱。

为了确保有效的通气，吸气肌活动需要与维持呼吸道通畅的上呼吸道肌肉密切协调。呼吸中枢运动传出几乎要求膈肌运动神经元（支配胸壁肌运动）和舌下运动神经元（支配咽部扩张肌）同时参与[182-183]。舌下运动神经支配上呼吸道肌肉，特别是颏舌肌。支配舌下运动神经元兴奋性或抑制性信号的强度取决于患者清醒的程度，而且在 REM 和 non-REM 睡眠阶段有差别。

睡眠状态导致上呼吸道扩张肌的紧张性活动减少，促进上呼吸道塌陷。这种影响对于 OSA 患者而言更是雪上加霜，因为他们的呼吸道更窄、更长、更容易塌陷。OSA 患者在清醒时严重依赖呼吸道扩张肌的代偿性激活来维持气道通畅。肥胖患者卧床睡眠时，肺容量的降低也减弱了对气管向尾部的牵引力，促进了咽部塌陷[184-185]。此外，非清醒状态导致通气控制系统中一个重要的警觉机制功能丧失，使中枢呼吸运动传出的调节在很大程度上处于化学感受器和机械感受器反馈控制之下。

睡眠期间呼吸道塌陷的机制与麻醉密切相关。麻醉/镇静期间上呼吸道塌陷导致的通气不足和（或）缺氧是麻醉科医师面临的重大挑战，尤其是在门诊手术患者中。挥发性麻醉药对咽部呼吸道的影响可以通过观察镇静深度增加时气道塌陷性的变化来阐明。

吸入麻醉药对静息时通气的影响

挥发性麻醉药在浓度低于 1 MAC 时即可抑制受试者清醒状态下自主呼吸，在较高浓度时可完全抑制自主呼吸运动。呼吸在很大程度上是由脑干自动调节和化学反射信号输入共同调控的。所有浓度高于 1 MAC 的挥发性麻醉药均可引起剂量依赖性的潮气量下降，进而引起每分通气量下降。然而，Hornbein 等证明，在压力室中，氧化亚氮在 1.5 MAC 范围内（远超过 1 个大气压）并不会显著降低每分通气量[186]。除了氙气会导致呼吸频率显著降低以外，其他所有被测挥发性麻醉药都会引起呼吸频率增加（彩图 21.18）。甚至有报道表明氙气可以导致呼吸减弱或呼吸暂停[187-188]。

绝大多数挥发性麻醉药缩短吸气相和呼气相时间，引起呼吸频率加快，而麻醉性镇痛药主要通过延长呼气时间导致呼吸频率显著减慢。然而，使用挥发性麻醉药时，观察每分通气量的适度下降可能低估了这些药物呼吸抑制作用的程度。这是由于挥发性麻醉药导致的通气不足增加了闭合中枢化学反射弧回路中的 $PaCO_2$，反过来刺激中枢化学感受器，从而增加了对化学呼吸中枢的兴奋性并增加了每分通气量[199-202]。

吸入麻醉药对化学刺激通气反射的影响

挥发性麻醉药剂量依赖性减弱低氧和高碳酸血症介导的外周化学感受器反射。吸入 1 MAC 或以上浓度挥发性麻醉药时，人体呼吸完全依赖脑桥延髓呼吸中枢自发调控和中枢化学感受器的兴奋性冲动传入。高浓度吸入麻醉药可完全抑制外周化学反射环路进而抑制呼吸，而不是通过抑制低氧性通气反应的方式[203]。即使非常低的吸入麻醉药浓度（0.1 MAC 异氟烷和七氟烷），也会抑制外周化学刺激环路，而不影响中枢化学刺激环路。在相同 MAC 值，地氟烷不影响外周及中枢化学性感受器对 CO_2 的灵敏度[204]。在此过程中，还伴有上呼吸道肌肉张力及功能丧失，以及在脊髓不同水平对神经递质的差异性抑制[205]。

吸入麻醉药对机械通气患者通气反应的影响似乎没有临床意义，但是对于自主呼吸患者通气反应可产生巨大影响。因为吸入麻醉药对呼吸通气反射的抑制

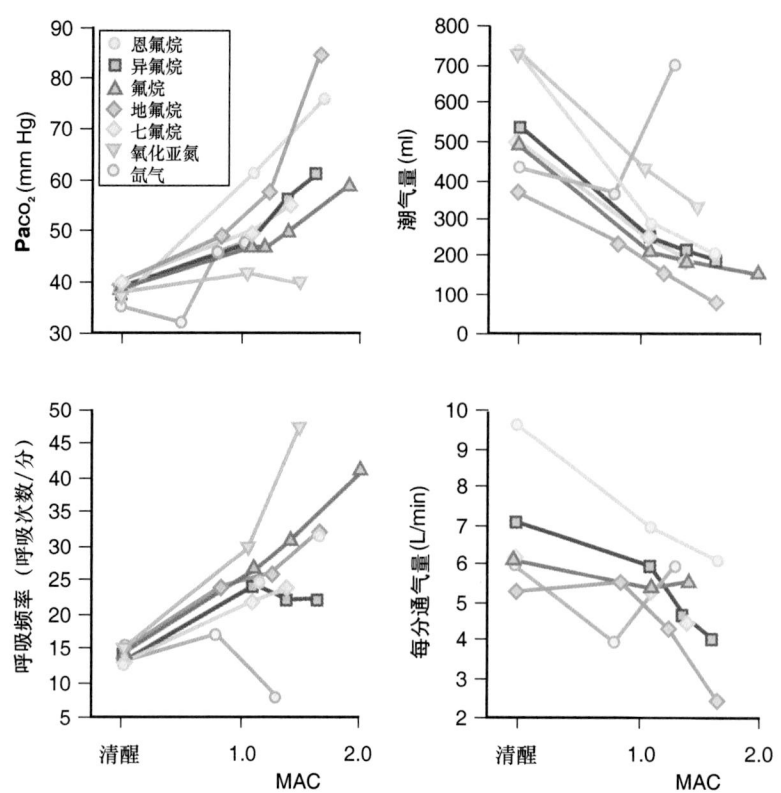

彩图 21.18　比较不同吸入麻醉药对患者静息 $PaCO_2$、潮气量、呼吸频率和每分通气量的平均变化。大多数挥发性麻醉药引起剂量依赖性呼吸增快，每分通气量和潮气量下降伴 $PaCO_2$ 升高。MAC，最低肺泡有效浓度，N_2O，氧化亚氮[189-194]。注：氙气的数据已从参考文献中推断出来[195-198]

作用与麻醉性镇痛药具有协同作用，且这两类药物常同时使用，因此低氧和高碳酸血症介导的通气效应被抑制后可增加术后呼吸并发症的风险。

吸入麻醉药对高碳酸血症通气反应的影响

　　人清醒状态时，二氧化碳调节通气效应接近 1/3 是由外周化学感受器介导的，2/3 是通过中枢化学感受器介导。低氧进一步增强外周化学感受器介导的通气效应[206]。然而，大部分吸入麻醉药在低于 1 MAC 浓度时，即可使低氧性通气反应丧失。高于 1 MAC 时，二氧化碳参与外周化学调节介导的呼吸触发作用丧失，只有中枢化学感受器环路仍保持完整功能[173, 207-209]。我们通过绘制二氧化碳反应曲线（增加二氧化碳分压 / 增加每分肺泡通气量）量化吸入麻醉药对通气反应的抑制作用。吸入麻醉药也可导致呼吸暂停阈值（即引起自主呼吸所需最低的 $PaCO_2$ 值）右移[210]。因此，如果麻醉中采用机械或者辅助通气使得 $PaCO_2$ 值低于呼吸暂停阈值，自主呼吸将不会恢复[211]。

　　如果吸入全身麻醉患者保留自主呼吸，没有任何辅助通气，将会出现高碳酸血症。压力支持通气常用于对抗吸入麻醉药对呼吸触发的抑制，然而，仍未确定增加压力支持水平能否使患者每分肺泡通气量成比例增加。因为在一定水平的镇静状态下，内在的二氧化碳通气反应曲线并未发生改变。压力支持通气引起潮气量、每分肺泡通气量增加，可导致呼吸频率降低，因此并不能像预期那样明显增加每分肺泡通气量。

吸入麻醉药对人体低氧通气反应的影响

　　清醒健康人位于海平面时极少出现低氧通气反应（hypoxic ventilatory response，HVR）。然而，在特殊职业人群中，如处于海平面水平的隧道工人或者高海拔的登山爱好者确实会出现低氧，HVR 则是吸入氧浓度降低时重要的代偿机制。例如，人们可以在高纬度的地区存活。在珠穆朗玛峰山顶（8848 m），在此大气压下，氧分压仅为 50 mmHg（正常海平面水平，氧分压为 159.6 mmHg），相对应的 PaO_2 仅为 37.6 mmHg，低于健康成年人在海平面静息状态下混合静脉血氧分压。由于严重低氧可导致过度通气，每分通气量估计可达 166 L/min[212]。然而，当挥发性麻醉药物浓度达到 1 MAC 时，这一强大的代偿机制将被显著抑制，如氟烷浓度达 1.1 MAC，这种代偿将完全丧失（图

21.19）。在未同时使用麻醉性镇痛药时，亚麻醉剂量（0.1 MAC）挥发性麻醉药即可明显抑制 HVR[213]。低浓度挥发性麻醉药对 HVR 的抑制程度如下：氟烷＞恩氟烷＞七氟烷＞异氟烷＞地氟烷[173]。

早产儿、OSA 患者等特殊患者群体在给予亚麻醉剂量的吸入麻醉药后，HVR 更易被抑制[214-215]。HVR 的抑制作用与选择性抑制外周反射弧有关，最可能作用的靶点是颈动脉体。然而，低浓度挥发性麻醉药抑制 HVR 的机制还不完全清楚。有趣的是在七氟烷镇静期间，急性疼痛和中枢神经系统觉醒并不能恢复受损的 HVR。因此，中枢神经系统的觉醒状态病变本身并不会导致七氟烷抑制急性 HVR[216]。此外，视听刺激不能阻断低剂量氟烷对急性 HVR 的抑制作用，但是可以逆转异氟烷对急性 HVR 的抑制作用。根据这一发现，可以认为挥发性麻醉药对低氧通气反射的影响程度可能并不相同[217]。

吸入麻醉药对呼吸肌活动的影响

人类作为双足类哺乳动物和其他四足动物不同，由于体位的差别，导致了不同的肌群特别是躯干肌肉，对正常状态下呼吸运动作用存在差异。因此，无论在正常自主呼吸下还是在麻醉状态，动物呼吸控制研究的结果都不能直接应用于人类。清醒未孕平卧位的志愿者，在平静呼吸时无一例外出现斜角肌和胸骨旁吸气肌群兴奋，而腹部呼气肌群并不参与[218-219]。这说明在安静呼吸时，呼气运动是被动的，这可能通过胸壁和肺的回缩而发生。当吸入二氧化碳刺激呼吸时，吸气活动增强，呼气肌肉主动收缩。

挥发性麻醉药，例如氟烷，对不同呼吸肌的抑制强度不同（图 21.20）。膈肌作为主要的吸气肌，它具有不受挥发性麻醉药抑制的独特之处，这可能是因为它在神经系统传递等级中处于较低位置。1 MAC 氟烷麻醉时，受试者潮气量减少 59%，呼吸频率增加 146%，FRC 减少 335 ± 75 ml。每分通气量的减少可能是由于肋骨/胸壁活动下降，而不是因为腹式呼吸的减少，同时膈肌运动基本不受影响[220]。在氟烷麻醉期间男性受试者腹部呼气肌活动通常恢复。

氟烷对呼吸肌的抑制作用存在明显的性别差异。值得注意的是，妊娠能显著改变呼吸肌群的生理结构和作用。FRC 下降可能与腹横肌仍保留呼气活动，导致胸廓容积显著减少，膈肌向头侧移位有关。在氟烷麻醉期间，一些患者出现了反常胸廓运动，即在呼气的初始阶段胸廓继续向外运动，CO_2 重复吸入刺激呼吸时，这样的胸廓反常运动将进一步加重[218, 220]。

吸入麻醉药对上呼吸道的影响

吸气时上呼吸道的通畅需要依靠皮质觉醒状态、完整的化学性感受器的灵敏性、化学触发信号的传递、清醒状态下来自上呼吸道受体正常气道反射的反馈环路。由呼吸肌（膈肌和胸壁呼吸肌）运动引起的

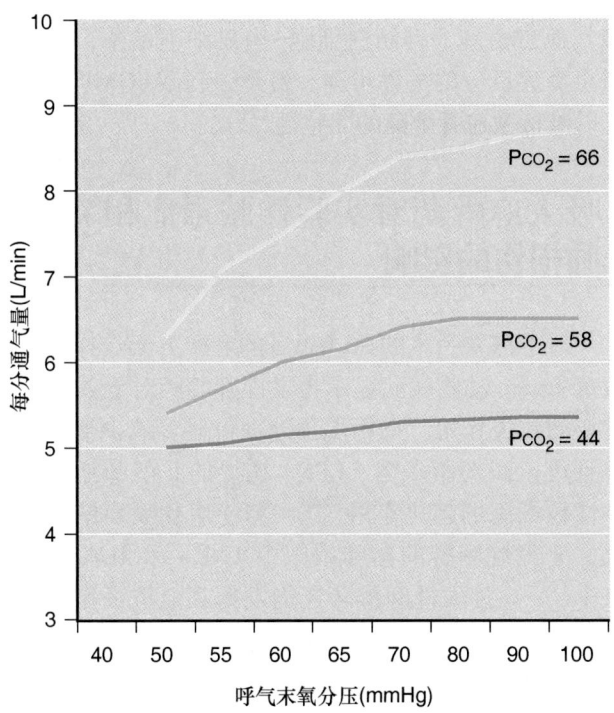

图 21.19　测定 3 个稳态二氧化碳（PCO_2）分压状态下，氟烷麻醉对人低氧通气反应的影响。氟烷麻醉［1.1 最低肺泡有效浓度（MAC）］完全消除了低氧通气反应和缺氧、高二氧化碳对外周化学感受器的相互作用。ETO_2，呼气末氧分压（Modified from Knill RL, Gelb AW. Ventilatory responses to hypoxia and hypercapnia during halothane sedation and anesthesia in man. Anesthesiology. 1978；49：244. Used with permission.）

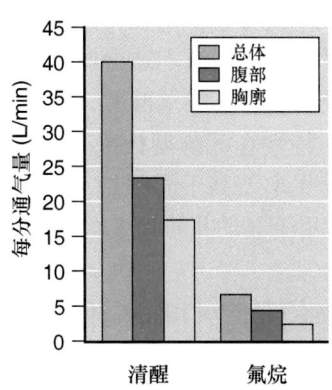

图 21.20　高碳酸血症时氟烷麻醉对胸式呼吸和腹式呼吸的影响［计算二氧化碳分压（$PaCO_2$）为 55 mmHg 时的通气量］。与清醒相比，氟烷麻醉时可引起每分通气量显著下降，对胸式呼吸的影响大于腹式呼吸。数据均为均数表示（Graph is based on data from Warner DO, Warner MA, Ritman EL. Mechanical significance of respiratory muscle activity in humans during halothane anesthesia. Anesthesiology. 1996；84：309.）

负压和气流可激活此类上呼吸道受体[221-222]。在睡眠或吸入全麻中，皮质觉醒中枢触发功能缺失，化学感受器和上呼吸道受体的敏感性降低。因此，吸气时作用于上呼吸道肌肉的时相性和紧张性神经冲动，在吸入麻醉时下降甚至消失。上呼吸道肌肉松弛（颏舌肌和其他咽部肌肉）使得解剖结构异常的患者更加容易造成上呼吸道阻塞[223-224]。亚麻醉浓度挥发性麻醉药的作用（经常在术后早期）使得皮质觉醒的冲动、来自外周化学感受器的化学触发，上呼吸道牵张感受器兴奋性信号传入受到显著影响。这可能导致上气道部分甚至完全梗阻，并由于受到低氧参与的觉醒反射的进一步抑制而加重[203]。

吸入麻醉药对保护性气道反射的影响

人体关闭声门和咳嗽反射是保护气道，防止误吸的一种有效的防御机制。挥发性麻醉药（≥ 1 ～ 1.3 MAC）逐渐抑制其反射。气道保护性反射消失导致胃内容物误吸到气管内是主要的灾难性事件。然而，低浓度的挥发性麻醉药能反常性增强和延长气道保护性反射。喉痉挛是声带对异物（口腔分泌物）或在不恰当时间（挥发性麻醉药浓度不足）时给予不良刺激（切皮、静脉穿刺时的疼痛刺激）等产生的完全反射性声门关闭。这一般发生在麻醉诱导还未达到足够深度或者麻醉复苏药物还未完全消除过程中。最近的一项研究还表明，18% 的儿童在七氟烷深麻醉下仍能观察到喉痉挛，但和低浓度（2.5% = 1 MAC）相比，高浓度（4.7% = MAC_{ED95} 插管）七氟烷能够提供更好的气道保护以防止喉痉挛[225]。

并非所有挥发性麻醉药都同等程度产生不必要的持续性气道保护反射。地氟烷和异氟烷似乎对气道的激惹性作用更强，它们都不适合麻醉诱导。地氟烷行保留自主呼吸的婴幼儿喉罩麻醉，在麻醉诱导，麻醉复苏过程中，特别在苏醒期拔除 LMA 时，严重气道不良反应的发生率要高于异氟烷[226]。七氟烷气道刺激性小，经常用于婴幼儿的吸入麻醉诱导。

吸入麻醉药和急性肺损伤

脓毒症相关急性肺损伤的病理生理机制

急性肺损伤（acute lung injury，ALI）通常是革兰氏阴性细菌脓毒症所致的全身炎症反应的肺部表现[227-230]。肺部血流动力学[231]、肺内液体渗出以及气体交换紊乱是其病理生理学改变[232]。细菌内毒素常诱发机体 ALI[233]。除此之外，其他体液及细胞级联反应也参与

ALI 疾病进程，如卵磷脂[234]、细胞因子、氧自由基、内皮素[235]、一氧化氮（NO）、凝血系统、补体系统[236]、纤维蛋白溶解系统、激肽释放酶-激肽系统[237] 以及细胞外基质的降解片段[238]。

目前已证实 NO 参与脓毒症及脓毒症相关 ALI 的发病机制。在高动力脓毒症中，诱生型一氧化氮合酶（iNOS）依赖性增加 NO 合成，随之 cGMP 的增加与心肌抑制、对血管收缩剂反应下降和循环休克相关[239]。此外，NO 与超氧阴离子反应后生成强氧化阴离子过氧亚硝酸盐，并最终分解出毒性产物 OH·，导致细胞毒性反应[240]。大量的 NO 也可激活环氧化酶途径中的酶，改变基因的表达水平[241]。NO 与许多分子靶点的相互作用是其分解和失活的途径。其中最重要的是 NO 和 O_2 反应生成亚硝酸盐，在血蛋白（如血红蛋白）存在下，亚硝酸盐被进一步氧化成硝酸盐[242]。

此外，NO 可能减弱缺氧性肺血管收缩（HPV），从而会导致气体交换紊乱[243]。后者可导致组织缺氧和微血管损伤，最终可引起多器官衰竭和死亡。然而，在非极端条件下，通过内皮型一氧化氮合酶（eNOS）和（或）iNOS 生成少量的 NO 可能具有保护性作用。血管扩张可增强组织灌注。NO 抑制血小板黏附和聚集可产生抗血栓作用，其清除超氧阴离子和其他自由基，抑制白细胞-内皮细胞黏附，可能是阻止炎症反应的关键步骤。最终，刺激 cGMP 的产生可以维持微血管屏障的完整性[244-245]。

吸入麻醉药对实验性脓毒症相关急性肺损伤的影响

对于需要手术的 ALI 患者的麻醉方案选择存在着大量争议。动物实验显示挥发性麻醉药对于 ALI 具有重要的抗炎作用。七氟烷预处理可显著减少炎症反应并且可以减弱脂多糖（LPS）诱导的 II 型肺泡细胞中中性粒细胞的趋化作用[246]。与使用硫喷妥钠麻醉相比，七氟烷麻醉的猪肺组织中 TNFα 和 IL-1β 表达减少[247]。挥发性麻醉药还能发挥其他抗炎作用，包括减少 II 型肺泡细胞产生促炎性细胞因子，减少中性粒细胞向肺间质以及肺泡腔迁移，减少蛋白质渗出和肺水肿[248-250]。在 LPS 诱导的大鼠 ALI 模型中，与接受丙泊酚麻醉比较，七氟烷麻醉大鼠 ALI 明显减轻，气体交换改善，支气管肺泡灌洗液中白蛋白，总细胞计数减少，灌洗液及肺组织中细胞因子 RNA 水平降低。七氟烷还减少了肺水肿的发生，最有可能是因为减少了水肿的形成而不是促进了水肿的再吸收[249]。

在油酸诱导的犬 ALI 模型中，七氟烷比丙泊酚麻醉降低了肺动脉压力和肺血管阻力，减轻了肺水肿，表现为血管外肺水指数降低，TNFα 生成减少以及弥漫性肺泡损伤评分改善。然而，尽管七氟烷有这些保护作用，七氟烷可通过抑制 HPV 使得全身氧合恶化[251]。建立盲肠结扎穿孔术（cecal ligation and puncture，CLP）的脓毒症大鼠模型，七氟烷和丙泊酚均能减轻炎症反应，脂质过氧化，氧化应激并且提高生存率。此外，七氟烷更有效地调节脓毒症所致的炎症反应[252]。诱导血红素加氧酶 -1 生成以及抑制 iNOS 的表达可以为肺和血管损伤提供细胞保护。在 CLP 诱导的大鼠 ALI 模型中，通过组织学以及免疫组化评估发现，异氟烷后处理降低了肺微血管通透性，减轻了肺损伤。此外，异氟烷降低了肺组织中 iNOS 的合成，并且增加了血红素加氧酶 -1 的表达。这些发现表明，异氟烷后处理对 CLP 诱导的 ALI 的保护作用可能与其上调血红素加氧酶 -1 的作用有关[253]。

吸入麻醉药和呼吸机相关性肺损伤

机械通气是一种可以拯救生命的临床治疗手段，但是机械通气也可能会导致肺组织炎性改变以及呼吸机相关性肺损伤（ventilator-induced lung injury，VILI）。机械通气过程中，肺泡周期性舒缩运动可引起 IL-1 和 MIP-2 等促炎细胞因子释放，导致肺组织中性粒细胞积聚，磷脂酶 A_2 活性增强，从而肺泡表面活性物质降解，并导致肺水肿，透明膜形成和细胞浸润[254]。挥发性麻醉药已被证明能减轻机械通气引起的肺损伤。机械通气可导致小鼠发生肺损伤，活性氧生成，促炎细胞因子释放以及中性粒细胞肺内聚集。七氟烷后处理减少了 VILI 的组织学改变，并阻止了活性氧的生成，IL-1β 和 MIP-1β 的释放以及中性粒细胞的迁移[255]。同样，异氟烷减轻小鼠的 VILI，表现在炎症缓解、中性粒细胞迁移的减少以及细胞因子水平的降低。异氟烷机械通气时，Akt 蛋白磷酸化明显增加。机械通气前，抑制磷酸肌醇 -3 激酶 /Akt 信号通路完全逆转异氟烷的肺保护作用。这些发现表明异氟烷介导的肺保护效应是通过磷酸肌醇 -3 激酶 /Akt 信号通路介导的[256]。在小鼠 LPS 炎症基础上再诱导 VILI 二次打击模型上，机械通气开始前使用异氟烷可通过改善肺的呼吸力学以及血管渗透性，从而改善 VILI。此外，异氟烷还能抑制肺上皮细胞的关键紧密连接蛋白（ZO1）的下调[257]。在 VILI 小鼠的另一项研究中，吸入异氟烷和七氟烷麻醉的小鼠与氯胺酮干预的小鼠相比，肺泡隔更薄，VILI 评分、多形核中性

粒细胞计数、IL-1β 含量更低，活性氧生成更少，谷胱甘肽含量更高。意外的是，地氟烷通气小鼠表现出类似于接受氯胺酮处理小鼠的肺损伤表现，其也未能抑制肺组织的炎症反应和活性氧生成[258]。

吸入麻醉药和肺缺血再灌注

肺缺血再灌注（ischemia-reperfusion，IR）损伤是许多肺部疾病的特征，它也发生在肺移植等外科手术过程中。血流和氧气重新向先前缺血肺组织的输送加剧了缺血性损伤，并导致微血管通透性和肺血管阻力（PVR）增加，以及免疫反应激活。这些事件触发 ALI，随后的肺水肿导致全身性低氧血症和多器官功能衰竭。有人提出肺部 IR 期间，活性氧和活性氮是引起这种损伤的关键因子[259]。对于离体缺血再灌注的兔肺，异氟烷减弱 PVR 的升高，降低肺滤过系数和干湿重比值[260]。在离体大鼠灌注肺模型中，缺血时给予异氟烷能保护肺的热缺血再灌注损伤[261]。此外，在猪缺血再灌注模型中，相对丙泊酚麻醉，七氟烷能降低氧化应激和炎症反应[262]。在大鼠肺移植模型中，使用七氟烷的预处理和后处理可显著改善移植肺的氧合作用，并减轻肺水肿。七氟烷处理还降低了 IL-1β、IL-6 和 TNFα 炎症因子的水平。此外，七氟烷通过减少细胞色素 C 释放到细胞质和 Caspase-3 的裂解，显著抑制细胞凋亡[263]。相反，在生理盐水灌注的离体兔肺组织中，使用地氟烷预处理增加了肺微血管通透性和 NO 合成，加剧了 IR 损伤[264]。此外，在猪热缺血肺损伤模型中，在体外肺灌注期间，长时间使用氙气进行后处理不能改善移植肺的功能[265]。

临床证据

临床证据支持挥发性麻醉药对 ALI 具有潜在保护作用。例如，异氟烷麻醉的健康患者接受短时间高潮气量的正压通气，不会造成肺部细胞因子的过度合成[266]。一些研究调查了挥发性麻醉药对单肺通气开胸手术患者肺功能的影响[267-269]。单肺通气对肺功能的影响与一侧肺萎陷组织随后肺复张过程中的缺氧 - 再氧化损伤有关。单肺通气增加了通气侧肺和非通气侧肺组织中促炎因子的释放[268]。与丙泊酚相比，七氟烷抑制了肺泡局部炎症反应，细胞因子的释放。此外，与非通气侧肺相比，七氟烷对通气侧肺组织的抗炎作用更大[268-269]。与丙泊酚麻醉的患者相比，接受七氟烷麻醉的患者术后病程得到了改善，表现为 ICU 住院时间更短，肺炎、胸腔积液和支气管胸膜瘘的不

良事件更少[267]。此外,最近一项在心脏外科手术患者中进行的荟萃分析表明,挥发性麻醉药在肺部并发症和总体死亡率方面显著低于静脉麻醉药[270]。然而,在一项计划行单肺通气的随机多中心对照试验中,丙泊酚和地氟烷组患者在住院期间和手术后 6 个月内的主要并发症发生率相似[271]。这一发现似乎与早期研究相吻合,通过检测健康的外科手术患者支气管肺泡灌洗液中的细胞因子含量,发现地氟烷增强了脂质过氧化作用,表明肺泡膜受损。与地氟烷相比,七氟烷的脂质过氧化作用不明显,提示它可能具有肺保护作用[272]。与七氟烷相比,地氟烷麻醉能明显增强鼓膜成形术健康患者的炎症反应,TNF-α、IL-1β、IL-6 等细胞因子水平明显升高[273]。

在最近的一项平行、公开、单中心随机对照试验中,中重度 ARDS 成年患者被随机分配接受静脉注射咪达唑仑或吸入七氟烷 48 h。第 2 天,七氟烷组患者的 PaO_2/FiO_2 明显高于咪达唑仑组。与咪达唑仑组相比,七氟烷组患者细胞因子和可溶性晚期糖基化终产物受体水平也明显降低,七氟烷组未观察到严重的不良事件。这项研究表明,吸入的七氟烷对 ARDS 患者具有治疗作用[274]。此外,ICU 中使用吸入麻醉药从概念上讲是有吸引力的,因为它能提供一种安全、有效且易于滴定的镇静方法。最近一项对在 ICU 中接受吸入镇静的患者的回顾性分析表明,使用吸入麻醉药与一年和院内死亡率减少存在关联,这可能与吸入镇静患者相对于静脉药物镇静,无机械通气天数显著增加有关[275]。未来需要更多前瞻性的随机临床试验以进一步验证吸入麻醉药在 ALI/ARDS 的插管患者和需要长期镇静的 ICU 患者中的治疗潜力。

非挥发性吸入麻醉药

所有吸入麻醉药的药代动力学均遵循相同的原理。初始摄取时,肺泡中气体分数(fraction of a gas in alveoli, FA)与吸入气体分数(fraction in the inspiratory gas, FI)比值(FA/FI)的动态变化取决于初始 FI,麻醉药的溶解度,每分肺泡通气量和心排血量。图 21.21 展示了吸入麻醉药在摄入阶段 FA/FI 的动态变化。因为氙气在所有吸入麻醉药中的溶解度最低,所以它很快达到平衡,甚至比氧化亚氮还要快。麻醉药从肺内洗出速度也遵循相同的原理,但方向相反。在影响吸入麻醉药洗出的四个因素(溶解度、新鲜气体量、每分肺泡通气量和心排血量)中,除了能部分控制每分肺泡通气量这个参数外,医师唯一可完全调控的因素是新鲜气流量。充足的新鲜气流量在防止呼出气重复吸入,影响其消除方面起着重要作用。新鲜气流量必须高于成人呼吸回路的最大吸气流速。如果潮气量为 500 ml,呼吸频率为 10 次 / 分钟,I∶E 比为 1∶2,则吸气阶段为 4 s。平均吸气流速为 500 ml/4 s,125 ml/s 或 7500 ml/min。因此,对于任何一种现代呼吸机,O_2 的最大流量为 10 ～ 15 L/min,应足以防止呼出的气体重新吸入。对于儿科患者使用的回路,防止重复吸入的最小新鲜气流量取决于呼吸回路的类型。在以下部分中,将重点讨论两种常用的非挥发性气体,即氙气和氧化亚氮,并重点讨论它们的临床相关方面的运用。

氧化亚氮

氧化亚氮(N_2O)的优势较为明确,能够迅速达

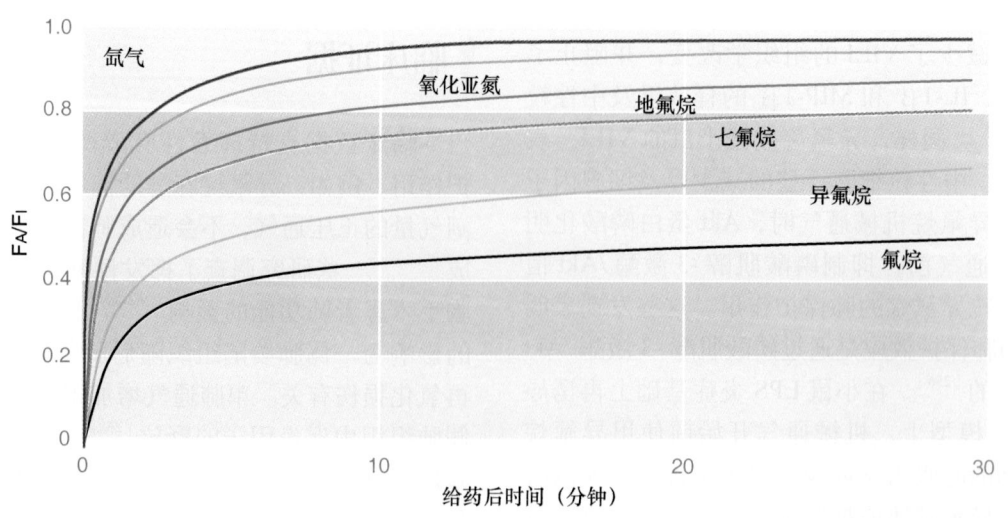

图 21.21　**吸入麻醉药的药代动力学。** 吸入麻醉药肺泡气浓度(FA)升高到吸入浓度(FI),溶解度最低的 N_2O 上升最快,而溶解性最高的甲氧氟烷上升速度最慢。所有来自人体研究的数据(Data from Yashuda N, Lockhart SH, Eger EI II, et al. Kinetics of desflurane, isoflurane and halothane in humans. Anesthesiology 74∶489-498, 1991; & Anesth Analg 72∶316-24, 1991; Data for Xenon only recently available.)

到目标 MAC 值并迅速从体内洗脱。N_2O 不明显干扰健康个体呼吸冲动，对人支气管黏膜分泌功能或平滑肌收缩舒张无不良影响。N_2O 可促进儿茶酚胺的释放，但不会降低全身血管阻力或心排血量，从而能维持血流动力学稳定。N_2O 的 MAC 值为 104%，在外界大气压下，单独使用 N_2O 无法达到充分的镇静效果。但是由于无刺激性气味，N_2O 常用于儿科吸入麻醉诱导前的辅助药物，也用于牙科手术的镇痛与镇静[276]。N_2O 尽管在某些医疗中心仍在使用，它在分娩镇痛中的应用却逐渐减少[277]。

镇静和镇痛作用

N_2O 具有镇静和镇痛作用。MAC 的定义为个体对皮肤切口疼痛刺激做出反应的阈值，而 N_2O 具有镇痛作用，很难将其镇静与镇痛作用分开。因此，相同 MAC 值下 N_2O 的镇静强度与其他无镇痛作用的吸入麻醉药不同。相对于受试者对伤害性刺激的反应，N_2O 和其他吸入麻醉药的 MAC 具有叠加效应，但涉及镇静程度时就不同了。对于大多数挥发性麻醉药而言，清醒浓度约为 0.3 MAC[278]。然而，N_2O 的清醒浓度为 0.61 MAC（63.3%）[278]。即使 50% 浓度氧化亚氮的 MAC 值在 0.48 时，大多数成年人也可能是清醒的。临床医师通常在麻醉结束时使用 N_2O，以加速挥发性麻醉药的洗脱。即使挥发性麻醉药与 N_2O 的 MAC 值之和高于单独挥发性麻醉药的清醒 MAC 值，并不能保证患者意识的消失。与术后回忆无关的觉醒仍有可能会发生[279]。

在人体，66%～70% N_2O 的镇痛效果与以 0.085～0.17 mg/（kg·min）速度静脉滴注瑞芬太尼或血药浓度为 2 ng/ml 的瑞芬太尼相当[280-281]。N_2O 的镇痛效果可被七氟烷减弱（图 21.22）[282]。其镇痛作用的具体机制尚待确定。然而，对 N_2O 耐受的动物对吗啡也有交叉耐受[283]，纳洛酮可逆转 N_2O 的镇痛作用[284]。这说明 N_2O 的镇痛作用至少部分是通过 μ 阿片受体实现的。小动物连续吸入 N_2O 后可迅速产生耐受性（6～24 h）[284]。人类也可以在 40 min 内对氧化亚氮产生急性耐受[285]。在临床实践中，氧化亚氮的吸入通常持续几个小时。然而，氧化亚氮的镇静和（或）镇痛作用在长期给药过程中是否保持不变还有待确定。

气体体积膨胀

N_2O 在组织中的弥散性大于氮气。因此，N_2O 会扩散到任何封闭的含气空间，更确切地说是任何含氮气空间，它比氮气扩散更快，从而导致气体体积膨

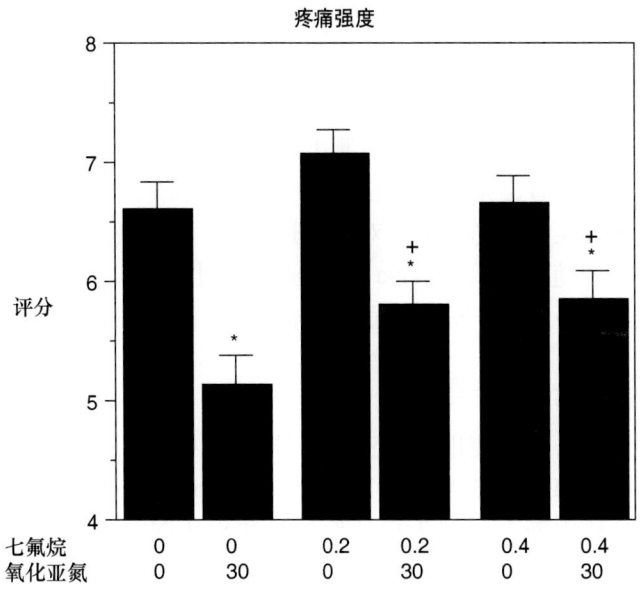

图 21.22　**七氟烷和氧化亚氮对寒冷刺激疼痛强度的影响。**每个柱状体代表受试者的均数，括号代表 SEM. * 与安慰剂（0% 七氟 /0% 氧化亚氮）相比显著降低。+ 与 0% 七氟烷 /30% 氧化亚氮水平的显著提高［Redrawn from Janiszewski DJ, Galinkin JL, Klock PA, et al. The effects of subanesthetic concentrations of sevoflurane and nitrous oxide, alone and in combination, on analgesia, mood, and psychomotor performance in healthy volunteers. Anesth Analg. 1999; 88（5）: 1149-1154. With permission.］

胀。与这种气体膨胀效应相关的一个主要危害会导致肠道扩张[286]。然而，该结果基于持续 3 h 外科手术的观察。封闭空间内由于 N_2O 的累积而增加的压力和体积取决于氧化亚氮暴露时间和两侧压力梯度。在苏醒阶段短暂（15～20 min）地使用 N_2O 可促进挥发性麻醉药的洗脱，可能不会导致临床相关的肠道扩张。

恶心呕吐

术后恶心呕吐（postoperative nausea and vomiting, PONV）是使用 N_2O 的常见并发症[287]。然而，最近的 meta 分析表明：如果 N_2O 给药时间小于 1 h，那么与 N_2O 相关的 PONV 并没有临床意义[288]。作者认为，不能因为 N_2O 存在 PONV 小风险不良事件就禁止其短时间的应用，例如小型手术或门诊手术。尽管有人对 meta 分析的方法提出了质疑[289-290]，但一致表明 PONV 的发生率主要与 N_2O 暴露的时长有关。因此，临床医师可以利用 N_2O 的优势，特别是在麻醉结束时，促进挥发性麻醉药的洗出，缩短苏醒的时间。

肺高压

有若干关于 N_2O 是否加重肺高压的研究，但由于实验方案的不同而未得出一致的结论。在较早的一项研究中，Konstadt 等的结果表明：当分别使用 70%

N₂O 和 70% 氮气时，肺高压患者的肺动脉压力和心排血量无明显差异（图 21.23）[291]。作者得出的结论是，N₂O 对肺循环、右心功能无不良影响，可以对肺高压患者进行适当的监测下使用。对于肺血管阻力升高的患者，尤其是伴有右心功能不全和（或）右冠状动脉疾病，则需慎重对待上述结论[292]。最近，大型临床随机试验 Enigma Ⅱ 的研究表明，N₂O 在死亡风险或心血管并发症方面无差异[293]。

潜在的神经毒性

长时间使用氧化亚氮可导致氧化亚氮诱导的 N-甲基 -D- 天冬氨酸（N-methyl-D-aspartate，NMDA）受体阻断，表现为包括线粒体和内质网在内的神经元细胞器的肿胀[294]，其神经毒性[295]表现为术后出现急性神经病变[296]。氧化亚氮引起血浆同型半胱氨酸的水平增加[297]，这是由蛋氨酸合酶的氧化而造成的[298]。由于在血液中同型半胱氨酸检测方便，因此可以作为氧化亚氮调节蛋氨酸合酶活性的标志物。暴露在 N₂O 8 h 后，血液中同型半胱氨酸的水平增加了 8 倍[299]。通过持续输注维生素 B₁₂，后者作为蛋氨酸合酶的一种辅酶，可防止同型半胱氨酸水平的增加[300]。

氙气

氙气被认为是一种理想的吸入麻醉药。它稳定、无生物转化、无毒、不易燃、无刺激性、具有较低的血气分配系数。由于特殊的分子结构，氙气（Xe^{129}）可以超极化，其通气分布和气体吸收特性为肺部疾病的 3D 磁共振评估提供了一个高选择性工具[301]。因此，氙气更常被用作成像剂，而不是吸入麻醉药。然而，氙气的镇静作用是独特的，这是由于抑制中枢神经系统 NMDA 受体所致。1969 年，Cullen 等确定在氧氙混合气体中，它的 MAC 值为 71%[302]。Nakata 等使用更加现代化的工具确定氙气的 MAC 值为 63.1%[303]。最近的一项 meta 分析认为与挥发性麻醉药和丙泊酚比较，术中氙气麻醉能够提供更稳定的血压、更低的心率和更快的麻醉苏醒，但氙气与 PONV 高风险事件相关（图 21.24）[304]。

氙气苏醒速度及术后认知功能障碍

与挥发性吸入麻醉药和丙泊酚相比，氙气麻醉苏醒更快。它能缩短约 4 min 拔管时间[304]。然而，苏醒时间的缩短不能进一步促进麻醉恢复室的停留时间或住院时间的缩短。研究表明，与其他全身麻醉药物相比，使用氙气的患者具有更好的神经系统预后[305]。

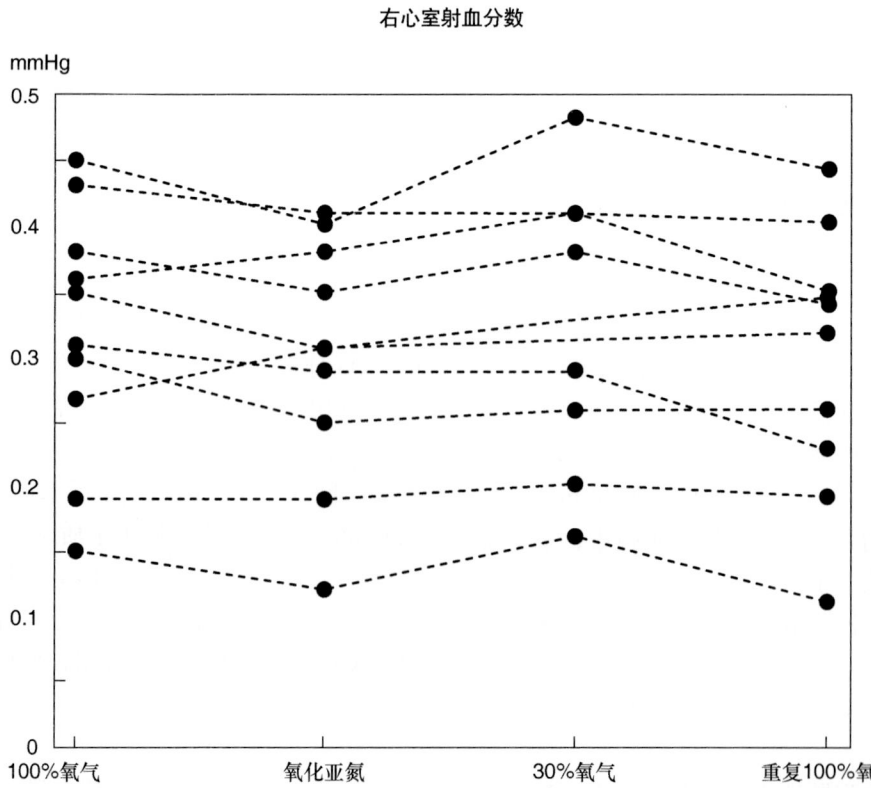

图 21.23　不同患者吸入氧化亚氮后平均肺动脉压力（mmHg）的变化 [Redrawn from Konstadt SN, Reich DL, Thys DM. Nitrous oxide does not exacerbate pulmonary hypertension or ventricular dysfunction in patients with mitral valvular disease. Can J Anaesth. 1990; 37（6）: 613-617. With permission.]

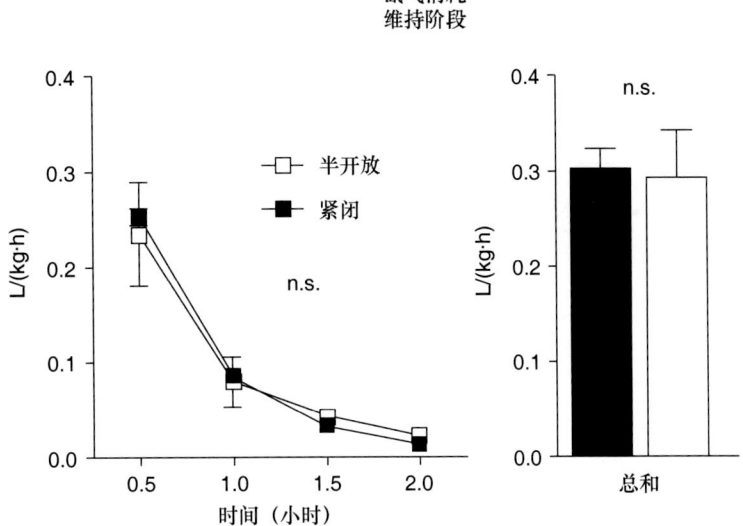

氙气消耗
维持阶段

图 21.24　麻醉维持阶段，每间隔 30 min 和总共 2 h 分别在半开放和密闭呼吸回路中氙气的消耗量没有显著性差异 [Redrawn from Roehl AB，Goetzenich A，Rossaint R，et al. A practical rule for optimal flows for xenon anaesthesia in a semi-closed anaesthesia circuit. Eur J Anaesthesiol. 2010；27（7），660-665. With permission.]

因此，它可减少术后认知功能障碍的发生。最近的一项研究表明，氙气比七氟烷具有更快的苏醒，术后能更好地恢复早期认知[306]。然而这种优势不能延续到术后 2 ～ 3 天[307]。与地氟烷[308]或丙泊酚[309]相比，氙气在老年患者术后认知功能障碍中没有显示出益处。因此，全身麻醉患者中氙气的神经保护作用仍存在争议。

术中血流动力学与术后结局

多项研究表明，氙气麻醉时患者术中的血流动力学反应更加稳定。氙气是一种交感神经兴奋剂，可以更好地维持收缩压、舒张压和平均动脉血压，降低心率[310]。与挥发性麻醉药降低全身血管阻力、灌注压、提高心率相比，氙气的血流动力学是独特而有益的。Hofland 等最近证明，氙气相对全凭静脉麻醉或七氟烷麻醉，可降低术后心肌肌钙蛋白 I 释放。同时对于低风险，体外循环下冠状动脉搭桥术的患者，麻醉效果并不劣于七氟烷[311]。然而，氙气在体外[312]发现的细胞保护作用人体研究中尚未证实。

氙气在重症监护中的应用

ICU 中的需要镇静的时间通常比手术麻醉中要长。如果临床前研究中证明的神经保护作用在临床研究[313]中得到证实，氙气有可能成为 ICU 中理想镇静药物。但是与传统镇静方案相比，ICU 中使用氙气镇静的优势仍缺乏相关临床试验。Bedi 等[314]的最新研究证明了将其用于重症监护的安全性和可行性。与传统的丙泊酚镇静方案相比，在氙气浓度为

28±9.0% 的情况下，可以达到相似的镇静作用（范围 9% ～ 62%）[315]。

术后恶心呕吐

氙气是 5-HT$_3$ 受体的强效拮抗剂[316]，理论上具有止吐功能。但是先前的研究表明，氙气与吸入麻醉和丙泊酚麻醉相比，PONV 发生的风险增加了 72%（34.4% vs. 19.9%）[304]。相反，Schaefer 等最近评估不同麻醉方案下患者术后恶心呕吐的风险，结论表明氙气引起恶心和呕吐的发生率不高于其他麻醉药物[317]。

气道阻力

氙气具有较高的密度和黏度。因此，相同 MAC 值下，氙气相比其他吸入麻醉药产生的气道阻力更大。在健康猪肺模型中，70% 氙气混合 30% 氧气相比于 70% 氮气混合 30% 氧气增加的气道阻力并不明显。但是在哮喘支气管收缩模型中，氙气可造成气道阻力进一步升高。气道阻力的增加本质上是由于氙气的物理性质，而不是由于支气管狭窄。氙气造成的气道阻力增加不会对氧合作用[318]产生负面影响，并且与气道直径减小无关[319]。研究人员在犬模型中也得到了相似的结果[320]。一项人体研究显示，33% 氙气和 67% 氧混合气，能明显升高气道压力但不影响机体氧合作用[321]。

呼吸暂停

氙气是唯一引起呼吸频率下降的吸入麻醉药（图 21.25）[187]。几例病案报告表明：尽管使用亚麻醉浓度

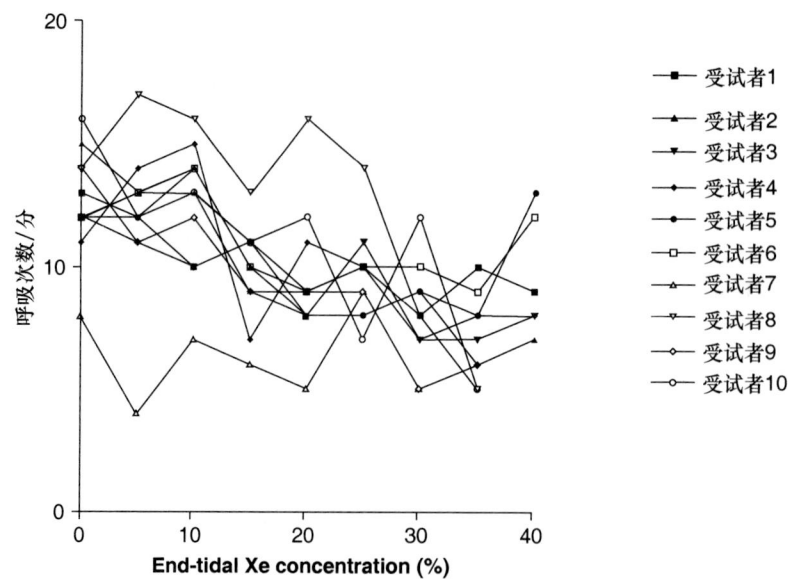

图 21.25　不同受试者随呼气末氧氙混合气中氙气浓度增加时呼吸频率的变化 ［ Redrawn from Bedi A，McCarroll C，Murray JM，et al. The effects of subanaesthetic concentrations of xenon in volunteers. Anaesthesia. 2002；57（3）：233-241. With permission. ］

的氙气也会造成自主呼吸患者长时间的呼吸暂停[188]。

氧化亚氮和氙气的比较

N$_2$O 和氙气均属于非挥发性吸入麻醉药。尽管 N$_2$O 的溶解度高于氙气，它们的药效动力学相似。氙气[322-323] 和 N$_2$O[324-325] 具有相同的作用位点：NMDA 受体。但是，成像研究表明，氙气和 N$_2$O 分别作用于大脑不同的区域[326-327] 此外，它们的镇静[328] 和镇痛性[329-330] 以及它们的副作用都不同[331-332]。最近，关于使用 N$_2$O 引起的空气污染，以及是否应在麻醉中常规使用引起了人们的重视。由于尚未显示 N$_2$O 与伤口感染率增加有关，且成本效益明显，尚未有证据放弃常规使用 N$_2$O。另一方面，与挥发性吸入麻醉药和 N$_2$O 相比，氙气的优势仍有待确定，且其成本很高，不建议常规使用氙气作为麻醉药（表 21.2）[333-335]。

小结

尽管在过去的 20 年中全凭静脉麻醉逐渐兴起，吸入麻醉药仍将是最常用的全身麻醉药。部分原因是由于我们充分了解这些药物的药理学及其成本效益。任何现代麻醉机目前都可以轻松检测吸入麻醉药的呼气末气体浓度。因此与静脉麻醉相比，吸入麻醉镇静深度更加容易确定和监测。因此，在可以预见的将来，吸入麻醉仍将作为全身麻醉的主流。根据其作用机制选择特定的麻醉药物，可以提高患者恢复质量。

表 21.2　氙气与氧化亚氮的比较

	氧化亚氮	氙气
药代动力学	类似	类似
镇静机制	NMDA	NMDA
镇痛效应	是	是
气体扩张	是	否
恶心呕吐	是	是
气道阻力增加	否	是
增加肺血管阻力	可能是	否
弥散性低氧血症	是	否
MAC 值	104%	63.1% ～ 71%
MAC 清醒	63.3%	32.6%
海平面 1 个大气压下单独作为麻醉药	否	是
呼吸频率	无作用	降低
维持血流动力学稳定	是	是
快速耐受	是	未知
成本-效益	支持	目前尚不支持

MAC，最低肺泡有效浓度；NMDA，N- 甲基 -D- 天冬氨酸

在综合考虑吸入麻醉药的药代动力学，及其和呼吸系统的相互作用后的麻醉管理，将继续满足个体化的需求。进一步研究吸入麻醉药的临床实用性，对于实现精确麻醉医学这个目标也是至关重要的。

致谢

本章是第 8 版中两章的合并版本，第 27 章吸入麻醉药：肺部药理学和第 28 章吸入麻醉药：心血管药理学。为此，编辑和出版商衷心感谢以下作者：Neil E. Farber，EckehardA. E. Stuth，Astrid G. Stucke 和 Paul S. Pagel 对上一版的贡献，为本章奠定了坚实的基础。

参考文献

1. Kumeta Y, et al. *Masui*. 1995;44:396.
2. Pizov R, et al. *Anesthesiology*. 1995;82:1111.
3. Forrest JB, et al. *Anesthesiology*. 1992;76:3.
4. Cheney FW, et al. *Anesthesiology*. 1991;75:932.
5. Auroy Y, et al. *Anaesthesia*. 2009;64:366.
6. Caulfield MP, Birdsall NJ. *Pharmacol Rev*. 1998;50(2):279.
7. Belmonte KE. *Proc Am Thorac Soc*. 2005;2(4):297. discussion 311.
8. Zhang WC, et al. *J Biol Chem*. 2010;285:5522.
9. Prakash YS, et al. *Am J Physiol Cell Physiol*. 1998;274:C1653.
10. Bogard AS, et al. *J Pharmacol Exp Ther*. 2011;337:209.
11. Ito S, et al. *Am J Resp Cell Mol Biol*. 2008;38:407.
12. Rho EH, et al. *J Appl Physiol*. 2002;92:257.
13. Panula P, et al. *Pharmacol Rev*. 2015;67(3):601.
14. Tamaoki J, et al. *Mediators Inflamm*. 1994;3:125.
15. Katoh T, Ikeda KCJA. *Can J Anaesth*. 1994;41:1214.
16. Yamakage M, et al. *Eur J Anaesthesiol*. 2008;25(1):67.
17. Emala CW, et al. *Chest*. 2002;121:722.
18. Park KW, et al. *Anesth Analg*. 2000;90:778.
19. Fehr JJ, et al. *Crit Care Med*. 2000;28:1884.
20. Brown RH, et al. *Anesthesiology*. 1993;78:1097.
21. D'Angelo E, et al. *Anesthesiology*. 2001;94:604.
22. Mazzeo AJ, et al. *Anesth Analg*. 1994;78:948.
23. Park KW, et al. *Anesthesiology*. 1997;86:1078.
24. Habre W, et al. *Anesthesiology*. 2001;94:348.
25. Yamakage M, et al. *Anesthesiology*. 2001;94:683.
26. Cheng EY, et al. *Anesth Analg*. 1996;83:162.
27. Dikmen Y, et al. *Anaesthesia*. 2003;58:745.
28. Nyktari VG, et al. *Anesthesiology*. 2006;104:1202.
29. Nyktari V, et al. *Br J Anaesth*. 2011;107(3):454.
30. Goff MJ, et al. *Anesthesiology*. 2000;93:404.
31. Hashimoto Y, et al. *J Cardiothorac Vasc Anesth*. 1996;10:213.
32. Myers CF, et al. *Can J Anaesth*. 2011;58:1007.
33. Lele E, et al. *Acta Anaesthesiol Scand*. 2006;50:1145.
34. Lele E, et al. *Anesth Analg*. 2013;116(6):1257.
35. Satoh J, Yamakage M. *J Anesth*. 2009;23:620.
36. Satoh JI, et al. *Br J Anaesth*. 2009;102:704.
37. Rooke GA, et al. *Anesthesiology*. 1997;86:1294.
38. Correa FCF, et al. *J Appl Physiol*. 2001;91:803.
39. Burburan SM, et al. *Anesth Analg*. 2007;104:631.
40. Ruiz P, Chartrand D. *Can J Anaesth*. 2003;50:67.
41. Arakawa H, et al. *J Asthma*. 2002;39:77.
42. Johnston RG, et al. *Chest*. 1990;97(3):698–701.
43. Koninckx M, et al. *Paediatr Respir Rev*. 2013;14(2):78.
44. Morimoto N, et al. *Anesth Analg*. 1994;78:328.
45. Tobias JD, Hirshman CA. *Anesthesiology*. 1990;72:105.
46. Wu RSC, et al. *Anesth Analg*. 1996;83:238.
47. Yamamoto K, et al. *Anesthesiology*. 1993;78:1102.
48. Yamakage M, et al. *Anesthesiology*. 2000;93:179.
49. Iwasaki S, et al. *Anesthesiology*. 2006;105:753.
50. Volta CA, et al. *Anesth Analg*. 2005;100:348.
51. Crawford MW, et al. *Anesthesiology*. 2006;105:1147.
52. von Ungern-Sternberg BS, et al. *Anesthesiology*. 2008;108:216.
53. Kai T, et al. *Anesthesiology*. 1998;89:1543.
54. Yu J, Ogawa K, et al. *Anesthesiology*. 2003;99:646.
55. Lynch C, et al. *Anesthesiology*. 2000;92(3):865.
56. Janssen LJ. *Am J Physiol Cell Physiol*. 1997;272:C1757.
57. Chen X, et al. *Anesthesiology*. 2002;96:458.
58. Yamakage M, et al. *Anesth Analg*. 2002;94:84.
59. Pabelick CM, et al. *Anesthesiology*. 2001;95:207.
60. Hanazaki M, et al. *Anesthesiology*. 2001;94:129.
61. Ay B, et al. *Am J Physiol Lung Cell Mol Physiol*. 2006;290(2):L278.
62. Jude JA, et al. *Proc Am Thorac Soc*. 2008;5(1):15.
63. Wettschureck N, Offermanns S, et al. *J Mol Med (Berl)*. 2002;80(10):629.
64. Iizuka K, et al. *Eur J Pharmacol*. 2000;406(2):273.
65. Sakihara C, et al. *Anesthesiology*. 2004;101:120.
66. Nakayama T, et al. *Anesthesiology*. 2006;105:313.
67. Duracher C, et al. *Anesth Analg*. 2005;101:136.
68. Gallos G, et al. *Anesthesiology*. 2009;110:748.
69. Gallos G, et al. *Am J Physiol Lung Cell Moll Physiol*. 2011;302:L248.
70. Park KW, et al. *Anesth Analg*. 1998;86:646.
71. Mougdil GC. *Can J Anaesth*. 1997;44:R77.
72. Warner DO, et al. *Anesthesiology*. 1990;72:1057.
73. Wiklund CU, et al. *Br J Anaesth*. 1999;83:422.
74. Brown RH, et al. *Anesthesiology*. 1993;78:295.
75. Akhtar S, Brull SJ. *Pulm Pharmacol Ther*. 1998;11:227.
76. Berbari NF, et al. *Curr Biol*. 2009;19:R526.
77. Czarnecki PG, Shah JV. *Trends Cell Biol*. 2012;22:201.
78. Wu J, et al. *Chest*. 2009;136:561.
79. Ferkol TW, Leigh MW. *J Pediatr*. 2012;160:366.
80. Christopher AB, et al. *Front Pediatr*. 2014;2:111.
81. Lindberg S, et al. *Acta Otolaryngol*. 1997;117:728.
82. Lund VJ. *Allergy Asthma Proc*. 1996;17:179.
83. Keller C, Brimacombe J. *Anesth Analg*. 1998;86:1280.
84. Raphael JH, Butt MW. *Br J Anaesth*. 1997;79:473.
85. Iida H, et al. *Can J Anaesth*. 2006;53:242.
86. Raphael JH, et al. *Br J Anaesth*. 1996;76:116.
87. Matsuura S, et al. *Anesth Analg*. 2006;102:1703.
88. Gamsu G, et al. *Am Rev Respir Dis*. 1976;114:673.
89. Lichtiger M, et al. *Anesthesiology*. 1975;42:753.
90. Konrad F, et al. *Anaesthesist*. 1997;46:403.
91. Konrad F, et al. *Chest*. 1994;105:237.
92. Konrad FX, et al. *J Clin Anesth*. 1993;5:375.
93. Rivero DH, et al. *Chest*. 2001;119:1510.
94. Molliex S, et al. *Anesthesiology*. 1994;81:668.
95. Yang T, et al. *Drug Metabol Drug Interact*. 2001;18:243.
96. Patel AB, et al. *Anesth Analg*. 2002;94:943.
97. Li Y, et al. *Drug Metabol Drug Interact*. 2004;20:175.
98. Rezaiguai-Delclaux S, et al. *Anesthesiology*. 1998;88:751.
99. Paugam-Burtz C, et al. *Anesthesiology*. 2000;93:805.
100. Malacrida L, et al. *Pulm Pharmacol Ther*. 2014;28(2):122.
101. Bilgi M, et al. *Eur J Anaesthesiol*. 2011;28(4):279.
102. Sweeney M, et al. *J Appl Physiol*. 1998;85:2040.
103. Myers JL, et al. *Ann Thorac Surg*. 1996;62:1677.
104. Moncada S. *Pharmacol Rev*. 1991;43(2):109.
105. Bredt DS, et al. *Neuron*. 1991;7(4):615.
106. Lamas S, et al. *Proc Natl Acad Sci U S A*. 1992;89(14):6348.
107. Moncada S, Palmer RM. *Semin Perinatol*. 1991;15(1):16.
108. Ichinose F. *Circulation*. 2004;109(25):3106.
109. Lian TY. *Drug Des Devel Ther*. 2017;11:1195.
110. Galvin I, et al. *Br J Anaesth*. 2007;98:420.
111. Arai TJ, et al. *J Appl Physiol*. 2009;106:1057.
112. Adding LC, et al. *Acta Anaesthesiol Scand*. 1999;167:167.
113. Yamamoto Y, et al. *J Appl Physiol*. 2001;91:1121.
114. Robertson TP, et al. *Cardiovasc Res*. 2001;50:145.
115. Morio Y, McMurtry IF. *J Appl Physiol*. 2002;92:527.
116. Evans AM, et al. *Current Opinions Anesthesiology*. 2011;24:13.
117. Firth AL, et al. *Am J Physiol Lung Cell Mol Physiol*. 2008;295:L61.
118. Nagendran J, et al. *Current Opinions Anesthesiology*. 2006;19:34.
119. Wang L, et al. *J Clin Invest*. 2012;122(11):4218.
120. Goldenberg NM. *Anesthesiology*. 2015;122(6):1338–1348.
121. Lumb AB, Slinger P. *Anesthesiology*. 2015;122(4):932.
122. Akata T. *Anesthesiology*. 2007;106:365.
123. Gambone LM, et al. *Am J Physiol Heart Circ Physiol*. 1997;272:H290.
124. Seki S, et al. *Anesthesiology*. 1997;86:923.
125. Nakayama M, et al. *Anesthesiology*. 1998;88:1023.
126. Lennon PF, Murray PA. *Anesthesiology*. 1995;82:723.
127. Sato K, et al. *Anesthesiology*. 2002;97:478.
128. Liu R, et al. *Can J Anaesth*. 2003;50:301.
129. Olschewski A. *Adv Exp Med Biol*. 2010;661:459.
130. Su JY, Vo AC. *Anesthesiology*. 2002;97:207.
131. Zhong L, Su JY. *Anesthesiology*. 2002;96:148.
132. Loer SA, et al. *Anesthesiology*. 1995;83(3):552.
133. Lennon PF, Murray PA. *Anesthesiology*. 1996;84:404.
134. Johns RA. *Anesthesiology*. 1993;79:1381.
135. Marshall C, Marshall BE. *Anesthesiology*. 1993;79:A1238.

136. Marshall C, Marshall BE. *Anesthesiology.* 1990;73:441.
137. Jing M, et al. *Life Sci.* 1995;56(1):19.
138. Gambone LM, et al. *Anesthesiology.* 1997;86:936.
139. Liu R, et al. *Anesthesiology.* 2001;95:939.
140. Eisenkraft JB. *Br J Anaesth.* 1990;65:63.
141. Lesitsky MA, et al. *Anesthesiology.* 1998;89:1501.
142. Schwarzkopf K, et al. *Anesth Analg.* 2005;100:335.
143. Schwarzkopf K, et al. *J Cardiothorac Vasc Anesth.* 2003;17:73.
144. Karzai W, et al. *Anesth Analg.* 1999;89:215.
145. Schwarzkopf K, et al. *Anesth Analg.* 2001;93:1434.
146. Kleinsasser A, et al. *Anesthesiology.* 2001;95:1422.
147. Nyren S, et al. *Anesthesiology.* 2010;113:1370.
148. Radke OC, et al. *Anesthesiology.* 2012;116:1186.
149. Bindlsev L, et al. *Acta Anaesthesiol Scand.* 1981;25:360.
150. Nishiwaki K, et al. *Am J Physiol Heart Circ Physiol.* 1992;262:H1331.
151. Abe K, et al. *Anesth Analg.* 1998;86:266.
152. Reid CW, et al. *J Cardiothorac Vasc Anesth.* 1996;10:860.
153. Beck DH, et al. *Br J Anaesth.* 2001;86:38.
154. Pruszkowski O, et al. *Br J Anaesth.* 2007;98:539.
155. Kellow NH, et al. *Br J Anaesth.* 1995;75:578.
156. Abe K, et al. *Anesth Analg.* 1998;87:1164.
157. Benumof JL, et al. *Anesthesiology.* 1987;67:910.
158. Pagel P, et al. *Anesth Analg.* 1998;87:800.
159. Carlsson AJ, et al. *Anesthesiology.* 1987;66:312.
160. Ng A, Swanevelder J. *Br J Anaesth.* 2011;106:761.
161. Karzai W, Schwarzkopf K. *Anesthesiology.* 2009;110:1402.
162. Dalibon N, et al. *Anesth Analg.* 2004;98:590.
163. Teppema LJ, Baby S. *Respir Physiol Neurobiol.* 2011;177:80.
164. Stuth EAE, et al. Central Effects of General Anesthesia. In: Denham S, Ward ADLJT, eds. *Pharmacology and Pathophysiology of the Control of Breathing.* Boca Raton, FL: Tayor and Francis Group; 2005:571.
165. Stuth EA, et al. *Respir Physiol Neurobiol.* 2008;164:151.
166. Sirois JE, et al. *J Neurosci.* 2000;201:6347.
167. Sirois JE, et al. *J Physiol.* 2002;541:717.
168. Trochet D, et al. *Am J Respir Crit Care Med.* 2008;177:906–911.
169. Coghlan M, Richards E. *ER Trafficking.* 2018;8(1):5275.
170. Forster HV, Smith CA. *J Appl Physiol.* 2010;108:989.
171. Nattie E, et al. *J Appl Physiol.* 2011;110:1.
172. Erlichman JS, et al. *Respir Physiol Neurobiol.* 2010;173:305.
173. Pandit JJ. *Anaesthesia.* 2002;57:632.
174. Pandit JJ. *Anaesthesia.* 2005;60:461.
175. Baugh R, et al. *Otolaryngol Head Neck Surg.* 2013;148(5):867.
176. Abdala AP, et al. *J. Physiol.* 2015;593(14):3033.
177. Rybak IA, et al. *J Neurophysiol.* 2008;100:1770.
178. Smith CA, et al. *Respir Physiol Neurobiol.* 2010;173:288.
179. von Euler US LG, Zotterman Y. *Scand Arch Physiol.* 1939;83:132.
180. BuSha BF, et al. *J Appl Physiol.* 2002;93:903.
181. Lazarenko RM, et al. *J Neurosci.* 2010;30:7691.
182. Haxhiu MA, et al. *Respir Physiol.* 1987;70(2):183–193.
183. Horner RL. *Respir Physiol Neurobiol.* 2008;164:179.
184. Begle RL, et al. *Am Rev Respir Dis.* 1990;141(4 Pt 1):854.
185. Tagaito Y, et al. *J Appl Physiol (1985).* 2007;103(4):1379.
186. Hornbein TF, et al. *Anesth Analg.* 1982;61(7):553.
187. Bedi A, et al. *Anaesthesia.* 2002;57(3):233.
188. Cormack JR, Gott J, Kondogiannis S, et al. *A A Case Rep.* 2017;8(4):90.
189. Fourcade HE, et al. *Anesthesiology.* 1971;35(1):26.
190. Calverley RK, et al. *Anesth Analg.* 1978;57(6):610.
191. Lockhart SH, et al. *Anesthesiology.* 1991;74(3):484.
192. Doi M, Ikeda K, et al. *J Anesth.* 1987;1(2):137.
193. Hickey RF, Severinghaus JW. Regulation of breathing: drug effects. In: Hornbein TF, ed. *Regulation of Breathing - Pt. 2.* New York, NY: Marcel Dekker; 1981:1251–1312.
194. Eger EI. *Anesthesiology.* 1981;55(5):559.
195. Fujii Y, et al. *Int Anesthesiol Clin.* 2001;39(2):95.
196. Winkler SS, et al. *J Comput Assist Tomogr.* 1987;11(3):496.
197. Winkler STP, et al. Xenon effects on CNS control of respiratory rate and tidal volume-the danger of apnea. In: Hartmann AHS, ed. *Cerebral Blood Flow and Metabolism Measurement.* Berlin: Springer-Verlag; 1985:356–360.
198. Holl K, et al. *Acta Neurochir (Wien).* 1987;87(3-4):129.
199. Ballantyne D, Scheid P. *Adv Exp Med Biol.* 2001;499:17.
200. Ballantyne D, Scheid P. *Respir Physiol.* 2001;129:5.
201. Branco LG, et al. *J Appl Physiol.* 2009;106:1467.
202. Heeringa J, et al. *Respir Physiol.* 1979;37:365.
203. Knill RL, Gelb AW. *Anesthesiology.* 1978;49:244.
204. van den Elsen M. *Br J Anaesth.* 1998;80(2):174.
205. Kammer T, et al. *Anesthesiology.* 2002;97:1416.
206. Barnard P, et al. *J Appl Physiol.* 1987;63:685.
207. Dahan A, Teppema L. *Br J Anaesth.* 1999;83:199.
208. Sarton E, et al. *Anesthesiology.* 1999;90:1288.
209. van den Elsen MJLJ, et al. *Anesthesiology.* 1994;81:860.
210. Hickey RF, et al. *Anesthesiology.* 1971;35:32.
211. Nakayama H, et al. *Am J Respir Crit Care Med.* 2002;165:1251.
212. West JB. *Respiration physiology.* 1983;52(3):265.
213. Dahan A, et al. *Anesthesiology.* 1994;80:727.
214. Chung F, Liao P. *Anesthesiology.* 2014;120(2):287.
215. Chung F, et al. *Anesthesiology.* 2014;120(2):299–311.
216. Sarton E, et al. *Anesthesiology.* 1996;85:295.
217. Pandit JJ, et al. *Anesthesiology.* 2004;101(6):1409.
218. Warner DO. *Anesthesiology.* 1996;84(2):309.
219. Warner DO, et al. *Anesthesiology.* 1995;82:6.
220. Warner DO, Warner MA. *Anesthesiology.* 1995;82:20.
221. Gauda EB, et al. *J Appl Physiol.* 1994;76:2656.
222. Wheatley JR, et al. *J Appl Physiol.* 1991;70:2242.
223. Schwartz AR, et al. *Am J Respir Crit Care Med.* 1998;157(4 Pt 1):1051.
224. Kuna ST, et al. *Med Clin North Am.* 1985;69(6):1221.
225. Erb TO, et al. *Paediatric Anaesthesia.* 2017;27(3):282.
226. Lerman J, et al. *Paediatric Anaesth.* 2010;20:495.
227. Ulevitch RJ. *Adv Immunol.* 1993;53:267.
228. Chow JC, et al. *J Biol Chem.* 1999;274(16):10689.
229. Marini JJ, Evans TW. *Intensive Care Med.* 1998;24(8):878.
230. Meyrick B, et al. *Prog Clin Biol Res.* 1989;308:91.
231. Brigham KL. *Am Rev Respir Dis.* 1987;136(3):785.
232. Bulger EM, Maier RV. *Crit Care Med.* 2000;28(suppl 4):N27.
233. Ermert L, et al. *Am J Physiol Lung Cell Mol Physiol.* 2000;278(4):L744.
234. Quinn JV, Slotman GJ. *Crit Care Med.* 1999;27(11):2485.
235. Langleben D, et al. *Am Rev Respir Dis.* 1993;148(6 Pt 1):1646.
236. Suffredini AF, et al. *Am Rev Respir Dis.* 1992;145(6):1398.
237. O'Grady NP, et al. *Am J Respir Crit Care Med.* 2001;163(7):1591.
238. Bachofen M, Weibel ER. *Clin Chest Med.* 1982;3(1):35.
239. Kumar A, et al. *Am J Physiol.* 1999;276(1 Pt 2):R265.
240. McQuaid KE, Keenan AK. *Exp Physiol.* 1997;82(2):369.
241. Salvemini D. *Cell Mol Life Sci.* 1997;53(7):576.
242. Ignarro LJ, et al. *Proc Natl Acad Sci U S A.* 1993;90(17):8103.
243. Weissmann N, et al. *Am J Physiol Lung Cell Mol Physiol.* 2000;279(4):L683.
244. Singh S, Evans TW. *Eur Respir J.* 1997;10(3):699.
245. Westendorp RG, et al. *J Vasc Res.* 1994;31(1):42.
246. Suter D, et al. *Anesth Analg.* 2007;104(3):638.
247. Takala RS, et al. *Acta Anaesthesiol Scand.* 2006;50(2):163.
248. Giraud O, et al. *Anesthesiology.* 2003;98(1):74.
249. Voigtsberger S, et al. *Anesthesiology.* 2009;111(6):1238.
250. Schlapfer M, et al. *Clin Exp Immunol.* 2012;168(1):125.
251. Du G, et al. *Anesth Analg.* 2017;124(5):1555.
252. Bedirli N, et al. *J Surg Res.* 2012;178(1):e17.
253. Dong X, et al. *Exp Lung Res.* 2013;39(7):295.
254. Beitler JR, et al. *Clin Chest Med.* 2016;37(4):633.
255. Wagner J, et al. *PLoS One.* 2018;13(2):e0192896.
256. Faller S, et al. *Anesth Analg.* 2012;114(4):747.
257. Englert JA, et al. *Anesthesiology.* 2015;123(2):377.
258. Strosing KM, et al. *Anesth Analg.* 2016;123(1):143.
259. Pak O, et al. *Adv Exp Med Biol.* 2017;967:195.
260. Liu R, et al. *Anesth Analg.* 1999;89(3):561.
261. Fujinaga T, et al. *Transplantation.* 2006;82:1168.
262. Casanova J, et al. *Anesth Analg.* 2011;113:742.
263. Ohsumi A, et al. *Ann Thorac Surg.* 2017;103(5):1578.
264. Oshima Y, et al. *Springerplus.* 2016;5(1):2031.
265. Martens A, et al. *J Surg Res.* 2016;201(1):44.
266. Wrigge H, et al. *Anesthesiology.* 2000;93:1413.
267. De Conno E, et al. *Anesthesiology.* 2009;110:1316.
268. Schilling T, et al. *Anesthesiology.* 2011;115:65.
269. Sugasawa Y, et al. *J Anesth.* 2012;26:62.
270. Uhlig C, et al. *Anesthesiology.* 2016;124(6):1230.
271. Beck-Schimmer B, et al. *Anesthesiology.* 2016;125(2):313.
272. Koksal GM, et al. *Eur J Anaesthesiol.* 2004;21(3):217.
273. Koksal GM, et al. *Acta Anaesthesiol Scand.* 2005;49(6):835.
274. Jabaudon M, et al. *Am J Respir Crit Care Med.* 2017;195(6):792.
275. Bellgardt M, et al. *Eur J Anaesthesiol.* 2016;33(1):6.
276. Wilson KE. *Dent Update.* 2013;40(10):822, 826.
277. Likis FE, et al. *Anesth Analg.* 2014;118(1):153.
278. Goto T. *Anesthesiology.* 2000;93(5):1188.
279. Mashour GA, Avidan MS. *Br J Anaesth.* 2015;115(suppl 1):i20.
280. Mathews DM, et al. *Anesth Analg.* 2008;106(1).
281. Lee LH, et al. *Anesthesiology.* 2005;102(2):398.
282. Janiszewski DJ, et al. *Anesth Analg.* 1999;88(5):1149.

283. Berkowitz BA, et al. *Anesthesiology*. 1979;51(4):309.
284. Berkowitz BA, et al. *J Pharmacol Exp Ther*. 1977;203(3):539.
285. Ramsay DS, et al. *Pain*. 2005;114(1-2):19.
286. Akca O, et al. *Acta Anaesthesiol Scand*. 2004;48(7):894.
287. Fernandez-Guisasola J, et al. *Anaesthesia*. 2010;65(4):379–387.
288. Peyton PJ, Peyton PJ. *Anesthesiology*. 2014;120(5):1137.
289. Pace NL. *Anesthesiology*. 2014;121(6):1356.
290. Zhou L, Chen C, Yu H. *Anesthesiology*. 2014;121(6):1356.
291. Konstadt SN, et al. *Can J Anaesth*. 1990;37(6):613.
292. Schulte-Sasse U, et al. *Anesthesiology*. 1982;57(1):9.
293. Beattie WS, et al. *Anesth Analg*. 2018.
294. Jevtovic-Todorovic V, et al. *Br J Anaesth*. 2013;111(2):143.
295. Savage S, Ma D. *Brain Sci*. 2014;4(1):73.
296. Morris N, et al. *Muscle Nerve*. 2015;51(4):614.
297. Myles PS, et al. *Anesthesiology*. 2008;109(4):657.
298. Drummond JT, Matthews RG. *Biochemistry*. 1994;33(12):3742.
299. Nagele P, et al. *Anesth Analg*. 2011;113(4):843.
300. Kiasari AZ, et al. *Oman Med J*. 2014;29(3):194.
301. Mugler JP, et al. *Proc Natl Acad Sci U S A*. 2010;107(50):21707.
302. Cullen SC. *Anesthesiology*. 1969;31(4):305.
303. Nakata Y, et al. *Anesthesiology*. 2001;94(4):611.
304. Law LS. *Anesth Analg*. 2016;122(3):678.
305. Law LS, et al. *Can J Anaesth*. 2018;65(9):1041.
306. Bronco A, et al. *Eur J Anaesthesiol*. 2010;27(10):912.
307. Cremer J, et al. *Med Gas Res*. 2011;1(1):9.
308. Coburn M, et al. *Br J Anaesth*. 2007;98(6):756.
309. Hocker J, et al. *Anesthesiology*. 2009;110(5):1068.
310. Neukirchen M, et al. *Br J Anaesth*. 2012;109(6):887.
311. Hofland J, et al. *Anesthesiology*. 2017;127(6):918.
312. Petzelt C, et al. *BMC Neurosci*. 2004;5:55.
313. Sacchetti ML. *Stroke*. 2008;39(6):1659.
314. Bedi A, et al. *Crit Care Med*. 2003;31(10):2470.
315. Roehl AB, et al. *Eur J Anaesthesiol*. 2010;27(7):660.
316. Suzuki T, et al. *Anesthesiology*. 2002;96(3):699.
317. Schaefer MS, et al. *Br J Anaesth*. 2015;115(1):61.
318. Calzia E, et al. *Anesthesiology*. 1999;90(3):829.
319. Baumert JH, et al. *Br J Anaesth*. 2002;88(4):540.
320. Zhang P. *Can J Anaesth*. 1995;42(6):547.
321. Rueckoldt H, et al. *Acta Anaesthesiol Scand*. 1999;43(10):1060.
322. Dickinson R, et al. *Anesthesiology*. 2007;107(5):756.
323. Kratzer S, et al. *Anesthesiology*. 2012;116(3):673.
324. Nagele P, et al. *Proc Natl Acad Sci U S A*. 2004;101(23):8791.
325. Richardson KJ, et al. *J Pharmacol Exp Ther*. 2015;352(1):156.
326. Hagen T, et al. *J Comput Assist Tomogr*. 1999;23(2):257.
327. Reinstrup P, et al. *Anesthesiology*. 1994;81(2):396.
328. Yagi M, et al. *Br J Anaesth*. 1995;74(6):670.
329. Petersen-Felix S, et al. *Br J Anaesth*. 1998;81(5):742.
330. Utsumi J, et al. *Anesth Analg*. 1997;84(6):1372.
331. Yonas H. *J Comput Assist Tomogr*. 1981;5(4):591.
332. Kamp HD. *Klin Anasthesiol Intensivther*. 1993;42:17.
333. de Vasconcellos K, Sneyd JR. *Br J Anaesth*. 2013;111(6):877.
334. Imberger G, et al. *Br J Anaesth*. 2014;112(3):410.
335. Myles PS, et al. *Lancet*. 2014;384(9952):1446.

22 吸入麻醉药：给药系统

MICHAEL P. BOKOCH, STEPHEN D. WESTON

庄欣琪 译 卢悦淳 王国林 审校

要 点

- 现代麻醉工作站已经发展成为一种具备诸多安全特性的复杂设备。然而，在任何可能的情形下，当麻醉工作站或呼吸回路是导致通气困难或氧合障碍的可能原因时，正确的决定是使用氧气钢瓶和手动通气囊为患者通气。当怀疑麻醉工作站出现故障时，先换一种方式确保患者的通气与氧合，然后再排除故障。

- 麻醉工作站使用前检查中最重要的步骤是确定自张式复苏呼吸囊和备用氧气源（备用钢瓶）处于可用状态。

- 口径安全系统（Diameter Index Safety System，DISS）是设计用来避免医院气体输送管道与麻醉工作站的连接出现错误，轴针安全系统（Pin Index Safety System，PISS）是设计用来避免麻醉工作站中气瓶连接错误。快速耦合系统可用于连接到中央供气源。任何系统都可能出现连接错误。

- 当医院管道气体发生意外连通或被污染时，必须采取两项措施：开启备用氧气钢瓶阀门、断开管道气源。否则不可靠的医院管道气体仍会持续流向患者。

- 快速充氧阀将高流量100%氧气直接送到患者呼吸回路内，使麻醉科医师能够弥补泄漏或快速增加吸入氧气浓度。不正确地使用快速充氧阀可能导致气压伤或术中知晓。

- 当使用氧化亚氮时，有向患者输出低氧混合气的潜在风险。自动安全阀和氧化亚氮/氧气配比系统可防止输出低氧混合气，但并非完全可靠。输出低氧混合气的原因有：①气源接错；②安全装置故障或损坏；③安全装置下游泄漏；④联合使用第四种惰性气体（氦）和⑤高浓度挥发性麻醉药（如地氟烷）稀释了吸入气中的氧。

- 供气系统低压部分（low-pressure section，LPS）包括流量控制阀、流量计或流量传感器。这部分是麻醉工作站的易损部位，易出现破损和泄漏，可导致向患者输送低氧混合气或异常浓度的吸入麻醉药。在使用吸入麻醉药前，麻醉工作站必须检查泄漏情况。

- 在气动系统低压部分，氧浓度分析仪是唯一防止输出低氧混合气的安全装置。

- 对于LPS内设有单向阀的麻醉工作站，需要手动进行负压泄漏试验。对于此部位没有单向阀的设备，可用手动正压泄漏试验或自动检测LPS泄漏。

- 带有手动控制蒸发器的麻醉工作站，蒸发器只在开启后才能检测出其内部有无泄漏，机器自检时也是如此。带有电子控制蒸发器（如GE/Datex-Ohmeda的Aladin盒式蒸发器和Maquet FLOW-i麻醉工作站蒸发器）的麻醉工作站，可以在自检时自动检查已安装的蒸发器有无泄漏。

- 可变旁路式蒸发器将一部分新鲜气体导入蒸发室，以产生所需的吸入麻醉药浓度。喷射式蒸发器利用微处理器调控少量吸入麻醉药液体喷入蒸发室。

- 地氟烷沸点低、蒸气压高，不适用于可变旁路式蒸发器。将地氟烷误注入可变旁路式蒸发器理论上会致低氧混合气输出和极度过量地吸入地氟烷。

- **呼吸回路系统**的主要优点是能够再次呼吸包括吸入麻醉药在内的呼出的气体。其主要缺点是设计复杂且连接繁琐。

- 吸入麻醉药物使用之前，须检查回路系统，以排除**泄漏**并确认**流量**。检测有无泄漏时，须进行静态试验：使回路系统压力升高，并确认回路系统压力表无下降，许多现代麻醉机也具有此项目的自检功能。为排除阻塞或阀门故障，须进行动态试验：使用麻醉工作站的呼吸机通气试验肺（通常是呼吸囊），并观察"肺"运动是否正常。
- 增加呼吸回路中的新鲜气体流速，可以减少吸入麻醉药的重复吸入及导致麻醉废气增加。为避免重复吸入二氧化碳，在呼吸回路中增加二氧化碳吸收剂是非常重要的。
- 吸入麻醉药可与二氧化碳吸收剂发生反应产生毒性化合物。七氟烷麻醉期间可产生复合物 A，尤其当新鲜气流量较低时。一些吸入麻醉药，特别是地氟烷，与干燥吸收剂接触时，可产生一氧化碳。不含氢氧化钾或氢氧化钠等强碱的二氧化碳吸收剂有助于降低此类风险。
- Mapleson 呼吸回路是一种简单、轻巧的呼吸系统，支持自主呼吸和手动通气。其特殊的回路设计需要摄入新鲜气体以避免呼出气体再吸入。由于该系统不支持使用二氧化碳吸收剂，在使用挥发性麻醉药时并不经济。
- 与重症监护治疗病房的呼吸机不同，麻醉通气机必须支持呼出气体再吸入。麻醉通气机可分为风箱式、活塞式、容量反馈系统和涡轮式。每种设计都有其优点和缺陷。与重症监护治疗病房的呼吸机相似，现代麻醉通气机支持多种通气模式。
- 对于装备有风箱的麻醉通气机，上升式风箱（风箱于呼气相上升）比下降式风箱（风箱于呼气相下降）安全性更高，因上升式风箱不能上升至原高度时，回路脱开更易被发现。
- 呼吸回路发生泄漏时，活塞式通气机可能将空气吸入至呼吸回路中。Maquet FLOW-i 容量反馈系统将使用纯氧补偿泄漏。这两种情况都可能导致吸入麻醉药浓度低于预设值。
- 对于旧式麻醉机，在吸气相增加的新鲜气流将加入至潮气量中。因此在正压通气时增加新鲜气流将导致潮气量和气道压力增加。新一代麻醉工作站具备吸入潮气量新鲜气体隔离或将计算输送气体量作为潮气量的新鲜气流补偿功能。麻醉科医师应清楚自己所用麻醉机是否具备新鲜气流补偿功能。
- 麻醉废气清除系统确保手术室免受废弃麻醉气体的污染。主动式系统在现代手术室中最为常见，以负压吸引方式清除麻醉废气。依据设计的不同，废气清除系统的连接管堵塞或吸引压力不足，会导致呼吸回路内压力增加或麻醉废气排放至手术室内。
- 美国麻醉科医师协会的《麻醉前检查程序建议（2008）》是制定麻醉机个体化用前检查程序的极佳蓝本，而不是一个放之四海而皆准的检测清单。

尽管现代麻醉工作站与 19 世纪中叶发明的乙醚浸泡纱布装置几乎没有相似之处，但其本质上都是一种提供吸入麻醉的装置。早期实施吸入麻醉时不能确定给药浓度，通气完全依赖患者自主呼吸室内空气，安全保障主要依靠麻醉操作者的警觉性，手术室完全暴露在麻醉气体中。麻醉工作站的发展为解决上述问题提供了愈发精湛的方案。如今，麻醉工作站可以完成如下所有工作：

- 输出精确浓度的挥发性麻醉气体。
- 可分别测量氧气及两种以上其他吸入气体浓度，并能够持续向吸入气体中补充麻醉气体。
- 提供呼吸回路压力可控的手动通气模式（呼吸囊通气）。
- 对患者进行机械通气，拥有可媲美重症监护治疗病房（intensive care unit，ICU）呼吸机的复杂通气模式。
- 去除二氧化碳之后允许再吸入呼出的麻醉气体。
- 将患者呼吸回路中过剩的气体清除并排出至手

术室外。

- 持续测量并显示吸入氧浓度，以及呼吸频率和潮气量等通气参数。
- 可避免因操作失误或供气障碍引起的混合气中氧浓度过低。
- 提供呼吸回路手动快速充氧功能。
- 具有备用供氧。
- 显示气体管路及备用气源压力。
- 提供一体化界面，可显示麻醉药物、血流动力学和呼吸参数，并将这些数据记录到电子病历中。

麻醉工作站是非常复杂的设备，其设计时需要考虑诸多工作任务和解决方案。新踏入此领域的医生即使有使用其他通气设备如 ICU 呼吸机的工作经验，也仍常感觉麻醉机神秘且望而生畏。麻醉工作站是麻醉科医师最重要的应用设备，故对其熟练掌握非常重要。需要强调的是，如果怀疑麻醉工作站没有正常运转，且患者出现通气或氧合障碍时，使用备用氧气源给患者通气是优先选择。确保患者安全后，再进行麻醉机故障排除。

麻醉工作站的一些设计和技术革新使麻醉科医师的工作更加从容和高效，很多革新也提高了患者安全性。结案索赔分析中与麻醉传输系统相关的麻醉不良事件已经下降，仅占美国麻醉科医师协会（American Society of Anesthesiologists，ASA）已结案例的 1% 左右[1]。此外，与前几十年的结案索赔分析相比，索赔事件的严重程度趋于下降，麻醉知晓的报道逐渐增多，而死亡或永久性脑损伤的报道逐渐减少[1-2]。

为避免不良事件，麻醉科医师必须了解麻醉工作站的运转特性及功能构造。不同的麻醉工作站及其零部件有许多相似之处，但不同之处越来越多，且操作和使用前检查程序也越来越不同，因此应熟悉各种设备。不幸的是，麻醉科医师往往缺乏麻醉工作站及使用前实施正确检查的相关知识[3-7]。当代机器设备都具有使用前自动检查程序，但其可靠性存在差异[6]。值得注意的是，存在安全隐患时，机器仍可能通过自检[8-9]。安全地使用任何一种麻醉工作站，须对其进行全面深入的了解，且须了解各种机器的不同特征和检查程序。

仅一个章节很难详细描述每个气体系统、子系统组件及患者呼吸回路。但由于麻醉工作站必须遵循基本标准，本章节将介绍适用于所有机器的通用原则。虽然此章节详细描述了几个子系统，麻醉科医师必须全面了解自己所用麻醉工作站的性能并确保其个体化用前检查程序准确无误。本章节内容包括：麻醉工作站指南、功能构造（包括供气系统、蒸发器、呼吸回路和通气机）、废气清除系统以及麻醉机使用前检查。

麻醉工作站标准与指南

麻醉机和工作站标准是生产厂家在机器最低性能、设计特点和安全要求方面必须遵守的基本准则。麻醉工作站的很多规范都由国际标准化组织（International Organization for Standardization，ISO）规定。ISO 是在国际志愿协议标准的基础上，以全球工业界和学术界专家意见、政府、消费者组织和其他非政府组织为基础发展起来的[10]。目前的标准是在 2011 年 ISO 80601-2-13《麻醉工作站基本安全和基本性能的特殊要求》标准中定义的[11]。ISO 标准还参考了包括电气标准、设备结构和性能，以及软件标准在内的其他大量内容。由国际 ASTM（以前称为美国材料实验学会）颁布的相关标准因尚未更新，已于 2014 年撤回。其他机器子系统的关键标准来源于压缩气体协会（Compressed Gas Association，CGA）和电气电子工程学会（Institute of Electrical and Electronics Engineers，IEEE）。

在本章节中，"麻醉工作站"或"麻醉机"的 ISO 标准可相互通用，包括设计和建造麻醉工作站的诸多标准，涉及麻醉气体输送系统、麻醉呼吸系统、监测设备、报警系统和保护装置。本章重点讨论与输送吸入麻醉药有关的麻醉工作站设计和功能方面的内容。

ASA 公布了几个麻醉工作站相关指南[11a]。各科医师可将 2008 年更新的《麻醉前检查程序建议》（Recommendations for Pre-Anesthesia Checkout Procedures）作为总指南，针对自己所用麻醉工作站系统制订个体化用前检查程序[11b]。麻醉科医师及其他医疗人员、管理者、专业行业协会可应用 ASA 确定的麻醉机报废指南中绝对和相对标准确定麻醉机报废时间[11c]。最后，ASA《麻醉基本监测标准》概述了氧合、通气、循环、体温和对麻醉工作人员的要求[11d]。其他一些国家麻醉协会也发布了与麻醉工作站相关的标准和推荐指南[11e, 11f]。

麻醉工作站的功能构造

供气系统

现代麻醉机通常大部分为电子控制，因此临床医师多通过触摸屏，而非流量计对气动系统进行调节。然而，麻醉机内部仍为气动系统。在此系统内，呼吸气体从气源输出，经测量、混合，通过麻醉蒸发器，并输送到患者呼吸回路。由于麻醉工作站制造商的不同，这种供气系统的细节可能存在差异，但他们的总体原理图是相似的。图 22.1 展示了一种更为传统的非电子控制麻醉机供气系统。图 22.2 展示了当代典型的电子控制麻醉工作站。

供气系统由以下部分组成：氧气、空气和氧化亚氮从医院管道气源或麻醉机背面的备用钢瓶进入麻醉机。气体经压力调节器，通过流量控制阀，而后流经流量计、麻醉蒸发器和患者呼吸回路，到达新鲜气体出口。整个路径中存在一系列安全机制，避免从新鲜气体出口输出低氧混合气。此外，该系统可以快速直接将 100% 氧气充入患者呼吸回路（快速充氧阀），并可从流量计中提供 100% 氧气；即便在机器关闭或切断电源时，这两项功能依然随时可用。

供气系统分为三部分：高压、中压和低压部分。麻醉机中唯一的高压部分是麻醉机背面的附属气体钢瓶（备用钢瓶）。这些钢瓶中的气体压力［空气和氧气约为 2000 磅每平方英寸（psig），氧化亚氮约为 745 psig］在使用时立即被降至中等压力。医院气体管

道本身属于中压部分（50～55 psig），此部分从管道或备用钢瓶的降压输入气源开始，延伸到流量计控制阀。低压部分从流量计控制阀开始，包括流量计和麻醉蒸发器，并截止于新鲜气体出口。

高压部分

备用钢瓶入口 正常运转条件下，麻醉机的高压部分并未运转，医院中心供气系统是麻醉机的主要气源。但是，为防止医院气源供气失败，必须有至少一个与麻醉机相连的氧气瓶作为备用氧源。有些机器附有三或四个备用钢瓶连接口，分别为氧气、空气和氧化亚氮，有些机器连有两个氧气钢瓶，一些少见机型还接有二氧化碳或氦气钢瓶以备特殊用途。这些钢瓶通过悬挂叉架安装在麻醉机上（如图 22.3 所示），悬挂叉架不仅可安全支撑还可定位钢瓶方向以确保其连接的气密性，确保流向麻醉机气流的单向性[12-13]。每个叉架须附有标签显示它所接受气体的种类，每个叉

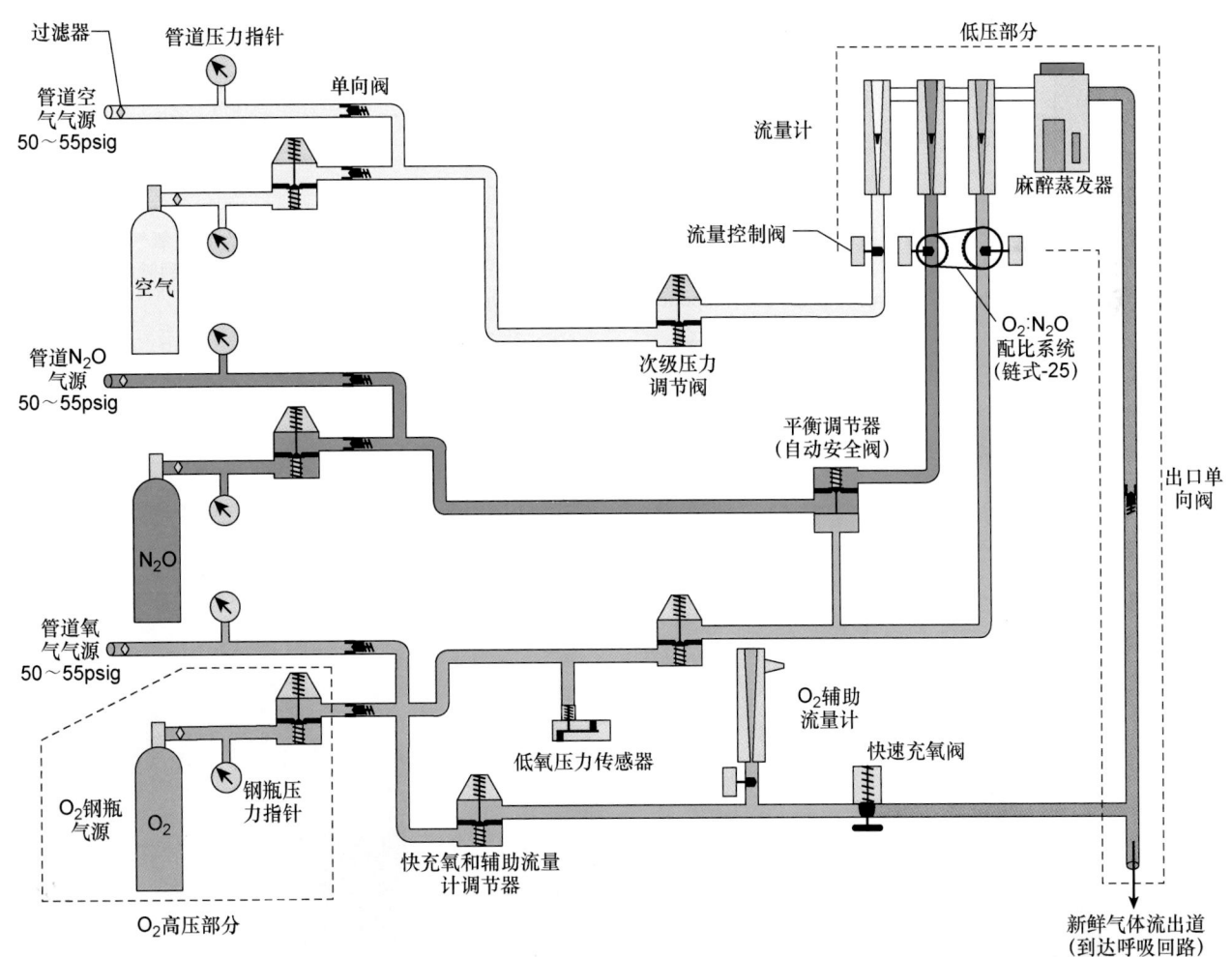

图 22.1 **图为 GE Healthcare Aespire 麻醉工作站供气系统。**高压系统起于高压气瓶，止于高压调节器（虚线处为高压氧气部分）。中等压力系统从高压调节器到流量控制阀，并且包括了管道气源入口的管道部分。低压系统（虚线处）从流量控制阀延伸至呼吸回路。具体内容详见正文（From Datex-Ohmeda. S/5 Aespire Anesthesia Machine；Technical Reference Manual. Madison，WI：Datex-Ohmeda；2004.）

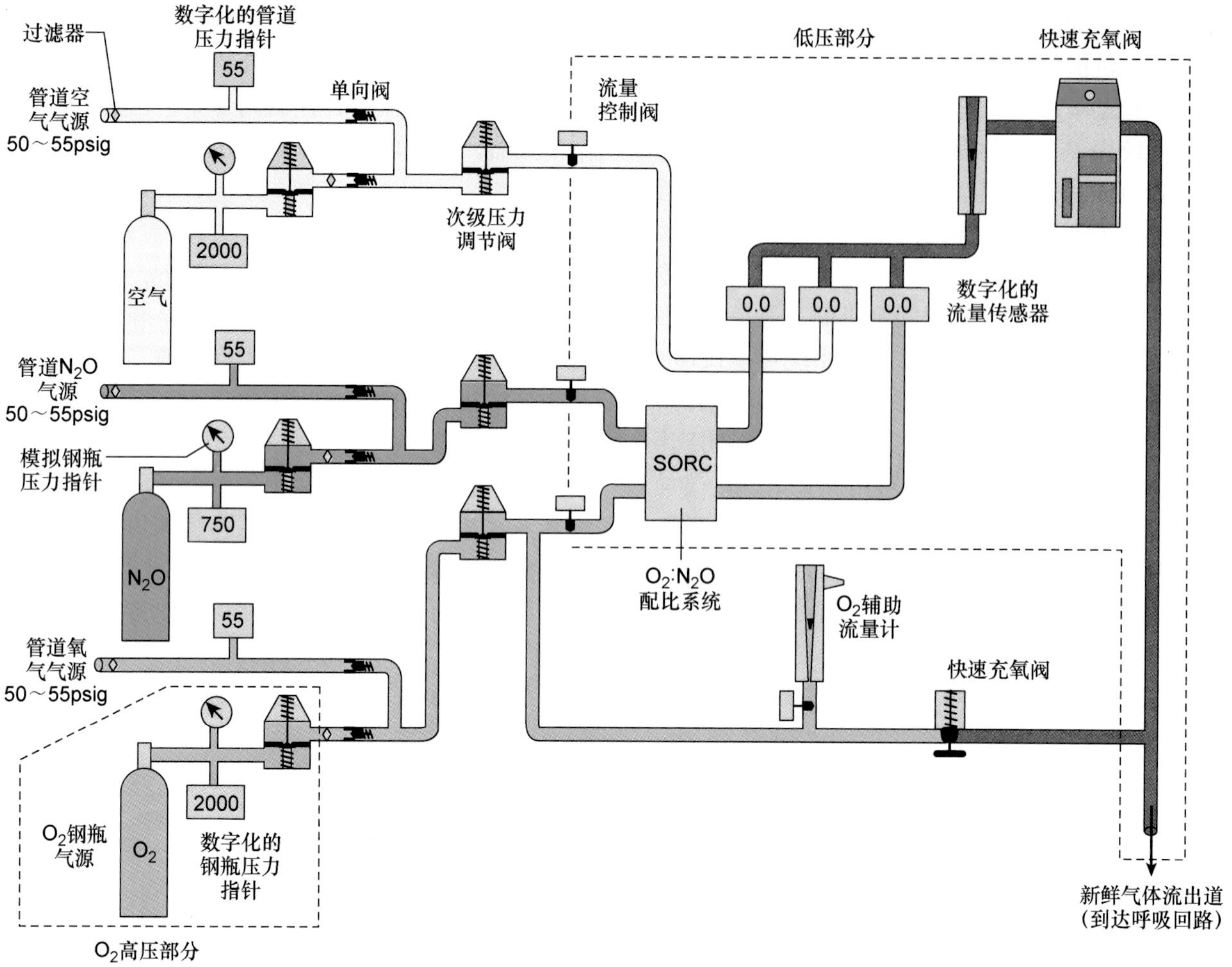

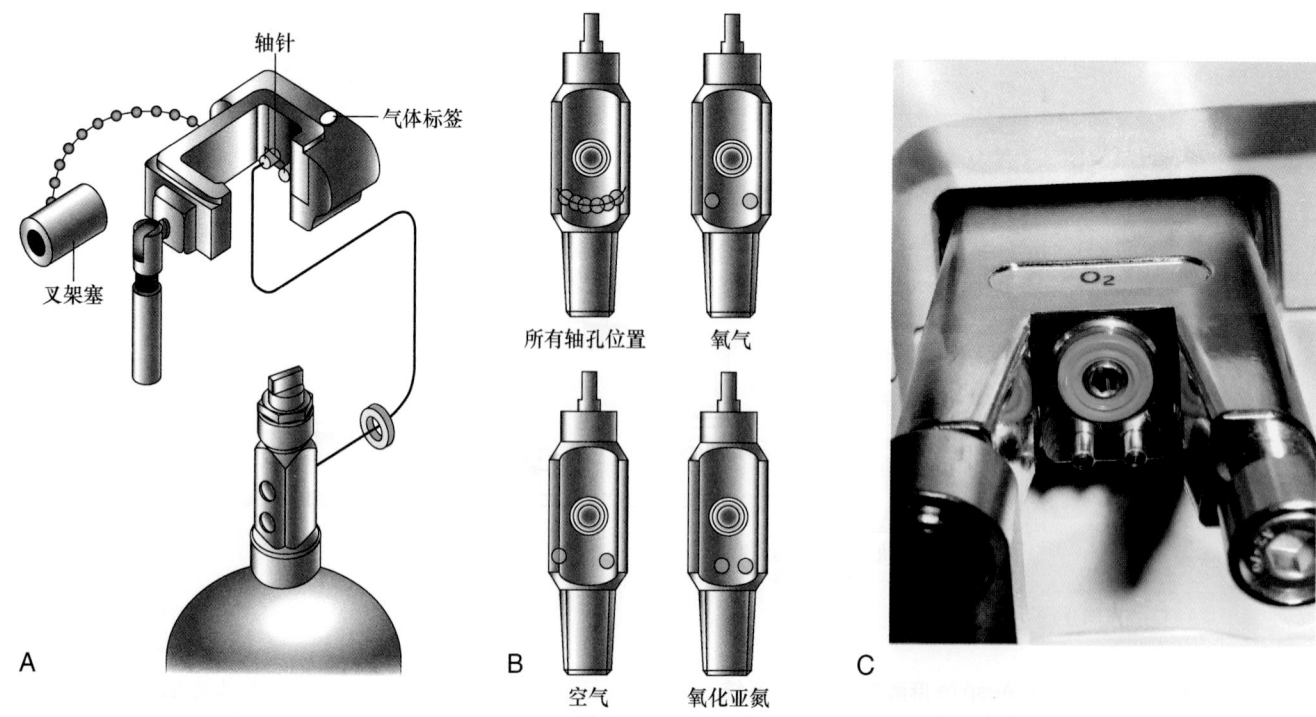

过滤器
数字化的管道
压力指针
55
管道空
气气源
50～55psig
单向阀
2000
空气
次级压力
调节阀
流量
控制阀
低压部分
快速充氧阀
数字化的
流量传感器
0.0 0.0 0.0
管道N₂O
气源
50～55psig
模拟钢瓶
压力指针
55
750
N₂O
SORC
O₂:N₂O
配比系统
O₂辅助
流量计
管道氧
气气源
50～55psig
55
快速充氧阀
2000
O₂钢瓶
气源
O₂
数字化的
钢瓶压力
指针
O₂高压部分
新鲜气体流出道
（到达呼吸回路）

图 22.2　**图为 Dräger Apollo 麻醉工作站供气系统。**高压系统起于高压气瓶，止于高压调节器（虚线处为高压氧气部分）。中等压力系统从高压调节器到流量控制阀，并且包括了管道气源入口的管道部分。低压系统（虚线处）从流量控制阀到呼吸回路。具体内容详见正文（From Dräger Medical. Instructions for Use：Apollo. Telford，PA：Dräger Medical；2012.）

轴针
气体标签
叉架塞
所有轴孔位置　　氧气
A
空气　　氧化亚氮
B
O₂
C

图 22.3　**备用钢瓶悬挂叉架。**（A）标准的悬挂叉架强调特定气体轴针、密封垫片和叉架塞。无钢瓶时应插入叉架塞。（B）压缩气体钢瓶盖阀连接轴针安全系统轴孔。（C）氧气的叉架与轴针（A and B，From Yoder M. Gas supply systems. In：Understanding Modern Anesthesia Systems. Telford，PA：Dräger Medical；2009.）

架组件还装有轴针安全系统（Pin Index Safety System，PISS），是防止钢瓶误接的保险装置。每个阀座有两个针突，能插入对应钢瓶上端组件的轴孔内。每种气体或混合气，都有专门的针突排列方式[14]。PISS 失效报道虽不常见，但也曾有过。像所有安全系统一样，PISS 应被视为部分保护措施。保护失败见于如下情形：针突过度挤入悬挂叉架；针突弯曲或破裂；钢瓶与叉架间过度使用垫圈影响针突排列，但仍需顾及气密性[15-17]。医疗气瓶错误可致严重后果，故检查气瓶和叉架标签确保将正确气体连接到正确入口是非常重要的[18]。

操作者一旦打开气钢瓶阀门，气流首先通过滤器以滤过任何颗粒物质。备用钢瓶充满气体时的压力（氧化亚氮约 750 psig，空气约为 2000 psig，氧气约为 2000 psig）显著高于医院管道气源的正常压力（50～55 psig）。**高压调节器**可将备用钢瓶内压力调节至略低于管道供气的恒定压力（根据麻醉机的不同，压力约为 40～45 psig）[13]（见图 22.1 高压氧气部分）。低压气体具备如下安全特性：如果备用钢瓶和管道供氧均与麻醉机连接且备用钢瓶处于开启状态，麻醉机优先采用管道供氧作为气源，从而保证备用钢瓶在管道供氧发生故障时能够正常工作。当管道供氧压力低于 40～45 psig 时，备用钢瓶可能为麻醉机供氧导致氧气不断流失，所以在正常情况下应关闭备用钢瓶。当已知或怀疑管道气源被污染或意外连通，导致输出低氧混合气时（可能由于氧气管道内出现氧化亚氮所引起），需要将管路气源与麻醉机断开，才能使用备用钢瓶内的氧气。在上述情况下，管道气源压力仍高于高压调节器输出压力，所以只打开备用气源是无济于事的[13, 18a]。

钢瓶气体流出减压阀后，流向钢瓶压力单向阀，可避免气体逆流至已空或近空的钢瓶（图 22.1）。当一台麻醉机可以连接两个备用钢瓶时，每个钢瓶必须安装有单向阀。在一些机器上，在两个单向阀下游设有一个高压调节器；在另一些机器上，每个钢瓶接口都设有独立的高压调节器和单向阀。无论哪种设计，都避免了气体从充满的钢瓶逸入空瓶，并允许在在更换新钢瓶时，保证另一钢瓶继续向麻醉机供气。

如图 22.1 所示，系统内安装有很多压力表。每个管道气源和每个备用钢瓶中的气体压力必须显示于麻醉机上。备用钢瓶在开启状态下才能显示准确的压力值；如果麻醉机连接了两个备用钢瓶，显示的则是压力较高且开启状态的钢瓶。有些机器为电子显示压力表，只有在机器开启时，管道气源和钢瓶的压力数值才能显示出来。

安全使用备用钢瓶需要注意两点。第一，麻醉机自检不包括备用钢瓶的检查。麻醉科医师必须手动打开每一个钢瓶，并在麻醉机上检查气压表压力数值。如果麻醉机装备有两支钢瓶，则必须逐一开启并检查。检查完第一支钢瓶后，可通过快速充氧阀释放系统内残余压力，以便准确检测第二支钢瓶的气压。第二，在使用管道气源正常供气时，必须保持备用钢瓶气源处于关闭状态。高压系统的微小泄漏，或管道气源的压力波动都能导致钢瓶内气体逸出。如果备用钢瓶一直处于开启状态，麻醉科医师可能无法察觉管道气源的故障。当氧气钢瓶处于关闭状态时，管道供氧的故障能立即触发麻醉机低氧压报警，此时可打开备用气源，确保在排除管道气源故障前，患者有持续氧供。如果氧气钢瓶在管道气源发生故障时已处于**开启状态**，麻醉机仅显示供氧由管道气源转换至备用气源。在这种情况下，低氧压报警仅在备用气源消耗殆尽时出现，备用气源也就失去了实际意义[12, 19]。

中压部分

管道入口：医院中心供气源 医院中心供气系统通常将三种气体输送到手术室：氧气、空气和氧化亚氮。大型医院的主要供氧源通常为大型低温储氧系统，后者可通过装载液氧的卡车进行补充。稍小规模的医院可能通过可更换式液氧罐或多组 H 型氧气钢瓶进行供氧。氧气储存系统必须配备备用供氧和报警系统[14]。多数医院通过压缩机将清洁、干燥的空气输送到加压储气罐，再输送到管道系统中。中心氧化亚氮供气来自 H 型钢瓶或类似于氧气存储设备的大型液化气体储存系统[14]。

管道气体最终到达患者诊疗区域，且存在两种连接方式：口径安全系统（Diameter Index Safety System，DISS）或快速耦合系统。无论哪种连接方式，氧气、空气和氧化亚氮的接口是互不相同的，这有助于减少错接气体可能性。在口径安全系统中（图 22.4），只有相同口径的插口和插头才能匹配连接（图 22.4）[14, 20]。在快速耦合系统中，接口和插头端分别带有相匹配的针脚和凹槽，以确保正确连接（图 22.5）。由于这些连接装置可以非常方便地接通或断开，所以非常适用于可移动设备。无论哪种系统，某一气体在墙面接口和管路插头上都有其特定的颜色标识，以方便识别。

最终的气体管路通过 DISS 系统连接至麻醉工作站（图 22.4C）。气体进入机器后，会依次流经过滤器及管道单向阀。此单向阀可避免气体由麻醉机逆流进入医用气体管道系统或经开放入口进入大气。DISS 入口和管道单向阀之间为样品室，由测量器或

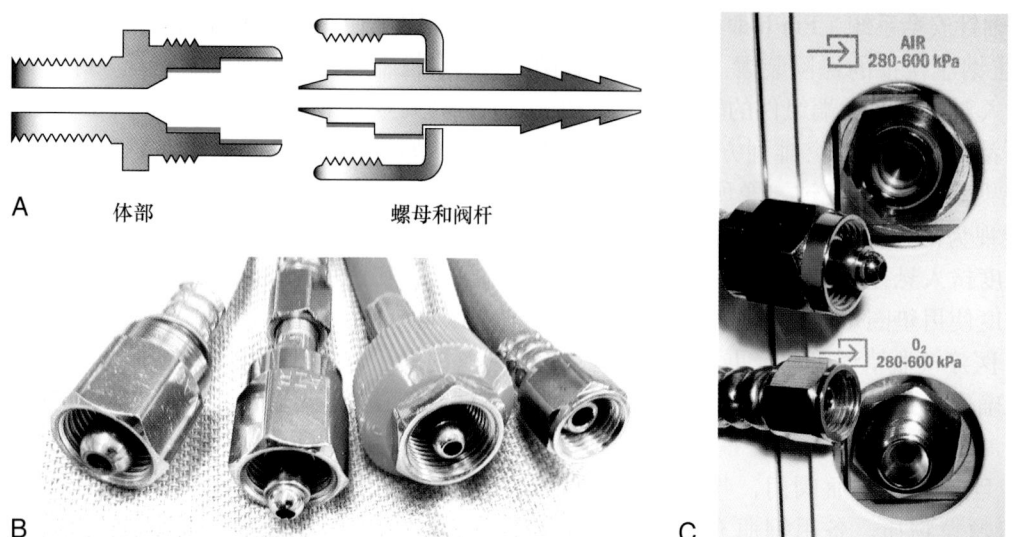

A 体部 螺母和阀杆

B C

图 22.4 **口径安全系统**。口径安全系统（DISS）连接器用在低于 200 psig 的压力下，不可互换的，可移动的医用气体的连接，也用于吸引和废气连接。直径指数是由连接部件的不同口径形成的，接头部位会像配对的钥匙一样紧密连接。O_2 管路的连接处由于有独特的螺纹箍和螺纹架而与其他气体的连接处都明显不同。图 A 为 DISS 连接器的交叉部分。图 B 从左到右依次为真空、空气、氧化亚氮、氧气管路接头（连接器）。图 C 为麻醉工作站后部的 DISS 连接装置（A，Modified from Yoder M. Gas supply systems. In：Understanding Modern Anesthesia Systems. Telford，PA：Dräger Medical；2009.）

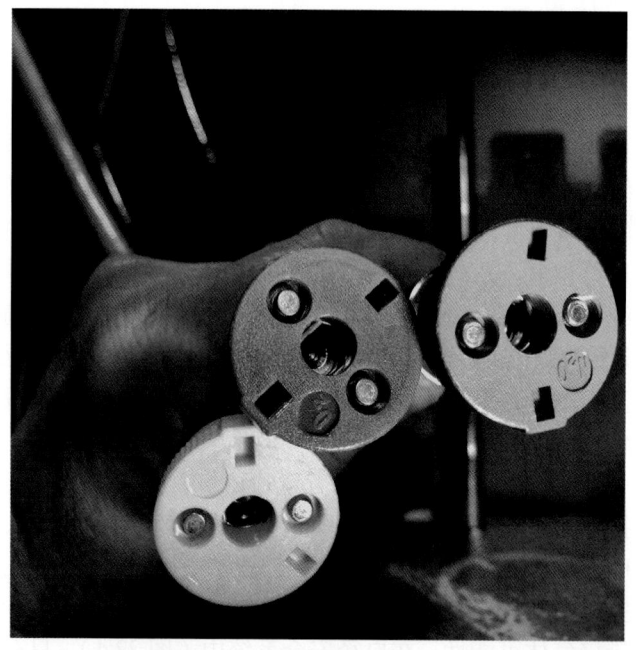

图 22.5 **快速耦合器**。快速耦合器与口径安全系统相似，用于不可互换的、可移动的医用气体的连接，也用于吸引和废气连接。带有针脚的插头与带有相匹配凹槽的插口相连接（如图所示）。当两部分互锁时，实现气密性连接。扭转插头外壳可使两部分分离

传感器测量管道氧气压力，管道氧气压力须显示于麻醉机前面板。

快速充氧阀　快速充氧阀为麻醉机最古老的安全性能之一，至今仍是麻醉机标准配置[11，20-21]。快速充氧阀可以手动将高流量 100% 氧气直接送到患者呼吸回路内，以弥补回路泄漏的气体或迅速增加吸入氧气浓度。来自快速充氧阀的气流会绕过麻醉机蒸发器

（图 22.1）。供气系统中压部分为快速充氧阀供气，此阀门平时处于关闭状态，操作者按压快速充氧按钮时，快速充氧阀被打开。因此阀门位于麻醉机气动电源开关上游，故即便麻醉机处于关机状态，此功能仍随时可用。来自快速充氧阀的气流以 35 ~ 75 L/min 速率进入蒸发器下游回路低压部分，速率大小取决于机器和操作压力[11，20-21]。

之前报道曾描述过快速充氧阀可能引发某些险情。阀门故障或损坏后，可能会卡在全开启位置，导致气压伤[22]。活瓣卡在部分开启位置或反复过度快速充氧，进入回路的大量氧气会稀释吸入麻醉药，致术中知晓[23-24，24a]。对于未配备新鲜气体隔离装置或吸入压力阈值设置不当的麻醉机，在正压通气吸气相快速充氧，可导致气压伤。带有新鲜气体隔离装置的麻醉机系统把从流量计与快速充氧阀流入系统的新鲜气体隔离开来，避免快速充氧阀的高压气流直接进入患者肺内致潮气量剧增（参见"新鲜气流补偿装置和新鲜气体隔离装置"相关内容）。如应用普通麻醉呼吸回路，在机械通气吸气相，由于呼吸机排气阀处于关闭状态，可调式压力限制（adjustable pressure-limiting，APL）阀处于回路外或呈关闭状态，将不能排出过多容量[25]。

在新鲜气体出口处快速充氧可提供适宜喷射通气的高压、高流量氧源，但有潜在局限性。一些麻醉机的新鲜气体出口不易触及，并非所有麻醉机都能在出口产生足以实施喷射通气的压力[26-27]。如需进行喷射通气且麻醉机的快速充氧阀不支持此操作时，应寻找其他高流量氧气源。

气动安全系统 现代麻醉机主要安全目的之一为避免输送相对氧气而言过高浓度的氧化亚氮（低氧混合气）。ISO 标准要求向患者输送非低氧混合气，或在输出低氧混合气时产生报警[11]。下文介绍的几种安全装置均已应用在麻醉机上，旨在避免产生低氧混合气。

供氧故障报警传感器 此传感器位于麻醉机中压部分供氧回路内，当氧供压力低于制造商设定的阈值时，会向临床医师提供视听报警。此报警装置为 ISO 所要求[11]，在 ASTM 指南中，在氧压力恢复至最小值前报警音不能被消除[20]。当管道压力严重降低或消失，或麻醉机供氧源为近空的氧气瓶时，就会触发报警。正常手术中，报警信号会给操作者提供紧急信息，提示操作者打开麻醉机备用气源钢瓶，然后排除供氧管道故障。由于管道气源压力标准在世界各地差异很大，不同制造商和不同机器类型之间的报警压力阈值也不尽相同。制造商应在说明书中介绍触发警报的条件[11]。许多类型的气动-电动转换开关起到了此传感器的作用。老式麻醉机仅装备气动装置，当氧气压力下降时会发出声音信号（一种类似哨子的声音）[27a]。现代麻醉机在输出端集成了电子压力传感器，当压力降至设定阈值以下，将触发报警[21]。

氧气故障保护装置 氧气故障除了触发报警外，还影响供气系统内其他气体的流动。氧气故障保护装置有时称为故障安全阀，在供气系统内对氧气压力与其他气体流速进行匹配。该装置符合 ISO 标准[11]。当麻醉机中压部分氧气压力降低时，氧气故障保护装置关闭阀门，阻断其他气体（如氧化亚氮或空气）流入；或成比例关闭，使其他气体流速降低。不幸的是，此阀门名称并不恰当，易使人误解为单独应用此安全阀即可避免输出低氧混合气。如医院管道被污染或意外连通，其他气体而非氧气维持足够的回路压力时，故障安全阀会保持开启状态，这种情况下，只有吸入氧浓度监测和临床观察才可保护患者免受伤害。

辅助氧流量计 辅助氧流量计非设计所必需，通常会配备在机器上。正常运转时，辅助氧流量计使用方便，允许使用低流量氧且不依赖患者呼吸回路。因中压回路中典型的流量计位于气动电源开关之前，故与快速充氧功能类似，机器不开启时，来自此流量计的氧气仍可应用。即便系统电源故障，只要管道氧源或附属备用钢瓶氧源可用，辅助氧流量计仍可作为手动呼吸囊通气的氧气来源，辅助氧流量计也可作为手动喷射通气的潜在气源，但并非所有机器均可产生足够的工作压力[26, 28]。一些辅助氧流量计具有 DISS 接口，是手动喷射通气的理想气源[13]。

操作者应注意辅助流量计氧气源与其他氧流量控制阀一样。医院管道供氧受到污染或转流是一个需注意的重要问题。如果管道氧供压力足够，即便附属氧气钢瓶阀门开启，管道气仍为供气源。一项氧化亚氮-氧气管线连通的模拟试验中，吸入氧浓度极低，关闭氧化亚氮后"患者"出现缺氧。有研究指出，不连接管道气源而将辅助氧流量计及麻醉机备用钢瓶作为供氧源并不恰当，这说明他们缺乏麻醉机及其气源的相关知识[29]。

次级压力调节器 一些麻醉机具有次级压力调节器，位于中压回路供气源下游。无论管道气压怎样波动，此调节器均可向流量控制阀和配比系统提供压力稳定的气体。调节后的气压低于管道供气压力，依麻醉工作站不同，多在 14 ~ 35 psig[30-31, 31a]。

低压部分

麻醉机设有高压和中压部分的目的是将可靠的呼吸气源以稳定和已知的压力输送到供气系统的低压部分。供气系统低压部分始自流量控制阀结束于新鲜气体出口（图 22.1 和图 22.2）。呼吸回路，包括回路系统、呼吸囊和通气机，将在后面的部分进行介绍。关键部件包括流量控制阀、流量计或流量传感器、蒸发器连接装置及药物蒸发器。供气系统中低压部分为供气系统中最易发生泄漏的部位。

流量控制装置 麻醉工作站上的流量控制阀允许操作者设定进入麻醉工作站低压部分的已知气体组分的**总新鲜气流量**。这些阀门将呼吸回路中压部分与低压部分分开。混合气出流量计后进入蒸发器连接装置，或按需直接进入麻醉蒸发器，然后新鲜气流及吸入麻醉药流向总气体出口（图 22.1 和图 22.2）[12, 19]。

电子流量传感器 新型麻醉工作站越来越多地使用电子流量传感器以代替流量管。其可以采用传统的控制钮或者全电子界面控制气体流量。气流量以数字或图形形式显示于虚拟数字流量计上。多种流量传感器技术可进行测量流量，如产热线式风速计、差压传感器或大流量传感器。图 22.6 为电子大流量传感器示意图。该装置根据比热原理测量气流量[30]。当气流经过已知容积的加热室时，需要一定的电量维持加热室温度恒定。维持温度所需电量与气流量和比热成正比。不考虑气流量的测量方法，此类系统依靠电能显示气流量。当供电中断时，此类机器通常提供备用机械方法来控制（机械流量控制阀）和显示（流量管）氧气流量。

机械流量计装置 即使一些较新式的麻醉工作站，无论作为主系统还是备用系统，机械式流量控制

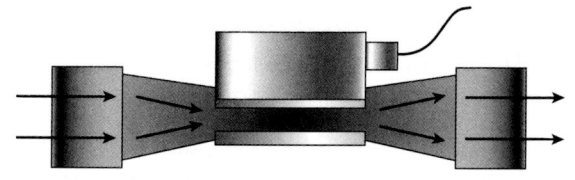

图 22.6　**电子大流量传感器**。气流经过已知容积的加热室，维持加热室温度所需热量（电能）与气体比热和气体通过加热室速度成正比。需要根据气体的比热值计算其流量，所以每种气体都应有其各自的大流量传感器。根据维持加热室温度恒定所需热量，即可准确计算出气流量（Modified from Yoder M. Gas supply systems. In：Understanding Modern Anesthesia Systems. Telford，PA：Dräger Medical；2009.）

和流量显示装置仍很常见[31a, 31b]。

　　流量控制阀　流量控制阀的组成部件包括流量控制钮、针形阀、阀座和一对阀门挡块（图 22.7）[12]。麻醉机中压部分的压力特性决定了阀门入口的压力。调节流量控制阀时，阀座上的针形阀位置发生相应改变，形成不同的孔形。逆时针旋转流量控制阀，气体流速增加，顺时针旋转时则降低。因其使用频率很高且一旦损坏后果严重，故须设有控制器，这样过度旋转时不会引起装置拆卸或分离。

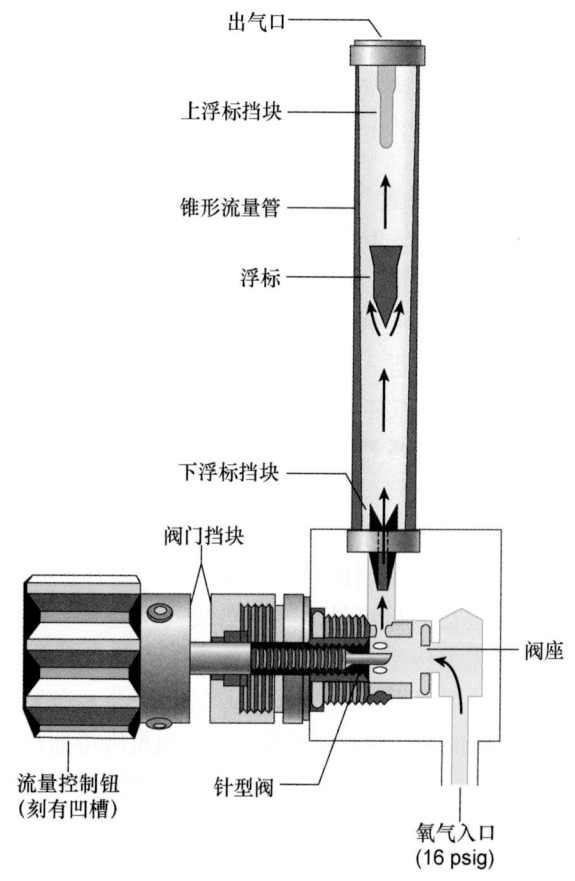

图 22.7　**氧流量计装置**。氧流量装置由流量控制阀和流量计组成（From Bowie E，Huffman LM. The Anesthesia Machine：Essentials for Understanding. Madison，WI：Ohmeda，BOC Group；1985.）

　　现代流量控制阀具有许多安全特性。氧气与其他气体控制钮外形必须有显著区别，钮上刻有区别于其他气体的凹槽，且直径相比其他气体流量控制阀大[11]。所有控制钮上都有相应气体的颜色标识，并将气体化学结构式或气体名称永久地标记在上面。控制钮周围有护罩或挡板，防止误动预先设定位置。如一种气体配备两只流量管，则两管按串联方式排列，并受同一控制阀调控[20]。

　　流量管　传统流量计装置中，流量控制阀调节气流进入锥形透明流量管内，后者亦可称为"**可变计量孔**"或 Thorpe 管。玻璃管下端直径最小，上端逐渐增宽。在带有刻度的流量管内，可移动指示浮标通过刻度位置显示经过流量控制阀的气流量[12, 19]。开启流量控制阀可允许气流进入浮标和流量管之间，这被称为**环形间隙的空间**。此空间大小依管内不同位置而变化（图 22.8）。气流速度一定时，由气流产生的向上的力等于浮标自身重力产生的向下的力，指示浮标便在此位置自由悬浮。流速改变时，浮标便移动到管内新的平衡位置。流量计常被称为**恒压流量计**，因当压力降低时流量管所有位置的压力同等程度降低，浮标两侧压力保持相等[12, 32-33]。

　　气流通过环形间隙时根据气流速度不同分为层流或湍流（图 22.9）。气体黏滞性（层流）和密度（湍流）影响气体流速。低流速下，环形间隙呈管状，气流形式为层流，黏滞性决定气体流速。高流速下，环形间隙类似于一个孔，此时，气体密度决定湍流形式的气体流速。因为气体黏滞性和密度影响浮标周围环形间隙的气流，故标有刻度的流量管是气体特异性的。管、浮标和刻度是不可分割的。虽然温度和气压能够影响气体密度和黏滞度，正常情况下温度或压力的轻微变化不会对流量管精确度产生明显影响。

　　流量管内的浮标上设计有标志线，目的是当浮标旋转时，表明气体在持续流动，且浮标未被管壁卡

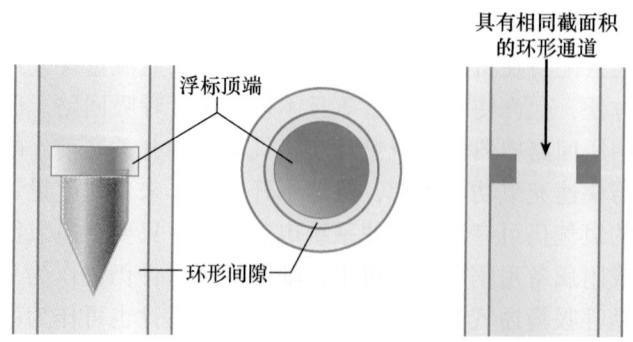

图 22.8　**环形间隙**。浮标顶端和流量管之间的间隙称为环形间隙。可视为具有相同截面积的一个环形通道（Redrawn from Macintosh R，Mushin WW，Epstein HG，eds. Physics for the Anaesthetist. 3rd ed. Oxford：Blackwell Scientific；1963.）

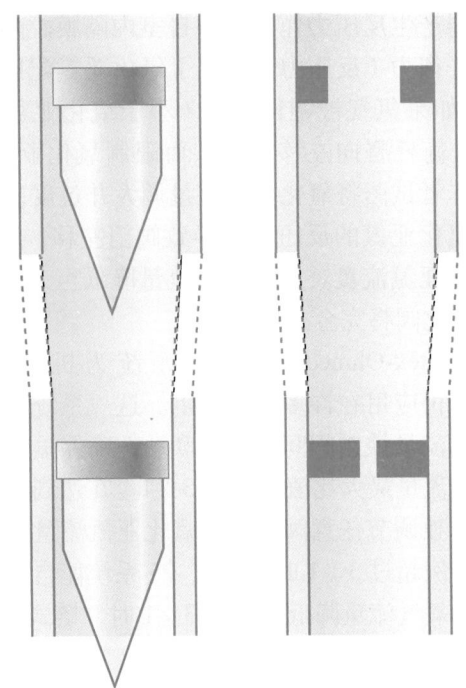

图 22.9 **流量管结构**。图下部表示流量管下端，浮标顶端和流量管之间的空隙比较窄。此时，等面积通道为管型，因直径小于长度。当气流通过此环形间隙时，气体的黏滞性决定气流速度。图上部表示流量管上端。此时，等面积通道为孔型，因长度小于直径，气流通过此环形间隙时，气流形式为湍流，气体密度决定流速（Redrawn from Macintosh R，Mushin WW，Epstein HG，eds. Physics for the Anaesthetist. 3rd ed. Oxford：Blackwell Scientific；1963.）

住。流量管顶端封闭以免浮标堵塞出口。两流量管以串联方式排列，细流量管显示低流量，粗流量管显示高流量。

流量计的问题 即使流量计安装正确，流量读数也可能出现误差。灰尘或静电可以黏住浮标，使读数出现误差。在低流量时，环形间隙更小，浮标更容易被黏住。浮标损坏后，改变了浮标和流量管之间精确的位置关系，使读数出现误差。呼吸回路产生的反向压力可使浮标下降，使流量计读数低于实际流量。流量计安放位置不垂直或倾斜，环形间隙会发生扭曲，流量计读数也会出现误差[12, 34-35]。

以前，流量管是麻醉工作站最脆弱的部分。细微的裂纹和碎裂常被忽视，致输出流量误差[34]。玻璃流量管和金属模块之间的环形圈接合处可发生泄漏。除了呼吸回路内的氧浓度分析仪，流量计位于所有低氧安全装置的下游，所以流量计泄漏是一种潜在危险[33, 36-37]。在图 22.10 示例中，未使用的空气流量管出现较大泄漏。当氧化亚氮流量计位于下游位置时（图 22.10A 和 B），大量氧气从泄漏部位逸出，所有氧化亚氮都直接流入新鲜气体出口，形成低氧混合气。氧流量计位于其他流量计下游的排列方式更为安

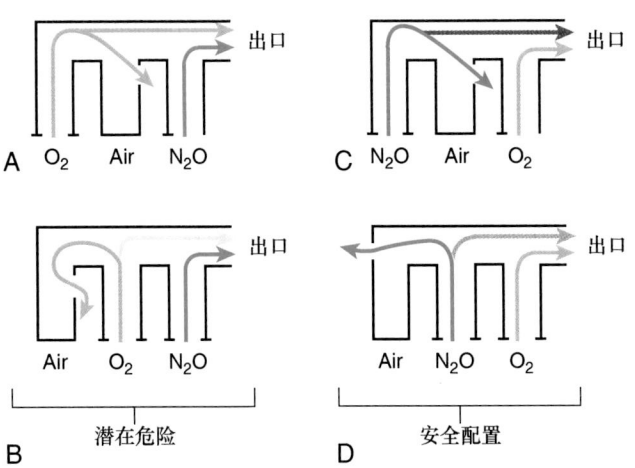

图 22.10 **流量计排列顺序是低氧潜在原因之一**。当流量计出现泄漏时，氧化亚氮位于下游位置的排列方式具有潜在危险（图 A 和图 B）。氧气位于下游位置是安全的排列方式（图 C 和图 D）。具体内容详见正文（Modified from Eger EI II，Hylton RR，Irwin RH，et al. Anesthetic flowmeter sequence：a cause for hypoxia. Anesthesiology. 1963；24：396. ）

全，如图 22.10C 和 D 所示。此时，部分氧化亚氮从泄漏部位逸出，剩余气体流向新鲜气体出口。由于氧气气流处于氧化亚氮下游，出现低氧混合气可能性就更小（此原理被称为 Eger 流动序列）。尽管 ISO 标准仅要求氧流量计位于所有流量计的任意一端[11]，但将氧气设置于其他所有气体的下游已成为工业标准[20]。需要注意的是，即使氧气流量计位于下游位置，氧气流量管泄漏仍可导致输出低氧混合气[34]。

配比系统 麻醉工作站的中压部分配备有氧气故障保护装置，当氧气压力降低时，可按比例减低氧化亚氮气流或使其完全关闭。但上述装置并不能完全防止操作者将低氧混合气输送到新鲜气体出口。对于具备电子控制流量功能的麻醉工作站，机器可通过程序设定防止操作者将低氧混合气输送到新鲜气体出口。对于机械结构的流量计，当操作者对氧气和氧化亚氮流量设置不当时，可能输出低氧混合气。根据 ISO 标准，机器仅具有报警装置是不够的，必须具备安全装置防止输出低氧混合气[11]。此功能通过氧化亚氮和氧气气流的机械和气动界面相互联动或对氧气和氧化亚氮流量阀进行机械联动加以实现。在使用氧化亚氮时，不论操作者把氧化亚氮浓度开到多大，或把氧气浓度降至多低，麻醉机将会自动调节这些气流的配比，而不会输出低氧混合气。不同机器生产商的设计不尽相同，以下介绍两个例子。

北美洲 Dräger 敏感氧配比控制系统（sensitive oxygen ratio controller system，SORC）为气动-机械、氧气-氧化亚氮连锁系统，通过限制呼吸回路中氧化亚氮气流，确保输出最低氧浓度不低于 25%，最高氧

化亚氮浓度不超过75%[21]。SORC位于流量控制阀之后，由带有隔膜的氧气室、带有隔膜的氧化亚氮室和氧化亚氮配比阀组成（图22.11），各部分通过可左右移动的水平连杆构成一体。氧气流出SORC之后，遇到氧气室产生的反压力，导致隔膜向右移动，氧化亚氮配比阀开放。当氧气流量增加时，同样产生反压力并导致水平杆向右移动，如果氧化亚氮此时处于开启状态，氧化亚氮也通过配比阀流入SORC，并经

过阻隔器产生反压力作用于各自室内隔膜。两种气流之间的平衡力（反压力）决定了氧化亚氮配比阀的位置[21]。如果氧气被调得过低（小于氧化亚氮气流的1/3），平衡杆将向左移动，从而限制氧化亚氮流量。如果操作者试图将氧化亚氮流量调大并过度高于氧气流量，氧化亚氮的反压力将导致阀门左移，SORC会限制氧化亚氮流量。如果氧气流量降低至200 ml/min以下，配比阀将完全关闭[38]。

GE/Datex-Ohmeda链式-25系统为机械配比系统，目前仍应用在许多麻醉机上。这一系统基于氧化亚氮和氧流量控制阀间的机械联动，确保输出氧化亚氮：氧气流量最大比值不超过3:1。在达到最小阈值前，可单独调节任意阀门。当氧化亚氮流量增加至与氧气的比例超过3:1时，链式-25系统能自动增加氧流量。当氧气流量降低至低于3:1时，链式-25系统则自动降低氧化亚氮流量。图22.12为链式-25系统示意图。氧化亚氮流量控制阀上设有15齿的链齿轮，氧流量控制阀上设有29齿的链齿轮，两链齿轮间借链条链接。氧气与氧化亚氮轮齿比为2:1，氧化亚氮流量控制阀旋转2圈时，氧流量控制阀仅旋转1圈。氧化亚氮流量控制阀针较氧流量控制阀针有更大的锥度，故二者最终流量比为3:1。链式-25系统在每个阀杆上都设有止动挡块，当氧气比例高于25%时，可对氧气和氧化亚氮进行任意调节；联动链条在氧气比例低于25%时开始工作，并调节另一气体流量。此外，该系统在氧流量低于200 ml/min时不输出氧化亚氮[38a]。

虽然两种配比系统能防止总气体出口输出低氧混合物气，但其对输出气体的调节作用并不相同。当操

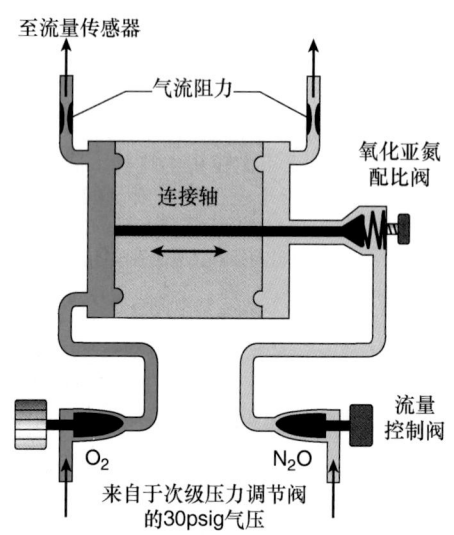

图22.11　北美洲Dräger敏感氧配比控制系统（SORC）（Dräger medical，Telford，PA）。敏感氧配比控制系统是气动-机械连锁系统，不论操作者如何设定气流量，都能维持25%以上氧气/75%以下氧化亚氮的比例。氧气和氧化亚氮流量的不同以及相应室内的反向压力决定了氧化亚氮配比阀的位置。在SORC工作时，氧流量至少为200 ml/min，以确保氧化亚氮配比阀开放。具体内容详见正文（Modified from Yoder M. Gas supply systems. In：Understanding Modern Anesthesia Systems. Telford，PA：Dräger Medical；2009.）

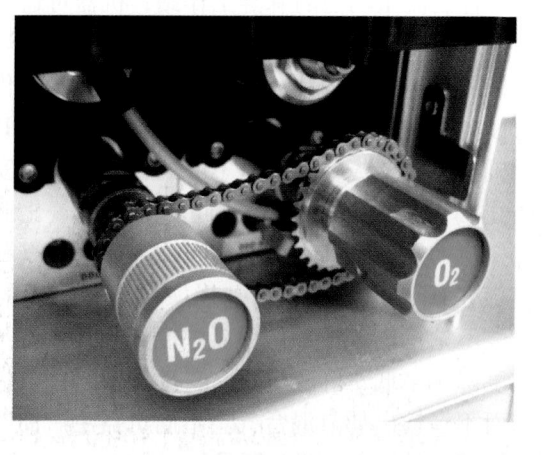

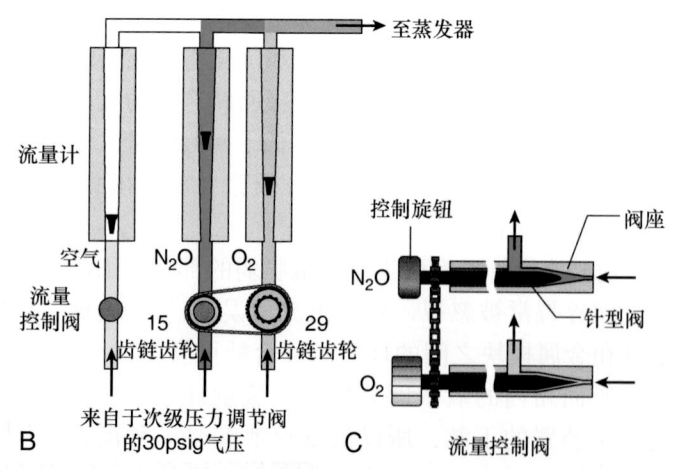

图22.12　GE/Datex-Ohmeda链式-25氧化亚氮：氧气配比系统。该系统通过两种相互独立且相互制约的方法防止输出高于75%氧化亚氮-25%氧气（3:1）的混合气。（A）GE Healthcare Aestiva麻醉工作站移除前面板后可见链式-25配比系统。（B）保持氧化亚氮与氧气比例不超过2:1的控制阀机械联动装置。（C）氧化亚氮流量控制阀针较氧流量控制阀针锥度更大。旋转旋钮时，氧化亚氮气流增加量多于氧气，所以二者最大流量比为3:1。氧气管道系统的次级压力调节器和氧化亚氮管道系统的平衡调节器保证了阀门处稳定平等的压力。具体内容详见正文（Datex-Ohmeda：Aestiva anesthesia machine：technical reference manual，Madison，Wis：Datex-Ohmeda 2006.）

作者将氧气比例降至 25% 以下时，链式 -25 和 SORC 系统都能降低氧化亚氮流量。若操作者随后增加氧流量，在链式 -25 系统中，由于机械联动结构改变了氧化亚氮控制阀的设置，氧化亚氮流量仍将保持在调整后的较低水平；在 SORC 系统中，氧化亚氮流量将恢复到先前设定的较高水平。若操作者增加氧化亚氮流量并超过安全范围时，链式 -25 系统将通过调节氧气控制阀增加氧流量，与之相反，SORC 系统将阻止氧化亚氮流量的继续增加。若操作者随后降低氧化亚氮流量，在链式 -25 系统中，氧流量仍将保持在调整后的较高水平；在 SORC 系统中，氧流量将保持不变。

配比系统故障　配比系统并非绝对安全。某些情况下，具有配比系统的麻醉工作站仍可能输出低氧混合气。多例个案报道描述了配比系统所发生的故障[39-43]。操作者也应警惕可导致配比系统故障的各种情况。当氧气管道错误地输送其他非氧气体时，机械和气动配比系统均不能予以识别。链式 -25 配比系统在流量控制阀水平发挥作用，当这些装置下游出现泄漏，如氧流量管破损时，输送到总气体出口的可能是低氧混合气。此情况下，氧从泄漏处逸出，总气体出口输出的气体主要是氧化亚氮。最后，挥发性麻醉药在流量计和配比系统下游进入混合气体。低效能挥发性麻醉药，如地氟烷占总新鲜气体比例可能要比高效能挥发性麻醉药大。高容积挥发性麻醉药进入配比系统下游后，配比系统虽起作用，但最终混合气体内吸入氧浓度可能会低于 21%。由于回路系统的复杂性（见后文），进入呼吸回路的新鲜气流氧浓度可能与患者实际吸入氧浓度（fraction of inspired oxygen，FiO$_2$）存在较大差异。在上述情况下，在患者呼吸回路内运行的氧浓度分析仪是预防低氧混合气的最后防线。

蒸发器安装和互锁系统

蒸发器安装系统可拆卸式　现代蒸发器允许快速安装或更换。这更便于蒸发器的维护，减少了麻醉工作站上的蒸发器安装位点，并能在怀疑患者发生恶性高热时拆掉蒸发器[44]。可拆卸安装系统可能导致低压系统泄漏、互接装置故障引起新鲜气流阻塞问题[44-49]。在麻醉机安装或更换蒸发器之后，操作者应确保蒸发器安装正确，且上锁之后不能再被移动。如果厂家需要，操作者应对蒸发器密封性进行检测。

蒸发器互锁装置　所有麻醉工作站必须避免新鲜气流同时流经一个以上蒸发器[11]，蒸发器互锁装置的设计区别很大。操作者应该意识到这些装置并非绝对安全，其潜在风险为输出麻醉药过量[50-53]。

输出口单向阀　许多旧型 Datex-Ohmeda 麻醉机和一些现代麻醉工作站（例如 GE/Datex-Ohmeda Aestiva and Aespire）在蒸发器和总气体出口之间有一个单向阀（图 22.1）。此阀门作用为正压通气期间避免气体回流进入蒸发器，尽量减小下游压力间断波动对吸入麻醉药浓度的影响（见"蒸发器间歇反向压力"的讨论）。此阀门存在与否会影响使用前**手动**检查低压系统泄漏试验的方式，因为他不能通过正压试验检查阀门上游的泄漏（见"麻醉工作站用前检查"部分）。

麻醉蒸发器

早在 1846 年，William T. G. Morton 使用一种简单独特的吸入器具首次公开表演了乙醚麻醉（图 22.13）[54-56]。虽然 Morton 使用的该吸入器具能够有效吸入麻醉气体，但无法调节输出气体浓度，也无法对液态麻醉药的蒸发和环境变化引起的温度改变进行补偿。现代麻醉蒸发器的发展进步也致力于解决这两个问题。现代可变旁路式蒸发器具有温度补偿功能，并能在输入气流变化较大时准确地输出所需药物浓度。1993 年，随着地氟烷的临床应用，出现了一种更为先进的蒸发器来控制这种具有独特理化性质药物的蒸发。盒式蒸发器系统则是传统技术与计算机控制元件的完美结合。最近出现的喷射式蒸发器，可向新鲜气流中喷射精准剂量的液态麻醉药。为了更好地理解现代麻醉蒸发器的设计构造和工作原理，在详细介绍上述系统之前，需要先复习一下相关物理化学知识。

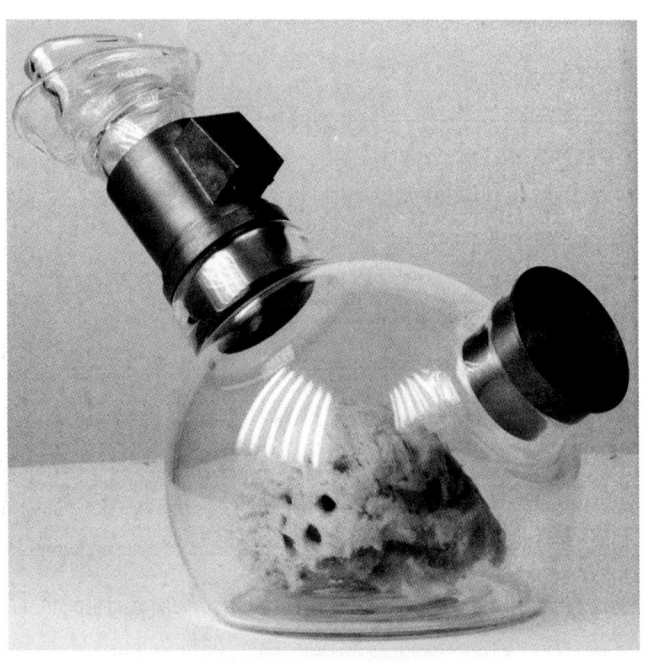

图 22.13　Morton 的乙醚吸入器具：William T. G. Morton 于 1846 年 10 月在波士顿麻省总医院使用乙醚吸入器具公开表演了乙醚麻醉，此图为复制品（Courtesy the Wood Library-Museum of Anesthesiology，Park Ridge，IL.）

物理学知识

理想气体定律　在密闭容器中，气体分子会撞击容器壁并产生压力。此压力与容器内气体分子数量或摩尔量（n）以及开尔文温度（T）成正比，与载有气体的容器体积（V）成反比。[1 摩尔某物质等于 6.022×10^{23}（阿伏加德罗常数）个该分子]。理想气体定律可用公式表达为：

$$PV = nRT$$

R（通用气体常数）$= 8.314$ L kPa/mol*K 或 62.364 L mmHg/mol*K

理想气体定律为理解蒸发器、麻醉气体输送设备和肺泡内的麻醉气体变化提供了重要基础。这一定律的关键假设包括：①气体分子在空间中以点的形式存在，②发生完全弹性碰撞，气体分子之间或气体分子与容器壁之间不发生相互吸引或排斥。这些假设适用于正常情况下稀释的麻醉气体。

道尔顿分压定律　若混合气体存在于一个容器中，每种气体都会产生其自身压力，这种压力与每种气体独自占据该容器时所产生的压力相同。混合气体总压力等于每种气体压力之和。此原理通常称为道尔顿分压定律，即混合气体中每种气体成分产生的压力称为分压力[57-58]：

$$P_{总} = P_1 + P_2 + P_3 + \cdots$$

将道尔顿定律与理想气体定律结合起来，得到另一表达式：

$$P_A = (n_A / n_{总}) P_{总} = (v/v\%) P_{总}$$

这一公式表明，气体 A 的分压可通过将混合气体总压力乘以气体 A 的摩尔分数（$n_A / n_{总}$）或体积百分比（$v/v\%$）进行计算。体积百分比在日常麻醉工作中更加实用（见下文）。

作为理解蒸发器工作原理的第一步，学习道尔顿分压定律的示例将大有裨益。在图 22.14A 中，在一个理想容器中充满纯氧，并通过一个非常小的孔洞与外界相通。容器中内气体压力完全由氧分子产生，并与大气压相同，为海平面 760 mmHg 或 1 atm 或 101.325 kPa。在图 22.14B 中，容器内充满空气，总压力等于氧气、氮气和其他微量稀有气体的分压力之和。

蒸发和蒸气压　挥发性液体如吸入麻醉药，很容易转化为气相，或称为**蒸发**。当一种挥发性液体暴露于空气或其他气体中时，液体表面拥有足够动能的分子将从液相变为气相。这一过程称为**蒸发**，蒸发仅发生于液相表面（这与**沸腾**不同，沸腾发生在整个液体

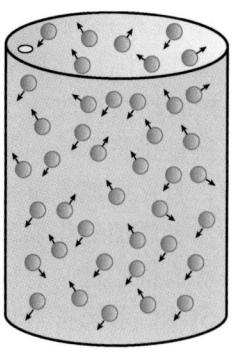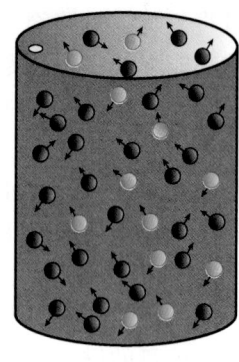

760 mmHg 氧气
A　100% 氧气 (v/v%)

159.6 mmHg 氧气
B　21% 氧气 (v/v%)

592.8 mmHg 氮气
78% 氮气 (v/v%)

7.6 mmHg其他气体
1% 其他气体 (v/v%)

图 22.14　**分压力**　（A）在一个理想容器中充满一个大气压（760 mmHg）100% 氧气。容器中内气体压力完全由氧分子产生。$P_{总} = P_{氧气} = 760$ mmHg。（B）纯氧被空气所替代，氧气、氮气和其他微量的稀有气体以百分体积形式（v/v%）构成总压力。$P_{总} = P_{氧气} + P_{氮气} + P_{其他气体} = 760$ mm

中）。如果将液态挥发性麻醉药置于密闭空间内（如麻醉蒸发器），分子将逸出至气相中，直到蒸发速率等于气体分子返回液相（过程该称为**冷凝**）的速率。当蒸发达到平衡状态时，液相上方的气体称为"饱和的"麻醉药气体（图 22.15）。气相中麻醉药分子产生的分压力称为**饱和蒸气压**，或简称**蒸气压**。更易于蒸发且产生更高蒸气压的液体具有"更强的挥发性"。

在一定温度下，蒸气压是物质的物理特性（彩图 22.16），不受大气压变化影响[59]。如图 22.17 所示，

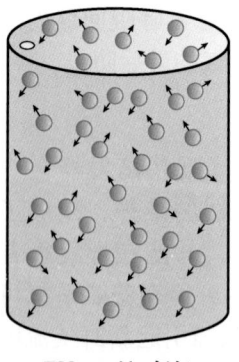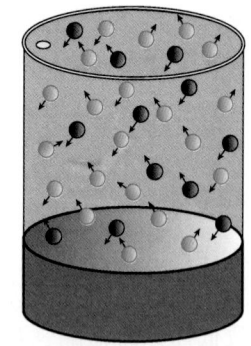

760 mmHg 氧气
A　100% 氧气 (v/v%)

522 mmHg 氧气
B　69% 氧气 (v/v%)

238 mmHg 异氟烷
31% 异氟烷 (v/v%)

图 22.15　**蒸发（汽化）和蒸气压。**（A）在一个理想容器中充满 100% 氧气。$P_{总} = P_{氧气} = 760$ mmHg，见图 22.14。（B）容器中加入异氟烷，温度维持在 20℃（68 ℉）。蒸发开始后，异氟烷会代替氧气从蒸发器中散发出来。当蒸发速率与冷凝速率相同时，液相上方的异氟烷气体就达到了"饱和状态"。此时异氟烷的分压就被称为饱和蒸气压（SVP），在此温度下的饱和蒸气压为 238 mmHg。$P_{总} = P_{氧气} + P_{异氟烷} = 760$ mmHg

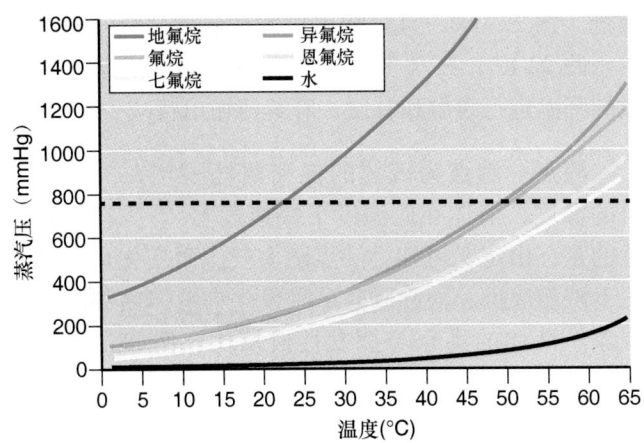

彩图 22.16　地氟烷、异氟烷、氟烷、恩氟烷、七氟烷和水的蒸气压-温度曲线。注意地氟烷的曲线与其他吸入麻醉药明显不同，且所有吸入麻醉药比水更易挥发。虚线表示气压在 1 atm（760 mmHg）时，海平面的沸点（正常沸点）（From inhaled anesthetic package insert equations and Susay SR, Smith MA, Lockwood GG. The saturated vapor pressure of desflurane at various temperatures. Anesth Analg. 1996；83：864-866.）

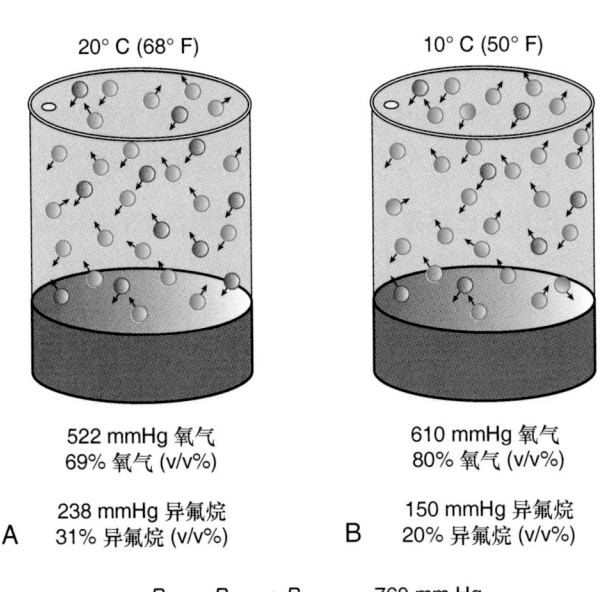

$$P_{总} = P_{氧气} + P_{异氟烷} = 760\ mm\ Hg$$

图 22.17　**温度对蒸气压的影响。**（A）容器中的氧气与异氟烷在 20℃（68 ℉）时达到饱和蒸气压。当达到蒸发平衡时，容器中异氟烷的饱和蒸气压占气体总容积的 31%（v/v%）。（B）当温度降低至 10℃（16 ℉）时，异氟烷的蒸气压也随之降为 150 mmHg，且占总气体体积的百分比降为 20%（v/v%）。这个例子可以假设为一些氧气通过小孔进入容器中替代凝聚的异氟烷分子

在较低温度下，异氟烷中更少的分子获得进入气相的能量，蒸发也相应减弱。相反，在较高温度下，蒸发增强，蒸气压升高。虽然手术室（外界环境）温度可以提高或降低液体麻醉药的蒸气压，但是冷却（蒸发热，见下文）对蒸发的影响更为明显。自 19 世纪中期以来，人们认识到蒸发温度变化将对蒸发器和吸入麻醉药物输出产生影响，这也是设计麻醉蒸发器时须考虑的重要因素之一。

由于每种麻醉药物的蒸气压不同，麻醉蒸发器应针对每一种特定药物设计制造。如误将某种液态麻醉药加入其他麻醉药专用蒸发器内，会导致该蒸发器输出的改变（参见"可变旁路式蒸发器"一节中"加错药物"内容）[60-61]。

气体浓度的表示方法以及最低肺泡浓度　当描述一种混合气体时，可通过某一气体的**分压**（mmHg）或其在总气体体积中所占百分比［**容积百分比**或**容积-容积百分比**（v/v%）］，量化该气体所占比例[62]。

$$容积百分比（v/v\%）=（x\ 气体容积\ /$$
$$总气体容积）*100\%$$

阿伏加德罗假说中规定，在一定的温度和压力下，气体的体积与分子数量相关，与分子的大小和均一性无关。通过理想气体定律，很容易计算出在通常的手术室环境中，1 atm（760 mmHg）和 20℃（68 ℉或 293°K）条件下，1 摩尔的理想气体的体积约为 24 L。总含量 1 摩尔的混合气体分子也适用该定律。由于气体的分压与混合气中该气体分子数目成正比，因此我们可以利用分压来计算任何混合气体中某气体的容积百分比[63]：

$$容积百分比（v/v\%）=（x\ 气体分压\ /$$
$$总压力）*100\%=（Px/P_{总}）*100\%$$

以海平面高度（$P_{总}=P_{atm}=760\ mmHg$）为例：已知空气中各组分气体的分压……

$$P_{atm}=P_{氧气}+P_{氮气}+P_{其他气体}$$

$$P_{atm}=760\ mmHg\approx（160\ mmHg\ 氧气）+（592\ mmHg$$
$$氮气）+（8\ mmHg\ 其他气体）$$

……我们可以计算氧气的体积百分比（v/v%）……

$$氧气（v/v\%）\sim P_{氧气}/P_{atm}\sim 160\ mmHg/$$
$$760\ mmHg\sim 21\%$$

麻醉科医师在描述吸入麻醉药浓度时，通常采用体积百分比表示。1% 异氟烷等同于海平面高度 7.6 mmHg 的异氟烷。呼吸气体中氧气和氧化亚氮的量通常用体积百分比来表示。然而，CO_2 的含量［呼气末二氧化碳（$ETCO_2$）］常用分压（mmHg）表示。可能是由于 $ETCO_2$ 与动脉二氧化碳分压（$PaCO_2$）关系较为密切，且后者通常用 mmHg 表示。图 22.18 从浓度（v/v%）和分压角度描述了麻醉期间呼吸气体的典型构成。

最低肺泡有效浓度（minimum alveolar concentration，MAC）是针对容积百分比而言的。MAC 为使 50% 患者接受手术刺激且无体动反应时的吸入麻醉药浓度[64]。MAC 值与年龄有关[65]，同时也受其他因素的影响。

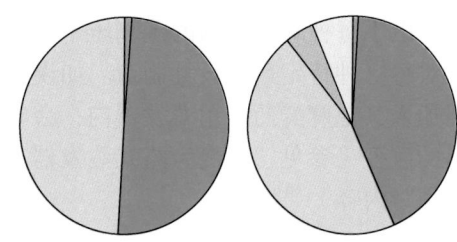

气体	吸入气		呼出气	
	mm Hg	v/v%	mm Hg	v/v%
七氟醚	9	1.2	8	1.1
氧气	378	50	323	42
氧化亚氮	373	49	347	46
二氧化碳	–	–	35	4.5
水	–	–	47*	6.2
总计	760	100	760	100

*体温下水的饱和蒸气压

图 22.18　呼吸回路中气体常用的测量单位以及氧气、氧化亚氮和七氟烷的理论值。麻醉药物、氧气以及氧化亚氮的浓度常用体积百分数来表示（v/v%），而二氧化碳常用分压（mmHg）来表示

麻醉蒸发器浓度控制转盘上都有药物浓度标识，所以 MAC 在临床上具有重要应用价值。事实上，麻醉深度值与大脑中的麻醉药物分压有关。每个 MAC 值所对应的气体分压即最低肺泡分压（minimum alveolar partial pressure，MAPP），见表 22.1[66]。当讨论麻醉蒸发器时，尤其是当大气压发生改变时，需要考虑其输出气体分压的变化，并将其与体积百分数和 MAC 联系起来。

蒸发热　当挥发性麻醉药从液相转化为气相时，需要能量来克服液相分子间的吸引力（称为**内聚力**）。所需能量以**热**形式从周围吸收，这也是人体通过蒸发汗液使体温降低的机制。蒸发过程中液体吸收的能量称为**蒸发热**，其更准确的定义为在恒温下将 1 g 液体转化气体所需的能量，通常以热卡或焦耳表示（1 卡 ＝ 4.184 焦耳）。与外界完全隔绝的容器中，蒸发所需能量来自于液体本身。在没有外部热源的情况下，剩余的液体随着蒸发的进行而降温。这将导致蒸气压显著

降低（图 22.16），且气相中挥发性麻醉药分子数量减少（图 22.17）[44, 59, 67]。如果蒸发器不能对蒸发所导致的降温进行缓解和补偿，麻醉药输出将减少。

沸点　沸点为液体的饱和蒸气压与大气压相等时的温度，液体在此温度下快速蒸发[44, 67]。需要注意的是，由定义可知，沸点随大气压而变化。蒸发发生于液相表面，而沸腾是一种发生在液体内部的剧烈现象。液体的沸点与挥发性成反比。例如，水不太容易挥发（图 22.16），其在海平面上的沸点为 100℃（212 ℉），远高于所有吸入麻醉药。表 22.1 列出了常见挥发性麻醉药在 1 atm 时的**沸点**。大多数挥发性麻醉药的沸点在 48 ～ 59℃（118 ～ 138 ℉），地氟烷的沸点接近室温（22.8℃或 73 ℉）。

在大多数情况下，现代挥发性麻醉药的沸点不会对蒸发器的设计产生影响。但是，地氟烷具有较高的饱和蒸气压，在临床环境温度下就会沸腾。地氟烷的这些特性需要设计一种特殊的蒸发器来实现其正常使用（详见"地氟烷蒸发器"部分）。从理论上讲，异氟烷与氟烷在高海拔及高温时会发生沸腾，一些蒸发器生产商规定了使用上述吸入麻醉药的最高安全操作温度[68]。

比热　比热是 1 g 某物质温度提高 1℃时所需的能量[44, 67]。例如，水的比热是 1 卡 /（克·度）。比热对蒸发器的设计、操作和结构有两方面重要意义。第一，液体麻醉药的蒸发热导致热量丢失，麻醉药的比热决定了需要提供多少热量才能保持其温度恒定。第二，蒸发器多采用高比热材料制造，以便将药物蒸发引起的温度变化降至最低。

热导率　热导率表示某物质传递热量的特性。热导率越高，物质传导热量能力就越强[44]。蒸发器通常由高热导率金属材料制造，能有效地从外界吸收热量，有助于在使用时保持内部温度恒定。相反，咖啡

表 22.1　吸入麻醉药的物理特性

特性	氟烷	异氟烷	七氟烷	地氟烷
SVP*@20℃（mmHg）	243	238	157	669
SVC†@20℃ 1 atm‡（v/v%）	32	31	21	88
MAC§ 40 岁（v/v%）	0.75	1.2	1.9	6.0
MAPP¶（mmHg）	5.7	9.1	14.4	45.6
沸点 @1 atm（℃）	50.2（122.4 ℉）	48.5（119.3 ℉）	58.6（137.3 ℉）	22.8（73 ℉）

* SVP，饱和蒸气压。信息获取自麻醉药物处方。

† SVC，饱和蒸汽浓度：平衡（饱和）容器内麻醉药饱和蒸气压与大气压比值（SVP/ 大气压）。

‡ 1 atm，1 标准大气压＝海平面高度大气压（760 mmHg）。

§ MAC，最低肺泡有效浓度：使 50% 患者接受伤害刺激且无体动反应时的肺泡麻醉药浓度[64]。分母为海平面高度（760 mmHg）。

¶ MAPP，最低肺泡分压。使 50% 患者在接受伤害刺激时无体动反应时的肺泡分压（MAC 计算公式中的分子）[66]。不受海拔高度影响。计算公式为 MAC×760 mmHg（例如，异氟烷的 MAPP ＝ 0.012 mmHg×760 mmHg）

杯由低热导率材料制成，可减少热量散失。

现代蒸发器的类型

麻醉蒸发器的命名较为复杂，尤其当不了解蒸发器的历史背景、麻醉工作站和呼吸回路的发展历程时（表 22.2）。根据蒸发器与患者呼吸回路的关系，蒸发器包括回路内和回路外两种类型。事实上，所有的现代蒸发器均为回路外蒸发器，其将吸入麻醉药通过新鲜气体管路引入患者呼吸回路，控制药物的输出。回路内蒸发器主要为**蒸馏型麻醉系统**，此系统在麻醉学发展史上具有重要意义。

根据蒸发器的不同类型，又可分为可变旁路式蒸发器（如 GE/Datex-Ohmeda Tec 7 蒸发器）、双回路蒸发器（如传统的 GE/Datex-Ohmeda Tec 6 地氟烷蒸发器）、盒式蒸发器（如 Datex-Ohmeda Aladin 盒式蒸

发器）、注射式蒸发器（如 Maquet 蒸发器）以及历史悠久的流速测定蒸发器（如铜罐蒸发器）。可变旁路式蒸发器又可再分为：压力室型-位于回路外，具有较高的气流阻力（压力室表示气体在正压下流经此腔室）；以及蒸馏型-位于回路内，气流阻力较低。绝大部分可变旁路式蒸发器为压力室型，位于回路外，如图 22.1 和 22.2 所示。蒸馏型可变旁路式蒸发器现已少见，但仍在资源匮乏的条件下使用[68a]。后文将详细介绍可变旁路式蒸发器的设计特点，如专药专用、拂流、温度补偿以及压力补偿等。

可变旁路式蒸发器　当挥发性麻醉药蒸发时，产生的饱和气体浓度会远超临床使用的安全范围，故需将其稀释到安全范围内使用（表 22.1）。"可变旁路"是指通过使用大量气体来稀释饱和麻醉药物，从而调节蒸发器输出药物浓度的方法，图 22.19 为可变旁路

表 22.2　现代麻醉蒸发器命名简表		
类型	**亚型**	**特点**
可变旁路式蒸发器		
	压力室型	回路外，高阻力，正压气流
	蒸馏型	回路内，低阻力，负压气流，便携式
盒式蒸发器	GE Aladin 和 Aladin2	计算机控制的可变旁路式蒸发器
双回路（地氟烷）蒸发器	GE Tec 6 和 Dräger D-Vapor	气体-蒸气混合器，加热加压型
喷射式蒸发器	Maquet 和 Dräger DIVA	直接喷射吸入麻醉药
挥发性麻醉药反馈系统	AnaConDa 和 Mirus	吸入麻醉药由活性炭吸附和释放

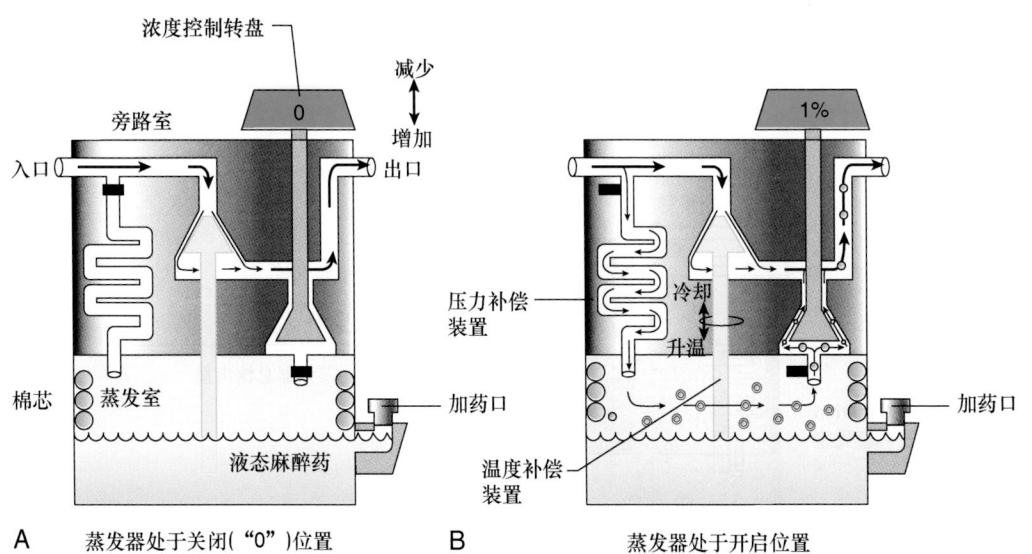

图 22.19　**可变旁路式蒸发器**。（A）基本组成部分。蒸发器位于关闭或者"0"状态时，新鲜气体通过流量计进入蒸发器，依次通过旁路室、温度补偿装置，不经蒸发室而直接排出蒸发器。（B）使用蒸发器输出某种药物（蒸发器开关位于开启位置），通过压力补偿迷路输送特定比例的气体到蒸发室，蒸发室内流动的气体会与麻醉药物的蒸气达到饱和状态，随后通过浓度控制转盘锥形组件，与新鲜气流相混合。温度补偿装置有助于进一步调整旁路室与蒸发室的气体分流比，同时弥补温度变化对麻醉药饱和蒸汽的影响。在液态麻醉药因蒸发而降温时，会有更多的气体被输送到蒸发室来弥补麻醉药饱和蒸气压的降低。迷路装置弥补了供气系统和呼吸回路中压力的波动，从而使蒸发器输出量保持稳定。此图未显示如何补偿大气压改变。具体内容详见正文

式蒸发器示意图。蒸发器基本组成部件包括新鲜气体入口、浓度控制转盘、旁路室、蒸发室、出气口以及加药装置。加药口位置决定了加入麻醉药的安全上限，以防加药过满。浓度控制转盘决定了通过旁路室和蒸发室的气体比例，温度补偿装置有助于校正此比例。蒸发器浓度控制转盘用容积百分比（$v/v\%$）表示输出浓度，并已在海平面高度进行校准。

图 22.20 为可变旁路式蒸发器蒸发室内挥发性麻醉药达到平衡时的理论浓度。如图所示，蒸发室内七氟烷饱和蒸汽浓度（21%）远超过临床上的使用浓度。图 22.20 还列举了当新鲜气流通过蒸发室时，添加到气流中麻醉药蒸气体积。这对理解可变旁路式蒸发器

的工作原理非常重要（框 22.1）。此例与本章节中其他内容均假设麻醉药已达到饱和蒸气压，但事实并非如此。由于新鲜气体的持续流入，麻醉药往往没有足够的时间达到充分饱和，蒸发器内只有部分气体达到饱和状态[69]。但是，假设其处于饱和状态有助于我们理解此部分内容。

图 22.21 为现代可变旁路式蒸发器输出 2% 七氟

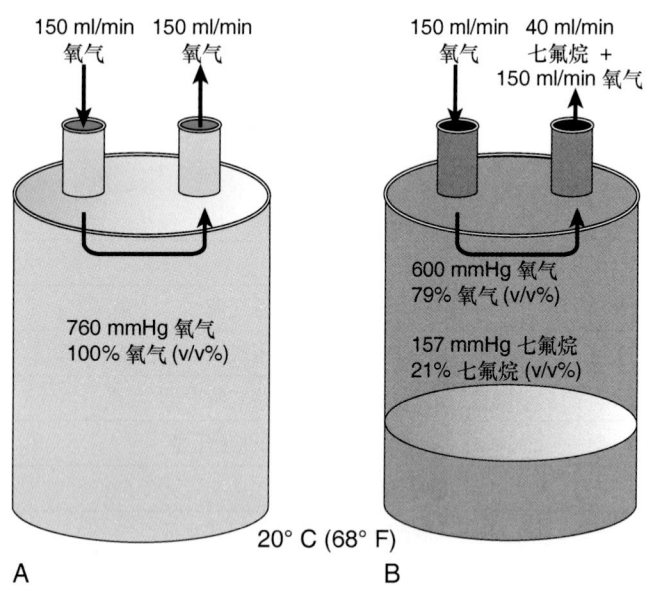

图 22.20　理想化的蒸发器示意图，吸入麻醉药通过蒸发作用加入到新鲜气流中：（A）纯氧流经蒸发室。（B）将液体七氟烷添加入到蒸发室内，并蒸发至饱和蒸气压（具体内容详见框 22.1）

框 22.1　计算加入新鲜气流的麻醉药蒸气体积，并验证分流比

步骤 1：计算蒸发室输出气流中，添加到新鲜气流中的挥发性麻醉药量。

- 假设氧气在 1 atm（760 mmHg）压力和 20℃（68℉）温度下以 150 ml/min 流速通过蒸发室（图 22.20A）。
- 然后将液态七氟烷加入蒸发室（图 22.20B）。
- 七氟烷蒸发至 157 mmHg 饱和蒸气压（SVP），并取代气体混合物中的氧气。此时，七氟烷的饱和蒸汽浓度（SVC）为 157 mmHg/760 mmHg ≈ 21%（表 22.1）。
- 七氟烷占蒸发器流出气体体积的 21%，氧气占 79%。
  - 为计算新鲜气流通过蒸发器后所加入的七氟烷体积，建立如下方程：
    - （x ml/min 七氟烷）/21% =（150 ml/min 氧气）/79%
  - 解方程中的未知数 x：
    - x =（150 ml/min）* 21%/79% ≈ 40 ml/min 七氟烷
- 因此有 40 ml/min 的七氟烷加入到蒸发器输出气流中，总输出流量为 190 ml/min（图 22.20B）。

步骤 2：验证可变旁路式蒸发器的分流比。以**步骤 1** 中的例子为基础，若有 2000 ml/min 的新鲜气流进入七氟烷蒸发器。证明分流比必须为 12∶1 时才能输出 2% 七氟烷。

- 分流比为 12∶1 意味着 150 ml/min 的新鲜气体通过蒸发室，1850 ml/min 的新鲜气体通过旁路室（图 22.21）。
- 40 ml/min 的七氟烷加入到蒸发器输出气体中（见**步骤 1**）。
- 蒸发器总输出量为 2040 ml/min。
- 七氟烷占蒸发器的总输出量为（40 ml/min）/（2040 ml/min）≈ 2%。

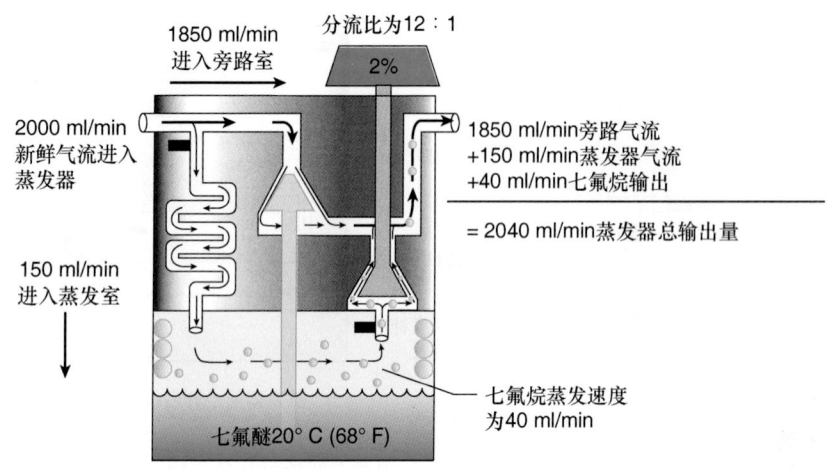

图 22.21　在一个标准大气压（760 mmHg）下，蒸发器输出 2% 七氟烷：输出 2% 七氟烷需要以 12∶1 比例进行分流（见表 22.3 和框 22.1）

烷示意图。请注意大部分新鲜气体是如何通过蒸发器旁路室的。旁路室和蒸发室的输出气流相混合，产生所需的输出药物浓度。输送到蒸发室中的新鲜气体流经棉芯，与液态麻醉药相接触并达到饱和（称为拂流设计）。棉芯和折流装置有助于增加蒸发表面积，并促进载气与麻醉药蒸气相混合[69a, 69b]。旁路室和蒸发室中新鲜气流的比例由浓度控制转盘和温度补偿装置决定（在"温度补偿装置"中介绍）。由于每种药物独特的物理性质以及不同的使用浓度，每种药物的分流比和浓度控制转盘刻度各不相同，因此蒸发器必须专药专用。20℃时，大部分药物在可变旁路式蒸发器中的分流比见表 22.3。由于地氟烷独特的物理性质，可变旁路式蒸发器不可用于地氟烷给药（详见"地氟烷蒸发器"部分）。

表 22.3　可变旁路式蒸发器分流比

浓度控制转盘设定值（v/v%）	旁路室-蒸发室在20℃（68 T）条件下的分流比 *		
	氟烷	异氟烷	七氟烷
1	46：1	45：1	25：1
2	23：1	22：1	12：1
3	15：1	14：1	8：1

* 新鲜气流通过旁路室与蒸发室的比例以及对应的输出浓度。温度补偿装置会使实际的比例发生改变。这只适用于可变旁路式蒸发器。挥发性麻醉药输出量（%）= $100 \times P_V \times F_V / F_T (P_A - P_V)$，其中 P_A = 大气压力，P_V = 20℃时蒸气压力，F_V = 通过蒸发室新鲜气流量（ml/min），F_T = 总新鲜气流量（ml/min）。（From Prescribing Information Forane［Isoflurane，USP］. Deerfield，IL：Baxter Healthcare；2009.）v/v%，体积百分比。

所有可变旁路式蒸发器都配备了温度补偿系统，自动调节通过旁路室和蒸发室的气流比例，使蒸发器在一定的温度范围内保持稳定的麻醉气体输出。温度补偿系统通过涨缩锥（图 22.19）或双金属片（图 22.22）来工作。当温度降低时，液体麻醉药蒸气压降低（图 22.16），为了输出稳定的麻醉气体，需要降低分流比。如图 22.19B 所示，当液体麻醉药温度降低时，涨缩锥向上移动，进入旁路室气流减少，进入蒸发室气流增加，从而保持相对稳定的麻醉气体输出。相反，液体麻醉药温度越高时，涨缩锥向下移动，进入旁路室气流增加，进入蒸发室气流减少。温度补偿装置最重要的作用是消除蒸发导致的温度改变对麻醉药输出浓度的影响。

可变旁路式蒸发器选用高比热、高热导材料制造，能迅速传导外界热量。此外，棉芯系统位置紧靠蒸发器金属外壳，便于吸收外界热量。

可变旁路式蒸发器输出量的影响因素　当浓度控制转盘设定在某一刻度时，理想的可变旁路式蒸发器输出浓度应保持相对稳定，且不受气流速度、温度、回路间歇反向压力、载气成分变化以及大气压变化的影响。按照 ISO 标准，平均输出误差不应高于设定值的 30% 或者低于 20%，而且不能高于最大设定值的 7.5% 或者低于 5%[11]。尽管现代蒸发器已具备良好性能，但了解这些影响蒸发器输出的因素是非常重要的。

气流速度的影响　在气流速度很快，且蒸发器浓度控制转盘设置于较高刻度值时，气流速度对蒸发器输出

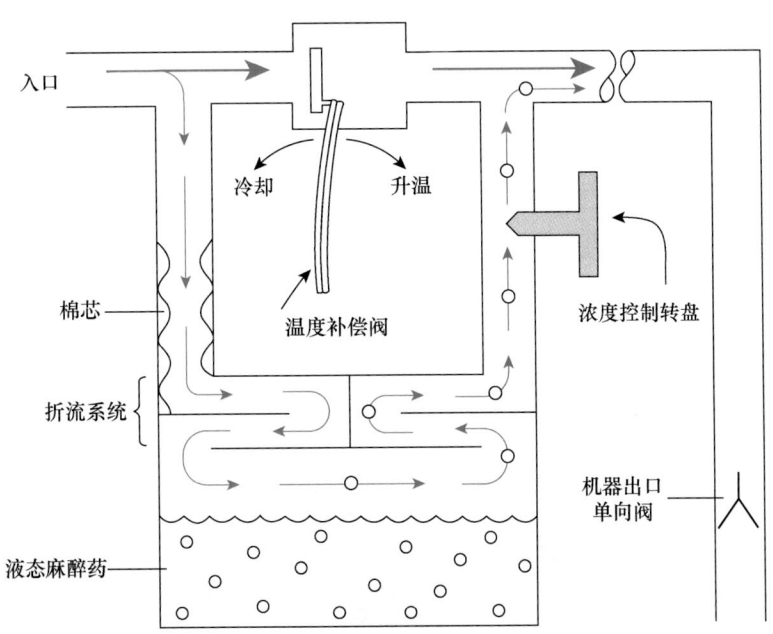

图 22.22　**双金属片式温度补偿装置。**当温度较低时，金属片向左弯曲，使蒸发室气流增加。当温度较高时，金属片向反方向弯曲，使旁路室气流增加［From Chakravarti S，Basu S. Modern anaesthesia vapourisers. Ind J Anaesth. 2013；57（5）：464-471.］

量的影响尤为明显。在流速较低时（＜ 250 ml/min），由于挥发性麻醉药的密度相对较高，蒸发室内气体湍流不充分，从而促进气体分子向上运动，导致可变旁路式蒸发器输出浓度会略低于浓度控制转盘设定值。在流速较高时（如 15 L/min），药物快速蒸发并大量吸热，且蒸发室内气体混合、饱和不完全，可变旁路式蒸发器的输出量将低于设定值。此外，气流速度增加时，旁路室和蒸发室的阻力特性也会发生相应改变[68, 70]。

温度影响　尽管受蒸发吸热和环境温度的影响，现代蒸发器仍能在较宽的温度范围内保持相对稳定的输出浓度。但是，温度补偿机制多呈线性变化，与蒸气压的曲线形状并不完全重合[19, 68]。因此，输出药物浓度与蒸发器温度之间仍存在一些联系，且在较高的温度和浓度时尤为明显（图 22.23）。如果温度达到可变旁路式蒸发器中挥发性麻醉药的沸点，则将发生一种罕见但危险的情况。此时，任何温度补偿装置都不能对蒸发器输出量进行调控。在海平面高度，手术室环境温度一般不易升至 50℃（药物沸腾温度）（表 22.1）；但在高海拔地区，沸点相应降低，理论上可致液体麻醉药沸腾。事实上，Dräger Vapor 2000 用户手册中规定，如果在高温环境下使用氟烷或异氟烷蒸发器，则后者的安全使用高度从海拔 9880 英尺降低到 4800 英尺。虽然已发表的用户手册中蒸发器的工作温度范围存在个体化差异，但多为 10 ～ 40℃（50 ～ 104℉）[68, 70-74]。

间歇反向压力　正压通气或快速充氧会产生间歇反向压力，使蒸发器输出浓度高于浓度控制转盘设定值，这种现象称为"**泵吸效应**"，低流速、低浓度设定值以及蒸发器内液面较低时，泵吸效应更为显著[44, 68, 75-77]。此外，由于呼吸频率快、吸气峰压（peak inspiratory pressures，PIP）高，使用不分离新鲜气体的麻醉机以及呼气时压力的快速下降，都会使泵吸效应增强[44, 59, 67-68, 78-79]。虽然现代可变旁路式蒸发器不容易受泵吸效应的影响，但应了解这种现象的机制以及蒸发器为预防泵吸效应所采取的解决方案。泵吸效应是指在吸气相或快速充氧时，患者呼吸回路压力逆向传递至蒸发器，旁路室和蒸发室内气体分子被压缩。呼气相，反向压力突然释放，气流自蒸发室出口逆向流入蒸发器入口。由于旁路室出口阻力小于蒸发室出口阻力，蒸气通过蒸发室入口逆行，此现象在输出浓度较低时尤为明显，逆行进入旁路室的蒸气使蒸发器输出浓度增加[68, 76-77, 80]。

为降低泵吸效应，新型可变旁路式蒸发器的蒸发室体积有所减小，只有很少的蒸发气体逆行进入旁路室[77]。此外，一些蒸发器的蒸发室入口被设计成一条细长的螺旋管和迷路管[77]（图 22.19）。当蒸发室压力释放时，蒸发气体滞留于狭长的管路而不会逆流进入旁路室[59]。这种螺旋形管道能减少蒸发器内压力波动，也能补偿供气压力的波动。还有一些蒸发室设有大面积折流系统，以此来降低泵吸效应。最后，在蒸发器下游、总气体出口上游增设单向阀可减轻泵吸效应（详见供气系统相关内容）。在正压通气吸气相时，气体仍能从流量计流向蒸发器，所以该单向阀只能使压力波动减弱，不能使波动完全消除[44, 81]。尽管间歇反向压力会引起总气体出口处麻醉气体浓度短暂升高，但能通过较大容积的麻醉呼吸回路进行缓冲[82]。无论压力如何改变，安装在蒸发器内的上述压力补偿装置都能使蒸发室气流保持稳定。

载气成分　由于载气混合物中每种麻醉气体的溶解度不同，新鲜气体的载气成分会影响可变旁路式蒸发器的输出。当氧化亚氮作为载气之一时，此影响将非常显著[68, 83-90]。在图 22.24 所示的实验中，当载气

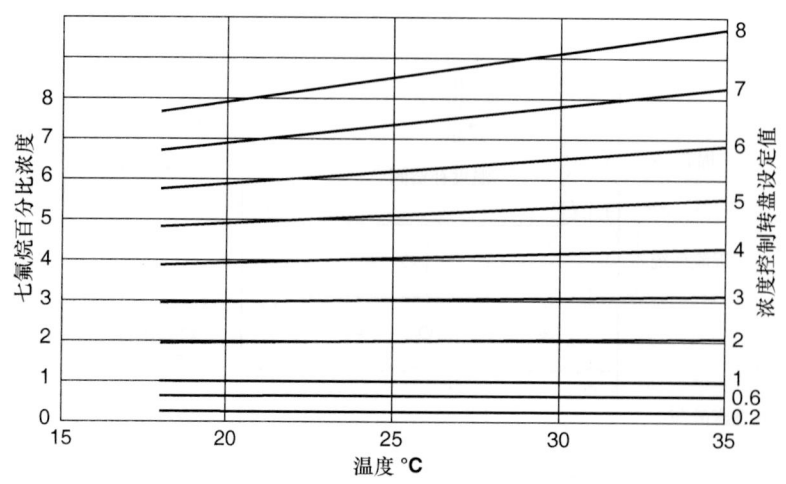

图 22.23　环境温度对蒸发器输出量的影响。具体内容详见正文（Redrawn from Datex-Ohmeda. Tec 7 Vaporizer：User's Reference Manual. Madison，WI：Datex-Ohmeda；2002.）

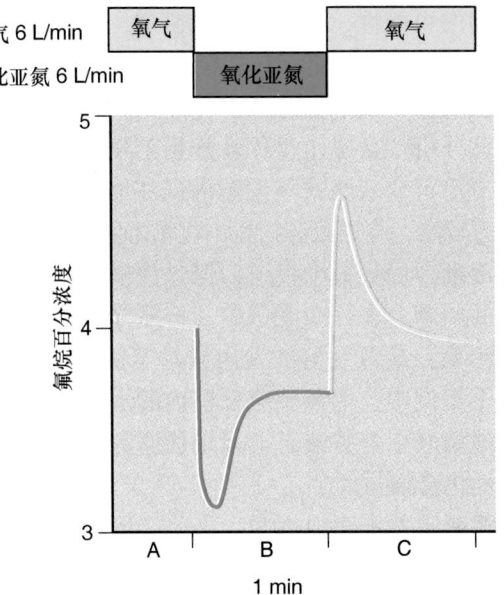

图 22.24 北美洲 Dräger Vapor 19.n 型蒸发器（Dräger medical, Telford，PA）在不同载气成分下输出的氟烷浓度。（A）开始时，载气为 6 L/min 纯氧，蒸发器输出氟烷浓度为 4%。（B）载气迅速转换为 100% 氧化亚氮时，氟烷浓度在 8 s 内下降到 3%。1 min 后氟烷浓度达到新稳态，约为 3.5%。（C）当氧气重新替换氧化亚氮时，氟烷输出浓度突然增加，然后回到基线水平。具体内容详见正文（Modified from Gould DB, Lampert BA, MacKrell TN. Effect of nitrous oxide solubility on vaporizer aberrance. Anesth Analg. 1982；61：939.）

从 100% 纯氧转换成 100% 氧化亚氮时，氟烷的输出浓度先出现快速下降（以容积百分比表示），然后缓慢上升到达新的、较低的稳态值（图 22.24B）[88-89]。在蒸发室内，氧化亚氮在液体麻醉药中的溶解度高于氧气，更多的载气溶解在液体麻醉药中，蒸发室的输出出现短暂降低[88]。而后液体麻醉药在氧化亚氮中重新达到

饱和，蒸发室输出量逐渐增加并达到新的稳态。

产生新的稳态输出值的机制尚不明确[90]。这可能跟氧气-氧化亚氮之间的密度和黏度差异有关[90a]，上述物理特性可导致蒸发室和旁路室气流发生变化[86, 89, 91]。氦气的密度远低于氧气和氧化亚氮，根据蒸发器型号和设计不同，其对蒸发器的输出量具有多方面影响，但引起的实际变化很小[92-93]。

尽管实验表明载气成分会影响蒸发器的输出量，但其误差常在蒸发器精度范围内。蒸发器的使用手册通常会提及载气由校准气体变为其他气体时对输出量的影响。根据蒸发器型号的不同，标准气体可以是空气或者氧气[68, 70-71, 94]。

大气压力变化 了解大气压变化对可变旁路式蒸发器输出量的影响，能更好地理解蒸发器功能，但临床意义不大。在使用可变旁路式蒸发器时，达到浓度控制转盘设定的麻醉深度与大气压无关，也无需进行调整（表 22.4）[68]。

高海拔 如前所述，蒸气压不受大气压的影响。因此，当海拔升高或大气压降低时，虽然呼吸气体中各组分气体分压和总气压将降低，但蒸发器内麻醉药物的分压仍保持恒定。这将导致蒸发室及出口处的麻醉药体积百分比和浓度大幅增加（表 22.4）。然而，麻醉深度取决于大脑内吸入麻醉药的分压，故对患者影响不明显（见表 22.1 中 MAPP 内容）。

我们假设将一蒸发器从海平面移至高海拔地区。在一个标准大气压下，当旋钮设定在 0.89 v/v% 时，一个准确校正的可变旁路式异氟烷蒸发器将输出体积百分比为 0.89 v/v% 的异氟烷，此时异氟烷的分压为 6.8 mmHg。

表 22.4 异氟烷可变旁路式蒸发器与 Tec 6 地氟烷蒸发器在不同大气压下的性能比较

大气压	环境气压（mmHg）	异氟烷可变旁路式蒸发器浓度控制转盘设定在 0.89%			Tec 6 地氟烷蒸发器浓度控制转盘设定在 6%
		100 ml 氧气所携带的异氟烷蒸气体积（ml）	出口异氟烷浓度（V/V%）	出口异氟烷分压（mmHg）	出口地氟烷分压（mmHg）
0.66	500（约 10 000 英尺）	91	1.7	8.8	30
0.74	560（约 8200 英尺）	74	1.5	8	33.6
0.8	608（约 6000 英尺）	64	1.2	7.6	36.5
1.0	760（海平面）	46	0.89	6.8	45.6
1.5*	1140	26	0.5	5.9	68.4
2*	1520	19	0.36	5.5	91.2
3*	2280	12	0.23	5.2	136

* ATA 或绝对大气压。ATA ＝大气压力+水的压力。ATA 多用于高压氧舱，一般使用范围从 2.0 到 2.5 ATA，但在有些情况下如治疗气体栓塞或一氧化碳中毒时，压力可能高达 3.0 ATA[238]。2 ATA ≈ 33 英尺海水（fsw）≈ 1520 mmHg 大气压力。
atm，标准大气压（一个标准大气压＝ 760 mmHg）；v/v% 为体积百分数。
（Modified from Ehrenwerth J, Eisenkraft J. Anesthesia vaporizers. In：Ehrenwerth J, Eisenkraft J, eds. Anesthesia Equipment：Principles and Applications. St. Louis：Mosby；1993：69-71.）

当大气压降至 0.66 atm 或 502 mmHg 时（约等于海拔 10 000 英尺高度），若将旋钮设于同一位置，异氟烷输出浓度将增至 1.75%（增加 97%），但分压仅增至 8.8 mmHg（增加 29%）。在海平面高度，输出相同分压的异氟烷时，其浓度仅增加 0.2%。在不同海拔高度，虽然挥发性麻醉药浓度（$v/v\%$）发生了显著变化，但脑组织中的药物分压变化较小，所以对麻醉深度的影响并不明显。

如前所述，现代吸入麻醉药的 MAC 值均为海平面高度测定。与此类似，麻醉蒸发器同样在海平面高度进行校准，以此保证蒸发器输出量（$v/v\%$）与旋钮设定值相匹配。表 22.4 中的异氟烷数据表明，若考虑大气压变化，用体积百分数表示 MAC 值将非常复杂。

由于 MAPP 值取决于分压，海平面高度与高海拔处的 MAPP 值是相同的，但 MAC 值仅表示浓度，因此会随海拔高度变化。表 22.4 表明，随着海拔增加，可变旁路式蒸发器的体积分数变化比输出分压变化更明显。由于麻醉深度取决于脑组织中挥发性麻醉药分压，因此使用者不必将浓度控制转盘调到更高的刻度值来弥补大气压力的改变。上述原理适用于可变旁路式蒸发器，但不适用于地氟烷 Tec 6 型蒸发器（详见下文）。

高压条件　尽管有时会在**高压条件**下实施麻醉，但通常使用静脉麻醉药更为便捷。在高压条件下，环境压力和气体分压增高，但蒸发室中吸入麻醉药分压仍保持不变。仅从理论上讲，高压环境会使可变旁路式蒸发器的药物输出浓度（$v/v\%$）显著减少，输出气体分压轻度下降。然而，在实验条件下，随着大气压的增加，氟烷的分压也有轻微增加[95]。发生这种现象的可能原因包括通过蒸发器的新鲜气流密度增加及高压条件下空气热传导增加。在高压条件下，蒸发器输出气体分压的轻微改变所产生的临床影响目前尚不明确。

其他安全特征　现代可变旁路式蒸发器设计了内部安全装置。专用钥匙式加药器能防止加错药物。为防止蒸发器内加药过满，加药口位于最高安全液面水平。现代蒸发器都牢固地固定在麻醉工作站蒸发器底座上，无需移动位置，避免了倾斜的发生。罐间互锁系统能防止同时开启一个以上的蒸发器。但是，所有安全系统并非无懈可击，了解某些潜在风险非常重要。

加错药物　麻醉蒸发器加错药物会导致危险，挥发性麻醉药可能输出过量或不足[96-97]。在此状况下，蒸发器的输出量取决于加错药物的饱和蒸气压及蒸发器的分流比，这些关键参数只有在与特定药物相互匹配时，蒸发器才能准确地输出吸入麻醉药（见前文讨论）。同理，将吸入麻醉药混合也有输出异常药量的潜在危险[60]。使用特定加药器会减少麻醉蒸发器加

错药物的可能性，但不能完全避免。即使配备了钥匙式加药器，蒸发器仍存在加错药物的可能[98-100]，所以目前标准并不强制使用钥匙式加药器[20]。应用呼吸回路气体分析仪会提示操作者加错药物。在异氟烷或七氟烷专用可变旁路式蒸发器内误注地氟烷，因后者蒸气压力较高，会导致药物输出过量（图 22.16）。

污染　尽管很少报道，但以前确实发生过蒸发器污染的问题。在一个案例中，一瓶异氟烷被挥发性有机物污染，从蒸发器散发出异常辛辣的气味[101]。在另一个案例中，七氟烷蒸发器内的水分聚集，使表皮葡萄球菌滋生并将液态七氟烷代谢为具有潜在毒性的挥发性化合物[101a]。

倾斜　不正确地拆卸、移动或更换可变旁路式蒸发器，可致其倾斜。蒸发器过度倾斜会使液态麻醉药进入旁路室，导致输出极高浓度的药物[102]。虽然某些蒸发器具有防倾斜设计，但大部分蒸发器发生倾斜后需高流量清洗一段时间后才能使用。制造商制定的倾斜后处理程序不同，应按其使用手册进行操作[68, 70-71, 94]。在重新开始临床使用之前，必须使用气体分析仪来评估蒸发器输出量。Dräger Vapor 和 D-Vapor 系列蒸发器在浓度控制转盘上设有"转移（T）"档位，可将蒸发器蓄药池与旁路室完全分隔开，降低了因蒸发器转运引起药物过量的可能性[68]。

加药过量　当蒸发器视窗玻璃损坏时，加药方法不正确可导致药物过量。若加药过量，麻醉药液进入旁路室，总气体出口处可能输出高浓度麻醉药，对患者造成危害[103]。现代蒸发器在设计时要求正常状态下不能加药过满[20]。与上方加药的蒸发器不同，侧面加药的可变旁路式蒸发器能在很大程度上避免加药过量，其加药口位置低于液面安全上限，杜绝了加药过量的发生（图 22.19）。另外，一些蒸发器设有溢出孔以增加安全保障[68]。即便如此，在蒸发器发生倾斜、开启蒸发器时加药、空气进入瓶颈或加药适配器密封不良时，加药过量的情况仍可能发生[103-106]。

泄漏　蒸发器与蒸发器-麻醉机接口处都可能发生气体泄漏，在吸入麻醉期间导致术中知晓。最常见泄漏原因是蒸发器加药帽松动，注药口堵塞以及排气阀出现故障。泄漏明显时，会听见麻醉气体的漏气声，或药物输出浓度低于浓度控制转盘设定值，或闻到药物气味[107-108]。气体泄漏的另一个常见部位是蒸发器与固定支架接口处，其原因多为固定支架损坏或蒸发器与固定支架连接部位存在异物引起漏气[109-112]。蒸发器本身的机械故障也会引起气体泄漏。

周围环境的相关问题　在手术室外为患者实施麻醉的情况日益增多，其中磁共振成像（magnetic

resonance imaging，MRI）检查室环境给实施麻醉带来了挑战。MRI 检查室存在强大的磁场和巨大的噪声，且 MRI 影像设备工作期间，麻醉科医师无法密切接触患者。麻醉科医师必须了解 MRI 影像设备可产生异常强大的磁场，在这种环境中，必须使用不含铁设备（即 MRI 兼容性设备）。某些麻醉蒸发器尽管不会被马蹄形磁铁所吸引，但内部包含很多铁制部件。如不慎在 MRI 检查室使用此类蒸发器且未采取防范措施，蒸发器将被巨大的磁场吸引并发生移动，变成"危险的飞弹"[113]。

地氟烷蒸发器　地氟烷理化性质独特，需设计特殊类型的蒸发器以实现其精确输出。Datex-Ohmeda Tec 6 地氟烷蒸发器是 20 世纪 90 年代初期面世的第一代地氟烷蒸发器。该蒸发器特别设计了电加热、加压系统，以控制地氟烷蒸发（图 22.25）[114-115]。2004 年，Dräger Medical 公司的地氟烷专用蒸发器 D-Vapor 获美国食品和药品管理局（U.S. Food and Drug Administration，FDA）批准上市。下文主要介绍 Tec 6 蒸发器，所述操作原理适用于两个厂家的地氟烷蒸发器。Datex-Ohmeda Aladin 盒式蒸发器与 Maquet 蒸发器因其工作原理不同将在后面部分单独介绍。

可变旁路式蒸发器不适用于地氟烷麻醉　地氟烷具有高度挥发性和中等麻醉效能等特点（表 22.1），地氟烷不宜采用可变旁路式蒸发器，基于 3 点原因[114]。

1. 地氟烷蒸发率高，需要旁路室内大量稀释气流。在 20℃（68 ℉）时，地氟烷的蒸气压为 669 mmHg，此压力显著高于其他吸入麻醉药（图 22.16）[116]。在 1 个标准大气压、20℃条件下，当通过蒸发室气流速度为 100 ml/min 时，地氟烷蒸气流量将高达 735 ml/min，而同样条件下恩氟烷、异氟烷和氟烷的蒸气流量分别为

29、46 和 47 ml/min[114]。要输出 1% 地氟烷，旁路室气流高达 73 L/min 时，才能将高浓度地氟烷饱和蒸汽稀释至安全水平；而输出 1% 的其他三种麻醉药，只需 5 L/min 或更低的旁路室气流。为了将地氟烷稀释到临床可用浓度，旁路室气流量将高达惊人的数值。

2. 地氟烷较高的蒸发率会使麻醉药物过度冷却。可变旁路式蒸发器需要外界热能弥补蒸发所需热量。虽然地氟烷蒸发热接近恩氟烷、异氟烷和氟烷，但 MAC 值比其他三种药物高，在相同时间内，地氟烷蒸发量将比其他三种麻醉药高出许多。要输出与其他三种麻醉药相同 MAC 值的地氟烷，会导致蒸发器过度降温，在缺乏加热装置时将显著影响地氟烷输出。由于医疗环境温度存在较大变化，且地氟烷饱和蒸气压-温度曲线较陡直（图 22.16），所以可变旁路式蒸发器不能稳定输出地氟烷[114]。

3. 地氟烷很容易沸腾。在一个标准大气压下，地氟烷的沸点是 22.8℃（73 ℉）。此温度是正常手术室温度上限。如果可变旁路式蒸发器内的麻醉药发生沸腾，其输出量将无法控制。此时，药物的蒸发量仅与传导至地氟烷的热量有关，后者则取决于蒸发器的比热和热导率（见前面的介绍）[114]。

Tec 6 和 Tec 6 PLUS 的工作原理　Tec 6 地氟烷蒸发器是世界上第一种商业用电加热、加压式蒸发器，其内部设计和工作原理与可变旁路式蒸发器截然不同。从工作原理上讲，Tec 6 蒸发器实为二元气体混合器。图 22.25 是 Tec 6 蒸发器简化示意图。蒸发器由相互并联的两个独立气体回路组成。新鲜气体回路和药物蒸气回路分别用**橙色**和**蓝色**表示。来自流量计的新鲜气流进入新鲜气体入口，通过一个固定的节流器 R1 后，从蒸发器出口流出。药物蒸气回路始于地氟烷蓄药池，

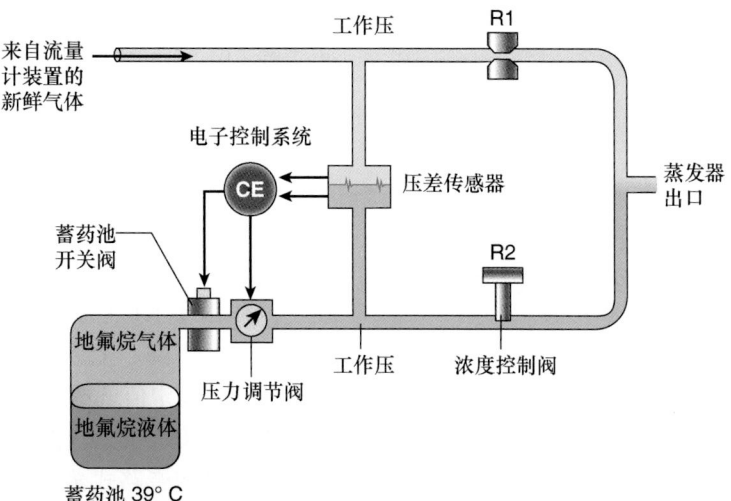

图 22.25　地氟烷 Tec 6 蒸发器简化示意图（Datex-Ohmeda，Madison，WI）。具体内容详见正文（From Andrews JJ. Operating Principles of the Ohmeda Tec 6 Desflurane Vaporizer：A Collection of Twelve Color Illustrations. Washington，DC：Library of Congress；1996.）

蓄药池经电加热后，温度恒定控制在 39℃，远高于地氟烷沸点。39℃时，蓄药池内蒸气压接近 1300 mmHg 或 2 个标准大气压[117]，蓄药池开关阀位于蓄药池下游。蒸发器加热后，当浓度控制阀处于开放位置时，蓄药池开关阀完全开启。开关阀下游有一个压力调节阀，能将蒸气压力下调至背景气流压力水平。浓度控制阀 R2 是一个可调节流器，操作者通过调节 R2，可控制地氟烷输出[114]。

通过 R2 的蒸气流和通过 R1 的新鲜气流在节流器下游汇合。两条气体回路汇合前相互独立，两者通过压差传感器、电子控制系统和压力调节阀，以气动和电子方式相联系。新鲜气流通过节流器 R1 时，会产生与新鲜气流量成比例的反压力，推动与压差传感器相连的隔膜，压差传感器将新鲜气体回路和蒸气回路之间的压力差传递给电子控制系统，电子控制系统对压力调节阀进行自动调节，使蒸气回路内压力等于新鲜气体回路内压力。作用在 R1 和 R2 上的相同压力称为"工作压"，在新鲜气流量一定时，该压力保持稳定。当操作者增加新鲜气流量时，作用于压差传感器隔膜上的反压力增加，蒸发器工作压会相应增加[114]。典型 Tec 6 蒸发器新鲜气流量与工作压之间的线性关系如表 22.5 所示。

下面通过两个示例演示 Tec 6 蒸发器的工作原理[114]：

例 A：在 1 L/min 的稳定新鲜气流量下，增加浓度控制转盘设定值。在 1 L/min 的新鲜气流量下，作用于 R1 和 R2 的压力为 7.4 mmHg。当增加控制转盘的设定值时，R2 开放程度增大，更多药物蒸气通过 R2。表 22.6 显示在不同浓度控制转盘设定值下，与之对应的蒸气流量。

例 B：浓度控制转盘设定值保持不变，新鲜气流量从 1 L/min 增加到 10 L/min。新鲜气流量为 1 L/min、工作压为 7.4 mmHg、浓度控制转盘设定值为 6% 条件下，通过 R2 的蒸气流量为 64 ml/min（表 22.5 和表 22.6）。当新鲜气流量增加 10 倍时，工作压增加至 74 mmHg。浓度控制转盘设定在 6% 保持不变时，R2 和 R1 的阻力比值固定不变。由于作用在 R2 的压力增加了 10 倍，通过 R2 的蒸气流量也相应增加 10 倍，达 640 ml/min。新鲜气流量和蒸气流量成比例增加，蒸发器输出浓度仍保持稳定。

影响 Tec 6 地氟烷蒸发器   输出的因素大气压和载气成分可影响 Tec 6 蒸发器输出。

海拔高度   外界气压变化对可变旁路式蒸发器输出气体容积分数的影响非常显著，但对药物输出分压影响甚微，脑组织中挥发性麻醉药分压是决定麻醉深度的主要因素。与之相反，Tec 6 地氟烷蒸发器的药物输出分压随海拔高度显著变化，如表 22.4 所示。麻醉科医师必须牢记 Tec 6 蒸发器是更为精确的二元气体混合器，而非普通蒸发器。无论环境压力如何变化，Tec 6 将以恒定的体积百分比（v/v%）输出气体，而非恒定的分压。在高海拔地区，地氟烷的输出分压将随着大气压力的下降成比例（与 760 mmHg 的比值）降低。用公式表达为：

$$校正设定值（\%）= 正常设定值 \times (760\,mmHg) / [外界大气压（mmHg）]$$

例如，当海拔高度为 2000 米（6564 英尺）时，外界大气压为 608 mmHg，浓度控制转盘设定值应从 10% 上调到 12.5%，才能达到所需麻醉药分压。反之，在高气压环境中，浓度控制转盘设定值要相应下调，以防药物过量。在 2 个标准大气压或者压力在 1520 mmHg 时，地氟烷的输出量以 mmHg 计算，是海平面高度时的 2 倍（91.2 mmHg vs. 45.6 mmHg）。

载气成分   Tec 6 蒸发器以纯氧进行校准。载气为纯氧时，蒸发器输出浓度最接近浓度控制转盘设定值。在低速气流下，且载气不是纯氧时，蒸发器输出浓度会明显下降，其下降程度与载气黏度下降程度呈正比。氧化亚氮黏度比纯氧低，如采用氧化亚氮作为载气，作用于 R1 上游的反压力下降（图 22.25），工作压也因此下降。上述条件下，蒸发器实际输出浓度比控制转盘设定值低约 20%。

安全特征   地氟烷饱和蒸气压接近 1 个标准大气压，向可变旁路式蒸发器内错误注入地氟烷，理论上会引起药物过量并输出低氧混合气。与大多数现代蒸发器相似，地氟烷蒸发器有独特的药物专用加药系

表 22.5   Tec 6 地氟烷蒸发器新鲜气流量与工作压

新鲜气流量（L/min）	R1 和 R2 的工作压（mmHg）
1	7.4
5	37.0
10	74.0

（From Andrews JJ, Johnston RV Jr. The new Tec 6 desflurane vaporizer. Anesth Analg. 1993；76：1338.）

表 22.6   新鲜气流量 1 L/min 时，Tec 6 地氟烷蒸发器浓度控制转盘设定值与通过 R2 的气流速度

浓度控制转盘设定值（vol%）	通过流速 R2 的大致蒸气流速（ml/min）
1	10
6	64
12	136
18	220

（From Andrews JJ, Johnston RV Jr. The new Tec 6 desflurane vaporizer. Anesth Analg. 1993；76：1338.）

统以避免注药错误。地氟烷药瓶上设有药物专用加药器，称为"Saf-T-Fill 适配器"，可防止注药错误的发生。"Saf-T-Fill 适配器"是一个装有弹簧的加药阀，能保持药瓶的密封性，避免地氟烷在运输途中出现蒸发和损耗。当适配器卡口与地氟烷蒸发器加药口完全衔接时，能向蒸发器内注药[119]。此装置顶端设有环形密封垫，以尽可能减少注药过程中的药物溢出[119a]。因此，"Saf-T-Fill"系统既能防止地氟烷误注入可变旁路式蒸发器，也能避免其泄漏进入大气中[119b]。

蒸发器出现故障时，地氟烷蓄药池下游的开关阀将关闭且不能输出药物（图 22.25）。当出现以下问题时，开关阀会关闭，并触发无输出报警：①麻醉药平面降至 20 ml 以下；②蒸发器倾斜；③断电；④蒸气回路和新鲜气流回路压差超过一定界限。尽管这些自动化的安全设备可以提高患者安全性，但有时也会导致意外后果。例如，上一代 Datex-Ohmeda D-Tec Plus 蒸发器可能与某些型号的 Dräger 麻醉机出现不兼容情况[120]。这些 Dräger 麻醉工作站在容量控制通气的吸气相通过中断新鲜气流实现新鲜气体隔离功能。新鲜气流被阻断可导致蒸发器报警和地氟烷输出中断。虽然蒸发器随后进行了改进，但仍警示我们新技术可能会带来新的问题。

总　结　Tec 6 和 Dräger D-Vapor 蒸发器是电热温控、恒温、加压、机电耦联、双回路气体-蒸气混合

器。通过电子调控系统，使蒸气回路压力等于新鲜气体回路压力。在新鲜气流量不变时，可通过浓度控制转盘来调节蒸气流量。新鲜气流量增加时，工作压成比例增加。当浓度控制转盘设定值不变时，即使新鲜气流量发生改变，由于两个回路的流量比值不变，蒸气输出浓度仍保持稳定[114]。

GE/Datex-Ohmeda Aladin 和 Aladin2 盒式蒸发器

GE Aisys 麻醉工作站（以及某些老式型号的 Datex-Ohmeda 麻醉工作站）采用一种独特的电控蒸发器，可输送多种挥发性麻醉药。蒸发器组成部件包括固定在麻醉工作站上的内部控制元件和装有液体麻醉药并作为蒸发室使用的可更换式 Aladin 药盒。向 Aladin 药盒（现已被 Aladin2 取代）加药时，必须使用专药专用的加药器。药盒上用不同颜色代码标识相应的吸入麻醉药：红色（氟烷），橙色（恩氟烷），紫色（异氟烷），黄色（七氟烷）和蓝色（地氟烷）。药盒也进行了磁性编码，以便麻醉机能自动识别所插入的药盒种类。

Aladin 盒式蒸发器为计算机控制的可变旁路式蒸发器（图 22.26）。Aladin 盒式蒸发器由一个旁路室和一个蒸发室组成，后者被安装在可更换式的药盒中（图 22.27）。旁路室内有一个固定的节流器，将通过入口的气流分成两部分，一部分通过旁路室，另一部

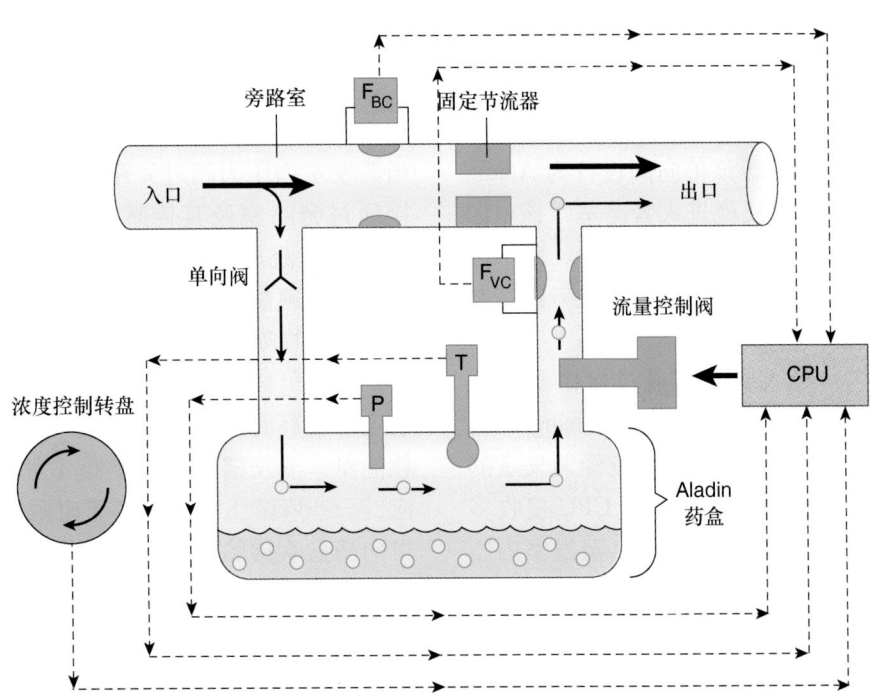

图 22.26　Datex-Ohmeda Aladin 盒式蒸发器简化示意图（Datex-Ohmeda，Madison，WI）。蒸发器内黑色箭头代表来自流量计的气流，黄色圆圈代表麻醉药物蒸气。蒸发器的核心是位于蒸发室出口的电子流量控制阀。CPU，中央处理器；F_{BC}，测量通过旁路室气流的流量测量元件；F_{VC}，测量通过蒸发室气流的流量测量元件；P，压力传感器；T，温度传感器。具体内容详见正文（Modified from Andrews JJ. Operating Principles of the Datex-Ohmeda Aladin Cassette Vaporizer：A Collection of Color Illustrations. Washington，DC：Library of Congress；2000.）

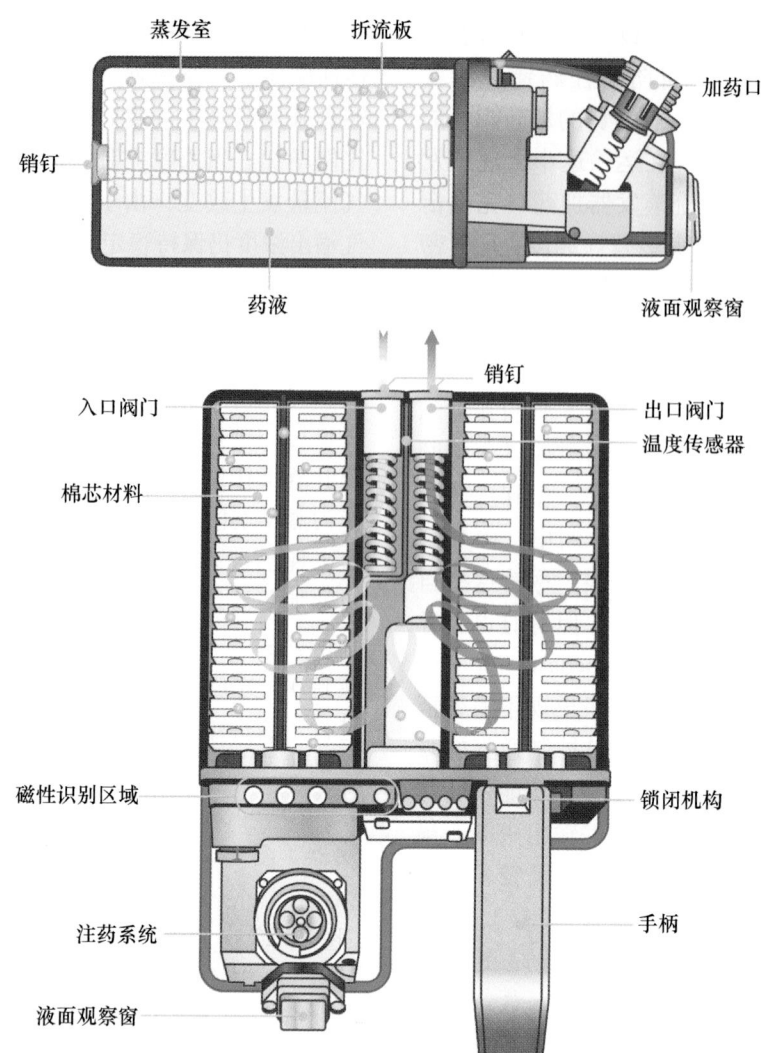

图 22.27 **Aladin2 盒式蒸发器的气流和安全特性。** 上图，加药系统和折流板侧视图。下图，安全特性、棉芯和产生蒸气时的气流俯视图（From GE HealthCare.）

分通过单向阀后进入蒸发室。该单向阀设计为 Aladin 系统特有，能防止药物蒸气反流进入旁路室，该单向阀对精确输出地氟烷至关重要（详见后文）。此单向阀若因故障无法关闭，药物蒸气将反流入进旁路室并导致输出药物浓度过量。

在 Aladin 药盒内，吸入麻醉药通过自由蒸发达到饱和蒸气压。中央处理器（central processing unit, CPU）通过调节流量控制阀，精确调控流经蒸发室的气体流量，随后与旁路室气流混合[44]。CPU 接收多方面信息，包括：浓度控制转盘设定值、蒸发室内压力和温度传感器数据、旁路室和蒸发室内流量传感器数据以及流量计反映的气体成分数据。CPU 通过这些数据，精确地调节通过蒸发室的新鲜气体流量，以输出所需浓度的药物[121]。

如前所述，控制地氟烷蒸发面临特殊的挑战，特别是在室温超过地氟烷沸点时 [22.8℃（73 ℉）]。当地氟烷即将沸腾时，蒸发室内压力将超过环境压力。

当蒸发室内压力超过旁路室时，单向阀关闭，载气直接通过旁路室及其传感器而不再进入蒸发室。此时 CPU 通过流量控制阀输出精确流量的纯地氟烷蒸气，以确保地氟烷输出浓度的准确。此时蒸发器的功能类似于"药物喷射器"，而非可变旁路式蒸发器。

新鲜气体流速较高和（或）浓度控制转盘输出量设定值较高时，大量液体麻醉药快速蒸发，蒸发热消耗能量，蒸发器内温度降低。为补偿这种"冷却"效应，一些麻醉工作站配备了电阻式加热风扇，必要时可向药盒吹拂热空气以提高其温度。风扇通常在两种情况下启动：①地氟烷诱导和维持麻醉时；②七氟烷诱导麻醉时。

Aladin 蒸发器系统具有很多重要的安全特性。蒸发器系统配备有电子配比控制装置，能防止输出低氧混合气。不论载气成分及麻醉药物浓度如何变化，该装置确保总气体出口的氧气浓度不低于 25%。与传统的氧气-氧化亚氮配比系统不同，该电子配比系统受吸入麻醉药浓度调控，此为 Aladin 蒸发器的独有特点。此系统还装有安全泄压阀，当药盒内压力超过 2.5 个大气压（1899 mmHg）时，泄压阀将开启。将 Aladin 药盒从麻醉工作站移走时，阀门将自动关闭以避免新鲜气体泄漏。另一阀门可阻止液态麻醉药进入新鲜气体管道。此系统亦能防止加药过量[121a]。最后，倾斜 Aladin 盒式蒸发器不会影响其正常工作，因此在使用和储存药盒时较为方便[121]。

喷射式蒸发器：Maquet 和 Dräger 喷射式给予挥发性麻醉药　Maquet 蒸发器是一种电控喷射式蒸发器，为 Maquet FLOW-i 麻醉工作站所特有。由于这些蒸发器位于患者呼吸回路的上游，故属于回路外蒸发器，与地氟烷蒸发器和大部分可变旁路式蒸发器相似。Maquet 喷射式蒸发器为专药专用式设计，可供异氟烷、七氟烷和地氟烷使用。从外观上看，该装置有一个盖子、加药口、电子水准仪及警报器，但无浓度设置旋钮。蒸发器的输出量通过工作站电子界面进行调节。

Maquet 蒸发器的工作原理如图 22.28 所示。气体经驱动气体入口从麻醉机进入液态麻醉药蓄药池，并对其施加压力。此压力驱动液态麻醉药通过喷射器，同时减少蓄药池内药物蒸发。液态麻醉药在微机控制下，以间断脉冲方式喷入已加热的蒸发室内，同时被迅速蒸发。液态麻醉药以小剂量持续喷射，最终达到预定喷射量。在规定时间内喷射的药物总量，由所需药物浓度和通过蒸发器的新鲜气流决定。位于蒸发器下游的专用气体分析仪监测药物输出浓度，位于蒸发器中的光学传感器监测药物喷射情况（个人交流，Maquet Critical Care，2013 年 1 月 14 日）。

来自麻醉工作站的新鲜气体通过蒸发室并与气态麻醉药混合。喷射入蒸发室内的药液一部分在喷射途中蒸发，还有一部分沉积在蒸发界面上，后者温度受加热装置精准调节，以弥补蒸发冷却效应，并确保剩余药液被迅速蒸发（个人交流，Maquet Critical Care，2013 年 1 月 14 日）。

在工作站每日用前检查中，Maquet 蒸发器会对其功能和泄漏进行自动检测。当蒸发器发生故障时，安全阀将阻止药液流动。由于该蒸发器不通过棉芯蒸发药物，且在倾斜时药液不会溢出至蒸发室，所以倾斜此蒸发器不影响其工作。该蒸发器可在使用过程中进行加药，且在加药时自动关闭药物输出。当蒸发器内药物液面低于 10% 时会触发报警，低于 5% 时将触发更高等级的报警。Maquet 蒸发器在不同新鲜气流下的性能资料非常有限[121b]，此蒸发器在不同大气压、温度及不同新鲜气体组分下的性能资料尚未公开。

一些 Dräger 麻醉工作站装备的蒸发器，以直接喷射药液方式（the direct injection of volatile anesthetic，DIVA）进行工作（图 22.29）。Dräger DIVA 蒸发器也

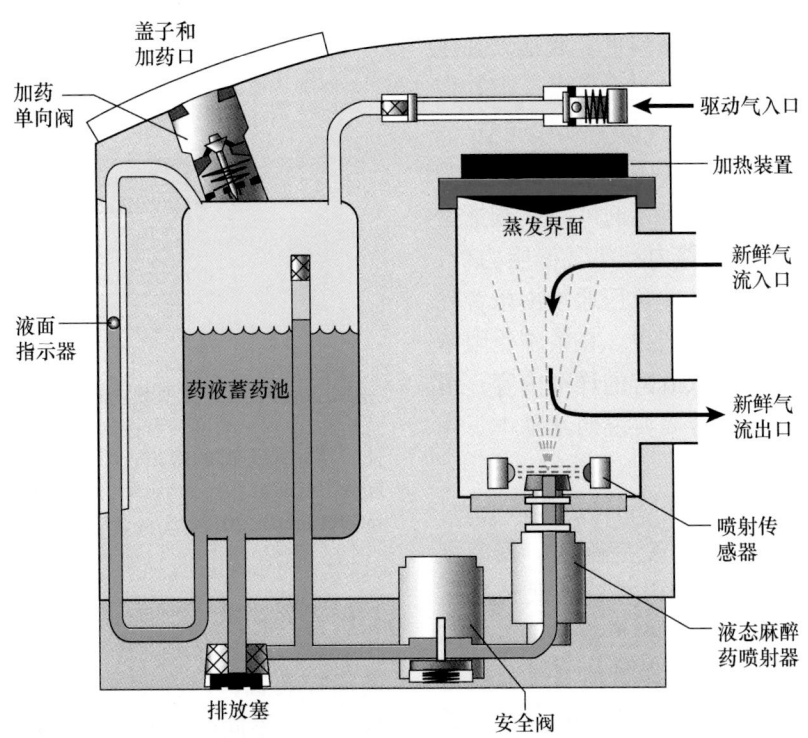

图 22.28　Maquet 麻醉蒸发器。麻醉机驱动气对蓄药池内药液施加压力。在微机控制下，药液喷射进入蒸发室，此喷射过程受精确控制。蒸发室加热界面能促进药液蒸发，新鲜气流进入蒸发室与麻醉药物充分混合。一旦蒸发器出现故障，安全阀将限制药液流动（Personal communication, illustration adapted with permission from Maquet Critical Care, Solna, Sweden, January 14, 2013.）

图中标注：
盖子和加药口
加药单向阀
液面指示器
药液蓄药池
排放塞
驱动气入口
加热装置
蒸发界面
新鲜气流入口
新鲜气流出口
喷射传感器
液态麻醉药喷射器
安全阀

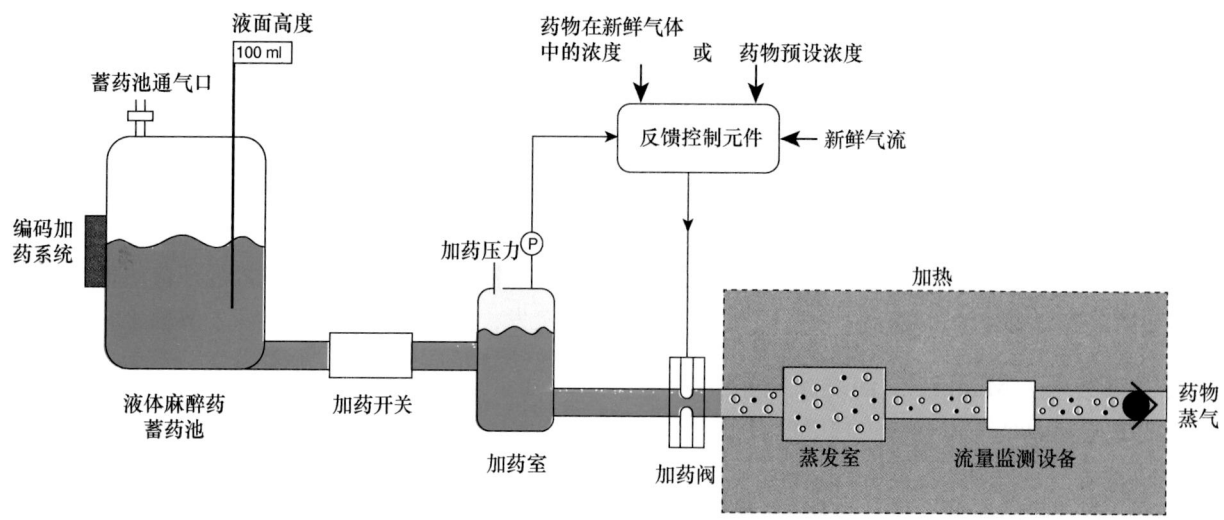

图 22.29　Dräger DIVA 蒸发器示意图（Drägerwerk AG & Co. KGaA）。该蒸发器由两个模块组成：可更换式蒸发模块和固定在麻醉工作站上的供气模块。蒸发模块包括液体麻醉药蓄药池和加药室。供气模块由提供并调控给药压力的反馈控制元件和阀门系统组成。这些阀门可以将蒸气注入混合室（与新鲜气流混合）或直接注入呼吸回路系统（与新鲜气流不混合）。具体内容详见正文

为专药专用式设计，由可更换式蒸发模块和固定在麻醉工作站上的供气装置组成[69a, 121c]。液体麻醉药保存在蓄药池内，药液通过重力作用进入给药室，并通过工作站的输出气体进行加压。药液通过加药阀，由喷射器喷入已加热的蒸发室内，迅速蒸发至饱和蒸气压，并在微机控制下输入患者呼吸回路内。反馈控制元件可在新鲜气体出口或患者呼末气流位置将吸入麻醉药设置于某一目标浓度。

蒸馏型蒸发器　如上所述，大多数现代麻醉工作站都配备了**压力室型可变旁路式**蒸发器或其他以加压载气流动方式来驱动蒸发和传输的复杂设备。但在资源匮乏的情况下，没有高压医疗气体（氧气或空气）可供使用。在上述情况下，仍主要考虑使用蒸馏型蒸发器实施吸入麻醉，如实施野战手术时[121d]。**蒸馏型**蒸发器的特点包括：①位于**回路内**；②气流阻力低；③通过下游负压驱动气体流动，此负压通常由患者呼吸产生，也可通过风箱或呼吸囊产生。在条件受限情况下使用蒸馏型蒸发器实施吸入麻醉的详细内容，请参阅第 2 章第 3 节。本部分内容简要说明其基本工作原理。

牛津式微型蒸发器（the Oxford Miniature Vaporizer, OMV）是一种不锈钢制成的、可变旁路式、蒸馏型蒸发器，1968 年投入使用，至今仍在英国武装部队中大量装备[121e]。其坚固可靠，简单便携，可贮存高达 50 ml 的液体麻醉药[69b]。浓度转盘控制气流通过滑动阀和旁路室闭孔之间的孔径（图 22.30）[121f]。关闭此孔径将导致更多气体进入蒸发室，并增加药物输出。金属网芯的气流阻力很小，并能增加蒸发表面

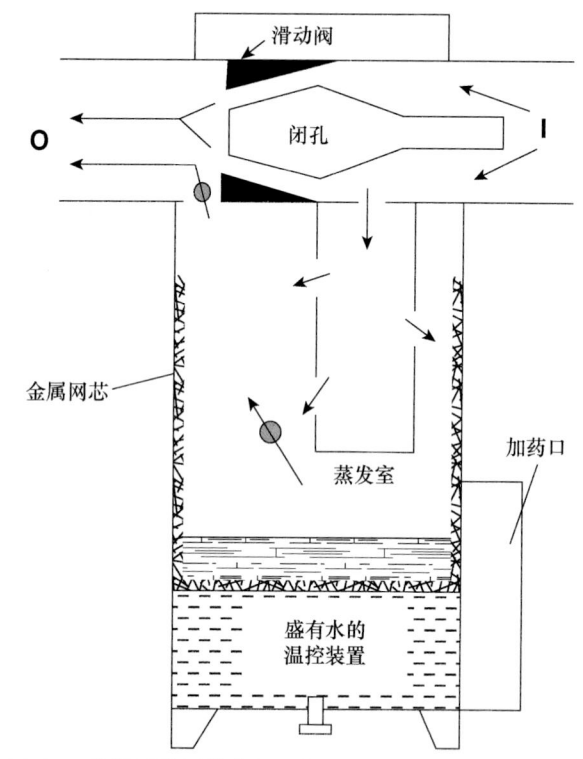

图 22.30　**牛津式微型蒸发器**。气体从入口（I），通过滑动阀到达出口（O）。浓度转盘控制闭孔的运动，改变进入蒸发室的气流，决定蒸发器的输出［Redrawn from Dhulkhed V, Shetti A, Naik S, et al. Vapourisers: physical principles and classification. Ind J Anaesth. 2013；57（5）：455-419.］

积。OMV 没有温度补偿装置，输出量受环境温度变化影响[121g]。其底部设有水和乙二醇（一种防冻液）的温控装置，以降低温度波动的影响。OMV 并非专药专用，不同的浓度转盘可用于氟烷、异氟烷和七氟烷麻醉[44]。为输出足够浓度的七氟烷用于吸入麻醉诱导，须将两个 OMV 串联使用[121h]。最近又出现了

改进型 Diamedica 蒸馏型蒸发器（Diamedica Draw-Over Vaporizer，DDV）。DDV 虽在设计上与 OMV 相似，但通过一系列浓度拨盘设置，可在不同温度下输出更为精确的吸入麻醉药[69a]。DDV 拥有更大的贮药室（150 ml），有氟烷/异氟烷和七氟烷两种型号可供选择[121i]。

挥发性麻醉药反馈系统：AnaConDa 和类似设备

在手术室外区域（如 ICU）向患者提供吸入麻醉的需求逐渐增加，而上述区域通常不具备麻醉工作站[121j]。向 ICU 患者提供吸入麻醉的适应证包括：难治性支气管痉挛和癫痫持续状态（见第 79 章），以及静脉镇静的潜在替代方案[121k]。在 ICU 实施吸入麻醉具有如下障碍：①现代 ICU 呼吸机气流量通常较高，可致吸入麻醉药快速消耗；②大气污染和低效的废气清除将导致环境安全问题和职业健康危害。

向 ICU 患者输送吸入麻醉药的一种解决方案为**反馈式**装置，如**麻醉药物保存装置**（AnaConDa）和 Mirus 装置[121l, 121m]。AnaConDa 是一种基于热湿交换器（heat and moisture exchanger，HME）过滤装置的一次性设备，不依赖电源或麻醉工作站进行工作（图22.31）[121n]。液态挥发性麻醉药（异氟烷或七氟烷）通过标准注射泵注入该装置内，并通过多孔蒸发棒进行蒸发。患者可正常呼吸麻醉气体。在呼气相，呼出气体通过多层过滤器。第一层是以 HME 过滤器为基础的抗菌层。第二层为活性炭，能快速高效地吸收呼出的挥发性麻醉药，并允许二氧化碳和其他呼出气体通过。在吸气相，所吸附的挥发性麻醉药从活性炭过滤器中释放出来，并"反馈"的方式提供给患者用于再次呼吸。该装置效率约为 90%，只有 10% 的挥发性麻醉药经反馈式装置输送到呼吸机废气接口。气体采样装置监测呼气末气体中挥发性麻醉药浓度，并对注射泵输注速率进行调控。Mirus 装置也具有相似的工作原理，还可用于地氟烷麻醉，并能自动调控呼末药物浓度[121l]。

麻醉呼吸回路

供气系统提供的新鲜气体通过新鲜气体管道进入麻醉呼吸回路。呼吸回路的功能是向患者输送氧和其他气体，清除患者排出的二氧化碳。呼吸回路系统必须包括气体流动的低阻管道、满足患者吸气流量要求的储气囊和排出多余气体的呼气口或呼气阀[122]。除这些基本构造外，可将回路分为包含二氧化碳吸收器的回路系统（循环回路系统）和不包含二氧化碳吸收器的回路系统（Mapleson 回路）[123]。循环回路系统广泛用于麻醉气体输送，而 Mapleson 系统多用于麻醉工作站，特别是儿科麻醉，也常常用于运送患者、镇静操作、拔除气管导管等过程中的通气给氧（T-piece），以及手术室外患者的预吸氧等气道管理。本部分内容将对这两个系统进行介绍。

气体泄漏和管道阻塞是呼吸回路的两个最主要安全隐患。上述问题多在工作站用前检查中发现。掌握呼吸回路组成与功能的相关知识对正确执行工作站用前检查和排除紧急故障至关重要。操作者还应了解该重要部分相关的各种标准和警报。

循环回路系统

循环回路系统之所以如此命名，是因为在单向阀的作用下气流可在回路内单向循环流动。多年来，传统循环回路系统的总体设计变化不大。大多数麻醉工作站生产商设计的循环回路的原理和零部件大致相似（图 22.32 ～ 22.34）。近年来，由于麻醉工作站涉及的

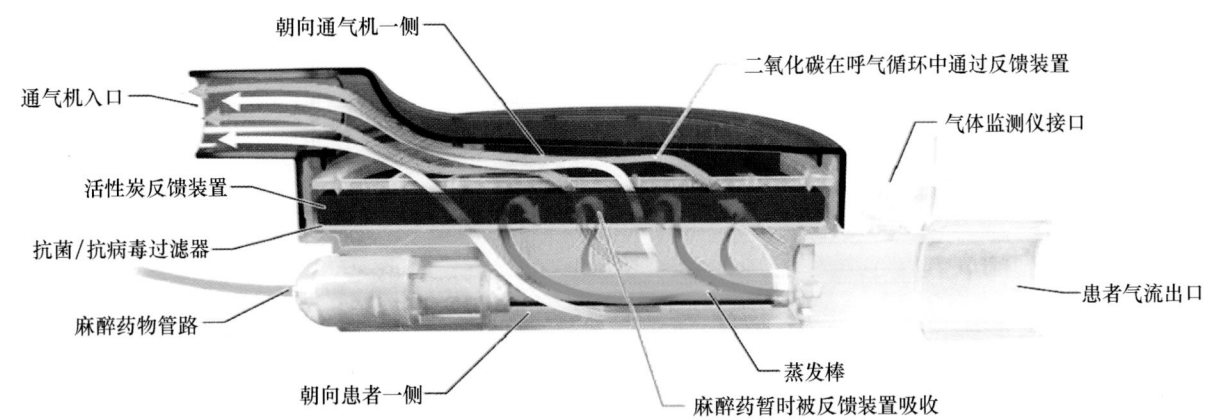

图 22.31　吸入麻醉药存储装置（AnaConda）呼气相气流示意图［From Farrell R，Oomen G，Carey P. A technical review of the history, development and performance of the anaesthetic conserving device "AnaConDa" for delivering volatile anaesthetic in intensive and postoperative critical care. J Clin Monitor Comput. 2018；32（4）：595-604.］

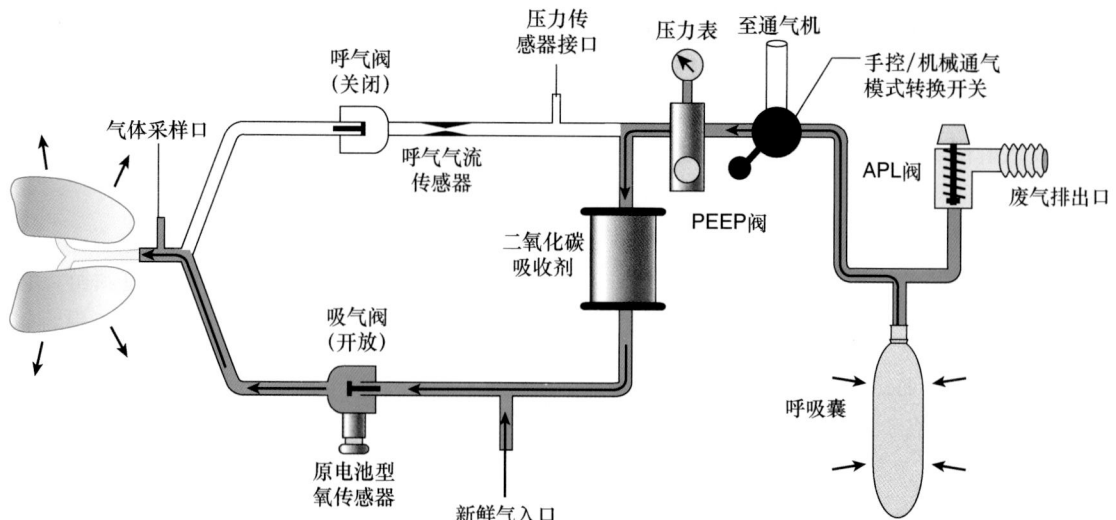

图 22.32　**经典呼吸回路系统**。自主呼吸吸气相（未显示通气机）。患者吸气时，气体从呼吸囊中流出并且通过 CO_2 吸收剂，与供气系统提供的新鲜气体混合后经吸气阀流向患者。呼气阀阻止未经 CO_2 吸收剂气体的重复吸入。APL，可调式压力限制；PEEP，呼气末正压通气（Courtesy Dr. Michael A. Olympio; modified with his permission.）

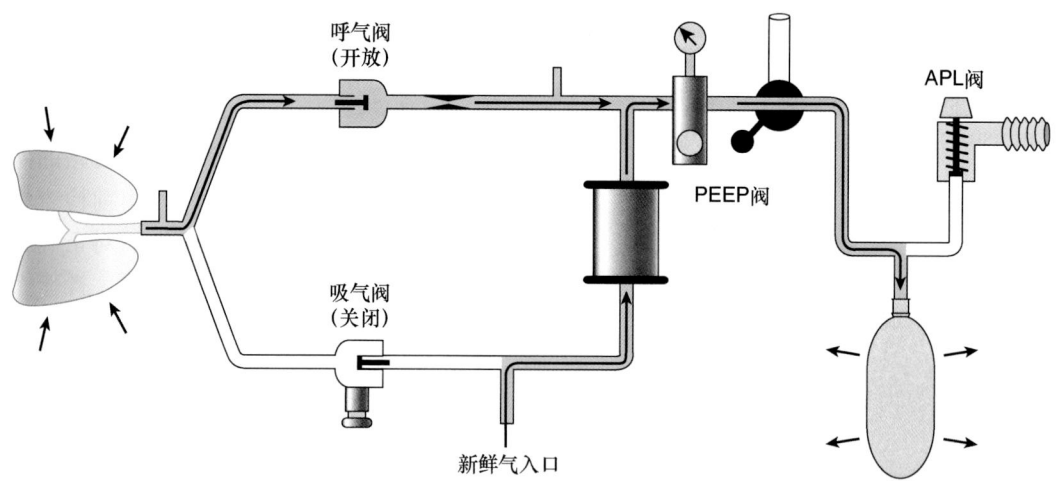

图 22.33　**自主呼吸：呼气相早期**。吸气单向阀的关闭使患者呼出的全部 CO_2 在被吸收前流向呼吸囊和可调式压力限制（APL）阀。新鲜气体仍持续流动，但因吸气阀关闭而逆向流动，并与呼出气体混合。因为回路内压力始终低于 APL 阀设置阈值（10 cmH_2O），整个过程中 APL 阀始终保持关闭状态。PEEP，呼气末正压通气（Courtesy Dr. Michael A. Olympio; modified with his permission.）

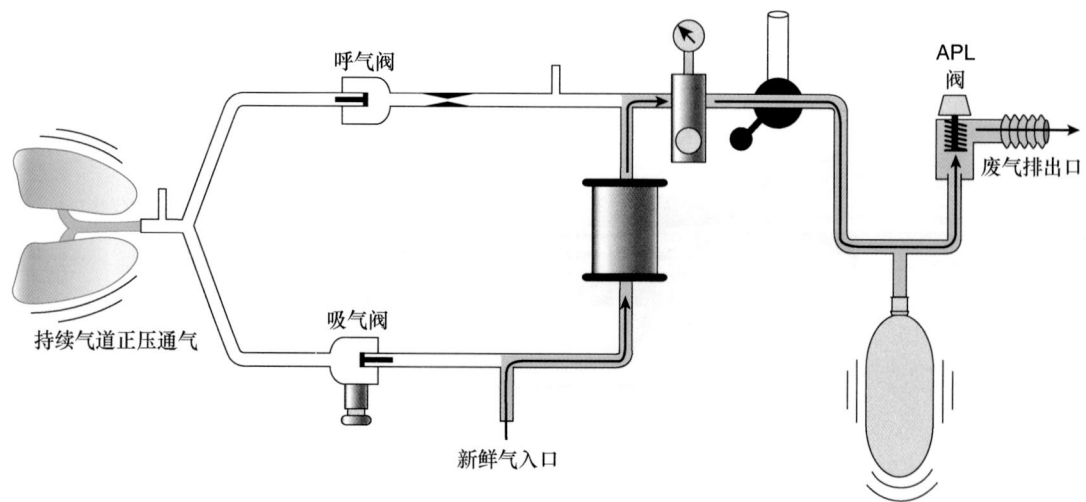

图 22.34　**自主呼吸：呼气末持续气道正压通气（CPAP）的呼气相末期**。持续新鲜气体进入回路系统，产生的压力使肺和呼吸囊维持扩张状态（CPAP）。一旦回路内压力超过了可调式压力限制（APL）阀设置阈值（10 cmH_2O），APL 阀将开放，多余气体流向废气清除系统（Courtesy Dr. Michael A. Olympio; modified with his permission.）

复杂技术日益增多，循环回路系统也在不断发展。这些新技术，诸如在正压通气中采用的新鲜气体隔离技术，不断提高了患者的安全性。

循环回路系统基本组成包括：①新鲜气源；②吸入、呼出单向阀；③吸入、呼出螺纹管；④与患者连接的 Y 型接口；⑤溢气阀或 APL 阀或减压阀；⑥储气囊或呼吸囊；⑦容纳二氧化碳吸收剂的吸收罐（图22.32）。为提高使用安全性，回路中增设了一些零件，如回路压力传感器、回路压力表、呼气（也可能是吸气）流量传感器、吸入氧浓度传感器，以及一个独立的呼气末正压通气阀。回路系统必须具备自主呼吸、手动通气和机械正压通气功能，故回路系统需要呼吸囊和通气机以维持正常运转。新鲜气体从麻醉机总气体出口进入回路内。

循环回路系统主要优点包括：①保持吸入气体各组分浓度相对稳定；②保存呼出气中热量、水分和吸入麻醉药；③清除二氧化碳；④避免手术室污染。循环回路系统允许呼出气体重复吸入，这是麻醉回路系统与 ICU 呼吸机的不同之处。为确保呼出气体再吸入的安全进行，二氧化碳须被有效清除。废气由过量的载气、吸入麻醉药和二氧化碳组成，均被清除掉。

循环回路系统也有一些缺点。首先，回路构造十分复杂，包括 10 个或更多的连接部位，上述部位都可能会出现误接、脱落、堵塞和泄漏等情况。在一项未公开的，由气体传输装置引起的不良麻醉事件诉讼分析中，39% 的医疗差错诉讼是由于呼吸回路误接和脱落造成的[124]。回路中单向阀故障会危及生命。循环回路系统比 Mapleson 系统更大、顺应性更好，在机械通气下潮气量传输效率更低。最后，呼吸回路系统内二氧化碳吸收剂可致吸入麻醉药降解（详见"二氧化碳吸收剂"部分）[125]。与循环回路系统每个组件相关的安全隐患将在后文详细介绍。

循环回路系统的机械组件

单向阀　单向阀是循环回路系统的重要元件（图22.35）。其设计构造确保在回路内不断积累的潮湿环境下可正常运行。此类阀门通常可靠，但偶尔失效。呼气阀因接触更多潮湿气体更易受损。若单向阀卡在开启位置，会引起二氧化碳复吸入[125a]。二氧化碳波形图可用于鉴别此类故障，且每种单向阀故障都有其特征波形[126, 126a]。如果单向阀卡在关闭位置，会导致回路完全阻塞，呼气阀卡在关闭位置会导致气压伤。确认单向阀功能正常是麻醉工作站用前检查程序的一部分。麻醉机通常将阀门设于明显位置，以便观察阀门功能和运动情况，在阀门出现故障时，能及时提醒麻醉科医师[11]。

可调式压力限制阀　操作者通过调节可调式压力限制（adjustable pressure-limiting valve, APL）阀压力阈值，将呼吸回路内多余气体排向废气清除系统，在自主呼吸和手动通气模式下对呼吸系统进行压力控制。将工作站切换到机械通气模式时，APL 阀将关闭或位于呼吸回路外[127]。APL 阀也称"过压释放阀"或"减压阀"[122]。APL 阀有两种基本类型：可变气孔型（或可变阻力型）和调压型。可变气孔型为针型阀设计，其功能与流量控制阀相似（图22.36）。操作者调节气孔出口大小，通过新鲜气流量与呼吸系统压力的变化关系影响压力变化。现代麻醉机多采用调压型 APL 阀（图22.37），此型 APL 阀内有可调张力的弹簧，外有显示压力的刻度。当系统压力超过弹簧张力时，阀门打开，气体排出（图22.37B）。位于下游的单向阀能阻止废气回流。操作者通过调节弹簧张力，在手动通气模式下设置回路最大压力[38, 122]。与可变气孔型 APL 阀不同，调压型 APL 阀能在新鲜气体流量增加时保证回路压力稳定。在自主呼吸模式下，此阀常处于完全开放状态，使回路与大气相通（图22.37C）。此

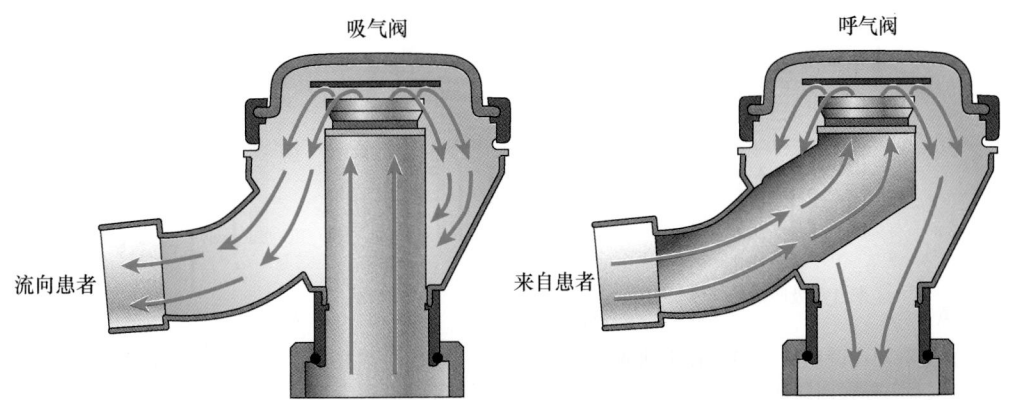

图 22.35　循环回路系统单向阀（Modified from Yoder M. Absorbers and breathing systems. In：Understanding Modern Anesthesia Systems. Telford, PA：Dräger Medical；2009：83-126.）

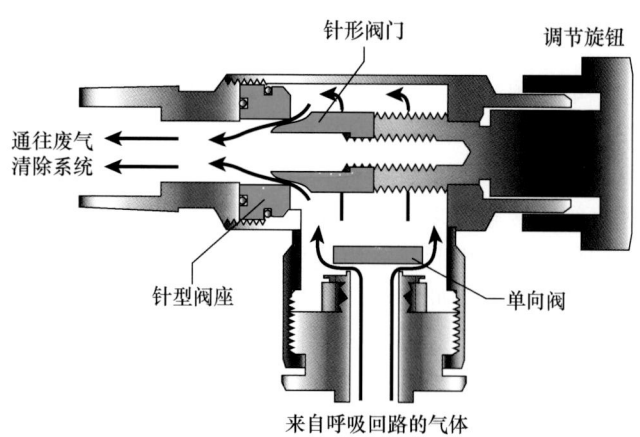

图 22.36　**可调式压力限制阀：可变气孔型。**单向阀受重力控制，能防止废气清除系统内的气体反流。可变气孔针型阀控制呼吸回路出口处的气体流量，并控制回路压力。在气孔大小不变时，回路内压力由新鲜气流量决定（Modified from Yoder M. Absorbers and breathing systems. In：Understanding Modern Anesthesia Systems. Telford, PA：Dräger Medical；2009：83-126.）

种 APL 阀能更好地对持续气道正压通气（continuous positive airway pressure，CPAP）进行调控。

虽然 APL 阀具有安全特性，能在手动通气时精确控制回路压力，但也有一些安全隐患。对比两台现代麻醉机时发现，并非所有 APL 阀都符合线性特征，某些阀门的吸气峰压可能经常超过设定阈值[127a]。这提示操作者在手动通气过程中必须关注回路压力变化。控制旋钮下缘的气体采样管断裂或缠绕可导致 APL 阀机械故障[127b, 127c]。

麻醉储气囊或呼吸囊　麻醉储气囊或呼吸囊具有很多重要功能，包括①储存呼出气和多余气体；②进行手动通气或辅助自主呼吸；③通过视觉和手感监测自主呼吸强弱；④在 APL 阀错误关闭或废气清除管路

阻塞时，防止患者呼吸系统内压力过高（图 22.38A）。标准成人呼吸囊的标称容量为 3 L；儿童呼吸囊可低至 0.5 L。呼吸囊是呼吸回路系统中顺应性最好的部分。标准呼吸囊的压力–容量曲线特性为：当呼吸囊不断被气体充胀至容量很高时，其压力首先达到一峰值，然后略微降低至某一平台压力（图 22.38B）[122, 128-129, 129a]。麻醉储气囊须遵循一定的压力标准，当储气囊充气至其额定容量四倍时，允许的最低压力约为 30 cmH$_2$O，最高压力约为 60 cmH$_2$O[130]。虽然大部分呼吸囊遵循此标准，但有些非乳胶材质呼吸囊的压力上限已超过上述标准[129]。经典设计的储气囊在机械通气时不在呼吸回路内发挥作用，而在多数现代 Dräger 麻醉工作站中，储气囊机械通气时作为呼出气体和新鲜气体的存储部位，在回路系统中发挥重要作用[31b, 38, 131, 131a1]。

螺纹管　螺纹管占据了回路系统中大部分容积，存在一定安全隐患。首先，此部分回路具有很强顺应性。在正压通气时，一部分本应传输至患者的气体滞留在扩张的管道内。很多现代麻醉工作站通过顺应性测试来弥补这一影响。另一些麻醉工作站可补偿预设潮气量与实际潮气量之间的差异。因此，在顺应性检测时必须将待用回路连接完整。例如，手术台需 180°调转时，螺纹管将被拉伸，应将螺纹管拉伸到待用位置后再次行顺应性试验、漏气试验和流量测试。螺纹管也有发生泄漏和阻塞的可能（见下文）。

Y 型接口　Y 型接口位于呼吸回路最接近患者的远端，吸气支与呼气支在此合并。其 15 mm 内径可连接气管导管或弯形接头，22 mm 外径可连接面罩。呼吸回路内的死腔从 Y 型接口开始，一直延至患者死腔

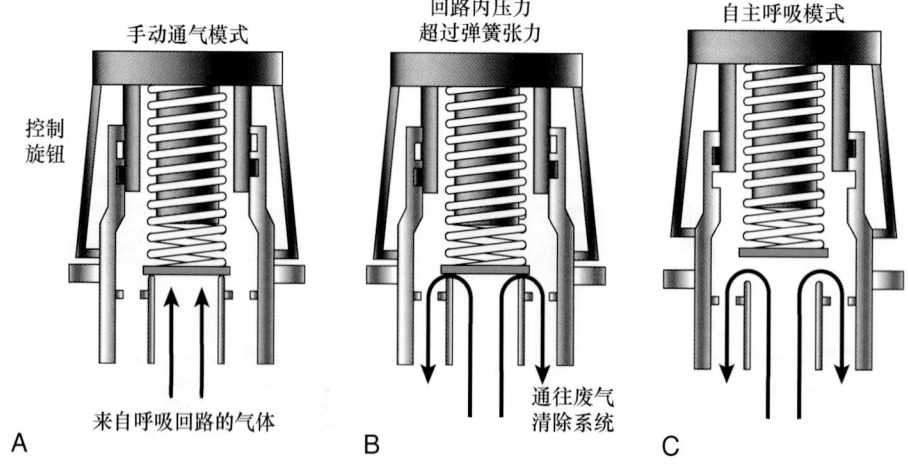

图 22.37　**可调式压力限制阀：调压型。**（A）在手动通气模式下，操作者通过调节弹簧张力，改变阀门开启压力。此图呼吸回路压力尚未超过弹簧张力。（B）呼吸回路压力超过设置压力（弹簧张力），气体流向废气清除系统。装有调压型 APL 阀的呼吸回路，回路压力与新鲜气流量无关。（C）在自主呼吸模式下，阀门内圆盘从阀座上升起，气体自由流向废气清除系统，下游的单向阀防止废气由清除系统逆流进入呼吸回路

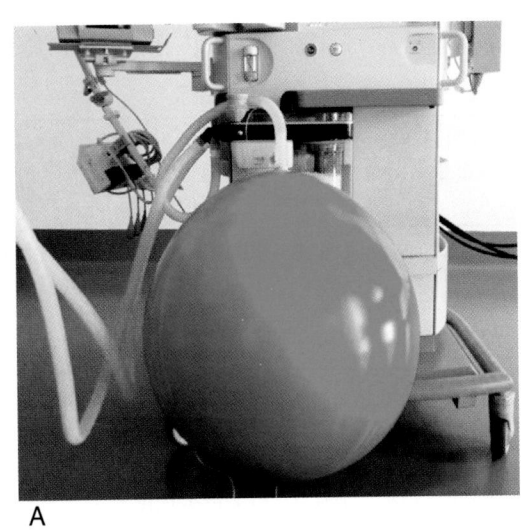
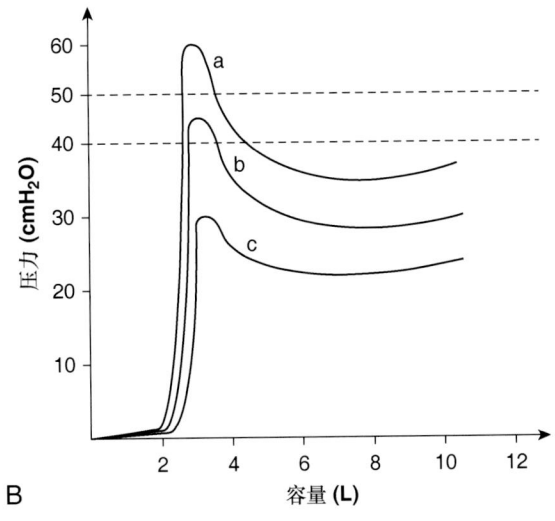

图 22.38 **呼吸回路储气囊在过度膨胀时的安全特性**。储气囊的标准是呼吸囊充气至其额定容量 4 倍时，最高压力不超过 60 cmH_2O[130]。然而，很多储气囊在较低充气容量下已达峰压，在继续充气膨胀时保持平台压力不变[128]。（A）储气囊膨胀后直径为 66 cm，容积为 150 L，囊内压力为 34 cmH_2O。（B）三种不同储气囊的压力-容量曲线显示其峰值和平台压力。当储气囊不断膨胀时，将触发持续正压报警，提醒操作者避免发生过度膨胀（From Križmarić M. Functions of anesthesia reservoir bag in a breathing system. Slov Med J. 2017；86：226-235.）

部分（例如，回路内出现双向气流的部分，请对比图 22.32 和图 22.33）[131b]。现代麻醉机的气体采样口常位于或靠近 Y 型接口处，以便监测吸入气体和呼出气体。

过滤器和热湿交换器 热湿交换器和过滤器在麻醉呼吸回路中普遍应用。在麻醉过程中，人工气道常绕过上呼吸道通，热湿交换器能代替上呼吸道的加温加湿功能[132]。过滤器能阻止患者体内细菌向麻醉机传播，防止患者交叉感染。目前尚无使用上述装置的相关共识。目前 ASA 只建议将过滤器应用于肺结核患者[133]。在此情况下使用过滤器时，对直径大于 0.3 μm 颗粒的滤过效能应高于 95%。过滤器应置于气管导管和 Y 型接口之间[134]。

传感器

吸入氧浓度监测 ASTM 标准指出：麻醉工作站必须提供位于呼吸回路吸气支或 Y 型接口处的氧浓度监测设备。当吸入氧浓度（fraction of inspired oxygen，FiO_2）低于设定阈值时，机器能在 30 s 内触发低氧报警，且氧浓度阈值不可设于 18 v/v% 以下[20]。氧传感器是避免患者吸入低氧混合气的最后防线。**原电池型氧分析仪**常用于测量氧浓度，但其寿命有限，易出现误差[134a]。因此在工作站每日用前检查时需进行校准。此传感器常位于吸气单向阀外壳内（图 22.32）。越来越多的现代麻醉工作站（例如 Dräger Apollo 系列）在 Y 型接口处通过旁路多功能气体分析仪监测吸入氧浓度[131a, 134c]。此类设备常采用**顺磁型氧分析仪**，不需每日校准。

流量传感器 麻醉机流量传感器的主要作用为测量潮气量。工作站必须配备监测患者呼气潮气量和（或）每分通气量的设备[11]。传感器数据也可通过流量波形和（或）容量环显示。一些麻醉工作站将传感器数据作为反馈信号，能在新鲜气流量变化时输出稳定的潮气量。早期流量传感器多为机械式流量计，现代麻醉机多采用压差传感器、热线式风速计、超声流量传感器和可变孔径式流量传感器。流量传感器可位于呼吸回路的不同部位，但每台机器须至少配备一个呼出气流传感器。

呼吸回路压力传感器 持续测量呼吸回路内气道压力对患者安全至关重要。测量需满足以下要求：第一，麻醉工作站须持续显示呼吸系统压力。第二，**气道高压**或持续气道正压 15 s 以上时应触发报警，其报警阈值可手动调节。气道压力过高或持续气道正压时间过长可导致静脉回流受阻，心排血量下降，通气受阻或引起气压伤。**呼吸回路压力低于 - 10 cmH_2O 且超过 1 s 时**也会触发报警。第三，机械通气时，呼吸回路压力低于预设或可调阈值压力超过 20 s 时，麻醉机将触发报警。此报警可用于警示呼吸回路脱落，也可通过低容量或呼气末二氧化碳监测进行报警（见下文）[11]。压力传感器可位于回路内不同位置，通常位于麻醉机上的吸气支或呼气支，并接近单向阀[134b]。Dräger 麻醉机从 CO_2 吸收系统采集回路压力[131a]。需要注意的是，呼吸回路压力可能与患者气道压力存在差异，特别是当压力传感器远离 Y 型接口时[134b]。压力数值在老式麻醉机上通过压力表显示，较新型号的麻醉机多通过电子屏幕显示。

回路系统功能——半封闭、半开放和封闭系统

回路系统功能如图 22.32 ～ 22.34 所示。新鲜气流量决定了复吸入程度和回路内呼出气体残存量，新鲜气流量越多，复吸入越少，排出废气越多。现代回路系统多为**半封闭型**，此系统存在一定的复吸入，部分废气经过 APL 阀或废气阀排出。实施**低流量**麻醉（新鲜气流量≤ 1.0 L/min）时使用的回路系统即典型半封闭系统。**低流量**麻醉一般指新鲜气流量小于每分通气量的通气方法。在去除二氧化碳后，至少 50% 的呼出气体被患者重新吸入[131b]。

在半开放型回路系统，新鲜气流量更高、复吸入程度更小、废气排出更多。**低流量**或**最小流量**（≤ 0.5 L/min）麻醉的优势包括：挥发性麻醉药用药量减少、回路温度和湿度可控、减少环境污染。其缺点包括麻醉深度难以迅速调整，理论上可导致呼出气体中有害成分（例如一氧化碳、丙酮、甲烷）或挥发性麻醉药降解产物的积聚（如复合物 A、一氧化碳，见二氧化碳吸收剂相关内容）[135]。

在**封闭型**回路系统中，氧流量与代谢需求完全匹配，完全复吸入且没有废气排出。挥发性麻醉药以液体形式精确添加至呼吸回路内或通过蒸发器输送[136]。封闭型回路实施麻醉能体现**低流量**和**最低流量**麻醉的最大优势，但此技术要求甚高，甚至在目前的麻醉设备上无法普及推广，故很少使用[137]。

回路系统安全隐患

泄漏和脱落　回路系统泄漏和脱落常致严重麻醉事故[140]。常见泄漏位置为一次性管路及其部件、呼吸回路连接部位及二氧化碳吸收罐等[141]。麻醉过程中可发生泄漏，如部分断开，但大部分泄漏能在工作站用前检查时发现。泄漏程度很小时，增加新鲜气流即可弥补容量损失；泄漏程度很大时会使通气无法正常进行。不论泄漏大小，**都应彻查泄漏部位**。一些监测仪可辅助麻醉科医师在麻醉过程中查明泄漏或回路脱落部位（表 22.7）。

呼吸回路压力监测是判断泄漏和脱落事件的重要方法。如前所述，呼吸回路压力监测是麻醉工作站必须具备的监测项目。**阈值压力**（或低吸气峰压）报警有助于发现回路泄漏和脱落。在进行机械通气时，若呼吸回路压力低于阈值超过 20 s，将触发听觉和视觉报警（图 22.39A）。视觉报警提示包括"窒息压力""检查呼吸回路"和"回路压力降低"等[38, 141a, 141b]。从探测到压力异常到触发报警所需时间在不同机器间略有差别。有些麻醉机的**压力报警**阈值需操作者调节，

表 22.7　麻醉过程中检测泄漏和脱落的方法

方法	泄漏指标
呼吸回路压力传感器	压力阈值报警 * 压力波形评价 压力峰值趋势
麻醉工作站潮气量传感器	低每分通气量或低潮气量报警 不能输出设置的潮气量 吸入潮气量与呼出潮气量存在差异 潮气量和每分通气量呈下降趋势
呼出气体分析	呼出气二氧化碳自动监测 二氧化碳趋势图异常
生理传感器（如血氧饱和度、心率、血压）	在较晚时间发现泄漏和脱落，此时患者已失代偿
麻醉科医师警觉性	患者呼吸音和胸壁起伏的评估 严密注意报警并及时做出反应 工作站和生理监测仪的观察 风箱不能被完全充满且潮气量降低 为充满再次上升的风箱，需增加气流速度 呼吸囊运动和手感异常 发觉麻醉气体味道 麻醉科医师推断异常事件的直觉

* ISO 标准
BP，血压；HR，心率；SpO$_2$，外周血氧饱和度

有些则具有"自动设置"功能，即根据当前气道压力通过运算设置适当的阈值[131, 141c]。如图 22.39B 所示，阈值设置过低可致回路部分脱开或泄漏时不能及时触发报警；相反，阈值设置过高可致误报警。

呼吸容量监测仪（流量传感器）可用于监测回路泄漏或脱落。低呼出潮气量和（或）低每分通气量报警最先向麻醉科医师发出警示。因此操作者应将每分通气量报警阈值设在略低于和略高于患者所需通气量的位置。也可使用自动设置功能监测每分通气量[131]。在一些麻醉工作站中，若吸入潮气量与呼出潮气量差异显著，或所测得潮气量未达预设潮气量水平，将触发报警[142]。

最后，所有现代麻醉工作站都集成有气体监测和**呼出二氧化碳**报警功能。二氧化碳波形完全消失提示通气障碍且回路可能发生脱落；二氧化碳峰值或波形略有降低提示回路可能出现泄漏。

误接　遗憾的是，呼吸系统的误接情况并不罕见。麻醉工作站、回路系统、通气机和废气清除系统存在大量特殊口径的管路，尽管国际标准化委员会为正确连接不同管路制定了不同的口径标准，误接仍时有发生。这些看似"安全"的系统亦可能发生误接，本不能相互连接的管路可因某种原因而被"巧妙地"连接在一起，不匹配的接口被暴力连接到错误终端上，甚至有管道曾被错误地连接到麻醉机突出的实心

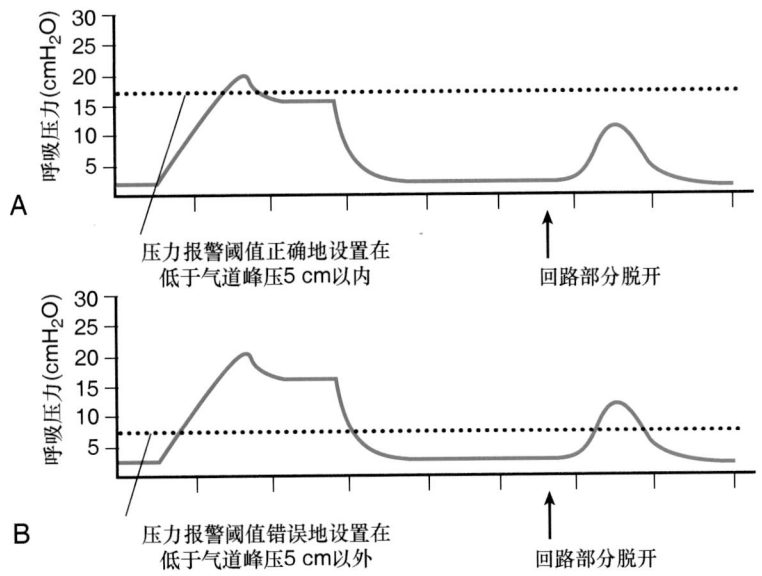

图 22.39　**压力报警阈值。**（A）压力报警阈值（虚线）设置在适当位置，回路出现部分脱开时（箭头），呼吸回路内压力低于阈值下限，触发报警。（B）由于压力报警阈值设定过高，回路部分脱开未被压力监测所识别（Redrawn from North American Dräger. Baromed Breathing Pressure Monitor：Operator's Instruction Manual. Telford，PA：North American Dräger；1986.）

圆柱上[143-144]。操作者和技术人员应针对各自使用的工作站进行培训，且不建议自行修改培训内容。

　　阻塞　呼吸回路可能发生各种阻塞（梗阻）：气管导管扭曲、回路系统阀门或其他部件功能损坏、回路内部梗阻或外力作用均可导致阻塞，影响气体顺利通过，并产生严重后果。分泌物堵塞热湿交换器可致严重梗阻[145]。有病例报道，回路系统呼气支的细菌过滤器堵塞[146]，或呼气阀内圆盘归位错误可导致双侧张力性气胸[147]。二氧化碳吸收剂在未拆封时使用可致回路梗阻，故 ASTM 标准要求吸收剂的包装应非常易于识别[127, 148-149]。一次性回路部件或管道本身缺陷也可致回路阻塞，且有时会伤及患者[150-154]。螺旋帽在包装或加工时误入回路弯头内会引起严重回路梗阻[155-156]。未按正确的气流方向安装某些部件会导致无气流状态，这些部件包括一些老式 PEEP 阀和串联式加湿装置。使用前检查中，只有对回路气流进行手动测试或类似自动测试才能可靠地检测到回路梗阻。如果患者通气困难且无法确定原因，一定要立即切换至手动呼吸囊通气模式。首先要确保患者通气，然后再排除故障。

　　呼吸回路系统的设计变化　根据单向阀、APL 阀、呼吸囊、二氧化碳吸收剂和新鲜气流入口的相对位置，回路系统布局可有多种变化。但为避免传统回路系统发生二氧化碳复吸入，回路组件布局必须遵循 3 个原则：①回路吸气支和呼气支内的单向阀必须位于患者和储气囊之间；②新鲜气流不能从呼气阀和患者之间进入回路；③ APL 阀不能位于患者和吸气阀之间。只要遵循上述原则，其他组件采取任何布局方式，都不会出现二氧化碳复吸入[125]。随着麻醉工作站的发展，很多回路在设计上已不同于传统回路。其中一些设计能够在机械通气过程中，消除新鲜气流量变化或快充氧对吸入潮气量和气道压的影响（新鲜气体隔离或补偿装置）。这些变化将在后面的麻醉通气机内容中进行介绍。

二氧化碳吸收剂

　　呼吸回路系统需要一种将二氧化碳从呼出气体中移除的装置，以防止发生二氧化碳复吸入和高碳酸血症。虽然增加新鲜气流量至较高水平可稀释回路系统内的二氧化碳，但此方法麻醉效能较低。使用半封闭系统时，流经麻醉机的气流量少于每分通气量，因此必须吸收二氧化碳。理想的二氧化碳吸收剂应具有以下特点：与常用吸入麻醉药不发生反应，本身无毒性，气流阻力低，很少产生粉尘，价格低，使用方便，二氧化碳吸收效率高，通过可靠方法评估其是否失效（即清除二氧化碳能力降低）。最后，盛放吸收剂的存储罐应易于移动和更换，在快速更换过程中能维持呼吸回路的完整性，且不会造成呼吸回路泄漏或梗阻。二氧化碳吸收剂并非只在麻醉中应用，在某些军事、商业潜水设备、潜水艇、太空宇航、采矿和救援行动及高压设备中也很常用。这些情况下，二氧化碳吸收剂亦被称为二氧化碳洗涤器。

　　吸收罐　虽然二氧化碳吸收剂贮存罐的构造不同，但必须明显可见且为透明材质，以便麻醉科医师观察吸收剂颜色变化。在传统的麻醉机上，吸收罐由一个透明塑料罐或两个串联组成。拆卸此吸收罐会破坏呼吸回路完整性。在麻醉过程中如需更换二氧化碳吸收剂，且患者不能耐受缺氧时，须通过其他方式进行通气。此吸收罐由多部件构成且通过挤压方式组装，因此常导致回路泄漏[141]。罐内可装填散装吸收剂，或厂家提供的一次性罐装吸收剂，称为预装罐。若塑料罐和环形密封圈间遗留有大块吸收剂颗粒，则会造成明显泄漏。预装罐发生损坏或尺寸与厂家规格不符也会造成回路泄漏[154, 157]。若使用预装罐前未拆掉透明塑料包装，会导致回路系统完全阻塞[148]。吸收罐部件组装错误可引起二氧化碳复吸入[158-160]。

很多现代麻醉工作站应用单筒吸收罐，很多为一次性使用且易于更换。越来越多的麻醉工作站允许在麻醉期间更换吸收罐，且不影响呼吸回路的完整性，称为旁路式设计[141a]。未安装吸收罐时，这些麻醉工作站可通过自动或手动泄漏测试，因此存在安全隐患。

吸收剂的化学原理　呼吸回路中的二氧化碳被二氧化碳吸收罐中的化学物质所清除，通过一系列反应，酸性物质（CO_2 或碳酸）被一种或多种碱性物质中和，CO_2 转化为水、热量和其他副产物。大多数吸收剂通过氢氧化钙 [$Ca(OH)_2$] 与呼出 CO_2 反应，生成不溶于水的碳酸钙（$CaCO_3$）（框 22.2）。但由于 CO_2 与 $Ca(OH)_2$ 反应缓慢，需要添加水和少量强碱以加速反应进行。$Ca(OH)_2$ 吸收剂内水、强碱催化剂（如 NaOH 或 KOH）、湿润剂（如 $CaCl_2$）和硬化

剂（如硅）含量不尽相同。很多新型吸收剂仅含微量 KOH 或 NaOH，因为这些强碱可致吸入麻醉药降解。因 LiOH 不需任何催化剂就能与 CO_2 发生反应，某品牌吸收剂用 LiOH 代替 $Ca(OH)_2$。吸收剂主要区别在于 CO_2 吸收能力以及与挥发性麻醉药反应产生有害降解产物（如 CO 和复合物 A）的可能性。表 22.8 中介绍了一些二氧化碳吸收剂的组成[161-166]。

碱石灰为多种化学物质的混合物，包含 80%$Ca(OH)_2$（又称熟石灰），也含有水和少量强碱（见框 22.2）。第一步，CO_2 与颗粒表面和内部的液态水反应生成弱酸（H_2CO_3）。此反应步骤需要水，因此所有 $Ca(OH)_2$ 吸收剂包含约 15% 的水分。第二步，

框 22.2　二氧化碳吸收剂反应（净反应和顺序反应）

二氧化碳与碱石灰反应

净反应

$CO_2 + Ca(OH)_2 \rightarrow CaCO_3 + H_2O +$ 热量

顺序反应

1. CO_2（气态）$+ H_2O$（液态）$\rightleftharpoons H_2CO_3$（液态）
2. $H_2CO_3 + 2NaOH$（或 KOH）$\rightarrow Na_2CO_3$（或 K_2CO_3）$+ 2H_2O +$ 热量
3. Na_2CO_3（或 K_2CO_3）$+ Ca(OH)_2 \rightarrow CaCO_3 + 2NaOH^*$（或 KOH^*）$+$ 热量

二氧化碳与单水氢氧化锂的反应

$2LiOH \cdot H_2O + CO_2 +$ 热量 $\rightarrow Li_2CO_3 + 3H_2O$

* 注：氢氧化钠（NaOH）和氢氧化钾（KOH）是此反应中的催化剂，既不产生也不消耗。LiOH，氢氧化锂

表 22.8　二氧化碳吸收剂的组成

吸收剂（参考）	$Ca(OH)_2$（%）	LiOH（%）	水（%）	NaOH(%)	KOH（%）	其他（%）
典型碱石灰（165）	80	0	16	3	2	—
高温钠石灰（164）*	73	0	11～16	0.0	5	11 $Ba(OH)_2$
医用碱石灰（161）*	76.5	0	18.9	2.25	2.25	—
Dragersorb 800 + 碱石灰（162, 166）*	82	0	16	2	0.003	—
Medisorb 碱石灰 *（166）	81	0	18	1～2	0.003	—
新型碱石灰 *	73	0	＜19	＜4	0	—
LF 碱石灰（163）	＞80	0	15～17	＜1	0	—
Dragersorb Free 碱石灰（161, 164）	74～82	0	14～18	0.5～2	0	3～5 $CaCl_2$
Sofnolime 碱石灰 *	＞75	0	12～19	＜3	0	—
Amsorb Plus 碱石灰（161, 165）	＞75	0	14.5	0	0	＜1 $CaCl_2$ 和 $CaSO_4$
Litholyme 碱石灰 *	＞75	0	12～19	0	0	＜3 LiCl
SpiraLith 碱石灰 *	0	≈95	0†	0	0	≤5 PE

* 化学品安全说明书，职业安全与保健管理总署，美国劳动部门。
† 超过 60% 的 Li(OH) 与水 1：1 结合形成单水氢氧化锂（详见正文）。

$Ba(OH)_2$，氢氧化钡；$CaCl_2$，氯化钙；$Ca(OH)_2$，氢氧化钙；$CaSO_4$，硫酸钙；KOH，氢氧化钾；LiCl，氯化锂；LiOH，氢氧化锂；NaOH，氢氧化钠；PE，聚乙烯

H_2CO_3 迅速与强碱催化剂 NaOH 和 KOH 反应，生成可溶性碳酸钠（Na_2CO_3）和碳酸钾（K_2CO_3）。所有强碱在此步骤迅速消耗。第三步，碳酸盐与 Ca（OH）$_2$ 反应生成不溶于水的 $CaCO_3$。在此步骤再次生成 NaOH 和 KOH，因此 NaOH 和 KOH 为催化剂。在强碱中和 H_2CO_3 之前，多余的 CO_2 不能溶于水中（步骤 2），所以生成 NaOH 和 KOH 的第三步反应为限速反应[166a]。一些 CO_2 可与 Ca（OH）$_2$ 直接反应，但如前所述，此反应速度较慢。整个反应过程的副产品是水和热量[167-168]。

与碱石灰和 Ca（OH）$_2$ 吸收剂不同，LiOH 吸收剂不需要催化剂。LiOH 为强碱，可与 CO_2 迅速反应。虽然 LiOH 与 CO_2 反应不需要先生成碳酸，但仍需要一些水分。水分子可由呼出气体提供，并通过"水化"反应与 LiOH 晶体以 1∶1 比例结合[168a]。不含水的 LiOH 称为无水氢氧化锂。与水分子化学结合的 LiOH 称为单水氢氧化锂（LiOH·H_2O）。由于水化反应是放热反应，因此无水氢氧化锂吸收剂在吸收水分时会产生热量。单水氢氧化锂成分的吸收剂在生产加工时已发生水化反应，因此在呼吸回路系统使用时产热较少。LiOH 在水化后通过吸热反应从呼吸回路中去除 CO_2，产物为不溶于水的 Li_2CO_3（框 22.2）。

吸入麻醉药和二氧化碳吸收剂间相互作用

形成潜在的有害降解产物　挥发性麻醉药与 Ca（OH）$_2$ 吸收剂中强碱如 KOH 和 NaOH 相互作用，可产生有害降解产物。在历史上，三氯乙烯为 1940 年应用于临床的挥发性麻醉药，具有神经系统毒性，甚至可致脑神经病变和脑炎[169-170]。实验研究表明三氯乙烯能与早期的碱石灰内成分发生反应，生成具有毒性的二氯代乙炔，且与干燥的强碱性吸收剂接触时更为明显。目前主要关注的降解产物为复合物 A 和一氧化碳，前者与应用七氟烷有关，后者在应用地氟烷、安氟烷、异氟烷时产生[171]。其他降解产物如甲醛和甲醇，此处不作介绍[165]。

降解产物复合物 A　七氟烷能与碱性催化剂反应并降解，生成氟甲基 -2-2- 二氟 -1-（三氟甲基）乙烯基醚，即复合物 A。一定浓度的复合物 A 对大鼠具有肾毒性，且该浓度复合物 A 可在麻醉过程中的呼吸回路内产生[169,172]。一个数量有限的志愿者试验中发现，七氟烷可引起暂时性蛋白尿和糖尿[173-174]。然而，目前为止的大量数据表明，七氟烷不会引起术后肾功能不全（甚至包括术前肾功能不全患者）[169,175-180]。七氟烷说明书中提示，为降低复合物 A 的危害，患者每小时七氟烷暴露浓度不应超过 2 MAC，且流速应设置在 1～2 L/min。虽然一些研究表明七氟烷可安全由于

低流量麻醉，但不建议流量小于 1 L/min。

导致呼吸回路中产生较高浓度复合物 A 的物理因素包括：

- 低流量或封闭式麻醉回路；
- 高浓度七氟烷；
- 吸收剂类型（含有 KOH 或 NaOH）；
- 吸收剂温度过高；
- 使用新更换的吸收剂。[171-172, 175, 181]

二氧化碳吸收剂中强碱的种类和比例影响七氟烷的降解程度。与 NaOH 相比，KOH 能降解更多的七氟烷[164, 166]。例如，现已退市的钠石灰和钡石灰中都含有大量 KOH，与新型二氧化碳吸收剂相比能产生更多的复合物 A（表 22.8）[166]。LiOH 吸收剂和新型 Ca（OH）$_2$ 吸收剂不含 KOH 和 NaOH，不产生或只产生极微量的复合物 A[162-163, 166, 182, 182a, 182b]。鉴于七氟烷已安全使用多年且 CO_2 吸收剂在不断改进，临床麻醉产生的复合 A 对患者的危害已微不足道。

降解产物　一氧化碳含有强碱的吸收剂干燥粉末能将吸入麻醉药降解为具有临床意义浓度的一氧化碳[164]，可致患者体内血液中碳氧血红蛋白浓度达到 35% 以上[184]。若周末忘记关闭麻醉机氧气流量，吸收剂将异常干燥，导致周一上午第一例麻醉患者更易发生一氧化碳中毒[185-186]。不常使用的麻醉机内吸收剂更易干燥[186]。当呼吸囊位于呼吸回路外部时，新鲜气流量若设置为 5 L/min 以上，吸收剂将异常干燥。由于吸气阀瓣膜可对气流产生阻力，新鲜气流会沿阻力最小的路径逆向通过吸收剂，并排入呼吸囊。呼吸囊通过积累微小压力，抑制这种气流（见图 22.32，经典呼吸回路系统）[184]。在麻醉过程中，二氧化碳吸收剂能产生水分，患者呼出气也含有水分，所以吸收剂不会干燥。

以下因素可能会增加一氧化碳生成，导致碳氧血红蛋白血症：

- 所用挥发性吸入麻醉药种类（相同 MAC 值，一氧化碳产生量从大到小依次为：地氟烷＞恩氟烷＞异氟烷＞＞氟烷＝七氟烷）；
- 吸收剂干燥程度；
- 吸收剂的类型（是否含有 KOH 或 NaOH）；
- 较高温度；
- 较高吸入麻醉药浓度；[187]
- 低新鲜气流量；
- 体型瘦小的患者。[188-189]

与复合物 A 的产生类似，干燥吸收剂中的强碱（如 KOH 和 NaOH）含量与其降解麻醉药并释放一氧化碳的能力有关。钡石灰（已退市）和钠石灰较新一代吸收剂在干燥时能产生更多的 CO（表 22.8）[190]。

从 Ca（OH）$_2$ 吸收剂中去除 NaOH 和 KOH 可减少或消除 CO 或复合物 A 的产生，且对 CO$_2$ 吸收效能无显著影响 [182, 191]。LiOH 吸收剂不产生 CO，并能良好吸收 CO [162, 182b, 191a]$_2$。

吸收剂热量的产生　二氧化碳吸收剂可在呼吸回路内大量放热并可能引发火灾和爆炸，此并发症虽罕见但危及患者生命 [192-194]。此反应主要发生于干燥的强碱性吸收剂（特别是钡石灰）和七氟烷之间。在实验状态下，呼吸回路中干燥的钡石灰温度可达 200℃（392 ℉）以上，并引发回路内火灾 [195]。温度的剧增、可燃性降解产物（甲醛、甲醇和甲酸）的生成、吸收剂内高浓度氧或氧化亚氮环境为燃烧提供了必要条件 [196]。避免将七氟烷与干燥的强碱性吸收剂（如已退市的钡石灰）共用，是防止此类并发症的有效措施。无水氢氧化锂吸收剂与呼出的潮湿气体反应也会产生高温，但单水氢氧化锂不会发生此类情况。

为了减少挥发性麻醉药与干燥的二氧化碳吸收剂之间发生不良反应，麻醉患者安全协会共识中提出以下几点建议 [164]：

- 麻醉机不使用时须关闭所有气体；
- 定期更换吸收剂；
- 吸收剂在颜色改变时应进行更换；
- 在串联的吸收罐系统中，两个吸收罐中的吸收剂都要更换；
- 不能确定吸收剂的水化状态时应进行更换（如新鲜气流长期流经吸收剂时）；
- 如使用压缩型吸收罐，更应经常更换吸收剂。

考虑到吸收剂化学性能的改进，选择不良反应风险最小的吸收剂最为明智。麻醉科医师应接受相关培训，了解风险并掌握防范措施，将不良事件发生率降至最低。

指示剂　传统吸收剂的指示剂染料为乙基紫，可协助麻醉科医师从外观上评估吸收剂是否失效。乙基紫是一种三苯基甲烷染料，在 pH 10.3 时发生颜色改变 [168]。新更换的吸收剂 pH 高于 10.3，染料为白色。当吸收剂失效时，pH 低于 10.3，指示剂变为紫色。颜色改变说明吸收剂的二氧化碳吸收功能已经耗尽。但在某些情况下，乙基紫并非完全可靠。如乙基紫长时间暴露于荧光环境下，会发生光钝化作用，即使吸收剂已经失效，指示剂仍呈白色 [197]。同样，NaOH 的强碱性可致颜色逆转，指示剂由紫色变回白色。很多新型吸收剂的指示剂能抵抗颜色逆转，有几种指示剂颜色为永久改变。至少有一种吸收剂不含指示剂，麻醉机根据吸入气中二氧化碳浓度上升和（或）一定的时间间隔来提示麻醉科医师更换吸收剂。

吸收剂的干燥程度无法通过视觉判断，因此某些新型 Ca（OH）$_2$ 吸收剂也含有干燥指示剂。使用者应阅读使用手册，明确该吸收剂是否含有干燥指示剂。

二氧化碳消除能力和吸收剂阻抗　吸收剂消除二氧化碳能力与以下三方面相关：①吸收剂与呼出气体的接触面积；②吸收剂吸收二氧化碳的能力；③未失效吸收剂数量。吸收剂颗粒具备一定的大小和形状，使其吸收表面积最大，且气流阻力最小 [198]。颗粒越小，吸收二氧化碳的表面积越大，但气流阻力也越大。颗粒的大小和形状是吸收剂的特有属性。颗粒的大小用"目"衡量，"目"是指能通过颗粒物质的筛网上每英寸的网孔数。如 4 目筛网表示每英寸有 4 个 0.25 英寸的网孔 [167]。常见吸收剂颗粒的大小在 4～8 目之间，此时可兼顾吸收表面积和气流阻力。吸收罐内过多的液体水分将降低吸收颗粒的表面积进而影响 CO$_2$ 吸收效能。

吸收剂颗粒在吸收罐内堆积，形成很多小通道。在这些小通道中，气体优先通过阻力最低的区域。该现象被称作"通道效应"，其可以导致吸收能力的大幅降低 [199]。近期问世了一种非颗粒状聚合物产品，用固相聚合物将吸收剂颗粒连接起来。此吸收剂通过塑形气流通道，消除了通道作用（个人交流，Micropore 公司，Elkton 博士，2014 年 6 月 3 日）。

当反应完全时，一磅 Ca（OH）$_2$ 可以吸收 0.59 lb 的 CO$_2$。一磅 LiOH 可以吸收 0.91 lb 的 CO$_2$ [199a]。因此，单位重量的 LiOH 吸收剂可清除更多 CO$_2$（在潜艇航行或太空宇航时尤为重要）[199a, 199b]。

Mapleson 呼吸系统

1954 年，Mapleson 描述并分析了五种不同的呼吸回路系统，并从 A 至 E 进行命名（图 22.40）[200]。1975 年，Willis 等在最初 5 个系统上又增添了 F 系统 [201]。Mapleson 系统具备循环回路系统的一些相似特征：接受新鲜气流，从储气囊向患者输送气体，以满足吸气流量和体积的需要，并消除二氧化碳。与回路系统不同，它们为双向气流设计且没有 CO$_2$ 吸收剂。为清除 CO$_2$ 并防止复吸入，上述系统需要较高流量的新鲜气体。Mapleson 系统常规组成部分包括面罩或气管导管接口、储气管、新鲜气流入管和呼气减压阀或减压口。除 E 型 Mapleson 系统外，均设有一个额外的储气囊。目前 Mapleson A、B 和 C 系统已很少使用，但 D、E 和 F 系统仍应用广泛。在美国，D、E 和 F 系统中以 Bain 回路和 Jackson-Rees 回路最具代表性。

Mapleson 系统可按功能分成 3 组：A 组、BC 组和 DEF 组。Mapleson A 又名"Magill"回路，面罩附

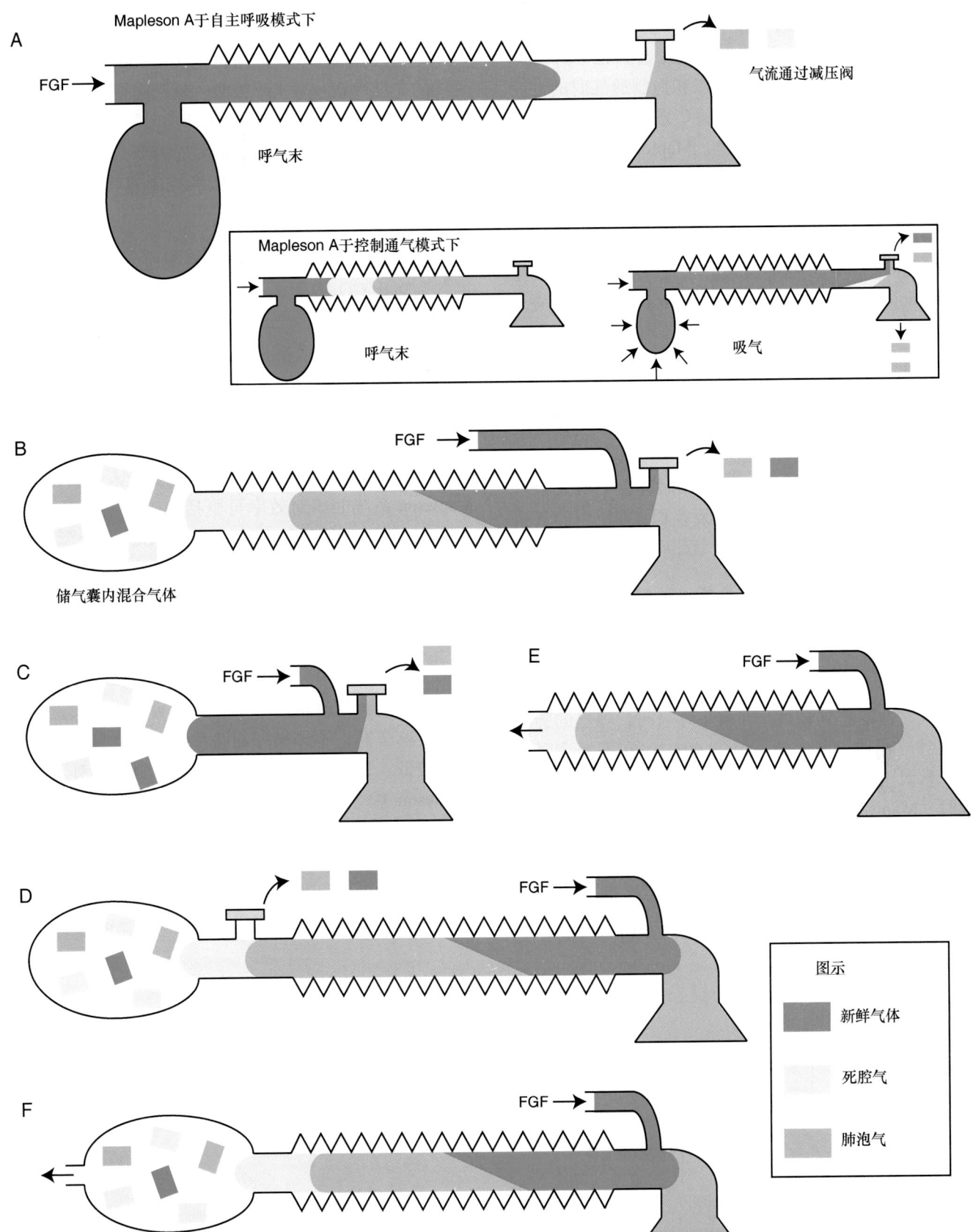

图 22.40　**Mapleson 呼吸系统**。（A）Mapleson A 系统在自主呼吸呼气末的气体分布。（插图 A）Mapleson A 系统在控制通气时。（B～F）Mapleson B～F 系统在呼气末的气体分布。FGF，新鲜气流［Redrawn after Sykes MK. Rebreathing circuits. Br J Anaesth. 1968；40（9）：666-674；and Kaul TK，Mittal G. Mapleson's breathing systems. Ind J Anaesth. 2013；57（5）：507-519.］

近设有弹簧减压阀。与其他 Mapleson 回路不同，新鲜气体从远离患者端进入 Mapleson A 回路内（此时靠近储气囊）。Mapleson A 回路在功能上与其他 Mapleson 回路有很大不同，且在自主呼吸和控制通气时的性能截然不同（详见下文）。在 B 和 C 系统中，减压阀和新鲜气体流入管靠近患者一侧。Mapleson C 回路没有螺纹管，新鲜气体进入回路内即被患者利用，储气管和储气囊为盲端，起到收集新鲜气体、死腔气和肺泡气的作用。在 Mapleson D、E、F 或 T 型管系统中，新鲜气体从靠近患者端流入，余气从回路另一端排出。Mapleson F 回路也被称为"Ayre T 型管"，是对 E 系统进行的 Jackson-Rees 式改良。

Mapleson 系统各部件及其排列看似简单，但其功能十分复杂[202-203]。每个系统中都有多种因素影响二氧化碳复吸入：①新鲜气流量；②每分通气量；③通气模式（自主呼吸或控制通气）；④潮气量；⑤呼吸频率；⑥吸 / 呼比；⑦呼气末停顿时间；⑧最大吸气流速；⑨储气管容积；⑩呼吸囊容积；⑪使用的气道工具（面罩或气管导管）；⑫二氧化碳采样管位置。

Mapleson A 系统的气流分析　对 Mapleson 系统呼吸周期中的呼气相进行分析，可充分了解其性能[204]。每个系统在呼气末的气体分布如图 22.40 所示[204, 204a]。所有回路中，只有 Mapleson A 系统在自主呼吸和控制通气时性能差异较大。在自主呼吸时，呼出的肺泡气在呼气相通过减压阀（图 22.40A）。在下一个吸气相，患者主要吸入新鲜气体和少量死腔气。在自主呼吸时，Mapleson A 在 6 个系统中效率最高。新鲜气流大于或等于每分通气量时，就能避免 CO_2 复吸入[205]。

但在控制通气时，Mapleson A 系统效率最低。吸气相开始时需挤压储气囊，呼出的肺泡气体首先进入患者体内（图 22.40A，插图）。随后开启减压阀，大量新鲜气体在吸气相从患者体内排出[204a, 205a]。除非每分通气量很高（> 20 L/min），否则会出现显著的 CO_2 复吸入。减压阀开启时机是决定 Mapleson A 系统性能的关键因素：自主呼吸时，减压阀在呼气相开启；控制通气时，减压阀在吸气相开启[206]。与 Mapleson A 系统不同，其他 Mapleson 系统的新鲜气流位于患者附近，气流模式在自主呼吸和控制通气时差异不大（图 22.40B ～ F）。

相对效率　DEF 等 T 型管系统比 BC 系统效率更高。为防止 CO_2 复吸入，DEF 系统所需新鲜气流量约为每分通气量的 2 ～ 2.5 倍，BC 系统所需新鲜气流量则更高些[203]。其效率提高的原因在于减压阀与新鲜气流入口的相对位置。在 BC 系统中，大量新鲜气体在呼气末通过减压阀（图 22.40B 和 C）。在 DEF 系统中，新鲜气流驱动呼出肺泡气远离患者，以减少复吸入（图 22.40E 和 F）[204-205]。在防止复吸入方面，不同 Mapleson 系统的相对效率可概括为：自主呼吸时，A > DFE > CB；控制通气时，DFE > BC > A[200, 203]。

优点和不足　Mapleson 系统气流阻力较低，体积较小且部件较少，新鲜气流成分的改变可致回路内迅速发生相应变化。另外，Mapleson 系统内无 CO_2 吸收剂，挥发性麻醉药不发生降解。但 Mapleson 系统需更高的新鲜气流量以防止 CO_2 复吸入，将大量消耗挥发性麻醉药，不如循环回路系统经济，且保湿保温效率较低。最后，除减压阀远离患者的 D 型外，其他 Mapleson 系统的废气清除也较为困难[205]。

Bain 回路

Bain 回路为改良式 Mapleson D 系统（图 22.41）。由两个同轴管道组成，外部为螺纹管，内部有一细

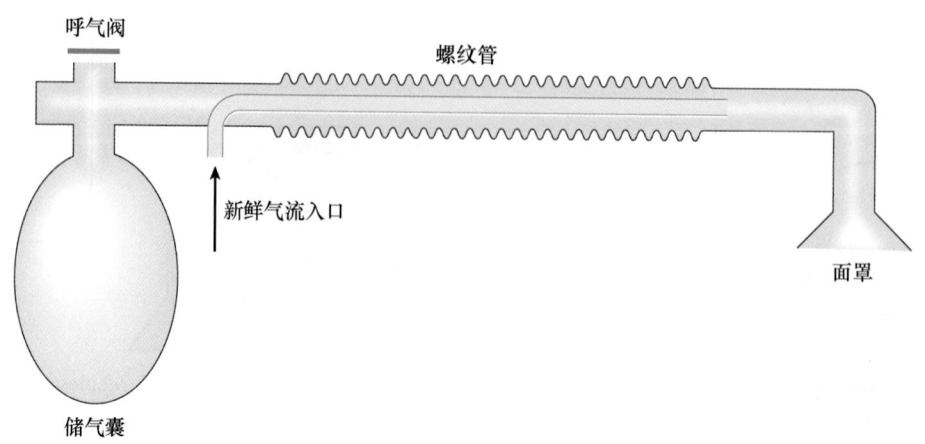

图 22.41　Bain 回路（Redrawn from Bain JA，Spoerel WE. A streamlined anaesthetic system. Can Anaesth Soc J. 1972；19：426.）

管，新鲜气流从内管流入[207]。内管在储气囊附近进入螺纹管，但新鲜气体实际在患者端进入回路。呼出气体进入螺纹管，环绕于内管周围，并从储气囊附近的减压阀排出[205]。通过热对流传导，外部螺纹管的呼出气体可对内管吸入新鲜气流进行加温。

Bain 回路的主要危险在于内部软管断开或扭曲时未被发现，造成新鲜气流量不足或呼吸阻力增加，引发高碳酸血症。Bain 回路外部螺纹管应为透明材质，以便于观察内管状况。评估内管完整性可使用如下方法：堵住回路的患者端，向回路内充入高流量氧气，直到储气囊充满[208]。然后开放患者端，氧快速冲入回路内。如内管完整，患者端就会出现文丘里效应（Venturi effect），回路压力下降，储气囊缩小。如内管漏气，新鲜气流就会进入外部螺纹管，储气囊将继续保持膨胀状态。使用 Bain 回路时，推荐采用这种方法进行用前检查。

Jackson-Rees 回路　Mapleson F 回路，也称为 "Jackson-Rees 改良式 T 型管"，与 Mapleson D 系统功能相似。该回路在患者远端储气囊尾部有一排气孔（图 22.40F），操作者可用手堵住该孔，以控制储气囊膨胀和压力；也可安装减压阀或 PEEP 阀进行更精确地控制。在转运患者、ICU 或手术室外预充氧时应用 Jackson-Rees 回路十分方便。操作者易于通过储气囊手感和大小变化来感知患者的呼吸动度。该回路可用于自主呼吸（排气孔开放）或辅助 / 控制通气（排气孔部分或完全关闭）。Jackson-Rees 回路能通过面罩、气管导管、喉罩或气管切开导管提供有效通气。

与 Bain 回路相似，Jackson-Rees 回路具有很多优点。其重量轻，使用方便，消毒后可重复使用。作为一种 Mapleson 系统，其呼吸阻力较低。为防止发生复吸，自主呼吸时所需新鲜气流量约为每分通气量的 2.5 ～ 3 倍，控制通气时所需新鲜气流量约为每分通气量的 1.5 ～ 2 倍[204a]。由于排气孔或阀门位于患者远端，可以从呼气阀清除呼出气体。需要注意的是，在上述 Mapleson 回路和气管导管之间使用热湿交换器时，回路阻力增加，新鲜气体将流向患者远端。在细菌过滤器阻塞时，将导致通气不足和低氧血症，患者可出现严重支气管痉挛的症状和体征[209]。

自张式手动复苏器

虽然手动呼吸囊（如 Ambu 式复苏气囊、Laerdal 式复苏器或简单的气囊 - 阀门 - 面罩装置）现已很少用于吸入麻醉，但仍是每个麻醉工作站的必备部分。该装置的关键部件为可压缩式储气囊，常由硅胶制成，可在松手时自动膨胀。与 Mapleson 回路不同，自张式

手动复苏器能在没有氧气或空气气源的情况下进行手动通气。这些设备广泛用于转运患者、心肺复苏以及麻醉通气机或供氧故障时的紧急备用通气（见 "麻醉工作站用前检查"）。

除自张式储气囊外，手动复苏器还有一些关键部件[134b]：①一个 T 型非复吸入式气阀位于呼吸囊和患者之间，能控制整个呼吸过程中的气流方向。在吸气相，阀门打开，气流从储气袋流向患者，呼气口关闭（图 22.42）。在呼气相，吸气口关闭（至呼吸囊方向），呼气口打开，将呼出的肺泡气排入大气。阀门可有多种类型（如弹簧 - 盘片型、鱼嘴型等）。②储气袋或室内空气通过进气阀使气囊再次充盈。③该设备容易产生很高的吸气峰压，故设有减压阀以限制压力[209a]。ISO 标准要求婴儿或儿童使用的手动复苏器必须安装减压阀，且吸气峰压应低于 45 cmH$_2$O[209b]。此减压阀亦可关闭，以便在患者肺顺应性较差或气管导管阻力较高时进行通气，此时建议使用压力计监测气道压力情况。

手动复苏器简单实用、便携方便，但也存在一些安全隐患[134b]。若操作者未经培训、操作错误或阀门故障时，可产生危险的高吸气压力[209c]。高气压可导致气压伤或胃内充气。与机械通气机相比，手动复苏器每次输出的潮气量、吸气峰压和 PEEP 都有很大变化，这与 Mapleson 回路相似[209d]。最后，非复吸入式气阀会产生阻力，并可能在自主呼吸时显著增加呼吸功。

麻醉通气机

第二次世界大战后，麻醉机开始具备自动通气功能[209e]。老式的蒸馏型设备只能依靠患者自主呼吸进行通气。此后，呼吸囊出现在麻醉给药系统中，实现了正压通气功能。现代麻醉工作站装备的通气机拥有类似 ICU 呼吸机的性能：具备多种通气模式并可由患者吸气动作触发通气。ICU 呼吸机为简单的开放式回路，每次通气均使用新鲜气体，呼出气体完全排至大气环境中。麻醉工作站为半封闭式呼吸回路系统，具备收集和排出患者呼出气体的功能。这对麻醉通气机的设计和控制提出了特殊要求。对传统麻醉工作站而言，采用风箱结构是解决上述问题的最常见方法。实现呼出气体复吸入的其他方式包括活塞式通气机、Maquet 容量反馈系统和 Draeger Perseus 涡轮式通气机。以下内容主要介绍当代麻醉呼吸机的分类、工作原理和安全隐患。

分类

现代麻醉通气机可分为风箱式和非风箱式两种。

A

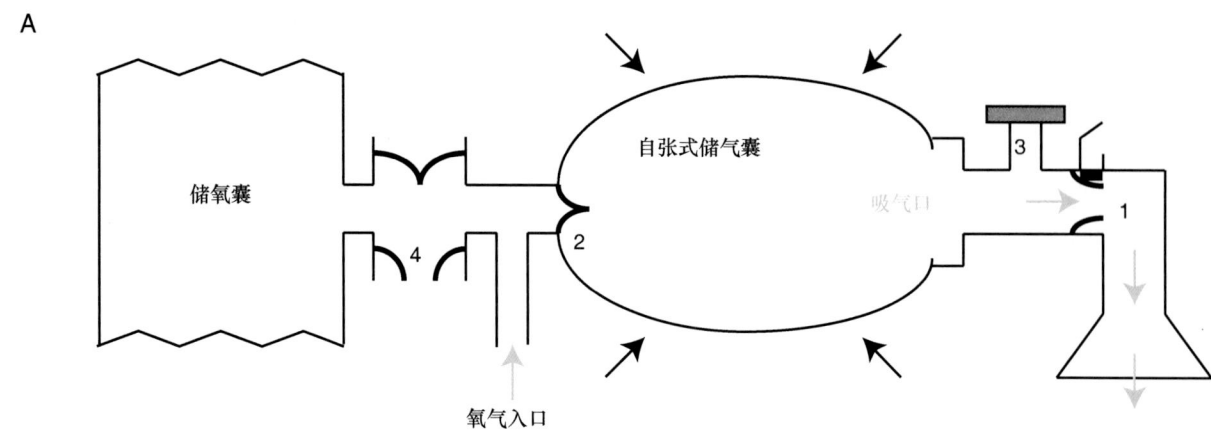

B

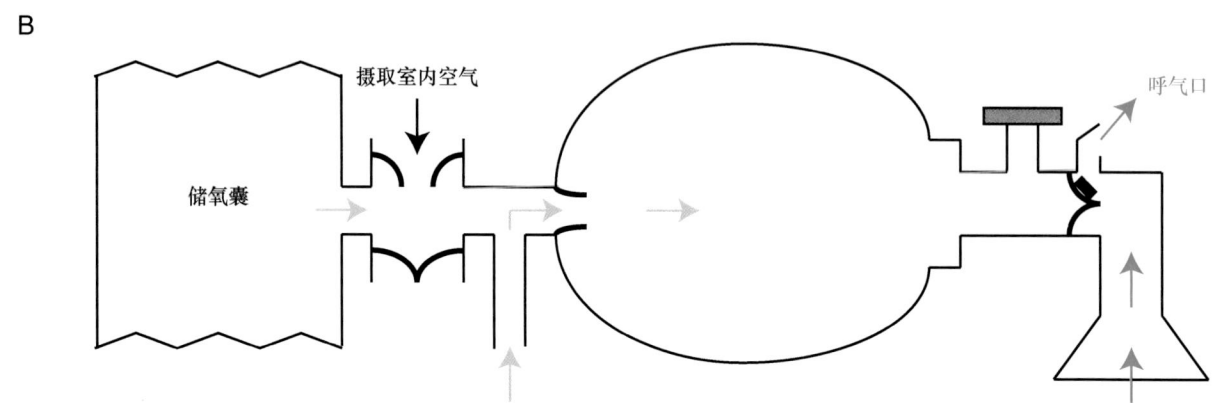

图 22.42　**自张式手动复苏器**。(A) 吸气相气流示意图。①非复吸入式气阀，②气囊进气阀，③减压阀或压力限制阀 (儿童和婴儿设备标准)，④流出阀或过量氧气排气阀。(B) 呼气相气流示意图。具体内容详见正文 [Redrawn after Dorsch JA，Dorsch SE. The anesthesia machine. In Dorsch JA，Dorsch SE，eds. Understanding Anesthesia Equipment. 5th ed. Baltimore：Williams & Wilkins；2008；83，Chapter 10 Manual Resuscitators；and Lien S，Verreault DJ，Alston TA. Sustained airway pressure after transient occlusion of a valve venting a self-inflating manual resuscitator. J Clin Anesth. 2013；25 (5)：424-425.]

在风箱式通气器中，风箱是呼吸气体的贮存容器。通气机设有双回路来进行气体输送，风箱通常为气动式。根据风箱在呼气相的移动方向，风箱式通气机又可再分为上升式和下降式。在呼气相，上升式 (立式) 风箱上升，而下降式 (悬挂式) 风箱则下降。上述两种风箱如图 22.43A 和 B 所示。在非风箱式通气机中，Draeger 活塞式或涡轮式通气机通过呼吸囊进行气体存储 (图 22.43C)，Maquet Flow-i 麻醉工作站则通过容量反馈系统实现上述功能。活塞和涡轮式通气机为机械驱动，Maquet 通气机为气体驱动。

也可根据通气模式对通气机进行分类。旧式麻醉通气机只能按照时间切换方式工作，或者称为"控制型通气机"，不能通过患者自主呼吸触发通气。现代麻醉通气机提供的同步间歇指令通气 (synchronized intermittent mandatory ventila-tion，SIMV)、辅助控制通气 (assist/control，A/C) 和压力支持通气 (pressure support ventilation，PSV) 等模式，可由患者触发通气，称为"控制型 / 非控制型通气机"。现代麻醉工作站可

由患者触发进行通气，这与 ICU 使用的呼吸机功能基本相同，但麻醉科医师应在触发通气模式下警惕通气不同步现象的发生 [209f, 209g]。现代麻醉通气机可在容量控制或压力控制模式下运行。最后，虽然一些通气机是气动的，但所有的现代通气机都须在通电状态下工作。下文以具体麻醉工作站为例，介绍不同麻醉通气机的设计特点，并重点介绍麻醉机与呼吸回路系统相结合的工作原理。

气体驱动风箱式通气机

风箱式通气机的工作原理如同一个坚硬盒子里的风箱，是贮存患者呼吸气体的容器。驱动力为加压气体，在电动或气动控制下吹入风箱外壳内，以便将呼吸气体输送至患者端。此后患者的呼出气体和新鲜气流充满风箱。当风箱被充满后，回路内的多余气体在呼气相排入废气清除系统。根据生产厂商和型号差异，风箱式通气机在机械通气状态下将废气排出呼吸回路的原理有所不同。风箱式通气机通常为双回路结

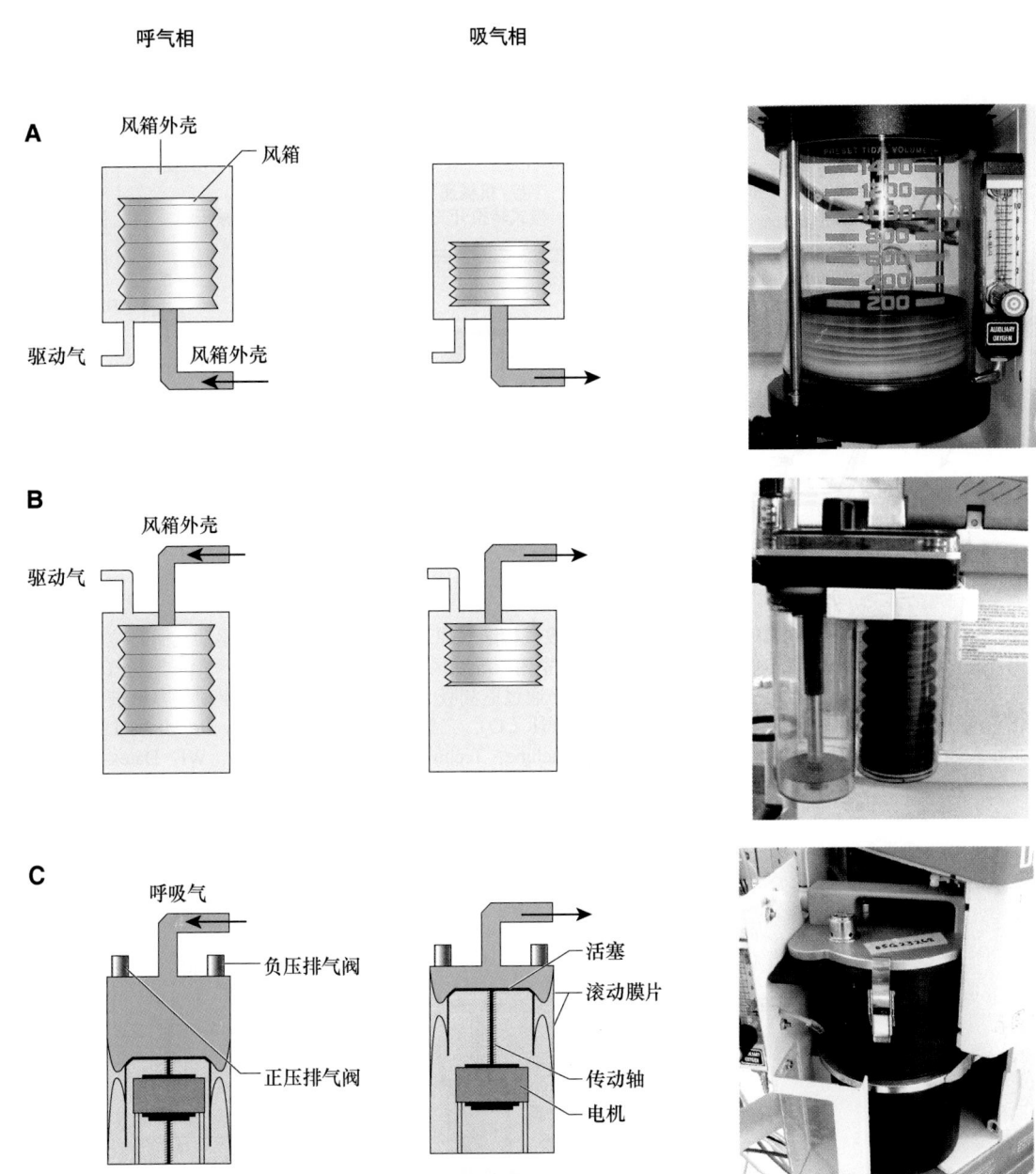

彩图 22.43　**三种类型的麻醉通气机位于呼气相（左）、吸气相（中）和实物照片（右）**。为实现呼出气体复吸入并节约麻醉气体，麻醉工作站通气机必须具备一个容器来贮存患者呼出气体，这与手动通气或自主呼吸时使用的呼吸囊作用相似。此为麻醉工作站通气机的特殊要求。与之相反，ICU 通气机将呼出气体排至大气环境中。在图中，呼吸气为绿色。通气机驱动气为黄色。（A）上升式风箱。（B）下降式（悬挂式）风箱。（C）活塞式通气机。具体内容详见正文（Piston ventilator diagram modified from Yoder M. Ventilators. In：Understanding Modern Anesthesia Systems. Telford，PA：Dräger Medical；2009.）

构，即通气机驱动气和呼吸气存在于两个独立的回路之中。风箱作为呼吸气和驱动气之间的交界面，与呼吸囊的作用非常相似，呼吸囊可视为呼吸气体和麻醉科医师的手之间的交界面[209h]。图 22.44 和图 22.45 显示了配备上升式风箱的 GE Aisys 麻醉工作站在吸气相和呼气相的机械通气过程。值得注意的是，风箱式通气机使用麻醉机中压部分的压缩气体来驱动风箱。在一些较老式的通气机上，需要通过物理装置限制风箱充盈程度，进行潮气量调节，从而实现容量控制通气[131a]。现代风箱式通气机可以调节风箱内压力水平，并根据流量传感器数据进行容量控制通气。

风箱驱动气源为氧气或空气，从麻醉工作站气源部分获取。一些麻醉工作站允许选择氧气或空气作为通气机驱动气，还有一些可通过文丘里效应将室内空气作为驱动气，从而减少了氧气的需求。在发生供氧故障等紧急情况下，了解驱动风箱式通气机所使用的气体类型具有非常重要的意义。在供氧故障的紧急情况下，如果通气机以氧气作为驱动气体，麻醉机的耗氧量等于新鲜气流与通气机输出的每分通气量之和。一个充满氧气的备用钢瓶，在新鲜氧流量 1 L/min 并进

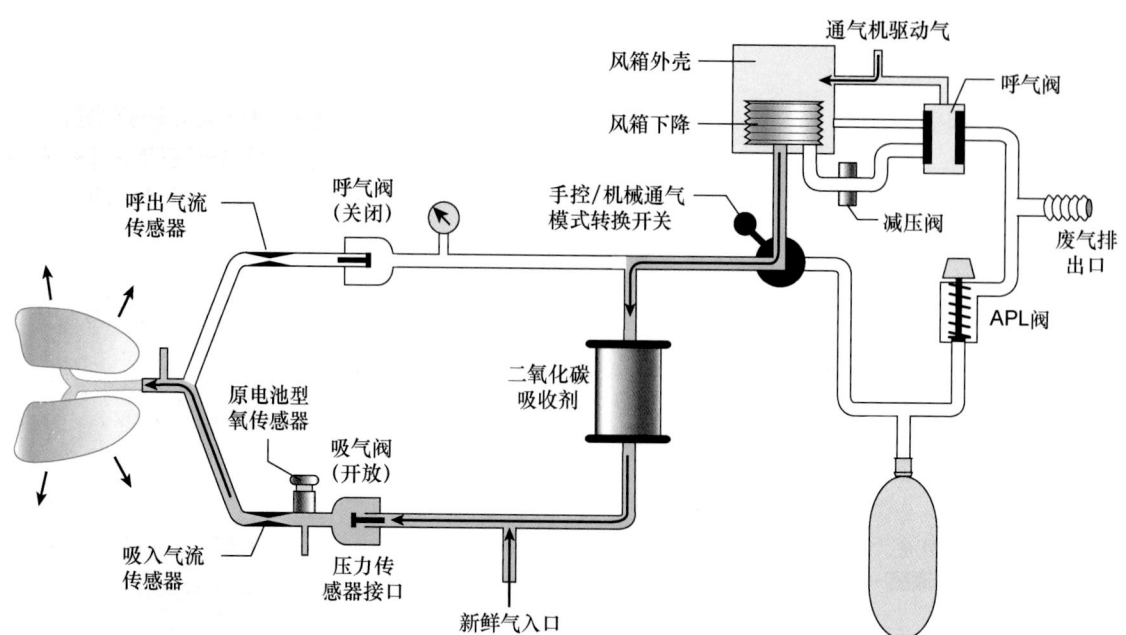

图 22.44　**以 GE Aisys 麻醉工作站为代表的上升式风箱通气机吸气相通气原理示意图。**通气机的驱动气回路位于风箱外，患者呼吸回路位于风箱内。在吸气相，电动控制的通气机驱动气进入风箱室内，导致风箱室压力上升并挤压风箱，输送气体至患者肺内。驱动气还使呼气阀关闭，防止呼吸气体逸入到麻醉废气清除系统中。通过监测吸入潮气量并对通气机驱动气容量进行相应调整，可补偿新鲜气流量变化对潮气量准确性的影响。APL，可调式压力限制阀；CO_2，二氧化碳（Image courtesy Dr. Michael A. Olympio；modified with his permission. Adapted from Datex-Ohmeda. Aisys Anesthesia Machine：Technical Reference. Madison，WI：Datex-Ohmeda；2005.）

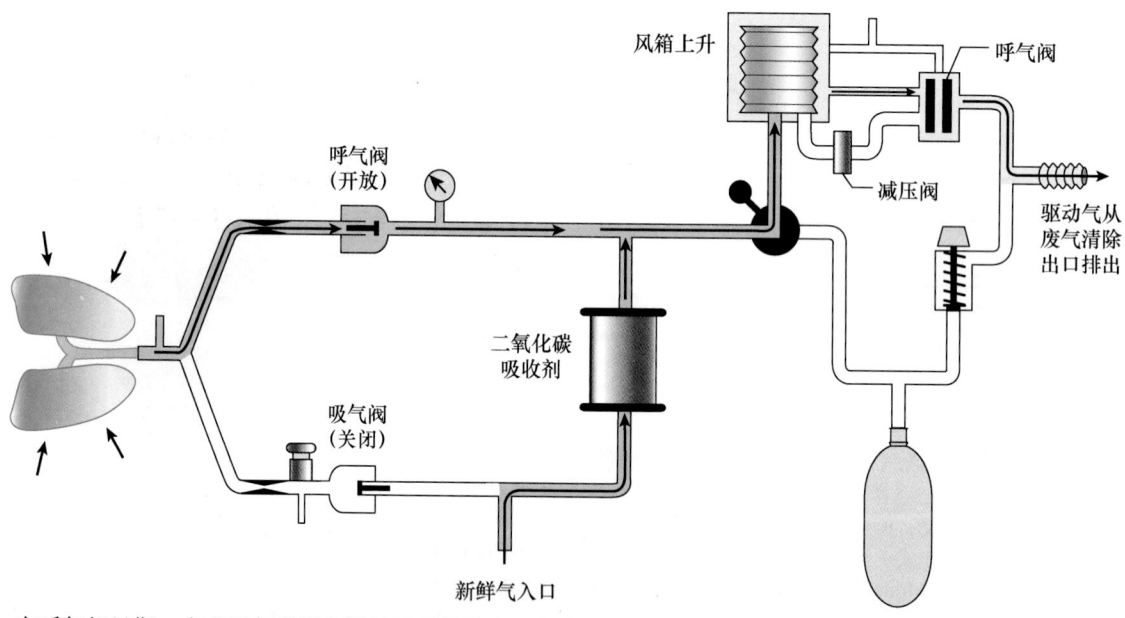

图 22.45　在呼气相早期，由于通气机呼气阀处于开放状态，患者可将气体呼出至风箱内，并使风箱罩内的驱动气从废气清除出口排出。此时压力安全阀或通气机安全阀关闭，防止风箱内气体逸出，风箱充盈。在呼气相晚期，通过风箱罩增压和呼气阀调节压力，实现呼气末正压通气（PEEP）（Courtesy Dr. Michael A. Olympio；modified with his permission. Adapted with permission from Datex-Ohmeda. Aisys Anesthesia Machine：Technical Reference. Madison，WI：Datex-Ohmeda；2005.）

行手动通气时，可使用 10 h。但是如果氧气还被用作通气机的驱动气，相同的备用气源只能维持工作不到 2 h。

　　如前所述，风箱式通气机可根据患者呼气相风箱移动方向进行分类。呼气相上升的风箱称为上升式风箱，呼气相下降的风箱称为下降式风箱（图 22.43）。旧式气动通气机和一些新型麻醉工作站采用重力下降式风箱，大多数现代通气机则采用上升式风箱设计。

两种结构中，以上升式风箱更为安全。若管路完全脱开，则上升式风箱不能充盈；若回路漏气量超过新鲜气流量，则风箱只能部分充盈。这为麻醉科医师提供回路脱开或泄漏的重要视觉提示。与之相反，配备下降式风箱的通气机，即使管路脱开，风箱仍能继续上下规律运动。在吸气相，驱动气推动风箱向上运动；在呼气相，风箱则依靠自身重力下降，室内空气代替了患者呼出气体进入风箱，亦能使其"充盈"。即使回路已完全脱开，压力报警器和容量报警器可能未触发报警[36]。作为重要的安全保障，下降式风箱麻醉工作站整合了二氧化碳窒息报警系统，且在通气机运转期间，不能设置为禁用状态。

风箱式通气机的安全隐患　风箱式通气机的正常工作要求风箱外壳和风箱本身不能出现泄漏。风箱塑料罩与底座不匹配，部分驱动气就会排放到外界空气中，导致通气不足[209i]。风箱上如果有孔洞，高压驱动气可进入患者回路，引起肺泡过度充气甚至造成气压伤。此时，驱动气为纯氧时，患者回路内氧浓度可能升高；驱动气为空气或空气–氧气混合气时，回路内氧浓度可能下降[210]。

通气机排气阀（有时也称为"呼气阀"，见图22.44）可能会出现某些安全隐患。在呼气相时，当风箱充满后，此阀门自动开放，从而将多余气体排至废气清除出口。如阀门出现故障，麻醉气体于吸气相进入废气清除系统而未输送至患者，可造成患者通气不足。导致通气机排气阀故障的原因有：导引管脱开、阀门破裂或舌形阀损坏[211-212]。通气机排气阀卡在关闭或半关闭位置，会引起气压伤或高PEEP[213]。废气清除系统过度吸引，会在吸气相和呼气相将通气机排气阀拉向底座，使阀门关闭，过量的麻醉气体不能排出，回路内压力逐渐上升[37]。一些厂家的风箱式麻醉工作站将使用过的通气机驱动气在呼气相输送到麻醉废气清除系统。在某些情况下，特别是高新鲜气流量合并

高每分通气量时，可能会超过麻醉废气清除系统的清除能力，造成易忽视的高PEEP和（或）手术室内麻醉气体污染（见麻醉废气清除系统）。其他可能发生的机械故障包括：系统泄漏、压力调节器故障和瓣膜故障等。

机械驱动活塞式通气机

机械驱动、电子控制的活塞式通气机使用计算机控制的步进电机而非压缩驱动气体来输送潮气量（图22.43）。由于不需要独立的驱动气回路，此类机器为单回路通气机，其工作原理类似于注射器活塞[131a]。通气机主要控制回路内的潮气量体积，并利用来自压力传感器的数据实现压力控制通气。计算机控制的步进电机可实现多种通气模式，包括压力或容量限制通气，也包括机控、同步或自主呼吸模式。

由于机械通气无需压缩气体来驱动风箱，通气期间通气机消耗的压缩气体较传统气动式呼吸机显著减少。在不具备管道气源的环境下（如边远地区或在诊所内实施麻醉），配备这种高效通气机的麻醉工作站更具实用意义。活塞式通气机的另一优势是，由于活塞式气缸的低顺应性，可输出非常精确的潮气量。这与风箱式通气机不同，后者的驱动气可受不同程度的压缩。无论活塞式通气机还是风箱式通气机，都具有维持潮气量稳定输送的反馈机制，包括回路顺应性补偿和测定吸入潮气量作为反馈信号。

装备有活塞式通气机的Dräger Fabius工作站吸气相和呼气相的通气机制如图22.46和图22.47所示。

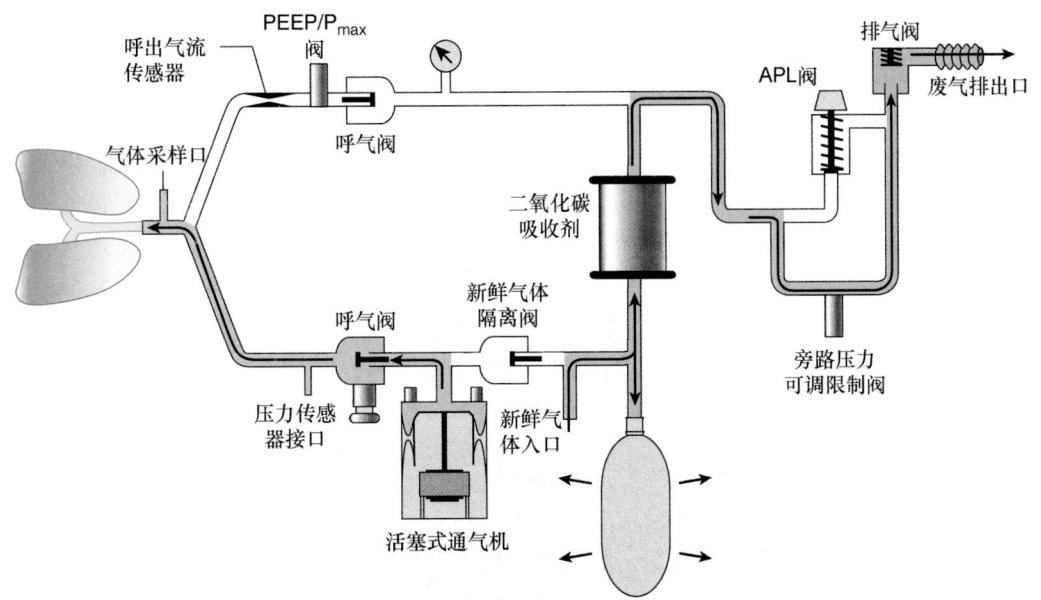

图22.46　Dräger Fabius 麻醉工作站为代表的活塞式通气机吸气相示意图。在吸气相，PEEP/P$_{max}$阀关闭。新鲜气体隔离阀关闭，呼吸回路内产生压力，导致新鲜气体在吸气相通过呼吸囊，且不会对潮气量产生影响。多余气体从开放的旁路可调式压力限制（APL）阀流出，通过排气阀，进入废气清除系统。在机械通气过程中，呼吸囊对回路功能的完整性非常重要。在手动和机械通气模式中，通气机内的活塞向上运动，旁路APL阀关闭，从而使APL阀工作（Courtesy Dr. Michael A. Olympio；modified with his permission. Adapted from Dräger Medical. Dräger Technical Service Manual：Fabius GS Anesthesia System. Telford，PA：Rev：E，Dräger Medical；2002.）

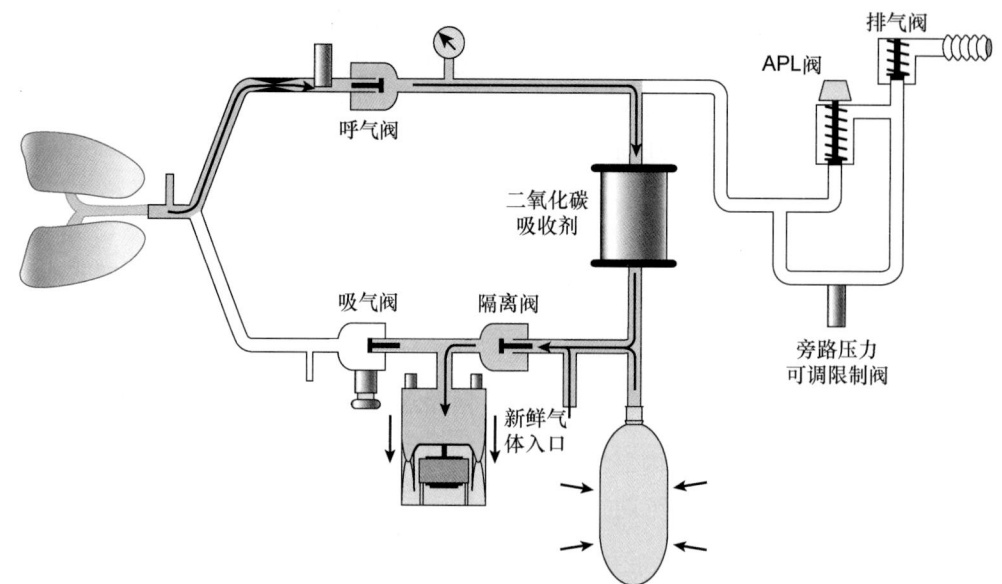

图 22.47　呼气相初始阶段，在活塞回到起始位置和隔离阀开启之前，患者的呼出气进入呼吸囊，新鲜气流以逆向方式流动（图中未显示）。当隔离阀开启后，活塞返回起始位置，驱动贮存于呼吸囊内的气体和供气系统的新鲜气体。PEEP/P_{max} 阀维持呼气末正压通气（PEEP），并防止肺内气体反流进入通气机。当活塞抵达其冲程底部时，新鲜气流改变方向并以逆向方式进入呼吸囊和二氧化碳吸收器（图 22.46）。多余气体通过排气阀进入废气清除系统（图 22.46）。APL，可调式压力限制（Courtesy Dr. Michael A. Olympio；modified with his permission. Adapted from Dräger Medical. Dräger Technical Service Manual：Fabius GS Anesthesia System. Telford，PA：Rev：E，Dräger Medical；2002.）

请注意 Dräger Fabius 系统呼吸回路中通气机的位置，位于新鲜气体入口和吸气阀之间。呼吸囊作为复吸入气体的贮存容器，参与了机械通气过程。回路中增加新鲜气体隔离阀，以防止在吸气相新鲜气体加入潮气量中。因此在吸气相，新鲜气体加入到呼吸囊中。在呼气相，呼吸囊首先被患者呼出气体充满，然后活塞返回到起始位置，新鲜气体隔离阀开放，新鲜气体与呼吸囊中的气体共同充满活塞室。

与风箱式通气机不同，活塞式通气器中的活塞通常只能见到一部分或完全不可见。因此，活塞式通气机不能提供回路断开或泄漏的视觉警示，这与上升式风箱不同。在机械通气时，呼吸囊作为气体的贮存容器会随着患者的呼吸发生规律运动，这为回路断开提供了视觉警示。

某些型号的麻醉工作站加入了其他反馈机制。例如 Dräger Fabius Tiro 麻醉工作站有一个透明的活塞外壳，以便使用者观察活塞运动情况。Dräger Apollo 麻醉工作站可通过编程发出伴随活塞运动的呼吸声，为使用者提供听觉警示。

活塞式通气机和下降式风箱通气机具有相似的安全隐患，如果回路脱开，气缸或风箱可在呼气相重新充满。与之相似，如果回路发生泄漏，室内空气就会进入回路，稀释氧气和挥发性麻醉药，引发低氧和术中知晓。对于 Dräger Fabius 系列活塞式通气机，当新鲜气流中断或不足时，室内空气可通过辅助进气阀进

入活塞气缸，防止呼吸回路内产生负压（图 22.43）。发生此类情况时，机器会触发报警以提醒操作者。此类通气机亦具备正压排气阀，以防呼吸回路内压力过高（60 ～ 80 cmH$_2$O）[131a]。

配备容量反馈系统的 Maquet FLOW-i 麻醉系统

Maquet FLOW-i 麻醉工作站应用一种称为容量反馈系统的设备（图 22.48 和图 22.49）作为呼出气体的容器。容量反馈系统本质上是一个容积为 1.2 L 的长塑料管道，以盘状形式紧密缠绕，以便安置于麻醉工作站内。在所有通气模式下，容量反馈系统都处于运行状态并位于回路之中。在正压通气模式下，其处于患者和反馈气体模块之间；在自主 / 辅助通气模式下，其处于患者和呼吸囊之间。容量反馈系统因此充当了气体的容器，并防止管路两端气体发生混合。

反馈气体模块是机械通气的驱动力。它是一个电磁控制的氧流量源，与活塞类似，可在吸气相驱动容量反馈系统排出呼出气，气体通过二氧化碳吸收器进入人体（图 22.48）。为了便于理解容量反馈系统和反馈气体模块的工作原理，下文从呼气相开始进行介绍（图 22.49）。在呼气相，患者呼出气进入容量反馈系统的近端（靠近患者端），将反馈气体模块内的气体通过 PEEP 阀排入废气清除系统。在呼气相结束时，容量反馈系统在患者端充满呼出气体，近端则混有呼

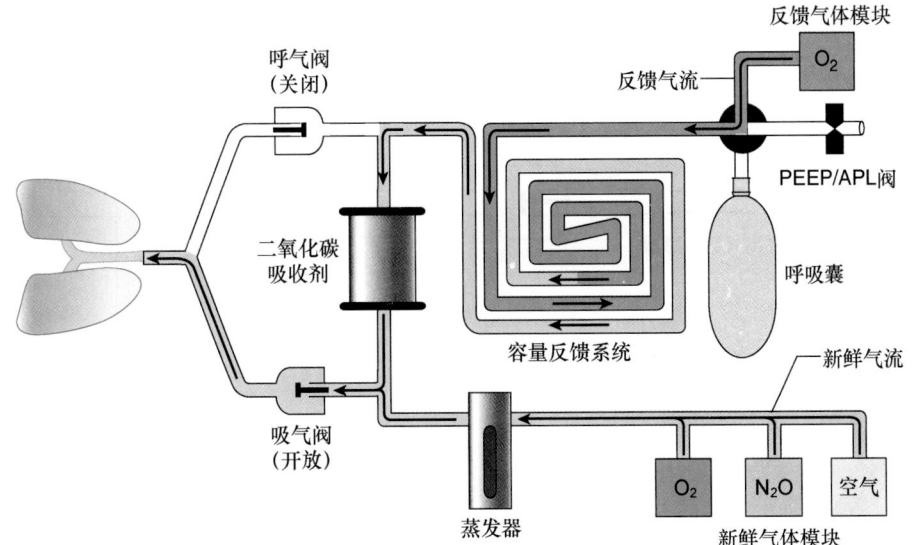

图 22.48　Maquet Flow-i 麻醉工作站呼吸回路和机械通气吸气相的供气系统简图。在正压通气吸气相，反馈气体模块驱动通气机，使容量反馈系统排出的呼出气进入人体。容量反馈气体与经过二氧化碳吸收器的新鲜气流在下游混合。APL，可调式压力限制阀；N$_2$O，氧化亚氮；O$_2$，氧气；PEEP，呼气末正压。具体内容详见正文（Adapted from Maquet Critical Care. User's Manual：FLOW-i 1.2 Anesthesia System. Solna，Sweden：Rev：11，Maquet Critical Care；2011.）

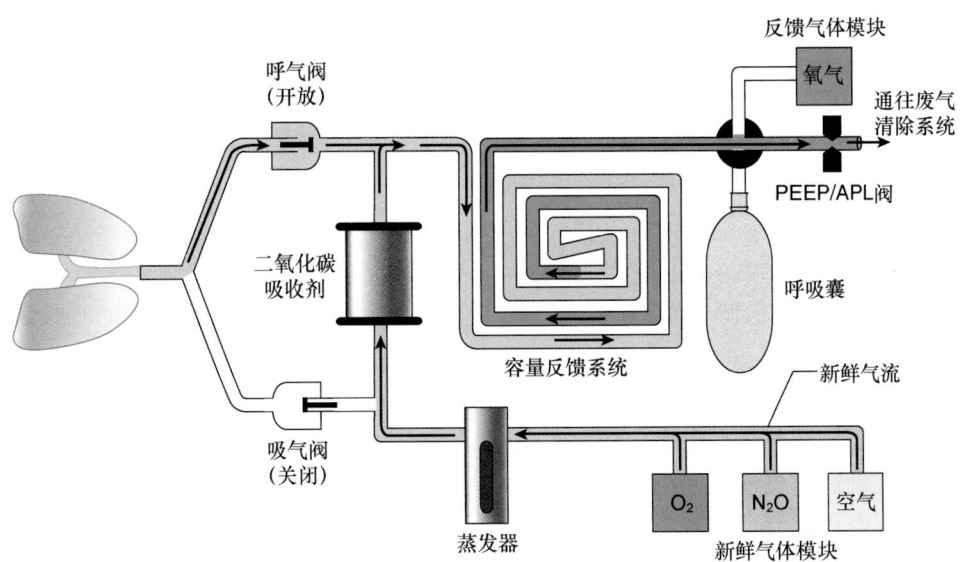

图 22.49　Maquet FLOW-i 呼吸回路和机械通气呼气相的气体供应。患者呼出气体进入容量反馈系统，并在该系统内贮存。患者呼出气仅部分填充容量反馈系统。新鲜气流逆向流动并与呼出气混合。过多气体经呼气末正压（PEEP）/可调式压力限制（APL）阀排至废气清除系统，并控制呼吸回路压力（PEEP）。在手动通气模式下，呼吸囊可用，反馈气体模块禁用，患者呼吸气体进出容量反馈系统，并可通过呼吸囊辅助呼吸。过多气体经 PEEP/APL 阀排至废气清除系统，并控制呼吸回路压力（PEEP）。N$_2$O，氧化亚氮；O$_2$，氧气（Adapted from Maquet Critical Care. User's Manual：FLOW-i 1.2 Anesthesia System. Solna，Sweden：Rev：11，Maquet Critical Care；2011.）

出气和反馈气。容量反馈系统的盘状设计防止了这些不同成分的气体发生混合。吸入潮气量由新鲜气体模块和反馈气体模块共同产生，他们以协同方式运行，控制呼吸回路内的气流和压力，达到操作者设定的通气参数。在 FLOW-i 机械通气过程中，新鲜气体仅出现在吸气相，并非恒定出现。若使用吸入麻醉药，后者将喷射进入气流之中（详见"喷射式蒸发器"相关内容）。所有气体模块采用的反馈回路控制、电磁驱动和通气阀门系统都与伺服控制的 ICU 呼吸机相似[214]。

当工作站处于自主呼吸模式时，呼吸囊可用，反馈气体模块禁用。患者呼吸气体进出容量反馈系统，操作者通过 APL 阀控制回路内压力。机械通气和自主呼吸产生的过多气体通过 PEEP-APL 双功能阀排至废气清除系统。

FLOW-i 系统通过增加反馈气体模块气流，对呼吸回路系统的泄漏进行补偿并提醒操作者。由于反馈气体模块提供 100% 氧气，回路泄漏会稀释挥发性麻醉药。该设备几乎全部为电子显示界面，并配有备用

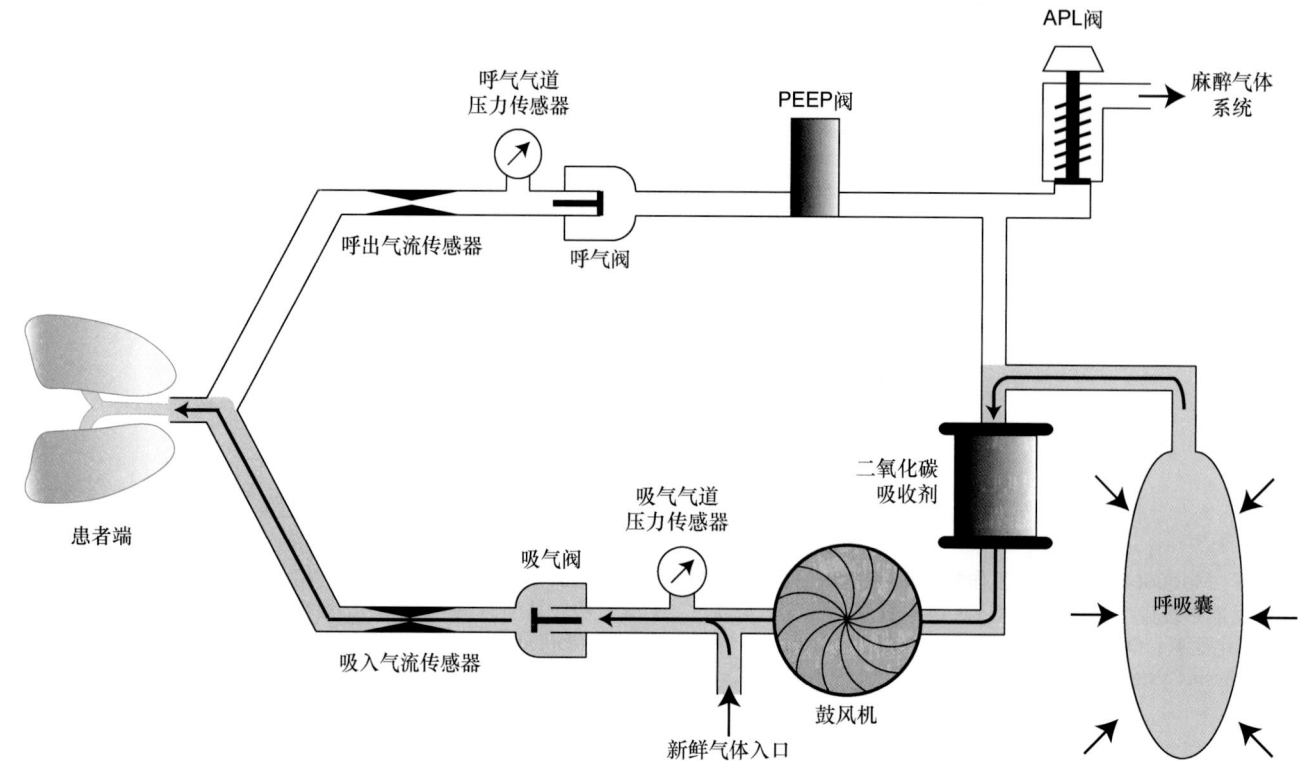

图 22.50　Dräger Perseus 麻醉工作站呼吸回路和供气系统的原理简图。在吸气相，呼气末正压（PEEP）阀保持关闭，涡轮鼓风机产生压力。该装置中没有新鲜气体隔离阀。鼓风机产生的气流从呼吸囊中抽取气体，呼吸囊是机械通气中的储气囊，气流通过二氧化碳吸收器，输送至患者。在手动通气和自主呼吸模式下，鼓风机处于被动状态，允许可调式压力限制（APL）阀控制呼吸回路内的压力（Adapted from Drägerwerk AG & Co. Technical Documentation IPM：Perseus A500 and Perseus A500 Ceiling. Lübeck, Germany：Rev：5.0；n.d.）

手动通气模式以防系统故障的发生。此应急备用模式具备氧流量计和连接患者回路的机械 APL 阀[214]。

配备涡轮式通气机的 Dräger 麻醉系统

　　一些为 ICU 设计的新型通气机利用涡轮技术实现机械通气。涡轮式通气机通过机械能使小型涡轮（风扇）高速旋转，产生压力和气流。实验测试表明，涡轮式通气机的一些功能优势可能包括：使使用者更灵敏地触发呼吸、更有效的压力支持通气以及在高使用强度下更准确地输出潮气量[214a, 214b, 214c]。

　　Dräger Zeus 和 Perseus 工作站装备有涡轮式通气机（图 22.50 和图 22.51）。在制造麻醉工作站时，涡轮的主要优点是可以直接安装在回路系统内。涡轮式通气机与风箱式通气机或容量反馈系统不同，不需要额外气体驱动患者呼吸；亦不同于活塞式通气机，不需要重新充盈气缸。在吸气相（图 22.50），涡轮鼓风机产生的气流和压力直接进入患者回路的吸气支，并从呼吸囊中抽取气体。呼吸囊是机械通气中的储气囊，新鲜气流作为吸入气流的一部分进入患者体内。在呼气相（图 22.51），呼出的气体在进入废气清除系统前充满呼吸囊，新鲜气流此时也反向进入呼吸囊。与活塞式通气机相似的是，呼吸囊是机械通气过程中回路的一部分，起到持续储气的作用。与活塞式通气机不同的是，涡轮式通气机的呼吸囊在吸气时排空，在呼气时充盈。呼吸囊的运动可以作为机械通气的视觉提示，当新鲜气流量设置恰当时，也可作为回路泄漏的视觉警示。

　　与活塞不同的是，涡轮首先是一个压力发生器。涡轮式通气器通过流量传感器和电子控制系统实现多种机械通气模式，包括容量和压力控制、压力支持和气道压力释放通气。在自主呼吸模式下，操作者可对 CPAP 水平进行调节。

靶控吸入麻醉

　　作为麻醉工作站的传统操作方法，每分钟向回路系统内添加多少新鲜气体需要由麻醉科医师进行设置。由于新鲜气体在呼吸回路内与原有气体发生混合，气体在新鲜气流内的含量与患者吸入（或呼出）气中的最终浓度可能存在差异。随着新鲜气流量的减少，气体在新鲜气流与实际吸入气体之间的浓度差距可能更大。如果新鲜气流量中的氧含量不能满足患者生理代谢的需要，患者每分钟从呼吸回路内摄取的氧就会超过进入回路内的氧，吸入气体内的氧将最终消耗殆尽[214d]。降低新鲜气流量能减少吸入麻醉药的总消耗量，从而

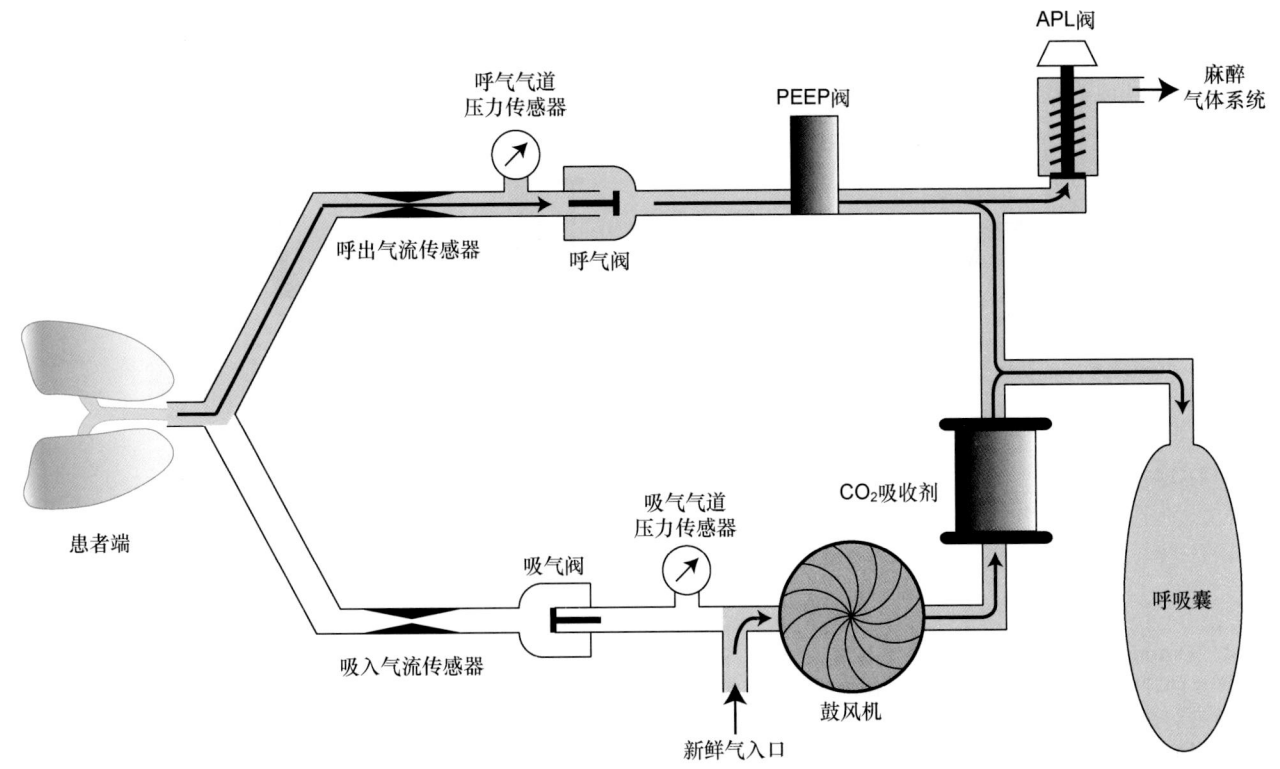

图 22.51　Dräger Perseus 麻醉工作站呼吸回路和机械通气呼气相的供气系统处于。呼气相开始时，呼气末正压（PEEP）阀打开，呼出气体充满呼吸囊。在呼气相的新鲜气体也反向进入呼吸囊。多余的气体被排放至麻醉废气清除系统。注意在机械通气过程中无法使用可调式压力限制（APL）阀。一个单独的阀门用来维持 PEEP 水平。CO_2，二氧化碳（Adapted from Drägerwerk AG & Co. Technical Documentation IPM：Perseus A500 and Perseus A500 Ceiling. Lübeck，Germany，n.d.，Rev：5.0.）

降低医疗成本并减少环境污染。然而，在新鲜气流量较大时，更容易控制患者的实际吸入麻醉药浓度。因此，实施低流量麻醉实施起来存在一定难度。

装备有电子控制流量控制阀和麻醉蒸发器的麻醉工作站可以实施靶控吸入麻醉。靶控调节参数包括呼气末吸入麻醉药浓度和氧气浓度。目前，Dräger、GE 和 Maquet 都有靶控系统可供选购。靶控吸入麻醉的主要优势是减少吸入麻醉药的消耗[214f-214h]。此类靶控系统通过专用算法程序实施麻醉，某种算法能以多快的速度达到预设麻醉深度决定了对吸入麻醉药的节省程度。但就靶控系统而言，其主要目标实际是快速达到预设麻醉深度（需要在麻醉开始时提供较大的新鲜气流量），而非减少新鲜气流量或吸入麻醉药消耗量[214i]。由机警的麻醉科医师实施麻醉时，低流量麻醉的优势能够体现出来，但每例麻醉需要进行非常多的按键操作[214h]。虽然靶控吸入麻醉模式似乎能够减少吸入麻醉药的消耗，并在低流量麻醉时增加患者的安全性，但目前还没有一种靶控吸入麻醉设备被 FDA 批准使用。

新鲜气流补偿装置和新鲜气体隔离装置

对于老式的风箱式麻醉工作站，新鲜气流在吸气相加入到潮气量中，导致潮气量随新鲜气流量发生变化。在机械通气吸气相，通气机安全阀（亦称为通气机压力安全阀）通常处于关闭状态，回路系统内可调式压力限制阀常位于回路外。因此通气机在正压通气吸气相时，进入患者肺内的气体量等于来自风箱和流量计的气体量之和。患者接受的容量和压力与新鲜氧流量变化趋势和程度成正比。如果操作者调大新鲜气流量，潮气量会增加；新鲜气流量减至基线以下，潮气量会减少。因此，如果总新鲜气流量发生改变，为维持潮气量和气道压力稳定，操作者需要调节通气机的潮气量。

新型工作站具备新鲜气流补偿功能，可维持输送潮气量的稳定。总体来说，麻醉工作站需要在吸气相防止新鲜气体进入呼吸回路吸气支，或通过电子控制系统对新鲜气流进行补偿。为精确实现此功能，需要对通气机进行大量设计改进。Dräger Fabius 工作站安装了新鲜气体隔离装置，可防止因新鲜气流量改变导致的正压潮气量和呼吸回路压力变化。在正压通气吸气相，位于活塞式通气机上游的隔离阀将新鲜气流导入呼吸囊和废气清除系统（图 22.52）。GE Aisys 系统则采用另一种方法，以吸入潮气量测量值作为反馈信号，自动调节通气机驱动气容积，对新鲜气流量变化

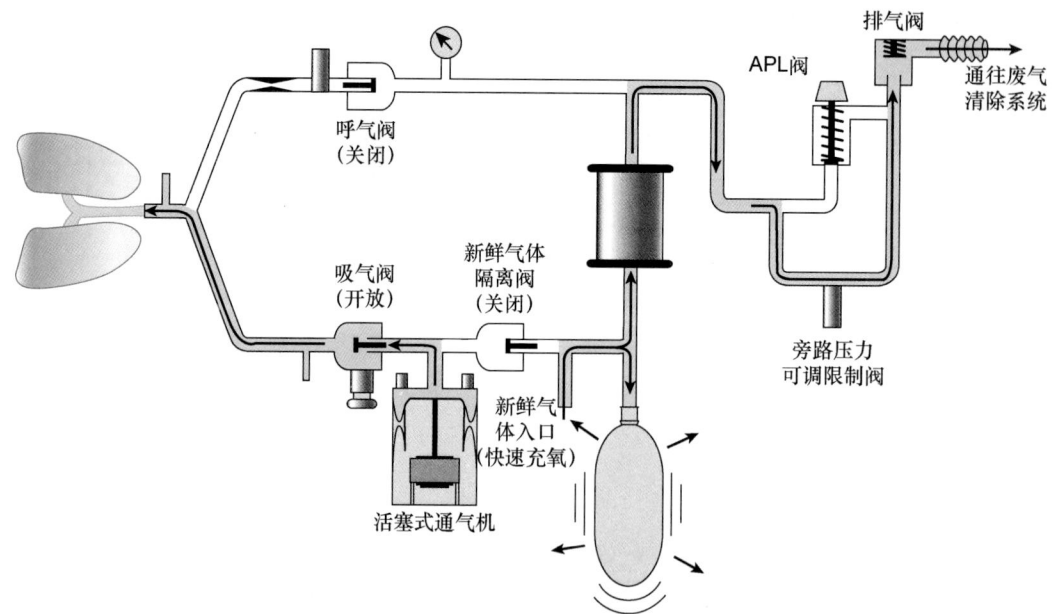

图 22.52　Dräger Fabius 工作站的新鲜气体隔离装置，图为快速充氧时的状态。 在吸气相呼气末正压阀 / 最大压力阀保持关闭。通气机产生的呼吸回路内压力到达新鲜气体隔离阀，高容量快速充氧气流在吸气相进入呼吸囊，不会引起吸入潮气量和可吸回路压力的改变。快速充入的氧气亦流经开放的旁路可调式压力限制（APL）阀，通过排气阀，进入废气清除系统（Modified image courtesy of Dr. Michael A. Olympio. Adapted from Dräger Medical：Dräger Technical Service Manual：Fabius GS Anesthesia System. Rev：E. Telford，PA：Dräger Medical；2002.）

和漏气进行补偿[214j]。

不具备新鲜气流补偿功能的麻醉工作站，在机械通气吸气相不恰当地实施快速充氧，可引起回路内容积大量增加，过多的气体和容积不能从回路内排出，可能导致气压伤和（或）容量损伤[25]。虽然回路内高压可触发报警，但需要将可调吸气压力限制器设定在相对较低的数值才能识别高压。配有可调吸气压力限制器的工作站，使用者应将最大吸气压力设定在适宜的气道峰压水平。当回路内压力达到设定压力时，可调减压排气阀开放，理论上可防止气道压力过高。此装置发挥作用需要使用者设定适宜的减压阀压力。若设定值偏低，会出现通气压力不足，达不到预设每分通气量。若设定值偏高，会造成气道压力过高并损伤患者。一些机器还配备了吸入压力安全阀，压力由厂家预设，当回路内压力达到预设气道压（如 60 ~ 80 cm H_2O）时，安全阀会自动开启，以减少气压伤风险。因此，不具备新鲜气流补偿功能的现代工作站常因达到最大压力设定值而终止通气、释放压力或保持压力设定值[215]。配备新鲜气流补偿功能的工作站，正压通气时快速充氧流量通过转移而未输送至患者，从而保证了容量和压力稳定。

废气清除系统

废气清除是指收集并排放麻醉机和麻醉实施场所内的麻醉废气。多数情况下，麻醉机输出的新鲜气流和吸入麻醉药远远超出患者实际需要量，氧气也远大于实际消耗量，因此清除废气尤为必要。如果不清除废气，手术室人员将暴露于麻醉气体中，并导致高氧环境，增加火灾隐患。

1977 年，美国国家职业安全与健康研究院（National Institute for Occupational Safety and Health，NIOSH）制定了《麻醉气体和挥发性气体职业暴露推荐标准》[216]。尽管界定最低安全暴露水平较为困难，NIOSH 提出的建议见表 22.9，该标准沿用至今。现

表 22.9　美国国家职业安全与健康研究院推荐的微量气体水平

麻醉气体	最大 TWA 浓度（ppm）*
只应用一种含氟麻醉药	2
只应用氧化亚氮	25
含氟麻醉药与氧化亚氮混合使用	
含氟麻醉药	0.5
氧化亚氮	25
牙科机构（只应用氧化亚氮）	50

* 时间加权平均采样，也称时间综合采样，是在较长时间内（如 1 ~ 8 h）评估麻醉气体平均浓度的一种采样方法。
TWA，时间加权平均
（From U.S. Department of Health，Education and Welfare. Criteria for a Recommended Standard：Occupational Exposure to Waste Anesthetic Gases and Vapors. Washington，DC：U.S. Department of Health，Education and Welfare；1977.）

代废气清除系统参照 ISO 制定的标准[11, 216a]。1999
年，ASA 微量麻醉气体特别工作组出版了《手术室
与麻醉恢复室内麻醉废气管理报告》手册。该手册规
定了管理机构的作用，回顾了废气清除系统和监测
设备，并对此提出一些具体建议[217]。最后，美国职
业安全和健康管理局（Occupational Safety and Health
Administration，OSHA）在其网站发布了《工作场所
麻醉气体暴露指南》，该文件并非法律标准，但提供
了信息、指南和参考资料等诸多内容[217a]。

　　手术室内废气污染主要与麻醉技术和麻醉设备有
关[217-218]。麻醉技术相关因素包括：①当回路未连接
至患者时，气体流量控制阀或蒸发器并未关闭；②不
合适的面罩；③回路向手术室内快速充气；④蒸发器
加药，特别是发生泄漏时；⑤使用不带套囊的气管导
管；⑥使用呼吸回路而非循环回路系统。设备故障和
不正确地使用设备也会引起手术室污染。可能会发生
泄漏的部位有：高压管道、氧化亚氮钢瓶底座、麻醉
机高/低压回路以及回路系统部件（特别是二氧化碳
吸收器）。麻醉科医师应该正确操作和调节手术室内
废气吸引和清除系统，以彻底清除废气。旁路式气体
监测仪取样后的多余气体（50～250 ml/min）必须进
入废气清除系统或回输至回路系统内，以防手术室污
染[217-218]。

分类和组成部分

　　废气清除系统可分为主动式和被动式。主动式
废气清除系统与负压吸引相连，如医院的中心负压
系统。被动式废气清除系统将废气排放至暖通空调
（heating，ventilation and air conditioning，HVAC）
系统中，或通过软管穿过墙壁、天花板或地板抵达建
筑物外部。被动式系统仅依靠气体离开收集装置的轻
微正压驱动气体流动。若被动式废气清除系统将废气
排放至暖通空调系统中，则后者必须为非循环式系
统。被动式废气清除系统在现代手术室中已不常见。

　　废气清除系统亦可分为开放式或封闭式。开放式
废气清除系统允许夹带手术室内空气，封闭式废气清
除系统则与之相反[219]。后文将详细介绍两者区别。

　　经典的废气清除系统由 5 部分组成（图 22.53）：
①废气收集装置；②输送管道；③废气清除中间装置；
④废气处理集合管；⑤主动或被动式废气处理装置[220]。

　　废气收集装置　废气收集装置位于呼吸回路废气
排放处，并连接输送管道。麻醉废气通过可调式压力
限制阀（APL）或某种呼吸机排气阀从麻醉系统内排
出。患者排出的过剩气体通过上述阀门离开通气系统

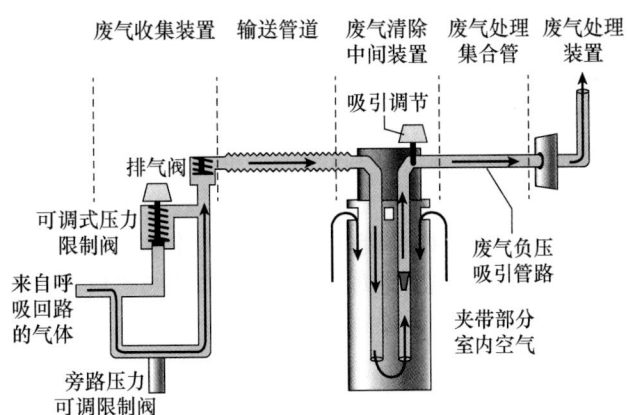

图 22.53　**废气清除系统组成部分。**以 Dräger Fabius 系统
（Dräger Medical，Telford，PA）为例，连接至一个开放式主
动废气清除系统，输送管道接口大小应与呼吸回路相区别，以
防止连接错误的发生。废气收集装置或输送管道阻塞会引起
呼吸回路内压力过高。废气清除中间装置泄漏、吸引压力异常
或故障可引起环境污染。具体内容详见正文（From Brockwell
RC. Delivery systems for inhaled anesthesia. In：Barash PG，ed.
Clinical Anesthesia. 5th ed. Philadelphia：Lippincott Williams &
Wilkins；2006：589.）

或进入手术室环境（如使用不合适的面罩，气管插管
漏气，机器漏气等）。现代风箱式通气机的驱动气，
以及 Maquet FLOW-i 反馈气体模块的流出气体，也
都排入废气清除系统之中。这种情况需引起注意，因
在高新鲜气流和高每分通气量情况下，进入废气清除
中间装置的气体可能会超出其清除能力，此时麻醉废
气通过正压排气阀（见于封闭式系统）或通风孔（见
于开放式系统）逸出回路系统外，仍可造成手术室污
染。气体驱动的呼吸机通常不会发生上述情况通常，
因为驱动气（100% 氧气或空气-氧气混合气）可通过
呼吸机后盖上方的通风小孔将排放到手术室环境中。

　　输送管道　输送管道将来自废气收集装置的气
体输送到废气清除中间装置。ISO 80601-2-13 标准规
定，废气清除系统接口直径须为 30 mm，或为其他类
型专用接口，以防止废气清除系统误接到麻醉工作站
其他接口上[11]。某些厂家用黄色作为输送管道标记
颜色，以便与 22 mm 通气回路相区别。管道应足够坚
硬，以防扭曲并减少阻塞的发生，或在管路阻塞时具
备必要的压力排放方式。输送管道位于有压力限制作
用的废气清除系统上游，一旦管道由于扭曲或误接造
成阻塞，呼吸回路内压力就会上升，并可能造成气压
伤[144, 221-223]。一些机器 APL 阀和呼吸机排气阀有各
自独立的输送管道，两条管道在进入废气清除中间装
置前或进入时合并为一根管道。

　　废气清除中间装置　废气清除中间装置是废气清
除系统最重要的组成部分，可防止呼吸回路或呼吸机

出现过度负压或正压[220]。正常工作状态下，中间装置应能把废气收集装置下游内的压力限制在 - 0.5 ～ + 3.5 cmH2O[11]。不论哪种废气处理系统，必须具有正压释放功能，一旦中间装置下游出现阻塞（或主动式废气处理系统吸引压力异常时），过剩气体能从该系统排放出去。如果废气处理系统为主动式，则必须采用负压释放装置，以防止呼吸回路或呼吸机内出现过度负压。废气清除系统中的负压可引起患者呼吸回路中气体流失。主动式系统还必须具备储气罐，以便在废气清除系统排出废气前储存过剩废气。

开放式中间装置　开放式废气清除中间装置通过主动式系统在废气排放管内产生持续气流。如果从麻醉工作站排出的废气量小于废气清除系统的持续流量，一些室内空气也被吸入废气清除系统以平衡压力。由于麻醉机间断排放废气，流量峰值可能超出废气清除系统的流量，因此开放式中间装置需要一个储气罐（图 22.54）[219]。废气从储气罐顶部经一根内管到达储气罐底部，管内的负压吸引将废气清除。通过适当调节，负压吸引速率超过进入储气罐的废气流速，一部分室内空气也会经压力释放装置进入储气罐内。负压吸引速率通常由流量控制阀和流量表进行调节，两者位于废气清除中间装置上。调节负压吸引速率是麻醉工作站用前检查程序的一项重要内容。如果负压吸引调节不当，废气会通过压力释放装置进入手术室环境。开放式废气清除中间装置因储气罐与大气相通，故没有正压或负压减压阀。储气罐顶端的压力释放装置提供正压和负压释放。一些开放式废气清除系统可以用储气袋代替储气罐。

封闭式中间装置　封闭式废气清除中间装置通过排气阀与大气环境相隔绝，因此废气流速、负压吸引流速和贮气囊体积三者之间的关系决定了废气清除效能。所有的封闭式中间装置必须设置一个正压排气阀，以便当中间装置下游出现阻塞时，可排出系统内的过剩气体，如采用主动式处理系统，还必须使用负压进气阀，防止通气系统内出现负压[220]。

目前临床应用的封闭式中间装置分为两种。一种应用于被动式废气清除系统，只配备正压排气阀；另一种应用于主动式废气清除系统，同时具有正压排气阀和负压进气阀。

只有正压排气阀的封闭式中间装置　封闭式被动处理系统只需要一个正压排气阀（图 22.55A）。废气从废气入口进入中间装置。由于不使用负压吸引，废气依靠气体离开患者呼吸系统的微弱正压由中间装置进入处理系统。废气随后被动地进入非循环式暖通空调系统或室外。如中间装置和处理系统之间出现阻塞，正压排气阀能在预设水平（如 5 cmH2O）开启[224]。使用这种系统不需要储气袋。

兼具正压排气阀和负压进气阀的封闭式中间装置　封闭式主动处理系统具有一个正压排气阀、至少一个负压进气阀和一个储气袋。图 22.55B 是 Dräger Medical 封闭式废气清除中间装置吸引系统示意图。废气通过废气入口间断进入中间装置，过剩废气在储气袋内不断蓄积，直至负压系统将其清除。操作者必须正确调节负压控制阀，使储气袋适当充盈（图 22.55B，状态 A）而不会过度膨胀（状态 B）或完全塌陷（状态 C）。系统压力超过预设压力（由操作者设置）时，废气从正压排气阀排入大气。系统内负压低于阀门开放压力，如 - 0.5 cmH2O 时，室内空气通

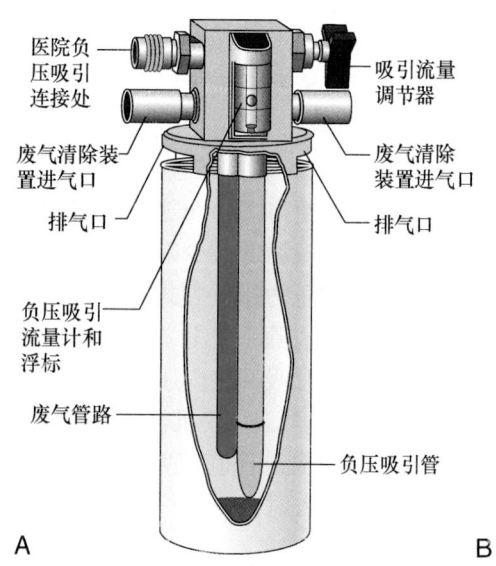
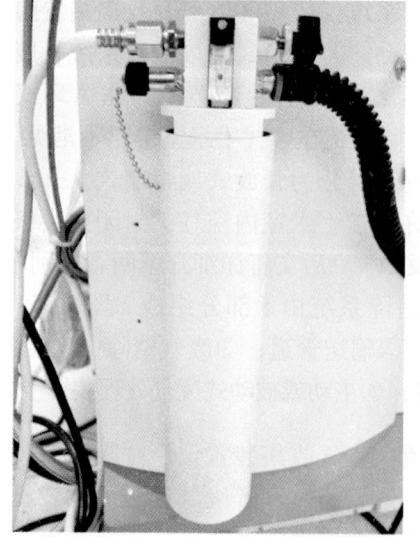

图 22.54 （A 和 B）开放式废气清除中间装置。通过适当调节，室内空气经由顶部的压力释放装置不断进入储气罐内。具体内容详见正文

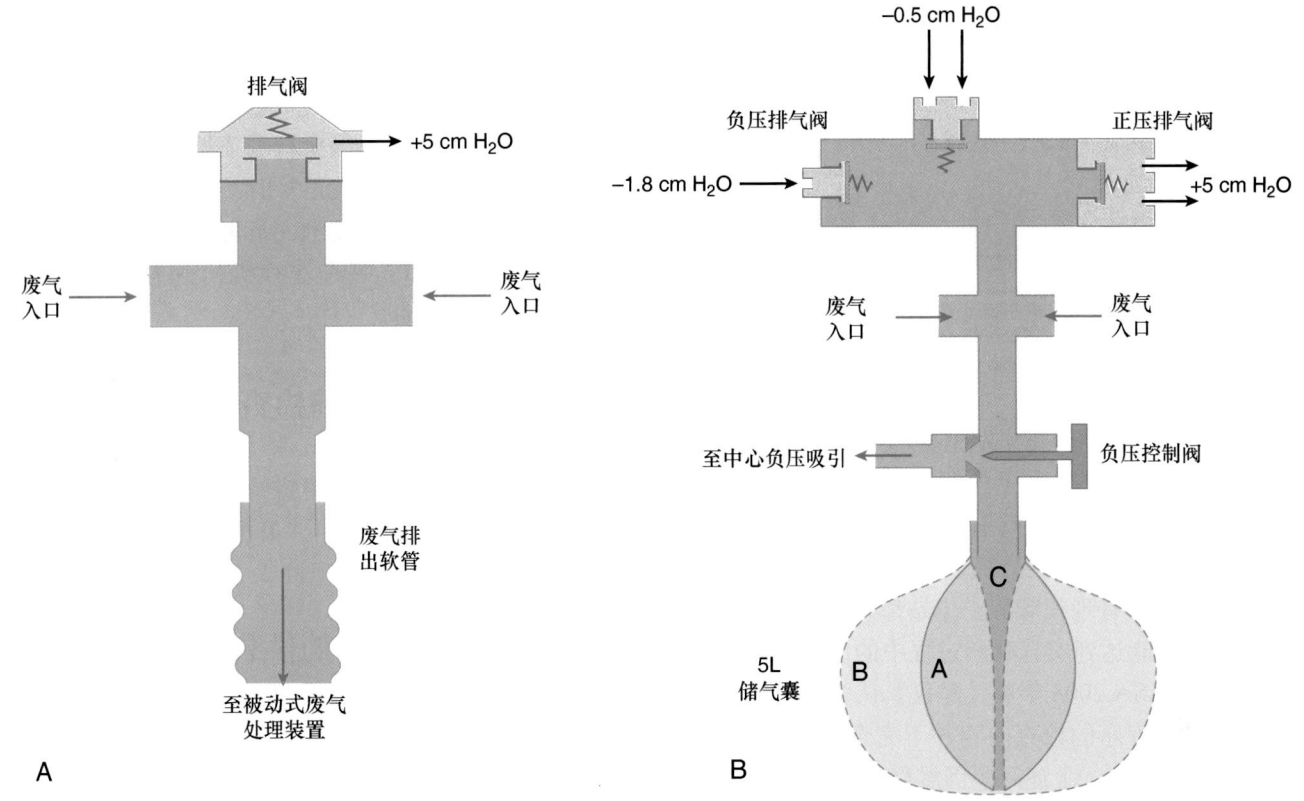

图 22.55 **封闭式废气清除中间装置。**（A）被动式中间装置。（B）主动式中间装置。B 图显示了 5 L 储气袋的不同状态：调节正确（A），过度膨胀（B）和完全塌陷（C）。具体内容详见正文（A，Modified from North American Dräger. Scavenger Interface for Air Conditioning：Instruction Manual. Telford，PA：North American Dräger；1984；B，From North American Dräger. Narkomed 2A Anesthesia System：Technical Service Manual. Telford，PA：North American Dräger；1985.）

过负压进气阀进入系统内。某些系统中，如负压进气阀因灰尘或其他原因出现堵塞，备用负压进气阀会在－ 1.8 cmH₂O 时开启。封闭式系统防止废气溢出的效率取决于废气流速、负压吸引流速和储气袋容积。只有当储气袋过度充盈、袋内压力上升至足以开启正压排气阀时，废气才会泄漏进入大气。在这种情况下，同常将触发"高 PEEP"或气道持续压力报警。

废气排放管道或其他流向 废气排放管道将来自废气处理中间装置的废气输送给废气处理装置的接收端（图 22.53）。这种管道应具备抗压能力，并尽可能架设于较高位置，以防管道阻塞。废气排放管道与废气清除中间装置的连接部位应为永久性或专用的接口，但与主动式废气处理系统连接时应使用 DISS 型接口[225]。

废气处理系统 废气处理装置是麻醉废气清除的终末环节（图 22.53）。处理方式分主动式和被动式两种类型，前文已有介绍。

危险因素

使用废气清除系统能减轻手术室污染，同时也增加了麻醉系统的复杂性。废气清除系统将麻醉回路从麻醉机延伸到废气处理装置，增加了出现问题的可能。废气清除系统内出现过度负压，可导致通气回路系统内出现有害的负压。废气处理管道阻塞会增加呼吸回路压力，虽然正压排气阀可以保护患者避免发生气压伤，但触发报警的回路压力可对患者造成危害[226]。废气清除系统负压不足，可能导致废气泄漏入手术室。一份罕见的报道描述了一例由废气清除系统引发的设备操作室火灾。此案例中，麻醉废气并非直接排放至建筑物外，而是先排放至设备操作室，而后再清除至室外[21, 230]。

麻醉工作站用前检查

每天首次使用麻醉工作站前，应对设备进行一次完整的麻醉机用前检查（preanesthesia machine checkout，PAC）。后续手术麻醉开始前，可按简化程序进行检测。框 22.3 列出了安全实施麻醉的七项基本要求，这些要求摘自 ASA《麻醉前检查程序建议》（简称《建议》）[11b]。麻醉科医师在开始任何麻醉之前须确保麻醉机已符合上述要求。医疗机构应详细制定个体化检测程序，以达到上述基本安全要求。随着麻醉机种类的增加，单一的通用式 PAC 已不能满足需要，

框 22.3　安全实施麻醉的基本要求

- 以可靠的方式输送氧气，氧浓度可任意调节且可达 100%
- 以可靠的方式实施正压通气
- 备用通气设备随时可用，运行正常
- 可控制呼吸回路内正压释放
- 具备麻醉气体输送装置（当计划实施吸入麻醉时）
- 负压吸引随时可用
- 符合患者监测标准的要求

From Sub-Committee of American Society of Anesthesiologists Committee on Equipment and Facilities：Recommendations for Pre-Anesthesia Checkout Procedures（2008）.

所以个体化检测程序变得愈发重要。

　　PAC 作为麻醉操作中的强制性内容已超过 30 年[228]，但证据表明麻醉科医师很少执行完整的 PAC[6, 229]。即使麻醉机故障显而易见，也可能被遗漏[3]。此外，所有现代麻醉工作站都有自检程序，但这些程序并不能达到实施麻醉过程中的所有基本安全要求[8, 231]。ASA 2008 年版《建议》认为，许多麻醉科医师对自检程序的检查内容并不完全清楚[11b]。即使阅读了使用手册，上述问题仍然存在。

　　框 22.4 总结了 ASA 2008 年版《麻醉前检查程序建议》，重点是确保关键设备可用，并对其功能进行评估。该规范明确了技术人员（如麻醉科技术人员或生物医学技术人员）可以执行哪项检查。当负责部门为"麻醉科医师和技术人员"时，麻醉科医师必须执行该项检查；也可安排技术人员再次进行此项检查以提供多重安全保障。每个医疗机构应制定个体化程序，并规定具体职责。

2008 年版《麻醉前检查程序建议》

　　此处对框 22.4 中的项目进行介绍。每日开始麻醉操作前，需检查 15 个项目。麻醉每个患者前，需检查 8 个项目（见框 22.4，项目 2、4、7、11 ～ 15）。

项目 1：确认具备辅助供氧钢瓶，自张式手动通气装置随时可用且功能正常

频率：每天。
负责部门：麻醉科医师和技术人员。

框 22.4　2008 年版《麻醉前检查程序建议》总结

每天需要完成的项目

项目 #	任务	负责部门
1	确认具备辅助供氧钢瓶，自张式手动通气装置随时可用且功能正常。	麻醉科医师和技术人员
2	检查患者吸引装置随时可用于清理气道。	麻醉科医师和技术人员
3	打开吸入麻醉给药系统并确认交流电源可用。	麻醉科医师或技术人员
4	确认具备必要的监护仪和报警装置。	麻醉科医师或技术人员
5	确认麻醉机上的氧气钢瓶内剩余气压处于适当水平。	麻醉科医师和技术人员
6	确认管道气源压力 ≥ 50 psig。	麻醉科医师和技术人员
7	确认蒸发器内吸入麻醉药量处于适当水平，旋紧加药帽。	麻醉科医师
8	确认流量计和总气体出口之间的气体供应管路不存在泄漏	麻醉科医师或技术人员
9	检查废气清除系统功能是否正常。	麻醉科医师或技术人员
10	校准氧浓度监测仪或确认已校准，并检查低氧浓度报警。	麻醉科医师或技术人员
11	确认二氧化碳吸收剂未失效。	麻醉科医师或技术人员
12	检查呼吸回路系统压力及是否适当、有无泄漏。	麻醉科医师和技术人员
13	确认气流在吸气相和呼气相都能正常通过呼吸回路。	麻醉科医师和技术人员
14	对检查操作结果进行文字记录。	麻醉科医师和技术人员
15	确认呼吸机参数设定，并评估准备就绪的吸入麻醉给药系统（暂停并检查）	麻醉科医师

每次使用前需要完成的项目

项目 #	任务	负责部门
1	检查患者吸引装置随时可用于清理气道。	麻醉科医师和技术人员
2	确认具备必要的监护仪和报警装置。	麻醉科医师或技术人员
3	确认蒸发器内吸入麻醉药量处于适当水平，旋紧加药帽。	麻醉科医师
4	确认二氧化碳吸收剂未失效。	麻醉科医师和技术人员
5	检查呼吸回路系统压力是否适当、有无泄漏。	麻醉科医师和技术人员
6	确认气流在吸气相和呼气相都能正常通过呼吸回路。	麻醉科医师和技术人员
7	对检查操作结果进行文字记录。	麻醉科医师和技术人员
8	确认呼吸机参数设定，并评估准备就绪的吸入麻醉给药系统（暂停并检查）	麻醉科医师

Modified from Sub-Committee of American Society of Anesthesiologists Committee on Equipment and Facilities：Recommendations for Pre-Anesthesia Checkout Procedures（2008）.

麻醉科医师必须随时准备在没有麻醉机辅助的情况下维持患者生命。在每天开始工作前，在任何工作环境下最重要的安全检查是确认配备自张式手动通气装置，以及独立于麻醉工作站和医院管道供氧系统之外的氧气源。这些物品必须配备于任何实施麻醉的工作环境中。《建议》建议检查自张式通气装置的功能；这通常可以在不打开包装的情况下完成。需要注意的是，非自张式 Mapleson 型呼吸回路并不能满足此项要求。

应检查辅助氧气钢瓶（通常为一个备用钢瓶）以确保其已充满。检查钢瓶是否连接流量计并确认开启钢瓶阀门的方法。检查完毕应关闭阀门，防止氧气意外散失。确保后勤支持人员备有充满氧气的便携式钢瓶，且配有流量计和钢瓶扳手，但最终须由麻醉科医师核实确认。

项目 2：检查患者吸引装置，随时可用于清理气道

频率：每次使用前。

负责部门：麻醉科医师和技术人员。

"安全实施麻醉，需要吸引装置，必要条件下，可立即用于清理患者气道"[11b]。在开始任何麻醉操作之前，必须使用适当长度的吸引管路和经口吸痰工具（如 Yankauer 吸头）充分吸除患者分泌物。由于每例麻醉的情况不同，该工作可由麻醉科医师和技术人员完成。在麻醉开始前，麻醉科医师应核实该项目。

项目 3：打开吸入麻醉给药系统，并确认交流电源可用

频率：每天。

负责部门：麻醉科医师或技术人员。

现代麻醉工作站配有备用电池电源，可在交流电源中断时继续工作。如果意外启用了备用电源且电量耗尽，交流电源中断时将首先导致灾难性的系统关闭。在每天开始麻醉工作前，应确认交流电源供电。ASA 还建议检查地氟烷蒸发器等子系统的供电情况。此项目可由技术人员或麻醉科医师完成。

项目 4：确认具备必要的监测仪，并检查报警装置

频率：每次使用前。

负责部门：麻醉科医师或技术人员。

在 ASA《建议》中，本项目包括监测用具（适当尺寸的血压袖带、血氧饱和度探头等）、关键监测设备的功能测试（血氧饱和度和二氧化碳分析仪）和报警功能测试。并强调了声音报警的重要性。

本项目中的一些内容较为简单，如确认监测设备、机器开机和插入电源。但检查报警阈值并调节其参数则相对复杂一些。由于操作者需根据实际需要设置报警阈值、机器未设置或未重置默认阈值，导致不同监测设备报警阈值各异。可在麻醉工作站监测设备上创建并设置符合科室情况的默认报警阈值，其中也包括设置麻醉机相关阈值，如潮气量、气道压和吸入氧浓度等阈值。麻醉科医师要确保关键报警阈值的设定在关键时刻能发挥作用。此时，麻醉技术人员可以通过检查监测设备的功能状态，确认关键报警阈值来提高麻醉机用前检查质量。

项目 5：确认麻醉机供氧钢瓶内剩余气压处于适当水平

频率：每天。

负责部门：麻醉科医师和技术人员。

除了确认配备有独立的氧气瓶外（项目 1），麻醉科医师还应确认麻醉工作站安装有的充满氧气的氧气钢瓶。打开机器背面的一个或多个氧气钢瓶并读取压力表数值，即可验证氧气钢瓶压力。目前的规范并没有一个特定数值，以提示需更换氧气钢瓶。但一些厂家的使用手册建议在压力低于 1000 psi 时进行更换[31a]。

《建议》认为，只有在使用其他气体实施麻醉时，才需要检查其钢瓶气源，如空气、氧化亚氮等。

项目 6：确认管道气源压力位于 50 psig 或稍高水平

频率：每天。

负责部门：麻醉科医师和技术人员。

《麻醉前检查程序建议》中规定每天须检查管道气源压力，即使该项目是技术人员的工作内容，麻醉科医师也应执行此项目。

对管道气源系统进行更详细的每日用前检查可能是例行检查的一部分。例如，每天快速检测管道连接，供气管道，气体压力以及保证吸气支含有超过 90% 的氧气，这样可以最大限度地降低风险。视、听觉报警装置是所有麻醉机上的一个重要的安全配置，在供氧压力下降时发出警报。评估这一气动安全装置的方法就是切断墙壁氧气供应以及关闭氧气钢瓶，以便触发报警。但 2008 年版《建议》并未强制采取上述方法。

项目 7：确认蒸发器内吸入麻醉药量处于适当水平，如条件允许，应将加药帽充分拧紧

负责部门：麻醉科医师（如需重复检查，则还需技术人员参与）。

如计划使用吸入麻醉药，麻醉科医师应确保蒸发器内有足够的药液。并非所有麻醉药都以吸入方式使用，所以默认报警可能不包括低药量报警。在使用前检查药液含量可以减少麻醉过浅和术中知晓的发生。

当蒸发器开启时，加药帽松动是导致蒸发器泄漏的常见原因。由于呼吸系统压力和泄漏测试多在蒸发器关闭时进行（见下文项目 12），其泄漏源可能未被检出。一些蒸发器在拔除注药适配器时自动关闭。虽然 2008 年版 PAC 指南未涉及相关内容，一些制造商建议对机器上的蒸发器互锁系统进行检查，该系统可防止同时开启多个蒸发器。

项目 8：确认流量计和总气体出口之间的气体供应管路不存在泄漏

频率：每天和更换蒸发器时。

负责部门：麻醉科医师或技术人员。

如上所述，麻醉工作站低压部分，从流量控制阀到蒸发器，再到总气体出口，最易发生泄漏。机器此部位泄漏可致低氧血症或术中知晓[22, 24]。

低压泄漏试验需要强调两方面内容。第一，一些麻醉工作站在出口设有单向阀（图 22.1）。由于压力不能通过该单向阀，所以**不能**在呼吸回路内使用正压检测低压系统上游的泄漏。对于此类机器，须进行负压测试。第二，只有开启蒸发器后，才能检测其是否泄漏。因此，根据机器配置的不同，全面的低压泄漏测试需要开启蒸发器逐一检查。一些麻醉工作站（Maquet 麻醉机和 GE Healthcare 工作站）装备有特殊

类型蒸发器（ADU 蒸发器），能自动进行泄漏测试。

设有出口单向阀的机器必须进行负压泄漏试验。负压泄漏试验简单易行，灵敏度高，可发现低至 30 ml/min 的泄漏。测试时应完全关闭流量控制阀，以防气体进入低压回路。由制造商提供或自制的专用负压试验小球与总气体出口连接（图 22.56），不断挤压此球直至完全挤扁。如小球不能保持瘪陷，提示空气由泄漏部位流入小球。当麻醉机加压工作时，气体将从该部位逸出。然后逐一开启蒸发器，重复以上试验步骤进行检测。

负压泄漏试验也可在没有单向阀的机器上进行。因此，负压泄漏试验有时被称为"通用泄漏试验"。使用错误的方法对机器进行泄漏检测可致事故发生[231-234]。当怀疑机器存在泄漏时，最好进行负压泄漏试验。然而，很多新一代麻醉机没有可连接测试小球的总气体出口，因此不能对低压系统进行负压泄漏试验。对于此类机器，须在用前检查时对低压系统和蒸发器进行手动正压测试，或通过机器自检完成低压测试。需要注意的是，某些机器需通过菜单设置进行自动低压测试[214j]。

项目 9：检查废气清除系统功能是否正常

频率：每天。

负责部门：麻醉科医师或技术人员。

检查废气清除系统为手动操作，尚不能自动检查。首先检查气体输送管道每个部件是否完整，连接是否正确，气体输送管道是从 APL 阀和呼吸机排气阀

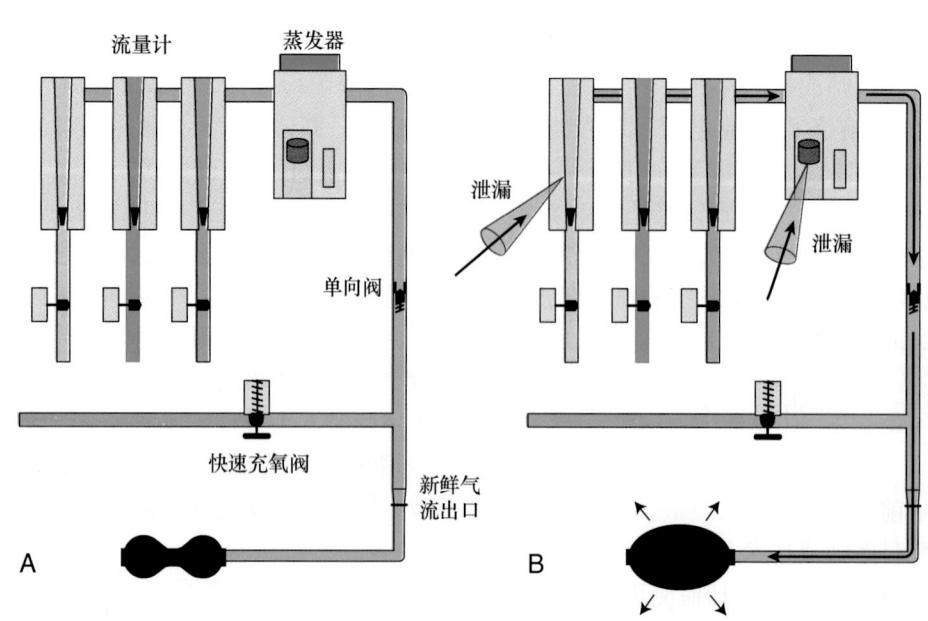

图 22.56　**低压回路系统（通用）负压泄漏试验**。（A）将专用负压试验小球挤扁并连接到新鲜气流出口，使低压回路形成负压，单向阀开放，对蒸发器、流量管、相应管道及其连接处进行检查。（B）如低压回路内出现泄漏，周围空气从漏气部位进入回路，小球膨胀。O₂，氧气

到废气清除中间装置之间的部分。在许多现代麻醉机上，呼吸回路系统至废气清除中间装置由一条气体输送管道连接。手术室墙壁到废气清除中间装置之间的负压管路也须检查。

检测封闭、被动式废气清除系统时（如图 22.55A 所示），操作者需堵住患者端 Y 型接口（或通过软管使回路吸气支和呼气支短路），并使呼吸系统产生高速气流，关闭废气清除中间装置的排气软管出口，保证气流可以通过正压排气阀排出，过大的压力不会使呼吸回路内压力上升（如 < 10 cmH$_2$O）。检测封闭、主动式废气清除系统包含两个步骤（如图 22.55B 所示）。第一步，检测正压排气阀，方法同检测封闭、被动式废气清除系统。一些制造商建议在此操作时关闭负压针形阀。第二步，检查负压进气阀，常规设置废气清除中间装置的吸力，关闭麻醉机上所有流量控制阀，封闭患者端 Y 型接口（或通过软管使回路吸气支和呼气支短路）和呼吸囊接口，防止气流进入呼吸回路。此时，气道压力表应显示微小的负压（如不低于 − 1.0 cmH$_2$O）。一般而言，主动式废气清除系统的中间装置吸力应调节在适当水平，使储气囊既不会过度膨胀，也不会塌陷，保持轻度充盈状态。由于通过废气清除系统的气体量变化较大，必要时应调节针形阀。考虑到不同机器的通气系统各不相同，当制定个体化 PAC 规范时，也要参考制造商使用手册的内容。

检测开放、主动式废气清除系统（如图 22.54 所示）较封闭、主动式废气清除系统简单。所有气体输送管道和负压吸引管连接正确后，调节负压针形阀使流量计浮标位于指示线中间。按照前文所述，进行正压和负压试验。

项目 10：校准氧浓度监测仪或确认已校准，并检查低氧报警装置

频率：每天。

负责部门：麻醉科医师或技术人员。

氧浓度分析仪是麻醉工作站最重要的监测仪器之一。老式麻醉工作站使用原电池氧传感器，位于患者呼吸回路吸气阀瓣膜附近。该装置寿命有限，且与氧暴露量成反比[234a]。由于氧传感器易发生偏移，所以建议每日进行校准（如有需要可以反复校准）。新型麻醉工作站通过旁路式多功能气体分析仪检测吸入氧浓度。此分析仪内置于麻醉工作站上，且不可拆卸，可满足氧浓度监测需求。该设备无需每日校准，通过测量室内空气氧含量（21%），即可完成传感器功能检测。

应每天检测低氧浓度报警功能。可手动将低氧浓度报警阈值设为高于 21%，并将传感器暴露于空气中

以触发报警。比较谨慎的设置阈值为 25% ~ 30%，前提为日常使用的氧浓度不低于此值。在任何情况下，应将报警阈值设于 21% 以上。根据实际情况不同，此步骤可由技术人员执行。

项目 11：确认二氧化碳吸收剂未失效

频率：每次使用前。

负责部门：麻醉科医师或技术人员。

为利用复吸入气体，麻醉回路系统需配备二氧化碳吸收器。在每次麻醉前，应检查吸收剂是否失效。在判断吸收剂是否失效时，指示剂颜色变化不像二氧化碳图那样可靠，了解这一点对麻醉科医师非常重要。无论在回路系统内使用哪种麻醉药物，都应使用二氧化碳图进行监测，麻醉科医师应避免吸入二氧化碳浓度大于 0。外观正常但已失效的吸收剂很难在用前检查中发现。在麻醉开始前，不再建议麻醉科医师通过手动控制呼吸回路内吸入和呼出气流来评估吸收剂功能。

项目 12：检查呼吸回路系统压力及是否存在泄漏

频率：每次使用前。

负责部门：麻醉科医师和技术人员。

此 PAC 项目旨在验证呼吸回路可产生并维持正压，且 APL 阀（减压阀）能适当释放回路内压力。一次性呼吸回路部件或麻醉机部件出现泄漏的情况并不少见。因此，呼吸回路系统泄漏试验非常重要。传统方法是，检查呼吸回路完整后进行手动检测：取下呼吸气体采样管，封闭回路上的呼吸气体采样管插口，将呼吸机设置为呼吸囊或手动通气模式，关闭气体流量表至零，关闭 APL 阀，堵住 Y 型接口，按压快速充氧按钮，使呼吸回路压力升至约 30 cmH$_2$O（图 22.57）。呼吸回路系统维持此压力 10 s 以上即证明回路无泄漏。若试验中出现压力下降，应仔细检查所有插口、气管接口、螺纹管接口、吸收罐密闭垫圈、一次性呼吸回路。呼吸回路系统最常见的泄漏部位是吸收罐，麻醉科医师在更换完吸收剂后应立即进行严格检查。

虽然一些手动步骤仍作为检测前的准备工作，许多现代麻醉机都能自动进行呼吸回路泄漏试验。一些麻醉机可自动检测呼吸回路系统顺应性，以指导潮气量输送。因此，须对实施麻醉的呼吸回路进行此项检测。自动检测可由技术人员完成，但麻醉科医师应加以核实。泄漏测试是正压通气的重要保障，因此非常重要，是麻醉科医师的必备职责。

呼吸回路系统压力检测完成后，须检测 APL 阀功能：完全开放 APL 阀，呼吸回路系统压力应迅速降至

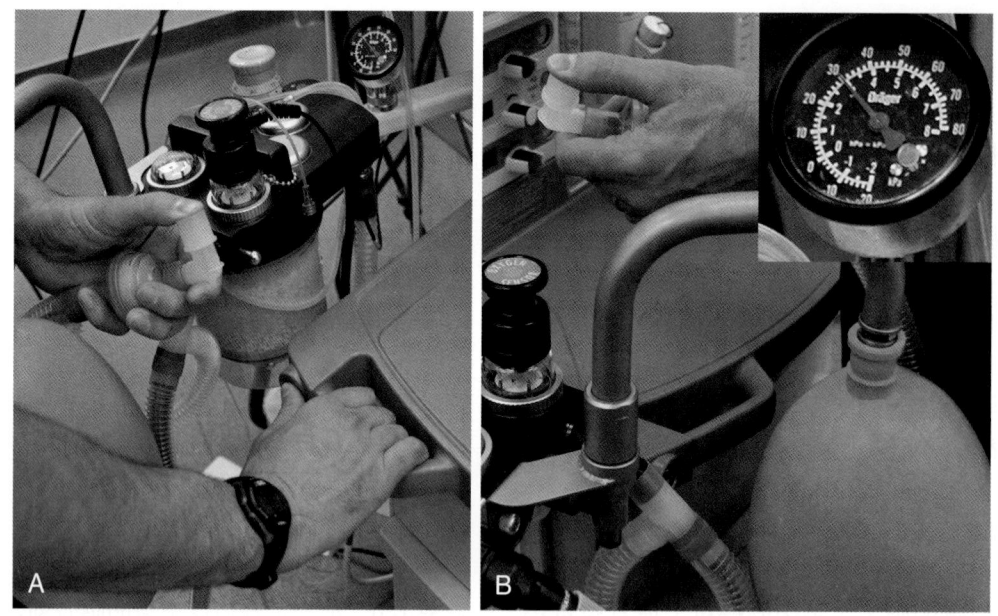

图 22.57   **呼吸回路系统手动压力和泄漏测试**。须对实施麻醉的呼吸回路进行压力和泄漏测试。（A）堵住患者端 Y 型接口或弯头，按压快速充氧按钮，使呼吸回路压力升至约 30 cmH₂O。（B）呼吸回路系统应维持压力 10 s 以上。需要确认气体流量表已关至零或最小值，气体采样管已取下，回路上的气体采样管插口已封闭

零。无论 APL 阀为哪种设计，压力均应迅速下降。检查限压型 APL 阀的方法相对简单：在手动通气模式下，将 APL 阀设置于 30 cmH₂O，堵住患者端的 Y 型接口，增加气体流量至 5 L/min，在稳定后，确认呼吸回路系统压力维持在 APL 阀设定的压力值附近。

项目 13：确认气流在吸气相和呼气相都能正常通过呼吸回路

频率：每次使用前。

负责部门：麻醉科医师和技术人员。

此项目旨在确认呼吸回路内气流通畅且单向阀功能正常。呼吸回路气流试验简单易行，只需将模拟肺或第二只储气囊连接到 Y 型接口即可。在呼吸囊或手动通气模式下，麻醉科医师将原有呼吸囊内气体挤入 Y 型接口上的模拟肺中，再挤压模拟肺将气体挤回，如此反复操作（图 22.58）。这就是所谓的**气流试验**。在吸气相，吸气阀开放同时呼气阀关闭，呼气相则与之相反。在气流试验中，吸气支阻塞表现为吸气相呼

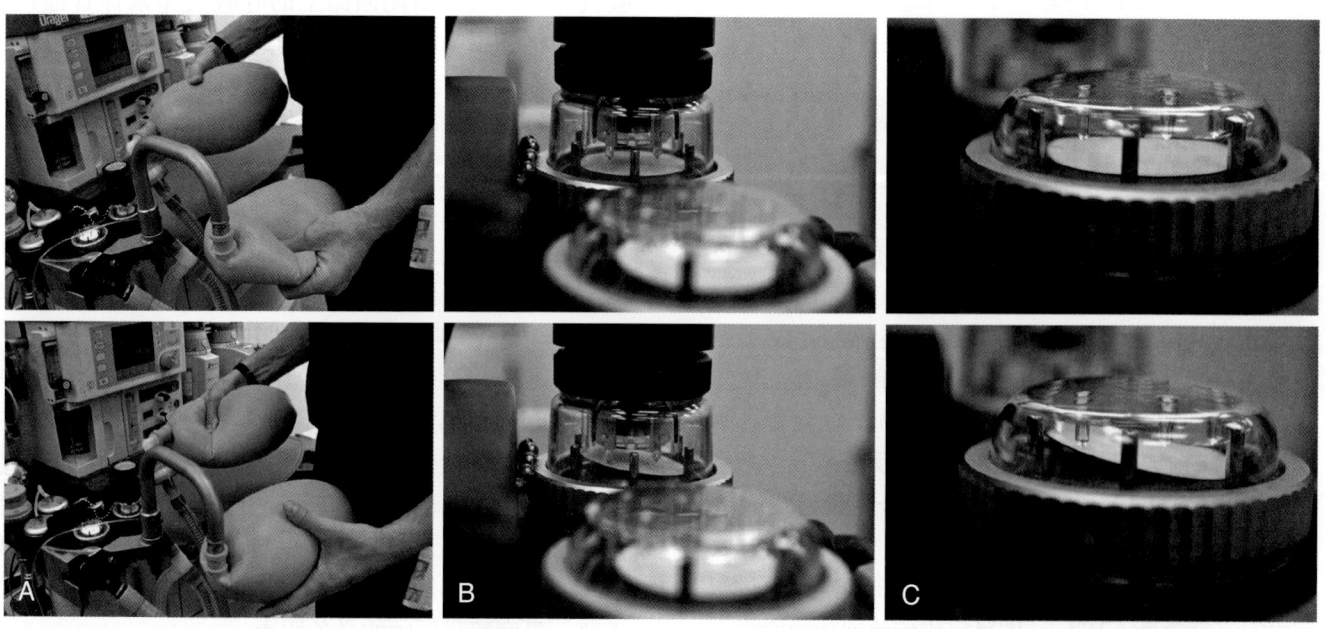

图 22.58   （A～C）在吸气和呼气相，通过"气流试验"确认气流可以顺利通过呼吸回路系统。上面一行，模拟肺或第二只呼吸囊连接到 Y 型接口。挤压原有呼吸囊内气体，气流通过吸气支，吸气阀开放，模拟肺充气，同时呼气阀持续关闭。下面一行，挤压模拟肺，气流通过呼气支，呼气阀开放，原有呼吸囊充气，同时吸气阀持续关闭。此过程中呼吸回路内气流应平稳且无阻力

吸囊张力升高；呼气支阻塞表现为呼气受阻。实施气流试验的必要性在于，呼吸回路泄漏试验不能检测出回路阻塞和单向阀故障。未检测出呼吸回路阻塞的危害很大，表现明显，常在诱导后立即显现[147-148, 150]。回路内的微小阻塞需通过二氧化碳图进行排查。

麻醉机自检可能无法发现回路阻塞。一些个案报告中，机器虽自检正常，但出现了回路阻塞导致的并发症或未遂事故[9, 231, 234b, 234c]。根据说明书的描述，在用前自动检查时，大多数麻醉机能进行呼吸回路泄漏试验，但很少涉及气流试验或单向阀功能测试。事实上，一些具备自检功能（包括呼吸回路泄漏试验）的现代麻醉机，仍建议手动检查吸气阀和呼气阀功能[214, 31a]。以本章作者的经验，目前多采用机器自检方法，已很少使用模拟肺进行上述检查。若省略此项检查，麻醉科医师须警惕单向阀故障和呼吸回路阻塞的发生。

项目 14：对检查操作结果进行文字记录

负责部门：麻醉科医师和技术人员。

麻醉记录应包含麻醉科医师完成麻醉前检查程序的文字内容。麻醉科医师或生物医学工程技术人员应在何处记录麻醉前检查程序，目前尚无相关指南。保存详细内容作为部门日志，将有利于质控工作的开展。

项目 15：确认呼吸机参数设定并评估准备就绪的吸入麻醉给药系统（暂停并检查）

频率：麻醉开始之前立即进行。

负责部门：麻醉科医师。

2008 年版《建议》将 PAC 最后一项检查定义为"暂停并检查"。暂停并检查要求麻醉科医师确认以下6 项内容：

- 监护仪功能正常？
- 有无二氧化碳监测仪？
- 脉搏血氧仪测定氧饱和度？
- 流量计和通气机参数设置恰当？
- 手动 / 机械通气转换开关位于手动档位？
- 麻醉蒸发器（一个或多个）药液含量？[11b]

此最后检测步骤可以看作麻醉前对麻醉机和其他重要仪器，包括必备监测仪器应用的最后检测。确认呼吸机参数设置是一项重要的安全检查，特别是在交替麻醉成人和儿童患者时。许多现代麻醉工作站可进行编程，根据成人和儿童患者的基本特征，自动设置潮气量和呼吸频率等参数。一些老式机器常保存有上一例患者的通气参数，直接给下一例患者使用时，可能会导致通气不足或过度。在麻醉诱导后花费时间调整呼吸机参数将分散麻醉科医师的注意力。

上述检查程序主要针对麻醉工作站，但不包括其他关键设备，如药物、插管用品、监测传感器等。部分麻醉科医师依赖于方便记忆的检查清单，例如 MS MAIDS 检查清单（框 22.5）。无论具体步骤如何，确认关键安全设备存在且功能正常的最终检查清单对安全实施麻醉至关重要。

ASA 2008 年版《麻醉前检查程序建议》附加说明

虽然 2008 年版 PAC 规范内容全面，但之前版本规范中的一些检查步骤未出现在新版中[228, 235]，而这些取消的步骤有时仍出现在麻醉机用户手册上。这些检查步骤的实施应结合科室具体情况，这在 2008 年版《建议》没有特殊限制。其中一些项目包括：

1. 断开中心供氧管路，评估低氧压力报警。关闭备用钢瓶，使压力表归零。

2. 检查气体供应管路是否出现裂纹或磨损。

3. 检查流量计是否正常工作。

4. 检查氧气 / 氧化亚氮配比系统。

麻醉机自检系统

关于 PAC 自检系统要点：①麻醉机不同制造商和型号间自检系统不同，②有时候仅凭阅读使用手册很难明确哪一部分或部件可被自动检测，③目前没有麻醉机可以自动检测 PAC 所有项目。至少有一些手动检测项目是必不可少的。调查者发现，一些麻醉科医师不能准确地掌握麻醉机自动检测系统所涉及的项目，或他们对麻醉机的自动检测程序认识不足。这也就不难理解为什么 ASA 2008 年版的《麻醉机用前检查操作规范》警告不要过分依赖麻醉机的自检程序。例

框 22.5　MS MAIDS 检查表单*

- **麻醉机（Machine）**：完成麻醉机用前检查；蒸发器内充满药液，关闭，并调到"0"位置；全部气体流量控制阀调至零；根据下一个患者的情况设置通气和压力相关参数；在手动 / 机械通气模式下，打开限压阀。
- **负压（Suction）**：负压吸引系统可以满足清理患者气道的要求。
- **监护仪（Monitors）**：具备必备的标准监护仪且功能正常并随时可用。
- **气道（Airway）**：基本的气道设备和合适的备用设备随时可用。
- **静脉（Introvenous）**：输液器、液体及相关设备随时可用。
- **药品（Drugs）**：所有必备药品随时可用且标注明确。
- **其他（Special）**：患者需要的任何特殊的项目（如其他新增监护设备）保持随时可用状态。

* 举例说明"暂停并检查"：确保完成所有检测，全部基本设备可用，并且麻醉机参数设置完成

如，某型机器的自检程序可显示"泄漏"量，但其显示屏或使用手册中并不能明确哪部分（如呼吸回路或LPS）出现了泄漏，麻醉科医师必须假定低压系统也包含在机器自检范围内。另外，手册也没有明确规定在进行泄漏试验时，蒸发器必须处于"开启"状态。最后，使用手册中未明确该机器是否检测单向阀功能或回路阻塞。当制定个体化 PAC 流程时，麻醉科医师应通过阅读使用手册了解麻醉机自动检测项目。不包含在自检程序中或使用手册中未提及的重要检测项目，需要予以重视。例如，低压回路系统泄漏试验时需打开蒸发器，但很多使用手册并未予以说明。

嵌入式麻醉机用前检查清单

部分麻醉机具备嵌入式 PAC 检查清单的功能，相关内容可以在麻醉机自检过程中显示出来。该功能如同纸质说明，指导用户完成手动检查和自检功能。如果嵌入式检查清单能够满足该科室的需要，则按此清单检查即可。但是，某些嵌入式检查清单可能无法满足个体化需求甚至与之相悖。在这种情况下，嵌入式检查清单（或经过修改的检查清单）可以作为个体化 PAC 检查清单的一部分。

制定个体化麻醉机用前检查清单

PAC 的目的是正确评估和设置麻醉工作站，以使其安全、正常地运行。PAC 检查清单的目的是指导麻醉科医师有效完成 PAC，并通过简单的操作提高实用性。PAC 检查清单也能成为质控工具，可将重要项目编入一个有序列表中被所有麻醉科医师使用[236]。检查程序应符合人体工学要求，减少多余操作，且排序合理，节约操作时间[237]。最后，检查清单应尽量简洁但内容详细，不遗漏关键步骤。

致谢

编者及出版社感谢 Steven G. Venticinque 和 J. Jeffrey Andrews 在上一版内容中所做的贡献，他们的工作为本章节奠定了基础。

参考文献

1. Mehta SP, et al. *Anesthesiology.* 2013;119:788.
2. Caplan R, et al. *Anesthesiology.* 1997;87:741.
3. Larson ER, et al. *Anesth Analg.* 2007;104:154.
4. Olympio MA, et al. *Anesth Analg.* 1996;83:618.
5. Armstrong-Brown A, et al. *Can J Anaesth.* 2000;47:974.
6. O'Shaughnessy SM, Mahon P. *Anaesthesia.* 2015;70:1005.
7. Mayor AH, Eaton JM. *Anaesthesia.* 1992;47:866.
8. Berry N, Mills P. *Anaesthesia.* 2012;67:927–927.
9. Yang KK, Lewis IH. *A A Case Rep.* 2014;2:143–146.
10. Organisation Internationale de Normalisation (ISO) n.d. Retrieved from https://www.iso.org/developing-standards.html Accessed 12/20/18.
11. International Organization for Standardization, 2011. ISO 80601-2-13:2011(en), https://www.iso.org/obp/ui/#iso:std:iso:80601:-2-13:ed-1:v1:en.
11a. American Society of Anesthesiologists. *Standards and Guidelines.* n.d. https://www.asahq.org/standards-and-guidelines.
11b. American Society of Anesthesiologists. *Recommendations for Pre-Anesthesia Checkout Procedures;* 2008.
11c. Dorsch JA. *ASA Monitor.* 2004;68:27–28.
11d. American Society of Anesthesiologists. *Standards for Basic Anesthetic Monitoring.* 1986.
11e. Association of Anesthetists of Great Britain and Ireland. *Checking Anesthetic Equipment 2012;* 2012.
11f. Australian and New Zealand College of Anesthetists. *Guidelines on Checking Anesthesia Delivery Systems;* 2014.
12. Dorsch JA, Dorsch SE. The anesthesia machine. In: Dorsch JA, Dorsch SE, eds. *Understanding Anesthesia Equipment.* 5th ed. Baltimore: Williams & Wilkins; 2008:83.
13. Eisenkraft JB. The Anesthesia Machine and Workstation. In: Ehrenwerth J, Eisenkraft JB, Berry JR, eds. *Anesthesia Equipment: Principles and Applications.* Philadelphia, PA: Saunders; 2013:25–63.
14. Malayaman SN, Mychaskiw G II, Ehrenwerth J. Medical Gases: Storage and Supply. In: Ehrenwerth J, Eisenkraft JB, Berry JR, eds. *Anesthesia Equipment: Principles and Applications.* Philadelphia, PA: Saunders; 2013:3–24.
15. Hogg CE. *Anesthesiology.* 1973;38:85.
16. Donaldson M, et al. *J Am Dent Assoc.* 2012;143:134–143.
17. Goebel WM. *Anesth Prog.* 1980;28:188–191.
18. Rose G, et al. *APSF Newsl.* 2010;25(16).
18a. Anderson WR, Brock-Utne JG. *J Clin. Monit.* 1991;7:39–41.
19. Bowie E, Huffman LM. *The Anesthesia Machine: Essentials for Understanding.* Madison, Wis: Ohmeda, BOC Group; 1985.
20. ASTM. Standard specification for particular requirements for anesthesia workstations and their components (ASTM F1850-00). In: *Medical Devices and Services.* vol. 13.01. Conshohocken, Pa: ASTM International; 2005:913.
21. Yoder M. Pneumatic safety system components. In: *Understanding Modern Anesthesia Systems.* Telford, Pa: Dräger Medical; 2009:23.
22. Anderson CE, Rendell-Baker L. *Anesthesiology.* 1982;56:328.
23. Mann D, et al. *Anesthesiology.* 2004;101(558).
24. Internal leakage from anesthesia unit flush valves. *Health Devices.* 1981;10(172).
24a. Mun SH, No MY. Internal leakage of oxygen flush valve. *Korean J Anesthesiol.* 2013;64:550–551.
25. Andrews JJ. Understanding your anesthesia machine and ventilator. In: *1989 Review Course Lectures.* Cleveland, Ohio: International Anesthesia Research Society; 1989:59.
26. Fassl J, et al. *Anesth Analg.* 2010;110(94).
27. Gaughan SD, et al. *Anesth Analg.* 1993;76:800.
27a. Loader J. *Anaesthesia.* 2009;64:574–574.
28. Doi T, et al. *BioMed Res. Int.* 2015;454807.
29. Mudumbai SC, et al. *Anesth Analg.* 2010;110:1292.
30. Yoder M. Gas supply systems. In: *Understanding Modern Anesthesia Systems.* Telford, Pa: Dräger Medical; 2009:1.
31. Datex-Ohmeda. *S/5 Aespire Anesthesia Machine: Technical Reference Manual.* Madison, Wis: Datex-Ohmeda; 2004.
31a. Mindray DS. *Operating Instructions: A7 Anesthesia System.* 2016. Mahwah, NJ; 2016.
31b. Draegerwerk AG & Co., n.d. *Perseus A500 and Perseus A500 Ceiling Technical Documentation IPM.* Lubeck, Germany: Draegerwerk AG & Co.: n.d.
32. Adriani J. Clinical application of physical principles concerning gases and vapor to anesthesiology. In: 2nd ed. Adriani J, ed. *The Chemistry and Physics of Anesthesia.* Springfield, Ill: Charles C Thomas; 1962:58.
33. Macintosh R, et al. Flowmeters. In: 3rd ed. Macintosh R, Mushin WW, Epstein HG, eds. *Physics for the Anaesthetist.* Oxford: Blackwell Scientific; 1963:196.
34. Eger II EI, Epstein RM. *Anesthesiology.* 1964;24:490.
35. Rendell-Baker L. *Int Anesthesiol Clin.* 1982;20(1).
36. Schreiber P. *Safety Guidelines for Anesthesia Systems.* Telford, Pa: North American Dräger; 1984.
37. Eger II EI, et al. *Anesthesiology.* 1963;24:396.

38. Dräger Medical. *Dräger technical Service manual: Fabius GS anesthesia system*, rev E. Telford, PA: Dräger Medical: 2002.
39. Gordon PC, et al. *Anesthesiology*. 1995;82:598.
40. Cheng CJ, Garewal DS. *Anesth Analg*. 2001;92:913.
41. Ishikawa S, et al. *Anesth Analg*. 2002;94:1672.
42. Paine GF, Kochan 3rd JJ. *Anesth Analg*. 2002;94:1374.
43. Richards C. *Anesthesiology*. 1989;71:997.
44. Dorsch JA, Dorsch SE. Vaporizers. In: Dorsch JA, Dorsch SE, eds. *Understanding Anesthesia Equipment*. 5th ed. Baltimore: Williams & Wilkins; 2008:121.
45. Kim HJ, Kim MW. *Korean J Anesthesiol*. 2010;59:270.
46. Liew WL, Jayamaha J. *Anaesthesia*. 2011;66:399.
47. Ong BC, et al. *Anesthesiology*. 2001;95:1038.
48. Lum ME, et al. *Anaesth Intensive Care*. 1992;20:501.
49. Aggarwal R, Kumar A. *J Anaesthesiol Clin Pharmacol*. 2018;34:135.
50. Webb C, et al. *Anaesthesia*. 2005;60:628.
51. Mitchell AM. *Anaesth Intensive Care*. 2007;35:804.
52. Jagannathan VK, Nortcliffe SA. *Eur J Anaesthesiol*. 2008;25:165.
53. Viney JP, Gartrell AD. *Anesthesiology*. 1994;81:781.
54. Haridas RP. *Anaesth Intensive Care*. 2009;37(suppl 1):30.
55. King AC. *Br Med J*. 1946;2:536.
56. Desbarax P. *Anaesthesia*. 2002;57:463.
57. Macintosh R, et al. Gas pressure: pressure in gaseous mixtures. In: Macintosh R, Mushin WW, Epstein HG, Jones PL, eds. *Physics for the Anaesthetist*. 4th ed. Oxford: Blackwell Scientific; 1987:73.
58. Ocasio I. *Principles of Chemistry*. John Wiley & Sons, Inc.
59. Macintosh R, et al. Gas pressure: pressure in gaseous mixtures. In: Macintosh R, Mushin WW, Epstein HG, Jones PL, eds. *Physics for the Anaesthetist*. 4th ed. Oxford: Blackwell Scientific; 1987:101.
60. Block Jr FE, Schulte GT. *J Clin Monit Comput*. 1999;15:57.
61. Korman B, Ritchie IM. *Anesthesiology*. 1985;63(152).
62. Eisenkraft JB. Anesthesia vaporizers. In: Ehrenwerth J, Eisenkraft JB, eds. *Anesthesia Equipment: Principles and Applications*. St. Louis: Mosby; 1993:57.
63. Middleton B, et al. *Physics in Anesthesia*. Banbury, United Kingdom: Scion; 2012.
64. Eger 2nd EI. *Anesth Analg*. 2001;93:947.
65. Nickalls RWD, Mapleson WW. *Br J Anaesth*. 2003;91:170.
66. James MF, White JF. *Anesth Analg*. 1984;63:1097.
67. Adriani J. Principles of physics and chemistry of solids and fluids applicable to anesthesiology. In: Adriani J, ed. *The Chemistry and Physics Of Anesthesia*. 2nd ed. Springfield, Ill: Charles C Thomas; 1962:7.
68. Dräger Medical: *Dräger Vapor 2000: anaesthetic vaporizer instructions for use*, ed 11. Lubeck, Germany: Dräger Medical; 2005.
68a. English WA, et al. *Anaesthesia*. 2009;64:84.
69. Yoder M, Vaporizers: In: *Understanding modern anesthesia systems*. Telford, PA: Dräger Medical; 2009:55.
69a. Chakravarti S, Basu S. *Indian J Anaesth*. 2013;57:464.
69b. Dhulkhed V, et al. *Indian J Anaesth*. 57: 455.
70. Datex-Ohmeda. *Tec 7 Vaporizer: User's Reference Manual*. Madison, Wis: Datex-Ohmeda; 2002.
71. Penlon. *Sigma Delta Vaporizer user Instruction Manual*. Abingdon, United Kingdom: Penlon; 2002.
72. Dräger Medical. *D-Vapor: desflurane vaporizer instructions for use*. Lubeck, Germany: Dräger Medical; 2004.
73. Datex-Ohmeda. *Anesthesia delivery unit: user's reference manual*. Bromma, Sweden: Datex-Ohmeda; 2003.
74. Maquet Critical Care. *Users manual: FLOW-i 1.2 anesthesia system*. rev 11. Solna, Sweden: Maquet Critical Care; 2011.
75. Schreiber P. *Anaesthetic equipment: performance, classification, and safety*. New York: Springer;1972.
76. Hill DW, Lowe HJ. *Anesthesiology*. 1962;23:291.
77. Hill DW. The design and calibration of vaporizers for volatile anaesthesia agents. In: Scurr C, Feldman S, eds. *Scientific Foundations of Anaesthesia*. 3rd ed. London: William Heineman; 1982:544.
78. Deleted in proofs.
79. Deleted in proofs.
80. Hill DW. *Br J Anaesth*. 1968;40:648.
81. Morris LE. *Int Anesthesiol Clin*. 1974;12:199.
82. Loeb RG. *Can J Anaesth*. 1992;39:888.
83. Stoelting RK. *Anesthesiology*. 1971;35:215.
84. Diaz PD. *Br J Anaesth*. 1976;48:387.
85. Nawaf K, Stoelting RK. *Anesth Analg*. 1979;58(30).
86. Prins L, et al. *Can Anaesth Soc J*. 1980;27:106.
87. Lin CY. *Anesth Analg*. 1980;59(359).
88. Gould DB, et al. *Anesth Analg*. 1982;61:938.
89. Palayiwa E, et al. *Br J Anaesth*. 1983;55:1025.
90. Scheller MS, Drummond JC. *Anesth Analg*. 1986;65(88).

90a. Habre, W., et al. *Br. J. Anaesth*. 87: 602.
91. Synnott A, Wren WS. *Br J Anaesth*. 1986;58:1055.
92. Deleted in proofs.
93. Carvalho B, Sanders D. *Br J Anaesth*. 2002;88:711.
94. Spacelabs Healthcare. *Blease Datum anesthesia vaporizers user's manual*. rev C. Issaquah, WA: Spacelabs Healthcare;1999.
95. Severinghaus J. *Anesthesia and Related drug Effects in Fundamentals of Hyperbaric Medicine*. Washington, DC: National Academy of Sciences; 1966:116.
96. Abel M, Eisenkraft JB. *J Clin Monit*. 1996;12:119.
97. Andrews JJ, et al. *Can J Anaesth*. 1993;40:71.
98. Riegle EV, Desertspring D. *Anesthesiology*. 1990;73:353–354.
99. Broka SM, et al. *Anesth Analg*. 1999;88:1194.
100. Keresztury MF, et al. *Anesth Analg*. 2006;103(124).
101. Lippmann M, et al. *Anesthesiology*. 1993;78:1175.
101a. Wallace AW. *A A Case Rep*. 2016;6:399.
102. Munson WM. *Anesthesiology*. 1965;26:235.
103. Craig DB. *Can J Anaesth*. 1993;40:1005.
104. Pratap JN, Harding L. *Eur J Anaesthesiol*. 2009;26:90.
105. Fernando PM, Peck DJ. *Anaesthesia*. 2001;56(1009).
106. Daniels D. *Anaesthesia*. 2002;57:288.
107. Vohra SB. *Anaesthesia*. 2000;55:606.
108. Lewis SE, et al. *Anesthesiology*. 1999;90:1221.
109. Terry L, da Silva EJ. *J Clin Anesth*. 2009;21:382.
110. Deleted in proofs.
111. Krishna KB, et al. *J Anaesthesiol Clin Pharmacol*. 2011;27:415.
112. Garstang JS. *Anaesthesia*. 2000;55:915.
113. Zimmer C, et al. *Anesthesiology*. 2004;100(1329).
114. Andrews JJ, Johnston Jr RV. *Anesth Analg*. 1993;76:1338.
115. Weiskopf RB, et al. *Br J Anaesth*. 1994;72:474.
116. Eger EI. *Anesthesiology*. 1994;80:906.
117. Susay SR, et al. *Anesth Analg*. 1996;83:864.
118. Deleted in proofs.
119. Jolly DT, Young J. *Anesth. Analg*. 2000;90:742.
119a. Jolly DT, Young J. *Can J Anesth*. 1999;46:709.
119b. Uncles DR, et al. *Anaesthesia*. 49: 547.
120. Kimatian SJ. *Anesthesiology*. 2002;96:1533.
121. Hendrickx JF, et al. *Anesth Analg*. 2001;93:391.
121a. Sansom GG. Arrangement for preventing overfill of anesthetic liquid. US6745800B1.
121b. Leijonhufvud F, et al. *F1000Research*. 2017;6:1997.
121c. Meyer JU, et al. *Handb Exp Pharmacol*. 2008;182:451–470.
121d. Gegel BT. *AANA J*. 2008;76(3):185–187.
121e. Eales M, Cooper R. *Anaesth Intensive Care Med*. 2007;8:111–115.
121f. Donovan A, Perndt H. *Anaesthesia*. 2007;62:609–614.
121g. Craig GR, et al. *Anaesthesia*. 50: 789–793.
121h. Brook PN, Perndt H. *Anaesth Intensive Care*. 2001;29:616–618.
121i. Payne T, et al. *Br J Anaesth*. 2012;108:763–767.
121j. Kim HY, et al. *Medicine (Baltimore)*. 2017;96:e8976.
121k. Marcos-Vidal JM, et al. *Heart Lung Vessels*. 2014;6:33–42.
121l. Bomberg H, et al. *Anaesthesia*. 2014;69:1241–1250.
121m. Farrell R, et al. *J Clin Monit Comput*. 2018;32:595–604.
121n. Enlund M, et al. *Anaesthesia*. 2001;56:429–432.
122. Dorsch JA, Dorsch SE. The breathing system: general principles, common components, and classifications. In: Dorsch JA, Dorsch SE, eds. *Understanding Anesthesia Equipment*. 5th ed. Baltimore: Wiliams & Wilkins; 2008:191.
123. Miller DM. *Anaesth Intensive Care*. 1995;23:281.
124. Metzner J, et al. *Clinical Anaesthesiology*. 2011;25:263.
125. Dorsch JA, Dorsch SE. The circle systems. In: Dorsch JA, Dorsch SE, eds. *Understanding Anesthesia Equipment*. 5th ed. Baltimore: Wiliams & Wilkins; 2008:223.
125a. Lee C, et al. *Korean J Anesthesiol*. 2013;65:337.
126. Eskaros SM, et al. Respiratory monitoring. In: Miller RD, Eriksson LI, Fleisher LA, et al., eds. *Miller's Anesthesia*. 7th ed. Philadelphia: Churchill Livingstone; 2010:1411.
126a. Kodali BS. *Anesthesiology*. 2013;118:192.
127. ASTM: Standard specification for minimum performance and safety requirements for anesthesia breathing systems (ASTM F1208-89), In: *Medical Devices and Services*, vol. 13.01. Conshohocken, PA: ASTM International;2005: 474.
127a. Thomas J, et al. *Anaesthesia*. 2017;72:28–34.
127b. Chaturvedi AU, Potdar MP. *Clin Pharmacol*. 2017;33:264.
127c. Oprea AD, et al. *J Clin Anesth*. 2011;23:58–60.
128. Johnstone RE, Smith TC. *Anesthesiology*. 1973;38:192.
129. Blanshard HJ, Milne MR. *Anaesthesia*. 2004;59(177).
129a. Križmarić M. *Slov Med J*. 2017;86:226.
130. International Standards Organization: ISO 5362:2006: Anesthetic

reservoir bags ISO 5362. In: ISO 11.040.11: *Anaesthetic, respiratory and reanimation equipment*. http://www.iso.org/iso/home/store/catalogue_ics.htm/ Accessed 3/30/14.

131. Dräger Medical. *Operating instructions Apollo*. ed 2. Lubeck, Germany: Dräger Medical;2008.
131a. Yoder M, Ventilators: In *Understanding modern anesthesia systems*, Telford, Pa, 2009, Dräger Medical, p 145.
131b. Parthasarathy S. *Indian J Anaesth* 2013;57:516.
132. Wilkes AR. *Anaesthesia*. 2011;66:31.
133. American Society of Anesthesiologists. In: *Standards, guidelines, statements, and other documents*. <http://www.asahq.org/For-Members/Standards-Guidelines-and-Statements.aspx/> (Accessed 30.03.14).
134. Paulsen A, Klauss G. *APSF Newsl*. 2009;24(14).
134a. Dorsch JA, Dorsch SE. Gas Monitoring. In: Dorsch JA, Dorsch SE, eds. *Understanding Anesthesia Equipment*. 5th ed. Baltimore: Williams & Wilkins; 2008:685–727.
134b. Dorsch JA, Dorsch SE. *Understanding Anesthesia Equipment*. 5th ed. Philadelphia: Wolters Kluwer Health/Lippincott Williams & Wilkins; 2008.
134c. Yoder, JM. Draeger Medical. 2009;189.
135. Brattwall M, et al. *Can J Anaesth*. 2012;59:785.
136. Holzman R, Linter R. Principles and practice of closed circuit anesthesia. In: Sandberg W, Urman R, Ehrenfeld J, eds. *The MGH Textbook of Anesthetic Equipment*. Philadelphia: Saunders; 2011.
137. Baum J. *Acta Anaesthesiol Belg*. 1990;41:239.
138. Deleted in proofs.
139. Cassidy CJ, et al. *Anaesthesia*. 2011;66:879.
140. Dain S. *Can J Anaesth*. 2001;48:840.
141. Ianchulev SA, Comunale ME. *Anesth Analg*. 2005;101:774.
141a. Healthcare Spacelabs. *Arkon Anesthesia System User Manual, 070-241-00/rev A*. Issaquah, WA: Spacelabs Healthcare; 2012:212.
141b. Maquet Critical Care. *Users manual: FLOW-i 1.2 anesthesia system*, rev 11. Solna, Sweden: Maquet Critical Care;2011: 149.
142. Datex-Ohmeda. *Aisys user's reference manual*, software revision 7.x. Madison, WI: Datex-Ohmeda, p 7.
143. Hamad M, et al. *Anaesthesia*. 2003;58:719.
144. Khorasani A, et al. *Anesthesiology*. 2000;92:1501.
145. Wilkes AR. *Anaesthesia*. 2011;66(40).
146. McEwan AI, et al. *Anesth Analg*. 1993;76:440.
147. Dean HN, et al. *Anesth Analg*. 1971;50(195).
148. Norman PH, et al. *Anesth Analg*. 1996;83:425.
149. Ransom ES, Norfleet EA. *Anesth Analg*. 1997;84:703.
150. Monteiro JN, et al. *Eur J Anaesthesiol*. 2004;21:743.
151. Yang CH, et al. *Acta Anaesthesiol Taiwan*. 2012;50:35.
152. Smith CE, et al. *J Clin Anesth*. 1991;3:229.
153. Bajwa SJ, Singh A. *J Anaesthesiol Clin Pharmacol*. 2012;28:269.
154. Ramarapu S, Ramakrishnan U. *Anesth Analg*. 2012;115:477.
155. Nichols K, et al. *APSF Newsl*. 2004;19:35.
156. Krensavage TJ, Richards E. *Anesth Analg*. 1995;81:207.
157. Kshatri AM, Kingsley CP. *Anesthesiology*. 1996;84:475.
158. Agrawal P, et al. *J Anesth*. 2010;24:976.
159. Peters G, et al. *Anaesthesia*. 2007;62:860.
160. Phillips J, et al. *Anaesthesia*. 2007;62:300.
161. Kobayashi S, et al. *J Anesth*. 2004;18:277.
162. Keijzer C, et al. *Acta Anaesthesiol Scand*. 2007;51:31.
163. Yamakage M, et al. *Anaesthesia*. 2009;64:287.
164. Olympio MA. *APSF Newsl*. 2005;20(25).
165. Marini F, et al. *Acta Anaesthesiol Scand*. 2007;51:625.
166. Higuchi H, et al. *Anesth Analg*. 2000;91:434.
166a. The Sodasorb manual of CO₂ absorption. https://www.shearwater.com/?s=sodasorb+manual. Accessed 8-22-19 TG.
167. Adriani J. Carbon dioxide absorption. In: Adriani J, ed. *The Chemistry and Physics of Anesthesia*. 2nd ed. Springfield, Ill: Charles C Thomas; 1962:151.
168. Dewey & Almy Chemical Division. *The Sodasorb Manual of CO₂ Absorption*. New York: Grace; 1962.
168a. Wang TC, Bricker JL. *Environ. Int*. 1979; 2:425.
169. Anders MW. *Annu Rev Pharmacol Toxicol*. 2005;45:147.
170. Totonidis S. *Kathmandu Univ Med J (KUMJ)*. 2005;3(181).
171. Kharasch ED, et al. *Anesthesiology*. 2002;96:173.
172. Fang ZX, et al. *Anesth Analg*. 1996;82:775.
173. Eger 2nd EI, et al. *Anesth Analg*. 1997;85(1154).
174. Eger 2nd EI, et al. *Anesth Analg*. 1997;84(160).
175. Frink Jr EJ, et al. *Anesthesiology*. 1992;77:1064.
176. Conzen PF, et al. *Anesthesiology*. 2002;97:578.
177. Kharasch ED, et al. *Anesth Analg*. 2001;93:1511.
178. Higuchi H, et al. *Anesth Analg*. 2001;92:650.

179. Obata R, et al. *Anesth Analg*. 2000;91:1262.
180. Mazze RI, et al. *Anesth Analg*. 2000;90:683.
181. Morio M, et al. *Anesthesiology*. 1992;77:1155.
182. Versichelen LF, et al. *Anesthesiology*. 2001;95:750.
182a. Förster H, et al. *Anaesthesist*. 2000;49(106).
182b. Stabernack CR, et al. *Anesth Analg*. 2000;90(1428).
183. Deleted in proofs.
184. Berry PD, et al. *Anesthesiology*. 1999;90:613.
185. Baxter PJ, Kharasch ED. *Anesthesiology*. 1997;86:1061.
186. Woehlick HJ, et al. *Anesthesiology*. 1997;87:228.
187. Fang ZX, et al. *Anesth Analg*. 1995;80.
188. Holak E, et al. *Anesth Analg*. 2003;96:757.
189. Bonome C, et al. *Anesth Analg*. 1999;89:909.
190. Coppens MJ, et al. *Anaesthesia*. 2006;61:462.
191. Neumann MA, et al. *Anesth Analg*. 1999;89:768.
191a. Keijzer C1, et al. *Acta Anaesthesiol Scand*. 2005;49:815.
192. Fatheree RS, Leighton BL. *Anesthesiology*. 2004;101:531.
193. Wu J, et al. *Anesthesiology*. 2004;101:534.
194. Castro BA, et al. *Anesthesiology*. 2004;101(537).
195. Laster M, et al. *Anesth Analg*. 2004;99:769.
196. Holak E, et al. *Anesth Analg*. 2003;96:757.
197. Andrews JJ, et al. *Anesthesiology*. 1990;72(59).
198. Hunt HE. *Anesthesiology*. 1955;16(190).
199. Brown ES. *Anesthesiology*. 1959;20(41).
199a. Daley T. Submarine Air Monitoring and Atmosphere Purification Conference 2009, San Diego, CA.
199b. Wang TC. *Aviat Space Environ Med*. 1981;52:104.
200. Mapleson WW. *Br J Anaesth*. 1998;80:263.
201. Willis BA, et al. *Br J Anaesth*. 1975;47:1239.
202. Rose DK, Froese AB. *Can Anaesth Soc J*. 1979;26:104.
203. Froese AB, Rose DK. A detailed analysis of T-piece systems. In: Steward DJ, ed. *Some Aspects of Paediatric Anaesthesia*. Amsterdam: Elsevier North-Holland Biomedical Press; 1982:101.
204. Sykes MK. *Br J Anaesth*. 1968;40:666.
204a. Kaul T, Mittal G. *Indian J Anaesth*. 2013;57:507.
205. Dorsch JA, Dorsch SE. Mapleson breathing systems. In: Dorsch JA, Dorsch SE, eds. *Understanding Anesthesia Equipment*. 5th ed. Baltimore: Williams & Wilkins; 2008:209.
205a. Kain ML, Nunn JF. *Anesthesiology*. 1968;29:964–974.
206. Andersen PK, et al. *Acta Anaesthesiol Scand*. 1989;33:439.
207. Bain JA, Spoerel WE. *Can Anaesth Soc J*. 1972;19:426.
208. Pethick SL. *Can Anaesth Soc J*. 1975;22:115.
209. Aarhus D, et al. *Anaesthesia*. 1997;52:992.
209a. Hussey SG. *Arch Dis Child - Fetal Neonatal Ed*. 2004;89:F490–F493.
209b. ISO 10651-4:2002, Lung ventilators -- Part 4: Particular requirements for operator-powered resuscitators, 2002.
209c. Lien S, et al. *J Clin Anesth*. 2013;25:424–425.
209d. Lucy MJ, et al. *Pediatr Anesth*. 2018;28:788–794.
209e. Haupt J. *The History of Anesthesia at Draeger*. Lubeck, Germany: Draegerwerk AG; 1996.
209f. Jaber S, et al. *Anesthesiology*. 2006;105:944–952.
209g. Sáez JA. *Anesthesiology*. 2015;122:922.
209h. Modak RK, Olympio MA. Anesthesia Ventilaors. In: Ehrenwerth J, Eisenkraft JB, Berry JM, eds. *Anesthesia Equipment: Principles and Applications*. Philadelphia, PA: Elsevier Saunders; 2013.
209i. Saied N, et al. *Simul Healthc*. 2012;7:380–389.
210. Feeley TW, Bancroft ML. *Int Anesthesiol Clin*. 1982;20(83).
211. Khalil SN, et al. *Anaesth Analg*. 1987;66:1334.
212. Sommer RM, et al. *Anesth Analg*. 1988;67:999.
213. Bourke D, Tolentino D. *Anesth Analg*. 2003;97:492.
214. Maquet Critical Care. *FLOW-i 4.2 User's Manual*. Solna, Sweden: Maquet Critical Care;2015.
214a. Thille AW, et al. *Int Care Med*. 2009;35:1368.
214b. Boussen S, et al. *Respir Care*. 2013;58:1911–1922.
214c. Delgado C, et al. *Respir Care*. 2017;62:34–41.
214d. Walker SG, et al. Breathing Circuits. In: *Anesthesia Equipment: Principles and Applications*. Philadelphia, PA: Elsevier Saunders; 2013:95–124.
214e. Deleted in proofs.
214f. Carette R, et al. *J.Clin Monit Comput*. 2016;30:341–346.
214g. De Cooman S, et al. *BMC Anesthesiol*. 2008;8:4.
214h. Singaravelu S, Barclay P. *Br J Anaesth*. 2013;110:561–566.
214i. Wetz AJ, et al. *Acta Anaesthesiol Scand*. 2017;61:1262–1269.
214j. Datex-Ohmeda. *Aisys CS2 User's Reference Manual*. Madison, WI: Datex-Ohmeda; 2016.
215. Riutort KT, et al. The anesthesia workstation and delivery systems. In: 6th ed. Barash PG, Cullen BF, Stoelting RK, eds. *Clinical Anesthesia*. Philadelphia: Lippincott Williams & Wilkins; 2009:644.

216. U.S. Department of Health, Education and Welfare. *Criteria for a Recommended Standard: Occupational Exposure to Waste Anesthetic Gases and Vapors*. Washington, DC: U.S. Department of Health, Education and Welfare; 1977.

216a. International Standards Organization, 2007. ISO 7396-2.

217. McGregor DG. Waste anesthetic gases: information for management in anesthetizing areas and the postanesthesia care unit (PACU). ASA Task Force on Trace Anesthetic Gases. Park Ridge, IL: American Society of Anesthesiologists;1999: 3.

217a. Anesthetic Gases: Guidelines for Workplace Exposures | Occupational Safety and Health Administration https://www.osha.gov/dts/osta/anestheticgases/index.html (Accessed 12.20.18).

218. Kanmura Y, et al. *Anesthesiology*. 1999;90:693.

219. Eisenkraft JB, McGregor DG. Waste Anesthetic Gases and Scavenging Systems. In: Ehrenwerth J, Eisenkraft JB, Berry JM, eds. *Anesthesia Equipment: Principles and Applications*. Philadelphia, PA: Elsevier Saunders; 2013:125–147.

220. Dorsch JA, Dorsch SE. Controlling trace gas levels. In: Dorsch JA, Dorsch SE, eds. *Understanding Anesthesia Equipment*. 5th ed. Baltimore: Williams & Wilkins; 2008:373.

221. Carvalho B. *Br J Anaesth*. 1999;83:532.

222. Elakkumanan LB, et al. *J Anaesthesiol Clin Pharmacol*. 2012;28:270.

223. Joyal JJ, et al. *Anesthesiology*. 2012;116:1162.

224. North American Dräger. *Scavenger Interface for air Conditioning: Instruction Manual*. Telford, Pa: North American Dräger; 1984.

225. ASTM: Standard specification for anesthetic gas scavenging systems: transfer and receiving systems (ASTM F1343-02). In: *Medical devices and services*. vol. 13.01. Conshohocken, PA: ASTM International;2005: 554.

226. Saxena S, et al. *Anesth Patient Saf Found*. 2016;31:17.

227. Deleted in proofs.

228. Carstensen P. *APSF Newsl*. 1986;1:13–20.

229. Langford R, et al. *Eur J Anaesthesiol*. 2007;24:1050–1056.

230. Allen M, Lees DE. *ASA Newsl*. 2004;68:22.

231. Moreno-Duarte I, et al. *A A Case Rep*. 2017;8:192–196.

231a. Deleted in proofs.

232. March MG, Crowley JJ. *Anesthesiology*. 1991;75:724.

233. Lees DE. *APSF Newsl*. 1991;6(25).

234. Withiam-Wilson MJ. *APSF Newsl*. 1991;6(25).

234a. Eisenkraft JB, et al. Respiratory Gas Monitoring. In: *Anesthesia Equipment: Principles and Applications*. Philadelphia, PA: Elsevier Saunders; 2013:191–222.

234b. Cohen JB, Chaudhry T. *Anesth Patient Saf Found Newsl 27*. 2012.

234c. Huang J, et al. *J Anaesthesiol Clin Pharmacol*. 2012;28:230–231.

235. Anesthesia apparatus checkout recommendations. *Fed Regist*. 94–16618, 1994.

236. Degani A, Wiener EL. *Hum Factors*. 1993;35(345).

237. Federal Aviation Administration, Office of Integrated Safety Analysis, Human Factors Analysis Division: Human performance considerations in the use and design of aircraft checklists.

238. Tibbles PM, Edelsberg JS. *N Engl J Med*. 1996;3341642.

23 静脉麻醉药

JAAP VUYK，ELSKE SITSEN，MARIJE REEKERS
宦烨 黄长盛 译 郭曲练 审校

<table>
<tr><td>要 点</td><td>

- 1934 年硫喷妥钠应用于临床标志着现代静脉麻醉的开始。现如今，静脉麻醉药已广泛应用于麻醉诱导、麻醉维持以及各种情况下的镇静。

- 丙泊酚是目前最常用的静脉麻醉药，是一种烷基酚，目前多配制成脂肪乳剂。丙泊酚起效、消除快，其静脉输注时量相关半衰期在连续输注小于 3 h 时约为 10 min，连续输注达 8 h 时小于 40 min。其作用机制可能是增强 γ-氨基丁酸（GABA）诱导的氯离子电流。丙泊酚主要通过降低心排血量与外周血管阻力，使血压呈剂量依赖性地降低，并对通气有中度抑制作用。丙泊酚具有独特的止呕作用，该作用在低于镇静浓度时仍存在。越来越多的证据表明丙泊酚可能有抗肿瘤的潜力。

- 在应用丙泊酚前，巴比妥类药物是最常用的静脉麻醉诱导药物。硫喷妥钠单次给药起效和消除迅速，但反复或长时间给药后迅速累积，从而延长麻醉苏醒时间。美索比妥与丙泊酚相似，起效消除快，适用于 2 h 内的短小手术。巴比妥类药物以钠盐的形式在 pH 为碱性时稀释于水溶液中。与丙泊酚类似，巴比妥类药物主要通过作用于 GABA$_A$ 受体产生催眠作用。巴比妥类药物具有脑保护作用，除用于麻醉诱导外，主要用于脑保护。此类药物导致中度剂量依赖性的动脉血压下降（主要是周围血管扩张导致）和呼吸驱动力减弱。巴比妥类药物禁用于卟啉病患者。

- 苯二氮䓬类药物主要用于抗焦虑、遗忘或清醒镇静。水溶性苯二氮䓬类药物咪达唑仑与其他苯二氮䓬类药物（如地西泮）相比起效消除快、副作用小，是最常用的静脉制剂。咪达唑仑的起效时间比丙泊酚和巴比妥类药物慢，尤其是大剂量或长时间输注时，其消除时间明显长于丙泊酚或美索比妥。在肝、肾衰竭时，咪达唑仑消除时间可能延长。苯二氮䓬类通过 GABA 受体产生作用。氟马西尼是一种特异性苯二氮䓬类拮抗剂，可逆转苯二氮䓬类药物的作用。使用氟马西尼时应谨慎，因其拮抗作用持续时间常短于苯二氮䓬类药物的作用时间。苯二氮䓬类药物一般仅引起动脉血压轻度下降和呼吸轻中度抑制。瑞马唑仑是最新的苯二氮䓬类药物，可通过血浆酯酶快速清除，作用时间极短。

- 氯胺酮是苯环己哌啶衍生物，主要（但不完全）通过拮抗 N-甲基-D-天冬氨酸（NMDA）受体发挥作用。氯胺酮产生催眠和镇痛的分离状态。它用于麻醉诱导和维持。氯胺酮在较大剂量时可引起明显的精神性不良反应及其他副作用。它目前主要用于镇痛方面。该药起效迅速，即使在输注数小时后也有相对快速的消除作用。它具有拟交感作用，可维持心脏功能。氯胺酮对呼吸的影响很小，并能保留自主反射。此外，正在进行的研究表明，氯胺酮可能起到抗抑郁的作用。

- 依托咪酯是一种咪唑衍生物，主要用于麻醉诱导，尤其适用于老年和心血管疾病患者。依托咪酯可迅速起效，即使在持续输注后，也可迅速消除。诱导用量即可抑制肾上腺皮质醇合成，增加 ICU 患者死亡率。依托咪酯的主要优点是对心血管和呼吸系统的影响轻微。

</td></tr>
</table>

- 右美托咪定是最近投入使用的静脉麻醉药。它是一种高选择性 α_2 肾上腺素能受体激动剂，能产生镇静、抗交感、催眠和镇痛作用。右美托咪定被批准用于 ICU 的插管初期和机械通气患者的镇静，可长达 24 h。这可能利于预防患者发生谵妄。第二个适应证是对非插管患者的镇静。随着使用的增加，右美托咪定还可用于有创或放射性操作过程中的镇静，也可作为中枢或外周神经阻滞的辅助药物。它的主要作用是作为蓝斑 α_2 受体的激动剂。其对呼吸的影响很小。心率和心排血量呈剂量依赖性下降。

- 氟哌利多是一种丁酰苯类强安定剂，最初用于神经安定麻醉。因其可延长 QT 间期而仅限用于治疗术后恶心呕吐（postoperative nausea and vomiting，PONV），而一些国家已不再使用。在美国，该药被黑框警告，小剂量氟哌利多（< 1.25 mg）并没有被美国食品药品管理局批准应用于 PONV，所以黑框警告与该作用无关。一些杂志述评对 PONV（0.625 ～ 1.25 mg）剂量引起的临床上显著 QT 间期延长提出了质疑，而回顾已报道的病例或其他文献并未证实此作用。低剂量氟哌利多仍然是一种有效的止吐疗法，并在许多欧洲国家使用（另见第 80 章）。

静脉麻醉的历史可追溯至 1656 年，Percival Christopher Wren 和 Daniel Johann Major 最早使用鹅毛笔和球囊将葡萄酒和麦芽酒注射至犬的静脉中。1665 年，德国博物学家兼内科医师 Sigismund Elsholz 首次尝试在人体实施静脉麻醉，并提出了静脉注射阿片类药物的可能性。1905 年，Fedoroff 在圣彼得堡使用氨基甲酸 -2- 戊酯使静脉麻醉得到进一步的发展，1936 年，硫喷妥钠的应用标志着进入了现代麻醉新纪元[1]。特别是在过去 30 年中，静脉麻醉药的药代动力学和药效动力学及其相互作用得到了进一步研究，越来越多的短效静脉麻醉药的发明，使得麻醉科医师可以根据患者需求进行个体化用药，而非群体化用药。如今的麻醉科医师可以依靠现代静脉给药技术，如靶控输注和中枢神经系统（central nervous system，CNS）监测设备，来进一步优化和个性化静脉麻醉的应用。本章将介绍静脉麻醉药的药理学及其在现代麻醉中的地位。

丙泊酚

历史

自 20 世纪 70 年代进入临床，丙泊酚已经成为目前最常用的静脉麻醉药。英国帝国化学公司研究各种苯酚衍生物对大鼠的催眠作用时发现了 ICI 35868，即丙泊酚。1977 年第一代丙泊酚的溶剂为聚氧乙基蓖麻油[2]，但因可引起类过敏反应而被撤回，1986 年改用大豆油-丙泊酚水溶剂剂型重新上市。丙泊酚可用于麻醉诱导和维持，也可用于手术室及手术室外镇静。

理化性质

丙泊酚属于烷基酚类化合物（图 23.1），该化合物对动物有催眠作用[3-5]。烷基酚具有高度脂溶性，但不溶于水[6]。目前已有多种不同配方的丙泊酚上市，广泛使用的配方为 1% 丙泊酚，10% 大豆油，以 1.2% 纯化卵磷脂作为乳化剂，2.25% 甘油作为张力调节剂，以及氢氧化钠调节 pH。考虑到微生物可能在乳剂中滋生，加入依地酸钠（EDTA）以抑制细菌生长。丙泊酚 pH 为 7，因为溶液中含有脂肪微粒，性状为略黏稠的白色乳剂。在欧洲还有浓度为 2% 的配方，该配方中含有中、长链甘油三酯混合物。所有市售配方的丙泊酚室温下都很稳定，且见光不易分解，可使用 5% 葡萄糖溶液进行稀释。丙泊酚浓度可在全血及呼出气中测定[7-10]。

2008 年 12 月，美国食品药品管理局（US Food and Drug Administration，FDA）通过了磷丙泊酚（Lusedra）用于成人诊断性及治疗性操作的麻醉。磷丙泊酚是一种水溶性丙泊酚前体，在肝通过碱性磷酸酶代谢为活化丙泊酚。1 mmol 磷丙泊酚可分解出 1 mmol 丙泊酚。

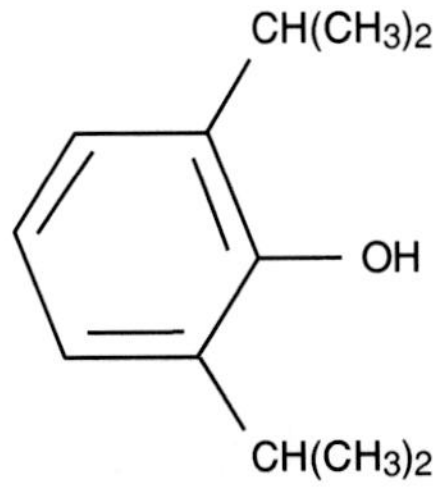

图 23.1　**丙泊酚的结构，为烷基酚衍生物**

1.86 mg 磷丙泊酚大约等效于 1 mg 丙泊酚。2010 年 8 月，六项针对磷丙泊酚药代动力学和药效动力学的研究结论分析不准确，相关文章被撤回[11-12]。自此，鲜有关于磷丙泊酚药代和药效动力学的数据发表。虽然磷丙泊酚仍可应用于监护麻醉，但关于该药物的有效数据过少，且正如一篇综述所述，大多药代动力学和药效动力学数据均来自美国[13]。与丙泊酚不同，磷丙泊酚无注射痛，但有报道称该药因通过磷酸酶代谢，可能会在注射数分钟后导致轻中度会阴感觉异常和瘙痒。

药代动力学

丙泊酚在肝内被氧化成 1,4- 二异丙基对苯二酚。丙泊酚和 1,4- 二异丙基对苯二酚与葡萄糖醛酸连接成丙泊酚 -1- 葡萄糖醛酸、对苯二酚 -1- 葡萄糖醛酸和对苯二酚 -4- 葡萄糖醛酸，可从肾排出[14-15]。应用丙泊酚麻醉 2.5 h 后，患者排出丙泊酚及其代谢产物的时间将超过 60 h[15]。以原型从尿中排出者不足 1%，仅 2% 从粪便排泄。丙泊酚的代谢产物无活性。丙泊酚的清除率超过肝血流量（＞ 1.5 L/min），提示可能有肝外代谢或肾外清除途径。接受肝移植而处于无肝期的患者能够对丙泊酚进行代谢证实了肝外代谢的存在。肾是肝外最重要的丙泊酚代谢场所[16-17]。肾对丙泊酚的代谢可达到总清除率的 30%，这可以解释丙泊酚的代谢超过肝血流的情况。肺也可能是丙泊酚重要的肝外代谢场所[18-19]。在羊体内，单次给药后，肺部可以摄取并首过消除大约 30% 的丙泊酚，人体输注丙泊酚时，其跨肺浓度差值为 20% ～ 30%，而且体循环中动脉内丙泊酚代谢产物 2,6- 双异丙基 -1,4- 对苯二酚浓度亦较高。

众所周知，丙泊酚有抑制血流动力学的作用，并能降低肝血流量，因此会降低经肝代谢药物的清除率，尤其是对摄取率高的药物[20]。另外丙泊酚是 CYP3A4 的抑制剂[21]，两种药物（例如丙泊酚和咪达唑仑）对酶活性位点具有竞争作用，因此完全性抑制细胞色素 P450 系统活性可能会在用药即刻产生，这与酶诱导剂不同，后者需要数天甚至数周的时间。血内丙泊酚浓度达到 3 μg/ml 时，短时间内就可以将 CYP3A4 的活性降低大约 37%。

磷丙泊酚[22-28, 28a] 是水溶性丙泊酚前体药物，化学名称为磷酸 2,6- 二异丙基苯氧甲基单酯二钠盐（$C_{13}H_{19}O_5PNa_2$），该前体药物可被碱性磷酸酯酶水解而释放出丙泊酚、甲醛和磷酸盐。甲醛进一步代谢成甲酸盐，主要被氧化成 CO_2，最终排出体外。单次静

脉给药 400 mg 后，192 h 内可以在尿中发现超过 71% 的磷丙泊酚。肾清除率少于 0.02%，总清除率大约 0.28 L/（h·kg），终末消除半衰期为 0.88 h，磷丙泊酚和普通丙泊酚的药代动力学不受种族、性别或轻中度肾功能不全的影响，另外磷丙泊酚的药代动力学不受年龄和碱性磷酸酶浓度的影响。目前为止，没有发现磷丙泊酚和芬太尼、咪达唑仑、吗啡或丙泊酚之间存在药代动力学方面的相互作用，这可能是因为磷丙泊酚不经细胞色素 P450 代谢[13]。

丙泊酚的药代动力学可按二室及三室模型来描述（表 23.1）[28b]。丙泊酚单次注射后，其全血药物浓度由于再分布和消除迅速下降（图 23.2）。丙泊酚初始分布

表 23.1	常用静脉麻醉药的药代动力学参数		
药物	消除半衰期（h）	清除率[ml/(kg·min)]	Vd_ss（L/kg）
右美托咪定	2 ～ 3	10 ～ 30	2 ～ 3
地西泮	20 ～ 50	0.2 ～ 0.5	0.7 ～ 1.7
氟哌利多	1.7 ～ 2.2	14	2
依托咪酯	2.9 ～ 5.3	18 ～ 25	2.5 ～ 4.5
氟马西尼	0.7 ～ 1.3	5 ～ 20	0.6 ～ 1.6
氯胺酮	2.5 ～ 2.8	12 ～ 17	3.1
劳拉西泮	11 ～ 22	0.8 ～ 1.8	0.8 ～ 1.3
美索比妥	2 ～ 6	10 ～ 15	1.5 ～ 3
咪达唑仑	1.7 ～ 2.6	6.4 ～ 11	1.1 ～ 1.7
丙泊酚	4 ～ 7	20 ～ 30	2 ～ 10
硫喷妥钠	7 ～ 17	3 ～ 4	1.5 ～ 3

Vd_{ss}：稳态时的表态分布容积
From Reves JG, Glass P, Lubarsky DA, et al. Intravenous anesthetics. In：Miller RD, Eriksson LI, Fleischer LA, et al, eds. Miller's Anesthesia, 7th ed. Philadelphia：Churchill Livingstone；2010：719-768.

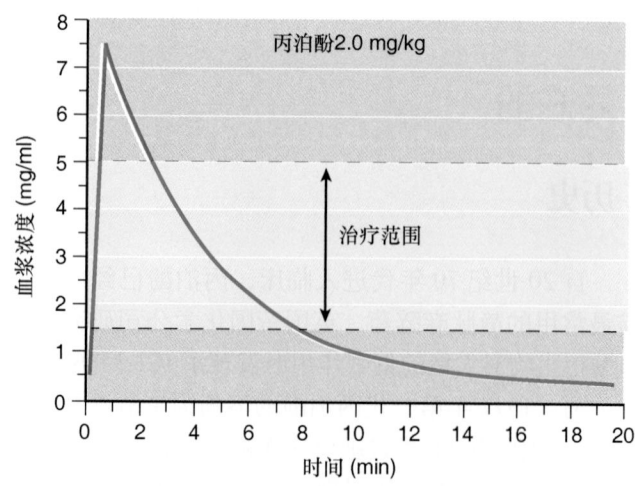

图 23.2　丙泊酚诱导剂量 2.0 mg/kg 时全血药物浓度的时程变化模拟图。手术麻醉所需的血药浓度为 2 ～ 5 μg/ml，血药浓度低于 1.5 μg/ml 时通常可清醒

半衰期为 2 ~ 8 min。三室模型可更好地描述丙泊酚的药代动力学，其初始和慢相分布半衰期分别为 1 ~ 8 min和 30 ~ 70 min，消除半衰期为 4 ~ 23.5 h[29-34]。丙泊酚连续输注 8 h 后，其静脉输注时量相关半衰期小于 40 min（图 23.3）[35]。应用丙泊酚麻醉或镇静后苏醒时的浓度需要降至 50% 以下，即使长时间输注也会快速苏醒。丙泊酚中央室分布容积为 6 ~ 40 L，稳态时分布容积为 150 ~ 700 L。由于老年人心排血量减少，故中央室较小。心排血量减少导致血浆峰值浓度增高，在药代动力学分析中即表现为中央室容积较小。丙泊酚清除率极高，为 1.5 ~ 2.2 L/min。如前所述，其清除率超过肝血流量，并且已经证明存在肝外代谢途径。

基于脑电图（electroencephalogram，EEG）抑制情况得出丙泊酚的平衡常数约为 0.3 min，血浆药物浓度和脑电图效应之间的平衡半衰期（T1/2ke0）为 2.5 min，达峰效应时间为 90 ~ 100 s。丙泊酚的脑电图效应起效时间似乎与年龄无关。降低动脉压力的作用起效时间较长（2 倍时间），并随年龄的增大而延长[36]。若以脑电图和血流动力学参数作为测量指标，则老年人对丙泊酚呈血药浓度依赖性的敏感程度增加。丙泊酚的药代动力学可受多种因素（如性别、体重、既存疾病、年龄、合并用药等）的影响[37-39]。一些研究表明，丙泊酚可能表现为非线性代谢[40]。丙泊酚摄取率高，可通过减少心排血量和肝血流量影响自身清除[41]。因此，2 倍剂量的丙泊酚所达到的血药浓度可能高于单倍剂量丙泊酚血药浓度的 2 倍。相反，拟交感作用所致的心排血量增加可引起丙泊酚血药浓度下降。在出血性休克模型中发现，在代偿期丙泊酚的血

药浓度可增加 20%，出现失代偿性休克后血药浓度可快速显著升高[42]。

在足月新生儿和早产儿中，丙泊酚清除率的差异主要与新生儿的停经后月龄和出生后月龄有关，因为新生儿清除功能的发育非常迅速。这些新生儿的用药剂量需要极其谨慎地计算[43-44]。女性丙泊酚的分布容积和清除率高于男性，但二者清除半衰期相似。老年人清除率下降，中央室容积变小[45]，均由于老年人心排血量减少所致。正因为这些原因，加之老年人对丙泊酚敏感性增加，80 岁及以上的老年患者仅需 20岁年轻患者 50% 的丙泊酚剂量就可达到相同的镇静催眠程度[29, 38, 45-46]。儿童中央室容积相对较大（50%），清除率较快（25%）[31, 47]。3 岁以上儿童的分布容积和清除率应按体重进行调整（见第 77 章）。3 岁以下的儿童，其药代动力学参数也与体重成一定比例，但是与成人及年长儿童相比，其中央室及全身清除率均较高。上述发现是此年龄段丙泊酚所需剂量增加的原因[48-49]。肝病可增加稳态和中央室容积，清除率不变，但消除半衰期略延长，恢复时间也相应略延长[50-51]。在临床上，有肝病的患者无需显著调整丙泊酚剂量，这可能由于丙泊酚的肝外代谢消除弥补了肝功能减退的影响。

咪达唑仑对丙泊酚的药代动力学有影响[52]。当体内咪达唑仑血药浓度为镇静浓度 200 ng/ml 时，丙泊酚的血药浓度可升高近 25%。咪达唑仑可将丙泊酚清除率从 1.94 L/min 减少至 1.61 L/min，Cl₂（快速分布清除）从 2.86 L/min 降至 1.52 L/min，Cl₃（慢速分布清除）从 0.95 L/min 降至 0.73 L/min。丙泊酚0.79 ~ 0.92 的高摄取率表明，丙泊酚的代谢清除可能不受酶抑制的影响，但是对肝灌注量变化十分敏感。咪达唑仑能够引起丙泊酚药代动力学改变，其主要原因在于两者合用后对于血流动力学的影响。

相应的，丙泊酚也对咪达唑仑的药代动力学有影响[20]。当丙泊酚血药浓度达到镇静程度时，咪达唑仑的血药浓度增加 27%。与丙泊酚合用时，咪达唑仑中央室缩小，向周围组织分布和消除的速度减慢。例如，阿芬太尼已被证明能够通过减少丙泊酚的清除而增加丙泊酚血药浓度[53]。这一发现与其他催眠药和阿片类药物合用丙泊酚时药代动力学的相互作用研究结果一致。丙泊酚通过减少阿芬太尼的消除以及快速、慢速分布清除，使阿芬太尼血药浓度增高。丙泊酚与瑞芬太尼合用，前者可通过减小后者中央室容积、降低后者分布清除率的 41% 以及消除清除率的 15%，进而增高后者的血药浓度。肾病对丙泊酚代谢无影响。

如前所述，有关磷丙泊酚的药代动力学数据十分

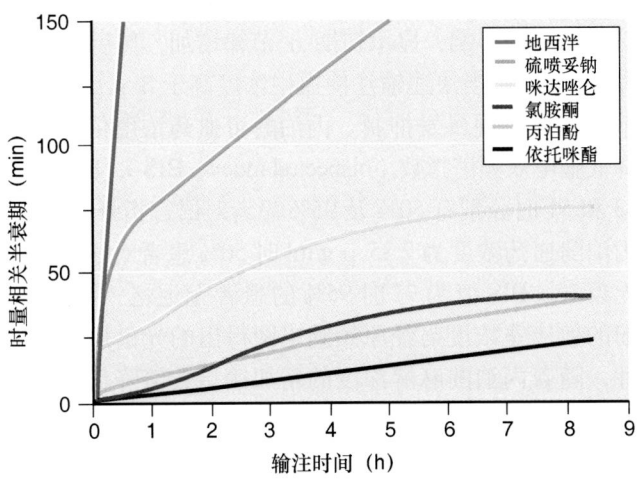

图 23.3　常用静脉麻醉药的时量相关半衰期。时量相关半衰期是药物停止输注后血浆浓度降低 50% 所需的时间。横轴为输注时间。药物血药浓度下降的快慢与输注时间直接相关（即输注时间越长，半衰期越长）。依托咪酯、丙泊酚和氯胺酮的半衰期明显短于硫喷妥钠和地西泮，因此更适于长时间输注

稀少。欧洲进行的 I 期及 II 期研究结果检验存在明显偏差，导致了第 6 版相关内容撤稿。目前，未启动进一步的药代动力学研究。磷丙泊酚在人体的药代动力学仍需进一步研究。

磷丙泊酚的蛋白结合率极高（98%）[13]，分布容积小（0.3 L/kg），总清除速度达 0.36 L/（kg·h），终末消除半衰期为 0.88 h。单次输注 6 mg/kg 的磷丙泊酚，在 4 min 内达到峰值，然后磷丙泊酚快速代谢为丙泊酚，于 12 min 达到血浆丙泊酚峰值。输注该剂量磷丙泊酚后，磷丙泊酚最大血药浓度为 78.7 μg/ml，丙泊酚最大血药浓度为 1.08 μg/ml。磷丙泊酚和丙泊酚的总体清除速度分别为 0.36 L/（kg·h）和 3.2 L/（kg·h），半衰期分别为 0.88 h 和 1.13 h。

药效动力学

对中枢神经系统的影响

丙泊酚主要通过与 γ- 氨基丁酸（γ-aminobutyric acid，GABA）受体的 β 亚单位结合，增强 GABA 介导氯电流，从而产生催眠作用。GABA 受体跨膜区域的 $β_1$、$β_2$、$β_3$ 亚单位上的位点对丙泊酚的催眠作用至关重要[54-55]。α 亚单位和 $γ_2$ 亚单位似乎也参与调控丙泊酚对 GABA 受体的作用。丙泊酚可以直接或间接地发挥作用。丙泊酚间接发挥作用，是通过 GABA 增强离子通道活性，从而使浓度-效应关系曲线左移。而丙泊酚浓度较高的情况下，可以直接作用并激活 $GABA_A$ 受体[56-58]。从意识清醒状态到意识模糊状态的具体机制和变化的部位目前还未研究透彻。一些专家认为脑干-丘脑唤醒回路的正常功能至关重要，而也有部分研究者认为额顶叶联合皮质的活性与意识的清醒更具关联性。丙泊酚作用于海马的 $GABA_A$ 受体，抑制海马和前额叶皮质释放乙酰胆碱[59]。丙泊酚也可能通过 $α_2$ 肾上腺素能受体系统产生间接的镇静作用[60]。静息状态下的功能核磁共振成像（fMRI）表明，丙泊酚的作用可能与 CNS 中某部分有关，在丙泊酚的镇静下该部分辨识能力下降并进入木僵状态[61]。这种常规的模式在解剖结构上包括后扣带回、内侧额叶和双侧顶叶皮质，即所谓的默认模式通路（default mode network，DMN）。通过正电子发射断层显像发现，丙泊酚的催眠作用可能与丘脑和楔前叶区域的活动降低有关，这些区域可能在丙泊酚诱导的意识丧失过程中起着重要作用[62]。

丙泊酚还有可能通过调控门控钠通道对谷氨酸的

N- 甲基 -D- 门冬氨酸（N-methyl-d-aspartate，NMDA）亚型产生广泛的抑制，该作用也可能与药物对中枢神经系统（CNS）的影响有关[63-64]。有研究发现丙泊酚对脊髓神经元具有直接抑制作用。丙泊酚可作用于急性分离的脊髓背角神经元的 $GABA_A$ 受体和甘氨酸受体[65]。患者使用丙泊酚的欣快感与伏隔核多巴胺浓度的增加有关（常见于药物滥用和追求享乐行为）[66]。丙泊酚的止呕作用可能与其作用于 GABA 受体降低极后区的 5- 羟色胺水平有关[67]。

给予丙泊酚 2.5 mg/kg 后，其催眠作用起效迅速（一次臂-脑循环），90 ～ 100 s 达到峰值效应。单次注射丙泊酚引起意识消失的半数有效剂量（effective dose，ED_{50}）为 1 ～ 1.5 mg/kg。催眠的作用时间为剂量依赖性，2 ～ 2.25 mg/kg 时为 5 ～ 10 min[52]。年龄可显著影响诱导剂量，2 岁以下时最大（ED_{95} 为 2.88 mg/kg），随年龄的增加而降低[53]。在儿童和老年人中，这是药代动力学改变的直接作用。儿童相对而言具有一个较大的中央室，因此需要一个高剂量以达到类似的血液药物浓度[68-70]。另外，儿童体内丙泊酚的快速消除也需要一个较大的维持剂量。随着年龄的增加，意识消失所需丙泊酚血药浓度降低。

丙泊酚亚催眠剂量有镇静和遗忘作用。在未接受刺激的志愿者中，丙泊酚至少需以 2 mg/（kg·h）的速度输注方可产生遗忘作用。有报道称即使以更大速度输注丙泊酚仍可发生术中知晓。在外科手术过程中，若仅用丙泊酚作为麻醉药，则需加快输注速度使血药浓度超过 10 μg/ml 以防止发生术中知晓。丙泊酚也易产生欣快感。丙泊酚给药后可出现幻觉、性幻想及角弓反张。

丙泊酚 2.5 mg/kg 单次注射后继以持续输注以观察其对脑电图的影响，显示初期 α 节律增加，然后转为 γ 和 θ 频率。当快速输注使血中浓度高于 8 μg/ml 时，脑电图可出现暴发抑制。丙泊酚可血药浓度依赖性地降低脑电双频谱指数（bispectral index，BIS），BIS 值在 63 和 51 时分别有 50% 及 95% 患者对语言指令无反应。丙泊酚血药浓度为 2.35 μg/ml 时 50% 患者对语言指令无反应。BIS 值为 77 时 95% 的患者无记忆[71]。丙泊酚的效应室浓度与经原始脑电图得出的光谱熵有相关性，随着丙泊酚麻醉深度的增加熵指数值降低。丙泊酚对癫痫脑电图的影响具有争议性。丙泊酚可能通过 GABA 的激动，NMDA 受体的抑制作用和调节慢钙离子通道来抑制癫痫样活动。然而，同样的 GABA 激动和甘氨酸拮抗剂可诱发癫痫发作和脑电图癫痫性变化[72]，特别是在麻醉诱导或麻醉苏醒期。丙泊酚具有剂量依赖性的抗惊厥作用。丙泊酚也被用于治疗癫痫发作，但是丙泊酚也可以导致癫痫大发作，而且可用于癫痫灶的皮质定位[73]。

不幸的是，丙泊酚具有成瘾性。药物滥用的严重潜在问题是产生药物耐受，而药物耐受又会造成进一步的药物滥用。丙泊酚作为镇静药物在重症监护治疗病房（ICU）中应用，但是其中20%～40%的患者必须不断加大用药剂量以维持相同的镇静效果[74]。在大众群体中，丙泊酚滥用情况尚不清楚，但是应该低于其他药物。对于医护人员而言，丙泊酚容易获得，也确实发生过自我给药致死的病例报告。一些研究者已经提出医护人员滥用丙泊酚的发生率更高[75-76]，因而这些研究者建议实行更严格的丙泊酚管理政策。与丙泊酚不同，2009年美国药品执法局（Drug Enforcement Administration，DEA）将磷丙泊酚划分为管制药物。

丙泊酚可使颅内压（intracranial pressure，ICP）正常或升高的患者的颅内压降低（见第57章），但ICP的下降（30%～50%）与脑灌注压（cerebral perfusion pressure，CPP）的显著下降有关[77]。因此在头颅损伤的患者中使用丙泊酚时应该控制剂量，只需提供轻至中度的镇静状态即可［即：血药浓度维持在2 μg/ml，输注速度维持在25～75 μg/（kg·min）］[78]。麻醉药具有神经保护作用，因为麻醉药能够减少氧耗，因此有益于能量的供需平衡，而且麻醉药还能够增加神经组织对缺氧的耐受性。丙泊酚并没有直接的预处理效果，但是可能减弱谷氨酸介导的兴奋性中毒[79-81]。丙泊酚可使眼内压骤降30%～40%。与硫喷妥钠相比，丙泊酚降低眼内压的幅度较大，并可更有效地防止琥珀胆碱和气管插管引起的眼内压升高。在丙泊酚输注过程中，脑对二氧化碳的正常反应和自动调节功能得以维持。

丙泊酚是否有神经保护作用仍存在争议[82]。在大鼠的不完全脑缺血模型中，致暴发抑制剂量的丙泊酚与芬太尼相比可显著改善神经系统预后，并减轻脑组织损伤。同输注脂肪乳注射剂的清醒对照组相比，缺血性损伤后即刻或1 h后输注镇静浓度的丙泊酚均可显著减少梗死面积[83-84]。亚麻醉剂量的丙泊酚还能够介导幼鼠脑的神经细胞凋亡[85]。此外，在大鼠中，麻醉剂量的丙泊酚引起发育中大鼠脑组织在皮质和丘脑处伴随有细胞死亡的复杂变化[86]。丙泊酚的神经保护作用可能与其减轻缺血性损伤对腺苷三磷酸（ATP）、钙、钠和钾的影响以及抑制脂质过氧化的抗氧化作用有关。当前证据表明，丙泊酚能使神经元免受兴奋中毒引起的缺血性损伤，但仅对较轻的缺血性损伤具有神经保护作用，且在很长的恢复期后，这种保护作用不再持续。儿童长期应用丙泊酚镇静可引起

神经系统预后不良[87]。

许多麻醉相关的药物可降低丙泊酚药理作用的需求剂量或血药浓度。"需求剂量"通常指达到给定效果的所需浓度。若无其他药物影响，应用丙泊酚时，对语言指令反应消失的Cp_{50}（50%的个体对特定刺激无反应的血药浓度）是2.3～3.5 μg/ml[88-90]，而防止切皮时体动的Cp_{50}是16 μg/ml。增加芬太尼或阿芬太尼的血药浓度（剂量）可显著减少丙泊酚的Cp_{50}。术前给予苯二氮䓬类药物（劳拉西洋，1～2 mg）及术中复合66%氧化亚氮时，丙泊酚切皮的Cp_{50}为2.5 μg/ml[91]。若改用吗啡（0.15 mg/kg）作为麻醉前用药，可降至1.7 μg/ml。小手术中所需丙泊酚血药浓度（复合66%氧化亚氮）为1.5～4.5 μg/ml，大手术为2.5～6 μg/ml[92]。血药浓度降至1.6 μg/ml以下时通常患者可苏醒，而1.2 μg/ml以下则可恢复定向力。阿片类药物的血药浓度较高的情况下，苏醒延迟。当丙泊酚与几个阿片类药物，包括瑞芬太尼、阿芬太尼、舒芬太尼和芬太尼等联合使用时，确保足够的麻醉深度以及术后最迅速恢复意识的最优丙泊酚血药浓度见表23.2。在联合瑞芬太尼的情况下，推荐使用相对大剂量阿片类药物的麻醉方案，而联合芬太尼的情况下，应使用大量的丙泊酚，从而确保术后迅速恢复（图23.4）。当血中丙泊酚与效应室达到平衡时，清醒所需血药浓度（2.2 μg/ml）则更接近于对语言指令反应消失的血药浓度[93]。

对呼吸系统的影响

诱导剂量的丙泊酚即可引起呼吸暂停，发生率和持续时间取决于剂量、注射速度及术前用药[94]。诱导剂量的丙泊酚导致呼吸暂停的发生率为25%～30%。但是血二氧化碳分压（$PaCO_2$）在无手术刺激的诱导期不会出现异常，代谢抑制进一步防止$PaCO_2$升高。丙泊酚所致呼吸暂停可长达30 s以上。若合用阿片类药物（作为麻醉前用药或诱导前给药），可明显增加长时间呼吸暂停（30 s以上）的发生率[92, 95]。输注丙泊酚100 μg/（kg·min）维持麻醉可使潮气量减少40%、呼吸频率增加20%，而每分通气量的变化不确定。输注速度由100 μg/（kg·min）加倍至200 μg/（kg·min）时，可使潮气量进一步降低，但呼吸频率不变[96]。与其他催眠药物一样，药物的呼吸抑制作用、代谢抑制导致CO_2产生减少与呼吸暂停导致$PaCO_2$的增加、伤害刺激的水平的相互作用结果影响自主通气的情况。丙泊酚50～120 μg/（kg·min）也可抑制机体对缺氧的通气反应，可能与直接作用于颈动脉体化学感

表 23.2　丙泊酚和阿片类药物维持效应室浓度的输注方案 *

阿片类	阿芬太尼 EC$_{50}$ ～ EC$_{95}$ (90 ～ 130 ng/ml)	芬太尼 EC$_{50}$ ～ EC$_{95}$ (1.1 ～ 1.6 ng/ml)	舒芬太尼 EC$_{50}$ ～ EC$_{95}$ (0.14 ～ 0.2 ng/ml)	瑞芬太尼 EC$_{50}$ ～ EC$_{95}$ (4.7 ～ 8.0 ng/ml)
单次注射量	30 s 给予 25 ～ 35 μg/kg	30 s 给予 3 μg/kg	30 s 给予 0.15 ～ 0.25 μg/kg	30 s 给予 1.5 ～ 2 μg/kg
维持剂量 1	50 ～ 75 μg/（kg·h）维持 30 min	1.5 ～ 2.5 μg/（kg·h）维持 30 min	0.15 ～ 0.22 μg/kg 维持	13 ～ 22 μg/（kg·h）维持 20 min
维持剂量 2	30 ～ 42.5 μg/（kg·h）维持	1.3 ～ 2 μg/kg/h 维持至 150 min		11.5 ～ 19 μg/（kg·h）维持
维持剂量 3		0.7 ～ 1.4 μg/kg/h 维持		
丙泊酚	丙泊酚 EC$_{50}$ ～ EC$_{95}$ (3.2 ～ 4.4 μg/ml)	丙泊酚 EC$_{50}$ ～ EC$_{95}$ (3.4 ～ 5.4 μg/ml)	丙泊酚 EC$_{50}$ ～ EC$_{95}$ (3.3 ～ 4.5 μg/ml)	丙泊酚 EC$_{50}$ ～ EC$_{95}$ (2.5 ～ 2.8 μg/ml)
单次注射量	30 s 给予 2.0 ～ 2.8 mg/kg	30 s 给予 2.0 ～ 3.0 mg/kg	30 s 给予 2.0 ～ 2.8 mg/kg	30 s 给予 1.5 mg/kg
维持剂量 1	19 ～ 12 mg/（kg·h）维持 40 min	9 ～ 15 mg/（kg·h）维持 40 min	9 ～ 12 mg/（kg·h）维持 40 min	7 ～ 8 mg/（kg·h）维持 40 min
维持剂量 2	7 ～ 10 mg/（kg·h）维持 150 min	7 ～ 12 mg/（kg·h）维持 150 min	7 ～ 10 mg/（kg·h）维持 150 min	6 ～ 6.5 mg/（kg·h）维持 150 min
维持剂量 3	之后 6.5 ～ 8 mg/（kg·h）维持	之后 6.5 ～ 11 mg/（kg·h）维持	之后 6.5 ～ 8 mg/（kg·h）维持	之后 5 ～ 6 mg/（kg·h）维持

该最佳输注方案来源于女性患者下腹部手术的数据。该数据仅作为指导，使用时应调整。

Reproduced from Vuyk J，Mertens MJ，Olofsen E，et al. Propofol anesthesia and rational opioid selection：determination of optimal EC50-EC95 propofol-opioid concentrations that assure adequate anesthesia and a rapid return of consciousness. Anesthesiology. 1997；87：1549-1562，with permission from Lippincott Williams and Wilkins.，1997；and Kataria BK，Ved SA，Nicodemus HF，et al. The pharmacokinetics of propofol in children using 3 different data-analysis approaches. Anesthesiology. 1994；80：104-122.

* 当联合用药时，±15% 的效应室浓度之内可以使 50% ～ 95% 患者对手术刺激无体动，且输注结束后患者苏醒最快速

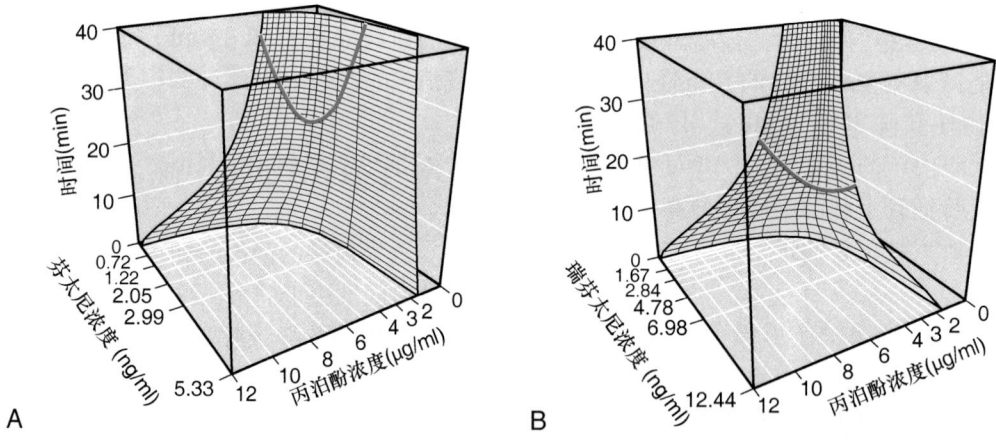

图 23.4　以对 50% 手术刺激无反应的血液或血浆浓度靶控输注丙泊酚复合芬太尼或丙泊酚复合瑞芬太尼 300 min 后，停药后的 40 min 内丙泊酚和芬太尼（A）或瑞芬太尼（B）效应室浓度的计算机模拟图。x-y 平面底部的数字代表靶控输注时的浓度。从 x-y 平面逐渐上升的曲线代表丙泊酚和芬太尼或丙泊酚和瑞芬太尼浓度的下降。与 x-y 平面平行的曲线点平面代表连续的、每 1 min 的时间间隔。粗蓝色线条表示 50% 患者苏醒时的丙泊酚-芬太尼-时间关系和丙泊酚-瑞芬太尼-时间关系（Reproduced from Vuyk J，Mertens MJ，Olofsen E，et al. Propofol anesthesia and rational opioid selection：determination of optimal EC50-EC95 propofol-opioid concentrations that assure adequate anesthesia and a rapid return of consciousness. Anesthesiology. 1997；87：1549-1562，with permission from Lippincott Williams and Wilkins©，1997.）

受器有关[97]。丙泊酚可以诱导慢性阻塞性肺疾病患者的支气管扩张。丙泊酚减轻迷走神经（低浓度）和乙酰胆碱（高浓度）诱发的气管收缩，并且可能直接作用于毒蕈碱受体。丙泊酚通过产生磷酸肌醇和抑制钙活化而抑制受体耦联信号转导途径。丙泊酚的支气管扩张作用可能与其保存剂有关。含有焦亚硫酸盐的丙泊酚（与不含有焦亚硫酸盐的丙泊酚相比）不能抑制迷走神经或乙酰胆碱诱发的支气管收缩。丙泊酚还可通过抑制 K$^+$-ATP 介导的肺血管舒张，增加缺氧性肺血管收缩的程度。丙泊酚亦影响成人呼吸窘迫综合

征时肺的病理生理过程。在脓毒性内毒素血症的动物模型中发现，10 mg/（kg·h）的丙泊酚可明显减轻氧自由基介导的以及环氧合酶催化的脂质过氧化过程。此外，PaO_2 及血流动力学也可维持接近基础水平。在人体尚未证实丙泊酚的上述益处。

对心血管系统的影响

丙泊酚应用于麻醉诱导和维持时，其对心血管系统的影响已经得到了评估[98]（表30.3）。丙泊酚最显著的作用是在麻醉诱导期间降低动脉压[98a]。在不存在心血管疾病的患者中，丙泊酚诱导剂量 2 ～ 2.5 mg/kg 可使收缩压降低 25% ～ 40%。平均动脉压和舒张压也有类似的变化。动脉压的下降与心排出量 / 心脏指数减少（±15%）、心搏指数减少（±20%）及全身血管阻力降低（15% ～ 25%）有关。左室每搏做功指数也降低（±30%）。丙泊酚还影响右室功能，可显著降低右室收缩末期压力-容积曲线的斜率。

丙泊酚可降低瓣膜性心脏病患者的肺动脉压力和肺毛细血管楔压，这可能是前负荷和后负荷均降低的结果。丙泊酚诱导后血压下降是血管扩张的结果，是否有直接的心肌抑制作用尚存争议。丙泊酚引起心排血量下降可能与其对心脏交感神经活性的作用有关。丙泊酚的血流动力学反应要远落后于其催眠作用。丙泊酚效应室平衡的半衰期，对于催眠作用而言是 2 ～ 3 min，对于血流动力学的抑制作用而言约

7 min[36]。这意味着患者在麻醉诱导后失去意识的几分钟后，血流动力学的抑制作用才开始增加。

高血药浓度的丙泊酚可抑制 α 而非 β 肾上腺素能受体的正性肌力作用，从而增强 β 肾上腺素能受体的舒张作用。临床上，丙泊酚的心肌抑制和血管扩张作用呈剂量依赖性和血药浓度依赖性[99]。丙泊酚的血管扩张作用是由于交感神经活性的降低。其机制与直接影响平滑肌细胞内钙动员、抑制内皮细胞前列环素合成、减少血管紧张素 II 诱发的钙内流[100-101]、激活 ATP 敏感钾通道以及刺激 NO 合成有关。NO 合成可能受脂肪乳剂而非丙泊酚调控。

给予诱导剂量丙泊酚后心率变化不明显。可能是因为其重调或抑制压力感受器反射，从而减弱了机体对低血压的心动过速反应。丙泊酚也呈剂量依赖性降低心脏的副交感张力，对窦房结功能、正常房室传导途径和附加传导通路的直接作用很小，可剂量依赖性减弱心率对阿托品的反应性。丙泊酚可抑制房性（室上性）心动过速，因此电生理检查时应避免应用。单次给药后，血药浓度的峰值能达到 80 ～ 100 μg/ml，远高于持续输注可能达到的峰值。由于丙泊酚的血管扩张及心肌抑制作用呈血药浓度依赖性，所以持续输注时（麻醉维持）血压下降程度较单次注射诱导后低。丙泊酚输注可显著降低心肌血流量和心肌耗氧量，结果是心肌总的氧供-氧耗比例得以维持。与挥发性麻醉药比较，丙泊酚对在体外循环或非体外循环下接受心脏手术患者的心肌保护作用的争论较小。两

表 23.3　非巴比妥类催眠药物麻醉诱导后血流动力学的变化

	地西泮	氟哌利多	依托咪酯 *	氯胺酮	劳拉西泮	咪达唑仑	丙泊酚
HR	− 9±13	不变	− 5±10	0 ～ 59	不变	− 14±12	− 10±10
MBP	0 ～ 19	0 ～ 10	0 ～ 17	0±40	− 7 ～ 20	− 12 ～ 26	− 10 ～ 40
SVR	− 22±13	− 5 ～ 15	− 10±14	0±33	− 10 ～ 35	0 ～ 20	− 15 ～ 25
PAP	0 ～ 10	不变	− 9±8	44±37	—	不变	0 ～ 10
PVR	0 ～ 19	不变	− 18±6	0±33	不变	不变	0 ～ 10
PAO	不变	25±50	不变	不变	—	0 ～ 25	不变
RAP	不变	不变	不变	15±33	—	不变	0 ～ 10
CI	不变	不变	− 20±14	0±42	0±16	0 ～ 25	− 10 ～ 30
SV	0 ～ 8	0 ～ 10	0 ～ 20	0 ～ 21	—	0 ～ 18	− 10 ～ 25
LVSWI	0 ～ 36	不变	0 ～ 33	0±27	—	− 28 ～ 42	− 10 ～ 20
dP/dt	不变	—	0 ～ 18	不变	—	0 ～ 12	下降

* 瓣膜疾病的患者偏差较大
CI，心脏指数；dP/dt，等容收缩期左心室内压力上升的最大速率；HR，心率；LVSWI，左心室每搏做功指数；MBP，平均血压；PAO，肺动脉楔压；PAP，肺动脉压；PVR，肺血管阻力；RAP，右房压；SV，每搏量；SVR，全身血管阻力。
From Reves JG, Glass P, Lubarsky DA, et al. Intravenous anesthetics. In: Miller RD, Eriksson LI, Fleischer LA, et al, eds. Miller's Anesthesia, 7th ed. Philadelphia: Churchill Livingstone; 2010: 719-768.

项在接受心脏手术患者中比较丙泊酚和七氟烷的大型研究表明七氟烷组患者术后肌钙蛋白水平低且血流动力学更稳定。另有一项在非体外循环下的冠状动脉分流术中比较地氟烷和丙泊酚的研究得出了相似的结果。相反的，一项研究在体外循环手术过程中比较了高剂量丙泊酚［120 μg/（kg·min）］、低剂量丙泊酚［60 μg/（kg·min）］以及手术全程吸入异氟烷，得出高剂量丙泊酚组患者肌钙蛋白水平得以改善，血流动力学更加平稳。该研究提示丙泊酚的心肌保护作用可能是剂量依赖性的[102]。最后，对冠状动脉旁路移植术患者而言，丙泊酚与吸入麻醉药组合能够提供最佳的预处理和后处理策略。心肌损伤和心功能的检验指标表明用异氟烷进行预处理，再用丙泊酚进行后处理，协同作用减少缺血后心肌再灌注损伤[103]。在使用丙泊酚维持麻醉时，心率变化是不确定的。其中低血压的程度、患者心脏代偿能力以及其他药物的使用可能是影响心率变化的决定因素。

其他作用

同硫喷妥钠一样，丙泊酚不能增强肌肉松弛剂的神经肌肉阻滞作用，也不影响诱发肌电图和颤搐张力，但有报道单用丙泊酚即可提供良好的气管插管条件。丙泊酚不诱发恶性高热，故适用于有恶性高热倾向的患者[104-106]。丙泊酚单次注射或长时间输注不影响皮质醇合成以及机体对促肾上腺皮质激素（adrenocorticotropic hormone，ACTH）的正常反应。乳剂配方的丙泊酚也不影响肝、血液系统以及纤溶功能。但是离体环境中，脂质乳剂本身可减少血小板聚集。已有对丙泊酚现有组成成分发生过敏反应的报告。其中至少有一部分患者的免疫反应完全是由丙泊酚而非脂质溶剂造成的。对丙泊酚发生类过敏反应的患者大部分有变态反应病史。对多种药物过敏的患者应慎用丙泊酚[107-109]。溶于脂肪乳剂的丙泊酚本身不诱发组胺释放。磷丙泊酚代谢生成丙泊酚和甲酸，但给予磷丙泊酚后甲酸浓度不增加。小剂量（亚催眠剂量，成人剂量 10 mg）丙泊酚具有明显止吐作用，作用的中值浓度是 343 ng/ml[110]，这个浓度的丙泊酚也具有轻微的镇静作用。给予单次注射量丙泊酚 10 ～ 20 mg 后再以 10 μg/（kg·min）的速度输注即可达到此浓度。乳腺手术用丙泊酚维持麻醉预防术后恶心呕吐（postoperative nausea and vomiting，PONV）效果优于静注昂丹司琼 4 mg（见第 80 章）。以丙泊酚 1 mg/（kg·h）［17 μg/（kg·min）］的速度输注对癌症化疗也有极好的止吐作用。亚催眠剂量的丙泊酚可

以缓解胆汁淤积性瘙痒，还可用于治疗椎管内阿片类药物引起的瘙痒，疗效与纳洛酮相同。

丙泊酚可降低多形核白细胞趋化性，但是不影响其黏附、吞噬及杀伤作用。丙泊酚的这种作用不同于硫喷妥钠，后者可抑制多形核白细胞的上述所有趋化性反应。但是丙泊酚可抑制多形核白细胞对金黄色葡萄球菌和大肠埃希菌的吞噬和杀伤作用。这些发现与应用丙泊酚引起致命性全身感染增多密切相关[111]。值得注意的是，在发生感染的医院，对打开的丙泊酚药瓶和装有丙泊酚的注射器进行有害微生物培养均呈阳性。丙泊酚的溶剂脂肪乳剂是良好的培养基。已在丙泊酚制剂中加入依地酸二钠或焦亚硫酸盐抑制细菌生长。操作中应严格遵守无菌操作规程。丙泊酚与胰腺炎的发生有关[112]。胰腺炎的发生似乎与高甘油三酯血症有关。发生高甘油三酯血症的患者往往年龄较大，长时间于 ICU 住院并接受了长时间持续输注。如需用丙泊酚长时间镇静或者以大剂量输注（尤其对于老年人），需常规监测血清甘油三酯浓度。

临床应用

麻醉诱导和维持

丙泊酚可用于麻醉诱导和维持（框 23.1）。静脉诱导剂量为 1.0 ～ 2.5 mg/kg，决定诱导剂量的最佳生理指标为年龄、去脂体重及中枢血容量[113]。麻醉维持过程中可以基于 BIS 对丙泊酚进行滴定，以达到足够的麻醉深度并避免用药过量。术前给予阿片类药物和（或）苯二氮䓬类药物可明显减少诱导剂量[114-116]。老年患者的诱导剂量需要降低，60 岁以上的患者推荐麻醉诱导剂量是 1 mg/kg（有麻醉前用药）至 1.75 mg/kg（无麻醉前用药）。另外，老年人和病情较重（ASA Ⅲ ～ Ⅳ级）患者在使用丙泊酚后易发生严重的低血压，尤其是与阿片类药物合用时（见第 65 章）。对于病情较重或心脏外科患者，为避免低血压的发生，应在容许范围内给予一定量的液体负荷，并滴定给药直至到达需

框 23.1　丙泊酚静脉用法及用量	
全身麻醉的诱导	1 ～ 2.5 mg/kg，静脉输注，剂量随年龄增加而减少
全身麻醉维持	50 ～ 150 μg/（kg·min），静脉输注，复合 N₂O 或阿片类药物
镇静	25 ～ 75 μg/（kg·min），静脉输注
止吐	10 ～ 20 mg，静脉输注，每 5 ～ 10 min 重复给药，或应用 10 μg/（kg·min）静脉输注

N₂O，氧化亚氮

要的麻醉状态。一般情况下，因为药代动力学和药效动力学的原因，老年患者（＞ 80 岁）需要的剂量是年轻患者（＜ 20 岁）的一半[117]。儿童诱导时 ED_{95} 增加（2 ～ 3 mg/kg），主要原因是药代动力学的差异。与成年人相比，儿童应用丙泊酚时中央室较小，代谢清除率增加，分布容积大[69]。在短时间手术或操作中，与硫喷妥钠或巴比妥类药物相比，无论应用何种麻醉药物进行维持，应用丙泊酚诱导均可以迅速苏醒，并较早恢复精神运动功能。

有数种给药方案可使丙泊酚达到合适的血药浓度。给予诱导剂量后通常以 100 ～ 200 μg/（kg·min）的速度输注，根据个体需求和手术刺激调整输注速度。复合应用丙泊酚时，阿片类药物、咪达唑仑、可乐定及氯胺酮所需的输注速度和血药浓度均降低[20, 118]。由于阿片类药物使丙泊酚麻醉所需血药浓度降低，阿片类药物和丙泊酚的相对剂量可显著影响停药后清醒和恢复所需的时间。同时，阿片类药物也影响丙泊酚的药代动力学和药效动力学。阿芬太尼可以使丙泊酚的终末清除率从 2.1 L/min 降至 1.9 L/min，分布清除率从 2.7 L/min 降至 2.0 L/min，外周分布容积从 179 L 降至 141 L。丙泊酚的药代动力学参数受心排血量、心率和血浆中阿芬太尼浓度的影响[39]。与此相似，咪达唑仑使丙泊酚的代谢清除率从 1.94 L/min 降至 1.61 L/min，Cl_2 从 2.86 L/min 降至 1.52 L/min，Cl_3 从 0.95 L/min 降至 0.73 L/min。因此，如果同时应用咪达唑仑和阿芬太尼，丙泊酚的浓度将升高 20% ～ 30%[53]。苏醒最快的输注速度组合如下：丙泊酚 1 ～ 1.5 mg/kg 诱导后以 140 μg/（kg·min）的速度输注 10 min，然后降至 100 μg/（kg·min）；阿芬太尼 30 μg/kg 诱导后以 0.25 μg/（kg·min）的速度输注，或者芬太尼 3 μg/kg 诱导后以 0.02 μg/（kg·min）的速度输注。

如前所述，随年龄的增加，丙泊酚输注所需药量逐渐减少，而儿童和婴儿的所需药量较高。单独应用丙泊酚时，意识消失所需血药浓度为 2.5 ～ 4.5 μg/ml，手术所需血药浓度（复合 N_2O）为 2.5 ～ 8 μg/ml。丙泊酚复合阿片类药物进行全凭静脉麻醉时需要相似的血药浓度。对丙泊酚的药代动力学和相应血药浓度的了解，使得应用基于药代动力学模型的输注系统连续输注丙泊酚维持麻醉成为可能。对丙泊酚维持麻醉与新型挥发性麻醉药维持麻醉的苏醒情况进行的 meta 分析表明，二者麻醉后恢复时间差异很小，但是应用丙泊酚维持麻醉的患者恶心、呕吐的发生率显著降低。

丙泊酚可用于心脏手术的麻醉维持。丙泊酚麻醉诱导时减少剂量和滴定给药，维持期间在 50 ～ 200 μg/（kg·min）范围内滴定调节输注速度并复合

阿片类药物，术中血流动力学的可控性和缺血性事件的发生与安氟烷/阿片类药物复合麻醉或以阿片类药物为主的麻醉相似。

在失血性休克的情况下，丙泊酚的浓度升高。休克影响丙泊酚的药代动力学和药效动力学。休克导致室间清除率减慢，并使浓度效应曲线左移，这表明达到 BIS 值的 50% 最大效应时所需的效应室浓度降低至 1/2.7[119]。这些药代动力学的改变可以随液体复苏而恢复。失血性休克可以使 BIS 值从基线水平降低 50% 时和伤害性刺激后无体动反应时所需的丙泊酚剂量分别降低 54% 和 38%。失血性休克使达到最大 BIS 值效果 50% 的效应室浓度从（11.6±3.8）μg/ml 降至（9.1±1.7）μg/ml，50% 无体动时的效应室浓度从（26.8±1.0）μg/ml 降至（20.6±1.0）μg/ml[120]。

镇静

丙泊酚镇静可用于外科手术及重症监护治疗病房（ICU）中机械通气的患者[120a]。如前所述，丙泊酚可产生耐受性，因此在短时间内进行反复麻醉时及长时间输注时，丙泊酚的使用量需要增加[74]。健康患者局部麻醉时应用丙泊酚镇静，所需输注速度仅为全身麻醉的一半或更少，即 30 ～ 60 μg/（kg·min）。老年患者（超过 65 岁）和病情较重的患者所需输注速度与 20 岁患者相比降低 50%，因此应按个体化原则调节输注速度。丙泊酚的药代动力学特征使其成为维持长时间（天）镇静较理想的选择，但是在使用中还必须权衡其他因素的影响，例如对血流动力学影响、耐受性、罕见的高甘油三酯血症（和潜在性胰腺炎）以及丙泊酚输注综合征。长时间丙泊酚镇静方案中应该考虑可能的"镇静假期"，并使用能达到理想的镇静水平的最小用药剂量。此外，FDA 还特别建议取消丙泊酚用于儿童的长期镇静。在美国重症医学学院的镇静指南中，亦推荐接受丙泊酚长期镇静的患者应监测其是否出现无法解释的代谢性酸中毒或心律失常。在输注高剂量丙泊酚时如果出现了血管升压药或收缩药需求量增加或心力衰竭则需要考虑更换镇静药。丙泊酚最大输注速度的推荐量是 80 μg/（kg·min）[＜ 5 mg/（kg·h）][122]。总体来说，丙泊酚输注速度超过 30 μg/（kg·min）时患者通常会发生遗忘。

不良反应和禁忌证

2016 年 12 月，FDA 发布警告，对包括丙泊酚在内的全身麻醉药对胎儿大脑发育的潜在风险表示担

忧。动物实验表明，发育中的胎儿大脑长时间或反复接触丙泊酚可能与丙泊酚的神经毒性有关。因此，尽量减少胎儿接触丙泊酚和其他全身麻醉药物是重要且明智的[121a, 121b]。

除了催眠作用外，越来越多的证据表明丙泊酚可能通过直接或间接的方式影响癌症的进展。丙泊酚发挥抗肿瘤作用的部分原因是调节 miRNAs 的表达和转移。此外，丙泊酚通过调节免疫细胞和细胞因子影响免疫抑制的程度。这导致一些癌症的癌细胞迁移率降低，另一些癌症的癌细胞凋亡增加。丙泊酚对癌症调节作用的临床意义有待进一步研究调查[121c]。使用丙泊酚麻醉诱导常发生注射痛、呼吸暂停、低血压，偶尔还可引起注射部位静脉的血栓性静脉炎[122]。选用较粗的静脉、避免手背静脉，以及在丙泊酚药液中加入利多卡因或改变丙泊酚组成成分均可减少注射痛的发生。合并应用其他药物以及转移注意力的方法已被研究用于减少丙泊酚导致的注射痛。应用小剂量的丙泊酚、阿片类药物、非甾体抗炎药、氯胺酮、艾司洛尔或美托洛尔、镁、闪光、可乐定/麻黄素组合、地塞米松以及甲氧氯普胺（胃复安）等方法进行预处理可不同程度地缓解注射痛。

丙泊酚输注综合征较为罕见，但是可危及生命，当丙泊酚输注速度是 4 mg/（kg·h）或输注时间超过 48 h 时可能发生[123]。然而，也有小剂量给药仅 3 h 发生该并发症的病例报道[124]。最早的报道见于儿童，之后成年危重患者也有报道[125-126]。丙泊酚输注综合征的临床表现有急性顽固性心动过缓甚至心脏停搏，伴有以下一项或多项：代谢性酸中毒（碱缺失 > 10 mmol/L）、横纹肌溶解、高脂血症和肝大或脂肪肝。其他表现还有伴有急性心力衰竭的心肌病、骨骼肌病、高钾血症和高脂血症。导致这种症状和体征的原因包括肌肉损伤和细胞内毒性内容物的释放。主要危险因素是氧供不足、脓毒症、严重脑损伤及大剂量的丙泊酚。该综合征的诱因可能是遗传性脂肪酸代谢疾病，如重链酰基辅酶 A（medium-chain acyl CoA，MACD）缺乏症和碳水化合物供给偏低。高脂血症的诱因可能是肝脂质调节障碍，有可能与氧合代谢或葡萄糖的缺乏相关。在某些情况下，血脂升高可能是发生丙泊酚输注综合征的第一个指征。

巴比妥类

历史

巴比妥类药物发现于 20 世纪早期，最早发现的在一次臂脑循环时间内能够导致意识丧失的药物是环己烯巴比妥。1934 年，Waters 与 Lundy 将硫喷妥钠引入临床后，由于其起效迅速、作用时间短且无环己烯巴比妥钠的兴奋作用而成为临床首选用药[127]。尽管在珍珠港袭击期间，硫喷妥钠由于引起多例患者的死亡而被称为"比敌人炸弹更能造成军人死亡"，但是其仍在临床中普遍使用[128]。数十年来虽然还有许多其他巴比妥类衍生物被合成，但是临床上无一能超过硫喷妥钠的成功和普及。

理化性质

化学性质与制剂

巴比妥类药物是巴比妥酸（2,4,6- 三氧六氢嘧啶）的衍生物，是具有催眠作用的药物，而巴比妥酸是由丙二酸和脲缩合而成的嘧啶核，无催眠作用（图 23.5）。巴比妥类药物主要有两类，一类为在 2 位碳原子上有 O，另一类为在 2 位碳原子上有 S——分别具有氧巴比妥类酸盐与硫巴比妥类酸盐的特点。2 位碳原子上的氧或硫发生酮-烯醇互变异构，变为具有活性的烯醇形式，在碱性溶液中形成水溶性的巴比妥酸盐。这种溶剂可以静脉应用。巴比妥酸通过互变异构为烯醇形式可生成巴比妥酸盐，若 5 位碳原子上的氢原子被芳香基或烷基取代则使巴比妥酸盐具有催眠作用。仅硫巴比妥酸盐类药物硫喷妥钠和硫戊巴比妥钠以及氧巴比妥酸盐类药物美索比妥常用于麻醉诱导（图 23.6）。巴比妥酸盐的配制包括制成钠盐（按重量比，与 6% 无水碳酸氢钠混合），然后与水、5% 葡萄糖注射液或生理盐水配制成药液，硫喷妥钠的浓度为2.5%，硫戊巴比妥钠为 2%，美索比妥为 1%。硫巴比妥钠酸盐类配制后冷藏，药性可保持稳定 1 周，而美索比妥可长达 6 周。若溶液碱性下降，巴比妥类药物可以游离酸的形式发生沉淀，因此巴比妥类药物不能用乳酸林格液配制或与其他酸性溶液混合。不能与巴比妥类药物同时给药或在溶液中混合的药物有：阿曲库铵、维库溴铵、罗库溴铵、琥珀胆碱、阿芬太尼、

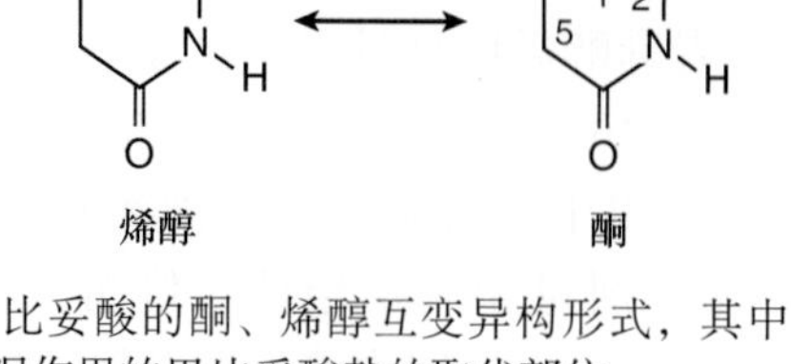

图 23.5　巴比妥酸的酮、烯醇互变异构形式，其中 1、2 及 5 位是具有催眠作用的巴比妥酸盐的取代部位

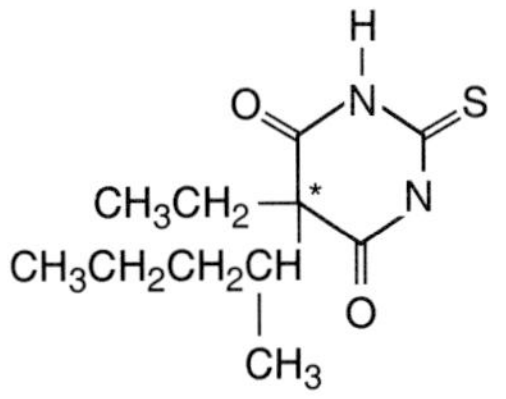

图 23.6　常用于诱导的具有催眠作用的巴比妥酸盐，其不对称中心用星号表示

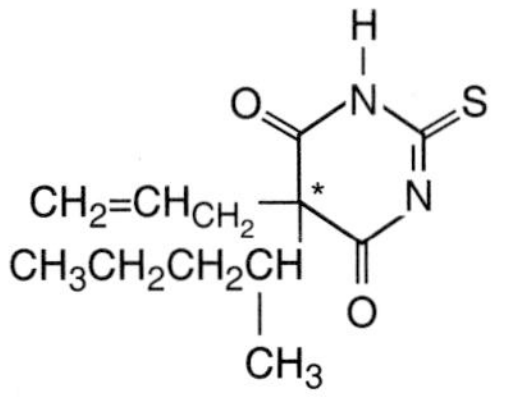

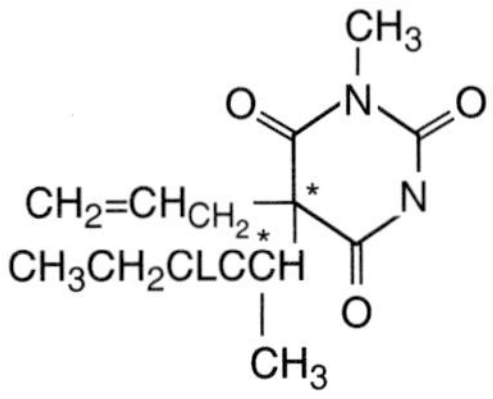

舒芬太尼、多巴酚丁胺、多巴胺、S- 氯胺酮和咪达唑仑。研究发现，快速诱导时，若将硫喷妥钠与维库溴铵或泮库溴铵混合可形成沉淀，并有可能阻塞静脉通路[129]。

构效关系

巴比妥酸盐核的 C5、C2 及 C1 发生取代反应会改变药物的药理学活性。C5 被芳香基或烷基取代，则具有催眠和镇静作用。C5 被苯基取代，则具有抗惊厥作用。增加 C5 烷基的一个或两个侧链的长度可增强催眠效能。临床应用的巴比妥类药物 C2 位均有氧或硫原子。2 位被硫原子取代，起效更迅速，如硫喷妥钠。1 位被甲基或乙基取代，虽然起效更快，但是可能发生兴奋性不良反应，包括肌震颤、肌张力增高及不自主运动，如美索比妥。

药代动力学

代谢

除苯巴比妥钠外，所有巴比妥类药物均经肝代谢。形成的代谢产物绝大多数无活性，为水溶性，经尿排出。巴比妥类药物的生物转化分为四种途径：① C5 位芳香基、烷基或苯基部分氧化；②氮原子位脱烷基；③硫巴比妥酸盐类在 C2 位脱硫基；④巴比妥酸环的破坏[130]。最重要的途径是氧化，可生成有极性（带电荷）的醇类、酮类、苯酚或羧酸。这些代谢产物可从尿中排出，或者与葡萄糖醛酸结合后经胆汁排泄。巴比妥酸环在体内非常稳定，只有极少部分

水解裂开。能诱导氧化微粒酶的药物可增强巴比妥类药物的代谢。长期使用巴比妥类药物亦可诱导此酶。由于巴比妥类药物能诱导肝药酶，因此不建议急性间断性卟啉病患者使用，因为巴比妥类药物可激活 γ-氨基乙酰丙酸合成酶，从而使卟啉生成增加[131]。

如前所述，除苯巴比妥钠外，所有巴比妥类药物均经肝代谢而消除。苯巴比妥钠主要经肾排泄，大约 60%～90% 以原形排泄。用碳酸氢钠碱化尿液可增加苯巴比妥钠的肾排泄。而其他巴比妥类药物仅有极少量以原形经肾排泄。

美索比妥在肝代谢，经氧化生成乙醇，也可发生氮原子脱烷基化。美索比妥与硫喷妥钠的分布半衰期、分布容积和蛋白结合相似。但是两者血浆清除半衰期差异显著（美索比妥为 4 h，而硫喷妥钠长达 12 h）。这是因为美索比妥的肝清除率［平均为 7.8～12.5 ml/（kg·min）］要比硫喷妥钠快 3 倍[132]。美索比妥的肝摄取率（肝血流量相关的清除率）约为 0.5，提示肝可摄取进入肝药量的 50%，而硫喷妥钠的肝摄取率仅为 0.15。

巴比妥类药物的药代动力学可用生理模型和房室模型描述[133]。在这两种药代动力学模型中，单次诱导剂量药效消失的主要机制均为快速再分布。在生理模型中，巴比妥钠先与中心血容量混合，然后迅速分布至血流灌注丰富但是容积小的组织（如脑组织），接着缓慢再分布至无脂肪组织（肌肉），此时诱导剂量的药效消失。在这些模型中，由于脂肪组织灌注率很低且药物清除缓慢，因此巴比妥类药物脂肪组织的摄取和代谢清除对其诱导剂量药效的消失作用不大。硫喷妥钠和美索比妥是诱导最常用的巴比妥类药物，二者的房室模型参数见表 23.1。房室模型可用来解释连续输注硫喷妥钠时苏醒延迟的原因，即药效的消失主要取决于药物被脂肪组织缓慢摄取及重新分布以及通过肝代谢或清除的过程。长时间输注巴比妥类药物时，使用非线性 Michaelis-Menten 代谢来计算其药代动力学最为接近。常用剂量（4～5 mg/kg）的硫喷妥钠为一级动力学（即单位时间内药物从机体以恒定比例清除），但是大剂量（300～600 mg/kg）应用时，受体达到饱和状态，则发生零级动力学，即单位时间内从机体清除的药量恒定。因为女性患者分布容积略大，其清除半衰期较长[134]。妊娠亦可增加硫喷妥钠的分布容积使其清除半衰期延长[135]。即使在肝硬化的晚期，硫喷妥钠的清除率也未发生改变。硫喷妥钠由于其亲脂性、分布容积较大以及肝清除率较低，在组织内可发生蓄积，尤其是在大剂量长时间给药时。硫喷妥钠反复给药可致血浆药物浓度升高。虽然目前

在临床上不常用，但是设计合理的输注方案可使其血药浓度恒定、维持需要的催眠效果。

药理学

作用机制

巴比妥类药物对 CNS 作用机制除了作用于 GABA$_A$ 受体外，其他的作用机制尚不清楚[136-137]。NMDA 受体在巴比妥类药物作用中可能发挥作用[138-140]。巴比妥类药物对 CNS 的生理作用可分为两类：一类为增强抑制性神经递质的突触作用，另一类为阻断兴奋性神经递质的突触作用[141]。GABA 是哺乳类中枢神经系统主要的抑制性神经递质，GABA$_A$ 受体是唯一被证实参与巴比妥类药物产生麻醉作用的位点[137]。GABA$_A$ 受体是一种氯离子通道，至少由 5 个亚基构成，是 GABA、巴比妥类药物、苯二氮䓬类药物及其他分子的特异性作用部位。结合位点位于特定亚基的连接处，相邻亚基的结合决定了丙泊酚、依托咪酯或戊巴比妥等药物的亲和力和选择性。每个亚基都存在多种类型，导致 GABA$_A$ 受体的组成多种多样。对这些结合位点组成的深入了解有助于开发新的临床麻醉药[141a]。巴比妥类药物与 GABA$_A$ 受体结合可增强氯离子的电传导，使突触后神经元细胞膜超极化，兴奋性阈值升高，从而增强或模拟 GABA 的作用。低浓度时，巴比妥类药物可使 GABA 与其受体解离减少，延长 GABA 激活的氯离子通道的开放时间，从而增强 GABA 的作用，其镇静-催眠作用可能与此有关。高浓度时，巴比妥类药物作为激动剂直接激活氯离子通道，而无须与 GABA 结合。"巴比妥麻醉"与其在较高浓度时的拟 GABA 作用有关[137]。

巴比妥类药物的第二个机制是抑制兴奋性神经递质的突触传递作用，如谷氨酸、乙酰胆碱。巴比妥类药物特异性作用于突触离子通道而阻断兴奋性中枢神经系统的传导。而在谷氨酸-NMDA 受体系统，硫喷妥钠可发挥不依赖 GABA 受体的效应。两项关于大鼠额叶皮质的研究显示，硫喷妥钠呈浓度依赖性地降低中枢神经系统细胞外谷氨酸水平，同时降低 NMDA 受体门控电流[139-140]。

对脑组织代谢的影响（参见第 57 章）

同其他中枢神经系统抑制剂一样，巴比妥类药物对脑组织代谢的影响较大。巴比妥类药物可剂量依赖性降低脑氧代谢率（CMRO$_2$），从而可导致脑电图进行性减慢，ATP 消耗率下降，以及减轻不完全性脑缺血的损伤。在不存在硫喷妥钠清除的情况（体外循环）下，代谢的抑制和药物需求之间存在一定相关性[142]。当脑电图变为等电位时，脑组织的代谢活动降至基础值的 50%[143]，CMRO$_2$ 不再进一步降低。实验结果证实了脑组织的代谢与其功能是耦联的。但是，巴比妥类药物仅能减少与神经元信号和冲动传导有关的代谢活动，不影响基础代谢功能。唯一可抑制细胞基础代谢活动的方法是低温[143]。因此，硫喷妥钠对脑代谢抑制程度最大可达 50%，减少氧需求，降低 CMRO$_2$，所有代谢能量都用于维持细胞完整性。CMRO$_2$ 下降的同时，脑血流量（cerebral blood flow，CBF）减少及颅内压下降，脑灌注也呈平行趋势下降。随着 CMRO$_2$ 的降低，脑血管阻力增加，CBF 减少[144]。CBF 与 CMRO$_2$ 比值不变。而且即使巴比妥类药物降低平均动脉压（mean arterial pressure，MAP），也不干扰脑灌注压（CPP），因为 CPP = MAP − ICP。巴比妥类药物虽然可使平均动脉压降低，但是颅内压下降程度更大，所以脑灌注压并不降低。

药效动力学

巴比妥类药物剂量足够大时可产生意识消失、遗忘和呼吸循环抑制，即全身麻醉作用。全身麻醉时，对疼痛和其他伤害性刺激的反应减弱。但是关于疼痛的研究发现巴比妥类药物实际上可降低痛阈。巴比妥类药物仅在低血药浓度时有抗镇痛作用，可以在小剂量诱导或硫喷妥钠麻醉苏醒时发生。巴比妥类药物的遗忘作用远不如苯二氮䓬类药物明显。

对中枢神经系统的影响

脂溶性高、离子化低的药物通过血脑屏障快，起效迅速[137]。大多数巴比妥类药物为非离子化形式。硫喷妥钠和美索比妥脂溶性比戊巴比妥钠高，因此临床上起效也比戊巴比妥钠快[145]。只有非离子形式的药物才能直接穿过细胞膜。硫喷妥钠解离常数（pKa）为 7.6，因此，在生理 pH 下，大约 50% 为非离子化形式，这可以在一定程度上解释给药后硫喷妥钠在 CSF 中迅速蓄积的情况[146]。美索比妥在 pH 7.4 时，75% 为非离子形式，因此起效略快于硫喷妥钠。随着 pH 的降低，例如灌注减少时，由于巴比妥类药物非离子形式增多，更多的药物可通过血脑屏障[146]。

蛋白质结合也影响中枢神经系统作用的起效时间，因为只有未结合的药物（游离的药物）才能通过血脑屏障[147]。巴比妥类药物与白蛋白及其他血浆蛋白结合率高，硫巴比妥酸盐类结合程度高于氧巴比妥酸盐类。药物的蛋白结合程度受生理 pH 及能改变机体蛋白质总量的疾病状态的影响。大多数巴比妥类药物在 pH 约为 7.5 时，蛋白结合程度最大。最后一个影响药物穿过血脑屏障快慢的因素是血浆药物浓度，导致浓度梯度的存在。血药浓度的决定因素有两个：给药**剂量**和给药**速度**。例如，相同时间内硫喷妥钠给药越多，患者麻醉的比例越高[148]。以绝对剂量计算，2 mg/kg 可使 20% 的患者产生麻醉作用，而 2.4 mg/kg 可以使 80% 的患者产生麻醉效果。与此类似，注药速度也影响硫喷妥钠的作用。给药时间为 5 s 者产生麻醉所需药量明显低于给药时间为 15 s 者。

　　脑组织和血浆药物浓度存在平衡，所以影响巴比妥类药物起效速度的因素也影响其药效消失的快慢。药物的脂溶性、离子化程度以及 CSF 血药浓度也影响药物从 CSF 回到血浆的过程。随着血浆药物浓度的降低，脑组织和 CSF 中的药物浓度也下降。决定药物从血浆清除的因素对药物作用消失的影响最为重要。通常分为快速再分布相、缓慢的代谢和二次再分布相。Brodie 等在其经典的药理学研究中指出硫喷妥钠用药后苏醒是由血药浓度迅速下降所致[149]。他们还进一步说明，硫喷妥钠血药浓度迅速下降并非由于药物代谢，而是再分布至整个机体其他组织的缘故。血浆药物浓度与起效和药效消失的关系以及与药物再分布的关系详见图 23.7。硫喷妥钠单次给药后 5 ～ 10 min 患者即可清醒，这时药物从血运极丰富的中枢神经组织再分布至血运丰富的无脂肪组织。多次给药或持续输注时，药效消失依赖于药物从血中清除，该过程受一级代谢的影响较再分布的影响更大，而且与其时量相关递减时间存在一定关系（图 23.3）。老年患者由于中枢神经系统敏感性增高、代谢改变或中央分布容积较年轻人小，可发生苏醒延迟[150]。老年患者初始分布容积较年轻人小，所以所需剂量较低。儿童（小于 13 岁）与成年人相比，硫喷妥钠总清除率较高，血浆清除时间短，理论上苏醒应较快，尤其是反复给药时[151]。硫喷妥钠和美索比妥分布并无太大差异，因此苏醒时间相似。但是两者整体清除率不同，美索比妥较高，这种差异可以解释患者应用这两种药后精神运动技能恢复存在的差异及使用美索比妥后患者完全恢复的时间较短。尽管存在残余作用，但是美索比妥的清除较硫喷妥钠快，因此一些临床医师在需要患者快速苏醒时，例如门诊麻醉，偏好使用美索比妥。由于巴比妥类药物早期和晚期恢复均有延迟，因此大多数已被丙泊酚所取代。

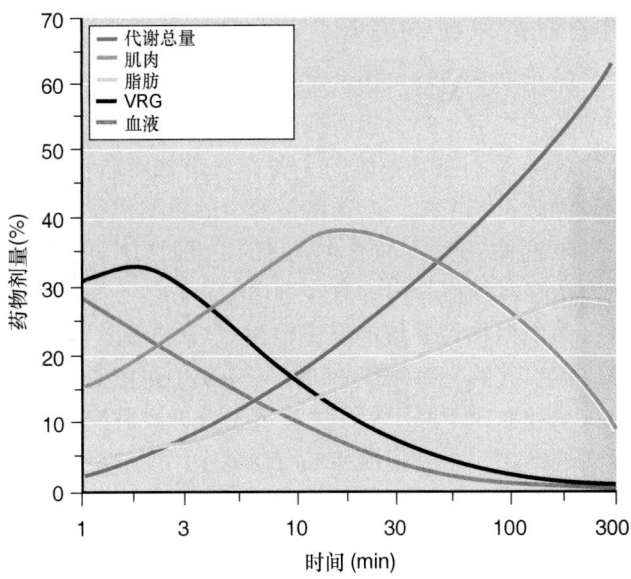

图 23.7　硫喷妥钠单次注射后，因为药物从血中分布至机体组织，血中剩余的硫喷妥钠的比例迅速降低。组织浓度达到峰值所需时间与巴比妥类药物的组织容量及血流量有关。组织容量大或血流量少时，组织浓度达到峰值所需时间长。大多数硫喷妥钠首先被血运丰富的组织（vessel-rich group，VRG）所摄取。然后再分布至肌肉，较少一部分分布到脂肪组织。在这整个过程中，少部分的硫喷妥钠被肝清除和代谢。与组织清除不同，肝的清除是累积性的。图中可见代谢速度与早期脂肪的清除速度相等。早期脂肪清除与代谢的总和与肌肉的清除相同［Redrawn from Saidman LJ. Uptake，distribution and elimination of barbiturates. In：Eger EI（ed）. Anesthetic Uptake and Action. Baltimore：Williams & Wilkins；1974.］

对呼吸系统的影响

　　巴比妥类药物可引起剂量依赖性中枢性呼吸抑制。脑电图抑制和每分通气量存在相关性，从而证明呼吸抑制为中枢性的。硫喷妥钠 3.5 mg/kg 给药后 1 ～ 1.5 min 呼吸抑制（测量血中 CO_2 浓度的斜率）和每分通气量减少的程度最大。这些参数迅速恢复到给药前水平，15 min 内药效几乎消失[152]。慢性肺疾病患者对硫喷妥钠引起的呼吸抑制的敏感性略增加。通常硫喷妥钠诱导时的通气方式被称作"双重呼吸暂停"。给药期间出现首次呼吸暂停，持续约数秒，接着可能有数次接近正常潮气量的呼吸，然后是一段较长的呼吸暂停，约 25 s，至少 20% 的病例会出现此种情况，因此，硫喷妥钠麻醉诱导时必须给予辅助或控制通气以保证充分气体交换。美索比妥同其他巴比妥类药物一样也是中枢性呼吸抑制药物[152]。诱导剂量（1.5 mg/kg）可显著降低二氧化碳通气反应曲线的斜率，并在给药后 30 s 降至最低[153]。美索比妥给药后 60 s 潮气量降至最低，15 min 内可恢复至基础值。与药物对通气的影响不同，给予美索比妥（1.5 mg/kg）后 5 min 内患者即可清醒。

对心血管系统的影响

巴比妥类药物可通过对中枢和外周（对血管和心脏的直接作用）的影响而抑制心血管系统。巴比妥类药物诱导对心血管系统的主要作用是外周血管扩张，导致静脉系统淤血。心排血量减少的机制包括：①减少钙向细胞内的流入而产生直接的负性肌力作用；②由于潴留在容量血管内的血容量增加，导致心室充盈减少；③中枢神经系统的交感输出一过性降低[154]。硫喷妥钠引起的心率增快（10% ～ 36%）可能是心排血量减少和血压下降引起压力感受器介导心脏交感神经反射的结果。心脏指数和平均动脉压不变或降低。血流动力学的变化与硫喷妥钠的输注速率有关。在研究的剂量范围内，未发现硫喷妥钠血浆药物浓度与血流动力学作用之间存在关联。心脏病患者对硫喷妥钠和美索比妥的反应差别很小。冠状动脉疾病患者应用硫喷妥钠（1 ～ 4 mg/kg）麻醉会导致心率的上升（11% ～ 36%），这具有潜在的危害性，因为心率上升势必伴随着心肌耗氧量的上升。在最近一项犬的研究中，应用硫喷妥钠的诱导过程中或诱导后可使 QT 间期延长，T 波低平并增加 QT 间期离散度[150]。因此，硫喷妥钠可能不适用于有室性节律异常敏感性或长 QT 间期的患者，如酸中毒患者或者有长 QT 间期的患者（如已接受过长期的透析治疗或者有进行性肝硬化的患者）。冠状动脉正常的患者能够提供足够的冠状动脉血流以满足心肌耗氧量的增加[155]。由于硫喷妥钠能够明显降低心排血量（69%）和动脉血压，因此避免应用于血容量不足的患者[156]。代偿功能差的患者使用硫喷妥钠诱导后可能导致严重的血流动力学抑制。

其他影响

巴比妥类药物注射的并发症有：感觉有大蒜或洋葱味（40% 的患者）、变态反应、局部组织刺激，偶尔发生组织坏死。可能在头、颈和躯干部出现一过性的荨麻疹。也可能出现面部水肿、荨麻疹、支气管痉挛和过敏等更严重的不良反应。治疗过敏可给予对症支持治疗。与美索比妥相比，硫喷妥钠和硫戊巴比妥诱导时较少引起兴奋症状；美索比妥引起咳嗽、呃逆、肌震颤和抽搐的发生率要高约 5 倍。硫喷妥钠和硫戊巴比妥钠引起的组织刺激和局部并发症要多于美索比妥。

偶尔可发生药物误注入动脉内，后果可能很严重。损伤的程度与药物浓度有关。治疗措施有：①动脉内输入盐水以稀释药物；②肝素化以防止血栓形成；③进行臂丛神经阻滞。总之，只有经静脉给予硫喷妥钠才能显著避免局部毒性作用。

苯巴比妥在实验中作为细胞色素 P450（CYP），尤其是 CYP2B 的诱导剂用于啮齿类动物中。在人类肝细胞的培养中，苯巴比妥可通过雄烷受体（CAR）诱导 CYP2B6、CYP2C9、CYP2C19 和 CYP3A4。这种现象可能会导致其他药物的代谢变化[157]。相反，硫喷妥钠的代谢可受同时使用的药物如 5- 羟色胺再摄取抑制剂（selective serotonin reuptake inhibitors，SSRIs）的影响。而 SSRIs 经常在电休克治疗和经硫喷妥钠或戊巴比妥诱导麻醉时使用[158]。

临床应用

麻醉诱导和维持

临床上巴比妥类药物可用于麻醉诱导和维持以及麻醉前给药。美索比妥是为电惊厥疗法患者提供麻醉的首选药物[159]。其他应用于此领域的巴比妥类药物是硫喷妥钠和硫戊巴比妥钠。巴比妥类药物也偶尔用于为可能发生不完全性脑缺血的患者提供脑保护。硫喷妥钠、硫戊巴比妥钠和美索比妥是静脉麻醉和麻醉维持最常用的三种巴比妥类药物。硫喷妥钠是一种很好的麻醉诱导药物，其起效迅速（15 ～ 30 s）、诱导平稳，优于其他可用药物。硫喷妥钠广泛应用的另一个原因是苏醒较快，尤其是单次注射诱导后。硫喷妥钠反复给药能可靠地维持意识消失及遗忘，因此可用于全身麻醉的维持。但是硫喷妥钠并非平衡麻醉中催眠药的最佳选择。一项麻醉药物对术中知晓风险的作用的回顾型研究表明，与硫喷妥钠、氯胺酮和安慰剂相比，苯二氮䓬类药物降低了术中知晓发生率。与硫喷妥钠相比，氯胺酮和依托咪酯可降低觉醒度。但是由于偏倚、小事件发生率以及意识定义的异质性，证据并不充分[160]。

美索比妥是麻醉诱导时唯一可与硫喷妥钠媲美的静脉巴比妥类药物。诱导剂量为 1 ～ 2 mg/kg，诱导和苏醒迅速。美索比妥也可作为催眠药用于麻醉维持，同硫喷妥钠一样也无镇痛作用。因此术中应辅以阿片类药物或挥发性麻醉药以维持满意的平衡麻醉。美索比妥消除较硫喷妥钠快，外周部位需较长时间才能发生蓄积和饱和，因此用于麻醉维持优于硫喷妥钠。美索比妥短时间输注（< 60 min）时，调整输注速度维持催眠 [50 ～ 150 μg/(kg·min)]，患者的苏醒与丙泊酚相似。尚未明确其输注的安全上限，但是有报道，神经外科患者应用大剂量美索比妥

（24 mg/kg）后出现癫痫发作[154]。美索比妥可以直肠给药且吸收迅速，可以作为儿科患者麻醉前用药。推荐剂量为 25 mg/kg，经直肠缓慢给药（配成 10% 溶液，使用 14F 导管插入直肠 7 cm 缓慢给药）[161]。采用此方式给药，患儿可迅速入睡，14 min 内血浆浓度达到峰值。

剂量

最常用的两种巴比妥类药物的剂量见表 23.4。硫喷妥钠和硫戊巴比妥钠的常用剂量均为 3 ～ 4 mg/kg，约是美索比妥的 2 倍（1 ～ 2 mg/kg）。剂量效应研究表明硫喷妥钠 ED_{50} 范围为 2.2 ～ 2.7 mg/kg，美索比妥 ED_{50} 为 1.1 mg/kg[147]。巴比妥类药物用于麻醉诱导时患者的量效个体差异虽然小于苯二氮䓬类药物，但是麻醉诱导所需硫喷妥钠的剂量仍有显著差异[148]。患者间的剂量差异性与出血性休克、心排血量、去脂体重、肥胖、性别和年龄有关。出血性休克、低体重、老年和肥胖可通过降低中央室分布容积，导致患者对药物反应具有差异性。严重贫血、烧伤、营养不良、全身恶性疾病、尿毒症、溃疡性结肠炎或肠梗阻患者诱导时应减少巴比妥类药物的剂量。

禁忌证

下列情况应考虑禁止静脉使用巴比妥类药物：

1. 呼吸道梗阻或气道不通畅的患者，硫喷妥钠可加重其呼吸抑制；

2. 严重的血流动力学不稳定或休克患者；

3. 哮喘持续状态，硫喷妥钠可使气道管理和通气进一步恶化；

4. 卟啉病的患者，硫喷妥钠可加重病情或触发急性发作；

5. 没有适当的给药设备（静脉输液设备）或气道管理设备（人工通气装置）时，不应使用硫喷妥钠。

表 23.4 巴比妥类药物麻醉诱导和维持的推荐剂量

药物	诱导剂量（mg/kg）*†	起效（s）	静脉维持给药剂量
硫喷妥钠	3 ～ 4	10 ～ 30	每 10 ～ 12 min 给药 50 ～ 100 mg
美索比妥	1 ～ 1.5	10 ～ 30	每 4 ～ 7min 给药 20 ～ 40 mg

* 成人和儿童静脉剂量按 mg/kg 大致相同。
† 甲乙炔巴比妥钠对儿童可直肠给药，每次剂量为 20 ～ 25 mg/kg
From Reves JG, Glass P, Lubarsky DA, et al. Intravenous anesthetics. In: Miller RD, Eriksson LI, Fleischer LA, et al, eds. Miller's Anesthesia, 7th ed. Philadelphia: Churchill Livingstone; 2010: 719-768.

苯二氮䓬类

历史

苯二氮䓬类药物包含一大类麻醉中常用的抗焦虑、镇静和催眠药物。此类药物通过 $GABA_A$ 受体发挥作用，$GABA_A$ 受体也是临床静脉麻醉药物的主要靶点[162]。目前临床麻醉应用中，咪达唑仑常在麻醉诱导前即刻给药。其他苯二氮䓬类受体激动剂如地西泮、劳拉西泮、替马西泮及拮抗剂氟马西尼，在临床中均有应用。瑞马唑仑是极短效 $GABA_A$ 受体激动剂，可能是未来麻醉应用中有效的苯二氮䓬类药物。苯二氮䓬类药物应用广泛，对该药物的成瘾性是全球性的问题。目前正在研究苯二氮䓬类药物奖赏相关效应的神经机制。Reynolds 等在他们的研究结果中得出结论，含有 α_2- 和 α_3- 亚单位的 $GABA_A$ 受体是苯二氮䓬类奖赏相关效应的关键介质。这一发现对开发不易上瘾的新药具有重要意义[163]。

肿瘤的外科治疗通常是多种癌症的首选治疗方法。有很多因素会影响残余癌细胞转移和扩散。咪达唑仑广泛应用于全身麻醉，体内外研究表明，咪达唑仑与右美托咪定相比，咪达唑仑在超临床剂量下对某些类型的癌症具有抗肿瘤作用[163a]。

1954 年，Sternbach 合成了苯二氮䓬类药物，1959 年甲氨二氮䓬（利眠宁，Librium）成为首个苯二氮䓬类专利药物。1963 年，配方进一步优化，合成了地西泮，并于 1965 年开始静脉用药诱导麻醉[164]，奥沙西泮（舒宁，Serax）是地西泮的一种代谢产物，1961 年由 Bell 合成。1971 年为了增强药效，将奥沙西泮的 C 位用氯取代，合成了劳拉西泮（Ativan）。下一个主要的成就是 1976 年 Fryer 和 Walser 合成了咪达唑仑（Versed，Dormicum），第一个主要用于临床麻醉的水溶性苯二氮䓬类药物[166]。

理化性质

麻醉最常用的四种苯二氮䓬类受体激动剂是咪达唑仑、地西泮、劳拉西泮及替马西泮（图 23.8）。这些临床应用的苯二氮䓬类药物理化性质见表 23.5。这些药物分子较小，而且在生理 pH 下为脂溶性。

临床应用的苯二氮䓬类药物中，咪达唑仑在体内的脂溶性最高[167]，但是由于其溶解度为 pH 依赖性的，因此在酸性缓冲介质（pH 为 3.5）中配制时成为水溶性。咪达唑仑的咪唑环使其在溶液中性质稳定，而在生理 pH 下咪唑环迅速关闭，因此具有亲脂性。

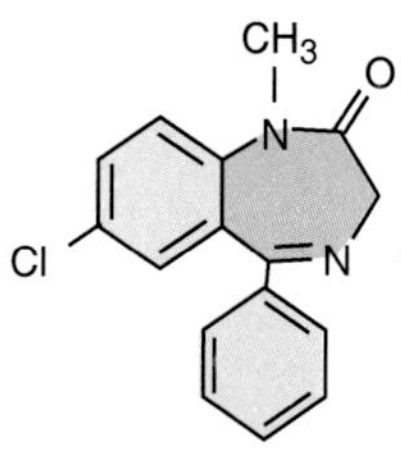

图 23.8　六种苯二氮䓬类药物的结构

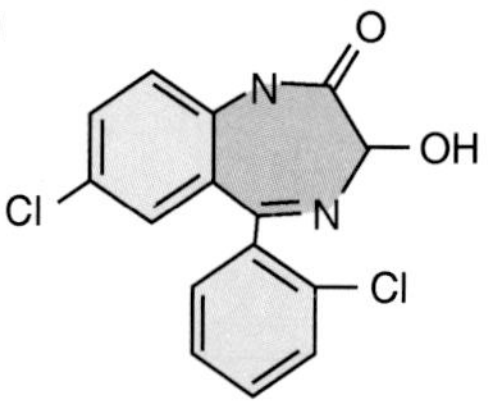

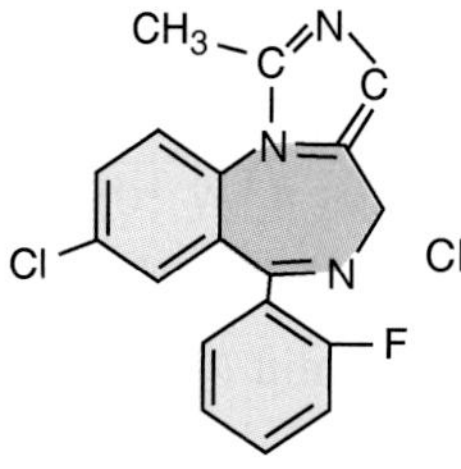

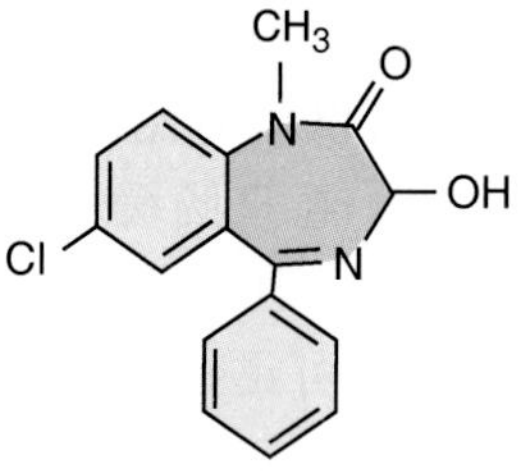

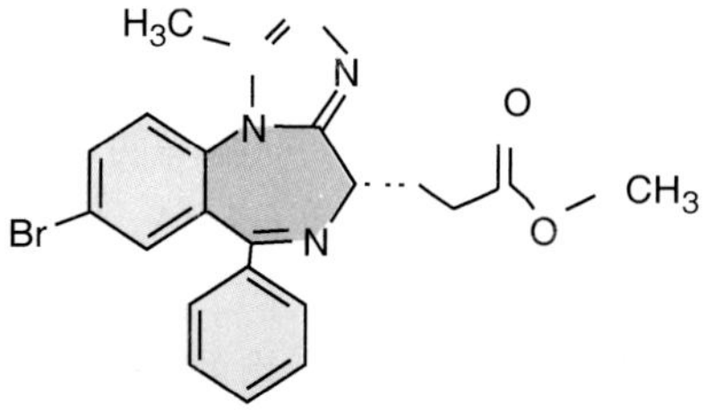

表 23.5　苯二氮䓬类药物的理化特性

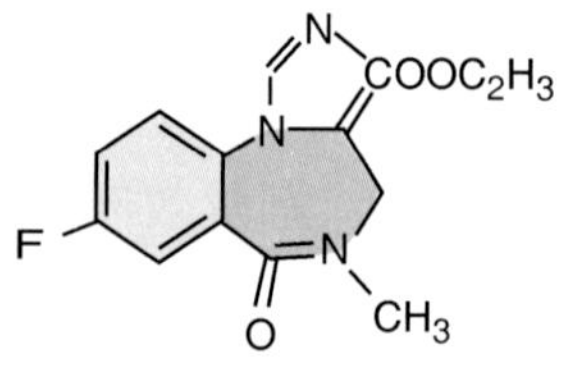

	分子量	pKa	水中溶解度	脂溶性
	Da		g/L	Log P
地西泮	284.7	3.4	0.051	2.801
劳拉西泮	321.2	1.3	0.12	2.382
替马西泮	300.7	1.6, 11.7	0.28	2.188
咪达唑仑	325.8（盐酸化，362.2）	6.0	0.004（2.0, pH 1）	3.798
瑞马唑仑	439.3（苯磺酸，597.5）	5.3	0.008（7.5, pH 1）	3.724
氟马西尼	303.3	0.86	0.042	2.151

* 水中溶解度是指在无缓冲的水中的溶解度，插入成分为在酸性 pH 中的最大溶解度

From Saari TI, Uusi-Oukari M, Ahonen J, Olkkola KT. Enhancement of GABAergic activity: neuropharmacological effects of benzodiazepines and therapeutic use in anesthesiology. Pharmacol Rev. 2011; 63 (1): 243-267.

这些药物具有高度亲脂性，因此中枢神经系统作用起效迅速，分布容积也较大。

药代动力学

根据代谢和血浆清除速度将临床应用的四种苯二氮䓬类药物分为短效（咪达唑仑）、中效（劳拉西泮、替马西泮）及长效（地西泮）（表 23.6）。所有苯二氮䓬类药物血浆清除曲线可用二室和三室模型描述。

四种苯二氮䓬类药物的蛋白结合和分布容积无明显差别，但是清除差别巨大。可能影响苯二氮䓬类药物药代动力学的因素有年龄、性别、种族、酶诱导及肝肾疾病。此外，苯二氮䓬类药物的药代动力学还受肥胖影响，药物从血浆分布至脂肪组织，故分布容积增加。虽然清除速度未改变，但肥胖患者分布容积增加，药物返回到血浆的速度减慢，导致肥胖患者清除

表 23.6　苯二氮䓬类药代动力学参数

	清除半衰期（h）	清除率［ml/（kg·min）］ Vd（L/kg）	血浆蛋白结合率（%）	研究者（年份）	出口地氟烷分压（mmHg）
咪达唑仑	1.7～3.5	5.8～9.0	1.1～1.7	94～98	Dundee 等（1984）
地西泮	20～50	0.2～0.5	0.7～1.7	98～99	Greenblatt 等（1980）
劳拉西泮	11～22	0.8～1.5	0.8～1.3	88～92	Greenblatt 等（1979）
替马西泮	6～8	1.0～1.2	1.3～1.5	96～98	Fraschini 和 Stankov（1993）
瑞马唑仑 *	0.4	4521 ml/min	36.4 L	N.A.	Upton 等（2010）
氟马西尼	0.7～1.3	13～17	0.9～1.9	40～50	Klotz 和 Kanto（1998）

* 从羊体内得出的非房室分析
N.A. 无可用数据

From Saari TI, Uusi-Oukari M, Ahonen J, Olkkola KT. Enhancement of GABAergic activity: neuropharmacological effects of benzodiazepines and therapeutic use in anesthesiology. Pharmacol Rev. 2011; 63 (1): 243-267.

半衰期延长[168]。总体来说，某些人群，如老年人，尽管药代动力学影响轻微，但是对苯二氮䓬类药物较为敏感；因此，应用这些药物时，要将非药代动力学因素考虑在内。

咪达唑仑：口服咪达唑仑可彻底吸收，血浆浓度在 30 ～ 80 min 内达到峰值[169]。经消化道和肝显著的首过消除后，生物利用度低于 50%[169-170]。静脉给予咪达唑仑分布迅速，分布半衰期为 6 ～ 15 min[170]，血浆蛋白结合率高达 94% ～ 98%。

咪达唑仑的肝摄取率较低，仅为 0.30 ～ 0.44，但是高于血浆中未结合的游离形式咪达唑仑的比例[169]。因此，咪达唑仑的蛋白结合率不会限制肝摄取率。咪达唑仑的肝提取率情况决定了它的代谢清除可能受酶活性和肝血流变化的双重影响。

咪达唑仑清除半衰期为 1.7 ～ 3.5 h[170-171]。血浆清除速度为 5.8 ～ 9.0 ml/（kg·min），高于其他苯二氮䓬类药物，这是因为咪达唑仑融合的咪唑环在体内迅速氧化，比其他苯二氮䓬类药物二氮䓬环亚甲基团的代谢更为迅速[172]。

咪达唑仑的药代动力学受肥胖、年龄及肝硬化影响。由于脂溶性高（生理 pH 内），咪达唑仑选择性分布于脂肪组织，所以肥胖患者清除半衰期延长[168]。肝硬化减少咪达唑仑的代谢，进而减慢血浆清除率[173]。

咪达唑仑由 CYP3A4 和 CYP3A5 代谢[174]，主要代谢产物为 1- 羟甲基咪达唑仑（= α- 羟基咪达唑仑）和 4- 羟基咪达唑仑[175]。与咪达唑仑相比，这些代谢产物具有类似的镇静作用，当给药持续时间较长时，这些代谢物可能累积。同咪达唑仑一样，这些代谢物迅速结合并随尿液排出，在肥胖 / 超重青少年中的外周分布体积明显增加[175a]。相比之下，1- 羟甲基咪达唑仑的药效不如咪达唑仑，对受体的亲和力约为 60%，弱于咪达唑仑。代谢产物比咪达唑仑本身清除得更快，这使得它们在肝、肾功能正常的患者中很少受到关注。然而，对于肾功能受损的患者，它们会引起严重的镇静作用[176]。

地西泮：口服地西泮生物利用度近 94%[177]，口服约 60 min 后达到血浆浓度峰值[178]。地西泮与血浆蛋白结合广泛，分布容积范围是 0.7 ～ 4.7 L/kg，血浆清除速度为 0.2 ～ 0.5 ml/（kg·min）[179]。

影响地西泮药代动力学的因素包括肥胖、肝功能和年龄，且年龄影响更为显著。随年龄增长，地西泮清除率显著降低[180]。

地西泮在肝主要由 CYP2C19 和 CYP3A4 代谢。地西泮通过该途径进行 80% 的生物转化[181-183]。其代谢产生 N- 去甲基地西泮，它与地西泮药效动力学相

似，但其消除半衰期长达 200 h。N- 去甲基地西泮进一步代谢为奥沙西泮，后者也有药理活性。

替马西泮也是地西泮的代谢产物，主要结合成替马西泮葡萄糖醛酸，有一小部分去甲基生成奥沙西泮，进一步结合生成奥沙西泮葡萄糖醛酸[184]。

劳拉西泮：口服生物利用度高达 90%，口服后近 2 h 达到血浆浓度峰值，平均消除半衰期为 15 h，范围为 8 ～ 25 h[185]。劳拉西泮分布容积较大，为 0.8 ～ 1.3 L/kg[186]，与血浆蛋白结合率高（> 90%）。

劳拉西泮清除速度为 0.8 ～ 1.8 ml/（kg·min），在肝内结合生成无活性的葡萄糖醛酸，高达 70% 的代谢产物由尿液排出。劳拉西泮的药代动力学受年龄影响较小，也不受性别和肾病的影响，但其清除速度会因肝功能不全而减慢[187]。

瑞马唑仑（CNS 7056）

瑞马唑仑是一种新型药物，是 GABA_A 受体短效激动剂，与 GABA_A 受体有高亲和力，在血浆中由非特异性酯酶快速降解为羧酸代谢物 CNS 7054。将羧酸酯基团融入瑞马唑仑的苯二氮䓬类内核之中，导致该药物容易被非特异性酯酶降解[188]。在羊的前期实验中，瑞马唑仑比咪达唑仑起效时间快、镇静程度深且恢复更快。在羊的实验中，瑞马唑仑与丙泊酚不同，其镇静程度无剂量依赖性[189]。在人体中，瑞马唑仑消除迅速［平均消除速度为（70.3±13.9）L/h］，分布容积相对较大［稳定期分布容积为（34.83±9.4）L］。该药系统清除速度与体重无明显相关性。在人体，该药的镇静程度和持续时间呈剂量相关性[190]。瑞马唑仑试验证实其程序性镇静的安全性；与咪达唑仑相比，它能更快地恢复神经精神功能。与丙泊酚相比，瑞马唑仑可由内镜医师安全使用，而不是必须由经过麻醉培训的医护人员使用。

药效动力学

苯二氮䓬类药物选择性地作用于 GABA_A 受体，GABA_A 受体在 CNS 中介导突触传递的快速抑制。苯二氮䓬类药物通过增强 GABA 活化氯离子通道的开放导致超极化，进而增强对 GABA 的反应。一系列化合物可能是 GABA_A 受体的内源性配体的候选物质（如地西泮结合抑制剂或其他物质）。该领域尚有待研究[191]。

苯二氮䓬类药物的外周结合位点（又称转运蛋白，18 kDa 或 TSPO）不与 GABA 受体相连，但是存在于

很多组织中，如外周免疫细胞和胃肠道。虽然它们的确切功能和药理学意义仍然存在大部分未知的领域，但是 TSPO 可能与炎症的激活有关[192]。

对中枢神经系统的影响

所有苯二氮䓬类药物都具有催眠、镇静、抗焦虑、遗忘、抗惊厥和中枢性肌肉松弛作用。因为药效动力学方面的差异（例如抗惊厥作用），这些药物的效果和效能各不相同。神经递质 GABA 是一种抑制性神经递质，控制一个氯离子通道的状态。该氯离子通道的激活可导致超极化状态（在阈电位远端增加膜电位），是 GABA 系统分类为"抑制"的原因。苯二氮䓬类药物与其受体具有高亲和力，这种结合是立体定向的，并且具有饱和性，三种受体激动剂亲和力从高到低（即效能）依次为：劳拉西泮＞咪达唑仑＞地西泮。咪达唑仑的效能约为地西泮的 3～6 倍，而劳拉西泮为地西泮的 5～10 倍[193]。如前所述，对苯二氮䓬类的作用机制已有一定的了解[194-195]，苯二氮䓬类配体与 GABA_A 受体的相互作用一定程度上可以从生化、分子药理学、遗传突变和临床模式方面进行解释。GABA_A 各种亚型介导不同作用（遗忘、抗惊厥、抗焦虑和催眠）[195]。GABA_A 受体是由 18 个或 18 个以上亚基构成的五聚体（图 23.9）。不同结合形式的五聚体出现在脑的不同部位；这种多样性可能导致了生理功能和药理的特异性。五聚体的 α 亚基有 6 个异构体（α_1～α_6）[187]。镇静、顺行性遗忘及抗惊厥作用由 α_1 亚基介导[195]，而抗焦虑和肌肉松弛作用由 α_2 亚基介导。"苯二氮䓬类受体"在嗅球、大脑皮质、小脑、海马、黑质、下丘脑分布最为密集，在纹状体、脑干下段和脊髓分布较少。脊髓上的苯二氮䓬类受体在镇痛方面有重要作用，但是需要进一步阐明机制[196]。鞘内注射咪达唑仑可降低中间神经元中由 GABA 介导的神经传递的兴奋性，导致了脊髓背侧角神经元的兴奋性的下降[196]。一篇 meta 分析结果发现，鞘内注射咪达唑仑可辅助围术期镇痛，减少恶心、呕吐的发生率[197]。

苯二氮䓬类药物可剂量相关性地减少 $CMRO_2$。咪达唑仑和地西泮可使 $CBF/CMRO_2$ 比值维持正常[198]。咪达唑仑、地西泮和劳拉西泮都能提高局麻药所致癫痫发作的阈值，并降低暴露于致死局麻药剂量中小鼠的死亡率。咪达唑仑通过防止脂质过氧化和线粒体损伤发挥神经保护作用，外周苯二氮䓬类受体与该作用相关[199]。

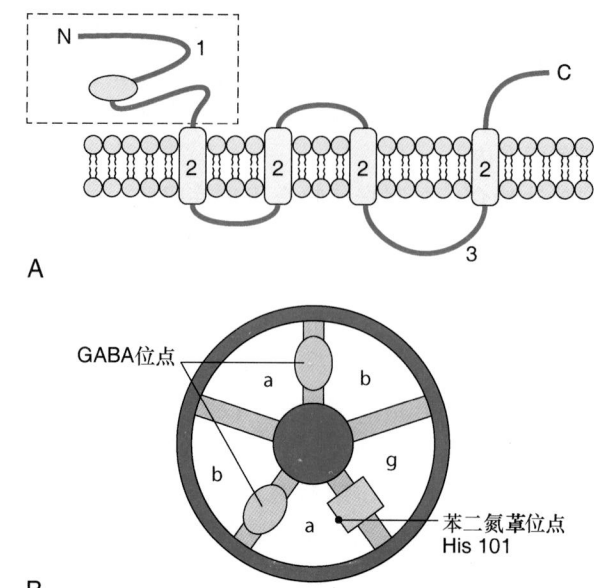

图 23.9 γ- 氨基丁酸（GABA）受体示意图。（A）GABA 受体亚单位部分嵌入脂质双分子层。1，N- 末端位于细胞膜外，此区域主要负责配体结合以及与离子通道的结合，不同的亚基与不同功能性受体结合；2，四个跨膜区域形成的负离子通道，负责疏水性配体结合、离子选择透过性和结合位点；3，跨膜片段 3、4 之间的细胞内节段，是负责调解磷酸化位点和细胞内因子在适当位置结合受体的位置。（B）γ- 氨基丁酸（GABA）和苯二氮䓬类结合位点形成的五聚体复合物结构示意图 [From Saari TI, Uusi-Oukari M, Ahonen J, Olkkola KT. Enhancement of GABAergic activity：neuropharmacological effects of benzodiazepines and therapeutic use in anesthesiology. Pharmacol Rev. 2011；63（1）：243-267.]

对呼吸系统的影响

同大多数静脉麻醉药一样，苯二氮䓬类药物可呈剂量依赖性地抑制呼吸中枢。苯二氮䓬类药物通过两种方式影响呼吸。首先，它们对肌张力有影响，从而导致上呼吸道阻塞的危险性增加[200]。其次，它们能够降低 CO_2 通气反应曲线的斜率[201]。另外，镇静剂量的咪达唑仑抑制低氧时的通气反应[202]。

虽然受体不同，但是苯二氮䓬类药物在合用阿片类药物时会协同产生呼吸抑制[203]。老年、消耗性疾病以及其他呼吸抑制药物都可增加苯二氮䓬类药物引起呼吸抑制的发生率和程度。

对心血管系统的影响

下丘脑室旁核（paraventricular nucleus，PVN）是心血管系统维持自律和内分泌平衡的重要场所。PVN 收集传入刺激并调节血容量。延髓腹外侧区是紧张性调节动脉压的主要脑部区域[204]。正常情况下，交感神经系统被抑制，这种抑制取决于 GABA 能信号和一氧化氮[205]。

单独使用苯二氮䓬类药物对血流动力学的影响不大。主要的血流动力学变化是由于全身血管阻力降低所引起的动脉压轻度降低。苯二氮䓬类药物可维持血流动力学相对稳定的原因是维持了稳态反射机制，不过有证据表明咪达唑仑和地西泮均可影响压力感受器反射，对血流动力学的影响呈剂量相关性，但是超过某一平台血药浓度后，动脉压变化很小。咪达唑仑和地西泮的平台血药浓度分别为 100 ng/ml 和 900 ng/ml。苯二氮䓬类药物麻醉诱导后心率、心室充盈压和心排血量不变。最近的一些研究使用心率变异性变量作为测量指标，评估苯二氮䓬类药物对自主神经-心脏调节的影响，得出了一个双相效应的结论。第一、迷走神经张力降低，第二、心脏起搏器可能减少静脉麻醉前用药的剂量。对于左心室充盈压升高的患者而言，地西泮和咪达唑仑可使左心室充盈压降低，心排血量增加，产生"硝酸甘油样"作用。需要注意的是，咪达唑仑不能阻断气管插管和手术的应激反应。

药物相互作用

药代动力学方面的相互作用

苯二氮䓬类药物的药代动力学可能因药物相互作用而改变。细胞色素（cytochrome）P450 经常参与苯二氮䓬类药物的代谢，因此诱导或者抑制 CYP 功能的药物通常能够导致苯二氮䓬类药物的药代动力学变化。

咪达唑仑的代谢几乎全部由 CYP 系统，特别是 CYP3A4 所介导，因此在使用咪达唑仑时，CYP 介导的药物相互作用是较为常见的。

当咪达唑仑给药时，若同时使用唑类抗真菌药物（以及其他药物），后者可通过抑制 CYP3A 而显著抑制咪达唑仑的代谢[206]。口服咪达唑仑由于首过代谢消除，更容易受到这些抑制剂的影响[207]。

地西泮主要通过 CYP2C19 和 CYP3A4 代谢。不同 CYP2C19 的等位基因活性不同，因而能够产生超速、快速、中等和弱代谢的基因型[208-209]。不同的代谢介导因子对药代动力学和药效动力学的影响也不相同[210-211]。CYP3A4 的强抑制剂对地西泮的药代动力学影响很小[212-213]。CYP2C19 的抑制剂，如奥美拉唑、氟伏沙明、环丙沙星都基本上能够延长地西泮的血浆半衰期[214-216]。丙磺舒和丙戊酸通过降低劳拉西泮葡萄糖苷酸的形成和清除来影响劳拉西泮的代谢[217-218]。由于瑞马唑仑的代谢无 CYP 依赖性，因此药物相互作用不显著。

药效动力学间的相互作用

所有靶向作用于 CNS 的苯二氮䓬类药物都会与其他靶向作用于 CNS 的药物产生相互作用，特别是抑制中枢神经系统的药物。

在麻醉中，阿片类药物常与苯二氮䓬类药物合用，进而产生协同作用[219]。咪达唑仑和氯胺酮之间是相加作用[220]，而硫喷妥钠和咪达唑仑以及丙泊酚和咪达唑仑之间的催眠作用是协同的[20, 221]。

临床应用

术前用药

苯二氮䓬类药物是术前最常用的药物。术前使用的目的是抗焦虑、镇静、遗忘、降低迷走和交感张力以及减少 PONV[222]。顺行记忆会受到影响，但是逆行记忆不会受到影响。

地西泮、劳拉西泮和咪达唑仑通过口服或者静脉给药用于术前镇静。咪达唑仑是成人和儿童最常用的苯二氮䓬类术前用药[223]。咪达唑仑的成人口服用量是 7.5 ~ 15 mg，地西泮是 5 ~ 10 mg，替马西泮是 10 ~ 20 mg[224]。年龄、ASA 分级、焦虑程度和手术时长及类别均影响药物的用量。劳拉西泮最常用于会发生长期和强烈的焦虑的情况，如心脏外科手术。通常情况下，术前 2 h 口服 2 ~ 4 mg 劳拉西泮[225]。

对于儿童患者，咪达唑仑耐受性良好，且有多种剂型可用（某些国家有经鼻给药）。按 0.025 mg/kg 剂量给药后 10 ~ 20 min 可产生镇静和抗焦虑的作用。

咪达唑仑在高达 1.0 mg/kg（最大 20 mg）时对呼吸和氧饱和度的影响都很小。

镇静

在小手术和诊断性手术操作时，缓解焦虑并遗忘不良事件是良好镇静的主要目的。适当的镇静能够提高患者的满意度[222]。虽然患者在使用苯二氮䓬类药物期间似乎意识清醒记忆连贯，但是他们都无法回忆起手术的操作和过程[226]。为达到这种效果，苯二氮䓬类药物应该滴定给药，滴定的终点是形成足够的镇静和构音障碍（表 23.7）。咪达唑仑起效较快，给药后 2 ~ 3 min 内达到峰值效应，地西泮达峰效应时间略长，而劳拉西泮则更长。药物的作用时间主要取决于所用剂量。虽然咪达唑仑单次注射起效快于地西泮，但两者恢复的速度相似，可能是由于它们早期血

表 23.7　苯二氮䓬类药物静脉应用和剂量			
	咪达唑仑	地西泮	劳拉西泮
诱导	0.05 ～ 0.15 mg/kg	0.3 ～ 0.5 mg/kg	0.1 mg/kg
维持	0.05 mg/kg prn	0.1 mg/kg prn	0.02 mg/kg prn
	1 μg/（kg·min）		
镇静*	0.5 ～ 1 mg 反复给药	2 mg 反复给药	0.25 mg 反复给药
	0.07 mg/kg 肌内注射		

* 逐渐增量直至达到所需镇静程度。
prn，根据患者催眠和遗忘的需要
（From Reves JG, Glass P, Lubarsky DA, et al. Intravenous anesthetics. In：Miller RD, Eriksson LI, Fleischer LA, et al, eds. Miller's Anesthesia，th ed. Philadelphia：Churchill Livingstone；2010：719-768.）

药浓度衰减（再分布）方式相似[227]（图 23.10）。而劳拉西泮镇静，尤其是遗忘作用起效较慢，但作用时间也较前两种苯二氮䓬类药物长[228]。劳拉西泮产生的遗忘作用时间不可预测，当患者需要或希望术后即刻恢复记忆时不宜应用。与其他应用于清醒镇静的镇静催眠药物相比，苯二氮䓬类药物的镇静程度、遗忘的可靠性以及维持呼吸、循环功能方面都较好。咪达唑仑镇静与丙泊酚相比，除丙泊酚苏醒或清醒较快外，两者大体相似。经过培训的非麻醉专业的工作人员使用丙泊酚镇静是安全的[229-230]。

有研究表明，瑞马唑仑是上消化道内镜操作中较好的镇静药物，因为其术后的恢复时间较咪达唑仑更短且稳定[188, 190]。咪达唑仑应用于区域麻醉和硬膜外麻醉镇静时，应注意监测镇静深度和呼吸功能[231]。

两项研究报道了剖宫产术中咪达唑仑应用于子痫前期产妇的镇静或恶心呕吐的预防；结果表明咪达唑仑单次静脉注射的剂量是安全的，它对 Apgar 评分、

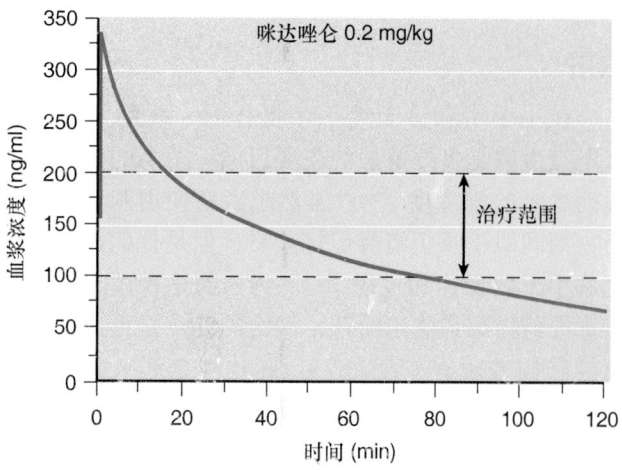

图 23.10　咪达唑仑 0.2 mg/kg 诱导剂量时血浆浓度-时间变化的模拟图。手术时产生催眠和遗忘作用所需血浆药物浓度为 100 ～ 200 ng/ml，血浆浓度低于 50 ng/ml 时通常可清醒

神经行为评分、持续的氧饱和或者母亲回忆分娩场景的能力都不会有影响[232]。Nitsun 等在收集的 24 h 分泌的乳汁中发现 0.005% 剂量的咪达唑仑可转移到乳汁中[233]。尽管这些研究仍需被证实，但他们强调了咪达唑仑临床应用对母婴安全的重要性。

更长时间的镇静，如 ICU 镇静，也可以应用苯二氮䓬类药物。长时间输注苯二氮䓬类药物可发生药物蓄积，例如应用咪达唑仑，其活性代谢产物的血药浓度可显著升高。有综述表明应用苯二氮䓬类药物镇静的利弊[234]。主要的优点有遗忘作用、血流动力学稳定；与丙泊酚相比，其缺点是停止输注后有时需较长时间药效方能消失，与右美托咪定相比，其引发谵妄的比例更高。2013 年，重症监护医学会和美国重症监护医学联合发表修改后的《ICU 成人患者的疼痛、焦虑和谵妄临床实践指南》。该指南建议使用非苯二氮䓬类药物进行镇静可能比使用苯二氮䓬类药物（如咪达唑仑或劳拉西泮）进行镇静，更能提高 ICU 机械通气患者的临床预后[235]。为避免药物过量或机械通气时间延长，需要循证改善镇静方法。每天中断镇静对减少 ICU 停留时间和气管插管时间没有作用[236]。

麻醉诱导和维持

苯二氮䓬类药物中的咪达唑仑可用于麻醉诱导。咪达唑仑和其他苯二氮䓬类药物用于全麻诱导时，起效的快慢受许多因素的影响，包括剂量、给药速度、术前给药情况、年龄、ASA 分级及合用的其他麻醉药物。对于术前用药的患者，咪达唑仑的诱导剂量为 0.1 ～ 0.2 mg/kg，对于没有术前用药的患者，其剂量增加到 0.3 mg/kg，起效时间为 30 ～ 60 s。血药浓度和脑电图效应之间的半效时间为 2 ～ 3 min[237]。

老年患者咪达唑仑的需要量较年轻人小（图 23.11）[238]。

与丙泊酚相同，咪达唑仑与其他麻醉药物合用（协同诱导）时可发生协同作用，咪达唑仑与阿片类药物、丙泊酚等其他催眠药合用时可发生协同作用（图 23.12）[20,52, 239]。

麻醉苏醒时间与咪达唑仑和其他辅助药物的剂量有关。

苯二氮䓬类药物无镇痛作用，必须与其他麻醉药物合用以提供充分的镇痛；但作为全身麻醉维持用药，苯二氮䓬类药物可提供催眠和遗忘作用。麻醉剂量的咪达唑仑遗忘作用时间约为 1 ～ 2 h。

苯二氮䓬类药联合阿片类药物（如芬太尼）或吸入麻醉药物（如挥发性麻醉药、一氧化氮）使用时，单

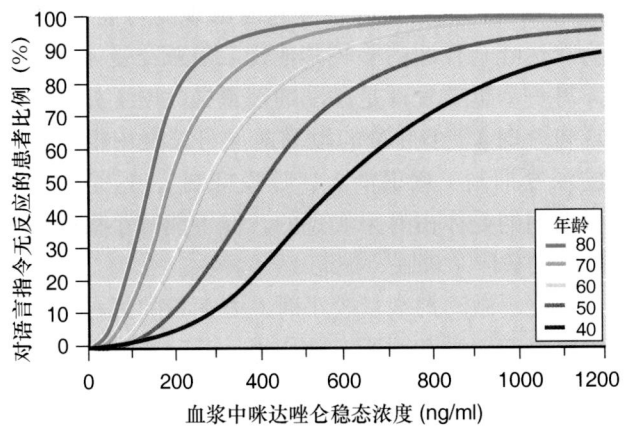

图 23.11 根据咪达唑仑的参数化药代动力学模型模拟的浓度-反应曲线示意图（Redrawn with modification from Mohler H, Richards JG. The benzodiazepine receptor：a pharmacological control element of brain function. Eur J Anaesthesiol. 1988；Suppl 2：15-24.）

次以剂量 0.05 ~ 0.15 mg/kg 给药后，以 0.25 ~ 1 μg/（kg·min）的速度输注，血药浓度水平可达到 50 ~ 100 ng/ml[240]。这个浓度水平能够使患者保持睡眠和遗忘状态，而且术毕可唤醒。在某些患者或与阿片类药物联合使用时可能需要较小的输注剂量。咪达唑仑、地西泮和劳拉西泮反复单次注射或持续输注也可发生药物蓄积。如果反复注射苯二氮䓬类药物发生蓄积，唤醒时间可延长。与地西泮和劳拉西泮相比，咪达唑仑由于时量相关半衰期短，清除率高，使用时顾虑相对较小。瑞马唑仑同样也可能是个较好的选择，它代谢更快，而且在以羊为模型的动物实验中，它较咪达唑仑恢复更迅速[189-190]。

恶心和呕吐的预防

大量研究强调了苯二氮䓬类药物，尤其是咪达唑仑在预防术后恶心呕吐（PONV）的作用。最近一项关于静脉注射咪达唑仑对 PONV 影响的 meta 分析表明，咪达唑仑可以显著减少 PONV 总体发生率，并减少补救性止呕药的使用。Jung 等发现中耳手术的女性患者诱导后静脉注射咪达唑仑 0.075 mg/kg 可减少 PONV 的发病率，并减少止吐药的需求，而疼痛强度和疲倦程度与安慰剂组无差别[241]。此外，咪达唑仑和地塞米松组合用药比咪达唑仑单一用药更能有效地预防 PONV[242]。静脉注射昂丹司琼 4 mg 和咪达唑仑 2 mg 相比，微创妇产科和泌尿外科手术后 PONV 的发病率无明显差异[243]。

与安慰剂或者静脉注射地塞米松（0.5 mg/kg）相比，静脉注射咪达唑仑 0.05 mg/kg 可有效地减少儿童（4 ~ 12 岁）斜视手术后 PONV 的发生。单独用咪达唑仑或者联合应用咪达唑仑-地塞米松时无一例儿童发生呕吐[244-245]。

在 2010 年腹腔镜妇科手术患者的双盲、安慰剂对照和三臂临床试验中，Fuji 等比较了咪达唑仑 0.050 mg/kg 和 0.075 kg/mg 两种剂量对 PONV 的预防效果。两种剂量对 PONV（PONV 发生率分别为 30% 和 27%）的预防效果没有显著差异，但都比安慰剂（67%）效果好[246]。

不良反应和禁忌证

苯二氮䓬类药物很少发生变态反应，也不抑制肾上腺功能。咪达唑仑最主要的问题是呼吸抑制。而劳拉西泮和地西泮除呼吸抑制外，还有静脉刺激症状、

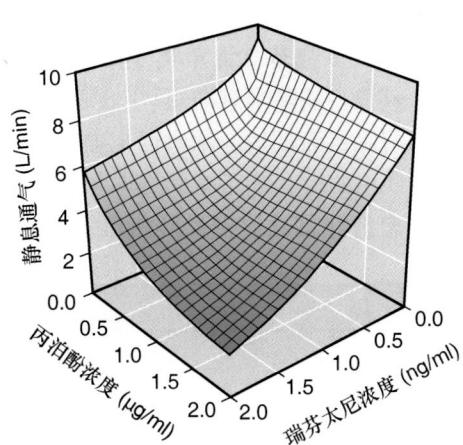
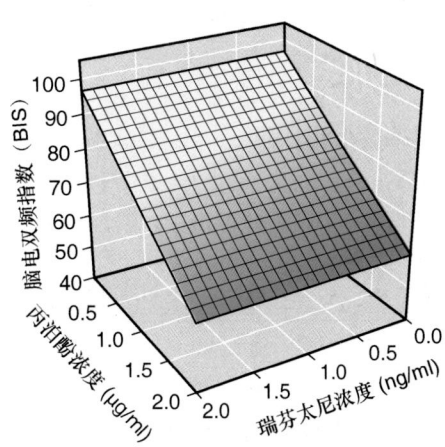

图 23.12 计算机模拟丙泊酚和瑞芬太尼对静息通气和 BIS 相互作用的曲面模型。群体相应曲面模型表明，丙泊酚和瑞芬太尼对呼吸的影响是协同的，而对 BIS 无影响。因为无论丙泊酚的浓度如何，瑞芬太尼对 BIS 都无影响。在此剂量范围内，BIS 随丙酚剂量的增加呈线性下降。丙泊酚每增加 1.4 μg/ml，BIS 下降 25%（From Nieuwenhuijs DJ，Olofsen E，Romberg RR，et al. Response surface modeling of remifentanil-propofol interaction on cardiorespiratory control and bispectral index. Anesthesiology. 2003；98：312-322.）

血栓性静脉炎的不良反应，上述问题与水溶性差及必需的溶剂有关[165]。苯二氮䓬类药物用于镇静或麻醉诱导及维持时，可能发生术后遗忘及镇静作用过深或时间过长，偶尔可抑制呼吸。可用氟马西尼来拮抗其残余作用[247]。

氟马西尼

氟马西尼（Anexate，Romazicon）是第一个被批准临床使用的苯二氮䓬类受体拮抗剂[248]。氟马西尼是一种苯二氮䓬类受体的配体，并且亲和力大、特异性高、内在活性低。氟马西尼同激动剂一样也结合苯二氮䓬类受体，与受体的相互作用呈血药浓度依赖性。由于氟马西尼是苯二氮䓬类受体的竞争性拮抗剂，所以其拮抗作用是可逆、可竞争的。在人体内中，氟马西尼内在活性低，对苯二氮䓬类受体激动作用非常弱，明显低于临床应用的激动剂[249]。同所有受体的竞争性拮抗剂一样，氟马西尼并不是替换激动剂，而是在激动剂与受体解离时占领受体。受体配体结合的半衰期仅为数毫秒至数秒，然后立即形成新的配体-受体结合物。激动剂或拮抗剂与受体的结合始终处于动态过程。激动剂与全部受体的比值代表其药效，但是拮抗剂可改变其比值，变化的大小取决于拮抗剂的浓度和解离常数。氟马西尼亲和力较高，若剂量足够大，可替换亲和力较弱的激动剂，如地西泮。但氟马西尼代谢清除较快，激动剂占领受体的比例再次增加，可能会发生再次镇静和呼吸抑制（图 23.13）。这种情况

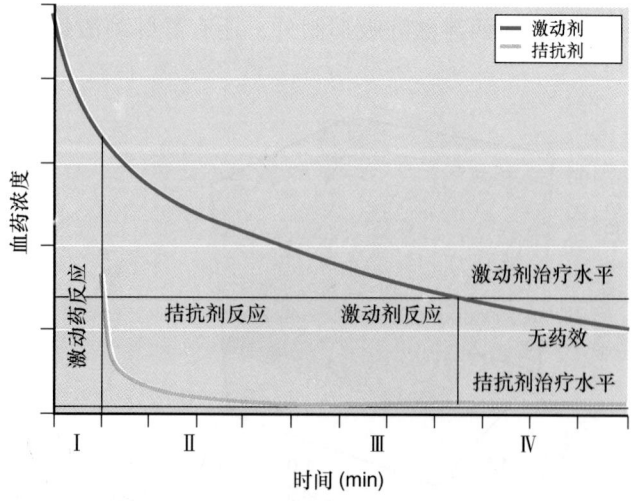

图 23.13　短效拮抗剂与长效激动剂相互作用导致再次镇静的示意图。上面的曲线代表激动剂从血中的清除，下面的曲线代表拮抗剂自血浆的清除。有四种情况：Ⅰ，激动剂作用；Ⅱ，拮抗剂作用（拮抗剂逆转激动剂作用）；Ⅲ，激动剂作用（随着短效拮抗剂的消失，激动剂重新恢复作用或再次镇静）；Ⅳ，无作用，激动剂和拮抗剂均消除（二者均低于治疗作用浓度）

在应用氟马西尼拮抗咪达唑仑时出现的可能性较小，因为咪达唑仑代谢清除较其他苯二氮䓬类受体激动剂快。另一个重要发现是激动剂剂量极大时（如剂量错误或自杀时），小剂量的氟马西尼可减轻中枢神经系统的深度抑制（意识消失、呼吸抑制），这是通过减少激动剂的受体占有率实现的，但不能减小低受体占有率时的效应（催眠、遗忘）。

相反，激动剂剂量较小时，大剂量的氟马西尼几乎可完全逆转激动剂所有的作用。若动物或人体对苯二氮䓬类受体激动剂产生躯体依赖性，氟马西尼可加重戒断症状[250]。但在麻醉时应用氟马西尼拮抗苯二氮䓬类受体激动剂并无大碍。

理化性质

氟马西尼的化学结构与咪达唑仑及其他经典的苯二氮䓬类药物相似，但是苯基被羧基取代（图 23.8）。性状为无色结晶状粉末，解离常数为 1.7，水溶性较弱，但足可以配制成水溶液。其辛醇 / 水缓冲（pH 7.4）分配系数为 14，pH 7.4 时为中度脂溶性[251]。

药代动力学

同其他苯二氮䓬类药物一样，氟马西尼完全（99%）在肝代谢，并迅速从血浆清除。已知的代谢产物有三种：N- 去甲基氟马西尼、N- 去甲基氟马西尼酸和氟马西尼酸[252]。这些代谢产物不具备药理活性。尿液中主要的代谢产物为去甲基的自由酸及其葡萄糖醛酸结合产物。氟马西尼代谢快，框 23.2 列举了各种临床情况下的药代动力学情况。其分布容积大，血管外的分散迅速。

与大多数苯二氮䓬类受体激动剂相比，氟马西尼清除较快，清除半衰期短[253]，只有瑞马唑仑比其清除快，清除半衰期短。氟马西尼血浆半衰期约为 1 h，在麻醉使用的所有苯二氮䓬类药物中是最短的。氟马西尼从血中清除迅速，接近肝血流量，提示其肝清除部分

框 23.2　氟马西尼的用法和剂量	
拮抗苯二氮䓬类药物 *	0.2 mg 反复给药 †，最多至 3 mg
昏迷的诊断	0.5 mg 反复给药，最多至 1 mg

* 拮抗每种苯二氮䓬类药物所需的剂量取决于其残余量和种类（即效能越高，所需剂量越大）（见正文）。
† 应逐渐给药进行拮抗，每 1 ～ 2 min 增加 0.2 mg，直至达到需要的程度

（From Reves JG，Glass P，Lubarsky DA，et al. Intravenous anesthetics. In Miller RD，Eriksson LI，Fleischer LA，et al，eds. Miller's Anesthesia, 7th ed. Philadelphia：Churchill Livingstone；2010：719-768.）

依赖于肝血流。与其他苯二氮䓬类药物相比，氟马西尼未结合的比例较高，血浆蛋白结合率约为40%。随着拮抗剂被清除，如果受体部位残留的激动剂浓度足够高，可能发生再次镇静[254]。为了维持长时间恒定的血药浓度，需反复给药或持续输注，输注速度可为 $30 \sim 60 \mu g/min [0.5 \sim 1 \mu g/(kg \cdot min)]$[255]。

药效动力学

在无苯二氮䓬类受体激动剂时，氟马西尼几乎无任何中枢神经系统作用。志愿者和患者给予临床剂量氟马西尼对脑电图和脑代谢没有影响。氟马西尼无抗惊厥作用，却可逆转苯二氮䓬类药物对局麻药所致惊厥的拮抗作用[256]。对于苯二氮䓬类药物引起的中枢神经系统抑制的患者，氟马西尼可迅速逆转其意识消失、呼吸抑制、镇静、遗忘及精神运动功能障碍等作用[257]。氟马西尼可以在激动剂给药前、给药期间及给药后应用，以阻断或拮抗激动剂对中枢神经系统的作用。

氟马西尼可成功拮抗苯二氮䓬类药物，如咪达唑仑、地西泮、劳拉西泮和氟硝西泮的作用，也可以拮抗儿童水合氯醛及大麻中毒[258-259]、卡马西平和酒精过量[260]以及抗组胺药物摄入过量[261]的作用。氟马西尼起效迅速，$1 \sim 3$ min 达到最大效应，与 C- 氟马西尼在大脑的出现时间吻合[257]。氟马西尼通过在苯二氮䓬类受体部位替换出激动剂而产生拮抗作用，其起效和作用时间符合质量作用定律。存在激动剂的情况下给予氟马西尼，则对呼吸具有显著影响，因为其可以拮抗激动剂引起的呼吸抑制作用（例如，给予由咪达唑仑造成呼吸暂停的志愿者）。氟马西尼（1 mg）对咪达唑仑（0.13 mg/kg）引起的呼吸抑制的拮抗作用可持续 $3 \sim 30$ min。激动剂种类或剂量不同时，氟马西尼对呼吸抑制的拮抗作用持续时间也不同。

静注氟马西尼剂量逐渐增至 3 mg 时，对缺血性心脏病患者的心血管参数无明显影响[257, 262]。与纳洛酮拮抗阿片类药物不同，氟马西尼拮抗激动剂时对心血管无影响[263]。氟马西尼确实可拮抗镇静作用，但氟马西尼给药后血中儿茶酚胺水平并不升高，但用药后，患者苏醒加快，可能伴随儿茶酚胺水平的上升[264]。氟马西尼拮抗咪达唑仑的镇静作用，同时也能够恢复减弱的心脏压力反射功能[265]。

在健康的受试者中，氟马西尼并不会改变眼内压，但是在给予咪达唑仑后，氟马西尼能够逆转咪达唑仑造成的眼内压降低（Romazicon package insert; www.fda.gov）。

临床应用和剂量

苯二氮䓬类药物拮抗剂应用（框 23.2）包括诊断性及治疗性逆转苯二氮䓬类受体激动剂的作用。当怀疑苯二氮䓬类药物过量时，氟马西尼可从 $0.2 \sim 0.5$ mg 逐渐增加剂量至 2 mg。氟马西尼更常用于拮抗苯二氮䓬类药物进行麻醉前用药、持续镇静或全麻后的残余镇静作用，可有效地逆转苯二氮䓬类药物引起的镇静、呼吸抑制和遗忘作用。氟马西尼对激动剂不同作用的拮抗效果存在差异，它较易拮抗苯二氮䓬类受体激动剂的催眠和呼吸抑制作用，对遗忘作用则较差[266-267]。

所需剂量随拮抗的苯二氮䓬类药物的不同而异，拮抗的作用时间取决于激动剂和氟马西尼二者的药代动力学。单次注射氟马西尼拮抗长效苯二氮䓬类药物时，因为其作用时间短，应加强监测。如果使用 1 mg 氟马西尼恢复清醒后 2 h 内，患者并无再次镇静，则以后出现再次镇静的可能性不大。为防止出现再次镇静，可持续输注氟马西尼以拮抗作用时间较长的苯二氮䓬类受体激动剂。氟马西尼的药代动力学特征不随苯二氮䓬类激动剂（地西泮、咪达唑仑、氟硝西泮、劳拉西泮）的变化而变化，反之亦然。

不良反应和禁忌证

氟马西尼大量口服或静脉给药毒性反应均很少[257]。它没有局部或组织刺激作用，也无组织毒性。同所有苯二氮䓬类药物一样，其安全范围广，甚至高于激动剂，因为它没有显著的中枢神经系统抑制作用。在几个星期或更长时间里，大剂量使用苯二氮䓬类药物的患者中，使用氟马西尼可能会导致出现包括癫痫在内的戒断反应。

苯环己哌啶类（氯胺酮）

历史

氯胺酮（Ketalar）于 1962 年由 Stevens 合成，1965 年由 Corssen 和 Domino 首次在人体应用，1970 年投入临床，至今仍在临床中广泛应用。氯胺酮通过 NMDA 受体上的苯环己哌啶（phencyclidine，PCP）位点产生分离性的麻醉效果，这与其他麻醉药物抑制中枢神经系统的机制不同。氯胺酮由二种光学异构体组成：S（+）氯胺酮和 R（-）氯胺酮。氯胺酮通常不抑制心血管和呼吸系统，但是同其他苯环己哌啶类药物一样，具有一些精神方面的副作用[268]。氯胺酮 S（+）

（Ketanest）异构体的镇痛效果更强，为普通氯胺酮的 3 ～ 4 倍，清除率更强，副作用也更少。尽管如此，氯胺酮 S（＋）异构体除了镇痛外，还会产生精神症状、认知障碍、记忆障碍，以及减少反应时间等作用。最近由于氯胺酮对痛觉过敏和阿片类药物耐受的影响、在慢性疼痛中的应用、潜在的神经保护作用、全凭静脉麻醉的普及和 S（＋）氯胺酮在某些国家的应用，氯胺酮又引起大家对它在全身静脉麻醉中应用的关注[269]。近期，氯胺酮因其抗抑郁作用而受到越来越多的关注。

理化性质

氯胺酮（图 23.14）分子量为 238 kD，为部分溶于水的白色结晶盐，解离常数为 7.5。脂溶性为硫喷妥钠的 5 ～ 10 倍。氯胺酮只有 12% 与蛋白质结合。注射后的生物利用率为 93%，而口服后由于其较高的首过代谢作用，生物利用率只有 20%[270]。

药代动力学

氯胺酮由肝微粒体酶代谢[271-272]。主要的代谢途径为 N- 去甲基化形成去甲基氯胺酮（代谢产物 I），然后羟基化生成羟基去甲基氯胺酮。这些产物与水溶性葡萄糖醛酸衍生物结合，经尿排泄。目前还没有对氯胺酮主要代谢产物的活性进行深入的研究，但是去甲基氯胺酮的活性明显低于氯胺酮（20% ～ 30%）。最近更多的去甲基氯胺酮模型表明，它确实有助于延长单次推注或持续输注氯胺酮的镇痛时间，但是这个结论还存在一定的争议[271, 273-274]。与之前报道的不同，S－去甲氯胺酮对 S（＋）氯胺酮的镇痛作用可能有一定的负面影响，但是对认知损害没有影响。这能够解释氯胺酮终止注射后产生氯胺酮相关的兴奋现象（如痛觉过敏和异常性疼痛）[271, 273-274]。

应用氯胺酮时，单次注射麻醉剂量（2 ～ 2.5 mg/kg

静注）、亚麻醉剂量（0.25 mg/kg 静注）及持续输注（稳态血浆药物浓度为 2000 ng/ml）后的药代动力学都已得到研究。

无论剂量多少，氯胺酮的血浆清除都可用二室模型来描述。表 23.1 为单次注射的药代动力学参数。值得注意的是，快速分布使其具有相对较短的分布半衰期（11 ～ 16 min）。脂溶性高导致其分布容积相当大，为 3 L/kg[272, 275]。氯胺酮的清除率也相当高，为 890 ～ 1227 ml/min，所以消除半衰期较短，只有 2 ～ 3 h。氯胺酮体内平均总清除率（1.4 L/min）与肝血流量大致相当。低剂量的阿芬太尼能够增加氯胺酮的分布和清除。另外，阿芬太尼还可使氯胺酮在脑的分布增多。当应用靶控输注装置给志愿者输注低剂量氯胺酮时，使用 Clements 的药代动力学模型可提供最好的准确性。氯胺酮两种异构体的药代动力学不同。S（＋）氯胺酮的清除率和分布容积均大于 R（－）氯胺酮。研究发现，靶控输注 S（＋）氯胺酮 1 h 并联合应用丙泊酚时，S（＋）氯胺酮的药代动力学参数准确性提高，其中央室容量显著降低（167 ml/kg）[276]。他们还指出，氯胺酮的清除率并不是正态分布，且与年龄无关。S（＋）氯胺酮对脑电图的抑制作用似乎也强于 R（－）氯胺酮或消旋混合物。氯胺酮给药途径的可选择性越来越多，特别是通过口服和鼻腔喷雾。通过任意途径摄入都会产生明显的首过代谢。通过口服生物利用度为 20% ～ 30%，通过鼻腔途径约为 40% ～ 50%。在临床和实验研究中注意到，停止给药能够引起痛觉过敏反应[273-275, 277-278]。而且，没有观察到浓度和效应之间的延迟。这表明 S（＋）氯胺酮穿过血脑屏障和受体动力学的速度极快。

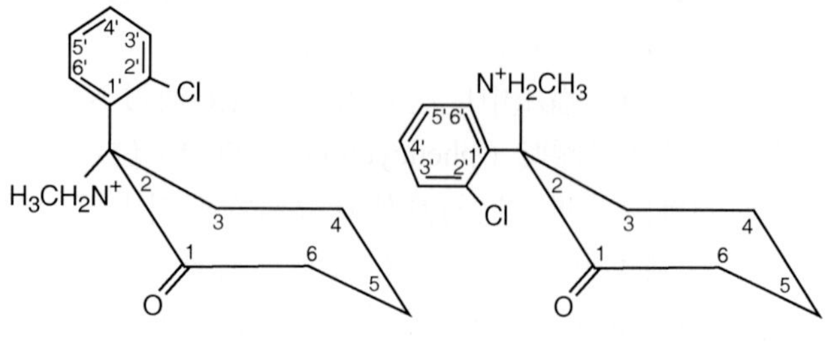

图 23.14　氯胺酮制剂中的立体异构体

$S_1(+)$ 盐酸氯胺酮　　　　$R_1(-)$ 盐酸氯胺酮

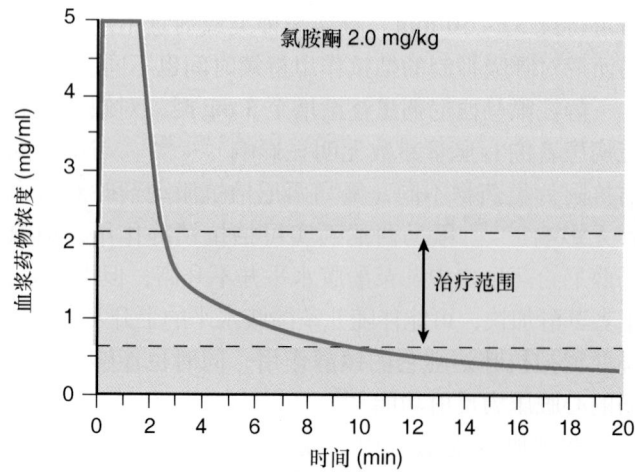

图 23.15　氯胺酮 2.0 mg/kg 诱导剂量后血浆浓度时程变化的模拟图。手术时产生催眠和遗忘作用所需血浆药物浓度为 0.7 ～ 2.2 μg/ml，血浆浓度低于 0.5 μg/ml 时通常可清醒

药效动力学

对中枢神经系统的影响

氯胺酮产生剂量相关的意识消失和镇痛作用。氯胺酮作用于多个受体,包括 NMDA 受体、阿片类受体和单胺能受体。在氯胺酮浓度较高的情况下,σ 阿片类受体会受到影响,毒蕈碱受体被阻断,而 GABA 的神经传导反而变得更顺畅。氯胺酮最重要的作用是通过抑制 NMDA 受体介导的谷氨酸进入 GABA 能系统,进而导致皮质和边缘系统的兴奋度改变,最终丧失意识。在脊髓水平,氯胺酮通过 NMDA 受体产生强效镇痛作用,并抑制乙酰胆碱的释放[273-275]。给予氯胺酮后患者处于一种木僵状态,与其他麻醉药物产生的类似正常的睡眠作用不同,这种麻醉状态称为"分离麻醉"。氯胺酮的镇痛作用较强,但是患者可睁眼,并保留多数反射。虽然角膜反射、咳嗽反射和吞咽反射可能都存在,但不一定具有保护作用。氯胺酮麻醉后患者对手术或麻醉没有记忆,但其遗忘作用不如苯二氮䓬类药物。氯胺酮分子量小、pKa 接近生理 pH 且具有相对高的脂溶性,因此可迅速通过血脑屏障,给药后 30 ~ 60 s 即可起效,1 min 左右可达最大效应。

氯胺酮给药后,瞳孔轻度扩张并可发生眼球震颤。常有流泪和流涎,骨骼肌张力增高,手、腿、躯干和头可有协调但无目的的运动。尽管个体差异较大,但认为全麻所需的最低血药浓度为 0.6 ~ 2.0 μg/ml,儿童可能略高,为 0.8 ~ 4.0 μg/ml。全麻剂量(2 mg/kg)的氯胺酮单次注射,作用可维持 10 ~ 15 min(图 23.15),对人、地点和时间的定向力可在 15 ~ 30 min 内完全恢复。S(+)异构体较消旋混合物苏醒更迅速(相差数分钟)[279-280],这是由于产生相同麻醉作用所需的剂量较小,而且肝生物转化较快(快 10%)。由于氯胺酮血药浓度与中枢神经系统作用相关性良好,所以其作用时间较短可能与其从脑和血中再分布至其他组织有关。

临床上氯胺酮常与苯二氮䓬类药物合用,氯胺酮的作用时间可被延长。与苯二氮䓬类药物合用时,S(+)异构体与消旋化合物在给药 30 min 清醒程度无差异,但在 120 min 时则前者显著优于后者。氯胺酮产生镇痛作用的血药浓度远低于意识消失所需的浓度。

氯胺酮在术后镇痛中具有重要作用。血药浓度 ≥ 0.1 μg/ml 时可使痛阈升高[277, 281-282],这意味着氯胺酮全麻术后镇痛的时间相当长,亚麻醉剂量的氯胺

酮即可产生镇痛作用。氯胺酮可抑制中枢痛觉敏化,也可减弱阿片类药物的急性耐受。NMDA 受体在阿片类药物诱导的痛觉过敏和镇痛耐受的过程中至关重要,预防性使用氯胺酮则能预防中枢敏化及阿片类药物诱导的长时间的痛觉过敏。同其他 NMDA 受体拮抗剂一样,氯胺酮能够避免由阿片类药物引起的痛觉过敏[283]。氯胺酮在中枢神经系统的主要作用部位可能是丘脑-新皮质投射系统。药物可选择性抑制皮质(尤其是联络区)及丘脑部分的神经元功能,同时兴奋边缘系统部分,包括海马。此过程使中脑和丘脑区域的非特异性路径产生**功能性分裂**。氯胺酮作为兴奋性谷氨酸 NMDA 受体的拮抗剂发挥作用。NMDA 受体在颞叶皮质、海马、基底神经节、小脑和脑干高表达,以上部位均显著受氯胺酮影响。有证据表明,氯胺酮能够抑制内侧延髓网状结构冲动的传递,该部位对于伤害性的情感-情绪冲动从脊髓向更高级的脑部传送过程非常重要。在经历剧烈疼痛的志愿者中,功能磁共振成像(fMRI)研究显示氯胺酮通过降低继发性体感皮质(S2)、岛叶和前扣带皮质的活化对疼痛处理产生剂量依赖效应的影响。氯胺酮可占领脑和脊髓的阿片受体,这可能与其部分镇痛作用有关[284-285]。S(+)异构体可作用于阿片类 μ 受体,与其镇痛作用部分有关。与 NMDA 受体的相互作用可能也介导其全麻作用和某些镇痛作用。氯胺酮对脊髓的镇痛作用据推断可能是对背角神经元产生广动力范围神经活动抑制作用的结果。在静息状态的 fMRI 研究中表明,低剂量的氯胺酮能够诱导脑部发生联通性的变化,这些区域的功能涉及运动、幻觉发生和疼痛处理。氯胺酮的镇痛作用可能来自多种途径:有效减少疼痛感知区域和疼痛传递的连接。此外,氯胺酮还影响脑部涉及内源性疼痛抑制区域的连接[286-287]。

虽然有些药物已用来拮抗氯胺酮,但还没有特异性的受体拮抗剂可以拮抗氯胺酮所有的中枢神经系统作用。

氯胺酮可增加脑代谢、脑血流和颅内压。它具有中枢兴奋作用,脑电图可有广泛的 θ 波活动以及海马癫痫小发作样活动,使 $CMRO_2$ 增加。氯胺酮引起 CBF 的增加要超过 $CMRO_2$ 的增加。随着脑血流的增加以及交感神经系统反应明显增强,颅内压也增高。硫喷妥钠或地西泮可阻断氯胺酮引起的 $CMRO_2$ 增高和 CBF 的增加。氯胺酮不影响脑血管对 CO_2 的反应性,因此降低 $PaCO_2$ 可减弱氯胺酮引起的颅内压升高。

S(+)氯胺酮可影响大鼠脑缺血再灌注后 4 h 凋亡调节蛋白质的表达。因此,氯胺酮的神经保护作用除了与能减少细胞坏死有关外,还与抗凋亡机制有关。

与此相反，氯胺酮或其他麻醉药物（如丙泊酚和吸入麻醉药）使新生动物的脑组织凋亡加重并且使树突棘的形态发生变化。这一发现已经引起了对新生儿使用氯胺酮的争议。*Anesthesiology* 杂志编辑和美国 FDA 麻醉和生命支持药物顾问委员会提醒，要根据现有可用数据谨慎改变临床实践。

氯胺酮与其他苯环己哌啶类药物一样，在患者麻醉苏醒期有精神方面的不良反应，称作**苏醒反应**。临床上常表现为梦境、灵魂出窍的经历（一种灵魂飘离躯体的感觉）和幻觉（对真实的外在感觉体验的曲解），严重程度和分级不同。梦境和幻觉可引起兴奋、迷惑、欣快及恐惧。可在苏醒后 1 h 内发生，一至数小时后逐渐减弱。氯胺酮这种苏醒反应是继发于氯胺酮对听觉和视觉中继核的抑制，从而对听觉和视觉产生了错误的感受或理解。其发生率范围是 3% ～ 100%。成人单用氯胺酮或主要应用氯胺酮麻醉时，其发生率为 10% ～ 30%。影响苏醒反应发生的因素有：年龄、剂量、性别、精神敏感性及合用的药物。儿童不良的苏醒反应发生率低于成人，男性低于女性。大剂量或大剂量快速给药都可增加不良反应的发生率。此外，某些性格类型也易于发生苏醒反应。艾森克（Eysenck）人格调查表得分高的患者较易出现苏醒反应，而平时多梦的患者若使用氯胺酮，术后住院时做梦的可能性也较高。许多药物可用来减少氯胺酮术后不良反应的发生，降低其严重程度，其中苯二氮草类药物最为有效，可减弱或治疗氯胺酮的苏醒反应。除了不良的心理反应外，越来越多的人认为氯胺酮具有抗抑郁作用。该适应证的使用剂量通常是 0.5 mg/kg，持续 40 min 的输注。这常会引起患者在一天内剧烈的情绪变化，通常持续 3 ～ 12 天。每 2 ～ 4 天一次的维持剂量可延长这种作用[288]。氯胺酮抗抑郁作用的确切机制尚不清楚。

对呼吸系统的影响

氯胺酮不改变机体对 CO_2 的反应性，可以反映出其对中枢性呼吸动力影响轻微。氯胺酮诱导剂量（2 mg/kg）单次静脉注射可使每分通气量一过性（1 ～ 3 min）降低。大剂量偶可致呼吸暂停，但很少见。在 μ- 阿片敲除小鼠的模型中，在脊椎以上水平 S（＋）氯胺酮与阿片类受体系统相互作用。该作用导致 S（＋）氯胺酮诱导的呼吸抑制和脊髓以上水平的镇痛[282, 290]。若辅助应用镇静药或其他麻醉药则可发生明显的呼吸抑制。氯胺酮可影响儿童的通气功能，尤其是单次给药时。氯胺酮具有舒张支气管平滑肌的作用。对于反应性气道疾病或支气管痉挛的患者，应用氯胺酮可改善肺的顺应性。

氯胺酮与氟烷或恩氟烷同样能有效预防实验诱导产生的支气管痉挛，其作用机制可能是氯胺酮拟交感反应的结果，但研究发现氯胺酮可直接拮抗氯化氨甲酰胆碱及组胺对分离的支气管平滑肌的致痉挛作用。由于氯胺酮具有支气管扩张作用，因此可用于治疗传统疗法无效的哮喘持续状态。呼吸方面潜在的问题是氯胺酮给药后可引起流涎增多，尤其是儿童，该问题可以应用抗胆碱药物（如阿托品或格隆溴铵）进行纠正。

对心血管系统的影响

氯胺酮通过双相机制增加动脉压、增快心率和心排血量。氯胺酮有直接抑制心脏和负性肌力的作用，但是由于激活交感神经系统而产生间接的激动心脏的作用。氯胺酮能够引起全身性儿茶酚胺的释放，抑制迷走神经，抑制外周神经以及非神经组织（如心肌）摄取去甲肾上腺素，还可抑制交感神经释放去甲肾上腺素[291]。大剂量使用或重复给药时，突触前儿茶酚胺的储备消耗殆尽，则主要表现为对心脏的抑制作用。小剂量使用氯胺酮，即可刺激心血管系统，造成心动过速、体循环和肺动脉高压、心排血量以及心肌耗氧量增加。氯胺酮的心血管刺激作用通常较为明显，因此，在 S（＋）氯胺酮输注结束后，心血管抑制效应会变得更加明显，因为此时心排血量可减少到低于给药前[273]。S（＋）氯胺酮对心血管的刺激作用的特点是达到 243 ng/ml 的浓度时，心排血量增加 1 L/min[273]，该作用起效快，氯胺酮对心脏作用起效和消失的半衰期为 1 ～ 2 min。血流动力学指标升高引起心脏做功和心肌耗氧量增加。健康的心脏可通过增加心排血量、降低冠状动脉血管阻力而增加冠状动脉氧供以满足氧耗的需要。先天性心脏病患者使用氯胺酮麻醉诱导后，分流方向、分流率及全身氧合无显著变化。对于肺动脉压升高的患者（如二尖瓣疾病患者及一些先天性心脏病患者），氯胺酮引起肺血管阻力的增加程度明显大于体循环阻力的增加。将氯胺酮直接注入中枢神经系统可立即引起交感神经血流动力学反应。氯胺酮还可使交感神经元释放去甲肾上腺素，在静脉血中可以检测到。巴比妥类药物、苯二氮草类药物及氟哌利多可阻断此作用。氯胺酮造成的中枢性交感神经反应通常要超过其直接的抑制作用。氯胺酮某些外周神经系统的作用对血流动力学的影响不确定。氯胺酮可通过可卡因效应抑制神经元内儿茶酚胺的摄取，也可抑制神经元外去甲肾上腺素的摄取。

心血管系统的兴奋作用并不总是有利的，可使用药物来阻断氯胺酮引起的心动过速和血压升高。最好的方法可能是预先给予苯二氮䓬类药物，适量的地西泮、氟硝西泮及咪达唑仑均能减弱氯胺酮的血流动力学作用。无论同时使用或不使用苯二氮䓬类药物，氯胺酮持续输注技术也可以减弱其引起的心动过速和血压升高。吸入麻醉药和丙泊酚可减弱氯胺酮的血流动力学作用。

临床应用

氯胺酮有许多独特的药理学特征，特别是易发生苏醒反应（发生率为 10% ~ 20%），所以并不适合于临床常规应用。不过氯胺酮在麻醉诱导时的拟交感作用和支气管扩张作用使其在麻醉中仍占有一席之地。氯胺酮可用于麻醉前给药、镇静、全麻诱导和维持。小剂量氯胺酮用于预防性镇痛、预防和治疗阿片类药物耐受、痛觉过敏和急性或慢性疼痛越来越受到关注。

麻醉诱导和维持

氯胺酮的心血管刺激作用尤其适合于低血容量、脓毒症时心血管抑制等心血管系统不稳定患者的麻醉诱导。氯胺酮具有支气管扩张和强效镇痛作用，又可使用高浓度氧气，因此特别适合于气道反应性疾病患者的诱导。大量失血的创伤是氯胺酮快速序贯诱导的典型适应证。氯胺酮对脓毒症休克患者也可能有利。但如果患者入手术室前因创伤或脓毒症而导致儿茶酚胺储备耗竭，那么氯胺酮则表现出其内在的心肌抑制作用。这些患者即使应用氯胺酮，也不能减少适当的术前准备，包括补足血容量。其他可以应用氯胺酮麻醉的心脏病是心脏压塞和限制性心包炎。氯胺酮可通过交感兴奋作用维持心率和右房压，因此非常适于此类患者的麻醉诱导和维持。氯胺酮也常用于先天性心脏病患者，特别是易于发生右向左分流者。也有氯胺酮用于恶性高热易感患者的报道。氯胺酮复合丙泊酚或咪达唑仑持续输注可为瓣膜病及缺血性心脏病患者提供满意的心脏手术麻醉。氯胺酮与苯二氮䓬类药物或与苯二氮䓬类药物及舒芬太尼合用可减弱或消除心动过速和高血压，以及术后的精神紊乱。这种给药方法血流动力学波动小，镇痛充分，遗忘作用可靠且恢复平稳。丙泊酚联合低剂量氯胺酮作为一个全凭静脉麻醉措施用于非心脏手术患者越来越受到欢迎。这种联合用药的优点是血流动力学稳定及在允许自主通气时产生极少的呼吸抑制。

疼痛管理

术后疼痛是很多患者关心的重要问题，30% ~ 50% 的患者术后镇痛处理不当。通过不同途径结合多种镇痛药物的多模式镇痛是管理术后疼痛的较好模式。而氯胺酮作为多模式术后镇痛中的一种药物，越来越多地得到应用。多年来，围术期氯胺酮镇痛的剂量逐步下降，通过术后小剂量使用氯胺酮镇痛，降低了 33% 的镇痛药消耗。数项低剂量氯胺酮的围术期应用（20 ~ 60 mg）的 meta 分析已经完成，表明了阿片类药物的使用减少或镇痛效果的改善，以及阿片类药物诱导的副作用，尤其是 PONV 的减少。其副作用，尤其是精神方面的副作用极少，特别是同时给予苯二氮䓬类药物时。

硬膜外腔或骶管注射氯胺酮（0.5 ~ 1 mg/kg）效果明确。虽然该剂量的氯胺酮镇痛效果似乎得到了证实，但其安全性还未得到监管部门的批准。氯胺酮消旋混合物中的防腐剂可能具有神经毒性，但目前的研究表明无防腐剂的 S（+）氯胺酮是安全的。已证实硬膜外使用无防腐剂的 S（+）氯胺酮对于辅助糖皮质激素治疗慢性腰痛和继发性神经根型颈椎病是安全有效的[292]。因为氯胺酮具有循环系统和呼吸系统的优势，可通过静脉滴注，甚至滴鼻给药，用于四肢骨折后镇痛。

氯胺酮对阿片类药物耐受和痛觉过敏的作用及其直接的镇痛作用促进了它在慢性疼痛中的应用。氯胺酮可能在癌性疼痛、慢性中枢和周围神经性疼痛、幻肢痛和肢体缺血性疼痛、纤维肌痛、复杂区域性疼痛综合征、内脏疼痛和偏头痛的治疗中有效。多项开放性研究表明，氯胺酮对癌痛的镇痛作用是肯定的。然而，到目前为止，随机对照试验还不能证明氯胺酮对该适应证的临床获益[293]。因此，虽然氯胺酮能有效缓解术后疼痛，减少阿片类药物的消耗，但对于大多数其他适应证，氯胺酮的疗效有限且没有任何有益的效果。

镇静

常在麻醉前联合使用氯胺酮与巴比妥类药物或苯二氮䓬类药物和止涎剂（格隆溴铵），以便于麻醉管理。麻醉前用药可减少氯胺酮的需要量，止涎剂可减少氯胺酮引起的唾液分泌。氯胺酮可用作成人及儿童区域麻醉的补充或辅助用药，增强主要麻醉形式（局麻）的效果。此外，在急诊科，氯胺酮越来越多地用于时间短且较疼痛的手术，使用剂量为 0.1 ~ 0.6 mg/kg。如前所述，因为氯胺酮具有镇静和镇痛的双重作用，并且对血流动力学有利，因此氯胺酮可用于 ICU 患者。甚至在保持适当通气时，还可用于头部损伤患者[294-295]。

氯胺酮尤其适合于手术室外儿科手术的镇静。患儿苏醒的不良反应较成人少，因此，氯胺酮可灵活应用于儿科。

剂量与给药途径

氯胺酮可经静脉、肌肉、口、鼻及直肠给药，无防腐剂的溶液可硬膜外或鞘内给药。临床上绝大多数为经静脉和肌肉给药，可迅速达到治疗血药浓度。所需剂量取决于欲达到的治疗作用及给药途径。不同治疗目的所需氯胺酮的静脉和肌内注射推荐剂量见框 30.3。鼻内给药起效时间接近静脉注射给药；口服 3 ～ 10 mg/kg，可在 20 ～ 45 min 产生镇静作用。镇静时，氯胺酮肌内注射剂量为 2 ～ 4 mg/kg。口服给药剂量范围为 3 ～ 10 mg/kg，一项研究表明 6 mg/kg 的剂量在 20 ～ 25 min 内达到满意效果，而另有研究表明 10 mg/kg 可使 87% 儿童在 45 min 内达到镇静效果。

不良反应和禁忌证

氯胺酮的禁忌证与其特殊的药理作用和患者所患疾病有关。ICP 升高且自主呼吸的患者应谨慎使用氯胺酮，因其可升高 ICP，有报道氯胺酮可导致呼吸暂停。在临床上，氯胺酮越来越多地应用于颅脑损伤患者（无论是否合并其他损伤）的紧急气道管理。在这种情况下，目前所知的处理 ICP 升高的方式仍然有效[294-295]。

在机械通气患者中，因为氯胺酮保留 CBF 对 CO_2 的反应，具有潜在的神经保护效应，因此其用于头部创伤患者的镇静可能是有价值的。开放性眼外伤或其他眼科疾病禁用氯胺酮，因为氯胺酮可导致眼内压升高进而产生有害后果。由于氯胺酮引起高血压、心动

框 23.3　氯胺酮的用法及剂量	
全身麻醉诱导 *	0.5 ～ 2 mg/kg，IV
	4 ～ 6 mg/kg，IM
全身麻醉维持	0.5 ～ 1 mg/kg，IV，复合 50%N_2O
	15 ～ 45 μg/（kg·min），IV，复合 50% ～ 70%N_2O
	30 ～ 90 μg/（kg·min），IV，不复合 N_2O
镇静和镇痛	0.2 ～ 0.8 mg/kg，IV，给药时间 2 ～ 3 min
	2 ～ 4 mg/kg，IM
超前或预防性镇痛	0.15 ～ 0.25 mg/kg，IV

* 若给予咪达唑仑或硫喷妥钠等辅助用药时，剂量应减少
（From Reves JG，Glass P，Lubarsky DA，et al. Intravenous anesthetics. In：Miller RD，Eriksson LI，Fleischer LA，et al，eds. Miller's Anesthesia，7th ed. Philadelphia：Churchill Livingstone；2010：719-768.）

过速及心肌耗氧量相应增加，故禁止其作为单独麻醉药物应用于缺血性心脏病患者。同样，由于氯胺酮可能引起血压突然变化，也不可用于动脉瘤患者。患有精神分裂症等精神疾病、对氯胺酮或同类药物有过不良反应病史者都是氯胺酮的禁忌证。此外，若有其他病因（如震颤性谵妄、可能存在脑外伤等）可能发生术后谵妄时，应慎用氯胺酮，以免氯胺酮引起的拟精神病作用干扰鉴别诊断。

前文提到，氯胺酮或其他 NMDA 受体拮抗剂可加重新生动物脑组织凋亡，但其临床意义尚不清楚。由于氯胺酮的防腐剂三氯叔丁醇具有神经毒性，因此禁止蛛网膜下腔或者硬膜外给药。S（＋）氯胺酮为无防腐剂溶液。椎管内或硬膜外腔使用氯胺酮目前还未被 FDA 批准。氯胺酮用于儿童或新生儿的围术期最佳镇痛剂量为 0.5 mg/kg。对于骶管麻醉，使用氯胺酮和局部麻醉药进行镇痛，能够减少非阿片类镇痛药的使用量，并将镇痛效果由 2.26 h 延长至 5.3 h[296-300]。

最后，滥用氯胺酮可能会对肝、肾产生毒性。此外，当对 I 型复杂区域性疼痛患者治疗其慢性疼痛时，16 天内 2 次超过 100 h 滴注 S（＋）氯胺酮会导致肝毒性的增加[298, 301-302]。

依托咪酯

历史

依托咪酯首次报道于 1965 年[303]，1972 年开始进入临床。依托咪酯特点包括：血流动力学稳定、呼吸抑制小、有脑保护作用、毒性小、药代动力学原因使其单次注射或持续输注后均苏醒迅速。在 20 世纪 70 年代，依托咪酯因为这些良好特性而在临床上广泛用于麻醉的诱导和维持，以及危重患者的长期镇静。但是在 20 世纪 80 年代，一些关于该药单次注射和输注可暂时抑制皮质醇合成的报道减弱了依托咪酯的使用热情[304-305]。由于依托咪酯的该项副作用以及其他的缺点（如注射疼痛、浅表性血栓性静脉炎、肌阵挛、恶心呕吐发生率较高等），有数篇社论对其在现代麻醉中的地位提出了质疑[306-307]。之后，该药的应用明显减少，不过因为重新发现依托咪酯在生理方面的优势及在急诊科与 ICU 的广泛应用，且没有任何关于依托咪酯麻醉诱导或短时间输注引起具有临床意义的肾上腺皮质抑制的新报道，其应用又开始逐渐增加。

理化性质

依托咪酯是咪唑的衍生物，化学名称为 R（＋）戊乙基 -1H- 咪唑 -5 羧化硫酸盐。其化学结构示意图见图 23.16。依托咪酯的 pKa 是 4.2，在生理 pH 条件下是疏水性的。为增加其溶解度，可以于 35% 丙烯乙二醇（Amidate；Hospira Inc.，Lafe Forest，IL）或脂质乳剂（Etomidate-Lipuro；B. Braun，Melsungen，Germany）中配置成 0.2% 的溶液[308]。

药代动力学

目前已经对依托咪酯单次剂量和持续输注后的药代动力学进行了研究。0.3 mg/kg 单次注射后血浆清除的时程变化见图 23.17。以开放的三室模型描述依托咪酯的药代动力学最为合适[309]。

其初始分布半衰期为 2.7 min，再分布半衰期为 29 min，清除半衰期为 2.9 ～ 5.3 h[310]。肝对依托咪酯的清除率较高 [18 ～ 25 ml/（kg·min）]，肝摄取率为 0.5±0.9[309]，再分布是单次剂量依托咪酯作用消失的机制（框 23.4），因此肝功能障碍应该不会影响单次诱导剂量的苏醒过程。依托咪酯的蛋白结合率为 75%。

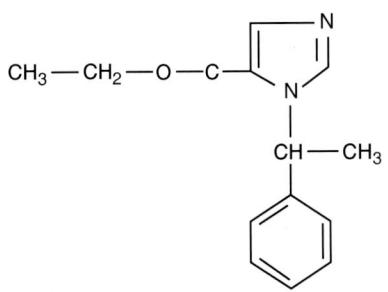

图 23.16　依托咪酯的结构为咪唑类衍生物

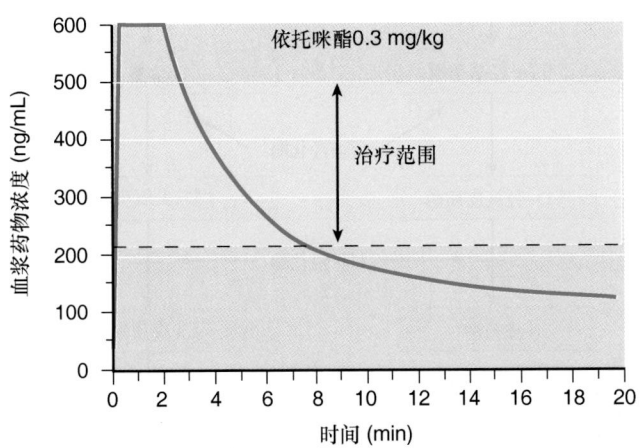

图 23.17　依托咪酯 0.3 mg/kg 诱导剂量后血浆浓度时程变化的模拟图。手术时产生催眠所需血浆药物浓度为 300 ～ 500 ng/ml，血浆浓度低于 225 ng/ml 时通常可清醒

框 23.4　依托咪酯的使用及剂量	
全麻诱导	0.2 ～ 0.6 mg/kg IV
镇静及镇痛	因抑制皮质类固醇的合成，故仅限于短暂的镇静期

IV：静脉注射（From Reves JG, Glass P, Lubarsky DA, et al. Intravenous anesthetics. In Miller RD, Eriksson LI, Fleischer LA, et al, eds. Miller's Anesthesia, 7th ed. Philadelphia：Churchill Livingstone；2010：719-768.）

在猪的失血性休克模型中，当平均动脉压降至 50 mmHg 时，依托咪酯的药代动力学和药效动力学并不受影响[311]。而在同样动物模型中，其他静脉麻醉药的药代动力学和药效动力学均发生显著变化。依托咪酯在肝硬化患者中的分布容积增加 1 倍，但是其清除率正常，因此其消除半衰期为正常的 2 倍[312]。其初始分布半衰期及临床药效可能不变。年龄增加可使依托咪酯的初始分布容积减少，清除率下降[313]。

依托咪酯较丙泊酚而言其消除半衰期较短，清除快，因此适合于单次、多次给药或持续输注[314]。然而静脉持续输注仅在依托咪酯进入临床最初十年里使用过，目前普遍认为的肾上腺抑制限制了它的使用。依托咪酯主要在肝代谢，通过酯酶水解为依托咪酯相应的羧酸（主要代谢产物）或去乙醇基团[315]。主要的代谢产物无药理活性。只有 2% 的药物以原形排出，其余以代谢产物形式从肾（85%）和胆汁（13%）排泄。当病情（如肝、肾疾病）影响血清蛋白时，游离（未结合）药物的比例可发生不同程度的变化，可能使其药理作用增强[316]。

药效动力学

对中枢神经系统的影响

依托咪酯对中枢神经系统的主要作用是通过 GABA_A 受体实现催眠效果[317-318]。正常诱导剂量（0.3 mg/kg）经过一次臂-脑循环即可产生催眠作用。依托咪酯的催眠作用几乎完全是通过 GABA_A 而产生的[318-319]。该机制包括不同浓度的依托咪酯产生的两种作用。第一个是对 GABA_A 受体的正调节：通过临床剂量相关浓度的激动剂激活受体。在依托咪酯的作用下，低剂量的 GABA 激活 GABA_A 受体[320]。第二个作用称为直接激活或者变构激动，在超过临床使用浓度的情况下，依托咪酯能够直接激活 GABA_A 受体[321]。这两种作用表明 GABA_A 受体上存在两个独立的结合位点[318]。位于 α1β2γ2GABA_A 受体的这两个结合位点对药物相互作用和门控效应具有同等的、非协同的作用。依托咪酯 0.2 ～ 0.3 mg/kg 可使

CBF 减少 34%，CMRO$_2$ 减少 45%，而平均动脉压不变。因此，CPP 可维持正常或升高，脑氧供需比值净增加[322]。当依托咪酯剂量足以引起脑电图暴发抑制时，可使颅内压升高的患者 ICP 急剧下降 50%，使升高的颅内压降到接近正常水平[323]。插管后 ICP 的降低仍可维持一定时间。为了维持依托咪酯对 ICP 的作用，需要快速输注 60 μg/（kg·min）。依托咪酯的神经保护作用仍然存在争议。依托咪酯对听觉诱发电位的潜伏期及幅度的影响呈剂量依赖性[324]。

初步动物实验表明，在急性胎儿窘迫和缺氧损伤的情况下，丙泊酚和咪达唑仑对胎儿大脑的保护作用可能要优于依托咪酯[199, 325-326]，是剖宫产的首选麻醉药物。依托咪酯可引起惊厥大发作，还可使癫痫灶的脑电活动增强，已经证实该特点可以用于手术消融前的癫痫灶定位[327-328]。单次给药后，BIS 值降低，苏醒过程中可恢复到基线水平[329]。在持续输注期间，BIS 值能够准确判断镇静和催眠深度[330]。

对呼吸系统的影响

依托咪酯与其他麻醉诱导的药物相比对通气影响较小。对健康患者及有气道反应性疾病的患者都不会诱发组胺释放[331]。依托咪酯可抑制对二氧化碳的通气反应，但是在任何给定的二氧化碳张力下，通气的驱动力比等效剂量的美索比妥高[153]。依托咪酯诱导可引起短时间的过度通气，有时随后伴有相似的短时间的呼吸暂停[332]，导致 PaCO$_2$ 轻度升高（±15%），但动脉氧分压（PaO$_2$）不变[333]。依托咪酯对肺血管张力的作用与氯胺酮和丙泊酚相似，即降低乙酰胆碱和血管舒缓激肽对血管松弛剂的影响[334]。

对心血管系统的影响

依托咪酯的血流动力学稳定性与其不影响交感神经系统和压力感受器功能相关。依托咪酯作用于 α$_2$-肾上腺素受体，引起血压升高；这可能有助于麻醉诱导后心血管的稳定。与其他起效迅速的诱导药不同，依托咪酯对心血管功能的影响轻微[335-336]。依托咪酯可用于缺血性心脏病或瓣膜性心脏病患者非心脏手术时的麻醉，也可用于心功能差的患者[337-338]。与丙泊酚相比，患者在接受依托咪酯进行麻醉诱导时，更易发生高血压和心动过速[339]。心肌氧供需比例保持良好[340]。由于依托咪酯无镇痛作用，因而需要复合应用阿片类药物以预防窥喉和气管插管引起的交感神经反射。

在失血性休克的情况下，用依托咪酯进行麻醉诱导具有一定优势。与其他药物相比，在猪失血性休

克模型中，依托咪酯的药效动力学和药代动力学改变很小[311]。

对内分泌系统的影响

1983 年 Ledingham 和 Watt 回顾性分析了 ICU 的患者在长期接受依托咪酯输注后的死亡率高于长期接受苯二氮䓬类药物的患者，他们认为导致患者死亡率上升的原因可能是继发于依托咪酯长期输注的肾上腺皮质抑制[304]。

不久依托咪酯就被证实了具有肾上腺皮质抑制作用[305, 341]。

依托咪酯对内分泌系统的特异性作用是可逆地呈剂量依赖性地抑制 11β - 羟化酶，导致皮质醇的生物合成减少。11β - 羟化酶为细胞色素 P450 依赖性，它的阻断可引起盐皮质激素合成减少以及中间产物（11- 去氧皮质酮）增多（图 23.18）。后续的研究表明，依托咪酯的类固醇合成抑制效果比镇静剂效果更好[341-342]。肾上腺皮质抑制的相应依托咪酯浓度（< 10 ng/ml）比催眠所需的浓度（> 200 ng/ml）要低得多。肾上腺皮质抑制和催眠所需依托咪酯浓度的不同也许能够解释这两种作用持续时间的差异[57]。

在危重患者中依托咪酯的使用和依托咪酯诱导的肾上腺毒性问题再次引起人们的关注。2015 年，Cochrane 对用于危重患者气管插管的单剂量依托咪酯与其他气管插管诱导药物比较的一项综述显示，并没

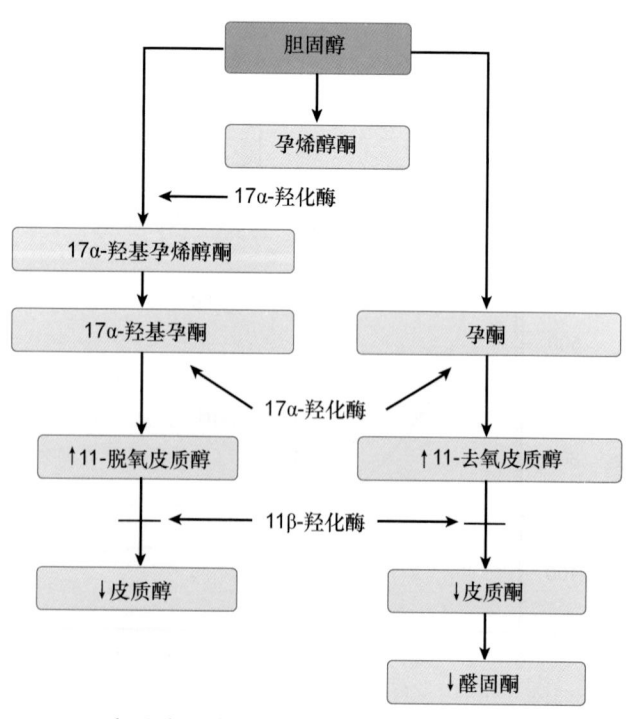

图 23.18 **皮质醇和醛固酮的生物合成途径**。依托咪酯通过作用于 11- 羟化酶（主要部位）和 17α - 羟化酶（次要部位）影响皮质醇和醛固酮的合成

有确凿证据证明依托咪酯增加死亡率[343]。如前所述，依托咪酯可持续抑制肾上腺皮质类固醇长达 72 h，但是这种抑制效果对临床的影响并不确定[344]。

脓毒症休克的皮质类固醇治疗（the Corticosteroid Therapy of Septic Shock，CORTICUS）研究将 500 名脓毒症休克患者随机分组，接受低剂量皮质类固醇或安慰剂治疗，其中 20% 的患者使用了依托咪酯。研究表明，低剂量的皮质类固醇的治疗并未改善长期预后[345]。CORTICUS 群体的回顾性分析表明，在研究前 28 天使用了依托咪酯的患者死亡率更高，且补充皮质类固醇并无改善[346-347]。其他旨在研究依托咪酯的死亡率和 ICU 住院时间的关系的调查结果也无明确结论[348-351]。总之，依托咪酯单次给药对危重患者的影响仍不明确。

临床应用

麻醉诱导

依托咪酯的诱导剂量为 0.2 ～ 0.6 mg/kg[352]。术前使用阿片类药物、苯二氮䓬类药物或巴比妥类药物时，诱导剂量需要减少。常规给药 0.3 mg/kg 后，麻醉出现时间较快（一个臂脑循环）。曾使用依托咪酯的各种输注方案进行麻醉维持或催眠，但从依托咪酯对肾上腺皮质抑制的报道出现后，便不再使用其进行连续输注。

当患者有心血管疾病、反应性气道疾病、颅内高压，或者任何合并疾病要求选用不良反应较少或对机体有利的诱导药物时，最适合选择依托咪酯。在起效迅速的诱导药中，依托咪酯血流动力学的稳定性独树一帜。在多个研究中，依托咪酯可用于冠状动脉旁路手术或瓣膜手术等有心血管系统损害的患者，也可用于需全麻行经皮冠状动脉成形术、主动脉瘤修复术和胸腔手术患者的麻醉诱导。对于心脏电复律来说，依托咪酯是一个可接受的选择，因其起效迅速、苏醒快、能够维持血流动力学极不稳定患者的血压且可保留自主呼吸[353]。依托咪酯已成功应用于神经外科手术，如巨型动脉瘤切除术，是神经外科手术麻醉诱导过程的合理选择[354]。此外，依托咪酯被认为是可以降低升高的颅内压，同时能够维持脑灌注压或冠脉灌注压的麻醉药物，这点也很重要。

外伤患者体液容量状态不确定时可用依托咪酯诱导。虽然依托咪酯没有氯胺酮的间接拟交感作用，但也无直接心肌抑制作用，也不干扰对术后谵妄的鉴别诊断。当依托咪酯用于创伤患者时，意识丧失本身可与肾上腺素能输出减少有关，且控制通气可加重降低

的前负荷对心血管的影响。虽然依托咪酯诱导的过程并没有直接心血管药物的效果，但是这两个因素可能会引起动脉血压明显降低。

依托咪酯短时间镇静可用于血流动力学不稳定的患者，如心脏复律患者或行短小手术需镇静的急性心肌梗死或不稳定型心绞痛患者[353]。在电惊厥治疗中，依托咪酯引起的惊厥较其他催眠药物持续时间长[355-356]。使用依托咪酯进行诱导是发生苏醒期谵妄的独立危险因素[357]。

肾上腺皮质醇增多症的治疗

依托咪酯在治疗内源性肾上腺皮质醇增多症中具有特殊的地位。已被证实是一种有效的肠外治疗方案。血流动力学不稳定、脓毒血症或精神疾病患者的治疗应该在重症监护条件下进行[358]。

不良反应

虽然依托咪酯诱导时血流动力学稳定、呼吸抑制小，但可引起恶心呕吐、注射痛、肌阵挛性运动及呃逆等副作用。近期投入使用的脂质乳剂依托咪酯引起术后恶心的发生率与丙泊酚相同或更高[359-361]。

脂质乳剂依托咪酯的注射疼痛、血栓性静脉炎和组胺释放的发生率较低[362-363]。在依托咪酯给药前即刻注射利多卡因 20 ～ 40 mg 基本上可消除疼痛。

肌肉运动（肌阵挛）和呃逆的发生率差异较大（0 ～ 70%），但术前 60 ～ 90 s 给予镇静药物如咪达唑仑或小剂量的镁可减少肌阵挛的发生[364-365]。

新型依托咪酯衍生物

依托咪酯是一个众所周知、使用广泛的麻醉诱导药物，其局限性正如之前所提到的，有肾上腺皮质抑制、PONV 和肌阵挛。对依托咪酯进行修饰，产生出更好的依托咪酯衍生物会具备更好的效用。Methoxycarbonyletomidate（MOC）是依托咪酯的衍生物，迅速代谢成为羧酸化 MOC（MOC-ECA）。MOC 的效能几乎与依托咪酯相同，麻醉诱导的作用持续时间很短，这是因为其被非特异性酯酶快速代谢。临床前试验表明，MOC 不是肾上腺素类固醇合成的抑制剂[366]。但是其代谢物累积可导致苏醒延迟，使之不太适合持续输注。

Carboetomidate 是另外一种衍生物，一个五元吡咯环代替了咪唑。在蝌蚪和大鼠中，Carboetomidate 能够有效减少肾上腺抑制作用，Carboetomidate 激活 GABA$_A$ 受体而具备潜在的催眠功能，同时还能够把血流动力学的变化降低到最小[367]。另一个潜在的优

点是它可以抑制大鼠模型的 5-HT₃ 受体，可能减少呕吐的发生。

另一种依托咪酯衍生物，甲氧羰基 - 碳依托咪酯（MOC-carboetomidate），具有良好的效果，且不抑制肾上腺和母体化合物的效力，但作用时间较长，不利于长期输注。

环丙基甲氧基甲酯（cyclopropyl-methoxycarbonyl metomidate，CPMM）和二甲基甲氧基甲酯（dimethyl-methoxycarbonyl metomidate，DMMM）是依托咪酯的最新衍生物。在 2 h 的持续输注后，它们效力更高、恢复时间更快。到目前为止，它们在动物研究和炎症脓毒症模型中最有前景。

右美托咪定

历史

α₂- 肾上腺素能受体激动剂具有镇静、抗焦虑、催眠、镇痛和交感神经阻滞作用。α₂- 肾上腺素能受体激动剂的麻醉作用最早发现于接受可乐定治疗的患者[368]。之后不久发现可乐定能降低氟烷的最低肺泡有效浓度（minimum alveolar concentration，MAC）[369]。可乐定对 α₂ 受体和 α₁ 受体的选择性比例为 220∶1，而右美托咪定为 1600∶1，是选择性较高的 α₂ 肾上腺素能受体激动剂。它在 1999 年被美国引进用于临床实践，被 FDA 批准仅用于机械通气成年 ICU 患者的短时间镇静（< 24 h）。现在右美托咪定已经用于 ICU 长期镇静和抗焦虑，也可用于 ICU 外的多种情况，包括手术室里镇静和辅助镇痛，诊室和操作室的镇静及其他适应证，如成人和小儿患者戒断 / 戒毒时的改善措施[370-371]。

理化性质

右美托咪定是美托咪定的右旋异构体，多年来美托咪定已被兽医用于镇静和止痛[372]，右美托咪定对 α₂ 受体的特异性（α₂/α₁ = 1600∶1）比可乐定（α₂/α₁ = 220∶1）更高，是完全的 α₂ 受体激动剂[373]。其 pKa 值为 7.1。右美托咪定属于咪唑类的 α₂ 受体激动剂亚属，与可乐定类似，其结构见图 23.19。在水中完全溶解，100 µg/ml 右美托咪定和 9 mg/ml NaCl 水溶液混合可配成透明等渗溶液。输注前，将药液用生理盐水、5% 葡萄糖、甘露醇或乳酸林格液稀释至 4 µg/ml 或 8 µg/ml 的浓度。右美托咪定不得与安

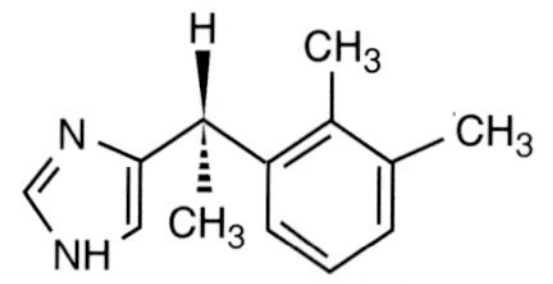

图 23.19　右美托咪定的化学结构

氟替拉辛 B、安氟替拉辛 B 脂质体、地西泮、苯妥英钠、吉妥珠单抗、伊立替康或泮托拉唑联合使用。

代谢及药代动力学

右美托咪定几乎全部需要进行生物转化，仅有极少量药物原型通过尿液和粪便排出。其生物转化途径包括直接葡萄糖醛酸化以及细胞色素 P450 介导的代谢。右美托咪定的主要代谢途径包括通过直接 N- 葡萄糖醛酸化转化为无活性代谢产物、CYP2A6 介导的羟基化以及 N- 甲基化。CYP2A6 基因多态性不影响临床给药方案[374]。右美托咪定的蛋白结合率为 94%，其全血和血浆的药物浓度比值为 0.66。右旋美托咪定对心血管系统有影响，可能引起心动过缓、一过性高血压及低血压，并可影响其自身的药代动力学。右美托咪定大剂量时可引起显著的血管收缩，导致药物分布容积减少。减少负荷剂量或增加给药时间可避免血压升高。

右美托咪定的药代动力学基本上为非线性[375]。对志愿者的研究发现以三室模型描述其药代动力学最佳（表 23.1）。随后在不同患者群体中进行的许多研究都对其临床药代动力学和药效动力学进行了研究，Weerink 等对研究结果进行了回顾和总结[376]。研究结果之一是，目前采用的体重调整剂量仅适用于非肥胖人群。对于肥胖患者，去脂体重可能更合适，但该结论仍有待调查。

在肝损伤程度不同（Child-Pugh 分级 A、B、C）的受试者中发现，右美托咪定的清除率较正常人要低。不同程度（轻微、中等、严重）肝损伤患者的右美托咪定平均清除率分别为正常人的 74%、64% 以及 53%。

右美托咪定的药代动力学参数不受肾功能损害（肌酐清除率 < 30 ml/min）或年龄的影响。严重肾病患者体内右美托咪定与血浆蛋白的结合程度较低，使其具有更强的镇静作用。右美托咪定清除率与身高有关[375, 377]。右美托咪定的消除半衰期为 2 ～ 3 h，输注 10 min 后的时量相关半衰期为 4 min，输注 8 h 为 250 min。患者术后应用右美托咪定镇静，其药代动力学与志愿者相似[378]。暂未发现临床相关的细胞色素 P450 介导的药物相互作用。

药理学

右美托咪定非选择性地作用于膜结合 G 蛋白偶联 α_2 肾上腺素受体。细胞内途径包括腺苷酸环化酶的抑制和钙、钾离子通道的调节。人类已被描述三种亚型的 α_2 肾上腺素受体：α_{2A}，α_{2B} 和 α_{2C}（图 23.20）[379]。α_{2A} 肾上腺素受体主要分布在外周，而 α_{2B} 和 α_{2C} 分布在脑和脊髓。在外周血管中位于突触后的 α_2 肾上腺素受体引起血管收缩，而突触前的 α_2 肾上腺素受体抑制去甲肾上腺素释放，可减弱血管收缩。α_2 肾上腺素受体激动剂的总反应与中枢神经系统和脊髓的 α_2 肾上腺素受体兴奋有关。这些受体都参与了 α_2 肾上腺素受体的交感抑制、镇静和抗伤害作用[380]。α_2 受体激动剂的优势在于，其效应可以被其拮抗剂所中和（例如阿替美唑）[381]。目前阿替美唑尚未被批准用于人类。

对中枢神经系统的影响

镇静

α_2 受体激动剂作用于蓝斑的 α_2 受体产生镇静催眠作用，还通过作用于蓝斑和脊髓内的 α_2 受体产生镇痛作用[382]。右美托咪定可减少蓝斑投射到腹外侧视前核的活动，因而使结节乳头核的 GABA 能神经递质和促生长激素神经肽释放增加，从而使皮质和皮质下投射区组胺的释放减少[383]。α_2 受体激动剂可抑制 L 及 P 型钙通道的离子电导，增强电压门控钙离子激活的钾通道电导。右美托咪定的镇静作用与其他作用于 GABA 系统的镇静药物（丙泊酚和苯二氮䓬类药物）不同。α_2 受体激动剂通过内源性睡眠促进作用途径发挥镇静作用，从而形成自然的睡眠模式（图 23.21）[384]。患者非常容易唤醒，并在气管插管过程中能接受并配合指令。如果无干扰，患者马上进入睡眠状态[385]。这个特点可使其安全地进行"每天唤醒"试验。这种重要的试验——ICU 机械通气患者撤除所有镇静药以评价其精神状态并进行滴定镇静——可缩短患者机械通气时间和 ICU 滞留时间[386-387]。右美托咪定达到显著但可唤醒的镇静程度的血药浓度为 0.2 ～ 0.3 ng/ml。血药浓度超过 1.9 ng/ml 会达到不可唤醒的深度镇静[388]。

与丙泊酚、劳拉西泮[389] 以及咪达唑仑[390] 相比，使用右美托咪定镇静会显著降低 ICU 患者的谵妄发生率。

虽然右美托咪定维持认知的确切机制尚不清楚，但有数据表明，可能是使用麻醉药物后 $\alpha 5 \gamma$ - 氨基丁酸 A 型受体表达的抑制发挥一定作用[391]。

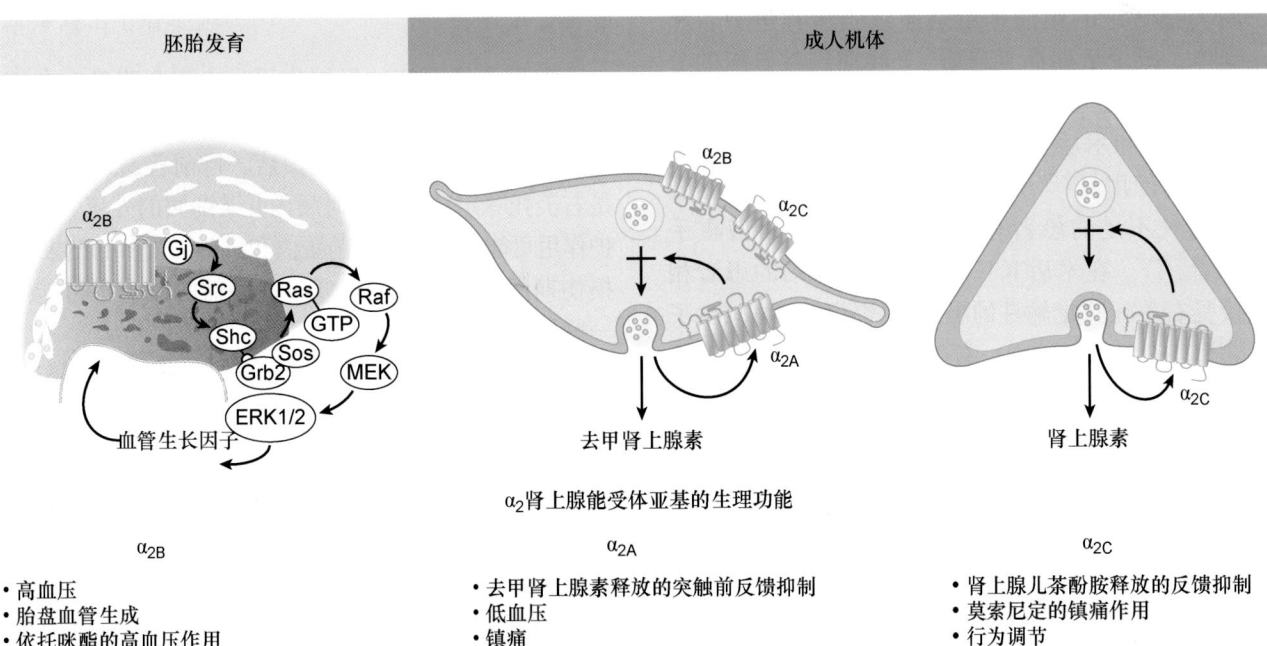

| 胚胎发育 | 成人机体 |

α_2 肾上腺能受体亚基的生理功能

α_{2B}
- 高血压
- 胎盘血管生成
- 依托咪酯的高血压作用
- NO 的镇痛作用

α_{2A}
- 去甲肾上腺素释放的突触前反馈抑制
- 低血压
- 镇痛
- 镇静
- 抑制癫痫发作

α_{2C}
- 肾上腺儿茶酚胺释放的反馈抑制
- 莫索尼定的镇痛作用
- 行为调节

图 23.20 **α_2 肾上腺素受体的不同生理功能**。该图上部分描述了 3 种 α_2 受体亚型在调节外周或中枢成年神经细胞去甲肾上腺素和肾上腺素的释放过程中具有突触前抑制反馈受体的作用。肾上腺也可见到负反馈环。在胎儿发育期间，α_{2B} 受体参与胎盘血管系统的发育。该图下部分列出了一系列与 α_2 肾上腺素受体相关的生理功能（From Paris A, Tonner PH. Dexmedetomidine in anaesthesia. Curr Opin Anaesthesiol. 2005；18：412-418.）

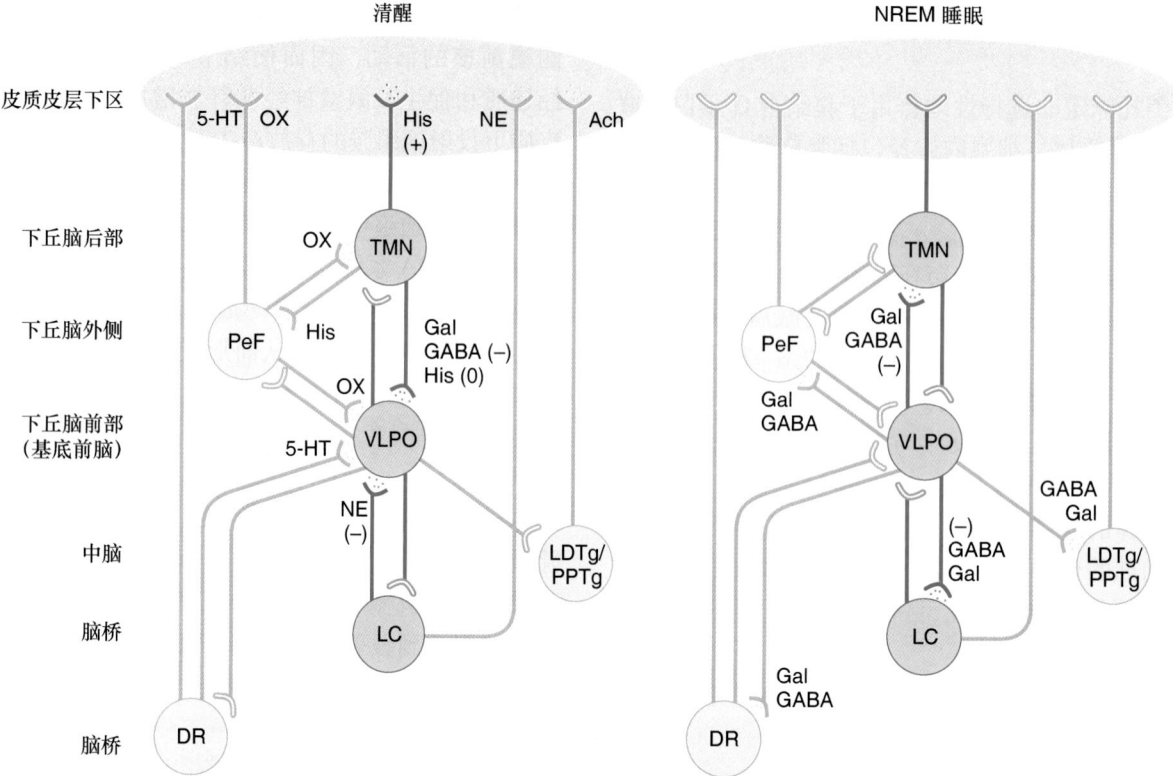

图 23.21   右美托咪定可诱导非快眼动睡眠模型（NREM）。右美托咪定（右图）对蓝斑（LC）的刺激解除了 LC 对腹外侧视前核（VLPO）的抑制。随后 VLPO 释放 γ- 氨基丁酸（GABA）到结节核（TMN）。这抑制了促进皮质和前脑觉醒的组胺的释放，诱导意识丧失（From Ebert T，Maze M. Dexmedetomidine：another arrow for the clinician's quiver. Anesthesiology. 2004；101：569-570.）

镇痛

右美托咪定的镇痛作用是通过激活背角 α_{2C} 和 α_{2A} 受体，减少早期痛觉递质、P 物质、谷氨酸的分泌以及中间神经元的超极化，从而直接抑制痛觉传递[392]。术中和术后全身给予右美托咪定能够减少阿片类药物的使用[393]。这种效应对于术后易出现呼吸暂停或通气不足的患者有利，例如进行外科减重手术的患者[394]。在术后 ICU，与接受安慰剂的患者相比，接受右美托咪定输注的患者所需镇痛药物减少了50%[385]。在全身麻醉中，右美托咪定能够降低吸入麻醉药的最低肺泡有效浓度（MAC）[395-396]。

类似于可乐定，右美托咪定作为中枢和外周神经阻滞的辅助用药被频繁使用。在儿童腹股沟疝修补术中行骶管麻醉时，1 μg/kg 右美托咪定可作为 0.25% 布比卡因（1 ml/kg）的辅助用药，以降低对疝囊牵拉的反应以及延长术后镇痛的时间[397]。已经在志愿者中研究了右美托咪定作为尺神经阻滞[398]和胫神经阻滞[399]的罗哌卡因的辅助用药的情况。这两项研究发现右美托咪定能够增强和延长感觉阻滞效果。这种效应可能由延长无髓鞘 C 纤维（感觉）以及少量 A 纤维（运动功能）的超极化引起。

对中枢神经系统的保护作用和对中枢神经系统的其他影响

中枢神经系统的保护作用尚未完全明确。在不完全脑缺血再灌注的动物模型中，右美托咪定可减少脑组织坏死，改善神经系统预后。目前普遍认同的观点是右美托咪定减少损伤时颅内儿茶酚胺的外流。神经保护作用可能是调节凋亡前蛋白和抗凋亡蛋白的结果[400]。损伤期间兴奋性神经递质谷氨酸盐的减少也可能解释一些保护效应[401]。

对于接受经蝶垂体切除的患者，右美托咪定不影响其腰部的脑脊液压力[402]。在其他的研究中，经颅多普勒成像测量表明，大脑中动脉血流速度随着右美托咪定浓度的增加而降低，但是 CO_2 的反应性和自动调节功能不变[403-404]。脑血流的降低并不伴随 $CRMO_2$ 的减少。最近，在一项有 6 名正常志愿者的研究中，给予右美托咪定达到 0.6 ng/ml 和 1.2 ng/ml 的血药浓度（无论有无过度通气）时，CBF 减少伴随 $CRMO_2$ 的下降，与预期结果一致[405]。这项研究提示，在脑氧供需关系的维持方面，还需对脑损伤进行更深入的研究。

右美托咪定已用于涉及神经生物监测的神经外科手术。术中使用右美托咪定对皮质诱发电位、振幅和潜伏期的影响很小。右美托咪定也适用于癫痫手术患者的麻醉辅助用药，因为右美托咪定并不会减弱癫痫病灶的癫痫样活动[406]。

对呼吸系统的影响

右美托咪定的血药浓度达到具有明显镇静作用的水平时，可使有自主呼吸的志愿者的每分通气量减少，但动脉氧合、pH 及 CO_2 通气反应曲线的斜率没有改变。在比较瑞芬太尼与右美托咪定对健康志愿者呼吸参数影响的一项研究中，即使应用对强烈刺激都无反应的剂量，高二氧化碳通气应答也不受影响[407]。右美托咪定也显示出高碳酸血症觉醒现象，这是正常睡眠中的现象。

对心血管系统的影响

Ebert 等对志愿者进行了实验，应用靶控输注系统提高右美托咪定的血药浓度（0.7 ～ 15 ng/ml）（图 23.22）。最低的两个血药浓度可使平均动脉压降低

13%，然后逐渐升高 12%。随着右美托咪定血药浓度的升高，心率（最大值 29%）和心排血量（35%）进行性下降，在一个包含 401 个患者的临床 Ⅲ 期试验中，右美托咪定最常见的血流动力学不良反应为：低血压（30%）、高血压（12%）和心动过缓（9%）[372]。给药初期血压升高可能是由于右美托咪定作用于外周 α_2 受体引起血管收缩所致。低血压和心动过缓可能是由静脉注射了较大的"负荷"剂量引起的。若不给予负荷剂量或者给药剂量小于 0.4 μg/kg 则会减少低血压的发生率及程度。"负荷剂量"给药时间超过 20 min 时，可使短暂性高血压最小化[408]。在几项研究中，静脉或肌注给药后，右美托咪定可使小部分患者发生严重的心动过缓（＜ 40 次 /min），偶尔并发窦性停搏。通常情况下，这些情况可以自动缓解，或者通过抗胆碱药物轻易纠正，预后良好。当右美托咪定停止给药后（即使使用时间超过 24 h），也不会发生反跳效应[409]。可乐定和右美托咪定都可以减少围术期耗氧量和钝化手术期间交感反应，并可以改善心脏预后[410-411]。但是，仍然需要更多的研究来确定右美托咪定是否可

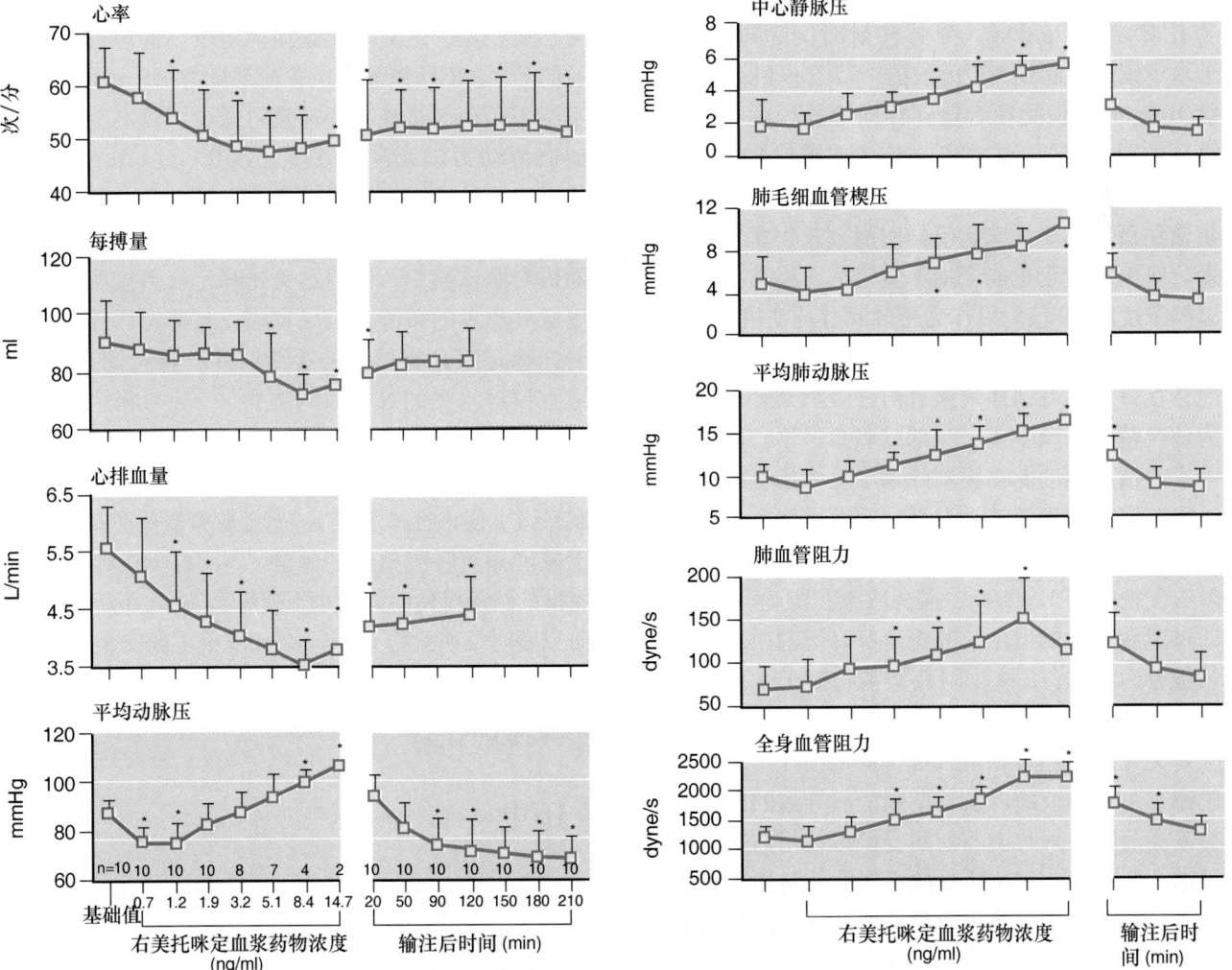

图 23.22　右美托咪定不断升高的血浆药物浓度的影响

以降低心肌缺血的风险。

临床应用

右美托咪定已被批准用于 ICU 中气管插管的成人患者的短期镇静。因其良好的抗焦虑、镇静、镇痛、抗交感和极小的呼吸抑制等优点，也被用于其他各种临床情况。右美托咪定已用于成人和小儿患者的放射学检查和有创检查的镇静。两项研究报道了与丙泊酚或咪达唑仑比较，右美托咪定成功用于 140 例 1～7 岁的儿童 MRI 扫描的镇静[412]。Gerlach 等人全面回顾了不同人群在各种手术操作下的镇静[413]。

右美托咪定作为麻醉前用药，静脉剂量为 0.33～0.67 μg/kg，于手术前 15 min 给药可有效地降低低血压和心动过缓等心血管不良反应的发生[396]。经鼻或口腔给药时，右美托咪定具有较高的生物利用度。这大幅提高了幼儿的依从性和吸收。术前 1 h 给药 3～4 μg/kg 是安全有效的。

一项研究比较了 40 例患者局部麻醉或区域阻滞下应用右美托咪定或丙泊酚作为镇静药的效能，结果右美托咪定（1 μg/kg，静脉注射时间超过 10 min）用于术中镇静的起效慢于丙泊酚［75 μg/（kg·min），持续 10 min］，但是两者达到相同镇静程度时，对呼吸循环的影响相似。右美托咪定术中维持 BIS 指数在 70～80 之间的平均输注速度为 0.7 μg/（kg·min）。停止输注后，右美托咪定镇静时间较长，血压恢复也较慢。右美托咪定也能产生深度镇静，当其浓度为正常镇静浓度的 10 倍时可作为静脉麻醉药使用[414]。右美托咪定的这些特点，加之在较浅的镇静程度下患者配合良好，具有镇痛效果且对呼吸抑制轻微，使之成为适合清醒开颅手术、深部脑刺激、语言区域附近的手术或清醒颈动脉内膜剥除术等手术操作的催眠药物，能够维持理想镇静水平且波动更小和血流动力学更稳定[403]。最近的一项研究表明在手术结束时静脉注射右美托咪定 1 μg/kg，避免咳嗽、躁动、高血压、心动过速和寒战的发生，改善全身麻醉的质量，且不延长拔管时间[415]。减少阿片类药物对于术后易出现呼吸抑制的减重手术患者来说是有益的[394]。

右美托咪定还可以用来进行戒毒治疗。急速阿片类脱毒、可卡因戒断以及长期镇静后导致的医源性苯二氮䓬类药物和阿片类药物耐受都可使用右美托咪定进行治疗[416]。也有 ICU 机械通气的儿科患者在出现阿片类药物或苯二氮䓬类药物的戒断反应时使用右美托咪定进行处理的报道[417]。

右美托咪定可能会减少唾液分泌，患者会感觉到口干。加之其对呼吸系统的影响很小，这种作用有利于清醒状态下的纤支镜气管插管，这一应用也迅速走向成熟[418]。此外，右美托咪定还能够降低眼内压及寒战阈值[419]。

全身麻醉在肿瘤手术中的应用仍存在争议。对肺癌和神经胶质瘤细胞系的体内外作用的研究表明右美托咪定增强了肿瘤的增殖和迁移，主要是通过上调抗凋亡蛋白的表达。这些发现的临床相关性仍有待确定[163a]。

重症监护治疗病房

右美托咪定用于术后机械通气患者镇静时优于丙泊酚。在一项研究中表明，右美托咪定组心率较慢，而两组平均动脉压相似。右美托咪定组 PaO$_2$/FiO$_2$ 比值显著高于丙泊酚组。停止输注后两组拔管时间相似，均为 28 min。右美托咪定组的患者对在 ICU 的回忆较多，但总体上这段记忆都是愉悦的[421]。其他几项研究已证实与丙泊酚或苯二氮䓬类药物相比，右美托咪定镇静可减少阿片类药物的用量（超过 50%）。很多研究发现右美托咪定用于镇静时，停药后血流动力学更稳定，这对心肌缺血风险较高的患者显然是有益的[422]。ICU 镇静时，负荷剂量为 0.5～1.0 μg/kg。不给予负荷剂量或减小剂量可减少严重心动过缓和其他血流动力学紊乱的发生。以 0.1～1 μg/（kg·h）的速度输注通常可维持充分的镇静。谵妄是 ICU 滞留时间延长和死亡率增加的危险因素[423]。在一项双盲随机对照试验中，使用右美托咪定与劳拉西泮用于机械通气患者的镇静，结果发现，与劳拉西泮相比，右美托咪定组具有更长的存活时间，且无谵妄或昏迷，适宜镇静水平的维持时间更长[389]。与咪达唑仑和丙泊酚相比，右美托咪定组患者能更好地表述疼痛[386]。右美托咪定的独特特征（即提供充分的镇静而呼吸抑制轻微）使该选择性的 α$_2$ 肾上腺素受体激动剂能有助于患者撤离呼吸机时的镇静[424]。右美托咪定经 FDA 批准的给药维持时间为小于或等于 24 h，但已经有多项研究表明长期给药（甚至多于 30 天）的安全性[390]。

氟哌利多

历史

Janssen 等合成了第一个丁酰苯化合物——氟哌啶醇，成为神经安定麻醉中的主要成分[298,301]。DeCastro 及 Mundeleer 于 1959 年将氟哌啶醇与苯哌利定（也是由 Janssen 合成的一个哌替啶的衍生物）合用，成为神经安定麻醉的先驱。氟哌利多是氟哌啶醇的衍生物，芬太尼是苯哌利定的同源化合物，两者均由 Janssen 合成。DeCastro 及 Mundeleer 将两者组合，发现效果优于氟哌啶醇和苯哌利定。该镇静安定麻醉配方镇痛起效更快，呼吸抑制较轻，锥体外系不良反应也较少。在美国用于神经安定麻醉的主要药物是 Innovar，其成分为固定比例的氟哌利多和芬太尼。现代麻醉中神经安定麻醉几乎不再使用。氟哌利多在麻醉中主要用于止吐、镇静和止痒。此外，氟哌利多还被用作抗精神病药和减少躁动[425]。

2001 年，FDA 发布了一个关于氟哌利多可能引起致命的心律失常的黑框警告，建议只有在持续心电图监测下方可使用该药物。氟哌利多在一些国家已经停用，而在未停用的国家其外包装上也有关于可能发生致命心律失常的措辞严厉的警告，因此氟哌利多的使用已明显减少。很多杂志社论、文章及读者来信都对小剂量氟哌利多是否能引起 QT 间期延长、心律失常以及死亡提出质疑，并且对相关的病例进行了回顾[298, 426-430]。在欧洲，25 个拥有欧洲麻醉学会理事会成员的国家中有 19 个报道了常规使用 0.5 ～ 2.5 mg 氟哌利多来预防 PONV。但是在 2007 年，一个国际共识小组不顾 FDA 的警告，将其推荐为一线止吐药[298, 431]。

氟哌利多是一种丁酰苯类药物，是吩噻嗪类的氟化衍生物（图 23.23）。丁酰苯类药物具有中枢神经系统抑制作用，特点是明显的宁静和木僵状态。丁酰苯类药物是强效止吐药。氟哌利多是强效的丁酰苯类药物，与同类的其他药物一样，它在中枢的作用部位与多巴胺、去甲肾上腺素及 5-羟色胺相同[298, 432]。丁酰苯类药物可能通过占领突触后膜的 GABA 受体，减少突触传递，导致多巴胺在突触间裂隙堆积。特别是氟哌利多可引起 $GABA_A$ 受体的 α_1、β_1 和 γ_2 亚基的亚极量抑制和 α_2 乙酰胆碱受体的完全抑制。氟哌利多引起焦虑、烦躁不安和多动可能与 GABA 受体的亚极量抑制有关[298, 433]。可能发生多巴胺和乙酰胆碱的失衡，从而可引起中枢神经系统正常信号的传导发生变化。化学感受器触发区是呕吐中枢，"红色"的星状细胞将神经安定药物分子从毛细血管转运至化学感受器触发区的多巴胺能突触，进而占据 GABA 受体，这可能是氟哌利多的止呕作用机制。

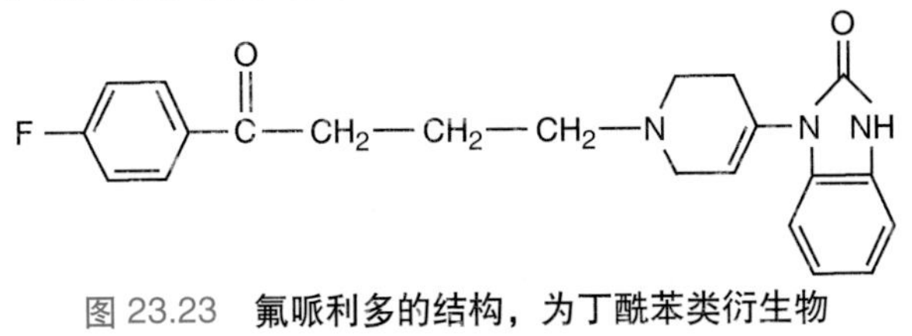

图 23.23　氟哌利多的结构，为丁酰苯类衍生物

药代动力学

氟哌利多在肝进行生物转化，生成两种主要代谢产物。其血浆消除可用二室模型描述。药代动力学[298, 434]见表 23.1。

药效动力学

对中枢神经系统的影响

还没有关于神经安定麻醉药对人体脑血流和 $CMRO_2$ 影响的研究。氟哌利多可使犬脑血管显著收缩，脑血流减少 40%。氟哌利多不会引起 $CMRO_2$ 的明显变化。清醒患者的脑电图常显示频率下降，偶尔可减慢。在使用预防呕吐的小剂量氟哌利多后，药物排出时可导致平衡障碍。氟哌利多可引起锥体外系症状，加重帕金森病的病情，因此，对于此类退行性病变患者要谨慎用药。它在极罕见的情况下可诱发恶性神经安定综合征。

对呼吸系统的影响

氟哌利多单独应用时对呼吸系统影响轻微。氟哌利多（0.044 mg/kg）可使外科患者呼吸次数略减少，静脉注射（3 mg）对志愿者的潮气量无明显影响。关于呼吸系统方面尚无更详细的研究。

对心血管系统的影响

同大多数抗精神病药物一样，氟哌利多可延长心肌复极化过程，引起 QT 间期延长、诱发尖端扭转型室性心动过速[298, 435]，该作用为剂量依赖性，当有其他导致 QT 间期延长的原因并存时，可能有临床意义。氟哌利多还有类似奎尼丁样的抗心律失常作用。氟哌利多可引起血管扩张，导致血压下降（表 23.3）。可能是由于 α-肾上腺素能受体被中度阻断所引起的。氟哌利多不影响多巴胺引起的肾血流量增加（通过肾血流计的方法）。氟哌利多对心肌收缩力影响不大。

临床应用

目前，围术期应用氟哌利多主要限于其止吐和镇静作用。它是有效的止呕药，静脉注射剂量范围 10 ～ 20 μg/kg（相当于 70 kg 个体给予 0.6 ～ 1.25 mg）[298, 436]。当氟哌利多剂量低于 1 mg 时能够产生止呕作用，同时，由于心脏的副作用可能是剂量依赖性的，因此静脉注射剂量低于 1 mg 来预防 PONV 较为明智[437]。对于手术时间持续 1 h 的患者，在麻醉开始时给予氟哌利多，恶心呕吐的发生率可降低大约 30%。在诱导时给予该剂量药物对苏醒时间的影响不大，若在术毕时给药，则可能发生残余催眠作用。氟哌利多止呕的总体效能与昂丹司琼相同，不良反应也相似，但是氟哌利多更为划算。氟哌利多与 5- 羟色胺拮抗剂和（或）地塞米松合用，止吐作用增强。氟哌利多还可有效地治疗和预防阿片类药物引起的瘙痒，静脉注射和硬膜外腔给药均可。此种用法还可有效地减少恶心的发生，但会加深镇静。不过，硬膜外腔给予氟哌利多的安全性尚未得到充分证实，因此这种给药方式还未获得批准。

小结

很多种不同的静脉麻醉药物都可以用于全身麻醉或镇静。一定要基于患者对催眠、遗忘及镇痛的需求来选择药物，可以选择一种药物，但更多时候是联合用药。药物的选择应使患者个体的生理和（或）病理生理状态与药物的药理学相符合。此外，基于上述药代动力学和药效动力学的相互作用，可以选择最佳剂量的药物组合来进行催眠镇痛。休克患者的麻醉诱导应选择起效迅速且不会进一步加重血流动力学紊乱的药物。为了安全有效地进行麻醉诱导、维持镇静或全身麻醉，临床医师应了解每一种静脉麻醉药的临床药理特点。对某一患者来说，并没有哪一种药物是绝对合适的，只有知识丰富的医师才能明智且恰当地用药，实施高质量的麻醉。

致谢

感谢编辑和出版商 J.G. Reeves、Peter S.A. Glass、David A. Lubarsky、Matthew D. McEvoy 和 Richardo Martinez-Ruiz 博士在上一版著作中就这一主题的章节撰写，他们的工作成为了本章节的基础。

参考文献

1. Jarman R. *Postgrad Med*. 1946;22:311.
2. Glen JB, et al. *Br J Anaesth*. 1982;54:231.
3. Adam HK, et al. *Br J Anaesth*. 1980;52:743.
4. Glen JB. *Br J Anaesth*. 1980;52:230.
5. Glen JB. *Br J Anaesth*. 1980;52:731.
6. James R, Glen JB. *J Med Chem*. 1980;23:1350.
7. Grossherr M, et al. *Br J Anaesth*. 2009;102:608.
8. Grossherr M, et al. *Xenobiotica*. 2009;39:782.
9. Liu B, et al. *J Clin Monit Comput*. 2012;26:29.
10. Cowley NJ, et al. *Anaesthesia*. 2012;67:870.
11. Struys MMRF, et al. *Eur J Anaesthesiol*. 2010;27:395.
12. Struys MMRF, et al. *Anesthesiology*. 2010;112:1056.
13. Garnock-Jones KP, Scott LJ. *Drugs*. 2010;70:469.
14. Vree TB, et al. *J Chromatogr B Biomed Sci Appl*. 1999;721:217.
15. Bleeker C, et al. *Br J Anaesth*. 2008;101:207.
16. Takizawa D, et al. *Clin Pharmacol Ther*. 2004;76:648.
17. Takizawa D, et al. *Anesthesiology*. 2005;102:327.
18. Kuipers JA, et al. *Anesthesiology*. 1999;91:1780.
19. Reekers M, et al. *Adv Exp Med Biol*. 2003;523:19.
20. Lichtenbelt BJ, et al. *Anesth Analg*. 2010;110:1597.
21. Chen TL, et al. *Br J Anaesth*. 1995;74:558.
22. Candiotti K, et al. *Crit Care Med*. 2010;38:U268.
23. Candiotti KA, et al. *Anesth Analg*. 2011;113:550.
24. Gan TJ, et al. *J Clin Anesth*. 2010;22:260.
25. Cohen LB, et al. *J Clin Gastroenterol*. 2010;44:345.
26. Abdelmalak B, et al. *Curr Pharm Des*. 2012;18:6241.
27. Patwardhan A, et al. *Anesth Analg*. 2012;115:837.
28. Sneyd JR, Rigby-Jones AE. *Br J Anaesth*. 2011;105:246.
28a. Feng AY, et al. *J Anaesthesiol Clin Pharmacol*. 2017;33(1):9.
28b. van den Berg JP, et al. *Br J Anaesth*. 2017;119(Issue 5):918.
29. Vuyk J, et al. *Br J Anaesth*. 2001;86:183.
30. Schnider TW, et al. *Anesthesiology*. 1999;90:1502.
31. Marsh B, et al. *Br J Anaesth*. 1991;67:41.
32. Marsh BJ, et al. *Can J Anaesth*. 1990;37:S97.
33. Gepts E, et al. *Anesth Analg*. 1987;66:1256.
34. Schuttler J, Ihmsen H. *Anesthesiology*. 2000;92:727.
35. Hughes MA, et al. *Anesthesiology*. 1992;76:334.
36. Kazama T, et al. *Anesthesiology*. 1999;90:1517.
37. Shafer A, et al. *Anesthesiology*. 1988;69:348.
38. Vuyk J, et al. *Anesthesiology*. 2000;93:1557.
39. Mertens MJ, et al. *Anesthesiology*. 2004;100:795.
40. Leslie K, et al. *Anesth Analg*. 1995;80:1007.
41. Upton RN, et al. *Anesth Analg*. 1999;89:545.
42. Kazama T, et al. *Anesthesiology*. 2002;97:1156.
43. Allegaert K, et al. *Br J Anaesth*. 2007;99:864.
44. Allegaert K, et al. *Neonatology*. 2007;92:291.
45. Kirkpatrick T, et al. *Br J Anaesth*. 1988;60:146.
46. Vuyk J. *Acta Anaesthesiol Belg*. 2001;52:445.
47. Kataria BK, et al. *Anesthesiology*. 1994;80:104.
48. Murat I, et al. *Anesthesiology*. 1995;83:A1131.
49. Murat I, et al. *Anesthesiology*. 1996;84:526.
50. Servin F, et al. *Anesthesiology*. 1988;69:887.
51. Servin F, et al. *Br J Anaesth*. 1990;65:177.
52. Vuyk J, et al. *Anesth Analg*. 2009;108:1522.
53. Mertens MJ, et al. *Anesthesiology*. 2001;94:949.
54. Krasowski MD, et al. *Mol Pharmacol*. 1998;53:530.
55. Krasowski MD, et al. *Neuropharmacology*. 2001;41:952.
56. Forman SA, Ruesch D. *Biophys J*. 2003;84:87A.
57. Forman SA. *Anesthesiology*. 2011;114:695.
58. Ruesch D, et al. *Anesthesiology*. 2012;116:47.
59. Franks NP. *Nat Rev Neurosci*. 2008;9:370.
60. Kushikata T, et al. *Anesth Analg*. 2002;94:1201.
61. Stamatakis EA, et al. *PLoS One*. 2010;5:e14224.
62. Xie G, et al. *Br J Anaesth*. 2011;106:548.
63. Lingamaneni R, et al. *Anesthesiology*. 2001;95:1460.
64. Lingamaneni R, Hemmings HC. *Br J Anaesth*. 2003;90:199.
65. Dong XP, Xu TL. *Anesth Analg*. 2002;95:907.
66. Pain L, et al. *Anesth Analg*. 2002;95:915.
67. Gelb AW, et al. *Anesthesiology*. 1995;83:A752.
68. Rigby-Jones AE, et al. *Anesthesiology*. 2002;97:1393.
69. Rigby-Jones AE, Sneyd JR. *Paediatr Anaesth*. 2011;21:247.
70. Murray DM, et al. *Br J Anaesth*. 2002;88:318P.
71. Glass PS, et al. *Anesthesiology*. 1997;86:836.
72. San-Juan D, et al. *Clin Neurophysiol*. 2010;121:998.
73. Hodkinson BP, et al. *Lancet*. 1987;2:1518.
74. Wilson C, et al. *Clin Toxicol*. 2010;48:165.
75. Kirby RR, et al. *Anesth Analg*. 2009;108:1182.
76. Wischmeyer PE, et al. *Anesth Analg*. 2007;105:1066.
77. Noterman J, et al. *Neurochirurgie*. 1988;34:161.
78. Steiner LA, et al. *Anesth Analg*. 2003;97:572.
79. Adembri C, et al. *Crit Care Med*. 2002;30:A24.
80. Adembri C, et al. *Anesthesiology*. 2006;104:80.
81. Adembri C, et al. *CNS Drug Rev*. 2007;13:333.
82. Kotani Y, et al. *J Cereb Blood Flow Metab*. 2008;28:354.
83. Gelb AW, et al. *Anesthesiology*. 2002;96:1183.
84. Gelb AW. *Anesth Analg*. 2003;96:33.
85. Cattano D, et al. *Anesth Analg*. 2008;106:1712.

86. Pesic V, et al. *Int J Dev Neurosci.* 2009;27:279.
87. Lanigan C, et al. *Anaesthesia.* 1992;47:810.
88. Vuyk J, et al. *Anesthesiology.* 1992;77:3.
89. Vuyk J, et al. *Anesthesiology.* 1996;84:288.
90. Vuyk J, et al. *Anesthesiology.* 1997;87:1549.
91. Spelina KR, et al. *Br J Anaesth.* 1986;58:1080.
92. Smith C, et al. *Anesthesiology.* 1994;81:820.
93. Kazama T, et al. *Anesth Analg.* 1998;86:872.
94. Dahan A, et al. *Adv Exp Med Biol.* 2003;523:81.
95. Nieuwenhuijs DJ, et al. *Anesthesiology.* 2003;98:312.
96. Goodman NW, et al. *Br J Anaesth.* 1987;59:1497.
97. Jonsson MM, et al. *Anesthesiology.* 2005;102:110.
98. Larsen R, et al. *Anaesthesia.* 1988;43(suppl):25.
98a. de Wit F, et al. *BJA: British Journal of Anaesthesia.* 2016;116(6):784.
99. Pagel PS, Warltier DC. *Anesthesiology.* 1993;78:100.
100. Samain E, et al. *Anesthesiology.* 2000;93:U169.
101. Samain E, et al. *Anesth Analg.* 2000;90:546.
102. Xia ZY, et al. *Anesth Analg.* 2006;103:527.
103. Huang ZY, et al. *Clin Sci.* 2011;121:57.
104. Denborough M, Hopkinson KC. *Lancet.* 1988;1:191.
105. Denborough MA. *Anesthesiology.* 2008;108:156.
106. Foster PS, et al. *Clin Exp Pharmacol Physiol.* 1992;19:183.
107. Mertes PM, Laxenaire MC. *Anaesthesia.* 2002;57:821.
108. Laxenaire MC, et al. *Anesthesiology.* 1992;77:275.
109. Laxenaire MC. *Ann Fr Anesth Reanim.* 1994;13:498.
110. Gan TJ, et al. *Anesthesiology.* 1997;87:779.
111. Bennett SN, et al. *N Engl J Med.* 1995;333:147.
112. Devlin JW, et al. *Pharmacotherapy.* 2005;25:1348.
113. Kazama T, et al. *Anesthesiology.* 2003;98:299.
114. Mertens MJ, et al. *Anesthesiology.* 2003;99:347.
115. Minto CF, et al. *Anesthesiology.* 2000;92:1603.
116. Short TG, et al. *Br J Anaesth.* 1992;69:162.
117. Reich DL, et al. *Anesth Analg.* 2005;101:622.
118. Lichtenbelt BJ, et al. *Clin Pharmacokinet.* 2004;43:577.
119. Johnson KB, et al. *Anesthesiology.* 2004;101:647.
120. Kurita T, et al. *Anesth Analg.* 2009;109:398.
120a. Reade MC, Finfer S. *N Engl J Med.* 2014;370:444.
121. Jacobi J, et al. *Crit Care Med.* 2002;30:119.
121a. Olutoyin OA, et al. *Am J Obstet Gynecol.* 2018;218:98.
121b. Malhotra A, et al. *Brain Sci.* 2017;7(8):107.
121c. Jiang S, et al. *Eur J Pharmacol.* 2018;831:1.
122. Jalota L, et al. *BMJ.* 2011;342:d1110.
123. Roberts R, et al. *Crit Care Med.* 2008;36:A180.
124. Fodale V, La Monaca E. *Drug Saf.* 2008;31:293.
125. Otterspoor LC, et al. *Curr Opin Anaesthesiol.* 2008;21:544.
126. Fudickar A, Bein B. *Minerva Anestesiol.* 2009;75:339.
127. Lundy JS. *J Am Assoc Nurse Anesth.* 1966;34:95.
128. Bennetts FE. *Br J Anaesth.* 1995;75:366.
129. Mahisekar UL, et al. *J Clin Anesth.* 1994;6:55.
130. Mark L. *Clin Pharmacol Ther.* 1963;4:504.
131. Granick S. *J Biol Chem.* 2012;238:PC2247.
132. Breimer DD. *Br J Anaesth.* 1976;48:643.
133. Henthorn TK, et al. *Clin Pharmacol Ther.* 1989;45:56.
134. Christensen JH, et al. *Br J Anaesth.* 1980;52:913.
135. Morgan DJ, et al. *Anesthesiology.* 1981;54:474.
136. Downie DL, et al. *Anesthesiology.* 2000;93:774.
137. Tomlin SL, et al. *Anesthesiology.* 1999;90:1714.
138. Fredriksson A, et al. *Anesthesiology.* 2007;107:427.
139. Liu H, Yao S. *Exp Brain Res.* 2005;167:666.
140. Liu H, et al. *Can J Anaesth.* 2006;53:442.
141. Judge SE. *Br J Anaesth.* 1983;55:191.
141a. Forman SA, Miller KW. *Anesth Analg.* 2016;123(5):1263.
142. Stullken EH, et al. *Anesthesiology.* 1977;46:28.
143. Baughman VL. *Anesthesiol Clin North Am.* 2002;20(vi):315.
144. Albrecht RF, et al. *Anesthesiology.* 1977;47:252.
145. Pancrazio JJ, et al. *J Pharmacol Exp Ther.* 1993;265:358.
146. Mark LC, et al. *J Pharmacol Exp Ther.* 1957;119:35.
147. Burch PG, Stanski DR. *Anesthesiology.* 1983;58:146.
148. Stella L, et al. *Br J Anaesth.* 1979;51:119.
149. Brodie BB, et al. *J Pharmacol Exp Ther.* 1960;130:20.
150. Homer TD, Stanski DR. *Anesthesiology.* 1985;62:714.
151. Sorbo S, et al. *Anesthesiology.* 1984;61:666.
152. Gross JB, et al. *Anesthesiology.* 1983;58:540.
153. Choi SD, et al. *Anesthesiology.* 1985;62:442.
154. Todd MM, et al. *Anesthesiology.* 1985;64:681.
155. Sonntag H, et al. *Acta Anaesthesiol Scand.* 1975;19:69.
156. Dundee JW, Moore J. *Anaesthesia.* 1961;16:50.
157. Touw DJ. *Drug Metabol Drug Interact.* 1997;14:55.
158. Bajwa SJ, et al. *J Anaesthesiol Clin Pharmacol.* 2011;27:440.
159. Ding Z, White PF. *Anesth Analg.* 2002;94:1351.
160. Messina AG, et al. *Cochrane Database Syst Rev.* 2016;10:CD007272.
161. Rodriguez E, Jordan R. *Emerg Med Clin North Am.* 2002;20:199.
162. Winsky-Sommerer R. *Eur J Neurosci.* 2009;29:1779.
163. Reynolds LM, et al. *Neuropsychopharmacology.* 2012;37(11):2531.
163a. Wang C, et al. *Anesthesiology.* 2018;129:1000–1014.
164. Stovner J, Endresen R. *Lancet.* 1965;2:1298.
165. Reves JG, et al. *Anesthesiology.* 1985;62:310.
166. Wesolowski AM, et al. *Pharmacotherapy.* 2016;36(9):1021–1027.
167. Greenblatt DJ, et al. *Clin Pharmacokinet.* 1983;8:233.
168. Greenblatt DJ, et al. *Anesthesiology.* 1984;61:27.
169. Thummel KE, et al. *Clin Pharmacol Ther.* 1996;59:491.
170. Allonen H, et al. *Clin Pharmacol Ther.* 1981;30:653.
171. Greenblatt DJ, et al. *Pharmacology.* 1983;27:70.
172. Dundee JW, et al. *Drugs.* 1984;28:519.
173. Pentikainen PJ, et al. *J Clin Pharmacol.* 1989;29:272.
174. Wandel C, et al. *Br J Anaesth.* 1994;73:658.
175. Heizmann P, et al. *Br J Clin Pharmacol.* 1983;16(suppl 1):43S–49S.
175a. van Rongen A, et al. *Br J Clin Pharnacol.* 2015;80:1185.
176. Bauer TM, et al. *Lancet.* 1995;346:145–147.
177. Divoll M, et al. *Anesth Analg.* 1983;62:1.
178. Gamble JA, et al. *Anaesthesia.* 1975;30:164.
179. Greenblatt DJ, et al. *Clin Pharmacol Ther.* 1980;27:301.
180. Klotz U, et al. *J Clin Invest.* 1975;55:347.
181. Andersson T, et al. *Br J Clin Pharmacol.* 1994;38:131.
182. Jung F, et al. *Drug Metab Dispos.* 1997;25:133.
183. Yang TJ, et al. *Drug Metab Dispos.* 1999;27:102.
184. Locniskar A, Greenblatt DJ. *Biopharm Drug Dispos.* 1990;11:499.
185. Greenblatt DJ, et al. *J Pharm Sci.* 1979;68:57.
186. Greenblatt DJ. *Clin Pharmacokinet.* 1981;6:89.
187. Saari TI, et al. *Pharmacol Rev.* 2011;63:243.
188. Rogers WK, McDowell TS. *IDrugs.* 2010;13:929.
189. Upton RN, et al. *Br J Anaesth.* 2009;103:848.
190. Antonik LJ, et al. *Anesth Analg.* 2012;115:274.
191. Tsukagoshi E, et al. *J Pharmacol Sci.* 2011;115:221.
192. Ostuni MA, et al. *Inflamm Bowel Dis.* 2010;16:1476.
193. Mould DR, et al. *Clin Pharmacol Ther.* 1995;58:35.
194. Mohler H, Richards JG. *Eur J Anaesthesiol Suppl.* 1988;2:15.
195. Mohler H. *J Pharmacol Exp Ther.* 2002;300:2.
196. Kohno T, et al. *Anesthesiology.* 2006;104:338.
197. Ho KM, Ismail H. *Anaesth Intensive Care.* 2008;36:365.
198. Forster A, et al. *Anesthesiology.* 1982;56:453.
199. Harman F, et al. *Childs Nerv Syst.* 2012;28:1055.
200. Norton JR, et al. *Anesthesiology.* 2006;104:1155.
201. Sunzel M, et al. *Br J Clin Pharmacol.* 1988;25:561.
202. Alexander CM, Gross JB. *Anesth Analg.* 1988;67:377.
203. Tverskoy M, et al. *Anesth Analg.* 1989;68:282.
204. Coote JH. *Exp Physiol.* 2007;92:3.
205. Li YF, et al. *Am J Physiol.* 2006;291:H2847.
206. von Moltke LL, et al. *J Clin Pharmacol.* 1996;36:783.
207. Olkkola KT, et al. *Anesth Analg.* 1996;82:511.
208. Goldstein JA. *Br J Clin Pharmacol.* 2001;52:349.
209. Sim SC, et al. *Clin Pharmacol Ther.* 2006;79:103.
210. Ishizaki T, et al. *Clin Pharmacol Ther.* 1995;58:155.
211. Qin XP, et al. *Clin Pharmacol Ther.* 1999;66:642.
212. Ahonen J, et al. *Fundam Clin Pharmacol.* 1996;10:314.
213. Luurila H, et al. *Pharmacol Toxicol.* 1996;78:117.
214. Kamali F, et al. *Eur J Clin Pharmacol.* 1993;44:365.
215. Andersson T, et al. *Eur J Clin Pharmacol.* 1990;39:51.
216. Perucca E, et al. *Clin Pharmacol Ther.* 1994;56:471.
217. Abernethy DR, et al. *J Pharmacol Exp Ther.* 1985;234:345.
218. Samara EE, et al. *J Clin Pharmacol.* 1997;37:442.
219. Vinik HR, et al. *Anesth Analg.* 1989;69:213.
220. Hong W, et al. *Anesthesiology.* 1993;79:1227.
221. McClune S, et al. *Br J Anaesth.* 1992;69:240.
222. Bauer KP, et al. *J Clin Anesth.* 2004;16:177.
223. Kain ZN, et al. *Anesthesiology.* 1998;89:1147.
224. Hargreaves J. *Br J Anaesth.* 1988;61:611.
225. Pollock JS, Kenny GN. *Br J Anaesth.* 1993;70:219.
226. George KA, Dundee JW. *Br J Clin Pharmacol.* 1977;4:45.
227. Cole SG, et al. *Gastrointest Endosc.* 1983;29:219.
228. McNulty SE, et al. *Anesth Analg.* 1995;81:404.
229. Lee SH. *Dig Dis Sci.* 2012;57:2243.
230. Garewal D, et al. *Cochrane Database Syst Rev(6).* 2012:CD007274.
231. Tverskoy M, et al. *Reg Anesth.* 1996;21:209.
232. Frolich MA, et al. *Can J Anaesth.* 2006;53:79.
233. Nitsun M, et al. *Clin Pharmacol Ther.* 2006;79:549.

234. Walder B, et al. *Anesth Analg.* 2001;92:975.
235. Barr J, et al. *Crit Care Med.* 2013;41:263.
236. Mehta S, et al. *JAMA.* 1985;308:2012.
237. Breimer LT, et al. *Clin Pharmacokinet.* 1990;18:245.
238. Jacobs JR, et al. *Anesth Analg.* 1995;80:143.
239. Melvin MA, et al. *Anesthesiology.* 1982;57:238.
240. Theil DR, et al. *J Cardiothorac Vasc Anesth.* 1993;7:300.
241. Jung JS, et al. *Otolaryngol Head Neck Surg.* 2007;137:753.
242. Heidari SM, et al. *Adv Biomed Res.* 2012;1:9.
243. Lee Y, et al. *Anaesthesia.* 2007;62:18.
244. Riad W, et al. *Eur J Anaesthesiol.* 2007;24:697.
245. Riad W, Marouf H. *Middle East J Anesthesiol.* 2009;20:431.
246. Fujii Y, Itakura M. *Clin Ther.* 2010;32:1633.
247. Rinehart JB, et al. *Neurologist.* 2012;18:216.
248. Brogden RN, Goa KL. *Drugs.* 1991;42:1061.
249. File SE, Pellow S. *Psychopharmacology (Berl).* 1986;88:1.
250. Cumin R, et al. *Experientia.* 1982;38:833.
251. Haefely W, Hunkeler W. *Eur J Anaesthesiol Suppl.* 1988;2:3.
252. Klotz U, Kanto J. *Clin Pharmacokinet.* 1988;14:1.
253. Klotz U, et al. *Eur J Clin Pharmacol.* 1984;27:115.
254. Lauven PM, et al. *Anesthesiology.* 1985;63:61.
255. Kleinberger G, et al. *Lancet.* 1985;2:268.
256. Yokoyama M, et al. *Anesth Analg.* 1992;75:87.
257. Amrein R, et al. *Resuscitation.* 1988;16(suppl):S5.
258. Rubio F, et al. *Lancet.* 1993;341:1028.
259. Donovan KL, Fisher DJ. *BMJ.* 1989;298:1253.
260. Zuber M, et al. *Eur Neurol.* 1988;28:161.
261. Lassaletta A, et al. *Pediatr Emerg Care.* 2004;20:319.
262. Rouiller M, et al. *Ann Fr Anesth Reanim.* 1987;6:1.
263. Duka T, et al. *Psychopharmacology (Berl).* 1986;90:351.
264. Nilsson A. *Acta Anaesthesiol Scand Suppl.* 1990;92:51.
265. Ueda K, et al. *Acta Anaesthesiol Scand.* 2013;57:488.
266. Weinbrum A, Geller E. *Acta Anaesthesiol Scand Suppl.* 1990;92:65.
267. Ghoneim MM, et al. *Anesthesiology.* 1989;70:899.
268. White PF, et al. *Anesthesiology.* 1982;56:119.
269. Bovill JG. *Anesth Analg.* 2007;105:1186.
270. Bovill JG, et al. *Lancet.* 1971;1:1285.
271. Nimmo WS, Clements JA. *Br J Anaesth.* 1981;53:186.
272. Clements JA, Nimmo WS. *Br J Anaesth.* 1981;53:27.
273. Olofsen E, et al. *Anesth Analg.* 2012;115:536.
274. Olofsen E, et al. *Anesthesiology.* 2012;117:353.
275. Dahan A, et al. *Eur J Pain.* 2011;15:258.
276. White M, et al. *Br J Anaesth.* 2006;96:330.
277. Sigtermans M, et al. *Eur J Pain.* 2010;14:302.
278. Noppers I, et al. *Anesthesiology.* 2011;114:1435.
279. Kharasch ED, Labroo R. *Anesthesiology.* 1992;77:1201.
280. Kharasch ED, et al. *Anesthesiology.* 1992;77:1208.
281. Sigtermans M, et al. *Anesthesiology.* 2009;111:892.
282. Sigtermans MJ, et al. *Pain.* 2009;145:304.
283. Weinbroum AA. *Pharmacol Res.* 2012;65:411.
284. Niesters M, et al. *Anesthesiology.* 2011;115:1063.
285. Niesters M, et al. *Pain.* 2011;152:656.
286. Niesters M, et al. *Anesthesiology.* 2012;117:868.
287. Niesters M, Dahan A. *Expert Opin Drug Metab Toxicol.* 2012;8:1409.
288. Lee EE, et al. *Gen Hosp Psychiatry.* 2015;37(2):178.
289. Nieuwenhuijs D, et al. *Clin Exp Pharmacol Physiol.* 2002;29:A77.
290. Sarton E, et al. *Anesth Analg.* 2001;93:1495.
291. Timm C, et al. *Anaesthesist.* 2008;57:338.
292. Amr YM. *Pain Physician.* 2011;14:475.
293. Jonkman K, et al. *Curr Opin Support Palliat Care.* 2017;11(2):88.
294. Bar-Joseph G, et al. *Crit Care Med.* 2009;37:A402.
295. Bar-Joseph G, et al. *J Neurosurg Pediatr.* 2009;4:40.
296. Dahmani S, et al. *Paediatr Anaesth.* 2011;21:636.
297. Dahmani S. *Paediatr Anaesth.* 2011;21:1081.
298. Schnabel A, et al. *Br J Anaesth.* 2011;107:601.
299. Walker SM, Yaksh TL. *Anesth Analg.* 2012;115:638.
300. Walker SM, et al. *Anesth Analg.* 2012;115:450.
301. Janssen PA. *Int J Neuropsychiatry.* 1967;3(suppl 1):S10.
302. Noppers IM, et al. *Pain.* 2011;152:2173.
303. Godefroi EF, et al. *J Med Chem.* 1965;8:220.
304. Ledingham IM, Watt I. *Lancet.* 1983;1:1270.
305. Wagner RL, White PF. *Anesthesiology.* 1984;61:647.
306. Longnecker DE. *Anesthesiology.* 1984;61:643.
307. Owen H, Spence AA. *Br J Anaesth.* 1984;56:555.
308. Doenicke A, et al. *Br J Anaesth.* 1997;79:386.
309. Van Hamme MJ, et al. *Anesthesiology.* 1978;49:274.
310. Schuttler J, et al. *Eur J Anaesthesiol.* 1985;2:133.
311. Johnson KB, et al. *Anesth Analg.* 2003;96:1360.
312. van Beem H, et al. *Anaesthesia.* 1983;38(suppl):61.
313. Arden JR, et al. *Anesthesiology.* 1986;65:19.
314. Sear J. Total intravenous anesthesia. In: Longnecker DE, Brown DL, Newman MF, Zapol WM, eds. *Anesthesia.* New York: McGraw-Hill Medical; 2008:897.
315. Heykants JJ, et al. *Arch Int Pharmacodyn Ther.* 1975;216:113.
316. Meuldermans WE, Heykants JJ. *Arch Int Pharmacodyn Ther.* 1976;221:150.
317. Evans RH, Hill RG. *Experientia.* 1978;34:1325.
318. Guitchounts G, et al. *Anesthesiology.* 2012;116:1235.
319. Cheng VY, et al. *J Neurosci.* 2006;26:3713.
320. Carlson BX, et al. GABA-A receptors and anesthesia. In: Yaksh TL, Lynich C, Zapol WM, et al., eds. *Anesthesia: Biologic Foundations.* Philadelphia: Lippincott-Raven; 1998:259.
321. Rusch D, et al. *J Biol Chem.* 2004;279:20982.
322. Cold GE, et al. *Acta Anaesthesiol Scand.* 1986;30:159.
323. Modica PA, Tempelhoff R. *Can J Anaesth.* 1992;39:236.
324. Thornton C, et al. *Br J Anaesth.* 1985;57:554.
325. Drummond JC, et al. *Neurosurgery.* 1995;37:742.
326. Flower O, Hellings S. *Emerg Med Int.* 2012;2012:637171.
327. Ebrahim ZY, et al. *Anesth Analg.* 1986;65:1004.
328. Pastor J, et al. *Epilepsia.* 2010;51:602.
329. Lallemand MA, et al. *Br J Anaesth.* 2003;91:341.
330. Kaneda K, et al. *J Clin Pharmacol.* 2011;51:482.
331. Guldager H, et al. *Acta Anaesthesiol Scand.* 1985;29:352.
332. Morgan M, et al. *Br J Anaesth.* 1977;49:233.
333. Colvin MP, et al. *Br J Anaesth.* 1979;51:551.
334. Ogawa K, et al. *Anesthesiology.* 2001;94:668.
335. Gooding JM, Corssen G. *Anesth Analg.* 1977;56:717.
336. Gooding JM, et al. *Anesth Analg.* 1979;58:40.
337. Bovill JG. *Semin Cardiothorac Vasc Anesth.* 2006;10:43.
338. Sprung J, et al. *Anesth Analg.* 2000;91:68.
339. Möller PA, Kamenik M. *Br J Anaesth.* 2013;110:388.
340. Larsen R, et al. *Anaesthesist.* 1988;37:510.
341. Fragen RJ, et al. *Anesthesiology.* 1987;66:839.
342. Diago MC, et al. *Anaesthesia.* 1988;43:644.
343. Bruder EA, et al. *Cochrane Database Syst Rev.* 2015;1:CD010225.
344. Cherfan AJ, et al. *Pharmacotherapy.* 2012;32:475.
345. Sprung CL, et al. *N Engl J Med.* 2008;358:111.
346. Lipiner-Friedman D, et al. *Crit Care Med.* 2007;35:1012.
347. Cuthbertson BH, et al. *Intensive Care Med.* 2009;35:1868.
348. Hildreth AN, et al. *J Trauma.* 2008;65:573.
349. Tekwani KL, et al. *Acad Emerg Med.* 2009;16:11.
350. Ray DC, McKeown DW. *Crit Care.* 2007;11:R56.
351. Jung B, et al. *Crit Care.* 2012;16:R224.
352. Nimmo WS, Miller M. *Contemp Anesth Pract.* 1983;7:83.
353. Canessa R, et al. *J Cardiothorac Vasc Anesth.* 1991;5:566.
354. Kim TK, Park IS. *J Korean Neurosurg Soc.* 2011;50:497.
355. Wang N, et al. *J ECT.* 2011;27:281.
356. Avramov MN, et al. *Anesth Analg.* 1995;81:596.
357. Radtke FM, et al. *Minerva Anestesiol.* 2010;76:394.
358. Preda VA, et al. *Eur J Endocrinol.* 2012;167:137.
359. St Pierre M, et al. *Eur J Anaesthesiol.* 2000;17:634.
360. Mayer M, et al. *Anaesthesist.* 1996;45:1082.
361. Wu J, et al. *Contraception.* 2013;87:55.
362. Doenicke AW, et al. *Br J Anaesth.* 1999;83:464.
363. Nyman Y, et al. *Br J Anaesth.* 2006;97:536.
364. Huter L, et al. *Anesth Analg.* 2007;105:1298.
365. Un B, et al. *J Res Med Sci.* 2011;16:1490.
366. Cotten JF, et al. *Anesthesiology.* 2009;111:240.
367. Cotten JF, et al. *Anesthesiology.* 2010;112:637.
368. Maze M, Tranquilli W. *Anesthesiology.* 1991;74:581.
369. Bloor BC, Flacke WE. *Anesth Analg.* 1982;61:741.
370. Gerlach AT, Dasta JF. *Ann Pharmacother.* 2007;41:245.
371. Tobias JD. *Pediatr Crit Care Med.* 2007;8:115.
372. Bhana N, et al. *Drugs.* 2000;59:263.
373. Virtanen R, et al. *Eur J Pharmacol.* 1988;150:9.
374. Wang L, et al. *Expert Rev Clin Pharmacol.* 2018;11(9):917.
375. Dyck JB, et al. *Anesthesiology.* 1993;78:821.
376. Weerink MAS, et al. *Clin Pharmacokinet.* 2017;56(8):893.
377. De Wolf AM, et al. *Anesth Analg.* 2001;93:1205.
378. Venn RM, et al. *Br J Anaesth.* 2002;88:669.
379. Aantaa R, Jalonen J. *Eur J Anaesthesiol.* 2006;23:361.
380. Paris A, Tonner PH. *Curr Opin Anaesthesiol.* 2005;18:412.
381. Aho M, et al. *J Clin Anesth.* 1993;5:194.
382. Guo TZ, et al. *Anesthesiology.* 1996;84:873.
383. Nelson LE, et al. *Anesthesiology.* 2003;98:428.
384. Angst MS, et al. *Anesthesiology.* 2004;101:744.

385. Venn RM, et al. *Anaesthesia.* 1999;54:1136.
386. Jakob SM, et al. *JAMA.* 2012;307:1151.
387. Kress JP, et al. *N Engl J Med.* 2000;342:1471.
388. Ebert TJ, et al. *Anesthesiology.* 2000;93(2):382.
389. Pandharipande PP, et al. *JAMA.* 2007;298:2644.
390. Riker RR, et al. *JAMA.* 2009;301:489.
391. Wang D-S, et al. *Anesthesiology.* 2018;129:477.
392. Ishii H, et al. *Eur J Neurosci.* 2008;27:3182.
393. McCutcheon CA, et al. *Anesth Analg.* 2006;102:668.
394. Hofer RE, et al. *Can J Anaesth.* 2005;52:176.
395. Aho M, et al. *Anesthesiology.* 1991;74:997.
396. Aantaa R, et al. *Anesthesiology.* 1990;73:230.
397. Xiang Q, et al. *Br J Anaesth.* 2013;110:420.
398. Marhofer D, et al. *Br J Anaesth.* 2013;110:438.
399. Rancourt MP, et al. *Anesth Analg.* 2012;115:958.
400. Engelhard K, et al. *Anesth Analg.* 2003;96:524.
401. Talke P, Bickler PE. *Anesthesiology.* 1996;85:551.
402. Talke P, et al. *Anesth Analg.* 1997;85:358.
403. Bekker A, Sturaitis MK. *Neurosurgery.* 2005;57:1.
404. Zornow MH, et al. *J Cereb Blood Flow Metab.* 1993;13:350.
405. Drummond JC, et al. *Anesthesiology.* 2008;108:225.
406. Talke P, et al. *J Neurosurg Anesthesiol.* 2007;19:195.
407. Hsu YW, et al. *Anesthesiology.* 2004;101:1066.
408. Riker RR, Fraser GL. *Pharmacotherapy.* 2005;25:8S.
409. Venn M, et al. *Intensive Care Med.* 2003;29:201.
410. Jalonen J, et al. *Anesthesiology.* 1997;86:331.
411. Talke P, et al. *Anesthesiology.* 1995;82:620.
412. Koroglu A, et al. *Anesth Analg.* 2006;103:63.
413. Gerlach AT, et al. *Ann Pharmacother.* 2009;43(12):2064.
414. Ramsay MA, Luterman DL. *Anesthesiology.* 2004;101:787.
415. Aouad MT, et al. *Anesth Analg.* 2017.
416. Maccioli GA. *Anesthesiology.* 2003;98:575.
417. Phan H, Nahata MC. *Paediatr Drugs.* 2008;10:49.
418. Maroof M, et al. *Can J Anaesth.* 2005;52:776.
419. Yazbek-Karam VG, Aouad MM. *Middle East J Anesthesiol.* 2006;18:1043.
420. Deleted in proofs.
421. Venn RM, Grounds RM. *Br J Anaesth.* 2001;87:684.
422. Triltsch AE, et al. *Crit Care Med.* 2002;30:1007.
423. Ely EW, et al. *JAMA.* 2004;291:1753.
424. Siobal MS, et al. *Respir Care.* 2006;51:492.
425. Khokhar MA, Rathbone J. *Cochrane Database Syst Rev.* 2016;12:CD002830.
426. Dershwitz M. *J Clin Anesth.* 2002;14:598.
427. Gan TJ, et al. *Anesthesiology.* 2002;97:287.
428. Gan TJ. *Anesth Analg.* 2004;98:1809.
429. White PF, et al. *Anesthesiology.* 2005;102:1101.
430. White PF, Abrao J. *Anesthesiology.* 2006;104:386.
431. Gan TJ, et al. *Anesth Analg.* 2007;105:1615.
432. Gan TJ. *Anesth Analg.* 2006:47–51.
433. Flood P, Coates KM. *Anesthesiology.* 2002;96:987.
434. Fischler M, et al. *Anesthesiology.* 1986;64:486.
435. Wooltorton E. *CMAJ.* 2002;166:932.
436. Hill RP, et al. *Anesthesiology.* 2000;92:958.
437. Schaub I, et al. *Eur J Anesthesiol.* 2012;29:286.

24 阿片类镇痛药

MARK SCHUMACHER, KAZUHIKO FUKUDA

戴茹萍 译 徐军美 审校

<table>
<tr><td>要 点</td><td>

■ 阿片类药物是麻醉镇痛的重要组成部分，常常是术后疼痛处理的基础。

■ 阿片类药物通过靶向作用于神经系统多个部位抑制疼痛，包括大脑、脊髓和周围神经系统。

■ 随着对阿片受体分子药理学和阿片类药物引起的细胞反应的了解加深，临床上出现了创新性的镇痛技术。

■ 阿片类药物能影响多个器官系统，包括呼吸和心血管系统，且导致多种副作用。合适的剂量和监测可减少这些副作用。

■ 阿片类药物的药代动力学和药效动力学受许多因素的影响，如年龄、体重、器官衰竭、休克以及药物相互作用。为了合理地使用阿片类药物，这些因素都应加以考虑。

■ 虽然新的阿片类药物给药方式如透皮贴剂提供了一定的临床优势，但它们也会带来额外的风险，如呼吸抑制。

■ 阿片类镇痛药在急性疼痛管理中发挥着关键作用，但由于过量和成瘾的风险增加，它们在慢性非癌性疼痛的长期治疗中的作用受到质疑。

</td></tr>
</table>

引言

阿片类药物的显著有益作用及其毒副作用和成瘾潜能为人熟知已有数百年的历史了。阿片样物质（opioid）广意是指与鸦片有关的所有化合物。"鸦片"一词来源于 opos，希腊语中的"汁"的意思，大意是指从鸦片罂粟的汁中提取出的药物。术语鸦片是指从罂粟衍生的天然产物，包括吗啡、可待因和二甲基吗啡。

公元前 3 世纪在 Theophrastus 的论著中第一次明确提到了鸦片。在中世纪，鸦片的应用备受关注。鸦片中含有 20 多种独特的生物碱。1806 年 Serturner 报道了从鸦片中分离出了一种纯净物，并以希腊梦神 Morpheus 的名字将其命名为吗啡。到 19 世纪中叶，纯生物碱已经开始取代天然鸦片制品而广泛应用于医学领域。自此，人们一直在努力地开发无副作用的人工合成或半合成阿片类镇痛药。但其中许多合成药物还仍然存在天然阿片样物质的副作用。随着人们对新型阿片受体激动剂的不断探索，已经合成了许多阿片受体拮抗剂及具有阿片受体激动/拮抗双重特性的化合物，这扩大了治疗上的选择范围，并为进一步研究

阿片类药物的作用机制提供了重要工具。此外，目前还发展出了阿片类药物的新型给药方式，包括患者自控镇痛（patient-controlled analgesia，PCA）和以计算机为基础的输注技术，阿片类药物继续作用于整个神经系统的共同结合位点。

阿片类药物药理学

阿片类化合物的分类

阿片类药物可分为天然型、半合成型和合成型三类（框 24.1）。天然型阿片类药物可分为两个化学类型：烷基菲类（吗啡和可待因）和苄基异喹啉类（罂粟碱）。半合成阿片类药物是吗啡的衍生物，在结构上存在一种至数种变化。合成的阿片类药物又分为 4 类：吗啡喃类衍生物（羟甲左吗喃）、二苯基类或美沙酮衍生物（美沙酮、右旋丙氧酚）、苯基吗啡类（非那佐辛、喷他佐辛）以及苯基哌啶类衍生物（哌替啶、芬太尼、阿芬太尼、舒芬太尼和瑞芬太尼）。阿片类化合物结构如图 24.1[1] 及表 24.1[1] 所示。

From Bailey PL，Egan TD，Stanley TH. Intravenous opioid anesthetics. In：Miller RD，ed. Anesthesia. 8th ed. Philadelphia：Saunders；2015. An imprint of Elsevier Inc.，p. 865.

根据阿片类化合物与其受体的相互作用，阿片类药物可分为激动剂、部分激动剂、混合激动–拮抗剂和拮抗剂。

阿片受体的基础研究

1973 年，三个不同团队的研究者，基于放射配基结合测定实验得知神经系统中阿片类药物的结合部位。从药理学实验中推断出了三类阿片受体。它们依次被命名为：吗啡型为 μ 受体，酮基环唑新型为 κ 受体，SKF10047（N-allylnormetazocine，正丙稀基）型为 σ 受体。另外，在小鼠输精管内发现了一种对脑啡肽具有高度亲和力的受体，特将其命名为 δ 受体。而且在大鼠输精管内还发现了与 β 内啡肽结合的 ε 受体。阿片类药物的药理作用与相关受体的关系已被研究（表 24.2）。

20 世纪 90 年代早期，分子生物学研究已阐明了阿片受体的分子结构及信号转导机制。作为阿片受体家族，4 种不同类型的互补 DNA（complementary DNAs，cDNA）被分离出来[2]，已证实其中 3 种在药理学上与 μ、δ 和 κ 阿片受体相对应。第 4 种受体与阿片配体之间亲和力不高。后来，一种新的称为痛敏肽 / 孤啡肽 FQ 的肽类被确认为阿片受体家族中第 4 个成员的内源性激动剂[3-4]。μ、δ、κ 阿片受体和痛敏肽受体彼此之间存在约 50% 的同源性氨基酸序列。3 种阿片受体激动剂及痛敏肽 / 孤啡肽 FQ 受体的特性见表 24.3。对阿片受体初级结构的亲水性分析表明，阿片受体具有 7 个跨膜区（图 24.2），这是 G 蛋白偶联受体的特征性结构[5]。晶体结构分析表明 μ-阿片受体由七个跨膜区和连接在口袋深处的吗啡喃配

体组成（图 24.3）[6]。此外，对小鼠阿片受体晶体结构的分析揭示了激动剂诱导的结构变化的细节，为开发新的配体提供基础[7]。

先前被归类为阿片受体成员的 σ（sigma）受体被证明是一种内质网驻留蛋白，并涉及许多疾病，从可卡因或酒精成瘾到最近报道的家族性成年或少年肌萎缩性侧索硬化症。σ-1 受体的氨基酸序列与任何其他哺乳动物蛋白都不相似[8]。

药理学上提出进一步将 μ- 阿片受体分为 μ_1、μ_2 和 μ_3 三种亚型，但这些受体的分子特性还不清楚。各种阿片受体亚型存在可能的分子机制包括常见基因产物的选择性剪切、受体二聚化、常见基因产物和其他受体或信号分子的相互作用[9]。通过选择性剪切可以从一个 μ- 阿片受体基因的基因产物当中生成多种不同的 μ- 阿片受体（图 24.4）[10-11]。选择性剪切产物的分析显示配体结合和 G- 蛋白激活部位的差异。多重选择性剪切的生理学意义还有待进一步的研究阐明。有趣的是，最近有报道称，针对小鼠的热刺激，炎症和神经性疼痛的强效镇痛药 3- 碘苯甲酰基 -6β - 纳曲酰胺的镇痛作用是由其与 mMOR-1G 的相互作用介导的，而 mMOR-1G 是一种截短的剪接变体，仅具有六个跨膜片段[12]。

G 蛋白偶联受体可以形成二聚体，同源二聚体（相同的受体）和异源二聚体（不同的受体类型）。这些同源二聚体和异源二聚体的存在已在培养的细胞和体内得到证实。在阿片受体（μ，δ，κ 和伤害感受器受体）中，分子的各种组合已显示形成二聚体，并且二聚体形成已显示影响配体结合特性和信号转导机制[13]。阿片受体二聚体形成的生理和临床意义将进一步阐明。例如，包含 μ- 激动剂和 δ - 拮抗剂药效基团的二价配体有效地桥接 μ-δ 阿片样物质受体异二聚体，并且在小鼠中表现出功效增强的和耐受性降低的趋势[14]。然而，在周围神经系统中，μ 和 δ 受体在感觉神经元的不同亚群中表达[15-16]。

总体而言，阿片受体在结构、配体结合和分布方面的多样性证明了它们在整个神经系统中起着重要和复杂的信号传导作用。

基因变异影响阿片类作用

在人类阿片类 μ- 受体基因中已发现了几种单核苷酸多态性（彩图 24.5）[17]。A118G 突变，即外显子 1 处发生 A → G 的碱基替换，使天冬氨酰在位点 40 变成天冬氨酸（N40D）。它是导致人类阿片类 μ- 受体基因产物改变的最为常见突变。有作者提示，A118G 纯合子变异的肿瘤患者需要口服更大剂量

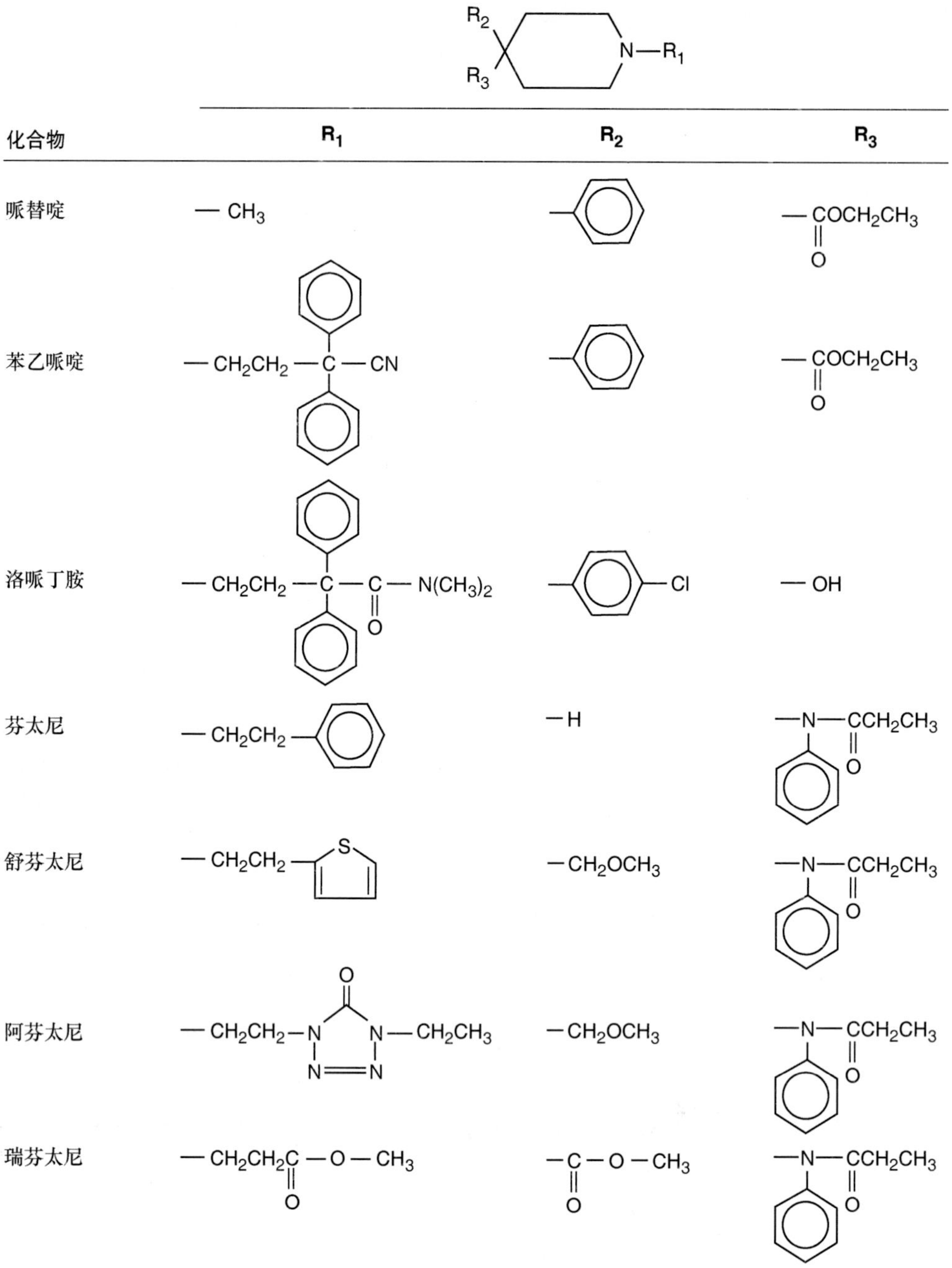

化合物	R_1	R_2	R_3
哌替啶	$-CH_3$	苯基	$-COCH_2CH_3$（羰基）
苯乙哌啶	$-CH_2CH_2-C(CN)(苯基)_2$	苯基	$-COCH_2CH_3$（羰基）
洛哌丁胺	$-CH_2CH_2-C(苯基)_2-CO-N(CH_3)_2$	对氯苯基 $-$Cl	$-OH$
芬太尼	$-CH_2CH_2-$苯基	$-H$	$-N(苯基)-CCH_2CH_3$（酰基）
舒芬太尼	$-CH_2CH_2-$噻吩基	$-CH_2OCH_3$	$-N(苯基)-CCH_2CH_3$（酰基）
阿芬太尼	$-CH_2CH_2-$（四氮唑酮）$-CH_2CH_3$	$-CH_2OCH_3$	$-N(苯基)-CCH_2CH_3$（酰基）
瑞芬太尼	$-CH_2CH_2C(=O)-O-CH_3$	$-C(=O)-O-CH_3$	$-N(苯基)-CCH_2CH_3$（酰基）

图 24.1　哌啶类和苯基哌啶类镇痛药的化学结构（From Gutstein HB，Akil H. Opioid analgesics. In：Hardman JG，Limbird LE，eds. Goodman and Gilman's the Pharmacological Basis of Therapeutics. 10th ed. New York：McGraw-Hill；2001：569-619.）

的吗啡来治疗长期疼痛[18]。人类阿片类 μ- 受体基因的 A118G 突变降低了吗啡 -6- 葡萄糖醛酸（M6G）的镇痛作用，但对 M6G 引起的呼吸抑制作用并无显著影响[19]。另外，A118G 纯合子变异的女性患者在经腹全子宫切除术后静脉 PCA 中消耗的吗啡量明显高于其他患者[20]。在一项涉及 18 项研究超过 4600 名患者的 meta 分析中观察到，A118G 具有更高的阿片类镇痛药需求[21]。另一项 meta 分析显示，亚洲人群中 A118G 多态性与对阿片类药物依赖或成瘾的敏感性之间存在显著关联[22]。体外实验表明，具有 A118G 突变的变异受体与 β - 内啡肽的亲和力更高，但比吗啡的效

价低[23]。在对人类 A118G 进行类似替代的小鼠模型研究表明，与 AA 基因型相比，GG 基因型在小鼠大脑某些区域对吗啡的镇痛反应降低[24]。一项研究还表明，在杂合的脑解剖组织中，118A 信使 RNA 的含量是 118G 信使 RNA 的 1.5 ～ 2.5 倍[25]。

总体而言，这些发现表明 118G 等位基因可能会导致 μ 阿片类药物受体的丰度和（或）功能发生变化，从而导致阿片类镇痛药的抗伤害感受力有所不同。这转而可能会在医务人员为患者提供最有效、最安全的阿片类药物的镇痛方案时产生误导。

位于外显子 1 上的人类 μ 阿片受体的 C17T 突变

表 24.1 与吗啡化学结构相关的阿片类药物和阿片类拮抗剂

Morphine

非专利商品名	化学基团和位置			
	3	6	17	其他变化[†]
吗啡	—OH	—OH	—CH$_3$	—
海洛因	—OCOCH$_3$	—OCOCH$_3$	—CH$_3$	—
氢吗啡酮	—OH	=O	—CH$_3$	(1)
氧吗啡酮	—OH	=O	—CH$_3$	(1), (2)
左啡诺	—OH	—H	—CH$_3$	(1), (3)
烯丙左吗喃	—OH	—H	—CH$_2$CH=CH$_2$	(1), (3)
可待因	—OCH$_3$	—OH	—CH$_3$	—
氢可酮	—OCH$_3$	=O	—CH$_3$	(1)
氧可酮	—OCH$_3$	=O	—CH$_3$	(1), (2)
纳美芬	—OH	=CH$_2$	—CH$_2$—<	(1), (2)
烯丙吗啡	—OH	—OH	—CH$_2$CHKCH$_2$	
纳洛酮	—OH	=O	—CH$_2$CH=CH$_2$	(1), (2)
纳曲酮	—OH	=O	—CH$_2$—<	(1), (2)
丁丙吗啡	—OH	—OCH$_3$	—CH$_2$—<	(1), (4)
布托啡诺	—OH	—H	—CH$_2$—◆	(1), (2), (3)
纳布啡	—OH	JOH	—CH$_2$—◆	(1), (2)

* 如上所述，数字 3、6 和 17 表示吗啡分子中的位置。
[†] 吗啡分子的其他变化如下：
（1）C7 和 C8 之间是单键而不是双键。
（2）OH 添加到 C14 中。
（3）C4 和 C5 之间没有 O。
（4）C6 和 C14 之间的内皮桥；在 C7 上被 1- 羟基 -1,2,2- 三甲基丙基取代
From Gutstein HB，Akil H：Opioid analgesics. In：Hardman JG，Limbird LE，eds. Goodman and Gilman's the Pharmacological Basis of Therapeutics. 10th ed. New York：McGraw-Hill；2001：569-619.

会导致在细胞外受体末端的受体蛋白 6 位氨基酸从丙氨酸变为缬氨酸。据报道，这种突变发生在阿片类药物依赖患者的总体比例较高，但 C17T 多态性对镇痛反应的影响尚不清楚。最近一项使用培养细胞的研究报告表明，许多阿片类药物通过 C17T 多态性对腺苷酸的抑制作用均降低，包含具有临床意义的药物吗啡、丁丙诺啡和芬太尼，以及内源性阿片类药物[26]，这表明这种多态性可能会影响个体对阿片类药物治疗的反应，而对药物滥用的敏感性可能是内源性阿片类药物系统破坏的原因。

已知除阿片样物质受体基因以外的基因遗传变异，会影响对阿片样物质的敏感性。已证实，人儿茶酚 -O- 甲基转移酶（catechol-O-methyltransferase，COMT）基因的 Val158Met 多态性，导致慢性癌症疼痛患者的阿片类药物用量差异[27]，并且与术后肾切除术患者阿片类药物用量差异有关[28]。COMT 会代谢生物胺，包括儿茶酚胺（如多巴胺，肾上腺素和去甲肾上腺素），因此 COMT 成为多巴胺能和肾上腺素能神经传递的关键调节剂，并可能影响阿片类药物的药理作用。一些研究探索了基因间相互作用与阿片样物质反应之间的关系。Kolesnikov 等已证明，与 A118 纯合患者相比，具有 μ 阿片受体 A118G 和 COMT G1974A 突变的杂

表 24.2　动物模型中阿片类药物及阿片受体的药理学作用

	作用		
	受体	激动剂	拮抗剂
镇痛			
脊髓以上	μ，δ，κ	镇痛	无作用
脊髓	μ，δ，κ	镇痛	无作用
呼吸功能	μ	减退	无作用
胃肠道	μ，κ	活动减弱	无作用
精神障碍	κ	增加	无作用
进食	μ，δ，κ	反馈增加	反馈减少
镇静	μ，κ	增加	无作用
利尿	κ	增加	—
激素分泌			
催乳素	μ	释放增加	释放减少
生长激素	μ 和（或）δ	释放增加	释放减少
神经递质释放			
乙酰胆碱	μ	抑制	—
多巴胺	δ	抑制	—

合患者消耗的吗啡药量明显更少[29]。随着对基因变异性的临床影响的研究继续开展，可能揭示基因间相互作用与术后吗啡消耗之间存在更大的复杂性[30]。

内源性阿片肽

脑啡肽、β 内啡肽、强啡肽已被证明分别是 δ、μ 和 κ 阿片受体的内源性激动剂。这些多肽从哺乳动物组织中被纯化出来后，它们前体的 cDNA 也已被克隆。前阿黑皮素原的 cDNA 克隆和氨基酸测定表明，这种前体蛋白的裂解不仅能产生 β 内啡肽，也能产生其他几种神经肽，包括甲硫氨酸脑啡肽、促肾上腺皮质激素（adrenocorticotropic hormone，ACTH）以及 α 促黑素细胞激素。前脑啡肽原的氨基酸测序表明，这个前体分裂出含 4 个甲硫氨酸的脑啡肽和含 1 个亮氨酸的脑啡肽。此外，强啡肽原（强啡肽的前体）的主要结构产生了 κ - 阿片受体的强啡肽、亮吗啡和新内啡肽。

1995 年，一种与强啡肽序列具有高度同源性的新型内源性阿片肽被分离出来[3-4]。该多肽被称为孤啡肽 FQ 或痛敏肽，因为与其他内源性阿片肽不同的是，在某些情况下它能降低疼痛阈值。药理学及生理学的研究表明，孤啡肽 FQ/ 痛敏肽的行为及疼痛调节特点与其他三种经典的阿片肽不同[31]。针对孤啡肽 FQ/ 痛敏肽对疼痛敏感性影响的研究出现了矛盾的结果，这可能提示此作用依赖于动物的行为状态。孤啡肽 FQ/ 痛敏肽的前体前痛敏肽原已被克隆，其氨基酸序列提示除孤啡肽 FQ/ 痛敏肽外，还存在其他的前痛敏肽原衍生的神经肽[32]。

在寻找对 μ 受体具有高亲和力、高选择性的配体过程中，发现了一组被称为内啡肽 -1 和内啡肽 -2 的新型内源性阿片类物质[33]。它们是 4 肽结构，分别具有 Tyr-Pro-Trp-Phe 和 Tyr-Pro-Phe-Phe 序列。这个内吗啡肽基因还没有被克隆，关于其解剖分布、与阿片受体相互作用的形式、体内功能以及对阿片受体具有高选择性的其他相关肽存在的可能性等，还有待进一步了解。最近证实，在神经性疼痛的小鼠模型中，中枢和周围给予内啡肽 -1 和内啡肽 -2 均产生有效的抗痛觉过敏作用[34]，并且在大鼠骨癌痛模型中，内啡肽 -2 的下调与机械性异常疼痛相关[35]。

阿片受体的细胞内信号转导机制

阿片受体属于 G 蛋白偶联受体家族。阿片受体激活能引起百日咳毒素敏感性 G 蛋白［G_i 和（或）G_o］的激活。通过对培养的细胞转染克隆的阿片受体

表 24.3　阿片受体的特点

	μ	δ	κ	痛敏肽
组织生物鉴定	豚鼠回肠	小鼠输精管	兔输精管	—
内源性配基	β - 内啡肽，内吗啡肽	亮 - 内啡肽，甲硫氨酸脑啡肽	强啡肽	痛敏肽
激动剂	吗啡，芬太尼，DAMGO	DPDPE，δ 啡肽	丁丙诺啡，戊唑辛 U50488H	—
拮抗剂	纳洛酮，纳曲酮	纳洛酮，纳曲吲哚	纳洛酮，NorBNI	—
G 蛋白偶联	$G_{i/o}$	$G_{i/o}$	$G_{i/o}$	$G_{i/o}$
腺苷酸环化酶	抑制	抑制	抑制	抑制
电压门控钙通道	抑制	抑制	抑制	抑制
内向整流钾通道	活化	活化	活化	活化

DPDPE，[D- 青霉胺 2，D- 青霉胺 5] 脑啡肽；DAMGO，[D- 亮氨酸 2，甲基丙醇 4，甘氨酸 5] 脑啡肽；NorBNI，norbinaltorphimine

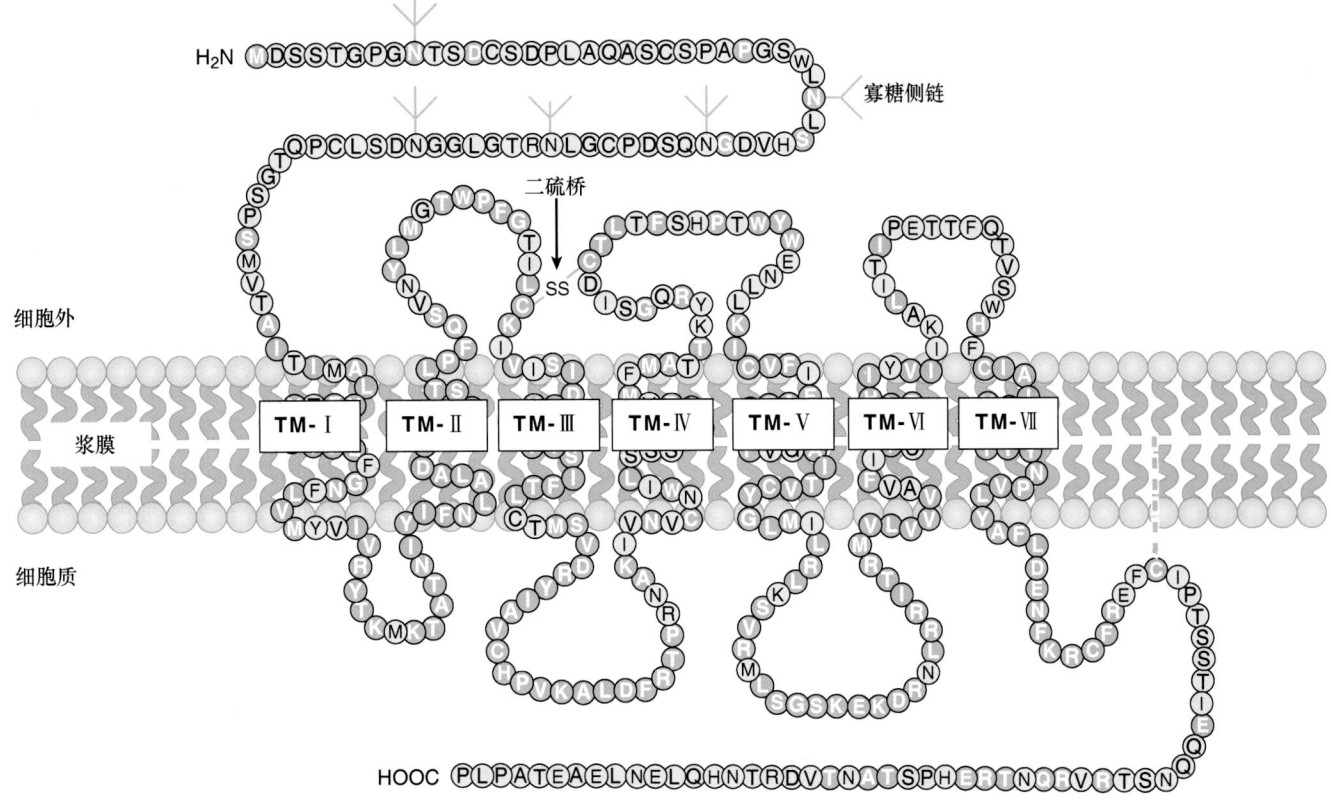

图 24.2 μ 阿片受体的结构图。实心圆代表的是 μ 阿片受体与 δ 阿片受体之间相同的氨基酸残基。TM-Ⅰ 至 TM-Ⅶ显示的是推断出的组成疏水性氨基酸残基的跨膜片段

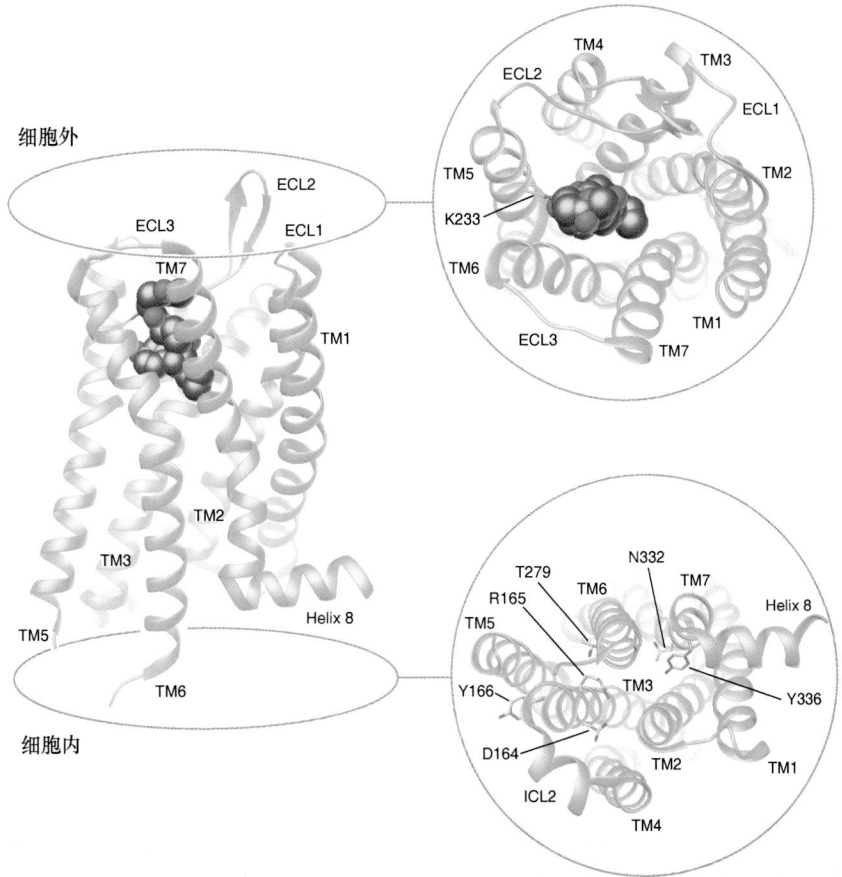

图 24.3 μ 阿片受体结构的整体视图。从膜平面（左）、细胞外侧（上）和细胞内侧（下）的视图显示了 μ 阿片受体的典型 7 跨膜 G 蛋白偶联受体结构。β-FNA 是一种源自吗啡的半合成阿片类药物拮抗剂，显示在黑色球体中（From Manglik A，Kruse AC，Kobilka TS，et al. Crystal structure of the μ-opioid receptor bound to a morphinan antagonist. Nature. 2012；485：321-326.）

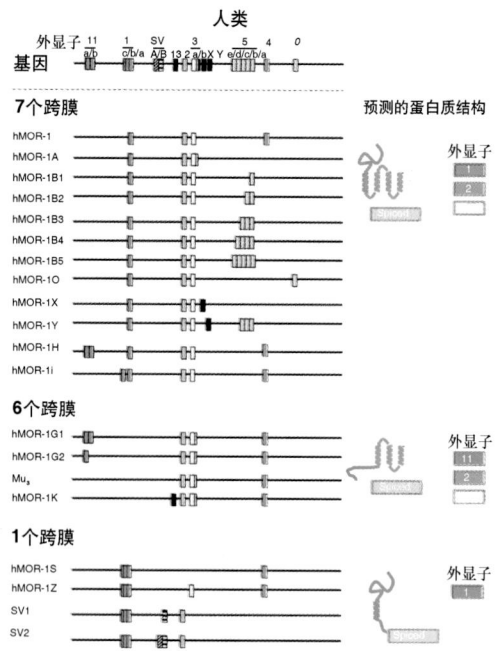

图 24.4　**人类中的 μ 阿片受体剪接**。变异体分为全长，7 个跨膜（7TM），6 个跨膜（6TM）和 1 个跨膜（1TM），其预测结构在右侧显示，并且外显子颜色编码以匹配剪接示意图（From Pasternak GW, Pan YX. Mu opioids and their receptors: evolution of a concept. Pharmacol Rev. 2013; 65: 1257-1317.）

cDNA 并使细胞表达阿片受体，有助于分析阿片受体激活后的细胞内信号转导机制（图 24.6）[2]。阿片受体的激活能抑制腺苷酸环化酶，导致细胞内环腺苷酸（cyclic adenosine monophosphate，cAMP）含量减少。电生理上，阿片受体抑制电压门控型钙离子通道，激活内向整流的钾离子通道，其结果是阿片受体的激活使神经兴奋性降低。然而，腺苷酸环化酶在阿片样物质受体激活中的作用是复杂的。例如，阿片类药物的长期耐受性被认为与腺苷酸环化酶活性的超活化有关，这是对急性阿片类药物给药后 cAMP 含量下降的反调节反应[36]。通过用百日咳毒素预处理细胞可防止这种作用，这表明有 G 蛋白［Gi 和（或）Go］参与。

除腺苷酸环化酶外，还有其他调节成分参与阿片受体结合与细胞反应的偶联。近来的研究表明，阿片受体可激活细胞外信号相关的激酶，它们是一组有丝分裂原活化的蛋白激酶[37]。阿片类药物介导的细胞外信号相关激酶的激活可导致花生四烯酸释放增加[37]和即刻早期基因 c-fos 和 junB 的表达[38]。

阿片受体长期暴露于其激动剂可诱发细胞适应机制，这可能与阿片类药物耐受、依赖和戒断症状有关。有研究报道短期脱敏很可能与阿片受体的蛋白激酶 C 磷酸化有关[39]。许多其他激酶也可能与此有关，包括 G 蛋白偶联受体激酶家族的蛋白激酶 A 和 β 肾上腺素能受体激酶（β-adrenergic receptor kinase，

BARK）[40]。BARK 选择性地磷酸化激动剂结合受体，从而加强了与 β 抑制蛋白的相互作用，后者可干扰 G 蛋白的偶联和促进受体内化。β 抑制蛋白 2 在信号转导中充当骨架蛋白，由 β 抑制蛋白 2 参与的阿片受体活化参与到了调节 c-Src、Akt 和丝裂原活化蛋白激酶的激活当中（彩图 24.7）[41]。c-Src 抑制剂达沙替尼减弱或逆转了吗啡诱导的小鼠耐受性，表明由 β 抑制蛋白 2 募集的 c-Src 参与了吗啡诱导的耐受性[42]。在缺乏 β 抑制蛋白 2 的小鼠中，吗啡引起的急性镇痛作用增强，表明该蛋白有助于调节体内对阿片类药物的反应性[43]。因此，相关激酶对 β 抑制蛋白 2 的修饰在与阿片受体激动剂的结合能力及与其产生并维持镇痛反应的能力之间起着至关重要的作用。

与其他 G 蛋白偶联受体一样，阿片受体可通过经典的细胞内吞途径进行快速的激动剂介导的内化[44-45]。这些过程可按配体功能的不同被分别诱导。例如，某一种激动剂，如埃托啡和脑啡肽，能引起 μ- 受体的快速内化；而吗啡虽然同样能降低腺苷酸环化酶的活性，但并不能导致所有细胞，如 HEK293 细胞的 μ- 受体内化[46]。尽管这些发现可能表明不同的配体会在受体中引起不同的构象变化，从而导致不同的细胞内活动，但他们还发现中枢神经系统（central nervous system，CNS）神经元亚群（如纹状体）中仍存在快速依赖吗啡的 μ 受体内吞作用[47]。总之，这些发现可能有助于解释各种阿片类药物的功效和滥用潜力的差异[48]。

偏向激动

与相同的 G 蛋白偶联受体结合的化学性质不同的配体，可以使受体在多种活性构象中稳定。这样，G 蛋白偶联细胞信号传导途径的差异激活可能会产生不同的生理结果，这种现象称为偏向激动。通过偏向激动设计的药物可以选择性激活所需的信号通路，同时通过相同的受体亚型和相关的副作用使其他信号通路的影响最小化。

吗啡与 μ 阿片受体蛋白结合，与信号蛋白（包括 $G_{i/o}$ 和 β- 抑制蛋白）形成活性复合物。$G_{i/o}$ 信号传导途径可介导吗啡的镇痛作用，而 β- 抑制蛋白信号传导途径会导致令人不快的副作用，包括成瘾性、呼吸抑制和胃肠道影响。研究表明在 β- 抑制蛋白 2 基因敲除小鼠中，吗啡的镇痛作用增强，但吗啡诱导的呼吸抑制和便秘减轻[49]。该领域的新兴研究包括 Manglik 等的一份报告，他们通过计算筛选了 300 万个分子，生成了化合物 PZM21，该化合物显示出高 $G_{i/o}$ 偏向信号，并无便秘、呼吸抑制、运动过度及成

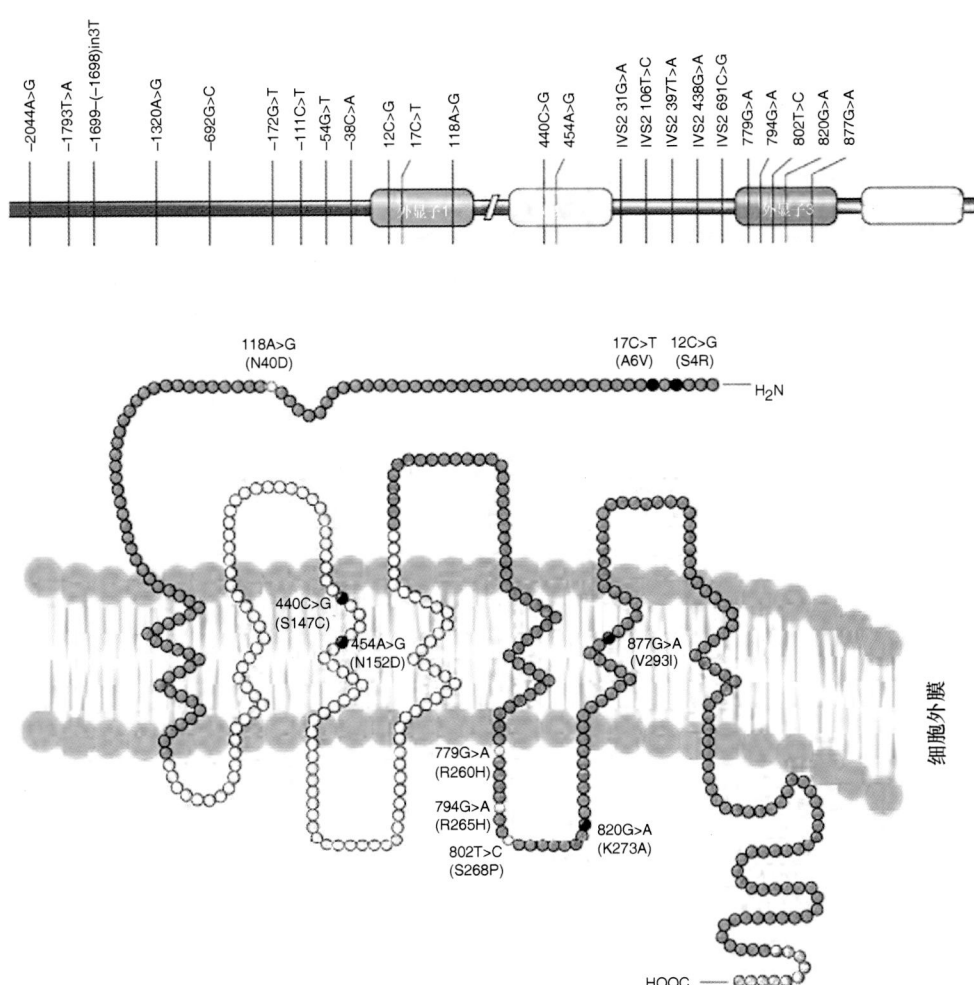

彩图 24.5　**报道的 μ 阿片受体的突变与该基因的外显子组织有关。**该基因中显示了经常发生突变（＞ 1%）或被提议具有功能性后果的 24 个氨基酸交换的突变。氨基酸用圆圈表示，根据其编码的外显子着色。黑色圆圈表示在相应位置的自然发生的突变，红色圆圈表示在分子水平显示功能改变的突变。核苷酸交换和氨基酸交换指示突变（From Lötsch J, Geisslinger G. Are μ-opioid receptor polymorphisms important for clinical opioid therapy? Trends Mol Med. 2005；11：82.89.）

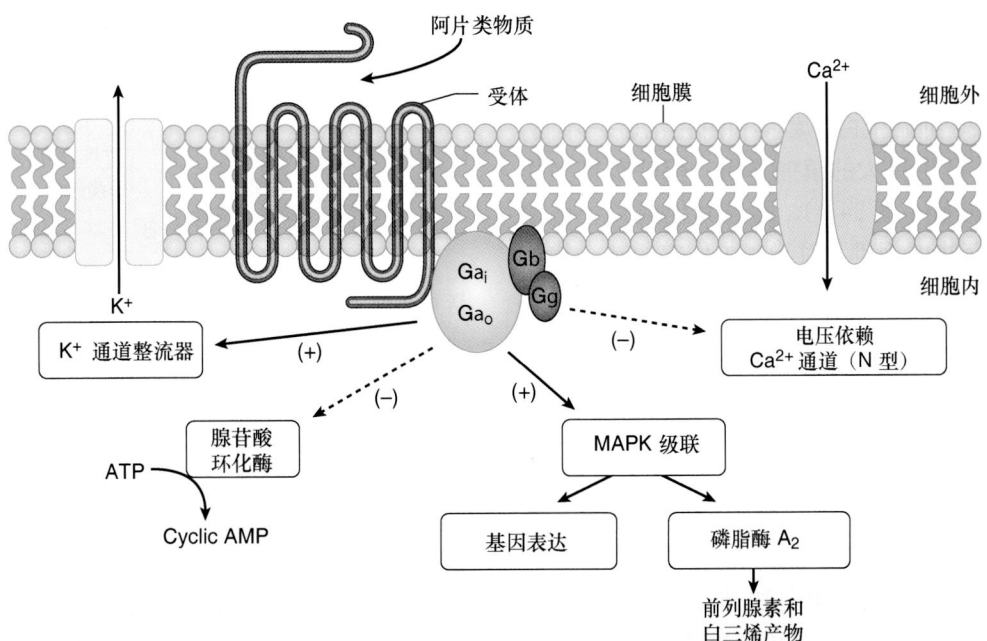

图 24.6　**与阿片受体有关的细胞内信号转导机制。**阿片受体激动剂与阿片受体结合后导致 G 蛋白激活。腺苷酸环化酶活性与电压依赖性 Ca^{2+} 通道被抑制。另一方面，内向性整流 K^+ 通道和有丝分裂原激活的蛋白激酶（MAPK）级联反应被激活。AMP，腺苷一磷酸；ATP，腺苷三磷酸

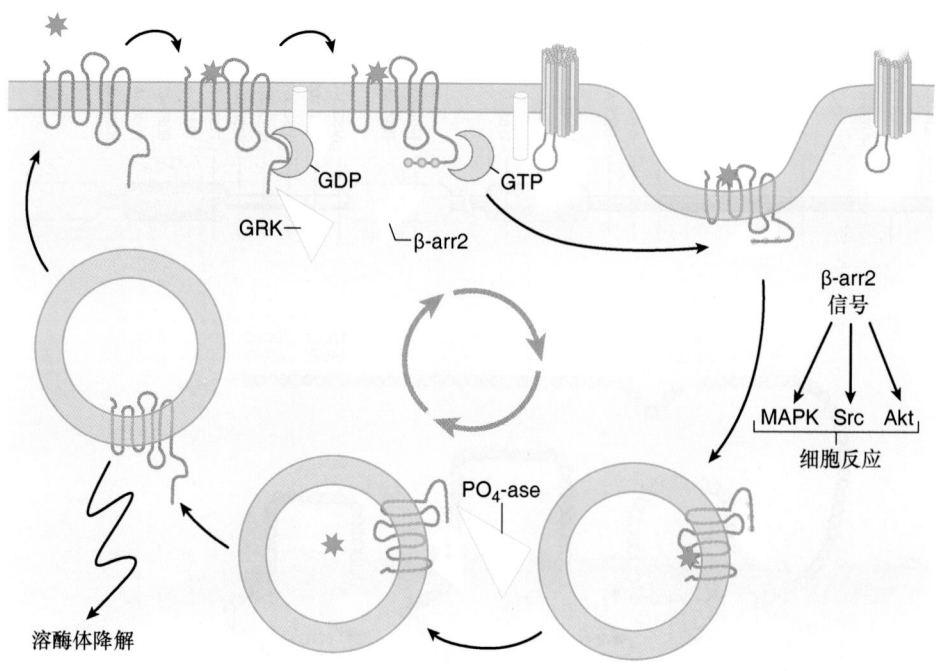

彩图 24.7 μ 阿片受体中 β 抑制蛋白 2（β-arr2）和 G 蛋白的循环、信号通路和降解。蓝星代表阿片激动剂。三聚体膜复合物由棕色和绿色标注，G- 蛋白的 α、β、γ 亚基分别由蓝色标注。α 亚基与鸟苷二磷酸（GDP；休眠状态）或鸟苷三磷酸（GTP；激活状态）相连。βγ 二聚体直接与电压依赖性钙通道反应抑制钙离子内流（黄色标注）。GRK，G 蛋白偶联受体激酶；MAPK，丝裂原活化蛋白激酶；PO₄-ase，磷酸酶（From Hales TG. Arresting the development of morphine tolerance and dependence. Br J Anaesth. 2011；107：653-655.）

瘾相关的行为[50]。这些发现的临床重要性尚待进一步证实，因为其他报道显示吗啡和 PZM21 在小鼠中的不良反应几乎没有差异[51]。然而，一项对健康志愿者进行的随机、双盲、安慰剂对照的交叉研究[51]中测试了 TRV130，后者是一种 "G 蛋白偏向" 的 μ 阿片配体，具有与吗啡相似的 G 蛋白偶联功效，但其受体磷酸化、β- 抑制蛋白 2 募集和内在化显著降低。TRV130 比吗啡产生更大的镇痛作用，但呼吸抑制作用减轻，恶心减轻（图 24.8）。随着其他阿片受体偏向激动剂候选药物的问世，对于减少伤害的新一代临床有效镇痛药的希望也就越来越大。

阿片药物镇痛的机制

大脑

在研究阿片类药物的镇痛作用时，应全面考虑大脑调节疼痛的不同回路，以及在这些回路中各种不同受体的功能[53]。阿片类药物具有镇痛作用，其机制在于能够直接抑制脊髓背角伤害性刺激的上传，且可以激活从中脑下行经延脑头端腹内侧区（rostral ventromedial medulla，RVM）到达脊髓背角的疼痛控

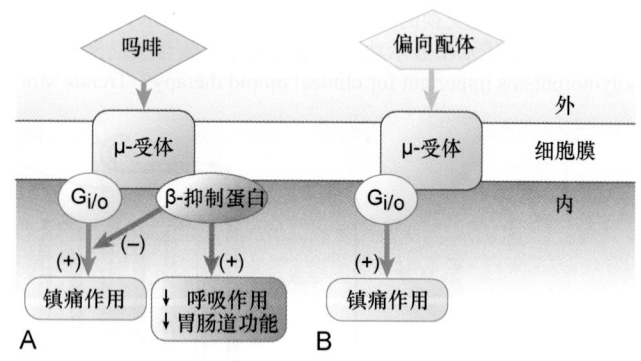

图 24.8 偏向激动。（A）吗啡与 μ 阿片受体的结合不仅会激活 G 蛋白（Gᵢ/ₒ）的镇痛作用，而且还会募集 β- 抑制蛋白，从而抑制 G 蛋白偶联并导致通气不足和胃肠道功能障碍。（B）TRV130 是一种 G 蛋白偏向激动剂，其与 G 蛋白的偶联作用与吗啡相似，但 β- 抑制蛋白的募集较少，从而产生与吗啡相似的镇痛作用，对呼吸和胃肠道功能的影响也较小

制回路。Petrovic 等利用实验动物疼痛模型和正电子发射断层扫描（positron emission tomography，PET）技术来研究短效 μ 阿片类激动剂瑞芬太尼的作用机制，发现瑞芬太尼能激活前扣带回腹侧、岛叶、眶额皮质和脑干区域[54]。而被激活的脑干区域与参与痛觉调制的脑部区域［如导水管周围灰质（periaqueductal gray，PAG）]相重叠。有意思的是，安慰剂也能激活这些大脑区域，推测有可能是通过内源性阿片样物质的释放而起作用的[55]。

免疫组化研究及原位杂交分析表明，阿片受体在中枢神经系统（CNS）[56]各个区域均有表达，这些区域包括杏仁核、中脑网状结构、PAG 和 RVM。然而阿片受体在这些区域中的作用还不完全清楚。

将微量的吗啡注射到 PAG 或对这一区域进行直接电刺激，可产生镇痛作用，且纳洛酮可阻断此作用。阿片类药物在 PAG 的作用可影响 RVM，后者反过来可通过作用于下行抑制通路来调节脊髓背角伤害性刺激的传导。因此，阿片类药物不仅能通过对脊髓的直接作用产生镇痛作用，而且还能通过神经介导方式作用于给药部位以外的区域产生镇痛作用。有趣的是，Dogrul 和 Seyrek 报告说，脊髓 5- 羟色胺 7（5-HT$_7$）受体在全身吗啡的镇痛效应中至关重要[57]。

阿片类药物在延髓通路的作用对于其镇痛效能而言非常关键。阿片类药物在前脑的作用参与了阿片类药物的镇痛作用。在甲醛（福尔马林）测试痛敏实验中，大鼠去脑可阻断阿片类药物的镇痛作用[58]；将阿片类药物微量注射到前脑的几个区域也可产生镇痛作用[59]。在甩尾实验和福尔马林实验中，通过损伤杏仁体中央核或使其可逆性失活，全身应用吗啡所产生的镇痛作用被终止。这进一步证实，与伤害性感受急性期一样，阿片类药物在前脑的作用是其发挥组织损伤后镇痛作用的原因[60]。

阿片受体在下行疼痛控制回路的分布表明，μ 受体和 κ 受体间具有相当多的重叠。κ 受体和 μ 受体间的相互作用对调节高位伤害性感受中枢和脊髓背角的伤害性刺激传递都可能非常重要。μ 受体在下行疼痛控制回路产生镇痛作用的原因（至少部分），是通过去除 PAG 区 RVM 投射神经元和 RVM 区脊髓投射神经元的 GABA 能神经元（传递或分泌 γ 氨基丁酸）的抑制作用而实现的[53]。μ 受体激动剂的作用仅表现为镇痛，而 κ 受体激动剂的作用可表现为镇痛或拮抗镇痛。在脑干，κ 受体激动剂与 μ 受体激动剂表现为相反的疼痛调节作用[61]。

脊髓

吗啡的全身镇痛作用部分是通过脊髓背角中 PAG 和 RVM 对伤害性感受过程的净抑制作用介导的。研究表明，吗啡通过激活 RVM 中的 5- 羟色胺能神经元，增加脊髓背角中的 5-HT 的释放，而昂丹司琼鞘内预处理减弱了吗啡对正常大鼠的镇痛作用，表明 5-HT$_3$ 血清素能受体参与了吗啡的镇痛[62]。

除下行性抑制作用，局部脊髓机制也参与了阿片类药物的镇痛作用。在脊髓，阿片类药物可发挥突触前作用或突触后作用。阿片受体在胶状质中有大量表达，在该区域阿片类药物能抑制初级感觉神经元释放 P 物质。目前已知组胺受体参与了脊髓伤害性传递，并且以前的研究表明组胺能受体也参与吗啡的镇痛作用。有研究发现 H$_1$ 拮抗剂和 H$_3$ 激动剂可增强吗啡的镇痛和抗水肿作用，这表明可以探索组胺能和阿片样物质脊柱系统以改善镇痛效果，并增强外周抗炎作用[63]。

阿片受体配体结合已确定在脊髓背角的突触前和突触后部位。众所周知，阿片类药物能够减少由疼痛诱发的初级伤害性传入感受器所释放的速激肽。然而，阿片类药物对速激肽信号传导的抑制程度仍存在争议[64]。这些结果表明，尽管阿片类药物可以减少速激肽从初级传入伤害感受器的释放，但速激肽的减少可能不是突触后传递疼痛神经元作用的主要调节机制。

外周机制

阿片类药物也可通过外周机制产生镇痛作用[65]。炎症部位浸润的免疫细胞可释放内源性阿片样物质，这些物质对位于初级感觉神经元的阿片受体产生作用[65]。有趣的是，在 1 型和 2 型大麻素基因敲除小鼠中，注射到爪的吗啡使福尔马林导致的炎症抗伤害感受作用分别降低了 87% 和 76%[66]。这一发现可能表明，疼痛途径中内源性大麻素的释放可能是由外周机制引起的阿片类镇痛作用。

针灸

针灸和电针已被证明可以通过外周、脊髓和脊髓上的机制激活多种生物活性化学物质来减轻疼痛。从机制上讲，内源性阿片类物质和阿片类受体已显示出在各种疼痛模型中参与针灸和电针诱发的镇痛作用[67]。卡拉胶诱发大鼠炎性疼痛模型的研究表明，通过脚掌压力阈值评估，在足三里穴（ST36）电针治疗前 1 h，足底内注射纳洛酮或针对 μ、δ 或 κ 阿片受体的选择性拮抗剂，可剂量依赖性地阻断电针产生的机械性痛觉过敏的抑制作用[68]。在辣椒素诱导的后足炎性疼痛模型中，前肢后溪穴（SI3）和三阳络穴（TE8）用 2 Hz 的四组脉冲 100 Hz 的频率刺激，显著提高了注射爪的机械疼痛阈值。鞘内注射的 μ 或 δ 阿片受体拮抗剂阻止了这种镇痛作用，但 κ 阿片受体拮抗剂却没有阻止这种镇痛作用[69]。针灸和电针的确切机制，包括阿片受体以外的生理系统的参与，还有待进一步阐明。

情绪改变及奖赏效应的机制

阿片类药物产生欣快、安静以及其他情绪改变（包括奖赏特性）的机制仍然是研究的热点，特别是在目前阿片类药物转移和滥用范围不断扩大的环境下。行为学和药理学研究结果认为，多巴胺通路，特别是涉及伏核（NAcc）的多巴胺通路，参与了药物相关的奖赏效应。功能性磁共振成像研究表明，静脉注射小剂量的吗啡（4 mg）诱发脑部与奖赏有关的区域（包括伏隔核、豆状核下延伸的杏仁核、眶额皮质、海马）出现阳性信号；产生与镇静催眠药（如丙泊酚和咪达唑仑）作用类似的皮质区信号减弱[70]。这些结果与药理学研究结果相一致。

伏核壳部可能直接参与了药物所致的奖赏效应的情绪与动机过程。三种类型的阿片受体均存在于伏核中，并且认为其至少部分与阿片类药物的动机效应有关[56]。选择性 μ 受体和 δ 受体激动剂，按照位置偏爱实验和颅内自身给药模式的研究结果来看，是奖赏性的。相反，选择性 κ 受体激动剂能产生厌恶的作用。阿片类药物对动机的正面效应部分是由伏隔核水平释放的多巴胺所介导的。

蓝斑含有去甲肾上腺素能神经元和高浓度的阿片受体，据推测，其在警觉、惊慌、恐惧及焦虑中起重要作用。外源性阿片肽和内源性阿片肽均能抑制蓝斑基因的神经活性。

基因敲除小鼠的分析

人们主要通过药理学和生理学的方法对阿片受体和内源性阿片肽的生理作用进行研究，然而对这些蛋白的功能作用进行分析较为困难。通过分子生物学的方法使某一特异的基因失活，制造出基因敲除小鼠。通过对基因敲除小鼠的分析，可明确各种阿片受体和内源性阿片肽前体的生理特性[71]。

在 μ 受体基因敲除小鼠，吗啡的镇痛作用、奖赏作用以及戒断作用均消失[72]；在 μ 受体敲除小鼠，不再能观察到吗啡所致的呼吸抑制[73]。因此，μ 受体是吗啡作用的阿片类系统中必要组成部分。在 μ 受体基因敲除小鼠，氯胺酮所致的呼吸抑制及抗伤害作用减弱[74]，提示氯胺酮的这些作用与其同 μ 受体的相互作用有关。μ 受体敲除小鼠七氟烷的最低肺泡有效浓度（MAC）较野生型小鼠明显增高，表明 μ 受体与七氟烷的麻醉效能有关[73]。在脊髓水平，δ 受体选择性阿片类药物对 δ 受体基因敲除小鼠的镇痛作用明显降低[75]；而在脊髓上水平，δ 受体激动剂对

其仍有镇痛作用，这提示存在第二个 δ 受体镇痛系统。破坏 δ 受体可使 δ 受体激动剂的镇痛、运动力低下及厌恶等作用消失，并且导致（小鼠）在腹部收缩实验中呈高反应性，说明 δ 受体与内脏化学性疼痛的感知有关[76]。利用基因敲除小鼠进行的药理研究表明，μ 受体可能不会介导 N_2O 的抗伤害性感受作用[77]，N_2O 发挥其抗伤害性感受作用，并通过复杂的机制（包括激活 κ 受体和脊髓中的下行抑制途径）降低小鼠挥发性麻醉药的 MAC，而其催眠能力不依赖于 κ 受体的激活[78]。

在 β-内啡肽缺乏的小鼠，吗啡可产生正常的镇痛作用，但纳洛酮可拮抗的、应激所致的镇痛作用消失[79]。前脑啡肽原敲除小鼠较野生型小鼠更焦虑，而且雄性小鼠表现出更强的攻击性[80]。突变鼠与对照组相比，对疼痛刺激反应的显著差异主要出现在脊髓上水平，而不是脊髓水平。

因此，通过基因敲除鼠的分析，阐明了阿片系统各组成部分的功能作用。μ 阿片受体仍然被认为是阿片激动作用的有效和抗伤害性感受的主要信号受体。

阿片类药物对阿片受体以外靶目标的作用

分子药理学研究表明，阿片类药物可与阿片受体以外的其他分子相互作用。在心肌细胞中，吗啡以非纳洛酮敏感性方式抑制电压依赖性 Na^+ 电流，这表明存在不依赖于阿片受体的信号转导机制[81]。丁丙诺啡，是部分 μ 阿片类药物受体激动剂，也有局部麻醉药的特性，是通过与作用于局部麻醉药相同的结合部位，阻断电压门控位点 Na^+ 通道来实现的[82]。哌替啶是 μ 受体和 κ 受体激动剂，且已证实哌替啶可阻断两栖动物外周神经[83] 以及爪蟾（Xenopus）卵母细胞表达系统的电压依赖性 Na^+ 通道[84]。另外，哌替啶在 α_{2B}-肾上腺素能受体亚型呈激动剂活性[85]。Yamakura 等表明，高浓度的阿片类药物，包括哌替啶、吗啡、芬太尼、可待因和纳洛酮，可直接抑制 N-甲基-D-门冬氨酸（N-methyl-D-aspartate，NMDA）受体在爪蟾卵母细胞中的表达[86]。美沙酮在临床上作为 l 和 d 同分异构体的外消旋混合物使用。外消旋物的阿片样作用似乎完全取决于 l-美沙酮的作用，而 d-美沙酮则发挥 NMDA 拮抗剂的作用[87]。市场上可买到的瑞芬太尼溶液 Ultiva（含有甘氨酸）可直接激活非洲爪蟾卵母细胞中表达的 NMDA 受体[88]。此外，对大鼠脊髓的电生理研究发现，盐酸瑞芬太尼不能直接激活 NMDA 受体，在使用 Ultiva 后记录到的 NMDA

电流与甘氨酸的存在有关。应用盐酸瑞芬太尼可强化甘氨酸诱发的 NMDA 电流，这可能是通过 μ 阿片类药物受体通路所介导的[89]。与胃肠动力、内脏痛、恶心呕吐等直接或间接相关的血清素 5-HT$_{3A}$ 受体可被吗啡、氢吗啡酮以及纳洛酮竞争性地抑制。然而，芬太尼类药物没有明显地影响 5-HT$_{3A}$ 受体的活性[90-91]。曲马多镇痛的机制很复杂，基本上由两种作用组成，即对去甲肾上腺素能血清素能系统的重摄取抑制和对 μ 阿片受体的激活。μ 阿片受体拮抗剂纳洛酮只能部分逆转曲马多的镇痛作用。此外，曲马多作为辣椒素受体（TRPV1）激动剂，异源性表达于体外培养的细胞[92]。曲马多可能激活了感觉神经元上的辣椒素受体，引起了血管活性肽的局部释放和传入纤维的显著脱敏作用[93]。目前还不清楚阿片类药物的哪些"脱靶"作用具有生理学或临床意义。

痛敏肽/孤啡肽 FQ 的生理机制

痛敏肽/孤啡肽 FQ 是含有 17 个氨基酸的多肽，其序列与阿片肽类似。痛敏肽/孤啡肽 FQ 及其前体 mRNA 存在于整个下行疼痛控制回路。痛敏肽/孤啡肽 FQ 受体 mRNA 在脊髓前角的表达强于脊髓背角，但背角的配体结合水平更高。在小鼠，特异性破坏痛敏肽/孤啡肽 FQ 受体对基础痛觉敏感性无影响，但特异性破坏痛敏肽/孤啡肽 FQ 前体则在甩尾实验中使小鼠对痛觉的基本反应增强，提示痛敏肽/孤啡肽 FQ 在调节基本痛觉敏感性中的重要作用[94-95]。鞘内注射痛敏肽/孤啡肽 FQ 具有镇痛作用[96]；然而脊髓上水平注射则会产生痛觉过敏、抗阿片样作用或痛觉过敏/镇痛双向作用[97]。痛敏肽/孤啡肽 FQ 对存在于 RVM 中的促痛及镇痛神经元均产生抑制作用[98]。在动物，痛敏肽/孤啡肽 FQ 对疼痛的反应取决于先前存在的疼痛状态。还已经报道了痛敏肽/孤啡肽 FQ 参与多项生理功能，例如调节进食、体重稳态和应激反应，以及精神病如抑郁、焦虑、药物或酒精依赖等[99]。

非肽痛敏肽/孤啡肽 FQ 受体激动剂的全身给药表明，这种化合物在动物疼痛模型中是有效的镇痛药。据报道，痛敏肽/孤啡肽 FQ 受体激动剂（Ro64-6198）具有抗伤害感受和抗痛觉过敏的功效，并且没有阿片类药物的副作用，例如瘙痒、呼吸抑制和成瘾[100]。由于痛敏肽/孤啡肽 FQ 和阿片类药物受体激动剂可以通过不同的靶目标调节疼痛，因此将两种机制结合起来可能构成创新镇痛药开发的一种新方法。西博帕多是一种新合成的化合物，具有痛敏肽/孤啡肽 FQ

和阿片类药物受体激动剂活性，在多种急性和慢性疼痛大鼠模型（甩尾、类风湿性关节炎、骨癌、脊髓神经结扎、糖尿病性神经病）中，显示出有效的抗伤害性和抗痛觉过敏作用[101]。在 1 期临床试验中，与完全的 μ 阿片受体激动剂产生的呼吸暂停相比，西博帕多产生的呼吸抑制作用具有上限效应[102]。

阿片受体在外周血单核细胞上的表达是有争议的。Williams 等报道人外周血单核细胞会表达孤啡肽受体，而没有 μ、δ 或 κ 阿片类药物受体[103]。外周血单核细胞产生的孤啡肽也许参与了免疫功能的调控。

阿片类药物的神经生理作用

阿片类药物的镇痛作用

在人类，吗啡类药物能产生镇痛、困倦、情绪改变以及意识模糊等作用。阿片类药物镇痛的一个显著特点是不伴有意识消失。当相同剂量的吗啡应用于正常、无痛的个体时，可能有不愉快的体验。吗啡样阿片类药物缓解疼痛作用具有相对的选择性，且不影响其他感觉形式。患者常反映疼痛仍然存在，但他们感觉较舒服。区别疼痛是由于刺激伤害性受体并由神经通路（伤害性疼痛）传递而来，还是由于神经元结构的损害所引起非常重要，后者常引起神经超敏性疼痛（神经性疼痛）。尽管阿片类镇痛药对伤害性疼痛有效，但对神经性疼痛效果较差，常需要较大的剂量[104]。

阿片类药物的镇痛作用如副作用一样，个体差异很大。一项药理基因组学的双生子研究显示阿片类药物的个体差异很有可能与基因和环境因素相关[105-106]。动物和人类研究表明，阿片类药物介导的行为存在性别差异[107]。Sarton 等以健康志愿者为对象研究了吗啡对实验中所致疼痛的影响，证实在吗啡镇痛作用中存在着性别差异。吗啡效能在女性中较强，但起效和消除速度较慢[108]。与之相反，阿芬太尼在人体疼痛实验模型检测个体变异的调查中，没有发现性别差异[109]。在遗传因素对疼痛敏感性影响的研究中，表明男性在热性皮肤疼痛和肌肉压力疼痛方面的疼痛阈值均高于女性[110]。性别在疼痛敏感性和阿片类药物作用方面的差异仍然有待阐明。

在口服吗啡治疗慢性疼痛的病例中证实，阿片类药物的药代动力学和药效动力学特点全天都在变化[111]。舒芬太尼蛛网膜下腔镇痛显示出一种时间分布模式，在处于第一产程的孕妇，其一天内的变异度可达 30%[112]。Scavone 等报告称，注射药物的时机似乎不会影响芬太尼的硬膜外-腰麻或全身使用氢吗啡酮的持续作用时间[113]。在临床实践中时间生物学潜在的影响还不清楚，昼夜节律对阿片类药物作用的影响的临床研究还有待批准。

对于阿片类药物产生的外周镇痛作用仍有争议。一篇新近的综述通过 meta 分析得出结论，认为关节内应用吗啡有确切的镇痛作用，但作用较轻微[114]。这种作用可能呈剂量依赖性，且不能完全排除全身作用的可能。有报道在臂丛神经阻滞的局麻药中加入吗啡可提高成功率并改善术后镇痛的效果[115]。相反，添加舒芬太尼可能并不会延长臂丛神经阻滞的作用时间[116]。

尽管疼痛刺激的类型、遗传学、性别、给药时间或作用部位（中枢与外周）的效果不同，但阿片类药物仍然是最有效的止痛药物之一。

阿片类药物对意识的影响

皮质的乙酰胆碱来源于前脑基底部，对于维持正常的认知功能与觉醒至关重要。无名质内注射吗啡或静脉注射吗啡可明显降低大鼠额叶前部皮质乙酰胆碱的释放，这可能是阿片类药物引起意识改变的神经化学基础[117]。尽管使用大剂量的阿片类药物能使人意识消失，但是这种基于阿片类药物的麻醉效果是不可预计且不一致的[118]。因此，阿片类药物不能单独用于诱导麻醉[119]。阿片类药物的麻醉效能用 MAC 值来评定[120]。在人体，芬太尼能使异氟烷切皮时的 MAC 值降低至少 80%[121]。芬太尼血浆浓度与 MAC 值的减少之间的关系呈非线性，且芬太尼降低异氟烷 MAC 的作用存在亚 MAC 封顶效应。芬太尼能呈剂量依赖性地降低七氟烷的 MAC：3 ng/ml 的芬太尼使七氟烷 MAC 降低 61%[122]。而 6 ng/ml 的芬太尼只能使七氟烷 MAC 再降低 13%，同样也呈现出封顶效应。即使像舒芬太尼、芬太尼、瑞芬太尼、阿芬太尼等大多数阿片类药物"降低吸入麻醉药 MAC"的效能比已经确定，但阿片类药物没有完全降低 MAC 的能力，也就是说，阿片类药物不是全能的麻醉药。阿片类药物必须和其他的麻醉药物配伍才能产生"完全的麻醉"[121, 123-125]。艾司洛尔作为一种短效 β_1 受体拮抗剂，与阿芬太尼合用时，可明显降低异氟烷的 MAC；若不与阿芬太尼同时应用，则无此作用[126]。这种药物间相互作用的机制还不十分清楚。研究证明，硬膜外输注芬太尼，即使在其血浆浓度低于静脉应用芬太尼时，其降低异氟烷苏醒浓度的作用仍强于静脉内输注芬太尼，这可能是通过调节脊髓伤害性刺激的传入而实现的[127]。

50% 患者在直接喉镜气管插管时无体动反应的

MAC（MAC-TI）值要高于手术切皮时无体动反应的 MAC 值（MAC）。七氟烷的 MAC-TI 为 3.55%，随着加用 1 μg/kg、2 μg/kg 和 4 μg/kg 的芬太尼，MAC-TI 值明显降低到 2.07%、1.45%、1.37%，在 2 μg/kg 和 4 μg/kg 芬太尼组之间无显著差异，呈现出封顶效应[128]。抑制 50% 患者手术切皮时交感神经反应的 MAC（MAC-BAR）随血浆芬太尼浓度的升高而降低，最开始阶段呈陡直下降，随后呈现封顶效应[122]。

脑电双频谱指数（bispectral index，BIS）已被用于评价麻醉药对大脑的作用。与单纯应用丙泊酚相比，同时应用芬太尼、阿芬太尼、瑞芬太尼或舒芬太尼时，丙泊酚在较低的效应室浓度和较高的 BIS 值时，即可引起意识消失[129]。另外，Wang 等报道瑞芬太尼的输注 [（0.1～0.4）μg/（kg·min）] 并未明显改变使 BIS 值降到 50 及以下时的丙泊酚中位有效浓度（EC$_{50}$）[130]。这一结果提示，镇痛浓度的阿片类药物增强了丙泊酚的催眠作用，但并不改变 BIS 值。相反，有报道发现，持续输注瑞芬太尼（效应部位靶浓度为 0.25 ng/ml、2.5 ng/ml 和 10 ng/ml），同时调节丙泊酚的输注速度，使 BIS 值维持在 60 左右，则瑞芬太尼可使 BIS 值呈剂量依赖性下降，提示瑞芬太尼具有镇静或催眠作用[131]。反应曲面分析显示可以考虑联合应用阿片类药物和镇静类药物来镇静和抑制各种伤害性刺激反应[132]。同麻醉期间服用阿片类药物对 BIS 的作用相反，长期使用阿片类药物对 BIS 的影响尚不清楚。最近有报道称，对于长期慢性阿片类药物使用者（口服吗啡的每日剂量至少为 60 mg，且持续 4 周），其 BIS 维持在 50 以下所需的七氟烷的呼气末浓度为 0.84%，低于初次使用阿片类药物的患者（1.18%）[133]。

阿片类药物作为手术镇痛的主要药物会在术后第一个晚上抑制睡眠。然而，阿片类药物对睡眠和昼夜节律的影响还不是很清楚。一项人体研究显示整夜持续输注瑞芬太尼可抑制快速眼动睡眠而没有减少夜间褪黑素的分泌，这可能表明阿片类药物对昼夜节律的影响很小[134]。

综上所述，围术期的阿片类药物已被证明可剂量依赖性地降低 MAC，众所周知，它们与催眠药协同产生镇静作用。但是，其影响 BIS 的能力可能会因阿片类药物的使用情况而异。

幻觉

阿片类药物引起的幻觉是阿片类药物治疗的罕见但严重的不良反应，通常归因于潜在的精神疾病或人格障碍，而不是阿片类药物的直接神经生物学作用[135]。阿片类药物引起的幻觉通常被描述为听觉、视觉或极少见的触觉幻觉。尽管许多报道提到吗啡是罪魁祸首，但没有证据表明，特定的阿片类药物与整个人群更低的幻觉发生率相关。此外，还有芬太尼、美沙酮、曲马多、氢吗啡酮、丁丙诺啡、喷他佐辛和（或）羟考酮引起相关的幻觉或精神状态改变的报道。然而，吗啡代谢产物的积累，特别是吗啡 -3- 葡萄糖醛酸，与神经系统现象的发展有关[136]。已经提出了许多假设来解释阿片类药物引起幻觉的原因。这些假设的共同点是阿片类药物引起的多巴胺失调。过度激活的多巴胺能途径会导致听觉和视觉幻觉[137]。如果可行的话，对阿片类药物引起幻觉的最简单的治疗方法是中止阿片类药物治疗。有报道描述了纳洛酮和 κ - 选择性阿片拮抗剂成功用于治疗与精神分裂症相关的幻觉，尽管已证实此类 κ - 选择剂与没有诊断出精神疾病的受试者或患者的幻觉相关[138]。

脑电图

提高吸入麻醉药浓度可产生连续的脑电图（electroencephalogram，EEG）改变，最终导致暴发性抑制和 EEG 平坦。相反，阿片类药物具有封顶效应。增加阿片类药物剂量，一旦达到此封顶效应，再增加剂量时不再影响 EEG[139]。

尽管不同的阿片类药物在血浆和大脑之间的平衡能力和效率不同，但芬太尼、阿芬太尼、舒芬太尼和瑞芬太尼的作用仍是一致的（图 24.9）[140]。小剂量芬太尼（2 ～ 5 µg/kg）产生轻微的 EEG 改变，而大剂量芬太尼（30 ～ 70 µg/kg）可引起高电压慢波（δ 波），提示患者已进入麻醉状态。虽然应用大剂量芬太尼和其他阿片类药物后可引起一过性、孤立的尖波（常常是在额颞部），但这并不具有普遍意义。在一项研究吗啡（3 ～ 10 mg）对于耳科手术后过夜止痛患者（14.8±2.8 岁）的脑电图的影响，结果表明，与清醒和非快速眼动睡眠相比，吗啡降低了高频 β₁（13.5 ～ 20 Hz）和 β₂（20 ～ 30 Hz）脑电功率，并降低了额叶和枕叶 β₂ 脑电活动之间的连贯性，表明吗啡可产生深层的镇静状态（彩图 24.10）[141]。Khodayari-Rostamabad 等研究了瑞芬太尼对健康志愿者静息脑电功能连接的影响及其与认知功能和镇痛的关系[142]。瑞芬太尼的使用与皮质功能的连接性发生重大改变有关，这似乎破坏了维持正常脑功能的复杂皮质网络，并可能成为阿片类药物镇静作用的生物标志物。

作为一种效应部位作用的衡量方法，EEG 可用于

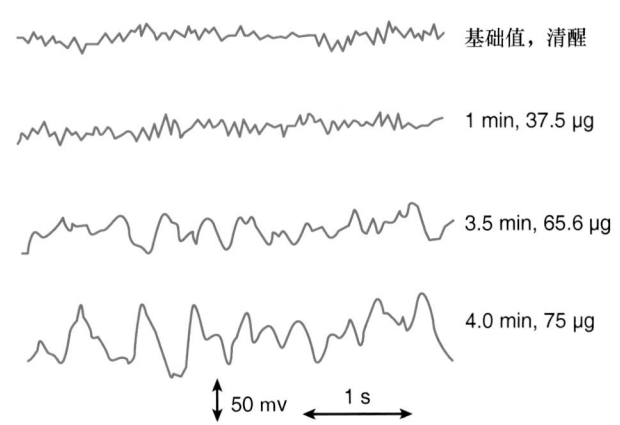

评价药物作用的起效时间和药物的效能比。瑞芬太尼的边缘频谱与血浆浓度非常相似[143]，而芬太尼和舒芬太尼的边缘频谱的恢复时间明显延后（图 24.11）[144]。在健康的志愿者中，从顶叶剪辑中提取的近似熵显示出与瑞芬太尼浓度显著相关，并且被证明适合评估瑞芬太尼对 EEG 的作用[145]。建立在脑电图研究基础上的效能比，与那些通过降低异氟烷 MAC 值 50% 所需的阿片类药物血浆浓度的研究结果相似。总体而言，阿片类药物会在脑电图中产生剂量依赖性变化，可模仿挥发性麻醉药的剂量变化，但阿片类药物在较高剂量下显示出封顶效应。

诱发反应

由于阿片类药物并不明显影响胫后或正中神经诱发的感觉诱发电位（sensory-evoked potential，SEP），因此，SEP 可用于阿片类药物麻醉中脊髓功能的监测[146]。尽管瑞芬太尼使听觉诱发电位呈剂量依赖性降低[147]，但瑞芬太尼输注（靶浓度 1 ng/ml、2 ng/ml、3 ng/ml）并不影响诱发电位的振幅和潜伏期[148]。在健康志愿者，输注 3 µg/kg 芬太尼并不显著影响经颅刺激引出的运动诱发反应的振幅与潜伏期[149]。Kawaguchi 等报道，异氟烷或七氟烷联合芬太尼麻醉时，围术期监测肌源性运动诱发电位是可行的[150]。

中潜伏期听觉诱发电位（middle latency auditory-evoked potentials，MLAEP）和衍生电位越来越多地用于麻醉深度的替代监测。阿片类药物注射后，中潜

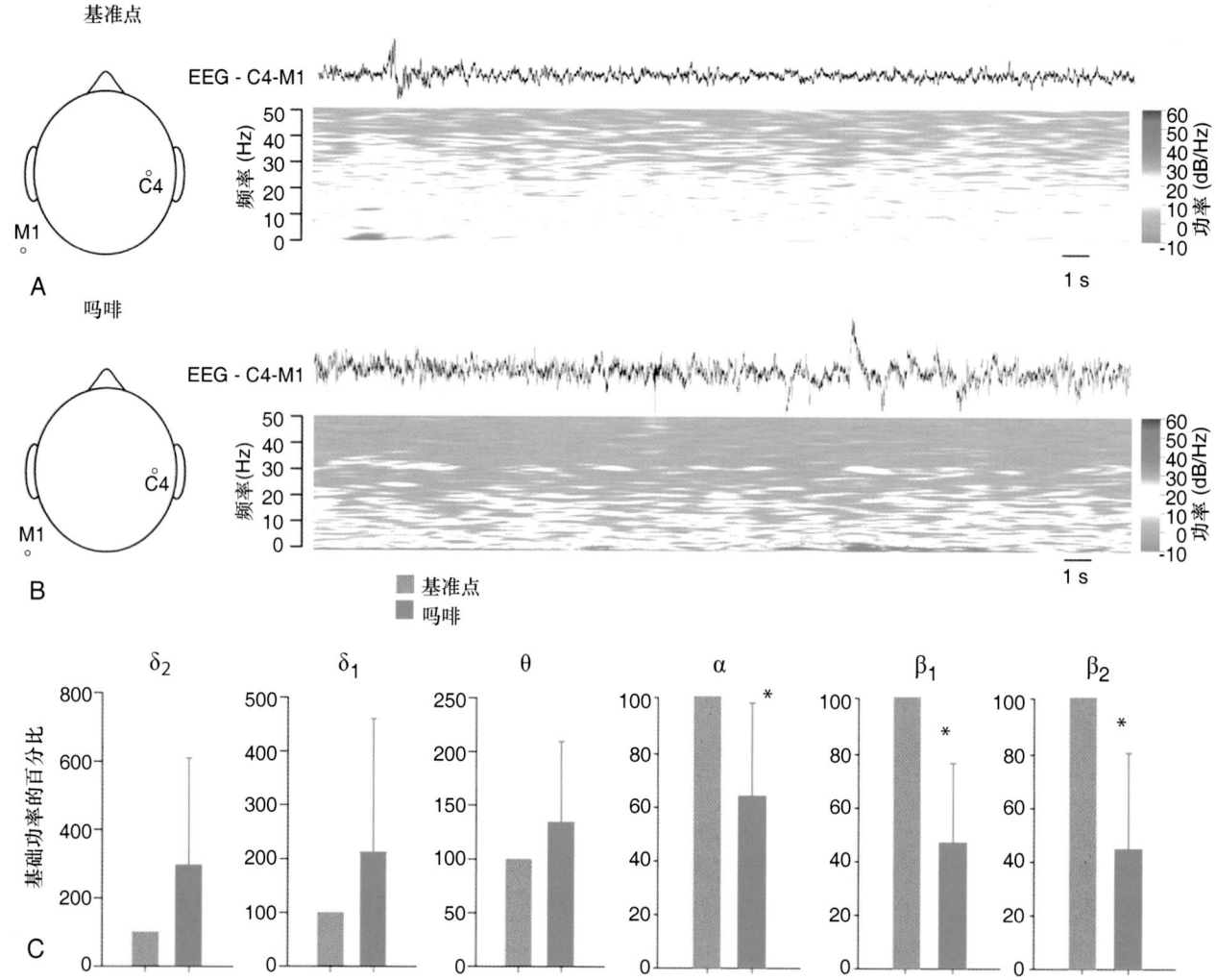

彩图 24.10　**吗啡对脑电频谱含量的影响。**基线和吗啡给药后 30 s 时的脑电图活动和 C4-M1（C4 ＝中心电极；M1 ＝乳突电极）衍生的功率谱图。在有代表性的患者（a）和分析组数据（B 和 C）中，吗啡降低了高频功率（α、β₁ 和 β₂）。10 例患者的平均数据显示吗啡降低了 α（P ＝ 0.039，n ＝ 10）、β₁（P ＝ 0.003，n ＝ 10）和 β₂（P ＝ 0.020，n ＝ 10）的功率，但没有改变 δ₂（P ＝ 0.375，n ＝ 10）、δ₁（P ＝ 0.922，n ＝ 10）和 θ（P ＝ 0.331，n ＝ 10）的功率。数据显示为平均值 ±95% 置信区间。* 平均值与基线有显著性差异，P < 0.05（From Montandon G，Cushing SL，Campbell F，et al. Distinct cortical signatures associated with sedation and respiratory rate depression by morphine in a pediatric population. Anesthesiology. 2016；125：889-903.）

伏期听觉诱发反应发生改变。这可能是通过阿片类药物抑制中潜伏期听觉诱发反应的直接作用所致，或通过抑制伤害性刺激的 CNS 觉醒作用的间接作用所致。Wright 等研究了瑞芬太尼［1 μg/（kg · min）或 3 μg/（kg · min）］在插管和非插管患者中对中潜伏期听觉诱发反应的作用，发现瑞芬太尼在抑制气管插管相关的觉醒中对中潜伏期听觉诱发反应有作用，而在无气管插管刺激时无作用[151]。与此相似的是，Schraag 等发现单独应用瑞芬太尼对中潜伏期听觉诱发电位无显著影响，而瑞芬太尼浓度持续升高可明显降低麻醉需要的丙泊酚的效应室浓度[152]。

脑血流量和脑代谢率

阿片类药物通常会在一定程度上降低脑代谢率和

颅内压（intracranial pressure，ICP），尽管与其合用的其他药物或麻醉药以及患者的状态都可能影响这些改变。当同时应用的麻醉药引起血管扩张时，阿片类药物更可能引起脑血管收缩。当与 N₂O 合用时，阿片类药物也会降低脑血流量（cerebral blood flow，CBF）。当单独应用阿片类药物或与能引起脑血管收缩的药物同时应用时，阿片类药物常常对 CBF 没有影响或仅引起 CBF 轻度增加。

在几种动物模型中发现，应用外源性阿片类药物对软脑膜动脉直径有轻微的影响，但大脑动脉内存在内源性阿片样物质的活性[153]。在小猪中，芬太尼、阿芬太尼和舒芬太尼可剂量依赖性地缩小动脉血管直径，此作用可被纳洛酮逆转[154]。PET 证实，在健康志愿者中，芬太尼所致的 CBF 改变存在区域性差异[155]。

在其他报道中，舒芬太尼（0.5 μg/kg，静脉注射

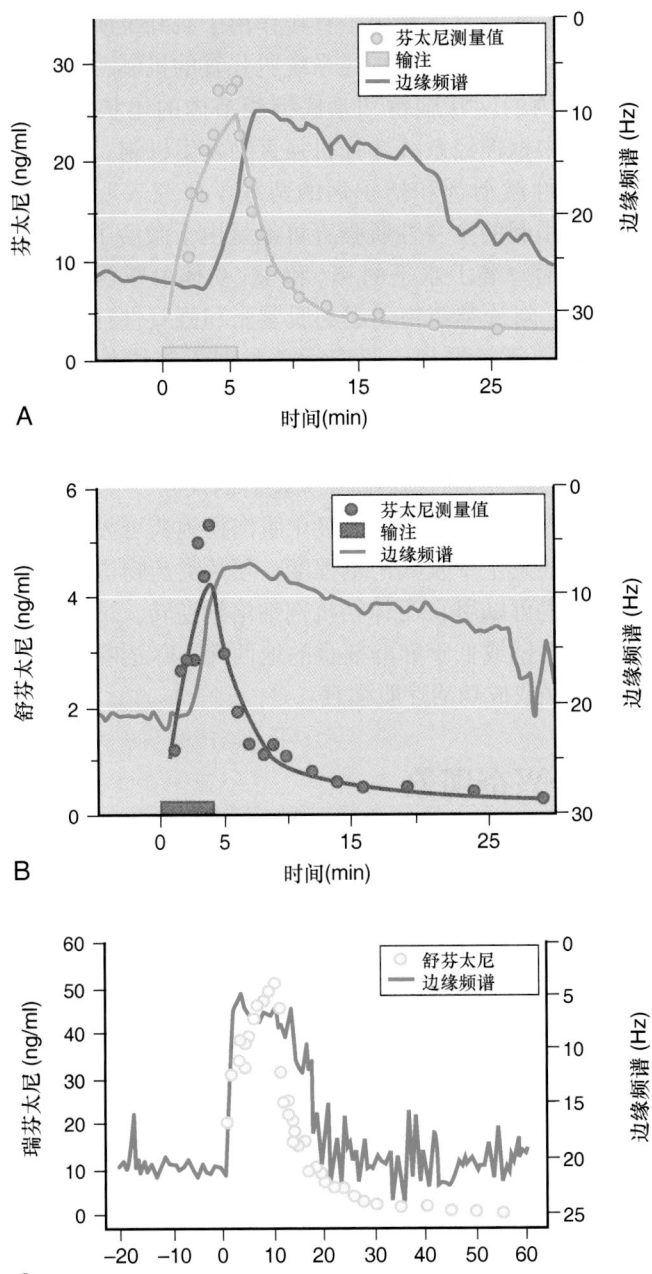

图 24.11　**边缘频谱与阿片类药物血清浓度的时间曲线。**芬太尼（A）与舒芬太尼（B）的输注速率分别为 150 μg/min 和 18.75 μg/min。瑞芬太尼（C）以 3 μg/（kg·min）的速率输注 10 min。芬太尼组和舒芬太尼组边缘频谱的变化滞后于药物血清浓度的变化，而瑞芬太尼组两者的变化几乎呈平行关系（From Scott JC, Ponganis KV, Stanski DR. EEG quantitation of narcotic effect: the comparative pharmacodynamics of fentanyl and alfentanil. Anesthesiology. 1985; 62: 234-241; and Egan TD, Minto CF, Hermann DJ, et al. Remifentanil versus alfentanil: comparative pharmacokinetics and pharmacodynamics in healthy adult male volunteers. Anesthesiology. 1996; 84: 821-833.）

IV）对健康志愿者的 CBF 无明显影响[156]。阿芬太尼（25～50 μg/kg, IV）应用于异氟烷（0.4%～0.6%）-N_2O 麻醉的患者，可引起大脑中动脉血流速度降至最低[157]。一项针对人类志愿者的 PET 研究表明，瑞芬

太尼在疼痛处理相关区域（例如额外侧前额叶皮质，顶叶下皮质和辅助运动区）的局部脑血流呈剂量依赖性变化[158]。在择期行幕上肿瘤手术并应用 N_2O 的患者中，瑞芬太尼 [1 μg/（kg·min）] 和相似剂量的芬太尼 [2 μg/（kg·min）] 均可使 CBF 降低，但并不显著影响脑血管对二氧化碳的反应性[159]。

阿片类药物引起的神经兴奋和局灶性癫痫样发作能引起局部脑代谢增高。在大鼠中，大剂量阿芬太尼引起的区域性糖利用增加，不仅与癫痫样活动有关，而且与神经性病变有关[160]。人体 PET 检查证实，以 1～3 μg/（kg·min）持续输注瑞芬太尼能引起大脑葡萄糖的脑代谢速率显著增加[161]。总之，阿片类药物一般不会显著影响 CBF 的测量。

颅内压

通常认为，在控制通气条件下，阿片类药物对颅内压（ICP）的影响最小。在采用异氟烷 -N_2O 复合麻醉实施开颅手术的幕上占位性病变患者中，使用阿片类药物不会显著增加 ICP[162-163]。用阿片类药物实施镇静不会改变头颅损伤患者的 ICP[164]。在立体定位脑瘤活检术中，使用瑞芬太尼 [4.2±1.8 μg/（kg·min）] 进行轻度镇静的患者，与丙泊酚 4.3±2.5 mg/（kg·min）镇静的患者相比，其颅内压并未增高，并且瑞芬太尼组可更好地维持脑灌注压[165]。

在幕上占位性病变切除的开颅患者中，使用阿片类药物可能会增加 ICP，尤其是颅内顺应性受损时。在一项对重度颅脑损伤患者的自动调节功能有所保留和受损的研究中，吗啡（0.2 mg/kg）和芬太尼（2 μg/kg）可适度提高 ICP，这一发现预示着阿片类药物引起的 ICP 升高除了血管扩张因素外还存在其他的机制[166]。还有研究者表明脑积水患儿注射阿芬太尼（70 μg/kg）后，ICP 没有改变[167]。这些阿片类药物对 ICP 影响的差异是受测量方法还是其他药物的影响，目前还不清楚。如果阿片类药物确实增加了 ICP，是由阿片类药物直接引起脑血管扩张，还是由阿片类药物引起的血压降低间接引起的尚不清楚。

神经保护

虽然某些早期研究证明 μ 阿片受体激动剂对缺血的大脑有潜在的副作用；但其他研究证明，某些阿片类药物如 κ 受体激动剂，至少在动物模型中对局灶性缺血具有神经保护作用[168]，也有研究者证实，δ- 阿片受体的激活延长了小鼠在致死性缺氧环境中

的生存时间[169]。一项关于大鼠小脑脑片的离体实验证明用临床相似浓度的吗啡预处理能产生急性神经保护作用，这是通过 δ_1-阿片受体的激活、腺苷三磷酸（ATP）敏感型 K^+ 通路激活以及线粒体产生的自由基所介导的[170]。在大鼠局灶性缺血模型中，与未麻醉的清醒大鼠相比，芬太尼既没有增加也没有减少脑损伤[171]。事实证明，在超临床的浓度，瑞芬太尼虽然没有坏死作用，但对未成熟的小鼠大脑具有阿片样物质和 NMDA 受体以及线粒体依赖性凋亡途径的离体抗凋亡作用[172]。一项最新研究报告称，在小鼠脑缺血再灌注模型中，κ 阿片受体上调并起关键作用，并且 κ 阿片受体的活化可以保护血脑屏障、减少细胞凋亡和抑制炎症，可能有保护大脑并改善神经系统结局的作用[173]。尽管在动物模型中存在与潜在的神经保护作用相互矛盾的证据，但尚无明显证据表明对人类具有神经保护作用。

肌强直

阿片类药物可增强肌张力并可引起肌强直。阿片类药物麻醉引起肌强直的发生率差异很大，这主要与阿片类药物给药的剂量及速度的差异、是否同时应用 N_2O、是否同时应用肌肉松弛药以及患者的年龄等因素有关。阿片类药物所致肌强直的特点是肌张力进行性增强，直至出现严重的僵直并可能导致严重的后果（表24.4）。临床上明显的肌强直常在患者意识开始消失或意识消失后即刻出现。轻微的肌强直可见于清醒患者，如声音嘶哑。已证实，阿片类药物给药后引起的声门关闭是导致使用呼吸囊和面罩通气困难的主要原因。尽管一般认为阿片类药物对 ICP 的影响很小，但已证明阿芬太尼诱导的强直可引起大鼠 ICP 的升高[174]。延迟性或术后肌强直很可能与血中阿片浓度出现第二个高峰有关，其机制如同再发性呼吸抑制。

阿片类药物引起肌强直的确切机制还不完全清楚。预先应用肌肉松弛药能减少或防止肌强直的发

生，因此肌强直不是由于直接作用于肌纤维所致。阿片类药物引起的中枢神经系统肌强直的机制，涉及网状结构内的网状脑桥和基底神经节内的尾状核[175]。人们在中枢神经系统寻找肌强直的发生机制。一项应用选择性激动剂和拮抗剂的药理学研究表明，阿片类药物引起的全身性肌强直可能是由于激活了中枢 μ 受体，而脊髓上水平的 δ_1 和 κ 受体可减弱这种作用[176]。阿片类药物引起的肌紧张和强直性症状（其发生率随年龄增加，肌肉运动类似于锥体外系副作用）与帕金森病相似，提示两者有相似的神经化学机制。帕金森病患者，尤其是治疗不完全者，可出现类似于使用阿片类药物后肌张力障碍的反应[177]。

预先或同时应用非去极化肌肉松弛药可显著降低肌强直的发生率及其严重程度。阿片类药物诱导的肌肉强直也可以用 μ 受体拮抗剂纳洛酮逆转。诱导剂量的硫喷妥钠或低于麻醉剂量的地西泮、咪达唑仑可预防、减轻或成功治疗肌强直。

神经兴奋现象

在动物，芬太尼能引起 EEG 出现癫痫发作的表现，但在人体应用芬太尼、阿芬太尼和舒芬太尼并未发现癫痫发作的证据。瑞芬太尼在相对健康的成年患者中可引起广泛的强直-阵挛样发作[178]。吗啡在硬膜外和鞘内注射时会引起强直-阵挛发作[179]。人体大剂量应用芬太尼、舒芬太尼和阿芬太尼后，偶可见脑电图上出现局灶性神经兴奋表现（如尖波和棘波活动）。

阿片类药物引起的神经兴奋现象的机制尚不完全清楚。兴奋性阿片作用可能与偶联有丝分裂原活化的蛋白激酶级联反应有关[180]。理论上对于 CBF 和代谢的局部增加也应予以考虑，因为即使是局部的长时间癫痫活动也能引起神经元损伤或细胞死亡。大剂量芬太尼、阿芬太尼和舒芬太尼也可导致大鼠边缘系统的高代谢及组织病理性改变[181]。小鼠离体海马的实验性研究显示吗啡产生的效应是通过 μ 和 κ 阿片受体选择性激活而非 δ 阿片受体的激活来介导的[182]。在大鼠，咪达唑仑、纳洛酮及苯妥英钠均能预防大剂量芬太尼所致的 EEG 上显示的癫痫样活动及脑组织学损伤[183]。

志愿者通过磁共振成像对 CBF 检测表明，扣带回皮质对瑞芬太尼 $[0.05 \sim 0.2\ \mu g/(kg \cdot min)]$ 最敏感，并且这种易感性受血清载脂蛋白 E 基因型的影响[184]。这些结果支持以下观点：围术期使用阿片类药物引起的边缘区域的神经激活对术后出现认知功能障碍有一定的作用。

表 24.4　阿片类药物引起的肌强直相关的潜在问题

系统	问题
血流动力学	CVP ↑，PAP ↑，PVR ↑
呼吸系统	顺应性↓，FRC↓，通气↓ 高碳酸血症，低氧血症
其他	氧耗量↑，颅内压↑，芬太尼血浆浓度↑

CVP，中心静脉压；FRC，功能残气量；PAP，肺动脉压；PVR，肺血管阻力

Modified from Bailey PL, Egan TD, Stanley TH. Intravenous opioid anesthetics. In: Miller RD, ed. Anesthesia. 8th ed. Philadelphia: Saunders; 2015. An imprint of Elsevier Inc., p. 876.

瞳孔大小

吗啡和大多数 μ 受体和 κ 受体激动剂通过对副交感神经支配的瞳孔产生兴奋作用而引起瞳孔收缩。光会激发动眼神经核的兴奋，从而导致瞳孔收缩，高碳酸血症、缺氧和伤害感受会抑制瞳孔收缩。阿片类药物能解除动眼神经核的皮质抑制，从而引起乳头肌的收缩（图 24.12）[185]。一项研究报道，静脉内注射吗啡（0.125 mg/kg），瞳孔直径在 1 h 时缩小 26%，瞳孔直径完全恢复需要 6 h 以上[186]。瞳孔扩张反射被成功地用于评价平衡麻醉中的麻醉药的成分。瞳孔测试仪对于指导手术后即刻吗啡的使用来说可能是一个有用的工具[187]。一项前瞻性随机研究评估了在妇科手术术中瞳孔测量监测对围术期阿片类药物消耗的影响。结果表明，使用瞳孔测量法指导术中镇痛可减少术中瑞芬太尼的用量和术后吗啡的需求量[188]。瞳孔不稳定是瞳孔直径的波动，即使在休息良好的个体中，在环境光照下也会出现瞳孔不稳定（pupillary unrest under ambient light，PUAL）。尽管其潜在机制尚不清楚，阿片类药物可抑制 PUAL。健康志愿者服用芬太尼会减少 PUAL 的发生，且减少的幅度大于瞳孔直径的变化[189]。PUAL 的预处理效果与对阿片类药物的镇痛反应相关，且阿片类药物使用后表现出较高 PUAL 改变水平的患者，使用阿片类药物会获得更好的镇痛作用[190]。

众所周知，使用阿片类药物后瞳孔收缩，瞳孔测定法的使用可能有助于指导术中阿片类药物的使用剂量以优化镇痛。

体温调节和寒战

基于阿片类药物的麻醉，可能会将热调节阈值降低至与强效吸入麻醉药相似的程度[191]。然而，哌替啶在阿片类药物中的独特之处在于，它可以有效地终止或减弱寒战的程度。哌替啶的抗寒战作用主要与降低寒战阈值有关[192]，该作用可能是 κ 受体的活性介导的[193]。但是，相对特异性的 κ 受体激动剂纳布啡没有表现出显著的抗寒战活性[194]。哌替啶对 α_{2B}-肾上腺素受体亚型具有激动作用，这一发现表明该作用与哌替啶的抗寒战作用有关[85]。阿芬太尼、吗啡和芬太尼在治疗术后寒战方面不如哌替啶有效。但是，阿芬太尼和奈福泮是一种中枢性镇痛药，可共同降低人体的寒战阈值[195]。曲马多（0.5 mg/kg）对产后硬膜外麻醉寒战的抑制作用与哌替啶（0.5 mg/kg）一样有效[196]。一项随机对照试验的定量系统回顾发现，对于胃肠外药物干预措施，在预防术后寒战方面，哌替啶 12.5 ~ 35 mg 和曲马多 35 ~ 220 mg 优于对照[197]。

瑞芬太尼与术后寒战的发生率增加有关，而与术中低温无关。较高剂量的瑞芬太尼在麻醉后发生寒战的可能性较高，这可能反映了阿片类药物的急性耐受性和对 NMDA 受体的刺激作用[198]。麻醉诱导时给予小剂量氯胺酮 0.5 mg/kg，然后以 0.3 mg/（kg·h）持续输注，可预防瑞芬太尼引起的麻醉后寒战。

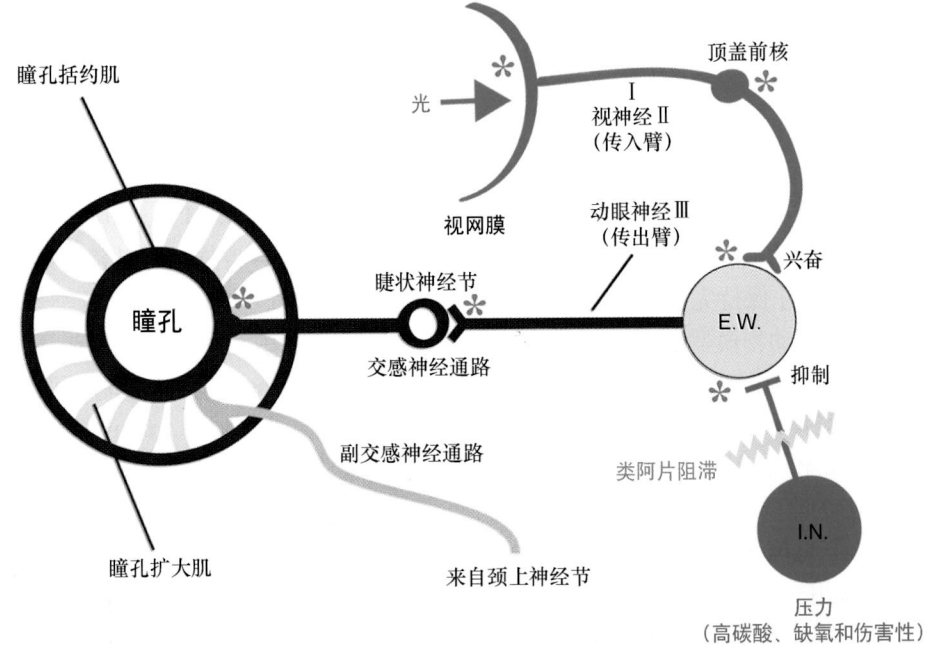

图 24.12　控制人类瞳孔大小和瞳孔光反射的通路和神经中枢。彩色结构是调节瞳孔光反射的中枢神经中枢和通路。Edinger-Westphal（E.W.）核神经元是由兴奋性和抑制性输入所修饰的起搏细胞。阿片类药物阻断了对 E.W. 核的抑制作用。绿色星号（*）表示高碳、缺氧和阿片类物质可能干扰光反射的位置。* ＝高碳、缺氧和阿片类物质可能干扰光反射的位置。IN，抑制神经元（From Rollins MD, Feiner JR, Lee JM, et al. Pupillary effects of high-dose opioid quantified with infrared pupillometry. Anesthesiology. 2014；84：1037-1044.）

瘙痒症

阿片类药物引起的瘙痒，是阿片类药物的长期挑战之一。除了吗啡外，组胺释放曾经被认为是造成这种现象的原因，但其并不是真正原因，因为无组胺释放作用的阿片类药物也能引起瘙痒。中枢神经系统和周围神经系统机制都有研究。面部的瘙痒不一定是阿片类药物直接作用在三叉神经核水平所引起的表现，而是阿片类药物激发了远端部位神经传递的反射性反应。尚不清楚为什么即使在脊髓阿片类药物治疗后，面部也易出现瘙痒。有趣的是，阿片类药物拮抗剂可减轻胆汁淤积引起的瘙痒症[199]。猴鞘内应用吗啡所致的瘙痒可能是通过 μ 受体介导的[200]。吗啡通过激活一种瘙痒特异性 μ 阿片受体亚型（MOR1D[11]），从而诱导促胃液素释放肽受体与 MOR1D 异二聚体的激活，而这两者的异二聚体使神经元的磷脂酶 β_3 和细胞内 Ca^{2+} 增加，造成小鼠的瘙痒[201]。

纳洛酮可逆转阿片类药物引起的瘙痒，这一发现支持瘙痒症是由受体介导的中枢性机制引起的。然而阿片类拮抗剂并不是抗瘙痒症的理想药物，因为这些药物同样可逆转阿片类药物的镇痛作用。甲基纳曲酮是一种外周作用的 μ 阿片类拮抗剂，皮下注射 12 mg 甲基纳曲酮，不能降低在椎管内麻醉下行择期剖宫产患者鞘内注射吗啡 100 μg 引起瘙痒的严重程度或发生率，提示外周机制对脊髓阿片类药物引起的瘙痒没有显著作用[202]。昂丹司琼，一种 5- 羟色胺受体拮抗剂，已被提出用于治疗脊髓或硬膜外吗啡引起的瘙痒[203]，一项meta 分析已证明预防性使用 5-HT$_3$ 拮抗剂显著降低瘙痒的严重程度和治疗的需要[204]。另一项 meta 分析显示，预防性静脉注射 8 mg 昂丹司琼不会降低芬太尼或舒芬太尼诱发的瘙痒发生率，但可能会减少对瘙痒缓解药物的需求[205]。混合或部分阿片类激动剂（如纳布啡和布托啡诺）作为止痒药越来越受欢迎，因为它们可以部分拮抗 μ 受体功能，并保持完整的 k 作用以维持镇痛作用[206]。实际上，在动物模型中，κ 阿片受体的激活可以抑制皮下和鞘内注射吗啡引起的瘙痒[207]。

喷他佐辛是 κ 阿片受体的激动剂和 μ 阿片受体的部分激动剂，近期研究较充分。在剖宫产分娩的产妇中，治疗鞘内注射吗啡诱导的瘙痒症，喷他佐辛 15 mg 的效果优于昂丹司琼 4 mg[208]。有报道称，κ 受体激动剂的止痒作用可能不需要 κ 受体与 β 抑制素之间的相互作用[209]。据报道，非甾体抗炎药（nonsteroidal antiinflammatory drugs，NSAIDs）替诺昔康对治疗硬膜外芬太尼所致的瘙痒有效[210]。静脉注射氟哌利多（1.25 mg）、丙泊酚（20 mg）或阿立必利（100 mg）能减少椎管内麻醉下行剖宫产术鞘内注射 0.2 mg 吗啡引起的瘙痒症[211]。对于实施下肢手术的腰麻患者，术前使用加巴喷丁可防止鞘内吗啡注射引起的瘙痒[212]。

由于阿片类药物引起的瘙痒症仍然是一项临床挑战，因此目前的策略已从组胺释放（吗啡）的后果转向治疗，并专注于利用 μ 阿片受体的部分阻滞 / 激活、κ 受体激活和非阿片受体途径。

阿片类药物引起的痛觉过敏

越来越多的证据表明，阿片类药物引起的痛觉过敏（opioid-induced hyperalgesia，OIH）可能是阿片类药物给药的主要不良反应，尤其是在有效成分和剂量增加的情况下。在实验动物模型中，阿片类药物在反复给药或连续给药后引起痛觉过敏[213]。一项评估痛觉过敏临床意义的系统回顾表明，术中使用大剂量的瑞芬太尼与术后急性疼痛轻微（但显著）增加有关，其评估标准为：术后 24 h 静息疼痛强度，24 h 吗啡使用量，动态疼痛强度及术后的痛觉过敏[214]。在对 24 名健康男性志愿者进行的随机、双盲、交叉研究中，发现与低剂量（1 μg/kg）芬太尼相比，高剂量芬太尼（10 μg/kg）可使芬太尼给药后 4.5 ～ 6.5 h 的痛觉过敏面积增加。这一结果表明芬太尼也能在人体内产生痛觉过敏[215]。

OIH 是由于脊髓对谷胱甘肽和 P 物质致敏引起的[216]。糖原合酶激酶 -3β（glycogen synthase kinase-3β，GSK-3β）的激活，导致瑞芬太尼通过调节脊髓背角 NMDA 受体的可塑性引起痛觉过敏[217]，并进一步证明抑制 GSK-3β 会导致 α- 氨基 -3- 羟基 -5-甲基 -4- 异恶唑受体（α-amino-3-hydroxy-5-methyl-4-isoxazolepropionic acid receptor，AMPAR）在脊髓背角的表达和功能的调节，可以预防瑞芬太尼诱导的术后痛觉过敏[218]。重要的是，阿片类药物的突然停药也可能诱导痛觉过敏，尽管其机制尚不清楚。与瑞芬太尼突然停药（2.5 ng/ml，30 min）后引起的痛觉过敏高发生率不同，瑞芬太尼每 5 min 逐渐停药 0.6 ng/ml 后，未观察到痛觉过敏的发生[219]。

有报道称氯胺酮可以预防 OIH 和随之而来的急性阿片耐受，提示 NMDA 受体参与了该过程[220-221]。美沙酮具有 μ 阿片受体激活和 NMDA 拮抗的双重特性。阿片类药物引起的痛觉过敏是由于 l- 美沙酮（μ 阿片受体激动剂）的外消旋体引起的，并被 d- 美沙酮（NMDA 拮抗剂）所拮抗[222]。丁丙诺啡是一种具有 NMDA 拮抗剂活性的阿片类药物，在术中接受瑞芬太尼输注的大型肺部手术患者中，使用低剂量丁丙诺啡（25 µg/h，24 h）可避免术后继发性痛觉过敏的发生[223]。给予布托啡诺（0.2 µg/kg）对瑞芬太尼［0.3 µg/（kg·min）］腹腔镜胆囊切除术后痛觉过敏也有明显的预防作用[224]。N_2O 是一种吸入麻醉药，是一种有效的 NMDA 拮抗剂。术中给予 70%N_2O 可显著降低术后丙泊酚［约120 µg/（kg·min）］和瑞芬太尼［0.3 µg/（kg·min）］引起的术后痛觉过敏[225]。一项随机、双盲、前瞻性研究表明，相对高剂量的瑞芬太尼［0.2 µg/（kg·min）］可增强甲状腺手术患者的切口周围痛觉过敏，术中硫酸镁［诱导时为 30 mg/kg，随后为 10 mg/（kg·h）］可预防瑞芬太尼引起的痛觉过敏[226]。

其他的研究策略主要集中在吗啡戒断大鼠脊髓环氧化酶 -2（COX-2）的上调，和前列腺素 E2 释放的增加上[227]。在人体试验中，瑞芬太尼［0.1 µg/（kg·min）］静脉输注 30 min 后的痛觉过敏可通过在瑞芬太尼输注前给予帕瑞昔布（环氧化酶 -2 抑制剂）预防[228]，提示环氧化酶 -2 参与了痛觉过敏。另外，据报道，超低剂量的纳洛酮可阻断瑞芬太尼诱导的痛觉过敏，但不会改变吸入麻醉下大鼠的阿片类药物的耐受性，同时纳洛酮也阻断了与痛觉过敏相关的 MAC 增加[229]。对于接受择期甲状腺手术的患者，术中应用纳洛酮［0.05 µg/（kg·min）］可以减轻瑞芬太尼 4 ng/ml 输注引起的术后痛觉过敏[230]。

β_2- 肾上腺素能受体基因的遗传变异可能解释了不同品系小鼠产生痛觉过敏的部分差异，而选择性 β_2- 肾上腺素能受体拮抗剂丁氧胺，在小鼠体内可以剂量依赖性地逆转痛觉过敏[231]。在小鼠体内或鞘内注射 5-HT_3 受体拮抗剂昂丹司琼，能预防或逆转阿片类药物引起的耐受或痛觉过敏[232]。

有趣的是，痛觉过敏的发生可能受到与阿片类药物合用的全身麻醉药影响。当接受乳腺癌手术的女性使用七氟烷或丙泊酚麻醉，BIS 值维持在 40～50 时，术中瑞芬太尼输注（效应位点目标 4 ng/ml）引起的术后痛觉过敏在七氟烷麻醉下显著，而在丙泊酚麻醉下不明显[233]。

对心脏手术术后的随访研究表明，术中瑞芬太尼以剂量依赖的方式来预测术后 1 年的慢性胸痛的发生[234]。可以预见，围术期的痛觉过敏与外周和中枢疼痛敏感有关，因此与术后慢性疼痛的发生相关[235]。这表明，术后早期瑞芬太尼引起的痛觉过敏可能是慢性疼痛发生率较高的原因。

总的来说，人体试验的数据支持在一些特定环境中存在痛觉过敏。因为氯胺酮可以治疗 OIH，临床上与痛觉过敏相关的机制包括 NMDA 受体。尽管芬太尼等所有强效阿片类药物显然都能诱发痛觉过敏，但瑞芬太尼等超强效阿片类激动剂可能带来更大的风险。痛觉过敏的表达条件应明确，其临床意义的程度尚待阐明[236]。

阿片类药物的呼吸作用

呼吸抑制作用是阿片类药物最严重的副作用。尽管早期的一些研究表明 µ 受体和 δ 受体均参与了呼吸与疼痛的调节，但在呼吸与疼痛调节中起重要作用的尾髓区 µ 受体的激活能抑制麻醉状态下大鼠对高碳酸血症的反应[237]。此外，吗啡或 M6G 对 µ 阿片受体敲除小鼠无明显的呼吸抑制作用[238]。能影响 M6G 镇痛作用的 µ 阿片受体核苷酸位点 118 位的基因多态性对 M6G 的呼吸抑制并没有显著影响[19]。这个结果表明，镇痛和呼吸抑制可能是通过 µ- 受体激活的不同信号转导机制来介导的。

对呼吸道的影响

阿片类药物的镇咳作用是众所周知的，并且起源于中枢。阿片类药物可以减弱或消除气管插管时的躯体和自主神经反射，可使患者耐受气管插管而无呛咳或"弓背跃起"。相反，连续两次给予 1.5 µg/kg 芬太尼不能有效地预防 2～6 岁儿童七氟烷麻醉后的喉痉挛[239]。阿片类药物也有助于避免哮喘患者支气管运动张力增加。此外，芬太尼还具有抗毒蕈碱、抗组织胺能和抗 5- 羟色胺能的作用，在患有哮喘或其他支气管痉挛性疾病的患者中，芬太尼可能比吗啡更适合。

气管黏膜纤毛运动是防止呼吸道感染的重要防御措施之一，研究表明，吗啡对气道黏膜的纤毛运动具有抑制作用，但对体外鼻纤毛运动频率无影响[240]。阿片类药物可以影响咽部功能、气道保护以及呼吸和吞咽动作的协调。镇静剂量的吗啡（0.1 mg/kg）与咽部功能障碍、呼吸和吞咽不协调的发生率增加有关，这些可能会破坏呼吸道的保护，还可能增加吸入性肺炎的风险[241]。

更有效的阿片类药物如瑞芬太尼（效应部位浓度为 2 ng/ml），可抑制丙泊酚或七氟烷麻醉后拔管引起的咳嗽[242]。相反，当通过静脉推注芬太尼、舒芬太尼和阿芬太尼时，会引起 50% 的患者出现短暂咳嗽。通过外周静脉给予芬太尼，快速注射芬太尼会引起咳嗽，但随着注射时间的延长，咳嗽的发生率显著降低[243]，在芬太尼给药前 1 min 注射 1.5 mg/kg 利多卡因也可以降低咳嗽的发生率[244]。meta 分析表明，当用于抑制阿片类药物引起的咳嗽时，利多卡因的最低有效剂量为 0.5 mg/kg[245]。也有报道称，在注射芬太尼（125 或 150 μg）前 1 min 预先使用芬太尼 25 μg，可有效抑制芬太尼引起的咳嗽[246]。丙泊酚、α_2 激动剂（可乐定、右美托咪定）、吸入性 β_2 激动剂（特布他林、沙丁胺醇）和 NMDA 受体拮抗剂（氯胺酮、右美沙芬）对芬太尼引起的咳嗽也有抑制作用[247]。一项前瞻性随机对照研究表明，芬太尼静脉给药前的呼气动作（包括对声门开放的强制呼气），可显著降低大多数患者芬太尼引起咳嗽的发生率和严重程度[248]。Li 及其同事报告说，在接受妇科手术的非吸烟妇女，麻醉诱导期间出现芬太尼引起的咳嗽患者，术后恶心呕吐（postoperative nausea and vomiting，PONV）的概率更高[249]。

　　总之，阿片类药物能产生有效的镇咳作用，有助于降低气管插管时气道的反应。然而，阿片类药物的种类和给药速率不同，它们可能会引起短暂的咳嗽，这种咳嗽可以通过使用预先给予药物如利多卡因来缓解。在使用阿片类药物时应小心谨慎，因为它们也会影响呼吸道的生理性保护。

呼吸抑制

　　镇痛不足可引起呼吸变浅，进而导致包括肺不张在内的术后呼吸功能障碍。因此，阿片类药物可作为术后镇痛的基础成分，预防或纠正呼吸障碍。然而，阿片类药物也可以剂量依赖性地抑制呼吸，这是最令人担忧的副作用。阿片类药物导致呼吸抑制的概率从 0.1% 到 37% 不等，具体取决于给药途径、药物的类型、监测阿片类药物引起呼吸抑制的定义和方法以及研究的类型（前瞻性还是回顾性研究），阿片类药物引起的呼吸抑制是围术期死亡和脑损伤的一个重要原因[250]。

　　作用于 μ 受体的阿片类药物主要通过对脑干呼吸中枢的直接作用产生剂量依赖性的呼吸抑制[251]。阿片类药物能显著抑制二氧化碳对通气的刺激作用。高碳酸血症反应可被分为中枢和周围两部分。有报道指出，吗啡对中枢性（高碳酸血症反应）的改变在男女性别中相同；而外周性改变在女性中更明显[252]。此外，阿片类药物可提高呼吸暂停的阈值和静息呼气末二氧化碳分压（图 24.13）。阿片类药物也可抑制低氧的通气驱动作用。

　　阿片类药物剂量过大时，常常使呼吸频率显著减慢；而中枢神经系统的缺氧性损伤可抵消这一作用。使用阿片类药物后呼吸周期中呼气时间延长，因而呼

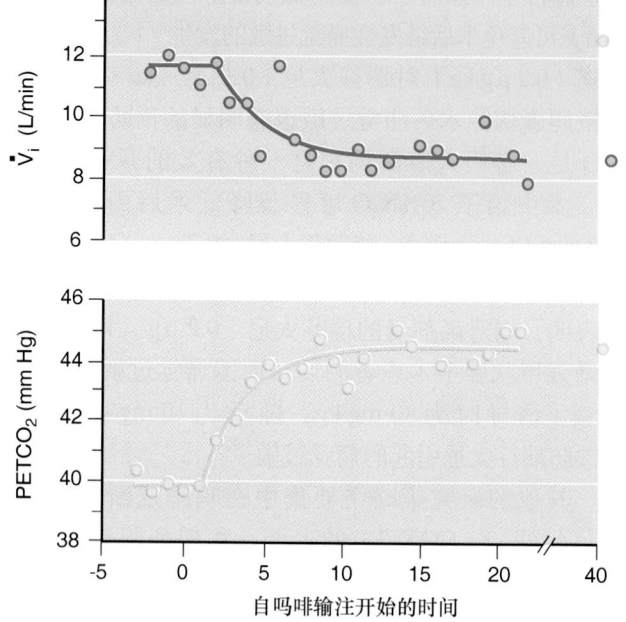

图 24.13　吗啡用药［t = 0 min 时刻单次注射 100 μg/kg，继以 30 μg/（kg·min）持续输注］对单一患者静息每分吸气量（$\dot{V}_i$）和静息呼气末 CO_2 分压（$PETCO_2$）的影响。数据以单指数曲线拟合。$\dot{V}_i$ 数据估计的时间常数为 3.0 min，$PETCO_2$ 数据估计的时间常数为 2.6 min。时间延迟为 1 ～ 2 min（From Sarton E, Teppema L, Dahan A. Sex differences in morphine-induced ventilatory depression reside within the peripheral chemoreflex loop. Anesthesiology. 1999；90：1329-1338.）

吸频率的降低较潮气量的减少更为明显。对呼吸周期的监测可敏感地发现芬太尼所致的呼吸抑制，并可作为动态监测阿片类药物效应的一种方法[253]。大剂量阿片类药物通常会引起自主呼吸消失但并不一定引起意识消失。接受大剂量阿片类药物的患者仍可对语言指令有反应，并可遵医嘱做呼吸动作。

　　镇痛剂量的吗啡引起呼吸抑制的高峰时间较等效剂量的芬太尼慢，小剂量吗啡引起的呼吸抑制持续时间常常较相当剂量的芬太尼长。血浆芬太尼浓度在 1.5 ～ 3.0 ng/ml 水平时，常使 CO_2 的通气反射作用明显降低。给予大剂量芬太尼（50 ～ 100 μg/kg）后呼吸抑制能持续数小时。当应用中大剂量（20 ～ 50 μg/kg）或更多芬太尼时，应预计到患者术后可能需要使用机械通气支持。无论瑞芬太尼的剂量大小，其作用在终止给药后 5 ～ 15 min 均能迅速而完全地清除。瑞芬太尼和阿芬太尼在健康人抑制每分通气量的半数有效浓度（EC_{50}）分别是 1.17 ng/ml 和 49.4 ng/ml[254]。在健康志愿者中，1 μg/kg 的芬太尼和 0.5 μg/kg 瑞芬太尼引起每分通气量减少的最大值（～ 50%）相似，而在呼吸抑制的发生和恢复方面，瑞芬太尼则更快[255]。纳洛酮已成为阿片类药物所致呼吸抑制的标准治疗方法。然而曾有报道，鞘内应用吗啡后可引起纳洛酮抵

抗性呼吸抑制[256]。

对于呼吸节律的形成和呼吸运动神经元的激活，兴奋性突触驱动的一个主要组成部分是通过 α- 氨基 -3- 羟基 -5- 甲基 -4- 异恶唑丙酸（amino-3-hydroxy-5-methyl-4-isoxazolepropionate，AMPA）受体[257]。这一发现引领了谷氨酸受体调控剂（AMPA 受体的正调节因子）治疗阿片类药物引起的呼吸抑制的研究[258]。从中缝核释放的 5-HT 能有效地改变呼吸运动神经元、preBötzinger 复合体（preBötC）和其他脑干呼吸核的兴奋性。用贝非拉多激活 5-HT$_{1A}$ 受体可缓解芬太尼导致的大鼠呼吸抑制[259]。preBötC 是产生呼吸节律的主要区域，也是阿片类药物引起呼吸抑制的主要靶点。然而，已有研究表明，preBötC 在一定程度上介导阿片类药物对呼吸时相的影响，但并不介导阿片类药物对呼吸频率的抑制[260]。通过基因敲除小鼠和药理学方法，G- 蛋白门控内向整流 κ 通道被证实参与了 μ 型阿片类受体和阿片类药物介导的呼吸抑制[261]。GAL021 是一种钙激活钾（calcium-activated potassium，BKCa）通道阻滞剂，在健康人群中，它可以刺激颈动脉体，反射性引起呼吸加深加快，初步显示它可以逆转阿芬太尼引起的呼吸抑制。

影响阿片类药物所致呼吸抑制的因素

许多因素可影响阿片类药物所致呼吸抑制的程度及持续时间（框 24.2）。

老年患者对麻醉药及阿片类药物的呼吸抑制作用较为敏感，当按体重给予阿片类药物时，其血浆浓度较高。此外，由于新生儿或婴儿血脑屏障未发育完全，吗啡易进入脑组织，因而按千克体重给予吗啡后，新生儿较成人易产生更严重的呼吸抑制。

当与其他中枢神经系统抑制剂同时应用时，包括强效吸入麻醉药、巴比妥类、苯二氮䓬类和大多数的

框 24.2　使阿片类药物诱发的呼吸抑制作用加重或延长的因素
大剂量
睡眠
高龄
CNS 抑制
吸入麻醉药、酒精、巴比妥类药物、苯二氮䓬类药物
肾功能不全
过度通气、低碳酸血症
呼吸性酸中毒
清除率下降
肝血流量下降
血浆阿片类药物水平出现二次高峰
阿片类药物从肌肉、肺、脂肪和肠道中再摄取
疼痛

静脉镇静药和催眠药，阿片类药物的呼吸抑制作用能够增强和（或）延长；但氟哌啶醇、东莨菪碱和可乐定不增强芬太尼或其他阿片类药物的呼吸抑制作用。奇怪的是，Stenik 和他的同事观察到，当同时口服 0.7 g/kg 乙醇与 80 mg 吗啡后，呼气末二氧化碳的浓度下降，这表明乙醇对阿片类药物引起的呼吸抑制有刺激作用[263]。然而，据报道，在从未接受过阿片类药物的志愿者中，口服 20 mg 羟考酮后，乙醇（1 g/L 呼气乙醇浓度）引起的窒息事件显著增加，呼气末 CO_2 亦增加[264]。

虽然阿片类药物效应消失常常是由于再分布和肝代谢所致而不是通过肾排泄，但肾功能可影响阿片类药物的作用持续时间。吗啡的代谢产物 M6G 具有很强的呼吸抑制特性，当肾功能不全时，M6G 发生蓄积，导致明显的呼吸抑制。

过度通气所致低碳酸血症能增强并延长芬太尼（10 ～ 25 μg/kg）所致的术后呼吸抑制作用，而术中高碳酸血症则产生相反的作用。这些现象可能的解释包括脑内阿片类药物的渗透及清除增加（低碳酸血症使非离子化的芬太尼增多及脑血流减少）。在因焦虑或疼痛导致过度通气的患者，即使静脉给予小剂量阿片类药物也会由于呼吸暂停阈值突然变化而导致一过性呼吸暂停。根据每分通气量、呼气末二氧化碳分压和呼吸速率的测定，高氧（吸入 50% 的氧气）比常氧状态下的瑞芬太尼（50 μg，大于 60 s 持续注射）导致的呼吸抑制更明显[265]。因为在呼吸抑制的最初几分钟脉搏血氧测量仍处于正常值，所以在高氧状态下测量动脉血氧饱和度时，呼吸抑制可能被掩盖。

所有血浆半衰期比纳洛酮长的阿片类激动剂，都有可能随着时间的推移出现再麻醉现象（renarcotization），尤其是在使用大剂量纳洛酮拮抗阿片类药物导致的呼吸抑制时。

总的来说，尽管还有其他的途径，阿片类药物仍主要通过激活脑干呼吸中枢的 μ 型受体来抑制呼吸。阿片类药物的剂量依赖性呼吸抑制，提高了窒息的阈值，降低了 CO_2 和缺氧对呼吸的刺激。阻断或逆转阿片类药物引起的呼吸抑制的研究工作正在进行中，包括以 AMPA、5-HT$_{1A}$ 和钙激活钾通道为关注点的研究。μ 型受体拮抗剂纳洛酮仍是临床上最常用的逆转阿片类药物引起的呼吸抑制的药物，然而当阿片类药物具有比纳洛酮更强的受体的亲和力和（或）更长的半衰期时，纳洛酮的有效性将会受限。

阿片类药物的心血管效应

大量研究证实，当使用大剂量阿片类药物作为唯

一或主要的麻醉用药时，整个手术过程中血流动力学稳定。这种显著的生理状态是许多互补机制的结果。

神经机制

　　脑干中整合心血管反应和维持心血管稳态的关键区域是孤束核、背侧迷走核、疑核以及臂旁核。其中，孤束核和臂旁核在血管紧张素分泌和血流动力学控制方面起重要作用，含脑啡肽的神经元和阿片受体就分布在这些区域。将 μ- 受体激动剂直接注射到大鼠的中枢神经系统常常会产生低血压和心动过缓[266]。作为介导镇痛作用的关键区域，中脑导水管周围灰质的腹外侧区对血流动力学的控制有影响[267]。阿片类药物也能通过下丘脑-垂体-肾上腺轴经受体介导作用来调节应激反应。大多数阿片类药物降低交感张力，增强迷走和副交感张力。对于容量不足及依赖于高交感张力或外源性儿茶酚胺来维持心血管功能的患者，使用阿片类药物后易发生低血压。

　　阿片类药物对心率的主要而常见的影响是通过刺激中枢迷走核团产生心动过缓。阿片类药物的交感阻断作用与其所致心动过缓的作用有关。与其他阿片类药物相反，哌替啶很少导致心动过缓，而能引起心动过速。哌替啶导致的心动过速可能是由于其与阿托品的结构相似，或是由于其主要代谢物去甲哌啶导致的，也可能是哌替啶对中枢神经系统的毒性作用的早期表现。

心脏机制

　　阿片类药物的直接心脏效应，尤其是对心肌收缩的影响，明显弱于其他静脉和吸入麻醉药。然而，阿片受体被证实存在于不同种属的心肌细胞。

收缩力

　　吗啡通过作用于心肌内表达的 δ_1 阿片受体，降低 Ca^{2+} 瞬变，但不影响心脏收缩，并且能增强肌丝钙敏感性[268]。在兔心室肌细胞，吗啡通过 δ 型和 κ 型阿片受体的介导，通过增强 L 型 Ca^{2+} 电流，进而延长动作电位的时程；并通过非阿片样受体介导机制增加内向整流 K^+ 电流，进而引起静息膜电位的超极化[269]。另一方面，吗啡通过非纳洛酮敏感性机制，降低从非心力衰竭患者及心力衰竭患者心脏采集的心房肌标本的等长收缩力[270]。芬太尼几乎不影响心肌收缩力[271]。绝大部分情况下，使用大剂量芬太尼后，大多数血流动力学指标保持不变。使用临床浓度的阿芬太尼通过提高心肌细胞收缩器对 Ca^{2+} 的敏感性，增加心室肌细胞的收缩力[272]。在心室肌，阿芬太尼可减轻 TNF-α 和 IL-β 通过干扰肌质网的钙调控和钙电流而产生的负性肌力作用，但该作用并非由阿片受体所介导[273]。在一项使用经胸超声心动图（transthoracic echocardiography，TTE）的研究显示，对保留自主呼吸的健康对象持续靶控输注瑞芬太尼［目标效应室浓度 2 ng/ml，输注速率 0.08 ～ 0.09 μg/（kg·min）］并不对左心室舒缩功能产生影响[274]。

心脏节律传导

　　阿片类药物所致的心动过缓是通过中枢神经系统介导的，然而亦有阿片类药物直接作用于心脏起搏细胞产生效应的报道。芬太尼有抑制心脏传导的作用，通常认为是通过直接的膜作用所介导的，并非由阿片受体作用所致[275]。冠状动脉旁路移植术的患者麻醉诱导时，注射芬太尼后 QT 间期显著延长[276]。然而，芬太尼（2 μg/kg）或瑞芬太尼（1 μg/kg）预处理能够显著减少丙泊酚或七氟烷诱导后喉镜检查和气管插管相关的 QTc 间期延长[277-278]。在预激综合征患者中，舒芬太尼和阿芬太尼对正常通路或旁路均无电生理作用[279-280]。临床上，阿片类药物引起的心脏传导异常罕见；但在应用钙通道阻滞剂或 β 肾上腺素能受体阻滞剂的情况下，这种现象相对较易发生。

　　阿片类药物麻醉的综合作用是抗心律失常。纳洛酮、吗啡及左啡诺（羟甲左吗喃）对冠状动脉结扎的大鼠具有抗心律失常作用[281]。阿片类药物抗心律失常的作用机制可能是直接作用于心肌细胞离子通道。在大鼠，阿片受体拮抗剂较激动剂具有更明显的抗心律失常作用[282]。阿片类药物的一些电生理作用与Ⅲ类抗心律失常药相似。

心肌缺血

　　确定阿片类药物对心肌缺血的影响及其导致的结果等较为复杂，因为实验研究结果可能取决于实验动物的种类及实验设计本身等因素。在心肌缺血的家兔模型上，芬太尼在中枢及外周的阿片受体参与下具有抗心律失常和抗心肌缺血的功能[283]。阿片类药物能模拟缺血预处理作用。与缺血预处理作用相似，刺激阿片受体可导致心肌梗死面积缩小[284]。尽管阿片类药物预处理的保护效应主要是通过调节心脏内的 κ 和 δ 阿片类受体而实现的[285]，但瑞芬太尼的部分保护效应是通过激动心脏以外的 μ 受体而产生的[286]。小剂量吗啡鞘内注射预处理能提供与心肌缺血预处理及吗啡静脉注射预处理相当的心肌保护作用，该作用机制可

能与 δ、κ 及 μ 阿片受体相关[287]。预处理晚期效应，即用药后 24 h 仍存在的心肌保护作用，同样也可以在大鼠心脏由吗啡诱导的阿片受体激活所产生[288]。

远隔脏器（如小肠、肾、上肢）由短暂缺血产生的远程预处理的心肌保护作用似乎与经典的心肌缺血预处理同样有效。已证明，远程缺血预处理的心肌保护作用是通过心肌 κ 阿片受体介导的[289]。在再灌注早期，短暂的缺血和再灌注循环能保护心脏不发生梗死。这种现象称为后处理，被证明是由心脏 δ 型阿片类受体的激活所介导的[290]。当单独用药时，吸入麻醉药也可能具有对缺血再灌注损伤的保护作用。这种麻醉药引起的后处理效应可被吗啡通过激活磷脂酰肌醇 -3- 激酶和阿片受体而增强[291]。短暂的运动（1～3 天中等强度）可以保护心脏，降低由心肌缺血再灌注引起的组织损伤和死亡的风险。研究显示，在大鼠体内，心脏中产生的内源性阿片类物质可通过 δ 型受体对抗运动诱发的心肌缺血再灌注损伤[292]。刺激 δ₁ 阿片受体可通过线粒体 ATP 敏感性 K^+ 通道产生氧自由基，从而减少心肌细胞的氧化应激反应及细胞死亡[293]。腺苷 A₁ 受体和蛋白激酶 C 也被认为参与了阿片类药物的心肌保护作用[294-295]。阿片类药物心肌保护作用的实验研究结果是否适用于临床上降低冠状动脉疾病患者的发病率及病死率，还有待于进一步的临床研究[296]。临床上，大剂量阿片类药物能维持心肌灌注及氧供需比，其上述作用可能等于或优于以吸入麻醉为主的麻醉方法。

冠脉循环

阿片类药物对冠状血管的舒缩或心肌代谢无明显作用，不发生窃血现象，且并不减弱大的冠状动脉分支动脉对血管活性药的反应能力[297]。冠状动脉传导性受动脉压力反射调节，主动脉压力上升可导致冠脉扩张。低浓度的芬太尼（1～2 ng/ml）可增强血管压力反射，但似乎随着芬太尼浓度的上升此反射被抑制[298]。

循环反射

一项观察按预定的压力灌注对颈动脉窦压力感受器反射影响的实验研究发现，中等剂量芬太尼对压力感受器反射无明显影响，而大剂量芬太尼能抑制此反射[299]。芬太尼、舒芬太尼和瑞芬太尼可显著增强斜视手术中牵拉眼外肌导致的眼心反射[300]。在丙泊酚 [12 mg/（kg·h）] 和阿芬太尼 [0.04 mg/（kg·h）] 麻醉下行斜视矫正术的患儿，眼心反射几乎在每个患者均发生；房室节律紊乱也很常见[301]。

组胺释放

吗啡可引起组胺释放，并可激活交感-肾上腺素能系统。应用吗啡之后，血浆组胺浓度增高引起终末小动脉扩张，并产生直接的心脏正性变时性和变力性作用。对预先应用 H₁ 和 H₂ 受体拮抗剂的患者，尽管其血浆组胺水平相似，但其心血管反应却明显减弱。以可待因和哌替啶为例的其他阿片类药物能激活肥大细胞，进而释放组胺，其机制可能并非是通过 μ 受体介导的[302]。与吗啡、哌替啶不同，芬太尼、阿芬太尼、舒芬太尼和瑞芬太尼不引起血浆组胺增加，因此低血压的发生率亦较少。

血管机制

用药理学的方法确定了一种新型的阿片受体亚型——μ₃ 受体。其对阿片类生物碱敏感，而对阿片肽不敏感（包括先前提到的那些对 μ 受体具有亲和力的肽类）。这个受体能在人类内皮细胞中表达，通过产生 NO 使血管扩张。吗啡引起的血管扩张作用可能部分是通过激活 μ₃ 受体实现的[303]。阿芬太尼、芬太尼和舒芬太尼在犬体内作用的药理学研究也证明了，它们具有使外周血管平滑肌松弛的作用，确切的机制仍在研究中[304-305]。通过将舒芬太尼输注入肱动脉后测量前臂的血流量发现，舒芬太尼对人体的血管组织有直接的舒张作用，此作用可能不是通过神经源性或全身性机制介导的[306]。超临床剂量的阿芬太尼可减轻去氧肾上腺素导致的大鼠主动脉血管平滑肌细胞收缩，这可能是通过阻断 L 型钙通道，进而抑制 Ca^{2+} 内流所致[307]。瑞芬太尼可引起短暂的血流动力学不稳定，然而这种变化可能并不仅仅是由于自主神经系统或中枢神经系统被抑制，或是中枢性的迷走神经兴奋导致的。一个在大鼠胸主动脉模型的药物研究表明，瑞芬太尼的血管扩张作用可能是通过内皮依赖性机制（如前列环素及 NO 释放）和非内皮依赖性机制（可能是通过抑制电压依赖性钙通道）所致[308]。在心排血量完全依靠人工心脏预加载的患者当中，瑞芬太尼诱发了剂量依赖的全身血管显著舒张而对血管容量却没有明显影响[309]。

阿片类药物会影响肺循环和体循环。一项研究表明，去氧肾上腺素通过激活 α₁ᵦ 肾上腺能受体收缩犬的肺血管；当芬太尼与 α₁ᵦ 肾上腺能受体结合并直接抑制其作用后，该效应减弱[310]。猫的药理学研究表明，舒芬太尼和瑞芬太尼对肺血管床均有潜在的血管扩张作用，其可能受组胺和阿片类敏感通路的调节[311-312]。

阿片类药物与休克

阿片类药物常常用于需外科干预控制出血的患者。一项动物研究显示，在诱发休克状态前使用吗啡预处理，能减少肠系膜小静脉微循环的白细胞黏附和血管通透性，这项发现提示在急救复苏当中使用吗啡的益处[313]。

内源性阿片类药物通过抑制中枢和外周交感神经，促进低血容量性休克的病理发展，并在严重出血时导致低血压。Liu 等报道，选择性 δ - 阿片类受体拮抗剂（ICI 174,864）对大鼠创伤出血性休克的早期管理有益，提示了 δ - 阿片类受体在出血性休克中的病理生理作用[314]。

阿片类药物的内分泌效应

阿片类药物可引起多种内分泌反应（表 24.5）[315]。在人体，阿片类药物通常会增加生长激素、甲状腺刺激激素和催乳素，减少黄体生成激素、睾酮、雌二醇和催产素。阿片类药物对抗利尿激素和 ACTH 的影响是相互矛盾的。阿片类药物滥用导致的主要内分泌紊乱是性腺功能减退，尤其是对于男性滥用者。

手术引起的激素及代谢反应极其严重，并可能导致手术死亡率的增加。阿片类药物能在神经轴索的几个不同水平，通过减弱伤害性感受以及影响中枢介导

表 24.5　动物及人类使用阿片类药物后急、慢性内分泌系统改变

激素	急性		慢性	
	动物	人类	动物	人类
生长激素	↑	↑	=	?
泌乳素	↑	↑	↑	↑ / =
促甲状腺激素	↓	↑	?	? / =
促肾上腺皮质激素	↑	↓	↓ / ↑	↓ / =
黄体生成素	↓	↓	↓	↓
卵泡刺激素	=	=	=	=
雌激素	↓	↓	=	↓ / ↓
睾酮	↓	↓	↓	↓
抗利尿激素	↑ / ↓	↑ / ↓	↑ / ↓	↑ / ↓
催产素	↓	↓	↓ / =	↓ / ↓

↑，刺激；↓，抑制；↑ / ↓，冲突；=，无变化；?，未研究。https://www.ncbi.nlm.nih.gov/pmc/articles/PMC2852206/

From Vuong C, Van Uum SH, O'Dell LE, et al. The effects of opioids and opioid analogs on animal and human endocrine systems. Endocr Rev. 2010; 31: 98-132.

的神经内分泌反应来降低应激反应。神经内分泌应激反应的主要组成部分包括，促肾上腺皮质激素释放激素的脑部中枢（如下丘脑室旁核）以及蓝斑-去甲肾上腺素 / 自主神经系统区域。应激性激素水平的升高被认为是不良效应，因为它们能加重血流动力学的不稳定性并促进术中及术后分解代谢。阿片类药物是垂体-肾上腺素轴的强效抑制剂[316]。内源性阿片肽不仅可作为其他激素分泌的调节剂，而且它本身也可能发挥着应激性激素的作用。该结论的主要根据是，研究发现 β 内啡肽和 ACTH 均来自于相同的前阿黑皮素原前体，且在应激过程中同时被分泌。

吗啡能呈剂量相关性地降低手术创伤所致的应激反应。吗啡能阻止 ACTH 释放、抑制手术引起的血浆皮质醇增高并减弱垂体-肾上腺轴对手术应激的反应。吗啡可通过增加血浆组胺释放、激活肾上腺髓质释放以及促进交感神经末梢释放儿茶酚胺等来提高某些应激反应性激素的水平。

与吗啡相比，芬太尼及其同类物在调节手术引起的激素反应方面更为有效。芬太尼控制应激反应引起的激素水平变化呈剂量依赖性。在行小儿心脏手术时，大于或等于 50 μg/kg 的芬太尼有助于降低其高血糖反应，使血糖在整个手术过程中低于 200 mg/dl[317]。与此相反，无论是芬太尼，还是舒芬太尼，单独使用时均不能完全阻断交感及激素应激反应，或许在阿片类药物相关的应激反应控制方面不存在剂量反应关系[318]。一项随机对照研究显示，瑞芬太尼［0.85 μg/（kg·min）］较芬太尼（总量分别为 15 μg/kg 和 28 μg/kg）能更好地消除心脏手术相关的高血压应激反应和皮质醇的分泌，但低血压的发生率也增加[319]。

降低应激反应与转归

在许多情况下，能减轻应激反应的麻醉技术或麻醉药可能降低发病率和死亡率。Anand 和 Hickey[320]评估了新生儿行心脏手术时舒芬太尼与吗啡-氟烷麻醉相比对激素反应、代谢反应、发病率及死亡率的不同影响。值得注意的是，研究结果显示，术后死亡率有显著的统计学差异（在舒芬太尼组，30 人中有 0 人死亡；而在氟烷＋吗啡麻醉组，15 人中有 4 人死亡）。Mangano 等也报道[321]，在心肌血管重建后，用舒芬太尼从［1 μg/（kg·h）］术后充分镇痛的患者较用吗啡［（2.2±2.1）mg/h］间断行术后镇痛的患者，心电图示心肌缺血的发生率及其严重程度均明显降低。此外，心脏手术的患者大剂量的阿片类药物［瑞芬太尼 0.85 μg/（kg·min）或芬太尼 28 μg/kg］可降低术后

心肌梗死的发生率[319]。

手术可导致很多不同激素的变化。然而对同时伴发的神经、细胞、免疫和生化方面的改变还研究尚少，且对激素的改变如何影响转归尚不十分了解[322]。需要更进一步的研究来完全阐明控制手术所致应激反应与预后之间的关系。

总之，阿片类药物提供围术期心血管稳定性的潜在机制包括：交感神经张力降低和副交感神经活动增强，这常导致心动过缓；心脏收缩力的变化较小；具有抗心律失常的作用；可能通过模仿内源性阿片肽/预处理途径来起到心脏保护剂的作用，从而降低缺血的影响；对冠脉循环无明显影响；除吗啡诱导的组胺能机制外，产生适度的血管平滑肌松弛作用；根据阿片类药物的不同，通过神经系统和肾上腺-垂体轴减少手术应激反应。

阿片类药物的耐受性

阿片类药物依赖和耐受的确切机制尚不明确，但涉及了一系列因素，包括：遗传、分子、细胞、生理及功能性因素。长期应用阿片类药物能导致，大脑主要的去甲肾上腺素能核团-蓝斑的腺苷酸环化酶抑制和蛋白激酶 A 活性降低，cAMP 途径上调[323]。在耐受出现之前或耐受发生过程中，出现 μ- 受体密度的改变并非是阿片类药物产生耐受所必需的[324]。阿片类药物耐受性的发生机制可能涉及蛋白激酶信号转导级联反应，通过调节靶基因表达将细胞外信号与细胞的改变联系起来。中枢皮质激素受体（glucocorticoid receptors，GR）与神经元可塑性的细胞机制密切相关，而神经元可塑性与阿片类药物耐受的细胞机制有着很多相同的细胞间信号传递步骤。研究表明，给予大鼠吗啡的同时给予 GR 拮抗剂，能明显地延缓对吗啡镇痛作用耐受的发展；相反，GR 激动剂地塞米松则促进了吗啡耐受的发展，从而提示了脊髓 GR 在大鼠吗啡耐受细胞机制方面的重要作用[325]。胆囊收缩素和 NMDANO 系统也被证实参与了阿片类药物急性耐受性的形成[326]；此外，这也会受到脊髓 5- 羟色胺活性的影响[327]。趋化因子驱动的神经炎症可能是病理性疼痛的主要机制之一。阿片耐受患者和啮齿动物均趋化因子 CXCL1 上调，拮抗鞘内 CXCL1/CXCR2 信号传导会影响阿片耐受的发生和程度[328]。阿片耐受性患者的脑脊液中的趋化因子 CXCL12 明显上调，CXCL12 中和性抗体和 CXCR4 拮抗剂（与 CXCL12 相互作用的受体）减弱了大鼠的吗啡耐受性[329]。

相对于老年大鼠，吗啡耐受在青年大鼠中出现更为迅速，且不大可能是因为药物代谢率和清除率不同所致，提示衰老可能参与了吗啡耐受的发生发展[330]。研究表明，包括星形胶质细胞和小胶质细胞在内的胶质细胞在脊髓水平的激活可能在阿片类药物耐受的形成中扮演了重要角色[331-332]。然而，阿片类药物诱导胶质细胞活化的机制还不完全清楚。

以往认为，短期应用阿片类药物只会产生镇痛作用，而阿片类药物的耐受和依赖只发生在长期用药后。然而在动物或人体中，短期应用阿片类药物也被观察到可快速发生耐受[333-334]。在地氟烷麻醉下行腹部大手术时，与术中输注小剂量瑞芬太尼 [0.1 μg/（kg·min）] 相比，输注瑞芬太尼 [0.3 μg/（kg·min）] 的患者术后疼痛程度及吗啡需要量均增加，这提示出现了急性瑞芬太尼耐受[335]。但也有研究报道，靶控输注阿芬太尼和瑞芬太尼作为术后镇痛并不引起阿片类药物耐受[336]。健康志愿者持续输注瑞芬太尼 [0.08 μg/（kg·min）] 3 h 并不降低疼痛阈值[337]。另一方面，术中使用 [0.3 μg/（kg·min）] 瑞芬太尼约 3 h 不会引起急性耐受，但对幼儿施用 [0.6 μg/（kg·min）] 和 [0.9 μg/（kg·min）] 瑞芬太尼可在术后 24 h 产生急性耐受，表现为明显剂量相关地增加术后芬太尼的使用[338]。这些结果间的差异可能是因为所使用的方法不同以及样本量有限，该领域还有待进一步研究。

阿片类药物的差异耐受性是临床阿片类药物的一个重要现象，不同的阿片类药物作用靶点对阿片类药物产生耐受性的速率和程度不同[339]。在一项以恒河猴为研究对象的研究中，急性吗啡给药可产生剂量依赖性镇痛，慢性吗啡给药产生剂量依赖性镇痛作用的耐受，而在慢性阿片类药物给药的动物中，未发现有呼吸抑制效应耐受（图 24.14）[340]。在人类中，接受慢性阿片类药物控制疼痛的患者，尤其是高剂量的患者，最可能已经产生了阿片类药物耐受。然而，几乎没有数据可以帮助预测个体阿片镇痛作用缺失的程度或临床影响，或其对阿片类药物的呼吸抑制作用的抵抗力/脆弱性。正如后文所述，对于长期服用阿片类药物的人，药物过量和死亡的风险将剂量依赖性地增加。

阿片类药物依赖患者的管理

在阿片成瘾患者或阿片类药物使用失调（opioid use disorder，OUD）患者的麻醉管理方面，需要考虑一系列的问题[341]。阿片成瘾患者的并发症包括心肺问题、肾问题及贫血。长期应用吗啡能引起肾上腺增

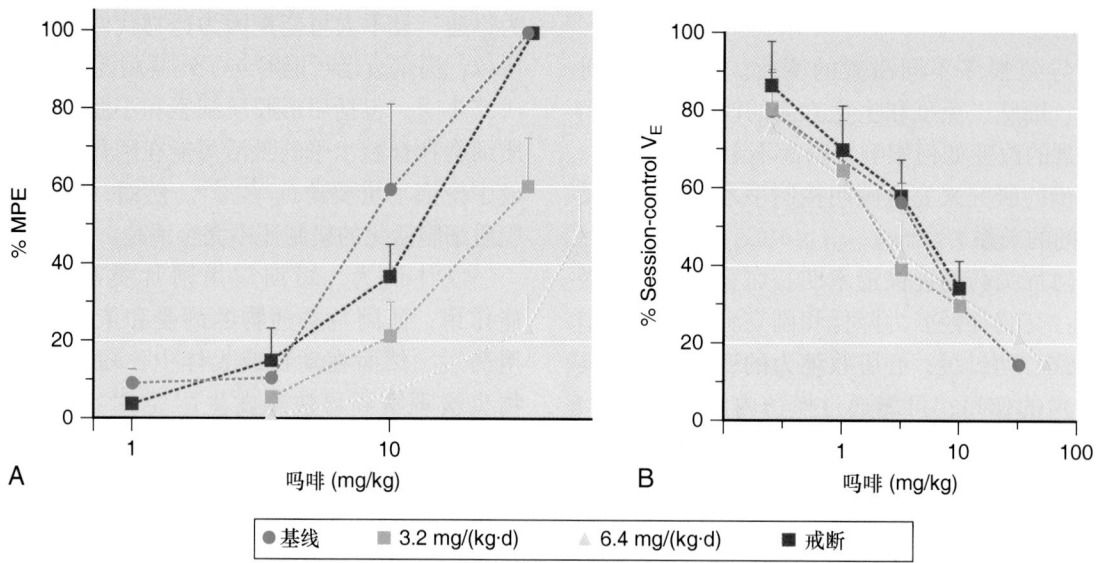

图 24.14　**慢性阿片类药物给药对猕猴镇痛和呼吸反应的影响。**这些动物在基线条件下给予 3.2 mg/（kg·d）或 6.4 mg/（kg·d）的药物，持续 4 周，并在戒断后进行研究。在每个疗程结束后，研究人员都会给他们注射不同剂量的吗啡，并评估他们的镇痛和呼吸反应。采用缩尾延迟（tail withdrawal latency）评估镇痛效果，并以最大可能效应（maximum possible effect，MPE）的百分比表示；呼吸抑制表现为每分通气量（V_E）的减少。结果显示，对阿片类药物的镇痛作用存在可逆耐受性（A），但对呼吸抑制没有耐受性（B）（From Paronis CA，Woods JH. Ventilation in morphine-maintained rhesus monkeys. ii：tolerance to the antinociceptive but not the ventilatory effects of morphine. J Pharmacol Exp Ther. 1997；282：355-362.）

生和皮质类固醇分泌功能的损害。病毒性和非病毒性肝炎、获得性免疫缺陷综合征、骨髓炎、肌无力和神经系统并发症亦可见于 OUD 患者和多物质使用障碍者。由于对疼痛低估和处理不足在阿片类药物依赖的患者中很常见，因此认识到对这些患者的短期疼痛管理的目标非常重要（框 24.3）[342]。阿片类药物依赖或 OUD 患者的麻醉处理包括术前用药中使用适当剂量阿片类药物、术中和术后补充应用阿片类药物以及使用非阿片类镇痛药和神经阻滞。对于 OUD 患者或急性阿片类药物过量的患者，尚无理想的麻醉药物或麻醉技术，正确使用阿片类药物拮抗剂有可能可行。如前所述，利用区域麻醉方法的联合技术以及低剂量氯胺酮和 α_2- 受体激动剂的同时使用已获得成功，治疗过程中，液体对循环系统的支持以及监测动脉血气和肺功能至关重要。

　　由于 OUD 患者的复发、过量和死亡的风险很高，

药物辅助治疗（medication-assisted treatment，MAT）常用的处方是具有不同药代动力学和药效动力学特性的阿片类药物，如美沙酮或丁丙诺啡。与美沙酮相比，盐酸纳洛酮具有潜在的注射抑制作用，并且具有更好的安全性，因此每天联合使用丁丙诺啡和纳洛酮正在成为一些国家的 MAT 首选[343]。还有其他治疗方法，包括使用大剂量纳洛酮或纳曲酮快速阿片类药物解毒。采用这种治疗方法时，给予阿片拮抗剂前需行全麻诱导，同时也需行数小时的麻醉维持以防止患者出现戒断症状[344-345]。对阿片成瘾患者，应用纳洛酮（总剂量 12.4 mg）阻断 μ 阿片受体后可导致交感神经兴奋，包括血浆儿茶酚胺浓度增高以及心血管刺激，这些可用 α_2 受体激动剂加以阻断[346]。考虑到神经生物学、成瘾中涉及的社会因素以及反复暴露的可能性（在围术期通常是医学因素所致），即使有包括 MAT 在内的持续进行的治疗项目，也不能保证长期的阿片类药物戒断[347]。

阿片类药物的肾及尿流动力学作用

　　阿片类药物对肾功能有显著影响。μ 受体激活能引起抗利尿作用，并减少电解质排泄；κ 受体激活主要引起利尿作用，但几乎不影响电解质的排泄。阿片类药物的间接作用包括抑制或改变 ADH 及心房尿钠肽的分泌。用药后血浆 ADH、肾素及醛固酮水平并

框 24.3　阿片类药物依赖患者急性疼痛管理目标
1. 对高危患者群体的认识，包括因各种慢性疼痛（肌肉骨骼病、神经源性疾病、镰状红细胞病，HIV 相关疾病，姑息治疗）接受长期阿片治疗的患者，毒品滥用者，阿片维持方案中正在康复的成瘾者
2. 防治戒断症状和并发症
3. 对心理情感障碍疾病如焦虑进行对症治疗
4. 在急性期进行有效的镇痛治疗
5. 使其复原到可接受且合适的阿片维持治疗状态

HIV，人类免疫缺陷病毒

无增高，表明在人体芬太尼、舒芬太尼、阿芬太尼或（可能也包括）瑞芬太尼很有可能保护肾功能或对肾功能影响轻微。如果在阿片类药物麻醉及手术过程中肾功能确有改变，那么这种改变很可能是继发于全身或肾血流动力学的改变而出现的。

　　阿片类药物引起尿潴留的机制仍不是很明确。阿片类药物对下尿路的作用包括以尿潴留为特征的排尿障碍，尤其是鞘内应用阿片类药物后。鞘内注射吗啡和芬太尼可呈剂量依赖性地抑制逼尿肌收缩和减少排尿冲动[348]。下尿路功能恢复至正常所需的时间，在使用 10 μg 和 30 μg 舒芬太尼后分别为 5 h 和 8 h；使用 0.1 mg 和 0.3 mg 吗啡后分别是 14 h 和 20 h。在对尿流动力学的影响方面，并不是所有的阿片激动剂作用都相同；吗啡似乎作用尤为显著。Malinovsky 等比较了静脉应用吗啡（10 mg）、丁丙诺啡（0.3 mg）、芬太尼（0.35 mg）和纳布啡（20 mg）对尿流动力学的影响[349]。结果表明，所有的阿片类药物均能改变膀胱感觉，但只有应用芬太尼和丁丙诺啡后，才有膀胱逼尿肌收缩降低。静脉输注瑞芬太尼 [0.15 μg/（kg·min）] 引起的尿潴留，可以由单次静脉注射甲基纳曲酮（0.3 mg/kg）或者纳洛酮（0.01 mg/kg）所逆转[350]。甲基纳曲酮的尿潴留逆转作用表明，外周机制可能参与了阿片类药物引起的膀胱功能障碍。

　　一项成人慢性肾病患者行骨科手术的回顾性研究显示，使用瑞芬太尼进行麻醉处理的患者术后肾小球滤过率明显高于未使用瑞芬太尼的患者。这一发现可能提示，使用瑞芬太尼进行麻醉管理，对患有慢性肾病的成年患者可能具有肾保护作用[351]。

阿片类药物对消化系统的作用

对胃肠道的作用

　　人工合成阿片类药物对胃肠道的副作用包括恶心、呕吐、流体动力学的改变、胃排空和肠蠕动受抑制、消化吸收时间延长。这些都可能导致术后肠梗阻（表 24.6）[352]。驱动这些效应的阿片依赖机制很复杂，影响胃肠道运动的机制可能涉及在整个肌间丛中表达的阿片受体。在肠肌层神经元存在几种阿片受体：κ 和 μ 受体激动剂能调节肠肌层神经丛的胆碱能传递。κ 受体激动剂通过百日咳毒素敏感性 G 蛋白作用于豚鼠回肠，抑制 N- 型电压敏感性 Ca^{2+} 通道，在调节乙酰胆碱释放方面较 μ 受体激动剂作用更强[353]。

　　关于吗啡对食管动力的影响的研究很少。吗啡

表 24.6　阿片类药物对胃肠道的影响

药理学反应	临床症状
胃蠕动和排空减少	纳差；胃食管反流增加
幽门肌紧张减少	恶心呕吐
酶分泌减少	消化延迟；大便干结
抑制大肠和小肠的蠕动	药物吸收延迟；排便紧迫感；排便不尽；肠胀气；腹胀；便秘
水分和电解质吸收增加	大便干结
非推进节段收缩增加	痉挛；腹部绞痛；疼痛
肛门括约肌紧张度增加	排便不尽

From Viscusi ER, Gan TJ, Leslie JB, et al. Peripherally acting mu-opioid receptor antagonists and postoperative ileus: mechanisms of action and clinical applicability. Anesth Analg. 2009; 108: 1811-1822.

（80 μg/kg）能增加食管的运动速度，但并没有改变运动的幅度或食管原发性蠕动的持续时间，同时它也缩短了吞咽引起的食管下段括约肌松弛的持续时间并降低其松弛程度[354]。阿片类药物通过作用于脊髓上（迷走神经介导）、脊髓水平以及外周机制而延迟胃排空。鞘内注射吗啡（0.4 mg）能明显降低胃十二指肠的蠕动速度和对乙酰氨基酚的吸收，肌注吗啡（4 mg）可产生额外的作用[355]。与可待因（1 mg/kg，IV）或吗啡（0.125 mg/kg，IV）相比，曲马多（1.25 mg/kg，IV）的胃排空抑制作用较小，但仍能检测到[356]。硬膜外以及鞘内应用阿片类药物均降低胃肠道的活动[355]。吗啡用药后的大鼠，由于肠蠕动力的降低，促进了肠道微生物从肠管向肠外部位的转位[357]。丙泊酚 [负荷剂量 0.3 mg/kg，维持剂量 1.0 mg/（kg·h）] 可以消除由吗啡（0.1 mg/kg，IV）所致的胃张力下降，但并不能消除吗啡引起的胃排空延迟[358]。

　　纳洛酮可逆转阿片类药物引起的胃排空延迟。甲基纳曲酮是一种不能透过血脑屏障的纳洛酮的四级衍生物，它能减弱吗啡引起的胃排空延迟，提示在阿片类药物对胃肠道作用中，有外周机制的参与[359]。纳洛酮（0.7 mg/kg）明显抑制大鼠胃对生理盐水和牛奶的排空[360]。这一观察可能提示，阿片类药物可以通过作用于非阿片受体的机制来影响胃肠道。甲氧氯普胺（10 mg）静脉注射（而非肌内注射）也能逆转吗啡所致的胃排空延迟[361]。

　　阿片类药物的肠道作用较为复杂。吗啡不能明显改变由口到回肠的转运时间，因为吗啡在降低肠运动之前，会使其推进活动增强。阿片类药物增强大部分肠管的张力，但降低其推动力。便秘是服用阿片类药物的患者常见的副作用。与吗啡或羟考酮所引起的抑制作用相比，纳洛肼更有效地减弱了芬太尼对胃肠道传

递的抑制作用。纳洛酮甲硫醇减弱吗啡诱导的胃肠道抑制作用，比减弱羟考酮诱导的胃肠道抑制作用显著[362]。因此，μ 阿片受体激动剂诱导胃肠道运输的抑制，并通过不同的机制导致便秘。

对肝、胆的影响

所有阿片类药物通过阿片受体介导的机制，呈剂量和药物依赖性地增加胆管压力及 Oddi 括约肌（胆总管十二指肠括约肌）张力。然而，临床上阿片类药物对胆管的作用常较小。虽然传统的教科书认为吗啡可引起 Oddi 括约肌"痉挛"，而不应被用于急性胰腺炎患者，但目前没有研究或证据能表明吗啡禁忌用于急性胰腺炎患者[363]。除哌替啶外，其他阿片类药物增加胆管压力的作用均可被纳洛酮逆转。经胆管镜 Oddi 括约肌测压表明，常规剂量的吗啡可增加胆总管的压力；哌替啶对其没有影响；曲马多则抑制 Oddi 括约肌运动[364]。Fragen 等研究了瑞芬太尼［0.1 μg/（kg·min）］对造影剂从胆囊流入十二指肠的影响，结果表明，瑞芬太尼延迟了造影剂从胆囊向十二指肠的流入，但其延迟时间短于以前报道的吗啡或哌替啶[365]。

在麻醉和手术过程中，阿片类药物对肝功能的影响很小，但对缺血-再灌注损伤有影响。瑞芬太尼预处理能够减轻肝缺血再灌注引起的损伤。这种效应由诱导型一氧化氮合酶和消耗型活性氧介导，而阿片受体并不参与[366]。正常和肝硬化大鼠肝持续缺血 1 h，并在缺血前 10 min 静脉内或鞘内给予吗啡，可通过阿片受体的机制防止再灌注 6 h 后缺血再灌注损伤[367]。瑞芬太尼可能通过肝白细胞介素 18 介导，显著减轻了大鼠肝缺血再灌注损伤引起的血清氨基转移酶水平的升高和肝组织学变化[368]。这些报道可能提示了阿片类药物在肝手术麻醉管理中的有益作用。

恶心和呕吐

术后恶心呕吐是困扰患者和麻醉科医师的一个严重问题。对术后恶心呕吐的病因、治疗及其预防已进行了广泛的研究（图 24.15）[369]。术中阿片类药物的应用是发生术后恶心呕吐的一个危险因素[370]。阿片类药物很可能通过 δ 受体刺激位于延髓网状结构极后区化学感受器触发带，从而导致恶心呕吐的发生。阿芬太尼与约等效剂量的芬太尼和舒芬太尼相比，术后恶心呕吐的发生率较低[371]。

在平衡麻醉或全凭静脉麻醉（TIVA）中，丙泊酚的使用可显著降低阿片类药物所致恶心呕吐的发生

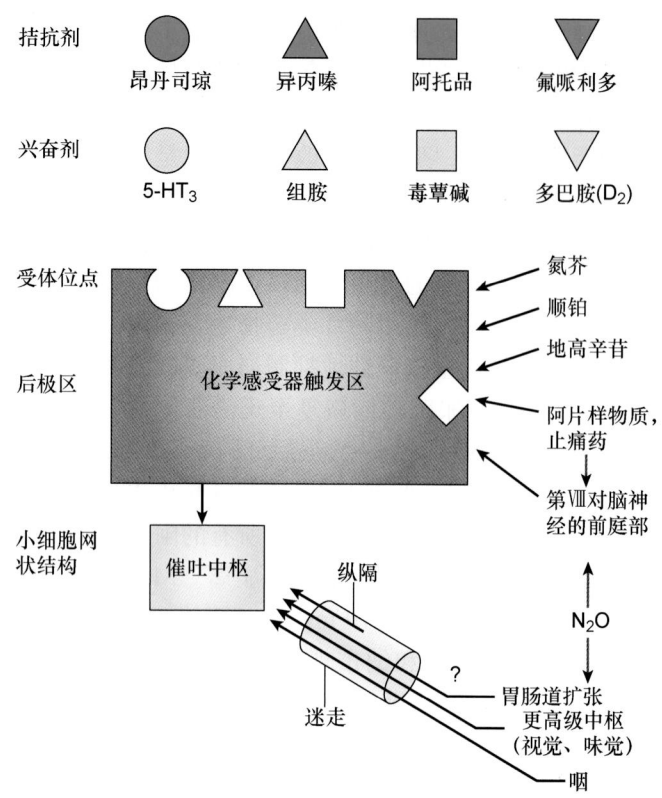

图 24.15　化学感受器触发带和呕吐中枢上不同麻醉相关药物和刺激的激动及拮抗作用位点（From Watcha MF, White PF. Postoperative nausea and vomiting: its etiology, treatment, and prevention. Anesthesiology. 1992; 77: 162-184.）

率。当应用阿片类药物时，应考虑预防恶心呕吐的发生，包括抗胆碱能活性药、丁酰苯、多巴胺拮抗剂、5-羟色胺拮抗剂及指压疗法。昂丹斯琼是 5-HT₃ 受体拮抗剂，被证实对阿片所致的术后恶心呕吐有效[372]。一项 meta 分析认为，在接受鞘内注射吗啡的剖宫产产妇当中预防性地使用 5-HT₃ 受体拮抗剂能显著减少术后恶心呕吐和止呕治疗的需求[204]。对于预防剖宫产术后采用硬膜外吗啡（3 mg）镇痛所致的恶心呕吐，静注地塞米松（8 mg）和静注氟哌利多（1.25 mg）同样有效[373]。研究证明，大麻素受体激动剂在一些临床情况下是有效的止吐药。动物实验表明大麻素受体激动剂通过激活大麻素 CB1 受体来抑制阿片类药物引起的干呕及呕吐[374]。对很多患者采用持续小剂量纳洛酮的输注［0.25 μg/（kg·h）］可改善阿片类药物包括恶心、呕吐和瘙痒在内的副作用，大部分并未逆转镇痛效果[375]。对于接受鞘内注射吗啡的剖宫产患者预防性经皮使用东莨菪碱是有效的，但同时口干和视力模糊等副作用的风险增加[376]。

总之，预防和治疗阿片类药物引起的恶心和呕吐仍然是一个临床挑战。包括给予 5-HT₃ 受体拮抗剂和（或）类固醇地塞米松在内的策略在对照试验中显示出疗效。然而此类方法需要使用额外的药物，而这些

药物本身可能会带来其他副作用。

阿片类药物的其他作用

产科

在取卵和分娩前，胃肠外给予阿片类药物仍然是常用的镇痛方法。

阿芬太尼和哌替啶已安全应用于体外受精时获取人类卵子的操作[377]。至少在动物模型中，芬太尼、舒芬太尼、阿芬太尼等阿片类药物的致畸作用很小。μ 和 κ 受体激动剂可抑制大鼠子宫颈扩张引起的伤害性感受[378]，但雌激素可降低 μ 受体激动剂而非 κ 受体激动剂的镇痛作用[379]。肠道外应用阿片类药物，尤其是吗啡或哌替啶，可加重主动脉−腔静脉压迫及相应的低血压反应。母体应用阿片类药物的致命性副作用包括心率变异性降低。母体应用吗啡或哌替啶后，会引起新生儿出现副作用。胎儿酸中毒又增加了阿片类药物从母体向胎儿的转运。限制第一产程阿片类药物的应用可使阿片类药物对新生儿的影响降到最低。在剖宫产前应用短效阿片类药物阿芬太尼可降低母体的应激反应，但会导致 Apgar 评分略降低[380]。在一项随机双盲对照试验当中，对实施选择性剖宫产的患者单次输注 1 μg/kg 的瑞芬太尼能够减少麻醉诱导和气管插管后血流动力学的波动，但瑞芬太尼可透过胎盘，可能会引起轻微的新生儿呼吸抑制[381]。

由于胎儿在孕 26 周即能感知疼痛，所以胎儿术后有效的镇痛是必需的。研究表明，绵羊羊膜囊内滴注舒芬太尼后能被绵羊胎儿吸收；与母体羊相比，绵羊胎儿的血浆药物浓度明显更高[382]。

在接受阿片类药物静脉镇痛的母亲中，母乳中可检测到吗啡和哌替啶[383-384]。据报道，虽然芬太尼和吗啡在母乳中均被浓缩，其母乳与血浆中的比例为 2:1 ～ 3:1，但对新生儿未见有明显影响。患有 OUD 或服用处方阿片类药物的母亲的新生儿会表现出阿片类药物戒断症状，通常被称为新生儿戒断综合征（neonatal abstinence syndrome，NAS），需要适当的治疗和观察[385-386]。

类过敏反应

真正的阿片类药物的过敏反应及全身类过敏反应罕见，而由保存剂或组胺引起的局部反应更常见。在猝死于海洛因注射的成瘾者中，32% 可见血清类胰蛋白酶增高（＞ 10 μg/ml），但并没发现其与 IgE 水平相关，从而支持肥大细胞的脱颗粒反应并非由过敏反应介导这一假说[387]。该报告也提示，很多海洛因致死是由全身类过敏反应所导致的。

眼部效应

在麻醉诱导期应用芬太尼、舒芬太尼和阿芬太尼有助于防止眼内压的增高。只要在气管插管前达到适宜的麻醉浓度，芬太尼、阿芬太尼和舒芬太尼分别以 2.5 μg/kg、10 μg/kg 和 0.1 μg/kg 的小剂量即足以达到目的。据报道，瑞芬太尼（1 μg/kg）联合丙泊酚（2 mg/kg）或硫喷妥钠（5 mg/kg）可有效防止琥珀胆碱和气管插管所引起的眼内压增高[388-389]。

免疫效应

阿片类药物可通过获得性免疫、固有免疫和神经内分泌系统影响免疫功能（框 24.4）[390]。研究免疫细胞上的经典阿片受体（μ、δ 和 κ）功能的文献表明，临床使用的阿片类药物与免疫功能之间存在包括通过间接机制在内的复杂关系。但是，由于在阿片类药物集中给药后，μ 阿片受体基因敲除小鼠没有免疫调节作用，因此阿片类药物的中枢免疫调节作用是由阿片受体介导的[391]。

研究表明，大鼠注射吗啡 15 mg/kg 后 0.5 ～ 1 h，可观察到其对自然杀伤（natural killer，NK）细胞活性、脾 T 细胞和 B 细胞增生及干扰素产生的最大抑制作用[392]。其时程与吗啡的镇痛作用几乎一致。术后注射吗啡（10 mg，IM）对 NK 细胞活性无明显影响，而曲马多（100 mg，IM）可增强 NK 细胞活性[393]。有报道称，静脉应用芬太尼引起 NK 细胞毒性的快速增强，这与外周血中 CD16$^+$ 和 CD8$^+$ 细胞百分比的增加相一致[394]。在平衡麻醉中，与芬太尼（1000 μg）相比，吗啡（40 mg）能抑制对心脏手术和 CPB 产生炎症应答的一些细胞因子或情况（IL-6、CD11b、CD18、术后高热）[395]。

吗啡免疫抑制作用的潜在机制已被证实是通过激活 μ$_3$ 受体，以 NO 依赖的方式抑制由炎症刺激诱发的 NF-κβ 激活[396]。有研究者分别报道了在体外培养的人外周血淋巴细胞中吗啡对细胞凋亡的直接作用——可能会损害机体的免疫功能[397]。但是也有报道认为吗啡对细胞凋亡相关分子没有影响，并不会引起人外周血淋巴细胞的凋亡[398]。

框 24.4　阿片类药物对免疫的影响

获得性免疫

↓脾和胸腺重量（啮齿动物）

↓T 细胞生存能力和增生性反应

↓辅助 T 细胞功能

↓体内 CD4/CD8 细胞群

↓IL-1β，IL-2，TNF-α，和 IFN-γ（小鼠脾细胞）

↓辅助 T 细胞 Th1/Th2 比值（PBMCs）

↓NK 细胞活性

↓主要抗体反应（B 细胞）

↓B 细胞对细菌 LPS 的有丝分裂反应

↓巨噬细胞活性

↓TGF-β1 和 IL-10（抗炎细胞因子）

↑T 细胞凋亡（NF-κβ 和 AP-1/NFAT 通路）

抑制 CD3/28mAb 诱导转录 IL-2

固有免疫

↓对抗感染的巨噬细胞数量

↓白细胞迁移

↓腹腔巨噬细胞吞噬作用

↓呼吸爆发活动和趋化性抑制 Fcγ 受体介导吞噬作用

↓中性粒细胞和巨噬细胞产生的超氧化物改变 IL-8 诱导的中性粒细胞趋化性

↓中性粒细胞细胞因子参与伤口愈合

↑损害宿主防御屏障巨噬细胞的凋亡

↓白细胞内皮黏附（细胞内黏附分子表达）

神经内分泌系统

↑人类生长激素、催乳激素和促甲状腺激素的分泌

可能影响 HPA 轴（ACTH 和 CRH）的功能，并有肾上腺功能不全的风险

↓性激素［LH 和睾酮（性腺功能减退）］、催产素和雌二醇

ACTH，促肾上腺皮质激素；AP-1，激活蛋白 1；CRH，促肾上腺皮质激素释放激素；Fc，可结晶片段区域；HPA，下丘脑-垂体-肾上腺轴；IL，白细胞介素；IFN-γ，γ 干扰素；LH，促黄体激素；LPS，脂多糖；NF-κβ，核因子 κβ；NFAT，活化 T 细胞的核因子；NK，自然杀伤细胞；PBMC，外周血单个核细胞；TGF-β，转化生长因子 β；TNF-α，肿瘤坏死因子 α

From Al-Hashimi M，Scott SW，Thompson JP，Lambert DG. Opioids and immune modulation：more questions than answers. Br J Anaesth. 2013；111：80-88.

关于阿片类药物对中性粒细胞的影响，有报道称，瑞芬太尼（而不是舒芬太尼、阿芬太尼或者芬太尼）可以减弱人中性粒细胞在脂多糖中的暴露，并且可以减少细胞内信号通路的激活：包括 p38 和 ERK1/2，以及通过涉及 κ 阿片受体的机制影响促炎性细胞因子的表达：包括 TNF-α、IL-6 和 IL-8[399]。也有研究报道瑞芬太尼可以减弱脂多糖诱导的急性肺损伤，通过下调 NF-κβ 通路从而抑制促炎细胞因子的产生。这提示瑞芬太尼对急性肺损伤或者脓毒症的急性呼吸窘迫综合征有益处[400]。

对接受择期结直肠手术成年患者的一项前瞻性研究表明，基于瑞芬太尼的麻醉（11.6%）比基于芬太尼的麻醉（3.4%）更可能引起手术部位感染[401]。这项研究发现可能的原因是，阿片类药物诱发的免疫抑制或者阿片类药物戒断引发的免疫抑制。

癌症的进展

尽管没有直接证据支持需要改变癌症患者的麻醉方法，但是流行病学研究表明，接受了阿片类药物的全身麻醉患者比接受局部或区域阻滞麻醉的患者癌症复发的概率要大[402]。阿片类药物可以直接刺激肿瘤细胞的增殖和侵袭，以及抑制肿瘤细胞的凋亡，或者间接的通过免疫抑制影响癌症的复发[403]。在人非小细胞肺癌中 μ 受体的过度表达可促进肿瘤的生长和形成[404]。另外，研究者报道 μ-阿片受体 A118G 基因型的女性乳腺癌死亡率降低，这提示阿片通路可能参与肿瘤的生长[405]。从动物和体外培养的细胞中提取的阿片样物质，可能通过多种机制促进肿瘤的生长和转移，然而也有报道称阿片样物质能够介导多种抗癌途径（图 24.16）[406]。有临床前研究表明，当联合使用甲基纳曲酮，阻断外周而非中心的 μ 受体并进行化学疗法测试时，μ 受体的抑制作用能逆转 μ-受体在癌症进展中的不利影响[407]。

阿片类药物对癌症预后影响的机制之一是其影响血管生成。吗啡能通过各种机制刺激血管生成，包括 NO、MAPK、VEGF 和 Rho/Rho 激酶[408]。Blebea 等人报道了，阿片受体的激活通过内源性阿片配体抑制血管生成[409]。虽然同时有关于阿片类药促进和抑制血管生成的报道，但是一般认为是促血管生成（或者新血管生成）的效应占主导地位。

阿片样生长因子受体（opioid growth factor receptor，OGFR）同时存在于细胞核和细胞质中，也被称做蛋白酸-脑啡肽。OGFR 与经典的阿片受体（μ、δ 和 κ）的区别是它没有任何的镇痛作用，其功能为细胞增殖的负调节因子。吗啡也可以与肺癌组织中表达的 OGFR 相互作用，并可能抑制肺癌的进展[410]。

伤口愈合

局部使用阿片类药物，已用于减少皮肤伤口的疼痛。除镇痛作用外，外周阿片类受体系统还可以通过影响细胞分化、迁移和黏附来影响皮肤的稳态。初级传入神经元上的外周阿片受体的激活既减少这些神经细胞的兴奋性，也抑制 P 物质和降钙素基因相关肽逆向释放，而这在伤口修复中起主要作用。局部应用吗啡能显著减少闭合伤口的肌成纤维细胞和巨噬细胞的数量[411]。这些发现限制了阿片类药物作为镇痛策略在皮肤伤口疼痛中的局部应用。相反，δ 阿片受体的激活破坏细胞间黏附并促进迁移的角化细胞表型，而这两者是伤口快速愈合所必需的[412]。如果这些不同

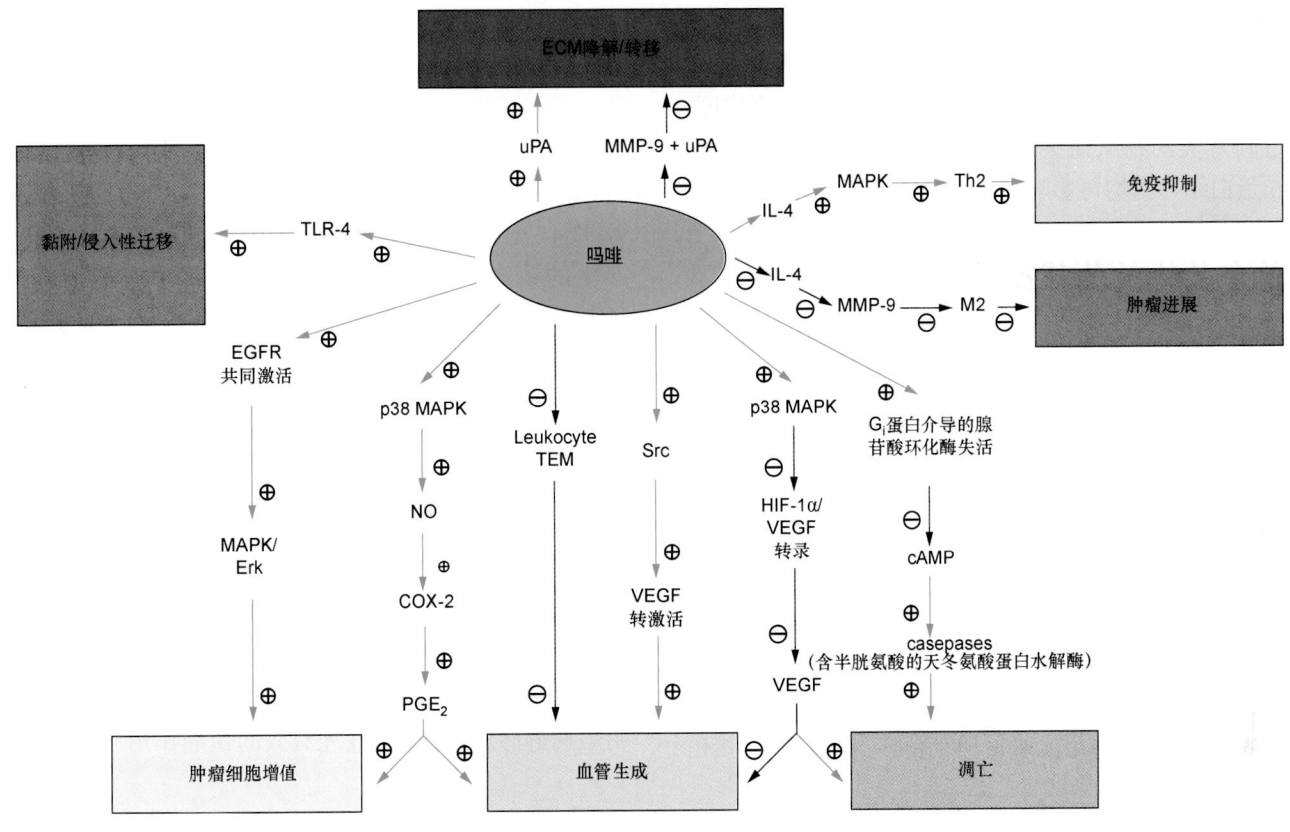

图 24.16　**吗啡对癌细胞的影响。**值得注意的是，由于吗啡的剂量、给药方式和使用的动物模型不同，同样的途径可能有相反的结果。cAMP，环磷酸腺苷；COX-2，环氧合酶 -2；ECM，细胞外基质；EGFR，表皮生长因子受体；ERK，细胞外调节激酶；HIF-1α，缺氧诱导因子 1α；IL，白细胞介素；M2，巨噬细胞的 "替代" 激活；MAPK，丝裂原活化蛋白激酶；MMP，基质金属蛋白酶；NO，一氧化氮；PGE₂，前列腺素 2；Src，非受体酪氨酸激酶；TLR-4，Toll 样受体 4；Th2，T 辅助细胞 2；uPA，尿激酶纤维蛋白溶酶原激活剂；VEGF，血管内皮细胞生长因子（From Sekandarzad MW, van Zundert AAJ, Lirk PB, et al. Perioperative anesthesia care and tumor progression. Anesth Analg. 2017；124；1697-1708.）

的发现可以有利于伤口愈合和增强局部镇痛，阿片类药物在伤口愈合方面有很大的应用潜力。大多数的临床研究都没有关注阿片类药物对伤口愈合的作用，但是有大量的研究发现阿片类药物在镇痛的同时并没有延迟伤口的愈合。需要更大规模的临床试验来证实，阿片类药物是否通过抑制促炎细胞因子的释放来影响伤口愈合，或者如动物实验所展示的通过增生性瘢痕的发展来影响伤口愈合[413]。

阿片类药物的药代动力学和药效动力学

随着现代药物检验分析技术和计算机的普遍应用，研究者可以结合药代－药效动力学模型分析药理学参数，从而将药物反应分为药代动力学和药效动力学两个方面。药代动力学参数说明阿片类药物剂量与血液（或其他体液）中阿片类药物浓度之间的关系。药效动力学参数说明血（或其他体液）中阿片类药物浓度和阿片类药物的效应之间的关系。

计算机模拟技术预测 "静脉时量相关半衰期"，将药物可变长度连续输注达到一个稳定的药物浓度后停止，药物浓度下降 50% 所需的时间（见第 26 章）。这种模拟旨在为药代动力学参数提供更多的临床意义。静脉时量半衰期和计算机模拟可以帮助临床医师更理智地选择阿片类药物。连续输注 1 h 以后，芬太尼的静脉时量相关半衰期几乎是阿芬太尼或舒芬太尼的 6倍。瑞芬太尼的静脉时量相关半衰期与输注时间无关。

理化特性

阿片类药物呈弱碱性。当溶解在溶液中时，它们离解成质子化成分和游离碱片段，其相对比例取决于 pH 和离子解离常数（pKa）。游离碱较质子化成分脂溶性高。高脂溶性有利于阿片类药物转运到生物相或作用部位。因此脂溶性高的阿片类药物起效更为迅速。然而，由于阿片受体识别质子化形式的阿片分子，因此阿片类药物作用强度与药物生物相的离子化浓度密切相关。

所有阿片类药物都能在一定程度上与血浆蛋白结合，包括白蛋白和 α_1-酸性糖蛋白，只有非离子化的、未结合的部分才构成可扩散部分，产生浓度梯度，促进阿片类药物从血中向目标组织扩散。因此，脂溶性和蛋白结合力均可影响阿片类药物的起效速度。

单个药物的药代动力学特点

麻醉中常用阿片类药物典型的药代动力学参数如表 24.7 所示。

吗啡

吗啡与芬太尼类药物的药代动力学有显著区别。这主要是由于吗啡的脂溶性相对较低。肺对吗啡几乎没有首过消除效应。吗啡的 pKa（8.0）比生理 pH 高，因此静脉注射后，只有一小部分（10%～20%）吗啡呈非离子型。吗啡进出大脑比其他阿片类药物慢，20%～40% 的吗啡与血浆蛋白结合，多数是与白蛋白相结合。

吗啡主要以结合方式经肝代谢，但肾在吗啡的肝外代谢中起关键作用。吗啡的主要代谢产物是吗啡-3-葡萄糖醛酸（M3G），它不与阿片受体结合，只有很小或几无镇痛作用。实际上，M3G 可拮抗吗啡，这一作用可能与吗啡镇痛治疗中的反应及耐受的变异性有关。有报道指出 M3G 可导致动物的癫痫发作以及儿童的痛觉超敏[414]。M6G 占吗啡代谢产物的 10%，是一种强于吗啡的 μ 受体激动剂，其作用持续时间与吗啡相似。有研究者报道，即使在肾功能正常的患者，M6G 在吗啡的镇痛方面也起着实质性作用[415]。最近的一项研究报告，根据浓度-时间曲线下的面积进行分析，经口服、皮下、静脉和直肠注射吗啡后，M6G 对镇痛的平均贡献率分别为 96.6%、85.6%、85.4% 和 91.3%[416]。在肾功能不全患者中，口服吗啡时，M6G 产生的镇痛作用占 97.6%。尤其在肾功能不全患者，M6G 的蓄积增加呼吸抑制等副作用发生率。除了肾功能，M6G 的蓄积也可能受到被丙磺舒抑制的跨膜转运蛋白的影响[417]。M6G 可产生与吗啡相似的呼吸抑制，但是它们在通气控制系统的作用部位可能不一样[418]。研究者认为，μ 受体的单核苷酸多态性对 M6G 相关阿片类药物毒性的易感性有影响[419]。由于吗啡的肝摄取率高，因而其口服给药的生物利用度（20%～30%）显著低于肌肉或皮下注射。这表明事实上，当口服吗啡时，M6G 是主要的活性化合物（图 24.17）[420]。与该报道中提出的 M6G 具有高效能相反，其他研究表明短期静脉应用 M6G 并无有效的镇痛作用[421]。

芬太尼

血浆芬太尼浓度的衰减过程可用典型的三室模型来描述。肺具有明显的首过效应，并一过性摄取约 75% 的芬太尼注射剂量。约 80% 的芬太尼与血浆蛋白结合，且相当一部分（40%）被红细胞摄取。芬太尼的作用时间相对较长，多与其在人体组织中分布广泛有关。芬太尼在肝主要经脱烷和羟基化后，代谢物在注射后 1.5 min 后即可在血浆中出现。静脉注射芬太

表 24.7　常用阿片受体激动剂的理化及药代动力学数据

	吗啡	芬太尼	舒芬太尼	阿芬太尼	瑞芬太尼
pKa	8.0	8.4	8.0	6.5	7.1
pH 7.4 时的非游离部分（%）	23	< 10	20	90	67 ？
辛醇-水分配系数	1.4	813	1778	145	17.9
血浆蛋白结合（%）	20～40	84	93	92	80 ？
扩散分数（%）	16.8	1.5	1.6	8.0	13.3 ？
$t_{1/2}\alpha$	1～2.5	1～2	1～2	1～3	0.5～1.5
$t_{1/2}\beta$	10～20	10～30	15～20	4～17	5～8
$t_{1/2}\gamma$	2～4	2～4	2～3	1～2	0.7～1.2
Vd_c（L/KG）	0.1～0.4	0.4～1.0	0.2	0.1～0.3	0.06～0.08
Vd_{ss}（L/KG）	3～5	3～5	2.5～3.0	0.4～1.0	0.2～0.3
清除率［ml/（kg·min）］	15～30	10～20	10～15	4～9	30～40
肝摄取率	0.6～0.8	0.8～1.0	0.7～0.9	0.3～0.5	NA

NA，不适用；pKa，离子解离常数；t1/2 α，β，γ，分别为三室模型的半衰期；Vd_c，中央室的分布容积；Vd_{ss}，稳态分布容积
From Bailey PL，Egan TD，Stanley TH. Intravenous opioid anesthetics. In：Miller RD，ed. Anesthesia. 8th ed. Philadelphia：Saunders；2015. An imprint of Elsevier Inc.，p. 887.

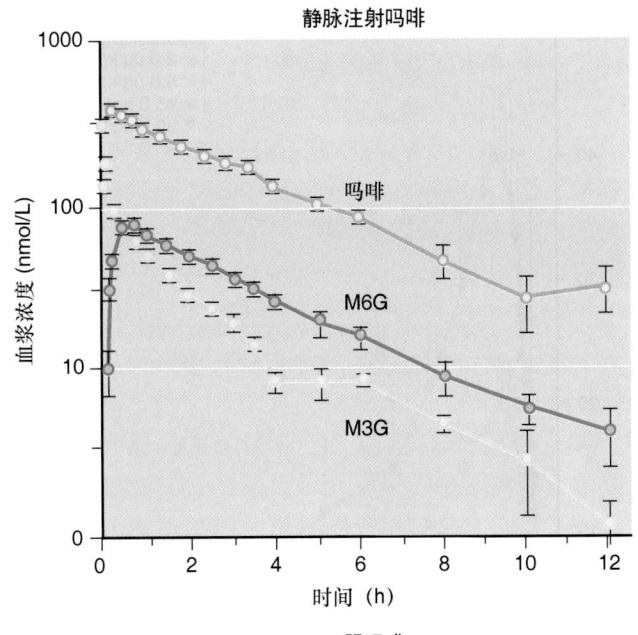

静脉注射吗啡

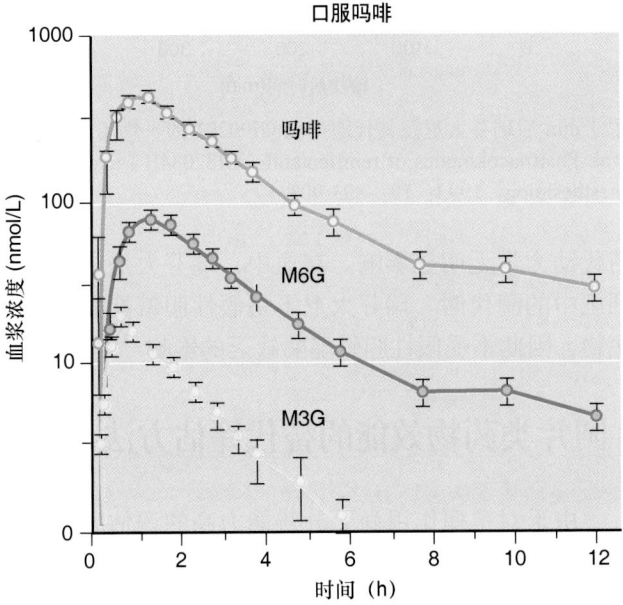

口服吗啡

图 24.17　静脉注射和口服吗啡后吗啡、吗啡 -6- 葡萄糖醛酸（M6G）和吗啡 -3- 葡萄糖醛酸（M3G）的平均血浆浓度（From Osborne R，Joel S，Trew D，et al. Morphine and metabolite behavior after different routes of morphine administration：demonstration of the importance of the active metabolite morphine-6-glucuronide. Clin Pharmacol Ther. 1990；47：12-19.）

尼 48 h 后，人体的尿液中仍可测到其主要代谢产物去甲芬太尼。

阿芬太尼

　　静脉注射阿芬太尼后，其血浆浓度可用二室或三室模型来描述。阿芬太尼与血浆蛋白（主要是糖蛋白）结合的比例（90%）较芬太尼高。由于其相对低的 pKa（6.5），在生理 pH 下，阿芬太尼大部分（90%）呈非解离形式。因此，尽管阿芬太尼蛋白结合力更强，但其溶解部分比芬太尼更多。这也在一定程度上

解释了为什么阿芬太尼在静脉注射后达到峰值效应的潜伏期短。

　　阿芬太尼的主要代谢途径与舒芬太尼相似，包括氧化脱羟作用和脱甲基作用、芳香基的羟化作用和葡萄糖醛酸化。阿芬太尼降解产物几乎无阿片活性。人体阿芬太尼代谢主要（如果不是唯一的话）由细胞色素 P450 3A3/4（CYP3A3/4）完成[422]。众所周知，这种酶在人体内表现的活性范围至少相差 8 倍。阿芬太尼也可经人肝微粒体 CYP3A5 代谢，其在遗传药理学表达水平有大于 20 倍的差异，因此人肝对阿芬太尼代谢存在显著的个体差异[423]。体外试验表明，临床剂量的丙泊酚浓度影响阿芬太尼和舒芬太尼在猪和人肝微粒体部分的氧化代谢降解[424]。

舒芬太尼

　　舒芬太尼的药代动力学特性适合通过三室模型来描述。静脉注射舒芬太尼后，肺对舒芬太尼的首过摄取、保存、释放与芬太尼相似[425]。舒芬太尼的 pKa 与吗啡（8.0）相同，因此在生理 pH 下只有一小部分（20%）以非游离形式存在。舒芬太尼脂溶性为芬太尼的 2 倍，与血浆蛋白（包括 α_1- 酸性糖蛋白）高度结合（93%）。

　　舒芬太尼主要代谢途径包括脱羟作用、氧化脱甲基作用和芳香基羟化作用。主要代谢产物包括 N- 苯基丙酰胺。

瑞芬太尼

　　虽然在化学性质上与芬太尼同类物有关，但是瑞芬太尼具有独特的酯键结构。这一酯键使瑞芬太尼易被血和组织中的非特异性酯酶水解。一旦停止输注，瑞芬太尼会被快速水解，其血药浓度迅速下降（图 24.18）[426]。因此瑞芬太尼是首个用于全身麻醉的超短效阿片类药物。

　　三室模型能最好地描述瑞芬太尼的药代动力学特性。瑞芬太尼的清除率比正常肝血液量快数倍，这与其存在广泛的肝外代谢的原理相一致。然而，瑞芬太尼在肺内无明显代谢或潴留[427]。它是一种弱碱，其 pKa 为 7.07。它具有高脂溶性，pH 为 7.4 时，其辛醇 / 水分配系数为 19.9。瑞芬太尼能与血浆蛋白（主要是 α_1- 酸性 t 糖蛋白）高度结合（70%）。瑞芬太尼的游离碱部分含有甘氨酸，而甘氨酸被证实为一种抑制性神经递质，给啮齿类动物鞘内注射时可产生可逆性肌无力，因此瑞芬太尼不能用于蛛网膜下腔或硬膜外麻醉[428]。

　　瑞芬太尼的主要代谢途径是去酯化，形成一种羟

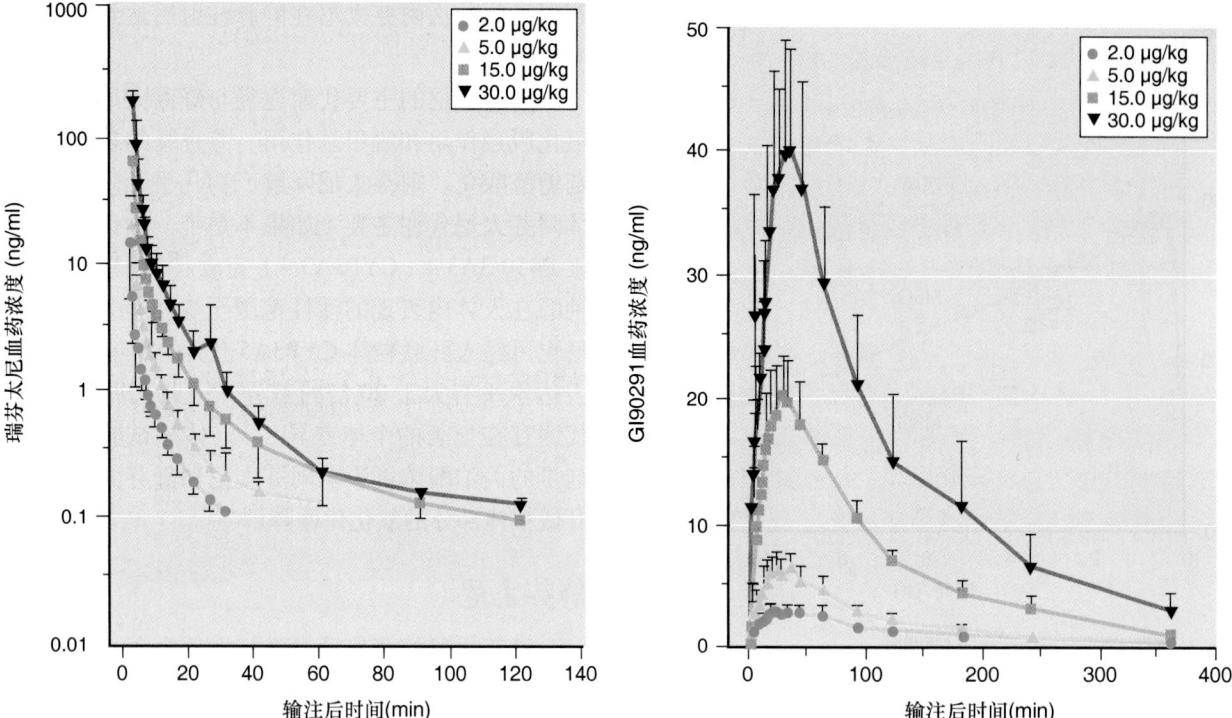

图 24.18 分别注射 2 μg/kg、5 μg/kg、15 μg/kg 和 30 μg/kg 瑞芬太尼 1 min 后瑞芬太尼及其代谢产物 GI90291 的平均（±SD）血药浓度-时间曲线 [From Westmoreland CL, Hoke JF, Sebel PS, et al. Pharmacokinetics of remifentanil（GI87084B）and its major metabolite（GI90291）in patients undergoing elective inpatient surgery. Anesthesiology. 1993；79：893-903.]

基酸代谢产物—GR90291（图 24.19）[429]，其效力约为瑞芬太尼的 0.001 ~ 0.003 倍。GR90291 对 μ- 受体亲和力低，难以通过血脑屏障，因此在体内效力低[430]。GR90291 的排泄依赖于肾清除机制。实际上，来自犬的研究表明，即使在肾衰竭的情况下，临床剂量的瑞芬太尼代谢产物也完全无活性。肾衰竭或肝衰竭对其

药代动力学无明显影响。在血中，瑞芬太尼主要被红细胞中的酶代谢。瑞芬太尼不是假性胆碱酯酶的理想底物，因此不受假性胆碱酯酶缺乏的影响[431]。

阿片类药物效能的替代评估方法

由于对镇痛作用尚无分辨能力高的评估方法，因此对阿片类药物的效能常用一些替代评估方法来估计。评估阿片类药物效能的一种常用替代方法是测定对切皮刺激无体动反应所需吸入麻醉药 MAC 值的降低（图 24.20）[125]。但是对于手术室外麻醉中阿片类药物效能的评估，MAC 法无效。

为了指导阿片类麻醉药使用，常常监测患者痛觉生理反应的间接体征：如出汗、运动、心率和血压等。但是这些体征特异性低，据此指导用药会导致术中镇痛药的剂量不足或过量。镇痛伤害指数（Analgesia Nociception Index，ANI）是一项基于心电图分析的无创性的镇痛指标[432]。ANI 监测心率随呼吸的变化，这种反应主要是由副交感神经系统刺激对心脏窦房结的变化所介导的。腰椎间盘切除和椎板切除手术的患者，在七氟烷麻醉期间接受 ANI 指导芬太尼给药能使患者在恢复室的疼痛减少。这可能是术中更客观使用芬太尼的结果[433]。

另一种广泛应用的评估阿片类药物效能的方法是

图 24.19 瑞芬太尼的代谢途径。瑞芬太尼的主要代谢途径是经血浆和组织非特异性酯酶的脱酯化作用形成一羧基化酸性代谢产物（GI90291），其效能仅为原化合物的 1/3000 ~ 1/1000。其余一小部分的代谢途径是将瑞芬太尼 N- 脱烷基化形成 GI94219 [From Egan TD, Lemmens HJ, Fiset P, et al. The pharmacokinetics of the new short-acting opioid remifentanil（GI87084B）in healthy adult male volunteers. Anesthesiology. 1993；79：881-892.]

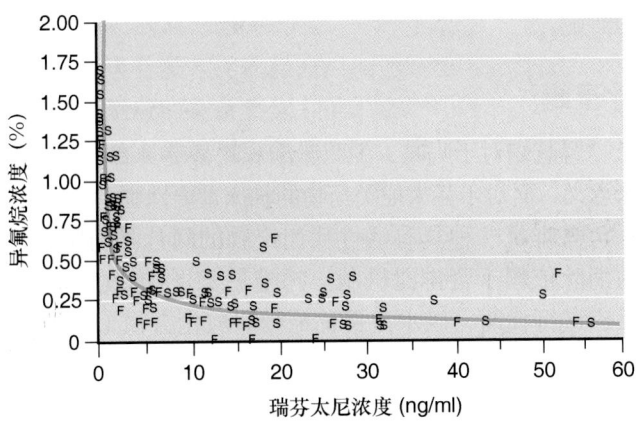

图 24.20 随着实测全血瑞芬太尼浓度的上升，能使 50% 患者对切皮刺激无体动反应所需异氟烷的浓度出现下降。F 代表有体动反应的患者，S 代表无体动反应的患者。实线是一例 40 岁患者数据的逻辑回归曲线（From Lang E，Kapila A，Shlugman D，et al. Reduction of isoflurane minimal alveolar concentration by remifentanil. Anesthesiology. 1995；85：721-728.）

EEG。由于 EEG 具有无创性，且当实验动物意识消失或呼吸暂停时仍是一种有效的方法，因而具有优势。傅立叶频谱分析中，原始的 EEG 信号的改变可被转换成边缘频谱值的显著降低。边缘频谱是脑电频率的一个定量参数，当脑电信号功率低于某设定值（常为95%）时可被检出。虽然阿片类药物引起的 EEG 改变的临床意义还不清楚，但由于 EEG 改变与药物临床效能之间具有成比例性和可重复性，所以使用 EEG 作为

评估阿片类药物效应的一种替代方法在临床上是可靠的。然而，由于这种替代评估方法并不总是用于评价临床感兴趣的药效（镇痛作用），因此对基于这种替代评估方法所估计的效力必须谨慎解读。

影响阿片类药物药代动力学和药效动力学的因素

年龄

年龄可影响阿片类药物的药代动力学和药效动力学。临床上新生儿对所有阿片类药物清除速率均较慢的现象很明显[434]。可能是因为包括细胞色素 P450 系统在内的代谢机制尚未发育成熟，在出生后 1 年内，新生儿阶段所见的对阿片类药物消除时间延长的现象可迅速恢复至成人水平[434]。

成年人和儿童对于阿片类药物的术中需要量不同。为了抑制切皮时的体动和自主神经反应，儿童（2～11岁）瑞芬太尼的输注速率几乎比成人（20～60岁）高2 倍[435-436]。随着年龄的增长，在老年人，药代动力学改变可能起次要作用，药效动力学的差异是老年患者药物需要量降低的主要原因。年龄与瑞芬太尼的中央室分布容积、清除率以及效能呈负相关（图 24.21）[437]。药代动力学和药效动力学改变的综合作用结果使老年患者需要的瑞芬太尼剂量减少了 50% 或更多。

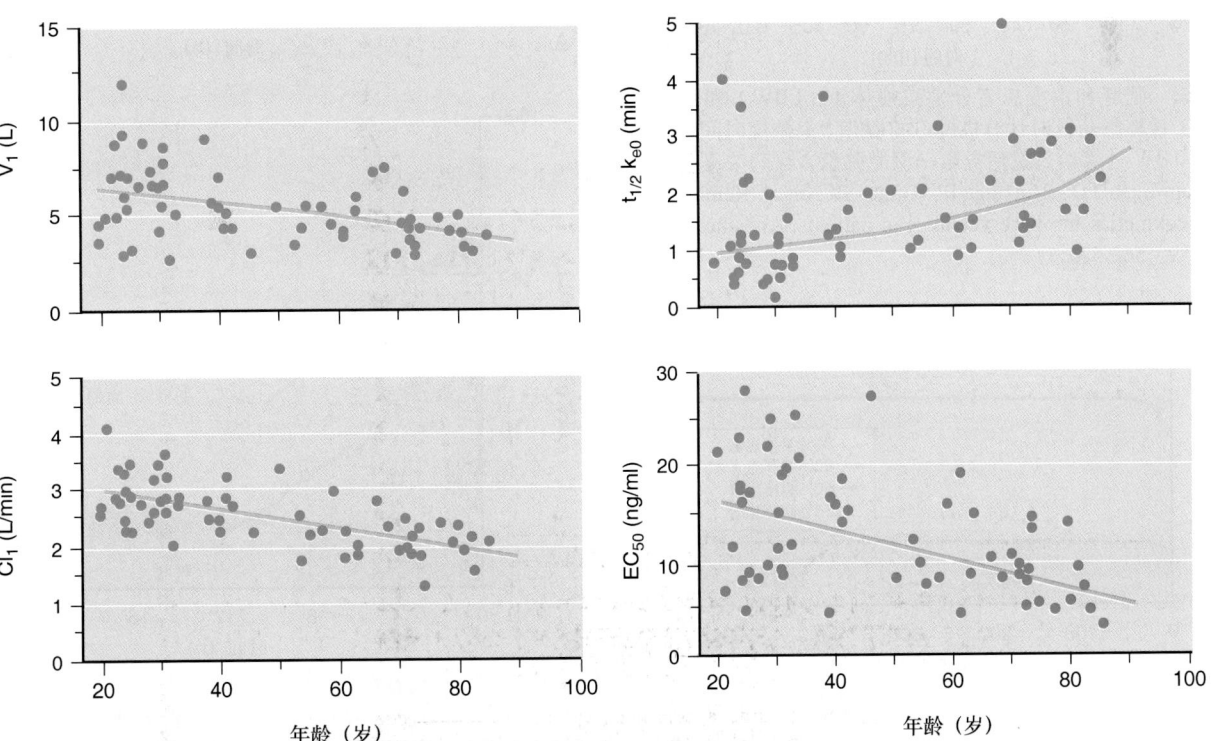

图 24.21 瑞芬太尼的药效动力学和药代动力学参数与年龄的关系。V_1 和 Cl_1 是一个三室模型的估计值。$t_{1/2}k_{e0}$ 是与 k_{e0} 相对应的半衰期，是反映药物从效应室清除的一阶速率常数（From Minto CF，Schnider TW，Shafer SL. Pharmacokinetics and pharmacodynamics of remifentanil. II. Model application. Anesthesiology. 1997；86：24-33.）

体重

很多阿片类药物药代动力学参数，尤其是清除率，与瘦体重更密切相关。在肥胖患者，根据总体重计算的给药剂量与瘦体重计算的剂量相比，可引起效应部位瑞芬太尼浓度明显增高[438]。相反，对于较瘦的患者，以总体重计算给药，其药物浓度并不比按瘦体重计算的高很多（图 24.22）。临床上肥胖患者和消瘦患者药物的静脉时量相关半衰期并无明显不同（图 24.23）。大量证据表明，与总体重相比，瘦体重是预测药物代谢能力的一个较好指标。理想体重是一个与瘦体重密切相关且医师容易估计的参数，因此它可能是一个更易于接受的替代方法。因为肥胖和肥胖相关的疾病不断增加且越来越多，肥胖患者将经常会面临麻醉和手术。知晓并理解肥胖对阿片类药物配置的影响是当代麻醉实践中的一个重要问题。作为回应，现在已有报道新的药代动力学模型已经结合了体重对其

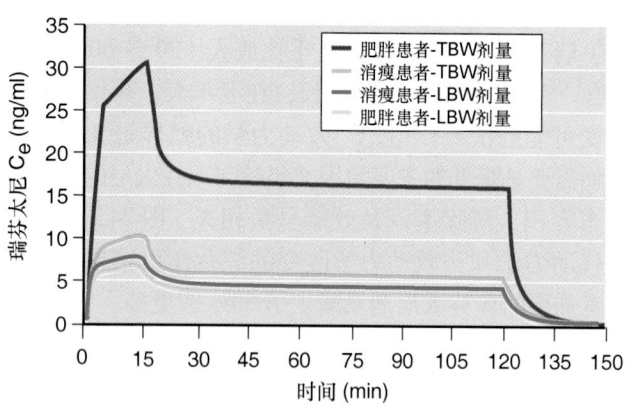

图 24.22　肥胖和消瘦患者分别按瘦体重（LBW）和总体重（TBW）计算给药量时计算机模拟的瑞芬太尼浓度时间变化曲线。按 TBW 计算给药量后导致一例肥胖患者血药浓度急骤升高（From Egan TD, Huizinga B, Gupta SK, et al. Remifentanil pharmacokinetics in obese versus lean patients. Anesthesiology. 1998；89：562-573.）

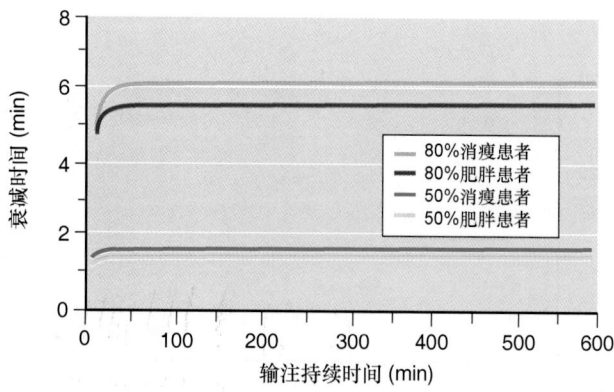

图 24.23　肥胖和消瘦患者计算机模拟的瑞芬太尼时量相关半衰期（50% 衰减时间）和 80% 衰减时间。注意：在临床情况下肥胖和消瘦患者的两条曲线并无太大差别（From Egan TD, Huizinga B, Gupta SK, et al. Remifentanil pharmacokinetics in obese versus lean patients. Anesthesiology. 1998；89：562-573.）

的影响[439-440]。

肾衰竭

肾衰竭对于吗啡，氢吗啡酮和哌替啶具有重要的临床意义。而对于芬太尼类药物的临床重要性则不明显。

吗啡是一种具有活性代谢产物的阿片类药物，它的消除依赖于肾排泄机制。吗啡主要是在肝通过结合反应进行代谢，以水溶性葡萄糖醛酸化合物（M3G 和 M6G）的形式经肾排出。肾在吗啡的结合反应中也起重要作用，约占药物代谢的 40%[441]。因此肾衰竭患者可出现非常高水平的 M6G 和危及生命的呼吸抑制（图 24.24）[442]。考虑到肾衰竭所引起的这些改变，

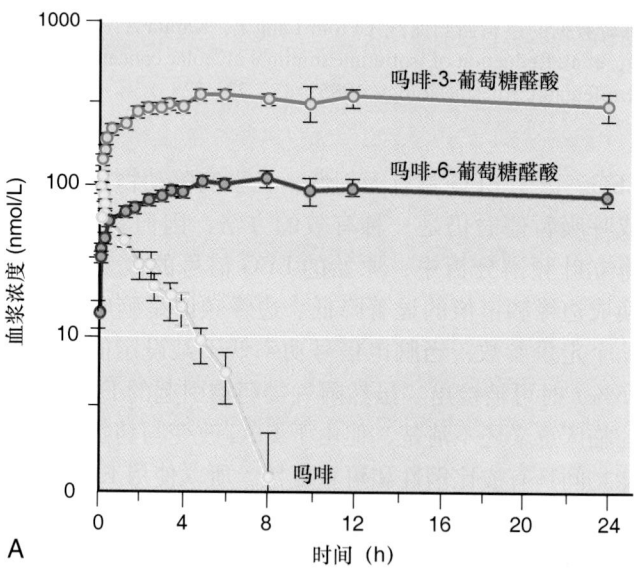

A

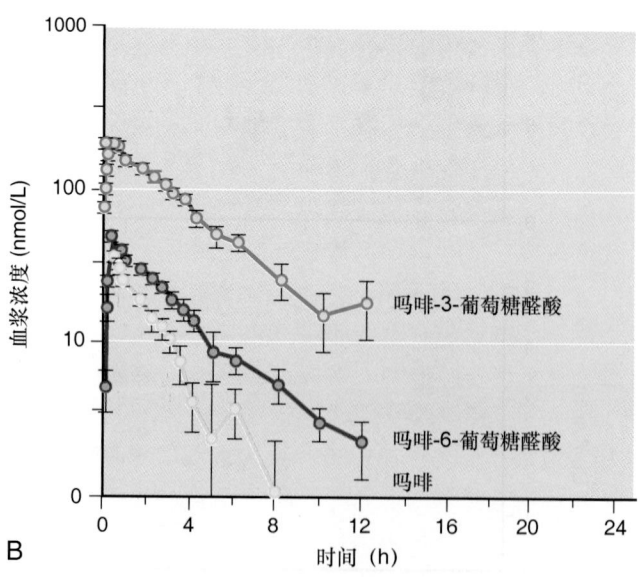

B

图 24.24　肾衰竭对吗啡药代动力学的影响。图中显示了肾衰竭（a）和肾功能正常（b）患者静脉注射 0.1 mg/kg 吗啡时，吗啡及其代谢物的血清浓度的时间依赖性变化（From Osborne R, Joel S, Grebenik K, et al. The pharmacokinetics of morphine and morphine glucuronides in kidney failure. Clin Pharmacol Ther. 1993；54：158-167.）

对于肾清除机制有严重改变的患者，最好不要选择使用吗啡。在有肾功能不全的患者中使用氢吗啡酮也会出现类似的问题。

肾衰竭也引起哌替啶临床药理学的明显改变。其主要代谢产物去甲哌替啶具有镇痛及中枢神经系统兴奋作用。这些活性代谢产物经肾排泄，因此对于肾衰竭的患者，临床医师需要特别关注去甲哌替啶蓄积导致潜在的中枢神经系统毒性。

虽然血浆蛋白结合力的降低可能改变阿片类药物中芬太尼类的游离部分，但肾衰竭对芬太尼类药物的临床药理学无明显影响。当存在肾损害时，芬太尼、阿芬太尼、舒芬太尼和瑞芬太尼并不产生高活性的代谢产物蓄积，它们的清除率也并没有明显延长[443]。肾功能受损不改变瑞芬太尼的药代动力学及药效动力学。在临床上，输注瑞芬太尼过程中产生的 GI90291对肾衰竭患者似乎无明显的影响。

肝衰竭

尽管肝是阿片类药物生物转化的主要代谢器官，然而除了进行肝移植的患者，其他围术期患者肝衰竭的程度对大多数阿片类药物的药代动力学没有太大影响。除代谢能力降低外（如细胞色素 P450 系统和结合能力），肝病也可引起肝血流、肝细胞总量及血浆蛋白结合力降低。全身含水量的增多以及晚期肝病引起的水肿可以改变药物的分布特性。如在早期酒精中毒时所见的酶诱导作用实际上可增强肝的代谢能力。

吗啡由于具有大量的肝外代谢途径进行代偿，所以进展期肝病，如肝硬化和肝癌，相对并不改变其药代动力学。肝血流减少可减慢血浆吗啡浓度降低的速度。曾有报道，肝切除术后 M6G/ 吗啡（M6G-to-morphine）和 M3G/ 吗啡（M3G-to-morphine）比值明显下降，循环中吗啡浓度增加，这主要是吗啡清除率变慢所致[444]。肝硬化患者哌替啶的代谢下降导致了患者药物蓄积，并可能导致与肝性脑病相似的中枢神经系统的抑制作用。尽管这些患者去甲哌替啶的清除也减少，但是去甲哌替啶相较于哌替啶来说，比值低，含量相对较少，因此仍以哌替啶的麻醉作用为主[445]。肝病不影响芬太尼和舒芬太尼的降解[446]。其他肝病或其他疾病（如休克）引起肝血流的下降能影响阿芬太尼、芬太尼和舒芬太尼的药代动力学参数。与之前志愿者对照组历史数据相比，轻到中度肝硬化的患者阿芬太尼的清除率明显下降[447]。瑞芬太尼是一种药代动力学完全不受肝影响的阿片类药物（图 24.25）[448]。在原位肝移植的无肝期，其药代动力学保持不变[449]。

有研究者报道称，在慢性肝衰竭合并轻度肝性脑病的患者上应用 0.25 ～ 0.5 µg/（kg·min）的瑞芬太尼，既能够满足其围术期镇痛需求，又不会导致其神经功能减退[450]。

总而言之，肾功能受损，肝外葡萄糖醛酸化和清除能力下降，会严重影响吗啡的代谢。因此对肾衰竭的患者而言，芬太尼是更安全的选择。原因在于芬太尼的代谢产物没有活性。相反的，只有在严重肝衰竭的情况下，才能明显的观察到在临床中吗啡或者芬太尼清除率的改变。

心肺转流术

心肺转流术（cardiopulmonary bypass，CPB；体外循环）能显著影响大多数阿片类药物的药代动力学。由于 CPB 引起分布容积（继发于管道预充）、酸

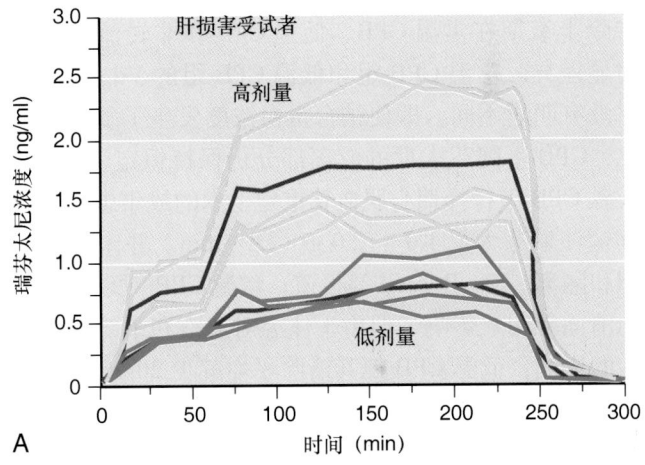

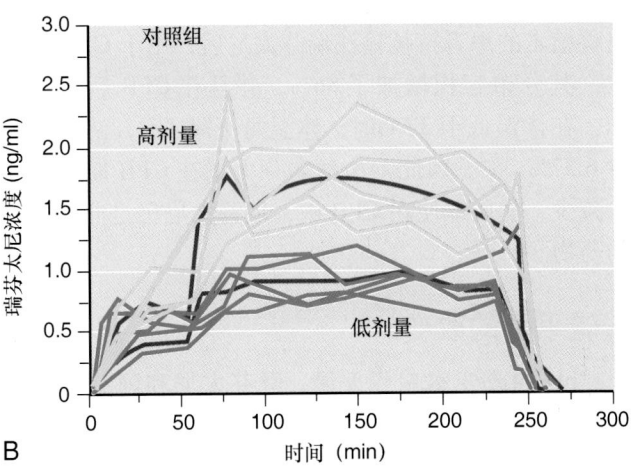

图 24.25　肝病患者（A）与对照组患者（B）瑞芬太尼血药浓度的时间依赖性变化。低剂量组，瑞芬太尼以 0.0125 µg/（kg·min）输注 1 h，然后以 0.025 µg/（kg·min）输注 3 h。高剂量组，瑞芬太尼以 0.025 µg/（kg·min）输注 1 h，然后以 0.05 µg/（kg·min）输注 3 h（From Dershwitz M, Hoke JF, Rosow CE, et al. Pharmacokinetics and pharmacodynamics of remifentanil in volunteer subjects with severe liver disease. Anesthesiology. 1996; 84: 812-820.）

碱平衡的变化、器官血流量、血浆蛋白浓度以及体温等变化，此外药物与转流回路的结合，这些因素均影响阿片类药物的药代动力学。

作为心脏手术术前用药，CPB 一开始，吗啡浓度就明显降低。Miller 等检验了 CPB 对芬太尼血浆浓度的影响，显示在 CPB 开始时血浆芬太尼总浓度明显下降，未结合部分浓度升高[451]。芬太尼总浓度在 CPB 期间保持相对稳定，直到接近 CPB 结束时平均总浓度增加，和复温的时间一致。人群药代动力学模型适用于 CPB 下行冠状动脉旁路移植术患者的浓度时间曲线数据，显示临床上 CPB 对芬太尼药代动力学作用不明显，并且在术中包括使用了 CPB 时可根据一个简单的三室模型能精确地预测芬太尼的浓度[452]。阿芬太尼清除时间的延长主要是由于 CPB 增加了分布容积。CPB 组稳定期的分布容积（Vd$_{ss}$）和阿芬太尼的中央室容积比非转流组明显更大[453]。然而，阿芬太尼的清除半衰期在常温 CPB、低温 CPB 和非转流组均无明显差异。常温 CPB 组和低温 CPB 组的 Vd$_{ss}$ 和清除率没有明显不同。即使结合蛋白浓度发生了复杂的变化，CPB 下阿芬太尼的游离部分仍保持恒定[454]。在低温 CPB 下行择期心肌血管重建手术的成年患者，持续输注瑞芬太尼 $1.0 \sim 2.0 \ g/(kg \cdot min)$ 并未出现蓄积和隔离[427]。Russell 等报道，常温 CPB 对瑞芬太尼的清除无明显影响，但由于体温对血液和组织酯酶活性的影响，低温 CPB 使其清除平均减少 20%[455]。接受房间隔缺损修补的儿科患者的 Vd$_{ss}$、中央室容积和消除半衰期（$t_{1/2\alpha}$ 和 $t_{1/2\beta}$）没有变化，但转流后时段的清除值增加 20%[456]。接受低温 CPB 下冠状动脉旁路移植术的患者持续输注瑞芬太尼后，由于 CPB 的建立，其分布容积增加了 86%，并且在 CPB 后保持增加，在体温低于 37℃时，体温每下降 1℃，清除率减少 6.37%[457]。因此，虽然瑞芬太尼在 CPB 期间的清除减少，然而即使在 CPB 中，瑞芬太尼仍是非常短效的药物。

酸碱平衡的改变

pH 的改变影响芬太尼、舒太尼和阿芬太尼与蛋白质的结合，使蛋白结合力在碱中毒时升高，酸中毒时降低。这种作用芬太尼大于舒太尼，而舒太尼大于阿芬太尼。当 pH 在 $7.4 \sim 7.0$ 之间变化，芬太尼（52%）药物游离部分的相关改变较舒太尼（29%）和阿芬太尼（6%）高得多。阿片类药物与血浆蛋白的结合力对 pH 的依赖很明显与其有机相部分和水相部分的比值相关对应，因此提示血浆蛋白和阿片类药物的相互作用具有疏水性。离子化的增加减少

了芬太尼经肝代谢和肾排泄的量。手术期间发生的术中通气过度能明显影响舒太尼的药代动力学并引起分布容积的增加和清除半衰期的延长。

因此，术中尤其发生在术后即刻的呼吸性碱中毒和呼吸性酸中毒，能延长并加重阿片类药物引起的呼吸抑制。

失血性休克

对于失血性休克的患者，临床上常通过减少阿片类药物的剂量来减轻对血流动力学的影响，并防止阿片类药物作用时间延长。这种药效的延长至少部分归因于药代动力学机制。以猪为研究对象的实验研究表明，失血性休克时，芬太尼的中央室清除率、中央室以及第二房室分布容积显著降低，并且在使用任意剂量的芬太尼时其血浆浓度均较高，且时量相关半衰期延长（图 24.26）[458]。失血性休克也改变瑞芬太尼的药代动力学，有研究表明在休克患者中（相对于正常人），使用更低剂量的瑞芬太尼就能获得目标靶浓度（图 24.27）[459]。然而，由于瑞芬太尼代谢迅速，时量相关半衰期的改变很小。在逐步失血模型中，猪在接受瑞芬太尼 $[0.5 \ g/(kg \cdot min)]$ 和丙泊酚 [单次快速 2 mg/kg 注射后以 $6 \ mg/(kg \cdot h)$ 速率维持] 的全凭静脉麻醉（total intravenous anesthesia，TIVA）后，血浆中瑞芬太尼浓度的增长幅度是丙泊酚增长幅度的 3 倍[460]。因此对于失血量过多的 TIVA 患者，瑞芬太尼的剂量应比丙泊酚的剂量减少更多。

阿片类药物代谢的遗传变异

所有的阿片类药物大部分通过细胞色素 P450（cytochrome P450，CYP）酶代谢，仅有小部分通过尿苷二磷酸葡萄糖醛酸基转移酶（UDP-glucuronosyltrans-

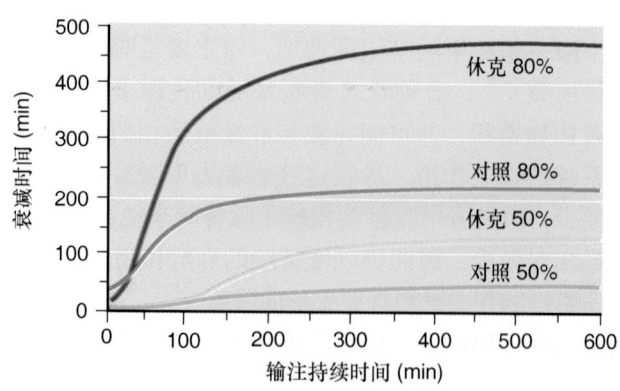

图 24.26   休克动物与对照组动物计算机模拟的芬太尼的时量相关半衰期（50% 衰减）和 80% 衰减时间（From Egan TD, Kuramkote S, Gong G, et al. Fentanyl pharmacokinetics in hemorrhagic shock: a porcine model. Anesthesiology. 1999; 91: 156-166.）

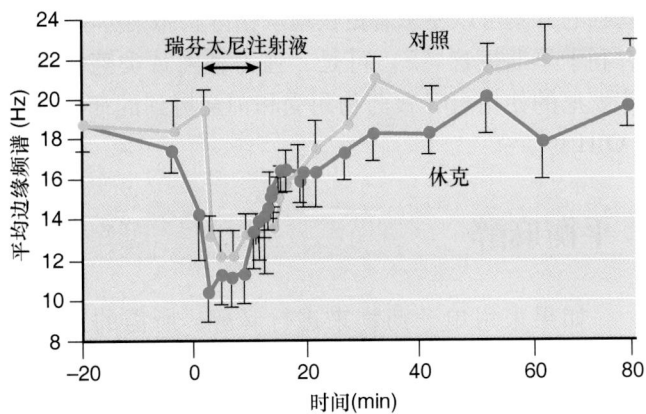

图 24.27　**瑞芬太尼输注期间平均边缘频谱的时间变化曲线**。这张图分别显示了对照组动物和出血性休克动物的边缘频谱的测量值（From Johnson KB，Kern SE，Hamber EA，et al. Influence of hemorrhagic shock on remifentanil：a pharmacokinetic and pharmacodynamic analysis. Anesthesiology. 2001；94：322-332.）

ferase，UGT）代谢。尽管 *CYP3A4* 基因参与了许多阿片类药物的代谢，但是对于弱阿片类药物（可待因、二氢可待因、羟考酮、氢可酮和曲马多），高度多态的 CYP2D6 具有更大的临床意义。因为以上药物的羟基代谢物（吗啡、二氢吗啡丙酮和氢吗啡酮）作用更强，其对 μ 受体的亲和力提高了约 30 倍。*CYP2D6* 基因具有高度多态性，目前已经发现 100 个等位基因的变异位点，其中一些变异位点显著的升高或降低细胞色素 P450（CYP）酶的活性。某些情况下，药物基因变异后阿片类药物代谢增快，上述弱阿片类药物（可待因、二氢可待因、羟考酮、氢可酮和曲马多）的代谢产物活性更强，就可能导致非预期性阿片类药物过量的后果。在临床上，因为经常开具处方，为儿童使用含有可待因的药物，以上变异导致的非预期性过量就值得特别关注。另一方面来说，有的变异使有效代谢物产物减少，亚治疗结果改变[461]。最后，UGT 主要介导丁丙诺啡、可待因、二氢可待因、二氢吗啡、氢吗啡酮、吗啡、纳洛酮、纳曲酮和羟吗啡酮等药物葡萄糖醛酸的形成。*UGT2B7* 基因具有多态性，

目前识别的等位基因变异点少于 20 个。UGT 等位基因突变导致的代谢差异可能会影响类阿片的药代动力学[461]。

应用阿片类药物的麻醉技术

镇痛

在麻醉性监护和区域麻醉中常用阿片类药物缓解疼痛。单次应用阿片类药物能明显缓解疼痛。吗啡起效慢，不能快速滴注起效。哌替啶（50 ～ 100 mg，IV）可产生不同程度的镇痛作用，但对重度疼痛患者有效性不确切。单次静注芬太尼（1 ～ 3 g/kg）、阿芬太尼（10 ～ 20 g/kg）或舒芬太尼（0.1 ～ 0.3 g/kg）能产生强效的、持续时间较短的镇痛作用。常用的输注速度分别是：芬太尼 0.01 ～ 0.05 g/（kg·min）、舒芬太尼 0.0015 ～ 0.01 g/（kg·min）、阿芬太尼 0.25 ～ 0.75 g/（kg·min）以及瑞芬太尼 0.05 ～ 0.25 g/（kg·min）。达到各种不同目的所需的血浆阿片类药物浓度如表 24.8 所列。

中枢神经元兴奋性的改变在疼痛的产生中起重要作用。在大鼠中，小剂量芬太尼能阻断活体脊髓的中枢致敏突触的形成，有研究表明可能存在芬太尼的超前镇痛作用，但更大剂量时则没有这种作用[462]。事实上，芬太尼或其他强效类阿片的剂量增加可能会产生痛觉过敏状态（如前所述）。硬膜外应用芬太尼或布比卡因行超前镇痛可减轻根治性前列腺切除术术后疼痛并促进恢复[463]。相反，行经腹膜肾肿瘤切除术的患者术前静脉复合使用吗啡、氯胺酮、可乐定并不能发挥临床上相应的术后镇痛作用[464]。Aida 等报道，超前镇痛的疗效根据手术类型的不同而存在差异，硬膜外应用吗啡行超前镇痛对四肢和胸部手术能产生可靠效果，但对腹部手术则无效[465]。一项 meta 分析显示：全身应用阿片类药物行超前镇痛的效果不确定[466]。因此临

表 24.8　阿片类药物血浆浓度（或瑞芬太尼的全血浓度）的大致范围

	芬太尼	舒芬太尼	阿芬太尼	瑞芬太尼
主要药物	15 ～ 30	5 ～ 10	400 ～ 800	—
大手术	4 ～ 10	1 ～ 3	200 ～ 400	2 ～ 4
小手术	3 ～ 6	0.25 ～ 1	50 ～ 200	1 ～ 3
自主呼吸	1 ～ 3	< 0.4	< 200	0.3 ～ 0.6
镇痛	1 ～ 2	0.2 ～ 0.4	50 ～ 150	0.2 ～ 0.4

From Bailey PL，Egan TD，Stanley TH. Intravenous opioid anesthetics. In：Miller RD，ed. Anesthesia. 8th ed. Philadelphia：Saunders；2015. An imprint of Elsevier Inc，p. 895.

床上提前应用阿片类药物是否可产生超前镇痛作用还不能确定，且可能要全局考虑前后全程的用药方案。

应用阿片类药物行 PCA 是目前术后镇痛的基础用药方法，但有关阿片类药物治疗急性疼痛的最佳药代动力学的问题仍很复杂。如果不结合时间考虑效应部位的药物浓度，则阿片类药物的选择以及药物剂量、给药方法和频度等都不可能达到最佳化。吗啡和芬太尼常用于 PCA，欧洲国家麻醉科医师也常将吡拉西胺用于 PCA。一项随机双盲研究证实，在子宫动脉栓塞的年轻女性中，效应室控制的瑞芬太尼用于 PCA，并设置缓慢且逐步适应的参数是可行的[467]。阿片类药物与其他药物联用可增强 PCA 的效果。对于开胸手术，阿片类药物联合氯胺酮用于静脉 PCA 的效果优于单独使用阿片类药物，但是增加的氯胺酮对于骨科和腹部手术的疗效并不明显[468]。尽管基于阿片类药物的 PCA 是有效的，但是患者存在个体差异，需警惕阿片类药物有引起呼吸抑制的风险，因此需要适当的监护和监测。

镇静

在重症监护治疗病房（intensive care unit，ICU）的危重患者，常常面临着大量伤害性刺激和应激性压力，会感到紧张和焦虑。因此 ICU 患者通常需要在镇痛的同时复合镇静以缓解其焦虑，提高对气管导管的耐受性，改善机械通气时顺应性。吗啡、芬太尼和舒芬太尼是 ICU 中常用的静脉镇痛药。一项随机双盲研究表明，瑞芬太尼［0.15 μg/（kg·min）］和吗啡［0.75 μg/（kg·min）］可以提供相同水平的镇静，以瑞芬太尼为

基础的方案可以使患者更快地从镇静状态中苏醒过来，有利于早期拔管[469]。可是，强力型阿片类药物如瑞芬太尼的使用可导致药物耐受和前文提到的痛觉过敏（OIH）。

平衡麻醉

如果采用单一药物来进行麻醉，所需的剂量常会导致血流动力学过度抑制。相应来说，"平衡麻醉"的概念是平衡使用不同的麻醉药物和技术以达到麻醉的作用（即镇痛、遗忘、肌肉松弛以及在保持内环境稳态的前提下消除自主神经反射）。举例而言，作为平衡麻醉的一个组成部分，阿片类药物可以减少术前疼痛和焦虑，降低气道操作时的躯体和自主神经系统反应，提高血流动力学稳定性，减少吸入麻醉药的需要量以及术后镇痛作用。为达到使患者意识消失和面对伤害性刺激时（如切皮）无痛的麻醉深度，较单独应用丙泊酚和其他镇静–催眠药物而言，联合使用阿片类药物能够大大地减少镇静药物的剂量（图 24.28）[470]。在伤害性刺激前后，联合应用阿片类药物与镇静–催眠药和（或）挥发性麻醉药的目的在于提供合适深度的麻醉状态并保持血流动力学稳定，但这种理想状态并不是每次都能实现[471-472]。

阿片类药物的给药时机、给药速度以及追加剂量也应根据患者的特殊情况以及预计的手术时间而定以避免出现问题。在手术马上要结束前给予大剂量的任何阿片类药物都易导致术后呼吸抑制。然而镇痛浓度的阿片类药物对吸入麻醉药的苏醒 MAC 值影响轻微[473]。

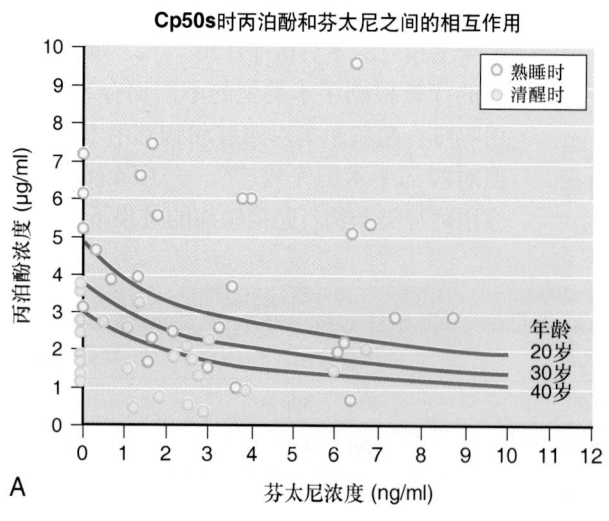 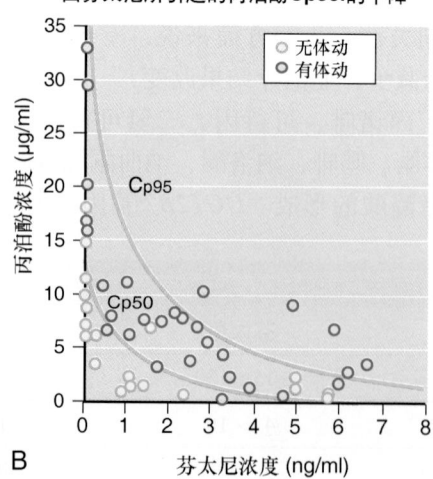

图 24.28 （A）药物开始输注 10 min 后对言语命令有反应及无反应患者测得的芬太尼和丙泊酚浓度。实线代表的是按年龄段（10 岁）结合能使 50% 患者对言语命令无反应（CP50s）时测得的芬太尼浓度所模拟出的丙泊酚浓度。（B）通过增加芬太尼浓度使 50% 或 95% 患者对切皮刺激无体动反应（CP50i 和 CP95i）时，所需丙泊酚浓度出现下降。实线为逻辑回归曲线（From Smith C，McEwan AI，Jhaveri R，et al. The interaction of fentanyl on the Cp50 of propofol for loss of consciousness and skin incision. Anesthesiology. 1994；81：820-828.）

　　理想的阿片类药物应能达到以下要求：快速滴定，有效防止伤害性刺激的不良反应出现，追加剂量小，不抑制心血管功能，能及时恢复适当的自主呼吸，产生有效的术后镇痛且副作用小。由于阿芬太尼和瑞芬太尼峰值效应的起效时间超短（1～2 min），因此它们的快速滴定能发挥最佳效应。可以认为舒芬太尼、阿芬太尼和瑞芬太尼在很多方面优于芬太尼。与芬太尼相比，应用阿芬太尼和舒芬太尼后较少需要使用纳洛酮来拮抗阿片类药物的不良呼吸抑制作用。使用瑞芬太尼后很少需要进行药物拮抗。

芬太尼

　　麻醉诱导常联合应用负荷剂量的芬太尼（2～6 µg/kg）以及镇静-催眠药（以硫喷妥钠或丙泊酚最常用）和肌松剂。麻醉维持常常用低浓度的强效吸入麻醉药，并追加一定剂量的芬太尼［每15～30 min间断静脉注射25～50 µg，或以（0.5～5.0）µg/（kg·h）的速度持续输注］。

　　芬太尼术后镇痛所需的血浆浓度约为1.5 ng/ml[474]，当血浆芬太尼浓度为1.67 ng/ml和3.0 ng/ml时，切皮时异氟烷的MAC值分别降低50%和63%[121]。血浆芬太尼浓度从3.0 ng/ml升高到10 ng/ml后，仅能将异氟烷MAC的降低值由63%增至82%。芬太尼也能降低术中丙泊酚的需要量。行脊柱融合手术的患者，为将平均动脉压的波动控制在对照值的15%以内，在输注芬太尼使其血浆浓度分别维持在0 ng/ml、1.5 ng/ml、3.0 ng/ml和4.5 ng/ml时，所需丙泊酚的平均输注速率分别为（10.1±2.5）mg/（kg·h）（均值±标准差）、（7.5±1.2）mg/（kg·h）、（5.7±1.1）mg/（kg·h）和（4.9±1.2）mg/（kg·h）[475]。

　　不同患者之间阿片类药物的药代动力学和药效动力学差异相当大。有研究者报道，肥胖患者以总体重计算芬太尼的剂量可能导致药物过量[474]。如前所述，在这种情况下，根据偏瘦的体重和（或）理想体重计算芬太尼剂量可能更有价值。然而，若采用芬太尼平衡麻醉技术，在药代动力学原理的指导下，按照预计的刺激大小和患者可能出现的反应以滴定法给药则常可维持血流动力学稳定，且无痛的患者可以迅速苏醒。反复给药或持续输注芬太尼常导致明显的自主呼吸抑制。

阿芬太尼

　　由于阿芬太尼能够迅速渗透入脑组织，所以阿芬太尼在血浆浓度比舒芬太尼和芬太尼稍高时，即可达到血浆和CNS的平衡。这种特性可以解释为什么在应用镇静-催眠药前或与其同时给药时，小剂量阿芬太尼（10～30 µg/kg）有效。

　　阿芬太尼（25～50 µg/kg，IV）加上睡眠剂量的小剂量任何镇静-催眠药（如50～100 mg硫喷妥钠）的滴注，常可有效防止喉镜暴露及气管插管时出现明显的血流动力学变化。据报道，阿芬太尼与2.5 mg/kg的丙泊酚共同应用于插入经典喉罩时，其最佳剂量为10 µg/kg[476]。对于短小手术，可通过追加输注阿芬太尼［0.5～2.0 µg/（kg·min）］或间断单次静脉注射（5～10 µg/kg）来完成。在同时应用强效吸入麻醉药行平衡麻醉时，相对较低的血浆阿芬太尼浓度（如29 ng/ml）可降低异氟烷MAC值约50%[123]。据报道，在丙泊酚麻醉中，丙泊酚的血液靶浓度为3 µg/ml时，阿芬太尼的EC50在气管插管时为92 ng/ml，切皮时为55 ng/ml，打开腹膜时为84 ng/ml，术中腹腔内操作时为（66±38）ng/ml[477]。丙泊酚引起的血流动力学改变可能对阿芬太尼的药代动力学有重要影响。丙泊酚（靶浓度1.5 µg/ml）使阿芬太尼的清除率减少15%，快速分布清除率减少68%，慢速分布清除率减少51%，滞后时间减少62%[478]。应在手术结束前15～30 min尽量降低阿芬太尼的输注量或重复给药，以避免出现残余呼吸抑制的副作用。

舒芬太尼

　　据报道，避免喉镜暴露和气管插管时血流动力学反应的舒芬太尼平均血浆CP50为1.08 ng/ml，变化范围在0.73～2.55 ng/ml之间。对于儿童的麻醉诱导，以0.3 µg/kg的大剂量舒芬太尼结合丙泊酚可以完全消除气管插管时的心血管反应[479]。在血压正常的健康成年患者中，0.1 µg/kg的舒芬太尼单次注射后，以0.08 µg/（kg·min）持续静脉注射至少5 min，可有效减轻插管时的心血管反应[480]。麻醉维持可间断追加一定剂量的舒芬太尼［间断静注0.1～0.25 µg/kg或持续输注0.5～1.5 µg/（kg·h）］。舒芬太尼切皮时的CP50［（2.08±0.62）ng/ml］是未术前用药患者气管插管时的2倍[481]。切皮时舒芬太尼、芬太尼和阿芬太尼的CP50的比值约为1∶2∶150，这一比值与传统的以药物剂量为基础计算的比值有所不同，但可能更为准确。在行冠状动脉旁路移植术的患者，舒芬太尼剂量大于（1.25±0.21）ng/ml时，可使手术过程中需要的异氟烷浓度降至0.5%以下[482]。

瑞芬太尼

　　由于瑞芬太尼作用持续时间很短，为维持阿片类药物的作用，应在初始单次给药之前或给药后即开始输注［0.1～1.0 µg/（kg·min）］。在平衡麻醉中瑞芬太尼的维持输注速度范围是［0.1 ～ 1.0 μg/（kg·min）］。瑞芬太尼能有效抑制自主神经、血流动力学以及躯体对伤害性刺激的反应，能使患者最可预测性的快速从麻醉状态恢复而没有呼吸抑制。以［（0.1±0.05）μg/（kg·min）］的速率输注，可在维持镇痛的条件下恢复自主呼吸及反应性。一项随机、双盲、安慰剂对照研究证实，局部麻醉下进行门诊手术的患者，联合应用瑞芬太尼［0.05 ～ 0.1 μg/（kg·min）］和咪达唑仑 2 mg 可产生有效的镇静及镇痛作用[483]。

随着瑞芬太尼麻醉的兴起，临床上发现大剂量的瑞芬太尼停药后会导致痛阈降低，痛觉过敏，这与急性疼痛仍然持续存在有关。因此需要预见此现象并及时采用替代的镇痛方案。在使用以瑞芬太尼为主的麻醉行腹部大手术时，围术期应用吗啡（0.15 mg/kg 或 0.25 mg/kg，IV）或芬太尼（0.15 mg）并不能完全充分而及时地控制术后疼痛[484-485]。应用氯胺酮［0.15 mg/kg 静脉注射，而后以 2 μg/（kg·min）维持］可以减少腹部手术中瑞芬太尼及术后吗啡的用量，且不增加不良反应的发生[486]。斜视矫正手术的患儿联合应用七氟烷（2.5%）和瑞芬太尼［1 μg/kg 静脉注射，以 0.1 ～ 0.2 μg/（kg·min）维持］麻醉，与芬太尼（2 μg/kg，随后每 45 min 追加 1 μg/kg）相比，术后呕吐发生较少，但术后疼痛评分较高[487]。

采用输注小剂量瑞芬太尼缓解术后疼痛的方法也有报道。腹部或胸外科手术应用丙泊酚［75 mg/（kg·min）］和瑞芬太尼［0.5 ～ 1.0 mg/（kg·min）］行全身麻醉后，持续输注瑞芬太尼［0.05 mg/（kg·min）或 0.1 mg/（kg·min）］，可提供充分的术后镇痛[488]。

全凭静脉麻醉

许多不同的静脉药的各种不同组合配方都可用于 TIVA。最常见的组合方式是以一种阿片类药物与另一种易产生催眠和遗忘作用的药物联合应用。例如，阿芬太尼和丙泊酚的联合应用是一种优秀的 TIVA 配方。阿芬太尼在降低对伤害性刺激反应的同时，能够提供镇痛并维持血流动力学稳定。相反地，丙泊酚具有催眠、遗忘和止吐的作用。以阿芬太尼（25 ～ 50 μg/kg）和丙泊酚（0.5 ～ 1.5 mg/kg）麻醉诱导，继以阿芬太尼［0.5 ～ 1.5 μg/（kg·min）］和丙泊酚［80 ～ 120 μg/（kg·min）］持续输注维持，为各种不同手术的患者提供完全的麻醉。有研究者提出，当联合应用的丙泊酚的血中浓度为 3.5 μg/ml 时，阿芬太尼的浓

度低至 85 ng/ml 仍能提供理想的麻醉和苏醒条件[489]。Stanski 和 Shafer 建议，阿芬太尼的单次剂量和初始输注速率应当是 30 μg/kg 和 0.35 μg/（kg·min），丙泊酚为 0.7 mg/kg 和 180 μg/（kg·min）[490]。应该知道的是，这些数据是仅根据对中等疼痛手术患者的 EC_{50} 计算出来的，麻醉科医师应根据实际情况相应地调整剂量。对耳鼻喉科的短小手术，应用瑞芬太尼和丙泊酚行 TIVA 的术后自主呼吸恢复时间要短于使用阿芬太尼和丙泊酚联合麻醉[491]。

维持输注速率因患者状态及手术刺激强度的大小而异。初始推荐的用量为：丙泊酚［75 ～ 125 μg/（kg·min）］和阿芬太尼［1.0 ～ 2.0 μg/（kg·min）］。麻醉结束前 5 ～ 10 min 停止输注静脉麻醉药。手术结束前阿芬太尼的输注速率不需要调整到低于［0.25 ～ 0.5 μg/（kg·min）］以下。一项多中心评估证实，行择期手术的住院患者静脉注射瑞芬太尼［1 μg/kg IV，之后以 1.0 μg/（kg·min）持续输注并复合丙泊酚［75 μg/（kg·min）］，可有效控制气管插管反应[492]。推荐在气管插管后瑞芬太尼的输注速率为［0.25 ～ 0.4 μg/（kg·min）］。咪达唑仑-阿片类药物联合应用也能提供完全的麻醉效果。但即使氟马西尼能拮抗苯二氮䓬类作用，咪达唑仑-阿芬太尼 TIVA 仍不可能与丙泊酚-阿芬太尼 TIVA 相比[493]。

当使用吸入麻醉药受到限制时，TIVA 技术就显得尤为重要了。只要牢记平衡麻醉的目的，联合应用现代阿片类药物和其他药物，应用输液泵给药并对药代动力学知识有更深入的了解，临床医师就可以成功地开展各种 TIVA 技术。TIVA 中阿片类药物的大致剂量和输注速度如表 24.9 中所列。

心脏手术以阿片类药物为基础（大剂量阿片类药物）的麻醉

在以阿片类药物为基础的麻醉技术中，阿片类

表 24.9　全凭静脉麻醉阿片类药物的负荷剂量、维持输注速率和追加维持剂量的大致范围

	负荷剂量	维持输注速率	追加剂量
阿芬太尼	25 ～ 100	0.5 ～ 2 μg/（kg·min）	5 ～ 10 μg/kg
舒芬太尼	0.25 ～ 2	0.5 ～ 1.5 μg/（kg·h）	2.5 ～ 10 μg
芬太尼	4 ～ 20	2 ～ 10 μg/（kg·h）	25 ～ 100 μg
芬太尼	1 ～ 2	0.1 ～ 1.0 μg/（kg·min）	0.1 ～ 1.0 μg/kg

From Bailey PL, Egan TD, Stanley TH. Intravenous opioid anesthetics. In: Miller RD, ed. Anesthesia. 8th ed. Philadelphia: Saunders; 2015. An imprint of Elsevier Inc., p. 897.

药物可作为主要或唯一的麻醉药。大剂量阿片类药物麻醉是作为一种无应激的麻醉方法应用于心脏外科手术。吗啡最先被用于大剂量阿片类药物麻醉，随后推荐使用的是芬太尼和舒芬太尼。即使在心脏手术麻醉中，有些因素也限制了大剂量阿片类药物麻醉的广泛应用，这些因素包括：缺乏使用大剂量阿片类药物对预后明显有利的证据、药物费用增加以及大剂量阿片类药物的应用能影响心脏手术患者"快通道"技术的应用等。然而对于行心脏手术或其他大手术的患者，阿片类药物，特别是在持续输注时，仍然是最为有效的麻醉药之一。

为了降低心脏手术的费用，快通道麻醉方法的应用已越来越普遍。据 Engoren 等报道，更昂贵但作用时间更短的阿片类药物舒芬太尼和瑞芬太尼能同样做到快速拔管、相似的住院留治时间和费用与芬太尼相似，这些结果提示上述任何一种阿片类药物都能被推荐用于快通道心脏手术[494]。

芬太尼

已经在很多不同技术中应用芬太尼完成了麻醉[495-496]。芬太尼快速或缓慢注射的剂量范围是（5～75 μg/kg）。这些剂量所达到的芬太尼血浆浓度（10～30 ng/ml）常足以保证在整个麻醉诱导和插管过程中血流动力学稳定。心脏手术中，以 [0.1～1.0 μg/（kg·min）] 速度持续输注芬太尼，直到 CPB 开始或持续整个 CPB 过程中。大剂量芬太尼麻醉也已被证实可有效、安全地用于小儿心脏手术。研究者指出，芬太尼（25～50 μg/kg）与异氟烷（0.2%～0.4%）联合应用可有效地抑制婴幼儿心脏直视手术 CPB 前期的血流动力学及应激反应

（图 24.29）[497]。研究者报道，59 例符合条件的患者中有 57 例在停止输注芬太尼 [总剂量（127±64）μg/kg] 并使用纳洛酮 [总剂量（3.4±2.6）μg/kg] 拮抗后的（34±14）min 内成功拔管，在纳洛酮的持续输注下，患者苏醒完全，无需机械通气支持，（11±7）h 后停用纳洛酮[498]。这些结果提示，个体化的纳洛酮滴注有利于大剂量阿片类药物麻醉的开展，从而能保持这种麻醉的优势。又有研究指出，大剂量芬太尼（50 μg/kg）麻醉与老年人冠状动脉旁路移植术后 3 个月或 12 个月的术后认知功能障碍发生率的差异无关。相反，小剂量芬太尼（10 μg/kg）麻醉所需的术后机械通气时间更短，且术后 1 周内认知功能障碍的发生率可能更高[499]。

舒芬太尼

大剂量舒芬太尼麻醉的优点包括麻醉诱导更迅速、术中和术后能更好地减少或消除高血压事件，能在更大程度上降低左心室每搏做功，增加心排血量且血流动力学更稳定。舒芬太尼的诱导剂量范围是（2～20 μg/kg），可单次给药或在 2～10 min 内缓慢输注。在大剂量麻醉中，舒芬太尼的常用总剂量为（15～30 μg/kg）。但对于用劳拉西泮作为术前用药的患者，从血流动力学控制和 EEG 表现方面看，将舒芬太尼的麻醉诱导剂量从 3 μg/kg 增加到 15 μg/kg 并无进一步的优势[500]。联合应用的其他药物可显著影响舒芬太尼的需要量。对于行冠状动脉手术的患者，舒芬太尼的诱导量和总维持量分别为（0.4±0.2）μg/kg 和（2.4±0.8）μg/kg，并与一定剂量的丙泊酚 [（1.5±1）mg/kg 诱导，总量（32±12）mg/kg] 联合应用。当用咪达唑

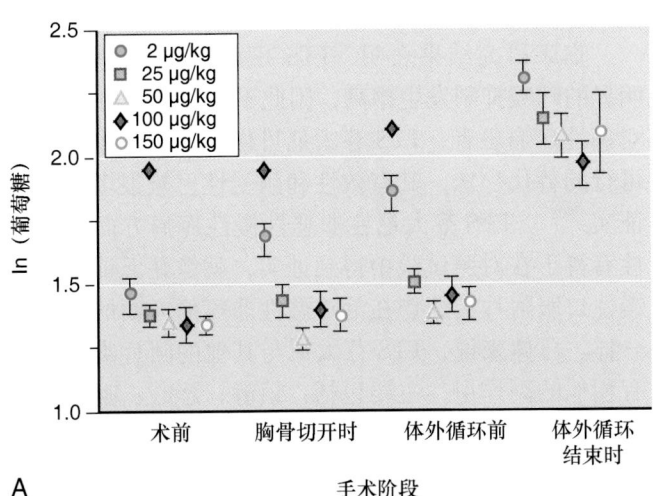

A

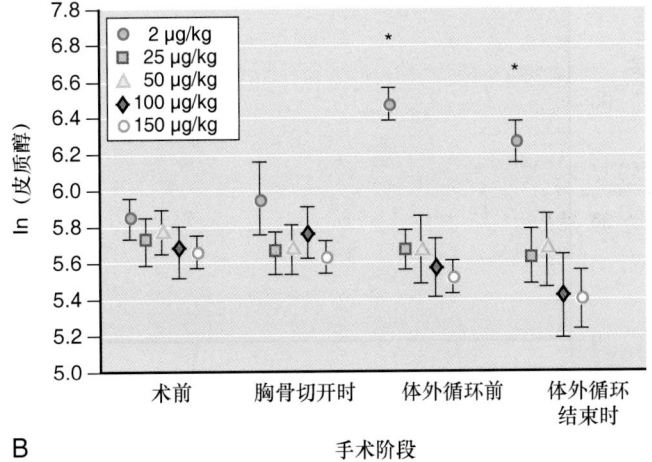

B

图 24.29　婴幼儿开胸心脏手术体外循环前芬太尼联合小剂量（0.2%～0.4%）异氟烷麻醉对应激反应的抑制作用。不同手术时段、不同芬太尼剂量下的 ln（葡萄糖）（A）和 ln（皮质醇）（B）（均值 ± 标准差）。以星号标示的 2 μg/kg 剂量组的值要明显高于其他剂量组（$P < 0.01$）（From Duncan HP, Cloote A, Weir PM, et al. Reducing stress responses in the pre-bypass phase of open heart surgery in infants and young children: a comparison of different fentanyl doses. Br J Anaesth. 2000; 84: 556-564.）

仑代替丙泊酚时，舒芬太尼的需要量为原来的 3 倍[501]。依托咪酯和阿片类药物联合应用能提供极好的麻醉效果，并且几乎没有血流动力学波动。麻醉的维持中，以舒芬太尼 [1.0 ～ 2.0 μg/（kg·h）] 持续输注维持麻醉，既可保持以阿片类药物为基础的麻醉的优点，又可避免出现术后阿片作用时间延长。

瑞芬太尼

瑞芬太尼已被应用于心脏麻醉[455]。在微创冠状动脉旁路移植术中，用瑞芬太尼 2 μg/kg 和丙泊酚诱导，以瑞芬太尼 0.25 μg/（kg·min）或 0.5 μg/（kg·min）维持麻醉，可提供适当的麻醉，且患者可快速苏醒和拔管（图 24.30）[502]。Kazmaier 等比较了在行择期冠状动脉旁路术的患者，大剂量瑞芬太尼 [2.0 μg/（kg·min）] 麻醉与瑞芬太尼 [0.5 μg/（kg·min）] 复合丙泊酚（靶控输注的目标血浆浓度为 2.0 μg/ml）麻醉的效果[503]。结果显示，大剂量瑞芬太尼降低每搏指数、心率、平均动脉压、心肌血流量和心肌摄氧量，其麻醉效果与瑞芬太尼-丙泊酚联合麻醉的效果之间没有差别。Geisler 等检验了大剂量瑞芬太尼麻醉用于冠状动脉旁路移植术患者的有效性和安全性[504]。持续输注瑞芬太尼 [1.0 ～ 2.0 μg/（kg·min）]，并联合应用丙泊酚 [3 mg/（kg·h）]，

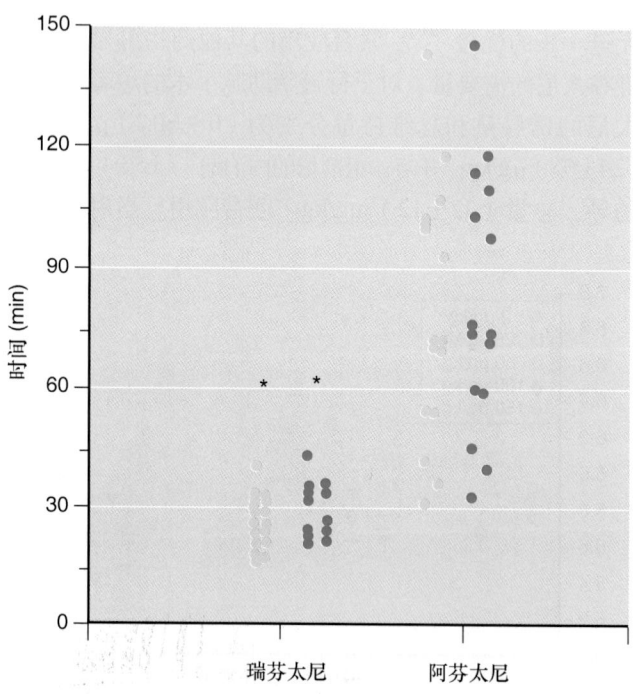

图 24.30　瑞芬太尼＋丙泊酚或阿芬太尼＋丙泊酚麻醉下微创直视冠状动脉旁路移植术患者的清醒时间（灰圈点）和拔管时间（蓝圈点）（From Ahonen J, Olkkola KT, Verkkala K, et al. A comparison of remifentanil and alfentanil for use with propofol in patients undergoing minimally invasive coronary artery bypass surgery. Anesth Analg. 2000；90：1269-1274.）

能严重抑制大部分患者对手术刺激的反应，但肌肉强直会发生在用瑞芬太尼行麻醉诱导者。这些研究者们得出的结论是，以高于 1.0 μg/（kg·min）的速度开始输注瑞芬太尼无明显优势，且瑞芬太尼不适合单独用于麻醉。

阿片类药物的其他应用

经皮治疗系统

经皮给药方式一般要求药物水溶性和脂溶性均较高、分子量低、效能高且很少有或无皮肤刺激。芬太尼可用于经皮治疗系统（transdermal therapeutic system，TTS）。芬太尼经皮给药具有以下潜在的优势：无肝首过代谢效应；能提高患者的依从性、方便性和舒适度；镇痛作用持久。尽管存在显著的变异，TTS 中芬太尼的常用剂量为 20 μg/h、50 μg/h、75 μg/h 和 100 μg/h，其血药浓度可从低于 1.0 ng/ml 到 2.0 ng/ml 之间波动。在 10 名成人患者（25 ～ 38 岁）和 8 名老年患者（64 ～ 82 岁）中对芬太尼（50 μg/h）经皮给药的药代动力学进行了比较[505]。研究者指出芬太尼经皮给药的平均半数时间（从使用贴剂开始至血浆浓度到达 2 倍所需的用药时间）在成人组和老年组中分别为 4.2 h 和 11.1 h；平均最大血浆浓度分别是 1.9 ng/ml 和 1.5 ng/ml。而在到达最大血浆浓度的所需时间和撤掉贴剂后的消除半衰期上，两组患者没有显著差异。体温升高能加速芬太尼从贴剂的释放或从皮下脂肪组织的分布。Portenoy 等证明，重复使用芬太尼 TTS 可达稳态血清浓度，而重复使用 TTS 在撤药后芬太尼的表观半衰期相对较长，这可能与药物从皮下脂肪组织中持续被吸收有关[506]。

临床研究结果表明，TTS 芬太尼用于术后镇痛，明显的呼吸抑制发生率高，因此不推荐这种用法[507]。对癌性疼痛患者，TTS 芬太尼可作为口服吗啡的一种可行的替代疗法，其有效性和耐受性已被很多实验所证实[508]。TTS 芬太尼在非恶性慢性疼痛方面的有效性有待于在对照试验中得到证实，就像缺乏证据证明慢性口服阿片类药物在治疗恶性非疼痛方面的有效性一样。总体来说，TTS 芬太尼与其他的阿片类药物具有相似的副作用，主要包括：镇静、恶心、呕吐和便秘。与口服吗啡相比，TTS 芬太尼引起的胃肠道不良反应较少。

丁丙诺啡具有低分子量、高亲脂性、高效价等特点，适用于透皮吸收。除了在管理 OUD 中的应用，丁丙诺啡 TDS 可能对缓解中到重度癌性疼痛有效[509]。丁丙诺啡 TTS 用于非阿片类镇痛无效的严重非癌性疼

痛的研究正在兴起。Poulain 等人研究了丁丙诺啡 TDS 在癌性疼痛患者中的作用，发现在接受丁丙诺啡 TDS 组，轻中度疼痛评分降低（从 3.5±2.2 到 1.5±1.5），而安慰剂组疼痛评分恶化（从 1.5±1.5 到 2.7±1.9）[510]。在美国丁丙诺啡透皮治疗目前有五个剂量梯度：5 μg/h、7.5 μg/h、10 μg/h、15 μg/h 和 20 μg/h，并且应用 7 天后，它的生物利用度下降到了 15%。

离子电渗疗法

离子电渗疗法是一种通过外部电流增强药物经皮吸收的技术。临床剂量的吗啡和芬太尼可通过离子电渗疗法给药。盐酸芬太尼经皮离子电渗系统（iontophoretic transdermal system, ITS）作为一种新型术后镇痛方法，在美国和欧洲已被批准用于急性痛以及中度至重度的术后疼痛的治疗[511]。这种系统允许患者通过离子电渗疗法技术，以无创方式自我调控使用预先设定好剂量的芬太尼。为了比较患者自控盐酸芬太尼 ITS（10 min 内输注 40 μg）和标准的吗啡静脉 PCA（每间隔 5 min 输注 1 mg；最大量 10 mg/h）的有效性和安全性，人们进行了一项前瞻性、随机对照的平行组试验[512]。结果发现，芬太尼 ITS 能提供和标准吗啡静脉 PCA 相似的效果，其阿片类药物相关的副作用的发生率也类似。与现有的 PCA 给药模式相比，芬太尼 ITS 具有很多临床优势[511]。其独特的给药方式能避免出现与穿刺相关的损伤和感染，而且其程式化的电子设计也消除了发生手工设置错误和药物过量的风险。另外，该系统的紧凑型设计也利于更多的患者术后能早期活动。患者自控性芬太尼 ITS 具有成为急性术后疼痛治疗中一种重要措施的潜力。Panchal 等报道，芬太尼 ITS 能显著降低镇痛空白的发生率，镇痛空白是患者无法止痛的一段时间，从而有助于吗啡静脉 PCA 无效的术后疼痛管理[513]。然而，鉴于输入剂量的潜在变化和其他因素，ITS 系统可能受到医院的监测设备的限制。

经黏膜给药

与经皮给药相似，经口咽部和鼻咽部黏膜给药也能消除肝首过代谢效应（药物直接吸收入体循环），并能提高患者的舒适度和依从性。

丁丙诺啡是一种人工合成的强效吗啡类似物，具有阿片受体的激动-抑制双重效应，半衰期长，易于从舌下黏膜组织吸收。口服后该药几乎完全被肝代谢，仅有一小部分能到达体循环。舌下应用丁丙诺啡后的全身生物利用度是静脉给药的 50%。舌下含服丁丙诺啡（0.3 mg）与经皮给药丁丙诺啡（5 μg/h、10 μg/h

和 20 μg/h）对髋关节和（或）膝关节骨性关节炎疼痛的疗效进行比较，发现其镇痛效果相当[514]。于 2015 年获得美国食品和药物管理局批准，丁丙诺啡用于慢性疼痛的治疗。它由柔韧的水溶性聚合物薄膜组成，黏附在口腔黏膜上，几分钟内溶解。该制剂的生物利用度为 46%～65%，对于每天需口服等价于 80 mg 硫酸吗啡镇痛的患者是非常有效的[515]。

含服吗啡用于术后镇痛的初步经验效果良好，然而，对于接受下腹部手术的女性患者中，与安慰剂相比，含服吗啡并没有显著减少术后哌替啶的用量，而且患者含服吗啡后表示有异味，很难接受[516]。吗啡的脂溶性较低，注定其不会是经黏膜给药的首选。而脂溶性较高的阿片类药物，如丁丙诺啡、芬太尼和美沙酮，舌下吸收效果优于脂溶性较低的药物如吗啡。

经口腔黏膜吸收的枸橼酸芬太尼（oral transmucosal fentanyl citrate, OTFC）是一种芬太尼的固体剂型，它将芬太尼与糖混合后制成菱形片，再将其固定在一个小棒上。芬太尼的一部分经口腔黏膜吸收，其余部分被吞服后经胃肠道吸收。推荐剂量为 5～20 μg/kg[517]。OTFC 应在手术前（或有痛操作前）30 min 给药，以达到峰值效应。OTFC 应用后 15～30 min 血浆浓度达到峰值，为（2.0±0.5）ng/ml，1 h 后降至 1 ng/ml 以下[518]。与经皮芬太尼不同，OTFC 停用后，黏膜组织中无明显蓄积。OTFC 的全身生物利用度为 50%，这是经口和胃肠道双重吸收的结果。OTFC 的生物利用度与丁丙诺啡（55%）相似，但远大于吗啡含剂和其他低脂溶性阿片类药物。Egan 等证实，OTFC 重复给药并不引起药代动力学的改变，其血浆浓度的降低速度与静脉给药时一样迅速（图 24.31）[519]。此外，Kharasch 等指出，OTFC 的药代动力学在老年志愿者［（67±6）岁］中没有改变，所以在老年人中 OTFC 的剂量也不需要改变[520]。OTFC 后，利福平造成的肝和肠 CYP3A 诱导和葡萄汁造成的肠 CYP3A 抑制，对芬太尼峰值浓度和临床效果的影响很小，有研究显示，首过代谢也是以最低限度影响 OTFC 的生物利用度[521]。据报道，扁桃体切除术的患儿术前应用 OTFC 对术后镇痛有效[522]。但 OTFC 可诱发围术期呕吐及呼吸抑制。有研究就 OTFC 对暴发性癌痛的治疗作用进行了评估[523]。因为 OTFC 中的芬太尼可被迅速吸收，且患者很容易自我管理控制给药，因此它可能是治疗暴发性癌痛的理想药物。

对阿片类药物经黏膜给药也已进行了研究。舒芬太尼在儿童经鼻黏膜给药的副作用包括通气顺应性降低（胸壁强直），低氧血症，手动通气受损，恶心和呕吐[524]。已有关于芬太尼、阿芬太尼、舒芬太尼、

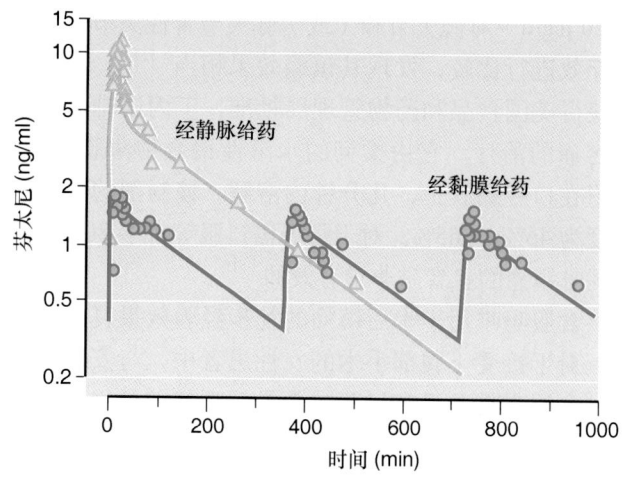

图 24.31　经口腔黏膜吸收的枸橼酸芬太尼（OTFC）及经静脉给药后血浆芬太尼浓度典型的时间依赖性变化曲线。800 μg OTFC 按 6 h 间隔给药 3 次；芬太尼以 50 μg/min 静脉持续输注，输注总量为 15 μg/kg（From Egan TD, Sharma A, Ashburn MA, et al. Multiple dose pharmacokinetics of oral transmucosal fentanyl citrate in healthy volunteers. Anesthesiology. 2000；92：665-673.）

布托啡诺、羟考酮和丁丙诺啡的在健康志愿者中的药代动力学研究报告[525]。当生物利用度为 46%～71% 时，达到最大血浆浓度的平均时间为 5～50 min。芬太尼、哌替啶、布托啡诺在术后疼痛中的作用也已经被研究。平均起效时间为 12～22 min，峰值效应时间为 24～60 min。对于剖宫产术后镇痛，相同剂量的布托啡诺经鼻黏膜给药较静脉给药能提供更优质和更长时间镇痛作用。PCA 芬太尼经鼻黏膜给药用于术后镇痛是有效的[526]。对阿片类药物经鼻黏膜给药也已进行了研究。经鼻黏膜给予芬太尼（2 μg/kg）、肌内注射吗啡（0.1 mg/kg）和静脉注射吗啡（0.1 mg/kg）在控制术后疼痛以及行双侧鼓膜切开置管术的儿童控制谵妄发生的疗效上并无显著差异[527]。一种新型经鼻给药的吗啡配方由一水合吗啡和壳聚糖组成，壳聚糖是一种无毒、天然黏附于贝类的物质。这种新配方可用于智齿拔出的患者，作为静脉吗啡的一种无创性替代[528]。瑞芬太尼（4 μg/kg）的鼻腔给药可以为七氟烷诱导的小儿提供 2～3 min 良好的插管条件[529]。

　　芬太尼（300 μg）吸入后 15 min 的血浆药物浓度较低（0.1 ng/ml），而其镇痛作用要较预计的强[530]。吸入脂质体包裹的芬太尼也被证明是一种无创的给药途径，其血浆芬太尼浓度可迅速增高，且维持时间较长[531]。吸入枸橼酸芬太尼喷雾能显著改善终末期癌症患者的呼吸感知、呼吸频率和氧饱和度[532]。这种便宜且方便实施的治疗方法也许能明显缓解临终患者的呼吸困难。特殊而有效的肺内给药系统的出现促进了针对吸入阿片类药物（如芬太尼和吗啡）对重度疼

痛（如术后痛或癌痛）治疗作用的评估[533]。有报道显示瑞芬太尼经吸入给药能很快被吸收，药理活性强，消除的快速并且对啮齿类动物的呼吸组织没有损伤[534]。

　　直肠黏膜是经黏膜给药的另一部位。30 mg 硫酸吗啡控释栓剂的生物利用度要明显高于口服 30 mg 硫酸吗啡控释片，这可能是由于直肠给药能部分避免肝的生物转化[535]。直肠给予吗啡水凝胶用于儿童患者的术前用药和镇痛也可能有效[536]。

口服控释药物

　　尽管阿片类镇痛药的首过代谢作用高，但吗啡已被制成一种口服缓释片（sustained-release tablet, MST），并已对其在术前用药、术后镇痛以及慢性癌痛治疗中的作用进行了评估。MST 被用于解除术前焦虑及缓解术后疼痛的效果并不确切，其原因可能是由于其峰值效应的起效时间（3 h～5 h）延迟有关，胃排空障碍和药物从小肠吸收都会加剧峰值效应的延迟出现。此外，越来越多的证据表明，慢性使用阿片类药物缓释制剂治疗非癌症疼痛增加了致命过量用药的风险，但与其他非阿片类镇痛方式相比没有显著好处。作为慢性癌痛的治疗药物，MST 已被证实是一种极佳的配方[537]。

　　经腹子宫切除术后存在中至重度疼痛的女性患者中，对单次口服羟考酮控释剂（20 mg 或 40 mg）和口服吗啡控释剂（45 mg 或 90 mg）的止痛效能进行了随机、双盲比较试验[538]。结果显示，羟考酮控释剂（20 mg 或 40 mg）的总体镇痛效能以及峰值效应与口服吗啡控释剂（45 mg 或 90 mg）相似。也就是说口服羟考酮控释剂的效能是口服吗啡控释剂的 2 倍。一项随机、双盲、交叉设计试验表明，在癌痛治疗中，口服羟考酮控释剂与口服吗啡控释剂一样安全有效[539]。

吗啡硬膜外缓释剂（DepoDur）

　　DepoDur 是运用储库泡沫技术运载吗啡的一种新型药物，这种药物运载系统由多泡脂质微粒组成，并由非同心水房包裹活性药物。硬膜外给予 5 mg 标准吗啡和给予 5 mg DepoDur 后比较血浆吗啡浓度，其终末半衰期是有差异的，而峰值浓度却相差很小，并且 DepoDur 的系统性吸收峰值出现较晚。一项随机对照研究证实，5～15 mg 的 DepoDur 对于选择性剖宫产的术后镇痛是有潜在好处的，并在术后 24～48 h 没有明显增加不良反应的发生[540-541]。与单次硬膜外注射普通吗啡相比，DepoDur 能够提供更长的术后镇痛，减少下腹部手术[542]、全髋置换术[543]和全膝关节成

形术[544] 术后阿片类药物的使用。DepoDur 的副作用类似于硬膜外给予吗啡，包括恶心、呕吐、瘙痒和低血压。在使用 DepoDur 之前硬膜外大剂量注入利多卡因会改变 DepoDur 的药代动力学和药物效应[545]。

其他阿片受体激动剂

可待因

可待因（甲基吗啡）的效力比吗啡低，大约是 1/（6 ~ 7），口服-胃肠外给药的效能比高（2：3），血浆半衰期为 2 ~ 3 h。可待因口服后具有轻到中度的镇痛作用，但镇咳作用较强。细胞色素 P450 2D6（CYP2D6）是负责将可待因 O- 脱甲基代谢为吗啡的酶[546]。静脉应用 IV 可待因会产生严重的低血压，因而不被推荐也不允许使用。

羟考酮

尽管羟考酮已广泛用于疼痛治疗 90 多年，但其药代动力学特性仍不清楚。羟考酮在人体中主要经肝细胞色素 P450 代谢，只有 10% 经尿液原型排除。利福平是多种药物代谢酶的强效引物，它能诱导细胞色素 P450，减少静注和口服羟考酮的血浆浓度，并能适当减弱羟考酮的药理学作用[547]。羟考酮几种代谢产物的镇痛作用还没有彻底弄清[548]。全身给药时羟考酮是有效的止痛剂，但是鞘内给药时镇痛作用则很弱[549]。研究者表明，在腹腔镜子宫切除术后使用静脉 PCA 时，羟考酮比吗啡对于内脏痛的缓解更有效[550]。有研究者关于其药理学作用而非镇痛方面的研究报道，羟考酮引起的呼吸抑制在发作的范围和速度上呈剂量相关性，并且比等量的吗啡作用强[551]。

哌替啶

哌替啶（杜冷丁）主要是 μ- 阿片类受体激动剂，它的药理学作用与吗啡相似但不完全一样。哌替啶有时能引起 CNS 的兴奋，很大程度上是由于其代谢产物去甲哌替啶的蓄积所引起，表现为震颤、肌肉抽搐和痉挛发作。哌替啶有局部麻醉作用。

与吗啡不同的是，静脉注射哌替啶后其首过消除约为 65%。哌替啶与血浆蛋白的亲和力比吗啡更高，大部分（70%）与 α1- 酸性糖蛋白结合。与吗啡类似，由于其肝摄取率相对较高，因此肝血流量决定了其生物转化。哌替啶的主要代谢产物去甲哌替啶也有镇痛活性，其导致动物痉挛发作的强度约为哌替啶的两倍。去甲哌替啶的消除 $t_{1/2}$ 比哌替啶要长得多，所以重复给药很容易在肾衰竭患者引起毒性产物的蓄积，并可能引起痉挛发作。

哌替啶常常用于术后镇痛。一项对比研究显示，将吗啡、哌替啶和曲马多用于剖腹子宫切除术后静脉 PCA，可以得到同等的疼痛评分[552]。静脉注射 50 mg 哌替啶和 1 mg 布托啡诺 15 min 后能显著降低产妇中重度分娩疼痛，但镇痛往往不足[553]。哌替啶可作为 PCA 用于分娩[554]。哌替啶（12.5 ~ 35 mg）对于术后震颤的预防和治疗也有作用[197, 555]。

氢吗啡酮

氢吗啡酮结构上与吗啡相似，但其效能约为吗啡的 5 ~ 10 倍。对于肾衰竭的患者，氢吗啡酮可能比吗啡更能耐受，这是由于它的酮基位于苯环的 6 位上，而这种活性 6- 葡萄糖醛酸代谢产物的结构在吗啡是没有的[556]。然而，由于氢吗啡酮 -3- 葡萄糖醛酸盐的清除率降低和潜在积累，在肾功能不全和肾衰竭的情况下，氢吗啡酮仍具有更高的风险。单次剂量给药后氢吗啡酮可在 10 ~ 20 min 内达到峰值效应，而等效吗啡剂量需要 20 min 才能达到峰值。氢吗啡酮镇痛作用持续 4 ~ 5 h。氢吗啡酮已被用于成人和小儿的急性或慢性疼痛的治疗[557]。氢吗啡酮 PCA 可为妇产科手术患者提供良好的术后镇痛，且在阿片类相关副作用上，吗啡和氢吗啡酮并没有显著区别[558]。

左啡诺

左啡诺（羟甲左吗喃）是吗啡喃系列中唯一有效的半合成阿片激动剂，它具有较长的半衰期。其效能为吗啡的 5 倍，肌注-口服效能比为 1：2。羟甲左吗喃可能特别适合用于慢性疼痛且出现吗啡耐受的患者，这可能是因为阿片受体活性不同的原因。羟甲左吗喃的镇痛作用是通过与 μ-、δ- 和 κ- 受体的相互作用而介导的。羟甲左吗喃同时也是一种 NMDA 受体拮抗剂。此药物过长的 $t_{1/2}$ 增加了药物蓄积的风险[559]。

美沙酮

美沙酮是一种 μ- 阿片受体激动剂，在临床使用的阿片类药物中半衰期最长。美沙酮还具一项额外的优点，其某种异构体对 NMDA 受体有抑制作用。而 NMDA 受体是阿片耐受、痛觉过敏和慢性疼痛发生过程中重要的环节。此外，美沙酮抑制 5- 羟色胺和去甲肾上腺素的再吸收，这可能在镇痛和抗抑郁中发挥作用。与吗啡或海洛因相比，美沙酮本身产生滥用的可能性较小，美沙酮治疗被视为衡量药物辅助治疗方法的"黄金标准"测量（MAT）方法，作为 OUD 综合治疗方案的一部分。

美沙酮的效能与吗啡相同，但作用时间较长。美沙酮血浆半衰期很长，且个体差异大（13 ～ 100 h）。尽管有上述特性，大多数患者仍需要每 4 ～ 8 h 周期用药来维持镇痛作用。临床上主要用于防止出现阿片类药物戒断症状及治疗慢性疼痛。研究者证实，术后镇痛有效剂量的美沙酮（20 mg）与依托咪酯合用也可用作麻醉诱导，同时美沙酮也可能具有组胺释放作用[560]。在接受后路脊柱融合手术的患者中，手术开始时美沙酮 0.2 mg/kg 减少了围术期阿片类药物的需求，降低了疼痛评分，提高了患者的满意度[561]。然而，围术期使用美沙酮是一个主要的临床挑战，因为术后患者半衰期的巨大差异，可能导致非预期的呼吸抑制。

羟吗啡酮

羟吗啡酮是一种半合成的阿片激动剂，特异性地与 μ- 阿片受体结合，它已被批准用于急性和慢性疼痛的治疗。由于其主要是在肝代谢，中到重度肝功能损害的患者禁忌口服给药[562]。羟吗啡酮结构上也与吗啡相关，其效能为吗啡的 10 倍，但作用时间相似。术后急性中到重度疼痛的患者，口服即释羟吗啡酮片（10 mg、20 mg、30 mg）与安慰剂相比，能呈剂量依赖性地缓解疼痛，这种作用能持续数天，其安全特性与即释羟考酮相似[563]。

哌腈米特

哌腈米特是一种结构上与哌替啶相关的人工合成阿片类药物，作用于阿片 μ 受体，在一些欧洲国家常用于术后镇痛[564]。由于血流动力学影响小和副作用较少，哌腈米特比其他强效阿片类药物更适合用在早期预处理来控制术后疼痛。与吗啡相比，它的相对镇痛效力大约 0.7。肌内注射 7.5 ～ 15 mg 镇痛效果可维持 4 ～ 6 h[564]。它的药代动力学分析表明，哌腈米特分布广泛而消除缓慢，推荐间断给药[565]。一项随机对照试验表明，哌腈米特用于剖宫产术后静脉 PCA 可以

与口服羟考酮产生一样满意的镇痛效果[566]。结果也阐明哌腈米特用于子宫切除术后静脉 PCA 与口服吗啡产生一样满意的镇痛效果[567]。

曲马多

曲马多是由 CYP2D6 和 CYP3A4 代谢的前体药物，具有更强的阿片类镇痛作用，尤其是 O- 去甲基化产物 M1。CYP2D6 酶的效率和数量在个体间存在显著的差异。因此，大的表型变异影响代谢的速度和曲马多的积累或消除率[568]。

曲马多是一种具有双重作用机制的人工合成的可待因 4- 苯基 - 哌啶类似物。曲马多刺激 μ- 阿片受体，对 δ- 和 κ- 阿片受体的作用较弱[569]；与三环类抗抑郁药相似，曲马多也通过减少去甲肾上腺素和 5- 羟色胺的再摄取来激活脊髓水平的疼痛抑制作用。也有研究者提示曲马多具有直接的 5- 羟色胺释放作用[570]。鉴于曲马多的镇痛作用仅能部分被纳洛酮逆转，它的 5- 羟色胺和去甲肾上腺的效应可能代表其主要的镇痛作用。

曲马多的效能为吗啡的 1/10 ～ 1/5。在大鼠，曲马多能降低异氟烷的 MAC 值，且作用可被纳洛酮拮抗[571]。静脉应用曲马多能有效缓解开胸手术后疼痛[572]。镇痛剂量的曲马多的呼吸抑制作用较轻，部分原因是由它的非阿片受体所介导的，对胃肠道运动功能影响轻微[573]。曲马多不可单独作为中等疼痛手术的药物选择。缓解 80% 患者疼痛的剂量要远远多于 50 ～ 100 mg 常用剂量[574]。

曲马多和利多卡因联合用于静脉区域麻醉可以产生更快的感觉阻滞[575]。曲马多与 1.5% 的甲哌卡因用于臂丛神经阻滞能以剂量依赖的方式延长镇痛时间，且其产生的副作用是可接受的[576]。膝关节镜手术后也可在关节腔内使用曲马多来镇痛。100 mg 曲马多和 0.25% 布比卡因联合用于膝关节镜手术患者的关节腔内，相比单独使用这两种药物能显著延长镇痛时间[577]。

曲马多对大肠杆菌和表皮葡萄球菌有剂量和时间相关的杀菌作用，对金黄色葡萄球菌和铜绿假单胞菌有抗菌活性。曲马多的这种抗菌特性可以用于减少区域麻醉后的细菌感染[578]。

曲马多联合促性腺激素可导致高血清素能状态，5- 羟色胺综合征，可以是亚急性或慢性，范围从轻微到严重。轻者无发烧，可出现腹泻、震颤、心动过速、颤抖、发汗或散瞳等症状[579]。重者有神经肌肉过度活跃、自主神经过度活跃、精神状态改变、胃肠道症状甚至死亡的报告。能与曲马多发生相互作用的血清

素类药物包括选择性血清素再摄取抑制剂、血清素-去甲肾上腺素再摄取抑制剂、三环类抗抑郁药、曲坦类药物（如舒马曲坦）、抗精神病药物、抗惊厥药物、抗帕金森病药物、含右美沙芬的咳嗽和感冒药物、含有百忧草的草药产品，以及抑制血清素代谢的药物，如单胺氧化酶抑制剂。由于在曲马多突然停用时可能出现血清素能和去甲肾上腺素能撤退现象，因此在曲马多停用时，逐渐减量或对症支持是必要的[568]。

吗啡-6-葡萄糖醛酸

M6G 是一种吗啡的强效代谢产物。和吗啡不同，M6G 不能代谢清除，只能经肾排出，因为它是一种肝和肠道内多重耐药性转运蛋白的底物，可存在肠肝循环[580]。M6G 的镇痛作用存在延迟（血液-作用部位平衡半衰期为 4 ~ 8 h），部分原因可能与其通过血脑屏障的速度和脑室分布速度都很慢有关。在人类，M6G 的效能仅为吗啡的一半。将 M6G 作为镇痛药使用已见报道。Osborne 等报道，M6G 静脉注射（0.5 ~ 4 mg IV）对癌性疼痛有效，作用持续 2 ~ 24 h，且无恶心呕吐发生[581]。与鞘内应用硫酸吗啡（500 μg）一样，全髋置换术后给予 M6G（100 μg 和 125 μg 鞘内注射）可提供极佳的镇痛作用[582]。在一项随机双盲研究中，术后 24 h 内，M6G 与吗啡有相似的镇痛作用。然而，M6G 的起效时间可能比吗啡要晚[583]。对于小鼠和人类，M6G 可以反常地增加其对于疼痛的敏感性。在 μ、κ 和 δ 阿片受体敲除的小鼠中，M6G 的促伤害性作用得以体现，而这可能是由于 NMDA 受体激活所导致[584]。

阿片类药物激动拮抗剂

1942 年，Weijland 和 Erickson 成功地合成了第一个阿片类激动-拮抗剂烯丙吗啡，并发现它能强效拮抗吗啡几乎所有的特性。虽然烯丙吗啡具有强镇痛作用，但由于它有致幻作用，因此不适于临床。小剂量烯丙吗啡被用作阿片类药物拮抗剂。

阿片类药物激动-拮抗剂常常是由氮己哌啶烷化产生及在吗啡上加上 3 碳的侧链，如丙基、烯丙基或甲基烯丙基。丁丙诺啡是 μ 受体的部分激动剂。其他化合物是 μ 受体拮抗剂及 κ 受体完全或部分激动剂。因为阿片激动-拮抗剂很少引起欣快感，且多无觅药行为和生理性依赖，因此鲜有滥用倾向（但并非不存在）。

这些化合物的剂量数据如表 24.10 所示。激动-拮抗剂的呼吸抑制作用与吗啡相似，但存在封顶效应（表 24.11）。这些药物对心血管系统的作用各不相同（表 24.12）。

喷他唑辛

喷他唑辛的镇痛作用主要与刺激 κ-受体有关。喷他唑辛的效能是吗啡的 1/4 ~ 1/2。喷他唑辛在 30 ~ 70 mg 出现镇痛作用和呼吸抑制作用的双重封顶效应。虽然喷他唑辛的成瘾性小于吗啡，但长期应用也能导致生理性依赖。烯丙吗啡样烦躁不安的副作用常见，尤其是在老年患者大剂量使用后（> 60 mg）。

表 24.10 阿片类激动-拮抗剂和吗啡的剂量

	肌内注射等效镇痛剂量（mg）	镇痛时间（h）	口服-肌内注射效能比
吗啡	10	4 ~ 5	1 : 6
丁丙诺啡	0.3 ~ 0.4	> 6	1 : 2*
布托啡诺	2	3 ~ 4	—
纳布啡	10	3 ~ 6	1 :（4 ~ 5）
喷他佐辛	40	3	1 : 3

*舌下-脊柱效能比

表 24.11 激动-拮抗剂与吗啡相比的呼吸抑制作用*

药物	剂量相关呼吸抑制作用
吗啡	按剂量成比例递增
丁丙诺啡	成人 0.15 ~ 1.2 mg 出现封顶效应
布托啡诺	30 ~ 60 μg/kg 出现封顶效应
纳布啡	成人 30 mg 出现封顶效应
喷他佐辛	存在封顶效应，有致幻作用

* 低或中等剂量纳洛酮可快速逆转上述所有药物（除布托啡诺外）在治疗剂量下的呼吸效应

From Zola EM, McLeod DC. Comparative effects and analgesic efficacy of the agonist-antagonist opioids. Drug Intell Clin Pharm. 1983；17：411.

表 24.12 激动-拮抗剂与吗啡相比的血流动力学作用

药物	心肌工作负荷	血压	心率	肺动脉压
吗啡	↓	↓	= ↓	= ↓
丁丙诺啡	↓	↓	↓	?
布托啡诺	↑	= ↑	=	↑
纳布啡	↑	=	= ↓	↑
喷他佐辛	↑	↑	↑	↑

From Zola EM, McLeod DC. Comparative effects of analgesic efficacy of the agonist-antagonist opioids. Drug Intell Clin Pharm. 1983；17：411.

纳洛酮能逆转镇痛药的烦躁不安作用。喷他唑辛能抑制心肌收缩力，升高动脉血压、心率及体循环血管阻力、肺动脉压和左室做功指数。喷他唑辛也能升高血中儿茶酚胺水平。喷他唑辛抑制大鼠的胃排空及胃肠转运；而 U50488H，一种纯 κ 受体激动剂，对二者无明显抑制作用[585]。因此可以推断，喷他唑辛对胃肠道功能的影响是通过阿片受体以外的其他机制所引起的。

剖宫产或者分娩镇痛脊椎麻醉应用阿片类药物后瘙痒的发生率为 50% ~ 100%，有研究发现，单次静脉注射 15 mg 的喷他唑辛能减少瘙痒的发生率或减轻瘙痒的程度[586]治疗效果好。喷他佐辛由于 PONV 发生率高，镇痛作用有限，只能部分拮抗其他阿片类药物的作用，且有引起不良心血管反应和致幻作用，因此应用范围有限。

布托啡诺

布托啡诺是 κ 受体激动剂，其对 μ 受体是拮抗或部分激动作用。其作用效能是吗啡的 5 ~ 8 倍，仅供胃肠外使用。肌内注射后起效迅速，在 1 h 内出现镇痛的峰值效应。布托啡诺的作用持续时间与吗啡相似，其血浆半衰期仅为 2 ~ 3 h。虽然布托啡诺（10 mg，IM）的呼吸抑制作用与相同剂量的吗啡一样，但更大剂量用药时出现封顶效应。布托啡诺的副作用包括困倦、出汗、恶心和中枢神经系统刺激症状。在健康志愿者，布托啡诺（0.03 mg/kg 或 0.06 mg/kg，IV）无明显心血管作用。然而在心脏病患者布托啡诺能引起心脏指数、左心室舒张末压及肺动脉压的显著升高。

由于布托啡诺仅轻微降低恩氟烷的 MAC 值，因此它不能像其他芬太尼衍生物一样作为一种麻醉药。其滥用及成瘾倾向较吗啡或芬太尼弱。应用布托啡诺后能引起急性胆管痉挛，但胆管压力的升高较等效剂量的芬太尼或吗啡低。经鼻给药能有效缓解偏头痛和术后疼痛[587]。

丁丙诺啡

丁丙诺啡是一种二甲基吗啡的衍生物，是 μ- 受体部分激动剂，其结构与吗啡相似，但效能约为其 33 倍。芬太尼能迅速从 μ 受体解离（半衰期 6.8 min），而丁丙诺啡的亲和力高，解离时间长（半衰期 166 min）。丁丙诺啡的作用起效慢，峰值效应可出现在 3 h 以后，作用时间延长（< 10 h）。丁丙诺啡的分布容积 2.8 L/kg，清除率是 20 ml/（kg·min）。丁丙诺啡代谢产物的血

浆浓度可能与其母体药物的浓度相似甚至超过它。葡萄糖醛酸的代谢产物都具有生物活性，并可能影响丁丙诺啡的整个药理学作用[588]。

丁丙诺啡产生的主观作用（如欣快感）与吗啡相似。丁丙诺啡能降低每分通气量，在 3 μg/kg 时，呼吸抑制作用出现平台（封顶效应），约为基础值的 50%，不同于芬太尼的作用，芬太尼能呈剂量依赖性地抑制呼吸，在剂量大于 2.9 μg/kg 时导致呼吸暂停（图 24.32）[589]。丁丙诺啡已被成功用作术前用药（0.3 mg，IM），在平衡麻醉中作为镇痛药物（4.5 ~ 12 μg/kg）以及术后镇痛（0.3 mg，IM）。与其他激动-拮抗剂一样，丁丙诺啡不能单独作为麻醉药使用，如果使用了其他 μ 受体激动剂，则其受体的动态作用特性限制了它的应用。长期用药后停用丁丙诺啡会缓慢出现阿片类药物的戒断症状（5 ~ 10 天）。

由丁丙诺啡和纳洛酮按 4:1 的固定比例组成的舌下含服联合片，可以缓解 OUD（在阿片成瘾患者或阿片类药物使用障碍）患者的疼痛。然而，丁丙诺啡/纳洛酮的独特药理作用使其相对于完整的 μ 受体激动剂而言是一种弱镇痛药。研究调查的功效丁丙诺啡/纳洛酮或丁丙诺啡单独用于非恶性疼痛的治疗正在进行。丁丙诺啡/纳洛酮缓解慢性阿片类药物依赖患者的疼痛的机制可能包括扭转阿片引起的痛觉过敏，改善阿片耐受性和 OUD[590]。

在啮齿动物行为测试表明，急性给予 κ 阿片受体激动剂和拮抗药分别起到促进抑郁和抗抑郁作用。这些研究为日后 κ 阿片受体拮抗剂用于人类抗抑郁治疗提供了可能[591]。在一项初步临床研究中发现，低剂量的丁丙诺啡具有 κ 受体拮抗剂活性，开始给药 1 周内显著缓解难治性抑郁症患者的抑郁症状[592]。

纳布啡

纳布啡是结构与羟吗啡酮和纳洛酮相关的阿片类激动-拮抗剂，能与 μ 受体、κ 受体和 δ 受体结合。纳布啡对 μ 受体呈拮抗作用，对 κ 受体呈激动作用。脊髓上和脊髓的 κ 受体激活能导致有限的镇痛、呼吸抑制和镇静作用。与其他激动-拮抗剂一样，纳布啡干扰纯 μ 受体激动剂的镇痛作用。大鼠联合应用纳布啡与吗啡时，能呈剂量依赖性地阻断吗啡的耐受性和依赖性的形成，而并不减弱吗啡的抗伤害作用[593]。纳布啡只有胃肠外使用的剂型。其作用起效迅速（5 ~ 10 min），持续时间长（3 ~ 6 h），因为其血浆消除半衰期长达 5 h。

纳布啡已被用作清醒镇静或平衡麻醉中的镇痛

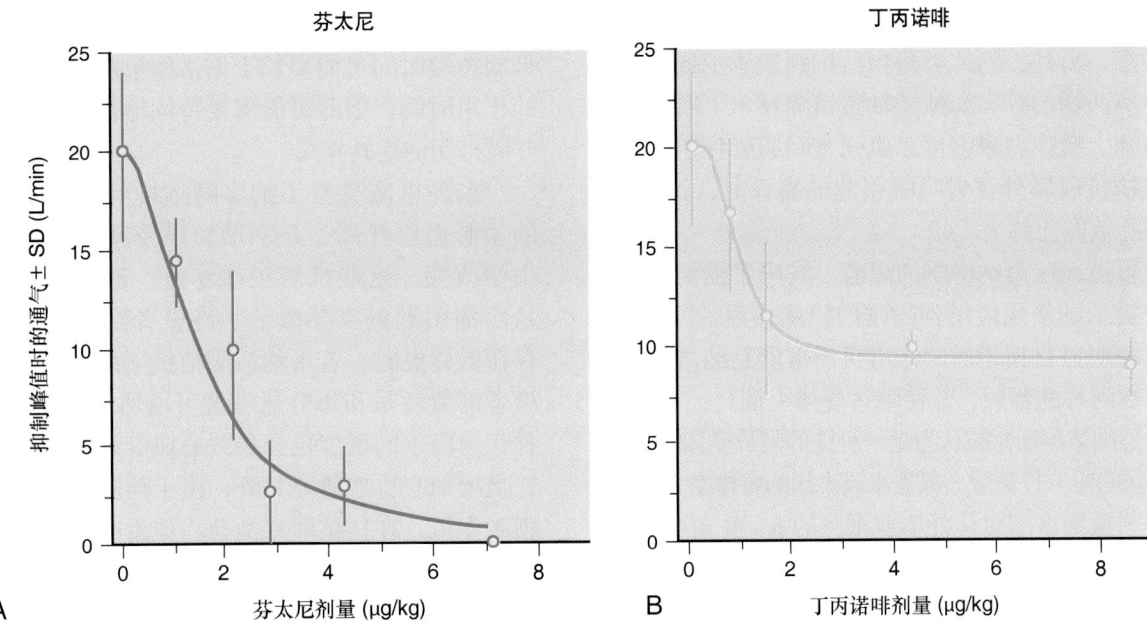

图 24.32　芬太尼（A）与丁丙诺啡（B）引起的通气下降作用的剂量-反应关系。反应是指每一剂量药物作用下通气抑制的最大反应。图中的曲线是按 Hill 方程拟合的曲线；0 μg/kg 是空白对照。数据以均数 ± 标准差（SD）表示（From Dahan A，Yassen A，Bijl H，et al. Comparison of the respiratory effects of intravenous buprenorphine and fentanyl in humans and rats. Br J Anaesth. 2005；94：825-834.）

药，同时也已用于术后镇痛及慢性疼痛的治疗。在心肌血管重建术患者中，作者比较了持续输注纳布啡［0.05 ～ 0.1 mg/（kg·min）］与持续输注芬太尼［0.15 ～ 0.3 g/（kg·min）］的差异[594]。结果显示，纳布啡缺乏抑制气管内插管和手术操作中心血管和激素反应的能力，因此研究者们得出结论，持续输注纳布啡不能推荐用于心肌血管重建术患者的麻醉。用作术后硬膜外 PCA 时，氢吗啡酮（0.075 mg/ml）和纳布啡（0.04 mg/ml）联合应用，与单纯应用吗啡酮相比，患者恶心的发生率低，且较少需要留置尿管[595]。一项针对妇产科手术患者的随机双盲对照研究表明，吗啡和纳布啡合用于静脉 PCA 中有相互协同作用，并且可以减少瘙痒的发生率[596]。

一项前瞻性、随机、双盲的研究证实，纳布啡（4 mg，IV）与昂丹司琼（4 ～ 8 mg，IV）一样，能有效预防剖宫产术后鞘内注射吗啡所引起的瘙痒症[597]。有报道显示，纳布啡与哌替啶类似，都能快速有效地抑制寒战[598]。但是，一项就随机对照试验的定量系统性回顾并不支持此结论[197]。

地佐辛

地佐辛的效能略强于吗啡，起效比吗啡快，两者作用持续时间相似。尽管在西方国家临床上已不再使用地佐辛，但在中国，地佐辛正在普及作为围术期疼痛治疗的替代药物。药理研究显示，地佐辛具备独特

的分子药理学特性，包括部分 μ 受体激动，κ 受体拮抗，去甲肾上腺素和 5- 羟色胺再摄取抑制（通过肾上腺素转运蛋白和 5- 羟色胺转运蛋白）[368]。虽然有研究显示，门诊腹腔镜手术中给予丙泊酚和 N2O 时，地佐辛能有效地替代芬太尼，但术后恶心的发生率较高，患者留治时间延长[599]。在全麻下行关节镜手术的成年患者中，地佐辛（5 mg，IV）和吗啡（5 mg，IV）的术后镇痛效果和副作用均相似[600]。有报道显示，静脉给予地佐辛（0.1 mg/kg）可以有效地抑制芬太尼（5 μg/kg）引起的呛咳[601]。

美普他酚

由于美普他酚（消痛定）能与 μ1 受体特异性结合，因此它的呼吸抑制作用轻微。给予患者消痛定（2.5 mg/kg）和巴比妥类药物后，气管插管时未观察到有心血管反应，而使用芬太尼（5 μg/kg）的患者的血压和心率则明显升高[602]。由于消痛定的不良反应（恶心呕吐）限制了它在重度疼痛方面的应用。

阿片类药物拮抗剂

纳洛酮

临床上，阿片类药物拮抗剂主要用于阿片类药物

过量或阿片类药物麻醉患者自主呼吸不佳时促进自主呼吸恢复。另外，阿片类药物拮抗剂能减少或逆转多种阿片类药物治疗（如神经轴索镇痛技术）时出现的恶心呕吐、瘙痒、尿潴留、肌强直和胆管痉挛。据报道，在拮抗硬膜外注射吗啡引起的瘙痒时，纳洛酮-纳布啡的效能比约为（40：1）[603]。

据报道，应用纳洛酮的患者，其吗啡需要量显著减少，提示纳洛酮能增强吗啡的镇痛作用[604]。纳洛酮的这种明显自相矛盾的作用机制可能是纳洛酮增强了内源性阿片的释放，并使阿片受体上调。

虽然纳洛酮通常被认为是一种纯的阿片受体拮抗剂，但它能像吗啡一样延缓大鼠盐水或牛奶的胃排空[360]。而且，大剂量纳洛酮对体外培养细胞的 μ- 和 κ- 阿片受体有部分激动作用[605]。

纳洛酮的拮抗呼吸抑制作用

20 世纪 50 年代早期，烯丙吗啡和左洛啡烷（烯丙左吗喃）作为阿片受体拮抗剂已被研究。因为它们不良反应的发生率高及呼吸抑制逆转作用不完全，因而不被临床接受。纳洛酮在 20 世纪 60 年代后期开始应用于临床。曾有关于其不良反应（心率增快、血压升高）及较严重并发症（如肺水肿）的报道。最初纳洛酮的推荐剂量是 0.4 ～ 0.8 mg。静脉注射纳洛酮起效迅速（1 ～ 2 min），半衰期和作用时间都很短，30 ～ 60 min。如果无静脉通路，经气管给予与静脉相似剂量的纳洛酮后也可被有效吸收。纳洛酮的拮抗作用受到了丁丙诺啡与 μ- 受体亲和力高且解离缓慢的影响，其逆转作用决于丁丙诺啡的剂量和纳洛酮给药

的正确时间窗（图 24.33）[606]。由于丁丙诺啡的呼吸抑制持续时间可能要长于纳洛酮单次注射或短期输注的作用时间，因此可能需要持续输注纳洛酮来维持对呼吸抑制的逆转作用[606]。

多种机制参与了纳洛酮拮抗阿片类药物后引起的动脉血压升高、心率增快以及其他明显的血流动力学改变。这些机制包括疼痛、迅速苏醒以及未必是疼痛引起的交感激活。当患者因术中体温丢失而存在低体温时，若用纳洛酮拮抗阿片类药物作用，则患者的氧耗量和每分通气量可增加 2 ～ 3 倍[607]。这种代谢需求的增加也会导致心血管系统处于应激状态并且增加心排血量。另外，由于伴随出现的交感神经刺激作用，在拮抗阿片类药物作用时高碳酸血症越严重，所引起的心血管刺激作用也越强。对嗜铬细胞瘤或嗜铬细胞组织肿瘤的患者，逆转阿片类药物的后果可能是灾难性的。然而，有研究者报道，静脉给予纳洛酮（10 mg）并不显著影响血浆儿茶酚胺浓度和血压[608]。

使用纳洛酮后出现再发性呼吸抑制是由于纳洛酮的半衰期较短所致。"再次麻醉"现象常常发生在使用纳洛酮拮抗长效阿片类药物（如吗啡）时。但这在临床实践中并不常见，因为阿片类药物的浓度通常刚好高于呼吸抑制的阈值，并且仅用一次或仅几次有效推注剂量的纳洛酮治疗就足以逆转大多数阿片类药物引起的呼吸抑制[251]。与芬太尼和舒芬太尼相比，短效的阿片类药物（如阿芬太尼）很少会造成再次麻醉的危险，因为血浆衰变曲线较快且阿片受体结合较弱。纳洛酮尽管对 μ、δ 和 κ 受体均有亲和力，但

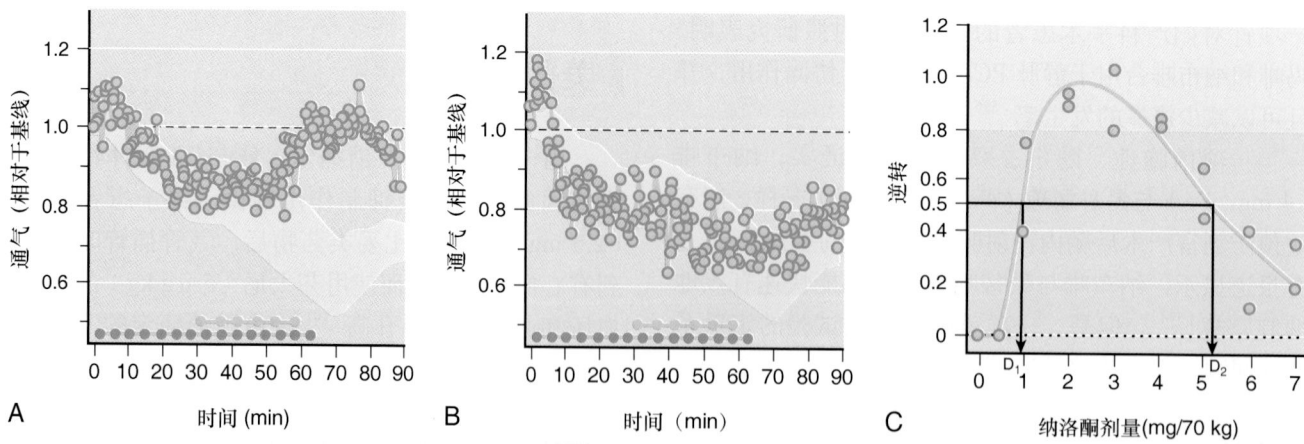

图 24.33　**纳洛酮对丁丙诺啡引起的呼吸抑制的逆转作用取决于纳洛酮给药的正确时间窗的选择。**0.2 mg 丁丙诺啡引起的呼吸抑制能被 2 mg（A）和 6 mg（B）纳洛酮逆转，单一个体的给药时间大于 30 min。图上背景中蓝色区域是空白对照组的结果，对照组以生理盐水取代纳洛酮给药。浅蓝色圆点和深蓝色圆点分别代表了输注丁丙诺啡和纳洛酮。（C）0 mg（空白对照）、0.5 mg 和 7 mg 纳洛酮对输注 0.2 mg 丁丙诺啡引起的呼吸抑制的逆转作用。逆转作用以纳洛酮引起的通气变化计算，数值范围为 0（其作用与对照组无区别）至 1（与用药前基础水平相同）（From van Dorp E，Yassen A，Sarton E，et al. Naloxone reversal of buprenorphine-induced respiratory depression. Anesthesiology. 2006；105：51-57.）

对介导阿片类药物效应（呼吸抑制和镇痛作用）最主要的 μ 受体亲和力最强。采用滴定的方式妥善使用纳洛酮，可以在保障充分镇痛的前提下，恢复足够的自主呼吸[251]。

纳洛酮的其他应用

低剂量纳洛酮不仅可以阻止急性阿片物质耐受性发生，而且可以改善阿片类药物引起的不良反应。以 [0.25 μg/（kg·h）] 的速度注射纳洛酮可以预防以 [0.30 μg/（kg·min）] 速度大剂量注射瑞芬太尼导致的急性阿片耐受，更快地恢复肠道功能，并缩短结直肠癌开放手术后的住院时间[609]。

有报道称纳洛酮可以逆转酒精、巴比妥酸盐和苯二氮䓬的作用。但是，也有报道称，纳洛酮可增强大鼠苯二氮䓬类和巴比妥类药物的抗焦虑作用[610]。不建议用纳洛酮去逆转对过量苯二氮䓬类和巴比妥类药物的影响。尽管有人提出小鼠实验中氯胺酮可通过 μ 阿片受体参与镇痛[74]。纳洛酮对氯胺酮导致的烧伤患者继发性痛觉过敏无作用[611]。

有证据表明内源性阿片肽参与失血性休克期间对心血管调节的控制。对败血症患者进行 1 L 液体冲击治疗时，以 0.03 mg/kg 初始剂量推注纳洛酮，然后以 [0.2 mg/（kg·h）] 的速度输注，可见平均动脉压明显增加，但并不影响生存率[612]。这种作用可能是通过增加和（或）降低拮抗内源性阿片类药物在中枢介导的交感神经张力增加和副交感神经张力降低。但是，纳洛酮在治疗休克中的临床应用尚待确定，还需要进行其他随机临床试验以评估其有效性[613]。

一项研究表明，阿片类药物可影响感觉神经元的兴奋性和抑制性调节功能，而超低剂量的纳洛酮可以选择性地阻止阿片类药物的兴奋性作用[614]。一项前瞻性随机双盲研究表明，腋窝胸膜丛神经阻滞中将超低剂量的纳洛酮（100 ng）添加到 34 ml 1.5% 含或不含芬太尼的利多卡因溶液中，会延长首次手术后出现疼痛和运动阻滞的时间，并延长作用时间[615]。

据报道，纳洛酮可减轻动物中缺血性或创伤性神经系统损伤后的神经功能缺损[616]。一项人体的随机对照试验证实，纳洛酮 [初始计量 5.4 mg/kg，持续以 4.0 mg/（kg·h）输注 23 h] 并不能改善急性脊髓损伤后的神经功能恢复[617]。但是，胸腹主动脉瘤修复术的患者中，联合使用脑脊液引流和纳洛酮能降低发生截瘫的风险[618]。纳洛酮可能对中暑[619]和胆汁淤积性瘙痒症也有治疗作用[620]。虽然有报道称静脉使用纳洛酮能缓解阿片类药物抵抗的中枢性卒中后疼痛，但一项双盲试验结果表明静脉使用纳洛酮对缓解中枢性卒中后疼痛并无作用[621]。

纳曲酮

纳曲酮是一种 μ、δ 和 κ 阿片受体拮抗剂。其作用时间较纳洛酮长（血浆 $t_{1/2}$ 分别为 8 ～ 12 h 和 0.5 ～ 1.5 h），且口服有效。一项双盲、安慰剂对照研究表明，行剖宫产术的患者预防性口服纳曲酮（6 mg）能有效减少硬膜外给予吗啡引起的瘙痒症和呕吐，但镇痛时间缩短[622]。

作为阿片类药物依赖的处方治疗方法，将盐酸纳曲酮的缓释剂与阿片类药物的治疗直接进行比较，阿片类药物的治疗包括每天使用盐酸丁丙诺啡和盐酸纳洛酮。研究表明，纳曲酮缓释剂每月一次肌内注射 380 mg，与丁丙诺啡-纳洛酮在维持海洛因和其他非法物质的短期禁欲方面一样有效，应被视为治疗阿片类药物依赖的治疗选择[343]。重要的是，由于严重的阿片类药物戒断的可能性，纳曲酮的诱导要求个体完全脱离阿片类药物。

纳美芬

纳美芬对 μ 受体的亲和力较对 δ 受体或 κ 受体强。纳美芬和纳洛酮的作用强度相同。口服（0.5 ～ 3.0 mg/kg）和肠道外（0.2 ～ 2.0 mg/kg）给药后，其作用时间长。口服后纳美芬的生物利用度是 40% ～ 50%，1 ～ 2 h 达到血浆峰值浓度。纳美芬的平均终末清除半衰期是 8.5 h，而纳洛酮为 1 h。用吗啡行静脉 PCA 患者，预防性应用纳美芬可显著减少对止吐药和止痒药物的需求[623]。

甲基纳曲酮

甲基纳曲酮是第一个不通过血脑屏障的季胺类阿片受体拮抗剂[352]。它能逆转阿片类药物通过外周阿片受体介导的副作用，而对阿片类药物通过 CNS 阿片受体介导的阿片作用（如镇痛作用）无影响。在健康志愿者，甲基纳曲酮（0.3 mg/kg）能减轻吗啡（0.09 mg/kg）引起的胃排空延迟[359]。甲基纳曲酮已被证实对阿片类药物引起的便秘有效。据报道，皮下注射甲基纳曲酮（0.15 mg/kg）可以使得持续接受阿片类药物治疗 2 周以上造成 3 天及以上便秘的患者发生轻泻，迅速缓解便秘症状[624]。也有研究报道，甲基纳曲酮（每天一次 12 mg）不影响阿片类镇痛药在慢性非癌性痛患者中引起的便秘，这类患者每天口服 50 mg 以上的吗啡或等效物药物[625]。由于甲基纳曲酮不透过硬膜，因此可能对拮抗硬膜外使用阿片类药物通过外周受体介导的副作用有效[626]。一项随机双盲安慰剂对照研究表明了甲基纳曲酮和阿维莫泮（另一种作用于外周阿片类受体的拮抗剂）应用于肠梗阻术后的有效性[352]。

纳洛塞醇

甲基纳曲酮因受到皮下给药的限制，仅被批准用于治疗晚期癌症患者使用阿片类药物引起的便秘。纳洛塞醇是一种口服的 μ- 阿片受体拮抗剂，是纳洛酮的聚乙二醇化衍生物。聚乙二醇化赋予 P- 糖蛋白转运蛋白底物特性，因此限制了纳洛塞醇穿过血脑屏障的能力。对患有非癌性疼痛使用阿片类药物引起的便秘的门诊患者进行的双盲研究表明，与安慰剂相比，每日剂量 12.5 mg 或 25 mg 纳洛塞醇与安慰剂相比可改善肠蠕动，并且不会改变疼痛评分和每日阿片类药物剂量[627]。

药物与阿片类药物相互作用

基本原理

阿片类药物常常和其他麻醉药联合应用以产生最佳麻醉效果。在麻醉中，大多数同时应用的药物都存在相互作用。虽然这些药物间相互作用中的一部分是我们所刻意追求的，但另一部分则是非必要的和副作用。药物间相互作用的机制通常有三种：药学的、药代动力学的和药效动力学的[628]。

药学上的相互作用是化学反应，如经静脉通道同时给予碱性硫喷妥钠溶液和酸性琥珀胆碱溶液时会产生沉淀物。当使用一种药物会改变另一种药物的药代动力学或其配置时，则发生了药代动力学相互作用。一种药物引起的血流动力学改变能影响另一药物的药代动力学表现。舒芬太尼较阿芬太尼的肝摄取率高，因而更易受肝血流量下降的影响。西咪替丁可以通过减少肝血流量和降低肝代谢来延长阿片类药物作用。当丙泊酚存在时，血浆阿片类药物的水平也可能升高[629]。负责 50 余种药物氧化代谢的细胞色素 P450 的同工酶 CYP3A4 所引起的阿片类药物代谢下降也可能参与了药代动力学的相互作用。很多化合物，包括多种药物，都能与细胞色素 P450 系统相互作用，从而导致其活性增强（酶诱导）或抑制（框 24.5）[628]。对于使用红霉素的患者，阿芬太尼可能因患者代谢受损而导致作用时间延长，而舒芬太尼则没有延长[630-631]。

在动物和人，阿片类药物和吸入麻醉药间药效动力学的相互作用以经典的 MAC 降低来评估。虽然镇痛剂量的阿片类药物与吸入麻醉药间存在显著的协同作用，但阿片类药物引起的 MAC 降低具有封顶效应。阿片类药物与镇静-催眠药如丙泊酚间的药效动力学协同作用则比较深奥。选择使用一种时量相关半衰期短的阿片类药物时，可以使用较大的剂量，同时减少丙泊酚的用量，而不影响麻醉恢复时间。因此，当与瑞芬太尼联用时，丙泊酚的最佳血浆浓度约仅为与阿芬太尼联用时的 30%[629]。

为了保证在一定强度范围的伤害性刺激作用下维持对血流动力学的最佳调控，需要确定阿片类药物和镇静-催眠药的给药剂量方案及其适当的血浆浓度。然而令我们对药物相互作用更加难以理解的是，观察发现，对于不同类型的伤害性刺激，药物间相互作用亦不同。

框 24.5　能抑制或诱导细胞色素 P450 酶的药物

抑制药
抗生素
　　大环内酯类
　　醋竹桃霉素
　　红霉素
　　氟喹诺酮类
　　异烟肼
唑类抗真菌药
　　酮康唑
　　伊曲康唑
钙通道阻滞剂
　　地尔硫革
　　维拉帕米
奥美拉唑
西咪替丁
丙泊酚
西柚汁
诱导药
巴比妥类药物
抗癫痫药
　　卡马西平
　　苯妥因
　　扑痫酮
利福平
氯醛比林
乙醇
雪茄烟

From Bovill JG. Adverse drug interactions in anesthesia. J Clin Anesth. 1997；9（Supp）：3S.

镇静-催眠药

苯二氮䓬类药物

阿芬太尼能呈剂量依赖性地降低麻醉诱导时咪达唑仑的半数有效量（ED_{50}）。相反，在抗伤害感受作用方面，这两种药物间的相互作用可能弱于相加作用[632]。咪达唑仑在脊髓水平能增强阿片类药物的抗伤害感受作用，但在脊髓上水平则抑制其作用[633]。许多研究表明，苯二氮䓬类阿片类药物间的相互作用在除镇痛作用外的其他许多方面都呈协同作用（强于相加作用）。阿片类药物的心血管和呼吸系统作用能被同时使用的苯二氮䓬类药物所显著改变[634]。在麻醉下的兔身上，咪达唑仑和芬太尼能协同性地抑制膈神经的活性[635]。联合应用苯二氮䓬类和阿片类药物，虽有时可维持心室功能，但可引起明显的、有时甚至是严重的血压、心脏指数、心率和体循环血管阻力下降。补液可能减轻两类药物联用时发生的循环抑制。

巴比妥类药物

如果大剂量巴比妥类药物与阿片类药物联合应用，能引起或加重低血压。巴比妥类-阿片类药物合用后的低血压是由于血管扩张、心脏充盈下降以及交感神经系统活性下降所致。在与阿片类药物同时应用时，建议减少巴比妥类药物的诱导剂量。

丙泊酚

丙泊酚-阿片类药物合用能导致意识消失并阻断对伤害性刺激的反应。然而，当丙泊酚单次静注用于麻醉诱导时，可引起中到重度的低血压。丙泊酚-芬太尼以及丙泊酚-舒芬太尼麻醉均可为冠状动脉旁路移植术提供良好的条件，但平均动脉压可能降到威胁冠脉灌注的水平，尤其是在麻醉诱导期。在健康志愿者，加用阿芬太尼（效应部位浓度为 50 ng/ml 或 100 ng/ml）并不影响丙泊酚引起的 BIS 改变，但可阻断疼痛刺激引起的 BIS 升高[636]。在行脊柱融合手术患者，输注芬太尼（血中浓度达 1.5 ～ 4.5 ng/ml）可降低维持平均动脉压稳定所需的丙泊酚的输注速度，但会导致患者自主睁眼时间及定向力恢复时间延迟[475]。在门诊妇科腹腔镜手术的患者，在麻醉诱导时应用芬太尼（25 ～ 50 µg，IV）可减少丙泊酚的维持用量，但不能提供有效的术后镇痛，并增加了术后止吐药的用量[637]。有关丙泊酚和阿片类药物间药代动力学和药效动力学的相互作用已有报道。靶控输注阿芬太尼（靶浓度 80 ng/ml）能使血浆丙泊酚浓度提高 17%，并减小其药物清除率、分布清除率和外周分布容积[638]。

依托咪酯

依托咪酯可以小剂量地与阿片类药物联用，且对心血管系统的稳定性影响轻微。在择期行冠状动脉旁路移植术患者，依托咪酯（0.25 mg/kg）和芬太尼（6 µg/kg）联合用药引起的诱导后和气管插管后低血压的程度要低于丙泊酚（1 mg/kg）和芬太尼（6 µg/kg）联合用药[639]。

氯胺酮

据报道，许多关于阿片类药物和氯胺酮（一种 NMDA 受体拮抗剂）的组合研究可以优化针对各种疼痛情况的镇痛治疗。氯胺酮可预防大鼠的阿片耐受性和痛觉过敏，有文献提示氯胺酮与阿片类药物联合用于术后镇痛是有效的。药理研究表明，内源性阿片类药物以及 µ 阿片受体和 δ 阿片受体也参与氯胺酮诱导的中枢痛觉感受，但 κ 阿片受体不参与该作用[640]。

在急性围术期内，结果因临床情况而异。在健康受试者皮内注射辣椒素的疼痛中，氯胺酮（2.5 mg 或 10 mg 静脉注射）和阿芬太尼（0.25 mg 或 1 mg 静脉注射）的联合应用与上述任药物单独大剂量使用相比，在缓解疼痛方面没有任何优势[641]。此外，联合应用氯胺酮 1 mg/ml 和吗啡 1 mg/ml 在术后镇痛中对接受腹部大手术的患者没有益处[642]。与上述研究结论相矛盾的是，Lauretti 等报告说口服氯胺酮和经皮硝酸甘油可有效减少癌性疼痛患者每日口服吗啡的剂量[643]。一项前瞻性随机双盲对照研究表明，术中或术后 48 h 内使用氯胺酮 [0.5 mg/kg 单次给药后 2 µg/（kg · min）] 可以增强术后镇痛效果，并显著减少吗啡的使用量[644]。此外，有研究报道，小剂量的氯胺酮和美金刚（一种长效口服 NMDA 受体拮抗剂）对于阿片类药物耐受患者的顽固性疼痛有效[645]。Webb 等指出，对于围术期给予曲马多的腹部手术患者，小剂量氯胺酮是有益的补充[646]。

吸入麻醉药

吸入麻醉药常与阿片类药物合用以保证出现遗忘作用，并增强对患者制动作用及维持血流动力学稳定。心脏手术中阿片类药物与吸入麻醉药合用的临床研究证实，联合应用两类药物能较好地维持心排血量，且能最低限度地降低平均动脉血压[647]。尽管对血流动力学的控制"良好"，但阿片类药物和强效吸入麻醉药合用并不总能改善心肌缺血。一些强效吸入麻醉药能提高交感神经系统活性，可能增加心脏病患者发生心肌缺血的风险[648]。预先给予小剂量芬太尼

（1.5 μg/kg）能明显减轻这些反应。阿芬太尼（10 g/kg）对减轻这些反应同样有效。

肌肉松弛药

在大剂量阿片类药物麻醉期间，泮库溴铵常被用作肌肉松弛药。泮库溴铵的抗迷走作用能减轻阿片类药物所致的心动过缓并支持血压。在冠状动脉旁路移植术中，舒芬太尼（3～8 μg/kg）和泮库溴铵（120 μg/kg）合用能引起平均动脉压、心率和心排血量显著升高，但并不引起心肌缺血[649]。泮库溴铵诱发的心动过速治疗简便、快速，对心肌缺血和围术期心肌梗死无明显影响。许多因素改变了泮库溴铵和其他肌肉松弛剂与阿片类药物联合使用时对血流动力学的影响，包括：肌肉松弛药的剂量、给药时机和给药速度，以及给药前血管内容量、左心室功能，以及是否使用其他具有自主神经系统作用的药物等。

维库溴铵和大剂量阿片类药物合用时可能产生负性变时和负性肌力作用，导致心率减慢，心排血量、血压下降以及缩血管药的需要量增加。行冠状动脉手术的患者，舒芬太尼（40 μg/kg）和维库溴铵（0.1 mg/ml）将导致插管后心率、平均动脉压和全身血管阻力下降，但心排血量无明显变化，也无出现新的心肌缺血的证据[650]。

芬太尼（50 μg/kg）麻醉下行择期冠状动脉旁路移植术的患者，哌库溴铵（0.6 mg/kg；约相当于2倍的 ED_{95}）对血流动力学参数的影响幅度很小，如每搏指数增加15%，心脏指数增加11%，肺毛细血管楔压下降25%[651]。在芬太尼麻醉下行择期冠状动脉旁路移植术患者，美维库铵（0.15 mg/kg 或 0.2 mg/kg）能导致平均动脉压和体循环阻力下降，这可能是通过组胺释放作用介导的；而阿曲库铵（0.5 mg/kg）不会引起明显的血流动力学的改变[652]。

单胺氧化酶抑制剂

在阿片类药物与其他药物相互作用中，MAOI 具有最严重的、可能致死的相互作用。哌替啶与 MAOI 合用，能引起5-羟色胺综合征，其原因为 CNS 的血清素 1A（$5-HT_{1A}$）受体部位存在过量的血清素（5-HT）；5-羟色胺综合征主要表现为意识模糊、发热、寒战、出汗、共济失调、反射亢进、肌阵挛和腹泻。苯基哌啶类阿片类药物（哌替啶、曲马多和美沙酮）是5-HT 再摄取的弱抑制剂，在与 MAOI 合用时都参与

了血清素毒性反应；而吗啡、可待因、羟考酮和丁丙诺啡等已知都不是 5-HT 再摄取抑制剂，不会加剧与 MAOI 合用时的血清素毒性反应[653]。阿芬太尼可以与 MAOI 合用，不会出现并发症[654-655]。

钙通道阻滞剂

由于阿片类药物能通过激活 G 蛋白抑制电压依赖型 Ca^{2+} 通道，因此钙通道阻滞剂可能增强阿片类药物的作用。大量的动物实验及一些临床研究证实，L 型钙通道阻滞剂能增强阿片类药物的镇痛作用。然而也有一项研究报道，L 型钙通道阻滞剂并不能增强临床相关剂量吗啡的镇痛效果[656]。N 型钙通道参与了脊髓感觉神经元神经递质的释放。鞘内应用 N 型钙通道阻断剂-芋螺毒素（ω-conotoxin）GVIA，能产生抗伤害性作用，在脊髓水平能与阿片类药物产生协同作用[657]。

镁

镁具有抗伤害性作用，可能是由于其具有 NMDA 受体的拮抗作用所致。静脉使用硫酸镁［术前 50 mg/kg 及术中 8 mg/（kg·h）］能明显减少术中及术后芬太尼的需要量[658]。但镁通过血脑屏障的通路有限。分娩镇痛的患者鞘内注射芬太尼（25 μg）加硫酸镁（50 mg），与单纯注射芬太尼相比，镇痛时间明显延长[659]。镁很可能通过中枢和外周的双重机制增强阿片类药物的镇痛作用[660]。一项随机双盲前瞻性研究显示，相对高浓度的瑞芬太尼［0.2 μg/（kg·min）］可增加甲状腺切除术后的患者切口周围痛觉过敏，而术中使用硫酸镁［诱导剂量 30 mg/kg，随后 10 mg/（kg·h）］可防止瑞芬太尼诱导的痛觉过敏的发生[226]。

非甾体抗炎药

非甾体抗炎药（NSAIDs），如布洛芬、双氯芬酸和酮洛酸已在围术期用于减少阿片类药物的用量。围术期应用双氯芬酸（75 mg，每日2次）可减少经腹全子宫切除术后吗啡的用量，并减少镇静、恶心等不良反应的发生[661]。在一次随机双盲试验中，0.1 mg/kg 吗啡比 30 mg 酮洛酸缓解术后疼痛的效果更好。然而，在术后早期，吗啡与酮洛酸合用可以减少术后阿片类药物的需要量以及阿片类药物相关的副作用[662]。NSAIDs 被认为可以防止阿片类药物诱导的痛觉过敏

或急性阿片类耐受，后者可增加术后阿片类药物的需求量。一项随机双盲安慰剂对照研究表明，在腰麻下进行剖腹子宫切除术的女性患者，8 mg 氯诺昔康可以预防因术中使用芬太尼而造成的术后吗啡使用量的增加[663]。

对乙酰氨基酚

对乙酰氨基酚有类似于 NSAIDs 的镇痛和解热作用，但其抗炎的作用很弱。当对乙酰氨基酚与芬太尼联合用于由父母或护士控制的小儿静脉术后镇痛，对乙酰氨基酚具有很强的芬太尼"节俭"效果，并能减少副作用[664]。另一方面，一项随机、安慰剂对照、双盲的研究显示，接受标准丙泊酚-瑞芬太尼麻醉的儿童在接受脊柱手术后，静脉注射对乙酰氨基酚［90 mg/（kg·d）］能改善止痛效果，但并未减少 24 h 内羟考酮的使用量[665]。

加巴喷丁

加巴喷丁是 γ- 氨基丁酸的结构类似物，它与脊髓电压门控 Ca^{2+} 通道的 $\alpha_2\delta$ 亚基结合，从而对神经病理性疼痛也有镇痛作用。研究者提示吗啡和加巴喷丁之间的药效动力学和药代动力学相互作用都可增强镇痛效果[666]。此外，鞘内注射加巴喷丁可以预防因反复鞘内注射吗啡所引起的阿片类药物耐受[667]。全身性和鞘内运用加巴喷丁也可能防止阿片类药物诱发的痛觉过敏的发生[668]。术前服用普瑞巴林是一种很有前景的加强术后疼痛控制的方法。一项随机、三盲、安慰剂对照的研究表明，术前对肾切除术患者给予 300 mg 普加巴林可减少术后阿片类药物的用量，并减少机械痛觉过敏的面积[669]。

抗抑郁药

三环类抗抑郁药可能会使慢性阻塞性肺疾病的患者发生呼吸抑制，也有研究报道使用三环类抗抑郁药的患者对 CO_2 的敏感性降低。一项动物研究证实，用阿米替林进行预处理可在药效上加重吗啡引起的高碳酸血症[670]。这个发现提示了如果患者正在接受三环类抗抑郁药的联合治疗，那么吗啡的剂量需要逐步减少[671]。度洛西丁是一种强效的选择性血清素和去甲肾上腺素再摄取抑制剂，它在围术期的使用可以减少膝关节置换术后吗啡的需要量[672]。

苯海拉明

苯海拉明作为一种 5- 羟色胺 H_1 受体拮抗剂，常作为镇静药、止痒药和止吐药使用。单独应用时，通过增强低氧和高碳酸血症的通气驱动作用，能轻度刺激通气。研究证实，苯海拉明能对抗阿芬太尼引起的对二氧化碳通气反射的抑制作用[673]。

局部麻醉药

系统性使用局部麻醉药可以显著减轻疼痛和加快出院。围术期系统性复合利多卡因麻醉可以显著减少非卧床患者的阿片类药物需要量[674]。有意思的是，先前的研究表明阿片耐受患者在术后疼痛使用局部麻醉药效果差。在一项研究中研究了全身性给予吗啡（每天皮下注射 7 次吗啡 10 mg/kg）对利多卡因诱导的大鼠离体坐骨神经复合动作电位阻滞作用的影响，研究表明利多卡因的作用在最后一次吗啡注射后 35 天内，周围神经的固有变化以及利多卡因效能的减退仍然存在[675]。因为接受中等剂量的阿片类药物的患者，局部麻醉药的效力也可能降低，所以有必要进行进一步的研究，以更好地指导围术期全身应用利多卡因。

参考文献

1. Gutstein HB. Akil H. In: Hardman JG, Limbird LE, eds. *Goodman and Gilman's the Pharmacological Basis of Therapeutics*. 10th ed. New York: McGraw-Hill; 2001:569.
2. Minami M, Satoh M. *Neurosci Res*. 1995;23:121.
3. Reinscheid RK, et al. *Science*. 1995;270:792.
4. Meunier JC, et al. *Nature*. 1995;377:532.
5. Reuben SS, et al. *Anesth Analg*. 2002;94:55, table of contents.
6. Manglik A, et al. *Nature*. 2012;485:321.
7. Huang W, et al. *Nature*. 2015;524:315.
8. Kourrich S, et al. *Trends Neurosci*. 2012;35:762.
9. Dietis N, et al. *Br J Anaesth*. 2011;107:8.
10. Pasternak GW, et al. *Pharmacol Rev*. 2013;65:1257.
11. Pasternak GW. *Clin J Pain*. 2010;26(suppl 10):S3.
12. Lu Z, et al. *J Clin Invest*. 2015;125:2626.
13. Gomes I, et al. *Annu Rev Pharmacol Toxicol*. 2016;56:403.
14. Daniels DJ, et al. *Proc Natl Acad Sci*. 2005;102:19208.
15. Scherrer G, et al. *Cell*. 2009;137:1148.
16. Woolf CJ. *Cell*. 2009;137:987.
17. Lotsch J, et al. *Trends Mol Med*. 2005;11:82.
18. Klepstad P, et al. *Acta Anaesthesiol Scand*. 2004;48:1232.
19. Romberg RR, et al. *Anesthesiology*. 2005;102:522.
20. Chou WY, et al. *Anesthesiology*. 2006;105:334.
21. Hwang IC, et al. *Anesthesiol*. 2014;121:825.
22. Haerian BS, et al. *Pharmacogenomics*. 2013;14:813.
23. Kroslak T, et al. *J Neurochem*. 2007;103:77.
24. Mague SD, et al. *Proc Natl Acad Sci*. 2009;106:10847.
25. Zhang Y, et al. *J Biol Chem*. 2005;280:32618.
26. Knapman A, et al. *Br J Pharmacol*. 2015;172:2258.
27. Rakvag TT, et al. *Mol Pain*. 2008;4:64.
28. Candiotti KA, et al. *Anesth Analg*. 2014;119:1194.
29. Kolesnikov Y, et al. *Anesth Analg*. 2011;112:448.
30. De Gregori M, et al. *J Pain*. 2016;17:628.
31. Mogil JS, Pasternak GW. *Pharmacol Rev*. 2001;53:381.
32. Nothacker HP, et al. *Proc Natl Acad Sci U S A*. 1996;93:8677.

33. Zadina JE, et al. *Nature*. 1997;386:499.
34. Wang CL, et al. *Anesth Analg*. 2017;125:2123.
35. Chen L, et al. *Neuroscience*. 2015;286:151.
36. Avidor Reiss T, et al. *J Biol Chem*. 1996;271:21309.
37. Fukuda K, et al. *J Neurochem*. 1996;67:1309.
38. Shoda T, et al. *Anesthesiology*. 2001;95:983.
39. Mestek A, et al. *J Neurosci*. 1995;15:2396.
40. Pei G, et al. *Mol Pharmacol*. 1995;48:173.
41. Hales TG. *Br J Anaesth*. 2011;107:653.
42. Bull FA, et al. *Anesthesiology*. 2017;127:878.
43. Bohn LM, et al. *Science*. 1999;286:2495.
44. Trapaidze N, et al. *J Biol Chem*. 1996;271:29279.
45. Gaudriault G, et al. *J Biol Chem*. 1997;272:2880.
46. Keith DE, et al. *J Biol Chem*. 1996;271:19021.
47. Haberstock-Debic H, et al. *J Neurosci*. 2005;25:7847.
48. Hashimoto T, et al. *Anesthesiology*. 2006;105:574.
49. Raehal KM, et al. *J Pharmacol Exp Ther*. 2005;314:1195.
50. Manglik A, et al. *Nature*. 2016;537:185.
51. Hill R, et al. *Br J Pharmacol*. 2018;175:2653.
52. Soergel DG, et al. *Pain*. 2014;155:1829.
53. Fields HL, et al. *Annu Rev Neurosci*. 1991;14:219.
54. Petrovic P, et al. *Science*. 2002;295:1737.
55. Wager TD, et al. *Science*. 2004;303:1162.
56. Mansour A, et al. *Trends Neurosci*. 1995;18:22.
57. Dogrul A, Seyrek M. *Br J Pharmacol*. 2006;149:498.
58. Matthies BK, Franklin KB. *Pain*. 1992;51:199.
59. Manning BH, et al. *Neuroscience*. 1994;63:289.
60. Manning BH, Mayer DJ. *Pain*. 1995;63:141.
61. Pan ZZ, et al. *Nature*. 1997;389:382.
62. Kimura M, et al. *Anesthesiology*. 2014;121:362.
63. Stein T, et al. *Anesth Analg*. 2016;123:238.
64. Trafton JA, et al. *J Neurosci*. 1999;19:9642.
65. Stein C. *N Engl J Med*. 1995;332:1685.
66. Desroches J, et al. *Neuroscience*. 2014;261:23.
67. Zhang R, et al. *Anesthesiology*. 2014;120:482.
68. Taguchi R, et al. *Brain Res*. 2010;1355:97.
69. Kim HY, et al. *Pain*. 2009;145:332.
70. Becerra L, et al. *Anesth Analg*. 2006;103:208, table of contents.
71. Kieffer BL. *Trends Pharmacol Sci*. 1999;20:19.
72. Sora I, et al. *Proc Natl Acad Sci U S A*. 1997;94:1544.
73. Dahan A, et al. *Anesthesiology*. 2001;94:824.
74. Sarton E, et al. *Anesth Analg*. 2001;93:1495, table of contents.
75. Zhu Y, et al. *Neuron*. 1999;24:243.
76. Simonin F, et al. *EMBO J*. 1998;17:886.
77. Koyama T, et al. *Br J Anaesth*. 2009;103:744.
78. Fukagawa H, et al. *Br J Anaesth*. 2014;113:1032.
79. Rubinstein M, et al. *Proc Natl Acad Sci U S A*. 1996;93:3995.
80. Konig M, et al. *Nature*. 1996;383:535.
81. Hung CF, et al. *Br J Anaesth*. 1998;81:925.
82. Leffler A, et al. *Anesthesiology*. 2012;116:1335.
83. Brau ME, et al. *Anesthesiology*. 2000;92:147.
84. Wagner 2nd LE, et al. *Anesthesiology*. 1999;91:1481.
85. Takada K, et al. *Anesthesiology*. 2002;96:1420.
86. Yamakura T, et al. *Anesthesiology*. 1999;91:1053.
87. Davis AM, Inturrisi CE. *J Pharmacol Exp Ther*. 1999;289:1048.
88. Hahnenkamp K, et al. *Anesthesiology*. 2004;100:1531.
89. Guntz E, et al. *Anesthesiology*. 2005;102:1235.
90. Wittmann M, et al. *Anesth Analg*. 2006;103:747.
91. Wittmann M, et al. *Anesth Analg*. 2008;107:107.
92. Marincsak R, et al. *Anesth Analg*. 2008;106:1890.
93. Minami K, et al. *Arch Pharmacol*. 2015;388:999.
94. Nishi M, et al. *EMBO J*. 1997;16:1858.
95. Koster A, et al. *Proc Natl Acad Sci U S A*. 1999;96:10444.
96. Yamamoto T, Sakashita Y. *Anesth Analg*. 1999;89:1203.
97. Grisel JE, et al. *Neuroreport*. 1996;7:2125.
98. Pan Z, et al. *Neuron*. 2000;26:515.
99. Witkin JM, et al. *Pharmacol Ther*. 2014;141:283.
100. Ko MC, et al. *Neuropsychopharmacology*. 2009;34:2088.
101. Linz K, et al. *J Pharmacol Exp Ther*. 2014;349:535.
102. Dahan A, et al. *Anesthesiology*. 2017;126:697.
103. Williams JP, et al. *Anesth Analg*. 2007;105:998, table of contents.
104. Jadad AR, et al. *Lancet*. 1992;339:1367.
105. Angst MS, et al. *Anesthesiology*. 2012;117:22.
106. Angst MS, et al. *Pain*. 2012;153:1397.
107. Kest B, et al. *Anesthesiology*. 2000;93:539.
108. Sarton E, et al. *Anesthesiology*. 2000;93:1245; discussion, p 6A.
109. Olofsen E, et al. *Anesthesiology*. 2005;103:130.
110. Sato H, et al. *Mol Pain*. 2013;9:20.
111. Gourlay GK, et al. *Pain*. 1995;61:375.
112. Debon R, et al. *Anesthesiology*. 2004;101:978.
113. Scavone BM, et al. *Anesth Analg*. 2010;111:986.
114. Gupta A, et al. *Anesth Analg*. 2001;93:761.
115. Kapral S, et al. *Anesth Analg*. 1999;88:853.
116. Bouaziz H, et al. *Anesth Analg*. 2000;90:383.
117. Osman NI, et al. *Anesthesiology*. 2005;103:779.
118. Streisand JB, et al. *Anesthesiology*. 1993;78:629.
119. Jhaveri R, et al. *Anesthesiology*. 1997;87:253.
120. Michelsen LG, et al. *Anesthesiology*. 1996;84:865.
121. McEwan AI, et al. *Anesthesiology*. 1993;78:864.
122. Katoh T, et al. *Anesthesiology*. 1999;90:398.
123. Westmoreland CL, et al. *Anesth Analg*. 1994;78:23.
124. Brunner MD, et al. *Br J Anaesth*. 1994;72:42.
125. Lang E, et al. *Anesthesiology*. 1996;85:721.
126. Johansen JW, et al. *Anesth Analg*. 1998;87:671.
127. Inagaki Y, Tsuda Y. *Anesth Analg*. 1997;85:1387.
128. Katoh T, et al. *Br J Anaesth*. 1999;82:561.
129. Lysakowski C, et al. *Br J Anaesth*. 2001;86:523.
130. Wang LP, et al. *Anesth Analg*. 2007;104:325.
131. Koitabashi T, et al. *Anesth Analg*. 2002;94:1530.
132. Kern SE, et al. *Anesthesiology*. 2004;100:1373.
133. Oh TK, et al. *Anesth Analg*. 2017;125:156.
134. Bonafide CP, et al. *Anesthesiology*. 2008;108:627.
135. Sivanesan E, et al. *Anesth Analg*. 2016;123:836.
136. Smith MT. *Clin Exp Pharmacol Physiol*. 2000;27:524.
137. Johnson SW, et al. *J Neurosci*. 1992;12:483.
138. Welch EB, et al. *J Clin Pharm Ther*. 1994;19:279.
139. Chi OZ, et al. *Can J Anaesth*. 1991;38:275.
140. Gambus PL, et al. *Anesthesiology*. 1995;83:747.
141. Montandon G, et al. *Anesthesiology*. 2016;125:889.
142. Khodayari-Rostamabad A, et al. *Anesthesiology*. 2015;122:140.
143. Egan TD, et al. *Anesthesiology*. 1996;84:821.
144. Scott JC, et al. *Anesthesiology*. 1991;74:34.
145. Noh GJ, et al. *Anesthesiology*. 2006;104:921.
146. Langeron O, et al. *Br J Anaesth*. 1997;78:701.
147. Crabb I, et al. *Br J Anaesth*. 1996;76:795.
148. Haenggi M, et al. *Anesth Analg*. 2004;99:1728.
149. Kalkman CJ, et al. *Anesthesiology*. 1992;76:502.
150. Kawaguchi M, et al. *Anesth Analg*. 1996;82:593.
151. Wright DR, et al. *Eur J Anaesthesiol*. 2004;21:509.
152. Schraag S, et al. *Anesth Analg*. 2006;103:902.
153. Thorogood MC, Armstead WM. *Anesthesiology*. 1996;84:614.
154. Monitto CL, Kurth CD. *Anesth Analg*. 1993;76:985.
155. Adler LJ, et al. *Anesth Analg*. 1997;84:120.
156. Mayer N, et al. *Anesthesiology*. 1990;73:240.
157. Mayberg TS, et al. *Anesthesiology*. 1993;78:288.
158. Wagner KJ, et al. *Anesthesiology*. 2001;94:732.
159. Ostapkovich ND, et al. *Anesthesiology*. 1998;89:358.
160. Kofke WA, et al. *Anesth Analg*. 1992;75:953.
161. Kofke WA, et al. *Anesth Analg*. 2002;94:1229.
162. Warner DS, et al. *Anesth Analg*. 1996;83:348.
163. Jamali S, et al. *Anesth Analg*. 1996;82:600.
164. Lauer KK, et al. *Can J Anaesth*. 1997;44:929.
165. Girard F, et al. *Anesth Analg*. 2009;109:194.
166. de Nadal M, et al. *Anesthesiology*. 2000;92:11.
167. Markovitz BP, et al. *Anesthesiology*. 1992;76:71.
168. Takahashi H, et al. *Anesth Analg*. 1997;85:353.
169. Bofetiado DM, et al. *Anesth Analg*. 1996;82:1237.
170. Lim YJ, et al. *Anesthesiology*. 2004;100:562.
171. Soonthon Brant V, et al. *Anesth Analg*. 1999;88:49.
172. Tourrel F, et al. *Anesth Analg*. 2014;118:1041.
173. Chen C, et al. *Crit Care Med*. 2016;44:e1219.
174. Benthuysen JL, et al. *Anesthesiology*. 1988;68:438.
175. Coruh B, et al. *Chest*. 2013;143:1145.
176. Vankova ME, et al. *Anesthesiology*. 1996;85:574.
177. Mets B. *Anesth Analg*. 1991;72:557.
178. Haber GW, Litman RS. *Anesth Analg*. 2001;93:1532, table of contents.
179. Parkinson SK, et al. *Anesthesiology*. 1990;72:743.
180. Gutstein HB, et al. *Anesthesiology*. 1997;87:1118.
181. Kofke WA, et al. *Anesth Analg*. 1996;83:141.
182. Saboory E, et al. *Anesth Analg*. 2007;105:1729, table of contents.
183. Sinz EH, et al. *Anesth Analg*. 2000;91:1443.
184. Kofke WA, et al. *Anesth Analg*. 2007;105:167.
185. Rollins MD, et al. *Anesthesiology*. 2014;121:1037.
186. Knaggs RD, et al. *Anesth Analg*. 2004;99:108.
187. Aissou M, et al. *Anesthesiology*. 2012;116:1006.

188. Sabourdin N, et al. *Anesthesiology.* 2017;127:284.
189. Bokoch MP, et al. *Auton Neurosci.* 2015;189:68.
190. Neice AE, et al. *Anesth Analg.* 2017;124:915.
191. Kurz A, et al. *Anesthesiology.* 1995;83:293–299.
192. Ikeda T, et al. *Anesthesiology.* 1998;88:858.
193. Kurz M, et al. *Anesthesiology.* 1993;79:1193.
194. Greif R, et al. *Anesth Analg.* 2001;93:620.
195. Alfonsi P, et al. *Anesthesiology.* 2009;111:102.
196. Tsai YC, et al. *Anesth Analg.* 2001;93:1288.
197. Kranke Pet al. *Anesth Analg.* 2002;94:453, table of contents.
198. Nakasuji M, et al. *Br J Anaesth.* 2010;105:162.
199. Jones EA, Bergasa NV. *JAMA.* 1992;268:3359.
200. Ko MC, Naughton NN. *Anesthesiology.* 2000;92:795.
201. Liu XY, et al. *Cell.* 2011;147:447.
202. Paech M, et al. *Br J Anaesth.* 2015;114:469.
203. Borgeat A, Stirnemann HR. *Anesthesiology.* 1999;90:432.
204. George RB, et al. *Anesth Analg.* 2009;109:174.
205. Prin M, et al. *Anesth Analg.* 2016;122:402.
206. Dunteman E, et al. *J Pain Symptom Manage.* 1996;12:255.
207. Ko MC, et al. *J Pharmacol Exp Ther.* 2003;305:173.
208. Tamdee D, et al. *Anesth Analg.* 2009;109:1606.
209. Morgenweck J, et al. *Neuropharmacology.* 2015;99:600.
210. Colbert S, et al. *Anaesthesia.* 1999;54:76.
211. Horta ML, et al. *Br J Anaesth.* 2006;96:796.
212. Sheen MJ, et al. *Anesth Analg.* 2008;106:1868.
213. Celerier E, et al. *Anesthesiology.* 2000;92:465.
214. Fletcher D, Martinez V. *Br J Anaesth.* 2014;112:991.
215. Mauermann E, et al. *Anesthesiology.* 2016;124:453.
216. Li X, Clark JD. *Anesth Analg.* 2002;95:979, table of contents.
217. Yuan Y, et al. *Anesth Analg.* 2013;116:473.
218. Li YZ, et al. *Anesth Analg.* 2014;119:978.
219. Comelon M, et al. *Br J Anaesth.* 2016;116:524.
220. Laulin JP, et al. *Anesth Analg.* 2002;94:1263, table of contents.
221. Kissin I, et al. *Anesth Analg.* 2000;91:1483.
222. Holtman Jr JR, Wala EP. *Anesthesiology.* 2007;106:563.
223. Mercieri M, et al. *Br J Anaesth.* 2017;119:792.
224. Kong M, et al. *J Clin Anesth.* 2016;34:41.
225. Echevarria G, et al. *Br J Anaesth.* 2011;107:959.
226. Song JW, et al. *Anesth Analg.* 2011;113:390.
227. Dunbar SA, et al. *Anesthesiology.* 2006;105:154.
228. Troster A, et al. *Anesthesiology.* 2006;105:1016.
229. Aguado D, et al. *Anesthesiology.* 2013;118:1160.
230. Koo CH, et al. *Br J Anaesth.* 2017;119:1161.
231. Liang DY, et al. *Anesthesiology.* 2006;104:1054.
232. Liang DY, et al. *Anesthesiology.* 2011;114:1180.
233. Shin SW, et al. *Br J Anaesth.* 2010;105:661.
234. van Gulik L, et al. *Br J Anaesth.* 2012;109:616.
235. Voscopoulos C, Lema M. *Br J Anaesth.* 2010;105(suppl 1):i69.
236. Angst MS, Clark JD. *Anesthesiology.* 2006;104:570.
237. Zhang Z, et al. *Anesthesiology.* 2007;107:288.
238. Romberg R, et al. *Br J Anaesth.* 2003;91:862.
239. Erb TO, et al. *Anesthesiology.* 2010;113:41.
240. Selwyn DA, et al. *Br J Anaesth.* 1996;76:274.
241. Hardemark Cedborg AI, et al. *Anesthesiology.* 2015;122:1253.
242. Kim H, et al. *Anaesthesia.* 2012;67:765.
243. Lin JA, et al. *Anesth Analg.* 2005;101:670, table of contents.
244. Pandey CK, et al. *Anesth Analg.* 2004;99:1696, table of contents.
245. Sun L, et al. *Anesthesia.* 2014;28:325.
246. Hung KC, et al. *Anaesthesia.* 2010;65:4.
247. Kim JE, et al. *Anesthesia.* 2014;28:257.
248. Ambesh SP, et al. *Br J Anaesth.* 2010;104:40.
249. Li CC, et al. *Br J Anaesth.* 2015;115:444.
250. Lee LA, et al. *Anesthesiology.* 2015;122:659.
251. Dahan A, et al. *Anesthesiology.* 2010;112:226.
252. Sarton E, et al. *Anesthesiology.* 1999;90:1329.
253. Smart JA, et al. *Br J Anaesth.* 2000;84:735.
254. Glass PS, et al. *Anesthesiology.* 1999;90:1556.
255. Gelberg J, et al. *Br J Anaesth.* 2012;108:1028.
256. Krenn H, et al. *Anesth Analg.* 2000;91:432.
257. Funk GD, et al. *J Neurophysiol.* 1993;70:1497.
258. Ren J, et al. *Anesthesiology.* 2009;110:1364.
259. Ren J, et al. *Anesthesiology.* 2015;122:424.
260. Stucke AG, et al. *Anesthesiology.* 2015;122:1288.
261. Montandon G, et al. *Anesthesiology.* 2016;124:641.
262. Roozekrans M, et al. *Anesthesiology.* 2014;121:459.
263. Setnik B, et al. *Hum Psychopharmacol.* 2014;29:251.
264. van der Schrier R, et al. *Anesthesiology.* 2017;126:534.
265. Niesters M, et al. *Br J Anaesth.* 2013;110:837.
266. Feldman PD, et al. *Brain Res.* 1996;709:331.
267. Keay KA, et al. *Brain Res.* 1997;762:61.
268. Nakae Y, et al. *Anesth Analg.* 2001;92:602.
269. Xiao GS, et al. *Anesthesiology.* 2005;103:280.
270. Llobel F, Laorden ML. *Br J Anaesth.* 1996;76:106.
271. Kawakubo A, et al. *J Anesth.* 1999;13:77.
272. Graham MD, et al. *Anesth Analg.* 2004;98:1013, table of contents.
273. Duncan DJ, et al. *Br J Pharmacol.* 2007;150:720.
274. Bolliger D, et al. *Br J Anaesth.* 2011;106:573.
275. Weber G, et al. *Acta Anaesthesiol Scand.* 1995;39:1071.
276. Lischke V, et al. *Acta Anaesthesiol Scand.* 1994;38:144.
277. Chang DJ, et al. *Anaesthesia.* 2008;63:1056.
278. Kweon TD, et al. *Anaesthesia.* 2008;63:347.
279. Sharpe MD, et al. *Can J Anaesth.* 1992;39:816.
280. Sharpe MD, et al. *Anesthesiology.* 1994;80:63.
281. Sarne Y, et al. *Br J Pharmacol.* 1991;102:696.
282. McIntosh M, et al. *Eur J Pharmacol.* 1992;210:37.
283. Lessa MA, Tibirica E. *Anesth Analg.* 2006;103:815.
284. Schultz JE, et al. *Circ Res.* 1996;78:1100.
285. Zhang Y, et al. *Anesthesiology.* 2005;102:371.
286. Zhang Y, et al. *Anesthesiology.* 2004;101:918.
287. Li R, et al. *Anesth Analg.* 2009;108:23.
288. Frassdorf J, et al. *Anesth Analg.* 2005;101:934, table of contents.
289. Zhang SZ, et al. *Anesthesiology.* 2006;105:550.
290. Jang Y, et al. *Anesthesiology.* 2008;108:243.
291. Weihrauch D, et al. *Anesth Analg.* 2005;101:942, table of contents.
292. Miller LE, et al. *Exp Physiol.* 2015;100:410.
293. McPherson BC, Yao Z. *Anesthesiology.* 2001;94:1082.
294. Kato R, Foex P. *Br J Anaesth.* 2000;84:608.
295. Kato R, et al. *Br J Anaesth.* 2000;84:204.
296. Warltier DC, et al. *Anesthesiology.* 2000;92:253.
297. Blaise GA, et al. *Anesthesiology.* 1990;72:535.
298. Moore PG, et al. *Clin Exp Pharmacol Physiol.* 2000;27:1028.
299. Lennander O, et al. *Br J Anaesth.* 1996;77:399.
300. Arnold RW, et al. *Binocul Vis Strabismus Q.* 2004;19:215.
301. Hahnenkamp K, et al. *Paediatr Anaesth.* 2000;10:601.
302. Blunk JA, et al. *Anesth Analg.* 2004;98:364, table of contents.
303. Stefano GB. *J Neuroimmunol.* 1998;83:70.
304. White DA, et al. *Anesth Analg.* 1990;71:29.
305. Sohn JT, et al. *Anesthesiology.* 2004;101:89.
306. Ebert TJ, et al. *Anesth Analg.* 2005;101:1677.
307. Sohn JT, et al. *Eur J Anaesthesiol.* 2007;24:276.
308. Unlugenc H, et al. *Acta Anaesthesiol Scand.* 2003;47:65.
309. Ouattara A, et al. *Anesthesiology.* 2004;100:602.
310. Sohn JT, et al. *Anesthesiology.* 2005;103:327.
311. Kaye AD, et al. *Anesth Analg.* 2006;102:118.
312. Kaye AD, et al. *Eur J Pharmacol.* 2006;534:159.
313. Charleston C, et al. *Anesth Analg.* 2006;103:156, table of contents.
314. Liu L, et al. *Anesthesiology.* 2013;119:379.
315. Vuong C, et al. *Endocr Rev.* 2010;31:98.
316. Delitala G, et al. *J Endocrinol.* 1994;141:163.
317. Ellis DJ, Steward DJ. *Anesthesiology.* 1990;72:812.
318. Philbin DM, et al. *Anesthesiology.* 1990;73:5.
319. Myles PS, et al. *Anesth Analg.* 2002;95:805, table of contents.
320. Anand KJ, Hickey PR. *N Engl J Med.* 1992;326:1.
321. Mangano DT, et al. *Anesthesiology.* 1992;76:342.
322. Plunkett JJ, et al. *Anesthesiology.* 1997;86:785.
323. Nestler EJ, Aghajanian GK. *Science.* 1997;278:58.
324. Chan KW, et al. *Eur J Pharmacol.* 1997;319:225.
325. Lim G, et al. *Anesthesiology.* 2005;102:832.
326. Kissin I, et al. *Anesth Analg.* 2000;91:110.
327. Li JY, et al. *Anesth Analg.* 2001;92:1563.
328. Lin CP, et al. *Anesthesiology.* 2015;122:666.
329. Lin CP, et al. *Anesth Analg.* 2017;124:972.
330. Wang Y, et al. *Anesth Analg.* 2005;100:1733.
331. Narita M, et al. *Neuroscience.* 2006;138:609.
332. Mika J, et al. *Brain Behav Immun.* 2009;23:75.
333. Chia YY, et al. *Can J Anaesth.* 1999;46:872.
334. Vinik HR, Kissin I. *Anesth Analg.* 1998;86:1307.
335. Guignard B, et al. *Anesthesiology.* 2000;93:409.
336. Schraag S, et al. *Anesth Analg.* 1999;89:753.
337. Gustorff B, et al. *Anesth Analg.* 2002;94:1223, table of contents.
338. Kim SH, et al. *Anesthesiology.* 2013;118:337.
339. Hayhurst CJ, Durieux ME. *Anesthesiology.* 2016;124:483.
340. Paronis CA, Woods JH. *J Pharmacol Exp Ther.* 1997;282:355.
341. Mitra S, Sinatra RS. *Anesthesiology.* 2004;101:212.
342. Mehta V, Langford RM. *Anaesthesia.* 2006;61:269.
343. Tanum L, et al. *JAMA Psychiatry.* 2017;74:1197.

344. Kienbaum P, et al. *Anesthesiology.* 1998;88:1154.
345. Hensel M, et al. *Br J Anaesth.* 2000;84:236.
346. Kienbaum P, et al. *Anesthesiology.* 2002;96:346.
347. Clark DJ, Schumacher MA. *Anesth Analg.* 2017;125:1667.
348. Kuipers PW, et al. *Anesthesiology.* 2004;100:1497.
349. Malinovsky JM, et al. *Anesth Analg.* 1998;87:456.
350. Rosow CE, et al. *Clin Pharmacol Ther.* 2007;82:48.
351. Terashi T, et al. *Anesthesia.* 2013;27:340.
352. Viscusi ER, et al. *Anesth Analg.* 2009;108:1811.
353. Kojima Y, et al. *J Pharmacol Exp Ther.* 1994;268:965.
354. Penagini R, et al. *Am J Physiol.* 1996;271:G675.
355. Thorn SE, et al. *Acta Anaesthesiol Scand.* 1996;40:177.
356. Crighton IM, et al. *Anesth Analg.* 1998;87:445.
357. Runkel NS, et al. *Dig Dis Sci.* 1993;38:1530.
358. Hammas B, et al. *Acta Anaesthesiol Scand.* 2001;45:1023.
359. Murphy DB, et al. *Anesthesiology.* 1997;87:765.
360. Asai T, Power I. *Anesth Analg.* 1999;88:204.
361. McNeill MJ, et al. *Br J Anaesth.* 1990;64:450.
362. Mori T, et al. *J Pharmacol Exp Ther.* 2013;347:91.
363. Thompson DR. *Am J Gastroenterol.* 2001;96:1266.
364. Wu SD, et al. *World J Gastroenterol.* 2004;10:2901.
365. Fragen RJ, et al. *Anesth Analg.* 1999;89:1561.
366. Yang LQ, et al. *Anesthesiology.* 2011;114:1036.
367. Wang Y, et al. *Br J Anaesth.* 2012;109:529.
368. Liu R, et al. *Anesthesiology.* 2014;120:714.
369. Watcha MF, White PF. *Anesthesiology.* 1992;77:162.
370. Gan TJ. *Anesth Analg.* 2006;102:1884.
371. Langevin S, et al. *Anesthesiology.* 1999;91:1666.
372. Rung GW, et al. *Anesth Analg.* 1997;84:832.
373. Tzeng JI, et al. *Br J Anaesth.* 2000;85:865.
374. Simoneau II , et al. *Anesthesiology.* 2001;94:882.
375. Monitto CL, et al. *Anesth Analg.* 2011;113:834.
376. Harnett MJ, et al. *Anesth Analg.* 2007;105:764.
377. Lok IH, et al. *Hum Reprod.* 2002;17:2101.
378. Sandner-Kiesling A, Eisenach JC. *Anesthesiology.* 2002;97:966.
379. Sandner-Kiesling A, Eisenach JC. *Anesthesiology.* 2002;96:375.
380. Gin T, et al. *Anesth Analg.* 2000;90:1167.
381. Ngan Kee WD, et al. *Anesthesiology.* 2006;104:14.
382. Strumper D, et al. *Anesthesiology.* 2003;98:1400; discussion, p 5A.
383. Wittels B, et al. *Anesthesiology.* 1990;73:864.
384. Spigset O. *Acta Anaesthesiol Scand.* 1994;38:94.
385. Doberczak TM, et al. *J Pediatr.* 1991;118:933.
386. McQueen K, Murphy-Oikonen J. *N Engl J Med.* 2016;375:2468.
387. Edston E, van Hage-Hamsten M. *Allergy.* 1997;52:950.
388. Alexander R, et al. *Br J Anaesth.* 1998;81:606.
389. Ng HP, et al. *Br J Anaesth.* 2000;85:785.
390. Al-Hashimi M, et al. *Br J Anaesth.* 2013;111:80.
391. Gaveriaux-Ruff C, et al. *Proc Natl Acad Sci U S A.* 1998;95:6326.
392. Nelson CJ, et al. *Anesth Analg.* 1997;85:620.
393. Sacerdote P, et al. *Anesth Analg.* 2000;90:1411.
394. Yeager MP, et al. *Anesth Analg.* 2002;94:94.
395. Murphy GS, et al. *Anesth Analg.* 2007;104:1334, table of contents.
396. Welters ID, et al. *Anesthesiology.* 2000;92:1677.
397. Yin D, et al. *Nature.* 1999;397:218.
398. Ohara T, et al. *Anesth Analg.* 2005;101:1117, table of contents.
399. Hyejin J, et al. *Immunopharmacol Immunotoxicol.* 2013;35:264.
400. Zhang Y, et al. *Inflammation.* 2014;37:1654.
401. Inagi T, et al. *J Hosp Infect.* 2015;89:61.
402. Bovill JG. *Anesth Analg.* 2010;110:1524.
403. Lennon FE, et al. *Anesthesiology.* 2012;116:940.
404. Lennon FE, et al. *Anesthesiology.* 2012;116:857.
405. Bortsov AV, et al. *Anesthesiology.* 2012;116:896.
406. Sekandarzad MW, et al. *Anesth Analg.* 2017;124:1697.
407. Singleton PA, et al. *Cancer.* 2015;121:2681.
408. Mahbuba W, Lambert DG. *Br J Anaesth.* 2015;115:821.
409. Blebea J, et al. *J Vasc Surg.* 2000;32:364–373.
410. Kim JY, et al. *Anesth Analg.* 2016;123:1429.
411. Rook JM, et al. *Anesthesiology.* 2008;109:130.
412. Bigliardi PL, et al. *Br J Pharmacol.* 2015;172:501.
413. Stein C, Kuchler S. *Trends Pharmacol Sci.* 2013;34:303.
414. Lotsch J. *Anesthesiology.* 2009;110:1209.
415. Romberg R, et al. *Anesthesiology.* 2004;100:120.
416. Klimas R, Mikus G. *Br J Anaesth.* 2014;113:935.
417. Skarke C, et al. *Anesthesiology.* 2004;101:1394.
418. Teppema LJ, et al. *Anesthesiology.* 2008;109:689.
419. Lotsch J, et al. *Anesthesiology.* 2002;97:814.
420. Osborne R, et al. *Clin Pharmacol Ther.* 1990;47:12.
421. Motamed C, et al. *Anesthesiology.* 2000;92:355.
422. Kharasch ED, Thummel KE. *Anesth Analg.* 1993;76:1033.
423. Klees TM, et al. *Anesthesiology.* 2005;102:550.
424. Janicki PK, et al. *Br J Anaesth.* 1992;68:311.
425. Boer F, et al. *Br J Anaesth.* 1992;68:370.
426. Westmoreland CL, et al. *Anesthesiology.* 1993;79:893.
427. Duthie DJ, et al. *Anesth Analg.* 1997;84:740.
428. Buerkle H, Yaksh TL. *Anesthesiology.* 1996;84:926.
429. Egan TD. *Clin Pharmacokinet.* 1995;29:80.
430. Cox EH, et al. *Anesthesiology.* 1999;90:535.
431. Stiller RL, et al. *Anesthesiology.* 1995;83:A381.
432. Lang E, et al. *Anesthesiology.* 1996;85:721.
433. Upton HD, et al. *Anesth Analg.* 2017;125:81.
434. Olkkola KT, et al. *Clin Pharmacokinet.* 1995;28:385.
435. Munoz HR, et al. *Anesth Analg.* 2007;104:77.
436. Munoz HR, et al. *Anesthesiology.* 2002;97:1142.
437. Minto CF, et al. *Anesthesiology.* 1997;86:10.
438. Egan TD, et al. *Anesthesiology.* 1998;89:562.
439. Eleveld DJ, et al. *Anesthesiology.* 2017;126:1005.
440. Kim TK, et al. *Anesthesiology.* 2017;126:1019.
441. Mazoit JX, et al. *Clin Pharmacol Ther.* 1990;48:613.
442. Osborne R, et al. *Clin Pharmacol Ther.* 1993;54:158.
443. Murphy EJ. *Anaesth Intensive Care.* 2005;33:311.
444. Rudin A, et al. *Anesth Analg.* 2007;104:1409, table of contents.
445. Danziger LH, et al. *Pharmacotherapy.* 1994;14:235.
446. Tegeder I, et al. *Clin Pharmacokinet.* 1999;37:17.
447. Baririan N, et al. *Clin Pharmacokinet.* 2007;46:261.
448. Dershwitz M, et al. *Anesthesiology.* 1996;84:812.
449. Navapurkar VU, et al. *Anesthesiology.* 1995;83:A382.
450. Dumont L, et al. *Br J Anaesth.* 1998;81:265.
451. Miller RS, et al. *J Clin Pharm Ther.* 1997;22:197.
452. Hudson RJ, et al. *Anesthesiology.* 2003;99:847.
453. Petros A, et al. *Anesth Analg.* 1995;81:458.
454. Hynynen M, et al. *Br J Anaesth.* 1994;72:571.
455. Russell D, et al. *Br J Anaesth.* 1997;79:456.
456. Davis PJ, et al. *Anesth Analg.* 1999;89:904.
457. Michelsen LG, et al. *Anesth Analg.* 2001;93:1100.
458. Egan TD, et al. *Anesthesiology.* 1999;91:156.
459. Johnson KB, et al. *Anesthesiology.* 2001;94:322.
460. Kurita T, et al. *Br J Anaesth.* 2011;107:719.
461. Somogyi AA, et al. *Clin Pharmacol Ther.* 2007;81:429.
462. Benrath J, et al. *Anesthesiology.* 2004;100:1545.
463. Gottschalk A, et al. *JAMA.* 1998;279:1076.
464. Holthusen H, et al. *Reg Anesth Pain Med.* 2002;27:249.
465. Aida S, et al. *Anesth Analg.* 1999;89:711.
466. Ong CK, et al. *Anesth Analg.* 2005;100:757, table of contents.
467. Lipszyc M, et al. *Br J Anaesth.* 2011;106:724.
468. Carstensen M, Moller AM. *Br J Anaesth.* 2010;104:401.
469. Dahaba AA, et al. *Anesthesiology.* 2004;101:640.
470. Smith C, et al. *Anesthesiology.* 1994;81:820.
471. Vuyk J, et al. *Anesthesiology.* 1996;84:288.
472. Kazama T, et al. *Anesthesiology.* 1997;87:213.
473. Katoh T, et al. *Br J Anaesth.* 1994;73:322.
474. Shibutani K, et al. *Br J Anaesth.* 2005;95:377.
475. Han T, et al. *Anesth Analg.* 2000;90:1365.
476. Yu AL, et al. *Anesthesiology.* 2006;105:684.
477. Vuyk J, et al. *Anesthesiology.* 1993;78:1036; discussion, p 23A.
478. Mertens MJ, et al. *Anesthesiology.* 2001;94:949.
479. Xue FS, et al. *Br J Anaesth.* 2008;100:717.
480. Iannuzzi E, et al. *Minerva Anestesiol.* 2004;70:109.
481. Glass PS, et al. *Anesthesiology.* 1990;73:A378.
482. Thomson IR, et al. *Anesthesiology.* 1998;89:852.
483. Avramov MN, et al. *Anesthesiology.* 1996;85:1283.
484. Fletcher D, et al. *Anesth Analg.* 2000;90:666.
485. Kochs E, et al. *Br J Anaesth.* 2000;84:169.
486. Guignard B, et al. *Anesth Analg.* 2002;95:103, table of contents.
487. Eltzschig HK, et al. *Anesth Analg.* 2002;94:1173, table of contents.
488. Calderon E, et al. *Anesth Analg.* 2001;92:715.
489. Vuyk J, et al. *Anesthesiology.* 1995;83:8.
490. Stanski DR, Shafer SL. *Anesthesiology.* 1995;83:1.
491. Wuesten R, et al. *Anesthesiology.* 2001;94:211.
492. Hogue Jr CW, et al. *Anesth Analg.* 1996;83:279.
493. Vuyk J, et al. *Anesth Analg.* 1990;71:645.
494. Engoren M, et al. *Anesth Analg.* 2001;93:859.
495. Bell J, et al. *Br J Anaesth.* 1994;73:162.
496. Howie MB, et al. *Anesth Analg.* 1996;83:941.
497. Duncan HP, et al. *Br J Anaesth.* 2000;84:556.
498. Takahashi M, et al. *J Anesth.* 2004;18:1.
499. Silbert BS, et al. *Anesthesiology.* 2006;104:1137.

500. Sareen J, et al. *Can J Anaesth.* 1997;44:19.
501. Jain U, et al. *Anesthesiology.* 1996;85:522.
502. Ahonen J, et al. *Anesth Analg.* 2000;90:1269.
503. Kazmaier S, et al. *Br J Anaesth.* 2000;84:578.
504. Geisler FE, et al. *J Cardiothorac Vasc Anesth.* 2003;17:60.
505. Thompson JP, et al. *Br J Anaesth.* 1998;81:152.
506. Portenoy RK, et al. *Anesthesiology.* 1993;78:36.
507. Sandler AN, et al. *Anesthesiology.* 1994;81:1169.
508. Grond S, et al. *Clin Pharmacokinet.* 2000;38:59.
509. Schmidt-Hansen M, et al. *Cochrane Database Syst Rev.* 2015:CD009596.
510. Poulain P, et al. *J Pain Symptom Manage.* 2008;36:117.
511. Power I. *Br J Anaesth.* 2007;98:4.
512. Viscusi ER, et al. *JAMA.* 2004;291:1333.
513. Panchal SJ, et al. *Anesth Analg.* 2007;105:1437.
514. James IG, et al. *J Pain Symptom Manage.* 2010;40:266.
515. Aiyer R, et al. *Anesth Analg.* 2018;127:529.
516. Manara AR, et al. *Br J Anaesth.* 1990;64:551.
517. Friesen RH, Lockhart CH. *Anesthesiology.* 1992;76:46.
518. Streisand JB, et al. *Anesthesiology.* 1991;75:223.
519. Egan TD, et al. *Anesthesiology.* 2000;92:665.
520. Kharasch ED, et al. *Anesthesiology.* 2004;101:738.
521. Kharasch ED, et al. *Anesthesiology.* 2004;101:729.
522. Dsida RM, et al. *Anesth Analg.* 1998;86:66.
523. Mystakidou K, et al. *Drug Deliv.* 2006;13:269.
524. Zedie N, et al. *Clin Pharmacol Ther.* 1996;59:341.
525. Dale O, et al. *Acta Anaesthesiol Scand.* 2002;46:759.
526. Striebel HW, et al. *Anesth Analg.* 1996;83:548.
527. Hippard HK, et al. *Anesth Analg.* 2012;115:356.
528. Christensen KS, et al. *Anesth Analg.* 2008;107:2018.
529. Verghese ST, et al. *Anesth Analg.* 2008;107:1176.
530. Worsley MH, et al. *Anaesthesia.* 1990;45:449.
531. Hung OR, et al. *Anesthesiology.* 1995;83:277.
532. Coyne PJ, et al. *J Pain Symptom Manage.* 2002;23:157.
533. Farr SJ, Otulana BA. *Adv Drug Deliv Rev.* 2006;58:1076.
534. Bevans T, et al. *Anesth Analg.* 2016;122:1831.
535. Babul N, et al. *J Pain Symptom Manage.* 1992;7:400.
536. Lundeberg S, et al. *Acta Anaesthesiol Scand.* 1996;40:445.
537. Klepstad P, et al. *Pain.* 2003;101:193.
538. Curtis GB, et al. *Eur J Clin Pharmacol.* 1999;55:425.
539. Bruera E, et al. *J Clin Oncol.* 1998;16:3222.
540. Carvalho B, et al. *Anesth Analg.* 2005;100:1150.
541. Carvalho B, et al. *Anesth Analg.* 2007;105:176.
542. Gambling D, et al. *Anesth Analg.* 2005;100:1065.
543. Viscusi ER, et al. *Anesthesiology.* 2005;102:1014.
544. Hartrick CT, et al. *Bone Joint Surg Am.* 2006;88:273.
545. Atkinson Ralls L, et al. *Anesth Analg.* 2011;113:251.
546. Caraco Y, et al. *Drug Metab Dispos.* 1996;24:761.
547. Nieminen TH, et al. *Anesthesiology.* 2009;110:1371.
548. Lemberg KK, et al. *Anesth Analg.* 2008;106:463, table of contents.
549. Lemberg KK, et al. *Anesthesiology.* 2006;105:801.
550. Lenz H, et al. *Anesth Analg.* 2009;109:1279.
551. Chang SH, et al. *Anaesthesia.* 2010;65:1007.
552. Unlugenc H, et al. *Anesth Analg.* 2008;106:309, table of contents.
553. Nelson KE, Eisenach JC. *Anesthesiology.* 2005;102:1008.
554. Douma MR, et al. *Br J Anaesth.* 2010;104:209.
555. Kranke P, et al. *Anesth Analg.* 2004;99:718, table of contents.
556. Felden L, et al. *Br J Anaesth.* 2011;107:319.
557. Quigley C, Wiffen P. *J Pain Symptom Manage.* 2003;25:169.
558. Hong D, et al. *Anesth Analg.* 2008;107:1384.
559. Prommer E. *Support Care Cancer.* 2007;15:259.
560. Bowdle TA, et al. *Anesth Analg.* 2004;98:1692, table of contents.
561. Murphy GS, et al. *Anesthesiology.* 2017;126:822.
562. Chamberlin KW, et al. *Ann Pharmacother.* 2007;41:1144.
563. Gimbel J, Ahdieh H. *Anesth Analg.* 2004;99:1472, table of contents.
564. Morlion B, et al. *Br J Anaesth.* 1999;82:52.
565. Bouillon T, et al. *Anesthesiology.* 1999;90:7.
566. Dieterich M, et al. *Arch Gynecol Obstet.* 2012;286:859.
567. Dopfmer UR, et al. *Eur J Anaesthesiol.* 2001;18:389.
568. Miotto K, et al. *Anesth Analg.* 2017;124:44.
569. Halfpenny DM, et al. *Br J Anaesth.* 1999;83:909.
570. Bamigbade TA, et al. *Br J Anaesth.* 1997;79:352.
571. de Wolff MH, et al. *Br J Anaesth.* 1999;83:780.
572. James MF, et al. *Br J Anaesth.* 1996;83:87.
573. Wilder Smith CH, Bettiga A. *Br J Clin Pharmacol.* 1997;43:71.
574. Thevenin A, et al. *Anesth Analg.* 2008;106:622, table of contents.
575. Acalovschi I, et al. *Anesth Analg.* 2001;92:209.
576. Robaux S, et al. *Anesth Analg.* 2004;98:1172, table of contents.
577. Zeidan A, et al. *Anesth Analg.* 2008;107:292.
578. Tamanai-Shacoori Z, et al. *Anesth Analg.* 2007;105:524.
579. Boyer EW, Shannon M. *N Engl J Med.* 2005;352:1112.
580. van Dorp EL, et al. *Anesth Analg.* 2006;102:1789.
581. Osborne R, et al. *Br J Clin Pharmacol.* 1992;34:130.
582. Grace D, Fee JP. *Anesth Analg.* 1996;83:1055.
583. Hanna MH, et al. *Anesthesiology.* 2005;102:815.
584. van Dorp EL, et al. *Anesthesiology.* 2009;110:1356.
585. Asai T, et al. *Br J Anaesth.* 1998;80:814.
586. Hirabayashi M, et al. *Anesth Analg.* 2017;124:1930.
587. Zacny JP, et al. *Anesth Analg.* 1996;82:931.
588. Brown SM, et al. *Anesthesiology.* 2011;115:1251.
589. Dahan A, et al. *Br J Anaesth.* 2005;94:825.
590. Chen KY, et al. *Anesthesiology.* 2014;120:1262.
591. Falcon E, et al. *Neuropsychopharmacology.* 2016;41:2344.
592. Nyhuis PW, et al. *J Clin Psychopharmacol.* 2008;28:593.
593. Lee SC, et al. *Anesth Analg.* 1997;84:810.
594. Weiss BM, et al. *Anesth Analg.* 1991;73:521.
595. Parker RK, et al. *Anesth Analg.* 1997;84:757.
596. Yeh YC, et al. *Br J Anaesth.* 2008;101:542.
597. Charuluxananan S, et al. *Anesth Analg.* 2003;96:1789, table of contents.
598. Wang JJ, et al. *Anesth Analg.* 1999;88:686.
599. Ding Y, White PF. *Anesth Analg.* 1992;75:566.
600. Cohen RI, et al. *Anesth Analg.* 1993;77:533.
601. Sun ZT, et al. *J Anesth.* 2011;25:860.
602. Freye E, Levy JV. *Eur J Anaesthesiol.* 2007;24:53.
603. Kendrick WD, et al. *Anesth Analg.* 1996;82:641.
604. Gan TJ, et al. *Anesthesiology.* 1997;87:1075.
605. Fukuda K, et al. *Anesth Analg.* 1998;87:450.
606. van Dorp E, et al. *Anesthesiology.* 2006;105:51.
607. Just B, et al. *Anesthesiology.* 1992;76:60.
608. Staessen J, et al. *J Cardiovasc Pharmacol.* 1990;15:386.
609. Xiao Y, et al. *Acta Anaesthesiol Scand.* 2015;59:1194.
610. Belzung C, et al. *Eur J f Pharma.* 2000;394:289.
611. Mikkelsen S, et al. *Anesthesiology.* 1999;90:1539.
612. Hackshaw KV, et al. *Crit Care Med.* 1990;18:47.
613. Boeuf B, et al. *Crit Care Med.* 1998;26:1910.
614. Crain SM, Shen KF. *Pain.* 2000;84:121.
615. Movafegh A, et al. *Anesth Analg.* 2009;109:1679.
616. Benzel EC, et al. *J Spinal Disord.* 1992;5:75.
617. Bracken MB, et al. *N Engl J Med.* 1990;322:1405.
618. Acher CW, et al. *J Vasc Surg.* 1994;19:236; discussion 247.
619. Romanovsky AA, Blatteis CM. *J Appl Physiol.* 1996;81:2565.
620. Bergasa NV. *Curr Treat Options Gastroenterol.* 2004;7:501.
621. Bainton T, et al. *Pain.* 1992;48:159.
622. Abboud TK, et al. *Anesth Analg.* 1990;71:367.
623. Joshi GP, et al. *Anesthesiology.* 1999;90:1007.
624. Thomas J, et al. *N Engl J Med.* 2008;358:2332.
625. Webster LR, et al. *J Pain Res.* 2015;8:771.
626. Murphy DB, et al. *Br J Anaesth.* 2001;86:120.
627. Chey WD, et al. *N Engl J Med.* 2014;370:2387.
628. Bovill JG. *J Clin Anesth.* 1997;9:3S.
629. Vuyk J. *J Clin Anesth.* 1997;9:23S.
630. Bartkowski RR, et al. *Anesthesiology.* 1993;78:260.
631. Bartkowski RR, McDonnell TE. *Anesthesiology.* 1990;73:566.
632. Schwieger IM, et al. *Anesthesiology.* 1991;74:1060.
633. Luger TJ, et al. *Eur J Pharmacol.* 1995;275:153.
634. Bailey PL, et al. *Anesthesiology.* 1990;73:826.
635. Ma D, et al. *Acta Anaesthesiol Scand.* 1998;42:670.
636. Iselin Chaves IA, et al. *Anesth Analg.* 1998;87:949.
637. Sukhani R, et al. *Anesth Analg.* 1996;83:975.
638. Mertens MJ, et al. *Anesthesiology.* 2004;100:795.
639. Haessler R, et al. *J Cardiothorac Vasc Anesth.* 1992;6:173.
640. Pacheco Dda F, et al. *Brain Res.* 2014;1562:69.
641. Sethna NF, et al. *Anesth Analg.* 1998;86:1250.
642. Reeves M, et al. *Anesth Analg.* 2001;93:116.
643. Lauretti GR, et al. *Anesthesiology.* 1999;90:1528.
644. Zakine J, et al. *Anesth Analg.* 2008;106:1856.
645. Grande LA, et al. *Anesth Analg.* 2008;107:1380.
646. Webb AR, et al. *Anesth Analg.* 2007;104:912.
647. Searle NR, et al. *Can J Anaesth.* 1996;43:890.
648. Weiskopf RB, et al. *Anesthesiology.* 1994;81:1350.
649. Shorten GD, et al. *Anesth Analg.* 1995;42:695.
650. Cote D, et al. *Can J Anaesth.* 1991;38:324.
651. McCoy EP, et al. *Can J Anaesth.* 1993;40:703.
652. Loan PB, et al. *Br J Anaesth.* 1995;74:330.
653. Gillman PK. *Br J Anaesth.* 2005;95:434.
654. Ure DS, et al. *Br J Anaesth.* 2000;84:414.
655. Beresford BJ, et al. *J Ect.* 2004;20:120.
656. Hasegawa AE, Zacny JP. *Anesth Analg.* 1997;85:633.

657. Omote K, et al. *Anesthesiology*. 1996;84:636.
658. Koinig H, et al. *Anesth Analg*. 1998;87:206.
659. Buvanendran A, et al. *Anesth Analg*. 2002;95:661, table of contents.
660. Kroin JS, et al. *Anesth Analg*. 2000;90:913.
661. Ng A, et al. *Br J Anaesth*. 2002;88:714.
662. Cepeda MS, et al. *Anesthesiology*. 2005;103:1225.
663. Xuerong Y, et al. *Anesth Analg*. 2008;107:2032.
664. Hong JY, et al. *Anesthesiology*. 2010;113:672.
665. Hiller A, et al. *Spine*. 2012;37:E1225.
666. Eckhardt K, et al. *Anesth Analg*. 2000;91:185.
667. Hansen C, et al. *Anesth Analg*. 2004;99:1180, table of contents.
668. Van Elstraete AC, et al. *Anesthesiology*. 2008;108:484.
669. Bornemann-Cimenti H, et al. *Br J Anaesth*. 2012;108:845.
670. Luccarini P, et al. *Anesthesiology*. 2004;100:690.
671. Kozer E, et al. *Anesth Analg*. 2008;107:1216.
672. Ho KY, et al. *Br J Anaesth*. 2010;105:371.
673. Babenco HD, et al. *Anesthesiology*. 1998;89:642.
674. McKay A, et al. *Anesth Analg*. 2009;109:1805.
675. Liu Q, Gold MS. *Anesthesiology*. 2016;125:755.

25　非阿片类镇痛药

LUCY LIN CHEN，JIANREN MAO
张宗旺　译　王月兰　审校

要　点	■ 随着对疼痛通路和机制的深入了解，人们意识到离子通道在伤害性信号的转导、传递和调节方面发挥着重要的作用。这为急、慢性疼痛，尤其神经病理性疼痛治疗的新药研发开辟了新途径。 ■ 本章列举的许多药物，尽管其确切机制尚未明了，但它们通常是多药联合治疗策略的组成部分，而这种联合治疗方法正被越来越多地应用于慢性疼痛的管理。

引言

近年来随着对疼痛机制认识的不断深入，多种非阿片类药物逐渐应用于急、慢性疼痛的治疗。鉴于全球对阿片类药物滥用和药物过量的日益关注，选择非阿片类镇痛药更具特别的意义。除了对乙酰氨基酚和非甾体抗炎药（nonsteroidal antiinflammatory drugs，NSAIDs），几种新型的非阿片类镇痛药也可用于急、慢性疼痛，尤其是神经病理性疼痛的治疗。这些非阿片类镇痛药包括：阻断电压敏感的钠通道和钙通道型药物，促进氯离子通道开放型药物，通过增强内源性 γ- 氨基丁酸（ γ-aminobutyric acid，GABA）系统功能以及调节 N- 甲基 -D- 天冬氨酸（N-methyl-D-aspartate，NMDA）的受体活性等作用的药物。尤其是离子通道阻滞剂，大多数此类镇痛药未必产生典型的镇痛作用（即提高基础痛觉的阈值），但能通过靶向病理性疼痛的特殊机制发挥其抗痛觉过敏作用[1]。

本章简要讨论 NSAIDs 和对乙酰氨基酚，重点描述框 25.1 中列举的几种常用于疼痛治疗的离子通道阻滞剂，主要分为两类：钠通道阻滞剂和钙通道阻滞剂。

非甾体抗炎药

NSAIDs 包括布洛芬、萘普生、吲哚美辛、酮咯酸和双氯芬酸，这些药常用于肌筋膜疼痛、术后疼痛和慢性疼痛的治疗。最近的一项 Cochrane 综述纳入了16 项随机对照临床试验（2144 例患者），比较了急性软组织损伤患者口服 NSAIDs 和其他口服镇痛药（包括对乙酰氨基酚复合或不复合阿片类药物）后的疼痛

框 25.1　离子通道阻滞型镇痛药（推荐剂量）

钙通道阻滞剂

加巴喷丁：初始剂量 100 ～ 300 mg/d；滴定最高达 1800 ～ 3600 mg/d

普瑞巴林：初始剂量：75 ～ 150 mg/d；滴定最高达 450 ～ 600 mg/d

唑尼沙胺：初始剂量：50 ～ 100 mg/d；滴定最高达 450 mg/d

齐考诺肽：初始剂量：0.1 μg/h；滴定最高达 0.4 μg/h

左乙拉西坦：初始剂量：250 ～ 500 mg/d；滴定最高达 2000 mg/d

钠通道阻滞剂

利多卡因：用于利多卡因试验：1 mg/kg 缓慢静脉推注或滴注

美西律：初始剂量：150 ～ 300 mg/d；滴定最高达 600 mg/d

卡马西平：初始剂量：100 mg/d；滴定最高达 600 mg/d

奥卡西平：初始剂量：150 mg/d；滴定最高达 900 mg/d

拉莫三嗪：初始剂量：25 ～ 50 mg/d；滴定最高达 250 ～ 500 mg/d

托吡酯：初始剂量：50 ～ 100 mg/d；滴定最高达 300 ～ 400 mg/d

缓解和功能恢复效果。NSAIDs 与对乙酰氨基酚或阿片类药物的镇痛作用相似且口服 7 天后功能恢复无差异[2]，但口服阿片类药物导致更多不良反应[3]。尽管单独应用对乙酰氨基酚、吲哚美辛或双氯芬酸都可减轻疼痛，但对乙酰氨基酚与双氯芬酸的联合应用效果更好[4]。如果没有禁忌证，如肾功能不全，术后早期常可经静脉使用酮咯酸（15 mg 或 30 mg）[5]。酮咯酸现也已用于儿科手术患者[6-7]。最近的一项 meta 分析也发现，NSAIDs 用于缓解急性肾绞痛与阿片类药物或对乙酰氨基酚效果相当[8]。

出于减少胃肠道不良反应的考虑，环氧合酶 2（COX-2）抑制剂可作为 NSAIDs（混合性 COX-1/COX-2 抑制剂）的替代品。尽管最近的临床研究，包括审查长期心血管安全性问题的 PRECISION 试验数据，均支持 NSAIDs 和 COX-2 抑制剂都具有一定程度的心血管风险，但是 COX-2 抑制剂与增加心血管不良

事件风险的相关性较为明确[9]。

对乙酰氨基酚

几十年来，口服对乙酰氨基酚已被广泛用于治疗轻、中度的疼痛。最近，静脉用对乙酰氨基酚已在美国上市。一项针对结直肠手术患者的随机临床试验结果表明，静脉使用对乙酰氨基酚可减少术后阿片类药物的使用量，缩短患者住院时间，改善镇痛效果，缩短术后肠功能恢复时间并降低术后肠梗阻的发生率[10]。在后路脊柱融合术[11]、开颅术[12]、玻璃体切除术[13]、食管切除术[14-15]和全关节置换术中[16]，都得到相似的结果。

在接受特发性脊柱侧弯手术治疗的青少年患者人群中，与术后单纯使用阿片类药物相比，静脉使用对乙酰氨基酚联合酮咯酸可以降低患者术后阿片类药物的需要量，并且严重便秘的患者更少[17]。在 Premier 数据库中一项针对 61 017 例胆囊切除术患者的回顾性分析显示，31 133 例（占 51%）静脉使用对乙酰氨基酚的患者住院时间缩短，住院费用降低，平均每日吗啡的用量减少，呼吸抑制、恶心和呕吐的发生率降低[18]。但也有些研究未能得出类似上述优势结论[19-21]。对长期使用对乙酰氨基酚，尤其合并饮酒的患者，其肝的副作用应特别关注。最近，9 项前瞻性队列研究分析显示产前长期使用对乙酰氨基酚对胎儿神经发育可能产生不良影响[22]。

钙通道阻滞剂

钙通道开放是突触传递过程中一个重要步骤，它能促进突触前部位释放神经递质和神经调质。细胞内钙离子浓度的改变除了能调节细胞膜的兴奋性，还能启动细胞内的级联反应。因此，阻断钙通道在疼痛和镇痛过程的调节中均发挥重要作用。能够减少钙离子内流到神经元或神经胶质细胞内的药物可以用于各种疼痛的辅助或替代性治疗，尤其是慢性神经病理性疼痛。大多数用于降血压的钙通道阻滞剂，鉴于其副作用和作用部位，可能适用于慢性疼痛的治疗。作为常见的钙离子阻滞剂，加巴喷丁、普瑞巴林、唑尼沙胺、齐考诺肽和左乙拉西坦等已被用于治疗疼痛。

加巴喷丁

加巴喷丁最初被美国食品和药物管理局（FDA）批准用作抗惊厥药（部分性癫痫发作），目前已广泛用于治疗神经病理性疼痛。尽管加巴喷丁的作用机制尚不清楚，但它已被证实通过结合 α_2-δ 亚基阻断电压门控的钙通道[23]，从而减少了钙离子的内流。通过阻止钙离子内流，减少了初级伤害性感受传入信号中谷氨酸和 P 物质的释放，从而调节伤害性感受传递。加巴喷丁已被用于治疗糖尿病性神经痛、带状疱疹后神经痛、三叉神经痛、复杂区域疼痛综合征和由人类免疫缺陷病毒（HIV）感染、癌症、多发性硬化症和脊髓损伤所致的痛性周围神经病变。

糖尿病性神经痛是一种常见于糖尿病患者的顽疾。多达 25% 的糖尿病患者可能被自发痛、痛觉超敏、痛觉过敏、感觉异常和其他疼痛症状所困扰[24]。带状疱疹后神经痛是另一类常见的神经病理性疼痛。带状疱疹后神经痛的发生率大约为 9% ～ 34%，随着年龄增长而显著升高。许多药物已被尝试用来治疗糖尿病性神经痛和带状疱疹后神经痛，包括三环类抗抑郁药（tricyclic antidepressants，TCAs），如阿米替林、去甲替林、丙咪嗪和地昔帕明。由于三环类抗抑郁药副作用明显，加巴喷丁已越来越多地应用于此类疼痛的治疗。

加巴喷丁可有效减轻几种典型的神经性疼痛症状，如烧灼痛、枪击样痛、痛觉过敏和痛觉超敏[25-26]。抗抑郁药和加巴喷丁达到 50% 疼痛缓解至少需要数量分别为 3.4 和 2.7[27]。尽管抗抑郁药和加巴喷丁可有效缓解疼痛，但抗抑郁药可能带来显著的副作用。加巴喷丁的初始推荐剂量为每天 100 ～ 300 mg，每 1 ～ 3 日酌情增加 100 ～ 300 mg，直至每天 1800 ～ 3600 mg。使用过程中可能出现轻、中度不良反应，通常在治疗开始后 7 ～ 10 天内消退；严重的副作用包括情绪波动、水肿和自杀倾向。通常，缓慢递增剂量可显著减少一些难以忍受的副作用，如头晕。除单独应用外，加巴喷丁还常常与 TCAs 以及其他抗惊厥药联合进行多模式药物治疗[1]。多模式药物治疗可以提供更好的镇痛效果，且每种药物的用量更少。加巴喷丁还可以治疗复杂区域疼痛综合征、幻肢痛、三叉神经痛、肿瘤相关的神经病理性痛、多发性硬化症、脊髓损伤、HIV 病毒感染相关的感觉神经病变和舌咽神经痛。

加巴喷丁在急性术后疼痛中的治疗作用尚不清楚。

普瑞巴林

普瑞巴林是一种对电压敏感型钙通道 α_2-δ 亚基具有高度亲和力的抗惊厥药，其作用机制与加巴喷丁相似。普瑞巴林通过减少钙离子内流，从而减少兴奋性神经递质，包括谷氨酸、P 物质、降钙素基因相关肽等的释放。普瑞巴林对 GABA 或苯二氮䓬类受体不具有活性，因此与这类药物之间没有明显的相互作用。

普瑞巴林已被用于治疗糖尿病性神经痛和带状疱疹后神经痛，且效果显著[28-29]。它起效迅速，有些患者在首日接受普瑞巴林（每天 300 mg）治疗后即可达到缓解疼痛的效果。治疗 1 周后可观察到持续的睡眠改善。头晕、嗜睡和轻至中度外周水肿为常见的不良反应[30]。普瑞巴林的严重不良反应包括行为改变，如情绪波动和自杀倾向。应用普瑞巴林前，建议检查肌酐基础水平。此外，普瑞巴林（平均剂量为每天 450 mg）对存在弥漫性肌肉骨骼疼痛、睡眠障碍和疲劳等临床表现的纤维肌痛患者有效。

唑尼沙胺

唑尼沙胺可阻断电压敏感的钠通道和 N 型钙通道。研究表明，唑尼沙胺可用于治疗躁狂症、帕金森病和脑卒中后中枢性疼痛或预防偏头痛[31-32]。其可能的作用机制包括调节单胺类神经递质的释放和清除自由基。唑尼沙胺（每天 540 mg）对治疗糖尿病性神经痛有效。唑尼沙胺的耐药性难以评估，因为此药经常用于多模式药物联合治疗。因此，对该药疗效和不良反应的认识仍十分有限。

齐考诺肽

齐考诺肽是一种从海蜗牛僧袍芋螺中提取的 ω-芋螺毒素的合成肽类似物。它能有效地选择性阻断 N 型电压敏感的钙通道。该药物被美国 FDA 批准仅可用于鞘内注射吗啡等方法难以治疗的严重疼痛患者的鞘内注射。在早期的临床试验中，初始鞘内输注速率为 0.4 μg/h，且频繁进行滴定，齐考诺肽表现出严重的中枢神经系统和精神方面的不良反应[33]。近期发现，齐考诺肽可有效治疗由癌症、获得性免疫缺陷综合征和三叉神经痛引起的慢性疼痛[34-35]。齐考诺肽在术后疼痛处理中的作用尚不清楚。鉴于齐考诺肽明显的不良反应和受限的给药途径，尚无证据常规用于急性术后疼痛管理。

齐考诺肽初始的鞘内输注速率应从 0.1 μg/h 开始，通过缓慢滴定增加剂量，每周不超过初始剂量的 2 ～ 3 倍。如果最初的齐考诺肽试验有效，则需要长期使用植入鞘内输注系统[36]。严重精神疾病患者可能不适合该疗法。患者在长期使用齐考诺肽后不会出现耐药性，在这一点上齐考诺肽可能优于鞘内注射吗啡。齐考诺肽会导致神经系统方面的不良反应，因此必须严格筛选患者并进行监测。通过小剂量缓慢增加的方法可避免全身毒性反应的发生。

左乙拉西坦

左乙拉西坦是 FDA 批准的用于治疗癫痫的抗惊厥药[37]。其作用机制尚不清楚，可能影响多个神经递质系统，包括多巴胺能、谷氨酸能和 GABA 能系统。但其作用机制之一是抑制了 N 型电压敏感的钙通道。左乙拉西坦有助于改善肿瘤相关的神经丛病变、周围神经痛和带状疱疹后神经痛，还用于预防偏头痛，剂量范围是每天 500 ～ 2000 mg。在此剂量范围内，左乙拉西坦在临床试验中耐受性良好。常见的不良反应是眼干和头晕[38]。

钠通道阻滞剂

钠通道主要参与神经传导。钠通道根据其对河豚毒素（tetrodotoxin，TTX）的敏感性可分为两大类：TTX 敏感型（TTX-sensitive，TTX-S）和 TTX 抵抗型（TTX-resistant，TTX-R）钠通道。TTX-S 钠通道主要表达于中、大型背根神经节神经元，而 TTX-R 钠通道主要表达于小直径背根神经节神经元，例如 C 型传入纤维神经元。当周围神经受到损伤或被切断时（轴突切断术），TTX-S 和 TTX-R 钠通道的表达都可能发生改变，并产生异常的高频自发异位放电。适当剂量范围的钠通道阻滞剂可抑制异位放电而不会阻断正常的神经传导，这就是钠通道阻滞剂治疗慢性疼痛，特别是神经性疼痛的基础。关于选择性 Nav 1.7 和 Nav 1.8 钠通道阻滞剂临床应用的研究正在进行中。目前，几种代表性的钠通道阻滞剂包括利多卡因、美西律、卡马西平、奥卡西平、拉莫三嗪和托吡酯[39]。

利多卡因

利多卡因属于局部麻醉药，同时也是抗心律失常药。自 20 世纪 80 年代以来，静脉使用利多卡因已被用作诊断手段，并在某些情况下还用作顽固性神经病理性疼痛的治疗方法[39]。已经证明，这种治疗方式可以改善由神经系统疾病引起的慢性疼痛，包括脑卒中、神经源性面部疼痛和肌筋膜疼痛[40-41]。静脉使用利多卡因后，高达 78% 的患者呈现积极的疗效[42]。但这种方法的主要缺陷是持续时间短，需要频繁的治疗。

5% 利多卡因贴剂、非处方凝胶或乳膏提供局部镇痛，全身反应最小。利多卡因贴剂已用于治疗神经性疼痛，如糖尿病性神经痛、带状疱疹后神经痛和周围神经病变。它可以减少上述疾病所致的痛觉过敏和痛觉超敏[43]。尽管支持证据薄弱且不明确，利多卡因贴剂已被用于治疗慢性腰背痛。某些情况下，利多卡因贴剂已用于多模式药物治疗，如将利多卡因贴剂和加巴喷丁联合使用[1]。

美西律

美西律是口服利多卡因制剂，可用于弥补静脉注射利多卡因缓解疼痛作用时间短的缺陷。在许多情况下，先采用利多卡因静脉注射来测试和确定其是否有效。如果有效，可口服美西律来维持疗效[44-45]。这种疗法还能够用于其他治疗无效的糖尿病性神经痛患者[46]。美西律可单独用于治疗幻肢痛和脊髓损伤后疼痛[46]。

利多卡因和美西律治疗方案也适用于纤维肌痛和肌筋膜疼痛的治疗。此外，个案报道表明，口服美西律可用于治疗原发性红斑性肢痛症、骨转移痛和头痛。

卡马西平

卡马西平的主要作用机制是阻滞钠通道，可以减少 A δ 纤维和 C 纤维的自发放电。卡马西平已被批准用于治疗三叉神经痛。三叉神经痛是一种神经病理性疼痛，其特征是沿三叉神经分布区阵发的闪电样、刀割样和枪击样痛[47]。卡马西平的使用已有数十年，在一系列临床试验中被证实其疗效显著优于安慰剂对照组。它曾作为三叉神经痛治疗的"金标准"，至今仍是三叉神经痛的药物治疗选择之一，在开始后 5 ~ 14 天内有 89% 的患者对治疗有效。然而，卡马西平有显著的药物相互作用，以及一系列副作用，如中枢神经系统的不良反应。在美国，FDA 已对该药物发布了黑匣子警告，包括再生障碍性贫血和粒细胞缺乏症。由于新研发的抗惊厥药物具有更少且程度更轻的副作用，卡马西平在临床的应用受到诸多限制。

奥卡西平

奥卡西平是卡马西平的类似物，作为一种钠通道阻滞剂，能够稳定神经细胞膜。与卡马西平相比，奥卡西平具有较少的药物相互作用和不良反应，尤其是严重血液病并发症的发生。奥卡西平最常见的副作用是头昏、嗜睡、低血压、恶心和无症状轻度低钠血症。奥卡西平已被用于治疗其他抗惊厥药治疗无效的顽固性三叉神经痛[48]。这种新型药物的中位剂量为 750 mg/d，治疗三叉神经痛时与卡马西平疗效相当，但副作用发生率显著降低。

奥卡西平还可以缓解糖尿病性神经痛和复杂区域疼痛综合征。对卡马西平和加巴喷丁反应不佳的带状疱疹后神经痛的患者，采用奥卡西平每天 150 mg 起始并逐渐增加到每天 900 mg 维持，可明显减轻带状疱疹后神经痛的痛觉超敏。因该药具有良好的耐受性，可作为其他钠通道阻滞剂的合理替代品。

拉莫三嗪

拉莫三嗪具有多种作用机制，包括阻滞钠通道和钙通道[49]。拉莫三嗪可有效治疗三叉神经痛、神经切断后神经痛和与 HIV 病毒感染相关神经痛。每天服用拉莫三嗪 75 ~ 300 mg，烧灼痛和枪击样痛的疼痛程度可减轻 33% ~ 100%，枪击样痛发作的频率可降低 80% ~ 100%。在脊髓损伤的患者中，拉莫三嗪能够将总体痛觉水平降低至不完全性脊髓损伤患者水平之下，而对于完全性脊髓损伤的患者，拉莫三嗪对于自发痛和诱发痛的治疗效果十分有限。

拉莫三嗪标准的经典起始剂量为每天 25 ~ 50 mg，可分次逐渐增加剂量，2 ~ 3 周后达到每天 250 ~ 500 mg，每天多次服药。在大剂量（大于 300 mg/d）的情况下，药物的耐受性通常较低。10% 的患者可在服用此药后出现皮疹，Stevens-Johnson 综合征的发生率为 0.3%。其他的不良反应包括轻度头晕、嗜睡、恶心和便秘。

托吡酯

托吡酯是另一种具有多种作用机制的药物，其作用之一为阻滞电压敏感的钠通道。它还可能增强 GABA 抑制作用，阻滞电压敏感的钙通道，并抑制谷氨酸受体亚型（非 NMDA 受体）。托吡酯可导致明显的体重下降（可达 7%），这种副作用可能对某些患有慢性疼痛疾病的患者有益。每日服用托吡酯剂量在 400 mg 或以上时可减轻神经性疼痛症状，改善睡眠质量和减轻体重[48]。在用于治疗慢性腰椎源性神经根痛时，托吡酯的疗效尚无定论，主要是由于临床试验中退出率过高且不良反应发生较为频繁。托吡酯每天 30 ～ 80 mg 用于治疗慢性紧张性头痛、偏头痛和丛集性头痛时，其效果优于安慰剂，且耐受性良好[50]。

参考文献

1. Vorobeychik Y, et al. *CNS Drugs*. 2011;25:1023.
2. Lyon C, et al. *J Fam Pract*. 2018;67(2):110.
3. Fathi M, et al. *Am J Emerg Med*. 2015;33(9):1205.
4. Woo WW, et al. *Ann Emerg Med*. 2005;46(4):352.
5. Duttchen KM, et al. *J Clin Anesth*. 2017;41:11.
6. Dorman RM, et al. *J Pediatr Surg*. 2017.
7. Marzuillo P. *Acta Paediatr*. 2017.
8. Pathan SA, et al. *Eur Urol*. 2017.
9. Walker C, et al. *Postgrad Med*. 2018;130(1):55–71.
10. Aryaie AH, et al. *Surg Endosc*. 2018.
11. Olbrecht VA, et al. *Clin J Pain*. 2017.
12. Artime CA, et al. *J Neurosurg Anesthesiol*. 2017.
13. Sadrolsadat SH, et al. *Anesth Pain Med*. 2017;7(3):e13639.
14. Ohkura Y, et al. *Medicine (Baltimore)*. 2016;95(44):e5352.
15. Ohkura Y, et al. *Surg Today*. 2017.
16. Sun L, et al. *Medicine (Baltimore)*. 2018;97(6):e9751.
17. Chidambaran V, et al. *Paediatr Anaesth*. 2018.
18. Hansen RN, et al. *Curr Med Res Opin*. 2018:1–7.
19. Sola R, et al. *Eur J Pediatr Surg*. 2018.
20. Towers CV, et al. *Am J Obstet Gynecol*. 2017.
21. Huang PS, et al. *J Arthroplasty*. 2017.
22. Bauer AZ, et al. *Horm Behav*. 2018.
23. Mao J, et al. *Anesth Analg*. 2000;91:680.
24. Backonja MM, et al. *JAMA*. 1831;280:1998.
25. Rauck RL, et al. *J Pain Symptom Manage*. 2013;46:219.
26. Beal B, et al. *Clin Interv Aging*. 2012;7:249.
27. Collins SL, et al. *J Pain Symptom Manage*. 2000;20:449.
28. Lesser H, et al. *Neurology*. 2004;63:2104.
29. Boyle J, et al. *Diabetes Care*. 2012;35:2451.
30. Jensen MP, et al. *Clin J Pain*. 2012;28:683.
31. Bialer M. *Adv Drug Deliv Rev*. 2012;64:887.
32. Kothare SV, et al. *Expert Opin Drug Metab Toxicol*. 2008;4:493.
33. Wermeling DP, et al. *Phamacotherapy*. 2005;25:1084.
34. Backonja MM. *Semin Neurol*. 2012;32:264.
35. Michiels WB, et al. *Clin J Pain*. 2011;27:352.
36. Rauck RL, et al. *Pain Pract*. 2009;9:327.
37. Lukyanetz EA, et al. *Epilepsia*. 2002;43:9.
38. Crepeau AZ, et al. *Expert Rev Neurother*. 2010;10:159.
39. Mao J, et al. *Pain*. 2000;87:7.
40. Nikolajsen L, et al. *Clin J Pain*. 2010;26:788.
41. Carroll I, et al. *Clin J Pain*. 2007;23:702.
42. Peterson P, et al. *Neurol Res*. 1986;8:189.
43. Argoff CE, et al. *Curr Med Res Opin*. 2004;20:S21.
44. Jungehulsing GJ, et al. *Eur J Neurol*. 2013;20:331.
45. Holbech JV, et al. *Eur J Pain*. 2011;15:608.
46. O'Connor AB, et al. *Am J Med*. 2009;122:S22.
47. Cruccu G, et al. *CNS Drugs*. 2013;27:91.
48. Wang QP, et al. *CNS Drugs*. 2011;25:847.
49. Wiffen PJ, et al. *Cochrane Database Syst Rev*. 2011;16(2):CD006044.
50. Hershey LA, et al. *Curr Treat Options Neurol*. 2013;15:56.

26 静脉药物输注系统

MICHEL MRF STRUYS, ANTHONY RAY ABSALOM, STEVEN L. SHAFER
廖琴 李丹 译 欧阳文 审校

<table>
<tr><td>要 点</td><td>

- 多房室模型用于描述麻醉药物的药代动力学。考虑到药物在外周组织的蓄积，准确的静脉给药需要动态调整维持输注速率。
- 生物相是药物的作用部位。静脉麻醉药物的起始、维持和滴定必须考虑药物在血浆和效应部位之间平衡的延迟效应。
- 某些药物的效应直接反映其在生物相的浓度（直接效应模型），某些药物的效应则反映药物反馈系统的变化（间接效应模型）。阿片类药物对通气和二氧化碳之间反馈的动态影响就是药物间接效应的实例之一。
- 在稳态下，效应室靶浓度与血浆靶浓度相同。效应室靶浓度的需求受患者的生理特征、手术刺激和联合用药的影响。理想情况下，在对镇静催眠药（挥发性麻醉药或丙泊酚）和镇痛药（阿片类药物）设定靶浓度时，应考虑到药物之间的协同作用。
- 为了达到有效的靶浓度，根据药物靶浓度和分布容积来计算初始剂量，然后根据靶浓度和清除率来计算维持输注速率的传统算法是不准确的。初始剂量应该根据峰效应时药物靶浓度和分布容积来计算。维持输注速率最初必须考虑药物在外周组织中的分布，当血浆和外周组织药物浓度达到平衡后，药物维持输注速率才减少到靶浓度时的清除率。
- 消除半衰期并不能反映血浆药物浓度的时间曲线。时量相关半衰期是药物浓度下降到特定程度所需的时间，根据它可以计算维持稳定血浆浓度的输注持续速率。时量相关半衰期恰当的引入了静脉麻醉药物分布的多室模型。时量相关半衰期是药物浓度下降50%所需的时间。
- 阿芬太尼、芬太尼、舒芬太尼、瑞芬太尼、丙泊酚、硫喷妥钠、美索比妥、依托咪酯、氯胺酮、咪达唑仑和右美托咪定都能静脉持续输注给药。相关注意事项、输注速率和滴定原则都会在本章进行阐述。
- 靶控输注（TCI）使用药代动力学模型来计算静脉麻醉药物达到特定的血浆或效应室浓度的输注速率。用于输注镇静催眠药和阿片类药物的各种血浆和效应室TCI系统已经在全世界上市（美国除外）。
- 闭环药物输注系统使用脑电图频率中位数、脑电双频指数（BIS）或者听觉诱发电位来控制静脉麻醉药的输注。尽管这些系统在临床表现良好，但还有待深入研究。

</td></tr>
</table>

引言

麻醉药物必须到达作用部位方能起效。1628 年，William Harvey 在《*Exercitatio Anatomica de Motu Cordis et Sanguinis in Animalibus*》中证实静脉血可进入动脉循环，并通过心脏到达躯体各器官。这使人们很快认识到静脉注射药物可迅速转运至整个机体，因此为了保证静脉药物的成功输注，静脉通道当然是必不可少的。

麻醉药物静脉输注方法的进步依赖于科技的发展。在 17 世纪中期，Christopher Wren 和他的牛津大学同伴使用羽毛茎和动物膀胱成功将药物注射入犬和人类，令他们意识丧失。Frances Rynd（1801—1861）和 Charles Pravaz（1791—1853）分别发明了空心皮下注射针头和单功能注射器，而现在使用的针头、导管和注射器，都是在这些早期用具的基础上演变而来的。到了 20 世纪，人们开始使用塑料制造导管和注射器等用具，首先是采用聚氯乙烯，接着是聚四氟乙烯和之后的聚氨酯。1950 年，Massa 发明了 Rochester 针头（图 26.1）[1]，首次引入了"套管针"的概念，直到今天这都是静脉通道的金标准[2]。

尽管在 18 世纪我们就掌握了静脉输注药物的基本原理，但是直到 20 世纪 30 年代，巴比妥类药物的发现才使得静脉麻醉诱导变得普遍起来，在过去的 20 年，通过静脉给药维持麻醉已经变得切实可行、安全和普遍。美索比妥和硫苯妥钠等静脉麻醉药物，虽然适用于麻醉诱导，却并不适用于麻醉维持。因为硫苯妥钠的蓄积会导致心血管的不稳定和苏醒延迟，而美索比妥又伴随着兴奋性现象和癫痫样脑电图改变。接

下来的一代静脉麻醉药，例如氯胺酮、安泰酮以及依托咪酯，虽然它们拥有着令人满意的药代动力学特性，但又因为各自的副作用如幻觉、过敏反应以及肾上腺抑制等，限制了它们的使用。1977 年，丙泊酚的发明为临床提供了一种既适用于麻醉诱导又适用于麻醉维持的静脉麻醉药物。直到现在，丙泊酚依然是最常用的静脉麻醉药物之一[3]。如今适用于持续静脉输注的还包括一些阿片类药物，如阿芬太尼、舒芬太尼和短效的瑞芬太尼。除此之外，一些非去极化肌松药在特定的情况下也可用于持续输注。

无论是单次给药还是持续输注目前主要还是采用标准的剂量指南，却忽略了量效关系中的个体差异性[4]。不同于吸入麻醉药可以实时持续监测其吸入和呼气末浓度，临床上静脉输注药物的血浆浓度和靶器官的药物浓度均不能立即检测出来，因此通过手动调节静脉药物注射从而使其维持在特定的血浆浓度也是不太可能的，如果要达到特定的效应室浓度则更加复杂。通过运用药代药效动力学原则可以达到患者个体化剂量最佳化。此外，最近的研究还提示静脉输注不同药物时，为了达到最佳的药物输注，还需要考虑药代动力学和药效动力学之间的相互作用[5-6]。临床医师还可以通过计算机技术采用终末治疗目的作为负反馈信号来调节静脉药物的输注（图 26.2）。

20 世纪 50 年代第一台机械输注泵的发明大大提高了静脉药物输注的质量。最近引入的计算机药代动

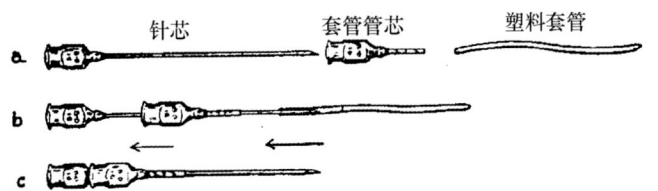

图 26.1 明尼苏达州罗切斯特厂销售的 Massa 塑料针的组件详情（From Massa DJ. A plastic needle. Anesthesiology. 1951；12：772-773. Used with permission.）

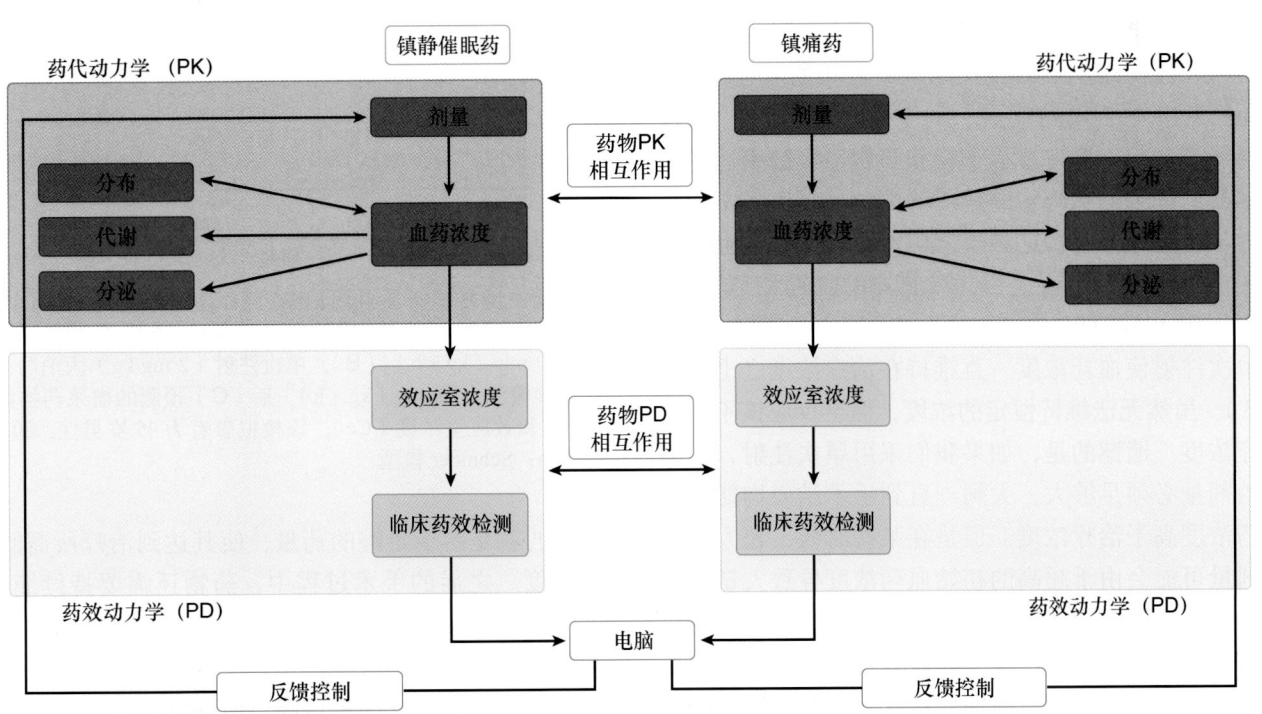

图 26.2 镇静催眠类药和阿片类药物的剂量-反应关系示意图。展示了关系中的药代动力学（灰色区域）和药效动力学（蓝色区域）部分。闭环控制药物输注运用临床上的检测方法作为负反馈控制，药物的 PK 和 PD 相互作用在图中也有显示（From Sahinovic MM，Absalom AR，Struys MM. Administration and monitoring of intravenous anesthetics. Curr Opin Anaesthesiol. 2010；23：734-734. Used with permission.）

力学模型驱动的持续输注装置，就是采用计算机控制的输注泵，按照药物已知的药代动力学特性，使其达到特定的血浆浓度[7]。由此第一个商业靶控输注（target-controlled infusion，TCI）装置诞生于欧洲，是由 Zeneca 公司专门为丙泊酚输注而开发的。从那时起，许多国家（美国除外）都批准了 TCI 用于麻醉药物的输注[8]。

麻醉药物输注系统发展的最终目标是闭环输注系统。该系统已经用于不同种类的药物如肌松药，镇静催眠药和阿片类药物。这些系统的控制变量包括加速肌电描记术、自动血压测量和脑电图描记术等技术中获得的各种药效动力学测量指标。

量效关系可以划分为三个方面（图 26.2）：①药代动力学定义为给药剂量和血浆浓度之间变化的时间曲线；②血浆浓度和（或）靶器官的浓度与临床药效之间的关系定义为药效动力学；③当血液系统不是药物的作用部位时，需要将药代动力学和药效动力学结合起来。

在回顾静脉麻醉药物的输注技术和装置之前，本章将会给大家介绍一些药代动力学和药效动力学的基本原理，以便更好地理解如何静脉用药才能达到最佳的效果。关于药代动力学和药效动力学原理的详细阐述可以见本书第 23 章。

药代动力学

寻求最佳静脉药物输注剂量的目的是在特定的时间内，尽可能准确达到和维持药物治疗作用的同时，还要避免剂量相关的药物副作用。对于麻醉来说，这个过程包括快速起效，维持过程平稳和药物输注结束后的快速苏醒。许多静脉药物的药代动力学可以用多室药代动力学模型来描述，这种模型假定药物直接注射到血浆，并立即与血浆混合产生一个即刻的血药浓度峰值。

临床上最简单的办法就是在需要的时间内，通过单次注射使血药浓度一直维持在治疗浓度之上（图26.3）。虽然无法维持恒定的浓度，但至少应该不低于治疗浓度。遗憾的是，如果我们采用单次注射，那么初始剂量必须足够大，大到一直到手术结束均能够使血药浓度高于治疗浓度。但是在某些时候，超大的初始剂量可能会由于超高的初始血药浓度导致大量的副作用。因此，通过反复给予较小剂量的药物来维持血药浓度大于最低治疗浓度，其危害相对于单次大剂量注射可能要小得多。然而即使这样，想维持恒定的血药浓度仍然是太不可能的。

为了使药物作用时间曲线与麻醉需求的变化相一致，应当根据麻醉需求持续滴定药物输注速率。比较

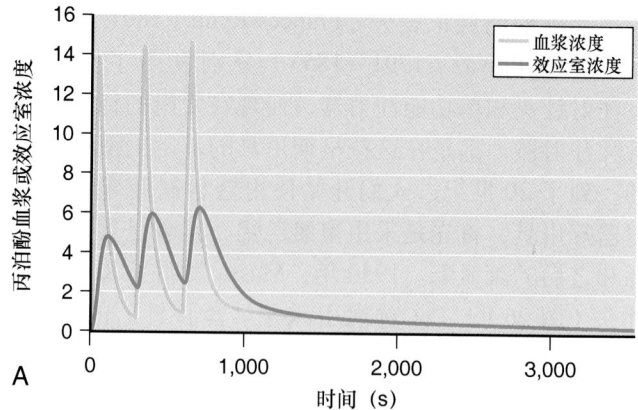

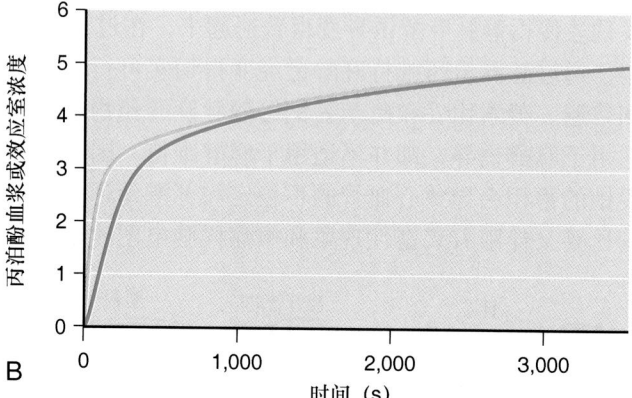

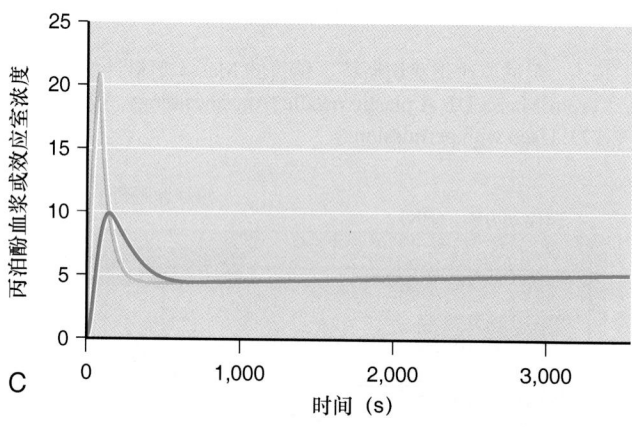

图 26.3   反复单次注射丙泊酚（在零时间点和之后的 5 min 和 10 min 时间点反复单次给予 1 mg/kg）（A），持续输注丙泊酚［10 mg/（kg·h）］（B），单次注射（2 mg/kg）丙泊酚，接着持续输注［10 mg/（kg·h）］后（C）预测的血浆药物浓度（Cp）和效应室浓度（Ce）。该模拟患者为 45 岁男性，80 kg，175 cm；Schnider 模型

典型的就是给予足够的药量，使其达到治疗所需的血药浓度。之后的手术过程中，药物还需要持续滴定。这个给药方案并不会使药物浓度过高（因此避免了浓度相关的副作用风险），但又伴随着其他的问题。大剂量单次注射尽管剂量过高，但却可以在一开始就达到有效的治疗浓度（effective concentration，EC），而持续输注给药却因为药物浓度增加缓慢所以需要很长的时间才能起效。由于血药浓度一开始增加迅速，接

近平衡后逐渐变缓慢，因此需要很长的时间来达到稳态（图 26.3）。例如丙泊酚，至少需要 1 h 的时间才能使血药浓度达到 95% 以上的稳态浓度。尽管简单的持续输注在达到稳态后可以维持恒定的血药浓度，同时可以避免药物过量，然而在临床上却没有可行性。因此，将初始单次注射与随后递减的持续输注相结合就变得更加实用[9-10]。

运用药代动力学模型去计算给药方案能够快速达到和维持一个治疗浓度，同时避免药物蓄积或过量。在本章，我们将阐述如何运用药代动力学模型去精确计算静脉药物的给药剂量。

药代动力学模型是运用数学方式来描述机体如何处理药物的。通过给予某种已知剂量的药物和所测得的血药浓度来估算药代动力学模型的参数数值。这个数学模型涉及了随时间变化的药物应用剂量 I（t）和药物浓度 C（t）。这些模型形式多样。图 26.4 就显示了在时间点零点单次注射后血浆和效应室浓度随着时间变化的情况。药物浓度在单次注射后持续下降，其下降的速率与血浆中的药物剂量呈一定的比例关系，通过使用指数模型可以描述上述过程。在单指数曲线中，血浆浓度随时间变化情况可以用函数 $C（t）= Ae^{-kt}$ 表示，其中 A 表示时间点零点时的浓度，k 是

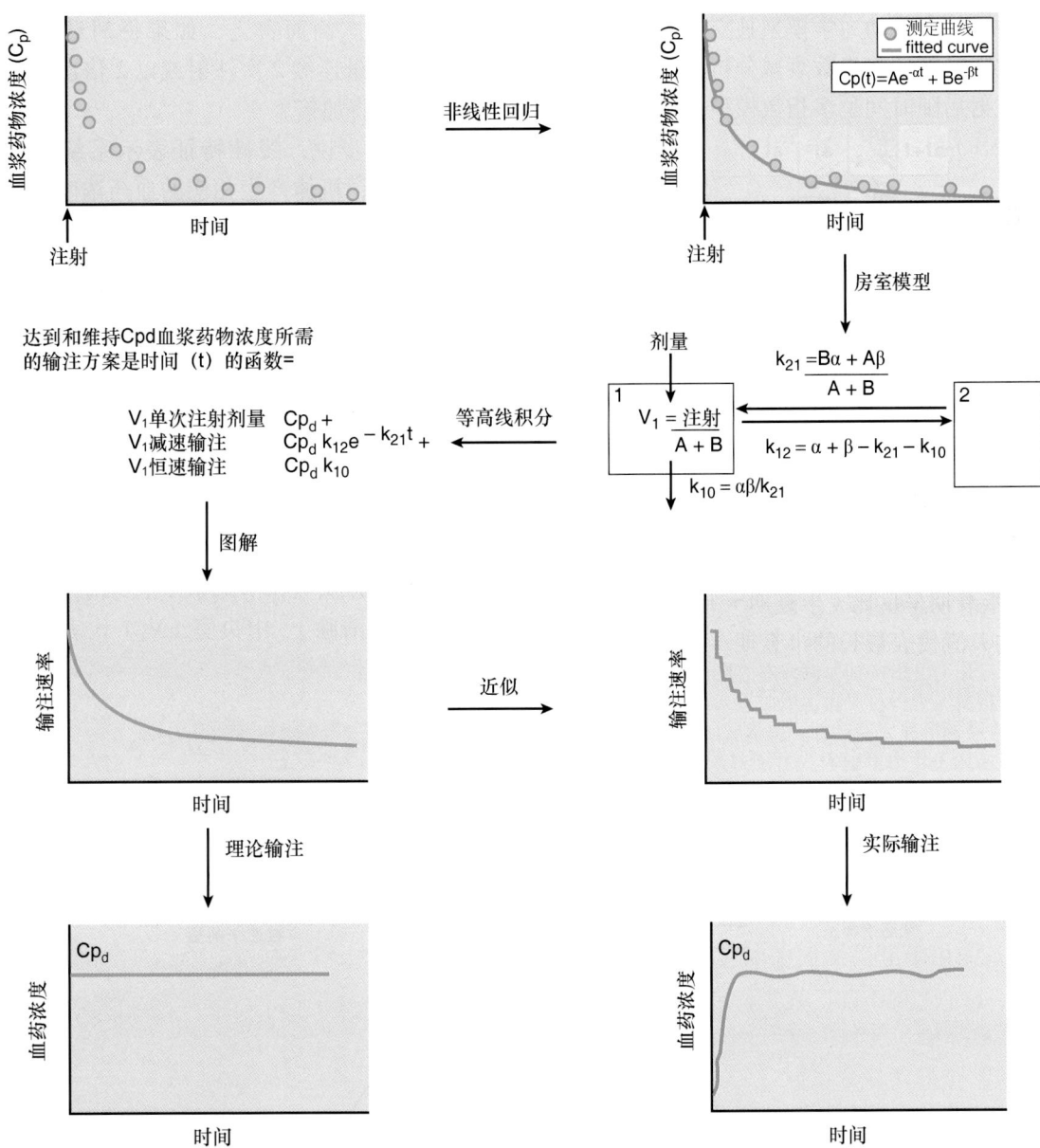

图 26.4　药代动力学模型指导药物输注的步骤。一般来说，药代动力学模型来源于实验，实验中单次注射药物后间断测量血药浓度。用非线性回归来分析浓度随时间变化的数据，从而得到单指数、双指数或三指数曲线。指数式衰减曲线与一、二或三室药代动力学模型之间存在代数学关系。BET（bolous-elimination-transfer）输注方案包括：一次首剂，一段持续输注以抵消药物从体内清除，以及一段指数式衰减输注以抵消药物从血浆转移至身体其他部位。BET 输注可以维持血药浓度在特定值。实际使用输注泵施行 BET 方案时需要间断改变输注速率，可大致达到 BET 输注效果

描述浓度下降速率的常数。当血药浓度对数对时间作图呈线性关系，静脉麻醉药物的药代动力学更为复杂，因为在单次注射后，在指数关系的终末期结束之前可以看到一个血药浓度快速下降的过程（即血药浓度对数对时间曲线的直线部分），该过程可以通过几个单指数曲线进行叠加来分析，结果就变成一个多指数曲线。例如，单次静脉注射后的血药浓度可以用含两个指数的方程式 $C(t) = Ae^{-\alpha t} + Be^{-\beta t}$，或含三个指数的方程式 $C(t) = Ae^{-\alpha t} + Be^{-\beta t} + Ce^{-\gamma t}$ 来描述。

前面提到的单次注射仅仅是静脉给药方式中的一种。更为普遍的方法是将输注分解成为一系列小剂量的单次注射，然后对每次小剂量的注射进行单独分析。麻醉中常用的药代动力学模型独立地考虑每一次给药，并通过随时间的多指数衰减分析其贡献。每次小剂量药物注射后随时间呈多指数模型衰减的数学公式为（公式 26.1）：

$$C(t) = I(t) * \sum_{i=1}^{n} A_i e^{-\lambda_i t} \qquad (26.1)$$

其中 $C(t)$ 代表时间 t 时的血浆浓度，$I(t)$ 代表药物输入量（如单次或持续输注）。星号后的总和（本章后面会阐述）代表每次小剂量注射后药物分布的函数关系（因此该公式名称为**分布函数**）。注意，此函数如前所述，也是 n 次指数之和。

药代动力学模型的建立就是估算上述公式中各个参数值的过程。整数 n 是指数的值（例如，房室数），多为 2 或 3。每个指数均关联着一个系数 A_i 和一个指数 λ_i。λ 值与半衰期呈反比（半衰期 $= \ln 2/\lambda = 0.693/\lambda$），即最小的 λ 值代表最长的半衰期。A 值是每个半

衰期对药物总体分布的相对影响。如果某种药物的终末半衰期很长，但其系数与其他药物相比非常小，则其长半衰期很可能就没有临床意义。相反，如果某种药物的半衰期非常长且其系数也相对很大，则该药物即使短暂注射后也能维持很长时间。星号（*）代表被称为"**卷积**"的数学过程，即将药物持续输注分解为数次小剂量注射，然后把结果加起来，观察到时间点 t 时不同次给药处置所产生的总浓度。

药代动力学模型具有一些非常有意义的特点，使其可长期适用于药代动力学分析。最重要的是，药代动力学模型很好地描述了研究中的各项观察内容，这也是一个模型的**必要条件**。其次，这些模型具有极佳的**线性特征**。简而言之，如果将剂量 I 加倍（例如，以同样的剂量连续 2 次注射或以 2 倍速率持续输注），那么浓度也将加倍。

更进一步说，线性特征表示系统（即根据药物的给药剂量，机体产生相应的血药浓度）遵循叠加原理。叠加原理说明，多重输入的线性系统的反应，可以用每个个体输入反应的总和来计算。换言之，当机体用随时间多指数衰减的关系来处理每次小剂量的药物，则每个小剂量药物的分布都不会影响其他单次小剂量药物的分布。

这些模型之所以被广泛应用的第三个原因在于，模型可以将给药时的非直观指数形式，经过数学计算，转换为简便直观的房室模型（图 26.5）。房室模型的基本参数是分布容积（中央室容积、快平衡和慢平衡周围室容积）和清除率（全身清除、房室之间的快速和缓慢清除）。中央室（V_1）代表分布容积，包

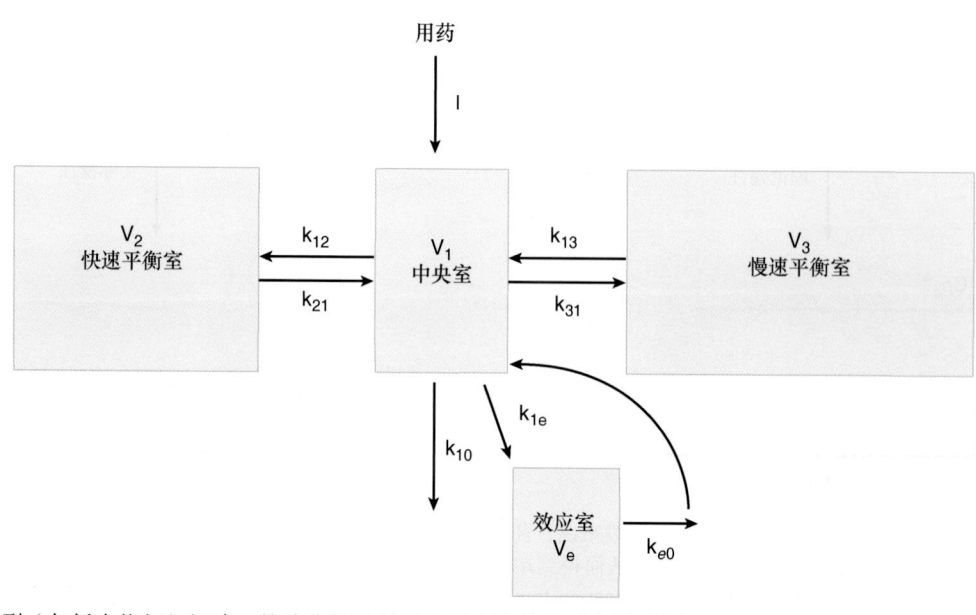

图 26.5　三室模型（包括生物相）阐述了静脉药物注射后最基本的药代动力学过程。I 是用时间函数表示的给药方案；k_{10} 是反映药物从中央室不可逆性清除的速率常数；k 是房室之间的速率常数；V_1 是中央室容积，常用升或升 / 千克表示

括药物与血液迅速混合部分以及首过肺脏摄取。周围室由组织和器官组成，显示与中央室不同的药物蓄积（或消散）的时程和程度。在三室模型中，两个周围室大致分别代表内脏和肌肉组织（快平衡）以及脂肪贮备（慢平衡）。房室容积的总和为稳态时的表观分布容积（Vd_{SS}），是稳态时体内药量与血浆药物浓度的比值。房室之间的速率常数（k_{12}，k_{21} 等）描述了药物在中央室和周围室之间的转运。清除速率常数（k_{10}）是指将中央室药物不可逆性生物转化或清除的速度。

尽管在生理学范畴，房室模型仅仅是从已知的血浆浓度到多指数分布函数的简单的数学转换过程。因此，有关容积和清除率［可能除了全身清除率和 Vd_{SS}（容积的代数总和）之外］的生理学解释，完全都是推测的。

这些模型之所以被广泛应用的最后一个原因在于，它们可以用来设定药物输注方案。如果我们将分布函数（公式 26.2）

$$\sum_{i=1}^{n} A_i e^{-\lambda_i t} \qquad (26.2)$$

简化为 D（t），则我们可以将浓度、剂量和药代动力学模型 D（t）的关系表示为（公式 26.3）：

$$C(t) = I(t) * D(t) \qquad (26.3)$$

* 是前文提到的卷积符号。在通常的药代动力学研究中，I（t）是患者的给药剂量，C（t）是我们测定的随时间变化的药物浓度。我们的目的是得到 D（t），即药代动力学分布函数。通过公式 26.3 可简单换算出 D（t）（公式 26.4）：

$$D(t) = \frac{C(t)}{I(t)} \qquad (26.4)$$

其中—➤—符号表示**去卷积法**（deconvolution），是卷积法的逆运算。去卷积法与除法相似，但它不是

单纯的数值而是函数。当我们根据已知的药代动力学模型和预计的血浆浓度趋势来设定给药方案时，D（t）（药代动力学）和 C_T（t）（预定的靶浓度）数值是已知的，则给药方案为（公式 26.5）：

$$I(t) = \frac{C_T(t)}{D(t)} \qquad (26.5)$$

因此，通过使用计算原始药代动力学相同的方法，根据预设靶浓度 C_T（t）和药代动力学模型 D（t），我们可以计算出所需的输注速度 I（t）。遗憾的是，该公式可能得出负值，这显然是不可能的。因为我们不可能从患者体内将药物回抽出来（即负值输注），所以临床医师必须根据血浆浓度随时间变化的趋势严格限定，以防止出现负值输注速率。

标准的药代动力学模型有一个重要的缺陷：它假设药物在单次注射后会立即在中央室完全混合，这样药物在时间零点就达到峰浓度。而实际上药物由静脉注射部位到达动脉循环大约需要 30～45 s。这个模型忽略掉这段时间可能并无大碍，但当我们想要将这个单次注射后机体内的药物浓度与其药效相关联时便会出现问题[11]，这在运用效应室 TCI 中显得更加重要[12]。正在修改的标准多指数药代动力学模型将输注速率纳入考虑范围，期望提供更加精确的药物注射后 1 min 的血药浓度。最近，Masui 等[13] 发现了一个含时间延滞（给药后一段时间才能用的药代动力学模型）的二室模型和系统前房室模型的药代动力学模型，该模型可以准确描述丙泊酚在 10～160 mg/（kg·h）输注速度范围内的早期药理阶段。输注速度会影响药代动力学。年龄也是时间延滞的协变量（图 26.6）。除了房室模型以外，各种各样以生理学为基础的模型也发展成为模拟麻醉药物的药代动力学特性[14]。迄今为止，这些模型在预测药物浓度的时间曲线中表现并不突出[13]。因此还没有哪个模型可以用于控制静脉药物输注装置。

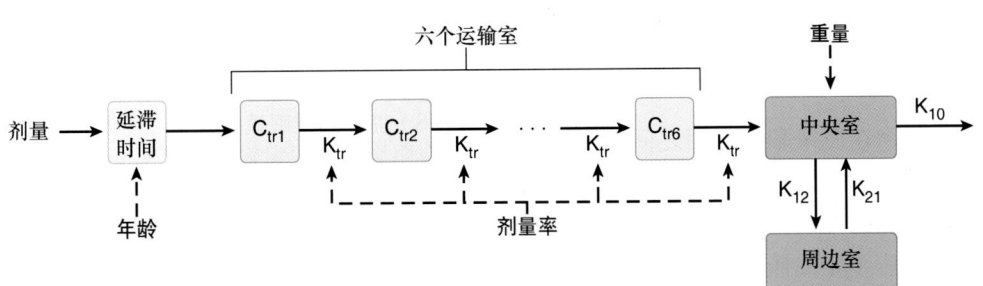

图 26.6　包含延滞时间和 6 个运输室的二室药代动力学模型体系。中央室和周边室之间的平衡速率通过以下公式计算：$K_{12} =$ $Cl_2 \div V_1$，$K_{21} = Cl_2 \div V_2$。清除率通过以下公式计算：$K_{10} = Cl_1 \div V_1$，Cl_1 指中央室的清除率；Cl_2 指周围室的清除率；V_1 是中央室的分布容积；V_2 是周边室的分布容积。延滞时间表示的是剂量的时移，就好像药物实际上是在一段时间后才被建立药代动力学模型。运输室是指一个由前系统效应室链表示的多步骤过程（From Masui K，Kira M，Kazama T，et al. Early phase pharmacokinetics but not pharmacodynamics are influenced by propofol infusion rate. Anesthesiology. 2009；111：805-817. Used with permission.）

药效动力学

生物相

　　麻醉过程中药物滴定的目的是使药物在作用位点，被定义为"**效应室**"或"**生物相**"，达到和维持一个稳定的药物治疗浓度。对于大多数麻醉药物，血浆并不是生物相，药物进入到动脉循环之后，在到达治疗浓度之前也会有一个延迟，原因是药物需要额外的时间运输到靶器官、渗透到组织、结合至受体并传导到细胞内最终发生作用。这种介于血浆峰浓度和效应室峰浓度之间的延迟称为**迟滞现象**（hysteresis）。图 26.7 就是一个关于迟滞现象的例子，是 Soehle 等人在实验中发现并发表的[15]，实验中持续输注两个时间段的丙泊酚，运用药代–药效动力学模型模拟血浆浓度和效应室浓度的时间曲线，并通过脑电双频指数（BIS）来检测药物在脑组织中的作用。在药物血浆浓度和观察到的 BIS 的时间曲线之间可以看到一个明显的延迟。血浆药物浓度和效应曲线呈逆时针滞后回线，这个回线代表了血浆浓度而不是效应室浓度。运用非线性混合效应模型，可以使效应室浓度和临床作用之间的迟滞效应最小化。典型的 S 型人群模型也在图 26.7 中有描述。

　　生物相的药物浓度至少在人体内是无法测量的。通过快速检测药物效应可以计算出药效时间曲线，进而运用数学模型来计算药物在生物相（或效应室）的流入流出速率，同样血浆浓度和所测药物作用的时间曲线可以通过 Hull[16] 和 Sheiner[17] 发明的**效应室**概念相联系。效应室浓度并不是实际可测的浓度，而是一个虚拟的无实际容量的理论上的房室的浓度，因此，也就不存在有大量的药物。对于任一效应室浓度，都可以观察到与之对应的药物作用，它们之间的关系通常是非线性和静态的（并不一定依赖于时间）。如果血浆浓度维持恒定，则该模型认为在达到平衡的时候效应室浓度与血浆浓度相等。血浆和效应室浓度之间的延迟用 K_{e0} 来描述，即效应室平衡速率常数[18]（图 26.5）。

　　药效用来描述药物在血浆和生物相之间相互转运的时间曲线，其测量方法不尽相同。对于一些药物的药效可以采用直接检测的方式，如肌松药，可以通过观察外周神经刺激反应（如抽搐）来检测。很多研究者通过运用肌电图中的 T1%（最大刺激时的 T1 反应相对于基础值 T1 反应的百分比）来检测新型药物如罗库溴铵[19] 和顺阿曲库铵[20] 的药效。对于其他类型的药物如阿片类药和镇静催眠药，实际临床作用（如意识

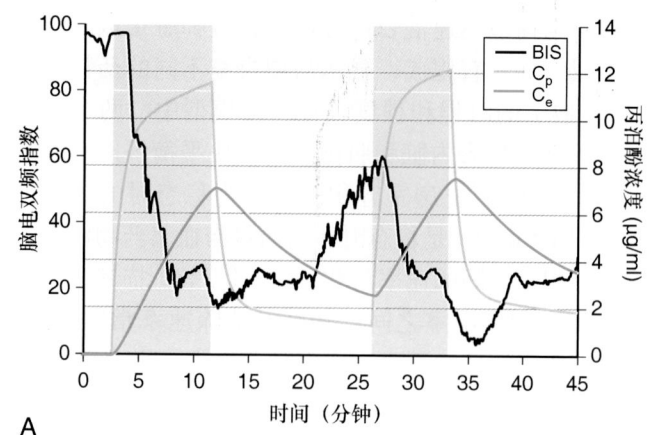

A

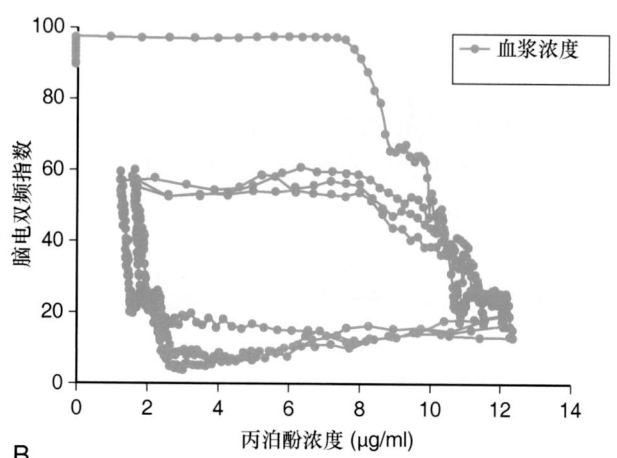

B

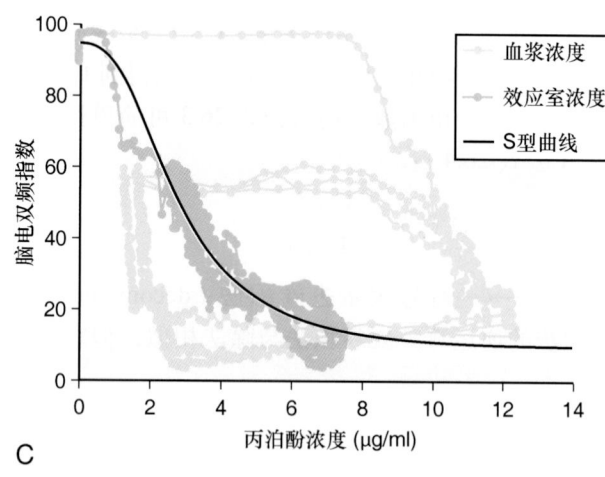

C

彩图 26.7 （**A**）显示血浆药物浓度（Cp）和脑电双频指数（BIS）监测的催眠镇静效果之间迟滞现象的时间过程。丙泊酚在阴影部分恒定输注，产生了血浆浓度（Cp）（橙线）和效应室浓度（Ce）（蓝线）。相关的 BIS 值由红色实线表示。（**B**）Cp 和 BIS 之间的关系反映了迟滞回路。（**C**）重新建模以后，效应室和 BIS 之间的迟滞现象达到最小化［（A）Modified from Soehle M，Kuech M，Grube M，et al. Patient state index vs bispectral index as measures of the electroencephalographic effects of propofol. Br J Anaesth. 2010；105：172-178. Used with permission；（B and C）Courtesy M. Soehle，Bonn，Germany.］

丧失，遗忘，记忆丢失，镇痛作用等）则无法测定。正是由于这些原因，一些替代的方法开始用来量化临床药效的时间曲线，这些替代方法多种多样。例如，采用警觉/镇静观察评估量表（Observer's Assessment of Alertness/Sedation，OAA/S）去观察丙泊酚输注时的镇静效应[21]。Egan 等[22] 采用痛觉刺激器和痛觉测验计来检测瑞芬太尼输注过程中疼痛和镇痛之间的平衡关系。大量自发和诱发的脑电图来源和处理的方法用于检测阿片类药物和镇静催眠药在脑组织中的作用[15, 23-27]。Ludbrook 等人采用检测颈动脉和颈静脉的丙泊酚浓度来估计其进入大脑并达到平衡的过程，同时监测了 BIS，发现脑组织中药物浓度（通过质量守恒计算而得）与 BIS 值的变化有着密切的联系[28]。

直接效应模型

正如前文血浆药代动力学所示，生物相浓度是药物输入函数（在这里是指随时间变化的血浆药物浓度）和生物相分布函数的卷积。这种关系可表示为（公式 26.6）

$$C_{biophase}(t) = C_{plasma}(t) * D_{biophase}(t) \quad (26.6)$$

生物相的分布函数是典型的单指数衰减模型（公式 26.7）

$$D_{biophase}(t) = k_{e0}e^{-K_e0t} \quad (26.7)$$

单指数分布函数显示：效应室只是在标准房室模型中与血浆室相连的辅助室（图 26.5）。效应室是一个假想室，将血浆药物浓度时间曲线与药效时间曲线联系起来。k_{e0} 是药物从效应室消除的速率常数。根据定义，效应室从中央室仅获取微量药物，并不会影响血浆药代动力学。

我们无法直接测定 $C_{biophase}(t)$ 和 $D_{biophase}(t)$，但我们能测定药效。因为所观察的药效是生物相药物浓度的函数，所以我们可预测药效为（公式 26.8）

$$Effect = f_{PD}[C_{plasma}(t) * D_{biophase}(t), P_{PD}, k_{e0}] \quad (26.8)$$

其中，f_{PD} 是药效动力学模型（典型的 S 形曲线），P_{PD} 是药效动力学模型参数，k_{e0} 是血浆与生物相达到平衡的速率常数。利用非线性回归分析可以得到两个值即 P_{PD} 和 k_{e0}，这两个值能很好地预测药效时间曲线，这个方法称为**环路崩溃**（loop-collapsing）（图 26.7）。这些参数可帮助拟定给药方案，从而达到预期的药效曲线[29-30]。

若维持一个恒定的血药浓度，生物相药物浓度达到这个血药浓度的 50% 时所需时间（$t_{1/2}k_{e0}$）可以通

过 $0.693/k_{e0}$ 来计算。单次注射后，达到生物相浓度峰值所需的时间是包含了血浆药代动力学和 k_{e0} 的函数。如果单次注射后血药浓度迅速下降（如腺苷，其半衰期仅为数秒），则不论 k_{e0} 数值高低，效应室浓度都会在注射后数秒内到达峰值。若药物的 k_{e0} 较大，并且单次注射后血浆浓度下降缓慢（如泮库溴铵），则其效应室峰浓度主要取决于 k_{e0}，而非血浆药代动力学。

精确估算 k_{e0} 需要一个结合快速血标本采集和频繁药效检测的综合药代药效研究，而不是一个整体的药物量效关系模型。历史上常常将药代动力学模型的时间常数和 k_{e0} 合并在一起，导致了临床上药效结果的预测可能不准。Coppen 等人发现根据丙泊酚已知的药代-药效动力学模型发展而来的儿童 BIS 药代动力学模型，并不能够保证药代动力学的准确性和提供足够的药效动力学参数信息[31]。如果没有综合的药代-药效动力学模型的存在，那么通过合适的药代动力学模型得到的单次注射后达到峰效应的时间（t_{peak}）可以用来重新估算 k_{e0}。在这种情形下，这种方法可能会更加确切地预测量效关系时间曲线[32-33]。然而，正确的 t_{peak} 协变量需要在特定的人群中估算[34]。药效的时间曲线特定的针对某一反应（例如药物在脑中的效应通过特定处理的脑电图测定）。其他副作用的时间变化趋势（如镇静催眠药的血流动力学作用）常常遵守另一个不同的轨迹[35-36]。几种静脉麻醉药到达峰效应的时间和 $t_{1/2}k_{e0}$ 的数值列在表 26.1 中。

目前讨论的包含 k_{e0} 值的计算方法都是基于一个假设，该假设认为血浆浓度和临床效果之间的迟滞现象是由于血浆和生物相之间药物转移延迟导致的，因此认为麻醉是一个不依赖于作用通道和状态、前后对称的平稳过程。尽管这个假设已经广泛运用，但仍可

表 26.1　单次注射后达到峰效应的时间和 $t_{1/2}k_{e0}$ 数值		
药物	**到达峰效应时间（min）**	**$t_{1/2}k_{e0}$（min）**
吗啡	19	264
芬太尼	3.6	4.7
阿芬太尼	1.4	0.9
舒芬太尼	5.6	3.0
瑞芬太尼	1.8	1.3
氯胺酮	—	3.5
丙泊酚	1.6	1.7
硫喷妥钠	1.6	1.5
咪达唑仑	2.8	4.0
依托咪酯	2.0	1.5

*通过脑电图测量
k_{e0} 是药物从作用部位转移至外周的速率常数
$t_{1/2}k_{e0} = 0.693/k_{e0}$，

能不是最佳的。动物实验显示在麻醉诱导和苏醒过程中神经系统处理和参与通路有所不同[37-38]。另有动物实验表明意识丧失和意识恢复时所测得脑组织药物浓度也显著不同[39]。如果这些实验数据能够被证实，那么我们就需要一个更复杂的模型（如合并了另一个连续的效应室模型）来描述药效的时间曲线。有几个研究小组以人为研究对象研究了这一假设，然而迄今为止发表的研究结果均不一致。一项专门针对这一主题的临床研究找到了支持神经惰性这个概念的相关证据[40]。另外两个研究针对这些数据进行了二次分析，其中一个研究也找到了支持神经惰性概念的证据[41]，而另一个研究发现神经惰性并不存在于所有受试者，似乎只有在丙泊酚（而不是七氟烷）中才会出现，而且只有某些特定的药效终点才会出现[42]。

间接效应模型

迄今为止，正如公式 26.8 所示，我们讨论的临床药效是药物在效应室浓度的即时函数。例如，一旦镇静催眠药到达脑组织或肌松药到达肌肉组织，药效几乎都是立即可以观察到的。然而，某些其他药物的药效就复杂得多，如阿片类药物对通气的影响，阿片类药物在给药的开始表现为呼吸抑制，然后导致二氧化碳逐渐蓄积；蓄积的二氧化碳通过兴奋呼吸从而部分抵消药物产生的呼吸抑制效应，呼吸抑制是药物直接和间接效应相结合的一个具体实例。阿片类药物的直接效应就是抑制呼吸，而间接效应是增加了动脉内的二氧化碳张力。对阿片类药物诱发的呼吸抑制时间曲线建模时就需要同时考虑这两方面。Bouillon 等人建立的通气抑制模型，就整合了直接效应和间接效应[43-45]。如果是间接效应模型，为了阐述药物诱发的通气抑制，需要考虑药物治疗的整体趋势，可参见下列微分方程（公式 26.9）：

$$\frac{d}{dt}PaCO_2 = k_{e1} \cdot \left[1 - \frac{Cp(t)^\gamma}{C_{50}^\gamma + Cp(t)^\gamma}\right]_F \cdot \left[\frac{P_{biophase}CO_2(t)}{P_{biophase}CO_2(0)}\right] \cdot PaCO_2(t) \quad (26.9)$$

其中，$PaCO_2$ 是动脉血 CO_2 分压，$P_{biophase}CO_2$ 是生物相（如脑干呼吸控制中枢）的 CO_2 分压，k_{e1} 是 CO_2 清除速率常数，C_{50} 是通气降低 50% 时效应室阿片类药物浓度，F 是 CO_2 对通气驱动影响的陡度或**增益**。

剂量对生物相的影响

临床效应的延迟具有重要的临床意义。单次注射

后，血浆浓度会瞬间达到峰值，然后稳步下降。效应室浓度则由零开始并随时间逐渐增加，直至它与下降的血浆浓度相等。在这之后，血浆浓度继续下降，血浆与生物相之间的浓度梯度促使药物由生物相向外转运，效应室的浓度也随之下降。单次注射后，效应室浓度上升至峰值的速率决定了必须向血浆中注射多少药物才能产生相应的效应。如阿芬太尼，其血浆与效应室浓度可迅速达到平衡（k_{e0} 值高），使得效应室浓度迅速升高，大约 90 s 可达到峰值。此时，大约 60% 的阿芬太尼被分布至周围组织或从机体清除。芬太尼单次注射后，效应室浓度上升则缓慢得多，需 3 ~ 4 min 才达到峰值[46]。此时，初始剂量 80% 以上的芬太尼已经被分布至周围组织或被清除。由于生物相达到平衡的速度缓慢，芬太尼比阿芬太尼所需的给药剂量要大，这样使得芬太尼的药物作用消退速率低于阿芬太尼。

这种药代动力学的差异提示，拟定给药方案时必须考虑 k_{e0}。若需快速起效，则应选择 k_{e0} 较大的药物（$t_{1/2}k_{e0}$ 较短）。例如，快速诱导时首选阿芬太尼或瑞芬太尼，因为其效应室浓度到达峰值的时间与气管插管时间相一致。而使用非去极化肌松药进行慢诱导时，则应当选择起效稍慢的阿片类药物，以求与肌松药的峰效应相一致。这种情况，单次注射芬太尼或舒芬太尼诱导就更加适宜。常用的阿片类药物达到峰效应所需时间参见图 26.8。了解 k_{e0}（或达到峰效应所需时间）有助于临床医师对药效进行评估，明确用药时机。例如，咪达唑仑达峰时间较慢，重复注射应间隔至少 3 ~ 5 min，避免药物过量。

精确的 k_{e0} 值在 TCI 滴定到特定的效应室浓度的过程中也非常重要，因为要达到特定的效应室靶浓度所需初始计量不仅与药代学相关，还与 k_{e0} 相关[47]。

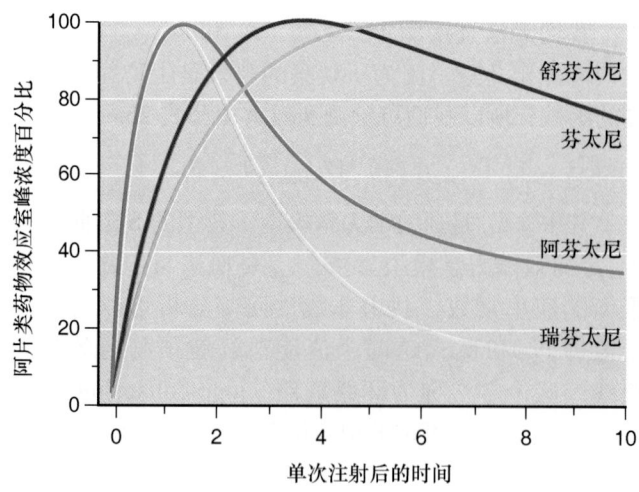

图 26.8　依据 k_{e0} 和药代动力学参数模拟的常用阿片类药物起效和达峰时间。k_{e0} 是药物从效应室转移到外周的速率常数

药物效能

单一药物

要提供最佳的麻醉方案,我们必须了解准确的药物治疗浓度。因此了解药物效能的相关知识是非常重要的。类似于吸入麻醉药的最低肺泡有效浓度(minimum alveolar concentration,MAC),C_{50} 为静脉麻醉药提供了一个相对药物效能的测量方法,它指的是能够让 50% 的人对于切皮刺激没有体动反应的药物浓度[48]。

临床效应不同(全 / 无或者持续作用),对 C_{50} 的解释也不同。它可以是使 50% 的患者对特定刺激(如切皮、插管、劈开胸骨)不产生反应(如体动、高血压、儿茶酚胺释放等)的药物浓度。在这种情况下,每种刺激和反应的组合都有不同的 C_{50}。当 C_{50} 被定义为 50% 的患者产生反应时的药物浓度时,每个特定患者发生反应的概率也为 50%。当把 C_{50} 定义为 50% 的患者会发生反应的药物浓度时,其前提是所有的患者均有发生反应的能力。有些药物表现出封顶效应,例如,阿片类药物对伤害性刺激反应的抑制。当药物具有封顶效应时,某些患者即使是在药物剂量无限升高的情况下也不会产生相应的效应。在这种情况下,C_{50} 就不是使 50% 患者产生药效的药物浓度,而是在能够产生效应的患者中,使一半的患者产生效应的药物浓度。

有关静脉麻醉药和阿片类药物在不同临床反应和药物相互作用时的最佳浓度已确定(表 26.2)[49-56]。

C_{50} 的另一种解释是指产生 50% 最大生理反应的药物浓度。例如对于 EEG 反应时的 C_{50} 是指产生 50% 的最大 EEG 反应抑制时的药物浓度。目前已经测定出阿片类药物阿芬太尼[57]、芬太尼[57]、舒芬太尼[58]

和瑞芬太尼[59-61] 的 EEG 反应 C_{50}。其他已经测定的药物还有硫喷妥钠[51, 62-63]、依托咪酯[56]、丙泊酚[24] 和苯二氮䓬类药物[57, 64](表 26.2)。一些其他的测量方法,如采用对伤害性刺激反应性的瞳孔放大[65] 以及压力痛觉[22] 来测量阿片类药物效能,C_{50} 值稍有不同,表明药物效能的观察还取决于药效的测量方法。

如前所述,C_{50} 可以用来比较药物间的效能。例如 Glass 等人[66] 运用呼吸抑制的测量方法比较瑞芬太尼与阿芬太尼的药物效能。在这个实验中,对于每分通气量抑制的 C_{50} 在瑞芬太尼和阿芬太尼分别是 1.17 ng/ml 和 49.4 ng/ml。通过不同的 C_{50} 值,他们推断出瑞芬太尼的效能大约是阿芬太尼的 40 倍。

为了完全排除用药史的干扰,C_{50} 必须在稳态下进行测定,但这种做法几乎是不可能的,因为大多数麻醉药需连续输注达数小时才能达到稳态。然而如果药物能在血浆和效应室之间快速达到平衡,而研究者能够等待足够长的时间,还是可以进行测定的。例如,Ausems 等人[67-68] 采用持续输注阿芬太尼的方法,使效应室浓度与血浆浓度快速达到平衡,同时记录达到平衡后的测量。

Hull 等[16] 和 Sheiner 等[17] 提出在稳态下的第二种替代方法,即使用数学模型来计算药物在测量时间点的效应室浓度。效应室和血浆浓度之间的关系可参见图 26.5 以及数学公式 26.6。计算效应室浓度与确定产生药效时的稳态血浆浓度是相同的。当采用 C_{50} 来反映效应室浓度时,可以称为 Ce_{50},以便与在血浆浓度基础上测定的 C_{50} 值(后来被称为 Cp_{50})相区别。然而,这种区别是人为的。在这两种情况下,C_{50} 都代表与特定的药效有关的稳态血药浓度。

表 26.2 特定效应的稳态浓度

药物	抑制 EEG 的 C_{50}*	切皮刺激 的 C_{50}†	意识丧志 的 C_{50}‡	自主通气 的 C_{50}§	异氟烷 MAC 减低的 C_{50}	MEAC
阿芬太尼(ng/ml)	500 ~ 600	200 ~ 300	—	170 ~ 230	50	10 ~ 30
芬太尼(ng/ml)	6 ~ 10	4 ~ 6	—	2 ~ 3	1.7	0.5 ~ 1
舒芬太尼(ng/ml)	0.5 ~ 0.75	(0.3 ~ 0.4)	—	(0.15 ~ 0.2)	0.15	0.025 ~ 0.05
瑞芬太尼(ng/ml)	10 ~ 15	4 ~ 6	—	2 ~ 3	1.2	0.5 ~ 1
丙泊酚(μg/ml)	3 ~ 4	4 ~ 8	2 ~ 3	1.33	—	—
硫苯妥钠(μg/ml)	15 ~ 20	35 ~ 40	8 ~ 16	—	—	—
依托咪酯(μg/ml)	0.53		0.55	—	—	—
咪达唑仑(ng/ml)	250 ~ 350		125 ~ 250			

* 抑制 EEG 的 C_{50} 是使最大 EEG 减慢 50% 时的稳态血药浓度,但咪达唑仑的 C_{50} 是与 EEG 激活 50% 相关。
† 切皮的 C_{50} 是抑制 50% 的患者的躯体或自主神经反应的稳态血药浓度。
‡ 意识丧失的 C_{50} 是 50% 的患者对言语命令丧失反应的稳态血药浓度。
§ 自主通气的 C_{50} 是 50% 的患者有足够的自主通气时的稳态血药浓度。
括号内的值是与阿芬太尼 C_{50} 相比估算而来(详见文中所述)
EEG,脑电图;MAC,最低肺泡有效浓度;MEAC,能够提供手术后镇痛的最低有效血浆浓度第三种替代方法是使用电脑控制的药物输注系统达到伪稳态的状态。这是假定存在一个稳定的状态，为了达到这个稳定的血浆浓度，给药的速度是不同的。这种方法已经成为测定麻醉药 C_{50} 的最新方法，而且以前参考的许多 C_{50} 值都是在采用电脑输注系统达到的伪稳态下测定出来的。通常会在伪稳态条件下对血浆浓度进行两次或两次以上的测量，以验证情况是否确实如此[40-42]。通常情况下，维持恒定的血浆稳态浓度需要 4 ~ 5 个血浆效应室平衡半衰期（如芬太尼，需要 10 ~ 15 min）。若使用电脑控制输注系统，则不需要等待如此长的时间。

效应室 TCI 可以设定效应室靶浓度而非血浆靶浓度，从而迅速建立起血浆-效应室平衡[29, 47]。例如 Kodaka 等人预测丙泊酚在不同类型喉罩置入时的效应室浓度 C_{50} 在 3.1 ~ 4.3 $\mu g/ml$[69]。Cortinez 等人运用 TCI 确定了瑞芬太尼和芬太尼在体外冲击碎石中减轻疼痛与可能的副作用发生之间的 C_{50}，发现它们的 C_{50} 值分别为 2.8 ng/ml 和 2.9 ng/ml[70]。在 C_{50} 时，每分钟呼吸频率低于 10 次的概率在瑞芬太尼和芬太尼分别为 4% 和 56%。

同样，TCI 也被用于估计右美托咪定的各种 C_{50} 值，比如：对 BIS（BIS ~ 48）的半数最大效应的浓度为 2.6 ng/ml，对警觉 / 镇静评估（MOAA/S）量表的半数最大效应的浓度为 0.438 ng/ml，对低血压的半数最大效应浓度为 0.36 ng/ml，对高血压的半数最大效应的浓度为 1.6 ng/ml[71-72]。

因此，有数种方法可以根据稳态浓度确定 C_{50}。C_{50} 可通过效应室数学模型，或使用电脑控制的药物输注系统迅速达到伪稳态来测定。不论采取何种方式，都必须在生物相（作用部位）和血浆或血液（药物浓度实际测量部位）之间达到平衡或模仿此类平衡，才能定义浓度-效应关系。

当 C_{50} 被定义为一半的人群发生反应时的药物浓度，它也可以是典型个体发生反应的概率为 50% 时的药物浓度。然而，每个个体不会都是典型个体，他们都有属于自己的 C_{50} 值。从临床上来说，对于相同的刺激，不同的患者有不同的麻醉需求。例如，芬太尼最低有效镇痛剂量是 0.6 ng/ml，但个体差异范围为 0.2 ~ 2.0 ng/ml[73]。阿芬太尼[74]和舒芬太尼[75]的最低有效镇痛浓度也存在相似的个体差异，有 5 ~ 10 个差异因子，这种差异范围包括刺激强度的变化以及患者的个体差异。

关于这种个体间的药效动力学差异，一个已知的影响因素就是患者年龄。Eleveld 等人根据大量的患者和志愿者的丙泊酚药代药效数据发现，丙泊酚在 BIS 为 47 时候的效应室浓度在患者年龄为 20、40 和 70 岁

的时候，分别为 3.5、3.1 和 2.6 $\mu g/ml$[76]。

尽管年龄对 C_{50} 有很强的影响，但是还不足以解释所有的个体差异性。在设定临床用药方案时，必须要考虑这种个体差异的范围。由于这种变异性的存在，我们必须根据每个患者对给定刺激的特定麻醉需求来调节静脉麻醉用药。

药效动力学的相互作用

在使用第二种药物时，药物间的相互作用会使第一种药物的 C_{50} 发生偏移。这种药物相互作用可以是累加，增效（协同）或是减效（拮抗）。如等效图（图 26.9）所示，两药合用的效应为两药分别单独使用效应之和称为累加，联合作用大于累加为协同，小于累加称为拮抗。一般来说，作用累加的两种药物通常有同样的作用机制，而协同或拮抗的两种药物却是不同的作用机制[77]。Hendrickx 等人（图 26.10）总结了人和动物有关催眠和制动情况下药物相互作用的文献和数据[77]。

观察相互作用图谱中的等效线（是指达到特定药物反应的 50% 概率水平）可以提供药物相互作用的规律，但对于提供药物作用的其他信息却很有限（例如临床上更重要的是对药物反应达到 95% 的概率水平）。药物相互作用可能在药物反应的不同水平会有不同（如在 50% 反应水平时为作用相加，而在 95% 反应水平则是协同作用），最终的目的是能够描述药物在所有水平的反应曲面。药效反应曲面模型是一个三维（甚至更高）立体结构，描述了两种或更多种药物浓度和联合作用时的量化关系（图 26.11）。反应曲面模型代表了药物相互作用，它整合了相互作用的所有药物的浓度反应曲线[78-79]。运用数学定义的反应曲面，任何两种或更多的药物相互作用的药效可以预测[80-81]。文献中可以找到根据不同方法得到的反应曲面模型[82]。

临床麻醉中通常同时使用挥发性麻醉药和阿片类

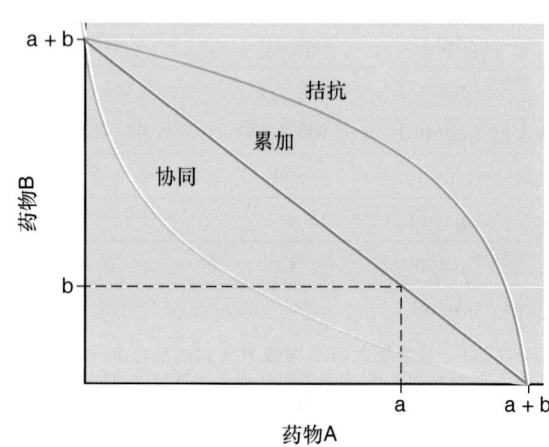

图 26.9　药效动力学的相互作用

图例：
- ■ 协同
- □ 累加
- ▨ 拮抗

← 制动

	GABA	GABA$_{BDZ}$	NMDA	α_2	阿片类药物	多巴胺	钠通道	氟烷	安氟烷	异氟烷	七氟烷	地氟烷	氧化亚氮	氙气
GABA	2 1 / 1	3	2*		2a 2a / 5			1a			1		3	
GABA$_{BDZ}$	8+1a**		1¶	1a	2a			3	1a					
NMDA	2 1		1¶					4a	1a	1a				
α_2	1	3a			1a			3a						
阿片类药物	10+4a / 1 2	5+3a		2a				1+3a / 1	7a	4+8a	2+1a	2		
多巴胺	1													
钠通道	1a / 1a		1a					1a						
氟烷					1					1a	1a	1a	1a	1+1a
安氟烷													2a	
异氟烷					1						1a		3a	1a†
七氟烷	1				1	1							2+2a	1+1a†
地氟烷													1+1a§	
氧化亚氮										1	2			
氙气											1	1		

镇静催眠 →

彩图 26.10　表格总结了人和动物在不同药物相互作用下达到镇静催眠和制动时的实验数据。药物根据药理学分为：激活 γ- 氨基丁酸（GABA）的药物（丙泊酚、硫苯妥钠、美索比妥和依托咪酯），作用于苯二氮䓬 -GABA 受体（GABA$_{BDZ}$）的药物（咪达唑仑、地西泮），作用于 N- 甲基 -D- 天冬氨酸盐（NMDA）受体的拮抗剂（氯胺酮），肾上腺素 α_2 受体激动剂（右美托咪定、可乐定），阿片类药物（吗啡、阿芬太尼、芬太尼、舒芬太尼和瑞芬太尼），多巴胺受体拮抗剂（氟哌利多、胃复安），钠通道阻断剂（利多卡因、布比卡因）和吸入麻醉药。表格的右上部分（粗黑体线以上）总结了药物在达到制动时的相互作用，表格的左下部分（粗黑体线以下）总结的是药物在达到催眠镇静时的相互作用。协同作用由绿色代表，累加作用由黄色代表，拮抗作用由深橘色代表。数字代表的是达到特定相互作用的研究例数。如果一个研究描述了两个作用（如异氟烷同时与芬太尼和阿芬太尼作用），则分开计算。动物实验在数字后带有后缀 a，人体实验没有后缀。* 重新分析：丙泊酚 - 氯胺酮在人体相互作用达到制动时的作用为拮抗。** 重新分析：硫苯妥钠 - 咪达唑仑在人体相互作用达到催眠镇静时作用为相加。† 由于猪的氙气 MAC 值不确定，因此没有纳入猪的数据。¶ 重新分析：氯胺酮 - 咪达唑仑在人体相互作用达到催眠镇静时作用为拮抗，在达到制动作用时作用为累加。§ 地氟烷与氧化亚氮在一组小样本的 18 ～ 30 岁左右的患者中作用为拮抗（From Hendrickx JF, Eger EI 2nd, Sonner JM, et al. Is synergy the rule? A review of anesthetic interactions producing hypnosis and immobility. Anesth Analg. 2008；107：494-506. Used with permission.）

药物。根据给予特定剂量的阿片类药物观察其对挥发性麻醉药 MAC 的减少程度，可以得知该阿片类药物的效能[83-85]。MAC 下降实验反映了一个一般性原则，就是无论使用何种阿片类药物或何种挥发性麻醉药，低浓度的阿片类药物会导致 MAC 的大幅降低（图 26.12），而随着阿片类药物浓度的增加，MAC 会持续降低直到达到一个平台，之后，再增加阿片类药物剂量不会再导致 MAC 继续降低[86]。

前面提到的 MAC 下降实验反应的是一个特定剂量的阿片类药物在剂量 - 反应曲线上一个点的作用，却也成了研究具体的曲面相互作用的基础[87]。为了描述七氟烷和瑞芬太尼相互作用对语言命令（OAA/S 测量）和疼痛刺激（压力痛觉，电刺激和热刺激）的反应，Manyam 等人运用分对数模型构建了一个对任意药效反应的反应曲面，发现七氟烷和瑞芬太尼对所有反应的效应都是协同的。具体地说，就是瑞芬太尼在效应室浓度为 1.25 ng/ml 时产生的效能，相对于对疼痛刺激没有体动反应时的七氟烷的效能的一半还要高[88]。因为这个研究不是在稳态的状态下进行的，因此他们通过计算的七氟烷效应室浓度和一个代替了

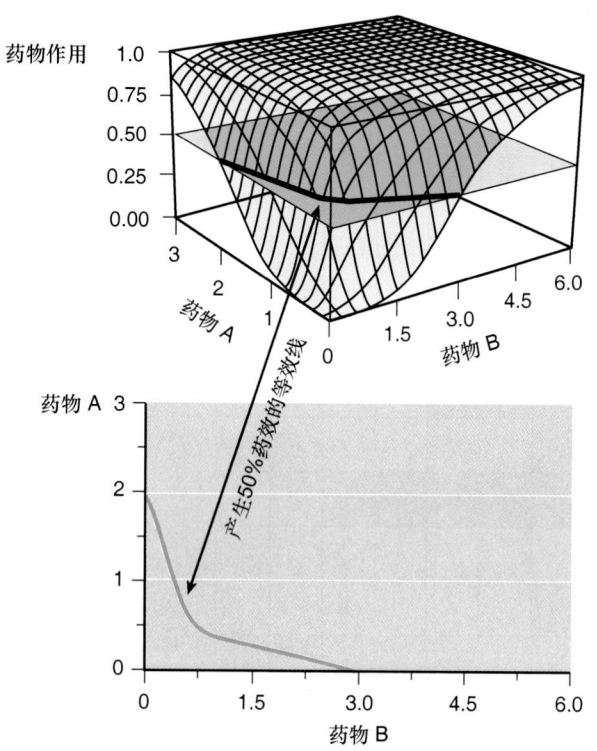

图 26.11 反应曲面和标准等效线之间的关系。传统的等效线分析，无论是针对剂量或者浓度，都只描述两个药物达到 50% 药效的药物浓度，因此无法得到完整的反应曲面（From Minto CF, Schnider TW, Short TG, et al. Response surface model for anesthetic drug interactions. Anesthesiology. 2000；92：1603-1616. Used with permission.）

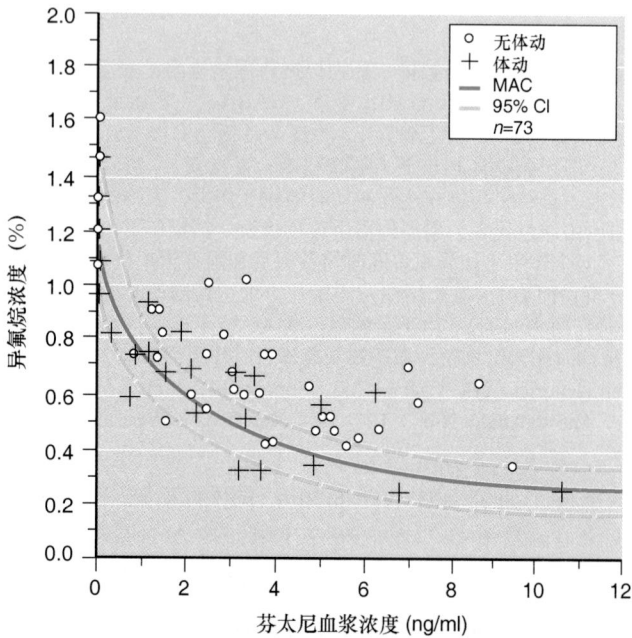

图 26.12 异氟烷和芬太尼在消除切皮时躯体反应时的相互作用［如：异氟烷最低肺泡有效浓度（MAC）降低］。实线代表同时使用芬太尼和异氟烷使 50% 的患者在切皮时无体动反应的药物浓度，虚线代表每一种芬太尼和异氟烷组合的 MAC 的 95% 置信区间（CI）（From McEwan AI, Smith C, Dyar O, et al. Isoflurane MAC reduction by fentanyl. Anesthesiology. 1993；78：864-869. Used with permission.）

分对数模型的 Greco 模型作了进一步的研究[89]。发现计算七氟烷在效应室浓度与呼气末浓度之间的延滞时间可以提高对麻醉中反应能力的预测，却对于准确预测恢复期伤害性刺激反应毫无作用。他们认为这个模型可能可以预测临床中一些感兴趣的事件，但仍需要进一步大样本量的观察。Heyse 等人（图 26.13）应用固定的 C50s 分层模型进行分析，发现七氟烷和瑞芬太尼在忍受摇动和大喊大叫（tolerance to shaking and shouting，TOSS）、强直刺激（tolerance to tetanic stimulation，TTET）、喉罩置入（tolerance to laryngeal mask airway insertion，TLMA）和喉镜检查（tolerance to laryngoscopy，TLAR）时在麻醉的镇静催眠和镇痛方面表现出强协同作用，同时显示了在研究药物相互作用时曲面模型的重要性[82, 90]。

对于全凭静脉麻醉，不同药物组合和不同浓度之间的相互作用关系已经描述过了。"平衡"麻醉的理论是假设药物在其麻醉效应上表现为协同作用，而非毒性作用。这种协同作用在某些药物组合中得到了证实[77, 91]（图 26.10）。Zanderigo 等人[92]发明了一个全新的药物相互作用模型——幸福模型（well-being model），用来描述药物联合作用后的正效应和负效应（图 26.14）。

更有价值的研究证实丙泊酚和阿片类药物在镇痛催眠相关特定的节点能够产生显著的协同作用。这在麻醉方案的制订中是非常重要的，麻醉方案就是依赖药物的相互作用达到麻醉状态——使患者意识消失或者使患者对伤害性刺激不做出反应。不同的用药目的需要联合使用不同的麻醉药物。Vuky 等人根据不同的麻醉要求，包括对气管插管刺激无反应，对切皮和腹膜牵拉无反应，以及麻醉苏醒等，明确了丙泊酚和阿芬太尼相互作用的特点（图 26.15）[93]。在这些反应中，气管插管是最强的刺激，要消除这个刺激如果不合并使用阿片类药物，丙泊酚浓度至少要达到 12 μg/ml。更多以 Vuky 等人的实验数据为基础的理想药物联合方案相关信息见表 26.3。

Minto 等人发表了关于联合使用咪达唑仑-阿芬太尼，丙泊酚-阿芬太尼和咪达唑仑-丙泊酚对口头命令反应消失时的反应曲面图（图 26.16）[78]。他们还对反应曲面方法学进行了扩展，用于描述三种药物同时的相互作用。如果要全面阐述三种药物相互作用，则需要四维立体图形。如果只描述在 50% 药效时的相互作用，则三维立体图形即可满足要求（图 26.17）。

除了这些直接反应，各种研究采用连续监测方法研究催眠镇静药和阿片类药物之间的相互作用。联合用药对于自发和诱发脑电图来源指数产生的效应非常

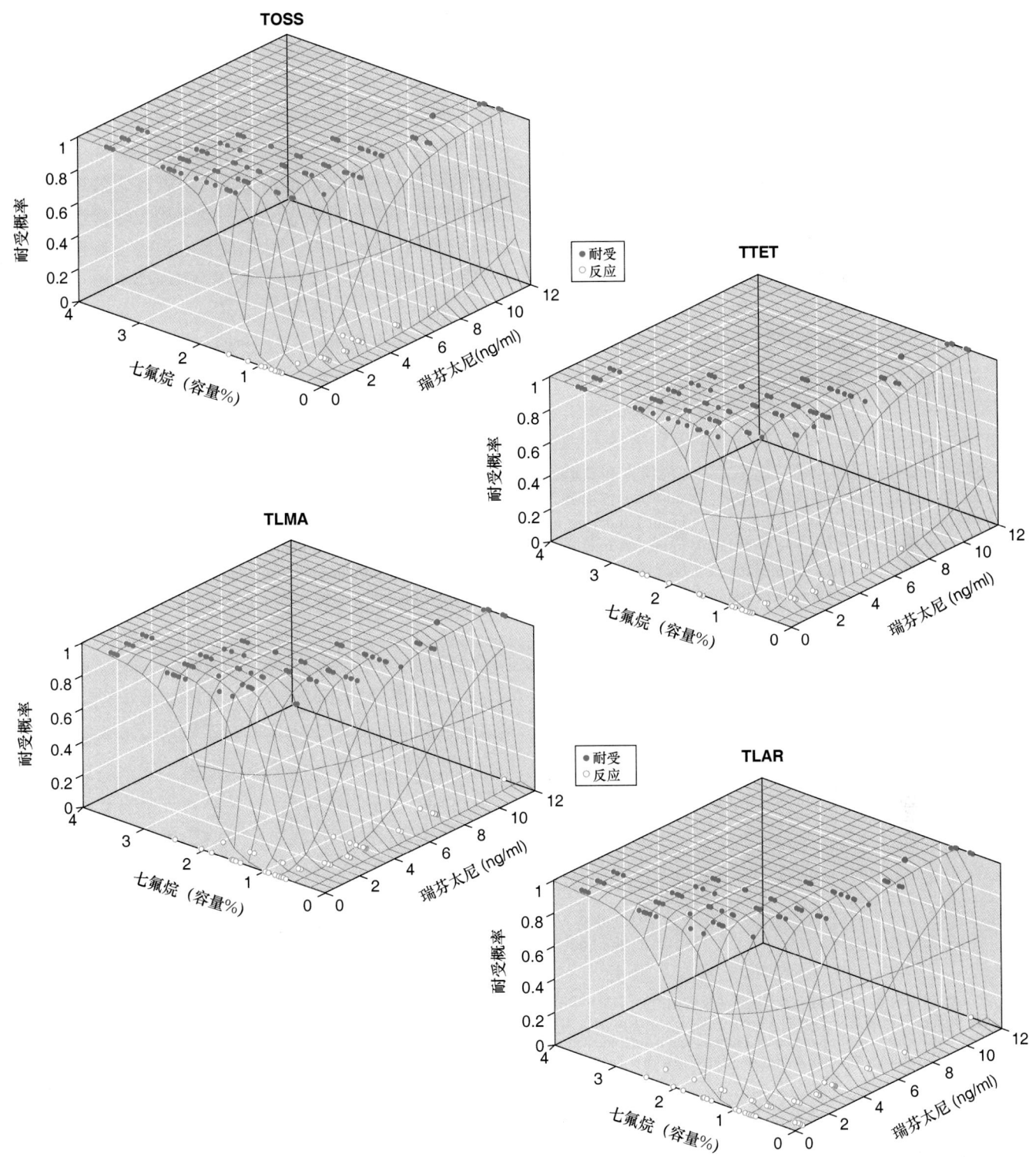

图 26.13 耐受摇动和大声呼喊（TOSS）、强直刺激（TTET）、喉罩置入（TLMA）和应用固定的 C50（O）分层模型行喉镜检查（TLAR）时的反应曲面。在可能性为 0.5 时的实线代表 50% 等效线（From Heyse B，Proost JH，Schumacher PM，et al. Sevoflurane remifentanil interaction. comparison of different response surface models. Anesthesiology. 2012；116：311-323. Used with permission.）

重要，但往往这些研究无法提供足够的数据来建立完整的反应曲面模型[24, 94-95]。幸运的是，也有大量设计严谨的研究，运用曲面模型技术反应催眠镇静药和阿片类药物的相互作用。Bouillon 等发现运用 BIS 和 EEG 测量镇静时，丙泊酚和瑞芬太尼具有协同作用。他们同样发现丙泊酚在这两个测量指数上的敏感性高于瑞芬太尼[96]。另有研究发现阿片类药物在 BIS 上有着不一致的结果[97]。最近，Gambus 等[98] 运用了适应性神经模糊推理系统建立了一个在内镜检查时联合使用丙泊酚和瑞芬太尼的镇静-镇痛作用模型，同时运用了自发和诱发脑电图来源指数［如 BIS 或听觉诱发指数（AAI/2）以及意识指数（IoC）］。他们发现基

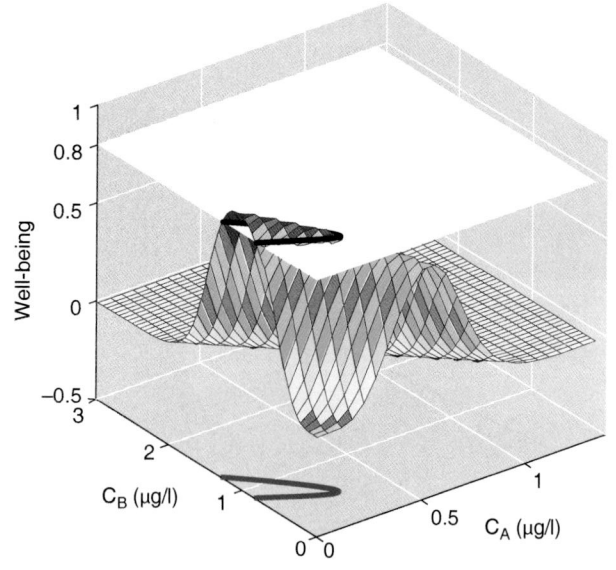

图 26.14　在没有相互作用的情况下，定义药物 A 和 B 联合使用的最佳浓度范围。最佳浓度范围来自 well-being 曲面和代表 well-being 值为 0.8 的平面交叉的地方（From Zanderigo E，Sartori V，Sveticic G，et al. The well-being model. A new drug interaction model for positive and negative effects. Anesthesiology. 2006；104：742-753. Used with permission.）

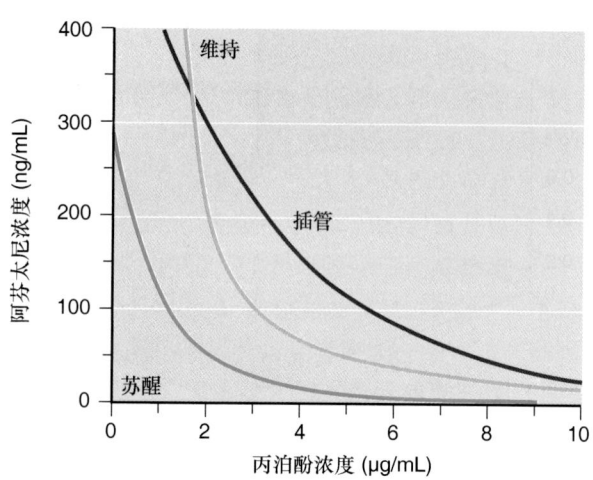

图 26.15　丙泊酚和阿芬太尼在三种麻醉需求下的相互作用：插管反应（黑线）、麻醉维持（浅蓝线）、麻醉后苏醒的药物浓度（深蓝线）。曲线表示了发生各种反应 50% 概率时的药物浓度（Modified from Vuyk J，Lim T，Engbers FH，et al. The pharmacodynamic interaction of propofol and alfentanil during lower abdominal surgery in women. Anesthesiology. 1995；83：8-22.）

表 26.3　丙泊酚 / 阿片类药物联合使用麻醉苏醒最快

输注持续时间（min）		丙泊酚 / 阿芬太尼（μg/ml；ng/ml）	丙泊酚 / 舒芬太尼（μg/ml；ng/ml）	丙泊酚 / 瑞芬太尼（μg/ml；ng/ml）
15	$C_{optimal}$	3.25/99.3	3.57/0.17	2.57/4.70
	$C_{awakening}$	1.69/65.0	1.70/0.10	1.83/1.93
	苏醒时间（min）	8.2	9.4	5.1
60	$C_{optimal}$	3.38/89.7	3.34/0.14	2.51/4.78
	$C_{awakening}$	1.70/64.9	1.70/0.10	1.83/1.93
	苏醒时间（min）	12.2	11.9	6.1
300	$C_{optimal}$	3.40/88.9	3.37/0.14	2.51/4.78
	$C_{awakening}$	1.70/64.9	1.70/0.10	1.86/1.88
	苏醒时间（min）	16.0	15.6	6.7

$C_{optimal}$ 代表有 50% 的概率对外科手术刺激产生反应相关的药物相互作用；$C_{awakening}$ 浓度代表了再次恢复意识时的预估药物浓度；苏醒时间代表 50% 患者从停止输注到恢复意识的时间（From Vuyk J，Mertens MJ，Olofsen E，et al. Propofol anesthesia and rational opioid selection. Determination of optimal EC50-EC95 propofol-opioid concentrations that assure adequate anesthesia and a rapid return of consciousness. Anesthesiology. 1997；87：1549-1562；and modified from Absalom A，Struys MMRF. An Overview of TCI and TIVA. ed 2. Gent，Belgium：Academia Press；2007. Used with permission.）

于这个模型，丙泊酚和瑞芬太尼在达到 Ramsay 镇静评分四分时效应室浓度分别在（1.8 μg/ml，1.5 ng/ml）到（2.7 μg/ml，0 ng/ml）之间，此时 BIS 值为 71 ～ 75，AAI/2 值为 25 ～ 30，IoC 值为 72 ～ 76。伤害性刺激的存在使得需要增加丙泊酚和瑞芬太尼浓度才能达到相同程度的镇静作用[98]。

联合用药的其他效果也有所研究。Bouillon 等人和 Nieuwenhuijs 等人调查了联合使用催眠镇静药和阿片类药物对于呼吸循环的影响[97, 99]。这些数据反映了丙泊酚和瑞芬太尼在相对低的浓度时对呼吸的影响有着剂量依赖性。当联合使用时，其显著的协同效应会导致严重的呼吸抑制。

在某些具有挑战的情况下，如患者需要短时间保留自主呼吸，曲面模型同样可以用于优化药物输注。LaPierre 等[100]人研究了在不同需求，如患者对食管置入器械无反应、反应完全丧失或是呼吸抑制需要干预等情况下，瑞芬太尼和丙泊酚的相互作用。他们发现使患者对食管置入器械无反应，同时又不产生呼吸抑制或反应完全丧失时，瑞芬太尼-丙泊酚效应室浓度分别波动在 0.8 ～ 1.6 ng/ml 和 1.5 ～ 2.7 μg/ml。然而要完全阻断患者对食管器械置入的反应同时又避免呼吸抑制和（或）反应完全丧失是很难做到的。所以

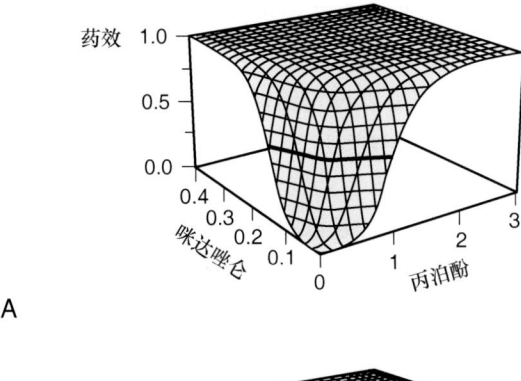

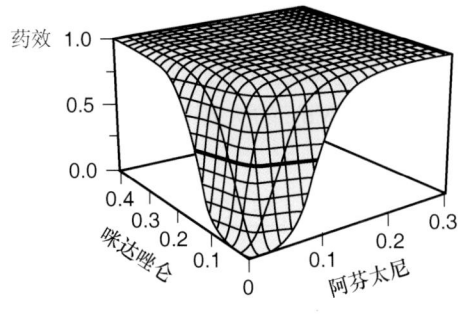

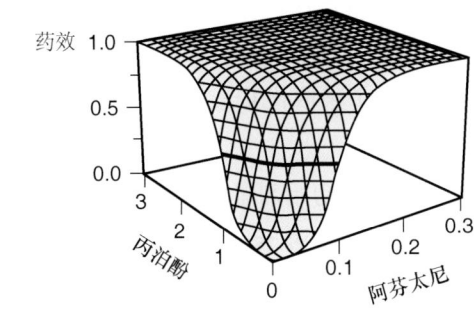

C

图 26.16　丙泊酚和咪达唑仑（A）、阿芬太尼和咪达唑仑（B）、阿芬太尼和丙泊酚（C）联合作用对言语命令产生睁眼概率的反应曲面。图示 10%、20%、30%、40%、50%、60%、70%、80% 和 90% 反应的等效线（From Minto CF, Schnider TW, Short TG, et al. Response surface model for anesthetic drug interactions. Anesthesiology. 2000；92：1603-1616.）

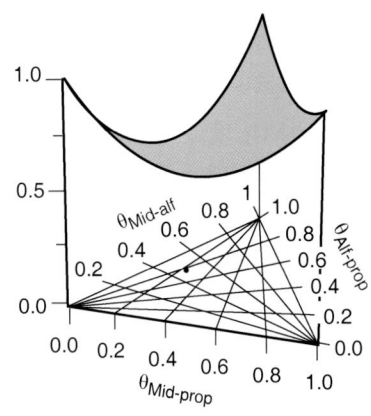

图 26.17　在 50% 药效（C_{50}）时丙泊酚、咪达唑仑和阿芬太尼相互作用的关系。曲面向下偏转表示协同作用，用 C_{50} 下降的分数表示。三条边表示丙泊酚对咪达唑仑（$\theta_{Mid-prop}$）、阿芬太尼对咪达唑仑（$\theta_{Mid-alf}$）和阿芬太尼对丙泊酚（$\theta_{Alf-prop}$）的相对含量。三条边之间的平面代表三种药同时使用的相对协同作用（From Minto CF, Schnider TW, Short TG, et al. Response surface model for anesthetic drug interactions. Anesthesiology. 2000；92：1603-1616.）

我们必须接受器械置入时一定程度的不适感，使患者的反应变迟钝而不是完全消失，从而避免发生呼吸抑制和反应完全丧失。

在前面提到的 Bouillon 等的研究中，他们还利用反应曲面模型确定了丙泊酚和瑞芬太尼在耐受喉镜检查（probability to tolerate laryngoscopy, PTOL）时的相互作用关系[96]。Luginbuhl 联合 Bouillon 的团队对 PTOL 进行了标准化，产生了一个新的指数即有害刺激反应指数（noxious stimulus response index, NSRI）[101]。NSRI 由 0 到 100 之间的整数表示，其中 50 对应 50% 的 PTOL 反应，20 对应 90% 的 PTOL 反应。

由于催眠药物如丙泊酚和七氟烷在临床上经常顺序使用，因此我们应熟知它们之间的相互作用关系。Schumacher 等[102]运用曲面模型技术检测它们联合

使用对 TOSS 以及三种有害刺激（TTET、TLMA 和 TLAR）的影响。发现对于脑电图的抑制和提高刺激耐受程度，丙泊酚和七氟烷作用是相加的。其他研究者在 C_{50} 水平上发现了类似的结果[103]。Hammer 等[104]研究了在小儿食管胃十二指肠内镜检查中使用丙泊酚和右美托咪定的相互药代动力学作用，总结出在给予 1 μg/kg 的右美托咪定超过 10 min 后同时使用的丙泊酚，不影响丙泊酚在 50% 患儿中达到足够麻醉深度（EC_{50}）的药物浓度。

Hannivoort 等利用反应曲面模型进一步研究建立了一个新的模型，该模型可以预测七氟烷、丙泊酚和瑞芬太尼的联合使用对 PTOL 和 NSRI 的影响[105]。

尽管这些药物的药代药效模型和药物相互作用模型本质上是为了对现实情况提供定性和定量表现。这些模型基于很多假设，因此也包含了不少错误[106]。尽管如此，这些模型还是为临床医师提供了有用的信息，帮助指导他们合理用药。有关药物相互作用的信息，包括 NSRI，已被整合到市场上可用的麻醉显示监视器，van den Berg 等将这些内容以及如何运用到临床进行了简要的总结[107]。

设定给药方案

单次注射剂量的计算

浓度是药物剂量与容积的比值。我们可以对浓度的定义加以转换，以便明确在已知容积的情况下，要

达到预期浓度所需的药量（公式 26.10）：

$$药量 = C_T \times 容积 \qquad (26.10)$$

其中，C_T 是预期浓度或靶浓度。此公式常常用来计算达到指定浓度所需的首次剂量（负荷剂量）。在麻醉药使用中应用该概念存在的问题是：分布容积有数种，比如 V_1（中央室容积）、V_2、V_3（周围室容积）和 Vd_{ss}（单个容积总和）。通常 V_1 远远小于 Vd_{ss}，因此，负荷剂量应介于 $C_T \times V_1$ 和 $C_T \times Vd_{ss}$ 之间。

下面我们将讨论在使用硫苯妥钠时，联合使用芬太尼来减弱气管插管时引起的血流动力学变化所需的药物剂量。与硫苯妥钠合用进行插管时，芬太尼的 C_{50} 约为 3 ng/ml，V_1 和 Vd_{ss} 分别是 13 L 和 360 L。因此根据前面的公式，芬太尼减弱血流动力学反应的合适剂量在 39 μg（3.0 ng/ml×13 L）到 1080 μg（3.0 ng/ml×360 L）之间。当单次注射芬太尼 39 μg 后即可立即达到预期的血浆浓度，但血药浓度会很快下降至预期靶浓度以下，因此效应室浓度达不到所需的 3.0 ng/ml 靶浓度。而采用芬太尼 1080 μg 单次注射则会生成很高血药浓度，并可持续数小时（图 26.18）。此外，如果通过上述公式计算得出的芬太尼推荐剂量在 39～1080 μg，显然也是不合理的。

早期提出的药物单次注射剂量用药指南是为了达到特定的血浆浓度而设计的。然而血浆并不是药物的

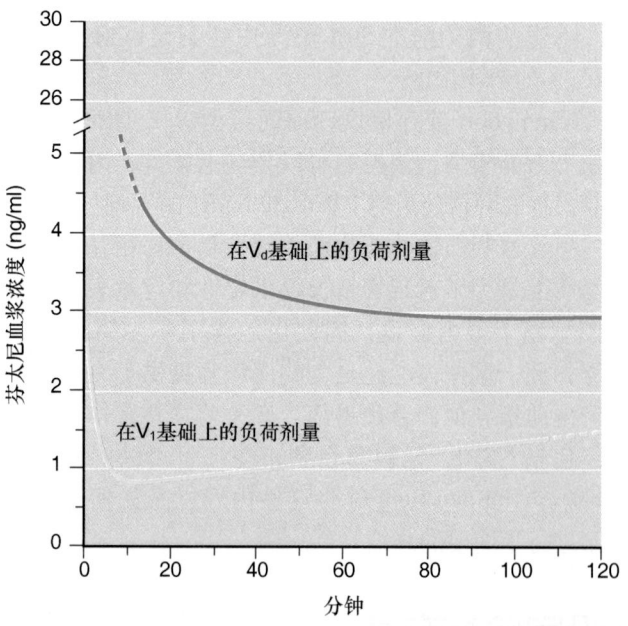

图 26.18　以芬太尼为例，药代动力学模拟显示，根据简单的药代动力学参数所得出的输注方案具有局限性。这些输注方案的目的是使芬太尼血浆（Cp）浓度达到 3 ng/ml。上方深蓝色曲线代表显示根据分布容积给予负荷剂量，接着根据清除率持续输注药物，其结果是导致了短时期的高血药浓度。如果根据中央室容量来计算负荷剂量，其后的持续输注不变，药物在外周室的分布会使其血浆浓度下降至预期浓度以下，直到各室之间达到稳态，如下方浅蓝色曲线所示

作用位点，因此在血药浓度的基础上计算初始给药剂量并不科学。正如前面所指出的，通过了解静脉麻醉药的 k_{e0}，我们可以设定给药方案以达到预期的效应室浓度。通过选择使效应室达到预期峰浓度的初始给药方案，可以避免患者药物过量。

单次给药后血浆浓度从注射后初始浓度（药量/V_1）下降到峰效应时的浓度的过程，主要是由于药物分布到比中央室容积更大的机体组织容积中，这就引入了 Vd_{pe} 的概念：即达到峰效应时的表观分布容积[28, 94]，或者是血浆与效应室之间达到伪平衡时的表观分布容积[95]。若到达峰效应时血浆药物浓度与效应室药物浓度相同，则 Vd_{pe} 的大小可按以下公式计算（公式 26.11）：

$$Vd_{pe} = \frac{单次注射剂量}{C_{pe}} \qquad (26.11)$$

其中，C_{pe} 是峰效应时的血浆药物浓度。

我们假定临床目标是选择达到特定的药效而又不发生药物过量反应的给药剂量。我们调整一下公式 26.11，用 C_T，即靶浓度（峰效应时同样的血浆和效应室药物浓度）来取代 C_{pe}，再来计算初始剂量（公式 26.12）：

$$单次初始剂量 = C_T \times Vd_{pe} \qquad (26.12)$$

芬太尼的 Vd_{pe} 为 75 L，因此要达到 3.0 ng/ml 的效应室峰浓度，需要使用 225 μg 的芬太尼，其在 3.6 min 内即可达到峰效应。该给药方案比先前推荐的在 39～1080 μg 之间选择给药剂量更为合理。表 26.4 列出了芬太尼、阿芬太尼、舒芬太尼、瑞芬太尼、丙泊酚、硫喷妥钠和咪达唑仑的 V_1 和 Vd_{pe}。表 26.1 列出了常用静脉麻醉药达到峰效应所需时间以及 $t_{1/2}k_{e0}$。

维持输注速度

我们用药物的系统清除率 Cl_S 乘以血浆浓度来定

表 26.4　峰效应时的分布容积		
药物	V_1（L）	Vd_{pe}（L）
芬太尼	12.7	75
阿芬太尼	2.19	5.9
舒芬太尼	17.8	89
瑞芬太尼	5.0	17
丙泊酚	6.7	37
硫喷妥钠	5.6	14.6
咪达唑仑	3.4	31

V_1，中央室容积；Vd_{pe}，峰效应时的表观分布容积

义药物排出体外的速率。为维持既定的靶浓度 C_T，药物输注的速度必须与药物排出体外的速率相同。因此（公式 26.13），

$$维持输注速率 = C_T \times Cl_S \qquad (26.13)$$

许多药物，包括所有的静脉麻醉药，都是多房室药代模型。这些药物分布至周围组织的同时又从机体被清除，因组织与血浆的药物水平在不断平衡，所以药物在组织分布速率也随时间而变化。只有当药物在周围组织与血浆完全平衡（常需数小时）后，公式 26.13 才是正确的。而在其他时间点，公式得出的维持输注速率常低于维持靶浓度所需的输注速率。

在某些情况下，用公式简单计算维持速率是可以接受的。例如，如果药物的首剂和输注速率是基于 Vd_{pe} 而得出的，那么该药物在给药与达到峰效应之间存在明显的延迟，因为当效应室浓度达到靶浓度时，大多数药物已分布至周围组织，所以用清除率乘以靶浓度得出的维持输注速度就更为准确，这是因为 Vd_{pe} 比 V_1 能更好地反映药物分布至周围组织的情况。遗憾的是，大多数麻醉药的血浆与效应室迅速平衡，而 Vd_{pe} 不能充分反映这种分布过程，所以这种方法并不适宜。

这种情况，我们就需要采用具有数学意义和临床意义的方法。由于药物向外周组织的分布随时间逐渐减少，因此用于维持预期浓度的药物输注速度也应该随时间而减慢。如果初始注射剂量是基于 Vd_{pe} 设定的，则在达到效应室峰浓度之前不必再用药。在达到效应室浓度峰值之后，维持预期浓度的（近似）正确公式为（公式 26.14）：

$$\begin{aligned}维持输注速率 = C_T \times V_1 \times \\ (k_{10} + k_{12}e^{-k_{21}t} + k_{13}e^{-k_{31}t}) \qquad (26.14)\end{aligned}$$

此公式指出，为了维持 C_T 需要在注射初期快速输注。随着时间的变化，输注速率逐渐下降（图 26.14）。当达到平衡时（$t = \infty$），输注速率下降至 $C_T \times V_1 \times k_{10}$，这与 $C_T \times Cl_S$ 是相等的。临床上没有麻醉科医师会选择这样复杂的公式，幸运的是，一些简单的技术可用于解决这个复杂的问题。

图 26.19 是求解公式 26.14 的列线图。它显示了关于芬太尼、阿芬太尼、舒芬太尼和丙泊酚等不同药物，为维持其所需的药物浓度在不同时间的输注速率。此列线图非常复杂，所以我们将进行详细阐述：

y 轴代表靶浓度 C_T，x 轴表示从麻醉用药开始后的时间（如从初始给药开始）。推荐的初始靶浓度

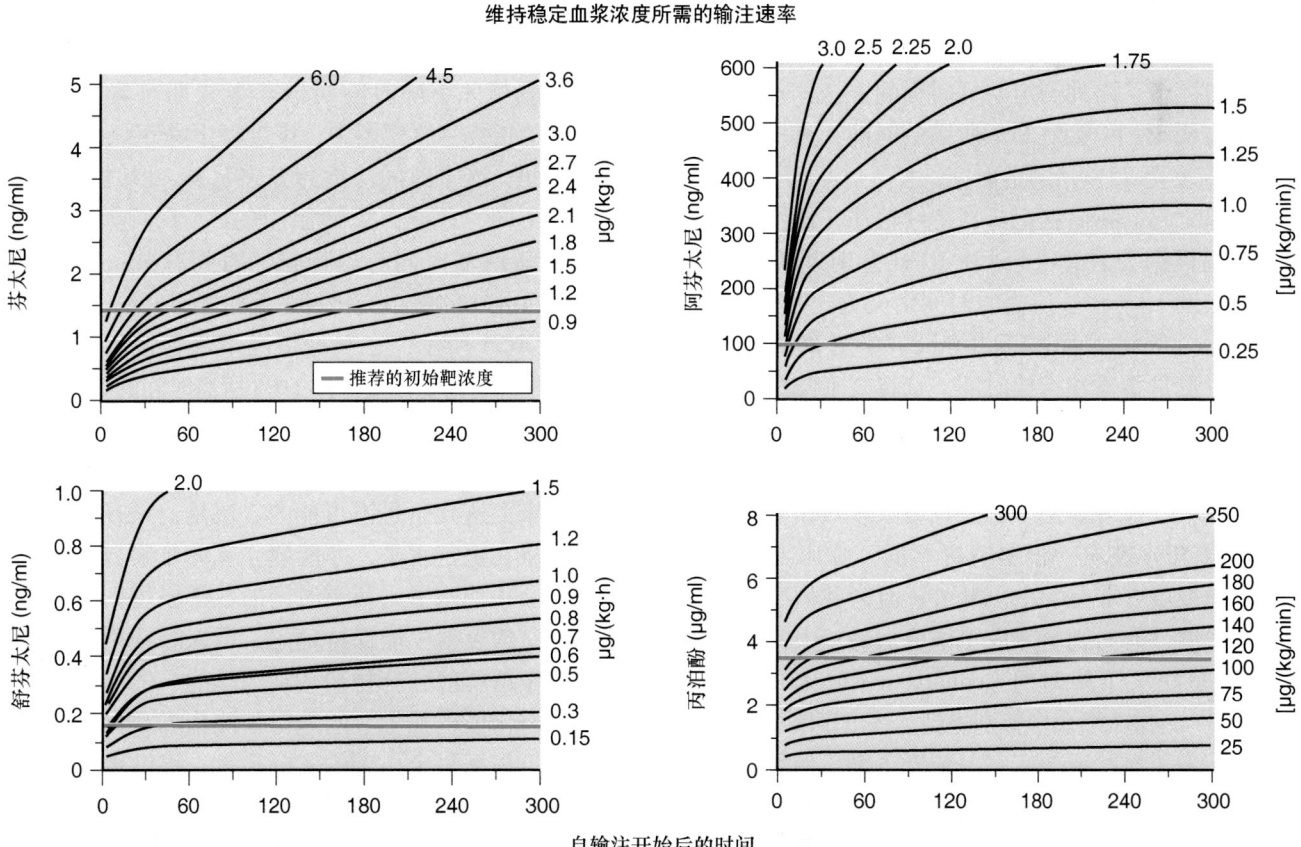

维持稳定血浆浓度所需的输注速率

自输注开始后的时间

图 26.19　维持芬太尼、阿芬太尼、舒芬太尼或丙泊酚浓度稳定时，所需的维持输注速率列线图。y 轴代表预期浓度，x 轴是相对于初始输注的时间。斜线表示维持 y 轴上的特定浓度所需的不同时间点的输注速率

（蓝线表示）基于 Vuyk 等人[93]关于丙泊酚和阿芬太尼的研究结果（图 26.15），根据其相对效能推算出芬太尼和舒芬太尼的初始靶浓度[108]。靶浓度曲线及对角线的交点代表相应时间点的输注速度。例如，为了维持舒芬太尼浓度在 0.16 ng/ml 的水平，5 min 的输注速率为 0.6 μg/（kg·h），10 min 的输注速率为 0.5 μg/（kg·h），20 min 时的输注速率约为 0.4 μg/（kg·h），40 min 时的输注速率约为 0.3 μg/（kg·h）。当然，也可以根据临床具体情况和对静脉药物所需剂量的评估，来选择靶浓度以及不同时间的输注速率。

麻醉苏醒

麻醉苏醒取决于当药物停止输注后影响药物从效应室清除的药代动力学特点及药效动力学特点。

终端消除半衰期常用来评价药物作用时间的长短，但血药浓度下降速率主要取决于药物从中央室的清除与再分布。再分布和清除对于药物浓度下降速度的影响取决于药物的持续时间和停止输注的时间[108-109]，因为这些过程有着不同的速率常数。

1985 年，Schwilben[110]建立了一个数学模型，将吸入麻醉药失效的时间趋势与麻醉药物输注时间联系起来。同样，Fisher 和 Roser[111]证实随着用药时间的延长，肌松药在周围容积的分布和蓄积会导致苏醒缓慢。他们提出了两种测定恢复时程的方法：一种是肌颤搐张力从 5% 恢复至 25% 所需的时间，另一种则是从 25% 恢复至 75% 所需的时间。

从那时起，我们就把药物持续输注并保持恒定浓度后（如根据公式 26.14 输注），任意时间停止输注时血浆浓度下降 50% 所需的时间定义为"**时−量相关半衰期**（context-sensitive half-time）"（图 26.20）[109]，其中，时量是指输注持续时间。选择"下降 50%"来定义，一方面是因为传统（半衰期是指在一室模型中药物浓度下降 50% 所需的时间），另一方面是因为（粗略来说），患者术后苏醒是需要大多数镇静催眠药浓度下降 50% 左右。根据情况不同，临床上有时也要求下降浓度并非是 50%。此外，有时我们感兴趣的是血浆浓度，有时则是效应室浓度。另一个常用概念是"**时−量相关下降时间**（context-sensitive decrement time）"[112]，这个概念中特别提到了浓度下降，就是模型中的房室（血浆或效应室）浓度下降。例如，芬太尼效应室浓度下降 70% 所需时间与输注持续时间之间的关系，被定义为"**时量相关 70% 效应室下降时间**"。

阿芬太尼、芬太尼、舒芬太尼和瑞芬太尼的时量相关效应室下降时间见图 26.21。为了确定持续输注

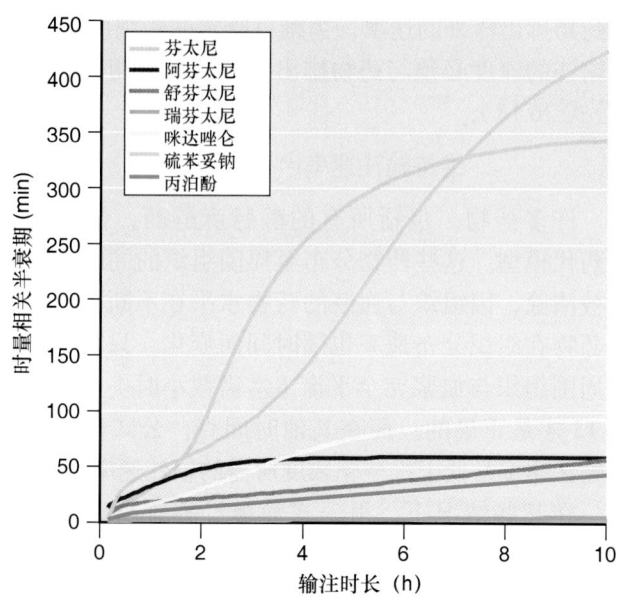

彩图 26.20 在芬太尼、舒芬太尼、阿芬太尼、丙泊酚、咪达唑仑和硫苯妥钠药代动力学模型中用时量相关半衰期作为输注时间（时量）的函数（From Hughes MA, Glass PSA, Jacobs JR. Context-sensitive half-time in multicompartment pharmacokinetic models for intravenous anesthetic drugs. Anesthesiology. 1992；76：334-341.）

的停药时间（使患者在手术后适时苏醒），临床医师应了解患者苏醒时所需的药物浓度降低的程度、输注持续时间（时量）以及必要的时量相关效应室浓度下降时间。

时量相关下降时间与清除半衰期有着根本的不同。在单指数衰减模型中，浓度每下降 50% 都需要相同的时间，这个时间与给药方式无关。但时量相关半衰期则不同，首先，从概念名称上，我们能看出浓度下降 50% 所需时间与药物输注时间有关；其次，浓度下降百分比的微小变化可引起所需时间的明显延长。正如图 26.21 所示，在某些情况下药物浓度下降 60% 所需的时间是药物浓度下降 50% 所需时间的 2 倍以上。

"时−量相关下降时间"这个概念的确立，是基于血浆或效应室浓度可以维持在恒定水平这个假设，然而在临床上这几乎是不可能的。但是，只有假定药物浓度维持在恒定水平，才能建立有关血浆与效应室浓度下降至预期水平时所需时间的数学模型。因为血浆和效应室浓度很少能保持恒定，所以时量相关下降时间被用作解释静脉药物药代动力学的一般指南，而不是任何药物或输注方案的绝对预测指标。自动药物输注系统可根据每个患者的实际药量，提供更精确地预测血浆或效应室浓度下降到预期水平所需的时间。这将有助于临床医师明确停止输注的最佳时机。

时−量相关下降时间主要阐述麻醉苏醒过程中的药代动力学，而药效动力学在苏醒过程中也同样重

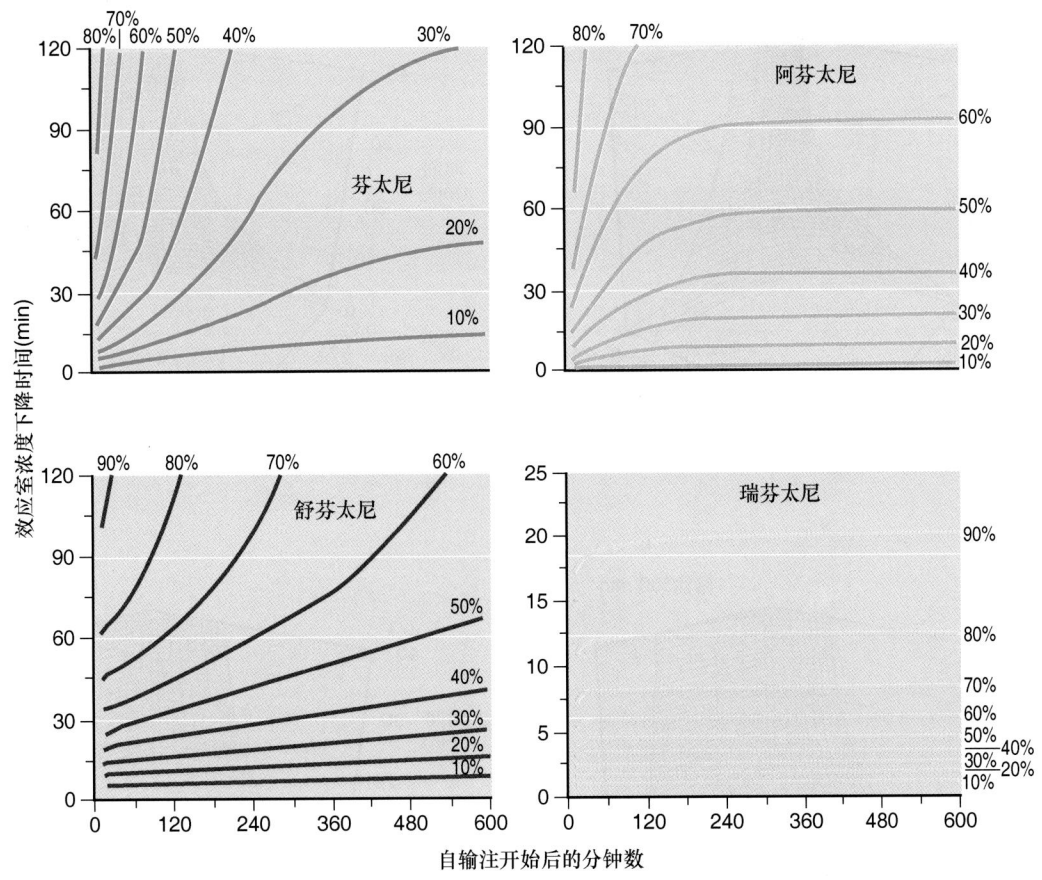

图 26.21　阿芬太尼、芬太尼、舒芬太尼和瑞芬太尼的时–量相关效应室浓度下降时间。表示输注停止后从维持的效应室浓度到下降一定百分比（用每条曲线标记）所需的时间

要。Bailey[113]整合了药代–药效动力学模型，提出了**"平均有效时间"**的概念，它是指麻醉维持在使 90% 的患者对术中刺激无反应，到患者恢复反应的平均时间。平均有效时间表明，若药物的浓度–效应关系曲线平缓，则其浓度必须显著下降方可使患者彻底清醒，这常造成患者苏醒延迟；相反，若药物的浓度–效应关系曲线曲线陡峭，则药物浓度少量下降患者即可迅速苏醒。大多数镇静催眠药的浓度–效应关系曲线陡峭程度适中。

药物的药效动力学相互作用在麻醉苏醒过程中也具有重要作用。药物的相互作用可以让任意两种药物通过不同比例的配伍达到相同的麻醉状态，选择最佳比例的药物配伍，可以使患者的苏醒更加迅速。例如，阿片类药物与镇静催眠药合用，则麻醉后恢复主要取决于阿片类药物和镇静催眠药的药物浓度、两种药物的浓度下降速度、对伤害性刺激反应消失（即麻醉维持状态）和意识消失的相对协同作用。尽管阿片类药物和镇静催眠药浓度下降的趋势可由各自的时量相关下降时间表示（图 26.22；也见图 26.15），有关相对协同作用对临床节点的影响，可通过药物在麻醉及苏醒过程中相互作用的不同模型来获得。

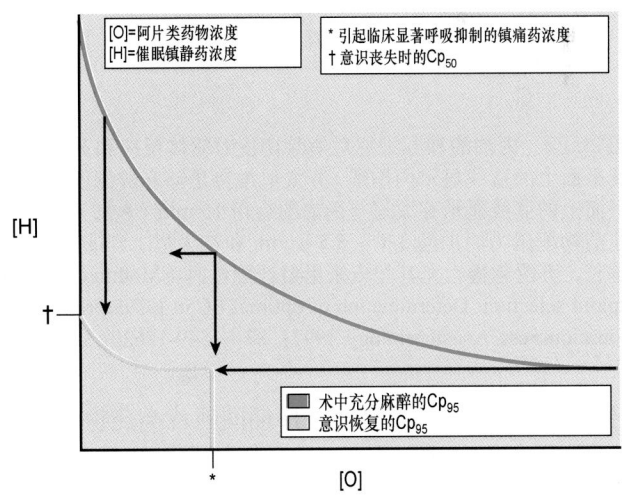

图 26.22　镇静催眠药和阿片类药物在消除伤害性刺激的体动和手术结束后自主通气恢复并苏醒中的相互作用。如图所示，术后恢复的时间取决于术中两种药物的浓度、药物下降到苏醒所需水平的时间以及有足够的自主通气的时间（即它们的时量相关下降时间）

Vuyk 等人[54]根据丙泊酚与芬太尼、舒芬太尼、阿芬太尼和瑞芬太尼在麻醉维持及苏醒中的相互作用，通过模型预测丙泊酚与上述阿片类药物合用后的苏醒时间（图 26.23 和图 26.24）。苏醒时间随阿片类

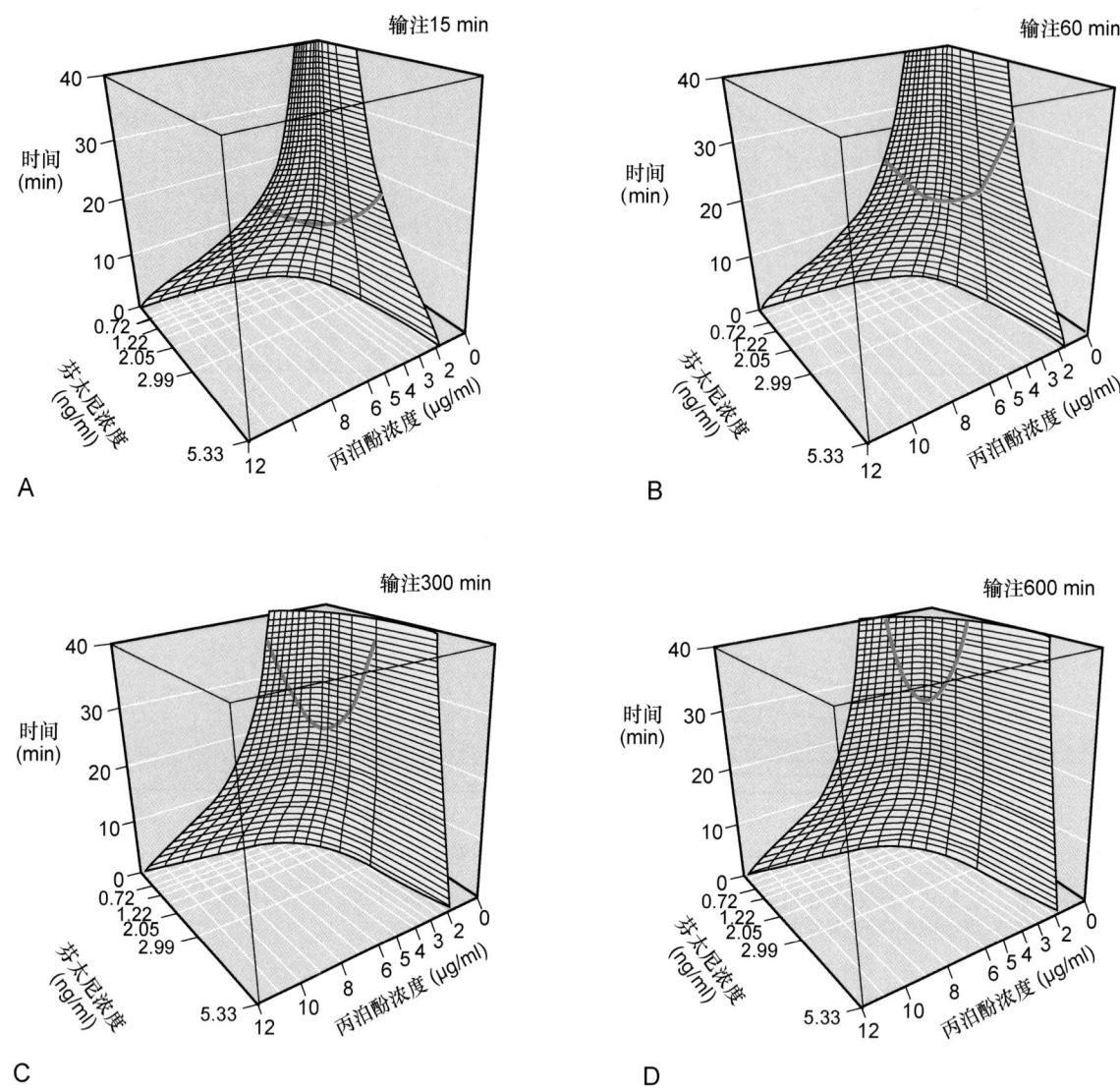

图 26.23　丙泊酚和芬太尼对消除切皮时躯体反应和苏醒时间的相互关系的模拟图。x 轴代表芬太尼浓度，y 轴代表丙泊酚浓度。低平面上的蓝线显示丙泊酚 / 芬太尼维持足够麻醉深度的相互作用关系。当输注停止，两种药物浓度均下降，用 z 轴表示。苏醒平面上的蓝线显示芬太尼与丙泊酚合用 15 min（A）、60 min（B）、300 min（C）、600 min（D）后麻醉苏醒时间。最快苏醒的最佳药物配伍为丙泊酚 3.0 ～ 3.5 μg/ml 和芬太尼 1.5 ng/ml。当丙泊酚或芬太尼浓度增加，苏醒时间则延长。此外，药物输注时间越长，苏醒越慢，尤其是未采用最佳配伍时（Modified from Vuyk J, Mertens MJ, Olofsen E, et al. Propofol anesthesia and rational opioid selection. Determination of optimal EC50-EC95 propofol-opioid concentrations that assure adequate anesthesia and a rapid return of consciousness. Anesthesiology. 1997；87：1549-1562.）

药物的种类不同以及麻醉维持期间阿片类药物和丙泊酚之间的相对平衡而变化。例如，图 26.23 的左上图，模拟了丙泊酚 / 芬太尼维持麻醉 15 min 后苏醒的情况。该模拟图假定麻醉中丙泊酚和芬太尼浓度恒定，这与时量相关下降时间的前提相同。曲面图最低的曲线是芬太尼和丙泊酚相互作用的曲线，其范围由左侧的芬太尼（0）和丙泊酚（12 μg/ml）到右侧的芬太尼（5.33 ng/ml）和丙泊酚（1.8 μg/ml）。理论上，这条曲线上的任何一点都能确保维持相同的麻醉深度。若麻醉维持 15 min 后停止，两种药物浓度均下降。通过相互作用曲线上不同点向上画的线可以看出，在关闭注射后，丙泊酚和芬太尼的浓度在下降，而不同的点

与下平面的距离表示苏醒时间。所有上行线条共同构成 "苏醒平面"。苏醒平面中的蓝色线条显示芬太尼 / 丙泊酚相互作用模型中预测苏醒的时间点。

图 26.23 显示，1.8 μg/ml 丙泊酚和 5.33 ng/ml 芬太尼维持麻醉 15 min 后（相互作用曲线的右侧边线），大约需要 12 ～ 17 min 两种药物的浓度才会下降至苏醒水平。然而，如果麻醉维持保持在 3.5 μg/ml 丙泊酚和 1.5 ng/ml 芬太尼（相互作用曲线中央部分），则停药后 8 min 即可苏醒。采用芬太尼复合丙泊酚麻醉达 60 min、300 min、600 min，作用曲线显示患者能够迅速苏醒的芬太尼血药浓度为 1.0 ～ 1.5 ng/ml，相对应的丙泊酚浓度需要达到 3.0 ～ 3.5 μg/ml 才能维持足够的麻醉

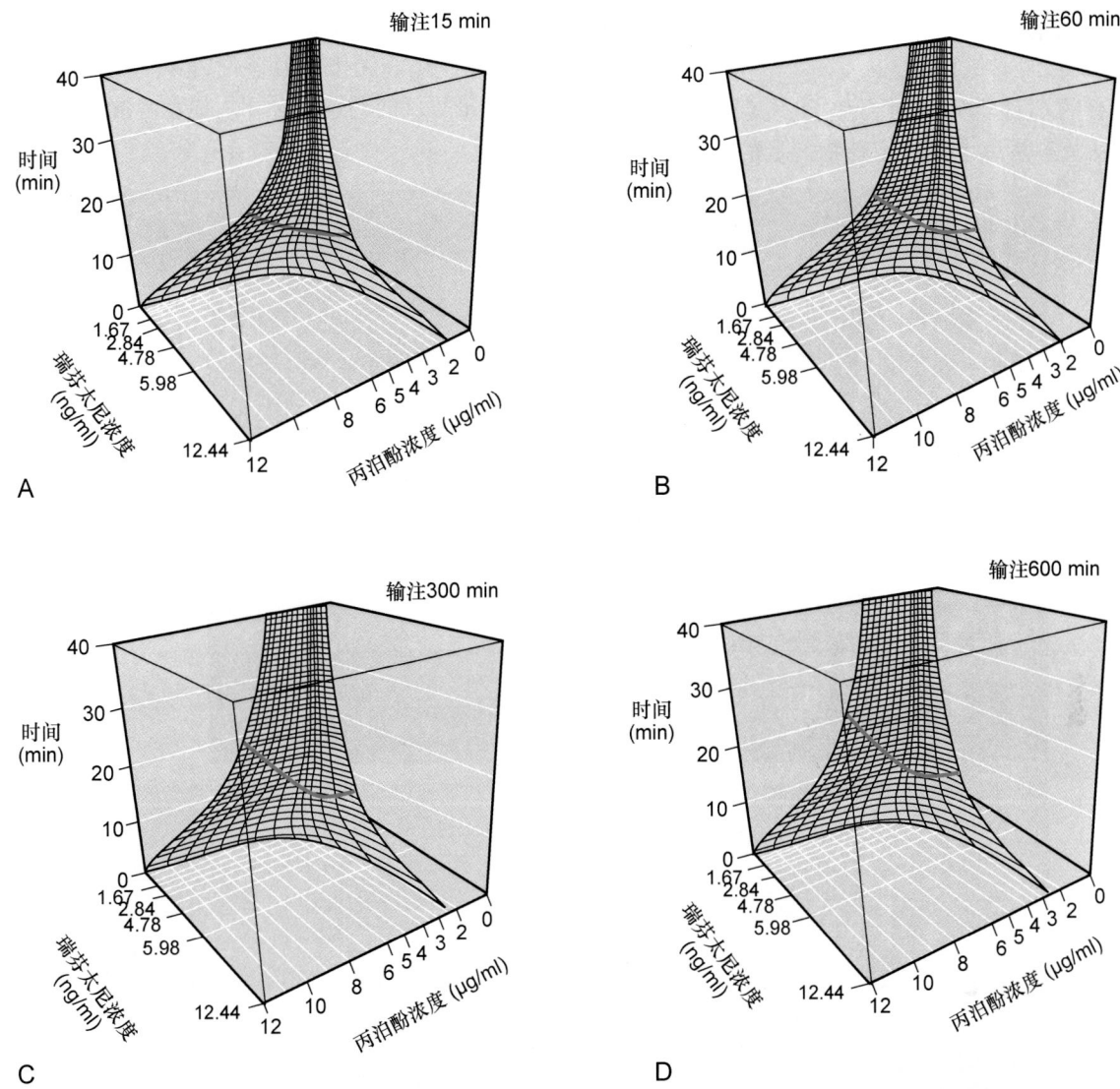

图 26.24　丙泊酚和瑞芬太尼对消除切皮时躯体反应和苏醒时间的相互关系的模拟图。x 轴代表瑞芬太尼浓度，y 轴代表丙泊酚浓度。低平面上的蓝线显示丙泊酚 / 瑞芬太尼维持麻醉的相互作用关系。当输注停止，两种药物浓度均下降，用 z 轴表示。苏醒平面上的蓝线显示瑞芬太尼与丙泊酚合用 15 min（A）、60 min（B）、300 min（C）、600 min（D）后麻醉苏醒时间。最快苏醒的最佳药物配伍为丙泊酚 2.5 μg/ml 和瑞芬太尼 5 ～ 7 ng/ml。并且，若没有使用最佳的瑞芬太尼剂量，则输注时间增加对苏醒时间的影响不大，但丙泊酚剂量增加会使苏醒延迟（Modified from Vuyk J, Mertens MJ, Olofsen E, et al. Propofol anesthesia and rational opioid selection. Determination of optimal EC50-EC95 propofol-opioid concentrations that assure adequate anesthesia and a rapid return of consciousness. Anesthesiology. 1997；87：1549-1562.）

深度。同样，Vuyk 等发现，阿芬太尼和舒芬太尼的浓度超过其镇痛范围上限（如阿芬太尼 80 ng/ml；舒芬太尼 0.15 ng/ml）也几乎没有临床益处，反而只能造成苏醒延迟。从上述情况得出结论，如果患者麻醉不充分，为防止术后苏醒延迟，应增大镇静催眠药的浓度而不要使阿片类药物浓度超过其镇痛范围上限。

瑞芬太尼因其特殊的药代动力学特性情况则不同（图 26.24）。瑞芬太尼的高清除率可使其在停药后阿片类效应迅速消失。在瑞芬太尼和丙泊酚维持期间，下方平面再次显示相同的麻醉状态（图 26.24）。大剂量瑞芬太尼可减少维持麻醉所必需的丙泊酚的剂量[114]。然而苏醒平面图显示，大剂量的瑞芬太尼和适度降低的丙泊酚剂量合用时，可显著加速麻醉后苏醒。例如，当采用 3 μg/ml 丙泊酚合并 2.5 ng/ml 瑞芬太尼维持麻醉 600 min 后，其苏醒时间大约需 12 min（图 26.24D）。如果瑞芬太尼浓度增至 5 ng/ml，丙泊酚浓度可降至 2 ～ 2.5 μg/ml，停药后 6 min 之内即可苏醒。有人认为这样会使患者有发生术中知晓的风险，因为 2 μg/ml 丙泊酚浓度低于其苏醒的 C_{50}[115]。因此，麻醉期间应将这种技术同术中 EEG 监测相结合，以保证麻醉充分[21, 115]。

药物信息显示

将所有的药理学知识进行整合，其中包括药物相互作用以及测量患者对特定药物剂量的反应可以用来描述多种药物完整的剂量-反应关系，从而使药物输注最佳化，优化患者诊疗方案[116-117]。例如，彩图 26.25 是建议的药物相互作用显示界面。

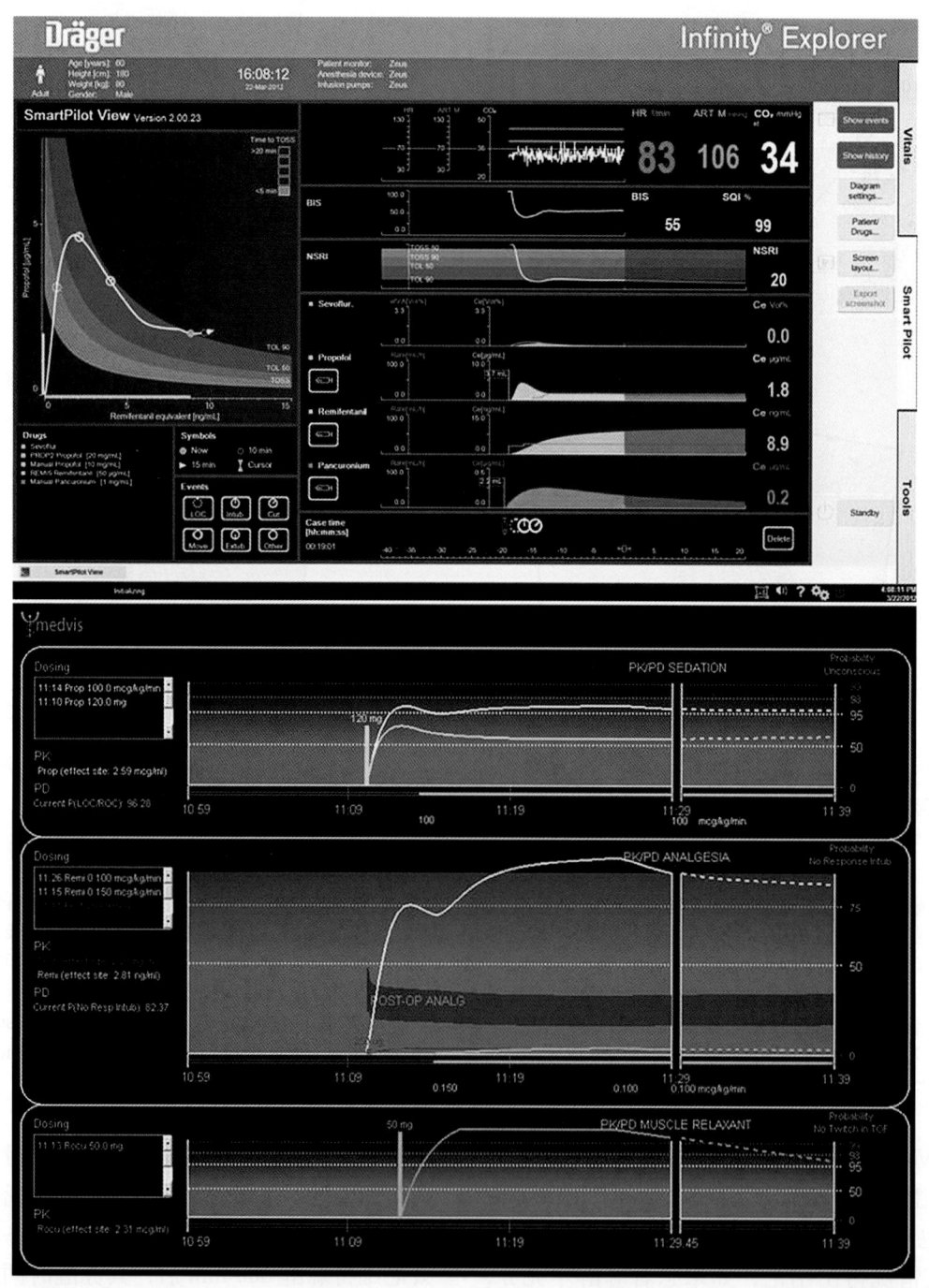

彩图 26.25　在线查询显示包括了药物特性和药物相互作用特性。SmartPilot（德尔格，吕贝克市，德国）（图上半部分显示）是一个二维显示器，显示了基于药代动力学模型，药效动力学模型以及麻醉效应等联合使用药物（阿片类药物和静脉或吸入催眠镇静药）的效应室药物浓度。灰暗色区域显示麻醉不同水平；黄色点表示效应室浓度的联合作用；白线表示回顾性浓度；黑色点和箭头表示根据现在的输注情况计算出来的 10 和 15 min 后的预测值。事件标记可以设定为患者麻醉水平相关的特定状态：实时曲线，趋势和单一药物的效应室浓度预测，麻醉效果［伤害性刺激反应指数（NSRI）］和相关脑电双频指数（BIS），主要生命体征，事件标记作为解释的参考。Medvis 显示器（Medvis，盐湖城，犹他州）（图下半部分显示）运用药代-药效动力学模型预测药物在过去、现在和 10 min 以后的效应室浓度以及药效。药物剂量，如单次注射和持续输液，是通过单独的数据接口或用户界面进行管理的。药物分为镇静药（上图）、镇痛药（中图）和肌松剂（下图）。药效通过人群的无意识概率（上图）、对插管刺激无反应概率（中图）和对四个强制性刺激无反应概率（下图）描述。除此之外，第二药代动力学终点，术后疼痛代表对于术后疼痛治疗窗的指南。镇静催眠药和镇痛类药物的协同作用由图中的白色曲线表示。例如，上图显示只用丙泊酚，则无意识概率在 50% ～ 95%（黄色曲线），但当丙泊酚联合阿片类药物使用时，无意识概率大于 95%（白色曲线）。相似的，丙泊酚在中图也有加强阿片类药物的作用

静脉输注装置和技术

手动静脉输注

输注静脉麻醉药物时，输注方案可由一系列不同装置来执行，从简单的 Cair clamp 或 Dial-a-Flo（雅培实验室）到复杂的电脑控制输注泵。然而，机械设计的简单性并不一定与易用性相关联，这促进了输注装置技术在过去十年里的发展。

输注装置可以分为控制泵或正压容积式泵。由名称所示，控制泵包含控制重力产生流速的机制，而容积式泵包含主动泵出装置。

输注静脉麻醉药最常用的泵是各种机制的容积式注射泵。这种泵准确性极高，并非常适合麻醉药物的输注。其中一项重要的改进，就是临床医师可以输入患者的体重、药物浓度和输注速率［剂量/（单位体重·单位时间）］，然后注射泵可计算出单位时间内的输注体积作为输注速率。这种注射泵还能简单地采用阶段输注方案即先给予负荷剂量，接着给予维持输注。现在很多注射泵还能自动识别注射器型号。未来输注装置的发展趋势是在输注泵中整合入药物图书馆，包括药物分类、指导用药方案和最大剂量警报。这些注射泵技术的革新将会使得静脉麻醉药物的使用更加便捷和安全。

除了注射泵，完整的静脉输注系统硬件表现必须更为完美[5]，它可以在每个单位时间输注准确的药量。如果药物输注装置有很大的"**死腔（dead space）**"，那实际输注速率可能根据共同输注的其他液体流量而改变[118]。建议运用抗反流活瓣以防止药物反流到药液袋内。其他的一些因素包括输注系统内（注射器或者输液管）顺应性过高和注射器润滑度不足，使得在输注速率很低的时候注射器会间断推进，通常出现在靶浓度过低、药物浓度过高或采用大容量的注射器时[5]。

在我们讨论药代动力学时就知道，手动静脉输注联合运用了单次给药和持续输注。表 26.5 给出了常规输注泵输注静脉麻醉药的推荐指导方案，该方案是基于这些药物的药代-药效动力学模型。然而最佳的药物输注速率还是要以观察和检查患者为基础，个体对相同的药物剂量或浓度的反应差异很大，因此针对不同的患者需要采用滴定给药从而达到适当的药物水平。在不同的手术类型（如浅表手术与上腹部手术）中，维持足够麻醉深度的药物浓度也会不同。当手术结束时需要药物浓度降低，因此在手术快结束时常降低输注速率以求快速苏醒。

当输注速度不足以维持足够的麻醉深度时，追加单次注射剂量和加大输注速度都能迅速提高血浆（生物相）药物浓度。各种刺激性操作也都要求在短时间内维持较高的药物浓度，（如喉镜置入、气管插管、切皮等）。因此，在这些强刺激时，需要调整输注方案，在短时间提供高峰浓度。对于气管插管，一般首次负荷剂量就能达到血药浓度要求；但是，对于切皮等手术操作，就应再追加剂量。

输注方案（表 26.5）并不能达到通过标准化挥发罐使用吸入麻醉药物时的方便和精确，尤其是当用户需要根据输注方案中给出的基于质量的输注速率计算体积输注速率（ml/h）时。运用这种计算器泵使得麻醉科医师的工作简单化，以前用户需要输入患者的体重和药物浓度，以后则只需输入基于质量的输注速率，该速率可以用于计算体积输注速率，这种类似挥发罐的方便和精确程度就可以通过 TCI 装置，例如商

药物	麻醉		镇静或镇痛	
	负荷量（µg/kg）	维持输注［µg/（kg·min）］	负荷量（µg/kg）	维持输注［µg/（kg·min）］
阿芬太尼	50 ～ 150	0.5 ～ 3	10 ～ 25	0.25 ～ 1
芬太尼	5 ～ 15	0.03 ～ 0.1	1 ～ 3	0.01 ～ 0.03
舒芬太尼	0.5 ～ 5	0.01 ～ 0.05	0.1 ～ 0.5	0.005 ～ 0.01
瑞芬太尼	0.5 ～ 1.0	0.1 ～ 0.4	*	0.025 ～ 0.1
氯胺酮	1500 ～ 2500	25 ～ 75	500 ～ 1000	10 ～ 20
丙泊酚	1000 ～ 2000	50 ～ 150	250 ～ 1000	10 ～ 50
咪达唑仑	50 ～ 150	0.25 ～ 1.5	25 ～ 100	0.25 ～ 1
美索比妥	1500 ～ 2500	50 ～ 150	250 ～ 1000	10 ～ 50
右美托咪定			0.5 ～ 1 over 10 min	0.2 ～ 0.7

表 26.5　手动输注方案

* 当镇痛或镇静时，瑞芬太尼不需给初始负荷剂量，因为其起效迅速，可能引起呼吸暂停或肌肉强直。负荷剂量后，由于药物再分布需要一开始给予较高的输注速率，随后调整到维持足够麻醉或镇静水平的最低输注速率。当使用阿片类药物作为氧化亚氮-麻醉药技术或心脏手术麻醉的一部分时，需使用表中的麻醉剂量。当阿片类药物用于平衡麻醉的一部分时，需用表中的镇痛剂量

用的 TCI 泵来实现。

物输注速率[120]。

计算机控制给药

在本章的引言部分讨论过最佳的患者个体化剂量需要通过药代药效动力学原则进行调整。运用量效关系，药物滴定需要尽可能地接近药效。滴定达到特定药效或者特定的效应室浓度会更加有利。因为对于大部分静脉麻醉药（不同于吸入麻醉药）并不能持续监测效应室或血浆浓度，因此需要使用电脑建立药物模型，不断更新麻醉药品输注速率从而维持估计的药效或药物浓度（彩图 26.26）。

TCI 技术就是通过滴定达到一个特定的血浆或效应室浓度。TCI 是一个**闭环控制系统**（closed-loop control system）。最近有关 TCI 的发展史被总结发表了出来[119]，在这个闭环系统中，临床医师是**控制者**，只是这个控制是间断，而且在时间上也是不规则的[120]。在其他的麻醉药物闭环控制应用中，控制理论越来越多地用于发展电脑控制药物输注系统。电脑控制闭环输注系统使得观察和介入过程更加正式化，从而提供更加精确的调控。这些系统运用了一个持续的药效信号，计算观察值与设定值（由用户选择）之间的误差，从而不断地调整药物输注速率。一些电脑控制药物输注系统试图通过预测可能的药效从而提前调整药

靶控输注系统

装置

由于微处理器控制注射泵的发展，以及更好地对量效关系的了解使得 TCI 系统也得以发展。TCI 是一个电脑或微处理器控制系统，该系统能够达到用户预设的效应室或组织药物浓度。临床医师根据临床需求对患者进行观察或药效测量，并运用 TCI 系统去输注药物，从而达到一个预期的药物浓度，通常也称为靶浓度。TCI 系统应用多房室的药代-药效动力学模型来计算达到靶浓度所需的药物输注速率（图 26.4），为了执行复杂的计算和控制输注泵需要一台电脑或者微处理器。靶浓度的设定通常为血浆或效应室浓度[3]。

目前所用的 TCI 系统是采用 Kruger-Thiemer[121]理论，达到和维持某种具有多房室模型药代动力学特性药物在稳态时的血药浓度。Schwilden 等人[7]首次在临床上实施该输注方案，又称为 BET 方案（图26.4）。该方案最初是根据二室模型设计的，简而言之，输注开始给予一个能够达到靶浓度的负荷剂量；其次持续输注以弥补药物清除丢失的药量，当清除率恒定以后，单位时间内清除的药量与血浆药物浓度成正比，到达稳态血浆浓度时，清除的药量可以通过恒

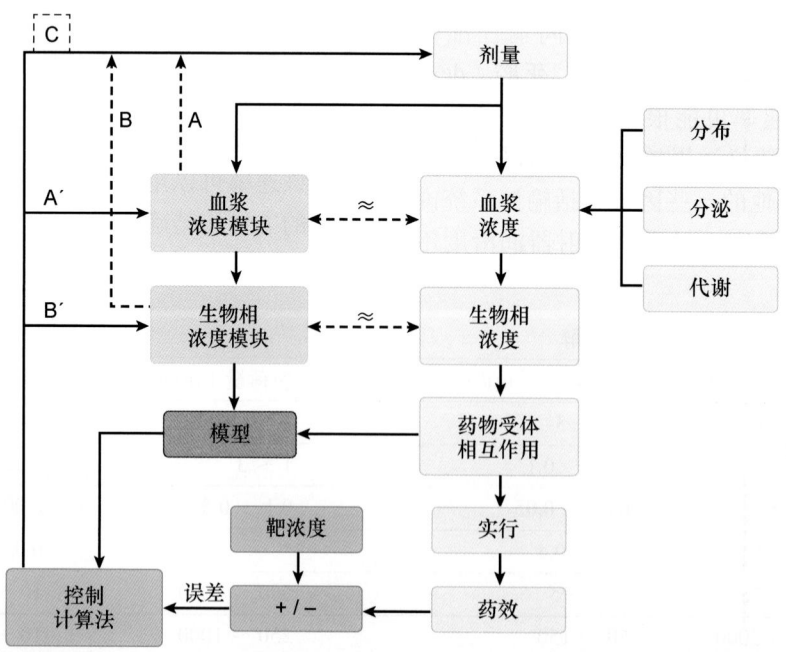

彩图 26.26　决定给药剂量和药效（黄色）关系的药代药效动力学过程示意图。药代动力学因素如再分步，代谢和（或）分泌等决定了药物剂量和药物在生物相浓度的关系。在生物相，药物与受体结合达到药效。靶控输注（TCI）利用模型估计血浆或生物相药物浓度（红色），计算需要达到靶控血浆浓度（A）或效应室浓度（B）的药物剂量。电脑控制闭环反馈通过测量实际药效和预测药效之间的误差来控制药物的输注（蓝色）。更好的闭环系统不是采用剂量作为直接执行器，而是利用 TCI 系统的模拟变量作为执行器变量（A/A'，B/B'）。TCI 系统减少了剂量-效应关系的复杂性。高级控制计算法将考虑到持续更新的相互作用模型（浅绿色）（Modified from Struys M, de Smet T. Principles of drug actions：target-controlled infusions and closed-loop administration. In：Evers AS，Maze M，Kharasch ED，eds. Anesthetic Pharmacology：Basic Principles and Clinical Practice. Cambridge：Cambridge University Press；2011：103-122. Used with permission.）

定速率输注的药物所补充；最后，药物输注还需要考虑到药物在外周组织的分布和运输，再分布的药量随着时间以指数方式递减，如同中央室和外周室之间的梯度一样，补充再分布的药量需要以指数递减速率补充药物从中央室**丢失**的量直到达到稳态[4]。

BET 方案也存在一些缺点，首先它需要药物输注前机体是一个无药物使用的状态，而这在改变靶浓度的输注过程中几乎是不可能的。除此之外，最近的研究总结出大部分麻醉药的药代动力学是三室而不是二室模型。本章节前面也提及过血浆并不是药物的作用位点，因此开发出了效应室控制 TCI 计算法[29]。在 20 世纪 90 年代，大量的以电脑为基础的 TCI 由斯坦福大学（STANPUMP，加州），斯坦陵布什大学（STELPUMP，南非），杜克大学［电脑辅助持续输注（CACI），北卡罗莱纳州］和根特大学（RUGLOOP，比利时）的研究者所发明。德国埃朗根和荷兰莱顿市的研究团体发明了可以模拟药代动力学的软件（分别是 IVA-SIM 和 TIVA）。最终，阿斯利康公司（伦敦）生产了第一台市售 TCI 泵。它是基于 Kennyt 团队的设计原型[122]，使用阿斯利康特定的载药注射器达到设定的血浆靶浓度。尽管这个技术从未在美国使用[8]，但已成为许多国家日常临床工作中用于调节最佳药物输注的破冰之作。最近，许多公司已经开始销售在血浆和效应室控制模式下输注多种药物的**开放型 TCI 泵**（图 26.27）[8, 119]。

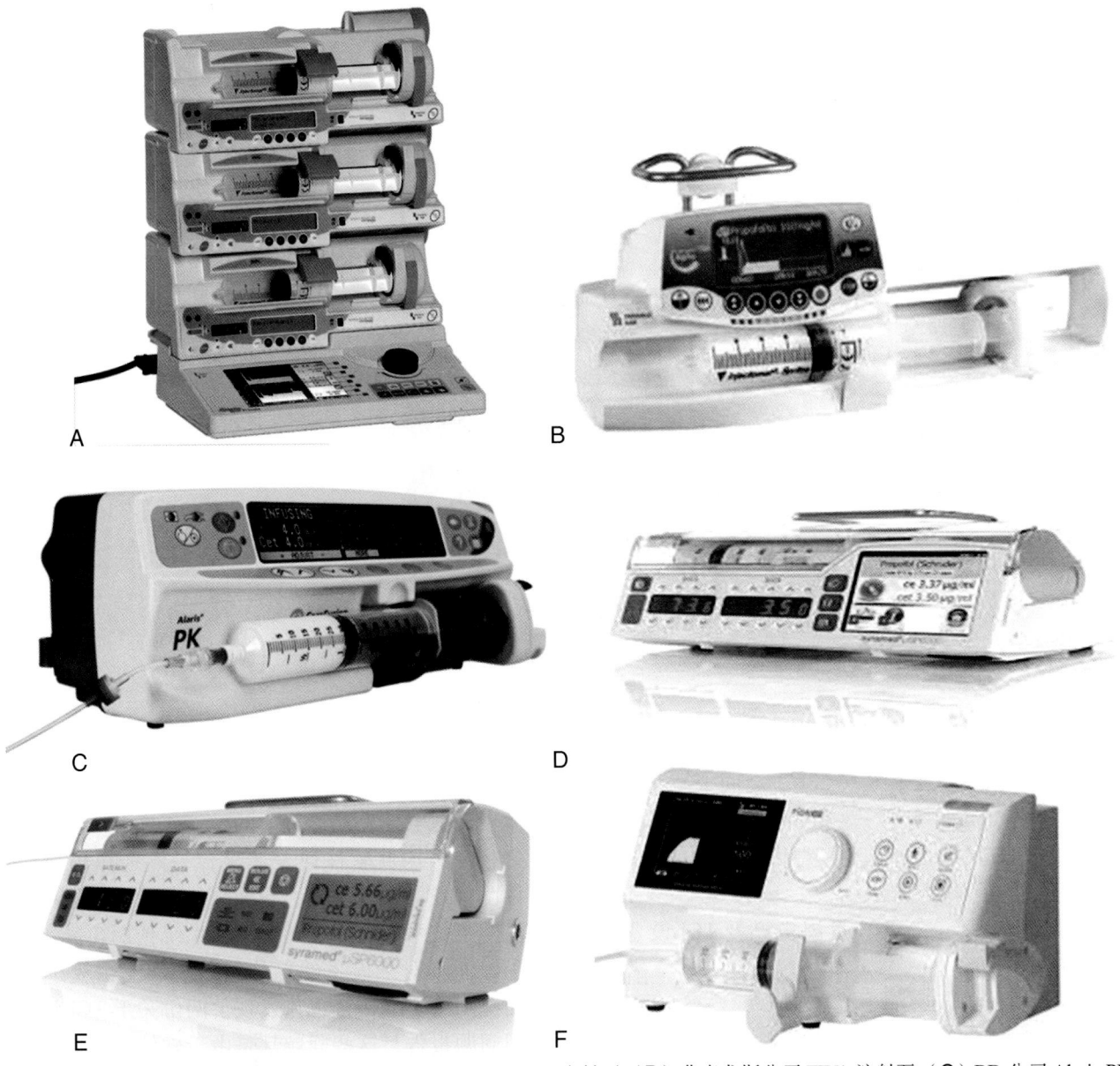

图 26.27　靶控输注（TCI）泵。（A）费森尤斯公司 Base Primea 注射泵；（B）费森尤斯公司 TIVA 注射泵；（C）BD 公司 Alaris PK 注射泵；（D）Arcomed 公司的 μSP 6000 注射泵；（E）Arcomed 公司的 μVP 7000 注射泵；（F）Bionet 公司的 PION TCI 注射泵；（G）B. Braun 公司的 Infusomat Space and Perfusor Space 注射泵；（H）Veryark Concert-CL 注射泵；（I）MedCaptain 公司的 HP TCI 泵［（A 和 B）Courtesy Fresenius Kabi AG，Homburg，Germany；（C）Courtesy BD，Franklin Lakes，NJ；（D 和 E）Courtesy Arcomed，Zurich，Switzerland；（F）Courtesy Bionet，Seoul，Korea；（G）Courtesy B. Braun Medical Inc.，Bethlehem PA；（H）Courtesy PRHOINSA，Madrid，Spain；（I）Courtesy Medcaptain，Shenzhen，P.R. China.］

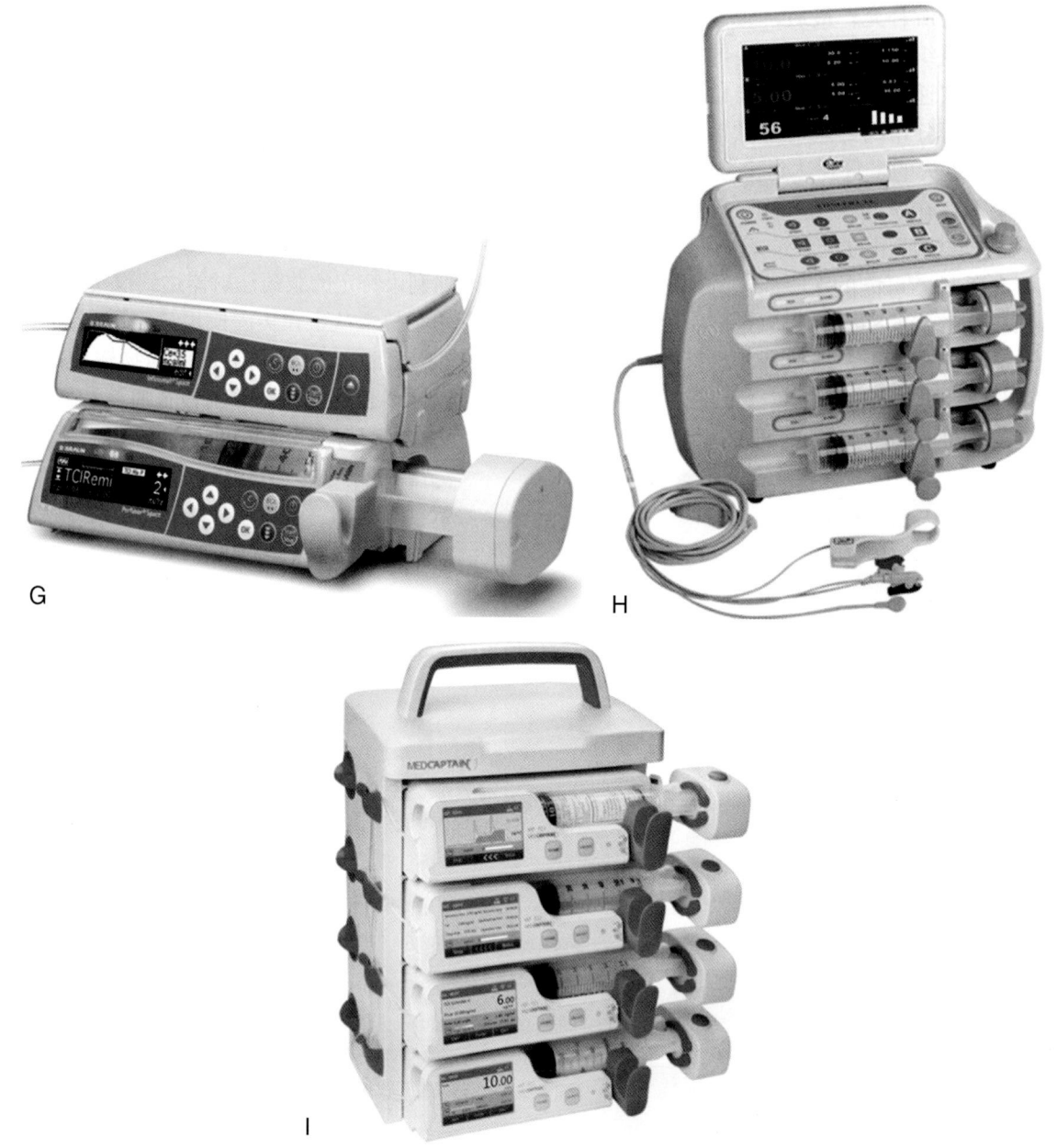

图 26.27 （续）

效应室控制的 TCI 需要能够精确地描述血浆（图 26.28A）和效应室浓度（图 26.28B）之间平衡速度的速率常数。Wakeling 等人[123] 和 Struys 等人[47] 已经证明了这种 TCI 的优势，这种模型目前已经在欧洲地区广泛使用。

2016 年发表了有关 TCI 发展史以及 TCI 设备的发展和使用的详细描述[8, 124]。

靶控输注的评估

采用靶控输注静脉麻醉药物，需要对其准确度（定义为预期浓度和实测浓度的差异）以及与使用自动药物输注系统的患者预后进行比较评估。药代动力学模型驱动装置的误差来自于软件、硬件以及药代动力学的个体差异性（图 26.29）。

软件的误差是因为错误地应用了药代动力学的数学模型，由软件程序计算出的输注速率可以用电脑模拟来检测，因此软件误差非常容易鉴别和校正[125]。在目前的注射泵技术中，输液泵给药错误（即在目前的注射泵技术中，未能正确注入系统预期药量）并不常见，而且对于设备的总体精确度影响也较小[126]。前面提到的安全审查也只发现了两份关于 TCI 设备的公司问题报告，这些问题都是由于软件编程错误造成的，都没有造成患者实质性的伤害[127]。

误差的主要原因是生物学个体差异性，主要包括两个方面：①药代动力学模型常常出错[106]；②个体的药代动力学与模型程序中的设定并不一致。个体

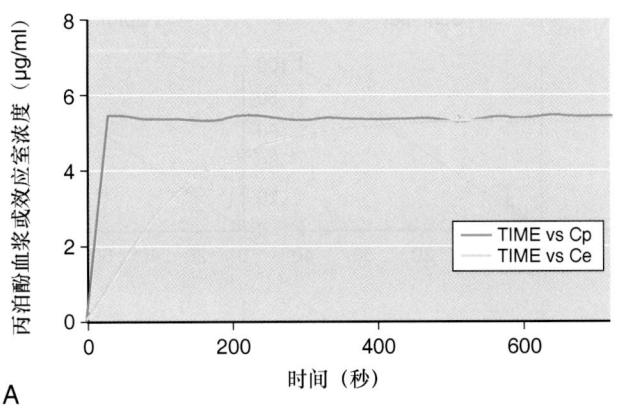

A

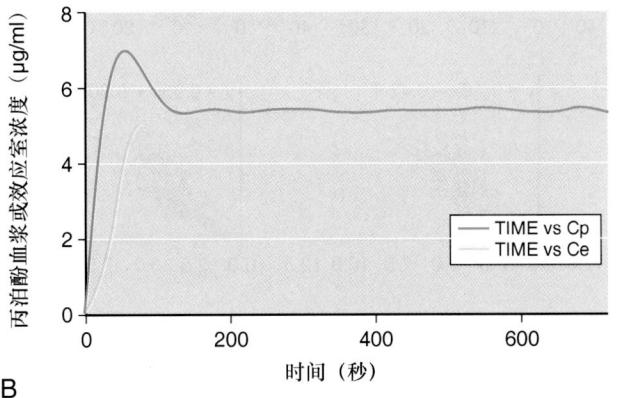

B

图 26.28　模拟丙泊酚血浆（A）控制比上效应室控制（B）TCI

远比简单的房室模型复杂得多[106]，因为药代动力学模型本身就是错的，即使个体的药代动力学参数绝对准确，也没有任何模型能精确地预测浓度。另外，即使药代动力学模型能真实地反映生理学本质，模型参数也仅仅是人群均数而非个体的准确参数，即使通过对反映个体差异的因素（如年龄、性别、低血容量和其他药物的联合使用）进行参数调整，它们仍然会与个体真正的药代动力学参数有所偏差。因此生物学个体差异性从根本上消除了自动药物输注装置达到精确靶浓度的可能性。重要的是我们必须意识到无论使用

何种给药方式，生物学个体差异性永远存在。尽管如此，TCI 装置造成的个体差异永远比单次剂量注射后观察到的个体差异要小[128]。电脑控制的药物输注必须根据临床上所需达到的治疗目标来决定。可能的目标包括达到预期的血药浓度，预期药效和产生预期药效的时间曲线。在过去的十年中，研究者按照这些不同的目标对自动给药系统进行了精确的调节。

　　衡量自动药物输注系统的最佳方法就是评估其能够快速达到并维持设定的靶浓度的能力。设定的靶浓度和实测靶浓度之间的差异可以用几种方式来描述。经典的图示法是用预计血浆药物浓度比上实测血浆药物浓度绘成 X-Y 平面图（图 26.30），或者是实测和预计药物浓度比给药时间（图 26.31）。用数字表示，就是所测浓度与预计值相差多远。这个差异通常用执行误差来描述，即所测浓度和靶浓度之间的差别占靶浓度的百分比，如 [（所测浓度－靶浓度）÷ 靶浓度 ×100%][129]。个体或群体的执行误差的中位数被定义为执行误差中位数（median performance error，MDPE），代表的是这个系统的平均上下偏差。MDAPE 通常用于药物自动输注装置的误差评定。MDAPE 为 0 是最完美的。MDAPE 为 20% 时，意味着有一半的血药浓度在目标值的 20% 内，而另一半则不在此范围内。进一步评估系统的准确性采用的是观察系统能否维持恒定的靶浓度。Varvel 等人[129]让一组临床医师来评价药物自动输注系统，结果表明 MDAPE 能像有经验的临床医师一样较好地预测药物自动输注装置的效果。

　　如前所述，执行误差不可能都为零。但是正负误差的相互抵消是可能的，因此药物自动输注设备的 MDPE 可以为 0%。MDPE 并不能表明执行误差的范围（因为正负执行误差可相互抵消），但它能表明系统达到的血药浓度是否超过（＋MDPE）或低于（－MDPE）预期的靶浓度。

　　多个研究小组评价了所有镇痛药和镇静药的许多

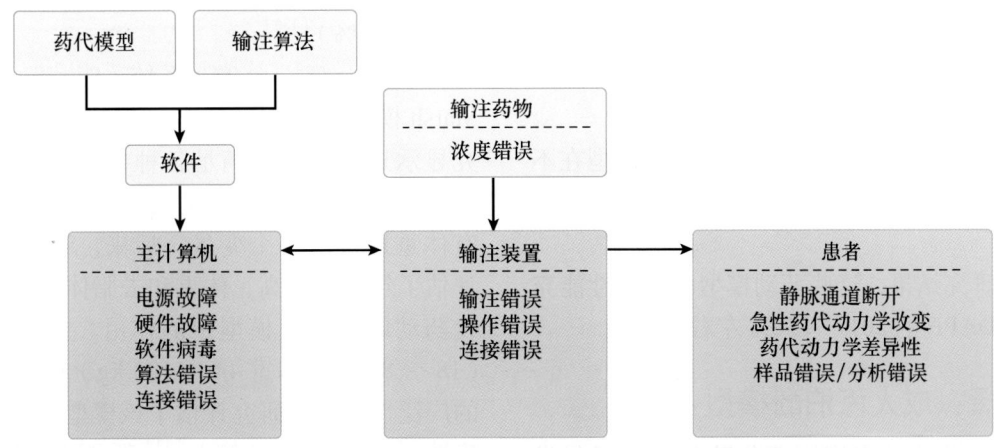

图 26.29　药代动力学模型驱动药物输注的主要误差来源。市售的装置中，计算机功能整合到了输注装置里。IV，静脉

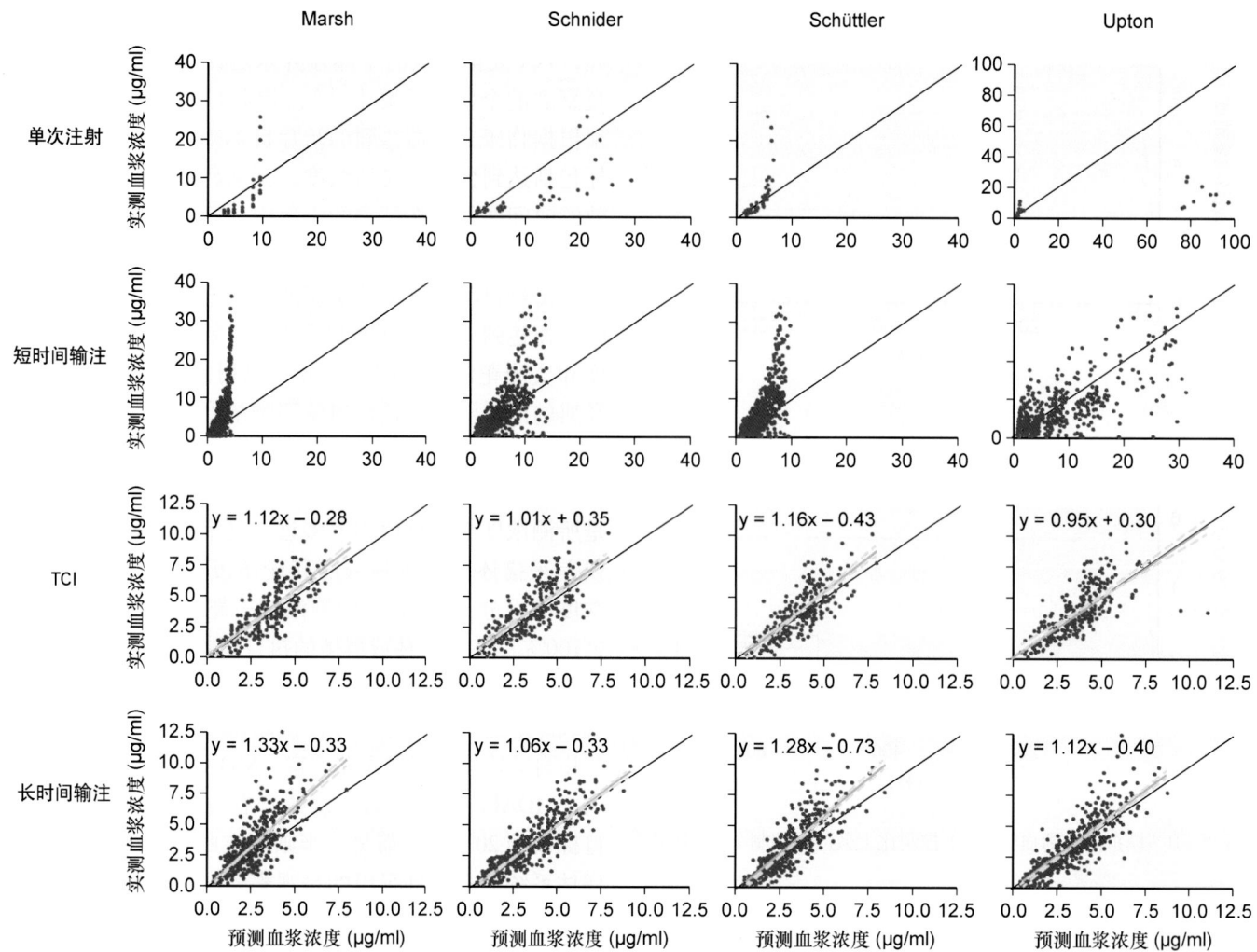

图 26.30　四个药代动力学模型中丙泊酚预测血浆浓度与实测血浆浓度之比。每个点代表了一个单独的样本，细黑线代表恒等线。在 TCI 和长时间输注时，蓝色实线表示回归线，浅蓝色点状线代表回归曲线的 95% 置信区间。公式代表了线性回归的方程式（From Masui K，Upton RN，Doufas AG, et al. The performance of compartmental and physiologically based recirculatory pharmacokinetic models for propofol. A comparison using bolus，continuous，and target-controlled infusion data. Anesth Analg. 2010；111：368-379. Used with permission.）

不同药代动力学组合的准确性。大多数研究纳入了健康志愿者或低风险患者，评估他们使用不同模型在镇静或麻醉状态下的准确性，这些研究包括了丙泊酚[13, 31, 130-137]，咪达唑仑[138]，氯胺酮[139]，右美托咪定[140-141]，芬太尼[142-144]，阿芬太尼[67, 145-147]，舒芬太尼[138, 148-149]和瑞芬太尼[150-151]的成人模型，以及儿童的丙泊酚模型[152-155]。

很少有研究在 ICU 中实施。然而 Marsh 模型在不同的成年人群使用丙泊酚镇静中的表现也已经得到了研究[156-157]。

根据这些研究结果，这些药动模型的预期性能充其量能达到 MDAPE 的 20%～30% 左右。

TCI 模型选择：成人丙泊酚模型

大多数静脉药物的多房室药代药效模型已经发表。所有麻醉药中，有关丙泊酚药代动力学的测定是最多的（图 26.6）。Coetzee 等人比较了 1995 年前发表的几个模型的准确性，结果发现使用 Marsh 等人发表的丙泊酚 TCI 模型具有很好的准确度（MDPE-7%；MDAPE18%）[130]。

市面上第一台 TCI 系统（Diprifusor）就是基于 Marsh 模型建立的。有关血浆控制 TCI 系统的临床研究显示这类模型可满足各种各样的临床需要[158-162]。Marsh 模型的主要缺点是缺乏效应室的相关信息，只有体重这唯一一个变量。后来，Schnider 等人[163-164]评估了年龄、身高、体重和去脂体重等变量在新的药代药动联合三室模型中的作用。大范围的研究人群（18～81 岁，体重 44～123 kg）证明了该模型适用的广泛性。也有研究评估了该模型在不同情况下的准确性。例如，Masui 等人[13]研究了丙泊酚在已发表的

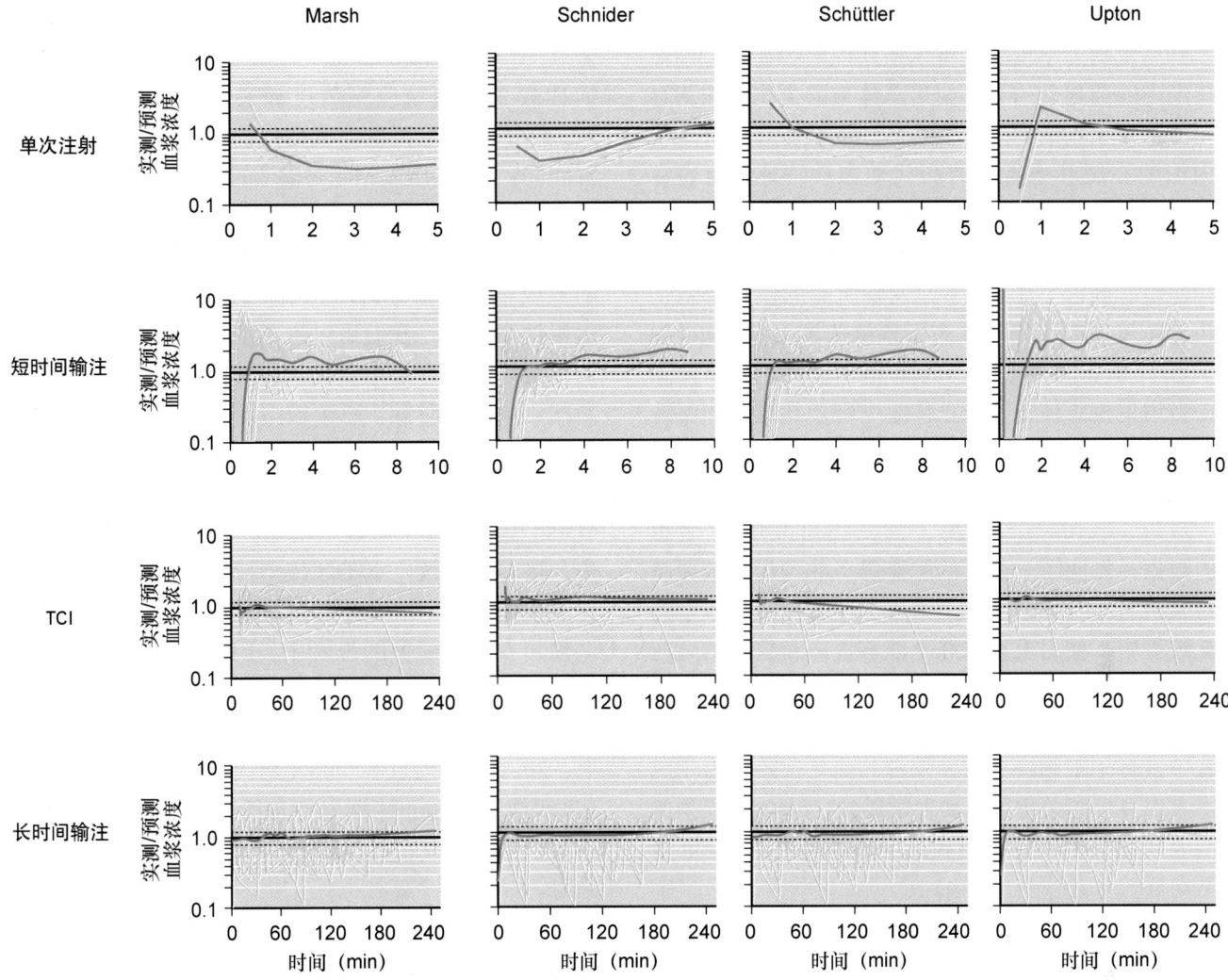

图 26.31　实测 / 预测血药浓度比上给药时间的时间曲线。点状线代表实测 / 预测血药浓度（Cp）的可接受范围，深蓝色线代表人群数据的 Friedman 超光滑曲线（From Masui K, Upton RN, Doufas AG, et al. The performance of compartmental and physiologically based recirculatory pharmacokinetic models for propofol：a comparison using bolus, continuous, and target-controlled infusion data. Anesth Analg. 2010；111：368-379. Used with permission.）

四个模型中单次注射或短时间持续输注时实测血浆浓度与预测浓度之间的差别，发现在所有的三室模型中均存在偏差（图 26.30 和图 26.31）。长时间输注丙泊酚时，Marsh[152] 和 Schüttler[165] 模型与其他两个模型相比，在高浓度时的实测血浆浓度与预测血浆浓度之比更加不如人意，而所有的模型在使用 TCI 注射时都显示出更小的偏差。在单次注射组，1 min 后，三室模型会有一个持续五分钟的预测偏高的过程，这个过程在 Schnider 模型中 4 min 后会得到解决。与其他模型相比，Marsh 模型在单次和短时间输注时的 MDPE 和 MDAPE 值更差。短时间输注时，Schnider 和 Schüttler 模型的 MDAPE 值更好。所有模型在模拟 TCI 时显示出相似的 MDPE 和 MDAPE 值。在长时间输注时，Marsh 和 Schüttler 模型会低估血药浓度。有趣的是，由 Upton 等人[14] 发明的再循环模型并没有显示出更好的药代动力学模型时间曲线。Schüttler 模型有一个

主要的应用缺陷，就是它把单次或持续输注作为显著变量，大大减少了 TCI 的运用。

另外一个关于 Schnider 模型的不足就是它采用了去脂体重，该值是由 James 发明的公式计算得出[12]。然而去脂体重公式并不适用于非常肥胖的患者（负值！）。因此在改变人群的因素如肥胖时，就会影响丙泊酚的药代动力学。理想状态下，在临床使用之前，输注模型应适用于广泛的人群。因此一个可能的解决办法就是用类比法来描述肥胖患者的丙泊酚药代动力学特性。在运用类比法时，生长和发育都可以通过经典变量（如体重，年龄，性别）进行研究。大小是主要的变量，一个 70 kg 的人通过类比法，其大小可以用系数 0.75 代表清除率，1 代表容积。Anderson 和 Holford[166] 都提倡使用这种系数来表示，它不光得到了分形几何学概念的支持，还有通过对生物学不同区域观察的支持[167]。

Cortinez 等[168]通过肥胖和非肥胖患者数据推出的人群药代动力学模型，可以描述丙泊酚在大范围体重范围内的药代动力学。使用总体重的类比法作为容积和清除率大小的模型比使用其他方法能够更好地描述丙泊酚在肥胖患者中的药代动力学特征。有研究运用该模型对肥胖患者进行丙泊酚 TCI 输注，并与前面的四种模型（Marsh、Schnider、Eleveld 和 van Kralingen）进行了比较[133]，发现所有的模型都低估了药物浓度（如实测浓度高于预测浓度），Eleveld 模型的预测值最准确，在 Marsh 和 Schnider 两种模型中，当运用校正体重［校正体重＝理想体重＋40%×（实际体重－理想体重）］代替实际体重值时，它们的 MDPE 和 MDAPE 值在四种模型中最低。

最近，Cortinez 等使用了前三项研究中 47 名患者的数据，发明了一个新的肥胖患者的药代药效模型并对其进行了前瞻性评估[169]。有趣的是，在模型的建立过程中，使用类比法并不能够提高新模型的适应性，因此该模型使用了效应室容积和清除率与总体重的线型比例。在研究的第二部分采用该新模型在肥胖患者中进行了前瞻性测试，发现其药代药效动力学成分均表现良好。关于药代动力学成分，Eleveld 模型的预测表现比其他旧的模型和这个新模型以及 Schnider 模型均好。

最近有研究关注丙泊酚模型在低体重患者中的表现。Lee 等人研究了 Marsh 和 Schnider 模型在低体重成人中的表现，发现尽管两种模型都在临床可以接受的范围内，但是 Marsh 模型高估了血浆药物浓度，而 Schnider 模型则低估了血浆药物浓度[135]。

有趣的是，当采用旧的实际体重类比法的 Cortinez 模型，在正常体重志愿者中进行研究，发现其预期表现可以接受，并与 Schnider 模型类似[170]。如前所述，新的 Cortinez 模型使用容积和清除率与实际体重的线型比例[169]不太适用于正常体重的患者，因此该模型也不推荐用于正常体重的患者。

不同的丙泊酚药代-药效动力学模型与不同的 k_{e0} 值相关，有时以非常不同的方式导出[12]。当采用效应室作为靶点的时候，精准给药不仅仅是需要准确的药代动力学模型，k_{e0} 值的有效性也很重要。首先，当靶浓度增加时，k_{e0} 值将决定血浆浓度超射的程度。其次，它决定了血浆和效应室尚未达到平衡时的效应室浓度预估值。如果假设效应部位药物浓度与临床药效没有滞后性，那么通过记录观察到的临床药效以及比较预估效应室浓度和临床药效之间的时程，去评估丙泊酚药代-药效动力学模型的整体准确性就显得比较合理。

Barakat 等人通过观察丙泊酚在 TCI 输注（固定的效应室靶浓度 2 μg/ml）后的 BIS 值和 MOAA/S 值去比较 Marsh 和 Schnider 两种模型[171]，接下来他们比较了预估效应室浓度和实测临床药效（BIS 和 MOAA/S 值）之间的时间曲线的形状。他们发现，与 Schnider 模型相比，Marsh 模型的效应室浓度曲线（k_{e0} 值为 0.26 min^{-1}）与临床药效曲线更为相似[171]。

有关前述原理更客观的应用就是当 TCI 系统预估的效应室浓度稳定时，观察一段时间内的临床药效。运用这个方法，我们可以推断出效应室（靶）浓度保持恒定以及没有其他变化（如没有其他药物的使用和新的刺激）的时候，哪个模型测定的临床药效可以保持不变，哪个模型就最准确。

Coppens 等[172]采用这个方法比较了 Schnider 和 Marsh 模型，首先通过手动输注丙泊酚使患者意识消失，接着采用效应室 TCI 模型持续输注，将意识消失时的预估效应室浓度设置为靶控浓度。他们发现在 20 个使用 Marsh 模型的患者中，BIS 值增高，且所有患者在接下来的 20 min 恢复意识。另一方面，在 40 个使用 Schnider 模型的患者中（20 个患者有固定的 k_{e0} 值，20 个患者通过 Schnider 药代动力学参数和固定的达峰时间 1.6 min 计算出各自的 k_{e0} 值），只有一个患者意识恢复，且在接下来的 20 min BIS 有下降的整体趋势。

Thomson 等人将同样的原理应用到一项研究中，他们试图采用 Marsh 模型确定镇静时最适合的 k_{e0} 值。他们把患者分为六组，每组采用不同 k_{e0} 值（分别为 1.2、0.8、0.7、0.6、0.5 和 0.2 min^{-1}）的 Marsh 模型进行镇静。每个患者最开始的靶浓度为 0.5 μg/ml。一旦效应室浓度和血浆浓度达到平衡，效应室靶浓度按照每次 0.2 μg/ml 增加，直到 MOAA/S 值达到 3 分，效应室浓度恒定了以后，记录两种视觉反应时间。有趣的是，当 k_{e0} 值为 0.6 min^{-1} 总体表现最好，但还是要注意个体间的差异性。在每个组中都有患者的镇静水平（通过反应时间反应）保持稳定，而在除 1.2 min^{-1} 组以外的其他组中，都有患者的反应时间减少（建议降低镇静深度）；而在除 0.2 min^{-1} 组以外的其他组中，也都有患者反应时间增加（建议增加镇静深度）。

如前所述，对于丙泊酚输注而言，没有哪个是公认的最佳模型。临床医师对模型和使用方式的选择（靶点设定为血浆还是效应室，以及实施效应室靶控输注的方法）主要是实用，同时基于地理和历史的问题，设备的可用性，以及设备供应商的可选择性等[8, 12]。我们需要更多的基础研究去更好地了解麻醉药物导致意识丧失的机制以及决定是否有前面提到的迟滞效应发生，然后影响我们对于效应室模型建模所需的药物计量学原理的理解[120]。

目前，有各种不同的丙泊酚成人和儿童模型不光应用于研究，还应用于临床，而且已经用于商业化的TCI系统中，这也产生了潜在的混乱和错误。荷兰格罗宁根的一个团队将大量丙泊酚的药代药效研究的数据，包括一系列的特征数据（年龄，体重以及患者对比志愿者等），运用非线性混合效应模型建立了一个适用于所有患者的新模型。最初只产生了一个药代动力学模型[174]，这个模型可以给大量患者提供药代动力学参数，从儿童到老年患者以及肥胖患者。后来一个完整的药代-药效动力学模型产生了，药代动力学部分与上一个模型结构相同，但参数略有更新，为 S 型 Emax 药效动力学模型[76]。两种模型的药代动力学成分的内部测试显示，其性能与专为特定亚群（儿童、老人及肥胖人士）设计的专业模型结果相似或表现更好[76, 174]。

靶控输注模型选择：儿童丙泊酚模型

现有两个儿童丙泊酚药代动力学模型用于临床 TCI 系统。Kataria 等人运用三室模型，将体重作为唯一有意义的协变量，描述了丙泊酚在 3 ~ 11 岁儿童中的血浆浓度时间曲线。通过调整体重调节分布容积和清除率显著地提高了药代动力学的准确性。通过患者其他变量或运用混合作用模型来调节药代动力学并不能够进一步提高药代动力学参数描述观察结果的能力[175]。Glasgow 研究团队发明的一种丙泊酚 TCI 替代模型，即 Paedfusor 模型，将 Schüttler 等[165]发表的一个初级模型整合进了该模型中，其准确性高于 Kataria 模型。在这个研究中，Coppens 等人[31]首次发表了儿童中丙泊酚的药代-药效动力学模型，通过 BIS 测量显示出 k_{e0} 为 0.79 min^{-1}，Ce_{50} 为 3.85 μg/ml（表 26.6）。最近的研究比较了 11 种不同的儿童丙泊酚模型在长时间麻醉中的预测能力[176]，发现 Short[177] 儿童模型表现最佳。

在表 26.6 中，有几种不同的儿童模型可供选择，这可能导致错误。这个问题以及可能的解决办法就是采用 Eleveld 通用模型，这已经在前面讨论过了[76, 174]。

靶控输注的模型选择：阿片类药物

表 26.7 显示了临床使用的有关瑞芬太尼、芬太尼、舒芬太尼和阿芬太尼的药代-药效动力学模型。Gepts 等人[178]发明的协变量模型用于舒芬太尼的时候，即使在肥胖患者中其准确度可以达到 MDPE 在−2.3% ~ 22.3%，MDAPE 在 18.5% ~ 29%[138, 148-149]。有多种药代动力学模型用于阿芬太尼。使用真实的人口分析

对这些早期研究结果进行综合分析，发明了一种新型阿芬太尼模型[179]。在一个比较实验中发现 Maitre 阿芬太尼模型（MDPE，35%；MDAPE，36%）优于 Scott 模型（MDPE，12%；MDAPE，28%）[180]，也有部分研究结果相反[181]。

研究人员建立了一个没有协变量的芬太尼房室模型用于 TCI[143]，并同时在肥胖和非肥胖患者中进行了测试[144]。该模型中，肥胖患者的模拟血浆浓度需要进行特别校对[144]。通过对自愿者和患者的研究开发了大量关于瑞芬太尼的药代药效动力学三室模型，然而只有 Minto 发表的模型用于 TCI[61, 182]。该模型 MDPE 为 − 15%，MDAPE 为 20%[150]，均在可接受的范围内。因为缺乏一些用于阿片类药物的药代药效动力学联合模型，因此可运用 tpeak 算法根据单次注射阿芬太尼，芬太尼和舒芬太尼后达到峰效应的时间分别为 1.4、3.6 和 5.6 min，计算出相应的效应室浓度[32]。

已经开发出了儿童初级瑞芬太尼模型。RigbyJones 等人[183]在一项儿童瑞芬太尼药代动力学的研究中使用类比法，报道了一个用于体重为 10.5 kg 的固定的类比函数可以用于大范围不同体重的儿童。最近，Eleveld 等人运用一系列有关瑞芬太尼的药代药效动力学研究，这些研究包含了不同年龄、身高和体重的患者，发明了一种可以通过类比法计算清除率的模型[184]。这个模型在内部测试中表现良好，适用于各种人群，但目前还需要一些外部的前瞻性评估。

除了丙泊酚和阿片类药物，描述苯二氮䓬类，神经肌肉阻滞剂，氯胺酮和右美托咪定的血浆浓度时间曲线和临床作用的效应室模型也已经发表，虽然这些药物目前为止还没有纳入市售的 TCI 泵中。

合理的靶浓度选择

没有单一的用药方案、药物浓度或药物组合可以适用于所有的患者。虽然药代动力学和药效动力学的个体差异性部分原因是已知的，但大部分原因仍然无法解释。

前面所提到的大部分药代-药效动力学模型都来源于人群的药理学研究。患者之间的个体差异性限制了预估个体药物浓度的准确性，但如果模型的建立是在参数模型或非线性混合作用模型探索出的大量可能的协变量基础上建立的，那么个体差异性可以得到抵消。当该模型在肥胖、老年、儿童、糖尿病、饮酒患者或是与该研究人群不类似的患者中使用，需要非常谨慎。目前应用的 TCI 并不适用于超过模型建立时的研究人群以外的患者。如 Absalom 等人所述，将特定的 TCI 算法用于原本研究人群以外的患者，有可能会导致严重的后果[12]。

表 26.6 镇静催眠药靶控输注系统的常用药代-药效动力学模型

药物/模型	V_1	V_2	V_3	k_{10} (min^{-1})	k_{12} (min^{-1})	k_{13} (min^{-1})	k_{21} (min^{-1})	k_{31} (min^{-1})	k_{e0} (min^{-1})	TPPE (min)
丙泊酚/Marsh[149]	0.228 L/kg	0.363 L/kg	2.893 L/kg	0.119	0.112	0.042	0.055	0.0033	0.26^*	NA
丙泊酚/Schnider[228-229]	4.27 L	18.9～0.391（53岁）L	238 L	0.443+0.0107×（体重-77）-0.0159×（LBM-59）+0.0062×（身高-177）	0.302-0.0056（53岁）	0.196	（1.29-0.024×[年龄-53]÷(18.9-0.391×[年龄-53]）	0.0035	0.456	1.69
丙泊酚/Paedfusor[230]	0.458 L/kg	1.34 L/kg	8.20 L/kg	70×体重$^{-0.3}$÷458.3	0.12	0.034	0.041	0.0019	NA	NA
丙泊酚/Kataria[229]	0.52 L/kg	1.0 L/kg	8.2 L/kg	0.066	0.113	0.051	0.059	0.0032	NA	NA
氯胺酮/Domino[232]	0.063 L/kg	0.207 L/kg	1.51 L/kg	0.4381	0.5921	0.59	0.2470	0.0146	NA	NA

LBM，去脂体重；TPPE，到达峰效应的时间
*k_{e0} 独立于 Schuttler 等人的 PK 模型[231]

表 26.7　镇痛药靶控输注系统的常用药代-药效动力学模型

药物	瑞芬太尼		舒芬太尼	芬太尼	阿芬太尼
模型	Minto[54, 173]		Gepts[170]	Shafer[147]	Maitre[171]
V_1	$[5.1 - 0.0201(年龄-40)] + 0.072 \times$ (LBM-55) L		14.3 L	6.09 L	♂ = 0.111 L/kg ♀ = 1.15×0.111 L/kg
V_2	$[9.82 - 0.0811(年龄-40)] + 0.108$ (LBM-55) L		63.4 L	28.1 L	12.0 L
V_3	5.42 L		251.9 L	228 L	10.5 L
k_{10} (min^{-1})	$[2.6 - 0.0162(年龄-40)] + 0.0191$ (LBM-55) ÷V1		0.0645	0.083	< 40 岁 = 0.356/V1 > 40 岁 = 0.356 - [0.00269(年龄-40)] ÷V1
k_{12} (min^{-1})	$[2.05 - 0.0301(年龄-40)]$ /V1		0.1086	0.4713	0.104
k_{13} (min^{-1})	$[0.076 - 0.00113(年龄-40)]$ /V1		0.0229	0.22496	0.017
k_{21} (min^{-1})	K12×V1÷V2		0.0245	0.1021	0.067
k_{31} (min^{-1})	K13×V1÷V2		0.0013	0.00601	< 40 岁 = 0.0126 > 40 岁 = 0.0126 - 0.000113(年龄-40)
k_{e0} (min^{-1})	0.595 - 0.007(年龄-40)		NA	0.147*	0.77*

LBM，去脂体重
*k_{e0} 独立于 Scott 等人的 PK 模型[39]。

这些研究者比较了两个最近运用的计算肥胖患者丙泊酚效应室浓度的方法，一个运用固定的 k_{e0} 值，另一个运用固定的 t_{peak}（见本章上文"直接作用模型"部分）。

由于临床使用的模型并不是基于肥胖患者的数据，因此就不要期望它们在肥胖患者中准确地发挥作用。Tachibana 等人研究了肥胖对于 Marsh 模型表现力的影响，发现效应室容积与体重成线性相关[134]。在他们的研究中，他们采用了一个丙泊酚靶控血浆浓度（4 μg/ml），发现在非肥胖患者中偏移非常低，在肥胖患者中实测浓度要持续高于预测浓度，但当他们将 BMI 等值进行校正以后，偏移则减少。

越来越多的证据表明性别、民族和种族差异可能是人群药代-药效动力学模型差异性的主要原因，需要在设计给药方案时考虑进去[185]。

不同因素的影响通常非常复杂。在一个有关年龄和性别对丙泊酚清除率的影响研究中发现，清除率在女性较高（随年龄降低），而年龄因素对男性患者的清除率无影响[186]。另一个研究发现月经周期的不同时期与丙泊酚的 EC_{50}（预期值）的变化相关[187]。Xu 等人[55]研究证实种族差异可以显著影响丙泊酚的药代动力学和药效动力学，他们评估了中国人群中丙泊酚-瑞芬太尼 TCI 的 C_{50} 以及意识丧失和对伤害性刺激失去反应时的 BIS 值，结果显示出意识丧失时的预测血浆浓度和效应室浓度比之前发表的在高加索人群中的数值要低。

使用同一种药物不同的配方时也需要注意。对于丙泊酚来说，Calvo 等人[188]发现其药代动力学和药效动力学在所有的配方中并不完全一样，导致了所观察到的作用差异性增加。由于前面提到的因素，没有单一种给药方案、药物浓度或药物联合方法可以用于所有的患者。一些用药指南可以通过 50% ～ 95% 患者有确切临床药效动力学时的 EC 来确定（表 26.3）。在麻醉中使用所有药物均需经过临床判断，并根据患者的临床反应来滴定靶浓度。

另一个造成临床上丙泊酚作用差异性的主要原因就是合并用药这个因素（见上文讨论）。合并用药可以影响丙泊酚的药代动力学和（或）药效动力学。就这一点而言，很好理解催眠镇静药和阿片类药物的相互作用。但是，大量药物可以与镇静催眠药相互作用，包括一些在术前长期使用的药物[107]。

最后，在每一个个体中，其他影响单个药物模型准确性的原因还有药物泄露，失血过多导致的休克或药物药代动力学的相互作用[189-191]。这些影响药物药代药效动力学的因素数量非常多，不可能在建模的时候都考虑进去，就更不要说根据不同种族来建模了。因此考虑到现有模型的准确性和复杂性，所以才更需要临床医师根据临床药效来滴定麻醉药物。

靶控输注的优点

TCI 可以快速达到和维持一个稳定的浓度从而达到一个预期的药物作用，而不考虑靶效应室里的绝对药物浓度。在很多病例中使用 TCI 甚至可以减少药物反应曲线的个体差异性[128]。尽管文献中还存在着矛盾，但在许多早期比较 TCI 和手动输注的研究中，临床结果还是有所提升的。

20 世纪 80 年代，Ausems 等人[192]比较了使用药代动力学模型给药和间断单次注射阿芬太尼。发现自动药物输注在诱导时肌肉强直，低血压和心动过速的发生率均较低。在维持期血流动力学平稳，大多数麻醉时间血压和心率波动在 15% 以内，TCI 使用后苏醒期较少使用纳洛酮。在心脏手术中采用药代动力学模型驱动芬太尼输注时，较少使用辅助药来维持血流动力学的稳定；与单次注射相比，较少发生低血压或高血压[193]。

Theil 等人[194]在一个小样本量的心脏手术双盲试验中，比较了芬太尼-咪达唑仑手动输注和药代动力学模型驱动输注两种方法，同时滴定给药（包括安慰剂组），目标是维持血流动力学波动在基础值的 20% 以内。结果发现两种输注方法均能提供良好的血流动力学，最大的区别就是手动组中药物血浆浓度的变异性较大，也就是说药代动力学模型驱动输注维持在更窄的治疗范围。

瑞芬太尼 TCI 可以用更少的药量和类似于丙泊酚的输注速率在术中和术后维持更好的血流动力学[195]。年龄显著地影响了瑞芬太尼的药代动力学，因此纳入了年龄因素的 TCI 模型，与传统的 μg/（kg·min）输注相比，可以更好的滴定药物。对于保留自主呼吸的深度镇静患者而言，Moerman 等人[196]发现联合使用瑞芬太尼和丙泊酚在结肠镜检查时，比单纯使用丙泊酚效果更好。与手动输注相比，瑞芬太尼 TCI 输注减少了丙泊酚用量，降低了呼吸暂停和呼吸抑制的发生率。其他人也证实了这个结果[192]。

运用第一台市售 TCI 系统（Diprifusor），早期研究发现血浆靶控 TCI 输注丙泊酚显示出一些优势[159, 197-198]。尽管这是第一次使用该装置，但结果显示临床医师更倾向于选择 TCI 系统。

Passot 等人[199]观察比较了高风险老年患者在行髋关节骨折手术时，使用 TCI 输注和手动输注丙泊酚，发现 TCI 输注可以提高丙泊酚诱导的血流动力学作用的时间曲线。Chen 等人使用丙泊酚滴定给药达到特定的 BIS 值，结果发现无论使用手动输注还是 TCI 系统，麻醉诱导和维持的丙泊酚诱导剂量和总剂量相似[200]。

Wang 等人比较了睡眠-唤醒-睡眠癫痫手术中 TCI 输注和手动输注丙泊酚的临床效果。发现在第一个睡眠周期过后，TCI 输注可以显著提高唤醒时间并获得更高的 BIS 值[201]。Chiang 等人在上、下消化道联合内镜检查中，比较了 TCI 输注和手动输注丙泊酚，也得到了相似的结果[202]，即与手动输注相比，

TCI 组的患者血流动力学和呼吸更加稳定，苏醒更快。

Irwin 团队最近比较了儿童使用 TCI 输注和手动输注丙泊酚的情况[203]。尽管在 TCI 组中，丙泊酚的总剂量更高，BIS 在最佳的范围内的时间更长，苏醒时间相似。但是作者认为 TCI 可以更容易地滴定丙泊酚，使其达到临床效果。

从理论上讲，TCI 更有利于 ICU 患者合理用药，因为 ICU 患者多为长时间用药。在这种情况下，考虑到药物的再分配和最终在各房室之间的平衡，从而降低注射速率，TCI 系统有可能帮助维持更稳定的镇静水平。McMurray 等人[156]研究了 122 名成人 ICU 患者的丙泊酚 TCI 输注，偏移和执行误差绝对值的中位数分别为 4.3% 和 19.6%，均在可接受的范围内。在镇静期间 84% 的时间里镇静水平是可以接受的，他们建议 ICU 镇静时，丙泊酚的血浆靶控浓度在 0.2 ～ 2.0 μg/ml。

总体来说，没有高质量的证据表明 TCI 输注比手动输注更优。然而，从第一台商用设备的引入以来，TCI 的使用已经变得越来越普遍。该系统在世界上至少 93 个国家注册使用，我们最近估计，仅在欧洲每年就有超过 200 万患者接受一种或多种药物 TCI 给药[8]。

血浆靶控和效应室靶控

Glass[123]和 Struys[47]各自的团队对丙泊酚进行了类似的研究，他们设定靶浓度为血浆浓度或效应室浓度，比较了意识丧失的时间和意识丧失时的血浆浓度和效应室浓度。在这两个研究中，无论是血浆浓度靶控还是效应室靶控，只要效应室浓度达到意识丧失时的浓度就会发生意识丧失。另外两个重要的发现就是：第一，无论靶浓度为血浆浓度还是效应室浓度，其血流动力学指标没有明显差异，尽管在效应室组血浆浓度值更高。说明至少在丙泊酚达到血流动力学波动的时间比达到麻醉的时间，结果相似或比后者更长[204]；第二，k_{e0} 依赖于其来源的药效动力学设定[32]。不能将从一个药效动力学设定中得到的 k_{e0} 值又用于另一个药效动力学的设定[31]。正如不同人口有不同的药效动力学，k_{e0} 值也会不同。因此最好采用根据临床情况所获得的 k_{e0} 值。决定靶浓度是血浆浓度好还是效应室浓度好的办法，最理想的还是应该采用闭环系统，将药效检测（如 BIS）作为对照组。在 Absalom 和 Kenny 的一个小样本量实验（每组 10 个患者）中，发现与血浆药代动力学模型相比，效应室药代动力学模型可以提高维持预期 BIS（通过 MDPE、MDAPE 和 wobble 测量）的能力以及缩短诱导时间[205]。目前，效应室控制 TCI 系统现已用于许多国家（不包括美国）[8]，他们可以更好地控制量效关系[47, 206-207]。

靶控输注的安全性

在非对较研究中,药代动力学模型驱动的输注已被用于大多数强效的阿片类药物以及镇静催眠药。不同的麻醉技术已经在药代动力学模型驱动的输注装置得到了测试,包括氧化亚氮-阿片类药物复合麻醉、复合挥发性麻醉药、全凭静脉麻醉、监护麻醉的镇静和 ICU 镇静等。在所有这些研究中,血流动力学和苏醒的检测结果都在正常临床预期范围内。依托咪酯、美索比妥、咪达唑仑、丙泊酚、硫苯妥钠、右美托咪定、阿芬太尼、芬太尼、瑞芬太尼和舒芬太尼均采用过 TCI 给药。当这些药物采用 TCI 系统用于全凭静脉麻醉或复合吸入氧化亚氮或挥发性麻醉药,在诱导、插管以及维持过程中,血流动力学保持良好。达到苏醒里程碑的时间,与手动输注方案中使用相似的药物组合所达到的时间相似。

最近的综述显示市售的 TCI 系统的安全性和可靠性具有示范意义,表明该系统按照预期和程序执行[127]。尽管 TCI 系统在世界各地的成千上万的患者中使用,然而不论医学文献、监管报告,还是公司安全报表都显示只有少数特定 TCI 设备使用可能会出现问题,其中很多是由于用户错误,导致产品召回或对患者造成伤害。

患者自控镇痛和镇静

患者自控镇痛(patient-controlled analgesia,PCA)是一种特殊的静脉给药方法,主要用于术后给予镇痛药物或治疗过程中的患者自控镇静(patient-controlled sedation,PCS)。PCA 可以被认为是一种计算机控制甚至闭环给药的方法,但目前所用的这些泵大多数不包括药代动力学或药效动力学算法。在某些情况下,PCA 或 PCS 泵被设置为低剂量、恒定或背景流量给药。额外的药量患者可以通过需要按压按键自行给予。最常见的是不提供**背景输注**,患者自己控制单次给药。为了避免药物过量,这些泵通常有一些安全措施,包括锁定时间和限制单位时间内总药量等。PCA 是最常见的术后止痛药物给药技术,这些药物包括吗啡、氰苯双哌酰胺、芬太尼、曲马多等[208-212]。在一篇综述中,Walder 等人发现文献证实,在术后镇痛中,采用阿片类药物的 PCA 与传统的阿片类药物治疗相比,显著提高了镇痛效果和减少了肺部并发症的风险,总体来说,患者也喜欢采用 PCA 进行术后镇痛[213]。严格的医院指南可以避免镇静过量和呼吸抑制等副作用[214]。在分娩镇痛中,如果不能使用硬膜外镇痛,可以选择瑞芬太尼 PCA。试点实验表明这种替代方案

在严格监管下是安全的[215-220]。然而最近发表的随机对照实验显示,与硬膜外镇痛相比,瑞芬太尼 PCA 不仅与较低的满意度相关,还与孕妇的低氧饱和度相关[221]。

PCA 尽管流行,但是还不够完美,他们可以单次注射,但这样会造成药物临床起效的时间与患者经受疼痛刺激的时间不能完美重合。PCS 技术也是一样,单次注射提供的镇静或抗焦虑作用的时间不能与患者经历的完全重合。TCI 技术因此被运用到 PCA 和 PCS 中,在患者维持镇痛和镇静的系统中,采用 TCI 注射镇痛药或镇静药,通常是在初始阶段设置一个固定的低靶浓度开始,当过了这个初始阶段,患者就可以改变靶浓度。在一些研究中,研究者运用算法增加或减少靶浓度[70, 74, 180, 211, 222-223],在另一些患者中,一旦过了锁定时间,他们就可以通过按键增加靶浓度[224]。

Van den Nieuwenhuyzen 等人证明了阿芬太尼 PCA-TCI 在术后镇痛方面要优于常规的吗啡 PCA[74, 180, 222-223]。Cortinez 等人在体外冲击波碎石术中,进行了瑞芬太尼或芬太尼的效应室靶向 TCI 镇痛支持试验[70]。结果发现瑞芬太尼和芬太尼的 EC_{50} 分别为 2.8 ng/ml 和 2.9 ng/ml;在 EC_{50} 时,呼吸率低于 10 的概率在瑞芬太尼为 4%,芬太尼为 56%;而低氧血症、呕吐和镇静在芬太尼组更为频繁,使得该药物比瑞芬太尼更不适合用于临床。Lipszyc 等人[211] 使用瑞芬太尼效应室 PCA-TCI 联合一种缓慢渐进的适应算法来治疗子宫动脉栓塞后的急性疼痛,结果显示它在给药的前 4 h 比吗啡 PCA 治疗效果更好。

Schraag 等人研究了瑞芬太尼患者维持镇痛系统在骨科手术后早期镇痛的有效性和安全性[224]。如果患者按压操作装置,那么靶浓度将增加 0.2 ng/ml,否则系统会逐步降低靶浓度。该系统可以提供满意的镇痛效果,而镇静和呼吸不良反应较少。

Jeleazcov 等人已经开发并研究了氢吗啡酮的 TCI-PCA 系统[225]。在这个系统中,患者可以通过按压按键而达到一个更高的靶浓度。他们发现在心脏手术后使用这个系统,镇痛效果更好,同时副反应适中。

PCS 系统的最初发展是使患者能够自行单次给药(丙泊酚或咪达唑仑),或偶尔增加药物输注速度[226-230]。有关 PCS 的质量和结果研究发现,它可以通过镇静和遗忘从而减少一些不舒服的诊疗项目如结肠镜检查中的不适和恐惧感。此外,PCS 通过增加患者的耐受使得检查过程变得容易。尽管丙泊酚没有镇痛作用,但是一些有关患者自控丙泊酚输注(单次注射或短时间持续输注)的研究显示它可以提供安全的浅镇静状态,患者也乐于自行控制[227, 229-230]。最近一个研究比较了在内镜逆行胆道造影过程中,医生控制的丙泊酚

TCI 与丙泊酚 PCS，发现 PCS 系统丙泊酚用量更少，苏醒更快[231]。

单次注射或手动给药方案可能会产生镇静水平的波动，Kenny 等人将 PCS 和丙泊酚 TCI 结合起来克服了这个问题，运用患者自控镇静系统，患者可以通过激活按钮设定一个特定的丙泊酚靶浓度。有了这个系统，患者可以在 1 s 内按压两次使靶浓度增加；如果没有按压，系统就保持靶浓度不变；但是 6 min 以后如果仍然没有按压，靶浓度会逐渐减少。初始浓度和锁定时间均有医生设置（通常默认为血浆和效应点浓度之间的平衡时间）。在各种需要镇静的应用过程中，他们的系统都被证实是可行的[232-235]。即使使用效应室控制 TCI 系统，一些自愿者还是处于无意识状态[236]。将 Kenny 等人发明的系统整合到 Marsh 模型中，Stonell 等人发明和检测了一个新的系统，该系采用 Schnider 模型使丙泊酚靶向效应室维持镇静。他们比较了患者维持镇静和麻醉科医师控制镇静，发现患者维持镇静的副作用较少、镇静评分和 BIS 值较高，但诱导慢，两者在患者和操作者的满意度上结果是相似的[237]。

如果增加了对刺激反应的测试或测量，以及将控制算法纳入设备中，使设备在反应不充分时可以停止注射[238-241]，安全性有可能进一步提高。

Doufas 等人测试了自动反应检测在优化丙泊酚清醒镇静中的作用[242-243]。尽管志愿者被要求按下一个输送按钮来回应听觉和触觉的刺激，一个类似 TCI 的算法指导了丙泊酚的输注。该研究表明，在镇静的潜在严重副作用如丧失反应出现之前，自动反应性监测就会失效，这个监测对假阳性反应不敏感[244]。

这台设备的商业版本 SEDASYS（Ethicon Endo-Surgery，辛辛那提，俄亥俄州），在两项研究中进行了相关测试。该系统纳入了自动反应监测和内置的二氧化碳检测仪以及脉搏血氧仪，如果患者对刺激反应不充分，那么随后的输注速率的增加也是有限的；如果检测到呼吸暂停或缺氧，输注会暂停并需要给氧处理。在一项成功的可行性研究之后[245]，该系统被用于上消化道内镜和结肠镜检查时镇静的大型随机研究中，发现与标准治疗相比，该系统不良事件的发生率降低（5.8% vs. 8.7%）[246]。尽管这个装置在 2013 年就被 FDA 批准用于 ASA 1 和 2 级患者进行常规内镜检查时镇静使用，但糟糕的销售数据促使厂商做出了停止销售该设备的决定[247-248]。

闭环控制静脉药物输注

电脑控制药物输注的下一步就是持续药效监测并直接反馈给自动药物输注装置，从而提供一个持续闭环系统。这个系统可以避免临床医师根据间断观察到的治疗效果手动调控靶浓度。手动严密调节镇静催眠药需要丰富的临床经验，反复操作的过程可能分散临床医师的注意力，导致治疗达不到最佳化甚至威胁患者生命安全。使用闭环药物输注技术可以使得剂量滴定过程最佳化[4]。闭环系统的应用复杂且需要均衡各方面的因素，包括：①一个代表预期治疗作用的控制变量；②一个临床相关的调定点或对于这个变量的预期值；③一个调速控制器，在这里就是一个驱动药物的输注泵；④一个系统，这里是指一个患者；以及⑤一个准确稳定的控制算法[249]。

控制算法完全基于检测预期作用和实际观察作用之间的误差。文献描述了不同的控制策略操控闭环输注系统。微分控制（proportional-integral differential，PID）控制器常常用于工程应用，该控制器会根据差错大小，随着时间推移的误差积分和误差导数来调节输注速率。PID 控制器的微调在特定设置时十分困难，因为系统控制的复杂性、个体间的药理变异性以及无法对药物输注过量进行直接抵消。更加适合的方法是运用 PID 控制系统连接一个 TCI 系统去减少剂量和反应之间的复杂性（彩图 26.26）[250]。另一个可替代的控制策略是**基于模型的自适应控制**。这个控制器系统的本质是一个将剂量与浓度相关（药效动力学）以及浓度与药效相关（药代动力学）的一个药代–药效动力学模型。更新该模型目的在于解释实际药效和预测药效之间的差别。

一个可靠的检测临床药效的生理学信号是闭环技术中最重要的组成部分，利用主要的信号如动脉血压或肌肉活动来指导静脉闭环药物输注。例如，Kenny 等人[251]成功评估在局部切除眼内黑色素瘤手术中使用控制性降压，联合采用樟磺咪芬和硝普钠闭环系统对于动脉血压的控制作用。在 20 世纪 80 年代和 90 年代，大量的研究者观察了阿曲库铵[252-253]和维库溴铵[254]闭环输注的准确性。然而，由于新型肌松拮抗药物舒更葡糖的引进，有关维库溴铵或罗库溴铵闭环输注的研究兴趣大大降低。

大量以脑电图为基础的麻醉深度监测，如 BIS、频谱熵和听觉诱发电位的商业化，再一次使得研究者对于静脉镇静催眠药物的闭环管理研究产生了兴趣。Sakai 等人[255]运用早期版本的 BIS 作为控制变量，证实闭环系统可以提供围术期血流动力学的稳定和快速从丙泊酚的镇静催眠作用中苏醒。一个采用 BIS 和 PID 控制的血浆控制丙泊酚 TCI 系统在骨科手术[256]和镇静过程中[257]均表现良好。尽管这些研究者通过将控制系统更改为效应室靶控 TCI 来改进，他们同样也总结出 PID 控制器会面临一些稳定问题。Liu 等人运用一个根据 BIS 指导的不同计算法为基础的闭环 TCI 滴定给药，比较其与手动丙泊酚 TCI 在全身麻醉诱导和维持时的区别。结果发现闭环控制所需丙泊酚的量更少，诱导时间更长，但是血流动力学更稳定，麻醉过深（BIS < 40）发生率更低和苏醒更迅速 [250, 258]。

Liu 等人在该基础上又发明了一个更高级的版本，即运用 BIS 作为控制变量，运用完全 PID 控制闭环输注丙泊酚和瑞芬太尼。一个基于规则的算法决定何时改变丙泊酚或瑞芬太尼的靶浓度。在一项多中心的研究中，该系统与手动输注相比，显示出更好的整体性能 [259]。另一个类似的方法是运用可替代的脑电图来源的指标：频谱熵 [260]。同一组研究团队已经将他们的系统用于不同患者在不同临床需求中，如镇静、小儿外科手术和肝移植等，该系统可客观的评价药物（例如，使用右美托咪定）和非药物（如镇静催眠）干预对于全身麻醉的麻醉药物需求的影响 [261-269]。

印度的 Puri 等人开发了一个系统，将自适应 PID 算法纳入 BIS 指导的丙泊酚控制输注系统。该系统已经在很多情况下进行了大量的测试，如在全身麻醉和术后镇静中，成人和儿童中，在高海拔的地区以及在嗜铬细胞瘤和心力衰竭患者中，均表现满意 [270-276]。在一个包含了 200 名以上患者的随机控制实验中显示，该系统与手动输注控制麻醉相比，明显更加准确（定义为 BIS 在目标范围内）[277]。

Dumont 和 Ansermino 领导的加拿大团队也发明了一个基于 PID 的闭环控制器。为了他们的系统，他们开发了自己的监测仪（NeuroSENSE，NeuroWave Systems 公司，克利夫兰海茨，俄亥俄州），它计算用于中枢神经系统监测的小波麻醉值（WAV$_{CNS}$）和突发抑制比例 [278-279]。WAV$_{CNS}$ 范围在 0 ～ 100，也用于 ICU 中监测镇静 [280]。一项比较 WAV$_{CNS}$ 与 BIS 和反应熵性能的研究发现，WAV$_{CNS}$ 表现良好，尤其擅长捕捉快速发生的变化 [281]。该系统包括一个 PID 算法，最初仅用于控制丙泊酚输注 [282]。它包含一个输注安全系统，用于当反馈变量（WAV$_{CNS}$）不可用或药物注射超过预定限制时管理输注速率。后来，他们开发并测试了一种所谓的多输入单输出系统，其中输出仍然是 WAV$_{CNS}$，但控制器能够同时控制丙泊酚和瑞芬太尼的输注 [282]。作者表明，即使在具有挑战性的条件下，如大量出血时 [283]，他们的系统也可以提供强大、稳定和安全的麻醉深度控制，自动控制瑞芬太尼输注的加入也提高了控制质量 [282]。

另一个在加拿大的团队已经逐渐将他们的闭环系统（McSleepy）提升到下一个层次。McSleepy 最初的版本使用 PID 算法和 BIS 自动控制丙泊酚输注，与麻醉科医师手动控制相比，能够提供更准确和稳定的 BIS 值 [284]。然后，他们进一步改进了 McSleepy 来实现对三种药物的闭环控制：丙泊酚和瑞芬太尼输注，以及罗库溴铵的单次注射 [285]。对丙泊酚，联合使用比例积分算法与控制变量 BIS；对瑞芬太尼，采用基于规则的比例算法用于控制 Analgoscore（一个基于心率和血压的痛觉评分）[286]，最后，罗库溴铵的单次注射管理基于简单的规则，即以 TOF 值少于 25% 为标准。这个系统已经显示出可以安全的控制所有变量。这个系统已经被适应和用于心脏手术的全身麻醉 [287]，最近该系统也适用于提供丙泊酚镇静 [288] 和用于经导管主动脉瓣植入术中 [289]。

基于模型自适应控制的 BIS 指导下的丙泊酚输注早前被 Struys 等用于椎管内麻醉和全身麻醉期间的镇静 [290-291]。该控制算法基于诱导期间患者特定的药代动力学资料。与手动滴定丙泊酚输注相比，闭环组患者达到特定的 BIS 的速度更慢，但 BIS 值超高的情况较少，诱导后血流动力也更平稳。在麻醉维持期，闭环组对于 BIS 和收缩期血压的控制更好，苏醒更快。这些研究者将这些模型基础控制器与先前发表的 PID 控制器相比较，发现模型基础控制器表现更好，即使在 BIS 值较低或较高和突然波动的时候 [292]。最近，De Smet 和 Struys 运用 Bayesian 优化控制器作为自适应部分（图 26.32）[293]，比较其与手动控制 BIS 指导下效应室控制丙泊酚 TCI 在日间妇产科手术中的可行性和准确性。发现闭环控制系统准确滴定丙泊酚使得 BIS 值更接近于设定点。与手动控制系统相比，闭环控制系统可以在临床可接收的时间内诱导麻醉且药物过量的情况更少。自动控制使得苏醒迅速。闭环控制组与手动控制组在血流动力学，呼吸稳定，以及肢体运动率和质量得分上均有相似的表现 [294]。

替代闭环系统用于异氟烷给药的是一个级联结构的控制器，最早由 Gentilini 等人提出 [295-296]。最近，Moore 和 Doufas 设计了一个闭环系统，运用称为强化学习（reinforcement learning）的智能系统技术，能够在噪音，非线性，时间延迟以及不确定 [297-298] 的情况下达到最佳控制。

迄今为止，所有发明的闭环系统均在严密的实验条件下已经使用了。现在的挑战是如何证明其在临床中的安全性和实用性 [299-300]。Liu 等人在一个大的多中心研究中 [259]，显示出他们的系统可以提高控制麻醉深度的满意度。最近两个 meta 分析评估有关静脉麻醉和其他应用情况下闭环系统性能的数据 [301-302]，均发现闭环技术可以提升准确度。

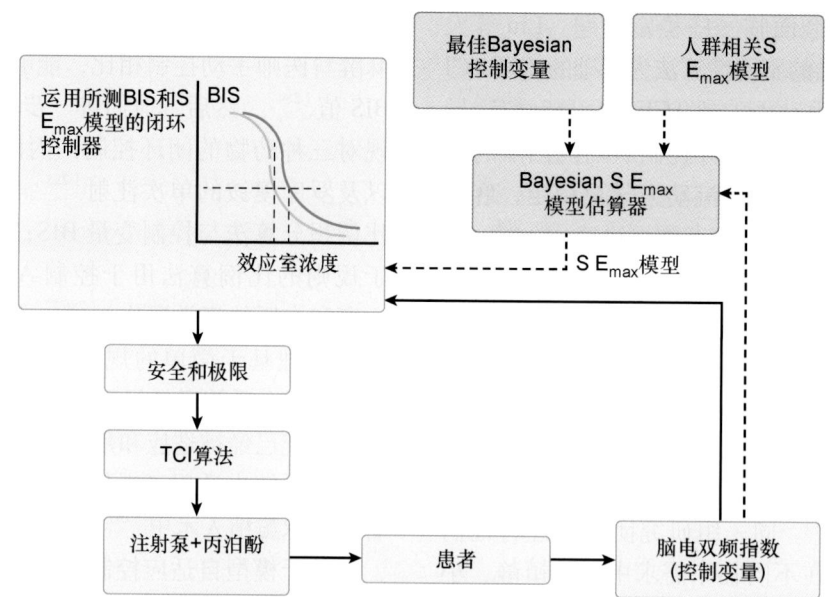

图 26.32　闭环系统流程图。实线代表的是闭环控制系统。控制器计算每个时间点所需要的效应室浓度,考虑到安全极限的问题,这个值还要传输到另一个额外的计算法。计算后的所需效应室浓度传到 TCI 计算法,驱动丙泊酚输注泵给患者注射丙泊酚。所测 BIS 用于闭环控制器的输入。点状线代表了 Bayesian S Emax 模型估算器。估算器接受到根据人群 S Emax 模型的信息,控制的最佳 Bayesian 变量和患者所测 BIS 值 (From De Smet T,Struys MM,Greenwald S,et al. Estimation of optimal modeling weights for a Bayesian-based closed-loop system for propofol administration using the bispectral index as a controlled variable:a simulation study. Anesth Analg. 2007;105;1629-1638. Used with permission.)

Liu 等人也证明了使用他们的系统可以产生了几个次效益,如减少麻醉科医师的工作量等[303]。最终,临床医师将决定是否使有双重、交互、闭环系统的适应性智能计算机系统能更好地控制和改善患者的预后[120]。

虽然闭环技术和自动化在我们的日常生活中几乎无处不在,但闭环麻醉仍然只在研究中使用。最近的社论讨论了闭环技术与麻醉的相关性,以及该应用成为我们日常工作的例行部分的可能时间[304-306]。理论上的优势是明确的,因此,FDA 最近举办了一个研讨会,讨论在重症监护和麻醉状态下自动化的生理闭环控制医疗的监管,目前正在制定推荐和监管建议书[307]。

展望

所有现有的药物都有广泛的药代动力学和药效动力学的变异性。在实际麻醉中,不准确的剂量会造成严重的后果,而药物过量可能与血流动力学不稳定和苏醒时间延长相关,而剂量不足则尤其不可取,因为它会在全身麻醉中导致术中知晓,并造成严重的心理后果[308]。最近一项涉及英国和爱尔兰所有医院的研究表明,与吸入麻醉相比,静脉麻醉在全身麻醉时发生术中知晓的情况更为常见[309]。因此,对于静脉给药,仍然迫切需要一种方法来确保准确和个体化的估计和滴定给药。目前有一些新兴的技术和科技可能有助于实现这一目标。

众所周知,用于麻醉的催眠药物与其他常用药物有强烈的相互作用。虽然药代动力学相互作用很常见,但药效动力学相互作用的规模要大得多,因此在临床上常常高度相关。催眠药和阿片类镇痛药之间的相互作用具有很强的协同作用,因此当这些药物同时使用时,通常需要调整剂量以避免副作用。这些相互作用非常复杂,相互作用效应的大小取决于所有相互作用药物的血浆浓度和效应室浓度。两种药物之间的相互作用最好用三维反应曲面图来描述[80, 96, 99]。如前所述,建议的参数显示界面为麻醉科医师提供有关药物组合可能达到的临床效果的实时信息 (图 26.25)。虽然临床上很少使用,但这些及类似的系统在未来可能会被更广泛地应用,以帮助指导麻醉科医师优化麻醉药物剂量。

丙泊酚[76]和瑞芬太尼的新型“通用”药代-药效动力学模型得到更广泛的实施和临床应用,这有可能对于安全性和准确性都有所提高[184]。目前用于实施 TCI 的模型是从年龄、体重和身高范围较窄的患者或志愿者的研究中开发出来的,所以这些模型自然只适用于具有相似特征的患者。另一方面,通用模型是对大量研究数据的综合分析,涉及大量具有不同特征的患者。基础数据的来源以及异速生长比例的使用,扩大了这些模型的适用性。一旦这些模型被前瞻性地验证,人们希望,对于丙泊酚和瑞芬太尼的单一、准确模型的应用将提高患者的安全性,并鼓励输注系统制造商将这些模型纳入他们的 TCI 泵中。这也可能有助于减少药物错误的可能性（例如，选择了不恰当的模型，或对所选模型缺乏了解），这也可能有助于提高 TCI 系统的普及程度和扩大其应用范围。

TCI 系统包含了人群药代动力学模型，旨在提供人群并非个体的药代动力学参数的最佳预估。当用药代-药效动力学模型来指导或确定单个患者的药物输注速率时，不可避免地会有一定程度的误差。对于药物的药代动力学行为和用于指导给药的药代动力学模型之间不匹配这个不可避免的问题，一个可能的解决方案就是实时测量实际药物浓度以及模型个性化。最近，一种能够在 5 min 内提供准确的血浆丙泊酚浓度即时测量的系统已经得到应用[310]。因此，该仪器测量的血浆丙泊酚浓度用于一个系统，该系统使用 Bayesian 方法更新了用于丙泊酚 TCI 给药的药代-药效动力学模型[136]。尽管结果有些令人失望——在适应偏差有所改善后，精确度并没有提高——这只是使用该系统的初步努力，未来的研究发展可能会显示更好的结果。

目前，临床上没有常规使用实时静脉药物血浆浓度的测量。这些测量可能会提高药物的输注或优化个体患者的 TCI 输注[311]。一些有前途的技术已经被描述。Takita 等人发现质子转移质谱测定的呼出的丙泊酚浓度与估计和测量的动脉丙泊酚浓度之间有很强的线性关系[312]。Miekisch 等人[313]使用顶空固相微萃取法结合气相色谱质谱来测量肺泡（呼出）、动脉、中心静脉和外周血丙泊酚的浓度，发现呼出浓度和动脉浓度之间有很好的相关性。Perl 等人[314]使用离子迁移谱联合一个多柱用于预分离［多柱-离子迁移谱（multicapillary column-ion mobility spectrometer, MCC-IMS）］。Hornuss 等人使用离子分子反应质谱分析[315-316]，Grossherr 等人使用气相色谱质谱分析[317]。后一组团队还描述了不同物种间丙泊酚的血-气分配系数和肺抽提比例之间的差异，这对于在动物中研究这项技术非常重要[318]。

Varadajan[319]、Ziaian 团队[320]和 Kreuer 团队[321]已经应用房室模型来描述呼出丙泊酚的动力学。Colin 等人的研究表明，标准的房室模型可以很容易地被额外的肺这个房室所扩大（用一个速率常数来模拟时间延迟）和比例因子（转换单位），从而能够预测血浆丙泊酚浓度以及在线 Bayesian 模型适应度[322]。有了这个模型，它也可以通过测量呼出的丙泊酚来估计 BIS 值。

最近一个使用了 MCC-IMS（Edmon，B. Braun，德国）的系统已经上市，并能够每分钟都提供测量。原型系统使用了参考气体发生器，以确认准确性和精确度超过呼出丙泊酚测量的临床范围[323]。

即使有了在线测量药物浓度和（或）完善药代动力学模型的方法，临床医师仍然面临对任何给定药物浓度的药效动力学反应的广泛变化的挑战。自动闭环控制系统，在本章已经详细讨论过，可能提供一个解决这一问题的办法。一个设计良好的系统和一个稳健的临床效果的测量应该有助于优化药物给药和在个人水平上通过准确的滴定给药达到临床效果。

最后，非线性混合效应建模（nonlinear mixed effects modeling, NONMEM）技术的使用目前被认为是药代-药效动力学分析和开发新模型的最新技术。新模型的发展包括使用输注速度、血浆浓度测量和临床效果的测量，以产生与我们的药理学知识一致的数学模型。

这个过程产生一个结构模型的参数，包括两个或更多的房室，再分配清除率和描述指数过程的代谢清除率参数。使用神经网络的人工智能方法正在为现代问题提供强大而有效的解决方案，不再需要从基于当前知识的模型开始[324]。这种"深度学习"方法最近被应用于 231 名患者的数据，用于学习如何预测与丙泊酚和瑞芬太尼不同血浆和效应室浓度相关的 BIS 值[325]。值得注意的是，该系统能够比基于传统药代-药效动力学模型的方法更准确地预测 BIS 值。鉴于几乎所有的麻醉科医师都能广泛便捷地接触到基于网络的技术，我们有理由想象这样一种情景，即来自世界各地数百万患者的数据被输入机器学习系统，这些系统能够学会预测对不同药物组合的反应。相反，要学会准确地预测给定反应所需的药物剂量，而不需要复杂的模型。

参考文献

1. Massa DJ, et al. *Proc Staff Meet Mayo Clin.* 1950;25:413.
2. Rivera AM, et al. *Acta Anaesthesiol Belg.* 2005;56:271.
3. Absalom A, Struys MM. In: *An overview of TCI & TIVA.* Gent: Academia Press; 2007.
4. Struys M, de Smet T. In: Evers AS, et al., ed. *Anesthetic Pharmacology: Basic Principles and Clinical Practice.* Cambridge: Cambridge University Press; 2011:103.
5. Sahinovic MM, et al. *Curr Opin Anaesthesiol.* 2010;23:734.
6. Struys MM, et al. *Br J Anaesth.* 2011;107:38.
7. Schwilden H. *Eur J Clin Pharmacol.* 1981;20:379.
8. Absalom AR, et al. *Anesth Analg.* 2016;122(1):70.
9. Shafer SL. *J Clin Anesth.* 1993;5:14S.
10. Shafer SL. *Semin Anesth.* 1993;12:222.
11. Avram MJ, Krejcie TC. *Anesthesiology.* 2003;99:1078.
12. Absalom AR, et al. *Br J Anaesth.* 2009;103:26.
13. Masui K, et al. *Anesth Analg.* 2010;111:368.
14. Upton RN, Ludbrook G. *Anesthesiology.* 2005;103:344.
15. Soehle M, et al. *Br J Anaesth.* 2010;105:172.
16. Hull CJ, et al. *Br J Anaesth.* 1978;50:1113.
17. Sheiner LB, et al. *Clin Pharmacol Ther.* 1979;25:358.
18. Schnider TW, et al. In: Evers AS, et al., ed. *Anesthetic Pharmacology. Basic Principles and Clinical Practice.* Cambridge: Cambridge University Press; 2011:57.
19. Fernandez-Candil J, et al. *Eur J Clin Pharmacol.* 2008;64:795.
20. Chen C, et al. *Br J Anaesth.* 2008;101:788.
21. Struys MM, et al. *Anesthesiology.* 2003;99:802.

22. Egan TD, et al. *Br J Anaesth.* 2004;92:335.
23. Glass PS, et al. *Anesth Analg.* 1993;77:1031.
24. Vanluchene AL, et al. *Anesthesiology.* 2004;101:34.
25. Vereecke HE, et al. *Anesthesiology.* 2005;103:500.
26. Bruhn J, et al. *Br J Anaesth.* 2006;97:85.
27. Jospin M, et al. *IEEE Trans Biomed Eng.* 2007;54:840.
28. Ludbrook GL, et al. *Anesthesiology.* 2002;97:1363.
29. Shafer SL, Gregg KM. *J Pharmacokinet Biopharm.* 1992;20:147.
30. Jacobs JR, Williams EA. *IEEE Trans Biomed Eng.* 1993;40:993.
31. Coppens MJ, et al. *Anesthesiology.* 2011;115:83.
32. Minto CF, et al. *Anesthesiology.* 2003;99:324.
33. Cortinez LI, et al. *Br J Anaesth.* 2007;99:679.
34. Schnider T, Minto C. *Anaesthesia.* 2008;63:206.
35. Mourisse J, et al. *Br J Anaesth.* 2007;98:737.
36. Mourisse J, et al. *Br J Anaesth.* 2007;98:746.
37. McKay ID, et al. *Anesth Analg.* 2006;102:91.
38. Kelz MB, et al. *Proc Natl Acad Sci U S A.* 2008;105:1309.
39. Friedman EB, et al. *PLoS One.* 2010;5:e11903.
40. Sepulveda PO, et al. *Anaesthesia.* 2018;73(1):40.
41. Warnaby CE, et al. *Anesthesiology.* 2017;127(4):645–657.
42. Kuizenga MH, et al. *Br J Anaesth.* 2018;120(3):525–536.
43. Bouillon T, et al. *Anesthesiology.* 2003;99(4):779–787.
44. Bouillon T, et al. *Anesthesiology.* 2004;100(2):240–250.
45. Martinoni EP, et al. *Br J Anaesth.* 2004;92(6):800–807.
46. Scott JC, et al. *Anesthesiology.* 1985;62:234.
47. Struys MM, et al. *Anesthesiology.* 2000;92:399.
48. Eger 2nd EI, et al. *Anesthesiology.* 1965;26:756.
49. Telford RJ, et al. *Anesth Analg.* 1992;75:523.
50. Vuyk J, et al. *Anesthesiology.* 1992;77:3.
51. Hung OR, et al. *Anesthesiology.* 1992;77:237.
52. Glass PS, et al. *Anesthesiology.* 1993;78:842.
53. Jacobs JR, et al. *Anesth Analg.* 1995;80:143.
54. Vuyk J, et al. *Anesthesiology.* 1997;87:1549.
55. Xu Z, et al. *Anesth Analg.* 2009;108:478.
56. Kaneda K, et al. *J Clin Pharmacol.* 2011;51:482.
57. Scott JC, Stanski DR. *J Pharmacol Exp Ther.* 1987;240:159.
58. Scott JC, et al. *Anesthesiology.* 1991;74:34.
59. Egan TD, et al. *Anesthesiology.* 1993;79:881.
60. Egan TD, et al. *Anesthesiology.* 1996;84:821.
61. Minto CF, et al. *Anesthesiology.* 1997;86:10.
62. Homer TD, Stanski DR. *Anesthesiology.* 1985;62:714.
63. Stanski DR, Maitre PO. *Anesthesiology.* 1990;72:412.
64. Schnider TW, et al. *Anesthesiology.* 1996;84:510.
65. Barvais L, et al. *Br J Anaesth.* 2003;91:347.
66. Glass PS, et al. *Anesthesiology.* 1999;90:1556.
67. Ausems ME, et al. *Anesthesiology.* 1986;65:362.
68. Ausems ME, et al. *Br J Anaesth.* 1985;57:1217.
69. Kodaka M, et al. *Br J Anaesth.* 2004;92:242.
70. Cortinez LI, et al. *Eur J Anaesthesiol.* 2005;22:56.
71. Colin PJ, et al. *Br J Anaesth.* 2017;119(2):200–210.
72. Colin PJ, et al. *Br J Anaesth.* 2017;119(2):211–220.
73. Gourlay GK, et al. *Anesth Analg.* 1988;67:329.
74. van den Nieuwenhuyzen MC, et al. *Anesth Analg.* 1995;81:671.
75. Lehmann KA, et al. *Acta Anaesthesiol Scand.* 1991;35:221.
76. Eleveld DJ, et al. *Br J Anaesth.* 2018;120(5):942–959.
77. Hendrickx JF, et al. *Anesth Analg.* 2008;107:494.
78. Minto CF, et al. *Anesthesiology.* 2000;92:1603.
79. Bouillon TW. *Handb Exp Pharmacol.* 2008;182:471.
80. Minto CF, et al. *Anesthesiology.* 2000;92:1603.
81. Short TG, et al. *Anesthesiology.* 2002;96:400.
82. Heyse B, et al. *Anesthesiology.* 2012;116:311.
83. Sebel PS, et al. *Anesthesiology.* 1992;76:52.
84. McEwan AI, et al. *Anesthesiology.* 1993;78:864.
85. Lang E, et al. *Anesthesiology.* 1996;85:721.
86. Egan TD, Minto CF. In: Evers AS, et al., ed. *Anesthetic Pharmacology. Basic Principles and Clinical Practice.* Cambridge: Cambridge University Press; 2011:147.
87. Short TG. *Anesth Analg.* 2010;111:249.
88. Manyam SC, et al. *Anesthesiology.* 2006;105:267.
89. Johnson KB, et al. *Anesth Analg.* 2010;111:387.
90. Heyse B, et al. *Anesthesiology.* 2014;120(6):1390.
91. Kissin I. *Anesth Analg.* 1993;76:215.
92. Zanderigo E, et al. *Anesthesiology.* 2006;104:742.
93. Vuyk J, et al. *Anesthesiology.* 1995;83:8.
94. Bruhn J, et al. *Anesthesiology.* 2003;98:621.
95. Ropcke H, et al. *J Clin Anesth.* 2001;13:198.
96. Bouillon TW, et al. *Anesthesiology.* 2004;100:1353.
97. Nieuwenhuijs DJ, et al. *Anesthesiology.* 2003;98:312.
98. Gambus PL, et al. *Anesth Analg.* 2011;112:331.
99. Bouillon T, et al. *Anesthesiology.* 1999;91:144.
100. LaPierre CD, et al. *Anesth Analg.* 2011;113:490.
101. Luginbuhl M, et al. *Anesthesiology.* 2010;112(4):872–880.
102. Schumacher PM, et al. *Anesthesiology.* 2009;111:790.
103. Sebel LE, et al. *Anesthesiology.* 2006;104:1176.
104. Hammer GB, et al. *Paediatr Anaesth.* 2009;19:138.
105. Hannivoort LN, et al. *Br J Anaesth.* 2016;116(5):624.
106. Shafer SL. *Anesthesiology.* 2012;116(2):240.
107. van den Berg JP, et al. *Br J Anaesth.* 2017;118(1):44–57.
108. Shafer SL. Varvel. JR. 1991;74:53.
109. Hughes MA, et al. *Anesthesiology.* 1992;76:334.
110. Schwilden H. *Anasth Intensivther Notfallmed.* 1985;20:307.
111. Fisher DM, Rosen JI. *Anesthesiology.* 1986;65:286.
112. Youngs EJ, Shafer SL. *Anesthesiology.* 81:833.
113. Bailey JM. *Anesthesiology.* 1995;83:1095.
114. Milne SE, et al. *Br J Anaesth.* 2003;90:623.
115. Struys MM, et al. *Anesthesiology.* 2002;96:803.
116. Syroid ND, et al. *Anesthesiology.* 2002;96:565.
117. Drews FA, et al. *Hum Factors.* 2006;48:85.
118. Murphy RS, Wilcox SJ. *J Med Eng Technol.* 2009;33:470.
119. Struys MM, et al. *Anesth Analg.* 2016;122(1):56–69.
120. Absalom AR, et al. *Anesth Analg.* 2011;112(3):516–518.
121. Kruger-Thiemer E. *Eur J Pharmacol.* 1968;4(3):317–324.
122. White M, et al. *Anaesthesia.* 1990;45:204–209.
123. Wakeling HG, et al. *Anesthesiology.* 1999;90(1):92–97.
124. Struys MMRF, et al. *Anesth Analg.* 2016;122(1):56–69.
125. Shafer SL, et al. *Anesthesiology.* 1988;68(2):261–266.
126. Adapa RM, et al. *Anaesthesia.* 2012;67:33.
127. Schnider TW, et al. *Anesth Analg.* 2016;122(1):79–85.
128. Hu C, et al. *Anesthesiology.* 2005;102:639.
129. Varvel JR, et al. *J Pharmacokinet Biopharm.* 1992;20:63.
130. Coetzee JF, et al. *Anesthesiology.* 1995;82:1328.
131. Cowley NJ, et al. *Eur J Anaesthesiol.* 2013;30(10):627–632.
132. Glen JB, et al. *Anaesthesia.* 2014;69(6):550–557.
133. Cortinez LI, et al. *Anesth Analg.* 2014;119(2):302–310.
134. Tachibana N, et al. *Eur J Anaesthesiol.* 2014;31(12):701–707.
135. Lee YH, et al. *Br J Anaesth.* 2017;118(6):883–891.
136. van den Berg JP, et al. *Br J Anaesth.* 2017;119(5):918–927.
137. Lee AKY, et al. *J Cardiothorac Vasc Anesth.* 2018;32(2):723–730.
138. Barvais L, et al. *J Cardiothorac Vasc Anesth.* 2000;14:402.
139. Absalom AR, et al. *Br J Anaesth.* 2007;98(5):615–623.
140. Hannivoort LN, et al. *Anesthesiology.* 2015;123(2):357–367.
141. Obara S, et al. *J Anesth.* 2018;32(1):33–40.
142. Glass PS, et al. *Anesthesiology.* 1990;73(6):1082–1090.
143. Shafer SL, et al. *Anesthesiology.* 1990;73(6):1091–1102.
144. Shibutani K, et al. *Anesthesiology.* 2004;101:603.
145. Lemmens HJ, et al. *Clin Pharmacokinet.* 1990;19:416.
146. Crankshaw DP, et al. *Anesth Analg.* 1993;76:556.
147. Sigmond N, et al. *Br J Anaesth.* 2013;111(2):197–208.
148. Hudson RJ, et al. *J Cardiothorac Vasc Anesth.* 2001;15:693.
149. Slepchenko G, et al. *Anesthesiology.* 2003;98:65.
150. Mertens MJ, et al. *Br J Anaesth.* 2003;90:132.
151. Cho YJ, et al. *Anaesthesia.* 2017;72(10):1196–1205.
152. Marsh B, et al. *Br J Anaesth.* 1991;67:41–48.
153. Absalom A, et al. *Br J Anaesth.* 2003;91(4):507–513.
154. Sepulveda P, et al. *Br J Anaesth.* 2011;107(4):593–600.
155. Choi BM, et al. *J Pharmacokinet Pharmacodyn.* 2015;42(2):163–177.
156. McMurray TJ, et al. *Anaesthesia.* 2004;59(7):636–641.
157. Cortegiani A, et al. *J Clin Pharmacol.* 2018.
158. Struys M, et al. *Eur J Anaesthesiol.* 1995;10(suppl):85.
159. Struys M, et al. *Anaesthesia.* 1997;52:41.
160. Hoymork SC, et al. *Acta Anaesthesiol Scand.* 2000;44:1138.
161. Macquaire V, et al. *Acta Anaesthesiol Scand.* 2002;46:1010.
162. Fabregas N, et al. *Anesthesiology.* 2002;97:1378.
163. Schnider TW, et al. *Anesthesiology.* 1998;88(5):1170–1182.
164. Schnider TW, et al. *Anesthesiology.* 1999;90(6):1502–1516.
165. Schüttler J, Ihmsen H. *Anesthesiology.* 2000;92:727.
166. Anderson BJ, Holford NH. *Annu Rev Pharmacol Toxicol.* 2008;48:303.
167. Anderson BJ, Holford NH. *Paediatr Anaesth.* 2010;20:1.
168. Cortinez LI, et al. *Br J Anaesth.* 2010;105:448.
169. Cortinez LI, et al. *Anesth Analg.* 2018.
170. Frederico Avendano C, et al. *Rev Esp Anestesiol Reanim.* 2016;63(10):556–563.
171. Barakat AR, et al. *Anaesthesia.* 2007;62:661.
172. Coppens M, et al. *Br J Anaesth.* 2010;104:452.
173. Thomson AJ, et al. *Anaesthesia.* 2014;69(5):420–428.
174. Eleveld DJ, et al. *Anesth Analg.* 2014;118(6):1221–1237.

175. Kataria BK, et al. *Anesthesiology.* 1994;80:104.
176. Hara M, et al. *Br J Anaesth.* 2017;118(3):415–423.
177. Short TG, et al. *Br J Anaesth.* 1994;72(3):302–306.
178. Gepts E, et al. *Anesthesiology.* 1995;83:1194.
179. Maitre PO, et al. *Anesthesiology.* 1987;66:3.
180. van den Nieuwenhuyzen MC, et al. *Anesthesiology.* 1993;79:481.
181. Raemer DB, et al. *Anesthesiology.* 1990;73:66.
182. Minto CF, et al. *Anesthesiology.* 1997;86:24.
183. Rigby-Jones AE, et al. *Br J Anaesth.* 2007;99:252–261.
184. Eleveld DJ, et al. *Anesthesiology.* 2017;126(6):1005–1018.
185. Chen L, Baker MD. *Pediatr Emerg Care.* 2006;22:485.
186. White M, et al. *Clin Pharmacokinet.* 2008;47(2):119–127.
187. Fu F, et al. *Br J Anaesth.* 2014;112(3):506–513.
188. Calvo R, et al. *Acta Anaesthesiol Scand.* 2004;48:1038.
189. Wietasch JK, et al. *Anesth Analg.* 2006;102:430.
190. Vuyk J, et al. *Anesth Analg.* 2009;108:1522.
191. Lichtenbelt BJ, et al. *Anesth Analg.* 2010;110:1597.
192. Ausems ME, et al. *Anesthesiology.* 1988;68:851.
193. Alvis JM, et al. *Anesthesiology.* 1985;63:41.
194. Theil DR, et al. *J Cardiothorac Vasc Anesth.* 1993;7:300.
195. De Castro V, et al. *Anesth Analg.* 2003;96:33.
196. Moerman AT, et al. *Anesth Analg.* 2009;108:828.
197. Kenny GN. *Eur J Anaesthesiol.* 1997;15(suppl):29.
198. Servin FS. *Anaesthesia.* 1998;53(suppl 1):82.
199. Passot S, et al. *Anesth Analg.* 2005;100:1338–1342.
200. Chen G, et al. *Eur J Anaesthesiol.* 2009;26:928.
201. Wang X, et al. *J Clin Anesth.* 2016;32:92–100.
202. Chiang MH, et al. *Endoscopy.* 2013;45(11):907–914.
203. Mu J, et al. *Br J Anaesth.* 2018;120(5):1049–1055.
204. Kazama T, et al. *Anesthesiology.* 1999;90:1517.
205. Absalom AR, Kenny GN. *Br J Anaesth.* 2003;90:737.
206. Raeder J. *Anesth Analg.* 2009;108:704.
207. Bejjani G, et al. *J Cardiothorac Vasc Anesth.* 2009;23:175.
208. Sveticic G, et al. *Anesthesiology.* 2003;98:1195.
209. Beilin B, et al. *Acta Anaesthesiol Scand.* 2005;49:78.
210. Ng KF, et al. *J Clin Anesth.* 2006;18:205.
211. Lipszyc M, et al. *Br J Anaesth.* 2011;106:724.
212. White I, et al. *Pharmacol Res.* 2012;66:185.
213. Walder B, et al. *Acta Anaesthesiol Scand.* 2001;45:795.
214. Cronrath P, et al. *Nurs Econ.* 2011;29:79.
215. Volmanen P, et al. *Acta Anaesthesiol Scand.* 2005;49:453.
216. Volmanen P, et al. *Acta Anaesthesiol Scand.* 2008;52:249.
217. Douma MR, et al. *Br J Anaesth.* 2010;104:209.
218. Volmanen P, et al. *Curr Opin Anaesthesiol.* 2011;24:235.
219. Volmanen PV, et al. *Acta Anaesthesiol Scand.* 2011;55:486.
220. Douma MR, et al. *Int J Obstet Anesth.* 2011;20:118.
221. Freeman LM, et al. *BMJ.* 2015;350:h846.
222. van den Nieuwenhuyzen MC, et al. *Br J Anaesth.* 1997;78:17.
223. van den Nieuwenhuyzen MC, et al. *Br J Anaesth.* 1999;82:580.
224. Schraag S, et al. *Br J Anaesth.* 1998;81(3):365–368.
225. Jeleazcov C, et al. *Anesthesiology.* 2016;124(1):56–68.
226. Loper KA, et al. *Anesth Analg.* 1988;67(11):1118–1119.
227. Osborne GA, et al. *Anaesthesia.* 1991;46:553–556.
228. Rudkin GE, et al. *Anaesthesia.* 1991;46:90–92.
229. Rudkin GE, et al. *Anaesthesia.* 1992;47:376–381.
230. Osborne GA, et al. *Anaesthesia.* 1994;49:287.
231. Mazanikov M, et al. *Endoscopy.* 2013;45(11):915–919.
232. Irwin MG, et al. *Anaesthesia.* 1997;52(6):525–530.
233. Murdoch JA, et al. *Br J Anaesth.* 1999;82(3):429–431.
234. Murdoch J, et al. *Br J Anaesth.* 2000;85(2):299–301.
235. Henderson F, et al. *Anaesthesia.* 2002;57(4):387–390.
236. Absalom AR, et al. *Anesthesiol* in press. 2000;93:A291.
237. Stonell CA, et al. *Anaesthesia.* 2006;61(3):240–247.
238. Chapman RM, et al. *Anaesthesia.* 2006;61(4):345–349.
239. O'Brien C, et al. *Anaesthesia.* 2013;68(7):760–764.
240. Anderson KJ, et al. *Anaesthesia.* 2013;68(2):148–153.
241. Allam S, et al. *Anaesthesia.* 2013;68(2):154–158.
242. Doufas AG, et al. *Anesthesiol.* 2001;94(4):585–592.
243. Doufas AG, et al. *Acta Anaesthesiol Scand.* 2003;47(8):944–950.
244. Doufas AG, et al. *Anesth Analg.* 2009;109(3):778–786.
245. Pambianco DJ, et al. *Gastrointest Endosc.* 2008;68(3):542–547.
246. Pambianco DJ, et al. *Gastrointest Endosc.* 2011;73(4):765–772.
247. Lin OS. *Intest Res.* 2017;15(4):456–466.
248. Goudra B, et al. *Anesth Analg.* 2017;124(3):686–688.
249. O'Hara DA, et al. *Anesthesiology.* 1992;77:563.
250. Liu N, et al. *Anesthesiology.* 2006;104:686.
251. Chaudhri S, et al. *Br J Anaesth.* 1992;69:607.
252. O'Hara DA, et al. *Anesthesiology.* 1991;74:258.

253. Edwards ND, et al. *Anaesthesia.* 1998;53:136.
254. Olkkola KT, et al. *Acta Anaesthesiol Scand.* 1991;35:420.
255. Sakai T, et al. *Acta Anaesthesiol Scand.* 2000;44:1007.
256. Absalom AR, et al. *Anesthesiology.* 2002;96:67.
257. Leslie K, et al. *Anaesthesia.* 2002;57:693.
258. Liu N, et al. *Eur J Anaesthesiol.* 2006;23:465.
259. Liu N, et al. *Anesth Analg.* 2011;112:546.
260. Liu N, et al. *Anesthesiology.* 2012;116:286.
261. Le Guen M, et al. *Intensive Care Med.* 2013;39(3):454–462.
262. Liu N, et al. *Can J Anaesth.* 2013;60(9):881–887.
263. Orliaguet GA, et al. *Anesthesiology.* 2015;122(4):759–767.
264. Restoux A, et al. *Br J Anaesth.* 2016;117(3):332–340.
265. Le Guen M, et al. *Anesth Analg.* 2014;118(5):946–955.
266. Liu N, et al. *Br J Anaesth.* 2014;112(5):842–851.
267. Le Guen M, et al. *Anesthesiology.* 2014;120(2):355–364.
268. Dumans-Nizard V, et al. *Anesth Analg.* 2017;125(2):635–642.
269. Bataille A, et al. *Eur J Anaesthesiol.* 2017.
270. Puri GD, et al. *Anaesth Intensive Care.* 2007;35(3):357–362.
271. Agarwal J, et al. *Acta Anaesthesiol Scand.* 2009;53(3):390–397.
272. Hegde HV, et al. *J Clin Monit Comput.* 2009;23(4):189–196.
273. Solanki A, et al. *Eur J Anaesthesiol.* 2010;27(8):708–713.
274. Puri GD, et al. *Indian J Aaesth.* 2012;56(3):238–242.
275. Biswas I, et al. *Paediatr Anaesth.* 2013;23(12):1145–1152.
276. Mahajan V, et al. *J Clin Anesth.* 2017;42:106–113.
277. Puri GD, et al. *Anesth Analg.* 2016;122(1):106–114.
278. Zikov T, et al. *IEEE Trans Biomed Eng.* 2006;53(4):617–632.
279. van Heusden K, et al. *IEEE Trans Biomed Eng.* 2013;60(9):2521–2529.
280. West N, et al. *J Clin Monit Comput.* 2018.
281. Bibian S, et al. *J Clin Monit Comput.* 2011;25(1):81–87.
282. West N, et al. *Anesth Analg.* 2017.
283. Brodie SM, et al. *A A Case Rep.* 2017;9(8):239–243.
284. Hemmerling TM, et al. *Can J Anaesth.* 2010;57(8):725–735.
285. Hemmerling TM, et al. *Br J Anaesth.* 2013;110(6):1031–1039.
286. Hemmerling TM, et al. *J Comput.* 2009;4:311–318.
287. Zaouter C, et al. *Anesth Analg.* 2016;123(4):885–893.
288. Zaouter C, et al. *J Clin Monit Comput.* 2017;31(2):309–317.
289. Zaouter C, et al. *Anesth Analg.* 2017;125(5):1505–1512.
290. Mortier E, et al. *Anaesthesia.* 1998;53(8):749–754.
291. Struys MM, et al. *Anesthesiology.* 2001;95(1):6–17.
292. Struys MM, et al. *Anesthesiology.* 2004;100(3):640–647.
293. De Smet T, et al. *Anesth Analg.* 2007;105(6):1629–1638.
294. De Smet T, et al. *Anesth Analg.* 2008;107(4):1200–1210.
295. Gentilini A, et al. *IEEE Trans Biomed Eng.* 2002;49(4):289–299.
296. Gentilini A, et al. *IEEE Trans Biomed Eng.* 2001;48(8):874–889.
297. Moore BL, et al. *Anesth Analg.* 2011;112(2):360–367.
298. Moore BL, et al. *Anesth Analg.* 2011;112(2):350–359.
299. Manberg PJ, et al. *Clin Pharmacol Ther.* 2008;84(1):166–169.
300. Liu N, et al. *Anesth Analg.* 2016;122(1):4–6.
301. Brogi E, et al. *Anesth Analg.* 2016;124(2):446–455.
302. Pasin L, et al. *Anesth Analg.* 2017;124(2):456–464.
303. Dussaussoy C, et al. *J Clin Monit Comput.* 2014;28(1):35–40.
304. Miller TE, et al. *Anesth Analg.* 2013;117(5):1039–1041.
305. Liu N, et al. *Anesth Analg.* 2016;122(1):4–6.
306. Loeb RG, et al. *Anesth Analg.* 2017;124(2):381–382.
307. Parvinian B, et al. *Anesth Analg.* 2017.
308. Tasbihgou SR, et al. *Anaesthesia.* 2018;73(1):112–122.
309. Pandit JJ, et al. *Br J Anaesth.* 2014;113(4):540–548.
310. Cowley NJ, et al. *Anaesthesia.* 2012;67(8):870–874.
311. Maitre PO, et al. *Anesthesiology.* 1988;69:652–659.
312. Takita A, et al. *Anesthesiology.* 2007;106(4):659–664.
313. Miekisch W, et al. *Clin Chim Acta.* 2008;395:32–37.
314. Perl T, et al. *Br J Anaesth.* 2009;103(6):822–827.
315. Hornuss C, et al. *Anesthesiology.* 2007;106(4):665–674.
316. Hornuss C, et al. *Anal Bioanal Chem.* 2012;403(2):555–561.
317. Grossherr M, et al. *Br J Anaesth.* 2009;102(5):608–613.
318. Grossherr M, et al. *Xenobiotica.* 2009;39(10):782–787.
319. Varadarajan BT. *Monitoring of Propofol in Breath; Pharmacokinetic Modeling and Design of a Control System.* Doctoral Thesis. Luebeck University; 2011.
320. Ziaian D, et al. *IEEE International Symposium on Medical Measurements and Applications.* MeMeA; 2014:1–5.
321. Kreuer S, et al. *Sci Rep.* 2014;4:5423.
322. Colin P, et al. *Clin Pharmacokinet.* 2016;55(7):849–859.
323. Maurer F, Walter L, Geiger M, et al. Calibration and validation of a MCC/IMS prototype for exhaled propofol online measurement. *J Pharm Biomed Anal.* 2017;145:293–297.
324. Gambus P, et al. *Anesthesiology.* 2018;128(3):431–433.
325. Lee HC, et al. *Anesthesiology.* 2018;128(3):492–501.

27 神经肌肉阻滞药药理学

SORIN J. BRULL，CLAUDE MEISTELMAN

姚伟锋 译　黑子清 审校

<table>
<tr><td>要　点</td><td>

- 哺乳动物的神经肌肉接头处存在两种烟碱型胆碱能受体。成人肌肉突触后膜的烟碱型胆碱能受体由 $\alpha_2\beta\delta\varepsilon$ 亚单位构成，而胎儿（未成熟）的烟碱型胆碱能受体由 $\alpha_2\beta\gamma\delta$ 亚单位构成。神经突触前膜的烟碱型受体也是一个五聚体，由 $\alpha_3\beta_2$ 亚单位构成。突触后受体的两个 α 亚单位都有一个与配体（乙酰胆碱）结合的位点。

- 非去极化肌松药通过与乙酰胆碱竞争突触后膜的 α 亚单位来阻滞神经肌肉传导。不同的是，去极化肌松药琥珀胆碱直接作用于识别位点并使膜去极化时间延长，使突触后膜烟碱型胆碱能受体敏感度下降、钠离子通道失活，最终导致动作电位传导被抑制。

- 通常用不同形式的刺激来判别运动终板不同的阻滞部位。对单刺激反应下降可能是由于突触后膜烟碱型胆碱受体被阻滞，而对强直刺激和四个成串刺激反应下降则是由于突触前膜烟碱型受体被阻滞。

- 琥珀胆碱是目前唯一用于临床的去极化肌松药，特点是起效迅速，并且因能快速被丁酰胆碱酯酶水解而作用时间非常短暂。

- 非去极化肌松药可根据化学结构分为甾体类、卞异喹啉类或其他化合物类，亦可按等效剂量的作用时程分为长效、中效和短效。

- 非去极化肌松药的起效时间与效能成反比。除阿曲库铵外，非去极化肌松药摩尔效能可很好地预测药物的起效速度。如罗库溴铵的摩尔效能大约是维库溴铵的 13%，顺阿曲库铵的 9%，起效却比两药都快。

- 与位于外周的拇内收肌相比，位于中轴的神经肌肉单元（如喉内收肌、膈肌、咀嚼肌）被阻滞速度快，持续时间短，恢复快。

- 许多长效神经肌肉阻滞药在体内基本不代谢，主要以原形经肾排除。由于中效神经肌肉阻滞药可经多种途径分解、代谢和清除，故而比长效阻滞药分布和清除更快。美维库铵（短效神经肌肉阻滞药）几乎完全被丁酰胆碱酯酶水解而被迅速清除。

- 使用非去极化肌松药后，必须通过客观（定量）的监测手段确保正常神经肌肉功能的完全恢复。残余肌松作用会降低食管上段的肌张力、吞咽时食管肌肉组织的协调性以及低氧性通气驱动能力。而且，残余的肌松作用可增加医疗费用和患者住院时间、发病率和死亡率。

</td></tr>
</table>

发展史与临床应用

1942 年 Griffith 和 Johnson 描述了右旋筒箭毒碱（d-tubocurarine，dTc），它是一种安全并可为外科手术提供骨骼肌松弛的药物[1]。1 年以后，Cullen 也描述了在 131 例外科手术患者实施全麻中应用筒箭毒碱的情况[2]。1954 年，Beecher 和 Todd 报道与未应用肌松药的患者相比，应用筒箭毒碱的患者死亡率增高 6 倍[3]。死亡率升高的原因在于人们对神经肌肉阻滞药（neuromuscular blocking drugs，NMBDs）的临床药理学及其作用效果缺乏全面的了解；对术后残余的神经肌肉阻滞作用的影响没有足够的认识；肌力监测的指南尚未制定；以及拮抗残余肌松作用的药理学重要性也尚不为人知。

1952 年由 Thesleff[4] 和 Folds 等人[5] 引进的琥珀胆碱迅速得到广泛应用，并彻底改变了麻醉药物的使用情况，其快速起效和超短时效的特点满足了快速气管插管以及肌力快速恢复的要求。

1967 年，Baird 和 Reid 报道了首个合成的氨基甾体类肌松药泮库溴铵的临床应用[6]。中效 NMDBs 的发展建立在这类化合物代谢特点的基础上，并最终促进了氨基甾体类的维库溴铵[7] 和卞异喹啉类的阿曲库铵[8] 这两种肌松药在 20 世纪 80 年代的临床应用。维库溴铵是第一种心血管作用较小的中效肌松药。第一个短效的非去极化肌松药美维库铵[9] 和起效快速的中效非去极化肌松药罗库溴铵[10] 都是在 20 世纪 90 年代进入临床的。自从筒箭毒碱首次使用后，其他 NMDBs 也相继进入临床。这些阻滞药包括哌库溴铵、杜什库铵、顺阿曲库铵和瑞库溴铵。虽然上述药物现在并非都还在使用，但每一种药物至少在某一方面要超越其前身或有所改进。另外，其他的 NMBDs 仍在研发中，如 CW 002[11] 和 CW 1759-50[11a, 11b]。

NMBDs 只能应用于麻醉状态下的患者，使其骨骼肌松弛。因为该类药物无镇痛和遗忘作用，故不能用于患者的制动。在多种出版物中，都有关于术中[12] 或重症监护治疗病房（intensive care unit，ICU）中[13] 发生知晓的报道。正如 Cullen 和 Larson 所述，"不恰当地使用肌松药可以为外科医师提供理想的手术条件[14]……而患者却处于完全不能接受的、无麻醉的肌松状态"[15]。另外，"用肌松药来弥补整体麻醉处理过程的不足……这也是对这种很有价值的麻醉辅助药的不当使用"[15]。因此，术中注射肌松药维持神经肌肉阻滞时必须监测神经肌肉阻滞时程并持续监测麻醉深度。

NMBDs 与大多数麻醉技术结合用于外科手术，并成为麻醉安全执业和现代外科技术发展的关键组分。正如先前 Foldes 等[5] 指出，肌松药的首次使用不仅是麻醉事业的革命，而且开辟了外科事业的新时代，使心胸外科、神经外科和器官移植外科有了飞跃式的发展。当然，目前 NMBDs 已经常规用于辅助气管插管和机械通气中，也常为多种外科手术提供神经肌肉阻滞状态。本章将对术中及重症监护时使用的 NMBDs 及抗胆碱酯酶药的药理学和临床应用情况做一综述。

神经肌肉阻滞药在神经肌肉接头处的作用原理

本部分简述神经肌肉阻滞的生理学，更详细内容参见第 12 章。

突触后效应

烟碱型乙酰胆碱受体（nicotinic acetylcholine receptor，nAChR）属于配体门控离子通道受体的五聚体大家族，包括 5- 羟色胺 3（5-hydoxytryptamine$_3$，5-HT$_3$），甘氨酸和 γ - 氨基丁酸（γ-aminobutyric acid，GABA）受体。它们在肌肉细胞中合成，并通过一种称为 rapsyn 的特殊蛋白锚定在终板膜上。在生命的最初几周，神经支配的发育导致 γ 亚单位被 ε 亚单位取代。成年哺乳动物的骨骼肌中，nAChR 是由两个 α 亚单位、一个 β 亚单位、一个 δ 亚单位和一个 ε 亚单位组成的五聚体（图 27.1）。受体按化学计量表示为 $\alpha_2\beta\varepsilon\delta$，而在组织上则是 $\alpha\varepsilon\alpha\delta\beta$。

这些亚单位组成跨膜孔（一个通道）和细胞外结合囊泡，即乙酰胆碱和其他激动剂或拮抗剂的结合点[16]。受体则聚集在连接褶皱的顶端，该区域的受体密度为 10 000 ～ 30 000/μm^2。每个 α 亚单位都有一个乙酰胆碱结合位点，这些位点位于受体蛋白囊泡内 α_H-ε 和 α_L-δ 亚单位交界胞膜表面上方约 3.0 nm 处[17]。α_H 和 α_L 分别是 dTc 的高亲和力和低亲和力的结合位点，这可能是由于亚基间不同毗邻关系决定的[18]。例如，dTc 对 α_H-ε 位点的亲和力要比对 α_L-δ 位点的亲和力约高 100 ～ 500 倍[18]。胎儿的 nAChR 中含有一个 γ 亚单位而不是成人的 ε 亚单位，受体的单通道电导率较小且开放时间相对较长。与胎儿 nAChR 相比，成人的 nAChR 一旦被乙酰胆碱激活，其开放时间更短，对钠、钾、钙离子具有更高的传导性[16]。

在静息状态下乙酰胆碱受体的离子通道功能处于关闭状态。当 2 个乙酰胆碱分子同时与 α 亚单位结合时，乙酰胆碱受体构型发生改变，而使其离子通道开放。如果非去极化 NMBDs（例如，一种竞争性拮抗剂）的一个分子与 nAChR 的一个亚基结合，两个乙酰胆碱（激动剂）分子则无法与 α 亚基同时结合，神经肌肉传导被抑制[19]。

琥珀胆碱是去极化 NMBDs，令终板处去极化时间延长，产生与乙酰胆碱相似但更持久的去极化作用。这一机制导致：① nAChR 脱敏；②神经肌肉接头处电压门控钠离子通道失活；③接头周围细胞膜对

α-亚单位

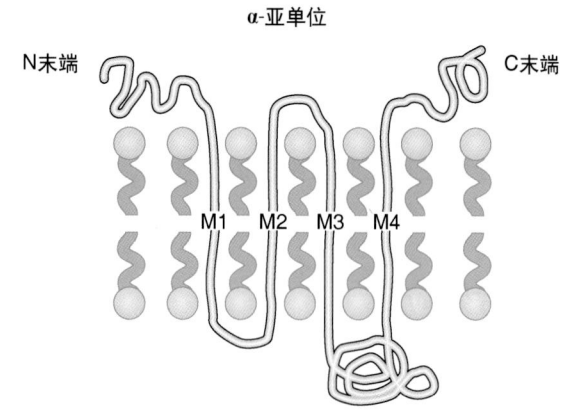

五聚体复合物

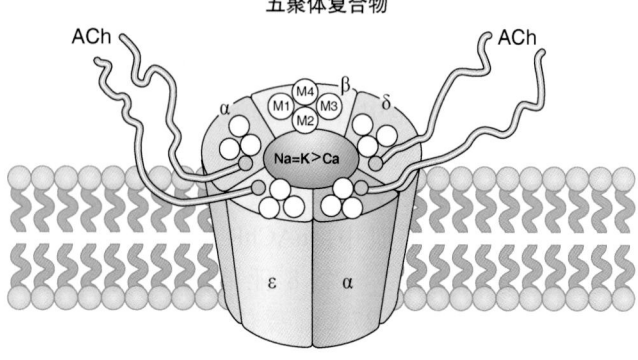

图 27.1　成年哺乳动物肌肉终板表面烟碱型乙酰胆碱受体（nAChR）亚单位的构成。成人乙酰胆碱受体（AChR）是由 5 个独立的亚单位（$\alpha_2\beta\delta\varepsilon$）构成的内膜蛋白。每个亚单位含有 4 个螺旋结构域分别称为 M_1、M_2、M_3 和 M_4。M_2 结构域构成通道孔。图的上部分表示的是位于膜脂质双分子层细胞外表面的包含 N 端和 C 端的独立 α 亚单位。在 N 端和 C 端之间，α 亚单位形成 4 个螺旋结构（M_1、M_2、M_3 和 M_4），分布在细胞膜的双分子层上。图的下半部分表示的是成年哺乳动物肌肉 nAChR 的五聚体结构。两个亚单位的 N 端组合构成两个独立的乙酰胆碱（ACh）结合囊泡。这些囊泡位于 ε-α 亚单位和 δ-α 亚单位交界面。每个亚单位的 M_2 结构域是离子通道，该双配体离子通道对 Na^+ 及 K^+ 具有相同的通透性。Ca^{2+} 约占总通透性的 2.5%（From Naguib M，Flood P，McArdle JJ，et al. Advances in neurobiology of the neuromuscular junction：implications for the anesthesiologist. Anesthesiology. 2002；96：202-231，with permission from Anesthesiology.）

钾离子通透性增高[19]。最终因不能产生动作电位而导致神经肌肉传导被阻滞。

胎儿 nAChR 是弱导性通道而成人 nAChR 是强导性通道。功能性或手术去神经支配后，nAChR 水平上调，其特点是以胎儿型 nAChR 增多为主。这些受体对非去极化 NMBDs 产生抵抗，而对琥珀胆碱更加敏感[20-22]。

突触前效应

突触前受体参与调节乙酰胆碱在神经肌肉接头处的释放。运动神经末梢处同时存在烟碱受体和毒蕈碱受体。突触前烟碱受体被乙酰胆碱激活，并受正反

馈系统调控而发挥作用。在高频刺激下，正反馈系统可调控乙酰胆碱从储备库向易释放库转运。当乙酰胆碱需求量大时（例如强直刺激期间），这有助于提供足够量的可供利用的乙酰胆碱[23]。这些突触前受体是 $\alpha_3\beta_2$ 神经受体亚型。大多数非去极化 NMBDs 对 $\alpha_3\beta_2$ 胆碱能受体具有显著的亲和力，而琥珀胆碱缺乏这一亲和力。非去极化和去极化 NMBDs 对这种神经胆碱能受体作用的不同可以解释使用任何一种非去极化肌松药后存在的典型衰减现象，而使用临床剂量的琥珀胆碱却没有衰减现象发生。G 蛋白偶联的毒蕈碱受体也参与乙酰胆碱释放的反馈调节[24]。突触前受体 M_1 和 M_2 结构域通过调节 Ca^{2+} 的内流参与乙酰胆碱释放的易化和抑制[24]。突触前的烟碱受体不直接参与乙酰胆碱的释放，而是参与乙酰胆碱的动员[25]。因此，非去极化 NMBDs 阻滞了突触前的烟碱受体后，妨碍了乙酰胆碱的快速积聚，也就不能支持对强直刺激和四个成串（train-of-four，TOF）刺激的反应。而突触前毒蕈碱受体参与了释放机制介导的上调或下调。

琥珀胆碱的药理学

构效关系

所有 NMBDs 的结构都与乙酰胆碱的结构类似，为季铵类化合物。分子结构中季铵位点的阳电荷和乙酰胆碱的四价氮原子相似，因此神经肌肉接头部位的肌肉型和神经元型 nAChR 能吸引这些药物。同时，这些受体也存在于体内以乙酰胆碱为递质的其他部位，例如自主神经节内的烟碱型受体和自主神经系统中交感和副交感神经的 5 种不同的毒蕈碱型受体。另外，在神经肌肉接头突触前膜处还有大量的烟碱型受体和毒蕈碱型受体[19]。

去极化 NMBDs 琥珀胆碱由两分子乙酰胆碱通过醋酸-甲基基团相连接（图 27.2）。正如 Bovet 所述[26]，琥珀胆碱是一个小而有柔韧性的分子。与天然的配体乙酰胆碱类似，琥珀胆碱在神经肌肉接头和自主神经毒蕈碱位点可激活胆碱能受体，使乙酰胆碱受体中的离子通道开放。

药代动力学和药效动力学

琥珀胆碱是唯一起效迅速而作用时间短暂的 NMBDs。琥珀胆碱的 ED_{95}（抑制平均 95% 神经-肌肉

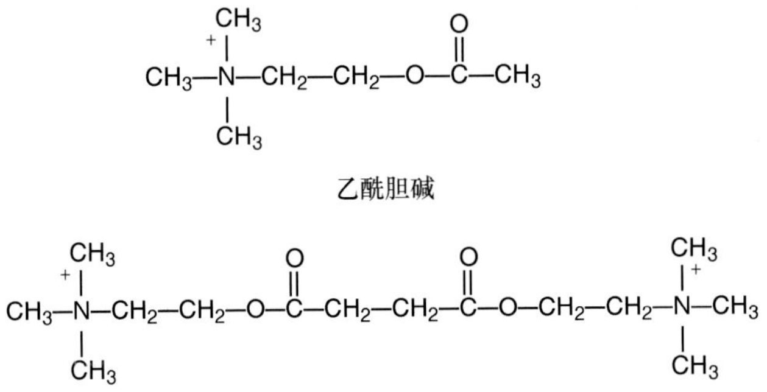

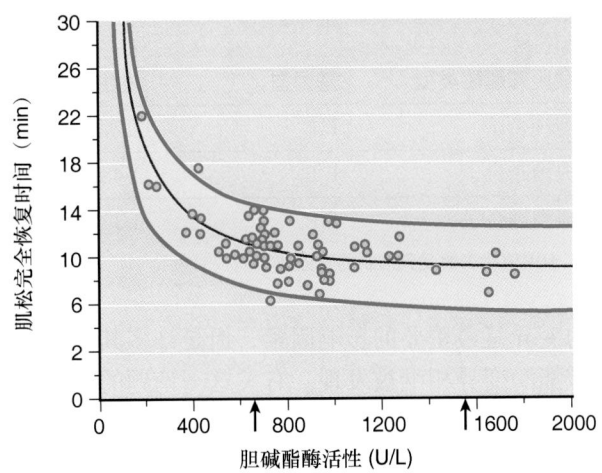

图 27.2 去极化神经肌肉阻滞药琥珀胆碱和乙酰胆碱的结构关系。琥珀胆碱含有两个乙酰胆碱分子，彼此间通过醋酸-甲基基团相连。和乙酰胆碱相似，琥珀胆碱能够激活神经肌肉接头处的烟碱型受体

图 27.3 琥珀胆碱的神经肌肉阻滞时间与丁酰胆碱酯酶活性关系。丁酰胆碱酯酶活性的正常范围位于两个箭头间（From Viby-Mogensen J. Correlation of succinylcholine duration of action with plasma cholinesterase activity in subjects with the genotypically normal enzyme. Anesthesiology. 1980；53：517-520.）

反应所需量）是 0.51 ～ 0.63 mg/kg[27]。Kopman 及其同事利用剂量-效应累积技术估算出琥珀胆碱的效能更强[28]，其 ED_{95} 低于 0.3 mg/kg。

给予 1 mg/kg 的琥珀胆碱大约 60 s 就能完全抑制神经肌肉对刺激的反应[29]。丁酰胆碱酯酶（也称为血浆胆碱酯酶或假性胆碱酯酶）基因表型正常、活性正常的患者，给予 1 mg/kg 的琥珀胆碱后肌力恢复到 90% 水平需要 9 ～ 13 min[30]。

琥珀胆碱作用时间短是因为它被丁酰胆碱酯酶迅速水解成琥珀单胆碱和胆碱。丁酰胆碱酯酶水解琥珀胆碱的能力很强，注射到体内的琥珀胆碱只有 10% 能到达神经肌肉接头[31]。与琥珀胆碱相比，最初的代谢产物（琥珀单胆碱）是一种非常弱的 NMBDs，随后被非常缓慢地代谢为琥珀酸和胆碱。琥珀胆碱的消除半衰期大约是 47 s[32]。

因为神经肌肉接头处不存在或几乎没有丁酰胆碱酯酶，所以琥珀胆碱引起的神经肌肉阻滞作用要等琥珀胆碱从神经肌肉接头处扩散回循环中才能被消除。因此，在琥珀胆碱到达神经肌肉接头之前和离开神经肌肉接头之后，丁酰胆碱酯酶可以通过控制琥珀胆碱的水解速度影响琥珀胆碱的起效时间和作用时间。

丁酰胆碱酯酶活性

丁酰胆碱酯酶在肝内合成并释放到血浆中。该酶的浓度下降和活性降低会延长琥珀胆碱的神经肌肉阻滞时间。该酶的活性是指单位时间内水解底物的分子数（μmol），通常表示为国际单位（IU）。丁酰胆碱酯酶活性的正常值范围很大[30]，当丁酰胆碱酯酶活性大幅度下降时，肌力恢复到 100% 基础水平所需的时间只有中等程度的延长（图 27.3）。

丁酰胆碱酯酶活性降低的因素有肝病[33]、高

龄[34]、营养不良、妊娠、烧伤、口服避孕药、单胺氧化酶抑制剂、二乙氧磷酰硫胆碱、细胞毒性药物、肿瘤性疾病、抗胆碱酯酶药物[35]、四氢氨基吖啶[36]、己芴铵[37]和甲氧氯普胺[38]。特布他林的前体班布特罗对丁酰胆碱酯酶活性有明显的抑制作用，使琥珀胆碱的阻滞作用时间延长[39]。β 受体阻滞药艾司洛尔对丁酰胆碱酯酶活性也有抑制作用，但是仅轻微延长琥珀胆碱阻滞时间[40]。

即使丁酰胆碱酯酶活性大幅度降低，琥珀胆碱作用时间也仅会中度延长，因此丁酰胆碱酯酶活性降低不是临床使用时的主要关注点。当由于严重肝病而使丁酰胆碱酯酶活性降低至正常的 20% 时，琥珀胆碱引起的呼吸停止时间也仅仅从正常的 3 min 延长至 9 min。当使用二乙氧磷酰硫胆碱治疗青光眼时，二乙氧磷酰硫胆碱导致丁酰胆碱酯酶活性降低到基础值的 49% 至 0，而神经肌肉阻滞作用时间仅改变 2 ～ 14 min。没有患者神经肌肉阻滞总时间超过 23 min[41]。

二丁卡因值和非典型丁酰胆碱酯酶活性

如果患者存在丁酰胆碱酯酶遗传性变异，琥珀胆碱引起的神经肌肉阻滞时间将会明显延长。Kalow 和 Genest[42] 发现，与正常的丁酰胆碱酯酶相比，丁酰胆碱酯酶遗传性变异表现为对二丁卡因有不同的反应。二丁卡因对正常的丁酰胆碱酯酶抑制作用很强而对异常的丁酰胆碱酯酶抑制作用相对较弱。这一发现促进了二丁卡因值试验的发展。在标准实验条件下，二丁卡因能抑制约 80% 的正常丁酰胆碱酯酶，抑制约 20% 异常的丁酰胆碱酯酶（表 27.1）。虽然二丁卡因抵抗

表 27.1　二丁卡因值与琥珀胆碱或美维库铵神经肌肉阻滞作用时间的关系

丁酰胆碱酯酶类型	基因型	发生率	二丁卡因值 *	对琥珀胆碱或美维库铵的反应
典型纯合子	$E_1^u E_1^u$	正常	70～80	正常
非典型杂合子	$E_1^u E_1^a$	1/480	50～60	延长 50%～100%
非典型纯合子	$E_1^a E_1^a$	1/3200	20～30	延长至 4～8 h

* 二丁卡因值代表酶受到抑制的百分数

型的变异是最重要的影响因素，但是许多其他的丁酰胆碱酯酶变异相继被发现。有关这一论题的更详细信息可以参考 Jensen 和 Viby-Mogensen 的综述[43]。

虽然二丁卡因值能提示个体在丁酰胆碱酯酶方面的基因变异，但是它并不能反映血浆中该酶的浓度。它取决于检测血浆中丁酰胆碱酯酶的活性，可能受合并症、治疗用药和基因型的影响。

人们对丁酰胆碱酯酶的分子生物学已经非常了解。已经检测出该酶的氨基酸序列，并且确定了造成大多数遗传变异的编码错误[43]。大部分变异是因为酶活性中心或邻近部位发生了单个氨基酸被错误取代或氨基酸的排列顺序错误。以非典型二丁卡因抵抗基因（A）为例，核苷酸 209 发生突变，鸟嘌呤被腺嘌呤取代。基因编码的这一变化导致丁酰胆碱酯酶 70 位点的甘氨酸被门冬氨酸取代。而对氟抵抗基因（F）来说，可能发生了两个氨基酸被错误取代，即 243 位点上蛋氨酸取代了苏氨酸，390 位点上缬氨酸取代了甘氨酸。表 27.1 总结了多种已知的丁酰胆碱酯酶的基因变异：70 位点氨基酸取代写为 Asp Ø Gly。目前仍不断发现新的丁酰胆碱酯酶基因型的变异[44]。

副作用

心血管效应

琥珀胆碱可诱发多种心律失常，且表现各异。该药物可激活位于交感、副交感神经节上的胆碱能自主神经受体[45]和心脏窦房结上的毒蕈碱受体。当给予低剂量琥珀胆碱时，可能会出现负性变力作用和变时作用。若预先给予阿托品则会减弱这两种作用。当给予大剂量琥珀胆碱时，可能会出现正性变力和变时作用[46]，导致窦性心动过速。全身性自主神经兴奋明显的临床表现是心律失常，主要是窦性心动过缓、结性心律和室性心律失常。多个临床研究显示，在不同条件下气管插管刺激可引起强烈的自主神经兴奋，表现为心律失常。目前尚不清楚，心律不齐的原因究竟是由琥珀胆碱单独作用引起，还是气管插管引起的自主神经刺激也参与其中。在离体非洲爪蟾卵母细胞的研究中证实，临床相关浓度的琥珀胆碱对神经节乙酰胆碱受体 $\alpha_3\beta_4$ 亚型的表达无影响[47]，仅高浓度的琥珀胆碱会抑制该受体的表达[47]。由于非洲爪蟾卵母细胞表达模型方法学上不具有临床等效性，这些研究结果能否应用于临床尚不清楚。

窦性心动过缓　刺激心脏窦房结的毒蕈碱受体导致窦性心动过缓。迷走神经张力占主要作用时，例如未应用阿托品的儿童，窦房结的毒蕈碱受体受到刺激就会出现严重的窦性心动过缓。窦性心动过缓也见于成人，常现于首次给药约 5 min 后再次给药[48]。阿托品、神经节阻滞药和非去极化 NMBDs[49]可能会预防琥珀胆碱所致窦性心动过缓的发生。这些药物预防心动过缓的作用提示对心肌的直接作用，毒蕈碱受体刺激增加和刺激神经节等均与心动过缓反应相关。再次给予琥珀胆碱使窦性心动过缓发生率升高，表明琥珀胆碱的水解产物（琥珀单胆碱和胆碱）可能使心脏对再次给予琥珀胆碱的敏感性增加。

结性心律　琥珀胆碱用药后常发生结性心律。机制可能在于窦房结内的毒蕈碱受体兴奋性相对增加，使窦房结功能受到抑制而出现房室结起搏。第二次给予琥珀胆碱后结性心律的发生率升高，可预先给予 dTc 来预防[49]。

室性心律失常　在麻醉平稳的情况下，琥珀胆碱降低猴和犬心室对儿茶酚胺所诱导的心律失常的阈值。给犬使用琥珀胆碱之后，循环中儿茶酚胺浓度增加 4 倍，钾离子浓度增加 1/3[50]。人体使用琥珀胆碱后也能观察到儿茶酚胺水平升高[51]。其他的自主神经刺激（如气管内插管、缺氧、高碳酸血症和外科操作）均可增强琥珀胆碱的这一效应。某些药物如强心苷类、三环抗抑郁药、单胺氧化酶抑制剂、外源性儿茶酚胺和麻醉药（如氟烷）可能降低心脏变力作用的室性阈值或增加儿茶酚胺致心律失常的效应。因此，在应用这些药物时，要注意此项副作用。使用琥珀胆碱继发的严重窦性和房室结性心率减慢也可能会导致室性逸搏心律。由于药物的去极化作用，骨骼肌的钾离子释放将进一步促进室性心律失常的发生。

高钾血症

原本钾离子正常的患者使用琥珀胆碱,由于肌松药的去极化作用,使血浆钾离子水平增加约 0.5 mEq/dl。多数人都可以耐受钾离子的轻微升高,一般不会引起心律失常。乙酰胆碱通道激活后,钠离子内流同时伴钾离子外流。

肾衰竭患者对琥珀胆碱的反应与正常患者类似[52]。肾病尿毒症期的患者对琥珀胆碱诱发的高钾血症可能更为敏感,尽管支持这一观点的证据有限[52-53, 53a]。

伴有代谢性酸中毒和低血容量的患者使用琥珀胆碱后可能会发生严重的高钾血症[54]。代谢性酸中毒和低血容量的兔模型使用琥珀胆碱后静息钾离子水平很高,发生了严重的高钾血症[55],此时钾离子来自胃肠道而非骨骼肌[56]。伴有代谢性酸中毒和低血容量的患者在应用琥珀胆碱之前,应该尽可能过度通气并给予碳酸氢钠以纠正酸中毒。一旦发生高钾血症,治疗措施包括:立即过度通气,静脉注射氯化钙或葡萄糖酸钙 500 ~ 1000 mg (超过 3 min),成人给予 10 U 常规胰岛素加入 50% 葡萄糖 50 ml 中静滴,儿童给予 0.15 U/kg 常规胰岛素加入 1.0 ml/kg 的 50% 葡萄糖中静滴。

Kohlschütter 等发现 9 例患有严重腹腔感染的患者给予琥珀胆碱之后,有 4 例出现血清钾离子浓度升高,超过基线 3.1 mEq/L[57]。在腹腔内感染超过 1 周的患者中,琥珀胆碱引起高钾血症反应的可能性会增加。

Stevenson 和 Birch 曾详细报道过这样一个病例:患者为闭合性脑外伤、无外周瘫痪,使用琥珀胆碱后发生了明显的高钾血症反应[58]。

给予身体创伤患者琥珀胆碱也会有高钾血症的风险[59],该风险情况发生在外伤后 1 周,此时输注琥珀胆碱后血清钾离子进行性上升。这种高钾血症风险会持续存在。在该系列研究中,外伤 3 周后有 3 名严重创伤的患者出现明显的高钾血症,血清钾浓度增加超过 3.6 mEq/L。Birch 等发现,提前给予 6 mg 的 dTc 能防止琥珀胆碱引起的高钾血症反应[59]。在无感染和持续组织变性的情况下,大面积创伤后至少 60 天内或直到受损肌肉充分愈合前,患者都容易发生高钾血症。

另外,给予患有导致接头外乙酰胆碱受体增殖的疾病(如上下运动神经失神经、制动、烧伤和神经肌肉疾病)的患者琥珀胆碱可能会产生严重的高钾血症反应。神经肌肉疾病的患者对 NMBDs 的反应在本章后续部分还有详述。这些疾病包括伴有偏瘫或截瘫的脑血管意外、肌营养不良和吉兰-巴雷综合征。给予琥珀胆碱之后造成的高钾血症可达到使心脏停搏的水平。如需更深入了解获得性病理状态下琥珀胆碱诱发高钾血症的内容,请参考 Martyn 和 Richtsfeld 的综述[22]。

眼内压增加

琥珀胆碱通常会引起眼内压(intraocular pressure, IOP)的增加。注射琥珀胆碱 1 min 内 IOP 开始上升,2 ~ 4 min 达到高峰,6 min 时开始消退[60]。琥珀胆碱增加 IOP 的机制还不十分清楚,但是已知张力肌纤维收缩和(或)一过性脉络膜血管扩张参与了 IOP 的增加。据报道,舌下含服硝苯地平可减轻琥珀胆碱引起的 IOP 增加,提示循环系统参与琥珀胆碱引起 IOP 增加的机制[61]。除非前房开放,否则 IOP 增加并非眼科手术应用琥珀胆碱的禁忌证。虽然 Meyers 等人未能证实小剂量(0.09 mg/kg)的 dTc ("预先箭毒化")能减弱琥珀胆碱引起的 IOP 增加[62],但是许多其他研究人员已经发现预先注射小剂量非去极化 NMBDs (如 3 mg dTc 或 1 mg 泮库溴铵)将能预防琥珀胆碱诱发的 IOP 增加[63]。此外,Libonati 等人曾经描述过对 73 例患有眼贯通伤患者在麻醉处理中使用琥珀胆碱的体会[64],该 73 例患者未发生眼内容物被挤出的情况。因此,尽管要考虑潜在风险,但在给予非去极化 NMBDs 进行预处理并快速诱导条件下,患有眼贯通伤的患者可考虑应用琥珀胆碱。琥珀胆碱只是增加 IOP 的众多因素之一[62],其他因素还包括气管插管以及留置气管导管引起的呛咳等。减少 IOP 升高最为重要的是患者一定要处于良好的麻醉状态,防止肌张力过高或咳嗽动作。例如,咳嗽、呕吐和最大限度地强行关闭眼睑可能导致 IOP 升高,其升高幅度是琥珀胆碱的 3 ~ 4 倍(60 ~ 90 mmHg)[63a]。由于目前可用的非去极化 NMBDs 罗库溴铵起效迅速,所以可不使用琥珀胆碱而实施快速顺序诱导进行气管内插管。最后,如果在眼科手术过程中,患者的麻醉深度过浅则不能应用琥珀胆碱制动,应该提醒术者暂停手术操作并加深麻醉。必要时也可以用非去极化 NMBDs 加深神经肌肉阻滞程度。

胃内压增加

与琥珀胆碱引起持续 IOP 增加不同,琥珀胆碱引起的胃内压(intragastric pressure,IGP)增加变化性很大。琥珀胆碱引起 IGP 增加可能是由于腹部骨骼肌发生肌束颤搐造成的。腹部骨骼肌发生肌束颤搐会造成 IGP 增加并不奇怪，较多的腹部骨骼肌协同一致运动（如直腿抬高）可使 IGP 增高达 120 cm H$_2$O（88 mmHg）。另外，琥珀胆碱的胆碱能样效应也可能是增加 IGP 的部分因素。Greenan 发现，直接刺激迷走神经会引起胃内压持续增加 4 ～ 7 cmH$_2$O（3 ～ 5 mmHg）[65]。

Miller 和 Way 研究了 30 例使用琥珀胆碱的患者，发现其中有 11 例患者未发生 IGP 增加，而有 5 例患者 IGP 增加超过 30 cmH$_2$O（22 mmHg）[66]。琥珀胆碱引起的 IGP 增加可能与腹部骨骼肌发生肌束颤搐的强度相关。因此，当预先给予非去极化 NMBDs 预防肌束颤搐后，患者将不会出现 IGP 升高。

琥珀胆碱给药后 IGP 的增加是否足以导致贲门功能不全尚存在争议。一般来说，IGP 要超过 28 cm H$_2$O（21 mmHg）才能引起贲门功能不全。但是在妊娠、腹水、肠梗阻或食管裂孔疝引起腹胀时，食管入胃的正常斜角发生改变，IGP 小于 15 cm H$_2$O（11 mmHg）时便经常发生贲门功能不全[66]。在这些情况下，使用琥珀胆碱很容易引起胃内容物反流，因此应采取谨慎措施防止肌束震颤的发生。气管插管可以用非去极化 NMBDs 辅助完成或者在给琥珀胆碱前先给予非去极化 NMBDs 进行预处理。虽已明确琥珀胆碱可引起 IGP 增加，但其临床危害的证据不足。

婴儿和儿童使用琥珀胆碱后不会出现肌束颤搐或肌束颤搐非常轻微，因此该年龄段的患者使用琥珀胆碱不会出现 IGP 显著增加[67]。

颅内压增加

琥珀胆碱有增加颅内压的潜在危险[68]。短暂增加颅内压的机制和临床意义尚不清楚，但非去极化 NMBDs 预处理可避免颅内压的增加[68]。

肌痛

琥珀胆碱引起肌痛的发生率变化范围很大，为 0.2% ～ 89%[69]。琥珀胆碱引起肌痛更常见于小手术之后，特别是女性和门诊手术的患者更容易发生，而卧床患者肌痛发生率相对较低[70]。Waters 和 Mapleson 推测，琥珀胆碱引起的肌痛是继发于肌麻痹之前相邻的肌肉不同步收缩所导致的肌损伤[70]。使用琥珀胆碱后出现肌红蛋白血症和血清肌酸激酶上升证实了这一观点[71]。预先注射小剂量的非去极化 NMBDs 可以明显预防琥珀胆碱所诱发的肌束颤搐[71]。然而采用这种方法防止肌痛的效果尚不清楚，多数研究者报道预注非去极化 NMBDs 对防止肌痛的效果很

小[69]。前列腺素抑制剂（如赖氨酸乙酰水杨酸）预处理能有效降低琥珀胆碱引起的肌痛[72]，这提示前列腺素和环氧合酶对琥珀胆碱引起的肌痛发挥一定的作用。其他研究人员发现，即使没用琥珀胆碱，门诊腹腔镜手术（和使用阿曲库铵）的患者也发生了术后肌痛[73]。另有研究者报道，对于择期口腔手术患者，相比于预先使用维库溴铵和安慰剂，预先使用罗库溴铵可显著减少术后肌痛的发生率（42% 和 70% vs. 20%）[73a]。

咬肌痉挛

成人[74]和儿童[75]使用琥珀胆碱后咬肌张力增加是较为常见的反应。几项研究报告发现，在成人中咬肌的肌张力增加高达 500 g 并持续 1 ～ 2 min 为正常的现象[76]。多数情况下，所谓的咬肌痉挛（masseter muscle rigidity，MMR）可能仅代表了由琥珀胆碱引起一系列肌紧张改变中的极端情况。Meakin 等人指出，琥珀胆碱剂量不足可能是儿童频发痉挛的原因[75]。这种肌张力的增加是神经肌肉接头过强收缩的反应，但是不能作为恶性高热的诊断指标。虽然咬肌张力增加可能是恶性高热的早期征象，但是恶性高热并不总是伴有咬肌张力增加[76]。目前，单独 MMR 并不是更换麻醉药物以避免触发恶性高热的指征[77]。

过敏反应

关于琥珀胆碱引起的过敏反应的发生率存在一些争议。过敏反应的发生率可能接近 0.06%。几乎所有发生过敏反应的病例都是在欧洲或澳大利亚报道的。当肌松药与 IgE 发生交联时，就会出现脱颗粒现象以及组胺、中性粒细胞趋化因子和血小板活化因子的释放。这些介质的释放能够引起心血管衰竭，支气管痉挛和皮肤反应[77a]。至少在体外研究显示，有琥珀胆碱过敏史的患者可能与其他 NMBDs 存在交叉反应。出现交叉反应的原因是这些药物有着共同的结构特点——季铵离子。

临床应用

尽管使用琥珀胆碱有多种不良反应，但仍被临床应用。琥珀胆碱受到普遍欢迎可能是因为其起效迅速，神经肌肉阻滞充分，作用时间短。与过去相比，琥珀胆碱已不常规用于气管插管，但它仍然是快速顺序诱导气管插管时常用的一种肌松药。虽然人们推荐使用 1 mg/kg 剂量的琥珀胆碱 60 s 后辅助气管插管，

但仅用 0.5 ～ 0.6 mg/kg 的琥珀胆碱 60 s 后即可能满足插管条件[78]。将琥珀胆碱的剂量由 1.0 mg/kg 减为 0.6 mg/kg 后可降低血氧饱和度下降的发生率，但并不缩短膈肌恢复自主运动的时间[79]。只要不影响气管插管和随后的机械通气，那么减少琥珀胆碱使用量的做法是非常可取的[79]。

使用琥珀胆碱进行气管插管后，一般都应用非去极化 NMBDs 来维持神经肌肉阻滞。预先给予的琥珀胆碱会增强随后非去极化 NMBDs 的阻滞深度[80-81]，但是对作用时间的影响却不同。琥珀胆碱对泮库溴铵的作用时间无影响[82]，但增加阿曲库铵和罗库溴铵的作用时间[80, 83]，这些差异的原因尚不清楚。

通过神经肌肉阻滞监测发现，使用大剂量琥珀胆碱后阻滞的性质由去极化肌松药的特点（Ⅰ相阻滞）转为非去极化肌松药的特点（Ⅱ相阻滞）。显而易见，琥珀胆碱的使用剂量和持续时间均有助于这种转变，然而它们各自对此的相对贡献尚不清楚。

应用不同剂量琥珀胆碱单次静注后给予 TOF 刺激和强直刺激可以检测到强直后增强和衰减等现象[84]。好像某些Ⅱ相阻滞的特征明显源于初次剂量的琥珀胆碱（例如仅 0.3 mg/kg 小剂量）[84]。TOF 刺激后的衰减是由于 NMBDs 的突触前效应而致。大剂量使用琥珀胆碱后 TOF 出现衰减的可能原因是琥珀胆碱对突触前 $\alpha_3\beta_2$ 神经元 AChR 亚型的亲和力具有浓度依赖性，这个浓度常常超出了常规剂量的正常临床浓度范围[47]。

与抗胆碱酯酶的相互作用

新斯的明和溴吡斯的明抑制丁酰胆碱酯酶，也抑制乙酰胆碱酯酶。在拮抗残余肌松作用后如果再给予琥珀胆碱（比如拔管后喉痉挛），琥珀胆碱的作用会

明显延长。新斯的明（5 mg）给药 5 min 后，琥珀胆碱（1 mg/kg）作用时间延长 11 ～ 35 min[35]。给予新斯的明 90 min 后，丁酰胆碱酯酶的活性仅恢复到不及其基线值的 50%。

非去极化神经肌肉阻滞药

NMBDs 在麻醉中的应用起源于南美洲印第安人弓箭上的毒药或者箭毒。有几种非去极化 NMBDs 是从天然植物中提纯而来。例如 dTc 是从亚马逊的藤本植物南美防己中分离获得。同样，甲筒箭毒和双烯丙毒马钱碱半合成的中间体来源于南美防己属和马钱属。马洛易亭（Malouetine）是第一个甾体类 NMBDs，最早来源于生长在中非刚果民主共和国丛林中的 *Malouetia bequaertiana*。泮库溴铵、维库溴铵、哌库溴铵、罗库溴铵、拉库溴铵、阿曲库铵、杜什库铵、美维库铵、顺阿曲库铵、更他氯铵和戈拉碘铵等 NMBDs 都是合成化合物。

非去极化 NMBDs 根据化学结构的不同可分为甾体类、苄异喹啉类、延胡索酸盐类和其他类；或根据等效剂量的起效时间和作用时程可以分为长效、中效和短效肌松药（表 27.2）。

构效关系

非去极化 NMBDs 最初被 Bovet 归类为 pachycurares[26]，认为是结合成精密环形结构具有胺功能的大分子。两类被广泛研究的合成类非去极化 NMBDs 是：①氨基甾体类，分子间距由雄（甾）烷骨架构成；②苄异喹啉类，分子间距由线性二酯链构成。箭毒例外，由二甲苯醚构成。想了解更详细的构效关系可参考 Lee 的论著[85]。

表 27.2　根据使用 2 倍 ED_{95} 剂量时作用时间对非去极化神经肌肉阻滞药的分类（T_1 时间为恢复到对照值的 25% 的时间）*

	临床作用时间			
	长效（> 50 min）	中效（20 ～ 50 min）	短效（10 ～ 20 min）	超短效（< 10 min）
甾体类	泮库溴铵	维库溴铵 罗库溴铵		
苄异喹啉类	*d*-筒箭毒碱	阿曲库铵 顺阿曲库胺	美维库铵	
非对称混合氯化延胡索酸盐		CW 002		更他氯铵

* 大部分非去极化 NMBDs 为双季铵化合物，*d*-筒箭毒碱、维库溴铵、罗库溴铵是单季铵化合物

T_1，四个成串刺激的第一个颤搐。

苄异喹啉化合物

　　dTc 是一种双苄基四氢异喹啉胺类结构的非去极化肌松药（图 27.4）。Everett 等通过磁共振光谱和甲基化 / 脱甲基化的研究证明了 dTc 含有 3 个 N- 甲基基团[86]。一个胺是四价（4 个氮基稳定荷电），另一个是三价（3 个 pH 依赖的氮基荷电）。在生理 pH 条件下，三价氮质子化使其带正电荷。Waser[87] 和 Hill 等[88] 总结了双苄异喹啉化合物的构效关系如下（图 27.4）：

　　1. 氮原子结合到异喹啉环中使得庞大的分子倾向于非去极化活性。

　　2. 带电荷的胺基团之间距离大约为 1.4 nm。

　　3. 起到阻断神经节和释放组胺作用的可能是叔胺基团。

　　4. 当 dTc 的叔胺基团和羟基基团甲基化后，即成为甲筒箭毒，其药效强于 dTc（在人类中是 2 倍），

但是其阻断神经节和释放组胺作用要弱于 dTc（图 27.4）。甲筒箭毒有 3 个甲基基团，一个使 dTc 的叔胺基团季胺化，另外 2 个在酚羟基基团形成甲基乙醚。

　　5. 双季胺化合物活性要比单季胺化合物活性强，dTc 双季胺衍生物谷树箭毒的药效是 dTc 的 2 倍多（图 27.4）。

　　6. 季胺上的甲基若被大基团取代，则药效下降，作用时间减短。

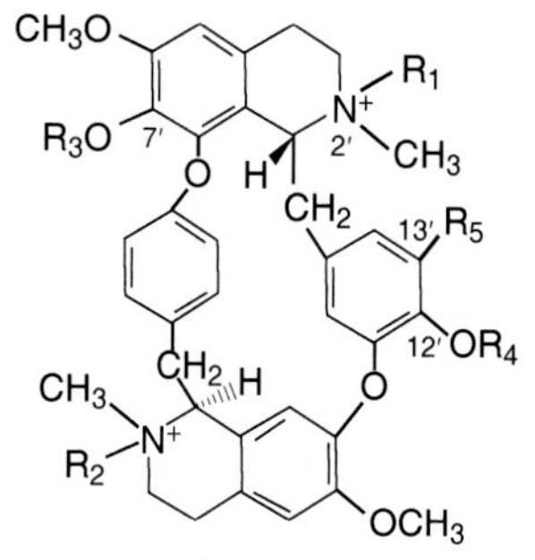

　　阿曲库铵是一个通过二醚结构碳氢链把异喹啉的氮原子连接起来的二苄基取代的四氢异喹啉化合物（图 27.5）。四价氮原子与酯羰基之间的两个碳原子的间距令其易通过霍夫曼消除反应降解[89]，且阿曲库铵也能进行酯水解。在霍夫曼消除反应中，季铵基的碳氮键断裂转化为叔胺。这个反应主要取决于 pH 和温度，酸性越强、温度越高，反应越容易进行。

　　位于阿曲库铵的 2 个胺基基团的邻近 2 个手性碳原子上有 4 个手性中心，由 10 种同分异构体组成[89]。根据四氢异喹啉环的构型把这些异构体主要分为三种几何异构体，即：顺-顺、顺-反和反-反[89]，三种异构体的比例大约是 10∶6∶1，即顺-顺占 50%～55%，顺-反占 35%～38%，反-反占 6%～7%。

　　顺阿曲库铵是阿曲库铵的 1-R 构型和 1′-R 构型的顺式异构体，占阿曲库铵重量的 15% 左右，但其神经肌肉阻滞活性要比阿曲库铵强 50% 以上（图 27.5）。R 表示的是苄基四氢异喹啉环的绝对化学立体构型，cis 则代表碳 1- 位的二甲氧基和氮 1- 位的 2- 烷酯基的相对几何构型[90-91]。顺阿曲库铵与阿曲库铵一样通过霍夫曼消除反应而代谢，其活性大约是阿曲库铵的 4 倍，但顺阿曲库铵不会像阿曲库铵那样引起组胺的释放[90, 92]，这表明组胺释放可能是立体特异性的[90, 93]。

　　美维库铵结构因增加了甲氧基而不同于阿曲库铵

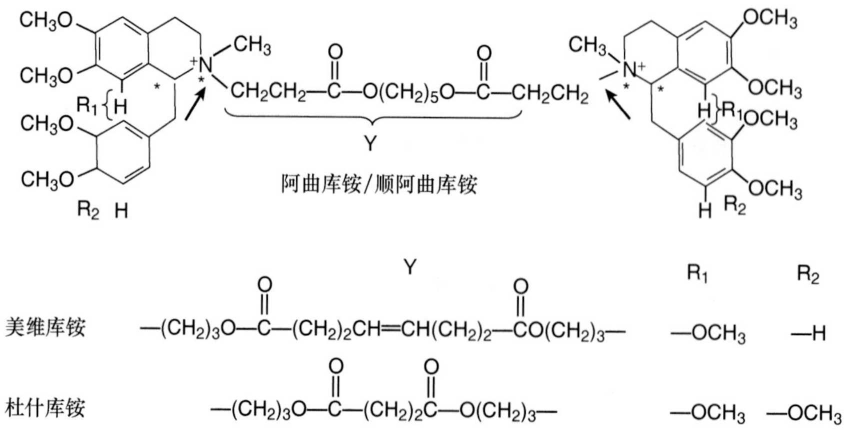

环苄基异喹啉

环苄基异喹啉衍生物

名称	R₁	R₂	R₃	R₄	R₅	1	1′
d-筒箭毒碱	CH₃	H	H	H	H	S	R
甲筒箭毒	CH₃	CH₃	CH₃	CH₃	H	S	R
谷树箭毒	CH₃	CH₃	H	H	H	S	R

R 和 S 代表命名碳原子的立体化学构象

图 27.4　d- 筒箭毒碱、甲筒箭毒和谷树箭毒的化学结构

	Y	R₁	R₂
美维库铵	—(CH₂)₃O—C(=O)—(CH₂)₂CH=CH(CH₂)₂—CO(CH₂)₃—	—OCH₃	—H
杜什库铵	—(CH₂)₃O—C(=O)—(CH₂)₂C O(CH₂)₃—	—OCH₃	—OCH₃

图 27.5　阿曲库铵、顺阿曲库铵、美维库铵和杜什库铵的化学结构。* 代表手性中心处；箭头代表霍夫曼消除的裂解部位

（图 27.5）。与其他异喹啉类肌松药相比，美维库铵的两氮原子之间的链长度较长（16 个原子）[88]。美维库铵包括了三种立体异构体[94]，活性最高的是反−反和顺−反异构体（各占重量的 57%、37%，w/w），这两者活性相同；顺−顺异构体（占重量的 6%，w/w）在动物（猫和猴子）的体内活性仅仅是另外两种异构体的 1/10[94]。美维库铵通过丁酰胆碱酯酶代谢为一分子二羧酸和一分子单酯，其代谢速度大约为琥珀胆碱的 70% ～ 88%[9]。

甾体类肌松药

甾体化合物具有潜在的神经肌肉阻滞的能力，其可能原因是化合物的两个氮原子中有一个被季铵化，其中促进化合物在突触后膜与胆碱受体（nAChR）作用的是乙酰酯基（乙酰胆碱样基团）。

泮库溴铵分子特点是 A 和 D 环上含有两个乙酰酯基团。泮库溴铵是一种具有抗迷走神经特性的强效 NMBDs，同时它也是丁酰胆碱酯酶的抑制剂（图 27.6）[95]。3 羟基或 17 羟基脱乙酰化会导致泮库溴铵活性下降[96]。

维库溴铵的 2- 哌啶位未甲基化，是泮库溴铵 N- 去甲基化的一个衍生物（图 27.6）[7]。在生理 pH 条件下，类似 dTc，叔胺基团大部分被质子化。分子修饰的微小变化导致：①比泮库溴铵的活性略增加；②抗迷走神经作用显著降低；③在溶液中分子结构不稳定；④脂溶性增加，导致维库溴铵的胆汁消除率比泮库溴铵高[88]。

维库溴铵因在 C3 和 C17 处的乙酰酯基水解而被降解。因为相邻的 2- 哌啶促进了 3- 乙酸根的水解，所以在水溶液中 C3 位的乙酸根比 C17 位的更易于被水解，C3 位的水解是维库溴铵的主要降解通路。因此，维库溴铵不能制备成具有足够保存期的即用型溶液甚至缓冲液。相反，泮库溴铵的 2- 哌啶被季铵化且不再呈碱性，因此不再利于 3- 乙酸根的水解。

罗库溴铵缺少泮库溴铵和维库溴铵甾核 A 环含有的乙酰酯基（图 27.6）。罗库溴铵的 2 位和 16 位引入环状取代基而非哌啶基，导致其起效时间比维库溴铵或泮库溴铵更快[97]。在罗库溴铵中，连接在维库溴铵和泮库溴铵四价氮原子上的甲基基团被烯丙基取代，这使罗库溴铵的活性分别比泮库溴铵和维库溴铵弱 6 倍和 10 倍[97-99]。罗库溴铵 A 环上的乙酰酯羟基化之后致使其在水溶液中变得稳定。室温下罗库溴铵可保存 60 天，而泮库溴铵则是 6 个月。保存期的差异主要原因是：生产罗库溴铵的最后步骤是灭菌，可引起罗库溴铵一定程度的降解，而泮库溴铵不需此工序。

不对称混合氯化延胡索酸盐及类似物

这些化合物和美维库铵有一些共同的结构特性。更他氯铵（Gantacurium）和 CW 002 是一类新的双季铵非去极化 NMBDs（图 27.7）。更他氯铵是一种

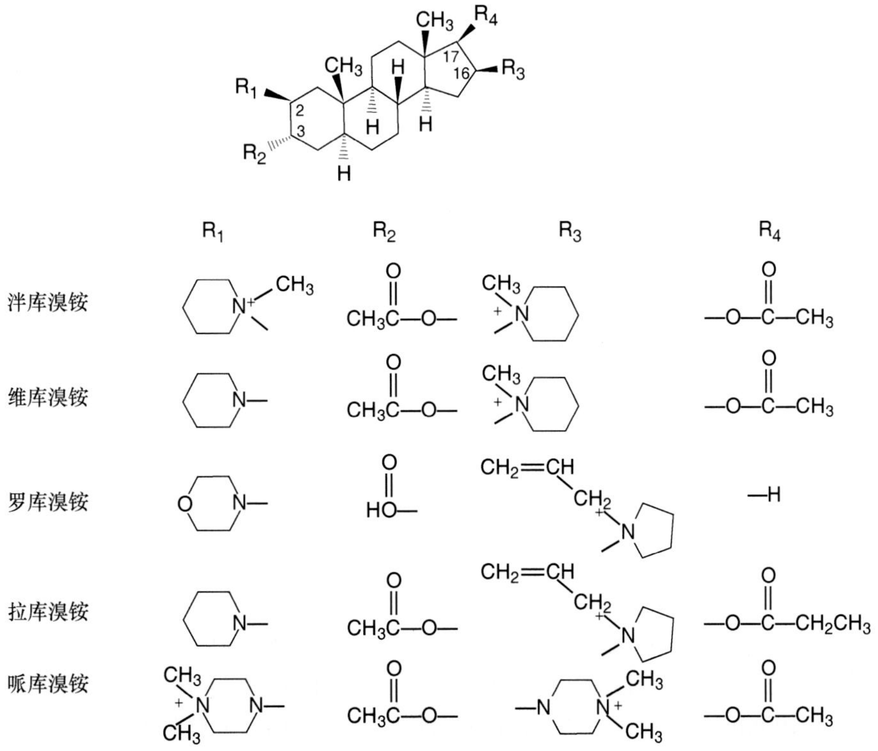

图 27.6 不同甾体类神经肌肉阻滞药的化学结构

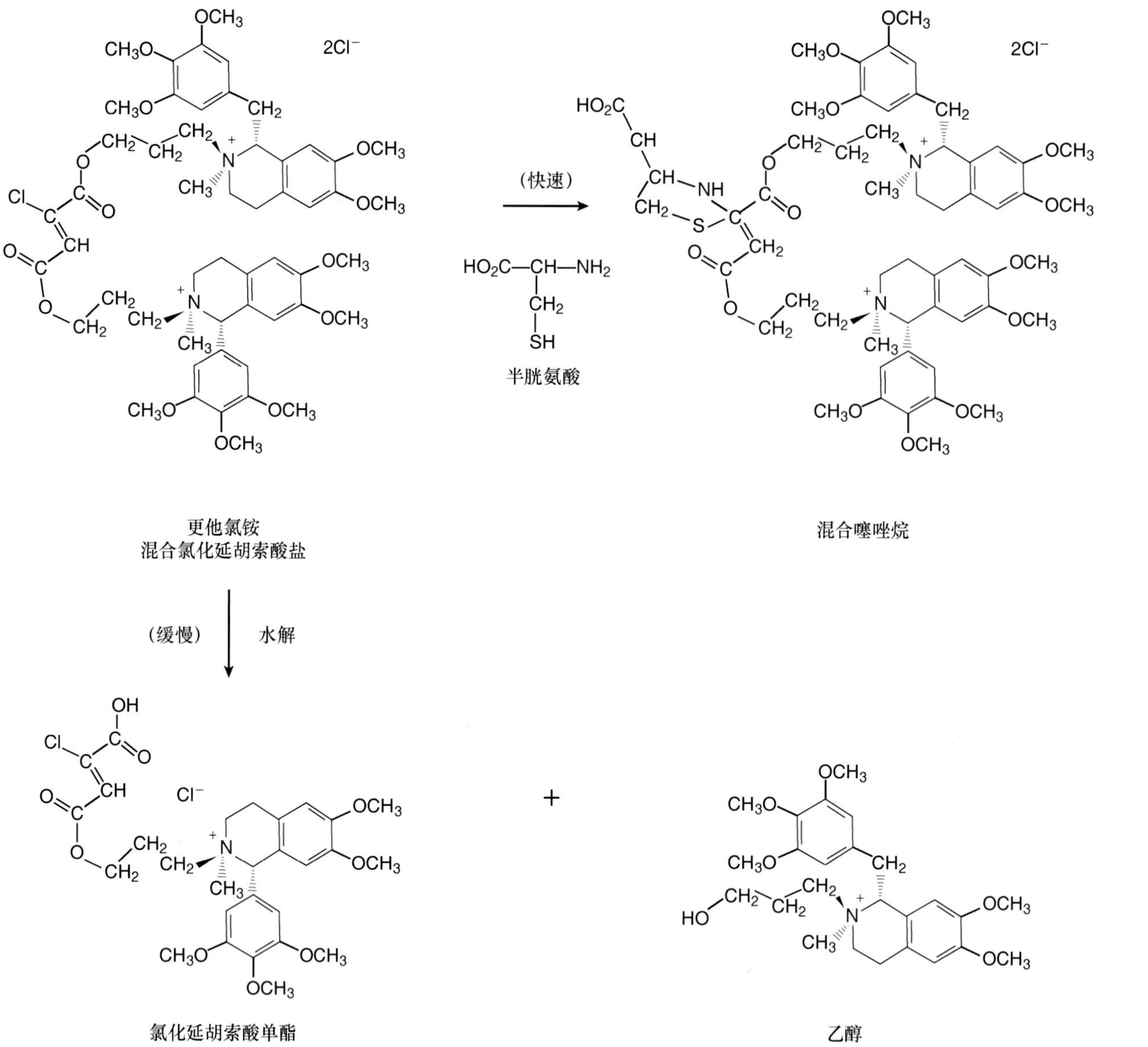

图 27.7　更他氯铵（混合氯化延胡索酸盐）的化学结构。在人体全血中更他氯铵有两种不经酶的失活方式：①以半胱氨酸取代氯，迅速形成明显失活的半胱氨酸产物；②与氯相邻的酯键慢性水解为氯化延胡索酸单酯和乙醇（From Boros EE，Samano V，Ray JA，et al. Neuromuscular blocking activity and therapeutic potential of mixed-tetrahydroisoquinolinium halofumarates and halosuccinates in rhesus monkeys. J Med Chem. 2003；46：2502-2515.）

不对称混合氯化延胡索酸盐，因其起效迅速、持续时间短及特别的灭活方式而成为一种独特的非去极化 NMBDs[11, 100]。由于在碳链末端的四价氮原子和氧原子之间存在 3 个甲基基团，该化合物不会发生霍夫曼消除反应[100]。

在健康志愿者和各种动物实验中发现更他氯铵的作用时间超短。在接受笑气-阿片类麻醉药麻醉的人类志愿者中，使用更他氯胺的 ED95 为 0.19 mg/kg[100]，阻滞起效时间和恢复时间类似于琥珀胆碱。使用约 2.5 倍 ED95 剂量更他氯铵后，1.5 min 达最大阻滞效果。给予 1 倍 ED95 剂量更他氯铵后，自行恢复至 TOF 值 0.9 或以上的时间为 10 min；给予 2 ～ 3.5 倍 ED95 剂量后，完全自行恢复的时间为 14 ～ 15 min。若开始自

行恢复时给予抗胆碱酯酶药依酚氯铵，可加快恢复。给予 3 倍以上 ED95 剂量会发生短暂的低血压和心动过速，这一发现表明给予该剂量的更他氯铵会引起组胺释放[100]。

更他氯铵有两种失活途径，一种是酯键慢性水解，另一种方式发生非常迅速，是通过与非必需氨基酸半胱氨酸内收产生生成一种新的化合物，该化合物不再与神经肌肉接头处的乙酰胆碱受体结合[101]。更他氯铵独特的失活途径可能为该药超短效持续时间做出了解释，也为缩短更他氯铵所致神经肌肉阻滞的恢复时间提供了一种新的方法。在给予更他氯铵 1 min 后注射 L-半胱氨酸（10 mg/kg），可在 1 ～ 2 min 内迅速完全恢复神经肌肉功能[102]。

CW 002 是不对称延胡索酸更他氯铵的一种类似物，人们合成它以减缓其 L-半胱氨酸内收速度。由于其代谢速度较慢，令其属于中效 NMBDs。在动物实验中，它所致的非去极化阻滞能够被新斯的明拮抗。使用 CW 002 后 1 min 给予 L-半胱氨酸可有效加速神经肌肉功能恢复时间，而给予新斯的明则不能[22]。尚需要志愿者试验以确定其是否在起效时间、恢复和容易拮抗等方面比现有肌松药有所改善。

CW 011（不对称马来酸）是更他氯铵的非卤代烯烃双酯类似物，可在动物模型中进行 L-半胱氨酸加成反应。由于这种内收反应比更他氯铵慢，其神经肌肉阻滞持续时间较长（约 21 min）。给予 5 倍 ED_{95} 剂量的 CW 011 后，使用外源性 L-半胱氨酸（50 mg/kg）可以在 2~3 min 内完全恢复神经肌肉功能[101]。

2006 年中止了更他氯铵的临床研究，但此后已测试了其他几种与更他氯铵类似的化合物。CW 1759-50 是一种快速起效的超短效 NMBDs，动物实验显示其无组胺释放副作用[11a, 11b]。因为 CW 1759-50 可被血浆 L-半胱氨酸灭活，故其属于超短时效肌松药。单次推注和持续输注 CW 1759-50 的自行恢复（5%~95%区间）时间相似（约 5~6 min），给予 L-半胱氨酸拮抗则需约 2 min。

非去极化神经肌肉阻滞药的效能

药物的效能一般通过剂量-效应关系表示。产生预期肌松效能（例如 50%、90% 或 95% 颤搐抑制所需

要的剂量通常分别表示为 ED_{50}、ED_{90} 和 ED_{95}）所需的剂量就是 NMBDs 的效能[9, 98, 103-114]。各种 NMBDs 有不同的效能，见表 27.3 和图 27.8。有关影响 NMBDs 效能的因素，请参阅本章后面的药物相互作用部分。可有多种方法推导出非去极化 NMBDs 的量效曲线呈 S 型（图 27.8）。最简单的方法是在 25%~75% 神经肌肉阻滞之间的半对数曲线接近线性部分做线性回归；或者，把量效曲线全长做概率单位或分对数变换转化为线性或者用 S 型 E_{max} 模型对数据进行非线性回归：

$$Effect\ (e) = F\ (dose_e^y,\ dose_e^y + dose_{e50}^y)$$

神经肌肉接头处 NMBDs 的浓度和效应关系还有更复杂的模型，将在后面讨论[115-116]。

影响 NMBDs 持续时间的因素。

起效时间

充分的证据表明，对于具有相似理化特性的 NMBDs，肌松强度较强的 NMBDs 起效时间较慢。该现象可以用安全范围的概念来解释。在神经肌肉阻滞前必须占据一定数量的神经肌肉接头的受体，拇内收肌完全阻滞前至少要占据 90% 以上的受体。当药物到达突触间隙时，大多数分子会与表达密度较高的受体结合。随着游离药物浓度的降低，更多的药物分子不断被摄入，直到突触间隙内外的游离药物浓度相等。与肌松强度较弱的 NMBDs 相比，强效 NMBDs 所需药物分子较少，且起效时间更慢[116a]。弱效的非去极化 NMBDs（例如，罗库溴铵）则有更多的分子从中央

表 27.3 非去极化神经肌肉阻滞药在人体的剂量-效应关系 *

	ED_{50}（mg/kg）	ED_{90}（mg/kg）	ED_{95}（mg/kg）	参考文献
长效				
泮库溴铵	0.036（0.022~0.042）	0.056（0.044~0.070）	0.067（0.059~0.080）	[98, 103]
d-筒箭毒碱	0.23（0.16~0.26）	0.41（0.27~0.45）	0.48（0.34~0.56）	[103]
中效				
罗库溴铵	0.147（0.069~0.220）	0.268（0.200~0.419）	0.305（0.257~0.521）	[98, 104-106]
维库溴铵	0.027（0.015~0.031）	0.042（0.023~0.055）	0.043（0.037~0.059）	[103]
阿曲库铵	0.12（0.08~0.15）	0.18（0.19~0.24）	0.21（0.13~0.28）	[103]
顺阿曲库铵	0.026（0.015~0.031）		0.04（0.032~0.05）	[107-109, 371]
短效				
美维库铵	0.039（0.027~0.052）		0.067（0.045~0.081）	[9, 110-112]
超短效				
更他氯铵	0.09		0.19	[100]

* 数据是报告值的中位数和范围。刺激尺神经拇内收肌的肌电图振幅或拇内收肌的收缩力分别下降 50%、90% 和 95% 时的药物剂量分别为 ED_{50}、ED_{90} 和 ED_{95}

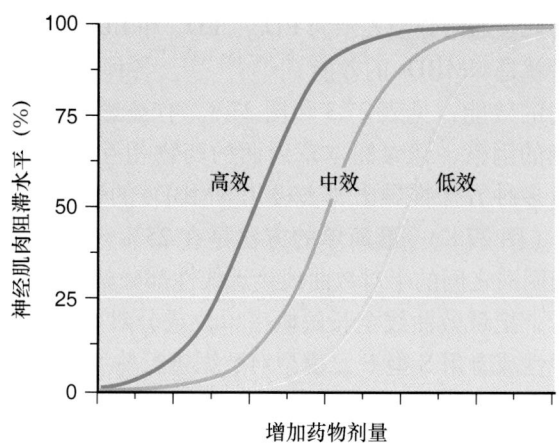

图 27.8　肌松药剂量相对神经肌肉阻滞的半对数曲线示意图。高效肌松药的代表是杜什库铵，中效肌松药的代表是阿曲库铵，低效肌松药的代表是戈拉碘铵。该图说明肌松药相对效能大约相差 2 个数量级的范围

室扩散到效应室。一旦进入效应室，所有分子都会迅速起效。低效药物与受体的结合较弱，这妨碍了药物的缓冲式扩散。缓冲式扩散见于药效更强的药物，它导致药物与受体的重复结合和解离，从而使强效药物保持在效应点附近，延长了作用的持续时间。这一现象可能是顺阿曲库铵起效时间比阿曲库铵慢的原因。然而，对于非常短效的药物，因为在血浆的快速代谢会使药物到达神经肌肉接头之前被破坏一部分，所以非常短效肌松药理想的 ED_{95} 可能更高（0.5 ～ 1.0 mg/kg）。这可以解释美维库铵起效时间相对较慢的现象。

血浆浓度对起效时间影响较小。动脉血药浓度在给药后 25 ～ 35 s 达到峰值，因此在神经肌肉阻滞开始之前。这一悖论可以通过假设作用部位（即神经肌肉接头）为效应室来解释，其中 NMBDs 的浓度与神经肌肉阻滞的程度直接相关[116b]。大多数中效 NMBDs 转移到效应室的速率常数相似，并且近似等于神经肌肉接头血流量除以神经肌肉接头 / 血浆分配系数。无论哪种肌松药，限制因素是药物到达神经肌肉接头所需的时间，而这又取决于心排血量、肌肉（和神经肌肉接头）与中央循环的距离以及肌肉血流量。因此，在大多数情况下，起效时间将取决于流向肌肉的血流量。在正常情况下，肌肉血流量随心排血量增加而增加，起效速度与心排血量直接相关。这可能解释了为什么婴儿和儿童更快出现神经肌肉阻滞，而老年患者比年轻患者更慢出现神经肌肉阻滞。

显而易见，肌松药最大阻滞强度直接受给药剂量的影响。然而，在亚麻痹范围内增加给药剂量时（即当最大阻滞在 0% ～ 100%），达到最大药效的时间与剂量无关。这是因为效应室达到峰值浓度的时间与剂量无关。然而，当给药剂量足以使神经肌肉反应完全消失时，达到最大阻滞的时间将取决于给药剂量。

持续时间

虽然普遍认为神经肌肉阻滞恢复期间 NMBDs 血浆浓度的下降速度决定了药物作用的持续时间和恢复速度，但该观点仍需进一步证实。有人认为，在一定程度上肌肉血流量是药效终止的限制因素。对于长效 NMBDs，因为神经肌肉接头和血浆浓度之间存在假性平衡，影响神经肌肉阻滞恢复的主要因素是血药浓度的下降速度，因此改变血流量不会影响其药效的持续时间。对于中效的 NMBDs，单次给药后血浆药物浓度下降的速度与肌肉的平衡半衰期略有不同。在恢复期，它可引起神经肌肉接头与血浆之间显著的浓度梯度，但如果恢复速率恒定，则神经肌肉接头和血浆之间的浓度比将保持相对恒定。

最重要的因素是恢复期间的血药浓度下降速率并不总是与 NMBDs 的终末半衰期相关，因为初次给药后，血浆药物浓度会因为重新分布而降低。只有当重新分布完成时，血浆药物浓度的下降才取决于终末半衰期，且下降速度将会变慢。对于泮库溴铵这样的长效 NMBDs，恢复时间将发生在终末半衰期内。在这种情况下，药效的持续时间将取决于血浆药物浓度的下降速率。这与中效的 NMBDs 的持续时间则不同。阿曲库铵的终末半衰期约为 20 min，而维库溴铵和罗库溴铵的消除半衰期均为 60 ～ 120 min。虽然存在这些差异，但这三种药物的作用时间和从神经肌肉阻滞中恢复的时间非常相似。这些明显的差异可解释为，分布相是最重要的因素，并且比长效 NMBDs 的持续时间更长[116c]。如果它们的药效持续时间和恢复速率几乎相同，则是由于再分布阶段血浆浓度降低到与恢复期水平相适应的结果。

临床管理

神经肌肉阻滞的主要目的是在麻醉诱导期令声门和下颌区肌肉松弛以辅助气管插管；松弛呼吸肌特别是膈肌以便控制通气；术中通常需要腹部肌肉和膈肌的松弛，特别是腹部手术、机器人手术和腹腔镜手术。从肌松状态恢复过程中，重要的是肌力的完全恢复，以确保自主通气、缺氧时呼吸的正常调节能力和上呼吸道肌群维持气道保护的能力。选择 NMBDs 首次剂量、追加使用 NMBDs 的时机、应用抗胆碱酯酶

药物的时机和解读监测结果的意义等均需要掌握不同肌群对 NMBDs 的敏感性差异。

虽然现在使用 NMBDs 辅助气管插管可能成为了常规操作，但是过去有人提议给大多数患者联合使用丙泊酚和快速起效阿片类药物可以提供良好到极好的气管插管条件，然而需要相对大剂量的阿片类药物以获得满意的插管条件。Mencke 等证明，在丙泊酚-芬太尼诱导方法中使用阿曲库铵可显著改善插管条件，且插管后声带损伤发生率由 42% 降到 8%[117]，术后声音嘶哑发生率也从 44% 降至 16%[117]。Combes 等证实，气管插管时使用 NMBDs 降低术后上呼吸道并发症的发生率，提供更好的插管条件，也减少了因深麻醉而引起的血流动力学不良反应的发生率[118]。不使用 NMBDs 实施气管插管的患者 Cormack 评分 3～4 分者增加 3～4 倍，困难气管插管更常见（12% vs. 1%）。在一项 10 万多名患者的队列研究中，Lundstrom 等证明未使用 NMBDs 与更困难的气管插管条件相关，优势比为 1.5[118a]。最近的一篇 Cochrane 综述表明，与不使用 NMBDs 相比，使用 NMBDs 可以创造最佳的插管条件[118b]。

当不宜追加使用 NMBDs 时，有几种方法可以用来增强外科松弛效果，包括应用挥发性麻醉药或丙泊酚加深全麻深度、使用区域麻醉、调整患者体位以及适当地调节神经肌肉阻滞深度。选择上述一种或几种方法取决于预计剩余手术时间、麻醉技术和手术操作的需求等。重要的是，确定追加 NMBDs 的恰当剂量和时机的唯一方法是通过客观（定量）手段来评估神经肌肉阻滞的深度[118c]。

重要的是要牢记有以上方法可供选择，以避免只依赖神经肌肉阻滞来达到所需的松弛程度。

不同肌群的敏感度差异

不同肌群神经肌接头对 NMBDs 效应的敏感度差异很大。Paton 和 Zaimis 在 1951 年证明了某些呼吸肌（如膈肌）比其他肌群对箭毒更耐药[118d]。阻滞膈肌需要的非去极化 NMBDs 剂量是拇内收肌需要剂量的 1.5～2 倍，因此阻断拇内收肌神经肌肉传递的 NMBDs 剂量不能完全阻滞膈肌[119]。类似地，喉内收肌比外周肌肉（如拇内收肌）对非去极化 NMBDs 更加耐药[120]，于是得出了 NMBDs 及其拮抗剂的推荐剂量。人们记录了维库溴铵、罗库溴铵、顺阿曲库铵和美维库铵等对喉内收肌的效应不足现象[120-122]。Plaud 等研究了 NMBDs 对拇内收肌和喉内收肌的药代动力学和药效动力学关系[123]，他们发现产生 50% 最大阻滞的效应室浓度在喉内收肌处（1.5 μg/ml）显

著高于拇内收肌处（0.8 μg/ml）。令人信服的证据显示，几乎所有药物在膈肌或喉肌的 EC_{50} 都比在拇内收肌高 50%～100%，这些差异可由多种因素中的任何一个引起。Waud 等发现在使用箭毒后，膈肌的自由受体数量约 18% 时可发生神经肌传递，而在外周肌的自由受体数量达 29% 时才发生神经肌传递[124]。其原因可能是受体密度较高、乙酰胆碱释放较多和乙酰胆碱酯酶活性较低。与喉内收肌的快肌纤维相比，外周肌的慢肌纤维中乙酰胆碱受体密度较低，这部分解释了外周肌神经肌肉传递的安全范围降低的原因。肌肉对琥珀胆碱的敏感度与其他 NMBDs 不同，在相同剂量时琥珀胆碱是唯一的肌肉松弛剂——其在声带处引起的神经肌肉阻滞强于在内收肌引起的神经肌肉阻滞。一些数据显示，与非去极化 NMBDs 相比，琥珀胆碱的阻滞效果对以快肌纤维为主的肌肉更有效[125]。

尽管膈肌和喉内收肌对 NMBDs 相对耐药，但其神经肌肉阻滞起效时间明显比拇内收肌更快，Fisher 等提出的假说认为，中轴部位肌肉内的 NMBDs 在血浆和效应室之间可迅速达到平衡［更短的效应点平衡半衰期（$t_{1/2}k_{e0}$）］，这可以解释上述现象[126]。药物达到平衡的加速度可能仅代表区域血流差异。因此，决定非去极化 NMBDs 起效和消除时间的更重要的因素是肌肉血流（如药物到达组织的速率）而不是药物本身效能。膈肌或喉部每克肌肉平均血流量更多，令其在快速重分布发生前的短暂时间内接收到更高血浆峰浓度的药物。Plaud 等证实了这一假说，证明传递率常数（例如 $t_{1/2}k_{e0}$）在喉内收肌处（2.7 min）比拇内收肌处（4.4 min）更快[123]。由于呼吸肌和腹壁肌对神经肌肉阻滞耐受比拇内收肌更大，呼吸肌中 NMBDs 的血药浓度在神经肌肉功能开始恢复时比拇内收肌内下降得更快，所以其恢复发生得更快。

相反，上呼吸道肌肉对肌松药的药效特别敏感，咬肌对非去极化 NMBDs 的敏感性比拇内收肌高 15%[127]。甚至当拇内收肌肌力几乎恢复至基础水平时，上呼吸道肌肉还可能处于明显乏力状态。拇内收肌 TOF 值低于 0.9（使用校准的神经肌肉监测器）与咽喉功能受损、食管上段括约肌静息张力下降及吞咽相关肌肉协调能力减弱等相关，这些会导致吞咽失调或误吸发生率增加[128]。由于膈肌和喉肌对 NMBDs 的耐药性，患者咽部肌群可能肌力不足，但只要放置了气管导管就可以呼吸。然而一旦拔除气管导管，可能就无法维持气道开放和保护气道[129]。这可能是麻醉后恢复室（postanesthesia care unit，PACU）内 TOF < 0.9 的患者比那些 TOF ≥ 0.9 的患者更容易发生严重呼吸不良

事件的原因[129a]。一些研究证明，在应用 NMBDs 的患者中，未应用拮抗剂的患者术后肺炎的发生率是其他患者的 2 倍以上[129b]。

低氧状态通气量的增加主要由颈动脉体外周化学感受器的传入神经元调节。乙酰胆碱参与了传入神经元从颈动脉体向中枢神经系统（central nervous system，CNS）的传递过程。Eriksson 等已证明，部分的神经肌肉阻滞（TOF 为 0.7）可降低等碳酸低氧状态的通气反应，而不会改变对高碳酸血症的通气反应。在 TOF 恢复到 0.9 以上后，对缺氧的通气反应也恢复到对照值[129c]。这种相互作用的机制似乎是颈动脉体化学感受器在低氧状态自发的、可逆性抑制活动[129d]。

剂量

常用剂量指南

需要正确选择非去极化 NMBDs 的剂量并进行定量监测，以确保在不过量使用的情况下达到预期效果（表 27.4 和表 27.5）。

最大阻滞强度受剂量的直接影响，如果使用小剂量 NMBDs，可能不会发生神经肌肉阻滞，因为所用剂量不足以超过神经肌肉接头的安全范围。当使用的剂量低于达到 100% 神经肌肉阻滞需要的剂量时，达到最大效应所需时间取决于 NMBDs 的效能和到达肌肉的血流量，而不依赖于 NMBDs 所用的剂量。然而当使用剂量足以致神经肌肉阻滞达 100% 时，达到最大阻滞效应所需时间依赖于所用 NMBDs 的剂量。在高于某一剂量点之前，较大剂量会加快起效时间[130]。超过该剂量点后，增加 NMBDs 剂量不会进一步加快最大效应的起效时间，反而可能显著延长神经肌肉阻滞的总持续时间，导致术后残余肌松作用。

除了对 NMBDs 药效动力学、药代动力学和常用剂量指南等一般常识的了解之外，还需要根据患者对 NMBDs 反应的个体差异调整剂量以达理想效果。无论何时给患者应用 NMBDs，这种剂量调整都必须在定量（客观）的神经肌肉阻滞监测仪下进行。避免应用 NMBDs 过量的原因有三个：①使药物作用时

表 27.4　不同麻醉方法中使用非去极化肌松药应用指南（mg/kg）*

	N₂O/O₂ 麻醉时的 ED₉₅	插管剂量	插管后追加剂量	肌松药剂量	
				N₂O	挥发性麻醉药 *
长效					
泮库溴铵	0.07	0.08 ~ 0.12	0.02	0.05	0.03
d- 筒箭毒碱	0.5	0.5 ~ 0.6	0.1	0.3	0.15
中效					
维库溴铵	0.05	0.1 ~ 0.2	0.02	0.05	0.03
阿曲库铵	0.23	0.5 ~ 0.6	0.1	0.3	0.15
顺阿曲库铵	0.05	0.15 ~ 0.2	0.02	0.05	0.04
罗库溴铵	0.3	0.6 ~ 1.0	0.1	0.3	0.15
短效					
美维库铵	0.08	0.2 ~ 0.25	0.05	0.1	0.08
N₂O/O₂ 复合静脉麻醉时维持 90% ~ 95% 颤搐抑制所需的持续输注剂量 [μg/（kg·min）]					
美维库铵	3 ~ 15				
阿曲库铵	4 ~ 12				
顺阿曲库铵	1 ~ 2				
维库溴铵	0.8 ~ 1.0				
罗库溴铵	9 ~ 12				

* 据报道，不同挥发性麻醉药可增强非去极化肌松药 20% ~ 50% 的肌松作用。然而最近数据表明，尤其是使用中短效肌松药时，该变化可能没有这么大。故为使问题简单化，此表所有挥发性麻醉药增强肌松药程度都定为 40%。

* 给予推荐剂量肌松药可在浅麻醉下提供良好的插管条件。表中所列剂量为不使用肌松药或琥珀胆碱插管后可提供腹部满意肌松的剂量。该表试图标出常规指导剂量，肌松药的个体化用药需外周神经刺激仪的指导。

ED₉₅，使 95% 神经肌肉反应抑制的平均剂量；N₂O，氧化亚氮；O₂，氧气

表 27.5　琥珀胆碱和非去极化神经肌肉阻滞药药效动力学

	麻醉	插管剂量（mg/kg）	近似 ED95 倍数	最大阻滞（%）	达最大阻滞时间（min）	临床作用时间 *（min）	参考文献
琥珀胆碱	麻醉性镇痛剂或氟烷	0.5	1.7	100	—	6.7	[372]
琥珀胆碱	地氟烷	0.6	2	100	1.4	7.6	[373]
琥珀胆碱	麻醉性镇痛剂或氟烷	1.0	2	100	—	11.3	[372]
琥珀胆碱	地氟烷	1.0	3	100	1.2	9.3	[373]
琥珀胆碱	麻醉性镇痛剂	1.0	3	—	1.1	8	[374]
琥珀胆碱	麻醉性镇痛剂	1.0	3	—	1.1	9	[375]
琥珀胆碱	异氟烷	1.0	3	100	0.8	9	[140]
甾体类							
罗库溴铵	麻醉性镇痛剂	0.6	2	100	1.7	36	[142]
罗库溴铵	异氟烷	0.6	2	100	1.5	37	[140]
罗库溴铵	异氟烷	0.9	3	100	1.3	53	[140]
罗库溴铵	异氟烷	1.2	4	100	0.9	73	[140]
维库溴铵	异氟烷	0.1	2	100	2.4	41	[140]
维库溴铵	麻醉性镇痛剂	0.1	2	100	2.4	44	[376]
泮库溴铵	麻醉性镇痛剂	0.08	1.3	100	2.9	86	[148, 377]
泮库溴铵	麻醉性镇痛剂	0.1	1.7	99	4	100	[378]
苄异喹啉类†							
美维库铵	麻醉性镇痛剂	0.15	2	100	3.3	16.8	[9]
美维库铵	麻醉性镇痛剂	0.15	2	100	3	14.5	[142]
美维库铵	氟烷	0.15	2	100	2.8	18.6	[379]
美维库铵	麻醉性镇痛剂	0.2	2.6	100	2.5	19.7	[9]
美维库铵	麻醉性镇痛剂	0.25	3.3	100	2.3	20.3	[9]
美维库铵	麻醉性镇痛剂	0.25	3.3	—	2.1	21	[375]
阿曲库铵	麻醉性镇痛剂	0.5	2	100	3.2	46	[107]
顺阿曲库铵	麻醉性镇痛剂	0.1	2	99	7.7	46	[323]
顺阿曲库铵	麻醉性镇痛剂	0.1	2	100	5.2	45	[107]
顺阿曲库铵	麻醉性镇痛剂	0.2	4	100	2.7	68	[107]
顺阿曲库铵	麻醉性镇痛剂	0.4	8	100	1.9	91	[107]
d-筒箭毒碱	麻醉性镇痛剂	0.6	1.2	97	5.7	81	[378]

* 从注射插管剂量到颤搐恢复至对照的 25% 所需要的时间。
† 对于阿曲库铵和美维库铵，建议缓慢注射（30 s）以最大限度地降低对循环的影响。
ED_{95}，致 95% 神经肌肉反应抑制的平均剂量

间与预计的外科手术时间相匹配；②避免与大剂量 NMBDs 相关的不必要的心血管副作用；③避免引起术后残余神经肌肉阻滞。

初始剂量和维持剂量

　　NMBDs 初始剂量的大小取决于使用目的。用于辅助气管插管的传统剂量是 2 倍 ED_{95}（表 27.4）。然而，如果气管插管已经在未使用 NMBDs 情况下完成，使用 NMBDs 的目的只是提供外科操作所需的肌松，此时 NMBDs 所需的剂量略小于 ED_{95} 即可满足大多数手术（表 27.5）。单纯以外科松弛为目的 NMBDs 的剂量不能预防不用 NMBDs 插管引起的声带损伤和术后

声音嘶哑。此外，使用定量监测（比如 TOF 值为零）而不是临床判断来确保最大限度的神经肌肉阻滞，它将降低喉镜检查时血流动力学的不稳定程度，且提供更好的插管条件[130a]。复合使用任何一种强效吸入麻醉药时，NMBDs 的初始剂量有必要下调（见"药物相互作用"部分），但应由定量肌松监测来指导其剂量。

为了避免残余肌松作用时间延长和（或）残余肌松作用拮抗不充分，使用 NMBDs 时应该使用满足外科肌松要求的最低剂量。而且临床上对患者的个体化管理应当在神经肌肉阻滞监测指导下进行，比较理想的是使用客观的神经肌肉监测技术，以便在术中安全使用 NMBDs 及其拮抗剂新斯的明或舒更葡糖（见第 43 章，肌松监测）。

如果患者的麻醉深度足够又有肌松监测时，几乎没有理由完全消除对周围神经刺激的 TOF 反应。然而如果需要维持较深的肌松状态以令膈肌和腹壁肌肉完全松弛，拇内收肌对尺神经刺激的反应可能消失。这种情况下可以使用拇内收肌处强直后计数（posttetanic count，PTC）或皱眉肌 TOF 进行神经肌肉阻滞深度监测[131-132]。NMBDs 的追加（维持）剂量只需要给予初始剂量的 1/10（长效肌松药）到 1/4（中效或短效肌松药）即可，且只有当先前肌松作用已经开始恢复的定量证据存在时才有必要给予追加剂量。

可持续输注中效或短效 NMBDs 来维持肌松水平，该方法有助于维持稳定的肌松水平，并根据手术需要调节肌松深度。每个患者的神经肌肉阻滞深度要适当，以便手术结束时肌松作用能迅速自主恢复或者很容易拮抗。推荐的神经肌肉阻滞深度见表 27.6[132a]。表 27.4 列出了使用静脉麻醉药复合吸入 N_2O-O_2 麻醉期间维持颤搐抑制 90% ～ 95% 水平时（TOF 时出现一个颤搐反应）所需的 NMBDs 持续输注剂量的大概范围。复合强效吸入麻醉药时一般要减少 30% ～ 50% 的 NMBDs 用量。

神经肌肉阻滞药与气管插管

神经肌肉阻滞的起效时间是满足快速安全气管插管的条件之一，它受几种因素的影响，包括肌肉血流量、药物到达神经肌肉接头的速度、受体的亲和力、血浆清除率和 NMBDs 的作用机制（去极化还是非去极化）[96, 116a, 133]（表 27.5 和图 27.9）。起效时间随 ED_{50} 的增加而缩短。当使用一种强效 NMBDs 时，其分子数比等效剂量效能较弱的药物分子数更少。由于浓度梯度较低，故强效 NMBDs 分子需要更长时间被转运到神经肌肉接头处。因此，强效肌松药的起效时间较慢。该观点是由 Kopman 等证实，他们发现当给予等效剂量的戈拉碘铵、dTc 和泮库溴铵后，强效的泮库溴铵起效慢，而较弱效的戈拉碘铵起效较快。除阿曲库铵外[135]，药物的摩尔效能（ED_{50} 或 ED_{95} 以 μM/kg 表示）都能很好地预计药物的起效速率（在拇内收肌处）[133]。多因素参与药物的摩尔效能：药物本身的效能（CE_{50}，即产生 50% 颤搐抑制时的生物相浓度），血浆和生物相（k_{e0}）药物浓度平衡速率，血浆清除的起始速率以及其他因素[136]。值得注意的是，罗库溴铵的摩尔效能（ED_{95}）为 0.54 μM/kg，大约是维库溴铵的 13%，仅有顺阿曲库铵的 9%，这解释了罗库溴铵在拇内收肌处的起效速率比维库溴铵和顺阿曲库铵更快的原因。Donati 和 Meistelman 提出了解释这种效能-起效呈反函数关系的模型[116a]。

分别给予 1 倍 ED_{95} 剂量的琥珀胆碱、罗库溴铵、瑞库溴铵、维库溴铵、阿曲库铵、美维库铵和顺阿曲库铵之后拇内收肌产生 95% 阻滞水平的时间，见彩图 27.10[114, 133, 135]。图中显示效能最强的顺阿曲库铵起效最慢，而效能最弱的罗库溴铵起效最快[114, 133, 135]。Bevan 也提出 NMBDs 快速的血浆清除率与快速的起效相关[137]。琥珀胆碱的快速起效与它的快速代谢及快速的血浆清除率相关。

表 27.6 基于主客观标准的神经肌肉阻滞深度的定义				
阻滞深度	强直刺激后计数	TOF 计数	主观 TOF 比值	实测 TOF 比值
强烈（极深度）阻滞	0	0	0	0
深度阻滞	≥1	0	0	0
中度阻滞	NA	1 ～ 3	0	0
轻度（浅度）阻滞	NA	4	出现衰减	0.1 ～ 0.4
最小阻滞（近恢复）	NA	4	无衰减	> 0.4 但< 0.90
完全恢复（正常功能）	NA	4	无衰减	≥ 0.90 ～ 1.0

NA，不适用

From Brull SJ, Kopman AF. Current status of neuromuscular reversal and monitoring. Challenges and opportunities. Anesthesiology. 2017；126：173，see Table 1.

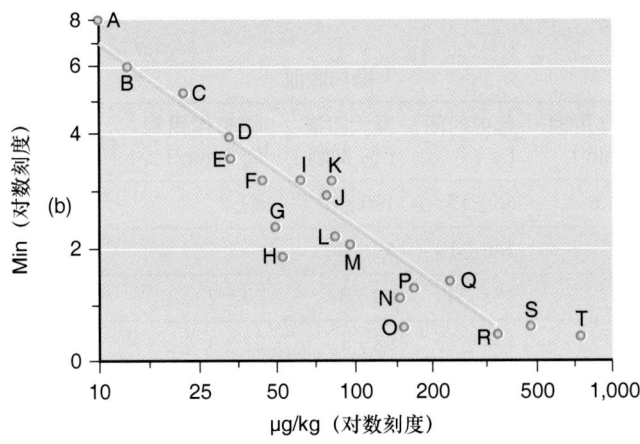

图 27.9　Bowman 等通过研究猫模型做出的甾体类神经肌肉阻滞药起效时间（纵坐标）-效能线性回归曲线[96]。数据显示低效能肌松药起效时间增加，并且支持罗库溴铵和瑞库溴铵（ORG 9487）的最终研发。A，哌库溴铵；B，ORG 8788；C，泮库溴铵；D，维库溴铵；E—M，ORG 9274、9360、9273、8715、6502、9216、7931、8730、7617；N，RGH-4201；O-T，ORG 9275、6368、8764、9382、7684（Data from Reference 96.）

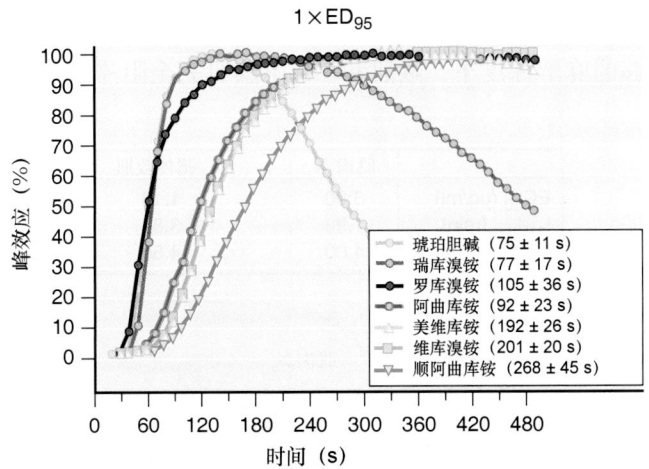

$1 \times ED_{95}$

图 27.10　给予琥珀胆碱、罗库溴铵、瑞库溴铵、维库溴铵、阿曲库铵、美维库铵和顺阿曲库铵单倍 ED_{95} 剂量时拇内收肌峰效应百分比。图例中括号内为达 95% 峰效应的时间（均数 ± 标准差，以秒为单位）（Data from references 114，133，and 135.）

神经肌肉阻滞在与插管条件有关的肌肉部位（喉内收肌、膈肌和咀嚼肌）比经典监测肌松效应的部位（拇内收肌）起效更为迅速（图 27.11）[121]。因此神经肌肉阻滞效应在这些位于中轴的肌肉发生速度更快，最大阻滞程度更小，持续时间更短，恢复速度也更快（表 27.7）[120-122，138-139]。

即使静脉给予大剂量 NMBDs 注射后也不会立即出现肌松状态。注射非去极化 NMBDs 后喉肌阻滞的起效时间要比拇内收肌阻滞的起效时间早 1 ~ 2 min。皱眉肌阻滞的形式（起效时间、阻滞深度和恢复速度）与喉肌[119]、膈肌和腹壁肌肉的阻滞形式类似。通过监测皱眉肌的神经肌肉阻滞起效情况，可预测气管插管条件的质量，皱眉肌处 TOF 反应消失（即 TOF 计数为

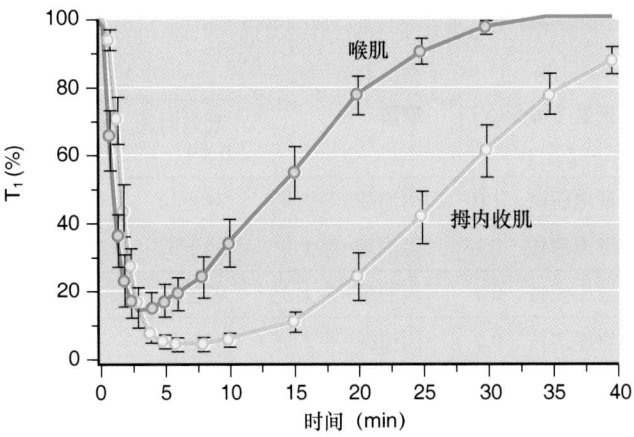

图 27.11　应用 0.07 mg/kg 剂量的维库溴铵后喉内收肌和拇内收肌处神经肌肉阻滞效果评价。喉内收肌阻滞起效和恢复更快。T1，四个成串刺激第一个颤搐（From Donati F，Meistelman C，Plaud B. Vecuronium neuromuscular blockade at the adductor muscles of the larynx and adductor pollicis. Anesthesiology. 1991；74：833-837.）

0）后有超过 90% 患者的插管条件为良好到极佳[131]。喉肌最大阻滞效应起效时间与拇内收肌开始出现颤搐减弱的时间具有相关性。

快速气管插管

大剂量罗库溴铵（0.9 ~ 1.2 mg/kg）或琥珀胆碱（1.5 mg/kg）可在 60 ~ 90 s 内提供完善的气管插管条件，故都可用于快速气管插管。因此如果不适合使用琥珀胆碱或存在琥珀胆碱禁忌证者，则可应用大剂量罗库溴铵[140]。可通过先注入小量的 NMBDs[141] 或联合应用 NMBDs[142] 的方法加快其他非去极化 NMBDs 的起效速度。虽然联合应用美维库铵和罗库溴铵能迅速起效，且不会过度延长作用时间，也无不良的副作用[142]，但是联合使用结构不同的化合物可能导致明显的神经肌肉阻滞时间延长。而且联合使用不同 NMBDs 并不总会产生加快起效速度的效果。

定时技术　这项技术要求对清醒患者输注一种快速起效的非去极化 NMBDs（如罗库溴铵）的单次插管剂量（2 倍 ED_{95}），然后在患者出现了以下任一肌无力的临床症状（如睑下垂或无法维持手臂举起）时输注麻醉诱导药物。使用该技术，0.6 mg/kg 罗库溴铵可在麻醉诱导后 45 s 内提供良好到极佳的插管条件[142a]。但由于清醒患者可能出现不适的症状以及与神经肌肉麻痹有关的回忆，故该项技术不再用于临床。

预注技术　自罗库溴铵引入临床后，已经很少使用预注技术。在给予插管剂量的非去极化 NMBDs 之前 2 ~ 4 min，预先注入小剂量的 NMBDs（大约是 ED_{95} 的 20% 或者插管剂量的 10%）[141]。该方法仅能使大

表 27.7　喉内收肌和拇内收肌作用时程和峰效应时间 *

剂量（mg/kg）	麻醉	喉内收肌			拇内收肌			参考文献
		起效时间（s）	最大阻滞（% 抑制）	临床作用时间（min）	起效时间（s）	最大阻滞（% 抑制）	临床作用时间（min）	
琥珀胆碱，1.0	丙泊酚-芬太尼	34±12	100±0	4.3±1.6	56±15	100±0	8±2	[122]
罗库溴铵，0.25	丙泊酚-芬太尼	96±6	37±8	—	180±18	69±8	—	[121]
罗库溴铵，0.4	丙泊酚-芬太尼	92±29	70±15	—	155±40	99±3	24±7	[122]
罗库溴铵，0.5	丙泊酚-芬太尼	84±6	77±5	8±3	144±18	98±1	22±3	[121]
维库溴铵，0.04	丙泊酚-芬太尼	198±6	55±8	—	342±12	89±3	11±2	[120]
维库溴铵，0.07	丙泊酚-芬太尼	198±12	88±4	9±2	342±18	98±1	22±2	[120]
美维库铵，0.14	丙泊酚-阿芬太尼	137±20	90±7	5.7±2.1	201±59	99±1	16.2±4.6	[138]
美维库铵，0.2	丙泊酚-阿芬太尼	89±26	99±4	10.4±1.5	202±45	99±2	20.5±3.9	[139]

* 临床作用时间是指四个成串刺激第一个肌颤搐（T_1）恢复到对照值 25% 的时间，数值以均数 ± 标准差[122, 138-139] 或标准误[120-121] 表示

部分非去极化 NMBDs 的起效时间加快 30 ～ 60 s，即在第二次给药后约 90 s 内可完成气管插管。虽然预注技术在一定程度上改善了插管条件，但仍不能与琥珀胆碱提供的插管条件相媲美。因为麻醉诱导药物仅稍提前于插管剂量的 NMBDs 使用，故预注药物的剂量大小受其对清醒患者的作用限制。而且预注剂量会引起轻度的神经肌肉阻滞，增加患者的不适感，增加误吸、吞咽困难和呼吸困难的风险[143]。该法禁用于气道解剖结构异常患者，或者对 NMBDs 敏感性增加的患者（如重症肌无力和使用镁剂者）。

大剂量用药法实施快速气管插管　90 s 内必须完成气管插管时通常建议使用大剂量的 NMBDs。大剂量使用 NMBDs 必然会使肌松作用时间延长，并潜在性增加心血管副作用（表 27.5）[140, 144]。罗库溴铵的给药剂量从 0.6 mg/kg（2 倍 ED_{95}）增加到 1.2 mg/kg（4 倍 ED_{95}）时，神经肌肉完全阻滞的起效时间从 89 s 缩短到 55 s，但是其临床作用时间（从 T_1 恢复到基础值的 25%）从 37 min 延长到 73 min[140]。

小剂量 NMBDs 用于气管插管　小剂量 NMBDs 能用于日常气管插管。使用小剂量 NMBDs 可能有两个优点：①缩短神经肌肉阻滞作用的恢复时间；②减少抗胆碱酯酶药的需要量。当前可用的非去极化 NMBDs 中罗库溴铵起效时间最短[121-122]。给予 0.25 mg/kg 或 0.5 mg/kg 的罗库溴铵 1.5 min 后喉部肌肉出现最大阻滞效应[121]。这比报道给予等效剂量的维库溴铵（0.04 mg/kg 或 0.07 mg/kg）达到相同作用所需要的 3.3 min 更短[120]，仅比报道使用 0.25 mg/kg 或 0.5 mg/kg 琥珀胆碱的 0.9 min 稍长（表 27.7）[125]。

更好地了解影响气管插管条件的多种因素后，就

可能以这种方式理智地使用 NMBDs。与经典监测的拇内收肌阻滞程度相比，插管条件与喉内收肌阻滞程度更为密切相关，图 27.12 证明了这该原理[136]。在足够的麻醉深度下，喉肌和（或）膈肌完全阻滞可能并

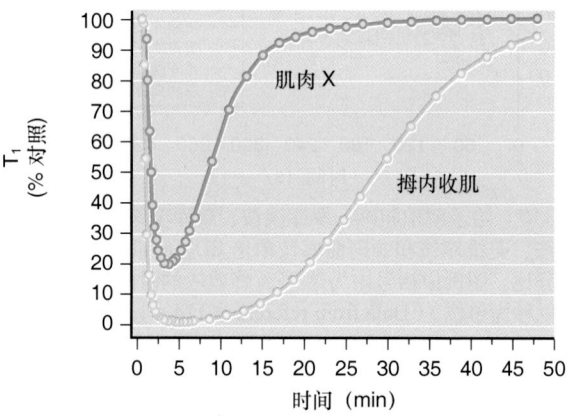

图 27.12　基于 Wierda 等报道的 Sheiner 模型[115] 和数据的计算机模拟图。该模型中罗库溴铵作用于拇内收肌的 ED_{95} 是 0.33 mg/kg。在 0 时间点给予 0.45 mg/kg 罗库溴铵。肌肉 X 代表的肌肉（例如膈肌或喉内收肌）对非去极化肌松药的敏感性低于拇内收肌，但是肌肉中的血流量较大。在此例中，产生 50% 阻滞效应（EC_{50}）时罗库溴铵在肌肉 X 处的浓度是拇内收肌处浓度的 2.5 倍，但是在肌肉 X 处血浆与效应室之间的转运半衰期（$t_{1/2}k_{e0}$）只有拇内收肌处的一半。肌肉 X 与血浆中的罗库溴铵快速达到平衡导致肌肉 X 处肌松作用比拇内收肌起效更快。肌肉 X 处的 EC_{50} 较高，这可以解释该肌肉肌松恢复比拇内收肌更快。因为在肌松作用开始恢复前，拇内收肌处罗库溴铵的血药浓度须比肌肉 X 处更低。T1，四个成串刺激第一个颤搐（From Naguib M，Kopman AF. Low dose rocuronium for tracheal intubation. Middle East J Anesthesiol. 2003；17：193-204，with permission from the Middle East Journal of Anesthesiology.）

不是达到满意插管条件的必要条件。Kopman 等人指出，用 12.5 μg/kg 阿芬太尼和 2.0 mg/kg 丙泊酚麻醉的患者注射 0.5 mg/kg（1.5 倍 ED$_{95}$）的罗库溴铵 75 s 后置入喉镜可能达到满意的插管条件[145]。他们预计 98% 的人群注射 1.5 倍 ED$_{95}$ 的罗库溴铵（0.5 mg/kg）都能产生 95% 以上的阻滞效果[145]。还有研究证实给予接近或低于 ED$_{95}$ 剂量的罗库溴铵也要比阿曲库铵[146]或顺阿曲库铵[109]起效更为迅速，作用时间也更短。在接受 15 μg/kg 阿芬太尼，2 mg/kg 丙泊酚，0.45 mg/kg 罗库溴铵麻醉的患者中，用药 75 ~ 90 s 后绝大多数患者能达到良好到极佳的插管条件。

代谢和消除

　　表 27.8 总结了 NMBDs 特殊的代谢（生物转化）和消除方式。表中列出的非去极化 NMBDs 中，泮库溴铵、哌库溴铵、维库溴铵、阿曲库铵、顺阿曲库铵和美维库铵是仅有的经过代谢和降解的 NMBDs。几乎所有的非去极化 NMBDs 分子中都含有酯链、乙酰酯基、羟基或甲氧基。这些取代基（特别是四价氮基团）使非去极化 NMBDs 具有很高的水溶性而脂溶性很低。NMBDs 分子的高亲水性使其易于经肾小球滤过而被消除，且不被肾小管分泌和重吸收。因此，所有的非去极化 NMBDs 分子的基本消除方式都是以母体分子形式从尿液中排出，长效 NMBDs 清除率受到肾小球滤过率限制［1 ~ 2 ml/（kg·min）］。

甾体类化合物

　　长效神经肌肉阻滞药　泮库溴铵绝大部分经肾消除[147]，肝摄取量很有限。泮库溴铵有很小一部分（15% ~ 20%）在肝内进行 3 位脱乙酰化，但是

表 27.8　神经肌肉阻滞药的代谢和消除

药物	作用时间	代谢（%）	消除		代谢产物
			肾（%）	肝（%）	
琥珀胆碱	超短效	丁酰胆碱酯酶（98% ~ 99%）	< 2%	无	单酯（琥珀单胆碱）和胆碱；单酯的代谢比琥珀胆碱缓慢得多
更他氯铵	超短效	半胱氨酸（快）和酯水解（慢）	?	?	非活性半胱氨酸产物，氯化延胡索酸单酯和乙醇
美维库铵	短效	丁酰胆碱酯酶（95% ~ 99%）	< 5%	无	单酯和四价乙醇；代谢产物无活性，绝大部分不会进一步代谢
			（代谢产物经尿液和胆汁排出）		
阿曲库铵	中效	霍夫曼消除和非特异性酯酶水解（60% ~ 90%）	10% ~ 40%	无	N- 甲基罂粟碱、丙烯酸酯、乙醇和酸。虽然 N- 甲基罂粟碱有 CNS 刺激特性，但是其临床相关性可以忽略不计
			（代谢产物经尿液和胆汁排出）		
顺阿曲库铵	中效	霍夫曼消除（77%？）	肾消除占总量的 16%		N- 甲基罂粟碱和丙烯酸酯。继发四价单烯酸酯酯水解。由于顺阿曲库铵效能较高，霍夫曼消除产生 N- 甲基罂粟碱的速度比阿曲库铵慢 5 ~ 10 倍，对临床不产生影响
维库溴铵	中效	肝（30% ~ 40%）	40% ~ 50%	50% ~ 60% ≈ 60%	3-OH 代谢产物蓄积，肾衰竭时尤甚，其效能约是维库溴铵的 80%，可能是 ICU 患者恢复延迟的原因
			（代谢产物经尿液和胆汁排出）≈ 40%		
罗库溴铵	中效	无	10% ~ 25%	> 70%	无
泮库溴铵	长效	肝（10% ~ 20%）	85%	15%	3-OH 代谢物蓄积，肾衰竭时尤甚，其效能约是原形的 2/3
d- 筒箭毒碱	长效	无	80%（?）	20%	无

3-OH，3- 羟基；?，未知；CNS，中枢神经系统；ICU，重症监护治疗病房

对泮库溴铵整体的消除影响甚小。泮库溴铵的 17 位也发生脱乙酰化，但其程度微弱并无临床意义。人们对麻醉中患者泮库溴铵脱乙酰化的代谢产物进行过个体化研究[148]。三种代谢产物中 3-OH 代谢物作用最强，约是泮库溴铵效能的 1/2，也是唯一在血浆中被检测出来的代谢产物。这种代谢产物和泮库溴铵具有相似的药代动力学特征和作用时程[148]。绝大部分 3-OH 代谢物最可能经肾排出[148]。少量泮库溴铵和其 3-OH 代谢物通过肝途径清除，严重肝肾功能紊乱时总体清除率延迟，作用时程也会明显延长[149-151]。

中效神经肌肉阻滞药　维库溴铵是泮库溴铵 2 位去甲基化的衍生物，因其 2 位点无四价甲基基团，故脂溶性要高于泮库溴铵，它的代谢速度是泮库溴铵的 2 ～ 3 倍。维库溴铵经载体介导的转运系统运至肝[152]，被肝的微粒体在 3 位脱乙酰化。维库溴铵有 12% 转化成 3- 脱乙酰化维库溴铵[153]，还有 30% ～ 40% 以原形经胆汁排出[154]。虽然肝是维库溴铵主要的代谢器官，但是还有很大一部分要经肾消除（达 25%），两种代谢途径使维库溴铵的清除率可达 3 ～ 6 ml/（kg·min）[153, 155]。

维库溴铵主要的代谢产物 3- 脱乙酰化维库溴铵本身也是一种强效的 NMBDs（约 80% 维库溴铵的效能），血浆清除率要低于维库溴铵，作用时间比维库溴铵长[153]。3- 脱乙酰化维库溴铵的清除率为 3.5 ml/（kg·min），其中经肾消除量大约占总消除量的 1/6[153]。伴有肾衰竭的 ICU 患者，3- 脱乙酰化维库溴铵在体内蓄积，使神经肌肉阻滞时间延长[156]。维库溴铵的其他代谢产物还有 17- 脱乙酰化维库溴铵和 3,17- 脱乙酰化维库溴铵，这两种代谢产物生成量均无临床意义。

罗库溴铵主要经肝代谢，还有一小部分（约 10%）经尿液排出[157]，它经载体介导的主动转运系统到达肝[158]。据推测，17- 脱乙酰化罗库溴铵可能是罗库溴铵的代谢产物，其相对于原形药物具有较低（5% ～ 10%）的神经肌肉阻滞效能，且其在体内未被大量检测到。罗库溴铵的代谢主要通过胆汁排出。有机阴离子转运多肽 1A2（organic anion transporting peptide 1A2，OATP1A2）介导肝细胞摄取多种药物，其中包括罗库溴铵。该肽由 SLCO1A2 基因编码，并在肝胆管上的细胞（胆管细胞）中表达[158a]。最近已报道 SLCO1A2 基因具有遗传多态性，并显示能减少择期手术患者罗库溴铵的清除[158a]。胆管排泄的减少可能部分解释了为何罗库溴铵在某些患者中作用时间的显著延长[158b]。

苄异喹啉类化合物

短效神经肌肉阻滞药　美维库铵在血浆中被丁酰胆碱酯酶水解成单酯和胺醇[9]，经尿液和胆汁排出。这些代谢产物神经肌肉阻滞作用不到其原形化合物的 1%，少于 5% 以原形经尿液排出。

美维库铵有三种异构体，其中最具药理活性的顺-反和反-反式两种异构体的清除率大约分别为 100 ml/（kg·min）和 50 ～ 70 ml/（kg·min）[94, 159-160]，这两种异构体的消除半衰期为 2 ～ 3 min[94]。第三种顺-顺式异构体只占美维库铵混合物的 4% ～ 8%，药理活性不足其他两种异构体的 10%[94]。因此，与其他两种异构体相比，尽管顺-顺式异构体消除半衰期较长（55 min），血浆清除率也较低 [约 4 ml/（kg·min）]，但顺-顺式异构体对美维库铵的作用时程却无显著影响[94]。美维库铵具有快速经酶消除的特性而使其作用时程较短[9, 94]，然而一些罕见患者为非典型酶基因的纯合子，此时丁酰胆碱酯酶活性严重受损，使美维库铵的作用时程延长至数小时[161-164]。

CW 1759-50 是一种超短效非去极化 NMBDs，其研发目的是为了减少更他氯铵组胺释放方面的副作用。在实验室动物中，CW 1759-50 的 ED$_{95}$ 为 0.03 mg/kg（猫）和 0.069 mg/kg（恒河猴）。它的总作用时间（自行恢复）约 8 min，当给药剂量为 ED$_{95}$ 的 4 倍时，其总作用时间延长最少（12 min）[11a, 11b]。CW 1759-50 可被 L 型半胱氨酸迅速拮抗（2 min）。其在临床方面的应用正在被开发。

中效神经肌肉阻滞药　阿曲库铵有两种代谢途径：一种是霍夫曼消除，一种是经非特异性酯酶水解。霍夫曼消除是纯粹的化学过程，分子片断裂解成 N- 甲基罂粟碱（一种叔胺）和单价丙烯酸酯导致整个分子的正电荷消失。人们认为裂解的化合物无临床相关神经肌肉效能以及心血管活性[165]。

因为阿曲库铵经霍夫曼消除，所以它在 pH 为 3.0 和温度为 4℃ 的条件下相对稳定，一旦注入血液循环中则变得不稳定。对阿曲库铵在缓冲液和血浆当中的裂解早期观察结果显示，阿曲库铵在血浆中降解速度较快，这提示可能存在酯基的经酶水解。还有进一步证据表明酯酶水解对于阿曲库铵降解可能比最初认识到的更为重要[166]。Fisher 等人通过对阿曲库铵的药代动力学分析认为还有相当一部分阿曲库铵的消除既非霍夫曼消除也非酯酶水解[167]。因此阿曲库铵的代谢途径比较复杂，可能还未被完全了解[167]。

N- 甲基罂粟碱是阿曲库铵的一种代谢产物，具有

CNS 刺激特性。由于它能穿过血脑屏障，所以被认为会引起兴奋和癫痫发作。然而，这种代谢物的血浆浓度非常低，故在手术室和 ICU 内使用阿曲库铵并不容易发生相关不良反应。

阿曲库铵是 10 种旋光异构体的混合物。顺阿曲库铵是阿曲库铵的 1R 顺 -1′ R 顺式异构体[90]。和阿曲库铵类似，顺阿曲库铵也是经霍夫曼消除，生成 N- 甲基罂粟碱和单价丙烯酸酯[168-169]，但无原形分子经酯酶水解。顺阿曲库铵的消除率为 5 ～ 6 ml/（kg·min），其中霍夫曼消除占总消除率的 77%。另外 23% 通过器官依赖方式消除，其中 16% 经肾消除[169]。因为顺阿曲库铵的效能约是阿曲库铵的 4 ～ 5 倍，所以 N- 甲基罂粟碱的生成量要比阿曲库铵少约 5 倍。与阿曲库铵类似，此代谢产物的蓄积在临床上不会引起任何影响。

长效神经肌肉阻滞药　dTc 代谢并不活跃，肾是其主要代谢途径，大约 50% 剂量都经肾途径消除。肝可能是其第二代谢途径。

不对称混合氯化延胡索酸盐

更他氯铵（gantacurium）和 CW 002 有两种化学机制降解，两种都是非酶性降解方式：①快速形成无明显活性的半胱氨酸内收产物；②酯键慢性水解为基本无活性的水解产物（图 27.7）[11, 170]。CW 1759-50 在生理 pH 和温度下被内源性 L 型半胱氨酸非酶性降解，这解释了其超短的作用时间。

总之，目前临床唯一应用的短效非去极化 NMBDs 美维库铵清除比较迅速，几乎全部被丁酰胆碱酯酶代谢后排出。因此美维库铵的血浆清除率要高于任何一种非去极化 NMBDs 的清除率[9]。中效 NMBDs 如维库溴铵、罗库溴铵、阿曲库铵和顺阿曲库铵因为存在多途径降解、代谢和（或）消除，清除率范围在 3 ～ 6 ml/（kg·min）。阿曲库铵要比长效肌松药清除速度快 2 ～ 3 倍[171-174]。罗库溴铵[175-179]和顺阿曲库铵[168-169, 180]也具有相似的清除率。长效 NMBDs 很少代谢或完全不代谢。大部分以原形消除，经肾排出，肝是次要代谢途径。

神经肌肉阻滞药的不良反应

在麻醉期间出现的不良反应中，NMBDs 似乎占有重要地位。英国药品安全局指出，NMBDs 有 10.8%（218/2 014）的药物不良反应，7.3%（21/286）的死亡归因于 NMBDs[181]。

自主神经效应

虽然 NMBDs 很少穿过血脑屏障，但它们可能与周围神经系统中特别是交感和副交感神经系统中的毒蕈碱受体和烟碱受体以及神经肌肉接头处的烟碱受体进行相互作用。

NMBDs 的神经肌肉阻滞效能（ED_{95}）和阻滞迷走神经（副交感）或交感神经节传导的效能（ED_{50}）相比较的剂量-反应比构成见表 27.9。这些比值被定义为肌松药的自主神经安全界值。比值越高，出现特殊的自主神经效应的概率越低，安全性越高。安全比值大于 5，则临床不会出现副作用；安全比值为 3 或 4，则副作用比较轻微；比值为 2 或 3 时会出现中度副作用；比值≤ 1 时会有强烈或显著的副作用。

减慢肌松药的注射速度并不会减轻这些自主神经反应。如果分次给药，自主神经反应呈剂量依赖并且随时间呈叠加趋势。如果与初始剂量一致，后续剂量产生的反应会与初始剂量的反应相似（即不会出现快速耐受性）。但如果存在组胺释放这种副作用，则事实并非如此。减慢肌松药的注射速度可减轻继发于组胺释放的心血管反应，而且这种反应具有快速耐受性。表 27.10 总结了 NMBDs 引起的自主神经效应。

组胺释放　季胺化合物（如 NMBDs）相对吗啡类叔胺化合物来说，一般都为弱组胺释放剂。尽管如此，当快速大剂量注射某些 NMBDs 时，面部、颈部和躯干上半部分可能出现红斑，动脉压有短暂下降，心率有轻微或中度增快，支气管痉挛比较罕见。组胺浓度超过基础水平 200% ～ 300%，同时含有组胺、前列腺素和其他血管活性物质的肥大细胞脱颗粒[182]，才会出现临床表现。位于皮肤、结缔组织和血管神经邻近部位的浆膜性肥大细胞是参与脱颗粒过程的主要

表 27.9　非去极化神经肌肉阻滞药自主神经大概安全范围 *

药物	迷走神经 *	交感神经节 *	组胺释放 †
苄异喹啉类			
美维库铵	> 50	> 100	3.0
阿曲库铵	16	40	2.5
顺阿曲库铵	> 50	> 50	无
d- 筒箭毒碱	0.6	2.0	0.6
甾体类			
维库溴铵	20	> 250	无
罗库溴铵	3.0 ～ 5.0	> 10	无
泮库溴铵	3.0	> 250	无

* 以猫为受试者；† 以人体为受试者。
定义：产生自主神经不良效应（ED_{50}）所需神经肌肉阻滞药 ED_{95} 的倍数

表 27.10　神经肌肉阻滞药自主神经临床效应

药物	自主神经节	心脏毒蕈碱受体	组胺释放
去极化			
琥珀胆碱	刺激作用	刺激作用	轻微
苄异喹啉类			
美维库铵	无	无	轻微
阿曲库铵	无	无	轻微
顺阿曲库铵	无	无	无
d-筒箭毒碱	阻滞作用	无	中等
甾体类			
维库溴铵	无	无	无
罗库溴铵	无	轻微阻滞	无
泮库溴铵	无	中度阻滞	无

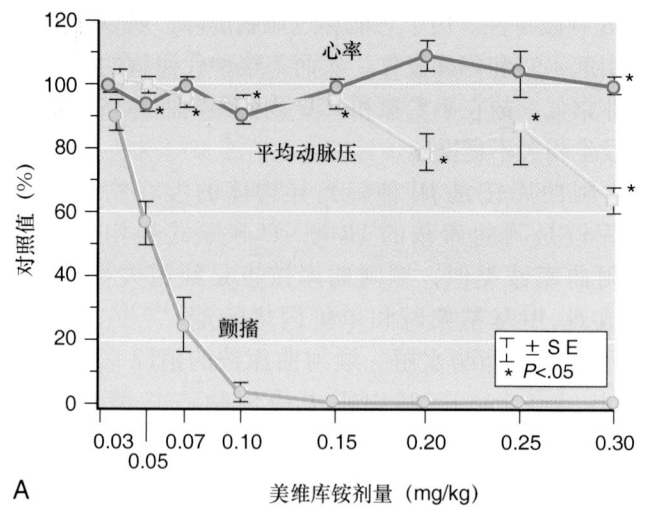

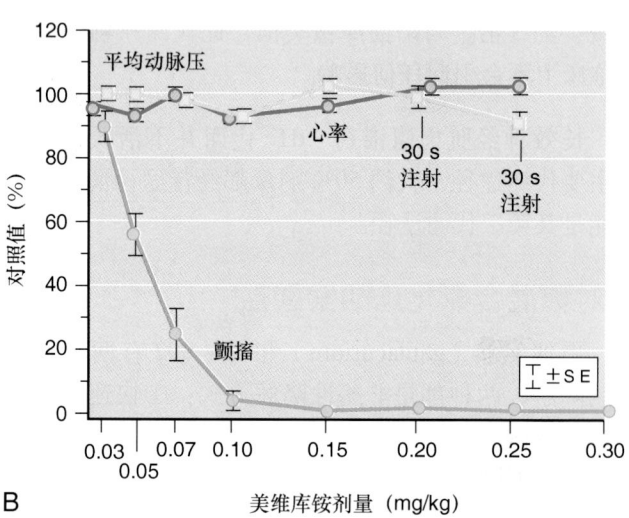

图 27.13　氧化亚氮-氧气-阿片类药物复合麻醉时患者对美维库铵的剂量反应。图中显示了每个剂量组的最大变化量（每组 $n=9$）。（A）快速注射 $2.5 \sim 3$ 倍 ED_{95} 剂量（$0.20 \sim 0.25$ mg/kg）的美维库铵，动脉压下降了 15% ～ 20%。（B）注射速度较慢时（30 s）动脉血压变化小于 10%（From Savarese JJ, Ali HH, Basta SJ, et al. The cardiovascular effects of mivacurium chloride［BW B1090U］in patients receiving nitrous oxide-opiate-barbiturate anesthesia. Anesthesiology. 1989；70；386-394.）

成分[182]。

　　低效能的甾体类肌松药曾有过组胺释放的副作用报道，但是这种副作用最常见于应用苄异喹啉类肌松药之后。组胺释放效应的作用时间较短（1 ～ 5 min），呈剂量相关，且在健康患者中无临床意义。抗组胺药物和非甾体抗炎药（如阿司匹林）都能防止 0.6 mg/kg 的 dTc 注入人体所诱发的心血管反应——低血压[183]。dTc 诱导的低血压最后步骤是由血管扩张剂前列腺素调控的[183]。通过减慢注射速度可降低 dTc 的血浆浓度峰值，故能很大程度地减轻心血管副作用。预防性联合应用 H_1 和 H_2 受体阻滞药也能减轻这种副作用[184]。如前所述，如果 NMBDs 的初始剂量引起轻度组胺释放，那么后续剂量只要不超过初始剂量将不会产生组胺释放作用，这就是组胺释放的重要特性——快速耐受性的临床证据。当过敏或类过敏反应出现时会引发更大程度的组胺释放，但是这些反应比较罕见。

自主神经机制产生的临床心血管表现

　　低血压　阿曲库铵和美维库铵引起低血压是组胺释放的结果，而 dTc 通过组胺释放和神经节阻滞产生低血压[185-186]。与其他 NMBDs 相比，dTc 引起神经节阻滞和组胺释放的剂量更接近于引起神经肌肉阻滞的剂量[113]。阿曲库铵和美维库铵的组胺释放安全范围比 dTc 高约 3 倍[182-183, 186]。快速注射超过 0.4 mg/kg 的阿曲库铵和 0.15 mg/kg 的美维库铵与组胺释放引发短暂性低血压相关（图 27.13）。

　　心动过速　泮库溴铵可引起心率中度增加，心排血量小幅度下降，全身血管阻力无或仅有轻微变化[187]。泮库溴铵引起心动过速的原因如下：①迷走神经作用[187]，

可能是抑制 M_2 受体的结果；②直接（抑制神经元对去甲肾上腺素的摄取）和间接的（肾上腺素能神经末梢释放去甲肾上腺素）交感神经刺激作用[188]。对人体研究后发现：不管是泮库溴铵还是阿托品注入人体后血浆中的去甲肾上腺素水平都会下降[189]。研究者假定心率和心率-血压乘积增加是因为泮库溴铵（或阿托品）通过压力感受器降低交感张力[189]。更确切地说，泮库溴铵松弛迷走神经效应使心率加快、血压上升、心排血量增加，反过来又影响压力感受器、降低交感神经张力。预先注射阿托品能减轻或消除泮库溴铵的心血管反应，该证据支持上述论断[187]。但人体尚未发现松弛迷走神经效应机制的正性变时效应[190]。

苄异喹啉类复合物使心率增快是组胺释放的结果。

心律失常　琥珀胆碱和 dTc 能够降低肾上腺素诱发心律失常的发生率[191]。氟烷麻醉期间泮库溴铵可能由于增强了房室间传导[192]而导致心律失常发生率有所增加[187]。有两例氟烷麻醉期间使用泮库溴铵的患者发生了快速心律失常（超过 150 次 / 分），并逐渐进展为房室分离[193]。这两个病例唯一相似之处是患者都服用过三环类抗抑郁药。

心动过缓　有病例报道，应用维库溴铵或阿曲库铵之后发生了严重的心动过缓，甚至心搏骤停[194-195]，所有这些病例都与使用阿片类药物相关。后续研究提示，维库溴铵或阿曲库铵本身并不会引起心动过缓[196]。当与能引起心动过缓的药物联合使用时（例如芬太尼），这些无松弛迷走神经效应的肌松药（如维库溴铵、顺阿曲库铵和阿曲库铵）就会诱发心动过缓。因此，有中度松弛迷走神经效应的泮库溴铵常用来对抗阿片类药物诱发的心动过缓。

呼吸效应　毒蕈碱胆碱能系统在调节气道功能方面发挥着重要作用。目前，已有 5 种毒蕈碱受体被克隆出来[197]，其中三种受体（M_1 ～ M_3）存在于气道内[198]：M_1 受体受交感神经支配，调节支气管舒张[199]；M_2 受体位于突触前节后副交感神经末梢（图 27.14），以负反馈机制限制乙酰胆碱的释放；M_3 受体位于突触后（图 27.14），调节气道平滑肌收缩（即支气管收缩）[199]。非去极化 NMBDs 在 M_2 和 M_3 受体都有不同的拮抗活性[200]。例如阻滞气道平滑肌的 M_3 受体能抑制迷走神经诱发的支气管收缩（即导致支气管扩张），而阻滞 M_2 受体则使乙酰胆碱释放增多，乙酰胆碱作用于 M_3 受体引起支气管收缩。

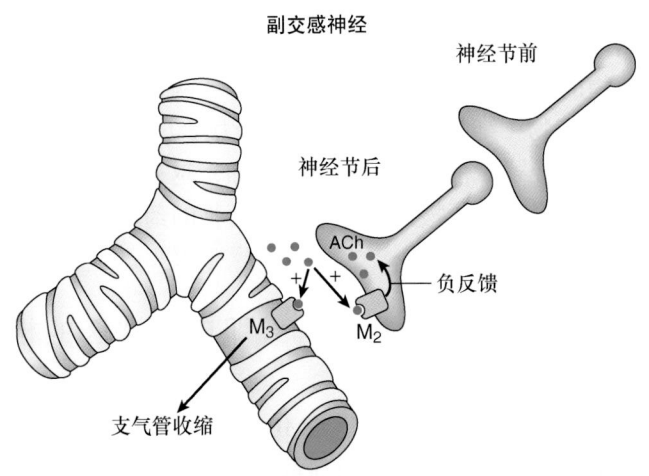

图 27.14　毒蕈碱（M_3）受体位于气道平滑肌（突触后膜）。乙酰胆碱（Ach）刺激 M_3 受体引起气道平滑肌收缩。M_2 受体位于副交感神经节后神经末梢（突触前膜），以负反馈机制限制乙酰胆碱的释放

瑞库溴铵对 M_2 受体的亲和力是 M_3 受体的 15 倍[200]，因此瑞库溴铵引起严重支气管痉挛的发生率很高（＞9%）[201-203]，导致其撤出医疗市场。在实验动物（豚鼠）中，CW 1759-50 被报道在 M_2 和 M_3 受体上的安全性是瑞库溴铵的 5 倍[11b]。

苄异喹啉类 NMBDs（顺阿曲库铵除外）与组胺释放相关，气道高敏感的患者注入这一类 NMBDs 可能会使气道阻力增加而导致支气管痉挛。

过敏反应　在某些国家麻醉期间发生危及生命的过敏反应（免疫介导）或类过敏反应的概率大概在 1/20 000 至 1/10 000 之间，其中约 1/6500 因使用 NMBDs 引起[204-205]。在法国，有报道称过敏性反应患者中最常见的过敏原因是 NMBDs（60.6%）、抗生素（18.2%）、染色剂（5.4%）和乳剂类（5.2%）[206, 206a]。在约 50% 的病例中，患者对 2 种或 2 种以上的 NMBDs 敏感，在不进行皮肤试验的情况下，也无法推断其交叉过敏。过敏反应是由免疫介导的，涉及 IgE 抗体与肥大细胞结合。类过敏反应不是由免疫介导的，一般是在非常罕见和高敏感患者当中发生的药理作用的放大反应。

然而，在以前未接触过任何非去极化 NMBDs 的患者中对其过敏者并不少见。NMBDs 与食物、化妆品、消毒剂和工业原料间可发生交叉反应[207]。对非去极化 NMBDs 致敏可能与止咳药福尔可定有关。在有神经肌肉阻滞药过敏史的患者当中 70% 会出现交叉反应[206]。在福尔可定从挪威市场撤出 6 年后，IgE 对 NMBDs（琥珀胆碱）致敏的发生率显著下降[207a]。

甾体类化合物（例如罗库溴铵、维库溴铵或泮库溴铵）不引起显著的组胺释放[186]。例如，4 倍 ED_{95} 剂量（1.2 mg/kg）的罗库溴铵也不会引起明显的组胺释放[208]。但是据报道，在法国琥珀胆碱和罗库溴铵导致过敏的发生率分别为 43.1% 和 22.6%[206]。Rose 和 Fisher 把罗库溴铵和阿曲库铵划分为中度过敏危险的肌松药[209]。他们还注意到罗库溴铵过敏报道数量的增加与该药物在市场上的占有份额呈线性相关。Watkins 声称"罗库溴铵在法国这么高的过敏发生率是难以解释的，如果研究者继续致力于将纯抗体介导的反应作为所有类过敏反应的解释，那么这一问题会一直无法阐明[210]。"所有非去极化 NMBDs 都可能诱发过敏反应，最近的出版物突出了过敏反应诊断程序标准化的需要，生化检测应当在过敏反应发生后快速实施。过敏反应后 60 ～ 90 min 可以检测到血浆内早期释放的组胺。根据过敏反应的严重程度不同，血清纤维蛋白溶酶浓度通常在 15 ～ 120 min 期间达到

高峰，并且作为过敏反应的标志物比组胺更具有特异性，这高度提示肥大细胞被激活。皮试仍然是发现导致过敏制剂的金标准[77a]，多年来人们一直争论合适的稀释浓度。例如，Laxenaire 使用 1∶10 罗库溴铵稀释液做皮内试验[212]，而 Rose 和 Fisher 使用 1∶1000 的稀释液[209]。Levy 等指出，1∶10 罗库溴铵稀释液做皮内试验会产生假阳性结果，建议罗库溴铵至少应该稀释100 倍才能防止假阳性结果的产生[213]。Levy 等还发现，高浓度（≥ 10^{-4}M）的罗库溴铵和顺阿曲库铵做皮内试验都能产生风团反应，顺阿曲库铵组还伴有轻中度肥大细胞脱颗粒反应[213]。然而，与对照组相比，人们认为使用非去极化 NMBDs 给过敏反应患者进行皮试是可靠的。在任何 NMBDs 疑似过敏反应的情况下，务必完成与其他市面上可销售的 NMBDs 发生过交叉反应调查，以确定安全的替代方案。

所有 NMBDs 都能引起组胺 -N- 甲基转移酶非竞争性抑制，但是引起这种抑制所需的肌松药浓度远远超过临床用药浓度，只有维库溴铵例外，0.1 ～ 0.2 mg/kg 的维库溴铵就能引起明显的临床表现[214]，这就是给予维库溴铵后会偶尔发生严重支气管痉挛的原因[215]。处理过敏反应的目标请参考第 5 章和第 6 章。

药物相互作用及其他因素对神经肌肉阻滞药反应的影响

药物之间的相互作用是指给予一种药物以后改变了体内另一种药物的药效或药代动力学的现象。发生在体外药物之间的物理或化学的不相容性不能称为药物的相互作用[216]。

许多种药物都和 NMBDs 或其拮抗剂或者同时与这两类药物都有相互作用，综述所有这些药物相互作用超过了本章讲述的范畴[216-217]。在随后的章节中将讨论一些比较重要的药物与 NMBDs 及其拮抗剂的相互作用。

非去极化神经肌肉阻滞药的相互作用

人们认为两种非去极化 NMBDs 联合应用会出现叠加作用或者协同作用，此类药物未发现相互间拮抗作用的报道。已经有人证实，给予化学结构相关的两种药物会出现药物叠加作用，如阿曲库铵–美维库铵[218]或者甾体类 NMBDs 的不同配伍[98]。另一方面，联合应用化学结构不同（如甾体类肌松药和苄异喹林类肌松药）的 NMBDs，例如泮库溴铵 -dTc[219]、泮库溴铵–甲筒箭毒[219]、罗库溴铵–美维库铵[142]、罗库溴

铵–顺阿曲库铵[109]等均会产生协同作用。在联合应用美维库铵–罗库溴铵时还发现了其额外的优点（起效迅速而且作用时间较短）[142]。虽然药物协同作用的确切机制还不清楚，但是人们已经提出了几种假说，包括神经肌肉接头处存在多个结合位点（突触前受体和突触后受体）[220]以及两个 α 亚单位（α_H 和 α_L）有不相等的结合亲和力。另外，泮库溴铵引起的丁酰胆碱酯酶抑制使美维库铵的血浆清除率降低，很大程度地增强了神经肌肉阻滞作用[221]。

在麻醉过程中联合应用两种不同的非去极化神经肌肉阻滞药会出现怎样的药代动力学反应，不仅取决于使用何种肌松药，还取决于给药的顺序[222-223]。大约要经过 3 个半衰期（这样第一种药物已经有 95% 被清除）才能出现第一种药物肌松效应的逆转而表现出第二种药物的阻滞作用特征。用过泮库溴铵后，维库溴铵的前两个维持剂量作用时间延长，但是第三个维持剂量引起的作用时间延长效应已经很弱，可忽略不计[222]。相似地，Naguib 等注意到初始剂量使用阿曲库铵之后，美维库铵第一个维持剂量使 10% 的颤搐恢复的平均时间明显延长（25 min），而初始剂量是美维库铵时，该作用时间为 14.2 min[218]。但是美维库铵的第二个维持剂量作用时间无论初始剂量是阿曲库铵还是美维库铵都比较接近，前者是 18.3 min，后者是 14.6 min。

使用阿曲库铵之后出现美维库铵第一个维持剂量作用时间明显延长[218]，以及使用泮库溴铵[222-223]之后维库溴铵维持剂量作用时间延长，这与药物的协同作用并不相关。联合应用阿曲库铵和美维库铵[218]或者联合应用维库溴铵和泮库溴铵[98]都仅表现为叠加作用。然而上述的作用时间延长可以归因于这些药物在受体位点的相对浓度。因为大多数受体还持续被初始剂量的肌松药占据，临床表现主要依赖于先行给予药物的药代动力学或药效动力学（或两者）而不是第二种药物（维持剂量）的药代动力学 / 药效动力学。但是随着第二种药物剂量逐渐增加，越来越多的受体开始被第二种药物占据，第二种药物的药理作用就会表现出来。

琥珀胆碱和非去极化神经肌肉阻滞药的相互作用

琥珀胆碱和非去极化 NMBDs 之间的相互作用取决于给药的顺序和药物的剂量[81, 224-225]。给予琥珀胆碱之前先给予小剂量不同的非去极化 NMBDs 能防止琥珀胆碱引起的肌肉颤搐，而且对琥珀胆碱的去极化神经肌肉阻滞作用具有一定的拮抗作用[27, 81]。因此在

使用非去极化 NMBDs 防止琥珀胆碱引起的肌颤作用之后，建议增加琥珀胆碱的给药剂量[27]。

关于先应用琥珀胆碱再使用非去极化 NMBDs 所产生药理效应的研究结果相互矛盾。有人报道先使用琥珀胆碱之后，泮库溴铵[224]、维库溴铵和阿曲库铵[225]的阻滞作用增强。与之相反，也有人报道先使用琥珀胆碱之后对泮库溴铵、罗库溴铵或美维库铵的阻滞作用无影响[81, 226-227]。

与吸入麻醉药相互作用

用强效的吸入麻醉药（不使用神经肌肉阻滞药）达到深度麻醉作用时，神经肌肉传导会轻微减慢，通过强直刺激或 TOF 刺激方式进行神经肌肉功能的监测会发现颤搐幅度受到抑制[228]。吸入麻醉药也能加强非去极化 NMBDs 的神经肌肉阻滞作用，吸入麻醉药令所需 NMBDs 的剂量减少，肌松药的作用时间和神经肌肉阻滞作用的恢复时间延长[229]，这些作用的程度依赖于以下几个因素：麻醉时间[228, 230-231]、吸入麻醉药种类[232]和吸入麻醉药的使用浓度（剂量）[233]。据增强肌松作用的大小，吸入麻醉药排序如下：地氟烷＞七氟烷＞异氟烷＞氟烷＞氧化亚氮-巴比妥-阿片类或丙泊酚麻醉（图 27.15）[234-236]。

弱效的麻醉药能产生相对较强的临床肌肉松弛效应主要源于它们具有更高的水溶性[237]。地氟烷和七氟烷的血 / 气和组织 / 气溶解度低，因此这两种新药物比其他以往吸入麻醉药更容易达到呼气末浓度和神经肌肉接头处的平衡。

挥发性麻醉药和 NMBDs 之间的相互作用是药效动力学间的相互作用而不是药代动力学间的相互作用[238]。其作用机制假说包括：① α 运动神经元和中间神经元突触间的中枢效应[239]；② nAChR 突触后抑制[240]；

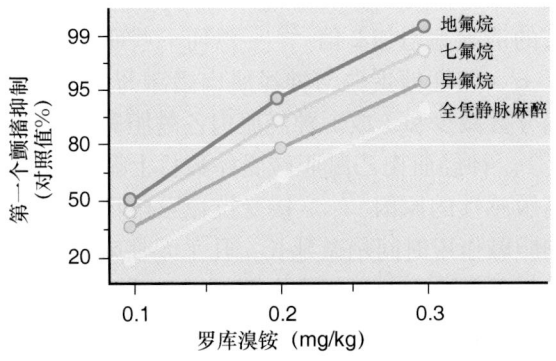

图 27.15　地氟烷、七氟烷、异氟烷 1.5 MAC 浓度麻醉和全凭静脉麻醉（TIVA）期间罗库溴铵所致神经肌肉阻滞累积剂量-效应曲线（From Wulf H, Ledowski T, Linstedt U, et al. Neuromuscular blocking effects of rocuronium during desflurane, isoflurane, and sevoflurane anaesthesia. Can J Anaesth. 1998；45：526-532, with permission from the Canadian Journal of Anaesthesia.）

③受体作用位点拮抗剂亲和力的增加[237]。

与抗生素相互作用

在没有 NMBDs 作用的情况下大多数抗生素都能引起神经肌肉阻滞作用。氨基糖苷类抗生素例如多黏菌素、林可霉素、克林霉素主要抑制突触前膜中乙酰胆碱的释放，也能降低突触后膜 nAChR 对乙酰胆碱的敏感性[241]，而四环素只表现为突触后活性。与 NMBDs 联合使用时，上述抗生素能增强神经肌肉阻滞药的作用[242]。尚未有关于头孢类和青霉素能增强 NMBDs 作用的相关报道。由于使用过氨基糖苷类抗生素之后，新斯的明拮抗 NMBDs 的肌松作用会比较困难[243]，故在 NMBDs 的肌松作用自行消退之前应持续控制通气。Ca^{2+}不能用于加快神经肌肉阻滞作用的恢复，原因有如下两点：Ca^{2+}产生的肌松拮抗作用不持久，而且还可能影响抗生素的抗菌效果。

温度

低温会延长非去极化 NMBDs 的作用时间[244-246]。肌肉温度在 35.2℃以下时，温度每下降 1℃拇内收肌收缩幅度就会下降 10% ～ 16%[247-248]。为保持肌肉温度在 35.2℃以上，核心温度必须维持在 36℃以上[244]。给予 0.1 mg/kg 的维库溴铵，监测机械反应恢复到 10% 颤搐高度时发现：体温 36.4℃时恢复时间为 28 min，体温 34.4℃时恢复时间延长到 64 min[244]。出现作用时间延长的机制可能是药效动力学或（和）药代动力学[246]，包括肝肾排泄降低，药物分布容积发生了改变、受体亲和力局部弥散发生变化、神经肌肉接头处 pH 改变和神经肌肉传导不同成分低温后的净效应发生变化[244, 249]。低温降低罗库溴铵和维库溴铵的血浆清除率，延长其作用时间[246]。也有人报道了维库溴铵和温度相关的不同的药代动力学：温度下降时 k_{e0} 降低［0.023/（min·℃）］，这提示低温时药物在血循环和神经肌肉接头处达到平衡的时间稍延迟[246]。pH 降低，尤其是温度降低，会减慢阿曲库铵的霍夫曼消除过程[250]。实际上阿曲库铵的作用时间会因低温而明显延长[245]。例如，当监测诱发的机械反应时，0.5 mg/kg 阿曲库铵作用时间在体温 37℃时为 44 min，体温 34℃时为 68 min。

温度变化也会影响神经肌肉功能监测结果。例如，皮温冷却到 27℃时前臂监测维库溴铵的作用时间延长，且 PTC 在该臂中的监测结果将不可信[251]。同一个患者，用 TOF 方式监测神经肌肉功能也会因手臂处于不同的温度而出现不同的结果。两条手臂的温差越大，所得的监测结果相关性就越差[252]。

轻度低温不会影响新斯的明拮抗肌松的药理效应[253-255]。在健康志愿者中未发现低温能影响新斯的明的清除率、最大效应和作用时间[255]。轻度低温能延长舒更葡糖逆转罗库溴铵深度神经阻滞的时间（延长 46 s），这一时间延长在临床上是可接受的[255a]。

与镁和钙的相互作用

用于治疗先兆子痫和子痫毒血症的硫酸镁能增强非去极化 NMBDs 引起的神经肌肉阻滞作用[256-257]。给予 40 mg/kg 的硫酸镁，维库溴铵的 ED_{50} 会降低 25%，起效时间几乎缩短一半，恢复时间几乎延长一倍[257]。经硫酸镁治疗的患者，应用新斯的明后肌力恢复作用也会减弱[256]。硫酸镁会增强非去极化 NMBDs 的作用机制可能既有突触前效应又有突触后效应。高浓度的镁离子能抑制位于突触前神经末梢的钙通道，而钙离子能促进乙酰胆碱的释放[16]。另外，镁离子对突触后电位有抑制效应，使得肌纤维膜兴奋性降低。使用镁剂的患者，非去极化 NMBDs 的用量应减少且应借助客观监测仪仔细滴定其剂量以确保气管拔管前神经肌肉功能充分恢复。

镁离子和琥珀胆碱之间的相互作用是有争议的，然而最近的研究结果显示镁离子可能会拮抗琥珀胆碱的神经阻滞作用[258]。钙离子能刺激运动神经末梢释放乙酰胆碱，增强肌肉兴奋-收缩耦联的作用[16]。钙离子浓度增加会降低肌肉神经模型对 dTc 和泮库溴铵的敏感性[259]。甲状旁腺功能亢进的患者因高钙血症降低了机体对阿曲库铵的敏感性，致阿曲库铵的神经肌肉阻滞作用时间缩短[260]。

与锂相互作用

锂用于治疗双向型情感障碍（躁狂-抑郁症）。锂离子和钠离子、钾离子、镁离子和钙离子结构相似，因此可能会对所有这些离子的分布和药代动力学产生影响[261]。锂离子通过钠通道进入细胞内并容易在细胞内聚集。

锂离子通过激活钾离子通道抑制突触前的神经肌肉传导，抑制突触后的肌肉收缩[262]。锂和哌库溴铵联合应用会产生神经肌肉传导的协同抑制作用，而锂和琥珀胆碱联合应用则产生叠加作用[262]。有人报道碳酸锂和去极化及非去极化肌松药同时应用时，神经肌肉阻滞作用时间延长[263]。只有一例报道证实，应用锂的患者不延长使用琥珀胆碱后的恢复时间[264]。应用锂治疗后病情稳定的患者行外科手术时，应该减少 NMBDs 的给药量，逐渐追加给药、边给药边观察

直至达到所需肌松水平。

与局部麻醉药和抗心律失常药相互作用

局部麻醉药对突触前膜和突触后膜都有影响。静脉应用大量的局部麻醉药后，绝大部分局麻药都会阻滞神经肌肉的传导。剂量较小时，局麻药会增强去极化以及非去极化 NMBDs 的神经肌肉阻滞作用[265]。还未有人研究过新斯的明能否拮抗局麻药与神经肌肉阻滞药联合应用导致的神经肌肉阻滞作用。普鲁卡因能抑制丁酰胆碱酯酶，可能通过降低丁酰胆碱酯酶对琥珀胆碱和美维库铵的水解，增强这两种药物的神经肌肉阻滞作用。

静脉小剂量应用局麻药会抑制强直后增强作用，人们认为这种抑制作用是神经接头前效应[266]。较大剂量局麻药能阻滞乙酰胆碱诱发的肌肉收缩，这表明局麻药有稳定接头后膜的作用[267]。普鲁卡因能在肌膜处取代钙离子从而抑制咖啡因诱发的骨骼肌收缩[268]。这些作用机制可能大部分都适用于局麻药。

几种抗心律失常药能增强 NMBDs 的阻滞作用。单纤维肌电图检查显示，维拉帕米和氨氯地平可减弱非神经肌肉疾病患者的神经肌肉传导功能[269]。临床报道提示维拉帕米能增强神经肌肉阻滞作用[270]并且影响使用丙吡胺患者的维库溴铵阻滞作用的恢复[271]，然而这些药物的相互作用临床意义可能不大。

与抗癫痫药物相互作用

在神经肌肉接头处抗惊厥药物都有抑制乙酰胆碱释放的作用[272-273]。长期接受抗惊厥药物治疗的患者对非去极化 NMBDs 有抵抗作用（美维库铵除外[274]，阿曲库铵可能也要除外[273]），临床表现为神经肌肉阻滞作用的恢复速度增快，需要增大剂量以获得神经肌肉完全阻滞作用。长期接受卡马西平治疗的患者维库溴铵的清除率增加 2 倍[275]。然而一些研究者将此归因于 α_1-酸性糖蛋白与神经肌肉阻滞药结合力增加、游离分数减少和（或）神经肌肉乙酰胆碱受体数目上调[276]。神经肌肉乙酰胆碱受体数目上调也是琥珀胆碱高敏感性的原因[277]。接受抗惊厥药物治疗的患者琥珀胆碱作用时间稍微延长，几乎无临床意义。但另一方面需要注意的是受体上调时，琥珀胆碱可能会有引发高钾血症的潜在危险。

与利尿剂的相互作用

早期研究结果显示给予实施肾移植手术患者单次剂量呋塞米之后（静注 1 mg/kg），dTc 的神经肌肉阻

滞作用强度增加，作用时间延长[278]。

间接刺激大鼠的膈肌时，呋塞米能降低抑制50%肌肉颤搐所需的dTc的药物浓度，也能增加dTc和琥珀胆碱的神经肌肉阻滞强度[279]。呋塞米可能抑制环磷酸腺苷的生成，而且三磷酸腺苷裂解受到抑制，结果乙酰胆碱释放量降低。乙酰唑胺在大鼠膈制备过程中对于抗乙酰胆碱酯酶的效应有拮抗作用[280]。但是有一篇报道称1 mg/kg的呋塞米使泮库溴铵作用后肌肉颤搐反应恢复速度加快[281]。长期使用呋塞米对dTc和泮库溴铵引起的神经肌肉阻滞作用无影响[282]。

相反，甘露醇对非去极化神经肌肉阻滞药可能无影响，而且使用甘露醇或其他渗透性及肾小管利尿剂所产生的尿量增加对dTc以及其他NMBDs从尿中排出的速率无影响[283]。

与其他药物相互作用

用于治疗恶性高热的药物丹曲林能防止钙离子从肌浆网中释放，阻滞兴奋-收缩耦联作用。虽然丹曲林并没有阻滞神经肌肉的传导作用，但是肌肉对刺激的机械反应却受到抑制，相应地增强了非去极化神经肌肉阻滞效应[284]。

用于肾移植的免疫抑制剂硫唑嘌呤对肌松药引起的神经肌肉阻滞有轻微的拮抗作用[285]。

类固醇能够拮抗人体[286]以及动物[287]体内非去极化NMBDs的作用。这些药物之间相互作用的可能机制包括：类固醇作用于突触前运动神经末梢，促进乙酰胆碱的释放[288]；nAChR的非竞争性抑制和通道阻滞[289]；内源性类固醇非竞争性作用于nAChR[290]。长期联合应用皮质醇和神经肌肉阻滞药的药物治疗会导致持续性虚弱（见"神经肌肉阻滞药与危重患者衰弱综合征"部分）。

抗雌激素药物如他莫昔芬能增强非去极化NMBDs的作用[291]。

特殊人群

儿科患者

婴儿在刚出生时神经肌肉接头的发育尚未完全[16]，在人类出生2个月后神经肌肉间传导日趋成熟，但在大至2岁者仍可发现不成熟的接头。出生后第一个月的主要发育是位于神经肌肉接头外的胎儿型受体消失，被成人型受体取代，即 ε 亚基取代 γ 亚基。这些变化提示新生儿神经肌肉接头可能显示其对

NMBDs反应改变的不成熟的证据，但NMBDs仍可安全应用于足月儿及早产儿。

健康婴儿应停止常规给药。在表面上看似健康的儿童中，如给予琥珀胆碱可能会出现难治性心搏骤停且伴有高血钾、横纹肌溶解症及酸中毒，尤其是对未能预计到的 Duchenne 型肌营养不良患者[292]（参见"琥珀胆碱并发症"部分）。

与成人相比，非去极化NMBDs在婴幼儿和儿童存在明显的年龄相关差异。儿童比其他年龄组患者对非去极化NMBDs的需要量更高。小于1周岁婴幼儿拇内收肌处的ED_{95}约低于年长儿童的30%。虽然许多研究显示新生儿需要肌松药的剂量范围更大，但既往研究对新生儿是否对非去极化NMBDs比成人更敏感这一问题不清楚[293]。然而 Fisher 等近期在比较婴儿、儿童、成人的NMBDs药代动力学及药效动力学的研究中解释了这些表面上的矛盾[294-296]，使我们对这些药物用于儿童的临床药理学有了更清楚的理解。新生儿及婴儿对dTc的神经肌肉阻滞作用比成人更敏感[294]。新生儿和婴儿达到期望的神经肌肉阻滞水平所需的血浆浓度比成人分别低57%和32%，但总剂量不应减少，因为新生儿和婴儿的稳态分布容积更大。分布容积增加是由于出生后第一个月细胞外液增加引起的，这种分布容积增加与较低的消除清除率一起，使其消除半衰期延长[294, 297]。在婴儿患者中所需的非去极化NMBDs给药频率少于（或给药间隔长于）年长的儿童。

阿曲库铵、维库溴铵、顺阿曲库铵、罗库溴铵和美维库铵常用于儿童，因为很多儿童外科手术操作时间短，与这些药单次插管剂量作用时程相匹配。婴儿和儿童的NMBDs起效时间比成人分别快30%和40%。这种年龄相关效应可能由心排血量相对降低和循环时间增加等循环因素引起。

与长效NMBDs相似，婴儿对于维库溴铵的敏感度高于儿童（ED_{95}分别为0.047 mg/kg与0.081 mg/kg）[298-299]。因为维库溴铵的清除率未改变，所以维库溴铵用于婴儿作用时间延长很可能与分布容积增加相关[295, 297]。人们证实了婴儿依赖于其年龄的肌松药作用时间延长，给予婴儿0.1 mg/kg的维库溴铵几乎可产生约60 min的完全的神经肌肉阻滞时间。但在儿童和成人中，其神经肌肉阻滞时间仅为20 min。因此在新生儿中，维库溴铵可作为一种长效的NMBDs[295, 297]。

相比之下，阿曲库铵用于儿童和成人的作用时间无明显差别[300]。对于婴儿来说，阿曲库铵的分布容积与维库溴铵和dTc类似，都是增加的[296]，然而其清除速率也更迅速[296]。因此，婴儿、儿童及成人的

气管插管可以用同样剂量（0.5 ~ 0.6 mg/kg），且三组作用时间无明显差异。在大于 1 月龄的小儿患者中，阿曲库铵神经肌肉阻滞恢复略受年龄的影响，阿曲库铵导致儿童组胺释放和不良反应的发生率比成人低。在儿童，0.1 μg/kg（译者注：应为 mg/kg）顺阿曲库铵 2 min 即可起效，临床中平衡麻醉或氟烷麻醉时约可维持 30 min[301]。顺阿曲库铵应用于婴儿及儿童时 ED95 的计算值分别为 43 μg/kg 及 47 μg/kg[302]。婴儿和儿童患者维持 90% ~ 99% 神经肌肉阻滞水平所需的平均注药速率相似[302]。

罗库溴铵作为一种中效 NMBDs，用于成人时比其他肌松药起效快，用于婴儿及儿童也是如此[303-304]。用于儿童 ED95 约为 0.4 mg/kg，比成人高约 20% ~ 30%，但其起效时间比成人快[304]。对于儿童患者 0.6 mg/kg 罗库溴铵（约 60 s）与 0.1 mg/kg 维库溴铵（约 100 s）或 0.5 mg/kg 阿曲库铵（约 180 s）相比，其能够提供更好的插管条件[303]。有证据显示即使在婴儿吸入七氟烷诱导期间，加用 0.3 mg/kg 罗库溴铵能显著改善插管条件，明显降低诱导期喉痉挛引起的低氧饱和度等呼吸不良事件的发生率[305]。对于成人饱胃患者，建议应用 1.2 mg/kg 罗库溴铵进行快速诱导插管（60 s），可获得非常好的插管条件。

在儿童中，中效或短效 NMBDs 的恢复速度快于长效 NMBDs。儿童 30 μg/kg 的新斯的明剂量与成人 40 μg/kg 的常规剂量相当，并且提供了令人满意的对非去极化 NMBDs 的拮抗作用。新斯的明助恢复效果取决于年龄，儿童比婴儿或成人恢复速度更快[305a]。多项研究表明，当使用临床恢复标准进行儿童气管拔管时，TOF 比值应不超过 0.50 ~ 0.60，尽管 TOF 比值大于 0.90 是保证神经肌肉阻滞完全恢复所必需的。这些结果强调了对神经肌肉阻滞的客观（定量）评估的必要性，尤其是对婴儿和儿童，因为他们对非去极化肌松药存在敏感性和变异性。

老年患者

老年人应用 NMBDs 的药效动力学有所不同。通常随着机体的衰老会发生某些生理性的变化，包括体液总量和瘦体重减少、体内脂肪增多、肝肾血流量及肝酶活性降低、肾小球滤过率降低（成人约 20%/年），导致老年人对 NMBDs 的反应不同。随着机体老化，神经肌肉接头处的生理和解剖也有一定变化，包括：接头轴突与运动终板距离增加，运动终板的皱襞变平，运动终板的乙酰胆碱受体浓度下降，神经肌肉接头前轴突滤泡内乙酰胆碱含量减低，终端前轴突对神经冲动反应释放的乙酰胆碱量减少[16]。

有些研究发现，老年人非去极化肌松药首次剂量需要量无变化，阿曲库铵、泮库溴铵和维库溴铵的剂量-效应曲线比年轻人的曲线轻度右移，然而未发现明显差异。给予单次剂量泮库溴铵后，未发现相应程度神经肌肉阻滞药血浆浓度有显著差异。该结果证实，在老年人和年轻成人中，非去极化肌松药的药效强度相同。NMBDs 起效时间延迟且与年龄相关[306]。这种与年龄相关效应可能由于心排血量下降、循环时间增加等老年人循环因素引起，这些因素导致生物相平衡更缓慢。老年人罗库溴铵神经肌肉阻滞药起效时间从 3.1 min 延长至 3.7 min，相似地，该年龄组顺阿曲库铵起效时间延长约 1 min。

研究发现几种目前可用的肌松药用于老年人后非去极化肌松药作用时间延长，维持神经肌肉阻滞的需要量减少，该人群的药代动力学改变可解释这些结果。分布和消除受到随年龄增长而出现的多种生理学改变的影响。不同于衰老过程相关的疾病状态，仅靠衰老作用难以阐明老年人神经肌肉阻滞作用改变的机制。

泮库溴铵[307]、维库溴铵[295,308] 及罗库溴铵[177]依靠肾和（或）肝代谢和消除，因此在老年人群中均显示出药代动力学和药效动力学的改变。因继发于排尿延迟导致的血浆清除率下降，年长者使用泮库溴铵出现恢复延迟。年龄超过 60 岁患者使用维库溴铵维持一定的神经肌肉阻滞所需剂量降低约 36%，且老年人自然恢复时间明显延长[25]。老年人血浆清除率降低超过 50%，消除半衰期延长 60%[308]。维库溴铵作用的延长可能是药物消除减慢所致，这与年龄相关的肝肾血流量下降相一致。在老年人中罗库溴铵的作用时间和恢复指数增加，作用时间的延长可以由血浆清除率下降 27% 来解释。

对于不经肝肾代谢的药物，其药代动力学及药效动力学应不受年龄的影响。阿曲库铵有多种消除途径，经霍夫曼降解清除及酯水解，不依赖肝肾代谢，不受年龄影响。唯一的药代动力学改变是稳态分布容量略增加，引起消除半衰期稍延长。结果其作用时间、恢复指数以及持续输注期间所需剂量均不受年龄影响。顺阿曲库铵主要通过霍夫曼降解消除，与阿曲库铵不同是顺阿曲库铵不受特定酯酶的水解。由于顺阿曲库铵生物相平衡较慢，因此在老年患者中顺阿曲库铵起效略延迟。高龄患者的清除率并未下降。在老年人中该药的消除半衰期轻微延长，这是由于其稳态分布容积增加（10%）。这些药代动力学的微小变化与老年患者肌松恢复的改变无关。

老年人丁酰胆碱酯酶的活性仍在正常范围，但与青年人比大约降低 26%[309]。因为美维库铵经丁酰胆碱酯酶代谢，因此其清除率在老年人中略有降低，导致作用时间延长 20%～25%[310]，恒速输注维持稳定肌松深度时剂量也要减少。琥珀胆碱代谢不受这些改变影响。

总之，当在老年人中以非去极化 NMBDs 维持一定肌松时，除阿曲库铵和顺阿曲库铵外，追加肌松药的时间间隔应延长。因为老年人肌松恢复普遍延迟，所以用药的选择和肌松深度监测十分重要。应用泮库溴铵后肌力恢复不完全与围术期老年人群肺部并发症的发生率增加相关[129]。PACU 内发生严重呼吸事件与神经肌肉阻滞恢复不全关系明确，故要强调客观监测的必要性以确保老年患者神经肌肉阻滞的恢复。

肥胖患者

在肥胖人群中，决定琥珀胆碱作用时间的血浆假性胆碱酯酶活性和细胞外液容量增加。对于达到完全神经肌肉阻滞及可预料的气管插管条件，推荐按总体重（total-body weight，TBW）计算给予 1 mg/kg 琥珀胆碱[311]。

最初研究显示，肥胖患者比非肥胖者需要更多的泮库溴铵，用以维持恒定的 90% 肌颤搐抑制。然而当采用体表面积（body surface area，BSA）校正以后，发现维持神经肌肉阻滞需要剂量无明显差异。

肥胖患者应首选使用中效 NMBDs。肥胖患者按照 TBW 使用维库溴铵会引起作用时间延长，但是维库溴铵药代动力学不因肥胖而改变。肥胖患者恢复时间延长可能是由于使用维库溴铵总剂量较大所致。按照 TBW，使用更大剂量肌松药时，血浆浓度下降的消除相比分布相慢很多[312]。罗库溴铵药代动力学不因肥胖而改变。同样地，按照总体重计算给药剂量后，罗库溴铵作用时间显著延长。相反，按照标准体重（ideal body weight，IBW）计算使用罗库溴铵，临床作用时间不到一半[313-314]。

当按照 TBW 计算给药剂量时阿曲库铵作用时间与 TBW 之间存在相关性。当按照 TBW 用药时，临床作用时间是按照 IBW 用药的两倍。肥胖与正常体重患者阿曲库铵的消除半衰期（19.8 min vs. 19.7 min）、稳态分布容积（8.6 L vs. 8.5 L）和总清除率（444 ml/min vs. 404 ml/min）无差异[315]。因为病态肥胖与正常体重患者相比，其肌肉质量和分布容积不变，所以按照 IBW 使用阿曲库铵可避免恢复时间延长[316]。当按照

TBW 使用顺阿曲库铵时，肥胖患者的作用时间也比按 IBW 给药时延长。

总之，非去极化 NMBDs 应用于肥胖人群时，给药剂量应按 IBW 计算，而非按其 TBW 计算，这样才不会导致用药相对过量并避免恢复延迟。当给予维持剂量时，强烈推荐实施客观监测以避免蓄积。

严重的肾疾病

NMBDs 含有季胺基团使其水溶性很强，因此通常在 pH 7.4 时完全解离，与血浆蛋白结合较弱。甾类肌松药主要消除方式是经肾小球滤过后经泌尿系统排出，肾衰竭影响非去极化肌松药的药理学特征，致药物经肾消除或代谢减缓。在一定程度上，只有阿曲库铵、顺阿曲库铵以及维库溴铵不依赖肾功能代谢。琥珀胆碱不依赖肾功能代谢，但它由血浆胆碱酯酶降解，严重肾衰竭患者血浆胆碱酯酶浓度轻度下降（表 27.11）。血浆胆碱酯酶活性下降程度通常是中度的（30%），不会导致琥珀胆碱所致神经肌肉阻滞时间延长。琥珀胆碱诱发短暂的血浆 K^+ 浓度升高（< 0.5 mmol/L），因此当血浆 K^+ 浓度在正常范围时，严重肾衰竭患者不是使用琥珀胆碱的禁忌证。NMBDs 用于肾衰竭患者时作用时间可能会延长。

肾衰竭并不影响患者对泮库溴铵[317]、阿曲库铵[318]、维库溴铵[319] 或罗库溴铵[320] 神经肌肉阻滞作用的敏感性（量效关系）。所有长效肌松药主要经肾清除，肾衰竭与这些药物的血浆清除率下降和消除半衰期增加相关[103]。泮库溴铵应用于严重肾衰竭患者，其消除半衰期增加 500%。药代动力学的改变导致以上药物应用于肾患者与肾功能正常患者相比，肌松作用时间延长且个体差异增大。由于用药潜在作用时间延长，以及有中、短效 NMBDs 可用，故不推荐肾衰竭患者使用长效 NMBDs。

阿曲库铵的药代动力学和作用时间不受肾衰竭的影响[321-322]，部分原因是霍夫曼消除和酯水解[173] 占阿曲库铵总清除率的 50%[167]。阿曲库铵主要代谢产物 N- 甲基罂粟碱经肾以原形状态被清除，在肾衰竭患者体内阿曲库铵消除半衰期延长[322]。即便持续使用阿曲库铵时，N- 甲基罂粟碱的血浆浓度仍比引起犬惊厥浓度的 1/10 低。

在慢性肾衰竭患者，顺阿曲库铵的作用时间并不延长[323]。霍夫曼消除占顺阿曲库铵总清除率的 77%[169]，肾排泄占其消除率的 16%[169]。N- 甲基罂粟碱的血浆峰浓度比使用等效剂量阿曲库铵后的 1/10 还低。在

表 27.11　肾功能正常及肾衰竭患者神经肌肉阻滞药的药代动力学

	血浆清除率 [ml/ (kg · min)]		分布容积（ ml/kg ）		消除半衰期（ min ）		参考文献
	肾功能正常	肾衰竭	肾功能正常	肾衰竭	肾功能正常	肾衰竭	
短效肌松药							
美维库铵同分异构体							[160]
顺-反	106	80	278	475	2.0	4.3	
反-反	57	48	211	270	2.3	4.3	
顺-顺	3.8	2.4*	227	244	68	80	
中效肌松药							
阿曲库铵	6.1	6.7	182	224	21	24	[172]
	5.5	5.8	153	141	19	20	[173] *†
	10.9	7.8	280	265	17.3	19.7	[322]
顺阿曲库铵	5.2	—	31	—	—	—	[169]
维库溴铵	3.0	2.5	194	239	78	97	[324]
	5.3	3.1*	199	241	53	83*	[325]
罗库溴铵	2.9	2.9	207	264*	71	97*	[175]
长效肌松药							
d-筒箭毒碱	2.4	1.5	250	250	84	132	[115]
泮库溴铵	74	20*	148	236*	97	475*	[149]†
	1.7	0.9	261	296*	132	257*	[380]

* 肾功能正常与肾衰竭间比较有显著性差异。
† 数值以 ml/min 表达，未进行体重校正。

终末期肾衰竭患者中，分布容积不变，但清除率下降 13%，消除半衰期从 30 min 增加到 34 min。

维库溴铵主要经肝代谢，但在肾衰竭患者体内，其清除率下降，消除半衰期延长[324-325]。有研究显示，与肾功正常人相比，肾衰竭患者应用 0.1 mg/kg 维库溴铵时其作用时间延长，个体差异增大[325]。但另有三项研究表明，在肾衰竭患者中 0.05～0.14 mg/kg 维库溴铵的作用时间并不延长，这一结果很可能是因为其用药剂量相对较小或样本量不足引起[324]。维库溴铵的主要代谢产物 3-去乙酰维库溴铵具有 80% 维库溴铵的肌松作用[153]，有可能导致 ICU 内肾衰竭患者的肌无力时间延长[156]。肾衰竭患者术中应用维库溴铵或阿曲库铵所致的神经肌肉阻滞作用时间及恢复率相似[326]。

罗库溴铵的主要消除途径是经胆道和泌尿系统分泌，它被肝吸收并代谢和（或）排泄，在胆道和粪便内罗库溴铵浓度很高。使用 0.6 mg/kg 罗库溴铵后，多至 1/5 的药物可在 24 h 内从尿内以原形回收，人类尿内未发现其有活性的代谢产物。药代动力学研究显示，肾衰竭患者的罗库溴铵清除率下降 33%～39%[326a]，

该药的分布容积维持不变或轻微增加[175]。肾衰竭患者和无肾衰竭患者的消除半衰期分别是 70 min 和 57 min，而单次剂量和重复剂量的作用时间未受到明显影响[320]。

肾衰竭时，新斯的明的分布容积无明显变化，清除率减少 2/3，消除半衰期从 80 min 延长到 183 min。终末期肾衰患者依酚氯铵（滕喜龙）清除率明显降低，清除半衰期明显延长。

肝胆系统疾病

与肾清除相比，肝功能是非去极化肌松药药代动力学的中度影响因素。由于肝衰竭类型不同，肝胆系统疾病对 NMBDs 药代动力学的影响是复杂的（表 27.12）。肝硬化与细胞外液容量增加、水肿及肾功能不全相关。与急性肝衰竭相反，胆汁淤积可引起胆汁排泄减少，但与严重的肝衰竭无关。

虽然研究证明肝硬化患者对神经肌肉接头的敏感性不变，但是肝硬化患者肌松起效延迟，并且对非去极化肌肉松弛剂具有明显的耐受。这是分布容积增加，引起肝硬化患者体内肌松药稀释的结果。由于肌

第 27 章　神经肌肉阻滞药药理学　801

表 27.12　肝功能正常及肝胆疾病患者神经肌肉阻滞药的药代动力学

	血浆清除率 [ml/(kg·min)]		分布容积 (ml/kg)		消除半衰期 (min)		肝脏病理	参考文献
	正常	患病	正常	患病	正常	患病		
短效肌松药								
美维库铵同分异构体							肝硬化	[159]
顺-反	95	44*	210	188	1.53	2.48*		
反-反	70	32*	200	199	2.32	11.1*		
顺-顺	5.2	4.2	266	237	50.3	60.8		
中效肌松药								
阿曲库铵	5.3	6.5	159	207*	21	22	肝肾综合征	[318]
	6.6	8.0*	202	282*	21	25	肝硬化	[174]
顺阿曲库铵	5.7	6.6*	161	195*	23.5	24.4	移植相关	
维库溴铵	4.26	2.73*	246	253	58	84*	肝硬化	[154]
	4.30	2.36*	247	206	58	98*	胆汁淤积	[381]
	4.5	4.4	180	220	58	51	肝硬化	[155]
罗库溴铵	2.79	2.41	184	234	87.5	96.0	肝硬化	[176]
	217	217	16.4	23.4*	76.4	111.5*	混合性	[178]†
	296	189	151	264*	56	98*	肝硬化	[326c]†
	3.70	2.66*	211	248	92	143*	肝硬化	[179]
长效肌松药								
泮库溴铵	123	59*	261	307*	133	267*	胆汁淤积	[151]†
	1.86	1.45*	279	416*	114	208*	肝硬化	[150]
	1.76	1.47	284	425*	141	224*	胆汁淤积	[383]

* 肝功能正常患者与肝胆疾病患者间比较有显著性差异。
† 数值以 ml/min 或 L 表达，未做体重校正

松药依赖于肝功能消除，终末半衰期延长继发于分布容积增加或者胆汁排出减少[154]。大多数情况下，使用单次剂量非去极化肌松药后，作用时间不会延长，因其依赖药物分布。然而，当重复给药或者持续输注以后，由于肌松药依赖于肝消除，故可出现神经肌肉阻滞时间延长。

泮库溴铵主要通过肾消除，但是有 1/3 是通过肝代谢和排出的。肝硬化患者消除半衰期从 114 min 增加到 208 min[150]，这是分布容积增加 50% 以及血浆清除率降低 22% 的结果[150]。胆汁淤积引起泮库溴铵清除率下降 50%，致使其消除半衰期延长至 270 min。严重急性肝衰竭也导致血浆清除率下降和消除半衰期延长。

维库溴铵主要经胆道消除[326b]，只有小部分代谢为仍有维库溴铵 60%～80% 效能的 3-羟维库溴铵。据推测该代谢过程发生在肝内，因为研究发现总剂量的 40% 以原形及其代谢物的形式存在于肝和胆管内[147]。

轻度失代偿肝硬化患者清除率下降，而中央室分布容积和稳态分布容积增加，因而消除半衰期延长[154]。肝硬化患者维库溴铵作用时间与剂量相关。由于分布容积增加，0.1 mg/kg 剂量起效较慢，作用时间缩短。相反，由于肝硬化患者消除功能受损，给予 0.2 mg/kg 维库溴铵后，作用时间从 65 min 延长到 91 min。胆汁淤积致使血浆胆盐浓度升高，减少维库溴铵的肝吸收[147]，泮库溴铵也是如此，这可以解释一些研究者观察到的清除率下降的现象。胆道梗阻患者维库溴铵作用时间延长 50%。

罗库溴铵主要经胆道分泌，肝硬化患者中央室分布容积（+33%）和稳态分布容积（+43%）均增加，而清除率下降[326c]。肝病患者作用时间延长，和对照组相比其分布容积增加与起效时间延长存在相关性[176]。

阿曲库铵和顺阿曲库铵不经脏器清除[165, 168-169]，因此清除率应几乎不受肝病的影响。实际上，与其他

所有 NMBDs 相比，阿曲库铵及顺阿曲库铵的血浆清除率在患肝病的患者中有轻度增加（表 27.12）[174, 180]。因为这两种药物的清除在中央室内外均存在，提示分布容积增大将伴随清除率的增加[169]。在两项研究中[174, 180]，阿曲库铵和顺阿曲库铵在肝病患者中分布容积及清除率均增加，也支持这一理论[169]。肝病患者的肌松药清除率增加，并不反映为药物作用时间缩短[174, 180]。

阿曲库铵用于肝病患者可能会出现 N- 甲基罂粟碱的蓄积，目前受到关注。尽管 N- 甲基罂粟碱主要依赖肝清除机制，肝移植时其浓度可能与临床后遗症无关[327]。

由于肝病患者对非去极化肌松药反应的个体间差异较大大，故需在神经肌肉阻滞定量监测下进行滴定给药。

在患有严重肝病的患者中，由于肝内酶类的合成减少，导致丁酰胆碱酯酶活性降低。因此美维库铵异构体的血浆清除率下降大约 50%（表 27.12）[159]，作用时间延长约 3 倍[159]。

烧伤

烧伤患者可以使用肌松药辅助机械通气，以持续改善氧合状态。经过一段时间的制动，烧伤患者胎儿型（$\alpha_2 \beta \gamma \delta$）和成人型（$\alpha_2 \beta \varepsilon \delta$）nAChR 均上调[328]。nAChR 的上调通常伴有非去极化 NMBDs 耐药作用，对琥珀胆碱的敏感度增加[329]。使 nAChR 上调的因素列于表 27.13。通常记录诱发的乙酰胆碱释放的定量含量烫伤大鼠受伤 72 h 后可发现反应性乙酰胆碱量子式释放显著增加[330]。乙酰胆碱释放增加也使烧伤患者对非去极化 NMBDs 产生耐药。在小鼠中，热损伤使其膈肌内乙酰胆碱酯酶在总量及特殊分子形式上出现改变[331]。

表 27.13 与乙酰胆碱受体上调和下调相关的因素

nAChR 上调	nAChR 下调
脊髓损伤	重症肌无力
脑卒中	抗胆碱酯酶中毒
烧伤	有机磷中毒
长期制动	
长期使用神经肌肉阻滞药	
多发硬化	
吉兰-巴雷综合征	

nAChR，烟碱型乙酰胆碱受体

对非去极化 NMBDs 的耐药常见于烧伤总面积超过 25% 的患者[329, 332-333]。神经肌肉功能恢复到烧伤前水平可能需要几个月，甚至几年时间[334]。应用琥珀胆碱时血清钾离子浓度在正常范围内上升，但在烧伤患者中血清钾离子浓度会明显上升，并可能导致死亡[335]。有报道钾离子浓度可高达 13 mEq/L，并可导致室性心动过速、心室颤动、心搏骤停[335]。反应性高钾血症程度与烧伤严重程度并非紧密相关。一名仅有 8% 体表面积烧伤的患者出现了潜在致命性高钾血症[336]。烧伤后 24 h 内可安全应用琥珀胆碱。院前或者急诊室插管可以选用此药。然而，在烧伤最初的 24 h 后，肌肉已产生充分的反应性改变。由于发生高钾血症的不可预测性，烧伤后 24 h 最好避免应用琥珀胆碱。

肌细胞膜的功能异常与烧伤恢复过程一致。当正常皮肤长出、感染消退时，正常乙酰胆碱受体开始出现[334]。虽然研究证明患者被烧伤 3 年后，对琥珀胆碱的反应恢复正常[334]，但烧伤后患者高钾血症危险期的长短尚未明确。因此，保守的方法应让患者在烧伤后 24 h 以及至少在烧伤皮肤愈合 1～2 年内避免应用琥珀胆碱。

神经肌肉阻滞药与危重患者衰弱综合征

ICU 病房常将 NMBDs 与镇静剂和镇痛剂联合应用。ICU 应用 NMBDs 的适应证见框 27.1。但是支持 NMBDs 用于 ICU 的数据很少，并且是否对患者的肺功能或氧合有益尚未有定论[337]。然而一项多中心双盲试验显示某些急性呼吸窘迫综合征患者早期短时间使用顺阿曲库铵 48 h 可能有益[338]。该研究安慰剂组有一半使用了一次或多次剂量顺阿曲库铵，该研究效能不强，其对死亡率的影响处于统计学临界值，粗死亡率组间比较无差异。然而非去极化 NMBDs 有时会应用于 ICU 患者，在重症监护环境中需要特别关

框 27.1 已报道的 ICU 使用肌松药适应证

辅助机械通气
　辅助气管插管
　令患者耐受机械通气
　肺充气压力过高，如急性呼吸窘迫综合征
颅内高压引起的过度通气
辅助诊断治疗操作
破伤风
癫痫持续状态
减少氧耗
　消除寒战
　减少呼吸做功

注的是使用 NMBDs 的患者未得到充分镇痛与镇静的危险[339]。这可以归咎于 ICU 的护士和医师不熟悉 NMBDs 的药理学[339-340]。例如，50% ~ 70% 的 ICU 护士及住院医师认为泮库溴铵是一种抗焦虑药，其中 5% ~ 10% 认为它是一种镇痛剂[339]。在英国，20 世纪 80 年代 ICU 将 NMBDs 当作镇静剂的错误用法普遍存在[341]。在 1980 年大约有 96% 的 ICU 患者接受了 NMBDs 来辅助机械通气。至 1986 年，机械通气患者使用 NMBDs 的比例已降至 16%[341]。现在重症治疗医师认识到 NMBDs 的副作用并且会避免其用于危重的 ICU 患者。对危重症成人进行神经肌肉麻痹的临床实践指南已经出版[341a]。在 ICU 使用 NMBDs 的具体适应证包括严重的难治性低氧血症；在心脏骤停后治疗性低温期间抑制颤抖；消除不必要的运动哮喘状态、颅内或腹腔内高压、大咯血或便于支气管镜或内窥镜检查等短期手术的患者；以及需要紧急气管插管的急性呼吸衰竭患者[341a]。

危重症患者停留 ICU 病房的时间延长与神经肌肉功能紊乱相关。后者可增加发病率，延长住院时间，使脱机困难，延长康复时间[342]。在 ICU 里，长期应用 NMBDs 引起的并发症列于框 27.2。在 ICU 病房，机械通气的维持时间、脓毒症、两个以上器官功能障碍、女性、应用激素和高碳酸血症是已知的神经肌肉功能紊乱的危险因素。重症患者中衰弱综合征是相对普遍的，并且初发症状可能多种多样。在一项关于 92

例临床诊断为衰弱综合征患者的回顾性研究中，肌电描记法的研究表明急性肌病［重症肌病（critical illness myopathy，CIM）］是急性轴索神经病变（重症神经病变）的 3 倍（分别为 43% 和 13%）[342]。1 例 ICU 内持续衰弱患者额外需要的费用大约为 $67 000[343]。神经肌肉衰弱的鉴别诊断见框 27.3。

重症肌病

Lacomis 等建议应用 CIM 即重症肌病[344]来替代目前文献中的术语，如：急性四肢麻痹性疾病[345]、ICU 内急性（坏死性）肌病、粗丝肌病、急性皮质醇肌病和重症监护肌病。

大多数关于 ICU 中 CIM 的报道集中于哮喘持续状态患者中[346]，受感染的个体往往应用激素和非去极化 NMBDs 治疗。然而，肌病也被报道出现于哮喘患者中、应用激素而无瘫痪的慢性肺病患者中[347]和既未应用激素也未应用非去极化 NMBDs 的重度脓毒症患者中[348]。这种情况的主要原因是心肌细胞中肌球蛋白的丢失，伴随收缩能力的丧失。动物研

框 27.2　ICU 内肌松药应用的并发症

短期应用
　特殊的、已知的药物不良反应
　呼吸机故障或呼吸环路断开引起的通气不足
　镇痛和（或）镇静不足
长期应用
　卧床并发症
　　深静脉血栓和肺栓塞
　　周围神经损伤
　　褥疮溃疡
　咳嗽无力
　　分泌物潴留和肺不张
　　肺内感染
　烟碱型乙酰胆碱受体失调
　停用肌松药后延迟性肌无力
　　持续神经肌肉阻滞
　　重症肌病
　　重症多神经病
　　以上因素混合存在
　药物或其代谢产物的未知作用
　乙酰胆碱和代谢性中毒 / 低血容量
　3- 去乙酰维库溴铵与神经肌肉阻滞
　N- 甲基罂粟碱与脑兴奋

框 27.3　ICU 内神经肌肉功能异常的一般原因

中枢神经系统
　脓毒性或中毒 - 代谢性脑病
　脑干卒中
　中心性脑桥髓鞘溶解
　前角细胞功能异常（如肌萎缩侧索硬化）
周围神经病变
　重症多发性神经病
　吉兰 - 巴雷综合征
　卟啉病
　副癌综合征
　脉管炎
　营养性和中毒性神经病
神经肌肉接头功能异常
　重症肌无力
　Lambert-Eaton 肌无力综合征
　肉毒杆菌中毒
　长期神经肌肉接头阻滞
肌病
　重症肌病
　恶病质肌病
　横纹肌溶解
　炎症性和感染性肌病
　肌营养不良
　中毒性肌病
　酸性麦芽糖酶缺乏
　线粒体性
　低钾血症性
　高代谢综合征伴横纹肌溶解（如神经阻滞药恶性综合征）

From Lacomis D. Critical illness myopathy. Curr Rheumatol Rep. 2002；4：403-408.

究还显示，与对侧对照组相比，制动的肌细胞胞质内类固醇受体的数量增加[349]。至少在某些患者中，长期制动可能是皮质类固醇治疗患者肌病的重要危险因素[350]，并且选择性肌肉萎缩是糖皮质激素敏感性改变的结果[349]。

脓毒症、制动和与负氮平衡相关的分解代谢也可导致肌病[16]。严重脓毒症患者尽管有正常或较高的血氧运输，骨骼肌仍存在低灌注现象[351]。在脓毒症的啮齿类动物模型中，已证实有 nAChR 的抗体[352]。这种肌无力症状在危重症患者中也可见到。有报道证实 CIM 患者骨骼肌内细胞因子的表达，激活了局部免疫[353]。

CIM 主要特点为弥漫性肌肉弛缓无力，且常包括面肌和膈肌的弛缓无力[344]。CIM 与重症多发性神经病（illness polyneuropathy，CIP）以及神经肌肉阻滞作用延长的临床表现有所重叠[344]。电生理研究和血清肌酐激酶浓度增加能够区分神经病变与肌病[344]。Lacomis 等声明"如果怀疑为其他肌病过程（如炎性肌病）或组织学结果会影响处理时，应考虑肌肉活检"[344]。

重症多发性神经病

危重疾病并发多发性神经病变被称为 CIP。CIP 同时影响感觉和运动神经，在多器官功能衰竭（multisystem organ failure，MOF）及全身炎症反应综合征（systemic inflammatory response syndrome，SIRS）的患者中 50% ~ 70% 发生 CIP[354]。有人提出假设，SIRS 通过释放细胞因子和自由基，损伤中枢或外周神经系统的微循环，从而产生 CIP[353]。微循环失调使外周神经系统易受损伤。

虽然对于危重症患者衰弱综合征没有特殊的治疗方法，越来越多的证据显示 ICU 住院期间早期理疗康复对患者有益。早前发现，危重病期间进行强化胰岛素治疗可降低 CIP 的风险，维持危重患者的血糖不高于 110 mg/ml 可降低 CIP 发生的风险。

CIM 与 CIP 的结局相似。有报道 CIP 患者的死亡率约为 35%。在一项研究中发现，发生 CIP 后能够生存下来的患者在随后的 1 ~ 2 年后 100%（13/13）出现了临床或神经生理学异常，所有患者的生活质量明显受到影响[355]。

临床相关问题

非去极化 NMBDs 是最常见的产生制动并引起去神经化状态的化学制剂。在这种情况下，包括成熟或

接头 nAChR，其构成为 2 个 α 亚基，1 个 β、ε 和 δ 亚基；另外还有 2 个异构体，即非成熟 AChR 或 γAChR 和神经 α7AChR 等均在肌肉内表达。非成熟 AChR 亦指接头外受体，因为其主要表达于肌肉接头外部分。有人在已故的曾长期输注维库溴铵的危重病成人患者肌肉上发现 nAChR 上调[356]。上调是指有效受体的数量改变，但这些改变通常不包括异构体的改变。这三种类型受体可以在肌肉中共存。

琥珀胆碱可应用于 ICU 患者吗？

长时间制动后应用去极化 NMBDs 可能使 nAChR 上调，而使：① ICU 患者使用琥珀胆碱后心搏骤停的发生率增加[356]；② ICU 患者对非去极化 NMBDs 的需求增加[357]。更重要的是，琥珀胆碱更容易令非成熟 nAChR 去极化，可能诱发严重的 K^+ 外流，结果引起高钾血症。而且，α7AChR 也能被琥珀胆碱去极化，这样就促进了 K^+ 从细胞内向细胞外间隙外流。因此，ICU 患者全身制动超过 24 h 后最好避免使用琥珀胆碱[16]。

非去极化神经肌肉阻滞药应当应用于 ICU 患者吗？

与非去极化 NMBDs 相关的持续性无力表现是一个独特的病理现象，而不是危重患者衰弱综合征的简单表现。一项前瞻性研究发现 ICU 患者应用 NMBDs 超过 2 天时，其持续肌无力发生率为 70%，而未用 NMBDs 的患者发生率为 0[358]。这项研究是非去极化 NMBDs 引起该并发症的有力证据。

在所有常规应用非去极化 NMBDs 患者中都发现有长期衰弱表现[156, 359-360]。大约有 20% 应用 NMBDs 超过 6 天的患者[359]、15% ~ 40% 应用大剂量激素的哮喘患者[346]以及 50% 应用维库溴铵的肾衰竭患者进展为延迟性衰弱[156]。临床上，应用甾体类 NMBDs 后肌松恢复延迟发生得更为频繁[156, 359]。

然而，人们发现 ICU 患者应用阿曲库铵后也发生延迟性衰弱[360]。而且阿曲库铵的应用使对于其代谢产物 N-甲基罂粟碱的关注增加。在应用阿曲库铵的 ICU 患者脑脊液（cerebrospinal fluid，CSF）中也可以检测到 N-甲基罂粟碱[361]。它具有兴奋作用，能够诱发动物癫痫发作[362]。人类的中毒剂量尚不清楚，但有报道患者应用阿曲库铵后出现癫痫发作，并未排除 N-甲基罂粟碱诱发癫痫发作的可能[363-365]。一些证据也表明 N-甲基罂粟碱能够激活神经元的烟碱受体[366]。顺阿曲库铵是阿曲库铵的同分异构体，由于它的效价是

阿曲库铵的 4 ～ 5 倍, 故其使用剂量小, N- 甲基罂粟碱引起的不良作用会减少[367]。

非去极化 NMBDs 是极化分子, 不易透过血脑屏障, 但是人们已经在 ICU 患者的脑脊液中发现维库溴铵和其长效活性代谢产物（3- 去乙酰维库溴铵）。NMBDs 及其代谢产物对于人类中枢神经系统的作用还未被深入研究, 但是在大鼠实验中, 阿曲库铵、维库溴铵、泮库溴铵注射到脑脊液中可导致剂量依赖性大脑兴奋性累积而引起癫痫[362]。大脑兴奋性增加以及接下来的脑耗氧增加对有脑缺血风险的 ICU 患者不利。有人也提出, 非去极化 NMBDs 在 SIRS 时可以附着到神经上直接导致神经毒性[362]。

当必须使用非去极化肌松药时推荐使用周围神经刺激器监测, 应当允许肌肉功能定期恢复。通过刺激周围神经调节用药剂量而非使用临床标准剂量, 可以减少重症患者用药量, 使肌肉功能恢复加速, 且符合成本效益[369]。最近的研究表明每天中断镇静剂的使用可以缩短机械通气的时间和 ICU 的住院时间[370]。但是该方法对于 ICU 中肌无力患者是否适用尚不明确。当使用非去极化 NMBDs 时, 框 27.4 指南可能对于最大限度地降低并发症的发生率有所帮助。正如极危重成人患者维持神经肌肉阻滞临床实践指南[337]所述:"不管使用神经肌肉阻滞药的理由如何, 我们强调应该先尝试所有其他能够使临床情况改善的方法, 使用神经肌肉阻滞药是最后的选择。"在这一告诫中, 我们还请求临床医师无论是在手术室还是 ICU, 尽可能使用客观的监护仪来指导 NMBDs 的使用, 并评估气管拔管的准备情况。第 43 章论述了定量神经肌肉监测的明确益处。

框 27.4 ICU 内使用神经肌肉阻滞药指南

避免使用神经肌肉阻滞药的情况:
使用最大剂量的镇痛剂和镇静剂时
手控通气参数与模式时
减少神经肌肉阻滞药剂量至最小:
使用周围神经刺激器进行 TOF 监测
连续使用不能超过 2 天
单次注射而不是连续输注
仅在需要时使用且达到明确目标即可
定期允许肌松恢复
考虑替代疗法

致谢

编辑及出版商感谢 Mohamed Naguib 和 Cynthia A. Lien 医生在前一版本章节中的贡献, 他们的工作是本版本章节的基础。

参考文献

1. Griffith H, Johnson GE. *Anesthesiology.* 1942;3:418.
2. Cullen SC. *Surgery.* 1943;14:216.
3. Beecher HK, Todd DP. *Ann Surg.* 1954;140:2.
4. Theslef S. *Nord Med.* 1951;46:1045.
5. Foldes FF, et al. *N Engl J Med.* 1952;247:596.
6. Baird WL, Reid AM. *Br J Anaesth.* 1967;39:775.
7. Savage DS, et al. *Br J Anaesth.* 1980;52(suppl 1):3S.
8. Stenlake JB, et al. *Eur J Med Chem.* 1981;16:515.
9. Savarese JJ, et al. *Anesthesiology.* 1988;68:723.
10. Wierda JM, et al. *Br J Anaesth.* 1990;64:521.
11. Lien CA, et al. *J Crit Care.* 2009;24:50.
11a. Savarese JJ. *Anesthesiology.* 2018;129:970.
11b. Deleted in proofs.
12. On being aware. *Br J Anaesth.* 1979;51:711.
13. Shovelton DS. *Br Med J.* 1979;1:737.
14. Poggesi I, et al. *Drug Metab Rev.* 2009;41:422.
15. Cullen SC, Larson CPJ. *Essentials of Anesthetic Practice.* Chicago: Year Book Medical; 1974.
16. Naguib M, et al. *Anesthesiology.* 2002;96:202.
17. Machold J, et al. *Eur J Biochem.* 1995;234:427.
18. Deleted in proofs.
19. Bowman WC. *Pharmacology of Neuromuscular Function.* 2nd ed. London: Wright; 1990.
20. Martyn JA. *Keio J Med.* 1995;44:1.
21. Kallen RG, et al. *Neuron.* 1990;4:233.
22. Martyn JA, Richtsfeld M. *Anesthesiology.* 2006;104:158.
23. Bowman WC. *Anesth Analg.* 1980;59:935.
24. Deleted in proofs.
25. Deleted in proofs.
26. Bovet D. *Ann NY Acad Sci.* 1951;54:407.
27. Szalados JE, et al. *Anesth Analg.* 1990;71:55.
28. Kopman AF, et al. *Anesth Analg.* 2000;90:1191.
29. Curran MJ, et al. *Br J Anaesth.* 1987;59:989.
30. Viby-Mogensen J. *Anesthesiology.* 1980;53:517.
31. Gissen AJ, et al. *Anesthesiology.* 1966;27:242.
32. Torda TA, et al. *Anaesth Intensive Care.* 1997;25:272.
33. Foldes FF, et al. *Anesth Analg.* 1956;35:609.
34. Lepage L, et al. *Clin Chem.* 1985;31:546.
35. Sunew KY, Hicks RG. *Anesthesiology.* 1978;49:188.
36. Lindsay PA, Lumley J. *Anaesthesia.* 1978;33:620.
37. Walts LF, et al. *Anesthesiology.* 1970;33:503.
38. Kao YJ, et al. *Br J Anaesth.* 1990;65:220.
39. Fisher DM, et al. *Anesthesiology.* 1988;69:757.
40. Barabas E, et al. *Can Anaesth Soc J.* 1986;33:332.
41. Pantuck EJ. *Br J Anaesth.* 1966;38:406.
42. Kalow W, Genest K. *Can J Biochem.* 1957;35:339.
43. Jensen FS, Viby-Mogensen J. *Acta Anaesthesiol Scand.* 1995;39:150.
44. Primo-Parmo SL, et al. *Pharmacogenetics.* 1997;7:27.
45. Galindo AHF, Davis TB. *Anesthesiology.* 1962;23:32.
46. Goat VA, Feldman SA. *Anaesthesia.* 1972;27:149.
47. Jonsson M, et al. *Anesthesiology.* 2006;104:724.
48. Stoelting RK, Peterson C. *Anesth Analg.* 1975;54:705.
49. Schoenstadt DA, Witcher CE. *Anesthesiology.* 1963;24:358.
50. Leiman BC, et al. *Anesth Analg.* 1987;66:1292.
51. Derbyshire DR. *Anesth Analg.* 1984;63:465.
52. Walton JD, Farman JV. *Anaesthesia.* 1973;28:666.
53. Powell JN, Golby M. *Br J Anaesth.* 1971;43:662.
53a. Thapa S, Brull SJ. *Anesth Analg.* 2000;91:237.
54. Schwartz DE, et al. *Anesth Analg.* 1992;75:291.
55. Antognini JF, Gronert GA. *Anesth Analg.* 1993;77:585.
56. Antognini JF. *Anesth Analg.* 1994;78:687.
57. Kohlschütter B, et al. *Br J Anaesth.* 1976;48:557.
58. Stevenson PH, Birch AA. *Anesthesiology.* 1979;51:89.
59. Birch Jr AA, et al. *JAMA.* 1969;210:490.
60. Pandey K, et al. *Br J Anaesth.* 1972;44:191.
61. Indu B, et al. *Can J Anaesth.* 1989;36:269.
62. Meyers EF, et al. *Anesthesiology.* 1978;48:149.
63. Miller RD, et al. *Anesthesiology.* 1968;29:123.
63a. Cunningham AJ, Barry P. *Can Anaesth Soc J.* 1986;33:195.
64. Deleted in proofs.
65. Greenan J. *Br J Anaesth.* 1961;33:432.
66. Miller RD, Way WL. *Anesthesiology.* 1971;34:185.
67. Salem MR, et al. *Br J Anaesth.* 1972;44:166.
68. Minton MD, et al. *Anesthesiology.* 1986;65:165.
69. Brodsky JB, et al. *Anesthesiology.* 1979;51:259.

70. Waters DJ, Mapleson WW. *Anaesthesia.* 1971;26:127.
71. McLoughlin C, et al. *Anaesthesia.* 1992;47:202.
72. Naguib M, et al. *Br J Anaesth.* 1987;59:606.
73. Smith I, et al. *Anesth Analg.* 1993;76:1181.
73a. Findlay GP, Spittal MJ. *Br J Anaesth.* 1996;76:526.
74. Leary NP, Ellis FR. *Br J Anaesth.* 1990;64:488.
75. Meakin G, et al. *Br J Anaesth.* 1990;65:816.
76. Van der Spek AF. *Anesthesiology.* 1987;67:459.
77. Littleford JA, et al. *Anesth Analg.* 1991;72:151.
77a. Dewachter P, et al. *Anesthesiology.* 2009;111:1141.
78. Naguib M, et al. *Anesthesiology.* 2003;99:1045.
79. Naguib M, et al. *Anesthesiology.* 2005;102:35.
80. Donati F, et al. *Br J Anaesth.* 1991;66:557.
81. Naguib M, et al. *Br J Anaesth.* 1995;74:26.
82. Erkola O, et al. *Anesth Analg.* 1995;80:534.
83. Dubois MY, et al. *J Clin Anesth.* 1995;7:44.
84. Naguib M, et al. *Anesth Analg.* 2004;98:1686.
85. Lee C. *Br J Anaesth.* 2001;87:755.
86. Everett AJ, et al. *J Chem Soc D.* 1970:1020.
87. Waser PG. Chemistry and pharmacology of natural curare compounds. Neuromuscular blocking and stimulating agents. In: Cheymol J, ed. *International Encyclopedia of Pharmacology and Therapeutics.* Oxford: Pergamon Press; 1972:205.
88. Hill SA, et al. *Bailliere's Clin Anesthesiol.* 1994;8:317.
89. Stenlake JB, et al. *Eur J Med Chem.* 1984;19:441.
90. Wastila WB, et al. *Anesthesiology.* 1996;85:169.
91. Lien CA. *Curr Opin Anesthesiol.* 1996;9:348.
92. Lien CA, et al. *Anesthesiology.* 1995;82:1131.
93. Savarese JJ, Wastila WB. *Acta Anaesthesiol Scand Suppl.* 1995;106:91.
94. Lien CA, et al. *Anesthesiology.* 1994;80:1296.
95. Stovner J, et al. *Br J Anaesth.* 1975;47:949.
96. Bowman WC, et al. *Anesthesiology.* 1988;69:57.
97. Wierda JM, Proost JH. *Eur J Anaesthesiol Suppl.* 1995;11:45.
98. Naguib M, et al. *Br J Anaesth.* 1995;75:37.
99. Goulden MR, Hunter JM. *Br J Anaesth.* 1999;82:489.
100. Belmont MR, et al. *Anesthesiology.* 2004;100:768.
101. Savarese JJ, et al. *Anesthesiology.* 2010;113:58.
102. Heerdt PM, et al. *Anesthesiology.* 2010;112:910.
103. Shanks CA. *Anesthesiology.* 1986;64:72.
104. Booij LH, Knape HT. *Anaesthesia.* 1991;46:341.
105. Bartkowski RR, et al. *Anesth Analg.* 1993;77:574.
106. Bevan DR, et al. *Can J Anaesth.* 1993;40:127.
107. Belmont MR, et al. *Anesthesiology.* 1995;82:1139.
108. Savarese JJ, et al. *Anaesthesist.* 1997;46:840.
109. Naguib M, et al. *Anesthesiology.* 1998;89:1116.
110. Weber S, et al. *Anesth Analg.* 1988;67:495.
111. Caldwell JE, et al. *Anesthesiology.* 1989;70:31.
112. Diefenbach C, et al. *Anesth Analg.* 1992;74:420.
113. Wierda JM, et al. *Can J Anaesth.* 1994;41:213.
114. Kopman AF, et al. *Anesthesiology.* 2000;93:1017.
115. Sheiner LB, et al. *Clin Pharmacol Ther.* 1979;25:358.
116. Holford NH, Sheiner LB. *Pharmacol Ther.* 1982;16:143.
116a. Donati F, Meistelman C. *J Pharmacokinet Biopharm.* 1991;19:537.
116b. Ducharme J, et al. *Clin Pharmacokinet.* 1993;24:507.
116c. Donati F. *Semin Anesth.* 1994;13:310–320.
117. Mencke T, et al. *Anesthesiology.* 2003;98:1049.
118. Combes X, et al. *Br J Anaesth.* 2007;99:276.
118a. Lundstrøm LH, et al. *Br J Anaesth.* 2009;103:283.
118b. Lundstrøm LH, et al. *Cochrane Database Syst Rev.* 2017;5:CD009237.
118c. Naguib M, Brull SJ, et al. *Anesth Analg Nov.* 2017;30.
118d. Paton WD, et al. *J Physiol.* 1951;112:311.
119. Donati F, et al. *Anesthesiology.* 1990;73:870.
120. Donati F, et al. *Anesthesiology.* 1991;74:833.
121. Meistelman C, et al. *Can J Anaesth.* 1992;39:665.
122. Wright PM, et al. *Anesthesiology.* 1994;81:1110.
123. Plaud B, et al. *Clin Pharmacol Ther.* 1995;58:185.
124. Waud BE, Waud DR. *Anesthesiology.* 1972;37:417.
125. Meistelman C, et al. *Anesth Analg.* 1991;73:278.
126. Fisher DM, et al. *Anesthesiology.* 1997;86:558.
127. Smith CE, et al. *Anesthesiology.* 1989;71:57.
128. Sundman E, et al. *Anesthesiology.* 2000;92:977.
129. Berg H, et al. *Acta Anaesthesiol Scand.* 1997;41:1095.
129a. Murphy GS, Brull SJ. *Anesth Analg.* 2010;111:129.
129b. Bulka CM, et al. *Anesthesiology.* 2016;125:647.
129c. Eriksson LI, et al. *Anesthesiology.* 1993;78:693.
129d. Wyon N, et al. *Anesth Analg.* 1996;82:1252.
130. Chen BB, et al. *J Cardiothorac Vasc Anesth.* 1991;5:569.
130a. Nandi R, Basu SR, et al. *Indian J Anaesth.* 2017;61:910.
131. Plaud B, et al. *Anesthesiology.* 2001;95:96.
132. Lee HJ, et al. *Br J Anaesth.* 2009;102:869.
132a. Brull SJ, Kopman AF. *Anesthesiology.* 2017;126:173.
133. Kopman AF, et al. *Anesthesiology.* 1999;90:425.
134. Deleted in proofs.
135. Kopman AF, et al. *Anesth Analg.* 1999;89:1046.
136. Naguib M, Kopman AF. *Middle East J Anesthesiol.* 2003;17:193.
137. Bevan DR. *Can J Anaesth.* 1999;46:R88.
138. Plaud B, et al. *Anesthesiology.* 1996;85:77.
139. Hemmerling TM, et al. *Br J Anaesth.* 2000;85:856.
140. Magorian T, et al. *Anesthesiology.* 1993;79:913.
141. Mehta MP, et al. *Anesthesiology.* 1985;62:392.
142. Naguib M. *Anesthesiology.* 1994;81:388.
142a. Sieber TJ, Zbinden AM, et al. *Anesth Analg.* 1998;86:1137.
143. Engbaek J, et al. *Acta Anaesthesiol Scand.* 1985;29:117.
144. Savarese JJ, et al. *Anesthesiology.* 1989;70:386.
145. Kopman AF, et al. *Anesth Analg.* 2001;93:954.
146. Miguel RV, et al. *J Clin Anesth.* 2001;13:325.
147. Agoston S, et al. *Acta Anaesthesiol Scand.* 1973;17:267.
148. Miller RD, et al. *J Pharmacol Exp Ther.* 1978;207:539.
149. McLeod K, et al. *Br J Anaesth.* 1976;48:341.
150. Duvaldestin P, et al. *Br J Anaesth.* 1978;50:1131.
151. Somogyi AA, et al. *Br J Anaesth.* 1977;49:1103.
152. Mol WE, et al. *J Pharmacol Exp Ther.* 1988;244:268.
153. Caldwell JE, et al. *J Pharmacol Exp Ther.* 1994;270:1216.
154. Lebrault C, et al. *Anesthesiology.* 1985;62:601.
155. Arden JR, et al. *Anesthesiology.* 1988;68:771.
156. Segredo V, et al. *N Engl J Med.* 1992;327:524.
157. Khuenl-Brady K, et al. *Anesthesiology.* 1990;72:669.
158. Smit JW, et al. *Br J Pharmacol.* 1998;123:361.
158a. Costa ACC, et al. *Eur J Clin Pharmacol.* 2017;73:957–963.
158b. Leonard PA, Todd MM. *A A Case Rep.* 2017;9:190–192.
159. Head-Rapson AG, et al. *Br J Anaesth.* 1994;73:613.
160. Head-Rapson AG, et al. *Br J Anaesth.* 1995;75:31.
161. Goudsouzian NG, et al. *Anesth Analg.* 1993;77:183.
162. Maddineni VR, Mirakhur RK. *Anesthesiology.* 1993;78:1181.
163. Ostergaard D, et al. *Acta Anaesthesiol Scand.* 1993;37:314.
164. Naguib M, et al. *Anesthesiology.* 1995;82:1288.
165. Neill EA, et al. *Br J Anaesth.* 1983;55(Suppl 1):23S.
166. Stiller RL, et al. *Br J Anaesth.* 1985;57:1085.
167. Fisher DM, et al. *Anesthesiology.* 1986;65:6.
168. Lien CA, et al. *Anesthesiology.* 1996;84:300.
169. Kisor DF, et al. *Anesth Analg.* 1996;83:1065.
170. Boros EE, et al. *J Med Chem.* 2003;46:2502.
171. Fisher DM, et al. *Anesthesiology.* 1986;65:286.
172. Fahey MR, et al. *Anesthesiology.* 1984;61:699.
173. Ward S, et al. *Br J Anaesth.* 1987;59:697.
174. Parker CJ, Hunter JM. *Br J Anaesth.* 1989;62:177.
175. Szenohradszky J, et al. *Anesthesiology.* 1992;77:899.
176. Khalil M, et al. *Anesthesiology.* 1994;80:1241.
177. Matteo RS, et al. *Anesth Analg.* 1993;77:1193.
178. Magorian T, et al. *Anesth Analg.* 1995;80:754.
179. van Miert MM, et al. *Br J Clin Pharmacol.* 1997;44:139.
180. De Wolf AM, et al. *Br J Anaesth.* 1996;76:624.
181. Anaesthetists and the reporting of adverse drug reactions. *Br Med J (Clin Res Ed).* 1986;292:949.
182. Basta SJ. *Curr Opin Anaesthiol.* 1992;5:572.
183. Hatano Y, et al. *Anesthesiology.* 1990;72:28.
184. Scott RP, et al. *Br J Anaesth.* 1985;57:550.
185. Savarese JJ. *Anesthesiology.* 1979;50:40.
186. Naguib M, et al. *Br J Anaesth.* 1995;75:588.
187. Miller RD, et al. *Anesthesiology.* 1975;42:352.
188. Docherty JR, McGrath JC. *Br J Pharmacol.* 1978;64:589.
189. Roizen MF, et al. *J Pharmacol Exp Ther.* 1979;211:419.
190. Reitan JA, et al. *Anesth Analg.* 1973;52:974.
191. Wong KC, et al. *Anesthesiology.* 1971;34:458.
192. Geha DG, et al. *Anesthesiology.* 1977;46:342.
193. Edwards RP, et al. *Anesthesiology.* 1979;50:421.
194. Clayton D. *Br J Anaesth.* 1986;58:937.
195. Starr NJ, et al. *Anesthesiology.* 1986;64:521.
196. Cozanitis DA, Erkola O. *Anaesthesia.* 1989;44:648.
197. Bonner TI, et al. *Neuron.* 1988;1:403.
198. Mak JC, Barnes PJ. *Am Rev Respir Dis.* 1990;141:1559.
199. Coulson FR, Fryer AD. *Pharmacol Ther.* 2003;98:59.
200. Jooste E, et al. *Anesthesiology.* 2003;98:906.
201. Kron SS. *Anesthesiology.* 2001;94:923.
202. Naguib M. *Anesthesiology.* 2001;94:924.

203. Meakin GH, et al. *Anesthesiology*. 2001;94:926.
204. Laxenaire MC, et al. *Ann Fr Anesth Reanim*. 1990;9:501.
205. Fisher MM, More DG. *Anaesth Intensive Care*. 1981;9:226.
206. Mertes PM, et al. *Anesthesiology*. 2003;99:536.
206a. Tacquard C, et al. *Acta Anaesthesiol Scand*. 2017;61:290.
207. Baldo BA, Fisher MM. *Nature*. 1983;306:262.
207a. de Pater GH, Florvaag E, et al. *Allergy*. 2017;72:813.
208. Levy JH, et al. *Anesth Analg*. 1994;78:318.
209. Rose M, Fisher M. *Br J Anaesth*. 2001;86:678.
210. Watkins J. *Br J Anaesth*. 2001;87:522.
211. Deleted in proofs.
212. Laxenaire MC, Mertes PM. *Br J Anaesth*. 2001;87:549.
213. Levy JH, et al. *Br J Anaesth*. 2000;85:844.
214. Futo J, et al. *Anesthesiology*. 1988;69:92.
215. O'Callaghan AC, et al. *Anaesthesia*. 1986;41:940.
216. Naguib M, et al. *CNS Drugs*. 1997;8:51.
217. Miller RD. Factors affecting the action of muscle relaxants. In: Katz RL, ed. *Muscle relaxants*. Amsterdam: Excerpta Medica; 1975.
218. Naguib M, et al. *Br J Anaesth*. 1994;73:484.
219. Lebowitz PW, et al. *Anesth Analg*. 1981;60:12.
220. Paul M, et al. *Eur J Pharmacol*. 2002;438:35.
221. Motamed C, et al. *Anesthesiology*. 2003;98:1057.
222. Kay B, et al. *Anaesthesia*. 1987;42:277.
223. Rashkovsky OM, et al. *Br J Anaesth*. 1985;57:1063.
224. Katz RL. *Anesthesiology*. 1971;35:602.
225. Ono K, et al. *Br J Anaesth*. 1989;62:324.
226. Katz JA, et al. *Anesthesiology*. 1988;69:604.
227. Cooper R, et al. *Br J Anaesth*. 1992;69:269.
228. Kelly RE, et al. *Anesth Analg*. 1993;76:868.
229. Saitoh Y, et al. *Br J Anaesth*. 1993;70:402.
230. Miller RD, et al. *Anesthesiology*. 1972;37:573.
231. Miller RD, et al. *Anesthesiology*. 1976;44:206.
232. Rupp SM, et al. *Anesthesiology*. 1984;60:102.
233. Gencarelli PJ, et al. *Anesthesiology*. 1982;56:192.
234. Miller RD, et al. *Anesthesiology*. 1971;35:509.
235. Wulf H, et al. *Can J Anaesth*. 1998;45:526.
236. Bock M, et al. *Br J Anaesth*. 2000;84:43.
237. Paul M, et al. *Anesth Analg*. 2002;95:362.
238. Stanski DR, et al. *Anesth Analg*. 2002;95:362.
239. Pereon Y, et al. *Anesth Analg*. 1999;89:490.
240. Franks NP, Lieb WR. *Nature*. 1994;367:607.
241. Singh YN, et al. *Anesthesiology*. 1978;48:418.
242. Burkett L, et al. *Anesth Analg*. 1979;58:107.
243. Hasfurther D, Bailey P. *Can J Anaesth*. 1996;43:617.
244. Heier T, et al. *Anesthesiology*. 1991;74:815.
245. Leslie K, et al. *Anesth Analg*. 1995;80:1007.
246. Caldwell JE, et al. *Anesthesiology*. 2000;92:84.
247. Heier T, et al. *Anesthesiology*. 1989;71:381.
248. Heier T, et al. *Anesthesiology*. 1990;72:807.
249. Miller RD, et al. *J Pharmacol Exp Ther*. 1978;207:532.
250. Stenlake JB, Hughes R. *Br J Anaesth*. 1987;59:806.
251. Eriksson LI, et al. *Acta Anaesthesiol Scand*. 1991;35:387.
252. Thornberry EA, Mazumdar B. *Anaesthesia*. 1988;43:447.
253. Miller RD, et al. *J Pharmacol Exp Ther*. 1975;195:237.
254. Miller RD, Roderick LL. *Anesthesiology*. 1977;46:333.
255. Heier T, et al. *Anesthesiology*. 2002;97:90.
255a. Lee HJ, Kim KS, et al. *BMC Anesthesiol*. 2015;15:7.
256. Sinatra RS, et al. *Anesth Analg*. 1985;64:1220.
257. Fuchs-Buder T, et al. *Br J Anaesth*. 1995;74:405.
258. Tsai SK, et al. *Br J Anaesth*. 1994;72:674.
259. Waud BE, Waud DR. *Br J Anaesth*. 1980;52:863.
260. Al-Mohaya S, et al. *Anesthesiology*. 1986;65:554.
261. Price LH, Heninger GR. *N Engl J Med*. 1994;331:591.
262. Abdel-Zaher AO. *Pharmacol Res*. 2000;41:163.
263. Hill GE, et al. *Anesthesiology*. 1977;46:122.
264. Martin BA, Kramer PM. *Am J Psychiatry*. 1982;139:1326.
265. Usubiaga JE, et al. *Anesth Analg*. 1967;46:39.
266. Usubiaga JE, Standaert F. *J Pharmacol Exp Ther*. 1968;159:353.
267. Kordas M. *J Physiol*. 1970;209:689.
268. Thorpe WR, Seeman P. *J Pharmacol Exp Ther*. 1971;179:324.
269. Ozkul Y. *Clin Neurophysiol*. 2007;118:2005.
270. van Poorten JF, et al. *Anesth Analg*. 1984;63:155.
271. Baurain M, et al. *Anaesthesia*. 1989;44:34.
272. Selzer ME, et al. *Brain Res*. 1984;304:149.
273. Ornstein E, et al. *Anesthesiology*. 1987;67:191.
274. Spacek A, et al. *Br J Anaesth*. 1996;77:500.
275. Alloul K, et al. *Anesthesiology*. 1996;84:330.
276. Kim CS, et al. *Anesthesiology*. 1992;77:500.
277. Melton AT, et al. *Can J Anaesth*. 1993;40:939.
278. Miller RD, et al. *Anesthesiology*. 1976;45:442.
279. Deleted in proofs.
280. Deleted in proofs.
281. Deleted in proofs.
282. Hill GE, et al. *Anesth Analg*. 1978;57:417.
283. Matteo RS, et al. *Anesthesiology*. 1980;52:335.
284. Lee C, Katz RL. *Br J Anaesth*. 1980;52:173.
285. Glidden RS, et al. *Anesthesiology*. 1988;68:595.
286. Meyers EF. *Anesthesiology*. 1977;46:148.
287. Leeuwin RS, et al. *Eur J Pharmacol*. 1981;69:165.
288. Parr SM, et al. *Br J Anaesth*. 1991;67:447.
289. Bouzat C, Barrantes FJ. *J Biol Chem*. 1996;271:25835.
290. Valera S, et al. *Proc Natl Acad Sci U S A*. 1992;89:9949.
291. Naguib M, Gyasi HK. *Can Anaesth Soc J*. 1986;33:682.
292. Henderson WA. *Can Anaesth Soc J*. 1984;31:444.
293. Goudsouzian NG, et al. *Anesthesiology*. 1974;41:95.
294. Fisher DM, et al. *Anesthesiology*. 1982;57:203.
295. Fisher DM, et al. *Clin Pharmacol Ther*. 1985;37:402.
296. Fisher DM, et al. *Anesthesiology*. 1990;73:33.
297. Fisher DM, Miller RD. *Anesthesiology*. 1983;58:519.
298. Meretoja OA, et al. *Anesth Analg*. 1988;67:21.
299. Wierda JM, et al. *Br J Anaesth*. 1997;78:690.
300. Goudsouzian NG, et al. *Anesthesiology*. 1983;59:459.
301. Meretoja OA, et al. *Paediatr Anaesth*. 1996;6:373.
302. de Ruiter J, Crawford MW. *Anesthesiology*. 2001;94:790.
303. Scheiber G, et al. *Anesth Analg*. 1996;83:320.
304. Taivainen T, et al. *Paediatr Anaesth*. 1996;6:271.
305. Devys JM, et al. *Br J Anaesth*. 2011;106:225.
305a. Meakin G, et al. *Anesthesiology*. 1983;59:316.
306. Koscielniak-Nielsen ZJ, et al. *Anesthesiology*. 1993;79:229.
307. Duvaldestin P, et al. *Anesthesiology*. 1982;56:36.
308. Lien CA, et al. *Anesth Analg*. 1991;73:39.
309. Maddineni VR, et al. *Br J Anaesth*. 1994;72:497.
310. Maddineni VR, et al. *Br J Anaesth*. 1994;73:608.
311. Lemmens HJ, Brodsky JB. *Anesth Analg*. 2006;102:438.
312. Schwartz AE, et al. *Anesth Analg*. 1992;74:515.
313. Meyhoff CS, et al. *Anesth Analg*. 2009;109:787.
314. Leykin Y, et al. *Anesth Analg*. 2004;99:1086.
315. Varin F, et al. *Clin Pharmacol Ther*. 1990;48:18.
316. van Kralingen S, et al. *Br J Clin Pharmacol*. 2011;71:34.
317. Miller RD, et al. *J Pharmacol Exp Ther*. 1977;202:1.
318. Ward S, Neill EA. *Br J Anaesth*. 1983;55:1169.
319. Bevan DR, et al. *Can Anaesth Soc J*. 1984;31:491.
320. Khuenl-Brady KS, et al. *Anaesthesia*. 1993;48:873.
321. Hunter JM, et al. *Br J Anaesth*. 1982;54:1251.
322. Vandenbrom RH, et al. *Clin Pharmacokinet*. 1990;19:230.
323. Boyd AH, et al. *Br J Anaesth*. 1995;74:400.
324. Fahey MR, et al. *Br J Anaesth*. 1981;53:1049.
325. Lynam DP, et al. *Anesthesiology*. 1988;69:227.
326. Hunter JM, et al. *Br J Anaesth*. 1984;56:941.
326a. Robertson EN, et al. *Eur J Anaesthesiol*. 2005;22:4.
326b. Bencini AF, et al. *Br J Anaesth*. 1986;58:988.
326c. Servin FS, et al. *Anesthesiology*. 1996;84:1092.
327. Lawhead RG, et al. *Anesth Analg*. 1993;76:569.
328. Ward JM, et al. *J Burn Care Rehabil*. 1993;14:595.
329. Martyn JA, et al. *Anesthesiology*. 1980;52:352.
330. Edwards JP, et al. *Muscle Nerve*. 1999;22:1660.
331. Tomera JF, et al. *J Burn Care Rehabil*. 1993;14:406.
332. Marathe PH, et al. *Anesthesiology*. 1989;70:752.
333. Han T, et al. *Anesth Analg*. 2004;99:386.
334. Martyn JA, et al. *Anesthesiology*. 1992;76:822.
335. Schaner PJ, et al. *Anesth Analg*. 1969;48:764.
336. Viby-Mogensen J, et al. *Acta Anaesthesiol Scand*. 1975;19:169.
337. Murray MJ, et al. *Crit Care Med*. 2002;30:142.
338. Papazian L, et al. *N Engl J Med*. 2010;363:1107.
339. Loper KA, et al. *Pain*. 1989;37:315.
340. Hansen-Flaschen JH, et al. *JAMA*. 1991;266:2870.
341. Pollard BJ. *Br J Intens Care*. 1994;4:347.
341a. Murray MJ, et al. *Crit Care Med*. 2016;44:2079.
342. Lacomis D, et al. *Muscle Nerve*. 1998;21:610.
343. Rudis MI, et al. *Crit Care Med*. 1996;24:1749.
344. Lacomis D, et al. *Muscle Nerve*. 2000;23:1785.
345. Showalter CJ, Engel AG. *Muscle Nerve*. 1997;20:316.
346. Shee CD. *Respir Med*. 1990;84:229.
347. Hanson P, et al. *Muscle Nerve*. 1997;20:1371.
348. Deconinck N, et al. *Neuromuscul Disord*. 1998;8:186.
349. DuBois DC, Almon RR. *Endocrinology*. 1980;107:1649.

350. Hund E. *Crit Care Med.* 1999;27:2544.
351. Neviere R, et al. *Am J Respir Crit Care Med.* 1996;153:191.
352. Tsukagoshi H, et al. *Anesthesiology.* 1999;91:448.
353. De Letter MA, et al. *J Neuroimmunol.* 2000;106:206.
354. Tepper M, et al. *Neth J Med.* 2000;56:211.
355. Zifko UA. *Muscle Nerve Suppl.* 2000;9:S49.
356. Dodson BA, et al. *Crit Care Med.* 1995;23:815.
357. Coursin DB, et al. *Anesth Analg.* 69: 518.
358. Kupfer Y, et al. *Ann Intern Med.* 1992;117:484.
359. Op de Coul AA, et al. *Clin Neurol Neurosurg.* 1985;87:17.
360. Tousignant CP, et al. *Can J Anaesth.* 1995;42:224.
361. Gwinnutt CL, et al. *Br J Anaesth.* 1990;65:829.
362. Szenohradszky J, et al. *Anesth Analg.* 1993;76:1304.
363. Griffiths RB, et al. *Anaesthesia.* 1986;41:375.
364. Beemer GH, et al. *Anaesth Intensive Care.* 1989;17:504.
365. Eddleston JM, et al. *Br J Anaesth.* 1989;63:525.
366. Chiodini F, et al. *Anesthesiology.* 2001;94:643.
367. Chapple DJ, et al. *Br J Anaesth.* 1987;59:218.
368. Prielipp RC, et al. *Anesth Analg.* 1995;81:3.
369. Zarowitz BJ, et al. *Pharmacotherapy.* 1997;17:327.
370. Kress JP, et al. *N Engl J Med.* 2000;342:1471.
371. Kim KS, et al. *Br J Anaesth.* 1999;83:483.
372. Katz RL, Ryan JF. *Br J Anaesth.* 1969;41:381.
373. Kopman AF, et al. *Anesthesiology.* 2003;99:1050.
374. Wierda JM, et al. *Anesth Analg.* 1993;77:579.
375. Miguel R, et al. *Anesthesiology.* 1999;91:1648.
376. Agoston S, et al. *Br J Anaesth.* 1980;52(Suppl 1):53S.
377. Katz RL. *Anesthesiology.* 1971;34:550.
378. Savarese JJ, et al. *Anesthesiology.* 1977;47:277.
379. From RP, et al. *Br J Anaesth.* 1990;64:193.
380. Somogyi AA, et al. *Eur J Clin Pharmacol.* 1977;12:23.
381. Lebrault C, et al. *Br J Anaesth.* 1986;58:983.
382. Servin FS, et al. *Anesthesiology.* 1996;84:1092.
383. Westra P, et al. *Br J Anaesth.* 1981;53:331.

28 神经肌肉阻滞作用的拮抗

GLENN MURPHY，HANS D. DE BOER，LARS I. ERIKSSON，RONALD D. MILLER

吴范灿 姜好 译 徐世元 刘克玄 审校

> **要 点**
>
> - 恰当地拮抗非去极化神经肌肉阻滞作用，对预防患者出现不良的临床结局至关重要。可通过药物充分逆转神经肌肉阻滞药（NMBDs）的残余阻滞作用，或者等待其自主恢复，两种方式均可达到肌肉力量完全恢复的效果。
> - 拇内收肌四个成串刺激（TOF）比值至少达到 0.90 方可认为神经肌肉阻滞充分恢复，可进行拔管，如果使用肌肉加速度描记仪（AMG）则 TOF 比值应达到 1.0。对肌肉松弛（肌松）情况进行量化监测是目前评估肌肉功能是否恢复至安全水平的唯一方法。
> - 残余的神经肌肉阻滞作用在麻醉后恢复室（PACU）中并非罕见，术后大约 30% ～ 50% 患者 TOF 比值低于 0.90。
> - PACU 中 TOF 比值低于 0.90 的患者发生低氧血症、低氧期间呼吸控制能力受损、呼吸道梗阻、术后发生肺部并发症、出现肌无力症状以及 PACU 时间延长的概率增加。恰当的神经肌肉阻滞管理可降低甚至避免残余阻滞作用的发生，从而降低以上术后不良事件的发生率。
> - 新斯的明、溴吡斯的明、依酚氯铵能够抑制乙酰胆碱的分解，从而导致神经肌肉接头部位的乙酰胆碱增多。然而，这些药物对乙酰胆碱的抑制作用存在封顶效应。必须在自主呼吸恢复时方可考虑使用这些药物逆转神经肌肉阻滞。30 ～ 70 μg/kg 新斯的明可拮抗轻至中度神经肌肉阻滞。然而，如果在神经肌肉功能已完全恢复时使用这些药物，理论上可导致反常的肌无力。
> - 舒更葡糖是一种改良的 γ- 环糊精，与甾体类 NMBDs 药物罗库溴铵和维库溴铵有高度亲和力。它能与这些甾体类 NMBDs 药物结合形成紧密螯合物使其失活，从而快速逆转此类药物的神经肌肉阻滞作用。
> - 2.0 mg/kg 与 4.0 mg/kg 的舒更葡糖分别能逆转轻中度、重度神经肌肉阻滞。16 mg/kg 的舒更葡糖可迅速逆转罗库溴铵的神经肌肉阻滞作用。舒更葡糖对神经肌肉阻滞的逆转起效迅速，且没有胆碱酯酶抑制剂所产生的不良反应。
> - 延胡索酸盐类药物更他氯铵［gantacurium（GW280430A，AV430A），CW002 和 CW011］是一类新的 NMBDs，主要通过半胱氨酸与自身双键结合形成无活性的加合物而失效。实验室研究表明，外源性给予 L- 半胱氨酸可在 2 ～ 3 min 内完全逆转深度神经肌肉阻滞。

历史

1595 年 Sir Walter Raleigh 在亚马逊旅行时发现箭毒可产生肌肉松弛效果[1]。1935 年，人们从南美藤本植物（*Chondrodendron tomentosum*）中提取出一种生物碱，并将其命名为右旋筒箭毒碱。几乎同一时期，伦敦的药理及生理学实验发现，乙酰胆碱是位于运动神经末梢的一种化学性神经递质[2]。同一实验室研究还发现，类毒扁豆碱样物质可逆转箭毒对蛙神经肌肉接头的阻滞作用[2]。在临床工作中，Bennett（1940）发现箭毒可以预防电休克治疗时的创伤并发症[3]。1942 年，Griffith 将箭毒的提取物成功用于 25 名外科手术患者，这些患者在没有使用拮抗剂（如新斯的明）的情况下神经肌肉功能完全恢复[4]。

1945 年有学者提出药物在拮抗神经肌肉阻滞中的重要性，尤其是认识到可使用新斯的明或毒扁豆碱拮抗箭毒的肌松作用，同时推荐将其作为手术室内使用肌松药后的拮抗药物[5]。1946 年，Cecil Gray 首次报道了在大量病例中使用箭毒的经验[1]。右旋氯化筒箭毒碱作为一种晶体提取物，用于 1049 例全麻病例，没有出现与其直接相关的术后并发症，只有两名患者使用了毒扁豆碱。然而，来自同一麻醉科随后的综述（1959）认为，"将新斯的明常规用于拮抗非去极化肌松药安全可行"[6]。在 20 世纪 60 年代中期，美国与欧洲的肌松药使用存在明显差别。当时有述评认为：大多数英国麻醉科医师武断地认为对肌松阻滞作用逆转的危险远低于神经肌肉阻滞残余的危险，因此大多数患者在麻醉结束时都使用了某些抗胆碱酯酶药拮抗神经肌肉阻滞残余作用。然而，在美国，更重视与逆转药物相关的发病率与死亡率，因此多使用更小剂量的箭毒，他们强调使用更小剂量的肌松药，因此不需要药物逆转残余作用[7]。实际上，在作者 Miller 接受高级医师培训的时代，主流观点是麻醉重点应该在于维持恰当的麻醉而并非患者肌肉松弛，同时也认为箭毒不是麻醉药。

尽管有超过 70 年的研究历史，目前手术与麻醉结束时神经肌肉阻滞如何管理仍存在争议。一些临床麻醉科医师常规使用药物拮抗非去极化神经肌肉阻滞药（neuromuscular blocking drugs，NMBDs），而其他麻醉科医师则主张只有当存在明确的临床肌无力表现时方可使用拮抗剂。值得思考的是当没有临床肌无力表现时，患者是否存在具有临床意义的全身无力？神经肌肉阻滞的监测是否能改善患者治疗？本章的目的是介绍神经肌肉阻滞恢复不全的后果、抗胆碱酯酶药物在临床实践中的使用（益处、风险、局限性）以及逆转 / 拮抗肌松阻滞残余作用的新药进展。

神经肌肉阻滞的拮抗：目前的管理方法

大量研究观察了临床麻醉科医师在围术期如何评估并进行神经肌肉阻滞管理。在 20 世纪 50 年代后期，针对大不列颠及北爱尔兰麻醉科医师的一项调查显示[6]，44% 的受访者在使用右旋氯化筒箭毒碱或戈拉碘铵时"总是"或"几乎总是"使用新斯的明拮抗，2/3 的受访者使用 1.25 ～ 2.5 mg 新斯的明拮抗 NMBDs[6]。尽管不断增加的数据表明神经肌肉阻滞残余作用持续发生，最近调查显示，在过去几十年内临床医师关于拮抗肌松阻滞作用的态度并未发生明显变化。2003 年德国麻醉科医师的问卷调查显示，75% 的麻醉科医师在手术结束时并未常规使用新斯的明进行拮抗[8]。而对法国 1230 名高年资麻醉科医师的调查显示，"常规"或"经常"使用药物拮抗神经肌肉阻滞作用的只占到手术病例的 6% 和 26%[9]。相反，非去极化 NMBDs 的拮抗在英国则作为常规使用[10]。

为更好地了解 NMBDs 剂量、监测以及药物拮抗的情况，在美国与欧洲进行了一项关于神经肌肉阻滞使用情况的大规模综合调查[11]。受访者中使用非去极化肌松剂时"总是"采用抗胆碱酯酶药拮抗的比例，欧洲为 18%、美国为 34.2%。该调查结果提示，关于拮抗神经肌肉阻滞作用并无统一的共识以指导临床实践。尽管有些国际性的学术性组织制定了围术期相关指南，然而对不同国家的调查显示，绝大多数临床医师在手术室并没有监测或拮抗神经肌肉阻滞。令人惊讶的是，大多数麻醉科医师没有亲眼目睹过明显的与神经肌肉阻滞恢复不全直接相关的不良事件[11]。因此，相对于神经肌肉阻滞残余的风险，使用抗胆碱酯酶药逆转神经肌肉阻滞（见后文）的潜在风险可能被过高估计了。下文将重点论述神经肌肉阻滞残余的定义、发生率及临床并发症。

神经肌肉阻滞残余作用

神经肌肉阻滞残余作用的评估

为最大限度地保证患者安全，手术室内拔除气管导管应该在肌力完全恢复、神经肌肉阻滞残余作用被完全逆转（或自主恢复）后进行。因此，如何发现和治疗残余肌无力是提高术后疗效的关键。手术室内常用三种方法评价神经肌肉阻滞残余作用存在与否：肌无力的临床体征评估、神经肌肉阻滞定性监测（外周神经刺激器）、神经肌肉阻滞定量监测（客观）。围术期神经肌肉阻滞监测的类型详见第 43 章。

肌无力的临床体征评估　在右旋筒箭毒碱开始进入临床应用时，神经肌肉阻滞残余作用的判断与新斯的明的使用主要取决于手术结束后膈肌是否存在轻度、抽搐样运动[12]。如果没有观察到呼吸功能不佳的临床表现，则认为神经肌肉功能恢复，不需给予拮抗药物。20 世纪 60 年代，Harry Churchill-Davidson 首次在英国使用外周神经刺激仪，随后美国开始使用。然而，外周神经刺激仪并未常规使用。事实上，几十年后，评估神经肌肉阻滞功能恢复的最常用方法仍然是观察是否存在肌无力的临床体征[13]。而且，手术结束时临床医师判断是否给予拮抗剂的基本标准之一仍是有无肌无力的临床表现[11]。然而，几十年来，来自不同国家的一系列临床研究表明，肌肉力量的检测并不是判断神经肌肉阻滞是否充分恢复的敏感或可靠指标。最常用检测拔管的标准是通气方式"正常"、能够持续抬头[13]。遗憾的是，每种检测神经肌肉阻滞残余方法的敏感性都较差。当气管插管患者的神经肌肉功能恢复到可满足充分通气的程度时，负责保护并维持呼吸道开放的肌肉仍有明显的肌力受损现象[14]。其他研究者也观察到在四个成串刺激（train-of-four，TOF）比值为 0.50 甚至更低时，绝大多数受试者能维持 5 s 抬头[15-16]。监测肌肉力量的其他临床试验如持续手握力、抬腿或睁眼，也被证明在预测神经肌肉功能恢复方面敏感性低[17-18]（表 28.1）。

神经肌肉阻滞定性监测　定性神经肌肉阻滞监测仪，或更准确地称为外周神经刺激仪，是通过发送电刺激至周围神经，由临床医师视觉或触觉主观评估对神经刺激的反应（如手放在拇指上以观察尺神经刺激后肌肉收缩情况）（图 28.1）。临床有三种神经刺激方式用于评估残余肌松：TOF、强直刺激、双短强直刺激。TOF 刺激为每 0.5 s 发送 4 次超强刺激；强直刺激包括一系列快速刺激（50 Hz 或 100 Hz），常在 5 s 以上；双短强直刺激为发送两次 50 Hz 短爆发强直刺激，间隔 750 ms。这些神经刺激反应发生衰减则表明神经肌肉功能恢复不完全。虽然通过神经肌肉阻滞定性监测可了解神经肌肉阻滞早期恢复的情况并指导治疗，但其在监测轻度的神经肌肉阻滞残余作用（TOF 比值在 0.50～1.0 之间）时敏感性有限（图 28.2）。研究者观察到，当 TOF 比值超过 0.30～0.4 时，临床医师无法检测到衰减[19-21]。同样，当 TOF 比值大于 0.30 时，50 Hz 的强直刺激很难在 5 s 内观察到衰减[21-22]。使用双短强直刺激可提高临床医师检测到衰减的可能性；通

过这种方式检测到衰减的阈值约为 0.6～0.7[20-21, 23]。然而，无论采取何种神经刺激模式，通过定性的方式监测神经肌肉阻滞残余情况并非总是可靠。

神经肌肉阻滞定量监测　神经肌肉阻滞定量监测仪是能够发放周围神经刺激并量化记录诱发反应的设备。量化监测仪能够允许准确评估肌无力的程度，通过 TOF 刺激（显示为 TOF 比值）或单次颤搐刺激（对照"颤搐"的百分数相比的反应）的形式表达。虽然手术室内神经肌肉功能监测的五种不同定量方法在不断发展，目前只有肌肉加速度描记仪（AMG，available as the Stimpod，Xavant Technology，Pretoria，South Africa）一种方法被商业化生产，作为独立监测仪使用。原来在大多数临床试验中使用的便携式的 TOF 表 AMG 监测仪（Bluestar Enterprises，San Antonio，Texas）已经不在美国售卖（图 28.3）。一项比较 AMG 和标准定性监测（TOF 触觉衰减、双短强直刺激、5 Hz 强直刺激、100 Hz 强直刺激）的研究发现，AMG 是检测神经肌肉阻滞残余作用的最准确方法[21]（图 28.2）。此外，在手术室 AMG 的使用被证明可降低 PACU 神经肌肉阻滞残余的风险[24-27]，减少呼吸相关不良事件及神经肌肉阻滞恢复不全相关的肌无力的发生[26-27]。临床实践中，AMG 可有效评估气管导管拔除前神经肌肉功能是否完全恢复，并能客观指导手术结束时拮抗剂的使用剂量（见下文）。

全麻结束时仔细评估神经肌肉阻滞残余程度至关重要，可避免拔除气管导管后神经肌肉功能恢复不全所导致的潜在风险。然而，绝大多数临床医师所采用的方法（可按照指令抬头或保持稳定的呼吸状态；TOF 或强直神经刺激后无衰减）并不能确保神经肌肉阻滞完全恢复正常。量化的神经肌肉功能监测是目前用于评估肌肉功能是否恢复正常及指导拮抗剂安全使

表 28.1　640 名外科患者 TOF ＜ 90% 时各种临床检测的敏感性、特异性、阳性及阴性预测值

变量	敏感性	特异性	阳性预测值	阴性预测值
不能微笑	0.29	0.80	0.47	0.64
不能吞咽	0.21	0.85	0.47	0.63
不能说话	0.29	0.80	0.47	0.64
全身无力	0.35	0.78	0.51	0.66
抬头无法持续 5 s	0.19	0.88	0.51	0.64
抬腿无法持续 5 s	0.25	0.84	0.50	0.64
不能握手持续 5 s	0.18	0.89	0.51	0.63
不能完成压舌板试验	0.22	0.88	0.52	0.64

试验的敏感性＝真阳性数/（真阳性数＋假阴性数）；特异性＝真阴性数/（真阴性数＋假阳性数）。真阳性是指患者试验评分阳性同时 TOF ＜ 90%；假阴性是指患者试验结果阴性但 TOF ＜ 90%；真阴性是指患者试验结果阴性但 TOF 并不＜ 90%；假阳性是指患者试验评分阳性但 TOF 并不＜ 90%。试验结果阳性是指不能微笑、吞咽、说话或全身无力等。
（From Cammu G，De Witte J，De Veylder J，et al. Postoperative residual paralysis in outpatients versus inpatients. Anesth Analg. 2006；102：426-429.）

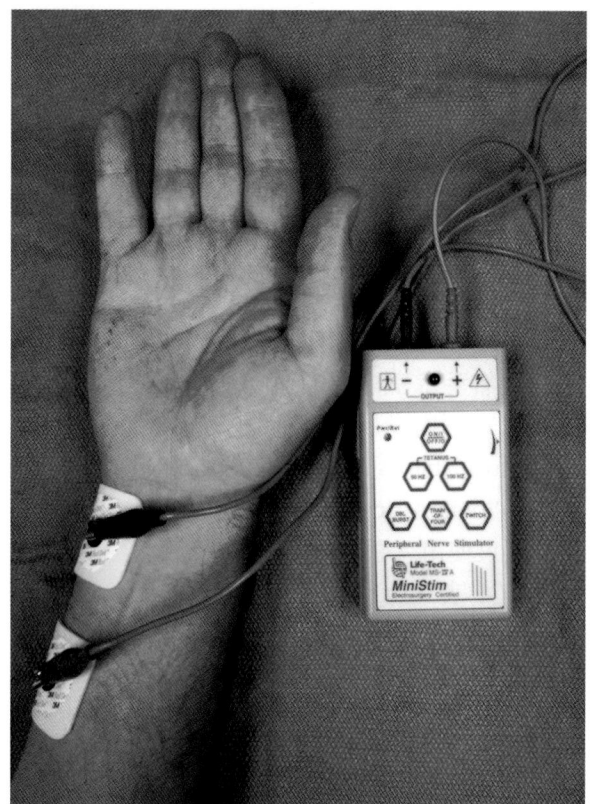

图 28.1 定性神经肌肉阻滞监测仪（或更准确地称为外周神经刺激仪）（MiniStim，Halyard Health 公司，佐治亚州罗斯维尔）通过发送电刺激至周围神经，由临床医师视觉或触觉主观评估对神经刺激的反应（如手放在拇指上以观察尺神经刺激后肌肉收缩情况）。该图中为刺激尺神经，主观评估拇指运动

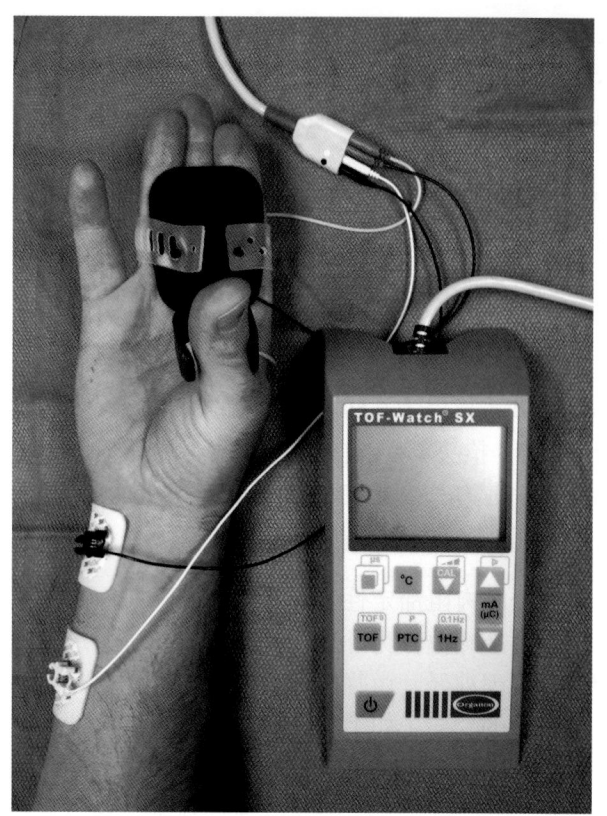

图 28.3 定量神经肌肉功能监测仪（肌肉加速度描记仪）（TOF-Watch AMG，Bluestar Enter prises，San Antonio，TX）。通过置于拇指的压电式敏感器检测尺神经刺激后产生的拇指运动。为了改善反应的协调性，使用手指适配器以产生持续的前负荷力。压电式传感器能检测出拇指运动的加速度，该加速度与肌肉收缩力呈正比

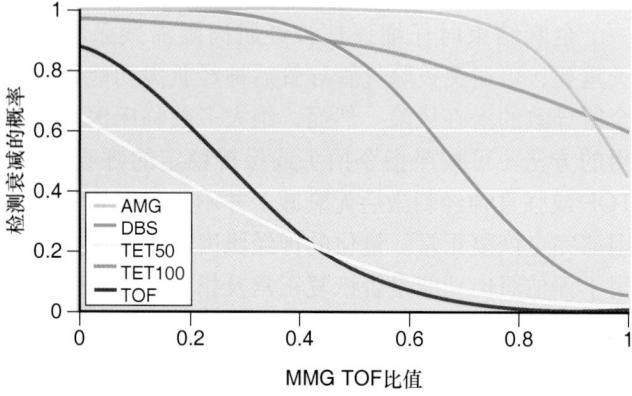

图 28.2 各种神经肌肉监测技术的衰减监测。分别使用肌肉加速度描记仪（AMG）、四个成串刺激（TOF）、双短强直刺激（DBS）、50 Hz强直刺激（TET50）或100 Hz强直刺激（TET100）评估神经肌肉阻滞残余作用。测量一侧的拇内收肌机械肌动描记（MMG）的TOF比值。在恢复期，由一个盲法的观察者评估另外一侧触觉的衰减情况（From Capron F, Fortier LP, Racine S, Donati F. Tactile fade detection with hand or wrist stimulation using train-of-four, double-burst stimulation, 50-hertz tetanus, 100-hertz tetanus, and acceleromyography. Anesth Analg. 2006；102：1578-1584.）

用的唯一方法。为避免神经肌肉阻滞残余的可能，应使用神经肌肉阻滞定量监测。神经肌肉监测的介绍详见第43章。

神经肌肉阻滞残余的定义

神经肌肉阻滞定量监测：TOF 比值低于 0.70 和低于 0.90 传统采用定量的神经肌肉阻滞监测方法定义神经肌肉阻滞作用。尽管外周神经刺激仪在 20 世纪 60 年代即开始使用，Ali 等在 20 世纪 70 年代早期才首次描述了外周神经刺激仪将尺神经-拇内收肌作为监测部位，在神经肌肉功能监测中的应用[28-29]。通过比较第四个（T4）与第一个（T1）电刺激激发的机械或肌电图反应（TOF 反应），监测神经肌肉功能恢复的程度。此后不久，他们又进行了几项研究，检测手部残余阻滞程度（定义为 T4/T1 比，即 TOF 比值）与周围肌无力症状及肺活量的相关性[30-32]。当拇内收肌 TOF 比值小于 0.60 时，可出现肌无力、气管牵引感（tracheal tug）、上睑下垂的临床表现及体征。当 TOF 比值恢复到 0.70 时，大多数患者可以抬头、睁眼、握手、伸舌、肺活量超过 15 ml/kg。因此，在这些数据的基础上，TOF 比值为 0.70 被作为给予非去极化 NMBDs 的全麻结束时神经肌肉功能恢复的标准。然而，在最近的研究中观察到，当 TOF 比值达到 0.90 时，仍可能出现明显的肌无力及呼吸功能受损的临床

表现。当 TOF 比值低于 0.90 时，清醒志愿者仍可表现出咽部功能受损、呼吸道梗阻、胃内容物误吸风险增加、低氧通气控制功能受损、不舒适的肌无力主诉等表现[33-37]。外科手术患者中，TOF 比值低于 0.90 与呼吸相关不良事件及 PACU 时间延长存在相关性[38-39]。目前，业内一致同意拇内收肌 TOF 比值至少应恢复至 0.90（当使用 AMG 时甚至要求达到 1.0）方代表神经肌肉功能充分恢复。

临床症状与体征　神经肌肉阻滞残余的患者可能存在多种临床表现，包括：无法按照指令抬头、握手、睁眼或伸舌；切牙不能咬住压舌板；不能微笑、吞咽、说话、咳嗽，眼睛无法追逐移动的物体；或者不能进行深呼吸或肺活量样呼吸[40]。目前有报道的神经肌肉阻滞残余症状包括患者在完成上述试验时自觉很困难，以及视物不清、复视、面部无力、面部麻木、全身无力[37, 40]。虽然 TOF 比值达到 0.90 ～ 1.0 时绝大多数患者主要肌群均恢复到满意的肌肉力量，但在部分患者仍然可能存在肌无力的症状与体征。相反，有明显残余阻滞的少部分患者（TOF 比值 < 0.70）可能并未有相应的肌无力表现。神经肌肉阻滞残余作用最常用及准确的定义应该不仅包括客观与量化的监测数据［TOF 比值 < 0.90，同时通过 AMG、机械肌动描记法（mechanomyography，MMG）或肌电图（electromyography，EMG）证明］，也应包括神经肌肉功能恢复受损的临床证据［吞咽困难、无法讲话或按照指令抬头、复视和（或）全身无力］。

神经肌肉阻滞残余的发生率

PACU 内发生神经肌肉阻滞残余并非偶发事件。1979 年，Viby-Mogensen 检测了新斯的明逆转右旋筒箭毒碱、戈拉碘铵或泮库溴铵的效果[41]。抵达 PACU 后，42% 患者 PACU 比值低于 0.70，24% 无法按照指令抬头 5 s（大多数 TOF 比值 < 0.70）。作者认为平均剂量为 2.5 mg 的新斯的明不能充分逆转神经肌肉阻滞。随后研究发现，使用长效 NMBDs 的患者神经肌肉阻滞残余的发生率大致相同，21% ～ 50% 的患者在术后早期阶段 TOF 比值小于 0.70[42-44]。使用中效 NMBDs 替代长效 NMBDs，结果发现术后神经肌肉阻滞残余作用降低[44-46]。随着长效 NMBDs 在临床使用的日益减少，许多研究者期望 PACU 中的神经肌肉阻滞残余会越来越少。然而，神经肌肉阻滞恢复不全依然是一个常见的术后问题。大规模的研究（150 ～ 640 名受试者）发现，大约 31% ～ 50% 的患者在术后拇内收肌 TOF 比值小于 0.90，并且有神经肌肉阻滞残余的显著临床表现[17, 47-48]。最近一项来自 32 个医疗中心的调查研究显示，在 1571 个患者中，尽管 78% 的患者接受新斯的明拮抗治疗，仍有 58% 的患者拔除气管导管时 TOF 比值小于 0.9[49]。Naguib 等对 24 项临床研究进行 meta 分析，统计了 NMBDs 类型及 TOF 与神经肌肉阻滞残余的相关性[44]。在使用中效 NMBDs 时总的神经肌肉阻滞残余作用（定义为 TOF 比值小于 0.90）发生率为 41%（表 28.2）。结论认为，在世界范围内，术后短时间内神经肌肉阻滞残余的发生率仍较高；由于目前的临床监测手段不全，该并发症的发生率并未随时间呈下降趋势。

各研究对于术后神经肌肉阻滞残余的发生率报道不一，从 5% ～ 93%[44]。许多因素可能影响气管导管拔除后的神经肌肉阻滞恢复情况，这可解释各报道间的差异（框 28.1）。如果将 TOF 比值为 0.90 作为阈值，残余神经肌肉阻滞的发生率更常见（与之前使用 0.70 相比）（表 28.2）。同样的，如果在 NMBDs 拮抗与 TOF 监测之间存在短时间隔，通常可以观察到神经肌肉阻滞残余（对比在拔管时测定 TOF 与在 PACU 内测定的 TOF）[50]。此外，神经肌肉阻滞残余定量监测技术可能影响患者术后 TOF 比值小于 0.90 的发生率。例如，与 MMG 比较，AMG 常过高估计神经肌肉阻滞恢复的程度[21]。下文将讨论其他影响神经肌肉阻滞残余的因素。

表 28.2　肌松药类型与 TOF 相关的神经肌肉阻滞残余作用发生率

人群亚组	RNMB 发生率*	置信区间	异质性 P 值	不一致率†（%）
长效 MR（TOF 比值 < 0.70）	0.351	（0.25 ～ 0.46）	< 0.001	86.7
中效 MR（TOF 比值 < 0.70）	0.115	（0.07 ～ 0.17）	< 0.001	85.9
长效 MR（TOF 比值 < 0.90）	0.721	（0.59 ～ 0.84）	< 0.001	88.1
中效 MR（TOF 比值 < 0.90）	0.413	（0.25 ～ 0.58）	< 0.001	97.2

* RNMB 发生率为加权平均值。这种对随机效应模型的加权考虑了不同研究之间及同一研究之内的相关差异。
† 不一致率为研究间的差异无法用随机性来解释的比例
MR，肌松药；RNMB，神经肌肉阻滞残余；TOF，四个成串刺激
（From Naguib M, Kopman AF, Ensor JE. Neuromuscular monitoring and postoperative residual curarisation: a meta-analysis. Br J Anaesth. 2007；98：302-316.）

框 28.1 术后神经肌肉阻滞残余发生率的影响因素

术前因素

1. 神经肌肉阻滞残余的定义
   - TOF 比值 < 0.70（1990 年前）
   - TOF 比值 < 0.90（1990 年后）
   - 存在肌无力的症状或体征
2. 患者因素
   - 年龄（老年患者为高危因素）
   - 性别
   - 已有健康问题（肾或肝功能不全、神经肌肉功能障碍）
   - 使用影响神经肌肉功能传递的药物（抗癫痫药）

术中麻醉因素

1. 术中使用的 NMBDs 类型
   - 中效 NMBDs（低风险）
   - 长效 NMBDs（高风险）
2. 术中使用的 NMBDs 剂量
3. 神经肌肉功能监测的使用
   - 定性监测（研究尚无明确结论）
   - 定量监测（低风险）
4. 神经肌肉阻滞维持的深度
   - "深度阻滞"（TOF 计数为 1～2）（高风险）
   - "轻度阻滞"（TOF 计数为 2～3）（低风险）
5. 术中麻醉药的类型
   - 吸入麻醉药（高风险）
   - TIVA（低风险）

与神经肌肉阻滞残余拮抗的相关因素

1. 拮抗剂的使用（低风险）
   - 新斯的明
   - 溴吡斯的明
   - 依酚氯铵
   - 舒更葡糖
2. 拮抗剂的剂量
3. 拮抗剂的使用与神经肌肉阻滞残余定量监测的时间间隔

神经肌肉阻滞残余监测的相关因素

1. 神经肌肉阻滞残余监测的客观方法
   - 机械肌动描记法（MMG）
   - 肌电描记法（EMG）
   - 加速肌动描记法（AMG）
   - Kinemyography（KMG）
   - 肌音描记法（PMG）
2. 神经肌肉阻滞残余监测的时机
   - 立即

术后因素

1. 呼吸性酸中毒与代谢性碱中毒（高风险）
2. 低体温（高风险）
3. PACU 中使用的药物（抗生素、阿片类）（高风险）

NMBDs，神经肌肉阻滞药；PACU，麻醉后恢复室；TIVA，全凭静脉麻醉；TOF，四个成串刺激

神经肌肉残余阻滞的副作用

有研究发现，大约一半的患者进入 PACU 时 TOF 比值低于 0.90，这与 AMG、MMG 或 EMG 测定结果相近[44]。残余肌无力对临床预后的影响尚缺乏有效记录。然而即使最低限度的神经肌肉阻滞也可能影响临床预后。下文综述了神经肌肉阻滞残余对清醒志愿者及手术后患者的影响。

神经肌肉阻滞残余的副作用：清醒志愿者的相关研究 手术患者在围术期接受多种麻醉药的注射，药物之间的相互作用影响了神经肌肉阻滞残余对临床结局影响的判断。清醒志愿者试验在没有其他麻醉药干扰的情况下，可以更准确地定量监测 NMBDs 的效果并评估阻滞程度对生理系统的影响。一般情况下，这些研究采取个体化滴定 NMBDs，使清醒研究者达到不同 TOF 比值，然后测量对呼吸系统的影响，观察肌无力的症状与体征。

早期志愿者的研究结果认为，当 TOF 比值为 0.60～0.70 时，呼吸功能受损较小[32]。与正常对照组相比，TOF 比值为 0.60 时呼吸频率、潮气量、呼气峰流速并未改变，而肺活量与吸气力量均显著降低[32]。但作者认为，这些变化临床意义不大。随后的研究揭示了 TOF 比值在 0.90～1.0 时存在咽部及呼吸功能受损。咽部肌肉功能的恢复对气管导管拔除后呼吸道

通畅的维持至关重要。来自瑞典 Karolinska 研究所的系列研究发现，对志愿者使用不同程度的神经肌肉阻滞，观察咽部、食管上端的功能及呼吸与吞咽的协调性[33-34]。当拇内收肌 TOF 比值低于 0.90 时，年轻成人志愿者咽部功能异常的发生率为 17%～28%（图 28.4）[33]，60 岁以上患者发生率增加 2 倍以上，并与食管上括约肌静息张力降低、口服造影剂吞咽异常

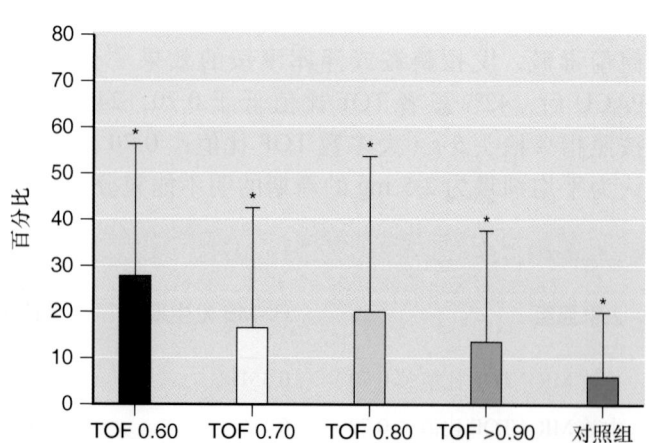

图 28.4 用阿曲库铵诱导年轻志愿者出现部分神经肌肉功能阻滞，在达到相应稳态的拇内收肌 TOF 比值为 0.60、0.70、0.80、> 0.90 以及对照组出现咽部功能不全的概率。TOF，四个成串刺激（Modified from Sundman E，Witt H，Olsson R，et al. The incidence and mechanisms of pharyngeal and upper esophageal dysfunction in partially paralyzed humans. Anesthesiology. 2000；92：977-984.）

及误吸（喉部渗透）有关[33-34, 51]。Eikermann 等实施了数项研究，观察神经肌肉阻滞残余对清醒志愿者呼吸肌功能的影响。予清醒受试者输注罗库溴铵，滴定 TOF 比值至 0.50 ～ 1.0。在最小残余阻滞（TOF 比值约为 0.80）时，发现存在吸气流速受损及上呼吸道梗阻[35]，上呼吸道容积及上呼吸道舒张肌功能明显降低[52]，上呼吸道关闭压力及塌陷的概率增加（图 28.5）[53]。此外，来自人体的呼吸控制研究发现，神经肌肉阻滞残余抑制低氧条件下的呼吸代偿，同时使得高碳酸血症时亦无法刺激呼吸的代偿。人体志愿者试验中，使用阿曲库铵、维库溴铵或泮库溴铵使

拇内收肌 TOF 比值达 0.70 时，其低氧性通气反应与 TOF 比值自然恢复至高于 0.90 后相比，降低 30%（图 28.6）[54]。低氧期间呼吸动力的增加主要通过来自双侧颈动脉分叉处颈动脉体部位的外周化学感受器的传入信号介导，而高碳酸血症期间呼吸节律受 CO_2 与脑干化学感受器作用的调节。动物实验中，使用非去极化 NMBDs 通过阻断颈动脉体氧信号通路内胆碱能神经元亚型受体使得颈动脉体化学感受器的启动几乎完全消失[55]。

　　清醒志愿者的研究结果表明，当处于较低程度神经肌肉阻滞残余时，受试者有肌无力的主观感受。给

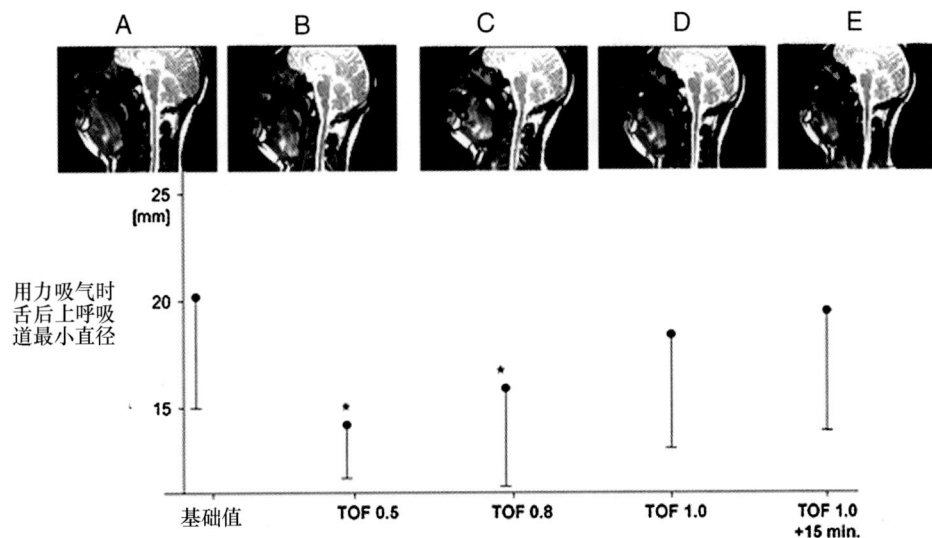

图 28.5　清醒志愿者中研究神经肌肉阻滞残余对呼吸肌功能的影响。输注罗库溴铵，滴定至 TOF 比值为 0.5 ～ 1.0，使用呼吸道磁共振成像技术测量声门上呼吸道的直径与容积。使用肌松药前（基础值）用力吸气时（A）、稳态 TOF 比值为 0.50（B）、0.80（C）、TOF 比值恢复至 1.0（D）及 15 min 后（E）监测舌后上呼吸道最小直径。如图为一名志愿者的结果，神经肌肉功能部分阻滞期间用力吸气时上呼吸道直径缩小。* $P < 0.05$ vs. 基础值（From Eikermann M，Vogt FM，Herbstreit F，et al. The predisposition to inspiratory upper airway collapse during partial neuromuscular blockade. Am J Respir Crit Care Med. 2007；175：9-15.）

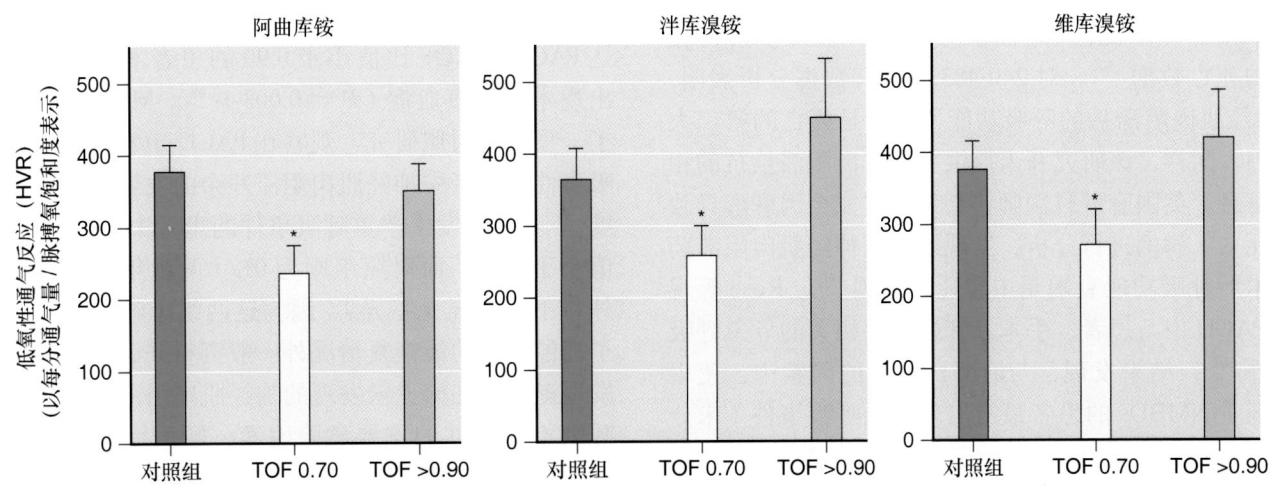

图 28.6　给予不同肌松药物（阿曲库铵、泮库溴铵及维库溴铵），输注前（对照组）、输注期间 TOF 比值达 0.70 稳态时、恢复后（TOF 比值＞ 0.90）时低氧性通气反应（HVR）的对比。数据以（均数 ± 标准差）形式表示。* $P < 0.01$，SpO_2 脉搏氧饱和度（From Eriksson LI. Reduced hypoxic chemosensitivity in partially paralysed man：a new property of muscle relaxants. Acta Anaesthesiol Scand. 1996；40：520-523.）

予小的 "初始" 剂量泮库溴铵，使清醒志愿者 TOF 比值达 0.81 时，受试者主诉视物模糊、吞咽及睁眼困难、咀嚼无力[56]。TOF 比值在 0.60 ～ 0.70 时，部分受试者主诉复视、发音困难、主观吞咽困难等症状[34]。输注米库氯铵 TOF 比值达 0.81 时，所有受试者出现视物模糊[57]。Kopman 等观察了 10 名志愿者在不同 TOF 时的神经肌肉阻滞残余的症状与体征[37]。检测点为基础情况下（输注米库氯铵前）、TOF 比值 0.65 ～ 0.75、0.85 ～ 0.95、完全恢复（TOF 比值为 1.0）。所有受试者在 TOF 比值为 0.70 时有明显症状与体征（不能维持切牙咬合、无帮助下坐立、用吸管饮水、视觉模糊、面部麻木、讲话及吞咽困难、全身无力），其中 7 名受试者在 TOF 比值恢复到 1.0 后视觉症状持续达 90 min。

神经肌肉阻滞残余的副作用：外科手术患者　清醒志愿者在 TOF 比值为 0.50 ～ 0.90 时出现呼吸功能受损，并有一系列肌无力的症状。PACU 中 TOF 比值小于 0.90 的术后患者也出现相似的不良事件。神经肌肉功能的不完全恢复是术后早期低氧事件、呼吸道梗阻、出现肌无力的不良主观感觉、PACU 时间延长、出现肺部并发症的危险因素之一。

显而易见，围术期神经肌肉功能情况与术后并发症及死亡率之间存在相关性。Beecher 等采集了 10 所大学医院在 1948—1952 年间与麻醉相关原因造成患者死亡的数据[58]。在麻醉相关的死亡风险上，使用 NMBDs（主要为筒箭毒碱和十烷双胺）患者是未使用 NMBDs 患者的 6 倍（1：370 vs. 1：2100）。虽然作者的结论认为 "使用肌松药时，麻醉死亡率明显增加"[58]，但文章并未报告或分析使用了 NMBDs 的患者给予药物拮抗的相关情况。另一项大规模研究收集了南非一个机构 10 年间（1967—1976 年）麻醉相关的死亡数据[59]。对 240 483 例麻醉数据分析表明，"神经肌肉阻滞后的呼吸功能不全" 是死亡的第二大原因。同样，该研究并未提供神经肌肉阻滞拮抗的相关信息。英国麻醉科医师协会针对 "完全因麻醉导致的死亡" 病例进行分析，发现继发于神经肌肉阻滞药的术后呼吸功能衰竭是主要死亡原因[60]。Rose 等观察 PACU 中与患者、手术及麻醉因素相关的危急呼吸事件[61]，结果发现，与麻醉药相关的因素中，使用大剂量 NMBDs 的患者最常出现危急呼吸事件（未分析拮抗的情况）。有两项研究分析了因麻醉药导致患者术后进入 ICU 的情况，结果发现最常见的原因分别为 "神经肌肉阻滞拮抗失败""神经肌肉阻滞拮抗后通气不足"[62-63]。Sprung 等总结分析了 10 年间发生心搏骤停患

者的医疗记录（518 284 例麻醉中有 223 例）[64]。其中最重要的原因是使用 NMBDs，包括药物逆转不充分导致的低氧血症和胆碱酯酶抑制剂导致的心脏停搏。荷兰的一项大型病例对照研究观察 3 年间所有接受过麻醉的患者（n = 869 483），评估麻醉管理对患者术后 24 h 内昏迷或死亡的风险[65]。NMBDs 的拮抗效果与这些并发症的风险降低明显相关［比值比 0.10，95% 置信区间（CI），0.03 ～ 0.31］。2016 年和 2017 年发表的两项研究分析了神经肌肉阻滞拮抗不全和术后肺炎的相关性[66-67]。Bulka 等观察在 13 100 名手术患者中，相比较接受新斯的明拮抗的患者，未接受新斯的明拮抗的患者术后发生肺炎的风险升高至 2.26 倍[66]。另一项类似的研究，对 11 355 名非心脏病患者的回顾性分析显示在接受 NMBDs 的患者中，与给予新斯的明拮抗的患者相比，未接受新斯的明的患者发生呼吸系统并发症（呼吸机脱机失败、再次插管、肺炎）的风险明显增加（比值比 1.75）[66]。流行病学研究因此建议，术后早期神经肌肉阻滞恢复不全与不良事件间存在相关性。显然，这些研究的一个重要缺陷是并未在手术结束时对神经肌肉阻滞残余进行量化。因此，其中的因果关系（神经肌肉阻滞残余导致术后并发症）只能作为建议提出，而尚未被证实。

考虑到以上的局限性，为了进一步观察神经肌肉阻滞残余与不良预后之间的关系，学者们进行了许多关于 PACU 中 TOF 的定量研究。有几项临床研究关注术后神经肌肉阻滞残余与不良呼吸事件间的相关性。Bissinger 等进行的一项观察性研究发现，PACU 中 TOF 比值小于 0.70 的患者（60%）较 TOF 比值大于 0.70 的患者（10%）更易发生低氧血症（P ＜ 0.05）[68]。另一项矫形外科的小型研究发现患者随机输注泮库溴铵或罗库溴铵，与 TOF 比值大于 0.90 的患者（7/30）相比，到达 PACU 时 TOF 比值小于 0.90 的患者（24/39）更易出现术后低氧血症（P = 0.003）[69]。Murphy 等实施了一项病例对照研究，观察在 PACU 中发展为严重呼吸事件的患者中神经肌肉阻滞残余的发生率及严重程度[38]。其中发生严重呼吸事件的患者中 74% TOF 比值小于 0.70，而对照组则为 0%（两组年龄、性别与外科手术情况无差异）。因为这两组患者在围术期除了神经肌肉功能恢复情况外一般资料并无差别，这些发现提示，临床上未发现的神经肌肉阻滞残余是术后呼吸不良事件的重要危险因素。同一组研究人员的另一项研究观察了 AMG 监测在术后呼吸事件中的作用[26]。与随机接受标准定性监测的患者相比，接受 AMG 监测的患者很少有术后 TOF 比值小于 0.90，且早期低氧血症和呼吸道梗阻的发生率较低。一项研

究将 114 名患者随机分为新斯的明拮抗组和安慰剂组（盐水），结果发现在安慰剂组术后神经肌肉阻滞残余及低氧血症的发生率更高[70]。PACU 中神经肌肉阻滞残余也可导致术后第一周肺部并发症增多。Berg 等将 691 例患者随机分为泮库溴铵、阿曲库铵、维库溴铵组[71]。对 PACU 中的 TOF 定量，观察术后 6 天肺部并发症的情况。结果发现，在泮库溴铵组，TOF 比值小于 0.70 的患者（16.9%）较之大于 0.70 的患者（4.8%）更易发生肺部并发症。值得注意的是，该研究还表明随着年龄增加，术后肺部并发症的发生率不断增加，提示与外科日益增加的老年患者具有明显的临床相关性。Norton 等连续评估 202 例患者进入 PACU 时神经肌肉阻滞的恢复情况，其中 30% 的患者 TOF 比值大于 0.9；存在神经肌肉阻滞残余的患者出现严重呼吸系统事件、气道梗阻、低氧血症、呼吸衰竭的概率明显升高[72]。一项观察性研究纳入 150 例 18～50 岁的患者和 150 例 70 岁以上的患者，评估神经肌肉阻滞恢复不全（TOF 比值＜ 0.9）与气管导管拔除至出院期间不良事件的相关性[73]。结果老年患者神经肌肉阻滞残余的风险更高（58% vs. 30%），与 TOF 比值大于 0.9 的老年患者相比，TOF 比值小于 0.9 的老年患者气道梗阻、低氧事件及肌无力症状的发生率明显升高[73]。一项来自西班牙的多中心研究共纳入 26 个医学中心和 763 例患者，其中 27% 的患者 TOF 比值小于 0.9，这些患者呼吸系统不良事件的发生率和再次插管的风险升高[74]。另外一项研究（纳入 340 例患者）发现存在神经肌肉阻滞残余的患者术后出现呼吸系统不良事件的概率升高 6 倍以上[75]。

神经肌肉阻滞残余导致患者产生不愉快的肌无力症状。"全身无力"的症状是监测 PACU 中患者是否 TOF 比值小于 0.90 的最敏感"试验"[17]。与使用罗库溴铵的患者相比，矫形外科患者给予泮库溴铵后，在 PACU 期间更易同时发生 TOF 比值小于 0.90 及视物不清和全身无力的症状[69]。在未接受抗胆碱酯酶药的心脏手术患者中也观察到类似结果[76]。有研究观察 155 名 PACU 中出现术后神经肌肉阻滞残余患者的主观感受，共发现 16 种肌无力的症状[27]。存在肌无力症状是 TOF 比值小于 0.90 的预测因素（敏感性与特异性佳）。

术后 NMBDs 的残余可影响临床恢复并延长 PACU 停留时间。在一项随机接受泮库溴铵或罗库溴铵的小型临床研究中，泮库溴铵组患者符合并达到出室标准所需时间更长。观察所有患者，结果发现与术后 TOF 比值大于 0.90 的患者相比，小于 0.90 的患者 PACU 停留时间明显延长[69]。另一项研究连续纳入

246 名患者，检测到达 PACU 时的 TOF 比值[39]。结果发现，与神经肌肉功能完全恢复的患者相比，TOF 比值小于 0.90 的患者 PACU 停留时间明显延长（323 min vs. 243 min）。多元回归分析提示，只有年龄与神经肌肉阻滞残余两个因素与 PACU 停留时间独立相关。

综上，过去 50 年来，大量研究证明了轻度神经肌肉阻滞残余对人体志愿者和外科手术患者的影响。清醒志愿者研究发现，TOF 比值小于 0.90 的受试者上呼吸道张力与直径减小，出现上呼吸道梗阻和伴有呼吸道完整性受损的咽部功能障碍、食管上端张力降低、误吸风险增加、低氧性通气功能受损，并存在令人不愉快的肌无力症状。流行病学的结局研究表明，神经肌肉阻滞功能恢复不全与主要的并发症、死亡率间存在相关性。前瞻性临床研究发现，PACU 中 TOF 比值小于 0.90 的患者出现低氧血症、呼吸道梗阻、术后肺部并发症、肌无力的症状及 PACU 停留时间延长的风险增加。这些数据提示，神经肌肉阻滞残余是关乎患者术后早期安全的重要问题。因此，对神经肌肉阻滞进行适当的拮抗以及评估神经肌肉阻滞恢复程度是两个能够改善患者预后的临床要点。

拮抗（逆转）神经肌肉阻滞作用的药物

神经肌肉阻滞作用的拮抗理论上可能通过 3 种作用机制实现：①突触前乙酰胆碱释放增加；②乙酰胆碱酯酶清除乙酰胆碱减少，因此增加受体结合的竞争力；③效应部位 NMBDs 浓度降低，释放突触后受体。

抗胆碱酯酶逆转神经肌肉阻滞作用

非去极化 NMBDs 主要通过竞争性拮抗或阻断神经肌肉接头后乙酰胆碱与烟碱型乙酰胆碱受体（nAChR）的结合，从而抑制神经肌肉传导。非去极化 NMBDs 和乙酰胆碱与 nAChR 的结合存在竞争关系。如果神经肌肉接头部位乙酰胆碱浓度高，则乙酰胆碱将与突触后受体结合，并促进神经肌肉传导及肌肉收缩。相反，如果神经肌肉接头部位存在更高浓度非去极化 NMBDs，将优先与 α 受体亚型结合，阻滞中心核开放及肌肉去极化。关于神经肌肉接头的详细描述见第 12 章。

NMBDs 效应的逆转机制之一是与神经肌肉接头部位乙酰胆碱浓度增加有关。可以通过使用胆碱酯酶抑制剂，抑制分解神经肌肉接头部位乙酰胆碱的酶

（乙酰胆碱酯酶）的活性。临床常用的三种抗胆碱酯酶药物为：新斯的明、依酚氯铵、溴吡斯的明，其中最常用的是新斯的明。在过去 60 年以来，抗胆碱酯酶药是临床唯一用来逆转神经肌肉阻滞作用的药物，直到最近舒更葡糖的出现。

抗胆碱酯酶药的作用机制

乙酰胆碱是主要的神经递质，其在运动神经末梢部位合成、储存并通过胞吐作用释放。乙酰胆碱酯酶位于神经肌肉接头部位，通过水解乙酰胆碱，控制神经兴奋在神经肌肉接头中传递。乙酰胆碱的快速水解消除突触部位过量的神经递质，防止过度刺激及突触后肌肉的强直性兴奋。从突触前膜释放的乙酰胆碱分子有几乎一半在到达 nAChR 之前被乙酰胆碱酯酶水解[77]。乙酰胆碱酯酶的作用非常迅速，能在 80～100 μs 内水解乙酰胆碱分子。乙酰胆碱酯酶集中在神经肌肉接头部位，每个乙酰胆碱分子大约有 10 个酶结合位点[78]。然而，低浓度的乙酰胆碱酯酶沿着肌肉纤维长度分布。每个乙酰胆碱酯酶分子的活性表面存在两个重要结合位点，即阴离子位点与酯解位点。乙酰胆碱酯酶上的阴离子位点负责与乙酰胆碱上阳性季铵基团的静电结合。酯解位点在乙酰胆碱分子另一端与氨基甲酸酯基团共价结合，负责水解过程（图 28.7）[78]。此外，有研究提出还存在一个次要或外周阴离子位点，配体与该位点的结合将导致酶失活。

抗胆碱酯酶药物能与乙酰胆碱酯酶的阴离子位点和酯解位点相互作用。这些药物的主要特点为酶前体抑制（依酚氯铵）或 oxydiaphoretic（酸转运）抑制（新斯的明、溴吡斯的明）。依酚氯铵分别通过静电力和氢键与阴离子位点和酯解位点迅速结合[77-78]。快速结合可能是依酚氯铵在临床应用中起效时间短的原因。在与依酚氯铵结合时，胆碱酯酶失活，而依酚氯铵并未代谢。然而，依酚氯铵与乙酰胆碱酯酶的相

互作用较弱且时间短暂。这种作用的分解半衰期约为 20～30 s，且药物与酶之间的作用呈竞争性并可逆。由于结合的时间相对短暂，因此依酚氯铵在逆转神经肌肉阻滞方面的作用有限。新斯的明与溴吡斯的明是乙酰胆碱酯酶 oxydiaphoretic 抑制剂，与阴离子位点相结合。同时，这些药物将氨基甲酸酯基团转移至乙酰胆碱酯酶的酯解位点，形成共价结合[77-78]。这个反应导致酶的失活以及药物的水解。新斯的明与乙酰胆碱酯酶之间相互作用更强，分解半衰期约为 7 min[78]。因此，相对于依酚氯铵，新斯的明与溴吡斯的明的酶抑制作用持续时间更长。这些分子水平的相互作用对临床作用的时间并无太大的影响。临床效用的持续时间主要取决于血浆抗胆碱酯酶的清除[79]。

有报道称抗胆碱酯酶也可产生突触前作用[79]。实验研究发现这些接头前作用可能有助于神经肌肉传导。抗胆碱酯酶能够可逆性增加神经末梢的动作电位和不应期持续时间。由于乙酰胆碱释放量决定着突触后膜去极化的程度与持续时间，胆碱酯酶抑制剂可能延长神经刺激后乙酰胆碱释放的响应时间[79]。乙酰胆碱的额外释放，同时伴随着因乙酰胆碱酯酶抑制后的水解降低，导致终板电位延长及肌肉纤维的反复触发。这些接头前作用可能解释当缺乏 NMBDs 时给予抗胆碱酯酶剂，肌肉的自发性收缩现象[79]。

虽然新斯的明、溴吡斯的明及依酚氯铵能够抑制乙酰胆碱的分解，使神经肌肉接头部位乙酰胆碱增加，临床仍存在乙酰胆碱浓度达最大时出现的"天花板"效应。随着乙酰胆碱浓度的增加，部分神经递质从神经肌肉接头部位弥散出去，而多余的乙酰胆碱再被摄取入运动神经末梢。随着弥散与再摄取过程在酶抑制释放增加后达到平衡状态时，神经肌肉接头处的乙酰胆碱达到"峰"浓度[78]。一旦乙酰胆碱酯酶在抗胆碱酯酶剂的作用下达到最大限度的抑制，乙酰胆碱达到峰浓度，此时给予更大剂量的药物并不能进一步增加乙酰胆碱浓度或促进神经肌肉阻滞的恢复。抗胆碱酯酶剂的"天花板"效应是所有临床药物的重要缺点：如果神经肌肉接头部位存在更多 NMBDs，神经肌肉阻滞作用则不能被充分逆转。

抗胆碱酯酶药的药代动力学及药效动力学特性

大量临床研究观察了新斯的明、溴吡斯的明、依酚氯铵的药代动力学及药效动力学特性。

新斯的明、溴吡斯的明、依酚氯铵的药代动力学特性见表 28.3。绝大多数研究采用二室模型观察各药物的药代动力学特点。单次注射后，血浆药物浓度迅

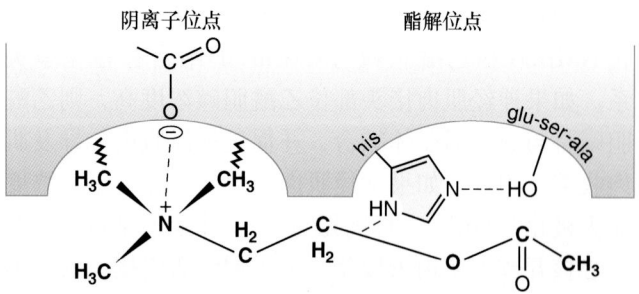

图 28.7　乙酰胆碱酯酶分子上的活性结合位点。乙酰胆碱（ACh）上的阳性季铵基团与酶上带负电荷阴离子位点通过静电力结合。ACh 另一端的氨基甲酸酯基团与酯解部位形成共价键并水解代谢（From Caldwell JE. Clinical limitations of acetylcholinesterase antagonists. J Crit Care. 2009；24：21-28.）

表 28.3　伴或不伴有肾衰竭患者使用新斯的明（N）、溴吡斯的明（P）和依酚氯铵（E）的药代动力学

	不伴有肾衰竭			伴有肾衰竭		
	N	P	E	N	P	E
分布半衰期（T½α，min）	3.4	6.7	7.2	2.5	3.9	7.0
清除半衰期（T½β，min）	77	113	110	181	379	304
中央室容积（L/kg）	0.2	0.3	0.3	0.3	0.4	0.3
总血浆清除率[ml/（kg·min）]	9.1	8.6	9.5	4.8	3.1	3.9

参考文献［73-76］。
(From Naguib M，Lien CA. Pharmacology of muscle relaxants and their antagonists. In：Miller RD，ed. Miller's Anesthesia. 7th ed. Philadelphia：Saunders；2010.)

速达到峰值并在开始的 5 ～ 10 min 内很快下降。此后在清除阶段血浆浓度缓慢下降[79]。一般而言，三种肌松药的药代动力学特性相似。早期研究提示，依酚氯铵因作用持续时间太短而不适用于临床，然而，使用更大剂量（0.5 ～ 1.0 mg/kg）后依酚氯铵的清除半衰期与新斯的明或溴吡斯的明并无明显区别，同时依酚氯铵可产生快速、持久的神经肌肉阻滞逆转作用[80-81]。与其他抗胆碱酯酶药相比，溴吡斯的明的清除半衰期更长，这可能是其作用持续时间较其他药物更长的原因[82]。

抗胆碱酯酶药的药代动力学受肾功能、年龄及体温的影响。三种药物的清除半衰期在肾功能不全或衰竭时受影响（表 28.3）。大约 50% 血浆清除的新斯的明经肾排泄；在"无肾"患者中清除半衰期明显延长，血浆清除率降低[83]。同样，肾功能与血浆 70% ～ 75% 的溴吡斯的明及依酚氯铵清除有关[82, 84]。肾衰竭患者的抗胆碱酯酶药血浆清除率下降使得在预防术后"再箭毒化"（NMBDs 持续时间长于拮抗剂的时间，导致神经肌肉阻滞残余作用的加重）的风险时存在"安全范围"。对老年患者（＞ 70 岁）依酚氯铵的药代动力学也有研究。与年轻人群相比，老年患者血浆清除率明显降低［（5.9±2）ml/（kg·min）vs. 12.1±4 ml/（kg·min）］，清除半衰期延长［（84.2±17）min vs.（56.6±16）min］[85]。轻度低温（中心温度降低 2℃）时中效 NMBDs 的作用时间可延长 2 倍以上[86]。人体志愿者降温至 34.5℃，结果发现，新斯的明的中央分布容积降低 38%，最大阻滞起效时间从 4.6 min 增加至 5.6 min[87]。然而，新斯的明的清除率、最大效应及作用持续时间并未因体温下降而改变。因此，如果低温影响神经肌肉阻滞恢复的程度，可能是继发于 NMBDs 的药理学效应，而非抗胆碱酯酶药。

依酚氯铵的起效时间快于新斯的明与溴吡斯的

明。三种临床常用抗胆碱酯酶药在对右旋筒箭毒碱的神经肌肉阻滞作用的拮抗达到等效剂量时，拮抗剂的达峰效应时间依酚氯铵（0.8 ～ 2.0 min）明显快于新斯的明（7 ～ 11 min）或溴吡斯的明（12 ～ 16 min）（图 28.8）[80]。在使用其他长效或中效 NMBDs 的患者中也观察到相似结果。在中度神经肌肉阻滞（使用泮库溴铵或阿曲库铵后单次颤搐刺激恢复 10%）时使用更大剂量依酚氯铵（0.5 ～ 1.0 mg/kg），依酚氯铵的起效时间快于新斯的明[88-89]。在使用维库溴铵深度肌松（单次颤搐刺激恢复＜ 10%）时，依酚氯铵 1.0 mg/kg 与新斯的明 0.04 mg/kg 起效时间相似（两者均快于 0.5 mg/kg 的依酚氯铵）[90]。深度阻滞时拮抗泮库溴铵，依酚氯铵 1.0 mg/kg 比新斯的明 0.04 mg/kg 起效时间更快[90]。这些发现提示，拮抗剂的起效时间受所用的抗胆碱酯酶药种类及剂量、围术期使用的 NMBDs 及拮抗时神经肌肉阻滞深度的影响。

抗胆碱酯酶药的作用时间不仅取决于药物的药代动力学特性，也取决于拮抗时神经肌肉接头部位的 NMBDs 浓度。神经肌肉阻滞的持续时间因 NMBDs 代谢和清除随着时间的延长呈降低趋势。在稳定的神经肌肉阻滞持续期间，为了准确评估抗胆碱酯酶药的作用时间，研究人员对输注右旋筒箭毒碱达到 90% 单次颤搐抑制程度的患者使用抗胆碱酯酶药[80]。结果发现，等效剂量的新斯的明（0.043 mg/kg）与依酚氯铵（0.5 mg/kg）持续时间相似（图 28.9）。然而，这两种药物的持续时间明显低于溴吡斯的明（0.21 mg/kg）。

临床常用的抗胆碱酯酶药等效剂量可通过构建剂量反应曲线计算获得。一般情况下，新斯的明的效能高于溴吡斯的明，而后者效能高于依酚氯铵。新斯的

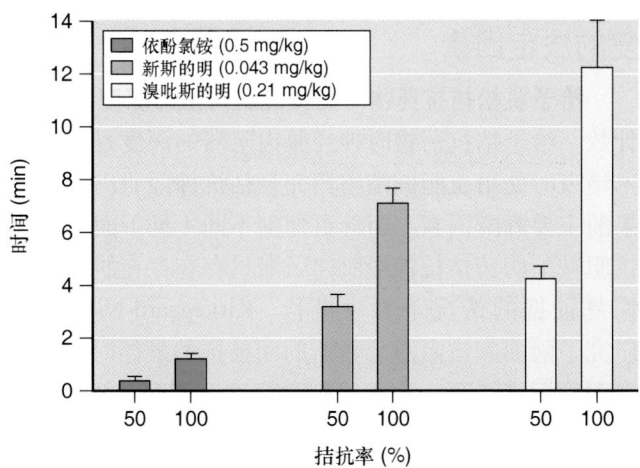

图 28.8　依酚氯铵、新斯的明、溴吡斯的明的起效时间比较。图中数值为均数 ± 标准误差。依酚氯铵的起效时间明显快于新斯的明与溴吡斯的明（From Cronnelly R，Morris RB，Miller RD. Edrophonium：duration of action and atropine requirement in humans during halothane anesthesia. Anesthesiology. 1982；57：261-266.)

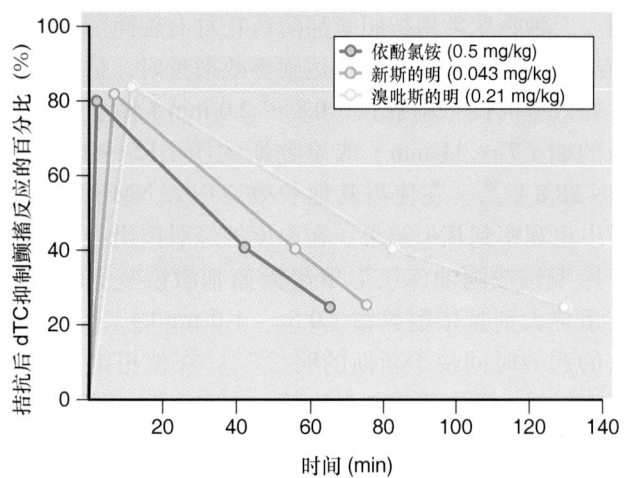

图 28.9　等效剂量的新斯的明、溴吡斯的明、依酚氯铵的拮抗持续时间。图中数值为均数。依酚氯铵与新斯的明的持续时间并无差异，但短于溴吡斯的明。dTC，d- 筒箭毒碱（From Cronnelly R，Morris RB，Miller RD. Edrophonium：duration of action and atropine requirement in humans during halothane anesthesia. Anesthesiology. 1982；57：261-266.）

明 / 溴吡斯的明效能比为 4.4 ～ 6.7（即新斯的明效能为溴吡斯的明的 4.4 ～ 6.7 倍）[80, 91]。新斯的明比依酚氯铵效能更高，根据剂量反应曲线估算其效能比为 5.7 ～ 19.5[80, 91-92]。文献中效能比变异性较大，主要与几个因素有关，即研究所使用的 NMBDs 类型、代表神经肌肉阻滞恢复的终点、使用抗胆碱酯酶药时的神经肌肉阻滞深度。

总之，药代动力学及药效动力学研究提示，新斯的明、溴吡斯的明及依酚氯铵在恰当的等效剂量下均可有效拮抗神经肌肉阻滞作用。下面的内容将总结决定这些药物在临床应用中拮抗神经肌肉阻滞作用效果的因素。

使用抗胆碱酯酶药后神经肌肉功能充分恢复的决定因素

给予肌松拮抗药物时的神经肌肉阻滞深度或 TOF 计数　给予拮抗药物时神经肌肉阻滞的深度是影响手术结束时使用抗胆碱酯酶药完全拮抗神经肌肉阻滞效果的主要麻醉因素。与舒更葡糖不同（见下面章节），抗胆碱酯酶药拮抗神经肌肉阻滞只有在存在肌力自主恢复证据的情况下方可进行。Kirkegaard-Nielsen 等研究了阿曲库铵阻滞后新斯的明拮抗的最佳时机[93]。在深度阻滞（第一次颤搐刺激高度达到 8% 之前）期间给予新斯的明 0.07 mg/kg，结果拮抗时间明显延长。相似的研究也探索了在深肌松情况下［强直后计数（posttetanic count，PTC）> 13］使用新斯的明拮抗阿曲库铵[94]。早期给予新斯的明不会缩短总的恢复时间，对临床并无益处。拮抗深度维库溴铵阻滞也获得类似结果[95]。给予插管剂量的维库溴铵 15 min 后或

单次颤搐刺激高度恢复到对照组的 10% 时，给予新斯的明 0.07 mg/kg，两者 TOF 比值达到 0.75 的总时间无差别。

拮抗时如果 TOF 计数越高，则使用抗胆碱酯酶药后 TOF 比值达到 0.90 所需时间越短。两个研究观察了在不同 TOF 计数时拮抗神经肌肉阻滞残余的效果。Kirkegaard 等观察使用顺阿曲库铵的患者，随机在 TOF 反应再次出现第一、二、三、四次颤搐（TOF 计数 1 ～ 4）时给予新斯的明拮抗（0.07 mg/kg）[96]。TOF 计数为 1 时拮抗，达到 TOF 比值需要 0.90 的中位（范围）时间为 22.2 min（13.9 ～ 44.0 min）。然而，即使存在四次颤搐反应，需要达到 TOF 比值为 0.90 的时间为 16.5 min（6.5 ～ 143.3 min）（表 28.4）。Kim 等实施了一项类似研究，使用罗库溴铵的患者通过 TOF 反应监测，当出现第一个至第四个 TOF 反应时随机给予拮抗[97]。使用七氟烷进行麻醉维持的患者，当在 TOF 计数为 1 时逆转达到 TOF 比值为 0.90 所需要的中位时间（范围）为 28.6 min（8.8 ～ 75.8 min），当 TOF 计数为 4 时逆转达到 TOF 比值为 0.90 所需要的中位时间为 9.7 min（5.1 ～ 26.4 min）。两个试验中，拮抗时间存在较大个体差异[96-97]，这可能与 NMBDs 的个体差异有关。部分患者逆转时间明显延长（达 143 min），原因尚不清楚，可能由于阻滞效应存在"天花板效应"（拮抗剂的峰效应后存在一个平台期，此时抗胆碱酯酶药的清除与自主呼吸恢复之间的平衡决定恢复曲线斜率）[96]。这两个研究发现，在绝大多数患者给予抗

表 28.4　四个成串刺激（TOF）计数为 1 ～ 4 时给予新斯的明至 TOF 比值恢复到 0.70、0.80 和 0.90 的时间（min）

TOF 比值	分组 *			
	I	II	III	IV
0.70				
中位数	10.3[†]	7.6[‡]	5.0	4.1
范围	5.9 ～ 23.4	3.2 ～ 14.1	2.0 ～ 18.4	2.4 ～ 11.0
0.80				
中位数	16.6[†]	9.8[‡]	8.3	7.5
范围	8.9 ～ 30.7	5.3 ～ 25.0	3.8 ～ 27.1	3.0 ～ 74.5
0.90				
中位数	22.2	20.2	17.1	16.5
范围	13.9 ～ 44.0	6.5 ～ 70.5	8.3 ～ 46.2	6.5 ～ 143.3

TOF，四个成串刺激。
* 组 I ～ IV 分别为 TOF 计数为 1 ～ 4 时给予拮抗。
† P < 0.05，组 I >组 II、III、IV。
‡ P < 0.05，组 II >组 IV
（From Kirkegaard H，Heier T，Caldwell JE. Efficacy of tactile-guided reversal from cisatracurium-induced neuromuscular block. Anesthesiology. 2002；96：45-50.）

胆碱酯酶药的 10 min 内，不能达到神经肌肉阻滞功能的完全恢复（TOF 比值＞ 0.90）。结合研究数据和专家意见，在 TOF 计数出现第四次"颤搐"之前不应使用新斯的明[98]。

给予抗胆碱酯酶药与气管导管拔除之间的时间间隔　研究发现，从对神经刺激 TOF 存在四次反应开始，到 TOF 比值达到 0.90，多数患者需要 15 min 时间[96-97]。如果在拮抗时 TOF 计数为 1 ～ 3，达到 TOF 比值 0.90 则需要更长的时间（20 ～ 30 min）。为确保患者安全，气管拔管时应确保神经肌肉功能充分恢复。因此，一般而言，应在麻醉科医师预测手术室内拔除气管导管的 15 ～ 30 min 前使用抗胆碱酯酶药拮抗。然而，临床情况下，抗胆碱酯酶药经常在手术结束时使用，此后不久即拔除气管导管。来自欧洲与美国的一项针对麻醉科医师的调查显示，受访者中有大约一半在使用抗胆碱酯酶药与气管导管拔除之间只有 5 min 甚至更短时间[11]。在一个对 120 名手术患者的研究中，麻醉科医师通过临床指征与定性监测方法判断神经肌肉阻滞功能已经完全恢复时拔管并通过 TOF 定量监测神经肌肉功能恢复情况（图 28.10）[73]。结果发现，拔管前的平均 TOF 比值为 0.67，88% 的患者 TOF 比值低于 0.90。值得注意的是，在使用拮抗药物时，中位 TOF 计数为 4，而在使用新斯的明与气管导管拔除之间的平均时间只有 8 min。在多组研究中神经肌肉阻滞残余的频发可能与围术期抗胆碱酯酶药并未尽早给予从而无法确保神经肌肉功能的充分恢复相关。

围术期使用的神经肌肉阻滞剂类型（长效 vs. 中效）　给予抗胆碱酯酶药后神经肌肉功能的恢复包括两个完全独立的过程。首先是新斯的明、溴吡斯的明

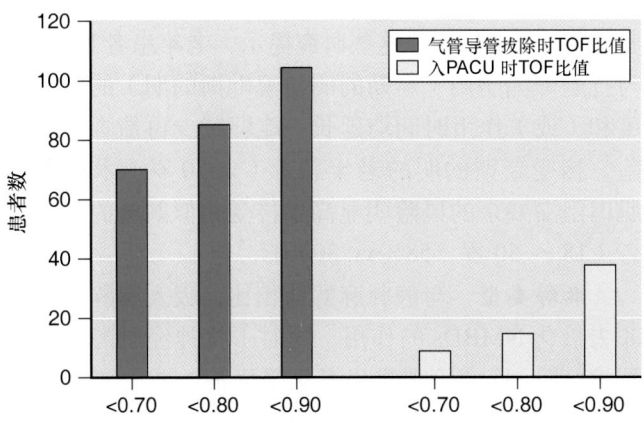

图 28.10　气管导管拔除前即刻与进入 PACU 时的 TOF 监测结果。图示监测时 TOF 比值＜ 0.70、0.80 和 0.90 时的患者数（总人数为 120 人）（From Murphy GS, Szokol JW, Marymont JH, et al. Residual paralysis at the time of tracheal extubation. Anesth Analg. 2005；100；1840-1845.）

或依酚氯铵对神经肌肉接头部位乙酰胆碱酯酶的抑制。其次为随着时间的延长，由于药物的再分布与清除作用，神经肌肉接头部位的 NMBDs 浓度自发性降低。NMBDs 在血浆中再分布与清除的速度影响了抗胆碱酯酶药使用后神经肌肉功能恢复的快慢。因此，对神经肌肉阻滞的充分拮抗与所应用的 NMBDs 有关。研究观察了依酚氯铵（0.75 mg/kg）与新斯的明（0.05 mg/kg）拮抗阿曲库铵、维库溴铵、泮库溴铵稳态输注（单次颤搐刺激抑制程度为对照组的 10%）后的拮抗效果[99]。逆转后 20 min TOF 比值为 0.80 和 0.95（分别为依酚氯铵或新斯的明拮抗阿曲库铵）、0.76 和 0.89（依酚氯铵或新斯的明拮抗维库溴铵）、0.44 和 0.68（依酚氯铵或新斯的明拮抗泮库溴铵）。另一项临床研究观察了接受中效（罗库溴铵、维库溴铵、阿曲库铵）或长效 NMBDs（泮库溴铵）后神经肌肉功能恢复情况[100]。在颤搐高度恢复至基础值 25% 时给予新斯的明（0.04 mg/kg）拮抗，15 min 后监测 TOF 比值。接受中效 NMBDs 的患者 TOF 比值恢复至 0.88 ～ 0.92，而泮库溴铵组只有 0.76（图 28.11）。

大量临床研究关注使用中效或长效 NMBDs 的患者在 PACU 中神经肌肉阻滞残余作用的发生率。这些研究均发现，与长效 NMBDs 相比，使用中效 NMBDs 的患者很少发生神经肌肉阻滞残余作用。一项纳入 24 个临床研究的 meta 分析针对不同肌松药类型的神经

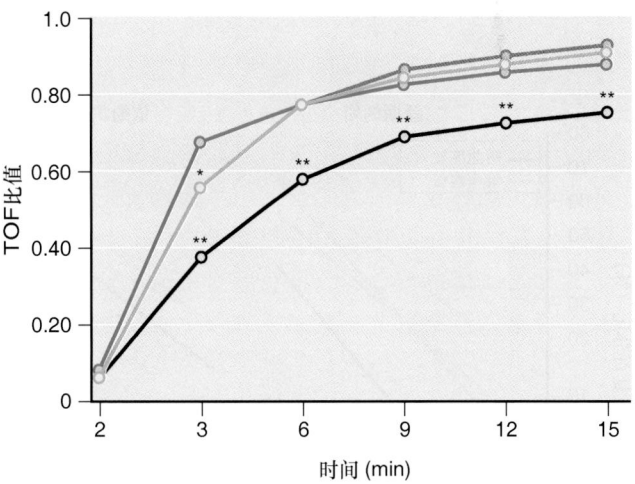

图 28.11　当颤搐高度恢复至基础值的 25% 时给予新斯的明 40 μg/kg，每 3 min 记录 TOF 比值（浅蓝线为罗库溴铵组、深蓝线为维库溴铵组、灰线为阿曲库铵组、黑线为泮库溴铵组）。*P ＜ 0.05，单向方差分析与 Duncan 多重分类检验（维库溴铵组 vs. 罗库溴铵组和阿曲库铵组）；** P ＜ 0.01，单向方差分析与 Duncan 多重分类检验（泮库溴铵组 vs. 维库溴铵组、罗库溴铵组和阿曲库铵组）（From Baurain MJ, Hoton F, D'Hollander AA, et al. Is recovery of neuromuscular transmission complete after the use of neostigmine to antagonize block produced by rocuronium, vecuronium, atracurium and pancuronium? Br J Anaesth. 1996；77：496-499.）

肌肉阻滞残余作用（定义为 TOF 比值＜ 0.90）发生率进行研究[44]。使用中效 NMBDs 的患者发生肌松残余的风险明显低于使用长效 NMBDs 的患者（41% vs. 72%）。因此，文章结论认为，围术期使用作用时间更短的 NMBDs，发生术后早期神经肌肉功能恢复不全的概率降低。

抗胆碱酯酶药的类型与剂量　当存在较深的神经肌肉阻滞时，使用新斯的明、溴吡斯的明或依酚氯铵后，神经肌肉功能很难在 10 ～ 15 min 内完全恢复。部分研究人员建议，依酚氯铵在拮抗深度肌松作用中效果差于新斯的明，因为新斯的明和依酚氯铵的剂量反应曲线的斜率并不平行（依酚氯铵的剂量反应曲线更平坦，图 28.12）[90, 92]。相反，更大剂量的依酚氯铵（约 1.0 mg/kg）的恢复效能与新斯的明及溴吡斯的明并无明显差异，同时依酚氯铵可产生快速持久的神经肌肉阻滞作用拮抗效果[88, 90]。三种药物针对中度神经肌肉阻滞作用的拮抗效果相近，但依酚氯铵的起效时间可能更快。

一般而言，大剂量抗胆碱酯酶药比小剂量更容易产生迅速、有效的神经肌肉阻滞的拮抗作用。这种观点直到使用抗胆碱酯酶药出现最大效应剂量方得到改变。此时，乙酰胆碱酯酶被最大程度抑制，额外剂量的抗胆碱酯酶药并不会产生进一步的拮抗作用。新斯的明和依酚氯铵的最大效应剂量仍不清楚，但可能与阻滞深度、围术期使用的 NMBDs 类型有关。超过极量

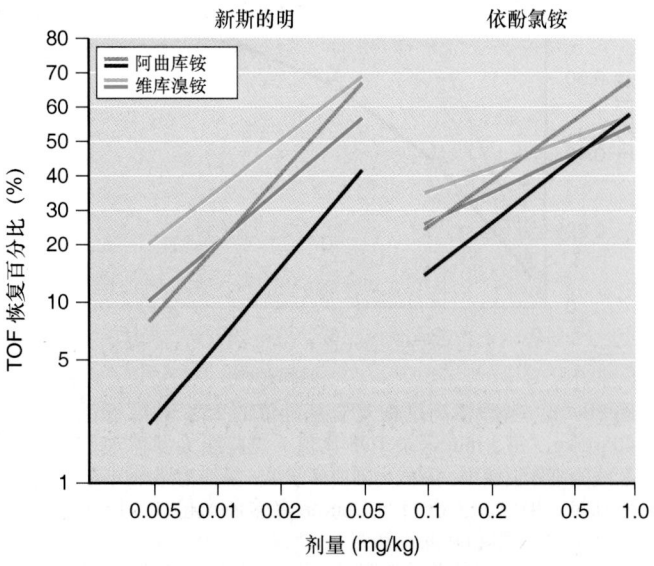

图 28.12　使用功能剂量的新斯的明或依酚氯铵拮抗后 5 min（深蓝线）或 10 min（浅蓝线），通过 TOF 评估剂量－反应曲线。依酚氯铵曲线斜率较新斯的明更为平坦（From Smith CE, Donati F, Bevan DR. Dose-response relationships for edrophonium and neostigmine as antagonists of atracurium and vecuronium neuromuscular blockade. Anesthesiology. 1989; 71: 37-43.）

（新斯的明 60 ～ 80 μg/kg、依酚氯铵 1.0 ～ 1.5 mg/kg）后继续使用抗胆碱酯酶药并无进一步益处。深度肌松阻滞下使用时，与给予单次剂量新斯的明相比，再次给予新斯的明（70 μg/kg）通常并不会缩短恢复时间[95]。

年龄

婴儿与小儿　在婴儿及小儿患者中，拮抗右旋筒箭毒碱产生神经肌肉阻滞效能的 50% 所需要的新斯的明剂量明显低于成人，分别为 13 μg/kg、15 μg/kg、23 μg/kg[101]。拮抗药的达峰时间与持续时间在三类人群中并无差别。药代动力学模型研究发现，尽管清除半衰期婴儿与小儿低于成人，但三种的分布半衰期与分布容积相似。与成人相同，拮抗时的神经肌肉阻滞程度是决定恢复程度的主要因素之一[102-103]。与成人相比，小儿神经肌肉阻滞后的自主恢复发生得更快[103]。然而，当使用新斯的明拮抗不同程度的神经肌肉阻滞时，达到阻滞恢复的时间小儿与成人相似（与自主恢复相比，TOF 比值达到 0.90 的时间降低 30% ～ 40%）[103]。因此，临床上小儿与成人在使用神经肌肉阻滞拮抗剂时并无明显差别。

老年患者　老龄化过程中发生的生理变化可导致老年患者对 NMBDs 的反应发生变化。这些变化包括体脂增加、全身水分的减少及心、肝、肾功能的降低。此外，老年人神经接头部位的解剖学发生变化，比如运动终板 nAChR 浓度的降低及突触前膜神经的乙酰胆碱释放减少。所有这些因素均引起在老年患者中，绝大多数 NMBDs 的效应延长。在一项比较年轻患者与老年患者（＞ 70 岁）的研究中，老年患者的依酚氯铵血浆清除率降低，清除半衰期延长。尽管血浆中存在更高浓度的依酚氯铵，然而拮抗剂的持续时间并未增加。相反，Young 等研究发现，老年患者（＞ 60 岁）中新斯的明与溴吡斯的明的起效时间明显长于年轻患者[104]。这些研究提示，老年患者 NMBDs 与抗胆碱酯酶药（新斯的明与溴吡斯的明）的血浆浓度和（或）作用时间均延长，能够减少再箭毒化的风险。接受新斯的明的老年患者（＞ 70 岁）术后神经肌肉阻滞残余的风险明显高于接受相似剂量的年轻患者（18 ～ 50 岁，58% vs. 30%）[73]。

麻醉类型　与静脉麻醉药相比，吸入麻醉药增强非去极化 NMBDs 的作用，同时干扰神经肌肉阻滞的拮抗[105]。Kim 等观察患者接受丙泊酚或七氟烷麻醉（表 28.5）[97]。与丙泊酚组相比，七氟烷组患者达到 TOF 比值为 0.70、0.80、0.90 的时间更长。随机接受异氟烷或丙泊酚的研究也得出类似结果，即吸入异氟烷导致神经肌肉阻滞恢复时间延长[105-106]。这些发现

表 28.5　丙泊酚或七氟烷麻醉期间使用新斯的明拮抗使 TOF 比值恢复至 0.70、0.80 和 0.90 的时间（min）

TOF 比值	分组			
	I	II	III	IV
丙泊酚				
0.70	4.7（2.5～7.8）[†]	4.0（1.5～7.5）	3.4（0.9～5.5）	2.1（0.6～3.8）[‡, §]
0.80	6.4（3.1～10.8）	5.5（2.2～9.3）	4.4（0.9～7.1）[‡]	3.3（0.7～4.9）[‡, §]
0.90	8.6（4.7～18.9）	7.5（3.4～11.2）	5.4（1.6～8.6）[‡]	4.7（1.3～7.2）[‡, §]
七氟烷				
0.70	10.9（3.6～28.9）[¶]	8.3（2.5～22.3）[¶]	6.6（2.4～18.5）[‡, ¶]	5.4（2.2～14.3）[‡, §, ¶]
0.80	16.4（5.9～47.5）[¶]	13.5（5.1～37.2）[¶]	10.8（4.2～29.2）[‡, ¶]	7.8（3.5～19.3）[‡, §, ¶]
0.90	28.6（8.8～75.8）[¶]	22.6（8.3～57.4）[¶]	15.6（7.3～43.9）[‡, ¶]	9.7（5.1～26.4）[‡, §, ¶]

* 组 I～IV 分别为 TOF 计数为 1～4 时给予拮抗。
[†] 数值为中位数（范围）。
[‡] $P < 0.05$，与组 I 相比。
[§] $P < 0.05$，与组 II 相比。
[¶] $P < 0.0001$，与丙泊酚组相比
TOF，四个成串刺激
（From Kim KS，Cheong MA，Lee HJ，Lee JM. Tactile assessment for the reversibility of rocuronium-induced neuromuscular blockade during propofol or sevoflurane anesthesia. Anesth Analg. 2004；99：1080-1085.）

提示，相对于吸入麻醉药，使用全凭静脉麻醉时，在使用抗胆碱酯酶药 10～15 min 内 TOF 比值达到 0.90 以上的可能性增加。

持续输注 vs. 单次注射 NMBDs　神经肌肉阻滞作用的恢复也受使用 NMBDs 方式的影响。Jellish 等研究单次注射或持续输注罗库溴铵及顺阿曲库铵的神经肌肉阻滞恢复特点[106]。顺阿曲库铵组 TOF 比值恢复至 0.75 的时间与使用方式无关，而罗库溴铵采取持续输注时恢复时间延长[106]。作者的结论为，顺阿曲库铵可能是长时间手术的较好选择，因为其恢复不受输注时间的影响。

肾功能　如前所述，新斯的明、溴吡斯的明、依酚氯铵的血浆清除 50%～75% 经肾排泄。在无肾患者中三种抗胆碱酯酶药的清除半衰期均延长，总血浆清除率降低（表 28.3）。肾衰竭患者使用非去极化 NMBDs 的药代动力学特性也发生类似变化。因此，抗胆碱酯酶药拮抗的使用在肾功能正常及受损的患者并无明显差异。肾衰竭患者术后神经肌肉阻滞残余的发生更可能继发于围术期 NMBDs 的使用不当，而非抗胆碱酯酶药的剂量不当。

酸碱状态　有实验研究代谢及呼吸酸碱平衡状态对神经肌肉阻滞拮抗的影响。Miller 等发现，呼吸性碱中毒与代谢性酸中毒不影响拮抗右旋筒箭毒碱或泮库溴铵阻滞所需要的新斯的明剂量。然而，在呼吸性酸中毒与代谢性碱中毒期间，达到完全神经肌肉阻滞作用拮抗所需要的新斯的明剂量需要加倍[107-108]。虽

然并没有这方面的临床研究，这些实验室的研究结果提示，存在呼吸性酸中毒与代谢性碱中毒时，充分拮抗神经肌肉阻滞作用可能比较困难。临床医师应该特别注意到呼吸性酸中毒时神经肌肉阻滞残余的风险。许多麻醉药（阿片类药物、苯二氮䓬类药物、挥发性麻醉药）在术后早期阶段可潜在抑制通气动力。这种呼吸抑制可能导致呼吸性酸中毒，从而影响抗胆碱酯酶药对神经肌肉阻滞作用的拮抗。神经肌肉阻滞残余进一步抑制呼吸肌肌力及换气动力，并增加术后不良事件的发生率。

神经肌肉功能监测　手术室内应该使用定量与定性神经肌肉监测指导 NMBDs 及拮抗剂的使用。一般而言，手术结束时如果存在深度神经肌肉阻滞（TOF 刺激为 1～2 次反应），应该给予更大剂量的抗胆碱酯酶药。此类临床情况下，应该考虑使用最大剂量的新斯的明（70 μg/kg）、依酚氯铵（1.0～1.5 mg/kg）或溴吡斯的明（350 μg/kg）。如果 TOF 刺激中四次有三次存在可观察到的第四次衰减反应，应使用中等剂量的抗胆碱酯酶药（40～50 μg/kg 新斯的明，0.5 mg/kg 依酚氯铵或 200 μg/kg 溴吡斯的明）。如果四次反应存在且无衰减，应考虑使用低剂量的抗胆碱酯酶药（即 20 μg/kg 新斯的明，见后文）。

定量监测也用于指导抗胆碱酯酶药的剂量使用。Fuchs-Buder 等研究在 AMG 监测指导下，TOF 比值为 0.4 或 0.6 时给予新斯的明（10、20 或 30 μg/kg）拮抗，此时新斯的明的剂量反应曲线（图 28.13）[109]。

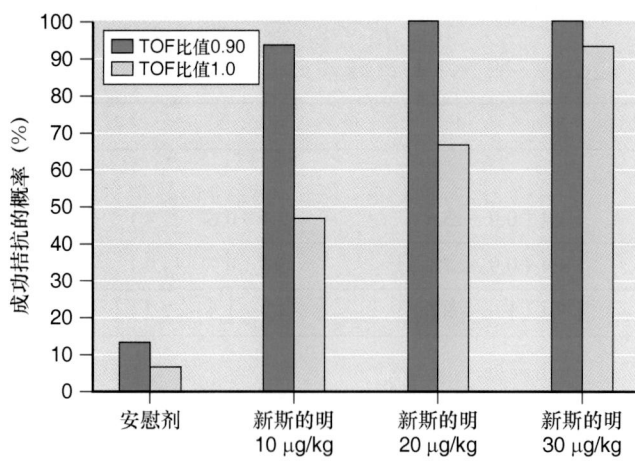

图 28.13 使用不同剂量新斯的明或安慰剂后 10 min 内成功拮抗的可能性。当 TOF 比值为 0.40 时给予新斯的明或安慰剂。TOF，四个成串刺激（From Fuchs-Buder T，Meistelman C，Alla F，et al. Antagonism of low degrees of atracurium-induced neuromuscular blockade：dose-effect relationship for neostigmine. Anesthesiology. 2010；112：34-40.）

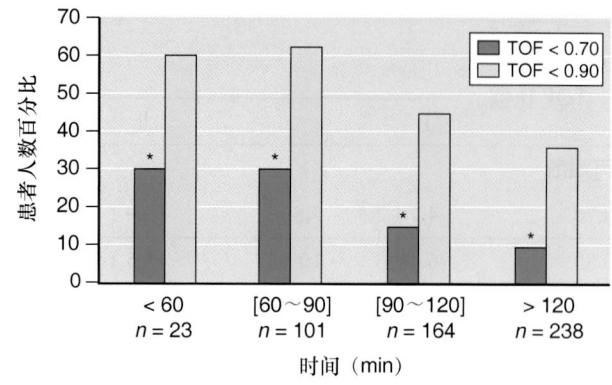

图 28.14 单次气管插管剂量的中效非去极化肌松药（罗库溴铵、维库溴铵或阿曲库铵）后神经肌肉阻滞残余的发生率，并显示给予肌松药至到达 PACU 时间间隔相关的神经肌肉阻滞残余发生率。神经肌肉阻滞残余定义为 TOF 比值低于 0.70 或低于 0.90。n ＝ 患者数。* 与 TOF 比值 < 0.90 相比具有明显差异（From Debaene B，Plaud B，Dilly MP，Donati F. Residual paralysis in the PACU after a single intubating dose of nondepolarizing muscle relaxant with an intermediate duration of action. Anesthesiology. 2003；98：1042-1048.）

接受 20 μg/kg 新斯的明的所有患者在 10 min 内 TOF 比值达到 0.90。这些发现证明，如果使用定量监测神经肌肉功能恢复情况，小剂量新斯的明可安全使用。如果通过一个外周神经刺激仪监测肌肉恢复功能，TOF 刺激无衰减，TOF 比值可能至少为 0.40，但也可能达到 0.90 或 1.0。在肌肉功能完全恢复情况下，新斯的明可能产生反常性肌无力（见后文）。如果在定性神经肌肉功能监测下指导使用新斯的明拮抗较浅的神经肌肉阻滞，必须考虑这种反常肌无力的风险。

临床上很多时候神经肌肉功能监测并未得到广泛使用，抗胆碱酯酶药的使用主要根据最后一次 NMBDs 的剂量及停止麻醉药的时间。临床研究并不支持这样做。一项研究中患者接受单次插管剂量的维库溴铵（0.1 mg/kg），NMBDs 使用后 4 h，仍有 8.4% 的患者 TOF 比值低于 0.80[110]。Debaene 等通过一个大型队列研究，给予患者单次插管剂量的维库溴铵、罗库溴铵或阿曲库铵，观察神经肌肉阻滞残余的发生率[47]。其中对 239 名患者给予 NMBDs 后 2 h 监测发现，37% 的患者 TOF 比值 < 0.90（图 28.14）。Murphy 等的研究纳入了 120 名患者，单次给予 1 倍 ED_{95} 剂量的罗库溴铵（平均剂量 25 mg）[111]，尽管经过平均持续时间为 161 min 的手术，仍有 21% 的患者在手术结束时 TOF 比值未达到 0.9。这些研究与大量的药代动力学及药效动力学研究均证明，自主神经肌肉功能恢复的时间过程个体差异非常大。为了发现并恰当管理可能存在神经肌肉阻滞恢复延迟的患者，需要开展定量神经肌肉功能监测。

胆碱酯酶缺乏的患者 使用琥珀胆碱或米库氯铵后神经肌肉阻滞的持续时间主要取决于血浆胆碱酯酶的水解速度。那些存在血浆胆碱酯酶表型及活性异常的患者，NMBDs 的临床作用明显延长。与正常胆碱酯酶活性的患者相比，非典型性血浆胆碱酯酶基因表现纯合子型的患者米库氯铵效力增加 4 ～ 5 倍[112]。给予胆碱酯酶缺乏患者标准气管插管剂量的米库氯铵，神经肌肉功能恢复时间需要 4 ～ 8 h[113]。非典型性血浆胆碱酯酶基因的患者使用琥珀胆碱后出现类似的恢复时间延长的情况[114]。

临床使用人血浆胆碱酯酶拮抗非典型血清胆碱酯酶患者的神经肌肉阻滞。1977 年，Scholler 等报道了 15 例神经肌肉阻滞后呼吸恢复明显延迟的患者，这些患者使用单次剂量的琥珀胆碱后出现呼吸恢复延迟至几小时[115]。所有患者在使用人血浆胆碱酯酶后平均 10 min 内均恢复充分的自主呼吸。Naguib 等使用三倍剂量的纯化人血浆胆碱酯酶成功拮抗 1 例米库氯铵致深度神经肌肉阻滞病例。此后，他们建立了正常人群血浆胆碱酯酶拮抗的剂量反应曲线[113, 116]。在一项观察外源性血浆胆碱酯酶拮抗米库氯铵神经肌肉阻滞效果的研究中，纳入 11 例非典型血清胆碱酯酶表现纯合子型患者[117]。在予插管剂量的米库氯铵 30 min 或 120 min 后，给予纯化胆碱酯酶（2.8 ～ 10 mg/kg）。给予胆碱酯酶可使血浆胆碱酯酶恢复正常，米库氯铵清除率增加 9 ～ 15 倍，清除半衰期缩短。TOF 刺激的首次反应出现在 13.5 min，TOF 比值达到 0.80 的时间为 30 ～ 60 min。这些研究提示，因血浆胆碱酯酶活性降低或异常导致的神经肌肉阻滞作用时间延长，可通过使用人血浆胆碱酯酶而成功治疗。处理非典型性血浆胆碱酯酶患者神经肌肉阻滞作用延长的方式，取决于能否尽快获得人血浆胆碱酯酶及权衡费用与等待呼吸自然恢复导致延迟拔管的费用的结果。

框 28.2 总结了临床医师使用抗胆碱酯酶药拮抗 NMBDs，从而降低神经肌肉阻滞残余风险的临床管理策略。

胆碱酯酶抑制剂相关的并发症

胆碱酯酶抑制剂相关的肌无力　胆碱酯酶抑制剂可拮抗中度至轻度的神经肌肉阻滞。然而，如果神经肌肉功能完全恢复时使用胆碱酯酶抑制剂，可能导致反常性肌无力。体外实验发现，大剂量新斯的明、溴吡斯的明及依酚氯铵可导致胆碱能药物高反应性、多次神经刺激后更快消退（TOF 降低）[118]。存在轻度神经肌肉阻滞残余患者，再次给予新斯的明 2.5 mg，TOF、强直刺激高度及强直后消退现象均降低[119-120]。Caldwell 等研究给予单次剂量维库溴铵后 1 ~ 4 h，使用新斯的明（20 或 40 μg/kg）拮抗神经肌肉阻滞残余[110]。52 名患者 TOF 比例增加，8 名患者降低；TOF 比值降低只发生在拮抗时，TOF 比值为 0.90 或更高的患者（且给予新斯的明 40 μg/kg，而非 20 μg/kg）。

Eikermann 等研究了神经肌肉功能恢复后使用新斯的明的临床并发症。给予 TOF 比值恢复至 1.0 后的大鼠新斯的明，结果出现上呼吸道扩张肌张力及容积降低、膈功能受损、每分通气量降低[121-122]。健康志愿者研究发现，给予罗库溴铵后，当 TOF 恢复至 1.0

时给予新斯的明，导致颏舌肌功能受损、上呼吸道梗阻增加[123]。神经肌肉功能完全恢复时给予新斯的明可能对术后患者的呼吸功能产生不利影响。这种作用的机制包括：上气道呼吸肌对过多乙酰胆碱的敏感性降低，乙酰胆碱与 ACh 受体脱敏感；去极化阻滞；开放性通道阻滞。相反，Murphy 等随机选择 90 名手术患者，当手术结束时 TOF 比值达到 0.9 ~ 1 时，给予 40 μg/kg 的新斯的明或生理盐水[111]。结果发现在接受新斯的明拮抗的患者中，未见 TOF 降低，各组间在气道梗阻、低氧事件或肌无力症状方面均没有差异。其他研究表明在神经肌肉功能完全恢复时给予舒更葡糖似乎对上呼吸道张力或正常呼吸并无不良影响[121]。

恶心与呕吐　目前业界对应用抗胆碱酯酶药物致术后恶心呕吐的报道争论不一。除在神经肌肉接头处发挥作用外，全身使用胆碱酯酶抑制剂可能产生麻醉及手术中不希望出现的不良作用。除了在神经肌肉接头部位的作用，胆碱酯酶抑制剂作用于胃肠道产生毒蕈碱样作用，刺激胃液分泌、胃肠道动力增加。更小剂量新斯的明联合阿托品使用可降低食管下端括约肌张力[124]。而且，新斯的明可作用于中枢系统产生恶心与呕吐症状。鞘内注射新斯的明增加恶心、呕吐的发生率，可能与其对脑干的直接作用有关。

抗胆碱药（如阿托品、格隆溴铵）常与胆碱酯酶抑制剂合用以降低拮抗时产生的毒蕈碱样副作用。抗胆碱能药物可能具有止吐作用[125]。小儿镇静时给

框 28.2　使用抗胆碱酯酶类拮抗剂降低神经肌肉阻滞残余的临床应用策略

定量监测（如肌肉加速度描记仪）
1. TOF 计数为 1 或无反应——应延迟拔管至神经肌肉功能出现恢复（TOF 计数为 2 或更高）
2. TOF 计数为 2 或 3——使用抗胆碱酯酶药（新斯的明 70 μg/kg、依酚氯铵 1.0 ~ 1.5 mg/kg 或溴吡斯的明 350 μg/kg）。待拇内收肌 TOF 比值为 0.90 时拔除气管导管
3. TOF 比值 ≥ 0.40——给予中等剂量抗胆碱酯酶药拮抗（新斯的明 40 ~ 50 μg/kg、依酚氯铵 0.5 mg/kg 或溴吡斯的明 200 μg/kg）。待拇内收肌 TOF 比值为 0.90 时拔除气管导管
4. TOF 比值为 0.40 ~ 0.70——使用药物拮抗，选用低剂量新斯的明 20 μg/kg
5. TOF 比值 > 0.70，避免使用抗胆碱酯酶药；如果使用，可能出现由抗胆碱酯酶药诱发的肌无力

定性监测（外周神经刺激器）
1. TOF 计数为 1 或无反应——延迟拔管直至可检测到神经肌肉对刺激产生反应（TOF 计数为 2 或更高）
2. 手术结束时 TOF 计数为 2 或 3——使用抗胆碱酯酶药（新斯的明 70 μg/kg、依酚氯铵 1.0 ~ 1.5 mg/kg 或溴吡斯的明 350 μg/kg）。要求至少在拔除气管导管前 15 ~ 30 min

进行拮抗
3. 手术结束时 TOF 计数为 4 并可观察到衰减（相当于拇内收肌 TOF 比值 < 0.40）——使用抗胆碱酯酶药（新斯的明 40 ~ 50 μg/kg、依酚氯铵 0.5 mg/kg 或溴吡斯的明 200 μg/kg）。要求至少在拔除气管导管前 15 ~ 30 min 进行拮抗
4. 手术结束时 TOF 计数为 4 但没有观察到衰减（相当于拇内收肌 TOF 比值 ≥ 0.40）——使用药物拮抗，选用低剂量新斯的明 20 μg/kg 未使用神经肌肉功能监测
1. 应考虑使用抗胆碱酯酶药。即使只单次使用插管剂量的中效 NMBDs，仍有相当一部分患者神经肌肉功能自主恢复需要几小时
2. 只有当存在神经肌肉功能恢复的证据时方可使用抗胆碱酯酶药，因为深度肌松情况下使用抗胆碱酯酶药可延迟神经肌肉功能恢复
3. 抗胆碱酯酶药使用与否不能以观察肌肉力量的临床试验为依据（抬头 5 s）。即使存在较深神经肌肉阻滞时（TOF 比值 < 0.50），部分患者仍可完成这些试验。当患者成功完成这些试验时，其他肌肉群（如咽部肌肉）可能仍存在明显肌力受损的情况

NMBDs，神经肌肉阻滞药；TOF，四个成串刺激
（Modified from Brull SJ, Murphy GS. Residual neuromuscular block. Lessons unlearned. Part II: methods to reduce the risk of residual weakness. Anesth Analg. 2010; 111: 129-140. ）

予阿托品（不给予胆碱酯酶抑制剂），呕吐的发生率（5.3%）明显低于格隆溴铵（10.7%）或不使用抗胆碱能药物（11.4%）时[126]。同样，随机接受阿托品的外科患者恶心发生率明显低于接受格隆溴铵的患者[127]。阿托品是一种很容易通过血脑屏障的叔胺，从而产生中枢作用，而格隆溴铵是季铵，不能通过血脑屏障。阿托品对于恶心、呕吐的这种影响可能继发于中枢神经系统作用。

几个随机临床试验就胆碱酯酶抑制剂是否导致术后恶心和呕吐的发生率增加进行了研究。遗憾的是，绝大多数研究纳入对象较少（39～120 名患者）。两个系统综述对其中的局限性进行了讨论。Tramer 与 Fuchs-Buder 综合分析 8 个试验中 1134 名患者的数据信息，试验中在给予长效或中效 NMBDs 后，使用新斯的明或依酚氯铵拮抗或等待神经肌肉阻滞自然恢复[128]。所有试验数据分析显示，任何剂量的新斯的明均未增加拮抗早期及迟发的恶心、呕吐的发生率。然而，另外有研究数据表明，更大剂量（2.5 mg）的新斯的明拮抗可能增加恶心、呕吐的发生风险。而依酚氯铵致恶心、呕吐的研究未见报道。此后又有系统综述剔除不同的抗胆碱能药物混杂因素后，分析了新斯的明对术后恶心和呕吐的影响[125]。系统综述共纳入了研究新斯的明作用的 10 个临床随机试验（993 名患者）。结果发现，格隆溴铵或阿托品与新斯的明联合使用不会增加恶心和呕吐的发生率，而新斯的明剂量大小也不增加其风险（表 28.6）。阿托品能够降低呕吐风险，但格隆溴铵则无此作用。因此，结论认为，当前尚没有足够证据认为新斯的明或依酚氯铵与术后恶心和呕吐有关。

心血管效应　胆碱酯酶抑制剂使用后可产生明显的迷走效应——心动过缓及其他缓慢型心律失常，如交界性节律、室性逸搏、完全性心脏传导阻滞、心搏骤停。这些缓慢型心律失常的发生过程与胆碱酯酶抑制剂的起效时间一致，依酚氯铵起效最快，其次为新斯的明，而溴吡斯的明最慢[90]。为了对抗这些心血管副作用，使用胆碱酯酶抑制剂的同时常合并使用阿托品或格隆溴铵。阿托品与格隆溴铵可产生毒蕈碱样（副交感神经）阻滞效果，但并不阻断烟碱样受体。相对于格隆溴铵（2～3 min），阿托品的起效时间明显更快（约 1 min），但两者的持续时间相近（30～60 min）。不管是否同时给予抗胆碱能药物，应用胆碱酯酶抑制剂拮抗后缓慢型心律失常的发生率较高（部分研究中达到 50%～60%）[129]。心律失常的发生率受胆碱酯酶抑制剂及抗胆碱能药物种类、剂量及背景麻醉药（阿片类 *vs.* 吸入麻醉药与 NMBDs 类型）的影响。

有几项研究观察了各种胆碱酯酶抑制剂 / 抗胆碱能药物联合使用对心率及节律的影响。一般情况下，首选阿托品联合依酚氯铵，因为两种药物均起效迅速。依酚氯铵-阿托品混合使用后心率轻微增加，而依酚氯铵-格隆溴铵混合使用后心率降低，甚至出现严重的心动过缓[130]。类似的是，新斯的明的胆碱能效应起效时间与格隆溴铵的抗胆碱作用相似；预防新斯的明导致的心动过缓，格隆溴铵优于阿托品[131]。如阿托品与依酚氯铵（0.5～1.0 mg/kg）联用，推荐剂量 5～7 μg/kg，特定情况下也可使用更大剂量的阿托品[130, 132]。如果 1/4 个剂量的格隆溴铵联合 1 剂量新斯的明使用（即 1 mg 格隆溴铵联合 4 mg 新斯的明），则心率变化甚微[131]。因为溴吡斯的明的起效时间很慢，当同时使用阿托品或格隆溴铵时常出现心动过速。

最近有研究关注手术后阿托品与格隆溴铵分别联

表 28.6　与对照组相比，新斯的明相关的早期及迟发性术后恶心和呕吐（来自 meta 分析）

结果	抗胆碱药	研究数量	受试者数量	相对风险（95% CI）
早期恶心（0～6 h）	阿托品与格隆溴铵	6	584	1.24（0.86～1.80）
	阿托品	1	79	0.67（0.36～1.26）
	格隆溴铵	5	505	1.39（0.97～1.99）
早期呕吐（0～6 h）	阿托品与格隆溴铵	8	768	1.05（0.72～1.55）
	阿托品	2	199	0.75（0.52～1.08）
	格隆溴铵	6	568	1.35（0.88～2.06）
迟发性恶心（6～24 h）	格隆溴铵	4	337	1.09（0.76～1.57）
迟发性呕吐（6～24 h）	格隆溴铵	4	337	1.01（0.58～1.78）

CI，置信区间（From Cheng CR, Sessler DI, Apfel CC. Does neostigmine administration produce a clinically important increase in postoperative nausea and vomiting? Anesth Analg. 2005；101：1349-1355.）

合应用新斯的明对自主神经控制的影响。在发生生理性应激事件时，心率与动脉血压受交感与副交感神经系统调节。抗胆碱能药物降低传出副交感神经对心率的调节，同时抑制心脏压力反射的敏感性及心率变异性。术中副交感神经系统的抑制可使患者容易发生心律失常。健康志愿者在使用阿托品（20 μg/kg）或格隆溴铵（7 μg/kg）后也可能出现压力反射敏感性及高频心率变异性明显降低[133]。虽然两组恢复至基础值的时间均有延长，然而，与格隆溴铵相比（82 ~ 111 min），使用阿托品的患者恢复时间更长（177 ~ 212 min）。在接受全麻的健康患者使用新斯的明与抗胆碱能药物拮抗后也观察到相似的结果[134]。使用新斯的明50 μg/kg，联合阿托品20 μg/kg或格隆溴铵8 μg/kg拮抗神经肌肉阻滞作用。结果发现，使用新斯的明后2 h，阿托品组患者出现持久性压力反射敏感性及高频心率变异性受损，而格隆溴铵组患者这些参数均回到基础水平。这些研究发现，与阿托品相比，格隆溴铵较少影响副交感神经系统对心率的控制。

支气管收缩　手术患者使用新斯的明后可发生支气管痉挛[135-136]。胆碱酯酶抑制剂（如新斯的明）能兴奋气道平滑肌上的毒蕈碱样受体，从而诱发支气管收缩。新斯的明与溴吡斯的明能导致呼吸肌磷脂酰肌醇反应（毒蕈碱激动剂导致的平滑肌收缩反应），最终出现支气管收缩[137]。这种反应被阿托品这一直接的支气管扩张药抑制。依酚氯铵不会导致磷脂酰肌醇反应。颈部脊髓损伤患者，单独使用新斯的明可导致支气管收缩，而联合使用格隆溴铵则可使支气管舒张[138]。如果使用胆碱酯酶抑制剂的同时使用抗胆碱能药物，围术期发生支气管痉挛的风险似乎很低。

舒更葡糖逆转神经肌肉阻滞作用

舒更葡糖（Sugammadex，Org 25969）是一种经过修饰的 γ-环糊精，是首个选择性肌松拮抗药，它通过与NMBDs（su 指糖，gammadex 指结构性分子 γ-环糊精）包裹结合使其失活。舒更葡糖能够逆转罗库溴铵及维库溴铵导致的神经肌肉阻滞作用，2008 年首次用于临床，现在被全球大多数国家（包括美国和中国）批准用于小儿与成人。舒更葡糖与罗库溴铵或维库溴铵形成的复合物不受神经肌肉阻滞程度的影响（深度至较浅），与胆碱酯酶抑制剂相比可导致快速的药理学拮抗。因此，舒更葡糖可明显降低PACU 的术后神经肌肉残余阻滞作用[139]。

构效关系与作用机制

环糊精类分为三种未经修饰的天然分子，分别含有6、7 和8 个环寡糖（例如，葡萄糖单位通过1 ~ 4 个糖基键结合），被称为 α-、β- 和 γ- 环糊精[140-141]。它们的三维结构类似一个中空的截短的锥体或者面包圈的形态。由于拥有羟基极性基团，其结构外部亲水且存在一个疏水空腔。通过疏水相互作用将亲脂性分子捕获至环糊精的空腔内，因而形成一个水溶性客体-主体螯合物。舒更葡糖据此原理构建形成环形结构，它是一种经过修饰的 γ- 环糊精。虽然未修饰的 γ- 环糊精有一个比其他环糊精类大的亲脂性空腔（7.5 ~ 8.3Å），但仍然不足以容纳较大的罗库溴铵分子刚性结构。因此人们通过增加8 个侧链来修饰这个空腔，使其达到11Å，以更适合罗库溴铵的四个疏水甾环，并且在侧链尾部加上带有负电荷的羧基基团，以增强其与罗库溴铵带正电荷的季铵基团静电结合[141-142]（图 28.15）。罗库溴铵–舒更葡糖螯合物的稳定性取决于分子间相互作用力（范德华力），包括热动力学（氢键）和疏水作用[141-143]。舒更葡糖通过与甾体类 NMBDs（罗库溴铵与维库溴铵）按 1：1 比例形成十分紧密的螯合物（图 28.16）[141]。舒更葡糖与泮库溴铵有一定结合力，但作用相对较弱，临床效果不明显。罗库溴铵–舒更葡糖螯合物的分子量为 2532 g/mol（舒更葡糖为 2002 g/mol，罗库溴铵为 530 g/mol），舒更葡糖–维库溴铵螯合物的分子量为 2640 g/mol（维库

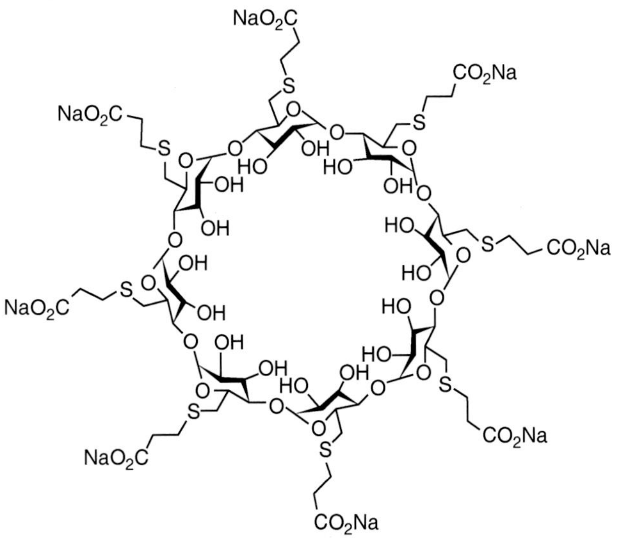

图 28.15　合成的 γ- 环糊精舒更葡糖（Org25969）结构（From Bom A，Bradley M，Cameron K，et al. A novel concept of reversing neuromuscular block. Chemical encapsulating of rocuronium bromide by a cyclodextrin-based synthetic host. Angew Chem. 2002；41：266-270.）

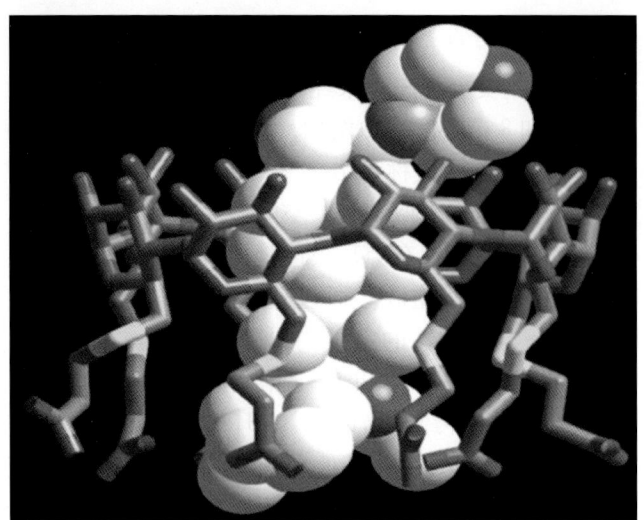

图 28.16　舒更葡糖-罗库溴铵螯合物（From Bom A，Bradley M，Cameron K，et al. A novel concept of reversing neuromuscular block. Chemical encapsulating of rocuronium bromide by a cyclodextrin-based synthetic host. Angew Chem. 2002；41：266-270.）

溴铵分子量为 638 g/mol）[141]。罗库溴铵-舒更葡糖螯合物处于一种平衡状态，1 g 分子浓度的舒更葡糖与罗库溴铵的结合 / 分离率为 25 000 000∶1，即意味着舒更葡糖与罗库溴铵紧密包裹，结合速度为分离速度的 25 000 000 倍。舒更葡糖与维库溴铵的结合力比罗库溴铵小 2.5 倍，但已足以形成紧密结合的复合物[141]。舒更葡糖与罗库溴铵的迅速结合导致血浆游离罗库溴铵迅速降低，从而产生促使罗库溴铵从神经肌肉阻滞接头效应部位向血浆转移的浓度压力梯度，然后血浆中游离出的罗库溴铵分子又被游离舒更葡糖分子包裹。当罗库溴铵从神经肌肉接头部位移除后，神经肌肉阻滞效应被逆转。给予舒更葡糖后血浆总的罗库溴铵浓度（游离及与舒更葡糖结合的罗库溴铵）增加[144]。因为舒更葡糖是一种选择性结合剂，与胆碱能传递的分子成分（胆碱酯酶、烟碱受体或毒蕈碱受体）并无直接或间接关系，因此，使用时并不需要同时给予抗胆碱能药物[145]。

药代动力学

　　目前，对健康志愿者及手术患者舒更葡糖与罗库溴铵的药代动力学特性均有研究[146]。在未使用神经肌肉阻滞剂的志愿者单独使用舒更葡糖 0.1 ～ 0.8 mg/kg，表现为剂量-线性药代动力学特性，分布容积为 18 L，消除半衰期为 100 min，血浆清除率为 120 ml/min，24 h 最多有 80% 从尿中排出[146]。拮抗罗库溴铵的神经肌肉阻滞作用时，舒更葡糖包裹后，除了与之结合外，罗库溴铵甚少游离分布到效应部位。罗库溴铵持续输注至稳态神经肌肉阻滞时，给予舒更葡糖后血浆罗库溴

铵浓度增加；罗库溴铵被舒更葡糖包裹，从效应部位（包括神经肌肉接头）再分布至中央室（大多数为舒更葡糖复合物）[144]。随着舒更葡糖剂量的增加，罗库溴铵分布容积降低，直至在更高剂量下罗库溴铵的分布容积达到舒更葡糖的分布容积[144]。这种包裹作用改变了罗库溴铵的药代动力学。未使用舒更葡糖情况下，罗库溴铵主要通过胆汁分泌代谢（＞75%），少量通过肾排泄（10% ～ 25%）[147]。舒更葡糖与罗库溴铵药代动力学特性的主要差别为舒更葡糖清除比罗库溴铵慢 3 倍[146]。单独使用时罗库溴铵经尿排泄的速度慢且量少，但同时给予舒更葡糖（2.0 mg/kg 甚至更大剂量）时，罗库溴铵的血浆清除率降低 2 倍以上[146]。清除率降低是因为罗库溴铵-舒更葡糖复合物是一个大分子物质，不能经胆汁排泄，同时其抑制肾排泄。与舒更葡糖结合后，罗库溴铵的清除率降低并接近于肾小球滤过率（120 ml/min）[147]。然而，给予舒更葡糖 4.0 ～ 8.0 mg/kg 后罗库溴铵的肾排泄增加超过 1 倍[147]，罗库溴铵在血浆被包裹，虽然血浆总的罗库溴铵浓度增加，但游离浓度迅速降低。这样导致效应部位（神经肌肉接头）游离罗库溴铵浓度高而血浆浓度低的浓度压力梯度[144]，从而促使游离罗库溴铵分子迅速扩散至血浆并被舒更葡糖包裹。因此，给予舒更葡糖后罗库溴铵血浆浓度的增加解释了舒更葡糖可快速拮抗神经肌肉阻滞的作用机制。

　　因为肾排泄是舒更葡糖与罗库溴铵-舒更葡糖复合物清除的主要途径，有研究针对透析在临床实践中的作用进行探讨。一项研究纳入严重肾损伤患者但病例数较小，透析结果发现，血浆舒更葡糖与罗库溴铵清除率分别为 78 ml/min 和 89 ml/min。因此，采用高流量透析方法的血液透析技术用于严重肾损伤患者，可有效清除舒更葡糖及罗库溴铵-舒更葡糖复合物[148]。

药效动力学

舒更葡糖在健康患者中的临床使用

　　舒更葡糖的首次人体研究纳入男性志愿者，与安慰剂对比，舒更葡糖（0.1 ～ 8.0 mg/kg）拮抗罗库溴铵导致的神经肌肉阻滞，呈明显的剂量依赖性，且神经肌肉阻滞恢复时间迅速[146]。罗库溴铵 0.6 mg/kg 注射后 3 min，给予 8 mg/kg 的舒更葡糖，2 min 内 TOF 比值恢复到 0.90，安慰剂组则为 52 min。降低舒更葡糖剂量到 4 mg/kg，TOF 比值恢复到 0.9 的时间短于 4 min[146]。一项研究观察了手术患者使用罗库溴铵 0.6 mg/kg，当 TOF 计数为 2 时使用不同剂量的舒更葡糖，神经肌肉阻滞恢复时间与之前的研究类似[149]。舒更葡糖呈剂量依赖性地缩短中位恢复时间，安慰剂

组为 21 min，而舒更葡糖 4.0 mg/kg 组为 1.1 min[149]。
另一项研究中，舒更葡糖对罗库溴铵（0.6 mg/kg）或维
库溴铵（0.1 mg/kg）导致的神经肌肉阻滞表现出更快
速有效的拮抗[150]。使用舒更葡糖 4.0 mg/kg 后，TOF
比值恢复至 0.90 的平均时间罗库溴铵组为 1.1 min，维
库溴铵组为 1.5 min（图 28.17 和图 28.18）[150]。使用
不同剂量舒更葡糖（2.0 ～ 16.0 mg/kg）在不同时点
（罗库溴铵后 3 ～ 15 min），拮抗更大剂量罗库溴铵
（1.0 ～ 1.2 mg/kg）的神经肌肉阻滞作用，结果发现，
与安慰剂组相比，舒更葡糖组呈剂量依赖性，且拮抗
迅速、有效[151-154]。

胆碱酯酶抑制剂如新斯的明因为封顶效应不能拮
抗深度神经肌肉阻滞作用（如 PTC 为 1 ～ 2），而舒
更葡糖则可有效拮抗深度神经肌肉阻滞作用[152, 155]。
舒更葡糖的最佳剂量为 4.0 mg/kg，可在几分钟内使
TOF 比值恢复至 0.90（表 28.7）[150-155]。因此，舒更
葡糖 2.0 mg/kg 与 4.0 mg/kg 可有效拮抗罗库溴铵与维
库溴铵的中度及深度神经肌肉阻滞。因为新斯的明单
独使用即可产生神经肌肉效应，因此必须在 TOF 自主

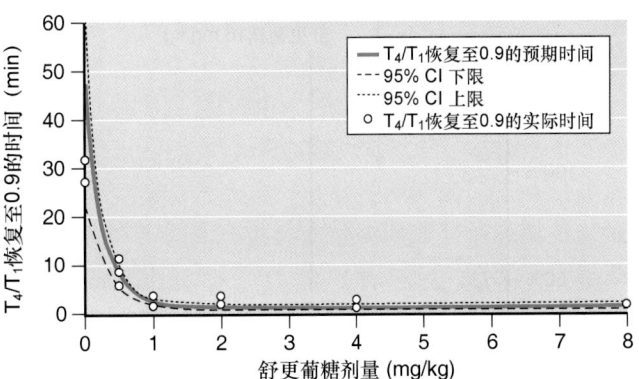

图 28.18　维库溴铵 0.1 mg/kg 后给予舒更葡糖拮抗，T4/T1 恢
复至 0.9 时的剂量反应曲线。T4/T1 比值，神经肌肉阻滞恢复程
度（From Suy K, Morias K, Cammu G, et al. Effective reversal
of moderate rocuronium- or vecuronium-induced neuromuscular
block with sugammadex, a selective relaxant binding agent.
Anesthesiology. 2007；106：283-288.）

恢复到一定程度时方可使用新斯的明。相反，舒更葡
糖单独使用不会产生神经肌肉效应，即使 TOF 刺激无
反应亦可使用。舒更葡糖的出现使得麻醉科医师可以
维持深度神经肌肉阻滞状态直至手术结束。

与胆碱酯酶抑制剂（如新斯的明）相比，深度罗
库溴铵肌肉神经阻滞（对 TOF 及 PTC 均无反应）可被
舒更葡糖迅速拮抗。一项多中心研究中，患者随机接
受罗库溴铵 1.2 mg/kg，3 min 后给予 16 mg/kg 的舒更葡
萄，或者单独给予 1.0 mg/kg 的琥珀胆碱[156]。给予舒
更葡糖开始至首次刺激（T1）恢复 90% 的平均时间为
2.9 min，TOF 比值恢复至 0.90 的时间为 2.2 min[156]。
相反，琥珀胆碱神经肌肉阻滞的 T1 自主恢复 90% 的
时间为 10.9 min。因此，使用 16 mg/kg 舒更葡糖拮抗
大剂量罗库溴铵，恢复时间明显快于琥珀胆碱的自主
恢复（图 28.19）[156]。这一发现得到了另一项随机试
验的验证，其观察快速序贯诱导麻醉及气管插管后如
何快速恢复，分别使用罗库溴铵 1.0 mg/kg 联合舒更
葡糖 16 mg/kg，与琥珀胆碱 1.0 mg/kg 对比[157]。气管
插管至自主呼吸的中位时间为琥珀胆碱组 406 s，而罗

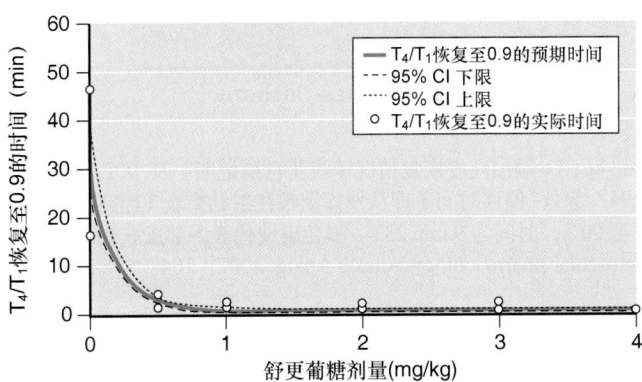

图 28.17　罗库溴铵 0.6 mg/kg 后给予舒更葡糖拮抗，T4/T1 恢
复至 0.9 时的剂量反应曲线　T4/T1 比值，神经肌肉阻滞恢复程
度（From Suy K, Morias K, Cammu G, et al. Effective reversal
of moderate rocuronium- or vecuronium-induced neuromuscular
block with sugammadex, a selective relaxant binding agent.
Anesthesiology. 2007；106：283-288.）

	安慰剂组 (n = 4)	舒更葡糖				
		2.0 mg/kg (n = 5)	4.0 mg/kg (n = 5)	8.0 mg/kg (n = 12)	12.0 mg/kg (n = 7)	16.0 mg/kg (n = 7)
均数（SD）	122.1（18.1）	56.5（5.4）	15.8（17.8）	2.8（0.6）	1.4（0.3）	1.9（2.2）
中位数	126.1	55.3	12.3	2.5	1.3	1.3
最小值 - 最大值	96.8 ～ 139.4	50.5 ～ 65.1	3.3 ～ 46.6	2.2 ～ 3.7	1.0 ～ 1.9	0.7 ～ 6.9

表 28.7　使用舒更葡糖或安慰剂（NaCl 0.9%）拮抗罗库溴铵（1.2 mg/kg）神经肌肉阻滞作用的恢复时间 *

* 从使用舒更葡糖或安慰剂至 TOF 比值恢复至 0.90 的时间（min）。
SD，标准差
（From de Boer HD, Driessen JJ, Marcus MA, et al. Reversal of a rocuronium-induced（1.2 mg/kg）profound neuromuscular block by sugammadex：a
multicenter，dose-finding and safety study. Anesthesiology. 2007；107：239-244.）

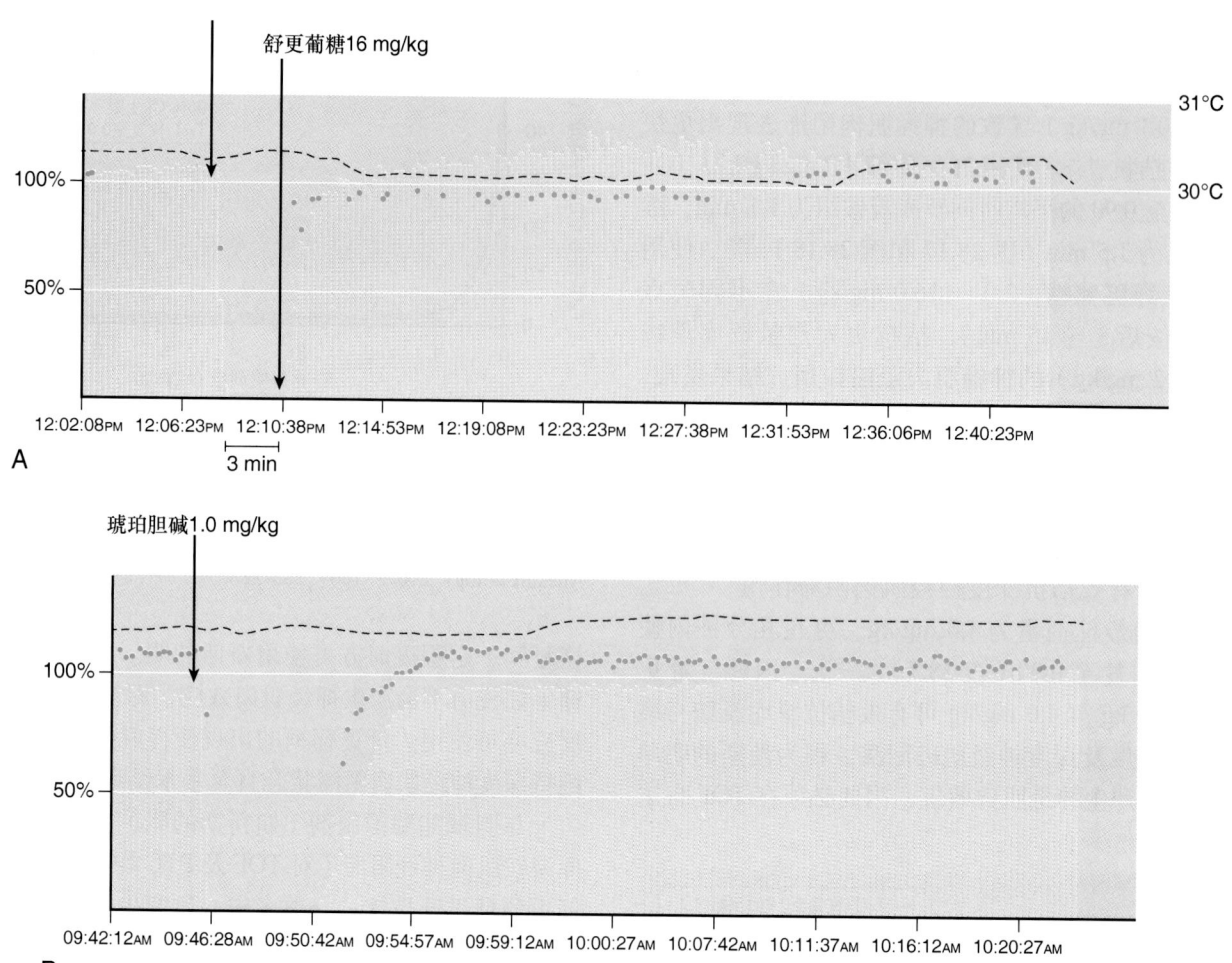

图 28.19　（A）静脉注射罗库溴铵 1.2 mg/kg 3 min 后给予舒更葡糖 16 mg/kg，T1 颤搐高度恢复情况（浅蓝色描记图）及 TOF 比值（深蓝色点图）。110 s 后第一次颤搐高度（T1）恢复 90% 及 TOF 比值为 0.94。起效–偏移时间（即从罗库溴铵注射结束至 T1 恢复 90% 的时间）为 4 min 47 s。（B）静脉注射琥珀胆碱 1.0 mg/kg 后 T1 自然恢复至 90%，时间为 9 min 23 s。黑色虚线代表手部皮肤温度（摄氏度）（From Naguib M. Sugammadex：another milestone in clinical neuromuscular pharmacology. Anesth Analg. 2007；104：575-581.）

库溴铵–舒更葡糖组为 216 s（表 28.8）[157]。这些数据证明舒更葡糖拮抗大剂量罗库溴铵的神经肌肉阻滞作用不仅显著快于琥珀胆碱的自主恢复，而且恢复自主呼吸速度更快（即该剂量可代替琥珀胆碱用于气管插管）。在临床实践及未预测的困难气道（无法气管插管、无法通气的情况），为快速恢复自主呼吸，可使用舒更葡糖拮抗罗库溴铵的神经肌肉阻滞作用。

　　与新斯的明或依酚氯铵比较，使用舒更葡糖后神经肌肉阻滞恢复的时间明显不同[158-160]。一项临床研究中，给予患者罗库溴铵 0.6 mg/kg 后，当第二次颤搐刺激（TOF 刺激出现第二次反应或 T2）出现时单次注射罗库溴铵维持神经肌肉阻滞[158]。给予最后一次剂量罗库溴铵后 15 min，给予新斯的明 70 μg/kg、依酚氯铵 1 mg/kg 或舒更葡糖 4.0 mg/kg，TOF 比值达到 0.90 的平均时间新斯的明组为舒更葡糖组的 10 倍以上（1044 s vs. 107 s），依酚氯铵组为舒更葡糖组的 3 倍以上（331 s）。Blobner 等比较罗库溴铵阻滞后 TOF 反应出现第二次颤搐刺激时使用舒更葡糖 2 mg/kg 或新斯的明 50 μg/kg 的神经肌肉阻滞恢复时间，结果与前述相似[159]。另外一项研究也支持拮抗罗库溴铵的深度神经肌肉阻滞作用时，舒更葡糖明显优于新斯的明[160]。PTC 为 1～2 时使用舒更葡糖 4.0 mg/kg，超过 97% 的患者在 5 min 内 TOF 比值恢复至 0.90。相反，给予新斯的明 70 μg/kg，只有 73% 的患者在 30～60 min 恢复，23% 需要 60 min 以上的时间方能恢复至 TOF 比值为 0.90（图 28.20）。

　　一项随机研究比较舒更葡糖拮抗罗库溴铵（0.6 mg/kg）与新斯的明拮抗顺阿曲库铵（0.15 mg/kg）的效果[161]。从使用拮抗剂至 TOF 比值恢复至 0.90 的时间，舒更葡糖 2.0 mg/kg 的恢复时间比新斯的明 50 μg/kg 快 4.7 倍（1.9 min vs. 9.0 min）。

　　与新斯的明或依酚氯铵不同，麻醉药的选择（例如丙泊酚 vs. 七氟烷）并不影响舒更葡糖对罗库溴铵所致神经肌肉阻滞作用拮抗的能力[162-163]。假如使用

表 28.8　使用琥珀胆碱或罗库溴铵-舒更葡糖进行快速序贯诱导及气管插管后如何快速恢复自主呼吸

	琥珀胆碱（1 mg/kg）（n = 26）	罗库溴铵（1 mg/kg）舒更葡糖（16 mg/kg）（n = 29）	P 值
操作开始至气管插管的时间（s）	330（313～351）	324（312～343）	0.45
气管插管条件			0.13
优	20（76%）	27（93%）	
良	6（24%）	2（7%）	
差	0（0%）	0（0%）	
气管插管困难评分			0.23
≤ 5	24（92%）	28（100%）	
> 5	2（8%）	0（0%）	
从气管插管至自主呼吸的时间（s）	406（313～507）	216（132～425）	0.002
从气管插管至 T1 恢复 90% 的时间（s）	518（451～671）（n = 17）	168（122～201）（n = 27）	< 0.0001
从注射 NMBDs 至 T1 恢复 90% 的时间（s）	719（575～787）（n = 17）	282（242～319）（n = 27）	< 0.0001

* 数据包括气管插管条件、自主呼吸恢复时间、使用琥珀胆碱或罗库溴铵-舒更葡糖后神经肌肉功能恢复情况
（From Sørensen MK，Bretlau C，Gätke MR，et al. Rapid sequence induction and intubation with rocuronium-sugammadex compared with succinylcholine. A randomized trial. Br J Anaesth. 2012；108：682-689.）

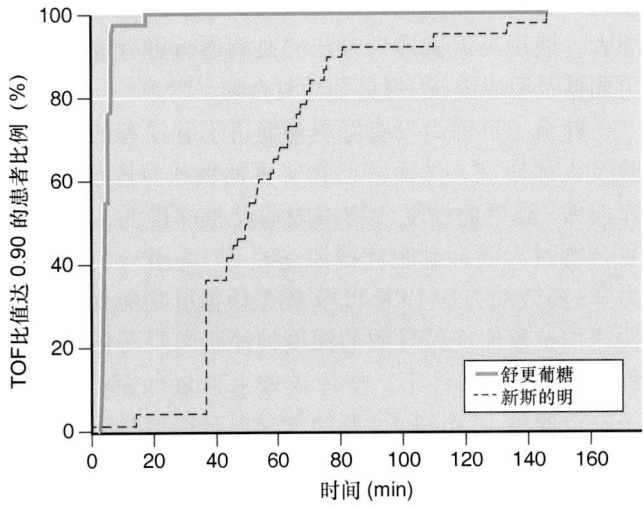

图 28.20　使用舒更葡糖 4 mg/kg 或新斯的明 70 μg/kg 拮抗罗库溴铵导致的深度神经肌肉阻滞作用，TOF 比值恢复至 0.90 的时间（From Jones RK，Caldwell JE，Brull SJ，et al. Reversal of profound rocuronium-induced blockade with sugammadex：a randomized comparison with neostigmine. Anesthesiology. 2008；109：816-824.）

推荐剂量的舒更葡糖拮抗不同程度的神经肌肉阻滞作用，术后发生或再次出现神经肌肉功能恢复不全的概率甚微。

舒更葡糖在小儿与老年患者中的临床使用

小儿　有一项纳入 8 例婴儿（28 天至 23 个月）、24 例小儿（2～11 岁）及 31 例青少年（12～17 岁）的临床试验，观察了舒更葡糖在小儿中的使用[164]。采用丙泊酚、阿片类药物及罗库溴铵 0.6 mg/kg 麻醉，当

T2 再次出现时分别给予舒更葡糖 0.5 mg/kg、1.0 mg/kg、2.0 mg/kg、4.0 mg/kg 或安慰剂，TOF 比值恢复至 0.90 的时间均呈剂量依赖性缩短。该研究并未观察到残余神经肌肉阻滞作用或再箭毒化的情况，没有副作用发生。最近的一例个案报道中，7 月龄患儿使用舒更葡糖后成功拮抗维库溴铵的神经肌肉阻滞作用[165]。另一个病例报道了 2 岁患儿使用舒更葡糖拮抗罗库溴铵的神经肌肉阻滞作用后，因再次手术使用罗库溴铵麻醉成功的病例[166]。最近一项系统综述表明，与新斯的明或安慰剂相比，舒更葡糖拮抗罗库溴铵诱导的肌松作用更加迅速，且心动过缓的发生率低[167]。

舒更葡糖可安全用于小儿及青少年（2～17 岁）。2 岁以下患儿舒更葡糖的使用经验仍然有限。

老年患者　已有研究对老年患者使用舒更葡糖拮抗神经肌肉阻滞作用的效果进行了评估。一项研究纳入 150 例患者，分为三组：成年组（18～64 岁）、老年组（65～75 岁）和高龄组（75 岁以上）[168]。使用气管插管剂量罗库溴铵 0.6 mg/kg，必要时单次注射 0.15 mg/kg 维持肌肉松弛。最后一次使用罗库溴铵后当 T2 再次出现时给予舒更葡糖 2.0 mg/kg，成年组恢复时间比 65 岁组稍短（相差 0.7 min）。一般情况下，老年患者由于心排血量降低而导致循环时间延长，推测这是使用舒更葡糖后恢复时间延长的原因之一[169-170]。然而，根据这些结果，老年人使用舒更葡糖不需调整剂量[168]。如果需要短时间内快速拮抗神经肌肉阻滞作用，可考虑采用更高剂量的舒更葡糖[171]。

舒更葡糖在特殊人群患者中的临床使用

心脏病　有研究评估心脏疾病患者使用舒更葡糖的安全性与有效性，结果发现舒更葡糖并不影响心电图（QTc 间期没有延长的表现）[172-173]。一项研究观察舒更葡糖对正常人群 QTc 间期的影响（舒更葡糖剂量最高达 32 mg/kg，单独使用或联合使用罗库溴铵或维库溴铵），结果发现，舒更葡糖不会导致 QTc 间期延长[173]。有个案报道一位长 QT 综合征的患者，使用舒更葡糖 2 mg/kg 拮抗维库溴铵的神经肌肉阻滞作用，QT 间期并无影响[174]。综合现有资料，健康患者或存在心血管并存疾病的患者，使用舒更葡糖拮抗不会增加心血管副作用的发生风险（亦可见"胆碱酯酶抑制剂相关的并发症"部分）。

肺疾病　有肺部疾病的患者术后肺部并发症如肺炎、呼吸功能衰竭及潜在肺疾病恶化风险增加[175]。有研究关注此类患者中舒更葡糖的使用[175]。77 例手术患者诊断或既往患有肺部疾病，舒更葡糖最大使用剂量 4.0 mg/kg，拮抗罗库溴铵的神经肌肉阻滞作用。与其他未患有肺疾病的成年患者相比，舒更葡糖对罗库溴铵的拮抗作用起效迅速，没有神经肌肉阻滞残余或再箭毒化的表现[176]。接受舒更葡糖治疗的 77 例患者中，有两例出现支气管痉挛，分别发生在舒更葡糖使用后 1 min 与 55 min。两例患者为哮喘发作，没有证据表明其与舒更葡糖有关。在其他肺疾病高风险患者（囊性纤维化与终末期肺疾病），也有成功使用舒更葡糖的报道[177]。与胆碱酯酶抑制剂（如新斯的明）相比，舒更葡糖用于有肺部疾病患者神经肌肉阻滞作用的拮抗有潜在优势，因为舒更葡糖与毒蕈碱胆碱能系统关系甚微，不需要同时使用抗胆碱能药物（亦可见"胆碱酯酶抑制剂相关并发症"部分）。

肾衰竭　有研究纳入 15 例严重肾损害的患者（肌酐清除率 < 30 ml/min），并与 15 例肾功能正常的患者（肌酐清除率 > 80 ml/min）进行对比，观察舒更葡糖拮抗罗库溴铵神经肌肉阻滞作用的效果[178]。当 T2 再次出现时给予舒更葡糖 2 mg/kg，两组恢复特性或

神经肌肉阻滞残余的发生率均无明显差异（表 28.9）。在另外一项研究中，针对严重肾损害（肌酐清除率 < 30 ml/min）的患者，观察舒更葡糖 4 mg/kg 对罗库溴铵引起深度神经肌肉阻滞的作用，结果发现拮抗效果快速且稳定[179]。中重度肾损害的患者肾清除率下降，血液中舒更葡糖和罗库溴铵-舒更葡糖复合物浓度升高[180]。两个病例报告了在小儿肾移植手术中使用舒更葡糖拮抗罗库溴铵引起的神经肌肉阻滞，表现出快速完全的拮抗效果，并未观察到残余神经肌肉阻滞及再箭毒化的情况[181]。近期有研究纳入 57 例因严重肾损害行肾移植手术的患者，评估罗库溴铵和舒更葡糖的长期疗效和安全性，结果发现罗库溴铵和舒更葡糖在肾移植手术患者中有效且安全[182]。因为肾损害患者罗库溴铵-舒更葡糖复合物是否能充分清除尚不清楚，目前对于严重肾衰竭患者并不推荐使用舒更葡糖。然而，对于轻度或中度肾功能不全的患者仍可使用，因为它的安全性与健康患者相似[178]。理论上讲，因为罗库溴铵 / 维库溴铵-舒更葡糖复合物的分子量大，透析可能降低其血浆浓度。对于严重肾损害的患者，使用高流量透析方法的血液透析可有效清除舒更葡糖及罗库溴铵-舒更葡糖复合物[148]。

肝病　目前尚没有舒更葡糖用于肝损害的动物实验及人体研究。然而，已知舒更葡糖或罗库溴铵 / 维库溴铵-舒更葡糖复合物不能通过胆汁排泄，因为该复合物过大而抑制胆汁排泄途径[183]。用一个药代动力学-药效动力学（PK-PD）模型模拟肝功能受损患者快速拮抗罗库溴铵导致的深度神经肌肉阻滞作用的过程[183]。在此条件下，罗库溴铵 1.2 mg/kg 后 3 min 给予舒更葡糖 16 mg/kg，肝功能受损对拮抗时间影响甚微。然而，其他情况下（T2 再次出现时给予舒更葡糖 2 mg/kg；15 min 后给予 4 mg/kg），肝功能受损患者罗库溴铵 1.2 mg/kg 诱导的神经肌肉阻滞作用恢复时间长于健康患者[183]。对于肝胆疾病患者，使用舒更葡糖后神经肌肉功能的恢复可能快于使用抗胆碱酯酶药（但恢复速度慢于无肝胆疾病的患者）。拮抗恢复速度

表 28.9　伴或不伴有肾衰竭患者使用舒更葡糖（T2 出现时给予 2 mg/kg）拮抗罗库溴铵的肌松作用，TOF 的恢复时间

	患者分组		
	CL_{CR} < 30 ml/min（n = 15）	$CL_{CR} \geqslant$ 80 ml/min（n = 14）*	ANOVA
TOF 比值恢复至 0.7，均数（SD）	1.45（0.47）	1.17（0.38）	NS
TOF 比值恢复至 0.8，均数（SD）	1.60（0.57）	1.32（0.45）	NS
TOF 比值恢复至 0.9，均数（SD）	2.00（0.72）	1.65（0.63）	NS

ANOVA，方差分析；CL_{CR}，全血肌酐清除率；NS，无差异；SD，标准差；TOF，四个成串刺激
* 对照组一名患者因 TOF 监测不准确而被排除（肾功能正常）
（From Staals LM, Snoeck MM, Driessen JJ, et al. Multicenter, parallel-group, comparative trial evaluating the efficacy and safety of sugammadex in patients with end-stage renal failure or normal renal function. Br J Anaesth. 2008；101：492-497.）

减慢的原因尚不清楚，需要进一步临床研究。根据这些有限的数据，对于肝胆疾病的患者，应该谨慎使用舒更葡糖。

肥胖　肥胖特别是病理性肥胖患者［体重指数（BMI）＞ 40 kg/m²］，围术期出现心血管及呼吸系统并发症的风险高[184]。这些患者术后容易发生严重呼吸事件，包括换气不足、低氧血症、呼吸道梗阻、急性呼吸功能衰竭[38, 68]。术后神经肌肉阻滞残余可能进一步增加此类患者术后并发症的风险，这可能与上呼吸道的完整性受损及上呼吸道塌陷有关[33-34]。因此，拔除气管导管之前，必须迅速并充分拮抗神经肌肉阻滞作用。此时，舒更葡糖可促使神经肌肉功能充分恢复，很少发生恢复不全，因而较传统的抗胆碱酯酶药更具优势[184]。决定病理性肥胖患者的舒更葡糖恰当剂量，成为其是否有能力充分捕获剩余 NMBDs 分子的一个关键问题。而肥胖患者 NMBDs 的剂量应基于瘦 / 理想体重（因为这些药物为亲水性，其分布容积受肥胖影响甚微），舒更葡糖在肥胖患者的剂量仍存在争议。为确保神经肌肉功能充分恢复，舒更葡糖的剂量应足以拮抗外周室与中央室的浓度梯度，并有效包裹所有罗库溴铵分子。舒更葡糖剂量不足时可能无法抑制罗库溴铵的再分布，导致神经肌肉阻滞作用再次出现。

舒更葡糖的产品说明书中的推荐剂量基于患者的实际体重。然而，因为其较低的稳态分布容积（估计为 0.16 L/kg）限制向血管间隙的分布，采取瘦 / 理想体重而不是实际体重决定舒更葡糖的剂量似乎更为合适[178]。然而，在最近发表的关于舒更葡糖在肥胖患者（BMI ＞ 30）使用剂量的 pooled 分析（纳入 27 项试验）中，作者发现对于肥胖和非肥胖患者采用实际体重计算推荐剂量的舒更葡糖均能使患者神经肌肉功能快速恢复，对肥胖患者不需进行剂量调整[185]。几项研究基于无脂肪或瘦 / 理想体重的变异性探讨舒更葡糖的剂量[186-189]。在一项研究中，通过瘦 / 理想体重计算的 4 mg/kg 舒更葡糖用于拮抗病理性肥胖患者罗库溴铵产生的深度肌松弛作用[188]。约 40% 患者在此情况下拮抗不充分，需要根据瘦 / 理想体重计算的追加 2 mg/kg 舒更葡糖才能使 TOF 比值达到 0.90。作者结论认为，通过瘦 / 理想体重计算的舒更葡糖剂量不足以拮抗病理性肥胖患者的深度及中度神经肌肉阻滞[188]。

另一项病理性肥胖患者的研究，观察罗库溴铵致中度神经肌肉阻滞（T1 ～ T2）情况下舒更葡糖 2.0 mg/kg 的拮抗效果[187]。采用四种方法校正体重：瘦 / 理想体重、瘦 / 理想体重 ＋ 20%、瘦 / 理想体重 ＋ 40%、实际体重。该研究发现，通过计算瘦 / 理想体重 ＋ 40%，舒更葡糖 2.0 mg/kg 可有效拮抗罗库溴铵致中度神经肌肉阻滞[187]。这个发现在最近的一项研究也得到了证实[190]。然而，与实际体重相比，瘦 / 理想体重组恢复时间更长，个体变异度较大[187-188]。此外，一例病理性肥胖患者使用亚治疗剂量的舒更葡糖后再次出现神经肌肉阻滞情况[189]。所以目前认为舒更葡糖的剂量应基于实际体重，直至有更充分的研究证据出现。

剖宫产与妊娠患者　晚期妊娠及剖宫产患者如果采取全身麻醉，常使用硫喷妥钠或丙泊酚联合快速起效的 NMBDs 实施快速序贯诱导。琥珀胆碱作为原型 NMBDs 用于此类手术产生理想的气管插管条件已经有数十年[191]。罗库溴铵可作为替代琥珀胆碱用于快速序贯诱导的肌松药，其剂量高于 1.0 mg/kg 时不仅可以起效时间不超过 60 s，而且可达到与琥珀胆碱类似的理想气管插管条件[192]。然而，罗库溴铵 1.0 mg/kg 或更大剂量时产生深度神经肌肉阻滞，且阻滞时间延长（常超过 2 h）。此外，产科患者气管插管失败的概率与非妊娠女性相比增加至少 8 倍[193]。气管插管失败或"无法插管、无法通气"的情况下，即使超过 1.2 mg/kg 剂量的罗库溴铵，也可使用舒更葡糖 16 mg/kg 快速拮抗[156]。

动物实验发现，舒更葡糖胎盘分布量较小（＜ 2% ～ 6%）。舒更葡糖对妊娠或胚胎、胎儿或新生儿出生后发育均无不良影响[191, 194-195]。虽然目前尚没有舒更葡糖在人乳汁中的数据，但估计分泌量甚小，缺乏临床意义，且一般情况下环糊精类药物的口服吸收量甚微。因此，舒更葡糖可用于母乳喂养的女性。有两项研究检测了接受罗库溴铵与舒更葡糖的产科患者（7 例与 18 例患者），未观察到副作用[194-195]。舒更葡糖在产科麻醉中的有效性与安全性尚无定论，但没有使用舒更葡糖后母体或新生儿发生严重副作用的案例报告。

神经肌肉功能障碍　神经肌肉功能障碍患者常因为肌无力而导致围术期呼吸系统并发症发生率增加[196-197]。此类患者，琥珀胆碱可能诱发威胁生命的潜在副作用，因而禁忌使用。即使单次使用非去极化 NMBDs，有时亦会导致自主神经肌肉功能恢复时间延长。因此，多种因素导致此类患者术后肌无力的风险增加，其中一个因素即为神经肌肉阻滞残余[196-197]。神经肌肉功能的快速恢复对保证患者安全及降低肺部并发症至关重要。然而，使用抗胆碱酯酶药（如新斯的明）拮抗，尤其是神经肌肉功能紊乱患者，术后并发症增加[197]。

多个病例报告和病例系列描述了舒更葡糖用于拮抗各种神经肌肉功能紊乱患者，如重症肌无力、营养不良性肌强直、脊髓性肌萎缩症（图 28.21）[197-204]。一般而言，舒更葡糖的使用方法根据实际体重及拮抗时的神经肌肉阻滞情况进行调整。舒更葡糖可迅速拮抗神经肌肉阻滞，效果与正常患者相似。虽然尚缺乏神经肌肉功能紊乱患者的研究数据，但病例报道提示此类患者应考虑使用舒更葡糖作为拮抗药物（如替代新斯的明）。目前尚需要进行更大样本的临床研究以确认舒更葡糖的效果。

药物副作用及相互作用

舒更葡糖对于已知有此类药物过敏史的患者禁忌使用。在一些病例中报告了可能出现的超敏反应，值得我们重视。然而，由于超敏反应发生率低，这增加了研究的难度。在最近一项单中心的回顾性分析中，调查了 3 年来与舒更葡糖相关的 I 型超敏反应，发现术中超敏反应的总发生率为 0.22%（95% CI，0.17% ～ 0.29%），I 型超敏反应的发生率为 0.059%（95% CI，0.032% ～ 0.10%）。研究共有 15 479 例患者接受舒更葡糖拮抗治疗，其中与舒更葡糖相关的 I 型超敏反应的发生率为 0.039%（6 例；95% CI，0.014% ～ 0.084%）[205]。我们需要设计前瞻性研究来证实舒更葡糖引起 I 型超敏反应，血清胰蛋白酶水平（阳性预测值为 93%，阴性预测值为 54%）、皮肤试验（金标准）、血清和尿液中组织胺的浓度均有助于诊断。近期，嗜碱性粒细胞激活试验被应用于检测超敏反应的诱发复合物，具有较高的特异性和敏感性。然而，还需更多的研究来证实该方法可用于鉴定舒更葡糖引起的 I 型超敏反应[206]。

其他有报道的副作用包括咳嗽、肢体活动、嗅觉异常、尿中 N- 乙酰-氨基葡萄糖苷酶增加[183]。使用舒更葡糖后出现咳嗽及肢体活动可能与麻醉深度不足有关，而非舒更葡糖的直接副作用。早期的研究显示，在健康志愿者中，舒更葡糖给药后引起活化部分凝血活酶时间和凝血酶原时间延长。然而，在一项更深入的研究中，调查舒更葡糖对患者术后出血和凝血因素的影响，结果发现舒更葡糖引起活化部分凝血活酶时间和凝血酶原时间轻度短暂（< 1 h）延长，但在常规用药时，并未增加出血风险[207]。

我们知道环糊精类是一种可与其他复合物包裹形成螯合物的媒介。舒更葡糖可与罗库溴铵或维库溴铵以 1：1 分子比形成紧密复合物。然而，因其作用机制，也可能发生舒更葡糖与其他相关药物作用的情况[208]。理论上讲，两种重要的药物相互作用可能发生。首先，舒更葡糖除了与甾体类神经肌肉阻滞药物作用外，尚可与内源性分子或药物结合，导致其被包裹而效果降低。然而，与甾体类或非甾体类分子如可的松、阿托品、维拉帕米形成复合物，临床意义并不大，因为与这些药物的结合力比与罗库溴铵的结合力低 120 ～ 700 倍[208]。临床前研究发现，即使剂量达 500 mg/（kg·d），舒更葡糖与其他甾体类药物的相互作用也可忽略不计[209]。其次，如舒更葡糖对其他分子的亲和力非常高，这些分子可能取代罗库溴铵或维库溴铵与舒更葡糖形成复合物，导致神经肌肉阻滞作用再次发生。这种药物相互作用可能产生潜在的临床安全性问题[208]。目前已经被开发出一种模型方法用以评估 300 种化合物（包括围术期常用药物）与舒更葡糖之间可能出现的置换作用[208]。在化合物的筛选中，托瑞米芬、夫西地酸、氟氯西林三种药物被认为可能具有置换作用[208]。然而，当舒更葡糖与这些药物合用时，没有发生神经肌肉阻滞作用再次出现的情况[208]。一项临床研究发现，使用舒更葡糖拮抗后，氟氯西林不会导致神经肌肉阻滞作用再次发生，也未发生其他具有临床意义的相互作用[210]。

特殊情况

舒更葡糖拮抗神经肌肉阻滞作用后再次气管插管

气管拔管前给予舒更葡糖的患者，如果需要再次气管插管，循环中的舒更葡糖可能与再次使用的罗库溴铵或维库溴铵发生作用，因此需要考虑。在此情况下，有两种方案可供选择以达到充分的神经肌肉阻滞效果。舒更葡糖使用 24 h 内，推荐使用非甾体类 NMBDs

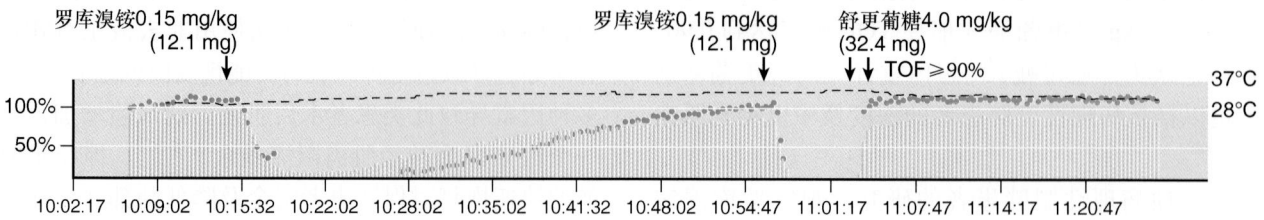

图 28.21　一例重症肌无力患者使用舒更葡糖拮抗实际描记曲线。从首次剂量罗库溴铵产生深度肌肉松弛作用至 TOF 比值为 0.90 的自然恢复时间为 36.5 min。再次给予罗库溴铵，同时使用舒更葡糖 4.0 mg/kg，TOF 比值恢复至 0.90 的时间为 2.7 min。浅蓝色描记曲线表示 T1 恢复情况，蓝色点图表示 TOF 恢复情况，黑色虚线表示手部皮肤温度（摄氏度）（From de Boer HD, van Egmond J, Driessen JJ, et al. A new approach to anesthesia management in myasthenia gravis: reversal of neuromuscular blockade by sugammadex. Rev Esp Anesthesiol Reanim. 2010; 57: 81-84.）

代替罗库溴铵或维库溴铵。这一保守的用药策略主要考虑舒更葡糖的最大清除时间。然而，临床前及临床研究发现，即使在 24 h 以内使用罗库溴铵也可产生安全有效的神经肌肉阻滞效果[211]。一个纳入健康志愿者的模型研究发现，舒更葡糖拮抗后 5 ~ 60 min 使用高剂量的罗库溴铵可产生充分的神经肌肉阻滞作用（T1 = 0%）[212]。舒更葡糖拮抗后 5 min 给予罗库溴铵 1.2 mg/kg 可产生快速的神经肌肉阻滞作用（T1 = 0%），平均起效时间约为 3 min。舒更葡糖使用 30 min 后，罗库溴铵 1.2 mg/kg 的起效时间为 1.5 min。因此，在使用舒更葡糖至再次使用罗库溴铵的时间间隔与其起效时间呈负相关，神经肌肉阻滞的持续时间与该间隔时间直接相关。

根据罗库溴铵与舒更葡糖的共同分布容积，采用模型计算等效剂量，使用较大剂量舒更葡糖（8 ~ 20 mg/kg）进行二次拮抗理论上可行[211]。

神经肌肉阻滞作用的拮抗不全　虽然舒更葡糖与罗库溴铵及维库溴铵包裹形成致密复合物，仍有病例报道发生神经肌肉阻滞拮抗不完全[151, 213]。一个研究药物剂量的试验中，一例健康患者使用舒更葡糖 0.5 mg/kg 拮抗后 TOF 反应暂时性降低[213]。TOF 比值开始时达到 0.70，后降至 0.30，此后逐渐增加至 0.90（图 28.22）。作者推测 TOF 比值降低与外周室非结合罗库溴铵再分布有关，以致没有足够的舒更葡糖进行包裹。另有两例类似病例，健康患者接受较低剂量舒更葡糖（0.5 mg/kg）拮抗罗库溴铵诱导的深度

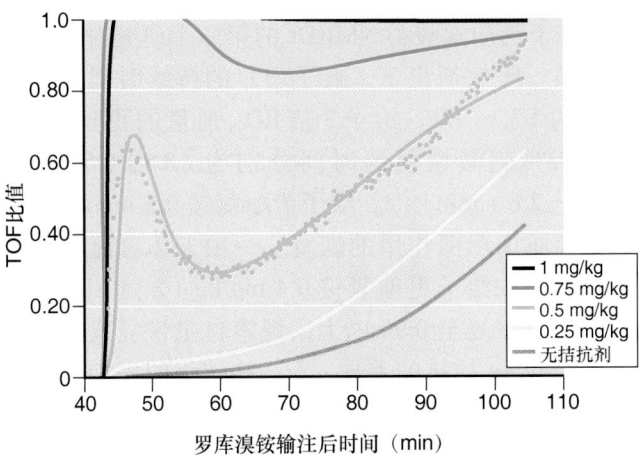

图 28.22　不同剂量舒更葡糖产生的 TOF（点图）与模拟结果（实线）发生神经肌肉阻滞反跳的舒更葡糖剂量范围较小。模拟图提示，该患者使用舒更葡糖剂量超 1 mg/kg，可充分拮抗神经肌肉阻滞并避免反跳现象发生。TOF，四个成串刺激（From Eleveld DJ，Kuizenga K，Proost JH，et al. A temporary decrease in twitch response during reversal of rocuronium-induced muscle relaxation with a small dose of sugammadex. Anesth Analg. 2007；104：582-584.）

神经肌肉阻滞后出现拮抗不全[151]。Duvaldestin 等采用低剂量舒更葡糖（0.5 和 1.0 mg/kg）拮抗深度神经肌肉阻滞，结果有 5 例患者发生再次神经肌肉阻滞作用[163]。另一项研究对比舒更葡糖单次剂量 1.0 mg/kg（15 例）和 4 mg/kg（60 例）拮抗深度神经肌肉阻滞（PTC = 1）的作用效果，发现前者拮抗肌松所需时间明显长于后者，因此舒更葡糖拮抗神经阻滞的速度和效能呈剂量依赖性[214]。其中值得注意的是，接受舒更葡糖 1 mg/kg 的 7 例患者中有 3 例出现神经肌肉阻滞残余，4 例出现神经肌肉阻滞的再次发生，而接受推荐剂量 4 mg/kg 的患者未出现神经肌肉阻滞的再次发生。在舒更葡糖拮抗维库溴铵诱导的神经肌肉阻滞也可观察到相似的情况，小剂量组（0.5 和 1.0 mg/kg）拮抗肌松所需的时间更长，患者出现神经肌肉阻滞残余和神经肌肉再次阻滞的发生率升高[215]。因此，舒更葡萄的剂量不足与神经肌肉阻滞残余或神经肌肉阻滞再次发生的风险相关，应根据神经肌肉阻滞的深度适当调整剂量。

女性患者　舒更葡糖可能与激素类避孕药产生作用。有研究关注舒更葡糖可能包裹第三种药物，从而降低其临床效果。模拟药代动力学-药效动力学，采取相对保守的假设模型，使用舒更葡糖 4 mg/kg 可能结合 34% 的游离依托孕烯[209]。单次使用舒更葡糖降低依托孕烯的作用时间，与错失一日量的口服避孕药效果类似。应该告知正在服用激素类避孕药的患者，使用舒更葡糖后避孕效果降低的可能。此类患者应在其后 7 天考虑使用其他非激素类避孕方法。

电休克治疗　电休克治疗为经皮使用轻度电刺激大脑治疗选择性神经紊乱（如重度抑郁）的方法。与电休克治疗相关的强直-阵挛性发作可导致损伤，如肢体骨折及脊柱压缩性骨折。麻醉尤其是 NMBDs 的使用，可降低强直-阵挛导致的运动过度，减少不受控制的强直性肌肉收缩相关的生理损伤[216]。琥珀胆碱常用于此类患者，然而其存在众所周知的诸多不良反应[216]。罗库溴铵在电休克治疗中可产生与琥珀胆碱相同的治疗效果，可替代使用[217]。然而，罗库溴铵需要增加剂量以缩短起效时间，导致神经肌肉阻滞作用时间延长。有几个研究报道了舒更葡糖在电休克治疗中的使用。结果发现，舒更葡糖可迅速、有效拮抗罗库溴铵产生的神经肌肉阻滞作用，不会产生残余阻滞或其他不良反应[217-220]。因此，罗库溴铵与舒更葡糖的联合使用可替代琥珀胆碱用于电休克治疗。然而，此种情况下舒更葡糖的恰当剂量尚不清楚。

使用新斯的明确保神经肌肉阻滞作用得到充分拮抗是麻醉史中的重要策略之一。手术结束时较深的神经肌肉阻滞作用很可能导致残余阻滞作用。随着舒更葡糖的出现，腹腔镜检查的整个手术期间均可维持深度神经肌肉阻滞。深度神经肌肉阻滞可在较小的气腹压力下提供更充分的手术空间[221]，也可降低吸气压力从而改善患者预后[221]。此外，Staehr-Rye 等认为深度神经肌肉阻滞可为手术创造良好条件，降低术后疼痛及恶心、呕吐发生率[222]。最近一项 meta 分析同样表明腹腔镜手术期间维持深度神经肌肉阻滞可实现较低的气腹压力，改善手术条件和减少术后疼痛[223]。当 TOF 比值低于 0.90 时，舒更葡糖 2 ～ 8 mg/kg 可逆转神经肌肉阻滞作用。

最近有研究报道了日本使用舒更葡糖的临床经验[224]。值得注意的是，虽然神经肌肉阻滞在围术期并未常规监测，拔除气管导管时常测定 TOF 比值。纳入 249 例患者的研究分为三组：自主呼吸患者（$n = 23$）、新斯的明拮抗组（$n = 109$）及舒更葡糖组（2.7 mg/kg，$n = 117$）。虽然舒更葡糖组最少发生神经肌肉阻滞残余，然而令人惊讶的是，三组均存在较高的神经肌肉阻滞残余发生率[224]。

Naguib 等撰写述评论述在缺乏神经肌肉功能监测的情况下如何使用舒更葡糖[225]。虽然强烈建议使用恰当的监测，但关于舒更葡糖的合适剂量仍有争议。使用高于推荐剂量的新斯的明，拮抗效果并未改善，但是仍有充分理由相信，使用高于 2.7 mg/kg 舒更葡糖拮抗时更有效。其他争论认为，如果使用恰当的监测，舒更葡糖剂量没有必要高于 2.0 mg/kg。当然，也存在另一种可能，似乎更大剂量的舒更葡糖联合神经肌肉功能监测更为理想。

结论认为，舒更葡糖为拮抗神经肌肉阻滞作用提供一种创新性概念。虽然舒更葡糖的费用是限制其广泛使用的重要因素，仍有许多机构常规使用舒更葡糖拮抗神经肌肉阻滞作用。我们推测，将来无论是否使用更大剂量舒更葡糖，常规神经肌肉功能监测将成为全球手术麻醉中的强制性要求。

神经肌肉阻滞药延胡索酸盐与其拮抗药半胱氨酸

延胡索酸盐是最近研制成功的一类新型非去极化 NMBDs。这些 NMBDs 是烯族（双键）异喹啉二酯混合物，与对称性苄基异喹啉碱类如米库氯铵不同，有其独特的失活方式。新研发的药物更他氯铵 [gantacurium（GW280430A，AV430A）, CW002 与 CW011] 与 L- 半胱氨酸结合，形成低活性的降解产物（图 28.23）。给予 L- 半胱氨酸能迅速灭活延胡索酸复合物并拮抗其神经肌肉阻滞作用。

更他氯铵是一种非对称性 α - 延胡索酸氯代盐，是琥珀胆碱的替代品[226]。更他氯铵起效迅速，持续时间短，主要因为药物与血浆中游离半胱氨酸快速反应并迅速失活。半胱氨酸与更他氯铵通过中心延胡索酸双键快速结合，改变更他氯铵的立体化学构型，使其不能与神经肌肉阻滞接头部位的 nAChR 结合。降解也可能通过一个更慢的途径进行（pH 敏感性酯解），生成两种不具有神经肌肉阻滞功能的产物[226-227]。CW002（对称性延胡索酸盐）与 CW011（非对称性马来酸盐）是正在研发中的 NMBDs，中心双键碳被非卤素（氯）替代。氯的缺乏导致半胱氨酸结合减慢，CW002 与 CW011 的失活慢于更他氯铵，导致持续时间与中效 NMBDs 一致。

半胱氨酸是一种非必需的内源性氨基酸，由一分子丝氨酸与一分子甲硫氨酸合成。包括 L- 与 D- 对映体。L- 半胱氨酸是一种正常的蛋白质结构成分，在婴儿中属于条件性必需氨基酸[228]。在临床治疗中也有应用，常被加入小儿全胃肠外营养液中，剂量约为 80 mg/（kg·d）。半胱氨酸的乙酰化衍生物（N- 乙酰基 -L- 半胱氨酸）可用于治疗急性对乙酰氨基酚中毒。L- 半胱氨酸在临床应用的治疗剂量时未见明显毒性。目前有研究将 L- 半胱氨酸用于拮抗延胡索酸盐类 NMBDs 的神经肌肉阻滞作用。有几项研究探讨可有效拮抗更他氯铵、CW002、CW011 神经肌肉阻滞作用的 L- 半胱氨酸剂量。

关于延胡索酸类 NMBDs 的第一个研究对象是更他氯铵。等效剂量下，猴子中总的持续时间是米库氯铵的 1/3 ～ 1/2。给予 3 倍 ED_{95} 剂量的更他氯铵，达到 95% 刺激恢复的时间分别为（8.5±0.5）min、（22.0±2.6）min[227]。给予依酚氯铵 0.5 mg/kg 可加快神经肌肉阻滞作用的恢复。一项人体志愿者的研究表明，从给予更他氯铵 0.4 mg/kg（2 倍 ED_{95}）至 TOF 比值恢复至 0.90 以上，观察自主恢复或依酚氯铵 0.5 mg/kg 拮抗的差异[229]。拮抗组的平均恢复时间明显快于自主呼吸组（3.8 min vs. 14.3 min）。以猴子作为实验对象观察使用半胱氨酸拮抗更他氯铵的效果[228]。使用更他氯铵 1 min 后给予单次剂量 L- 半胱氨酸（10 mg/kg），与自主恢复相比 [（10.4±3.1）min]，恢复时间明显缩短 [（3.0±1.0）min]（$P < 0.001$）。在 1 min 时使用 L- 半胱氨酸拮抗更他氯铵，恢复时间明显快于依酚氯铵。这些研究提示，虽然更他氯铵是一种短效的 NMBDs，使用 L- 半胱氨酸仍可进一步促

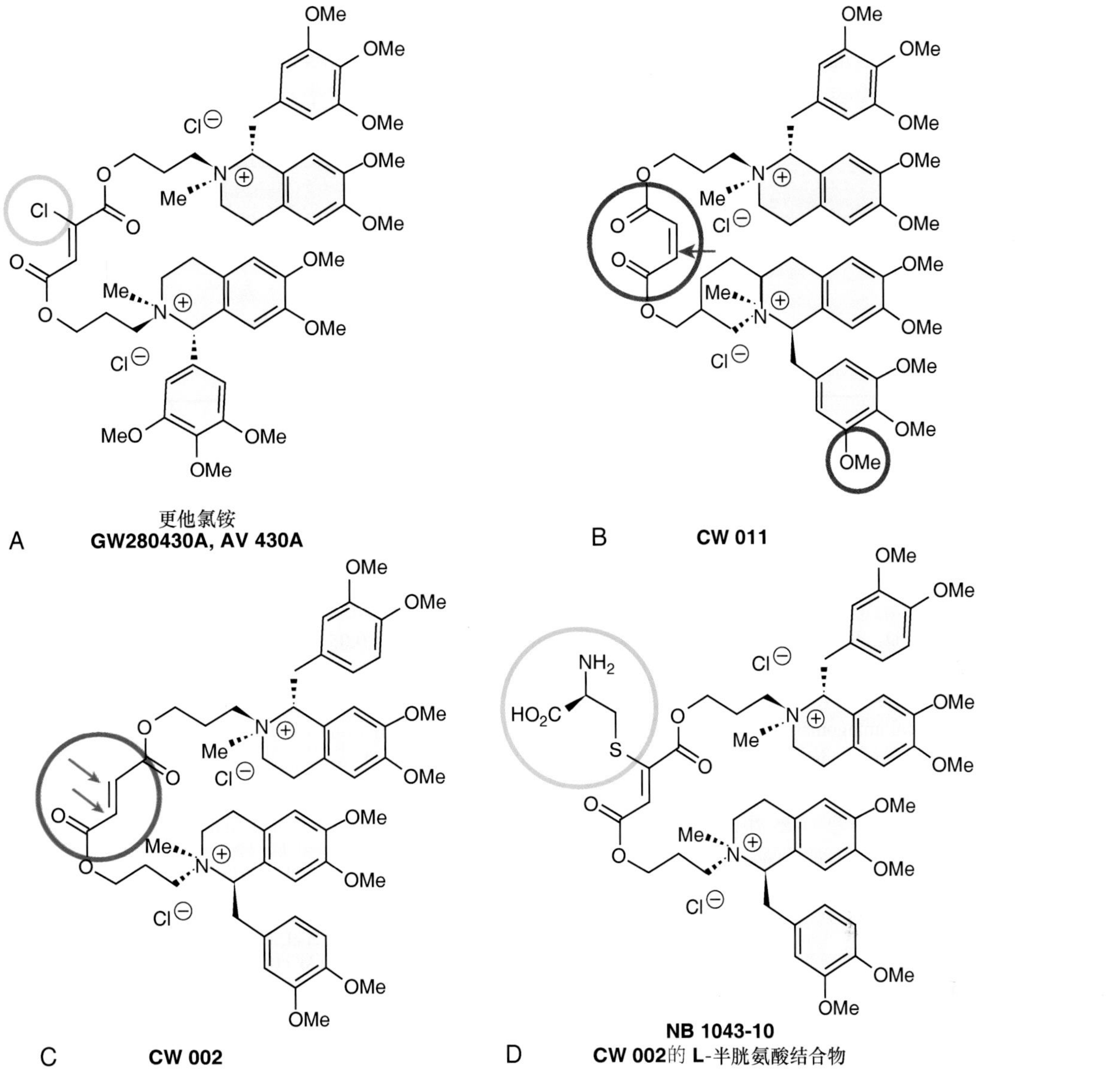

图 28.23　更他氯铵（A），CW011（B），CW002（C）的化学式。其化学特点为：位于更他氯铵（一种延胡索酸氯代盐）烯族双键上的氯取代基（浅蓝色圈），加速 L- 半胱氨酸的结合反应。延胡索酸盐 CW002 不含卤素（氯）取代基，对称结构，与 L- 半胱氨酸的结合能力低于更他氯铵。但由于其分子中烯族碳（深蓝色圈）与 α- 羧基相连，从而具有活性。马来酸盐 CW011 为非对称结构，其中一个异喹啉结构含有一额外的甲氧基取代基（灰色圈）。其可减少 L- 半胱氨酸进入烯烃（灰色箭头），并降低结合速度。NB 1043-10（CW002 的 L- 半胱氨酸结合物）的化学结构见图 D。浅蓝色圈为重点标示的 L- 半胱氨酸结合位点［From Savarese JJ，McGilvra JD，Sunaga H，et al. Rapid chemical antagonism of neuromuscular blockade by l-cysteine adduction to and inactivation of the olefinic（double-bonded）isoquinolinium diester compounds gantacurium（AV430A），CW 002，and CW 011. Anesthesiology. 2010；113：58-73.］

进其神经肌肉阻滞的恢复。

　　与更他氯铵相反，CW002 与 CW011 持续时间在短效与中效 NMBDs 之间。给猴子 4 ～ 5 倍 ED_{95} 剂量 CW002 与 CW011，阻滞持续时间为更他氯铵的 3 倍以上（分别为 28.1 min、33.3 min、10.4 min），但只有顺阿曲库铵的一半[228]。使用 CW002 后 1 min 给予新斯的明不会促进神经肌肉功能的恢复。使用半胱氨酸（50 mg/kg）快速拮抗 CW002，拮抗效果非常明显［95% 基础颤搐高度持续（2.2±0.3）min，1 ～ 2 min 后 TOF 比值达到 100%］（图 28.24）[228]。采用同一方案观察 CW 011 的效果，结果与 CW 002 相似。与更他氯铵相比（10 mg/kg），充分拮抗 CW002 与 CW011（50 mg/kg）需要更大剂量的 L- 半胱氨酸；这可能与 L- 半胱氨酸和这些复合物结合的速度降低有关，但 CW002 与 CW011 结合的作用更强。也有实验室以犬作为研究对象，观察 L- 半胱氨酸拮抗 CW002（9 倍 ED_{95}）的效果[230]。L- 半胱氨酸（50 mg/kg）将中位阻滞持续时间从 70 min（自主恢复）缩短至低于 5 min。高达 200 mg/kg 剂量对血流动力学影响甚微，也不会产生解剖、生化或组织学变化的器官毒性。

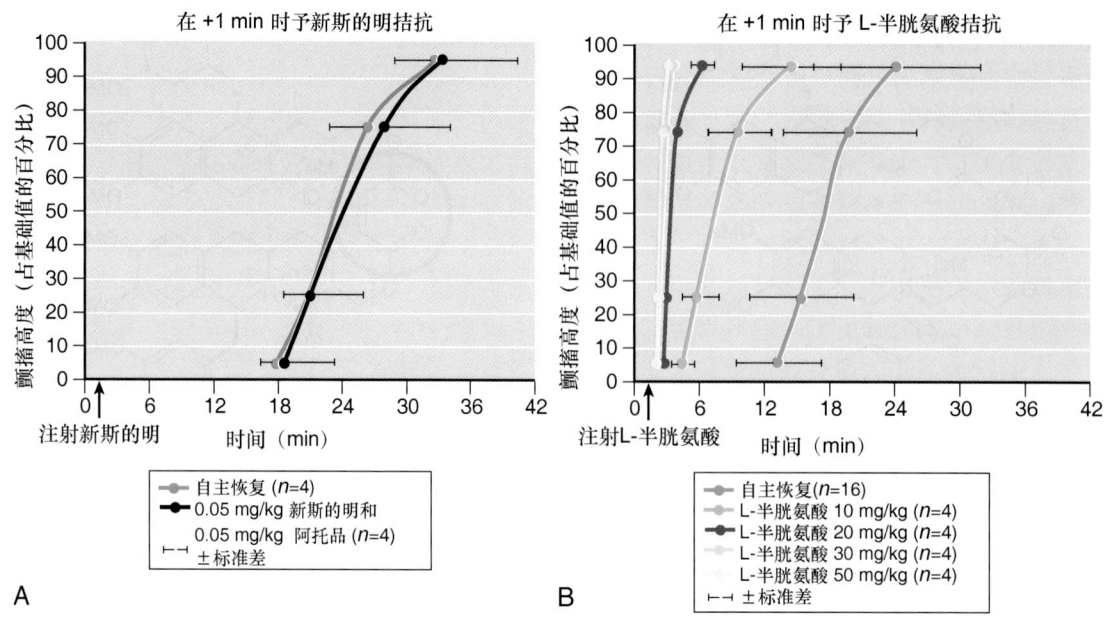

图 28.24 给予 4 倍 ED₉₅ 剂量的 CW002 (0.15 mg/kg) 1 min 后用新斯的明 (0.05 mg/kg 新斯的明 + 0.05 mg/kg 阿托品) 或 L- 半胱氨酸 (10，20，30，50 mg/kg) 拮抗的效果的比较。新斯的明没有缩短肌力恢复时间 (A)，而 L- 半胱氨酸能够缩短肌力恢复时间，并且呈现剂量依赖性 (B)，当剂量为 50 mg/kg 时达到峰值。数据采自接受麻醉的猴 [From Savarese JJ，McGilvra JD，Sunaga H，et al. Rapid chemical antagonism of neuromuscular blockade by l-cysteine adduction to and inactivation of the olefinic (double-bonded) isoquinolinium diester compounds gantacurium (AV430A)，CW 002，and CW 011. Anesthesiology. 2010；113；58-73.]

总结，延胡索酸盐是一类新的 NMBDs，主要通过自身的双键与半胱氨酸加合形成复合物，生成不能与神经肌肉接头结合的非活性产物。实验室研究显示，给予外源性 L- 半胱氨酸，2 ~ 3 min 内即可充分拮抗深度神经肌肉阻滞作用。这些研究提示，即使在刚给予大剂量 NMBDs 后不久，延胡索酸类 NMBDs 的化学性拮抗剂也可以快速充分地拮抗其神经肌肉阻滞作用。早期临床研究观察了志愿者使用更他氯铵的药理学效应，最近有研究观测 CW002 用于志愿者的情况。在动物实验中 L- 半胱氨酸的最佳拮抗剂量为 50 mg/kg。L- 半胱氨酸拮抗更他氯铵、CW002 及 CW011 的恰当剂量尚不清楚。而且需要进一步研究探讨大剂量半胱氨酸是否对人体产生不良反应。如果以后的研究与早期结果一致，延胡索酸类 NMBDs 的出现使临床医师在整个手术期间维持深度神经肌肉阻滞，而且发生术后神经肌肉阻滞残余风险的可能很小。

参考文献

1. Gray TC, et al. JA. *Proc R Soc Med.* 1946;39:400.
2. Cowan SL. *J Physiol.* 1938;15:215.
3. Bennett AE. *JAMA.* 1940;114:322.
4. Griffith HR, Johnson GE. *Anesthesiology.* 1942;3:418.
5. Adams RC. *Surg Clin North Am.* 1945;25:735.
6. Gray TC, Wilson F. *Anesthesiology.* 1959;20:519.
7. Churchill-Davidson HC. *Anesthesiology.* 1965;26:132.
8. Fuchs-Buder T, et al. *Anaesthesist.* 2003;52:522.
9. Duvaldestin P, et al. *Ann Fr Anesth Reanim.* 2008;27:483.
10. Osmer C, et al. *Eur J Anaesthesiol.* 1996;13:389.
11. Naguib M, et al. *Anesth Analg.* 2010;111:110.
12. Cullen SC. *Anesthesiology.* 1944;5:166.
13. Grayling M, Sweeney BP. *Anaesthesia.* 2007;62:806.
14. Pavlin EG, et al. *Anesthesiology.* 1989;70:381.
15. Eikermann M, et al. *Anesthesiology.* 2003;98:1333.
16. Pedersen T, et al. *Anesthesiology.* 1990;73:835.
17. Cammu G, et al. *Anesth Analg.* 2006;102:426.
18. Hayes AH, et al. *Anaesthesia.* 2001;56:312.
19. Viby-Mogensen J, et al. *Anesthesiology.* 1985;63:440.
20. Brull SJ, Silverman DG. *Anesth Analg.* 1993;77:352.
21. Capron F, et al. *Anesth Analg.* 2006;102:1578.
22. Dupuis JY, et al. *Can J Anaesth.* 1990;37:397.
23. Brull SJ, Silverman DG. *Anesth Analg.* 1991;73:627.
24. Mortensen CR, et al. *Acta Anaesthesiol Scand.* 1995;39:797.
25. Gätke MR, et al. *Acta Anaesthesiol Scand.* 2002;46:207.
26. Murphy GS, et al. *Anesthesiology.* 2008;109:389.
27. Murphy GS, et al. *Anesthesiology.* 2011;115:946.
28. Ali HH, et al. *Br J Anaesth.* 1970;42:967.
29. Ali HH, et al. *Br J Anaesth.* 1971;43:473.
30. Ali HH, et al. *Br J Anaesth.* 1971;43:478.
31. Ali HH, Kitz RJ. *Anesth Analg.* 1973;52:740.
32. Ali HH, et al. *Br J Anaesth.* 1975;47:570.
33. Sundman E, et al. *Anesthesiology.* 2000;92:977.
34. Eriksson LI, et al. *Anesthesiology.* 1997;87:1035.
35. Eikermann M, et al. *Anesthesiology.* 2003;98:1333.
36. Eriksson LI, et al. *Anesthesiology.* 1993;78:693.
37. Kopman AF, et al. *Anesthesiology.* 1997;86:765.
38. Murphy GS, et al. *Anesth Analg.* 2008;107:130.
39. Butterly A, et al. *Br J Anaesth.* 2010;105:304.
40. Murphy GS, Brull SJ. *Anesth Analg.* 2010;111:120.
41. Viby-Mogensen J, et al. *Anesthesiology.* 1979;50:539.
42. Beemer GH, Rozental P. *Anaesth Intensive Care.* 1986;14:41.
43. Howardy-Hansen P, et al. *Acta Anaesthesiol Scand.* 1989;33:167.
44. Naguib M, et al. *Br J Anaesth.* 2007;98:302.
45. Andersen BN, et al. *Acta Anaesthesiol Scand.* 1988;32:79.
46. Bevan DR, et al. *Anesthesiology.* 1988;69:272.
47. Debaene B, et al. *Anesthesiology.* 2003;98:1042.
48. Hayes AH, et al. *Anaesthesia.* 2001;56:312.
49. Yu B, Ouyang B, Ge S. *Curr Med Res Opin.* 2016;32:1.

50. Murphy GS, et al. *Anesth Analg*. 2005;100:1840.
51. Cedborg AI, et al. *Anesthesiology*. 2014;120:312–325.
52. Eikermann M, et al. *Am J Respir Crit Care Med*. 2007;175:9.
53. Herbstreit F, et al. *Anesthesiology*. 2009;110:1253.
54. Eriksson LI. *Acta Anaesthesiol Scand*. 1996;40:520.
55. Eriksson LI. *Anesth Analg*. 1999;89:243.
56. Isono S, et al. *Anesthesiology*. 1991;75:980.
57. Heier T, et al. *Anesthesiology*. 2010;113:825.
58. Beecher HK, Todd DP. *Ann Surg*. 1954;140:2.
59. Harrison GG. *Br J Anaesth*. 1978;50:1041.
60. Cooper AL, et al. *Anaesthesia*. 1989;44:953.
61. Rose DK, et al. *Anesthesiology*. 1994;81:410.
62. Cooper AL, et al. *Anaesthesia*. 1989;44:953.
63. Barnes PJ, Havill JH. *Anaesth Intensive Care*. 1980;8:404.
64. Sprung J, et al. *Anesthesiology*. 2003;99:259.
65. Arbous MS, et al. *Anesthesiology*. 2005;102:257.
66. Bulka CM, et al. *Anesthesiology*. 2016;125:647.
67. Bronsert MR, et al. *Anesth Analg*. 2017;124:1476.
68. Bissinger U, et al. *Physiol Res*. 2000;49:455.
69. Murphy GS, et al. *Anesth Analg*. 2004;98:193.
70. Sauer M, et al. *Eur J Anaesthesiol*. 2011;28:842.
71. Berg H, et al. *Acta Anaesthesiol Scand*. 1997;41:1095.
72. Norton M, et al. *Rev Esp Anestesiol Reanim*. 2013;60:190.
73. Murphy GS, et al. *Anesth Analg*. 2003;96:1301.
74. Errando CL, et al. *Minerva Anestesiol*. 2016;82:1267.
75. Xará D, et al. *Arch Bronconeumol*. 2015;51:69.
76. Murphy GS, et al. *Anesth Analg*. 2003;96:1301.
77. Naguib M, et al. *Anesthesiology*. 2002;96:202.
78. Caldwell JE. *J Crit Care*. 2009;24:21.
79. Bevan DR, et al. *Anesthesiology*. 1992;77:785.
80. Cronnelly R, et al. *Anesthesiology*. 1982;57:261.
81. Morris RB, et al. *Anesthesiology*. 1981;54:399.
82. Cronnelly R, et al. *Clin Pharmacol Ther*. 1980;28:78.
83. Cronnelly R, et al. *Anesthesiology*. 1979;51:222.
84. Morris RB, et al. *Br J Anaesth*. 1981;53:1311.
85. Matteo RS, et al. *Anesth Analg*. 1990;71:334.
86. Heier T, Caldwell JE. *Anesthesiology*. 2006;104:1070.
87. Heier T, et al. *Anesthesiology*. 2002;97:90.
88. Ferguson A, et al. *Anesthesiology*. 1980;53:390.
89. Jones RM, et al. *Br J Anaesth*. 1984;56:453.
90. Rupp SM, et al. *Anesthesiology*. 1986;64:711.
91. Donati F, et al. *Anesthesiology*. 1987;66:471.
92. Smith CE, et al. *Anesthesiology*. 1989;71:37.
93. Kirkegaard-Nielsen H, et al. *Can J Anaesth*. 1996;43:932.
94. Engbaek J, et al. *Anesthesiology*. 1990;72:803.
95. Magorian TT, et al. *Anesthesiology*. 1990;73:410.
96. Kirkegaard H, et al. *Anesthesiology*. 2002;96:45.
97. Kim KS, et al. *Anesth Analg*. 2004;99:1080.
98. Hunter JM. *Br J Anaesth*. 2017;119(Suppl 1):i53.
99. Kopman AF. *Anesthesiology*. 1986;65:572.
100. Baurain MJ, et al. *Br J Anaesth*. 1996;77:496.
101. Fisher DM, et al. *Anesthesiology*. 1983;59:220.
102. Meistelman C, et al. *Anesthesiology*. 1988;69:97.
103. Bevan JC, et al. *Anesth Analg*. 1999;89:333.
104. Young WL, et al. *Anesth Analg*. 1988;67:775.
105. Reid JE, et al. *Can J Anaesth*. 2001;48:351.
106. Jellish WS, et al. *Anesth Analg*. 2000;91:1250.
107. Miller RD, et al. *Anesthesiology*. 1975;42:377.
108. Miller RD, Roderick LL. *Br J Anaesth*. 1978;50:317.
109. Fuchs-Buder T, et al. *Anesthesiology*. 2010;112:34.
110. Caldwell JE. *Anesth Analg*. 1995;80:1168.
111. Murphy G, et al. *Anesthesiology*. 2018;128:27.
112. Ostergaard D, et al. *Acta Anaesthesiol Scand*. 1995;39:1016.
113. Naguib M, et al. *Anesthesiology*. 1995;82:1288.
114. Levano S, et al. *Anesthesiology*. 2005;102:531.
115. Scholler KL, et al. *Can Anaesth Soc J*. 1977;24:396.
116. Naguib M, et al. *Anesthesiology*. 1995;83:694.
117. Østergaard D, et al. *Anesthesiology*. 2005;102:1124.
118. Bartkowski RR. *Anesth Analg*. 1987;66:594.
119. Goldhill DR, et al. *Anaesthesia*. 1989;44:293.
120. Astley BA, et al. *Br J Anaesth*. 1987;59:983.
121. Eikermann M, et al. *Br J Anaesth*. 2008;101:344.
122. Eikermann M, et al. *Anesthesiology*. 2007;107:621.
123. Herbstreit F, et al. *Anesthesiology*. 2010;113:1280.
124. Brock-Utne JG, et al. *Anesth Analg*. 1978;57:171.
125. Cheng CR, et al. *Anesth Analg*. 2005;101:1349.
126. Green SM, et al. *Acad Emerg Med*. 2010;17:157.
127. Salmenperä M, et al. *Acta Anaesthesiol Scand*. 1992;36:445.
128. Tramèr MR, Fuchs-Buder T. *Br J Anaesth*. 1999;82:379.
129. Urquhart ML, et al. *Anesthesiology*. 1987;67:561.
130. Azar I, et al. *Anesthesiology*. 1983;59:139.
131. Ostheimer GW. *Anesth Analg*. 1977;56:182.
132. Naguib M, et al. *Anesth Analg*. 1988;67:650.
133. Parlow JL, et al. *Anesth Analg*. 1997;84:155.
134. van Vlymen JM, Parlow JL. *Anesth Analg*. 1997;84:148.
135. Sun KO. *Anaesth Intensive Care*. 1993;21:457.
136. Pratt CI. *Anaesthesia*. 1988;43:248.
137. Shibata O, et al. *Anesth Analg*. 1996;82:1211.
138. Radulovic M, et al. *J Rehabil Res Dev*. 2004;41:53.
139. Miller RD. *Anesth Analg*. 2007;104:477.
140. Booij LHDJ, et al. *Semin Anesth Perioperat Med Pain*. 2002;21:92.
141. Bom A, et al. *Angew Chem*. 2002;41:266.
142. Adam JM, et al. *J Med Chem*. 2002;45:1806.
143. Baker MT, Naguib M. *Anesthesiology*. 2005;103:860.
144. Epemolu O, et al. *Anesthesiology*. 2003;99:632.
145. Caldwell JE, Miller RD. *Anaesthesia*. 2009;64(Suppl 1):66.
146. Gijsenbergh F, et al. *Anesthesiology*. 2005;103:695.
147. Sparr HJ, et al. *Anesthesiology*. 2007;106:935.
148. Cammu G, et al. *Br J Anaesth*. 2012;109:382.
149. Sorgenfrei IF, et al. *Anesthesiology*. 2006;104:667.
150. Suy K, et al. *Anesthesiology*. 2007;106:283.
151. Groudine SB, et al. *Anesth Analg*. 2007;104:555.
152. de Boer HD, et al. *Anesthesiology*. 2007;107:239.
153. Lemmens HJ, et al. *BMC Anesthesiol*. 2010;10:15.
154. Mosing M, et al. *Br J Anaesth*. 2010;105:480.
155. Shields M, et al. *Br J Anaesth*. 2006;96:36.
156. Lee C, et al. *Anesthesiology*. 2009;110:1020.
157. Sørensen MK, et al. *Br J Anaesth*. 2012;108:682.
158. Sacan O, et al. *Anesth Analg*. 2007;104:569.
159. Blobner M, et al. *Eur J Anaesthesiol*. 2010;27:874.
160. Jones RK, et al. *Anesthesiology*. 2008;109:816.
161. Flockton EA, et al. *Br J Anaesth*. 2008;100:622.
162. Vanacker BF, et al. *Anesth Analg*. 2007;104:563.
163. Duvaldestin P, et al. *Anesth Analg*. 2010;110:74.
164. Plaud B, et al. *Anesthesiology*. 2009;110:284.
165. Buchanan CC, O'Donnell AM. *Paediatr Anaesth*. 2011;21:1077.
166. Nishi M, et al. *Masui*. 2011;60:1189.
167. Liu G, et al. *Sci Rep*. 2017;7(1):5724.
168. McDonagh DL, et al. *Anesthesiology*. 2011;114:318.
169. Suzuki T, et al. *Br J Anaesth*. 2011;106:823.
170. Yoshida F, et al. *Acta Anaesthesiol Scand*. 2012;56:83.
171. Carron M, et al. *Clin Interv Aging*. 2018;13:13.
172. Dahl V, et al. *Eur J Anaesthesiol*. 2009;26:874.
173. de Kam PJ, et al. *Clin Drug Investig*. 2010;30:599.
174. Riley RH, et al. *Anaesth Intensive Care*. 2010;38:1138.
175. Craig RG, Hunter JM. *Anaesthesia*. 2009;64(Suppl 1):55.
176. Amao R, et al. *J Clin Anesth*. 2012;24:289.
177. Porter MV, Paleologos MS. *Anaesth Intensive Care*. 2011;39:299.
178. Staals LM, et al. *Br J Anaesth*. 2008;101:492.
179. Panhuizen IF, et al. *Br J Anaesth*. 2015;114(5):777.
180. Min KC, et al. *Int J Clin Pharmacol Ther*. 2017;55(9):746.
181. Carlos RV, et al. *Eur J Anaesthesiol*. 2016;33:383.
182. Ono Y, et al. *Eur J Anaesthesiol*. 34(e-suppl 55):397
183. Craig RG, Hunter JM. *Anaesthesia*. 2009;64(Suppl 1):55.
184. Ogunnaike BO, et al. *Anesth Analg*. 2002;95:1793.
185. Monk TG, et al. *Am J Ther*. 2017;24(5):e507–e516.
186. Gaszynski T, et al. *Br J Anaesth*. 2012;108:236.
187. Van Lancker P, et al. *Anaesthesia*. 2011;66:721.
188. Llauradó S, et al. *Anesthesiology*. 2012;117:93.
189. Le Corre F, et al. *Can J Anaesth*. 2011;58:944.
190. Duarte NMDC, et al. *Rev Bras Anestesiol*. 2018;68(3):219.
191. Sharp LM, Levy DM. *Curr Opin Anaesthesiol*. 2009;22:357.
192. Abrishami A, et al. *Cochrane Database Syst Rev*. 2009;(4):CD007362.
193. Dahl V, Spreng UJ. *Curr Opin Anaesthesiol*. 2009;22:352.
194. Pühringer FK, et al. *Br J Anaesth*. 2010;105:657.
195. Williamson RM, et al. *Acta Anaesthesiol Scand*. 2011;55:694.
196. Blichfeldt-Lauridsen L, Hansen BD. *Acta Anaesthesiol Scand*. 2012;56:17.
197. Baraka AS, Jalbout MI. *Curr Opin Anaesthesiol*. 2002;15:371.
198. Steward PA, et al. *Rev Esp Anestesiol Reanim*. 2012.
199. Vilela H, et al. *J Anesth*. 2012;26:306.
200. Unterbuchner C, et al. *Anaesthesia*. 2010;65:302.
201. de Boer HD, et al. *Rev Esp Anestesiol Reanim*. 2010;57:181.
202. Mavridou P, et al. *Acta Anaesthesiol Belg*. 2011;62:101.
203. de Boer HD, et al. *Eur J Anaesthesiol*. 2014;31(12):715.
204. Vymazal T, et al. *Ther Clin Risk Manag*. 2015;11:1593.
205. Miyazaki Y, et al. *Anesth Analg*. 2018;126(5):1505.

206. Horiuchi T, et al. *Anesth Analg.* 2018;126(5):1509.
207. Rahe-Meyer N, et al. *Anesthesiology.* 2014;121(5):969.
208. Zwiers A, et al. *Clin Drug Investig.* 2011;31:101.
209. US Food and Drug Administration. *Sugammadex, NDA 22-225, Anesthetic and Life Support Drugs Advisory Committee March.* ;11 ; 2008. http://wwwfdagov/ohrms/dockets/ac/08/slides/2008-4346s1-01-Schering-Plough-corebackuppdf>2008.
210. Kam PJ, et al. *Clin Drug Investig.* 2012;32:203.
211. de Boer HD, et al. *Can J Anaesth.* 2008;55:124.
212. Cammu G, et al. *Br J Anaesth.* 2010;105:487.
213. Eleveld DJ, et al. *Anesth Analg.* 2007;j104:582.
214. Drobnik L, et al. *Eur J Anaesthesiol.* 2010;27:866.
215. Asztalos L, et al. *Anesthesiology.* 2017;127:441.
216. Mirzakhani H, et al. *Acta Anaesthesiol Scand.* 2012;56:3.
217. Turkkal DC, et al. *J Clin Anesth.* 2008;20:589.
218. Hoshi H, et al. *J Anesth.* 2011;25:286.
219. Kadoi Y, et al. *J Anesth.* 2011;25:855.
220. Batistaki C, et al. *J ECT.* 2011;27:e47.
221. Lindekaer AL, et al. *J Vis Exp.* 2013;76:1.
222. Staehr-Rye AK, et al. *Dan Med J.* 2013;60:A4579.
223. Bruintjes MH, et al. *BJA.* 2017;118(6):834.
224. Kotake Y, et al. *Anesth Analg.* 2013;117:345.
225. Naguib M, et al. *Anesth Analg.* 2013;117:297.
226. Lien CA. *Br J Anaesth.* 2011;107(Suppl 1):i60.
227. Savarese JJ, et al. *Anesthesiology.* 2004;100:835.
228. Savarese JJ, et al. *Anesthesiology.* 2010;113:58.
229. Belmont MR, et al. *Anesthesiology.* 2004;100:768.
230. Sunaga H, et al. *Anesthesiology.* 2010;112:900.

29 局部麻醉药

PHILIPP LIRK，CHARLES B. BERDE

王海英 曹嵩 译 喻田 审校

要点

- 局部麻醉药（局麻药）阻滞电压门控性钠通道，从而阻断了轴突上神经冲动的产生和传导。此外，局部麻醉药还具有广泛的生物学作用，这些作用有利有弊。

- 现有的局部麻醉药可以分为两大类：氨基酯类和氨基酰胺类。

- 现有局部麻醉药效能低、特异性不强的部分原因是它们在钠通道结合位点的结构约束力较弱。局部麻醉药的大多数特性由其在水性环境与生物膜的脂相环境中快速溶解、可逆性质子化和弥散能力决定的。

- 叔胺基团的可逆性质子化使局部麻醉药在碱性环境中倾向于带电荷较少，而在中性和酸性环境中则带电荷较多；中性及碱性形式的局部麻醉药在脂性环境溶解性较好；带电荷的酸性形式的局部麻醉药水溶性较好。

- 酯类局部麻醉药主要经血浆酯酶代谢，酰胺类局部麻醉药主要经肝与细胞色素P450连接的酶代谢。

- 局部麻醉药的全身毒性主要有心脏毒性（包括房室传导阻滞、心律失常、心肌抑制、心搏骤停）和脑毒性（包括烦躁、昏睡、抽搐及广泛性中枢神经系统抑制）。低氧血症和酸中毒可加重上述毒性反应。布比卡因过量引起的心肺复苏尤为困难，因此防止局部麻醉药误入血管或超剂量非常重要。超声引导阻滞可降低全身毒性的发生率，而脂肪乳剂有助于局部麻醉药中毒后的复苏。

- 局部麻醉药的原液浓度对神经系统具有直接毒性作用。局部麻醉药液通常以经组织扩散和经浓度梯度弥散的方式自注射部位扩散至神经，因此神经内部局部麻醉药浓度通常（但不是绝对）低于产生毒性的阈值。当局部麻醉药被注射至局限性腔隙时，其局部毒性的风险增大。

- 合理使用局部麻醉药需要了解以下问题：①每个患者的临床状态；②所需区域麻醉和镇痛的部位、强度和持续时间；③影响局部麻醉药在神经附近分布的解剖因素；④合适的药物选择与用量；⑤给予局部麻醉药后对其临床效应进行不间断的评估。

- 为了降低局部麻醉药的全身毒性，并增强其对感觉神经的选择性阻滞，开发了单一立体异构体的局部麻醉药制剂（相对于之前常见的消旋混合型），但目前尚缺乏真正意义上的选择性感觉神经阻滞局部麻醉药。

- 改善局部麻醉作用的最重要研究途径是缓释制剂、靶向特定钠通道亚型和靶向伤害感受性纤维。

局部麻醉效果源于神经冲动的阻断和感觉的消失。临床现有的局部麻醉药均为氨基酯类或氨基酰胺类。局部应用足够浓度的局部麻醉药可阻断相应部位神经元和肌细胞膜电冲动的传导。除了能阻断冲动的传导外，局部麻醉药还能阻断多种受体、增强谷氨酸的释放，也能抑制细胞内某些信号通路。全身给予局部麻醉药则会导致全身多系统的功能改变，如心肌、骨骼肌、平滑肌、外周和中枢神经系统以及心脏特殊传导系统的冲动传递都会受到影响。通过表面给药、外周神经末梢或神经干邻近部位注射、硬膜外腔或蛛网膜下腔给药能阻断躯体不同部位的感觉传导。毒性反应可分为全身或局部的。急性局部麻醉药中毒最常累及中枢神经系统和心血管系统。

基础药理学

化学特性

局部麻醉药的分子结构

以利多卡因和普鲁卡因为例（图 29.1），典型的局部麻醉药分子均含有通过中间链相连的芳香环和叔胺基团。中间链通常可分为酯链（图 29.1）或酰胺链（图 29.2）。

因此局部麻醉药可分为酯类和酰胺类。分子结

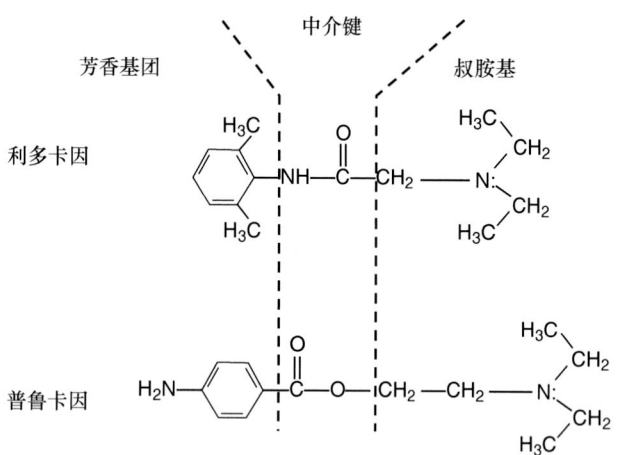

图 29.1　两类局部麻醉药的结构：酰胺类局部麻醉药利多卡因和酯类局部麻醉药普鲁卡因。它们都有一个疏水的芳香基团，通过一个酰胺键或酯键与亲水的叔胺基相连

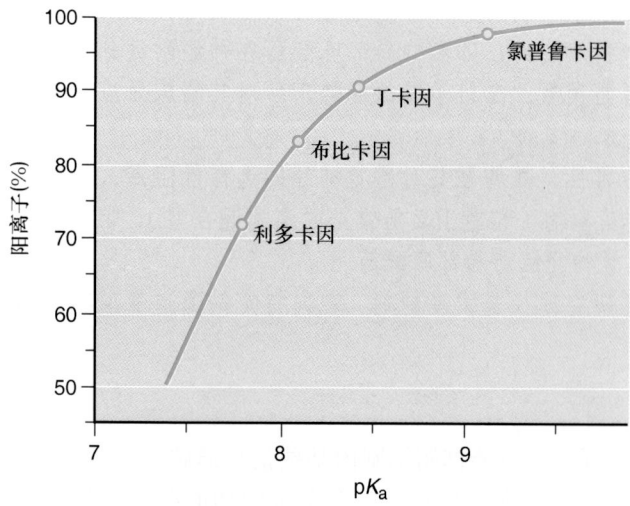

图 29.2　药物的 pK_a 指在生理 pH（7.4）条件下溶液中质子化阳离子形式的局部麻醉药含量。例如 pK_a 最低的利多卡因，其质子化分子含量最低，而中性形式分子含量最高。反之亦然，如 pK_a 最高的氯普鲁卡因。在溶液中，单个药物分子以千分之一秒的速度进行质子化和去质子化过程

构中的芳香基团具有亲脂性（亲细胞膜）；而叔胺基团则表现为相对亲水性，这是因为该基团部分质子化，在生理 pH 范围内携带正电荷（图 29.2）。常用局部麻醉药分子结构详见表 29.1，其理化特性详见表 29.2。

结构-活性关系——理化性质

局部麻醉药内在效能和作用时间明显取决于其分子特性。

亲脂性-亲水性的平衡

局部麻醉药的亲脂和亲水程度取决于其结构中叔胺和芳香环上以及叔胺旁的烷基取代基的大小。"亲脂性"代表复合物与脂类（这里特指细胞膜上的脂类）结合的趋势，近似于其在疏水性溶剂（如辛醇）中取得的分配平衡[1]。尽管对不带电荷的局部麻醉药而言，辛醇/缓冲体系分配系数等同于细胞膜/缓冲体系分配系数，但辛醇模型明显低估了细胞膜对带电荷、质子化的局部麻醉药的分隔作用。因为细胞膜表面的极性区域是局部麻醉药物富集的区域，辛醇模型并不适用于这一区域[2]。本章我们使用"亲水性"代表辛醇/缓冲体系的分配，作为局部麻醉药的理化性质之一。

化合物通过增加烷基取代基团来增强其疏水性能。亲脂的局部麻醉药通常麻醉效能更强，阻滞时间更长[3-5]。例如，依替卡因的胺基基团末端比利多卡因多 3 个碳原子，因此在分离的坐骨神经阻滞实验中，依替卡因效能是利多卡因的 4 倍，阻滞时间是利多卡因的 5 倍。

氢离子浓度

局部麻醉药在溶液中能迅速解离平衡，成为不带电荷的碱性（B）形式和带电荷的阳离子（BH^+）形式。当氢离子浓度（$\log_{10}^{-1}[-pH]$）达到某一特定值时，溶液中局部麻醉药碱性电荷等于带电荷的阳离子电荷，此时的氢离子浓度的对数被称为 pK_a。局部麻醉药物带电比例和 pH 的关系为：

$$\frac{[BH^+]}{[B]} = 10^{pK_a - pH}$$

不同局部麻醉药在水溶液中的 pK_a 值见表 29.2。局部麻醉药被质子化的趋势取决于所处环境因素，例如温度、离子强度和溶剂。局部麻醉药在膜周围极性相对较低的环境中的 pK_a 比在局部麻醉药溶液中低。

表 29.1　临床常用局部麻醉药

通用名 * 和商品名	化学结构	临床应用年份	主要用法	代表剂型
可卡因	CH₂—CH——CHCOOCH₃ 　　｜NCH₃—CHOOC₆H₅ CH₂—CH——CH₂	1884	表面麻醉	40 mg/ml 溶液
苯佐卡因 （Americaine）	H₂N—⟨苯环⟩—C(=O)—OC₂H₅	1900	表面麻醉	200 mg/ml
普鲁卡因 （Novocain）	H₂N—⟨苯环⟩—COOCH₂CH₂N(C₂H₅)₂	1905	表面麻醉 浸润麻醉 脊椎麻醉	200 mg/ml 10 mg/ml 或 20 mg/ml 溶液 100 mg/ml 溶液
二丁卡因 （Nupercaine）	⟨喹啉环⟩—OC₄H₉ CONHCH₂CH₂N(C₂H₅)₂	1929	脊椎麻醉	0.667 mg/ml、2.5 mg/ml 或 5 mg/ml 溶液
丁卡因 （Pontocaine）	H₉C₄—N(H)—⟨苯环⟩—COOCH₂CH₂N(CH₃)₂	1930	脊椎麻醉	Niphanoid 粉剂 20 mg/ml 或 10 mg/ml 溶液
利多卡因 （Xylocaine）	⟨二甲苯环⟩—NHCOCH₂N(C₂H₅)₂	1948	浸润麻醉 外周神经阻滞 硬膜外麻醉 脊椎麻醉 表面麻醉 表面麻醉	5 mg/ml 或 10 mg/ml 溶液 10 mg/ml、15 mg/ml 或 20 mg/ml 溶液 10 mg/ml、15 mg/ml 或 20 mg/ml 溶液 50 mg/ml 溶液 20 mg/ml 凝胶 25 mg/ml、50 mg/ml 软膏
氯普鲁卡因 （Nesacaine）	⟨氯代苯环⟩—COOCH₂CH₂N(C₂H₅)₂	1955	浸润麻醉 外周神经阻滞 硬膜外麻醉	10 mg/ml 溶液 10 mg/ml 或 20 mg/ml 溶液 20 mg/ml 或 30 mg/ml 溶液
甲哌卡因 （Carbocaine）	⟨二甲苯环⟩—NHCO—⟨N-甲基哌啶环⟩	1957	浸润麻醉 外周神经阻滞 硬膜外麻醉	10 mg/ml 溶液 10 mg/ml 或 20 mg/ml 溶液 10 mg/ml、15 mg/ml 或 20 mg/ml 溶液
丙胺卡因 （Citanest）	⟨甲苯环⟩—NHCOCH(CH₃)—NH—C₃H₇	1960	浸润麻醉 外周神经阻滞 硬膜外麻醉	10 mg/ml 或 20 mg/ml 溶液 10 mg/ml、20 mg/ml 或 30 mg/ml 溶液 10 mg/ml、20 mg/ml 或 30 mg/ml 溶液
布比卡因 （Marcaine）	⟨二甲苯环⟩—NHCO—⟨N-C₄H₉哌啶环⟩	1963	浸润麻醉 外周神经阻滞 硬膜外麻醉 脊椎麻醉	2.5 mg/ml 溶液 2.5 mg/ml 或 5 mg/ml 溶液 2.5 mg/ml、5 mg/ml 或 7.5 mg/ml 溶液 5 mg/ml 或 7.5 mg/ml 溶液
罗哌卡因 （Naropin）	⟨二甲苯环⟩—NHCO—⟨N-C₃H₇哌啶环⟩	1992	浸润麻醉 外周神经阻滞 硬膜外麻醉	2.5 mg/ml 或 5 mg/ml 溶液 5 mg/ml 或 10 mg/ml 溶液 5 mg/ml 或 7.5 mg/ml 溶液

* 美国药典（United States Pharmacopeia，USP）命名法
From Covino B，Vassallo H. Local Anesthetics：Mechanisms of Action and Clinical Use. Orlando，FL：Grune and Stratton；1976.

表 29.2　局部麻醉药体外相对传导-阻滞强度和理化特性

药物	相对传导-阻滞效能 *	理化特性	
		pKₐ†	疏水性†
低效能			
普鲁卡因	1	8.9	100
中效能			
甲哌卡因	1.5	7.7	136
丙胺卡因	1.8	8.0‡	129
氯普鲁卡因	3	9.1	810
利多卡因	2	7.8	366
高效能			
丁卡因	8	8.4	5822
布比卡因	8	8.1	3420
依替卡因	8	7.9	7320

* 数据来源于从兔分离的迷走神经和坐骨神经 C 类纤维。
† 36℃时的 pK_a 和疏水性;疏水性等于碱基的辛醇缓冲分配系数。数值是浓度比值。
‡ 25℃时测得的数据

From Strichartz GR, Sanchez V, Arthur GR, et al. Fundamental properties of local anesthetics. II. Measured octanol: buffer partition coefficients and pKa values of clinically used drugs. Anesth Analg. 1990;71: 158-170.

也就是说,膜与碱基形式局部麻醉药结合的能力比其与质子化的阳离子形式局部麻醉药的结合能力更强。溶剂 pH 会通过改变局部麻醉药的碱基化与质子化的比例来影响药物活性。例如,炎性组织的 pH 低于正常组织,局部麻醉药在该环境中易被质子化,故局部麻醉药在炎性组织中的浸润能力比正常组织中差(见本章后续内容)。pK_a 与阳离子形式局部麻醉药百分含量的相互关系见图 29.2。如后文所述,pH 对局部麻醉药的临床治疗效果的双重影响,这主要是因为局部麻醉药的注射部位以及碱性状态下的局部麻醉药有更强的组织穿透能力。

外周神经解剖

　　每条外周神经轴突均覆有细胞膜,即轴突膜。无髓鞘的神经,例如自主神经节后传出纤维和感受伤害的 C 类传入纤维,含有许多轴突。这些轴突由一个施万细胞鞘包绕。而绝大多数粗大的运动纤维和感觉神经纤维由多层髓鞘覆盖。髓鞘由施万细胞的细胞膜组成,并随着神经的生长包绕在神经轴突表面。髓鞘的包绕使得神经冲动的传导速度大大增加。这得益于髓鞘使轴膜和周围具有导电性的盐类介质绝缘开来,促使神经冲动产生的动作电流只能沿着轴突胞质传递到

郎飞结。郎飞结是髓鞘上的周期性中断,动作电位正是在该处形成(图 29.3)。促进神经冲动产生的钠通道在有髓神经纤维的郎飞结处高度富集[7a],而无髓神经轴突周围仅有少量钠离子通道分布(图 29.3)。根据神经纤维粗细和生理特性对外周神经进行的分类见表 29.3。值得注意的是,神经纤维的类别不仅取决于其直径和髓鞘厚度,还取决于神经元的膜结构和离子通道的组成[6]。

　　每个轴突都覆盖着结缔组织——神经内膜。典型的外周神经由多个轴突束组成。每条神经纤维均由各自的结缔组织,即神经内膜覆盖。包含多条轴突的每个轴突束外面还包绕着另一层结缔组织——上皮样神经束膜。整条神经又由一层疏松的神经鞘——神经外膜包绕(图 29.4)。为了到达神经轴突,局部麻醉药分子必须穿过神经周围的所有结构,如坐骨神经远端的神经旁膜、神经外膜、神经束周围膜和神经内膜,以及神经质膜。扩散的主要障碍是神经束膜[7a]。此外,神经由神经组织和非神经组织(如结缔组织或脂肪组织)以及血管组成。例如,当进行坐骨神经阻滞时,应记住这里神经束横断面约 60% 为非神经组织[8]。

轴突膜的结构

　　生物膜具有脂质双分子层结构。脂质双分子层上包含有蛋白质,有些蛋白质分子覆盖在双分子层表面,有些则横跨或埋藏在碳氢化合物核心之内(图 29.5)。该双层结构的性质由磷脂决定。磷脂有长的疏水的脂肪酰基尾巴,尾巴位于膜的中央部;其极性

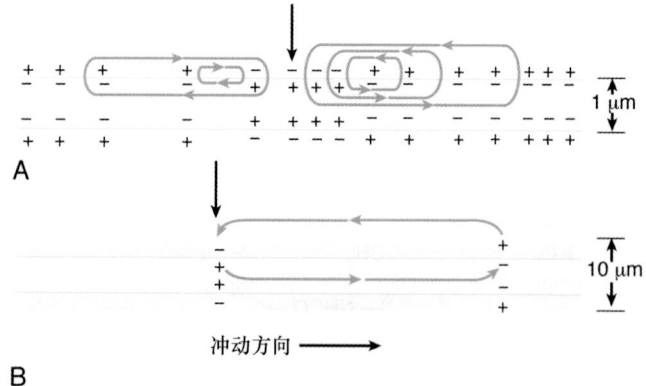

图 29.3　冲动沿无髓鞘 C 类纤维轴突(A)和有髓鞘轴突(B)传播的“局部回路电流”模式图。在冲动传播期间,电流由冲动起始部位(大的垂直箭头)自左向右进入轴突,并穿过轴浆(局部环形电流)使相邻的膜去极化。轴突膜旁边的+—号表示轴突膜的极化状态:静息状态下膜内为阴性;动作电位去极化相则转为阳性,局部回路电流通过区为弱阴性。此电流在无髓纤维以相对均一的方式向前传播,在有髓纤维则以跳跃方式前进,同时使几个郎飞结去极化

表 29.3　基于解剖、生理和功能的外周神经分类

纤维类型	亚型	髓鞘	直径（μm）	传导速率（m/sec）	部位	功能	对局部麻醉药传导阻滞的敏感性
A	α	+	6～22	30～120	肌肉的传出纤维	运动	++
	β	+	6～22	30～120	皮肤关节的传入纤维	触觉，本体感觉	++
	γ	+	3～6	15～35	肌梭的传出纤维	肌张力	++++
	δ	+	1～4	5～25	感觉神经传入纤维	痛觉，冷温度觉，触觉	+++
B		+	<3	3～15	交感神经节前纤维	多种自主神经功能	++
C	sC	-	0.3～1.3	0.7～1.3	交感神经节后纤维	多种自主神经功能	++
	dC	-	0.4～1.2	0.1～2.0	感觉神经传入纤维	多种自主神经功能痛觉，热温度觉，触觉	+

From Bonica JJ. Principles and Practice of Obstetric Anesthesia and Analgesia. Philadelphia：FA Davis；1967.

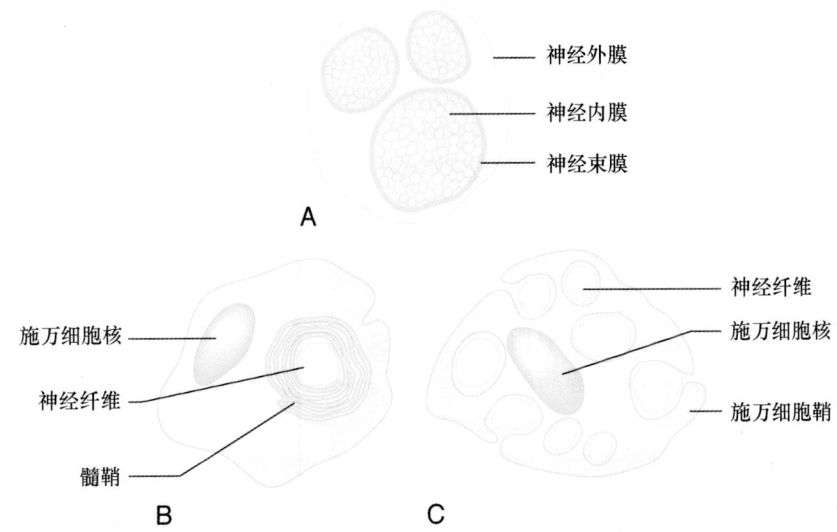

图 29.4　外周神经横切面（A）显示：最外层是神经外膜、内层是神经束膜（包绕神经束），神经内膜（包绕每条神经纤维）。每条有髓纤维（B）外面均有由施万细胞组成的多层膜性髓鞘包绕，施万细胞纵向拉伸可达轴突直径的 100 倍。髓鞘之间的狭窄连接，即郎飞结，含有支持动作电位的传导离子通道。无髓鞘纤维（C）以 5～10 根轴突组成一束，每条轴突均由施万细胞紧密包绕但只形成一层模型结构

亲水性头部基团由两性离子（同时含有正电荷和负电荷）组成，且与胞质或细胞外液接触。膜内物质存在侧向和旋转扩散两种运动形式，这就使得脂类和某些蛋白质能在这个液态镶嵌模型中运动，但大多数膜蛋白固定在膜的特定区域，并与特定细胞骨架蛋白相连接[9]。细胞膜与细胞质之间存在动态相互作用。尽管本章重点介绍局部麻醉药对离子通道的阻滞作用，但值得注意的是，这些局部麻醉药同时也调控许多其他的细胞活动，包括调控代谢通路和信号传导通路。

神经传导生理学

静息条件下，神经膜可选择性地允许 K^+ 通过，而 Na^+ 较难通过，这可使得静息状态下膜内外之间保持约 $-60\ mV \sim -90\ mV$ 电势差。这一离子梯度由经膜通上的钠钾泵通过耗能机制来维持。钠钾泵持续将细胞内钠离子转运至细胞外，同时利用 ATP 提供的能量源摄取胞外的 K^+ 到细胞内。尽管膜对 K^+ 具有选择通透性，但细胞内与细胞外 K^+ 浓度比为 150 mM：5 mM，或 30：1。这一浓度梯度是通过将通透到胞外的 K^+ 通过主动传输运回胞内维持的。根据 Nernst 方程，安静状态时神经主要表现为钾电极的特性：

$$E_m \approx E_k = \left(\frac{-RT}{F} \right) \ln \left(\frac{[K^+]_i}{[K^+]_o} \right)$$

其中，E_m 是静息电位，E_k 是钾离子平衡电位，R 是气体常数，T 是绝对温度，F 是 Faraday 常数，$[K^+]_i$ 和 $[K^+]_o$ 分别是细胞内和细胞外的钾离子浓度。因此，对于 K^+ 而言，K^+ 平衡电位

$$E_k = -58 \log 30\ （或 -85.7）\ mV$$

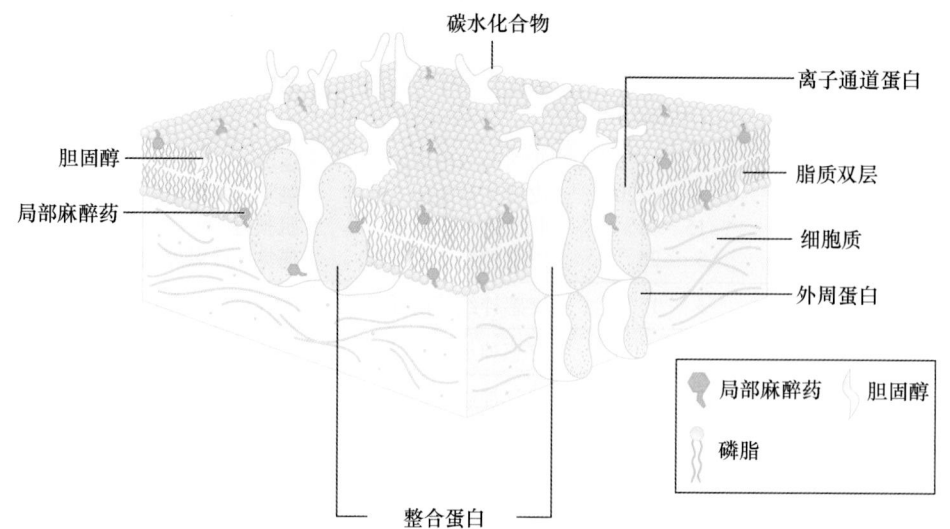

图 29.5　典型的细胞膜含脂质双分子层骨架，由磷脂和胆固醇分子构成（大约 5∶1 比例）并嵌入膜整合蛋白。这些蛋白质通常被细胞外的碳水化合物所糖基化，包括对细胞间通讯极为重要的受体和离子通道。"外周蛋白"有调节功能，并通过细胞骨架和细胞外基质的相互作用将膜蛋白固定于脂质膜中。本图也显示了局部麻醉药的可能结合位点

　　Na^+ 在细胞外液中的离子浓度高，情况恰好相反，Na^+ 的 Nernst 电势 E_{Na} 约为 +60 mV。在动作电位传导期间，膜对 Na^+ 选择通透性可暂时高于对 K^+ 的选择通透性。这样，膜电位由负电位转变为正电位，并不断重复变化。电位改变的过程以及此过程中相应的变化可见图 29.6。这些变化对理解局部麻醉药的传导阻滞效应提供了基础。

　　离子通过一类特殊的蛋白质穿过细胞膜，这类蛋白质即离子通道（ion channels）[10]。通道的构象对膜电位十分敏感；膜去极化后可使 Na^+ 和 K^+ 通道构象都变为开放状态。而 Na^+ 通道激活后随即关闭，转变为失活状态。局部的膜去极化是从膜兴奋区域沿轴突进行传导，并且开放 Na^+ 和 K^+ 通道，但是 Na^+ 通道开放更迅速，因此 Na^+ 内向电流（图 29.6）去极化能力更强，随着 Na^+ 内流，神经进一步去极化并引发更多的 Na^+ 通道开放，使 Na^+ 内流增强（图 29.7）。在神经**去极化**相的这种 Na^+ 内流是通过正反馈调节实现的，直至某些 Na^+ 通道失活，并且有足够的 K^+ 通道开放改变电流的平衡，最终导致净外向电流形成，外向电流使膜**复极化**（图 29.7）。一次动作电位后，大的有髓鞘神经纤维中 Na^+ 和 K^+ 浓度几乎没有变化，但细小的无髓鞘神经纤维中则会造成约 10% 的 Na^+ 和 K^+ 浓度变化。此过程中内流入细胞的 Na^+ 和外流的 K^+，可以通过钠钾泵的离子转运作用恢复到静息状态。

　　若去极化太微弱不足以激活足够的 Na^+ 通道，不能形成净内向电流，则该去极化低于膜兴奋性**阈值**。细胞不同区域的兴奋性阈值不同，且会随时间变化。例如，当上一个兴奋刚结束时，某些 Na^+ 通道仍处于失活状态，而某些 K^+ 通道仍处于激活状态，此时

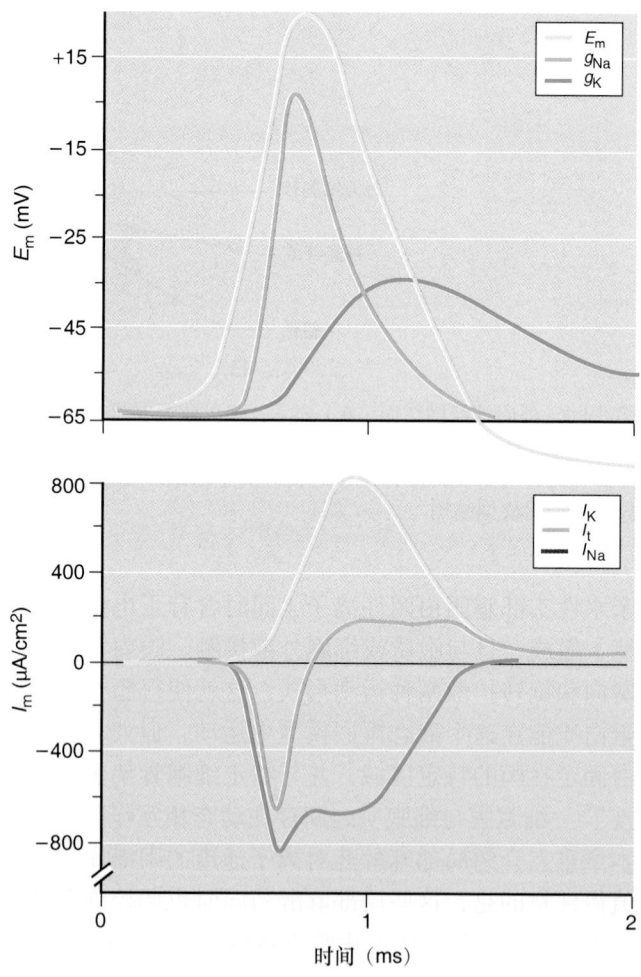

图 29.6　膜电位（E_m）、电压门控钠（g_{Na}）钾（g_K）通道决定了动作电位传播过程相关膜电流 I_m（I_{Na} 和 I_K）。该模型来源于 Hodgkin 和 Huxley 对乌贼巨大轴突的研究（见 Hodgkin[7b]），并适用于所有无脊椎动物和有脊椎动物神经纤维。总离子电流（I_t）是 I_{Na} 和 I_K 的总和，其方向是：动作电位去极化相内流（负值），而复极化相外流（正值）（From Hodgkin A. The Conduction of the Nervous Impulse. Springfield, IL: Charles C. Thomas; 1964.）

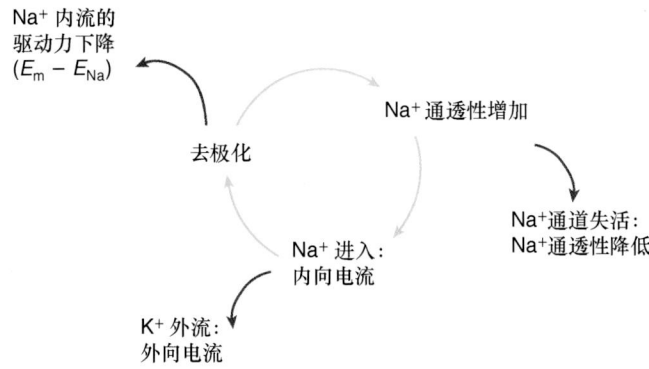

图 29.7　动作电位可以理解为构成再生、去极化、不应期、复极化各因素之间的循环关系。阳性因素（蓝色箭头）通过正反馈环路加快去极化速率。阴性因素（灰色箭头）减弱或抵消阴性因素的作用，最终使 K$^+$ 外流、膜复极化

的膜电位阈值高于静息电位，此时膜对于外界刺激处于不应期。然而，随时间延长，Na$^+$ 通道的失活逐渐消退，K$^+$ 通道恢复至关闭状态，膜阈值逐渐恢复至初始静息电位水平。动作电位是一种去极化波，沿着轴突由膜的兴奋区域传导至非兴奋区域。膜兴奋后发生去极化的区域，离子电流（动作电流）进入轴突并沿着轴浆向周围膜传导，从而使相邻区域去极化（图 29.3）。

尽管理论上此**局部回路电流**可沿着兴奋区域向轴突的两个方向传导，但由于冲动传导过后的区域刚经历去极化，膜处于绝对不应期，所以冲动传导只能是单向的。局部回路电流在有髓轴突相互绝缘的结间区域传导速度很快（图 29.3）。多个郎飞结能几乎无延时地以此方式同时去极化并达到兴奋阈值。单个冲动并非各自从一个郎飞结到另一个郎飞结进行传导，而是在粗大的轴突上数厘米的范围内同时产生去极化（图 29.3）。事实上，局部回路电流作用非常强大，以至于可以跳过两个完全没有兴奋的郎飞结（如被局部麻醉药阻滞了的神经）而直接兴奋第三个郎飞结。如果郎飞结的兴奋性被部分抑制，如有些 Na$^+$ 通道被阻滞，则后续郎飞结的冲动幅度会在后面数厘米范围内递减[11]。这种情况可能在局部麻醉中发生，我们会在后文阐述。然而，当大量的 Na$^+$ 通道被阻滞后，局部回路电流不足以使相邻静息区域去极化达阈值，这样神经冲动就完全被阻断了。

局部麻醉药作用机制（药效动力学）

活性形式

局部麻醉药分子上的碱基水溶性很差，但易溶于

疏水性的有机溶剂。鉴于这一化学性质，以及为了优化保质期，市售局部麻醉药多为盐酸盐剂型。当药物注射入活体组织时，药物的 pKa 和组织 pH 决定了溶液中自由碱基或带正电的阳离子形式的药物含量（见前文）。组织主要是通过亲脂性吸收来摄取药物。据此，可通过有效下调药物的 pKa 以增加中性和碱基形式的药物，以及限制注射部位附近局部麻醉药的弥散来改变药物的活性。相同浓度的中等疏水性局部麻醉药比亲水性局部麻醉药或高度疏水性局部麻醉药起效更迅速，因为中等疏水性局部麻醉药（如利多卡因）与高度疏水性局部麻醉药（如丁卡因）相比组织吸附力更低，与亲水性局部麻醉药（如 2- 氯普鲁卡因）相比，膜渗透性更高。高度疏水性局部麻醉药内在效能强（表 29.2），应用浓度相对较低因此弥散速度和起效时间均减慢。

是阳离子形式的局部麻醉药还是中性碱基形式的局部麻醉药阻滞了神经冲动传导？局部麻醉药溶液碱性越强，神经传导阻滞作用效果越好。在对无髓鞘神经的研究中发现，叔胺基局部麻醉药在碱性环境中的起效速度比在中性 pH[12] 环境中快，因为碱性基团有更高的膜穿透能力，这就加快了局部麻醉药到达其结合部位的速度。直接调控轴浆 pH（或采用稳定带电荷的季胺类同源物内灌注）显示，麻醉药的主要效能取决于细胞质表面的阳离子基团种类[13-14]。然而，某些不带电荷的碱基形式也具有内源性药理学活性，这解释了苯佐卡因为何可以作为表麻药应用。局部麻醉药以其芳香部分附着在结合位点，而带电部分则伸入钠通道的管腔[15]。

局部麻醉药的电生理学效应

局部麻醉药几乎不影响神经细胞膜的静息电位。随着神经阻滞的局部麻醉药浓度的增加，动作电位去极化速度和幅度也逐渐降低，直至冲动消失。然而，无法直接从神经冲动的所得信息中直接分离到局部麻醉药与 Na$^+$ 通道相互结合的信息。利用电压钳技术可以直接测定 Na$^+$ 电流和局部麻醉药对 Na$^+$ 通道的抑制效应（图 29.8A）。当分离的神经细胞膜迅速去极化至一恒定值时，离子电流的时相即可测得。亚临床剂量的局部麻醉药（如 0.2 mM 利多卡因）能减低初始去极化过程中的 Na$^+$ 电流，而临床剂量（如 1% 利多卡因，浓度约为 40 mM）则可以彻底阻滞 Na$^+$ 电流。如果反复刺激以行去极化试验，如刺激频率超过 5 Hz，已经部分抑制（紧张性抑制）的 Na$^+$ 电流会在随后的刺激中进一步减弱，直至抑制状态达到一个新的稳定

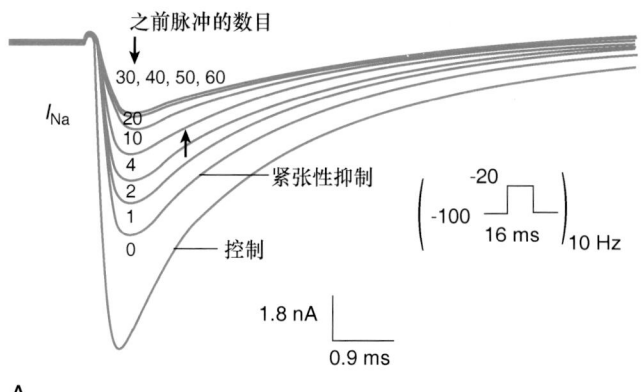

0.2mmol/L利多卡因

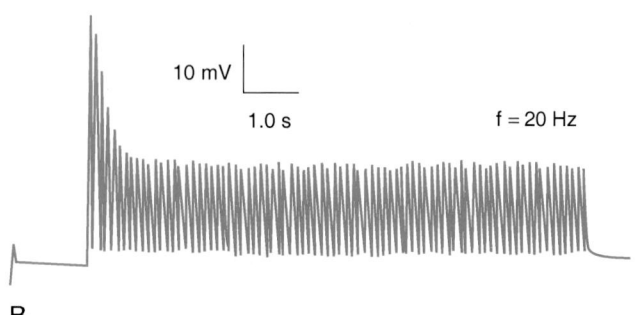

0.8mmol/L利多卡因

图 29.8　局部麻醉药对膜兴奋性的"使用依赖性"效应。（A）采用间断刺激（张力测试）或每秒 10 次成串刺激（相测试，参见 E_m 方式）引发去极化，并利用电压钳技术测定激活的 Na^+ 电流。在应用 0.2 mmol/L（0.005%）利多卡因获得平衡后，所测定的电流与对照组相比下降了约 30%。应用去极化相刺激，每次去极化后电流均呈动态性下降，当电流降至对照组电流 75% 时达到相位抑制的稳态值。相测试结束后数秒内电流恢复至张力水平。（B）局部麻醉药以相方式抑制动作电位。在应用 0.8 mmol/L（0.02%）利多卡因取得平衡时，动作电位较未用药时的基础值下降约 20%。采用每秒 20 次成串刺激诱发相位抑制，导致电流进一步下降至对照组的 30% 左右。正如 A 图中电子流，当高频刺激结束后动作电位的相位抑制迅速恢复

水平[13-14]。这种频率依赖的抑制，又叫"相位性抑制"。当刺激减慢或停止时，这种相位性抑制将会逆转，而 Na^+ 电流会恢复到静息状态下神经呈现出的紧张性抑制水平。在生理状态下的"使用依赖性"动作电位的阻滞类似于在电压钳下观察到的 Na^+ 电流相位抑制（图 29.8B）。

相位性作用是去极化时局部麻醉药对 Na^+ 通道某构象具有选择性亲和力的一种表现。通道在开放和失活状态时均比静息状态时更易于与局部麻醉药相结合。反复去极化使与局部麻醉药结合的钠通道的比例增加；这些结合状态的药物分子与通道解离的过程明显慢于从正常失活状态中恢复，这样就造成在阻滞条件下出现通道使用依赖性蓄积，并出现相位性阻滞现象。

局部麻醉药选择性地与一种开放状态的通道结合

后，会使被结合通道的当前状态变得更稳定。因此，在相位性抑制期间，更多失活状态的通道与局部麻醉药物相结合，这样使得激活更难。在药物与通道结合过程中，状态依赖性亲和力以及局部麻醉药物对通道状态转变的调节二者之间的关系，被称为可调受体模型[17]。膜去极化可使局部麻醉药与受体的结合增加，其原因有二：通道激活时可产生更多的结合位点（防卫型受体模型）；药物从失活状态的通道解离的速度比从静息状态的通道解离速度慢（可调受体模型）。

局部麻醉药产生紧张性和相位性抑制作用的能力同样取决于其结构、疏水性和 pKa。在 Na^+ 通道上似乎有一个单一但复杂的，局部麻醉药的结合位点，在静止时具有紧张性亲和力，并且由于去极化而导致了相位性亲和力增加。钠通道可能受到多种药物或毒素/毒液的影响，并且不同的位点进行相应编号。局部麻醉药的结合位点称为位点 9，而河豚毒素（tetrodotoxin，TTX）或石房蛤毒素（saxitoxin，STX）的结合位点的通道外孔称为位点 1。

局部麻醉药特性

结合位点

Na^+ 通道特定氨基酸的人工变异使我们确定了局部麻醉药与 Na^+ 通道的直接作用部位。Na^+ 通道主要的功能性蛋白（α 亚基）包含 4 个结构域（D-1 ~ D-4），每个区域均含有 6 次跨膜的螺旋状结构（S1 ~ S6，图 29.9A）。每个结构域均含有一环状结构，称为 P 区域，P 区域与跨膜的 S5 ~ S6 节段胞外的末端相连。P 区域从跨膜区之间向内延伸，这样当 α 亚基折叠时，每个 P 环提供 1/4 个离子选择性孔道的圆柱形结构，最终形成通道开放时的最狭窄部分（图 29.9B）。通道的电压敏感性源自带正电荷的 S4 部分，当膜去极化时，S4 部分会向外滑动或摆动。通过某种未知的联系，S4 节段的这种运动方式导致 S6 部分的构象重排，形成靠近胞浆面的通道入口。S6 的运动使通道完成开闭转换；但通道失活是由于 D-3 和 D-4 区域之间的胞质环与胞质开口相互结合造成的。

局部麻醉药与关闭状态下的 Na^+ 通道的前内侧相结合（图 29.9C）。D-1、D-3 和 D-4 区域的 S6 节段氨基酸的突变都可以改变局部麻醉药的作用，从而表明这些区域可以组成一个足够小的药效基团以便三面同时与局部麻醉药接触，或者局部麻醉药分子可在这三个节段内迅速移动。疏水性强的局部麻醉药分子与处于关闭状态的 Na^+ 通道结合的速率常数较大，表明药物分子可以通过某种"疏水通路"到达结合部位（也

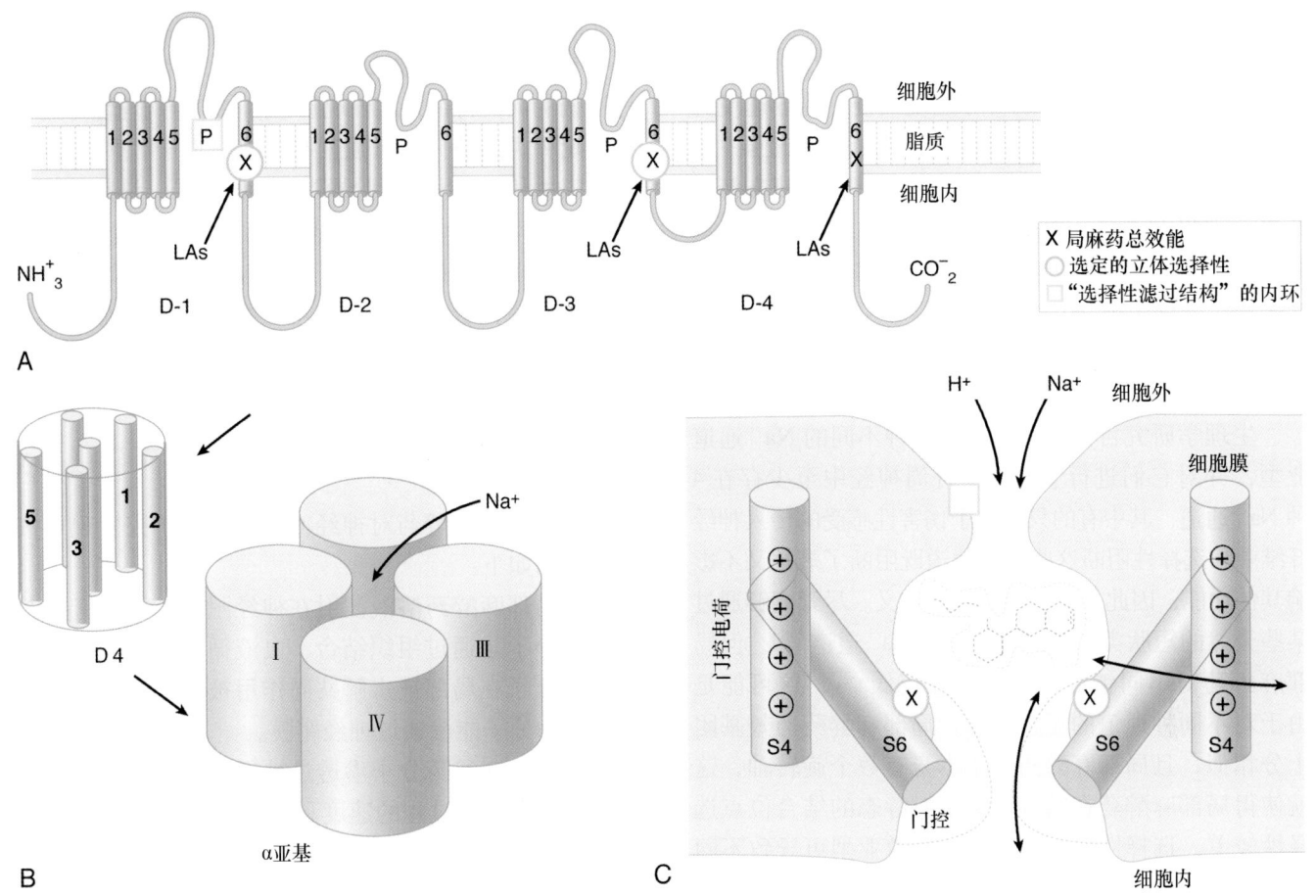

图 29.9 决定局部麻醉药（LA）作用的钠离子通道结构特点。（A）浆膜钠通道 α 亚基的单肽排列具有一致性的特点。具有同源性序列的 4 个区域（D-1 ～ D-4），每个区域含有 6 个 α 螺旋跨膜节段（S1 ～ S6）。（B）每个区域折叠后形成一个圆柱样束状节段，并汇聚形成通道的功能性四价结构。C. 膜去极化造成带正电荷的 S4 节段原发性运动，然后通道被激活。当连接 D-3 和 D-4 区域的环状结构与通道胞浆端结合后导致通道快速失活。与每个区域的 S5 和 S6 节段相连的细胞外 4 个蛋白质环的部分跨膜结构共同组成 P 区域，该区域最狭窄部分是通道开放时的离子通道。通道的不同氨基酸变异显示，与 LA 结合有关的残基位于通道内侧孔（X，位于 S6 节段上），即离子识别选择性滤过结构的内部区域（P 区域的框），这些残基影响相位抑制的空间选择（圆环，也位于 S6 节段上）。S6 节段横切的通道预测图示，呈门样结构，激活后重新排列导致通道开放，使布比卡因分子经亲水性途径进入或离开。失活（关闭）通道与 LA 分子的解离过程不再通过 S6 节段（前孔），而是非常缓慢地经过节段侧方，经疏水性途径穿过膜。进入孔径的 Na^+ 将与 LA 分子竞争性结合通道位点，H^+ 可缓慢通过孔径，可经过细胞外开口进入或离开，这样可使结合的 LA 分子质子化或去质子化，从而参与调节局部麻醉药分子从通道的解离速度

可以从结合部位解离）。该路径可能经由膜的侧面进入通道，也可能从控制通道通透性的疏水性氨基酸残基通过。对关闭或失活状态通道的慢性阻滞可能通过疏水性通路有关，该通路也有助于解释紧张性抑制。带电状态的局部麻醉药从关闭或失活状态的 Na^+ 通道解离的速度比非电离状态的局部麻醉药慢，这提示离子键参与了局部麻醉药与 Na^+ 通道的结合或仅仅是因为电离状态的局部麻醉药分子从疏水性通路移动的速度较慢。简而言之，疏水性使药物到达受体部位，而电荷使药物在该部位附着。

相位抑制的神经生理学特性

局部麻醉对不同类型神经纤维的影响不同。该差

异在一定程度上是由药代动力学因素造成的，尤其在临床阻滞起效阶段和恢复阶段，药物的纵向和辐射状弥散会在神经内部和沿着神经出现药物浓度的差异。这种差异与动态的使用依赖性抑制相叠加，可造成冲动传导的不同。这种冲动传导的差异和神经纤维的种类、神经纤维在神经内部的位置，以及其功能和电生理学特性有关。

不同种类的神经纤维对局部麻醉药阻滞的敏感性也不同。在体实验条件下可以实现对外周神经的持续超灌注，使局部麻醉药浓度达到平衡。局部麻醉药对外周神经持续表面灌流至平衡的在体实验以及采用单次经皮注射局部麻醉药的实验[18]，这些能模拟临床外周神经阻滞的实验均显示：小的有髓神经纤维（A γ 运动神经纤维和 A δ 感觉神经纤维）最先被

阻滞，造成冲动消失，其后阻滞的是粗大的有髓纤维（Aα 和 Aβ），最后为小的无髓 C 类纤维。事实上，无髓 C 类纤维中神经冲动传导速度最慢（传导速度为 0.5 ～ 0.8 m/s）的纤维对局部麻醉药的抵抗性是最强[18]。在临床上，通常采用针对 Aδ 感觉纤维的检测方法进行阻滞效果的测试，而上述发现表明，温度觉消失或针刺感减退并不能保证对所有类型感觉纤维都产生了完善而可靠的阻滞。

选择性阻断 Na⁺ 通道亚型

生理学研究目前已经鉴定出 9 种不同的 Na⁺ 通道亚型，并对它们进行了测序。外周神经中至少存在 4 种 Na⁺ 通道，其中有的只存在于伤害性感受的传入神经纤维中。选择性阻断这些 Na⁺ 通道既阻断了痛觉又不影响其他功能，因此具有重要的临床意义。尽管能够通过某些天然的短肽类毒素选择性阻滞 Na⁺ 通道[19]，但局部麻醉药对不同钠通道的选择性较低[20]，这可能是由于对不同种通道的亚型而言，局部麻醉药药效基团十分相似，且局部麻醉药分子本身有数个旋转轴，这就使得局部麻醉药在结构模型上对静态的结合位点选择性较差。选择性阻断不同的钠通道亚型可导致不同的效果，因为它们在神经中分布不均，对激活的反应也不同。具体而言，Nav1.7 亚型的主要功能之一是充当初级感觉神经元末端的放大器，而 Nav1.8 对于这些神经元的重复发射至关重要，Nav1.9 则能够产生持久性可以增加膜兴奋性的电流[21]。本章结尾部分总结了有望改善局部麻醉药神经阻滞特性的研究进展。

与人类疼痛和疼痛失敏有关的 Na⁺ 通道亚型特性

现在，已经知道原型神经元钠通道（Nav1.7、Nav1.8 和 Nav1.9）中的几种突变可能导致自发性疼痛[22-23]或严重的选择性痛感障碍[24]。这取决于突变的类型和遗传模式。例如，Nav1.7 中的突变可能导致该通道功能丧失，最严重时可导致先天性的对痛敏消失。相比之下，同一通道中的激活突变可引发红斑性肢痛或阵发性极度疼痛疾病[21]。分子生物学研究证实，该病与多个明显的 Naᵥ1.7 突变有关[22-23]。当这些突变的 Na⁺ 通道基因插入到不表达 Na⁺ 通道的细胞上时，可引起自发的，对温度敏感的内向电流[21]。最近还发现某些内脏疼痛的临床前模型（例如，膀胱炎）对专门针对 NaV1.7 通道的疗法没有反应，而 NaV1.9 通道阻滞有效[25]。此外需要注意非神经源性钠通道也会产生严重的临床后果。例如，骨骼肌中 Nav1.4 钠通道亚型的突变会产生肌强直，周期性麻痹

和先天性肌无力[26]。

异常冲动通常被认为是多种膜兴奋性失调所致多种疾病的典型特征，这种现象包括在神经病理性疼痛以及特定种类的遗传性肌强直疾病过程的异常重复放电。全身应用利多卡因能消除异常冲动的传导，该剂量不影响正常冲动的传导。这种异常冲动对局部麻醉药（如利多卡因）的敏感性，似乎是与异常表达的 Na⁺ 通道引起的膜缓慢去极化和动作电位叠加有关，而不是与特定的通道亚型对这些药物的选择性敏感性有关[27]。

局部麻醉药作用机制小结

有关局部麻醉药对神经冲动阻滞的研究发现可按年代小结如下：

1. 局部麻醉药溶液注射在神经附近。神经旁的游离药物分子是通过组织结合、血液循环和酰胺类局部麻醉药分子在局部被水解共同作用被清除的。最终剩余的药物分子能渗透过神经鞘膜。

2. 局部麻醉药分子渗透过神经轴突膜，并停留在轴突浆中。这一过程的速度和强度取决于药物的 pKa、碱基亲脂性以及阳离子的种类。

3. 局部麻醉药与电压门控式 Na⁺ 通道上的位点相结合，通过抑制通道向激活型构象变化，从而阻止通道开放。局部麻醉药分子主要结合于通道的孔内并阻挡了 Na⁺ 的通过。

4. 在局部麻醉起效和恢复过程中，冲动的阻滞是不完全的，部分被阻滞的纤维因被反复刺激造成局部麻醉药与 Na⁺ 通道的使用依赖性结合，从而进一步被阻滞。

5. Na⁺ 通道上的一个局部麻醉药分子结合位点足以导致局部麻醉药的静息（紧张性）效应和使用依赖性（相位）效应。药物经过多种通路可到达该结合部位，但临床局部麻醉时，最主要的通路是轴突膜内的疏水性通路。

6. 临床上阻滞起效和恢复的速度取决于局部麻醉药分子相对缓慢地进出整个神经的过程，而与离子通道的快速结合和解离无关。局部麻醉药从 Na⁺ 通道解离仅需数秒钟，但产生的有效临床阻滞时间可持续数小时。

临床药理学

局部麻醉的成功运用，不仅需要掌握不同局部麻醉药的药理学特性，还需具备神经阻滞的操作技能。

局部麻醉药物的剂量受多重因素的影响，如神经阻滞的类型、手术操作以及患者的生理状态等。

常用的酯类局部麻醉药包括普鲁卡因、氯普鲁卡因、丁卡因以及真正意义上的第一个局部麻醉药可卡因。临床常用的酰胺类局部麻醉药包括利多卡因、甲哌卡因、丙胺卡因、布比卡因（包括消旋体和左旋体）、罗哌卡因和依替卡因。酯类和酰胺类局部麻醉药在化学结构稳定性、生物转化部位及潜在过敏性均各不相同。酰胺类局部麻醉药十分稳定，但酯类局部麻醉药在溶液中的稳定性则相对较差。酯类局部麻醉药在血浆中被胆碱酯酶水解，酰胺类则在肝经酶解。但有两种局部麻醉药例外：酯类局部麻醉药中的可卡因，主要在肝经羧酸酯酶代谢；酰胺类局部麻醉药中的阿替卡因，主要用于口腔科麻醉，其芳香环上的甲酯集团在血浆羧酸酯酶作用下断裂后导致其丧失活性。

p- 对氨基苯甲酸是酯类局部麻醉药的一种代谢产物，它能使少数患者发生过敏反应。酰胺类局部麻醉药代谢后不产生 p- 对氨基苯甲酸，因此酰胺类局部麻醉药所引发的过敏反应十分罕见。

概述

不同的局部麻醉药在临床的重要特性包括效能、起效速度、麻醉作用持续时间、感觉运动阻滞选择性差异等。正如前文所述，各个局部麻醉药物的特点是由其理化特性决定的（表 29.2）。

麻醉效能

局部麻醉药分子必须穿过神经细胞膜，并与 Na^+ 通道上的疏水性位点相结合才能发挥作用，因此认为疏水性是局部麻醉药内在麻醉效能的主要决定因素[5]。但在临床实际运用时，局部麻醉药效能与疏水性之间的相互关系，并不像在离体单根神经上得出的结果那样精确。局部麻醉药在体与离体环境下出现的效能差异可能与多种因素有关，包括局部麻醉药的电荷、疏水性（影响局部麻醉药分子在生物膜上的弥散与穿透）和血管扩张药或血管收缩能力（影响局部麻醉药物从注射部位摄取至中心血液循环的初始速度）。

起效时间

在离体神经中，传导阻滞起效时间与药物的理化特性有关。在体条件下，起效时间也取决于给予的局部麻醉药物的剂量或浓度。例如，0.25% 布比卡因起效较 0.75% 的慢。因为氯普鲁卡因的全身毒性低，使得其可以高浓度（如 3%）地运用于人体，因此氯普鲁卡因的起效时间快。

作用持续时间

不同麻醉药的作用持续时间差异很大。普鲁卡因和氯普鲁卡因均为短效局部麻醉药。利多卡因、甲哌卡因和丙胺卡因则是中效局部麻醉药，而丁卡因、布比卡因、罗哌卡因和依替卡因则是长效局部麻醉药。

在人体，局部麻醉药的持续时间受局部麻醉药对外周血管的效应影响很大。许多局部麻醉药对血管平滑肌分子具有双重效应：在低浓度时可使血管收缩；但在较高浓度，包括临床应用的浓度时则使血管扩张[28]。同时，不同局部麻醉药的血管舒张作用程度不同。局部麻醉药对血管张力及局部血流的作用十分复杂，并受浓度、时间、血管床距离药物注射部位远近等因素影响。例如，皮肤表面麻醉药物 EMLA（是利多卡因和丙胺卡因的低共熔混合物），使用最初约 1 h 以内收缩皮肤血管，然而在 2 h 后可引起血管扩张。

感觉 / 运动差异阻滞

另一个重要的临床问题是局部麻醉药可引起感觉和运动的差异性阻滞。20 世纪 80 年代布比卡因在硬膜外阻滞中的使用逐渐增多，特别是在较低浓度时，布比卡因相对于当时传统的长效局部麻醉药（如依替卡因），不但能有效地阻断感觉传递，还不引起运动功能的明显抑制。布比卡因以硬膜外给药的方式广泛被应用于产科镇痛和术后镇痛，因为它能良好阻滞痛觉的传递，而对肌力的影响较小。其他关于新型局部麻醉药的选择性感觉阻滞将在后续的手性局部麻醉药部分详述。

传统书籍通常认为直径较小的神经轴突，例如 C 类纤维，比粗大的轴突更容易被局部麻醉药阻滞。但在单根神经纤维中观察单次冲动的消除时，发现对局部麻醉药的敏感性正好相反（前文已讨论）[29-30]。如在成串冲动传导过程中出现的重复刺激可产生进一步的对兴奋的相位性抑制。受解剖结构上的限制，鞘内不同位置暴露于局部麻醉药的神经的长度不同，这有可能解释临床所见的脊髓麻醉和硬膜外麻醉的阻滞差异性。暴露于低浓度局部麻醉药中的神经如长度较长，宜可以产生阻滞[26]。然而，上述原因并不能解释外周神经阻滞导致的神经功能选择性消失。其他因素包括：药物可沿神经弥散；药物对 Na^+ 通道或 K^+ 通道的选择性不同[32]；不同神经类型中各种离子通道比例不同等。由于影响因素的复杂性，临床医师最好不要仅凭借某诊断性神经阻滞中缓解疼痛所需的药物剂量或浓度，就试图定论该慢性疼痛疾病中所涉及的神经类型[33]。

影响局部麻醉药在人体作用的因素

局部麻醉药剂量

随着局部麻醉药剂量的增加，药物作用时间延长，阻滞起效时间缩短，产生满意麻醉效果的概率增加。通过增加药液容积或药液浓度都可以增加药物剂量。例如，硬膜外应用布比卡因时，浓度从 0.125% 升高到 0.5%，而注射容积保持不变（10 ml），其起效更快，镇痛效果更强，感觉阻滞时间也延长[29]。麻醉药溶液容积可能会影响局部麻醉药扩散的范围。例如，硬膜外麻醉时给予 1% 利多卡因 30 ml 比用 3% 利多卡因 10 ml 的阻滞平面要高出 4.3 个皮肤节段。

临床中，在对患者个体实施某一特殊部位阻滞时，应在对局部麻醉药过量引起副作用（如全身毒性、运动和自主神经的过度抑制）风险与容量或者浓度不足导致阻滞失败的风险之间权衡利弊后，进行局部麻醉药容量及浓度的选择。通过增加容量来弥补穿刺部位定位不准确（所致阻滞不全）在不同部位阻滞中产生效果各异。超声引导下神经阻滞技术的出现使进针位置极其精准，使用较之前没有超声引导下神经阻滞技术时所推荐的局部麻醉药剂量更小的量即可获得满意的阻滞效果。最近的一项针对超声引导下股神经阻滞的随机试验表明，采用超声引导定位达到 50% 或 95% 阻滞成功所需的容量分别仅为采用神经刺激定位法所需剂量的 57% 或 54%[35]。感兴趣的读者会发现该研究实验数据的置信区间（如变异度）非常大。不同的局部麻醉药量-效关系不同，这一现象对统计设计的影响已经有报道[36]。受局部麻醉药毒性作用的限制，大多数临床情况下的目标应该是选择成功率高的局部麻醉药剂量；也就是说，临床通常会选择 95% 有效剂量（ED_{95}）的而不是选择 ED_{50}。当对患有慢性疼痛，痛觉过敏或先前局部麻醉失败的患者进行区域麻醉时，这些考虑尤其重要。同样，大幅度降低剂量可在 30 min 后提供令人满意的阻滞作用（临床研究的共同终点），但与此同时，阻滞作用的持续时间可能缩短。局麻作用持续时间很重要，足够的阻滞时间可以包含手术后的剧烈疼痛时期，如果该时期比使用普通局部麻醉药所能达到的更长，并且在连续技术不可行的情况下，佐剂/添加剂可能有助于延长阻滞时间。

局部麻醉药物佐剂

肾上腺素　缩血管药物，通常使用肾上腺素，常加入到局部麻醉药溶液中，以降低局部麻醉药经血管吸收的速率，使更多的局部麻醉药分子到达神经膜，提高麻醉深度及作用持续时间，同时也有助于我们判断局部麻醉药是否误注射入血管。但是试验剂量的肾上腺素可能产生假阴性和假阳性。这在一些特殊的病患易发，如接受全身麻醉的成人或儿童、分娩期的孕妇和应用 β 肾上腺素受体阻滞剂的患者[37]。临床上使用的溶液通常含有 5 μg/ml 或 1 : 200 000 的肾上腺素，反映了肾上腺素血管收缩作用与全身性副作用之间的平衡。肾上腺素延长麻醉持续时间的程度取决于局部麻醉药的种类以及注射部位。肾上腺素可以明显延长短效局部麻醉药（如利多卡因）局部浸润麻醉和外周神经阻滞的持续时间；应用布比卡因行硬膜外及外周神经阻滞时，肾上腺素仅可轻度加强阻滞效果，而对延长阻滞时间则几乎没有作用[36]。脊髓 $α_2$ 肾上腺素能受体可激活内源性镇痛机制。

可乐定和右美托咪定　$α_2$ 激动剂可乐定将局部麻醉药的作用延长了约 2 h，并且在不同的研究之间存在很大的差异[38]，其推测的作用机制包括对 $α_2$ 受体和对超极化诱导的电流的作用[39]。然而，大量的研究显示阴性结果和不良的全身性事件值得引起重视，其中包括低血压、心动过缓和镇静作用，因此建议将可乐定的剂量限制为 0.5 ～ 1 μg/kg 理想体重。右美托咪定是一种更具特异性的 $α_2$ 激动剂，通过长效局部麻醉药将运动阻滞和感觉阻滞延长约 4 h[40]。与可乐定相似，右美托咪定也被证明可以抑制超极化诱导的电流[41]。然而，全身不良反应的风险仍然很高，并且尚未确定最佳剂量。当使用可乐定或右美托咪定作为神经阻滞佐剂时，似乎没有增加神经毒性的风险。

丁丙诺啡　部分阿片 μ 受体激动剂丁丙诺啡通过两种机制加强了对阿片受体的阻断，即 κ 和 δ 阿片受体的阻断，以及电压门控钠通道阻断特性的阻断[42]。长效局部麻醉药的阻断作用延长大约 6 h 左右，但恶心和呕吐的发生率很高，因此很大程度上限制了丁丙诺啡的使用[43]。在神经毒性方面，丁丙诺啡被认为是安全的。

地塞米松　目前可以延长阻滞持续时间且副作用最小、最有效的佐剂是地塞米松，它可以将中效局部麻醉药的持续时间延长 2 ～ 3 h，而将长效局部麻醉药的阻滞平均延长至 10 h[44]。地塞米松的静脉内或神经外给药可延长阻滞作用。尽管事实上地塞米松的神经内给药似乎比全身性使用更为有效，但许多医疗机构通过全身性给予地塞米松避免将不宜同时应用的药物混合在一起,从而避免了超说明书使用的问题,同时获得了地塞米松的止吐作用。成人通常使用 4 ~ 10 mg 的地塞米松[45]。地塞米松的确切作用机制尚不清楚,并且其神经毒性副作用尚未充分研究。

注射部位

局部麻醉药鞘内给药和皮下注射起效最快,但作用持续时间最短。臂丛神经阻滞则起效最慢,但作用持续时间也最长。例如,鞘内应用布比卡因可于 5 min 之内起效,并持续 3 ~ 4 h。然而,当布比卡因应用于臂丛神经阻滞时,起效时间约为 20 ~ 30 min,麻醉持续时间(至少包含阻断痛觉的时间)10 h[46]。这种麻醉和镇痛起效及持续时间上的差异,部分与注射部位的解剖结构有关,其可影响局部麻醉药的弥散速率及经血管吸收速率,从而导致不同类型的区域阻滞所需局部麻醉药剂量不同。例如,在脊髓麻醉中,脊髓神经没有鞘外包绕,局部麻醉药溶液直接与脊髓附近的神经组织接触,因而起效迅速。但脊椎麻醉的用药量相对较少,所以阻滞时间较短。

另一方面,因局部麻醉药沉积部位与臂丛神经距离相对较远,局部麻醉药分子必须弥散穿过数层组织屏障方能到达神经膜,所以臂丛神经阻滞起效较慢。臂丛神经阻滞持续时间较长,可能与下列因素有关:局部麻醉药在臂丛神经鞘内被血管吸收较少;臂丛麻醉用药量较大;与局部麻醉药接触的神经节段相对较长。

局部麻醉药的碳酸化和 pH 调节

在对离体神经进行阻滞时,在局部麻醉药溶液中加入碳酸氢钠后阻滞起效更迅速,最低有效阻滞浓度有所降低[47]。尽管在离体神经试验中已明确二氧化碳会影响局部麻醉药活性,但临床上碳酸化局部麻醉药的应用价值仍存在争议[48]。至少在周围神经阻滞方面,广泛开展的超声引导神经阻滞可以获得更快,更可靠的阻滞效果,这也导致了碳酸化局部麻醉药的作用不再重要。

局部麻醉药混合液

区域阻滞中混合应用局部麻醉药可以相互弥补局部麻醉药各自的不足:短效局部麻醉药如氯普鲁卡因和利多卡因作用时间短;长效局部麻醉药如丁卡因和布比卡因起效慢。将氯普鲁卡因和布比卡因相混合,理论上有明显的临床优越性,因为氯普鲁卡因起效快,毒性低,而布比卡因作用时间长;但临床研究的结果则不尽然[49]。此外,在区域阻滞技术中应用导管技术,可实现先用起效快的局部麻醉药,如利多卡因、甲哌卡因、氯普鲁卡因等,再用长效或短效的局部麻醉药。临床医师应警惕,混合液中的每一种局部麻醉药都不能使用极量,也不要错误地认为各种局部麻醉药毒性反应是相互独立的[50]。局部麻醉药混合使用时毒性实际上是相加的。此外,使用超声引导的神经阻滞一般可缩短起效时间,并使得临床局部麻醉药的混合使用不再那么重要。

妊娠

妊娠妇女硬膜外麻醉和脊椎麻醉的平面扩散及阻滞程度均超过未妊娠妇女。妊娠对局部麻醉药效应的影响可能是妊娠导致的机械性因素(硬膜外静脉扩张减少了硬膜外和蛛网膜下腔间隙容量)和激素的共同作用,尤其是黄体酮可直接导致神经对局部麻醉药的敏感性增加[51]。后者可能更为重要,因为在妊娠的前 3 个月,硬膜外和蛛网膜下腔血管管径还没发生变化,而硬膜外麻醉平面扩散已经明显增快[52]。对于各个妊娠阶段的孕妇,局部麻醉药用量都应适当减低。

不同区域阻滞的局部麻醉药选择

考虑到解剖学结构,区域麻醉可分为浸润麻醉、静脉区域麻醉(intravenous regional anesthesia,IVRA)、外周神经阻滞(包括各种神经丛阻滞)、中枢神经阻滞以及表面麻醉。另外一种局部麻醉药注射的方法——肿胀麻醉也属于上述分类中的一种。肿胀麻醉广泛应用于诊室整形外科手术。

浸润麻醉

各种局部麻醉药均可用于浸润麻醉。局部麻醉药皮内或皮下注射后可立即起效。然而,麻醉持续时间各不相同(表 29.4)。肾上腺素可延长所有局部麻醉药浸润麻醉的持续时间,其与利多卡因合用时这种延长作用更为显著。浸润麻醉中局部麻醉药的选择主要取决于所需的麻醉持续时间。

充分实施浸润麻醉所需要的药物剂量,取决于麻醉所要阻滞区域的面积和预期的手术操作时间。当需要麻醉的面积较大时,应采用稀释后的较大容积的局部麻醉药溶液。这在婴儿或儿童手术中尤为重要。例如,4 kg 体重的婴儿接受浸润麻醉时允许的利多卡因最大安全剂量是 5 mg/kg,故 4 kg 婴儿所用利多卡因最大量为 5 mg/kg×4 = 20 mg,即 2% 利多卡因 1 ml 或 0.5%

表 29.4　浸润麻醉

药物	普通溶液			加入肾上腺素的溶液	
	浓度（%）	最大剂量（mg）	持续时间（min）	最大剂量（mg）	持续时间（min）
短效					
普鲁卡因	1～2	500	20～30	600	30～45
氯普鲁卡因	1～2	800	15～30	1000	30
中效					
利多卡因	0.5～1	300	30～60	500	120
甲哌卡因	0.5～1	300	45～90	500	120
丙胺卡因	0.5～1	350	30～90	550	120
长效					
布比卡因	0.25～0.5	175	120～240	200	180～240
罗哌卡因	0.2～0.5	200	120～240	250	180～240

利多卡因 4 ml。当利多卡因即使稀释至 0.3%～0.5% 时，也能有效地用于浸润麻醉。所以当需要浸润麻醉的面积较大时，稀释倍数越大越安全。

局部麻醉药溶液皮下注射时患者经常感到疼痛，部分原因是局部麻醉药溶液呈酸性，还有部分原因是利多卡因会短暂激活瞬时受体电位香草酸亚型 1 （transient receptor potential vanilloid-1，TRPV-1）和瞬时受体电位锚蛋白 1 （transient receptor potential ankyrin-1，TRPA-1）通道，从而引起疼痛，随后钠通道阻滞使神经元沉默[53]。例如，中和利多卡因溶液的酸性（向利多卡因中加入碳酸氢钠）可减轻利多卡因皮肤浸润麻醉时引起的疼痛[54]，还能使其起效更加迅速（见上文）。

浸润止痛法和留置导管给药法越来越多地被应用到多模式术后镇痛中[55-57]。特别是，诸如 Exparel 之类的缓释制剂已被引入临床实践中（请参见"长效局部麻醉药和感觉特异阻滞局部麻醉药研究进展"部分）。

静脉区域麻醉

静脉区域麻醉（IVRA）又被称为 Bier 阻滞，是将局部麻醉药静脉内注射到止血带闭塞的肢体中。局部麻醉药从周围血管床扩散到非血管组织，如轴突和神经末梢。这种局部麻醉方式的安全性和有效性都取决于流向受累肢体的血流中断和闭塞止血带的逐渐释放。

利多卡因和丙胺卡因是 IVRA 最常用的药物。布比卡因等具有较大的心脏毒性的药物不应用于 IVRA。人们可能会认为氨基酯连接的局部麻醉药在血液中会水解，因此具有安全性。但是，据报道氯普鲁卡因引起血栓性静脉炎。通常，大约 3 mg/kg，不含肾上腺素和防腐剂的利多卡因（40 ml 0.5% 溶液）用于上肢手术。对于下肢的外科手术，可以使用 50～100 ml 的 0.25% 利多卡因溶液。尽管 IVRA 的安全性被认为非常好，但据报道，剂量低至 1.4 mg/kg 的利多卡因也会引起癫痫发作，并可能导致心血管衰竭[58]。

外周和神经干神经阻滞

抑制外周神经系统神经纤维传导功能的区域麻醉操作都可称为外周神经阻滞。这种区域麻醉可人为地分为小神经阻滞和大神经阻滞。小神经阻滞是指单一神经（如尺神经、桡神经）的麻醉，而大神经阻滞是指两条或多条相互独立的神经或神经丛或者非常大的神经（如股神经和坐骨神经）的近端阻滞。

绝大多数局部麻醉药可用于小神经阻滞。大多数局部麻醉药起效迅速，药物的选择主要取决于麻醉所需持续时间。局部麻醉药的作用持续时间各不相同，参见表 29.5。超声引导使得周围神经阻滞和跨多条神经的最小局部麻醉药量计算已成为可能。每平方毫米神经横截面积的容积约为 0.1 ml 局部麻醉药液[59-60]。然而，如前所述，与"传统"高剂量相比，在阻滞后 30 min 达到感觉阻滞的最小体积也可能意味着阻滞持续时间减少，因为临床医师习惯于传统的、使用刺激器引导的区域麻醉。

上肢手术的臂丛神经阻滞是最常见的主要周围神经阻滞技术，但是现在许多下肢手术是在周围神经阻滞下进行麻醉或术后镇痛的。使用这些阻滞剂时，各种药物之间的起效时间存在显著差异（表 29.6）。通

表 29.5 小神经阻滞

药物	常用浓度（%）	普通溶液		平均持续时间（min）	
		常用容积（ml）	剂量*（mg）	未加入肾上腺素的溶液	加入肾上腺素的溶液
普鲁卡因	2	5～20	100～400	15～30	30～60
氯普鲁卡因	2	5～20	100～400	15～30	30～60
利多卡因	1	5～20	50～200	60～120	120～180
甲哌卡因	1	5～20	50～200	60～120	120～180
丙胺卡因	1	5～20	50～200	60～120	120～180
布比卡因	0.25～0.5	5～20	12.5～100	180～360	240～420
罗哌卡因	0.2～0.5	5～20	10～100	180～360	240～420

* 剂量以 70 kg 成人为准。儿童剂量见第 76 章

表 29.6 大神经阻滞

药物	常用浓度（%）	常用容积（ml）	最大剂量（mg）无/有肾上腺素	起效时间（min）	持续时间（min）
利多卡因	1～2	30～50	350/500	10～20	120～240
甲哌卡因	1～1.5	30～50	350/500	10～20	180～300
丙胺卡因	1～2	30～50	400/600	10～20	180～300
布比卡因	0.25～0.5	30～50	175/225	20～30	360～720
左布比卡因	0.25～0.5	30～50	200/225	20～30	360～720
罗哌卡因	0.2～0.5	30～50	200/250	20～30	360～720

另请参见第 46 章。剂量是针对 70 kg 的成人，并且是含肾上腺素的溶液。对于儿童，具有特定危险因素的患者以及特定位置的阻滞药（例如肌间沟），应减少剂量。当两个或多个阻滞同时进行时，每个单独阻滞的剂量总和不应超过此表列出的最大剂量

常，具有中等效力的药物比具有更高效力的化合物表现出更快的起效时间。除了上肢和下肢的手术外，周围神经阻滞已广泛用于治疗胸部和腹部手术后的疼痛。

对于诸如胸外科的浅表胸部手术，已经成功地使用了诸如 PECS-1 和 PECS-2 之类的区域阻滞和 Serratus 平面阻滞。一些医院也将近侧肋间神经阻滞和椎旁阻滞用于乳房切除术和重建术，但还需要更多的研究来确定其疗效，明确适应证和特定于手术的技术细节[61]。在胸腔镜手术（video-assisted thoracoscopic surgery，VATS）和开胸手术后的疼痛治疗中，椎旁和近侧肋间神经阻滞技术似乎和硬膜外镇痛同样有效，且具有较小的副作用[62]。

外周神经和神经丛输注

持续输注给予局部麻醉药正被广泛地用来缓解术后几天内的疼痛[56, 63]，还在数周到数月时间输注以治疗慢性恶性和非恶性的疼痛。但是，由于现有的局部麻醉药的选择性差，长时间使用导管输注有时与术后早期活动的理念相冲突，尤其是在涉及中轴和下肢阻滞技术时。长时间输注在理论上有延迟的全身蓄积

性毒性的可能性。但是，创伤或手术后急性期反应的导致 α_1 酸性糖蛋白增加，这种酸性糖蛋白在结合游离的局部麻醉药方面很有效，并降低了游离局部麻醉药蓄积的风险[64]。

中枢神经轴索阻滞

普鲁卡因和丁卡因起效缓慢而较少应用于硬膜外麻醉，但理论上任何局部麻醉药均可用于硬膜外麻醉（表29.7）。硬膜外麻醉时，中等效能的局部麻醉药维持时间为 1～2 h，而长效局部麻醉药可达 3～4 h。加入肾上腺素（1：200 000）可明显延长中短效局部麻醉药的作用时间，但对长效局部麻醉药的持续时间延长有限。应用氯普鲁卡因、利多卡因、甲哌卡因和丙胺卡因进行腰段硬膜外麻醉时，起效时间约为 5～15 min，而布比卡因起效较慢。

大多数情况下，0.125% 布比卡因硬膜外单次给药可产生足够的镇痛效果，且只轻微阻滞运动功能[65]。0.0625%～0.1% 的布比卡因持续硬膜外输注可用于分娩镇痛，合用阿片类药物或其他类型的镇痛药物时效果更好。0.25% 布比卡因可产生更强的镇痛效果（尤

表 29.7 硬膜外麻醉 *

加入肾上腺素的局部麻醉药（1：200 000）	常用浓度（%）	常用容积（ml）	总剂量（mg）无/有肾上腺素	通常起效时间（min）	通常持续时间（min）
氯普鲁卡因	2 ～ 3	15 ～ 30	700/900	5 ～ 15	30 ～ 90
利多卡因	1 ～ 2	15 ～ 30	350/500	5 ～ 15	
甲哌卡因	1 ～ 2	15 ～ 30	350/500	5 ～ 15	60 ～ 180
丙胺卡因	1 ～ 3	15 ～ 30	350/500	5 ～ 15	
布比卡因	0.25 ～ 0.5	15 ～ 30	175/225	15 ～ 20	180 ～ 350
左布比卡因	0.25 ～ 0.75	15 ～ 30	200/250	15 ～ 20	180 ～ 350
罗哌卡因	0.2 ～ 0.75	15 ～ 30	200/250	15 ～ 20	180 ～ 350

* 也可参见 45 章。剂量以 70 kg 成人为准，并加入肾上腺素。在儿童、高风险患者和特殊部位硬膜外麻醉（如高位胸段）时应减低剂量

其是硬膜外麻醉联合浅全麻时），但可造成中度的运动阻滞。0.5% ～ 0.75% 布比卡因运动阻滞更明显，故适用于较大手术操作时的麻醉，尤其是硬膜外麻醉未联合全身麻醉时。需要强调的是，术中单次给予高浓度局部麻醉药（如 0.25% 布比卡因）是安全有效的，但是应避免长期输注高浓度的局部麻醉药。在某些患者中，增加局部麻醉药量或添加佐剂（如肾上腺素和亲脂性阿片类药物）对于获得足够的阻滞强度是必要的。与连续输注相比，单次注射向头端扩散范围更广。当将浓缩的布比卡因溶液用于输注时，它们可能会产生过度的局部作用，并伴有不必要的和非常长时间的运动阻滞的风险。适用于脊椎麻醉的局部麻醉药见表 29.8。布比卡因广泛应用于脊椎麻醉，既可以用作高比重溶液，浓度为 0.75%，含 8.25% 葡萄糖，也

可以使用接近等比重（虽然略微低比重）的 0.5% 溶液。布比卡因鞘内给药，其麻醉作用与丁卡因相似[66]。

加入血管收缩药可延长脊椎麻醉的作用时间。例如，向丁卡因、利多卡因或布比卡因溶液中加入 0.2 ～ 0.3 mg 肾上腺素可使麻醉持续时间延长 50% 甚至更多[67-68]。向丁卡因溶液中加入 1 ～ 5 μg 去氧肾上腺素也可延长脊椎麻醉时间达 50% 甚至更多。胸段和腰骶段相比，肾上腺素对腰骶段布比卡因或利多卡因脊髓麻醉时间的延长作用更明显。

表面麻醉

有许多局部麻醉药可用于表面麻醉（表 29.9）。利多卡因、地布卡因、丁卡因和苯佐卡因等最常用于

表 29.8 脊椎麻醉 *

药物	常用浓度（%）	常用容积（ml）	总剂量（mg）	比重	葡萄糖浓度（%）	通常持续时间（min）
普鲁卡因	10.0	1 ～ 2	100 ～ 200	重比重	5.0	30 ～ 60
利多卡因	1.5，5.0	1 ～ 2	30 ～ 100	重比重	7.5	30 ～ 90
甲哌卡因	4	1 ～ 2	40 ～ 80	重比重	9.0	30 ～ 90
丁卡因	0.25 ～ 1.0	1 ～ 4	5 ～ 20	重比重	5.0	90 ～ 200
	0.25	2 ～ 6	5 ～ 20	轻比重		90 ～ 200
	1.0	1 ～ 2	5 ～ 20	等比重		90 ～ 200
二丁卡因	0.25	1 ～ 2	2.5 ～ 5.0	重比重	5.0	90 ～ 200
	0.5	1 ～ 2	5 ～ 10	等比重		90 ～ 200
	0.06	5 ～ 20	3 ～ 12	轻比重		90 ～ 200
布比卡因	0.5	3 ～ 4	15 ～ 20	等比重		90 ～ 200
	0.75	2 ～ 3	15 ～ 20	重比重	8.25	90 ～ 200
左布比卡因	0.5	3 ～ 4	15 ～ 20	等比重		90 ～ 200
	0.75	2 ～ 3	15 ～ 20	重比重		90 ～ 200
罗哌卡因	0.5	3 ～ 4	15 ～ 20	等比重		90 ～ 200
	0.75	2 ～ 3	15 ～ 20	重比重		90 ～ 200

* 剂量以 70 kg 成人为准。孕妇、高龄患者，应减低剂量。儿童剂量参见第 76 章

表29.9 表面麻醉药的各种配方

成分	浓度（%）	剂型	应用部位
苯佐卡因	1～5	乳剂	皮肤、黏膜
	20	油膏	皮肤、黏膜
	20	气雾剂	皮肤、黏膜
可卡因	4	溶液	耳、鼻、喉
地布卡因	0.25～1	乳剂	皮肤
	0.25～1	油膏	皮肤
	0.25～1	气雾剂	皮肤
	0.25	溶液	耳
	2.5	栓剂	直肠
Cyclomine	0.5～1	溶液	皮肤、口咽部、气管支气管树、尿道、直肠
利多卡因	2～4	溶液	口咽部、气管支气管树、鼻
	2	胶浆	尿道
	2.5～5	油膏	皮肤、黏膜、直肠
	2	粘剂	口咽部
	10	栓剂	直肠
	10	气雾剂	牙龈黏膜
丁卡因	0.5～1	油膏	皮肤、直肠、黏膜
	0.5～1	乳剂	皮肤、直肠、黏膜
	0.25～1	溶液	鼻、气管支气管树
EMLA	利多卡因，2.5	乳剂	完整皮肤
	丙胺卡因，2.5		
TAC	丁卡因，0.5	溶液	破损皮肤
	肾上腺素，1：200 000		
	可卡因，11.8		
LET	利多卡因，4%	溶液	破损皮肤
	肾上腺素，1：20 000		
	丁卡因，0.5%		

EMLA，利多卡因和丙胺卡因的低共熔混合物；LET，利多卡因-肾上腺素-丁卡因；TAC，丁卡因-肾上腺素-可卡因
From Covino B，Vassallo H. Local Anesthetics：Mechanisms of Action and Clinical Use. Orlando，FL：Grune and Stratton；1976.

表面麻醉。通常，这些制剂应用于黏膜或破损皮肤时可产生有效的但相对短的麻醉作用。它们的功效取决于药物的剂型、熔点、浓度和皮肤通透性[69]。利多卡因和丁卡因喷雾剂常用于气管插管前的气管麻醉以及支气管镜和食管镜检查前的黏膜麻醉。

已有多种表面局部麻醉药的复方制剂可穿透完整的皮肤。EMLA是一种含2.5%利多卡因和2.5%丙胺卡因的共熔混合物，广泛应用于完整皮肤表面麻醉，如静脉穿刺、深静脉置管、皮肤移植、包皮环切术等[70]。但使用时必须提前45～60 min涂抹并覆盖于皮肤上，以便达到充分的皮肤麻醉效果。延长涂抹时间可增强皮肤渗透深度和镇痛。EMLA即使在新生儿中应用也是安全的，因为丙胺卡因引起高铁血红蛋白血症的发生率极低。EMLA可有效应用于新生儿包皮环切术，但效果不如阴茎背神经阻滞[70-71]。市面上还有多种表面麻醉制剂，包括丁卡因凝胶[72]、利多卡因脂质体等[73]。使用物理方法可加快局部麻醉药穿透皮肤

的速度，如离子电渗疗法、局部加热法、电穿孔技术以及其他的无针加压注射技术都可以加快皮肤的镇痛[74]。Synera（最初名为S-Caine）是利多卡因和丁卡因的混合制剂，并包含一个加热装置（打开包装即启动了氧气促发的放热反应）。Synera起效迅速并有扩血管作用[75]。

小儿急诊科通常通过切开皮肤进行局部麻醉，以将液体应用到需要缝合的撕裂伤中。曾经是给予由丁卡因、肾上腺素和可卡因组成的混合物（称为TAC）。TAC应用于完整的皮肤无效；相反，它从黏膜表面的快速吸收会导致毒性甚至致命的反应。另一种可能的物质是ELA-max，一种利多卡因脂质体制剂，可用于割伤或擦伤[76]。此外，Lidoderm贴片已用于局部治疗带状疱疹后遗神经痛[77]。

由于对可卡因的毒性及其娱乐性使用和滥用的可能性存在担忧，强烈建议使用不含可卡因的局部用药，并建议使用替代品，例如将 α₁ 肾上腺素能激动

剂（羟甲唑啉或去氧肾上腺素）与局部麻醉药（例如2% ～ 4% 利多卡因）组合，建议婴幼儿使用更大稀释倍数的溶液。

肿胀麻醉

这是整形外科医师经常使用的局麻方法。如在吸脂过程中，皮下注射大量低浓度含有肾上腺素和其他成分的局部麻醉药溶液。利多卡因的总剂量为35 ～ 55 mg/kg 时，不会造成血药浓度明显升高，其血浆浓度为安全血浆浓度约为 5 μg/ml 或低于 5 μg/ml，但值得注意的是，这些浓度只能在输注后最多 20 h 达到峰值，具体取决于渗透部位[78]。尽管注射剂量很大，但已有案例报道安全性非常好[79]。但是，也有几个案例报道了存在多个危险因素的患者在整形手术过程中发生心搏骤停和死亡。很多因素都可能使患者状态不稳定或恶化，如局部麻醉药浓度过高、合用镇静剂等[80]。肿胀麻醉时影响局部麻醉药摄取和清除的因素还需进一步研究。

全身应用局部麻醉药治疗术后疼痛和神经病理性疼痛

过去十年来，全身给予利多卡因具有抑制 G 蛋白偶联受体（尤其是 Gq11 亚家族受体）的潜在药理作用，因此已得到广泛研究。全身性局部麻醉药具有强效抗炎作用，但仅在内脏外科手术中显示其临床意义；与安慰剂相比，它们可减轻炎症和疼痛，并加快康复速度[81]。

各种局部麻醉药、抗心律失常药、抗惊厥药以及其他 Na+ 通道阻滞剂可以静脉内、口服或同时使用，以缓解多种形式的慢性神经病理性疼痛[82]。临床结果不尽相同[83]。尽管静脉应用利多卡因后出现的阳性反应口服美西律也可以达到，但一些患者无法耐受美西律。当通过利多卡因输注逆转神经病理性疼痛的时，正常的伤害感受和其他感觉方式不受影响，这表明该疾病相关的神经生理变化对这些药物治疗的敏感性很高，在血浆中所需的该药物浓度比需要用于阻断外周神经正常脉冲的浓度低 50 ～ 100 倍。实验室研究表明，在损伤部位或其他部位（例如背根神经节）产生的异位冲动活动会导致神经病理性疼痛，并且这种冲动对使用依赖性的 Na+ 通道阻滞剂特别敏感。值得注意的是，在某些情况下，无论是在临床上还是在动物模型中[84]，在单次静脉内输注药物（例如利多卡

因）后，先前存在的神经病理性疼痛的缓解可持续数天、数周或数月，远远超出了这些药物的作用时间或可能影响神经阻滞的任何因素。这一神奇作用的机制仍不明确。理论上，在患有钠通道功能获得性突变的遗传综合征（例如原发性红斑性肢痛病）的患者中，其镇痛效果更佳。同时，经最近的临床经验以及转化试验证实，美西律有潜力使由一种相关的特定突变引起的红斑性肢痛病患者的钠电流正常化[85]。

药代动力学

局部麻醉药的血浆浓度取决于注射剂量、药物注射部位的吸收速率、组织分布速率和生物转化清除率[79-80]。而患者相关因素，诸如年龄、心血管系统状态以及肝功能状态等也会影响局部麻醉药的生物降解和血药浓度。

吸收

局部麻醉药的吸收取决于药物注射部位的血液灌注情况、给药剂量、体积、是否添加血管收缩药以及药物本身的药理学特性[86-87]。比较经不同途径给予同一药物药后的血药浓度，发现肋间神经阻滞时局部麻醉药的血药浓度最高，依次是尾段硬膜外阻滞、腰段硬膜外阻滞、臂丛阻滞和皮下浸润。当局部麻醉药溶液注射到血运丰富的区域时，其吸收更快更强，这具有相当重要的临床意义，因为相同剂量的局部麻醉药在一些部位可能有潜在毒性，而在其他部位则可能没有。例如，400 mg 利多卡因（不含肾上腺素）阻滞肋间神经时，静脉血药浓度平均峰值可达到 7 μg/ml，这在某些患者足以引起中枢神经系统毒性症状，而这一剂量的利多卡因用于臂丛神经阻滞，产生的最大血药浓度仅为 3 μg/ml，很少引起毒性反应。

局部麻醉药最大血药浓度与给药总量有关。对于大多数局部麻醉药而言，用药总量与血药浓度峰值之间存在一定的比例关系。肾上腺素能降低药物吸收入血的速率，从而降低其潜在的全身毒性反应。5 μg/ml 的肾上腺素（1 : 200 000）可显著降低利多卡因和甲哌卡因的血药浓度峰值，且这一作用不受注射部位影响。局部麻醉药的吸收遵循双相模式，最初的快速峰反映了液相，后来的第二个峰则较慢，这与从脂肪室再吸收相对应[88]。在局部麻醉药溶液中添加肾上腺素会减慢第一阶段[89]。临床最终效果是一个更充分的阻滞，以及全身作用的减少[90]。

分布

通常情况下，局部麻醉药的全身分布可用二室模型进行描述[91]。快速消除相与快速平衡组织（即血运丰富的组织）对局部麻醉药的摄取有关。血液中的缓慢消除相只存在于特定的局部麻醉药[86]。局部麻醉药可分布至全身各组织，但不同组织中的浓度各不相同。总体而言，血供越丰富的器官所含的局部麻醉药浓度越高。局部麻醉药可迅速被肺组织清除，当局部麻醉药流经肺循环时，血药浓度迅速降低[92-93]。

生物转化和清除

局部麻醉药的代谢模式根据其化学分类而变化。酯类或普鲁卡因类似的药物在血浆中通过假胆碱酯酶水解；氯普鲁卡因的清除非常快[94-95]。酰胺类局部麻醉药经肝的酶作用降解。利多卡因代谢速度稍快于甲哌卡因，而布比卡因则比甲哌卡因慢[71, 96-97]。酰胺类局部麻醉药代谢产物经肾排除，只有不到 5% 以原型经尿液排出体外。

患者状态对药代动力学的影响

患者的年龄将影响局部麻醉药的生理降解。利多卡因静脉注射后，在 22 ～ 26 岁年龄段的志愿者中的半衰期平均为 80 min；而在 61 ～ 71 岁年龄段的志愿者中明显延长，达 138 min[98]。

新生儿肝的酶系统尚未成熟，因此利多卡因、布比卡因和罗哌卡因的清除时间均延长[99]。布比卡因在成人的消除半衰期为 3.5 h，而在新生儿和小婴儿则可延长达 8 h ～ 12 h。婴儿持续输注局部麻醉药后消除时间延长是值得关注的问题，布比卡因输注速率过快可导致抽搐发作[100]。因此，我们建议在儿童或成年人中布比卡因持续输注时，最大速率为 0.4 mg/（kg·h），新生儿和小婴儿则不应超过 0.2 mg/（kg·h）[101]。在某些小婴儿中，即使以 0.2 mg/（kg·h）的速率输注布比卡因，48 h 后其血药浓度仍可达到中毒范围[102]。同样，在新生儿中利多卡因持续输注速率不应超过 0.8 mg/（kg·h）。单乙基甘氨酰二甲苯是利多卡因的主要代谢产物，其蓄积有致惊厥作用。新生儿持续输注利多卡因可导致单乙基甘氨酰二甲苯蓄积，从而增加利多卡因的毒性。在新生儿中，硬膜外应用氯普鲁卡因具有独特的优势，其血浆清除迅速，即使是早产新生儿也能将其迅速清除[103]。

肝血流下降或肝的酶功能损伤，可使血中酰胺类局部麻醉药水平显著升高。肝功能正常的志愿者中，利多卡因平均半衰期为 1.5 h，但患有肝病的患者其半衰期可达 5.0 h。在充血性心力衰竭的患者中，利多卡因的清除也明显延长[104]。

一些患者若使用了其他中枢神经系统抑制剂，局部麻醉药的中枢神经系统的抑制表现为没有前期的兴奋作用。

毒性

如果应用剂量适当，给药部位准确，局部麻醉药的应用是相对安全的。然而，如果剂量过大、误入血管或鞘内，则可导致全身或局部毒性反应。此外，一些局部麻醉药会引起一些特定的不良反应，如酯类局部麻醉药引起的过敏反应，丙胺卡因导致的高铁血红蛋白血症。

全身毒性

局部麻醉药的全身性毒性反应主要累及 CNS 和心血管系统。通常，CNS 比心血管系统更为敏感，因此引起 CNS 毒性反应的局部麻醉药剂量和血药浓度通常较引起循环系统衰竭的小和低。但是，最近一项对 93 例病例的回顾表明，最初的症状差异很大；并且只有 60% 的患者实际上表现出典型的中毒表现，主要表现为轻微的 CNS 症状（例如，口部刺痛，金属味，耳鸣），然后是重度的 CNS 症状（癫痫发作）和心血管系统衰竭（cardiovascular collapse，CC）[105]。总体而言，对于神经刺激器引导的阻滞，局部麻醉后出现全身毒性发病率估计为 1：1000，而超声引导的局部麻醉这一概率估计为 1：1600[106]。

中枢神经系统毒性反应

局部麻醉药引起 CNS 毒性的初期症状包括头晕和眩晕，然后是视觉和听觉异常，如注意力不能集中和耳鸣。其他 CNS 中毒时的主观症状还包括：定向力异常以及困倦。CNS 中毒的客观体征本质上是一些 CNS 兴奋的表现，包括寒战、肌肉抽搐、面部肌群和四肢远端震颤，最终发生强直-阵挛性惊厥。如果局部麻醉药剂量过大或静脉注射过快，可以从最初的 CNS 兴奋症状迅速进入 CNS 抑制状态。表现为抽搐发作停止、呼吸抑制甚至呼吸停止。在某些患者，CNS 表现为抑制前没有兴奋阶段，尤其是在服用 CNS 抑制药后。CNS 兴奋症状可能是由于局部麻醉药对大脑皮质抑制性通路的阻断所致，同时也与刺激兴奋性神经递质谷氨酸的释放有关。抑制性通路的阻断造成易化神经元以一种无对抗性方式运行，导致兴奋性增强，造成惊厥。若局部麻醉药的剂量继续增加，可造成抑制通路和易化通路的同时抑制，并最终引发整个 CNS 的抑制。

通常，各种局部麻醉药的效能与其静脉应用所产生的 CNS 毒性之间具有相关性[107]。局部麻醉药不慎误入血管造成的惊厥可通过小剂量静脉应用苯二氮䓬类药物如咪达唑仑或小剂量的丙泊酚缓解。虽然丙泊酚作用更快，但应避免大剂量使用，尤其是在血流动力学不稳定的患者中[108]。呼吸性或代谢性酸中毒可使局部麻醉药引起 CNS 毒性的风险增加[109]。$PaCO_2$ 升高使脑血流增加，局部麻醉药入脑更迅速。此外，CO_2 弥散入神经元，使细胞内 pH 降低，有助于药物从碱基形式转化成为阳离子形式。阳离子形式的局部麻醉药不能快速穿过神经膜，在细胞内聚集，从而增加了局部麻醉药的 CNS 毒性。高碳酸血症和酸中毒可降低局部麻醉药的血浆蛋白结合率[110]。因此，在局部麻醉药全身毒性发作期间应维持正常血碳酸水平。

临床上应注意高碳酸血症和酸中毒对局部麻醉药毒性效应的影响。抽搐时通气不足可造成呼吸性合并代谢性酸中毒，进一步加重 CNS 毒性。若发生局部麻醉药中毒，应立即辅助通气、循环支持以预防或纠正高碳酸血症和酸中毒，以及纠正缺氧，上述三者均可加重局部麻醉药的 CNS 毒性。综上所述，再结合全国性的关于围术期的注意事项的临床指南，临床医师进行大神经传导阻滞时，应按照常规操作准备下列物品：常规基本生命体征监护设备；氧气罐或中心供氧设备；通气设备，包括可行正压通气的呼吸囊和面罩；预防痉挛的解痉药，如咪达唑仑、劳拉西泮、地西泮或硫喷妥钠。

心血管系统毒性

局部麻醉药对心脏及外周血管具有直接效应，并通过阻滞交感神经或副交感神经传出纤维间接影响循环系统功能。

直接心脏效应　局部麻醉药的主要作用机制是阻断心脏钠通道，导致负性肌力和心律不齐。局部麻醉药通过延长恢复时间减少浦肯野纤维和心肌细胞的传导，从而直接起到心脏效应。局部麻醉药的其他方面包括抑制脂肪酸的代谢，干扰钙的稳态以及干扰线粒体呼吸链[111]。局部麻醉药的主要心脏电生理作用是

降低浦肯野纤维和心室肌去极化的速率[112]。该速率的降低被认为是由于心脏膜中快速钠通道的可用性降低所致。局部麻醉药还可以减少动作电位持续时间和有效不应期。但是，这种作用是剂量依赖性和药物特异性的。具体而言，电生理研究表明，局部麻醉药的高血药浓度会延长通过心脏各个部位的传导时间，心电图提示 PR 间隔和 QRS 波群时间的增加会导致这种情况。极高的局部麻醉药浓度会降低窦房结中的自发起搏点活动，从而导致窦性心动过缓和窦性停搏。同样，各种药物对心肌电生理的影响性质也有所不同。布比卡因比利多卡因更能抑制浦肯野纤维和心室肌的快速去极化（V_{max}）。此外，给予布比卡因的乳头肌，从使用依赖性阻滞中恢复的速度较给予利多卡因的乳头肌慢。恢复率慢导致动作电位间期的 Na^+ 通道可用性恢复不完全，尤其在心率快时更明显。利多卡因和布比卡因之间的效应差异使利多卡因具有抗心律失常特性而布比卡因则有致心律失常特性。所有的局部麻醉药都会对心肌产生剂量依赖性的负性肌力作用。心脏收缩力的下降大致与传导阻滞能力成正比。因此，布比卡因和丁卡因比利多卡因有更强的心脏抑制剂作用。局部麻醉药可能会通过影响钙离子内流以及肌质网钙离子释放而降低心肌收缩力[113]，以及抑制心脏肌膜 Ca^{2+} 电流和 Na^+ 电流。最后，布比卡因抑制线粒体的代谢，而其他长效局部麻醉药如罗哌卡因抑制线粒体的代谢的作用稍弱[114]，而利多卡因的作用更小。

直接外周血管效应　局部麻醉药对外周血管平滑肌具有双相效应[103]。低浓度利多卡因和布比卡因使大鼠提睾肌中的血管收缩，但高浓度时无论在离体组织还是在在体实验，均引起血管扩张。可卡因是唯一在各种浓度下均引起血管收缩的局部麻醉药。其具有抑制运动前神经元摄取去甲肾上腺素的效应，因此增强了神经源性血管收缩。

心血管系统毒性比较

所有的局部麻醉药，尤其是布比卡因，均可引起快速而复杂的心血管抑制。布比卡因的心脏毒性与利多卡因在下列方面有明显不同：

1. 布比卡因和依替卡因造成不可逆性心血管功能衰竭（CC）所需的剂量与引发 CNS 毒性（如惊厥）的剂量之比（即 CC/CNS 比值）低于利多卡因[115]。

2. 快速静脉应用大剂量布比卡因，常可引发室性心律失常甚至致命性心室颤动，而利多卡因较少见。

CNS 毒性在局部麻醉药致心律失常的发生中也有一定作用。

3. 与非妊娠动物或孕妇相比，妊娠动物或孕妇对布比卡因的心脏毒性效应更为敏感[116]。在美国，0.75% 的布比卡因溶液已不再推荐用于产科麻醉。

4. 布比卡因引发心血管功能衰竭后，心脏复苏较难成功。酸中毒和缺氧可显著增强布比卡因的心脏毒性[117]。相反，脂肪乳剂对抗布比卡因诱导的毒性最为有效。尽管在布比卡因过量的情况下在实验或临床上使用了许多不同的复苏药物，但目前的指南仍侧重于标准心肺复苏，即使用滴定算出的而非固定剂量的肾上腺素，及早给予脂肪乳剂以及血流动力学不稳定时不使用丙泊酚[108]。布比卡因诱发的室性心律失常不应使用血管升压素、钙通道阻滞剂、β 受体阻滞剂或其他具有抗心律不齐效能的局部麻醉药（如利多卡因）进行治疗[118]。

药代动力学研究发现，在给药后 3 min 内，脂肪乳（Intralipid）可使心脏布比卡因浓度降低 11%，在 15 min 内使脑布比卡因含量降低 18%[119]。尽管这些发现是理论上的，但他们强调了不应将脂肪乳视为具有完全的拮抗特性的解毒剂。相反，有限的证据表明，它将大大降低靶器官中布比卡因的浓度，最有可能改善新陈代谢，并可能对钠通道有直接的有益作用。脂肪乳虽然能有效缓解局部麻醉药中毒反应，但谨慎的局部麻醉操作仍是重中之重[120]。

局部麻醉药误入静脉或过量后行心脏复苏临床建议：

1. 当布比卡因诱发心跳停止或室性心动过速需进行心脏复苏时，没有药物有确切疗效（尽管我们建议使用脂肪乳治疗）。首先要着重强调心肺复苏的基本原则，包括维持气道通畅，保证氧合和通气。如果有需要应立即进行胸外心脏按压。

2. 因局部麻醉药诱发的循环功能衰竭复苏十分困难，所以避免血管内大剂量注射局部麻醉药及避免局部麻醉药过量非常重要。

3. 推注局部麻醉药时采用负压回抽技术并不能绝对排除误入血管的可能。所以行大神经阻滞时应遵循分次给药原则。发生循环功能衰竭前通常，但不是一定，都会出现心电图改变，应密切注意心电图变化（包括 QRS 波型、速率、节律或异位性）。这可以在给予致命剂量的药物前提醒我们停药，从而挽救患者的生命。

4. 基于动物实验结果[121]和越来越多的病例报道，我们建议行大规模神经阻滞操作的医疗机构应常规准备脂肪乳（如 20% 的 Intralipid）以备紧急使用。如果患者在应用布比卡因、罗哌卡因或者其他局部麻醉药后发生严重的心血管抑制或循环骤停，除了立即行基础生命支持和启动 ACLS 程序外，应同时快速给予 20% 的脂肪乳 1.5 ml/kg（成人大约为 100 ml），必要时还可继续以 0.25 ml/（kg·min）的速度输注 10 min。

对映体局部麻醉药：罗哌卡因和左布比卡因

市售的布比卡因是（R）和（S）立体异构体的外消旋混合物。为解决意外静脉注射布比卡因所造成的心血管系统毒性作用，已研发出单一对映体局部麻醉药以期获得更高的安全性。罗哌卡因（耐乐品）[122]及左布比卡因（Chirocaine）[123]就是这种具有立体选择性的新型局部麻醉药。罗哌卡因是单一立体异构体，与左布比卡因的区别在于哌啶环上的丁基取代了丙基（图 29.2）。通过对分子结构的改造，有望降低罗哌卡因和左布比卡因的心脏毒性。同时，甲哌卡因和布比卡因的左旋体经肝代谢速度较各自的右旋体慢，这可能在长期输注时有更多的全身蓄积。

布比卡因的特征之一是可使心肌细胞动作电位后钠通道的恢复明显减慢，而罗哌卡因的这一作用较布比卡因小。除了这种电活动的差异外，罗哌卡因对离体心脏的负性变力作用则明显小于布比卡因。布比卡因对钙电流的选择性抑制是导致电生理和机械毒性机理差异的原因。

是否罗哌卡因的治疗指数较布比卡因高呢，尤其是在考虑到心肌毒性后？临床研究证明，在臂丛[124]和腰段硬膜外[125]阻滞中，布比卡因与罗哌卡因的麻醉效能没有明显区别。另一研究比较了 0.5% 布比卡因和 0.75% 罗哌卡因在腰段硬膜外阻滞时对运动和感觉阻滞的效能，也未显示明显区别[126]。总体来看，布比卡因的局部阻滞效能比罗哌卡因相当或稍高（约 1.3 ～ 1.5 倍）。动物和临床试验也都证实两者在感觉和运动阻滞时效方面相当或布比卡因略长。

具有相当阻滞效能剂量的局部麻醉药物是否具有相当的毒性呢？总体上罗哌卡因的心脏毒性小于布比卡因。动物实验证实，布比卡因较罗哌卡因更易干扰传导，也更易导致心脏衰竭或心室颤动。经犬静脉注射大剂量罗哌卡因或布比卡因诱发心搏骤停后，罗哌卡因组行心脏复苏的成功率明显高于布比卡因组[127]。

罗哌卡因比布比卡因具有更高的安全性可能和消除了右旋体的毒性以及哌啶环上的丙基被丁基取代有关。经比较，罗哌卡因对妊娠状态与非妊娠状态的羊的心脏毒性没有区别，这与布比卡因不同[128]。

与左布比卡因注射部位相关的临床研究为数众多。尽管众多研究对比了布比卡因、左布比卡因和罗哌卡因[129-130]，有关在不同部位给药后、以感觉和运动阻滞为终点的研究得出的结论显示，三者的效能与作用时间并不一致。临床医师应该注意布比卡因的重量百分比是以其自由碱基形式的含量计算的；而其他局部麻醉药则是以盐酸盐形式计算的[131]。

酸中毒和缺氧

与加重 CNS 毒性一样，高碳酸血症、酸中毒和缺氧可加重利多卡因和布比卡因对离体心脏组织中的负性变力、变时作用。缺氧合并酸中毒可使布比卡因的心脏抑制效应恶化[132]。缺氧和酸中毒也会加重羊静注布比卡因引起的心律失常的发生率和死亡率。在某些患者中，局部麻醉药误入血管造成抽搐后很快发生高碳酸血症、酸中毒和缺氧[133]。因此，布比卡因误入血管后发生的心脏抑制，部分可能与抽搐所造成的酸中毒和缺氧相关，酸中毒和缺氧又进一步加重了布比卡因的内在心脏毒性。

间接心血管效应

脊髓麻醉或硬膜外麻醉平面过高会造成严重低血压。一项患者围术期心搏骤停的随访研究证实，脊髓麻醉或硬膜外麻醉下发生心搏骤停的患者为一般健康的患者[134]。心搏骤停常发生在同时存在麻醉平面高、大剂量应用镇静药及伴有心动过缓的低血压一段时间之后，并且通常与麻醉科医师未能及时发现该问题、气道支持（尤其是镇静的患者）不及时以及未及时应用 α 与 β 肾上腺素能激动药如肾上腺素有关。尽管轻至中度低血压对具有间接拟交感作用的药物，如麻黄碱或去氧肾上腺素的反应良好，但脊髓麻醉后发生严重低血压合并严重心动过缓时大多数情况下应及时递增性地给予肾上腺素进行治疗，初始剂量为 0.1 ～ 1 µg/kg。

高铁血红蛋白血症

高铁血红蛋白血症是在大剂量应用丙胺卡因后发生的一种特殊的全身性不良反应[135]。通常，600 mg 才能在成人引发明显的临床高铁血红蛋白血症。肝降解丙胺卡因生成 O- 甲苯胺，它能将血红蛋白氧化成高铁血红蛋白。严重的高铁血红蛋白血症应静脉注射亚甲蓝治疗。在新生儿中，应用标准剂量的 EMLA 行表面麻醉仅产生极少量的高铁血红蛋白，故在大多数婴幼儿中应用 EMLA 是安全的。患有罕见的代谢紊乱性疾病时或复合使用使高铁血红蛋白还原减慢的药物时，新生儿发生高铁血红蛋白血症的易感性增加。

过敏

尽管患者应用局部麻醉药后可能会产生一些全身性或局部性的症状，但前瞻性研究发现这些反应很少能被确诊为过敏反应[136-137]。酯类局部麻醉药，例如普鲁卡因比酰胺类局部麻醉药较易产生过敏样反应，然而即使是酯类局部麻醉药的这些反应绝大部分也不是过敏。与氨基酰胺不同，氨基酯是对氨基苯甲酸的衍生物，已知会引起过敏。一些酰胺类局部麻醉药制剂中含有防腐剂——对羟基苯甲酸甲酯，其化学结构与 p- 氨基苯甲酸相似，但现在大部分的酰胺类局部麻醉药制剂可以不使用含防腐剂的保存液[138]。局部麻醉药安瓿被乳胶抗原污染可能与过敏反应有关，虽然这种污染很难被确定。少数对酯类和酰胺类局部麻醉药都过敏的患者不能应用局部麻醉药物进行脊椎麻醉，应考虑使用哌替啶作为替代[128]。

局部组织毒性

临床应用的酯类和酰胺类局部麻醉药，如果其神经内浓度过高，都可能产生直接神经毒性[139]。但在大量临床实践过程中却很少发生神经损伤。尽管局部麻醉药的原液浓度和注射浓度均远高于其生理学有效范围，但药物在分布过程中不断被稀释，所以不会引起损伤。如果药物没有经过上述的稀释过程，则可能造成长期或永久性神经缺陷。因此，在狭窄的鞘内应用 5%（200 mM）的高浓度的利多卡因溶液很容易导致短暂或持续的神经根综合征甚至马尾综合征[140]。研究发现，如此高浓度局部麻醉药直接作用于裸露的神经纤维，可在 5 min 之内导致不可恢复的传导阻滞[141]。临床医师应该意识到局部麻醉药原液对神经具有损伤作用，而原位或组织中的稀释效应对防止局部麻醉药局部毒性反应非常重要。

马尾综合征被认为是一个灾难性不良事件，另一个并发症则是短暂性神经系统综合征，后者是一种暂时的放射性刺激，通常由局部麻醉引起并受患者体位的影响[142]。采用推荐剂量和浓度的局部麻醉药进行单次脊椎麻醉也可发生局限性和一过性的神经症状（后背痛、感觉异常、神经根痛和感觉迟钝）[143]。实验研究和系统性综述文章均报道了低浓度的利多卡因和甲哌卡因比布比卡因与丙胺卡因更易导致一过性神经症状的发生[144]。将利多卡因从 5% 稀释到 1% ～ 2% 不会降低脊椎麻醉后发生一过性神经症状的危险性。研究设计的不同、问卷的不同以及纳入标准的不同可能是导致不同研究中心得出的神经根后遗症发生率不同的原因。通过 meta 分析排除了由上述设计不同造成的差异之后，发现应用利多卡因脊椎麻醉后一过性神经症状的发生率是布比卡因的 6.7 倍，是丙胺卡因的 5.5 倍[144]。局部麻醉药溶液中加入血管收缩药也能增加脊椎麻醉后一过性神经症状的发生率[145]，但在目前的剂量范围内，血管收缩剂作为佐剂的神经外给药似乎是安全的[146]。局部麻醉药的神经毒性似乎与传导阻滞无关，因为使用强效 Na^+ 通道阻滞药如海藻毒素、新蛤蚌毒素和河豚毒素，可造成强烈的传导阻滞，但并不引发神经损伤相关的组织学和行为学改变[147]。

利多卡因、甲哌卡因、丙胺卡因、布比卡因和依替卡因肌内注射会造成骨骼肌变化[148]。通常，强效和长效的局部麻醉药（如布比卡因和依替卡因）比弱效和短效的局部麻醉药（如利多卡因和丙胺卡因）更易导致注射部位局部的骨骼肌损伤。据我们所知，对骨骼肌的这种作用是可逆的，这是由于骨骼肌的再生潜力和受影响的肌肉范围相对较小，这就是为什么它在临床上常常不明显的原因。

长效局部麻醉药和感觉特异阻滞局部麻醉药研究进展

有多种延长神经阻滞时效的方法正在研究之中。首先，人们一直在努力使用已研发药物，如三环类抗抑郁药[149-150]或四级局部麻醉药衍生物作为新型局部麻醉药[151]，但因为这些药物的神经毒性限制了其在临床中的应用。

缓释剂型

采用脂质体胶囊化技术能延长阻滞持续时间，其机制取决于剂量及脂质体生理学特性（表面电荷、大小和层状结构）[141-143]。该作用方式相关的研究已进行了几十年，但是近来才引入临床。脂质体布比卡因（Exparel）已获准用于渗透性镇痛[152]，但其阻断周围神经的剂量反应尚不清楚[153]。最近的一项研究表明，在肌间沟阻滞时[154]，将 Exparel 与布比卡因联合使用具有潜在益处，美国 FDA 扩大 Exparel 适用范围至选择性神经阻滞。尽管有充分的基础研究数据，但这些制剂的临床益处（尤其是对于神经阻滞）以及与普通的长效局部麻醉药相比，并不像人们想象的那样令人信服。其他的缓释方式包括将局部麻醉药物嵌入

骨蜡、聚乳酸、聚乙醇酸，以及基于脂肪酸的可生物降解的聚合物和脂质体制剂[7]。还有一种缓释制剂的形式是光触发的按需释放。

位点 1 阻断剂

采用钠通道位点 1 阻断剂复合局部麻醉药或肾上腺素能药物也是一种延长局部麻醉药阻滞时间的方法[148]。钠通道位点 1 阻断剂新蛤蚌毒素已经开始一期和二期临床试验[149-151]。将钠通道位点 1 阻断剂与局部麻醉药或肾上腺素能药物联合能显著延长阻滞时间和提高治疗指数[155]。理论上钠通道位点 1 阻断剂前景乐观，因为其对局部神经[137]、肌肉[152]组织不具毒性，并且对心脏的毒性很小[153]。

靶向特定的钠通道亚型

通过针对性阻断特定的钠通道亚型，已确定疼痛状况有关的 9 种不同的亚型。例如，Nav1.7 亚型与躯体疼痛、痛觉过敏[156]或对疼痛不敏感的遗传综合征有关[157]。有一种单克隆抗体，其阻断 Nav1.7 的钠电流的能力是其他类型钠通道的 1000 倍[158]。重要的是，内脏痛的动物模型表明 Nav1.9 在这些综合征中具有重要作用[25]。

靶向痛觉神经纤维

当通过利多卡因或辣椒素激活 TRPV-1 通道，利多卡因的四价衍生物靶向结合伤害感受器时，周围神经感觉选择性地被阻断，这一发现振奋人心。TRPV 通道在小的感觉纤维中表达较多[159]。起初的研究充满了希望，但随后对神经毒性的顾虑[151]阻止了这种混合衍生物进入临床实践。然而，局部麻醉药的特定变体对特定纤维具有靶向作用的概念已经得到证实；并且，如能发现具备这些作用且神经毒性较低的药物组合，则这种策略可能前景可观。有关局部麻醉药的任何四元衍生物是否比其母体化合物具有更低的神经毒性尚无定论。

综上所述，几种方向的研究可能会产生新的局部麻醉药或新的局部麻醉药应用方式，但目前只有脂质体布比卡因进入临床实践。这些新策略有可能使我们更接近区域麻醉的终极目标——患者将受益于量身定制的外科手术阻滞，随后是长时间的充分的感觉（甚至伤害感受）阻滞，而不会损害运动功能。

局部麻醉失败的生物学机制：炎症、痛觉过敏、快速耐药、遗传变异

局部麻醉失败通常源于给药失败、容量及浓度不足或者临床麻醉决策的错误。然而，即使正确选择了药物及临床技术，仍然有许多生物学因素可能导致局部麻醉失败。

如牙周脓肿或严重牙髓炎的患者，以常规剂量行局部麻醉失败率可达 70%。炎症部位局部麻醉失败是药代动力学和药效动力学因素综合作用的结果。药代动力学因素包括：①局部血流增加导致局部麻醉药从注射部位神经周围移除的速度加快；②局部组织酸中毒使以盐酸盐形式存在的局部麻醉药比例增大，而局部麻醉药的盐酸盐形式很难穿透神经细胞膜；③局部组织水肿，使局部麻醉药弥散至神经的距离增加且进一步稀释了局部麻醉药。药效动力学因素包括：炎症既影响了外周敏化又影响中枢神经敏化[120]。下颌骨牙齿感染时，下牙槽神经阻滞（在感染部位的远端实施麻醉）仍然有较高的失败率。增加局部麻醉药的浓度仍可达到满意的阻断作用，尽管时间较短。在临床实践中，这些患者需要较大量的局部麻醉药才能达到足够的镇痛效果。虽然炎症部位的组织更难麻醉，但并非不可能。

随着时间的推移，持续输注的局部麻醉药的有效性的明显降低，这可能是由许多与耐受性本身无关的原因所导致，包括导管移位和皮炎起源或伤害性输入强度的改变。接受硬膜外大剂量注射的产科患者，在下次注射之前疼痛的复发导致了阻断的强度和持续时间的减少，而在疼痛消失之前重复注射，可阻止这种迅速出现的耐受性或快速免疫[160]。术后患者全身性阿片类药物的共同给药可防止接受胸膜硬膜外布比卡因输注的患者的节段性阻滞消退[161]。在大鼠中的研究表明，它涉及药代动力学和药效动力学机制。在大鼠模型中，速激肽与痛觉过敏的发展相关[162]，抑制痛觉过敏的药物（包括 N- 甲基 -D- 天冬氨酸受体拮抗剂和一氧化氮合酶抑制剂[163]）也可预防快速耐受的发生。相反，重复坐骨神经痛注射利多卡因会导致神经内利多卡因含量降低，并减少阻滞持续时间[164]。然而，确切的作用机制尚未确定，持续使用长效局部麻醉药的临床意义尚不清楚。

有时患者主诉"局部麻醉药对我不起作用"。尽管此声明可能反映了先前的技术问题或各种其他过程以及患者或操作时特定的因素，但在某些情况下，这些问题可能涉及遗传或获得型的局部麻醉反应性异常。已显示大鼠脑 α- 亚基跨膜区段 Ⅱ IS6 中的一些突变会降低钠通道与局部麻醉药和抗惊厥药之间的亲和力[165]，并且还在钠通道亚型 Nav1.7[166] 或 Nav1.5[167] 中进行了类似的研究，局部麻醉药结合位点特定部位的不同突变导致这些通道对钠通道阻滞药的反应不同，这表明局部麻醉药与"受体"的结合比通常认为的更加动态、流动而且依赖其结构特性。一项临床研究支持了这一点，该研究表明，以标准化方式进行测试时，有部分报告低效局部麻醉的人确实表现出部分抗药性，并且一些患者对特定的局部麻醉药具有选择性抗药性[168]。Clendenen 等发表了关于局部麻醉药物抵抗的基因研究，他以一个具有局部麻醉药遗传特性的家庭为研究对象[167]，初步结果提示局部麻醉药抵抗性可通过后天获得。反复暴露于蝎子叮咬会引起对局部麻醉药的耐药性[169]。蝎子毒素与钠通道发生相互作用，尽管该作用发生在局部麻醉药（与部位 9 结合）以外的其他部位（部位 3 和 4）[170]，因此毒素对钠通道功能的持续调节是钠通道和局部麻醉药理学另一个值得探索的领域。

结论

在一个多世纪以来，局部麻醉一直是患者围术期管理的核心技术。不断深入的研究将有助于我们尽可能了解局部麻醉药，以及如何最佳地使用它们，最终让生命相托的患者受益。

致谢

编辑、出版商、Charles B. Berde 博士和 Philipp Lirk 博士感谢 Gary Strichartz 博士在上一版中对本章的贡献。上一版的内容是本章内容的基石。

参考文献

1. Sanchez V, et al. *Anesth Analg.* 1987;66:159.
2. Zhang J, et al. *Biophys J.* 2007;92:3988.
3. Courtney KR. *J Pharmacol Exp Ther.* 1980;213:114.
4. Gissen AJ, et al. *Anesthesiology.* 1980;53:467.
5. Docherty RJ, Farmer CE. *Handb Exp Pharmacol.* 2009;194:519.
6. Lawson SN. *Exp Physiol.* 2002;87:239.
7a. Lirk P, et al. *Anesth Analg.* 2017.
7b. Hodgkin A, et al. *The Conduction of the Nervous Impulse.* Springfield, IL: Charles C. Thomas; 1964.
8. Moayeri N, Groen GJ. *Anesthesiology.* 2009;111:1128.
9. Ritchie JM, Rogart RB. *Proc Natl Acad Sci U S A.* 1977;74:211.
10. Savio-Galimberti E, et al. *Front Pharmacol.* 2012;3:124.
11. Ritchie JM, et al. *J Pharmacol Exp Ther.* 1965;150:160.
12. Hille B. *J Gen Physiol.* 1977;69:475.
13. Narahashi T, et al. *J Pharmacol Exp Ther.* 1970;171:32.

14. Strichartz GR. *J Gen Physiol*. 1973;62:37.
15. Haeseler G, et al. *Br J Pharmacol*. 2002;137:285–293.
16. Courtney KR, et al. *Anesthesiology*. 1978;48:111.
17. Hille B. *J Gen Physiol*. 1977;69:497.
18. Gokin AP, et al. *Anesthesiology*. 2001;95:1441.
19. Ekberg J, et al. *Proc Natl Acad Sci U S A*. 2006;103:17030.
20. Chevrier P, et al. *Br J Pharmacol*. 2004;142:576.
21. Bennett DL, Woods CG. *Lancet Neurol*. 2014;13:587–599.
22. Fertleman C, et al. *Neuron*. 2006;52:767.
23. Sheets PL, et al. *J Physiol*. 2007;581:1019.
24. Cox JJ, et al. *Nature*. 2006;444:894.
25. Hockley JR, et al. *J Physiol*. 2017;595:2661–2679.
26. Cannon SC. *Handb Exp Pharmacol*. 2017.
27. Persaud N, Strichartz G. *Pain*. 2002;99:333.
28. Johns RA, et al. *Anesthesiology*. 1985;62:141.
29. Fink BR. *Cairns AM: Anesthesiology*. 1984;60:111.
30. Fink BR, Cairns AM. *Anesth Analg*. 1987;66:948.
31. Raymond SA, et al. *Anesth Analg*. 1989;68:563.
32. Drachman D, Strichartz G. *Anesthesiology*. 1991;75:1051.
33. Hogan QH, Abram SE. *Anesthesiology*. 1997;86:216.
34. Littlewood DG, et al. *Br J Anaesth*. 1979;49:75.
35. Casati A, et al. *Br J Anaesth*. 2007;98:823.
36. Pace NL, Stylianou MP. *Anesthesiology*. 2007;107:144.
37. Tobias J. *Anesth Analg*. 2001;93:1156.
38. Popping DM, et al. *Anesthesiology*. 2009;111:406–415.
39. Kroin JS, et al. *Anesthesiology*. 2004;101:488–494.
40. Ping Y, et al. *Medicine (Baltimore)*. 2017;96:e5846.
41. Brummett CM, et al. *Anesthesiology*. 2011;115:836–843.
42. Kosel J, et al. *Expert Rev Clin Pharmacol*. 2016;9:375–383.
43. Kirksey MA, et al. *PLoS One*. 2015;10:e0137312.
44. Choi S, et al. *Br J Anaesth*. 2014;112:427–439.
45. Chong MA, et al. *Reg Anesth Pain Med*. 2017;42:319–326.
46. Klein SM, et al. *Anesth Analg*. 1998;87:1316–1319.
47. Wong K, et al. *Anesth Analg*. 1993;76:131.
48. DiFazio CA, et al. *Anesth Analg*. 1986;65:760.
49. Cohen SE, Thurlow A. *Anesthesiology*. 1979;51:288.
50. Kytta J, et al. *Reg Anesth*. 1991;16:89–94.
51. Popitz-Bergez FA, et al. *Reg Anesth*. 1997;22:363.
52. Fagraeus L, et al. *Anesthesiology*. 1983;58:184.
53. Leffler A, et al. *J Clin Invest*. 2008;118:763–776.
54. McKay W, et al. *Anesth Analg*. 1987;66:572.
55. Thornton PC, Buggy DJ. *Br J Anaesth*. 2011;107:656.
56. Gupta A, et al. *Acta Anaesthesiol Scand*. 2011;55:785.
57. Liu SS, et al. *J Am Coll Surg*. 2016;203:914–932.
58. Guay J. *J Clin Anesth*. 2009;21:585–594.
59. Eichenberger U, et al. *Reg Anesth Pain Med*. 2009;34:242–246.
60. Latzke D, et al. *Br J Anaesth*. 2010;104:239–244.
61. Abrahams M, et al. *Reg Anesth Pain Med*. 2016;41:275–288.
62. D'Ercole F, et al. *J Cardiothorac Vasc Anesth*. 2018;32:915–927.
63. Ilfeld BM. *Anesth Analg*. 2011;113:904.
64. Veering BT, et al. *Anesthesiology*. 2002;96:1062–1069.
65. Cohen SE, et al. *Anesthesiology*. 2000;92:387.
66. Brull SJ, Greene NM. *Anesth Analg*. 1989;69:342.
67. Yilmaz-Rastoder E, et al. *Reg Anesth Pain Med*. 2012;37:403.
68. Chambers WA, et al. *Anesth Analg*. 1981;60:417.
69. Kumar M, et al. *J Anaesthesiol Clin Pharmacol*. 2015;31:450–456.
70. Butler-O'Hara M, et al. *Pediatrics*. 1998;101:E5.
71. Arthur GR, et al. *Br J Anaesth*. 1979;51:481.
72. Browne J, et al. *Can J Anaesth*. 1999;46:1014.
73. Eichenfield LF, et al. *Pediatrics*. 2002;109:1093.
74. Galinkin JL, et al. *Anesth Analg*. 2002;94:1484.
75. Sethna NF, et al. *Anesthesiology*. 2005;102:403.
76. Friedman PM, et al. *Dermatol Surg*. 2001;27:1019–1026.
77. Davies PS, et al. *Drugs*. 2004;64:937–947.
78. Klein JA, Jeske DR. *Anesth Analg*. 2016;122:1350–1359.
79. Houseman TS, et al. *Dermatol Surg*. 2002;28:971.
80. Grazer FM, de Jong RH. *Plast Reconstr Surg*. 2000;105:436.
81. Kranke P, et al. *Cochrane Database Syst Rev*. 2015;7:CD009642.
82. Tremont-Lukats IW, et al. *Anesth Analg*. 2005;101:1738.
83. Carroll I, et al. *Clin J Pain*. 2007;23:702.
84. Araujo MC, et al. *Pain*. 2003;103:21.
85. Cregg R, Cox JJ, et al. *Br J Pharmacol*. 2014;171:4455–4463.
86. Tucker GT. *Br J Anaesth*. 1986;58:717–731.
87. Rosenberg PH, et al. *Reg Anesth Pain Med*. 2004;29:564.
88. Tucker GT, Mather LE. *Br J Anaesth*. 1975;47:213.
89. Lee BB, et al. *Anesth Analg*. 2002;95:1402–1407. Table of contents.
90. Hermanides J, et al. *Br J Anaesth*. 2012;109:144–154.
91. McCann ME, et al. *Anesth Analg*. 2001;93:893–897.
92. Lofstrom JB. *Int Anesthesiol Clin*. 1978;16:53.
93. Aoki M, et al. *Drug Metab Dispos*. 2010;38:1183–1188.
94. Kuhnert BR, et al. *Anesth Analg*. 1986;65:273.
95. Kuhnert BR, et al. *Anesthesiology*. 1980;53:21.
96. Scott DB, et al. *Br J Anaesth*. 1973;45:1010.
97. Katz JA, et al. *Anesth Analg*. 1990;70:16.
98. Nation RL, et al. *Br J Clin Pharmacol*. 1977;4:439.
99. Bösenberg AT, et al. *Paediatr Anaesth*. 2005;15:739.
100. Lonnqvist PA. *Paediatr Anaesth*. 2012;22:39–43.
101. Berde CB. *Anesth Analg*. 1992;75:164.
102. Larsson BA, et al. *Anesth Analg*. 1997;84:501.
103. Henderson K, et al. *J Clin Anesth*. 1993;5:129.
104. Thomson PD, et al. *Ann Intern Med*. 1973;78:499.
105. Di Gregorio G, et al. *Reg Anesth Pain Med*. 2010;35:181–187.
106. Barrington MJ, Kluger R. *Reg Anesth Pain Med*. 2013;38:289–297.
107. Scott DB. *Br J Anaesth*. 1975;47:328.
108. Neal JM, et al. *Reg Anesth Pain Med*. 2018;43:150–153.
109. Englesson S. *Acta Anaesthesiol Scand*. 1974;18:79.
110. Burney RG, et al. *Anesth Analg*. 1978;57:478.
111. Weinberg GL. *Anesthesiology*. 2012;117:180–187.
112. Clarkson CW, Hondeghem LM. *Anesthesiology*. 1985;62:396.
113. Chamberlain BK, et al. *J Biol Chem*. 1984;259:7547.
114. Sztark F, et al. *Anesthesiology*. 1998;88:1340–1349.
115. de Jong RH, et al. *Anesth Analg*. 1982;61:3.
116. Morishima HO, et al. *Anesthesiology*. 1985;63:134.
117. Rosen MA, et al. *Anesth Analg*. 1985;64:1089.
118. Neal JM, et al. *Reg Anesth Pain Med*. 2018;43:113–123.
119. Kuo I, Akpa BS. *Anesthesiology*. 2013;118:1350–1361.
120. Lirk P, et al. *Eur J Anaesthesiol*. 2014;31:575–585.
121. Weinberg GL, et al. *Anesthesiology*. 1998;88:1071.
122. Moller R, Covino BG. *Anesthesiology*. 1990;72:322.
123. Rutten AJ, et al. *Br J Anaesth*. 1991;67:247.
124. Hickey R, et al. *Anesthesiology*. 1991;74:639.
125. Brown DL, et al. *Anesthesiology*. 1990;72:633.
126. Katz JA, et al. *Reg Anesth*. 1990;15:250.
127. Feldman HS, et al. *Anesth Analg*. 1991;73:373.
128. Santos AC, et al. *Anesthesiology*. 1989;70:991.
129. Camorcia M, et al. *Anesthesiology*. 2005;102:646.
130. Benhamou D, et al. *Anesthesiology*. 2003;99:1383.
131. Rosenberg PH, Schug SA. *Br J Anaesth*. 2005;94:544.
132. Sage DJ, et al. *Anesth Analg*. 1984;63:1.
133. Moore DC, et al. *Anesthesiology*. 1980;53:259.
134. Lee LA, et al. *Anesthesiology*. 2004;101:143.
135. Lund P. *Cwik J: Anesthesiology*. 1980;53:259.
136. Ring J, et al. *Chem Immunol Allergy*. 2010;95:190–200.
137. Dewachter P, et al. *Anesthesiology*. 2009;111:1141–1150.
138. Eggleston ST, Lush LW. *Ann Pharmacother*. 1996;30:851–857.
139. Werdehausen R, et al. *Br J Anaesth*. 2009;103:711–718.
140. Rigler ML, et al. *Anesth Analg*. 1991;72:275–281.
141. Lambert LA, et al. *Anesthesiology*. 1994;80:1082–1093.
142. Kouri ME, Kopacz DJ. *Anesth Analg*. 2004;98:75–80. Table of contents.
143. Freedman JM, et al. *Anesthesiology*. 1998;89:633.
144. Eberhart LH, et al. *Anaesthetist*. 2002;51:539.
145. Sakura S, et al. *Anesthesiology*. 1997;87:771.
146. Neal JM. *Reg Anesth Pain Med*. 2003;28:124–134.
147. Sakura S, et al. *Anesth Analg*. 1995;81:338.
148. Brun A. *Acta Anaesthesiol Scand*. 1959;3:59–73.
149. Gerner P. *Reg Anesth Pain Med*. 2004;29:286–289.
150. Sudoh Y, et al. *Pain*. 2003;103:49–55.
151. Schwarz SK, et al. *Anesthesiology*. 2010;113:438–444.
152. Joshi GP, et al. *J Surg Orthop Adv*. 2015;24:27–35.
153. Ilfeld BM, et al. *Anesth Analg*. 2013;117:1248–1256.
154. Vandepitte C, et al. *Reg Anesth Pain Med*. 2017;42:334–341.
155. Lobo K, et al. *Anesthesiology*. 2015;123:873–885.
156. Yang Y, et al. *J Med Genet*. 2004;41:171–174.
157. Goldberg YP, et al. *Clin Genet*. 2007;71:311–319.
158. Lee JH, et al. *Cell*. 2014;157:1393–1404.
159. Binshtok AM, et al. *Anesthesiology*. 2009;111:127–137.
160. Bromage PR, et al. *J Clin Pharmacol*. 1969;9:30.
161. Lund C, et al. *Lancet*. 1985;2:1156.
162. Lee KC, et al. *Anesthesiology*. 1994;81:1284.
163. Wilder RT, et al. *Anesth Analg*. 1996;83:1251.
164. Choi RH, et al. *Life Sci*. 1997;61:PL177.
165. Yarov-Yarovoy V, et al. *J Biol Chem*. 2001;276:20–27.
166. Panigel J, Cook SP. *J Neurogenet*. 2011;25:134–139.
167. Clendenen N, et al. *Minerva Anestesiol*. 2016;82:1089–1097.
168. Trescot AM. *Pain Physician*. 2003;6:291–293.
169. Panditrao MM, et al. *Indian J Anaesth*. 2013;57:236–240.
170. Israel MR, et al. *Adv Pharmacol*. 2017;79:67–116.

第 3 部分

麻醉管理

30 麻醉风险

RACHEL A. HADLER，MARK D. NEUMAN，LEE A. FLEISHER

范议方　菅敏钰　陈唯韫　查燕萍　译　韩如泉　易杰　审校

要　点	■ 围术期风险因素涉及多个方面，包括麻醉、手术和患者个体差异等。

■ 围术期风险因素涉及多个方面，包括麻醉、手术和患者个体差异等。

■ 麻醉（和手术）相关风险通常被界定为术后 30 天内出现的并发症和死亡事件，但是 30 天后出现的事件仍可能被认为与麻醉和（或）手术相关。

■ 麻醉的总体风险与基于器官的特异性并发症和处理（即救治）的速度有关。

■ 在麻醉相关风险的文献中，不同研究报道的发病率和死亡率差异显著，在某种程度上归因于各研究间对麻醉相关风险定义的多样化。

■ 既往麻醉相关风险的研究认为麻醉相关呼吸抑制是麻醉相关死亡和昏迷的主要原因。由此推动了麻醉后恢复室（postanesthesia care unit，PACU）的建立。

■ 麻醉相关心搏骤停的研究发现，这种心搏骤停与麻醉用药、气道管理和中心静脉通路的技术问题有关。

■ 使用多变量模型能找出与风险升高有关的因素。人们已应用该模型建立了多种危险指数用以预测手术预后。

■ 对产妇死亡率的调查结果显示，虽然麻醉导致并发症的绝对发生率并未降低，但是区域麻醉可改善患者的预后。

■ 小儿围术期心搏骤停（Pediatric Perioperative Cardiac Arrest，POCA）登记档案中，心搏骤停的最常见原因是药物相关和心血管事件。

■ 随着医院门诊部、门诊手术中心和内科诊所进行外科手术的数量和种类的增长，围术期风险的评估及管理面临新的挑战。

■ 多年来，麻醉患者安全基金会和美国麻醉科医师协会（American Society of Anesthesiologists，ASA）等团体建立了多项举措，旨在通过完善制度、制定标准化流程、人因工程学以及模拟培训等方面来降低麻醉风险。

■ 新的证据表明，麻醉药物、通气策略或技术的选择可能影响患者的预后。

引言

自现代麻醉发展以来，麻醉一直被认为是一种高危职业[1]，面临着特殊患者的麻醉风险和麻醉从业人员的职业风险。从公共健康方面来看，了解这些风险的本质及其程度具有多层重要性。对每位患者而言，获悉准确的围术期并发症发生率是决定麻醉和手术的前提。另外，由于患者、医师及医院的差别使得围术期并发症的发生率及死亡率呈现很大的差异，认识这些对评估及提高医疗质量会有很大帮助。

由于麻醉风险定义颇多，因此要明确这些风险异常复杂。由于观察不同时期（如术中、术后 48 h、住院期间、术后 30 天或更长时间）的并发症发病率和死亡率，使获取患者麻醉与手术风险的结论变得更加复杂，并且很难判断术后不良事件何时可以恢复到基线水平（表 30.1）。例如，门诊手术患者，其手术当天的死亡风险远低于术后 1 个月[2]。围术期释放的无症状性心肌酶，会在数月或数年内对患者造成危害[3-5]。一些研究只考虑仅归咎于麻醉管理的不良事件，而另外一些研究则会关注术后整体发病率和死亡率（麻醉可使其改变），因而两者的结论肯定不同。由于与麻醉直接相关的死亡率低，因此只关注术中阶段的研究将现代麻醉管理称为保证患者安全的"成功故事"。

表30.1 麻醉相关发病率、死亡率研究的时间和观察事件		
各项研究	研究年份	观察事件
Beecher 和 Todd	1954	所有手术相关死亡
Dornette 和 Orth	1956	在外科病房或恢复意识失败后的死亡
Clifton 和 Hotten	1963	任何麻醉状态下或可归因于麻醉或麻醉后无法恢复意识的死亡
Harrison	1978	术后 24 h 内死亡
Marx 等	1973	术后 5 天内死亡
Hovi-Viander	1980	术后 3 天内死亡
Lunn 和 Mushin	1982	术后 6 天内死亡
Tiret 和 Hatton	1986	术后 24 h 内的并发症
Mangano 等	1996	术后 2 年内死亡
Monk 等	2005	术后 1 年内死亡

Modified from Derrington MC, Smith G. A review of studies of anaesthetic risk, morbidity, and mortality. Br J Anaesth. 1987; 59 (7): 815-833.

表30.2 常见结局指标及示例	
结局指标	示例
死亡	
无法救治	术后并发症所致死亡
并发症	
严重	心肌梗死
	肺炎
	肺栓塞
	肾衰竭或肾功能不全
	术后认知功能障碍
轻微	恶心
	呕吐
	再次入院
患者满意度	
生活质量	

因此，麻醉被美国国家医学研究院誉为在患者安全方面为"一个取得了巨大进步的领域"[6]。

然而，围术期预后的关注点不同使问题更加复杂。例如既往确诊有冠状动脉疾病病史的患者行高风险手术，术中出现心动过速并继发心肌梗死，该患者出现不良预后的原因可能会归结为冠状动脉疾病和术中心率控制欠佳。在这种情形下，可以认为围术期心肌梗死主要是由于患者疾病所致，也可以认为这是一个可通过麻醉管理获得预防的事件，这两种看法对于定义和减少麻醉风险的寓意截然不同。

最后，麻醉相关不良事件关注点的多样性使有关麻醉风险文献的解读变得复杂化。以往研究者关注的是死亡和主要不良事件如心肌梗死、肺炎和肾衰竭的发生。但最近的研究中又增加了对患者经济负担、功能保留和生活质量等以患者为中心的预后情况及患者满意度的考虑（表30.2）。例如，门诊手术后意外再住院或术后恶心呕吐导致的出院延迟，这不仅降低了患者的生活质量，亦加重了其经济负担。

本章内容回顾了有关围术期不良事件潜在原因相关的现有理论知识，并解读了有关术中麻醉和围术期风险的种类和程度方面的历史和当代文献。然后，通过统计风险指数回顾分析患者、麻醉科医师和设备层面决定麻醉和围术期风险的研究，这是临床患者分类的基础。本文也针对产科患者、儿科患者和老年患者风险决定因素方面的文献进行了回顾。最后，本文讨论了与麻醉风险相关的研究和临床治疗的未来方向，并着重探讨了麻醉风险知识更新对医疗卫生政策的影响。

围术期风险的构成

围术期风险呈多因素性，且取决于麻醉、患者和手术特异性因素的相互作用（图30.1）。就麻醉层面，吸入麻醉药和静脉麻醉药的选择及药物影响，以及麻醉从业人员的技能都是重要的影响因素。同样，外科医师的技术和手术本身亦会影响围术期风险。另外，医生可在术后过程多个点影响预后。尽管特异性局部或器官性的并发症如围术期心肌梗死、中心静脉导管相关性血行感染的发生率可因麻醉或手术治疗而有所不同，但是对于已经出现并发症（即无法补救）的患者所提供的治疗程度的不同，可以较大程度地解释不同医院间手术预后的差异[7-9]。值得注意的是，尽管以往的研究者指出医院规模和转归的关系已缩小了医院间的差异[10-11]，最近的研究表明当地的质量改进措施，而非大范围的努力，即可能最大限度地对手术结局产生有意义的改善[12]。

麻醉可以在多个时间点影响整体手术风险，这使得评估麻醉和手术风险更加复杂，但是也为降低此类风险提供了机会。基于这些挑战与机遇，下节内容的目标旨在概括此领域的知识现状，包括用于理解手术和麻醉后预后模式的随机和非随机性（即观察性）研究设计的相对优缺点。

研究设计的相关问题

研究类型

在介绍有关麻醉和围术期风险的文献之前，需了解各种研究设计的优点和局限性。前瞻性队列研究是

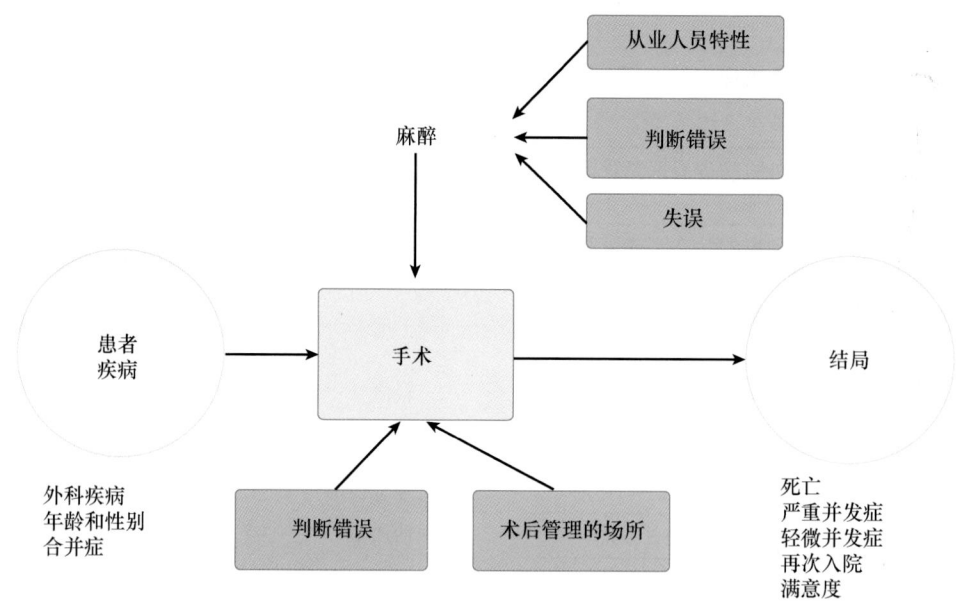

图 30.1　围术期不良预后影响因素构成图。手术、麻醉和患者特性均会影响预后。麻醉相关因素包括判断错误、失误以及从业人员特性。外科手术本身及手术地点和术后治疗都可影响预后

指对各研究对象进行一段时间的观察，并得出结局指标的发生率。目标是确定哪些患者出现了结局指标。对于围术期死亡率的研究，可通过回顾个别病例以确定死亡率的原因。另外，在队列研究中可以获得所有患者的数据，并且可以使用多变量回归技术确定与发病率或死亡率相关的离散因素。例如，Goldman 研究小组在一项前瞻性队列研究中，确定了引发围术期心脏事件和死亡的相关因素[13]，并推动了心脏危险指数的制定。

虽然前瞻性队列研究有助于确定围术期结局的危险因素，但是仍有很大的局限性。研究中所纳入患者的范围，包括其基本特征和所接受的临床治疗，均可影响研究结果。失访亦会造成额外的偏倚。如果没有预测到可能影响结局的一些变量，进而没有收集相关数据，则可能会影响对该队列研究的结果。同样我们不可能搜集假定危险因素和给定结局之间关系的所有可能混杂因素，这就限制了队列研究所能支持的因果推论的程度。

随机临床试验比观察性队列研究提供了更强有力的因果关系证据。在随机试验中，研究对象被随机分配至两种或多种治疗方法中的一种（可能包括安慰剂组），观察特定结局的发展。在围术期风险方面，可使用随机试验来确定一种干预或麻醉方案改善术后预后的效率。例如，围术期低体温与围术期缺血（发病率的指标）发生率的增高相关[14]。在一项随机临床试验中，使用充气复温毯维持正常体温可显著降低围术期心脏事件的发生率[15]。随机临床试验通常建立在队列研究中产生的关于结果决定因素的假设基础上，检测针对与不良预后相关的特定风险因素的干预措施。

随机临床试验的优势来自其高的内部效度；随机方案及使用安慰剂（或可接受的替代治疗）提供有力证据，证明结果与干预措施有关。重要的是，这些试验具有较低的外部效度，因为在特定试验中测试的干预可能不如在更异质人群中扩散时有效或以相同方式有效。另外也会受样本量所限，临床试验可能通常不能发现各组结局间的细微差异或罕见事件的差别。

回顾性研究包括确定患者的预后和定义与预后相关的危险因素。病例对照研究就是回顾性研究，纳入具有特定结局指标的患者。通常这些患者为前瞻性队列研究中的一部分。某种结局的危险因素的发生率与相应对照组该因素的发生率进行比较，使结论效率更高，说服力更强。随着对照组样本量的增加，病例组与对照组的比例将发生变化，并会产生更强的说服力。另一种回顾性设计涉及对可识别的不良事件的系统回顾以发现模式误差。例如，Cheney 等[16] 开发了美国麻醉科医师协会终审案例项目（American Society of Anesthesiologists' Closed Claims Project，ASA-CCP），用来评定麻醉相关风险。通过获得法律诉讼的主要事件的记录，他们可以判定导致不良结局的因素。通过这种方法可以鉴定出导致诉讼的并发症发病率。这种方法的局限性在于总体人群中的实际并发症的发生率并不清楚，仅知道终审诉讼的数量。未进入诉讼的案例并不在数据库中。

麻醉相关风险研究的内在问题

研究麻醉相关风险面临着一系列的方法学挑战。最首要的问题是关键预后具有多种定义，如围术期死

亡率。特别是手术或麻醉或两者所致死亡的时间框定义不一致。值得注意的是，许多手术相关事件发生在出院之后，而这种预后难以监测。由此，美国手术和预后大型前瞻性汇总登记部门，即美国国家手术质量改进项目（National Surgical Quality Improvement Program，NSQIP），要求对所有患者实施 30 天随访以实现对所有患者的预后进行一致的评估。

第二个问题是研究目标人群术后关键预后的主要指标的观察记录不充分。虽然最近一些作者质疑现代麻醉管理的安全性[17]，但是麻醉相关死亡依然不常见。1987 年进行的围术期死亡内部调查（Confidential Enquiry into Perioperative Deaths，CEPOD），得出麻醉相关死亡率是 1/185 000，而在大约 30 年前，Beecher 和 Todd 报道的结果是 1/2680[18-19]。因此，目前若想得到麻醉所致死亡的相关危险因素，需要大样本队列研究，需要从行政资源处获得数据，或者在多个医疗机构收集数年的资料。也有多方努力以期建立大型流行病学数据库来处理该问题，如 Dennis Mangano 和心脏手术围术期缺血多中心研究，该小组使用其数据库来评估诸如心脏手术后心房颤动（房颤）的发生率及其重要性、围术期服用阿司匹林与心脏手术结果的关系等问题[20-21]。另外胸外科医师协会、美国退伍军人管理机构、NSQIP 和新英格兰北部心血管疾病研究组也建立了心脏手术数据库[22-25]。这些数据库可用来确定不良事件的危险因素，比较地区与全国的并发症发生率，并可作为教学参考。美国的多中心围术期预后指标研究小组收集并汇总了术中及术后的电子信息资料[26]。虽然这些数据库可以为改善医疗质量提供非常重要的信息，但是一些医院规模较小且不具备足够的医疗设施，因此这些结果能否被推广尚未可知。

各个医院的管理和患者所出现的并发症不同，因此对围术期风险的判断变得更为复杂。除外疾病本身、手术种类和麻醉方法的影响，各医院间术后管理的差异也是很重要的一个方面。比如，肺栓塞的发生率可能与护理水平及患者术后活动次数有关[27]。同样，每天查房的重症监护医生和较高的护士配备比例也可能影响结果[28]。

风险问题的不断变化也会使得对麻醉风险的判定有所改变。死亡等结局指标会受患者本身、麻醉与手术的影响，特定时间内的麻醉和手术相关并发症会受患者病情发展趋势的影响。通过对风险因素进行调整后，短期内死亡率的变化可能会对麻醉和手术管理质量的改变有所帮助。但长期观察时，基于死亡率随时间变化的差异性，就麻醉或手术安全性的暂时性变化可能难以得出确切的结论。例如，通过改进麻醉技术让高龄和病情危重的患者能够接受手术治疗，麻醉安全性提高了，但死亡率未有明显变化，因为以往对病情重的患者不会施行手术。随着风险较高手术的开展，麻醉相关并发症变得更为复杂。

麻醉相关死亡率研究

20 世纪初以来，关于独立于外科手术的麻醉风险的研究在麻醉研究领域占据着重要的位置。虽然目前的趋势更倾向于研究围术期并发症的多重因素，即不仅仅局限于麻醉方面[30]，但既往对麻醉安全性的研究无疑推动了现代围术期医学的发展。这一部分研究历史为目前的科研和临床奠定了基础。

1980 年以前的研究对麻醉相关死亡率报道的差异很大（表 30.3）。Beecher 和 Todd 于 1954 年统计了 10 家医院的麻醉相关死亡率，这是最早发表的主要分析麻醉相关预后的文献[18]，该研究共纳入 599 548 个麻醉过程，发现全因死亡率为 1/75（1.3%）。2680 例手术中有 1 例麻醉是主要死亡原因；1560 例手术中有 1 例麻醉是主要或相关死亡原因。Dornette 和 Orth[31] 对其所在医院 12 年围术期死亡的调查发现：完全由麻醉所致为 1/2427，完全或部分由麻醉所致为 1/1343，这进一步验证了 Beecher 和 Todd 的研究结论。但是 Dripps 等在一个类似的单机构纵向研究中发现麻醉可归因死亡率为 1/852[32]。其原因可能为 Dripps 的研究观察至术后 30 天，而非仅限于术中和术后 48 h，或参

表 30.3　对 1980 年以前麻醉相关死亡率的评估

研究者	年份	麻醉例数	主要原因	主要和相关原因
Beecher 和 Todd	1954	599 548	1 : 2680	1 : 1560
Dornette 和 Orth	1956	63 105	1 : 2427	1 : 1343
Schapira 等	1960	22 177	1 : 1232	1 : 821
Phillips 等	1960	—	1 : 7692	1 : 2500
Dripps 等	1961	33 224	1 : 852	1 : 415
Clifton Hotton	1963	205 640	1 : 6048	1 : 3955
Memery	1965	114 866	1 : 3145	1 : 1082
Gebbie	1966	129 336	—	1 : 6158
Minuck	1967	121 786	1 : 6766	1 : 3291
Marx 等	1973	34 145	—	1 : 1265
Bodlander	1975	211 130	1 : 14 075	1 : 1703
Harrison	1978	240 483	—	1 : 4537
Hovi-Viander	1980	338 934	1 : 5059	1 : 1412

From Ross AF, Tinker JH. Anesthesia risk. In：Miller RD, ed. Anesthesia, ed 3. New York, NY：Churchill Livingstone；1990；722.

加研究的患者其疾病的严重程度也不一致。

随后 1960—1980 年间又相继报道了许多相关研究[33]。下面介绍一些美国开展的研究：巴尔的摩麻醉研究委员会分析了 1024 例手术当日或术后第一天的死亡病例[34]以及一些单中心研究[35-36]。这些研究报道的麻醉相关死亡率差别很大，最高的是 Schapira 等人的研究[35]，结果为 1/1232，最低的是巴尔的摩麻醉研究委员会的研究，结果为 1/7692。同时期国际上其他一些国家进行的相关研究的研究方法和结果也存在差异[37-40]。

纵观 1980 年以前发表的关于麻醉风险的研究，各研究间的差异很大，体现在麻醉相关死亡率的定义以及报道的死亡率。但这些研究认为，单纯麻醉所致死亡是相对罕见的事件，而且随着时间的推移，麻醉相关死亡率逐渐降低，这也说明了麻醉安全性得到了提高。

1980 年以后的研究范围扩展至某一区域或整个国家，重点强调了随着时间推移，麻醉相关死亡率的变化。Holland[41]报道了澳大利亚新南威尔士州的患者术后 24 h 的死亡率。经分析发现麻醉相关死亡率呈下降趋势，由 1960 年的 1/5500 下降至 1984 年的 1/26 000。基于上述结果，研究人员认为对于所有手术患者来说，1984 年的麻醉安全较 1960 年提高了 5 倍以上[42]。

Tiret 等[43]在法国卫生部的组织下进行了一项关于麻醉相关并发症的前瞻性试验，随机选取了 1978—1982 年间法国 460 家公立和私立医院的 198 103 例手术患者。全部归因于麻醉的死亡率为 1/13 207，部分归因于麻醉的为 1/3810（表 30.4）。这项研究还证实了以前的研究结果，即严重并发症主要发生于高龄、急诊、ASA 分级高的合并症较多等患者。值得注意的是，本研究发现术后呼吸抑制是由麻醉导致患者死亡和昏迷的主要原因。几乎所有发生呼吸抑制的患者均应用了麻醉药和肌肉松弛药，有些患者手术结束时未使用抗胆碱酯酶药予以拮抗。

法国这项研究的结果显示麻醉相关死亡率较低，证明了麻醉安全性的提高。这一结果也被源自芬兰[44]和英国[45]的研究所证实，其中很重要的一个作用是

推动了英国 CEPOD 的成立。后者对英国 3 大区域 1987 年 1 年内近 100 万例麻醉进行了评估。

CEPOD 的结果不仅验证了早期的研究成果，还证实麻醉的安全性远远高于先前的研究。这一研究发现 485 850 例患者术后 30 天内的死亡人数是 4034 例，死亡率为 0.7% ～ 0.8%。单纯由麻醉引发的仅有 3 例，发生率为 1/185 000。由麻醉部分所致者有 410 例，发生率为 7/10 000（表 30.5）[19]。在 CEPOD 队列研究中的 5 个主要致死原因如表 30.6 所述。410 例围术期死亡患者中，有 9 例由误吸所致，18 例由心搏骤停所致。最终研究认为大约 20% 的围术期死亡可避免。与麻醉科医师和外科医师有关的因素包括无法合理应用现有知识（而非知识匮乏）、设备故障、疲劳和对培训人员监督不足，尤其是在非工作时间换班（表 30.7）。

自 1987 年的 CEPOD 后又出现了一些大规模的全国性研究，其结果与上述报道有所不同。丹麦的 Pedersen 等[46]进行了一项前瞻性研究，观察了 7306 例麻醉，发现麻醉相关并发症有 43 例（1/170），死亡 3 例（1/12 500），发生率远远高于 CEPOD 的结论。43 例患者出现的并发症根据发生率依次为：心功能衰竭 16 例（37%），区域麻醉后严重术后头痛 9 例（21%）和术中知晓 8 例（19%）。

美国的 Li 等[47]通过 1999—2005 年国内多因素死亡数据资料中的国际疾病分类（International Classification of Diseases, ICD）编码，在人群水平研究麻醉相关死亡事件的流行病学特征。虽然 Li 的研究

表 30.5　围术期死亡内部调查中各风险所致死亡率

风险构成	死亡率
患者	1∶870
手术	1∶2860
麻醉	1∶185 056

Modified from Buck N, Devlin HB, Lunn JL. Report of a confidential enquiry into perioperative deaths. Nuffield Provincial Hospitals Trust, The King's Fund Publishing House, London, 1987.

表 30.6　围术期内部调查中的主要死亡原因及其构成比

死亡原因	所占百分比
支气管肺炎	13.5
充血性心力衰竭	10.8
心肌梗死	8.4
肺栓塞	7.8
呼吸衰竭	6.5

Modified from Buck N, Devlin HB, Lunn JL. Report of a confidential enquiry into perioperative deaths, Nuffield Provincial Hospitals Trust, The King's Fund Publishing House, London, 1987.

表 30.4　部分或完全与麻醉相关并发症的发生率

并发症	部分相关	完全相关	总计 *
所有并发症	1∶1887	1∶1215	1∶739
死亡	1∶3810	1∶13207	1∶1957
死亡和昏迷	1∶3415	1∶7924	1∶2387

* 麻醉总例数：198 103

From Tiret L, Desmonts JM, Hatton F, Vourc'h G. Complications associated with anaesthesia—a prospective survey in France. Can Anaesth Soc J. 1986; 33: 336-344.

表 30.7　围术期死亡内部调查中医师级别在各手术时间点内所占比例

分级	麻醉科医师		手术医师	
	日间 *	夜间 †	日间 *	夜间 †
具有会诊资质的医师	50	25	45	34
其他	50	75	55	66

* 表示周一至周五，9 AM ～ 7 PM。

† 表示周一至周五，7 PM ～ 9 AM，以及周六和周日

Modified from Buck N, Devlin HB, Lunn JL. Report of a confidential enquiry into perioperative deaths, Nuffield Provincial Hospitals Trust, The King's Fund Publishing House, London, 1987.

在针对 ICD 编码方面较复杂[48]，但他们发现人群水平的麻醉相关死亡事件极其罕见，这与 CEPOD 的结果一致。另外还发现，美国国内每年完全因麻醉所致的死亡患者有 34 例，部分由麻醉所致有 281 例，麻醉相关死亡率较 20 世纪 40 年代降低了 97%。

最近欧洲的一些研究不仅仅局限于观察麻醉相关不良事件，而是囊括了更加宽泛的围术期预后指标，尤其是高危患者，即 Lagasse 及先前的研究人员所认为的术后死亡的主要人群[17]。在 2011 年的一份报告中，NCEPOD 研究人员前瞻性地收集了英国国家卫生服务机构在 1 周内接受住院手术的所有患者的数据，不包括产科、心脏外科、移植或神经外科病例[49]。除了前瞻性地收集了患者临床治疗和预后数据外，还进行了关于医疗机构资源和实践水平的调查。该研究显示术后 30 天内的总死亡率为 1.6%，而所有死亡病例中有 79% 来自于占研究对象 20% 的高危患者。同时也发现对这些患者的围术期管理存在着很大差异，所有死亡的高危患者中仅有少数接受了有创动脉压、中心静脉压或心排血量等监测，所有死亡的高危患者中有 48% 从未进入重症监护治疗病房进行术后管理。另一项研究收集了欧洲 28 个国家自 2011 年 4 月 4 日至 11 日期间的资料，得出的结果与之类似[50]。该研究认为欧洲"重症监护资源分配不合理"，强调了"救治"，即防止出现术后并发症的患者死亡，对决定手术预后的重要性。在美国术后死亡患者术后进入重症监护治疗病房的比例高于英国[51]，这一差别也可以作为解释先前研究中美国风险校正后术后死亡率低于英国的原因[52]。

美国的 Whitlock 等[52a] 回顾性分析了 2010—2014 年间在国家临床麻醉预后登记中的 2 948 842 例病例。研究发现围术期死亡率为 33/100 000，其独立危险因素有 ASA 分级高、急诊、就诊时间、年龄小于 1 岁或大于 65 岁。校正混杂因素后发现于下午 6 点后就诊的患者其死亡率仍然较高，这表明影响围

术期死亡率的一些因素是可以避免的。麻醉后 48 h 内死亡的患者最常出现的问题是血流动力学不稳定（35.0%）和呼吸系统并发症（8.1%）。但是由于数据所限，本研究并未指出麻醉相关的死亡人数。

总之，对麻醉相关死亡率的研究，仍未彻底阐明麻醉风险。由 1987 年 CEPOD 的报道或 Li 等的研究结果，我们看到现代麻醉已经较为安全，极少出现不良事件。但其他一些研究对此提出了质疑。最近一些研究的关注点已经超越了麻醉本身对整个手术风险的研究，即摒弃"麻醉到底有多安全？"的旧观念，转变为"麻醉科医师如何使手术更安全？"这一新思路。这些研究的不同结果，不仅说明了麻醉风险会随时间而发生变化，还揭示了不同阶段麻醉风险定义的变化以及如何评价、描述和减少这些风险的方法变化，这也可能或多或少与所处的既定时代有关。

术中心搏骤停的相关因素分析

评估围术期麻醉相关死亡率的另一种方法中，有研究评估了术中致死性和非致死性心搏骤停。与评估麻醉相关死亡率不同，术中心搏骤停研究通过研究比死亡更常见且会严重影响远期预后的不良事件来评估麻醉更为广泛的潜在风险。

这些研究提供了术中心搏骤停的发生率和原因。其中 Keenan 和 Boyan[53] 研究了 1969—1983 年间在弗吉尼亚医学院出现的与麻醉相关的心搏骤停的发生率和原因。结果发现，163 240 例患者中有 27 例出现了心搏骤停，发生率为 1.7/10 000。死亡 14 例，死亡率为 0.9/10 000。儿童出现心搏骤停的概率比成人高 3 倍，而在急诊患者中高达 6 倍。其中 75% 的原因是麻醉管理不当，尤其是通气不足和吸入麻醉药过量。另外还发现除 1 例外，其他心搏骤停前几乎均会出现心动过缓，因此早诊断、早治疗可有效预防并发症的发生。

Olsson 和 Hallen[54] 研究了瑞典斯德哥尔摩的卡罗琳斯卡医院 1967—1984 年间术中心搏骤停的发生率，结果与上述研究类似。研究者共收集了 250 543 例患者数据，其中心搏骤停 170 例，60 例死亡，死亡率为 2.4/10 000。除去不可避免的死亡病例（如脑动脉瘤破裂、外伤），麻醉所致死亡率为 0.3/10 000。麻醉相关心搏骤停的主要原因是通气不足（27 例）、应用琥珀胆碱后心搏骤停（23 例），以及诱导后低血压（14 例）。ASA 分级较高、有严重合并症的患者心搏骤停的发生率很高。值得注意的是，在研究期间心搏骤停的发生率呈逐渐降低趋势。另外一些研究也有类似的结果，包括 Biboulet 等[55] 和 Newland 等[56] 的研究。

表 30.8　样本量超过 40 000 例的心搏骤停事件表

研究	年限	麻醉例数	心搏骤停发生率
Hanks 和 Papper	1947—1950	49 728	1：2162
Ehrenhaft 等	1942—1951	71 000	1：2840
Bonica	1945—1952	90 000	1：6000
Blades	1948—1952	42 636	1：21 318
Hewlett 等	1950—1954	56 033	1：2061
Briggs 等	1945—1954	103 777	1：1038
Keenan 和 Boyan	1969—1978	107 257	1：6704（P）
Cohen 等	1975—1983	112 721	1：1427（C）
Tiret 等	1978—1982	198 103	1：3358（C）
Tiret 等	1978—1982	198 103	1：11 653（P）
Keenan 和 Boyan	1979—1988*	134 677	1：9620（P）
Newland 等	1989—1999	72 959	1：14 493（P）
Newland 等	1989—1999	72 959	1：7299（C）
Olsson 等	1967—1984	250 543	1：33 000
Biboulet 等	1989—1995	101 769	1：7828
Kawashima 等	1994—1998	2 363 038	1：10 000（P）
Sprung 等	1990—2000	518 294	1：20 000（P）
Braz 等	1996—2005	53 718	1.9：10 000（P）

* 自 1984 年脉搏血氧饱和度仪问世以来，再未发生可预防的呼吸性心搏骤停。
C，相关原因；P，主要原因
Modified from Brown DL. Anesthesia risk：a historical perspective. In：Brown DL，ed. Risk and Outcome in Anesthesia. 2nd ed. Philadelphia，PA：Lippincott；1992：14.

Sprung 等[57] 通过对美国一家教学医院 1989—1999 年间 72 529 例患者心搏骤停发生率和预后的

研究也证实了上述结果。另外也发现全身麻醉患者心搏骤停的发生率呈下降趋势（1990—1992 年间为 7.8/10 000；1998—2000 年间为 3.2/1000）。区域麻醉（1.5/10 000）和监测麻醉（monitored anesthesia care，MAC）（0.7/10 000）过程中心搏骤停发生率在研究期间无明显差别（图 30.2）。最近 Ellis 小组[57a] 应用制度质量改进数据库发现了 1999—2009 年间围术期 24 h 内发生的所有心搏骤停事件。他们发现在 217 365 例麻醉患者中有 161 例出现心搏骤停，其中 14 例直接由麻醉导致（0.6/10 000），23 例与麻醉相关（1.1/10 000）。在麻醉直接所致的事件中，绝大多数（64%）是由麻醉诱导或苏醒期间气道并发症引起，相关死亡率为 29%。

Kawashima 研究小组在日本于 1994—1998 年进行调查研究发现直接由麻醉引起的心搏骤停的发生率更低[58]。每年由麻醉所致心搏骤停的发生率约为 1/10 000（95% CI，0.88～1.12）。每年术中或术后 7 天内归因于麻醉的死亡率为 0.21/10 000（0.15～0.27）。其中心搏骤停的两个主要原因是药物过量或用药错误（15.3%）和严重心律失常（13.9%）。手术室中由麻醉所致的心搏骤停患者中的 53.2%、死亡患者中的 22.2%，其原因是可以预防的人为因素。因麻醉所致心搏骤停的预后如表 30.9 所示。

美国密歇根州的 Kheterpal 等通过观察 7700 例非心脏手术患者研究心脏不良事件（包括心搏骤停，心肌梗死和严重心律失常）的危险因素。研究发现有 83 例患者（1.1%）出现不良事件。并分析得出 9 种独立危险因素：①年龄≥68 岁；②体重指数≥30 kg/m^2；③急诊手术；④既往有冠状动脉介入或心脏手术病史；⑤充血性心力衰竭；⑥脑血管疾病；⑦高血压；⑧手

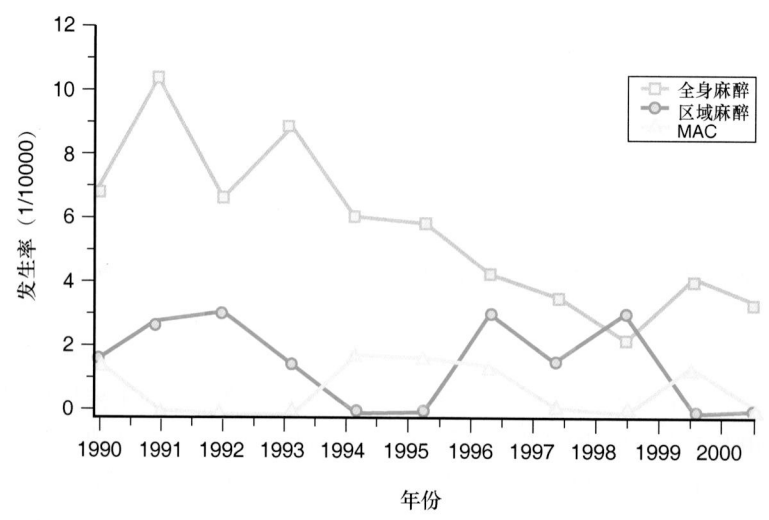

图 30.2　不同研究年份以及麻醉方法的心搏骤停发生率。MAC，监测麻醉（From Sprung J，Warner ME，Contreras MG，et al. Predictors of survival following cardiac arrest in patients undergoing noncardiac surgery：a study of 518，294 patients at a tertiary referral center. Anesthesiology. 2003；99：259-269.）

表 30.9 麻醉和手术过程中完全由麻醉因素所致心搏骤停的发生率及其预后

	心搏骤停	预后				
		完全康复	手术室内死亡	术后 7 天内死亡	植物生存状态	其他
5 年内总例数	237	185	13	15	9	15
每 10 000 例中发生比例	1.00	0.78	0.05	0.08	0.04	0.06
95% CI	0.88 ～约 1.12	0.66 ～约 0.89	0.2 ～约 0.08	0.02 ～约 0.13	0.03 ～约 0.05	0.02 ～约 0.10
比例	100%	78.1%	5.5%	6.3%	3.8%	6.3%
95% CI	55.3 ～约 100	1.7 ～约 9.3	3.0 ～约 9.7	2.5 ～约 5.3	1.7 ～约 11.0

$N = 2\,363\,038$。CI，置信区间

Reproduced with permission from Kawashima Y，Takahashi S，Suzuki M，et al. Anesthesia-related mortality and morbidity over a 5-year period in 2，363，038 patients in Japan. Acta Anaesthesiol Scand. 2003；47：809-817.

术时间 ≥ 3.8 h；⑨术中输注浓缩红细胞 ≥ 1 U [60]。

综上所述，围术期心搏骤停的发生率很低，并且呈逐年下降趋势。这些研究强调患者本身的病理生理状态和术中管理在术中和术后发生心搏骤停风险中的作用，并重点提示良好的通气管理、合理地选择麻醉药种类和剂量均会预防这些不良事件的发生。

门诊手术患者围术期并发症死亡率和发病率

在美国，大约 60% 的手术是在门诊进行的，而且这一比例每年都在增加。门诊手术的类型和范围在不断变化，越来越多复杂的手术也开始在门诊进行，其围术期风险也越来越高。

值得注意的是，早年基于两种门诊手术——扁桃体切除术和单纯乳房切除术的安全性研究使得人们对在门诊环境中进行手术的风险产生担忧。最早倡导进行的门诊手术是扁桃体切除术。尽管 1968 年的 40 000 例扁桃体切除术门诊病例中没有死亡病例，关于患者选择和术后监护时间的细节尚不明确。根据保险公司和各州的要求，在门诊进行扁桃体切除术成为常规 [62]。从 20 世纪 80 年代中期开始，一直持续到 90 年代，许多文章评估了扁桃体切除术后早期出院的预后情况。例如，1987 年俄亥俄州立大学的 Carither 等 [63] 观察了 3000 例扁桃体切除术的预后情况，他们证实术后早期出院可能有危险，而且经济学节省依据不足。据报道，术后 5 ～ 24 h 因创面活动性出血而再入院的比率在 0.2% ～ 0.5% 之间 [64-67]。最近，Cote 和他在儿科麻醉学会的共同研究者使用了一种调查工具和 ASA-CCP 分析，以调查与儿童扁桃体切除术相关的不良事件。他们确认了在 1999—2010 年间发生的 111 起事件。死亡是最常见的结果（66%），其次是神经损伤（11%）和住院时间延长（10%）。有阻塞性睡眠呼吸

暂停（obstructive sleep apnea，OSA）风险的儿童更多地归因于呼吸暂停，而无阻塞性睡眠呼吸暂停风险的儿童更有可能发生继发性出血的不良事件。50% 的术后事件患者接受了术后阿片类药物治疗，其中 61% 的儿童在 24 h 内发生了呼吸暂停。事件发生在多个地点［手术室、麻醉后恢复室（PACU）和出院后］。尽管大部分自述数据存在局限性，但这些研究清楚地表明，即使在门诊手术室，扁桃体切除术仍然是一个具有显著相关风险的手术。

乳房切除术是门诊外科手术发展历程中第二个进行研究的重要手术类型。美国医疗保险公司 Medicare 的分析显示，由 Medicare 支付保费的患者中，在门诊乳房切除术的患者占所有乳房切除术患者的比例，从 1986 年的低到可忽略不计，增长至 1995 年的 10.8% [68]。与住院 1 天进行单纯乳房切除术的患者比较，在门诊进行该类手术的患者有较高的再入院率，其校正后的比值比（odds ratio，OR）为 1.84。此外，住院 1 天的患者因感染（4.1/1000 vs. 1.8/1000）、恶心呕吐（1.1/1000 vs. 0/1000）和肺栓塞或深静脉血栓（1.1/1000 vs. 0/1000）而再入院的比例更低。

最近的研究表明，对于一些手术，仅仅在门诊环境中实施麻醉可能会增加并发症的风险。2013 年，Cooper 等 [68a] 回顾了在 Surveillance、Epidemiology 和 End Results 数据库中接受门诊非切除息肉结肠镜检查的非癌症医疗保险患者的数据，并比较了接受与不接受深度镇静（实施麻醉患者的预后包括住院治疗和吸入性肺炎）。此研究中 100 359 例患者中有 35 128 例（21.2%）接受了麻醉，整体并发症在接受麻醉的患者中更为常见（0.22% vs. 0.16%，P < 0.001）。在接受麻醉患者组中，误吸也更为常见（0.14% vs. 0.1%，P = 0.02）。多因素分析还显示，实施麻醉与并发症风险增高相关（OR 1.46，95% CI 1.09 ～ 1.94）。

与这些特定过程的研究相反，Warner 等 [69] 在

1993 年发表的有关门诊手术 1 个月内的主要发病率和死亡率的文章，有力地论证了门诊手术的安全性和可行性。在 Warner 研究的 38 598 例患者中，有 4 例死亡。在这 4 例死亡病例中，有 2 例是由术后 1 周以后发生的心肌梗死所致；另外 2 例死于车祸（图 30.3）。这些发现的部分结果是，在 20 世纪 90 年代初到现在，门诊手术的应用急剧增加，同时门诊手术的地点数量和类型也相应增加。现在，此类场所不仅包括独立的门诊手术中心（ambulatory surgery centers，ASCs）和医生诊所，而且还包括介入影像学中心以及不属于任何其他医疗机构的其他诊断和治疗场所。

在这种门诊手术场所不断拓展的背景下，研究者希望了解在不同场所进行相同手术操作的相对安全性。Fleisher 等[2]于 1994—1999 年间的医疗保险受益人中选择了一组在国内具有代表性的样本（5%）进行索赔分析，其中涉及 16 种不同的手术操作，包括 564 267 例手术，其中 360 780 例在门诊进行，175 288 例在 ASCs 进行，28 199 例在医生诊所进行。手术当日，在医生诊所进行的手术没有死亡报道，但在 ASCs 有 4 例死亡（2.3/100 000），在医院门诊手术中心死亡 9 例（2.5/100 000）。术后 7 天死亡率在诊所、ASCs 和医院门诊分别为 35/100 000、25/100 000 和 50/100 000。术后

7 天内患者转为住院患者的发生率在诊所、ASCs 和医院门诊分别为 9.08/100 000、8.41/100 000 和 21/100 000。很显然，该研究结论的局限性在于无法进一步甄别这些预后的不同是由于手术患者选择的不同，抑或是诊疗场所间医疗水准优劣所造成的。

Chukmaitov 等比较了 1997—2004 年佛罗里达州 ASCs 和医院门诊手术患者的预后质量[71]。尽管他们的结论受到不同情况下治疗患者数据差异的限制，但他们推断，在这两大类诊疗中心进行手术所出现的预后差异，与这些机构的组织架构、操作流程和治疗策略有关。

关于在 ASCs 进行麻醉和手术安全性的文献日益增多，而形成鲜明对照的是基于医生诊所进行的手术并发症发生率的量化研究却极为有限。美国门诊整形手术协会通过给会员邮寄问卷调查，来评定在诊所实施手术的并发症发生率[72]。调查问卷的回馈率为 57%。结果显示，0.47% 的患者至少有一次并发症，包括出血、高血压、感染和低血压，57 000 例患者中有 1 例死亡。尽管绝对数值很低，但这项研究的重要性在于，小型的门诊手术操作死亡率居然是目前估计的麻醉相关并发症所致死亡率的 3 倍之高，结果令人担忧。

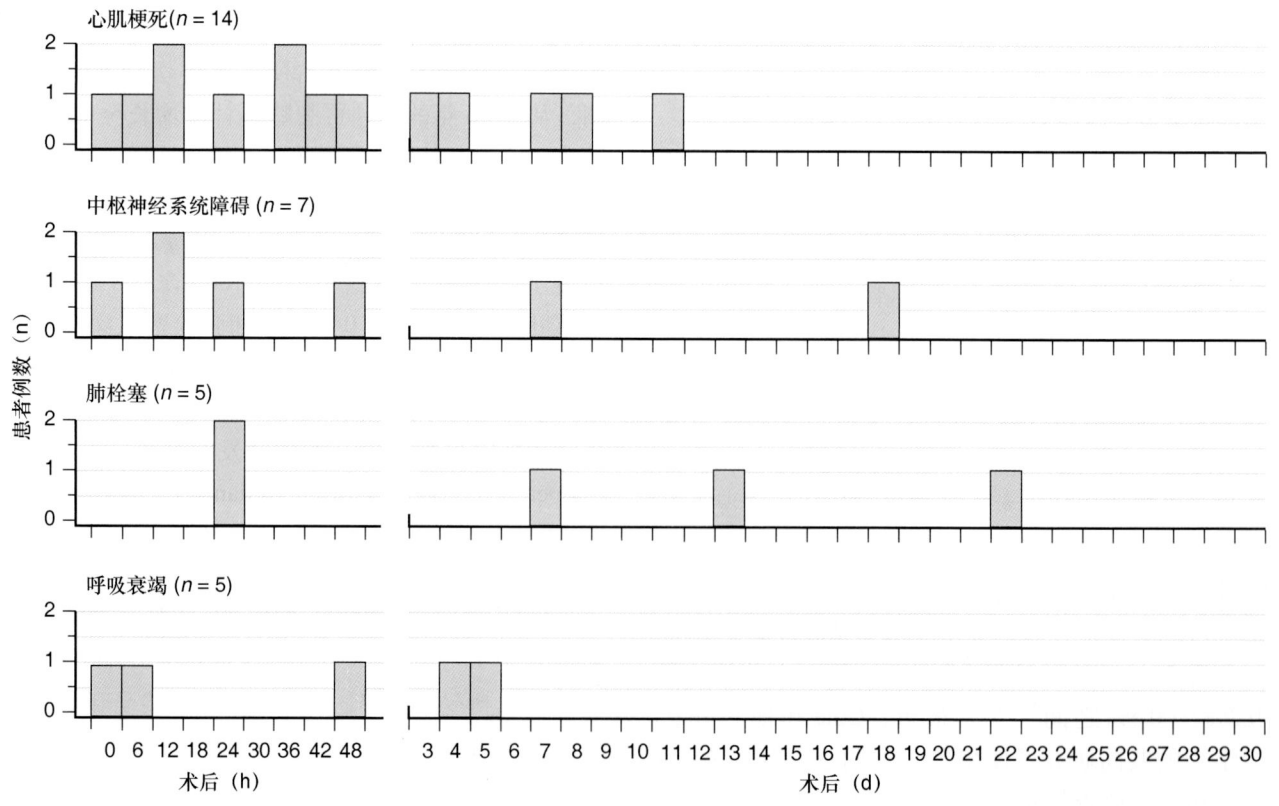

图 30.3　门诊手术患者围术期事件发生的时序。发生于 48 h 之内的多数事件可能与手术应激相关。在此期间之后发生的某些事件可能与事件的背景基础发生率相关。该手术患者群体总体不良事件发生率低于年龄相当的非手术患者队列研究的不良事件发生率预期值［From Warner MA，Shields SE，Chute CG. Major morbidity and mortality within 1 month of ambulatory surgery and anesthesia. JAMA. 1993；270（12）：1437-1441.］

Vila 等回顾了 2000 年 4 月 1 日至 2002 年 4 月 1 日提交给佛罗里达医学委员会的所有不良事件报告[73]。诊所和 ASCs 的不良事件发生率分别为 66/100 000 和 5.3/100 000。每 100 000 例手术的死亡率在诊所为 9.2 例，在 ASC 为 0.78 例。与 ASCs 相比，在诊所进行手术操作的损伤和死亡的相对危险度（relative risk，RR）分别为 12.4（95% CI 9.5 ～ 16.2）和 11.8（95% CI 5.8 ～ 24.1）。因此，作者得出结论，如果所有诊所手术都在 ASCs 中进行，每年大约可以避免 43 例损伤和 6 例死亡。然而，其他几个研究小组也分析了佛罗里达的数据，但无法证明在诊所环境下的风险增加[74-76]。

总之，尽管早的研究强调门诊手术的危险性源于过早出院，但更多最近的分析表明，如果正确选择手术患者，许多手术可以在门诊安全实施。虽然已观察到在不同手术场所（如医院门诊部和 ASCs）施行的手术操作其预后有所不同，但根据现有的文献仍然可以认为，如果能正确选择患者，则门诊手术可以在不同的手术环境下安全进行，不良事件发生率可以控制在很低水平。考虑到随着时间的推移，门诊手术的范围逐渐扩大，有更多合并症的患者和更为复杂的手术操作过程都被纳入此范畴，对这些门诊手术的麻醉风险演变本质开展动态的、持续的评估非常必要。

麻醉信息管理系统的使用

在过去的 40 年里，计算机数据库的使用提高了评估围术期风险和并发症的能力。

作为最早针对麻醉后死亡进行计算机分析的研究之一，Marx 等[36] 在总数为 34 145 例外科手术后患者的队列研究中，确定了在术后 7 天内死亡的病例总数为 645 例。近年来随着麻醉电子记录系统的出现，可以使我们更好地洞察在手术时麻醉相关事件的原因。这一系统与其他数据系统的联合应用将有助于分析患者术后转归的情况。首个应用信息系统的研究是 Sanborn 等[77]，他们使用计算机中的麻醉记录来识别术中并发症，研究证明围术期死亡更多发生于罹患术中并发症的患者。Reich 等同样使用计算机麻醉记录来评估血流动力学变化与术中风险的关系[78]。发现肺动脉高压、心肺转流术中的低血压和心肺转流术后的肺动脉舒张期高血压是与死亡率、卒中和围术期心肌梗死相关的独立预测因子。

最近，密歇根大学麻醉信息管理系统的数据被用来分析围术期风险的预测因素，包括面罩通气不足和术后急性肾损伤。在之前对 22 660 例患者的评估中[79]，

下颌前突受限或严重受限、颈部解剖异常、睡眠呼吸暂停、打鼾和体重指数大于或等于 30 kg/m^2 是 3 级或 4 级面罩通气和插管困难的独立预测因素。在一项对 15 102 例术前肌酐清除率正常并接受非心脏手术的患者进行的回顾性分析[80] 中，121 例（0.8%）发生急性肾衰竭，14 例（0.1%）需要肾替代治疗。7 个独立的术前预测因素为：年龄、急诊手术、肝病、体重指数、高危手术、周围血管闭塞性疾病、需要慢性支气管扩张药物治疗的慢性阻塞性肺疾病。急性肾衰竭与术后 30 天、60 天和 1 年内任何原因引起的死亡率增加有关。

在努力开展单中心研究工作的同时，另两项主要工作也先后启动，即试图从多中心收集麻醉电子数据，这样可以更为有效地比较手术麻醉的预后情况，并能确定与麻醉预后相关的危险因素。第一项工作，即于 2008 年创立多中心围术期预后研究组，该组由密西根大学的研究者主导。该项目目前收集了来自两个国家的 50 多个参与研究的麻醉科的电子麻醉数据。到目前为止，该小组已经发表了一系列观察性研究，包括一份关于围术期和产科硬膜外置管术后硬膜外血肿风险和结局的报告[26] 以及随后的一项评估血小板减少的产妇采用椎管内麻醉后硬膜外血肿的风险的报告[80a]。其他项目已经评估了面罩通气困难和直接喉镜气管插管困难的预测因素[80b]，以及在直接喉镜检查后各种成功的抢救插管技术[80c]。多中心围术期预后研究组最近建立了多中心围术期临床试验先导组，一个致力于临床和转化研究的分支机构。

第二项工作，是建立美国国家麻醉临床预后登记制度，该制度由 ASA 创立的非盈利组织——美国麻醉质量研究所来维护。这个大规模的数据库收集纸质版和电子版麻醉病例数据，用于评估麻醉临床实践，力图从各个细节方面进行优化，以做好麻醉风险评估和麻醉质量评价，并为该专业的整体科研做准备。该登记处已经公布了与围术期死亡率有关的数据（前已引用）。

研究发病率和死亡率根源的其他方法

尽管与麻醉直接相关的死亡率日渐下降，但其中的确切原因尚不清楚。多种因素包括新的监测手段、新型麻醉药物的应用及麻醉科医师的技术进步等应该对预后改善起到了重要作用。然而，要基于流行病学数据来找出降低此种危险性的某一个相关因素非常困难。而且，尽管新型监测手段，特别是脉搏氧饱和度的应用会改善临床预后，但目前没有随机试验来支持

这个结论。鉴于上述局限性，我们需要通过其他一系列手段来连续监测并发症及其发生原因。

ASA-CCP 是源于 ASA 的一个专业责任委员会组织，ASA-CCP 建立了了解麻醉重要并发症确切原因的重要途径。ASA-CCP 在全国范围内对与麻醉相关不良事件的封闭式保险索赔进行了持续调查。在 ASA-CCP 早期发表的数据中，Caplan 等对导致麻醉从业人员索赔的致命及非致命的预后都做了相关回顾，在致命事件中，900 例索赔中有 14 例健康患者在蛛网膜下腔阻滞麻醉过程中发生了意外心搏骤停[81]。研究者对这些病例进行了详细分析以区分何种麻醉管理模式可能导致发生该意外，目前发现了两种：过度镇静引发通气不足和高位脊髓交感神经阻滞后复苏不当。

Tinker 等[82]质疑 ASA-CCP 的结果以确定监测设备在预防麻醉不良事件中的作用。他们回顾了 1097 例麻醉相关索赔案，确定 31.5% 的意外可以通过额外的监测来预防，主要包括脉搏氧饱和度和呼气末 CO_2 监测。与不可避免的损伤相比，通过增加监测可以避免的损伤不仅对患者造成了更大的危害，而且医疗花费也更多。Caplan 等[83]对术中呼吸事件的后续研究（表 30.10）进一步证实了这些发现。这些索赔代表了最大的单个损害因素（34%），85% 的患者发生死亡或脑损害。通气不足、气管导管误入食管和困难气管插管是呼吸事件的主要原因。研究者认为，大多数的不良事件可以通过更完善的监测手段来予以避免，如脉搏氧饱和度和呼气末 CO_2 的监测（图 30.4）[84]。在 ASA-CCP 对 MAC 的较新评估中，与 MAC 相关的 121 项索赔中有 40% 以上涉及死亡或永久性脑损伤。

表 30.10 美国麻醉科医师协会麻醉已结案起诉案例研究中呼吸不良事件的分布情况

事件	病例数	占 522 例呼吸事件中的比例
通气不足	196	38
气管导管误插入食管	94	18
困难气管插管	87	17
吸入氧浓度不足	11	2

From Caplan RA, Ward RJ, Posner K, Cheney FW. Unexpected cardiac arrest during spinal anesthesia: a closed claims analysis of predisposing factors. Anesthesiology. 1998; 68（1）: 5-11.

在绝对或相对过量使用镇静剂或阿片类药物后，呼吸抑制是最常见的并发症（21%，$n = 25$）。

丹麦患者保险协会建立了一个与美国相似的登记系统[85]。1996—2004 年，有 1256 例不良事件与麻醉相关，24 例死亡病例被认为是麻醉操作的结果：与气道管理相关的有 4 例，与通气管理相关的有 2 例，与中心静脉导管放置相关的有 4 例，药物错误致死 4 例，输液泵致死 4 例，还有 4 例与局部神经阻滞导致的并发症有关。大量出血导致 1 例死亡，还有 1 例死因不明确。

Cooper 等[86-87]通过研究"关键事件"来检验围术期死亡率，关键事件是指能够预防、可能造成不良后果的事件，包括不造成损害或仅造成暂时损害的事件。本次调查从麻醉科医师、住院医师及注册麻醉护师（certified registered nurse anesthetists，CRNAs）那里收集麻醉中发生人为失误和设备故障的资料，从中找出高发事件（如呼吸回路断开）并探究未及时发现

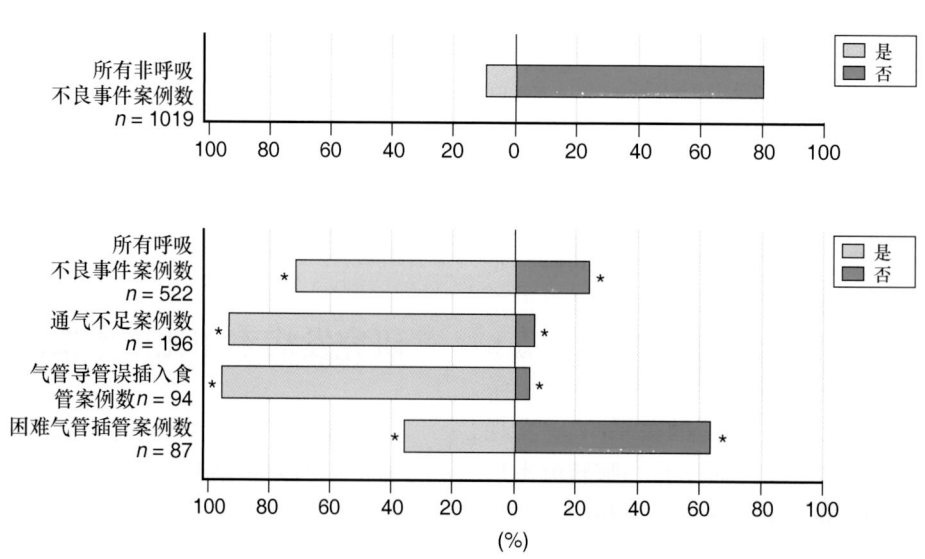

图 30.4 美国麻醉科医师协会已结案麻醉索赔案例研究中不良事件与可预防的并发症之间的关系。与呼吸系统并发症相关的可预防事件显著多于所有非呼吸系统并发症相关的可预防事件。在呼吸系统并发症中，困难气管插管案例组出现的可预防并发症数量最少（与非呼吸系统相关并发症案例组相比，$P < 0.05$）[From Caplan RA, Posner KL, Ward RJ, Cheney FW. Adverse respiratory events in anesthesia: a closed claims analysis. Anesthesiology. 1990; 72（5）: 828-833.]

失误的原因（如麻醉者松懈）。研究者们确认，设备故障是麻醉事故（4%）的小部分原因，主要因素是人为失误，建议未来对麻醉相关并发症发病率和死亡率的研究应根据预防措施来对事件进行分类，而不单单看其所造成的结果。

其他国家也开发了类似的数据库，例如澳大利亚事件监测研究。该数据库中的数据已用于评估通气、血管通路和 PACU 中的问题[88-89]。

与麻醉相关的死亡率问题

既往研究的重点都在于直接与麻醉处理有关的术中或院内死亡，然而，围术期并发症还可能增加术后即刻以外时间段的死亡风险。例如，围术期卒中或心肌梗死可导致患者在分析时段之外发生死亡。值得注意的是，最近的研究表明，围术期即便发生轻微的心肌梗死或不稳定性心绞痛都与长期生存恶化有关[91]。这些晚期死亡是否应归因于麻醉并发症？答案取决于患者预后及其与麻醉管理的关系。

Monk 等研究了麻醉对长期生存的潜在影响[92]。通过运用多参数协同风险比例模型（multiple variate COX proportional hazards models），他们确认了 3 个预测死亡率的独立危险因素：患者并存疾病（RR，16.116）、累积深度镇静时间（脑电双频指数 < 45）（RR 1.244/h）和术中低血压（RR 1.036/min）。这些研究结果是否真实反映了围术期麻醉管理与长期预后之间的病理生理联系，或者只是统计学意义方面的相关联，尚待更多的研究工作来确定。然而，此项研究及其他研究都证明了全面麻醉评估与患者短期及长期预后关系的重要性，其目的就是为了优化患者短期和长期的预后。

与患者因素相关的风险

以往很多研究都表明，围术期发病率和死亡率随着患者伴发疾病的存在而增加。1941 年提出的 ASA 分级系统[93]，成为了在外科手术患者中广为应用的评估患者合并症严重程度的分级方法。自此以后，ASA 分级系统已为麻醉实践引入了标准的术语体系，并有助于对不同医疗中心的研究结果进行有效的统计比较[94]。

ASA 分级与患者死亡率之间的这种相关性十分明确地反映了并存疾病与术后不良预后之间的联系。1961 年 Dripps 等[32]的研究表明，如同 ASA 分级所评估

的那样，随着患者并存疾病严重程度的增加，其死亡率也随之增加。一些研究者重新评定了手术死亡率和 ASA 分级之间的关系并得到了类似的结论[43, 46, 95]。

加拿大的 Cohen 等[96]根据 1975—1984 年间政府的主要死亡统计数据，分析了 100 000 例接受麻醉操作的患者在术后 7 天内的死亡率。他们收集了每例患者的年龄、术前情况、ASA 分级、所采用的麻醉技术监测水平及其他因素。在接受麻醉操作的患者中，术后 7 天的总体死亡率是 71.04/10 000。死亡率的风险指标详见表 30.11。

ASA 分级系统的缺陷之一就是麻醉分级评估由麻醉实施者个性化完成，这就使得各个麻醉实施者彼此

表 30.11 所有病例中与术后 7 天死亡概率增加相关的危险因素

变量	所有操作：术后 7 天内死亡的相对危险度	95% 置信区间
患者相关的因素		
年龄（岁）		
60 ～ 79 vs. < 60	2.32	1.70 ～ 3.17
80 + vs. < 60	3.29	2.18 ～ 4.96
性别（女 vs. 男）	0.77	0.59 ～ 1.00
ASA 分级（3 ～ 5 vs. 1 ～ 2）	10.65	7.59 ～ 14.85
外科相关的因素		
大手术 vs. 小手术	3.82	2.50 ～ 5.93
中等手术 vs. 小手术	1.76	1.24 ～ 2.5
麻醉时间（≤ 2 h vs. < 2 h）	1.08	0.77 ～ 1.50
急诊 vs. 择期	4.44	3.38 ～ 5.83
其他其他因素		
手术年份（1975—1979 vs. 1980—1984）	1.75	1.32 ～ 2.31
手术室或恢复室并发症（是 vs. 否）	1.42	1.06 ～ 1.89
麻醉相关的因素 *		
麻醉科医师的经验（≥ 8 年 > 600 例 vs. < 8 年 < 600 例）	1.06	0.82 ～ 1.37
	0.76	0.51 ～ 1.15
吸入麻醉复合阿片类药物 vs. 单纯吸入麻醉	1.41	1.01 ～ 2.00
单纯阿片类药物 vs. 单纯吸入麻醉	0.79	0.47 ～ 1.32
阿片类药物复合吸入麻醉 vs. 单纯吸入麻醉	0.53	0.29 ～ 0.98
蛛网膜下腔阻滞 vs. 单纯吸入麻醉	2.94	2.20 ～ 3.84
麻醉药物数量（1～2 vs. 3）		

* 采用 5 种最常用的麻醉技术进行的所有手术
Modified from Cohen MM, Duncan PG, Tate RB. Does anesthesia contribute to operative mortality? JAMA. 1988；260（19）：2859-2863.

之间在分级上可能存在差异，正如 Owen 等[97] 所证实的一样。鉴于这些局限性，其他研究试图确定与特定器官系统相关的围术期不良事件最密切相关的患者特征。在评估与患者病情直接相关的风险时，必须了解该方法的局限性。所有这些研究均评估了临床或实验室危险因素对确定的围术期并发症的预测价值。在研究中要引入队列研究的方法。理想的研究类型当然是前瞻性研究，对结果是否有意义要进行严格的盲法评估。尽管如此，许多关于围术期危险因素的研究只针对特定的患者，包括回顾性设计，这些方法极大地限制了其普遍性和有效性。许多研究使用多元模型来确定与风险增加相关的因素。为了探讨风险因素而进行多参数建模的主要限制就是这个假设：手术过程本身是一个"黑匣子"，难以依靠所掌握的有关危险因素的知识来改善术中监护效果（图 30.5）。然而，麻醉科医师通过调控高危患者的术中因素确实最大限度地减少了并发症。随着临床医疗水平的改变和对高危患者病情的深入认识，与特定临床因素相关的医疗风险一定会降低。在目前的临床实践中，很难仅依靠设计和完成一些研究而将那些个体化医疗处理策略转变为公认的权威方法。

过去通常采用将手术风险量化的一种方法是探究单一危险因素与一系列围术期不良事件之间的关系。例如，许多研究评估了高血压在围术期风险中的重要性。Goldman 和 Caldera[98] 运用队列研究的方式评估了全身麻醉下接受非心脏手术患者的风险情况。尽管其中舒张压＞ 110 mmHg 的患者数量太少以至于无法得出统计性结论，但他们认为高血压与围术期风险增

加并无关联。相反，Hollenberg 等[99] 认为高血压和左心室肥厚是围术期心肌缺血的预测因素，但他们并不认为这些因素与围术期主要并发症发病率之间存在独立的相关性。最近，Baron 等[99a] 分析了 28 个欧洲国家的围术期治疗前瞻性研究的数据，以评估血红蛋白水平对住院死亡率的影响。他们发现重度（血红蛋白＜ 8 g/dl）或中度（8 ～ 11 g/dl）血红蛋白降低患者的住院死亡率更高，住院时间更长，且术后进入重症监护治疗病房的可能性更高。

检查单个危险因素对围术期预后影响的另一种方法是尽力找出一个或多个围术期不良事件的多个危险因素。许多学者采用前瞻性或回顾性队列研究，来确定发生致命和非致命心肌梗死的最大风险患者。其中最早的一项尝试确定心脏危险因素的研究是 Goldman 等在麻省总医院进行的[13]。他们研究了 1001 例 45 岁以上行非心脏手术的患者。通过多元回归分析，他们确定了 9 个与围术期发病率和死亡率增加相关的临床因素。每一个危险因素在回归方程中进行权重计算而转换成指标的分值。分值增加，则围术期心脏并发症的发病率和死亡率都升高。

有几项研究报告评价了 Goldman 心脏风险指数在外科手术人群中的有效性[100-101]。对于接受血管外科手术的患者，心脏风险指数的有效性更具争议。一些研究[102-104] 能够证明心脏并发症发生率随心脏风险增加而增加的相似（如果不相同）的模式。但是，其他一些研究均未能证明心脏风险指数与围术期心脏并发症之间存在任何关系，而心脏风险指数为 I 或 II 的患者并发症发生率很高[105-106]。在 16 277 例接受非心脏手术的患者中，将 ASA 分级与 Goldman 心脏风险指数进行比较[106]，尽管客观的 Goldman 心脏风险指数并不比更加主观的 ASA 分级有价值，但两者均显示出一定的预测价值。

自引入 Goldman 心脏风险指数以来，一些研究者也提出了评估非心脏手术心脏事件的其他风险指标，比如 Detsky 改良风险指数[107]，它证实了 Goldman 确定的许多因素，并允许根据手术类型计算并发症的预测概率，然后根据列线图来计算 Detsky 改良风险指数。Detsky 改良风险指数曾作为美国内科医师学院指南中术前评估危险分层的入门经典[108]。Lee 等[109] 创建了修正心脏风险指数（Revised Cardiac Risk Index，RCRI），包含了 6 个额外风险因素：高危的手术类型、缺血性心脏病史、充血性心力衰竭病史、脑血管病史、术前应用胰岛素治疗以及术前血清肌酐水平超过 2.0 mg/dl。主要的心脏并发症发生率随着危险因素数量的增加而上升。Ford 等[110] 进行了 meta 分析来检

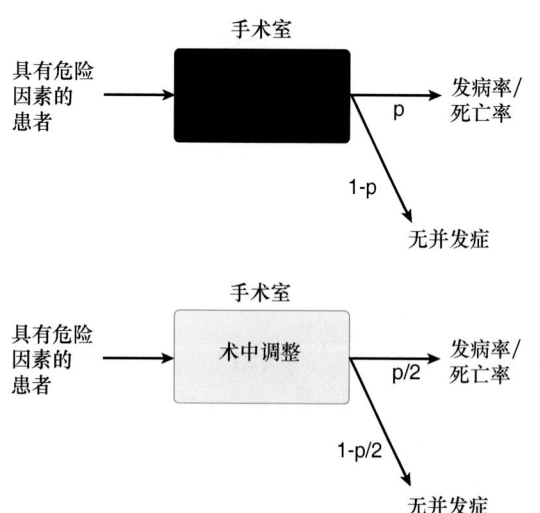

图 30.5 危险因素的"黑匣子"概念。危险因素的发展过程，具有危险因素的患者进入手术间，其发生并发症的概率为 p。如果麻醉科医师意识到危险因素的重要性并能够调整临床处理策略则会降低危险性（p/2），此时危险因素不再重要。但如果忽略了此危险因素，则患者可能会再次发生并发症

验 RCRI 的效果，结果发现 RCRI 尽管在非心脏手术后发生心脏事件的低风险和高风险患者可进行中度区分，但其在预测死亡或预测血管手术后心脏事件上并不满意。

Gupta 等[111]借助美国外科医师学会手术质量改善项目（NSQIP）系统收集的数据来评价非心脏手术后的心血管事件危险性。这个模型中包含了 5 个参数：手术类型、相关器官的功能状态、异常的肌酐水平、ASA 分级和高龄。该研究显示，这个危险预测模型较 RCRI 而言在风险辨识方面获得了改善，但在该模型中加入 RCRI 却并未使其功能得到进一步完善。

非心脏手术患者血管事件队列评估研究（Vascular Events in Noncardiac Surgery Patients Cohort Evaluation Study，VISION）是由一个跨国研究小组开展的，正在积极研究围术期主要血管事件及其对死亡率的影响。在 2016 年对 12 个国家 / 地区的 15 000 多例患者进行的研究中，Berwanger 等[111a]指出术前使用他汀类药物可以降低以下综合结果的风险，包括全因死亡率，非心脏手术后心肌损伤（myocardial injury after noncardiac surgery，MINS），和在 30 天内发生卒中（RR = 0.83，95% CI 0.40 ～ 0.83，P = 0.007）。围术期他汀类药物的使用也与全因死亡率、心血管死亡率和非心脏手术后心肌损伤的降低有关；但是，他汀类药物使用者和非他汀类药物使用者，其心肌梗死或卒中的风险在统计学上没有显著差异。

在对同一患者队列的二次分析中，Abbot 等[111b]调查了术前心率升高与术后 30 天内非心脏手术后心肌损伤之间的关系。术前心率按十分位数分层。结果显示，在参与研究的患者中，7.9% 发生非心脏手术后心肌损伤，2.8% 发生心肌梗死，2.0% 的患者死亡。在调整混杂因素之后，最高心率十分位数（术前心率大于 96 次 /min）与围术期非心脏手术后心肌损伤（OR 1.48，P < 0.01）、心肌梗死（OR 1.71，P < 0.01）和死亡率（OR 3.16，P < 0.01）的风险增加相关。心率下降最低（< 60 次 /min）与死亡率降低独立相关（OR 0.05，P = 0.02）。在第二个亚组分析中，术前高凝状态与非心脏手术后心肌损伤的较高风险相关。

除了确定那些最有可能发生术后心血管事件的患者外，最近的研究还试图为其他一系列基于器官的术前结果开发统计学模型。其中包括心脏[112]和非心脏手术[60]患者的急性肾损伤、术后呼吸衰竭[113-114]、心脏手术后卒中[115]以及颈动脉内膜切除术[116]的风险模型。

与努力确定特定器官并发症的危险因素不同，其他研究人员试图开发风险预测模型，以确定那些在

术后即刻期内因任何原因而有死亡风险的患者。例如，罗彻斯特大学的 Glance 等使用 NSQIP 数据演绎出了用于非心脏手术后 30 天因所有原因造成死亡的预测积分系统，并应用此积分系统进行实际验证。他们确认了 3 个能高度预测术后 30 天死亡的危险因素：① ASA 分级；②急诊手术；③手术类型。ASA 分级为 Ⅰ、Ⅱ、Ⅲ、Ⅳ 或 Ⅴ 级患者的评分分别对应为 0、2、4、5 或 6 分；中危和高危手术分别对应为 1 或 2 分；急诊手术定为 1 分。危险分值小于 5 分的患者其预测死亡风险概率低于 0.5%，而危险分值在 5 ～ 6 分的患者死亡风险概率在 1.5% ～ 4%。危险分值超过 6 分的患者其死亡风险概率超过 10%。[117]

这类风险因素指标除了具有临床的实用性之外，还是医疗卫生政策的重要内容。因为它提供了这样一个指标，将风险因素调整后，得以比较不同医院和医生进行心脏手术的患者死亡率。例如，纽约州每年要公布各手术医师和各医院施行心脏冠状动脉搭桥术的死亡率资料[118-120]。在比较不同医院之间的死亡率时，显然要对各医院的风险因素加以调整，以免某些高水准的医疗中心会仅仅因为收治高比例的病情复杂患者而归类于"手术效果差"的那一类。

除了需要辨识围术期临床危险因素外，过去和现在的研究都在关注遗传学和基因组学对重大外科手术预后的影响。尤其自从阐明了恶性高热的遗传类型后，人们已经充分了解基因型对围术期风险的影响。恶性高热揭示了常染色体显性遗传疾病与麻醉药物不良反应之间的清晰联系[121]。尽管基因多态性与麻醉间的关联性尚未清晰阐明，但评估基因多态性对总体围术期预后的兴趣正在逐步提升。例如，已有文献显示载脂蛋白 E4（apolipoprotein E4）可以调节包括冠状动脉搭桥术等多种急性缺血损害事件后的神经损伤和恢复过程[122]。血小板整联蛋白受体诱导的糖化蛋白 Ⅲ a 复合体的多态性与术后认知功能下降有关[123-124]。需要进一步的研究来确定影响麻醉管理策略、药物选择及其他治疗方面的特定基因图谱。

特殊患者群体

产科

对产科患者进行麻醉具有独特的挑战性，因为母亲和胎儿两者都有潜在的并发症风险。幸运的是产妇的死亡率很低，分娩中与麻醉相关的部分只占产妇死亡总数的一小部分。因此，对围产期并发症的研究需

要汇聚多个临床医疗中心的大量患者。

早期人们除了确定手术麻醉的整体风险外，在 1974—1985 年间还同时进行了系列的研究，试图确定美国和英国产科并发症的发生率，并评估麻醉本身对该群体的不良事件起到的作用。Kaunitz 等[125] 根据美国所有 50 个州的数据，得出麻醉相关死亡率为 0.6/100 000。Endler 等[126] 研究了 1972—1984 年密歇根州的出生情况，发现婴儿安全出生病例的产妇麻醉相关死亡率为 0.82/100 000。15 例产妇死亡中有 11 例是剖宫产患者。肥胖和急诊手术是许多产妇患者的危险因素。较早期的研究中发现，产科麻醉的主要问题是与区域麻醉相关的并发症，而此后的研究则表明，气道安全不能得到保障是产妇死亡的主要原因。在该系列研究的最后 2 年中没有发生与麻醉相关的产妇死亡。Rochat 等[127] 调查了自 1980—1985 年间美国 19 个地区的产妇死亡情况。该报告称，与麻醉相关的死亡率是 0.98/100 000。他们还观察到，在他们的研究期间产妇的死亡率并没有随着时间的推移而下降。

一项在英格兰和威尔士的内部调查评估了 1952 年以来产妇死亡情况[128]。Morgan[128] 报告了 1952—1981 年间与麻醉相关的产妇死亡情况（表 30.12）。产妇总体死亡率随着时间推移而降低，但是与麻醉相关的死亡率却上升，尽管与麻醉相关的死亡病例绝对数量还是有所下降。后来的报告指出，气管插管困难是一个主要的危险因素。该项研究的另一个重要发现就是，实施产科麻醉的医师的经验是麻醉相关产妇死亡率的最重要的影响因素。

最近的研究证实，产科麻醉的危险性随着时间推移呈进行性下降。Hawkins 等[129] 从美国疾病控制和预防中心（the Centers for Disease Control and Prevention, CDC）的国家孕妇死亡监控系统中获取了 1979—1990 年间出生和胎儿死亡数据来分析产科麻醉的可能风险。他们确认在这一研究期间有 129 例产妇死亡与麻醉相关。绝大多数（82%）死亡发生于剖宫产期间，

表 30.12　英格兰和威尔士内部调查的产妇死亡率数据

年份	每 1000 例生产中的产妇死亡率	麻醉相关死亡人数	麻醉相关死亡百分比	可避免因素的百分比
1952—1954	0.53	49	4.5	—
1955—1957	0.43	31	3.6	77
1958—1960	0.33	30	4.0	80
1961—1963	0.26	28	4.0	50
1964—1966	0.20	50	8.7	48
1967—1969	0.16	50	10.9	68
1970—1972	0.13	37	10.4	76
1973—1975	0.11	31	13.2	90
1976—1978	0.11	30	13.2	93
1979—1981	0.11	22	12.2	100

From Morgan M. Anaesthetic contribution to maternal mortality. Br J Anaesth. 1987; 59 (7): 842-855.

与麻醉相关的产妇死亡率随着时间推移而逐步降低（表 30.13），这可能归因于越来越多地使用椎管内阻滞。全身麻醉下行剖宫产术的产妇死亡病例中，73% 与气道管理问题相关。

Panchal 等[130] 随后进行了一项回顾性病例对照研究，他们使用州政府的匿名分娩数据库调查了 1984—1997 年间的患者记录。在 14 年研究期间，共有 822 591 例产妇因分娩住院，其中有 135 例产妇死亡。与分娩住院期间死亡率相关的最常见诊断为先兆子痫或子痫（22.2%）、产后出血或产科休克（22.2%）、肺部并发症（14%）、血栓或羊水栓塞或两者兼有（8.1%），以及与麻醉相关的并发症（5.2%）。需要注意的是，Panchal 的研究中提及了每年每 100 000 例活婴生产中产妇死亡率在人种之间有所不同（图 30.6）。尽管造成这种不同的潜在原因尚未阐明，但 Panchal 的发现也提示，随着时间的推移，孕产妇死亡率的总体风险以及这种风险因种族而异的程度都

表 30.13　美国 1979—1984 年和 1985—1990 年不同麻醉类型下剖宫产手术中麻醉相关死亡例数、死亡率和风险比

人数	死亡例数		死亡率		风险比	
	1979—1984 年	1985—1990 年	1979—1984 年	1985—1990 年	1979—1984 年	1985—1990 年
全身麻醉	33	32	20.0*（95% 置信区间 17.7 ～ 22.7）	32.3*（95% 置信区间 25.9 ～ 49.3）	2.3（95% 置信区间 1.9 ～ 2.9）	16.7（95% 置信区间 12.9 ～ 21.8）
区域阻滞	19	9	8.6†（95% 置信区间 1.8 ～ 9.4）	1.9†（95% 置信区间 1.8 ～ 2）	参照	参照

* 每 1 000 000 全身麻醉下的剖宫产手术。
† 每 1 000 000 区域麻醉下的剖宫产手术
Modified from Hawkins JL, Gibbs CP, Orleans M, et al. Obstetric anesthesia work force survey, 1981 versus 1992. Anesthesiology. 1997; 87 (1): 135-143.
CI, 置信区间

可得到改善。

　　越来越多的最近的研究继续把与麻醉有关的产妇死亡表述为一个重要事件，尽管极其罕见。尤为重要的是，通过关于产科麻醉不良预后的最新分析，更应强调在此类人群中气道管理的特殊危险性[131-132]。2004 年，产科麻醉及围产期学会成立了严重并发症资料库计划，从而更好地掌握产科麻醉相关的严重并发

症的发生率。D'Angelo 等[132A]收集了 30 个研究机构 5 年期间超过 257 000 例麻醉预后。他们共发现 157 例严重并发症，其中 85 例与麻醉有关（每 3000 例麻醉有 1 例主要并发症）。产妇死亡 30 例，无一例确定与麻醉有关。可归因于麻醉的常见并发症包括高位椎管内阻滞、窒息和未识别的导管误入蛛网膜下腔（表30.14）。

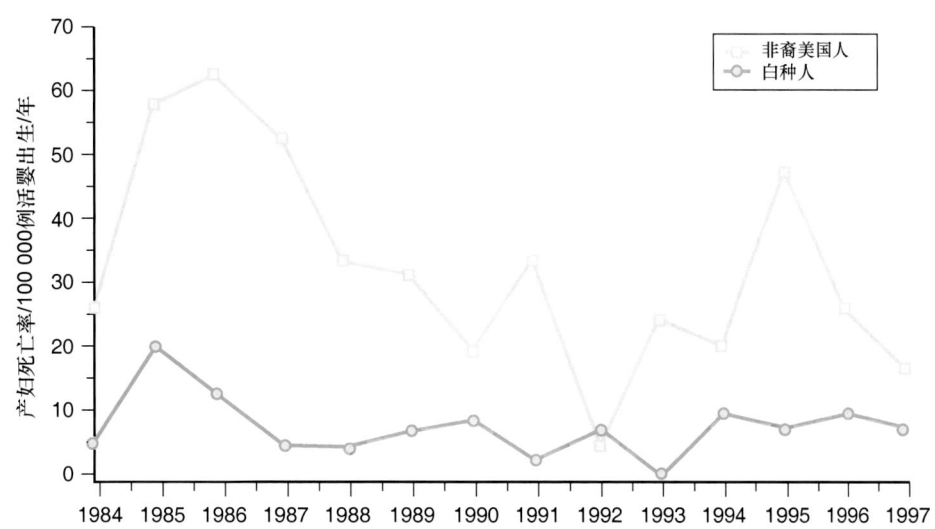

图 30.6　根据出院总结 1984—1997 年间马里兰州不同人种的产妇死亡率［From Panchal S，Arria AM，Labhsetwar SA. Maternal mortality during hospital admission for delivery：a retrospective analysis using a state-maintained database. Anesth Analg. 2001；93（1）：134-141.］

表 30.14　产科麻醉相关严重并发症的发生率

严重并发症	总例数	发生率（95% 置信区间）	麻醉相关例数	发生率（95% 置信区间）
死亡	30	1：10 250（1：7180 ～ 1：15 192）	0	9.69
心搏骤停	43*	1：7151（1：5319 ～ 1：9615）	2	1：128 398（1：35 544 ～ 1：1 060 218）
心肌梗死	2	1：153 758（1：42 562 ～ 1：1 269 541）	2	1：128 398（1：35 544 ～ 1：1 060 218）
硬膜外脓肿/脑膜炎	4		4	1：62 866（1：25 074 ～ 1：235 620）
硬膜外血肿	1		1	1：251 463（1：46 090 ～ 1：10 142 861）
严重神经损伤	27	1：11 389（1：7828 ～ 1：17 281）	7	1：35 923（1：17 805 ～ 1：91 244）
误吸	0		0	15.23
插管失败	10		10	1：533（1：290 ～ 1：971）
高位椎管内阻滞	58		58†	1：4366（1：3356 ～ 1：5587）
过敏反应	5‡	1：61 499（1：26 353 ～ 1：189 ～ 403）	0	
窒息	25	1：8455（1：5714 ～ 1：12 500）	16	1：10 042（1：6172 ～ 1：16 131）
未识别的导管误入蛛网膜下腔	14		14	1：15 435（1：9176 ～ 1：25 634）
总计	157§	1：1959（1：1675 ～ 1：2294）	85¶	1：3021（1：2443 ～ 1：3782）

* 14 例心搏骤停没有导致产妇死亡。
† 还包括分娩过程中给予局部麻醉药所致的高位椎管内阻滞引起的窒息。
‡ 麻醉实施者给予药物，但并不是麻醉药物引起的过敏反应。
§ 共有 157 例严重并发症。但是，一些并发症在超过一个类别中多次被列出。
¶ 麻醉相关并发症 85 例；但是，一些并发症在超过一个类别中多次被列出

Modified from D'Angelo R，Smiley RM，Riley ET，Segal S. Serious complications related to obstetric anesthesia：the serious complication repository project of the society for obstetric anesthesia and perinatology. Anesthesiology. 2014；120（6）：1505-1512.

总之，以往大量的研究已显示，与产科麻醉相关的主要并发症发生率和死亡率的风险随着时间推移而显著下降。然而近来的研究则提示，不良预后还在不断地发生。因此，对于接受全身麻醉的剖宫产患者应给予特别关注。由于使用大型数据库对这些风险进行了越来越精确的量化，需要进一步的研究来验证这些发现，并确定不同医疗服务的影响（包括使用不同的麻醉技术）以及处于不同医疗机构和医疗环境中产妇预后的情况。

儿科

目前有关儿科患者的麻醉相关风险的研究较少。这类研究的两个主题是：小婴儿的麻醉风险性高；配备有专门儿科麻醉设施的医疗中心的麻醉相关风险较低。最近，人们也尝试定义与年幼时暴露于麻醉对神经认知功能风险。

在 1954 年 Beecher 和 Todd 有关麻醉预后的传统研究中[18]，10 岁以下的儿童发生了"不成比例"的与麻醉相关的死亡。类似的，来自巴尔的摩麻醉研究委员会的 Graff 等[133] 报道了儿科组 335 例术中死亡病例，其中有 58 例完全或部分归因于麻醉。各年龄组中麻醉导致的死亡事件所占比例相对恒定，为 16.6%～21.7%。在 Beecher 与 Todd 之后进行的研究以及巴尔的摩麻醉研究学会提供了后续的儿童麻醉相关风险的细节。Tiret 等[134] 对 1978—1982 年间法国 440 所医院中儿科患者出现的严重麻醉并发症进行了前瞻性研究，40 240 例患者中有 27 例出现严重并发症，其中有 12 例心搏骤停和 1 例死亡。婴儿的严重并发症和心搏骤停的发生率均明显高于年龄稍大的儿童。婴儿的并发症多涉及呼吸系统，主要是气道问题和误吸。稍大的儿童则主要为呼吸和心脏并发症，且最常发生于麻醉诱导和恢复阶段。

Cohen 等[135] 研究了 20 世纪 80 年代 Winnipeg 儿童医院的 29 220 例麻醉手术，获取了每位患者在 72 h 内的病情记录和术后随访资料。并发症包括死亡、心搏骤停、药物反应、气道梗阻，以及恶心呕吐、心律失常和咽喉痛等轻微并发症。新生儿多行血管或心脏及腹部手术，年龄较大的儿童多行肢体手术。不满 1 周岁的婴儿更常出现心搏骤停（2901 例手术中发生 4 例）。术后，年龄较大的儿童多见恶心呕吐等小的并发症，而婴儿及年幼儿童更常出现呼吸事件（表 30.15）。与成人相比，儿童出现的并发症是不同的，而且往往持续到术后阶段。对 1982—1987 年间每两年进行比较发现，术中并发症的发生率较稳定，而术后的并发症发生率则在降低。

最近，van der Griend 等报道了在澳大利亚墨尔本皇家儿童医院的 56 263 例儿童接受 10 185 例麻醉后 24 h 和 30 天麻醉相关死亡率情况。指出 24 h 全因死亡率为 13.4/10 000，30 天全因死亡率为 34.5/10 000。麻醉相关死亡率则要低得多，为 1/10 188 或者 0.98/10 000。10 例麻醉相关死亡病例中，先前的医疗状况被认为是一个重要因素[136]。

与调查小儿外科患者的死亡率及其预测因素不

表 30.15　各年龄组围术期事件总结

	< 1 月龄（361 例）	1～12 月龄（2544 例）	1～5 岁（13 484 例）	6～10 岁（7184 例）	> 10 岁（5647 例）
术中事件	14.96	7.31	7.10	12.22	9.69
恢复室事件	16.61	7.23	12.20	14.88	15.23
术后事件					
小事件 *	13.57	10.30	20.32	31.49	32.44
大事件 †	23.82	7.51	3.26	3.37	3.33
任何事件 ‡					
观察患者群	48.89	25.92	37.50	50.52	51.33
所有患者	41.55	23.47	33.16	45.04	45.78

* 包括恶心呕吐，咽喉痛，肌痛，头痛，牙齿不适，体位不适，四肢不适，眼部不适，哮鸣，温度异常，行为问题，血栓静脉炎，动脉相关疾病，意识问题以及其他。
† 包括其他呼吸疾病，心血管功能紊乱，神经瘫痪，肝功能紊乱，肾功能紊乱，惊厥，手术并发症，死亡。
‡ 占总麻醉量的百分比，所有麻醉中在术中，恢复室或术后晚期至少出现 1 例并发症。
所有数值都是以总麻醉例数为分母的事件百分比
Modified from Cohen MM, Cameron CB, Duncan PG. Pediatric anesthesia morbidity and mortality in the perioperative period. Anesth Analg. 1990；70（2）：160-167.

同的是，一些研究者重点关注了小儿麻醉中的心搏骤停。例如，Flick 等[137]观察研究了 1988 年 11 月 1 日到 2005 年 6 月 30 日在梅奥医学中心接受手术，且发生过围术期心搏骤停的年龄小于 18 岁的患者。这项研究中总共包括了 92 881 例麻醉，4242 例（5%）为先天性心脏畸形修复。在非心脏手术中，围术期心搏骤停的发生率为 2.9/10 000，而在心脏手术中的发生率为 127/10 000。因麻醉导致的围术期心搏骤停的发生率为 0.65/10 000。新生儿（0～30 日龄）心脏手术心搏骤停的发生率（435/10 000）和死亡率（389/10 000）最高。

波士顿儿童医院的研究人员进行了一项数据注册登记研究，以评估先天性心脏病手术患者的心搏骤停的发生率[138]。在 5 年内的 5213 例麻醉中，40 例患者共发生了 41 次心搏骤停，总体发生率为 0.79%。11 例心搏骤停（26.8%）被归因于与麻醉（21.1/10 000）很可能相关（n = 6）或可能相关（n = 5），但无死亡率。

大规模临床研究的注册登记以及质量改进对明确儿科患者麻醉中心搏骤停的原因和预后非常有帮助。1994 年建立了儿科围术期心搏骤停登记系统（Pediatric Perioperative Cardiac Arrest Registry，POCA）[139]，目的是明确与麻醉中儿童出现心搏骤停有关的临床因素及预后。在最初的 4 年里，数据库的 63 个医疗机构中共发生了 289 例心搏骤停事件，其中 150 例认为与麻醉有关（1.4/10 000），死亡率 26%。引起心搏骤停的最常见原因是药物及心血管因素，与麻醉相关的心搏骤停最常见于不满 1 岁和有严重基础疾病的患者。2007 年 POCA 登记发布了一项更新[140]。1998—2004 年，193 例（49%）心搏骤停与麻醉有关。心血管原因导致的心搏骤停最常见，占所有心搏骤停的 41%，失血导致的低血容量及由于大量输库存血导致的高血钾是最常见的心血管原因（图 30.7）。与之前研究所不同的是，药物相关的心搏骤停只占所有心搏骤停的 18%。

2010 年，POCA 研究人员报告了与麻醉相关的心搏骤停对已有心脏疾病的儿童的影响，比较了 245 例无心脏疾病儿童的心搏骤停和 127 例有心脏疾病儿童的心搏骤停。与无基础心脏疾病的儿童相比，存在基础心脏疾病的儿童多为 ASA Ⅲ、Ⅳ或Ⅴ级，更易发生由心血管原因所致的心搏骤停。患有基础心脏疾病儿童的死亡率比无基础心脏疾病的儿童要高（33% vs. 23%），但将数据按照 ASA 分级调整后，二者并无差别[141]。

近年来，研究人员对幼儿时期接受麻醉如何影响

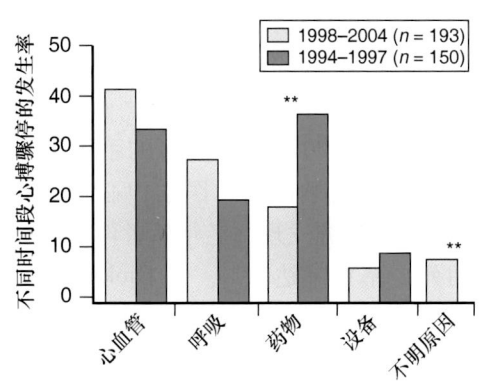

图 30.7　小儿围术期心搏骤停（POCA）中麻醉相关的心搏骤停的原因，登记表中 1998—2004 年与 1994—1997 年数据对比。（** P < 0.01 1998—2004 vs. 1994—1997，Z 检验）［From Bhananker SM，Ramamoorthy C，Geiduschek JM，et al. Anesthesia-related cardiac arrest in children：update from the Pediatric Perioperative Cardiac Arrest Registry. Anesth Analg. 2007；105（2）：344-350.］

神经认知发育越来越感兴趣。2016 年，Sun 等[141a]发表了一项在美国四所大学医院进行的为期 4 年的同胞配对队列研究。研究共纳入了 105 对同胞兄弟姐妹，其中 1 例在 36 月龄之前曾接受过吸入麻醉下的腹股沟疝修补术。对同胞兄弟姐妹进行的神经认知测试均未显示智商在统计学上有显著差异。另一项研究（Ing 等）[141b]分析了西澳大利亚州孕妇队列的数据，评估一组包括 2868 例 3 岁以下儿童的队列中接受麻醉与神经心理、学业和行为结局之间的关系。他们发现了神经心理学测验和 ICD-9 编码的临床结果之间的差异，但并未发现学术成就有任何差异，提示特定测试的独特属性可以解释不同研究中描述的认知结果的差异。在另一项队列研究中，Backeljauw 等[141c]配对了一项语言发展研究中 5～18 岁参与者，他们在 4 岁前接受过手术麻醉及未接触过麻醉的对照组。研究发现，接受麻醉组受试者的听力理解和智商表现评分低于未接受麻醉组并具有统计学差异，并且这些变化与关键大脑区域（枕叶皮质和小脑）较低的灰质密度有关。鉴于这些相互矛盾的结果，需要进一步研究以更详细地评估和量化这种影响。

老年患者

自从现代外科发展的早期以来，年龄与手术风险关系的争论就一直存在于研究和临床工作中。老年患者手术麻醉风险一直是重要的研究领域，尤其是未来 30 年美国 65 岁以上人口比例迅速增加。

老年群体手术麻醉安全性研究的一个关键问题

是对于围术期风险而言，如何定义"老年"这一概念。关于"高龄"已经有多种定义，包括 65 岁以上、70 岁以上、80 岁以上或 90 岁以上。例如 Denney 和 Denson[142] 评估了 90 岁以上患者的手术风险。他们通过对在芝加哥大学南加州医学中心行 301 次手术的 272 例患者的研究发现，老年患者伴有严重肠梗阻时围术期死亡率可高达 63%。而 Djokovic 和 Heldey-Whyte[143] 采用的研究方法则略有不同，他们研究了 500 例 80 岁以上患者的术后预后，发现可以用 ASA 分级来预测死亡率，患者的并存疾病越多其风险也越高。心肌梗死是术后死亡的主要原因。无明显并存疾病（ASA Ⅰ级）的患者死亡率不到 1%。

Del Guercio 和 Cohn[144] 研究了术前以有创监测的方法监测老年患者血流动力学及心肺功能参数，以预测老年人手术风险的应用价值。在外科 ICU 连续治疗的 148 例 65 岁以上的患者中，只有 13.5% 的患者生理指标正常，63% 的患者伴有严重的或不可纠正的功能缺陷，所有这些患者在随后的手术中均死亡。

Del Guercio 和 Cohn 的研究是强调基础合并症而非衰老本身是导致老年患者围术期死亡率明显增加的几项研究之一。最近，越来越多的文献开始关注功能障碍及慢性老年综合征，如虚弱、痴呆在老年患者中对于决定手术预后的重要性。Robinson 等研究了一组 110 例平均年龄 74 岁的手术患者，发现其术后 6 个月内死亡率为 15%。其中具有统计学意义的术后 6 个月内死亡率的预测因素包括认知功能障碍、近期跌倒、低蛋白血症、贫血、功能依赖以及基础并存疾病。值得注意的是，功能依赖是术后 6 个月内死亡的最强的预测因子。在任一患者中存在 4 个或以上危险因素可有效预测术后 6 个月内死亡（敏感性 81%；特异性 86%）[145]。类似的，Finlayson 等发现养老院中老人在接受重大胃肠手术后的死亡率高于美国 Medicare 医疗保险覆盖的总体人群，其高死亡率很可能与此人群中存在基础疾病及功能障碍的比例较高有关[146]。

在此背景下，在老年患者中，关于手术麻醉的风险的焦点集中到了更广义的"风险"上，除了传统的并发症发生率和死亡率之外，也包括了功能预后和生活质量。Finlayson 等对养老院的 6822 例因结肠癌接受肠切除手术的老年患者的研究显示，该人群的术后 1 年内死亡率为 53%，存活者中 24% 的日常独立生活能力下降。多因素回归分析显示，大于 80 岁、手术出院后再入院、手术并发症以及术前功能下降均为术后 1 年功能下降的预测因素[147]。随着老年人口的持续增长，研究者最近开始评估麻醉对老年人的神经认知影响。

在确定老年人群围术期管理的最佳策略时，与患者治疗目标相关的结局指标变得越来越重要。ASA 最近建立了围术期脑部健康计划（Fleisher）[147a]，致力于探索麻醉药暴露与术后认知功能和谵妄之间的潜在关系。第 83 章将更详细地讨论该主题。

与麻醉药物直接相关的风险

大量研究评估了麻醉选择对患者预后的影响，这也是本书通篇讨论的问题。总体看来，虽然有越来越多的关于麻醉选择的研究，但似乎没有对某一特定手术或某种类型手术的完美的麻醉方法。在 Cohen 等[96] 针对加拿大的 100 000 例麻醉手术所进行的一项多因素分析中，药物的选择并没有提供除了患者疾病和手术本身之外更多的预后信息。为在单因素分析中，监测下的麻醉（MAC）似乎预后较差，但这是因为只有对病情较重的患者才会实施这类麻醉（表 30.11）。

麻醉药物是否存在内在毒性是长期困扰麻醉领域的一个问题。例如，最近很多研究探讨氟烷和七氟烷的毒性。氟烷的问题是其可能会导致暴发及潜在致死性肝坏死。在报道了几例氟烷麻醉后发生肝坏死的病例后，对 34 所医疗机构的 856 500 例麻醉手术进行了回顾性研究[148-150]。除 7 例患者外，其他患者出现的肝坏死皆可由麻醉外的其他原因解释。由此可见，氟烷也许能够导致肝炎和肝衰竭，但发病率相当低。

而对七氟烷的担心是其代谢物复合物 A 可能具有潜在肾毒性。虽然一些实验室的研究结果证明七氟烷与碱石灰反应可生成具有肾毒性的复合物 A[151-152]，然而在美国的临床研究却未能证实这种潜在的损害作用[153-154]。

最近某些研究试图确定并量化其他麻醉归因效应。2016 年，Wigmore 等[154a] 发表了一项回顾性队列研究的结果，该研究在英国纳入了 7000 多例初次接受恶性肿瘤切除手术的患者，他们分别接受了吸入麻醉和静脉麻醉，在对其进行了倾向匹配后评估了生存和复发预后。在对混杂因素进行调整之后，研究结果显示使用挥发性麻醉药的患者与使用吸入剂的患者的死亡风险比为 1.46，这一结果需要进一步的前瞻性研究来证实。

2008 年，GALA 研究者[154b] 发表了一项比较局部麻醉和全身麻醉下行颈动脉内膜剥脱手术患者预后的随机对照试验，研究共纳入 3526 例有或没有症状的颈动脉狭窄患者。主要结果包括卒中、心肌再梗死以及 30 天死亡率。在接受全身麻醉的患者中，4.8% 出现了上述事件，而在接受局部麻醉的患者中则是 4.5%（每 1000 例患者中有 3 例是可避免的）。局麻或全身麻醉对个体主要预后、30 天生活质量、住院时间或手术时长并无确定的统计学意义的影响。在一项 2015 年发表的回顾性队列研究中，van den Berg 等[154c]考察了是否接受全身麻醉与急性缺血卒中患者行动脉内介入治疗的预后之间的关系。与接受全身麻醉的患者相比，接受非全身麻醉的患者有更高的比例预后良好（非全身麻醉 26%，全身麻醉 14%），尽管这两组之间没有显著差异。研究还发现非全身麻醉组的死亡率无显著提高。作者提出麻醉药物可能改变脑血流的自动调节能力；然而，这些结果有一混杂因素，即全身麻醉组患者动脉再通时间最多可延迟 20 min。

大量研究曾经试图界定高危患者最"安全"的麻醉药。在 20 世纪 80 年代末期，人们曾关注于异氟烷导致的冠状动脉狭窄或冠状动脉侧枝的患者发生窃血现象，从而引起心肌缺血[155-156]。人们针对行冠状动脉旁路移植术的患者进行了一系列研究，旨在评估围术期心脏发病率和死亡率，以确定异氟烷在全身麻醉中的应用价值[157-160]。总体而言，这些研究都未发现患者预后上的差异，也支持了对于同一个体有多种安全的全身麻醉方法这一观点。其他研究集中在全身麻醉相对椎管内麻醉或区域麻醉的相对安全性上（Basques 等）[161-162, 162a]。对于行下肢和盆腔手术的患者，区域麻醉与较低的移植物栓塞和深静脉血栓发生率、较少的出血量、较短的住院时间（Neuman 等）[162b]、较低的术区感染风险及较低的住院时间延长风险（Helwani 等）[162c]相关。在 OSA 患者中，区域麻醉与较低的重大并发症发生率相关（Memtsoudis 等）[162d]。一项最近由 O'Donnell 等[162e]发表的 meta 分析则并未显示区域麻醉具有优势。尽管他们能够确定由区域麻醉引起的住院时间的微小差异，但不同研究之间在结果报告方面的差异使得他们无法确定两种方法之间的其他差异。目前仍有两项在进行中的随机对照试验，REGAIN（Neuman 等）[162f]和 RAGA-delirium（Li 等）[162g]，试图量化麻醉药物的选择在髋部骨折手术中对并发症发生率、死亡率、认知功能等预后的影响。

在血管外科手术患者中的重要发现是接受区域麻醉时移植物栓塞的发生率降低，而且在腹股沟下旁路手术后需要二次手术的情况也减少了。然而，其中规模最大的一项试验却未能证明不同麻醉方法产生的预后存在着差异[163-165]。因为研究中整个群体的并发症发生率就很低，所以不可能发现由麻醉方法导致的患者预后上的差异。Rogers 等[162]汇总之前几项研究的结果，发表了一项比较区域麻醉和全身麻醉的 meta 分析报告，发现椎管内阻滞可以减少术后死亡及其他严重的并发症，但至今仍未明确这种麻醉方法究竟有多大的优势。有关区域麻醉和全身麻醉的比较详见 45 章和 46 章。

最近人们还对围术期通气方式的影响进行了研究：2015 年，Ladha 的研究组[165a]发表了一项基于医院的注册登记研究，评估了 69 239 例需要进行气管插管的非心脏手术患者的预后。与标准治疗相比，大约有 50% 的患者接受了保护性通气策略［小潮气量和高呼气末正压（positive end-expiratory pressure, PEEP）］。保护性通气定义为 PEEP 为 5 cmH$_2$O，平台压为 16 cmH$_2$O 或更低，与术后呼吸系统并发症的风险降低相关。高驱动压和平台压与呼吸系统并发症风险增加相关。Severgnini 等[165b]将接受择期开放腹部手术的 56 例患者随机分为标准机械通气策略（潮气量为 9 ml/kg 理想体重，无 PEEP）或"肺保护性"通气（7 ml/kg 理想体重，PEEP 10 cmH$_2$O，肺复张）。接受保护性通气的患者术后几天均表现出更好的呼吸功能，并且临床肺部感染评分降低。两组之间的住院时间没有差异。

与手术相关的风险

手术过程本身可以显著影响围术期风险。事实上每一项研究都证实了急诊手术会增加额外的风险[98]。在一些病例中，手术相关风险取决于基础疾病和手术应激。作为手术操作中的一类，心血管手术是历史上并发症发生率和死亡率最高的手术。（第 54 章对心脏手术的风险进行了全面的评估。）在非心脏手术中，血管外科是风险最高的手术之一。虽然传统上认为主动脉重建术的风险最高，但几项研究表明，腹股沟远端手术的心脏相关并发症发生率与其相近，可能由于此类手术患者一般有较严重的冠状动脉疾病[166-167]。其他高风险血管手术还包括截肢[168]。腹部、胸部以及骨科手术也与高风险相关[13, 168]。

Eagle 等[170]评估了冠状动脉疾病及其治疗手段对围术期心脏发病率和死亡率的影响。其研究对象是因冠心病接受过治疗，并又在随后接受重大非心脏手术的患者。其中，血管手术的心肌梗死或死亡风险最大，术后发生并发症和死亡的总概率大于 5%。总概率在 1% ～ 5% 间的手术包括腹部、胸部及头颈部手术。低风险手术包括乳房、皮肤、尿路和骨科手术。最终，美国心脏协会 / 美国心脏病学会诊断治疗心血管疾病评估心脏工作组以这样的分组为基础，制定了非心脏手术围术期心血管系统评估联合指南中的外科风险部分[171]。更多近期的致力于建立统计学模型来预测手术预后的研究，例如 Gupta[111] 和 Glance[117] 等的研究都显示了手术类型本身对总体手术风险的重要影响。

对体表手术的围术期并发症的发生率进行评估的研究结果总体来说比较乐观。Backer 等[172] 评估了有冠状动脉疾病病史的眼科患者在围术期发生心肌再梗死率，证实眼科手术后心脏发病率相当低，包括近期发生心肌梗死的患者。很多其他研究也证实了类似的结果[69, 173]。

很多近期的研究提示手术时长可能影响围术期风险。Kim 等[173a] 回顾了一个 2005—2011 年间接受全身麻醉手术的超过 100 万例患者，显示手术时长与静脉血栓栓塞的发生风险相关。在针对具体的手术及不同专业类别的手术的分析中，也显示了相同的结果。

与手术地点和术后监护有关的风险

像冠状动脉旁路移植术和腹主动脉瘤修补术这样的大手术的围术期风险在不同的医院中是有差异的[9-10, 174]，多项研究证实了外科手术量与死亡率间的关系。虽然手术技术确实会影响并发症和死亡事件的发生率，但局部因素也起了很重要的作用，如手术量较小可能会导致麻醉技术欠佳以及术后护理不善。目前还不知道以上每个因素对总体发病率和死亡率的具体影响。

虽然从未在随机临床试验中验证在 ICU 中进行术后监测和护理的临床价值，但许多研究者已经指出，这种做法是近年来发病率和死亡率得以改善的主要原因之一。多名研究者建议若能在术后对行血管大手术的患者进行更深入的监测，那么就无需在术前进行心脏检查和血管重建[171]。风险评估的潜在价值之一是能够确定什么样的患者应当转到医疗资源更为丰富的医学中心进行救治。围术期发病率和死亡率较低的患者可在当地医院做手术，而风险性较高的患者应转入具有更大手术量的医疗中心。

与麻醉实施者相关的风险

在过去的 10 年间，人们对麻醉实施者的角色和技术对于患者预后的影响给予了极大的关注。历史上，有各种不同的麻醉实施者在不同级别的监管下实施麻醉。已有一系列研究评估了麻醉实施者个人的技术和培训水平对预后的可能影响。在一项如今已成为经典的研究中，Slogoff 和 Kents[175] 研究了不同麻醉科医师麻醉下行冠状动脉旁路移植术的患者的围术期心肌缺血情况和心脏发病率的联系。值得注意的是，围术期心肌缺血和心肌梗死的发生率因麻醉科医师不同而不同，因而作者得出结论认为操作者的技术和经验可能影响患者风险。后续的工作已经转向麻醉实施者个体水平是否对麻醉的预后有所影响。Arbous 等报告了一项在荷兰进行的超过 1 年的病例对照研究[176]，发现在操作水平与降低 24 h 内昏迷和死亡风险相关的独立因素是：① 使用清单检查麻醉设备；② 在麻醉维持阶段可以使用电话、寻呼机或对讲机可以直接找到麻醉科医师；③ 在同一例麻醉中不更换麻醉科医师；④ 在麻醉维持阶段有一名全职麻醉护士和一名兼职麻醉科医师；⑤ 在紧急时候两人（麻醉科医师及一个住院医师或麻醉科护士）而非一人在场。这个研究是极少数的试图阐明麻醉操作因素，而不是特定的药物或技术在对麻醉结果的影响的研究之一，且其结果令人震惊，尽管该研究在结果报告和数据匹配上存在一些问题。关于麻醉实施者的特征不同会影响预后这一发现还需要进一步验证。

人们开始注意到麻醉管理中的交接班对患者预后的影响。在 2018 年，Jones 等发表了一项回顾性队列研究，评估了 313 066 例接受大手术患者的预后情况，包括全因死亡率，再入院率，以及术后重大并发症发生率。研究发现，完全的麻醉交接班（一位或一组麻醉实施者永久离开并由其他人取代）与研究的主要结局的发生率增加相关，同时也与更高的 ICU 入住率及更长的住院时间相关。这样研究主要的局限性在于无法控制接班麻醉科医师以及外科医师的工作经验，以及仅仅通过计费代码来确定是否经历的麻醉交接班。

几项研究对并发症和风险与麻醉实施者模式之间的关系进行了研究。作为美国北卡罗来纳州麻醉研究委员会中的一员，Bechtoldt[177] 对北卡罗来纳州在 1969—1976 年间约 2 百万例麻醉操作中出现的 900 例围术期死亡事件进行了评估。结果显示麻醉小组（由麻醉科医师和 CRNA 组成）出现的麻醉相关死亡率最低（1：28 166），牙科医师指导麻醉时出现的死亡率最高（1：11 432），而麻醉护士组出现的死亡率居中（1：20 723）。一项斯坦福医疗研究中心[178] 的研究也得出了类似的结果：麻醉护士组出现死亡和严重并发症的概率比预测值高 11%，临床医师组比预测值低3%，而麻醉小组则比预测值低 20%。这两项研究都存在明显的方法学局限性。

特定类型的麻醉者也许只有在特定的情况下才能发挥最大的作用，例如，对于有严重合并症或在围术期罹患并发症的患者，若他们的麻醉实施者具备相关的技能，那么他们就会从中受益。我们可以通过评价患者罹患并发症后的生存率来研究这些问题。宾夕法尼亚大学的 Silber 等[7]就是如此。他们对从 531 所医院随机抽取出的 5972 例手术患者的病历进行研究，评估了患者和医院的特点，后者包括医师数量和类型，委员会认证资格，以及医务人员的比例。研究的结果显示，30 天死亡率与患者的自身情况有关。在每所医院中，意外发生后抢救失败（如阻止患者死亡）的数量与委员会认证的麻醉科医师占全部工作人员的比例成反比。围术期生存率的改善明显与委员会认证的麻醉科医师的数量增多有关。以此为基础，这些研究者又进行了后续的研究[179, 181]，但是分析仍然受到数据库特点所限[181]。与之相对的是，Pine 等评估了8 个特定手术的死亡率[182]，并基于逐步 logistic 回归分析推导出特定手术的风险校正模型。他们发现没有麻醉科医师的医院的评估结果与有麻醉科医师参与或有相关麻醉监护的医院的评估结果相似。作者未对抢救失败及死亡原因进行评估。

最近，Needleman 和 Minnick 发表在健康服务研究类文献上的研究对比了由不同产科麻醉团队实施麻醉师产妇的预后情况[183]；虽然作者观察到，由护士在没有或很少有麻醉科医师监管下实施麻醉时的产妇并发症发生率与全部由麻醉科医师来实施麻醉有差异，但是有关风险校正和研究设计的缺陷限制了这一研究的结果用于政策制定[184]。类似的，一项 2010 年由 Dulisse 和 Cromwell 所做的研究提示已经颁布的允许麻醉护士独立实施麻醉或在麻醉科医师的监管下实施麻醉不会改变手术患者的总体预后[185]。然而，由于新法规并没有相关数量或类型的在没有麻醉科医师监管下的手术的重大变化，Dulisse 和 Cromwell 的工作并不能直接回答由于麻醉实施者类型的不同究竟会增加还是降低麻醉的安全性。

最终，就像 Smith 等[186]2004 年发表的关于麻醉实施者的影响的综述中所总结的，目前尚不能证明患者预后与麻醉实施者类型之间的关系。麻醉护士和其他非医师的麻醉实施者对提供麻醉照护是至关重要的，无论是在美国或是在其他任何地方都是如此，所以明确这些人员的工作范围将是未来学术界研究和政治争论的进一步方向。

提高麻醉的安全性

过去的几十年里，人们为了提高麻醉的安全性而做了大量的工作。1984 年，Cooper、Kitz 和 Ellison在波士顿共同主办了的第一届"可预防的麻醉死亡和并发症"国际论坛，来自世界各地的约 50 名麻醉科医师参加了此次论坛。经过大量讨论，大会针对预后、发病率及死亡率建立了一整套定义系统（框30.1）。然而，除了其具体结论外，论坛仍是具有重大历史意义的事件，它是提高患者安全性工作中的一个开创性的早期事件，也是建立麻醉患者安全基金会（Anesthesia Patient Safety Foundation，APSF）的背景。自 1985 年 10 月正式成立后，APSF 为了实现其持续改善患者的麻醉安全的目标，在以下几个方面积极运作：①安全研究与教育；②患者安全项目和运动；③国内和国际交流。至此，APSF 致力于推动研究，改进医疗，并在现今范围内进行知识的传播（框 30.2）。总体而言，这些工作强调了体制水平的改进、医疗服务的标准化、人力工程学，以及减少麻醉中可避免的不良事件和管理危机的模拟训练的潜在作用。通过这项工作，APSF 将"患者安全"这一概念正式作为临床医疗的准则，并为其他诸如美国国家患者安全委员会建立了模型，这使得 APSF 不仅成为了麻醉与围术期医疗领域，还成为了更广义整个医疗领域的患者安全的领导者[197]。

除了 APSF 所做的努力，其他有影响力的组织如ASA 则通过创立和传播临床工作的标准和指南来改善患者安全。总的来说，标准和指南都代表了临床医师从可获得的证据中总结的特定的治疗方法的获益和风险。通常，临床工作标准提示在某种情况下患者应该接受某项治疗或某种医疗行为。只有针对各组干预的

框 30.1　1984 年国际研讨会关于预防性麻醉发病率和死亡率的拟定定义

结果
　正常
　操作中止
　并发症
　死亡
并发症
　非计划内的、不需要的、不良后果的麻醉
死亡
　死亡发生于从给予一种或多种药物后进行手术操作，到麻
　　醉恢复之前
　死亡发生于减轻病痛的过程中
　死亡发生于麻醉药物发挥正常药效时

Modified from Pierce EC Jr. The 34th Rovenstine Lecture. 40 years behind the mask：safety revisited. Anesthesiology. 1996；84（4）：965-975.

框 30.2 麻醉患者安全基金会（APSF）所关注的领域，1985—2012

- 将模拟教学应用于麻醉培训和评估
- 改进术中监测的标准
- 将患者安全核查清单应用于术中管理
- 推动困难气道管理方法的标准化
- 预防药物相关的不良事件
- 将一次性麻醉设备重复使用或尝试再消毒
- 使用缺少现代化安全设施的过时麻醉机的安全问题
- 协助世界麻醉科医师联盟建立实践标准
- 外科部门的危机管理，包括团队协作、团队训练以及资源管理
- "产出压力"，导致危险的疏忽和偷工减料
- 由非麻醉专业人员实施静脉药物镇静
- 麻醉气体污染和管道气体输送中断
- 静脉药物污染
- 基于办公室的麻醉的特殊风险
- 患有睡眠呼吸暂停的患者及其术后管理
- 术后认知功能障碍（特别是老年患者）
- 在全身麻醉后可能出现的远期并发症和死亡
- 术后视觉丧失，特别是脊柱后路手术
- 手术部位错误
- 残余肌松及术后并发症
- 评估和管理不良事件的流程
- 持续存在由恶性高热导致的死亡
- 患有冠状动脉疾病并已行支架植入术患者的风险与挑战
- 对现有麻醉机校验流程的维护
- 麻醉管理对于肿瘤复发的可能影响
- 手术区域火灾

Modified from Eichhorn JH. The Anesthesia Patient Safety Foundation at 25: a pioneering success in safety, 25th anniversary provokes reflection, anticipation. Anesth Analg. 2012; 114（4）: 791-800.

概率和利用度的评估结果能够确定，选择这一治疗或策略将会得到一致赞同后，才能将此治疗或策略称为标准。目前，ASA 建立了一套临床麻醉的实践标准，它规定了术中监测的最基本要求[198]。

与标准不同的是，指南比标准要灵活些，在对大多数病例的管理中医师应遵守指南。指南也应该能够根据患者、环境及其他因素进行适当调整以满足不同的需要，与标准类似，指南也应该是效价比较高的方法。ASA 针对不同问题采纳了许多具体的指南，目的是要以此为基础进行最优化的操作。这些问题包括：困难气道的处理[199]，肺动脉导管的应用[200]，以及血液成分的利用[201]。与此类似，世界卫生组织近期强调了一份简单的术前核查清单的重要性，这是从诸如航空业等其他高危行业中借鉴而来的，目的是减少围术期不良事件的发生率[202]。一项由 Haynes 等[203]所做的多中心国际研究的结果显示核查清单的使用可以改善患者预后，这在一定程度上推动了人们对标准化安全检查使用兴趣的增长，为进一步降低麻醉风险提供了新的潜在机会。

APSF 和其他组织从航空业借鉴了经验并应用于麻醉管理中，已经开始使用模拟教学对麻醉实施者进行培训，并评估其在危急情况下的决策能力[204-208]。到目前为止，已经建立了一系列不同个体的标准化场景用于对比，同时也一直有研究应如何更好地将模拟教学这一技术应用于麻醉培训和再认证。这些努力与来自多中心围术期预后小组和麻醉质量中心收集的关于患者预后的大样本数据库的对不良事件的监测加强一起，最终将会对国内和国际麻醉管理安全的持续改进发挥作用。

总结

过去的几十年里，麻醉相关风险似乎大大降低。完全由麻醉导致的死亡已较为罕见，但患者的病情以及外科手术的类型对整体预后的影响很大。虽然麻醉风险的降低可以成为这些年来麻醉实施者的一项重要成就，它同样也对未来麻醉实施者在保证不同患者获得同样的外科治疗结局的同时更大程度地减少手术并发症发生率和死亡率提出了新的挑战。同时，应继续保持警惕，以保证在院内和院外保持同样高的麻醉标准。最后，麻醉科医师应在基于系统的思考中发挥作用，以改善围术期管理以及接受手术和麻醉的患者的短期和长期预后。

参考文献

1. Snow SJ. *Blessed Days of Anesthesia: How Anaesthetics Changed the World.* Oxford: Oxford University Press; 2008.
2. Fleisher LA, et al. *Arch Surg.* 2004;139:67.
3. Devereaux PJ, et al. *JAMA.* 2012;307:2295.
4. Levy M, et al. *Anesthesiology.* 2011;114:796.
5. Mangano DT, et al. *JAMA.* 1992;268:233.
6. Institute of Medicine Committee on Quality of Health Care in America. *To Err Human: Building a Safer Health System.* The National Academies Press; 2000.
7. Silber JH, et al. *Med Care.* 1992;30:615.
8. Silber JH, et al. *Med Care.* 2007;45:918.
9. Ghaferi AA, et al. *Ann Surg.* 2009;250:1029.
10. Birkmeyer JD, et al. *N Engl J Med.* 2002;346:1128.
11. Birkmeyer JD, et al. *N Engl J Med.* 2003;349:2117.
12. Finks JF, et al. *N Engl J Med.* 2011;364:2128.
13. Goldman L, et al. *N Engl J Med.* 1977;297:845.
14. Frank SM, et al. *Anesthesiology.* 1993;78:468.
15. Frank SM, et al. *JAMA.* 1997;277:1127.
16. Cheney FW, et al. *JAMA.* 1989;261:1599.
17. Lagasse RS. *Anesthesiology.* 2002;97:1609.
18. Beecher HK, Todd DP. *Ann Surg.* 1954;140(2).
19. Buck N, et al. *Report of a Confidential Enquiry into Perioperative Deaths.* London: Nuffield Provincial Hospitals Trust; 1987.
20. Mangano DT. *Anesth.* 1990;347:1309.
21. Mathew JP, et al. *JAMA.* 1996;276:300.
22. Clark RE. *Best Pract Benchmarking Healthc.* 1996;1:62.
23. Grover FL, et al. *Ann Thorac Surg.* 1996;62:1229.
24. Grover FL, et al. *Ann Thorac Surg.* 1996;62(S6).
25. Nugent WC. *Ann Thorac Surg.* 1997;64:S68.
26. Bateman BT, et al. *Anesth Analg.* 2013;116:1380.

27. Todd CJ, et al. *BMJ*. 1995;310:904.
28. Aiken LH, et al. *JAMA*. 2002;288:1987.
29. Memery HN. *JAMA*. 1965;194:1185.
29a. Minuck M. *Can Anaes Soc J*. 1967;14:197.
30. Takala J. *Anesth Analg*. 2011;112:745.
31. Dornette WH, Orth OS. *Curr Res Anesth Analg*. 1956;35:545.
32. Dripps RD, et al. *JAMA*. 1961;178:261.
33. Gebbie D. *Can Anaesth Soc J*. 1966;13:390.
34. Phillips OC, et al. *JAMA*. 1960;174:2015.
35. Schapira M, et al. *Anesth Analg*. 1960;39:149.
36. Marx GF, et al. *Anesthesiology*. 1973;39:54.
37. Clifton BS, Hotten WI. *Br J Anaesth*. 1963;35:250.
38. Dinnick OP. *Anaesthesia*. 1964;19:536.
39. Bodlander FM. *Br J Anaesth*. 1975;47:36.
40. Harrison GG. *Br J Anaesth*. 1978;50:1041.
41. Holland R. *Br J Anaesth*. 1987;59:834.
42. Warden JC, Horan BF. *Anaesth Intensive Care*. 1996;24:66.
43. Tiret L, et al. *Can Anaesth Soc J*. 1986;33:336.
44. Tikkanen J, Hovi-Viander M. *Acta Anaesthesiol Scand*. 1995;39:262.
45. Lunn JN. *Anaesthesia*. 1980;35:617.
46. Pedersen T, et al. *Acta Anaesthesiol Scand*. 1990;34:176.
47. Li G, Warner M, et al. *Anesthesiology*. 2009;110:759.
48. Lagasse RS. *Anesthesiology*. 2009;110:698.
49. Findlay G, et al. *Knowing the Risk: A Review of the Perioperative Care of Surgical Patients*. London: National Confidential Enquiry into Patient Outcome and Death; 2011.
50. Pearse R, et al. *Lancet*. 2012;380:1059.
51. Wunsch H, et al. *Am J Respir Crit Care Med*. 2009;180:875.
52. Bennett-Guerrero E, et al. *Br J Surg*. 2003;90:1593.
52a. Whitlock EL, et al. *Anesthesiology*. 2015;123(6):1312.
53. Keenan RL, Boyan CP. *JAMA*. 1985;253:2373.
54. Olsson GL, Hallen B. *Acta Anaesthesiol Scand*. 1988;32:653.
55. Biboulet P, et al. *Can J Anaesth*. 2001;48:326.
56. Newland MC, et al. *Anesthesiology*. 2002;97:108.
57. Sprung J, et al. *Anesthesiology*. 2003;99:259.
57a. Ellis SJ, et al. *Anesthesiology*. 2014;120(4):829–838.
58. Kawashima Y, et al. *Acta Anaesthesiol Scand*. 2003;47:809.
59. Deleted in proof.
60. Kheterpal S, et al. *Anesthesiology*. 2009;110:58.
61. Chiang TM, et al. *Arch Otolaryngol*. 1968;88:307.
62. Raymond CA. *JAMA*. 1986;256:311.
63. Carithers JS, et al. *Laryngoscope*. 1987;97:422.
64. Brigger MT, Brietzke SE. *Otolaryngol Head Neck Surg*. 2006;135:1.
65. Gabalski EC, et al. *Laryngoscope*. 1996;106:77.
66. Mitchell RB, et al. *Arch Otolaryngol Head Neck Surg*. 1997;123:681.
67. Schloss MD, et al. *Int J Pediatr Otorhinolaryngol*. 1994;30:115.
67a. Coté CJ, et al. *Anesth Analg*. 2014;118(6):1276–1283.
68. Warren JL, et al. *J Natl Cancer Inst*. 1998;90:833.
69. Warner MA, et al. *JAMA*. 1993;270:1437.
70. Deleted in proof.
71. Chukmaitov AS, et al. *Health Serv Res*. 2008;43:1485.
72. Morello DC, et al. *Plast Reconstr Surg*. 1997;99:1496.
73. Vila H Jr, et al. *Arch Surg*. 2003;138:991.
74. Coldiron B, et al. *Dermatol Surg*. 2004;30:1435.
75. Coldiron BM, et al. *Dermatol Surg*. 2008;34:285.
76. Clayman MA, Seagle BM. *Plast Reconstr Surg*. 2006;118:777.
77. Sanborn KV, et al. *Anesthesiology*. 1996;85:977.
78. Reich DL, et al. *Anesth Analg*. 1999;89:814.
79. Kheterpal S, et al. *Anesthesiology*. 2006;105:885.
80. Kheterpal S, et al. *Anesthesiology*. 2007;107:892.
80a. Lee LO, et al. *Anesthesiology*. 2017;126(6):1053.
80b. Kheterpal S, et al. *Anesthesiology*. 2013;119(6):1360.
80c. Aziz MF, et al. *Anesthesiology*. 2016;125(4):656.
81. Caplan RA, et al. *Anesthesiology*. 1988;68(5).
82. Tinker JH, et al. *Anesthesiology*. 1989;71:541.
83. Caplan RA, et al. *Anesthesiology*. 1990;72:828.
84. Bhananker SM, et al. *Anesthesiology*. 2006;104:228.
85. Hove LD, et al. *Anesthesiology*. 2007;106:675.
86. Cooper JB. *Int Anesthesiol Clin*. 1984;22:167.
87. Cooper JB, et al. *Anesthesiology*. 1984;60:34.
88. Singleton RJ, et al. *Anaesth Intensive Care*. 1993;21:664.
89. Van der Walt JH, et al. *Anaesth Intensive Care*. 1993;21:650.
90. Deleted in proof.
91. Lopez-Jimenez F, et al. *J Am Coll Cardiol*. 1997;29:1241.
92. Monk TG, et al. *Anesth Analg*. 2005;100:4.
93. Saklad M. *Anesthesiology*. 1941;2:281.
94. Keats AS. *Anesthesiology*. 1978;49:233.
95. Vacanti CJ, et al. *Anesth Analg*. 1970;49:564.
96. Cohen MM, et al. *JAMA*. 1988;260:2859.
97. Owens WD, et al. *Anesthesiology*. 1978;49:239.
98. Goldman L, Caldera DL. *Anesthesiology*. 1979;50:285.
99. Hollenberg M, et al. *JAMA*. 1992;268:205.
99a. Baron DM, et al. *Br J Anaesth*. 2014;113(3):416.
100. Zeldin RA. *Can J Surg*. 1984;27:402.
101. Larsen SF, et al. *Eur Heart J*. 1987;8:179.
102. Domaingue CM, et al. *Anaesth Intensive Care*. 1982;10:324.
103. Jeffrey CC, et al. *Anesthesiology*. 1983;58:462.
104. White GH, et al. *Am J Surg*. 1988;156:103.
105. Lette J, et al. *Ann Surg*. 1990;211:84.
106. McEnroe CS, et al. *J Vasc Surg*. 1990;11:497.
107. Detsky AS, et al. *J Gen Intern Med*. 1986;1:211.
108. Palda VA, Detsky AS. *Ann Intern Med*. 1997;127:313.
109. Lee TH, et al. *Circulation*. 1999;100:1043.
110. Ford MK, et al. *Ann Intern Med*. 2010;152:26.
111. Gupta PK, et al. *Circulation*. 2011;124:381.
111a. Berwanger O, et al. *Eur Heart J*. 2016;37(2):177.
111b. Abbott TE, et al. *Br J Anaesth*. 2016;117(2):172.
111c. Gorka J, et al. *Br J Anaesth*. 2017;118(5):713.
112. Wijeysundera DN, et al. *JAMA*. 2007;297:1801.
113. Arozullah AM, et al. *Ann Intern Med*. 2001;135:847.
114. Arozullah AM, et al. *Ann Surg*. 2000;232:242.
115. Hogue CW Jr, et al. *Circulation*. 1999;100:642.
116. McCrory DC, et al. *Stroke*. 1993;24:1285.
117. Glance LG, et al. *Ann Surg*. 2012;255:696.
118. Hannan EL, et al. *JAMA*. 1990;264:2768.
119. Hannan EL, et al. *Ann Thorac Surg*. 1994;58:1852.
120. Hannan EL, et al. *Am Heart J*. 1997;134:1120.
121. Hopkins PM. *Br J Anaesth*. 2000;85:118.
122. Tardiff BE, et al. *Ann Thorac Surg*. 1997;64:715.
123. Fox AA, et al. *Anesthesiology*. 2009;110:738.
124. Muehlschlegel JD, et al. *Circulation*. 2010;122:S60.
125. Kaunitz AM, et al. *Obstet Gynecol*. 1985;65:605.
126. Endler GC, et al. *Am J Obstet Gynecol*. 1988;159:187.
127. Rochat RW, et al. *Obstet Gynecol*. 1988;72:91.
128. Morgan M. *Br J Anaesth*. 1987;59:842.
129. Hawkins JL, et al. *Anesthesiology*. 1997;86:277.
130. Panchal S, et al. *Anesth Analg*. 2001;93:134.
131. Mhyre JM, et al. *Anesthesiology*. 2007;106:1096.
132. Bloom SL, et al. *Obstet Gynecol*. 2005;106:281.
132a. D'Angelo R, et al. *Anesthesiology*. 2014;120(6):1505.
133. Graff TD, et al. *Anesth Analg*. 1964;43:407.
134. Tiret L, et al. *Br J Anaesth*. 1988;61:263.
135. Cohen MM, et al. *Anesth Analg*. 1990;70:160.
136. van der Griend BF, et al. *Anesth Analg*. 2011;112:1440.
137. Flick RP, et al. *Anesthesiology*. 2007;106:226.
138. Odegard KC, et al. *Anesth Analg*. 2007;105:335.
139. Morray JP, et al. *Anesthesiology*. 2000;93(6).
140. Bhananker SM, et al. *Anesth Analg*. 2007;105:344.
141. Ramamoorthy C, et al. *Anesth Analg*. 2010;110:1376.
141a. Sun LS, et al. *JAMA*. 2016;315(21):2312.
141b. Ing CH, et al. *Anesthesiology*. 2014;120(6):1319.
141c. Backeljauw B, et al. *Pediatrics*. 2015;136(1):e1.
142. Denney JL, Denson JS. *Geriatrics*. 1972;27:115.
143. Djokovic JL, Hedley-Whyte J. *JAMA*. 1979;242:2301.
144. Del Guercio LR, Cohn JD. *JAMA*. 1980;243:1350.
145. Robinson TN, et al. *Ann Surg*. 2009;250:449.
146. Finlayson E, et al. *Ann Surg*. 2011;254:921.
147. Finlayson E, et al. *J Am Geriatr Soc*. 2012;60:967.
147a. Fleisher LA. *ASA Monitor*. 2016;80(6):10.
148. Subcommittee of the National Halothane Study of the Committee on Anesthesia NAoS, National Research Council. *JAMA*. 1966;197:775.
149. Aach R. *JAMA*. 1970;211:2145.
150. DeBacker LJ, Longnecker DS. *JAMA*. 1966;195:157.
151. Levine MF, et al. *Anesthesiology*. 1996;84:348.
152. Nishiyama T, et al. *Anesth Analg*. 1996;83:574.
153. Conzen PF, et al. *Anesth Analg*. 1995;81:569.
154. Rooke GA, et al. *Anesth Analg*. 1996;82:1159.
154a. Wigmore TJ, et al. *Anesthesiology*. 2016;124(1):69.
154b. Lewis SC, et al. *Lancet*. 2008;372(9656):2132.
154c. van den Berg LA, et al. *Stroke*. 2015;46(5):1257.
155. Becker LC. *Anesthesiology*. 1987;66:259.
156. Buffington CW, et al. *Anesthesiology*. 1987;66:280.
157. Leung JM, et al. *Anesthesiology*. 1991;74:838.
158. Leung JM, et al. *J Am Coll Cardiol*. 1992;20:1205.
159. Slogoff S, Keats AS. *Anesthesiology*. 1989;70:179.

160. Slogoff S, et al. *Anesth Analg.* 1991;72:22.
161. Neuman MD, et al. *Anesthesiology.* 2012;117:72.
162. Rodgers A, et al. *BMJ.* 2000;321:1493.
162a. Basques BA, et al. *J Bone Joint Surg Am.* 2015;97(6):455.
162b. Neuman MD, et al. *JAMA.* 2014;311(24):2508.
162c. Helwani MA, et al. *JBJS.* 2015;97(3):186.
162d. Memtsoudis SG, et al. *Reg Anesth Pain Med.* 2013;38(4):274.
162e. O'Donnell CM et al: *Br J Anaesth.*120(1):37.
162f. Neuman MD, et al. *BMJ Open.* 2016;6(11):e013473.
162g. Li T, et al. *BMJ Open.* 2017;7(10):e016937.
163. Christopherson R, et al. *Anesthesiology.* 1993;79:422.
164. Bode RH Jr, et al. *Anesthesiology.* 1996;84(3).
165. Tuman K, et al. *Anesth Analg.* 1990;70:S414.
165a. Ladha K, et al. *BMJ.* 2015;351.
165b. Severgnini P, et al. *Anesthesiology.* 2013;118(6):1307.
166. Krupski WC, et al. *J Vasc Surg.* 1992;15:354.
167. L'Italien GJ, et al. *J Vasc Surg.* 1995;21:935.
168. Ashton CM, et al. *Ann Intern Med.* 1993;118:504.
169. Deleted in proof.
170. Eagle KA, et al. *Circulation.* 1997;96:1882.
171. Fleisher LA, et al. *Circulation.* 2007;116:1971.
172. Backer CL, et al. *Anesth Analg.* 1980;59:257.
173. Schein OD, et al. *N Engl J Med.* 2000;342:168.
173a. Kim JS, et al. *JAMA surgery.* 2015;150(2):110.
174. Kantonen I, et al. *Eur J Vasc Endovasc Surg.* 1997;14:375.
175. Slogoff S, Keats AS. *Anesthesiology.* 1985;62:107.
176. Arbous MS, et al. *Anesthesiology.* 2005;102:257.
176a. Jones PM, et al. *JAMA.* 2018;319(2):143.
177. Bechtoldt AA Jr. *N C Med J.* 1981;42:253.
178. Forrest W. Outcome—the effect of the provider. In: Hirsch R, Forrest W, eds. *Health Care Delivery in Anesthesia.* Philadelphia: George F Stickley; 1980:137.
179. Silber JH. *LDI Issue Brief.* 2000;6:1.
180. Deleted in proof.
181. Silber JH, et al. *Anesthesiology.* 2002;96:1044.
182. Pine M, et al. *AANA J.* 2003;71:109.
183. Needleman J, Minnick AF. *Health Serv Res.* 2009;44:464.
184. Neuman MD, et al. *Health Serv Res.* 2010;45:1390.
185. Dulisse B, Cromwell J. *Health Aff (Millwood).* 2010;29:1469.
186. Smith AF, et al. *Br J Anaesth.* 2004;93:540.
187. Deleted in proof.
188. Deleted in proof.
189. Deleted in proof.
190. Deleted in proof.
191. Deleted in proof.
192. Deleted in proof.
193. Deleted in proof.
194. Deleted in proof.
195. Deleted in proof.
196. Deleted in proof.
197. Eichhorn JH. *Anesth Analg.* 2012;114:791.
198. American Society of Anesthesiologists. *Standards for Basic Anesthesia Monitoring.* Park Ridge, Ill: American Society of Anesthesiologists; 2011.
199. American Society of Anesthesiologists. *Anesthesiology.* 2003;98:1269.
200. American Society of Anesthesiologists Task Force on Pulmonary Artery Catheterization. *Anesthesiology.* 2003;99:988.
201. American Society of Anesthesiologists. *Anesthesiology.* 2006;105:198.
202. *WHO Surgical Safety Checklist and Implementation Manual.* World Health Organization; 2008. http://www.who.int/patientsafety/safesurgery/ss_checklist/en/index.html.
203. Haynes AB, et al. *N Engl J Med.* 2009;360:491.
204. Gaba DM, et al. *Anesthesiology.* 1987;66:670.
205. Holzman RS, et al. *J Clin Anesth.* 1995;7:675.
206. Howard SK, et al. *Aviat Space Environ Med.* 1992;63:763.
207. Popp HJ, et al. *Int J Clin Monit Comput.* 1991;8:151.
208. Schwid HA, O'Donnell D. *Anesthesiology.* 1992;76:495.

31 术前评估

DUMINDA N. WIJEYSUNDERA，EMILY FINLAYSON

车璐 夏迪 韩侨宇 廖玥 译 倪文 黄宇光 冯艺 审校

要 点	
	■ 麻醉术前评估是患者围术期管理的临床基础，可降低患者围术期的患病率并改善临床预后。
	■ 术前评估的主要目的是为了获取患者病史中有价值的信息，评估围术期风险，优化麻醉方案。
	■ 麻醉前评估应当包含有针对性的体格检查、记录合并疾病、通过术前宣教减轻患者的焦虑、确保所患基础疾病得到优化处理、有选择地转诊给医疗专家会诊、开具相应术前检查、开始实施可降低麻醉风险的干预措施、讨论围术期治疗事项、安排合适的术后治疗，以及必要时建议推迟或取消手术。
	■ 合并的基础疾病可能会影响麻醉和围术期管理，这就要求麻醉科医师对内科学的诸多方面都应有所了解，并具备大量的内科学知识。
	■ 患者需要做与病史、预期的手术方式以及术中失血风险相关的术前诊断和实验室检查。常规进行术前检查并不合理，因为其既昂贵，而且往往临床上也不恰当。
	■ 麻醉术前评估门诊能提高手术室利用效率、减少手术取消和延期的发生率、降低住院费用，并提高患者医疗质量。
	■ 由多个医学专业发表的最新术前评估共识和循证医学指南对患者的麻醉及术前准备具有重要影响。
	■ 麻醉科医师必须知晓并遵从由医疗卫生机构发布的涉及术前评估问题的日益增加的监管和报告要求。
	■ 麻醉科医师是围术期医学专家，因此在评估与麻醉或手术相关的风险、与患者讨论相关风险、并与外科团队和会诊医师及其他医学专家共同合作进行围术期管理上占有独特的地位。

术前评估是实施麻醉的必要组成部分。术前评估的临床实践和范围都发生了显著变化，主要是因为医院收治患者模式发生了快速转变，从术日前晚收治入院转变为术日晨收入院。近年来，术前评估已成为围术期外科之家模式的重要组成部分，其目的是开展一个对围术期进行整体管理的综合模式[1]。作为围术期医师的重要职责之一，这种转变使术前评估也发生了相应的变化。这种职责范围的拓宽意味着麻醉科医师的角色从传统的术中麻醉管理者延伸到了利用自己的专业知识和技能对患者复杂的内科情况以及手术相关问题进行综合管理的围术期专家[2]。这一新的更广义的角色定义意味着麻醉科医师在患者术前评估中承担着评估和优化治疗的职责[3]。本章对术前评估的实践进行了全面讨论，并对相关概念、现有证据和基于共识的临床实践指南加以综述。

麻醉前评估的演变

所有需要麻醉的手术患者都需要接受麻醉实施者的术前评估。而评估的临床实践已经发生了显著变化。以往，麻醉科医师仅在手术开始前或手术前一天对患者进行第一次评估，而把术前评估和准备的相关工作留给了外科医师、家庭医师或其他专科医师。在一些国家，这种方法仍然是麻醉前评估的标准模式。然而在许多国家，远在预定的手术操作之前，麻醉科医师就越来越多地在患者的术前评估和准备工作中扮着领导者的角色，在自身存在高危因素或者即将接受高危手术的患者中更是如此。

这种变化的发生有诸多原因。第一，极少数患者会在手术日前被收治入院。在很多国家，术前一天收治入院的传统模式缺乏经济效益。例如，美国的绝大多数手术都采取门诊手术或日间手术的模式，包括复杂神经外科手术、心脏手术和肿瘤根治性手术。第二，外科患者中合并内科疾病的老年衰弱患者日益增多[4]，需要在麻醉前评估和手术开始之间有充足时间进行必要的检查、干预和内科优化治疗。对于一个患有极高风险合并症的患者，麻醉科医师的术前会诊可以帮助我们共享手术的决策过程（见后文"衰弱、老年病和老年外科患者"一节）。第三，麻醉管理已经不仅仅局限于手术室内。术前评估是麻醉科医师作为围术期医师在术前、术中、术后进行综合医疗服务的重要组成部分。考虑到麻醉科医师在围术期医学方面的作用，尤其是麻醉管理和手术相关医学问题方面的独特专业知识，由麻醉科医师担当术前评估的领导者角色符合逻辑。这种理念是围术期外科之家模式的重要组成部分[1]。

术前评估门诊的发展对麻醉科医师深入开展术前评估起到重要作用。这些门诊也带来了新的临床和管理挑战。在一个医疗机构中，如果多数患者均在术前评估门诊完成术前评估，那么麻醉科医师评估合并复杂疾病患者的时间则会相应减少。因此，麻醉科医师必须要非常高效和准确地评估患者病史，进行体格检查、鉴别诊

断，并给出围术期处理方案。相反，对于一家仅要求对高危患者进行术前评估门诊会诊的医院，麻醉科则必须与外科及时沟通，制订出一套通用的流程，以便能确保获得患者安全实施麻醉所需的信息，并能适当地判别出需要进行术前麻醉会诊的患者。麻醉前评估不仅范围和时机发生了显著变化，也越来越多地被临床指南影响和约束。例如，医疗保健机构认证联合委员会要求记录所有外科患者术前 30 天内的病史和体格检查结果，并在手术开始前 48 h 内对患者进行再次评估。美国麻醉科医师协会（American Society of Anesthesiologists，ASA）和欧洲麻醉学会（European Society of Anaesthesiology，ESA）都发布了有关术前麻醉评估的特定指南[5-6]。此外，其他一些专科学会也发布了针对手术患者相关医学问题的术前处理的实践指南[7-12]。

麻醉前评估的目标和获益

术前评估可以有助于影响和改善围术期治疗（图31.1）。从澳大利亚事件监测研究（Australian Incident Monitoring Study）数据库获得的数据表明，术前评估不当是 3% 的围术期不良事件的影响因素[13]。麻醉前评估的目标主要有两个：第一，确保患者可以安全地耐受拟实施手术所需的麻醉；第二，降低诸如呼吸系统或心血管系统等围术期并发症的风险。为了达成这两个目标，麻醉前评估时可以开展有针对性的临床检

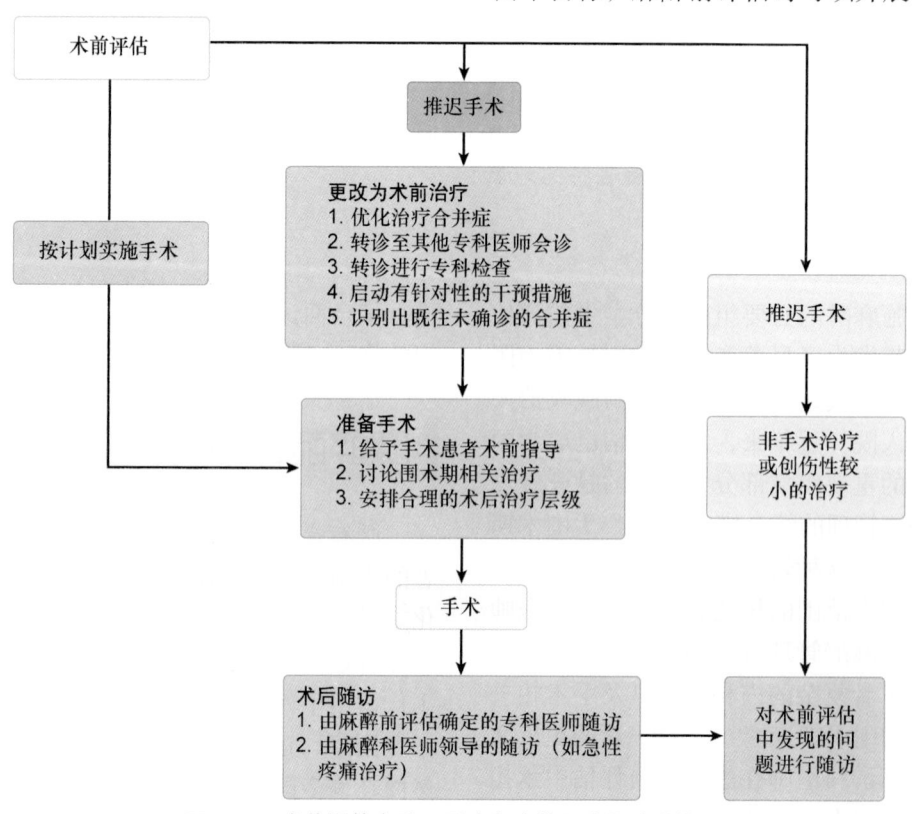

图 31.1　术前评估有助于影响和改善围术期治疗的机制

查、更完善地记录合并疾病、通过宣教缓解患者（及其家属）的焦虑情绪、优化合并症的治疗、有选择性地获取相关专家会诊意见（如心血管病专家）、开具有针对性的术前检查（如心脏负荷试验），启动降低围术期风险的干预措施（如 β 受体阻滞剂的使用）、讨论围术期治疗的相关问题（如预期风险、禁食指南），并安排合理的术后治疗层级（如重症监护治疗病房）。当患者是围术期不良事件的极高危人群时，麻醉科医师也可以建议选择非手术治疗或创伤性小的治疗。这些推荐意见有助于告知和共享手术决策过程（见"术前评估过程中的临床检查"相关内容）。麻醉前评估有时会发现患者之前未被诊断的内科问题（如高血压），尽管该问题可能不会严重影响围术期风险，但却提示该患者需要接受相关医疗保健专业人士的后续长期随访。

与外科医师或初级保健医师单独进行的术前评估相比，由麻醉科医师主导的术前评估可以更有选择性地进行实验室检查和专科会诊，因而可降低医疗费用[14-17]。在由麻醉科医师主导的术前评估门诊，术前麻醉评估还可以减轻患者的焦虑[18]、提高区域麻醉的接受度[19]、减少当日手术的取消率[14, 20-22]、缩短住院日[19, 21-22]，并降低住院费用[21]。

术前评估过程中的临床检查

临床检查包括获取病史和体格检查两个部分，是术前评估的最基本内容。临床检查所获得的信息可以帮助我们了解计划手术患者的基础状况、明确与围术期相关的合并症的进展程度、明确术前优化的必要性和治疗时机，以及选择全面而适当的术前检查。通过标准化的流程可以提高术前检查的一致性和质量。可以明确的是，所有手术患者的基础临床检查都应包含一套一致的检查项目[23]，并可以根据这套标准的初步检查的结果进行更详尽的进一步检查（例如心血管系统）。计算机辅助术前评估工具为实现标准化的高质量术前评估提供了可能[23]，并于 2018 年在 ESA 术前评估指南中得到了推荐[6]。通过适当考虑各种不同临床征象的循证医学意义可以进一步提高术前体格检查的质量[26]。

病史的组成

麻醉相关病史的重要内容见术前病史采集的样例（图 31.2）。这些信息可以以纸质版或电子版的形式记录，由麻醉人员在患者住院期间或通过电话访问完成。也可以由患者本人当面填写（住院患者）或远程访问网络程序填写。麻醉前评估从手术计划和手术指征开始。需要行手术治疗的疾病（如肿瘤）本身的进展情况及其相关的治疗都需要明确。目前已知的内科疾病、既往病史、手术史、既往麻醉方式和麻醉相关并发症等都需要进行关注。只是简单地标注是否有高血压、糖尿病、缺血性心脏病、胸闷或者胸痛等疾病或症状是不够的。必须明确地记录这些疾病或症状的严重程度、稳定性、是否有活动受限、病情是否加重（目前或近期）、既往的治疗情况以及计划采取的干预措施等。所有相关诊断性检查的结果、治疗措施以及治疗医师的姓名也都需要了解。患者对这些初始问题的回答可以提示我们进行更深入的探询以完成一个完整的病史记录。

应详细记录处方和非处方药品（包括补充剂和草药）的剂量和服用时间。其中应包括任何近期已中断使用却有围术期意义的药物（如近期糖皮质激素治疗）。应询问患者对药物或其他物质的变态反应史（如乳胶或造影剂），着重记录患者的具体反应。患者常常自诉对某种物质"变态反应"，而事实上只是药物可预期的不良反应（如使用麻醉药后的恶心、呕吐）。必须记录患者的烟酒史或违禁药物使用史，最好用包-年数来记录吸烟量（即每天吸烟包数乘以吸烟年数）。例如，如果患者每天吸烟 2 包，共吸烟 10 年，则可记录为吸烟 20 包-年。应明确记录患者或其家属的假性胆碱酯酶缺乏病史、恶性高热（MH）或可疑恶性高热病史（麻醉时出现发热或肌强直），以便在手术前日做好适当的麻醉计划。既往麻醉记录中的信息有助于明确不确定的病史。

然后需要按标准流程全面了解所有脏器系统的情况。例如，应询问患者是否有心脏、肺、肾、肝和神经系统方面的问题，以及是否有肿瘤病史、贫血、出血倾向和既往住院史。应重点关注患者的气道异常、麻醉相关不良事件（个人史或家族史），以及心血管、肺、肝、肾、内分泌或神经系统症状。例如，当一个患者报告既往有麻醉后有明显咽痛、牙齿损伤或"需要使用小号的导管"的情况时，则提示其可能发生过气道处理困难。打鼾和日间困倦的病史可能提示患者存在未经诊断的呼吸暂停［见后文"阻塞性睡眠呼吸暂停（OSA）"部分］。胸部不适的病史（包括其持续时间、诱发因素、伴发症状和缓解因素等）可能很重要。同样，应了解患者既往的手术史以便完善病史记录。最后，基层保健医师、专科医师或住院记录等也可能有助于揭示患者未能回想起来的内容。

功能性耐量的评估

判断患者的心肺功能以及功能性耐量是术前评估

患者姓名 ＿＿＿＿＿＿＿＿＿＿＿＿＿＿＿＿＿＿＿＿＿＿＿＿＿＿＿ 年龄 ＿＿＿＿＿ 性别 ＿＿＿＿＿ 手术日期 ＿＿＿＿＿

拟行手术 ＿＿＿＿＿＿＿＿＿＿＿＿＿＿＿＿＿＿＿＿＿＿＿＿＿＿＿ 手术医师 ＿＿＿＿＿＿＿＿＿＿＿＿＿＿＿＿＿＿＿＿＿＿

家庭医师 / 电话 ＿＿＿＿＿＿＿＿＿＿＿＿＿＿＿＿＿ 其他医师 / 电话 ＿＿＿＿＿＿＿＿＿＿＿＿＿＿＿＿＿＿＿＿＿

1. 请列出所有手术（大概日期）

　　a. ＿＿＿＿＿＿＿＿＿＿＿＿＿＿＿＿＿＿＿　　d. ＿＿＿＿＿＿＿＿＿＿＿＿＿＿＿＿＿＿＿

　　b. ＿＿＿＿＿＿＿＿＿＿＿＿＿＿＿＿＿＿＿　　e. ＿＿＿＿＿＿＿＿＿＿＿＿＿＿＿＿＿＿＿

　　c. ＿＿＿＿＿＿＿＿＿＿＿＿＿＿＿＿＿＿＿　　f. ＿＿＿＿＿＿＿＿＿＿＿＿＿＿＿＿＿＿＿

2. 请列出任何过敏的药物、乳胶或其他物质（和过敏表现）

　　a. ＿＿＿＿＿＿＿＿＿＿＿＿＿＿＿＿＿＿＿　　c. ＿＿＿＿＿＿＿＿＿＿＿＿＿＿＿＿＿＿＿

　　b. ＿＿＿＿＿＿＿＿＿＿＿＿＿＿＿＿＿＿＿　　d. ＿＿＿＿＿＿＿＿＿＿＿＿＿＿＿＿＿＿＿

3. 请列出既往一个月的所有药物使用情况（包括非处方药、吸入药、草药、膳食补充剂和阿司匹林）

	药物名称	日期和使用频率		药物名称	日期和使用频率
a.			f.		
b.			g.		
c.			h.		
d.			i.		
e.			j.		

（请检查"是"与"否"，并圈出具体的问题）　　　　　　　　　　是　　否

4. 既往一年是否服用类固醇激素（泼尼松或可的松）？　　　　　□　　□

5. 是否吸烟？（＿＿＿＿＿ 包/天，吸 ＿＿＿＿＿ 年）

　　是否仍在吸烟？　　　　　　　　　　　　　　　　　　　　　□　　□

　　是否饮酒？（饮酒量）＿＿＿＿＿＿＿＿＿＿＿＿　　　　　　□　　□

　　近期或既往是否使用违禁药品（为你的安全起见而询问）？　□　　□

6. 能否不停顿地爬一层楼梯？　　　　　　　　　　　　　　　　□　　□

7. 心脏是否有疾患？（请圈出）[胸痛或胸闷、心肌梗死、ECG 异常、心脏漏搏、心脏杂音、心悸、心力衰竭（肺水肿）、常规牙科诊疗前需要使用抗生素治疗]

8. 是否有高血压病？　　　　　　　　　　　　　　　　　　　　□　　□

9. 是否有肺部或胸部疾病史？（请圈出）（呼吸困难、肺气肿、气管炎、哮喘、TB、胸部 X 线检查异常）　　□　　□

10. 是否正在生病或近期是否有感冒、发热、寒战、流感或排痰性咳嗽？　　□　　□

　　请描述近期的病情 ＿＿＿＿＿＿＿＿＿＿＿＿＿＿＿＿＿＿＿＿＿

A

图 31.2　（A 和 B）患者术前病史采集表样本（ECG，心电图；TB，结核；TMJ，颞颌关节）

重要的组成部分。这些信息通常用于评估患者术后严重并发症的发病和死亡风险，并决定是否需要术前进一步地检查[7]。值得注意的是，即使在经济发达国家，功能性耐量不佳也是很常见的。例如，美国仅有五分之一的成年人可以达到联邦指南推荐的有氧和强化运动的标准[27]。运动能力下降和心肺疾病之间呈双向作用的关系。可以明确的是，缺乏运动会增加心肺疾病的风险，但是已经存在的心肺疾病也会妨碍患者进行运动。例如，外周血管疾病（PAD）患者可能会因出间歇性跛行而使活动受限；而缺血性心脏病的患者可能会因劳力性胸部不适而活动受限。有很多临床证据表明术前已经存在的功能性耐量下降与围术期风险增加相关。这些研究大多使用了客观的功能性耐量评价工具，如运动试验或者心肺运动试验（CPET）[28-31]。另外数项大型研究提示，术前功能性耐量严重下降（例如日常活动受限）与术后死亡率[32]、心血管并发症[33]、以及肺部并发症显著相关[34-35]。

术前功能性耐量评估的挑战在于如何在日常临床工作中进行最佳的评估。通常麻醉科医师会在术前访视的过程中询问患者的日常活动能力，并据此做出一个主观的判断。功能性耐量通常采用代谢当量（metabolic equivalent of task，METs）进行量化，1 MET 约等于静息状态下的能量（氧）消耗 [3.5 ml/（kg·min）]。表 31.1 演示了如何利用术前访视的信息估计 METs。这

（请检查"是"与"否"并圈出确切的问题）　　　　　　　　　　　　　　　　是　　否

11. 您或您的家族成员中是否有严重的出血问题？（圈出）（鼻出血、牙龈出血、拔牙后或手术后出血时间延长）　☐　☐

12. 是否有血液系统疾病？（贫血、白血病、镰刀细胞贫血、血凝块和输血）　☐　☐

13. 是否有以下疾病？（圈出）　☐　☐
　　肝（肝硬化、肝炎、黄疸）？　☐　☐
　　肾（肾结石、肾衰竭、透析）？　☐　☐
　　消化系统（反复烧心、裂孔疝、胃溃疡）　☐　☐
　　背部、颈部或下颌（TMJ、风湿性关节炎）？　☐　☐
　　甲状腺（甲状腺功能亢进或甲状腺功能减退）？　☐　☐

14. 是否有过以下情况？（圈出）　☐　☐
　　惊厥、癫痫或痉挛？　☐　☐
　　卒中、面、腿或肢体无力、言语困难？　☐　☐
　　下肢行走时痉挛性疼痛？　☐　☐
　　听力、视力、记忆力异常？　☐　☐

15. 是否曾因癌症进行放疗、化疗？（圈出）　☐　☐

16. 女性：是否妊娠？　☐　☐
　　末次月经开始时间 ＿＿＿＿＿＿＿

17. 既往是否有麻醉或手术并发症史？（圈出）　☐　☐
　　[严重的恶心呕吐、恶性高热（直系亲属或自己）、苏醒延迟、躁动焦虑、呼吸困难、插管困难]

18. 是否有活动的牙齿、缺牙、义齿、牙套、牙桥、牙圈，是否有张口困难、吞咽困难、呼吸困难？（圈出）　☐　☐

19. 日常活动是否受限？　☐　☐

20. 是否打鼾？　☐　☐

21. 请列出上述未提及的任何疾病：
＿＿＿＿＿＿＿＿＿＿＿＿＿＿＿＿
＿＿＿＿＿＿＿＿＿＿＿＿＿＿＿＿
＿＿＿＿＿＿＿＿＿＿＿＿＿＿＿＿

22. 对护士或者麻醉科医师还有什么其他问题或意见？
＿＿＿＿＿＿＿＿＿＿＿＿＿＿＿＿
＿＿＿＿＿＿＿＿＿＿＿＿＿＿＿＿

B

图 31.2 （续）

种临床常用的通过术前评估的信息进行评估的方法具有明显的局限性。第一，主观的评估不能准确反映患者真实的活动能力。在一项纳入了 1401 例非心脏大手术患者的多中心前瞻性队列研究中，麻醉科医师的主观评估对于发现功能性耐量不足 4 METs 的患者的敏感性只有 19%，而特异性有 95%[36]。此外，主观评估与已经被验证有效的标准功能性耐量评估问卷之间也缺乏相关性[37-38]。第二，主观评估在预测术后死亡和并发症的发生率方面通常也表现欠佳。在一项纳入 600 例患者的单中心队列研究中，患者自主报告的活动耐量欠佳（定义为不能走四个街区或者爬 2 层楼梯）和严重围术期并发症的风险增加相关[39]，但这种关联性相对较弱（阳性似然比 1.3，阴性似然比 0.6）。

一般来说，阳性检测结果的似然比应该大于 2、阴性测试结果的似然比应该小于 0.5，才有临床意义[40]。另外，一项多中心前瞻性队列研究和另一项单中心回顾性队列研究都发现，主观评估对于术后死亡率和并发症发生率的预测能力都不佳[36, 41]。

为了提高术前功能性耐量的评估效果，麻醉科医师应该考虑使用结构化问卷，如 Duke 活动状态指数（Duke Activity Status Index，DASI）（表 31.2）[42]。这一包含 12 项关于患者日常活动的患者自填问卷，已证明与手术患者功能性耐量评估的"金标准"方法之间具有相关性[36, 43]。此外，DASI 评分已表明可以提高非心脏手术后心脏并发症的预测能力[36]。虽然对如何将 DASI 评分转换为 METs 仍有不同的意见，但

表 31.1 功能性耐量的 MET*	
METs	**等效运动水平**
1	进食、电脑前工作、或穿衣
2	下楼梯、家里走动、或做饭
3	平地行走 1~2 个街区
4	清扫落叶、园艺工作
5	爬一层楼、跳舞、或骑自行车
6	打高尔夫或背球杆
7	网球单打
8	快速爬楼、或慢跑
9	慢速跳绳或中速骑车
10	快速游泳、轻快地跑步（running or jogging briskly）
11	越野滑雪或打全场篮球
12	中距离或长距离快跑

* 1 代谢当量（MET）是指坐位静息状态下的氧耗量，等于氧耗量为 3.5 ml/（min·kg）。
Modified from Jette M, Sidney K, Blumchen G. Metabolic equivalents（METS）in exercise testing, exercise prescription, and evaluation of functional capacity. Clin Cardiol. 1990；13：555-565

表 31.2 Duke 活动状态指数（DASI）	
你是否能：	**得分**
1. 生活自理，即自主进食、穿衣洗澡或上厕所？	2.75
2. 室内行走，如在家中走动？	1.75
3. 平地行走 200 码（约 183 米，译者注）？	2.75
4. 爬一层楼梯或爬小山坡？	5.5
5. 短距离跑步？	8.0
6. 做一些轻体力的家务活，如打扫灰尘或洗碗？	2.7
7. 做中等体力的家务活，如吸尘、扫地或者拎购物袋？	3.5
8. 做重体力的家务活，如擦地板、搬起或移动重家具？	8.0
9. 做庭院劳动，如清扫落叶、除草或使用割草机？	4.5
10. 性生活？	5.25
11. 参与中等强度的娱乐活动，如高尔夫、保龄球、跳舞、网球双打或扔球？	6.0
12. 参与剧烈运动，如游泳、网球单打、足球、篮球或滑雪？	7.5
总分	

From Hlatky MA, Boineau RE, Higginbotham MB, et al. A brief self-administered questionnaire to determine functional capacity（the Duke Activity Status Index）. Am J Cardiol. 1989；64：651-654

原始转换公式如下：

$$METS 估计值 = \frac{（0.43 \times DASI 评分）+ 9.6}{3.5}.$$

功能性耐量评估的其他替代方法包括简单运动试验（如 6 min 步行试验、增量往返步行试验）[44]、运动试验（如 ECG 运动试验）或 CPET。如果采用以 Bruce 运动试验的总踏车时间进行推断的标准运动试验（亦即非 CPET），则会高估患者的真实运动能力。更重要的是，静息左心室射血分数不应作为功能性耐量的间接测定指标[45-46]。

体格检查

麻醉前体格检查至少应包括生命体征［如动脉血压（BP）、心率（HR）、呼吸速率、氧饱和度］、身高和体重。根据身高和体重计算的体重指数（BMI）比单纯依靠体重诊断肥胖更为准确。成人和儿童如何对体重进行分类可以参考表 31.3。有关 BMI 的信息可以帮助我们识别潜在的困难气道患者和一些其他并存疾病［如心脏病、糖尿病、阻塞性睡眠呼吸暂停（OSA）］。应当使用现有的公式计算出理想体重[47]，如 Devine 公式[48]。理想体重可以更好地计算一些麻醉相关药物的剂量和正压通气参数的设置。现成的在线计算器可用于快速确定 BMI 和理想体重。即使既往没有高血压病史，患者在术前访视期间也常有动脉血压升高。这可能是由于焦虑或者患者忘记服用常规剂

表 31.3 体重指数（BMI）分层方法	
体重指数	**体重状态**
成人 > 20 岁	
BMI < 18.5	体重过轻
BMI 18.5~24.9	正常
BMI 25.0~29.9	超重
BMI ≥ 30.0	肥胖
儿童和青少年	
BMI 位于相应年龄百分位的 5% 以下	体重过轻
BMI 位于相应年龄百分位的 5%~85% 之间	正常
BMI 位于相应年龄百分位的 85%~95%	存在超重风险
BMI 位于相应年龄百分位的 95% 及以上	超重

From Centers for Disease Control and Prevention. http://www.cdc.gov

量的降压药引起的。因此，术前评估时仅仅一次的血压测量值可能不能反映患者日常血压的控制情况。重复测量血压或通过查阅病史记录（包括既往的动态血压测试）或询问患者的"日常"血压都会有帮助。理想情况下，来自患者初级保健医师或外科医师转诊的病历文书中应包含患者既往的血压测量值的信息[49]。

从麻醉科医师的角度来看，检查气道可能是体格检查中最重要的部分（见第 44 章）。气道检查的内容见框 31.1[50]。气道检查的记录应包括 Mallampati 评分（图 31.3）[51]、牙齿状况、颈部活动度（尤其是颈后

框 31.1 气道检查的内容

上门齿的长度（注意是否相对过长）
牙齿的状况
上门齿（上颌）和下门齿（下颌）之间的关系（注意是否有覆咬合）
下门齿（下颌）是否能前伸至超过上门齿（注意是否不能做这一动作）
上下门齿或上下颌（如果无门齿）之间的距离（是否< 3 cm）
悬雍垂是否可见（Mallampati 分级是否≥ 3）
悬雍垂的形状（是否极度弯曲或过于狭窄）
有无浓密的胡须
下颌骨间隙的顺应性（是否存在僵硬、固定、占位或无弹性）
甲颏距离（是否< 6 cm）
颈部长度
颈部厚度或颈围
头颈活动度（注意下颌是否能触及胸部以及颈部能否后仰）

From：Apfelbaum JL, Hagberg CA, Caplan RA, et al. Practice guidelines for management of the difficult airway：an updated report by the American Society of Anesthesiologists Task Force on Management of the Difficult Airway. Anesthesiology. 2013；118：251-270

仰）、颈围（尺寸增加预示着喉镜暴露的难度增加）、甲颏距离、体型和相关畸形。由于麻醉过程中可能发生牙齿损伤，详细记录先前存在的牙齿异常很有意义（图 31.4）。法国的一项包含 1501 例患者的前瞻性队列研究发现，以下特征为面罩-气囊通气困难的独立危险因素：年龄≥ 55 岁、BMI > 26 kg/m^2、缺齿、有胡须、打鼾史[52]。这些危险因素与美国一项纳入了 22 660 例患者的回顾性队列研究结果基本一致：年龄≥ 57 岁、BMI ≥ 30 kg/m^2、有胡须、Mallampati 评分 Ⅲ级或Ⅳ级、下颌前伸严重受限、有打鼾史[53]。其他可能导致通气困难的可能危险因素包括颈围增加、面部和颈部畸形（即既往手术、放疗或创伤造成的畸形，以及先天畸形）、类风湿关节炎、21 三体综合征（唐氏综合征）、硬皮病、颈椎病、或者以前做过颈椎手术。体格检查时必须参考既往的麻醉记录，特别是当有潜在困难气道风险时。对于已知困难气道的患者，应鼓励启动医疗警报识别。一旦识别为潜在困难气道，就应按预先计划在手术当日做好所需设备和熟练操作人员的准备。有必要对心脏、肺和皮肤进行评

估，并进一步对患者报告患病的器官系统进行重点检查。评估应包括心脏听诊，以及动脉搏动、静脉（周围和中央）、颈静脉扩张、腹水、肝肿大和周围性水肿的检查。对外周静脉的检查也有助于评估静脉通路建立的难易程度。听诊检查应评估杂音、异常心音（如第三或第四心音）和肺部啰音。如果静脉通路建立困难，可与患者讨论选择中心静脉通路，或安排放射科介入置管。听诊颈动脉杂音也很重要，尤其是在有卒中史、短暂性脑缺血发作（TIAs）或头颈部放疗史的患者中。无论患者是否有症状，颈动脉杂音的出现都意味着患者存在严重病变（即 70% ～ 99% 狭窄）的风险显著增加，但没有杂音也并不排除颈动脉狭窄的可能[26]。呼吸系统检查应包括听诊（即喘鸣、呼吸音减弱、异常呼吸音）和视诊（即发绀、杵状指、辅助呼吸肌的使用情况、呼吸努力）。神经系统的基本检查应记录精神状态、言语、步态、脑神经功能、运动神经功能和感觉神经功能等的缺陷。对某些特定的患者（例如已有神经功能损伤的患者，或计划接受神经外科手术的患者），更全面或更重点的神经系统检查应记录之前存在的异常，这些异常可能有助于诊断，也可能会干扰定位。此外，患者术前神经功能基础状态的定义和识别有助于明确术后出现的任何病变究竟是新发的异常，还是既往已存在的异常。

衰弱、老年病和老年外科患者

随着患者年龄的老化，合并症的累及使老年患者术后出现不良结局的风险增加[54]。此外，老年人特有的危险因素，如功能性和认知障碍均与术后不良结局相关[54]。这些不能按离散的疾病分类方法进行归类的临床情况在常规的术前评估中常常被忽略。为了①准确告知患者其手术风险和②确定术前优化治疗的目标，术前评估老年人的身体缺陷至关重要。美国外科医师学会（American College of Surgeons，ACS）和美国老年医学会（American Geriatrics Society，AGS）已经建立

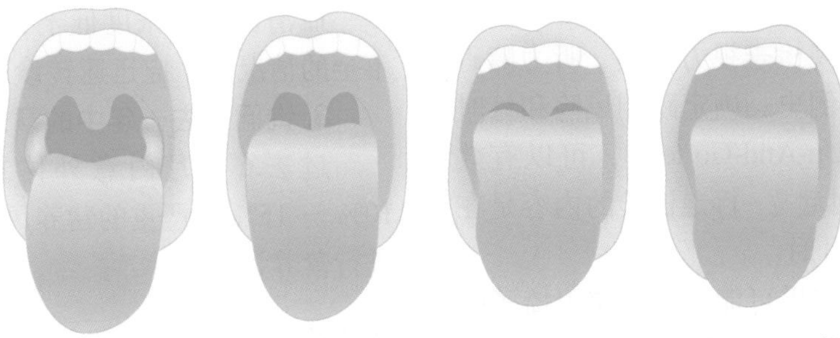

Ⅰ 级 　　　Ⅱ 级 　　　Ⅲ 级 　　　Ⅳ 级

图 31.3 Mallampati 分级：Ⅰ级，可见软腭、咽喉、整个悬雍垂、咽腭弓；Ⅱ级，可见软腭、咽喉、部分悬雍垂；Ⅲ级，可见软腭、悬雍垂基底部；Ⅳ级，仅见硬腭（From Bair AE, Caravelli R, Tyler K, et al. Feasibility of the preoperative Mallampati airway assessment in emergency department patients. J Emerg Med. 2010；38：677-680.）

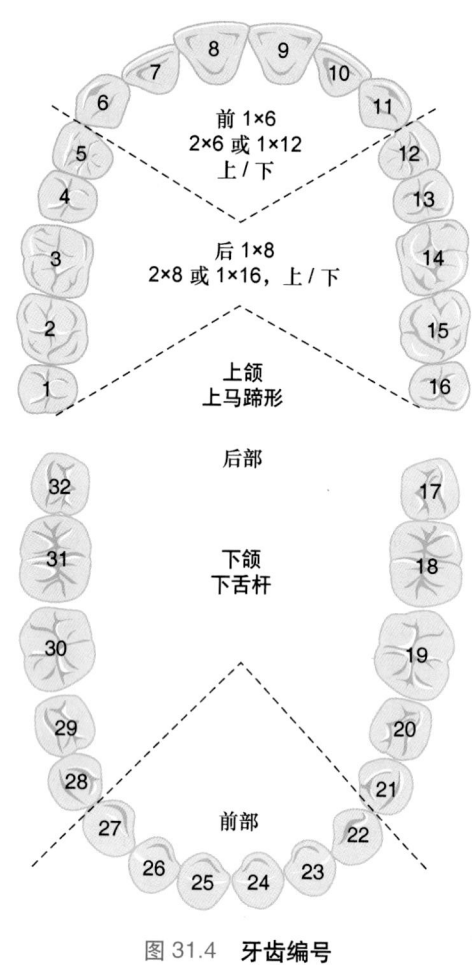

图 31.4　牙齿编号

前 1×6
2×6 或 1×12
上 / 下

后 1×8
2×8 或 1×16, 上 / 下

上颌
上马蹄形

后部

下颌
下舌杆

前部

了指导老年手术患者术前评估的最佳实践指南[55]。

老年外科患者的老年医学评估

功能和活动能力

术前功能下降与术后并发症的发生率、死亡率和术后功能丧失有关[54]。因此，术前功能评估对于老年外科患者的危险分层和制订出院后计划至关重要。日常生活活动（Activities-of-daily-living，ADLs）可以评估患者生活自理的基本能力，如穿衣、沐浴、如厕、运动、自制和进食。ADLs 通过了解患者是否独立完成购物、洗衣、交通、理财、用药、食品准备和家务管理等来决定个体的独立生活能力。为了明确其他的一些功能缺陷，应常规检查视力缺损、听力障碍和吞咽困难。通过询问跌倒史、确定跌倒风险和计时起立-行走试验（Timed-Up-And-Go test），可以有效地筛查运动障碍[56]。计时起立-行走试验的内容是在患者执行以下任务时进行计时：

1. 从椅子上站起来（如果可能，不要使用椅子的扶手）

2. 步行 10 英尺（约 3 m）

3. 转身走回椅子旁

4. 坐回椅子上

在一项前瞻性的老年手术患者的队列研究中，计时起立-行走试验与术后并发症的风险和 1 年内死亡率呈正相关[57]。

认知功能

术前认知障碍与术后谵妄、并发症、功能减退和死亡密切相关[54]。Mini-Cog 试验（可在 https://minicog.com 查看）包括三项回忆测验和画钟测验，是筛选术前认知障碍的有效工具。有关患者可能存在认知障碍的其他一些信息可以从熟悉患者的人那里获得。值得注意的是，临床上不明显的轻度认知障碍可能对患者的决策能力产生重要影响。患者应该能够用自己的语言描述知情同意的基本要素——包括手术条件、手术适应证、风险、益处和手术替代方案。重要的是要注意判断患者医疗决策能力的四个法律标准，即患者可以：①清楚地表明其治疗选择；②理解医师传达的相关信息；③了解其医疗状况、治疗选择和预期结果；④对治疗方案进行理性的讨论[55]。

营养

一般来说，大多数外科医师和麻醉科医师都非常清楚营养状况对所有外科患者术后康复的作用。与营养不良有关的最常见不良事件是感染相关并发症（即手术部位感染、肺炎、尿路感染）、伤口并发症（即裂开、吻合口漏）和住院时间延长[54]。ACS 国家外科手术质量改进计划（ACS National Surgical Quality Improvement Program，NSQIP）和 AGS 最佳实践指南（AGS Best Practice Guidelines）建议采取以下步骤筛查营养不良（物质资源有限的老年人尤其面临食物来源不足的风险）[55]。

1. 记录身高、体重和 BMI

BMI 值低于 $18.5\ kg/m^2$ 提示风险增高，应迅速转诊进行营养评估。

2. 测量基础血清白蛋白和前白蛋白浓度

血清白蛋白浓度低于 30 g/L（在没有肝或肾功能不全的情况下）应迅速转诊进行营养评估。

3. 询问过去一年中的意外体重下降情况

过去 6 个月内意外体重下降超过基础体重的 10% ～ 15% 与严重的营养风险增加有关，应迅速转诊进行营养评估。

衰弱

衰弱，被指一种对生理性负荷因素的易损性增加的状态，其与药物和手术干预后的结局不良和预期寿命有限都相关[58]。大量经过验证的测量衰弱程度的工具已在研究和临床实践中使用。衰弱的模型主要分为两种——衰弱的表型模型和缺陷累积（deficit accumulation）模型。Fried 及其同事所介绍的衰弱表型模型主要是基于一项对疾病的发生、住院、跌倒、残疾和死亡等特征进行识别的大型前瞻性队列研究[59]。该研究所界定的衰弱的决定因素是体重减轻、疲惫、体力活动、行走时间和握力。老化的缺陷累积模型（基于加拿大的"健康与衰老"研究的数据）确定了 92 种症状、体征、功能障碍和实验室检查异常，并按比例加权成为预测死亡率的衰弱指数[60]。

尽管大量研究表明，患者衰弱与手术不良结局相关[54, 61-64]，但日常临床工作中并未能普遍将患者的衰弱程度纳入考量中。许多衰弱评价工具需要评价人员接受特殊的培训、输入实验室或临床数据，并需要一定的时间来完成；因此，其在繁忙的临床工作中的可行性较低。近期一项对肿瘤外科医师的调查显示，尽管大多数外科医师都有意愿对老年患者进行术前优化，但目前只有 6% 的老年患者进行了老年医学评估[65]。导致评估率低的因素包括认为衰弱评估需要耗费时间，以及常规工作中尚缺乏针对性的处理方案等。为此，一些研究人员已验证出了在临床实践中测量衰弱程度的有效方法。Robinson 及其同事研制出了两种可供选择的外科患者衰弱评估的方法如下[66-67]：

- Mini-Cog 评分 ≤ 3、血清白蛋白浓度 ≤ 30 g/L、在之前的 6 个月中发生过一次或多次跌倒、血细胞比容 < 35%。
- 计时起立-行走试验 ≥ 15 s、日常生活活动依赖，以及 Charlson 合并症指数 ≥ 3[68]。

采用 Edmonton 衰弱量表（Edmonton Frail Scale，EFS）诊断的的衰弱与手术术后的不良结局有关[61]。EFS 可以由未受过正规医学教育的人实施，且已证明

其效能与老年医学专家的全面评估相当[69]。

其他注意事项

焦虑、抑郁、药物滥用和社会隔离是老年人常见的不易被发现或诊断的疾病。通过仔细的筛查可以发现这些可以影响患者恢复、术后安全出院以及保持生活自理的病情。在美国，71 岁或以上的人群中多达 11% 的人患有抑郁症[70]。患者健康问卷 -2 是筛选抑郁症的有效工具，它只包括两个问题："在过去的 12 个月里，你是否有大多数时间感到感到悲伤、忧郁或沮丧至少超过两周的情况？"以及"在过去的 12 个月里，你是否有在至少持续两周的时间里对你过去关心的事情不再关心，或曾经喜欢的事情不再感兴趣的情况？"在 65 岁以上的个体中，13% 的男性和 8% 的女性每天至少饮用两瓶含酒精饮料[71]。酗酒和药物滥用与术后死亡率和并发症（包括肺炎、脓毒症、伤口感染和破裂）的发生率增加以及住院时间的延长相关[72]。因此，ACS NSQIP 和 AGS 推荐使用改良 CAGE 问卷[四个临床访视问题的缩写：C, cutting down（尝试减少饮酒量）；A, annoyance by criticism（因饮酒受批评而烦恼）；G, guity feeling（因饮酒而有负罪感）；E, eye-openers（晨起饮酒以缓解紧张或宿醉症状）] 对老年人进行酗酒和药物滥用筛查（见"有药物滥用史的患者"一节）。

老年衰弱患者的术前优化（表 31.4）

老年外科患者术前评估的一个主要目的是确定潜在的可优化的危险因素，如营养不良、身体机能不良、焦虑和社会隔离，从而实现优化手术结局的目的。为此，近期出现了几种老年患者的预康复（prehabilitation）模型，其中一些已显示出了良好的应用前景。其中，最早的研究项目之一，是在英国进

表 31.4 老年外科患者的术前评估及优化		
方面	**评估**	**术前优化**
认知	■ Mini-Cog 试验 ■ 视觉和听觉损害 ■ 酗酒 ■ 药物使用情况回顾	■ 由老年科医师对筛查中存在认知障碍患者进行正规评估 ■ 提醒患者将所有辅助设备（眼镜、助听器）带到医院 ■ 术前限制使用镇静要或精神药物
功能	■ 评估日常生活能力和工具性日常活动能力 ■ 询问跌倒历史 ■ 计时起立-行走试验	■ 术前将存在功能缺陷或有跌倒史的患者转诊到理疗师处进行正规评估 ■ 运动宣教 ■ 获取辅助设备 ■ 做好院内和出院后康复治疗计划
营养	■ 记录 BMI ■ 测量白蛋白和前白蛋白水平 ■ 询问意外体重下降情况	■ 严重营养不良的患者应交由营养师进行正式评估 ■ 进行术前营养补充与营养的宣教

From Oresanya LB, Lyons WL, Finlayson E. Preoperative assessment of the older patient: a narrative review. JAMA. 2014; 311: 2110-2120

行的一项"老年手术患者的前摄医疗"（Proactive Care of Older People undergoing surgery，POPS）的干预前后对照研究[73]。该项目的首要目标是减少择期手术的高危老年患者的并发症和住院时间。研究者们建立了一个有组织的老年医学干预小组来确定有风险的患者，然后进行多学科协作的优化治疗，以改善老年患者的各项身体机能的衰弱。干预措施包括由专业的治疗专家和理疗师进行家访、安排社区工作人员服务、营养宣教和讲授放松技巧。除术前优化治疗外，跨学科小组成员还每天进行住院患者的查房、每周举行多学科会议，以及每两周进行一次由顾问或临床护理专家牵头进行的查房。与历史对照组相比，接受 POPS 干预的外科患者术后并发症（如肺炎、谵妄）减少、镇痛效果改善、延迟活动率降低、尿管使用不当率降低以及住院时间缩短。

在最近报道的另一个前后对照的"老年健康的围术期优化（Perioperative Optimization of Senior Health）"研究项目中也观察到类似的结果[74]。该研究中的多学科术前门诊评估了高危患者（年龄 ≥ 80 岁，或年龄 ≥ 65 岁且同时并发老年性功能障碍），并设计了优化治疗的目标。与历史对照组相比，经过老年病的预康复处理结合住院老年患者的协作处理，患者的住院时间缩短、再入院率降低、出院时有自理能力的比率增加。另一个有前途的预康复项目是"密歇根外科之家和优化项目"（Michigan Surgical Home and Optimization Program，MSHOP）[75]。这是一个涵盖理疗、营养和心理治疗等干预措施的、以家庭为基础的有组织的培训项目。干预措施包括：①以家庭为基础的步行计划，包括每日提醒和反馈；②术前 1 周开始激励性肺活量锻炼；③营养和应激应对的宣教，以及治疗计划；④在适当的时候，提供戒烟的资助。与匹配后的历史对照组相比，参与该项目的患者住院时间和医疗费用都有所减少。尽管这些研究展现了一定的应用前景，但这种前后对照类型研究在方法学上与平行随机试验、集群随机试验或阶梯楔形试验（见第 90 章）相比，还存在一定的方法学上的缺陷。尽管如此，多个研究结果的一致性足以支持关注老年病患者的术前和围术期评估可改善患者预后的观点，最终使得患者、医院和医疗卫生系统均受益。

老年患者的手术决策

老年患者的手术决策的至关重要的第一步是评估患者的决策能力。在老年人中，只有约 3% 的患者缺乏医疗决策能力。然而，在轻度认知障碍的老年人中，这一比例可达 20%[76]。Mini-Cog 试验（见"认知"一节）是在外科领域中筛查认知障碍的有效方法。如果患者缺乏决策能力，则应与其代理人讨论治疗目标并由其作出抉择，并酌情让患者参与。即使是认知功能完好的患者，也可能难以把握手术决策中所涉及的风险并适当权衡利弊。"回教"（teach-back）方法（即要求患者复述有关其诊断、治疗计划和潜在治疗风险的信息）可能有助于确认其对风险、预期收益和手术替代方案是否充分了解。一些网络资源可以帮助使用回教式方法（http://www.teachbacktraining.org）。

对于预期寿命有限的老年患者，协作决策是关键。与传统的谈话方式主要聚焦在拟行手术的操作过程不同的是，这类患者术前谈话的重点应放在对老年患者至关重要的健康目标上。通过使用开放式问题，医师可以了解患者最主要的治疗目标并予以优先考虑：①延长寿命；②功能的改善和自理能力的维持；③认知能力的维持；或④舒适性。更深入的讨论应该以患者最主要的健康目标为框架。就外科手术能否满足医疗目标以及哪些目标应予以优先考虑等进行开诚布公、实事求是和事无巨细的谈论是必不可少的。只有在有可能实现总体健康目标的情况下，才应考虑进行有创的治疗。然而，这些目标往往是动态变化的，必须根据情况变化及时进行重新审视。通常，与患者建立了长期联系关系的首诊医师可以为患者的健康目标提供重要信息，这些信息应当予以重视。为协助进行高危手术的决策，对于预后不佳的患者，尤其是预期寿命低于 6 个月的患者，应考虑术前进行姑息治疗方面的相关咨询。

有并存疾病患者的术前评估

对于一些在麻醉前评估门诊中常见的疾病，术前优化、检验和干预可能很重要（另见第 32 章）。发现这些并存疾病则可能为麻醉科医师提供机会进行干预，从而降低风险。这些情况最好能在手术前进行处理，以便留出足够的时间进行充分的评估、咨询和规划。

心血管疾病

心血管并发症是是围术期严重的不良事件，它是非心脏大手术患者术后 30 天内约 45% 的死亡患者的病因[77]。这些不良事件的发生率较高。例如，多中心、前瞻性的"非心脏手术患者血管事件的队列评估"（Vascular Events in Noncardiac Surgery Patients Cohort Evaluation）研究发现，非心脏大手术患者术后 30 天内发生心肌梗死的风险为 4%、可能严重影响预后的心肌损伤的风险为 17%、急性心力衰竭的风险为 0.7%[78]。基于循证医学证据的术前心血管评估指南现已在多个国家发布，包括 2014 年"美国心脏病学会（ACC）和美国心脏协会（AHA）指南"[7]、2014 年"欧洲心脏病学会（ESC）和欧洲麻醉科医师协会（ESA）指南"[9]、2017 年"加拿大心血管学会（CCS）指南"[8]、2017 年"巴西心脏病学会指南"[79] 以及 2014 年"日本循环学会指南"[80]。虽然这些指南的推荐意见总体上相似，但也存在一些重要的区别，将在下文中重点介绍。

高血压

根据 2017 年 ACC/AHA 指南修订版，高血压是指动脉血压在测量可靠的情况下超过 130/80 mmHg[81]。美国约 45% 的成年人患有高血压[82]，其他国家的患病率相似。虽然大多数高血压患者属于原发性（或基础）高血压，但也有一些重要的病因可以引起继发性高血压，包括原发性肾病、OSA、嗜铬细胞瘤、肾血管性高血压、库欣综合征、甲状腺功能亢进和主动脉缩窄。高血压可导致左心室肥厚（LVH）、心力衰竭、缺血性心脏病、慢性肾病（CKD）、缺血性脑卒中、脑出血和 PAD 的风险显著增加。高血压的持续时间和严重程度与后续的终末器官损伤、发病率和死亡率高度相关。血压一旦超过 117/75 mmHg，这些风险就会增加，随着收缩压每升高 20 mmHg 和舒张压每升高 10 mmHg，脑卒中和心血管相关死亡风险就会增加两倍[83]。高血压与术后死亡和心肌梗死风险增加相关，但这种关联的程度相对较弱（优势比为 1.35；95% 置信区间 1.17 ~ 1.56）[84]。

对于高血压患者，术前评估的目的是确定是否存在继发性高血压的病因、是否有其他心血管危险因素（如吸烟、糖尿病）及是否存在终末器官损伤的证据。例如，阵发性高血压或青年人的高血压应警惕甲状腺功能亢进、药物滥用（如可卡因、合成类固醇）或主动脉缩窄。同样，病史中有阵发性高血压合并阵发性心动过速和心悸的患者，则应怀疑嗜铬细胞瘤的可能（见下一节）。体格检查应着重于生命体征（包括双臂测得的血压）、甲状腺、外周脉搏和心血管系统（包括杂音和血管内容量超负荷的迹象）。根据最初的术前评估结果采取进一步的检查。例如，长期高血压、严重高血压或控制不良的患者应进行心电图（ECG）和肌酐浓度检查。服用利尿剂抗高血压药（如氯沙利酮、氢氯噻嗪）的患者可能需要评估电解质情况。疑似甲状腺功能亢进的患者需要进行甲状腺功能检查。

虽然术前高血压与心血管并发症的风险增加相关[84]，但对于收缩压值小于 180 mmHg 或舒张压值小于 110 mmHg 的患者，这种相关性通常不显著。此外，没有确信的数据表明这类患者推迟手术以优化血压的控制可以改善患者的预后。因此，一些国际性实践指南支持在收缩压小于 180 mmHg、舒张压小于 110 mmHg 的情况下进行手术[9, 49]。这些患者在围术期应继续维持常规降压药物治疗。对于重度高血压患者（即舒张压 > 110 mmHg 或收缩压 > 180 mmhg），麻醉科医师应权衡延迟手术、优化抗高血压治疗的获益，同时考虑延迟手术的风险。一般来说，除了血管紧张素转换酶抑制剂（ACEIs）和血管紧张素受体阻滞剂（ARBs）之外，所有的长期降压治疗都应持续到手术当天。术前 24 小时内服用这些药物与术中低血压风险增加相关[85]，并且可能与术后心肌损伤风险增加相关[86]。因此，如果患者术后一旦血流动力学稳定即可重新开始服药，则这些药物术前停药 24 小时是合理的。值得注意的是，术后不能恢复 ACEI 和 ARB 治疗本身就与不良结局有关[87-88]。

即使不需要推迟手术来改善血压控制，麻醉前评估也应被视为改变疾病长期预后的绝佳机会。因此，术后应适时进行专科就诊，以改善高血压的长期管理。

缺血性心脏病

在美国，约有 1650 万成年人罹患缺血性心脏病（ischemic heart disease，IHD），世界范围内则可达 1.11 亿[27]。在美国和世界范围内，IHD 致死者占所有死亡人数的 13%（http://www.who.int/mediacentre/factsheets/fs317/en/）[27]。虽然许多高收入国家因 IHD 导致的死亡率正在下降，但其他地区[89]的 IHD 死亡率仍然很高或仍在上升。IHD 通过其直接影响（如心肌梗死、心源性猝死）和相关疾病（如心力衰竭、心房颤动）而导致不良反应。IHD 的治疗包括抗血小板治疗［如阿司匹林、二磷酸腺苷受体（P2Y$_{12}$）抑制剂］、肾素-血管紧张素系统抑制剂（如 ACEI、ARB）、β 肾上腺素受体阻滞剂、其他抗心绞痛治疗（如钙通道阻滞剂、硝酸盐）、降脂药（如他汀类药物）、冠状动脉旁路移植术（CABG）或经皮冠状动脉介入治疗（PCI）的冠状动脉重建术。根据最近的随机对照实验结果，几类治疗 IHD 的药物的应用增多，包括新型抗炎药（如卡那金单抗）[90]、低剂量直接口服抗凝剂（DOACs）[91]和基于抗体的降脂药物[92]。在几种高危 IHD 中，冠状动脉血管重建术，尤其是冠状动脉旁路移植术，在一些高危 IHD 状态下，与药物治疗相比，可提高生存率（合并相对风险为 0.80，95% 置信区间 0.70 ~ 0.91）[93]。高危 IHD 指的是左主冠状动脉狭窄、三支冠状动脉病变和伴有左前降支近端狭窄的二支冠状动脉病变[94]。当 PCI 被用于这些高风险状态时，使用新一代药物洗脱支架（DES）可能会提高生存率，尽管只有边际统计学意义显著性[93]。在符合血管重建适应证的患者中，CABG 比 PCI 在合并糖尿病及复杂多血管病变的患者中更能提高生存率[95]。值得注意的是，除了这些高危状态（如三支冠状动脉疾病）外，经皮冠状动脉介入治疗并没有能改善稳定的 IHD 患者生存率的确切证据[96]。

在围术期，IHD 是心肌梗死的危险因素，也是影响术后心肌损伤预后的重要危险因素[97-98]。IHD 还与术后 30 天死亡率的增加有关[99]，特别是在手术前 6 个月内有心肌梗死、急性冠脉综合征或严重心绞痛的患者（步行 1 到 2 个街区或爬一层楼梯即可诱发的心绞痛）[77-78]。IHD 手术患者也可能患有对围术期有重要影响的严重合并症，如心力衰竭和心房颤动（见"心力衰竭"和"心房颤动"章节）。术前评估的目的是：①确定患者是否有先前未诊断的严重 IHD；②了解任何已知的 IHD 患者的病情特点，包括 IHD 的严重程度、功能受限情况、治疗以及既往的检查内容；③确定是否需要额外的术前检查或会诊；④寻找降低 IHD 相关围术期风险的时机。对于未确诊 IHD 的患者，当存在可疑症状（如胸部不适、呼吸困难）或 ECG 异常时，评估 IHD 的传统危险因素（如吸烟、高血压、高龄、男性、高脂血症、家族史）非常重要。对于已知 IHD 的患者，麻醉科医师应明确胸部不适的病史（即疼痛、压迫感、紧绷感），包括发作持续的时间、诱发因素、相关症状和缓解因素等方面的信息。劳力性呼吸困难可以是心绞痛的症状，但也可能是体力减退、肺部疾病或心力衰竭等的非特异性表现。可根据加拿大心血管学会（CCS）分级量表对心绞痛进行分类：

- CCS Ⅰ级：一般日常活动（如步行、爬楼梯）不会引起心绞痛。只有在工作或娱乐过程中用力、快速或长时间活动才会诱发心绞痛。
- CCS Ⅱ级：日常活动轻度受限。在正常步伐和正常情况下，可以在平地步行至少 2 个街区，或能爬 1 层楼梯以上，而不会引起心绞痛。只有在快走、快速爬楼梯、爬山或在一些特殊情况下步行或爬楼（如饭后、寒冷天气、大风天气、情绪激动、醒后几小时内）等情况下才会诱发。
- CCS Ⅲ级：日常活动明显受限。在正常步伐和正常情况下，平地步行 1 ～ 2 个街区或爬 1 层楼梯即可诱发心绞痛。
- CCS Ⅳ级：进行任何体力活动都会感到不适。休息时也可能出现心绞痛。

有 IHD 危险因素或可疑症状的患者可能需要检查

ECG，特别是在中危或高危手术前[9]。不推荐术前常规检查 ECG（框 31.2），尤其是对无已知心血管疾病病史的无症状患者[7]。虽然特定的术前异常与围术期心脏风险增加有关［如束支传导阻滞（BBBs）］，但当与其他已知的临床危险因素相结合进行考虑时，这些 ECG 异常表现并不能使临床医师更准确地识别围术期心脏风险增加的患者[100]。获取患者的基础信息以便术后进行比较可能是术前进行 ECG 检查最重要的原因；然而，是否需要做此检查仍然是要基于对患者术后心血管并发症风险的判断。因此，基础 ECG 检查对于术后心脏事件风险极低的患者的帮助有限。如可获得患者术前 3 个月内的 ECG，且其临床状态未经任何干预治疗，则重复进行 ECG 检查似乎是不必要的[7]。对于已知或怀疑 IHD 的患者，可考虑进行其他常规的术前实验室检查，包括肌酐和血红蛋白浓度。慢性肾功能不全和贫血是围术期心脏并发症的危险因素[97, 101-102]。此外，贫血可以改变手术患者 β 肾上腺素受体阻滞剂的效果，有证据表明，β 受体阻滞剂用于围术期贫血或大出血的患者可能会加重损伤[103-104]。

一些临床指南发布了术前心脏风险评估的流程图，包括 ACC/AHA 指南（图 31.5）[7] 和 CCS 指南（图 31.6）[8]。这些流程图针对的人群略有不同。ACC/AHA 流程针对的是已知 IHD 或有相关危险因素的非心脏手术患者。CCS 指南则主要针对 45 岁或 45 岁以上或患有严重心血管疾病［即 IHD、脑血管病（CVD）、PAD、心力衰竭、严重肺动脉高压、严重阻塞性心脏瓣膜病］的住院手术的成年患者（≥ 18 岁）。虽然这些流程有许多基本的相似之处，但也有几个关键的不同点，将在下面进行讨论。非常重要的是，这些流程图始终应被视为灵活的框架式指导意见，应根据患者的个体需求加以灵活应用。这些风险评估流程的第一步应当是考虑手术的紧迫性。2014 年 ACC/AHA 指南将危急

框 31.2　关于术前静息 12 导联 ECG 的建议

Ⅱa 级建议：进行此项检查是合理的
术前静息 12 导联 ECG 对于患有 IHD、严重心律失常、PAD、CVD 或其他严重结构性心脏病的患者，有必要进行（行低危手术的患者除外）。

Ⅱb 级建议：可考虑进行检查
术前静息 12 导联 ECG 对于无症状、无明确心脏病的患者，可以考虑进行检查，行低危手术的患者除外。

Ⅲ级建议：因为没有帮助，所以不应该进行检查
常规进行术前静息 12 导联 ECG 检查对于无症状、行低危手术的患者没有帮助。

CVD, 脑血管病；ECG, 心电图；IHD, 缺血性心脏病；PAD, 外周血管病。
From Fleisher LA, Fleischmann KE, Auerbach AD, et al. 2014 ACC/AHA guideline on perioperative cardiovascular evaluation and management of patients undergoing noncardiac surgery: a report of the American College of Cardiology/American Heart Association Task Force on Practice Guidelines. Circulation. 2014; 130: e278-e333.

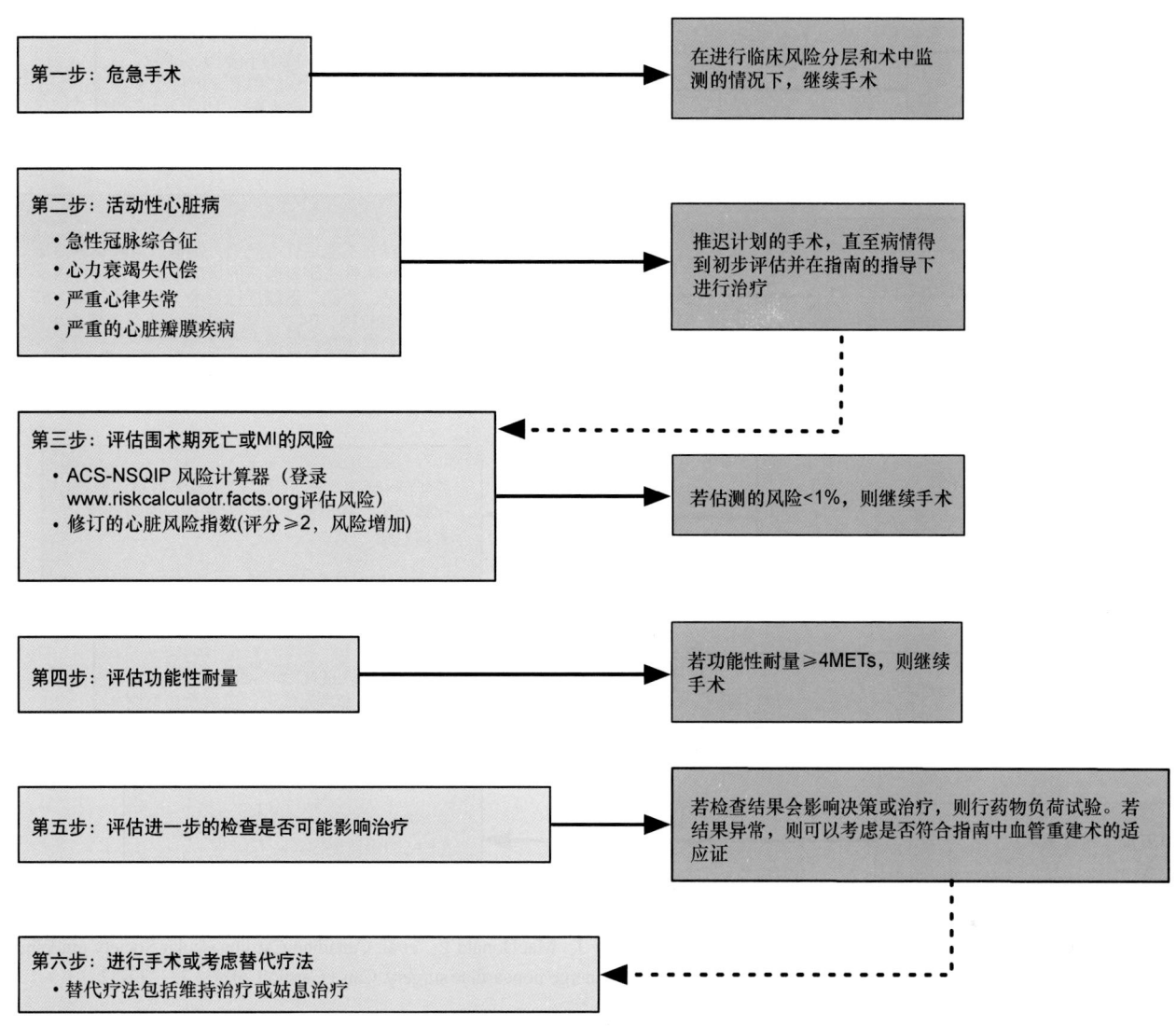

图 31.5 2014 年 AHA/ACC 指南提出的非心脏手术简化心脏评估流程。ACS-NSQIP，美国外科学会国家外科质量改进计划；METs，代谢当量（From Fleisher LA, Fleischmann KE, Auerbach AD, et al. 2014 ACC/AHA guideline on perioperative cardiovascular evaluation and management of patients undergoing noncardiac surgery: a report of the American College of Cardiology/American Heart Association Task Force on Practice Guidelines. Circulation. 2014; 130: e278-e333.）

（emergency）手术定义为：如果在 6 小时或更短时间内不进行手术将危及生命或肢体的安全；紧急（urgent）手术定义为：如果在 6 至 24 小时内不进行手术，将危及生命或肢体安全；时间敏感性（time-sensitive）手术定义为：延迟超过 1～6 周再进行手术，会对患者预后产生不利影响（如大多数肿瘤手术）[7]。根据该分类方案，任何需要危急手术的患者应直接进行手术，而无需进一步的术前心脏评估[7-8]。对于这些患者，重点应放在监测上（如连续的心肌酶、血流动力学和 ECG 监测），以及术后心血管并发症的早期治疗。

在第二步中，活动性心脏病——如急性冠脉综合征、失代偿性心力衰竭、严重瓣膜病（如严重主动脉瓣狭窄）、可疑的严重肺动脉高压或严重心律失常（如心室率加快的心房颤动、持续性室性心动过速）——在不需要危急手术的患者中应加以鉴别排除[7]。如

果存在任何上述情况，则应优先处理，之后可根据其风险和收益平衡来重新考虑是否要进行最初计划的手术。当评估患者是否有活动性心脏病时，麻醉科医师应询问患者近期是否有心肌梗死病史。美国的一项对约 560 000 例非心脏大手术患者的研究显示[105]，术前 60 天内有心肌梗死病史的患者，术后 30 天心肌梗死或死亡的风险显著升高。因此，2014 年 ACC/AHA 指南推荐将非紧急手术推迟到距最近心肌梗死 60 天后进行[7]。

在第三步中，围术期心脏风险应根据临床现有的涵盖患者分层（如合并症）和手术分层（如手术类型）相关的临床信息进行评估。2014 年 ACC/AHA 指南和 2014 年 ESC/ESA 指南建议使用临床风险指标，即修订的心脏风险指数（Revised Cardiac Risk Index, RCRI）（表 31.5）[97]、ACS-NSQIP 风险计算器（https://riskcalculator.facts.org/Risk Calculator）[32]、或

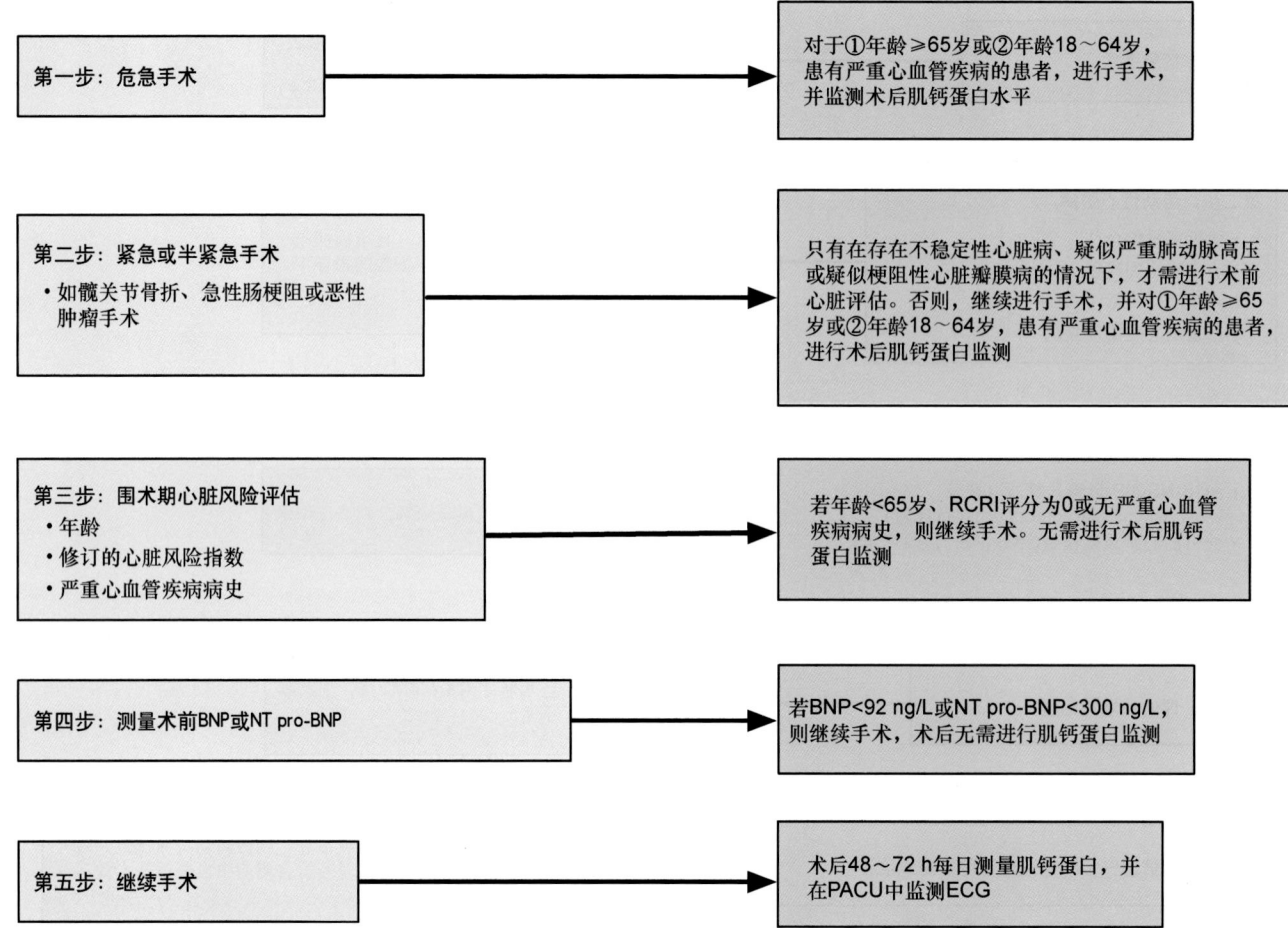

图31.6　2017年加拿大心血管学会指南提出的非心脏手术简化心脏评估流程。BNP，脑钠肽；ECG，心电图；NT pro-BNP，N-末端BNP前体；PACU，麻醉后监护治疗病房（From Duceppe E, Parlow J, MacDonald P, et al. Canadian Cardiovascular Society guidelines on perioperative cardiac risk assessment and management for patients who undergo noncardiac surgery. Can J Cardiol. 2017；33：17-32.）

NSQIP心肌梗死和心搏骤停风险计算器（Myocardial Infarction and Cardiac Arrest risk calculator）[33]。如果通过这些工具计算得出的术后心肌梗死或死亡的风险小于1%（相当于RCRI≤1），ACC/AHA指南建议患者直接进行手术[7]。2017年CCS指南建议使用RCRI，而不是NSQIP风险计算器，这主要是因为NSQIP风险模型是利用没有常规术后肌钙蛋白监测信息的数据资料开发的，这意味着其预测的绝对心肌梗死发生率可能会低于真实心肌梗死率的1/3，且尚未得到外部验证[8]。此外，NSQIP风险计算器在很大程度上还没有经过外部验证。相比之下，RCRI是在一项具有标准化心脏生物标志物监测的队列研究中得出的[97]，并且也经过了广泛的外部验证[106]。尽管如此，RCRI也有局限性，尤其是对于不同手术过程中心脏风险的变化考虑不足[107]。CCS指南建议，如果患者满足以下所有标准，则可直接进行手术：年龄超过65岁、RCRI评分大于或等于1、无明显心血管疾病史（即：冠状动脉疾病、心血管疾病、PAD、心力衰竭、肺动脉高压或严重阻塞性心脏瓣膜病）。

在第四步和随后的步骤中，美国和加拿大的术前风险评估流程有很大的不同。ACC/AHA流程建议功能性耐量≥4 METs的患者直接进行手术[7]。该指南主要是基于早期的术前运动试验研究[30-31]和更近期的术前CPET研究[108-109]。这些研究提示功能性耐量下降与围术期心脏风险升高之间存在相关性。这一推荐意见所面临的主要挑战在于如何在临床实践中更好地评估患者的术前功能性耐量（见前文关于"功能性耐量的评估"的章节）。根据术前病史对功能性耐量进行简单的主观评估并不能准确估计真正的运动能力[36]，也不能准确地预测术后心血管并发症风险。因此，在临床实践中，麻醉科医师应普遍使用结构化问卷，尤其是DASI评分（见表31.2）[42]，如果评估结果可能会影响后续的管理，可以考虑进行正规的运动试验。显而易见的是，DASI评分对预测非心脏手术后心脏并发症的准确性要优于仅用RCRI评估[36]。

如果患者功能性耐量低（即＜4 METs）或不能确定，AHA/ACC指南建议如果测试结果可以帮助进行决策或临床治疗，则可考虑进行运动试验或药物心脏

表 31.5　修订的的心脏风险指数（RCRI）和预期心脏事件风险

RCRI 的构成 *	指定的得分
高风险手术（腹腔内、胸腔内或腹股沟以上的血管手术）	1
缺血性心脏病（无论以何种诊断标准诊断）	1
充血性心力衰竭病史	1
脑血管病病史	1
需要胰岛素治疗的糖尿病	1
肌酐 > 2.0 mg/dl（176 μmol/L）	1
RCRI 得分	**主要心脏事件的风险 †,‡**
0	0.4%
1	1.0%
2	2.4%
≥ 3	5.4%

* Data from Lee TH, Marcantonio ER, Mangione CM, et al. Derivation and prospective validation of a simple index for prediction of cardiac risk of major noncardiac surgery. Circulation. 1999；100：1043-1049.
† Data from Devereaux OJ, Goldman L, Cook DJ, et al. Perioperative cardiac events in patients undergoing noncardiac surgery：a review of the magnitude of the problem, the pathophysiology of the events and methods to estimate and communicate risk. CMAJ. 2005；173：627-634.
‡ Defined as cardiac death, nonfatal myocardial infarction, or nonfatal cardiac arrest

负荷试验。测试结果呈高危异常值的患者可以考虑进行后续的冠状动脉造影，甚至血管重建术（如果符合冠状动脉血管重建术的一般非手术指征）。重要的是，ACC/AHA 指南强调了可根据病情考虑进行微创治疗或非手术治疗，特别是对于心脏风险极高的患者。

与建议进行功能性耐量评估相反的是，CCS 指南推荐采用心脏生物标志物，特别是脑钠肽（BNP）或 N- 末端脑钠肽前体（NT-pro-BNP），进行术前风险评估。这些神经激素是在心房和心室壁受到拉伸或缺血刺激后，由心室反应性分泌的。在非手术情况下，BNP 浓度升高是提示 IHD 患者或具有相关危险的因素患者以及心力衰竭患者的心血管风险的可靠标志[110]。有趣的是，这些生物标志物的血浆水平与功能性耐量测量值之间只有弱相关性[36]，这提示 BNP 反映的是患者的不同特征。对包含 18 个项目的非心脏手术研

究的单个患者数据的 meta 分析发现，术前 BNP 浓度可以将患者进行围术期心脏风险分层（表 31.6）[111]。总的来说，BNP 浓度低于 100 ng/L 或 NT-pro-BNP 浓度低于 300 ng/L，提示患者围术期心脏风险非常低。相反，BNP 浓度高于 300 ng/L 或 NT-pro-BNP 浓度高于 900 ng/L，则表明患者存在心脏高风险。重要的是，BNP 将风险评估的准确性提高到了单纯采用传统的临床风险因素评估所从未达到过的高度[111]。CCS 指南建议术前进行 BNP 或 NT-pro-BNP 检测用于确定术后监测的层级。特别是，指南建议对术前 BNP（≥ 92 ng/L）或 NT-pro-BNP（≥ 300 ng/L）浓度升高的患者术后 48 ～ 72 小时需常规监测肌钙蛋白。根据术前心脏生物标志物的检测结果，不建议再进行其他术前检查或干预。

虽然目前的证据显示术前脑钠肽风险评估具有良好的前景，但其也有一些重要的局限性。首先，这一个体患者 meta 分析显示的术后死亡或 MI 的风险为 11%，这大大高于平常临床实践中的预期。发生率高的部分原因是研究对象本身具有中高风险的特征，而且该 meta 分析中包含的两项大型研究是单独以肌钙蛋白浓度升高作为诊断心血管事件的依据的（而非发生率更低的 MI 事件）[112-113]。因此，仍需在更具代表性的人群中进行进一步的研究，以明确生物标志物的诊断阈值和预后判断的准确性。第二，虽然脑钠肽浓度升高代表围术期心脏风险升高，但其并不能明确潜在的病理生理机制。除心肌缺血和心力衰竭外，其他可影响预后的重要因素也可导致脑钠肽浓度升高，包括右心室功能不全、心脏瓣膜病和心房颤动。因此，如果结果可能有助于临床决策，在一些术前 BNP 或 NT-pro-BNP 浓度较高的患者中进行进一步的专门测试（如超声心动图）可能有益。第三，对其他非手术患者的研究表明，脑钠肽作为判断预后的生物标志物，在某些特定的疾病状态下具有局限性，包括肥胖和慢性肾病。

麻醉科医师还有其他几个途径可以在手术前对已知或可疑 IHD 患者进行进一步的检查或优化治疗，包括会诊、生物标志物测定、负荷试验、冠状动脉造影、冠状动脉血管重建和药物治疗。当考虑到在手术

表 31.6　基于术前 BNP 或 NT-pro-BNP 浓度的非心脏手术后死亡或 MI 风险

术前 BNP（ng/L）	死亡或心肌梗死的似然比 *	术前 NT-pro-BNP（ng/L）	死亡或 MI 的似然比 *
0 ～ 99	0.6	0 ～ 300	0.4
100 ～ 250	1.4	301 ～ 900	1.5
> 250	3.9	901 ～ 3000	2.7
		> 3000	5.0

* 似然比 > 2 为阳性结果，有重要临床意义；似然比 < 0.5 为阴性结果。BNP，脑钠肽；MI，心肌梗死；NT-pro-BNP，N- 末端 BNP 前体。
From Rodseth RN, Biccard BM, Le Manach Y, et al. The prognostic value of pre-operative and post-operative B-type natriuretic peptides in patients undergoing noncardiac surgery. B-type natriuretic peptide and N-terminal fragment of pro-B-type natriuretic peptide：a systematic review and individual patient data meta-analysis. J Am Coll Cardiol. 2014；63：170-180

前需要额外的会诊时，首先与初级保健医师或心脏病专科医师进行电话沟通可能会获得重要的信息，从而决定是否需要进一步的会诊。由麻醉科医师发起的任何专家会诊（如心脏病专家）都应寻求有关诊断、治疗或进一步优化患者病情的具体建议。最好问一些具体的问题，比如"这个患者是否有 IHD？"或者"这个计划行根治性肾切除术的患者已经得到优化治疗了吗？"，以避免得到无帮助的会诊意见，例如会诊记录只是简单地说明患者已经"可以手术了"。

除了 BNP 和 NT-pro-BNP 外，一些其他的术前生物标志物也显示出了临床应用前景，其中最引人注意的是高敏肌钙蛋白测定。在非手术情况下，这些高灵敏度的检测显示，在没有任何急性冠脉综合征的人群中，有部分患者的心肌肌钙蛋白浓度在静息状态下即有轻微升高。这些患者的死亡风险以及进展为 IHD 或心力衰竭的风险显著升高[114-115]。也许不出意料的是，许多病情相对稳定的手术患者甚至在手术前肌钙蛋白浓度也可能已升高。例如，一项对 325 例接受住院非心脏大手术患者的队列研究发现，约 20% 的患者术前高敏肌钙蛋白 T 浓度超过了正常值的 99% 百分位数[116]。因此，尤其是对于计划术后进行肌钙蛋白监测的患者，术前肌钙蛋白测定对于明确术后其浓度升高究竟反映的是急性损伤还是慢性长期升高的表现十分重要。两项大型队列研究也显示，这种术前肌钙蛋白的升高可能有助于非心脏手术的心脏风险分层[117-119]。特别是术前高敏肌钙蛋白 T 浓度高于 14 ng/L 与非心脏大手术后死亡风险和心血管并发症风险增加相关。此外，与传统的临床风险因素和脑钠肽相比，增加术前测量高敏肌钙蛋白 T 可提高风险评估的准确性[117-118]。目前还需要进一步的研究来确认这些初步结果和建立理想的筛选阈值，并使用其他高敏肌钙蛋白的测定方法来验证相关结论。除了心肌缺血以外，还有其他与预后相关的危险因素也会导致肌钙蛋白浓度升高，包括右心室功能不全、心脏瓣膜病和心房颤动。

在进一步术前评估时，心脏负荷试验可以帮助诊断 IHD、评估其严重程度，并预估围术期的心脏风险。因此，此检查结果兼具诊断和预后判断的作用。根据负荷模式（即运动、药物）和缺血监测方法（即 ECG、灌注成像、超声心动图）的不同，可分为几种不同的负荷试验。如果患者能进行运动，且能出现正常的心率反应，则首选运动负荷试验。运动负荷试验也可以客观地反映功能性耐量。当患者运动至其目标心率（即 220 减去年龄）的 85% 时，可得到适当测试结果。药物负荷试验（如多巴酚丁胺、双嘧达莫、腺苷、类伽腺苷）适用于无法运动或因为使用起搏器、严重心

动过缓或大剂量负性心脏变时性药物（如 β 受体阻滞剂）而无法达到适当的目标心率的患者。使用哪种药物进行测试通常无关紧要，但也有一些例外。例如，由于多巴酚丁胺通过增加收缩力、心率和血压来诱发缺血，在使用起搏器、显著心动过缓、主动脉瘤、脑动脉瘤或控制不良的高血压患者中，可能不是最佳选择。腺苷和双嘧达莫依赖于它们的血管舒张特性，而不依赖于心率反应，其可能加重服用茶碱患者的支气管痉挛。此外，在严重狭窄的心脏瓣膜病患者中，这些药物可能会导致心脏前负荷出现危险性的下降。

对于基础 ECG 相对正常、能够以适当心率反应进行运动的患者来说，运动 ECG 负荷试验是一个合理的选择。如果患者有明显的 ECG 异常 [如左束支传导阻滞（LBBB）、左心室肥厚伴有相应的 ECG 改变] 而可能干扰 ECG 对缺血的判断时，可采用成像监测的方法（即超声心动图、心肌灌注成像）来代替。尽管如此，运动心肌灌注成像在 LBBB 患者中可能因为室间隔灌注障碍而出现假阳性结果[7]。负荷超声心动图主要评估静息和负荷条件下（即运动、多巴酚丁胺）的室壁运动异常。静息状态下的异常提示是既往梗死造成的瘢痕组织引起的，而在负荷条件下出现的新的异常（即可诱发的室壁运动异常）提示狭窄的冠状动脉病变导致的血流受限。放射性核素心肌灌注成像技术通过比较静息和负荷状态下存活心肌的放射性同位素摄取率来检测缺血。静息时的灌注障碍提示陈旧性梗死。由于正常的冠状动脉随着运动或特定的药物作用（即腺苷、双嘧达莫）而扩张，因此，正常的心肌在负荷状态下可以维持正常的放射性同位素摄取率。相比之下，狭窄的血管在静息状态下已呈最大限度的扩张，在负荷状态下无法进一步扩张。因此，血流受限的损伤部位在静息状态下可以维持正常的放射性同位素摄取率，而在负荷状态下摄取率下降（即可逆性摄取障碍）。一般而言，在选择试验方法时，应考虑患者的因素（如运动能力）和当地心脏负荷试验专家的意见。

心脏负荷试验也有助于预测患者是否会出现围术期心脏并发症。由于这些事件的发生率相对较低，因此不应根据阳性或阴性预测值来评估这些试验的预后判断能力。最好使用阳性似然比和阴性似然比值，这两个值可以很容易地使用灵敏度和特异性的值进行计算。

$$阳性似然比 = \frac{灵敏度}{1 - 特异度}$$

$$阴性似然比 = \frac{1 - 灵敏度}{特异度}$$

有关术前 ECG 运动负荷试验对预后影响的资料相

对较少。一项在血管外科患者人群中进行的 meta 分析研究发现，运动 ECG 负荷试验对预测术后心源性死亡或 MI 的阳性似然比为 2.4，阴性似然比为 0.4[120]。然而，在一项对 200 例接受混合非心脏手术患者的队列研究中显示，ECG 负荷试验的预测性能降低了（阳性似然比为 1.8，阴性似然比为 0.8[30]。目前已有许多关于心肌灌注成像或超声心动图的术前负荷试验的预后判断准确性的研究。在一项非心脏手术的 meta 分析中，负荷超声心动图试验预测术后死亡或 MI 的阳性似然比为 4.1，阴性似然比为 0.2。在心肌灌注成像的负荷试验中，阳性似然比为 1.8，阴性似然比为 0.4[121]。考虑到对可逆性心肌灌注障碍程度的判断，心肌灌注成像负荷试验的预后判断价值可能还会进一步提高。另一项关于血管手术的 meta 分析显示，心肌灌注成像存在可逆性灌注障碍的患者，只有在灌注障碍可逆性大于 20% 时，心脏风险才会显著增加[122]。值得注意的是，孤立的固定性灌注障碍（即无相关的可逆性障碍表现）患者并不出现心脏风险升高[122]。尽管现有的证据提示负荷超声心动图试验预后判断的准确性更高，但对这些资料进行解读时应慎重，因为这些资料往往较陈旧、异质性较高，也未考虑不同地区负荷试验模式上可能存在的差异的影响。另外，也尚不清楚心脏负荷试验是否可以为已通过临床风险因素进行过评估的患者提供更多有关预后判断的信息。

一些在初始心脏负荷试验中出现高危表现的患者可能需要随后采用无创冠状动脉 CT 造影术（CTCA）或有创冠状动脉造影对冠状动脉的解剖进行评估。这些检查可以诊断 IHD、评估其严重程度，并有助于评估围术期的心脏风险。使用现代成像技术的 CTCA 在检测临床上显著的冠状动脉狭窄方面具有相当高的准确性[123-124]。早期的一项回顾性队列研究发现，与单独使用 RCRI 相比，CTCA 可提高对中危非心脏手术后心脏并发症的预测[125]。相反，一项规模更大的多中心前瞻性队列研究发现，在 RCRI 的基础上加做 CTCA 对正确识别那些先前被错误分类为高风险的低风险个体来说，可能会高估其风险达 5 倍[126]。因此，CTCA 似乎不适合作为临床风险分层的首选补充测试项目。尽管如此，对于心脏负荷试验结果有高风险的患者而言，其可能是一个合理的随访选择。

有创冠状动脉造影是诊断 IHD 的金标准，也可能是心脏负荷试验结果有高风险的患者的随访选择。意大利两项针对血管外科患者的随机实验表明，常规的术前有创冠状动脉造影术后再行严重狭窄的血管重建，可降低术后心肌缺血的风险[127]和长期死亡率[128-129]。但这些发现仍然不支持临床上转向这种有创评估方法，

这很大程度上是因为任何与患者相关的获益都是在长期随访中获得的，而不是在术后即刻。有创冠状动脉评估方法的所有优势取都决于非心脏手术的患者术前冠状动脉血管重建术是否有益。这一点仍是有争议的。最相关的研究是"冠状动脉重建预防实验"（Coronary Artery Revascularization Prophylaxis trial）[130]。在这项 510 例已知合并 IHD 的血管外科患者的多中心随机对照实验中，术前接受 CABG 或裸金属支架（BMSs）PCI 的血运重建并未降低术后 MI 的风险和长期死亡率。值得注意的是，该研究排除了冠状动脉左主干狭窄的患者，而这类患者正是其他队列研究中惟——个显示血运重建与生存率提高有相关性的亚组[131]。目前，美国和欧洲指南都只建议对符合常规非手术指征的患者考虑血运重建术（例如，左冠状动脉主干狭窄、三支病变）[7, 9]，而 CCS 指南则反对任何稳定的 IHD 患者行血管重建治疗[8]。

总体来讲，随机对照研究也并未显示新的药物治疗可以减少围术期心脏风险，包括 β 受体阻滞剂[132-133]、α_2 受体激动剂[134-135]和小剂量阿司匹林[136]。尽管早期的数据提示围术期使用 β 受体阻滞剂有望改善预后[137]，但随后的大样本多中心随机研究，如"围术期缺血评估研究 1"（Perioperative Ischemic Evaluation Study-1，POISE-1），并未能证实这一优势。目前的随机实验证据表明，围术期 β 受体阻滞剂可降低术后 MI 的风险，但代价是增加了急性脑卒中、低血压和死亡的风险[133]。尽管术前几天开始使用 β 受体阻滞剂有可能降低这些风险[138-139]，并通过滴定治疗以达到合理的目标心率而不引起低血压，但这种方法的有效性和安全性尚缺乏令人信服的证据[140]。对于已知有 CVD 的患者，使用 β 受体阻滞剂应谨慎，因为其可能增加围术期脑卒中的风险[132-133]。

相反，IHD 患者大多数长期使用的心血管药物应持续应用到手术当日，包括 β 受体阻滞剂、他汀类药物和大多数其他抗高血压药物。不过，也有一些例外。由于术前 24 小时内使用 ACEI 和 ARB 与低血压和心肌损伤的风险增加相关[86]，术前停药 24 小时是合理的，前提是术后能重新开始使用这些药物（见"高血压"一节）[87-88]。尽管理论上有好处，迄今为止，尚无随机对照实验显示常规非心脏手术术前持续服用阿司匹林的益处[141]。例如，在 POISE-2 试验中，持续低剂量的阿司匹林（100 mg/天）不能预防心脏并发症，且增加了大出血的风险[136]。阿司匹林缺乏明显的获益的部分原因可能是因为急性血栓形成是围术期 MI 的相对少见的病因[142-143]。然而，由于在 POISE-2 试验中只有三分之一的参与者诊断合并外周血管疾

病，而继续服用阿司匹林可能对一些非常高危的亚组患者有利。同理，POISE-2 研究的一个事后亚组分析发现，围术期阿司匹林降低了术前已行 PCI 患者的死亡或 MI 风险[144]。基于这些数据，合理的做法是只有在心脏事件风险超过了大出血的风险时，才需要继续使用阿司匹林。术前一般应停用的其他药物包括 $P2Y_{12}$ 抑制剂（如氯吡格雷、替卡格雷、普拉格雷）和 DOACs（见"心房颤动"和"术前抗血小板治疗"章节）。

冠状动脉支架

在接受经皮冠状动脉支架植入（PCI）后，患者需要在初始阶段使用阿司匹林和 $P2Y_{12}$ 抑制剂（如氯吡格雷、替卡格雷、普拉格雷）进行双重抗血小板治疗（DAPT），之后可以过渡到阿司匹林单抗治疗。DAPT 的目的是为了避免在支架重新内皮化之前的危险期内发生致命性的支架内血栓形成。在此时期内，术前暂时停止 DAPT 药物的使用使患者容易发生心血管并发症，尤其是考虑到手术可能激发的促血栓形成状态。随着证据的不断涌现和 DES 技术的进步，正如 2016 年 ACC/AHA 的指南更新中所反映的那样，指南推荐的择期非心脏手术的术前最短 DAPT 时间也在不断演进[145]。这些指南推荐择期非心脏手术应推迟至 BES 植入 30 天后或者更长时间进行。而对于 DES，推荐的理想手术时机应推迟至支架植入术后至少 6 个月再进行，这也与几项队列研究结果相一致。这些研究显示，DES 植入后 6 个月或更长时间再进行择期非心脏手术，围术期心脏风险相对较低[146-147]。根据专家意见，指南也指出，在 DES（尤其是新一代的支架）植入后的 3 ~ 6 个月内，如果支架内血栓形成的风险低于继续推迟手术的风险，则可考虑行择期非心脏手术[145]。当非心脏手术前暂停 DAPT 治疗时，指南强烈建议继续使用阿司匹林，并在手术后尽快重新开始 $P2Y_{12}$ 抑制剂的治疗[145]。

尽管在 2016 年 ACC/AHA 指南中没有明确指出，但除支架类型和时间间隔外的其他因素也可能影响 PCI 患者安全实施择期非心脏手术的决策。例如，一项针对约 26 600 例患者的大型回顾性队列研究发现，与不稳定性心绞痛或非急性冠脉综合征相反，对于因急性 MI 而行 PCI 的患者，在支架植入后早期进行非心脏手术的风险增加[148]。因此，对于因急性 MI 而植入 DES 的患者，其非心脏手术推迟 6 个月可能尤其重要。

术前评估时，麻醉科医师应明确患者是否植入过支架、支架的类型（DES 或 BES）、位置和最初放置冠状动脉支架的适应证。鉴于这些患者情况的复杂性，应与心脏病专家和负责的外科医师联合进行围术期处理，尤其是对于接受 DAPT 治疗的患者[145]。应

尽可能地按重要的时间窗（即 BMS 后 30 天或 DES 后 3 ~ 6 个月）进行手术，在整个围术期应继续使用阿司匹林，任何 $P2Y_{12}$ 抑制剂治疗应在手术后尽快重新开始。围术期继续使用阿司匹林的重要性得到了 POISE-2 随机实验的子研究的支持[144]。在对 470 例曾进行 PCI 治疗的患者进行的亚组分析时发现，阿司匹林降低了死亡或 MI 的风险（危险比，0.50；95% 置信区间，0.26 ~ 0.95），而出血风险并没有显著增加。普通肝素和低分子量肝素（LMWH）不应用来"桥接"已停止抗血小板治疗的患者，尤其是肝素还会反常增加血小板的聚集[149]。手术后，对于接受过 PCI 治疗的任何有支架内血栓形成风险的患者，强烈建议密切监测心肌损伤（如连续测定肌钙蛋白）。这样，高危患者就可以通过即刻行心脏介入治疗而得到最佳的治疗。

心力衰竭

心力衰竭是指由于心室舒张期充盈或收缩期射血障碍而引起的一种临床综合征[150]。其主要临床表现为呼吸困难、疲劳和体液潴留。尽管其患病率的估算受诊断标准差异的影响，但最近的估算表明，美国的心力衰竭患者超过 650 万[27]，而全世界则超过 2300 万[151]。心力衰竭是一系列基础病理过程进展的结果，包括缺血性心脏病（如缺血性心肌病）、高血压、心脏瓣膜病、心肌炎、浸润性疾病（如结节病、淀粉样变性）和围产期心肌病。另外，也有许多发病个体没有明确的病因（例特发性扩张型心肌病）。可以使用数种方法对心力衰竭进行分类，包括相关体征或症状的存在与否（即代偿性或失代偿性心力衰竭）以及功能受限的程度。在心力衰竭患者中，通常根据纽约心脏学会（NYHA）的分类方法对心脏的功能状态进行分类：

- NYHA Ⅰ级：活动不受限；日常活动不引起疲劳、心悸或晕厥；
- NYHA Ⅱ级：活动轻度受限；日常活动可引起疲劳、心悸或晕厥；
- NYHA Ⅲ级：活动明显受限；低于日常活动的行为即可引起疲劳、心悸或晕厥；静息时无症状；
- NYHA Ⅳ级：不能进行任何活动；静息时即有症状。

心力衰竭也可以根据心室收缩功能障碍的严重程度进行分类，即射血分数降低的心力衰竭（HFrEF）与射血分数保留的心力衰竭（HFpEF）[152]。HFpEF（或舒张性心力衰竭）的患者的左心室射血分数正常（≥ 50%）、左心室舒张末期容积正常而舒张功能异常。相比之下，HFrEF（或收缩性心力衰竭）的特征是左心室收缩功能异常更为严重（即射血分数

≤ 40%）。左心室收缩功能处于临界值（即射血分数 41%～49%）的患者被分类为 HFpEF 临界状态。他们往往具有与 HFpEF 患者相似的特征和结局[152]。在所有心力衰竭患者中，约有一半为 HFpEF[153]。与 HFrEF 患者相比，尽管 HFpEF 患者的死亡风险较高（1 年内为 10%～20%）[154-155]，但与 HFrEF 患者相比，其通过长时间随访调整后的死亡风险（调整后的危险比 0.68）较低[155]。大多数用于改善心力衰竭发病率和死亡率的药物治疗（即 ACEI、ARB、醛固酮拮抗剂、β 受体阻滞剂、伊伐布雷定）仅在 HFrEF 患者中证明其疗效[156]。相反，HFpEF 患者的药物治疗主要针对的是症状和潜在疾病（例如高血压）。其他与心力衰竭相关的治疗方法还包括利尿剂（用于容量过负荷）、抗凝剂（用于心房颤动或左心室血栓）、植入式心脏复律除颤器（ICD）或心脏再同步治疗（CRT）。

在围术期，心力衰竭是大手术后影响发病率和死亡率的公认危险因素。在多项研究中，有症状的心力衰竭一直被认为是围术期不良结局的危险因素。例如，美国的一项针对 159 000 例联邦医疗保险受益人的回顾性队列研究发现，心力衰竭与非心脏手术后 30 天死亡风险的显著升高（调整后的危险比 1.63）相关[157]。同样，最近在 NSQIP 注册的一项配对队列研究显示，术前 30 天内新出现的或加重的心力衰竭与 30 天死亡率（调整后的相对风险比 2.08）或严重并发症（调整后的相对风险 1.54）的风险增加相关[158]。有症状的心力衰竭也是修订的心脏风险指数（RCRI）的组成部分，该指数通常用于评估围术期心脏风险性心血管并发症。在心力衰竭患者中，HFrEF 患者可能比 HFpEF 患者的围术期风险更高。具体而言，在一项针对 174 例接受非心脏手术的心力衰竭患者的队列研究中，射血分数低于 30% 与术后死亡、MI 或心力衰竭加重的较高调整后风险（调整后的相对风险为 4.88）有关[159]。尽管如此，HFpEF 在围术期的预后上仍然很重要，一项 meta 分析证明，舒张功能障碍患者术后不良心脏事件的风险升高一倍（合并调整优势比为 2.03）[160]。虽然有症状的心力衰竭是围术期风险增加的明确指标，但无症状的收缩功能障碍对预后的重要性尚不清楚。例如，在一项针对 339 例接受非心脏手术患者的队列研究中，射血分数降低与心脏发病率增加相关，但其对风险预测的意义并未超过采用临床风险因素评估的意义[161]。同样，在另一项 570 例接受非心脏手术的队列研究中，射血分数下降仅在 RCRI 评分 ≥ 2 的亚组患者中对预后评估具有重要意义[162]。与这些数据相一致的，当前的 ACC/AHA 指南不鼓励术前常规评估心室功能（框 31.3）[7]。

框 31.3　术前左心室（LV）功能无创性评估的指南意见

Ⅱa 级（实施是合理的）
- 对存在不明原因呼吸困难的患者进行术前 LV 功能评估是合理的。
- 对于呼吸困难加重或其他临床状况改变的心力衰竭患者，进行术前 LV 功能评估是合理的。

Ⅱb 级（可以考虑实施）
- 对于临床状态稳定但有 LV 功能障碍病史的患者，如果前 1 年内未进行任何评估，则可以考虑再次进行评估。

Ⅲ 级（不应实施，因为没有益处）
- 不推荐对患者进行常规围术期 LV 功能评估。

From Fleisher LA, Fleischmann KE, Auerbach AD, et al. 2014 ACC/AHA guideline on perioperative cardiovascular evaluation and management of patients undergoing noncardiac surgery: a report of the American College of Cardiology/American Heart Association Task Force on Practice Guidelines. Circulation. 2014；130：e278-e333

美国的一项回顾性队列研究证实，术前心力衰竭症状的临床稳定性是围术期风险的另一个重要决定因素[163]。与配对对照组相比，经医院的术前评估门诊评估的临床稳定的心力衰竭患者非心脏手术后 30 天死亡率相对较低（1.3%），但患者的住院时间较长、再入院的比例较高。与这些数据相一致的是，ESC/ESA 指南推荐：新近被诊断为心力衰竭并开始行药物治疗的患者，择期中危和高危非心脏择期手术应推迟至少 3 个月[9]。

与心力衰竭有关的术前病史应明确其类型、病因、严重性、稳定性（包括先前病情加重的情况）、近期的检查（如超声心动图）和当前的治疗（药物治疗和器械治疗）。麻醉科医师应询问患者近期体重增加、疲劳、呼吸急促、端坐呼吸、夜间阵发性呼吸困难、夜间咳嗽、周围性水肿、入院情况以及最近的治疗方案变化。应根据 NYHA 标准对患者的功能状态进行分类。确定心力衰竭的体征和症状是否处于平时的稳定状态（即代偿性心力衰竭）或最近是否明显恶化（即失代偿性心力衰竭）尤其重要。失代偿性心力衰竭是一种高危情况，除了挽救生命的危急手术外的所有手术都应延期进行[7]。急性失代偿性心力衰竭缓解后应该推迟多久再进行手术目前尚无共识，尽管合理的方法是推迟择期手术（包括大多数时间敏感性手术）1 个月，紧急手术 24 小时。

在体格检查中，心力衰竭的症状体征可能很轻微。此外，它们可以在 HFrEF 与 HFpEF 之间，以及代偿状态与失代偿状态之间变化。用于确定心力衰竭的更有用的体征包括第三心音、颈静脉怒张、肺部啰音和下肢浮肿[26]。胸部 X 线片可能会提供进一步的诊断指导，有助于发现支持心力衰竭诊断的肺内血管再分布和间质性水肿的表现[26]。BNP 的检测可以明确患者是否存在心力衰竭。BNP 和 NT pro-BNP 均具有优良的诊断价值，特别是在日间手术室（制造商推荐的合并阴性似然比为 0.29 ～ 0.38）[164] 和急诊室（合并阴性似然比为 0.08 ～ 0.13），可用于排除心力衰竭[165]。术前脑钠肽的浓度还提供了其他潜在的重要信息。BNP 和 NT pro-BNP 浓度都是围术期心脏危险因素的标志物（见"缺血性心脏病"部分）。此外，对于先前测试过脑钠肽水平的心力衰竭患者，术前 BNP 或 NT pro-BNP 检测可明确患者是否处于平常的临床稳定状态。与这些数据相一致的是，ESC/ESA 指南推荐对已确诊或怀疑有心力衰竭并且正准备接受中、高危非心脏手术的患者进行术前脑钠肽的测定[9]。尽管常规术前超声心动图（或其他无创性心室功能检测方法）没有用，但这个专项检查有助于评估已知有心力衰竭史的患者出现的不明原因的呼吸困难或近期临床状态的改变。此外，美国和欧洲的指南均支持对已知有心室功能不全的临床状态稳定的患者进行选择性的术前超声心动图检查[9]，尤其是在前 1 年内未进行过检查的患者（见框 31.3）[7]。其他针对心力衰竭患者的检查包括 ECG 和血液采样检测电解质和肌酐。不必常规检测地高辛浓度，除非怀疑患者存在地高辛中毒、剂量不足或依从性差。

对于将接受中危或高危手术的重度心力衰竭患者（即 NYHA Ⅲ 级或 Ⅳ 级；失代偿性心力衰竭），应考虑与心脏病专家或心力衰竭专科医师合作进行围术期管理。术前应继续维持大多数的药物治疗，包括 β 受体阻滞剂、肼屈嗪、硝酸盐和地高辛。对于大多数手术，可以在手术当天继续使用袢利尿剂（如呋塞米），因为这不会增加术中低血压或心脏不良事件的风险[166]。例外的是，对于手术时间较长、预计会有大量失血或大量输液的高风险手术，手术当日晨应停用强效利尿剂。由于术前 24 小时内使用 ACEI 和 ARB 会增加术中低血压[85]和术后心肌损伤的风险[86]，因此合理的做法是在术前 24 小时内停用这些药物，一旦患者血流动力学稳定，应在术后重新开始使用（见"高血压"一节）[87-88]。接受抗凝治疗的患者可能需要在手术前暂时停药（见下文"心房颤动"一节）。此外，使用起搏器、ICD 和 CRT 设备的患者在围术期也有相应的特殊考虑（见"可植入的心血管电子设备"部分）。

心脏杂音和瓣膜异常

若术前评估发现心脏杂音，接下来的目标是识别所有与之相关的心血管症状（例如呼吸困难、胸口不适、端坐呼吸、疲劳、晕厥）、明确杂音的原因，并区分是否是有重要临床意义的杂音。例如，良性功能性杂音是流经主动脉或肺动脉流出道的湍流造成的，在甲状腺功能亢进、妊娠或贫血等高流量状态下可能出现。可以根据杂音的响度进行分级（表 31.7），但是，杂音的响度并不一定反映病变的严重程度。相反，杂音的位置以及与做不同动作时响度的变化可能更有提示意义（表 31.8）。Valsalva 动作可减少左右心室的充盈，因此可降低大多数杂音的响度，除了二尖瓣脱垂和肥厚型心肌病的患者。站立也可以减少前负荷，从而增加二尖瓣脱垂和肥厚型心肌病患者的杂音响度。相反，蹲踞位会增加静脉回流和后负荷，从而增加除二尖瓣脱垂和肥厚型心肌病患者以外的大多数杂音。让患者反复握拳会增加心率和动脉血压，从

表 31.7 心脏杂音响度的分级

分级	描述
Ⅰ	很微弱，难以听到
Ⅱ	微弱，但容易听到
Ⅲ	响度中等、无震颤
Ⅳ	响亮、可触及震颤
Ⅴ	非常响亮，但仍需听诊器才能听到（存在震颤）
Ⅵ	无需听诊器也可听到

表 31.8 伴有心脏异常的杂音描述

病变	部位	时期	描述
主动脉狭窄	胸骨旁第 2 肋间	收缩中期	递增-递减，放射至颈部；S_3、S_4 可有可无；Valsalva 动作和持续握拳运动可降低响度
主动脉瓣关闭不全	胸骨旁第 3、4 肋间	全舒张期	递减性吹风样高调杂音，放射至颈动脉；心尖部出现 Austin-Flint 隆隆样杂音；蹲踞、握拳运动和前倾时响度增加
二尖瓣狭窄	心尖部	舒张中期	开瓣音；低调隆隆样杂音向腋下放射；蹲踞和握拳运动响度增加
二尖瓣反流	心尖部	全收缩期	高调吹风样，放射至腋下；S_3 亢进；站立时响度降低，蹲踞和握拳运动使响度增加
二尖瓣脱垂	心尖部	收缩晚期	递减性，收缩中期喀喇音；Valsalva 动作和站立可增加响度；蹲踞降低响度
肥厚型心肌病	心尖部、胸骨左下缘	收缩中期	S_4，单一的 S_2；Valsalva 动作和站立可增加响度；蹲踞、被动抬腿和握拳运动可降低强度

而增加二尖瓣反流和主动脉瓣关闭不全的杂音，但这种动作会降低主动脉瓣狭窄和肥厚型心肌病患者的杂音。年龄较大、有心血管疾病危险因素、其他异常心音、心脏肥大、ECG 异常、容量超负荷以及风湿热病史、肺部疾病史或服用抑制食欲药物史的患者，杂音为病理性的可能性增加。舒张期或连续性杂音几乎都是病理性杂音，需要进一步评估。尽管如此，仅根据病史和体格检查通常仍很难区分良性与病理性杂音。因此，目前心血管病指南建议对所有怀疑患有心脏瓣膜病的患者行经胸超声心动图检查进行初步评估[167]。此外，围术期指南推荐对临床上怀疑有中度或严重瓣膜狭窄或反流、且前 1 年内未行超声心动图检查的患者进行术前超声心动图检查[7, 9]。对于已知患有心脏瓣膜病的患者，如果自上次检查以来临床症状或体格检查有较大变化，建议再次行超声心动图检查。

主动脉瓣狭窄　主动脉瓣狭窄是成人左心室流出道梗阻的主要原因。在高收入国家，主动脉瓣狭窄的发生主要是由于先天性三尖瓣或二尖瓣的进行性钙化。主动脉瓣狭窄通常出现在四五十岁的年纪，而三尖瓣狭窄则主要累及 60 岁及以上的人群。根据瓣膜面积和平均跨瓣压梯度可以对主动脉瓣狭窄的程度进行分类（表 31.9）。仅使用压力梯度评估严重性的局限性在于，如果左心室收缩功能开始下降，则压力梯度也可能随之下降。对于重度主动脉瓣狭窄的患者，建议每 6 ~ 12 个月进行一次超声心动图检查；对于中度狭窄患者，建议每 1 ~ 2 年进行一次超声心动图检查；对于轻度狭窄患者，建议每 3 ~ 5 年进行一次检查。长期无症状的患者，一旦狭窄加重即可出现临床表现。重度主动脉瓣狭窄的主要症状是心绞痛、心力衰竭和晕厥，但患者更常主诉劳力性呼吸困难和运动耐量下降。

主动脉瓣狭窄会引起收缩期喷射性杂音（表31.8），在胸骨上缘右侧最易听到，并常放射至颈部。主动脉硬化患者也会出现相似的杂音，该类患者的主动脉瓣增厚但并不伴有狭窄。65 岁或以上的人群中有25% 的人患有主动脉硬化，80 岁或以上的人群中有50% 的人存在主动脉硬化。主动脉硬化与心血管事件的风险增加相关，进展为主动脉瓣狭窄的风险每年增加 2%[168]。收缩期喷射性杂音的放射方式有助于排除

表 31.9　主动脉瓣狭窄程度分级

分级	跨瓣射速（m/s）	平均跨瓣压梯度（mmHg）	瓣膜口面积（cm²）
轻度	2.0 ~ 2.9	< 20	≥ 1.5
中度	3 ~ 3.9	20 ~ 39	1.0 ~ 1.5
重度	≥ 4	≥ 40	< 1.0

主动脉瓣狭窄，主动脉狭窄患者不出现杂音向右锁骨方向放射的阴性似然比是 0.1[169]。除收缩期喷射性杂音外，主动脉瓣狭窄还会伴有颈动脉搏动延迟和第二心音反常分裂。任何存在先前未经诊断的可疑收缩期杂音患者均应进行超声心动图检查，因为非心脏病专家很难区分主动脉狭窄杂音和主动脉硬化杂音。与主动脉瓣狭窄相关的典型 ECG 异常包括 LVH（常常伴有继发性改变）、电轴左偏和 LBBB。

中重度主动脉瓣狭窄会增加围术期心血管并发症的风险[170-171]。但当前的研究提示，无症状的重度主动脉瓣狭窄患者可以进行非心脏手术，且死亡风险可以接受[171]。因此，指南支持无症状重度主动脉瓣狭窄患者进行择期非心脏大手术，但术中和术后都应进行适当的血流动力学监测[7, 9]。反之，对于有症状的重度主动脉瓣狭窄患者，应在非心脏手术之前考虑更换主动脉瓣[7, 9]。高风险或不适合进行主动脉瓣置换手术的有症状患者，可替代的干预措施包括经导管主动脉瓣置换术（TAVR）或经皮主动脉球囊扩张术[7, 9]。与心脏病专家的多学科合作对于这些高危患者的围术期管理至关重要。

中度到重度主动脉瓣狭窄的患者出血的风险也增加，因为 67% ~ 92% 的严重主动脉瓣狭窄患者可出现获得性 von Willebrand 综合征[172]。其基本的病理生理机制是血液湍流流经狭窄的瓣膜时，von Willebrand 多聚体受到机械性破坏。值得注意的是，不再推荐主动脉瓣狭窄患者预防性治疗感染性心内膜炎[173]。

主动脉瓣关闭不全　主动脉瓣关闭不全的病因可能是累及瓣叶的瓣膜病或主动脉根部扩张，或两者均有。瓣膜病的病因一般包括风湿热、二尖瓣病变、胶原血管病及心内膜炎。能引起主动脉根部扩张的病因包括强直性脊柱炎、成骨不全症、梅毒、高血压、年龄相关退行性变、马方综合征和胶原血管病。这些病因通常导致的是慢性进行性主动脉瓣关闭不全，可几十年无症状。相反，外伤、感染或主动脉夹层可导致急性主动脉瓣关闭不全；这是一种可导致心源性猝死的危急情况。

听诊时，主动脉瓣关闭不全常伴有舒张期杂音（表 31.8），其响度与反流的严重程度并不相关[174]。患者典型的症状为脉压增大，表现为 Corrigan 脉或水冲脉（颈动脉搏动骤起骤落）、de Musset 征（每次心搏都出现头部跳动）、Duroziez 征（股动脉部分受压时可听到收缩期和舒张期杂音）和 Quincke 搏动（指尖或嘴唇毛细血管搏动）。尽管心脏病专家的听诊可以帮助诊断或排除主动脉瓣反流（基于是否存在早期舒张期杂音）[175]，但非心脏病专家的听诊准确性尚不确定[26]。因此，超声心动图对怀疑有舒张期杂音的患

者诊断有一定帮助。

早前有限的研究提示，中、重度主动脉瓣关闭不全的患者围术期死亡率和发病率的风险增加，特别是在有左心室功能障碍（射血分数 < 55%）或肾功能不全的患者[176]。尽管如此，目前指南中的专家共识支持无症状的重度主动脉瓣关闭不全的患者在围术期密切关注的情况下（包括血流动力学监测、后负荷的控制和液体平衡的管理等），可以继续进行非心脏大手术[7, 9, 167]。不推荐预防性治疗感染性心内膜炎[173]。

二尖瓣狭窄　二尖瓣狭窄比主动脉瓣狭窄少见得多，且几乎总是与风湿性心脏病有关。其他引起二尖瓣狭窄的不常见原因包括二尖瓣瓣环钙化以及辐射有关的瓣膜病。正常的二尖瓣膜口面积为 4 ~ 6 cm²。二尖瓣狭窄时该面积逐渐缩小，当该面积下降到 2.5 cm² 以下时，会出现劳力性气短；而当膜口面积下降到 1.5 cm² 以下时，静息时也会出现症状。重度二尖瓣狭窄是指瓣膜面积小于 1 cm²，通常患者合并存在肺动脉收缩压 > 50 mmHg 和静息平均跨瓣压 ≥ 10 mmHg。

二尖瓣狭窄患者由于左心房压增加和心输出量减少，可出现呼吸困难、疲劳、端坐呼吸、肺水肿和咯血等临床表现。心房颤动也可出现，这会短时间内引起心力衰竭，长时间可导致血栓形成。心房颤动患者需要长期抗凝治疗，最近的指南建议使用维生素 K 拮抗剂治疗（如华法林），而不是 DOACs[173]。重度狭窄患者也会出现肺动脉高压（见下文的"肺动脉高压"部分）和右心衰竭。体格检查时应评估啰音和右心衰竭的体征，如颈静脉怒张、外周性水肿、肝大、右心室抬举和腹水。听诊时，二尖瓣狭窄可能存在舒张期杂音，应通过超声心动图进行评估。

治疗方案包括使用控制心室率的 β 受体阻滞剂、用于预防或控制心房颤动的抗心律失常药物以及心房颤动患者的抗凝药。术前应继续使用 β 受体阻滞剂和抗心律失常药，抗凝药物的管理应与心内科医师和外科医师共同进行。不推荐对感染性心内膜炎进行预防性治疗[173]。如果二尖瓣狭窄患者符合指南定义的瓣膜介入治疗指征（例经皮球囊二尖瓣交界分离术）[167]，应考虑在进行择期非心脏大手术之前进行干预[7, 9]。如果无症状的重度二尖瓣狭窄患者，由于其瓣膜形态不适合进行经皮介入治疗时，那么通过适当的术中处理和术后血流动力学监测，也可进行择期非心脏大手术[7]。

二尖瓣反流　急性二尖瓣反流可能继发于心肌梗死、创伤或感染性心内膜炎。慢性二尖瓣反流通常与二尖瓣退行性疾病（包括二尖瓣脱垂）、风湿性心脏病、缺血性心脏病和心肌病有关。慢性二尖瓣反流的进展

非常缓慢，症状出现相对较晚，通常仅在存在左心功能不全后才出现。其早期症状不明确，但随着疾病的进展可逐出现疲劳、呼吸困难和心房颤动等临床表现。

二尖瓣反流的患者通常在心脏尖部最易听到全收缩期杂音（表 31.8）。在原发性二尖瓣疾病（如二尖瓣退行性病变）中，杂音的等级与二尖瓣反流的严重程度有一定程度的相关性，但与继发性功能性反流（如缺血性心脏病、心肌病）的严重程度无关。尽管心脏病专家的听诊可以帮助确定二尖瓣反流（根据左胸中部是否存在晚期收缩期或全收缩期杂音），但非心脏病专家的听诊准确性尚不明确[26]。因此，超声心动图对任何有可疑收缩期杂音的患者均有帮助。除非合并其他瓣膜病变（例如二尖瓣狭窄）或左心功能障碍，否则慢性二尖瓣反流的患者通常围术期耐受性良好。与上述观察结果相一致的是，既往有限的研究提示，存在二尖瓣反流的患者心血管并发症发病率增加，但死亡率没有增加[177]。目前的指南建议，无症状的严重二尖瓣反流患者，在良好的术中管理和术后严密的血流动力学监测的条件下，可以进行择期非心脏大手术[7]。不推荐对感染性心内膜炎进行预防性治疗[173]。

二尖瓣脱垂　二尖瓣脱垂的特征性表现是异常增厚的二尖瓣瓣叶在收缩期向左心房内翻滚样凸入，可伴有或不伴有二尖瓣反流。二尖瓣脱垂的诊断标准目前已演化为单存依靠超声心动图进行诊断，即：在长轴视图中，二尖瓣瓣叶的任何部分隆起超过瓣环水平 ≥ 2 mm 即可诊断[178]。在高收入国家，它是需要手术修复的孤立性二尖瓣反流的最常见原因。尽管如此，只有 4% 的二尖瓣脱垂患者出现严重的瓣膜反流，大多数患者仅出现轻度、微量甚至无二尖瓣反流[179]。这种疾病可能是原发性的（即黏液样变性）或继发性的（如与马方综合征、Ehlers-Danlos 综合征和成骨不良症相关）。二尖瓣脱垂可能会出现一些不一定可靠的非特异性症状（如非典型性胸痛、心悸、呼吸困难、运动耐力差、头昏眼花），统称为"二尖瓣脱垂综合征"。

这些患者听诊时心尖部可能会出现收缩期喀喇音和收缩中期杂音（Valsalva 动作可加剧该杂音）。心脏病专家的听诊可以帮助诊断二尖瓣脱垂（根据是否存在收缩期喀喇声和杂音）；但非心脏病专家的听诊准确性尚不明确[26]。围术期的关键问题是将具有临床意义的二尖瓣反流患者与偶然发现的脱垂却无需进一步评估的患者区分开来。因此，超声心动图可能有助于进一步评估具有明显杂音而怀疑二尖瓣反流的患者。不推荐对感染性心内膜炎进行预防性治疗[173]。

三尖瓣反流　三尖瓣反流是常见的瓣膜异常，在

超声心动图上有 70% 的正常成年人表现出轻度三尖瓣反流。由于通常没有症状，体格检查时也不易听见杂音，因此三尖瓣反流最常是因超声心动图检查偶然发现而引起关注的结果。明显的三尖瓣反流最常见的病因是由于右心室和三尖瓣瓣环的扩张（即继发性疾病）。继发性三尖瓣反流的原因包括左心衰竭、二尖瓣病变（狭窄或反流）、原发性肺部疾病（如肺动脉高压）、心内左向右分流（如房间隔缺损、室间隔缺损）、肺动脉狭窄和右心室病变（如致心律失常性的右心室发育不良）。很少一部分三尖瓣反流是由直接累及三尖瓣的病变引起的（即原发疾病），如 Ebstein 畸形、感染性心内膜炎（多见于采用静脉注射的吸毒者）、风湿性心脏病、类癌综合征、结缔组织病（如马方综合征）、黏液样变性或创伤（如永久性起搏器或 ICD 电极）。某些抑制食欲的药物（芬氟拉明、芬特明）和培高利特（多巴胺受体激动剂）也与原发性三尖瓣反流有关。

轻度或中度三尖瓣反流的患者通常无症状。重度反流的患者可能会出现颈部搏动（与颈静脉怒张有关）以及右心衰竭的症状（如腹水、外周水肿）和其他潜在病变（如肺动脉高压）。体格检查会发现包括颈静脉怒张、肝肿大、腹水、坠积性水肿和胸部触诊发现右心室隆起。听诊时，三尖瓣反流会引起全收缩期杂音，在胸骨中部左缘或右缘及剑突下听得最清楚。但即使有重度反流，杂音也常常很柔和甚至听不到。可以通过增加静脉回流（如吸气、压腹部）的动作来增加杂音的响度。尽管心脏病专家的听诊可以帮助诊断中度至重度三尖瓣反流（根据有无吸气或压腹部引起的杂音响度增加），但非心脏病专家的听诊准确性尚不明确[26]。因此，超声心动图检查有助于帮助诊断有可疑杂音的患者，尤其是合并有右心衰竭症状或体征的情况下。严重三尖瓣反流患者应根据其基本病情、右心力衰竭以及已知或怀疑有肺动脉高压等进行术前处理。一旦有指征，就应与心内科的心力衰竭专家或肺动脉高压专家协作进行诊治。不推荐预防性治疗感染性心内膜炎[173]。

肥厚型心肌病　肥厚型心肌病是心肌遗传性疾病，可导致左心室流出道动态梗阻、心肌缺血、舒张功能不全和二尖瓣反流（与二尖瓣瓣叶的收缩期向前运动有关）。大多数患者的寿命相对正常；但其他一些患者则存在发展为进行性心力衰竭、心源性猝死和心房颤动的风险。大多数肥厚型心肌病患者无症状。出现症状时其差异很大，且与 LVH 或流出道梗阻的程度无明显相关性。典型的症状包括疲劳、劳力性呼吸困难、不典型性胸痛或心绞痛、劳力性晕厥前状态或晕厥以及心悸。有症状的患者可能长期接受负性肌力药

物（即 β 受体阻滞剂、维拉帕米、双异丙吡胺）治疗。其他有严重左心室流出道梗阻的有症状的患者可能需要接受心肌切除或室间隔酒精消融的治疗。一些有高危心源性猝死风险的患者，则也可以考虑植入 ICD。

虽然肥厚型心肌病患者的体格检查可能是正常的，但收缩中期杂音是其听诊的典型表现（见表 31.8），通过做缩小心室的动作（如 Valsalva 动作）可增大杂音响度；而做增大心室的动作（如被动抬腿），杂音响度可减小。心脏病专家的听诊可以帮助诊断或排除肥厚型心肌病（被动抬腿后杂音响度减小，而改变体位从蹲踞变为站立后杂音响度增加），但非心脏病专家的听诊准确性尚不明确[26]。因此，如果一个相对健康且无高血压病史的患者，有劳力性晕厥或心搏骤停病史（或家族史）、听诊时发现可疑的杂音、出现值得关注的 ECG 表现（即 LVH、ST 段异常、T 波异常）时，则均应进行超声心动图检查。通常，肥厚型心肌病患者可以安全地进行大多数低危和中危非心脏手术，尤其是在密切的血流动力学监测和管理的情况下。围术期的药物治疗应继续维持（例 β 受体阻滞剂、维拉帕米），但不再推荐对感染性心内膜炎进行预防性治疗[173]。任何装有 ICD 的患者都应进行适当的围术期管理。

人工心脏瓣膜　对于植入人工心脏瓣膜的患者，术前评估应明确瓣膜置换的指征；瓣膜假体的类型、使用年限和当前的状态；是否因瓣膜假体而需要长期抗凝治疗；以及围术期抗凝治疗计划。麻醉科医师应回顾最新的超声心动图，如果有任何迹象或症状提示瓣膜功能不全（如新发的心力衰竭），则应再次复查超声心动图[167]。另外，由于这些患者可能患有瓣膜相关的溶血性贫血，因此近期的全血细胞计数可能会有所帮助。

在开胸人工生物瓣膜植入手术后 3 ～ 6 个月内，需要使用维生素 K 拮抗剂（如华法林）进行抗凝治疗，之后可以将患者转为单独口服阿司匹林治疗（每天 75 ～ 100 mg）[167]。对于所有接受过 TAVR 的患者，建议均需要终身服用阿司匹林；同时，所有患者术后前 6 个月服用氯吡格雷（每天 75 mg），一些特定的患者前 3 个月需要服用维生素 K 拮抗剂治疗[173]。相反，机械瓣瓣膜置换的患者需要终身服用阿司匹林和维生素 K 拮抗剂进行治疗[167]。重要的是，对于机械瓣瓣膜置换的患者，不应采用 DOACs（如达比加群、利伐沙班、依多沙班或阿哌沙班）进行抗凝治疗[167]。关于术前暂时停用抗凝药、停用抗凝药的时机、是否需要使用短效药物进行"桥接"以及桥接药物的类型（静脉注射肝素或 LMWH）等问题，应与负责治疗的心脏病专家和外科医师一起协作处理。目前指南中有关桥接治疗的推荐意见主要是依据机械瓣的植入位置

以及计划所行手术的性质决定的（框 31.4）[173]。对于特殊的操作，建议进行感染性心内膜炎的预防性治疗（见"感染性心内膜炎的预防"一节）[173]。

感染性心内膜炎的预防

术前必须明确识别出有感染性心内膜炎风险和计划进行术中可能出现一过性菌血症的操作或手术的患者（例如瓣膜置换、复杂的先天性心脏病、既往心内膜炎病史）。当前的指南已大大缩小了预防性治疗的的适应证范围。例如，目前的 ACC/AHA 指南建议仅对有感染性心内膜炎高风险、且其会引起不预后良的患者进行预防（框 31.5）[173]。这一目标人群与最新的 ESC 指南建议的人群一致[180]。有此适应证的患者在接受涉及牙龈组织的操作、牙齿的尖周区域操作或口腔黏膜穿孔等齿科手术时，需要进行预防。而同样是这一人群的患者，在进行非齿科手术操作（如经食管超声心动图、胃镜检查、结肠镜检查、膀胱镜检查、皮肤科手术）时，则无需进行预防，除非在手术部位发现活动性感染灶[173]。

术前 ECG 心律异常

围术期常见心律失常和传导异常。由于心律失常本身和导致心律失常的潜在疾病的双重影响，室上性和室性心律失常都伴有围术期风险增加。未控制的心房颤动（即引起症状或血流动力学改变）和高危室性心动过速（见"室性心律失常"一节）是高危的表现，择期手术应推迟至完成评估及病情稳定后。快速心房颤动（心率 > 100 次 / 分）、有症状的心动过缓或高度心脏传导阻滞

> **框 31.4　植入心脏机械瓣的术前桥接抗凝治疗的推荐意见**
>
> **Ⅰ级（推荐）**
> - 植入心脏机械瓣的患者行小型且出血易控制的手术操作（如拔牙、白内障摘除）时，建议继续使用维生素 K 拮抗剂抗凝治疗并维持治疗水平的 INR。
> - 对于主动脉双叶机械瓣置换术后且无其他血栓形成危险因素 * 的患者，拟行有创操作或外科手术时，建议暂停维生素 K 拮抗剂抗凝治疗，不使用桥接治疗以使 INR 低于治疗水平。
>
> **Ⅱ级（合理的）**
> - 有下列情况的拟行有创操作或手术治疗的患者，根据其个体情况（权衡出血风险与进行抗凝治疗的利弊），当中断抗凝治疗期间 INR 低于治疗水平时，使用桥接抗凝治疗是合理的：①主动脉机械瓣置换且有任何血栓栓塞的风险；②早期的主动脉机械瓣；或③二尖瓣机械瓣置换。

* 危险因素包括心房颤动、既往血栓栓塞病史、高凝状态、早期滚珠轴承式或斜盘式机械瓣、左心室收缩功能障碍，以及机械瓣膜置换数量≥ 2。
INR，国际标准化比值。
From Nishimura RA, Otto CM, Bonow RO, et al. 2017 AHA/ACC Focused Update of the 2014 AHA/ACC Guideline for the Management of Patients With Valvular Heart Disease: A report of the American College of Cardiology/American Heart Association Task Force on Clinical Practice Guidelines. Circulation. 2017; 135: e1159-e1195

> **框 31.5　推荐需预防心内膜炎的心脏情况**
>
> 既往有感染性心内膜炎病史
> 人工心脏瓣膜，包括经导管植入的假体和同种异体移植物
> 心脏瓣膜修复所用的假体材料，如用于瓣环成形术的瓣环和腱索
> 未修复的发绀性先天性心脏病，包括姑息性分流和通道
> 已修复的先天性心脏病，但在人工补片或假体装置的部位或附近存在残余分流或瓣膜反流
> 心脏移植受体出现因瓣膜结构异常而导致的瓣膜反流

在接受涉及牙龈组织的操作、牙齿的尖周区域操作或口腔黏膜穿孔等齿科手术前进行预防是合理的。

From Nishimura RA, Otto CM, Bonow RO, et al. 2017 AHA/ACC Focused Update of the 2014 AHA/ACC Guideline for the Management of Patients With Valvular Heart Disease: A Report of the American College of Cardiology/American Heart Association Task Force on Clinical Practice Guidelines. Circulation. 2017; 135: e1159-e1195

（如三度心脏传导阻滞）也应推迟择期手术，以便进一步评估和稳定病情，完善可行的心脏病评估。

一度房室传导阻滞是指心率 50 ～ 100 次 / 分条件下，PR 间期 > 0.20 s；一般认为是良性的。二度房室传导阻滞是指 PR 间期 > 0.20 s，并伴有一些心房律不能下传（导致 P 波后 QRS 波减少或缺失）。二度房室传导阻滞有两种类型。莫氏Ⅰ型阻滞（也称文氏阻滞）的特点是 PR 间隔逐渐延长直至搏动脱落。这是一种相对良性的阻滞，常常与房室结传导延迟有关，对阿托品反应良好，很少进展为完全性的心脏阻滞。莫氏Ⅱ型阻滞的特征是 PR 间期呈固定延长，在出现 QRS 波脱落前保持不变。它与房室结下阻滞有关，能够进展为完全性的阻滞，并通常需安装起搏器进行治疗（除非是由于诸如缺血或药物等可逆原因引起的）。三度房室传导阻滞或完全性房室传导阻滞的特征是心房搏动与心室搏动完全分离，除非能明确可逆性的诱因，否则需要放置起搏器。QT 间期延长患者应评估电解质水平（包括镁和钙），并寻找可能诱发的药物。QT 间期延长的患者若出现晕厥或晕厥前状态、有猝死家族病史，须进行心脏病咨询评估（见"长 QT 间期综合征"一节）。

决定心律失常是否需要放置永久起搏器的三个因素是：心律失常是否伴有症状、传导异常的部位以及是否能找到可逆性的诱因。围术期起搏器放置的适应证与非手术患者相同（框 31.6 中列出了常见适应证）[181]。通常出现有症状的心动过缓或传导延迟引起晕厥或晕厥前状态的患者需要放置起搏器。位于房室结以下（如希氏束系统）的传导病变通常也是不稳定的，放置永久起搏器可能有益。存在这种病变的患者一般表现为 PR 间期正常或轻度延长、出现莫氏Ⅱ型阻滞以及 QRS 波异常（束支阻滞、分支阻滞，或二者均有）。

束支传导阻滞（BBB）可以分为完全与不完全

性阻滞、右束支传导阻滞（RBBB）与 LBBB。BBB 可以是一些正常的个体变异，或年龄相关的传导系统纤维化引起的，但也可能与某些潜在重大疾病相关。例如，LBBB 可能与结构性心脏病（即高血压心脏病、IHD、心肌病、心脏瓣膜病）有关，而 RBBB 可能是右心室压力升高（如肺动脉高压、肺心病、肺栓塞）、存在放射线暴露史、心肌炎和结构性心脏病（即 IHD、心肌病、心脏瓣膜病、先天性心脏病）的结果。出现 BBB 本身并不是围术期心血管风险增加的原因[182]，尤其是在评估了已知的临床危险因素之后[100]。但非手术患者的研究提示，对于最近新发和诊断的 BBB 应针对潜在的心血管疾病可能进行全面的评估。例如，LBBB 与发生心血管疾病的风险[183]、心血管死亡率以及非手术患者的死亡率等的增加相关[184]。此外，RBBB 与疑似 IHD、确诊 IHD 和心力衰竭患者的死亡风险增加相关[185-186]。照此流程，如果术前评估未提示明显的肺部疾病、IHD、结构性心脏病或 Brugada 综合征（见"Brugada 综合征"一节），则无需对孤立性的无症状 RBBB 进行进一步术前评估。但若患者确诊或可疑有肺部疾病（如肺动脉高压），RBBB 则可能提示存在严重的呼吸系统或血管病变；因此，这类患者如果计划行中高危手术，应考虑进行肺部评估和超声心动图检查。

心房颤动 心房颤动是一种常见的心律失常，其临床特征为可变的不规则的心室应答，并缺乏规律的或有秩序的心房活动。其可分为阵发性（即可自行终止或在发病后 7 天内经干预而终止）、持续性（即在 7 天内未能自行终止）、长期持续性（即持续超过 12 个月）或永久性（即持续性心房颤动，经由患者和临床医师共同决定不再采用复律治疗）[187]。心房颤动可在没有器质性心脏病的情况下发生（以前称为"孤立性心房颤动"），也可能合并有其他疾病。在高收入国家，高血压和缺血性心脏病是最常见的合并症，而在中低收入国家，风湿性心脏病最常见。其他合并疾病包括心脏瓣膜病、心力衰竭、肥厚型心肌病、先天性心脏病、肥胖、糖尿病、CKD 和高龄。甲状腺功能亢进和近期手术（尤其是心胸手术）是心房颤动的潜在急性可逆性诱因。

心房颤动患者有较高的死亡、心力衰竭、血栓栓塞事件（即脑卒中）及住院的风险。心房颤动的内科治疗包括控制心室率、尝试恢复窦性心律以及预防全身栓塞。大型随机实验显示，控制心率和控制节律两种方法比较，对卒中或死亡风险的影响无差异[188-189]。CHA$_2$DS$_2$-VASc 评分（表 31.10）可用于评估心房颤动患者的长期全身栓塞风险[190]。根据该评分，患者可分为低危（0 分：年化卒中率为 0.2%）、中危（1 分：年化卒中率为 0.6%）或高危（≥ 2 分：年化卒中率＞ 2.2%）[191]。基于强有力的随机对照实验数据[192]，当前的 ACC/AHA 指南建议对非瓣膜性心房颤动（与二尖瓣狭窄或人工瓣膜无关）和 CHA$_2$DS$_2$-VASc 得分≥ 2 的患者进行长期口服抗凝治疗，CHA$_2$DS$_2$-VASc 得分为 0 的患者则无需抗凝治疗[187]。CHA$_2$DS$_2$-VASc 得分为 1 的患者目前最佳治疗方案还有更多的不确定性。与此不确定性相一致的是，ACC/AHA 指南指出，

表 31.10 CHA$_2$DS$_2$-VASc 评分方案

危险因素	评分
心力衰竭 有临床症状和体征或左心室收缩功能不全	1
高血压	1
年龄≥ 75 岁	2
糖尿病	1
既往有卒中、短暂性脑缺血发作或血栓栓塞病史	2
血管疾病 心肌梗死、周围血管病、或主动脉斑块	1
年龄 65 ～ 74 岁之间	1
女性	1

CHADS$_2$，充血性心力衰竭、高血压、年龄＞ 75、糖尿病、既往卒中 / 短暂性脑缺血发作方案；CHA$_2$DS$_2$-VASc，2009 年伯明翰方案。
From Lip GY, Nieuwlaat R, Pisters R, et al. Refining clinical risk stratification for predicting stroke and thromboembolism in atrial fibrillation using a novel risk factor-based approach: the Euro heart survey on atrial fibrillation. Chest. 2010; 137: 263-272

对于这些中危患者中：①口服抗凝治疗，②阿司匹林治疗或③省略抗凝治疗，都是合理的治疗方案[187]。特定的抗凝治疗包括维生素K拮抗剂（如华法林）或DOACs（如达比加群、利伐沙班、依多沙班、阿哌沙班），均可作为非瓣膜性心房颤动抗凝治疗的合理选择。

尽管心房颤动在术前心脏风险评估中常常被忽略，但越来越多的证据对此提出了两方面的质疑。具体而言，心房颤动病史似乎是围术期风险增加的指标。例如，一项大型的国际性多中心前瞻性队列研究显示，心房颤动病史与术后心血管事件（即脑卒中、心血管死亡、心肌损伤、心力衰竭或心搏骤停）的风险升高有关[193]，但与死亡无关[77]。在美国的一项基于人群的回顾性队列研究中，慢性心房颤动患者围术期脑卒中的风险显著升高[194]。

心房颤动患者术前评估应侧重于对基础疾病（如缺血性心脏病）、并发症（如心力衰竭、脑卒中）、心率或节律的控制及抗凝治疗方案。快速心室率（>100次/分）的患者通常在进行择期手术之前需要控制心率。心房颤动患者在未使用控制心率的药物情况下出现心室率慢，可能提示患者存在病态窦房结综合征。应询问患者既往任何晕厥或晕厥前状态发作的病史。长期的β受体阻滞剂、地高辛、钙通道阻滞剂或抗心律失常药物都应继续服用。

对大多数心房颤动患者来说，制订术前计划时需考虑的关键问题是对长期服用的抗凝药物的适当处理。最好应与主治的内科医师和外科医师共同合作管理。存在三个主要问题是：①术前暂停治疗是否必需；②何时应停止口服抗凝剂；③是否需要使用LMWH进行桥接治疗[195]。如果患者自身没有出血的相关高危因素（如肝病、肾功能异常、出血并发症病史），且计划进行的手术无大出血风险（例如拔牙、简单的体表手术、起搏器植入术），那么继续使用维生素K拮抗剂治疗是合理的。否则，患者应在术前暂停抗凝药物治疗，包括所有正在进行DOACs治疗或可能需要神经轴索麻醉的患者。暂停口服抗凝剂治疗的患者应在手术前5天停用维生素K拮抗剂。对于INR>3.0的患者，停药时间可能需要更长。最好在手术前24小时复查INR[195]，并且如果INR>1.5，则应口服少量维生素K。术前停用DOACs的时机（表31.11）应根据特定的药物、预计的出血风险、肾功能[基于估计的肾小球滤过率（GFR）]和是否计划使用神经轴索麻醉等来决定[195-196]。正在进行的"围术期抗凝药物使用的手术评价"（Perioperative Anticoagulant Use for Surgery Evaluation）这一多中心前瞻性队列研究有望就有关术前停用DOACs的更简化方案的安全性问

表31.11　术前停用直接口服抗凝药（DOACs）的专家共识意见（推荐的时间间隔自术前最后一次服药时间开始起算）

凝血酶的直接抑制剂（即达比加群）	Ⅹa因子的直接抑制剂（即利伐沙班、依杜沙班、阿哌沙班）
低出血风险操作（ACC推荐意见）*	
eGFR ≥ 80 ml/min：≥ 24 h	eGFR ≥ 30 ml/min：≥ 24 h
eGFR 50 ~ 79 ml/min：≥ 36 h	eGFR 15 ~ 29 ml/min：≥ 36 h
eGFR 30 ~ 49 ml/min：≥ 48 h	eGFR < 15 ml/min：无数据
eGFR 15 ~ 29 ml/min：≥ 72 h	（考虑 ≥ 48 h）
eGFR < 15 ml/min：没有数据	
不明确、中或高出血风险操作（ACC推荐意见）*	
eGFR ≥ 80 ml/min：≥ 48 h	eGFR ≥ 30 ml/min：≥ 48 h
eGFR 50 ~ 79 ml/min：≥ 72 h	eGFR < 30 ml/min：无数据
eGFR 30 ~ 49 ml/min：≥ 96 h	（考虑 ≥ 72 h）
eGFR 15 ~ 29 ml/min：≥ 120 h	
eGFR < 15 ml/min：无数据	
计划行神经轴索麻醉（ASRA推荐意见）†	
统一方案：120 h	72 h
基于eGFR的方案	
■ eGFR ≥ 80 ml/min：≥ 72 h	
■ eGFR 50 ~ 79 ml/min：≥ 96 h	
■ eGFR 30 ~ 49 ml/min：≥ 120 h	
■ eGFR < 30 ml/min：不推荐	

ACC，美国心脏病学会；ASRA，美国区域麻醉科医师协会；eGFR，估算的肾小球滤过率（Cockroft-Gault方程）。
* From Doherty JU, Gluckman TJ, Hucker WJ, et al. 2017 ACC Expert Consensus Decision Pathway for Periprocedural Management of Anticoagulation in Patients With Nonvalvular Atrial Fibrillation：A Report of the American College of Cardiology Clinical Expert Consensus Document Task Force. J Am Coll Cardiol. 2017；69：871-898.
† From Horlocker TT, Vandermeulen E, Kopp SL, et al. Regional anesthesia in the patient receiving antithrombotic or thrombolytic therapy：American Society of Regional Anesthesia and Pain Medicine Evidence-Based Guidelines（Fourth Edition）. Reg Anesth Pain Med. 2018；43：263-309

题提供更高质量的数据（表31.12）[197]。

越来越多的证据表明，如果在手术前暂时停用抗凝治疗，则大多数非瓣膜性心房颤动患者无需桥接治疗。例如，在一项"择期非心脏创伤性操作或手术前需暂停华法林治疗患者的桥接抗凝（Bridging Anticoagulation in Patients Who Require Temporary Interruption of Warfarin Therapy for an Elective Invasive Procedure and Surgery，BRIDGE）"的多中心随机实验中，术前暂停维生素K拮抗剂的使用后，对照组动脉血栓栓塞的风险并不低于LMWH桥接治疗组[198]。此外，桥接治疗时大出血的风险增加。诠释这些实验数据的挑战在于，如何将其意义全面推广至大范围的临床患者。例如，BRIDGE实验1884名参与者中约62%的患者的预期1年内卒中发生率低于5%（即相当于CHA_2DS_2-VASc评分≤4），约14%的预期1年内卒中发生率超过10%（相当于CHA_2DS_2-VASc评分≥7）。为帮助临床医师更好地掌握临床决策，ACC发表了2017年关于非瓣膜性心房颤动患者围术期抗

表 31.12　术前停用直接口服抗凝药（DOACs）的简化方案——在 "手术评估研究中围术期抗凝药物的使用（Perioperative Anticoagulant Use for Surgery Evaluation Study）" 中评估的方法

凝血酶直接抑制剂（即达比加群）	X a 因子直接抑制剂（即利伐沙班、阿哌沙班）
低出血风险操作（不计划行神经轴索麻醉）	
eGFR ≥ 50 ml/min：手术前 2 天最后一次治疗 eGFR 30 ～ 49 ml/min：手术前 4 天最后一次治疗	eGFR ≥ 30 ml/min：手术前 2 天最后一次治疗
高出血风险操作（不计划行神经轴索麻醉）	
eGFR ≥ 50 ml/min：手术前 3 天最后一次治疗 eGFR 30 ～ 49 ml/min：手术前 5 天最后一次治疗	eGFR ≥ 30 ml/min：手术前 3 天最后一次治疗

eGFR：估算的肾小球滤过率。
* 用 Cockcroft-Gault 方程进行计算。
From Douketis JD, Spyropoulos AC, Anderson JM, et al. The Perioperative Anticoagulant Use for Surgery Evaluation (PAUSE) Study for patients on a direct oral anticoagulant who need an elective surgery or procedure: design and rationale. Thromb Haemost. 2017; 117: 2415-2424

凝治疗的专家共识[195]。对于维生素 K 拮抗剂，推荐对于 CHA$_2$DS$_2$-VASc 评分 ≤ 4，且无卒中病史、TIA 或全身性栓塞的低危患者，可省略桥接治疗。相反，对于 CHA$_2$DS$_2$-VASc 评分 ≥ 7、近期（即前 3 个月内）有卒中、TIA 或全身栓塞病史的高危患者，应考虑采用桥接抗凝治疗。对于中危患者（即那些不符合低危或高危标准的患者），如果没有明显的出血风险，且卒中、TIA 或全身性栓塞事件发生时间更久远（3 个月以上），则可以考虑桥接治疗。由于 DOACs 的半衰期相对较短，因此术前暂停后通常无需进行桥接治疗。

室上性心律失常　室上性心动过速可以因心房异位起搏点的快速放电和迅速传导通过房室结而引起，或通过折返机制产生。折返机制中的环路通常同时涉及房室结-浦肯野纤维系统和相关的折返通路。在旁路折返机制中，由于传导从一条通路下行而从另一条通路上行，因此环路持续存在。房室阻滞药物（即腺苷、维拉帕米、β 受体阻滞剂）可帮助减慢大多数室上性心动过速的心室率，但 Wolff-Parkinson-White（WPW）综合征除外。WPW 综合征的特点是存在旁路（Kent 束），允许同时顺行和逆行传导。通过旁路顺行传导会导致 PR 间期缩短（< 0.12 s）以及 QRS 波起始部变形（即 delta 波）。WPW 综合征患者易发生室上性心动过速。此外，在此类患者中，使用阻滞房室结传导的药物来治疗室上性心动过速反而可能反常地增加旁路传导，因此可能导致心室颤动。因此，这些患者的急性室上性心动过速应采用电复律（特别是血流动力学不稳定者）、依布利特[199]或普鲁卡因

胺治疗。WPW 综合征的长期治疗通常需要对旁路进行导管消融。对于已知有室上性心动过速的患者应在围术期继续长期的抗心律失常药物治疗[9]。

室性心律失常　室性异位起搏与房性的鉴别点在于 QRS 波增宽（> 0.12 s）以及 P 波消失。根据心律失常的类型和是否合并心脏病可以对室性心律失常进行分级，以便更好地预测猝死的风险，具体如下：

- 良性室性心律失常包括不合并其他心脏病的孤立性室性期前收缩（VPB）。患者心脏猝死的风险不会增加，也不需要进一步的心脏评估。
- 潜在致命性心律失常包括每小时超过 30 个 VPB，或与潜在心脏病相关的非持续性室性心动过速。患者有心搏骤停的中度高风险，ICD 可能有益。需要进行心脏评估和超声心动图检查，以及可能需要进行心脏负荷试验、冠状动脉造影和心脏电生理测试。
- 致命性心律失常包括持续性室性心动过速、室颤以及 PVB 伴有基础心脏病、心脏功能下降和血流动力学障碍的 VPB。患者有心搏骤停的高风险，ICD 治疗应该有益。患者还需进行心脏病学评估和超声心动图检查，以及心脏负荷试验、冠状动脉造影和电生理检查。通常，应找出并治疗可逆性室性心律失常的原因（如低血钾、局部缺血、酸中毒、低镁血症、药物毒性、内分泌功能障碍）。围术期应继续使用长期抗心律失常药物[9]。

长 QT 间期综合征　长 QT 间期综合征（LQTS）是一种伴有 QT 间期延长的心肌复极化障碍。QT 间期的测量应采用 12 导联 ECG（最好是 II 导联和 V5 导联），测量 QRS 波的起点至 T 波的终点之间的距离。由于 QT 间期与心率成反比，因此可以计算校正后的 QT 间期（QTc），最常见的公式为：

$$QTc = \frac{QT \text{ 间期}}{\sqrt{RR \text{ 间期}}}$$

在成年人中，长 QT 间期的定义是指其长度超过第 99 个百分位数，即女性超过 0.48 s，男性超过 0.47 s[200]。LQTS 患者易出现尖端扭转型室性心动过速，这是一种多形性室性心动过速，QRS 电轴或波形多变。在没有心律失常的情况下，患者通常无症状。相反，心律失常发作时，可能会出现心悸、晕厥、惊厥和心源性猝死。

LQTS 可分为先天性（即遗传性的）和获得性。获得性 LQTS 的原因包括使用抗心律失常药物（如奎

尼丁、索他洛尔、多非利特、伊布利特）、精神药物（如氟哌啶醇、美沙酮）、红霉素、西沙必利以及代谢异常导致（即低血钾、低血镁、低血钙）。值得注意的是，虽然胺碘酮确实可显著延长 QT 间期，但除非伴有低钾血症，否则很少会导致尖端扭转型室速。2010年 ACC/AHA 关于预防尖端扭转型室速的观点认为，在增加可延长 QT 间期的药物剂量前和用药后，需监测并记录 QTc，且此后至少每 8～12 h 复测记录 QTc[200]。LQTS 的其他治疗包括 β 受体阻滞剂（先天性 LQTS）、植入 ICD 以及纠正潜在的代谢性疾病。

Brugada 综合征　Brugada 综合征是一种在没有结构性心脏病的情况下引起突发心搏骤停的罕见疾病。它是一种常染色体显性遗传性疾病，在男性中更为常见，儿童确诊罕见，并且多见于亚裔人种。患者通常在超声心动图、心脏负荷试验和心脏磁共振成像（MRI）中均没有异常表现。最明显的临床表现是室性心律不齐、晕厥和猝死。患者的房性心律失常，尤其是心房颤动的风险也可能增加。Brugada 综合征的 ECG 特征是假性 RBBB 合并 V$_1$～V$_3$ 导联中持续性 ST 段升高（图 31.7）。但与通常的 RBBB 不同的是，Brugada 综合征患者 ECG 通常不存在典型的左侧壁导联 S 波增

宽。在某些患者中，这些 ECG 改变是一过性的，并可以由药物诱发。具有这些典型 ECG 特征但没有其他相关临床表现的无症状患者被称为具有"Brugada 模式"。网站 www.brugadadrugs.org 列出了可导致 Brugada 综合征不良事件出现的药物。其中包括一些常用的麻醉药，如丙泊酚和布比卡因。尚未证实 Brugada 综合征存在有效的治疗药物，Ⅰ类抗心律失常药（如氟卡胺、普鲁卡因胺）和 β 受体阻滞剂可以增加致命性心律失常的风险。植入 ICD 是当前的标准治疗。

植入式心血管电子设备

包括永久起搏器和 ICD 在内的植入式心血管电子设备（CIED）现在非常常见。例如，仅在美国，每年就植入约 190 000 个永久性起搏器和 145 000 个 ICD（见第 38 章）[201-202]。术前评估应明确设备的类型、年限、制造商、型号、当前的设置和最近的调整时间。患者通常会携带记录相关重要信息的制造商识别卡。永久起搏器的功能通常由五个字符的编码组成（表 31.13）[203]。麻醉科医师还应评估患者是否合并心脏病，因为 CIED 患者总是会合并有心力衰竭、IHD、心脏瓣膜病或潜在致命性的心律失常等疾病，

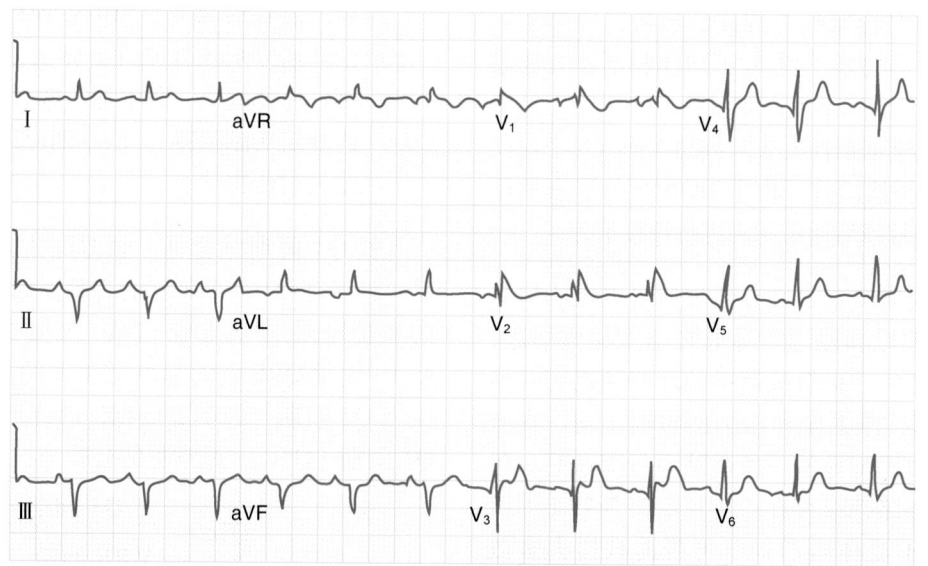

图 31.7　Brugada 综合征患者典型的 12 导联 ECG

表 31.13　起搏器的代码命名

位置 Ⅰ	位置 Ⅱ	位置 Ⅲ	位置 Ⅳ	位置 Ⅴ
起搏的心腔	感知的心腔	对感知的反应	调制频率	多部位起搏
O ＝无	O ＝无	O ＝无	O ＝无	O ＝无
A ＝心房	A ＝心房	I ＝抑制	R ＝调制频率	A ＝心房
V ＝心室	V ＝心室	T ＝触发		V ＝心室
D ＝双心腔（心房＋心室）	D ＝双心腔（心房＋心室）	D ＝双重（触发＋抑制）		D ＝双心腔（心房＋心室）

From Bernstein AD, Daubert JC, Fletcher RD, et al. The revised NASPE/BPEG generic code for antibradycardia, adaptive-rate, and multisite pacing. North American Society of Pacing and Electrophysiology/British Pacing and Electrophysiology Group. Pacing Clin Electrophysiol. 2002；25：260-264

这类病史均具有围术期意义。尤其重要的是，要注意 CIED 设备可能受围术期其他电磁设备或干扰因素等影响而故障的特性（如频率的调制）。围术期的电磁干扰源包括电凝（尤其是单极电凝）、射频消融、碎石术和放疗；而在中心静脉导管置入过程中，导丝的移动可以直接对 CIED 设备造成机械干扰[204]。这些干扰源可导致 CIED 故障，如 ICD 的不当放电或起搏心率的错误变化。尤其在精细的外科操作（如颅内、脊柱、眼科手术）中，ICD 意外放电导致的非预期性患者体动可造成灾难性的后果。

通常，麻醉科医师在对植有 CIED 的患者进行术前评估时，应与相关的 CIED 治疗团队合作规划围术期的管理（框 31.7）[7, 204]。CIED 治疗团队是指由医师和负责监测患者 CIED 功能的医助组成的团队。理想条件下，植有 CIED 患者应在术前咨询调整设备；建议对于 ICD，应在术前 6 个月内进行；对于永久起搏器应在 12 个月内进行；对于任何 CRT 设备，应在 3 至 6 个月内进行。植有 CIED 患者围术期要考虑的关键问题是患者是否植入 ICD、是否依赖起搏器以及磁铁会如何影响 CIED。通常，磁铁会让大多数 ICD 暂停抗心律失常作用，应将起搏器（而非 ICD）切换为非同步起搏模式。对于在手术期间是需要在 CIED 上放置磁铁[204-205]，还是需要临时重新编程（即将起搏器切换到非同步模式，并关闭 ICD 的抗快速性心律失常功能）的问题，不同指南之间还存在分歧[206]。特别是考虑到新一代 CIED 的复杂性，不应将常规使用磁铁视为合适的术前准备的可选方法。与 CIED 团队合作进行个性化的管理是围术期的首选方法。框 31.8 总结了植有 CIED 患者的术前推荐建议。此外，这类患者术前还需要 ECG 检查。胸部 X 线检查虽然不是手术前必需，但可以显示设备的位置和制造商的代码。

框 31.7　植入式心血管电子设备管理的建议原则

必须根据患者、CIED 类型和手术方式对 CIED 进行个体化围术期管理。对所有携带 CIED 患者提供单一的建议是不合理的。
CIED 治疗团队由医师和监测患者 CIED 功能的医师助理组成。
手术或操作团队应当与 CIED 治疗团队沟通，明确手术类型及可能的 EMI 风险。
CIED 治疗团队应当与操作团队沟通，为携带 CIED 的患者开具围术期管理医嘱。
对于大多数患者，可以通过回顾 CIED 诊所的病案开具处方。少部分患者如果无法获得相关信息，可能需要由 CIED 专家进行会诊。
由厂商雇佣的医疗专业人士独立开具医嘱是不合适的。

CIED，植入式心血管电子设备；EMI，电磁干扰
From Crossley GH, Poole JE, Rozner MA, et al. The Heart Rhythm Society（HRS）/American Society of Anesthesiologists（ASA）Expert Consensus Statement on the perioperative management of patients with implantable defibrillators, pacemakers and arrhythmia monitors: facilities and patient management: executive summary. Heart Rhythm. 2011; 8: e1-e18

框 31.8　植入式心血管电子设备的术前推荐意见

■ 关闭 ICD 不是对所有操作都是绝对必需的
■ 不是所有起搏器在任何患者或任何手术中均需调整为非同步起搏模式
■ 起搏器重新调整起搏模式或使用磁铁强制其转换为非同步起搏以防造成抑制
■ ICDs 可以重新编程，或使用磁铁抑制其心律失常感知和快速性心律失常功能
■ 磁铁可以/不能强制将 ICDs 中的起搏器转换为非同步起搏模式
■ 脐以上水平任何涉及电凝或射频消融的操作中，均推荐关闭 ICDs
■ 依赖起搏器的患者接受脐以上水平涉及电凝或射频消融的操作中，宜将起搏模式调整为非同步起搏
操作团队应为 CIED 团队提供以下信息：
■ 操作的类型
■ 操作的解剖部位
■ 患者操作中的体位
■ 是否会需要使用电凝（和电凝的类型）？
■ 是否存在其他来源的 EMI？
■ 其他问题，如破坏电极的可能性有多大（如胸部手术）、是否预计会有大量出血、手术是否会在 CIED 附近进行
CIED 团队应为操作团队提供以下信息：
■ 设备类型（如起搏器、ICD）
■ 设备使用的指征（如病态窦房结综合征、对恶性心律失常的一级或二级预防）
■ 设备的程序（如起搏模式、频率、频率应答、触发电击的心率）
■ 患者是否依赖起搏器？其基础心率/心律如何？
■ 磁铁反应
　■ 起搏心率
　■ 设备是否对磁铁有反应
　■ 移除磁铁后 ICD 是否可以自动恢复工作
　■ 磁铁是否必须偏心摆放

CIED，植入式心血管电子设备；EMI，电磁干扰；ICD，植入式心脏复律−除颤器
Modified from Crossley GH, Poole JE, Rozner MA, et al. The Heart Rhythm Society（HRS）/American Society of Anesthesiologists（ASA）Expert Consensus Statement on the perioperative management of patients with implantable defibrillators, pacemakers and implantable monitors: facilities and patient management: executive summary. Heart Rhythm. 2011; 8: e1-e18.

外周动脉疾病

外周动脉疾病（PAD）是指大、中型非冠状动脉的粥样硬化，全球约 2 亿患者[207]。PAD 是根据臂−踝指数（ankle-brachial index，ABI，即踝部与上臂收缩压的比值）小于 0.90 确诊[208]。该疾病对下肢血管的影响通常大于上肢血管。PDA 的进展个体差异很大，从最初的无症状阶段到出现间歇性跛行（即肢体活动性疼痛），直至肢体严重缺血。PAD 的危险因素包括高龄、吸烟、高血压、糖尿病、CKD 和已知其他血管动脉粥样硬化（IHD）。PAD 患者的其他部位（如心脏、大脑）也可出现动脉粥样硬化。例如，一项非手术患者的系统性综述发现，PAD 患者中合并 IHD 的患病率从根据心脏负荷试验诊断的 60% 到根据冠状动脉造影诊断的 90% 不等[209]。符合 PAD 诊断标准的患者（即 ABI < 0.90）发生继发性心肌梗死、急性脑卒

中或心血管死亡的风险增加[210]。PAD 也是手术患者风险增加的标志。ABI 值低于 0.90 是非心脏手术后发生心血管并发症的独立危险因素[211]。PAD 也与非心脏大手术后的死亡风险增加相关[77-78]。另外 PAD 相关间歇性跛行可能会限制患者的功能性耐量，因此可能掩盖潜在的 IHD 或心力衰竭症状。

　　PAD 的术前评估包括临床表现（如间歇性跛行、静息痛）、危险因素（如高血压、糖尿病、吸烟、CKD）和相关合并症（如 IHD、CVD）。应测量患者的双上肢血压，并评估外周脉搏的有无。听诊腹部或股动脉区杂音且触诊腹部包块是血管检查的组成部分。术前实验室检查通常包括 ECG 和血液检查，如全血细胞计数、肌酐浓度和葡萄糖浓度。患者可能常需要进行 IHD 相关的特殊检查，如脑钠肽和心脏负荷试验（请参阅"缺血性心脏病"一节）。根据危险因素和当前的心血管治疗，患者可能接受阿司匹林、P2Y$_{12}$ 抑制剂（如氯吡格雷）和 DOACs 的长期治疗。术前应暂时停用 DOACs（见"心房颤动"一节）。大多数情况下，术前也应中断 P2Y$_{12}$ 抑制剂的治疗，除非患者最近植入过冠状动脉支架（见"冠状动脉支架"一节）。非心脏手术患者围术期继续使用阿司匹林不能预防心血管并发症，除非是植入药物洗脱冠状动脉支架的患者[136]，但这会导致大出血风险增加（这是围术期卒中的危险因素）[132]。但是，血管外科手术的患者（以减轻旁路移植物阻塞的风险）以及高危 IHD、既往有 PCI 史或近期卒中病史（即前 9 个月内）的患者，应考虑有选择地续用阿司匹林[212]。

肺部疾病

　　见第 13 章和第 53 章。

哮喘

　　全球哮喘防治创议（Global Initiative for Asthma）（http://ginasthma.org）将哮喘定义为"一种异质性疾病，通常以慢性气道炎症为特征。它以随时间和强度变化的喘息、气促、胸闷和咳嗽等呼吸系统症状的病史以及可变的呼气气流受限而定义。"发作性的肺内气道梗阻通常可以自发缓解或通过治疗而逆转，刺激物（如烟）、变态原、感染、药物或气道内器械操作会加剧气道梗阻。据估计，在全球范围内哮喘病困扰着 3 亿多人，是 1/250 死亡病例的死因[213]。根据患者的症状、夜间憋醒与否、短效支气管扩张剂的需求、功能障碍的程度和肺功能检查（PFTs）的异常，可将哮喘分为间歇性、轻度持续性、中度持续性和重度持续性这几种。尽管肺量计是诊断哮喘的首选方法，但其结果正常并不能排除哮喘的可能。PFTs 的典型异常表现是第 1 秒用力呼气量（FEV$_1$）与肺活量（FVC）的比值低于 0.7，说明有气道梗阻表现。重要的是，PFTs 最初的检查结果正常也并不能完全排除哮喘。如果结果正常但仍强烈怀疑患有哮喘时，则应进行乙酰甲胆碱激发试验或支气管扩张试验。轻度且控制良好的哮喘患者较之没有哮喘的患者，围术期风险并不增加[214]。此外，PFTs 虽有助于确立哮喘的诊断，但通常对这些患者的围术期预后判断没有价值。

　　对于明确有哮喘的患者，麻醉科医师应询问其呼吸困难、胸闷、咳嗽（尤其是夜间出现的）、近期病情加重情况（及其相关触发因素）、目前的治疗（特别是皮质类固醇）、住院史、急诊就诊史、重症监护治疗病房住院史、气管内插管病史以及近期上呼吸道感染史（见"上呼吸道感染"部分）。要求患者根据临床症状、运动耐量和用药需求对当前的哮喘症状与自己的"正常"或"最佳状态"进行对比，有助于临床评估。体格检查应包括呼吸音的性状、气流量、喘息的程度和脉搏血氧。喘息的程度并不总是与支气管痉挛的严重程度相关。在严重阻塞的情况下，气流严重受限，喘鸣反而会消失。喘息在哮喘中很常见，但并非其特定症状。例如，喘息可见于慢性阻塞性肺疾病（COPD）、胃食管反流性疾病、声带功能障碍、气管狭窄、支气管狭窄、囊性纤维化、变态反应性支气管肺曲霉菌病和心力衰竭等疾病。观察辅助呼吸肌的运动程度也可帮助评估支气管收缩的严重程度。

　　除非患者病情急性严重加重，否则无需进行动脉血气检查。口服糖皮质激素的患者应监测血糖。仅在怀疑感染或气胸时才需要进行胸部 X 线检查。手术当天必须继续使用支气管扩张剂、糖皮质激素（吸入和口服）和抗生素。β 受体激动剂是降低麻醉诱导后支气管痉挛风险的有效的预防性措施。对于任何新诊断或控制较差的哮喘患者，可在术前短期口服皮质类固醇激素（泼尼松 20 ～ 60 mg，服用 3 ～ 5 天）[215]。重要的是，对于采用慢性皮质类固醇激素治疗的哮喘患者，围术期可能需要采用"负荷剂量的类固醇"治疗（见"下丘脑-垂体-肾上腺疾病"一节）。

慢性阻塞性肺疾病

　　慢性阻塞性肺疾病（COPD）是一种慢性呼吸系统疾病，全球约 1.75 亿人受此影响，每年造成 300 万人死亡[216]。其特征性表现为持续性气流阻塞，有时是部分可逆的（见第 13 章和第 53 章）。其可能是吸烟、环境污染物（例如空气污染）、α$_1$- 抗胰蛋白酶缺乏症、慢性感染和长期哮喘等导致的。"慢性阻塞性肺疾病全球创议（Global Initiative for Chronic Obstructive Lung Disease）"将 COPD 定义为"一种常见的可预防和治疗的疾病，其特征是通常由于明显暴露于有害颗粒或气体而引起的气道和（或）肺泡异常所致的持续性呼吸系统症状和气流受限。"（http://www.goldcopd.org）。COPD 分为"慢性支气管炎"和"肺气肿"两个亚型。慢性支气管炎是指连续 2 年内持续 3 个月的湿性咳嗽，且排除了其他引起慢性咳嗽的原因（例如支气管扩张）。肺气肿是指 COPD 引起的肺部结构病理性改变，包括末端细支气管扩张及肺泡壁的破坏。根据肺功能结果和临床症状对 COPD 的严重程度进行分类。患者一旦在肺功能检查中有气道梗阻的证据（FEV_1/FVC 比值 < 0.7），则 FEV_1 大于或等于预计值的 80% 为轻度 FEV_1 气流受限；FEV_1 在 50% ~ 79% 预计值之间，为中度 FEV_1 受限；FEV_1 在 30% ~ 49% 预计值之间为，重度 FEV_1 受限；FEV_1 小于 30% 预计值，则为极重度 FEV_1 受限。症状的严重程度采用经过验证的量表单独进行分类[217]。COPD 恶化是指"因呼吸道症状急性恶化而需额外治疗"（http://www.goldcopd.org）。

COPD 患者的术前评估与哮喘患者相似，但需额外关注近期感染的征象（如痰量及颜色变化）。桶状胸和嘬唇呼吸提示病程进展。COPD 是术后肺部并发症的已知危险因素（见"术后肺部并发症"一节）[218]。但目前尚未有明确的 COPD 严重程度的阈值可提示围术期风险极高。通常，除非是拟行肺切除（见第 53 章和"计划行肺切除的患者"一节），PFTs 对于评估 COPD 患者围术期的风险没有意义。一般而言，仅在不能明确患者的肺功能是否已得到优化，或出现无法解释的呼吸困难时，才有指征进行术前 PFTs。低氧或需要氧疗的患者，除了可以使用脉搏血氧仪进行常规的血氧饱和度监测外，动脉血气也可能对评估有益。只有怀疑感染或大疱性疾病时，行胸部 X 线检查才有意义。COPD 患者术前准备的一个关键目标是在进行任何择期手术之前优化肺功能。因此，近期病情加重的患者可能需要更强化的支气管扩张剂、短程抗生素或口服皮质类固醇激素治疗，择期手术可能需要推迟。应鼓励吸烟者戒烟（见"吸烟者和二手烟暴露"一节）。此外，可以对高危患者术前进行吸气肌训练和理疗，并与其讨论神经轴索麻醉或镇痛的可能好处（见"术后肺部并发症"一节）。手术当天 COPD 患者应继续使用吸入药物和其他长期药物，而且接受长期皮质类固醇治疗的患者可能需要"负荷剂量的类固醇"治疗（见"下丘脑-垂体-肾上腺疾病"一节）。

限制性肺疾病

限制性肺疾病的特征是肺内和（或）肺外因素引起的肺总容量下降。肺内因素包括特发性间质性肺炎、肺切除史、肺纤维化和继发于结缔组织病的间质肺病；肺外因素包括胸壁受限（如脊柱后凸畸形、肥胖、强直性脊柱炎）、肌肉功能障碍（如肌营养不良、重症肌无力、膈肌麻痹）和胸膜疾病（如间皮瘤、渗出、气胸）。对于具有相关或病史的患者，胸部 X 线片和 PFTs 有助于诊断。患者通常 FEV_1 和 FVC 成比例地降低，所以 FEV_1/FVC 比值一般正常（即 > 0.7）。术前 PFTs 还可以帮助评估已知的限制性肺疾病的急性程度或有无进行性加重；但对于无临床可疑症状的患者，则无需常规进行检查。这类患者还存在因限制性肺疾病的重叠症状而导致肺动脉高压漏诊的风险。因此，对于已知有限制性肺疾病的患者，也可能有指征采用超声心动图检查患者症状恶化的原因。

拟行肺切除手术的患者

大多数计划行肺切除手术的患者均存在肺部疾病（第 53 章将更详细地介绍该主题）。肺量计检查有助于预测风险，并排除按计划行肺切除术后肺功能储备很可能不足的患者（参见第 53 章）。当前美国胸科医师协会（ACCP）指南建议对所有拟行肺切除手术的患者测定 FEV_1 和一氧化碳弥散量（D_{LCO}）[219]。切除后的残余肺功能可以通过联合应用肺功能检查和放射性核素定量肺扫描进行估计。预计术后 FEV_1（predicted postoperative FEV_1，PPO FEV_1）以术前 FEV_1 乘以非手术肺或肺区的灌注百分比来计算：

$$预计术后 FEV_1 = 术前 FEV_1 \times \frac{未切除肺的灌注量}{肺总灌注量}$$

PPO D_{LCO} 可以采用类似的公式通过术前 D_{LCO} 来计算。PPO FEV_1 和 PPO D_{LCO} 均超过预期值的 60% 的患者风险较低，可以直接进行手术。如果两者中的某一计算值在预测值的 30% ~ 60% 范围内，则建议进行简单而客观的运动测试，如往返步行试验或有症状限制的爬楼梯试验。对于在这些简单测试中表现较差的患者（即在步行测试中 < 400 m 或在爬楼梯测试中 < 22 m），且 PPO FEV_1 或 PPO D_{LCO} 值低于预测值的 30% 的患者，ACCP 指南建议使用 CPET 测量峰值耗氧量（VO_2 峰值）[219]。术前 VO_2 峰值大于 20 ml/（kg·min）提示围术期低风险；10 ~ 20 ml/（kg·min）提示中度风险；若小于 10 ml/（kg·min）则提示高风险。在高风险的情况下，应考虑选择非手术治疗，而

中等风险应考虑共同决策进一步的诊疗方案。

阻塞性睡眠呼吸暂停

在北美，年龄 30 ～ 60 岁之间的女性中睡眠呼吸障碍的患病率是 9%，男性是 24%（见第 10 章）[220]。OSA 是最常见的睡眠呼吸障碍类型，在不同的年龄段、种族和国家的患病率各不相同。据北美地区最新预测，50 ～ 70 岁女性的患病率为 9%，而男性则为 17%[221]。OSA 的特征是睡眠中反复出现上呼吸道陷闭，导致在存在呼吸动作努力的情况下，气流仍减少或完全中止。患者会出现间歇性高碳酸血症、间歇性低氧血症和睡眠不足的表现。OSA 的危险因素包括高龄、男性、肥胖、吸烟、怀孕、心力衰竭、终末期肾病和颅面部畸形。OSA 是根据临床症状进行诊断的，如无法恢复精神饱满的睡眠、打鼾、高血压以及在多导睡眠图监测或家庭睡眠呼吸暂停测试中出现与睡眠相关的呼吸事件的发生频率。一旦诊断，疾病的严重程度通常以呼吸暂停低通气指数（AHI）来评估，即每小时睡眠中呼吸暂停和低通气事件的次数。AHI 5 ～ 15 次 / 小时为轻度，16 ～ 30 次 / 小时为中度，大于 30 次 / 小时为重度。

OSA 与系统性高血压、肺动脉高压、IHD、心力衰竭、心律失常（即心房颤动、缓慢性心律失常、室性逸搏）、脑卒中、2 型糖尿病、肥胖低通气综合征和非酒精性脂肪肝的患病率增加相关。非手术患者 OSA 的主要有效治疗方法是持续气道正压（CPAP）通气和减重[222-224]。

大多数 OSA 患者在进入手术室时仍未能得到诊断[225]。筛查问卷可以提供部分帮助。例如，含 8 项指标的 STOP-Bang 问卷是术前评估中筛查 OSA 的直截了当而又有效的工具（图 31.8）[226]。得分为 2 分或更低的手术患者的风险很低（AHI ≥ 5 的阴性似然比为 0.24），而得分大于等于 5 分者的风险增加（AHI ≥ 5 的阳性似然比为 1.8）[226]。由于得分为 3 ～ 4 分的患者处在一个不确定的区间，因此提出了该亚组的其他筛查标准，包括血清碳酸氢盐浓度大于等于 28 mmol/L[227] 和对问卷的不同加权计算[228]。对所有手术患者均进行 OSA 筛查操作的负担存在不确定性，尤其是因为 STOP-Bang 问卷的得分为高分者的阳性似然比并不高。合理的选择可能是在高风险人群中进行筛查，例如肥胖患者、存在合并症的患者以及已知或可疑存在插管困难表现的患者。

用于睡眠呼吸暂停筛查的 STOP-Bang 问卷

你是否经睡眠试验诊断为睡眠呼吸暂停?　　　　　　是 □　否 □

你是否因睡眠呼吸暂停接受过治疗，如 CPAP 或 Bi-PAP?　是 □　否 □

___

请用"是"或"否"回答以下问题:

1) 你是否大声地打鼾（比说话声大或关上门仍能被听到）?
   是 □　否 □

2) 你日间是否经常感觉疲劳、乏力或困倦?
   是 □　否 □

3) 是否有人观察到过你睡眠中出现呼吸暂停?
   是 □　否 □

4) 你是否患有高血压或正在接受高血压治疗?
   是 □　否 □

此线以下由医务人员填写

___

5) BMI 是否 ≥ 35 kg/m²?
   是 □　否 □

6) 患者年龄是否 ≥ 50 岁?
   是 □　否 □

7) 患者颈围是否大于 15.7 英寸（40 cm）?
   是 □　否 □

8) 患者是男性吗?
   是 □　否 □

回答"是"的问题总数: _____ 患者是否为 OSA 高风险?　　　　是 □　否 □

OSA 高风险: 回答"是"超过 3 项

图 31.8 用于阻塞性睡眠呼吸暂停（OSA）筛查的 STOP-Bang 问卷。BMI，体重指数（From Chung F, Yegneswaran B, Liao P, et al. STOP Questionnaire: a tool to screen patients for obstructive sleep apnea. Anesthesiology. 2008; 108: 812-821.）

由于睡眠疾病本身及其相关合并症的存在，OSA 患者的围术期风险增加。OSA 患者的面罩通气、直接喉镜暴露、气管内插管和气道纤支镜暴露均更加困难（见第 44 章）。此外，这些患者对阿片类药物的呼吸抑制作用也更为敏感。通常，OSA 患者的围术期气道梗阻、低氧血症、肺不张、肺炎、心血管并发症和住院时间延长的风险增加[229]。与合并症相比（如 IHD、心力衰竭、糖尿病、肥胖），这些风险的增加多大程度上是由于 OSA 本身引起的，尚不明确。例如，一些队列研究发现，在排除了共存的合并症的影响后，已知 OSA 的患者或筛查为 OSA 高风险的患者的死亡率或术后低氧血症的发病率并未增加[77, 230-231]。

术前评估的重点是明确所有已知 OSA 患者的特点，并有选择性地识别出存在未确诊 OSA 风险的患者。另外，应根据临床上的需求对合并症进行评估和优化。例如，如果怀疑有未诊断的心力衰竭或肺动脉高压，则可能需要超声心动图检查。对于已知 OSA 的患者，麻醉科医师应掌握其严重程度、当前的治疗方法，并通知患者在手术当天携带其自己使用的 CPAP 设备或口咽辅助用具（以便可以在手术后立即恢复治疗）。

肺动脉高压

肺动脉高压是指静息状态下平均肺动脉压持续 ≥ 25 mmHg。它可以单独发生或伴随其他疾病出现。根据世界卫生组织（WHO）的定义，肺动脉高压分为 5 类（框 31.9）[232]。特发性和遗传性肺动脉高压（以前称为原发性肺动脉高压）较为少见。其他更为常见的类型常与其他各种疾病共同存在，包括心脏、肺、肝脏疾病，以及血栓栓塞疾病和胶原血管病［如硬皮病、系统性红斑狼疮（SLE）］。肺动脉高压还与人类免疫缺陷病毒（HIV）感染、使用抑制食欲药物（如芬氟拉明）、OSA 和慢性肝病（尤其是门静脉高压）有关。

肺动脉高压患者的围术期发病率和死亡率很高[233-235]。围术期缺氧、高碳酸血症、低体温、使用缩血管药物和交感神经张力增加（甚至因焦虑引起的）均会增加肺血管阻力，并可能引起急性失代偿而致右心衰竭。隐匿性肺动脉高压比完全明确的肺动脉高压患者可能更有问题，因为患者的症状可能是其他疾病引起的，而围术期可能意外出现失代偿。目前美国和欧洲的指南建议相关患者在围术期应与肺动脉高压专家团队合作进行管理，并在具备专业知识和技术的医学中心进行手术[7, 9]。

术前评估时重新检测肺动脉高压可能是具有挑战性的。肺动脉高压的初始症状通常是非特异且隐匿的。诊断常被延误，约有 20% 的患者在明确诊断前 2 年多已经出现症状[236]。典型的初始症状是劳力性

框 31.9　肺动脉高压分类表

肺动脉高压
1. 特发性肺动脉高压
2. 遗传性肺动脉高压
3. 药物或毒物诱发的肺动脉高压
4. 伴有其他疾病
  a. 结缔组织病
  b. 先天性心脏病
  c. 门静脉高压
  d. HIV 感染
  e. 血吸虫病
5. 肺静脉闭塞性疾病和（或）肺毛细血管多发性血管瘤
6. 新生儿持续性肺动脉高压
左心疾病相关肺动脉高压
1. 左心室收缩功能不全
2. 左心室舒张功能不全
3. 心脏瓣膜病
4. 外源性压迫中心肺静脉
5. 先天性或获得性左心流入道或流出道梗阻及先天性心肌病
与肺部疾病或低氧血症相关的肺动脉高压
1. 慢性阻塞性肺疾病
2. 间质性肺病
3. 伴有限制性和阻塞性的混合型障碍的其他肺疾病
4. 睡眠呼吸障碍
5. 肺泡低通气疾病
6. 发育性肺疾病
7. 长期处于高海拔
慢性血栓栓塞性肺动脉高压
多因素病因不明的肺动脉高压
1. 血液系统疾病（慢性溶血性贫血、骨髓增生异常、脾切除术）
2. 全身性疾病（结节病、肺组织细胞增多症、淋巴管平滑肌瘤病）
3. 代谢性疾病（糖原贮积病、戈谢病、甲状腺疾病）
4. 其他情况（肿瘤梗阻，纤维化纵隔炎，慢性肾病，节段性肺动脉高压）

From：Simonneau G, Gatzoulis M, Adiata I, et al. Updated clinical classification of pulmonary hypertension. J Am Coll Cardiol. 2013；62：D34-D41

呼吸困难、嗜睡和疲劳。随着疾病的进展，会出现与右心室超负荷相关的症状，包括劳力性胸痛、劳力性晕厥或晕厥前状态、上腹痛（即肝淤血）和坠积性水肿。体格检查可能发现 S_2 心音分裂伴第二心音亢进、右心室抬举、三尖瓣反流杂音、腹水、肝肿大、颈静脉怒张和外周水肿。ECG 和超声心动图可用于评估可疑或已知中、重度肺动脉高压的患者。典型的 ECG 表现为电轴右偏、RBBB、右心室肥厚以及 V_1 和 V_2 导联 R 波高尖。严重的肺动脉高压患者可能出现右心房肥大和"肺性 P 波"，以及 Ⅱ、Ⅲ、aVF 和 V_1 导联 P 波高尖。超声心动图是肺动脉高压的首选筛查检查。它可以估测肺动脉压、评估右心室功能、发现左心力衰竭以及结构性心脏病（如心脏瓣膜病、先天性心脏病）。超声心动图检查结果显著异常的患者可能需要行右心和左心导管置管测压，尤其是考虑到仅通过超声心动图估测右心压力可能不准确的情况下。其他有用的实验室检查包括全血细胞计数、电解质、肌酐浓度和肝功能检查（即肝脏淤血或药物相关副作用）。

肺动脉高压患者术前可能应用利尿剂、钙通道阻滞

剂、吸氧、5 型磷酸二酯酶抑制剂（如西地那非、他达拉非）、内皮素受体拮抗剂（如波生坦、安贝生坦）和前列环素途径激动剂（如伊洛前列素、依前列醇）进行治疗。其中一些药物是通过持续静脉输注给药的，即使短暂中断治疗也可能造成严重后果。通常所有这些药物都应在围术期继续使用[7, 9]。一些患者可能已接受抗凝治疗。术前停用抗凝药的时机以及桥接治疗的评估都应与肺动脉高压专家小组合作联合制订治疗方案。

吸烟者和二手烟暴露

直接接触或通过"二手烟"暴露于烟草会增加许多围术期并发症的风险，包括呼吸系统、心脏和感染相关事件。当前吸烟者术后并发症发生率增高，包括死亡率、心脏并发症、肺部并发症、急性卒中和手术部位感染[237-238]。总体而言，约三分之二的吸烟者希望戒烟[239]。美国公共卫生署（U.S.Public Health Service）建议"所有医师都应强烈建议每位吸烟的患者戒烟，因为有证据表明，医师的戒烟建议会提高患者的依从率[240]。"哪怕是医师简短的戒烟建议也可提高戒烟率（相对危险度 1.66；95%CI，1.42 ~ 1.94）[241]，尽管戒烟率只能从很低的 2% 提升至 3%。强化戒烟干预措施中，行为咨询和药物治疗均已证明有效，证据支持联合疗法可进一步提高效果[242]。戒烟的主要药物干预措施是尼古丁替代疗法（即尼古丁贴剂、口香糖或糖果）、伐尼克兰和安非他酮。安非他酮和伐尼克兰应至少在尝试戒烟前 1 周开始使用。许多医院、保险公司、社区和政府机构都制定了戒烟计划。美国可在线（如 https://www.cdc.gov/tobacco/quit_smoking/index.htm 和 https://smokefree.gov）或电话（如 1-800-QUIT-NOW）咨询以获得更优化的建议和指导。

计划手术是促进戒烟的"宣教时机"，来自美国的基于人群的调查数据显示，大手术后戒烟率显著增加[243]。在此背景下，术前评估门诊的干预措施可以有效提升短期戒烟率（即手术后 3 ~ 6 个月内）[244]。尽管长期戒烟率的维持效果尚不明确[245]，但随机对照实验已证明，围术期戒烟干预降低尼古丁依赖的效果可以维持至术后 1 年[246-247]。

围术期戒烟的好处可在戒烟后一年内体现[248]。然而，获益所需的最短戒烟期限并不明确。先前的系统性综述表明，术前至少戒烟 3 ~ 4 周才能显示临床获益[249-250]。这些益处包括降低呼吸道并发症和伤口愈合延迟的风险。尽管一项早期的研究报告近期戒烟者的围术期风险增加（统计学差异不显著）[251]，但另一项系统性综述发现在手术前短时间内（即 8 周内）戒烟并不会导致不良事件风险增加[252]。因此，手术开

始前任何时刻都可应鼓励有意愿的患者戒烟。戒烟理论上益处很多，即使是术前几天短暂戒烟也是有益的。患者戒烟后，一氧化碳水平很快降低，从而改善了氧的输送和利用。氰化物水平降低有利于线粒体的氧化代谢。其他有益影响还包括尼古丁水平降低（改善血管舒张作用）、许多有损伤口愈合的有毒物质也会减少。

上呼吸道感染

传统观点上，当患者（尤其是儿童）存在或近期有过上呼吸道感染时，应取消择期手术。关注的重点在于上呼吸道感染合并的气道高反应性使患者出现喉痉挛、支气管痉挛、肺不张、咳嗽、气道阻塞、缺氧、喘鸣和屏气等的风险增加[253]。既往的证据提示，这种气道高反应可持续 2 ~ 4 周[253-254]。然而，在现代麻醉技术下，相关围术期呼吸系统事件大多数较轻且易解决，因此不再需要常规取消手术。对于具有严重症状（如高热）的患者，尤其是存在其他情况的患者（如严重哮喘、心脏病、免疫抑制），择期手术应推迟至感染痊愈后 4 周进行。相反，对于轻症或感染不复杂的相对健康的患者，按计划进行手术并避免在最后一分钟取消手术所带来的不便，应该是合理的。但对病情处于上述两个极端之间的患者，决策是否可以继续进行手术时，应采取个体化的原则加以考量。

囊性纤维化

囊性纤维化是一种常染色体隐性遗传性疾病，由内皮细胞氯化物和水转运异常所致。这种遗传病可以导致进行性慢性气道疾病，以气道梗阻、破坏和反复肺部感染为特征。患者也可能出现胰腺外分泌功能不全（即营养不良、糖尿病、胰腺炎）、肠梗阻、鼻窦炎和肝病（即胆源性肝硬化、门静脉高压）。其诊断有赖于其直系亲属中至少有一个器官系统障碍的临床表现（如慢性气道疾病、胰腺外分泌功能不全、慢性胰腺炎、囊性纤维化）；同时伴有明确的生化（两次汗液氯化物浓度超过 60 mmol/L）或基因异常（明确有致病性基因突变）[255]。

术前评估应着重于呼吸系统、肝以及营养状况评价。术前检查电解质水平、肝功能、胸部放射检查以及肺功能检查等对评估有一定帮助。围术期应与呼吸内科医师或囊性纤维化专家共同合作管理，术前准备的一个重要目标是尽可能改善肺部状态（即分泌物、感染、支气管痉挛）。围术期应继续使用治疗囊性纤维化的药物。

术后肺部并发症

术后肺部并发症涵盖了临床上几个重要方面的

问题，最近的一个系统性文献综述和专家共识对此进行了进一步明确。Abbott 及其同事提出了四种适合在有关术后肺部并发症的临床研究中广泛使用的标准结局指标，即肺炎、肺不张、急性呼吸窘迫综合征（ARDS）和误吸[256]。此外，研究者还提出了术后肺部并发症的新定义，根据所需治疗的程度（如吸氧、正压通气）对并发症的严重程度进行分类[256]。对于肺部并发症结局的定义存在很大的差异，这体现在不同研究报道的结局之间存在不一致性，以及在诠释研究结果时存在的困难上。但尽管研究结果之间并不一致，但一个合理的估计是，接受非胸腔手术的患者中约有 5% 可发生这些并发症[257-258]。

肺部并发症的危险因素主要包括两个方面：患者相关的危险因素和手术相关的危险因素（框 31.10）[218]。患者因素包括总体健康状况［如 ASA 身体状况（ASA-PS）分级、功能依赖］、吸烟史、高龄、COPD、肺部疾病病史（如近期感染、氧饱和度低）、肺动脉高压、贫血、心力衰竭、脓毒症病史、营养状况不佳（如低白蛋白血症）和肥胖症（BMI > 30 kg/m²）[218, 257, 259-260]。注意，该列表中明显缺少的患者因素包括哮喘、动脉血气或 PFTs 结果。控制良好或术前使用皮质类固醇治疗的哮喘患者发生并发症的风险出人意料地低[214]。有近期病情加重、既往有术后肺部并发症病史、近期

框 31.10 术后肺部并发症的危险因素

潜在的患者相关的危险因素
高龄
ASA-PS 2 级或以上
充血性心力衰竭
功能性依赖
慢性阻塞性肺疾病
体重减轻
感官受损
吸烟
饮酒
胸部检查异常
潜在的手术相关危险因素
主动脉瘤修复
胸科手术
腹部手术
上腹部手术
神经外科手术
头颈部手术
危急手术
血管手术
全身麻醉
围术期输血
潜在的实验室检查相关危险因素
白蛋白水平 < 35 g/L
胸部 X 线检查异常
BUN 水平 > 7.5 mmol/L（ > 21 mg/dl）

ASA-PS 美国麻醉科医师协会健康状态；BUN，血尿素氮。
From Smetana GW, Lawrence VA, Cornell JE, et al. Preoperative pulmonary risk stratification for noncardiothoracic surgery: systematic review for the American College of Physicians. Ann Intern Med. 2006; 144: 581-595

住院或因哮喘行气管内插管的哮喘患者的风险更高。动脉血气有助于预测肺切除术后的肺功能，但不能评估围术期的肺部风险。PFTs 的结果，如 FEV_1 的分级，通常不能预测肺部并发症[218]。PFTs 在诊断（"呼吸困难是由肺疾病还是心力衰竭引起的？"）或效果评估（"呼吸困难或喘息症状是否可以进一步改善？"）上具有明确的作用[10, 218]，但不能作为风险评估或拒绝进行手术的依据。手术相关的危险因素包括手术类型（头颈、胸部、上腹部、主动脉、神经外科）、长时间手术、危急手术、全身麻醉和残余神经肌肉阻滞[218, 257]。

目前已定义了几种评估肺部风险的术前临床风险指数[34-35, 257, 259-260]。尽管这些指数具有可接受的预测准确性，但也存在局限性。有些仅能预测特定的并发症类型（即肺炎 vs. 呼吸衰竭）[34-35, 259-260]，而有些则过于复杂以至于难以投入临床使用[34-35]。目前最简单明了并得到了外部验证[261]的指数应该是 ARISCAT（加泰罗尼亚手术患者呼吸系统风险评估，Assess Respiratory Risk in Surgical Patients in Catalonia）评分[257]（表 31.14）。该评分将患者分为低危、中危和高危三类[257]。

表 31.14 ARISCAT* 围术期肺部风险指数评分方案

ARISCAT 评分的内容	分配的分值
年龄	
■ ≤ 50 岁	0
■ 51 ～ 80 岁	3
■ > 80 岁	16
术前氧饱和度	
■ ≥ 96%	0
■ 91% ～ 95%	8
■ ≤ 91%	24
前一个月的呼吸系统感染	17
术前贫血（ < 100 g/L）	11
手术切口部位	
■ 外周	0
■ 上腹部	15
■ 胸部	24
手术时长	
■ ≤ 2 h	0
■ > 2 ～ 3 h	16
■ > 3 h	23
危急手术（操作）	8

ARISCAT 得分	肺部并发症风险
低风险： < 26 分	1.6%
中风险：26 ～ 44 分	13.3%
高风险： ≥ 45 分	42.1%

* 估计呼吸道感染、呼吸衰竭、胸腔积液、肺不张、气胸、支气管痉挛或吸入性肺炎的混合终点的风险。
ARISCAT，加泰罗尼亚手术患者呼吸系统风险评估。
† 由于某些变量的数据缺失，3 名患者被排除入组。
From Canet J, Gallart L, Gomar C, et al. Prediction of postoperative pulmonary complications in a population-based surgical cohort. Anesthesiology. 2010; 113: 1338-1350

术前明确为高危的患者，麻醉科医师可以采用以下方法来帮助降低围术期的肺部并发症风险：包括鼓励戒烟（参阅"吸烟者和二手烟暴露"一节）、针对任何近期哮喘发作或 COPD 加重的治疗、针对近期下呼吸道感染的治疗。这些治疗措施可能需要采用药物（如抗生素、支气管扩张剂、类固醇）治疗、专科医师会诊（如呼吸内科医师）以及推迟手术计划。越来越多的证据表明，接受心脏或腹部手术的高危患者术前进行吸气肌训练和理疗会有帮助[262-263]。麻醉科医师还可以在麻醉前评估时向患者宣教神经轴索麻醉或镇痛的益处[19, 264-265]，并与主治医师讨论进行微创手术的可能。

内分泌疾病

糖尿病

全世界约有 4.2 亿人患有糖尿病[266]。主要分为 1 型糖尿病（以前称为"胰岛素依赖型糖尿病"或"少年发病型糖尿病"）和 2 型糖尿病（以前称为"非胰岛素依赖型糖尿病"或"成人发病型糖尿病"）两种类型[267]。1 型糖尿病约占糖尿病患者总数的 5% ～ 10%，是胰腺 β 细胞自身免疫破坏的结果。此类患者胰岛素分泌绝对缺乏，但胰岛素敏感性正常。由于该疾病通常在年轻时起病，并且通常难以控制，因此患有 1 型糖尿病的成年人有过早出现血管疾病的风险，例如缺血性心肌病、肾病、视网膜病和周围神经病，也有发生糖尿病酮症酸中毒的风险。2 型糖尿病的特征是胰岛素抵抗和胰岛素的相对（而非绝对）缺乏。大多数患者肥胖，很少发生酮症酸中毒。糖尿病与多器官功能障碍相关，包括 IHD、心力衰竭（独立于相关的 IHD）、CVD、CKD、周围神经病变、自主神经病变（如体位性低血压、胃轻瘫）、视网膜病变和关节活动度下降（如颈部活动度下降而影响气道管理）。在围术期，糖尿病是发生术后并发症的危险因素，包括心脏事件[97]、急性肾损伤（acute kidney injury，AKI）[268-269]和手术部位感染[270]。胰岛素治疗是 1 型糖尿病的主要治疗方法，可以每日多次注射或连续皮下注射。对于 2 型糖尿病，有多种治疗选择，包括非药物治疗（如饮食、减重、运动）、二甲双胍、磺脲类药物（如格列本脲、格列吡嗪）、瑞格列奈、胰高血糖素样肽 -1（glucagon-like peptide-1，GLP-1）激动剂（如利拉鲁肽）、钠葡萄糖共转运蛋白 2（sodium-glucose cotransporter 2，SGLT$_2$）抑制剂（如依帕列净）、二肽基肽酶 4（dipeptidyl peptidase-4，DPP-4）抑制剂（如西他列汀、沙格列汀、利那列汀、阿格列汀）和胰岛素。

在对糖尿病患者进行术前评估期间，麻醉科医师应记录疾病的类型（即 1 型与 2 型）、当前血糖控制水平、低血糖史、当前治疗以及任何终末器官并发症的严重程度。考虑到糖尿病对其他器官系统的影响，病史和体格检查应特别关注心血管、肾脏和神经系统。有关直立性眩晕、早饱和餐后呕吐的询问可帮助评估自主神经病变。体格检查应包括对脉搏、皮肤皲裂和关节（尤其是颈椎）活动度的评估。术前翔实的实验室检查包括 ECG 以及血清电解质、肌酐和血糖浓度。为帮助更好地估计肾功能，应估算肾小球滤过率（见"肾脏疾病"部分）。由于患者在术前评估门诊接受术前评估时通常不禁食，因此在门诊测量的葡萄糖浓度不能用于评估日常的血糖控制水平。在一天中的不同时间记录多个血糖值（餐前和餐后）能为评估治疗是否适当提供更多的信息。另外，糖化血红蛋白（glycosylated hemoglobin，HbA1c）的浓度可以帮助了解前 3 个月内的平均血浆葡萄糖浓度。在外科手术患者中，术前 HbA1c 比患者自我报告的病史、空腹血糖浓度和随机血糖浓度更有助于识别先前存在的血糖控制不佳[271]。在非手术情况下，美国糖尿病协会建议大多数糖尿病患者 HbA1c 的目标浓度为低于 7%。尽管术前 HbA1c 与术后血糖控制相关[272]，但其作为术后并发症的预测指标的作用在很大程度上仅限于行骨科或血管外科手术的糖尿病患者[273]。英国国立卫生与医疗保健研究院（National Institute for Health and Care Excellence，NICE）最近更新的指南[274]建议在过去三个月内未进行过 HbA1c 检测的糖尿病手术患者需提供 HbA1c 检测，并确保将最近的 HbA1c 检测结果纳入患者的初级保健人员的转诊材料中。

在围术期，血糖管理的目标是避免低血糖、预防酮症酸中毒和避免明显的高血糖。围术期严格的血糖控制存在争议。尽管理论上积极控制高血糖可能有助于减少术后并发症，但在手术患者的随机实验中并未观察到术中积极控制血糖可获得这些理论上的临床益处[275]。理想情况下，所有糖尿病患者都应在清晨进行手术，以最大程度地减少禁食引起其糖尿病管理的中断。大多数非胰岛素糖尿病药物（二甲双胍、磺酰脲类、瑞格列奈、GLP-1 激动剂、DPP-4 抑制剂）的正常治疗方案都应持续至手术前一天（包括该天），但在手术当日晨应停药。SGLT$_2$ 抑制剂可能是例外，后者与术后血糖正常的糖尿病酮症酸中毒有关[276]。因此，一些指南建议在择期手术前至少 24 h 停用该药物[277]。糖尿病患者在禁食期间应停用速效胰岛素。有连续皮下胰岛素注射泵的患者除外，这些人应以最低基础剂量（通常是夜间空腹速率）继续注射。关于手术当天中效或长效胰岛素的管理，最佳围术期方案尚无统一共识。

对于 1 型糖尿病患者而言，合理的方法是术日晨使用小量的平常早晨剂量（1/3～1/2）的中效或长效胰岛素（如长效的胰岛素锌悬液、低精蛋白锌胰岛素），以避免出现糖尿病酮症酸中毒。2 型糖尿病患者在术日晨可以不使用胰岛素，或使用其通常剂量最多一半的中效、长效或组合（例如 70/30 制剂）胰岛素。

甲状腺疾病

甲状腺激素对代谢及其调节很重要。轻到中度的甲状腺功能异常可能对围术期影响很小[278-279]。严重的甲状腺功能亢进（甲亢）或甲状腺功能低下（甲减）可能会增加围术期风险。甲减和甲亢的症状和体征可能不明显，且无特异性，尤其是老年轻症患者。甲亢患者可能表现为心动过速、心律不齐、心悸、震颤、消瘦和腹泻。甲减患者可能有低血压、心动过缓、嗜睡、体重增加、心功能下降、心包积液和对缺氧及高碳酸血症的通气反应受损。患者可能有甲状腺肿大及相应症状，如吞咽困难、呼吸困难、喘息和端坐呼吸等。因 Graves 病而有甲亢的患者可能会出现突眼。

术前评估应厘清患者当前的药物治疗以及最近的变化。对于已知患有甲状腺疾病的患者，如果患者使用稳定的药物剂量并且在过去 6 个月内评估甲状腺功能正常，则无需进行其他术前甲状腺功能检查。如果临床上需要进行其他术前检查，甲减患者最适合进行促甲状腺素（thyroid-stimulating hormone，TSH）分析，而甲亢患者可检测游离 T_3 和 T_4 及 TSH 水平。对于未经治疗或严重甲状腺功能不全的患者，手术、应激或疾病可能诱发黏液性水肿或甲状腺危象。通常，如果患者患有中度或更严重的甲减（例如 TSH 升高和游离 T_4 降低，伴或不伴相关症状），则应推迟择期手术，直到患者甲状腺功能正常。同样，非甲状腺手术也应延迟进行，以利于甲亢（如 TSH 被抑制伴游离 T_4 或 T_3 浓度升高，无论是否伴有相关症状）患者的治疗。如果临床甲状腺功能不全的患者手术紧急，应考虑请内分泌医师会诊。若手术紧急，甲亢患者应予 β 受体阻滞剂、抗甲状腺药物（如甲巯咪唑、丙硫氧嘧啶、碘化钾）和类固醇治疗。胸部 X 线或 CT 扫描对于评估甲状腺肿大是否累及气管或纵隔很有意义。手术当日需要持续使用甲状腺替代治疗和抗甲状腺药物。

甲状旁腺疾病

甲状旁腺激素调节血钙。大多数甲状旁腺功能亢进症是在诊断性检查时测得血钙升高而偶然发现的。原发性甲状旁腺功能亢进是由甲状旁腺的原发性疾病（腺瘤或增生）导致的。继发性甲状旁腺功能亢进是由

慢性肾衰竭引起高磷血症和低钙血症从而导致甲状旁腺增生而形成的。三发性甲状旁腺功能亢进是继发性甲状旁腺功能亢进之后出现的自发性腺体增生。甲状旁腺疾病导致的高钙血症与骨质疏松和骨量减少有关，极少出现增大甚至累及气道的情况。甲状旁腺功能减退很罕见，可能是先前进行甲状旁腺全切除术造成的。

下丘脑-垂体-肾上腺疾病

促肾上腺皮质激素释放激素由下丘脑释放，调节促肾上腺皮质激素（adrenocorticotropic hormone，ACTH）从下丘脑前叶的释放，后者调节肾上腺皮质释放皮质醇。皮质醇的分泌随昼夜节律而变化，早晨的释放量最高。此外，释放量会随着躯体应激、心理应激、发热和低血糖而增加。在躯体应激因素中，手术是激活下丘脑-垂体-肾上腺轴的最强的因素之一。尽管 ACTH 浓度随手术切开和手术进行而增加，但在麻醉结束和术后即刻时的分泌最多[280]。皮质醇反应的幅度和持续时间反映了手术刺激所导致的生理应激的程度。在相关刺激最小的手术（例如腹股沟疝修补术）中，皮质醇分泌增加持续约 24 h[280]。在更复杂的手术（例如腹部大手术）中，皮质醇分泌增加的幅度更大，并持续至术后约 5 天[280-281]。

过量的肾上腺激素来自与垂体或肾上腺肿瘤相关的内源性皮质醇，或用于治疗诸如哮喘或炎症性疾病的外源性糖皮质激素。库欣（Cushing）综合征是指由于长期过量暴露于糖皮质激素（内源性或外源性）而引起的综合征状。库欣（Cushing）病是指由产生 ACTH 的垂体肿瘤导致的肾上腺皮质激素分泌增多。库欣综合征的其他原因包括外源性皮质类固醇、肾上腺肿瘤、肾上腺增生和分泌异位 ACTH 的肿瘤。库欣综合征的主要表现是肥胖（具有导致"满月脸"和"水牛肩"的脂肪沉积的特征形态）、糖尿病、女性化、OSA、高血压、心血管疾病风险升高、静脉血栓栓塞（venous thromboembolism，VTE）风险升高、骨质疏松、腹纹、皮肤萎缩和容易瘀伤。由于肥胖和 OSA，受累患者的气道管理可能具有挑战性。另外，由于皮肤萎缩和肥胖，开放外周静脉通路可能存在困难。这些患者可能需要 ECG 和血液电解质及血糖水平检查。尽管容易出现皮下淤血，但患者的凝血功能是正常的。

慢性皮质类固醇暴露患者的一个重要问题是围术期是否需要"负荷剂量的类固醇"。内源性和外源性糖皮质激素都在下丘脑-垂体-肾上腺轴上发挥重要的负反馈抑制作用。因此，即使患者未表现出库欣综合征，慢性外源性皮质类固醇暴露也会抑制肾上腺，并可能抑制正常情况下手术应激时的皮质醇分泌增加。

仅在患者可能存在抑制下丘脑-垂体-肾上腺轴时才需要围术期补充皮质类固醇。因此，对于每天接受少于 5 mg 泼尼松（或同等剂量）[282]，或应用皮质类固醇（不论剂量）少于 3 周的患者，则无需补充[282]。这些患者在围术期应继续其长期皮质类固醇治疗方案。相反，每天使用泼尼松剂量超过 20 mg（或同等剂量）并持续 3 周以上，并且患有库欣综合征的患者，应在围术期补充皮质类固醇。对于每天使用 5 ~ 20 mg 泼尼松（或同等剂量）超过 3 周的患者，是否需要补充皮质类固醇尚不清楚。可选择单纯凭经验补充围术期皮质类固醇，或将患者转诊给内分泌科医师，对其下丘脑-垂体-肾上腺轴进行正规的评估。关于最佳围术期糖皮质激素补充治疗方案尚无明确共识[284]。表 31.15 提供了一种建议方案，该方案考虑了目前的证据以及整个手术过程中不同的应激反应情况[284]。

肾上腺功能不全患者会有乏力、体重减轻、低血压、体位性低血压、低血容量、色素沉着和电解质紊乱。肾上腺功能不全是由于垂体破坏、肾上腺破坏（例如自身免疫性疾病、结核、HIV 感染）或长期使用外源性糖皮质激素（最常见的原因）造成。为了帮助明确肾上腺功能不全的诊断和病因，患者需要测定清晨血清皮质醇浓度和血浆 ACTH 浓度，且通常需进行 ACTH 激发试验[285-286]。如果血清皮质醇浓度很低，同时血浆 ACTH 浓度很高，则病因为原发性肾上腺功能不全（即原发性肾上腺疾病）。如果血清皮质醇和血浆 ACTH 浓度均很低，则诊断为继发性（即垂体疾病）或三发性（即下丘脑疾病）肾上腺功能不全。如果需要对肾上腺功能不全患者进行正规的诊断检测，并对符合诊断标准的患者进行治疗，则需要咨询内分泌科医师。患者应在手术当日继续进行皮质类固醇激素替代治疗，并根据不同的预期手术应激反应，可能需要额外加量（见表 31.15）。

重要的是，虽然醛固酮也由肾上腺皮质产生，但它由肾素-血管紧张素系统而非下丘脑-垂体-肾上腺轴调控。醛固酮调节容量和电解质（钠和氯的吸收、钾和氢离子的分泌）。

多发性内分泌肿瘤综合征

多发性内分泌肿瘤（multiple endocrine neoplasia，MEN）综合征是常染色体显性遗传疾病。分为 1 型 MEN、2A 型 MEN 和 2B 型 MEN 三 种 类 型（框 31.11）。尽管罕见（每 10 万人中有 2 人患 1 型 MEN，每 10 万人中有 3 人患 2 型 MEN），但识别该类患者对于促进其治疗和评估其家庭成员很重要。1 型 MEN 的特征是 "3P"，即甲状旁腺、垂体前叶和胰岛细胞的肿瘤。甲状旁腺功能亢进是 1 型 MEN 最常见的表现，90% 的患者在 40 岁前发病。MEN 综合征患者还易患其他肿瘤，包括胃泌素瘤（通常位于十二指肠）、类癌（胸腺或支气管）、嗜铬细胞样胃癌、肾上腺皮质腺瘤和脂肪瘤。胃泌素瘤患者可发展为佐林格-埃利森（Zollinger-Ellison）综合征，其特征是由于胃泌素高分泌而导致多发消化道溃疡。尽管可以检测 1 型 MEN 综合征的基因突变[287]，但几乎没有证据表明早期发现可以改善疾病的预后。

2A 型 MEN 分为四个亚型，分别为经典 2A 型 MEN 综合征、患有皮肤苔藓淀粉样变性的 2A 型 MEN、患有先天性巨结肠症（Hirschsprung 病）的 2A 型 MEN 和家族性甲状腺髓样癌（见框 31.11）。2A 型

表 31.15　围术期糖皮质激素治疗的建议

手术应激	目标氢化可的松当量	术前糖皮质激素剂量	围术期皮质激素剂量
浅表手术（如活检、齿科手术）	每日 8 ~ 10 mg	日常剂量	■ 继续日常剂量
小手术（如腹股沟疝修补术、结肠镜、手外科手术）	每日 50 mg	日常剂量	■ 切皮前静脉注射氢化可的松 50 mg ■ 24 h 内每 8 h 静脉注射氢化可的松 25 mg ■ 然后予日常剂量
中等手术（如结肠切除术、关节置换术、下肢血运重建术）	每日 75 ~ 150 mg	日常剂量	■ 切皮前静脉注射氢化可的松 50 mg ■ 24 h 内每 8 h 静脉注射氢化可的松 25 mg ■ 然后予日常剂量
大手术（如食管切除术、胰十二指肠切除术、心脏手术、大血管手术、创伤手术）	每日 75 ~ 150 mg	日常剂量	■ 切皮前静脉注射氢化可的松 100 mg ■ 持续静脉输注氢化可的松 200 mg 超过 24 h ■ 然后予日常剂量 **或** ■ 24 h 内每 8 h 静脉注射氢化可的松 25 mg ■ 每日逐渐减少 50% 的剂量，直至达到日常剂量 * ■ 然后予日常剂量

* 用 5% 葡萄糖和 0.2% ~ 0.45% 氯化钠连续静脉输注（根据低血糖程度）。

From Liu MM，Reidy AB，Saatee S，et al. Perioperative steroid management：approaches based on current evidence. Anesthesiology. 2017；127：166-172

框 31.11　MEN 综合征的类型

1 型 MEN
1. 原发性甲状旁腺功能亢进
2. 肠胰岛肿瘤（如：胃泌素瘤、胰岛素瘤、无功能性）
3. 垂体前叶肿瘤（如：泌乳素瘤）
4. 其他
　（a）前肠类癌（如：胸腺、胃肠嗜铬细胞样肿瘤）
　（b）肾上腺皮质肿瘤（无功能性）
　（c）脂肪瘤
　（d）面部血管纤维瘤
　（e）胶原瘤

2A 型 MEN
1. 经典 2A 型 MEN 综合征（即甲状腺髓样癌、嗜铬细胞瘤、原发性甲状旁腺功能亢进）
2. 2A 型 MEN 合并皮肤苔藓淀粉样变性
3. 2A 型 MEN 合并先天性巨结肠症（Hirschsprung 病）
4. 家族性甲状腺髓样癌（无嗜铬细胞瘤或甲状旁腺增生）

2B 型 MEN
1. 甲状腺髓样癌
2. 嗜铬细胞瘤
3. 其他
　（a）黏膜神经瘤
　（b）肠神经节瘤
　（c）马方综合征体质

MEN 的甲状旁腺功能亢进通常是轻度或无症状的。由于嗜铬细胞瘤（见"嗜铬细胞瘤"节）存在于约 50% 的 2 型 MEN 患者中，因此该诊断必须被视为 2 型 MEN 综合征的可能组成部分。此外，如果存在嗜铬细胞瘤，则应在切除其他肿瘤之前将其切除。肾上腺外的嗜铬细胞瘤在 2 型 MEN 中少见，但双侧肾上腺疾病很常见。嗜铬细胞瘤先于甲状腺髓样癌或作为 2 型 MEN 的最初表现是少见的。与 1 型 MEN 相比，通过基因筛查尽早诊断 2 型 MEN 非常重要。该基因检测可预测临床疾病的表型（例如发病年龄、侵袭性）、指导相关肿瘤的监控，并告知行甲状腺切除术预防甲状腺髓样癌的时机。

嗜铬细胞瘤

　　嗜铬细胞瘤是引起儿茶酚胺分泌的肿瘤，起源于肾上腺髓质的嗜铬细胞。由交感神经节引起的类似肿瘤被称为分泌儿茶酚胺的副神经节瘤或肾上腺嗜铬细胞瘤。但是，"嗜铬细胞瘤"一词通常是指任一类型的肿瘤。这些罕见的肿瘤（每 100 000 人年均约发生 1 例）[288] 最常见于 40 ～ 60 岁之间，男女发病率相同。约 40% 的病例作为家族性疾病（即 von Hippel-Lindau 综合征、2 型 MEN、1 型神经纤维瘤）的一部分而发生。这些肿瘤倾向于在年轻时出现，并且更可能是双侧肾上腺嗜铬细胞瘤或副神经节瘤。

　　嗜铬细胞瘤通常在患者出现相关的症状、有家族史，或意外发现肾上腺肿物时被发现。大约一半的患者有症状，通常是阵发性的。典型的三联征是发作性头痛（占有症状患者的 90%）、大汗（占有症状患者的 60% ～ 70%）和心动过速。大约一半的患者会出现发作性高血压，5% ～ 15% 的患者血压正常，其余患者症状类似于原发性高血压。其他症状包括体位性低血压、精神障碍（如恐慌发作）、苍白、视物模糊、体重减轻、高糖血症和心肌病。若存在以下任何特征，应考虑诊断嗜铬细胞瘤[289]。

- 发作性头痛、大汗和心动过速三联征
- 高肾上腺素能表现（如非劳力性心悸、大汗、头痛、震颤）
- 难以控制或年轻时出现的高血压
- 与新发或非典型糖尿病有关的高血压
- 特发性扩张型心肌病
- 嗜铬细胞瘤或可疑家族综合征的家族病史（von Hippel-Lindau 综合征、2 型 MEN、1 型神经纤维瘤病）
- 胃间质瘤或肺软骨瘤病史
- 偶然发现肾上腺肿物

　　尿液和血浆中去甲肾上腺素和儿茶酚胺浓度的测定通常可明确嗜铬细胞瘤的诊断，最近的指南关注于使用血浆游离甲氧基肾上腺素（plasma-free metanephrines）或尿液中分离的甲氧基肾上腺素进行初步检测[290]。尽管如此，由于测试算法在医院和地区之间存在很大差异，因此应转诊给专业的人员（如内分泌学专家），以便于对可疑的患者进行正式诊断。

　　计划进行嗜铬细胞瘤切除术的患者应在拥有经验丰富的麻醉科医师和外科医师团队的中心进行手术。他们还需要大约 10 ～ 14 天的术前药物准备，以降低围术期的风险。术前准备的总体目标是控制高血压、控制心动过速和使容量状态正常。术前药物治疗的主要方案是术前 7 ～ 14 天开始接受 α 受体阻滞剂治疗[290]。许多研究中心首选酚苄明，这是一种不可逆的长效、非特异性 α 受体阻滞剂。初始剂量为 10 mg，每日一次或两次，根据需要每 2 ～ 3 日增加 10 ～ 20 mg。大多数患者最终需要每日 20 ～ 100 mg。血压控制目标为坐位低于 130/80 mmHg，直立位收缩压低于 90 mmHg。药物准备的典型副作用包括体位性低血压、乏力和鼻塞。鉴于这些副作用以及术前酚苄明治疗后术后低血压发生率较高，一些中心改为使用选择性 α_1 受体阻滞剂（如哌唑嗪、特拉唑嗪、多沙唑嗪）[291]。当需要长期药物治疗（如转移性嗜铬细胞瘤）时，这些药物也是合适的。选择性 α_1 受体阻滞剂的缺点是其对 α 肾上腺素能阻滞不完全，从而导致术中高血压发生率升高[291]。

　　在充分的 α 肾上腺素阻滞后，可以开始谨慎加

用短效 β 受体阻滞剂。例如，可以每 6 h 予普萘洛尔 10 mg。24 ～ 48 h 后，如果患者可以耐受 β 受体阻滞剂，就可以用长效药物（如美托洛尔、阿替洛尔）替代。调整药物剂量至心率每分钟 60 ～ 80 次[290]。决不能在 α 受体阻滞剂前开始使用 β 受体阻滞剂[290]。因为在未拮抗 α 肾上腺素受体作用的前提下阻滞了 β 肾上腺素受体的外周血管扩张作用，可以导致血压的进一步升高，而急性心功能的抑制可产生急性心力衰竭。此外，开始应用 β 受体阻滞剂时可能会掩盖儿茶酚胺诱发的心肌病，并导致急性肺水肿。

围术期 α 受体阻滞剂的替代疗法包括钙通道阻滞剂和甲硫氨酸[290]。尼卡地平是该适应证最常用的钙通道阻滞剂，起始口服剂量为每日两次、每次 30 mg（缓释剂）。钙通道阻滞剂的主要作用可能是在血压控制不完善时作为对 α 和 β 受体阻滞剂的补充，或用于对常规治疗的副作用无法耐受的患者。不建议使用钙通道阻滞剂进行单药治疗[290]。抑制儿茶酚胺合成的甲硫氨酸有许多副作用（如镇静、腹泻）。因此，它也用于常规治疗效果欠佳或无法耐受时。

对已知嗜铬细胞瘤患者的术前评估应侧重于心血管系统（包括直立位生命体征变化）和目前嗜铬细胞瘤的药物治疗（包括治疗是否充分）。实验室检查包括 ECG，以及血 CBC、电解质、肌酐水平和血糖水平。患者可能还需要进行超声心动图或心脏病咨询。

肾脏疾病

在术前评估过程中，确定术前肾功能损害的严重程度、类型和病因很重要。根据肾脏疾病改善全球预后（Kidney Disease Improving Global Outcomes，KDIGO）指南组的定义，慢性肾病（CKD）是指 GFR 小于 60 ml/（min·1.73 m²）至少 3 个月，而无论其基础病因[292]。慢性肾衰竭是指 GFR 小于 15 ml/（min·1.73 m²）或需要进行肾替代治疗（即透析）。终末期肾病通常是指需要透析或移植的慢性肾衰竭。GFR 随年龄增长而降低；80 岁的正常人的肾储备不到 40 岁时的一半。因此，肌酐水平通常不是肾功能的准确指标，尤其对于老年人而言[293]。GFR 可以降低 50% 而无肌酐升高；GFR 降低至 50 ml/min 之前，肌酐不会超过正常范围。因此，最好使用估算的 GFR（eGFR）公式来估计肾功能，例如 Cockcroft-Gault 公式[294]、肾脏饮食改良公式[295]和当前的 CKD-EPI 方程[296]。可以使用在线计算器来估计肾功能（例如 www.kidney.org/professionals/kdigor/gfr_calculator）。对于老年患者、肌酐浓度升高或有其他 CKD 危险因素的患者，计算

eGFR 尤为重要[293]。由于这些公式在肌酐水平低时不准确，因此当 eGFR 大于 60 ml/（kg·min·1.73 m²）时，应简单回报为 "> 60 ml/（kg·min·1.73 m²）"。在美国，终末期肾病的主要原因是糖尿病和高血压。

急性肾损伤（AKI）是指肾功能骤然降低，并可能伴随尿量减少。患有或未患 CKD 的个体均可发生 AKI。已制定出几种基于共识的 AKI 分类标准，包括 RIFLE 分类方案[297]、急性肾损伤网络分类方案[298]和当前的 KDIGO 标准[299]。如果可以找出并纠正诱因，则 AKI 是可能被逆转的。将 AKI 分为肾前性、肾性和肾后性，可以进行系统治疗。肾前性的病因常常可以通过计算血尿素氮与肌酐的比值来鉴别。比值超过 20 提示存在肾前病因，其中血容量不足或低血压最为常见。钠排泄分数（fractional excretion of sodium，FE_Na）小于 1% 也提示存在肾前疾病（在没有同时使用利尿剂的情况下），可以通过以下公式计算：

$$FE_{Na} = \frac{P_{Cr}/U_{Cr}}{P_{Na}/U_{Na}}$$

其中 PE_Na 为钠排泄分数；P_Cr 为血浆肌酐浓度；U_Cr 为尿肌酐浓度；P_Na 为血浆钠浓度；U_Na 为尿钠浓度。

在 AKI 的鉴别诊断中，应始终考虑导致输尿管扩张和肾脏增大的尿路梗阻。超声可以发现问题并协助解除梗阻。

CKD 患者存在许多相关的合并症，都与导致 CKD 及其终末器官并发症的潜在疾病相关。心血管问题包括高血压、IHD、心室功能障碍（舒张期和收缩期）、心力衰竭、CVD、PAD、心包炎、心包积液和心脏瓣膜病（瓣膜钙化、反流或狭窄）。动静脉瘘患者可发生肺动脉高压和心输出量增加。由于肾脏产生的促红细胞生成素减少，CKD 还与慢性贫血有关。尽管可以用促红细胞生成剂治疗，但完全"正常化"的血红蛋白浓度（如 135 g/L vs. 113 g/L）实际上可能会增加发病率和血管事件[300]。因此，当前的 KDIGO 指南建议当血红蛋白浓度低于 90 g/L 时使用促红细胞生成剂，但避免将血红蛋白浓度提高至 130 g/L 以上[301]。其他血液学异常包括血小板功能障碍和出血增加，尽管其血小板计数、凝血酶原时间和活化的部分凝血活酶时间（activated partial thromboplastin time，aPTT）正常。一旦开始透析，患者就更容易出现高凝状态。CKD 患者可出现自主神经和周围神经（感觉和运动）病变。不出意料的是，CKD 与多种电解质紊乱有关。慢性代谢性酸中毒很常见，但通常是轻度的，可以通过长期过度换气来代偿。高钾血症是最严重的电解质紊乱。低钙血症在接受透析的患者中很常见，最终会出现继发性和三发性甲状旁腺功能亢进。终末

期肾病患者肌钙蛋白浓度的慢性升高很常见，这确实影响了对术后肌钙蛋白升高的解释[302]。由于胰岛素是通过肾代谢的，因此患有终末期肾病的糖尿病患者血糖控制发生变化或出现意外的低血糖时需怀疑肾功能恶化。

预先存在 CKD 是术后并发症增加的危险因素，包括心脏并发症[97]、AKI[303-304]、急性脑卒中[305]和死亡[99]。术后 AKI 的危险因素也已被确定。对于接受心脏手术的患者，术前有几项预测术后需要透析治疗的 AKI 的风险指标[268-269]。这些指标中的主要风险因素包括复杂手术、非择期手术、CKD、糖尿病、心力衰竭、女性和 COPD。对于非心脏手术患者，AKI 的风险因素包括高龄、男性、有症状的心力衰竭、高血压、肝脏疾病（包括腹水）、CKD、PAD、COPD、非择期手术和腹腔内手术[303-304]。术前识别高危患者可以指导围术期管理，例如术前水化和避免低血容量。非甾体抗炎药（nonsteroidal antiinflammatory drugs，NSAIDs）和环氧合酶 -2（cyclooxygenase-2，COX-2）抑制剂能够干扰肾灌注的自身调节机制，因此 CKD 患者应禁用或停用此类药物。相比之下，这些药物不会增加肾功能正常患者术后 AKI 的风险[306]。许多药物由肾代谢或清除。围术期具有特殊影响的药物是 LMWH，因为尚无简便的方法检测其抗凝效果。LMWHs 通过肾清除，在透析过程中不被清除。因此，CKD 患者体内的 LMWHs 作用时间延长。同样，CKD 患者必须调整 DOACs 的剂量（见表 31.11）。

CKD 患者的术前评估重点在心血管系统、脑血管系统、液体容量和电解质情况。CKD 早期通常无症状。麻醉科医师应询问心血管系统症状（如胸痛、端坐呼吸和阵发性夜间呼吸困难）、尿量、相关合并症、用药、透析时间和任何透析瘘管相关问题（如感染、血栓形成）。患者的目标体重和当前体重可能有助于评估容量状态。CKD 患者需要进行 ECG 检查，测定电解质、血钙、血糖、白蛋白和肌酐。如果 ECG 显示左心室肥厚（源于高血压）、T 波高尖（高钾血症）、T 波低平、PR 间期延长或 QT 间期延长（低钾血症），则需进一步评估。在某些情况下，可能需要进行胸部 X 线检查（感染、容量超负荷）、超声心动检查（杂音、心力衰竭）和心内科评估。对于可能需要在非优势上肢的肱静脉、头臂静脉及中心静脉置入瘘管进行透析的患者，应避免在这些部位建立静脉通路或抽血。

术前肾替代治疗（透析）的时间应与计划手术的时间相协调。透析对于在计划的手术前纠正容量超负荷、高钾血症和酸中毒很重要。理想情况下，择期手术应于透析后约 24 h 进行。应避免于透析后即刻进行手术，因为存在急性容量减少和电解质改变的风险。具体而言，透析可导致液体转移和电解质（如钠、钾、镁、磷）失衡，特别会导致细胞内外电解质转移。

造影剂肾病

造影剂引起的肾病是指注射造影剂后发生的 AKI。通常，肌酐水平在造影剂暴露后 24 ～ 48 h 内增加，通常于 3 ～ 7 天内降至基线水平。术前近期（< 24 h）造影剂暴露也是心脏手术后 AKI 的危险因素[307]。即使肾功能恢复正常，造影剂引起的肾病患者短期和长期死亡风险也有所上升[308]。造影剂引起肾病的危险因素包括 CKD（尤其是糖尿病性肾病）、心力衰竭、低血容量和某些造影剂暴露的特征（如高剂量、离子性药物、高渗药物）。预防策略包括避免容量下降、停用 NSAIDs 药物 24 ～ 48 h、使用低风险的造影剂给药方案（如少量低渗透压或等渗透压药物）以及操作过程中静脉输注生理盐水。尽管在相对小样本的随机实验中对于 N- 乙酰半胱氨酸和碳酸氢钠的初步结果令人欣喜，但一项纳入 5000 多名高风险患者的大型实验发现，两种方法均不能预防造影剂引起的肾病[309]。

肝脏疾病

肝病疾会影响肝细胞和（或）胆管系统功能，从而影响蛋白质合成（如凝血因子、白蛋白）、胆汁调节以及药物或毒素的代谢。肝细胞疾病，例如肝炎（病毒性、酒精性、自身免疫性肝炎）和肝细胞癌会影响肝细胞和肝的合成功能。阻塞性疾病，包括胆总管结石症、胆管肿瘤（肝外性）、原发性胆汁性肝硬化（肝内性）和原发性硬化性胆管炎（肝内外性），会导致胆汁淤积。大多数药物性肝病和某些类型的病毒性肝炎会同时影响肝细胞和胆管系统。

术前病史常常提示肝病的病因、疾病的严重程度、治疗情况和相关并发症。一些肝病患者可能没有症状，而其他患者可能自述乏力、体重下降、尿色深、大便色浅、瘙痒、右上腹痛、腹胀和黄疸。体格检查应测量体重、生命体征（包括氧饱和度）、黄疸、瘀点、腹水、胸腔积液、外周水肿、肝肿大、脾大和精神状态改变。术前应确认是否存在脑病、凝血功能障碍性疾病、腹水、容量超负荷和感染。在黏膜和巩膜出现黄疸时，胆红素水平一般高于 25 g/L。如果发现新发或加重的脑病，应寻找诱因，如感染、药物作用、出血或电解质紊乱。

基础水平检查包括 ECG 和 CBC、电解质水平、肌酐水平、肝功能检查、白蛋白水平和 INR。怀疑患有肝炎的患者可能需要筛查甲型肝炎免疫球蛋白 M（immunoglobulin M，IgM）抗体、乙型肝炎表面和核心抗原、乙型肝炎表面抗体和丙型肝炎抗体。胸部 X 线检查可以帮助识别任何可疑的积液。凝血功能障碍可能是维生素 K 缺乏（由胆汁淤积引起）、凝血因子缺乏（由合成功能障碍引起）或血小板减少（由脾大和门静脉高压引起）的结果。因此，纠正凝血功能障碍的治疗应针对病因。维生素 K、新鲜冻血浆或血小板可用于纠正凝血因子和血小板的缺乏。每天口服或皮下注射维生素 K 1 ～ 5 mg，持续 1 ～ 3 天，可纠正 PT 延长，且风险最小。但是有合成障碍的凝血性疾病患者可能无法采用以上方法纠正，因此必须为患者输注新鲜冻血浆，从而使 INR 小于 1.5。有限的证据表明，口服乳果糖（术前 3 天每 6 h 口服 30 ml），在术前 12 h 内服用最后一次，或在术前一晚口服胆盐同时静脉水化治疗，可降低存在肾脏并发症风险的患者围术期 AKI 的发生率[310]。术前减少腹水可以降低伤口裂开的风险并改善肺功能。限制钠盐（在饮食和静脉溶质中）、利尿剂（尤其是螺内酯）和腹腔穿刺术可用于减少腹水。如果放腹水，需要进行感染分析。脑病通常由以下急性因素诱发，如感染、胃肠道出血、低血容量或镇静剂。因此，确定可逆性因素并进行相应治疗很重要。乳果糖（每 6 h 口服 30 ml）是一线治疗。肠内或肠外营养对于改善营养不良可能有效，尤其对于嗜酒的患者。如不额外补充硫胺素、叶酸和维生素 B$_{12}$，滥用酒精的患者可能有发生神经退化（即 Wernicke-Korsakoff 综合征）的风险，尤其当这些患者补充其他营养或葡萄糖的情况下。此类患者还有发生酒精戒断综合征的风险。

慢性肝炎或肝硬化患者的围术期风险可通过组织学严重程度、门静脉高压和肝功能损害来预测。患有严重肝病的患者围术期的发病率和死亡率增加；常见的不良事件有出血、感染、肝衰竭和肝肾综合征。肝病患者围术期预后不良的预测因素包括：

- Child-Turcotte-Pugh 分级 C 级的肝硬化，通过胆红素水平、白蛋白水平、PT、腹水程度和肝性脑病严重程度计算得出（表 31.16）
- 终末期肝病模型（Model for end-stage liver disease，MELD）[311] 评分 ≥ 15 分（MELD 得分是根据血清胆红素水平、INR 和血肌酐水平计算得出的）
- 急性肝炎（病毒性或酒精性）
- 慢性肝炎活动期，伴有黄疸、脑病、凝血功能障碍或肝酶升高
- 腹部手术
- PT 延长 3 s 以上并且对维生素 K 治疗反应不佳

表 31.16　Child-Turcotte-Pugh 分级

参数	1 分	2 分	3 分
腹水	无	轻度	中度
胆红素（mg/dl）	< 2	2 ～ 3	> 3
白蛋白（g/dl）	> 3.5	2.8 ～ 3.5	< 2.8
凝血酶原时间（PT）[超过对照的时间（s）]	< 4	4 ～ 6	> 6
脑病	无	1 ～ 2 级	3 ～ 4 级

A 级：< 7 分
B 级：7 ～ 9 分
C 级：> 9 分

可以按如下所示计算 MELD 得分（其中肌酐和胆红素水平以 mg/dl 表示）：

$$MELD = 6.43 + [3.78 \times \log_e (胆红素) + [11.2 \times \log_e (INR)] + 9.57 \times \log_e (肌酐)]$$

还可以使用在线计算器计算 MELD 得分（如 www.unos.org）。在某些情况下，推迟择期手术至肝炎急性期（或慢性病恶化期）缓解或新发现的肝功能障碍的诊断明确之后可能是适当的。急性或暴发性肝病患者禁行择期手术。高危患者最好与肝病专家共同管理。

肝炎

肝炎是指肝细胞的炎症反应，可由药物、酒精、病毒（甲型、乙型、丙型、丁型和戊型肝炎）和自身免疫性疾病（另见第 16 章）引起。这些疾病通常具有最初的急性期，以及可能进展为肝硬化的随后的慢性期。肝炎的危险因素包括酗酒、性生活（即多个性伴侣、性工作者、与性工作者发生关系、与同性发生关系的男性）、静脉注射毒品、1992 年以前接受过输血、肥胖［即非酒精性脂肪蓄积性肝炎（nonalcoholic steatohepatitis，NASH）］、文身、身体打孔以及前往发展中国家旅行。甲型肝炎是由受污染的食物或水，或与感染患者接触引起的。由于甲型肝炎多为急性病，因此其既往史无围术期意义。乙型肝炎是通过性途径或接触血液传播的（1986 年实行血制品筛查后很少通过输血传播）。其严重程度不一，可能会发展为肝硬化；由于乙型肝炎疫苗的广泛应用，此病较前减少。此外，抗病毒疗法可以治疗感染，尽管疗效不一。丙型肝炎主要通过血液接触传播（1992 年以来已对所有血制品进行了筛查），尤其是在静脉注射毒品者中。由于急性期通常无症状，因此许多患者不知道已被感染。虽然丙型肝炎感染可能会发展为肝硬化，但目前的抗病毒治疗可以消除几乎所有患者的感染。丁型肝炎仅与乙型肝炎伴随发生，而戊型肝炎在发达

国家较少见。丁型肝炎可以发展为肝硬化，而戊型肝炎很少发展成急性疾病。酒精性肝炎通常发生在每日中到大量饮酒（每日 > 100 g）至少20年之后，并可能发展为肝硬化。自身免疫性肝炎主要发生于年轻女性，病因不明。许多种药物（包括草药和非处方药）也会引起肝炎，例如他汀类、异烟肼和对乙酰氨基酚。

梗阻性黄疸

肝外胆管梗阻可能由胆结石、肿瘤（如胰腺、胆囊、胆管、Vater 壶腹）或瘢痕引起。患者可出现黄疸、瘙痒和腹痛。这些患者术后死亡的危险因素包括血红蛋白浓度低于 100 g/L、血清胆红素浓度超过 20 mg/dl 和血清白蛋白浓度低于 25 g/L[312]。这些患者术后 AKI 的风险较高，使用胆盐或乳果糖可降低发病率[310]。

其他肝病

Wilson 病、血色素沉着病和 α_1- 抗胰蛋白酶缺乏症是比较罕见的肝病的遗传学病因。所有这三种情况最终都可能导致晚期肝病。相反，另一种遗传性肝病，Gilbert 病，其特征是胆红素水平轻度升高，在围术期无显著意义。非酒精性脂肪蓄积性肝炎（NASH），也称为"脂肪肝"，可以进展为肝纤维化、肝硬化和终末期肝病（有时需要进行肝移植）。该病与肥胖、高血压、血脂异常和糖尿病有关。在过去的 20 年中，美国该病的患病率翻了一倍以上[313]，NASH 现在是慢性肝病最常见的病因，也是肝移植的第二大最常见的适应证[314-315]。原发性胆汁性肝硬化是一种自身免疫性疾病，以肝内胆管梗阻和抗线粒体抗体为特征，主要见于女性（> 90%），可能患有其他自身免疫性疾病（如 Sjögren 综合征、自身免疫性甲状腺疾病、局限性皮肤型硬皮病、类风湿关节炎），并可能发展为终末期肝病。原发性硬化性胆管炎的特征是胆管破坏，可进展为肝硬化和终末期肝病。该病主要见于男性，并且可能是原发性的或与炎性肠病（及溃疡性结肠炎、克罗恩病）相关。

非预期的肝功能检查值升高

谷丙转氨酶（alanine aminotransferase，ALT）和谷草转氨酶（aspartate aminotransferase，AST）的升高反映了肝细胞损伤。胆红素水平可评价肝合成和排泄胆盐的能力。碱性磷酸酶（alkaline phosphatase，ALP）随肝排泄能力降低而升高，白蛋白和 INR 则反映肝的合成功能。常规的术前实验室筛查发现约 1/700 的术前患者存在非预期的肝病，其中大多数并不严重[316]。但是如果意外发现肝功能检查值异常，在某些情况下可能需要进一步检查或转诊。AST 或 ALT 水平升高的患者，需要筛查甲型肝炎 IgM 抗体、乙型肝炎抗原（表面和核心）、乙型肝炎表面抗体和丙型肝炎抗体。ALP 或胆红素水平升高，尤其是伴转氨酶正常或轻中度升高，可能提示胆道系统阻塞。在这些情况下，腹部超声、CT 或内镜逆行胰胆管造影等可能明确诊断。

肝硬化

肝硬化是指不可逆的肝纤维化，是大多数肝毒性疾病的最终结果。这种纤维化导致门静脉高压、合成功能受损（即凝血因子等蛋白质的合成）和代谢功能受损（即毒素和药物的清除）。门静脉高压可导致脾大、食管静脉曲张、腹水、坠积性水肿和胸腔积液。腹水患者可能发展为自发性细菌性腹膜炎，这与围术期死亡率增加有关。其他并发症包括肝性脑病、出血、血小板减少症、低白蛋白血症和 INR 延长。由于肺内分流导致低氧血症和肺动脉高压，可能导致肝肺综合征。黄疸患者发生肝肾综合征的风险很大，这是与肝病相关的肾功能不全，无任何原发性肾病。该病可能与肾的低灌注有关。患有终末期肝病的患者也会出现高心输出量状态，其特征是全身血管阻力降低。Child-Turcotte-Pugh 分级可以预测围术期发病率和死亡率，C 级患者的风险尤其高（见表 31.16）。MELD 评分也可预测围术期风险，其效果可能好于 Child-Turcotte-Pugh 分级[317]，MELD 评分超过 14 分表明围术期风险增加。

血液系统疾病

贫血

贫血是一种非常常见的术前血液系统疾病，病因多种多样。其严格的定义为循环红细胞（red blood cells，RBC）数量减少，但更常见的是根据血红蛋白浓度降低或血细胞比容的降低进行定义。例如，WHO 将贫血定义为成年男性的血红蛋白水平低于 130 g/L，成年女性的血红蛋白水平低于 120 g/L。贫血可以根据不同的机制分为 RBC 产生减少（如骨髓疾病、营养缺乏）、RBC 破坏增加（如溶血性贫血、血管内溶血）和失血（如胃肠道失血）。贫血也可根据 RBC 形态上的大小进行分类，以平均红细胞体积（mean corpuscular volume，MCV）为特征。基于这种分类方法，贫血可分为小细胞性（MCV < 80 fl）、大细胞性（MCV > 100 fl）或正常细胞性（MCV 在 80 ~ 100 fl）。小细胞性贫血的常见原因是铁缺乏症（包括慢性失血）、轻度地中海贫血和炎症性疾病相关的贫血。大细胞性贫血的常见原因包括酒精中毒、肝病、甲状腺功能低下和维生素 B_{12} 缺乏。正常细胞性贫血的常见原因是 CKD、心力衰竭和癌症。

术前存在贫血是公认的术后死亡和包括 AKI、脑卒中和感染等并发症的危险因素[318]。此外，该风险与贫血的程度成正比，并且与患者的其他合并症无关[101-102, 319]。尽管如此，仍有一些重要问题需要注意。首先，尚不清楚贫血是这些并发症的病因机制，还是仅仅作为高危患者的标志。可获得的有限的围术期数据提示，治疗贫血（如促红细胞生成剂）可改善血红蛋白浓度并减少输血需求，但无可信的证据表明可预防死亡或并发症[320-322]。这些围术期数据结果与非手术人群，如心力衰竭患者的结果基本一致[323-327]。其次，尚无定义围术期风险增加的统一的血红蛋白浓度阈值。尽管行非心脏手术的耶和华见证会（Jehovah's Witness）的患者的数据表明，当术前血红蛋白浓度降至 100 g/L 以下（尤其是在伴有 IHD 的情况下）时，风险会显著增加[328]，仅通过输红细胞将血红蛋白浓度提高至该阈值并不能带来持续获益。另外，观察性研究显示，输血本身也与不良结局有关[329]。在一项针对 2016 年接受髋部骨折手术患者的多中心随机实验中，在血红蛋白浓度 100 g/L 时进行输血，与 80 g/L 或存在贫血症状时输血相比，并无明显优势[330]。类似地，在一项针对 5243 名接受心脏手术患者的多中心随机研究中，在血红蛋白浓度 75 g/L 时进行输血者的预后也不逊于在 95 g/L 时进行输血者[331]。这些数据提示，围术期患者输血的最佳血红蛋白浓度阈值为 75 ~ 100 g/L，个体差异主要取决于合并症（如心肺疾病）的病情。

在对已知或可疑贫血的患者进行术前评估时，首要目标是明确贫血的病因、病程、稳定性、相关症状和治疗方法。因此，重要的是要询问患者是否存在任何贫血病史（包括贫血家族史）、结肠癌、胃肠道出血、泌尿生殖道出血、月经过多、慢性感染、炎性疾病、营养不良和先前减重史（如减重手术）。麻醉科医师还应考虑手术类型、预期失血量以及可能影响或降低氧供的合并症（如肺、肾、肝、脑血管、心血管疾病）。此外，因为贫血会影响某些围术期药物（如 β 受体阻滞剂）的作用，因此明确患者的用药史是有益的[103-104]。

贫血或怀疑贫血的患者必须进行 CBC 检查。通常情况下，对于新近诊断的贫血患者，与家庭医师或血液科医师进行合作有利于进一步的评估。初始检查一般包括外周血涂片和 MCV，并根据其结果进行其他实验室检查，如铁检查（即血清铁蛋白、转铁蛋白饱和度）、VB_{12} 或叶酸水平[332]。在 VB_{12} 和叶酸相关

性巨细胞贫血中，MCV 升高而 VB_{12} 或叶酸水平降低。在缺铁性贫血中，MCV、血清铁蛋白（< 30 g/μl）和转铁蛋白饱和度（< 20%）降低。在某些缺铁性贫血中，转铁蛋白饱和度仍然降低（< 20%），但血清铁蛋白水平处于不确定的范围内（即 30 ~ 100 g/μl）。相反，在慢性疾病相关性贫血中，血清铁蛋白和转铁蛋白饱和度正常或升高。

根据术前贫血程度和预期手术失血量，术前可能需要进行血型检查和相关筛查。如果患者存在严重贫血，无论预期手术失血量如何，都应推迟择期手术，以便有时间评估贫血潜在的原因，例如隐性失血、维生素缺乏症或其他未经诊断的慢性病（例如 CKD）。ASA 2015 年的最新指南建议对于某些患者（例如 CKD、慢性疾病相关性贫血、患者拒绝接受输血），尤其是贫血患者计划行预计大量失血的手术时，应推迟择期手术，并使用促红细胞生成素和铁剂进行术前治疗[333]。同样，在时间允许的情况下，已知缺铁性贫血的患者可考虑进行术前铁剂治疗[333]。

镰状细胞疾病

镰状细胞（sickle cell，SC）病是一种遗传性血红蛋白病，其伴有的血管闭塞是其大部分相关并发症的病因。血红蛋白 S（hemoglobin S，HbS）纯合子的患者可发病；这类患者的严重并发症发生率高，预期寿命短。同时有 HbS 和 HbC 的 SC 病患者临床起病较轻，且仅存在中度贫血。杂合子患者（HbS 和 HbA）具有 SC 序列，但几乎不发病。术前评估应重点关注器官功能障碍和近期是否急性加重[334]。患者可能存在 CKD、肾浓缩功能不全（因此容易脱水）、脾大、肺动脉高压、肺栓塞、CVD 和心力衰竭。该类患者由于存在脾梗死而导致感染风险增加。近期住院次数增加、高龄、存在感染和肺部疾病是发生围术期血管栓塞并发症的危险因素[334]。

术前检查的重点是血管栓塞事件的发生频率、严重程度和类型。此外，麻醉科医师应评估心、肺、肾和中枢神经系统的损伤程度。有用的检查包括 ECG、胸部 X 线以及 CBC 和血肌酐。可能需要进行其他检查（如超声心动图、动脉血气）。除了短小的手术操作（如活检、鼓室切开术），拟行任何手术操作的镰状细胞性贫血患者正越来越多地采用术前预防性输血[335]。输血治疗的目的是减少患者血液中异常血红蛋白的比例。先前的一项随机实验发现，预防性输血至血红蛋白浓度大于 100 g/L 可减少中风险手术术后不良事件的发生[336]。在中风险手术中，这种更保守的输血方案（使血红蛋白浓度 > 100 g/L）与更积极的输血方案（使 HbS 浓度

降低至＜ 30%，同时将血红蛋白浓度提高至≥ 100 g/L）相比同样有效[337]。对于高风险手术（如心血管或颅内的大手术），更积极的输血策略（即将 HbS 浓度降低至＜ 30%）可能更有效。通常，术前输血的决定应当与熟悉该病的血液科医师达成共识。此外，如果镰状细胞病患者由专业的镰状细胞病团队管理，最好在术前与该小组联系。应计划好患者的入院时间，从而尽量减少术前脱水（如使禁食时间缩至最短、安排早晨尽早进行手术）。

葡萄糖 -6- 磷酸脱氢酶缺乏症

葡萄糖 -6- 磷酸脱氢酶缺乏症是一种遗传性 Coombs 阳性溶血性贫血。由于它是 X 连锁遗传病，因此患者通常为男性。溶血可能由药物（如退热药、硝酸盐、磺胺）、食物（如蚕豆）、感染、缺氧、低体温或输注血液制品诱发。可在线获取可能诱发疾病的药物列表（如 www.g6pd.org，www.g6pddeficiency.org）。溶血的严重程度因个体和潜在的遗传缺陷而异。治疗包括避免诱发因素、补充叶酸和治疗急性溶血（即水化、严重贫血时输红细胞）。术前评估应侧重于既往溶血的发作情况、诱发因素和当前血细胞比容水平。

凝血性疾病

低凝状态可以是遗传性的（例如血友病）或继发性的（例如由肝病、营养不良、药物引起的）。为了明确诊断和估计出血风险，麻醉科医师应询问已知疾病的诊断、检查结果、治疗过程、既往出血事件和家族史。广泛淤青、切割伤后出血时间延长、经期出血量大以及牙龈出血等具有诊断敏感性，但特异性差。这些症状的变化情况可能比既往病史更有意义（因为患者认为的出血过多很可能实际上是正常的）。应当询问既往手术或分娩后出血过多（特别是存在非预期输血时）的情况，但没有诊断意义。瘀点、多发瘀斑、血肿、黄疸和大量出血均为重要发现。诊断性检查包括 CBC（包括血小板计数）、INR 和 aPTT。但是，对于没有指征的患者没有必要进行常规术前凝血功能检查。临床指征包括患有出血性疾病、肝病和使用抗凝药[5]。英国的国家指南还推荐仅对① ASA 分级为Ⅲ级或Ⅳ级的患者；②接受中、大型或复杂手术者；和③已知正在服用抗凝药或患有慢性肝病的患者，进行凝血功能检测[274]。如果怀疑存在特定的病因（如肝病、营养不良），则需要进行其他特异性检查（如肝功能检查、蛋白、白蛋白水平）。

术前筛查时，患者有时可能会出现 INR 或 aPTT 异常的结果。在未使用维生素 K 拮抗剂的患者中，

INR 延长最常见的原因是实验室误差、肝病和营养不良。因此，首先应复查。若结果仍然异常，可以转诊给血液科医师，并检测肝功能和肝炎感染指标。也可以口服维生素 K 治疗（每日口服 1 ～ 5 mg，共 3 天）。低凝和高凝状态（例如 V 因子 Leiden 突变、抗心磷脂抗体、狼疮抗凝物、抗磷脂抗体综合征）都可引起 aPTT 延长。第一步应当重复检查并明确是否使用肝素。因为即使留置导管中残存的少量肝素混入，也会导致 aPTT 延长，特别是如果从该部位抽血。除了使用肝素后，aPTT 延长的其他原因还包括血管性血友病（von Willebrand disease，vWD；见"血管性血友病"一节）和血友病（请参阅"血友病"一节）。混合实验（将正常血液与患者的血液混合）可以区分凝血因子缺乏（aPTT 可被纠正）与存在抗体（aPTT 不可被纠正）。择期手术应当推迟，直到明确病因并对异常情况进行纠正。

血友病 甲型血友病（Ⅷ因子缺乏）和乙型血友病（Ⅸ因子缺乏）是 X 连锁隐性遗传性疾病，几乎仅见于男性。乙型血友病也称"圣诞节病"。丙型血友病是Ⅺ因子缺乏（也称为 Rosenthal 综合征）的常染色体隐性遗传病，往往见于德系犹太人（Ashkenazi Jewish）后裔。甲型血友病的发生率比乙型血友病高 6 倍（甲型血友病占出生男性的 1/5000，乙型血友病占出生男性的 1/30 000）。出血的严重程度因人而异，但在家族中程度类似（他们具有相同的基因突变），并且与因子缺乏的程度直接相关。重度血友病的特征为因子活性＜ 1%，中度血友病的因子活性为 1% ～ 5%，而轻度血友病的因子活性为 5% ～ 40%。疾病严重程度增加的特征在于出血发生更早以及重度和自发性出血的风险更高。大约 2/3 的甲型血友病和 50% 的乙型血友病患者是重度的。血友病患者 aPTT 延长，但 INR 和血小板计数正常。

血友病患者的围术期管理时，必须有血液科医师的参与。详细的监测及替代性治疗方案至关重要。当前指南建议，在进行大手术时，应使用因子替代治疗将甲型血友病的术前因子水平提高到 80% ～ 100%，将乙型血友病的术前因子水平提高到 60% ～ 80%[338]。术后目标因子水平为 50%，直至手术切口愈合。重组因子的所需剂量由预期增加的因子水平、所咨询血液病专家的临床专业知识、患者自身的因子水平（如既往出血发作的情况）和医院的治疗预案决定。提高Ⅷ因子水平所需的剂量为：

$$因子Ⅷ剂量 = 体重（kg）× 0.5 ×$$
$$（期望因子水平增加的绝对百分比）$$

Ⅸ因子替代治疗的经典所需剂量为：

因子Ⅸ剂量＝体重（kg）×
（期望因子水平增加的绝对百分比）

为了迅速将因子水平提高至接近 100%，对于Ⅷ因子，通常所需剂量为每千克体重 50 U；对于Ⅸ因子，通常所需剂量为每千克体重 100 ～ 120 U[339]。在这些患者中，应避免肌内注射。

血管性血友病　血管性血友病（von Willebrand disease，vWD）是男女均可受累的 von Willebrand 因子（von Willebrand factor，vWF）缺陷的遗传性疾病。它是最常见的先天性凝血病，发病率约为 1%[340]。某些分型（1、2A、2B、2M、2N）是常染色体显性遗传，而 3 型是常染色体隐性遗传（表 31.17）。vWF 的数量和质量缺陷均可导致 vWD。大多数患者的 INR 和血小板计数均正常（2B 型患者可出现轻度血小板减少症），但 aPTT 通常升高（轻症患者的 aPTT 可能正常）。未服用肝素的患者 aPTT 延长最常见的原因即为 vWD。可通过测量血浆 vWF 功能活性（可导致血小板聚集的利托菌素辅因子）、血浆 vWF 抗原和Ⅷ因子水平对该病进行诊断。大多数 vWD 患者都存在出血病史，但有些患者直到接受大出血风险的手术或应用抗血小板药物（如阿司匹林、NSAIDs）后才能明确诊断。

血液科医师应参与 vWD 患者的管理。vWD 的治疗包括醋酸去氨加压素（1- 去氨基 -8-D- 精氨酸加压素，DDAVP）和 vWF 替代治疗。DDAVP 可增加Ⅷ因子、vWF 和内皮细胞中纤溶酶原激活物的释放。DDAVP 禁用于 2B 型 vWD 患者，因为它会增加异常 vWF 的释放并可能导致血小板减少。此外，不建议在 3 型 vWD 患者中使用（因为从血管内皮细胞释放的 vWF 很少甚至没有）。在其他情况下，静脉给予 0.3 μg/kg（给药时间大于 15 ～ 30 min，以降低高血压、脸部潮红和心动过速的风险）通常可以使 vWF 浓度提高 3 ～ 4 倍。然而，个体差异很大，因此应在任何出血事件（例如手术）之前进行 DDAVP 的初步尝试，同时在给药后 4 h

内监测 vWF 和Ⅷ因子浓度的变化。DDAVP 也可作为鼻喷雾剂使用（体重 < 50 kg 予 150 μg，体重 ≥ 50 kg 予 300 μg）。对于不能用 DDAVP 进行充分治疗的个体，应改用 vWF 制剂。目前已可获得多种制剂，包括含有 vWF 的Ⅷ因子浓缩物、纯化的 vWF 浓缩物和重组 vWF 制剂。这些制剂（如果可用）比冷冻沉淀（尽管可以使用，但会带来更高的病毒传播风险）更可取。

血小板减少症　血小板减少症是指血小板计数少于 150 000/mm³。其可能是血小板生成减少、破坏增加或"被隔离"而导致的。恶性疾病、原发性免疫性血小板减少症（immune thrombocytopenia，ITP）、药物诱发的血小板减少症（如奎宁、磺胺、氨苄青霉素）、自身免疫性疾病（如 SLE、类风湿关节炎）、妊娠（即妊娠期血小板减少症、子痫前期）、慢性肝病（即脾功能亢进）、酒精、营养不良、感染（如丙型肝炎、脓毒症）、遗传性疾病和弥散性血管内凝血均可导致血小板减少。对于意外发现血小板计数减少的患者，首先应重复血小板计数检查，并检查外周血涂片，然后用不含乙二胺四乙酸（EDTA）的试管收集血液进行血小板计数。EDTA 是一种螯合剂，通常用于防止测定 CBC 的试管中出现凝血，但它也可能导致血小板凝集（称为假性血小板减少症）。ITP 是一种慢性自身免疫性疾病，其特征是存在引起血小板破坏的自身抗体。其通常的治疗包括激素治疗、脾切除（去除血小板破坏的主要场所）和静脉注射免疫球蛋白。即使血小板水平很低的情况下，ITP 患者的出血量也往往比预计的少，这可能是由于血小板更新加快而导致年轻的血小板比例增加。存在新发血小板减少症的患者在行择期手术前应进行血液科会诊。

近期使用肝素而出现血小板减少症则需考虑肝素诱导性血小板减少症（heparin-induced thrombocytopenia，HIT），通常在使用肝素后 5 ～ 10 天内发生[341]。HIT 是一种免疫介导的疾病，其特征为存在针对与肝素结

表 31.17　血管性血友病（vWD）的分类

类型	特征	初始治疗
1	占所有 vWD 患者的 80%；数量异常	去氨加压素 *
2A	数量和质量异常	去氨加压素 *
2B**	罕见；数量和质量异常，常染色体显性遗传	冷冻沉淀、或含有 vWF 的Ⅷ因子浓缩物
2M	质量异常	去氨加压素 *
2N	质量异常；vWF 水平正常，Ⅷ因子数量减少	去氨加压素 * 的药效可能短暂
3	罕见；vWF 水平很低甚至检测不到	去氨加压素 *，一般无效

* 醋酸去氨加压素（desmopressin acetate，DDAVP）。
** 2B 型使用醋酸去氨加压素可能导致血小板减少。如果去氨加压素无效，可以使用含有 vWF 的Ⅷ因子浓缩物。
vWF，von Willebrand 因子

合的血小板因子 4 的抗体。虽然 HIT 的特征是血小板减少，但患者存在发生动脉或静脉血栓形成、卒中、皮肤坏死、肢体坏疽和器官梗死的风险。由于针对 HIT 抗体的准确实验室检查结果［即针对 HIT 抗体的免疫测定和（或）功能测定］通常需要几天的时间，因此最初的推定诊断是基于临床表现和已有的实验室检查（例如血小板计数减少）。可以使用经过验证的临床预测工具（例如"4T"评分）来协助初步诊断[342]。在等待疑似 HIT 患者的抗体检测结果时，应立即停止任何肝素治疗（包括 LMWH）并进行其他替代抗凝治疗（例如丹那非、阿加曲班、比伐芦定、磺达肝素、DOACs）。

对于其他方面健康的个体（即没有其他可导致出血风险增加的基础病变），血小板计数高于 50 000 ~ 80 000/mm³ 时进行神经轴索麻醉是安全的[343-346]。血小板计数高于 50 000/mm³ 时进行手术是安全的[346]。随着血小板计数的进一步降低，血小板计数小于 50 000/mm³ 时，出血的风险逐渐增加。当输注血小板治疗血小板减少症时，每输注一个单位血小板可使计数增加达 10 000/mm³。

血小板增多症 血小板增多症是指血小板计数超过 450 000/mm³。可能为生理性（即运动、妊娠）、原发性（如骨髓增生性疾病）或继发性（如铁缺乏、肿瘤、手术、慢性炎症）。血小板增多会增加血栓事件的风险，例如卒中、心肌梗死、肺栓塞、肠系膜栓塞和静脉血栓栓塞。相反，原发性血小板增多症（也称为特发性血小板增多症）患者也存在出血倾向，这可能是由于血小板功能的改变以及与血小板计数升高（> 1 000 000/mm³）相关的继发性 von Willebrand 综合征。治疗包括减少血小板生成的药物（如羟基脲、阿那格雷、聚乙二醇化干扰素），需要 7 ~ 10 天起效。如果需要立即降低血小板计数，则可以进行血浆置换去除血小板。治疗引起继发性血小板增多的潜在疾病可以使血小板计数正常。

红细胞增多症 红细胞增多症是指循环中红细胞数量和血红蛋白浓度增加。可以根据血细胞比容（女性 > 48%，男性 > 49%）和血红蛋白浓度（女性 > 160 g/L，男性 > 165 g/L）进行定义。红细胞增多症分为原发性（即真性红细胞增多症）和继发性。继发性通常与慢性缺氧性疾病（例如 COPD、高海拔、发绀型先天性心脏病）相关。当血细胞比容大于 50% 时，血液黏度会急剧增加从而增加血栓形成的风险。血细胞比容过高与动脉粥样硬化（如颈动脉狭窄、卒中）和心脏病（如心力衰竭、心肌梗死）相关。关于红细胞增多症是否会增加围术期风险尚存在争议。一项包含了超过 310 000 名患者的回顾性队列研究显示，血细胞比容高于 51% 与术后死亡率增加相关[102]。然而，另一项早期包含 200 名患者的较小型研究并未发现继发性红细胞增多症患者的围术期并发症发生率增加[347]。

术前评估应侧重于肺部和心血管系统。体格检查时，麻醉科医师必须检查发绀、杵状指、哮鸣音、杂音和血氧饱和度（通过脉搏氧饱和度仪）。有用的实验室检查包括 ECG、动脉血气和胸部 X 线。术前意外发现的红细胞增多症应当努力寻找可能的原因，若病因不易发现，则真性红细胞增多症的可能性增加。在这种情况下，应推迟择期手术，并请血液科医师会诊。

静脉血栓栓塞性疾病 VTE 是住院患者包括手术患者重要的潜在风险[348]。主要的 VTE 预防法已超出本章的范围，并且在专业协会的实践指南中也有广泛涉及[11-12]。尽管如此，应根据患者术前的围术期风险进行 VTE 分层，并告知其适当的预防措施。术后 VTE 发生的预期风险取决于患者相关的因素（例如炎性肠病、急性疾病、吸烟、恶性疾病、肥胖、衰老、既往 VTE、使用雌激素、高凝状态、遗传性血栓形成）和手术相关的因素（例如有创操作、创伤、制动）。评估围术期 VTE 风险的合理方法是使用经过验证的临床预测指标，改良的 Caprini 风险评估模型是一个广泛使用的模型（框 31.12）[11, 349]。Caprini 评分为 0 提示 VTE 风险非常低（VTE 发生风险为 0.5%）；得分为 1 ~ 2 分提示 VTE 低风险（未进行血栓预防的风险为 1.5%）；得分为 3 ~ 4 分提示 VTE 中风险（未进行血栓预防的风险为 3.0%），得分 ≥ 5 分提示 VTE 高风险（未进行血栓预防的风险为 6.0%）。

某些患者亚组，即那些近期（3 个月内）发生过 VTE 和既往存在 VTE 史并伴有高风险遗传性血友病的患者，发生围术期 VTE 的风险较高[350]。发生 VTE 时，应将择期手术推迟至 3 个月或更长时间以后（在此期间应进行抗凝治疗）[351]。具体而言，在初次发生 VTE 后的 3 ~ 4 周内，再次发生 VTE 的风险最高；在随后的 2 个月内该风险下降。遗传性高风险血友病包括 V 因子 Leiden 突变、抗凝血酶Ⅲ缺乏症、蛋白 C 缺乏、蛋白 S 缺乏、凝血酶原基因突变和抗磷脂抗体综合征。其中 V 因子 Leiden 突变和凝血酶原基因突变是最常见的原因，占全部病例的比例高达 60%[352]。

进行口腔、内镜、白内障或体表手术等小手术的患者通常不需要中断抗凝治疗。对于其他个体，若 INR 基础值处于常规治疗目标水平（2.0 ~ 3.0），则停用华法林 5 天通常可使 INR 降至正常。如果 INR 基础

框 31.12　VTE 改良的 Caprini 风险评估模型

每项 1 分
年龄 41 ～ 60 岁
小手术
BMI ＞ 25 kg/m^2
下肢肿胀
静脉曲张
妊娠期或产后
不明原因或反复自然流产史
口服避孕药或激素替代治疗
脓毒症（＜ 1 个月）
严重的肺部疾病，含肺炎（＜ 1 个月）
肺功能异常
急性心肌梗死
心力衰竭（＜ 1 个月）
炎性肠病史
卧床的内科患者

每项 3 分
年龄 ≥ 75 岁
VTE 史
VTE 家族史
Ⅴ因子 Leiden 突变
凝血酶原 20210A 突变
狼疮抗凝物
抗心磷脂抗体
血清同型半胱氨酸水平升高
肝素引起的血小板减少症
其他先天性或获得性血栓形成

每项 2 分
年龄 61 ～ 74 岁
关节镜手术
大型开放手术（＞ 45 min）
腹腔镜手术（＞ 45 min）
恶性肿瘤
卧床（＞ 72 h）
石膏固定
中心静脉置管

每项 5 分
卒中（＜ 1 个月）
择期关节置换术
髋关节、骨盆或下肢骨折
急性脊髓损伤（＜ 1 个月）

BMI，体重指数；VTE，静脉血栓栓塞。
From Gould MK，Garcia DA，Wren SM，et al. Prevention of VTE in nonorthopedic surgical patients：antithrombotic therapy and prevention of thrombosis，9th ed：American College of Chest Physicians evidence-based clinical practical guidelines. Chest. 2012；141：e227S-e277S

值较高，则可能需要更长的停药时间（见"术前抗凝治疗"部分）。在未使用华法林的情况下，患者可能有血栓栓塞复发的风险；但是，除了具有最高风险的患者（即前 3 个月内发生过 VTE 或具有高风险遗传性血友病的 VTE 患者），其他患者的风险相对较小。在高危患者中，应该与患者的会诊医师一起做出替代方案，采用静脉注射普通肝素或皮下注射 LMWH。

术前抗凝治疗　门诊患者的口服抗凝药物治疗包括维生素 K 拮抗剂（例如华法林）和 DOACs。这些药物会增加围术期出血，除非是非常小的手术。因此，只有在患者不存在患者相关的出血危险因素（例如肝病、肾功能异常、既往存在出血并发症）、计划行无严重出血风险的手术（例如拔牙、简单的表皮手术、不行球后阻滞白内障手术），并且不考虑进行神经轴索麻醉时，围术期才能继续治疗。否则，必须在术前暂停抗凝治疗。

通常，维生素 K 拮抗剂应在手术前 5 天停用，如果初始 INR 值大于 3.0，则应考虑停用更长的时间。理想情况下，应在术前 24 h 内对 INR 进行重新检测[195]，

INR 大于 1.5 时应使用小剂量维生素 K（口服或皮下注射 1 ～ 5 mg）。维生素 K 在口服或皮下给药后 6 ～ 10 h 内起效（口服的可预测性更强），并在 24 ～ 48 h 内作用达到峰值[353]。更大剂量的维生素 K 可能导致再次使用华法林治疗时出现华法林抵抗。一些接受择期下肢关节置换手术的患者，在术前可能会接受初始剂量的华法林预防围术期血栓形成。2018 年美国区域麻醉科医师学会（American Society of Regional Anesthesiologists，ASRA）指南指出，在术前 24 h 或更短时间内仅单次使用华法林的患者仍然可以进行神经轴索麻醉[196]。

患者正越来越多地接受 DOACs 的长期抗凝治疗，通常用于非瓣膜性心房颤动的患者，但一些患者也使用低剂量 DOACs 治疗 IHD[91]。术前中止 DOACs 的时机应根据所使用的特定药物、预期的手术出血风险、肾功能（基于估计的 GFR）和行神经轴索麻醉的计划来指导。表 31.11 和 31.12. 概述了一些术前 DOACs 停用的建议方法[195-197]。

在停用维生素 K 拮抗剂治疗至手术日的这段时

间，患者可能需要临时桥接治疗。由于 DOACs 的半衰期相对较短，因此通常在停用 DOACs 后不需要进行桥接治疗。如果在手术前暂停抗凝治疗，大多数非瓣膜性心房颤动患者不需要桥接治疗（见"心房颤动"一节）[195, 198]。相反，许多机械性心脏瓣膜患者需进行桥接治疗，此决定主要取决于机械心脏瓣膜的位置和计划手术的性质（见框 31.4）[173]。此外，一些 VTE 复发风险很高的患者（例如前 3 个月内发生过 VTE）也可能需要替代治疗。总的来说，静脉使用普通肝素或 LMWH 进行桥接治疗的方案必须个体化，将患者在替代治疗过程中出血的风险考虑在内，并应与会诊医师达成共识。

如果决定进行桥接治疗，应在最后一次服用维生素 K 拮抗剂（如华法林）后 2 天或更长时间开始使用 LMWH 或静脉应用肝素。当 INR 降至 2.0 以下时[195]，应开始治疗。LMWH 有几种选择（如依诺肝素、达肝素钠）。具体选择和剂量应与血液科医师或患者的主治医师协商确定。对于肾功能受损的患者（eGFR < 30 ml/min），静脉注射肝素桥接更优，尽管 eGFR 在 15 ~ 30 ml/min 时，对 LMWH 的剂量进行一些调整仍是可以接受[195]。静脉肝素治疗通常于术前 6 h 停止，以保证术中正常的凝血功能。最后一次治疗量 LMWH 应在术前 24 h 给予，以利于术中凝血功能恢复正常（假设肾功能正常）。对肝素变态反应或有 HIT 病史的患者禁用普通肝素和 LMWH。此类患者进行桥接治疗时，应选择阿加曲班（静脉输注）、比伐芦定（静脉输注）、磺达肝癸钠（皮下）或口服 DOACs。具体的治疗策略应在咨询血液科医师后进行选择。

根据 2018 年 ASRA 指南[196]，如果考虑围术期应用神经轴索麻醉技术，则关于术前抗凝治疗的推荐管理策略将更为保守。这些指南建议华法林应在术前 5 天及以上停药，并且在进行椎管内阻滞前应复测 INR 以确保其正常[196]。表 31.11 概述了停止 DOACs 治疗后进行椎管内阻滞推荐的间隔时间。LMWH 的最后一次预防剂量应在计划椎管内阻滞前 12 h 及以上给予，而 LMWH 的最后一次治疗剂量（包括桥接治疗）应在阻滞前 24 h 及以上给予。术前静脉肝素治疗应在蛛网膜下腔麻醉或硬膜外麻醉前 6 h 及以上停用[196]。此外，可以使用 aPTT 或抗 Xa 因子活性监测是否恢复正常的凝血功能。尽管已经有报道提示了在存在低剂量皮下普通肝素（即每日 5000 单位）的情况下进行神经轴索麻醉的安全性[354]，但 2018 年 ASRA 指南包括的一项 2C 级建议推荐接受皮下普通肝素注射治疗（即每日 5000 单位 2 或 3 次）的患者，在皮下注射后应等待 4 ~ 6 h 再进行神经轴索麻醉[196]。该 2C 级评

级表明该推荐级别相对较弱（"证据或观点的作用存在争议"），并且该建议完全基于病例报告或专家意见[196]。任何接受纤溶和溶栓药物治疗的患者均不应接受神经轴索麻醉。

术前抗血小板治疗 传统观念上，由于担心出血风险增加，术前（通常在术前 7 ~ 10 天）停用阿司匹林。7 ~ 10 天这个时间可能过长，特别是因为阿司匹林停药后新生血小板（半衰期约为 15 min）未受到抑制。由于每 24 h 即新生 10% 的血小板，并且手术止血仅需大约 50 000/mm³ 正常功能的血小板即可，因此可能仅在术前 3 天停用阿司匹林就可以以降低出血增加的风险。持续使用阿司匹林至手术时可导致非心脏达手术期间出血增加[136]，但在心脏手术期间却未增加[355]。停用阿司匹林本身理论上可致高凝状态复发和心脏风险显著增加[141, 356]，但这些理论上的风险并无大样本随机研究数据的支持[136, 355]。因此，对于大多数外科手术患者而言，合理的方法是在术前 3 天暂时停用阿司匹林，但存在一些例外。任何既往接受过 PCI 治疗[144]、高级别 IHD 或高危 CVD（例如在过去 9 个月内卒中）[212] 的患者均应继续使用阿司匹林。继续使用阿司匹林并非神经轴索麻醉的禁忌[196]。

P2Y₁₂ 抑制剂是术前评估中可能遇到的另一种相对常见的抗血小板药物，尤其是在已知 IHD 或 CVD 的患者中。这类药物包括口服制剂（氯吡格雷、替卡格雷、普拉格雷、噻氯匹定）和静脉内制剂（坎格雷洛）。除了近期行 PCI 的患者（参见"冠状动脉支架"一节），P2Y₁₂ 抑制剂应在择期手术前暂停使用。术前（包括计划行椎管内阻滞前）停用这些药物通常的建议时间间隔是：氯吡格雷 5 ~ 7 天、替卡格雷 5 ~ 7 天、普拉格雷 7 ~ 10 天、噻氯匹定 10 天和坎格雷洛 3 h[196]。

一些患有 PAD 或 CVD 的患者可能长期接受双嘧达莫治疗，这会导致血管舒张和血小板功能受损。该药物可作为速释制剂，也可与阿司匹林组合成缓释制剂（即 Aggrenox）。关于接受手术患者继续使用双嘧达莫的安全性的数据极少。目前的 ASRA 指南建议在进行任何椎管内阻滞前 24 h 停用缓释双嘧达莫[196]。其他抗血小板治疗（例如糖蛋白 Ⅱb/Ⅲa 抑制剂）围术期安全性的数据也很有限。血小板糖蛋白 Ⅱb/Ⅲa 抑制剂（例如阿昔单抗、依替巴肽、替罗非班）对血小板聚集产生重要的影响。使用阿昔单抗后血小板恢复正常聚集功能的时间为 24 ~ 48 h，依替巴肽和替罗非班为 4 ~ 8 h。使用血小板糖蛋白 Ⅱb/Ⅲa 抑制剂后，在血小板功能恢复正常前应避免行神经轴索麻醉[196]。

神经系统疾病

对患有神经系统疾病的患者术前病史应重点关注近期发病情况、加重情况、既往病史信息和治疗情况（当前和既往）。术前神经系统查体应确定精神状态、言语、脑神经、步态、运动功能和感觉功能。这些检查可为术后新发神经功能损害提供比较依据。

脑血管病

CVD 的主要临床表现是急性脑卒中，全世界每年有超过 1 千万的新发脑卒中。此外，每年约有 650 万人死于脑卒中，使其成为全球第二大死亡原因[357]。脑卒中主要分为出血性卒中和缺血性卒中两种。出血性卒中在很大程度上与脑出血或蛛网膜下腔出血有关。脑出血的常见原因包括高血压、创伤、凝血功能障碍、使用违禁药物（即苯丙胺、可卡因）和动静脉畸形（arteriovenous malformations，AVM）。蛛网膜下腔出血是由动脉瘤和 AVM 引起的出血（见"动脉瘤和动静脉畸形"一节）。缺血性卒中可能与不同机制导致的动脉血栓形成（例如动脉粥样硬化、动脉夹层）、栓塞（例如与心房颤动相关）或体循环灌注不足（例如心搏骤停）相关。CVD 的另一主要表现是TIA，它是由脑、脊髓或视网膜的局部缺血引起的神经功能障碍的短暂发作，但无梗死[358]。

CVD 具有重要的围术期意义。它是包括心脏事件、卒中[97, 132, 359-360]和死亡[77]在内的术后并发症的危险因素。此外，当于卒中后 9 个月内行择期非心脏手术[212]，或于卒中后 3 个月内进行主动脉瓣置换术[212]时，其术后心脏并发症和复发脑卒中的风险尤其增加。另外，如果需要在卒中后进行危急手术，最好不要推迟手术。尽管在缺血性卒中后 2 周内行危急手术的术后心血管并发症的风险非常高，但在卒中后72 h 内进行手术该风险有所下降[361]。这可能是由于在缺血性卒中后的前 5 日内脑的自我调节能力逐渐恶化（在接下来的 3 个月内逐渐恢复）[362]。

术前评估应重点关注卒中或 TIA 的时间、表现、病因和治疗。重要的是要记录病因，以便区分颈动脉狭窄（即动脉粥样硬化）与心源性栓塞性疾病。心源性栓塞的原因包括血液淤滞（即心房颤动、严重的心肌病、室壁瘤）、血栓形成（即心脏瓣膜病、人工心脏瓣膜）和静脉血分流（例如卵圆孔未闭）。体格检查应包括简单的神经系统检查以识别既往是否存在功能障碍、听诊颈动脉杂音以及心脏杂音或额外心音。根据 CVD 的潜在病因（即动脉粥样硬化、心房颤动），患者可能需要接受阿司匹林、P2Y$_{12}$ 抑制剂（例如氯吡格雷）、维生素 K 拮抗剂和 DOACs 的长期治疗。手术前应暂停使用维生素 K 拮抗剂和 DOACs（见"心房颤动"一节）。同样，术前应中断 P2Y$_{12}$ 抑制剂治疗，但近期行冠状动脉支架置入的患者除外（见"冠状动脉支架"一节）。围术期继续使用阿司匹林并不能预防心血管并发症[136]，但会增加大出血的风险（围术期卒中的危险因素）[132]。尽管如此，对于动脉粥样硬化性 CVD 高风险或近期（如前 9 个月内）发生卒中的患者，仍可以考虑继续服用阿司匹林[212]。在其他情况下，应在术前 72 h 暂停使用阿司匹林[136]。此外，对于拟行非心脏手术的患者，在做关于开始 β 受体阻滞剂治疗的决定时，应充分考虑到其合并的CVD。尽管 β 受体阻滞剂确实能够降低围术期心脏风险，但也显著增加急性术后脑卒中的风险[132-133]。

无症状性颈动脉杂音

无论是否有症状，颈动脉杂音都显著增加了患者存在严重病变（即狭窄程度为 70% ～ 99%）的可能性[26]。因此，新发现的颈动脉杂音提示应仔细检查是否有脑卒中或 TIA 的证据，尤其是拟行涉及颈部操作的手术时。高危人群包括具有 CVD 危险因素的人群（例如高血压、吸烟、糖尿病、高脂血症、IHD、PAD），以及既往接受过头颈部放射治疗的患者。除非经过专门检查，否则患者可能不会主动提供相关症状，特别是当症状为暂时性的时。麻醉科医师应重点询问有关一过性黑矇、吞咽困难、言语障碍和其他脑血管疾病的症状。颈动脉多普勒超声检查是评估可疑颈动脉斑块的简单有效的工具。若多普勒超声检查发现明显的异常，应请神经科医师或血管外科医师会诊。存在无症状杂音的患者每年发生卒中的风险为1% ～ 2%，卒中之前通常可有短暂的症状[363]。没有证据表明无症状的杂音增加围术期脑卒中的风险[364]。

癫痫发作

癫痫发作的类型（例如大发作、失神发作）和特定症状（例如凝视、愣神）是术前评估时应记录的重要内容。例如，失神发作（以前称为癫痫小发作）可能难以捕捉，因为它们缺乏一致的体征。因此，较为典型的症状如凝视和失神，可能会被误认为是术后麻醉药物残留的作用。确定癫痫的病因很重要，因为可能与一些疾病相关，包括脑肿瘤、动脉瘤、AVM、典型的癫痫、药物中毒、电解质紊乱、感染、CVD、镰状细胞病和 SLE。

麻醉科医师应记录抗癫痫药物的给药方案和癫痫发作的控制情况。除非考虑药物中毒或癫痫反复发作，否则不建议常规测定抗癫痫药的血清药物浓度。癫痫控制较好的患者药物浓度可能超出治疗范围，抽血时间距离服药时间的间隔将明显影响测得的血药浓度。通常，应测量血药谷值浓度。抗癫痫药物具有多种不良反应（如骨髓抑制、大细胞性贫血、白血病、低钠血症），怀疑存在异常时即需要进行相关实验室检查。最常用的检查是 CBC 和电解质水平。围术期应继续所有抗癫痫治疗。对于癫痫控制不佳或新发癫痫的患者，在进行任何非急诊手术之前，应先由神经科医师进行评估。

多发性硬化

多发性硬化是一种炎性免疫性疾病，它有两个主要临床特点：反复发作与缓解，以及进展缓慢。症状包括共济失调、运动无力、感觉障碍、自主神经功能障碍、情绪失常、膀胱或肠道功能障碍以及视觉模糊。应激、感染、妊娠和体温升高均可加重病情。治疗方案多样，包括类固醇激素、免疫抑制剂、单克隆抗体、血浆置换、苯二氮䓬类和巴氯芬。术前评估需详细询问病史及疾病类型，尤其是影响呼吸系统的症状和生理损害（包括测量血氧饱和度）。也要记录用药情况、之前诱发恶化的原因和已经存在的神经系统障碍。检查要根据相关的病理状态（例如如果怀疑存在肺部感染，则应进行胸部 X 射检查和 CBC）和可能的药物不良反应而定。例如硫唑嘌呤可导致骨髓抑制或影响肝功能，环磷酰胺可引起电解质紊乱，而类固醇激素可造成高血糖。病情较轻且稳定的患者无需特殊检查。手术当天应继续服用相关药物。尚无数据表明麻醉方式或特定的麻醉药物可加重病程。尽管如此，对于呼吸系统受损或认知功能障碍的患者，但区域麻醉理论上可能更具优势。

动脉瘤和动静脉畸形

脑和脊髓的血管疾病包括动脉瘤和动静脉畸形（arteriovenous malformations，AVM）。这些病变可能是完整的、破裂的、有症状的或偶然发现无症状的。相关的危险因素包括多囊肾、纤维肌营养不良、Ⅳ 型 Ehlers-Danlos 综合征或动脉瘤家族史。一些 AVM 可以长得足够大，从而引起肿块效应。妊娠期间，发生动脉瘤和 AVM 出血的风险会增加。大多数患者在破裂前症状轻微。血管破裂时可出现意识改变、晕厥、颅内压升高、抗利尿激素（inappropriate antidiuretic hormone，ADH）分泌异常以及血流动力学波动（即心动过缓、心动过速、异位心搏）。通常需要检查 ECG、电解质、血糖和血肌酐的浓度。也常需要进行胸部 X 线、超声心动图和神经影像学检查（如 CT）。重要的是，血管破裂后的 ECG 表现（通常包括 ST 段和 T 波改变）可以与心肌缺血类似。此外，肌钙蛋白的浓度通常会升高，而超声心动图检查可能会发现严重的心功能障碍，并伴有心肌收缩力降低和室壁运动异常。虽然出血可能是这些心血管改变的主要原因，但还需考虑合并的 IHD 或既往心肌病等病情的影响。围术期管理的重要原则为控制颅内压、动脉血压和血糖。

帕金森病

帕金森病是一种脑基底神经节区退行性改变的疾病，其特征为多巴胺分泌减少导致锥体外系功能障碍。患者典型表现为自主运动减少、肌僵硬（齿轮样强直较为典型）、静息性震颤、面具脸、言语和行走困难、抑郁和痴呆。也可以发生自主神经功能障碍（包括体位性低血压）、唾液分泌过多和体温调节障碍。由于吞咽困难、意识障碍、误吸风险增高和呼吸肌功能障碍，患者发生肺部并发症的风险高。药物治疗包括左旋多巴、多巴胺受体激动剂（如溴隐亭、普拉克索、罗匹尼罗、罗替戈汀）、B 型单胺氧化酶抑制剂（如司来吉兰、雷沙吉兰、沙芬酰胺）、抗胆碱药（如苯海索、苯托品）、金刚烷胺、儿茶酚 -O- 甲基转移酶（托卡朋、恩他卡朋）。左旋多巴可导致运动障碍（即肌张力障碍和肌阵挛导致不自主运动）。某些患者需要植入深部脑电刺激仪来控制症状。

术前评估主要关注呼吸系统损害、吞咽困难的体征和残疾的程度。在出现明显的肺部症状或怀疑感染时，需要进行胸部 X 线检查、呼吸科会诊，甚至延期手术以改善症状。所有相关药物应继续服用。突然停用左旋多巴可能会导致症状加重（尤其是吞咽困难和胸壁僵硬），或诱发一系列神经阻滞剂恶性综合征（neuroleptic malignant syndrome）。该综合征的特点为自主神经功能紊乱、意识状态改变、僵硬和发热。某些围术期用药，如甲氧氯普胺和吩噻嗪，可能干扰多巴胺水平，从而加重帕金森的症状。使用深部脑电刺激的患者，在任何可能使用的电烧灼操作前，应关闭脑电刺激仪。当刺激仪关闭时，应确定特定设备以及疾病症状的严重性。理想情况下，围术期设备的管理应与外科医师和管理设备的临床医师相协调。

神经肌肉接头疾病

重症肌无力是骨骼肌神经肌肉接头的自身免疫性疾病，由烟碱样受体抗体所致。该疾病主要表现为骨骼肌无力，在活动后加重，休息后缓解。心肌和平滑肌功能不受影响。应激、感染、低钾血症、药物（如氨基糖苷类、普萘洛尔、环丙沙星、克林霉素）和手术会加重肌无力。框 31.13 显示了重症肌无力的严重程度分级。重症肌无力患者通常患有其他自身免疫性疾病，例如类风湿关节炎、多发性肌炎和甲状腺疾病。

　　患者几乎都会出现眼部症状（即复视、上睑下垂）；通常，这是患者就诊的首发和惟一症状。脑神经和延髓常受累，伴有咽喉肌无力，造成误吸风险增加。患者可能患有胸腺增生和肿瘤。由于胸腺位于前纵隔，因此胸腺增大可能会对麻醉管理产生潜在影响（见"纵隔肿物"一节）。该病的治疗方法包括胸腺切除术、胆碱酯酶抑制剂（如吡啶斯的明、新斯的明）、免疫抑制剂（类固醇激素、硫唑嘌呤、霉酚酸酯、环孢霉素）、血浆置换和静脉注射免疫球蛋白。症状加重意味着疾病进展（即肌无力危象）或抗胆碱酯酶药物过量（即胆碱能危象）。使用短效抗胆碱药（依酚氯铵）可帮助鉴别这两种危象，增加药量后只有肌无力危象才会改善。血浆置换和静脉注射免疫球蛋白可治疗肌无力危象并为手术做准备，但需要数天至数周才能显现成效。

　　术前应仔细记录用药（及其相关剂量），并在围术期继续使用。这些药物本身也可能对患者产生影响。例如，由于药物诱导的骨髓抑制和肝功能障碍，服用硫唑嘌呤的患者需要进行 CBC 和肝功能检查。接受类固醇激素治疗的患者需要测量血糖浓度，并可能在围术期需要补充激素。由于通气功能可能受损，因此对于这些患者，尤其是可疑呼吸功能受损的患者，术前需要进行肺功能检查。对于拟行日间手术的患者，尤其是在独立的手术中心，肺功能检查可能有益。应避免使用可能加重肌无力的药物。

　　Lambert-Eaton 综合征与重症肌无力相似，其肌肉无力包括眼肌异常和自主神经异常。它是由电压门控钙离子通道抗体导致乙酰胆碱生成减少引起的。该病不伴有胸腺异常，但多伴有恶性肿瘤，特别是小细胞肺癌和胃肠道肿瘤。该疾病的另一个显著特征是肌无力通常在活动后减轻，不活动则加重。除胆碱酯酶抑制剂外，典型的治疗还包括 3,4- 双氨吡啶，它是一种选择性钾通道阻滞剂。术前评估和治疗与重症肌无力相似。围术期应继续使用所有相关药物。

肌萎缩和肌病

　　肌萎缩和肌病是累及神经肌肉接头的遗传性疾病。相似点较多，但仍有不同。这些疾病的特点是进行性骨骼肌无力，通常导致呼吸衰竭。目前尚无有效治疗方法。多数伴有心肌病，可能和恶性高热相关。

　　Duchenne 和 Becker 肌萎缩是 X 染色体隐性遗传疾病，主要见于男性。患者通常在症状出现之前肌酸磷酸激酶水平升高。具有 Duchenne 和 Becker 肌萎缩家族史的男性患病风险较高（即使未经正式检查也是如此），并且他们需要与明确诊断的患者一样慎重治疗。心肌病和呼吸衰竭是常见的致死原因。女性异常基因携带者也可能患有扩张型心肌病，但不伴随该病的其他症状。术前评估应重点关注心血管（例如心悸、呼吸困难、胸痛、晕厥、端坐呼吸、坠积性水肿）和呼吸（例如误吸、肺炎）系统。可能有帮助的其他术前检查包括 ECG、肺功能和超声心动图。面肩胛肱型肌营养不良（也称面肱肩胛型肌营养不良或 Landouzy-Dejerine 肌营养不良）是一种常染色体显性遗传病，男女均可发病，可导致肩部和面部肌肉缓慢、进行性无力。与其他类型肌萎缩相比，发生心肌病不常见，但有发生心律失常的报道。肢带型肌营养不良（Limb-girdle dystrophies）具有很多基因遗传型，主要影响肩部和骨盆的肌肉。有些患者存在心传导异常，但心肌病不常见。术前评估与 Duchenne 肌营养不良类似。

　　强直性肌营养不良　肌强直的特点是肌肉收缩延长和舒张延迟。它是几种肌营养不良的共同表现，包括典型的强直性肌营养不良、先天性肌强直性营养不良、先天性肌强直和中央轴空病。其中强直性肌营养不良最常见，该病是常染色体显性遗传病，男女均可发病。先天性肌强直性营养不良是该病的严重形式，在婴儿期发病，患儿的母亲常存在肌强直性营养不良。典型表现是肌肉严重萎缩，通常累及膈肌、面部、手部和咽喉肌。寒冷可诱发肌强直。该病的严重程度各异，患者通常在十几或二十几岁才发病，因此家族史很重要。常可见心肌病、心律失常和心传导异常，一些患者也有心脏瓣膜异常。心脏受累可能与骨骼肌的营养不良或无力程度无关。一旦发生二度或三度房室传导阻滞，就应该植入起搏器（即使患者没有症状），因为心脏传导性疾病可能会出现无法预料的

框 31.13　重症肌无力 Osserman 分型系统

Ⅰ型：眼肌无力

ⅡA 型：轻度全身乏力，进展较慢：无肌无力危象，药物治疗有效

ⅡB 型：中重度全身乏力：骨骼肌严重受累和延髓性麻痹，但无肌无力危象；药物治疗效果欠佳

Ⅲ型：急性暴发性肌无力：病情进展迅速，症状严重，出现呼吸危象和药物治疗无效

Ⅳ型：晚期严重肌无力，表现与Ⅲ级相同，但从Ⅰ级进展至Ⅱ级的时间超过 2 年

Data from Osserman KE, Genkins G. Studies in myasthenia gravis: review of a twenty-year experience in over 1200 patients. Mt Sinai J Med. 1971; 38: 497-537

快速进展。有鉴于此，甚至一度房室传导阻滞的患者也应该植入起搏器，而无论其是否出现症状。患者还存在误吸、肺炎、呼吸衰竭以及术后肺部并发症的风险。中央轴空病很罕见，是由线粒体酶功能障碍导致。该病名源自肌肉活检，可见"轴空"异常。患者表现为近端肌群的肌无力和僵硬，可伴有心肌病。与强直性肌营养不良类似，该类患者发生呼吸衰竭和误吸的风险高。先天性肌强直是一种仅累及骨骼肌的遗传性疾病，症状较轻，并且不会导致心脏疾病。

历史上，肌强直的患者被认为是发恶性高热的易感者，但是目前的证据显示其风险并未增加[365]。尽管如此，这些患者仍应避免使用琥珀胆碱，因为它可能引起广泛的肌肉收缩。肌强直性收缩的对症治疗包括类固醇激素、奎宁和普鲁卡因，但该病尚无彻底治愈的方法。围术期需要继续用药。术前评估的重点是心肺系统，尤其是肺部感染、心力衰竭、晕厥、传导功能异常和瓣膜功能障碍。术前检查包括 ECG、超声心动图（先天性肌强直除外）和胸部 X 线（如果存在肺部疾病症状）。ECG 显示的任何传导异常都需要心脏科会诊。区域阻滞不会抑制肌强直，但肌内注射局麻药可能缓解症状。

中枢神经系统肿瘤

垂体瘤可分为功能性（与内分泌异常有关）或非功能性，良性（腺瘤是最常见的垂体占位）或恶性。肿瘤的占位效应可能导致并发症，例如头痛、视野缺损和颅内压增高（伴有相关的步态改变、呕吐、脑神经损害、膀胱及肠道功能障碍）。其他症状可能与垂体功能不全（如肾上腺功能减退、甲状腺功能减退、不孕不育）或功能亢进相关。垂体功能亢进的表现包括分泌 ACTH 的肿瘤引起的库欣综合征；生长激素分泌增高引起的肢端肥大；TSH 分泌增高引起的甲状腺功能亢进；催乳素和促性腺激素（卵泡刺激素和黄体生成素）分泌造成的男性乳腺增生、泌乳和性激素改变。这些激素均由垂体前叶分泌，并受下丘脑的负反馈调节。垂体后叶储存并分泌血管加压素和催产素，这些激素均由下丘脑合成。

肢端肥大症可造成结缔组织、骨组织及内脏器官增生肥大。患者表现为下颌骨（即巨颌）、鼻、手足、咽喉组织（包括巨舌症和会厌增大）的增生。此类疾病患者合并睡眠呼吸暂停（中枢性和梗阻性）、神经损害（由于神经卡压）、高血压、心脏舒张功能障碍和心脏瓣膜异常的风险增加。还可能并发 IHD、心力衰竭、糖尿病、甲减和困难气道（即面罩通气、喉镜显露、气管内插管困难）。术前评估应记录的症状包

括胸痛、呼吸困难、打鼾、麻木、多饮、头痛和视觉障碍。体格检查的重点包括血压、气道检查、杂音、神经系统体征和外周水肿。术前需要做好困难气道管理的计划，并告知患者可能需要在清醒状态下行纤维支气管镜引导插管。术前检查包括 ECG、电解质、血糖和甲状腺功能检查。TSH 水平的升高会引起甲状腺激素（T_3 和 T_4）分泌增多（见"甲状腺疾病"一节）。分泌泌乳素和促性腺激素的垂体瘤对麻醉管理影响较小，但出现相关症状可能提示漏诊的垂体瘤。

垂体后叶肿瘤可导致血管加压素或抗利尿激素（antidiuretic hormone，ADH）分泌障碍，该激素调节肾的排水功能。ADH 分泌障碍可导致尿崩症，其特征是水的重吸收障碍导致尿量增多。除非应用 DDAVP 治疗，否则该类患者可发生高钠血症和低容量休克。因此，麻醉科医师应仔细评估患者的循环容量状态，并检测血电解质和肌酐水平。患有垂体肿瘤、垂体卒中（垂体出血，与高血压、创伤或妊娠有关）或既往行垂体肿瘤切除的患者可能需要进行激素替代治疗（即类固醇激素、甲状腺素、DDAVP）。这些药物在围术期不能中断。激素替代治疗的效果可以通过临床评估以及血电解质、肌酐水平和甲状腺功能检查进行评估。

其他颅内肿瘤包括神经胶质瘤（占颅内肿瘤的45%）、星形细胞瘤、室管膜瘤、髓母细胞瘤、少突胶质细胞瘤（恶性程度和病死率极高）、良性脑膜瘤（占颅内肿瘤的15%）、神经鞘膜瘤、颅咽管瘤和皮样肿瘤。转移瘤（占颅内肿瘤的6%）可来源于几乎所有类型的原发恶性肿瘤。常见的颅内转移瘤来源于乳腺癌、结直肠癌和肺癌。大多数颅内肿瘤是偶然发现的，或因患者出现癫痫或肿瘤占位效应引起的症状而被发现。占位效应的症状包括头痛、卒中样症状、呕吐、视觉障碍、认知功能改变和共济失调。颅内压升高时可能并发高血压、心动过缓、心律失常、ECG 异常和脑干脑疝。仔细评估神经系统损害很重要。对于转移瘤的患者，必须明确与原发恶性肿瘤和既往治疗（如化疗、放疗、类固醇激素、抗惊厥药）相关的问题。继续使用类固醇激素（以治疗脑水肿）和抗惊厥药物很重要。

肌肉骨骼和结缔组织疾病

该类疾病的特征是肌肉骨骼畸形和慢性炎症。对畸形的评估非常重要，因为它们可能会影响气道管理和区域麻醉。类风湿关节炎、SLE 和系统性硬化引起的慢性炎症可造成血管病变和多器官功能障碍。心血管、肺、肾、血液系统、皮肤、胃肠道、中枢和周围

神经系统均可累及。

类风湿关节炎

类风湿关节炎是一种慢性自身免疫性疾病,主要侵犯关节,也常常影响多个器官系统。该病发病率约为 1%,女性患病为男性的 2～3 倍[366]。远端关节较近端关节更易受累,常具有对称性。关节受累表现为炎症反应,可进展为严重畸形,该病病程变化较大。颞下颌关节和环状软骨也可受累,导致张口困难、声音嘶哑以及潜在的困难气道。可能发生寰枢关节半脱位和颈椎不稳。尽管随着改善病情的抗风湿药物的出现,关节半脱位患病率正在下降,但仍可能发生,它由韧带松弛引起,而非关节病。颈椎疾病也可无症状。患者可发生 IHD、心包积液、主动脉瓣反流和心脏传导异常。由于关节疾病导致活动受限,类风湿关节炎患者的心肌缺血症状可能会被掩盖。另外,由于心力衰竭引起的劳力性呼吸困难可能与肺部受累相混淆。肺部受累包括胸廓活动受限导致的限制性通气功能障碍、肺间质纤维化和胸腔积液。血管炎和长期使用 NSAID 药物可使患者继发肾功能障碍的风险增加。血管炎或卡压可导致周围神经病变。可出现贫血、白细胞增多、血小板增多(慢性炎症导致)和血小板减少(脾大引起)。患者也可能在皮下(通常在关节周围伸肌表面)或肺部出现类风湿结节。

术前检查必须记录受累器官和系统的症状。详实描述神经系统、气道、呼吸和心血管系统。术前对患者畸形和神经系统损害的评估可确定基础功能状态。声音嘶哑严重的患者需要请耳鼻喉科医师会诊,评估声带活动度和是否存在环状软骨关节炎。详实地询问病史可发现神经系统损害、颈部和上肢疼痛或颈部活动时发出声音。术前颈椎 X 线检查的适应证包括神经系统损害、长期严重的畸形、手术需要俯卧位或进行颈椎操作。颈部 X 线检查的要求是分别在前屈、后仰和张口体位下的前后和侧位片[367]。严重的异常(即寰枢前间隙 > 9 mm 或后间隙 < 14 mm)需要请神经内科或神经外科医师会诊。值得注意的是,疾病的持续时间、严重程度和症状与颈椎半脱位无关。新出现或加重的肺部症状提示需要进行脉氧饱和度监测、胸部 X 线检查、肺功能检查或呼吸科会诊。心音低沉、心包摩擦音和 ECG 上低电压提示心包积液,需要进行超声心动图检查。任何可疑的心脏杂音都应行超声心动图检查。由于类风湿关节炎与 IHD 高度相关,因此患者应常规检查 ECG,也可能需要心脏负荷试验(有异常表现通常需要请心内科会诊)。其他术前检查包括血常规和血肌酐。

需要预先对潜在的困难气道制订气道管理方案,包括讨论区域麻醉方案和清醒纤维支气管镜引导下气管内插管。可能的情况下,应继续使用类固醇激素、镇痛药和非生物学疾病修饰药(如甲氨蝶呤、来氟米特、羟氯喹、柳氮磺吡啶),NSAIDs 药物可以考虑在术前 2～3 天停用。术前是否应停用生物学疾病修饰药物[即肿瘤坏死因子 α(TNFα)拮抗剂]仍存在争议,主要因为持续应用该类药物可能导致患者易发术后感染。尽管相对于手术何时停止这些药物治疗尚不确定,但一些指南建议在手术前应继续使用这些药物[368-369]。由于这些药物的给药周期不同,因此对于采用复杂免疫抑制治疗的患者术前最好与风湿免疫科医师、家庭医师和外科医师共同管理。术前接受糖皮质激素治疗的患者可能发生应激相关的肾上腺功能不全。关于哪些患者需要保证围术期负荷剂量的类固醇激素以及建议的给药方案的问题,在"下丘脑-垂体-肾上腺疾病"一节和表 31.15 中有所介绍。

强直性脊柱炎

强直性脊柱炎是一种进行性炎症性关节病,主要累及脊柱和骶髂关节,也可能累及周围关节。通常男性发病。强直性脊柱炎可具有重要的关节外表现。包括葡萄膜炎、大动脉炎和主动脉瓣关闭不全。受累的个体可能出现肺纤维化或胸壁运动受限(关节固定和脊柱后凸畸形)相关的限制性肺疾病。脊柱后凸可能非常严重,以至于患者无法面向前方,从而使面罩通气、直接喉镜暴露和气管内插管变得非常困难。患者的术前评估应侧重于心血管系统、肺部和肌肉骨骼系统,相关的体格检查包括测量吸空气时的氧饱和度。若体格检查时发现杂音,应进行超声心动图检查。如果怀疑或存在通气功能受损,则有必要行胸部 X 线和肺功能检查。大多数镇痛药和非生物学疾病修饰药(如柳氮磺吡啶)可在术前继续使用,但也可考虑在术前 2～3 天停用 NSAIDs。一些指南建议在术前继续使用生物学疾病修饰药(即 TNFα 拮抗剂)[368-369],尽管术前何时应停药尚不明确。特别是因为这些药物的给药周期不同,接受复杂免疫抑制治疗的患者最好能接受其风湿免疫专科医师、初级保健医师和外科医师的合作管理。重要的是,要计划好围术期的气道管理,并告知患者清醒纤维支气管镜引导插管的可能性。外周神经阻滞也是一种选择,但在脊柱严重病变的情况下,神经轴索麻醉往往难以成功。

系统性红斑狼疮

系统性红斑(SLE)是一种全身性自身免疫性疾

病，主要由血管炎引起。它病程多样，存在急性期和缓解期。SLE 更多影响女性（即成年女性患病率比男性高 7 倍）以及东亚人种或非裔美国人[370]。多器官病变可出现肌肉骨骼、心血管、肺、肾脏、神经系统、皮肤、血液系统、胃肠系统和全身性的症状。常见的全身性症状是发热和慢性疲劳。发热可由疾病活动本身以及疾病引起的免疫功能障碍和免疫抑制剂治疗相关的频繁感染来解释。肌肉骨骼表现通常是手和足部小关节的迁徙性关节炎。许多患者有皮肤病变，包括脱发、光敏感及在脸颊和鼻子上出现典型的"蝴蝶斑"。手指的血管痉挛（即雷诺现象）常伴有指（趾）甲的萎缩，常使脉搏氧饱和度难以读取。肺部表现包括间质性肺疾病、胸腔积液、频繁的呼吸道感染和肺动脉高压。反复出现的肺栓子、肺血管病变和间质性肺疾病可导致肺动脉高压，使围术期并发症的风险很高[371]。心血管受累的表现包括高血压（通常难以控制）、早发的 IHD、心包炎、心肌炎、冠状动脉血管炎、心肌病、无菌性心内膜炎和胸腔积液。神经系统疾病包括脑血管炎、卒中、CVD、认知功能障碍、癫痫发作、周围神经病变、头痛、神经精神病学表现和情感障碍。狼疮性肾炎是常见的终末器官并发症，预后较差，通常会导致终末期肾病。SLE 患者可能患有贫血、白细胞减少、血小板减少和抗凝脂抗体。具有这些抗体的患者通常 aPTT 延长，但易患肺栓塞、卒中和复发性静脉或动脉血栓形成。

术前评估时应评估所有主要的器官系统和相关药物。患有严重疾病、以及感染或病情加重的患者，最好与风湿科医师或主治医师协作进行管理。病史记录应涵盖以下方面的详细信息：典型的疾病特征（表现、病程、治疗）、心血管症状（如呼吸困难、胸痛、端坐呼吸）、神经系统症状（如卒中、癫痫发作）、肾脏疾病、血栓栓塞事件和发热。考虑到这些患者中 IHD 和 CVD 的患病率较高，评估时应包括回顾既往任何相关诊断性检查的结果（如心脏负荷试验、超声心动图、CT、MRI）。术前体格检查主要关注肺部（啰音、呼吸音降低）、心脏（心包摩擦音、杂音、心律不齐、颈静脉扩张、外周水肿）和神经系统（运动功能障碍、感觉障碍、视力障碍）。有用的术前检查包括 ECG 和 CBC 检查、电解质水平、葡萄糖浓度、肌酐浓度和 aPTT（除非已知患者患有抗磷脂综合征）。明显的 ECG 异常（如传导阻滞、心律不齐、Q 波、低电压）应立即考虑进一步检查，并请心脏科或呼吸科医师会诊。可考虑的其他检查包括 INR（使用华法林的患者）、超声心动图（杂音、怀疑有心力衰竭、可疑积液）、胸部 X 线片（肺部症状，或可疑心力衰

竭）和肺功能检查（恶化或未诊断的呼吸困难）。患有晚期心肌病、心力衰竭、肺动脉高压、全身性血管炎以及近期发生或复发性血栓栓塞的患者，被认为风险高。最好咨询相应的专家进行治疗。大多数药物应当继续使用，包括皮质类固醇和非生物学疾病修饰药（如羟氯喹、环孢素、硫唑嘌呤、他克莫司）。长期接受糖皮质激素治疗的患者，可能需要围术期使用应激剂量的糖皮质激素。有关此类疗法的患者选择问题以及建议的剂量，可见"下丘脑-垂体-肾上腺疾病"一节和表 31.15。需要术前暂停用药的药物包括抗凝治疗；可能需要咨询血液科医师以制定围术期抗凝治疗的计划，包括是否需要桥接治疗。同样，对于使用复杂的生物免疫抑制剂（如贝利木单抗）的 SLE 患者，最好与风湿病学专家合作进行治疗。

系统性硬化病

系统性硬化病以前称作硬皮病，是一种自身免疫性疾病，特征是全身皮肤纤维化。它多发于女性[372]。除了皮肤增厚外，最常见的现象为雷诺现象。根据皮肤和内脏器官受累的范围，系统性硬化病分为几种亚型。局限性硬皮病仅累及皮肤而无其他器官受累。局限型系统性硬化症仅"局限于"面部皮肤和上肢皮肤，也可累及胃肠道（吞咽困难、胃食管反流）和肺（间质性肺炎、肺动脉高压）。弥漫性系统性硬化病表现为全身皮肤受累和多个终末器官损害，包括心肌纤维化、心包炎、心力衰竭（右心力衰竭和左心力衰竭）、冠状动脉纤维化、严重的高血压、肾衰竭、吞咽障碍、疲乏无力、体重下降和胃食管反流。肺动脉高压可能由肺间质病变或肺血管炎导致，是系统性硬化病的主要死亡原因，围术期风险高[371]。

术前重点评估的系统与"系统性红斑狼疮"部分所列出的相似，特别关注肺动脉高压的症状和体征（见"肺动脉高压"部分）。询问病史评估肺部疾病（如咳嗽、呼吸困难）或心脏疾病（如呼吸困难、端坐呼吸、胸痛）。因为皮肤改变，患者可能出现张口受限、颈部活动受限和口咽部病变。需要做好气道管理方面的准备，此类患者还有胃食管反流导致误吸的风险。皮肤病变、水肿和皱缩使得静脉穿刺和区域麻醉的难度增加。因此，术前应该讨论中心静脉置管和清醒纤维支气管镜插管的方案。某些特殊病例，需要提前在放射线引导下行中心静脉置管。

术前常规对该类患者行 ECG、CBC（特别是使用免疫抑制剂的患者）和肌酐测定。对于可疑间质性肺疾病或肺间质纤维化的患者，需要进行胸部 X 线检查和肺功能检查。可疑肺动脉高压的患者，检查超声心

动图（例如右心室大小、左心功能、估测右心室收缩压）。抗高血压药物（包括治疗雷诺现象的钙通道阻滞剂）和免疫抑制剂需要在围术期继续使用。

雷诺现象

雷诺现象表现为对寒冷或情感应激的过度反应而致手指的颜色改变（典型的变化顺序为苍白到发绀再到发红）[373]。该病分为原发性（称为雷诺病）或继发性（称为雷诺现象）。雷诺现象与结缔组织病、自身免疫性疾病、药物或使用震动工具相关。存在雷诺现象的结缔组织病包括系统性硬化病、干燥综合征、系统性红斑狼疮，可能包括类风湿关节炎。雷诺现象常累及手，表现为手指突发的变冷、界限清晰的苍白或发绀。皮肤血管痉挛可出现在身体其他部分，例如面部和双耳，从而引起疼痛和麻木感。诊断原发性雷诺病的标准包括双侧对称性发作、无 PAD、无组织受损或坏疽、指甲毛细血管检查无异常、红细胞沉降率正常、抗核抗体阴性。原发性雷诺病对术前评估无特殊要求。继发性雷诺现象应对相关疾病进行评估。鉴别雷诺病与 PAD 尤为重要，因为其相关并发症不同。治疗该病的钙通道阻滞剂应常规在围术期持续使用。

遗传性结缔组织病

Ehlers-Danlos 综合征是由于胶原组织合成障碍所致，包括许多亚型，临床表现多样，但特征性表现为关节活动过度。Ⅳ型结缔组织病最为严重，因为受累患者血管、皮肤脆性增加，增加了血管和内脏器官破裂和气胸的风险。Ⅵ型 Ehlers-Danlos 综合征的患者可表现为肌无力、脊柱侧凸和眼球皮肤受累以及骨密度下降。

马方综合征患者表现为身材高、蜘蛛指（手指过长）、脊柱侧凸、漏斗胸、心脏瓣膜疾病（主动脉瓣关闭不全、MVP、二尖瓣反流）、心律失常和升主动脉增宽。患者发生主动脉夹层风险高。也可能发生视力损害（例如复视、斜视、青光眼）和肺部并发症（例如自发气胸）[374]。其他表现为下颌后缩和高腭弓。查体发现舒张期杂音提示主动脉瓣反流（见表31.8）。发现心脏杂音者应进一步检查 ECG、超声心动图和胸部 X 线检查。成骨不全症的最大特征性表现为骨质变脆和易骨折，患者还可能存在蓝色巩膜、短小身材、脊柱侧凸、关节运动过度、听觉丧失、肌无力、二尖瓣脱垂、主动脉瓣反流和血小板异常。如果体检发现心脏杂音，应进一步检查 ECG 和超声心动图。大疱性表皮松解症是由于表皮-真皮连接异常而导致的大疱、皮肤脆性改变和瘢痕。即使进行一次血

压测量也有可能导致皮肤大疱和表皮松解脱落。

脊柱后凸侧弯

脊柱后凸侧弯表现为脊柱向侧方和后方的弯曲，可累及胸段、腰段或者两者都有。它可以单发，也可以是其他疾病的一种临床表现，包括结缔组织血管病、马方综合征、神经纤维瘤病、肌营养不良和脑瘫。因此，术前评估的重点是识别并存疾病。严重的胸廓变形可导致心肺功能受限，包括限制性肺疾病、肺动脉高压、心律失常、气管支气管塌陷和心脏受压。术前病史采集需要关注循环呼吸系统症状和功能储备。还必须确认患者是否能够仰卧（以便于接近气道并进行处理）。体格检查包括测定生命体征（包括氧饱和度）、呼吸系统（听诊肺部啰音、吸气音减弱）和心血管系统（杂音、额外心音、水肿及颈静脉怒张）。拟行脊柱矫形手术的患者应常规检查 CBC 和血型，有时需要 ECG 和胸部 X 线检查。可疑心力衰竭患者需查超声心动图。术前需要及时处理可逆性的肺部疾病或心力衰竭。

癌症和肿瘤患者的术前评估

癌症或肿瘤患者

癌症患者可能存在疾病或治疗相关的并发症（例如化疗、放疗）。一般情况下，患者知道肿瘤治疗的不良反应。应询问患者是否在治疗过程中出现了未预料的不良反应以及是否因不良反应而停止放、化疗。癌症患者通常存在血液高凝状态，尤其是在疾病进展期和存在原发脑肿瘤、卵巢腺瘤和胰腺、结肠、胃、肺和前列腺癌的情况下。癌症患者发生血栓栓塞的风险升高 6 倍，20% 新发的血栓栓塞事件发生于活动性癌症患者。

术前评估需要关注心肺功能、神经系统和血液系统。头颈部放射治疗史可导致颈动脉疾病、甲减或困难气道。推荐进一步进行颈动脉听诊、检查甲状腺功能和颈部多普勒。纵隔、胸壁或左侧乳腺的放射治疗可导致心包炎、心脏传导异常、心肌病、瓣膜受损和早发的 HID，甚至在无其他诱发危险因素存在的情况下也可发生[375]。因此，即使无心血管疾病的风险因素，有放疗史的年轻患者也应常规评估心血管病变和进行 ECG 检查。根据结果可能需要进一步做负荷试验和超声心动图。肺部、乳腺或纵隔放疗后可发生放射性肺炎。需要常规进行胸部 X 线检查和氧饱和度检测，还可能需要考虑测定肺功能。

化疗的主要不良反应包括曲妥珠单抗和蒽环类

药物（例如阿霉素）所致的心肌病、博来霉素的肺毒性作用、顺铂的神经毒性、环磷酰胺引起的出血性膀胱炎以及长春新碱和顺铂导致的周围神经病。许多药物还有骨髓抑制作用。多数患者术前伴有贫血。应用皮质类固醇治疗的患者可能存在肾上腺功能不全。这类患者需要围术期激素补充治疗，需选择该种治疗的患者及建议的剂量见前文"下丘脑–垂体–肾上腺轴疾病"一节和表 31.15。其他化疗药物可造成术后伤口愈合不良，尤其是抗血管生成药物（例如贝伐珠单抗、舒尼替尼、索拉菲尼、帕唑帕尼、凡德他尼、卡博替尼、阿西替尼）。所以，择期大手术应安排在暂时停用这些药物后。术前停药的时长从 28 天（贝伐珠单抗）至 1 周（舒尼替尼、索拉菲尼、帕唑帕尼、凡德他尼、卡博替尼）至 48 小时（阿西替尼）不等。根据化疗方案，可能需要检查 ECG、胸部 X 线检查、CBC、电解质、肌酐水平和肝功能。有些时候，应该推迟手术，直到白细胞减少和血小板减少有所缓解。总体来讲，应提前为成分输血做好准备（检查血型、交叉配型），以减少手术当日延迟手术。

癌症的直接作用取决于受累的器官系统。颅内肿瘤的相关事项已在"中枢神经系统肿瘤"部分中阐述。乳腺、结肠、肺、头颈部肿瘤通常转移至骨骼和肝。骨质破坏可导致高血钙或全血细胞减少。头颈部肿瘤和相关治疗（手术和放疗）需要考虑甲状腺功能障碍和困难气道困难。肺癌可损害肺功能，造成困难气道或存在纵隔肿物（参见下节"纵隔肿瘤"）。这种情况需要对头、颈或胸部进行 CT 扫描。多数恶性肿瘤可以伴发副肿瘤综合征（paraneoplastic syndromes），但其症状在肺癌中最常见。其表现包括高血钙、抗利尿激素分泌异常综合征、Lamber-Eaton 综合征、库欣综合征和神经病变。

术前长期应用阿片类药物治疗癌痛的患者术后镇痛的药物用量较常人高（参见有关术后镇痛的部分）。除 NSAID 应术前停用 2 ~ 3 天外，手术当天患者服用平时剂量的镇痛药物。

纵隔肿瘤

可发生在前纵隔的肿瘤包括淋巴瘤、胸腺瘤、畸胎瘤、甲状腺肿和转移性肿瘤。前纵隔肿瘤可引起大气道和大血管受压，包括主动脉、肺动脉、肺静脉、上腔静脉、心脏、气管和支气管。患者可能主诉呼吸困难、吞咽困难、喘鸣、气喘、咳嗽（特别是在斜卧位时）和端坐呼吸。上腔静脉受压会导致上腔静脉综合征，导致颈静脉怒张，以及头面部、颈部、胸部和上肢的水肿。患者同时可能发生颅内压增高和气道受压。若怀疑气道、心脏或血管受压，应进行影像学检查（CT 或 MRI）和超声心动图检查。流量–容积环测定有助于判断气道梗阻的部位（胸腔内或胸腔外）和程度。存在气道、心脏和大血管受压的患者，需要谨慎制订麻醉计划，可能用到清醒纤维支气管镜插管。

希佩尔–林道病（von Hippel-Lindau disease）

希佩尔–林道病（von Hippel-Lindau disease，又称脑视网膜血管瘤病）是一组常染色体显性遗传病，表现为多发良、恶性肿瘤。肿瘤包括血管瘤、视网膜瘤、肾透明细胞癌、嗜铬细胞瘤和胰腺的神经内分泌肿瘤。术前评估时麻醉科医师需关注嗜铬细胞瘤、神经内分泌肿瘤的相关表现（见本章相关部分）和肾功能。根据全面的病史和体格检查（测定生命体征）制订进一步实验室检查方案（电解质、ECG、肌酐和血糖水平）。

类癌

类癌是一种能分泌递质的罕见的神经内分泌肿瘤，与 MEN-1 相关，多发生在胃肠道，是阑尾最常见的肿瘤；也可在胰腺和气管发生。类癌综合征是由类癌分泌的血管活性胺类物质（如 5 羟色胺、去甲肾上腺素、多巴胺和组胺）、多肽类（如缓激肽、生长抑素、血管活性肠肽、胰高糖素）和前列腺素等的作用引起的。典型表现为面部发红、心动过速、心律失常、腹泻、营养不良、气管痉挛和心脏症状。然而，大多数患者无症状，原因是肝脏对这些生物活性物质进行了灭活。因此，只有在类癌肝转移后才能表现出类癌综合征。类癌心脏病变可出现心内膜纤维化，累及肺动脉瓣和三尖瓣。患者出现三尖瓣反流、肺动脉瓣狭窄和反流、右心力衰竭竭、外周水肿和肝肿大。某些患者可能出现类癌危象，表现为严重的面部潮红、支气管痉挛、心动过速和血流动力学不稳定。这些威胁生命的类癌危象发作可能发生于麻醉诱导时、术中对肿瘤操作时以及对肿瘤进行其他有创操作时（例如肿瘤栓塞术）[376]。

术前评估要关注呼吸困难、端坐呼吸、喘鸣、水肿、心律失常和心脏杂音。根据初始评估决定进一步的检查项目。慢性腹泻的患者需要测定电解质和肌酐。心脏受累的患者必须检查 ECG 和超声心动图。营养不良的患者检查 ECG、电解质和白蛋白水平。围术期危险因素包括心脏病变和尿 5- 羟吲哚乙酸升高[377]。主要的药物治疗是生长抑素类似物，即奥曲肽和兰瑞肽。术前奥曲肽治疗（静脉或皮下注射 300 ~ 500 µg）能够帮助降低术中类癌危象的风险[378]。高风险大手术的替代方法是术前 12 小时开始持续静脉输注 50 ug/h 奥曲肽，持续至术后至少 24 ～ 48 小时^[376]。

术前评估的特殊问题

假性胆碱酯酶缺乏

术前应该识别有假性胆碱酯酶缺乏或者丁酰胆碱酯酶缺乏的个人史或家族史（见第 35 章）。假性胆碱酯酶通常存在于血浆、肝、胰腺、心脏和脑组织中，不同于乙酰胆碱酯酶，后者主要存在于红细胞中。当患者主诉对"琥珀胆碱变态反应"时，首先应怀疑为此病或恶性高热。既往的麻醉记录有助于厘清不确定的病史。此外，询问患者术后是否保留气管导管、疾病严重程度或者是否需要进入重症监护治疗病房可协助鉴别诊断。

基因异常会导致永久性假性胆碱酯酶活性降低，而某些疾病、药物作用、分娩或婴儿期会导致假性胆碱酯酶活性暂时性降低。病史提示假性胆碱酯酶异常的患者，建议测量血浆胆碱酯酶活性，以及地布卡因值和氟化物值。血浆胆碱酯酶活性是定量测量，而地布卡因值和氟化物值是定性测量。血浆胆碱酯酶活性测量不同于乙酰胆碱酯酶活性测量，后者是测红细胞的胆碱酯酶活性。地布卡因值是指被局麻药地布卡因抑制的酶的百分数，氟化物值是指被氟化物抑制的酶的百分比。正常人都为野生型纯合子，地布卡因值是 80，即地布卡因抑制了 80% 的血浆胆碱酯酶活性。非典型的基因纯合子的地布卡因值是 20，即 20% 的血浆胆碱酯酶被抑制，该类患者使用琥珀酰胆碱后肌松效果持续可达 4 ～ 8 h。杂合子的地布卡因值是 60，即大约有 60% 的酶被抑制，琥珀酰胆碱的肌松作用延长 50% ～ 100%。地布卡因值与血浆胆碱酯酶测量相结合，可以用于鉴别琥珀胆碱导致的延迟性呼吸暂停的原因是基因性的还是获得性的。对于已知或怀疑有假性胆碱酯酶缺乏的患者，应该积极地进行医疗警惕标识。此外应该告之患者这种酶也和酯类局麻药代谢相关。

恶性高热

任何一个患者或其家庭成员有恶性高热病史或提示有恶性高热史（麻醉期间高温或强直）时，应在术前明确记录。这一情况必须与外科医师和负责麻醉的麻醉科医师进行沟通，尤其是要确保术前进行适当的

管理（见第 35 章）。有恶性高热遗传倾向的患者，平时并无症状，只有在接触到触发药物时才被诱发发病。某些神经肌肉疾病是恶性高热相关的危险因素，如 Duchenne 肌营养不良、Becker 肌营养不良、强直性肌营养不良、King-Denborough 综合征、中央轴空病、周期性瘫痪、成骨不全症、脊髓脊膜膨出症以及斜视。

病态肥胖患者

病态肥胖患者具有特定的术前风险。肥胖可能导致一系列并发症，包括糖尿病、高血压、心血管疾病、脑血管疾病、癌症、阻塞性睡眠呼吸暂停（OSA）（见相关章节）以及运动耐量差。肥胖患者也易患非酒精性脂肪蓄积性肝炎，可导致肝功能异常、肝硬化和终末期肝病。极度肥胖患者可能发生右心心力衰竭和肺动脉高压。患者可能发生肥胖低通气综合征，也称 Pickwickian 综合征。不同于 OSA，其特征是中枢性呼吸驱动下降。表现为清醒患者的慢性低氧血症（$PaO_2 < 65$ mmHg），且不存在 COPD 或原发肺部疾病。肥胖患者围术期发生面罩通气和气管内插管困难的风险高。

术前评估重点是合并疾病、气道、心血管系统和生命体征（包括指氧饱和度）。给肥胖患者测血压时，袖带的宽度应达到上臂的 2/3，长度应足够包绕整个手臂。测量颈围有助于识别存在困难插管风险的患者。确定实际体重和理想体重都有价值。确定理想体重有助于确定特定药物的剂量（例如神经肌肉阻滞剂）^[379]，以及确定术中机械通气的最佳设定参数。既往针对减重的治疗对于围术期有重要影响。减重的药物或方法（催吐剂、利尿剂、缓泻药和胃旁路手术）可能会导致电解质异常、维生素缺乏、营养不良、贫血和心肺疾病等。先前两种治疗肥胖的药物苯氟拉明和右苯氟拉明（均已在 1997 年退市）可能造成心脏瓣膜反流和肺动脉高压。任何接触过这些药物的患者都应进行心血管评估，包括超声心动图。

器官移植后的患者

器官移植后的患者行非移植手术的人数正在逐年增加。这些患者的术前评估面临着特殊问题，需要考虑有关的移植器官功能、移植器官的失神经支配和免疫抑制、以及移植后的生理和药理学问题。这些患者围术期管理最重要的步骤之一是与移植团队保持密切

的联系。术前评估的医师应确保器官移植团队知道拟行的手术，并有机会提出专业建议。

术前评估包括一些针对所有器官移植后患者的一般注意事项，同时也包括针对器官移植类型的特殊注意事项。对于所有移植患者，都应评估移植器官的功能水平和免疫排斥现象。应记录所有免疫抑制药物的方案，并告知患者围术期继续服用这些药物。然而，这些药物可以改变围术期许多药物的药理学特性，已有文献详尽阐述[380-381]。还应评估免疫抑制剂的不良反应，包括高血糖和肾上腺抑制（皮质类固醇）、感染风险增高、高血压、肾功能不全（皮质类固醇、环孢素和他克莫司）、骨髓抑制性贫血、血小板减少和白细胞减少（硫唑嘌呤、西罗莫司）。虽然这些患者发生术后感染的风险较高，但没有证据表明增加抗生素剂量是有益的。相反，该类患者应用抗生素应遵循常规指南。长期使用皮质类固醇治疗的患者可能发生压力相关的肾上腺功能不全。关于何种患者需围术期的冲击量皮质类固醇以及推荐的剂量可参阅"下丘脑－垂体－肾上腺疾病"及表 31.15。

由于心血管疾病的风险增高，所有移植后的患者都应仔细评估其心脏功能。其原因是导致器官功能衰竭的原发病本身对心血管的影响（糖尿病、高血压）以及移植手术、用药、移植排斥反应等因素产生的新的或加重已有的心血管危险因素。术前应评估肾功能，因为长期使用免疫抑制治疗可能导致慢性肾功能不全。尽管移植和免疫抑制对血管内凝血的影响是有争议的，但所有器官移植后的患者都应预防深静脉血栓形成。

肾移植患者会出现一些特殊的问题，即患者的肌酐水平可能正常，但 GFR 普遍下降，容易导致电解质紊乱并改变药物代谢。肾移植受者禁用肾毒性药物，包括 NSAIDs 和选择性 COX-2 抑制剂。该类患者心血管疾病的风险是一般人群的 2 倍，术前全面的心脏评估至关重要。

患者肝移植成功后，之前的肝病和循环问题都能够得到改善。然而，某些移植前的紊乱不能随之改善，包括肝肺综合征，即由肺内血管分流引起的低氧血症；患者也可能由于胸腔积液、腹水、膈功能障碍导致通气/血流比例失调，以及间质性肺炎和缺氧性肺血管收缩受损可导致弥散性功能异常。因此，肝移植患者需要仔细评估肺功能。

肺移植术后的患者可能需要几个月才能达到最大肺活量。因为移植肺暴露于外界环境，与其他移植器官相比，更易引起感染和排斥反应。所有做过肺移植的患者应术前充分评估肺功能，当发生排斥反应或感染时，应推迟择期手术。其他问题包括气道高反应性、咳嗽反射消失及气管内插管易造成气道吻合处损伤。这些患者的肺水肿风险也增高，原因是肺的淋巴回流受损。

心脏移植后患者的问题多是因为移植心脏缺乏自主神经的支配。心脏失神经支配有一系列生理影响，包括静息心率较高（无迷走神经张力）、心脏压力反射消失、以及对颈动脉按摩、Valsalva 手法、喉镜操作和气管内插管的反射消失。心脏失神经支配也导致对药物反应的改变，移植心脏对直接作用的药物反应正常或亢进（例如肾上腺素），对间接作用的药物反应迟钝（例如麻黄碱），对解迷走药物无反应。慢性的排异反应表现为缺血性心脏病进展迅速，以及心室收缩和舒张功能受损。失神经支配的心脏在发生心肌缺血时无心绞痛症状，慢性排异反应的表现包括疲劳、室性心律失常、充血性心力衰竭以及 ECG 发现的无症状性心肌梗死。术前如果发现排异反应加重，则必须仔细回顾近期检查。心脏移植患者应常规间断评估缺血性心脏病（负荷试验或冠状动脉造影）和心室功能（超声心动图或核素显像）。ECG 检查可能发现传导异常，会出现两个 P 波（一个来自自身的心房，不能向下传导；另一个来自供体的心房，能够下传）。许多患者需要植入永久性心脏起搏器，术前需要对其功能进行确认。

变态反应患者

有变态反应史的患者，术前评估时应详细记录变态反应史和药物不良反应。真正的变态反应应与药物不良反应相鉴别。患者所谓的变态反应（例如应用阿片类药物后发生恶心）可能和临床意义上的变态反应不一样。患者可能会错误地认为，以前围术期的问题是由于对麻醉药或镇痛药"变态反应"而导致的。基于 2004 年法国和 2016 年英国的两项全国性大型流行病学调查研究，报道的发生率约为 1/10 000[382-383]。在两项研究中总体发生率相似，而沉淀剂不同。在较早的法国的研究中常见的原因为神经肌肉阻滞剂（58%）、乳胶（20%）和抗生素（13%）[383]。而在较近期的英国研究中，最常见的沉淀剂为抗生素（53%）、神经肌肉阻滞剂（33%）和氯己定（9%）[382]。与变态反应独立相关的死亡事件发生率约为 4%[384]，但与麻醉完全或部分相关的围术期死亡中有 3% 与变态反应有关[385]。仔细询问既往变态反应史和相关实验室检查可避免使用变态原。对特定变态原确诊有变态反应的患者需要围术期管理指导，咨询变态反应科医师，如考虑变态反应由 IgE 介导，则可能需要皮肤测试。

欧洲神经肌肉阻滞剂的变态反应发生率比北美洲高。这一差异部分上是由于许多欧洲国家使用含有福尔可定的镇咳药物。福尔可定的使用与产生神经肌肉阻滞剂的 IgE 抗体相关。确诊检测包括皮肤测试和特异性 IgE 抗体检测。

虽然对乳胶有变态反应的发病率逐渐增加，然而，由于识别高危患者方法的改进，乳胶诱发的变态反应发生率反而降低[387]，英国最近的流行病学调查中已无乳胶相关的变态反应事件[382]。术前评估时仔细询问病史是诊断乳胶变态反应的基础。乳胶变态反应高危因素包括既往多次手术史、职业暴露（医疗工作者、食物处理人员）和有变态反应史患者。皮肤测试和特异性 IgE 抗体可补充说明病史。术前访视发现患者存在乳胶变态反应后，应当提前通知手术团队以确保所需适合设备就绪。ASA 工作组详细列出了术中管理该类患者的注意要点[388]。在抗生素中，青霉素和头孢菌素是最常见的变态反应药物。青霉素与头孢菌素存在很小的交叉反应风险，但绝大多数对该药的反应仅为皮疹，而非变态反应。病史中对万古霉素的变态反应应与"红人综合征"相鉴别。该反应是由组胺释放引起的，与快速输注万古霉素相关，表现为皮肤潮红、瘙痒、红疹和低血压。

对酰胺类局部麻醉药的变态反应极为罕见。多数使用酯类局麻药后出现的真正变态反应并不是局麻药造成的，而是与之合用的防腐剂（如对氨基苯甲酸）有关。患者可能会将混在局麻药中肾上腺素的不良反应当成变态反应，尤其是牙科操作中，需小心鉴别。相似地，阿片类药物真正的变态反应很少见，而其不良反应如恶心和便秘可能会被误认为变态反应。

特发性环境耐受不良综合征（旧称为多种化学物质敏感性疾病）的科学基础还未明确。该病患者报告接触低浓度的多种化学物质后出现慢性、全身性、非特异性症状。症状涉及多个器官系统，包括乏力、头痛、记忆缺失、心悸和消化道症状。这些症状通常不会伴随生化检查或体格检查异常，但常伴有心理症状，例如抑郁和焦虑[389]。该病常与纤维性肌痛综合征并发。术前对该类患者进行评估非常困难，因为患者会对围术期将接触多种化学物质以及对其症状的影响表示出极大的担心。围术期尚无对该类患者的特异性治疗和建议。

人类免疫缺陷病毒感染

急性人类免疫缺陷病毒（human immunodeficiency virus，HIV）感染会导致单核细胞增多样疾病，进一步发展为慢性淋巴结肿大（持续 3～5 年）。感染导致细胞介导的免疫缺陷，其表现为机会性感染、恶性肿瘤（如卡波西肉瘤、非霍奇金淋巴瘤）和死亡（继发于感染、耗竭或癌症）。未经治疗的 HIV 感染预后很差[390]。然而接受积极抗逆转录病毒治疗的患者预后显著改善[391]。HIV 感染的危险因素包括与感染个体的性接触、血液接触、男同性恋者、性工作者以及那些与性工作者接触的人。大部分通过血液接触传播的感染发生在静脉注射毒品的人群中，通过输血而感染在美国很罕见（1/200 万～1/150 万）。通过分娩和母乳喂养，母亲可以传染给婴儿[392]。许多 HIV 感染的患者并不知道自己患病。

艾滋病毒感染是多系统受累的疾病[393]。心脏并发症包括心肌炎、扩张型心肌病、心脏瓣膜疾病、肺动脉高压、心包积液和心脏压塞。肺部并发症包括淋巴样间质肺炎和耐药病菌感染（卡氏肺孢子虫、结核分枝杆菌或肺结核、巨细胞病毒及隐球菌）。中枢神经系统的并发症有肿瘤、感染、无菌性脑膜炎、与获得性免疫抑制综合征相关的痴呆。此外，患者还可能发生恶性肿瘤，包括淋巴瘤、卡波西肉瘤和宫颈癌。这些肿瘤对麻醉管理有直接影响。声门上或口腔的卡波西肉瘤可能会干扰通气和气管内插管；非霍奇金淋巴瘤可引起纵隔肿瘤。消化系统并发症包括吞咽困难、腹泻和食管炎，并导致营养不良、脱水和电解质紊乱。肾脏并发症包括急性肾小管坏死、肾小球肾炎、肾血管病变和肾病综合征表现的 HIV 相关肾病。治疗 HIV 感染的抗逆转录病毒药物可能发生严重不良反应。主要药物种类包括核苷逆转录酶抑制剂（例如拉米夫定、齐多夫定、泰诺福韦、阿巴卡韦）、非核苷逆转录酶抑制剂（例如奈韦拉平、依法韦仑、利匹韦林）、蛋白酶抑制剂（例如阿扎那韦、地瑞那韦、洛匹那韦、福沙那韦、沙奎那韦）、吸附抑制剂（例如马拉维诺）以及整合酶链转移抑制剂（例如雷特格韦）[394]。这些药物的不良反应中与麻醉有关的包括乳酸性酸中毒（核苷逆转录酶抑制剂）、肝毒性（核苷逆转录酶抑制剂、非核苷逆转录酶抑制剂、蛋白酶抑制剂）、高脂血症（蛋白酶抑制剂）、胰岛素抵抗（蛋白酶抑制剂）和骨髓抑制（所有种类）[395]。

术前评估时，对于比较年轻并且其他方面健康的患者，如果有不正常的真菌性口腔炎史、不明原因的发热、慢性腹泻、淋巴结肿大或一个皮区以上的带状疱疹，要警惕艾滋病毒感染的可能。酶联免疫吸附试验（enzyme-linked immunosorbent assay，ELISA）是初筛试验，敏感性高于 99%，但假阳性率高，阳性结果需要通过 Western blot 技术确认。已知感染 HIV 的患者需要进行进一步的评估，包括 ECG、胸部 X 线检查、CBC、电解质、肌酐和肝功能。如果存在营养不良或肾病综合征的表现，则需要测量白蛋白、总蛋白和镁水平。CD4 淋巴细胞计数及病毒载量反映了患者过去 3 个月的免疫状态，可以用于评估患者的围术期预后。总体来讲，CD4 计数少于 $200/mm^3$，以及病毒载量大于 10 000 拷贝 / 毫升的患者，术后并发症和死亡率增加[396-397]。围术期需持续进行抗逆转录病毒治疗。

有药物滥用史的患者

对手术团队来说，当前或以前有酗酒或药物成瘾史的患者是个特殊的挑战。这些成瘾的终身患病率很高：例如，美国人口中酒精成瘾的患病率约为 14%[398]。按照一种推荐的分类方法，成瘾药物分为三大类：中枢神经系统抑制剂（例如海洛因、酒精、镇静药及催眠药）、兴奋剂（如可卡因、安非他明）和其他精神类药物（如大麻）[399]。重要的是，许多成瘾者是多种药物成瘾。定义高风险酒精摄入的阈值是小于 65 岁的男性每天日饮酒大于 5 个标准杯（平均一周 14 杯），女性或大于 65 岁的男性每天饮酒大于 4 个标准杯（平均一周 7 杯）。成瘾性疾病应被看作是永久性的，即使患者已经长时间戒瘾。如果患者处于戒断阶段，可能接受药物治疗维持效果。例如，阿片类药物成瘾者可能接受美沙酮（长效阿片类药物拮抗剂）、可乐定、丁丙诺啡（部分 μ 受体拮抗剂）或纳曲酮（阿片类药物拮抗剂）替代。

物质滥用疾病是围术期预后不良的危险因素。例如，有酒精滥用史的患者术后并发症发生率升高[72, 400-402]。此外，患者术后发生撤药反应、急性中毒以及对麻醉药和阿片类药物耐受。因此，术前评估需要包含对物质滥用障碍的筛查。酒精滥用疾病可以使用简单且经验证的筛查问卷，包括四项 CAGE 问卷[403]、三项 AUDIT-C 问卷[404]、美国国家酒精滥用和酒精中毒研究所（U.S.National Institute on Alcohol Abuse and Alcoholism）2 项和 4 项问题测试（（NIAAA-2Q/4Q））[405]。这些筛查工具通过计算机进行自测问卷调查比由护士或麻醉科医师进行调查的敏感性更高[406]。问卷的准确性可以经进一步实验室筛查测试验证，例如谷丙转移酶和缺糖转铁蛋白[6, 407]。术前评估有机会获得成瘾和戒断的详细病史。对所有药物剂量的核查和记录至关重要。戒断阶段的患者可能对于即将到来的手术充满焦虑，担心成瘾复发或镇痛不全。这样的担心不无道理。接受阿片替代治疗的患者的确对疼痛的反应正常，但是控制术后疼痛需要额外

的镇痛药[408]。所以应该让这些患者确信焦虑和疼痛都能得到很好的控制。术前评估的医师由于偏见或知识不足，而难以给患者制订适当的疼痛管理计划，例如医师担心引起复发，可能导致镇痛药用量不足。对这些患者进行早期急性疼痛治疗和戒瘾专家的尽早介入，可以协助围术期管理。

在术前应该根据成瘾药物的种类制订合适的管理计划。患者的所有病史和管理计划都应该让全部围术期团队成员知晓。对酒精、镇静剂和催眠药成瘾的患者可能需要苯二氮䓬类药物；而海洛因成瘾的患者需要用美沙酮替代治疗。应详细记录阿片成瘾患者的用药量以指导术后管理。由于镇痛不足反而容易引起成瘾复发，所以术前应该制订术后镇痛方案，合理使用非阿片类镇痛药和区域麻醉。滥用可卡因和安非他明的患者，由于术中血流动力学的不稳定，其麻醉风险极大。尿液测试可能有助于排除物质滥用，但结果必须结合药物代谢动力学解释。例如，可卡因的半衰期约为 1.5 h，但在摄取后 14 天仍可在尿中检测到其无活性代谢产物[409]。对静脉注射毒品者，需要评估心血管、肺、神经功能和是否有感染性并发症如心内膜炎、脓肿、骨髓炎、肝炎或 HIV 感染。阿片类（包括海洛因）成瘾者可能对麻醉药物产生耐受。酗酒者可能发生震颤性谵妄和威胁生命的撤药综合征，特点是自主神经系统的不稳定和高热。酗酒者的其他并发症包括肝病（酒精性肝炎、肝硬化、门静脉高压症、终末期肝病）、酒精性心肌病、心律失常、癫痫、神经病变、痴呆、Wernicke-Korsakoff 综合征（维生素 B_1 缺乏导致的共济失调和认知功能障碍）以及维生素缺乏所致的巨红细胞贫血和凝血功能障碍（肝功能异常或维生素 K 缺乏）。可卡因和安非他明成瘾者易发生脑血管意外、心肌病和心律失常。此外，可卡因和安非他明抑制拟交感神经递质摄取，导致高血压、心动过速、妄想、焦虑、癫痫发作和心肌缺血。长期使用这些药物会导致心肌肥厚、心肌梗死和鼻中隔穿孔。药物溶剂可导致心律失常、肺水肿、脑水肿、弥漫性皮质萎缩，以及肝衰竭。致幻剂，例如麦角酰二乙胺，可引起自主神经失调和妄想症。摇头丸，即 3，4-亚甲二氧基甲基苯丙胺，可能会导致过度口渴，从而造成低钠血症、肺水肿或脑水肿。急性大麻摄入能够导致心动过速、血管扩张和心输出量增加。吸食大麻者的肺部并发症的风险同吸烟者[410]。

酒精或药物成瘾的患者可能并没有提供真实病史。必须仔细检查生命体征，包括体温。可卡因和安非他明可能引起血压升高和心率加快。阿片类药物的急性作用可以减缓呼吸频率，并导致嗜睡和针尖样瞳

孔。酒精通常可以通过气味检测到。对于通过静脉注射的成瘾者，检查脓肿、皮肤及软组织感染部位的静脉注射点十分重要。静脉注射毒品者的感染性心内膜炎风险增加，因此杂音听诊是至关重要的。心脏衰竭或心律不齐等心血管系统症状和体征极可能出现在可卡因或酒精滥用者中。长期使用酒精可引起肝功能障碍。另外，除外需要确定患者是否存在酒精或药物滥用及其相关的并发症外，还需要确认患者能否停止使用酒精或成瘾的药物，以及需要多少时间。如果酗酒者叙述曾经戒过酒，医师应该询问戒酒后是否出现了烦躁、癫痫、震颤性谵妄以及其他戒断症状。术前检查的选择取决于症状、病史和体格检查以及成瘾的药物类型。例如，对于有心肌梗死病史、滥用可卡因病史和使用美沙酮（可引起 QT 间期延长）治疗阿片类药物成瘾的患者，需要检查 ECG。

理想的情况是，在择期手术之前，患者脱离对药物或酒精的依赖。随机研究数据的有效性有限，一项随机研究发现，术前戒酒能够明显降低术后并发症发生率[411]。如果患者同意戒瘾，麻醉门诊医师应让患者向戒瘾专家咨询或者给予适当的药物，以预防或治疗患者在围术期发生撤药反应。例如，苯二氮䓬类药物可防治酒精戒断综合征。

帮助戒瘾或促进康复的药物可能对围术期产生重要影响[412]。服用美沙酮的患者应在围术期继续维持剂量。因酗酒史而使用的双硫仑能改变对拟交感神经药物的反应性，因此有医师认为此制剂应于手术前 10 天停用[412]。如果双硫仑持续使用，患者可能对极少量的酒精（甚至是皮肤消毒剂）表现敏感，出现皮肤潮红、恶心和心动过速。为了酒精戒断而服用纳洛酮的患者，应在手术前 3 天停用[412]。纳洛酮能够改变机体对阿片类镇痛药物的反应，导致术后镇痛非常困难。治疗阿片成瘾及慢性疼痛的含有丁丙诺菲的药物也具有同样问题。在预计术后疼痛程度很低的小手术中，围术期继续使用丁丙诺菲并最大程度地应用非阿片类药物镇痛方式（例如区域麻醉、NSAIDs）是合理的。其他情况下，围术期丁丙诺菲的管理应与患者的成瘾专家协调。

哺乳期患者

对于使用麻醉药物和其他药物的母亲进行母乳喂养婴儿的安全性问题，很少有科学性的指导建议。对于行择期手术的母亲，建议术前将母乳吸出并储存，以便在使用麻醉药物后 24 h 内或者在母乳暴露于一些潜在的有害物质时备用。母亲应该弃用麻醉后最初 24 h

内产生的母乳，一般在此段时间后恢复哺乳。如果母亲长期服用阿片类药物或镇静药，其年幼或早产的婴儿（有呼吸暂停风险）可能会产生并发症。建议母亲在服药期间，应该由儿科医师会诊，制订安全的母乳喂养方案。

有"不复苏"指令的患者

有些计划手术的患者预先设定了指令或处于"不复苏"（do not resuscitate，DNR）指令状态[413]。ASA 制定了适用于该类患者的指南，并在 2013 年进行了更新（框 31.14）[414]。在执行 DNR 指令的情况下，医疗提供者经常将重点放在过程导向的操作方法上（即不插管，不使用复苏性药物）。该方法在围术期是有问题的，因为麻醉过程中的很多时候都会涉及这样的过程。从麻醉工作的角度出发，一个更好的方法是以目标导向的方法讨论 DNR 的情况（即从患者的价值观和目标出发，如"生活质量"方面的考虑）[415]。讨论这个富有情感性的复杂问题的理想时间是在术前评估时。一项在术前评估门诊的随机研究表明，术前一个简短的讨论可以促进患者、其代理人及临床医师之间更好地沟通关于患者临终病情处理的预先指令问题[416]。与对照组相比，接受术前讨论的这组患者更容易完成长期授权委托关系（27% vs. 10%），以及与其代理人讨论临终关怀的可能性更大（87% vs. 66%）。

框 31.14　围术期的不复苏指令

自动中止 DNR 指令或其他限制涉及麻醉医疗治疗操作的预先指令的条款可能并不能以负责任的和符合伦理的方式尊重患者的自主决定权。如果存在这样的条款，必要时应加以重新审视并修订，以体现这些指南的内容。

1. 尝试全力进行复苏：患者或其指定代理人可要求在麻醉中及术后即刻完全中止现有的预先指令，从而准许对此期间发生的临床事件采取任何复苏操作进行适当的治疗。
2. 针对特定的操作尝试进行有限的复苏：患者或其指定的代理人可以选择继续拒绝接受某些特定的操作（如胸外按压、除颤或气管内插管）。麻醉科医师应告知患者或其指定代理人哪些操作是：①保障麻醉和手术操作成功所必不可少的，以及②并非必不可少的，可以被拒绝。
3. 针对患者的目标和价值观尝试进行有限的复苏：患者或其指定的代理人可以允许麻醉科医师和手术团队依据临床情况判断哪些复苏操作是符合当前的情况及患者的目标和价值观的。例如，有些患者可能要求对那些据信可以迅速而轻易地被逆转的临床不良事件进行全力复苏，但拒绝采用很可能造成永久性后遗症的治疗，如神经损伤或需要依赖生命维持技术。

DNR，不复苏。

Modified from Committee on Ethics, American Society of Anesthesiologists: Ethical guidelines for the anesthesia care of patients with do-not-resuscitate orders or other directives that limit treatment, 2013. Available at http://www.asahq.org/For-Members/Standards-Guidelines-and-Statements.aspx

术前的实验室和诊断学检查

术前诊断性检查的价值是为外科患者提供具有成本效益的医疗保健的核心问题。为筛查疾病和评估患者是否适合手术所进行的术前检查的作用已得到了广泛研究。研究的基本结论是，对所有手术患者常规进行术前检查，而不考虑患者的年龄和疾病状况，是不合适的。对于无症状健康人的术前常规检查，诊断价值非常低，很少或完全不能提供预后判断的额外信息，也未能显示对临床结局有益[274, 417-420]。不必要的检查会增加开销，检查结果的边界值和假阳性值会导致更多的检查。不必要的检查费用昂贵，并可导致对边界性异常结果或假阳性结果进行更昂贵的评估。除了可能导致手术被延误或取消外，这些不必要的后续检查还可能增加患者因这些检查及其相关操作所带来的风险。因此，对适合的患者采用有针对性的检查具有临床和经济学益处。在一些医院，由外科医师或家庭医师安排术前检查。通常来说，这些检查不是以诊断为目的的，而是怕麻醉科医师"要求"他们开这些检查，以免推延、取消手术。无选择性地为患者开具检查医嘱的其他理由还包括，为患者术前建立诊断基线、个人的习惯（对所有的患者都采用同一套检查项目表）以及从医疗法律方面考虑所谓的"不要错过任何东西"。这种行医模式导致术前昂贵的检查过多、医院之间差异极大，且很大程度上与患者围术期的风险评估无关[421-423]。例如，在 2011 年，美国约半数大于等于 65 岁的联邦医疗保险受益人在白内障手术前进行了术前实验室检查，而这一手术被认为是风险极低的[423]。

术前诊断性检查应该根据病史、手术方式和预计出血量而定。相关检查需要根据围术期风险确定。随机研究显示，对于低危手术，从无选择性到有选择性的术前检查策略的转变能够降低医疗成本，并且不影响患者安全[418-419]。因此，麻醉科医师通过对外科和内科医师在术前实验室检查方面提供指导性意见，能够使患者的管理更加专业化、降低医疗成本并推广围术期医学的概念。

根据病史而制订的术前检查框架列表见表 31.18。这些针对疾病的推荐意见并非绝对一成不变的，尤其是因为很多医院和行政区域［例如安大略术前检查网络（Ontario Pre-Operative Testing Grid）］它都制订了适合于自己的术前检查方案[424]。另外，英国国家卫生医疗优化研究所（National Institute for Health and Care Excellence，NICE）在回顾大量的文献之后，发布了更新的 2016 年术前检查指南[274]。指南根据患者的术前健康状况及拟施手术的范围决定何时需要进行术前检查。在指南中，手术被分为小手术（例如皮肤病损切除术）、中等手术（例如腹股沟疝修补术、静脉曲张切除术、扁桃体切除术、膝关节镜检查）和大手术（全子宫切除术、经尿道前列腺电切术、腰椎椎板切除术、甲状腺切除术、全关节置换术、肺部手术、结肠切除术、根治性颈廓清术）。尽管最近的 2012 年 ASA 麻醉前评估指导意见并没有反对术前常规检查[5]，但也没有对特殊的临床问题提出具体建议。指导意见指出，术前检查应该"基于病例信息、问诊、体格检查以及拟行手术来制订"。另外，该意见指出了麻醉科医师安排特殊的实验室检查时应该考虑的患者和手术相关因素[5]。相反，在 2018 年 ESA 术前评估指南中对何时进行术前检查给出了一些具体的建议[6]。

下文将讨论特定的实验室检查。总而言之，距手术 2 个月内，如果健康患者（例如 ASA1 级或 2 级）无重大健康变化（例如近期放疗），无需重复进行相似的检查[425]。

全血细胞计数、血红蛋白和血细胞比容

根据拟行的手术、预计出血量和患者个体情况决定是否需要术前检查全血细胞计数（CBC）。典型临床指征包括既往进行性出血病史、血液系统疾病、慢性肾脏病、慢性肝病、近期化疗或放疗、糖皮质激素或抗凝剂治疗、营养不良。NICE 指南推荐进行中等大小手术的 ASA-PS 分级为 3 级或 4 级的患者或进行大手术的全部患者进行常规全血细胞计数检查[274]。

肾功能测定

肾功能测定包括检查肾小管功能异常的程度和肾小球滤过率。检查指征包括糖尿病、高血压、心脏病、脱水（恶心和呕吐）、厌食、暴食、容量过负荷（例如心率、腹水）、肾病、肝病、近期化疗病史（例如顺铂和卡铂）和肾移植史。NICE 指南推荐进行中等手术的 ASA-PS 3 级或 4 级患者和进行大手术的 ASA-PS 2 级、3 级或 4 级的患者行常规肾功能检查[274]。如果认为患者存在围术期急性肾损伤风险，进行小手术的 ASA-PS 3 级或 4 级患者和进行中等手术的 ASA-PS 2 级患者也应考虑进行肾功能检查[274]。

肝功能测定

根据肝病史和体格检查进行肝功能测定。指征包括肝炎（病毒性、酒精性或药物性）、黄疸、肝硬化、

表 31.18　基于病史的术前检查列表

术前诊断	ECG	胸部 X 线检查	CBC	电解质	肌酐	血糖	凝血	LFTs	药物浓度	钙
心脏疾病										
缺血性心脏病	×		×	±						
心力衰竭	×	±								
高血压	×	±		×*	×					
慢性心房颤动	×								×†	
PAD	×									
心脏瓣膜疾病	×	±								
肺部疾病										
COPD	×	±	×						×‡	
哮喘 §										
糖尿病	×			±	×	×				
肝病										
传染性肝炎							×	×		
酒精 / 药物性肝炎							×	×		
肿瘤沁润							×	×		
肾脏疾病			×	×	×					
血液系统疾病			×							
凝血功能障碍			×				×			
中枢神经系统疾病										
卒中	×		×	×		×			×	
惊厥	×		×	×		×			×	
肿瘤	×		×							
血管疾病 / 动脉瘤	×		×							
恶性肿瘤			×							
甲状腺功能亢进	×		×	×						×
甲状腺功能减退	×		×	×						
库欣病			×	×		×				
艾迪生病			×	×		×				
甲状旁腺功能亢进	×		×							×
甲状旁腺功能减退	×		×							×
病态肥胖	×	±				×				
吸收障碍 / 营养不良	×		×	×	×	×				
特殊药物治疗										
地高辛	×			±					×	
抗凝剂			×				×			
苯妥英									×	
苯巴比妥									×	
利尿剂				×	×					
糖皮质激素			×			×				
化疗			×		±					
阿司匹林 /NSAID										
茶碱									×	

* 如果患者正在服用利尿剂；
† 如果患者正在服用地高辛；
‡ 如果患者正在服用茶碱；
§ 如果有临床指征，惟一需要考虑的检查是肺功能检查。
×，进行检查；±，考虑检查。
CBC，全血细胞计数；ECG，心电图；LFTs，肝功能测定；NSAID，非甾类抗炎药；PAD，外周动脉疾病门静脉高压、胆囊或胆管系统疾病、肝毒性药物接触史、肝肿瘤和出血性疾病。

凝血功能检查

凝血功能检查不作为常规术前检查项目，除非有特殊的指征怀疑凝血功能障碍，否则区域麻醉也不需要检查凝血功能。基本指征包括出血性疾病史、肝病以及应用抗凝药物。2016 NICE 指南指出，凝血功能检查仅当患者存在如下情形时进行：① ASA-PS 3 级或 4 级；②进行中、大型或复杂手术；以及③服用抗凝药物或存在慢性肝病[274]。

尿液分析

尿液分析不作为麻醉术前评估的常规检查项目[274]。检查指征包括怀疑泌尿系统感染或难以解释的发热和寒战。

妊娠试验

妊娠试验的测定常根据各医院自定的流程。也可基于相关临床指征，例如性生活、节育方式以及末次月经。另一需考虑的重要因素是手术对胎儿的潜在伤害，包括直接损伤（例如子宫手术）、血流减少（如大型心脏或血管手术）以及致畸因素的暴露（例如 X 射线）。ASA 2012 年麻醉前评估指导意见（Practice Advisory for Preanesthesia Evaluation）建议，如果结果会影响对患者的管理，应对育龄期女性患者进行妊娠检测。应取得检测的知情同意，或对风险、获益和替代方案进行充分的探讨。NICE 指南推荐询问所有育龄期女性是否存在妊娠可能，并对可能妊娠的女性告知麻醉及手术对胎儿的风险。无论是否进行妊娠试验都应对全部讨论内容进行记录，并在患者知情同意的情况下对妊娠状况存疑的患者进行妊娠试验[274]。

镰状细胞检查

发生镰状细胞贫血的高危人群包括非洲人、加勒比人、地中海东部人和中东地区人。即使是在高风险人群中，常规镰状细胞检查的阳性率也非常低[426]，尤其是在实施出生筛查计划的地区[427]。因此，NICE 2016 年指南不推荐常规术前检查镰状细胞疾病或镰状细胞特征[274]。合理的做法是对有高危遗传背景和临床指征但先前未测试过的患者进行测试。这些指征

包括患者因素（例如镰状细胞贫血的家族史、镰状细胞症状）、手术因素（人工低温、体外循环、心肺转流术、胸腔内手术、腹腔内手术、使用止血带的骨科手术）。

ECG

ECG 用于判断既往心肌梗死、传导阻滞、心律失常、心肌缺血、心室肥大和电解质紊乱。但是，术前 ECG 不能识别术后心脏并发症的高危患者[100]。术前检查指征包括既往缺血性心脏病史、高血压、糖尿病、心力衰竭、胸痛、心悸、心瓣膜杂音、外周水肿、晕厥、眩晕、劳力后呼吸困难、端坐呼吸、阵发性夜间呼吸困难和脑血管疾病。ESC/ESA 2014 年指南建议有缺血性心脏病危险因素或可疑症状的患者进行术前 ECG 检查，尤其是当进行中等或高风险手术时[9]。指南不推荐常规进行术前 ECG 检查（见框 31.2），尤其是无心血管疾病及危险因素的无症状患者[7]。NICE 指南推荐行中等级别手术的 ASA-PS 3 级或 4 级的患者，和行大手术的 ASA-PS 2 级、3 级或 4 级的患者进行常规术前 ECG 检查[274]。如果患有心血管疾病、慢性肾脏病或糖尿病，行中等手术的 ASA-PS 2 级的患者也应进行检查[274]。

胸部 X 线检查

术前常规进行胸部 X 线检查不能为围术期风险提供诊断性信息[428]。因此，胸部 X 线检查不应常规进行，而应在术前评估发现异常情况时选择性进行[274]。检查指征包括听诊发现干湿啰音、进展性 COPD、大疱性肺病、可疑肺水肿、可疑肺炎、可疑纵隔肿物、体格检查发现的异常（干湿啰音、气管移位）。

术前风险评估

麻醉前评估最重要的一个目的就是评价患者麻醉和手术的风险。风险评估能够提高患者对手术和麻醉固有风险的理解度，以及更好地为医疗团队提供信息以做出临床决策。例如，风险评估能够帮助识别哪些患者需要加强术后监护等级，或者考虑非手术性治疗，或者为减少围术期风险而开始干预。对于手术高危患者，麻醉科医师的评估具有重要意义。具体来讲，如果麻醉前初始评估确认患者手术具有极高风险，那么根据麻醉科医师的建议而展开的进一步围术期管理方案能够降低术后并发症的发生率[429]。另外，准确的风险评估有助于更客观地比较围术期预后的差异；具体来讲，为了调整不同医务人员和医院之间的患者组合

差异，统计学方法都会要求对患者进行风险评估。

　　麻醉科医师评估整体围术期风险最常用的方法是 ASA 身体状态（ASA physical status，ASA-PS）分级系统（表 31.19）。该系统于 1941 年发布，最初的目的是协助收集和比较麻醉统计学数据[430]。ASA-PS 分级的目的在于描述患者术前的医疗状态，但并没有考虑到拟行手术的固有风险。尽管如此，但由于其简单易用，ASA 还是经常被用于评估患者麻醉和手术风险。实际上，大量研究显示，ASA 分级与术后死亡率和严重并发症发生率之间具有相关性[97, 218, 431-433]。其主要局限性在于主观性太强。既往研究显示，不同医师对于同一患者进行评估的 ASA-PS 的分级一致性并不高[432, 434-436]。

　　除了应用 ASA-PS 系统评估患者的术前状态以外，手术是另一个决定围术期风险的重要因素[437-439]。整体围术期风险必然需要综合特定手术的风险和患者的基础健康状态。例如，一项包含了大样本的针对 65 岁及以上联邦医疗保险受益人进行的研究[440-422]显示，门诊手术安全性高，其术后死亡率和主要并发症发生率低，其术后 7 天的死亡率仅为 41/100 000[440]。因此，尽管老年患者由于其合并症较多，其术后死亡率和并发症发生率相对升高，但其门诊手术的绝对风险还是很低的。有人提出了评估手术风险的方案，例如约翰霍普金斯医院的分级方案（表 31.20），RCRI 高风险手术类别（见表 31.5），以及 ESA/ESC 心血管评估指南中采取的分层法[9, 439]。重要的是，大类别（例如腹腔内手术）中的各个手术的围术期风险并不相同[107]。因此，临床预测工具必须能有效反映不同操作的手术风险，也需能简便直接地供临床使用，两者之间需要取得一种平衡。

　　有几项常用且方法学上合理的临床量表可用以较为准确地预测心脏手术后的死亡率和主要并发症的发病率，如 EuroSCORE[443]、胸外科医师协会（Society of Thoracic Surgeons，STS）风险评分[444]、克利夫兰急性肾损伤风险评分[269]。对于非心脏手术，也有许多预测工具。例如 ACS NSQIP 风险计算器已经在互

表 31.19　美国麻醉科医师协会身体状态（ASA-PS）分级

分级*	定义
ASA-PS 1 级	正常健康的患者
ASA-PS 2 级	患有轻度系统性疾病的患者
ASA-PS 3 级	患有严重系统性疾病的患者
ASA-PS 4 级	患有持续危急生命的严重系统性疾病的患者
ASA-PS 5 级	濒死患者，预计不做手术无法存活
ASA-PS 6 级	宣布脑死亡的患者，计划进行器官移植的供体手术

* 相应的分级加上 "E" 是指拟行危急手术

表 31.20　约翰霍普金斯手术风险分级系统

分级	描述
1	若不考虑麻醉因素，患者风险低危；手术创伤很小，出血很少或不出血；手术在门诊诊室内就能做，使用手术间的主要目的是麻醉和监护。
2	中小程度创伤的手术，预计出血量不超过 500 ml；若不考虑麻醉因素，患者风险低危。
3	中重度创伤的手术，预计出血量为 500 ～ 1500 ml；若不考虑麻醉因素，患者风险中危。
4	创伤程度高的手术，预计出血量超过 1500 ml；若不考虑麻醉因素，患者风险高危。
5	创伤程度高的手术，预计出血量超过 1500 ml；若不考虑麻醉因素，患者风险极高危；通常需要术后返回重症监护治疗病房和采用有创监护手段。

From Paternak LR, Johns A. Ambulatory gynaecological surgery: risk and assessment. Best Pract Res Clin Obstet Gynaecol. 2005; 19: 663-679

联网上公布，能够根据患者的并存疾病和拟行手术进行风险评估（http://riskcalculator.fasc.org）[32]。已有经验证的高质量指标用于预测非心脏手术主要并发症，例如心血管事件（例如 RCRI）[97, 106]和呼吸系统并发症（例如 ARISCAT）[257, 261]。其他还包括手术风险等级[446]，预测术后死亡率的术前评分（POSPOM）[99]，以及大型多国合作的前瞻性的、针对手术患者围术期特征和预后的流行病学研究[77-78]可能有助于制订其他高质量预测指标量表。

术前风险评估中特殊检查的作用

　　根据初步的术前评估结果，麻醉科医师可能提出后续的特殊检查，从而帮助解决诊断性问题（例如，这位患者是否患有主动脉瓣狭窄），或更加准确地评估患者的围术期风险。这类特殊检查包括无创性心肌负荷试验（见"缺血性心脏病"部分）、冠状动脉造影（见"缺血性心脏病"部分）、超声心动图、CPET 和肺功能（见"肺部疾病"部分）。

　　静息超声心动图能够提供以下信息：瓣膜病变、肺动脉高压、室壁运动异常和心室功能。特别是查体发现心脏杂音或其他异常时，超声心动图能够帮助诊断对预后有重要影响的瓣膜或其他心脏病变，如主动脉瓣狭窄或肺动脉高压[447-448]。超声心动图能够检查到固定的室壁运动障碍，从而诊断陈旧性心肌梗死。但是，若非同时存在可逆性室壁运动异常（通过无创的心脏负荷试验发现），固定的室壁运动异常与围术期心脏风险无关[122]。同样，心室收缩功能下降与术后心脏风险相关[161-162]，然而，结合常规的术前评估，这项异常并不能额外提供预后信息[161]。因此，超声心动图的

总体作用是解决常规临床术前评估中确定的重点诊断问题（例如，可疑的收缩期杂音），而不是提供有关围术期风险的重要预后信息。因此，目前的指南推荐进行术前超声心动图来帮助诊断不明原因的呼吸困难以及有心力衰竭史的患者近期发生的病情变化（见框 31.3）[7]。此外，存在心室功能不全的临床稳定的患者，若过去一年中未行检查，应重复超声心动图检查[7]。相反的，该指南反对常规进行心室功能检查[7-8]。

CPET 是一项无创的评价总体运动能力的测试。测试方法是，患者进行骑自行车或在跑步机上跑步 8 ～ 12 min，同时连续测量呼吸气体交换量（例如耗氧量和二氧化碳产出量）[449]。CPET 时的运动耐量降低（根据氧耗峰值降低和无氧代谢阈值降低判定）可能与术后死亡及并发症相关[29, 36, 450]。因此，该测试可以帮助提高术前风险分层的准确性。在某些地理环境下[451]，CPET 是一种常用的术前检查。在这些情况下，它可用于协助进行大手术的术前风险评估，并为计划中的大手术操作的适当性提供决策依据。

有关 PFTs 在用于指导某些合并症的术前评估中的作用问题，在本章的前文已有过阐述。PFTs 对于肺切除手术的围术期风险评估具有重要作用（见"拟行肺切除手术的患者"部分和第 53 章）[219]。PFsT 也具有诊断价值，例如 PFTs 能够帮助鉴别肺源性和心源性呼吸困难。除了以上这些情况外，PFTs 对于评估围术期预后的价值不高。事实上，美国医师学会指南反对为非心脏手术患者术前常规进行肺量计检查[10]。研究并没有发现术前肺功能差与术后肺部并发症之间的明确关系，既往研究的方法学也存在严重问题[218]。另外，似乎不存在无法耐受手术的肺功能下限。例如先前的一个队列研究显示，术前 PFTs 显示有严重阻塞性异常（如 FEV_1 小于预计值的 50%，FEV_1/FVC < 70%）的患者，其围术期死亡率（5.6%）和呼吸衰竭的发病率（5.6%）都不是特别高[452]。

术前药物管理

术前药物管理必须考虑到患者的合并症和拟行手术的类型。有些药物在围术期对患者有益，但有些则可能有害。有时骤然停用有些药物可能产生不良反应。围术期特定的用药调整已在本章前文探讨过。这些建议在框 31.15 中列出。虽然在其他章节也有所阐述，但是某些药物需要再次加以强调。

NSAIDs 具有可逆的抗血小板作用，因此一旦药物清除后，血小板功能即可恢复。持续服用 NSAIDs 似乎不会增加神经轴索麻醉脊髓血肿的风险[196]。对于具有围术期急性肾衰竭风险的患者，应该术前停用 NSAIDs。一般术前停用 24 ～ 72 h。更早停用不会带来益处，反而可能导致某些患者关节炎和慢性疼痛的症状加重。COX-2 抑制剂（塞来昔布）几乎对血小板没有抑制作用，围术期可以继续服用。然而，与安慰剂或萘普生相比，在非手术情况下长期服用 COX-2 抑制剂增加心血管风险[453]。但是，COX-2 抑制剂的心血管风险与布洛芬或双氯芬酸是相似的[453]。整体来讲，没有证据表明围术期服用短效 COX-2 抑制剂增加心血管风险。例外的是，心脏手术围术期应用伐地昔布（现已退市）增加心脏事件发生率[454]。

绝经后雌激素替代治疗可能增加血栓栓塞事件的风险[455]，因此术前应该停用。术前需停用雌激素 4 周才能使凝血功能恢复至正常。现在的多数口服避孕药含有较低剂量的雌激素，但对血栓栓塞风险影响不大[456]。由于术前停用口服避孕药导致意外怀孕，其风险大于益处，因此口服避孕药可以在术前继续服用。被认定围术期有静脉血栓栓塞高风险的患者（见"静脉血栓性疾病"部分），可以考虑术前停用口服避孕药 4 周（并暂时换用其他避孕方式）。此决定需要患者的参与并平衡静脉血栓栓塞和意外怀孕的风险。

多数治疗精神和心理疾病的药物在围术期应持续使用。因此，抗抑郁药、抗精神病药和苯二氮䓬类药物应该持续使用，以避免症状加重。以往单胺氧化酶抑制剂（monoamine oxidase inhibitor，MAOI）抗抑郁药术前要停药；然而，这类药物需要在术前至少停用 3 周其负面影响才会消失。MAOI 不可逆地抑制 MAO，所以需要较长的停药期。一些新药，例如吗氯贝胺，可逆性地抑制酶的活性，其作用持续不超过 24 h。术前停用这些药物具有风险，有文献报道了停用 MAOI 后发生的自杀和严重抑郁事件。因此，最有效的方案是继续服用这些药物，调整麻醉方案，避免使用哌替啶和间接升压药（例如麻黄碱）。如果采取这种方式，手术当天，患者服用 MAOI 的具体情况必须向医护团队充分告知。服用三环类抗抑郁药可能与 QT 间期延长相关，因此术前应检查 ECG。由于三环类抗抑郁药阻断了去甲肾上腺素和 5 羟色胺的再摄取，高剂量的药物可能导致机体对血管收缩药反应过强，进而发生血流动力学剧烈波动。服用锂剂的患者应该检查电解质和肌酐。停用锂剂可能导致自杀。围术期继续使用 5- 羟色胺再摄取抑制剂（serotonin reuptake inhibitors，SSRI）会增加手术出血，而突然停用 SSRI 也可能导致头晕、寒战、肌肉疼痛和焦虑。总之，大部分患者围术期继续使用 SSRI 是合理的，除外出血将导致严重术后遗症的手术（例如颅内手术）。

框 31.15　术前药物管理

指导患者以一小口水服用这些药物，即使是在禁食的情况下。

1. 降压药

除 ACEI 和 ARB 类外，手术当日继续使用。

2. 心血管药物（例如 β 受体阻滞剂、地高辛）

手术当日继续使用。

3. 抗抑郁药、抗焦虑药和其他精神药物

手术当日继续使用。

4. 甲状腺药物

手术当日继续使用。

5. 口服避孕药

手术当日继续使用。

6. 滴眼液

手术当日继续使用。

7. 胃灼热或反流的药物

手术当日继续使用。

8. 阿片类药物

手术当日继续使用。

9. 抗惊厥药

手术当日继续使用。

10. 哮喘药物

手术当日继续使用。

11. 皮质类固醇（口服或吸入）

手术当日继续使用。

12. 他汀类药物

手术当日继续使用。

13. 阿司匹林

经皮冠状动脉介入治疗术后、高风险 IHD 和严重 CVD 患者继续使用。否则术前停用 3 天。

14. P2Y₁₂ 抑制剂（如氯吡格雷、替格瑞洛、普拉格雷、噻氯匹定）

接受表面麻醉或全麻下白内障手术的患者无需停用噻吩吡啶类药物。如需逆转其抗血小板作用，则术前氯吡格雷停用

5～7 天，替格瑞洛停用 5～7 天，普拉格雷停用 7～10 天，噻氯匹定停用 10 天。对于置入药物洗脱支架而采用双抗治疗未满 6 个月的患者，除非由患者、外科医师和心内科医师共同讨论停药风险，否则不应停药。置入裸金属支架而双抗治疗未满 1 个月的患者同上。

15. 胰岛素

对于所有患者，手术当日停用所有短效（如常规胰岛素）胰岛素（除非持续泵入）。2 型糖尿病患者在手术当日应停用或最多应用平日一半剂量的长效或复合胰岛素（例如 70/30 剂型）。1 型糖尿病患者在手术当日应使用小剂量（通常为平日早晨剂量的 1/3）的长效胰岛素。使用胰岛素泵的患者仅应继续使用其基础输注剂量。

16. 表面用药（如乳霜或乳膏）

手术当日停用。

17. 非胰岛素降糖药

手术当日停用。（例外：SGLT2 抑制剂应在择期手术前 24 h 停用）

18. 利尿剂

手术当日停用（例外：治疗高血压的噻嗪类利尿药应当在手术当日继续使用）

19. 西地那非（万艾可）或类似药物

术前 24 h 停用。

20. COX-2 抑制剂

手术当日继续使用，除非外科医师担心骨愈合问题。

21. 非甾体抗炎药

术前 48 h 停用。

22. 华法林（香豆素）

术前 5 日停用，除非患者行无球后阻滞的白内障手术。

23. 单胺氧化酶抑制剂

继续使用此类药物并相应调整麻醉方案。

ACEI，血管紧张素转换酶抑制剂；ARB，血管紧张素受体拮抗剂；COX-2，环氧合酶 -2；CVD，脑血管病；IHD，缺血性心脏病；P2Y₁₂，二磷酸腺苷受体；SGLT2，钠-葡萄糖协同转运蛋白 2

补品和另类疗法可能干扰麻醉药效、影响处方药作用以及增加出血风险。另外，许多患者并不认为补品是药品，因而除非被特殊问到，很容易在提供病史中忽略。围术期补品和另类医疗的问题详见第 33 章。

制订麻醉计划

术前禁食状态

术前禁食的目的是预防误吸引起的肺部并发症。ASA 指南适用于拟行择期手术的非妊娠患者[459]。指南推荐的禁饮清流时间为 2 h。一般来讲，饮用液体的种类比量更重要。对于新生儿和婴儿，推荐的是禁饮母乳 4 h，配方乳、动物乳和固体食物 6 h。其他患者在进食轻食后需要空腹 6 h；如果食物中含有油炸或高脂食物，应空腹 8 h 或以上。除了执行以上的禁食水时间以外，指南还推荐术前评估困难气道的风险和增加误吸的风险（例如胃肠动力障碍、糖尿病）。

制订术后镇痛方案

术前评估一定会包括基础疼痛评估。由于患者个体差异较大，很难进行标准化的疼痛测量。因此，将标准化的疼痛测量纳入围术期评估过程中是有益的。目前临床使用的评分量表可以是单维的量表，如视角模拟评分和数值评分量表；或多维的量表，如 McGill 疼痛评分问卷[460] 以及改良简易疼痛量表（简易格式）（9-item Modified Brief Pain Inventory—Short Form）[461]。尽管多维评分量表更长，但它们能采集到大范围的重要细节。例如，9 项的改良简易疼痛量表（简易格式）能获取患者疼痛的强度、部位、镇痛治疗是否充分以及活动中的疼痛干预等多方面的细节资料。围术期坚持使用同一种评估方法，能够在术后再评估时对疼痛变化进行比较。

鉴于多种原因，术前评估是讨论术后镇痛方案的绝佳时机。第一，术前评估时，患者最关心的问题之一就是术后疼痛问题[462-463]。第二，术前积极的镇痛宣教能够增强术后镇痛的效果[464]。第三，术前麻

醉评估能够帮助患者更好地理解和接受区域麻醉技术[19]，进而改善术后镇痛质量[465]。第四，术前评估促进慢性疼痛患者围术期治疗方案的制订，这类患者的术后镇痛问题通常具有挑战性。常见的问题包括这类患者对常规镇痛剂量的阿片类药物具有耐受性，以及如果术后阿片类剂量不足则可能发生戒断症状。因此，术前评估应该仔细记录患者平日阿片类药物的剂量（以便术后使用足够剂量），早期请急性疼痛治疗或慢性疼痛治疗专家介入[466]，鼓励围术期应用区域镇痛技术，以及添加镇痛辅助药物（NSAIDs、加巴喷丁、普瑞巴林、可乐定）。对于术前患有慢性疼痛的患者，应该鼓励其建立术后充分镇痛的目标。应该让他们理解，尽管医护人员会尽全力确保术后的舒适，但是不应期待术后疼痛完全消除。

一般来讲，患者术前不应该停用镇痛药。如果按照外科的要求停用 NSAIDs 或 COX-2 抑制剂，则应该为患者选用其他止痛药的替代治疗。术日晨患者应该继续服用日常剂量的止痛药，包括继续使用透皮贴剂。

法规问题

医护人员必须注意到多种的政府法规要求，不同城市和国家的地方法规不同。促进制定这些法规的机构包括医疗质量管理机构，例如医疗保健机构认证联合委员会（The Joint Commission，TJC）或医疗付费机构［例如美国的医疗保险和医疗补助服务中心（the Centers for Medicare and Medicaid Services，CMS）］。例如，CMS 规定：全面的麻醉评估可以在 30 天内完成，在需要麻醉前的 48 h 内要完成重点内容的再次评估。必须由具有麻醉资质的从业人员根据以上要求进行评估。术前评估应至少包括以下内容：

- 记录麻醉风险（例如 ASA-PS 分级）
- 回顾病史、麻醉史、用药史和变态反应史
- 约见并检查患者
- 可能的麻醉风险问题（例如困难气道、建立血管通路受限）
- 如果认为需要，进行进一步的评估检查（例如负荷试验、专科医师咨询）
- 制订麻醉计划，包括麻醉诱导用药、麻醉维持以及术后管理
- 与患者或其代理人讨论麻醉的风险和获益

术前评估门诊

许多麻醉组织和大型医疗中心建立了术前评估方案

和门诊，目的是提高医疗质量和手术室效率[14, 22, 467]。尽管在人员配置、组织结构、财政支持和日常运作方面存在较大差异，但所有门诊的目标是一致的，即避免延误手术、临时取消手术以及可以在手术日前解决有关患者不良预后方面的问题。

设立术前评估门诊的决策主要取决于几个关键因素，包括预计的每天手术患者数量、这些患者中的主要医疗问题、设施可用性、患者的人口统计学特点（例如患者与医院间的距离）以及麻醉科、围术期管理团队和医院管理机构的支持。决定建立术前评估门诊，麻醉科医师必须担任主要角色。一旦评估门诊由其他专科医师为主导，例如内科医师，则麻醉科医师在围术期管理的专业知识和技能则变成次要的。这种角色转换会导致科室间在患者术前评估、风险分层，以及是否能够进行麻醉和手术的问题上产生意见分歧。这些分歧就可能导致即使患者完成了门诊术前评估诊所的评估，但手术仍会被延迟或取消。

这种分歧常常与外科医师对非麻醉专家的判断意见的解读不当有关，他们常常将专科医师认为的"手术一切就绪了"的意见当成患者已适合进行麻醉的证据。不幸的是，这个"可以手术"的判断是建立在有限的知识和经验基础上的，只有麻醉科医师掌握的围术期专业知识和技术是非常关键的。事实上，研究显示，由内科医师进行的术前病史采集、体格检查以及实验室检查往往无法解决麻醉相关的特殊问题[468]。在关于患者能否进行麻醉和手术的问题上，需要由麻醉科医师做出判断，所以在术前门诊中，负责的麻醉科医师是所有评估的"最终用户"。因此，如果术前评估不是由麻醉专业人员进行的，其评估结果可能被麻醉科医师认为是不充分的，这可能导致手术临时取消，造成患者和外科医师较强的沮丧感。相反地，如果术前评估是由麻醉科医师完成的，结果往往是术前和术中团队沟通更加顺畅。这点得到了许多研究的证实，其结果是：由麻醉专科主导术前评估项目，临时取消手术的事件发生减少[14, 20, 22, 469]、住院时间缩短[22, 469-470]、住院开销降低[469]、术后死亡率降低[471]。

术前评估效果良好的前提是对当地医院情况的充分了解。如果一家医院资源有限，并且大部分的患者都相对健康、都在手术当日入院的话，麻醉团队可能就无法在手术前一天在门诊对所有患者都进行术前评估。这种情况下，就应该制定出一套方法，以便能根据患者目前的状态正确地对其进行筛查和分类。一套准确的分类措施能够识别出高危患者，提高术前评估门诊的价值，而不影响医疗质量和患者预后[24]。分类措施的一个例子就是让患者在外科门诊完成麻醉调

查问卷。问卷可以是联网填写的，也可以是打印出来的版本，然后在术前传真给麻醉团队。麻醉团队可以根据当地的具体情况制作筛查问卷，或采用根据此目的制作的已有的工具[472-473]。如果患者的病史中有需要进一步了解的地方，麻醉科医师可以给患者打电话。这种术前询问病史的方式避免了手术当天出现未预计或未解决的问题。这种方式也能够帮助判断哪些患者需要正式的术前会诊而不是手术当天才进行评估。

另一种情况，如果一家医院的多数外科患者具有复杂的病情，那么建立正规的术前评估门诊则能够使患者和麻醉团队获益，门诊应具有多个诊查室、专业的工作人员以及全日制运行的机制。成功地建立术前评估门诊需要医院多个部门的决心、合作和支持[14]。至少，麻醉科、手术科室、护理和行政部门应该达成共识，赞同建立术前评估门诊的价值，并且全力支持其运行。

协作、承诺与团队精神

术前评估门诊是一项多部门团队协作的工作，包括麻醉科、外科、护理和医院管理部门，从而达到共同的目标。这种合作传达了重要的概念，即这种新的门诊项目的开展是一个整合性工作，需要人员的共同义务、努力和财政支持。尽管术前评估门诊最好由麻醉科医师主导[14, 20, 22, 469]，但是内科医师（例如心脏科医师、老年病科医师）及院派医师的参与合作仍是术前评估项目成功的重要环节。这些非麻醉专业的专家在对于特殊或复杂病情的患者的术前管理中起到了重要作用。另外，对于高危患者的术后管理，这些非麻醉专家也能够协助实施共同术后管理模式的医疗（见"会诊医师在术前评估中的作用"部分）。

一开始，外科医师可能不是很情愿把患者送到新成立的由麻醉科医师主导的术前评估门诊中。这源于对其重要性以及对其改善患者预后方面的认识不足。通过详细告知外科医师以麻醉科医师为主导的术前评估门诊的益处可以说服他们参与进来。首先，应该着重阐述已经通过验证的、由麻醉主导的术前评估门诊的优势[14, 20, 22, 469-471]。第二，麻醉科医师应该强调，对于病情复杂的患者，术前完整评估的重要性。具体来讲，当术前发现某些患者具有特殊的病情，术前评估能够获得所有相关的病例和资料，协调进一步的检查，提前安排术后的特殊监护方案，以及提前与手术和麻醉科医师进行沟通。这种方式保证了当患者进入手术室时，麻醉科医师认为进行手术是合适的，并且围术期医疗团队能够得到所有需要的信息，以对患者在住院期间进行最优化的围术期管理。这种术前评估

与整个围术期护理的整合是外科围术期家庭医疗模式不可或缺的组成部分[1]。

第三，应该让外科医师放心的是，如果患者由术前评估项目进行管理，不会发生手术当天取消或推迟的事件，除非在术前评估和手术日之间患者出现新发疾病或不良医疗事件。取消或延误手术可使患者和外科医师产生不满情绪，这种非正式的承诺能够大大推进术前评估门诊的建立。这主要取决于麻醉科在处理临床情况中的共识。例如，患者空腹血糖水平和术前可接受的高血压水平需要得到全科的共识。缺乏共识的结果是对于某种高危患者，一半的麻醉科医师同意开展手术，而另一半同意取消手术。这种传递给外科医师的不一致的信息会导致其对术前评估的不信任，以及不愿意将患者送至门诊评估，最终术前评估门诊也不会获得成功。

会诊医师在术前评估中的作用

不同医疗机构为外科患者申请术前会诊的情况不同，可能主要取决于实施麻醉前评估的医师在围术期医学领域的专业性。由于一些麻醉可住院医师培训项目未能充分重视培养麻醉科医师术的前评估能力，很多医院的麻醉科更希望由专科医师和院派医师来承担术前评估的主要职责。相反，当进行术前评估的麻醉科医师能逐渐适应诸如开具和解读 ECG、特殊检查或动态 ECG 等工作时，申请术前会诊的频率则大大降低[17]。

会诊医师在手术患者的术前管理方面有着清晰的定位。申请会诊的潜在原因包括处理择期手术前的不稳定内科情况（如不稳定型心绞痛）、对控制较差的内科疾病（如治疗哮喘急性发作）进行术前优化、协助完成相关的术前诊断性检查（如负荷试验提示高危后进行冠状动脉造影）。

术前专科医师或院派医师会诊同时有助于患者在术后接受相同医师的共同管理[475]。尽管外科手术患者术后护理的协同管理模型在临床结局和医疗费用方面的益处仍然不确定[477-482]，但这种做法越来越普遍[476]。与会诊医师的多学科合作对于复杂或罕见医学疾病的围术期管理特别有用。实际上，一些临床实践指南建议在心脏病患者行高危非心脏手术[9]以及患有严重肺动脉高压或成人先天性心脏病的患者行非心脏手术时，需进行多学科团队管理[7]。

尽管有这些理论上的好处，但术前会诊对患者预后的作用也存在争议。一项门诊患者术前评估的随机实验表明，临时手术取消较少，但住院时间无差异，并且会诊次数也增加了[483]。在其他非随机研究

中，会诊与专科检查、费用、住院时间和死亡率的增加相关[484-485]。相反地，由麻醉科医师变为由院派医师主导的术前评估门诊可减少高危患者住院时间[486]，而行大型择期非心脏手术的老年患者（≥65岁）中，术前老年科会诊可改善术后90天的结局（即生存率、住院时间、出院时需要支持治疗率、再次入院率）。造成这种不确定影响的潜在原因可能是由于许多会诊未提出建议或采取新的干预措施[488-489]，以及会诊专科医师、麻醉科医师和外科医师对会诊的目的理解不同[468]。此外，合并疾病增加的负担对于患者是否需被转诊至专科会诊是一个微不足道的影响因素[490-492]，这一发现表明，在转诊至医疗专家会诊时对患者的选择不佳。因此，在术前评估过程中，麻醉科医师应确保在手术前转诊给医学专家的过程中，应将患者情况与专家专长进行适当匹配。例如，高危缺血性心脏病患者应转诊给心脏病专家，而年老体弱的患者应转诊给老年科医师。

术前评估门诊的结构和活动

术前麻醉评估门诊的日常运行基于患者量、患者病情、设备和工作人员情况。运行可以参考目前已经实施的几种方案。

患者数量大的医疗中心，需要在评估前一天对患者进行正式的安排，以便获得和核对病史记录和适当的院外信息。外科诊室需要在预约手术的同时预约术前评估。为了让患者能够及时进行和完成各项事宜，术前评估门诊的预约应该使用高效的门诊预约系统。理想的情况是，在术前评估门诊和手术日之间留出充足的时间，以便进一步进行术前检查、会诊和调整。预约系统也需要有一定的灵活性，特别是针对那些需要行紧急手术的患者。一种方法是在门诊日程表中特别留出一些时间空缺，以便灵活安排急诊的患者，以及居住偏远的患者（术前评估门诊就诊率低）[493]。有些医疗中心的麻醉科医师还建立了远程医疗技术（定义为使用远程通讯工具，跨地域进行医疗服务和分享医学知识）[494]，这能够为居住在偏远地区的患者进行术前评估[495]。

在评估门诊，麻醉科医师对患者进行病史询问和体格检查，获取详细的病历和院外信息，确定是否有需要进行下一步实验室检查、ECG、胸部X线检查和其他检查。在门诊也配备有采血室、ECG室以及住院和医保登记等服务部门。ECG在评估当时就能检查并进行分析，实验室结果可在每天门诊结束时进行评估，并根据需要对异常结果进行随访。这种方式

下，严重的健康问题能够立刻被处理；因此，如需推迟或取消手术，也可以在计划的手术日前很久就作出决定。这种集中化的、整合了多系统的服务对患者提供了很大的便利，避免患者术前评估时的多处就诊。该系统还会将所有信息汇总入一个病历，在手术日前一直保存在术前评估中心。除了针对手术处理的医疗问题外，术前评估中心在围术期患者宣教中也起到了重要作用。通常由进行评估的麻醉科医师或由训练有素的护士对患者及家属介绍围术期过程。通过让患者了解入院后的重要事项（例如镇痛方案及麻醉风险），宣教能够降低患者的焦虑度[18]，以及提高他们对于区域镇痛的接受度[19]。有资质进行麻醉前评估的人员包括麻醉科医师和经过特殊培训的护理从业人员。有人质疑，手术当天实施麻醉的医师对术前另一位医师进行的评估是否满意[496]。患者自己也希望进行术前评估和实施麻醉的是同一位医师[497]。然而，安排所有患者的评估医师和麻醉科医师是同一人是不现实的。另外，一项包括了约21 000名手术患者的来自荷兰的大型队列研究显示，95%的麻醉科医师对于术前由其他麻醉科医师或护士进行评估表示满意[498]。

为了提高手术当天麻醉科医师对于术前门诊评估的满意度，应该采取一些措施。首先，麻醉科内部应该达成取消已预约手术的共识，即何种情况下应该取消已预约的手术。第二，术前评估门诊的所有医疗记录应该是标准化的。标准化能够防止术前评估门诊漏掉关键信息，而使得手术当日的麻醉科医师无法判断患者是否适合手术，及制订麻醉方案。一些国家麻醉组织已经着手于建立全国统一的术前评估文书规范[23]。提高文书一致性的策略包括使用列表和使用电子化或纸质的记录模板。第三，所有在术前评估门诊的护士和其他非麻醉临床医师应该进行严格的、持续的训练。训练项目应该由这方面的麻醉专家引领。研究显示，训练有素的护士能够高质量地完成术前筛查和评估[499-501]。

对手术室效率和预后的影响

由麻醉专业主导的术前评估门诊对于提高手术室效率和改善临床预后起到了积极作用（见"麻醉前评估的目标和获益"部分）。这类门诊的优点包括减少手术当日取消事件的发生率[14, 20, 22, 469]、住院时间缩短[22, 469-470]及可能减少术后死亡率[471]。它还能更有针对性地进行检查和会诊，减少医疗费用[14, 16-17]。因此，即使建立和运行术前评估门诊本身会产生医疗费用（硬件成本和人工成本），但由于能够减少其他花费，因而整体医疗费用是降低的[469]。

患者对于术前评估门诊的满意度

除了提高围术期效率和改善临床预后之外，术前评估门诊还应该考虑患者的感受和满意度。提高患者满意度有一些因素，包括进行评估和麻醉的是否是同一位医师、在门诊的等待时间长短以及和医务人员的沟通是否顺畅[497, 502-503]。由于满足第一项因素是不实际的，那么重点就应放在了改善后两项上。通过改善预约系统[504]并加快轮转能够减少等待时间[499]，进而提高患者的满意度[499]。另外，诊所应该保证准确告知患者预计的等待时间，以便其能利用等待时间进行其他医疗相关的活动（例如理疗康复指导、观看术前宣教视频等）。

结论

麻醉学的临床实践已经改变。麻醉科医师的职责已延伸到了手术室外，这再度定义了我们对于高品质医疗体系的专业贡献。就术前评估的工作而言，麻醉科医师应该掌握专业知识以及技能以应对患者复杂的病情，不论在术前对门诊患者进行评估，还是在麻醉诱导前在床旁进行快速判断。麻醉科医师必须了解各种急慢性疾病对麻醉和手术风险的影响。另外，为了高效率地管理门诊患者，麻醉科医师还需了解众多临床指南、法规和方法。尽管麻醉科医师在术前评估中的作用发生了变化和延伸，术前评估的宗旨始终没有改变。术前评估是指导患者围术期管理的基础，能够促进减少围术期死亡以及改善患者预后。

致谢

编者、出版商和 Duminda Wijeysundera 博士感谢 Bobbie-Jean Sweitzer 博士在前版本章中所作的贡献，她的工作为本章奠定了基础。

参考文献

1. Kain ZN, et al. *Anesth Analg*. 2014;118(5):1126.
2. Saidman LJ. *Anesthesiology*. 1995;83:191.
3. Deutschman CS, Traber KB. *Anesthesiology*. 1996;85(1).
4. Etzioni DA, et al. *Am Surg*. 2003;69(11):961.
5. Apfelbaum JL, et al. *Anesthesiology*. 2012;116:522.
6. De Hert S, et al. *Eur J Anaesthesiol*. 2018;35(6):407.
7. Fleisher LA, et al. *Circulation*. 2009;120:e169.
8. Duceppe E, et al. *Can J Cardiol*. 2017;33(1):17.
9. Kristensen SD, et al. *Eur Heart J*. 2014;35(35):2383.
10. Qaseem A, et al. *Ann Intern Med*. 2006;144:575.
11. Gould MK, et al. *Chest*. 2012;141(suppl 2):e227S.
12. Falck-Ytter Y, et al. *Chest*. 2012;141(suppl 2):e278S.
13. Kluger MT, et al. *Anaesthesia*. 2000;55:1173.
14. Fischer SP. *Anesthesiology*. 1996;85:196.
15. Issa MRN, et al. *Rev Bras Anestesiol*. 2011;61:60.
16. Power LM, Thackray NM. *Anaesth Intensive Care*. 1999;27:481.
17. Tsen LC, et al. *Anesth Analg*. 2002;95:1563.
18. Klopfenstein CE, et al. *Can J Anaesth*. 2000;47:511.
19. Wijeysundera DN, et al. *Arch Intern Med*. 2009;169:595.
20. Ferschl MB, et al. *Anesthesiology*. 2005;103:855.
21. Pollard JB, et al. *Anesth Analg*. 1997;85:1307.
22. van Klei WA, et al. *Anesth Analg*. 2002;94:644.
23. Ahmadian L, et al. *Methods Inf Med*. 2009;48:155.
24. Grant C, et al. *Anaesth Intensive Care*. 2012;40(2):297.
25. Flamm M, et al. *J Am Med Inform Assoc*. 2013;20(e1):e91.
26. Simel DL, Rennie D. *The Rational Clinical Examination: Evidence-Based Clinical Diagnosis (Jama & Archives Journals)*. McGraw-Hill: Education / Medical; 2008.
27. Benjamin EJ, et al. *Circulation*. 2018;137(12):e67.
28. Hennis PJ, et al. *Postgrad Med J*. 2011;87(1030):550.
29. Moran J, et al. *Br J Anaesth*. 2016;116(2):177.
30. Carliner NH, et al. *Am J Cardiol*. 1985;56(1):51.
31. McPhail N, et al. *J Vasc Surg*. 1988;7(1):60–68.
32. Bilimoria KY, et al. *J Am Coll Surg*. 2013;217(5):833–842.e1.
33. Gupta PK, et al. *Circulation*. 2011;124(4):381–387.
34. Arozullah AM, et al. *Ann Intern Med*. 2001;135(10):847–857.
35. Arozullah AM, et al. *Ann Surg*. 2000;232(2):242–253.
36. Wijeysundera DN, et al. *Lancet*. 2018;39(10140):2631–2640.
37. Melon CC, et al. *JAMA Intern Med*. 2014;174(9):1507–1508.
38. Stokes JW, et al. *Perioper Med (Lond)*. 2016;5:18.
39. Reilly DF. *Arch Intern Med*. 1999;159:2185.
40. Jaeschke R, et al. *JAMA*. 1994;271(9):703–707.
41. Wiklund RA, et al. *Yale J Biol Med*. 2001;74:75.
42. Hlatky MA, et al. *Am J Cardiol*. 1989;64(10):651–654.
43. Struthers R, et al. *Br J Anaesth*. 2008;101(6):774–780.
44. Moran J, et al. *J Clin Anesth*. 2016:35446–35455.
45. Benge W, et al. *Circulation*. 1980;61(5):955–959.
46. Franciosa JA, et al. *Am J Cardiol*. 1981;47(1):33–39.
47. Pai MP, Paloucek FP. *Ann Pharmacother*. 2000;34(9):1066–1069.
48. Devine BJ. *Drug Intell Clin Pharm*. 1974:8650–8655.
49. Hartle A, et al. *Anaesthesia*. 2016;71(3):326–337.
50. Apfelbaum JL, et al. *Anesthesiology*. 2013;118(2):251–270.
51. Mallampati SR, et al. *Can Anaesth Soc J*. 1985;32:429.
52. Langeron O, et al. *Anesthesiology*. 2000;92(5):1229–1236.
53. Kheterpal S, et al. *Anesthesiology*. 2006;105(5):885–891.
54. Oresanya LB, et al. *JAMA*. 2014;311(20):2110–2120.
55. Chow WB, et al. *J Am Coll Surg*. 2012;215(4):453–466.
56. Podsiadlo D, Richardson S. *J Am Geriatr Soc*. 1991;39(2):142–148.
57. Robinson TN, et al. *Ann Surg*. 2013;258(4):582–588;discussion 588.
58. Fried LP. Chapter 24 - Frailty. In: Medina-Walpole A, Pacala JT, Potter JF, eds. *Geriatric Review Syllabus*. New York, NY, USA: American Geriatrics Society; 2016.
59. Fried LP, et al. *J Gerontol A Biol Sci Med Sci*. 2001;56(3):M146–M156.
60. Mitnitski AB, et al. *ScientificWorldJournal*. 2001:1323–1336.
61. Dasgupta M, et al. *Arch Gerontol Geriatr*. 2009;48(1):78–83.
62. McIsaac DI, et al. *JAMA Surg*. 2016;151(6):538–545.
63. McIsaac DI, et al. *Bone Joint J*. 2016;98-B(6):799–805.
64. McIsaac DI, et al. *Anesth Analg*. 2017;124(5):1653–1661.
65. Ghignone F, et al. *Eur J Surg Oncol*. 2016;42(2):297–302.
66. Robinson TN, et al. *Ann Surg*. 2009;250(3):449–455.
67. Robinson TN, et al. *J Am Coll Surg*. 2011;213(1):37–42;discussion 42.
68. Charlson ME, et al. *J Chronic Dis*. 1987;40(5):373–383.
69. Rolfson DB, et al. *Age Ageing*. 2006;35(5):526–529.
70. Steffens DC, et al. *Int Psychogeriatr*. 2009;21(5):879–888.
71. Blazer DG, Wu LT. *Am J Psychiatry*. 2009;166(10):1162–1169.
72. Nath B, et al. *J Gastrointest Surg*. 2010;14(11):1732–1741.
73. Harari D, et al. *Age Ageing*. 2007;36(2):190–196.
74. McDonald SR, et al. *JAMA Surg*. 2018.
75. Englesbe MJ, et al. *Surgery*. 2017;161(6):1659–1666.
76. Sessums LL, et al. *JAMA*. 2011;306(4):420–427.
77. Devereaux PJ, et al. *JAMA*. 2012;307(21):2295–2304.
78. Devereaux PJ, et al. *JAMA*. 2017;317(16):1642–1651.
79. Gualandro DM, et al. *Arq Bras Cardiol*. 2017;109(3 suppl 1):1–104.
80. Kyo S, et al. *Circ J*. 2017;81(2):245–267.
81. Whelton PK, et al. *Hypertension*. 2017.
82. Muntner P, et al. *Circulation*. 2018;137(2):109–118.
83. Lewington S, et al. *Lancet*. 2002;360(9349):1903–1913.
84. Howell SJ, et al. *Br J Anaesth*. 2004;92:570.

85. Rosenman DJ, et al. *J Hosp Med.* 2008;3:319.
86. Roshanov PS, et al. *Anesthesiology.* 2017;126(1):16–27.
87. Lee SM, et al. *Anesthesiology.* 2015;123(2):288–306.
88. Mudumbai SC, et al. *J Hosp Med.* 2014;9(5):289–296.
89. GBD Macodc. *Lancet.* 2015;385(9963):117–171.
90. Ridker PM, et al. *N Engl J Med.* 2017;377(12):1119–1131.
91. Eikelboom JW, et al. *N Engl J Med.* 2017;377(14):1319–1330.
92. Sabatine MS, et al. *N Engl J Med.* 2017;376(18):1713–1722.
93. Windecker S, et al. *BMJ.* 2014;348g:3859.
94. Yusuf S, et al. *Lancet.* 1994;344(8922):563–570.
95. Head SJ, et al. *Lancet.* 2018;391(10124):939–948.
96. Boden WE, et al. *N Engl J Med.* 2007;356(15):1503–1516.
97. Lee TH, et al. *Circulation.* 1999;100(10):1043–1049.
98. Botto F, et al. *Anesthesiology.* 2014;120(3):564–578.
99. Le Manach Y, et al. *Anesthesiology.* 2016;124(3):570–579.
100. van Klei WA, et al. *Ann Surg.* 2007;246(2):165–170.
101. Musallam KM, et al. *Lancet.* 2011;378:1396.
102. Wu WC, et al. *JAMA.* 2007;297:2481.
103. Beattie WS, et al. *Anesthesiology.* 2010;112:25.
104. Le Manach Y, et al. *Anesthesiology.* 2012;117:1203.
105. Livhits M, et al. *Ann Surg.* 2011;253(5):857–864.
106. Ford MK, et al. *Ann Intern Med.* 2010;152(1):26–35.
107. Liu JB, et al. *Anesthesiology.* 2018;128(2):283–292.
108. Forshaw MJ, et al. *Ann Thorac Surg.* 2008;85(1):294–299.
109. James S, et al. *Br J Anaesth.* 2014;112(3):491–497.
110. Balion C, et al. Rockville, MD: Agency for Healthcare Research and Quality; 2006.
111. Rodseth RN, et al. *J Am Coll Cardiol.* 2014;63(2):170–180.
112. Lurati Buse GA, et al. *Circulation.* 2012;126(23):2696–2704.
113. Rajagopalan S, et al. *Eur J Vasc Endovasc Surg.* 2011;41(5):657–662.
114. de Lemos JA, et al. *JAMA.* 2010;304(22):2503–2512.
115. deFilippi CR, et al. *JAMA.* 2010;304(22):2494–2502.
116. Kavsak PA, et al. *Clin Biochem.* 2011;44(12):1021–1024.
117. Weber M, et al. *Eur Heart J.* 2013;34(11):853–862.
118. Kopec M, et al. *Anesth Analg.* 2017;124(2):398–405.
119. Nagele P, et al. *Am Heart J.* 2013;166(2):325–332. e1.
120. Kertai MD, et al. *Heart.* 2003;89:1327.
121. Beattie WS, et al. *Anesth Analg.* 2006;102:8.
122. Etchells E, et al. *J Vasc Surg.* 2002;36:534.
123. Miller JM, et al. *N Engl J Med.* 2008;359(22):2324–2336.
124. Meijboom WB, et al. *J Am Coll Cardiol.* 2008;52(25):2135–2144.
125. Ahn JH, et al. *J Am Coll Cardiol.* 2013;61(6):661–668.
126. Sheth T, et al. *BMJ.* 2015;350:h1907.
127. Illuminati G, et al. *Eur J Vasc Endovasc Surg.* 2010;39(2):139–145.
128. Illuminati G, et al. *Eur J Vasc Endovasc Surg.* 2015;49(4):366–374.
129. Monaco M, et al. *J Am Coll Cardiol.* 2009;54:989.
130. McFalls EO, et al. *N Engl J Med.* 2004;351:2795.
131. Garcia S, et al. *Am J Cardiol.* 2008;102(7):809–813.
132. Devereaux PJ, et al. *Lancet.* 2008;371(9627):1839–1847.
133. Wijeysundera DN, et al. *Circulation.* 2014;130(24):2246–2264.
134. Devereaux PJ, et al. *N Engl J Med.* 2014;370(16):1504–1513.
135. Duncan D, et al. *Cochrane Database Syst Rev.* 2018;3:CD004126.
136. Devereaux PJ, et al. *N Engl J Med.* 2014;370(16):1494–1503.
137. Mangano DT, et al. *N Engl J Med.* 1996;335(23):1713–1720.
138. Ellenberger C, et al. *Anesthesiology.* 2011;114:817.
139. Wijeysundera DN, et al. *Can J Cardiol.* 2014;30(2):217–223.
140. Chen RJ, et al. *J Am Heart Assoc.* 2017;6:1.
141. Biondi-Zoccai GG, et al. *Eur Heart J.* 2006;27(22):2667–2674.
142. Sheth T, et al. *Br J Anaesth.* 2018;120(4):725–733.
143. Helwani MA, et al. *Anesthesiology.* 2018;128(6):1084–1091.
144. Graham MM, et al. *Ann Intern Med.* 2018;168(4):237–244.
145. Levine GN, et al. *Circulation.* 2016;134(10):e123–e155.
146. Hawn MT, et al. *JAMA.* 2013;310(14):1462–1472.
147. Wijeysundera DN, et al. *Circulation.* 2012;126:1355.
148. Holcomb CN, et al. *JAMA Surg.* 2016;151(5):462–469.
149. Webster SE, et al. *J Vasc Surg.* 2004;40:463.
150. Yancy CW, et al. *Circulation.* 2013;128(16):e240–e327.
151. McMurray JJ, et al. *Eur Heart J.* 1999;suppl 19:PP9-16.
152. Yancy CW, et al. *Circulation.* 2013;128(16):e240–e327.
153. Udelson JE. *Circulation.* 2011;124(21):e540–e543.
154. Bhatia RS, et al. *N Engl J Med.* 2006;355(3):260–269.
155. Meta-analysis Global Group in Chronic Heart Failure MAGGIC. *Eur Heart J.* 2012;33(14):1750–1757.
156. Yancy CW, et al. *Circulation.* 2017;136(6):e137–e161.
157. Hammill BG, et al. *Anesthesiology.* 2008;108:559.
158. Maile MD, et al. *Anesth Analg.* 2014;119(3):522–532.
159. Healy KO, et al. *Congest Heart Fail.* 2010;16(2):45–49.
160. Fayad A, et al. *Anesthesiology.* 2016;125(1):72–91.
161. Halm EA, et al. *Ann Intern Med.* 1996;125:433.
162. Rohde LE, et al. *Am J Cardiol.* 2001;87:505.
163. Xu-Cai YO, et al. *Mayo Clin Proc.* 2008;83(3):280–288.
164. Booth RA, et al. *Heart Fail Rev.* 2014;19(4):439–451.
165. Hill SA, et al. *Heart Fail Rev.* 2014;19(4):421–438.
166. Khan NA, et al. *Am J Med.* 2010;123(11):1059.e1–1059.e8.
167. Nishimura RA, et al. *Circulation.* 2014;129(23):e521–643.
168. Coffey S, et al. *J Am Coll Cardiol.* 2014;63(25 Pt A):2852–2861.
169. Etchells E, et al. *J Gen Intern Med.* 1998;13:699.
170. Agarwal S, et al. *Circ Cardiovasc Qual Outcomes.* 2013;6(2):193–200.
171. Tashiro T, et al. *Eur Heart J.* 2014;35:2372–2381.
172. Vincentelli A, et al. *N Engl J Med.* 2003;349:343.
173. Nishimura RA, et al. *Circulation.* 2017;135(25):e1159–e1195.
174. Desjardins VA, et al. *Am J Med.* 1996;100:149.
175. Choudhry NK, Etchells EE. *JAMA.* 1999;281(23):2231–2238.
176. Lai HC, et al. *Acta Anaesthesiol Scand.* 2010;54(5):580–588.
177. Bajaj NS, et al. *Am J Med.* 2013;126(6):529–535.
178. Bonow RO, et al. *Circulation.* 2008;118(15):e523–e661.
179. Freed LA, et al. *J Am Coll Cardiol.* 2002;40(7):1298–1304.
180. The 2015 ESC Guidelines for the management of infective endocarditis. *Eur Heart J.* 2015;36(44):3036–3037.
181. Epstein AE, et al. *Circulation.* 2013;127(3):e283–e352.
182. Dorman T, et al. *Arch Intern Med.* 2000;160(8):1149–1152.
183. Fahy GJ, et al. *Am J Cardiol.* 1996;77(14):1185–1190.
184. Eriksson P, et al. *Eur Heart J.* 2005;26:2300.
185. Hesse B, et al. *Am J Med.* 2001;110(4):253–259.
186. Zhang ZM, et al. *Am J Cardiol.* 2012;110(10):1489–1495.
187. January CT, et al. *Circulation.* 2014;130(23):e199–267.
188. Van Gelder IC, et al. *N Engl J Med.* 2002;347:1834.
189. Wyse DG, et al. *N Engl J Med.* 2002;347:1825.
190. Lip GY, et al. *Chest.* 2010;137(2):263–272.
191. Friberg L, et al. *Eur Heart J.* 2012;33(12):1500–1510.
192. Hart RG, et al. *Ann Intern Med.* 2007;146(12):857–867.
193. McAlister FA, et al. *J Thromb Haemost.* 2015;13(10):1768–1775.
194. Kaatz S, et al. *J Thromb Haemost.* 2010;8(5):884–890.
195. Doherty JU, et al. *J Am Coll Cardiol.* 2017;69(7):871–898.
196. Horlocker TT, et al. *Reg Anesth Pain Med.* 2018;43(3):263–309.
197. Douketis JD, et al. *Thromb Haemost.* 2017;117(12):2415–2424.
198. Douketis JD, et al. *N Engl J Med.* 2015;373(9):823–833.
199. Glatter KA, et al. *Circulation.* 2001;104(16):1933–1939.
200. Drew BJ, et al. *Circulation.* 2010;121:1047.
201. Greenspon AJ, et al. *J Am Coll Cardiol.* 2012;60(16):1540–1545.
202. Kremers MS, et al. *Heart Rhythm.* 2013;10(4):e59–65.
203. Bernstein AD, et al. *Pacing Clin Electrophysiol.* 2002;25:260.
204. Crossley GH, et al. *Heart Rhythm.* 2011;8:e1.
205. Healey JS, et al. *Can J Anaesth.* 2012;59(4):394–407.
206. American SOA. *Anesthesiology.* 2011;114(2):247–261.
207. Fowkes FG, et al. *Lancet.* 2013;382(9901):1329–1340.
208. Creager MA, et al. *J Am Coll Cardiol.* 2012;59(3):294–357.
209. Golomb BA, et al. *Circulation.* 2006;114(7):688–699.
210. Doobay AV, Anand SS. *Arterioscler Thromb Vasc Biol.* 2005;25(7):1463–1469.
211. Fisher BW, et al. *Anesth Analg.* 2008;107(1):149–154.
212. Jørgensen ME, et al. *JAMA.* 2014;312(3):269–277.
213. Masoli M, et al. *Allergy.* 2004;59(5):469–478.
214. Warner DO, et al. *Anesthesiology.* 1996;85(3):460–467.
215. Silvanus MT, et al. *Anesthesiology.* 2004;100:1052.
216. GBD CRDC. *Lancet Respir Med.* 2017;5(9):691–706.
217. Gupta N, et al. *Eur Respir J.* 2014;44(4):873–884.
218. Smetana GW, et al. *Ann Intern Med.* 2006;144:581.
219. Brunelli A, et al. *Chest.* 2013;143(suppl 5):e166S–e190S.
220. Young T, et al. *N Engl J Med.* 1993;328(17):1230–1235.
221. Peppard PE, et al. *Am J Epidemiol.* 2013;177(9):1006–1014.
222. Gottlieb DJ, et al. *N Engl J Med.* 2014;370(24):2276–2285.
223. Chirinos JA, et al. *N Engl J Med.* 2014;370(24):2265–2275.
224. Araghi MH, et al. *Sleep.* 2013;36(10):1553–1562, 1562A.
225. Singh M, et al. *Br J Anaesth.* 2013.
226. Chung F, et al. *Br J Anaesth.* 2012;108(5):768–775.
227. Chung F, et al. *Chest.* 2013;143(5):1284–1293.
228. Chung F, et al. *J Clin Sleep Med.* 2014;10(9):951–958.
229. Opperer M, et al. *Anesth Analg.* 2016;122(5):1321–1334.
230. Lockhart EM, et al. *Sleep Med.* 2013;14(5):407–415.
231. Khanna AK, et al. *Br J Anaesth.* 2016;116(5):632–640.
232. Simonneau G, et al. *J Am Coll Cardiol.* 2013;62(25 suppl):D34–41.
233. Kaw R, et al. *Respir Med.* 2011;105(4):619–624.
234. Lai HC, et al. *Br J Anaesth.* 2007;99(2):184–190.
235. Ramakrishna G, et al. *J Am Coll Cardiol.* 2005;45(10):1691–1699.
236. Brown LM, et al. *Chest.* 2011;140(1):19–26.
237. Musallam KM, et al. *JAMA Surg.* 2013;148(8):755–762.

238. Turan A, et al. *Anesthesiology*. 2011;114(4):837–846.
239. Rigotti NA. *JAMA*. 2012;308(15):1573–1580.
240. A clinical practice guideline for treating tobacco use and dependence: 2008 update. A U.S. Public Health Service report. *Am J Prev Med*. 2008;35:158.
241. Stead LF, et al. *Cochrane Database Syst Rev*. 2013;(5):CD000165.
242. Stead LF, et al. *Cochrane Database Syst Rev*. 2016;3:CD008286.
243. Shi Y, Warner DO. *Anesthesiology*. 2010;112(1):102–107.
244. Zaki A, et al. *Can J Anaesth*. 2008;55:11.
245. Berlin NL, et al. *Am J Manag Care*. 2015;21(11):e623–e631.
246. Wong J, et al. *Anesthesiology*. 2012;117:755.
247. Lee SM, et al. *Anesth Analg*. 2015;120(3):582–587.
248. Turan A, et al. *Eur J Anaesthesiol*. 2018;35(4):256–265.
249. Mills E, et al. *Am J Med*. 2011;124(2):144–154.e8.
250. Wong J, et al. *Can J Anaesth*. 2012;59(3):268–279.
251. Warner MA, et al. *Mayo Clin Proc*. 1989;64:609.
252. Myers K, et al. *Arch Intern Med*. 2011;171:983.
253. von Ungern-Sternberg BS, et al. *Lancet*. 2010;376(9743):773–783.
254. Tait AR, et al. *Anesthesiology*. 2001;95(2):299–306.
255. Rosenstein BJ, Cutting GR. *J Pediatr*. 1998;132(4):589–595.
256. Abbott TEF, et al. *Br J Anaesth*. 2018;120(5):1066–1079.
257. Canet J, et al. *Anesthesiology*. 2010;113(6):1338–1350.
258. Yang CK, et al. *J Surg Res*. 2015;198(2):441–449.
259. Gupta H, et al. *Chest*. 2011;140(5):1207–1215.
260. Gupta H, et al. *Mayo Clin Proc*. 2013;88(11):1241–1249.
261. Mazo V, et al. *Anesthesiology*. 2014;121(2):219–231.
262. Katsura M, et al. *Cochrane Database Syst Rev*. 2015;(10):CD010356.
263. Boden I, et al. *BMJ*. 2018;360:j5916.
264. Guay J, et al. *Cochrane Database Syst Rev*. 2014;(1):CD010108.
265. Hausman MS, et al. *Anesth Analg*. 2015;120(6):1405–1412.
266. NCD Rfcncd-R. *Lancet*. 2016;387(10027):1513–1530.
267. American DA. *Diabetes Care*. 2014;37(suppl 1):S81–90.
268. Wijeysundera DN, et al. *JAMA*. 2007;297:1801.
269. Thakar CV, et al. *J Am Soc Nephrol*. 2005;16:162.
270. Martin ET, et al. *Infect Control Hosp Epidemiol*. 2016;37(1):88–99.
271. Koumpan Y, et al. *Can J Anaesth*. 2014;61(5):407–416.
272. Moitra VK, et al. *Can J Anaesth*. 2010;57:322.
273. Bock M, et al. *Eur J Anaesthesiol*. 2015;32(3):152–159.
274. Excellence Nifhac. Routine preoperative tests for elective surgery NICE guideline [NG45]. 2016
275. Buchleitner AM, et al. *Cochrane Database Syst Rev*. 2012;(9):CD007315.
276. Peacock SC, Lovshin JA. *Can J Anaesth*. 2018;65(2):143–147.
277. Handelsman Y, et al. *Endocr Pract*. 2016;22(6):753–762.
278. Weinberg AD, et al. *Arch Intern Med*. 1983;143:893.
279. Komatsu R, et al. *Anesth Analg*. 2015;121(3):716–726.
280. Chernow B, et al. *Arch Intern Med*. 1987;147(7):1273–1278.
281. Lamberts SW, et al. *N Engl J Med*. 1997;337(18):1285–1292.
282. Cooper MS, Stewart PM. *N Engl J Med*. 2003;348(8):727–734.
283. Deleted in proofs.
284. Liu MM, et al. *Anesthesiology*. 2017;127(1):166–172.
285. Oelkers W. *N Engl J Med*. 1996;335(16):1206–1212.
286. Bornstein SR, et al. *J Clin Endocrinol Metab*. 2016;101(2):364–389.
287. Thakker RV, et al. *J Clin Endocrinol Metab*. 2012;97(9):2990–3011.
288. Beard CM, et al. *Mayo Clin Proc*. 1983;58(12):802–804.
289. Young WF. Clinical presentation and diagnosis of pheochromocytoma. In: Nieman LK, Martin KA, eds. *UpToDate*. Waltham, MA: UpToDate; 2017
290. Lenders JW, et al. *J Clin Endocrinol Metab*. 2014;99(6):1915–1942.
291. Weingarten TN, et al. *Urology*. 2010;76:508.
292. Levey AS, et al. *Kidney Int*. 2005;67(6):2089–2100.
293. Wijeysundera DN, et al. *Anesthesiology*. 2006;104:65.
294. Cockcroft DW, Gault MH. *Nephron*. 1976;16(1):31–41.
295. Levey AS, et al. *Ann Intern Med*. 1999;130(6):461–470.
296. Levey AS, et al. *Ann Intern Med*. 2009;150:604.
297. Bellomo R, et al. *Crit Care*. 2004;8:R204.
298. Mehta RL, et al. *Crit Care*. 2007;11:R31.
299. Group KDIGOKDIGOAKIW. *Kidney Int Suppl*. 2012;21–138.
300. Singh AK, et al. *N Engl J Med*. 2006;355:2085.
301. Chapter 3: Use of ESAs and other agents to treat anemia in CKD. *Kidney Int Suppl (2011)*. 2012;2(4):299–310.
302. Walsh M, et al. *J Am Soc Nephrol*. 2015;26(10):2571–2577.
303. Kheterpal S, et al. *Anesthesiology*. 2007;107:892.
304. Kheterpal S, et al. *Anesthesiology*. 2009;110:505.
305. Vlisides P, Mashour GA. *Can J Anaesth*. 2016;63(2):193–204.
306. Lee A, et al. *Cochrane Database Syst Rev*. 2007;(2):CD002765.
307. Mehta RH, et al. *Circulation*. 2011;124(suppl 11):S149–S155.
308. Giacoppo D, et al. *Circ Cardiovasc Interv*. 2015;8:e002475.
309. Weisbord SD, et al. *N Engl J Med*. 2018;378(7):603–614.
310. Pain JA, et al. *Br J Surg*. 1991;78:467.
311. Malinchoc M, et al. *Hepatology*. 2000;31:864.
312. Shirahatti RG, et al. *J R Coll Surg Edinb*. 1997;42:238.
313. Kabbany MN, et al. *Am J Gastroenterol*. 2017;112(4):581–587.
314. Younossi ZM, et al. *Clin Gastroenterol Hepatol*. 2011;9(6):524–530.e1; quiz e60.
315. Cholankeril G, et al. *Dig Dis Sci*. 2017;62(10):2915–2922.
316. Schemel WH. *Anesth Analg*. 1976;55:810.
317. Befeler AS, et al. *Arch Surg*. 2005;140(7):650–654. discussion 655.
318. Fowler AJ, et al. *Br J Surg*. 2015;102(11):1314–1324.
319. Beattie WS, et al. *Anesthesiology*. 2009;110:574.
320. Voorn VM, et al. *Vox Sang*. 2016;111(3):219–225.
321. Froessler B, et al. *Ann Surg*. 2016;264(1):41–46.
322. Johansson PI, et al. *Vox Sang*. 2015;109(3):257–266.
323. Clevenger B, et al. *Eur J Heart Fail*. 2016;18(7):774–785.
324. Swedberg K, et al. *N Engl J Med*. 2013;368(13):1210–1219.
325. Pfeffer MA, et al. *N Engl J Med*. 2009;361(21):2019–2032.
326. Anker SD, et al. *N Engl J Med*. 2009;361(25):2436–2448.
327. Kansagara D, et al. *Ann Intern Med*. 2013;159(11):746–757.
328. Carson JL, et al. *Lancet*. 1996;348(9034):1055–1060.
329. Marik PE, Corwin HL. *Crit Care Med*. 2008;36:2667.
330. Carson JL, et al. *N Engl J Med*. 2011;365(26):2453–2462.
331. Mazer CD, et al. *N Engl J Med*. 2017;377(22):2133–2144.
332. Goodnough LT, et al. *Br J Anaesth*. 2011;106(1):13–22.
333. American Soatfopbm. *Anesthesiology*. 2015;122(2):241–275.
334. Firth PG, Head CA. *Anesthesiology*. 2004;101:766.
335. Koshy M, et al. *Blood*. 1995;86:3676.
336. Howard J, et al. *Lancet*. 2013;381(9870):930–938.
337. Vichinsky EP, et al. *N Engl J Med*. 1995;333:206.
338. Srivastava A, et al. *Haemophilia*. 2013;19(1):e1–47.
339. Hoots WK, Shapiro AD. Treatment of bleeding and perioperative management in hemophilia A and B. In: Mahoney DH, Leung LLK, Tirnauer JS, eds. *UpToDate*. Waltham, MA: UpToDate; 2017
340. Sadler JE, et al. *Thromb Haemost*. 2000;84(2):160–174.
341. Warkentin TE, Kelton JG. *N Engl J Med*. 2001;344:1286.
342. Cuker A, et al. *Blood*. 2012;120(20):4160–4167.
343. Bernstein J, et al. *Anesth Analg*. 2016;123(1):165–167.
344. Goodier CG, et al. *Anesth Analg*. 2015;121(4):988–991.
345. van Veen JJ, et al. *Br J Haematol*. 2010;148(1):15–25.
346. Kaufman RM, et al. *Ann Intern Med*. 2015;162(3):205–213.
347. Lubarsky DA, et al. *J Clin Anesth*. 1991;3:99.
348. Anderson FA, et al. *Am J Hematol*. 2007;82(9):777–782.
349. Caprini JA, et al. *Semin Thromb Hemost*. 1991;17(suppl):3304–3312.
350. Douketis JD, et al. *Chest*. 2012;141(suppl 2):e326Se350S.
351. Douketis JD, et al. *Arch Intern Med*. 2000;160(22):3431–3436.
352. Dahlbäck B. *Blood*. 2008;112(1):19–27.
353. Kearon C, Hirsh J. *N Engl J Med*. 1997;336:1506.
354. Liu SS, Mulroy MF. *Reg Anesth Pain Med*. 1998;23(6 suppl 2):157–163.
355. Myles PS, et al. *N Engl J Med*. 2016;374(8):728–737.
356. Beving H, et al. *Blood Coagul Fibrinolysis*. 1996;7(1):80–84.
357. Feigin VL, et al. *Neuroepidemiology*. 2015;45(3):161–176.
358. Easton JD, et al. *Stroke*. 2009;40(6):2276–2293.
359. Mashour GA, et al. *Anesthesiology*. 2011;114:1289.
360. Sharifpour M, et al. *Anesth Analg*. 2013;116(2):424–434.
361. Christiansen MN, et al. *Anesthesiology*. 2017;127(1):9–19.
362. Aries MJ, et al. *Stroke*. 2010;41(11):2697–2704.
363. Dodick DW, et al. *Mayo Clin Proc*. 2004;79:937.
364. Blacker DJ, et al. *Mayo Clin Proc*. 2004;79:223.
365. Walsh M, et al. *J Am Soc Nephrol*. 2015;26(10):2571–2577.
366. Spector TD. *Rheum Dis Clin North Am*. 1990;16(3):513–537.
367. Tokunaga D, et al. *Anesthesiology*. 2006;104(4):675–679.
368. Ledingham J, Deighton C. *Rheumatology (Oxford)*. 2005;44(2):157–163.
369. Saag KG, et al. *Arthritis Rheum*. 2008;59(6):762–784.
370. Petri M. *Best Pract Res Clin Rheumatol*. 2002;16(5):847–858.
371. Johnson SR, Granton JT. *Eur Respir Rev*. 2011;20(122):277–286.
372. Bernatsky S, et al. *Arthritis Rheum*. 2009;61(3):400–404.
373. Wigley FM. *N Engl J Med*. 2002;347(13):1001–1008.
374. Ho NC, et al. *Lancet*. 2005;366(9501):1978–1981.
375. Adams MJ, et al. *Crit Rev Oncol Hematol*. 2003;45(1):55–75.
376. Ramage JK, et al. *Gut*. 2012;61(1):6–32.
377. Kinney MA, et al. *Br J Anaesth*. 2001;87(3):447–452.
378. Boudreaux JP, et al. *Pancreas*. 2010;39(6):753–766.
379. Meyhoff CS, et al. *Anesth Analg*. 2009;109(3):787–792.
380. Kostopanagiotou G, et al. *Anesth Analg*. 1999;89:613.

381. Kostopanagiotou G, et al. *Paediatr Anaesth.* 2003;13:754.
382. Harper NJN, et al. *Br J Anaesth.* 2018.
383. Mertes PM, et al. *J Allergy Clin Immunol.* 2011;128(2):366–373.
384. Harper NJN, et al. *Br J Anaesth.* 2018.
385. Lienhart A, et al. *Anesthesiology.* 2006;105:1087.
386. Florvaag E, et al. *Acta Anaesthesiol Scand.* 2005;49(4):437–444.
387. Hepner DL, Castells MC. *Anesth Analg.* 2003;96:1219.
388. Holzman RS, Brown RH, Hamid R, et al. In *Natural Rubber Latex Allergy: Considerations for Anesthesiologists.* Park Ridge, Ill: American Society of Anesthesiologists; 2005.
389. Fisher MM, Rose M. *Br J Anaesth.* 2008;101:486.
390. Collaborative Group on AIDS Incubation and HIV Survival Including the CASCADE EU Concerted Action. *Lancet.* 2000;355:1131.
391. Egger M, et al. *Lancet.* 2002;360:119.
392. Mofenson LM. *Pediatr Infect Dis J.* 1995;14:169.
393. Evron S, et al. *Anesth Analg.* 2004;98:503.
394. Günthard HF, et al. *JAMA.* 2016;316(2):191–210.
395. Friis-Moller N, et al. *N Engl J Med.* 2007;356(17):1723–1735.
396. Albaran RG, et al. *Arch Surg.* 1998;133:626.
397. Tran HS, et al. *Am J Surg.* 2000;180:228.
398. Grant BF, et al. *JAMA Psychiatry.* 2015;72(8):757–766.
399. Jage J, Heid F. *Anaesthesist.* 2006;55:611.
400. Bradley KA, et al. *J Gen Intern Med.* 2011;26(2):162–169.
401. Harris AH, et al. *J Bone Joint Surg Am.* 2011;93(4):321–327.
402. Eliasen M, et al. *Ann Surg.* 2013;258(6):930–942.
403. Ewing JA. *JAMA.* 1984;252(14):1905–1907.
404. Bush K, et al. *Arch Intern Med.* 1998;158(16):1789–1795.
405. Agabio R, et al. *J Stud Alcohol Drugs.* 2012;73(1):126–133.
406. Kleinwächter R, et al. *Minerva Anestesiol.* 2010;76(1):29–37.
407. Conigrave KM, et al. *Alcohol Clin Exp Res.* 2002;26(3):332–339.
408. Savage SR. *J Pain Symptom Manage.* 1993;8:265.
409. Baxter JL, Alexandrov AW. *AANA J.* 2012;80(suppl 4):S33–S36.
410. Bryson EO, Frost EA. *Int Anesthesiol Clin.* 2011;49:103.
411. Oppedal K, et al. *Cochrane Database Syst Rev.* 2012;(7):CD008343.
412. May JA, et al. *Anesth Analg.* 2001;92(6):1601–1608.
413. Truog RD, et al. *Lancet.* 2005;365(9461):733–735.
414. Committee on Ethics ASOA. *Ethical Guidelines for the Anesthesia Care of Patients With Do-Not-Resuscitate Orders or Other Directives That Limit Treatment*; 2013.
415. Truog RD, et al. *Anesthesiology.* 1999;90:289.
416. Grimaldo DA, et al. *Anesthesiology.* 2001;95:43.
417. Benarroch-Gampel J, et al. *Ann Surg.* 2012;256:518.
418. Chung F, et al. *Anesth Analg.* 2009;108:467.
419. Schein OD, et al. *N Engl J Med.* 2000;342:168.
420. Johansson T, et al. *Br J Anaesth.* 2013;110(6):926–939.
421. Kirkham KR, et al. *CMAJ.* 2015;187(11):E349–E358.
422. Kirkham KR, et al. *Anesthesiology.* 2016;124(4):804–814.
423. Chen CL, et al. *N Engl J Med.* 2015;372(16):1530–1538.
424. Ontario Pre-Operative Task Force, Ontario Guidelines Advisory Committee: Ontario pre-operative testing grid. http://www.gacguidelines.ca/site/GAC_Guidelines/assets/docs/Projects_Preop_Grid.doc/. Accessed 24.02.14.
425. Ruetzler K, et al. *Anesth Analg.* 2018.
426. Crawford MW, et al. *Can J Anaesth.* 2005;52:1058.
427. O'Leary JD, et al. *Can J Anaesth.* 2013;60(1):54–59.
428. Joo HS, et al. *Can J Anaesth.* 2005;52:568.
429. Prause G, et al. *Acta Anaesthesiol Scand.* 1998;42:316.
430. Saklad M. *Anesthesiology.* 1941;2:281.
431. Pearse RM, et al. *Lancet.* 2012;380:1059.
432. Sankar A, et al. *Br J Anaesth.* 2014;113(3):424–432.
433. Koo CY, et al. *World J Surg.* 2015;39(1):88–103.
434. Cuvillon P, et al. *Eur J Anaesthesiol.* 2011;28:742.
435. Haynes SR, Lawler PG. *Anaesthesia.* 1995;50:195.
436. Owens WD, et al. *Anesthesiology.* 1978;49:239.
437. Dalton JE, et al. *Anesthesiology.* 2011;114:1336.
438. Noordzij PG, et al. *Anesthesiology.* 2010;112:1105.
439. Glance LG, et al. *Ann Surg.* 2012;255(4):696–702.
440. Fleisher LA, et al. *Arch Surg.* 2004;139:67.
441. Majholm B, et al. *Acta Anaesthesiol Scand.* 2012;56:323.
442. Warner MA, et al. *JAMA.* 1993;270:1437.
443. Nashef SA, et al. *Eur J Cardiothorac Surg.* 2012;41:734.
444. Shahian DM, et al. *Ann Thorac Surg.* 2018;105(5):1411–1418.
445. Moonesinghe SR, et al. *Anesthesiology.* 2013;119(4):959–981.
446. Sutton R, et al. *Br J Surg.* 2002;89(6):763–768.
447. Cowie B. *J Cardiothorac Vasc Anesth.* 2012;26:989.
448. Heiberg J, et al. *Anaesthesia.* 2016;71(9):1091–1100.
449. Guazzi M, et al. *Circulation.* 2016;133(24):e694–711.
450. Young EL, et al. *Eur J Vasc Endovasc Surg.* 2012;44(1):64–71.
451. Huddart S, et al. *Perioper Med (Lond).* 2013;2(1):4.
452. Kroenke K, et al. *Arch Intern Med.* 1992;152:967.
453. Kearney PM, et al. *BMJ.* 2006;332:1302.
454. Nussmeier NA, et al. *N Engl J Med.* 2005;352:1081.
455. Grady D, et al. *Ann Intern Med.* 2000;132:689.
456. Vandenbroucke JP, et al. *N Engl J Med.* 2001;344(20):1527–1535.
457. Auerbach AD, et al. *JAMA Intern Med.* 2013;173(12):1075–1081.
458. Sajan F, et al. *Anesth Analg.* 2016;123(1):21–28.
459. Practice Guidelines for Preoperative Fasting and the Use of Pharmacologic Agents to Reduce the Risk of Pulmonary Aspiration: Application to Healthy Patients Undergoing Elective Procedures: An Updated Report by the American Society of Anesthesiologists Task Force on Preoperative Fasting and the Use of Pharmacologic Agents to Reduce the Risk of Pulmonary Aspiration. *Anesthesiology.* 2017;126(3):376–393.
460. Melzack R. *Pain.* 1975;1:277.
461. Gjeilo KH, et al. *J Pain Symptom Manage.* 2007;34(6):648–656.
462. Lam E, et al. *Can J Anaesth.* 2007;54:852.
463. Shafer A, et al. *Anesth Analg.* 1996;83:1285.
464. Egbert LD, et al. *N Engl J Med.* 1964;270:825.
465. Block BM, et al. *JAMA.* 2003;290:2455.
466. Katz J, et al. *J Pain Res.* 2015;8:695–702.
467. Starsnic MA, et al. *J Clin Anesth.* 1997;9:299.
468. Katz RI, et al. *Anesth Analg.* 1998;87(4):830–836.
469. Pollard JB, et al. *Anesth Analg.* 1997;85(6):1307–1311.
470. Wijeysundera DN, et al. *Cochrane Database Syst Rev.* 2009;(4):CD004126.
471. Blitz JD, et al. *Anesthesiology.* 2016;125(2):280–294.
472. Hilditch WG, et al. *Anaesthesia.* 2003;58(9):874–877.
473. Vetter TR, et al. *Anesth Analg.* 2016;123(6):1453–1457.
474. Tsen LC, et al. *Anesthesiology.* 2000;93:1134.
475. Salerno SM, et al. *Arch Intern Med.* 2007;167:271.
476. Sharma G, et al. *Arch Intern Med.* 2010;170:363.
477. Grigoryan KV, et al. *J Orthop Trauma.* 2014;28(3):e49–55.
478. Auerbach AD, et al. *Arch Intern Med.* 2004;170:2010.
479. Huddleston JM, et al. *Ann Intern Med.* 2004;141:28.
480. Kammerlander C, et al. *Osteoporos Int.* 2010;21(suppl 4):S637–S646.
481. Rohatgi N, et al. *Ann Surg.* 2016;264(2):275–282.
482. Batsis JA, et al. *J Hosp Med.* 2007;2(4):219–225.
483. Macpherson DS, Lofgren RP. *Med Care.* 1994;32:498.
484. Wijeysundera DN, et al. *Arch Intern Med.* 2010;170:1365.
485. Auerbach AD, et al. *Arch Intern Med.* 2007;167:2338.
486. Vazirani S, et al. *J Hosp Med.* 2012;7:697–701.
487. McIsaac DI, et al. *J Am Geriatr Soc.* 2017;65(12):2665–2672.
488. Katz RI, et al. *Can J Anaesth.* 2005;52:697.
489. Groot MW, et al. *Neth Heart J.* 2017;25(11):629–633.
490. Wijeysundera DN, et al. *Anesthesiology.* 2012;116:25.
491. Thilen SR, et al. *JAMA Intern Med.* 2014;174(3):380–388.
492. Thilen SR, et al. *Anesthesiology.* 2013;118(5):1028–1037.
493. Seidel JE, et al. *BMC Health Serv Res.* 2006;6:13.
494. Strode SW, et al. *JAMA.* 1999;281:1066.
495. Wong DT, et al. *Anesthesiology.* 2004;100:1605.
496. Down MP, et al. *Can J Anesth.* 1998;45:802.
497. Soltner C, et al. *Br J Anaesth.* 2011;106:680.
498. van Klei WA, et al. *Br J Anaesth.* 2010;105:620.
499. Harnett MJ, et al. *Anesthesiology.* 2010;112:66.
500. Vaghadia H, Fowler C. *Can J Anesth.* 1999;46:1117.
501. van Klei WA, et al. *Anaesthesia.* 2004;59:971.
502. Edward GM, et al. *Br J Anaesth.* 2008;100:322.
503. Hepner DL, et al. *Anesth Analg.* 2004;98:1099.
504. Dexter F. *Anesth Analg.* 1999;89:925.

32　合并症的麻醉评估

JESSE KIEFER，MONTY MYTHEN，MICHAEL F. ROIZEN，LEE A. FLEISHER

杨路加　刘艳红　宋锴澄　李旭　译　米卫东　黄宇光　审校

要　点	
	■ 病史和体格检查能够最准确地预测麻醉风险，也是判断是否需要调整监测或治疗方案的重要依据。
	■ 糖尿病患者的终末器官功能障碍和围术期血糖控制程度是决定其围术期风险的重要因素。
	■ 糖尿病患者围术期血糖控制的关键是设定明确的目标值；并密切监测血糖变化，及时调整治疗方案，使血糖水平达到目标值。
	■ 肥胖与多种合并症相关，包括糖尿病、高脂血症和胆石症，但首要需关注的是呼吸循环系统的紊乱。
	■ 阻塞性睡眠呼吸暂停患者，对镇静药物和阿片类药物的敏感性增加，易出现药物所致的呼吸肌松弛和呼吸抑制，可发生喉镜下气管插管困难和面罩通气困难。因此识别该类患者尤为重要。
	■ 尽管尚无前瞻性随机对照临床研究对肾上腺素受体阻断剂在嗜铬细胞瘤切除术患者中的应用进行评估，但通常建议术前应用此类药物。
	■ 对高血压患者，除血管紧张素转化酶抑制药和血管紧张素 II 受体拮抗剂之外，其他降压药物均应按常规继续使用。
	■ 心血管疾病患者的评估要依据临床危险因素、手术大小和活动耐量等而确定。
	■ 肺部疾病患者，需要评估的内容包括：呼吸困难、咳嗽咳痰、近期呼吸系统感染、咯血、喘息、既往的肺部并发症、吸烟史以及体格检查等。
	■ 肺部疾病患者的管理有多种策略，包括术前 8 周以上的戒烟。
	■ 围术期出现肾功能不全的危险因素包括高龄、充血性心力衰竭、冠状动脉旁路移植术史、糖尿病及血肌酐增高。
	■ 肾脏疾病患者，避免肾功能进一步恶化以及由此导致的肾衰竭、昏迷和死亡风险升高是麻醉的主要目标之一。
	■ 围术期轻度贫血可能仅对合并缺血性心脏病的患者有临床意义。
	■ 关注长期使用药物的管理，谨慎选择替代品和处方药，注意其效应和不良反应。

　　本章主要讲述了很多特殊情况下需要进行的术前评估、术中管理及术后治疗。手术患者往往需要接受连续系统的医疗服务。在这个过程中，初级保健医师、内科或儿科医师、麻醉科医师，需与实施各类手术的外科医师、消化内科医师、放射介入医师以及妇产科医师等共同努力，才可能使患者获得最佳预后。这期间，也可能涉及与医院医师（译者注：从事专门负责诊治因患急性疾病而收住院患者的医学专业人士）的共同管理。实施外科手术或多学科专家参与的复杂操作以及患者围术期管理，是最需各专科间密切合作的医疗过程。此时，会诊意见会对患者管理产生巨大影响。术前评估同样也是一个对吸烟、缺乏运动及不良饮食习惯进行教育的良好时机。临床医师可借此机会，利用专科知识帮助患者克服不良嗜好，助其延长寿命。随着高龄和超高龄（85 岁以上）人群的增加，越来越多的外科患者合并其他疾病、体弱，并服

用多种药物，而术前对这些患者进行会诊，制订治疗方案对围术期管理的成功与否至关重要。如果患者的病情错综复杂，那么即使最负责任的麻醉科医师在围术期管理时也很难做到面面俱到。本章将对这些问题予以详细阐述。在此强调，麻醉科医师应亲自对患者进行术前评估，而不是将责任推给其他专科医师。

对于"健康"的患者，详细的病史采集和全面的体格检查不仅能够非常准确地预测相关风险，而且能够预测某种监测手段、治疗方法的改变，或"预康复锻炼"对生存率是否有益或有必要。本章则将重点阐述在病史采集、体格检查及实验室检查中需要特别关注的一些特殊并存疾病。尽管对于大多数疾病而言，还没有明确的随机对照研究证实优化患者术前状况有助于降低手术并发症，但至少在逻辑推理上应该如此。事实上，预防并发症所需的费用低于治疗并发症所需的费用，而这点恰恰就是成本核算应考虑的重要问题。

在目前最先进的麻醉方法下进行微创手术或检查，例如白内障摘除手术、磁共振检查或诊断性关节镜检查，其风险甚至并不比日常生活更高，因而无需特殊的术前评估。然而，术前评估仍有助于发现一些可能影响围术期管理方案并促进手术转归和术后恢复的状况。这些情况包括：确保患者继续服用长期药物，如 β 受体阻滞剂、冠状动脉置入支架患者服用的阿司匹林、他汀类药物（或这些药物的任意组合）；入手术室前 $1 \sim 2$ h 使用 H_2 受体拮抗剂；准备好血糖测量仪；向内科医师及患者了解糖尿病的病史及治疗情况；进行纤维喉镜检查或取得其他技术支持。

本章将要讨论的内容如下：

1. 内分泌系统疾病和营养障碍（由于该方面的治疗越来越重要，因此将其放在首位）；

2. 心血管系统疾病；

3. 呼吸系统和免疫系统疾病；

4. 中枢神经系统（CNS）疾病、神经肌肉疾病和精神障碍；

5. 肾脏疾病、感染性疾病和电解质紊乱；

6. 胃肠道疾病和肝脏疾病；

7. 血液病和各种癌症；

8. 老年疾病或好发于老年患者的疾病以及需要药物治疗的各种急慢性疾病。

初级保健医师或会诊医师的作用

初级保健医师或会诊医师的作用并不在于选择和建议麻醉或手术方式，而在于优化患者术前情况以减少手术相关的并发症和死亡率，并提醒麻醉团队该患者所存在的问题。但在进行共同决策的背景下，初级保健医师也可能参与手术的相关决策。

代表内科医师最高组织的美国内科医师协会出版了《医学知识自我评估项目》，其中着重强调了会诊医师的职责[1]：

> 与其他专科医师进行有效交流的前提是全面掌握相关背景知识和术语，并且熟知会诊的基本指南（框 32.1）。围术期内科会诊医师的职责主要是阐明可能增加麻醉和手术风险的医学因素。而针对不同的患者、手术类型、外科医师及麻醉科医师，选择适当的个体化的麻醉方法是麻醉科医师而非内科医师的职责。

使患者在术前达到最佳状态需要麻醉科医师与内科医师、儿科医师、外科医师以及家庭医师相互协作，在术前门诊指导患者改变生活方式，如加强锻炼、合理饮食和戒烟。如果可能的话，初级保健医师需确定患者目前的身体状况已达到最佳（对该患者而言），否则，麻醉科医师和初级保健医师应当采用必要的方法使患者达到最佳状态。虽然还没有确凿证据，但进行术前康复训练和处理已经被许多学会和组织所提倡。

初级保健医师对患者的干预和治疗可以保证患者在日常生活中保持最佳状态。术前门诊应该与初级保健医师一起，为患者即将面对的手术或复杂诊疗过程做好准备。与过去几十年相比，尽管相关的培训数量及质量都有很大程度的提高，心脏学会非常重视术前的评估并提供了大量的数据[2-4]，但初级保健医师的培训、知识更新以及能力，也许并不能涵盖对围术期评估的深入了解。而不了解患者围术期发生的生理变化，就很难制订恰当的治疗方案。因此，对术前会诊

框 32.1　会诊指南

- 做出迅速、全面、专业的评估。
- 针对提出的问题做出明确的回答。
- 明确指出围术期其他相关问题的重要之处，并提出自己的建议。
- 提供有针对性的、详细的、准确的诊疗指南。
- 强调与麻醉科医师及外科医师进行口头交流，特别是在解决一些复杂问题的时候。
- 避免使用一些不必要的表格符号，以免违反规章制度或增加医学法律风险。
- 应经常随访疑难病例以观察患者的临床情况及会诊意见的实施情况。

From American College of Physicians. Medical consultation. Medical Knowledge Self-Assessment Program IX. Part C. Book 4. Philadelphia：American College of Physicians；1992：939

进行指导，明确术前评估所需会诊信息也是麻醉科医师工作的一部分。

内分泌系统疾病和营养障碍

胰腺疾病

术前糖尿病

糖尿病是指胰岛素相对缺乏或绝对缺乏引起的一系列功能紊乱。该疾病以激素诱发的多种代谢异常为特点，临床表现包括广泛的微血管病变和远期终末器官的并发症。糖尿病的诊断标准为空腹血糖高于 110 mg/dl（6.1 mmol/L）；糖耐量减低的诊断标准为空腹血糖低于 110 mg/dl（6.1 mmol/L）但高于 100 mg/dl（5.5 mmol/L）。糖尿病可分为两种完全不同的类型，但均可导致长期的终末器官并发症。1 型糖尿病与自身免疫性疾病有关，同病率为 40% ～ 50%（即：如果单卵双生双胞胎中一方患有糖尿病，则另一方患糖尿病的概率为 40% ～ 50%）。1 型糖尿病患者的胰岛素缺乏，主要是由于胰腺 β 细胞的自身免疫性破坏，如果不使用胰岛素，则易发生酮症酸中毒。2 型糖尿病的同病率接近 80%（即遗传因素是 2 型糖尿病发生的充分必要条件）[4a]。这些基因的表达如何明显影响老龄化和靶器官，取决于生活方式中食物的选择和体育锻炼。2 型糖尿病患者即使在胰岛素不足时，也不易发生酮症酸中毒；由于胰岛素作用和胰岛素分泌的多重缺陷，这些患者往往存在外周胰岛素抵抗现象。欧美地区的糖尿病患者绝大多数为非胰岛素依赖型（2 型）糖尿病患者（＞ 90%）。这些患者通常为肥胖患者，一般不易发生酮症酸中毒，而易于出现高糖高渗性非酮症状态。2 型糖尿病患者血浆胰岛素的水平正常或升高，但相对于血糖水平其胰岛素水平偏低。妊娠期糖尿病发生率为 3%，这些人 15 年内发展成为 2 型糖尿病的风险增加了 17% ～ 63%。

1 型和 2 型糖尿病还有许多不同的地方。与长期存在的观点相反，根据患者的年龄并不能完全区分 1 型和 2 型糖尿病；1 型糖尿病可以发生于老年患者，2 型糖尿病可以发生于营养过剩的儿童。1 型糖尿病患者伴发其他自身免疫性疾病的概率为 15%，包括 Graves 病、桥本甲状腺炎、Addison 病和重症肌无力。

据估计，糖尿病的发病率将在十年后增加 50%。成人以及儿童体重的过度增加以及由此导致的 2 型糖尿病发病率升高，将是糖尿病发病率升高的主要原因。大规模临床研究表明，长期严格地控制血糖和动脉血压，同时进行规律的体育活动，可显著延缓微血管并发症的发生以及 2 型糖尿病的发展[5-6]。

常用的控制药物可分为八大类：阿卡波糖、双胍类（如二甲双胍）、二肽基肽酶 -4 抑制剂（如西格列汀、沙格列汀、维达格列汀）、胰高血糖素样肽 -1 受体激动剂（如白化肽、杜拉古肽或艾塞那肽）、格列奈类（如瑞格列奈或那格列奈）、钠葡萄糖转运蛋白 2 抑制剂（如卡格列氟嗪或安格列氟嗪）、磺脲类（如格列本脲、格列吡嗪、格列美脲、格列喹酮）和噻唑烷二酮类（如吡格列酮或罗格列酮）[6a]。

胰岛素依赖型糖尿病患者通常更年轻、不肥胖、易发生酮症酸中毒。血浆胰岛素水平很低，甚至检测不到，需要胰岛素替代治疗。胰岛素依赖型糖尿病患者凌晨时胰岛素需要量增加，这可能是出现清晨高糖血症（黎明现象）的原因，而夜间生长激素（GH）的大量分泌可能是导致这种糖生成加速而利用减少的机制所在。普通患者和使用胰岛素治疗的糖尿病患者血液中胰岛素含量都处于稳定的状态。根据胰岛素的种类、注射部位以及皮下血流情况的不同，胰岛素的吸收程度不一。然而，达到稳定的胰岛素水平仍依赖于为患者选择合适的剂型并规律用药。因此，在评估血糖控制情况后，患者应在围术期继续接受胰岛素联合治疗[6b]。

糖尿病患者手术最主要的风险在于糖尿病引起的终末器官疾病：心血管功能障碍、肾功能不全、关节胶原组织异常（限制颈部伸展、伤口愈合差）、粒细胞生成不足以及神经病理改变，以及合并感染等[7-15]。因此，麻醉科医师术前评估的重点是这些疾病及其治疗情况，确保患者达到术前最佳状态。测量血红蛋白 A_{1C}（糖化血红蛋白）水平可反映血糖控制情况。术前血糖控制不佳是围术期不良转归的独立预测因子[16-18]。

葡萄糖毒性

长期严格控制血糖在理论上是基于对葡萄糖三个潜在毒性的顾虑，同时也是基于以糖尿病患者为研究对象的大规模随机对照临床试验的研究结果[5-13]。

1. 葡萄糖本身具有毒性作用，它可以促进非酶类糖基化反应，导致异常蛋白质生成。这些异常蛋白质会使内皮连接部位变薄弱，从而使组织弹性下降，出现关节僵直综合征（寰枕关节固定导致气管插管困难）以及伤口愈合的抗张力下降。

2. 高血糖可影响机体的自我调节功能。葡萄糖诱发的血管扩张作用可以阻碍靶器官在体循环血压升高时的自身调节作用。糖化血红蛋白浓度超过 8.1% 的阈值时，尿微量白蛋白开始成对数级增长。1 型糖尿病患者尿微量白蛋白含量超过 29 mg/d 时，出现肾功能不全的概率高达 80%。不同脏器血管对高糖血症毒性的耐受阈值不同。例如出现视网膜病变的糖化血红蛋白值阈值为 8.5% ～ 9.0%（12.5 mmol/L 或 225 mg/dl），导致心血管病变的阈值为平均血糖水平 5.4 mmol/L（96 mg/dl）。因此，不同程度的高血糖会引起不同血管床的破坏，或者说特定的血糖水平是导致血管疾病的危险因素之一。还有观点认为，严重的高血糖与微量白蛋白尿可能只是同一病因引起的两个伴随症状。例如出现微量白蛋白尿的糖尿病患者对胰岛素的抵抗更为严重；而在 2 型糖尿病患者的一级亲属中胰岛素抵抗常常与微量白蛋白尿相关；糖尿病患者在糖尿病发病之前血糖正常时，就有发生动脉粥样硬化的风险。

糖尿病引起的终末器官病变程度对围术期预后的影响较糖尿病本身更为显著。流行病学研究中，将糖尿病本身对脏器功能的影响与糖尿病并发症（如心脏、神经、肾及血管病变）对脏器功能的影响进行了区分，同时也与衰老以及糖尿病导致的加速衰老对脏器的影响进行了区别。重症监护治疗病房（ICU）治疗的患者中，终末器官的损害以及围术期和 ICU 期间血糖控制的水平，也远比多年的糖尿病病史对预后影响更显著[6b, 8-13]。

世界卫生组织的手术安全核对清单建议围术期血糖水平控制在 6 ～ 10 mmol/L（许可范围为 4 ～ 12 mmol/L）或 100 ～ 180 mg/dl[19]。围术期血糖控制不良可使许多专科手术术后感染的风险显著增加[20]。尽管围术期可采取不同的治疗方案将血糖控制在任意水平，但越严格的目标血糖控制方案导致低血糖的风险越高。因此，对围术期最佳血糖控制水平的争论仍非常激烈。严格的血糖控制可抑制所有葡萄糖毒性反应，或许能降低糖尿病的严重程度而使患者在其他方面获益[5-13, 21]。许多因素都可能影响术中血糖的管理，比如手术种类、妊娠[22]、潜在的广泛中枢神经系统损害、患者的初级保健医师意见以及糖尿病的种类。

很多围术期血糖控制的研究都是在 ICU 而不是在手术室完成的。第一个大规模观察严格血糖控制优势的临床试验是在比利时 Leuven 的一个医院 ICU 进行的[23]。最新的一个研究来自于 NICE-SUGAR（Normoglycemia in Intensive Care Evaluation and Survival Using Glucose Algorithm Regulation，重症监护中正常血糖的评估以及血糖调控方案对生存率的影响）工作组[24]。在这一随机对照试验中，研究者观察了中度及重度低血糖［血糖水平分别为 41 ～ 70 mg/dl（2.3 ～ 3.9 mmol/L）和 ≤ 40 mg/dl（2.2 mmol/L）］与 6026 例 ICU 危重患者的死亡率之间的关系。严格的血糖控制易导致中度及

重度的低血糖，两者均可显著增加患者的死亡风险。该效应具有明显程度相关性，并且在休克患者最为明显。最佳的围术期管理方案可参考其他综述[25]。ICU 中应用胰岛素达到相应目标值的指南也已发布[26]（表 32.1）。

糖尿病与生理功能老化加速

围术期的不良预后与患者的年龄呈明显相关性[2-3, 27-30]，而糖尿病可加速生理功能的老化。可根据 "Diabetes Control and Complications Trials（糖尿病控制与并发症研究）" 的结果对糖尿病引起的生理年龄变化进行推断，1 型糖尿病患者血糖控制不佳者，每 1 个自然年生理年龄增长约 1.75 年，如果严格控制血糖则相当于 1.25 年[27-29]。2 型糖尿病患者患病后每 1 个自然年约相当于生理年龄的 1.5 年，如果严格控制血糖和血压，则相当于 1.06 年[6, 27-29, 31]。因此，当我们面对糖尿病患者时，应意识到这些患者的风险相当于生理年龄更大的人，也就是说糖尿病患者的生理年龄由于患病的原因较之实际年龄要大很多[1]。

2 型糖尿病逐渐增多的主要原因应该是肥胖发病率升高和缺乏体育锻炼。与 1 型糖尿病一样，严格控制血糖、增强体育锻炼、减轻体重可以延缓 2 型糖尿病造成的加速衰老的进程，甚至可以从根本上延缓疾病和老化的发生[27-29, 31]。延缓衰老应该可以降低糖尿病患者围术期的风险，但目前还没有对照研究证实这个理论。

糖尿病患者围术期血糖控制的关键是设定明确的血糖管理目标，并根据密切的血糖水平监测调整治疗方案以达到目标值[31a]。

其他与糖尿病相关的疾病

糖尿病可引起微血管（视网膜和肾）病变、周围神经病变、自主神经功能异常和感染。即使不存在高血压，糖尿病患者也应该使用血管紧张素转化酶抑制药（ACEI）类药物治疗，以预防因自主调节功能异常引起的一些问题，包括肾衰竭[5-6, 32]。

手术前对潜在及明确的糖尿病靶器官损害进行评估和治疗同患者代谢状态的评估一样重要。围术期糖尿病患者的评估在第 31 章也有讨论。

糖尿病引起的自主神经病变可能使围术期风险增高，使术后管理的难度增大并严重影响患者的生存率。因此术前应常规对自主神经病变情况进行评估。糖尿病自主神经病变患者胃轻瘫的概率增高（可能引起胃内容物的误吸），围术期呼吸心搏骤停的风险增加。如果患者存在某些自主神经病变的表现，如早饱

表 32.1　重症监护治疗患者血糖控制目标的推荐范围

学会，指南	患者群	开始胰岛素输注的血糖水平 [mmol/L（mg/dl）]	目标范围 [mmol/L（mg/dl）]	依据
危重医学协会的临床实践指南[26]	一般患者	8.3（150）	5.6～8.3（100～150）	
	心脏手术患者		< 8.3（150）	降低胸骨深部伤口的感染率及死亡率[73, 118-121]
	危重创伤患者	8.3（150）	< 10（180）	
	创伤性脑损伤患者	8.3（150）	< 10（180）	
	神经 ICU 患者　失血性休克　颅内出血　动脉瘤蛛网膜下腔出血	8.3（150）	< 10（180）	
美国糖尿病协会指南[471]	一般患者	10（180）	7.8～10（140～180）	
	调整推荐		6.1～7.8（110～140）	在明确患者发生严重低血糖概率极低时，调整至血糖目标的下限
美国临床内分泌医师协会[472]	一般患者		7.8～10（140～180）	
	手术患者		较低水平	仅适用于低血糖发生率低的单位
抗脓毒症运动[473]	一般患者	10（180）	< 10（180）	基于 NICE-SUGAR 研究结果
美国医师学会临床实践指南[474]	一般患者		7.8～11.1（140～200）	适用于应用胰岛素时；指南不推荐强化胰岛素治疗
西班牙危重医学与冠状动脉疾病协会[476]	一般患者		< 8.3（150）	
法国麻醉与重症医学协会[475]	一般患者		10（180）	
	手术患者		< 6.1（110）	
	心脏病患者		< 6.1（110）	
胸外科医师协会[477]	心脏外科手术患者		< 10（180）有植入装置的患者推荐< 8.3（150）	

ICU，重症监护治疗病房；NICE-SUGAR，Normoglycemia in Intensive Care Evaluation and Survival Using Glucose Algorithm Regulation.
（Data from Sebranek JJ，Lugli AK，Coursin DB. Glycaemic control in the perioperative period. Br J Anaesth. 2013；111（suppl 1）：i18-i34；and Jacobi J，Bircher N，Krinsley J，et al. Guidelines for the use of an insulin infusion for the management of hyperglycemia in critically ill patients. Crit Care Med. 2012；40；3251-3276.）

感、无汗、呼吸或体位改变时脉率无变化、阳痿等，则其出现无痛性心肌缺血[15, 33]的风险极大。术前给予甲氧氯普胺 10 mg 可以有效促进胃内固体食物的排空（图 32.1）。肺炎或麻醉药、镇痛药、镇静药对呼吸和窦性自主节律的影响可能是引起呼吸循环衰竭的主要原因。评估窦性心律失常的程度和心率变异性可以简单而准确地评价自主神经病变的程度。正常人深吸气时的心率最大值和最小值之间可相差 15 次 / 分，但在出现呼吸心搏骤停的患者，心率变异均不超过 5 次 / 分[15, 33]。

自主神经病变患者的其他特征包括体位性低血压（动脉血压下降超过 30 mmHg）、静息时心动过速、夜间腹泻和多发性周围神经病变。糖尿病患者合并严重的自主神经病变时，呼吸系统对低氧的反应性降低，对具有呼吸抑制作用的药物特别敏感。尽管目前尚无明确的对照研究支持，但对该类患者建议在术后 24～72 h 内给予呼吸和循环的持续严密监测[15]。无自主神经病变的糖尿病患者尽可能实施非住院手术（见表 32.1）[31a]。

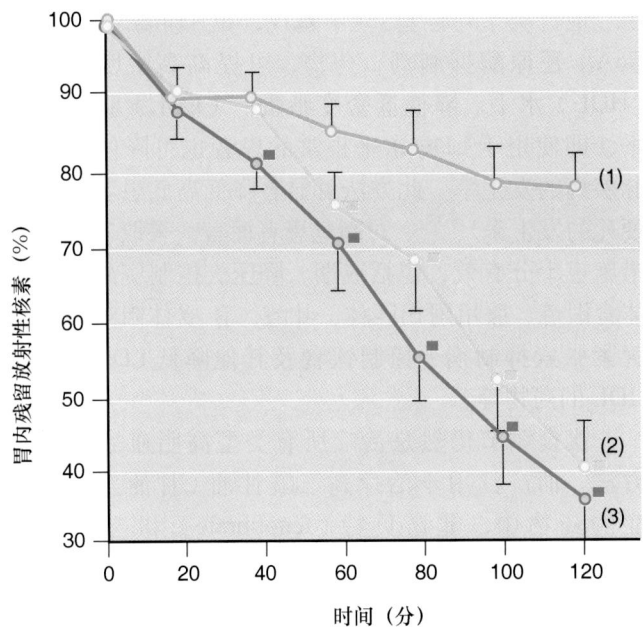

图 32.1　三组患者固体食物的胃排空时间（均数 ± 标准差）：（1）糖尿病患者；（2）进食前 1.5 h 静脉使用甲氧氯普胺 10 mg 的糖尿病患者；（3）非糖尿病患者（From Wright RA，Clemente R，Wathen R. Diabetic gastroparesis：an abnormality of gastric emptying of solids. Am J Med Sci. 1985；289：240-242.）

急诊手术

　　许多因创伤或感染需行急诊手术的糖尿病患者存在明显的代谢紊乱，包括酮症酸中毒。通常没有充足的时间使患者病情稳定，但只要有数小时就足以纠正潜在威胁生命的水、电解质紊乱。如果外科疾病本身会进一步加剧代谢紊乱，就没有必要为了完全纠正酮症酸中毒而延期手术。容量不足和低钾血症得到部分纠正即可减少酮症酸中毒引起的术中心律失常及低血压的发生率。在酮症酸中毒的初始复苏阶段，不应首先使用晶体液，应先给予补钾和静脉胰岛素治疗[33a]。

　　胰岛素治疗可以从静脉单次注射 10 U 普通胰岛素开始，然后再持续输注。胰岛素的输注速度很容易确定，可将最后一次测得的血糖值除以 150 [如果患者接受类固醇治疗、处于感染状态或严重超重（体重指数 ≥ 35 kg/m²），则除以 100]。定期监测血糖、血钾和血 pH 值比胰岛素的实际用量更重要。因此无论胰岛素的剂量是多少，血糖下降的最大速度是相对恒定的，平均约为 75 ～ 100 mg/（dl·h）[34]。在液体复苏的最初 1 ～ 2 h，血糖下降较快。当血糖下降至 250 mg/dl 时应该输注含有 5% 葡萄糖的溶液。

　　治疗所需的补液量由容量缺乏的程度决定，一般为 3 ～ 5 L，有时可以高达 10 L。尽管水分的丢失量超过溶质的丢失量，但血钠水平通常是正常或降低

的。造成这一看似矛盾现象的原因可能是高血糖和高三酰甘油（甘油三酯）血症引起的假性低钠血症。血糖水平在正常值基础上每升高 100 mg/dl，血钠浓度就降低约 1.6 mmol/L。晶体平衡液起始输注速度为 250 ～ 1000 ml/h，具体应取决于容量不足的程度和心脏功能。对于有心功能不全病史的糖尿病患者应监测左心室容积。在最初的 6 ～ 8 h 内补充预计缺失容量的 1/3，另外 2/3 的液体在之后的 24 h 内补充[34a]。

　　酸中毒的程度可以通过动脉血气分析和测定阴离子间隙确定（参见第 48 章）。在危重症糖尿病患者，可出现伴有阴离子间隙增加（≥ 16 mmol/L）的酸中毒，其成因可以是酮症酸中毒的酮体、乳酸酸中毒的乳酸或肾功能不全导致的有机酸增加，或者是三者共同的作用。酮症酸中毒时，血浆乙酰乙酸、β - 羟丁酸和丙酮水平增高。血浆和尿液中的酮体含量可以采用 Ketostix 和 Acetest 试纸半定量测得。碳酸氢盐在糖尿病酮症酸中毒治疗中的作用仍存争议，但在严重的酸血症和血流动力学不稳定的情况下可考虑使用，因血液 pH 值低于 7.00 ～ 7.10 时，将会显著抑制心脏和呼吸功能[34b]。这样考虑是因为用碳酸氢盐疗法快速纠正酸中毒的同时，可能导致中枢神经系统功能和结构的改变。引起这些变化的主要原因包括：① 碳酸氢盐迅速转化为二氧化碳，后者弥散进入血 - 脑屏障而导致脑脊液和 CNS 酸中毒；② 脑血流减少引起 CNS 内氧合改变；③ 造成渗透梯度异常。经过补液和胰岛素治疗之后，β - 羟丁酸水平迅速下降，而乙酰乙酸水平不变，甚至出现下降前的逆向上升。在血糖、β - 羟丁酸和乙酰乙酸水平降至正常后的很长时间内，血丙酮水平仍会高于正常，持续约 24 ～ 42 h，导致尿酮持续阳性[34]。血糖正常的情况下，如果存在持续酮症且血清碳酸氢盐浓度低于 20 mEq/L，应继续使用葡萄糖和胰岛素以纠正细胞内的脂质分解。

　　糖尿病酮症酸中毒时，最严重的电解质紊乱是体内钾总量的缺失。缺失量可达 3 ～ 10 mEq/kg。血清钾浓度在静脉使用胰岛素后迅速下降，并在 2 ～ 4 h 后达到最低，这时需要积极补钾。随着酸中毒的纠正，输入体内的钾随胰岛素进入细胞内。补液后更多的钠离子进入远端肾小管也引起尿钾排泄增多。酮症酸中毒时组织分解代谢增强、细胞摄入磷异常以及尿磷排泄增多等原因也会导致机体磷的缺乏，从而引起明显的肌无力和器官功能异常，机体磷缺乏可达 1 mmol/kg。目前还没有明确的替代治疗指南，但心功能不全、贫血、呼吸抑制或血浆磷酸盐浓度低于 1.0 mg/dl 的患者可以适当补磷[34]。

糖尿病治疗新方法的进展

至少有三种糖尿病治疗新方法已进入临床试验阶段：

- 在体内植入（像起搏器一样的）血糖分析仪，通过电子发射装置将数值显示在手表式血糖监护仪上。
- 提高胰岛移植术后所移植胰岛细胞生存率的新药，以及毒副作用更低的抗排异反应药物。
- 可以使正常功能的胰岛细胞再生（无需胰岛移植）的新药，如 INGAP（islet neogenesis-associated protein，胰岛新生相关蛋白）多肽。

这些治疗方法中有一些将从根本上改变糖尿病患者的围术期管理。如果胰岛细胞再生技术能够普及，1 型糖尿病就会从此消失；如果植入式实时监测血糖成为可能，严格控制血糖的目标将更容易达到。

胰岛细胞瘤和其他引起低血糖的因素

低血糖很少发生于非糖尿病患者。非糖尿病患者出现低血糖的原因包括胰岛细胞腺瘤或癌、巨大肝癌、巨大肉瘤、饮酒、使用 β 受体阻滞剂、应用氟哌啶醇、垂体功能低下、肾上腺皮质功能不全、胃或胃旁路手术后的生理改变、遗传性果糖不耐受、服用降糖药物、半乳糖血症或自身免疫性低血糖[35]。后四种情况会发生餐后反应性低血糖，而限制进食可预防严重低血糖。因此，禁食以及静脉输注少量 5% 葡萄糖溶液可以显著降低围术期餐后反应性低血糖的发生率。其他导致低血糖的原因则可能在围术期引起严重的问题[35]。

低血糖的症状分为两类：肾上腺素能兴奋（心动过速、心悸、颤抖或出汗）或低血糖的神经反应（头痛、意识模糊、反应迟缓、抽搐或昏迷），而所有这些症状都可能被麻醉所掩盖。因此，对这些患者应经常测定血糖水平以避免低血糖的发生。胰岛素瘤手术在操作时可能引起大量胰岛素释放，故该类手术必须在配备有机械性胰腺（mechanical pancreas）的医疗机构实施。围术期使用生长抑素类似物奥曲肽可抑制胰岛素瘤释放胰岛素，大大提高围术期安全性。

营养性疾病，包括肥胖

高脂蛋白血症、高脂血症和低脂血症

高脂血症可以由肥胖、雌激素或肾上腺皮质激素治疗、尿毒症、糖尿病、甲状腺功能减退、肢端肥大症、饮酒、肝疾病、先天性代谢疾病或妊娠等引起。高脂血症可诱发冠心病、外周血管疾病及胰腺炎等。

他汀类［3-羟基-3-甲基戊二酰-辅酶 A（HMG-CoA）还原酶抑制剂］药物，可提高高密度脂蛋白（HDL）水平、降低低密度脂蛋白（LDL）胆固醇水平，即使用于 LDL 水平正常的患者也可降低冠状动脉疾病的发生率。此方法可显著降低高危患者心肌再梗死的发生率[36-38]。对高危患者而言，采取二级预防措施也十分有效，包括戒烟、降压、控制应激、加强体育锻炼、服用阿司匹林、叶酸、β 受体阻滞剂、血管紧张素抑制剂、控制饮食及其他降低 LDL、提高 HDL 的药物等。

饮食调节仍然是治疗所有类型高脂血症的主要方法。而广泛用于治疗高三酰甘油（甘油三酯）血症的药物中，非诺贝特（fenofibrate）和吉非贝齐（gemfibrozil）可引起心肌病变，特别是在患有肝或肾疾病的患者；氯贝丁酯（clofibrate）可使胆结石的发病率增高。考来烯胺（cholestyramine）可以与胆汁酸、口服抗凝药、洋地黄药物及甲状腺激素结合。其他降低 LDL、增加 HDL 和降低三酰甘油（甘油三酯）的药物包括二十二碳六烯酸（一种 ω-3 脂肪酸）和烟酸。烟酸可以引起周围血管舒张，术晨应尽量停用。普罗布考（probucol，Lorelco）可减少载脂蛋白 A-1 的合成，少数患者使用后可能出现汗液发臭和（或）QT 间期延长，在动物试验中可导致猝死。

"西苏格兰冠状动脉疾病预防"及其他类似研究都明确证实，他汀类药物可以有效预防动脉老化和血管疾病，降低其发病率和死亡率，同时对冠心病、脑卒中和周围血管功能不全等病变也有改善作用[37]。因此，他汀类药物——洛伐他汀（lovastatin）、普伐他汀（pravastatin）、辛伐他汀（simvastatin）、氟伐他汀（fluvastatin）、阿伐他汀（atorvastatin）和罗苏伐他汀（rosuvastatin）已成为目前最主要的降脂治疗药物，但有些患者可能无法耐受此类药物，最常见的原因是继发性肌肉骨骼疾病[38a]。

Downs 的团队在"空军／得克萨斯冠状动脉粥样硬化预防研究"中，获得了更多的结论[37]。他们的研究结果显示，LDL 水平正常且无任何危险因素的患者服用他汀类药物后，初发急性冠状动脉事件的风险降低了 37%。这项研究中，洛伐他汀并未改变患者的死亡率，这与之前的他汀类药物短期疗效观察研究的结果一致。尽管他汀类药物的疗效主要归因于其降低血脂的作用，但他汀类药物还可改善内皮细胞功能、抑制炎症反应、稳定斑块和预防血栓形成。2013 年美国心脏病学会（ACC）与美国心脏协会（AHA）发布了新的心血管疾病高危患者血胆固醇治疗临床实践指南[39]。指南推荐在下列情况应用他汀类药物：

- 心血管疾病患者（冠状动脉综合征、既往心肌梗死、稳定型或不稳定型心绞痛、既往卒中或短暂性脑缺血发作或外周动脉疾病）
- 低密度脂蛋白胆固醇水平为 190 mg/dl 或更高的患者
- 年龄为 40～75 岁之间的 1 型或 2 型糖尿病患者
- 10 年内心血管疾病预期发病风险大于 7.5% 的患者（该研究提供了用于计算 10 年风险的公式）。

2014 年美国国家脂质协会关于以患者为中心管理血脂异常的建议中，进一步强调他汀类药物作为血脂异常的一线治疗药物，但强调除了低密度脂蛋白之外，还应将非高密度脂蛋白作为风险标志物。他们还建议加强管理其他动脉粥样硬化性心血管疾病的危险因素，包括高血压、吸烟和糖尿病[39a]。

他汀类药物通过阻断胆固醇合成中的限速酶，即 HMG-CoA 还原酶（甲基戊二酰-辅酶 A 还原酶）发挥作用。这类药物都很昂贵，使用后偶尔会出现肝功能异常、中枢神经系统异常以及严重的抑郁。根据现有的证据，接受他汀类药物治疗的患者应继续服用该类药物[40]。其他降低 LDL 和甘油三酯，并升高 HDL 的药物包括廿二碳六烯酸（DHA，一种 ω-3 脂肪酸）和烟酸。他汀类药物降低高度特异性的 C 反应蛋白，并减少粥样斑块中胆固醇的含量，因此在逆转动脉炎症方面具有明显的作用[41]。

低脂血症十分少见，通常与神经病变、贫血和肾衰竭有关。尽管有关低脂血症患者的麻醉经验有限，以下建议可供参考：在整个围术期持续补充能量，并静脉输注蛋白质水解产物和葡萄糖。

肥胖

肥胖是围术期并发症的危险因素。在医疗保险索赔研究中，与手术中的非肥胖患者相比较，肥胖患者出现伤口感染、肾功能不全、尿路感染、低血压、呼吸事件、30 天再入院的概率增加并且住院时间增加 12%[41a]。虽然与肥胖相关的很多疾病（糖尿病、高脂血症、胆结石、胃食管反流、肝硬化、关节退行性变和椎间盘病变、静脉淤滞和血栓／栓塞性疾病、睡眠障碍、情绪改变和体型改变）都会对肥胖患者的远期死亡率产生影响，但麻醉科医师最主要的关注点仍与 20 世纪 70 年代一样，即心肺功能的异常。

病态肥胖患者不合并或仅合并有轻度肺部疾病［如无肥胖低通气综合征或慢性阻塞性肺疾病（COPD）］则称为"单纯"肥胖。单纯肥胖患者日间气体交换及肺功能轻度改变的主要原因是过多脂肪组织对胸壁和膈的压迫和限制[42]。通常肥胖患者的呼气储备量和功能残气量会明显受累，分别降至正常值的 60% 和 80%。必须注意药物的选择和剂量，因为肥胖患者对镇静药和阿片类药物可能更敏感，易导致换气不足[42a]。

其他饮食紊乱：神经性厌食症、贪食症与饥饿

神经性厌食症的特点是由于饥饿性消瘦引起体重降低 40% 以上，同时伴有过度兴奋及对身材形态不满意的一种疾病，患者会出现许多内分泌及代谢问题。多数患者存在冲动行为如自杀冲动，而且静脉注射毒品者也多于正常人群。这类患者在麻醉和手术前应警惕酸中毒、低钾血症、低钙血症、低镁血症、低体温、尿崩症以及类似于全垂体功能减低的严重内分泌紊乱。贪食症患者也会出现类似情况，约有 50% 的女大学生患有这种疾病，甚至一些老年人也会罹患这种疾病。同严重蛋白质缺乏一样，神经性厌食症及贪食症患者可能伴有心电图的改变，包括 QT 间期延长、房室传导阻滞及其他心律失常；这些患者对肾上腺素十分敏感，并可能合并心肌病变[43]。静脉输注含钾的葡萄糖溶液有助于纠正机体总钾量的缺失；但需要注意的是，这类患者输液后易出现肺水肿。此类患者胃排空延迟，因而食管炎、胰腺炎和吸入性肺炎的发生率较高。一篇综述中曾报道，体重指数低于 13 kg/m^2 的重度厌食症患者若存在严重的低血糖或白细胞减少（低于 $3.0 \times 10^9/L$），或两者都有时，潜在致死性并发症发生率很高[44]。术中给予葡萄糖或儿茶酚胺可能诱发严重的电解质紊乱或致死性心律失常。术后加强监护和尽早进行营养支持，对预防手术部位感染具有重要意义。

高营养治疗（全肠外或肠内营养）

高营养治疗（即全肠外营养, total parenteral nutrition, TPN）需要在正常每日所需的液体中添加浓缩高渗糖成分。此外静脉营养液中还包括蛋白质水解物、脂肪乳（如英脱利匹特）或复合氨基酸（或这些成分的任意组合）。对术后 7 天内不能进食的患者以及术前存在营养不良的患者，采用 TPN 或全肠内营养的主要优点是可减少术后并发症、缩短住院时间[45-46]。Starker 的团队[47]发现，通过监测血清白蛋白水平判断 TPN 的效果可以预测患者术后的转归。使用 TPN 后血清白蛋白水平增高的患者尿量较多、体重减轻且并发症较少（15 例患者中仅有 1 例出现并发症）；而血清白蛋白水平降低且体重增加的患者并发症较多（16 例患者中有 8 例患者共出现了 15 种并发症；图 32.2）。退伍

军人管理局（VA）的研究认为血清白蛋白水平是判断围术期预后的最重要的预测指标之一[45]。

TPN 的主要并发症是感染、代谢异常和 ICU 住院时间延长[47a]。用于建立 TPN 的中心静脉通路需要绝对无菌，不应在麻醉和手术期间用作静脉通路或药物给药途径。TPN 的主要代谢并发症均源于相应功能缺乏和高渗状态。如患者因胰岛素缺乏（糖尿病）或出现胰岛素抵抗（因尿毒症、烧伤或脓毒症）而无法代谢葡萄糖时，会出现高糖高渗的并发症。

逐渐减慢 TPN 的输注速率可以预防因突然停用 TPN 引起的低血糖。因此，在麻醉和术前夜间应将 TPN 的输注速率减慢，或在术中以原有的速率持续输注。麻醉前减慢或停用 TPN 的主要目的是避免术中输液速度突然加快而引起高渗状态，或突然停止输注时由于内源性胰岛素水平增高及常规输注的晶体液内葡萄糖含量偏低而引起低血糖[45]。低磷血症是高营养治疗导致的特别严重的并发症，究其原因主要是营养液中的磷含量偏低或缺乏。血清磷水平下降会引起氧离曲线左移，导致 2,3- 二磷酸甘油和三磷酸腺苷含量降低，氧输送减少，而机体为了维持原有氧输送则不得不增加心输出量。血磷浓度低于 1.0 mg/dl 时会引起溶血性贫血、心力衰竭、呼吸急促、神经症状、惊厥甚至死亡。此外，长期 TPN 还会导致微量元素的缺乏，如铜（难治性贫血）、锌（伤口不易愈合）和镁的缺乏。

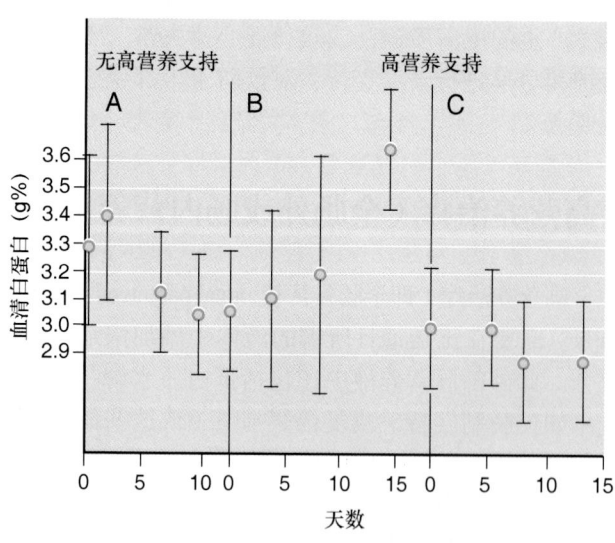

图 32.2　通过监测血清白蛋白水平判断静脉高营养治疗的效果，并预测术后转归。营养支持后白蛋白水平上升的患者（B）预后显著优于白蛋白水平没有上升的患者（C）。详细说明见正文（Modified from Starker PM, Group FE, Askanazi J, et al. Serum albumin levels as an index of nutritional support. Surgery. 1982；91：194-199.）

肾上腺皮质功能异常

肾上腺皮质分泌三类重要的激素：雄激素、糖皮质激素和盐皮质激素，任何一类激素过多或者缺乏都会引起特征性的临床综合征。大量使用皮质类固醇会使肾上腺皮质不能对手术创伤及术后恢复产生正常的应答。临床上，由于腹部 CT 扫描应用增多，使得许多无症状的肾上腺肿物被意外发现。有证据表明，这些因扫描而意外发现的肾上腺肿物，即"偶发瘤"，可能是患者的重要隐患，高达 30% 的肾上腺肿物具有激素分泌活性。一篇文章对 2000 例肾上腺偶发瘤进行了研究，结果发现其中 82% 无激素分泌活性，5.3% 为分泌糖皮质激素的腺瘤，5.1% 为嗜铬细胞瘤，4.7% 为肾上腺癌，2.5% 为未知的转移性肿瘤，还有 1% 为分泌醛固酮的腺瘤。因此，影像学发现"偶发"瘤后，需要认真追踪。然而，目前还没有被广泛接受和使用的指南建议，麻醉过程中应予以关注。

尽管皮质类固醇的使用越来越广泛，但是针对肾上腺功能障碍患者围术期管理的对照研究却不多，目前仅有数个针对特定情况的对照研究结果可供参考。然而，针对肾上腺皮质可能出现的病理生理改变及其处理方法的综述应该有助于提高我们对肾上腺功能异常患者的围术期管理。

肾上腺皮质激素的生理特点

雄激素　雄烯二酮和脱氢表雄酮是肾上腺皮质产生的弱雄激素类物质，也是女性的主要雄激素来源（因为在运动员中滥用，而名声大噪）。雄激素过度分泌会导致女性男性化、男性早熟或者女性假两性畸形。而一些肿瘤可以使雄激素转变为雌激素，导致男性女性化。对于这些患者，麻醉前无需做特殊评估。某些导致雄激素异常的先天性酶缺乏症也会导致糖皮质激素和盐皮质激素异常，这种情况需要在术前进行评估。这些患者绝大多数都接受外源性糖皮质激素和盐皮质激素治疗，因此在围术期需要补充这些激素。

糖皮质激素　皮质醇是糖皮质激素的主要代表激素，对碳水化合物、蛋白质、脂类和核酸的代谢具有重要调节作用。皮质醇通过一系列过程发挥生物学作用，首先与结构特异的细胞内胞质受体结合，结合后的复合物激活细胞核特异性 mRNA 的转录。之后这些 mRNA 翻译产生介导激素基本作用的蛋白质。

皮质醇通常与皮质类固醇结合球蛋白（corticosterone-binding globulin，CBG）结合，只有少量未结合的皮质醇进入细胞内发挥作用或被代谢掉。CBG 数量可以发生改变，某些疾病状态，如肝疾病和肾病综合征，可导致循环 CBG 水平降低；而相反地，使用雌激素及妊娠则可引起 CBG 产生增加。在非结合型的活性皮质醇水平不变时，结合型皮质醇水平的改变会引起血清总皮质醇水平的升高或降低。通过测定尿液中的皮质醇水平（即非结合型的活性皮质醇经肾滤过的量）可以精确测定皮质醇的活性。

皮质醇的血清半衰期为 80 ～ 110 min。但由于皮质醇通过细胞内的受体发挥作用，因此单纯血清水平的药代动力学数据并不能精确反映皮质醇的活性。单次注射糖皮质激素后，血糖水平会持续升高 12 ～ 24 h，而支气管哮喘患者的肺功能改善可持续至给药后 24 h。因此糖皮质激素的替代治疗方案不是依据实际测定的血清半衰期，而是应参照激素对靶器官作用效应所持续的时间。需要长期糖皮质激素替代治疗的住院患者通常需要每天给药两次，清晨的剂量要稍高于晚上的剂量，从而模拟皮质醇水平正常的昼夜变化。对于需要在术中或术后静脉补充激素的患者（见后），根据手术类型和预期的应激情况，每 6 ～ 12 h 给予一次糖皮质激素较为合适[47b]。表 32.2 列出了不同糖皮质激素的相对效价。皮质醇主要在肝中灭活后以 17- 羟质类固醇的形式排出，还有一部分能以原型从尿液中滤过排出。

人工合成糖皮质激素的受体结合力与剂量相关。当给予超过生理剂量的糖皮质激素时（> 30 mg/d），氢化可的松和可的松会与盐皮质激素受体结合，引起水钠潴留以及钾离子和氢离子的丢失。当给予 30 mg/d 维持量或更小剂量时，患者需补充盐皮质激素以维持电解质平衡和容量的稳定。许多其他类固醇激素即使在大剂量使用的情况下也不会和盐皮质激素受体结合，不具有盐皮质激素的作用（见表 32.2）[47b]。

糖皮质激素的分泌由垂体促肾上腺皮质激素（adrenocorticotropic hormone，ACTH）调节。ACTH 由一种前体分子（阿片黑皮质素原）合成，后者代谢形成内啡肽（β- 促脂解素）和 ACTH。ACTH 呈节律性分泌模式且具有昼夜节律，男性通常在凌晨达到分泌高峰，女性则会稍晚一些，ACTH 的分泌在某种程度上也受光暗节律的调节。ACTH 的分泌受下丘脑释放的促肾上腺皮质激素释放激素（corticotropin-releasing factor，CRF）调节（皮质类固醇分泌的昼夜节律异常就会引起所谓的时差反应）。皮质醇和其他糖皮质激素对垂体和下丘脑具有负反馈作用，可以抑制 ACTH 和 CRF 的分泌。如果分泌 CRF 或 ACTH 的细胞遭到破坏超过 30 天，肾上腺就会萎缩。此后，肾上腺将几乎不再对短时间给予的外源性 ACTH 发生反应[48]。

盐皮质激素 醛固酮是人类分泌的主要的盐皮质激素，由肾上腺皮质球状带分泌。主要作用是促进钠的重吸收以及钾和氢离子的排出，对于维持电解质和容量稳定有重要作用。醛固酮主要作用于远端肾小管，对唾液腺和汗腺也有一定的作用。醛固酮的分泌主要受肾素-血管紧张素系统调节。肾小动脉的球旁细胞对肾灌注压或血容量降低十分敏感，继而会分泌肾素。肾素将血管紧张素原（来自肝）分解成血管紧张素 I，后者又被主要存在于肺内的血管紧张素转化酶转化为血管紧张素 II。血管紧张素 II 与特异性受体结合后可以增加盐皮质激素的分泌；钾浓度升高也可刺激盐皮质激素的分泌；ACTH 也会对盐皮质激素的分泌产生影响，但程度较轻。

肾上腺皮质激素过多

糖皮质激素过多 糖皮质激素过多（库欣综合征）主要由于内源性糖皮质激素分泌过多或者长期应用超过生理剂量的糖皮质激素治疗所致。主要表现为满月脸、面部血管扩张、向心性肥胖（躯干肥胖而四肢瘦）、皮肤菲薄易破和紫纹。通常伴有骨骼肌消耗，但心肌和膈肌不会受累。检查时可以让患者尝试不用手支撑的状态下从座位上站起，如患者无法完成，则提示其存在近端肌肉力量减弱，这与库欣综合征相符合。这些患者由于骨基质形成减少及钙吸收障碍，通常会有骨质疏松。液体潴留和高血压（源于糖皮质激素增加引起肾素底物增加和血管反应性增加）也很

类固醇	相对效价	等效剂量（mg）
短效		
氢化可的松	1.0	20.0
可的松	0.8	25.0
泼尼松	4.0	5.0
泼尼松龙	4.0	5.0
甲泼尼龙	5.0	4.0
中效		
曲安西龙	5.0	4.0
长效		
倍他米松	25.0	0.60
地塞米松	30.0	0.75

表 32.2 常用糖皮质激素的相对效价及等效剂量

（Data from Axelrod L. Glucocorticoid therapy. Medicine (Baltimore). 1976; 55: 39-65.）

常见。由于外周组织对糖的利用减少，胰岛素抵抗以及糖异生增加，这些患者也会出现高血糖甚至糖尿病（表 32.3）。

库欣综合征最常见的原因是使用糖皮质激素治疗关节炎、哮喘或过敏。这些情况下，肾上腺发生萎缩，在应激状态下（如术前或特殊操作前）不能通过分泌更多的激素产生相应的应答，因此围术期需要补充外源性糖皮质激素（见后面有关"患者由于其他原因需要使用激素"的章节）。自发性库欣综合征可因垂体分泌 ACTH 增多引起（占内源性病例的 65% ~ 75%），通常与垂体微腺瘤有关，也可由非内分泌系统的异位 ACTH 分泌过多引起（如肺、胰腺或胸腺的肿瘤）[49]。自发性库欣综合征中还有 10% ~ 20% 的患者为非 ACTH 依赖型，无肾上腺腺瘤或腺癌[49]。

库欣综合征患者术前应注意控制血糖和高血压，并确保血容量和电解质浓度在正常范围内。异位 ACTH 分泌会引起明显的低钾性碱中毒。使用醛固酮拮抗剂螺内酯（安体舒通）可以防止钾丢失，并有助于体内过多液体的排出。由于严重骨质疏松的发生率很高，因此有骨折的风险，在摆放体位时要特别注

意。此外，糖皮质激素会破坏淋巴细胞并有免疫抑制作用，因此患者感染的发生率增加。糖皮质激素可以使愈合伤口的抗张力下降，局部使用维生素 A 可以部分缓解这种情况。

10% ~ 15% 的库欣综合征为肾上腺腺瘤或腺癌分泌过多糖皮质激素所致。如果拟行单侧或双侧肾上腺切除术，肿瘤切除的开始阶段就应开始补充糖皮质激素。尽管没有明确的研究支持，但通常每 24 h 静脉补充 100 mg 氢化可的松。这个治疗量应该在 3 至 6 天的时间里逐渐减量至维持剂量。从第 3 天开始，多数外科医师会补充盐皮质激素 9α-氟皮质醇（0.05 ~ 0.1 mg/d）。有些患者两种激素的剂量需反复调整才能达到合适的水平。如果患者行双侧肾上腺切除，这种治疗则需一直持续进行。对行单侧肾上腺切除的患者，应根据剩余腺体的情况进行个体化治疗。开腹肾上腺切除术气胸的发生率可高达 20%，因此在缝合切口前应判断有无气胸并进行处理。而腹腔镜技术的应用已大大降低了这一并发症的发生率。

接受双侧肾上腺切除术（现为腹腔镜手术）的库欣综合征患者，围术期并发症发生率可达 20%，围术期死亡率高达 3%。术后患者常出现永久性盐皮质激素和糖皮质激素缺乏。行肾上腺切除的库欣综合征患者中有 10% 存在未发现的垂体肿瘤。肾上腺切除后，皮质醇水平下降，可使得垂体肿瘤增大。这种垂体瘤具有潜在的侵袭性，可以产生大量的 ACTH 和促黑素，导致皮肤色素沉着。

约 85% 的肾上腺肿瘤是在 CT 扫描过程中意外发现的。不同的研究显示，尸检患者中有 1% ~ 32% 存在无功能肾上腺腺瘤。功能性腺瘤通常需要手术治疗，术后数月内对侧腺体功能会恢复。但腺癌往往无法通过手术切除，这些患者可以使用类固醇合成抑制剂如甲双吡丙酮（metyrapone）或米托坦（mitotane）缓解部分症状，如果原发性肿瘤不能切除，这些药物和特异性醛固酮拮抗剂可能有助于减少异位 ACTH 分泌的症状。接受肾上腺抑制治疗患者同时需要长期的糖皮质激素替代治疗，目的是完全抑制肾上腺。因此这类患者应被当作肾上腺功能抑制患者，围术期补充糖皮质激素的剂量应该加大。

盐皮质激素过多 盐皮质激素过多（通常也伴有糖皮质激素过多，因为多数糖皮质激素具有盐皮质激素的特性）会引起钾丢失、钠潴留、肌肉无力、高血压、手足搐搦、多尿、尿液浓缩功能丧失以及低钾性碱中毒。这些症状可出现于原发性醛固酮增多症或 Conn 综合征（醛固酮分泌增多抑制肾素的分泌，为低

表 32.3 肾上腺功能亢进（库欣综合征）和肾上腺功能减退的临床特征

库欣综合征	肾上腺功能减退
向心性肥胖	体重减轻
近端肌肉无力	虚弱、疲劳、嗜睡
年轻时出现骨量减少	肌肉、关节疼痛、背痛
高血压	体位性低血压、眩晕
头痛	头痛
精神障碍	食欲不振、恶心、腹痛、便秘、腹泻
紫纹	
自发性瘀斑	
面部血管扩张	
色素沉着	色素沉着
多毛症	
痤疮	
低钾性碱中毒	高钾血症、低钠血症
糖耐量异常	偶发性低糖血症
肾结石	高钙血症
多尿	肾前性氮质血症
月经异常	
白细胞增多	

肾素性高血压原因之一）。

在不明原因的高血压患者中，有 0.5% ～ 1% 是由原发性醛固酮增多症所致。虽然有 25% ～ 40% 的患者存在双侧肾上腺增生，但多数原发性醛固酮增多症患者是由单侧肾上腺腺瘤所引起的。原发性醛固酮增多症患者术前应使用醛固酮拮抗剂螺内酯，将血容量、电解质和肾功能恢复到正常范围。螺内酯起效较慢，在使用 1 ～ 2 周后效果才逐渐增强。通常需要至少 24 h 的时间来恢复钾平衡，因为缺钾量可能高达 400 mEq；然而正常的血清钾水平并不一定意味着全身缺钾得到了纠正。此外，Conn 综合征患者高血压和缺血性心脏病的发生率较高，应进行有针对性的个体化血流动力学监测。

一项回顾性非对照研究显示，术前应用螺内酯控制血压和电解质的患者，术中血流动力学状态要比术前应用其他降压药的患者更稳定。然而，目前围术期对糖皮质激素或盐皮质激素分泌异常患者进行优化治疗的有效性尚未明确。因此，我们认为使患者的情况逐渐恢复至正常状态有助于降低围术期的发病率和死亡率。

肾上腺皮质激素缺乏

糖皮质激素缺乏　激素治疗突然停药或者长期激素治疗后类固醇合成受到抑制是引起皮质类固醇分泌减少的主要原因。对于这类糖皮质激素缺乏患者的管理我们将在后面的章节"患者由于其他原因需要使用激素"中予以详细描述。其他引起肾上腺皮质激素缺乏的原因包括：ACTH 分泌减少、自身免疫性疾病引起的肾上腺腺体破坏、结核、出血（如 Sheehan 综合征）、癌症、一些先天性的肾上腺增生（见前面的相关内容）和细胞毒性药物的使用。

原发性肾上腺皮质功能不全（艾迪生病）与肾上腺皮质各带的局部破坏有关，当破坏发生在双侧时，会引起糖皮质激素和盐皮质激素两类激素的缺乏，常见的症状和体征见表 32.3。在美国，自身免疫性疾病是引起双侧原发性（非外源性）ACTH 缺乏的主要原因。而在世界范围来看，结核则是最常见的原因。结核可导致肾上腺功能减低和腺体增大，这些改变在结节病、组织胞浆菌病、淀粉样变、转移瘤和肾上腺出血中也很常见。此外，创伤、人类免疫缺陷病毒（HIV）和其他感染（如巨细胞病毒、分枝杆菌和真菌）所造成的影响也越来越常见。

自身免疫性疾病引起肾上腺破坏的患者可能还伴有其他自身免疫性疾病，如 1 型糖尿病和桥本甲状腺炎。皮质醇合成所需的酶缺乏也会引起糖皮质激素缺

乏，ACTH 代偿性增多和先天性肾上腺增生。由于肾上腺功能不全的发展往往比较缓慢，所以这类患者容易出现明显的色素沉着（为刺激无功能肾上腺的分泌而过多分泌 ACTH 所致）和气虚症状（长期低血压所引起）。

垂体或下丘脑肿瘤引起 ACTH 分泌减少时会导致继发性肾上腺皮质功能不全。手术或放射治疗垂体肿瘤可能引起垂体功能低下，进而导致肾上腺皮质功能衰竭。

如果没有应激刺激，糖皮质激素缺乏的患者在围术期通常不会出现问题。但如果出现应激，即使是很小的刺激（如上呼吸道感染）也可能诱发急性肾上腺危象（艾迪生病危象）。这类患者麻醉和手术的准备应包括治疗低血容量、高钾血症和低钠血症。由于这些患者对应激刺激不能产生反应，因此在围术期应常规使用应激剂量的糖皮质激素（氢化可的松约 200 mg/天）。但 Symreng 及其团队[50] 仅在手术开始时静脉给予磷酸氢化可的松 25 mg，在随后的 24 h 内静脉给予 100 mg。因人们希望应用尽可能小剂量的药物产生合适的治疗效果，故后一种方案似乎更具吸引力。这种治疗方案已经证实与大剂量激素的治疗方案（大约为氢化可的松 300 mg/天）一样有效。因而，建议根据手术类型和持续时间的不同，在手术切口前，患者每日常规剂量加上 50 ～ 100 mg 氢化可的松，每 8 小时加用 25 ～ 50 mg 氢化可的松，持续 24 ～ 48 h[476]。

盐皮质激素缺乏　低醛固酮血症是一种较不常见的疾病，可能是先天性的，可能发生在单侧肾上腺切除术后，也可能是长期服用肝素、长期糖尿病或肾功能衰竭的结果。非甾体类的前列腺素合成抑制剂也会抑制肾素释放，加重肾衰竭患者的低醛固酮血症。血浆肾素活性低于正常，限盐或使用利尿剂不能引起肾素活性适度增加。这种患者的症状主要由高钾性酸中毒引起而非低血容量；事实上，一些患者表现为高血压。低醛固酮血症的患者会出现严重的高钾血症、低钠血症及心肌传导异常。围术期使用盐皮质激素（9α-氟皮质醇 0.05 ～ 0.1 mg/d）可以有效治疗这些异常。剂量应仔细调整并严密监测，以免加重高血压。

患者由于其他原因需要使用激素

围术期应激和皮质类固醇的补充　普通患者和因其他疾病需要皮质类固醇治疗的患者在围术期的肾上腺反应如下：

1. 围术期的应激程度及创伤程度与麻醉深度有关。较深的全身麻醉或区域阻滞可将本应在术中发生

的糖皮质激素波动延迟至术后。

2.肾上腺皮质功能减退的患者围术期如果未能补充激素，可能出现循环不稳定问题。

3.尽管一些长期使用激素的患者会在围术期出现低血压，但糖皮质激素或盐皮质激素缺乏却很少是其诱因。术前使用类固醇药物时间较长且剂量较大的患者发生皮质类固醇缺乏的可能性较大[47b]。

4.急性肾上腺功能不全较罕见，但可能会危及生命。

5.围术期使用与琥珀酸氢化可的松 100 mg 等效的激素几乎不存在风险[47b]。

在一项灵长类动物使用糖皮质激素替代治疗的严格对照研究中，研究者明确描述了与围术期激素替代治疗剂量不足有关的致命性并发症[48]。在该研究中，行肾上腺切除术的实验组和假手术对照组均接受生理剂量的激素治疗 4 个月。然后所有动物随机分入亚生理剂量组（皮质醇正常生成量的 1/10）、生理剂量组和超生理剂量组（皮质醇正常生成量的 10 倍），治疗 4 天后再接受开腹手术（胆囊切除术）。围术期应用亚生理剂量组的动物死亡率显著增加；生理剂量和超生理剂量组的动物死亡率无显著差异，且与假手术组之间无显著差异。亚生理剂量组动物死亡的原因主要与体循环阻力下降及左心室每搏指数降低引起的严重低血压有关。与对照组相比，试验组的心脏充盈压无显著变化，且未观察到低血容量和严重的充血性心力衰竭（CHF）的表现。体循环阻力尽管下降，但未出现心动过速。这些变化与之前文献的观点一致，即糖皮质激素与儿茶酚胺相互作用，表明前者参与了后者增加心肌收缩力和维持血管张力的效应过程。

研究者在伤口愈合评价方面采用了羟脯氨酸的累积量这个比较敏感的指标。结果显示，所有治疗组（包括超生理剂量组）的伤口愈合能力相同。而且，围术期使用超生理剂量激素组的动物并未出现代谢不良的表现。

该研究证实了临床上对内在疾病或外源性激素引起肾上腺功能不全患者的一些经验直觉，如围术期激素替代治疗剂量不足可引起肾上腺危象甚至死亡，然而，围术期短期服用超生理剂量的类固醇则是安全的。显然糖皮质激素剂量不足可导致死亡，但是确切的激素推荐剂量目前尚不清楚。Yong 的团队对该领域的随机对照研究进行 Cochrane 系统评价分析后报道，只有 2 篇临床试验共 37 例患者的研究符合纳入标准[51]。这两篇研究认为肾上腺皮质功能不全的患者围术期无需补充类固醇激素，不过两个研究均未提及实验组和对照组有任何副作用或并发症。因此作者得出结论，目前尚无充分证据支持或反驳肾上腺皮质功能不全患者围

术期补充类固醇激素的观点。由于补充激素带来的风险很低，因此通常对近一年内使用过激素治疗的患者均进行激素替代治疗[48, 50]。

如何判断肾上腺功能恢复正常的时间？清晨血浆皮质醇水平不能反映肾上腺皮质功能是否恢复正常以及应激状态下皮质醇分泌是否可以增加以满足应激需要。使用胰岛素诱发低血糖被认为是判断垂体-肾上腺功能的一个敏感方法，但这种方法并不实用，而且可能比直接使用糖皮质激素更加危险。急性应激时，测定血浆皮质醇浓度，结果超过 25 μg/dl（或可能只需超过 15 μg/dl）可以确定垂体-肾上腺功能正常。在测定垂体-肾上腺功能的另一实验中，首先测定基础血浆皮质醇浓度，然后给予合成 ACTH（促皮质素 cosyntropin）250 μg，30 ～ 60 min 后测定血浆皮质醇浓度。如果浓度增加 6 ～ 20 μg/dl 或更多为正常[52-53]。该试验反应正常则表明垂体-肾上腺轴的功能已恢复正常，反应较弱通常表明垂体-肾上腺轴的功能还不完善，需要在围术期补充激素[53a]。

围术期肾上腺每天分泌皮质醇 116 ～ 185 mg。当遇到强烈应激时，皮质醇分泌量可增加到 200 ～ 500 mg/d。手术长短及损伤严重程度与肾上腺激素分泌量之间存在着良好的相关性。腹腔镜下结肠切除术可以代表"大手术"，而疝修补术可以代表"小手术"。在一项研究中，20 例接受大手术的患者术中血浆最高皮质醇浓度均值为 47 μg/dl（范围 22 ～ 75 μg/dl），术后血浆皮质醇浓度维持在 26 μg/dl 以上，持续时间最长可达术后 72 h。而接受小手术治疗的患者术中血浆最高皮质醇浓度均值为 28 μg/dl（范围为 10 ～ 44 μg/dl）。

虽然围术期应补充的糖皮质激素确切剂量尚未确定，我们通常建议静脉给予机体应对最强烈应激时产生糖皮质激素的剂量（即氢化可的松约 200 mg/d）[53b]。对于小手术，则静脉给予氢化可的松 50 ～ 100 mg/d 即可。除非发生感染或其他围术期并发症，否则可每天将该剂量减少约 50%，直到恢复标准的居家用药剂量。对于大手术，通常剂量为每 6 小时 50 mg 到每 8 小时 100 mg。再次强调，除非出现并发症，否则每天减少 50%，直到恢复标准居家用药剂量[53b]。

补充激素的风险　围术期补充激素的导致的一些罕见并发症包括恶性高血压、水潴留、应激性溃疡和精神错乱。围术期短期补充糖皮质激素可能引起两种并发症，伤口愈合不良和感染概率增高。然而，这一现象是否见于各类情况的激素使用，还有待进一步的证据。目前，相关证据仅提示这些风险与短期应用糖皮质激素有关，而非长期应用糖皮质激素患者应激状

态下增加剂量的情况。在啮齿类动物的研究中，证实围术期使用糖皮质激素可明显影响伤口的愈合；然而，在灵长类动物的研究中，却发现围术期大量使用糖皮质激素不影响伤口的愈合[48]。对上述研究结果进行综合分析，提示围术期短期应用糖皮质激素替代治疗对伤口愈合有轻微的确切的不良影响，局部应用维生素 A 可能会部分缓解该不良作用。

关于围术期补充糖皮质激素是否增加感染风险仍不清楚，因为没有针对这些影响的对照试验。很多关于长期应用糖皮质激素的研究未发现长期应用糖皮质激素本身可增加严重感染的风险。数据显示，长期使用激素的患者的确存在感染的风险，但围术期补充类固醇激素是否会增加感染风险还有待证实。

老年人的肾上腺皮质功能

随着年龄增长，肾上腺皮质产生雄激素的量逐渐减少；这一变化对麻醉并没有明显的影响。血浆皮质醇水平并未随年龄增长而受影响。研究表明老年人游离皮质醇所占的比例仍处于正常水平（1%～5%）。老年人对糖皮质激素的代谢和排泄能力进行性下降。正常人 70 多岁时 17- 羟皮质类固醇的排泄量会下降一半，这显然反映了老年人的肾功能随着年龄的增长而下降。采用肌酐清除率对皮质醇代谢产物的排泄作用进行校正后，年龄因素的影响就消失了。皮质醇分泌进一步下降可能反映了肝对循环中皮质醇的代谢能力已受损。

老年人皮质醇的分泌速率下降约 30%，这可能是在肝肾清除皮质醇功能降低时维持正常皮质醇水平的一种代偿机制。老年人糖皮质激素分泌功能下降在应激状态下会得到改善，当给予 ACTH 或出现低血糖等应激时，即使是超高龄老年人（百岁以上）也会表现出完全正常的肾上腺反应。

年轻人无论糖皮质激素分泌过多还是分泌过少通常都被认为存在疾病。垂体或肾上腺原因所引起的库欣病在 30 多岁的患者中发病率最高。内源性库欣病最常见的原因是良性垂体腺瘤。但如果 60 岁以上的老年人出现库欣病，其最常见的原因是肾上腺腺癌或肺、胰腺、胸腺肿瘤分泌的异位 ACTH。

肾上腺髓质交感活性激素过多：嗜铬细胞瘤

高血压病患者中，只有不足 0.1% 的患者是由嗜铬细胞瘤或来源于嗜铬组织可分泌儿茶酚胺的肿瘤所引起的[54]。尽管如此，由于嗜铬细胞瘤患者因其他疾病接受麻醉诱导或手术治疗过程中发生医院内死亡的概率可高达 25%～50%，所以麻醉科医师应充分重视这类肿瘤[55]。随着如今麻醉管理水平的提高，此类患者的死亡率已大幅降低[55a]。这种血管肿瘤最常见于肾上腺髓质，但其中约 20% 的肿瘤发生在其他部位（称为副神经节瘤）。将近 15% 的嗜铬细胞瘤为恶性，可通过静脉或淋巴管转移至肝。有些嗜铬细胞瘤还表现出家族遗传倾向，或者是多腺体肿瘤综合征（multiglandular-neoplastic syndrome）的一部分，属于多发性内分泌腺瘤 Ⅱ a 或 Ⅱ b 型，并具有常染色体显性遗传的特点。多发性内分泌腺瘤 Ⅱ a 型包括甲状腺髓样癌、甲状旁腺腺瘤或增生及嗜铬细胞瘤。曾被称为 Ⅱ b 型的多发性内分泌腺瘤现如今被称为嗜铬细胞瘤伴皮肤色素瘢痕表现，如 von Recklinghausen 神经纤维瘤和 von Hippel-Lindau 病伴小脑成血管细胞瘤。家族遗传性的嗜铬细胞瘤通常发生在双侧。肿瘤定位可以采用 MRI 或 CT、间碘苄胍（MIBG）核素扫描、超声或静脉肾盂造影（按照敏感性和特异性降序排列）。

术前应关注提示嗜铬细胞瘤存在的症状和体征：大汗、头痛、高血压、体位性低血压、以往麻醉诱导或腹部检查时出现高血压或心律失常；还包括阵发性的大汗、头痛、心动过速和高血压发作；糖耐量异常；红细胞增多、体重减轻及精神异常。事实上，阵发性头痛、大汗和高血压三联征对于嗜铬细胞瘤的诊断可能比任何一项生化检查的特异性和敏感性都要高（表32.4）。

术前应用肾上腺素受体阻滞剂具有明确的临床价值，因为这些药物可以降低围术期高血压危象发生、减轻瘤体处理过程中的血压波动（特别是在离断肿瘤静脉血管之前），并减少心功能不全的发生。术前准备过程中应用肾上腺素受体阻滞剂可有效降低嗜铬细胞瘤切除术的死亡率（由 40%～60% 降至目前的 0～6%）[56-60]。

α 受体阻滞剂哌唑嗪或酚苄明，通过对抗高水平儿茶酚胺的缩血管作用使血容量增加，但在扩容的同时可能会引起血细胞比容下降。由于某些患者对酚苄明非常敏感，因此建议初始口服药量为 20～30 mg/70 kg，1～2次 / 天。大多数患者通常需要 60～250 mg/d。内分泌学会工作组 2014 年的指南建议对所有活动性肿瘤患者使用 α 肾上腺素受体阻滞剂[60a]。药物治疗的效果需要根据症状缓解的程度及血压平稳的程度来判断。因刺激 α 肾上腺素受体使胰岛素分泌受到抑制而发生糖耐量异常的患者，服用 α 受体阻滞剂后可能出现血糖快速下降。ECG 显示 ST-T 改变的患者术

表 32.4   嗜铬细胞瘤的化验检查特点

检查/症状	敏感性（%）	特异性（%）	概率比 阳性结果 *	概率比 阴性结果 †
香草基扁桃酸排泄	81	97	27.0	0.20
儿茶酚胺排泄	82	95	16.4	0.19
间甲肾上腺素排泄	83	95	16.6	0.18
腹部 CT	92	80	4.6	0.10
阵发性高血压、头痛、出汗和心动过速 ‡	90	95	18.0	0.10

* 阳性结果的可能性，根据敏感性/（1－特异性）计算而来。
† 阴性结果的可能性，根据（1－敏感性）/特异性计算而来。
‡ 现有研究表明同时出现阵发性典型症状是最佳的预测指标。
（Modified from Pauker SG，Kopelman RI. Interpreting hoofbeats：can Bayes help clear the haze？ N Engl J Med. 1992；327：1009-1013.）

前长期服用（1～6个月）α 受体阻滞剂后，儿茶酚胺导致的心肌炎的 ECG 表现和临床症状都可得到缓解[56-57, 59-63]。

伴有持续性心律失常或心动过速的患者应用 α 受体阻滞剂时，症状有可能会加重，因此建议此类患者使用 β 受体阻滞剂普萘洛尔[56-57, 59-63]。需强调的是，在未使用 α 受体阻滞剂抑制血管收缩作用的情况下，不能单独应用 β 受体阻滞剂，否则可增加严重高血压的风险。

术前应用酚苄明治疗的最佳时限还没有得到证实。内分泌学会工作组 2014 年的指南建议在手术前至少 7 至 14 天阻断 α 肾上腺素受体；然而，大多数中心报告术前治疗持续时间为 2 至 6 周[19]。以血压平稳和症状缓解为标准，大多数患者需要使用 10～14 天。内分泌学会工作组指南进一步建议进行高钠饮食和液体摄入，以改善儿茶酚胺引起的容量不足[63a]。因为嗜铬细胞瘤生长很慢，所以等到术前药物治疗已经使患者的术前状况得到优化后再行手术治疗一般不会带来负面影响。通常推荐应用以下标准判断术前治疗是否充分：

1. 术前 48 h 内测得的血压不应超过 165/90 mmHg。

2. 可以存在体位性低血压，但站立位血压不能低于 80/45 mmHg。

3. ECG 中可逆性的 ST-T 改变消失。

4. 5 min 内室性期前收缩（PVC）的数量少于 1 个。

术前也可以采用其他药物达到阻断 α 肾上腺素受体的作用，如哌唑嗪、钙通道阻滞剂、可乐定、右美托咪定和镁剂。多篇病例研究将这些药应用于成年患者肿瘤切除前甚至儿茶酚胺引起的血流动力学危象的治疗[64]。镁剂用于孕期嗜铬细胞瘤或副神经节瘤切除术的有效性也得到证明。镁剂治疗用于嗜铬细胞瘤所需的剂量可参考其他综述[65]。

获得理想临床预后的关键在于，充分的术前准备、平稳可控的麻醉诱导以及围术期团队成员之间良好的沟通。几乎所有的麻醉药物和麻醉方法（包括异氟烷、七氟烷、舒芬太尼、瑞芬太尼、芬太尼和区域麻醉）都曾经成功地用于嗜铬细胞瘤患者，而各类药物与术中短暂心律失常发生相关也是事实[59]。

由于应用方便，通常选择盐酸去氧肾上腺素治疗低血压，选择硝普钠或尼卡地平治疗高血压。酚妥拉明则起效慢且作用时间偏长。在麻醉深度不够的情况下，疼痛或应激刺激（如气管插管）可使嗜铬细胞瘤患者产生严重的应激反应。这种反应是由神经末梢大量再摄取的儿茶酚胺释放所致。在一般患者，这样的应激状态可使儿茶酚胺水平上升到 200～2000 pg/ml；而在嗜铬细胞瘤患者，很小的应激即可使血液中儿茶酚胺水平升高 10 倍。然而，瘤体梗死导致瘤体内活性产物释放到腹膜表面或手术操作的压迫引起活性物质释放时，血液中儿茶酚胺水平可以达到 200 000～1 000 000 pg/ml，对这种情况应预先做好准备，并尽量避免发生此类情况（如有可能，应要求暂停手术操作，并增加血管舒张药物的输注）。瘤体静脉血管离断后，如果血容量正常，则血压通常可以维持正常。不过有一些患者可能会出现低血压，个别情况下可能需要输注大剂量的儿茶酚胺。血管加压素也曾用于治疗嗜铬细胞瘤瘤体切除后儿茶酚胺耐药的血管麻痹性休克[66]。有极少数患者术中持续存在高血压。而这其中约 50% 的患者，术后持续高血压约维持 1～3 天（血浆儿茶酚胺初始水平较高，随后逐渐下降）。此后，仅有 25% 的患者血压不能恢复至正常水平。需注意的是，应要告知此类患者的家庭成员，嘱咐其在将来需行手术时，提醒他们的麻醉科医师注意这一家族性疾病的可能。

交感神经系统功能异常或低下（自主神经功能异常）

交感神经系统疾病包括 Shy-Drager 综合征、Riley-Day 综合征、Lesch-Nyhan 综合征、Gill 家族性自主神经功能异常、糖尿病自主神经功能异常和脊髓横断性自主神经功能异常。

尽管没有肾上腺髓质，机体的生理功能也可保持良好；但在生命后期出现外周交感神经系统功能障碍时，则会给患者的生存产生巨大影响。尽管如此，交感神经切除术或类似手术却仍不少见[67-73]。交感神经系统的主要功能是在体位改变时调节血压和血管内液体容量。交感神经系统功能低下所导致的所有综合征均以体位性低血压和心率变异性下降为主要表现，这种情况的出现主要与血容量不足、压力感受器功能降低（也见于颈动脉疾病[74]），CNS 功能异常（如 Wernicke 综合征或 Shy-Drager 综合征）、神经元去甲肾上腺素储备不足（如特发性体位性低血压[75]和糖尿病）或去甲肾上腺素释放不足（如创伤性脊髓损伤[76]）有关。这些患者可能有代偿性的肾上腺素受体上调，导致对拟交感神经药物反应过度。除了尿潴留、便秘、热交换功能障碍等症状外，交感神经功能低下的患者通常还会伴发肾淀粉样变。因此，术前应评估电解质水平和血容量状态。因为这些患者往往合并心脏异常，需主管医师判断是否需要使用超声心动图、中心静脉导管或肺动脉导管进行心脏功能和血管内容量状态的有创性评估。

由于这些患者的交感神经系统功能的改变，麻醉诱导过程应尽可能平稳可控，应使用可滴定给药的血管扩张剂（尼卡地平/硝普钠）、血管收缩剂（去氧肾上腺素/去甲肾上腺素）、增加心率的药物（异丙肾上腺素）或减慢心率的药物（艾司洛尔）调节交感神经张力过高或过低的状况。有报道显示，2600 例脊髓横断损伤患者围术期死亡率达 20%，提示这类患者的围术期管理难度大，需特别小心。

Kendrick 的团队通过对 300 例脊髓损伤患者的回顾性研究发现，当脊髓损伤节段在 T_7 水平以下时，不会引起自主神经反射过度综合征[77]；如果损伤部位 T_7 水平（内脏神经传出部位）以上时，60% ～ 70% 的患者会出现血管张力的严重紊乱。这种情况下皮肤刺激、本体感受刺激或内脏刺激（如膀胱充盈）等都可诱发引起血管张力紊乱或包括去甲肾上腺素能神经和运动神经张力过高在内的总体反射[75]。正常情况下感觉传入脊髓后引起的脊髓反射受到中枢的抑制。在动脉血压突然升高时，主动脉和颈动脉窦的压力感受器可感知压力的变化而兴奋迷走神经，从而引起心动过缓、室性异位节律和不同程度的传导阻滞。在急性损伤期，适度的治疗性低温可能会带来益处，但还需要更多的大规模随机试验；麻醉科医师必须提高警惕，避免高温，并在手术过程中保持常温到低温的状态[77a]。

在脊髓横断发生后的不同时期，机体会出现不同的改变。在急性期（即脊髓损伤后 3 周内），尿潴留和便秘较为常见，并可引起膈肌抬高出现呼吸困难。病变部位以上会出现感觉过敏，病变部位以下出现反射消失和软瘫。在亚急性期（3 天至 6 个月），使用去极化肌松药会出现高钾血症[78]。慢性期的特征是肌张力逐渐恢复，巴宾斯基（Babinski）征阳性，且经常出现反射过度综合征（如大体反射，见前）。

因此，除注意患者的血容量和电解质情况之外，麻醉科医师还应通过病史、体格检查和实验室检查了解患者的心肌传导情况（可以从 ECG 中反映出来）、肾功能状况（尿素氮和肌酐比值）和呼吸肌的情况（通过测定 1 秒用力呼气量与用力肺活量的比值）。如果病史和体格检查怀疑肺不张或肺炎，则应行胸部 X 线检查。体温调节、骨折的情况或褥疮以及排尿、排便情况也应予以评估。

甲状腺功能异常

甲状腺分泌的主要激素是甲状腺素（T_4），T_4 是甲状腺分泌的一种激素原，而 3,5,3- 三碘甲状腺原氨酸（T_3）是由甲状腺分泌或 T_4 在甲状腺外经酶化脱碘产生的一种作用更强的激素产物。在正常情况下，约 85% 的 T_3 在甲状腺外产生。甲状腺激素的分泌受垂体促甲状腺激素（thyroid-stimulating hormone，TSH）的调节，而 TSH 又受下丘脑促甲状腺激素释放激素（thyrotropin-releasing hormone，TRH）的调节。TSH 和 TRH 的分泌受 T_4 和 T_3 的负反馈调节。多数研究者认为所有甲状腺激素的生理作用都是由 T_3 介导的，而 T_4 只是一种激素前体物质。

由于 T_3 的生物学效应比 T_4 强，人们或许认为甲状腺功能异常应该以 T_3 水平作为诊断依据。但事实并非如此，甲状腺疾病的诊断须根据以下任一生化检查结果确诊：游离 T_4 浓度、血清总 T_4 浓度和"游离 T_4 预计值"。预计值是用总 T_4 浓度（游离 T_4 与结合 T_4）乘以甲状腺激素结合率（以前称为 T_3 树脂摄取率）（表 32.5）计算而来。许多实验室均可精确测定血清游离 T_4 浓度，游离 T_4 直接测定法可以避免因血清结合蛋白合成以及亲和力变化所带来的干扰。T_3

表 32.5 反映甲状腺结合球蛋白含量变化的甲状腺功能生化检查

	FT$_4$E	=	T$_4$	×	THBR	TSH
			正常甲状腺功能示例 *			
正常	0.19（0.12～0.25）	=	0.6（0.4～0.9）	×	31%（25%～35%）	0.2（0.2～0.8）
应用口服避孕药期间	0.19	=	1.3	×	15%	0.3
应用皮质类固醇激素期间	0.18	=	0.3	×	60%	0.3

* FT$_4$E，游离 T$_4$（甲状腺素）的预计值，一般是用总 T$_4$ 浓度（游离部分的量和与血清蛋白结合的量）乘以甲状腺激素结合率（THBR，以前称为 T$_3$ 树脂摄取率）而得来。THBR 是一项测量甲状腺结合蛋白结合量的指标。TSH 是负反馈环路中垂体释放的促甲状腺素。（甲状腺功能减退时 FT$_4$E 降低，TSH 释放增加。）

结合率测定的是血清蛋白结合位点的剩余量。这项检查十分必要，因为在妊娠、肝疾病和雌激素治疗期间血清甲状腺结合球蛋白（thyroxine-binding globulin，TBG）水平会异常升高（上述情况均可使总 T$_4$ 水平升高）（框 32.2）。所以，分析血清激素总体水平时必须首先掌握甲状腺激素结合的比例，后者可通过甲状腺激素结合试验获得。具体来讲，测定时在患者的血清中加入碘标记的 T$_3$，使之结合达到平衡状态。然后加入树脂结合剩余的有放射学活性的 T$_3$。如果患者的 TGB 结合位点减少，则和树脂结合的 T$_3$ 就会增加。正常人的 T$_3$ 树脂摄取率（甲状腺激素结合率）为 25%～35%。血清 TGB 升高时，甲状腺激素结合率降低（见表 32.5）。血清 TGB 减少时（如肾病综合征、糖皮质激素增多或慢性肝疾病），甲状腺激素结合率增高。

游离 T$_4$ 和游离 T$_3$ 的预计值常被用来衡量血清 T$_4$ 与 T$_3$ 浓度。预计值的结果是以血清总 T$_4$ 或总 T$_3$ 浓度乘以测得的甲状腺激素结合率而得来的。而血清总 T$_4$ 或总 T$_3$ 浓度不受甲状腺激素结合率改变的影响，但受甲状腺激素分泌异常的影响。

框 32.2 影响血清甲状腺结合球蛋白水平的因素

血清水平升高
■ 服用口服避孕药
■ 妊娠
■ 应用雌激素
■ 传染性肝炎
■ 慢性活动性肝炎
■ 新生儿期
■ 急性间歇性卟啉症
■ 遗传因素

血清水平降低
■ 睾酮
■ 应用糖皮质激素
■ 危重疾病
■ 肝硬化
■ 肾病综合征
■ 遗传因素

应用 TRH 后测定 TSH 水平可以对甲状腺功能亢进进行诊断。通常应用 TRH 可以增加 TSH 水平，但是血液中 T$_4$ 或 T$_3$ 水平略有升高即可消除这一反应。因此，血清 TSH 对 TRH 反应减弱或消失是甲状腺功能亢进的一项十分敏感的指标。在包括甲状腺功能亢进在内的一组疾病中，游离甲状腺激素水平升高的同时，血清 TSH 浓度也增加。

测定 TSHα 亚单位有助于对较为少见的垂体肿瘤和仅有亚单位浓度增高的患者进行诊断。有些患者血清总 T$_4$ 水平增高，但临床表现为甲状腺功能正常。某些药物，特别是胆囊染料、普萘洛尔、糖皮质激素和胺碘酮可以阻断 T$_4$ 向 T$_3$ 的转化，从而增高 T$_4$ 水平。严重的疾病也会影响这种转化，在危重症中称为"病态甲状腺"。在转化率降低的情况下，TSH 水平通常很高。甲状腺功能亢进时，心功能和应激反应异常，而心功能的恢复与 TSH 浓度恢复至正常是一致的。

甲状腺功能亢进

甲状腺功能亢进（简称"甲亢"）常常由 Graves 病多结节性甲状腺弥漫性肿大［同时伴有皮肤和（或）眼部病变］所引起，但也可见于妊娠期、甲状腺炎（伴有或不伴有颈部疼痛的症状）、甲状腺腺瘤、绒毛膜癌或者分泌 TSH 的垂体腺瘤。5% 的女性会在产后 3～6 个月出现甲状腺毒性反应，于再次妊娠时容易复发。甲亢主要表现为体重减轻、腹泻、皮肤湿热、大肌群无力、月经紊乱、骨质疏松、神经质、神经过敏、怕热、心动过速、心律失常、二尖瓣脱垂及心力衰竭。甲状腺功能异常对心血管系统的风险影响最大。腹泻严重时，应在术前纠正脱水和电解质异常。轻度贫血、血小板减少、血浆碱性磷酸酶增高、高钙血症、肌肉消耗和骨质丢失等也常见于甲亢患者。肌肉病变往往累及近端肌群，但甲亢引起的呼吸肌麻痹尚未见报道。淡漠型甲亢（最常见于 60 岁以上的人）的临床表现以心脏症状为主，包括心动过速、心律不规则、房颤（10%）、心力衰竭，偶尔出现乳头肌功能障碍。

虽然 β 肾上腺素受体阻滞剂可以控制心率，但其在心力衰竭患者中的应用受到质疑。不过由于减慢心率可能会改善心脏泵功能，因此，须行紧急手术的甲亢患者，如存在心室率快、心力衰竭，可以根据临床反应，给予短效 β 受体阻滞剂。如果应用小剂量艾司洛尔（50 μg/kg）可以减慢心率，而不加重心力衰竭的话，则可继续滴定使用达到控制心率的效果。抗甲状腺药物包括丙硫氧嘧啶和甲巯咪唑，这两种药物都会减少 T$_4$ 的合成，并可能通过降低 TSH 受体抗体水平（Graves 病的主要病理机制）来缓解病情。丙硫氧嘧啶可抑制 T$_4$ 向生理作用更强的 T$_3$ 转化。但根据文献证据，术前准备更倾向于单独使用普萘洛尔和碘剂[79]。此种方法更为快捷（只需 7～14 天，传统方法需要 2～6 周）；与传统方法相同，此法可使甲状腺腺体缩小，减少激素原 T$_4$ 向活性更强的 T$_3$ 转化；还可以改善症状，但无法纠正左心室功能异常。无论哪种方法，抗甲状腺药均应长期使用并持续用至术晨。如果在达到正常甲状腺状态之前需要紧急手术，或亚临床甲亢尚未得到充分治疗，或者甲亢在术中失控，可以静脉滴定给予艾司洛尔（50～500 μg/kg），以恢复正常心率（假设没有心力衰竭）。此外，应维持血容量和电解质稳定。但即使应用普萘洛尔或艾司洛尔也不一定能够避免"甲状腺危象"的发生。对于甲状腺功能亢进的外科患者，没有首选的特殊麻醉药。

巨大甲状腺肿合并气道阻塞患者的处理与其他困难气道的处理方法相同。对此类患者而言，术前查阅颈部 CT 扫描可提供包括气道受压情况在内的重要信息。麻醉维持一般不存在困难。术后应在具备最佳再次插管的条件下拔除气管导管，以免因气管环软化发生气管塌陷（气管环减弱，气管塌陷）。

术后可能的并发症较多，包括：神经损伤、出血及代谢障碍、"甲状腺危象"（稍后详述）；双侧喉返神经损伤和低钙抽搐最为可怕。双侧喉返神经损伤（由创伤或水肿引起）可引起难以控制的声带内收和声门裂关闭从而导致喘鸣和喉梗阻。此刻需立即施行气管插管，通常须进一步行气管切开以保证气道通畅。这种罕见的并发症在 Lahey 医院 30 000 例甲状腺手术中仅有一例发生。单侧喉返神经损伤往往由于对侧声带代偿性的过度内收而被忽视。我们通常在术前和术后要求患者发"e"或者"moon"音来检查声带功能。单侧喉返神经损伤表现为声音嘶哑，而双侧喉返神经损伤则表现为失声。如果双侧喉返神经支配内收肌的神经纤维选择性损伤，则可导致外展肌相对紧张而有发生误吸的危险；选择性的支配外展肌纤维损

伤可导致内收肌相对紧张，从而发生气道梗阻。

由于甲状旁腺与甲状腺的关系十分紧密，甲状腺手术中不慎伤及甲状旁腺可导致低钙血症。与低钙血症相关的并发症将在后续的相关章节中加以讨论。

由于术后血肿可累及气道，所以颈部和伤口的敷料应该交叉包扎（而不应垂直或水平包扎），并且在患者离开麻醉恢复室之前应检查有无出血征象。

甲状腺危象

"甲状腺危象"是甲状腺功能亢进患者由于疾病本身或者手术刺激导致病情急剧恶化而危及患者生命的病症的临床诊断。甲状腺危象以高热、心动过速和明显的意识改变为特征，因此与恶性高热、嗜铬细胞瘤或抗精神病药恶性综合征的表现十分相似，这使得他们的差异更难分辨[79a]。甲状腺危象尚无具有诊断价值的实验室检查，而继发其他系统（非甲状腺）的变化是决定预后的主要因素。治疗包括应用抗甲状腺药物阻断甲状腺激素的合成，以及应用碘剂阻断已合成激素的释放。应用利血平、α 和 β 受体阻滞剂，或 α$_2$ 受体激动剂阻断交感神经系统活性的治疗方法可能十分危险，必须由经验丰富的医师实施。对于病情危重的患者需持续严密监测。

在应用抗心律失常药胺碘酮治疗的患者中，有超过 10% 的患者发生甲状腺功能异常（甲状腺功能亢进或甲状腺功能减退）[80]。在该药的成分中，碘的重量约占 35%，200 mg 片剂释出的碘量约为每日最佳碘摄入量的 20 倍。这些碘可以导致 T$_4$ 合成减少或增加。此外，胺碘酮还可抑制 T$_4$ 向活性更强的 T$_3$ 转化。这些应用胺碘酮治疗的患者术前甚至手术过程中均应给予特殊关注，并不仅仅是因为患者合并需要胺碘酮治疗的心律失常，也是为了保障患者不会因为意料之外的甲状腺功能亢进或功能减退而发生围术期功能障碍或其他意外事件[81]。

甲状腺功能减退

甲状腺功能减退是一种常见疾病，英国的大样本人群调查中发病率为 5%，马萨诸塞州健康老年人群中发病率为 3%～6%，瑞士一家医院患者人群中发病率为 4.5%，土耳其手术麻醉前就诊患者的发病率为 8.5%[81a]。甲状腺功能减退伴发的淡漠和倦怠往往会延误疾病的诊断，所以围术期可能是发现该病的第一时间。然而甲状腺功能减退常常为亚临床表现，血清甲状腺激素浓度处于正常范围，仅血清 TSH 浓度升高。TSH 的正常值范围为 0.3～4.5 mU/L，TSH 浓度升高至 5～15 mU/L 为该病的特征性表现。这类患

者的甲状腺功能减退在围术期很少产生临床影响。但是，一项针对 59 例轻度甲状腺功能减退患者的回顾性研究表明，与对照组相比，有更多的甲状腺功能减退患者发生术后带管时间延长（甲状腺功能减退患者 59 例中有 9 例，对照组 59 例中有 4 例），电解质紊乱（甲状腺功能减退患者 59 例中有 3 例，对照组 59 例中有 1 例）和出血并发症（甲状腺功能减退患者 59 例中有 4 例，对照组 59 例中有 0 例）[82]。由于样本例数较少，这些差异并未达到统计学意义。另一项研究表明，既往有亚临床型甲状腺功能减退病史的患者后来发展成临床甲状腺功能减退的比例很高[83-84]。

临床甲状腺功能减退可导致心智迟钝、动作迟缓、皮肤干燥、关节疼痛、腕管综合征、眶周水肿、畏寒、对低氧血症和高碳酸血症的通气反应受抑制、无论有无低钠血症对自由水的清除率均降低、胃排空延迟、睡眠呼吸暂停[85]和心动过缓。在极端情况下，会出现心脏肥大、心力衰竭、心包积液和胸腔积液，通常表现为端坐呼吸、呼吸困难或全身疲劳。甲状腺功能减退常与淀粉样变有关，淀粉样变可导致舌体肥大、心脏传导异常和肾疾病。甲状腺功能减退可能轻微减少麻醉药物用量。即使未发生淀粉样变性的甲状腺功能减退患者也可能存在舌体肥大，妨碍气管插管。

TSH 升高是甲状腺功能减退的最敏感指标。理想的术前处理结果是甲状腺功能状态恢复正常：通常在术晨应用正常剂量的左旋甲状腺素，尽管此类药物的半衰期（1.4 ～ 10 天）较长。一些药物如考来烯胺（cholestyramine）、氢氧化铝、铁剂、高糖饮食、硫糖铝或考来替泊（colestipol）等可使左旋甲状腺素的胃肠道吸收减少。黏液性水肿昏迷的患者需行急诊手术时，可经静脉给予碘塞罗宁（liothyronine，T_3 激素）（须警惕发生心肌缺血），同时采取支持疗法以恢复正常的血管内液体容量、体温、心功能、呼吸功能和电解质平衡[85a]。

甲状腺功能减退的患者，呼吸系统不能发挥正常的调节功能。但是，随着甲状腺激素替代治疗的进行，对低氧血症和高碳酸血症的反应及自由水清除能力可恢复正常。据报道，甲状腺功能减退患者的药物代谢减慢，麻醉苏醒时间延长。但是，很少见到关于此类患者镇静药或麻醉药药代学和药效学研究的正式报道，至今尚无此方面的临床研究。如果术前甲状腺功能恢复正常，即可消除这些顾虑。艾迪生病（激素相对缺乏）在甲状腺功能减退患者中更为常见，由于二者通常均由自身免疫反应引起，所以有些内分泌学专家围术期常规应用应激剂量的激素治疗非医源性甲状腺功能减退。如果围术期出现低血压则应考虑可能

存在激素缺乏。甲状腺功能减退的患者体温调节功能不完善，所以应监测并维持体温，尤其是需要急诊手术的患者。由于甲状腺功能减退患者发生重症肌无力的可能性增加，建议采用外周神经刺激仪指导肌松药的使用。

甲状腺结节和甲状腺癌

90% 以上的甲状腺结节为良性，但对于单发的甲状腺结节，鉴别其是否为恶性会有一定的困难，但却极其重要。男性患者和有头颈部放疗史的患者，结节为恶性的可能性增加。一般情况下，针刺活检和扫描足以明确诊断，偶尔需要切除行病理检查。甲状腺癌中 70% 以上为乳头状癌。单纯切除转移的淋巴结与根治性颈部清扫术的生存率相似。滤泡状癌约占甲状腺癌的 15%，侵袭性强且预后较差。

髓样癌是甲状腺癌中侵袭性最强的，与甲状旁腺瘤一样，可伴发家族性嗜铬细胞瘤。因此，对于甲状腺部位有手术瘢痕的患者，应该询问病史以除外隐匿性嗜铬细胞瘤的可能。

钙代谢异常

调节血清钙、磷、镁浓度的三种物质——甲状旁腺激素（parathyroid hormone，PTH）、降钙素和维生素 D，通过作用于骨骼、肾、肠道和各自的受体发挥作用。血钙增高的患者中 90% 以上源于恶性肿瘤或甲状旁腺功能亢进[86]。PTH 可以促进骨骼对钙的再吸收，抑制肾对钙的排泄以及增加活性维生素 D 的转化，以上三种情况均可导致高钙血症。降钙素被认为是 PTH 的拮抗剂。维生素 D 则通过其代谢产物促进钙、磷酸盐和镁经肠道吸收，并可增强 PTH 的骨质再吸收作用。PTH 的分泌受到甲状旁腺细胞表面的钙离子敏感受体调节。钙离子增加可刺激该受体，使 PTH 分泌减少。对这些作用的认识，为甲状旁腺功能亢进的治疗提供了新的思路，比如使用药物上调这种受体的敏感性，使 PTH 水平降低[87]。

甲状旁腺功能亢进与高钙血症

原发性甲状旁腺功能亢进的发病率约为 0.1%，多数患者于 30 ～ 50 岁发病，女性的发病率较男性高 2 ～ 3 倍。原发性甲状旁腺功能亢进往往由单个腺体增大所致，通常为腺瘤，极少数情况下为恶性肿瘤，几乎都会出现高钙血症。

钙是人体主要的矿物质成分，它是骨骼的重要结构成分，在神经传导、细胞内信号转导、凝血机制

和神经肌肉传导过程中发挥关键作用。人体内平均含钙 1000 g，其中 99% 储存于骨骼中。大多数实验室检测的正常血清钙总浓度为 8.6 ～ 10.4 mg/dl。其中 50% ～ 60% 与血浆蛋白结合，或者与磷酸盐或柠檬酸盐形成复合物。血钙水平取决于白蛋白水平，白蛋白每减少 1 g/dl，血钙降低 0.8 mg/dl。钙与白蛋白的结合是 pH 依赖性的，pH 偏酸时结合力降低，pH 偏碱时结合力增强。值得注意的是，白蛋白水平降低引起的是血清钙浓度的降低，并非离子钙浓度。虽然离子钙是具有临床意义的参数，但是由于测量电极的费用较贵以及维持电极稳定的技术困难，限制了测量方法的应用。尽管如此，离子钙浓度一般可在 PTH 和维生素 D_3 的共同作用下稳定在 0.1 mg/dl 的水平。

甲状旁腺功能亢进的许多突出症状都是由其伴发的高钙血症所引起。无论何种原因，高钙血症均可导致以下一系列症状（主要累及肾、骨骼、神经肌肉和胃肠道系统），如食欲减退、呕吐、便秘、多尿、烦渴、嗜睡、意识混乱、肾结石形成、胰腺炎、骨痛和精神障碍。细胞内游离钙可启动或调节肌肉收缩、神经递质释放、激素分泌、酶的活化和能量代谢。

甲状旁腺功能亢进患者中 60% ～ 70% 可发生肾结石。持续高钙血症可导致肾小管和肾小球病变，包括近端（Ⅱ型）肾小管性酸中毒，常以多尿、烦渴为主诉。

甲状旁腺功能亢进相关的骨病包括囊性纤维性骨炎和单纯弥漫性骨质减少和骨质疏松。甲状旁腺功能亢进患者的骨更新率较正常对照者高 5 倍。患者可能有频繁骨折病史或骨痛，骨痛尤常见于胫骨前缘。

由于细胞内游离钙可启动或调节肌肉收缩、神经递质释放、激素分泌、酶的活化和能量代谢，甲状旁腺功能亢进患者往往表现为这些相关器官的功能障碍。患者可能出现严重的肌无力，尤其是近端肌群，同时出现肌肉萎缩。可能发生抑郁、精神运动性延迟和记忆力受损。嗜睡和意识混乱为常见主诉。

此类患者消化性溃疡的发生率高于其他人。胃泌素和胃酸生成增多。也可能出现食欲减退、呕吐和便秘。

大约 1/3 的高钙血症患者合并高血压，但是此类高血压往往在成功治疗原发病后即可得到缓解。与普通高血压患者相比，此类高血压和微创手术均不会明显增加患者的围术期风险[88-89]。无症状型甲状旁腺功能亢进的八旬老人接受手术治疗死亡风险极低，其并发症的发生率也与年轻人无异，因此鼓励将甲状旁腺切除作为预防性的治疗手段[90]。长期高钙血症可导致心肌、血管、脑和肾脏钙化。脑部钙化可引发癫痫，肾脏钙化则可导致抗利尿激素治疗无效的多尿[90]。

甲状旁腺功能亢进最有效的诊断实验是应用放射免疫学方法测定 PTH 水平。事实上，由于治疗方法的两大改变，需麻醉下完成原发性甲状旁腺功能亢进治疗的情况已明显减少。其一，在老年患者强调应用调节甲状旁腺细胞受体钙敏感性的药物，即钙敏感受体促进剂，可以降低血清钙离子水平；其二，借助影像学检查选择微创方法，如同甲状腺切除术一样可用局部麻醉或颈丛麻醉[91-92]。大多数外科医师采用术中监测 PTH 的微创手术方法判断引发疾病的腺瘤是否彻底切除。在这种情况下，麻醉前应测定 PTH 的基础水平，因即使是监护麻醉也可能导致 PTH 水平升高[93]。甲状旁腺功能亢进患者激素水平的异常程度，决定了血钙浓度异常的水平。血清无机磷浓度通常较低，但仍可处于正常范围。如大量骨骼受累，则碱性磷酸酶水平升高。

糖皮质激素可用于许多其他疾病引起的高钙血症，使血钙浓度降低，但在原发性甲状旁腺功能亢进患者中往往无效。结节病、多发性骨髓瘤、维生素 D 中毒和某些恶性疾病均可导致高钙血症，应用糖皮质激素可通过调节胃肠道对钙的吸收而降低血清钙浓度。但在原发性甲状旁腺功能亢进患者中，其降低血钙的效果减弱。

慢性肾病引起的继发性甲状旁腺功能亢进患者也会发生高钙血症。当肾单位数量减少导致磷酸盐分泌减少时，钙、磷在骨骼沉积，导致血清钙浓度下降。继而 PTH 分泌增多，导致每个肾单位排泄磷酸盐的比例增加。最终，慢性肾衰竭引起慢性间歇性低钙血症进而导致长期的血清 PTH 水平升高和甲状旁腺腺体增生——这是继发性甲状旁腺功能亢进的原因之一。

有症状的原发性甲状旁腺功能亢进患者，如果年龄小于 50 岁或血清钙离子浓度较正常值上限高出 1 mg/dl 或以上，肾小球滤过率（GFR）降低 30% 或以上，或存在严重骨质丢失，通常须行手术治疗。如果患者拒绝手术或者因为其他合并症而不适合手术时，可以使用新药拟钙剂西那卡塞（cinacalcet）进行治疗。这种治疗可能带来的问题是，由于反馈调节 PTH 分泌的血钙浓度调节阈值升高，当药物使得血清钙浓度降低时，功能亢进的甲状旁腺腺体会分泌更多的激素。Blanchard 及其团队证实，"无症状型"的原发性甲状旁腺功能亢进患者治疗后临床症状的改善可持续 1 年以上，其中年轻患者以及术前血清钙水平较高的患者治疗效果最佳[94]。

中度高钙血症而肾功能和心血管功能正常的患者术前不存在特殊问题。术前及术中 ECG 可监测 PR 间期或者 QT 间期缩短（图 32.3）。由于严重高钙血症可

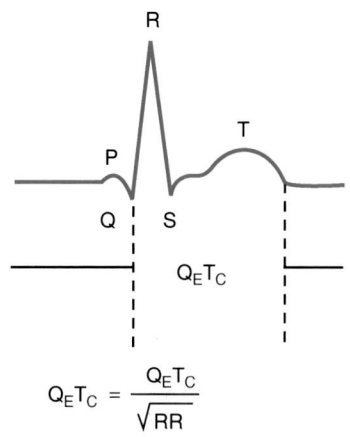

$$Q_E T_C = \frac{Q_E T_C}{\sqrt{RR}}$$

图 32.3 QTc 间期的测量（$Q_E T_C$ 指从 Q 波的起点开始，包括整个 QT 间期，到 T 波结束，并以心率校正）。RR 为以秒表示的 RR 间期（From Hensel P，Roizen MF. Patients with disorders of parathyroid function. Anesthesiol Clin North Am. 1987；5：287-291.）

导致低血容量，麻醉与手术开始前应对血容量和电解质平衡状态进行评估并纠正。

术前高钙血症的治疗应该包括对潜在病因的治疗（即使在紧急状况下），这也正是恶性肿瘤引起的高钙血症患者手术前通常接受的治疗。对恶性肿瘤和非恶性肿瘤引起的高钙血症来说，术前的治疗主要为充分补液，并在发生容量超负荷时使用利尿剂。围术期液体输注速度常控制在 250 ～ 500 ml/h 以维持尿量不少于 200 ml/h[94a]。由于这些患者常伴有心功能下降，因此输液过程中需严密监测以防容量超负荷。一旦发生容量超负荷，可使用呋塞米利尿治疗，不过，目前仍只是理论，还缺少证据证明这样处理的益处[94a]。上述治疗方法的其他并发症包括低镁血症和低钾血症。

紧急情况下，采取快速扩容常可将血钙降至安全范围（< 14 mg/dl）；由于磷酸盐可减少骨骼对钙的摄取，增加钙的排泄，促进骨质分解，因此低磷血症时应使用磷酸盐加以纠正。补液同时补充磷酸盐为主的电解质可以在大多数高钙血症患者中取得满意的效果。其他减少骨质重吸收的治疗方法有二磷酸盐类药物帕米磷酸钠（bisphosphonates pamidronate sodium，90 mg 静脉注射）、唑来膦酸（zoledronate，4 mg 静脉注射）。也有病例报道，采用低钙透析的方法成功纠正严重高钙血症（> 20 mg/dl）[94b]。

降钙素通过直接抑制骨吸收降低血钙浓度，静脉注射后数分钟即可达到降低血钙的目的，不良反应包括荨麻疹和恶心。由于其起效非常快，因此可在等待补液和二磷酸盐治疗起效期间应用以降低血钙。

了解高钙血症是否长期存在非常重要，因为长期高钙血症可能导致严重的心脏、肾或中枢神经系统功能障碍。

低钙血症

临床上，低钙血症（由低蛋白血症、甲状旁腺功能减退、低镁血症、维生素 D 缺乏、治疗甲状旁腺功能亢进后出现的骨饥饿综合征、抗惊厥治疗、柠檬酸注射或慢性肾疾病所致）通常并不伴有心血管系统病变。低钙血症的最常见病因是低蛋白血症。真性低钙血症（即游离钙浓度降低）时患者的心肌收缩力会受到影响，并且心肌收缩力的变化与血液中离子钙浓度直接相关。低钙血症的临床表现为动作笨拙、惊厥、喉鸣、抑郁、肌强直、感觉异常、帕金森综合征、手足搐搦、Chvostek 征阳性、皮肤干燥多鳞、指甲易碎、头发干枯、血钙浓度降低、QT 间期延长、软组织钙化和 Trousseau 征阳性。

低钙血症可延缓心室复极时间，从而使 QT 间期延长（正常为 0.35 ～ 0.44 s）。由于电收缩时间延长，心室无法对下一个来自窦房结的电冲动产生反应，可导致二度心脏传导阻滞。就患者个体而非患者群整体而言，QT 间期延长是低钙血症较为可靠的 ECG 征象[95]。因此，监测心率校正后的 QT 间期有益于这些患者的病情诊断，但这一方法并不是对所有患者都管用（图 32.3）。低钙血症也可并发充血性心力衰竭，但较为罕见。由于心脏病患者的充血性心力衰竭程度可随着钙离子和镁离子浓度恢复正常而减轻，因此对于术前运动耐量减低或存在心血管功能不全的患者应使其血钙和血镁浓度恢复正常。如果必要，仅需 15 min 的静脉注射即可使其浓度恢复正常。血液中钙离子浓度突然降低（见于螯合剂治疗）可导致严重低血压。

低钙血症患者可能发生癫痫发作，表现为局灶性发作、癫痫小发作或癫痫大发作，很难与非低钙血症引起的癫痫发作鉴别。患者也可能出现脑型手足搐搦的癫痫发作，表现为全身抽搐，继而出现强直性阵挛。应用普通抗惊厥药治疗无效，甚至可能加重癫痫发作（通过抗维生素 D 效应），应及时进行补钙治疗。慢性甲状旁腺功能减退的患者鞍区以上部分可能发生钙化，钙沉积于基底神经节的小血管内和血管周围，可能产生多种锥体外系综合征。

获得性甲状旁腺功能减退的最常见原因是甲状腺或甲状旁腺手术。其他病因包括自身免疫性疾病、I-131 治疗、含铁血黄素沉着症或血色病、肿瘤和肉芽肿性疾病等。特发性甲状旁腺功能减退分为三类：一是独立的、持续的新生型甲状旁腺；二是鳃状胚胎发生障碍；三是与多发性内分泌功能障碍有关的自身免疫性念珠菌病。

假性甲状旁腺功能减退症和假-假甲状旁腺功能减退症是罕见的遗传性疾病，其特征表现为身材矮小、肥胖、满月脸和手掌短小。假性甲状旁腺功能减退症患者虽然血清 PTH 浓度较高，但由于 G 蛋白功能异常，效应器官对 PTH 的反应较差，仍会发生低钙血症和高磷血症。

甲状旁腺功能减退无需手术治疗，因此在手术室见到的甲状旁腺功能减退患者所接受的手术多与该病无关。术前和术后应检测此类患者血液中的钙、磷、镁浓度。对于有症状的低钙血症患者，可于术前静脉给予葡萄糖酸钙治疗。初始剂量为 10% 葡萄糖酸钙 10～20 ml，输注速度 5 ml/min。该药升高血钙浓度的持续时间较短，将 10% 葡萄糖酸钙加入 500 ml 液体，继续以 10 ml/min 的速度持续输注 6 h 将有助于维持血钙水平。紧急情况下，对于严重低钙血症患者可先给予 10% 氯化钙 10 ml（输注时间不短于 10 分钟），随后继续静脉输注 10% 葡糖糖酸钙。镁和磷酸盐也需要维持在正常范围，以保持心血管和神经系统功能正常。

治疗目的是在手术和麻醉之前控制临床症状。对于慢性甲状旁腺功能减退的患者，治疗目标是将血钙浓度控制在正常值范围的下半区之内。术前进行 ECG 检查有助于维持正常的 QT 间期，如果无法对血钙浓度进行快速的实验室检查，可将术前 QT 间期的数值作为血钙浓度的参考指标。血钙浓度变化可改变肌松作用时间，因此有必要使用肌松监测仪对肌松作用进行监测，并滴定给药。

由于甲状旁腺的位置与甲状腺过于紧密，二者中任何一个器官的手术均可能不慎导致低钙血症。这种情况对于严重骨炎的患者尤为重要，因其骨骼与血钙浓度的关系十分密切。甲状旁腺切除术后体内镁离子和（或）钙离子会重新分布（进入"饥饿的骨骼"），从而导致低镁血症和（或）低钙血症。由于碱中毒时发生手足搐搦的可能性增加，因此通常避免施行过度通气。急性低钙血症最主要的临床表现为末梢感觉异常和肌痉挛（手足搐搦）。严重低钙血症潜在致命的并发症为喉痉挛和低钙性惊厥。镁缺乏的临床后遗症包括心律失常（主要为室性快速性心律失常）、低钙抽搐、与低钙血症无关的神经肌肉兴奋性增高（肌震颤、肌颤搐、扑翼样震颤及惊厥发作）。

术后除了监测血清总钙浓度或游离钙浓度外，还可检查 Chvostek 征和 Trousseau 征。Chvostek 征是指轻叩单侧下颌角部位的面神经引发面肌挛缩，非低钙血症的患者中 Chvostek 征阳性的比例最高可达 15%，因此术前应完善检查排除这种情况，确保 Chvostek 征阳性具有临床意义。Trousseau 征是通过将血压袖带加压至略高于收缩压水平持续数分钟而引出腕部痉挛，表现为手指收缩、不能张开手掌。腕部痉挛是由于低钙血症使肌肉易激性增高，这种情况又被袖带加压所致的缺血而加重。

骨质疏松

65 岁以上的女性中，50% 经历过骨质疏松引起的骨折（由于男性寿命逐渐延长，骨质疏松也已成为他们需要面临的问题。近来研究表明 65 岁以上男性年龄每增长 10 岁，髋关节骨折的发生率增加 15%[95]）。患有 COPD 的男性患者（即使未使用激素治疗）发生椎体骨折的风险很高。另外，不论男女，每一个椎体骨折均可导致肺活量下降 10%。双能 X 线骨密度仪（dual-energy x-ray absorptiometry，DEXA）或定量超声的常规应用对这种情况的诊断和治疗提供了很大帮助。"T"和"Z"评分是将绝经后的白人女性与 21 岁女性的变化对比进行评估，因此解读这些结果时必须了解这点。已知的危险因素包括年龄、终身雌激素相对缺乏（月经初潮较晚、闭经、绝经较早、未生育）、饮食缺钙、吸烟、有氧运动过度同时负重运动过少、单纯负重运动过少、摄入软饮料过多以及祖先为亚洲人或白人。骨质疏松的治疗［应用双膦酸盐、促骨矿物质沉积药物、负重运动、钙剂、维生素 D、雌激素、对男性有益的新的雌激素雷洛昔芬（易维特 Evista）］对麻醉管理没有十分重要的影响[96-98]，但这类患者在搬运上下手术床的过程中曾发生过骨折，因此应尽可能让患者自己摆放体位和上下手术床。此外，也可以使用重组 PTH 和降钙素，但缺少有关围术期药物相互作用的报道。

垂体功能异常

垂体前叶分泌亢进

垂体前叶（主要的内分泌腺体）包含五种不同类型的分泌细胞（及其分泌的激素）：生长激素细胞（GH）、促肾上腺皮质激素细胞（ACTH）、催乳素细胞（催乳素）、促性腺激素细胞［黄体生成素（LH）和卵泡刺激素（FSH）］和促甲状腺素细胞（TSH）。这些激素的分泌主要受下丘脑调节激素及垂体靶器官所产生信号进行负反馈调节。目前已经发现了六种下丘脑激素：抑制催乳素的激素-多巴胺，生长激素抑制激素（somatostatin），生长激素释放激素（GH-releasing hormone，GHRH），促肾上腺皮质激素释放激素（corticotropin-releasing hormone，CRH），促性腺激素释放激素（GnRH 或 LHRH）和甲状腺释放激素

（TRH）。大多数垂体肿瘤（＞60%）为高分泌特性，并根据其大量分泌的特定垂体前叶激素加以分类。

最常见的垂体分泌亢进疾病是催乳素分泌过多（表现为闭经、溢乳和不育）、ACTH（库欣综合征）或 GH 分泌过多（肢端肥大症）。麻醉科医师在了解与疾病有关的病理生理学变化之外，还需了解患者近期是否接受过气脑造影（几乎已经废弃，但偶尔仍被使用）。如果有，则不应使用氧化亚氮，以降低因气体积聚导致颅内高压的危险。目前 CT 或 MRI 检查在很大程度上取代了脑造影术。

超过 99% 的肢端肥大症都由垂体腺瘤（或应用重组生长激素）引起。因此，肢端肥大症的主要治疗方法是经蝶窦垂体腺瘤切除术（或停药）和对腕管综合征以及其他症状的对症治疗。如果肿瘤不能完全切除，一般可以行体外垂体放疗。如果肿瘤向蝶鞍上部延伸生长，可采取传统的经额叶垂体切除术。多巴胺受体激动剂溴隐亭可降低生长激素水平，但需要进行长期的随访，较为不便。奥曲肽是一种长效生长抑素的类似物，每月使用一次，可以使 50% 的患者得到有效缓解。其他治疗方法如生长激素受体拮抗药或生长激素释放抑制激素类似物也已经在术前试用过。2011 年对原有的建议进行修改后颁布了新的指南[99]。新的指南中有证据表明术前药物治疗可改善术后预后。

对于肢端肥大症的患者，术前应估计到插管困难的可能。侧位颈部 X 线或颈部 CT 检查、直接或间接的检查可以发现患者声门下狭窄或舌体肥大以及下颌骨、会厌或声带增大。如果需要放置动脉测压装置，则选择肱动脉或股动脉优于选择桡动脉[100]。

垂体前叶功能减退

垂体前叶功能减退可导致下列一种或多种激素缺乏：GH、TSH、ACTH、催乳素或促性腺激素释放激素。催乳素或促性腺激素释放激素缺乏的患者无需特殊的术前准备，但 GH 缺乏可导致心肌萎缩，术前必须对心脏功能进行评估。单纯 GH 缺乏患者的麻醉问题未见文献报道。急性激素缺乏是另一问题。

急性垂体功能低下通常由垂体肿瘤出血所致。在手术切除的腺瘤标本中，有多达 25% 显示有出血迹象。这些患者往往表现为急性头痛、视力丧失、恶心呕吐、眼肌麻痹、意识紊乱、发热、眩晕或轻度偏瘫。对于此类患者，应尽快行经蝶窦入路手术解除压迫，同时须考虑包括糖皮质激素在内的替代治疗以及颅内高压的治疗。

产科麻醉科医师常常需要关注垂体功能衰竭的问题；席汉综合征是分娩过程中和分娩后大出血引起的低血压导致垂体缺血后的系列临床表现。以下症状高度提示席汉综合征的可能，如产后无泌乳、渐进性疲倦、畏寒，特别是对容量治疗和升压药无反应的低血压。治疗方法为积极进行激素疗法[100a]。

垂体后叶激素分泌过多与缺乏

血清渗透压增高或者低血压时，血管加压素或抗利尿激素（ADH）分泌增多。血管加压素不受血清渗透压调控而异常分泌时可导致低钠血症和液体潴留。这种异常分泌可能源于多种中枢神经系统病变、某些药物的应用（例如烟碱、麻醉性镇痛药、曲马多、氨磺丙脲、安妥明、长春新碱、长春花碱及环丙酰胺）、肺部感染、甲状腺功能减退、肾上腺功能不全或肿瘤的异位激素分泌。血管加压素异常分泌患者的术前准备包括治疗原发病及限制水的摄入量。有时术前需要使用抑制肾对 ADH 反应的药物（例如锂或去甲金霉素）以恢复正常血容量和电解质平衡。

抗利尿激素分泌失调综合征（syndrome of inappropriate secretion of antidiuretic hormone，SIADH）的大部分临床特征均与低钠血症及其引发的脑水肿有关，包括体重增加、疲倦、嗜睡、意识混乱、感觉迟钝、反射异常，最终可导致惊厥和昏迷。

研究者发现高达 20% 的长跑运动员患有血管加压素增多型 SIADH。因为这些人经常因外伤接受外科治疗，所以应常规对这些患者进行 SIADH 症状检查和实验室评估。

对于存在低钠血症、尿渗透压高于血浆渗透压的患者应该警惕 SIADH 的可能。下列实验室检查可以进一步支持诊断：

1. 尿钠＞20 mEq/L
2. 血清 BUN、肌酐、尿酸和白蛋白浓度降低
3. 血清钠＜130 mEq/L
4. 血浆渗透压＜270 mOsm/L
5. 尿渗透压高于血浆渗透压

观察患者对液体负荷的反应也是评价低钠血症患者的一种有效方法。SIADH 患者即使在给予液体负荷后也无法排出稀释尿。测定血液中 ADH 浓度可以明确诊断。过于积极地纠正慢性低钠血症可引起致残性的神经脱髓鞘[101-102]。因此血清钠浓度升高的速度不能超过 1 mEq/（L·h）[101-102]。

轻度至中度水中毒症状的患者可以采取限制液体入量至 500～1000 ml/d 的方法进行治疗。严重水中毒伴中枢神经系统症状的患者可能需要更积极的治疗，可静脉输注高渗盐水直至症状缓解，之后继续限制液体入量。

需要针对不同病因进行治疗。如果 SIADH 是由药物诱发的，则必须停止用药。炎症则采取适当的方法治疗，而肿瘤则根据适应证的不同，采用手术切除、放疗或化疗的方法进行治疗。

目前尚无任何一种药物可以抑制神经垂体或肿瘤释放 ADH。苯妥英钠及麻醉性镇痛药的拮抗药如纳洛酮、布托啡诺对于生理性的 ADH 释放具有一定的抑制作用，但对于 SIADH 患者无临床效果。能够在肾小管部位阻断 ADH 效应的药物包括锂（目前已经极少使用，因其毒性作用经常超过其有利的一面）和去甲金霉素（demethylchlortetracycline，剂量为 900 ~ 1200 mg/d）。去甲金霉素可影响肾小管的尿液浓缩能力，从而导致排泄等渗尿或低渗尿，减轻低钠血症。门诊 SIADH 手术患者难以限制液体量时，可以用去甲金霉素。

合并 SIADH 的患者进入手术室接受手术时，应通过动脉压力波形分析、中心静脉压、肺动脉压、经胸和（或）经食管超声心动图等方法监测容量状态并指导液体治疗。虽然普遍认为术后 SIADH 常见于老年患者，但是研究表明患者年龄和使用的麻醉剂类型对于术后 SIADH 的发生没有任何影响。这种综合征在神经外科 ICU 患者中并不少见，一般只要排除其他诊断即可做出结论。SIADH 患者的治疗通常仅需限制液体量，需要高张盐水治疗的情况十分罕见。

ADH 缺乏导致的尿崩症可由垂体疾病、颅内肿瘤、浸润性疾病（如结节病）、头部创伤（包括神经外科手术后的创伤）或者肾对 ADH 缺乏反应等引起。肾对 ADH 缺乏反应的原因有多种，例如低钾血症、高钙血症、镰状细胞贫血、尿路梗阻以及肾功能不全。尿崩症患者接受手术或操作前应通过静脉补充每日液体需要量、补充丢失的尿量以及经鼻滴入醋酸去氨加压素（desmopressin acetate DDAVP）来维持足够的血管内容量。

尿崩症患者的围术期管理由 ADH 缺乏的程度决定。对于 ADH 完全缺乏的严重尿崩症患者，只要术前了解这一病情并且避免药物的不良反应，围术期管理通常不存在大问题。手术开始前经鼻给予常规剂量的 DDAVP（醋酸去氨加压素）或者经静脉单次注射 100 mU 的血管加压素，随后以 100 ~ 200 mU/h 的速度持续输注[1]。剂量通常调节至每日尿量超过多尿的界限，以免发生医源性 SIADH 综合征。所有术中静脉输入的液体都应该是等渗的，以降低脱水和高钠血症的风险。术中和术后短时间内应多次测量血浆渗透压。如果血浆渗透压超过 300 mOsm/L，可使用低渗液体进行治疗，术中血管加压素的输注速度可以增加

到 200 mU/h 以上。

对于 ADH 部分缺乏的患者则没有必要在围术期使用血管加压素，除非血浆渗透压超过 300 mOsm/L。围术期非渗透压刺激（例如容量缺失）和手术应激通常导致大量的 ADH 释放。因此，这些患者在围术期只需经常监测血浆渗透压即可。

由于血管加压素存在不良反应，其剂量应限制在控制尿崩症所必需的剂量范围内。血管加压素可诱发子宫收缩和冠状动脉收缩，因此对孕妇或冠状动脉疾病患者要特别遵守这一剂量限制。

心血管系统疾病

高血压

高血压病的高发病率（美国 20 岁以上人群高血压发病率为 33.5%），围术期管理的高风险以及不必要的延期手术带来的高花费都使得对高血压患者围术期治疗进行分析显得尤为重要。多年来已有很多研究将高血压病作为心脏并发症发生率的危险因素进行了评估。而近来，因高血压病控制不良而推迟手术的做法受到质疑。Weksler 及其团队对 989 例长期接受降压治疗的的高血压患者进行了研究，入组的患者均行非心脏手术，舒张压在 110 ~ 130 mmHg 之间，无心肌梗死病史，无不稳定或严重的心绞痛、肾衰竭、妊娠高血压或左心室肥大，未接受过冠状动脉血管重建术，无主动脉狭窄、术前心律失常、心脏传导缺陷或脑卒中[103]。对照组患者延期手术，继续住院进行血压调控，而研究组患者经鼻给予 10 mg 硝苯地平。两组患者术后并发症没有明显的统计学差异，表明没有明显心血管疾病合并症的患者即使手术当天的血压偏高也可以进行手术。

已有几项研究对心血管疾病与术前高血压的关系进行了评估。在一项对接受冠状动脉旁路移植术（CABG）患者的多中心研究中，与血压正常者相比，单纯收缩期高血压患者围术期心血管并发症的发生率增加了 30%[104]。Khetherpal 及其团队通过整合麻醉信息系统和美国外科学会国家手术质量提高项目（American College of Surgeons National Surgical Quality Improving Project，NSQIP）的数据后发现高血压是不良事件的独立预测因素[105]。Wax 及其团队同样利用麻醉信息系统发现肌钙蛋白升高、死亡以及术后不良预后的独立预测因素包括基础收缩压升高、术中舒张压低于 85 mmHg、术中心率增快、输血、麻醉方法以

及标准危险因素的控制[106]。推迟手术并未能使血压正常。

尽管术前的收缩压和舒张压均是预测术后并发症发生率的重要因素，但是尚无数据证明术前治疗高血压可降低围术期风险。在权威性的研究证实这一点之前，我们建议应根据临床证据来指导高血压患者的术前治疗。治疗应当基于以下三点基本原则：①应对患者进行宣教使之了解高血压终身治疗的重要性，即使患者只有单纯的收缩期高血压；②与经过治疗的高血压患者相比，未经治疗的高血压患者围术期更易发生血流动力学波动（Prys-Roberts 与同事证实[107]，Goldman 和 Caldera[108] 以及 Mangano 及其团队[109]进一步确认）；③血流动力学波动与并发症的发生有一定的关联。Kheterpal 及其团队证实出现过平均动脉压低于 50 mmHg 或降低 40% 以及心率快于 100 次 / 分的患者发生心脏事件的风险明显增大[105]。Pasternack 及Weksler[103, 110] 的研究提示，当务之急是尽快纠正血压或预防心率加快。Sessler 及其团队（2018 年）在POISE- Ⅱ 试验中对 9765 名患者围术期低血压与术后30 天内心肌梗死和死亡的关系进行了研究[110aa]。每10 分钟增加术中低血压的估计评估相对效应为 1.08（98.3% 的置信区间 1.03，1.12；$P < 0.001$）。术后 4天住院期间内发生低血压的患者平均相对效应比值比为 2.83（98.3% 置信区间 1.26，6.35，$P = 0.002$）。一项研究术中使用去甲肾上腺素控制动脉血压的多中心随机对照临床试验（INPRESS），对术后并发症较高风险的成年患者（$n = 298$）进行不同水平的血压调控。一组患者采取个体化调控血压方案，在术中及术后 4 小时内将收缩压控制在患者基础血压（安静状态的血压）的 10% 范围内；另一组采取常规血压调控方案，维持收缩压不低于 80 mmHg 或不低于基础血压的40%[110a]。结果表明，与常规血压调控方案相比，个体化血压调控方案可显著降低术后脏器功能障碍的风险。上述资料提示，在高血压患者管理中，最重要的是维持正常的血压。

INPRESS 研究表明围术期的数据在用于确定患者，尤其是手术后的患者，能耐受的个体化动脉血压调控的范围时有重要意义。然而，有脑血管意外风险的患者仍需要尽可能避免出现低血压。POISE 研究表明，短时间内应用 β 受体阻滞剂可以导致低血压发生率增加，进而导致脑卒中的发生和死亡率增加[111]。

抗高血压药物的术前应用

除对 ACEI 和血管紧张素 Ⅱ 受体拮抗剂的术前应用仍有争议之外，其他所有抗高血压药物均应继续应

用至术前。Coriat 的团队发现术前使用 ACEI 的患者几乎 100% 发生诱导期低血压，而术晨停用 ACEI 的患者低血压的发生率约为 20%[112]。Bertrand 的团队进行了一项前瞻性的随机研究，结果表明高血压患者长期使用血管紧张素 Ⅱ 受体拮抗剂治疗且术晨仍然用药时，全麻诱导后发生严重低血压并需要使用血管收缩药物进行纠正的概率明显高于术前一日停药的患者[113]。Kheterpal 的团队对 12 381 例非心脏手术患者进行了配对分析[114]，结果发现：与只应用利尿剂治疗的患者相比，长期应用 ACEI 或血管紧张素受体抑制剂，并且同时进行利尿剂治疗的患者发生平均动脉压低于 70 mmHg、收缩压降低 40% 以及收缩压降低 50% 的时间更长，需要推注血管升压药的次数也更多。对于持续应用这种药物的患者而言，出现难治性低血压后应选择血管加压素进行治疗。克利夫兰医学中心的研究者对 2005—2009 年期间接受非心脏手术的 79 228 例患者［9905 例（13%）应用 ACE 抑制剂，66 620 例（87%）不应用 ACE 抑制剂］进行分析后，发现应用 ACE 抑制剂并不影响术中和术后上呼吸道并发症的发生，与住院期间并发症的发生率和术后 30 天死亡率之间也没有关联[115]。VISION 试验团队对停用 ACEI/ 血管紧张素 Ⅱ 受体拮抗剂与非心脏手术后 30 天全因死亡、脑卒中或心肌损伤的相关性进行了研究。结果表明非心脏大手术前停用 ACEI/ 血管紧张素 Ⅱ 受体拮抗剂与低死亡率和低术后血管事件相关［150/1245（12.0%）vs. 459/3557（12.9%）；相对危险度为 0.82；95% 置信区间为 0.70 ～ 0.96］。在该论文的述评中，London 认为该论文的结果表明在这一方面有必要开展随机临床试验，但在临床试验完成之前，并不足以证明必须改变现有临床实践[116]。

缺血性心脏病

有关缺血性心脏病患者的术前评估和 AHA/ACC的指南可以参见第 31 章和 54 章[117]。AHA/ACC、欧洲心脏病学会和加拿大心血管病学会在 2017 年发布了新的指南[118]。本章将重点讨论 AHA/ACC 的指南建议[119-120]。

非心脏手术前冠状动脉旁路移植或经皮冠状动脉介入术的作用

非心脏手术前冠状动脉血管重建术可能降低围术期的风险，但根据现有证据建议应仅限于非手术情况下也有血管重建指征的情况。最强有力的回顾性证据来自于冠脉手术注册研究（Coronary Artery Surgery

Study，CASS），通过对 1978—1981 年的患者进行分析发现，术前接受过 CABG 的非心脏手术患者的死亡率是 0.9%，而之前未接受过 CABG 的患者死亡率明显增加，为 2.4%。然而 CABG 手术本身的死亡率为 1.4%。

非心脏手术前行经皮冠状动脉介入术（PCI）的益处已经在一些队列研究中得到证实。Posner 等通过调查卫生管理系统的数据，分析了华盛顿州接受 PCI 和非心脏手术的病例[121]。他们将接受非心脏手术的冠心病患者按术前接受过和未接受过 PCI 干预进行配对分组，观察非心脏手术患者围术期心脏并发症的情况。这项非随机研究结果显示，行非心脏手术 90 天以前接受过 PCI 治疗的患者，非心脏手术后 30 天内心血管并发症的发生率明显降低。然而，非心脏手术前 90 天内行 PCI 手术并不能改善预后。虽然导致上述结果的原因目前还不清楚，但是该结果提示："为了使患者顺利渡过手术这一关"而行 PCI 手术可能无法改善患者围术期的预后，因为稳定性或无症状的冠状动脉狭窄患者围术期可能根本不会发生心脏并发症，而 PCI 却可能会使冠状动脉斑块变得不稳定，这些不稳定斑块在非心脏手术后数天或数周可能产生显著影响。

Godet 的团队对 1152 例腹主动脉瘤手术患者进行了队列研究[122]，其中有 78 例患者实施了 PCI。在 PCI 组中，术后严重冠脉事件的发生率［9.0%，（95%CI，4.4～17.4）］及死亡率［5.1%，（95%CI，2.0～12.5）］与对照组（分别为 8.2% 和 6.9%）之间没有显著差异。由此看来 PCI 并不能显著降低主动脉手术后的心脏风险和死亡率。

目前数项随机试验对术前检查以及 CABG 和（或）PCI 在不同亚群患者中的价值进行了评估。McFalls 的团队报道了在 VA 健康系统进行的多中心随机试验的研究结果，研究中将冠脉造影确诊的冠状动脉疾病患者［除左主干病变和射血分数严重低下（＜20%）的患者外］随机分配到 CABG（59%）或 PTCA（经皮腔内冠状动脉成形术 41%）治疗或常规药物治疗[123]。随机分组后 2.7 年，接受血管重建术的患者的死亡率（22%）与未接受血管重建的患者（23%）相比没有显著性差异（图 32.4）。以肌钙蛋白升高作为手术后心肌梗死的标准，血管手术后 30 天内血管重建组心梗的发生率为 12%，而未血管重建组为 14%（P ＝ 0.37）。作者认为冠状动脉血管疾病病情稳定的患者没有冠状动脉旁路移植手术的指征，并且研究结果进一步支持单支或两支血管病变的患者在进行非心脏手术前行 PCI 或 CABG 不能有效改善患者的预后。而在一项随访分析中，Ward 的团队报道了行 CABG 手术的患者的预后，

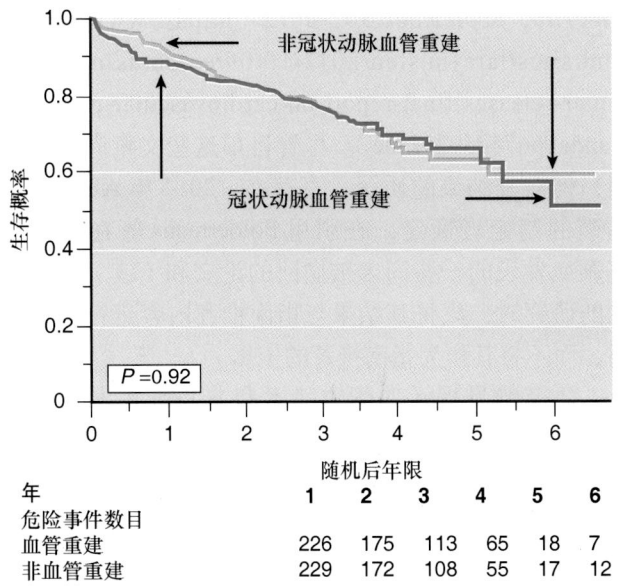

图 32.4　随机接受冠状动脉血管重建或常规治疗的经冠脉造影确诊的冠状动脉疾病患者行大血管手术后的远期生存率（From McFalls EO，Ward HB，Moritz TE，et al. Coronary-artery revascularization before elective major vascular surgery. N Engl J Med. 2004；351：2795-2804.）

优于接受 PCI 手术的患者[124]。

Poldermans 的团队对 770 例拟行大血管手术且存在中等心脏风险（即：存在一到两个心脏危险因素）的患者进行了研究，将他们随机分为行心肌负荷试验进行危险分层组和直接手术组[125]。所有患者在术前、术中和术后都服用比索洛尔将心率控制在 60～65 次 / 分之间。30 天内两组患者心源性死亡和非致死性心肌梗死的发生率相似（直接手术组为 1.8%，而危险分层组为 2.3%）。作者的结论是根据临床病史评估为中等风险的患者须在围术期使用 β 受体阻滞剂，而没有必要进行进一步的危险分层，进一步的测试只会延迟必要的血管手术。在一项试验性研究中，Poldermans 等对存在三个以上危险因素的患者进行了试验，101 例（23%）表现为广泛缺血的患者被随机分为血管重建组（n ＝ 49）或非血管重建组[126]。血管重建并没有提高患者 30 天的预后，两组患者复合终点的发生率为 43% vs. 33%［优势比（odds ratio，OR）为 1.4；95%CI，0.7～2.8；P ＝ 0.30］。另外，一年后的随访也未显示冠状动脉血管重建组有任何明显的优势（49% vs. 44%；OR，1.2；95%CI，0.7～2.3；P ＝ 0.48）。然而 Erasmus 大学（Rotterdam，the Netherlands）的 Erasmus MC 研究随访委员会对 Poldermans 带领完成的这一研究的科学完整性提出了质疑：*Report on the 2012 follow-up investigation of possible breaches of academic integrity*, *September 30*, *2012*（https://www.forbes.com/sites/larryhusten/2012/10/09/erasmus-medical-center-releases-final-report-on-cardiovascular-research-scandal/#675d592528ae）。尽管目前这些文章尚未被撤回，但对其结果的质疑一直存在。2014 年 AHA/ACC 指南的制定者商定，在引用 Poldermans 等在相关研究领域发表的一些尚未被撤回的论文和（或）由此衍生的研究时，只将其结果与指南推荐内容进行对比介绍，而不将其作为指南推荐的依据。

研究结果提示血管重建术和非心脏手术之间的时间间隔很可能对其保护效果和潜在风险产生影响。Back 的团队对退伍军人医疗中心 425 例患者所接受的 481 次择期大血管手术进行了续贯性研究[127]。将其中已行冠状动脉血管重建术者按时间分为三个亚组：近期组（CABG＜1 年，PTCA＜6 个月）35 例（7%）、中期组（1 年＜CABG≤5 年，6 个月＜PTCA≤2 年）45 例（9%）和远期组（CABG≥5 年，PTCA≥2 年）48 例（10%）。既往接受 CABG 的患者与接受过 PTCA 的患者的预后相似（$P = 0.7$），但各亚组间心脏不良事件和死亡的发生率则有显著不同：5 年内接受过 CABG 或 2 年内接受过 PTCA 的患者发生心脏不良事件和死亡的概率分别为 6.3% 和 1.3%；而远期曾行血管重建术患者则为 10.4% 和 6.3%；未进行血管重建且心脏危险分层为高危的患者为 13.3% 和 3.3%；中/低危险因素的患者为 2.8% 和 0.9%。作者认为既往冠状动脉血管重建术（CABG＜5 年，PTCA＜2 年）对大血管手术患者术后心脏不良事件和死亡率有中度的预防作用。

使用冠状动脉支架的 PCI 存在几个特殊的问题。Kaluza 等对 40 例术前 6 周内接受预防性冠状动脉支架置入术的非心脏大手术全麻患者进行了研究[128]，报道了 7 例心肌梗死、11 例大出血以及 8 例死亡。所有死亡和心肌梗死患者以及 11 例大出血中的 8 例患者都是在支架手术后不到 2 周就进行了非心脏手术。有 4 例患者在支架手术一天后进行了非心脏手术，结果死亡。Wilson 的团队研究了 207 例在非心脏手术前 2 个月内接受支架置入术的患者[129]，其中 8 例患者发生死亡或心肌梗死，这些患者均来自 168 例术前 6 周内接受支架置入术的患者群。Vincenzi 的团队研究了 103 个病例，发现手术前 35 天内行支架置入的患者围术期发生心脏事件的可能性是手术前 90 天以上进行支架置入患者的 2.11 倍[130]。Leibowitz 等对 216 例非心脏手术前 3 个月内行 PCI 的患者进行了序贯研究（PTCA 组 122 例，支架组 94 例）[131]，结果共 26 例患者（12%）死亡，支架组 13 例（占支架组人数

的 14%），PTCA 组 13 例（占 PTCA 组人数的 11%），两组没有显著性差异。6 个月内急性心肌梗死和死亡的发生率没有明显差异（支架组分别为 7% 和 14%，PTCA 组分别为 6% 和 11%）。上述两组患者中行 PCI 后 2 周内行非心脏手术的患者不良事件发生率更高。以上研究结果综合表明，PCI 术（置入或未置入支架）后拟行非心脏手术的患者应该推迟至 4～6 周后进行。

从个案报道来看，药物涂层支架在围术期所带来的问题更加严重。Nasser 的团队描述了两例患者在置入免疫抑制药物西罗莫司涂层支架后分别在第 4 个月和第 21 个月发生了支架内血栓形成[132]。置入药物涂层支架后在很长一段时间内（长达 12 个月）会存在一些额外的风险，特别是停止服用抗血小板药物时[133]。有研究表明，药物涂层支架置入术次年行非心脏大手术的比率虽超过 4%，其总体不良预后发生率远低于之前报道的药物涂层支架置入数月后即行手术的患者[134]。然而，非心脏手术后的 1 周时间内是不良事件发生的高危期。加拿大的一项根据卫生管理数据库进行的人口调查研究表明置入金属裸支架后最好在 46～180 天后再行择期手术[135]。Hawn 等在一项全国性的回顾性研究中，对 2000—2010 年期间的 41 989 例冠状动脉支架置入术后 24 个月之内接受血管手术和非血管手术的患者进行了观察[136]，结果发现在冠状动脉支架置入 2 年内接受非心脏手术的患者中，严重的心脏不良事件发生率与急诊手术及心脏疾病的严重程度相关，而与支架的种类以及支架置入是否 6 个月以上的时间无明显关联。2016 年双联抗血小板治疗（DAPT）指南（图 32.5）建议所有冠脉支架的患者应继续服用阿司匹林，30 天内的金属裸支架植入患者或 6 个月内的药物涂层支架患者停用氯吡格雷的时间应尽可能地缩短[136a]。

来自非围术期的文献表明，停用氯吡格雷 8 天可明显增加与血液高凝相关的风险，提示我们应尽可能缩短停用氯吡格雷的时间。近来一项队列研究表明停用抗血小板药物的时间超过 5 天与严重不良心脏事件风险增加有关[136b]。

影响心脏并发症和死亡率的围术期风险因素

询问病史时，需要关注心血管疾病的危险因素以及不稳定型心脏病的症状和体征，比如轻度体力活动后的心肌缺血、活动期的充血性心力衰竭、有症状的心脏瓣膜疾病和明显的心律失常。不稳定型心绞痛患者围术期发生心肌梗死的风险达 28%[137]。推迟择期手术对其冠心病进行相应处理对这类患者有益。运动耐量试验是慢性稳定型心绞痛患者围术期进行风险评

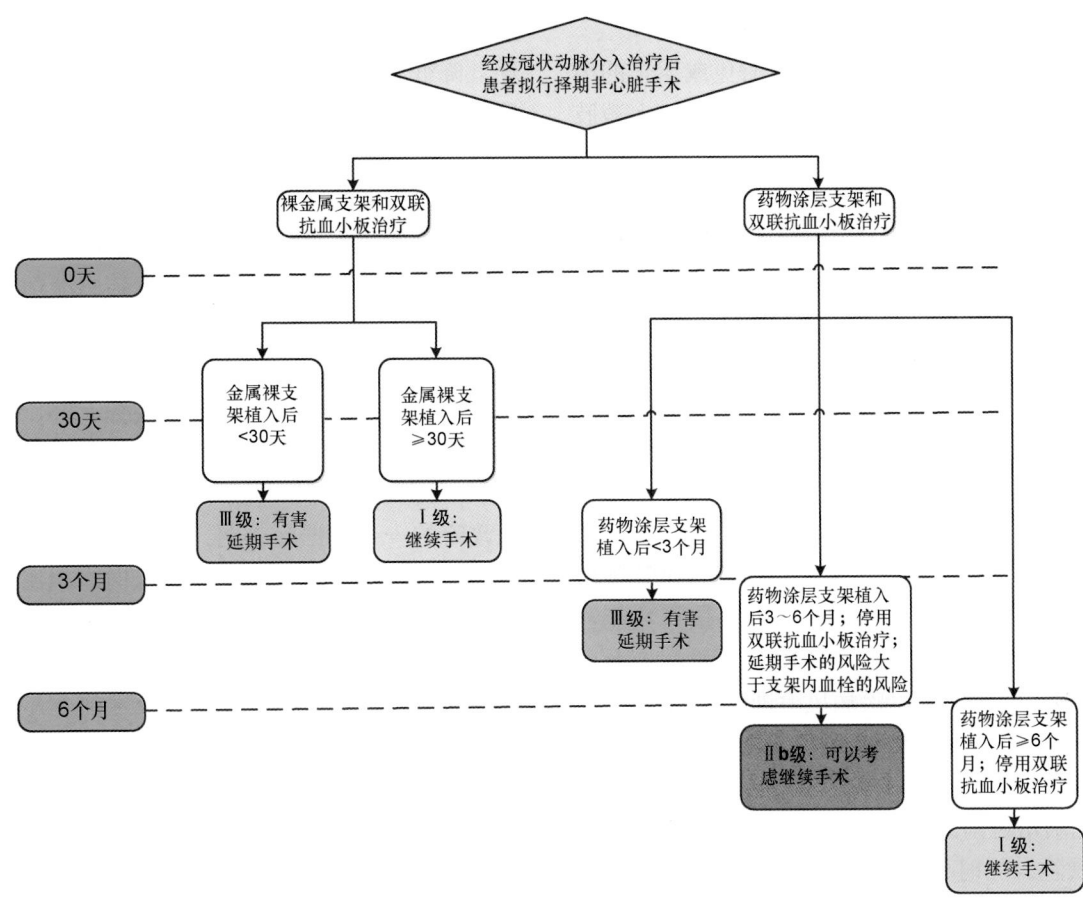

图 32.5　经皮冠状动脉介入治疗后接受非心脏手术的患者抗血小板治疗的处理流程（From Fleisher LA，Fleischmann KE，Auerbach AD，et al. 2014 ACC/AHA guidelines on perioperative cardiovascular evaluation and management of patients undergoing noncardiac surgery：a report of the American College of Cardiology/American Heart Association Task Force on practice guidelines. J Am Coll Cardiol. 2014；64：e77-e137.）

估非常好的方法。

几乎所有的研究都表明活动期的充血性心力衰竭与围术期心脏并发症的发生率升高有关[138]。此外，还有多篇研究表明射血分数减低与围术期心脏事件的发生率升高相关[139-140]。Flu 等对接受血管手术的患者进行超声心动图检查后发现，实施非介入开放性手术患者，无症状的左心室收缩功能减退和左心室舒张功能减退均可导致术后 30 天心血管事件的发生率升高［OR 分别为 2.3（95% CI 1.4 ~ 3.6）和 1.8（95% CI 1.1 ~ 2.9）］；同时，可导致远期心源性死亡率增加［危险比分别为 4.6(95% CI 2.4 ~ 8.5) 和 3.0(95% CI 1.5 ~ 6.0)］[141]。而在接受血管腔内介入手术的患者（n = 356）中，只发现有症状的心力衰竭与术后 30 天心血管事件发生率和远期死亡率升高相关。这些结果提示，改善心室功能并治疗肺淤血是择期手术前的正确选择。

传统上认为近期的心肌梗死是增加围术期风险的重要因素。心肌梗死发生得越近，尤其是 3 ~ 6 个月之内，围术期风险越高。然而，Goldman 心脏风险指数进行修订后，药物治疗方案已有很大变化，预后也得到改善。2014 年 AHA/ACC 发布的指南中呼吁使用 60 天作为高危的标准[119]。60 天之后需要根据临床症状进一步行风险分层。

无明显冠心病症状和病史的患者，存在冠心病的概率因其所具有的动脉硬化危险因素类型和数量而异。糖尿病可加速动脉硬化的进程，而这个过程经常不易被察觉，因此许多临床医师将糖尿病等同于冠心病给予相应的治疗。糖尿病是围术期心脏事件的独立危险因素，修订的心脏风险指数（Revised Cardiac Risk Index，RCRI）已将围术期是否进行胰岛素治疗作为要素予以考虑。在判断糖尿病引起的风险增加程度时，需要综合考虑糖尿病治疗的方法、患病时间以及其他相关终末器官功能损害的情况。

以下术中因素可显著影响围术期的风险，应该尽可能避免或予以纠正：①不必要地使用升压药物[142-143]；②意外的低血压[144-146]（然而，这一点仍存在争论，一些研究人员发现意外的低血压与围术期并发症无明显相关[143]）；③低体温[147]；④血细胞比容过高或过低[148-149]；⑤手术时间过长[145]。

与围术期并发症相关，但又无法避免或纠正的因素包括：①急诊手术，②胸部或腹部手术或膝上截肢术[145,150-164]。

Lee 的团队通过前瞻性的队列研究提出了若干风险指数[164]。他们研究了 4315 例在三级教学医院接受择期非心脏大手术的 50 岁以上患者。RCRI 包括 6 个独立预测并发症的因素：高风险手术种类、既往缺血性心脏病病史、既往充血性心力衰竭病史、既往脑血管疾病病史、术前是否胰岛素治疗以及术前血清肌酐水平高于 2.0 mg/dl；风险因素越多，心脏并发症的发生率越高[164]。RCRI 已经成为围术期心脏风险个体化评估的标准工具，用于决定必要的心血管检查以及制订围术期管理方案。该指数在近期和远期心血管预后中的作用已得到证实[165]。研究还表明，该指数能够预测远期生存质量[165]。因此，RCRI 可帮助我们对手术患者的近期和远期心血管疾病风险进行评估。

美国外科医师学会 NSQIP 利用 525 家医院百万余例次手术的数据创建了手术风险评估系统[166]。该风险评估系统利用目前的手术操作名称编码分析手术操作相关的风险，同时包括了 21 个与患者相关的变量（如年龄、性别、体重指数、呼吸困难、心肌梗死病史等）。根据这些信息，可计算得出发生严重心脏事件、死亡以及其他 8 种预后的概率。该风险评估系统可对手术相关的严重心脏不良事件以及死亡的发生风险提供或许是目前最佳的预测。

美国外科医师学会 NSQIP 心肌梗死及心搏骤停（Myocardial Infarction and Cardiac Arrest，MICA）的风险预测标准更针对于心脏并发症[167]。通过对这些预后进行定义，并收集基于量表的数据信息，作者得到的风险指数在推理过程以及论证阶段的准确性均得以证实，在辨别力方面，尤其是对血管手术患者，甚至优于 RCRI（通过在同一数据库的测试）。

所有这些风险指数都存在一个基本的问题，即仅仅进行风险评估并不能改善患者个体的围术期管理。因此会诊时需要就患者冠心病的严重程度以及稳定性进行沟通，这样要比简单地进行风险分级更有用。

缺血性心脏病患者麻醉的目标是，术前对影响围术期风险的并存疾病进行治疗使之达到术前最佳状态，术中进一步对影响围术期的风险因素进行监测，避免这些风险状况的出现。

术前治疗

对于冠状动脉狭窄患者，增加心肌氧供的唯一途径就是保持足够的舒张压、血红蛋白浓度和氧饱和

度。对于这类患者，麻醉的主要目标就是减少心肌氧耗，降低心率、室壁张力和心肌收缩力，提高斑块的稳定性。因此，临床实践中可采取以下措施保护心肌：

1. 多项研究已经证明在围术期应用 β 受体阻滞剂可以改善患者的转归，特别是心率得到控制时[167a, b]。然而，新的研究已经证明如果心率没有得到很好的控制或者是对于低危的患者，β 受体阻滞剂可能是没有作用的[167c-e]。最近，POISE 实验将 8351 例初次使用 β 受体阻滞剂的高危患者随机分为高剂量缓释美托洛尔组和安慰剂组[167f]。结果美托洛尔组心血管事件的发生率明显下降，心肌梗死的发生率下降 30%，而患者 30 天全因死亡率及脑卒中发生率明显增加。加拿大政府的一个数据库表明，如果在术前 7 天内开始使用 β 受体阻滞剂，与 8 天或更长时间相比，围术期并发症发生风险明显升高。在更新 ACC/AHA 指南的过程中，有一个证据审查委员会独立审查了围术期 β 受体阻滞剂的相关数据。非心脏手术前 1 天内开始使用 β 受体阻滞剂，可降低致死性心肌梗死的风险，但却增加了脑卒中、死亡、低血压和心动过缓的风险[167g]。不考虑存在争议的 DECREASE 研究的话，目前关于在术前 2 天或更早使用 β 受体阻滞剂的做法仍缺少足够的证据。Wallace 的团队报道，根据围术期心脏风险降低方案给予围术期 β 受体阻滞剂可降低术后 30 天和 1 年的死亡率[167h]。围术期停用 β 受体阻滞剂与死亡率增加有关。目前，AHA/ACC 有关围术期 β 受体阻滞剂的指南中，术前服用 β 受体阻滞剂的患者在围术期继续使用 β 受体阻滞剂为 I 类适应证。新的指南中将接受大血管手术，合并冠心病或在术前检查中发现心肌缺血的心脏高危患者中，围术期 β 受体阻滞剂的推荐等级从 II a 调整为 II b（框 32.3）。

2. 血管扩张剂（应用硝酸甘油或其"长效制剂"硝普钠、肼屈嗪或哌唑嗪）可降低室壁张力，可能对患者有益，但目前还缺少随机试验支持预防性应用这些药物[109-110, 168]。没有证据支持在这类患者中常规使用肺动脉导管和经食管超声心动图[158, 169]。第 31 章和第 54 章对缺血性心脏病患者的术中管理进行了详细论述[117]。

3. 其他药物。POISE II 研究结果未发现 α₂ 受体激动剂可改善围术期预后[169a]。POISE II 研究中，在近期未植入支架的患者队列中分析了阿司匹林治疗的作用。结果表明，阿司匹林从术前开始使用，并持续应用至术后早期，并不影响死亡或非致死性心肌梗死的发生风险，但增加了大出血风险[169b]。新近一项研究显示，围术期他汀类药物可减少心脏事件。Durazzo 及其团队发表了一项包括 200 例血管外科手术患者的

框 32.3　2014 年 ACC/AHA 围术期 β 受体阻滞剂的应用建议

Ⅰ 类

- 长期服用 β 受体阻滞剂的患者接受手术时应继续服用 β 受体阻滞剂[111-117]。（证据等级：B）

Ⅱa 类

- 术后 β 受体阻滞剂的应用须根据患者临床症状决定，与何时开始接受该药物治疗无关[110, 117-118]。（证据等级：B）

Ⅱb 类

- 术前风险分层试验中确定为中度或高度心肌缺血风险的患者，围术期应用 β 受体阻滞剂是合理的[119]。（证据等级：C）
- 三个或以上 RCRI 风险因素的患者（如糖尿病、心力衰竭、冠状动脉疾病、肾功能不全、脑血管疾病）在术前开始应用 β 受体阻滞剂是合理的[117]。（证据等级：B）
- 明确具有长期服用 β 受体阻滞剂适应证，但无其他 RCRI 风险因素的患者，为降低围术期风险而启用 β 受体阻滞剂治疗的做法是否有益仍不确定[110, 117, 120]。（证据等级：B）
- 对于启用 β 受体阻滞剂治疗的患者，术前应该预留充足的时间，评估治疗的安全性和患者的耐受性，最好术前 1 天以上[110, 121-123]。（证据等级：B）

Ⅲ 类：有害

- 在手术当天不应启用 β 受体阻滞剂治疗[110]。（证据等级：B）

RCRI，修订的心脏风险指数（From Fleisher LA, Fleischmann KE, Auerbach AD, et al. 2014 ACC/AHA guideline on perioperative cardiovascular evaluation and management of patients undergoing noncardiac surgery：a report of the American College of Cardiology/American Heart Association Task Force on practice guidelines. J Am Coll Cardiol. 2014；64（22）：e77-e137.）

随机试验，他汀类药物在血管手术前平均 30 天开始使用[169c]。结果表明该方案可显著降低心血管并发症的发生率。Le Manach 及其团队证实，停用他汀类药物 4 天以上增加血管外科手术中心脏疾病发病风险的比值比为 2.9[169d]。现有指南中，既往服用他汀类药物的患者在围术期继续使用他汀类药物治疗为 Ⅰ 类适应证。高危患者应采取多模式的围术期管理方案。ACEI 和血管紧张素 Ⅱ 受体阻滞剂的使用仍然存在争议。退伍军人管理局的数据显示，术后停用 ARB 与术后 30 天死亡率增加密切相关，特别是在年轻患者中，尽管这一结果可能受到某些混杂因素干扰[169e]。在 VISION 研究中，与继续使用 ACEI/ 血管紧张素 Ⅱ 受体阻滞剂相比，在手术前 24 小时内停用 ACEI/血管紧张素 Ⅱ 受体阻滞剂可明显降低患者的全因死亡、脑卒中及心肌损伤的风险。（调整后的相对危险度 0.82；95%CI 0.70 ～ 0.96；$P = 0.01$）；术中低血压（调整后的相对风险，0.80；95%CI，0.72 ～ 0.93；$P < 0.001$）[169f]。目前，AHA/ACC 指南中建议，围术期应继续使用 ACEI/ 血管紧张素 Ⅱ 受体阻滞剂，或者应在术后尽快恢复用药。这一推荐意见仍有待更多的的随机试验进行研究论证。

4. 本书第 49 章详细讨论了围术期的输血治疗。FOCUS（Functional Outcomes in Cardiovascular Patients Undergoing Surgical Repair of Hip Fracture）试验未能证实，在髋关节骨折的心脏高危患者中，采用高输血阈值标准还是低输血阈值标准更为有益[170]。

心脏瓣膜疾病

心脏瓣膜疾病患者术前抗凝治疗的处理已发生较大改变，目前建议根据原发疾病的病因治疗。本书第 31 章和第 54 章对心脏瓣膜疾病患者的术前和术中处理进行了详细讨论。

心脏瓣膜疾病患者围术期的风险和预后很大程度上取决于原发病的严重程度。虽然狭窄性瓣膜病变的进展速度比反流性病变快，但是瓣膜反流性病变可引起继发性感染性心内膜炎、腱索断裂和缺血性心脏病，造成患者迅速死亡。狭窄性和反流性心脏瓣膜疾病病变晚期常出现左心室功能不全。

手术前继续维持药物治疗非常关键。例如主动脉瓣狭窄的患者术前停药可能引发心房颤动或心房扑动导致病情迅速恶化，这是因为心房收缩对左心室充盈和维持心输出量非常重要。心脏瓣膜手术及心脏瓣膜疾病术前最严重的并发症之一是心律失常。本章其他小节中详细讨论了心脏传导异常及长期服用抗心律失常药物和强心药物的患者的处理。本书其他章节（第 78 章）及其他参考书中讨论了先天性心脏病患儿接受非心脏手术的围术期管理[177]。

术前应用抗生素预防心内膜炎

患有任何心脏瓣膜疾病以及心内（室间隔缺损或房间隔缺损）或血管内分流的患者，在接受可能造成菌血症的操作前均应给予预防性的抗心内膜炎治疗。肥厚型心肌病（主动脉瓣下狭窄、非对称性室间隔肥厚）及二尖瓣脱垂患者发生感染性心内膜炎的概率相当高，所以对这两类患者要特别强调心内膜炎的预防。

下列操作后可能发生菌血症：拔牙术 30% ～ 80%，洗牙 20% ～ 24%，使用口腔冲洗装置 20% ～ 24%，钡灌肠 11%，经尿道前列腺切除术（TURP）10% ～ 57%，上消化道内镜检查 8%，经鼻气管内插管 16%（25 例患者中 4 例出现菌血症）以及经口气管内插管 0%（25 例患者无一例发生菌血症）。美国心脏协会（AHA）最新的指南包括了 2008 年 AHA/ACC 心脏瓣膜疾病患者感染性心内膜炎的知识更新，与 2006 年指南的不同之处详列于表 32.6[172]。

表 32.6　心内膜炎预防措施的改变：AHA/ACC 的心脏瓣膜疾病指南

2006 心脏瓣膜疾病指南建议	2008 心脏瓣膜疾病指南建议更新重点	点评
I 级	IIa 级	
下列患者建议给予感染性心内膜炎的预防性治疗： 　有人工瓣膜的患者以及既往有感染性心内膜炎病史的患者（证据水平：C） 　复杂的发绀型 CHD 患者（如单心室状态、大动脉转位、法洛四联症）（证据水平：C） 　既往外科体肺分流术或血管重建手术患者（证据水平：C） 　先天性心脏瓣膜畸形，特别是二叶型主动脉瓣患者和获得性瓣膜功能异常的患者（如风湿性心脏病）（证据水平：C） 　既往瓣膜修复术患者（证据水平：C） 　肥厚型心肌病患者，伴有潜在或静止状态下梗阻（证据水平：C） 　二尖瓣脱垂、听诊有瓣膜反流音和（或）超声心动图显示瓣叶增厚的患者＊（证据水平：C）	下列患者发生感染性心内膜炎时可能会出现严重的不良结果，这些患者在接受口腔科操作，牙龈组织、牙根周围组织或口腔黏膜遭到破坏时进行预防性的抗心内膜炎治疗是合理的： 　人工心脏瓣膜或人工材料用于心脏瓣膜修复的患者（证据水平：B） 　既往感染性心内膜炎病史的患者（证据水平：B） 　CHD 患者（证据水平：B） 　未修复的发绀型 CHD 患者，包括姑息性分流术（证据水平：B） 　采用人工材料或器械对 CHD 患者进行手术修复或导管介入修复后的 6 个月内（证据水平：B） 　CHD 已经修复，但在人工补片或人工器械的位置或邻近位置上仍存在残余缺损（二者均抑制内皮化）（证据水平：B） 　由于瓣膜结构异常出现瓣膜反流的心脏移植患者（证据水平：C）	建议更新（建议分级从 I 级改为 IIa 级，文字修改）。对于感染性心内膜炎的预防没有 I 级建议

CHD，先天性心脏病
＊该脚注已废弃不用。请参见 2006 VHD 指南（3）的脚注文本。
（From Nishimura RA，Carabello BA，Faxon DP，et al. ACC/AHA 2008 guideline update on valvular heart disease：focused update on infective endocarditis. A report of the American College of Cardiology/American Heart Association Task Force on practice guidelines：endorsed by the Society of Cardiovascular Anesthesiologists，Society for Cardiovascular Angiography and Interventions，and Society of Thoracic Surgeons. Circulation. 2008；118：887-896.）

人工心脏瓣膜、抗凝治疗及深静脉血栓的预防

　　心脏瓣膜置换术后的患者，需要接受长期的抗凝治疗，当其再次接受某种手术时，应当权衡停抗凝药造成血栓栓塞以及不停药增加围术期出血概率这两个风险。一般来说，机械瓣膜患者接受非心脏手术时，需在手术前 3 天停用抗凝药。在这段时间内，其国际标准化比值（INR）可下降至正常值的 1.5 倍以下。术后第 1 天恢复使用口服抗凝药。Katholi 的团队报道采用相似的方案后，25 例受试患者中无围术期血栓栓塞或出血的发生[173]。对于血栓栓塞的高危人群另一种替代方案是在围术期将抗凝药转为肝素，于术前 4～6 h 停用肝素，术后很快恢复使用。现在的人工瓣膜发生血栓栓塞的风险较小，围术期使用肝素可能会弊大于利。根据 AHA/ACC 指南，对于新近出现过血栓或栓塞（近 1 年内任何时候）的患者、经证实以往停用抗凝药物后确实出现血栓问题的患者以及存在三个以上危险因素（心房颤动、以往有过血栓栓塞病史、高凝状态及使用机械瓣膜）的患者应维持使用肝素[174]。使用二尖瓣机械瓣膜的患者，即使只存在单一危险因素，也已构成高危因素，因此对于这些患者围术期使用肝素的标准应当降低。皮下注射低分子肝素为门诊患者提

供了一种替代治疗手段[175]。外科医师和心脏科医师应当在回顾最新的指南的基础上，讨论并制订上述患者围术期的最佳处理方案[176]。新的指南在 2014 年颁布[176a]。

　　很多医师会毫不犹豫地将区域麻醉用于接受预防性深静脉血栓治疗的患者，但这一做法存在一定争论，对此类患者应避免采用区域麻醉[177-180]。然而相当多的报道证实，抗凝治疗会造成硬膜外血肿。对硬膜外麻醉和（或）脊髓麻醉的大量回顾性分析表明，在应用肝素前短时间内或应用肝素时进行穿刺均未发生因硬膜外血肿形成而造成神经功能异常[181-182]。尽管有流行病学证据表明损害发生的概率很低，但对于任何使用抗凝药物和抗血小板药物的患者我们都不能放松警惕，当这些患者接受区域麻醉后我们要反复评估围术期神经功能的状况，警惕有无背痛症状的出现[177, 183-185]。进行区域麻醉时，使用低分子量肝素预防深静脉血栓的风险高于肝素。静脉输注免疫球蛋白可以成功治疗肝素诱发的血小板减少症[179]。美国区域麻醉和镇痛协会就抗凝治疗患者接受区域麻醉问题达成一致意见[186]。他们建议，决定抗凝治疗的患者能否行硬膜外或蛛网膜下腔麻醉/镇痛以及拔除导管的时机应当根据患者的个体情况，充分权衡微乎其微

但确实存在的椎管内血肿的可能性与区域麻醉的优点。

有证据表明,深静脉血栓的形成在术后患者中非常普遍,将近 1% 的术后患者死于致命的肺栓塞[187](表 32.7)。近些年来,据估计静脉血栓在住院期间死亡原因中高达 10%[187a]。由于深静脉血栓的死亡风险高,因此其预防措施得到了广泛的关注;通常在手术前 2 h 皮下注射 5000 U 肝素[187-189]。在一些文献中,循环充气加压装置也能起到同样的预防效果[188, 190]。

表 32.7　深静脉血栓和致命性肺栓塞的发病率

手术类型	发生率		
	深静脉血栓形成（%）	近端深静脉血栓形成（%）	致死性肺栓塞（%）
普通外科			
年龄 > 40 岁	10	< 1	0.1
年龄 > 60 岁	10 ~ 40	3 ~ 15	0.8
恶性肿瘤	50 ~ 60		
胸科	30		
血管外科			
主动脉修补	26		
外周血管手术	12		
泌尿外科			
开腹前列腺切除术	40		
经尿道前列腺切除术	10		
其他泌尿科手术	30 ~ 40		
妇科大手术			
恶性肿瘤	40		
非恶性肿瘤	10 ~ 20		
神经外科			
开颅手术	20 ~ 80		
椎板切除术	4 ~ 25		1.5 ~ 3.0
骨科			
全髋关节置换	40 ~ 80	10 ~ 20	1.0 ~ 5.0
髋关节骨折	48 ~ 75		1.0 ~ 5.0
胫骨骨折	45		
全膝关节置换	60 ~ 70	20	1.0 ~ 5.0
头部、颈部、胸壁	11		
内科情况			
急性心肌梗死	30	6	
卒中	60 ~ 75		
急性脊髓损伤	60 ~ 100		
其他卧床患者	26		

2012 年美国胸科医师学会对于深静脉血栓的预防给出了最新的建议[190a]。

另外,人工瓣膜置换术后的孕妇分娩期间的麻醉管理也是一个问题。通常建议围产期皮下注射肝素来替代华法林。根据特定人工瓣膜的适应证,推荐进行择期引产,在引产和分娩期间停用所有的抗凝治疗(见前述)[191]。

术前应常规听诊以判断人工瓣膜是否工作正常。如果听诊发现异常,必须在术前会诊并检测人工瓣膜的功能。

心脏传导异常：心律失常

缓慢型心律失常的患者,特别是严重心律失常或合并眩晕或晕厥的患者,通常需要安装起搏器。然而,对于慢性双束支传导阻滞患者(右束支传导阻滞合并左前分支或左后分支阻滞,或左前分支及左后分支同时阻滞的左束支传导阻滞),即使只存在一度心脏传导阻滞,也有可能进展为完全性心脏传导阻滞,甚至导致围术期猝死。当然,这种情况十分罕见。在 6 项研究中,266 例双束支传导阻滞患者中围术期发生完全性心脏传导阻滞的患者占比不足 2%[192]。但是这些患者 5 年死亡率却非常高(554 例患者中 160 例死亡,死亡率 29%)。大多数死亡与快速性心律失常或心肌梗死有关,而这两种急性心脏事件均不能通过安装传统起搏器而避免[193]。因此,对于 ECG 提示双束支传导阻滞的患者,麻醉科医师须特别关注患者可能存在的冠心病或左心室功能不全;须在围术期进行超声心动图检查。不过,由于这类患者在围术期发生完全性心脏传导阻滞的概率极低,所以,术前双束支传导阻滞的患者也并非必须预防性安装临时起搏器。但是,仍应预先建立一条中心静脉通路以备紧急情况下置入临时起搏器(大多数手术室并不依赖经胸起搏器,虽然在条件允许时也可尝试使用)[194]。围术期有症状的心脏传导阻滞的发生率高于 1%,因此应保证心脏起搏器装置和相应的医务人员随时待命,并定期检查仪器设备。有一项研究证实,这种情况在心脏手术中的发生率至少为 1%[195]。手术前没有留置起搏性肺动脉导管的患者中,有 1% 需要在体外循环前安装起搏器。相反,留置了起搏性肺动脉导管的患者中,19% 在体外循环前开始起搏。提示可能需要安装起搏器的指征包括既往存在有症状的缓慢性心律失常、既往有短暂的完全房室传导阻滞病史及有主动脉瓣膜疾病。

较早期的研究表明,术前检查中室性期前收缩每分钟多于 5 次与围术期心脏并发症发生相关[144, 151-153]。在传统的室性期前收缩治疗标准（出现 R-on-T 波形、每分钟室性期前收缩大于 3 次以及多源室性期前收缩）的基础上，需要额外考虑室性期前收缩的频率（24 h 中每小时期前收缩大于 10 次）和反复发生的室性期前收缩。众多电生理学和程序性心室刺激研究正在逐渐提供临床证据，用以指导缺血性心脏病或反复发作心律失常患者以及院外发生心搏骤停后存活患者的治疗。虽然上述患者均会接受抗心律失常治疗，但是对其潜在疾病的关注应该是我们术前准备的一个重点。长期抗心律失常治疗将在本章最后一节讨论。尖端扭转型室性心动过速（Torsades de pointes）是一种以发作性电极极性交替转换、QRS 波群主峰围绕等电位线连续扭转为特点的心律失常。可用于与其他类型室性快速性心律失常鉴别诊断的一个特征，此类心律失常对常规抗心律失常药物反应不良。也就是说，使用延长 QT 间期的药物（如奎尼丁、普鲁卡因胺、丙吡胺、某些抗组胺药物及抗精神病药吩噻嗪）治疗尖端扭转型室性心动过速反而可能会使心律失常出现更加频繁，持续时间更长。麻醉文献中关于手术中突发尖端扭转型室性心动过速的报道相当罕见。急救措施包括给予镁剂或进行电转复，然后使用超速心脏起搏或 β 受体激动剂以及停止延长 QT 间期的药物。

房性期前收缩和其他非窦性心律也和围术期心脏并发症相关[144, 152]。这些心律失常本身在围术期可能不会导致严重的心脏并发症，但是它往往是患者心脏贮备功能较差的一个重要标志。

预激综合征是房室旁路导致的室上性心动过速[196]。根据其临床和电生理特点采用导管消融术或手术治疗，即通过术前和术中的处理阻止那些导致心动过速的交感或其他血管活性物质的释放进而抑制心动过速[193, 197-198]。有关该电生理操作的麻醉在第 55 章介绍。

呼吸系统和免疫系统疾病

术前或操作前的一般问题

麻醉后肺部并发症与心血管并发症一样常见——而且如果患者存在深静脉血栓，肺部并发症的风险还会更高。近期有研究表明，高达 80% 的外科手术患者会出现术后呼吸系统并发症，主要危险因素为肥胖、既往并存肺部疾病、以及高龄[198a]。因此认为，无论是对于患者还是医疗系统来说，在患病率、死亡率、

住院时间以及花费方面，肺部并发症至少与心血管并发症同等重要，甚至更为重要。现在人们也越来越重视吸烟和睡眠呼吸暂停对患者围术期和远期康复的影响[199-216]。（本章前文中有关肥胖的部分和第 58 章已经介绍了睡眠呼吸暂停患者的术前诊断和围术期管理）。

术前检查的主要目的是筛选围术期并发症风险较高的患者，并制订相应的围术期治疗方案，使患者尽早恢复功能状态。术前评估还可了解患者的基础生理功能情况，确定患者是否能够耐受手术。虽然很多人用肺功能测试来界定患者是否能够耐受手术和肺部并发症的风险，但几乎没人能证明任何术前或术中的措施（除戒烟和走路等体力活动）能够明确降低围术期肺部疾病的患病率或死亡率。由于第 41 章已经详细介绍了常规术前肺功能测试和呼吸系统护理方法，本章则仅评估这些方法的效果。

实际上，很少有前瞻性随机研究涉及术前准备能否改善患者预后。Stein 和 Cassara 将 48 例患者随机分配至术前治疗组（戒烟、有脓痰则应用抗生素、支气管扩张药、体位引流、胸部理疗以及超声雾化）和非术前治疗组[212]。结果显示未治疗组死亡率为 16%，患病率为 60%，而治疗组分别为 0% 和 20%。而且，治疗组术后平均住院 12 天，而未治疗组的 21 例存活的患者平均为 24 天[212]。

Collins 及其同事前瞻性地研究了 COPD 患者术前给予抗生素、围术期胸肺理疗和支气管扩张药物治疗、常规术后镇痛（吗啡）等治疗是否能够减少术后肺部并发症[217]。其中，只有术前应用抗生素确实能够改善预后。

Hulzebos 及其同事进行了一项单中心随机研究，内容是高强度锻炼吸气肌群[218]。术前进行吸气肌群的锻炼可以减少术后肺部并发症发生率，对于行 CABG 且术后肺部并发症的高危患者能缩短术后住院时间。

Warner 及其同事回顾性总结了 200 例行 CABG 手术的患者吸烟史和肺部并发症的关系[219]。研究证明，戒烟 8 周或以上可使术后肺部并发症的风险减少 66%。而戒烟不足 8 周的患者并发以下 6 种情况之一及以上的概率却升高了（未戒烟患者为 33%，戒烟不足 8 周者为 57.1%）：发热伴咳脓痰；需要呼吸治疗；需要治疗的支气管痉挛；需要引流的胸腔积液和（或）气胸；有放射学检查确诊的节段性肺塌陷；或需要抗生素治疗的肺炎。还有人认为无论时间长短都应戒烟，才能使心血管系统[220]和血液系统[221]获益。Bluman 及其同事对退伍军人医院的 410 例非心脏手术的患者进行了回顾性分析[222]，发现仍在吸烟的患者

发生术后肺部并发症的概率比其他人高 6 倍。术前 1 个月内戒烟或减少吸烟并不能降低术后肺部并发症的风险。Nakagawa 等也证明了戒烟不足 4 周的患者比未戒烟或戒烟 4 周以上的患者发生肺部并发症的风险都要高[223]。Wong 及其同事对 25 个戒烟的研究进行了系统回顾[224]，提示戒烟至少满 4 周才能减少呼吸系统并发症，戒烟至少 3 ~ 4 周才能降低伤口愈合并发症。而短期戒烟（< 4 周）对术后呼吸系统并发症风险似乎影响不大。

两项随机研究关注了戒烟的问题。Wong 和同事们进行了一项前瞻、多中心、双盲、安慰剂-对照的研究，纳入了 286 名患者，随机接受 Varenicline（非尼古丁戒烟药物）或安慰剂[225]。围术期用 Varenicline 戒烟能够增加择期非心脏手术患者术后 3、6、12 个月不复吸的概率，且严重不良反应发生率没有增加。Lee 和同事将患者随机分为无特殊戒烟干预组以及戒烟干预组，戒烟步骤如下：①入院前护士简要告知，②分发戒烟指南小册子，③参考加拿大癌症协会烟民热线，以及④免费尼古丁经皮贴剂替代治疗 6 周[226]。所有评估预后的研究人员以及参与手术的医护人员均不知道分组情况。干预组有 12 例患者戒烟（14.3%），而对照组有 3 例患者（3.6%）（RR，4.0；95% CI，1.2 ~ 13.7；P = 0.03）。干预组和非干预组在术中和术后即刻并发症的总发生率无显著差异。术后进行了 30 天的随访，发现干预组中 22 例（28.6%）患者戒烟，而对照组为 8 例（11%）（RR，2.6；95% CI，1.2 ~ 5.5；P = 0.008）。

Skolnock 等对 602 名患儿进行了前瞻性研究，观察被动吸烟［通过测定尿中尼古丁的主要代谢产物可替宁（cotinine）的含量］对气道并发症的影响。发现被动吸烟史最少的儿童，并发症发生也最少[210]。二手烟实际上也是颗粒空气污染的模型，能够立即和长期增加肺功能不全风险和全身炎症性刺激[227-228]。

Celli 等人设计了一项前瞻性的随机对照试验，将 81 例接受腹部手术的患者分成间断正压呼吸（IPPB）组和强制性吸气和深呼吸锻炼组[229]。结果表明，与对照组相比，无论采用何种治疗方法，接受呼吸治疗组患者的临床并发症的发生率下降 50% 以上（分别为 30% ~ 33% 以及 88%），而且住院时间较短。因此，此项前瞻性研究表明，任何众所周知的有助于清除肺部分泌物，以关注肺功能的做法均可以改善预后。

Bartlett 等将接受大型腹部手术的 150 名患者随机分为两组[230]，一组术前接受指导，并在术后使用强制性吸气锻炼（每小时 10 次）；另一组接受相似治疗但不使用强制性吸气锻炼。使用强制性吸气锻炼的 75 例患者中只有 7 人术后出现肺部并发症，而对照组 75 例患者中有 19 人出现并发症。然而，Lyager 等人将 103 例拟行胆道或胃部手术的患者随机分为两组，一组使用强制性吸气锻炼，并在术前和术后进行胸肺部理疗；另一组只进行术前和术后胸肺部理疗[231]。两组患者在术后病程和肺部并发症方面未见差异。另外一些研究则显示胸肺部理疗和 IPPB 具有显著的益处（相比于常规治疗）。但以上研究的试验设计普遍存在无对照、非随机或只是回顾性分析（或三者的任意组合）的缺陷；这些设计缺陷可能使试验结果向降低肺部并发症这一良性结果的方向偏倚。尽管前瞻性随机研究显示胸肺部理疗和 IPPB 对肺炎和术后并发症的处理上没有多少益处也无实际危害，但前文引用的 4 篇文献[212, 217, 229-230]中以及众多回顾性研究强烈提示对有肺部疾病的患者术前评估和治疗确实可以降低围术期呼吸系统并发症的发生。

最近的 meta 分析证实，麻醉与镇痛可改善呼吸系统预后。Rodger 等对 141 项研究进行了回顾性分析，共纳入了 9559 名随机接受神经阻滞麻醉或全麻的患者。神经阻滞组患者总体死亡率明显降低（2.1% vs. 3.1%），且神经阻滞组肺炎的相对风险为 0.61（CI，0.48 ~ 0.81），而呼吸抑制的相对风险为 0.41（CI，0.23 ~ 0.73）[211]。另外，Neuman 等人回顾性研究了 2007 年和 2008 年纽约的 126 所医院共 18 158 例行髋关节骨折手术的患者[232]。接受区域麻醉的患者其呼吸系统并发症发生率较低［359（6.8%）vs. 1040（8.1%）；P < 0.005］。与全身麻醉相比，区域麻醉的患者其校正死亡率（OR，0.710；95% CI，0.541，0.932；P = 0.014）和呼吸系统并发症发生率（OR，0.752；95%CI，0.637，0.887；P < 0.0001）较低。亚组分析中，对于粗隆间骨折的患者来说，区域麻醉可以改善生存率，减少呼吸系统并发症，而股骨颈骨折的患者中则无此规律。

并非所有研究均证明术前药物干预是有益的。对于无发热和肺部疾病，ASA Ⅰ ~ Ⅱ级，接受 3 小时以内的非胸腹腔器官以及非气道手术的门诊儿童，术前应用沙丁胺醇（albuterol）和异丙托铵（ipratropium）均不能减少术后不良事件的发生率[233]。

评估患者呼吸困难程度尤其重要。Boyshy 等发现，术前呼吸困难的程度与术后生存率相关（呼吸困难的分级见表 32.8）[234]。Mittman 证实，术前无呼吸困难的患者胸部手术后的死亡率为 8%，而有呼吸困难患者的死亡率增加至 56%[235]。同样，Reichel 发现术前能够完成平板试验［以 3.2 km/h（2 英里 / 小时）的速度在水平状态持续 4 min］的患者，在接受肺叶切除术

表 32.8　呼吸系统疾病导致的呼吸困难分级（以正常速度在平地行走进行评估）

分级	描述
0	以正常速度在平地行走时无呼吸困难
I	"只要有足够的时间，我想走多远就能走多远"
II	限制在特定街区（街道）以内（"走一两个街区后我必须停下休息一会儿"）
III	稍微用力后就出现呼吸困难（"即使从厨房走到浴室，我也必须停下来休息"）
IV	休息时就出现呼吸困难

Modified from Boushy SF, Billing DM, North LB, et al. Clinical course related to preoperative pulmonary function in patients with bronchogenic carcinoma. Chest. 1971；59：383-391

表 32.9　胸腹部手术后患者出现肺部并发症风险的分级

分级	分值
I. 呼气相呼吸描记图	
A. 正常 [% FVC ＋（% FEV$_1$/FVC）＞ 150]	0
B. % FVC ＋（% FEV$_1$/FVC）＝ 100 ～ 150	1
C. % FVC ＋（% FEV$_1$/FVC）＜ 100	2
D. 术前 FVC ＜ 20 ml/kg	3
E. 应用支气管扩张剂后 FEV$_1$/FVC ＜ 50%	3
II. 心血管系统	
A. 正常	0
B. 控制良好的高血压，陈旧性心肌梗死后两年以上无后遗症	0
C. 活动后呼吸困难，端坐呼吸，夜间阵发性呼吸困难，坠积性水肿，充血性心力衰竭，心绞痛	1
III. 神经系统	
A. 正常	0
B. 意识混乱，迟钝，焦躁不安，痉挛状态，共济失调，延髓功能障碍	1
C. 明显肌无力	1
IV. 动脉血气	
A. 可接受的范围	0
B. 吸空气时 PaCO$_2$ ＞ 50 mmHg 或 PaO$_2$ ＜ 60 mmHg	1
C. 代谢性酸碱失衡，pH ＞ 7.50 或 ＜ 7.30	1
V. 术后下地活动	
A. 预计 36 h 内可以开始活动（最小幅度，坐在床边）	0
B. 预计完全卧床 ≥ 36 h	1

FEV$_1$，1 秒用力呼气量；FVC，用力肺活量；PaCO$_2$，动脉 CO$_2$ 分压；PaO$_2$，动脉氧分压。
Modified from Wong DH, Weber EC, Schell MJ, et al. Factors associated with postoperative pulmonary complications in patients with severe COPD. Anesth Analg. 1995；80：276-284

后无一例死亡[236]。其他研究发现，对哮喘患者的病史采集和体格检查结果也可预测患者是否需要住院[201]。Wong 等发现，风险指数与术后肺部并发症相关（表32.9 中所示）[237]。

Arozullah 等人制订了第一个有效的评估术后呼吸衰竭的多因素风险指数（这里的呼吸衰竭定义为术后机械通气时间超过 48 h，或术后拔管后需要重新插管和机械通气）[238]。作为美国退伍军人署手术质量改进计划（The National Veterans Administration Surgical Quality Improvement Program）的一部分，一项前瞻性队列研究对 181 000 名男性退伍军人进行调查，发现有 7 项因素可独立预测风险（表 32.10）。随着患者的危险因素的增加，出现并发症的概率从 0.5%（1 级）增加至 26.6%（4 级）。之后 Arozullah 等根据 160 805 例接受非心脏大手术患者的研究数据，进一步制订了术后出现肺炎的风险指数，并根据另外 155 266 名患者的资料，进一步验证了该指数的有效性[239]。根据该风险指数评分，患者可分为五个危险等级（表32.11）。风险评分为 0 ～ 15 分的患者，出现肺炎的风险为 0.2%，16 ～ 25 分为 1.2%，26 ～ 40 分为 4.0%，而 41 ～ 55 分为 9.4%，55 分以上患者出现肺炎的风险为 15.3%。

Gupta 等人应用了美国外科医师学会 NSQIP 来建立术后呼吸衰竭的模型[167]。进行了多变量逻辑回归分析后，确定了对术后呼吸衰竭有意义的 5 个术前预测因素：手术类型，急诊手术，重要器官功能状态，术前脓毒症，以及 ASA 分级较高（表 32.12）。

特定疾病

肺血管病变

肺血管病变包括继发于心脏病变的肺动脉高压

（肺毛细血管后病变）、肺实质病变（肺毛细血管前病变）、肺栓塞和 COPD 导致的肺源性心脏病[240]。以上病变术前处理的最佳方法是治疗潜在疾病和避免病程恶化[240-242]。由于肺栓塞尤其难以诊断，所以应高度警惕肺栓塞的可能。肺栓塞并非均有临床表现，或者临床表现没有诊断上的特异性。病史询问应包括呼吸急促、呼吸困难、心悸、晕厥、胸痛和咯血。体格检查可能发现胸膜摩擦音、喘鸣、啰音、第二心音固定和分裂、右心室上抬以及静脉血栓形成的表现。如果心电图（ECG）显示 S$_1$Q$_3$ 波形，可行螺旋 CT 或肺灌注显像以排除肺栓塞。对于高度怀疑的患者，应进行血管造影检查并开始抗凝和溶栓治疗。如果可能，应明确肺血管系统的反应性，因为如硝苯地平、肼屈

表 32.10 术后呼吸衰竭的术前预测因素	
参数	**比值比（95% 置信区间）**
手术种类	
腹主动脉瘤	14.3（12.0 ～ 16.9）
胸部手术	8.14（7.17 ～ 9.25）
神经外科，上腹区或外周血管手术	4.21（3.80 ～ 4.67）
颈部手术	3.10（2.40 ～ 4.01）
其他部位手术 *	1.00（参照值）
急诊手术	3.12（2.83 ～ 3.43）
白蛋白 < 30 g/L	2.53（2.28 ～ 2.80）
血浆尿素氮 > 30 mg/dl	2.29（2.04 ～ 2.56）
部分或完全失去自理能力	1.92（1.74 ～ 2.11）
COPD 病史	1.81（1.66 ～ 1.98）
年龄（岁）	
≥ 70	1.91（1.71 ～ 2.13）
60 ～ 69	1.51（1.36 ～ 1.69）
< 60	1.00（参照值）

COPD：慢性阻塞性肺疾病。
* 其他部位手术包括眼、耳、鼻、口腔、下腹部、四肢、皮肤、脊柱和背部手术。
From Arozullah AM，Daley J，Henderson WG，et al. Multifactorial risk index for predicting postoperative respiratory failure in men after major noncardiac surgery：the National Veterans Administration Surgical Quality Improvement Program. Ann Surg. 2000；232：242-253

表 32.11 术后肺炎危险指数	
术前危险因素	**分值**
手术类型	
腹主动脉瘤修补术	15
胸部手术	14
上腹部手术	10
颈部手术	8
神经外科手术	8
血管科手术	3
年龄	
80 岁	17
70 ～ 79 岁	13
60 ～ 69 岁	9
50 ～ 59 岁	4
功能状态	
完全不能自理	10
部分自理	6
最近 6 个月内体重下降超过 10%	7
慢性阻塞性肺疾病病史	5
全麻	4
感觉神经中枢受损	4
脑血管意外病史	4
血浆尿素氮（BUN）水平	
< 2.86 mmol/L（0.8 mg/dl）	4
7.85 ～ 10.7 mmol/L（22 ～ 30 mg/dl）	2
≥ 10.7 mmol/L（≥ 30 mg/dl）	3
输血 > 4 U	3
急诊手术	3
长期应用皮质醇	3
最近 1 年内吸烟	3
最近 2 周内饮酒 > 2 杯 / 天	2

From Arozullah AM，Khuri SF，Henderson WG，et al. Development and validation of a multifactorial risk index for predicting postoperative pneumonia after major noncardiac surgery. Ann Intern Med. 2001；135：847-857

嗪、硝酸甘油、哌唑嗪、妥拉唑啉、酚妥拉明、枸橼酸西地那非和氧化亚氮等药物可能会降低或升高肺血管反应性。通常需要监测肺动脉压力；术前应采取措施以避免增加患者的肺血管阻力（如缺氧、高碳酸血症、酸中毒、肺过度膨胀和低体温）[243] 或增加外周血管阻力，从而避免加重右心衰。

肺部感染性疾病

对患者的术前评估和治疗应参照本节介绍和第 31 章中列出的基本指南进行。除非是急诊手术，否则术前应完全控制患者的潜在疾病。

肺部感染的择期手术患者应推迟手术，但急诊手术的患者经常存在医源性感染，且免疫功能受损。医源性感染肺炎的主要病原体为革兰氏阴性菌、金黄色葡萄球菌、流感嗜血杆菌、厌氧菌和肺炎球菌。而且可能是因为 HIV 感染的患者容易感染结核杆菌并予以传播，肺结核在 20 世纪 80 年代后期和 90 年代逐年增加。但随着对结核病的诊断率提高和有效的抗结核治疗抑制了其传播，所以近期发病率有所下降。结核会导致慢性肺病并引起系统症状。感染结核的患者可

能会出现乏力、头痛、发热、咯血和肺外表现，累及皮肤、颈部淋巴结、肾、心包和脑膜。活动期结核要用异烟肼、吡嗪酰胺、乙胺丁醇或链霉素、利福平的四联疗法，疗程为 9 个月。术前就应开始治疗。

急诊患者 [许多人可能已经出现成人呼吸窘迫综合征（ARDS）] 在推进手术室之前就应该开始抗感染治疗、优化体液容量状态和换气情况，并处理潜在的病理生理异常。

表 32.12　与术后呼吸衰竭显著相关的术前变量 *（来自于 2007 年美国外科学会手术质量改进项目的模型）

参数	校正后 OR	95%Wald CI
完全依赖的功能状态 †	4.07	3.68 ～ 4.51
部分依赖的功能状态 †	2.16	1.98 ～ 2.34
ASA 1 级 ‡	0.03	0.02 ～ 0.05
ASA 2 级 ‡	0.14	0.11 ～ 0.17
ASA 3 级 ‡	0.54	0.44 ～ 0.67
ASA 4 级 ‡	1.28	1.04 ～ 1.57
术前脓毒症（无）§	0.46	0.42 ～ 0.50
术前脓毒症 §	1.32	1.16 ～ 1.49
术前脓毒性休克 §	2.47	2.16 ～ 2.82
急诊手术（急诊对比非急诊）	0.56	0.52 ～ 0.61
肛肠手术 ¶	0.26	0.15 ～ 0.44
主动脉手术 ¶	2.94	2.35 ～ 3.68
减肥手术 ¶	0.36	0.27 ～ 0.49
脑外科手术 ¶	2.08	1.15 ～ 3.78
乳腺手术 ¶	0.07	0.04 ～ 0.12
心脏手术 ¶	1.32	0.92 ～ 1.88
耳鼻喉手术 ¶	1.11	0.26 ～ 4.71
肠道前段 / 肝胰胆 ¶	2.64	2.13 ～ 3.27
胆囊、阑尾、肾上腺、脾手术 ¶	0.57	0.45 ～ 0.71
肠道手术 ¶	1.78	1.44 ～ 2.18
颈部手术 ¶	0.59	0.33 ～ 1.07
妇产科手术 ¶	0.29	0.09 ～ 0.94
骨科手术 ¶	0.42	0.33 ～ 0.55
其他腹部手术 ¶	1.27	1.001 ～ 1.62
外周血管手术 ¶	0.79	0.63 ～ 0.98
皮肤手术 ¶	0.73	0.55 ～ 0.95
脊柱手术 ¶	0.593	0.25 ～ 1.39
胸科手术 ¶	1.96	1.43 ～ 2.68
静脉手术 ¶	0.134	0.05 ～ 0.37
泌尿科手术 ¶	1.36	0.82 ～ 2.28

ASA，美国麻醉科医师协会；CI，置信区间；OR，比值比。
* 估测值及标准误（SE），即指特定变量的逻辑回归分析估值及其相应的 SE。C-statislic，0.894。
† 参考组，不依赖的功能状态。
‡ 参考组，ASA 5 级。
§ 参考组，术前全身炎症反应综合征。
¶ 参考组，疝气手术。
From Gupta H，Gupta PK，Fang X，et al. Development and validation of a risk calculator predicting postoperative respiratory failure. Chest. 2011；140：1207-1215

慢性肺部疾病

　　COPD 的治疗应包括应用 β - 肾上腺素能药物、副交感神经拮抗剂（尤其是运动诱发的哮喘）、全身应用或吸入皮质类固醇激素和白三烯受体拮抗剂。此类人群中约 5% 的人可能存在支气管痉挛。一些研究者建议，将吸入支气管扩张剂作为一线药物，并减少吸入类固醇如丙酸倍氯米松（beclometha-sone dipropionate）、布地奈德（budesonide）、莫米松（mometasone）和氟替卡松（fluticasone）的剂量，因为这些药物吸收后便会失活。然而，吸入大剂量的激素会抑制肾上腺功能，所以在应激状态下需要全身补充皮质类固醇激素（有关讨论见前文"肾上腺皮质功能失调"的章节）。由于上述药物可与麻醉药物发生危险的相互作用（见本章最后一节），而且可能由于使用不当而使药物不能发挥最大疗效却出现副作用，因此术前评估时应了解患者的用药方案及疗效，并指导患者正确使用气雾剂（框 32.4）[199-209]。未见有关吸入抗胆碱能药物异丙托溴铵（ipratropium bromide）与肌松药之间相互作用的报道。约 10% 哮喘患者对阿司匹林敏感，不仅对含有阿司匹林的复方制剂起反应，酒石黄（tartrazine）、5 号黄染料（yellow dye No. 5）、吲哚美辛及其他非甾体抗炎药和氨基比林也可能引发哮喘反应[244]。

囊性纤维化的特征是支气管淋巴结增大、周围气道黏液栓，还常伴有支气管炎、支气管扩张和细支气管扩张。本节前面已经介绍了这些情况首选的诊疗措施，以及适当的水化以清除分泌物等。

手术切除是非小细胞癌（如腺癌、鳞癌和大细胞癌）的首要治疗手段。这些类型的癌症占所有肺癌的 75%、所有恶性肿瘤的 12% 和美国癌症致死原因的 20%[245]。肿瘤分期可预测手术成功与否。

目前小细胞肺癌的治疗方法是辅助化疗和放疗[24]。已知肺燕麦细胞癌（小细胞）和支气管腺癌可分泌内分泌活性物质，如 ACTH 样激素。肺上沟鳞状细胞癌可导致霍纳综合征，并引起第 8 对颈神经和第 1、2 胸神经支配区域的特征性疼痛。如今这几种肿瘤可通过术前放疗和手术切除使其"治愈"率达到近 30%。对全部这些患者的术前评估应兼顾三个方面：肺部力学、肺间质功能和心血管储备。

过敏反应、类过敏反应和与肺部病变及哮喘无关的变态反应性疾病

过敏和类过敏反应　过敏反应是一种严重的危

框 32.4　定量吸入器的正确用法

取下瓶盖，直立向上握住吸入器。
摇晃吸入器。
将头稍后仰，平稳呼气，达到功能残气量。
用衬垫将吸入器放置在气筒与口腔之间。
当深、慢呼吸时（3～5 s）按下吸入器。
尽量保持深吸气 5～10 s，使药物深达肺部。
按指示重复吸入。吸入支气管扩张剂后等待 1 分钟，可使随后吸入的药物更深入肺内，并保证剂量正确。应用吸入器后应漱口。

及生命的变态反应。变态反应是指免疫系统介导的反应，而不同于药物的特异质反应、毒性反应和药物过量或药物相互作用导致的不良反应[247-249]。过敏反应是典型的速发型超敏反应（Ⅰ型）。此类反应由免疫球蛋白 E（IgE）介导的细胞活性物质的释放产生。这些介质相继产生一系列表现在靶器官的特异反应，顺序为皮肤（荨麻疹）、呼吸系统（支气管痉挛和上呼吸道水肿）和心血管系统（血管扩张、心肌收缩力改变和毛细血管通透性增加）。血管扩张发生在毛细血管和毛细血管后微静脉水平，导致红斑、水肿和平滑肌收缩。此类临床综合征被称为过敏反应。与之不同的是，类过敏反应不是由 IgE 介导的，且通常不是抗原-抗体的反应，但其临床表现与过敏反应相同或非常相似[248-249]。回顾大量的围术期研究发现，血流动力学发生显著改变的过敏反应的发生率为 1/8400[249a]，且既往过敏史是最强的预测因子。

在过敏反应中，注射或吸入（或消化）的物质（常为药物、食物或昆虫的毒液）本身就可成为过敏原。低分子量物质可作为半抗原，与宿主蛋白发生免疫结合。这些外来的物质无论是不是半抗原，都可在患者体内成为母体化合物，即一种非酶源产物或代谢产物。当过敏原与肥大细胞和嗜碱性粒细胞表面免疫特异性 IgE 抗体结合时，过敏反应的组胺和嗜酸细胞趋化因子通过依赖于钙离子和能量的过程从储存颗粒中释放出来[248-249]。其他化学介质也迅速合成，在细胞激活后被释放出来。这些介质包括过敏性慢反应物质（是三种白三烯的混合物）、其他白三烯[248-249]、激肽、血小板激活因子、腺苷、趋化因子、肝素、类胰蛋白酶、糜蛋白酶和前列腺素类（包括具有强烈血管收缩作用的前列腺素 D_2）、嗜酸性粒细胞生长和激活因子、肥大细胞生长因子、前炎症因子以及与 IgE 同型转换有关的其他因子。

以上介质的终末器官效应导致患者出现过敏反应的各种临床综合征。通常，首发症状包括血管扩张和濒死感，随后由于介质的级联放大效应，上述反应迅速加重。在致敏的患者注射抗原后，通常会迅速出现上述各种介质导致的症状和体征，但也可能延迟 2～15 min 后出现，罕见的病例甚至推迟至 2.5 h[250-251]。而如果抗原是口服摄入的，则难以预计出现症状的时间。

即使过敏原已经不再存在，但肥大细胞增殖，伴严重的进行性炎症反应，也会继续促使症状进一步恶化。位于细胞、淋巴细胞和激活的肥大细胞的抗原开始促使细胞因子的合成。这些促炎细胞因子会募集更多的炎症细胞，加重组织水肿并介导肥大细胞再次脱颗粒。之后可导致患者 6～8 h 后再次出现严重症状，

因此有学者认为必须以 ICU 的标准连续观察患者至少 8 h。

此外，人体内存在众多效应器系统，通过其产生生物活性介质，引起类过敏反应。类过敏反应中，凝血和纤溶系统的激活、激肽产生过程或补体级联反应可产生与过敏反应同样的炎症介质。已知激活补体系统的两种机制为传统途径和替代途径。传统途径通过 IgG、IgM（输血反应）或纤维蛋白溶解酶启动。而替代途径由脂多糖（内毒素）、某些药物（阿法双酮，Althesin）、放射性对比造影剂[252]、膜片（气泡制氧机的尼龙膜）、透析器的玻璃纸膜、血管移植材料[253]、乳胶或乳胶制品[254-255]和全氟化碳人工血液制品启动。

肌松剂曾被认为是手术中最常见的引起过敏反应的药物，而最近的研究显示鱼精蛋白和抗生素的比例在不断升高[249a]。然而近期上市的舒更葡糖（环糊精，sugammadex）可能再次改写这个记录。舒更葡糖在最开始上市之初，正因为考虑到可能出现"超敏反应"，在美国才迟迟没有被批准应用。乳胶导致此类反应的病例也很多见，同时乳胶引起的术中过敏反应也日益增多。此外，组胺也可以不通过免疫反应释放[256]。化学制剂或药物也可使肥大细胞和嗜碱性粒细胞释放组胺[256]，且可以产生类过敏反应，比如放射性对比造影剂[252]。为什么某些患者更容易出现药物导致的组胺释放的机制仍不明，但遗传和环境因素可能发挥了一定的作用。

静脉注射造影剂可能是引起类过敏反应的最常见药物。因为诊断（皮试或其他）只有助于发现 IgE 介导的反应，因此对造影剂进行预试并无帮助。据报道，提前应用苯海拉明、西咪替丁（或雷尼替丁）和皮质类固醇激素进行预防性治疗，可有效防止或改善静脉注射造影剂导致的类过敏反应[252,257]。遗憾的是，要取得满意疗效，可能需要极大剂量的激素（甲泼尼龙 1 g 静脉注射），尽管大剂量激素治疗的有效性还未得到进一步证实[258]。其他可导致过敏或类过敏反应的常用的围术期治疗药物包括抗生素、扩容剂和血液制品[258]。麻醉科医师在术前应做好治疗过敏和类过敏反应的相关准备。

术前降低风险　事实上有关过敏和类过敏反应的很多理论并没有非常确凿的证据，但通过对文献的分析表明，解决以上问题的最佳方案是一致的。首先，应寻找易感因素，有遗传性过敏症和过敏性鼻炎的患者应警惕其正处于可能发生过敏或类过敏反应的危险之中。其他的危险因素包括：既往多次手术史，脊柱裂病史，哮喘史，对与乳胶有交叉反应的食物（如牛油

果，猕猴桃，香蕉，菠萝，木瓜，板栗和荞麦）过敏，系统性肥大细胞增多症，以及遗传性血管水肿[258a]。过敏史过去曾有疑似反应的患者其出现对造影剂过敏和类过敏反应的概率较正常人高 5～10 倍，因此在患者暴露于可疑抗原 16～24 h 前就应考虑使用低渗药物以及 H_1 和 H_2 受体拮抗剂。因为 H_1 受体拮抗剂需要一段时间才能作用于受体。并且在患者使用过敏和类过敏反应发生率较高的药物之前同时还应优化血容量[248]；可能需要给予大剂量的类固醇（氢化可的松 1 g）[258]。老年人和服用 β 受体阻滞剂的患者问题比较特殊，因为此类患者在接受预防性处理（尤其是大量输液）和抗过敏治疗（胰高血糖素可用来抑制肾上腺素抵抗）时，出现并发症的风险较高；对治疗的反应也较差[259]。解决的方法包括：避免使用可能触发过敏和类过敏反应的药物，或改变治疗方案。注意留取血样以进行后续分析，特别是对类胰蛋白酶的分析，可用于明确诊断[260]。

随着乳胶所致超敏反应的增多，已经有人致力于建设无乳胶的手术间，但由于造价和个人喜好的原因，许多医院仍继续使用乳胶手套。然而，越来越多的医院可以做到完全无乳胶。对于乳胶过敏的患者，应采取措施保证手术室内没有乳胶制品。

原发性免疫缺陷疾病

原发性免疫缺陷病早期通常表现为反复发作的感染。通过应用抗生素和抗体治疗而存活下来的患者具有以下重要的新特征：癌症、过敏和自身免疫异常。

遗传性血管神经性水肿是一种常染色体显性遗传病，受累组织包括皮下组织、胃肠道和气道的黏膜下层，通常表现为腹痛。这类患者体内补体 C1 的抑制剂功能低下甚至缺乏，导致缓激肽生成过量，增加了血管通透性。对麻醉科医师而言，所面对的最危险的情况就是气道水肿导致未预计的困难气道[260a]。在这样的情况下，使用肾上腺素、抗组胺药物和皮质类固醇激素等治疗急性发作通常无效，因此治疗上以支持治疗为主。药物可预防或减轻急性发作，如血纤维蛋白溶解酶抑制剂 [如 ε-氨基己酸（EACA）和氨甲环酸] 或弱雄激素（达那唑和司坦唑）。由于创伤可加速急性发作，因此推荐在择期手术前预防性给予血浆提取的 C1-INH、弱雄激素、抗纤溶剂，也可三者联合使用；如果水肿加重，可以再次给予 C1-INH[260a]。新鲜冰冻血浆因为含有 C1-INH，所以可有效应用于急性发作，但因为 FFP 中还含有其他补体成分，所以理论上还可能恶化病情，只能在没有其他治疗方法的时候应用[260a]。

大部分选择性免疫球蛋白 A 缺陷（< 5 mg/dl，发病率为 1/700）的患者可反复出现严重感染或结缔组织病变。感染常累及呼吸道（鼻窦炎或耳炎）或胃肠道（腹泻、消化不良或两者兼有）。麻醉科医师应警惕类风湿关节炎、干燥综合征或系统性红斑狼疮患者也可能同时合并单纯性免疫球蛋白 A 缺乏症；然而这类患者在其他方面可能是正常的。若患者曾经接触过 IgA（可发生在以前输血时），体内可形成 IgA 抗体；因此当患者再次输血时，即使输入的是洗涤红细胞也可发生过敏反应。免疫球蛋白 A 缺陷患者的供血者也应是 IgA 缺陷的患者。

目前，许多免疫调节剂正用于肿瘤的治疗[261]；除免疫抑制剂外，这些免疫调节剂之间的相互作用、免疫调节剂对麻醉中免疫反应发生率的影响以及与麻醉药的相互作用均未见报道（见本章最后一节）。

越来越多的医师通过给予患者免疫营养[254]以减少炎症反应。虽然有证据表明，益生菌可以改善肠道内环境从而减少炎症反应，但其预防肠道并发症，改善伤口愈合，降低围术期感染方面的作用还在研究中，确实有可能是利大于弊[261a-c]。

中枢神经系统疾病、神经肌肉疾病以及精神疾病

神经或精神疾病患者的评估见第 31 章。对没有明显肺部疾病，但前次术后却需要机械通气的患者需要进一步的评估；因为此类患者可能存在代谢性的神经系统疾病（如卟啉症）、酒精性肌病、神经病变以及神经肌肉疾病如重症肌无力。另外，对既往服用类固醇激素、胍（横纹肌兴奋药）、抗惊厥药、抗凝药、锂、三环类抗抑郁药、酚噻嗪类及丁酰苯类药物的患者也需要进一步评估。

虽然术前对大多数神经疾病的治疗并不能降低围术期的发病率，但是了解这类疾病的病理生理特点非常有助于正确制订术中术后的治疗计划。因此，术前对疾病及相关情况的了解（例如 Duchenne 肌营养不良合并的心律失常，皮肌炎所致呼吸肌、心肌无力）可能有助于降低围术期的发病率。神经系统评估的首要目的是明确神经系统受损的部位。准确地定位于哪个水平（幕上结构、颅后窝、脊髓、周围神经系统）对于精确诊断和正确的治疗至关重要。（合并有颅内压增高和脑血管病的问题在第 11 章和第 57 章中已有论及。）

昏迷

虽然目前无法确定哪些麻醉药或围术期治疗影响昏迷患者的预后，但无论在什么情况下，都必须要明确引起昏迷的原因，从而避免使用可能加重病情的药物或因为器官衰竭导致药物无法正常代谢。首先要观察患者。打呵欠、吞咽或舔唇提示患者处于"轻度"昏迷状态但主要的脑干功能还是正常的。如果出现了意识不清，但患者仍然有呼吸、瞳孔对光反射存在、眼球运动正常而且没有出现局灶性运动体征，则可能存在代谢抑制。瞳孔反应异常可能提示缺氧、体温过低、局部眼病或颠茄生物碱、麻醉性镇痛药、苯二氮䓬类或格鲁米特所致的药物中毒；还要注意，使用滴眼液也可能造成瞳孔反射异常。其他导致昏迷的代谢性因素包括：尿毒症、低糖血症、肝性昏迷、酒精过量、低磷酸盐血症、黏液性水肿以及高渗性非酮症性昏迷。除了一些特别紧急的情况例如难以控制的出血和内脏穿孔外，应尽可能在手术前将患者的代谢状态调整至正常。术前的处理以及把处理中发现的情况记录下来能使人们更加清楚究竟是什么原因导致术中和术后出现问题。然而，过快地纠正尿毒症或高渗性非酮症性昏迷将导致脑水肿，这是由于尿液浓缩障碍导致的反向渗透作用使得水进入脑细胞内引起的。

术前体格检查非常有助于评估患者的预后。肘部弯曲（去皮质体位），提示两侧半球功能障碍但脑干功能是完整的，然而腿和手臂过伸（双侧去大脑体位）提示上部脑干两侧受损或深部脑半球水平受损。癫痫发作常见于合并有尿毒症及其他代谢性脑病的患者。反射亢进及趾背（上）屈说明有中枢神经系统结构损伤或尿毒症、低糖血症、肝性昏迷。反射减弱合并无偏瘫的趾跖（下）屈则表明中枢神经系统结构没有受损。比较术前各环节的体格检查结果很重要，可利用 Glasgow 昏迷评分进行客观标准的评估。

癫痫发作

惊厥发作是大脑皮质神经元的同步、有节奏的去极化引起的神经功能的阵发性改变。癫痫即是反复、无诱因的惊厥发作的疾病。异常兴奋性神经元的突发性放电导致癫痫发作。6% ～ 10% 的 70 岁以下的人在一生中的某个时刻都将经历一次癫痫发作。50% ～ 70% 发生过一次癫痫的患者终身不再发生，但发作过 2 次的患者则 70% 将会有癫痫灶，从而可能成为抗癫痫药物的服用者，而且在麻醉后如果不继续使

用药物将会出现撤药性痉挛[262]。癫痫的患病率在总体人群中为 0.5% 至 1%，在小儿和老年人以及解剖性神经系统异常的人群中发生率最高[262a]。

有时候，晕厥会被误以为是癫痫发作，特别是仅对患者进行短暂的术前访视时。25% 癫痫患者在发作间期的脑电图是正常的。因此，即使脑电图正常，也不能保证癫痫患者在麻醉苏醒中不会出现撤药性惊厥。癫痫可以是全身性的（起源于脑干的深部结构或丘脑，通常在发作时没有任何征兆或局部特征），部分局灶运动或感觉性发作（起源于大脑局部单侧的放电，通常发作前有先兆）。当合并脑血管意外和昏迷时，明确病变部位对于了解疾病的病理生理过程以及进行术中和术后的处理具有重要意义。

癫痫性发作可由以下原因引起：镇静催眠药或酒精的中断、麻醉性镇痛药的应用、尿毒症、外伤、肿瘤、感染、先天性畸形、产伤、药物使用（如安非他明、可卡因）、高钙或低钙、脑室出血或低氧以及血管疾病和血管意外。严重脑损伤的患者中多达 30% 会出现早期惊厥（受伤后 7 天之内）[262b]。30% 癫痫发作的原因不明。大多数的局灶性惊厥发作（partial seizures）是由脑部结构异常所致（继发于肿瘤、外伤、休克、感染和其他原因）。

基于美国神经学会（American Academy of Neurology）出版的指南，大部分权威机构和学者认为应给予治疗剂量的抗惊厥药[262-264]直至手术当天早晨，即便是孕妇也应使用。术后也应给予抗惊厥药，同样也包括计划母乳喂养的母亲。许多抗癫痫药物，包括苯妥英、卡马西平、苯巴比妥都可影响肝对许多药物的代谢并诱导细胞色素 P450 的活性。新型抗癫痫药物如加巴喷丁和托吡酯所产生的药物相互作用要小得多[262]。抗癫痫药效果不佳的癫痫持续状态可能需要全身麻醉来治疗，且发生并发症的概率较高[264]。在一项对照研究中，与地西泮和苯妥英的序贯治疗相比，苯巴比妥能更快速有效地控制癫痫发作状态[264]。这两种方法的副作用发生率以及需要气管插管的概率相似。因此，除了使用现有的药物，还要警惕潜在的疾病，而且围术期的处理也应保持不变，许多药物可能同时具备促惊厥和抗惊厥的作用，所以熟悉麻醉药物的药理学特性也十分重要。

中枢神经系统感染性疾病、退行性疾病和头痛

许多中枢神经系统的退行性病变是由病毒感染缓慢发展而来的，甚至是由某些蛋白或病毒颗粒（"蛋白感染素"，仅由蛋白质构成的感染物）引起。除非颅内压升高，一般对中枢神经系统感染的患者无需特殊的麻醉处理，但应避免疾病的职业暴露以及将疾病传染给健康的医护人员。目前还未制订出有效的预防措施用于保护与脑膜炎球菌性疾病或其他中枢神经系统感染性疾病有接触的人员。H 型流感 B 类疫苗的应用使脑膜炎只会发生于成年人[265]。

帕金森病是一种可能由病毒感染引起的中枢神经系统退行性病变。临床上，帕金森病、慢性锰中毒、吩噻嗪或丁酰苯类中毒、Wilson 病、亨廷顿舞蹈病、药物滥用中毒如甲基苯四羟嘧啶（methylphenyltetrahydropyridine, MPTP）以及一氧化碳脑病都有相似的初始症状：运动迟缓、肌强直和震颤。

新的治疗方法能够阻断甚至逆转帕金森病的进程。治疗方法主要包括：①提高多巴胺含量；②增加神经元释放多巴胺或增强受体对多巴胺的敏感性；③用多巴胺激动剂（如溴隐亭）直接刺激受体；④直接刺激多巴胺能组织（如深部脑电极刺激）或⑤降低胆碱能活性。因为抗胆碱能药物减少震颤的效果好于减少肌肉僵直的效果，所以已经成为帕金森病的初始治疗。多巴胺不能通过血-脑脊液屏障，因此临床上使用的是它的前体——左旋多巴。但是，左旋多巴在外周脱羧转化为多巴胺时会引起恶心、呕吐甚至心律失常。通过使用不能透过血-脑脊液屏障的脱羧抑制剂——α-丙卡巴肼（卡比多巴）能减少这些副作用。长期应用左旋多巴会出现耐药，因此对于是否仅在其他抗胆碱能药物不能控制症状时才应用此药还存在争议。"中间停药期"可作为恢复药物效能的手段之一，但是这种治疗的中止可能会引起显著的功能恶化并需住院治疗。帕金森病的治疗应在手术前开始并持续至术晨，这样的治疗可减少流涎及降低误吸和呼吸衰竭的可能性[266-267]。手术后应立即恢复对帕金森病的治疗[263, 266-270]，但应避免使用可抑制多巴胺释放或与多巴胺竞争受体的吩噻嗪和丁酰苯类（如氟哌利多）药物[266]。小剂量的卡比多巴/左旋多巴（每晚 20～200 mg，而帕金森病常规治疗剂量为 60～600 mg/d）更常用于患非帕金森性不宁腿综合征的老年人（60 岁以上老年人发病率为 2%～5%）。这类药物也应当在术前一晚及手术当晚服用。氯氮平（clozapine）不会加重帕金森病所致的运动障碍，术后可用于终止左旋多巴引起的幻觉。帕金森病患者可能会在麻醉监护下进行深部脑刺激的治疗。早期理疗、适当镇痛、肺部排痰和自评估加上及时的处理有利于帕金森病患者的术后康复[270a]。

痴呆是一种进行性的智力下降，可能与可治疗的感染（如梅毒、隐球菌病、球孢子菌病、莱姆病、结

核）、抑郁症（大部分患者可进行抗抑郁的试验性治疗）、药物的副作用（洋地黄降低脑功能的作用比降低心率更显著）、黏液性水肿、维生素 B_{12} 缺乏、慢性药物或酒精中毒、代谢原因（肝或肾衰竭）、肿瘤、可部分治愈的感染（HIV）、无法治愈的感染（Creutzfeldt-Jakob 综合征）或大脑皮质乙酰胆碱减少（阿尔茨海默病）有关。最后一种情况在美国人中的发生率超过 0.5%[271-274]。根据 2013 年的调查，年龄 65 岁或以上的美国人中，约 11% 都存在不同程度的阿尔茨海默病症状，而到了 85 岁以上，比例升至 32%[274a]。虽然患者常用胆碱能兴奋剂进行治疗，但是这类药物的对照试验还没有显示出明显的益处[272-273, 275]。与安慰剂相比（改善 23% 患者的主观症状），银杏能改善 37% 患者的主观症状。虽然在此后的对照试验中无法证实银杏对早期阿尔茨海默病患者及健康老年人的益处，但银杏仍被大家所认可。胆碱能药物已被证实能改善阿尔茨海默病患者的功能[276]。这些家庭常常要求进行手术治疗，但是这些药物与围术期使用的镇痛药及麻醉药之间的相互作用还未完全阐明。有病例报道显示，这类患者在使用两种抗胆碱能药物后，术中可出现心动过缓[277]。阿尔茨海默病、术后认知功能障碍与吸入麻醉药之间可能存在关联[278, 278a]。一些研究证实使用过吸入麻醉药的动物脑中会出现 β-淀粉样蛋白沉积[279-281]。这种关联对人类是否具有临床意义还有待证实。大多数可逆性痴呆体现为谵妄（常为感染、代谢或药物所致）或抑郁[272-273, 282]。Creutzfeldt-Jakob 病（朊病毒导致）会不经意间通过手术器械和角膜移植传播，且致病的病毒或蛋白颗粒不会被高温、消毒剂或甲醛灭活。

超过 90% 患有慢性复发性头痛的患者都被诊断为偏头痛、紧张性或丛集性头痛。紧张性或丛集性头痛的机制和偏头痛的机制并没有质的区别；都可能与血管舒缩调节不稳定有关[283]。如果头痛具有以下五个特征（"POUND"）中的四个，则称之为偏头痛：搏动性（pulsating）、持续时间大于一天（one day）、单侧（unilateral）、恶心（nausea）、影响日常生活（disturbs daily activity）[284]。

治疗丛集性头痛和偏头痛主要使用血清素类药物，如舒马曲坦或麦角胺及其衍生物[283-285]。其他药物，如普萘洛尔、钙通道阻滞剂、赛庚啶、泼尼松、抗组胺剂、三环类抗抑郁药、苯妥英、利尿剂以及生物反馈疗法都是可能有效的。像巨细胞动脉炎、青光眼、所有的脑（脊）膜炎、莱姆病这些其他会引起头痛的疾病，都应在手术之前给予治疗[286]。对于明确头痛原因的患者，术前无需进行其他特殊的处理。急

性偏头痛发作能被麦角胺或静脉注射舒马曲坦或甲磺酸双氢麦角胺所终止；全麻也可用于终止偏头痛的发作。我们通常继续使用所有预防头痛的药物，而手术当天早晨是否使用阿司匹林则由手术医师决定。

颈背部疼痛和椎管综合征

急性脊髓损伤在自主神经功能障碍一节中已有讨论。虽然是常见病，但人们对腰椎间盘突出、脊椎病（多见于老年人）引起的综合征，以及已产生的神经根压迫症状的先天性颈腰椎管狭窄的这些患者的麻醉管理还关注不多。有一篇报道强调了脊髓损伤中血管机制的重要性，因此，理论上应在围术期保持轻度的高血压[287]。另一篇报道建议采用清醒插管、纤维支气管镜及诱发电位监测[288]。在制订麻醉计划时，要考虑到背痛的患者可能会需要较大量的麻醉药物，也需要围术期多模式镇痛，包括出院后要继续镇痛。术前应与患者充分细致地沟通麻醉方案，包括术后镇痛方案，对术后康复也非常重要。

脱髓鞘疾病

脱髓鞘病是一组散发的疾病，可能是原因不明的疾病（如多发性硬化，其中可能包含遗传、流行病学及免疫因素，β-干扰素治疗可能有效[289]），也可能是感染后或接种疫苗后发病（如吉兰-巴雷综合征），或是在癌症的抗代谢治疗后出现。因此，脱髓鞘病可以出现各种各样的症状，并且存在着术后立即复发的风险。围术期电解质的快速变化和体温过高可能诱发疾病复发，所以应该避免电解质变化过快以及应严格控制体温[289a]。此外，围术期可将类固醇作为一种保护性手段来使用[100]。硬膜外麻醉和蛛网膜下腔麻醉均已安全用于此类患者[290-291]。多发性硬化和脱髓鞘疾病是年轻人群中最常见的非创伤性致残因素，据统计，发病率为 2～150/100 000 人[289a]。在未经治疗的患者中，根据年龄校正后的生存率为 80%，也就是说，多发性硬化患者患病后每过一年，年龄增长 1.2 岁。但是，由于这种疾病的可变性使得平均年龄增长率几乎毫无意义。到目前为止，没有一种治疗方式能改变这类疾病的大部分进程，尽管 ACTH、类固醇、α-干扰素、醋酸格拉默（glatiramer acetate，Copaxone）和血浆置换可能改善或缩短复发状况，甚至改变疾病进程，特别是改变多发性硬化（如果能够在起病后 2 周内使用）和吉兰-巴雷综合征的进程[292]。上述治疗确实有效，也符合疾病起因

为免疫异常的这种假设。因为发生继发于神经接头外乙酰胆碱受体的高钾血症的风险较高，所以这类患者应避免使用琥珀胆碱。

代谢性疾病

本节讨论的代谢性疾病是一类继发于卟啉症、酒精中毒、尿毒症、肝衰竭及维生素 B_{12} 缺乏的神经系统功能障碍。甲状腺疾病相关的周期性瘫痪将在后续的"神经肌肉疾病"中讨论。

酒精中毒或大量酒精摄入会导致：急性酒精性肝炎（其严重性会随着酒精的代谢而降低）、可能会很严重的肌肉病变、心肌病以及戒断综合征。在酒精戒断的 6～8 h 内，患者可能会出现震颤，这种症状将在数天或数周内消退。酒精性幻觉症和酒精戒断性惊厥发作通常在 24～36 h 内发生。这种惊厥发作通常为全身性的大发作；当局灶性惊厥发作时，应考虑其他原因。震颤性谵妄通常在酒精戒断后 72 h 内出现并以震颤、幻觉或惊厥为先兆。这三种症状，加上认知扭曲、失眠、精神运动性障碍、自主神经功能亢进，在很大一部分病例中还存在另一种潜在的致命疾病（如肠梗死或硬脑膜下血肿），这些都可以导致震颤性谵妄。目前使用苯二氮䓬类药物治疗该综合征。酗酒性营养紊乱包括酒精性低糖血症和低体温、酒精性多发性神经病、Wernicke-Korsakoff 综合征以及小脑变性。嗜酒的患者（即每天喝至少一打啤酒或一品脱威士忌或等量的其他酒类）若行急诊手术和麻醉（除了酒精性肝炎之外）并不会加重肝酶系统的异常。另外，约有 20% 的酗酒患者也合并呼吸系统疾病。而且，这些患者术后会出现伤口愈合不佳、意识水平改变/谵妄，以及镇痛效果不佳[292a]。因此，对于有酗酒史的患者，我们必须要在术前进行仔细的体格检查以便对患者的多个系统功能进行评估。

与尿毒症不同，肝衰竭会引起伴高排血量性心力衰竭的昏迷，但不会引起慢性多发性神经病变。尿毒症多发性神经病是一种远端对称的多发性神经病，血液透析可改善病情。对于多发性神经病患者，能否使用去极化肌松药仍有争论。我们认为不应给尿毒症合并神经病变的患者使用氯琥珀胆碱，因为可能会加重高钾血症。

维生素 B_{12} 缺乏所致的恶性贫血可引起亚急性脊髓联合变性；症状类似于慢性的氧化亚氮中毒。恶性贫血和氧化亚氮中毒都可导致外周神经病变和锥体束及脊髓后索（支配精细运动和本体觉）病变。多系统病变也可在没有贫血的情况下发生，正如牙科医师和

氧化亚氮滥用者都会发生氧化亚氮中毒一样。维生素 B_{12} 缺乏以及贫血的患者如果用叶酸治疗，可改善血液系统病变，但是会导致痴呆和严重的神经病变。因此对于存在多系统变性症状的患者，在给予叶酸前最好能够肌注 100 μg 或口服 800 μg 维生素 B_{12}[293]。

卟啉症是一种常染色体遗传的，由于血红蛋白合成有关的酶缺陷所导致的代谢性疾病。图 32.6 描述了这些酶缺陷所引起的异常。1、3、4 型卟啉症可导致致命的神经系统失常。这些异常的表现为尿中出现 ALA 或胆色素原或两者都有；但这些物质不会出现在迟发性皮肤卟啉症中，迟发性皮肤卟啉症不会出现神经后遗症[294]。急性间歇性卟啉症的典型表现为急性腹部绞痛、恶心、呕吐、严重便秘、精神异常以及可进展为延髓性麻痹的下运动神经元损伤。这些患者通常可能已经接受了多次手术。一些药物可诱导 ALA 合成酶从而导致病情恶化[295-297]。确定危险的药物包括巴比妥盐（所有类型）、苯妥英、丙戊酸、卡马西平、普里米酮、口服避孕药、黄体酮、卡立普多和螺内酯[297a]。氯硝西泮、氯胺酮、丙咪嗪、磺胺类抗生素、红霉素、氟康唑、呋喃妥因和利福平可能也不安全，需要谨慎应用[297a]。患者常常在感染、禁食或经期时发作。使用葡萄糖可抑制 ALA 合成酶的活性，预防或终止急性发作。对卟啉症患者来说，可安全使用的麻醉药物包括新斯的明、阿托品、氯琥珀胆碱、芬太尼、泮库溴铵、氧化亚氮、普鲁卡因、丙泊酚、依托咪酯、哌替啶、芬太尼、吗啡、氟哌利多、普马嗪、异丙嗪及氯丙嗪[295-297]。虽然之前也尝试过氯胺酮，但是卟啉症患者的术后精神症状与氯胺酮引起的精神症状难以区别。丙泊酚在至少两个疑似患者中使用时未诱发卟啉症[295-296]。

神经肌肉异常

神经肌肉异常包括运动单位中任何主要成分（运动神经元、外周神经、神经肌肉接头和肌肉）的所有异常情况。神经病变可累及神经的所有成分，从而导致感觉、运动和自主神经功能障碍，也可仅仅影响某一成分。肌病仅包括近端或远端肌肉，或两者同时出现病变。

重症肌无力是由 IgG 抗体对乙酰胆碱的烟碱受体部分阻断或破坏引起的肌肉系统功能紊乱。疾病的严重程度和抗体所致乙酰胆碱受体减少的数量有关[298]。通常先使用抗胆碱酯酶药治疗重症肌无力，但对于中重度的肌无力，应进一步采用类固醇和胸腺切除治疗[298-299]。若保守治疗失败，可采用免疫抑制剂和血浆置换治疗；

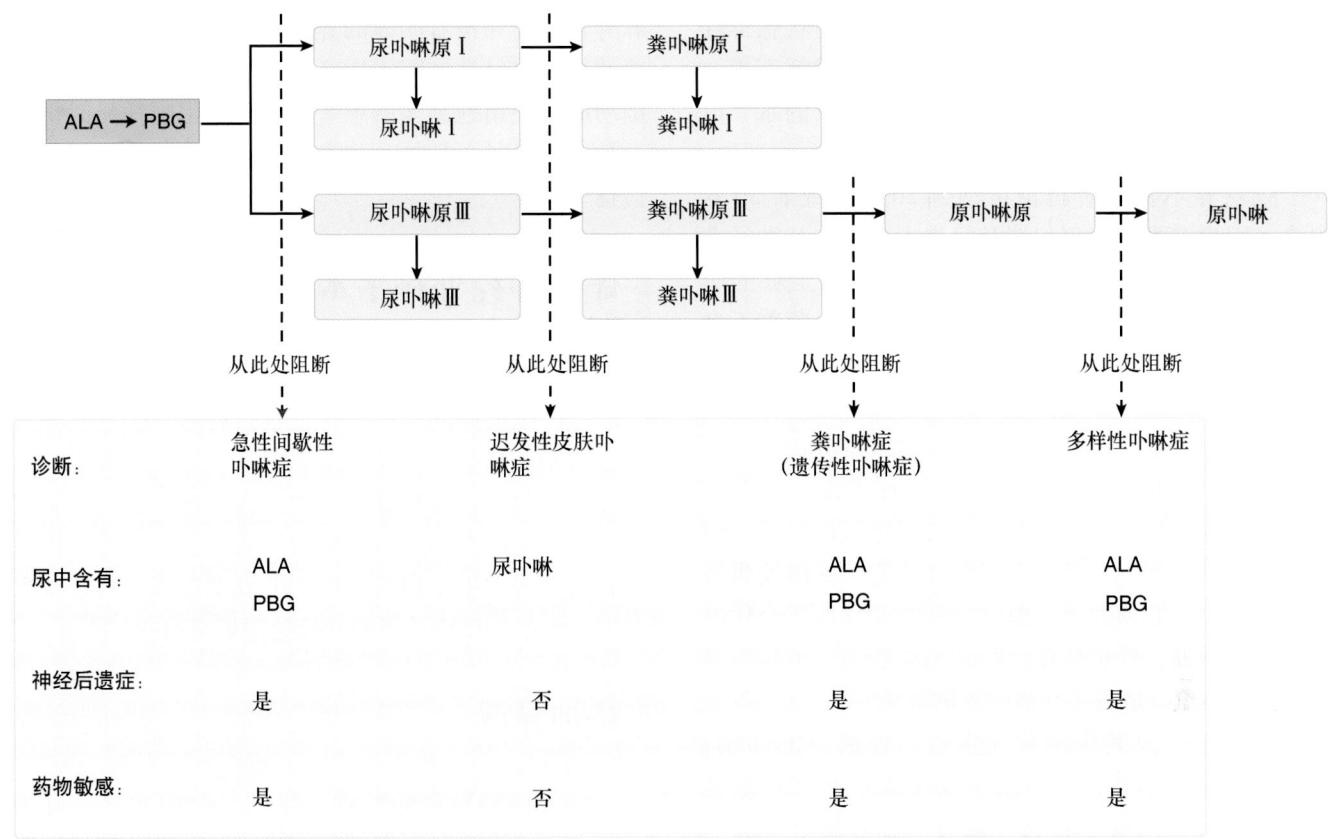

诊断:	急性间歇性 卟啉症	迟发性皮肤卟 啉症	粪卟啉症 （遗传性卟啉症）	多样性卟啉症
尿中含有:	ALA PBG	尿卟啉	ALA PBG	ALA PBG
神经后遗症:	是	否	是	是
药物敏感:	是	否	是	是

图 32.6 不同卟啉症中功能性酶缺失的示意图。ALA，氨基乙酰丙酸，PBG，胆色素原

或静脉应用免疫球蛋白冲击治疗病情急性加重的肌无力和肌无力危象[298-299]。

对于麻醉科医师来说，主要的问题是肌松药及其拮抗剂的使用[300]。多数重症肌无力患者在治疗过程中需要调整抗胆碱酯酶药物的剂量，以最大程度地恢复肌力，然而手术扰乱了患者的治疗，因此需要重新制订药物剂量。因此，术前 6 h 应停用所有的抗胆碱酯酶药物，并在术后小心谨慎地重新开始药物治疗，因为患者此时对这类药物的敏感性可能已经改变。小剂量的琥珀胆碱可用于气管插管；而且只要使用极小剂量的非去极化肌松药就能达到术中区域阻滞和挥发性麻醉药不能达到的肌松效果。最重要的是根据肌松监测给予肌松药和拮抗剂。既往要求重症肌无力患者术后机械通气 24 ～ 48 h，但术后立即拔管已经越来越普遍[299-301]。对于重症肌无力病史＞ 6 年，有慢性阻塞性肺疾病，每天使用吡啶斯的明 750 mg 并伴有明显的延髓性麻痹，以及肺活量＜ 40 ml/kg（PFTs 是术前检查的重要组成部分）的患者，术后进行控制性机械通气显得尤为重要[301]。一项研究发现，肌无力患者使用罗库溴铵后给予舒更葡糖拮抗，其神经肌肉功能可快速恢复[302]。作者认为肌无力患者术中必须使用肌松药时，这种组合可作为比较合理的选择。另一项回顾性研究发现，对于胸腺切除术的患者，使用硬膜

外麻醉可以降低术中和术后机械通气的需求[302a]。这项技术可以使患者获益以及使用最小量的肌松药。

Lambert-Eaton 综合征（肌无力综合征）以近端肢体肌无力为主要特征，自身抗体直接抑制了神经末梢突触前的压力门控钙通道从而导致了肌无力症状。反复运动后可能增强肌力或反射。该疾病患者神经肌肉接头处乙酰胆碱的释放减少，且重复利用增加了可用的接头乙酰胆碱。胍（横纹肌兴奋药）可以增加乙酰胆碱在神经末梢的释放并改善肌力。患有这类综合征的男性通常合并有肺小细胞癌或其他恶性肿瘤；而女性患者则通常伴有恶性肿瘤、结节病、甲状腺炎或胶原相关性血管疾病。此外，这类患者对去极化和非去极化肌松药的敏感性均增加[303]。这些患者在接受神经肌肉阻滞剂后，发生肌无力延长或术后呼吸衰竭的风险增加，特别是那些术前没有治疗过的患者[303a]。Lambert-Eaton 综合征还与自主神经系统异常有关，表现为胃轻瘫、直立性低血压和尿潴留。

皮肌炎和多发性肌炎以近端肢体肌无力伴吞咽困难为主要特征。这些症状和恶性肿瘤或胶原相关性血管病有关，并常累及呼吸肌和心肌。

周期性瘫痪是另一种对肌松药敏感性增加的疾病。周期性肌无力始于儿童或青少年，在运动后休息时、睡眠、寒冷、手术或妊娠期间发病。可出现低钾

血症或高钾血症，并与心律失常有关。与甲状腺毒性周期性瘫痪类似，低钾血症和高钾血症通常都不累及呼吸肌。麻醉处理包括减少应激，维持正常的水、电解质状态和体温[303-306]。

肌营养不良患者目前可活到 20 多岁或者 30 岁出头。因为这类疾病仅仅涉及肌肉本身而与其神经支配无关，因此区域麻醉无法为张力肌提供足够的肌松。胃扩张也是一个问题。与其他类型的肌营养不良一样，肌强直性营养不良患者的大部分问题都来自于心律失常和呼吸肌功能不全[307]。所有的肌营养不良患者术前评估都应该进行超声心动图和肺功能（PFT）检查[307a]。对所有类型的肌营养不良来说，就像所有神经病变一样，都存在着给予去极化肌松药后血清钾释放过多的问题。吸入性麻醉药可能引起横纹肌溶解、高血钾和心搏骤停。因此全麻方式宜选择全凭静脉麻醉。另外，舒更葡糖已经开始成功地用于罗库溴铵的肌松拮抗，取得了非常满意的效果[307a]。

对于患者及其亲属曾发生过恶性高热的病例，要详细地询问病史，并且至少要考虑对其进行敏感性测试。对于高危患者也可预防性静脉使用丹曲林（Dantrium）。通过基因型的分析，发现恶性高热与中央轴空病、多微小轴空病、先天性肌病、中央核肌病、先天性纤维性不相称肌病、金-德综合征（King-Denborough syndrome）、周期性瘫痪、杆状体肌病、美洲土著人肌病以及特发性高肌酸激酶血症相关[370b]。进一步的基因分型证明，尽管临床表现相似，将杜氏肌营养不良和贝克肌营养不良症归类为麻醉药引起非恶性高热的横纹肌溶解更为恰当[370b]。至于如何对既往有咬肌痉挛、牙关紧闭病史的患者进行适当的准备还存在争议。恶性高热主要见于小儿和青少年，发病率约 1/14 000 例麻醉。若为斜视手术的患者，则恶性高热的发生率可增加到 1/2500。

唐氏综合征

唐氏综合征（21-三体）的发生率为 1/1000 活婴。它常伴有先天性心脏病如心内膜垫缺损（40%）、室间隔缺损（27%）、动脉导管未闭（12%）和法洛四联症（8%）。在菌血症出现之前应预防性使用抗生素。唐氏综合征通常还合并有上呼吸道感染，寰枕关节不稳（约 15% 患者[308-311]），其他关节松弛，甲状腺功能减退（50%），并伴有舌体肥大（或舌体大小正常而口腔容积降低）[310, 312]。寰枕关节不稳的患者大多数没有症状也不会被诊断，所以建议对所有唐氏综合征的患者都按寰枕关节不稳进行处理。这类患者对麻醉药或

麻醉辅助药并没有明显的异常反应。有关对阿托品敏感的报道已经被证明不成立，但是对于任何由于心房颤动而需使用地高辛的患者来说，使用阿托品时仍需十分小心[312]。应在手术前完善与唐氏综合征相关的检查。

评估神经外科手术术前是否存在颅内压升高

颅内压增高的症状和体征包括晨起头痛、咳嗽后头痛加剧、恶心、呕吐、意识混乱、巨大肿瘤史、脑干肿瘤、颈强直及视乳头水肿。合并这些症状及脑室扩大（参见影像学或脑部图片）或小脑幕上肿瘤周围水肿的患者术中出现颅内增压的概率较高。对这些患者进行术前治疗或适当的麻醉处理是有益的[313]。

精神异常

对于精神异常的患者，除了与他们建立良好的关系之外，术前要考虑的最重要问题就是了解他们曾经接受过哪些特殊的药物治疗、药物的作用及其副作用。在锂剂、三环类抗抑郁药、选择性 5- 羟色胺再摄取抑制剂（selective serotonin reuptake inhibitors，SSRIs），以及其他未分类的抗抑郁药（如安非他酮）、吩噻嗪、丁酰苯类以及单胺氧化酶抑制剂（MAOI）都曾用于这类患者[314]。这些药物的作用和副作用将在本章最后一节"药物治疗"中进行详细讨论。

肾脏疾病、感染性疾病和电解质异常

麻醉科医师在预防肾衰竭的发生和恶化以及控制诱发因素中起着重要的作用。肾衰竭和电解质紊乱之间的关系愈发明显：肾是调节体液渗透压和液体量的重要器官，并在终末代谢产物的排出过程中起主要作用。在执行这些功能的过程中，肾与电解质的排出密切相关。

对于仍残留有部分肾功能的肾功能不全患者，不仅与处于肾疾病终末期且需透析维持的患者有很大区别，而且与肾移植患者也有很大的区别。这三类患者的术前准备也不尽相同。此外肾功能急性改变的患者与肾功能发生慢性变化的患者所面临的问题也大不相同。某些肾脏疾病需要进行特殊的术前准备，但是一般来说，任何原因所致的肾脏病变，在术前都存在着

同样的问题。

肾脏疾病

肾功能障碍的原因和对全身的影响

肾小球疾病可发展为肾病综合征而不影响肾小管的功能。应着重关注患者的肾小管功能是否健全,因为合并尿毒症的肾小管功能不全与仅伴有肾小球受累的单纯性肾病综合征是大不相同的。但这么说并不是要忽视肾小球疾病的不良影响:肾病综合征伴随有大量蛋白尿和继发的低蛋白血症,由此而降低的血浆胶体渗透压使得血浆容量减少,激发代偿机制导致水钠潴留。因此肾病综合征的一个常见的临床表现是弥漫性水肿。故肾病综合征患者可能表现为体内水分总量过多而血管内容量降低。此外,通常会给予利尿剂以减轻患者的水肿。虽然用血肌酐和肌酐清除率估计肾小球滤过率(glomerular filtration rate,GFR)有一定的局限性(胰岛素清除率是参考标准),但在目前对于麻醉科医师来说仍是最易获得的测量方法。正如尿的排出一样,血浆肌酐水平反映了内源性肌肉组织的分解和饮食的摄入量。尿的排泄依赖于肾的滤过和分泌。术前和术中常用的药物会影响肾小球滤过率的测定。而且,对于 GFR 大于 30 ml/min 的患者,因为常用的肌酐检测方法有 95% 的置信区间限制,故监测结果可能高于正常的 20%。因此,当肌酐水平处于 1.3 mg/dl 时,其测量值可能会位于 1.1 ~ 1.5 mg/dl 之间。

此外,低血容量常常是引起肾小管功能正常的肾病综合征患者肾小管功能恶化的主要原因[315-317]。目前还没有随机研究证实对这类患者进行更严格的血管内容量控制,比不那么严格的标准能更好地保留肾小管的功能(或改善其他围术期并发症)。

尿毒症是肾小管衰竭(即浓缩、稀释、酸化、滤过功能丧失)的最终结果,可表现在许多方面。心血管、免疫、血液、神经肌肉、肺、内分泌及骨组织,都可受累发生改变。这些变化是由于蛋白质代谢的毒性终产物或肾功能失衡引起的。当功能性肾单位的数量减少时,尚有功能的肾单位试图增强机体对某些溶质的保留功能,但这是以牺牲其他功能(如泌磷功能)为代价的。磷的积累使甲状旁腺激素水平升高,进而导致骨营养不良。骨营养不良可经由下述方法处理:①低磷饮食;②使用结合剂(如氢氧化铝或碳酸铝)结合肠道内磷;③补钙;或④进行甲状旁腺切除术。

毒性代谢产物积累是导致尿毒症患者出现某些特定表现如神经病变的最常见原因。外周神经病变常见于感觉神经并累及下肢,但也可累及运动神经;外周

神经病变常可通过血液透析得以改善,并在肾移植后显著好转。肾小管功能可通过其酸化和浓缩能力来评价[318]。尽管粗略,但还是可以通过测定尿的 pH 值和尿比重来对患者的肾小管功能做出快速评估。尿毒症合并的容量改变、心脏并发症以及自主神经病变,使得患者在麻醉中可能出现低血压。尿毒症患者的动脉粥样硬化病变进程常常加快;而且高血压及其并发症也很常见。

尿毒症患者常发生心力衰竭因为贫血(增加心肌做功)、高血压、动脉粥样硬化以及容量改变所致。心包炎可表现为单纯的心包摩擦音或疼痛(伴或不伴出血),心电图常表现为多支冠状动脉分布区域内的弥漫性 ST 段改变。如果术前诊断高度怀疑心脏压塞,则应通过临床特征和超声心动图进行排除。此外,心脏压塞应在术前进行治疗或制订治疗计划。

如果出现贫血,其严重程度通常与尿毒症程度一致;慢性尿毒症患者能较好地耐受贫血。目前尚无有力的证据支持术前应对慢性尿毒症患者进行输血治疗,即便术前血红蛋白水平接近 7 g/dl。即使是 ICU 内或接受心脏手术的非尿毒症患者,随机试验也不能证明放宽输血指征能改善结局[319],而且输血还将使免疫系统受损的风险增加[320, 321a]。尿毒症患者的凝血功能和血小板黏附功能可能异常,而且Ⅲ因子和 von Willebrand 因子的活性也会下降;这些患者可能术中经常需要 DDAVP 来改善凝血功能。但是,DDAVP 需谨慎使用,因其可能导致液体潴留,而快速输注又易导致低血压[321b]。

除了甲状旁腺功能亢进外,尿毒症患者还合并许多代谢和内分泌异常,包括糖耐量受损、胰岛素抵抗、Ⅳ型高脂蛋白血症、自主神经受损、高钾血症和阴离子间隙性酸中毒(由于肾无法重吸收滤过的碳酸氢盐且不能排出足量的铵)。而且尿毒症患者的药物排出及药代动力学也有别于常人。此外,血液透析还可能出现营养不良、水/电解质紊乱和精神异常。这些因素可导致严重的围术期并发症,故应在术前对病情进行评估。

肾结石患者与尿毒症患者一样,术前对容量的优化至关重要;而且两者都受到糖耐量降低的影响[321-332]。75% 的肾结石由草酸钙构成。这些结石患者常服用利尿药、摄入富含钙及柠檬酸盐的食物,并限制盐的摄取。对于这些患者以及鸟粪结石或尿酸性结石的患者来说,静脉液体治疗并限制经口摄入蛋白质能预防脱水。鸟粪结石常由尿道感染引起。尿酸结石可通过服用别嘌呤醇、术前水化或碱化尿液进行预防。酸中毒可导致结石形成。适当的血管内容量在预防结石形

成及维护肾功能方面也起到重要的作用。在第 17 章中对肾功能和肾脏生理有更详细的讨论。第 59 章则与如何对肾脏手术及其他泌尿道手术进行处理有关。

从药代动力学来说，肌酐清除率和自由水清除率是评估肾功能减退的最准确方法[322]。对于肾功能稳定的患者，作为 GFR 的粗略评估，肌酐清除率可近似通过血肌酐水平得以体现：血肌酐水平每升高一倍则相当于 GFR 降低一半。因此，当血肌酐水平稳定于 2 mg/dl 时，患者的 GFR 约为 60 ml/min。同理当血肌酐水平稳定于 4 mg/dl 时，患者的 GFR 大约是 30 ml/min；血肌酐水平稳定于 8 mg/dl 时，患者的 GFR 大约是 15 ml/min 或更低。

$$肌酐清除率 = \frac{[140 - 年龄（岁）] \times 体重（kg）}{\left(\dfrac{mg}{dl}\right)}$$

$$自由水清除率 = 尿量（ml/h）$$

$$\frac{尿渗透压\left(\dfrac{mOsm}{L}\right) \times 尿量\left(\dfrac{ml}{h}\right)}{血浆渗透压\left(\dfrac{mOsm}{L}\right)}$$

自由水清除率是衡量肾浓缩功能的指标，通常在 -25 ml/h 到 +100 ml/h 之间；但在肾功能不全的情况下正值增大。对于头部受伤、血中酒精水平高、输液过多或服用利尿剂的患者，自由水清除率的正值也会增大[323]。

肾功能尚存的肾功能不全患者

麻醉科医师最大的挑战之一是患者肾功能不全，而且在术中必须要保护其残存的肾功能。此外，慢性肾衰竭使得围术期心脏并发症的发病率增加，这提醒我们要在术前对可能存在的隐匿性冠心病进行评估[333]。通过对残留部分肾功能患者进行围术期的精心管理可避免许多尿毒症症状和与尿毒症相关的围术期高发病率[315-317]。

首先，研究表明术后急性肾衰竭与极高死亡率相关[325]。多种危险因素可诱发围术期肾功能不全；最重要的危险因素包括已存在的肾脏疾病、体外循环的心脏手术、胸（腹）主动脉夹闭的主动脉手术及进展中的脓毒症。围术期肾功能不全可使全部住院期间急性肾损伤发生率提高 40%[325a]。

并且，在术前就存在肾功能不全、年龄大于 60 岁和术前左心室功能不全患者中，更容易出现术后急性肾衰竭[323, 325]。术前进行恰当的补水治疗可以减少造影剂诱发的急性肾功能不全的发病率[317]。应当能够从病史和体格检查中注意到高血容量或低血容量的表现（例如：体重增加或减少、干渴、水肿、体位性低血压和心动过速、干瘪的颈静脉、干燥的黏膜、皮肤弹性下降）。其他能引起慢性肾功能不全恶化的因素包括：低心输出量或肾血流降低（无论是由于心力衰竭或利尿剂引起的体液消耗所导致的肾前性氮质血症，这种情况下 BUN 往往与 Cr 不成比例地升高）、泌尿系统感染、使用肾毒性药物、高钙和高尿酸血症。应该避免出现这些情况或使用这些药物，如果已经出现，则应当在术前纠正。

如何处理合并肾脏疾病患者在第 59 章讨论。

透析患者

慢性（有时为急性）肾衰竭的患者需要接受肾的替代治疗，包括传统的间断血液透析、腹膜透析以及连续性肾替代治疗（continuous renal replacement therapy，CRRT）。CRRT 包括许多技术，其围术期管理见表 32.13[326]。虽然实施 CRRT 的首要指征是急性肾衰竭，但它同时也可用于液体清除、纠正电解质紊乱、管理代谢性酸中毒和清除毒性物质。CRRT 可用于无显著血流动力学紊乱的手术患者。这些患者可

表 32.13　肾替代治疗的特点

肾替代治疗	使用血液泵	置换液（RF）/透析液（D）	术中使用
传统间断血液透析	是	D	否
腹膜透析	否	D	否
缓慢连续超滤	是／否	无	是
连续动静脉血液透析	否	D	否
连续动静脉血液透析滤过	否	RF/D	否
连续静脉-静脉血液滤过	是	RF	是
连续静脉-静脉血液透析	是	D	是
连续静脉-静脉血液透析滤过	是	RF/D	是

From Petroni KC，Cohen NH. Continuous renal replacement therapy：anesthetic implications. Anesth Analg. 2002；94：1288-1297

能要进行手术，但由于潜在的疾病以及为了预防植入滤器和血栓而全身使用抗凝药物，这使得术前对他们的评估和处理变得更为复杂。对间断行血液透析或腹膜透析的患者，在进入手术间前再停用透析。对于需要 CRRT 的患者，麻醉科医师必须正确判断中断治疗是否恰当。对于短小手术，若最初启动 CRRT 的指征（如治疗酸中毒或高钾血症）已改善，则 CRRT 通常可以停止。如果继续应用 CRRT，CRRT 可通过改变透析液来进行术中液体管理，但必须注意它对药物剂量的影响。除了影响肾对药物的清除，还有来自蛋白结合力和分布容积的影响，以及膜通透性、膜表面积、超滤率和透析液流速对药物清除的影响。

因为透析患者已失去正常的肾功能，故术前评估的重点应放在对其他器官系统保护以及做好保护可以血管穿刺的部位上。通常不需要有创监测，但要通过了解最后一次透析时间、透析前后体重的变化、液体丢失，是通过腹膜还是血管，以及血液中哪些成分不能经由透析排出来以判断患者的血管内容量和电解质状况。虽然术前透析对高钾血症、高钙血症、酸中毒、神经病变和液体超负荷的患者有利，但由此所导致的液体和电解质失衡也会引起一系列的问题。透析引起的低血容量可导致术中低血压，因此术前透析应尽量避免体重下降和液体的丢失关注溶质的清除和酸碱平衡的管理。

当肾移植患者接受其他手术时，必须要对他们的肾功能进行评估（如肾功能是否正常，虽然肾功能不全但还残存部分肾功能或他们正处于肾病终末期需要血液透析）。同时还应注意免疫抑制剂产生的副作用。术前、术中应用的防止急性排斥的药物有严重的副作用，必须严密监测患者的血糖水平和心血管功能[327]。肾移植会极大地增加感染的机会，因此应谨慎评估有创监测的必要性；如确有指征，需采用严格的无菌措施。

肾衰竭患者的药物使用

氮质血症患者发生药物不良反应的可能性比肾功能正常的患者高 3 倍以上[328-330]。两种情况下药物不良反应的发生率增加，首先，因为尿毒症引起的靶组织生理改变，使得血中药物或其代谢产物（如哌替啶的代谢产物）浓度升高从而产生过度的药理作用。例如对于尿毒症的患者，即使镇静催眠药的血药浓度正常也会引起过度镇静。其次，随药物进入体内的过量的电解质也增加药物不良反应的发生率。对于经肾排泄的药物，应用标准剂量也可导致药物蓄积以及药理作用加强。在一项报告中，终末期的肾病患者需要比肾功能正常的患者大得多的丙泊酚剂量来达到临床

催眠效果[330]。

感染性疾病

脓毒症是引起术后并发症的首要因素[317, 331]，可通过补体系统和其他介质的激活来降低体循环血管阻力而致病。因此在关注抗生素效用的同时还需留心血管内容量的变化[315-317, 331-333]。此外，还要评估感染器官的受损程度及其对麻醉的影响。需注意的是，不是所有的脓毒症都是相同的，需特别关注脓毒症的病因。例如，对合并心内膜炎者，评估时要了解以下方面：容量状态、抗生素和其他药物的治疗情况及其副作用[334]、心肌功能，以及肾、肺、神经和肝等可能在心内膜炎中受累的器官功能。

虽然在合并急性感染时只能施行急诊或极重要的手术，但是因为有效的免疫接种，很多感染性疾病（如流感和肺炎球菌性肺炎）、乃至炎症性状态已较少见[335]。然而，虽然急性感染已不常见，合并慢性病毒性感染（如肝炎和 HIV 感染）的手术患者更加常见。许多此类患者可能会发生机会感染如结核或其他全身性问题。目前还不清楚麻醉或手术，或两者兼有，是否会加重感染或其全身表现。

电解质异常

钙、镁、磷的平衡失调在之前内分泌系统和营养失衡中已有论及。

低钠血症和高钠血症

血浆电解质水平测定通常用于判断是否存在电解质紊乱。电解质的血浆浓度反映了水和电解质之间的平衡。所有体液的渗透压常保持在很小的生理范围（285 ～ 295 mOsm/kg H_2O）之内，并受到三个关键环节的整合调节：口渴、ADH 的释放和髓质集合管对 ADH 的反应。生物膜具有通透性，因此细胞内外渗透压基本相等，并可通过下列公式加以估算：

$$2\left[Na^{2+}\right](mEq/L) + \frac{[血糖](mg/dl)}{18} + \frac{[BUN](mg/dl)}{2.8} = mOsm/kg$$

低钠血症是住院患者中最常见的电解质紊乱，在 ICU 患者中发生率高达 40%，因此低钠血症的处理是较为复杂的、重要的临床问题[335a]。低钠血症可出现等张、高张或低张状态。例如，等张性低钠血症可发

生于骨髓瘤所致的蛋白质或水潴留。高张性低钠血症可见于高糖血症或输注甘氨酸时［如经尿道前列腺切除术（transurethral prostatic resection，TURP）综合征］。低张性低钠血症是最常见的一类低钠血症，可根据细胞外液体状态分为低血容量减少性、等血容量性的或高血容量性的低张性低钠血症。即使对这三种低钠血症不断输入稀释液体，肾对水的分泌功能也会受损。引起低血容量性低张性低钠血症的常见原因（框 32.5）有胃肠道丢失（呕吐、腹泻）、第三间隙丢失（利尿剂或失盐性肾病）或肾上腺功能不全。高血容量性低张性低钠血症常合并严重心力衰竭、肝硬化、肾病综合征或肾衰竭，并以钠和更大量的不成比例的水潴留为特征。

等容低张性低钠血症最常见是由水潴留而非钠潴留所致，水肿的临床表现一般不明显。水肿最常见的原因是抗利尿激素分泌失调综合征（syndrome of inappropriate secretion of antidiuretic hormone，SIADH）所致，而 SIADH 可由中枢神经系统、肺肿瘤或功能不全引起。ADH 的分泌随着年龄的增长而增加，故老年人更易于发生低钠血症。促进 ADH 分泌的药物（三环类抗抑郁药和长春新碱）或作用于肾髓质集合管的药物（非甾体抗炎药和氯磺丙脲）或有相似作用的药物（缩宫素和去氨加压素），均更易于在老年人中诱发低钠血症。为了诊断 SIADH，医生需要排除患者是否没有肾功能和心功能衰竭，肾上腺及甲状腺功能均正常，且血容量也正常。当尿渗透压超过 100 mOsm/kg 时，血清渗

框 32.5　低张性低钠血症的种类和病因

低血容量性
- 胃肠道丢失
  - 呕吐
  - 腹泻
- 皮肤丢失
- 第三间隙丢失
- 肺丢失
- 肾丢失
  - 利尿剂
  - 肾损害
  - 尿路梗阻
- 肾上腺功能不全

等血容量性
- 抗利尿激素异常分泌综合征
- 肾衰竭
- 水中毒
- 低钾血症
- 渗透压稳定器功能障碍

高血容量性
- 充血性心力衰竭
- 肾脏疾病
- 肝功能异常

血浆渗透压低于 280 mOsm/L

透压应较低，尿钠排出高于 20 mmol/L（20 mOsm/L）。

血钠异常反映了糖代谢和肾功能的改变或体内水潴留的严重程度。最后一项常受口渴、ADH 释放和肾功能的影响。因此，低钠血症反映的是自由水的相对过剩，可与总体钠的增加（水肿）、总体钠正常（SIADH 所致自由水过多）或总体钠减少（利尿剂使用过度）共存。明确病因才能确定治疗方案。如限水是治疗 SIADH 的主要措施。地美环素通过诱发可逆性的肾性尿崩症成为纠正 SIADH 的另一种治疗方法。麻醉科医师面临的问题是，在麻醉之前，什么样的电解质水平需要治疗。虽然进展缓慢的低钠血症症状较少，但患者可能会出现昏睡或淡漠。与急性低钠血症相比，患者能更好地耐受慢性低钠血症，这是因为细胞内容量调节机制可使脑水肿减轻；细胞还可以通过丢失其他溶质以减少水向细胞内移动。但是，严重的慢性低钠血症（血钠水平 < 123 mmol/L）可引起脑水肿。

反之，急性低钠血症可能表现出需要紧急处理的严重症状：严重脑水肿，合并迟钝、昏迷、抽搐、反射及体温调节异常[100-101, 336]。根据病因、总体钠和水的相对量，可用高张盐或甘露醇（用或不用利尿剂）、限水或其他药物治疗[100-101, 336]。血浆钠浓度上升过快可能产生神经损伤，因此上升的速度不应超过 1 mmol/（L·h）[100-101, 336]。当血浆钠浓度达到 125 mmol/L 后，治疗上应包括限水；过快纠正低钠可能导致中枢神经系统脱髓鞘[335a]。对继发于 SIADH 的总体水过多的低钠血症患者，可给予 1 mg/kg 的呋塞米和高张盐以补充尿中电解质的丢失从而纠正血钠异常[100-101, 336]。SIADH 的诊断在本章的前面部分已有论及（参见"垂体病变"部分）。

无论是急性或慢性低钠血症都不必将血钠恢复到正常水平，仅纠正至神经系统症状缓解即可；当血钠水平达到 130 mmol/L 时患者的脑水肿通常会消失。

高钠血症较低钠血症少见。通常为医源性的（如没有为昏迷或有近期脑卒中导致口渴机制不全的患者提供足够的自由水而引起），并可表现为总体钠减少、正常或过多。高钠血症的主要症状和脑细胞的皱缩有关。过快地纠正高钠血症可导致脑水肿，还可能导致伴有惊厥、昏迷和死亡的等渗性脱髓鞘综合征，因此应逐渐纠正。虽然缺乏数据支持，通常我们也认为，手术患者的麻醉前血钠浓度应低于 150 mmol/L，除非存在治疗性高钠血症的指征（如对神经损伤脑水肿的高张性治疗）。

低钾血症和高钾血症

低钾血症和高钾血症在第 31 和 47 章中有论及。

实测的血浆钾浓度和机体内储存的总体钾之间的关系可用散点图来描述。只有 2% 总体钾储存于血浆中（细胞内 4200 mmol，细胞外液 60 mEq/L）。在正常人 50 ～ 60 mEq/L 的总钾中有 75% 储存于骨骼肌，6% 储存于红细胞，5% 储存于肝。因此，若血浆钾浓度发生了 20% ～ 25% 的变化则说明总钾改变了 1000 mmol 或更多（慢性改变）或仅改变了 10 ～ 20 mEq（急性改变）。

和血钠水平一样，与急性血钾改变相比，患者较易耐受慢性血钾改变。慢性改变较易耐受是因为血浆和细胞内的钾储存经过一段时间可重新达到平衡，从而使可兴奋细胞的静息膜电位基本接近正常水平。

高钾血症可由下列因素引起；人为增加钾的输入（如红细胞的溶血）；过多摄入外源性钾，如盐替代品；细胞钾的转移（如由于代谢性酸中毒、烧伤后组织肌肉损伤、使用去极化肌松药或蛋白质的大量分解）；肾分泌减少（肾衰竭、创伤后肾功能不全、使用保钾利尿药，尤其当与 ACEI 类药物合用或盐皮质激素缺乏时）等都可能引起[337-339]。止血带使用时间过长或甚至仅仅是攥拳都可导致人为的高钾血症[340]。

血钾异常患者麻醉时最大的风险是心功能异常（如电活动异常和心脏收缩功能下降）[337]。高钾血症可降低兴奋性心肌细胞的静息膜电位，缩短心肌动作电位时程并减缓其上升速度。这种心室去极化速度的降低，加上当其他区域还处于去极化时某些心肌却已开始复极，从而导致 QRS 波进行性增宽，当其与 T 波融合后就形成了心电图上的正弦波。

在血钾水平高于 6.7 mEq/L 时，高钾血症的程度和 QRS 波的时程具有良好的相关性[337]。这种相关性甚至优于血钾水平和 T 波改变的相关性。然而，高钾血症最早的表现是 T 波变高尖。虽然 T 波并不是高钾血症的诊断依据，但是当血钾水平处于 7 ～ 9 mEq/L 时，T 波几乎总是高尖。当血钾水平超过 7 mEq/L 时，心房传导障碍，表现为 P 波降低和 PR 间期延长。室上性心动过速、心房颤动、室性期前收缩、室性心动过速、心室颤动或窦性停搏都可能发生。

与高钾血症相关的心电图和心脏改变在低钙和低钠时更为明显。通过静脉输注碳酸氢盐，以及葡萄糖和胰岛素（1 U/2 g 葡萄糖）可使细胞外的钾进入细胞内可扭转这些改变。钙剂可发挥稳定细胞膜的作用，但对血浆钾浓度无影响。给予呋塞米可使机体清除多余的钾、以达到降低血浆钾浓度的目的。硫化钠聚苯乙烯（降钾树脂）灌肠可结合肠道中的钾，并置换为钠，但在围术期患者中使用需谨慎，因曾有肠坏死的报道[340a,340b]。以低钾透析液透析也可降低血浆钾水平。β 肾上腺素激动剂也能使钾重新进入细胞内。实

际上术前即刻测定的血钾浓度通常较术前 1 ～ 3 日患者较放松时测得的水平低 0.2 ～ 0.8 mEql/L[341]，可在术前应用 β 受体阻滞剂（如普萘洛尔）以预防这种影响。β 受体激动剂（70 kg 体重患者给予 20 mg 沙丁胺醇喷剂）可用于治疗高钾血症；它能在 30 min 内使血钾浓度降低 1.0 mmol/L，并能持续 2 h[342]。虽然，β2 受体激动剂喷剂可通过激活钠钾依赖的 ATP 酶来降低血钾浓度，但这种方法只能起到辅助的作用而不能取代其他治疗。

高钾血症患者若在麻醉中出现通气不足是非常危险的，因为 pH 值每发生 0.1 的改变，就能使血钾反向改变 0.4 ～ 1.5 mmol/L。例如，如果 pH 值从 7.4 降至 7.3，则血清钾水平将从 5.5 mmol/L 增加至 6.5 mmol/L。

低钾血症可由钾摄入不足，胃肠道丢失过多（腹泻、呕吐、鼻咽吸引、长期使用泻剂或摄入的某些酒类中含有阳离子交换树脂），经肾丢失过多（使用利尿剂、肾小管酸中毒、慢性低氯、代谢性碱中毒、皮质激素过量、过量摄入甘草、应用抗生素、输尿管乙状结肠吻合术和糖尿病酮症酸中毒），细胞外钾转移至细胞内（碱中毒、应用胰岛素、β 肾上腺素激动剂或应激、钡中毒及周期性瘫痪）导致。如同高钾血症一样，明确低钾血症的原因并在术前进行适当的评估和处理，与治疗低钾血症本身一样重要。与高钾血症一样，低钾血症也可以反映总体钾微小或巨大的变化。急性低钾血症可能较慢性低钾血症更难以耐受。低钾血症最让人担忧的表现与循环系统有关，包括心脏和周围循环系统。此外，慢性低钾血症还可以引起肌无力、消化道蠕动变缓和肾脏病变。

低钾血症的心血管表现包括自主神经病变，可导致直立性低血压并使交感储备降低；心肌收缩力受损；电传导异常导致窦性心动过速、房性和室性心律失常、室内传导异常甚至发展为心室颤动。除了心律失常，ECG 还可表现为 QRS 波增宽、ST 段异常、T 波进行性下降和 U 波进行性上升。Surawicz 发现[337]，当血清钾浓度低于 2.3 mEql/L 后，这些变化将保持不变。U 波虽然不是低钾的特异性指标，但却是一个敏感指标。将血钾提升 1 mEq/L（如从 3.3 mEq/L 到 4.3 mEq/L）可能需要 1000 mEq 的钾。即使这些钾能即时经静脉给予（速度不能超过 250 mEql/d），也需要 24 ～ 48 h 才能使钾在所有组织中达到平衡。缺钾的心肌通常对地高辛、钙，最重要的是对钾，非常敏感。低钾血症患者快速补钾可导致心律失常，其严重性与低钾血症本身所造成的一样，因此缓慢补钾的方法更为推荐[343]。

因此，对于急性或慢性低钾血症或高钾血症患者是否可以进行麻醉和手术取决于很多方面[344-349]。必

须了解造成电解质失衡的原因和治疗经过、电解质失衡导致的围术期风险和对生理过程的影响。手术的紧急程度、电解质失衡的程度、治疗所用的药物、酸碱平衡及电解质失衡是突发的还是持续性的都需要考虑。例如，一项对拟行血管手术且术前血钾水平高于 6 mmol/L 的患者的小型研究表明血钾水平升高并无不利影响[347]。同样，对 38 例术前血钾水平高于 5.5 mEq/L 的患者进行的一项队列研究也没有发现与使用琥珀胆碱有关的心律失常或其他严重不良反应[348]。

回顾性流行病学研究表明补钾存在极大的危险（即使是慢性口服补钾）[344]。在一项研究中，16 048 例住院患者中有 1910 例给予口服补钾。在这 1910 例患者中，7 例由于高钾导致死亡，平均每 250 例患者中就有 1 例发生与补钾相关的并发症。出于这样的原因，很多内科医师都不对使用利尿剂的患者施行口服补钾治疗[350]，但这些患者常常出现中度低钾血症[350]。中度低钾血症在使用利尿剂的患者中发生率为 10% ～ 50%。

有三项研究通过前瞻性观察术前不同血钾水平的患者 ECG 上心律失常的表现，探讨中度低钾血症是否会造成不良影响[345-346, 349]。所有患者分为三组，其中血钾正常（$K^+ > 3.4$ mEq/L）患者 25 例、中度低钾血症（$K^+ = 3 \sim 3.4$ mEq/L）患者 25 例以及重度低钾血症（$K^+ < 2.9$ mEq/L）患者 10 例，三组患者心律失常的发生率没有区别[345]。Wahr 等对 2402 例拟行择期 CABG 的患者进行了研究，并指出血钾低于 3.5 mmol/L 是围术期严重心律失常（OR，2.2；95% CI，1.2 ～ 4.0）、术中心律失常（OR，2.0；95% CI，1.0 ～ 3.6）以及术后心房颤动 / 心房扑动（OR，1.7；95% CI，1.0 ～ 2.7）的预测指标[349]。

中度低钾血症可导致严重后果[350-351]。Holland 等用每次 50 mg，一天 2 次，共四周的氢氯噻嗪治疗 21 例患者[351]。这些患者均有利尿剂治疗后出现低钾血症的病史，且都无心脏疾病或正在服用其他药物。记录利尿治疗前后 24 h 的动态心电图。这个研究同样也面临 Holter 监护仪（动态心电图监护仪）在应用上的局限性。21 例患者中有 7 位（33%）发生了心室异搏（多源室早、室性二联律、室性心动过速）。补钾使得每例患者的异位心室律从 71.2/h 降至 5.4/h。显然，即使是轻度低钾血症，某些患者也较敏感。在对 361 662 例患者进行的多危险因素干预试验中，超过 2000 例患者使用利尿剂治疗高血压，这些患者在使用利尿剂治疗后血钾降低的程度大于有室性期前收缩的患者[350]。

胃肠道和肝脏疾病

胃肠道疾病

术前探寻与胃肠道疾病相关的病变

虽然胃肠道的术前准备通常是外科医师的责任，但是胃肠道疾病却经常引起许多其他系统的紊乱，这些系统功能的紊乱会影响患者麻醉的安全性。因此，术前准备应包括了解疾病的进程及其影响，从而引导患者平稳地渡过围术期。术前纠正水、电解质紊乱和优化患者营养状况的最大好处就是使得那些患有高风险胃肠道疾病的患者可以接受手术治疗，同时还降低了其他并发症的发生风险[45-47, 352]。尽管如此，对胃肠道疾病患者来说，全面评估血管内液体容量、电解质浓度及营养状况仍非常重要，包括对治疗产生的副作用的评估（例如肠外营养所致的低磷血症、低钾血症过度治疗产生的高钾血症或心律失常以及过快或过度积极治疗低血容量造成的充血性心力衰竭）。

除了肿瘤、胰腺炎等胃肠道疾病可出现液体、电解质及营养状态的巨大变化外，患有胃肠道疾病的患者还可能合并胃食管反流病[353]、肠梗阻、呕吐或胃酸分泌过多。此时最好压迫环状软骨进行快速诱导或行清醒气管插管；术前可行鼻胃管吸引或使用抗组胺药。凝血功能障碍也需纠正，因为脂溶性维生素 K（通常吸收不足）是肝合成 Ⅱ、Ⅶ、Ⅸ、Ⅹ 因子所必需的。肝脏疾病经常合并胃肠道疾病，如果肝脏疾病过于严重也会导致凝血因子合成减少。

在对患有胃肠道疾病的患者进行围术期处理时还需考虑一些其他的因素。首先，氧化亚氮吸收后会使含气的密闭腔室扩张。这种扩张会导致缺血性损伤或胃肠道破裂，或两者同时发生。其次，胃肠道手术的患者更易出现血流感染，导致脓毒症和外周血管阻力降低，使得液体需求量大大增加，并可引起心力衰竭和肾功能不全。近年来伤口感染率的下降可能归功于技术的提升、更恰当地预防性使用抗生素、更好的营养、手术（腹腔镜或内镜）创伤更小、正常体温的保护和手术切除实体肿瘤[354-358]。第三，胃肠道疾病患者可能还合并许多与胃肠道无直接关系的疾病。例如他们可能因为缺乏铁、内因子、叶酸或维生素 B_{12} 而发生贫血。他们也可能因多系统联合病变而出现神经功能改变。过度吸烟、腹膜炎、脓肿、肺梗死、之前的切口、误吸或肺栓塞（并发于溃疡性结肠炎或长期卧床导致的血栓性静脉炎）都可影响呼吸。这些患者还可能合并有肝炎、胆管炎、抗生素或其他药物所致的不良反应、大量出血导致的贫血和休克或精神错乱。

由于胃肠道疾病与许多系统的功能紊乱有关，临床医师必须找到受累的其他系统的问题，并对之进行适当的术前评估和处理。通过对溃疡性结肠炎和类癌这两种特殊疾病的讨论可更加突显出胃肠道疾病中其他系统受累的重要性。

以溃疡性结肠炎和类癌为例说明胃肠道疾病对其他系统的影响

溃疡性结肠炎是一种累及结肠黏膜的慢性炎症性疾病，最典型的溃疡性结肠炎累及直肠和邻近结肠。溃疡性结肠炎临床进程难以预测，以周期性的复发和加重为特点。患者也可能同时存在静脉炎、铁、叶酸或维生素 B_{12} 缺乏，贫血，吸收不良导致的凝血功能障碍。他们还可能有营养不良、脱水及电解质异常。此外，溃疡性结肠炎还可能伴有大量出血、肠梗阻、肠穿孔、影响呼吸功能的中毒性巨结肠、肝炎、关节炎、虹膜炎、脊柱炎、糖尿病或胰腺炎。

超过 60% 类癌患者的原发病灶在胃肠道[358a]。据记载，在消化系统内，类癌可发生于从食管到直肠。发生于回盲部的肿瘤最易转移。类癌也可发生于胃肠道以外的部位，如头、颈、肺、性腺、胸腺、乳腺和尿道。虽然心脏受累也常见报道，但常局限于右心瓣膜和心肌的斑块样结构[359]。

并非所有类癌患者的临床症状都与肿瘤分泌激素有关。但有一些肿瘤的症状可由其分泌的激素引起，例如术前并不知其存在的类癌可能会因在术中过度分泌胃液而被发现。最全面的文献报道提示仅有 7% 的患者表现出类癌综合征，典型症状包括皮肤潮红、腹泻和心脏瓣膜疾病。类癌综合征的患者约 74% 表现为皮肤潮红，68% 表现为肠道蠕动增强，41% 合并心脏症状，18% 有喘鸣。影响症状的因素包括肿瘤的位置及所分泌的激素种类。尽管普遍认为如果患者不存在类癌综合征，则肿瘤就不产生血清素（5-羟色胺，5-hydroxytryptamine，5-HT），但事实可能并非如此。约 50% 的胃肠道类癌患者被证实有 5-HT 分泌，表现为尿液中 5-HT 代谢产物——5-羟吲哚乙酸（5-hydroxyindoleacetic acid，5-HIAA）水平的升高。类癌综合征通常和回肠类癌转移到肝有关。可能是因为肝能清除肿瘤释放的介质，而转移的肿瘤使得肝清除功能受损从而出现类癌综合征。

大部分尿 5-HIAA 水平升高的类癌为发生于中肠（回肠或空肠）的典型类癌。这些患者仅排出少量的 5-羟色氨酸（5-hydroxytryptophan，5-HTP）。起源于前肠（支气管、胃和胰腺）的非典型性类癌患者则排

出大量的 5-HT、5-HTP 及中等偏高量的 5-HIAA。

虽然普遍认为是 5-HT 导致了类癌患者的腹泻，但其他的神经激素因子，包括多巴胺、组胺和一些神经肽，如 P-物质、神经降压素、血管活性肠肽和生长抑素等则可能引起皮肤潮红和低血压。

循环中的 5-HT 具有直接反应（由 5-HT 受体介导）和间接反应（由肾上腺素能神经传递的调节所介导）两种纯生理作用。5-HT 多种受体亚型的存在使得 5-HT 对不同敏感组织床的作用也不相同。间接反应受儿茶酚胺释放水平变化的影响，并依赖于循环中 5-HT 的水平。

5-HT 对心脏几乎没有直接影响。然而，随着 5-HT 水平的升高还是可能产生正性的变时变力作用，这是由去甲肾上腺素的释放所介导的。5-HT 对血管的影响包括收缩和扩张两方面。

5-HT 引起的胃肠道功能改变包括肠蠕动增强以及肠道对水、氯化钠和钾的净分泌增加。据报道 5-HT 可引起许多动物的支气管收缩，但在人体罕见。哮喘患者可能除外。类癌通常表现为腹泻合并水、电解质平衡紊乱。因为肿瘤分泌血管活性物质，使得患者出现低血压或高血压，并伴有因血管活性物质释放而引起的潮红。肿瘤可释放任何一种血管活性物质，包括儿茶酚胺。麻醉科医师同时必须做好能处理低血压、外周血管阻力降低、支气管痉挛和高血压的准备。类癌综合征处理的困难程度可能因生长抑素类似物（奥曲肽）的使用而有所降低。事实上，目前生长抑素可以有效地抑制类癌释放肽类物质并抑制其对受体细胞的作用，因此成为类癌综合征术前、术中、术后管理及危象治疗的重要手段[360-361]。同时生长抑素还可以降低心脏手术患者的死亡率，而且血管升压药还能安全地和奥曲肽联用[362]。即使类癌患者的治疗得以简化[360-361, 363-366]，麻醉科医师也应进行充分的准备——事实上，生长抑素本身也存在很多问题，并且也不能预防严重低血压和支气管痉挛的发生[367-368]。

若患者合并严重的低血压且不能用生长抑素进行治疗时，可选择的药物有垂体后叶素，血管紧张素也可使患者获益，但在美国才刚刚上市。然而，类癌释放的血管活性物质会导致心脏瓣膜的纤维化，从而导致肺动脉狭窄或三尖瓣关闭不全。为了增加三尖瓣关闭不全患者的心输出量，麻醉科医师应避免使用增加肺血管阻力的药物，此外，大量 5-HT 的产生（相当于 200 mg/d 的 5-HIAA）可导致烟酸缺乏，从而引起糙皮病（合并腹泻、皮炎和痴呆）。

类固醇激素能有效治疗支气管类癌的症状。尽管术前、术中使用激素已有报道，但尚缺乏关于其有

效性的对照研究。抑酞酶与类固醇激素相似，可以抑制激肽释放酶的瀑布效应。该药能够阻断激肽释放酶的蛋白酶活性，同时也有报道称其具有显著的临床效应，尽管该药在美国尚未上市。

表现出类癌综合征症状的某些患者尿中组胺排泄增加。组胺可引起小血管扩张导致潮红，并可降低总的外周阻力。组胺可造成支气管收缩，尤其对于合并支气管哮喘或其他肺部疾病的患者。组胺受体阻滞剂可在一定程度上缓解类癌综合征所致的潮红。H_2 受体拮抗剂单独用于预防类癌综合征的效果与联合治疗一样，然而若单纯使用 H_1 受体拮抗剂则无任何效果。这些治疗方法因生长抑素的使用而退居二线。

儿茶酚胺会使类癌综合征的症状加重，这可能与其刺激肿瘤释放激素有关。但这种释放作用的机制尚不明确。类癌中尚未发现肾上腺素能受体，这些肿瘤通常也没有神经支配。可能肾上腺素能刺激是通过其对肠道和血管的机械性作用来刺激肿瘤释放激素的。通过使用 α- 和 β- 肾上腺素能拮抗剂能改善某些类癌患者的潮红，但对其他的类癌患者却可能无效。

一些前瞻性的研究表明使用生长抑素治疗类癌综合征的结果是引人注目的。生长抑素是类癌综合征治疗上最主要的进步，也是目前围术期治疗的基石。

许多患者在血管活性物质释放时会出现支气管痉挛，同时可能伴或不伴有潮红。在这样的情况下，类癌患者可能平稳度过，也可能因肺部、神经、营养、液体、电解质或心血管系统的紊乱而出现严重问题。

因此，虽然胃肠道系统本身并不需要太多的术前准备，但由于胃肠道疾病可导致其他任何系统的紊乱，从而需要进行大量的术前准备以优化患者的状态，同时在术前要了解疾病的生理及其影响从而引导患者平稳度过围术期。此外，麻醉科医师对于手术性质的了解也有助于确定胃肠道疾病所累及的系统。

术前还必须考虑的一个问题是，胃肠道疾病患者由于长期患病而不得不忍受心理社会的创伤，或必须面对这样的未来[369]。因此在进行合理科学治疗的同时，应尽可能多地给予他们情感支持、善意、同理心，至少需与其他人一样。在收集医疗信息的同时还要了解他们的心理需要，采集病史时要坐着（而不是站着），理解患者在面对疾病时是多么不易（应强调他们的成就），这样才能让患者相信医师了解他们的痛苦以及他们所面对的心理问题并支持他们。花时间坐下来和患者探讨术后应选择何种镇痛方法以及其他有关事宜，这样既能表现出麻醉科医师不但医术高明还关心患者的疾苦。

肝脏疾病

急性肝病患者接受急诊手术时的麻醉风险是什么？慢性肝功能损害患者的麻醉风险又是什么？怎么做才能尽可能降低风险？虽然有人可能认为从肝移植麻醉中获得的经验可以回答许多问题，但是，优化心血管功能使其能够满足新肝需要（如营养支持）与维持病肝的功能却有着本质的区别。肝脏的功能及生理在第 16 章中已有讨论。

血液系统疾病和恶性肿瘤疾病

血液系统疾病

镰状细胞贫血及相关血红蛋白病

血红蛋白分子上血红素中氨基酸的异常基因转录引发了由一系列血红蛋白病组成的镰状细胞综合征。β- 珠蛋白基因突变使得第 6 位的氨基酸从缬氨酸变成了谷氨酸从而引发镰状细胞综合征。镰状细胞疾病的主要病理特点是血管内不可逆的镰状细胞聚集。其镰化的分子学基础是脱氧的血红蛋白 B 分子沿其纵轴聚集[370]。这种异常的聚集使得细胞膜扭曲，因此形成了镰刀状。聚集在一起的不可逆的镰状细胞可变得脱水、僵硬并影响组织的血流和氧供，从而导致组织梗死[370-373]。一些研究显示镰状红细胞对血管内皮的黏附增强[374]。其他一些异常的血红蛋白能与血红蛋白 S 产生不同程度的相互作用，并能在同时含有血红蛋白 S 和血红蛋白 C（地中海贫血的血红蛋白）的杂合子患者引起有症状的疾病。

占美国人口 1% 的非裔人群中有 3/10 患有镰状细胞-地中海贫血病（血红蛋白 SC），这些患者同时合并终末器官疾病和器官梗死的症状。这些患者的围术期处理与后续即将讨论的镰状细胞病（血红蛋白 SS）患者的处理一样。

尽管 8%～10% 的非裔美国人有镰状细胞特征（血红蛋白 AS），但只有 0.2% 是镰状细胞血红蛋白的纯合子并有镰状细胞贫血。镰状细胞特征是一种杂合子的状态，这些患者体内含有一条 βS 球蛋白基因和一条 βA 球蛋白基因，因此可同时产生血红蛋白 S 和血红蛋白 A，但是以产生血红蛋白 A 为主。镰状细胞特征并不是一种疾病，因为含有血红蛋白 AS 的细胞只在血红蛋白氧饱和度低于 20% 时才开始变成镰状。正常人群（含血红蛋白 AA 的人群）和含血红蛋白 AS 人群的生存率和严重疾病发生率并没有区别，但是有一个例外：含血红蛋白 AS 的患者发生肺梗死的可能性会增加 50%。然而，的确有含血红蛋白 AS 的患者发生围术期死亡和围术期脑梗死的个案报道；还有一例是全麻中主动脉腔受压导致镰化危象造成死亡的报道[375]。建议经常在身体的多个部位测量氧饱和度（脉搏氧饱和度），妊娠的患者还应包括耳部和脚趾[375]。

镰状细胞状态下发生的终末器官病理损害可归结于以下三个过程：血管内细胞镰化或黏附（或同时存在），导致梗死和继发于组织缺血的组织破坏；继发于溶血的溶血危象；以及可迅速引起严重贫血的合并再生障碍性危象的骨髓衰竭。从原则上来说，除非是极度紧急的状况，否则处于危象时的患者不应接受手术，只有在换血之后才能进行手术[372, 374-378]。

当氧分压下降、酸中毒、低体温和存在更多不饱和血红蛋白 S 时，镰化会增强，因此目前的治疗包括保温、补液、吸氧、维持高心输出量以及不要因压迫或止血带造成循环淤滞。在我们通常不会特别关心的时期（如在麻醉准备间等候时）以及气体交换可能与心血管或代谢需要不是最匹配的时期（术后早期），给予特别的关注对降低发病率很重要。若常规遵循上述的方法，镰状细胞综合征的患者死亡率可成功降至 1%[375, 378-379]。对病例的回顾性研究使得作者得出如下结论：最多 0.5% 的死亡率可归因于镰状细胞贫血与麻醉药物的相互作用。

有几位研究者提倡围术期进行部分血液置换。在患有镰状细胞贫血和急性肺部综合征的儿童中，部分血液置换可以改善临床症状和血液氧合。此外，急性肝损害患者的血清胆红素水平会降低。血液置换能够使肺炎球菌脑膜炎临床症状可能得到改善，乳头状坏死血尿可能中止[371]。血液置换的目标是使血红蛋白 S 的浓度降低至 30%，尽可能减少脾内滞留、治疗严重贫血、避免低 PaO_2 导致的急性胸廓综合征[379a]。血液置换还可降低蛋白 S 的浓度，同时红细胞输注又可纠正贫血。目前，仅有规律的血液置换即与远期死亡率改善相关[379b, c]。两项研究表明，与完全换血的风险相比，部分换血后围术期并发症可能有所下降[373, 380]。一项针对 14 例进行全髋关节置换的镰状细胞贫血患者的回顾性研究结果支持，仅当术前血红蛋白明显低于平稳状态时才应进行血液置换[381]。置换可以基于患者血红蛋白水平和失血情况在术中进行。其他情况在镰状细胞综合征中也很常见：分流增加的肺功能不全、肾功能不全、胆石症、局灶性心肌梗死、阴茎异常勃起、脑卒中、骨和关节无菌性坏死、缺血性溃疡、新生血管造成视网膜脱落以及反复输血的并发症。

地中海贫血患者的珠蛋白结构正常，但由于基因的缺失，血红蛋白 α 或 β 链（分别对应 α- 及 β- 地中海贫血）的合成速率下降[382-384]。编码 α- 球蛋白的链基因的两个拷贝位于第 16 号染色体。四个基因全部缺失造成宫内细胞死亡，其中三个缺失造成慢性溶血和寿命缩短。两个基因缺失并造成轻度贫血时为 "α- 地中海贫血 -1（轻型）"；当两个基因缺失但未造成轻度贫血或小红细胞血症时，称为 "β- 地中海贫血 -2（静止型）"。α- 地中海贫血轻型患者体内血红蛋白 A2 水平正常。β- 地中海贫血与 α 链过剩相关，它会导致发育中的红细胞变性，从而导致红细胞在骨髓中成熟前死亡，或在循环中的寿命缩短。血红蛋白 A2 水平升高是 β- 地中海贫血轻型的标记，是轻度贫血和小细胞血症的常见原因。这些综合征在东南亚、印度、中东及非洲血统的人群中常见。

据报道在地中海贫血中，由于红细胞生成素刺激造成的无效红细胞生成（之所以无效是由于基因缺陷无法产生有效血红蛋白）导致的面部畸形可造成插管困难[382-383]。然而，与这些综合征相关的贫血常造成红系骨髓代偿性增生，而这又与严重的骨骼畸形相关[382-384]。

细胞骨架性贫血（遗传性球形红细胞增多症及椭圆形红细胞增多症）、酶缺乏性贫血及自身免疫性溶血性贫血

对红细胞膜的先天性异常所知越来越多。与正常红细胞的细胞膜相比，椭圆形红细胞增多症和遗传性球形红细胞增多症中，当细胞能量耗竭时，其细胞膜对阳离子的通透性更大，且更易于丢失脂质。遗传性球形红细胞增多症（发病率 1/5000）和遗传性椭圆形红细胞增多症都有常染色体显性遗传的特性。两种疾病中红细胞膜的缺陷都是血影蛋白（spectrin）突变的结果，血影蛋白是细胞膜骨架的一种结构蛋白[385]。虽然在这些疾病中脾切除的治疗作用尚未完全确定，但在重度疾病时，脾切除已知可以使缩短的红细胞寿命延长 1 倍（从 20 ～ 30 天增加至 40 ～ 70 天）。因为脾切除使患者易于感染革兰氏阳性细菌脓毒症（特别是肺炎球菌），也许应该在可预知的菌血症事件发生之前术前给患者接种肺炎球菌疫苗。对于这些疾病尚无麻醉相关特殊问题的报道。

葡萄糖 -6- 磷酸脱氢酶（Glucose-6-phosphate dehydrogenase，G6PD）缺乏（性连锁隐性遗传）是世界上最常见的酶疾病，常表达于男性和非裔、亚裔、地中海或中东裔[385a]。年轻的细胞活力正常，但衰老细胞与正常细胞相比存在明显缺陷。G6PD 缺乏导致红细胞溶血及海因茨（Heinz）小体形成。红细胞溶血也可能因并发感染或给予需要 G6PD 解毒的药物而出

现（如高铁血红蛋白、谷胱甘肽和过氧化氢）。应避免使用的药物包括磺胺类、奎尼丁、丙胺卡因、利多卡因、抗疟药、解热剂、非阿片类镇痛药、维生素 K 类似物及硝普钠。

自身免疫性溶血性贫血包括冷抗体型贫血、温抗体型贫血（特发性）以及药物性贫血，其机制在于抗体介导的红细胞破坏[386-388]。冷抗体型溶血性贫血由 IgM 或 IgG 抗体介导，在室温或低于室温下引起红细胞凝集。当这类患者进行输血时，如果要避免溶血，则所输细胞和液体必须加温，同时患者体温必须保持在 37℃。温抗体型（或特发性）溶血性贫血由 IgG 介导，是一种难以管理的情况，主要由于患者长期慢性贫血、持续存在针对红细胞的有活性抗体、Coombs 试验阳性以及难于交叉配血。对于择期手术的患者，可以在采用或不采用促红细胞生成素刺激的情况下预贮存自体血回输[389]。Rh 阴性献血者红细胞和（或）患者的一级亲属的红细胞都可用。在紧急情况下，自体血回输、脾切除、糖皮质激素治疗、利妥昔单抗、环磷酰胺和硫唑嘌呤的可行性应当咨询熟悉该领域的血液学专家[389a]。

药物性贫血有三种机制。在受体型溶血中，药物（如青霉素）结合于红细胞表面形成复合体，并激活一种针对该复合体的抗体。在"无辜旁观者"溶血中，药物（例如奎尼丁、磺胺）结合某种血浆蛋白后，激活一种与红细胞交叉反应的抗体（IgM）。在自身免疫性溶血中，药物直接激活产生某种和红细胞有交叉反应的抗体（IgG）。药物性溶血通常在终止该药物治疗后停止。

粒细胞缺乏

自 2000 年起，关于粒细胞的实验室研究有了长足发展，部分是由于分子生物学的革命。相比促红细胞生成素（之前有过讨论），有超过 14 种促血淋巴细胞增殖生长因子或细胞因子被生化方法所确定，并用遗传方法克隆生产。这些生长因子通过与细胞表面抗体结合来发挥主要作用（表 32.14）[390]。集落刺激因子的使用使得对肿瘤强化治疗成为可能。少数人报道了这些疗法出现免疫系统副作用时可能影响到气体交换，从而对围术期产生不良后果[391]。

已证明在粒细胞数小于 500/ml 并出现脓毒症的患者中使用生长因子和输注粒细胞可延长生命[392-394]。尽管骨髓移植的应用越来越多，但并发症常出现在移

表 32.14　血液淋巴生成生长因子 / 细胞因子的主要作用

细胞因子	其他名称	生物学作用
促红细胞生成素		红细胞的产生
白介素 -3（IL-3）	多集落刺激因子 干细胞活化因子 持续细胞刺激因子 促红细胞生成素 -2	刺激粒细胞、巨噬细胞、嗜酸性粒细胞、肥大细胞、巨核细胞、T 淋巴细胞和 B 淋巴细胞系及早期髓样干细胞的增殖分化 与促红细胞生成素相互作用以刺激红细胞集落形成、刺激 AML 原始细胞的增殖并刺激肥大细胞释放组胺
粒细胞集落刺激因子（G-CSF）	MGI-2 分化因子	刺激粒细胞系增殖和分化 作用于早期髓样干细胞，尤其与其他因子共同作用；增加 IL-3 对巨核细胞集落形成的刺激作用 增加中性粒巨噬细胞和抗体依赖性细胞中介性细胞毒性作用 使中性粒细胞从骨髓中释放并对中性粒细胞和单核细胞有趋化性 提高吞噬作用和抗体依赖性细胞介导细胞毒性及中性粒细胞的氧化作用 刺激单核细胞杀死鸟分枝杆菌中间体和念珠菌，刺激单核细胞的杀灭肿瘤作用、细胞依赖性细胞毒性，以及细胞表面蛋白的表达
粒细胞 - 巨噬细集落刺激因子（GM-CSF）		刺激粒细胞、巨噬细胞和巨核细胞增殖和分化，早期髓样干细胞和（有促红细胞生成素时）刺激红细胞生成 增加中性粒细胞对细菌、酵母菌、寄生虫和抗体包被肿瘤细胞的细胞毒性和吞噬性集落刺激因子活性 增加中性粒细胞黏附蛋白在细胞表面的表达，提高嗜酸性粒细胞的细胞毒性、巨噬细胞的噬菌作用和碱性粒细胞的组胺释放 扩大 IL-2 对 T 细胞增殖的刺激并刺激 B 细胞系增殖
集落刺激因子 -1	巨噬细胞集落刺激因子	主要刺激巨噬细胞 - 单核细胞增殖和分化，对粒细胞作用小 与其他细胞因子鞋协同作用于早期髓样干细胞 刺激巨噬细胞噬菌、杀菌、迁移、抗肿瘤活性和代谢 刺激腹膜巨噬细胞分泌纤溶酶原活化因子、粒细胞集落刺激因子、干扰素、IL-3 或肿瘤坏死因子

表 32.14 血液淋巴生成生长因子 / 细胞因子的主要作用（续表）

细胞因子	其他名称	生物学作用
白介素 -1（α 和 β）	内源性致热原 促红细胞生成素 -1 破骨细胞激活因子 淋巴细胞激活因子	诱导肝细胞合成急性期蛋白 激活静止性 T 细胞，T 细胞和 B 细胞增殖的辅助因子 对单核细胞和中性粒细胞有趋化性 诱导多种细胞产生生长因子，包括破骨细胞激活因子 G-CSF、GM-CSF、IL-6、CSF-1、IL-3 及干扰素 在大鼠中有辐射防护作用
白介素 -2	T 细胞生长因子	T 细胞的生长因子，激活细胞毒性 T 淋巴细胞，促进其他细胞因子的合成，增加天然杀伤细胞的作用
白介素 -4	B 细胞刺激因子 -1（BSF-1） B 细胞分化因子（BCDF） IgG 诱导因子	增加 B 细胞产生抗体（IgG 和 IgE）并上调 II 类 MHC 分子和 Fc 受体表达 与抗 -IgM 抗体共同刺激诱导静止性 B 细胞 DNA 合成 刺激激活的 T 细胞生长 在有 IL-3 存在的情况下，促进肥大细胞生长；有 G-CSF 时，增加粒细胞-单核细胞集落中粒细胞的形成；有促红细胞生成素和（或）IL-1 时，刺激红细胞和巨核细胞集落形成
白介素 -5	嗜酸细胞分化因子（EDF） T 细胞代替因子（TRF） B 细胞生长因子 - II（BCGF- II） B 细胞分化因子（BCDF）	增加抗体产生（IgA） 促进 B 细胞系增殖和 IgG 分泌，并诱导在活体内已接触抗原的 B 细胞在活体外分泌半抗原特异性 IgG 促进正常 B 细胞分化 刺激嗜酸性粒细胞增殖和分化（GM-CSF 和 IL-3 与 IL-5 协同作用刺激嗜酸性粒细胞增殖和分化）。增加 IL-2 受体的合成
白介素 -6	B 细胞刺激因子 -2（BSF-2） 干扰素 -β₂ T 细胞刺激因子 杂交瘤生长因子	B 细胞分化和 IgG 分泌 T 细胞激活成为细胞毒性 T 细胞 与 IL-3 协同作用于早期骨髓髓样干细胞并刺激粒细胞、巨噬细胞、嗜酸性粒细胞、肥大细胞和巨核细胞的增殖和分化以及血小板生成（可能是一种血小板生成素）
白介素 -7	淋巴细胞生成素 -1	刺激前 B 细胞产生 刺激 T 细胞增殖
白介素 -8*	中性粒细胞激活因子 T 细胞趋化因子	炎性介质；刺激中性粒细胞激活
白介素 -9		刺激红细胞集落形成和巨核细胞系的增殖
白介素 -10	细胞因子合成–抑制因子	抑制 TH1 细胞产生细胞因子
白介素 -11		刺激 B 细胞、巨核细胞和肥大细胞系
C-kit 配体	肥大细胞因子 干细胞因子 红细胞淋巴细胞生长因子 -1	与其他细胞因子协同作用于相对早期干细胞 刺激前 B 细胞

AML，急性髓细胞性白血病；IgA，免疫球蛋白 A；IgG，免疫球蛋白 G；IgM，免疫球蛋白 M；MHC，主要组织相容性复合物，T$_H$1，第一类胸腺来源细胞。
* 不被认为是一种真正的生长因子，但为了完整性列于此

植后，而非细胞采集期。骨髓移植前肺功能检测的异常结果似乎可以预测移植后并发症的发生，但还不足以阻碍移植的实施[395]。

血小板疾病

尽管遗传性血小板疾病很罕见，但获得性疾病很常见，它影响了至少 20% 内科和外科 ICU 患者，感染和药物治疗是其首要原因[396]。获得性和遗传性血小板病变均造成皮肤和黏膜出血，但血浆凝血缺陷导致深部组织出血或迟发出血。遗传性血小板疾病（例如 Glanzmann 血小板功能不全、Bernard-Soulier 综合征、Hermansky-Pudlak 综合征）的围术期治疗包括血小板输注。EACA 最近被成功地用于血小板减少患者，以减少围术期出血。更为常见的获得性血小板疾病可能对多种治疗中的一种有反应。免疫性血小板减少症，如那些与红斑狼疮、特发性血小板减少性紫癜、尿毒症、溶血性尿毒症综合征、血小板输注、肝素和血小板增多症相关的情况，可能对激素治疗、脾切

除、血小板分离置换、根除幽门螺杆菌、烷化剂或（可能需要）血小板输注、血浆置换、全血置换或输血治疗有反应；有时这些疾病对任何治疗都没有反应[179, 397-398]。传统治疗中，当激素治疗失败或剂量达到不可接受的毒性风险时，进行脾切除。免疫球蛋白输注和利妥昔单抗在没有进行脾切除的特发性血小板减少性紫癜患者中可能产生满意的缓解。

血栓性血小板减少性紫癜是一种由携带血小板反应蛋白 I 类基序的解聚素和金属蛋白酶抗体膜 13（A Disintegrin AND Metalloproteinase with a Thrombospondin type 1 motif, member 13, ADAMTS 13）导致的罕见免疫介导的血栓性微血管病。尽管治疗方法多种多样，但该疾病的死亡率仍然很高[398a]。然而，血浆置换法、糖皮质激素和利妥昔单抗已明显改善了患有这种疾病的患者的应答率[398b]。一项非对照研究提示血浆置换不仅能改善患者的血液学表现，还可预防这些患者死亡的最主要原因——成人呼吸窘迫综合征的发生[398]。在那项研究中，早期使用血浆置换改善了患者的氧合。

到目前为止，造成血小板异常最常见的情况是影响血小板聚集和释放的药物相关性疾病。阿司匹林不可逆地乙酰化血小板环氧合酶，这种酶将花生四烯酸转化为前列腺素内过氧化酶。因为在血小板生命周期中环氧合酶在循环中不可再生，而这种酶对血小板的聚集至关重要，因此一片阿司匹林可能影响血小板功能长达一周。所有其他抑制血小板功能的药物（例如维生素 E、吲哚美辛、黄吡酮、双嘧达莫、三环类抗抑郁药、酚噻嗪、呋塞米、糖皮质激素）均非不可逆抑制环氧合酶；这些药物干扰血小板功能仅 24～48 h。如果需要急诊手术而未经过阿司匹林治疗后常规 8 天血小板再生期或其他药物的 2 天周期，给予 2～5 个单位浓缩血小板可将一个 70 kg 成人的血小板功能恢复到足够水平，使血小板诱导的凝血功能不全恢复到正常。正常凝血只需要每毫升 30 000～50 000 功能正常的血小板。一次血小板输注将使血液中血小板计数从 5000/ml 上升到 20 000/ml；血小板的半衰期约为 8 h。

在先前已致敏的患者再次暴露于肝素，可在数小时内出现肝素诱导性血小板减少症；其发生率呈上升趋势，尤其在 ICU 患者中[398c]。肝素诱导性血小板减少症的诊断始自临床评估，最常用的是 4-T 评分（血小板减少的程度，血小板减少出现的时间，血栓形成类型，是否存在其他血小板减少的原因）。肝素诱导性血小板减少症的确诊需依赖酶联免疫反应[398d]，但无需等待确证实验结果即可开始治疗。但阿加曲班是凝血酶的直接抑制剂，可作为肝素诱导性血小板减少

症的有效治疗[399]。

血栓形成的主要危险因素包括凝血因子 V Leiden 和凝血酶原 20210A 突变、血浆同型半胱氨酸水平升高和抗磷脂抗体综合征[400-401]。面临这些挑战的临床医师可向当地专家咨询并寻求治疗帮助。在第 50 章中更加完整地讨论了这一话题。

血友病和相关凝血功能障碍

由于血浆凝血因子缺陷导致的凝血功能障碍可能是遗传性的或获得性的。遗传性疾病包括 X- 连锁血友病 A（Ⅷ因子活性缺陷）、von Willebrand 病（Ⅷ因子的 von Willebrand 组分缺陷）、血友病 B（性连锁的Ⅸ因子活性缺陷）和其他少见疾病。这些疾病的性连锁来源意味着血友病几乎只发生在女性携带者的男性后代中；男性不会将这种疾病传给其男性后代。

在择期手术时，术前 48 h 应测量缺乏的凝血因子的水平，并且术前必须恢复至正常水平的 40%。每千克体重一个单位的浓缩凝血因子通常可以使凝血因子浓度升高 2%。因此，在一个完全没有活性因子的个体中，需要输注 20 U/kg 体重的浓缩因子作为起始剂量。由于Ⅷ因子半衰期为 6～10 h，Ⅸ因子半衰期为 8～16 h，应给予大约 1.5 U/（h·kg）的Ⅷ因子或 1.5 U/（2 h·kg）的Ⅸ因子。术后 6～10 天内应在凝血因子活性的指导下追加Ⅷ因子和Ⅸ因子[402-404]。

约 10% 的血友病 A 或 B 的患者会产生使Ⅷ或Ⅸ因子失活的抗体（新鲜冷冻血浆与患者血浆温育后不能提高凝血因子活性）。这些获得性抗凝物通常由 IgG 组成，很难用血浆置换清除，且对免疫抑制剂的反应不同。凝血酶原复合物的使用可以绕过抗凝物而挽救患者生命。

大量输血后进行手术的患者（例如消化道大出血和创伤）可能存在凝血功能障碍。在给予了大约 10 个单位血液后，最初由于血小板缺乏，随后由于凝血因子缺乏而损害凝血功能。在需要大量输血的大出血情况下，以接近全血的 1∶1∶1 比例输注红细胞、血浆、血小板是有利的。

尿激酶、链激酶和组织纤溶酶原激活物（tissue-type plasminogen activator, t-PA）已用于治疗肺栓塞、深静脉血栓、脑卒中和动脉闭塞性疾病。这些药物加速血栓及栓子的溶解，而肝素则是防止血栓形成，但并不能溶解血栓。与这些纤溶药物相关的出血并发症是由于参与止血的栓子溶解造成的，停止使用这类药物并用冷沉淀物或血浆补充血浆纤维蛋白原可迅速逆转这类并发症。然而，术前很少需要应用冷沉淀物或血浆，因为尿激酶和链激酶的纤溶活性通常在停止给

药后 1 h 内就消退了。尽管如此，累积的数据还不足以提出近期接受尿激酶、链激酶或 t-PA 治疗的患者，术前及术中的理想止血治疗措施。将手术推迟到药物的三个半衰期之后（≥ 4 ～ 8 h 可测出血纤溶酶活性升高）通常不可行，而通过对术野仔细观察可能不足以评估凝血状态[405-406]。术中需要肝素治疗的血管或心脏病患者的处理可能更加复杂。为纠正这些患者的纤维蛋白原缺乏，一些临床医师在术前给患者补充纤维蛋白原，并在给予肝素的同时给予 EACA。

去氨加压素（desmopressin，DDAVP）现在正作为常规措施用于大量失血的手术，以减少出血和输血需求。去氨加压素最初用于 von Willebrand 病的血小板功能异常，随后扩展到在心血管手术中常规使用，以及在其他失血量大的手术中经常使用。一项有关心脏手术的 meta 分析总结发现，对于非择期手术患者，DDAVP 不具有临床意义的减少输血作用，因此该作者无法给出对需要体外循环（extracorporeal circulation，CPB）患者常规使用 DDAVP 的建议[424]。然而 DDAVP 可以减少术前 7 天内使用阿司匹林患者、术中 CPB 时间超过 140 min 以及合并有血小板功能障碍患者的术后出血量，作者建议这些群体的患者可以使用 DDAVP。

肿瘤性疾病

恶性肿瘤患者可能其他方面是健康的，但也可能出现营养、神经、代谢、内分泌、电解质、心、肺、肾、肝、血液或合并使用特殊药物等问题。因此，需要评估所有系统以确定伴发于恶性肿瘤的其他问题。伴发于恶性肿瘤的常见异常包括：直接骨侵犯或异位甲状旁腺素或其他溶骨物质造成的高钙血症、尿酸性肾病、低钠血症（尤其是小细胞或燕麦细胞肺癌）、恶心、呕吐、厌食症和恶液质、发热、肿瘤引起的低糖血症、颅内转移（占所有癌症的 10% ～ 20%）、周围神经或脊髓功能障碍、脑脊膜癌、继发于抗肿瘤治疗的毒性肾病以及副肿瘤神经综合征（皮肌炎、Eaton-Lambert 综合征、肌病及末梢神经病）。

许多恶性肿瘤患者都使用大剂量镇痛药，以使他们舒适地渡过围术期，在终末期患者中尤为重要[408]。免疫调节剂、刺激因子或细胞因子、基因鉴别[409-410]以及可治疗副作用的药物（咪达唑仑、昂丹司琼甚至大麻）给我们带来更安全、更有效、副作用更少的治疗新希望。昂丹司琼抑制呕吐的作用和咪达唑仑防止"记忆刺激性呕吐"的作用是很重要的。神经激肽（NK-1）拮抗剂也已被批准用于癌症患者的治疗。

癌症化疗的毒性与使用药物的种类和剂量相关。对于放疗，当超过以下剂量时会发生损伤：肺部，1500 rad；肾，2400 rad；心脏，3000 rad；脊髓，4000 rad；肠道，5500 rad；大脑，6000 rad；骨骼，7500 rad。生物和免疫调节治疗的毒性与其引起的免疫功能改变有关。烷化剂造成骨髓抑制，包括血小板减少以及脱发、出血性膀胱炎、恶心和呕吐。烷化剂，包括环磷酰胺和氮芥，有抗胆碱能酶的作用，可延长神经肌肉阻滞的时间[411]。抗肿瘤药长春新碱可导致周围神经病和 SIADH，而长春碱还有骨髓毒性。顺铂也可引起周围神经病和严重恶心。亚硝基脲可产生严重的肝肾损害以及骨髓毒性、肌痛和感觉异常。叶酸类似物如甲氨蝶呤可造成骨髓抑制、溃疡性口腔炎、肺间质浸润、消化道毒性，偶尔还有严重的肝功能不全。5-氟尿嘧啶和氟尿嘧啶脱氧核苷都是嘧啶类似物，可引起骨髓毒性、巨幼红细胞贫血、神经系统功能紊乱和肝及消化道改变。嘌呤类似物（巯基嘌呤、硫鸟嘌呤）最主要的毒性反应是骨髓抑制。蒽环类抗生素（阿霉素、柔红霉素、金霉素、丝裂霉素 C、博来霉素）都可导致肺间质浸润、心肌病（尤其是阿霉素和柔红霉素）以及骨髓毒性和消化道、肝和肾功能障碍。了解这些预期中的副作用和并发症有助于针对这类患者制订合适的术前计划，使全麻安全实施。

因急慢性疾病接受药物治疗的患者

用于治疗疾病的药物数量与日俱增，每个住院患者平均接受超过 10 种药物治疗。许多药物的副作用可能增加麻醉风险或使患者管理更加困难。了解常用药物的药理特性和潜在副作用可帮助麻醉科医师在麻醉和手术过程中避免失误。

抗高血压药

ACEI 类药物（卡托普利、依那普利、赖诺普利、依那普利拉和雷米普利）和血管紧张素 II 受体阻滞剂（如伐沙坦、坎地沙坦）正逐渐变为一线用药，而且可能提高使用降压药患者的生活质量。比起交感神经阻断药，ACEI 类药和血管紧张素 II 受体阻滞剂更易于在麻醉诱导期引起外周血管扩张和低血压。无论是 ACEI 类药还是血管紧张素 II 受体阻滞剂都会使常规麻醉诱导过程中出现严重低血压，因此术前应该停用或至少考虑停用这些药物（见前述）。

儿茶酚胺或交感受体阻滞剂影响三种主要的儿茶

酚胺受体：α-肾上腺素受体、β-肾上腺素受体和多巴胺受体。受体亚型（如 β_1 和 β_2）的存在提示可以开发某些药物使其仅影响一类受体。例如，特布他林比异丙肾上腺素应用更广泛，因为据说特布他林优先作用于 β_2 受体（即舒张支气管平滑肌），从而避免 β_1 受体兴奋引起的心脏兴奋作用。实际上，选择性高低是剂量相关的。在特定剂量，直接兴奋 β_2 受体的药物仅作用于该受体，但在更高剂量下既兴奋 β_1 受体也兴奋 β_2 受体。同样剂量在不同患者产生的作用也不同。某一特定剂量在一个患者能够兴奋 β_1 和 β_2 受体，而对另一个患者则可能不起作用。越来越多的选择性受体阻滞剂正在开发之中，旨在扩大 β_1、β_2 和 α 肾上腺素能效应的界限。然而最终总是希望有更高选择性的药物出现。能减慢心率而不改变心肌收缩力，或在增强心肌收缩力同时保持心率不变的药物，会给患者带来显著的益处。

在美国，美托洛尔、阿替洛尔、普萘洛尔、倍他洛尔、噻吗洛尔、艾司洛尔、吲哚洛尔、氧烯洛尔、醋丁洛尔、卡替洛尔、喷布洛尔、纳多洛尔都是长期治疗中广泛应用的 β 受体阻滞剂。由于纳多洛尔的脂溶性极低，所以消除半衰期长（$17 \sim 24$ h）且不易通过血脑屏障。虽然选择性 β 受体阻滞剂应该更适用于气道高阻力或糖尿病患者，但这种益处仅体现在低剂量应用的时候。β 受体阻滞剂的广泛应用是因为这些药物可以治疗从心绞痛和高血压到阴茎异常勃起和怯场不安等各种疾病。这些药物可以降低初发性心肌梗死患者的发病率和死亡率，还可以增加择期手术围术期生存率[412-413]。

当终止给予 β 受体阻滞剂时，交感刺激通常会增加，机体通过增加交感神经元的兴奋性似乎已经趋于适应这些药物的存在。因此，普萘洛尔和纳多洛尔的停药可能伴随着高 β 肾上腺素能状态，从而增加心肌耗氧量。给予普萘洛尔和美托洛尔可能会引起心动过缓、失代偿性心力衰竭、疲乏、头晕、抑郁、精神病、支气管痉挛和阴茎硬结症（Peyronie 病）。POISE 研究强调了这些药物没有充分调节就会引起脑卒中或增加死亡率的问题[111]。多巴胺能受体阻滞剂的副作用将在本章后面讨论。

哌唑嗪、特拉唑嗪和多沙唑嗪由于能够同时扩张动脉和静脉、降低括约肌张力，是用于治疗高血压、缺血性心肌病、发际后退和良性前列腺增生的 α_1 受体阻滞剂。这些药物还能引起眩晕、心悸、抑郁、头晕、无力和抗胆碱能效应。

某些拟交感药物激活脑干内的 α 肾上腺素受体。可乐定，其半衰期为 $12 \sim 24$ h，以及右美托咪定和胍法辛均是 α_2 受体激动剂。据推测 α_2 受体激动剂，包括可乐定、右美托咪定和胍法辛，是通过激动前面提及的对中枢脑干肾上腺素受体的长期作用降低血压。它们也可以用来治疗鸦片、可卡因、食物和烟草的戒断症状。停用可乐定偶尔会导致突发的高血压反跳危象。三环类抗抑郁药会干扰可乐定的作用，酚噻嗪类和丁酰苯类药物可能也会有同样作用。虽然给予长期服用可乐定、右美托咪定和胍法辛的患者丁酰苯类药物（如氟哌利多）在理论上可能导致高血压危象，但还没有这方面的报道。应用可乐定后可能出现困倦、口干、体位性低血压、心动过缓和阳痿。短期内给予可乐定或右美托咪定可以使麻醉药用量减少 $40\% \sim 60\%$；长期给药可以减少 $10\% \sim 20\%$[414-415]。因为这些药物相对安全并可以降低麻醉药用量，缓解镇痛药引起的肌肉僵直，缓解疼痛，所以在术前、术中和 ICU 镇静中应用得越来越广泛[414-418]。

另外还有三类抗高血压药间接影响交感神经系统：利尿剂、小动脉扩张药和钙通道阻滞剂。噻嗪类利尿剂与低氯性碱中毒、低钾血症、高糖血症、高尿酸血症和高钙血症有关。保钾利尿剂与高钾血症、低钠血症、男性乳房发育和阳痿有关。所有利尿剂均可导致脱水。噻嗪类利尿剂和呋塞米可能延长神经肌肉阻滞药的作用时间。

小动脉扩张药肼屈嗪可能引发狼疮类似状态（常累及肾）、鼻塞、头痛、头晕、充血性心力衰竭、心绞痛和胃肠功能紊乱。美国市场上另一种直接扩血管药米诺地尔则不会引起类似的综合征。

钙通道阻滞剂（慢通道钙阻滞剂）抑制钙离子跨膜内流入心血管平滑肌细胞，这种抑制作用可减慢心率（负性变时），降低心肌收缩力（负性变力），减慢传导速度（负性变传导）；并且扩张冠状动脉、脑和全身小动脉（图 32.7）[419]。维拉帕米、地尔硫䓬和硝苯地平都会产生这种效应，但程度不同，而且显然是通过相似却不同的机制。这些机制与它们代表的三种不同类型的钙通道阻断剂有关：分别为苯烷基胺类、苯噻嗪类和二氢吡啶类。硝苯地平是其中扩张平滑肌作用最强的，而维拉帕米和地尔硫䓬类具有负性变传导和变力作用以及扩血管的特性。地尔硫䓬类与硝苯地平相比，扩血管作用较弱，而与维拉帕米相比，对房室传导的影响较小。因此，维拉帕米和地尔硫䓬类能够延长 PR 间期并导致房室传导阻滞。实际上在应用地尔硫䓬，特别是维拉帕米时，交感神经系统的反射性激活对于维持正常的传导功能是必要的。显而易见地，对于正在使用 β 受体阻滞剂的患者应用维拉帕米和地尔硫䓬时，或给予正在使用维拉帕米和地尔硫

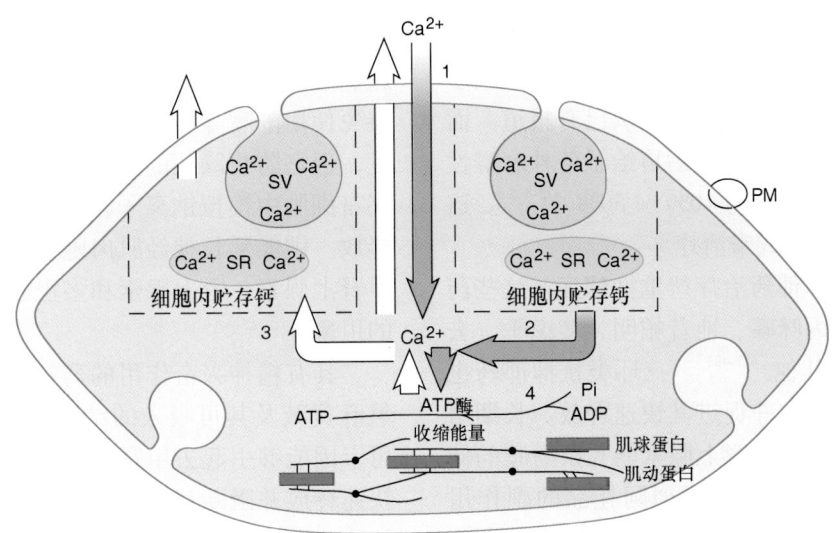

图 32.7　平滑肌细胞示意图说明钙（Ca^{2+}）的流动以及氟烷和硝苯地平可能的作用部位。通过细胞膜（PM）进入和表面小泡（SV）或内质网（SR）的释放，导致胞浆中钙离子浓度（Ca^{2+}）增加（深色箭头）。当胞质中的 Ca^{2+} 浓度足够高时，激活三磷酸腺苷（ATP）。ATP 被 ATP 酶（ATPase）分解为磷脂酰肌醇（Pi）和二磷酸腺苷（ADP），致使组成肌纤维的肌动蛋白丝和肌球蛋白相互作用并收缩。Ca^{2+} 返回细胞储备并向胞外转运后，胞质中的 Ca^{2+} 浓度降低（浅箭头）。氟烷和硝苯地平可能有如下作用：①抑制 Ca^{2+} 内流，②通过减少 SR 的 Ca^{2+} 释放影响胞质内 Ca^{2+} 流动，③减少存储和再摄取，④阻断 ATPase 或收缩机制（或两种都有）（Redrawn from Tosone SR，Reves JG，Kissin I，et al. Hemodynamic responses to nifedipine in dogs anesthetized with halothane. Anesth Analg. 1983；62：903-908.）

革的患者 β 受体阻滞剂时，必须严格地滴定剂量。

　　钙通道阻滞剂的应用对麻醉管理产生许多重要影响[419-421]。首先，吸入和镇痛性麻醉药与硝苯地平降低全身血管阻力、血压和心肌收缩力的效应可能有相加作用。相似地，维拉帕米和麻醉药物（吸入麻醉药、氧化亚氮、镇痛药）延长房室传导时间并在降低血压、全身血管阻力和心肌收缩力方面具有相加效应。其次，维拉帕米可以降低 25% 的麻醉药用量，其他钙通道阻滞剂也有相似作用。这些药物能产生肌松作用，增强去肌化和非去极化肌松药的作用。最后，由于慢钙通道的激活是引起脑血管和冠状动脉痉挛、支气管收缩以及血小板正常凝集的必要因素，所以这些药物可能在治疗脑血管痉挛（尼莫地平）、冠状动脉旁路移植术桥血管痉挛（尼卡地平）、支气管收缩和不期望的凝血功能异常等方面有一定作用。这三种药物都具有很高的蛋白结合力，并且都可以取代其他同样具有高蛋白结合力的药物（如利多卡因、布比卡因、地西泮、丙吡胺和普萘洛尔）或者被其取代。不良后果可以通过滴定吸入药或镇痛药的剂量至最佳血流动力学和麻醉效应而减至最少。给予钙剂通常能够逆转血流动力学变化却不能逆转电生理变化。要逆转电生理变化，可能需要给予大剂量的 β 受体激动剂。

情绪调整药物

　　情绪调整药物是美国最常用的处方药[442-443]。这些药物包括单胺氧化酶抑制剂（monoamine oxidase inhibitor，MAOI）、选择性 5- 羟色胺再摄取抑制剂（selective serotonin reuptake inhibitor，SSRI）、吩噻嗪类、三环类抗抑郁药、未分类的其他抗抑郁药如安非他酮和造成滥用的药物如可卡因。MAOI 包括异卡波肼、苯乙肼、帕吉林、反苯环丙胺和司立吉林。它们与单胺氧化酶不可逆地结合，增加神经细胞内胺类神经递质（5- 羟色胺、去甲肾上腺素、肾上腺素、多巴胺）。这类神经递质水平的增高具有抗抑郁效应、抗高血压效应、抗嗜睡效应，使肝酶升高和使帕金森的发作延迟。由于在体外存在两种形式的酶（MAO-A 和 MAO-B），它们对底物有选择性（MAO-A 选择性作用于 5- 羟色胺、多巴胺和去甲肾上腺素；MAO-B 选择性作用于酪胺和苯乙胺），因此推测可以选择性地抑制 MAO-A 或 MAO-B 的 MAOI 能产生不同的生物学效应[424]。

　　许多食物和具有间接作用的拟交感物质的药物如麻黄碱和酪胺（尤其多见于陈年硬奶酪）之间的相互作用可在最后一次给予 MAOI 之后长达 2 周的时间内仍有可能发生。其中最严重的反应是惊厥和高热昏迷（尤其是在使用麻醉性镇痛药之后）。

　　对于服用 MAOI 的患者，其麻醉管理可能具有挑战性，因此在任何择期手术之前至少停用 MAOI 2 ~ 3 周已得到广泛认同，后来服用 MAOI 的频率会越来越低[422-428]。给予 MAOI 和三环类抗抑郁药的间隔过短时，可能出现严重的反应。使用 MAOI 的急诊手术患者可能会出现血流动力学的不稳定。可以使用区域阻滞作为术后镇痛以避免使用麻醉性镇痛药。给予大多数麻醉性镇痛药后出现高热昏迷的病例已有报道。而在动物试验中，预先给予 MAOI 后再给予各种麻醉性镇痛药，高热昏迷的发生率为 10% ~ 50%[422-428]。这些反应最好通过支持的方式来治疗。

可选用三环类抗抑郁药治疗严重抑郁症，这些药物包括：阿米替林、丙咪嗪、地昔帕明、多虑平、去甲替林、曲唑酮以及其他[422-423]。三环类抗抑郁药也能阻断神经递质的再摄取并促进其快速释放。长期用药后，这些药物减少了去甲肾上腺素能儿茶酚胺的储存。三环类抗抑郁药还能引起类似阿托品的副作用（口干、心动过速、谵妄、尿潴留）和心电图的变化（T 波改变、QRS 波时程延长、束支传导阻滞或其他传导异常、室性期前收缩）。虽然可以用毒扁豆碱成功治疗三环类抗抑郁药导致的心律失常，但有时会出现心动过缓[422-423]。与三环类抗抑郁药相关的相互作用包括阻断去甲肾上腺素的再摄取。这种相互作用在一部分患者中是可预知的，但却不能改变患者的心律失常阈值。虽然，SSRI 同样有严重的副作用，但也颇受欢迎，包括西酞普兰、依他普仑、氟西汀、氟伏沙明、帕罗西汀和舍曲林。例如，可引起恶心、呕吐、头痛、精神紧张，也许还有偏执妄想，并且比其他三环类药物更易引起自杀倾向[422-423]；不过它较少引起系统性抗胆碱能效应或体位性低血压。安非他酮原理上不同于 SSRI，可能引起恶心、呕吐、抽搐、焦虑、颤抖、兴奋以及运动活动增加，但是该药极少引起抗胆碱能效应或体位性低血压。中断药物会引起戒断症状和精神疾病的复发。更换抗抑郁药物会引起高热和昏迷，因此在术前不应该临时要求更换药物[422-423]。

精神分裂症患者应用酚噻嗪类和丁酰苯类药物的有效性提示其有多巴胺能受体阻断作用。此外，这些药物有不同程度的副交感兴奋作用和 α 受体阻断作用。酚噻嗪类药物包括：氯丙嗪、丙嗪、三氟丙嗪、氟奋乃静、三氟拉嗪、丙氯拉嗪及其他等。丁酰苯类药物包括氟哌利多和氟哌啶醇。酚噻嗪类和丁酰苯类药物都具有镇静、抑郁、抗组胺、止吐和低体温反应，还与胆汁淤积性黄疸、阳痿、肌张力障碍和光过敏有关。酚噻嗪类药物的其他副作用包括体位性低血压（部分归因于 α 受体阻滞作用）和心电图异常，如 QT 或 RP 间期延长、T 波低平、ST 段压低，偶见室性期前收缩和尖端扭转型室性心动过速[422-423, 429-430]。

酚噻嗪类药物的一些重要的药物相互作用值得注意。合并使用酚噻嗪类药物能增强中枢性抑制剂（特别是麻醉性镇痛药和巴比妥类药）的作用。此外酚噻

嗪类药物会降低中枢神经系统的惊厥阈值，所以对于癫痫患者或正在停用中枢神经系统抑制剂的患者应该避免使用酚噻嗪类药。碳酸锂被用来治疗躁狂型抑郁症，但它防止躁狂的作用比缓解抑郁更有效。锂在可兴奋细胞中模拟钠离子，减少中枢和外周神经递质的释放。锂能延长神经肌肉阻滞作用并通过阻断脑干去甲肾上腺素、肾上腺素和多巴胺的释放来降低麻醉药的用量。

具有精神兴奋作用的药物如甲基苯丙胺（包括去氧麻黄碱及其可吸入的结晶形式衍生物"冰毒"）和可卡因能够引起去甲肾上腺素、肾上腺素和多巴胺的快速释放并阻断其再摄取。长期使用会耗竭神经末梢的这些神经递质。

增加中枢 α 肾上腺素能释放的药物会增加麻醉药的用量，而减少中枢 α 肾上腺素能释放的药物会减少麻醉药的用量（虽然这不一定是它们改变麻醉药用量的机制，但对于记住这种改变是个方便的方法）。只影响 β 肾上腺素能受体的药物不会改变麻醉药的用量。

抗心律失常药

抗心律失常药包括局麻药（利多卡因、普鲁卡因）、抗惊厥药（苯妥英）、β 受体阻滞剂、钙通道阻滞剂或基础抗心律失常药。这些药物分成五类：改变 0 期和 4 期除极的局麻药（奎尼丁、普鲁卡因、氟卡尼）、仅影响 4 期除极的局麻药（利多卡因、妥卡尼、苯妥英、恩卡尼）、β 受体阻滞剂、抗肾上腺素能药（溴苄胺、丙吡胺、胺碘酮）和钙内流阻滞剂。没有负面报道不代表所有这些药物在手术期间应该持续应用。

各种抗心律失常药的药理学特征能够影响麻醉管理。丙吡胺与奎尼丁和普鲁卡因胺抗心律失常的效能相似。丙吡胺主要由肾排泄，但肝脏疾病会延长其半衰期。该药常引起抗胆碱能效应，包括心动过速、尿潴留和精神疾患，也有使用后发生肝炎的报道[431]。对于溴苄胺和麻醉药之间的相互作用所知不多。溴苄胺阻断儿茶酚胺的释放，长期使用导致对血管升压药的敏感性增加[431]。奎尼丁依靠肾排泄，有解迷走作用，可以减轻房室传导阻滞，与血恶液质和胃肠功能紊乱有关[431]。大多数抗心律失常药增强非去极化肌松药的作用，有报道证实存在这种作用的药物包括奎尼丁、苯妥英、利多卡因、普鲁卡因胺和普萘洛尔[432-440]。但没有数据证明对去极化肌松药也有相同的效应。治疗复发性室上性或室性心动过速的抗肾上腺素能药物胺碘酮会导致甲状腺内大量碘留存，引起甲状腺功能

素乱，此外胺碘酮还能引起周围神经病，并与高血压、心动过缓有关，在麻醉过程中降低心输出量[441]。该药半衰期为 29 天，停药后药效作用还会持续超过 45 天[442]。

抗生素

　　许多抗生素具有肾毒性或者神经毒性或二者兼有，许多药物会延长神经肌肉阻滞作用[434-443]。仅有的没有神经肌肉作用的抗生素是青霉素 G 和头孢菌素类[439]。多数有酶诱导作用的药物不会增加吸入性麻醉剂的代谢。正确应用抗生素预防手术感染需要了解该类型手术的感染率，如果感染率高需使用抗生素，还要选择直接针对最容易感染微生物的用药方案[443]。

青光眼患者的用药

　　青光眼的用药包括两种有机磷酸酯类：依可酯和异氟酯。这些药物抑制血浆胆碱酯酶，胆碱酯酶可水解琥珀胆碱和使酯类局麻药失活，如普鲁卡因、氯普鲁卡因和丁卡因[444-445]。正在使用含有有机磷酸滴眼液治疗的患者应该避免使用这些酯类局麻药。表 32.15 列出了与麻醉有关的其他药物及副作用（源于药物导致眼部副作用的国家药物注册资料，from the National Registry for Drug-Induced Ocular Side Effects, Oregon Health Sciences University, 3181 SW Sam Jackson Park Road, Portland, OR 97201；503-279-8456）。

表 32.15　常用眼科药物及其与麻醉有关的重要相互作用

药物（商品名）	毒性反应和特异性治疗
青光眼：主要治疗目标是降低眼内压 缩瞳剂和肾上腺素：增加房水外流 β 受体阻滞剂和碳酸酐酶抑制剂：减少房水生成 渗透性药物：一过性降低房水容量	
缩瞳剂 拟副交感神经药 　匹罗卡品（Adsorbocarpine，IsoptoCarpine，Pilocar，Pilocel） 　卡巴胆碱	
乙酰胆碱酯酶抑制剂 毒扁豆碱 地美铵 异氟磷（Floropryl） 依可酯（Echodide，Phospholine）	毒性：唾液分泌过多，流汗，恶心呕吐，心动过缓，低血压，支气管痉挛，中枢神经系统效应，昏迷，呼吸暂停，死亡 处理：阿托品，解磷定（Protopam） 相互作用：琥珀胆碱：呼吸暂停时间延长（必须在术前 4 周停药）
肾上腺素（Epitrate，Murocoll，Mytrate，Epifrin，Glaucon，Epinal，Eppy）	毒性：（罕见）心动过速，室性期前收缩，高血压，头痛，震颤 相互作用：避免用增加儿茶酚胺敏感性的药物，如氟烷
β 受体阻滞剂 噻吗洛尔（Timoptic） 倍他乐克（Betoptic） 左布诺洛尔（Betagan）	毒性：伴有心动过缓的 β 阻滞，中枢神经系统抑制，哮喘恶化，嗜睡，意识模糊； 与全身用药有显著协同作用
碳酸酐酶抑制剂 乙酰唑胺（Diamox） 双氯非那胺（Daranide，Oratrol） 乙酰唑磺胺（（Cardrase，Ethamide） 醋甲唑胺（Neptazane）	毒性：厌食症，胃肠道功能素乱，"弥漫伤感情绪"不适，感觉异常、多尿、低钾血症（一过性），肾绞痛和结石，高尿酸血症，血小板减少血症，再生障碍性贫血，慢性阻塞性肺疾病患者急性呼吸衰竭
渗透性药物 甘油（Osmoglyn） 异山梨酸（Ismotic） 尿素（Urevert，Ureaphil） 甘露醇（Osmitrol） 眼内乙酰胆碱（Miochol）	毒性：脱水，高血糖症，非酮症高渗性昏迷（罕见）。充血性心力衰竭或颅内出血后应用甘露醇可致命。尿素可引起血栓形成 毒性：低血压，心动过缓 处理：阿托品

表 32.15 常用眼科药物及其与麻醉有关的重要相互作用（续表）

药物（商品名）	毒性反应和特异性治疗
散瞳剂和睫状肌麻痹：致瞳孔扩张和调节麻痹 抗胆碱能药阻断毒蕈碱受体；虹膜麻痹 α - 肾上腺素能药使虹膜开大肌收缩	
抗胆碱能药 阿托品（Atropisol，Bufopto，IsoptoAtropine） 环戊醇胺酯：单方（Cyclogyl）或与去氧肾上腺素组成复方（Cyclomydril） 后马托品（Homatrocel，IsoptoHomatropine） 莨菪碱（Isopto Hyoscine，Murocoll 19） 托比卡胺（Midriacyl）	毒性：口干，面色潮红，口渴，心动过速，惊厥，多动，一过性精神障碍，罕见昏迷，死亡 处理：毒扁豆碱
β - 肾上腺素能 去氧肾上腺素（Efricel，Mydfrin，Neo-Synephrine） 羟化苯丙胺（Paredrine）	毒性：心动过速，高血压，室性期前收缩，心肌缺血，躁动

Modified from the National Registry for Drug-Induced Ocular Side Effects，University of Oregon Health Sciences Center，Portland，OR.

参考文献

1. Wei JY. *N Engl J Med.* 1992;327:1735.
2. Fleisher LA, Eagle KA. *N Engl J Med.* 2001;345:1677.
3. Goldman L, et al. *N Engl J Med.* 1977;297:845.
4. Fleisher LA, et al. *J Am Coll Cardiol.* 2007;50:159.
4a. van Tilburg J, et al. *J Med Genet.* 2001;38:569.
5. Diabetes Control and Complications Trial (DCCT)/Epidemiology of Diabetes Interventions and Complications Research Group. *N Engl J Med.* 2000;342:381.
6. U.K. Prospective. Diabetes Study Group. *BMJ.* 1998;317:703.
6a. Thrasher J. *Am J Cardiol.* 2017;120:S4.
6b. Iqbal A, et al. *Diabetes Metab J.* 2018;42:3.
7. Albacker T, et al. *Ann Thorac Surg.* 2008;86:20.
8. Krinsley JS. *Mayo Clin Proc.* 2004;79:992.
9. Advance Collaborative Group. *N Engl J Med.* 2008;358:2560.
10. Van den Berghe G, et al. *N Engl J Med.* 2001;345:1359.
11. Ingels C, et al. *Eur Heart J.* 2006;27:2716.
12. Finney SJ, et al. *JAMA.* 2003;290:2041.
13. Krinsley JS. *Mayo Clin Proc.* 2003;78:1471.
14. Freeman R. *Lancet.* 2005;365:1259.
15. Charlson ME, et al. *J Am Coll Surg.* 1994;179:1.
16. O'Sullivan CJ, et al. *Eur J Vasc Endovasc Surg.* 2006;32:188.
17. Halkos ME, et al. *Ann Thorac Surg.* 2008;86:1431.
18. Gustafsson UO, et al. *Br J Surg.* 2009;96:1358.
19. Bhadresha S, et al. *Anaesthesia.* 2009;64:1372.
20. Gandhi GY, et al. *Ann Intern Med.* 2007;146:233.
21. Diabetes Control and Complications Trial Research Group. *Ann Intern Med.* 1998;128:517.
22. Ramanathan S, et al. *Anesth Analg.* 1991;73:105.
23. Van den Berghe G, et al. *N Engl J Med.* 2006;354:449.
24. NICE-SUGAR Study Investigators, et al. *N Engl J Med.* 2012;367:1108.
25. Sebranek JJ, et al. *Br J Anaesth.* 2013;111(suppl 1):i18.
26. Jacobi J, et al. *Crit Care Med.* 2012;40:3251.
27. Roizen MF. *RealAge: Are You as Young as You Can be?*. New York: HarperCollins; 1999.
28. Roizen MF. *The RealAge Makeover: Take Years Off Your Looks and Add Them to Your Life!*. New York: HarperCollins; 2004.
29. Roizen MF, Oz MC. *YOU: the owner's manual.* New York, 2005.
30. Khuri SF, et al. *J Am Coll Surg.* 1997;185:315.
31. Tuomilehto J, et al. *N Engl J Med.* 2001;344:1343.
31a. Joshi GP, et al. *Anesth Analg.* 2010;111:1378.
32. Ravid M, et al. *Ann Intern Med.* 1998;128:982.
33. Page MM, Watkins PJ. *Lancet.* 1978;1:14.
33a. Tran TTT, et al. *Front Endocrinol (Lausanne).* 2017;8:185.
34. Chiasson JL, et al. *CMAJ.* 2003;168:859.
34a. Fayfman M, et al. *Med Clin North Am.* 2017;101:587.
34b. Kamel KS, et al. *Am J Kidney Dis.* 2016;68:967.
35. Pasternak JJ, et al. *Mayo Clin Proc.* 2008;83:406.
36. Larsen ML, Illingworth DR. *Med Clin North Am.* 1994;78:225.
37. Downs JR, et al. *JAMA.* 1998;279:1615.
38. Fowkes FGR, et al. *BMJ.* 1998;316:1764.
38a. Rosenson RS, et al. *J Am Coll Cardiol.* 2017;70:1290.
39. Stone NJ, et al. *Circulation.* 2014;129(25 Suppl 2):S1.
39a. Jacobson TA, et al. *J Clin Lipidol.* 2014;8:473.
40. Fleisher LA, et al. *Circulation.* 2009;120:e169.
41. Nissen SE, et al. *JAMA.* 2004;291:1071.
41a. Silber JH, et al. *Ann Surg.* 2012;256:79.
42. Pelosi P, et al. *J Appl Physiol.* 1997;82:811.
42a. Bluth T, Pelosi P, de Abreu MG. *Opin Anaesthesiol.* 2016;29:421.
43. Daniels L. *Australian Prescriber.* 2003;26:136.
44. Hirose K, et al. *Br J Anaesth.* 2014;112:246.
45. Veterans Administration Total Parenteral Nutrition Cooperative Study Group. *N Engl J Med.* 1991;325:525.
46. Nicholas JM, et al. *Am J Surg.* 2003;186:583.
47. Starker PM, et al. *Ann Surg.* 1983;198:720.
47a. Elke G, et al. *Crit Care.* 2016;20:117.
47b. Liu MM, et al. *Anesthesiology.* 2017;127:166.
48. Udelsman R, et al. *J Clin Invest.* 1986;77:1377.
49. Ezzat S, et al. *Cancer.* 2004;101:613.
49a. Guerin C, et al. *Endocr Relat Cancer.* 2016;23:R131.
50. Symreng T, et al. *Br J Anaesth.* 1981;53:949.
51. Yong SL, et al. *Cochrane Database Syst Rev.* 2009;(4):CD005367.
52. Nieman LK, et al. *J Clin Endocrinol Metab.* 1993;77:1308.
53. Dorin RI, et al. *Ann Intern Med.* 2003;139:194.
53a. Bornstein SR, et al. *J Clin Endocrinol Metab.* 2016;101:364–389.
53b. Marik PE. *Varon J: Arch Surg.* 2008;143:1222.
54. Bravo EL. *Endocr Rev.* 1994;15:356.
55. St John Sutton MG, et al. *Mayo Clin Proc.* 1981;56:354.
55a. Naranjo J, et al. *J Cardiothorac Vasc Anesth.* 2017;31:1427.
55b. Lenders JW, et al. *Lancet.* 2005;366:665.
56. Prys-Roberts C. *Br J Anaesth.* 2000;85:44.
57. Witteles RM, et al. *Anesth Analg.* 2000;91:302.
58. Lucon AM, et al. *J Urol.* 1997;157:1208.
59. Roizen MF, et al. *Anesthesiology.* 1982;57:A43.
60. Roizen MF, et al. *Surgery.* 1983;94:941.
60a. Lenders JW, et al. *J Clin Endocrinol Metab.* 2014;99:1915.
61. Allen GC, Rosenberg H. *Can J Anaesth.* 1990;37:593.
62. Zakowski M, et al. *Anesthesiology.* 1989;70:875.
63. Roizen MF, et al. *Anesthesiol Clin North Am.* 1987;5:269.
63a. Esteve-Turrillas FA, et al. *Analyst.* 2014;139:3636.

64. Lord MS, Augoustides JG. *J Cardiothorac Vasc Anesth*. 2012;26:526.
65. Herroeder S, et al. *Anesthesiology*. 2011;114:971.
66. Augoustides JG, et al. *Anesthesiology*. 2004;101:1022.
67. Roizen MF. *Anesthesiology*. 1988;68:482.
68. Stone JG, et al. *Anesthesiology*. 1988;68:495.
69. Mangano DT, et al. *N Engl J Med*. 1996;335:1713.
70. Flacke JW, et al. *Anesthesiology*. 1987;67:11.
71. Yeager MP, et al. *Anesthesiology*. 1987;66:729.
72. Fleisher LA, et al. *Am Heart J*. 1991;122:980.
73. Levine JD, et al. *J Neurosci*. 1986;6:3423.
74. Wade JG, et al. *N Engl J Med*. 1970;282:823.
75. Ziegler MG, et al. *N Engl J Med*. 1977;296:293.
76. Goldstein DS, et al. *N Engl J Med*. 1997;336:696.
77. Kendrick WW, et al. *Treat Serv Bull (Ottawa)*. 1953;8:437.
77a. Martirosyan NL, et al. *Clin Neurol Neurosurg*. 2017;154:79.
78. Gronert GA, Theye RA. *Anesthesiology*. 1975;43:89.
79. Feek CM, et al. *N Engl J Med*. 1980;302:883.
79a. Strowd SM, et al. *A A Pract*. 2018;10:97.
80. Loh KC. *Postgrad Med J*. 2000;76:133.
81. Williams M, Lo Gerfo P. *Thyroid*. 2002;12:523.
81a. Saritas A, et al. *Turk J Anaesthesiol Reanim*. 2015;43:240–245.
82. Weinberg AD, et al. *Arch Intern Med*. 1983;143:893.
83. Surks MI, et al. *JAMA*. 2004;291:228.
84. Vanderpump MPJ, et al. *Clin Endocrinol*. 1995;43:55.
85. Hattori H, et al. *Acta Otolaryngol Suppl*. 2003;550:59.
85a. Mathew V, et al. *J Thyroid Res*. 2011;2011:462.
86. Stewart AF. *N Engl J Med*. 2005;352:373.
87. Peacock M, et al. *J Clin Endocrinol Metab*. 2005;90:135.
88. Lind L, Ljunghall S. *Exp Clin Endocrinol*. 1994;102:409.
89. Kebebew E, et al. *Arch Surg*. 2003;138:867.
90. Oltmann SC, et al. *Ann Surg Oncol*. 2013;20:4195.
91. Carling T, et al. *Arch Surg*. 2006;141:401.
92. Allain TJ, Dhesi J. *Gerontology*. 2003;49:273.
93. Hong JC, et al. *Surgery*. 2011;150:1069.
94. Blanchard C, et al. *Eur J Endocrinol*. 2013;169:665.
94a. Minisola S, et al. *BMJ*. 2015;350:h2723.
94b. Basok AB, et al. *BMJ Case Rep*. 2018;2018.
95. Rumancik WM, et al. *JAMA*. 1978;240:366.
96. Moyad MA. *Urol Clin North Am*. 2004;31:321.
97. Cauley JA, et al. *JAMA*. 2003;290:1729.
98. Keller MI. *Cleve Clin J Med*. 2004;71:829.
99. Katznelson L, et al. *Endocr Pract*. 2011;17:636.
100. Rojiani AM, et al. *J Neuropathol Exp Neurol*. 1987;46:495.
100a. Matsuzaki S, et al. *BMC Pregnancy Childbirth*. 2017;17:188.
101. Ayus JC, et al. *Ann Intern Med*. 1992;117:891.
102. Robertson GL. *Endocrinol Metab Clin North Am*. 1995;24:549.
103. Weksler N, et al. *J Clin Anesth*. 2003;15:179.
104. Aronson S, et al. *Anesth Analg*. 2002;94:1079.
105. Kheterpal S, et al. *Anesthesiology*. 2009;110:58.
106. Wax DB, et al. *J Cardiothorac Vasc Anesth*. 2010;24:927.
107. Prys-Roberts C, et al. *Br J Anaesth*. 1971;43:122.
108. Goldman L, Caldera DL. *Anesthesiology*. 1979;50:285.
109. Mangano DT, et al. *N Engl J Med*. 1990;323:1781.
110. Pasternack PF, et al. *Am J Surg*. 1989;158:113.
110a. Futier E, et al. *JAMA*. 2017;318:1346.
110aa. Sessler DI, et al. *Anesthesiology*. 2018;128:317–327.
111. POISE Study Group, et al. *Lancet*. 2008;371:1839.
112. Coriat P, et al. *Anesthesiology*. 1994;81:299.
113. Bertrand M, et al. *Anesth Analg*. 2001;92:26.
114. Kheterpal S, et al. *J Cardiothorac Vasc Anesth*. 2008;22:180.
115. Turan A, et al. *Anesth Analg*. 2012;114:552.
116. London MJ. *Anesthesiology*. 2017;126:1.
117. Fleisher LA, et al. *Circulation*. 2007;116:e418.
118. Duceppe E, et al. *Can J Cardiol*. 2017;33:17.
119. Fleisher LA, et al. *J Am Coll Cardiol*. 2014.
120. Kristensen SD, et al. *Eur Heart J*. 2014.
121. Posner KL, et al. *Anesth Analg*. 1999;89:553.
122. Godet G, et al. *Anesthesiology*. 2005;102:739.
123. McFalls EO, et al. *N Engl J Med*. 2004;351:2795.
124. Ward HB, et al. *Ann Thorac Surg*. 2006;82:795; discussion 800.
125. Poldermans D, et al. *J Am Coll Cardiol*. 2006;48:964.
126. Poldermans D, et al. *J Am Coll Cardiol*. 2007;49:1763.
127. Back MR, et al. *J Vasc Surg*. 2002;36:526.
128. Kaluza GL, et al. *J Am Coll Cardiol*. 2000;35:1288.
129. Wilson SH, et al. *J Am Coll Cardiol*. 2003;42:234.
130. Vicenzi MN, et al. *Br J Anaesth*. 2006;96:686.
131. Leibowitz D, et al. *Am J Cardiol*. 2006;97:1188.
132. Nasser M, et al. *Catheter Cardiovasc Interv*. 2005;65:516.
133. Schouten O, et al. *J Am Coll Cardiol*. 2007;49:122.
134. Berger PB, et al. *JACC Cardiovasc Interv*. 2010;3:920.
135. Wijeysundera DN, et al. *Circulation*. 2012;126:1355.
136. Hawn MT, et al. *JAMA*. 2013;310:1462.
136a. Levine GN, et al. *Circulation*. 2016;134:e123.
136b. Albaladejo P, et al. *Heart*. 2011;97:1566.
137. Shah KB, et al. *Anesth Analg*. 1990;70:240.
138. Hammill BG, et al. *Anesthesiology*. 2008;108:559.
139. McEnroe CS, et al. *J Vasc Surg*. 1990;11:497.
140. Mantha S, et al. *Anesth Analg*. 1994;79:422.
141. Flu WJ, et al. *Anesthesiology*. 2010;112:1316.
142. Smith JS, et al. *Anesthesiology*. 1988;69:846.
143. Riles TS, et al. *Surgery*. 1979;85:249.
144. Materson BJ, et al. *N Engl J Med*. 1993;328:914.
145. Goldman L, et al. *Medicine (Baltimore)*. 1978;57:357.
146. Charlson ME, et al. *Ann Surg*. 1990;212:66.
147. Frank SM, et al. *JAMA*. 1997;277:1127.
148. Erikssen G, et al. *J Intern Med*. 1993;234:493.
149. Nelson AH, et al. *Crit Care Med*. 1993;21:860.
150. Eagle KA, Boucher CA. *N Engl J Med*. 1989;321:1330.
151. Lette J, et al. *Am J Cardiol*. 1989;64:276.
152. Kennedy JW, et al. *Circulation*. 1981;63:793.
153. Detsky AS, et al. *J Gen Intern Med*. 1986;1:211.
154. Gerson MC, et al. *Ann Intern Med*. 1985;103:832.
155. Higgins TL, et al. *JAMA*. 1992;267:2344.
156. Rivers SP, et al. *J Vasc Surg*. 1990;11:70; discussion 76.
157. Berlauk JF, et al. *Ann Surg*. 1991;214:289.
158. American Society of Anesthesiologists Task Force on Pulmonary Artery Catheterization. *Anesthesiology*. 1993;78:380.
159. Eagle KA, et al. *Ann Intern Med*. 1989;110:859.
160. Boucher CA, et al. *N Engl J Med*. 1985;312:389.
161. Santos AL, Gelperin A. *J Am Geriatr Soc*. 1975;23:42.
162. Raby KE, et al. *N Engl J Med*. 1989;321:1296.
163. Fletcher JP, et al. *J Cardiovasc Surg*. 1988;29:666.
164. Lee TH, et al. *Circulation*. 1999;100:1043.
165. Hoeks SE, et al. *Am J Med*. 2009;122:559.
166. Cohen ME, et al. *J Am Coll Surg*. 2013;217:336.
167. Gupta PK, et al. *Circulation*. 2011;124:381.
167a. Mangano DT, et al. *N Engl J Med*. 1996;335:1713.
167b. Poldermans D, et al. *N Engl J Med*. 1999;341:1789.
167c. Juul AB, et al. *BMJ*. 2006;332:1482.
167d. Lindenauer PK, et al. *N Engl J Med*. 2005;353:349–361.
167e. Yang H, et al. *Am Heart J*. 2006;152:983–990.
167f. Devereaux PJ, et al. *Lancet*. 2008;371:1839.
167g. Wijeysundera DN, et al. *J Am Coll Cardiol*. 2014.
167h. Wallace AW, et al. *Anesthesiology*. 2010;113:794.
168. Ellis JE, et al. *Anesth Analg*. 1992;74:S85.
169. Naylor CD, et al. *JAMA*. 1993;269:2407.
169a. Devereaux PJ, et al. *N Engl J Med*. 2014.
169b. Devereaux PJ, et al. *N Engl J Med*. 2014.
169c. Durazzo AE, et al. *J Vasc Surg*. 2004;39:967.
169d. Le Manach Y, et al. *Anesth Analg*. 2007;104:1326; table of contents.
169e. Lee SM, et al. *Anesthesiology*. 2015;123:288–306.
169f. Roshanov PS, et al. *Anesthesiology*. 2017;126:16.
170. Carson JL, et al. *N Engl J Med*. 2011;365:2453.
171. Hollinger I. In: Katz R, Steward D, eds. *Anesthesia and Uncommon Pediatric Diseases*. Philadelphia: Saunders; 1993:93.
172. Nishimura RA, et al. *Circulation*. 2008;118:887.
173. Katholi RE, et al. *Am Heart J*. 1976;92:162.
174. Bonow RO, et al. *Circulation*. 1998;98:1949.
175. Ezekowitz MD. *J Heart Valve Dis*. 2002;11(suppl 1):S56.
176. Bonow RO, et al. *Circulation*. 2006;114:e84.
176a. Nishimura RA, et al. *Circulation*. 2014;129:2440.
177. Vandermeulen EP, et al. *Anesth Analg*. 1994;79:1165.
178. Rao TLK, El-Etr AA. *Anesthesiology*. 1981;55:618.
179. Frame JN, et al. *Ann Intern Med*. 1989;111:946.
180. Waldman SD, et al. *Anesth Analg*. 1987;66:267.
181. Bargon HC, et al. *J Vasc Surg*. 1987;6:144.
182. Onishchuk JL, Carlsson C. *Anesthesiology*. 1992;77:1221.
183. Horlocker TT, et al. *Anesth Analg*. 1990;70:631.
184. Macdonald R. *Br J Anaesth*. 1991;66(1).
185. Amrein PC, et al. *JAMA*. 1981;245:1825.
186. Horlocker TT, et al. *Reg Anesth Pain Med*. 2003;28:172.
187. International Multicentre Trial. *Lancet*. 1975;2:45.
187a. Gordon RJ, Lombard FW, et al. *Anesth Analg*. 2017;125:403.
188. Consensus Conference. *JAMA*. 1988;256:744.
189. Collins R, et al. *N Engl J Med*. 1988;318:1162.
190. Gallus A, et al. *Br J Surg*. 1983;70:17.

190a. MacLean S. *Chest*. 2012;141:e1S.
191. Lutz DJ, et al. *Am J Obstet Gynecol*. 1978;131:460.
192. Gauss A, et al. *Anesthesiology*. 1998;88:679.
193. Ruskin JN. *N Engl J Med*. 1991;324:1660.
194. Kelly JS, Royster RL. *Anesth Analg*. 1989;69:229.
195. Risk SC, et al. *J Cardiothorac Vasc Anesth*. 1992;6:275.
196. Prystowsky EN. *Curr Probl Cardiol*. 1988;13:225.
197. McAnulty JH, et al. *N Engl J Med*. 1982;307:137.
198. Rose MR, Koski G. *Anesthesiology*. 1988;69:A146.
198a. Fisher BW, et al. *Am J Med*. 2002;112:219.
199. Anthonisen NR, et al. *JAMA*. 1994;272:1497.
200. European Respiratory Society. *Eur Respir J*. 1995;8:1398.
201. Holleman Jr DR, Simel DL. *JAMA*. 1995;273:313.
202. Lacasse Y, et al. *Chest*. 1997;111:1077.
203. Saint S, et al. *JAMA*. 1995;273:957.
204. Thompson WH, et al. *Am J Respir Crit Care Med*. 1996;154:407.
205. NAEP Expert Panel Report 2. *Guidelines for the Diagnosis and Management of Asthma*. Public Health Service. U.S. Department of Health and Human Services publication no. 97-4051A; 1997. http://www.nhlbi.nih.gov/nhlbi/nhlbi.htm/. (Accessed 12.06.14.).
206. Sin DD, et al. *JAMA*. 2004;292:367.
207. Tilles SA. *Med Clin North Am*. 2006;90:61.
208. Dompeling E, et al. *Ann Intern Med*. 1993;118:770.
209. Calligaro KD, et al. *J Vasc Surg*. 1993;18:914.
210. Skolnick ET, et al. *Anesthesiology*. 1998;88:1144.
211. Rodgers A, et al. *BMJ*. 2000;321:1493.
212. Stein M, Cassara EL. *JAMA*. 1970;211:787.
213. Khan MA, Hussain SF. *J Ayub Med Coll Abbottabad*. 2005;17:82.
214. Rock P, Passannante A. *Anesthesiol Clin North Am*. 2004;22:77.
215. Qaseem A, et al. *Ann Intern Med*. 2006;144:575.
216. Smetana GW, et al. *Ann Intern Med*. 2006;144:581.
217. Collins CD, et al. *BMJ*. 1968;1:401.
218. Hulzebos EH, et al. *JAMA*. 2006;296:1851.
219. Warner MA, et al. *Mayo Clin Proc*. 1989;64:609.
220. Robinson K, et al. *Br Heart J*. 1989;62:16.
221. Ernst E, Matrai A. *Atherosclerosis*. 1987;64:75.
222. Bluman LG, et al. *Chest*. 1998;113:883.
223. Nakagawa M, et al. *Chest*. 2001;120:705.
224. Wong J, et al. *Can J Anaesth*. 2012;59:268.
225. Wong J, et al. *Anesthesiology*. 2012;117:755.
226. Lee SM, et al. *Anesth Analg*. 2013;117:605.
227. McCreanor J, et al. *N Engl J Med*. 2007;357:2348.
228. Downs SH, et al. *N Engl J Med*. 2007;357:2338.
229. Celli BR, et al. *Am Rev Respir Dis*. 1984;130:12.
230. Bartlett RH, et al. *Surg Gynecol Obstet*. 1973;137:925.
231. Lyager S, et al. *Acta Anaesthesiol Scand*. 1979;23:312.
232. Neuman MD, et al. *Anesthesiology*. 2012;117:72.
233. Elwood T, et al. *Can J Anaesth*. 2003;50:277.
234. Boushy SF, et al. *Chest*. 1971;59:383.
235. Mittman C. *Am Rev Respir Dis*. 1961;84:197.
236. Reichel J. *Chest*. 1972;62:570.
237. Wong DH, et al. *Anesth Analg*. 1995;80:276.
238. Arozullah AM, et al. *Ann Surg*. 2000;232:242.
239. Arozullah AM, et al. *Ann Intern Med*. 2001;135:847.
240. Matthay RA, et al. *Med Clin North Am*. 1990;74:571.
241. Fedullo PF, et al. *N Engl J Med*. 2001;345:1465.
242. Galie N, et al. *N Engl J Med*. 2005;353:2148.
243. Domino KB, et al. *Anesthesiology*. 1983;59:428.
244. Settipane GA, Dudupakkam RK. *J Allergy Clin Immunol*. 1975;56:215.
245. Centers for Disease Control and Prevention: Cancer statistics for the United States. www.cdc.gov/nchs/products/pubs/pubd/hus/trendtables.htm. 2014 (Accessed 12.06.14.).
246. Aisner J. *J Clin Oncol*. 1996;14:658.
247. Cooper JAD. *Clin Chest Med*. 1990;11:1.
248. Levy JH, et al. *Spine*. 1986;11:282.
249. Kemp SF, Lockey RF. *J Allergy Clin Immunol*. 2002;110:341.
249a. Freundlich RE, et al. *J Clin Anesth*. 2016;35:415.
250. Smith PL, et al. *J Clin Invest*. 1980;66:1072.
251. Delage C, Irey NS. *J Forensic Sci*. 1972;17:525.
252. Bettman MA. *N Engl J Med*. 1987;317:891.
253. Roizen MF, et al. *Anesthesiology*. 1989;71:331.
254. Mertes PM, Laxenaire MC. *Eur J Anaesthesiol*. 2002;19:240.
255. Lieberman P. *J Allergy Clin Immunol*. 2002;110(suppl):S64.
256. Rosow CE, et al. *Anesthesiology*. 1982;56:93.
257. Millbern SM, Bell SD. *Anesthesiology*. 1979;50:56.
258. Halevy S, et al. *Klin Wochenschr*. 1982;60:1021.
258a. Kannan JA, Bernstein JA. *Immunol Allergy Clin North Am*.

2015;35:321.
259. Toogood JH. *J Allergy Clin Immunol*. 1988;81:1.
260. Van Arsdel Jr PP, Larson EB. *Ann Intern Med*. 1989;110:304.
260a. MacBeth LS, et al. *J Clin Anesth*. 2016;34:385.
261. Heyland DK, et al. *JAMA*. 2001;286:944.
261a. Lytvyn L, et al. *J Hosp Infect*. 2016;92:130.
261b. Sawh SC, et al. *PeerJ*. 2016;4:e2429.
261c. Cook DJ, et al. *Trials*. 2016;17:377.
262. *Med Lett Drugs Ther*. 2003;45:57.
262a. Perks A, et al. *Br J Anaesth*. 2012;108:562.
262b. Bhattacharya B, Maung AA. *Anesthesiol Clin*. 2016;34:747.
263. Roberts R. *Curr Opin Neurol*. 1998;11:135.
264. Shaner DM, et al. *Neurology*. 1988;38:202.
265. Schuchat A, et al. *N Engl J Med*. 1997;337:970.
266. Mets B. *Anesth Analg*. 1991;72:557.
267. Muzzi DA, et al. *Anesthesiology*. 1989;71:322.
268. Parkinson Study Group. *Ann Neurol*. 1996;39:37.
269. Goetz CG, et al. *N Engl J Med*. 1989;320:337.
270. Wiklund RA, Ngai SH. *Anesthesiology*. 1971;35:545.
270a. Akbar U, et al. *Expert Rev Neurother*. 2017;17:301.
271. Barry PP, Moskowitz MA. *Arch Intern Med*. 1988;148:1914.
272. Skoog I, et al. *N Engl J Med*. 1993;328:153.
273. Petersen RC, et al. *Arch Neurol*. 1999;56:303.
274. Ross GW, et al. *JAMA*. 1997;277:800.
274a. Alzheimer's A. *Alzheimers Dement*. 2013;9:208.
275. Snowdon DA, et al. *JAMA*. 1997;277:813.
276. *Med Lett Drugs Ther*. 2001;43:53.
277. Jones PM, Soderman RM. *Anaesthesia*. 2007;62:201.
278. Xie Z, Tanzi RE. *Exp Gerontol*. 2006;41:346.
278a. Berger M, et al. *J Cardiothorac Vasc Anesth*. 2014;28:1609.
279. Eckenhoff RG, et al. *Anesthesiology*. 2004;101:703.
280. Wei H, et al. *Anesthesiology*. 2008;108:251.
281. Zhang B, et al. *J Biol Chem*. 2008;283:11866.
282. Hemmelgarn B, et al. *JAMA*. 1997;278:27.
283. Mozkowitz MA. *Neurol Clin*. 1990;8:801.
284. Michel P, et al. *Cephalagia*. 1993;12:54.
285. MacIntyre PD, et al. *Circulation*. 1993;87:401.
286. Shadick NA, et al. *Ann Intern Med*. 1994;121:560.
287. Ferguson RJ, Caplan LR. *Neurol Clin*. 1985;3:373.
288. Ovassapian A, et al. *Anesthesiology*. 1983;58:370.
289. Rudick RA, et al. *N Engl J Med*. 1997;337:1604.
289a. Makris A, et al. *J Anesth*. 2014;28:267.
290. Wipfli M, et al. *J Clin Anesth*. 2013;25:409.
291. Kocabas S, et al. *J Clin Anesth*. 2007;19:299.
292. McKhann GM, et al. *Ann Neurol*. 1988;23:347.
292a. Moran S, et al. *Surg Clin North Am*. 2015;95:417.
293. Toh B-H, et al. *N Engl J Med*. 1997;337:1441.
294. Jensen NF, et al. *Anesth Analg*. 1995;80:591.
295. Kantor G, Rolbin SH. *Can J Anaesth*. 1992;39:282.
296. Meissner PN, et al. *Br J Anaesth*. 1991;66:60.
297. McNeill MJ, Bennet A. *Br J Anaesth*. 1990;64:371.
297a. Bissell DM, et al. *N Engl J Med*. 2017;377:862.
298. Massey JM. *Neurology*. 1997;48:S46.
299. d'Empaire G, et al. *J Thorac Cardiovasc Surg*. 1985;89:592.
300. Eisenkraft JB, et al. *Anesthesiology*. 1988;69:760.
301. Eisenkraft JB, et al. *Anesthesiology*. 1986;65:79.
302. Sungur Ulke Z, et al. *Acta Anaesthesiol Scand*. 2013;57:745.
302a. Chigurupati K, et al. *J Cardiothorac Vasc Anesth*. 2018;32:325.
303. Small S, et al. *Anesthesiology*. 1992;76:142.
303a. Weingarten TN, et al. *J Clin Anesth*. 2014;26:648.
304. Lema G, et al. *Anesthesiology*. 1991;74:373.
305. Ashwood EM, et al. *Anaesthesia*. 1992;47:579.
306. Gutmann DH, Fischbeck KH. *Ann Neurol*. 1989;26:189.
307. Smith CL, Bush GH. *Br J Anaesth*. 1985;57:1113.
307a. Katz JA, Murphy GS. *Curr Opin Anaesthesiol*. 2017;30:435.
307b. Litman RS, et al. *Anesthesiology*. 2018;128:159.
308. Pueschel SM, Scola FH. *Pediatrics*. 1987;80:55.
309. Morray JP, et al. *Anesthesiology*. 1986;65:221.
310. Roizen NJ, Patterson D. *Lancet*. 2003;361:1281.
311. Freeman SB, et al. *Am J Med Genet*. 1998;80:213.
312. Kobel M, et al. *Can J Anaesth*. 1982;29:593.
313. Bedford RF, et al. *Anesth Analg*. 1982;61:430.
314. Treatment guideline. *Med Lett Drugs Ther*. 2003;11:69.
315. Byrick RJ, Rose DK. *Can J Anaesth*. 1990;37:457.
316. Berns AS. *Kidney Int*. 1989;36:730.
317. Myers BD, Moran SM. *N Engl J Med*. 1986;314:97.
318. Thadhani R, et al. *N Engl J Med*. 1996;334:1448.
319. Hebert PC, et al. *N Engl J Med*. 1999;340:409.

320. Koch CG, et al. *Ann Thorac Surg.* 2006;82:13.
321. Coe FL, et al. *N Engl J Med.* 1992;327:1141.
321a. Mazer CD, et al. *N Engl J Med.* 2017;377:2133.
321b. Kanda H, et al. *J Cardiothorac Vasc Anesth.* 2017;31:2251.
322. Kellen M, et al. *Anesth Analg.* 1994;78:134.
323. Novis BK, et al. *Anesth Analg.* 1994;78:143.
324. Lee TH, et al. *Circulation.* 1999;100:1043.
325. Mangano CM, et al. *Ann Intern Med.* 1998;128:194.
325a. McKinlay J, et al. *Anaesthesia.* 2018;73(suppl 1):85.
326. Petroni KC, Cohen NH. *Anesth Analg.* 2002;94:1288.
327. Myers BD, et al. *Kidney Int.* 1988;33:590.
328. Bennett WM, et al. *Am J Kidney Dis.* 1983;3:155.
329. Bennett WM, et al. *Drug Prescribing in Renal Failure: Dosing Guidelines for Adults.* 2nd ed. Philadelphia: American College of Physicians; 1991.
330. Goyal P, et al. *Anaesth Intensive Care.* 2002;30:584.
331. Appel GB, Neu HC. *N Engl J Med.* 1977;296(663):722–784.
332. Rackow EC, Astiz ME. *JAMA.* 1991;266:548.
333. Knaus WA, Wagner DP. *Crit Care Clin.* 1989;5:522.
334. *Med Lett Drugs Ther.* 2004;46:13.
335. Nichol KL, et al. *N Engl J Med.* 2007;357:1373.
335a. Dasta J, et al. *J Crit Care.* 2015;30:1072.
336. Sterns RH. *Ann Intern Med.* 1987;107:656.
337. Surawicz B. *Am Heart J.* 1967;73:814.
338. Rimmer JM, et al. *Arch Intern Med.* 1987;147:867.
339. Busch EH, et al. *South Med J.* 1987;80:1450.
340. Don BR, et al. *N Engl J Med.* 1990;322:1290.
340a. Singla M, et al. *Am J Ther.* 2016;23:e1102.
340b. Saginur M, et al. *Am J Transplant.* 2012;12:3152.
341. Kharasch ED, Bowdle TA. *Anesth Analg.* 1991;72:216.
342. Allon M, et al. *Ann Intern Med.* 1989;110:426.
343. Wong KC, et al. *Can J Anaesth.* 1977;24:203.
344. Lawson DH. *Q J Med.* 1974;43:433.
345. Vitez TS, et al. *Anesthesiology.* 1985;63:130.
346. Hirsch IA, et al. *Anesth Analg.* 1988;67:131.
347. Olson RP, et al. *Can J Anaesth.* 2003;50:553.
348. Schow AJ, et al. *Anesth Analg.* 2002;95:19.
349. Wahr JA, et al. *JAMA.* 1999;281:2203.
350. Cohen JD, et al. *Am J Cardiol.* 1987;60:548.
351. Holland OB, et al. *Am J Med.* 1981;70:762.
352. Kornbluth A, Sachar DB. *Am J Gastroenterol.* 1997;92:204.
353. Kahrilas PJ. *JAMA.* 1996;276:983.
354. Kurz A, et al. *N Engl J Med.* 1996;334:1209.
355. *Med Lett Drugs Ther.* 2001;43:92.
356. Jain NK, et al. *Ann Intern Med.* 1987;107:824.
357. Gorbach SL. *Rev Infect Dis.* 1991;13(suppl 10):S815.
358. Peterson WJ. *West J Med.* 1990;152:167.
358a. Castillo J, et al. *J Cardiothorac Vasc Anesth.* 2018;32:1023.
359. Botero M, et al. *J Clin Anesth.* 2002;14:57.
360. Veall GRQ, et al. *Br J Anaesth.* 1994;72:335.
361. Longnecker M, Roizen MF. *Anesthesiol Clin North Am.* 1987;5:313.
362. Weingarten TN, et al. *Anesth Analg.* 2007;105:1192.
363. Marsh HM, et al. *Anesthesiology.* 1987;66:89.
364. Watson JT, et al. *Can J Anaesth.* 1990;37:798.
365. McCrirrick A, Hickman J. *Can J Anaesth.* 1991;38:339.
366. Quinlivan JK, Roberts WA. *Anesth Analg.* 1994;78:400.
367. Dilger JA, et al. *Anesth Analg.* 2004;98:318.
368. Zimmer C, et al. *Anesthesiology.* 2003;98:1007.
369. Drossman DA, et al. *Gastroenterology.* 1988;95:701.
370. Bunn HF. *N Engl J Med.* 1997;337:762.
371. Adams RJ, et al. *N Engl J Med.* 1998;339:5.
372. Platt OS, et al. *N Engl J Med.* 1991;325:11.
373. Vichinsky EP, et al. *N Engl J Med.* 1995;333:206.
374. Turhan A, et al. *Proc Natl Acad Sci U S A.* 2002;99:3047.
375. Dunn A, et al. *Can J Anaesth.* 1987;34:67.
376. Hemming AE. *J Cardiothorac Vasc Anesth.* 2004;18:663.
377. Messent M. *J Cardiothorac Vasc Anesth.* 2004;18:666.
378. Kark JA, et al. *N Engl J Med.* 1987;317:781.
379. Bischoff RJ, et al. *Ann Surg.* 1988;207:434.
379a. Howard J, et al. *Lancet.* 2013;381:930.
379b. DeBaun MR, et al. *N Engl J Med.* 2014;371:699.
379c. Iughetti L, et al. *World J Clin Pediatr.* 2016;5:25.
380. Tuck SM, et al. *Br J Obstet Gynaecol.* 1987;94:121.
381. Ould Amar K, et al. *Transfus Clin Biol.* 2013;20:30.
382. Beutler E. *JAMA.* 1988;259:2433.
383. Orr D. *Br J Anaesth.* 1967;39:585.
384. Pootrakul P, et al. *N Engl J Med.* 1981;304:1470.
385. Lux SE, Wolfe LC. *Pediatr Clin North Am.* 1980;27:463.
385a. Ngouleun W, et al. *Int J Mycobacteriol.* 2016;5:482.
386. Engelfriet CP, et al. *Semin Hematol.* 1992;29:3.
387. Schilling RF. *JAMA.* 1986;255:1605.
388. Beebe DS, et al. *Anesth Analg.* 1993;76:1144.
389. Goodnough LT, et al. *N Engl J Med.* 1989;321:1163.
389a. Liebman HA, Weitz IC. *Med Clin North Am.* 2017;101:351.
390. Quesenberg PJ, et al. Hematology. In: *American College of Physicians, Editor: Medical Knowledge Self-Assessment.* Philadelphia: American College of Physicians; 1991:374.
391. Tobias JD, Furman WL. *Anesthesiology.* 1991;75:536.
392. Alavi JB, et al. *N Engl J Med.* 1977;296:706.
393. Gabrilove JL, et al. *N Engl J Med.* 1988;318:1414.
394. Quie PG. *Rev Infect Dis.* 1987;9:189.
395. Crawford SW, Fisher L. *Chest.* 1992;101:1257.
396. McCrae KR, et al. *Hematology Am Soc Hematol Educ Program.* 2001;282.
397. Kelton JG. *Ann Intern Med.* 1983;99:796.
398. Douzinas EE, et al. *Crit Care Med.* 1992;20:57.
398a. Sadler JE. *Blood.* 2017;130:1181.
398b. Tanhehco YC, et al. *Curr Opin Hematol.* 2017;24:521.
398c. Krzych LJ, et al. *Anaesthesiol Intensive Ther.* 2015;47:63.
398d. East JM, et al. *Chest.* 2018;154:678–690.
399. Lewis BE, et al. *Circulation.* 2001;103:1838.
400. Bauer KA. *Ann Intern Med.* 2001;135:367.
401. Levine JS, et al. *N Engl J Med.* 2002;346:752.
402. Evans BE. *Mt Sinai J Med.* 1977;44:409.
403. Zauber NP, Levin J. *Medicine (Baltimore).* 1977;56:213.
404. Brettler DB, Levine PH. *Blood.* 1989;73:2067.
405. Lee KF, et al. *J Thorac Cardiovasc Surg.* 1988;95:216.
406. Dickman CA, et al. *Anesthesiology.* 1990;72:947.
407. Wademan BH, Galvin SD. *Interact Cardiovasc Thorac Surg.* 2014;18:360.
408. Brigden ML, Barnett JB. *West J Med.* 1987;146:580.
409. *Med Lett Drugs Ther.* 1997;39:21.
410. Bishop JM. *Cell.* 1991;64:235.
411. Chung F. *Can J Anaesth.* 1982;29:364.
412. Norwegian Multicenter Study Group. *N Engl J Med.* 1981;304:801.
413. Frishman WH, et al. *N Engl J Med.* 1984;310:830.
414. Bloor BC, Flacke WE. *Anesth Analg.* 1982;61:741.
415. Weinger MB, et al. *Anesthesiology.* 1989;71:242.
416. Maze M, Tranquilli W. *Anesthesiology.* 1991;74:581.
417. Segal IS, et al. *Anesthesiology.* 1991;74:220.
418. Pandharipande PP, et al. *JAMA.* 2007;298:2644.
419. Katz AM. *N Engl J Med.* 1993;328:1244.
420. Merin RG, et al. *Anesthesiology.* 1987;66:140.
421. Kapur PA, et al. *Anesthesiology.* 1987;66:122.
422. *Med Lett Drugs Ther.* 1993;35:65.
423. Huyse FJ, et al. *Psychosomatics.* 2006;47:8.
424. Michaels I, et al. *Anesth Analg.* 1984;63:1014.
425. Evans-Prosser CDG. *Br J Anaesth.* 1968;40:279.
426. Roizen MF. *J Clin Anesth.* 1990;2:293.
427. Noble WH, Baker A. *Can J Anaesth.* 1992;39:1061.
428. Hirshman CA, Linderman KS. *JAMA.* 1989;261:3407.
429. Veith RC, et al. *N Engl J Med.* 1982;306:954.
430. Richelson E, El-Fakahany E. *Mayo Clin Proc.* 1982;57:576.
431. *Med Lett Drugs Ther.* 1996;38:75.
432. Harrah MD, et al. *Anesthesiology.* 1970;33:406.
433. Telivuo L, Katz RL. *Anaesthesia.* 1970;25:30.
434. Miller RD, et al. *Anesthesiology.* 1967;28:1036.
435. Pittinger CB, et al. *Anesth Analg.* 1970;49:487.
436. Singh YN, et al. *Anesthesiology.* 1978;48:418.
437. Pittinger CB, Adamson R. *Annu Rev Pharmacol.* 1972;12:169.
438. Becker LD, Miller RD. *Anesthesiology.* 1976;45:84.
439. Snavely SR, Hodges GR. *Ann Intern Med.* 1984;101:92.
440. McIndewar IC, Marshall RJ. *Br J Anaesth.* 1981;53:785.
441. Navalgund AA, et al. *Anesth Analg.* 1986;65:414.
442. Kannan R, et al. *Clin Pharmacol Ther.* 1982;31:438.
443. *Med Lett Drugs Ther Guidelines.* 2004;20:27.
444. *Med Lett Drugs Ther.* 1982;24:53.
445. *The Medical Letter Handbook of Adverse Drug Interactions.* Medical Letter; 2003.
446. American Diabetes Association. *Diabetes Care.* 2013;36(suppl 1):S11.
447. Handelsman Y, et al. *Endocr Pract.* 2011;17(suppl 2):1.
448. Dellinger RP, et al. *Intensive Care Med.* 2013;39:165.
449. Qaseem A, et al. *Ann Intern Med.* 2011;154:260.
450. Vaquerizo Alonso C, et al. *Nutr Hosp.* 2011;26(suppl 2):46.
451. Societe francaise d'anesthesie et de reanimation, Societe de reanimation de langue francaise. *Ann Fr Anesth Reanim.* 2009;28:410.
452. Lazar HL, et al. *Ann Thorac Surg.* 2009;87:663.

33 补充和替代疗法对麻醉的影响

SHIQIAN SHEN，LUCY LIN CHEN

曹莹 刘旸 译 高鸿 审校

要 点	■ 在整体人群中，尤其是术前患者中，中草药的应用已有显著增加。
	■ 如果不特意去问，患者可能不会主动提供服用中草药的情况。
	■ 尽管许多常用的中草药都具有影响药物代谢、导致出血、影响神经功能等副作用，但它们的纯度、安全性及功效尚缺乏相应的监管。
	■ 掌握这些中草药的代谢特点及与其他药物的相互作用，能为围术期管理提供实用的指导。
	■ 针灸和音乐治疗等其他补充疗法对于某些疼痛类疾病已经显示出积极的效果，并日趋普及。但仍然缺乏高质量的数据支撑。
	■ 膳食补充剂可能会影响肠道微生物群，或称为胃肠道多微生物联合体，这是围术期医学新的研究前沿。

补充和替代疗法（complementary and alternative medicine，CAM）通常会影响医师的治疗决策，但由于某些 CAM 会导致一些特定的并发症，使得它在围术期也显得特别重要。补充疗法的定义是：患者接受传统疗法时增加的非常规性治疗方法。替代疗法的定义是：用来替代传统疗法的非常规性治疗方法。补充和替代疗法已被纳入主流医疗保健成了现代医疗保健的重要组成部分，俗称"整合健康学（integrative health）或整合医学（中西医结合，integrative medicine）"。

根据 2012 年全美健康访问调查（U. S. National Health Interview Survey，NHIS）显示，有 33.2% 的成年人和 11.6% 的儿童（4～17 岁）接受过 CAM 疗法[1, 1a]。在美国，CAM 医师接诊的患者人数超过初级保健医师接诊的患者人数[2]。而在欧洲，CAM 疗法应用更为普遍，中草药作为常规处方药物，使用超过了传统药物。此外，经过手术治疗的患者相对于普通人群更乐于接受 CAM 疗法治疗[3]。围术期医师对于 CAM 疗法特别关注的原因除了 CAM 疗法本身的广泛应用之外，还有以下因素：第一，许多常用的中草药可直接影响心血管系统以及凝血系统；第二，部分 CAM 的治疗方法会与传统的术后药物治疗有相互作用；第三，越来越多的文献描述了围术期 CAM 处理对于术后恶心、呕吐和疼痛的潜在疗效。

虽然公众对于 CAM 疗法的热情很高，但是这个领域的科学知识仍不完善，并常常会使医师和患者感到困惑。最近的一项研究证实，医师们还缺少这个领域的知识[4]。对于临床医师的建议通常是基于一些小型的临床试验、病案报道、动物研究、根据已知的药理学得出的推论以及专家共识。之所以说必须对 CAM 疗法进行研究，是因为 CAM 疗法通常在获得足够的数据支持其安全性和有效性之前就已经被公众广泛采用。1991 年，美国国会创立了替代医学办公室（Office of Alternative Medicine），1998 年此办公室发展成为美国国立补充和替代医学国家中心（National Center for Complementary and Integrative Health），隶属于美国国立卫生研究院（National Institutes of Health）。

基于 2012 年 NHIS 的研究，目前最常使用的 CAM 疗法包括天然产品、调息运动疗法、冥想疗法、脊椎按摩疗法或整骨疗法、推拿以及瑜伽疗法。有趣的是，NHIS 在 2017 年的一项调查发现，成人和儿童使用瑜伽和冥想这类 CAM 疗法的情况有所增加（详情可访问网址：https://nccih.nih.gov/research/statistics/NHIS，Accessed11/13/2018/tg）。CAM 疗法的具体实施可分为三个主要的范畴（见框 33.1）[5]。本章并不打算对 CAM 疗法进行详细的综述回顾。我们主要讨论与麻醉有关的特殊疗法，重点关注中草药医学。并

1. 天然产品：包括多种产品，如中草药（又称植物制剂）、维生素和矿物质以及益生菌。这类产品通常作为膳食补充剂广泛出售，消费者很容易就可以买到。
2. 心-身练习：瑜伽、脊椎按摩疗法或整骨疗法、冥想疗法和推拿疗法是成年人最流行的心-身练习。其他心-身练习包括针灸、放松疗法（如调息运动疗法、意象引导疗法和渐进式肌肉放松疗法）、太极拳、气功和催眠疗法。
3. 其他疗法：传统治疗师，阿育吠陀医学，中医学，顺势疗法，自然疗法，功能医学。

Modified from the National Center for Complementary and Integrative Health. https://nccih.nih.gov/health/integrative-health. Accessed April 11, 2018

对与围术期治疗护理相关的非中草药膳食补充剂、针灸和音乐疗法进行了讨论。

中草药

术前服用中草药与围术期不良事件有关[6]。根据调查估计，约22%至32%接受手术治疗的患者使用过中草药[7-9]。最近的一项回顾性研究表明，23%的外科手术患者正在使用天然产品，而老年患者则更倾向于选择膳食补充剂[10]。

中草药通过以下经典机制对围术期产生相应的影响：直接作用（如：中草药自身的药理学效应）、药效学相互作用（如：中草药改变传统药物作用的效应部位）、药代动力学相互作用（如：中草药改变传统药物吸收、分布、代谢和消除）。约有一半的中草药使用者会同时服用许多不同种类中草药[7]，四分之一会同时服用其他处方药[11]，所以中草药的不良反应难以预测，也无法确切归因。

中草药与一些特定的问题相关，这些问题在传统药物使用的过程中并不常见[12]。在1994年美国《膳食补充剂健康与教育法》（原文为：Dietary Supplement Health and Education Act）中，中草药被归类为膳食补充剂。因此，中草药说明书不需要动物实验、临床试验或上市后监察。这一规定导致中草药在使用过程中出现问题后处理起来非常棘手。根据现行法律，美国食品和药品管理局（Food and Drug Administration, FDA）必须证明使用了该产品不安全后才能将其从市场上撤回。其中典型的事件是，Zicam——一种经鼻使用的感冒含锌凝胶制剂——被报道导致超过130例患者出现持续性嗅觉缺失症后才被撤回[13]。与此同时，商业化生产的中草药制剂可能由于标签不准确、植物识别错误、各种掺杂物、天然药效变异，以及非标准化的提纯工艺等诸多因素的影响，而产生无法预知的药理作用。

中草药研究面临的两个主要问题是中草药制剂的质量控制和添加剂的使用。在最近一项治疗人类H1N1流感的临床试验中，使用了一种配伍甘草（甘草属，原文为拉丁名：genus *Glycyrrhiza*）等12种不同中草药成分的方剂[14]。而配方中的其他植物性成分却无法准确鉴别。再者，目前市场上有三类甘草属中草药，不同的甘草其效能可显示出两倍差异[15]。

即使已标明的活性成分在不同的商品制剂中效能也可相差数十倍[16]。2007年6月，FDA颁布了《膳食补充剂现行生产质量管理规范准则》[原文为：good manufacturing practices（GMPs）for dietary supplements][17]。准则中要求在现有基础上合理监管膳食补充剂，以便形成统一的加工规范并且满足相应的质量标准。尤其强调了膳食补充剂产品的特性、纯度、药效强度以及构成。膳食补充剂现行生产质量管理规范准则的制定无疑降低了草药使用过程中的潜在风险，但由于这项准则与处方药生产质量管理规范相类似，许多膳食补充剂制造商认为对于植物性药材来说这项准则是不切实际的[18]。

除了质量控制之外，在中草药和膳食补充剂中加入具有生物活性的药理学添加剂也是中草药机制研究的重要问题。当质量控制缺失或临床制剂内掺有添加剂会出现一系列的临床不良后果。正如一项减肥药物研究中错将致癌的马兜铃酸代替了其中一种草药，从而导致了肾病和泌尿道上皮癌的爆发[19]。还有一个典型事件，超过1400万粒增强性功能的保健品胶囊，由于根本不含标签上所示的成分而被召回。尽管这种增强性功能的保健品胶囊内含有类似西地那非的成分，但是并未在人体上进行过相应的试验[20]。鉴于这些事件，2016年8月FDA提出了一项新的指南，根据膳食补充剂的使用历史、配方、每日推荐剂量以及建议服用周期来评估其安全性。尽管这项指南仅仅代表了新药申请过程中一部分必需的环节，但是它规定了当一个剂量明显高于历史记载的制品准备上市之前，虽然不需要人体试验的研究结果，但必须进行耐受性动物实验[21]。任何一种新配方或工艺制备的成分都应该被视为新成分。

本章节中，我们旨在讨论如何在术前评估使用中草药的患者，以及如何制订围术期管理策略。并检测了以下11种会对围术期患者产生极大影响的草药：紫锥花属（拉丁名：*Echinacea*）、麻黄属、大蒜、姜、银杏（拉丁名：*Ginkgo biloba*）、人参、绿茶、卡瓦椒、塞润榈、圣约翰草、缬草属（见表33.1）。

表 33.1 11 种常用中草药的主要临床效应、围术期关注点、术前停药时间建议

中草药（通用名）	药理效应	围术期关注点	术前停药时间
紫锥花属（紫松果菊根）	细胞介导的免疫活化	过敏反应 减少免疫抑制剂的效应 长期使用有抑制免疫反应的可能性	无资料
麻黄属（麻黄）	通过直接或间接拟交感神经效应加快心率和升高血压	由于心动过速和高血压导致的心肌缺血及脑卒中风险 与氟烷同时使用可引起室性心律失常 长期使用耗竭内源性的儿茶酚胺可能导致术中血流动力学不稳定 与 MAO 抑制剂相互作用可危及生命	24 h
大蒜（蒜）	抑制血小板聚集（可能是不可逆的） 增加纤维蛋白溶解 可能存在抗高血压活性	可能增加出血风险，尤其是与其他抑制血小板聚集的药物合用时	7 天
姜	止吐药 抑制血小板聚集	可能增加出血风险	无资料
银杏（鸭脚树、银杏树）	抑制血小板活化因子	可能增加出血风险，尤其是与其他抑制血小板聚集的药物合用时	36 h
人参（西洋参、亚洲人参、中国人参、韩国人参）	降低血糖 抑制血小板聚集（可能是不可逆的） 增加动物的 PT/PTT	低血糖 可能增加出血风险 可能降低华法林的抗凝效应	7 天
绿茶	抑制血小板聚集 抑制血栓素 A2 形成	可能增加出血风险 可能降低华法林的抗凝效应	7 天
卡瓦椒（又叫 awa、麻醉椒、kawa）	镇静 抗焦虑	可以增加麻醉药物的镇静效能 长期使用可增加麻醉剂的需要量	24 h
塞润榈（矮小棕、锯叶棕）	抑制 5α- 还原酶 抑制环氧化酶	可能增加出血的风险	无资料
圣约翰草（琥珀、羊藿、hardhay、金丝桃、金丝桃类福木）	抑制神经递质再摄取 抑制 MAO 作用不太可靠	诱导细胞色素 P450 酶系：影响环孢素、华法林、甾族化合物、蛋白酶抑制剂；可能影响苯二氮䓬类药物、钙通道阻滞剂以及许多其他的药物 降低血清地高辛水平 苏醒延迟	5 天
缬草属（万灵草药、缬草、汪达儿根）	镇静	可能增加麻醉药物的镇静效应 类苯二氮䓬药物急性撤药反应 长期使用可增加麻醉剂的需要量	无资料

MAO，单胺氧化酶；PT，凝血酶原时间；PTT，部分促凝血酶原时间

术前评估及管理

行术前评估时应了解患者使用中草药的情况（见表 33.1）。研究发现 90% 的麻醉科医师并没有常规询问患者中草药的使用情况[22]。与此同时，超过 70% 的患者也不知道麻醉科医师做常规术前评估时需要了解自己中草药的使用情况[7]。当被问出有确切的中草药应用史后，五分之一的患者不能准确地说出所服用草药的具体成分[23]。要求患者提供服用的中草药和其他膳食补充剂对术前评估更有帮助。当发现患者有中草药使用史时，应警惕其是否存在未确诊的疾病引起症状，从而导致患者自行用药。使用中草药的患者可能更不愿意接受常规的诊断和治疗[24]。

一般而言，术前应停止服用中草药。然而，接受非择期手术的患者直到手术时才会被评估，也有患者不遵守手术前停药的医嘱。在这种情况下，麻醉科医师应该熟知患者经常使用的中草药，只有麻醉科医师对中草药有了充分的了解，才能保证麻醉的安全进行。例如：患者近期服用了抑制血小板功能的中草药（如：大蒜、人参、银杏），麻醉科医师就应该制订应对术中大量失血的预案（如：输注血小板），并通过应用相应的麻醉技术（如：神经阻滞），改变其风险收益比。

与常规药物相似，术前停止服用所有的中草药可能无法消除其相关并发症。停用某些中草药会导致术后发病率和死亡率的增加[25-26]。如酗酒者术前戒酒

可能比术前持续饮酒更容易引起不良结果。长期应用中草药后戒断的危险性与长期应用该药引发的风险相似，例如长期应用缬草后停药可能会导致急性戒断综合征。

虽然美国麻醉科医师协会（American Society of Anesthesiologists，ASA）对于术前中草药的使用并没有出台相应的官方标准或者指南，但是该组织在公众及专业教育发布的信息内容都建议术前至少应该停用中草药 2 周以上[25]。文献支持更有针对性的策略。此外，一些行非择期手术的患者无法遵循术前停药的医嘱。如果患者正在服用的中草药其活性成分具有明确的药物代谢动力学数据资料，术前停药的时间窗可以进行相应的调整。有些中草药的药物代谢动力学数据显示其消除非常迅速，可以在临近手术时再停药。而对于其他没有获得相关数据的草药，推荐术前停药时间为 2 周[27]。

目前基于证据的围术期中草药安全性评估十分有限。一项针对 601 例患者服用传统中药制剂的研究显示，潜在的严重并发症比较罕见[28]。临床医师应该熟悉常用的中草药以便识别和处理任何可能出现的并发症。表 33.1 总结了 11 种常见中草药的主要临床效应、围术期关注点以及术前停药时间建议，这 11 种中草药占据了美国膳食补充剂市场的 30%[29]。参考这些临床建议的同时应考虑患者外科手术的种类和潜在的围术期进程。

紫锥花属类药物

紫锥花属类药物（拉丁名：*Echinacea*）是雏菊家族的成员，有三种类型，常用于预防以及治疗病毒感染（降低普通感冒的发病率和持续时间）、细菌感染、真菌感染、特别是来源于上呼吸道的各种感染类型，但针对真菌感染的疗效还不确定[30-31]。紫锥花属类药物的生物活性可能具有免疫激活效应、免疫抑制效应或抗炎作用[32]。尽管缺乏专门针对紫锥花属类药物与免疫抑制剂之间相互作用的研究，但是专家们通常认为应警惕同时使用紫锥花属类药物与免疫抑制剂造成免疫抑制剂效能降低的可能性[33-34]。与短期使用产生的免疫激活效应性相反，长期应用紫锥花属类药物超过 8 周可能会带来潜在的免疫抑制效应[34]，理论上会增加切口愈合不良以及机会性感染等术后并发症的风险。近期一项植物化学的研究确认了一种从紫锥花属和西那林中提取到的化合物有潜在的免疫抑制效应[35]。

紫锥花属类药物的药代动力学资料有限[36]。在一项由健康受试者组成的在体研究中显示，紫锥花属类药物可显著减低血浆 S- 华法林的浓度，却不会影响华法林的药效和血小板的聚集[37]。尽管如此，当手术可能影响肝功能或肝血流量时，术前应该尽可能早停用紫锥花属类药物[38]。在缺乏明确信息的情况下，既往存在肝功能障碍的患者应当慎用紫锥花属药物。

麻黄属

麻黄属植物，中医称"麻黄"，是一种原产于中亚的灌木。它可以用于减肥、增加能量、治疗呼吸系统疾病如哮喘和支气管炎。麻黄属植物含有生物碱类，包括麻黄碱、伪麻黄碱、去甲麻黄碱、甲基麻黄碱和去甲伪麻黄碱[25]。商业制剂可以将麻黄碱含量标准化。对麻黄属类药物不良反应的报道促使 FDA 在 2004 年禁止销售此药，但在互联网上仍能买到麻黄。

麻黄属植物引起的动脉血压升高和心率增快呈剂量依赖性。麻黄碱是麻黄属植物里的主要活性化合物，它是一种非儿茶酚胺类的拟交感神经药，通过直接激动 α_1、β_1 及 β_2 肾上腺素受体和间接释放内源性去甲肾上腺素发挥作用。据报道，超过 1070 例不良事件与上述拟交感神经的作用相关，包括致死性的心脏和中枢神经系统并发症[39]。血管收缩，以及在某些情况下冠状动脉和大脑动脉痉挛会导致心肌梗死和血栓性脑卒中[40]。麻黄属植物还可以导致过敏性心肌炎并影响心血管功能，其特征性病理表现为心肌淋巴细胞和嗜酸性粒细胞浸润[41]。长期使用麻黄属植物可由于内源性儿茶酚胺储存的耗竭产生快速耐受并且导致围术期血流动力学不稳定。在这些情况下，直接的拟交感神经药物可以优先作为术中低血压和心动过缓的一线治疗方案。麻黄属植物和单胺氧化酶抑制剂联用，可能导致危及生命的高热、高血压和昏迷。此外，连续使用麻黄属植物是产生可透过放射线肾结石的一种罕见原因[42]。近期一个病例报告描述了使用麻黄属植物引起的急性闭角型青光眼[42a]。

麻黄碱在人体中的药代动力学已有相应的研究[43-44]。麻黄碱的消除半衰期是 5.2 h，70% ～ 80% 以原形从尿液排出。基于麻黄属植物的药代动力学资料和已知的心血管风险，包括心肌梗死、脑卒中以及儿茶酚胺耗竭所导致的心血管衰竭，该药应术前停药至少 24 小时。

大蒜

大蒜是研究最为广泛的药用植物之一。它可能通过降低动脉压、减少血栓形成、降低血脂和胆固醇水平从而达到降低动脉粥样硬化风险的作用[45]。这些效应主要归因于大蒜内的含硫化合物，尤其是大蒜素及其转化产物。商业大蒜制剂内蒜氨酸和大蒜素含量均有相应的标准。

大蒜抑制体内血小板聚集的作用呈浓度依赖性。阿藿烯是大蒜的有效成分之一，它可以不可逆地抑制血小板的凝集，还可以增强其他血小板抑制剂如前列环素、福司柯林、吲哚美辛、双嘧达莫的效能[46]。尽管这种作用没有在健康志愿者身上反复被证实，但曾有案例报道一位 80 岁的老人，由于持续服用大蒜导致自发性硬膜外血肿[47]。大蒜与华法林有协同作用，导致国际标准化比值（international normalized Ratio，INR）升高[48]。

除了增加出血方面的考虑外，动物实验证实大蒜能降低体循环和肺血管阻力，但在人体内这样的效果还不是很明确[49]。虽然有关大蒜活性成分的药代动力学数据资料还不充分，但因为它存在不可逆的抑制血小板功能的作用，术前应至少停药 7 天，这一点对需要特别关注术后出血量或给予抗凝剂的患者尤其重要。此外，对神经系统手术进行风险-收益评估时，应考虑大蒜药代动力学的相关数据。

姜

姜（拉丁名：*Zingiber officinale*）是一种很受欢迎的香料，在中国、印度、阿拉伯和希腊-罗马具有源远流长的使用历史。大量的报道指出，生姜对于关节炎、风湿病、扭伤、肌肉痛、各类疼痛、咽喉痛、肌肉痉挛、便秘、消化不良、恶心、呕吐、高血压、痴呆、发热、传染病和寄生虫病都是有益的[50]。生姜内含有高达 3% 的挥发油成分，主要是类单萜类和倍半萜类化合物[51]。姜辣素是其中代表性的化合物[52]。

生姜是一种止吐剂，可治疗晕动症和预防腹腔镜术后的恶心[53]。使用生姜精油芳香疗法后可以显著降低术后止吐剂的用量[54]。在最近的另一项试验中，生姜补充疗法缓解了成年癌症患者急性化疗导致的恶心程度[55]，这个效应优于常规的止吐剂。

在一项离体研究中，姜辣素与相关类似物抑制了花生四烯酸介导的人类血小板 5- 羟色胺的释放和聚集，效力与阿司匹林相似[52]。而另一项离体研究中对生姜内 20 种成分的抗血小板效应进行了评估，其中 5 个成分在相对较低的浓度下显示出了抗血小板活性。8- 姜酮酚是生姜化合物中的一种，它是最强效的 COX-1 抑制剂和抗血小板聚集药[56]。有个案报道显示，姜苯丙香豆素结合物可以导致 INR 延长和鼻出血增加[57]。生姜潜在的血小板抑制作用已在一项小样本量临床试验中得到初步证实[58]，该试验结果可以作为生姜术前至少需要停药 2 周的依据。

银杏

药用的银杏是从银杏叶（拉丁名：*G. biloba*）中提取的，并且已被用于认知障碍、外周血管疾病、老年性黄斑退化、眩晕、耳鸣、勃起功能障碍和高原反应。研究表明，银杏能够稳定和改善阿尔茨海默症和多发性梗死痴呆患者的认知功能[59]，但对健康的老年患者却无效[60]。银杏最主要药理学效应的成分是萜类化合物和黄酮类化合物。用于临床试验的两种银杏提取物是标准化的银杏黄酮糖苷和萜类化合物。

银杏作为一种抗氧化剂，通过调节神经递质和受体活性以及抑制血小板活化因子来达到血管活性调节的作用。其中围术期最关注的是银杏抑制血小板活化因子的作用。尽管临床试验中并未发现出血相关并发症，但据报道 4 例使用银杏的患者出现自发性颅内出血[61-63]，1 例自发性眼前房出血[64]，1 例腹腔镜胆囊切除术后出血[65]。

萜烯三内酯化合物口服生物利用度高，其消除半衰期为口服后 3 ～ 10 h。以银杏内酯 B 为例，每日两次，每次 40 mg 比每日一次，单次 80 mg 吸收曲线下面积更大，半衰期和持续时间更长。每日单次 80 mg 的剂量确保了口服后 2 ～ 3 h 达到最大峰值浓度（T_{max}）[66]。三种不同银杏制剂在人类血浆中萜类化合物的药代动力学[67]表明为了避免出血，银杏应术前停药至少 2 周[38]。

人参

在几种具有药理学效应的人参种类中，最常见的是亚洲人参（拉丁名：*Panax ginseng*）和西洋参（拉丁名：*Panax quinquefolius*）[68]。人参因能够帮助机体对抗应激并恢复稳态而被贴上了补品的标签[69]。人参的药理作用是因为其中含有人参皂苷，它是一组被称为甾体皂苷的化合物。市售的人参制剂中人参皂苷含量都有相应的标准[68, 70]。

不同的人参皂苷作用不同，有时甚至具有相反作用[71-72]，人们对人参的药理学特性虽有较广泛的认识，但并不完全，包括整体健康状况、疲劳、免疫功能、癌症、心血管疾病、糖尿病、认知功能、病毒感染、性功能和竞技能力等方面[69]。其深层机制与类固醇激素经典机制类似。它可以降低健康志愿者和 2

型糖尿病患者的餐后血糖[73]，此效应可能会导致术前禁食的患者产生预想不到的低血糖。

人参可以改变凝血途径。人参炔醇是人参的组成成分之一，它具有抗血小板活性，而且其抗血小板活性在人体可能是不可逆的[74]。人参提取物和人参皂苷在离体实验中能够抑制血小板聚集[75-76]，在动物模型中可延长凝血酶原时间以及部分活化的凝血酶原时间[77-78]。

人参导致出血的临床证据相对薄弱，仅来源于少数病例报道[79]。尽管人参可以抑制凝血级联反应，但有 1 例患者服用人参后华法林抗凝血功能显著降低[80]。随后，一项志愿者的研究证实了西洋参可以干扰华法林介导的抗凝作用[81]，削弱其抗凝效果。所以当需要开具华法林处方时，临床医师应特别询问人参的使用情况。在另一个临床试验中，使用亚洲人参的患者华法林清除率略有增加[82]。因为骨科和血管外科手术后经常使用华法林抗凝治疗，所以药物间相互作用会影响到很多患者围术期的处理。

大鼠静脉输注人参后，不同种类人参皂苷消除半衰期各不相同。人参皂苷 Re 和 Rg1 的消除半衰期为 $0.7 \sim 4\,h$；人参皂苷 Rb1 和 Rd 的消除半衰期为 $19 \sim 22\,h$[83]。人参口服给药后，人参皂苷 Rb1 约 4 h 达到最大血浆浓度且半衰期延长[84-85]。这些数据提示，患者至少应在术前 48 小时停用人参。但是鉴于其对血小板抑制作用可能是不可逆的，术前应至少停药 2 周[38]。

绿茶

茶树（拉丁名：*Camellia sinensis*）中提取的茶是世界上最古老的饮品，占全球饮品消费量的第二[86-87]。茶可以分为不同种类：如绿茶、乌龙茶和红茶。绿茶属于非发酵茶，直接将新鲜茶叶经蒸汽杀青和干燥后获得，含有多酚类化合物。绿茶中儿茶酚占其干重的 16% ～ 30%。表没食子儿茶素没食子酸酯（epigallocatechin gallate，EGCG）是绿茶中最主要的儿茶酚，也是绿茶生物活性的主要部分[86]。

早期的在体和离体研究中，绿茶及 EGCG 能够显著延长清醒鼠剪尾出血时间。同时还可以抑制二磷酸腺苷和胶原介导的鼠血小板聚集，并呈剂量依赖性[88]。其机制为通过阻止花生四烯酸的释放和血栓素 A2 合成酶抑制血栓素 A2 的生成从而产生抗血小板活性[89-90]。曾有 1 例病案报道了绿茶对血小板的可能的不利影响，该患者使用了一种含绿茶的减肥产品后，血栓性血小板减少性紫癜进行性发展[91]。再者

因为绿茶内含有维生素 K，所以饮用绿茶可以拮抗华法林的抗凝效果[92]。

在一项研究中，EGCG 半衰期介于 $1.9 \sim 4.6\,h$[93]。而另一项研究中所观察到 EGCG 半衰期则是 $2.2 \sim 3.4\,h$[94]。基于绿茶的药代动力学数据和可能的抗血小板活性，术前应至少停用 7 天。

卡瓦椒

卡瓦椒来源于一种胡椒植物即卡法胡椒（拉丁名：*Piper methysticum*）的干根。卡瓦椒是一种广受欢迎的抗焦虑、镇静中草药。其药理学活性成分可能是卡瓦内酯[95]。

因为卡瓦椒对精神运动有影响，所以它是最早被认为与麻醉药可能有相互作用的中草药之一。卡瓦内酯具有许多作用，如：（1）对中枢神经系统的作用包括抗癫痫、神经保护以及局麻作用，药理效应呈剂量依赖性；（2）增强抑制性神经递质 γ - 氨基丁酸（GABA）发挥镇静催眠作用；（3）增加实验动物使用巴比妥类药物后的睡眠时间[96]，这一作用可以从机制上解释由于卡瓦椒和阿普唑仑相互作用而导致昏迷的报道[97]；（4）尽管卡瓦椒存在滥用的可能，但长期使用是否会导致成瘾、耐受以及停用后是否会产生急性戒断症状目前尚无定论；（5）卡瓦椒会增加谷氨酰胺转肽酶水平，有潜在的肝毒性[98]；（6）使用卡瓦椒能产生以可逆性的鳞状皮肤疹为特征的"卡瓦椒皮肤病"（kava dermopathy）[99]。

在一项离体研究中，一种卡瓦椒的化合物-醉椒素［（＋）-kavain］可以抑制人血小板聚集。卡瓦椒抑制环氧化酶可能会减少肾血流量并干扰血小板聚集。使用卡瓦椒的潜在心血管效应可能会在围术期现出来[100-101]。尽管自 2002 年起卡瓦椒已经在欧洲被禁用，可是它在北美及太平洋区域的许多国家仍然可以使用。卡瓦椒的肝毒性发生与浓度应答反应相关，甚至导致大量肝移植的病例[102-104]。

口服卡瓦椒后 1.8 h 血药浓度达峰值，卡瓦内酯的消除半衰期是 9 h[105]。没有代谢的卡瓦内酯与其代谢产物通过肾及粪便排出[106]。根据卡瓦椒的药代动力学资料以及其可能增加麻醉剂的镇静效果，术前至少应当停用 24 小时。当考虑到外科手术可能影响肝功能或血流量时应当更早地停药。

塞润榈

在美国，有超过 200 万的男性使用塞润榈来治疗

良性前列腺增生相关的症状，但是疗效并不确切[107]。塞润榈的主要成分是脂肪酸和甘油酯类（如：三酰基甘油和单酰基甘油）、糖类、类固醇、黄酮类化合物、树脂、色素、丹宁酸和挥发油。塞润榈的药理学活性并不是单一化合物的作用。

尽管塞润榈的作用机制还不清楚，但是现有研究提示可能存在多种机制[108]。离体研究证实塞润榈的提取物，如非那雄胺，通过抑制 5α- 还原酶起效。然而，在体研究的结果与之并不一致[109]。其他的机制包括抑制雌激素和雄激素受体、与自主受体结合、阻止催乳素受体的信号转导、干扰成纤维细胞增殖、诱导细胞凋亡、抑制 α₁ 肾上腺素受体、抗炎作用等。

有一位开颅患者发生术中出血过多并被迫终止了手术操作，可能与塞润榈有关[109]。有一患者使用塞润榈出现了血尿及凝血障碍[110]。这一并发症与塞润榈的抗炎作用有关，尤其是抑制环氧合酶导致血小板功能障碍。由于缺乏塞润榈的药代动力学或临床资料，因此尚未制定术前停药的具体意见。

圣约翰草

圣约翰草是金丝桃（拉丁名：*Hypericum perforatum*）的通用名，已被用于治疗心理疾病和抑郁症。但一项多中心的临床试验发现圣约翰草用于治疗严重抑郁症无效[111]。圣约翰草内具有药理活性的主要化合物是金丝桃素和贯叶金丝桃素[112]。市售制剂规定的标准金丝桃素含量为 0.3%。

圣约翰草通过抑制 5- 羟色胺、去甲肾上腺素和多巴胺的再摄取发挥效应[113]。无论单独使用或与 5- 羟色胺再摄取抑制剂合用，都会产生中枢 5- 羟色胺过量综合征[114]。虽然早期的离体研究表明其可能机制是

抑制单胺氧化酶，但后续许多研究证实圣约翰草在体内抑制单胺氧化酶的作用并不明显[115]。

圣约翰草可以显著提高与之同服药物的代谢，而其中的一些药物对于围术期治疗是至关重要的。圣约翰草诱导细胞色素 P450 同工酶 3A4 的表达[116]，还会与 3A4 同工酶的底物（硫酸茚地那韦[117]、乙炔炔雌醇[118]和环孢素[119]）发生相互作用。这种代谢效应有重要的临床意义，尤其对接受移植手术的患者。在 2 例心脏移植患者的病案报道中，患者服用了圣约翰草后血浆环孢素浓度降低导致急性排异反应。停用圣约翰草后，血浆环孢素保持在治疗范围而没有出现进一步的排异反应（图 33.1）[120]。在一组 45 例器官移植患者的系列研究中，服用圣约翰草后血清环孢素水平平均降低 49%[121]。围术期常用的可与 P450 同工酶 3A4 底物相作用的药物包括阿芬太尼、咪达唑仑、利多卡因、钙通道阻滞剂和 5- 羟色胺受体拮抗剂。除同工酶 3A4 外，圣约翰草同样可以诱导生成 P450 同工酶 2C9，华法林是与同工酶 2C9 相互作用的底物。据报道有 7 例患者服用圣约翰草后华法林的抗凝作用降低[118]。其他与 2C9 相互作用的底物还包括非甾体消炎药。此外，其他的酶诱导剂（可能包括其他草药）与圣约翰草合用会明显增强其酶诱导作用。圣约翰草还会影响地高辛的药代动力学[115]。

目前已经测定出金丝桃素、伪金丝桃素、贯叶金丝桃素在人体内的单次剂量和稳态药代动力学参数[122-123]。口服金丝桃素和贯叶金丝桃素后，血浆药物浓度达到峰值的时间分别为 6 h 和 3.5 h，平均消除半衰期分别为 43.1 h 和 9 h。圣约翰草的半衰期长，并且能改变很多药物的代谢，因此围术期的应用存在特殊的风险。药代动力学资料表明，术前应至少停用圣约翰草 5 天。等待器官移植的患者以及术后需要口服抗凝药

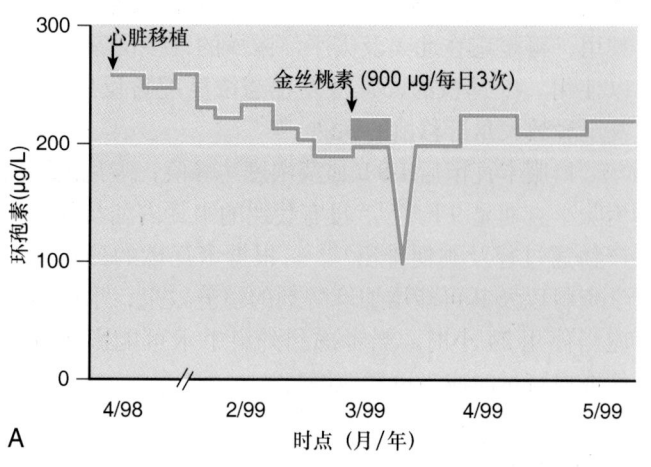
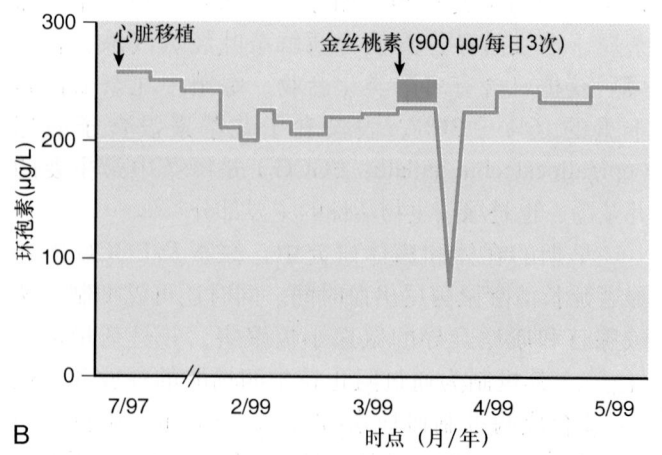

图 33.1　心脏移植术后 2 例患者（A、B）环孢素浓度。使用含 900 μg 金丝桃素的圣约翰草提取物治疗后环孢素浓度下降至低于治疗范围，导致急性移植排斥反应（From Breidenbach T，Hoffmann MW，Becker T，et al. Drug interaction of St John's wort with cyclosporine. Lancet. 2000；355：1912.）

物的患者，术前停药就更为重要。而且，应当建议这些患者术后也避免使用圣约翰草。

缬草

缬草（拉丁名：*Valeriana officinalis*）是一种草本植物，原产于在美洲、欧洲、亚洲等温热带地区。它通常被作为一种镇静剂使用，用来治疗失眠。几乎所有帮助睡眠的中草药制剂都含有缬草[124]。缬草中含有多种具有协同作用的化合物，但倍半萜烯是其主要的药效来源。市售制剂的缬草素含量都有相应的标准。

缬草的镇静和催眠作用呈剂量依赖性[125]。这些作用可能是通过调节 GABA 神经传递和受体功能得以实现[126]。缬草能增加实验动物使用巴比妥盐后的睡眠时间[127]。在一些随机、安慰剂对照的人体试验中，主观上缬草能适度改善睡眠，尤其在使用 2 周或者更长时间后[128-129]。而客观的测试结果却显示缬草很少或几乎不能对睡眠起到相应的改善作用[130]。有 1 例患者停用缬草后出现类似急性苯二氮䓬类药物戒断综合征的症状，其特征为术后出现谵妄和心脏并发症，给予苯二氮䓬类药物后症状有所减轻[131]。基于这些发现，缬草可增强咪达唑仑等作用于 GABA 受体的麻醉药及其辅助药的镇静效能。

尽管缬草的有效成分作用时间可能是短暂的，但其药代动力学尚无相关研究。对缬草已经产生生理依赖作用的患者突然停药，会产生类似苯二氮䓬类药物戒断反应的症状。对于这些患者，术前几周应该在严密监护的情况下逐渐减药。如果做不到逐渐减药，医师可以建议患者继续服药直至手术当日。基于缬草的作用机制和疗效的报道[131]，可以应用苯二氮䓬类药物治疗患者在术后出现的戒断症状。

其他中草药

在 2007 年进行的一次调查中[1]，排名前十的草药还包括大豆异黄酮、葡萄籽提取物和乳蓟。目前尚无这些中草药相关不良反应或围术期风险的报道。

尽管波尔多叶（拉丁名：*Peumus boldus*）、丹参（拉丁名：*Salvia miltiorrhiza*）、当归（拉丁名：*Angelica sinensis*），以及木瓜（拉丁名：*Carica papaya*）极少发生副作用，但出于安全考虑术前应停药 2 周，因为它们表现出抗血小板聚集活性以及与西药间的相互作用[132]。

常用的膳食补充剂

中草药属于广义上的膳食补充剂，膳食补充剂还包括维生素、矿物质、氨基酸、酶素、动物提取物、益生元和益生菌。关于这些物质在围术期安全性方面的数据还不完善。大剂量服用维生素，尤其是脂溶性维生素（例如：维生素 A、D、E 和 K）可以出现急、慢性毒性反应。本章详细地介绍了辅酶 Q10、氨基葡萄糖、硫酸软骨素和鱼油之间药物相互作用的特点。在肠道微生物学领域迅速发展的背景下，围术期医学内增加了益生元和益生菌的知识，在目前研究中受到追捧。

辅酶 Q10

辅酶 Q10（CoQ10）别名泛癸利酮，是一种单一成分的抗氧化化合物，在结构上与维生素 K 相关。它被广泛地推广作为一种抗氧化剂。内源性 CoQ10 可以通过阻碍凋亡事件的发生如抑制 DNA 碎片化、细胞色素 C 释放以及膜电位去极化，从而抑制膜转运通道开放[52]。

更为重要的是，CoQ10 与华法林之间有相互作用，这一作用已在大鼠研究中得到验证[133]。大鼠给予为期 8 天的 CoQ10（口服，每日 10 mg/kg）同时服用消旋华法林 1.5 mg/kg，对华法林消旋异构体的血清蛋白结合率无明显影响。服用 CoQ10 并不影响 S- 华法林和 R- 华法林的吸收和分布，但会增加其血清总清除率。清除率的增加可能是加速了某些代谢途径和肾对华法林消旋异构体的排泄。

一项体外研究显示，S 华法林和 R 华法林与 100 mg CoQ10 同时服用时，总清除率分别增加了 32% 和 17%[134]。CoQ10 可能会抑制华法林的抗凝效应[135]，但在另一项对照临床试验中结果却并不一致[136]。在一项包括 171 名患者的研究中，华法林与 CoQ10 同时服用似乎增加了出血风险[137]。鉴于有关药物间相互作用的临床信息和单剂口服后消除半衰期延长（38～92 h）[138]，CoQ10 术前应至少停用 2 周。

氨基葡萄糖及硫酸软骨素

氨基葡萄糖及硫酸软骨素被广泛应用于接受骨科手术治疗的关节疾病患者。尽管作用机制复杂，但由于它们是正常软骨中非常重要的蛋白多糖的基本成分，因此人们普遍接受其作为治疗骨关节炎

（osteoarthritis，OA）的辅助药物[139]。一项大规模的试验评估了氨基葡萄糖及硫酸软骨素的作用，无论单独或是组合服用，氨基葡萄糖及硫酸软骨素并不能减轻膝关节 OA 患者的疼痛。前瞻性研究表明氨基葡萄糖与硫酸软骨素联合使用对中度到重度膝关节疼痛的患者可能有效[140]。

关于氨基葡萄糖及硫酸软骨素是单独使用还是联合使用效果更佳，相关的长期临床数据非常有限。单独使用硫酸软骨素耐受性良好，没有明显的不良药物相互作用[139]。而在氨基葡萄糖使用过程中，人们关注的问题是它在动物模型中可能会导致糖尿病或者加剧糖尿病的发展[141]；这一作用在临床研究中也有报道[142]。然而，一份 FDA 的 MedWatch 数据库的报告中指出，有 20 例出现凝血功能异常并发症的案例都涉及氨基葡萄糖或者硫酸软骨素与华法林的联合使用。表现为 INR 的升高或者出血或淤伤的增多[143]。

口服时，90% 的氨基葡萄糖被吸收。但由于口服氨基葡萄糖存在明显的首关消除效应，所以口服给药的生物利用度仅为 25%，而静脉给药的生物利用度为96%[144]。口服氨基葡萄糖 4 h 之后血浆药物浓度达到峰值，在服药之后的 48 h 会下降到基线水平[145]。硫酸软骨素在口服给药之后吸收非常缓慢，在服药后 8.7 h 血浆药物浓度达到峰值，在服药之后的 24 h 下降到基线水平[146]。考虑到有氨基葡萄糖-硫酸软骨素及华法林之间存在相互作用的相关报道，因此氨基葡萄糖及硫酸软骨素这类补充剂应在手术前 2 周停止服用，尤其是围术期需要服用华法林的手术。

鱼油

摄入含有 Ω-3 脂肪酸（包括二十碳五烯酸与二十二碳六烯酸）的鱼油补充制剂可以降低很多与炎性反应相关的慢性疾病发病率，包括心血管疾病、炎性肠病、癌症、风湿/类风湿关节炎及神经退行性疾病[147]。然而，最近的一项研究发现，Ω-3 脂肪酸并不能降低具有心血管高危因素患者的死亡率[148]。另外一项关于药物效果的 meta 分析表明，使用 Ω-3 多元不饱和脂肪酸（polyunsaturated fatty acid，PUFA）补充剂并不能降低全因死亡率、心源性死亡、猝死、心肌梗死风险或者脑卒中发生的风险[149]。这篇文章的研究对象包含了很多合并复杂高危因素的患者。

然而，随后多项研究表明 Ω-3 脂肪酸会抑制血小板聚集，增加出血风险，包括：（1）离体实验表明Ω-3 脂肪酸具有抑制血小板聚集作用[150]，其抑制血小板聚集的作用与血小板环腺苷酸水平相关[151]。（2）在体研究则显示 Ω-3 脂肪酸抑制血小板聚集，但是并不会影响出血时间[152-153]。（3）在临床研究中，Ω-3 脂肪酸介导的血小板聚集抑制作用具有性别特异性[154]。

尽管临床试验中并没有发现 Ω-3 脂肪酸导致明显失血的相关证据[155-156]，但是有个案报道表明在华法林与 Ω-3 脂肪酸之间可能存在相互作用[157]。此外有两例个案报道，同时服用华法林与 Ω-3 脂肪酸时，INR 的水平显著升高[158-159]。这些报道说明在手术前 2 周应停止服用鱼油，尤其是对于那些大剂量服用的患者。

益生元和益生菌

益生元是一种不能被消化的食物成分，它可能通过选择性地刺激结肠中单个或有限数量细菌的生长和活性改善宿主健康状态，从而对宿主产生有益影响。益生菌是一种有活性的微生物饲料补充剂，通过改善宿主肠道微生物平衡使宿主获益[159a]。益生元和益生菌都会扰乱肠道菌群，而肠道菌群是存在于胃肠道的多种微生物联合体，在能量代谢、免疫系统发育、神经功能和行为方面具有显著影响。近年来，随着新一代 DNA 测序技术和高通量数据处理技术的发展，肠道菌群研究取得了显著进展。

针对肠道菌群使用粪便移植或粪便胶囊治疗复发性难辨梭状芽孢杆菌感染的研究正在紧锣密鼓地进行中，部分研究显示出有希望的结果[159b]。然而，最近一项比较口服益生菌与口服抗生素在择期结直肠手术的研究表明，常规口服抗生素加机械肠道准备优于口服益生菌加机械肠道准备[159c]。研究表明，肠道菌群与内脏超敏反应（肠易激综合征）、炎性疼痛以及近期报道的神经病理性疼痛有关[159d-159f]。此外，肠道菌群已被证实能够调节中枢神经系统的功能，包括焦虑/抑郁和认知。尽管肠道微生物学领域发展迅速，但关于围术期应用益生元和益生菌的研究数据却很少。今后的研究需要探讨益生元和益生菌在围术期，特别是在挥发性麻醉药敏感性、术后疼痛控制和术后认知功能障碍方面的潜在作用。

其他膳食补充剂

十大膳食补充剂中的其他补充剂还有亚麻籽油、纤维素或者车前草、蔓越莓、褪黑素、磺酰甲烷和叶黄素[1]。在使用这些补充剂时，尚无发表的证据表明服用它们会增加出血风险或者其他围术期风险。

小结

　　常用的中草药都会对围术期造成直接或者间接的影响。尽管对于停用的时间点并无直接证据，但是从其生物学作用以及个案报道来看，草药的作用在围术期是不容忽视的。

针灸

机制及一般实践

　　尽管针灸可以减少手术前焦虑，降低术中麻醉药物需求，减少术后肠梗阻，以及对心血管功能有支持的作用，但是大部分针灸的研究都是与控制术后疼痛、预防或者治疗恶心呕吐相关[160]。

　　针灸这项技术在中国已经使用了 3000 多年，而直到 20 世纪 70 年代，针灸才作为一种治疗多种疾病的方法获得国际关注。1974 年，博尼卡医师（Dr. Bonica）作为美国医疗代表团的一员，成为中国政府邀请的第一位对针灸在外科手术中效用进行评估的疼痛科医师。他亲自观察了超过 28 例外科手术，并与许多外科医师以及麻醉科医师进行了交流。他随后在 JAMA 杂志上发表的报告中指出[160a]，"针灸对于缓解术后疼痛方面非常有用，从而避免了镇痛药物的抑制作用。"中医（Traditional Chinese Medicine，TCM）是针灸实践的基础。根据 TCM 理论，人体有 12 个对称分布的经络（6 个阴经和 6 个阳经），分别与人体腹侧和背侧的两个正中线经络相结合。针灸是通过各种技术刺激皮肤上的解剖位点，这些技术包括侵入性的（例如：针刺、注射等）或者非侵入性的（例如：经皮电刺激、压力、激光等）。刺入皮肤的针可以由人工操作，也可通过艾灸（即燃烧一种物质产生热量）、压力、激光与电流进行刺激。对于针灸来说，可能存在一些科学基础。针灸可以刺激高阈值小直径的神经，这些神经可以激活脊髓、脑干（例如：中脑周灰质区域）及下丘脑（例如：弓形）神经元，从而触发内源性阿片类系统机制[161]。针灸的镇痛作用可以被纳洛酮逆转[162]。还有人提出了其他的机制，如调节免疫功能[163]，抑制炎症应答[164]，调解神经肽基因表达[165]，改变激素水平等[166]。随着神经影像工具的发展，如正电子发射断层扫描[167]及功能磁共振成像（functional magnetic resonance imaging，fMRI）[168-169]，都使得应用非侵入性技术研究针灸对人体大脑活动的作用成为可能。正电子发射断层扫描的研究表明患有慢性疼痛的

患者中存在丘脑不对称性，在进行针灸治疗之后可以减轻疼痛。利用 fMRI 的研究也表明在特定穴位与视觉皮质的激活之间存在一定的关系[170]。研究人员还使用了一种称作双指数 O 形环测试（Bi-Digital O-Ring Test）的无创成像技术，发现每条经络都连接到大脑皮质的一个代表性区域，这表明中医理论所定义的经络可能与独特的棘上区域重叠[170a]。电针刺激，尤其是低频电针刺激，与前岛叶区域、肢体和边缘构造中广泛增强的 fMRI 信号有关。针灸所诱发的体液和神经细胞变化是构成其临床应用的基础。

　　美国疾病控制与预防中心（Centers for Disease Control and Prevention）的数据显示，美国每年有超过 5000 万例手术，其中包括超过 100 万的髋关节和膝关节置换术。大多数外科手术患者存在术后疼痛，阿片类药物是治疗术后疼痛的主要手段。然而，阿片类药物使用后，副作用频发，包括呼吸抑制、胃肠蠕动减慢、镇静和皮肤瘙痒。长期暴露于大剂量阿片类药物也可诱发阿片类药物耐受和依赖。因此，亟需研发出可充分缓解术后疼痛且副作用最小的替代疗法。在这样的背景下，将针灸用于急性术后疼痛控制得到了极大的关注，包括将其用于口腔颌面和颈部手术、胸骨切开术 / 开胸手术、腹部 / 盆腔手术、以及骨科和脊柱外科手术。研究表明，针灸可改善患者术后疼痛评分或减少术后对于阿片类药物的需求。Lao 及其同事针对术后牙痛进行了一项随机、双盲和安慰剂对照试验（样本量 N = 39）[170b]。针灸组接受了约 20 分钟针刺，间歇性手动操作触发"得气感（原文为"De Qi"）"——即针刺部位出现麻木、酸胀或电刺痛的感觉。对照组在与针灸组相同的穴位上接受安慰剂针刺治疗，但未将针刺入皮肤。针灸组术后平均无痛时间（172.9 分钟）明显长于安慰剂组（93.8 分钟）。针灸组的止痛药物需求量也明显少于对照组。值得注意的是，这项研究排除了心理混杂因素对针灸疗效的影响。

　　需要特别注意的是，许多关于针灸临床应用的研究都存在以下问题：样本量不足、失访率高、随访不充分、疾病定义不明、入选标准和评价指标定义不清[161]。此外，许多临床试验都是单中心研究，这可能会比多中心研究显示出更大的治疗效果[170c]。

　　针灸治疗的副作用包括针刺部位的瘀斑、或出血、短暂性血管迷走神经反应、感染，皮炎和针头碎片残留。针灸治疗期间不良事件的发生率被认为是极低的。在一项包括 34 407 例针灸治疗的调查中，除了 43 例出现轻度副作用，如恶心、昏厥和出现瘀斑，并没有出现严重副作用事件的报告[170d, e]。最近，针灸的安全性在一组患有血小板减少症的癌症患者中也得

到了证实[170f]。

针灸对术后恶心呕吐的作用

针灸最具前景的适应证之一就是预防术后恶心呕吐（postoperative nausea and vomiting，PONV）。PONV 会导致患者不适，出院延迟，无法预计住院时间以及医疗资源浪费等。药物一直是 PONV 主要的治疗手段，但药物治疗作用有限，而且经常会出现副作用，费用也比较高。与安慰组如伪针灸、不治疗等相比，针灸可以预防 PONV[160]。在两个早期的对照试验研究中，针灸可以预防儿科患者 PONV 的发生[171-172]；然而，另一篇包含 10 项研究的文献综述总结了穴位按摩和针灸在成年患者中的应用，得出的结论是针灸对于预防与治疗 PONV 方面没有效果[173]。其他的临床研究发现，针灸可以预防 PONV，同时可以提高成年患者的满意度[174-175]。对于很多针对成年及儿童患者进行的试验来说，PONV 的针灸穴位为 P6 或 PC6（即：内关穴或者心包经 6）[173, 176]。P6 针灸穴位位于掌长肌与桡侧腕屈肌肌腱之间，距离末梢腕褶痕 4 cm，位于皮下 1 cm（图 33.2）。术中刺激 P6 针灸穴位可以降低 PONV 的发生率，其疗效与止吐药物效果是类似的[177]。应在麻醉诱导之前就开始针灸穴位的刺激[178]。有些证据证明，术后刺激可能同样有效或者更为有效[179]。在儿科患者中，无论急诊手术前立即针灸或进入复苏室再针灸均是有效的。近期一项关于小儿扁桃体切除术的 meta 分析结果，在 P6 针灸穴位进行针刺可有效预防 PONV[179a]。有些麻醉科医师闲聊时提及，用小的针帽或其他光滑的塑料制品在 P6 针灸穴位上敲击都是比较有效的针压刺激方法。

研究中关于针灸的方法存在差别：针灸刺激的持续时间及周期，单边刺激或双侧刺激，以及刺激的类型（即针灸针是否采用额外的刺激、针压、经皮电刺激、皮肤激光刺激、注射 50% 的高糖或者辣椒硬膏）。对不同刺激方法的有效性、安全性以及成本方面的比较仍然缺乏充分的数据。

深呼吸

深呼吸锻炼是放松技巧的一部分。通过深呼吸，锻炼的对象可以有意识地减缓呼吸，将注意力放在深呼吸上[180]。深呼吸有助于减轻腹痛以及外科手术疼痛[181-182]。

20 世纪 70 年代有研究报道了通过控制呼吸来缓解术后疼痛[183-184]。此后，在成年患者的对照试验中也报道了控制呼吸缓解术后疼痛的有效性[181, 185]；这种措施也可以防止术后肺部并发症的出现[186]。控制呼吸还可以减轻儿科患者的疼痛[199]。

快速或者强迫深呼吸还会增加术后疼痛[187]。因此，术后疼痛的管理者应鼓励患者进行缓慢、平稳与轻柔的深呼吸练习。缓慢的深呼吸放松练习已经成功地作为阿片类药物的辅助治疗方法，用于冠状动脉旁路移植术患者术后疼痛管理[188]；然而，因为极易出现肺部并发症，深呼吸对于老年腹部手术后患者的疼痛减缓是无效的[189]。大部分接受过深呼吸锻炼培训的患者都认为它是有效的，而且深呼吸锻炼有效地增进了他们与医护人员之间的融洽关系，并使他们愿意遵从医师的医嘱[190]。最近的一项试验结果表明，缓慢的深呼吸可以通过提高迷走神经张力达到镇痛的效果[191]。缓慢的深呼吸放松还可以减轻术后恶心的感觉[192-193]。

音乐疗法

音乐疗法是一种在临床中基于循证使用音乐进行干预的措施，用来实现个体化的治疗目标。因为音乐可以使用多种程序播放，音乐治疗师会在各种医疗保健及教育场景下实施音乐治疗[194]。音乐对轻中度疼痛的治疗效果优于重度疼痛[195]。当采用音乐疗法进行镇痛时，还应考虑患者的偏好。通过音乐使内源性阿片类物质生成增加可能是其缓解疼痛的原因[194]。

在围术期，音乐可以减轻术前焦虑，减少术中镇静剂及镇痛剂的需求量，提高患者的满意度。患者自己选择音乐可以减少椎管内麻醉时对镇静的要求以及接受碎石手术对镇痛的需求[196]。术前播放音乐可以

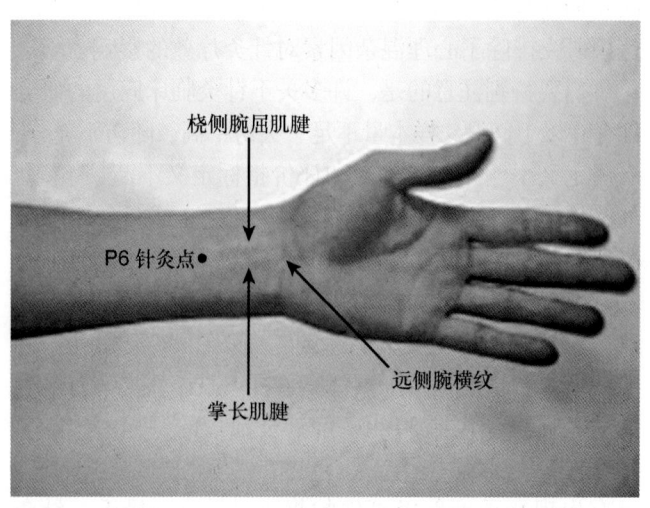

图 33.2　P6 针灸穴位位于掌长肌与桡侧腕屈肌肌腱之间，距离末梢腕褶痕 4 cm，皮下 1 cm

减轻患者焦虑，而不会影响生理性应激反应[197-198]。音乐还可以降低球后阻滞麻醉下白内障手术患者的收缩压，提高患者的满意度[199]。围术期播放音乐可以降低因乳腺癌接受乳房切除术女性患者的动脉血压，并减轻其焦虑及疼痛[200]。作为一种无创的干预疗法，音乐疗法可通过降低感官刺激减轻接受麻醉诱导患儿的焦虑，并增加其合作程度[201]。

音乐疗法干预恶心（无论是预期会发生的恶心或者经过治疗之后的恶心）的疗效是矛盾的[194]。一项研究表明，患者输注化疗期间聆听喜欢的音乐能够有效地减少恶心的发生以及频率[202]。而另外一项研究中，在化疗期间聆听带有治疗医师偏好音乐的患者与不聆听该类音乐的患者相比较，前者对于化疗所诱发的副作用并没有明确作用[203]。有些研究发现音乐疗法对于 PONV 并没有什么作用[204-205]，然而，音乐疗法可以降低移植术后患者住院期间 PONV 的发生率[206]。尽管音乐疗法的确切机制尚不清楚，但是音乐疗法已经成为医疗保健机构中主流疗法的替代选择，音乐疗法可以用来降低患者疼痛，减轻焦虑及围术期的紧张情绪[207]。音乐治疗的另外一种适用场所就是重症监护室。最近的一项临床试验观察到，在重症监护室中因为呼吸衰竭而需要紧急呼吸机支持的患者，接受个体化音乐治疗较常规治疗相比患者焦虑、镇静药物的使用频率以及强度均明显降低[208]。此外，音乐治疗还可减轻心血管系统变化维持循环稳定并且减轻疼痛[209-210]。

结论

医疗保健变化最快的方面之一就是公众及科学界对 CAM 疗法日益增长的兴趣。越来越多的患者和医师已经将整合医学纳入他们的治疗计划。由于对辅助疗法需求的显著增加，多数美国医学院校增加了整合医学的课程。麻醉科医师主要负责管理患者围术期安全，因此应该及时更新和补充医学及整合医学模式的相关知识。为了对围术期草药进行管理，麻醉科医师应在理解中草药潜在的药理学基础上来认识它可能引起的直接和间接作用，以便对围术期中草药进行相应的管理。如果能预估到围术期使用中草药潜在的并发症，并且能够将它们的风险最小化，那么通常就可以安全地实施麻醉及手术。随着 CAM 疗法在美国进一步的普及，患者在围术期可能会接受某些替代疗法，例如针灸、深呼吸及音乐治疗。这些治疗方法易管理，起效快，成本低，副作用小。根据初步的研究显示，围术期使用 CAM 疗法可以作为疼痛、焦虑、恶心及呕吐等多种症状的辅助治疗手段。此外还需要更多大规模、精心设计的试验，以验证目前对 CAM 疗法有效性的观察，并对 CAM 疗法副作用的担心进行解答。尽管医学院校都已经开始将 CAM 疗法纳入其教学课程中，但是对于已经从业的麻醉科医师来说，了解 CAM 疗法还是非常重要的（表 33.2）。

致谢

编者及出版商对 Chong-Zhi Wang、Chun-Su Yuan 以及 Jonathan Moss 博士在前版本章中所作的贡献致以最诚挚的感谢，他们的工作为本章节奠定了基础。

表 33.2　已发表的和全球性网站上关于中草药的医学信息资源

医学信息资源来源	注释
中医学手册	
膳食补充剂百科全书	
E 专题论文委员会	中草药和植物药物安全性、有效性信息；德语出版，1998 年翻译为英语
美国食品与药品监督管理局，食品安全和应用营养中心：https://www.fda.gov/AboutFDA/CentersOffices/OfficeofFoods/CFSAN/default.htm	临床医师应该使用这个网站来报告与中草药和其他膳食补充剂相关的不良事件。网站中还包括中草药和膳食补充剂安全性、行业规范和行业监管信息
美国国立卫生研究院，国家补充和替代医学中心：http://nccam.nih.gov/	该网站包含了替代疗法、共识报告和数据库等各类信息文件的发布
美国农业部农业研究所：https://www.ars.usda.gov/	该网站设置了具有广泛搜索功能的植物化学数据库
庸医监督会：http://www.quackwatch.com	尽管该网站涉及医疗保健全部内容，但有其中相当多的信息涵盖了补充和中草药疗法
全国反医疗欺诈委员会：http://www.ncahf.org	该网站重点关注中成药说明书的健康欺诈行为
HerbMed：http://www.herbmed.org	该网站囊括了许多中草药信息，包括：药物活性的证据，药物相关警示，药物剂型，药物配伍，活性机制。网站中对于重要研究的出版物都有简短小结并配有 Medline 链接
消费者实验室（ConsumerLab）：http://www.consumerlab.com	该网站由一家从事膳食补充剂及其他健康产品进行独立实验室调查的公司维护

参考文献

1. Clarke TC, et al. *National Health Statistics Reports*; 2016:1–12.
1a. Nahin RL, et al. *National Health Statistics Reports*; 2016:1–11.
2. Eisenberg DM, et al. *JAMA*. 1998;280:1569.
3. Wang SM, et al. *Anesth Analg*. 2003;97:1010.
4. Ashar BH, et al. *Arch Intern Med*. 2007;167:966.
5. NIH/NCCAM. *What is complementary and alternative medicine?* 2011. http://nccam.nih.gov/health/whatiscam. Accessed 23.05.12.
6. Ang-Lee MK, et al. *JAMA*. 2001;286:208.
7. Kaye AD, et al. *J Clin Anesth*. 2000;12:468.
8. Tsen LC, et al. *Anesthesiology*. 2000;93:148.
9. Leung JM, et al. *Anesth Analg*. 2001;93:1062.
10. King AR, et al. *BMC Complement Altern Med*. 2009;9:38.
11. Gardiner P, et al. *Arch Intern Med*. 2006;166:1968.
12. De Smet PA. *N Engl J Med*. 2002;347:2046.
13. Food and Drug Administration. *FDA advises consumers not to use certain Zicam cold remedies—intranasal zinc product linked to loss of sense of smell*; 2009. http://www.fda.gov/Newsevents/Newsroom/PressAnnouncements/ucm167065.htm. Accessed 02.06.12.
14. Wang C, et al. *Ann Intern Med*. 2011;155:217.
15. Rauchensteiner F, et al. *J Pharm Biomed Anal*. 2005;38:594.
16. Harkey MR, et al. *Am J Clin Nutr*. 2001;73:1101.
17. Food and Drug Administration. *Dietary supplement current good manufacturing practices (CGMPs) and interim final rule (IFR) facts*; 2007. Accessed 01.05.12. http://www.fda.gov/Food/GuidanceRegulation/CGMP/ucm110858.htm.
18. Shao A. *HerbalGram*. 2010;89(55).
19. Nortier JL, et al. *N Engl J Med*. 2000;342:1686.
20. Cohen PA. *N Engl J Med*. 2012;366:389.
21. Food and Drug Administration. *Draft guidance for industry: dietary supplements: new dietary ingredient notifications and related issues*; 2016. http://www.fda.gov/food/guidanceregulation/guidancedocumentsregulatoryinformation/dietarysupplements/ucm257563.htm. Accessed 09.29.18.
22. McKenzie AG, Simpson KR. *Eur J Anaesthesiol*. 2005;22:597.
23. Kassler WJ, et al. *Arch Intern Med*. 1991;151:2281.
24. Cirigliano M, Sun A. *JAMA*. 1998;280:1565.
25. Kennedy JM, et al. *Br J Clin Pharmacol*. 2000;49:353.
26. Tonnesen H, et al. *BMJ*. 1999;318:1311.
27. Leak JA. *ASA Newsletter*. 2000;64(6).
28. Lee A, et al. *Anesthesiology*. 2006;105:454.
29. Blumenthal M, et al. *HerbalGram*. 2010;90(64).
30. Barrett BP, et al. *Ann Intern Med*. 2002;137:939.
31. Shah SA, et al. *Lancet Infect Dis*. 2007;7:473.
32. Benson JM, et al. *Food Chem Toxicol*. 2010;48:1170.
33. Pepping J. *Am J Health Syst Pharm*. 1999;56:121.
34. Boullata JI. *Nace AM: Pharmacotherapy*. 2000;20:257.
35. Dong GC, et al. *Pharm Res*. 2009;26:375.
36. Toselli F, et al. *Life Sci*. 2009;85(97).
37. Abdul MI, et al. *Br J Clin Pharmacol*. 2010;69:508.
38. Rowe DJ, Baker AC. *Aesthet Surg J*. 2009;29:150.
39. Nightingale SL. *JAMA*. 1997;278(15).
40. Haller CA, Benowitz NL. *N Engl J Med*. 2000;343:1833.
41. Zaacks SM, et al. *J Toxicol Clin Toxicol*. 1999;37:485.
42. Powell T, et al. *Am J Kidney Dis*. 1998;33:153.
42a Ryu SJ, et al. *Medicine*. 2017;96:e9257.
43. White LM, et al. *J Clin Pharmacol*. 1997;37:116.
44. Gurley BJ, et al. *Ther Drug Monit*. 1998;20(439).
45. Stevinson C, et al. *Ann Intern Med*. 2000;133:420.
46. Srivastava KC. *Prostaglandins Leukot Med*. 1986;22:313.
47. Rose KD, et al. *Neurosurgery*. 1990;26:880.
48. Sunter WH. *Pharm J*. 1991;246:722.
49. Silagy CA, Neil HA. *J Hypertens*. 1994;12:463.
50. Coates PM, et al. *Encyclopedia of Dietary Supplements*. 2nd ed. London: Informa Healthcare; 2010.
51. Ali BH, et al. *Food Chem Toxicol*. 2008;46:409.
52. Koo KL, et al. *Thromb Res*. 2001;103(387).
53. Pongrojpaw D, Chiamchanya C. *J Med Assoc Thai*. 2003;86:244.
54. Hunt R, et al. *Anesth Analg*. 2013;117(597).
55. Ryan JL, et al. *Support Care Cancer*. 2012;20:1479.
56. Nurtjahja-Tjendraputra E, et al. *Thromb Res*. 2003;111(259).
57. Kruth P, et al. *Ann Pharmacother*. 2004;38:257.
58. Young HY, et al. *Am J Chin Med*. 2006;34:545.
59. Le Bars PL, et al. *JAMA*. 1997;278:1327.
60. Solomon PR, et al. *JAMA*. 2002;288:835.
61. Rowin J, Lewis SL. *Neurology*. 1996;46:1775.
62. Matthews MK. *Neurology*. 1998;50:1933.
63. Vale S. *Lancet*. 1998;352(36).
64. Rosenblatt M, Mindel J. *N Engl J Med*. 1997;336:1108.
65. Fessenden JM, et al. *Am Surg*. 2001;67:33.
66. Drago F, et al. *J Ocul Pharmacol Ther*. 2002;18:197.
67. Woelkart K, et al. *Phytother Res*. 2010;24:445.
68. Qi LW, et al. *Nat Prod Rep*. 2011;28:467.
69. Attele AS, et al. *Biochem Pharmacol*. 1999;58:1685.
70. Zhang HM, et al. *J Pharm Biomed Anal*. 2012;62:258.
71. Sievenpiper JL, et al. *J Am Coll Nutr*. 2003;22:524.
72. Sengupta S, et al. *Circulation*. 2004;110(1219).
73. Attele AS, et al. *Diabetes*. 2002;51:1851.
74. Teng CM, et al. *Biochim Biophys Acta*. 1989;990:315.
75. Lee WM, et al. *J Pharm Pharmacol*. 2008;60:1531.
76. Lee JG, et al. *Pharmazie*. 2009;64:602.
77. Jin YR, et al. *Basic Clin Pharmacol Toxicol*. 2007;100(170).
78. Endale M, et al. *Br J Pharmacol*. 2012.
79. Beckert BW, et al. *Plast Reconstr Surg*. 2007;120:2044.
80. Janetzky K, Morreale AP. *Am J Health Syst Pharm*. 1997;54:692.
81. Yuan CS, et al. *Ann Intern Med*. 2004;141:23.
82. Jiang X, et al. *J Clin Pharmacol*. 2006;46:1370.
83. Li X, et al. *Biomed Chromatogr*. 2007;21:735.
84. Munekage M, et al. *Drug Metab Dispos*. 2011;39:1784.
85. Wang CZ, et al. *Am J Chin Med*. 2011;39:1161.
86. Wang CZ, et al. *Am J Chin Med*. 2007;35:543.
87. Stote KS, Baer DJ. *J Nutr*. 2008;138:1584S.
88. Kang WS, et al. *Thromb Res*. 1999;96:229.
89. Son DJ, et al. *Prostaglandins Leukot Essent Fatty Acids*. 2004;71(25).
90. Jin YR, et al. *J Cardiovasc Pharmacol*. 2008;51:45.
91. Liatsos GD, et al. *Am J Health Syst Pharm*. 2010;67:531.
92. Taylor JR, Wilt VM. *Ann Pharmacother*. 1999;33:426.
93. Ullmann U, et al. *J Int Med Res*. 2003;31:88.
94. Gawande S, et al. *Phytother Res*. 2008;22:802.
95. Pepping J. *Am J Health Syst Pharm*. 1999;56:957.
96. Jamieson DD, et al. *Arch Int Pharmacodyn Ther*. 1989;301:66.
97. Almeida JC, Grimsley EW. *Ann Intern Med*. 1996;125:940.
98. Brown AC, et al. *Clin Toxicol (Phila)*. 2007;45(549).
99. Norton SA, Ruze P. *J Am Acad Dermatol*. 1994;31:89.
100. Gleitz J, et al. *Planta Med*. 1997;63:27.
101. Raduege KM, et al. *J Clin Anesth*. 2004;16:305.
102. Teschke R, Schulze J. *JAMA*. 2010;304:2174.
103. Escher M, et al. *BMJ*. 2001;322(139).
104. Russmann S, et al. *Ann Intern Med*. 2001;135:68.
105. Chen SE, et al. *Eur J Drug Metab Pharmacokinet*. 1980;5:161.
106. Rasmussen AK, et al. *Xenobiotica*. 1979;9(1).
107. Bent S, et al. *N Engl J Med*. 2006;354:557.
108. Gerber GS. *J Urol*. 2000;163:1408.
109. Cheema P, et al. *J Intern Med*. 2001;250:167.
110. Villanueva S, Gonzalez J. *Bol Asoc Med P R*. 2009;101(48).
111. Shelton RC, et al. *JAMA*. 2001;285:1978.
112. Muller WE, et al. *Pharmacopsychiatry*. 1998;31(suppl 1):16.
113. Neary JT, Bu Y. *Brain Res*. 1999;816(358).
114. Brown TM. *Am J Emerg Med*. 2000;18:231.
115. Johne A, et al. *Clin Pharmacol Ther*. 1999;66:338.
116. Ernst E. *Lancet*. 1999;354:2014.
117. Piscitelli SC, et al. *Lancet*. 2000;355:547.
118. Yue QY, et al. *Lancet*. 2000;355:576.
119. Barone GW, et al. *Ann Pharmacother*. 2000;34:1013.
120. Ruschitzka F, et al. *Lancet*. 2000;355:548.
121. Breidenbach T, et al. *Lancet*. 2000;355:1912.
122. Kerb R, et al. *Antimicrob Agents Chemother*. 1996;40:2087.
123. Biber A, et al. *Pharmacopsychiatry*. 1998;31(suppl 1):36.
124. Houghton PJ. *J Pharm Pharmacol*. 1999;51:505.
125. Hendriks H, et al. *Planta Med*. 1981;42:62.
126. Ortiz JG, et al. *Neurochem Res*. 1999;24:1373.
127. Leuschner J, et al. *Arzneimittelforschung*. 1993;43:638.
128. Gooneratne NS. *Clin Geriatr Med*. 2008;24:121.
129. Taavoni S, et al. *Menopause*. 2011;18:951.
130. Taibi DM, et al. *Sleep Med Rev*. 2007;11:209.
131. Garges HP, et al. *JAMA*. 1998;280:1566.
132. Basila D, Yuan CS. *Thromb Res*. 2005;117:49.
133. Zhou S, Chan E. *Drug Metabol Drug Interact*. 2001;18:99.
134. Zhou Q, et al. *Curr Drug Metab*. 2005;6:67.
135. Spigset O. *Lancet*. 1994;344:1372.
136. Engelsen J, et al. *Ugeskr Laeger*. 2003;165:1868.
137. Shalansky S, et al. *Pharmacotherapy*. 2007;27:1237.
138. Evans M, et al. *J Diet Suppl*. 2010;7:314.
139. Miller KL, Clegg DO. *Rheum Dis Clin North Am*. 2011;37:103.

140. Clegg DO, et al. *N Engl J Med.* 2006;354:795.
141. Tang J, et al. *Diabetes.* 2000;49:1492.
142. Scroggie DA, et al. *Arch Intern Med.* 2003;163:1587.
143. Knudsen JF, Sokol GH. *Pharmacotherapy.* 2008;28:540.
144. Setnikar I, Rovati LC. *Arzneimittelforschung.* 2001;51:699.
145. Persiani S, et al. *Osteoarthritis Cartilage.* 2007;15:764.
146. Volpi N. *Osteoarthritis Cartilage.* 2003;11:433.
147. Wall R, et al. *Nutr Rev.* 2010;68:280.
148. ORIGIN. Trial investigators. *N Engl J Med.* 2012;367:309.
149. Rizos EC, et al. *JAMA.* 2012;308:1024.
150. Dyerberg J. *Philos Trans R Soc Lond B Biol Sci.* 1981;294:373.
151. Lazarus SA, Garg ML. *Asia Pac J Clin Nutr.* 2003;12(suppl):S20.
152. Sarris GE, et al. *Circulation.* 1989;80:I109.
153. Thorwest M, et al. *Thromb Res.* 2000;99:203.
154. Phang M, et al. *Nutr Metab Cardiovasc Dis.* 2012;22:109.
155. Harris WS. *Am J Cardiol.* 2007;99:44C.
156. Salisbury AC, et al. *Am J Cardiol.* 2012;109:13.
157. Stanger MJ, et al. *Nutr Rev.* 2012;70:107.
158. Buckley MS, et al. *Ann Pharmacother.* 2004;38:50.
159. Jalili M, Dehpour AR. *Arch Med Res.* 2007;38:901.
159a. Cerdo T, et al. *Nutrients.* 2017;9.
159b. Kelly CR, et al. *Ann Intern Med.* 2016;165:609.
159c. Sadahiro S, et al. *Surgery.* 2014;155:493.
159d. Luczynski P, et al. *eLife.* 2017;6.
159e. Shen S, et al. *Nat Neurosci.* 2017;20:1213.
159f. Amaral FA, et al. *Proc Natl Acad Sci U S A.* 2008;105:2193.
160. Chernyak GV, Sessler DI. *Anesthesiology.* 2005;102:1031.
160a. Bonica JJ. *JAMA.* 1974;228:1544.
161. Kaptchuk TJ. *Ann Intern Med.* 2002;136:374.
162. Tsunoda Y, et al. *Bull Tokyo Med Dent Univ.* 1980;27:89.
163. Mori H, et al. *Neurosci Lett.* 2002;320:21.
164. Son YS, et al. *Neurosci Lett.* 2002;319:45.
165. Guo HF, et al. *Brain Res Mol Brain Res.* 1996;43:167.
166. Gerhard I, Postneek F. *Gynecol Endocrinol.* 1992;6:171.
167. Hsieh JC, et al. *Neurosci Lett.* 2001;307:105.
168. Wu MT, et al. *Radiology.* 1999;212:133.
169. Hui KK, et al. *Hum Brain Mapp.* 2000;9(13).
170. Shen J. *J Altern Complement Med.* 2001;7(suppl 1):S121.
170a. Omura Y. *Acupunct Electrother Res.* 1989;14:155.
170b. Lao L, et al. *Arch Otolaryngol Head Neck Surg.* 1999;125:567.
170c. Dechartres A, et al. *Ann Intern Med.* 2011;155:39.
170d. White A, et al. *BMJ.* 2001;323:485.
170e. White A, et al. *Acupunct Med.* 2001;19:84.
170f. Cybularz PA, et al. *Med Acupunct.* 2015;27:224–229.
171. Rusy LM, et al. *Anesthesiology.* 2002;96:300.
172. Wang SM, Kain ZN. *Anesthesiology.* 2002;97:359.
173. Abraham J. *J Perioper Pract.* 2008;18:543.
174. El-Deeb AM, Ahmady MS. *J Anesth.* 2011;25:698.
175. Kim YH, et al. *Anesth Analg.* 2011;112:819.
176. Allen TK, Habib AS. *Anesth Analg.* 2008;107:1308.
177. Arnberger M, et al. *Anesthesiology.* 2007;107:903.
178. Dundee JW, et al. *Br J Anaesth.* 1989;63:612.
179. White PF, et al. *Anesth Analg.* 2005;100:367.
179a. Shin HC, et al. *Laryngoscope.* 2016;126:1761.
180. NIH/NCCAM: *Relaxation techniques for health: an introduction;* 2011. http://nccam.nih.gov/sites/nccam.nih.gov/files/D461.pdf. Accessed 16.05.12.
181. Celli BR, et al. *Am Rev Respir Dis.* 1984;130(12).
182. Peretz B, Gluck GM. *J Clin Pediatr Dent.* 1999;24(5).
183. Stewart E. *Am J Nurs.* 1976;76:958.
184. Hudson S. *RN.* 1977;40(37).
185. Heffline MS. *J Post Anesth Nurs.* 1990;5:321.
186. Thomas JA, McIntosh JM. *Phys Ther.* 1994;74(3).
187. Bucciero M, et al. *Anesth Analg.* 2011;113:1266.
188. Friesner SA, et al. *Heart Lung.* 2006;35(269).
189. Shea RA, et al. *Heart Lung.* 2002;31(440).
190. Downey LV, Zun LS. *South Med J.* 2009;102:688.
191. Chalaye P, et al. *Pain Med.* 2009;10:1334.
192. Camu F, et al. *Eur J Anaesthesiol.* 1992;25(suppl 6).
193. Gunta K, et al. *Orthop Nurs.* 2000;19(39).
194. Burns DS, Robb SL. Music therapy. In: Yuan CS, Bieber EJ, Bauer BA, eds. *Textbook of Complementary and Alternative Medicine.* 2nd ed. Abingdon, UK: Informa Healthcare; 2006:271.
195. Engwall M, Duppils GS. *J Perianesth Nurs.* 2009;24:370.
196. Pittman S, Kridli S. *Int Nurs Rev.* 2011;58:157.
197. Wang SM, et al. *Anesth Analg.* 2002;94:1489.
198. Ni CH, et al. *J Clin Nurs.* 2012;21:620.
199. Cruise CJ, et al. *Can J Anaesth.* 1997;44:43.
200. Binns-Turner PG, et al. *AANA J.* 2011;79:S21.
201. Kain ZN, et al. *Anesth Analg.* 2004;98:1260.
202. Ezzone S, et al. *Oncol Nurs Forum.* 1998;25:1551.
203. Sabo CE, Michael SR. *Cancer Nurs.* 1996;19(283).
204. Laurion S, Fetzer SJ. *J Perianesth Nurs.* 2003;18:254.
205. Fetzer SJ, et al. *J Perianesth Nurs.* 2005;20:249.
206. Madson AT, Silverman MJ. *J Music Ther.* 2010;47:220.
207. Nilsson U. *AORN J.* 2008;87:780.
208. Chlan LL, et al. *JAMA.* 2013;309:2335.
209. Bradt J, et al. *Cochrane Database Syst Rev.* 2010:CD006902.
210. Cooke M, et al. *J Nurs Pract.* 2010;16:125.

34 患者体位及其相关风险

KRISTINE E.W. BREYER, STEVEN ROTH

金昕煜 董鹏 译 包睿 徐铭军 田鸣 审校

要 点

- 为患者摆放体位是一项重要责任，需要整个手术团队共同的合作。
- 许多手术体位会对患者生理造成不良影响，包括严重的心血管系统和呼吸系统损害。麻醉药物会削弱机体原有的代偿机制，致使手术患者更易受到体位变化的影响。
- 虽然周围神经损伤很少见，但是在1990—2007年间美国麻醉科医师协会（American Society of Anesthesiologists，ASA）已结案索赔项目数据库显示，损伤比例占到22%。损伤的机制包括牵拉、挤压和缺血。患者体位是一个经常受到质疑的因素，虽然已经采取了多种预防措施，但是导致损伤的特异性原因还有待于进一步探讨。
- 在2000年，ASA最早发布了《预防围术期周围神经病的实践意见》，并在2019年更新。然而，很少有符合标准的回顾性研究能科学地证实干预和预后之间的关系。
- 由于监测手段和设备的局限以及工作环境和工作文化的差异，在手术室以外实施麻醉时，患者体位摆放具有特殊挑战性。
- 围术期失明（perioperative visual loss，POVL）是一种罕见但是严重的损伤，更多发生于心脏、脊柱和骨关节手术后。
- POVL的原因包括视网膜中央动脉或其分支阻塞、前或后缺血性视神经病变、皮质盲、急性青光眼，以及视网膜手术时置入眼内的气泡的急性扩张。
- 在术后阶段，失明的症状和体征有可能不明显，可能被错误地归于麻醉药的残存效应。如果患者报告眼痛、无光感或感觉不到运动、视野全部或部分丧失、视力下降或瞳孔反射消失，必须立刻请眼科医师进行评估。
- 围术期视网膜中央动脉或其分支阻塞的最常见原因是眼部受压。心脏手术时的栓子可能会阻塞视网膜动脉。
- 在俯卧位下行长时间手术且失血量大的患者，发生缺血性视神经病变的风险增加。脊柱手术时的其他危险因素包括男性、肥胖、使用Wilson支架和围术期输注液体。
- 俯卧位下行长时间手术且失血量大的患者应当被告知有失明的风险。麻醉科和外科应该共同制订一个方案，方便患者对此并发症的知情同意。
- 如果POVL患者存在灶性神经体征或调节反射消失或异常眼动，则提示皮质盲。应当请神经科医师会诊。

引言

在手术室内，将患者摆放一定的体位是为了方便手术操作。但是，最佳的手术体位可能会给患者带来损伤的风险，或者显著地改变术中生理状态。周围神经损伤、压力损伤和眼部损伤是围术期主要的并发症[1-3]。适当的体位摆放至关重要，需要整个手术团队的共同合作。因此，ASA要求"记录术中患者体位和为降低与体位相关的不良事件或并发症而采取的措施"[4]。预防体位并发症需要临床判断、警惕性和团队协同处理方案。本章将回顾最常用的手术体位、体位引起的生理改变，以及各种手术体位相关的特殊风险和损伤。

体位的生理学注意事项

为了维持血压在一个狭小的范围内，机体进化出复杂的生理反应来减弱体位改变引起的血流动力学效应。无论何种姿势和体位，都要通过这些基础的机制维持脑和其他重要脏器的灌注，例如，当从直立位躺下变为仰卧位时，静脉回心血量增加，使前负荷增加，每搏量和心输出量也随之增加，进而升高的动脉血压激活主动脉（通过迷走神经传入）和颈动脉窦壁内（通过舌咽神经传入）的传入压力感受器，最终心房和心室的机械压力感受器也被激活，抑制支配肌肉和内脏血管床的交感神经传出。最后，心房反射被激活，调节肾交感神经兴奋性，肾素、心房钠尿肽和精氨酸加压素水平[5]。最终心率和心输出量降低，达到新体位下的稳态。

各种麻醉方法和麻醉药物都会抑制上述调节机制。目前大多数吸入麻醉药和许多静脉麻醉药都会引起血管扩张。不管是否应用全麻，脊麻和硬膜外麻醉都会阻断所麻醉皮肤区域的交感神经，导致前负荷降低，潜在地减弱心脏的反应。因此，同非麻醉患者相比，麻醉状态下患者体位变化会导致更显著的血流动力学改变。如果这种体位（如坐位）在非麻醉状态下就需要通过交感神经兴奋和血管收缩来保持心脑灌注，在麻醉状态下就更需要引起关注。为了方便体位摆放或调节手术床，改变体位期间可能需要暂停血流动力学监测，应当将间断时间缩至最短，尽快恢复血流动力学监测。注意生理学指标可以帮助麻醉科医师预估体位改变带来的血流动力学改变。

正压通气增加胸腔内平均压力，导致外周毛细血管到右心房的静脉压力差降低。静脉循环与心脏前负荷压力差相对低时，心输出量将会受到影响[6]。呼气末正压通气（PEEP）进一步增加平均胸内压，可能加剧静脉血回流障碍和心输出量的降低，一些导致肺顺应性降低的疾病，例如呼吸道疾病、肥胖、腹水和浅麻醉等也会产生类似的效果[7]。麻醉科医师需要对这些情况进行预估、监测和治疗，评估每位患者体位改变的安全性。

膈肌移位、胸壁扩张，胸壁运动引起相对较小的胸内负压偏移，进而产生了正常的自主呼吸。胸腔内压力的降低也会降低大静脉和右心房的压力，使静脉回心血量增加[8]。自主呼吸时，靠近肺下垂部分的膈肌运动幅度最大，这样可以将新鲜气流输送到优先灌注的肺区。当人体由直立位转为仰卧位时，膈肌向头侧移位，功能残气量降低。仰卧位时，胸壁运动对呼吸的贡献降低，导致对膈肌的依赖更强。虽然重力会影响肺的灌注和通气，但是新近的证据表明还存在其他影响肺灌注和通气的重要因素[9-13]。

全麻下自主呼吸时，潮气量和功能残气量降低、闭合气量增加。由于肺不张增加和分钟通气量降低，通气血流比例进一步失调。通过使用正压通气并使用肌松药确保足够的分钟通气量和使用呼气末正压抵御肺不张，可以纠正部分通气血流比例失调[9]。除麻醉外，患者体位也直接影响肺功能，尤其是任何限制膈肌、胸壁和腹部运动的体位都会增加肺不张，进而增加肺内分流。

近期应用高清晰度成像技术的观察表明，同仰卧位相比，俯卧位更有利于近膈肌处的肺部后段的通气和血流灌注。尽管俯卧位时肺后段不是下垂部位，但通气效果改善，同时血流稳定[8, 14]。

一般体位的注意事项

手术团队要共同合作，使患者处于适当的和安全的体位。原则是尽可能保持脊柱和四肢在自然体位。手术床上要有床垫，在骨性突出的部位和接触坚硬物体的部位还要再加保护垫，如静脉输液线、监护设备和电极片。

清醒或无镇静的患者如果感到不适，就应该改变体位。即使在正常睡眠过程中，身体也会有一些运动，以防止压迫或牵拉损伤。麻醉状态下，即使压迫或牵拉引起疼痛，患者也不能改变体位。因此，只要情况允许，就应当将患者置于清醒或无镇静状态也能很好耐受的自然体位下。如果必须采取更极端的体位，就应该尽可能地限制时间。询问患者能舒适地耐受何种体位是一种合理的做法。

特殊体位

仰卧位

仰卧位或背卧位是外科手术最常用的体位（图34.1）。其特征是头、颈和脊柱都处于中立位。整个身体与心脏处于同一水平，最利于保持血流动力学的

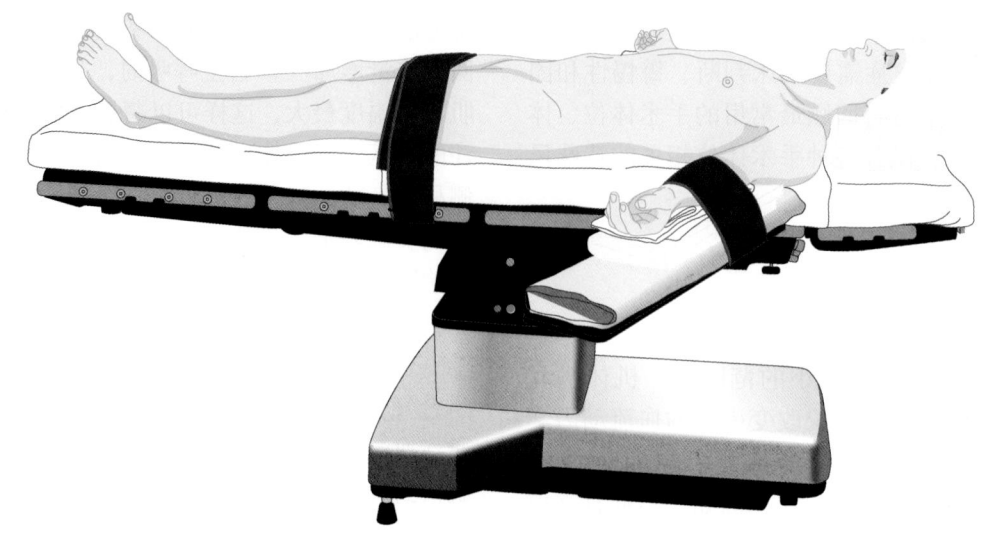

图 34.1　**仰卧位**。手术床的基座是非对称的，当正常放置在手术床上时，患者的重心在基座上。当患者反方向放置时，手术床的承重量降低

稳定。骨性突出（如足跟和骶骨）部位必须加垫保护垫，尤其是在长时间手术时，目的是防止软组织受压缺血[15]。

上肢可以外展、内收或者一只外展、一只内收。无论何种体位，上肢都应尽量保持中立位，尽可能减少牵拉和过伸[4]。上肢内收时，必须安全地紧贴身体放置。上肢外展不超过 90 度，以降低臂丛神经损伤的可能性[4, 16]。手和前臂可以旋后，或保持中立位且手掌朝向身体，以减少外部对肱骨螺旋沟和尺神经的压力（图 34.2）[4, 17-18]。尤其要注意骨性突出部位，如肘部，及所有突出物体，如静脉输液管道、监护设备和电极，皆应加保护垫（图 34.3）。

仰卧位的几种变化

仰卧位在临床工作中有几种常见的变化，包括草坪（沙滩）椅体位、蛙式体位、头低脚高位和头高脚底位。草坪椅体位（图 34.4）时，髋部和膝关节轻度弯曲，可以减轻背部、髋关节和膝关节的压力。与完全仰卧位相比，清醒或接受麻醉监护的患者更易耐受这种体位。另外，由于下肢略高于心脏，有利于下肢静脉回流。同时，剑突到耻骨的距离缩短，降低了腹壁张力。正确的草坪（沙滩）椅体位需要将患者髋部置于手术床的可调节部位，同时要避免腿部静脉血液淤积。

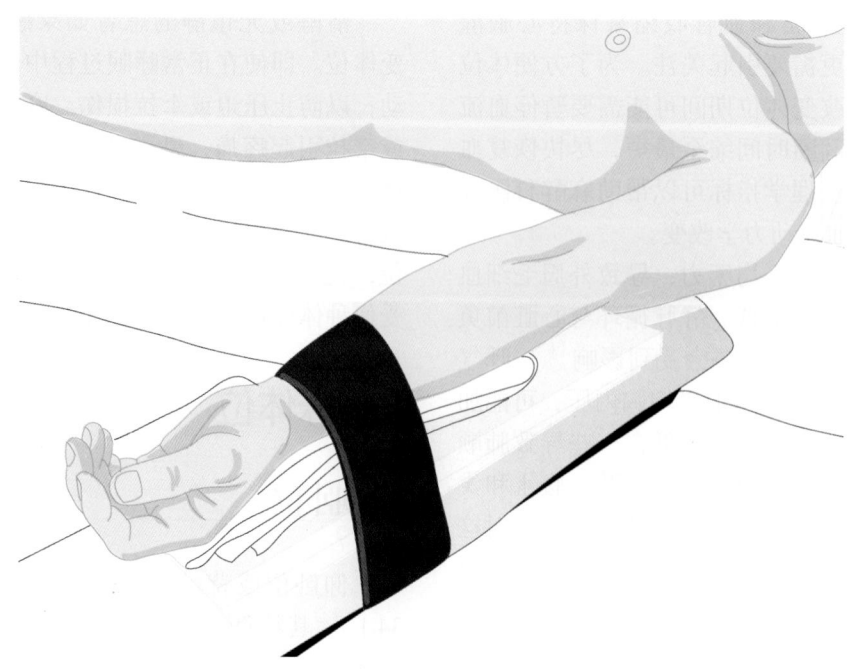

图 34.2　**使用上肢托板时的上肢体位**。上肢外展尽可能不超过 90 度。手臂旋后位，并在肘部加保护垫

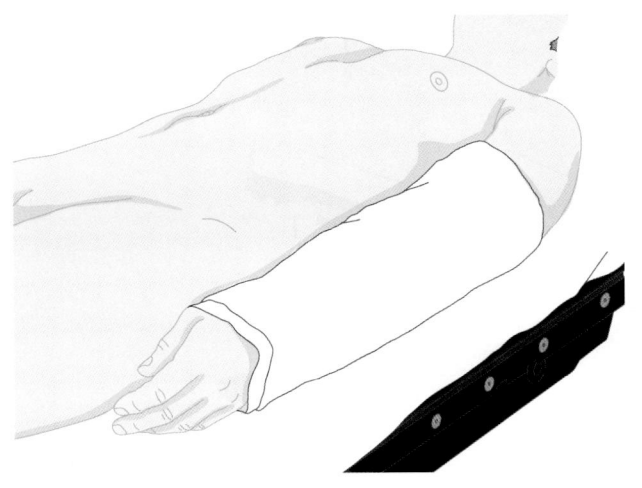

图 34.3　**上肢内收固定于身体两侧。**上肢应保持中立位，手掌朝向髋部。肘部加保护垫，手臂用床垫支撑

　　蛙式体位适合于会阴、大腿内侧、外生殖器和直肠的手术。蛙式体位时髋部和膝关节屈曲，髋关节外旋，使两足底相对。此体位需要妥善支撑膝关节，以降低膝部压力和减轻术后髋关节疼痛。

　　头低脚高位（Trendelenburg 体位）（图 34.5），是在仰卧位基础上将头部倾斜放低，以 19 世纪德国外科医师 Friedrich Trendelenburg 的名字命名，他描述了此体位在腹部手术的应用。在第一次世界大战期间，哈佛生理学家 Walter Cannon 普及了此体位的应用，用于改善休克患者的血流动力学。现今头低脚高位常用于腹部手术和腹腔镜手术，可以改善手术视野的暴露；用于放置中心静脉时防止空气栓塞和使静脉扩张；用于纠正低血压时临时增加静脉回流。极度（30°～45°）头低脚高位常用于机器人前列腺手术和妇科手术。

　　当患者处于头部与心脏不在同一水平的所有体位

时，此时估计脑灌注压就要考虑静水压力梯度对颅内动脉压和静脉压的影响。仔细记录任何潜在的动脉压力梯度是非常重要的。

　　头低脚高位确实对血流动力学和呼吸有影响，但是血流动力学影响并不象我们想象的会持续很长时间。在将患者置于头低脚高位初期，由于下肢回流增加，在不到一分钟的时间里，心输出量大约增加 9%。但是这种增加不会一直持续，大约 10 分钟内心输出量恢复到基线水平。虽然如此，头低脚高位仍被认为是低血压或低血容量早期复苏的重要方法之一[19]。由于重力作用，膈肌向头部移位，功能残气量降低。功能残气量降低导致肺顺应性下降（译者注：原文为"增加"，有误），加之体位固定带正好位于胸部，使这种下降更为明显。肺部的这些改变使自主呼吸的患者呼吸做功增加，使全麻患者气道压更高。改变机械通气的设置能够部分代偿这种呼吸改变。但是，极度头低脚高位时，患者状态、体位、气道压和分钟通气量都发生了巨大变化，以至于患者不能安全地持续性地耐受这种体位。推荐在麻醉诱导后即将患者置于需要的体位，在手术开始前完成患者对该体位是否耐受的检测。

　　头低脚高位增高颅内压和眼内压。颅内压增高的患者禁忌头低脚高位。实际上，一些颅内高压的患者连仰卧位都不能耐受。要充分考虑体位对颅内压的影响，因为其不仅关系到采用何种手术体位，还会影响中心静脉置管的位置。通常重度颅内高压患者优先推荐股静脉内置管，以避免放置导管时需要改变体位而加重颅内高压。

　　长时间处于头低脚高位有可能会造成面部、结膜、喉部和舌部的充血肿胀，增加患者术后上呼吸道

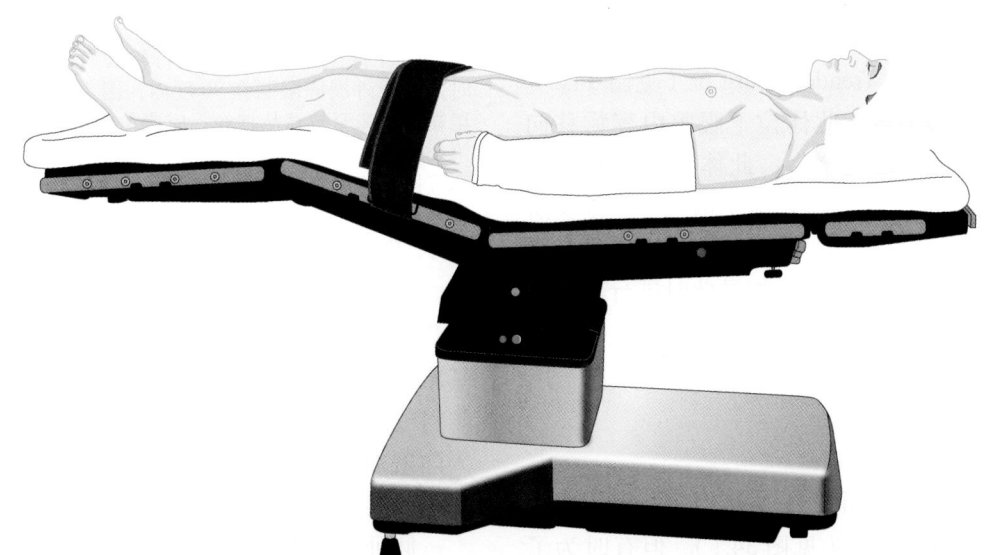

图 34.4　**草坪椅或沙滩椅体位。**髋部和膝关节轻屈曲位，以减轻背部张力

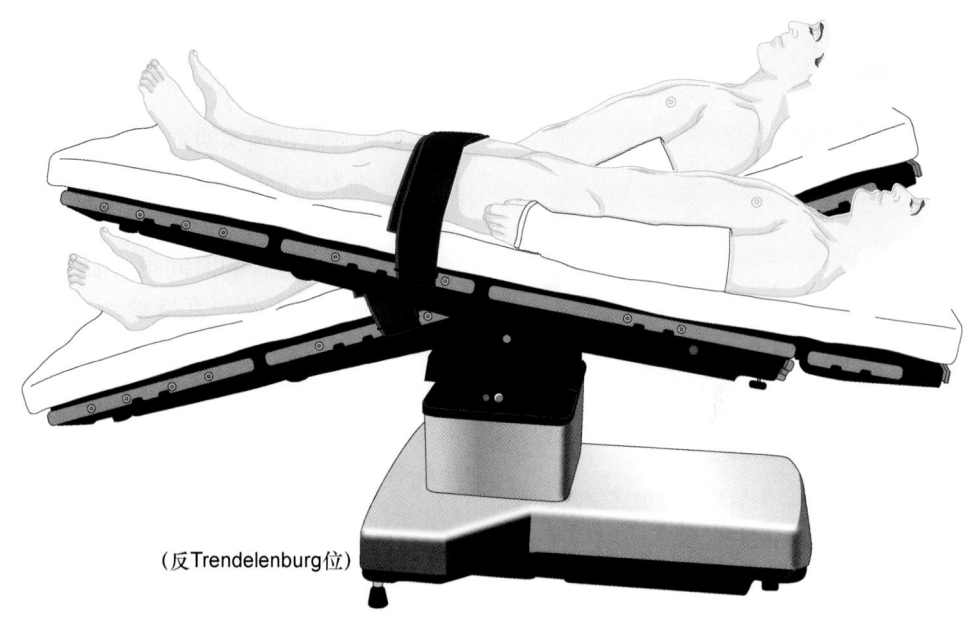

图 34.5　头低脚高位（Trendelenburg 位）或头高脚低位（反 Trendelenburg 位）。应避免使用肩托，以防止臂丛神经压迫伤

梗阻的风险。头低脚高位时腹内压增高，胃向上移位，使患者误吸风险增加，所以常选用气管内插管以防止胃内容物反流误吸。

　　处于极度头低脚高位时，重力影响增大，要注意防止患者在手术台上向头侧滑动[20-21]。避免患者滑动的措施包括防滑床垫、弯曲膝盖、肩托，弧形布袋和加衬垫的交叉躯干固定带[22]。肩托有损伤臂丛神经的风险，因此不推荐使用。布袋被抽吸塑形后变得坚硬，在头低脚高位中应用时也有造成臂丛神经损伤的可能性[23-25]。如果使用肩托或布袋固定肩部防止滑落，需要对上肢外展更加重视，因为有关于在极度头低脚高位、使用布袋固定肩部后出现上肢外展侧臂丛神经损伤的报道[26]。这种损伤可能是因为上臂外展时，经过肱骨头的臂丛神经上、中神经干受牵拉所致（图 34.6）。

　　头高脚低位，即反 Trendelenburg 位（见图 34.2）。常用于辅助上腹部手术，此体位下腹腔内容物移向尾端。随着腹腔镜手术的增多，此体位应用越来越多。再次强调要避免患者在手术床上滑动。如前文所述，任何使头部位置高于心脏的体位，都会降低脑灌注压，也可以引起全身低血压。如果此时进行有创动脉压监测，动脉压力转换器的零点位置应当位于大脑 Willis 环水平。

仰卧位的并发症

　　手术床基座是非对称的。一般情况下，手术床的基座在患者躯干的正下方（见图 34.1）。但有时为了方便术中使用某些设备，如 C 型臂进行 X 线检查，需

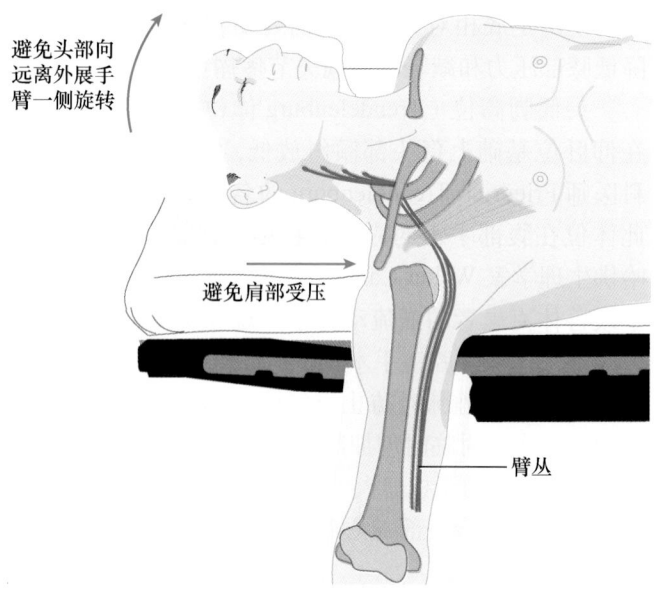

避免头部向远离外展手臂一侧旋转

避免肩部受压

臂丛

图 34.6　臂丛神经由于其走行较长易被牵拉或压迫。仰卧位时，手臂外展应限制在 90 度内，因为抬起手臂时，肱骨头向尾端转动，牵拉臂丛神经。应避免使用肩托，肩托通过锁骨和第一肋骨之间从中间直接压迫神经丛，或通过肱骨头下方从侧面直接压迫神经丛。避免头部的过度旋转，尤其是转向远离外展手臂一侧。当极度头低位时，如果使用了肩托或布袋固定肩部时，应避免上肢外展

要将患者躯干置于手术床的足板上，此时躯干不位于基座上方。如果躯干不位于基座上方，手术床可能会倾斜或倾翻，尤其是肥胖患者或头低脚高位时，这种风险增加。当手术床调转使用时，床的重量限制发生变化，应当严格观察。

　　仰卧位患者术后经常发生背痛，正常的腰椎前凸消失是疼痛发生的原因。全身麻醉的肌肉松弛或神经

阻滞致棘突旁肌肉组织松弛都增加背痛的风险。严重脊柱后凸、脊柱侧弯或有腰背痛病史的患者应在脊柱部位额外加保护垫或保持髋关节和膝关节轻度屈曲。

周围神经损伤（稍后在本章节详述）发生原因众多，表现复杂。ASA 几次修订实践咨询意见以帮助预防围术期周围神经病变[4]。尺神经病变曾经是最常见的，但是，近期公布的数据表明与全身麻醉相关的臂丛神经损伤的发生率已经高于尺神经病变[1, 3]。无论上肢处于什么位置，保持头部于相对的中线位置有助于降低臂丛神经牵拉伤的风险[23]。虽然没有直接证据表明仅应用体位和保护垫就可以预防围术期尺神经病变，但是 ASA 发布的实践咨询意见仍建议仰卧位患者上臂肩部外展小于 90 度，手和前臂旋后或保持中立位[4]。

截石位

传统的截石位通常用于妇科、直肠和泌尿系统的手术（见图 34.7 ～ 34.9）。髋关节弯曲，与躯干成 80°～ 100°，双腿部从中线外展 30°～ 45°。膝关节屈曲，小腿与躯干平行，下肢以支撑物或脚蹬固定，手术床足端降低或暂时拆除。

截石位的摆放和恢复需要团队合作。同时抬起双腿、屈曲髋关节和膝关节，以防止扭伤和腰椎损伤。为了防止腿部支撑物的挤压，要给下肢加用保护垫，尤其是骨性突出部位。由于腓神经位于腓骨头和腿部支撑物之间，所以特别容易受到损伤（见本章周围神经损伤部分）。

如果患者上肢固定或放置在身体两侧，若手和手指此时恰好位于手术床的腿板与背板连接的合叶部位，则可能会受到损伤。在手术结束后，升起手术床的腿板端，靠近合叶部位的手指可能会被挤压。要严密注意，避免可能的灾难性的手指挤压伤（图 34.10）。因此，截石位时推荐将患者上肢置于托板上，并且远离手术床腿板与背板连接的合叶部位。如果上肢必须收在体侧，每次操作手术床时，要注意观察，确保安全。

截石位也可能会引起明显的生理改变。在其他方面健康的患者中，当下肢抬高时，静脉回流增加，引起心输出量一过性增加，同时对患者脑静脉压和颅内压也有轻微的影响。另外，截石位会增加腹内压使腹腔内脏器向头端移位，使膈肌抬高，肺顺应性降低，有可能导致患者潮气量降低。如果是肥胖患者或腹腔内有巨大包块（肿瘤或妊娠子宫）的患者，腹内压可能会显著增加，甚至阻碍静脉回流入心脏。和仰卧位一样，截石位时腰椎正常生理弯曲消失，可能会引起

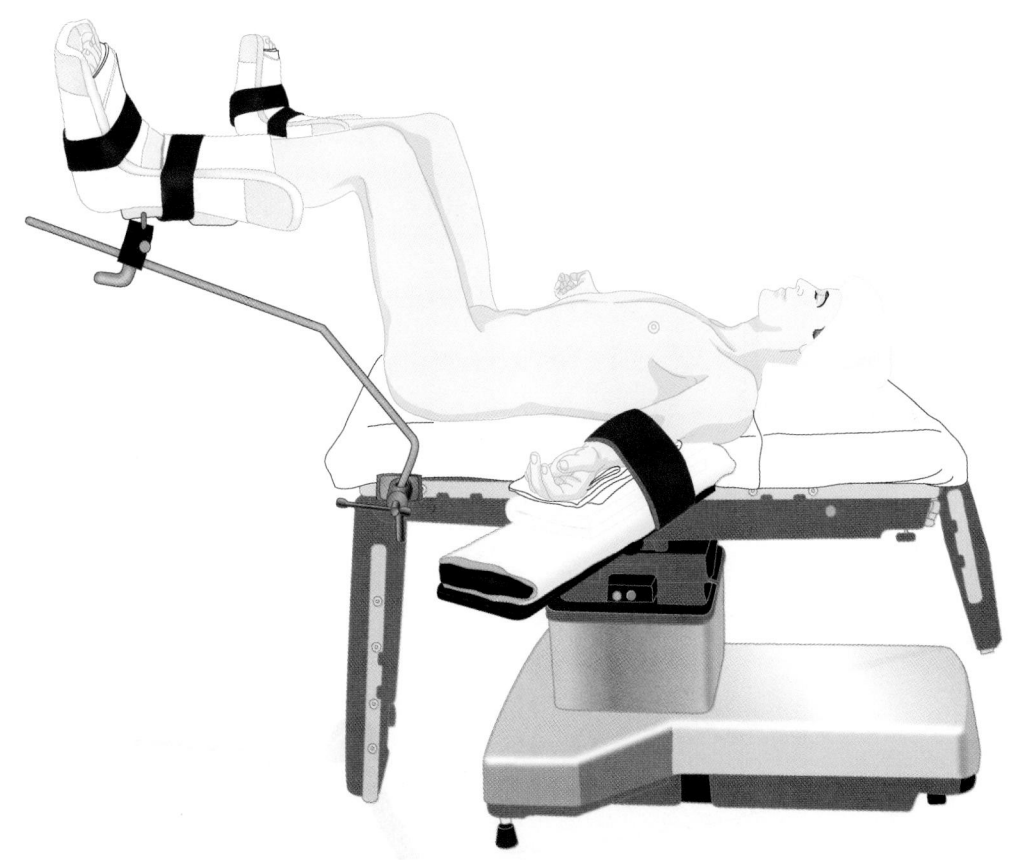

图 34.7　**截石位**。髋关节弯曲 80°～ 100°，小腿与身体平行。腓骨头周围无压迫。上肢远离手术床腿板与背板连接的合页部位

图 34.8　**截石位，"糖果手杖"**
马镫样腿部支撑物

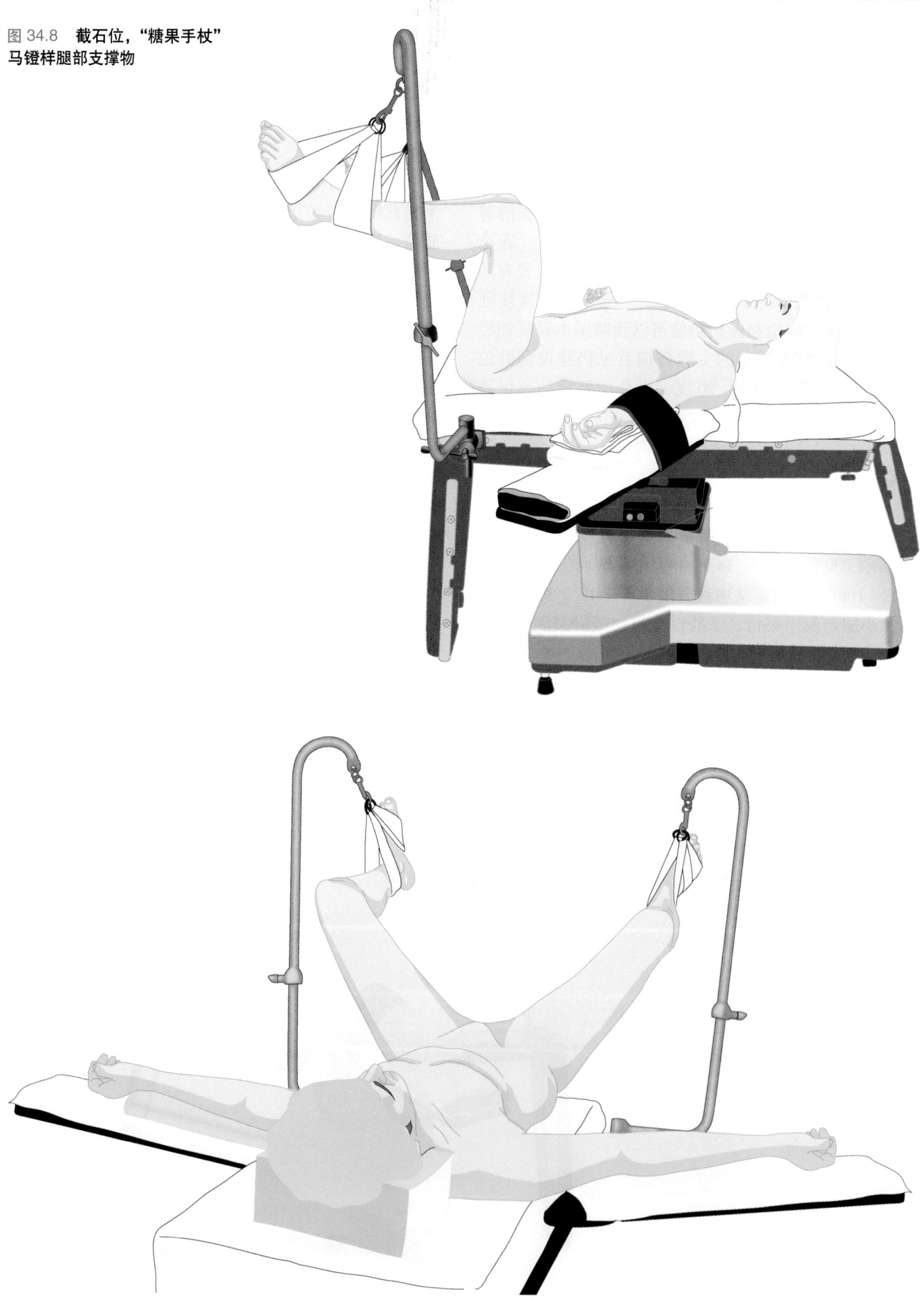

图 34.9　**截石位。**"糖果手杖"支架的正确位置，恰好远离腓骨头侧面

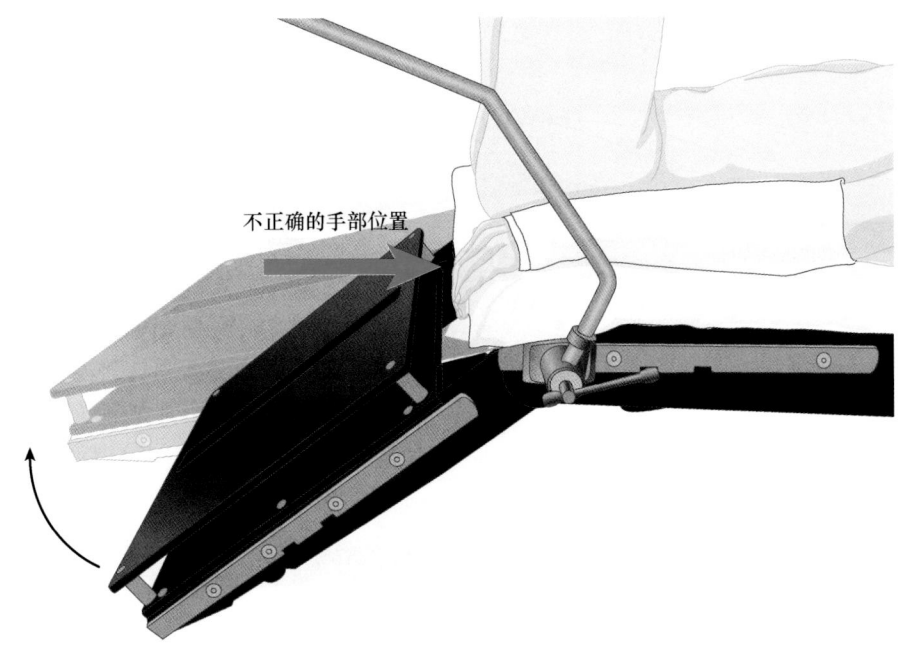

图 34.10　**截石位时不正确的手臂位置。** 当手术床腿板升起时，手指有被挤伤的风险

背痛[27]。

下肢筋膜室综合征是截石位罕见的、但可能是灾难性的并发症，是由于组织缺血、水肿和横纹肌溶解使筋膜室内的组织压力增高而引发的。下肢抬高导致动脉供血不足，以及压迫或过度屈髋引起的静脉回流受阻增加了截石位患者发生骨筋膜室综合征的风险[28-29]。当腿部高于右心房水平时，每抬高 1 cm，局部动脉压下降 0.78 mmHg[30]。缺血再灌注损伤进一步加重水肿，使病情恶化。一项回顾性研究调查了 572 498 例患者，与仰卧位手术患者（1/92441）比较，截石位（1/8720）或侧卧位（1/9711）手术患者筋膜室综合征发生率较高。手术时间长是发生下肢筋膜室综合征的唯一特异原因[28]。对英国泌尿科医师的调查显示，截石位手术后筋膜室综合征发生率存在少报现象，实际发生率比目前报道的要高。这些受累患者手术时间均超过 3.5 小时[31]。在一项回顾性多中心研究中，185 例在高截石位下行泌尿外科手术的患者两人发生了筋膜室综合征，这两人手术时间都超过 5 小时。推荐如果截石位手术时间超过 2～3 个小时，应周期性地将患者下肢降低[32-34]。其他危险因素包括一些已知的影响组织氧合的因素，如失血、外周血管疾病、低血压和心输出量降低。高体重指数也是发生筋膜室综合征的危险因素。间歇性下肢加压设备仍然有争议[30,35]。

侧卧位

侧卧位（图 34.11）是胸科手术、腹膜后手术和髋部手术常用的体位。将患者置于侧卧位需要整个团队的合作。侧卧位时患者非手术侧在下，下方的下肢弯曲以减少神经的牵拉损伤。两膝之间加保护垫以减少骨性突出的压迫。躯干保持平衡，前后用固定物支撑。如果使用肾托，一定要正确放置在下侧的髂嵴下方，以防止意外压迫下腔静脉。

为了更好地暴露胸腔或者在肾脏手术时暴露后腹膜，患者需要在侧卧位的基础上再采用弯曲位（侧卧折刀位）。为减少对下方肺的压迫，弯曲点和肾托应位于髂嵴下方，而不是侧腹部或胸腔（图 34.12）。位于下侧的上肢放置于与身体垂直的加有保护垫的托手板上，位于上侧的上肢也要仔细支撑（图 34.13）。两侧上肢外展都不能超过 90°。有些高位开胸手术，为了利于显露，可能将上侧上肢抬高超过肩平面，此时需要警惕神经血管损伤。维持患者头部于中立位，以防止颈部过度侧方旋转引发臂丛神经牵拉性损伤。通常头部需要额外的支撑物（图 34.14）。位于下方的眼睛和耳朵有可能受到损伤，应常规检查。

侧卧位时，下侧臂丛神经和腋窝血管结构也非常容易发生压迫损伤。为了避免压迫损伤，通常在患者胸壁与手术床之间、下侧腋窝尾侧部位放置"腋窝卷"，以保护下侧肩部和腋窝内容物免受胸部重量的压迫（图 34.13）。在任何情况下，腋窝卷都不能放置在腋窝正下方。有时使用布袋来代替腋窝卷，此时要检查腋窝，避免其受压。不管采取何种措施，都应监测下侧上肢的脉搏，尽早发现腋窝神经血管受压。下侧血管受压和静脉回流受阻是侧卧位的风险。氧饱和度读数下降可能是循环受累的早期征象。位于下侧的上肢血压降低也可能是由于腋动脉受压的结果。

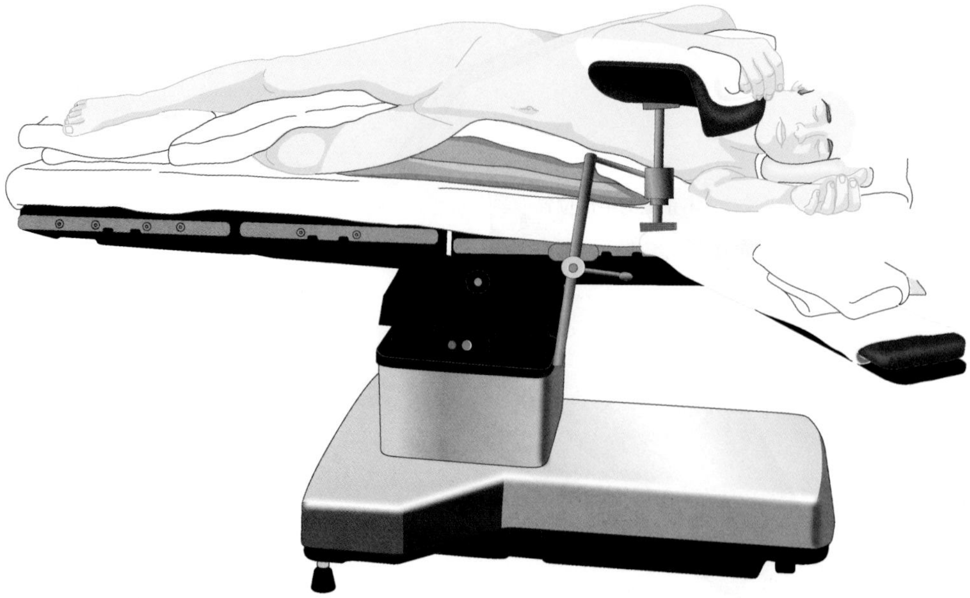

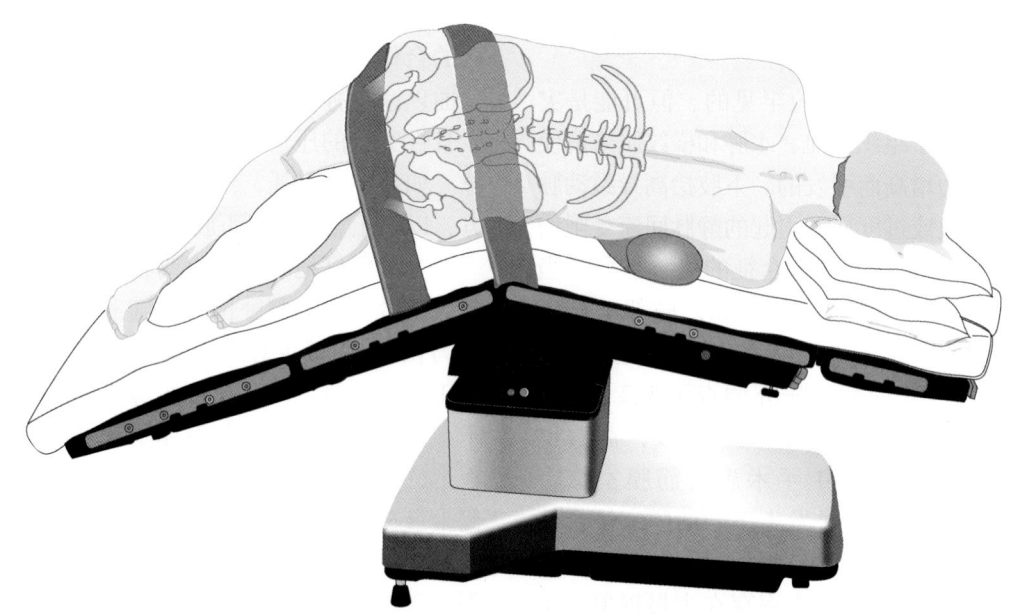

图 34.11　**侧卧位**。位于下方的下肢屈曲，并在两腿之间加隔离保护垫，双臂都要加以支撑并加保护垫

图 34.12　**侧卧屈曲位（侧卧折刀位）**。弯曲点应在髂嵴下方，而非侧腹部或胸廓下部，这样有利于下肺的通气

侧卧位也会影响肺功能[36]。机械通气的患者，由于纵隔的重力和腹腔内容物对下侧肺的压力大于上侧肺，所以上侧肺过度通气。而由于重力作用，血流更倾向于低通气的下侧肺，从而造成通气血流比例失调，影响气体交换和通气。

侧卧位通常是肺手术和单肺通气的首选体位。当上肺萎陷时，下肺的分钟通气量增大，加之侧卧体位所致的肺顺应性降低，此时如果要保证足够的通气量，气道压势必进一步增加。侧卧位时如果再复合头低脚高位，会进一步恶化肺功能，使分流比例增加[37]。

俯卧位

俯卧位（图 34.15）主要用于颅后窝、后路脊柱、臀部和直肠周围区域以及下肢后部手术。根据手术类型、患者的状态及合并症，可以实施监护麻醉或全身麻醉。如果选用全麻，应该使用气管导管来确保气道安全，并且要在仰卧位下完成气管插管。要特别注意固定好气管导管，防止在变换体位时或在俯卧位时导管脱出。将麻醉后的患者转为俯卧位，需要全体手术人员共同合作完成，麻醉科医师的主要任务是负责组织体位摆放，同时使患者颈椎保持直线，固定和看护

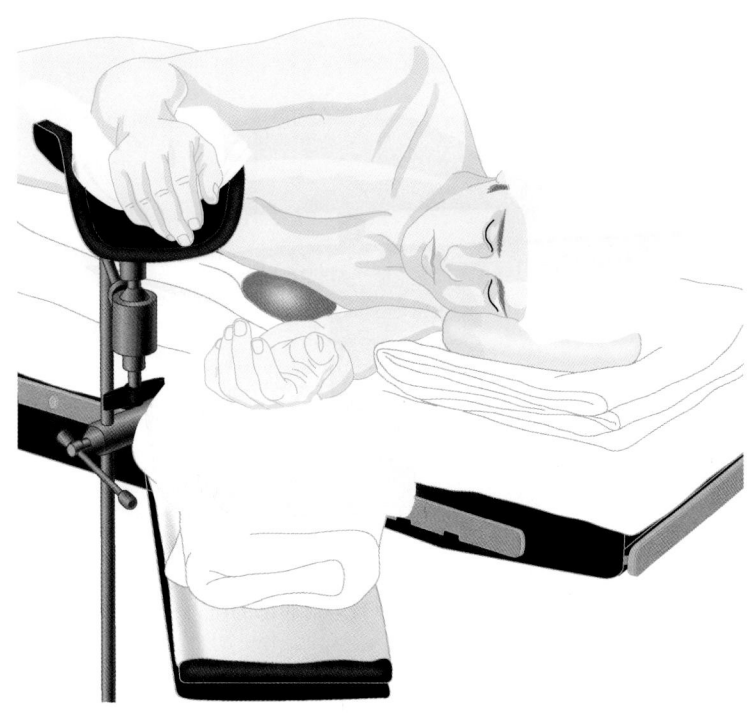

图 34.13　**侧卧位时上肢和头部的摆放示意图。**在头托下方加垫巾使头部与脊柱成一线。头托应与下侧眼睛不接触

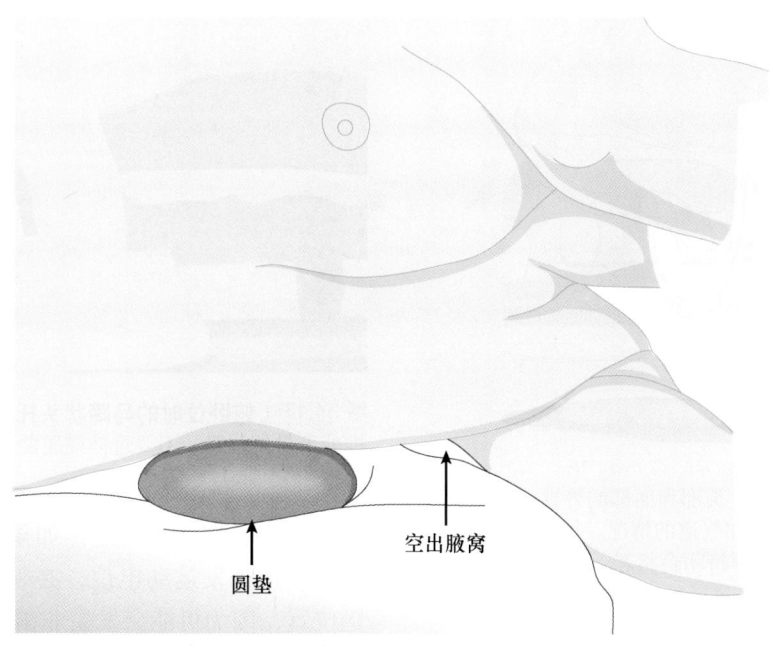

空出腋窝

圆垫

图 34.14　**在侧卧位时应用胸部圆垫。**本图将一袋静脉液体当做圆垫使用，但放置位置要离开腋窝，以防腋神经丛和腋动脉受压

好气管导管。如果患者头部已用坚硬的头钉固定，则由外科医师负责保护头钉架。为了防止脱管，在变换体位时应当将气管导管与呼吸回路断开，是否断开输液和监护由麻醉科医师根据患者临床情况作出决定。位于内侧上肢（体位变换时挪动最小）的输液和监护通常比较容易保护，变换体位时不需要断开。变换体位完成后，要尽快恢复通气和监测。

　　患者头部位置非常重要。镇静状态下的患者，如果患者颈部活动不受限，俯卧位时患者头部可转向侧方。全麻的患者，通常使用手术枕、马蹄状头托或头钉使患者头部保持正中位。应以面部的骨性突出位置做为承重点，而不能以软组织，尤其不能以眼部做为承重点。俯卧位时一般观察不到患者面部。虽然直视下观察或通过触摸感知眼睛的位置是最谨慎的证实眼部是否受压的方法，但是也可以通过镜面间断观察眼睛是否受压（图 34.16）。现在市场上有多种适用于俯卧位的头枕，大多数都可以有效地支撑患者前额、颧骨和下颏等部位，挖空部分又可为眼睛、鼻和口提供

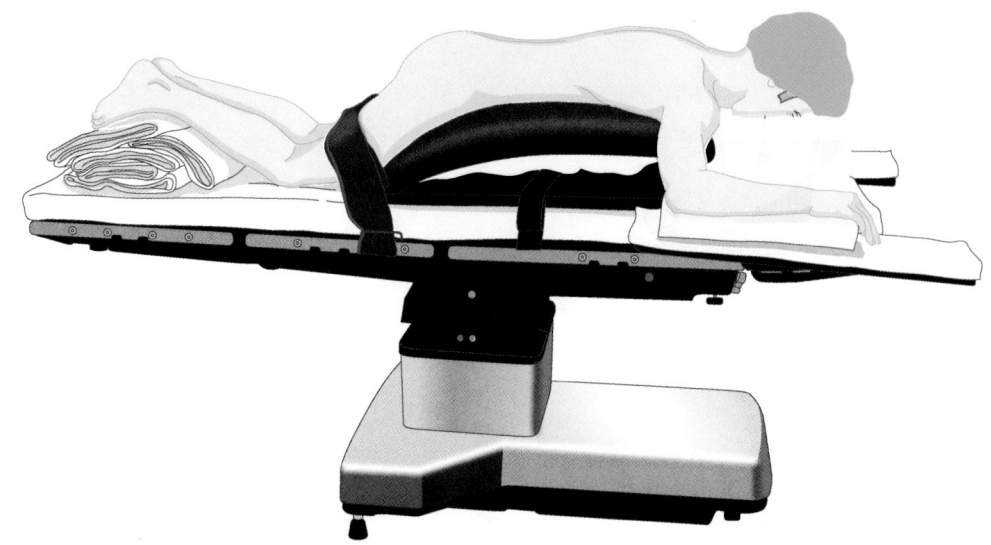

图 34.15 **在俯卧位时应用 Wilson 头架**。虽然俯卧位时患者对手臂外展有更好的耐受性，但是仍要尽可能使双臂外展小于 90 度。受压点要加保护垫，支撑起患者胸壁和腹部，使其离开手术床，以减轻对腹部的压力和维持肺顺应性。软头枕的挖空部位容纳眼睛和鼻子，并有卡槽引出气管导管。必须经常检查眼睛

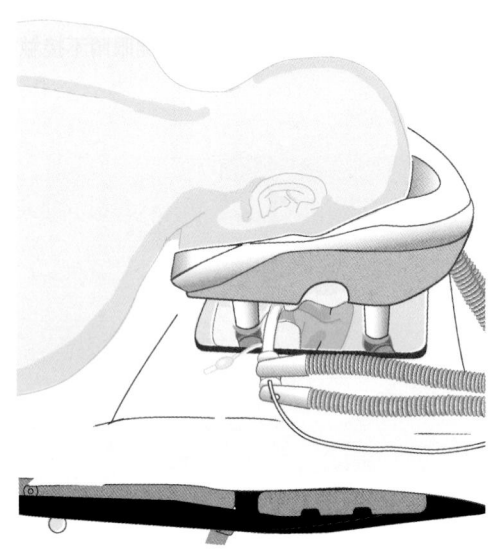

图 34.16 **俯卧位的镜面系统**。头部和面部的骨性结构被支撑起来，通过塑料镜面观察眼睛和气道的情况。虽然没有图示说明，也应该使用眼贴，使双眼保持闭合状态

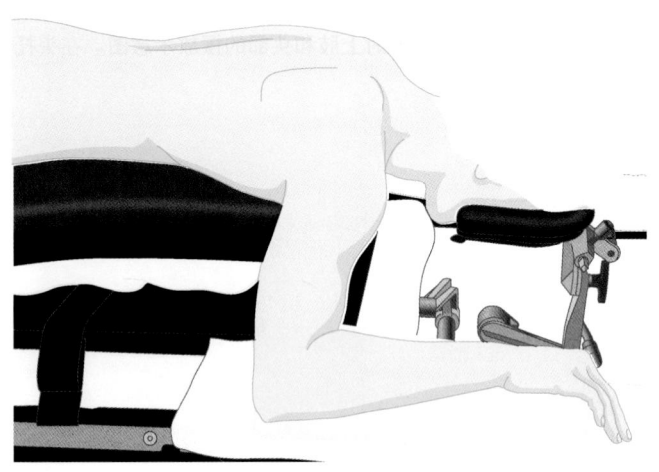

图 34.17 **俯卧位时的马蹄状头托**。调节头部高度时，应使颈椎处于自然位置，不要过伸或屈曲

保护（见图 34.15）。马蹄状头托支撑患者前额和颧骨部位，其优点是便于气道管理（图 34.17 和 34.18）。头钉固定最常用于颅脑和颈椎手术，优点是不直接压迫面部（图 34.19）。必须防止应用头钉固定的患者活动，因为可以造成头皮裂伤或颈椎损伤。由于马蹄状头托和头钉架皆以可调的关节支撑形式连接至手术床，所以必须锁住所有的关节支撑，以防止头部突然下落导致严重并发症。

无论采取何种方式支撑头部，在术中必须经常确定体位是否正确，确认眼睛无受压，气道情况安全，仅骨性结构承重。俯卧位是 POVL 的危险因素之一，

本章后面将做详细讨论。如果在脊柱或神经外科手术期间使用诱发运动电位，必须频繁检查患者舌部和牙垫位置，因为可能会发生非常严重的咬伤[38]。

俯卧位患者下肢都需加保护垫，并且膝关节和髋关节都需轻微屈曲。双臂可以放在患者身体侧方并尽可能保持中立位。如果双臂伸展过头部，则需要放置在手臂板上，且肘部轻度弯曲，以防止外周神经受牵拉。在肘关节处加垫，防止尺神经受压。双臂外展不应超过 90 度。

俯卧位时如果下肢与躯干位于同一平面，则血流动力学影响轻微；但如果明显降低腿的位置或倾斜手术床，则会相应地增加或减少静脉回心血量。俯卧位不会改变脉压变异度预测液体负荷反应的能力，但是有研究表明俯卧位时该变异度的基线水平升高，因此

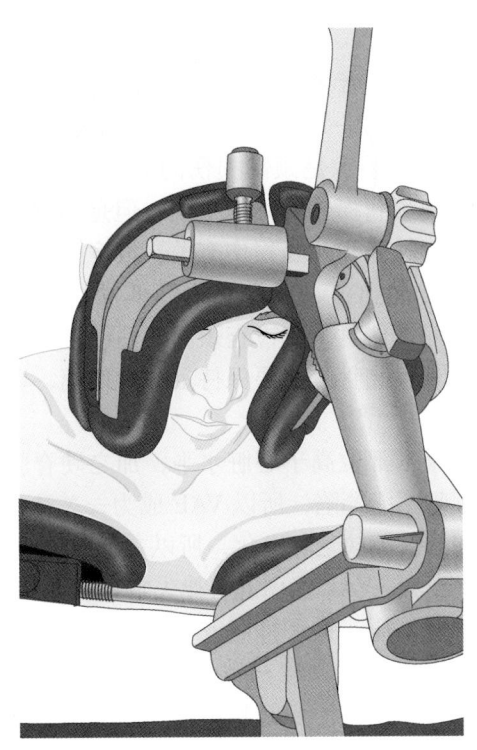

图 34.18　**俯卧位时的马蹄状头托**。从下方观察面部。马蹄状头托便于气道管理和观察眼睛。调整头托的宽度，确保面部的骨性结构支撑头部

相对于仰卧位来说，俯卧位的脉压变异度起始水平较高[39]。

俯卧位时，为了防止腹内压和胸内压增加，患者的体重应该全部靠胸廓和骨盆支撑，腹部应该完全处于游离不受力的状态。俯卧位专用床、凝胶或泡沫长枕可以帮助实现这种效果。俯卧位床和长枕均是沿着同侧从锁骨直至髂嵴放置支撑物。在髂嵴上方放置支撑物可能会压迫股血管和股神经。一些俯卧位床包括

Wilson 支架（图 34.15）、Jackson 手术台、Relton 支架、Relton 支架的 Mouradian/Simmons 改良。乳房应该放在俯卧位床的两侧支撑物（或长垫）的中间，生殖器也要避免受压[40]。脊柱后路手术时常需要降低静脉压以减少出血，方便手术暴露。腹内压增加可引起静脉压力增高，并传至腹腔和脊柱内的血管，包括没有静脉瓣的硬膜外腔静脉。腹内压增高还可使下腔静脉受压，妨碍静脉血回流，降低心输出量。

俯卧位时的肺功能通常优于仰卧位[41-42]。已将俯卧位用于改善成人呼吸窘迫综合征患者的肺功能[43-45]。在麻醉状态下，俯卧位在肺容量和氧合方面都优于仰卧位，而且不影响肺的力学[46-47]，即使在肥胖患者（参见第 58 章）和儿童患者（参见第 77 章）也是如此。新近使用高清晰度成像的调查研究结果发现，同仰卧位相比，俯卧位为靠近膈肌的肺后段提供更佳的通气血流比例，后段的通气更好，而且虽然俯卧位时后段已不是下垂部位，但还能保持原有的血流[8, 14]。

俯卧位的其他并发症包括气道水肿、眼损伤、压力损伤和气管导管意外脱管、脱离监护和输液脱离。长时间的或有大的血管内容量转移的手术，要考虑在手术开始和结束时检查和记录气管导管套囊的漏气情况。在将患者置于俯卧位前放置好输液管路和气管导管并仔细检查确保其安全性。

坐位

坐位可为后路上颈椎手术和颅后窝手术提供极佳的术野。坐位时重力产生的静脉引流使手术野出血减少，因此可能减少手术失血[50]。草坪椅或沙滩椅

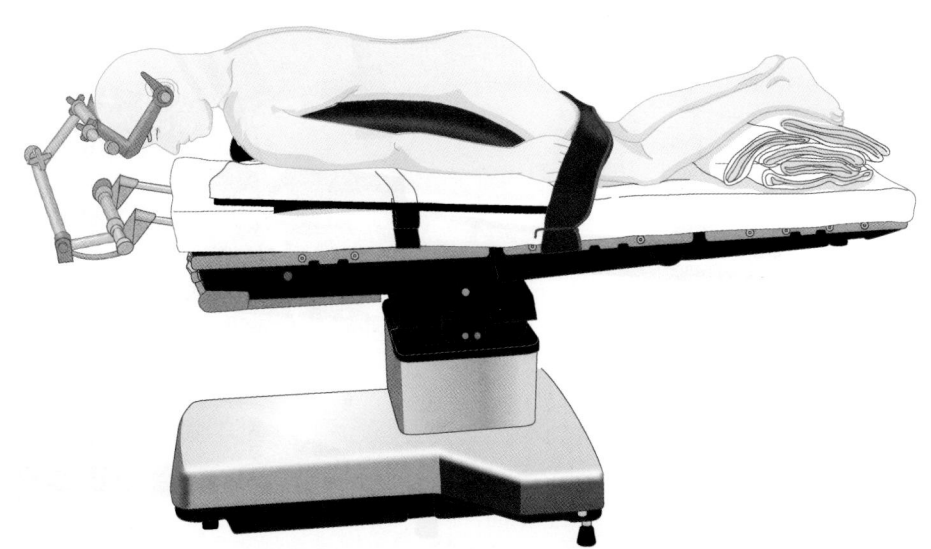

图 34.19　**采用 Mayfield 头钉固定的俯卧位**。可为颈椎和后路颅内手术提供牢固的固定。头位的摆放可能会使颈部扭转或弯曲，进而影响气管导管的深度。极度头位会增加颈髓损伤的风险

位是坐位的一种特殊形式，通常用于肩部手术（图34.20）。草坪椅位实际上是半坐位，患者的头部比坐位更倾斜。对于术者来说，草坪椅位比侧卧位更容易从前方和后方接近肩部，可以以肩关节为中心，更大范围地活动上肢[51]。坐位时气道也更易于管理，还可以减少患者面部肿胀及合理保持肺的力学特点（见第 57 章）。

坐位有许多特有的风险，需要引起关注。最值得重视的风险之一是静脉空气栓塞（venous air embolism，VAE）。坐位时静脉位于心脏水平上方，存在气体通过静脉进入心脏的风险。另外，硬膜上的静脉没有瓣膜，且被颅骨牵拉着处于开放状态（图34.21；另见第 57 章）。其他坐位并发症包括四肢麻痹、脊髓梗死、血流动力学不稳定性颅腔积气、巨舌和周围神经损伤[52-53]。

将麻醉后的患者置于坐位需要弯曲躯干。为了减少对下肢神经（包括坐骨神经）的牵拉，髋部屈曲不能超过 90°。妥善支撑上肢使肩部轻微抬高，避免牵拉肩部肌肉和上肢神经血管。膝关节轻度屈曲以维持平衡，同时减轻对坐骨神经的牵拉，足部给予支撑并加保护垫[54]。患者头部用头钉固定或用绑带固定于特殊的头托上。

坐位时，患者头和颈椎的位置与并发症的发生相关联。根据 1970—2007 年 ASA 终审索赔计划数据库的资料，坐位手术是颈髓损伤的危险因素[55]。虽然还没有明确颈髓损伤的确切机制，但是颈部过伸、过屈和过度旋转都和颈髓损伤有关。极度的颈部位置影响动脉和静脉血流，导致脑组织低灌注和脑静脉充血。在术前评估时，应检查颈部的活动范围，颈椎屈曲时下颌骨和胸骨之间要保持足够的距离，以保证动静脉的血流[52, 56-57]。

由于手术部位高于心脏水平，加之硬脊膜静脉窦附着于颅骨不能萎陷，所以 VAE 成为一关注焦点。由于测量和分级都缺乏标准化，所以文献报道的 VAE 发生率差异很大。VAE 能引起心律失常、氧饱和度下降、急性肺动脉高压、循环抑制或心搏骤停。如果卵圆孔未闭，患者面临反向栓塞致卒中或心肌梗死的风险。传统上推荐术前采用心脏超声筛查患者是否存在卵圆孔未闭（patent foramen ovale，PFO），但是没有探查到卵圆孔未闭也不能确保房间隔的完整性[58]。卵圆孔未闭通常是坐位手术的禁忌证。近期的一篇综述认为反向气栓非常罕见，所以建议无需将卵圆孔未闭列

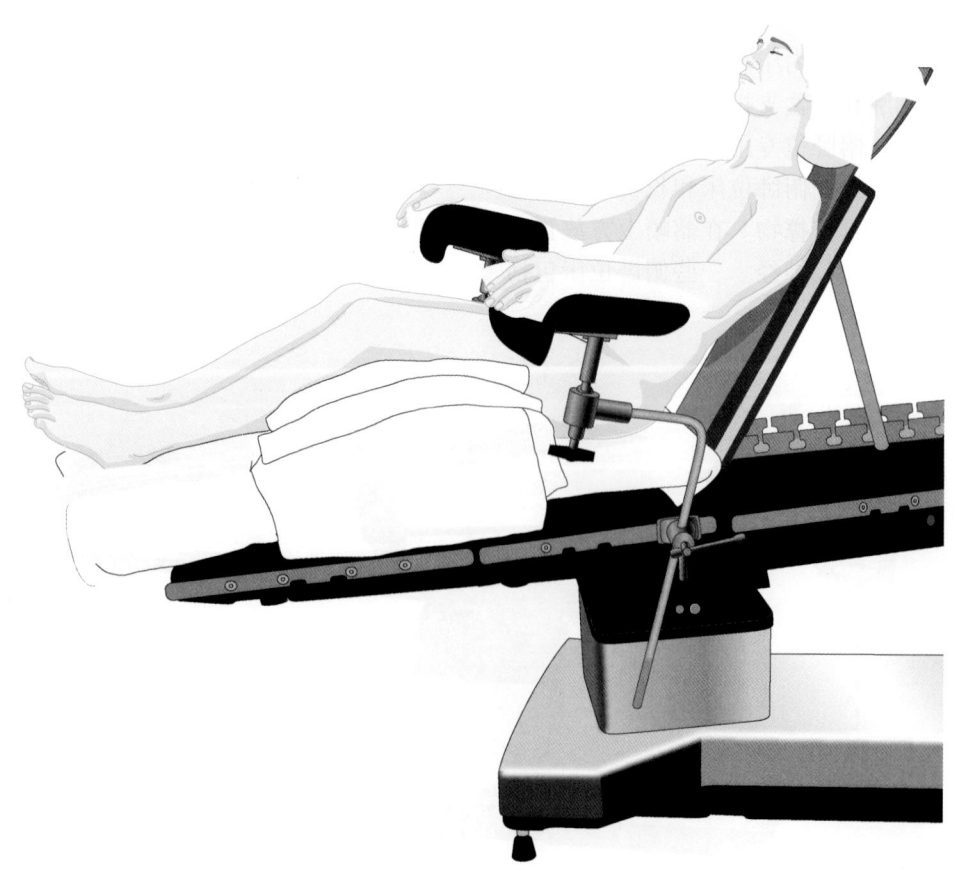

图 34.20　**肩部手术时的坐位，通常称草坪椅或沙滩椅位。**妥善支撑上肢，防止牵拉臂丛神经，确保不压迫肘部的尺神经。和其他的头高体位一样，要记住根据头部的高度调整血压

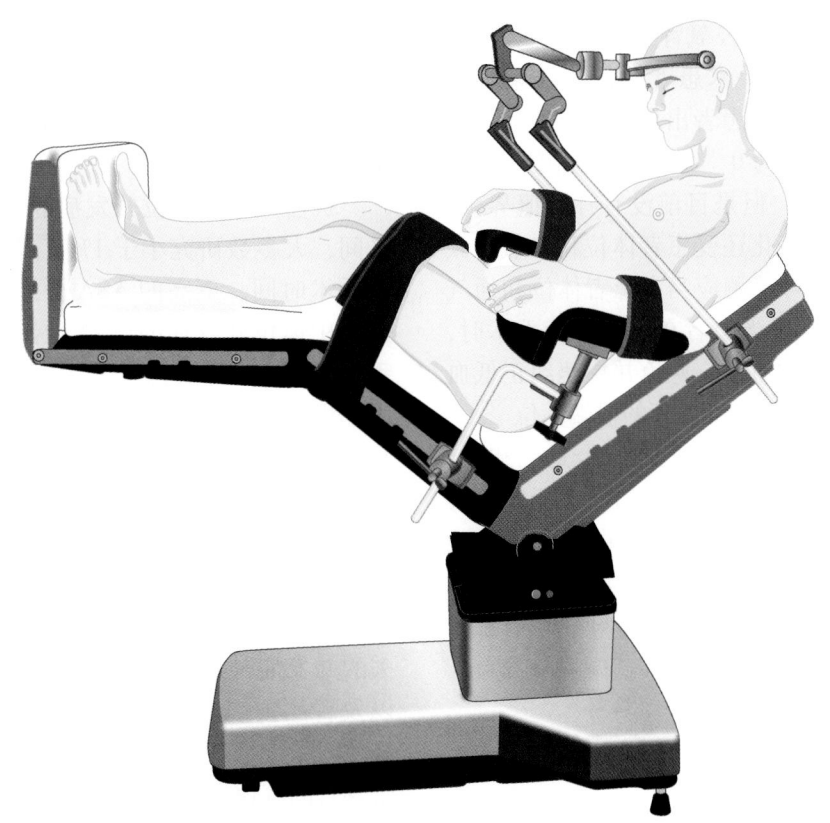

图 34.21　**采用 Mayfield 头架固定头部的坐位。**这是一种典型的半卧位，而不是坐位。两腿尽量抬高以促进静脉血回流。妥善支撑上肢，防止牵拉肩部和臂丛。常见的变化形式是将两上肢置于腹部并加以支撑。注意头架首先要与手术床的背板相连接，紧急时可以调整或降低背板而不需要立即拆除头架

为坐位手术的禁忌证。这篇综述发现已知卵圆孔未闭的患者中，有 40% 可以探查到 VAE，但是没有探查到反向气栓[59]。如果对此类患者实施坐位手术，要取得患者的知情同意，并且外科医师和麻醉科医师要进行讨论。

　　坐位手术术中持续监测 VAE 非常重要，但是没有监测标准。VAE 的临床严重程度取决于进入的空气的量和速度。根据动物研究推测，3 ～ 5 ml/kg 是成人的致死量，但是实际上可能会更少。经食管超声心动图（transesophageal echocardiography，TEE）是最敏感的监测，能够探查到 0.02 ml/kg 的空气量。事实上，由于 TEE 非常敏感，大部分坐位神经外科手术都能监测到不同程度的空气进入[58, 60]。经胸多普勒（transthoracic doppler，TTD）是最敏感的无创监测，能够探测到 0.05 ml/kg 的空气。TTD 的探头放置在左或右胸骨旁 2 ～ 4 肋间隙。经颅多普勒（TCD）可以监测大脑中动脉，敏感度和 TEE 相似。肺动脉导管、食管听诊器和呼气末二氧化碳监测的敏感性较差。心电图和脉搏氧饱和度的改变也滞后[61-62]。

　　气栓的治疗首要的是阻断空气继续进入静脉。术者停止操作，用生理盐水覆盖术野，尽可能应用骨蜡进行封闭。吸入纯氧，可以治疗低氧血症、低血压，

还能通过去氮缩小气栓的体积。静脉输液和使用血管活性药物纠正血流动力学。考虑将患者置于左倾头低脚高位，以利于将空气固定在右心室流出道（虽然在某些手术很难或不可能实施此体位）[61]。通常在术前就放置中心静脉导管以便于抽吸进入的空气[58]。一项体外检测不同类型中心静脉导管和放置位置的研究发现，多孔导管和单孔导管都能抽吸出 50% ～ 60% 实验导入的空气[63]。

　　颅腔积气、四肢麻痹、脊髓梗死、脑缺血和外周神经损伤都是坐位时可能出现的风险。坐位下的颈部或颅后窝手术，术后影像上几乎都能发现颅腔积气。张力性气颅是由于气体积聚在硬膜下或脑室，压迫颅内结构，虽然很罕见，但是有坐位神经外科手术后发生张力性气颅的报道。张力性气颅需要快速诊断，治疗方法是外科排出空气。四肢麻痹或脊髓梗死的原因可能是颈部过伸、过屈或过度旋转。关于坐位引发脑缺血的理论包括心输出量降低导致脑灌注减少、控制性或允许性低血压、麻醉导致的代偿机制缺失、调整血压时没有考虑到头部位置高于心脏、头部旋转引发的动力性或阻塞性椎动脉狭窄和气栓。研究证明体位对脑氧饱和度有影响[64]，坐位肩部手术时短暂性的脑氧饱和度降低都与低血压引起的脑灌注压降低有

关，可以通过给予麻黄碱和去氧肾上腺素纠正[64-66]。一项对 124 例行肩关节镜手术患者的观察结果证实 80% 草坪椅位或沙滩椅位的患者出现了脑氧饱和度的降低，而侧卧位的发生率为 0[67]。脑氧饱和度监测可能对预防脑损伤有帮助，但是目前没有标准值界限，而且脑氧饱和度数值的变化还受患者体位和二氧化碳浓度的影响。因此，这项监测应当在患者体位和通气稳定的情况下进行[68-69]。当患者在坐位下行手术时，推荐注意监测脑部水平的血压，避免并快速纠正低血压和心动过缓，避免可能损害脑血管的极端头位[70]。

对于坐位麻醉患者来说，低血压一个是已知的、常见的问题，血液在下半身积聚尤其增加了低血压的风险。研究发现坐位时平均动脉压、收缩压和心脏指数都降低[52]。因此，为了调整血流动力学的变化，应当逐渐将患者摆放成坐位，并且准备好静脉输液和血管加压药物。

机器人手术

机器人手术大约在 30 年前开始，现今其应用范围已大大扩展。机器人手术目前已成为许多泌尿科和妇科手术的常规[71-72]，正在向其他腹部手术、胸科手术和头颈手术领域扩展。机器人手术在腹腔镜器械的运动范围和准确性方面给术者提供了技术优势。一旦机器人定位完成，就禁止再直接接近患者，因此所有的监护、输液、有创监测以及保护垫和体位都要在开始机器人定位前完成。

大多数有关机器人手术体位的文献都涉及泌尿科和妇科手术，体位通常是极度头低脚高位（30°～45°）或截石位，上肢以自然位置固定在身体两侧。必须确保避免患者在极度头低脚高位时滑动。防滑垫、胸带、肩托都可以防止滑动。有由于肩托造成肩部和颈部之间的牵拉引发臂丛损伤的报道。因此，如果使用肩托，要注意监测是否存在颈部过度牵拉。牢固固定气管导管，防止移位。通常在患者面部上方放置一个器械托盘，以防止腹腔镜器械伤害面部[73-75]。在机器人定位前要对极度头低脚高位进行测试，确保患者体位合适，不会滑动，并且从生理角度分析患者是否能够耐受极度头低较高位。

机器人手术期间的生理改变与气腹和体位有关。血流动力学改变主要是由于气腹，而呼吸改变的机制也和体位有关。气腹降低功能残气量，而极度头低脚高位使功能残气量进一步降低。机制是腹腔镜下腹腔内容物产生对膈肌的压力，头低脚高位又进一步将膈肌向上推，以及为了防止患者滑动使用的胸带固定。

气道峰压和平台压升高可达 50%。由于肺顺应性改变、功能残气量下降，以及二氧化碳气腹需要增加分钟通气量，所以这些病例的术中机械通气可能非常具有挑战性[73-76]。

机器人手术体位并发症的发生率在 0.8%～6.6% 之间，大多数研究小于 1%[77-79]。一项研究发现更长的手术时间、更高的 ASA 分级和增加的静脉输液量是术中体位并发症的危险因素[77]。一项妇科机器人手术的研究认为腹部手术病史是唯一的危险因素[78]。眼部损伤、周围神经损伤、横纹肌溶解和筋膜室综合征是行机器人辅助根治性前列腺切除手术时最常见的体位并发症，而且这项研究发现机器人手术和传统的开放前列腺切除术相比，体位并发症的发生率无差异[79]。近期的一项对 ASA 会员的调查结果显示，返回的问卷中 21.7% 对"是否经历过机器人手术和头低脚高位有关的并发症"给予了肯定回答，其中气道和面部水肿以及臂丛损伤是回忆最多的并发症[80]。极度头低脚高位时，应考虑在手术开始和手术结束拔管前记录气管导管的气道漏气情况。

外周神经损伤

外周神经损伤虽然发生率低，但仍是一种严重的围术期并发症，是索取责任赔偿的重要原因。ASA 指出："和外周神经损伤相关的术后体征和症状……可能包括但不仅限于感觉异常、肌肉无力、针刺感或四肢疼痛[4]。" ASA 终审索赔数据库（1990—1999 年）提高了人们对围术期外周神经损伤发生的认识，数据表明损伤的发生率约为 0.03%～0.11%。外周神经损伤索赔占所有索赔的 22%。事实上，外周神经损伤是仅次于死亡的向麻醉科医师索赔的第二大原因。

20 世纪 70 年代外周神经损伤的总索赔率已经增加至 15%[1-2, 81-82]。虽然大多数外周神经损伤的患者可以恢复，但是 5280 例终审索赔案例（1990—2007 年）中 23% 患者的神经损伤是永久性的[4]。

终审索赔数据库中，尺神经损伤是最常见的病变，占所有外周神经损伤的 28%，其次是臂丛神经损伤（20%）、腰骶丛神经根损伤（16%）和脊髓损伤（13%）[2-3]。有趣的是，神经损伤的分布随着时间发生了变化。从 1980 年至 1984 年，尺神经损伤的索赔从 37% 降至 17%，而脊髓损伤的索赔从 8% 增至 27%。研究期间脊髓损伤和腰骶丛神经根病变发生率的增加和区域麻醉密切相关。在索赔案例中已有 29% 案例的损伤机制为硬膜外血肿和化学性损伤[2, 83-84]。

在对一所大学的高级医疗机构的 380 680 例患者

进行的回顾性研究中，有 112 例患者出现了围术期外周神经损伤，发生率为 0.3%[85]。大多数是感觉神经损伤（60%）或感觉与运动神经联合损伤（24%），仅有 14% 为单纯运动神经损伤。这项研究提供的数据明显不同于 ASA 终审索赔项目。最近公布的索赔数据中，区域麻醉后的索赔比例更高。

外周神经由成束的包绕着神经内膜的轴突组成并包绕在神经束膜内。施万细胞为神经提供髓鞘从而加强有髓神经的传导。外周神经的血管代谢活跃。神经滋养血管的血流流经毛细血管网[86]。神经病学中损伤类型可根据 Seddon 或者 Sunderland 分类法分类。这些分类法基于神经解剖学，并与临床相关[87]。外周神经损伤的机制主要有三种：牵拉、压迫以及横断。可以是部分或是完全横断，也可以是锐性或钝性损伤导致的横断。压迫性损伤可以是因血管受压迫引起的缺血性损伤，也可以是因直接压迫神经或髓鞘引起的[87]。所有机制均可影响感觉和运动神经[88]。

围术期外周神经损伤的病因很复杂且是多因素的。由于在全身麻醉或区域阻滞的状态下感觉神经已被阻滞，疼痛伴自发移位的早期预警症状不再出现[81,89]。外周神经损伤的患者因素包括：高血压、糖尿病、周围血管疾病、高龄、大量饮酒和吸烟[4]。极端体重，如体重指数过低或过高同样是危险因素。与监护麻醉、脊髓麻醉和外周神经阻滞相比，全身麻醉与硬膜外麻醉似乎也是危险因素。手术时间延长是另一个危险因素[1,85]。

明确术前是否存在神经病变或者感觉异常是尤为重要的，因为已受损的神经更容易再次损伤，这种现象称为双重挤压综合征。理论来说两次分别发生的亚临床神经损伤可以通过协同作用导致严重的神经损伤。

通常情况下，确切的损伤机制很难明确[2]。除了脊髓损伤，其他神经损伤机制尚未明了。大多数神经损伤，尤其是上肢神经，如尺神经和臂丛神经损伤常发生于患者上肢体位适宜且保护妥当时。尽管如此，我们也必须尽全力预防神经损伤的发生。2018 年 ASA 发布了一份最新的预防围术期外周神经损伤的实践指南（框 34.1）[4]。避免牵拉神经或压迫神经解剖位置的体位，如尺骨肘管和腓骨头（表 34.1）。衬垫和支托物的面积越大越好，然而没有一种衬垫材料具有明显优势。要尽可能保证患者体位处于自然位置。

尺神经损伤

尺神经位于肘部的浅表位置。其病变可以是非常严重的。一项前瞻性研究中，1502 例非心脏手术患者有 7 例发生了围术期尺神经病变，其中 3 例术后 2 年仍有后遗症状[90]。一项针对 15 名男性健康志愿者的研究，观察上肢体位对尺神经体感诱发电

框 34.1　2018 ASA 预防围术期外周神经病变的实践咨询总结

术前评估
- 回顾病史，并进行体格检查了解相关情况：身体状态、已有的神经症状、糖尿病、外周血管疾病、酒精依赖、关节炎、性别
- 判断患者是否能舒适地耐受预期的手术体位

上肢体位
- 减少围术期臂丛神经病变的体位摆放方法
  - 仰卧位患者上肢外展不超过 90°，俯卧位可以让患者舒适地耐受上肢外展超过 90°
- 减少围术期尺神经病变的体位摆放方法
  - 仰卧位患者使用托手板时：注意减少对肱骨髁间沟（尺神经沟）的压迫。推荐前臂中立位或后旋位
  - 仰卧位患者上肢放在身体侧方时，推荐保持前臂中立位
  - 屈肘：尽可能避免屈肘以降低尺神经病变的风险
- 减少围术期桡神经病变的体位摆放方法
  - 避免长时间压迫肱骨螺旋沟内的桡神经
- 减少围术期正中神经病变的体位摆放方法
  - 避免肘部过伸超过舒适的范围，以防牵拉正中神经
  - 术中定期评估上肢体位
  - 围术期定期评估有益于保持合适的体位

下肢体位
- 减少围术期坐骨神经病变的体位摆放方法
  - 牵拉腘绳肌群：围术期评估时避免牵拉腘绳肌群超过舒适的范围，以防止牵拉坐骨神经

- 适度屈髋：髋部过伸和屈膝会牵拉坐骨神经及其分支。屈髋时要考虑两者的效应决定角度
- 减少围术期股神经病变的体位摆放方法
  - 尽量避免髋关节过伸或屈曲，以降低股神经病变的风险
- 减少围术期腓神经病变的体位摆放方法
  - 避免长时间压迫腓骨头，损伤腓神经

保护垫
- 使用软垫可降低上肢神经病变的风险
- 侧卧位患者使用胸垫降低上肢神经病变的风险
- 使用特殊衬垫减少硬物表面对腓骨头的压力可降低腓神经病变的风险
- 避免保护垫过紧等增加围术期神经病变风险的错误方式

设备
- 如果可能，避免错误使用上肢自动血压计，降低上肢神经病变的发生率
- 如果可能，避免极度头低位时使用肩托，减少臂丛神经损伤的风险

术后评估
- 术后对肢体神经功能进行简单评估可以早期发现周围神经病变

记录
- 对特殊体位进行记录可以持续改善监护效果

From the Practice Advisory for the prevention of perioperative peripheral neuropathies: an updated report by the American Society of Anesthesiologists Task Force on prevention of perioperative peripheral neuropathies. Anesthesiology. 2018；128：11-26

表 34.1　ASA 终审索赔数据库 1990—2010 年最常见神经损伤

神经损伤	推荐预防方法
尺神经（14%）	■ 避免过度压迫肱骨髁后沟 ■ 手和前臂放于旋后位或中立位
臂丛神经（19%）	■ 采用极度头低位时： 　■ 如果可能，避免使用肩托和沙袋（尽量使用防滑床垫） 　■ 如果可能，避免上臂外展 ■ 仰卧位或俯卧位时，避免头部过度向侧方旋转 ■ 仰卧位时上臂外展不超过 90° ■ 侧卧位时避免在腋下放置过高的圆垫，胸垫要避开腋窝，避免损伤压迫神经血管 ■ 在超声引导下通过颈内静脉放置中心静脉导管
脊髓（25%）和腰骶神经根或脊索（18%）	■ 脊髓损伤的比例逐渐增加可能与区域麻醉有关 ■ 尽可能避免严重的颈椎屈曲或过伸 ■ 对抗凝患者行区域麻醉时，遵循相关指南
坐骨神经和腓神经（7%）	■ 将截石位时间最短化 ■ 将患者置于截石位和解除截石位时，应由两人配合完成 ■ 避免髋部过屈、膝部过伸或腰椎扭转 ■ 避免过度压迫腓骨头处的腓神经

Data from ASA Closed Claims Project 1990 to 2010.
Practice advisory for the prevention of perioperative peripheral neuropathies 2018；An updated report by the American Society of Anesthesiologists Task Force on Prevention of Perioperative Peripheral Neuropathies. Anesthesiology. 2018；128：11-26

位（somatosensory-evoked potentials，SSEPs）的影响，发现后旋位时对尺神经的压迫最小，其次是中立位。将上臂置于托手板上保持中立位，当外展角度为 30°～90° 时，尺神经受到的压力减小。有趣的是，当 SSEP 异常时，并不是所有患者都会出现神经受压症状[17]。目前的意见是导致尺神经损伤的原因有很多种，不是所有都可以预防的[91-92]。在一项关于围术期出现尺神经病变并持续 3 个月以上的大样本回顾性研究中，57% 患者在术后 24 h 后出现症状，70% 患者为男性，9% 患者出现双侧尺神经损伤的症状。极度瘦弱或肥胖、术后长时间卧床休息的患者发生神经损伤的风险增加，未证实与术中患者体位或麻醉技术有关[93]。ASA 终审索赔项目还显示围术期尺神经病变多发生于男性、老年患者，且具有延迟发病的特点（平均时间为 3 天）[2]。尺神经损伤多见于男性患者可能与其解剖特点有关。男性患者的屈肌韧带发达肥厚，保护性脂肪组织少，喙状突较大，更容易压迫肘管内的神经[94-95]。在已发表的 ASA 终审索赔项目数

据中，只有 9% 的尺神经损伤索赔的损伤机制是明确的，27% 的索赔病历中明确记录了肘部有放置衬垫[2]。即使麻醉记录单中详细记录着患者的上肢体位适宜且被妥善管理，在无明显原因的情况下也可出现围术期尺神经病变[18]。

臂丛神经损伤

臂丛神经位置表浅，走行距离长，从颈部到手臂，在颈椎和腋窝两点位置固定，容易受到牵拉损伤。臂丛神经有一部分走行在锁骨和第 1 肋之间，当锁骨和肱骨接近和运动时容易压迫臂丛神经（图 34.6）。非心脏手术中，0.02% 的患者出现臂丛神经损伤[96]。有臂丛损伤的患者往往主诉尺神经支配区域感觉障碍。损伤多与术中上肢外展超过 90°、头部偏向对侧、心脏手术分离内乳动脉时非对称性牵拉胸骨以及直接创伤或压迫相关。为了避免臂丛神经损伤，应保持患者头部中立位，上肢置于身体两侧，肘关节轻度屈曲和前臂旋后，不要压迫肩部和腋窝。

术中头低脚高位并应用肩托的患者易发生臂丛神经损伤。肩托位置靠里可压迫临近的神经根，靠外则会造成肩部与胸部分离而牵拉神经丛（图 34.6）。臂丛神经损伤的患者常出现桡神经和正中神经支配区无痛性运动功能障碍，有时也可伴有疼痛。一项关于 3 例机器人前列腺切除术后上中干臂丛神经病变的报道强调，极度头低脚高位、上臂外展的体位存在肩托压迫胸腔，从而引发臂丛神经上、中干病变的风险[26]。1 例头低脚高位、上臂外展体位下肩托引起的双侧臂丛神经损伤的个案报道认为上肢血管受损的表现，如不能测量到持续的血压、脉搏血氧饱和度信号弱，都提示神经血管束受损[24]。对志愿者进行的臂丛神经张力检测研究和尸体上进行的神经拉紧试验都证明上臂外展、头部向对侧旋转、肘部和腕部过伸、肩托压迫都是有害的体位因素[25]。近期开展的经腋窝机器人甲状腺切除术要求上臂外展 180°，臂丛神经损伤的发生率为 0.3%[97]。采用极端体位时，神经生理监测，如动作诱发电位和 SSEP 可以检测到正在发生的损伤，从而能够及时调整体位，防止发生永久性伤害[98-99]。随着一些新的、可能增加患者体位相关性风险的外科技术的应用，神经功能监测也会变得越来越常见。

心脏手术患者需要正中开胸，容易造成颈 8 胸 1 神经根损伤。一项前瞻性研究结果显示臂丛神经损伤的发生率为 4.9%，其中 73% 的损伤发生在中心静脉穿刺置管一侧，然而这项研究是在经超声引导穿刺置管技术还没有广泛应用的前提下进行的[100]。取内乳

动脉单侧牵引胸骨时牵拉神经与臂丛神经损伤有关。有研究表明在胸骨牵引的过程中监测臂丛神经 SSEP 可以预测损伤的发生[101]。

1999 年 ASA 终审索赔研究项目数据显示，10% 的臂丛神经损伤与患者体位有直接关系。这其中有一半的患者是头低脚高位且使用了肩托[2]。因此，应该使用防滑床垫并结合其他方法，尽可能避免压迫肩部[21-22]。ASA 终审索赔研究项目数据显示 311 例臂丛神经损伤中，59 例（19%）发生在仅接受区域阻滞的患者，包括腋路臂丛阻滞和肌间沟臂丛阻滞[2]。这些病例中，体位对神经损伤的作用尚不明确。

其他上肢神经损伤

一项连续监测 SSEP 的 1000 例脊柱手术的回顾性研究，比较了 5 种体位时上肢 SSEP 的变化情况。调整上肢的位置可以将上肢 SSEP 改变逆转 92%。与仰卧位上肢外展、内收和俯卧位上肢内收（1.8% ~ 3.2%）相比，体位相关性上肢 SSEP 变化率在俯卧"超人"位（7%）和侧卧位（7.5%）时显著增加。SSEP 的可逆变化与术后神经损伤发生无关（见第 39 章）[24]。

虽然极其罕见，但由于桡神经在上臂下 1/3 处穿过桡神经沟，可因直接压迫而发生损伤。其临床表现为腕下垂、拇指不能外展及掌指关节不能伸展。远端正中神经损伤常发生于在肘前窝进行静脉穿刺置管时，神经在此处临近贵要静脉和肘关节内侧。正中神经损伤的患者第 1、5 指不能对指，拇指、示指、中指、环指一半的掌侧面感觉消失。ASA 终审索赔研究项目数据库 1970—2007 年的数据表明，外周静脉穿刺置管造成的神经损伤占所有索赔案例的 2.1%，尤其在心脏手术中多见，因为此时患者的上肢置于身体两侧，不能随时查看动静脉管路的情况[102]。神经损伤占静脉输液管路所致并发症的 17%，仅次于皮肤脱皮和坏死（28%）以及皮肤肿胀、炎症和感染（17%）。

下肢神经损伤

坐骨神经损伤和腓总神经损伤多见于截石位患者。由于坐骨神经在坐骨切迹和腓骨颈间相对固定，故腿外旋时可牵拉坐骨神经。坐骨神经及其分支穿过髋关节和膝关节，截石位时髋关节过度屈曲和膝关节过伸可加重坐骨神经损伤。腓总神经是坐骨神经的分支，腿固定架压迫腓骨头可造成腓总神经损伤。患者临床表现为足下垂、脚趾不能背曲。一项前瞻性研究

观察了 991 例全麻下截石位手术患者，下肢神经损伤的发生率为 1.5%，其中 40% 为坐骨神经和腓神经损伤。临床表现主要为感觉异常，术后 4 h 内出现症状，多在术后 6 个月内恢复，无运动障碍发生。但在该作者之前的一项回顾性研究发现截石位导致患者严重运动障碍的发生率为 1/3608[103-104]。

股神经和闭孔神经损伤常发生于下腹手术中过度牵拉时。困难分娩应用产钳或髋关节过度屈曲也可导致闭孔神经损伤。股神经病变的临床表现为髋关节不能屈曲，膝关节伸展困难，大腿前侧、内侧或前内侧感觉障碍。闭孔神经病变会导致腿不能内收，腿内侧感觉障碍。

一项回顾性研究观察在 1957—1991 年间截石位行手术治疗的 198 461 例患者，最常见的下肢神经病变为腓总神经损伤，占神经损伤的 78%。损伤原因可能是腓骨头外侧和股骨之间的神经受到了压迫。使用带有"糖果手杖"的脚蹬时，要特别注意防止压迫神经（见图 34.9）。体重指数低、近期有吸烟史或是手术时间长的患者更容易发生损伤[103]。也许是逐渐重视预防神经损伤，一项观察了 1997—1998 年间 991 例截石位手术患者的前瞻性研究中，无一发生下肢运动神经病变，但有 1.5% 患者出现闭孔神经、股外侧皮神经、坐骨神经、腓总神经的支配区感觉异常，并几乎全部恢复正常。持续时间超过 2 h 的手术与此并发症显著相关[104]。

围术期神经病变的评估和治疗

手术后患者出现神经损伤表现时，应进行有针对性的检查并进行记录，将感觉和运动障碍程度与术前检查结果比较，同时考虑手术中发生的事件与神经损伤之间的联系。应当请神经病学专家会诊，诊断病因、确定病变位置、判定损伤程度并预测预后。准确的诊断加合理的处理方案，多数神经损伤可痊愈，但往往可能需要数月甚至数年的时间[88, 105-106]。另外，和疼痛有关的围术期神经病变必须和手术导致的神经病理性疼痛相鉴别，后者正在受到越来越多外科医师的关注，因为这种疼痛在外科术后患者中的发生率达到 10% ~ 40%[107]。

如果术后新发感觉或运动神经异常，神经病学专家在发病后的第 1 周内可以应用电生理测试了解神经损伤的特点和时间模式。4 周后会再进行一次检查，此时电生理测试可以提供关于神经损伤定位和严重程度更确切的信息。无论如何，电生理测试必须结合临床。没有任何一种检查手段可以单独解释神经损伤的

原因。对于麻醉科医师来说，神经传导监测能够同时检测运动和感觉神经，可帮助发现潜在的外周神经损伤。为了评价运动神经的完整性，根据其走行选择两点刺激该神经，记录该神经支配肌肉的电反应。肌动作电位的大小反映该刺激激活的运动神经元轴突和肌纤维的数目。感觉传导检测则有所不同，在一点刺激感觉神经纤维，在另一点记录感觉神经动作电位。反应的潜伏期反映感觉神经轴突的数目。神经传导监测有助于发现亚临床多发性神经病变，该病变可致某一神经易受损害；同时，神经传导监测还可帮助辨别诊断神经轴突缺失和脱髓鞘，对病程和整体预后具有重要意义。

对于运动神经病变，肌电图（electromyogram，EMG）可以帮助确定神经损伤的准确位置。通过针电极插入肌肉，肌电图可以记录该肌肉的电活动。如果肌肉电活动存在，则提示运动单位组成成分受累，其组成成分包括脊髓前角细胞、前角细胞轴突和神经肌肉接头，以及运动单位神经纤维支配的肌纤维。一些表现可提示去神经作用，包括静息肌肉异常自发活动（纤颤电位和正向尖波，原因为肌肉易兴奋）和插入电位增强。肌肉去神经后数日内插入电位增强，异常自发活动需要 1 ～ 4 周才出现，出现时间长短取决于受损部位至肌肉的距离。通过分析肌电图的异常特征，可以分辨是神经根病变，还是神经丛病变或神经病变。

大多数感觉神经病变病程短，只需要保持对患者随访以确定其恢复即可。多数运动神经病变包括神经干末梢纤维脱髓鞘（功能性麻痹），往往需要 4 ～ 6 周时间恢复。轴突损伤但神经髓鞘完整（轴突断伤）或神经完全断裂（神经横断伤）可导致严重的疼痛和功能丧失。如果损伤可逆，则通常需要 3 ～ 12 个月恢复。推荐理疗以防止肌肉挛缩和萎缩[105-106]。

压力性损伤

在全世界，压力性损伤都是患者医疗费用的一个重要来源。大约 23% 的压疮发生在手术室内[108]。全身麻醉和手术时间都是压力性损伤的危险因素。压力性损伤，过去称为压疮，最近美国压疮指导小组对其重新进行了定义和分级[109]。他们指出压力性损伤是由于压力或剪切力导致的皮肤和（或）皮下组织局限性损伤。目前尚无关于预防压力性损伤的统一指南。围术期注册护士协会和美国医疗机构评审联合委员会声明预防压力性损伤是医疗团队全体成员的责任。了解压力性损伤的风险对预防其发生是至关重要的。

压力性损伤的早期临床表现通常是皮肤变红。与肌肉相比，皮肤更能抵抗压力并掩盖深层组织的损伤[110]。这可能是因为肌肉的氧耗更多。手术相关的压力性损伤通常在手术时没有什么症状，但在术后几天可以诊断[111-112]。仰卧位时，骶骨、跟骨、枕骨承受压力最大。俯卧位时为胸部和膝部。坐位时为坐骨结节[74]。

造成压力性损伤的因素包括骨凸处皮肤的压力、剪切力、皮肤破损、血液循环障碍、制动、感觉减退。诱因包括感染、炎症、水肿以及类固醇[113]。合并糖尿病、周围血管疾病、肥胖、体重指数过低或营养不良的患者同样是高危人群[108]。

目前有一些关于医疗设备相关压力性损伤的案例报道，但大规模的研究较少。一项回顾性研究发现，大约 0.65% 的压力性损伤是医疗设备导致的。经鼻插管、气管插管、鼻胃管以及颈托均可造成压力性损伤[114]。

低体温和低血压，如心肺转流（cardiopulmonary bypass，CPB）术，可能增加并发症的发生率。由于长时间的头部固定，使全部重量压迫头皮局部，导致毛囊缺血引起的压迫性脱发，多发生在枕部。避免坚硬的物体放在头下，否则会导致局部压力性病灶。因此，如果手术时间长，尽可能地应用足够柔软的弹性头垫，并定时转动患者头部，重新分配承受头部重量的头皮区域。

咬伤

经颅动作诱发电位（Tc-MEPs）在脊柱外科手术和神经外科手术中的应用越来越广泛。Tc-MEPs 与颞肌和咬肌相关，这两种咀嚼肌的运动可导致舌头、嘴唇甚至牙齿的损伤。两项大型回顾性研究，每个研究都观察了 170 000 余例应用 Tc-MEPs 监测的患者，他们发现咬伤的总发生率为 0.14% ～ 0.63%，而且舌头是最容易受伤的部位（约占所有咬伤的 80%）[38, 115]。在 15% ～ 23% 的患者中，损伤严重程度从轻微擦伤到需要缝合的撕裂伤不等。

坐位手术后的舌肿大可能与压迫、缺血或静脉回流受阻有关。最近一篇关于神经外科术后舌肿大的病例报告发现舌肿大与手术时间延长（50% 超过 8 h）和枕部及颅后窝手术（40%）有关[116]。颈椎的过度屈曲还可阻塞气管导管，压迫患者舌体导致舌肿大。总之，推荐正常成年人下颌骨至胸骨距离不少于两指。应用经食管超声（transesophageal echocardiography，TEE）监测气栓时要注意，食管探头介于屈曲颈椎和呼吸道及气管之间，可能对喉部结构和舌体产生潜在的压力。

目前尚无关于预防咬伤或舌肿大的具体指南。尽管舌肿大患者中有 50% 使用了牙垫，但是在应用 Tc-MEP 的手术中双侧使用牙垫也许可以预防咬伤和舌肿大的发生。最重要的是确保牙垫位置适宜，并在手术中不断检查。

手术室外的麻醉

麻醉科医师越来越多地参与到胃肠道内镜检查、心脏导管检查、介入放射治疗、神经放射治疗和 MRI/CT 检查以及诊所麻醉工作中（见第 73 章）[117]。当患者合并其他疾病，如充血性心力衰竭、肺疾病或病态肥胖，可能不能耐受手术所需体位时，就特别需要麻醉管理。另外，有些体位对于清醒患者是安全的，但对于麻醉患者来说十分危险。

由于环境不熟悉，缺乏摆放体位所需设备以及患者体位相关知识和相关人员培训内容的差异，注意保证手术室外患者安全尤为重要。检查床可能无法满足手术中患者体位的要求，甚至不能调整头低脚高位增加静脉血回流和心输出量。麻醉科医师的工作对象为非麻醉患者时，需要保证患者在不同体位时的安全。

围术期失明

围术期失明（perioperative visual loss，POVL）虽然罕见，但其后果往往非常严重。缺血性视神经病变（ischemic optic neuropathy，ION）和视网膜动脉闭塞（retinal arterial occlusion，RAO）可能是主要原因[118-119]。其他原因还包括皮质盲[120]、急性青光眼[121]、脉络膜和玻璃体出血[122] 以及视网膜术后气泡扩张[123]。由于眼科手术后的视力损伤在相关眼科文献里已详细介绍，所以这里仅讨论非眼科手术后的失明。我们主要关注视网膜动脉闭塞和 ION。

目前对 POVL 的认识主要来自回顾性研究、调查和病例报告。两个大样本研究表明，ION 较为罕见，发生率约为 1/60 000 ～ 1/125 000[124-125]。脊柱融合手术和心脏手术 POVL 的发生率更高。Shen 调查了美国住院患者样本数据库中除了妇科和产科手术外 8 种最常见的外科手术中 POVL 的发生情况。他发现 ION 最常见于脊柱手术（3.09/10 000，0.03%）和心脏手术（8.64/10 000，0.086%）[126]。1996—2005 年 10 年间 POVL 的每年发生率持续下降，尤其在脊柱手术中[126-127]。Patil 发现脊柱手术 POVL 的全年发病率为 0.094%[128]。既往小样本的病例报告中，Steven 发现

3450 例脊柱手术患者中有 4 例（0.1%）出现了 ION[129]。Chang 和 Miller 回顾了 14 102 例脊柱手术患者，其中 4 例（0.028%）确诊了 ION[130]。心脏手术后的发生率可高达 1.3%[131]，但最近的大型回顾性研究发现，ION 的发病率为 0.06% ～ 0.113%[132-134]。

Myers 对 28 例脊柱手术后失明的患者进行了回顾性病例对照研究[135]。ASA 术后失明登记处记录了 93 例脊柱手术后失明的患者[136]。Nuttall 对梅奥诊所接受心脏手术的患者进行了回顾性病例对照研究[132]。最近还有一项由美国和加拿大 17 个医疗机构合作的针对脊柱手术围术期 ION 的回顾性病例对照研究[137]。本章将在后面详述这些研究结果。

视网膜缺血：视网膜中央动脉主干和分支闭塞

视网膜中央动脉阻塞（central retinal artery occlusion，CRAO）会减少视网膜的整体血供，而视网膜分支动脉阻塞（occlusion of a retinal arterial branch，BRAO）仅引起视网膜局部损伤；且 CRAO 和 BRAO 通常为单侧病变。主要有 4 种发病机制：①眼外部压迫；②视网膜动脉血供减少（视网膜动脉循环栓塞或全身血流量减少）；③视网膜静脉回流受阻；④凝血异常导致血栓形成。围术期 CRAO 最常见的原因是体位不当导致眼外压迫，眼内压（intraocular pressure，IOP）升高阻断视网膜中央动脉血流。常见于俯卧位脊柱手术的患者。球后出血也可导致眼眶内压升高，常与鼻窦或鼻腔手术造成的血管损伤有关[139]。

虽然很罕见，但是各种栓子可以减少视网膜中央动脉血流或导致 BRAO。来自手术部位的栓子可通过未闭的卵圆孔进入动脉循环导致围术期视网膜血管阻塞[140]。根治性颈部手术颈内静脉结扎后可导致静脉回流受阻[141]。而视网膜动脉微栓子在开放心腔手术中很常见[142]。

临床表现

常见的临床表现有无痛性失明、瞳孔反射异常、视网膜浑浊或变白以及视网膜小动脉狭窄[143]。BRAO 以胆固醇栓子、钙化栓子或血小板纤维蛋白栓子为主。典型征象是在白色玻璃样的视网膜上可见樱桃红斑点以及视网膜动脉变细[144]。由于视网膜缺血区呈白色，透过其可见红色、完整的脉络膜供血区。然而，未出现上述症状不能排除 RAO。其他原因导致失明的鉴别诊断见表 34.2。

表 34.2　鉴别诊断：视网膜、视神经和视皮质损伤的眼科检查 *

	AION	PION	皮质盲	CRAO	BRAO
视盘	苍白肿胀，乳头周围火焰样出血，视神经头端水肿晚期视神经萎缩	初期正常晚期视神经萎缩	正常	正常晚期视神经萎缩	正常晚期视神经萎缩
视网膜	正常或小动脉变细	正常或小动脉变细	正常	樱桃红斑点[†]，白色、水肿、狭窄的视网膜动脉	可见栓子[‡]，部分视网膜变白、水肿
光反射	缺失或 RAPD	缺失或 RAPD	正常	缺失或 RAPD	正常或 RAPD
固定和共济反射	正常	正常	受影响	外部压迫时可影响	外部压迫时可影响
视动性眼球震颤	正常	正常	缺失	正常	正常
视觉威胁反应	是，如果尚有一定程度视觉保留	是，如果尚有一定程度视觉保留	无反应	是	是
跟踪物体	正常，如果尚有一定程度视觉保留	正常，如果尚有一定程度视觉保留	缺失	正常	正常
眼肌功能	正常	正常	正常	压迫时可受损	压迫时可受损
视野检查	高度缺损盲点	高度缺损盲区，盲点常无光感	偏盲（取决于损伤区域）；多外周受损	多失明	盲区；多外周正常

* 典型症状和体征，有些患者可能不同，因为首发症状不同，检查的时机也不同。
[†] 因为缺乏内层视网膜细胞的覆盖，在樱桃红斑点处可见脉络膜循环。
[‡] 胆固醇、血小板-纤维蛋白栓子、钙化的粥样斑块。
AION，前部缺血性视神经病变；BRAO，视网膜动脉分支阻塞；CRAO，视网膜中央动脉阻塞；PION，后部缺血性视神经病变；RAPD，相对性瞳孔传入障碍

视网膜缺血的机制

视网膜的血供来自视网膜血管和脉络膜血管[145]。发生 RAO 时，O_2 仍可从视网膜外层经脉络膜弥散至缺血部位。猴眼视网膜中央动脉阻塞 97 min 后，CRAO 侧视网膜黄斑区仅有轻微的受损。240 min 后出现深层且不可逆的损伤[146]。但是视网膜中央动脉近端阻塞时不一定存在眼外压迫[147]。外部压迫导致 IOP 升高是一种更严重的损伤，因为此时视网膜血管和脉络膜血管的血流同时显著减少[148-149]，使得视网膜内层细胞更容易受到压力损害[150]。眼部受外部压力时可耐受的缺血时间可能更短[151-152]。

视网膜中央动脉阻塞

围术期 CRAO 的常见原因是眼部受压，尽管在心脏手术中可能是由栓子栓塞引起[153-154]。面部解剖异常的患者更容易受到麻醉面罩或头部枕垫损伤。成骨不全患者，由于缺乏胶原纤维，网状纤维持续存在，黏多糖基质增加，因此成骨不全患者眼球的纤维膜薄且不成熟[155]。此类患者巩膜和角膜很薄，突眼症状明显，这些因素使得患者眼部更容易受到外压而损伤[156]。马蹄形头托留给眼睛的空间有限，很容易压迫到眼睛。

许多报道中的眼部受压都与使用了马蹄形和矩形头托有关[157-158]。Kumar 回顾了已发表的脊柱手术后发生 CRAO 的病例报道，发现患者的症状和体征包括单侧失明、无光感、瞳孔传入障碍、眼眶周围和（或）眼睑水肿、球结膜水肿、眼球突出、上睑下垂、眶上区感觉异常、角膜浑浊、角膜擦伤、眼球运动损伤、淤血或是其他眼部附近的外伤[159]。眼底检查可见黄斑或视网膜水肿、樱桃红斑或视网膜血管减少。4 例患者出现视网膜色素改变提示发生了脉络膜循环缺血[160-161]。早期 CT 或 MRI 检查可见眼球突出和眼外肌肿胀[159]。检查结果与醉酒者睡觉时眼部受压导致的"星期六夜间视网膜病变"相似[162]。

Hollenhorst 报道，神经外科手术俯卧位患者术后可发生单侧偏盲，并用猴子进行了重复实验。出现 IOP 升高，血压降低，并持续 60 min（Hollenhorst 报告的 8 例患者里有 6 例未出现低血压）。组织学检查发现，猴眼视网膜出现水肿和血管网扩张，继而出现视网膜结构损伤。4 个月后由于视网膜神经节细胞死亡后发生不可逆变性，视神经轴突出现损伤[163]。

Bui 通过视网膜电流图发现，大鼠 IOP 急性增高时，视觉功能从视网膜内层开始发生变化。这是因为视网膜神经节细胞最为敏感，当 IOP 从 30 mmHg 升

高至 50 mmHg 时，视网膜电流图出现异常；IOP 继续增加则影响感光细胞[164]。IOP 升高引起视网膜损伤所需时间不同，短则 20 min，长则 30 ~ 45 min（表 34.3）[165-166]。

新型头部固定装置，如环形或方形泡沫头托，眼部留空并且带有可以观察眼部情况的镜子，能够避免眼部受压[167]。然而，最近报道了 1 例术中俯卧位的患者，虽然应用了方形泡沫头托和护目镜，但依旧出现了单侧 RAO。这是由于头托和护目镜之间的空间有限。讽刺的是，此款护目镜本是为保护眼睛而设计的，却成了眼部受压的直接原因[168]。

眼眶腔室综合征是一种急性眼部损伤，需要尽快减压以降低 IOP，可发生于围术期眶内出血、眼眶气肿、眶内应用杆菌肽软膏以及鼻窦镜手术[169]。一些病例[170-172]表明其可能与术中体位相关，如发生在俯卧位行脊柱手术的患者中。

心脏手术与视网膜动脉阻塞

围术期 RAO 最常见于心脏手术[153]。最近的一项回顾性研究在美国住院患者样本中对心脏手术后的 RAO（包括 CRAO 和 BRAO）进行了调查。1998—2013 年间的心脏手术共 580 多万例，其中有 4564 例 RAO，发生率为 7.8/10 000。与 RAO 增加的相关的因素包括巨细胞动脉炎、短暂性脑缺血、颈动脉狭窄、栓塞性脑卒中、血液高凝状态、黏液瘤、糖尿病伴眼部并发症以及主动脉瓣关闭不全。围术期危险因素包括出血、主动脉瓣手术、二尖瓣手术和鼻中隔手术。这表明颈动脉疾病、开放心腔手术以及视网膜血管异常（糖尿病视网膜病变）等易出现栓塞的情况更容易发生 RAO。CPB 期间的栓塞仍是视网膜动脉阻塞的一个重要原因。需要更好的方法来检测并预防此并发症。

视网膜分支动脉阻塞

BRAO 常导致永久缺血性视网膜损伤伴部分视野缺损。仅为部分外周视野缺损或小斑点时患者的临床症状可能不会立即出现。BRAO 主要原因为栓子栓塞，少数是由血管痉挛导致的。大多数报告认为栓子主要

来自血管内注射、术野或心脏手术 CPB 期。视网膜荧光素血管造影可见 CPB 期间的微栓子[173]。使用鼓泡式氧合器的患者全部出现视网膜灌注损伤，而使用膜式氧合器的患者仅有 50% 出现灌注损伤[174]。冠状动脉旁路移植术（coronary artery bypass graft, CABG）中，视网膜中央动脉分支出现多个钙化栓子的情况很常见，这可导致不同程度和不同位置的视野缺损[175]。对猪进行实验发现，CPB 时发生空气栓塞的机制包括无灌注、血管渗漏或痉挛、红细胞淤滞和出血。使用全氟化碳可阻断这些机制[176]。

1 例俯卧位行脊柱手术的患者出现了 BRAO。术后检查出该患者存在卵圆孔未闭。可能是腰椎手术部位的异常空气、脂肪或骨髓栓子导致动脉栓塞[140]。最近有一项关于脊柱手术后 RAO 的大型回顾性研究刚刚发表[154]。

头颈部手术注意事项

鼻窦镜手术后眼部并发症的发生率约为 0.12%[177]。术中的血管损伤可引起眼眶腔室综合征，动静脉循环受压，造成 CRAO 及视神经损伤[178]。动脉注射含肾上腺素的 1% 利多卡因可间接损伤视网膜中央动脉，其机制可能是血管痉挛或栓塞[179]。约有 0.84% 的失明与眶部手术相关[180]。行面部多发伤修复、视神经管减压或经颅行眶尖部手术的患者发生失明的风险更高[181]。

向头颈部注射各种药物可导致 BRAO 进而出现突发不可逆性失明[182]。颈内动脉超选择性注射卡莫斯汀治疗神经胶质瘤，或整容手术中眶内注射脂肪均可出现 RAO 并导致失明。在行头颈部神经放射学或血管造影 / 栓塞麻醉的过程中也可出现该并发症[183-184]。

诊断、治疗和预防

围术期 RAO 大多可导致永久性失明。目前的治疗方法并不令人满意。对眼部按摩可以降低 IOP 发生；若存在栓子，按摩可将栓子从动脉中驱赶出去[143]。静脉注射乙酰唑胺可增加视网膜血流量。吸入 95%O_2 和 5%CO_2 的混合气体可扩张血管，增加视网膜和脉

表 34.3　视网膜缺血动物实验和导致损伤产生的时间			
作者	动物	缺血方式	缺血时间
Hayreh 等（1980，2004）[146-147]	猴	视网膜中央动脉结扎	> 100 ~ 240 min
Ettaiche 等（2001）[151]	大鼠（棕色-挪威）	增加眼内压	20 min 和 40 min
Roth 等，Zhang 等（1998，2002）[152, 165]	大鼠（S-D）	视网膜中央动脉结扎，增加眼内压	45 min 和 60 min
Zhu 等（2002）[166]	小鼠（ND4）	增加眼内压	30、45、60 min

络膜血管的氧供[185]。进一步治疗包括溶栓，但在某些手术后相对禁忌。自发性 CRAO 后的 6～8 h 内通过眼动脉置管行纤维蛋白溶解可改善视力，表明此方法能改善患者预后，尤其在不完全 CRAO 患者中[186-189]。动物实验表明，局部低温是减轻缺血后损伤的简单有效方法，且风险小，值得推广[190-192]。

俯卧位手术患者应使用泡沫头托，眼睛放于开口位置。通过视、触每 20 min 检查一次头部和眼睛的位置是否恰当。泡沫头托下放置镜子更有利于术中观察眼部情况。俯卧位患者使用方形头托时不建议使用护目镜。使用马蹄形头托需更加谨慎，目前已有更安全的头托可选。由于头部移动的机会更大，会压迫眼睛，故俯卧位行颈椎手术的患者不能使用这种头托。防止头部移动最有效的方法是应用针型固定头架。对于大多数俯卧位患者，推荐使用方形泡沫头托，保证头部保持垂直中立位。

鼻、鼻窦手术和神经放射学操作中最重要的是避免注射时误入血管或影响眼部血液循环。鼻窦镜术后，需注意是否有急性 IOP 升高的征象（如视物模糊、眼睛疼痛、恶心），若有则提示有眶内出血的可能。如果出现应立即请求眼科会诊。

缺血性视神经病变

ION，多自发出现并不伴先兆症状，是 50 岁以上人群突发失明的主要原因，美国每年非动脉炎性 ION 的发生率约为 2.3/100 000[193]。两种类型的 ION——前部缺血性视神经病变（anterior ischemic optic neuropathy，AION）和后部缺血性视神经病变（posterior ischemic optic neuropathy，PION）——均可分为动脉炎型和非动脉炎型。由颞动脉炎引起的动脉炎型 AION 是一种全身性疾病，常见于 60 岁以上患者，尤其女性多发。与外科手术无关的自发性 ION，通常由 AION 导致[194]。

非动脉炎型 ION 绝大多数出现在围术期。ION 可发生于各种手术后，常见于心脏手术[195]、脊柱融合术[137]、头颈部手术[196-197]、骨科手术[198]以及鼻或鼻窦手术[199]。血管外科手术、普通外科手术、泌尿外科手术（如根治性前列腺切除术）、剖宫产、妇科手术和脂肪抽吸术后也可发生[200]。虽然最近有许多关于脊柱和心脏手术的回顾性病例对照研究，对 ION 危险因素有了进一步了解。但是缺乏对照研究，病理学和危险因素的不确定性等，都限制了对围术期 ION 的认识[127, 134]。直到最近才有了围术期 ION 的动物模型[201]。

发病机制

AION 早期出现血脑屏障受损。有许多关于 AION 的临床研究，而关于 PION 的却很少。对受累者进行荧光素血管造影可见视神经乳头处有染料泄漏[202]，这与视盘水肿有关，可在 AION 症状发生前出现[203]。血脑屏障受损与缺血性病变间的关系尚不清楚。早期研究表明，视神经乳头具有典型的血脑屏障[204]；然而，最近对人和猴视神经乳头微血管进行免疫组化的研究发现，筛板前区缺乏典型的血脑屏障特性[204]，这就可以解释缺血后视神经乳头的早期水肿现象。

Guy 阻断了大鼠颈动脉，24 h 内出现视神经肿胀[205]。对缺血视神经进行硝基酪氨酸免疫组化染色，结果表明一氧化氮（NO）和氧自由基可能加重对血脑屏障的损害。Bernstein 通过血栓阻塞血管构建啮齿类动物 AION 动物模型。血栓形成诱发 AION 后，30 min 内视神经循环被损坏。随后 1～2 天水肿达到高峰，5 天后缓解[206]。苍白萎缩的视神经与有限的人 AION 病理学研究结果相似[207]。6 天后，视神经出现轴突肿胀、断裂。缺血损伤 37 天后，视网膜神经节细胞减少了约 40%。永久性变化包括视神经间隔增厚和轴突破坏，尤其是中心部位，这与人视神经的改变相似。目前，关于 ION 病理学研究的病例有限[208]。

通过荧光素血管造影对 ION 进行临床研究发现，76% 的受试者出现筛板前视盘充盈迟缓，而正常人眼中未出现此种情况。这表明充盈迟缓是 AION 的主要表现，而不是视盘水肿[194]，但 Hayreh 将 AION 归因于视神经血供的个体差异[209]。该理论不仅得到解剖研究的支持以及 AION 患者失明多样性的证实。"分水岭区理论"引发争议，该理论认为睫状后动脉灌注不足和血流重新分布可导致视盘梗死。Arnold 和 Hepler 发现，正常人眼中分水岭区充盈迟缓比 AION 患者更常见[202]。因此是睫状后短动脉分支区域灌注压下降导致视盘灌注不足，而不是分水岭区的灌注压下降引起的[210]。AION 的病理组织学表明梗死主要发生在筛板后区[211]。这意味着睫状后短动脉血流直接供应视盘是血供减少的主要原因。

小视盘（杯/盘比例小）的人更易患 AION，因为视神经轴突穿出眼的开口狭小。小视盘导致缺血损伤的机制包括机械性轴浆血流阻塞、筛板硬化以及视网膜神经节细胞对神经营养因子的利用率下降[212-214]。

视神经血供

ION 中 AION 影响视神经前段或筛板前区，而 PION 则影响视神经后段。视神经前后部的血供在解剖上是不同的[209]。视神经前段接近筛板，筛板富有弹性，由胶原组织组成，视神经、视网膜中央动脉和视网膜中央静脉穿过筛板进入视盘。前段包括表浅神经纤维层和筛板前区。筛板前区由一层厚密组织组成且构成视盘的主要部分[215]。表浅神经纤维层由视网膜神经节细胞轴突延伸而成，位于由视盘周围横跨视神经的 Bruch 膜延伸所成的平面前方。后面紧邻筛板前区，与视盘周围脉络膜相邻。筛板区是胶质细胞束和致密结缔组织之间的移行区。视神经前段主要是星形胶质细胞，视神经后段和球后段主要为少突胶质细胞和小胶质细胞。视神经纤维经筛孔穿过筛板。筛板后区为视神经后部，由脑膜髓鞘和有髓鞘轴突组成。视神经纤维的直径在此增大到约 3 mm。

表浅神经纤维层的血供主要来自视网膜小动脉，在颞侧也可以接受来自睫状后动脉的血液。筛板前区由视乳头周围脉络膜血管的向心支和 Zinn-Haller 环（图 34.22）的血管供血，但并非每只眼中都存在 Zinn-Haller 环[209]。该区域是否有来自脉络膜的血液仍存在争议。筛板区由睫状后短动脉的向心支或 Zinn-Haller 环的供血，但前者是主要供血来源。筛板前区和筛板可见毛细血管纵向吻合，可提供部分循环支

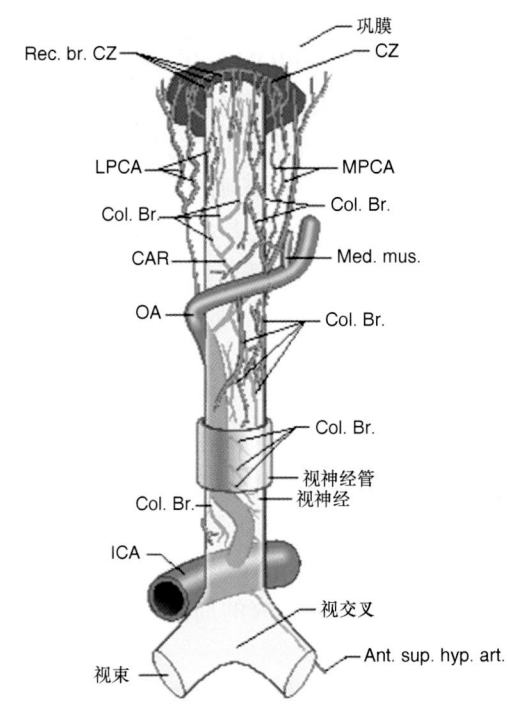

图 34.22　眼动脉的起源、路径和分支，从上图可见睫状后动脉。Ant. sup. hyp. art.，垂体前上动脉；CAR，视网膜中央动脉；Col Br，侧支；CZ，Zinn-Haller 动脉环；ICA，颈内动脉；LPCA，睫状后动脉侧支；Med. mus.，内侧肌性动脉；MPCA，睫状后动脉中间支；OA，眼动脉；Rec. br.，侧支（From Pillanut LE，Harris A，Anderson DR，et al，eds. Current Concepts on Ocular Blood Flow in Glaucoma. The Hague，Netherlands：Kugler；1999.）

持，但其重要性尚未得到充分认识。

筛板后区，即视神经后部，有 2 条主要供血动脉（图 34.23），在 PION 时受到影响。向心供血系统是视神经血液的主要来源，由视乳头周围脉络膜血管和 Zinn-Haller 环的分支组成。视网膜中央动脉软脑膜支和其他的眶动脉、眼动脉和睫状后动脉同样参与供血。软脑膜血管分支走行于神经间隔。轴向离心供血系统由视网膜中央动脉供给的神经内部分的小分支构成，但有时缺如。因此视神经后部血供的差异使某些人更容易发生 PION[216]。

血流调节

由于技术限制，视神经血流自动调节的研究产生了矛盾的结果。对猴和羊的研究表明，视神经乳头血流自动调节范围与脑灌注压的调节范围基本相同。然而在患有动脉硬化的猴身上发现，其自动调节存在缺陷[217]。该研究没有直接测量血流量而是葡萄糖的消耗量，而且样本量也过小。有证据表明视神经后部也存在自动调节。对猫的研究中，用放射自显影测量视神经血流量，发现全身平均动脉压保持在 40 mmHg 至大于 200 mmHg 之间时，筛板前区、筛板区、筛板后区的血流量保持不变[218]。

使用激光多普勒对 13 名健康志愿者的研究发现，眼灌注压保持在 56 ～ 80 mmHg 间时视神经乳头的血流量无变化[219]。另一项研究中，IOP 极高时仍有血流的最小灌注压为 22 mmHg[220]。其他调查也发现，在 IOP 达到 40 mmHg 时视乳头仍有血流通过。但是参加某项研究的 10 名健康年轻志愿者中有 2 名未表现出自动调节的能力[221]。使用彩色多普勒成像可发现，IOP 极度增高时睫状后动脉的血流急剧减少。这些结果似乎支持一个假设，即睫状后短动脉分布存在的"分水岭"区可导致一些患者眼损伤，包括患有未知血管疾病的健康人，在眼灌注压降低，全身血压降低或 IOP 升高时引起视盘缺血坏死。目前，临床尚无可靠的技术预测这些患者。

病理组织学表现

关于 ION 病例的视神经病理组织学结果鲜有报道。3 例手术后 ION 患者均发生了视神经眶内段梗死，但结果并不完全一样。2 例患者的外周轴突中轴部分损伤，1 例患者的一只眼睛轴突外周损伤，而另一只眼睛的轴突完全损伤[200]。尽管对 ION 患者进行了大量的尸检，梗死的部位仍不能确定。Tesser 及其同事[207]发现 1 例自发 ION 患者的轴突损伤位于视神经的上部，主要围绕视网膜中央动脉。梗死的部位位于视神经的巩膜

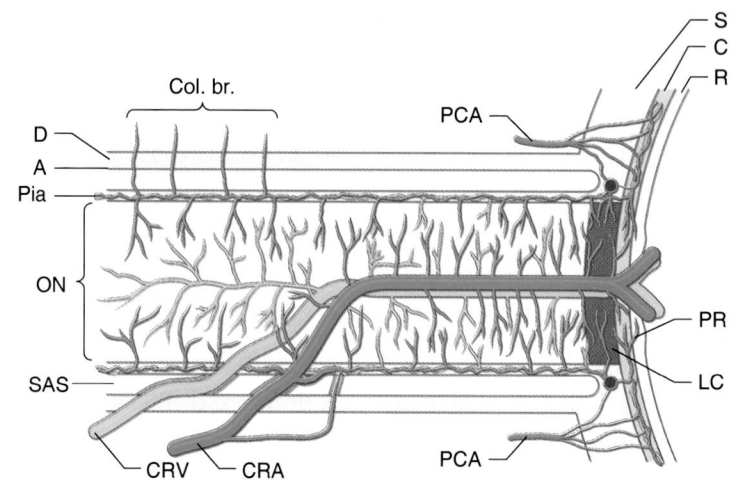

图 34.23　**视神经的血供**。左侧为视神经前段；右侧为视神经后段（脑侧）。前段供血来自睫状后动脉（PCA）和脉络膜（C）；后段供血来自软膜动脉穿通支（Col br）和视网膜中央动脉（CRA）分支。A，蛛网膜；CRV，视神经中央静脉；D，硬脑膜；LC，睫状长动脉；ON，视神经；PR，睫状后短动脉；R，视网膜；S，巩膜；SAS，蛛网膜下腔（From Hayreh SS. Ischemic optic neuropathy. Department of Ophthalmology, University of Iowa. http://www.medicine.uiowa.edu/eye/AION-part2. Accessed August 8, 2014）

部分，向后延伸 1.5 mm。

围术期缺血性视神经病变患者特征

　　PION 多发生于脊柱手术后[200]。AION 在心脏手术后更为常见。尽管有迟发病例的报道，尤其是术后需要镇静的患者，但 ION 通常发生于术后 24 ~ 48 h 内，且常在患者苏醒时被发现[137]。患者的典型症状包括无痛性失明，瞳孔传入障碍或瞳孔反应消失，完全性失明，无光感或视野缺损、颜色视觉减弱或消失。AION 患者可能存在垂直性视野缺损。早期症状可见视盘水肿和眼底出血。尽管 PION 的患者主诉失明，但是视盘检查正常。数周或数月后出现视神经萎缩。损伤可为单侧或双侧，脊柱手术后的病例多为双侧。尽管有些报道描述了因水肿或神经旁增生导致的神经膨大，但眼部 MRI 经常漏诊[222-223]。患者的视觉诱发电位和视网膜电流图可异常[224]。

系统性病例回顾

　　Buono 和 Foroozan 回顾了 83 例 PION，其中一些是围术期 PION 病例[200]。约 54% 患者行脊柱手术，13% 行根治性颈淋巴清扫术，33% 行其他手术。患者平均年龄 52 岁，脊柱手术组（平均年龄 44 岁）较其他组患者更年轻。约 2/3 是男性患者。75% 的患者在术后 24 h 内发生明显的失明。54% 的患者患侧眼睛初始视力为有光感，60% 多的患者双眼受累。治疗后 38% 患者视力有改善，其中 14 例患者最初无光感，12 例（85%）没有改善。患者最低血红蛋白平均 9.5 g/dl（5.8 ~ 14.2 g/dl），最低收缩压平均 77 mmHg

（48 ~ 120 mmHg），术中平均失血 3.7 L（0.8 ~ 16 L），平均手术时间 8.7 h（3.5 ~ 23 h）。这项研究的不足在于患者围术期的信息有限，主要依赖既往的报告。

脊柱手术

　　Ho 回顾了脊柱手术后发生 AION 和 PION 的病例。5 例 AION，17 例 PION，年龄中位数分别是 53 岁和 43 岁[225]。大多数病例发生于腰椎融合术后。AION 和 PION 的平均手术时间分别为 522 min 和 456 min。最低平均动脉压则分别为 62 ~ 78 mmHg 及 52 ~ 85 mmHg。PION 患者术中平均最低血细胞比容 27%。平均失血量 AION 病例 1.7 L，PION 病例 5 L。AION 和 PION 患者的晶体 / 胶体容积为 6.0 L/0.8 L 和 8.0 L/2.2 L。60%AION 患者和 27%PION 患者有糖尿病；20%AION 患者合并冠状动脉疾病而 PION 患者中没有发现。高血压患病率在两组中相似（40% 和 53%）。40%AION 患者在术后 24 h 内出现症状；而 59%PION 患者苏醒后即刻出现症状，88% 患者术后 24 h 内出现症状。60%AION 患者和 65%PION 患者的视敏度可有所改善。该研究的局限性在于数据主要依赖既往的病例报道。

　　一项回顾性病例对照研究观察了 28 例脊柱手术后失明的患者，Myers 及其同事发现，发生 ION 患者和未发生 ION 患者间最低收缩压和血细胞比容无差异[135]。约 40%ION 患者术前没有发现血管疾病等危险因素。两组间高血压或吸烟的比例相近。该研究的局限性在于对照组的病例不是随机纳入的，而且两组间的配对方法表述不充分。

ASA 术后失明登记数据库中，脊柱手术后出现 ION 的患者平均失血量为 2.0 L，最低血细胞比容为 26%[136]。与术前基础水平相比血压下降明显：33% 患者最低收缩压高于 90 mmHg；20% 患者最低收缩压为 80 mmHg 或更低。约 57% 患者收缩压或平均动脉压降幅达基础水平的 20% ～ 39%；25% 患者降幅达基础水平的 40% ～ 49%。约 25% 患者术中应用了控制性降压。几乎所有手术时间长于 6 h。大多数患者的预计失血量大于 1 L，预计失血量中位数为 2 L；最低血细胞比容中位数为 26%；大容量液体复苏是典型的，晶体液输注量中位数约 10 L。大多数患者接受了胸椎、腰椎或腰骶椎融合手术，这些手术通常要多次反复进行。应用的体位固定装置包括 Wilson 支架（30%），Jackson 脊柱床（27%）以及软胸垫（20%）。57% 使用泡沫头垫；19% 使用 Mayfield 头架。PION 患者人数明显多于 AION 患者。64% 患者 ASA 分级为 Ⅰ ～ Ⅱ级。平均年龄为 50 岁。约 41% 患者合并高血压，16% 合并糖尿病，还有 10% 合并冠状动脉疾病。该研究的局限性在于没有脊柱手术患者原始资料的对照组。

后续的研究从北美 17 家医疗中心里随机选择匹配对照患者，解决了该研究的局限性。研究结果见表 34.4。多变量分析发现，腰椎融合术后发生 ION 的 6 个危险因素包括：男性、肥胖、Wilson 支架辅助体位、麻醉持续时间、大量失血以及胶体 / 晶体比例较低的复苏液体[137]。该研究是首个关于围术期 ION 的大型病例对照研究，匹配良好。局限性在于术前数据相对有限，AION 和 PION 患者间无明显区别以及对照组可能没有代表一个群体匹配的样本。

美国住院患者样本库中的随机数据来自美国 20% 的医院。Rubin 及其同事分析了 1998—2012 年间（超过 250 万例）脊柱融合术 ION 的发生趋势。他们发现 ION 的发病率为 1.02/10 000，随着时间的推移，这个比例出现无法解释却又明显的下降[127]。年龄、输血与否和肥胖同 ION 显著相关；其中女性较男性的发病

表 34.4　增加腰椎融合手术围术期 ION 发生的比值比的因素

	比值比	P 值
男性	2.53（1.35 ～ 4.91）	0.005
肥胖	2.83（1.52 ～ 5.39）	0.001
Wilson 支架	4.30（2.13 ～ 8.75）	＜ 0.001
麻醉持续时间，每小时	1.39（1.22 ～ 1.58）	＜ 0.001
预计失血量，每 1 L	1.34（1.13 ～ 1.61）	0.001
胶体液作为非血液替代制品，每 5%	0.67（0.52 ～ 0.82）	＜ 0.001

率低。由于该数据库样本量巨大、样本随机收集并提示了术前特定影响因素的重要性，所以这些研究结果很重要。但其仍存在局限性。美国住院患者样本库需要依靠正确的诊断和编码。但其无法核实患者的诊断是否准确。编码过多或过少均有可能。编码的正确与否取决于专业人员对数据的录入，而诊断的准确性主要取决于医师的病历和外科医师提供的手术记录[226]。

心脏手术

Shapira 和同事研究了 602 例患者，在全身中度低温（25℃）下使用搏动血流膜式氧合器行 CPB[131]。术中使用去氧肾上腺素维持灌注压在 50 mmHg 以上。术后 8 例患者（1.2%）发生 AION。失明患者与未失明患者间的术前危险因素无明显差异。与未发病患者相比，AION 患者的 CPB 时间要更长（252 min vs. 164 min），最低血细胞比容更低（18% vs. 21%）。血流指数、灌注压和 PCO_2 无明显差异。AION 患者术后 24 h 内更易出现体重增加（18% vs. 11%），而且需要更大剂量血管活性药物维持血流动力学稳定。视觉症状常在术后 1 ～ 3 天撤离呼吸机支持后立即出现。该研究的局限性在于样本量过小且仅在一家机构内收集数据。

Nuttall 等开展了一项大型的回顾性病例对照研究，研究对象是 1976—1994 年间在梅奥诊所接受心脏手术的约 28 000 例患者，发现 17 例患有 ION（0.06%）[132]。单变量分析发现，术后血红蛋白水平较低、严重的血管疾病史、CPB 前 48 h 内有血管造影史、CPB 持续时间较长、输注红细胞及使用非红细胞血液成分等均是导致 ION 的高危因素。ION 患者都接受了长时间的 CPB，CPB 前后全身血压无差异。9 例患者发生了双侧 ION，其中 5 例（29%）没有视盘水肿的患者可能患有 PION 而不是 AION。5 例（29%）ION 患者的杯 / 盘比过小（＜ 0.3）。该研究的局限性在于比较的项目过多，样本量小，参与研究的机构单一，AION 和 PION 患者无区别。Holy 等的一系列研究也得到了相似的结果，但是他们的研究包括了其他类型的手术，这使得心脏手术后果的详细解释变得复杂[227]。Kalyani 等回顾性调查一所机构 9 年间 9701 例心脏手术后出现 ION 的病例。结果认为对 11 例（0.11%）ION 患者的调查不能明确 ION 的特殊危险因素[133]。

如前所述，Rubin 也检索了美国住院患者样本数据库（1998—2012 年），在迄今为止最大规模的心脏手术中选出 ION 患者[134]。符合纳入标准的病例超过 500 万，其中有 794 例（0.014%）为 ION。心脏手术中的 ION 年发生率为 1.43/10 000。危险因素包括颈动

脉狭窄、脑卒中、糖尿病或高血压性视网膜病变、黄斑变性、青光眼和白内障。女性和无并发症的 2 型糖尿病患者风险降低。虽然这项研究规模很大，但与其他应用美国住院患者样本的研究一样具有局限性。有趣的是，该研究表明术前退行性眼病可预测患者是否会发生 ION。

争议及麻醉管理的建议

本讨论将以脊柱融合术为主，因为此类型手术的病例最多。更多细节可参考 ASA 实践指南[228-230]。

手术时间　Myers[135] 和术后失明研究小组[137] 均指出脊柱融合术手术时间越长发生 ION 的风险越高。因此对需要前路和后路进行的脊柱融合的手术，分期完成可能是明智的（仍需未来研究）。在适当情况下应由外科医师和麻醉科医师共同考虑决定。脊柱融合修整术很常见，但其持续时间可能更长，失血量更大[231]。

低血压　许多病例报告认为术中低血压是危险因素[232-233]，但是除 1 例病例外，这一风险并未在病例对照研究中得到证实[135, 137, 227]。Patil 等表明持续低血压的患者中出现 ION 的比例更高[128]。然而，该研究使用了美国住院患者样本。使用该样本时，诊断代码不能得到证实，因此低血压的发生时机（是否出现在围术期）以及程度亦不能确定[234]。

低血压可能导致视神经灌注压降低和缺血性损伤，与眼循环系统的解剖变异、自动调节异常以及灌注压降低时不能充分代偿等因素有关。由于缺乏数据，因此安全的"最低限度"血压很难确定[230]。所以，脊柱手术中，外科医师要求降低血压以减少出血时，麻醉科医师需要做出正确的判断并与其共同讨论。心脏手术中，需要特别考虑的是 CPB 期间维持的最佳全身灌注压[235]。

血液稀释和出血　临床上外科患者的输血指征源于 ASA 输血指南[236]，即血红蛋白高于 8.0 g/dl 时可不必输血。因此，接受脊柱融合术的患者通常应用等容血液稀释的方法进行血液保护。美国胸外科医师协会和心血管麻醉科医师协会通过对心脏手术相关的证据进行综合，最近也发布了类似的临床操作指南[237]。有些专家认为在麻醉实践中很常见的术中血红蛋白降低，可能增加发生 ION 的风险[238]。但在脊柱或心脏等手术中，是否需要改变该标准仍存在争议。

尚未控制的大出血，血容量难以维持，视神经氧供减少可导致 AION 或 PION[239]。但是血红蛋白降

低到什么程度、持续多长时间会导致这种并发症尚不清楚。然而许多病例的术中存在频发和明显的出血现象。维持血管内容量的基础上（血液稀释）失血是有害的观点似乎缺乏科学依据。实验表明，激光多普勒测量小型猪视神经乳头血流量在等容血液稀释，血细胞比容降低 30% 时可基本维持不变。同时玻璃体表面测得的氧张力增加 15%[240]。此外，Lee 等人发现成年猪血细胞比容极度降低（15%）和平均动脉压（50 mmHg）降低时视神经血流量也会明显减少。目前还没有组织学或视神经功能方面的研究，而且猪脑和眼睛的血液循环与人类有很大差异[241]。Roth 等人发现大鼠血液稀释和头极低位时可使视觉诱发电位、视网膜神经节细胞电活动和视神经胶质细胞反应性增加。因此，类比到人身上，头低位时进行血液稀释则需多加注意[201]。

头部体位　许多关于 ION 的病例报道患者都是俯卧位的，这表明体位可能改变视神经静脉的血流动力学。脊柱外科俯卧位手术中，尽可能使患者保持头部中立位，置于心脏水平或以上。应用 Wilson 支架时头部可能低于背部水平，此时可以利用枕头或手术床保持头高脚低位[242]。应用 Jackson 脊柱床时头部应置于背部水平[229]。

许多研究发现 IOP 在俯卧位时升高，并受手术床位置的影响。然而，IOP 的改变与视力结局和视功能变化间没有关联[242]。Cheng 等人发现麻醉后，俯卧位患者的平均 IOP（± 标准差）比仰卧位时显著增加（27±2 mmHg vs. 13±1 mmHg）。俯卧位 5 h 后，IOP 增加至 40±2 mmHg。但参与研究的 20 例患者中无人出现失明。苏醒期间 IOP 增高最明显[243]。数据表明血压正常时眼灌注压也可能降低，因此实验设计时必须考虑这些结果。麻醉苏醒阶段 IOP 急剧升高。这说明浅麻醉会增高 IOP。该研究的局限性在于缺乏仰卧位对照组来控制输液对 IOP 的影响。对照组很重要，因为俯卧位本身并不能解释 IOP 的明显升高。研究结果虽然很有意义，但仍需进一步的全面评估。

俯卧位手术时，眼睛的外部压迫是一个潜在的危险因素。许多 ION 的患者始终没有明显的眼部受压过程，如使用针式固定头架[244] 和受累眼处于上方[245]。但是如果眼部压迫没有导致视网膜损伤，就不会发生 ION（见早期研究）。我们证实了猫 IOP 升高时视网膜和脉络膜的血流量减少[148]，Geijer 和 Bill 精确测量了 IOP 增高的程度对猴视网膜和视神经血流量的影响[246]。当 IOP 增高并维持灌注压大于 40 cmH$_2$O 时，视网膜和视神经筛板前区段血流量受到的影响很小。当灌注压低于 40 cmH$_2$O 时，视网膜和筛板前区血流量与灌注

压成正比。极高 IOP 时视网膜和筛板前区血流停止，但筛板后区血流加速。高眼压可使血流重分布，这有利于筛板后区的视神经。因此，没有造成视网膜损伤的 IOP 升高不会产生孤立的 ION。证据是 IOP 持续升高会显著降低视网膜和脉络膜的血流量，即使是小幅度的升高也会损伤对压力变化更为敏感的视网膜神经节细胞[247-248]。

液体管理 大量液体复苏是否会导致围术期 ION 仍值得推敲，但此理论确有一定价值。液体复苏能够导致 IOP 增高、视神经水肿或两者兼有。视网膜中央静脉与视神经并行穿出眼部，故很容易形成间隔综合征。此外，液体积聚在筛板周围可压迫神经细胞轴突。Cullinane 等人[249]表明，合并酸中毒的外伤患者接受大量输血后多数出现了腹部的间隔室综合征。由于全身多处发生变化，因此他们的病情分析是很复杂的。Sullivan 等对 13 例烧伤患者进行了一系列回顾性研究，这些患者的烧伤面积达 25% 以上，并接受了大量的液体复苏。4 例静脉输液量大于 27 L 的患者在入院后 48 h 内眼压升高超过 30 mmHg，但没有提及眼科检查的结果[250]。大量液体复苏在脊柱融合术中更普遍[251]。ASA 术后失明登记处记录的患者术中平均输注 9.7 L 晶体液[137]。心脏术后失明患者的病例对照研究证实，大量输液的患者术后出现了体重增加[131]。尽管没有得到证实，这些情况依旧提示了大量补液可能导致缺血性视神经病变。POVL 研究小组发现，非血液替代治疗中胶体比例下降可使发展中的 ION 的比例升高[137]。这可能是因为应用胶体可以减轻视神经的水肿，尤其是俯卧位的手术。然而，目前视神经水肿尚未证实。在健康的志愿者中，俯卧位可以导致视神经的直径增加[242]。这可能是由于静脉压升高引起的。未来新的磁共振检查方法也许能使关于视神经的水肿和静脉高压的研究成为可能。动物模型也可能成为研究围术期危险因素的方法。目前尚没有研究表明眶周水肿、IOP 和 ION 间存在联系。液体复苏可能是 ION 的致病因素，尤其是俯卧位或接受心脏手术的患者。但是除了液体输注量和性质外，相关的发病机制尚不清楚。

解剖变异 视神经血液循环的解剖变异可能更容易导致 ION。即使在正常人中，视神经前后部循环潜在分水岭区的位置和血流自动调节能力紊乱[108]，都是值得关注但却未经过临床验证的。很少有人研究眼灌注压与视神经血流变化的关系。对人眼的研究表明，在临床常用灌注压或更低的灌注压水平的范围内，视神经血流量不受影响，但这些研究主要针对视

神经前部[219]。使用激光多普勒测量仪时，仪器的穿透度很重要。很可能测量的是视网膜血管而不是视神经乳头，而且这种仪器不能测量视神经血流，更无法测量筛板后视神经的血流。动物研究中，即使平均动脉压低于 40 mmHg，视神经各层次（包括筛板后区）的血流量仍存在[218]。

血管收缩药 Hayreh 等认为 AION 与体内分泌过多的血管收缩物质有关，它可以明显减少视神经的血流灌注[252]。然而，该假设的主要依据是持续大出血患者后期可发展为 AION。某些情况下，如心脏手术后和血管张力下降时，使用血管收缩药可以维持血压稳定。Shapira 等表明，开放心腔手术长时间使用肾上腺素或长时间体外循环均可导致 ION[131]。Lee 和 Lam 报告了 1 例腰椎融合术后应用去氧肾上腺素维持血压导致 ION 的病例[253]。他们随后又报道了 4 例，这些患者全都患有严重的系统性疾病，需要长期应用血管收缩药和正性肌力药物来维持血压和心输出量。然而，视神经上并没有 α 肾上腺素受体，全身应用时无法穿过血脑屏障，除了在筛板前区。因此，血管收缩药对 ION 的作用尚不清楚，目前也没有具体的应用指南。

知情同意 一项研究表明，患者更愿意医师告知他们脊柱手术有失明的风险[254]。术前最好同 ION 的高危患者进行谈话。但通常情况下是很难做到的，因为术前医师与患者的短时交流很难获得良好沟通。麻醉科医师和外科医师最好能想出一个能尽早地告知患者有关 ION 风险的方法。

脊柱融合的分期手术和微创手术 越来越多的神经外科医师采用微创技术完成腰椎手术及腰椎融合术[255]。这减少了失血量和输液量，但却增加了 ION 的发生率[256]。麻醉科医师不能直接控制的是将复杂脊柱病变进行分期手术，但麻醉科医师可以建议外科医师采用保守的手术方案。该方案需要评估多种危险因素（感染、脊髓不稳）后再做出决定，但这可以大大缩短手术时间。然而，围术期并发症如感染和深静脉血栓的发生率可能增加[257-261]。另一个方法是鼓励患者与外科医师进行术前沟通。预测大失血量和其他风险可以完善围术期计划及对患者的管理。

预后、治疗和预防

目前 ION 尚无有效治疗。关于围术期 ION 治疗的病例也少有报道。乙酰唑胺可以降低 IOP，改善视神经和视网膜的血供。甘露醇或呋塞米等利尿药可减

轻水肿[262]。急性期，类固醇皮质激素可以减轻轴突肿胀，但在术后可能增加伤口感染的风险。由于类固醇的作用未得到充分证实，使用时应慎重[263]。可适当增加眼灌注压或血红蛋白浓度，尤其当血压和血红蛋白浓度降低时。如果怀疑患者眼内静脉压升高，可保持头高位，但是此时必须平衡头高位与眼部血供减少的利弊。如果患者因眼间隔综合征失明，应立即进行减压（外眦切开术）。

Buono 和 Foroozan 回顾了既往围术期 PION 的文献，他们发现 PION 的治疗仍缺乏足够证据。一些病例报告认为增加血压或血红蛋白浓度，或是应用高压氧可以改善视力[200]。理论上神经保护药物可以降低 IOP，但并未被证实[248]。Stevens 等人对 2 例脊柱手术后 ION 患者进行治疗，患者的低血压和贫血得到纠正时，他们的视力有了明显的改善[129]。其中 1 例局部改善，最终恢复。另 1 例效果更加明显。但正如 Buono 和 Foroozan 所说，很难肯定这些改善是否得益于治疗，因为有些未治疗 PION 患者视力可自然恢复[200]。

美国麻醉科医师协会建议（2019 更新）

2006 年 ASA POVL 专责小组认为手术时间过长和（或）大量失血的患者发生 POVL 的风险更高[228]。但是 POVL 与失血本身、血红蛋白浓度和晶体液的使用无关。2012 年另一个 ASA 专责小组发布了关于脊柱外科手术 POVL 的修订版[229]。尽管没有很大改动，但更新了文献分析，建议也更加详细。例如，2006 年总结了 7 个要点。而 2012 年总结了 22 个要点，细分为术前、术中、分期手术和术后管理（框 34.2）。2012 年 ASA 专责小组回顾了 POVL 的附加文献，指出新的发现和论文不能证明 2006 年建议的主要变化。最新版本于 2019 年发布[230]。

玻璃体切割术和玻璃体气体填塞所致失明

玻璃体切割术患者常用全氟化碳（C_3F_8）气体填塞，气泡扩张和 IOP 急剧升高有导致失明风险。既往行玻璃体切割术的患者使用氧化亚氮（N_2O）进行麻醉时，因急性气泡扩张可致视网膜血管阻塞。N_2O 可以影响眼内气泡的大小。Wolf 等表明 N_2O 和 O_2 的混合气体可导致 SF_6 气泡体积增加 3 倍以上，吸入空气时气泡体积增加 50%，吸入纯氧时只增加 35%[264]。全氟化碳气体可在眼内至少残留 28 天。在玻璃体切割和气体填塞术后的 41 天予 N_2O 麻醉仍可导致失明。因此，患者应当佩戴警示标签并提醒麻醉科医师他们的玻璃体内存在气体。近期接受玻璃体切割术和气体填塞的患者不应使用 N_2O 气体麻醉[265-266]。

框 34.2　2012 年 ASA 工作小组的报告陈述总结

术前注意事项

- 目前，无可识别术前患者特征用于预测围术期缺血性视神经病变（ION）的易感性
- 暂无证据表明眼科或视神经评估有助于识别患者围术期失明的风险
- 接受较长时间手术或大量失血或两者同时存在的患者围术期失明的风险可能增加
- 长时间手术、大量失血或两者同时存在都与围术期失明存在着小的、不可预知的关联
- 由于短时间脊柱手术后失明的发生概率较低，因此是否对术后失明的非高危患者知情告知还应视情况而定

术中管理

血压管理

- 高危患者应给予持续动脉血压监测
- 脊柱外科手术中控制性降压可与围术期失明有关。因此此类患者的控制性降压实施应因人而异
- 高危患者应进行中心静脉压监测，胶体液与晶体液共同使用以维持大量失血者的血管内容量

贫血的管理

- 高危患者术中大量失血应间断监测血红蛋白或血细胞比容。尚无明确的可以避免贫血相关围术期失明的输血标准

升压药的使用

- 对于脊柱外科的高危患者暂没有足够的证据指导 α 肾上腺素受体激动剂的使用

患者体位

- 专责小组认为没有病理生理机制可以解释面部水肿导致的围术期 ION。没有证据表明眼部压迫可导致局部术前或术后 ION。然而应尽力避免压迫眼部，以防止视网膜中央动脉阻塞（CRAO）的发生
- 如果可能，高危患者的头部应固定在心脏水平或更高

分期手术

- 尽管高危患者接受分期脊柱外科手术可能增加额外费用和患者风险（如感染、血栓或神经损伤），但它同时可以降低这一类患者的这类风险以及围术期失明的风险

术后管理

- 该小组的共识是当高危患者的状况恶化时应及时评估视力变化
- 如果认为发生失明，应即刻请眼科会诊以确定原因
- 抗血小板药物、类固醇和降低眼内压的药物对 ION 的治疗无明显作用

From Practice advisory for perioperative visual loss associated with spine surgery: an updated report by the American Society of Anesthesiologists Task Force on Perioperative Visual Loss. Anesthesiology. 2012; 116: 274-285

小结

　　麻醉期间患者体位管理要有高度责任心，注意细节，时刻保持警惕。合适的体位和良好的手术暴露是必需的，但应时刻记得：不当的体位可能对患者造成长久的伤害。任何体位都可对呼吸和循环系统生理功能产生明显影响。另外，尽管人们的意识有所提高，但体位相关性并发症，包括外周神经损伤，仍是围术期造成患者伤害的重要原因。随着外科技术的进展，有时极端体位会带来一些益处，如减小切口、更有效移动内脏从而促进外科暴露。遗憾的是，患者在清醒时不能耐受的体位增加了体位相关性并发症的发生率。摆放体位时麻醉科医师、手术者和护士应通力合作，保证手术暴露效果的同时确保患者舒适和安全。理想的体位应处于自然状态，即在没有镇静、患者清醒状态下可以很好耐受预期手术的体位。

公开

　　Roth 博士关于失明的课题研究由 National Institutes of Health Grant EY10343、EY027447，Michael Reese 基金会先锋奖和北美神经－眼科学协会资助。Roth 博士代表患者、医院和医疗保健人员声明为 POVL 提供了专业评估和证据。

致谢

　　本章节由第 8 版《米勒麻醉学》的第 41 章"患者体位及其相关风险"和第 100 章"术后失明"两章合并而成。编者和出版社要感谢作者 Lydia Cassorla 和 Jae-Woo Lee 以及 Steven Roth 博士对第 8 版书的贡献，他们的工作为本章节奠定了基础。

参考文献

1. Metzner J, et al. *Best Pract Res Clin Anaesthesiol.* 2011;25:263.
2. Cheney FW, et al. *Anesthesiology.* 1999;90:1062.
3. Warner MA. *Mayo Clin Proc.* 1998;73:567.
4. Practice advisory for the prevention of perioperative peripheral neuropathies 2018. *Anesthesiology.* 2018;128:11–26.
5. O'Brien TJ, Ebert TJ. In: Martin JT, Warner MA, eds. *Positioning in Anesthesia and Surgery.* 3rd ed. Philadelphia: Saunders; 1997.
6. Gelman S. *Anesthesiology.* 2008;108:735.
7. Luecke T, Pelosi P. *Crit Care.* 2005;9:607.
8. Froese AB. *Anesthesiology.* 2006;104:193.
9. Glenny RW. *Intensive Care Med.* 2009;35:1833.
10. Hakim TS, et al. *J Appl Physiol.* 1987;63:1114.
11. Burrowes KS, Tawhai MH. *Respir Physiol Neurobiol.* 2006;154:515.
12. Galvin I, et al. *Br J Anaesth.* 2007;98:420.
13. Petersson J, et al. *Respir Physiol Neurobiol.* 2009;166:54–60.
14. Nyren S, et al. *Anesthesiology.* 2010;112:682–687.
15. Warner MA. *Supine Positions.* 3rd ed. Philadelphia: Saunders; 1997.
16. Britt BA, Gordon RA. *Can Anaesth Soc J.* 1964;11:514.
17. Prielipp RC, et al. *Anesthesiology.* 1999;91:345.
18. Stewart JD, Shantz SH. *Can J Neurol Sci.* 2003;30:15.
19. Geerts BF, et al. *J Clin Anesth.* 2012;24:668–674.
20. Cestari A, et al. *Eur Urol.* 2010;57:530.
21. Klauschie J, et al. *J Minim Invasive Gynecol.* 2010;17:504.
22. Phong LK, Koh LK. *Anaesth Intensive Care.* 2007;35:281.
23. Coppieters MW, et al. *Anesthesiology.* 2002;97:75.
24. Kent CD, Cheney FW. *J Clin Anesth.* 2007;19:482.
25. Coppieters MW. *Anesthesiology.* 2006;104:1351.
26. Devarajan J, et al. *Anesth Analg.* 2012;115:867.
27. Martin JT. In: Martin JT, Warner MA, eds. *Positioning in Anesthesia and Surgery.* 3rd ed. Philadelphia: Saunders; 1997.
28. Warner ME, et al. *Anesthesiology.* 2001;94:705.
29. Wassenaar EB, et al. *Dis Colon Rectum.* 2006;49:1449.
30. Mumtaz FH, et al. *BJU Int.* 2002;90:792.
31. Simms MS, Terry TR. *Postgrad Med J.* 2005;81:534.
32. Anema JG, et al. *J Urol.* 2000;164:360–363.
33. Chase J, et al. *Dis Colon Rectum.* 2000;43:678.
34. Turnbull D, et al. *Anaesthesia.* 2002;57:905.
35. Akhavan A, et al. *Urology.* 2010;76:1309.
36. Dunn PF. *Int Anesthesiol Clin.* 2000;38:25.
37. Choi YS, et al. *J Thorac Cardiovasc Surg.* 2007;134:613.
38. Tamkus A, Rice K. *Anesth Analg.* 2012;115:663.
39. Biais M, et al. *Br J Anaesth.* 2010;104:407.
40. Martin JT. In: Martin JT, Warner MA, eds. *Positioning in Anesthesia and Surgery.* 3rd ed. Philadelphia: Saunders; 1997.
41. Douglas, et al. *Am Rev Respir Dis.* 1977;115:559.
42. Lumb AB, Nunn JF. *Anesth Analg.* 1991;73:422.
43. Girard TD, Bernard GR. *Chest.* 2007;131:921–929.
44. Alsaghir AH, Martin CM. *Crit Care Med.* 2008;36:603–609.
45. Guerin C, et al. *N Engl J Med.* 2013;368:2159–2168.
46. Pelosi P, et al. *Anesth Analg.* 1995;80:955–960.
47. Soro M, et al. *Eur J Anaesthesiol.* 2007;24:431–437.
48. Pelosi P, et al. *Anesth Analg.* 1996;83:578–583.
49. von Ungern-Sternberg BS, et al. *Intensive Care Med.* 2007;33:1771–1777.
50. Black S, et al. *Anesthesiology.* 1988;69:49–56.
51. Peruto CM, et al. *Arthroscopy.* 2009;25:891.
52. Porter JM, et al. *Br J Anaesth.* 1999;82:117–128.
53. Himes BT, et al. *J Neurosurg.* 2017;127:182–188.
54. Newberg Milde L: In: *Positioning in Anesthesia and Surgery.* 3rd ed. Edited by Martin JT, Warner MA. Philadelphia: Saunders; 1997: 1009
55. Hindman BJ, et al. *Anesthesiology.* 2011;114:782–795.
56. Warner MA. In: Martin JT, Warner MA, eds. *Positioning in Anesthesia and Surgery.* 3rd ed. Philadelphia: Saunders; 1997.
57. Rozet I, Vavilala MS. *Anesthesiol Clin.* 2007;25. 631-53, x.
58. Mammoto T, et al. *Acta Anaesthesiol Scand.* 1998;42:643–647.
59. Klein J, et al. *World Neurosurg.* 2018;115:196–200.
60. Papadopoulos G, et al. *Acta Neurochir (Wien).* 1994;126:140–143.
61. Mirski MA, et al. *Anesthesiology.* 2007;106:164–177.
62. Gunther F, et al. *Acta Neurochir (Wien).* 2017;159:339–346.
63. Hanna PG, et al. *J Clin Anesth.* 1991;3:290–294.
64. Pohl A, Cullen DJ. *J Clin Anesth.* 2005;17:463.
65. Pollard V, et al. *Anesth Analg.* 1996;82:278.
66. Fischer GW. *Pain Pract.* 2009;9:304.
65. Dippman C, et al. *Arthroscopy.* 2010;26(suppl 9):S148.
66. Drummond JC, et al. *Anesth Analg.* 2012;114:1301.
67. Lam AM, Baldwin G. *Anesth Analg.* 2012;114:1156.
68. Murphy GS, et al. *Anesth Analg.* 2010;111:496.
69. Ghosh A, et al. *Anesth Analg.* 2012;115:1373.
70. Rains DD, et al. *Arthroscopy.* 2011;27:532–541.
71. Hu JC, et al. *JAMA.* 2009;302:1557–1564.
72. Wright JD, et al. *JAMA.* 2013;309:689–698.
73. Gainsburg DM. *Minerva Anestesiol.* 2012;78:596–604.
74. Hsu RL, et al. *Rev Urol.* 2013;15:178–184.
75. Kalmar AF, De Wolf A, Hendrickx JF. *Adv Anesth.* 2012;20:75–96.
76. Lestar M, et al. *Anesth Analg.* 2011;113:1069–1075.
77. Mills JT, et al. *J Urol.* 2013;190:580–584.
78. Ulm MA, et al. *Gynecol Oncol.* 2014;135:534–538.
79. Wen T, et al. *J Endourol.* 2014;28:660–667.
80. Souki FG, et al. *BMC Anesthesiol.* 2018;18:117.
81. Cheney FW. *Anesthesiology.* 1999;91:552–556.
82. Kroll DA, et al. *Anesthesiology.* 1990;73:202–207.
83. Lee LA, et al. *Anesthesiology.* 2004;101:143–152.
84. Fitzgibbon DR, et al. *Anesthesiology.* 2004;100:98–105.

85. Kamel IR, et al. *Anesth Analg.* 2006;102:1538–1542.
86. Chui J, et al. *Anesth Analg.* 2018;127:134–143.
87. Goubier J, Teboul F. Nerves and Nerve Injuries. In: Tubbs R, Shoja M, Barbaro N, Rizk E, Loukas M, Spinner R, eds. *Amsterdam.* Elsevier; 2015.
88. Winfree CJ, Kline DG. *Surg Neurol.* 2005;63:5.
89. Welch MB, et al. *Anesthesiology.* 2009;111:490.
90. Warner MA, et al. *Anesthesiology.* 1999;90:54.
91. Prielipp RC, et al. *Anesthesiology Clin N Am.* 2002;20:589.
92. Cheney FW. *ASA Newsletter.* 1998;62(6):10.
93. Warner MA, et al. *Anesthesiology.* 1994;81:1332.
94. Contreras MG, et al. *Clin Anat.* 1998;11:372.
95. Morell RC, et al. *Anesth Analg.* 2003;97:1183.
96. Cooper DE, et al. *Clin Orthop Relat Res.* 1988;228:33.
97. Kang SW, et al. *Surgery.* 2009;146:1048–1055.
98. Luginbuhl A, et al. *Laryngoscope.* 2012;122:110.
99. Davis SF, et al. *Am J Electroneurodiagnostic Technol.* 2011;51:274.
100. Hanson MR, et al. *Ann Thorac Surg.* 1983;36:675.
101. Jellish WS, et al. *J Cardiothorac Vasc Anesth.* 1994;8:398.
102. Liau DW. *ASA Newsletter.* 2006;70:11–13, 16.
103. Warner MA, et al. *Anesthesiology.* 1994;81:6–12.
104. Warner MA, et al. *Anesthesiology.* 2000;92:614.
105. Aminoff MJ. *Anesthesiology.* 2004;100:1298.
106. Dylewsky W, McAlpine FS. In: Martin JT, Warner MA, eds. *Positioning in Anesthesia and Surgery.* 3rd ed. Philadelphia: Saunders; 1997.
107. Borsook D, et al. *Ann Surg.* 2013;257:403.
108. Primiano M, et al. *AORN J.* 2011;94:555–566.
109. Edsberg LE, et al. *J Wound Ostomy Continence Nurs.* 2016;43:585–597.
110. Cushing CA, Phillips LG. *Plast Reconstr Surg.* 2013;132:1720–1732.
111. Aronovitch SA. *J Wound Ostomy Continence Nurs.* 1999;26:130–136.
112. Hayes RM, et al. *Am J Med Qual.* 2015;30:591–597.
113. Campbell C, Parish LC. *Clin Dermatol.* 2010;28:527–532.
114. Kayser SA, et al. *Adv Skin Wound Care.* 2018;31:276–285.
115. Schwartz DM, et al. *Spine (Phila Pa 1976).* 2011;36:1046–1049.
116. Brockerville M, et al. *J Neuroanesth Crit Care.* 2017;4:78–84.
117. Lalwani K. *Curr Opin Anaesthesiol.* 2006;19:430.
118. Biousse V, et al. *Ophthalmology.* 2018;125:1597–1607.
119. Biousse V, Newman NJ. *N Engl J Med.* 2015;373:1677.
120. De la Garza-Ramos R, et al. *Spine J.* 2016;16:516–522.
121. Gayat E, et al. *Anesth Analg.* 2011;112:126–128.
122. Frenkel RE, Shin DH. *Arch Ophthalmol.* 1986;104:1459–1463.
123. Hart RH, et al. *Am J Ophthalmol.* 2002;134:761–763.
124. Roth S, et al. *Anesthesiology.* 1996;85:1020–1027.
125. Warner ME, et al. *Anesth Analg.* 2001;93:1417.
126. Roth S, et al. *Anesthesiology.* 1996;85:1020.
127. Shen Y, et al. *Anesth Analg.* 2009;109:1534.
128. Patil CG, et al. *Spine.* 2008;33:1491.
129. Stevens WR, et al. *Spine.* 1997;22:1319.
130. Chang SH, et al. *Spine.* 2005;30:1299.
131. Shapira OM, et al. *Ann Thorac Surg.* 1996;61:660.
132. Nuttall GA, et al. *Anesth Analg.* 2001;93:1410.
133. Kalyani SD, et al. *Ann Thorac Surg.* 2004;78:34.
134. Rubin DS, et al. *Anesthesiology.* 2017;126:810–821.
135. Myers MA, et al. *Spine.* 1997;22:1325.
136. Lee LA, et al. *Anesthesiology.* 2006;105:652.
137. Postoperative visual loss study group. *Anesthesiology.* 2012;116:15.
138. Dattilo M, et al. *Neurol Clin.* 2017;35:83–100.
139. Goldsmith MO. *Ophthalmologica.* 1967;153:191–196.
140. Katz DA, et al. *Spine.* 2005;30:E83.
141. Marks SC, et al. *Head Neck.* 1990;12:342–345.
142. Blauth CI, et al. *J Thoracic Cardiovasc Surg.* 1988;95:668.
143. Wray SH. *J Neurol Neurosurg Psychiatry.* 1993;56:234–240.
144. Tobalem S, et al. *BMC Ophthalmol.* 2018;18:101.
145. Alm A, et al. In: Moses A, Hart C, eds. *Adler's Physiology of the Eye.* 8th ed. St. Louis: CV Mosby; 1987:183.
146. Hayreh SS, et al. *Exp Eye Res.* 2004;78:723.
147. Hayreh SS, et al. *Br J Ophthalmol.* 1980;64:818.
148. Roth S, et al. *Invest Ophthalmol Vis Sci.* 1994;35:3209.
149. Lin J, et al. *Invest Ophthalmol Vis Sci.* 1999;40:2925.
150. Chen X, et al. *Invest Ophthalmol Vis Sci.* 2005;46:2611.
151. Ettaiche M, et al. *Brain Res.* 2001;890:118.
152. Roth S, et al. *Invest Ophthalmol Vis Sci.* 1998;39:775.
153. Calway T, et al. *Ophthalmology.* 2017;124:189–196.
154. Calway T, et al. *J Neuroophthalmol.* 2018;38:36–41.
155. Van Dijk FS, Sillence DO. *Am J Med Genet A.* 2014;164a:1470–1481.
156. Cole DE, Carpenter TO. *J Pediatr.* 1987;110:76–80.
157. Sys J, et al. *Eur Spine J.* 1996;5:74.
158. Grossman W, et al. *Spine.* 1993;18:1226.
159. Kumar N, et al. *Am J Ophthalmol.* 2004;138:889.
160. Carr RE, et al. *Arch Ophthalmol.* 1973;90:21.
161. Jampol LM, et al. *Arch Ophthalmol.* 1975;93:1311.
162. Jayam AV, et al. *J Neurol Sci.* 1974;22:413.
163. Hollenhorst RW, et al. *Arch Ophthalmol.* 1954;52:819.
164. Bui BV, et al. *Invest Ophthalmol Vis Sci.* 2005;46:202.
165. Zhang C, et al. *Invest Ophthalmol Vis Sci.* 2002;43:3059–3066.
166. Zhu Y, et al. *Invest Ophthalmol Vis Sci.* 2002;43:1903–1911.
167. Grant GP, et al. *Anesth Analg.* 2006;103:499–500.
168. Roth S, et al. *Anesth Analg.* 2007;104:1185.
169. Rubinstein A, et al. *Arch Ophthalmol.* 2005;123:1452.
170. Amorim Correa JL, Acioly MA. *World Neurosurg.* 2018;110:309–314.
171. Habets JGV, et al. *World Neurosurg.* 2018;114:72–75.
172. Pahl FH, et al. *World Neurosurg.* 2018;109:218–221.
173. Rimpilainen R, et al. *Perfusion.* 2011;26:479–486.
174. Blauth CI, et al. *J Thorac Cardiovasc Surg.* 1990;99:61.
175. Slaughter MS, et al. *Artif Organs.* 2008;32:880–884.
176. Herren JI, et al. *Stroke.* 1998;29:2396.
177. Bhatti MT, et al. *Surv Ophthalmol.* 2003;48:389.
178. Haller D, et al. *Rhinology.* 2006;44:216.
179. Savino PJ, et al. *J Clin Neuroophthalmol.* 1990;10:140–144.
180. Jacobs SM, et al. *Ophthalmology.* 2018;125:1100–1108.
181. Christie B, et al. *J Plast Reconstr Aesthet Surg.* 2018;71:155–161.
182. Moss WJ, et al. *Laryngoscope.* 2015;125:796–800.
183. Byers B. *Arch Ophthalmol.* 1979;97:79.
184. Watanabe W, et al. *Graefs Arch Clin Exp Ophthalmol.* 2002;240:1033.
185. Anderson Jr B. *Trans Am Ophthalmol Soc.* 1968;66:423–474.
186. Ahn SJ, et al. *Invest Ophthalmol Vis Sci.* 2013;54:7746–7755.
187. Nedelmann M, et al. *Stroke.* 2015;46:2322–2324.
188. Schrag M, et al. *JAMA Neurol.* 2015;72:1148–1154.
189. Page PS, et al. *Front Neurol.* 2018;9:76.
190. Tamai K, et al. *Br J Ophthalmol.* 1997;81:789–794.
191. Schultheiss M, et al. *PLoS One.* 2016;11:e0148616.
192. Reinhard K, et al. *Invest Ophthalmol Vis Sci.* 2016;57:658–663.
193. Johnson LJ, et al. *J Clin Neuroophthalmol.* 1994;14:38.
194. Arnold AC. *J Neuroophthalmol.* 2003;23:157.
195. Tice DA. *Ann Thorac Surg.* 1987;44:677.
196. Schobel GA, et al. *Int J Oral Maxillofac Surg.* 1995;24:283.
197. Fenton S, et al. *J Laryngol Otol.* 2001;115:158–160.
198. Kaeser PF, Borruat FX. *J Arthroplasty.* 2011;26. 338.e17-9.
199. Huang TW, et al. *Otolaryngol Head Neck Surg.* 2003;129:448–450.
200. Buono LM, Foroozan R, et al. *Surv Ophthalmol.* 2005;50:15–26.
201. Roth S, et al. *Eur J Anaesthesiol.* 2018;35:840–847.
202. Arnold AC, et al. *Am J Ophthalmol.* 1994;117:222.
203. Subramanian PS, et al. *Br J Ophthalmol.* 2017;101:671–675.
204. Grieshaber MC, et al. *Surv Ophthalmol.* 2007;52:S115.
205. Guy J. *Curr Opin Ophthalmol.* 2000;11:421.
206. Bernstein SL, et al. *Invest Ophthalmol Vis Sci.* 2003;44:4153–4162.
207. Tesser RA, et al. *Ophthalmology.* 2003;110:2031.
208. Patel HR, Margo CE. *Arch Pathol Lab Med.* 2017;141:162–166.
209. Hayreh SS. In: Pillunat LE, Harris A, Anderson DR, et al., eds. *Current Concepts in Ocular Blood Flow in Glaucoma.* The Hague, Netherlands: Kugler; 1999:3.
210. Olver JM, et al. *Eye.* 1990;4:7.
211. Knox DL, et al. *Trans Am Ophthalmol Soc.* 2000;98:203.
212. Hayreh SS, Zimmerman MB. *Ophthalmology.* 2008;115:2275–2281.
213. Saito H, et al. *Ophthalmology.* 2008;115:1585–1590.
214. Beck RW, et al. *Ophthalmology.* 1987;94:1503.
215. Hayreh SS, Jonas JB. *Ophthalmology.* 2001;108:1586–1594.
216. Isayama Y, et al. *Ophthalmologica.* 1983;186:197–203.
217. Hayreh SS, et al. *Graefes Arch Clin Exp Ophthalmol.* 1994;232:745–752.
218. Weinstein JM, et al. *Invest Ophthalmol Vis Sci.* 1983;24:1559–1565.
219. Movaffaghy A, et al. *Exp Eye Res.* 1998;67:561–568.
220. Riva CE, et al. *Graefes Arch Clin Exp Ophthalmol.* 1997;235:618–626.
221. Pillunat LE, et al. *Exp Eye Res.* 1997;64:737–744.
222. Vaphiades MS. *J Neuroophthalmol.* 2004;24:235.
223. Bolacchi F, et al. *Invest Ophthalmol Vis Sci.* 2012;53:4191.
224. Parisi V, et al. *Eur J Neurol.* 2008;15:839–845.
225. Ho VTG, et al. *J Neurosurg Anesthesiol.* 2005;17:38.
226. Golinvaux NS, et al. *Spine (Phila Pa 1976).* 2014;39:2019–2023.
227. Holy SE, et al. *Anesthesiology.* 2009;110:246.
228. Practice advisory for perioperative visual loss associated with spine surgery. *Anesthesiology.* 2006;104:1319–1328.
229. Practice advisory for perioperative visual loss associated with spine surgery. *Anesthesiology.* 2012;116:274–285.
230. Practice advisory for perioperative visual loss associated with spine

surgery 2019. *Anesthesiology*. 2019;130:12–30.
231. Farshad M, et al. *Spine J*. 2018;18:1625–1631.
232. Brown RH, et al. *Anesthesiology*. 1994;80:222.
233. Katz DM, et al. *Arch Ophthalmol*. 1994;112:925.
234. Shen Y, et al. *J Neurosurg Anesthesiol*. 2009;21:21–30.
235. Murphy GS, et al. *Anesth Analg*. 2009;108:1394–1417.
236. Practice guidelines for perioperative blood management. *Anesthesiology*. 2015;122:241–275.
237. Ferraris VA, et al. *Ann Thorac Surg*. 2007;83:S27–86.
238. Williams EL, et al. *Anesth Analg*. 1995;80:1018–1029.
239. Hayreh SS. *Ophthalmology*. 1987;94:1488–1502.
240. Chamot SR. *Klin Monbl Augenheilkd*. 2002;219:292–295.
241. Lee LA, et al. *Anesthesiology*. 2008;108:864–872.
242. Grant GP, et al. *Anesthesiology*. 2010;112:57–65.
243. Cheng MA, et al. *Anesthesiology*. 2001;95:1351–1355.
244. Murphy MA. *Ophthalmology*. 2003;110:1454–1457.
245. Roth S, et al. *J Neurosurg Anesthesiol*. 1997;9:346–348.
246. Geijer C, Bill A. *Invest Ophthalmol Vis Sci*. 1979;18:1030–1042.
247. He Z, et al. *Invest Ophthalmol Vis Sci*. 2006;47:4872–4880.
248. Bui BV, Fortune B. *J Physiol*. 2004;555:153–173.
249. Cullinane DC, et al. *J Trauma*. 2000;48:381.
250. Sullivan SR, et al. *J Trauma*. 2006;60:72–76.
251. Alian AA, et al. *Anesth Analg*. 2016;123:346–356.
252. Hayreh SS, et al. *Am J Ophthalmol*. 1994;118:766–780.
253. Lee LA, et al. *Anesthesiology*. 2001;95:793.
254. Corda DM, et al. *Mayo Clin Proc*. 2011;86:865–868.
255. Bae J, Lee SH. *Neurospine*. 2018;15:18–24.
256. Hussain NS, Perez-Cruet MJ. *Neurosurg Focus*. 2011;31:E2.
257. Edwards 2nd CC, et al. *Spine Deform*. 2018;6:141–147.
258. Hassanzadeh H, et al. *Spine J*. 2013;13:1717–1722.
259. Maddox JJ, et al. *Spine J*. 2014;14:1159–1165.
260. Passias PG, et al. *Spine J*. 2017;17:1091–1099.
261. Siemionow K, et al. *Neurol Neurochir Pol*. 2014;48:403–409.
262. Hayreh SS. *Br J Ophthalmol*. 1974;58:981.
264. Wolf GL, et al. *Anesthesiology*. 1983;59:547.
265. Vote BJ, et al. *Anesthesiology*. 2002;97:1305.
266. Seaberg RR, et al. *Anesthesiology*. 2002;97:1309.

35 神经肌肉疾病：包括恶性高热和其他遗传性疾病

JIE ZHOU，ALA NOZARI，BRIAN BATEMAN，PAUL DENNEY ALLEN，
ISAAC NESS PESSAH

赵爽　石娜　徐懋　韩彬　译　王秀丽　谭刚　郭向阳　审校

要　点	
	■ 恶性高热（malignant hyperthermia，MH）是一种以常染色体显性遗传为主的药物相关遗传性疾病。
	■ MH 的易感性与 230 个骨骼肌雷诺丁（ryanodine）受体（RyR1）突变和 4 个钙电压门控通道亚单位 α1s（CACNA1S）基因突变有关，后者编码骨骼肌兴奋-收缩偶联必需的 2 个 Ca^{2+} 通道。
	■ L 型 Ca^{2+} 通道（$Ca_v1.1$）和 RyR1 之间的相互作用直接调节骨骼肌兴奋-收缩偶联的启动和终止。
	■ 骨骼肌约占体重的 40%，其代谢的内在变化对全身代谢和生理产生显著影响。
	■ 未暴露于 MH 触发因子时，MH 基因突变携带者可表现出轻度到中度的肌肉损伤，但不易确诊。
	■ MH 基因突变携带者对麻醉药物敏感，触发骨骼肌代谢亢进，如果不及时治疗，会产生致死性后果。
	■ MH 的体征包括呼气末 CO_2 升高、核心温度升高、肌肉僵直、心动过速及其他暴发性高代谢危象的表现。
	■ 暴露于触发药物或热应激可迅速导致 $RyR1/Ca_v1.1$ 通道调节失衡，表现为肌质内 Ca^{2+} 迅速积聚及高代谢危象，从而驱动 Ca^{2+} 泵加速利用腺苷三磷酸（ATP），以恢复肌质网、线粒体、细胞外液中静息 Ca^{2+} 储备平衡。
	■ 丹曲林（Dantrolene）可显著降低肌质内 Ca^{2+} 浓度，恢复静息 Ca^{2+} 平衡和代谢，从而逆转临床症状。
	■ MH 敏感的人群评估包括离体骨骼肌收缩试验（in vitro contracture test，IVCT）、咖啡因/氟烷骨骼肌收缩试验（caffeine/halothane contracture test，CHCT）以及 DNA 突变检测。
	■ 目前 DNA 检测可用于评估 42 个人类 MH 突变以及所有猪、马和犬 MH 突变。
	■ 未来 MH 的防治目标包括北美和欧洲医疗项目计划中改良基因检测技术，增加基因研究的财政支持，明确丹曲林的作用模式，快速确定触发 MH 的诱因以及对 MH 易感者建立高效、无创的诊断方法。
	■ 肌营养不良蛋白以及肌营养不良相关糖蛋白突变与肌纤维膜稳定性相关，其缺失导致 Duchenne 肌营养不良（Duchnne's muscular dystrophy，DMD）和 Becker 肌营养不良（Becker's muscular dystrophy，BMD）。
	■ DMD 和 BMD 患者发生 MH 突变风险与普通人群相似，MH 类似麻醉事件的报道中，DMD 患者发生率为 0.002，BMD 患者发生率为 0.00036。
	■ 琥珀胆碱禁用于 DMD 或 BMD 患者，因为此类患者肌纤维膜的不稳定性，从而导致横纹肌溶解和高钾血症的风险增高。

> ■ 舒更葡糖可逆转罗库溴铵或维库溴铵引起的神经肌肉阻滞，是此类患者手术麻醉的一种实用替代方法。罗库溴铵和舒更葡糖的联合应用改善了此类高难度肌肉病患者的麻醉管理。

恶性高热

恶性高热（malignant hyperthermia，MH）是最严重的麻醉相关并发症之一。暴发性恶性高热综合征由触发性麻醉药所引发，如挥发性麻醉药或去极化肌松剂。如果不能迅速做出诊断和及时治疗，MH 将成为致命性麻醉并发症。与本章中讨论的其他疾病不同，在暴露于触发药物前，MH 几乎没有任何特异的表现，是基因与环境相互作用的结果。本章也涉及到其他一些在常规麻醉实践中很少遇到的神经肌肉疾病，这些疾病均影响外周神经、神经肌肉接头和（或）肌肉的正常功能，给围术期管理和重症医学带来挑战。尽管这些疾病极其罕见，但由于医疗水平的提高、人类寿命延长以及其他不确定因素，临床医师接触此类疾病患者的数量也逐渐增多。神经肌肉疾病有可能与不适当的麻醉方案有关，所有受影响的患者都需要特别注意围术期的麻醉处理。目前该领域主要进展是从遗传学方面研发有创或无创的诊断工具。

MH 是一种药物相关遗传性临床综合征，其典型临床表现多发生于吸入挥发性卤族麻醉药，如氟烷、异氟烷、七氟烷、地氟烷和（或）应用去极化肌松剂琥珀胆碱之后。临床上暴发型 MH，患者体温急剧升高（可高达每 5 min 升高 1℃）和严重代谢性酸中毒，其原因是细胞内 Ca^{2+} 水平调节迅速失控和随之产生的持续性骨骼肌代谢亢进，可进一步发展为重度横纹肌溶解。尽管最初恶性高热的死亡率高达 60%，但后来早期诊断和丹曲林的应用使其死亡率降至 1.4%[1]。由于诊断意识的提高以及应用呼气末 CO_2 监测利于早期发现、使用触发性弱的麻醉药物以及早期应用控制暴发性 MH 发作的药物，使得 MH 发病严重程度明显下降。对麻醉患者中暴发性 MH 发病率的估计差异很大，约为 1:10 000 ～ 1:250 000[2]。日本 MH 的患病率为 1:60 000 ～ 1:73 000[3-4]。然而在 MH 易感者（MH-susceptibility，MHS）已知亲属中 MH 突变的发生率高达 1:2000[5]。男性较女性更易发生 MH[3,6]。最近，在表达人 MH 突变 RyR1-T4825I 基因敲入小鼠中，MHS 也显示出性别差异[7]。儿童占所有 MH 患者的 52.1%[8-9]。

具有临床 MH 综合征和肌肉活检阳性的患者中，

50% ～ 80% 的基因型与超过 230 个 I 型雷诺丁受体（RyR1；肌质网 Ca^{2+} 释放通道）和 4 个 L 型钙离子通道 $Ca_v1.1$ 突变其中之一有关，$Ca_v1.1$ 为钙电压门控通道亚单位 α1s（Calcium Voltage-Gated Channel Subunit Alpha1 S，CACNA1S）（也称为二氢吡啶受体，dihydropyridine receptor，DHPR）编码的有孔慢失活 L 型钙离子通道亚单位[10]。目前 MHS 的遗传学方面，RyR1、DHPR 和相关蛋白的功能研究已进行到分子生物学水平，猪和几种新的小鼠模型为该疾病病因学提供了参考。但人类的平行研究受到科学研究的局限性限制，并且单一基因型的表型因性别、年龄、遗传、表观遗传和环境修饰因素的不同而变得更加复杂。

美国恶性高热协会提供有关恶性高热知识的公众教育和联系方式（MHAUS, 11 E. State Street, P.O. Box 1069, Sherburne, NY 13460, U.S.A.；电话:（＋1）607-674-7901；传真：1-607-674-7910；电子邮箱：info@mhaus.org；网址：http://www.mhaus.org）及 MH 紧急咨询热线（1-800-MHHYPER 或 1-800-644-9737）。MHAUS 的专业附属机构——北美恶性高热登记处（North American MH Registry，NAMHR）负责整理加拿大和美国各肌肉活检中心的结果（NAMHR, 1345 SW Center Drive, P.O. Box 100254, Gainesville, FL 32610, U.S.A.）；电话:（＋1）888-274-7899；传真:（＋1）352-392-7029；网址：http://anest.ufl.edu/namhr/）。

历史

1915—1925 年，在同一个家族中发生了三例麻醉诱发的以肌肉僵直和高热为特点的恶性高热导致患者死亡[11-12]，三例患者的死亡原因令人困惑数十年，最终离体肌肉组织活检测试[11]证实家族中三个后代为恶性高热易感者。1929 年，Ombrédanne 描述了麻醉诱发的儿童术后高热、肌肉苍白伴随高死亡率，但未发现家族史[13]。1960 年，Denborough 及其团队报道一例 21 岁澳大利亚开放性腿部骨折患者对于麻醉而非手术表现得异常焦虑，因其有 10 位亲属在麻醉中或麻醉后相继死亡[14]，由此引起全世界范围内对恶性高热的密切关注。最初 Denborough 及其团队采用当时的新型麻醉药氟烷给该患者实施麻醉，当患者出现恶性高热表现时停止吸入氟烷，成功对症处理，MH 症状缓解后，实施蛛网膜下腔阻滞麻醉完成手术。威斯康星州 Wausau 地区的 George Locher 和加拿大多伦多的 Beverly Britt 进一步深入调查，最终发现 MH 发病具有家族性[15]。通过骨骼肌代谢增加或早期肌肉僵直症状、收缩反应的阈值降低和肌酸激酶（CK）值的升高这些表现，人们逐渐认识到高热症状是骨骼肌的直接参与，而不是体温调节中枢的失控[16]。

有趣的是，人们在繁殖率和产肉率高的近亲繁殖猪模型（如：兰德瑞斯猪，皮特兰猪，杜洛克猪，波中猪）中发现了相似的综合征，即猪应激综合征[17]，此综合征表现为代谢增加、酸中毒、肌肉僵直、发热、肌肉快速降解而导致死亡，肌肉表现为苍白、柔软伴渗出。猪应激综合征可由应激刺激而诱发，如分栏、运输条件、断奶、争斗、交配或准备屠宰等[18]，这已成为影响猪肉生产的一个严重问题[19]。1966 年 Hall 等报道了氟烷和琥珀胆碱能够诱发应激易感猪出现类似恶性高热综合征，此综合征是 RyR1 的单一错义突变引起的，所有的易感猪均在肌质网钙释放通道 RyR1 发现相同的 Arg615Cys 基因突变[20]。

1975 年，Harrison 描述了丹曲林可以预防和治疗猪恶性高热[21]，很快在多家医院应用丹曲林治疗麻醉诱发的 MH 中得以证实[22]。目前丹曲林仍然是成功治疗 MH 的首选药物。

兴奋-收缩偶联和恶性高热的生理学及病理生理学

恶性高热是骨骼肌兴奋-收缩（excitationcontraction，EC）偶联调节失常引起的综合征。正常的肌肉收缩由神经冲动到达神经肌肉接头处（即运动终板），触发运动神经末梢释放乙酰胆碱。乙酰胆碱激活神经肌肉接头突触后的烟碱受体（nicotinic acetylcholine receptors，nAChRs），非选择性阳离子通道位于突触后神经肌肉连接处，对肌细胞表面膜（肌膜）的局部去极化和激发沿肌膜快速传播的动作电位至关重要。肌膜表面内陷（称为横管或者 T 管）作为导管将动作电位快速而且均匀地直接传递到肌原纤维深部，介导"电压传感器"蛋白 $Ca_V1.1$ 构象变化。中央 T 管两侧由来自于肌质网（sarcoplasmic reticulum，SR）的末端池元件构成，该元件包含钙离子释放通道（RyR1）。T 管内 $Ca_V1.1$ 的构象变化被机械性传递到位于 SR 结合面的 RyR1。具体地说，在特定连接点（triadic junctions，三联体），四个 $Ca_V1.1$（二氢吡啶受体）单元与 RyR1 通道的物理偶联形成线性阵列，这对于 T

管内电信号的传递和 SR 内的 Ca^{2+} 的释放必不可少。SR 的 Ca^{2+} 释放引起的胞质（肌质）内游离 Ca^{2+} 浓度从 10^{-7}M 增加至 10^{-5}M。释放的钙离子与细丝中的收缩蛋白（肌钙蛋白 C 和原肌球蛋白）结合，暴露肌球蛋白的蛋白结合位点，从而使肌肉纤维缩短（即肌肉收缩）并产生力量，这一过程称为兴奋-收缩偶联。细胞内 Ca^{2+} 泵（如肌质网 / 内质网 Ca^{2+} 腺苷三磷酸酶（ATP 酶），或者 SERCA 泵迅速促使 Ca^{2+} 返回 SR，当肌质 Ca^{2+} 浓度下降至低于 10^{-6}M 时肌肉开始舒张，当肌质残余 Ca^{2+} 浓度恢复至 10^{-7}M 时肌肉停止舒张。肌肉收缩和舒张均需要三磷酸腺苷（ATP）参与消耗能量的过程。因此，了解参与 EC 偶联和肌肉舒张的分子物质对于理解恶性高热的成因至关重要（图 35.1）。人、猪和基因敲除变异鼠的临床和实验室资料均提示暴发性 MH 症状与细胞内 Ca^{2+} 浓度持续升高有关[23-26]。为代偿肌质 Ca^{2+} 浓度增高，离子泵活性增强和离子交换增加，也导致 ATP 需求增加，继而产热增加。因此，最终结果是体温过高。肌肉僵直是暴发性 MH 常见的表现，其原因是由于 Ca^{2+} 泵和转运蛋白的失调，使肌质内非结合型 Ca^{2+} 浓度无法降至收缩阈值以下（10^{-6}M）。丹曲林治疗作用在于降低肌质内 Ca^{2+} 浓度至阈值以下，但丹曲林降低肌质内 Ca^{2+} 浓度的作用通路比较复杂，尚不十分清楚。丹曲林对 SR 中 Ca^{2+} 释放的抑制能力似乎取决于肌质 Mg^{2+} 浓度的升高[27]；然而，丹曲林也能减轻 $Ca_V1.1$ 介导的去极化触发的 Ca^{2+} 进入细胞内，这在暴露于雷诺丁的 MHS 肌肉细胞和 MH 正常肌肉细胞中尤为明显[28]。因此，丹曲林是否直接抑制 RyR1 或在三联体需要额外的中间产物尚需进一步研究。

恶性高热是骨骼肌钙释放单位功能异常的结果

雷诺丁受体

雷诺丁受体（ryanodine Receptors，RyRs），也称骨骼肌内终板膜蛋白 /SR Ca^{2+} 释放通道，因特异性结合有毒植物生物碱雷诺丁而得名，并可根据雷诺丁浓度变化激活或抑制该通道[29-30]。在所有哺乳动物有三种 RyR 亚型。人类 RyR 的三个亚型骨骼肌（RyR1）、心肌（RyR2）和脑组织（RyR3）分别由位于染色体的 19q13.1[31]、1q42.1-q43[32] 和 15q14-q15[33] 基因编码。每个功能性 RyR 作为同源四构体包括 4 个相同的亚单位（每个约 5000 氨基酸）和一个附属蛋白 calstabin1

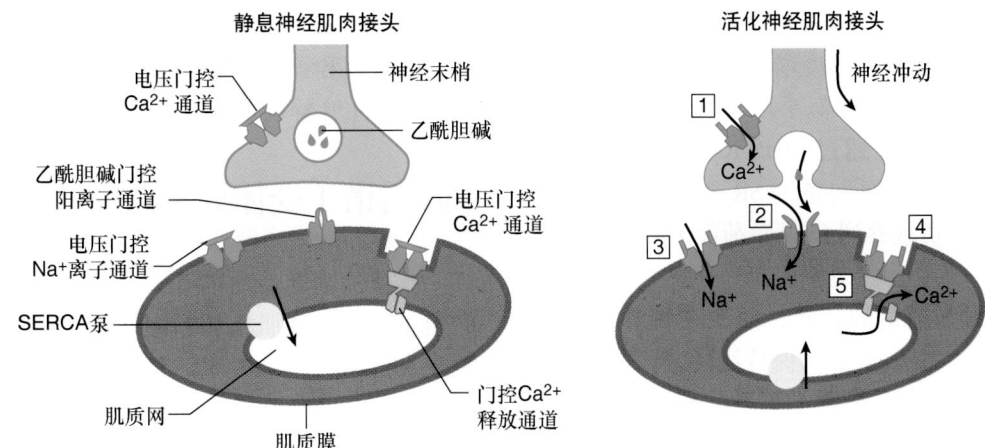

图 35.1　神经肌肉传递和兴奋-收缩偶联中主要的离子通道。神经冲动到达神经末梢活化电压门控 Ca^{2+} 通道（1）。电压门控 Ca^{2+} 通道活化引起的胞质 Ca^{2+} 浓度增加，触发乙酰胆碱的出胞作用，乙酰胆碱结合突触后烟碱型胆碱能受体活化一个完整的非选择性阳离子通道，使肌纤维膜去极化（2）。肌纤维膜去极化达到阈值，活化电压门控 Na^+ 通道（3）。触发动作电位通过横小管系统传递到肌肉深部。在横小管系统内，L 型电压门控 Ca^{2+} 通道感受膜去极化作用，发生构象变化（4）。这些电压传感器与雷诺丁受体（RyR1）肌质网 Ca^{2+} 通道之间的物理联系是电信号从 T 管传递到肌质网释放 Ca^{2+} 的途径（5）（Modified from Alberts B，Bray D，Lewis J，et al. Molecular Biology of the Cell. 3rd ed. New York：Garland Press；1994.）

（FK506 12-kD 结合蛋白，FKBP12）[34-37]。完整的四构体超过 2 兆道尔顿，它是哺乳动物中已知的最大的蛋白质之一和最大的离子通道。通过在 $Ca_V1.1$ 表达缺失的发育不全的肌管上加入嵌合体 $Ca_V1.1/Ca_V1.2$cDNA [38-39] 和在 RyR1/2/3 表达缺失的发育不全的肌管上加入嵌合体 RyR1/RyR2/3 cDNA，均证实了 $Ca_V1.1$ 与 RyR1 之间存在直接偶联。有研究提供了令人信服的证据，证明 $Ca_V1.1$ 重复序列 Ⅱ 和 Ⅲ 之间的胞质区域（如胞质 Ⅱ～Ⅲ 环）含有 46 个氨基酸（L720～Q765）和 RyR1 的多个序列，这些序列对于 $Ca_V1.1$ 和 RyR1 之间进行双向信号传导至关重要[40-42]。

近二十年来，人们通过明确骨骼肌内 Ca^{2+} 释放和蛋白间相互作用，对 EC 偶联的理解有了显著提高。其基本功能单位被命名为 Ca^{2+} 释放单位（Ca^{2+} release unit，CRU），位于 T 管和 SR 膜的结合区域[43]。CRU 是由参与调节 EC 偶联相互作用的蛋白组装成的大分子物质。RyR1 是一种调节 SR Ca^{2+} 释放的高通透性离子通道，是 CRU 的核心组成部分。附于 SR 膜上的功能性 RyR1 四聚体跨越结合间隙与 T 管膜上的四个电压活化 $Ca_V1.1$ 亚单位组成的四聚体相互作用，这种相互作用为双向信号途径，能够双向调节蛋白功能。并且 $Ca_V1.1$ 与 RyR1 的相互作用并非孤立的，位于三联体内的蛋白质可调节其相互作用，包括 Homer1 结合并偶联靶蛋白）、钙稳定蛋白 1、triadin 蛋白、连接蛋白、Mg29、亲联蛋白 1 和 2、集钙蛋白、钙调蛋白、STAC3、蛋白激酶 A 调节和催化亚单位以及蛋白磷酸酶 1[44-50]，除此之外还可能有其他蛋白及其他关键的组成部分参与调控 CRU。更为重要的是，越来越多的

实验证据显示 RyR1（$_{MH}$RyR）或 $Ca_V1.1$ 突变可改变 CRU 内的蛋白间相互作用[51-53] 和双向信号通路的精确性[54-58]。

某些化学物质存在的情况下，RyR1 或者 DHPR 的 MH 致病突变引起 RyR1 通道功能的严重失调，如离体情况下对挥发性麻醉药、对氯代间甲酚、咖啡因、雷诺丁和钾去极化的敏感性增强[59-61]。化学诱导的 RyR1 复合体功能障碍可能是触发失控性骨骼肌代谢性酸中毒（有氧性和糖酵解性）、肌强直和高钾血症的主要原因，但其机制尚不清楚。运动性热病、运动性横纹肌溶解症和 MHS 之间的关系也尚不清楚，需要进一步开展基础和临床病例对照研究[62]。

影响 Ca^{2+} 释放产生去极化作用的动能和强度的两种主要的触发阳离子是 Ca^{2+} 本身和 Mg^{2+}。正常 RyR1 复合体对 Ca^{2+} 反应为双相模式。首先，Ca^{2+} 在 100 nM 和 100 μM 之间以等级方式激活通道，浓度高出此范围时反而抑制通道活性[63-64]。研究认为这种双相作用方式通过 Ca^{2+} 结合两种不同的 RyR1 调节位点，高亲和性激动位点和低亲和性抑制位点[46]。Mg^{2+} 诱导的抑制作用是另一种重要的骨骼肌 RyR1 活性生理调节因子[65-66]。Mg^{2+} 协同抑制 RyR1（$n_H \approx 2$；50% 抑制浓度 [IC_{50}] ≈ 650 μM）。Mg^{2+} 可能通过与 Ca^{2+} 竞争活化位点以及与尚未确认的低亲和力抑制位点结合的方式发挥作用[67-68]。MH 突变可能引起 RyR1 复合体变构不稳定，导致抑制作用的减弱，并非直接改变激活或者抑制位点的 Ca^{2+} 和（或）Mg^{2+} 特性。因此，对药物的超敏反应可能与生理配体的应答改变有密切联系。但是，无论是 MHS 的离子通道原发性对 Mg^{2+} 或

者 Ca^{2+}（或者两者均有）的抑制作用敏感度减弱[69-70]，还是对 Ca^{2+} 的激活作用敏感度增高，或者对两个离子表现出双向敏感性的改变，似乎均与 MH 突变的位点密切相关[71-72]。有研究通过 MHS R615C 纯合子猪、R163C 和 C512S 杂合子鼠制备的 SR 来验证"易漏通道"假说，研究人员观察到 Ca^{2+} 负荷能力的显著降低（分别低于相对应的野生型老鼠的 38%、23% 和 22%），这主要是由于易漏通道的存在，即使在囊外 Ca^{2+} 为 100 nM 的情况下，易漏通道仍保持活跃[73-74]。最新研究显示，$Ca_V1.1$ 的表达抑制了雷诺丁不敏感性 RyR1 通道流出相的基础活性[56]。重要的是，MHS 突变不仅改变了 EC 偶联过程中的双向信号[51-52] 和 RyR1 通道功能的固有调节[65-66]，而且还减弱了 $Ca_V1.1$ 在非触发条件下对 RyR1 钙泄漏的负调节。有研究利用基因敲入小鼠进行分子和细胞水平研究，包括猪和人 MHS 肌肉、肌管、肌球制剂和表达 $_{MH}$RyR1 cDNAs 的肌管，所有这些部位均显示胞质静息 Ca^{2+} 浓度缓慢升高，从而证实了之前的结论[53, 60, 75]。

功能和结构两方面的证据均表明，RyR1 区域之间的远程域间相互作用参与了通道调节，这种调节是通过稳定蛋白质构象实现的，对正常通道递质传递发挥至关重要的作用[76]。Samso 及其同事对 RyR1 的三维重建表明，RyR1 的结构设计支持远程变构，如与 $Ca_V1.1$ 偶联，并与钙调蛋白和 FKBP12 等配体结合[77]。最近，此种结构模型已有多个实验室均从分子水平得以证实[78]。

电压门控钙通道：$Ca_V1.1$ 的作用

虽然大部分导致恶性高热易感的突变位于 RyR1 基因上，但是编码骨骼肌 $Ca_V1.1$ 亚基的 CACNA1S 基因上的 3 个突变与人 MHS 有关[5, 79-81]。Arg1086His 位于细胞内环，连接 $Ca_V1.1$ 同源重复序列 Ⅲ 和 Ⅳ，Arg1086His 突变是首次在非 RyR1 蛋白内发现的 MH 致病突变。R1086H 突变的生理特性表明，细胞膜去极化或给予 RyR1 激活因子（如咖啡因）时，RyR1 活化的敏感性显著增加[82]。此外，Pirone 等已经证实，在 T1354S 突变的同源重复序列 $Ca_V1.1$ 的 Ⅳ S5 ~ S6 细胞外孔环区域的 1354 位点有一个导致 MHS 的苏氨酸-丝氨酸突变位点，可加速 L 型 Ca^{2+} 电流的动能并促进 RyR1 介导的 Ca^{2+} 释放[81]。ArgR174Trp $Ca_V1.1$ MH 突变发生在 IS4 电压感应螺旋的最内部的残基上，此残基存在于所有的 Ca_V 通道。与其他的 $Ca_V1.1$ MHS 突变不同，R174W 可减缓 L 型电流，但对正常 EC 偶联并无影响。在小鼠研究中，来源于 Het R174W 的动

物肌肉纤维证实，与野生型 $Ca_V1.1$ 肌管相比，Ca^{2+} 释放对咖啡因和氟烷的敏感性增加[54, 83]，但这种突变是否足以产生麻醉或热引发的暴发性 MH 仍有待检验。

除雷诺丁受体异常以外的其他因素

其他的细胞活动也可影响 MH 发作。研究证明同时给予非去极化肌松剂和触发药物能够延缓或者预防临床 MH 综合征的发生。足量非去极化肌松剂预处理 MH 易感猪可完全消除电刺激神经引出的肌颤搐，能够防止氟烷触发临床综合征达 90 min，即试验的最长时限[84]。然而，持续吸入氟烷的同时应用胆碱酯酶抑制剂新斯的明使神经肌肉接头功能恢复时，则立即触发临床 MH，这提示功能性神经肌肉接头和（或）肌纤维膜的去极化作用与 MH 临床综合征之间存在密切联系。

在肌管中，肌纤维膜兴奋 - 偶联 Ca^{2+} 进入（sarcolemmal excitation-coupled Ca^{2+} entry，ECCE）对 RyR1 的构象敏感，RyR1 的几个突变及 MH 突变可增强 Ca^{2+} 进入[44, 52, 85]。ECCE 为 $Ca_V1.1$ 在长时间或反复肌管去极化过程中的固有特性[86]，可通过将 $Ca_V1.1$ 转移到 2 型门控构象来介导。然而，MHS 肌肉组织中增强的 ECCE 有助于增加对去极化的敏感性，可能是丹曲林抑制电流和氯化钾引起的去极化反应的一个靶点[51]。尽管 CACNA1S 的表达可产生剪切变异体，下调肌纤维 $Ca_V1.1$ 通道内 Ca^{2+} 电流密度，这种变异维持 Ca^{2+} 电流密度与胚胎肌管中电流密度相似，这些研究进一步明确了 MH 肌肉病理学特点[87]。

除 ECCE 外，骨骼肌不可兴奋细胞[88]中经典钙池调控储存式 Ca^{2+} 进入与钙池调控 Ca^{2+} 进入（SOCE）相似[89-91]，并且在 MHS 肌肉组织中更为活跃，包括慢性储存耗竭过程中和 MH 危机阶段。这些 SOCE 通道也被认为是丹曲林的靶点，但还没有得到其他研究的证实[92]。总之，这些数据表明 $_{MH}$RyRs 或 $_{MH}Ca_V1.1$ 通过 ECCE 和（或）SOCE 增强 Ca^{2+} 进入。当 $_{MH}$RyRs 对 Ca^{2+} 和 Mg^{2+} 抑制的敏感性降低时，这种增强进入可提高细胞对触发因子的敏感性并导致暴发性 MH 临床综合征。

丹曲林

丹曲林是唯一已经证明可有效逆转 MH 综合征的药物。纯合子猪或者杂合子鼠暴露于触发因子时，预先应用丹曲林也能预防 MH 暴发性发作。丹曲林钠是乙内酰脲衍生物［1-［5-（4- 硝基苯基）-2- 呋喃基］

亚甲基］亚胺基］-2,4- 咪唑］，不阻断神经肌肉传递，但可直接作用于横纹肌引起肌无力。在体外，丹曲林的药理特性与其减少 Ca^{2+} 从 SR 的外流密切相关[93]。丹曲林（20 μM）可缓解 MH 易感肌肉中 Mg^{2+} 的抑制作用[94]。丹曲林（20 μM）能抑制咖啡因对 MH 肌肉的增敏作用，并且丹曲林及其水溶性类似物阿珠莫林（150 μM）均可减少肌肉和三联体囊泡内去极化诱发的 Ca^{2+} 释放作用[95]。丹曲林作用于 RyR1 从而抑制 SR Ca^{2+} 释放的理论尚存争议。Paul-Pletzer 等证实叠氮丹曲林可特异性标记 RyR1 的 1400- 氨基酸残基 N- 末端钙蛋白酶消化片段的氨基端，并且叠氮丹曲林结合位点位于 RyR1 含有核心序列的 590 至 609 氨基酸残基的单一结构域[96]。然而，迄今为止无论在脂质双层理论，或者共存于 FKBP12、ATP 和 Ca^{2+} 活化浓度中，尚缺乏丹曲林直接作用于单个 RyR1 通道的证据，这提示丹曲林的主要作用是改变关键蛋白间交互作用。最近发现丹曲林抑制 SRCa^{2+} 释放需要 Mg^{2+} 辅助，这可能能够解释在没有 Mg^{2+} 存在的脂质双层理论中丹曲林仍可抑制 RyR1 通道活性的原因[27]。

遗传学

RyR1 基因突变在离体骨骼肌收缩试验（in vitro contracture tests，IVCTs）阳性的 MH 易感人群及其亲属中的阳性率达 50% ～ 80%，在患有中央轴空病（central core disease，CCD）和金-德综合征（King-Denborough syndrome，KDS）家族中的阳性率几乎达 100%。迄今已检测出与 MH 相关的超过 202 个错义突变和 8 个缺失突变。在未知 MH 试验结果前提下，另有 29 个错义突变与 CCD 和微小轴空病（multiminicore disease，MmD）有关[10]。有趣的是，40%RyR1 错义突变发生在 CpG 二核苷酸序列。5 个其他染色体位点（17q21-24、1q32、3q13、7q21-24 和 5p）与骨骼肌收缩试验阳性和麻醉反应异常的家系有关，分别命名为 MHS2 ～ 6 位点。然而，这 5 个位点中，唯一与 MH 有关的是 CACNA1S 基因，位于 MHS3 位点，参与编码 Cav1.1（DHPR 的 α1S- 亚基）[97]，该基因的两个致病突变与全球不到 1% 的 MHS 家族相关。在其他位点中的所有基因均已经排除导致 MHS 的可能性。因此，RyR1 基因仍为当前临床遗传学分析的主要靶点。

RyR1 突变的分布

与 MHS 和（或）CCD 有关的错义突变，分布于整个 RyR1 基因编码区域，而且均可转录为特定功能的蛋白质[10, 98]。直到最近研究发现多数 RyR1 突变集中在三个"热点区域"：氨基酸残基的 35 和 614 之间（MH/CCD 域 1）、肌质网底部蛋白的氨基酸残基 2163 和 2458 之间（MH/CCD 域 2）以及跨膜环或孔区域的羧基末端氨基酸 4643 和 4898 之间（MH/CCD 域 3）（图 35.2）[99]。"热点区域"的推断似乎只是样本分析的偏差所致，因为与 MHS 或者 CCD（或者两者）

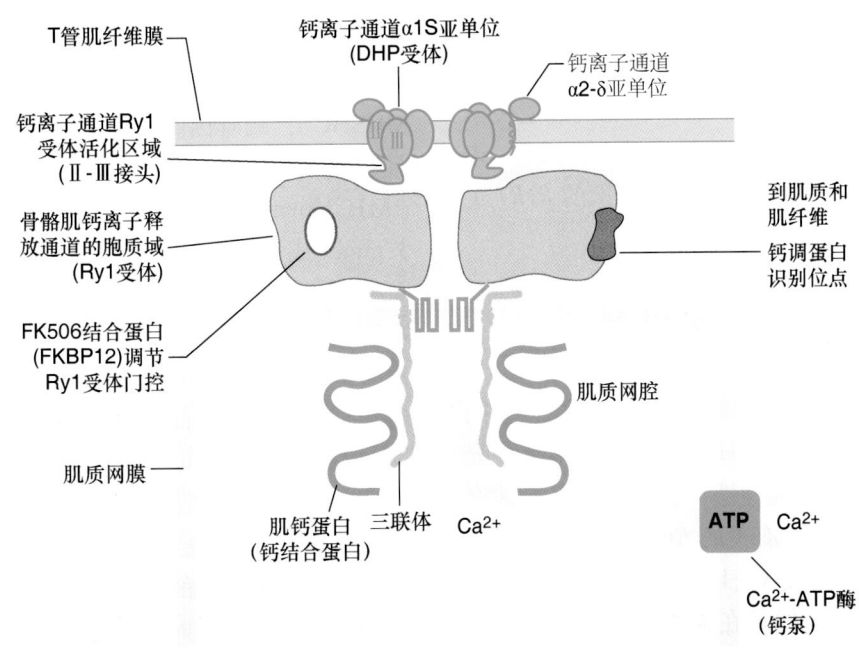

图 35.2　骨骼肌三联体连接示意图显示连接蛋白末端［雷诺丁受体（RyR1）］和其关联蛋白。在骨骼肌内，DHPR 的 α1s- 亚单位参与兴奋-收缩偶联。经过三联体连接的狭窄间隙传递基础信号，激活 RyR1，促使肌质网释放 Ca^{2+}（Modified from Pessah IN, Lynch C III, Gronert GA：Complex pharmacology of malignant hyperthermia. Anesthesiology 1996；84：1275.）

有关的错义突变分布在 107 个 RyR1 外显子其中的至少 54 个上。目前报道的 MH 突变中，41% 的突变在多个家系中出现。CCD 突变主要位于在基因的 C- 末端域（外显子 85 ～ 103），其中 10 个突变在两个及以上家系中出现过（17%）：R4861H（$n = 14$）、V4849I（$n = 9$）、I4898T（$n = 7$）、L4824P（$n = 4$）、A4940T（$n = 4$）、G4638D（$n = 3$）、R4893W（$n = 3$）、R4861C（$n = 2$）、R4893Q（$n = 2$）和 G4899E（$n = 2$）。

难以确定 MH 和 CCD 确切的种族分布。MH 和 CCD 主要发生于西方人群，但可能是报告病例的方式和频率差异导致。有些突变集中某特定区域，其分布和出现频率也有人群特异性。在英国，已经发现 69 个 RyR1 突变型，其中 25 个见于单一家系，接受调查的 434 个阳性突变的 MH 家系中，最常见的突变型是 G2434R，占 40%，其次是 T2206M（10%）和 G341R（8%）。在瑞士，V2168M 和 I2336H 是最主要的突变型[100]。而在德国，5 个或者更多的独立病例中检出 R163C（MH 和 CCD）、R614C（MH）、T2206M（MH）、G2434R（MH）和 R2454H（MH）[101-102]。在法国，常见突变型是 G341R 和 R614C[103]，在意大利[103]和加拿大[104]的几个 MH 家系中也发现 R614C 突变，G341 突变在比利时也较常见[103]。欧洲和北美常见的突变是 G2434R，其在欧洲家系中的发病率为 4% ～ 7%，在北美家族为 5.5%[105]。在日本、中国（包括台湾地区）、澳大利亚，单家族突变是最常见的突变，新西兰 MH 家族，除了在澳大利亚新南威尔士州农村的大量人群中曾报告的 R163C 突变和在新西兰毛利人群体的许多家庭中发现的 T4826I 突变外，也是单家族突变多见[106-108]，但这也可能是在亚洲和澳大利亚参与调查的病例较少所致。欧洲和北美的遗传学筛查研究主要集中在基因热点区域的域 1 和域 2，未能筛查到 RyR1 突变的原因可能是这些病例的 RyR1 突变在这两个区域外或者其他基因突变所致。

恶性高热的遗传特性和外显率

在已知病例和家系中已经确定多个 MH 相关基因突变与恶性高热有关，人类 MH 的遗传性并不是外显率可改变的单纯常染色体显性遗传。六个非血缘性家系包含至少两个均与 MHS 有关的 RyR1 突变型，一种是 RyR1 突变型，另一种是 Ca_v1.1 突变型[5]。尽管易感猪常见 MHS 纯合子，但是在人类罕见，转基因鼠中存在 50% 纯合子。人类 MHS 纯合子表型在临床实践中未见明显异常，但是在 IVCT 实验中对咖啡因 / 氟烷的反应比杂合子更为明显[109-112]。"热点区域" 1

的两种 MH 突变型的纯合子小鼠围产期即可导致死亡[73-74]。人双杂合子第二突变型对 IVCT 实验并不表现出叠加效应[5]。

离体骨骼肌收缩试验和咖啡因-氟烷骨骼肌收缩试验

目前诊断 MH 的金标准是氟烷和咖啡因骨骼肌收缩试验，又称为 IVCT 或咖啡因-氟烷收缩试验（caffeine halothane contracture test, CHCT）。两种检测方案分别由欧洲恶性高热小组（EMHG）和北美恶性高热小组（NAMHG）制定[9]。两种检测方案相似但不完全相同，为了加以区别，EMHG 方案命名为 IVCT，NAMHG 方案命名为 CHCT。

对于 IVCT，肌肉活检标本取自股四头肌（股内侧肌或股外侧肌）[113-114]。检测方案分别是：静态咖啡因试验、静态氟烷试验、动态氟烷试验[114]。静态咖啡因试验中，咖啡因的浓度逐步递增（0.5、1、1.5、2、3、4 和 32 mmol/L），较基线张力至少增加 0.2 g 的持续肌肉张力的咖啡因最低浓度被认定为咖啡因静态试验的阈值。然后运用相同的方法，将肌肉分别暴露于 0.5%、1%、2% 和 3% 的氟烷浓度下，得出氟烷静态试验的阈值。动态氟烷试验是将肌肉以 4 mm/min 的恒定速率牵拉以达到一个大约 3 g 的力，在暴露于氟烷 3 min 后维持该新的长度 1 min。在每一个循环，氟烷的浓度将由 0.5%、1%、2% 至 3% 逐渐增加。与给予氟烷前对照，能够产生持续增加的至少 0.2 g 肌肉张力的氟烷浓度被定义为动态氟烷试验阈值[114]。IVCT 方案将患者分成三组：① MHS 组（MH Susceptible，MHSHC），咖啡因阈值为咖啡因浓度 2 mmol 或更低，且氟烷阈值为氟烷浓度 2% 或更低；② MH 正常组（MH Normal，MHN），咖啡因阈值为咖啡因浓度 3 mmol 或更高，且氟烷浓度为 2% 时无反应；③ MH 可疑组（MH Equivocal，MHE），上述两组中只对咖啡因或氟烷有反应[113-114]。由于在实验室环境之外使用 "MH 可疑组" 的标签可能混淆不熟悉其来源的患者和临床医师，因此 MHE 未进行标记描述[115]。

对于 CHCT，可以从以下部位选取肌肉活检，优选排序依次为：①股肌群，②腹直肌，③特殊情况下的其他肌群[116]。需要测试的肌肉仅暴露于 3% 浓度的氟烷或浓度逐渐增加的咖啡因 [0.5,1,2,4,8 mmol/L（若肌肉在 4 mmol/L 时的反应小于 1 g，则将浓度增至 8 mmol/L），以及 32 mmol/L]。可选试验包括将肌肉暴露于 1% 的氟烷与递增的咖啡因混合环境中或是仅将肌肉仅暴露于 2% 的氟烷中[116]。CHCT 方案中，无论是氟烷还是咖啡因测试为阳性，即诊断为 MHS；当两项测试均为阴性时，则诊断为 MHN[116]。

据报道，如将 MHE 归入 MHS 组，IVCT 的灵敏度和特异度分别为 99.0%（95% 置信区间：94.8% ～ 100%）和 93.6%（95% 置信区间：89.2% ～ 96.5%）[114]。CHCT 的灵敏度和特异度分别为 97.0%（95% 置信区间：84% ～ 100%）和 78%（95% 置信区间：69% ～ 85%）[117]。最近，人们发现喹诺酮类和他汀类药物，3- 羟基 -3- 甲基戊二酰 – 辅酶 A（HMG-CoA）还原酶抑制剂可诱发 MHS 肌纤维显著挛缩，但对 MHN 肌纤维无反应[118-119]。昂丹司琼和 3, 4- 亚甲基二氧甲基苯丙胺（MDMA），在 MHS 和 MHN 的肌纤维中均可呈剂量依赖性地诱发肌挛缩或者增加钙离子诱发肌肉收缩的敏感性[120-121]。有研究对 IVCT 方案进行了改进，即加入雷诺丁[122]或者对氯代间甲酚（一种雷诺丁受体特异性激动剂）[114, 123]，但尚未被纳入标准方案。此外，Metterlein 等研究了在 IVCT 中用新的挥发性麻醉药取代氟烷的可能性，逐渐增加浓度后，除了七氟烷，所有挥发性麻醉药，包括恩氟烷、异氟烷和地氟烷，与 MHN 肌纤维比较，均可诱发 MHS 肌纤维显著收缩。然而，氟烷诱发 MHS 的肌纤维收缩最为显著，因而氟烷被 IVCT 方案认定为最强的触发因子[124]。相比于七氟烷浓度递增法，直接应用 8% 七氟烷可以显著诱发 MHS 患者更强烈的肌肉收缩[125]。然而，日本 MH 数据库的回顾性分析表明，七氟烷诱发的 MH 和异氟烷或者其他药物诱发的 MH 之间并无差异，提示七氟烷并非一种弱的或者相对较弱的 MH 触发因子[126]。

恶性高热基因检测与离体骨骼肌收缩试验 / 咖啡因 – 氟烷骨骼肌收缩试验结果的不一致性

恶性高热基因检测与离体骨骼肌收缩试验 / 咖啡因 – 氟烷骨骼肌收缩试验结果的不一致性一直影响着遗传连锁分析的应用。例如 MHN 患者携带一种 MH 相关 RyR1 突变型和 MHS 患者不携带常见 RyR1 突变型。最有可能的解释是 IVCT/CHCT 临床精确性有限以及 IVCT 或者 CHCT 的阈值不准确，导致确诊 MHN 或 MHS 时出现差错；第二种可能性是可改变外显率的等位基因沉默[127]；第三种可能性是此类患者还有其他影响 RyR1 功能和表型外显率的未知基因或修饰基因的突变。MH 发生率和患病率的差异也可能与表观遗传学因素有关。Carpenter 等提示 MHS 的严

重性可能与 RyR1 基因高度保守区域的变异和突变相关[79]。MH 家系资料的缺乏为连锁分析和理解临床表现的差异性带来困难。Robinson 等通过传递不平衡测试（transmission disequilibrium test，TDT）提示 5 号和 7 号染色体位点可影响 MH 易感性，1 号和 7 号染色体位点的影响性次之[103]。

基因筛查指南

2000 年，欧洲 MH 小组（EMHG）根据 MH 家系其他位点的连锁数据分析制定了 RyR1 突变筛查指南，但是所有学者均强调 IVCT 在诊断 MH 的重要作用[128]。这些筛查指南的应用减少了 MH 易感者亲属进行肌肉收缩试验的必要，又不增加误诊的风险[129-130]。2015 年，EMHG 公布了 MHS 修订版指南。这个更新的指南提供了详细的患者转诊标准和 IVCT 结果的临床解读（https：//www.emhg.org/testing-for-mh-1）。

仅有少量的北美 MHS 家系接受了基因型、连锁分析和特异性基因筛查。过去几年中，MH 活检中心和分子生物学家合作筛查出 209 个与 MHS 患者无关的 RyR1 基因突变（见 RyR1 突变分布）。

Larach 等报道 1987—2006 年提交至 NAMHR 的 181 例恶性高热患者的发病率为 34.8%，并且恶性高热事件的发生最常见于年轻男性（75%）（中位年龄 22.0 岁），其中大约 75% 患者至少经历一次无恶性高热症状的全身麻醉[131]，这说明在缺乏廉价的 MH 诊断试验的情况下确定 MHS 患病率仍然任重而道远。

暴发性恶性高热

暴发性 MH 很罕见。MH 急性发作依赖于四个因素：遗传倾向（可能很少为后天获得性），抑制因子缺乏，麻醉药或者非麻醉药触发因素，以及可使其他三个因素中一个或者多个作用强化的环境因素。

麻醉药触发

触发 MH 的麻醉药物包括乙醚、氟烷、恩氟烷、异氟烷、地氟烷、七氟烷和目前唯一使用的去极化肌松剂琥珀胆碱。地氟烷和七氟烷似乎是比氟烷效力低的触发药物，引起的 MH 发作较缓慢[132-133]。如果使用了琥珀胆碱，MH 的发作可能呈暴发性。传统上用挥发性麻醉药诱导进行 MHS 猪筛查，5 min 内（常常更短的时间）即出现明显的后肢僵直[134]。即使麻醉

诱导前 1 h 的运动也会增加猪 MH 发作的严重性，促进肌肉僵直的发作[134]。同样，在新的基因敲入小鼠模型中，暴露于挥发性麻醉药后，四肢僵直会迅速出现。另外，人类可能存在若干修饰因子，而猪或鼠都没有，由此能够改变（或者甚至预防）临床 MH 的发作。在 MH 患者中，轻度低温、预先给予巴比妥类药物、镇静剂、丙泊酚或者非去极化肌松剂能推迟或者防止 MH 的发作[25, 134-136]。因此，其反应与猪或者 MH 基因敲入鼠相比更加难以预测。有多例报道表明，MH 暴发性发作患者之前曾经成功接受过强效的 MH 触发药物的麻醉[137]。这种情况的原因尚不明确，可能与之前描述的一样，预先或者同时给予了可以预防或延迟 MH 发作药物，或者未知的环境因素影响了触发阳性事件的发生。因此，人类 MH 的发作在起始症状和发作时间上有很大的差异。MH 发作的差异使得在临床麻醉中的诊断十分困难。尽管 Larach 等制定的临床分级量表并不完美，但不失为一种有效的回顾性分析方法，帮助临床医师判别一个患者麻醉反应异常为 MH 可能发生还是临床 MH 发作[138]。虽然如此，通过提高警觉性、识别其症状和体征、熟悉该综合征的治疗方法，MH 还是很容易诊断的。

暴发性 MH 综合征的典型的临床表现可能始发于以下两种情况之一：

1. 使用硫喷妥钠和琥珀胆碱麻醉诱导后出现僵直，但是能成功插管，随后迅速出现情景 2 中的症状。

2. 麻醉诱导反应正常，麻醉过程平稳直至出现下列症状：

- 无法解释的窦性心动过速或者室性心律失常（或两者均有）；
- 自主呼吸时，呼吸急促；
- 无法解释的氧饱和度下降（因为静脉氧饱和度下降）；
- 充分通气时呼气末 CO_2 增加（且大多数病例中通气参数未变）；
- 非预料的代谢性和呼吸性酸中毒；
- 中心静脉氧饱和度下降；
- 不明原因的体温升高，超过 38.8℃。

大多数情况下，常见的缓和的 MH 发作（情景 2）可因心动过速、呼气末 CO_2 水平增加和肌肉僵直的进展快速被发现。有一些原因可能使发作延迟，或直到患者进入术后恢复室后症状才明显。MH 一旦触发，进程很快。当患者出现如呼气末 CO_2 分压升高、肌肉僵硬、心动过速和发热等提示 MH 发生的临床表现时，必须具有超过一个的异常体征方能做出诊断，因为根据很多报告病例的 meta 分析，单一的异常体征通

常并非 MH 发作[138]。吸入麻醉药和去极化肌松剂触发 MH 的机制仍不清楚，但其是致病因素的事实和早期诊断对于成功救治的重要性不容忽视。

非麻醉药触发 MH

应激因素比如运动、高温也可以触发 MH，即"清醒" MH。多个报道表明，人处于紧张状态时可出现恶性高热样发作[139-144]。测定运动过程中血浆儿茶酚胺水平，在 MH 和正常个体间并无显著性差异[145-146]。因此，这些反应可能不是由交感神经过度兴奋或儿茶酚胺急剧升高引起的[147]。

Wappler 等报道 12 例无亲属关系的患者发生运动诱发的横纹肌溶解，其中 3 例有 RyR1 基因的突变；这 12 例患者中 10 例对 IVCT 产生异常收缩反应[148]，还有一例可疑收缩反应。当易感猪暴露于环境应激，如运动、高温、缺氧、忧虑和兴奋，会触发暴发性 MH（见上文"历史"部分）[9, 134]。这些反应与肌肉运动或者温度升高相关。在四个杂合型品系 MH 鼠和两个纯合型品系的 MH 鼠中，周围环境温度增高可以触发暴发型 MH[74-75]。一项流行病学研究显示，运动诱发症状包括横纹肌溶解，在 MHS 患者中更为常见[148]；而且，在 3 例运动诱发的横纹肌溶解病例中，发现 Arg401Cys RyR1 基因突变[106]。而其他报告大多是传闻，并涉及中暑、突发意外死亡、异常的紧张和疲劳或肌痛等可能的"清醒" MH 发作。与这些事件相关的应激包括运动和暴露于挥发性的非麻醉气体环境中[141, 149-150]。在美国，MHAUS 已经就 MHS 相关的高温和运动的不良反应制定了建议[151]。

恶性高热相关综合征

咬肌痉挛（硫喷妥钠-琥珀胆碱或者氟烷-琥珀胆碱僵直）

咬肌痉挛或牙关紧闭定义为应用琥珀胆碱后肢体肌肉松弛但下颌肌肌肉僵直的现象。咬肌和翼外肌富含慢肌纤维，对去极化肌松剂的反应表现为强直收缩[152-153]。Vander Spek 等发现了临床应用琥珀胆碱后患者出现咬肌强直收缩，引起下颌肌张力增加[154]。反应依次表现为：下颌紧，然后下颌僵硬，最后下颌严重僵硬（图 35.3）。即使在使用小剂量非去极化肌松剂预处理后仍有可能出现下颌僵硬。如果在牙关紧闭的基础上出现了其他肌肉的僵直，则与 MH 绝对相

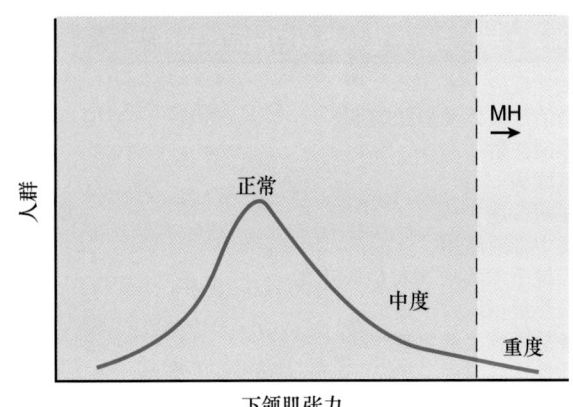

图 35.3　琥珀胆碱通常轻度增加下颌肌张力。有些患者下颌肌张力中度增加，在极少数患者极度增加（即"钢性下颌"）。后者有接近 50% 的患者为 MHS。曲线下降支与虚线相交下方区域是 MH 人群的分布区域

关，麻醉应当立即终止，并开始 MH 的治疗。

然而，超过 80% 的患者仅有牙关紧闭但没有其他肌肉僵直，这属于正常患者的差异表现。一旦出现牙关紧闭，应当加强患者监测，包括监测呼气末二氧化碳，观察尿的颜色，动脉或静脉采血分析 CK、酸碱状态和电解质水平，尤其是钾的水平。尽管未经科学验证，但最初的下颌紧张程度和持续时间被认为可以预示反应的严重程度。MHAUS 建议在 36 h 内每隔 6 h 检查 CK 水平和尿肌红蛋白水平。出现咬肌痉挛的患者应密切观察至少 12 h。

轴空肌病

轴空肌病（core myopathies，CCD）是一种罕见的遗传性疾病，于 1956 年首先由 Magee 和 Shy 报道[155]。最近的一项关于英格兰北部的群体研究显示其患病率为 1 : 250 000[156]。1971 年，Engel 等报道了一种相关的先天性肌病，多轴空肌病（multicore disease，MCD）[157-158]。随后，此疾病的不同变种也被冠以不同名称，包括微轴空肌病和多发微轴空肌病[157]。多发微轴空肌病（multiminicore disease，MmD）是目前欧洲神经肌肉研究中心采用的最为正式的名称[157]。

如前所述，大多数的 CCD 病例是由于 RyR1 基因显性错义突变导致。在临床上，被诊断为 CCD 的患者都表现出不同程度的肌肉无力，且在组织学上均于 I 型骨骼肌纤维上存在有中央轴空[159]。MmD 被认为是一种隐性遗传性肌肉病，有严重轴向无力，呼吸、延髓和眼外肌通常受累[159]。MmD 与染色体 1p36 上的 SEPN1 基因和 RyR1 基因的隐性突变有着异源性遗传关联，且在 MmD 中，1 型和 2 型肌纤维均可能受累[157]。

在 CCD 患者中，血浆 CK 水平往往是正常的，但在个别病例可以升高 6 至 14 倍。股四头肌超声检查通常显示回声增强，而腹直肌相对较少累及。在典型 CCD 患者中，这种 MRI 肌肉选择性受累的特征性影像学表现已有报道，似乎由于 RyR1 位点的不同而表现出不同特征[157]。

CCD 与 MHS 之间的关系很复杂，在很多 CCD 患者中，IVCT 试验为阳性，然而在其他患者中，MHS 却被予以排除。考虑到 CCD 与 MHS 之间的紧密联系与潜在风险，除非患者 IVCT 显示阴性，否则将所有 CCD 患者视为有 MH 的风险是明智的。虽然 MHS 未曾在 SEPN-1 相关肌病患者中报道过，然而考虑到 RyR1 相关 MmD 中的潜在风险，谨慎起见，应使用非触发药物。MmD 患者临床出现 MH 反应已有报道[160-161]。

金-德综合征

为了了解金-德综合征（King-Denborough syndrome，KDS），我们首先介绍努南综合征（Noonan syndrome），它是一种涉及面部、心血管、血液系统以及骨骼系统的常染色体显性遗传病。该病以儿童心脏病专家努南博士命名，典型的努南综合征为青春期延迟、下斜视或者眼距过宽，听力丧失，双耳位置低或者形状异常、轻度智力低下（大约发生于 25% 的病例）、上睑下垂、身材矮小，男性出现阴茎短小及隐睾，鸡胸以及蹼状短颈。在新生儿的发生率为 1 : 1000 ～ 1 : 2500 之间[162]。大约 50% 的患者出现非受体蛋白酪氨酸磷酸酶 II 型（PTPN2）的突变[163]。其他基因包括 SOS1、KRAS、RAF1、BRAF、MEK1 以及 NRAS，它们编码的蛋白是组成 Ras- 丝裂原活化蛋白激酶（RAS-MAPK）信号通路的一部分[164]。努南综合征最近被定义为是神经-心脏-面部-皮肤综合征家族的一部分[165]。之前一项 27 例患者的研究表明，尽管许多使用氟烷和琥珀胆碱麻醉过程很顺利，仍有一例出现了轻度的 CK 的升高[166]。尽管努南综合征患者 MH 易感相关的证据很弱，但其与 KDS 的相似性应引起对确诊患者的关注。努南综合征患者中出血性疾病的发病率在 20% ～ 89% 之间，包括血小板减少症、血小板功能紊乱、血管性血友病以及凝血因子缺乏[164]。推荐的常规筛查包括（但是不限于）出血史、血小板计数、凝血组合、因子 XI 水平[165, 167]。如果上述任何一项检查异常，应咨询血液科会诊意见。努南综合征患者的高腭弓、牙齿错位以及蹼颈使得气管插管具有潜在风险[168]。另外，寰枢椎齿突发

育不全和不稳可能导致颈髓受压。推荐术前进行颈椎评估[169]。因为 30% 到 50% 的努南综合征患者具有肺动脉狭窄，因此需要严密监测右心功能[170]。由于脊柱侧弯常见，努南综合征患者的区域麻醉具有挑战性，局部麻醉药的扩散可能难以预测[169, 171]。

KDS 类似于努南综合征和近端肌群无力的先天性肌病，以面部畸形和骨骼异常为特征[163]。文献中已有此疾病的零星病例报道[172-181]。本病的遗传方式尚不明确。在大约一半的 KDS 患者中出现 CK 基础水平升高。已有报道 *RyR1* 的外显子 2 上的一个杂合子 A97G 点突变，导致 33 位氨基酸残基上赖氨酸替代谷氨酰胺（Lys33Glu）[182]，这个替换可以使已知的一个 MH 致病突变热点产生重大的极性变化：由阳性变阴性。Dowling 等最近在 4 例 KDS 患者中的 3 例发现了 *RyR1* 突变，这也证实了其遗传异质性的假说[183]。考虑到 KDS 患者中有导致 MHS 的强力证据，对 KDS 患者麻醉时应避免应用 MH 触发药物。

手术室和麻醉后监护治疗室内诊断

如前所述，暴发性 MH 十分罕见，MH 早期临床体征可能不明显（框 35.1），必须与出现相似体征的其他疾病注意鉴别（框 35.2）。

当诊断明确（例如暴发性或琥珀胆碱诱发的肌肉强直伴有快速的代谢变化），出现显著的高代谢和产热时，能够采取特异治疗的时间可能已经很少，死亡或不可逆的并发症几乎难以避免。但如果综合征是以呼气末二氧化碳缓慢增加起始（早期发现），那么特定治疗可以等待临床检查完善后进行。一般来说，当

框 35.1　恶性高热的临床体征
早期体征
呼气末 CO_2 升高
呼吸急促和（或）心动过速
应用琥珀胆碱后咬肌痉挛
全身肌肉强直
混合代谢性和呼吸性酸中毒
大量出汗
皮肤花斑
心律失常
血压不稳定
后期体征
高钾血症
中心体温快速升高
肌酸磷酸激酶水平升高
肉眼可见的肌红蛋白血症和肌红蛋白尿症
心搏骤停
弥散性血管内凝血

框 35.2　与恶性高热症状类似的病症或疾病
过敏性反应
酒精治疗肢体动静脉畸形
造影剂注射
胱氨酸病
糖尿病昏迷
药物中毒或滥用
腹腔镜手术致呼气末 CO_2 升高
环境热量摄取大于丧失
设备故障致二氧化碳升高
运动性体温过高
Freeman-Sheldon 综合征
全身性肌肉僵硬
中暑
甲状腺功能亢进症
高钾血症
低钾性周期性麻痹
通气不足或低新鲜气流量
麻醉和（或）镇痛不足
恶性神经安定综合征
肌营养不良（Duchenne 和 Becker）
肌红蛋白尿
肌肉强直
成骨不全症
嗜铬细胞瘤
Prader-Willi 综合征
毒品
横纹肌溶解症
脓毒症
血清素综合征
脑卒中
甲亢危象
通气问题
Wolf-Hirschhorn 综合征

不使用触发药物时，MH 很少发生（见后文"易感患者的麻醉"）。然而，一些已经证实的非麻醉剂引起的暴发性 MH 并导致死亡的病例已有报道（见前文"非麻醉药触发 MH"）[148]。

当使用挥发性麻醉药或琥珀胆碱时，如果出现意外的呼气末二氧化碳升高、严重心动过速、呼吸急促、心律失常、皮肤花斑、发绀、肌肉僵硬、出汗、体温升高或血压不稳，应怀疑 MH 的发生。如果发生任一上述情况，必须注意检查有无代谢增加、酸中毒或高钾血症出现的征象。全身麻醉或者镇静过程中突然出现呼气末 CO_2 增加的最常见原因是通气不足，增加分钟通气量应可以纠正。

如果进行动脉或静脉血气分析显示为混合的呼吸性和代谢性酸中毒，则支持 MH 的诊断[184]；然而，在暴发性 MH 的早期阶段，呼吸性酸中毒可能占主导。中心静脉血的 O_2 和 CO_2 水平变化较动脉血变化更为明显，因此呼气末或静脉血 CO_2 水平更能精确反

映全身的储备情况。除非恰好抽取到代谢活性增加区域的血液，否则静脉血 PCO_2 水平应仅比预期或测量的 $PaCO_2$ 高约 5 mmHg。在小儿，特别是长时间没有进食或补充液体时，由于能量储备较低，碱剩余可能为 5 mEq/L。

在北美，任何疑有 MH 发作患者均应向 MHAUS 的 NAMHR 报告，可通过 AMRA 报告（http://anest.ufl.edu/mamhr/namhr-report-form/）。

治疗

MH 急性期的治疗：

1. 停用所有触发麻醉药物；应用静脉药物维持，比如镇静剂、阿片类药物，必要时可以使用非去极化肌松剂；使用 100% 纯氧过度通气，新鲜气流量至少 10 L/min。因需氧代谢增加，要求必须增加正常通气量。然而，由于碳酸氢盐中和增加二氧化碳产生，可过度通气排出过多的二氧化碳。

2. 快速给予丹曲林（2.5 mg/kg，静脉输注，总量可达 10 mg/kg），每 5 ~ 10 min 给药一次，直到最初症状消退。

3. 给予碳酸氢盐（1 ~ 4 mEq/kg，静脉输注）纠正代谢性酸中毒，注意反复多次检测血气和 pH。

4. 控制发热的措施包括输注冰液体、体表降温、灭菌冰液体体腔降温，必要时应用带氧和泵的热交换器。体温降至接近 38℃ 时应停止降温，以防止出现意外的体温过低。

5. 监测及治疗心律失常，必要时可以采用高级心脏生命支持方案。

6. 监测及维持尿量，达到 1 ~ 2 ml/（kg·h），尿量不足时给予利尿剂。给予碳酸氢盐碱化尿液保护肾脏，防止肌红蛋白尿导致肾衰竭。

7. 根据血气分析、电解质、CK、体温、心律失常、肌张力和尿量指导进一步治疗。高钾血症可用碳酸氢盐、葡萄糖和胰岛素治疗。对成人通常使用 10 单位常规胰岛素至 50 ml 的 50% 葡萄糖溶液中。有效剂量的丹曲林逆转 MH 是降低血钾的最有效方法。危重病例可以使用氯化钙或葡萄糖酸钙。

8. 最近的数据显示在管理 MH 危象时，镁离子水平可能是保证丹曲林有效性的先决条件。

9. 监测凝血功能［如国际标准化比率（international normalized ratio，INR）、血小板计数、凝血酶原时间、纤维蛋白原、纤维蛋白裂解或者降解产物］。

10. 一旦控制了最初的反应，推荐在重症监护病房持续监测 24 ~ 48 h。

成功治疗此类危象需要充足的人员支持。如果发作缓慢或是接触药物时间短暂，停止应用触发药物对于急性 MH 可能已经足够。更换呼吸环路和 CO_2 吸收剂可能过于耗时，但是如果可以很容易获得活性炭过滤器，它可以在 2 min 内快速将挥发性麻醉药浓度降至可以接受的水平[185]。

丹曲林通常为 20 mg 瓶装，内有氢氧化钠（调节 pH 为 9.5，否则不易溶解）和甘露醇（3 g，将低张溶液变成等张溶液）。丹曲林初始剂量应为 2.5 mg/kg，用灭菌注射用水溶解，经静脉给药。必须用灭菌注射用水而非含盐溶液溶解丹曲林，否则将产生沉淀物。与常温水相比，预热的注射用水可以加快丹曲林的溶解[186]。2009 年，一种新型的更易溶解的丹曲林静脉制剂用于临床，1 min 内即可溶解，显著快于旧剂型[187]。新剂型每瓶 250 mg，剂量更大，与旧剂型相比，可减少储存的空间，有相似的推荐保质期。

在清醒、健康的志愿者当中，丹曲林 2.4 mg/kg 剂量时达到最大肌颤搐抑制[188]。因此，治疗浓度丹曲林可能延长气管插管和辅助通气的时间。Brandom 等利用通过 AMRA 报告的 NAMHR 内的数据库，回顾了自 1987 年至 2006 年使用丹曲林相关的并发症，发现最常见的并发症为肌肉无力（21.7%）、静脉炎（9%）、胃肠不适（4.1%）、呼吸衰竭（3.8%）、高钾血症（3.3%）和分泌物过多（8.2%）[189]。考虑到丹曲林 pH 值高，推荐通过大孔径的静脉输液通路给予。丹曲林干扰鼠类的肠平滑肌细胞[190]、大鼠胃底和结肠的兴奋-收缩偶联[191]，这也部分解释了其胃肠副作用。在这种情况下使用昂丹司琼应该特别注意。作为 5- 羟色胺拮抗剂，昂丹司琼可能增加突触前间隙内 $5-HT_{2A}$ 受体处的 5- 羟色胺。在 MHS 个体中，$5-HT_{2A}$ 受体的激动作用可能会触发 MH[192]。

临床进程将决定进一步的治疗和研究。丹曲林在儿童和成人的半衰期最短为 10 h，因此需要至少每 10 ~ 15 h 重复给药[188, 193]。部分患者丹曲林的总量可高达 30 mg/kg。MH 的复发率接近 50%，通常发生于 6.5 h 内[194-195]。当有适应证时，钙和强心苷可以安全使用，并可以在持续高钾血症期间挽救生命。慢电压门控钙通道阻滞剂并不增加猪的存活率[196-197]，但是 Migita 等的一项最近研究显示，二氢吡啶类（如硝苯地平）、苯烷胺类（如维拉帕米）和苯硫氮䓬类（如地尔硫䓬）都可导致人类骨骼肌细胞内 $[Ca^{2+}]_i$ 增加。有趣的是，这类钙释放的效能是与 DHPR 上结合位点的数量有关的，即硝苯地平＞维拉帕米＞地尔硫䓬[198]。临床应用剂量的丹曲林只能够减少 20% 的硝苯地平引起的细胞内 $[Ca^{2+}]_i$ 增加[198]。MHAUS

目前不推荐在使用丹曲林时应用钙通道阻滞剂，因为钙通道阻滞剂能加重高钾血症从而导致心搏骤停。尽管给予硫酸镁不能防止琥珀胆碱引起的 MH 的发生及改变临床进程，最近的数据显示丹曲林在终止氟烷引起的 MH 的进程时需要镁的参与[200]。晚期病例可能会出现永久性神经后遗症，如昏迷和麻痹，可能是由于代谢增加而大脑氧合与灌注不足、体温升高、酸中毒、低渗液体的转移和钾释放导致。

在门诊手术中心诊断为 MH 的患者，指南建议收入院治疗[201]。但应优先考虑即刻治疗和在现场稳定病情，在实施转运患者前还应该考虑如下因素：最初治疗和收治机构的医疗人员专业能力，患者临床治疗的最大收益和转运团队的能力[202]。通过成本效益分析，证实了在门诊手术中心储备丹曲林是有益的[203]。

易感患者的麻醉

安全的麻醉药包括氧化亚氮、巴比妥类、依托咪酯、丙泊酚、阿片类药物、镇静剂和非去极化肌松剂。即使在有丹曲林的情况下，也应避免使用强效挥发性麻醉药和琥珀胆碱。非病例对照研究报道显示，尽管采取预防措施，仍有患者出现高代谢状态，但是这些患者对静脉给予丹曲林有良好的治疗反应。没有必要术前给予丹曲林，因为使用非触发药物的麻醉大多很平稳。区域阻滞是安全的，如果可能应首选。酰胺类局麻药，如利多卡因，可增加 SR 的钙离子外流，诱发或加重离体肌肉的收缩，曾被认为对于易感患者是危险的。但对猪和人类的研究证实，酰胺类局麻药的应用并无危险。

在易感患者麻醉前，应将麻醉机中的强效挥发性麻醉药清除干净，包括去除挥发罐、更换 CO_2 吸收剂、使用一次性回路，如果可能更换新鲜气体输出管路。如果不能为 MHS 患者准备一台专用机器，可以接受的做法是冲洗麻醉机，将挥发性麻醉药的浓度降至 5 ppm 以下是可以接受的[204]。冲洗不同的麻醉机可能需要 10 ~ 104 min 不等[185, 205-214]。这个准备过程应以使用过的卤化挥发剂作为指导。Johns 等证明，在 Datex-Ohmeda Aestiva 和 Aisys 两种机器上，地氟烷相比七氟烷需要更长的清洗时间[213]。活性炭过滤器已被证明能够加速清洗过程[185, 215-217]。在麻醉机的吸气和呼气端上均应安置活性炭过滤器，并每隔 60 min 更换[185]。MHAUS 推荐应根据制造商的使用说明或已发表的研究来冲洗和准备麻醉工作站[218]。在此过程中，清洗后降低新鲜气体流速可能导致挥发性麻醉药的浓度再次积累[209]。应将流速保持最低 10 L/min，

避免挥发性麻醉气体浓度再次上升。

重要的是，要了解美国国立职业安全与卫生研究所（NIOSH）发布的"职业性暴露于麻醉废气（WAGs）和蒸汽的推荐标准"[219]。任何工作人员都不应在单独使用卤化麻醉药时暴露于超过 2 ppm 浓度卤化麻醉药或在联合使用氧化亚氮时暴露于超过 0.5 ppm 浓度卤化麻醉药 1 h 以上。麻醉呼吸机，非重复呼吸系统和 T 型管设备均应具有收集所有麻醉废气的有效清除装置。此外，美国职业安全和卫生署（OSHA）对于工作场所暴露也有相关指南[220]。

麻醉科医师应当自信地与 MHS 患者讨论麻醉问题，使患者确信将采取所有可能措施防止 MH 的出现，如果有任何问题发生，可立即随时运用适当的药物、医疗知识和技术治疗。很多患者在诊断为 MH 易感者之前，曾经接受过平稳的手术治疗，如牙科镇痛和产科麻醉。患者完全可以以放心、轻松和舒适的状态进入治疗环境。大多数情况下门诊手术是可行的，出院时间视常规门诊患者的出院标准而定。

任何麻醉科医师给住院或门诊患者使用 MH 触发药物时，应备有能即刻可用的丹曲林。MHAUS 当前的指南建议丹曲林的储备量为每瓶 20 mg 共 36 瓶，是基于治疗一个 70 kg 的 MH 危象患者所需用量[187]。2014 年，丹曲洛林钠获得 FDA 通过。因此替代方案为备用 3 瓶，每瓶 250 mg 的可注射用丹曲洛林钠悬液。

易感性评估

易感性评估包括病史和体格检查，以检测有无亚临床异常状况。家系中接触麻醉药的具体信息能够估计暴露于触发药的可能性。在静息、空腹且没有新近发生创伤时，血 CK 值反映肌膜稳定性。当 MHS 患者近亲属 CK 水平升高时，其亲属可认为具有 MHS 而不需行离体骨骼肌收缩试验。如果在多个情况下 CK 水平正常，则失去预测价值，需要进行离体骨骼肌收缩试验。患者必须到 MH 检测中心进行组织活检，以确保组织存活力和试验结果的准确性。肌肉活检及肌肉收缩试验在全球约 30 个中心进行，将肌肉活检标本暴露于氟烷或咖啡因中，而北美则采用暴露于氟烷和咖啡因中[128]。有些中心还采用对 4- 氯 -m- 甲酚和雷诺丁的敏感性试验[52]。需要注意的是某些肌肉病患者肌肉收缩反应有时也呈阳性，但与 MH 没有直接联系，因此不能诊断为易感者。在活检前应避免使用丹曲林，因为其掩盖对诱发肌肉收缩药物的反应。患者诊断 MHS 后，应随之进行 DNA 突变检测。当检测到突变时，携带该突变基因的其他家系成员应

考虑为 MHS，不需行有创的肌肉收缩试验，亦无需前往检测中心进行相关试验（见前文"遗传学"）。

对于易感患者和没有组织活检但临床高度怀疑 MHS 患者，应该给予其相关建议。实施全麻时，应有防范措施，注意诱发药物，包括所有强效吸入麻醉药、琥珀胆碱等。清醒发作不常见，如果在诊断前没有相关经历，则一般不会有问题。肌肉收缩试验对确定普通人群易感性的预测价值（即阳性结果中真阳性的比率）或有效性（即所有结果不论阳性或阴性结果准确性的比率）尚不能估计，因为检测资料已经进行过筛选（即限于那些有麻醉反应但从未患有任何其他肌病的人群）。对结果的谨慎解释或特异性的降低掩盖了假阳性结果，因为患者永远不会暴露于触发药物。一项很有发展前景的创新性在体研究，基于生理学基础向 MHS 患者的肌肉内微透析输注咖啡因或氟烷，以触发局部酸碱平衡的过度变化[221-225]。白细胞可以表达 RyR1-MH 突变，可以作为创伤更小的易感性检测分析底物，但局限性是白细胞不能表达所有致病突变[226-230]。核磁共振检测是一种有发展前景的方法[231-232]，但是迄今难以使应激标准化（例如前臂缺血）以从非易感者中鉴别出易感者。

对于孕有潜在 MHS 胎儿的非 MHS 孕妇的麻醉评估，直至胎儿被娩出前，这些患者都应当作为 MHS 来对待[233-235]。对于这类患者的急诊手术，虽然仅有极少量的琥珀胆碱会通过胎盘，但其使用仍有争议[236]。

多发性硬化

多发性硬化（multiple sclerosis，MS）是一种自身免疫性疾病，是以由 T 细胞介导的抗髓鞘自身抗体和随后产生的中枢神经系统（central nervous system，CNS；指的是脑和脊髓）炎性反应为特点的疾病。因此 MS 是有髓鞘部分的轴突功能障碍所导致的继发性神经传导障碍疾病。其特征是外周白细胞对髓鞘抗原的致敏，随后出现炎症反应，单核细胞和淋巴细胞在血管周围聚集，以及在中枢神经系统内，特别是在脑室周围白质中形成斑块的胶质瘢痕。MS 主要累及女性，年龄在 20 ～ 40 岁或者 45 ～ 60 岁。其病因学仍不清楚，据推测 MS 是由于环境因素与基因的遗传缺陷共同引起。研究人员自然而然地聚焦在研究关键性事件和疾病的基因起源方面，为 MS 患者的处理提供诊断和可能的治疗手段。

大多数患者的临床病程主要表现为症状缓解与恶化交替出现，但也有多达 10% 的病例出现持续的神经功能恶化（原发性进展性 MS）。MS 患者多次主诉感觉异常、肌无力和感觉障碍的症状。急性症状与 CNS 的硬化斑块的部位和程度密切相关。通常包括视觉障碍（复视、模糊和视野缺损）、感觉异常和麻木、疼痛和电击感，这些感觉在颈部屈曲时辐射到脊柱和四肢（Lhermitte 征）。脑神经功能障碍、共济失调、膀胱和肠道功能紊乱也很常见。具有代表性的症状为局限性的肌无力，或者在疾病晚期，出现腿部受累较手臂更严重的广泛性肌无力。慢性症状还包括痉挛性截瘫、四肢震颤、精神障碍，如抑郁或欣快（Labelle 淡漠）和痴呆。重症病例可能出现呼吸功能受累，伴有进展性低氧血症。通常，症状与 CNS 内受影响的部位密切相关，症状的数量与硬化 CNS 斑块的程度有关。值得注意的是，MS 可能与自主神经功能受损有关，因此增加了对麻醉诱导药、血管扩张剂和拟交感神经药物引起的血流动力学变化的风险[237]。

不推荐在单一急性缓解型临床孤立综合征后诊断 MS，而反复发作脑脊液 IgG 增加和多灶性 MRI 异常对诊断有很强的支持作用[238]。急性发作采用各种免疫抑制方式的组合治疗，包括糖皮质激素或血浆置换治疗，已被证明可以提高治愈率，但并不能提高整体功能恢复的水平。在疾病的进展期可以用一种新的人源化 CD20 单克隆抗体（ocrelizumab）对原发性进展或复发的 MS 患者进行治疗。其他免疫调节治疗方案还包括干扰素 β1a 或醋酸格拉替拉（合成的多肽的混合物，以模拟髓鞘碱性蛋白）对复发-缓解型 MS 治疗，以及芬戈里莫德、替氟米特或纳他利珠单抗和抗肿瘤药米托蒽醌。替氟米特与肝损伤有关，而米托蒽醌可能与心肌病变有关。这些患者还可能接受旨在减少痉挛的治疗（巴氯芬和苯二氮䓬类），抑制震颤的抗惊厥药或普萘洛尔，治疗膀胱痉挛的奥昔布宁和普鲁本辛，以及用于情绪障碍的选择性血清素再吸收抑制剂（SSRIs）或其他抗抑郁药物。

麻醉处理

全身麻醉和外科手术具有可能会使 MS 症状加重的风险[239]。由于目前对此并未达成共识，因此应告知患者在手术后仍然存在症状加重的可能性。一般来说，术前长期使用免疫抑制剂治疗的患者在围术期应继续原有治疗。由于 MS 患者对身体的（疼痛、发热和感染）和情绪应激敏感，在围术期极有可能症状加重。体温升高常被认为是一种发病诱因，可能会引起脱髓鞘使神经传导完全受阻。因此，围术期应密切监测和控制体温。维持液体平衡，以及确保重要的血流动力学参数（前负荷和后负荷）平稳和维持呼吸。虽然静脉诱导药物和挥发性麻醉药都已经证明可以安全使用，但是对 MS 患者应避免应用去极化肌松剂。MS 诱导的去神经支配或者废用性肌病可能导致琥珀胆碱诱发高钾血症的危险，从而导致致命性心律失常。应用非去极化肌松剂是安全的，但应谨慎调整剂量，在这类患者非去极化肌松剂作用延长（先前存在肌无力的患者的敏感性增加）和作用抵抗都有所报道。使用罗库溴铵和舒更葡糖来确保完全肌松逆转已被认为是一种安全的替代方法[240]。推测与 MS 相关的脱髓鞘使脊髓易受局部麻醉剂的神经毒性作用的影响。然而，低浓度局部麻醉剂的硬膜外应用已成功地应用于 MS 患者[239]。另一方面，脊髓麻醉与 MS 术后症状恶化有关。由于血脑屏障也可能因脱髓鞘而受损，这些患者通常不推荐使用脊髓麻醉。最近对 37 项研究进行的 meta 分析发现，231 例患者中有 10 例 MS 症状恶化，尽管存在这种关联，但并没有明确的因果关系[241]。值得注意的是，20% 的女性产后 MS 症状恶化。术后护理的需要取决于术前症状、手术类型和手术结束时患者的状况。在这种情况下，MS 患者严重虚弱和呼吸窘迫，包括吞咽功能障碍，可能需要延长术后护理，如无创呼吸支持和强化理疗，以避免进一步损害其肺功能（框 35.3）。

运动神经元病

运动神经元病累及大脑皮质、脑干和脊髓的上或者下运动神经元。有些表现为混合性上运动神经元、下运动神经元均受累，而有些则主要表现为上运动神经元或者下运动神经元受累。肌萎缩侧索硬化（amyotrophic lateral sclerosis，ALS，又称 Lou Gehrig 病）是最常见的运动神经元病，上运动神经元、下运动神经元均受损。另外一些运动神经元病有 Kennedy 病（脊髓延髓肌萎缩症）、Friedreich 运动失调症（混合性上和下运动神经元）和脊髓肌萎缩症（下运动神

经元）。

ALS 的特征是脊髓和脑干运动核内的前角 α-运动神经元，以及皮质脊髓束初级下降的上运动神经元变性。由于这些运动神经元功能的退行性丧失而导致进行性肌无力、肌萎缩和这些特定区域神经群的功能缺失。患者表现为逐渐扩展的局灶性虚弱和肌肉萎缩（通常是手），痉挛和下肢反射亢进。也可能出现构音障碍和吞咽困难、舌萎缩以及肌肉痉挛。ALS 患者的感觉功能包括智力和认知能力以及肠道和膀胱功能通常并不受影响。

ALS 的发病率大约每 100 000 人中有 2 例，常见的发病年龄为 40～50 岁，男性的发病率高于女性。大多数病例为散发性，家族性发病极为罕见（常染色体显性遗传和隐性遗传方式），但是这种情况的确存在。迄今为止，这种选择性和进行性运动神经元死亡的潜在机制尚不清楚，但是最近有研究提示超氧化物歧化酶突变可能在这类患者增加自由基形成中发挥重要作用。超氧化物歧化酶（SOD）是一种重要的抗氧化剂，其突变可导致自由基清除率降低、氧化应激增加和线粒体功能紊乱。大多数家族病例表现形与 9p21、TDP43、FUS 和 VCP 基因上的 C9ORF72 突变有关。诊断主要依靠电生理学［肌电图（electromyography，EMG）和神经电图］、神经检查、磁共振成像和脑脊液分析，显示上肢和下肢的早期痉挛无力，特别是皮下肌肉的肌束震颤，以及延髓受累影响咽部功能、语言和面部肌肉。目前尚无有效的根治方法，只能采取对症治疗。谷氨酸释放抑制剂利鲁唑具有神经保护作用，可延长这些患者的生存期[242]。最近，抗氧化剂依达拉奉被证明可减少与肌萎缩侧索硬化症相关的日常功能下降[243]。患者也可接受解痉和镇痛剂治疗，晚期患者最终将需要气管切开和胃造瘘手术以及包括机械通气在内的其他支持性治疗。

麻醉处理

延髓受累以及呼吸肌无力会导致误吸和肺部并发症风险增加。值得注意的是，这类患者可能对镇静药和催眠药的呼吸抑制作用的敏感性增强。有研究报告患者会出现交感神经高反应性和自主神经衰竭[244]。交感神经高反应性和自主神经功能紊乱，通常表现为直立性低血压和静息性心动过速，但也有明显的低血压，甚至已经有报告在麻醉诱导时出现无脉电活动[245]。由于去神经支配和制动会引起高钾血症，应该避免使用琥珀胆碱[244]。非去极化肌松剂可能延长和增强肌肉阻滞作用，因此应用这类药时需要格外谨慎[246]。全

框 35.3　多发性硬化患者围术期的注意事项

1. 告知患者和家属 MS 的自然病程，以及围术期症状恶化的风险
2. 继续术前免疫抑制治疗
3. 全麻方式对病程影响不大
4. 尽量维持血流动力学稳定，维持围术期液体平衡
5. 严密监测体温，避免温度升高
6. 避免使用去极化肌松剂
7. 在严密的肌松监测条件下，谨慎地使用非去极化肌松剂
8. 可以采用硬膜外麻醉，但不建议脊髓麻醉
9. 如果患者术前存在严重呼吸困难和无力的症状，术后应加强监测，并延长监护时间

身麻醉可能加重通气障碍，区域阻滞也有加重患者症状的顾虑。但也有患者应用全身麻醉或硬膜外阻滞而没有出现并发症的报道（框 35.4）。

吉兰-巴雷综合征

吉兰-巴雷综合征或称急性炎性脱髓鞘性多发性神经根病是一种由体液和细胞介导的自身免疫反应引起的急性炎症性多发性神经炎。虽然病因学不清楚，但是在多数病例中可以证实与病毒性（类似流感的）或者细菌感染甚至是淋巴瘤有一定的相关性[247]。它通常表现为以对称性无力为特征的上升性麻痹，从轻微的行走困难到几乎完全的四肢、面部、呼吸性麻痹，可累及延髓肌肉。轻度病变可表现为共济失调、眼肌麻痹或反射不足，而无明显的四肢无力。暴发性病例可出现严重的全身无力，导致完全性四肢瘫、脑神经、膈神经和肋间神经瘫痪，面部和呼吸肌无力，需要行气管切开和呼吸支持[248]。重要的是，患者的自主神经也可能受影响，可能导致血流动力学不稳定和心律失常，并有可能导致突然的循环衰竭和致死性心脏病。

经过详细的神经系统检查，如存在反射消失和进行性运动无力，结合临床和电生理研究[249]，及脑脊液分析可以诊断。疾病的典型表现是脑脊液分析显示脑脊液蛋白增加而细胞计数正常。肌电图（EMG）和神经传导测试在早期急性期可能是正常的，但在 1 至 2 周内出现会出现特征性节段性脱髓鞘和传导速度的降低以及 F 波的分散或缺失。

主要采取支持治疗，包括营养支持、呼吸支持和防止误吸的措施。早期应用 5% 白蛋白做 5 次充分的血浆置换，可能可以缓解病程进展，但在血流动力学不稳定、明显的自主神经功能障碍和活动性出血的情况下是禁忌的[250]。存在自主神经功能障碍，或者血浆置换和换血疗法是禁忌的情况下，可以静脉注射免疫球蛋白（IVIG）。

麻醉处理

脑神经麻痹和自主神经功能障碍使这些患者误吸

的风险增加。因此，麻醉诱导前应考虑预防误吸的措施，包括胃肠减压等。失代偿性心血管反应可能导致麻醉诱导时严重的低血压或低血容量反应。相反，喉镜检查或伤害性刺激可能导致严重的血压升高。虽然血流动力学不稳定通常是短暂的和自限性的，但可能需要小剂量的短效和可滴定的血管活性药物[251]。对这类患者必须进行严密的血流动力学监测，可以考虑采用动脉置管持续监测血压。这类患者也可能表现出对 NMBA 的异常反应；由于患者具有高钾血症的危险所以应禁忌使用琥珀胆碱。非去极化肌松剂并非禁忌，但由于存在术后对肌松药敏感性增强和长时间肌无力的危险，所以应该避免应用。由于患者存在自主神经功能障碍、呼吸衰竭和误吸的危险，因此在术后仍然需要行辅助通气或者机械通气。由于已经有报道显示患者对这些药物存在耐药性或敏感性改变，因此如果使用这些药物，应该用神经刺激器监测肌肉松弛情况。应注意维持循环的稳定性，包括足够的心脏前负荷和后负荷。因此，在这些患者中，加强血流动力学监测至关重要。

曾有对这类患者应用区域麻醉的报道[252]。但对此仍有争议，因有报道区域麻醉会导致神经症状的恶化[253]。可以采用全身麻醉，而全身麻醉复合硬膜外阻滞也存在较多争议（框 35.5）[254]。

危重多发性神经病和重症肌病

尽管早有报道表明危重患者的肌无力、肌肉萎缩和多发性神经病的迅速发展，但直到 1987 年博尔顿等人的研究报告才确定了运动和感觉纤维的特征性广泛轴突变性与这种多发性神经病相关的肢体和呼吸肌的广泛去神经萎缩的关系[255]。尽管危重症多发性神经病（critical illness polyneuropathy，CIP）的真实发病率很难确定，但在重症监护病房超过 2 周的患者多达 50% 属于危重症神经病变和肌病[256]。它通常表现为严重的对称性肢体无力，肌腱反射减弱或缺失，膈肌和肋间肌无力。它对下肢的影响比上肢更大，远端

框 35.4　肌萎缩侧索硬化患者的围术期注意事项

1. 对镇静剂和催眠药的敏感性增加，易出现过度的呼吸抑制
2. 误吸和肺部并发症风险增加
3. 自主神经功能障碍会增加围术期血流动力学不稳定
4. 避免使用去极化肌松剂（高钾血症风险）；非去极化肌松剂可能导致肌松阻滞程度增加，阻滞时间延长
5. 可采用全身麻醉和硬膜外麻醉，避免使用脊髓麻醉

框 35.5　急性炎性脱髓鞘性多发性神经根病患者的围术期注意事项

1. 自主神经功能紊乱可能导致血流动力学不稳定，以及对麻醉诱导药物和刺激性操作（如喉镜检查）的过度反应
2. 由于乙酰胆碱受体上调和高钾血症的风险，应避免使用去极化肌松剂（译者注：原文此处为：去极化肌松剂 NMBA，应为笔误）
3. 虽然可以使用非去极化肌松剂，但由于对肌松作用延长的顾虑，通常避免使用
4. 由于可能与症状恶化相关，使用区域麻醉有争议

肌群比近端更严重。自主神经功能通常不受影响，眼外运动保持完整。在 CIP 中，并没有神经肌肉偶联障碍的证据，肌电图和神经传导测试结果与轴突运动和感觉多发性神经病一致，运动和感觉动作电位的振幅降低，传导速度减慢。血清 CK 水平通常正常。相反，在危重肌病患者中，感觉神经动作电位通常是正常的，但复合肌肉动作电位减弱，肌电图与肌病一致，血清 CK 水平可能升高。目前没有特异性的治疗方法，主要是支持治疗，进行积极和早期的康复训练。应该限制使用镇静、肌松药和皮质类固醇[257]，并建议积极控制高血糖，可将 CIP 的发病率降低 44%[258]。

麻醉处理

CIP 患者的麻醉考虑类似于其他获得性神经病变（见上文），并包括保护神经受压迫部位，特别是尺神经和腓神经。危重患者长期制动与未成熟乙酰胆碱受体的相对增加有关，这可能导致对非去极化 NMBA 的敏感性降低[259]。相反，对去极化肌松剂的敏感性增加，琥珀胆碱给药后钾外流风险增加（框 35.6）[260]。

遗传性运动-感觉神经病，包括 Charcot-Marie-Tooth 病

遗传性运动-感觉神经病包括一系列外周神经病变，其中夏-马-图（Charcot-Marie-Tooth，CMT）病常被列出。它们是由几个髓鞘基因中的某一个发生特异性突变，导致髓鞘结构、维持和构型缺陷。遗传性运动神经病根据发病年龄、遗传方式、主要受累肌群以及基因型可分成七种类型和多种亚型[261-262]。1 型和 2 型 CMT 病是最常见的遗传性运动神经病，其估测的发病率约为每 100 000 人中 40 例[262]。CMT 病的典型病程为缓慢性和进行性远端肌无力和消瘦。感觉轴突的损伤也可能引起感觉缺失，导致患者频发跌绊。某些患者可能形成神经病理性疼痛。CMT 病患者通常预期寿命是正常的。3 型 CMT 病，也叫 Dejerine-Sottas 病（Dejerine-Sottas disease），是早在婴儿期即

框 35.6　重症多发性神经病患者的围术期注意事项
1. 在摆体位过程中，要特别注意保护周围神经，尤其是尺神经和腓神经
2. 监测和纠正电解质和血糖异常
3. 皮质类固醇与疾病的病理生理学有关，应避免使用
4. 避免使用肌松剂，如果必须使用，可以考虑使用非去极化肌松剂

出现张力减退的严重疾病。神经传导速度显著性降低直至低于 10 ms[262]。CMT 病的基因遗传模式具有异质性。

麻醉处理

由于 CMT 病患者病例数量较少，对于这类患者的麻醉经验有限。主要的麻醉处理包括应用催眠药、肌松药、挥发性麻醉药和椎管内操作。研究报道 1 型 CMT 病患者在麻醉诱导时对硫喷妥钠的敏感性显著增强，并与运动和感觉受损的严重程度相关。但是，在许多病例中已经成功应用全凭静脉麻醉（total intravenous anesthesia，TIVA）而没有出现任何问题[263-265]。

由于患者乙酰胆碱受体数量的减少，提高了对非去极化肌松剂的敏感性，同时也降低了对琥珀胆碱的反应[266]。尽管应用琥珀胆碱并没有不良反应出现[267-268]，但是由于经常被夸大的发生高钾血症的危险，对于存在去神经支配肌肉的可疑患者仍然是使用琥珀胆碱的禁忌[268]。维库溴铵延长神经肌肉阻滞的作用已有报道[269]。由于此类患者群体中绝大多数为残疾人，因此在应用非去极化肌松剂之前，应该认真地进行神经肌肉基本情况的评估。已经证实这类患者对阿曲库铵和米库氯铵的反应正常[270-271]。全凭静脉麻醉和挥发性麻醉药均已安全地用于 CMT 病的患者[267]。CMT 患者产科手术应用椎管内麻醉已广泛获得成功[272-275]。然而，关于区域麻醉的应用仍存在争议，因为可能的并发症会加重神经系统症状[276]。由于存在感觉缺失和四肢畸形，类似法医学的考量在确定 CMT 病患者的手术和麻醉体位时可能有用。

Duchenne 肌营养不良和 Becker 肌营养不良

Duchenne 肌营养不良（Duchenne's muscular dystrophy，DMD）是一种最常见的严重的肌营养不良，其发病率为每 3500 个成活男婴中有 1 例[277]，患病率大约为每百万男性中有 50～60 例[278]。Becker 肌营养不良（Becker's muscular dystrophy，BMD）相对罕见，其发病率为每 18 000 个成活男婴中约有 1 例，患病率为 23.8/10^6 [278]。DMD 和 BMD 均为 X 染色体连锁隐性遗传病。缺陷位于 Xp21 区域 X 染色体的短臂，含有 Dp427 巨型蛋白质的基因，该蛋白质也称为肌营养不良蛋白。肌营养不良蛋白基因有 250 万个碱基的长度，超过 70 个外显子[278]。肌营养不

良蛋白不仅分布在骨骼肌、心肌和平滑肌，也分布在大脑[279]。由于肌营养不良蛋白基因的体积巨大，常产生自发性新的突变，可以解释三分之一新型病例出现的原因[280]。

最常见的突变形式为基因缺失（65% ～ 70% 的DMD 和超过 80% 的 BMD）。其他的形式包括复制和点突变。也有可能表现为前 20 个外显子的"热区"和基因的中心区域（45 ～ 55 外显子）发生缺失和复制[278]。DMD 女性患者的 45X 和 46XX 染色体组型已有报道。研究认为女性 46XX 染色体组型的发病机制为通过合子后不分开的父系 X 染色体的优先缺失，源自母系肌细胞的 X 染色体的 DMD 基因发生表达[281]。BMD 的症状常常较 DMD 的略严重，因为翻译程序的破坏发生在相对远端部位的基因，导致短缩的肌营养不良蛋白数量的减少[278, 282]。

肌营养不良蛋白和肌营养不良蛋白缔合性糖蛋白（dystrophin-associated glycoproteins，DAGs）均与肌质稳定性有关。肌营养不良蛋白虽然仅占横纹肌蛋白质的 0.002%[283]，但与维持肌膜的完整性有关。肌营养不良蛋白聚集并连接到肌动蛋白（在其 N 末端）和DAG 复合物（在其 C 末端）形成稳定结构，与细胞外基质的层黏连蛋白相互作用（图 35.4）。肌营养不良蛋白的功能缺失或者功能障碍导致细胞和细胞膜不稳定、细胞内容物逐渐漏出导致肌酸磷酸激酶（CK）浓度升高。最终被巨噬细胞识别并破坏受损的肌细胞单元。最近的研究表明细胞毒性 T 细胞可能是最主要的原因。因此当纤维脂肪性物质取代死亡的肌细胞外

壳时，就会出现临床上的肌肉假性肥大。肌单元的消失会导致肌无力和肌挛缩[279]。

DMD 和 BMD 均是以近端肌肉组织的进行性无力和消瘦为特点。最常见的是腓肠肌和其他肌群的假性肥大。作为这两种疾病中比较严重的一种，一般认为DMD 倾向于早期出现症状。DMD 患者中有 74% 的儿童在 4 岁时会出现症状[277]。直到约 18 个月或者更晚些，DMD 患者才开始走路。

由于骨盆的近端肌无力，患者早期的临床症状包括蹒跚步态、频繁跌倒和登楼梯困难。典型的高尔征（Gowersign）描述的就是在双臂帮助下从坐位起身到站立位的姿势。患者也可能出现肩束和躯干肌的无力，引起胸腰段的脊柱侧凸。发病越早，疾病的进展越快。在大多数病例中，DMD 儿童在 9 ～ 11 岁时就不能行走。尽管没有去神经支配，患者上肢和膝盖的近端深肌腱反射也可能消失[282]。然而，即使在疾病的晚期跟腱反射依然保持正常。60% 的患者会出现腓肠肌的假性肥大，30% 的患者会出现巨舌症。有些患者也可能会出现活动时的腓肠肌疼痛。

患者出现与病程相关的智力受损，最初认为与患者受教育机会受限有关。然而随着教育机会的均等化，心理测验研究显示 DMD 患者的平均智商明显低于健康人群[284]。这提示大脑的肌营养不良蛋白功能障碍可能对学习产生影响。

DMD 患者常见的死亡原因是 30 岁左右时出现的心肺功能衰竭[277]。BMD 是轻型的 DMD。引起 BMD 的突变，会产生保留部分功能的肌营养不良蛋白。首

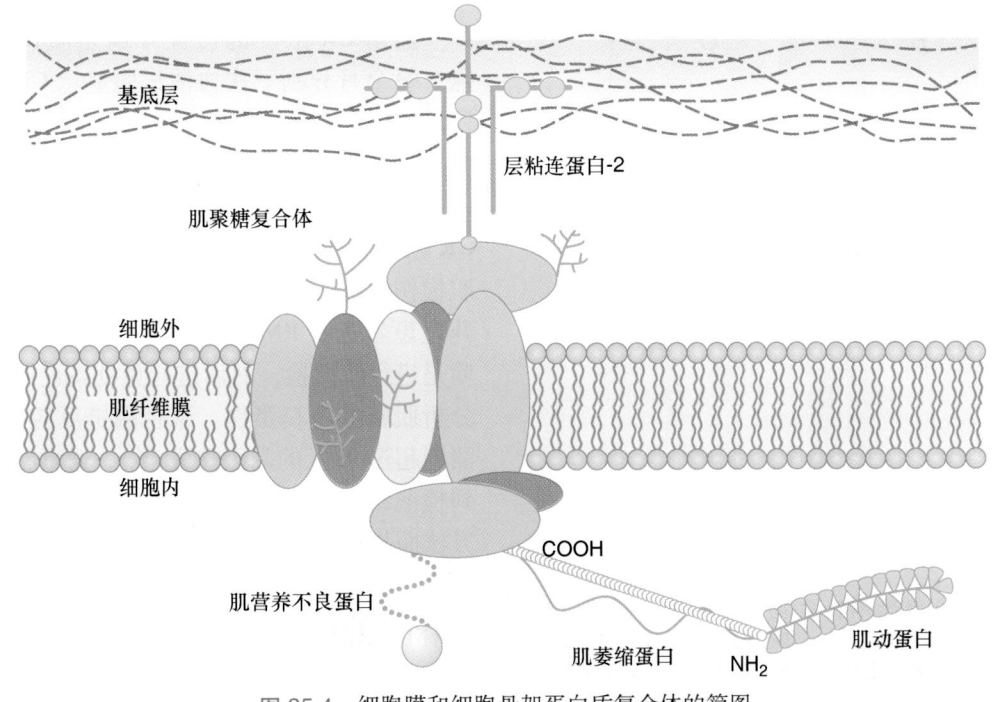

基底层

层粘连蛋白-2

肌聚糖复合体

细胞外

肌纤维膜

细胞内

COOH

肌营养不良蛋白

肌萎缩蛋白　NH₂　肌动蛋白

图 35.4　细胞膜和细胞骨架蛋白质复合体的简图

发症状出现在 20 ～ 30 岁。因此，BMD 患者的生存期能够达到 40 岁左右。最常见的死亡原因是肺炎（图 35.5）[282]。

根据疾病的时期和突变类型不同，心脏也有不同程度的受累。由于结缔组织或者脂肪组织替换心肌组织会导致心肌退化，引发扩张型心肌病[285]。尽管在疾病初期临床体征常不明显，但心脏已经开始受累。心脏疾病的严重程度与骨骼肌疾病的严重程度之间尚未发现对应关系。尸体解剖研究显示 DMD 患者的心肌病变，最初和最主要的心肌营养障碍病变位于左心室壁的后基底和近侧，而在这些区域并没有出现冠状动脉小血管病变[286]。DMD 和 BMD 患者的初期典型心电图（ECG）表现为窦性心动过速、右胸前导联 R 波增高、左胸前导联 Q 波加深、QT 间期增宽和左心室后基底部瘢痕形成后出现的 T 波倒置。最初超声心动图正常或者纤维化区域出现节段性室壁运动异常。

随着心肌纤维化区域的扩大，出现左心室功能障碍，室性心律失常也较常见。在疾病终末期，收缩功能障碍可能导致心脏衰竭和猝死。约有 90% 的 DMD/BMD 患者呈现心脏受累的亚临床或者临床表现，但是仅有 20% 的 DMD 患者和 50% 的 BMD 患者死于心脏病。在疾病的早期推荐使用血管紧张素转换酶抑制剂，如果有用药指征也可以选用 β 受体阻滞剂[285]。

肺功能不全是 DMD 患者的发病和死亡的首要原因[287]。最早出现的是腹肌无力，所以通常呼气肌最先受累。而与呼气肌相反，在发病的第一个十年吸气肌功能能够相对保持，这提示膈肌功能尚存[288]。由于身体的全面发育，肺活量（vital capacity，VC）在第一个十年增加，在青春期早期处于平台期，然后由于膈肌的进行性无力，VC 急剧减少[288]。其他的肺容量检测例如吸气储备量和肺总量（total lung capacity，TLC）遵循同样的模式。VC 和 TLC 呈现与呼吸肌功能障碍相关但不成比例的降低，在某种程度上是其他因素造成的结果，例如胸壁和呼吸力学的改变，肺表面活性物质分布的变化，微小肺不张和继发于复发性肺炎的局限性纤维化[288]。脊柱侧凸会进一步损害肺功能。平均而言，胸部脊柱侧凸屈度每增加 10°，用力肺活量（forced vital capacity，FVC）减少 4%[283]。胸部脊柱侧凸屈度超过 20° 持续 3 ～ 4 年后，90% 的患者开始轮椅生活。在患病的第二个十年，会不可避免地出现呼吸衰竭，并且是患者最常见的死因[289]。

诊断和鉴别诊断

血清 CK 浓度的慢性升高是肌肉疾病的普遍特点。每个月分别三次血清试验显示 CK 浓度升高即可以诊断肌营养不良症。CK 提示酶从肌肉细胞的渗漏，与疾病的严重性并不相关。在疾病的早期阶段 CK 可以高达正常值的 50 ～ 300 倍。随着肌肉组织的丧失，CK 浓度逐渐下降。CK 的 MB 片段的升高可作为心肌损伤的标记物[282]。EMG 可以支持诊断，但是对于儿童患者进行 EMG 检查的难度较大。推荐的诊断试验是进行肌活检，然后进行免疫染色或者 Western blot 分析肌营养不良蛋白。聚合酶链反应（PCR）也可检测到超过 98% 的基因缺失[279]，通常在 24 h 内可以得到检测结果，这使得肌活检这一旧时"金标准"诊断方法面临被淘汰。

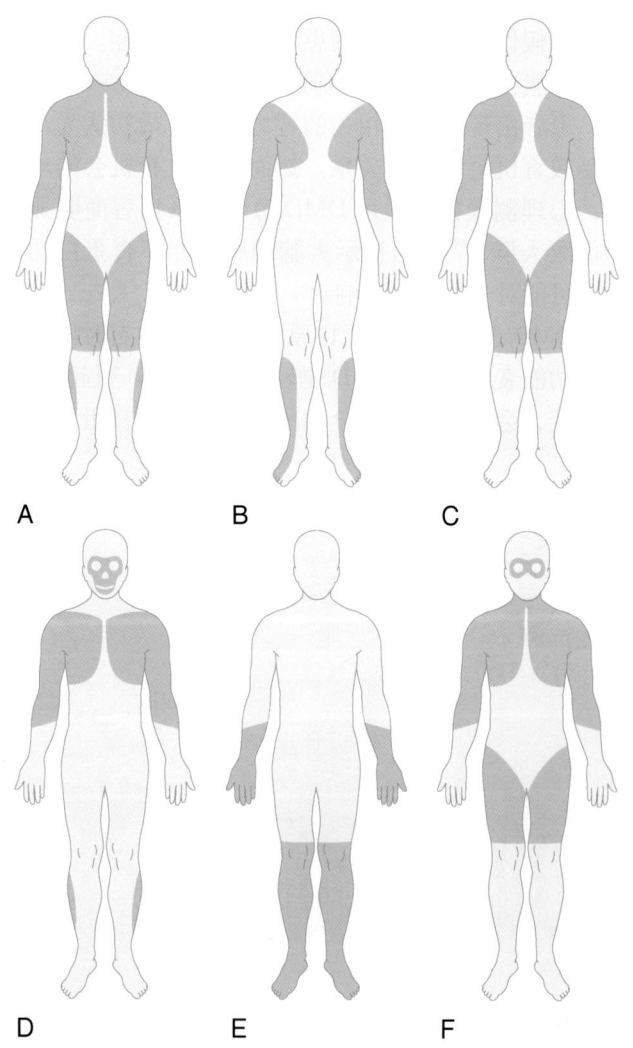

图 35.5　不同类型肌营养不良症肌无力的主要分布：（A）Duchenne 型和 Becker 型；（B）Emery-Dreifuss 型；（C）四肢束带型；（D）面肩胛臂型；（E）末梢型；（F）眼咽型（Redrawn from Emery AE. The muscular dystrophies. BMJ 1998；317：991-995.）

麻醉处理

DMD 和 BMD 患者进行肌活检、脊柱侧凸矫正术、解除挛缩、肠梗阻探查术[282]，以及口腔[290]和产科[291]操作时需要麻醉。随着疾病的自然进程，外科手术的风险与疾病晚期相关的并发症也同时增加。然而围术期的并发症与疾病的严重程度不成比例，甚至轻度受累的患者也可能出现并发症。因此应认真进行术前访视和评估。

50%～70% 的肌营养不良症患者会出现某些心脏异常症状，但临床上有意义的仅占 10%[282]。术前对患者进行 ECG 和超声心动图检查评估心脏状况十分必要。如果 ECG 捕捉到心律失常或者患者描述与心律失常有关的症状时，则必需进行心脏 Holter 监测。10%～25% 的患者超声心动图显示二尖瓣脱垂。超声心动图还可显示心室的后基底段室壁变薄、运动减弱，而缓慢舒张期心肌收缩正常，这是 DMD 患者心肌病的特征性表现[282]。但是超声心动图并不总能反映出围术期应激反应的病态心肌的功能。推荐应用血管紧张素的应激超声心动图检测隐匿性心脏衰竭，以及鉴别诱发性收缩异常[292]。

单纯性 DMD 患者估计 30% 的死亡是由于呼吸原因[293]。因此术前进行详细肺功能的评估至关重要。Webster 证实手法肌力测试与所有的同步功能测试具有明显的统计学相关。呼气峰流量不仅易于测定，而且与所有的同步功能测试显著相关[294]。而 VC 或者第 1 秒用力呼气量（forced expiratory volume in 1 second，FEV_1）与所有的同步功能测试的相关性并不明显。

在术中的气道管理方面，DMD 和 BMD 患者的喉反射降低，胃排空时间延长，这会增加误吸的风险[295]。咳嗽能力下降，口腔分泌物积聚，使肌营养不良患者更易发生术后呼吸道感染[282]。咬肌痉挛也是此类患者在麻醉诱导过程中的可能出现的并发症[296]。因此必须做好困难气道的充分准备，特别是对存在潜在的气道问题的患者。

术后 DMD 患者发生呼吸道并发症的风险增加[297]。回顾性分析指出 DMD 术前的 FVC 低于 40% 预计值的患者术后呼吸支持时间延长（> 36 h）的发生率最高[298-299]。术前肺功能检查在确定术后转归方面很有价值。VC 明显高于 30% 预计值的患者，手术后通常可以立即拔管[282]。患者也可能并存睡眠呼吸暂停，而且促进肺高压的发展。已经证实持续气道正压和双相气道正压可以有效治疗患者术后呼吸抑制。尽管骨骼肌肌力已经明显恢复，但直至术后 36 h 仍可能发生迟发性肺通气不足[300]。

已经有研究提示 DMD/BMD 和 MH 之间的关系，但是这种联系并非基于合理的依据而得出的[301]。由于 DMD/BMD 患者 MH 突变的危险与普通人群相似，已有报道 MH 样麻醉事件的发生率在 DMD 患者为 0.002，在 BMD 患者为 0.00036。已有 DMD/BMD 患者出现无法解释的心搏骤停[296, 302]和急性心脏衰竭[303]报道。由于肌纤维膜的不稳定所致潜在的横纹肌溶解和高钾血症，因此此类患者应禁忌使用琥珀胆碱。在急性横纹肌溶解过程中，琥珀胆碱诱发的高钾血症比烧伤患者的乙酰胆碱受体上调引起的钾外流更有可能导致心搏骤停和复苏失败[300]。使用非去极化肌松剂通常会产生最大效应和作用时间的延长[304]，可以应用舒更葡糖来完全快速逆转肌松作用，而降低对使用非去极化肌松剂的顾虑。在现阶段，对于婴儿和儿童超适应证用药的经验比较有利。麻醉性镇痛药可以使用，但由于可能导致呼吸抑制，仅仅推荐小剂量滴定的给药方法和使用短效药物。挥发性麻醉药也有类似的不良反应的报道[282]。

近来已经越来越流行使用 TIVA[305]。但由于应用丙泊酚或者巴比妥会引起严重低血压和器官低灌注，因此使用时同时必须考虑患者的心肌状态[282, 306]。区域麻醉与全身麻醉相比，可以避免触发因子和呼吸抑制的危险，而且能够采用局部麻醉用于术后镇痛，是较好的麻醉选择，区域麻醉也有助于胸部物理治疗[307]。

基因疗法的最新突破为这些相对常见的疾病的治疗提供了新的契机。但我们还没有看到关于接受了基因治疗的 DMD/BMD 患者麻醉管理的报道。

肢带型肌营养不良

肢带型肌营养不良（limb-girdle muscular dystrophy，LGMD）是由多种原因引起的一组肌肉疾病。迄今为止已经证实至少 18 个基因参与此疾病的构成，其中 7 个为常染色体显性遗传，11 个为常染色体隐性遗传[308]。同一基因位点内的突变可产生不同的表现型，有时与 LGMD 不一致。近端肌肉（肩胛或者骨盆）带无力是这一组疾病的典型特征。考虑到明显的遗传异质性，疾病的临床表现各不相同。常染色体隐性遗传模式常见，是常染色体显性遗传模式的 10 倍。研究已经证实 Fukutin 相关性蛋白（Fukutin-related protein，FKRP）和 calpain 3（CAPN3）位点的基因突变与 LGMD 有关。而且，并未严格包含在 LGMD 分类中的许多其他疾病也具有 LGMD 样的表现型[308]。在麻醉文献中已经报道 LGMD 的散发病例[309-311]。这些患者的一般处理方法与 DMD/BMD 患者的相同。

肌强直性营养不良

肌强直性营养不良（myotonic dystrophy，MD）是以进行性肌无力和肌萎缩为特点的遗传性肌病。MD的两种分型是根据基因突变位于 19q13.3 染色体的营养不良肌强直-蛋白激酶（dystrophia myotonica-protein kinase，DMPK）（MD1，也称之为 Steinert 病），以及定位于 3q21 染色体的 CysCysHisCys（CCHC）-型锌指的核酸结合蛋白（nucleic acid binding protein，CNBP）基因的突变（MD2）[312]。

MD 的发病率是 1/8000。MD1 是目前两种分型中最常见的类型，约占所有病例中 98%。MD1 为常染色体显性遗传，是由于 *DMPK* 基因的 CTG- 三核苷酸重复序列的多次重复引起[312]。典型的症状和体征包括肌无力和肌萎缩（以颅和远端肢体的肌肉组织最为明显）、周期性肌强直、进行性肌病、胰岛素抵抗、心脏传导功能受损、神经精神损害、白内障、睾丸萎缩和男性前额脱发。已经证实典型的颅肌无力和肌萎缩不仅表现在面肌、颞肌、咬肌和胸锁乳突肌，而且声带结构也会发生变化。20% 的患者可见二尖瓣脱垂[300]。疾病的严重程度与增加的三核苷酸重复序列的数目有关[94]。MD1 患者的 CK 浓度也会出现轻度升高。可以通过 EMG、还有握手后不能松弛下来进行肌强直的鉴别诊断。在妊娠期间，会出现症状加重。宫缩乏力和胎盘残留可使经阴道分娩变得复杂。在症状出现之前 ECG 常见 I 度房室传导阻滞[300]。

MD2 也叫作近端肌强直性肌病。MD2 的病因是 *CNBP* 基因的内含子 1，包括一个重复序列复合体、（TG）n（TCTG）n（CCTG）n 和 CCTG 重复序列的多次重复。MD2 患者的症状包括肌强直（90% 患者受累）、肌肉功能障碍（无力、疼痛和肌僵占 82%），而心脏传导功能受损、虹膜后囊下白内障、胰岛素抵抗的 2 型糖尿病和睾丸功能障碍比较少见。

没有病例报告提示 MD 与 MH 具有相关性[313]。Lehmann-Horn 等对 44 例肌强直和周期性麻痹的患者进行 IVCT，发现 4 例阳性，10 例可疑以及 30 例阴性结果[314]。

麻醉处理

MD 患者的一般处理与其他类型的肌营养不良患者相似。Mathieu 等对 MD 患者的麻醉用药和外科并发症进行了回顾性研究。研究发现大多数的并发症与肺有关，并且在上腹部手术患者和表现为近端四肢无力的严重残疾患者更为常见[315]。MD 患者的肺部并

发症是由于肌张力减退、慢性误吸以及中枢与外周性通气不足的结果[282]。当平滑肌萎缩导致胃动力减弱与咳嗽反射减弱共同存在时，会使误吸的风险增加。

琥珀胆碱会产生持续长达几分钟的肌肉收缩，这会使气管插管和通气面临风险。非去极化肌松剂并不能消除这种肌肉收缩。其他药物，包括美索比妥、依托咪酯、丙泊酚，甚至新斯的明也可以诱发肌强直反应。因此建议采用短效非去极化肌松剂或者避免使用肌松剂[282]。有病例报告显示，当使用罗库溴铵作为神经肌肉阻滞药时，对舒更葡糖的反应正常。[316-318]

低体温、寒战和机械或者电刺激这些触发因素，可以引发肌强直反应[319]。苯妥英 [$4 \sim 6 \, mg/(kg \cdot d)$] 或者奎宁（$0.3 \sim 1.5 \, g/d$）能够治疗肌强直反应[282]。此外，MD 患者对麻醉药非常敏感，可能会观察到嗜睡和 CO_2 潴留。小剂量分次给予相对短效麻醉药物可能有所帮助。对于 MD 患者应严密监测心脏功能。由于 1/3 的 I 度房室传导阻滞患者可能对阿托品没有反应，因此起搏设备应该迅速可及[282]。对所有患者都应视为存在心肌病和传导障碍。

先天性肌强直

先天性肌强直（myotonia congenita，MC）是一种先天性肌营养不良，其特征是由于骨骼肌氯离子通道基因（*CLCN1*）的突变而导致的暂时骨骼肌肉兴奋性失控。MC 有两种遗传模式，一种为常染色体显性遗传，另一种为常染色体隐性遗传。前一种称之为 Thomsen 病，后一种称为 Becker 肌强直。MC 患者的肌强直通常从一次有力的肌肉收缩开始，尤其是经过至少 10 min 的休息以后。在第二次和第三次短暂且强有力的收缩之后，强直肌肉的僵硬度变得越来越明显。进一步肌肉收缩常常会减弱肌强直程度[320]。

Thomsen 病是第一种被报道的肌强直性疾病。患者的肌肉肥大，外形类似运动员般的健壮。叩击性肌强直体征表现为轻敲肌肉即可触发锯齿样的肌强直。常见眼睑下垂和伸肌反射正常[320]。Becker 肌强直患者的肌强直症状通常在 10 ～ 14 岁或者更晚些开始出现，而且比 Thomsen 病的症状要严重得多。Becker 肌强直可能出现严重的全身性肌僵硬，可导致跌倒。它常被误诊为癫痫。且抗癫痫药物的确能够改善症状[320]。

麻醉处理

与很多肌病一样，文献报道建议将 MC 患者做为 MH 易感者，但是目前几乎所有病例没有证据支持这

一假说[321-323]。然而去极化肌松剂会导致 MC 患者严重的咬肌痉挛。有报道出现全身性痉挛累及呼吸肌和骨骼肌[321]。由于这些表现与 MH 的相似，所以有时会给予丹曲林治疗[320]。因为丹曲林抑制钙从 SR 释放，通常能够有效终止肌强直[321-322]。有研究者认为对于肌强直反应的治疗应该使用局麻药和 I b 类抗心律失常药如利多卡因，而不是丹曲林[324]。因为手术间发生的寒战能触发肌强直反应，所以 MC 患者术中体温应该保持正常[320]。

肌管性肌病

肌管性肌病（myotubular myopathy，MTM）病理学定义为大部分梭外肌纤维出现中央核，类似于正常肌肉发育过程中出现胎儿肌管。因此 MTM 亦被称为中央核肌病（centronuclear myopathy，CNM）[325]。但是现在 MTM 主要指的是 X- 连锁遗传，而 CNM 指的是常染色体遗传[325]。

MTM 和 CNM 均为罕见的疾病。估计 MTM 的发病率为 50 000 名男性新生儿中有 1 例[325]。MTM 是位于染色体 Xq28 区的肌管素（MTM1）基因的连锁遗传。孕期经常并发羊水过多和胎动减少。受影响的男性通常在出生时有严重的无力、虚弱和呼吸困难。心肌一般并不受累。患者通常对疼痛的反应正常，但是腱反射消失。MTM 患者的长期预后非常差[325]。在第一年存活下来的患者中，大多数完全或者部分依赖呼吸机[326]。这类患者常有肝功能异常[326]。已经观察到 CNM 患者既有常染色体隐性遗传，也有常染色体显性遗传。CNM 患者的临床特点包括呼吸窘迫、肌张力减退、延髓肌无力、眼肌麻痹、上睑下垂和双侧面瘫。虽然确切的遗传机制尚不十分清楚，但是肌管素（MTM1）、肌管素相关蛋白（MTMR2）和肌管素相关磷酸酶（MTMR3）基因均参与其中[325]。病理学上 MTM 和 CNM 都有一个相似的组织学特点：即甲醛固定的石蜡包埋组织切片经苏丹红染色大部分 I 型纤维可见中央核[325]。

麻醉处理

有关 MTM 患者麻醉的报道比较少见[327-332]。虽然没有证据支持，但出于对 MH 可能易感的考虑，过去 MTM 患者均采用了非触发性的全身麻醉。丙泊酚、芬太尼、瑞芬太尼和氧化亚氮等药物均成功地用于这类患者，而没有出现不良反应[327-332]。肌机械描记法

提示非去极化肌松剂作用时间可能延长[327-332]。然而，临床实践中，由于这类患者处于肌张力减退状态，因此对此类患者行气管插管可能不需要使用任何肌松药。Costi 和 vander Walt 推测 MTM 的缺陷位于神经肌肉接头处的远端[328]，但是 Dorchies 等提出 MTM 患者的肌肉本身可能正常，是肌管素缺陷的运动神经元参与了疾病发展过程[333]。

代谢性肌病

肌肉的两种主要能量来源分别是：糖原和脂肪酸。除了有限的葡萄糖储备外，作为动力的糖原主要贮存在骨骼肌和肝。糖原贮积症（glycogen storage disorders，GSDs）是一组由于酶缺乏或者功能障碍引起的代谢性疾病。他们通过干扰正常的糖原合成和分解，从而减少有效的葡萄糖贮存。糖原合成错误引起正常贮存糖原的减少，而分解错误则阻止糖原的裂解。随后，根据底物利用的结果发生低糖血症和组织内糖原堆积。GSD 有超过 12 种类型，根据酶缺陷分别以罗马数字表示。本节所探讨的只是 I 型和 II 型 GSD。

糖原贮积症 I 型

糖原贮积症 I 型（GSD I）的发病率大约为每 100 000 成活新生儿中有 1 例[334]。北非的非 Ashkenazi 犹太人的发病率较高，可能为 5420 人中有 1 例[334]。本病缺陷酶是葡萄糖 -6- 磷酸酶，它的作用是在肝将葡萄糖 -6- 磷酸（G6P）转化为葡萄糖。I a 型（von Gierke 病）是由于 G6P 水解酶（催化亚基）活性的缺乏所致，占所有病例的 80%。I b 型（G6P 转运蛋白缺乏）、I c 型和 I d 型是与 G6P 有关的转位酶的等位基因缺陷。GSD I 为常染色体隐性遗传。编码水解酶的 G6P 基因（G6PC）位于 17q21，编码转位酶的 G6P 基因（G6PT）位于 11q23。在 I a 型和 I b 型患者中均有引起 GSD I 的突变的报道[334]。

糖原分解受损会导致肝、肾、肠、骨骼肌和心脏的糖原和 G6P 累积，引起肝大、肾大、近端肾小管功能障碍以及腹泻[353]。空腹低血糖是本病的初始表现。导致转运与合成的调控激素，如胰高血糖素、皮质醇、儿茶酚胺和生长激素等明显上调，从而导致丙酮酸、乳酸和游离脂肪酸的释放。在无脂肪组织，如肝、骨骼肌、心肌和胰腺出现脂质沉积导致脂质中毒和器官衰竭，包括肺动脉高压、脂肪性肝炎、终末期

肾病、胰岛素抵抗、心脏收缩功能衰竭和胰腺 β 细胞功能衰竭[334]。Ⅰb 型患者特殊症状如中性粒细胞减少症和中性粒细胞功能障碍很常见。患者可能发生反复感染和炎性肠病[336]。

麻醉处理

GSD Ⅰ 型患者的麻醉病例报告罕见[337-338]。GSD Ⅰ 型患者术前禁食期间,应该静脉给予含葡萄糖液体。由于此类患者不能将乳酸转变成糖原,应该避免应用含乳酸盐液体[282]。为避免发生低血糖,应该经常监测患者的血糖水平。

糖原贮积症 Ⅱ 型(酸性麦芽糖酶缺乏症)

酸性麦芽糖酶缺乏症(acid maltase deficiency,AMD)的发病率估计为每 14 000 ~ 40 000 新生儿中有 1 例。它的遗传方式为常染色体隐性遗传,但有少数例外[339-340]。染色体 17q25 位点的酸性麦芽糖酶基因的突变会产生溶酶体酸性麦芽糖酶(酸性 α-1,4-糖苷酶)的缺乏[340]。AMD 患者根据发病年龄或者死亡时间、进展速度和组织器官受累程度人为地分成三种类型——婴儿型、儿童型和成年型[340]。

酸性麦芽糖酶是催化糖原转化成 G6P 的单向氢化作用的溶酶体酶,存在于包括骨骼肌和心肌[341]的所有组织中。肌肉组织糖原沉积患者是麦芽糖酶缺乏引起的。婴儿型 AMD,也称为 Pompe 病,通常在刚出生后的几个月内即表现为迅速进展的肌无力和肌张力减退,以及舌、心脏和肝增大。大量糖原(占组织湿重的 8% ~ 15%)累积在心脏、肝和骨骼肌中,相对少量的糖原沉积在平滑肌、眼、肾、内皮细胞、淋巴细胞、大脑和脊髓。心肌的糖原累积导致婴儿型患者出现心功能衰竭[340]。超声心动图显示室间隔和左心室后壁明显增厚,左心室流出道梗阻和小梁肥大[340]。心室壁增厚可达 25 mm[342]。Wolff-Parkinson-White 综合征亦有报道[343]。婴儿型 AMD 患者的症状和体征可能与 DMD 的相似。在疾病进展的几年内,患者常常死于心肺功能失代偿[344]。

儿童型 AMD 在婴儿期至儿童早期发病出现肌病的临床体征。患者容易出现呼吸肌的选择性受累,也可出现腓肠肌肥大。儿童型 AMD 的疾病进程相对缓慢,少数患者能够存活超过第二个十年[340]。舌、心脏和肝的增大在这类患者中比较少见[345]。但是,血管平滑肌的受累比婴儿型严重得多。有报道指出在动脉血管壁上广泛糖原沉积会引起基底动脉瘤[345]。

成人型 AMD 通常在 20 岁后发病,其特点为缓慢进展性肌病或者呼吸衰竭症状[340]。近端肌无力比远端肌无力更加明显。1/3 的成年 AMD 患者会出现限制性呼吸衰竭。膈肌无力导致广泛性肺不张,VC 可显著减少[340]。

麻醉处理

AMD 患者的麻醉报告罕见[346-349]。已有文献记载一例婴儿型 AMD 患者氟烷麻醉时出现心脏停搏[349]。尽管氟烷麻醉可能存在风险,但是使用恩氟烷[347]和七氟烷[348]后并无并发症。理论上,丙泊酚全凭静脉麻醉引起后负荷减少,会导致心肌缺血的危险性增加。尤其是当患者合并心动过速时会变得更加明显[348]。

室壁增厚的患者可发生心内膜下心肌缺血,在左心室容量较低的情况下导致左心室舒张末压力增高[348, 350]。因此需要严密监测心脏功能。中心静脉或者肺动脉置管在没有出现心功能衰竭并且血容量正常的患者中是不必要的[348]。为了确保有效的冠状动脉灌注,需要维持适当的充盈压与正常或较高的外周血管阻力(systemic vascular resistance,SVR)[348]。氯胺酮因具有维持 SVR 和心肌收缩性的能力,已经成功用于很多病例。呼吸衰竭和肌无力也是麻醉科医师关注的问题。从不使用肌松药[347]到阿曲库铵[346]再到罗库溴铵[348],麻醉科医师尝试应用了一系列肌松方案。小剂量罗库溴铵 0.5 mg/kg,同时严密监测神经肌肉功能和恰当使用拮抗剂,足以有效预防术后肌无力时间的延长[348]。由于去极化肌松剂有导致高钾血症和横纹肌溶解的潜在风险,应该避免应用[348-349]。

线粒体肌病

线粒体疾病指的是线粒体代谢五个主要步骤的缺陷:①底物转运,②底物利用,③三羧酸循环,④电子传递链,⑤氧化磷酸化偶联[351]。可是线粒体肌病这一术语专指呼吸链缺陷所引起的疾病[351]。呼吸链是由嵌入线粒体内膜的五个多聚体复合物(Ⅰ ~ Ⅴ),加上两个小的移动电子载体、辅酶 Q10(CoQ10)和细胞色素 c 等总数超过 80 个的蛋白所构成的[351],其中 13 个蛋白由线粒体 DNA(mtDNA)编码,其他的蛋白由核 DNA(nDNA)编码。mtDNA 与 nDNA 的不同体现在:① mtDNA 为环状,无内含子;②较

nDNA 而言，其复制量大，自发突变率更高；③母系遗传。由于临床的异质性，线粒体疾病的诊断较困难。

mtDNA 的主要突变包括多肽、转运 RNA（tRNA）或核糖体 RNA（rRNA）编码区域的点突变，以及大范围重排、复制或缺失[352]。点突变引起的常见疾病包括肌阵挛癫痫伴破碎红纤维综合征（myoclonic epilepsy with ragged-red fibers，MERRF）；线粒体脑病、乳酸酸中毒和卒中样发作（mitochondrial encephalopathy，lactic acidosis，and stroke-like episodes，MELAS）；神经病变、共济失调和色素性视网膜炎（neuropathy，ataxia，and retinitis pigmentosa，NARP）；母系遗传性 Leigh 综合征；以及 Leber 遗传性视神经病（Leber hereditary optic neuropathy，LHON）[351]。散发的大范围突变可导致 Kearns-Sayre 综合征、进行性眼外肌麻痹和 Pearson 综合征[351]。nDNA 突变能够引起电子传递链上的复合物 I～IV 和 CoQ10 的缺乏[351]。

线粒体疾病的临床表现多变，故其诊断具有挑战性。由于线粒体是普遍存在的；体内的任何组织都可能受到 mtDNA 突变的影响。由于 nDNA 突变遵循孟德尔定律，因此在表型上呈现"全或无"。而 mtDNA 的遗传是随机的，导致更大的变异性。线粒体肌病的发病率大概为 1/4000[353]。在所有线粒体功能中，电子传递和氧化磷酸化的异常是线粒体肌病的最常见的原因[354]。线粒体肌病的特点是近端肌无力。常见的实验室发现包括乳酸与丙酮酸的比例显著增高（50～250:1，而不是正常的 <25:1），血液中游离肉碱水平升高，少见低水平的叶酸（例如 Kearns-Sayre 综合征）。线粒体肌病的标志是肌肉活检标本经改良 Gomori 三色染色法染色后显示为"破碎的红色纤维"[355]，且这些特异性酶活性的缺陷已经在线粒体疾病患者获得证实[356]。患者主要的临床特点为易疲劳和耐力差。运动障碍如共济失调、肌张力失调、肌阵挛、舞蹈病、手足徐动症和颤抖等均是线粒体功能异常所引起的[356]。对脑部的 CT 和 MRI 扫描可有助于诊断，例如 MELAS 患者显示出基底节钙化以及与脑血管分布不相应的脑卒中样发作的表现[357]。两种临床特征相类似的脑肌病 MELAS 和 MERRF，将在下面简单讨论。

线粒体肌病，脑病，乳酸酸中毒和卒中样发作

MELAS 综合征是最常见的线粒体脑肌病。最常见的发病年龄在 20 岁之前。反复癫痫和卒中样发作（"卒中样"，因为它们不符合血管分布）可能会产生偏瘫、偏盲和皮质盲。年龄小于 40 岁且有卒中病史的患者均应行 MELAS 相关检查。相关的疾病还包括糖尿病、听力丧失、垂体和甲状腺功能低下以及第二性征缺失。总之，MELAS 可导致痴呆、卧床不起甚至死亡。目前仍无有效的治疗方法[358]。

肌阵挛癫痫伴破碎红纤维综合征

MERRF 是以肌阵挛、全身性癫痫、共济失调及肌肉活检中发现破碎红纤维为特点的多系统疾病。其他的临床特征还包括耳聋、周围神经病变、视神经萎缩、痴呆、身材矮小和运动耐力差[359]。心肌病的表现少见。实验室检查包括：休息或运动时乳酸水平的增高，在肌电图及脑电图显示的背景减慢的肌病图像上，会出现广泛的棘慢波。目前治疗只有支持疗法。

麻醉处理

麻醉科医师可能在多种情况下参与照护患有线粒体疾病的患者——通常是在对患有未确诊肌病的儿童进行肌肉活检时。这些患者也可能因疾病相关的手术（如 KSS 患者的永久起搏器植入[361]）、偶发的医疗问题以及分娩镇痛而需要麻醉。线粒体肌病中的临床表现多样性的特点，使我们不愿采用"一刀切"的麻醉方法。相反，应对每个患者进行全面评估，并根据患者的具体情况制订麻醉方案。

术前评估

考虑到线粒体疾病的表现形式多样，对此类疾病患者需进行仔细全面的术前评估，尤其需要重点关注神经系统、心脏、呼吸系统、肌肉骨骼、内分泌系统和代谢方面的损害的评估。对于有心肌病或者传导障碍（或者二者均有）的症状和体征的患者应该考虑行 ECG 和超声心动图检查。尽管乳酸和葡萄糖水平正常并不能排除线粒体疾病，但包括葡萄糖、阴离子间隙、全血细胞计数、血尿素氮、乳酸、丙酮酸、血氨、CK、生物素酶、酰基肉毒碱、血和尿中的氨基酸与有机酸这些实验室检查可用于可疑线粒体疾病患者的初筛[363]。后续检查应涵盖红细胞沉降率、糖化血红蛋白（glycosylated hemoglobin，HbA1C）、肝和肾形态学、甲状腺功能测试、动脉血气和尿液分析等[353, 356]，必要时组织多学科会诊及进行特殊实验室和影像学检查[356]。

麻醉诱导与维持

麻醉会对线粒体功能产生显著影响。巴比妥类和丙泊酚均抑制电子传递链复合物 I [363]。已经证实局部麻醉药会破坏氧化磷酸化过程以及减弱线粒体生物活性 [363]。研究报道线粒体病患者对静脉注射巴比妥类和依托咪酯敏感性增加 [364-365]。幸运的是，尽管前面提到了许多麻醉的潜在风险，但目前几乎所有的麻醉技术均已安全地应用于线粒体病患者 [366-367]。咪达唑仑 [368]、硫喷妥钠 [369]、丙泊酚 [370-371]、瑞芬太尼 [372] 和氯胺酮 [371] 均有安全使用的报道。值得注意的是，已知丙泊酚和咪达唑仑对线粒体呼吸链的抑制作用呈剂量依赖性 [373]。事实上，线粒体功能障碍已被推定为丙泊酚输注综合征发生的机制 [374]。使用丙泊酚作为麻醉诱导剂是安全的，但应该避免长期使用丙泊酚。

麻醉前用药应该注意避免引起呼吸抑制，此类患者对低氧血症的呼吸反应已经受损。挥发性麻醉药例如氟烷、异氟烷和七氟烷也已证实能抑制复合物 I 的功能 [363]。这种直接抑制线粒体电子传递系统酶和心脏线粒体生物活性的改变被认为是挥发性麻醉药心脏预处理的机制 [375-376]。由于七氟烷的刺激性低，吸入七氟烷已经广泛用于麻醉诱导 [377]。在某些情况下，氟烷 [368] 和异氟烷 [368, 378] 也曾被用于麻醉诱导。由于氟烷有引起 Kearns-Sayre 综合征患者出现心脏节律紊乱的报道，因此对这类患者推荐使用异氟烷 [368, 378]。此外，人工起搏装置也被推荐用于这类特殊患者 [377]。随着脑电双频谱指数的应用，发现对于线粒体疾病，特别是复合物 I 功能障碍的患儿对挥发性麻醉药敏感性增高 [379]。然而，这种研究的方法仍存在争议 [380]。研究发现精神发育迟滞的患者氟烷的最低肺泡有效浓度（MAC）值下降 [381]。

尽管没有确切的证据，事实上吸入麻醉药又通常是需要给予肌松药的患者最常使用的麻醉药，多项研究提示这类肌病患者对 MH 易感性增加，但这一结论并没有得到任何资料的支持。研究提到敏感性增强的非去极化肌松剂包括米库氯铵 [382]、阿曲库铵 [383] 和罗库溴铵 [383-384]。然而，也有报道认为这类患者对去极化和非去极化肌松剂例如泮库溴铵 [385]、维库溴铵 [386] 和阿曲库铵 [370, 387] 的反应正常。根据当前的文献研究，尽管应用肌松药并非绝对禁忌，但是对于线粒体病患者，应该慎重给予去极化或者非去极化肌松剂，同时必须使用肌松监测仪 [353]。目前，没有证据支持 MH 的发生与线粒体疾病有关。虽然有记录显示不止一例 Kearns-Sayre 综合征患者安全使用琥珀胆碱 [385]，但线粒体肌病患者还是应该谨慎避免使用琥珀胆碱，以

使高钾血症发生的风险降至最低。

非甾体抗炎药 [377] 和区域阻滞技术包括局部麻醉 [377, 388]、蛛网膜下腔麻醉 [389] 和硬膜外麻醉，均有用于这类患者的报道。但是，只有当明确排除脊髓和外周神经系统异常时，方可施行区域阻滞 [389]。此外，由于患者可能存在肝功能障碍，故应注意评估凝血功能 [377]。

由于使用阿片类药物可增加呼吸抑制的风险以及诱发呼吸性酸中毒，还有潜在的代谢性酸中毒的可能性，故应该慎重 [377]。由于线粒体病患者存在有氧代谢障碍，所以应该避免任何增加基本代谢率的因素 [356]。这些患者由于寒战、缺氧、禁食和低血压会加重乳酸酸中毒，故应该避免上述情况发生 [390]。最后，由于肝线粒体活性低下、Kupffer 细胞吞噬作用和网状内皮系统活性降低，线粒体病患者术后感染率增加 [391]。

与麻醉药的选择相比，也许了解患者的合并症和代谢状态更为重要。手术过程中应保持正常体温，静脉输液应加温至正常体温。尽管并无证据表明乳酸钠林格液能够加重酸中毒 [366]，但考虑到已经存在乳酸酸中毒的可能，应尽可能避免使用乳酸钠林格液。多项研究表明：该疾病患者可发生低钠血症（和偶尔的高钾血症）[366, 392-393]。在此种情况下，特别是伴有低血压时，应考虑肾上腺皮质功能不全 [366]。最后，在制订麻醉方案时，应考虑到这些患者有并发心脏传导异常和心肌病的高风险（框 35.7）。

重症肌无力

重症肌无力（myasthenia gravis，MG）是一种神经肌肉接头处的自身免疫性疾病。抗肌肉型烟碱乙酰胆碱受体 α-亚单位的自身抗体破坏了神经肌肉接头处的乙酰胆碱受体，引起肌无力和易疲劳等典型的传导衰竭症状。神经元型烟碱乙酰胆碱受体的 α-亚单

框 35.7　线粒体疾病患者围术期的处理

1. 仔细评估和记录术前器官系统受累的程度（包括 KSS 患者的心脏异常）。
2. 尽量缩短禁食期，避免低血容量和葡萄糖储存耗竭。
3. 尽量缓解围术期的压力，因其可能会引起更高的能量需求。
4. 特别注意围术期的温度控制，因为线粒体呼吸链负责产热。
5. 在围术期使用含葡萄糖的溶液，并避免含乳酸的液体（例如乳酸林格液），特别是在容易发生乳酸酸中毒的儿童中。
6. 每一类麻醉剂理论上都与并发症的风险有关，但挥发性麻醉药和丙泊酚都已成功地应用于这些患者。
7. 虽然没有明确的证据表明恶性高热与线粒体病之间存在关联，但应避免应用琥珀胆碱。
8. 可以考虑椎管内麻醉，但需要仔细注意术前神经功能障碍。

位未被累及，可以解释本病并不累及自主神经和中枢神经系统（CNS）。MG 的发病率在不同地域有所不同，在日本每百万人中有 1.2 例，而在美国某些地区每 100 000 人中约有 14 例[394-395]。在青年人中，女性通常比男性易于发病，然而在老年人中（＞60 岁），通常男性比女性易于受累。

MG 与胸腺增生之间有着高度相关性，超过 70% 的 MG 患者伴有胸腺增生，10% 的患者伴有胸腺瘤[395]。故 MG 也可以看做是副肿瘤综合征的一部分[395]。

通常，MG 患者典型的首发症状多为延髓症状包括复视和上睑下垂，随后出现肢端和颜面不均衡性的肌无力和疲劳。与咽部功能和吞咽协调性受影响一样，语言和咀嚼功能可能也受累，随后口腔内容物误吸的频率增加。运动和白天过后肌无力症状常常加重。除了肌无力的部位呈斑片样分布，每天的症状也可能有很大差异，而且缓解周期的时长也可能不同。

MG 的诊断主要依靠神经病学检查和疲劳倾向测试，以及运动或重复收缩时肌无力加重的表现。滕喜龙试验（给予胆碱酯酶抑制剂，如依酚氯铵）能够确诊。给药 5 min 内可以观察到症状改善，并且作用持续约 10 min。此外，电生理学检查也经常用来评估 MG，重复神经刺激后患者会出现典型的复合肌肉动作电位递减性变化（框 35.8）[396]。

麻醉处理

理论上 MG 患者应行包括神经系统检查在内的详细的术前评估，其目的在于优化药物治疗和为术后治疗做好准备。肺功能测试可以提示术后是否需要机械通气[382]。此外，术后是否需要机械通气与一些危险因素相关。

一般原则患者应该继续抗胆碱酯酶药物治疗，并且告知其术后可能行呼吸机支持治疗。如需行快速气管插管，可以使用琥珀胆碱。但是由于功能性乙酰胆

框 35.8　重症肌无力（MG）患者术后通气的危险因素[396]

肺活量＜2～2.9 L
MG 持续时间＞6 年
溴吡斯的明剂量＞750 mg/d
慢性肺疾病史
术前延髓症状
肌无力危象史
术中失血＞1000 ml
血清抗乙酰胆碱受体抗体＞100 nmol/ml
对低频重复的神经刺激反应明显减少

Modified from Anesthesia for the patient with myasthenia gravis. https://www.uptodate.com/contents/anesthesia-for-the-patient-withmyasthenia-gravis; 2018. Accessed April 8, 2019

碱受体数量的减少，MG 患者可能需要远大于正常剂量（1.5～2.0 mg/kg）的琥珀胆碱[397]。另一方面，由于抗胆碱酯酶药物的治疗降低了胆碱酯酶活性，琥珀胆碱或米库氯铵神经肌肉阻滞作用通常延长[398-399]。根据经验非去极化肌松剂可以用于 MG 患者，但是由于肌松效应的强度具有不可预测性，以及肌无力的分布通常呈现不均衡性，应该慎重给药。大多数麻醉科医师使用非去极化肌松剂相当于 0.1～0.2 倍的 95% 有效剂量（95% effective dose，ED95）的小剂量递增给药，直至获得满意的神经肌肉阻滞效应。由于围术期抗胆碱酯酶药物治疗已产生的胆碱酯酶阻断作用，将改变患者对胆碱酯酶抑制剂的反应，有研究报道称在某些患者给予拮抗药后神经肌肉功能的恢复延迟[400]。随着新改良的 γ- 环糊精神经肌肉逆转剂舒更葡糖的使用，MG 患者的气道和甾体类神经肌肉阻滞剂（如罗库溴铵或维库溴铵）的管理变得简化[401-402]。

舒更葡糖对维库溴铵的亲和力低于罗库溴铵；然而，舒更葡糖对维库溴铵的逆转仍然是非常令人满意的，因为由于对罗库溴铵具有更高的效力，而用于同等阻断的维库溴铵分子较少。虽然 FDA 还没有批准它在儿童中应用，但目前报道的病例是令人欣喜的。另外，舒更葡糖对孕酮、皮质醇、醛固酮和睾酮水平有明显影响，可能改变一些如活化凝血活酶时间、凝血活酶时间和 INR 等凝血参数[403]。

强效吸入麻醉剂已经成功用于 MG 患者的麻醉。由于神经肌肉接头的功能已经受损，无需使用神经肌肉阻滞剂，仅用吸入性麻醉剂通常就能满足大多数外科手术的肌松要求。如果在围术期能够像全身麻醉一样密切监测肌肉功能和通气情况，那么 MG 患者能够施行硬膜外和蛛网膜下腔阻滞，详见 Baraka[404] 及 Abel 和 Eisenkraftd 的文章[405]。

Eaton-Lambert 肌无力综合征

Eaton-Lambert 肌无力综合征（Eaton-Lambert myasthenic syndrome，ELMS）是由于自身抗体对抗突触前电压门控钙通道和其他突触前分子产生乙酰胆碱释放增加而引起的一种免疫介导的通道病[406]。ELMS 患者的肌无力与易疲劳性，通常出现在四肢近端肌肉，下肢肌肉受累比眼外肌和延髓肌群受累更常见。该综合征往往是副肿瘤综合征的一部分，最常见的是与小细胞肺癌有关。与 MG 不同，ELMS 患者的症状通常晨起时最重，随后逐渐减轻。运动可以改善肌肉功能是由于突触前的钙蓄积和随后的乙酰胆碱释放增加[407]。少数患者会表现出自主神经功能障碍的症状。

通过详细的体格检查，结合临床电生理学检查显示高频神经刺激（30～50 Hz）下的典型性运动动作电位易化作用可以得出 ELMS 的诊断。抗胆碱酯酶治疗对 ELMS 患者的效果不明显。血浆置换、免疫球蛋白治疗和 3,4- 二氨基吡啶（3,4-diaminopyridine，DAP）会短期改善症状。

麻醉处理

正如 MG 患者一样，麻醉科医师应该认真评估 ELMS 患者术后呼吸衰竭的风险和术后需要延长呼吸监测的时间。ELMS 患者对去极化和非去极化肌松剂的敏感性常常增强。用 DAP 或者抗胆碱酯酶药治疗的患者，肌松拮抗剂可能无效。

周期性瘫痪（高钾性、低钾性和钾离子正常性）

周期性瘫痪（periodic paralyses）是以电压门控的离子通道功能改变为特征的一组疾病；此类疾病有时也被称为"骨骼肌离子通道病"[408]。这种特殊的离子通道病的症状取决于特定离子通道的参与，据此可分为三大类：①氯离子通道病（肌强直不伴麻痹，如 MC，见上文）；②钠离子通道病［肌强直伴麻痹，如高钾性周期性瘫痪（hyperkalemic periodic paralysis，HyperPP）］；③其他阳离子通道病［麻痹无肌强直，如低钾性周期性瘫痪（hypokalemic periodic paralysis，HypoPP）][409]。

HyperPP 是一种常染色体显性遗传性疾病，它是 1951 年由 Tyler 等首次描述[320]。其特点为伴有血浆钾浓度升高的发作性弛缓性肌无力[410]。诱发因素包括富钾膳食或者紧张锻炼后的休息。此外，寒冷的环境、情绪紧张、空腹、糖皮质激素、妊娠均可诱发或加重发作。肌无力发作可以持续 15 min～1 h，伴有腱反射减弱。在发作间期，HyperPP 通常伴随不妨碍自主运动的轻度肌强直[320]。

HyperPP 的发病机制是编码成熟肌纤维的电压门控钠通道 NaV1.4 的 SCN4A 基因突变；这些突变导致病理性钠电流增加以及肌纤维去极化趋向增强[320, 410]，钠离子向肌细胞内流的同时伴随钾离子的外流以及高钾血症。突变型通道表现为持续的钠离子电流导致膜去极化延长，引起肌强直，随后发生膜脱敏现象（或者失活）并导致麻痹。HyperPP 患者血清 CK 水平可升高，有时高于正常值的 5～10 倍，而在发作间期

血清钠离子和钾离子的水平正常[320]。肌电图记录在发作期和发作间期可出现肌肉的强直性放电。肌肉活检可显示肌细胞肌质出现微小的周围空泡。近期研究表明，血钾正常的周期性瘫痪是高钾性周期性瘫痪的一个变种，而不是另外一种疾病，因为它所有的临床表现和实验室检查都与高钾性周期性瘫疾相似[411-413]。治疗药物主要包括乙酰唑胺（碳酸酐酶抑制剂）和美西律（作用机制类似于利多卡因的抗心律失常药）。避免高钾饮食、剧烈运动、空腹及暴露在寒冷环境等，这些对预防该病发作也很重要[409]。

HypoPP 的特点是血液中钾离子的水平降低。激烈运动、应激、高糖类或高盐饮食、妊娠、月经、低体温或者药物如胰岛素都能诱发 HypoPP 的发作[414-415]。EMG 通常不表现出肌强直[410]。发作时的严重程度常常超过 HyperPP 患者的症状。HypoPP 是一种男性高发的常染色体显性遗传性疾病。疾病是由于两种不同类型离子通道 CaV1.1 和 NaV1.4 中的一种功能丧失所引起[410]。最常见的受累肌群分布在手臂和腿；同时也可能影响吞咽和呼吸肌群，对于重症患者可能致命。通过实验室检查显示发作期的低血钾症和发作间期的正常血钾可以得出 HypoPP 的诊断。已经证实该病是由 CACNA1S（HypoPP type 1）和 SCN4A（HypoPP type 2）基因编码的骨骼肌电压门控钙离子通道的变异引起的[313]。由于小部分 MH 患者具有 CACNA1S 的基因变异，因此 HypoPP 与 MH 存在理论上的联系[313]。然而，一般认为，HypoPP 患者中 MH 易感者的比例与普通人群相似。导致患者出现低钾性麻痹的确切机制仍不清楚。重要的是要保持警惕识别 HyperPP 和 HypoPP 在临床特征上的差异。HypoPP 患者无肌强直的发生，其发病与低钾血症有关（诊断标准），补钾即可缓解症状，而葡萄糖可诱发其发作[409]。治疗以明确诊断和避免诱发为主。补钾可有效治疗其急性发作。乙酰唑胺为 1 型 HypoPP 首选的预防性药物[416]，但它却能使 2 型 HypoPP 的病情恶化[417]。这些患者应选择保钾利尿剂如螺内酯[418]。

甲亢性周期性瘫痪（thyrotoxic periodic paralysis，TPP）临床上与 HypoPP 相似。TPP 的发病时间比 HypoPP 晚，以男性高发为主，且在亚裔患者中更常见。TPP 的发病与内向整流钾通道基因（$K_{ir}2.6$）功能缺失的突变有关[419]。抗甲状腺药如甲巯咪唑对该病有治疗作用[409]。

麻醉处理

钾、乙酰胆碱酯酶抑制剂和去极化肌松剂将加重

HyperPP 患者的肌强直[320]。已有报道指出，当使用琥珀胆碱时会出现肌无力延长[420]。尽管三分之一的患者无肌强直的症状[421]，在气管插管和通气时仍然可能发生咬肌痉挛和呼吸肌、骨骼肌僵直[320]。因此，HyperPP 患者应该禁忌使用新斯的明和琥珀胆碱。可安全使用非去极化肌松剂[422-423]。有报道挥发性麻醉药和丙泊酚可安全使用[422-424]。理想的情况是，术前所有的 HyperPP 患者均应住院进行术前准备，以保证在术前禁食期间给予含葡萄糖的无钾液体适当维持[423]。HyperPP 患者术后残余麻痹可长达几个小时。保持正常体温和血浆低钾水平以及避免低血糖等预防措施都有助于减轻麻痹[422]。尽管通常认为钠通道病变的患者对 MH 易感，但是这些患者发生 MH 的风险并没有增加[314]。是否应用非去极化肌松剂的全身麻醉均可使预后良好[420, 422-423, 425-426]。区域技术也适用于这些患者[421, 425-426]。通过给予葡萄糖、胰岛素、肾上腺素和钙，或者选用胰高血糖素以终止高钾血症的发作。给予间羟异丙肾上腺素的 β 肾上腺素受体激动剂治疗也能预防发作和促进恢复[423]。

　　HypoPP 患者的治疗应该集中在避免触发因素和避免使用引起钾转移的药物上。全身麻醉、手术后应激、静脉输注含葡萄糖液体和长效肌松剂与术后麻痹事件相关[414]。已有报道显示 HypoPP 患者在全麻术后出现肌无力和呼吸窘迫[427-428]。虽然有报道证实中、短效非去极化肌松剂如阿曲库铵、美维库铵可安全应用[429-431]，但长效肌松药还应尽量避免使用[432]。硬膜外镇痛可减少疼痛相关的过度通气和血清儿茶酚胺水平升高，因此降低了血清钾水平的变化[414]。含肾上腺素的局麻药的拟交感效应也会产生低血钾症[414]。与 HyperPP 不同，尽管有报道证实异氟烷可在 HypoPP 患者中使用[431]，但 HypoPP 和恶性高热间的联系尚不明确[433]。在 HypoPP 患者中出现类似于恶性高热的代谢危象[434-436]。琥珀胆碱也可使患者产生类似肌挛缩样的反应[437]。据前文描述，促发 HypoPP 和对 MH 敏感的两种无关联基因突变可能会发生在同一患者身上[436]。因此，尽管 HypoPP 患者并发恶性高热概率微小，但并不能排除此种情况的发生，故最安全的方法是尽可能应用非触发性麻醉药，如使用挥发性麻醉药时应倍加警惕[433]。

结语

　　MH 是一种亚临床肌肉病，其特点是接触强效挥发性麻醉药或琥珀胆碱后出现可怕的不稳定的代谢性紊乱。骨骼肌肌质 Ca^{2+} 浓度的突然急剧增加，导致氧耗和乳酸产物增加，引起产热增加、呼吸性和代谢性酸中度、肌肉僵直、交感兴奋和细胞通透性增加。MHS 的骨骼肌细胞与正常肌肉的不同，其肌纤维细胞内 Ca^{2+} 浓度总是近于失控，而且其细胞膜或亚细胞膜通透性广泛改变。CRU 的蛋白-蛋白相互作用的改变导致 EC 偶联的缺陷。对于猪是 *RyR1* 纯合子的单点突变，对于人类是杂合子的病变，修饰 RyR1 蛋白功能的因素也可能参与发病，如通过干扰蛋白结构、膜或酶类等。MH 的诊断依赖于对这个综合征的症状和体征的清醒认识，体温过高是晚期出现的体征。MH 特异性治疗是给予丹曲林以降低骨骼肌细胞内的 Ca^{2+} 水平；其他对症治疗包括逆转酸碱失调和体温变化。对受累家族成员的易感性评价可以通过分析药物诱导的肌肉收缩试验（根据欧洲 IVCT 和北美 CHCT 方案）和 DNA 样本的基因检测。如果在麻醉前将麻醉机进行特殊准备，选择全身麻醉时避免使用所有强效挥发性麻醉药和琥珀胆碱，那么 MH 易感患者采用全身麻醉或局部麻醉都是安全的。对 MH 的研究已深入到代谢生理学层面和遗传性肌肉病的分子生物学基础水平。但仍面临挑战的领域包括：确认引起人类 MH 的所有基因突变，阐明接触激发药物后继发 Ca^{2+} 失控的机制，研发检测易感性的无创和非破坏性的试验方法，以及明确丹曲林的作用机制等多个方面。

致谢

　　本章是第 8 版第 42 章"神经肌肉疾病和其他遗传性疾病"和第 43 章"恶性高热和肌肉相关疾病"的合并。编者、出版商和审校作者感谢为本章前一版做出贡献的以下作者：Aranya Bagchi，Richa Saxena，和 Diptiman Bose。他们的工作是本章的基础。

参考文献

1. Lerman J. *Br J Anaesth.* 2011;107(suppl 1):i79.
2. Rosenberg H, Pollock N, Schiemann A, Bulger T, Stowell K. Malignant hyperthermia: a review. *Orphanet J Rare Dis.* 2015;10:93.
3. Sumitani M, et al. *Anesthesiology.* 2011;114:84.
4. Suyama H, et al. *J Anesth.* 2002;16:207.
5. Monnier N, et al. *Anesthesiology.* 2002;97:1067.
6. Brady JE, et al. *Anesth Analg.* 2009;109:1162.
7. Yuen B, et al. *FASEB J.* 2012;26:1311.
8. Rosenberg H, Shutack JG. *Paediatr Anaesth.* 1996;6:87.
9. Rosenberg H, et al. *Orphanet J Rare Dis.* 2007;2:21.
10. Robinson R, et al. *Hum Mutat.* 2006;27:977.
11. Harrison GG, Isaacs H. *Anaesthesia.* 1992;47:54.
12. Gronert BJ, Antognini JF. Malignant hyperthermia. In: Miller RD, ed. *Anesthesia.* New York: Churchill Livingstone; 1994:1075.
13. Ombrédanne L. *Rev Med Française.* 1929;10:617.
14. Denborough MA, et al. *Br J Anaesth.* 1962;34:395.
15. Kalow W, et al. *Lancet.* 1970;296:895.
16. Britt BA, et al. *Can Anaesth Soc J.* 1969;16:89.

17. Ball RA, et al. *Vet Med Small Anim Clin.* 1973;68:1156.
18. Briskey EJ. *Adv Food Res.* 1964;13:89.
19. Hall LW, et al. *Br Med J.* 1966;2:1305.
20. Fujii J, et al. *Science.* 1991;253:448.
21. Harrison GG. *Br J Anaesth.* 1975;47:62.
22. Kolb ME, et al. *Anesthesiology.* 1982;56:254.
23. Lopez JR, et al. *Acta Cient Venez.* 1985;36:102.
24. Lopez JR, et al. *Muscle Nerve.* 1986;9:85.
25. Lopez JR, et al. *Muscle Nerve.* 1988;11:82.
26. Lopez JR, et al. *Anesthesiology.* 1992;76:711.
27. Choi RH, et al. *Proc Natl Acad Sci U S A.* 2017;114:4811.
28. Cherednichenko G, et al. *Molecular Pharmacology.* 2008;73:1203.
29. Pessah IN, et al. *Biochem Biophys Res Commun.* 1985;128:449.
30. Pessah IN, et al. *Biochem Biophys Res Commun.* 1986;139:235.
31. MacKenzie AE, et al. *Am J Hum Genet.* 1990;46:1082.
32. Otsu K, et al. *Genomics.* 1993;17:507.
33. Sorrentino V, et al. *Genomics.* 1993;18:163.
34. Collins JH. *Biochem Biophys Res Commun.* 1991;178:1288.
35. Jayaraman T, et al. *J Biol Chem.* 1992;267:9474.
36. Lam E, et al. *J Biol Chem.* 1995;270:26511.
37. Timerman AP, et al. *J Biol Chem.* 1996;271:20385.
38. Beam KG, et al. *Ann N Y Acad Sci.* 1989;560:127.
39. Tanabe T, et al. *Nature.* 1990;346:567.
40. Nakai J, et al. *J Biol Chem.* 1998;273:24983.
41. Nakai J, et al. *Two Regions of the Ryanodine Receptor Involved in Coupling with L-Type Ca2+ Channels.* 1998.
42. Sheridan DC, et al. *Proc Natl Acad Sci U S A.* 2006;103:19760.
43. Flucher BE, Franzini-Armstrong C. *Proc Natl Acad Sci U S A.* 1996;93:8101.
44. Cherednichenko G, et al. *Proc Natl Acad Sci U S A.* 2004;101:15793.
45. Gaburjakova M, et al. *J Biol Chem.* 2001;276:16931.
46. Meissner G. *Front Biosci.* 2002;7:d2072.
47. Ward CW, et al. *J Biol Chem.* 2004;279:5781.
48. Pessah IN, et al. *Pharmacol Ther.* 2010;125:260.
49. Perni S, et al. *De Novo Reconstitution Reveals the Proteins Required for Skeletal Muscle Voltage-Induced Ca(2+) Release.* 2017.
50. Polster A, et al. *Proc Natl Acad Sci U S A.* 2016;113:10986.
51. Cherednichenko G, et al. *Mol Pharmacol.* 2008;73:1203–1212.
52. Yang T, et al. *J Biol Chem.* 2007;282:37471.
53. Yang T, et al. *Am J Physiol Cell Physiol.* 2007;292:C1591.
54. Eltit JM, et al. *Proc Natl Acad Sci U S A.* 2012;109:7923.
55. Eltit JM, et al. *J Biol Chem.* 2010;285:38453.
56. Eltit JM, et al. *Proc Natl Acad Sci U S A.* 2011;108:7046.
57. Bannister RA, et al. *J Gen Physiol.* 2010;135:629.
58. Esteve E, et al. *J Gen Physiol.* 2010;135:619.
59. Wappler F, et al. *Eur J Anaesthesiol.* 2003;20:528.
60. Yang T, et al. *J Biol Chem.* 2003;278:25722.
61. Reuter DA, et al. *Can J Anaesth.* 2003;50:643.
62. Capacchione JF, Muldoon SM. *Anesth Analg.* 2009;109:1065.
63. Pessah IN, et al. *Mol Pharmacol.* 1987;31:232.
64. Zimanyi I, Pessah IN. *Brain Res.* 1991;561:181.
65. Jona I, et al. *Pflugers Arch.* 2001;441:729.
66. Laver D. *Clin Exp Pharmacol Physiol.* 2001;28:675.
67. Laver DR, et al. *J Membr Biol.* 1997;156:213.
68. Voss AA, et al. *Biochem Biophys Res Commun.* 2008;366:988.
69. Lamb GD. *J Muscle Res Cell Motil.* 1993;14:554.
70. Laver DR, et al. *Biophys J.* 1997;73:1913.
71. Barrientos GC, et al. *J Biol Chem.* 2012;287:2863.
72. Feng W, et al. *Mol Pharmacol.* 2011;79:420.
73. Chelu MG, et al. *FASEB J.* 2006;20:329.
74. Yang T, et al. *Anesthesiology.* 2006;105:1164.
75. Lopez JR, et al. *Am J Physiol Cell Physiol.* 2005;288:C606.
76. Ikemoto N, Yamamoto T. *Front Biosci.* 2002;7:d671.
77. Samso M, et al. *PLoS Biol.* 2009;7:e85.
78. Zalk R, Marks AR. *Ca(2+) Release Channels Join the 'Resolution Revolution'.* 2017.
79. Carpenter D, et al. *BMC Med Genet.* 2009;10:104.
80. Toppin PJ, et al. *Can J Anaesth.* 2010;57:689.
81. Pirone A, et al. *Am J Physiol Cell Physiol.* 2010;299:C1345.
82. Weiss RG, et al. *Am J Physiol Cell Physiol.* 2004;287:C1094.
83. Bannister RA, Beam KG. *J Muscle Res Cell Motil.* 2009;30:217.
84. Jones DE, et al. *Anesthesiology.* 1988;83:A344.
85. Hurne AM, et al. *J Biol Chem.* 2005;280:36994.
86. Bannister RA, et al. *J Gen Physiol.* 2009;133:79.
87. Sultana N, et al. *Development.* 2016;143:1547.
88. Putney JW, et al. *J Cell Sci.* 2001;114:2223.
89. Kurebayashi N, Ogawa Y. *J Physiol.* 2001;533:185.
90. Ma J, Pan Z. *Front Biosci.* 2003;8:d242.
91. Pan Z, et al. *Nat Cell Biol.* 2002;4:379.
92. Zhao X, et al. *J Biol Chem.* 2006;281:33477.
93. Desmedt JE, Hainaut K. *J Physiol.* 1977;265:565.
94. Krivickas LS, et al. *Muscle Nerve.* 2000;23:529.
95. Yamaguchi N, et al. *J Biochem. (Tokyo).* 1997;121:432.
96. Paul-Pletzer K, et al. *J Biol Chem.* 2002;277:34918.
97. Monnier N, et al. *Am J Hum Genet.* 1997;60:1316.
98. Sambuughin N, et al. *Anesthesiology.* 2001;95:594.
99. Brown RL, et al. *Hum Mol Genet.* 2000;9:1515.
100. Girard T, et al. *Hum Mutat.* 2001;18:357.
101. Brandt A, et al. *Hum Mol Genet.* 1999;8:2055.
102. Rueffert H, et al. *Am J Med Genet A.* 2004;124:248.
103. Robinson R, et al. *Hum Genet.* 2003;112:217.
104. Gillard EF, et al. *Genomics.* 1991;11:751.
105. Sei Y, et al. *Anesthesiology.* 2004;101:824.
106. Davis M, et al. *Br J Anaesth.* 2002;88:508.
107. Oyamada H, et al. *Jpn J Pharmacol.* 2002;88:159.
108. Yeh HM, et al. *Anesth Analg.* 2005;101:1401.
109. Fletcher JE, et al. *Br J Anaesth.* 1995;75:307.
110. Lynch PJ, et al. *Anesthesiology.* 1997;86:620.
111. Monnier N, et al. *Hum Mol Genet.* 2003;12:1171.
112. Rueffert H, et al. *Br J Anaesth.* 2001;87:240.
113. No authors listed. A protocol for the investigation of malignant hyperpyrexia (MH) susceptibility. *Br J Anaesth.* 1984;56:1267.
114. Ording H, et al. *Acta Anaesthesiol Scand.* 1997;41:955.
115. Hopkins PM, et al. *Br J Anaesth.* 2015;115:531.
116. Larach MG. *Anesth Analg.* 1989;69:511.
117. Allen GC, et al. *Anesthesiology.* 1998;88:579.
118. Metterlein T, et al. *Cardiovasc Ther.* 2010;28:356.
119. Metterlein T, et al. *Muscle Nerve.* 2011;44:208.
120. Gerbershagen MU, et al. *Eur J Anaesthesiol.* 2011;29:42.
121. Johannsen S, et al. *Anesth Analg.* 2012;115:925.
122. Bendahan D, et al. *Acta Anaesthesiol Scand.* 2004;48:1019.
123. Baur CP, et al. *Anesth Analg.* 2000;90:200.
124. Metterlein T, et al. *Eur J Anaesthesiol.* 2011;28:251.
125. Metterlein T, et al. *Minerva Anestesiol.* 2011;77:768.
126. Migita T, et al. *Acta Anaesthesiol Scand.* 2011;56:351.
127. Zhou H, et al. *Am J Hum Genet.* 2006;79:859.
128. Urwyler A, et al. *Br J Anaesth.* 2001;86:283.
129. Robinson RL, et al. *Hum Mutat.* 2002;20:88.
130. Rueffert H, et al. *Acta Anaesthesiol Scand.* 2002;46:692.
131. Larach MG, et al. *Anesth Analg.* 2010;110:498.
132. Allen GC, Brubaker CL. *Anesth Analg.* 1998;86:1328.
133. Shulman M, et al. *Anesthesiology.* 1981;54:259.
134. Gronert GA. *Anesthesiology.* 1980;53:395.
135. Hall GM, et al. *Br J Anaesth.* 1976;48:270.
136. Denborough M, Hopkinson KC. *Lancet.* 1988;1:191.
137. Bendixen D, et al. *Acta Anaesthesiol Scand.* 1997;41:480.
138. Larach MG, et al. *Anesthesiology.* 1994;80:771.
139. Gronert GA, et al. *Anesth Analg.* 1980;59:377.
140. Haverkort-Poels PJ, et al. *Muscle Nerve.* 1987;10:45.
141. Denborough MA, et al. *Br Med J (Clin Res Ed).* 1988;296:1442.
142. Hackl W, et al. *Br J Anaesth.* 1991;66:138.
143. Hopkins PM, et al. *Lancet.* 1991;338:1491.
144. Kochling A, et al. *Anaesth Intensive Care.* 1998;26:315.
145. Reynolds AC, et al. *Lancet.* 1981;2:303.
146. Gronert GA, et al. *Anesthesiology.* 1977;47:411.
147. Gronert GA, White DA. *Pflugers Arch.* 1988;411:226.
148. Wappler F, et al. *Anesthesiology.* 2001;94:95.
149. Anetseder M, et al. *Neurology.* 1994;44:2393.
150. Ryan JF, Tedeschi LG. *J Clin Anesth.* 1997;9:66.
151. *Adverse Effects of Heat and Exercise in Relation to MH Susceptibility.* 2018. https://www.mhaus.org/healthcare-professionals/mhaus-recommendations/adverse-effects-of-heat-and-exercise-in-relation-to-mh-susceptibility/.
152. Butler-Browne GS, et al. *Muscle Nerve.* 1988;11:610.
153. Morgan DL, Proske U. *Physiol Rev.* 1984;64:103.
154. van der Spek AF, et al. *Br J Anaesth.* 1990;64:21.
155. Magee KR, Shy GM. *Brain.* 1956;79:610.
156. Norwood FL, et al. *Brain.* 2009;132:3175.
157. Jungbluth H, et al. *Semin Pediatr Neurol.* 2011;18:239.
158. Engel AG, et al. *Mayo Clin Proc.* 1971;46:666.
159. Klingler W, et al. *Anesth Analg.* 2009;109:1167.
160. Koch BM, et al. *Arch Neurol.* 1985;42:1204.
161. Osada H, et al. *Gynecol Obstet Invest.* 2004;58:32.
162. Allanson JE. Noonan syndrome. *J Med Genet.* 1987;24:9–13.
163. Benca J, Hogan K. *Anesth Analg.* 2009;109:1049.
164. Briggs BJ, Dickerman JD. *Pediatr Blood Cancer.* 2012;58:167.

165. Tartaglia M, et al. *Mol Syndromol*. 2010;1:2.
166. Hunter A, Pinsky L. *J Pediatr*. 1975;86:412.
167. Sharathkumar AA. *Pediatr Blood Cancer*. 2012;59:592.
168. Bajwa SJ, et al. *Saudi J Anaesth*. 2011;5:345.
169. Dadabhoy ZP, Winnie AP. *Anesthesiology*. 1988;68:636.
170. Campbell AM, Bousfield JD. *Anaesthesia*. 1992;47:131.
171. McBain J, et al. *Can J Anaesth*. 2006;53:274.
172. Isaacs H, Badenhorst ME. *Muscle Nerve*. 1992;15:740.
173. Heiman-Patterson TD, et al. *Pediatr Neurol*. 1986;2:175.
174. King JO, Denborough MA. *J Pediatr*. 1973;83:37.
175. McPherson EW, Taylor CA. *Am J Med Genet*. 1981;8:159.
176. Kaplan AM, et al. *J Pediatr*. 1977;91:431.
177. Isaacs H, Barlow MB. *Br J Anaesth*. 1973;45:901.
178. Isaacs H, et al. *Br J Anaesth*. 1973;45:860.
179. Isaacs H, Barlow MB. *J Neurol Neurosurg Psychiatry*. 1973;36:228.
180. Reed W, et al. *Blood*. 2003;101:351.
181. Habib AS, et al. *Can J Anaesth*. 2003;50:589.
182. D'Arcy CE, et al. *Neurology*. 2008;71:776.
183. Dowling JJ, et al. *Neuromuscul Disord*. 2011;21:420.
184. Glahn KP, et al. *Br J Anaesth*. 2010;105:417.
185. Birgenheier N, et al. *Anesth Analg* 112:1363.
186. Kugler Y, Russell WJ. *Anaesth Intensive Care*. 2011;39:84.
187. Rosenberg H. *Anesthesiol*. 2010;20. News.
188. Flewellen EH, et al. *Anesthesiology*. 1983;59:275.
189. Brandom BW, et al. *Anesth Analg*. 2011;112:1115.
190. Oh ST, et al. *J Surg Res*. 1997;71:79.
191. Korolkiewicz RP, et al. *J Physiol Pharmacol*. 2000;51:821.
192. Gener B, et al. *Pediatrics*. 2010;125:e1514.
193. Lerman J, et al. *Anesthesiology*. 1989;70:625.
194. Burkman JM, et al. *Anesthesiology*. 2007;106:901; quiz 1077.
195. Hopkins PM. *Anesthesiology*. 2007;106:893.
196. Gallant EM, et al. *Anesth Analg*. 1985;64:601.
197. Harrison GG, et al. *Anaesth Intensive Care*. 1988;16:197.
198. Migita T, et al. *J Anesth*. 2012;26:579.
199. Metterlein T, et al. *Anesth Analg*. 2011;112:1174.
200. Choi RH, et al. *Proceedings of the National Academy of Sciences*; 2017:4811.
201. Larach MG, et al. *Anesth Analg*. 2012;114:94.
202. Wong CA, Denholm B. *Anesthsiol News*. 2011;17.
203. Aderibigbe T, et al. *Anesthesiology*. 2014;120:1333.
204. Maccani RM, et al. *Anesth Analg*. 1996;82:790.
205. McGraw TT, Keon TP. *Can J Anaesth*. 1989;36:530.
206. Whitty RJ, et al. *Can J Anaesth*. 2009;56:497.
207. Crawford MW, et al. *Anesthesiology*. 2007;106:289.
208. Prinzhausen H, et al. *Can J Anaesth*. 2006;53:885.
209. Petroz GC, Lerman J. *Anesthesiology*. 2002;96:941.
210. Brunner HW, et al. *Acta Anaesthesiol Scand*. 2011;55:1118.
211. Shanahan H, et al. *Eur J Anaesthesiol*. 2012;29:229.
212. Gunter JB, et al. *Anesth Analg*. 2008;107:1936.
213. Jones C, et al. *Anaesth Intensive Care*. 2012;40:490.
214. Schonell LH, et al. *Anaesth Intensive Care*. 2003;31:58.
215. Feldman JM. *Anesthesiology*. 2011;115:434; author reply 6.
216. Block FE. *Anesth Analg*. 2011;112:1270.
217. Jantzen JP, et al. *Anaesthesist*. 1989;38:639.
218. Preparation of Anesthesia Workstations to Anesthetize MH Susceptible Patients. https://www.mhaus.org/healthcare-professionals/mhaus-recommendations/preparation-of-anesthesia-workstations-to-anesthetize-mh-susceptible-patients/. Accessed 30.05.18.
219. Criteria for a recommended standard. *Occupational Exposure to Waste Anesthetic Gases and Vapors*; 1977. http://www.cdc.gov/niosh/pdfs/77-140a.pdf
220. Anesthestic Gases. *Guidelines for Workplace Exposures*; 2000. https://www.osha.gov/dts/osta/anestheticgases/index.html
221. Anetseder M, et al. *Lancet*. 2003;362:494.
222. Bina S, et al. *Anesthesiology*. 2006;104:90.
223. Schuster F, et al. *Anesthesiology*. 2007;107:616.
224. Schuster F, et al. *Anesth Analg*. 2006;102:468.
225. Bina S, et al. *Eur J Anaesthesiol*. 2007;25:48.
226. Girard T, et al. *J Biol Chem*. 2001;276:48077.
227. Litman RS, Rosenberg H. *JAMA*. 2005;293:2918.
228. McKinney LC, et al. *Anesthesiology*. 2006;104:1191.
229. Ording H, et al. *Br J Anaesth*. 1990;64:341.
230. Sei Y, et al. *Anesthesiology*. 2002;97:1052.
231. Gareau PJ, et al. *Free Radic Res Commun*. 1993;19:43.
232. Payen JF, et al. *Anesthesiology*. 1993;78:848.
233. Nanson JK, Sheikh A. *Int J Obstet Anesth*. 2000;9:276.
234. Stowell K, et al. *Anaesth Intensive Care*. 2007;35:454.
235. Girard T, et al. *Anesthesiology*. 2006;104:1353.
236. Suggested guidelines for management of the pregnant-patient not believed to be at risk for MH, but whose partners is susceptible to malignant hyperthermia. 2009. https://www.mhaus.org/healthcare-professionals/mhaus-recommendations/parturient-with-mhs-partner/.
237. Tombul T, et al. *Acta neurologica Belgica*. 2011;111:116.
238. Freedman MS, et al. *Arch Neurol*. 2005;62:865.
239. Bader AM, et al. *J Clin Anesth*. 1988;1:21.
240. Staikou C, Rekatsina M. *Saudi J Anaesth*. 2017;11:472.
241. Bornemann-Cimenti H, et al. *Rev Bras Anestesiol*. 2016;67:404.
242. Ludolph AC, et al. *Curr Opin Neurol*. 2012;25:530.
243. Rothstein JD. *Cell*. 2017;171:725.
244. Shimizu T, et al. *Neurology*. 2000;54:1534.
245. You TM, Kim S. *J Dent Anesth Pain Med*. 2017;17:235.
246. Rosenbaum KJ, et al. *Anesthesiology*. 1971;35:638.
247. Jacobs BC, et al. *Neurology*. 1998;51:1110.
248. Lawn ND, et al. *Arch Neurol*. 2001;58:893.
249. Asbury AK. *Arch Neurol*. 1981;(suppl 9):1.
250. Hughes RA, et al. *Cochrane Database Syst Rev*. 2012;7:CD002063.
251. Asahina M, et al. *Acta Neurol Scand*. 2002;105:44.
252. McGrady EM. *Anaesthesia*. 1987;42:899.
253. Steiner I, et al. *Neurology*. 1985;35:1473.
254. Brooks H, et al. *Anaesthesia*. 2000;55:894.
255. Zochodne DW, et al. *Brain*. 1987;110(Pt 4):819.
256. Bolton CF. *Muscle Nerve*. 2005;32:140.
257. Dodson BA, et al. *Crit Care Med*. 1995;23:815.
258. Hermans G, et al. *Am J Respir Crit Care Med*. 2007;175:480.
259. Gronert GA. *Anesthesiology*. 1981;55:547.
260. O'Neill GN. *Int Anesthesiol Clin*. 2006;44:107.
261. Rudnik-Schneborn S, et al. Spinal muscular atrophies. In Engel A, Franzini-Armstrong C, eds: *Myology*, 3rd ed, New York: McGraw-Hill; 20041845.
262. Charcot-Marie-Tooth disease. Genetics, clinical features, and diagnosis. *UpToDate*. 2018. https://www.uptodate.com/contents/charcot-marie-tooth-disease-genetics-clinical-features-and-diagnosis.
263. Ginz HF, et al. *Anaesthesist*. 2001;50:767.
264. Gratarola A, et al. *Minerva Anestesiol*. 1998;64:357.
265. Sugino S, et al. *Masui*. 2002;51:1016.
266. Baur CP, et al. *Anasthesiol Intensivmed Notfallmed Schmerzther*. 2002;37:125.
267. Antognini JF. *Can J Anaesth*. 1992;39:398.
268. Baranov D, et al. Neurological diseases. In: Fleisher L, ed. *Anesthesia and Uncommon Diseases*. 5th ed. Philadelphia: Saunders; 2006.
269. Pogson D, et al. *Br J Anaesth*. 2000;85:914.
270. Naguib M, Samarkandi AH. *Can J Anaesth*. 1998;45:56.
271. Schmitt HJ, Munster T. *Can J Anaesth*. 2006;53:984.
272. Reah G, et al. *Anaesthesia*. 1998;53:586.
273. Scull T, Weeks S. *Can J Anaesth*. 1996;43:1150.
274. Sugai K, Sugai Y. *Masui*. 1989;38:688.
275. Tanaka S, et al. *Masui*. 1994;43:931.
276. Schmitt HJ, et al. *Can J Anaesth*. 2004;51:1049.
277. Dubowitz V. *Muscle Disorders in Childhood*. 2nd ed. Philadelphia: Saunders; 1995.
278. Dalakas M, et al. The muscular dystrophies. In: Barnes P, Hilton-Jones D, eds. *Myopathies in Clinical Practice*. 1st ed. London: Martin Dunitz; 2003.
279. *Muscular Dystrophy*. 2017. https://emedicine.medscape.com/article/1259041-overview.
280. Emery A. *Neuromuscul Disord*. 1991;1:19.
281. Sano M, et al. *Jinrui Idengaku Zasshi*. 1987;32:257.
282. Urban M, Lahlou S. Muscle diseases. In Fleisher L, ed. *Anesthesia and Uncommon Diseases*. Philadelphia: Saunders; 2006:303.
283. Hoffman E. *Cell*. 1987;51:919.
284. Leibowitz D, Dubowitz V. *Dev Med Child Neurol*. 1981;23:577.
285. Finsterer J, Stollberger C. *Cardiology*. 2003;99:1.
286. Perloff JK, et al. *Circulation*. 1984;(69):33.
287. Morris P. *Paediatr Anaesth*. 1997;7:1.
288. Hahn A, et al. *Arch Phys Med Rehabil*. 1997;78:1.
289. Ames WA, et al. *Paediatr Anaesth*. 2005;15:3.
290. Kawaai H, et al. *Anesth Prog*. 2005;52:12.
291. Molyneux MK. *Int J Obstet Anesth*. 2005;14:58.
292. Angermann C, et al. *Z Kardiol*. 1986;75:542.
293. Smith CL, Bush GH. *Br J Anaesth*. 1985;57:1113.
294. Webster R. *Respiratory Function as a Measure of Muscle Strength in Young Boys with Duchenne Muscular Dystrophy*. School of Women and Children's Health, University of N.S.W; 2003.
295. Stevens RD. *Curr Opin Anaesthesiol*. 2001;14:693.
296. Breucking E, et al. *Anaesthesist*. 2000;49:187.

297. Benson ER, et al. *Spine.* 1998;23:2308.
298. Miller F, et al. *Dev Med Child Neurol.* 1992;34:775.
299. Jenkins JG, et al. *Crit Care Med.* 1982;10:645.
300. Stoelting R, Dierdorf S. In: *Anesthesia and Co-Existing Disease.* Philadelphia: Churchill Livingstone; 2002:505.
301. Gurnaney H, et al. *Anesth Analg.* 2009;109:1043.
302. Farell PT. *Anaesth Intensive Care.* 1994;22:597.
303. Schummer W, Schummer C. *Br J Anaesth.* 2004;92:149.
304. Ririe DG, et al. *Anesthesiology.* 1998;88:351.
305. Yemen TA, McClain C. *Paediatr Anaesth.* 2006;16:105.
306. Fairfield MC. *Anaesthesia.* 1993;48:1013.
307. Murat I, et al. *Anesthesiology.* 1987;67:249.
308. Kirschner J, Bonnemann CG. *Arch Neurol.* 2004;61:189.
309. Moro C, et al. *Ann Fr Anesth Reanim.* 2007;26:359.
310. Egi M, et al. *Masui.* 2002;51:196.
311. Pash MP, et al. *Can J Anaesth.* 1996;43:959.
312. Myotonic dystrophy. *Etiology, Clinical Features, and Diagnosis.* 2018. https://www.uptodate.com/contents/myotonic-dystrophy-etiology-clinical-features-and-diagnosis.
313. Parness J, et al. *Anesth Analg.* 2009;109:1054.
314. Lehmann-Horn F, Iaizzo PA. *Br J Anaesth.* 1990;65:692.
315. Mathieu J, et al. *Neurology.* 1997;49:1646.
316. Matsuki Y, et al. *Eur J Anaesthesiol.* 2011;28:145.
317. Stourac P, et al. *Br J Anaesth.* 2013;110:657.
318. Ahmed S, et al. *Cardiol Res.* 2018;9:50.
319. Catena V, et al. *Minerva Anestesiol.* 2007;73:475.
320. Lehmann-Horn F, et al. Nondystrophic myotonias and periodic paralyses. In: Engel A, Franzini-Armstrong C, eds. *Myology.* 3rd ed. New York: McGraw-Hill; 2004:1257–1300.
321. Farbu E, et al. *Acta Anaesthesiol Scand.* 2003;47:630.
322. Newberg LA, et al. *Br J Anaesth.* 1983;55:57.
323. Beck CL, et al. *Proc Natl Acad Sci U S A.* 1996;93:11248.
324. Rosenbaum HK. *Anesthesiol Clin North America.* 2002;20:623.
325. North K. Congenital myopathies. In: Engel A, Franzini-Armstrong C, eds. *Myology.* New York: McGraw-Hill; 2004:1473.
326. Herman GE, et al. *J Pediatr.* 1999;134:206.
327. Breslin D, et al. *Anaesthesia.* 2000;55:471.
328. Costi D, van der Walt JH. *Paediatr Anaesth.* 2004;14:964.
329. Garcia-Aguado R, et al. *Rev Esp Anestesiol Reanim.* 1994;41:302.
330. Gottschalk A, et al. *Anesthesiology.* 1998;89:1018.
331. Schmid E. *Paediatr Anaesth.* 2006;16:218.
332. Tokarz A, et al. *Eur J Anaesthesiol.* 2002;19:842.
333. Dorchies OM, et al. *Neuromuscul Disord.* 2001;11:736.
334. Glucose-6-phosphatase deficiency (glycogen storage disease I, von Gierke disease). 2018. https://www.uptodate.com/contents/glucose-6-phosphatase-deficiency-glycogen-storage-disease-i-von-gierke-disease. Accessed 30.05.18.
335. Rake JP, et al. *Eur J Pediatr.* 2002;161(suppl 1):S112.
336. Visser G, et al. *Eur J Pediatr.* 2002;161(suppl 1):S120.
337. Kakinohana M, et al. *Masui.* 1998;47:1104.
338. Kawai T. *Masui.* 2005;54:924.
339. Loonen MC, et al. *Neurology.* 1981;31:1209.
340. Engel A, et al. Acid maltase deficiency. In: Engel A, Franzini-Armstrong C, eds. *Myology.* New York: McGraw-Hill; 2004:1559.
341. Type II glycogen storage disease (pompe disease). https://emedicine.medscape.com/article/119500-overview. 2017.
342. Ehlers KH, et al. *Circulation.* 1962;25:96.
343. Bulkley BH, Hutchins GM. *Am Heart J.* 1978;96:246.
344. Weinik M, King F. Acid maltase deficiency myopathy. *eMedicine.* 2012.
345. Makos MM, et al. *Ann Neurol.* 1987;22:629.
346. Gitlin MC, et al. *Anesth Analg.* 1993;77:392.
347. Kotani N, et al. *Anesth Analg.* 1996;82:182.
348. Ing RJ, et al. *Paediatr Anaesth.* 2004;14:514.
349. McFarlane HJ, Soni N. *Anaesthesia.* 1986;41:1219.
350. Mohiddin SA, Fananapazir L. *Tex Heart Inst J.* 2002;29:290.
351. DiMauro S, Bonilla E. Mitochondrial encephalomyopathies. In: Engel A, Franzini-Armstrong C, eds. *Myology.* 3rd ed. New York: McGraw-Hill; 2004:1623.
352. Siciliano G, et al. *Biosci Rep.* 2007;27:53.
353. Wisely NA, Cook PR. *Eur J Anaesthesiol.* 2001;18:333.
354. Mehndiratta MM, et al. *Neurol India.* 2002;50:162.
355. Swash M, et al. *J Neurol Sci.* 1978;38:347.
356. Shipton EA, Prosser DO. *Eur J Anaesthesiol.* 2004;21:173.
357. Swash M, et al. *J Neurol Sci.* 1978;38:347.
358. Amato AA, Brown RH. Muscle dystrophies and other muscle diseases. In: Longo DL, Fauci AS, Kasper DL, Hauser SL, Jameson JL, eds. *Harrison's Priciples of Internal Medicine.* 18th ed. McGraw-Hill; 2012.
359. DiMauro S, Bonilla E. Mitochondrial encephalomyopathies. In: Engel AG, Franzini-Armstrong C, eds. *Myology.* 3rd ed. McGraw-Hill; 2004:1623–1662.
360. Allison KR. Muscular dystrophy versus mitochondrial myopathy: the dilemma of the undiagnosed hypotonic child. In: *Paediatric Anaesthesia.* 2007; 17:1–6.
361. Hara K, et al. *J Clin Anesth.* 2004;16:539.
362. Maurtua M, et al. *Int J Obstet Anesth.* 2008;17:370.
363. Levy E, Muravchick S. Mitochondrial diseases. In: Fleisher L, ed. *Anesthesia and Uncommon Diseases.* Philadelphia: Saunders; 2006:455.
364. James RH. *Anaesthesia.* 1985;40:88.
365. James RH. *Anaesthesia.* 1986;41:216.
366. Gurrieri C, et al. *Can J Anaesth.* 2011;58:751.
367. Footitt EJ, et al. *Br J Anaesth.* 2008;100:436.
368. Driessen J, et al. *Paediatr Anaesth.* 2007;17:16.
369. Burns AM, Shelly MP. *Anaesthesia.* 1989;44:975.
370. Kelly A, O'Connor M. *Anaesthesia.* 1990;45:596.
371. Ramchandra DS, et al. *Can J Anaesth.* 1990;37:474.
372. Guasch E, et al. *Anaesthesia.* 2003;58:607.
373. Sharma AD, et al. *Paediatr Anaesth.* 2001;11:488.
374. Vanlander AV, et al. *Acta Anaesthesiol Scand.* 2012;56:520.
375. Stowe DF, Kevin LG. *Antioxid Redox Signal.* 2004;6:439.
376. Stadnicka A, et al. *J Anesth.* 2007;21:212.
377. Wallace JJ, et al. *Paediatr Anaesth.* 1998;8:249–254.
378. Lauwers MH, et al. *Anaesthesia.* 1994;49:876.
379. Morgan PG, et al. *Anesthesiology.* 2002;96:1268.
380. Allen GC. *Anesthesiology.* 2003;98:282.
381. Frei FJ, et al. *Anaesthesia.* 1997;52:1056.
382. Naguib M, et al. *Anesthesiology.* 1996;84:1506.
383. Finsterer J, et al. *Can J Anaesth.* 1998;45:781.
384. Sharma AD, et al. *Paediatr Anaesth.* 2001;11:488.
385. D'Ambra MN, et al. *Anesthesiology.* 1979;51:343.
386. Wiesel S, et al. *Anesth Analg.* 1991;72:696.
387. Rowe RW, Helander E. *Anesth Analg.* 1990;71:295.
388. Rosaeg OP, et al. *Can J Anaesth.* 1994;43:403.
389. Hsiao PN, et al. *Acta Anaesthesiol Sin.* 2000;38:107.
390. Sasano N, et al. *J Anesth.* 2007;21:72.
391. Farag E, et al. *Can J Anaesth.* 2002;49:958.
392. Sasano N, et al. *J Anesth.* 2009;23:587.
393. Kubota H, et al. *J Child Neurol.* 2005;20:116.
394. Vincent A, et al. *Lancet.* 2001;357:2122.
395. Lindstrom JM. *Muscle Nerve.* 2000;23:453.
396. Anesthesia for the patient with myasthenia gravis. 2018. https://www.uptodate.com/contents/anesthesia-for-the-patient-with-myasthenia-gravis. Accessed April 8, 2019.
397. Eisenkraft JB, et al. *Anesthesiology.* 1988;69:760.
398. Baraka A. *Anaesthesia.* 1992;47:217.
399. Seigne RD, Scott RP. *Br J Anaesth.* 1994;72:468.
400. Kim JM, Mangold J. *Br J Anaesth.* 1989;63:497.
401. Sungur Ulke Z, et al. *Acta Anaesthesiol Scand.* 2013;57:745.
402. de Boer HD, et al. *Rev Esp Anestesiol Reanim.* 2010;57:181.
403. *BRIDION(R) (sugammadex) Injection - First and Only Selective Relaxant Binding Agent - Approved in European Union.* 2008. http://www.evaluategroup.com/Universal/View.aspx?type=Story&id=160887.
404. Baraka A. *Br J Anaesth.* 1992;69:227
405. Abel M, Eisenkraft JB. *Mt Sinai J Med.* 2002;69:31.
406. Takamori M, et al. *Neurosci Res.* 2000;36:183.
407. Hewett SJ, Atchison WD. *Brain Res.* 1991;566:320.
408. Burge JA, Hanna MG. *Curr Neurol Neurosci Rep.* 2012;12:62.
409. Lehmann-Horn F, Rudel R, Jurkat-Rott K. Nondystrophic myotonias and periodic paralyses. In: Engel AG, Franzini-Armstrong C, eds. *Myology.* McGraw-Hill; 2004:1257–1300.
410. Jurkat-Rott K, Lehmann-Horn F. *J Neurol.* 2006;253:1391.
411. Chinnery PF, et al. *Ann Neurol.* 2002;52:251.
412. Song YW, et al. *Muscle Nerve.* 2012;46:914.
413. Vicart S, et al. *Neurology.* 2004;63:2120.
414. Viscomi CM, et al. *Anesth Analg.* 1999;88:1081.
415. Robinson JE, et al. *Can J Anaesth.* 2000;47:160.
416. Griggs RC, et al. *Ann Intern Med.* 1970;73:39.
417. Bendahhou S, et al. *Ann Neurol.* 2001;50:417.
418. LoVecchio F, Jacobson S. *Emerg Med Clin North Am.* 1997;15:605.

419. Lin SH, Huang CL. *J Am Soc Nephrol*. 2012;23:985.
420. Depoix JP, et al. *Anesth Analg*. 2004;99:302.
421. Aouad R, Atanassoff PG. *Can J Anaesth*. 2004;51:92.
422. Ashwood EM, et al. *Anaesthesia*. 1992;47:579.
423. Aarons JJ, et al. *Anesthesiology*. 1989;71:303.
424. Cone AM, Sansome AJ. *Anaesthesia*. 1992;47:1097.
425. Weller JF, et al. *Anesthesiology*. 2002;97:259.
426. Barker MC. *AANA J*. 2012;78:191.
427. Siler JN, Discavage WJ. *Anesthesiology*. 1975;43:489.
428. Melnick B, et al. *Anesthesiology*. 1983;58:263.
429. Rooney RT, et al. *Anesth Analg*. 1988;67:782.
430. Hofer C, et al. *Anaesthesia*. 2001;56:1082.
431. Chitra S, Korula G. *Indian J Anaesth*. 2009;53:226.
432. Viscomi CM, et al. *Anesth Analg*. 1999;88:1081.
433. Parness J, et al. *Anesth Analg*. 2009;109:1054.
434. Lambert C, et al. *Anesth Analg*. 1994;79:1012.
435. Rajabally YA, El Lahawi M. *Muscle Nerve*. 2002;25:453.
436. Marchant CL, et al. *Muscle Nerve*. 2004;30:114.
437. Neuman GG, Kopman AF. *Anesth Analg*. 1993;76:426.

36 心血管监测

BECKY SCHROEDER，JONATHAN MARK，ATILIO BARBEITO

梁超　褚丽花　译　包睿　缪长虹　方向明　审校

<table>
<tr><td>要　点</td><td>

- 心电图监测可提供连续心率监测、能够识别心律失常和传导异常并发现心肌缺血。
- 选择恰当的导联及导联放置位置、滤波器和增益大小是提供准确且可靠的心电图信息的重要因素。
- 前侧壁胸导联（V_3、V_4 或 V_5）应作为对心肌缺血最为敏感的监测导联被选用。
- 围术期心肌缺血最常见类型为氧需介导的心内膜下心肌缺血，表现为 ST 段压低。前侧壁胸导联对监测 ST 段压低最敏感，但不能定位缺血部位。
- 除心脏手术以外，以 ST 段抬高为表现的氧供介导的透壁性心肌缺血在围术期较少见。与 ST 段压低不同，ST 段抬高可提示缺血部位以及病变血管。
- 大多数自动无创动脉血压监测装置采用振荡测量技术，很少引起并发症。但在不能主诉手臂疼痛、具有不规则心脏节律导致袖带反复充气和接受抗凝治疗的患者中应谨慎使用。
- 用于评估手掌弓侧支循环的 Allen 试验并不是预测桡动脉置管并发症的可靠方法。虽然肘部解剖学上没有侧支血流，但肱动脉置管是围术期替代桡动脉或股动脉置管的血压监测的安全方法。
- 有创动脉压波形的准确性由压力监测系统的固有频率和阻尼系数决定。当固有频率较高时，系统将达到最佳动态响应，从而在阻尼系数大范围变化时准确记录压力。
- 用于监测动脉或中心静脉压（CVP）的外部压力传感器的首选校正（或"归零"）位置是胸骨角后约 5 cm，这一传感器位置将消除静水压的测量误差。更常见的血流动力学监测（包括中心静脉和肺动脉压力）首选水平位置是胸正中水平，该处最接近左心房位置，对于仰卧患者位于胸骨前侧和床面的中点。
- 由于波反射和其他物理现象，由外周记录的动脉血压的脉压比更靠近中心部位测量的脉压更宽。
- 心脏前负荷的动态测量，如每搏量和脉压变异度，是比静态指标如中心静脉压和肺毛细血管楔压更好的血管内容量反应性预测指标。
- 为了实施安全有效的中心静脉置管，需选择最佳的位置、导管和方法，这要求医师考虑置管的目的、患者的基础医疗状况、拟实施的手术以及医师施行操作的技能和经验。右颈内静脉置管是最佳选择，因其解剖部位固定、可预见和术中相对易于穿刺。
- 通过应用超声血管定位、置入较粗导管前静脉压测定、影像学确认导管尖端位于心包外并与上腔静脉壁平行，可减少中心静脉导管的机械性并发症。
- CVP 是多种不同生理变量复合与多重相互作用的结果，其中主要是静脉回流和心脏功能。CVP 和循环血容量之间不存在简单的关系。尽管如此，仍可通过仔细分析 CVP 波形态获得重要的病理生理信息。
- 中心静脉导管滥用和数据错误解读是中心静脉和肺动脉导管最常见的并发症之一。

</td></tr>
</table>

- 肺动脉楔压反映的是延迟和衰减的左心房压。许多情况下，肺动脉楔压提供了对肺毛细血管压的近似估计，但当毛细血管后肺血管阻力增加时，如脓毒症患者，肺动脉楔压可能低估毛细血管压。
- 应用中心静脉压、肺动脉舒张压或肺动脉楔压估测左心室前负荷受很多干扰因素的影响，包括舒张期心室顺应性和近心端压力的变化。
- 肺动脉导管监测仍未被证实能改善患者的预后。得出这些结果的原因包括导管衍生数据的错误解读和经特定血流动力学参数指导的血流动力学治疗失败。
- 温度稀释法心输出量监测——最广泛使用的临床技术——受快速静脉补液、心内分流和三尖瓣反流引起的测量误差的影响。
- 混合静脉血红蛋白氧饱和度是心输出量相对于机体氧需是否充足的检测。该测定也取决于动脉血红蛋白氧饱和度和血红蛋白浓度。

心血管监测引言：注重体格检查

当前电子监测设备可以提供患者心血管状态监测的绝大部分信息。然而，医师的感知可持续着眼于患者的整体状况，在特定临床背景下其能力得到强化，在评估病情和解读其他相关数据方面起着关键作用[1]。如通过触诊动脉搏动来鉴别真性心脏停搏与监护仪信号干扰，会比修理有问题的监护仪高效得多。因此，无论使用何种监测手段，了解其优缺点是至关重要的。

心率及脉搏监测

尽管电子设备几乎广泛应用于持续监护，但"手指触摸脉搏"这种快速的心率评估方法仍很重要。各种能测量心搏周期的仪器均可用于测量心率，但心电图（electrocardiogram，ECG）仍是手术室中最常用的心率监测手段。精确识别 R 波及测量一个 QRS 波峰到下一个 QRS 波峰的间距（R-R 间期）是心率数字化显示及周期性更新（如间隔 5～15 s 更新）的数据基础（图 36.1）[2]。

心率和脉率之间的差异来自于心电去极化信号引起的心肌收缩（心率）与外周动脉一次可探及的搏动（脉率）之间的差异。脉搏短绌描述的是一种脉率小于心率的现象，常见于房颤患者。后者常间或出现一些非常短暂的 R-R 间期，导致相应的心输出量明显减少，以致在外周无法探及动脉搏动。心脏电机械分离和无脉性电活动是脉搏短绌的两个极端例子，其原因是心脏收缩完全无法产生外周动脉搏动。在临床监护中显示的心率来自心电图监测，而脉率来自血氧饱和度监测或有创动脉血压监测。将心率、脉率监测与临床评估相结合，可以大大提高对病情判断的准确性，同时减少测量误差，并降低错误报警的发生率[3]。

心电图监测

术中心电图监测的价值和重要性已毋庸置疑。美国麻醉科医师协会（American Society of Anesthesiologists，ASA）将心电图监测纳入术中基本的循环监测指标之一[4]，并认为"每个患者从麻醉开始至离开麻醉房间都需要连续监测心电图"。同时，对于手术室外的住

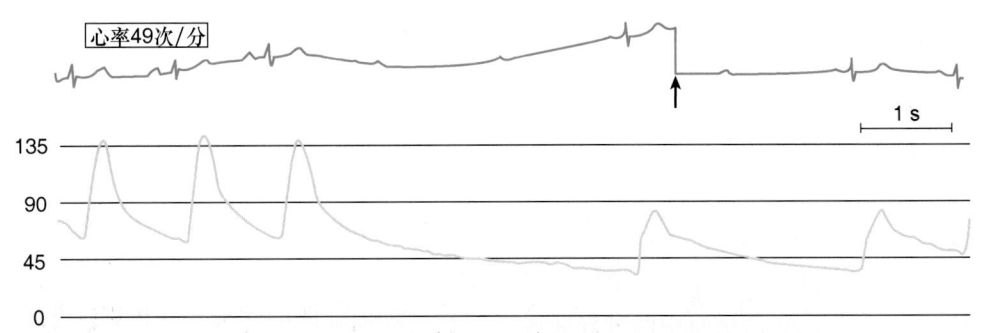

图 36.1　心率通过数字显示时可能会遗漏极危险的心动过缓。通过直接观察心电图及动脉血压波形，可发现一完全性房室传导阻滞和一长达 4 s 的心脏停搏。但是数字显示的心率仍为 49 次 / 分，未提示该长间歇。箭头所指是心电图滤波器对基线漂移进行校准，以确保心电图能持续显示在监护仪屏幕上（From Mark JB. Atlas of Cardiovascular Monitoring. New York：Churchill Livingstone；1998.）

院患者，美国心脏协会（American Heart Association, AHA）也在其指南中就心电图监测的适应证、使用时间和实施方法做出了相应推荐[5]。

心电图监测的三大作用分别是：持续监测患者的心率、识别心律失常及传导阻滞、发现心肌缺血。对于安装心脏起搏器、埋藏式心脏除颤器的患者，心电图监测还能帮助麻醉科医师了解这些设备在围术期的功能状况（围术期起搏器、埋藏式心脏除颤器的使用，详见第 38 章）。为提高床旁心电图的准确性和有效性，临床医师应注意导联位置和选择、滤波模式和增益调整。

心电图导联放置及选择

心电图标准导联系统

现代手术室和重症监护室的监护系统包含 5 个导联电极，可监测标准肢体导联（Ⅰ、Ⅱ、Ⅲ）、加压肢体导联（aVR、aVL、aVF），和单个胸导联（V_1、V_2、V_3、V_4、V_5 或 V_6）。通常，这十二导联中有两个导联可以显示在床旁的监护仪屏幕上。过去认为加压肢体导联和胸导联是单极导联，标准肢体导联是双极导联。但近期 AHA 等[6]发布的科学声明认为不存在这种差异，所有的导联在记录体表电位时都是有效的双极导联。

根据 AHA 指南，心电图导联线配有标准的颜色编码系统：右臂为白色，左臂为黑色，右腿为绿色，左腿为红色，胸导联线为棕色。但是这套颜色编码系统不是全球唯一的心电图导联配色方案，同时它也没有被世界电子技术委员会（International Electrotechnical Commission）推荐。与标准 12 导联心电图不同的是，在手术室或重症监护治疗病房采用的心电图的导联电极是放置于患者的躯干之上，如双上肢的电极放置于锁骨下方，双下肢的电极放置于髋部以上（图 36.2），而标准 12 导联心电图的肢体导联电极放置于手腕和脚踝或手臂和腿。此外，右腿导联电极（绿色电极）可以放置在身体的任何部位，因为该电极是接地电极，它的位置不会影响心电图的显示[7]。

1966 年，Mason 和 Likar 提出改良 12 导联系统，将安放在患者肢体的电极改良为安放在躯体，以减少运动负荷试验时因肢体活动造成的心电图伪像[8]。尽管 Mason-Likar 改良导联心电图的胸导联和肢体导联的 QRS 波在振幅、电轴上与标准 12 导联心电图有轻微的差异，但研究表明在运动负荷试验中两种导联体系的 ST 段总体是相似的[8-11]。因此，将肢体导联放置于躯体已经成为手术室和重症监护治疗病房的标准电极放置模式，此种方法不仅便利，还可以减少因肢

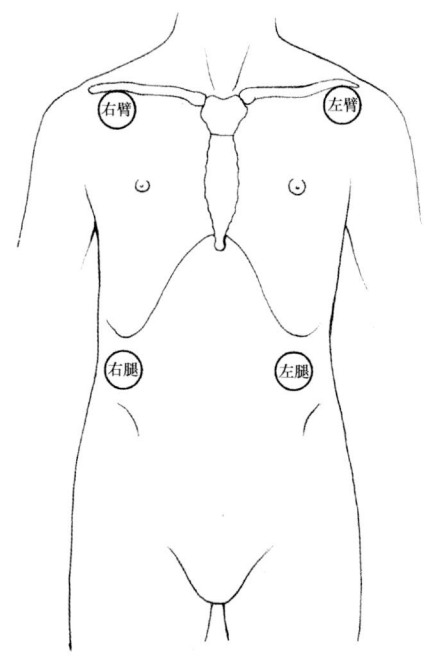

图 36.2　**标准的监护仪心电图导联线的放置位置**（From Mark JB. Atlas of Cardiovascular Monitoring. New York：Churchill Livingstone；1998.）

体活动造成的伪像。

肢体导联的放置位置可能会因为手术切口、患者体位或其他的操作因素等发生变化。但肢体导联的位置需位于心脏外才能记录出可靠的波形，比如在横断面上，导联需安置在心脏界限的上方和下方，在矢状面上，电极需安置在心脏的左侧和右侧（图 36.3）。在实践中，肢体电极越靠近心脏，心电图记录误差可能越大[10]。

相比肢体导联，正确放置胸导联（棕色）的位置更为重要。因其有助于可靠且敏感地检测患者是否存在心肌缺血，但实际应用时其安放位置常有偏差。研究发现在运动激发试验[12-13]以及麻醉[14-15]中，V_5 导联是感知心肌缺血最敏感的单一导联。因此，V_5 导联是心肌缺血高危患者的首选胸导联。此外，V_5 导联监测也适用于心脏手术中，心脏手术的皮肤消毒及胸骨切开不会对 V_5 导联产生干扰。但对于其他手术，尤其是高危患者行血管手术，V_4 或 V_3 导联被证实可以更敏感地监测延迟性术后心肌缺血[16]。

6 个胸导联正确的放置位置如图 36.4 所示。鉴于有大量证据表明，即使在诊断性 12 导联心电图记录期间胸导联的放置位置也可能不准确[6]，因此在手术室、重症监护治疗病房（ICU）进行心电图监测时，这种情况可能更为常见。胸骨柄体关节是正确安置胸导联的重要标志，其对应第二肋间隙，自此向下，触摸至第四和第五肋间隙，即为胸导联电极正确放置位

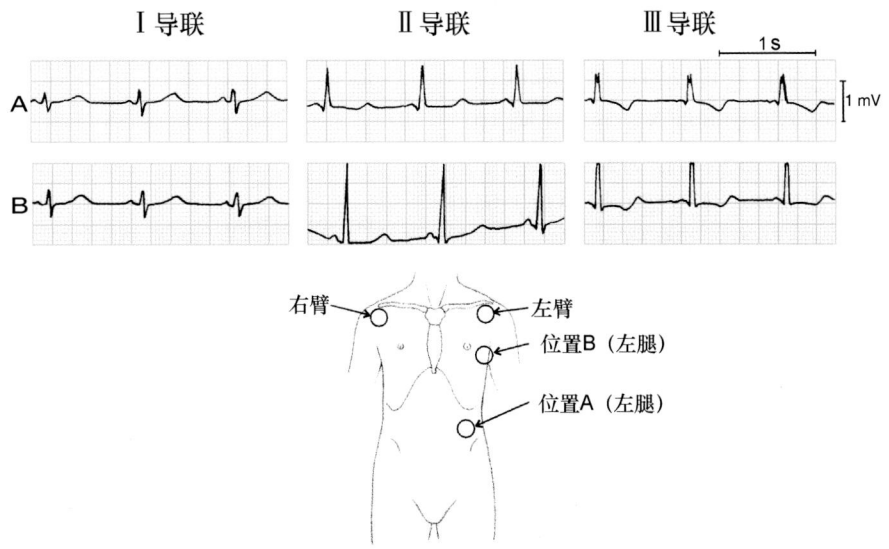

图 36.3　**肢体导联电极放置位置的重要性。**位置 A 是左腿电极标准放置方法，位于心脏下方，靠近左侧髂嵴；位置 B 将左腿电极放置于心前区（靠近 V_5 导联电极位置）。标准肢体导联电极应位于心脏边界的外侧，如位置 A。若将左腿电极放置于位置 B，则 Ⅱ、Ⅲ 导联波形将出现偏差。A、B 中 Ⅰ 导联波形无差异，其原因是 Ⅰ 导联记录的是左臂与右臂电极间的差异（From Mark JB. Atlas of Cardiovascular Monitoring. New York：Churchill Livingstone；1998.）

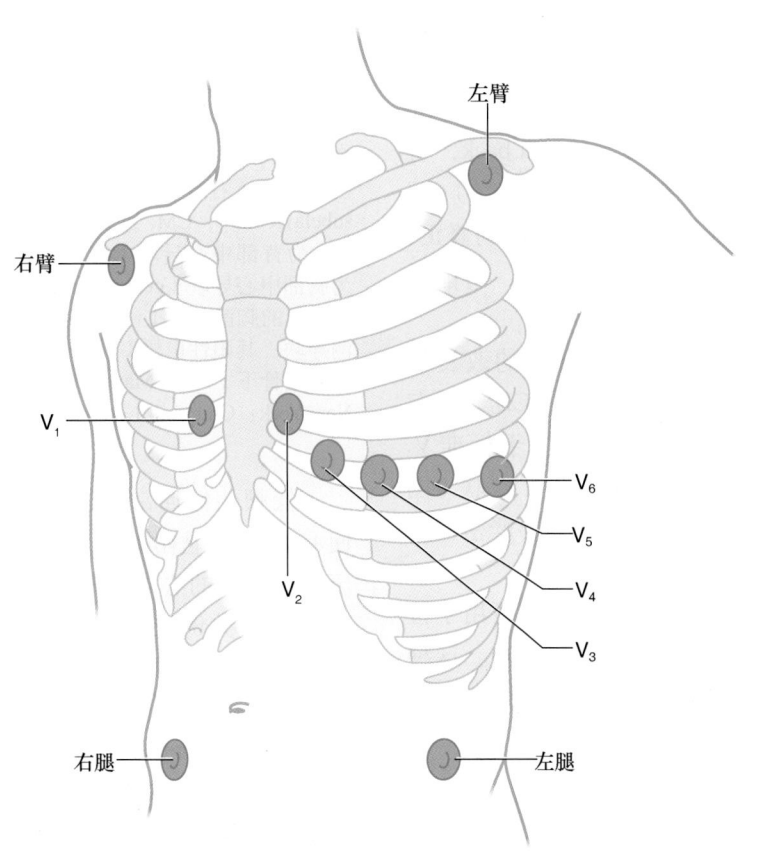

图 36.4　**标准 6 个胸导联的正确放置位置。**侧壁导联精确放置依赖于将 V_4 导联正确安置于锁骨中线第五肋间，V_5 导联位于 V_4 导联同一水平的腋前线，V_6 导联位于 V_4 导联同一水平的腋中线

置。V_4 导联位于锁骨中线第五肋间，V_5、V_6 导联与 V_4 导联处于同一水平，分别置于腋前线和腋中线。

　　中间胸导联（V_3、V_4、V_5）对监测心肌缺血最为敏感，因此胸导联放置位置不能太随意或者太靠外侧。但某些手术中如左侧开胸手术，不能安置 V_3、V_4、V_5 导联，此时只能选择其他胸导联，如 V_1 导联，但是临床医师必须注意的是 V_1 导联在监测心肌缺血时不如 V_3、V_4、V_5 导联敏感。

替代导联系统

右心室心肌缺血或心肌梗死可以被右侧胸导联识别，其中位于右锁骨中线第四肋间的 V_{4R} 导联（V_4 导联的镜像位置）最为敏感。虽然未作为常规监测手段，该导联也可以用于监测左心室下壁心肌缺血，因为这部分的心肌缺血往往伴随右心室的缺血[6, 17]。

3 导联心电图虽不及 5 导联心电图普及，但仍在部分患者中被使用，尤其在手术室外操作间及转运患者时。对于体外除颤仪，3 导联系统仍是标准的心电图监测系统。3 个导联包含右臂、左臂和左腿，其放置位置与 5 导联系统相应电极的放置位置相似，可以用于监测心率，在同步直流电复律中识别 R 波，以及识别室颤等危及生命的心律失常。但是它与 5 导联系统（或标准 12 导联心电图）相比，在识别其他更复杂的心律失常、心肌缺血时存在一定的局限。将阳性电极（左臂）放置于 V_5 位置，并选择合适的导联进行记录（通常为 I 导联），可以增加 3 导联系统检测心肌缺血的敏感性。将右臂导联放置于以下五个位置进行修正，也有助于 3 导联系统监测心肌缺血：CS_5（central subclavicular，锁骨下中心导联）、CM_5（central manubrial，胸骨柄中心导联）、CB_5（central back，背部中心导联）、CC_5（central chest，胸部中心导联）（图 36.5）。这些位置的导联监测是对标准 V_5 导联的修正，其在 R 波的振幅及 ST 段形态上会有所不同，可能会高估或低估 ST 段的变化[18]。

3 导联系统中，还有一种替代 V_1 导联的改良导联方案。该导联（即改良的胸前导联 1，MCL_1）将左臂电极放置于标准位置，将左腿电极放置于标准 V_1 导联电极所在位置，同时选择监测肢体 III 导联（图 36.5）。MCL_1 导联适用于 ICU 或者其他需要严密监测 P 波形态和心律失常的场合。

心脏外科术后，心外膜心房起搏导线也可用于检测体表心电图记录中不明显的 P 波（图 36.6）。这种替代法常在 ICU 中使用，通常使用 12 导联心电图系统并且其中一个胸导联与心房起搏导线相连。

心电图滤波器选择

心电图信号在低频和高频范围内均会遭遇各种干扰（信噪）。因此所有心电监护仪均会采用带通滤波器来缩小信号带宽，以保留有用信号同时减少伪像，提升信号质量。正如其字面意思，带通滤波器允许一定频率范围内的信号通过，同时衰减或功能性消除过低和过高频率的信号。

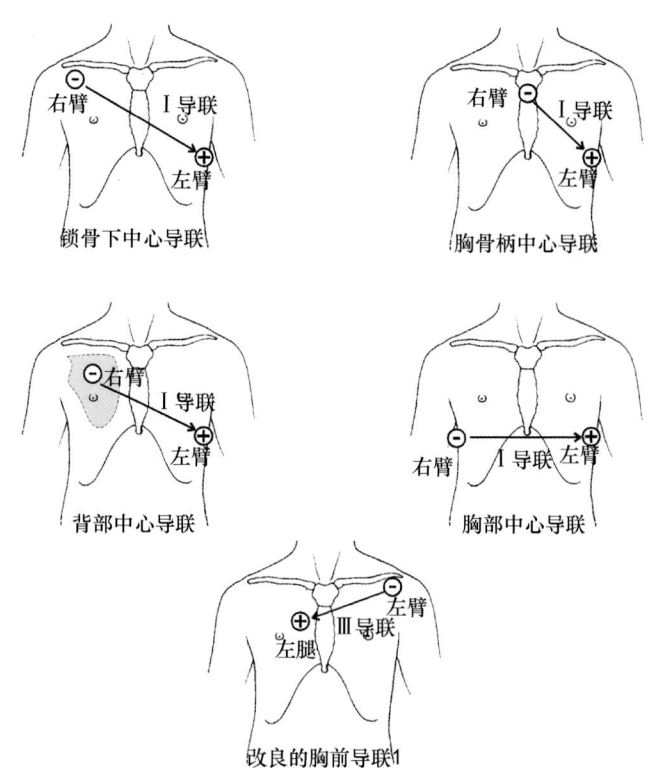

图 36.5　在只有 3 导联系统情况下，可采用改良的双极肢体导联来代替标准胸导联。将左臂导联（LA）阳性电极放置于 V_5 电极位置，并选择 I 导联波形，用于替代 V_5 导联进行监测。此时导联的命名由阳性电极所在位置（V_5）和阴性电极所在位置（右臂导联）组成：CS_5 为锁骨下中心导联（central subclavicular），CM_5 为胸骨柄中心导联（central manubrial），CB_5 为背部中心导联（位于右侧肩胛骨）（central back），CC_5 为胸部中心导联（central chest）。相比之下要注意 MCL_1 导联，即改良的胸前导联 1（modified central lead 1），将 III 导联作为监测导联，其阳性电极 LL 放在 V_1 导联位置，阴性电极 LA 放在左侧锁骨下（From Mark JB. Atlas of Cardiovascular Monitoring. New York：Churchill Livingstone；1998.）

低频伪像通常由患者的呼吸或者身体活动引起，使心电图描记在基线上下漂移（图 36.7），常可导致床旁监护仪的心电图显示通道上图像的中断或仅部分显示。此类伪像可被低频滤波器（高通滤波器）消除。心率可以作为一个粗糙的心电图信号频率下限，其测量单位为赫兹（Hertz，Hz，次 / 分）。低于 40 次 / 分（0.67 Hz）的心率在临床上十分罕见，因此传统的低频滤波器以 0.5 Hz 频率为其阈值。但是采用此种低频滤波器可能导致心电图图形的显著变形，特别是 ST 段水平的改变。此种变化归因于心电图信号的频率或振幅突然改变引起的相位非线性，常出现于 QRS 波群的末端与 ST 段相交的区域。1975 年 AHA 推荐将低于 0.05 Hz 以下的信号滤过去除，保持复极化信号的保真度，但仍存在基线漂移的问题。现代数字化滤波器提供了更为复杂的方法，为低频滤波器设定了更高的滤波频率，并解决了模拟滤波器存在的相位

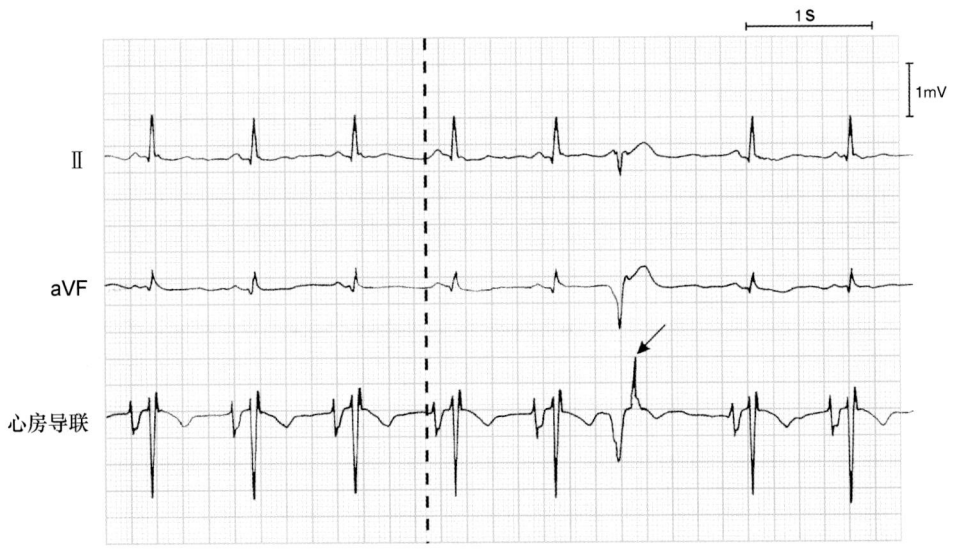

图 36.6　体表心电图 II 导联、aVF 导联和来自右心房心外膜起搏导线的心房心外膜导联（atrial）的同步记录图像。虚线所在位置为 P 波起始段，代表心房电活动的开始。图中可以发现心房导联记录的 P 波振幅最大。第 6 个心脏搏动为室性早搏，其所致的逆行性心房去极化波形（箭头处）在心房导联中十分明显，但在体表心电图 II 导联、aVF 导联中却不容易发现（From Mark JB. Atlas of Cardiovascular Monitoring. New York：Churchill Livingstone；1998.）

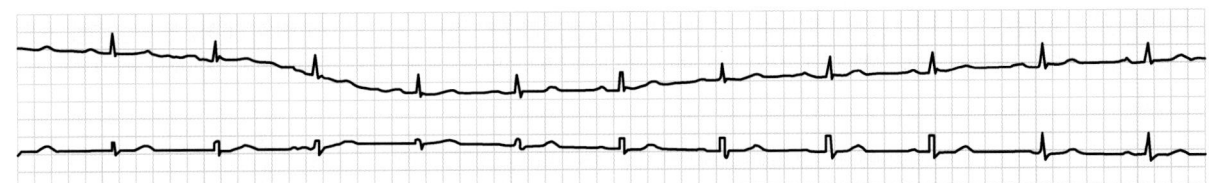

图 36.7　心电图在诊断性带通滤波器下，以标准速度（25 mm/s）和标准增益（10 mm/mV）下记录 II 导联（上）和 V₅ 导联（下）。II 导联中明显存在的基线变化或基线漂移是呼吸伪像的一种表现，这种伪像可以被带通滤波器消除

畸变。因此，为减少 ST 段的失真，美国心脏协会建议对于带有模拟滤波器的监视器，低频滤波频率应为 0.05 Hz；对于带有零相位失真线性数字滤波器的监护仪和心电图记录设备，低频滤波频率应为 0.67 Hz 或以下[6]。

　　高频伪像通常由肌束收缩、颤抖和环境中其他固定频率（60 Hz）的设备的电磁干扰引起。这些干扰可被高频滤波器（低通滤波器）消除，但与低频滤波器相似，亦可造成心电图信号的畸变。在心电图中较高频率的信号包括快速上升速率（QRS 复合波）、峰振幅（R 波）以及心电图中其他持续时间较短的波。此外，以高频低振幅为特征的起搏信号也可被高频滤波器消除而使得监护仪不能识别起搏功能。自 1975 年起，美国心脏协会认为高频滤波频率为 100 Hz 即可保证心电图诊断的准确性，但在临床中发现 QRS 复合波中频率大于 100 Hz 的成分在诊断心脏疾病时至关重要。因此，为保证心电图各成分时长和振幅的准确性，建议成人、青少年和儿童的心电图高频滤波频率设为 150 Hz，婴儿的高频滤波频率设为 250 Hz[6]。

　　目前的心电监护仪可以选择不同的滤波器模式或

带宽。不同生产厂家的心电图滤波频率存在差异，但常见的滤波器模式可分为三大类：诊断模式、监护模式和滤波模式。**诊断模式**的带宽为 0.05 ～ 150 Hz，可以准确显示 ST 段和识别起搏信号，较少引起心电图信号的畸变。**监护模式**的带宽为 0.5 ～ 40 Hz，可以有效减少低频伪像（呼吸干扰）和高频伪像（60 Hz），但 ST 段常常有畸变，引起较明显的偏差（图 36.8A 和 B）[19]。**滤波模式**的带宽为 0.5 ～ 20 Hz，并可能包含陷波滤波器，旨在进一步衰减和消除附近电子设备的 60 Hz 的干扰。

心电信号增益大小选择

　　除外导联及滤波器的选择，床旁监护仪可以对心电信号的增益大小进行选择和调整。标准心电图的增益电压为 10 mm/mV，并在记录纸上以 1 mV 的矩形校准信号表示（图 36.9），或者在心电图波形边缘用纵向符号标记 1 mV。床旁监护仪一般可被设成自动增益模式，使得心电图波形大小与监护仪显示通道相匹配，其增益大小通过图旁代表 1 mV 的纵向符号来反

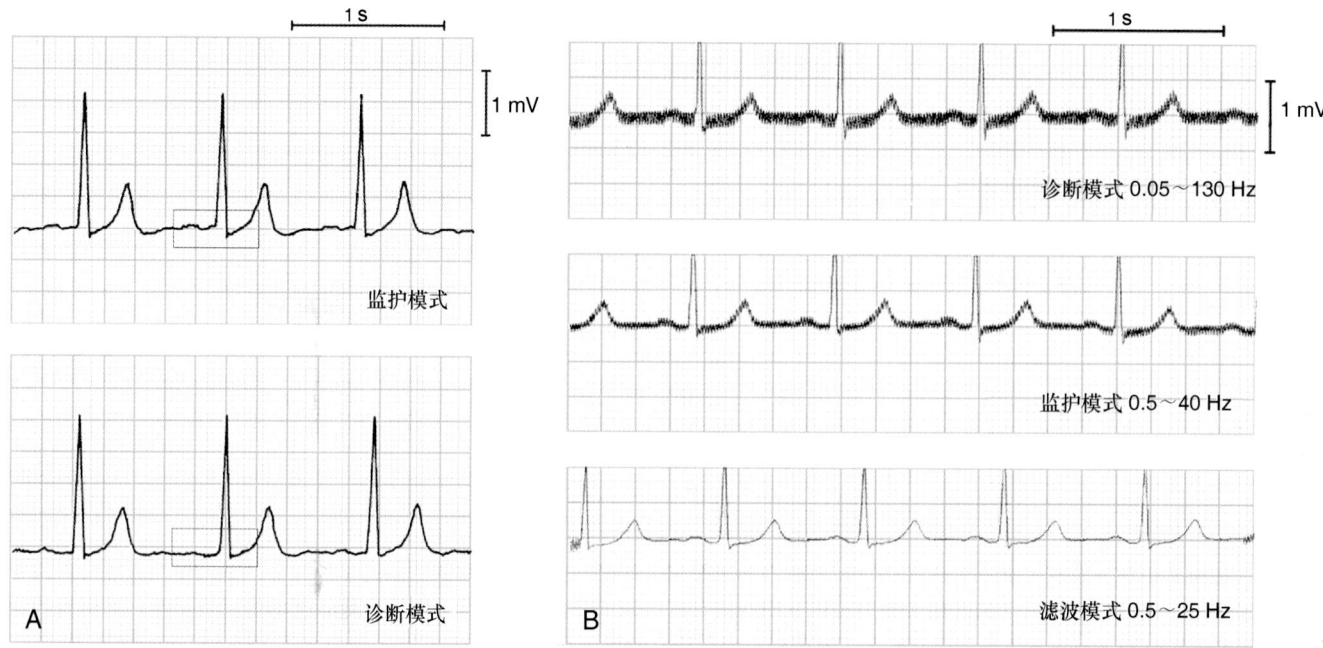

图 36.8　**不同的滤波器对 ST 段的影响**。图 A 中上图为监护模式滤波器产生的伪像，方框内可以见到下压的 J 点及倾斜下压的 ST 段。而采用诊断模式的滤波器，上述异常的伪像就不复存在。诊断模式滤波器（带宽 0.05～130 Hz）可出现较多伪像，监护模式滤波器（带宽 0.5～40 Hz）可以明显减少高频伪像，而滤波模式的滤波器（带宽 0.5～25 Hz）因在 60 Hz 处加了陷波滤波器，完全消除了电子设备伪像（图 B）（From Mark JB. Atlas of Cardiovascular Monitoring. New York：Churchill Livingstone；1998.）

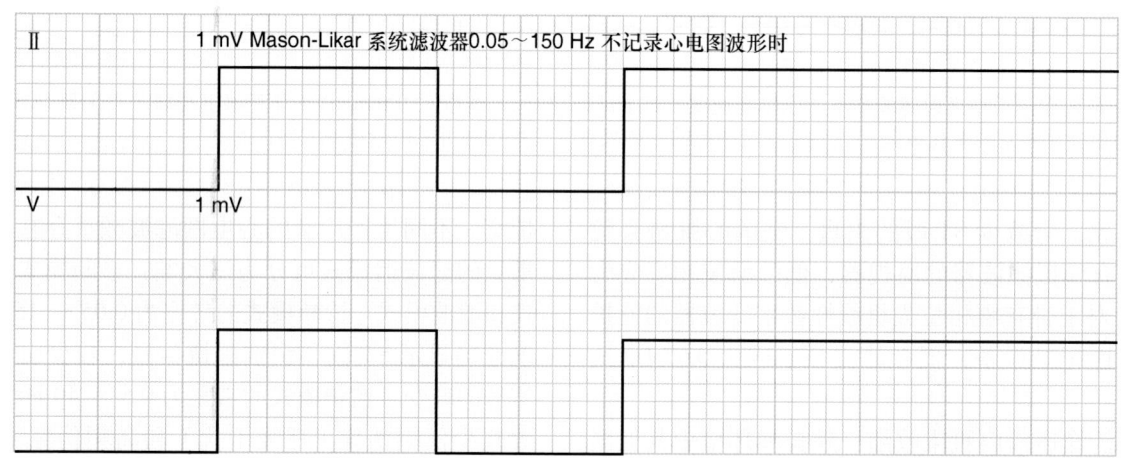

图 36.9　心电图增益由记录纸上 1 mV 高的矩形校准信号或者由监护仪上心电图波形边缘代表 1 mV 的纵向符号标记。此图为标准的心电图增益，即 10 mm/mV

映。当监护仪显示的心率不准确时，临床医师可考虑手动调整增益大小。如心电图将高尖的 T 波识别为 R 波，使测得的心率为实际心率的两倍，此时可以减小心电图的增益。相反，当 R 波很小，心电图不能识别及显示心率时，需调高心电图增益。

　　增益的调整十分重要，因为增益大小变化时心电信号的各个特征将被等比放大或缩小。当增益减低时，ST 段的变化会变得不明显，以致影响临床上对重要的 ST 段改变的观察。反之，如果增益增加，ST 段的改变也会被等比例放大。临床上 ST 段抬高或压低的程度常以毫米（millimeters，mm）计量，因此在解

读床旁心电监护上 ST 段改变时，必须先要考虑到实际的增益情况（图 36.10）。

起搏模式的选择

　　既往的监护仪记录的是连续的心电信号，目前的监护仪可以通过高达 15 000 次 / 秒采样频率将连续的心电信号转化为数字信号[6]。这种快速的心电信号采样频率起初用于识别和记录起搏器刺激输出（起搏脉冲信号），因为这些起搏信号时间往往小于 0.5 ms。当前使用的心电监护系统有时不能识别这种低振幅高频

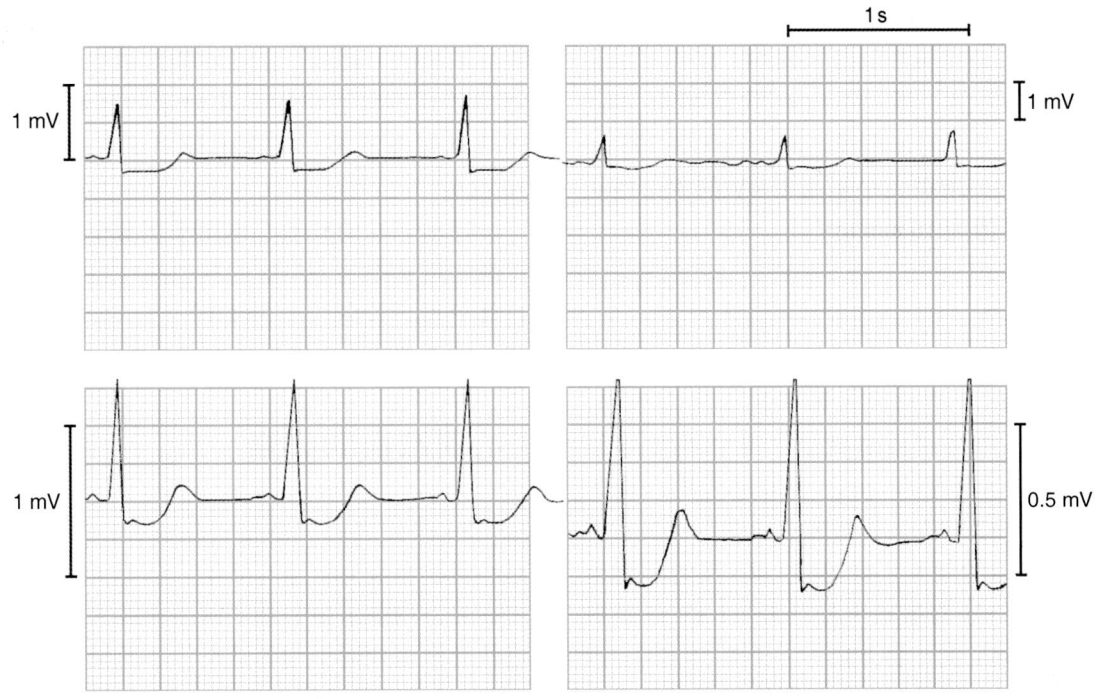

图 36.10 **增益的调节对 ST 段偏移幅度的影响。**ST 段下压的程度及 R 波振幅的大小可以因增益大小（由心电图图形边上的垂直线段表示）成比例增加或减少（左上图：10 mm/mV；右上图 5 mm/mV；左下图：20 mm/mV；右下图：20 mm/0.5 mV 或 40 mm/mV）。右下图的增益是左上图的 4 倍，可以发现右下图 ST 段下压的程度增长至 6 mm，但 R 波的振幅却只增长到 21 mm，因为记录通道高度的限制，R 波波峰只能在上边界处被"截断"（From Mark JB. Atlas of Cardiovascular Monitoring. New York：Churchill Livingstone；1998.）

率的起搏信号，因此大部分的心电监护添加了**起搏器模式**，这种模式一旦启用，可以通过某种算法去识别和标记起搏信号，使起搏器功能的监测更为便利。在起搏器模式下，临床工作者能够看到心电图图像上一种有规律的、不同于心电图描记颜色的符号来标记起搏信号。值得注意的是，这些符号其实是监护仪识别起搏脉冲后产生的一种标记信号，而不是对起搏器信号的直接放大。虽然起搏模式对临床工作者帮助很大，但也无法保证能可靠识别所有的起搏信号。此外，起搏信号在不同导联上表现出的一些内在特征，导致其可能只在某些特定的导联中被检测到（图 36.11）。

▌心电图的显示方式与记录内容

在麻醉中或者重症监护治疗病房内的心电监护，包括两部分内容：床旁观察监护仪图像以及周期性地使用纸质条带记录心电图用于存档或做进一步的分析。目前最常见的床旁心电监护系统可提供 2 英寸宽的记录纸带，以便记录两个导联的心电图像（图36.11）。当然也存在一些监护仪可以提供多导联、多波形的心电记录。监护系统可具有全息信息显示打印技术，即心电图（或其他监测）波形可存储最长 24 h，以便临床医师调取、打印并用于回顾分析。对于那些可能被临床工作者在床旁忽略的心律失常或其他异常的心血管改变，上述心电监护系统有助于回顾性地做出诊断、解释并将其存档。

床旁心电图可以以多种不同的速度进行扫描，但通常其设定的速度与标准 12 导联心电图检查相一致，即 25 mm/s。如前所述，心电图的增益可以进行调节。实际增益的大小由心电图显示通道边上一条竖直的线

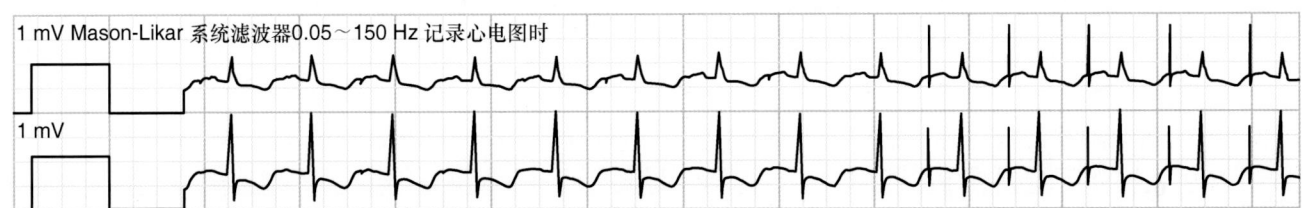

图 36.11 心房起搏信号（86 次/分）以标准记录速度（25 mm/ms）和标准增益（10 mm/mV）在 Ⅱ 导联（上）和 V₅ 导联（下）的图像记录。心房起搏信号很小，几乎不能被识别，特别是在 V₅ 导联上，但是自第 10 个信号起，采用起搏模式，因此在 Ⅱ 导联和 V₅ 导联上可以清楚地显示心房起搏信号

段来标记，其标准值为 10 mm/mV。

心电图记录纸使用标准的毫米网格，以标准描记速度 25 mm/s 进行计算，纸上每 1 mm 代表 40 ms 的间隔，而每隔 5 mm 出现的加粗线之间，则代表 200 ms 的间隔（图 36.11）。增益大小采用 1 mV 的矩形校正信号表示，其标准值为 10 mm/mV。

心电图伪像

心电监护过程中常常因各种干扰而出现伪像，正确识别心电图伪像对预防错误诊断和减少不恰当的诊疗措施极为重要[20]。在手术过程中，电刀（electrosurgical unit，ESU）是造成心电图伪像最重要的因素。有些电刀的频率正好落在 QRS 波的频率范围内，且这些电信号的振幅十分巨大（1 kV 或是典型 QRS 波振幅 1 mV 的一百万倍）[21]（图 36.12），因此会覆盖真实的心电信号图像，且即使采用当前最先进的滤波器也不能完全消除这类伪像。此种干扰不仅

不利于正确识别心电图的波形特征，而且对于准确监测心率也造了障碍。因此在使用电刀的时候，临床医师需要观察与心电图同步显示的脉搏氧饱和度容积图或动脉血压波形，来保证对患者的安全监护（图 36.12）。

目前已知的其他心电图干扰源中，常见的是位于患者附近频率为 60 Hz 的其他医疗设备，偶尔也会源自体外循环设备（图 36.8B）[22]。Patel 和 Souter 提供了一份详细的心电图伪像来源清单（框 36.1）[23]。

心肌缺血的监测

ST 段代表心肌的复极化过程，是心电图图像中对心肌缺血最为敏感的部分。ST 段抬高，伴或不伴 T 波高尖，均提示由冠状动脉血栓或冠状动脉痉挛导致冠状动脉阻塞而引起的透壁性心肌缺血（变异型心绞痛），对侧导联可相应地出现 ST 段压低。心内膜下缺血的典型心电图表现为 ST 段压低，常出现于有症状

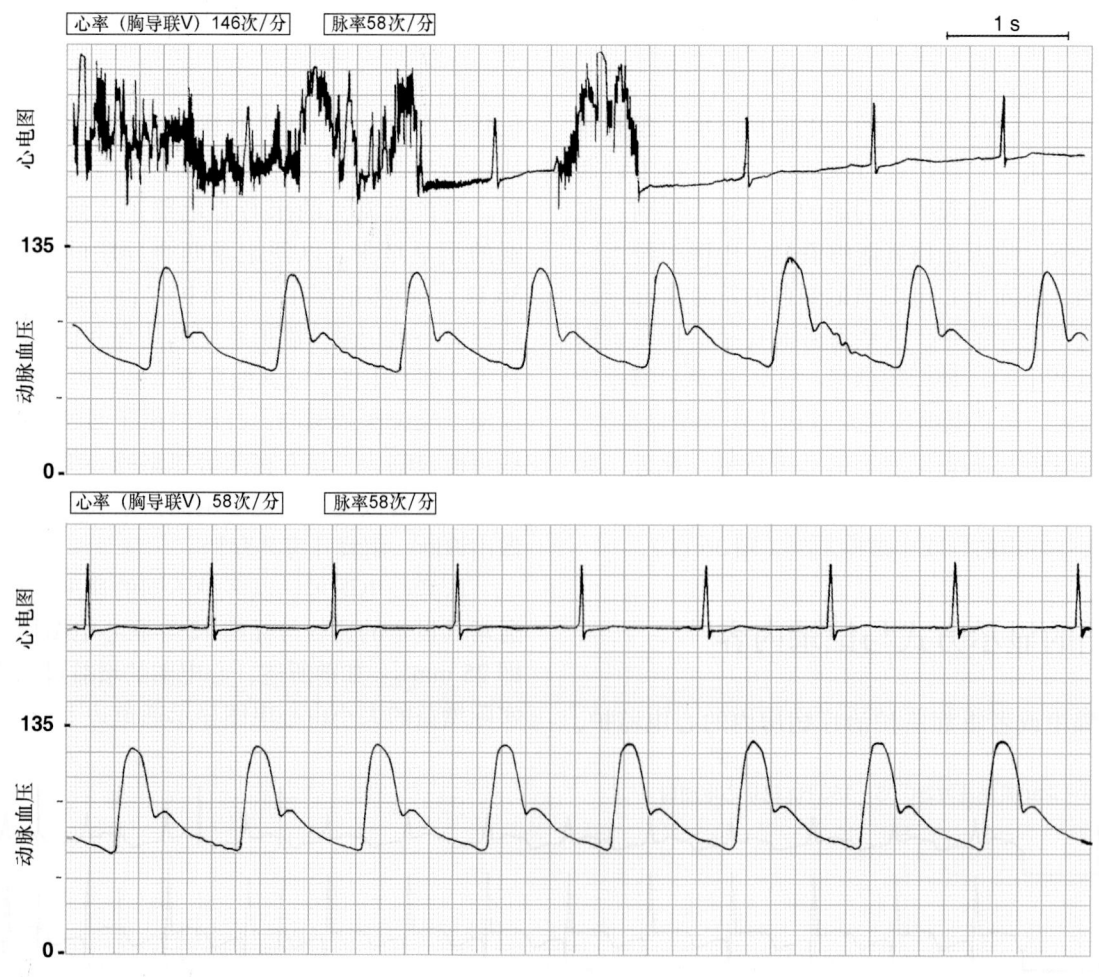

图 36.12   **电刀干扰对心电图心率监测的影响。** 上图显示的是电刀干扰后造成的胸导联心电信号的扭曲。图中所示，心电图提示患者的心率是错误的（146 次/分），而动脉血压波形分析提示患者的脉率是准确的（58 次/分）。下图显示的是正确识别的心电图心率及脉率。ART：动脉血压（From Mark JB. Atlas of Cardiovascular Monitoring. New York：Churchill Livingstone；1998.）

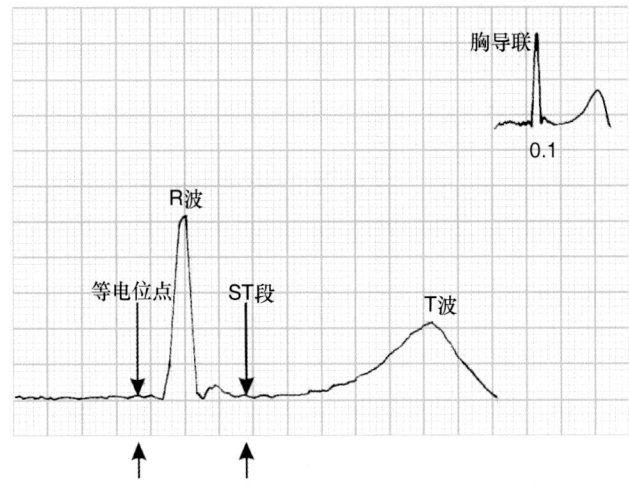

■ 监护仪 / 监护仪部件
  ■ 工艺问题（50/60-Hz 的滤波器）
  ■ 监护仪绝缘不良
■ 骨科刨削刀
■ 术中磁共振
■ 鼻内镜设备
■ 压控灌流泵
■ 纤维支气管镜
■ 体外冲击波碎石
■ 数字尿量监测－核心温度监测仪
■ 术中液体加温 / 加温设备
■ 体外循环机器
■ 通气模式：高频震荡通气
■ 电刺激仪
  ■ 脊髓、外周神经、丘脑、迷走神经、经皮神经刺激仪等
■ 诱发电位监测装置
■ 血液透析机器
■ 移动电话

Adapted from Patel SI, Souter MJ. Equipment-related electrocardiographic artifacts: causes, characteristics, consequences, and correction. Anesthesiology. 2008; 108（1）: 138-148.

图 36.13　胸导联心电图放大图像，显示连续计算机辅助 ST 段分析时胸导联上的等电位点、ST 段、R 波和 T 波。右上角显示的是心电图的标准增益电压（10 mm/mV）。计算机分析发现该 ST 段上抬了 0.1 mm（0.01 mV）（From Mark JB. Atlas of Cardiovascular Monitoring. New York: Churchill Livingstone; 1998.）

或无症状（沉默）的稳定型心绞痛，也是严重的稳定型心绞痛患者在运动、心动过速、药物负荷试验时心肌缺血的典型表现。

全自动化实时 ST 段监测

实时 ST 段监测是在 1980 年中期提出的，目前已经成为心电图监测的标准内容之一。尽管 ST 段分析在手术室监护中极为常见，且部分监护仪可以自动启动，但临床医师未充分利用这一功能。近期的一项研究显示，即使在冠心病病房，因急性冠脉综合征入院的患者中仅有不到 50% 使用了 ST 段分析来监测心肌缺血[24]。ST 段分析使用较少的原因可能是监测过程中错误报警过多，以及医师缺乏使用这项功能的培训。此外，也缺乏相应的研究支持通过 ST 段缺血监测可以改善术后患者的预后。

计算机分析 ST 段时，是将 J 点后的 60 ms 或 80 ms（称之为 J ＋ 60 ms 或 J ＋ 80 ms）作为 ST 段的测量点，然后将其与 PR 间期测得的等电位点进行比较（图 36.13）。ST 段 1 mm 的变化代表增益改变了 0.1 mV。连续一段时间监测 ST 段，可以记录 ST 段的变化趋势（图 36.14）。如果计算机不能识别正确的等电位点或 ST 段测量点，临床医师可以对 J 点或 ST 段测量点进行人为调整（图 36.15）。

连续监测 ST 段的优点在于电极所在位置是固定不变的。为进一步提高 ST 段监测的准确性，需注意以下几点：

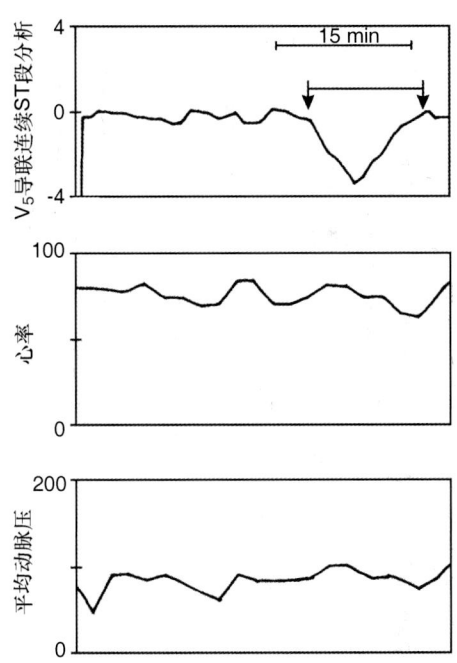

图 36.14　计算机辅助连续 V₅ 导联 ST 段监测以及心率（HR，次 / 分）、平均动脉血压（MAP，mmHg）的 1 h 变化趋势。上图可见有大约 15 min 的 ST 段压低，但不伴有心率和平均动脉压的改变（From Mark JB. Atlas of Cardiovascular Monitoring. New York: Churchill Livingstone; 1998.）

1. 体位的变化会引起 ST 段的改变，可能引起 ST 段的错误报警。QRS 波改变时往往伴随着 ST 段的改变，而这些改变与真正的 ST 段变化较易区分（图 36.16）。纵隔腔内心脏位置的变化也对 ST 段有影响。Mark 及其团队发现在心脏手术中放置胸骨撑开器后

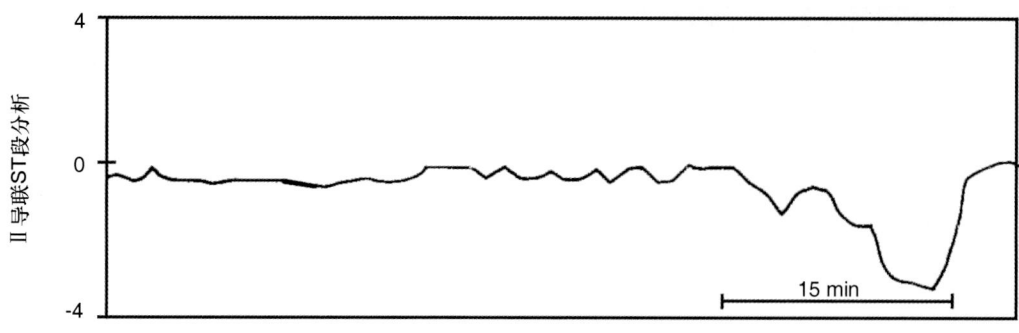

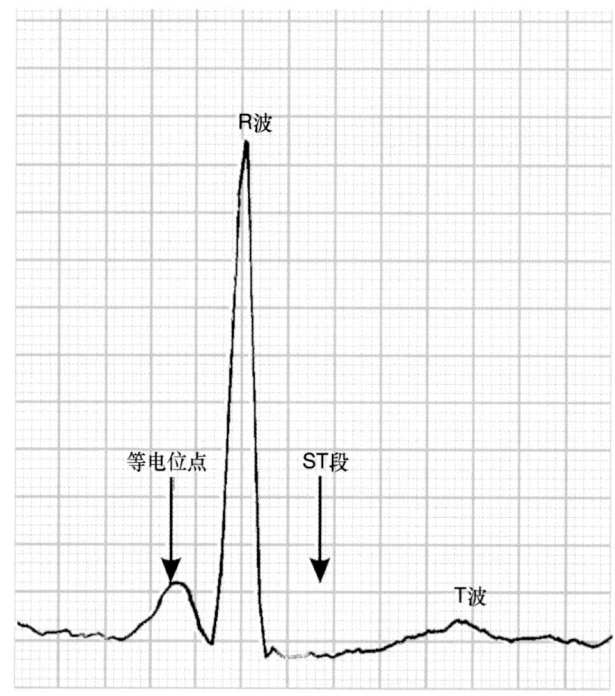

图 36.15 计算机辅助连续 ST 段监测时错误识别等电位点（ISO）。Ⅱ导联 ST 段连续监测的趋势记录中（以 mm 为单位），出现了一段长达 15 min、下压程度达 3 mm 的 ST 段压低（上图）。将Ⅱ导联心电图放大可以发现计算机将 P 波的波峰错误识别为等电位点，以致产生了 ST 段压低的错误图像（下图）（From Mark JB. Atlas of Cardiovascular Monitoring. New York：Churchill Livingstone；1998.）

V_5 导联 R 波的振幅下降（图 36.17）[25]，同时伴有 S 波振幅及 ST 段偏离程度的减低。这些研究者认为 ST 段分析时若纳入 R 波增益因素，可能会提高其对围术期心肌缺血的监测能力。

2. 既往存在异常情况心电图，会对目前 ST 段的正确判读产生干扰。早期复极化（正常变异）、心室内传导延迟、左心室肥厚、洋地黄药物使用、心包炎等其他的一些心脏疾病可能会引起 ST 段基线的异常。在这些情况下，采用标准的心电图诊断标准去识别心肌缺血将缺乏特异性。

3. 大部分具备 ST 段监测功能的心脏监护仪可以提供某个导联或多个导联整合的 ST 段变化趋势（图 36.18）。尽管这种 ST 段图形趋势有助于快速识别潜在的心肌缺血，但临床医师通过分析监护仪上或记录下来的心电图图像来证实这种情况则更为重要。

急性心肌缺血的心电图诊断标准

连续心电图监测中对心肌缺血的诊断标准，都是在运动负荷试验中建立和验证的[26]。当患有急性心内膜下缺血的患者进行运动负荷试验时，产生 ST 段的电场力将向心脏内层偏移，导致 ST 段下压或产生氧需介导的心肌缺血（demand-mediated ischemia）（图 36.19）。当伴有急性透壁性心肌缺血或产生氧供介导的心肌缺血事件时，缺血区的电场力将向心脏外层偏移，引起 ST 段的抬高（图 36.20）[27]。术中或围术期的心肌缺血往往是氧需介导的心肌缺血，伴有 ST 段的压低。尽管前侧壁的胸导联对监测氧需介导的心肌缺血最为敏感，但它们**不能定位**缺血区域。相反，氧供介导的透壁性心肌缺血在围术期并不常见，但会导致受累冠状动脉支配区域相关导联的 ST 段抬高，从而能够**定位**缺血冠状动脉区域（如下壁的Ⅱ、Ⅲ、

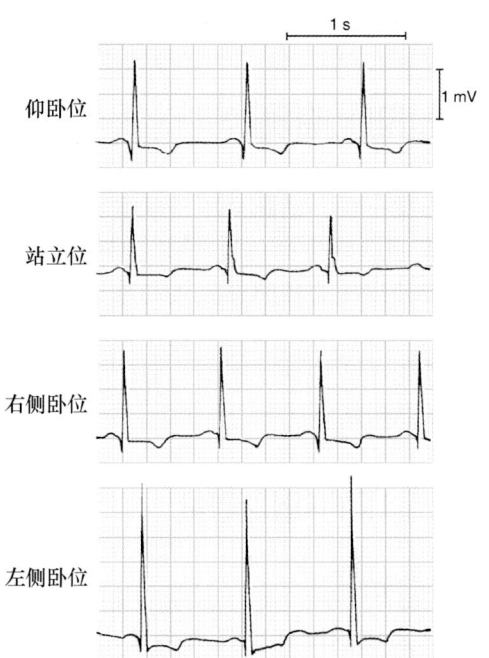

图 36.16 体位的改变对预先存在 ST 段压低患者的心电图图像变化的影响。图中所示为 V₅ 导联的替代导联 CC₅ 在仰卧位、站立位、右侧卧位和左侧卧位时心电图的变化，可以发现 ST 段下压的程度与 R 波振幅改变的程度成正比（From Mark JB. Atlas of Cardiovascular Monitoring. New York：Churchill Livingstone；1998.）

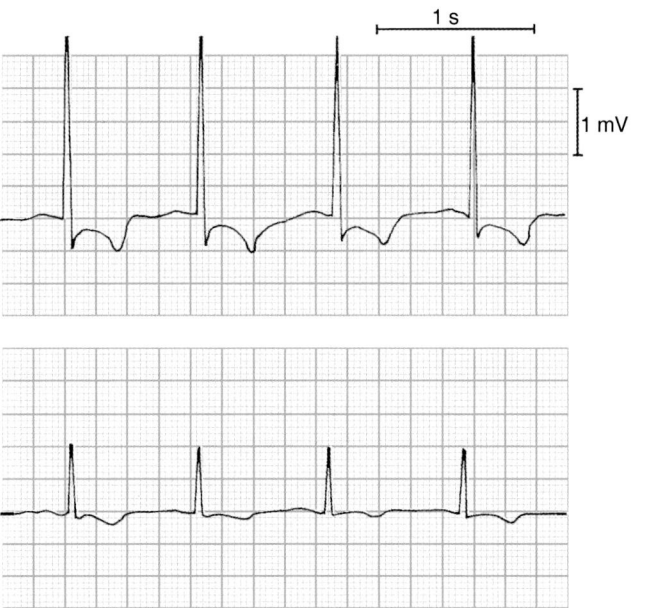

图 36.17 术中胸骨牵开对心电图图像的影响。V₅ 导联监测基线水平提示 ST 段压低 2 mm 以及 R 波振幅为 27 mm（上图）。在心脏手术中放置胸骨牵开器可使胸导联电极相对于心脏出现移位，导致 R 波振幅下降至 10 mm，ST 段压低程度减低（下图）（From Mark JB. Atlas of Cardiovascular Monitoring. New York：Churchill Livingstone；1998.）

aVF 导联 ST 段抬高，可提示右冠状动脉或后降支冠状动脉的阻塞）。

氧需介导的心肌缺血，随着心率的增加，出现 J

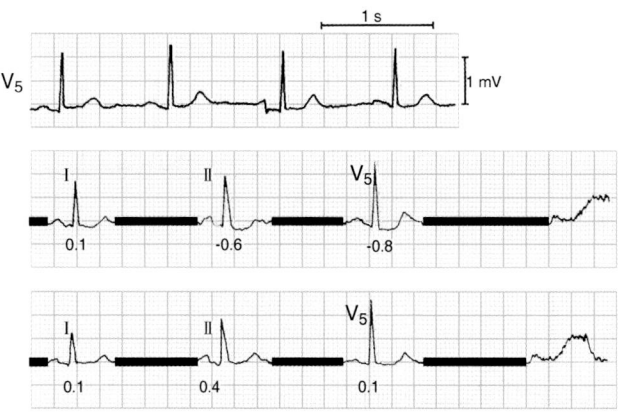

图 36.18 计算机辅助下连续 ST 段监测。上图显示的是 V₅ 导联的基线和 ST 段的等电位点。中图显示的是麻醉诱导后 ST 段在 I 、II 、V₅ 导联的变化，提示 ST 段在 I 导联有 0.1 mm 的抬高，在 II 导联有 0.6 mm 的压低、在 V₅ 导联有 0.8 mm 的压低。中图的右侧呈现的是 ST 段变化的趋势线，可以发现 I 、II 、V₅ 导联整合后 ST 段水平整体上移，并在数分钟后达到平台。下图显示的是 5 min 后 ST 段的改变，发现 V₅ 导联图像与基线记录（上图）十分相似，且 ST 段已经回归到诱导前的基础水平（From Mark JB. Atlas of Cardiovascular Monitoring. New York：Churchill Livingstone；1998.）

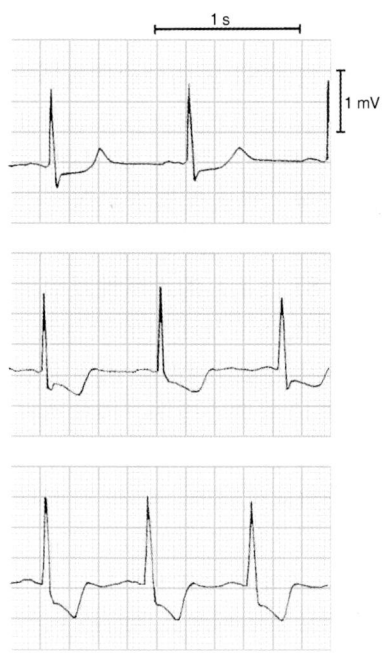

图 36.19 心内膜下缺血引起的 ST 段压低。图中所示为一冠状动脉左主干病变的患者的心率从 63 次 / 分（上图）上升到 75 次 / 分（中图），最后达到 86 次 / 分（下图）。心率增快导致心肌需氧量增加，最终使得 ST 段下压和下斜程度不断增加（From Mark JB. Atlas of Cardiovascular Monitoring. New York：Churchill Livingstone；1998.）

点下降以及 J 点后 ST 段的上斜型压低。随着缺血的进展，ST 段会变得水平且下压程度加剧，甚至变为下斜型（图 36.19）。氧需介导的心肌缺血的诊断标准为 J 点后 60 ms 至 80 ms 的 ST 段水平下压或下斜型下压程度大于等于 1 mm（0.1 mV）。若患者既往存在 ST

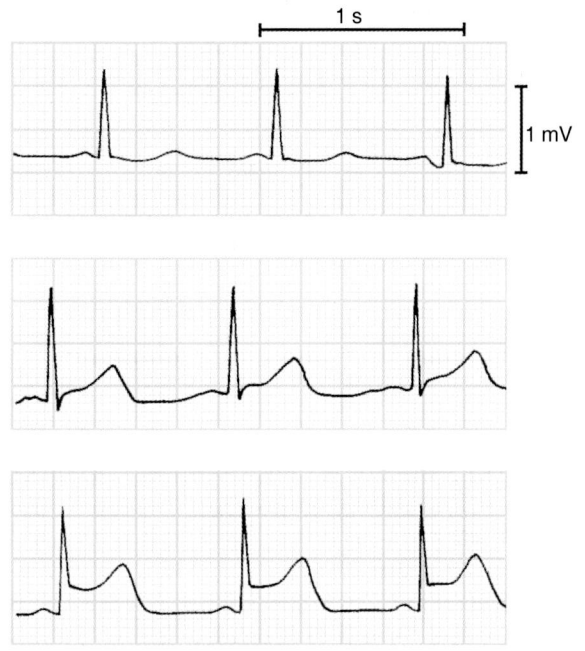

图 36.20 **透壁性心肌缺血使 ST 段抬高。** 二次冠状动脉旁路移植术中，大隐静脉移植血管闭塞导致冠状动脉血供突然减少，ST 段进行性抬高（From Mark JB. Atlas of Cardiovascular Monitoring. New York：Churchill Livingstone；1998.）

段形态异常，这将对 ST 段的判读造成影响。

围术期心电图监测以发现应激诱导的 ST 段压低型氧需介导的心肌缺血为主，或其他原因（如长时间、严重低血压等）导致供需不平衡而引起的心肌缺血。此种心电图改变的表现不能定位心肌缺血的部位。与此相反，ST 段抬高的透壁性或氧供介导的心肌缺血，可以对缺血部位及相应的冠状动脉进行定位，此种现象多发生于心脏手术中。由于围术期心电监护不常规使用标准 12 导联心电图，因此选择合适的胸导联对监测和识别心肌缺血至关重要，特别是在非心脏手术时。在运动负荷试验中，V_4 和 V_5 导联对发现运动诱导的心肌缺血最为敏感（敏感度 90% ～ 100%）[28]。London 及其团队研究发现对于非心脏手术患者的高危患者，监测心肌缺血敏感度最高的是 V_5 导联（75%），其次为 V_4 导联（61%）[15]。V_4 和 V_5 导联联合使用可以将敏感度提高至 90%，而 II 导联和 V_5 导联联合使用时其敏感度仅 80%。如果条件允许，同时监测 II、V_4、V_5 导联，其敏感度可提高至 98%。Landesberg 及其团队采用标准 12 导联心电图进行连续监测，发现大血管手术存在明显的 ST 段改变，其改变程度为单个导联大于 0.2 mV 或多个导联大于 0.1 mV，持续时间大于 10 min[16]。他们还发现 V_3 和 V_4 导联对围术期心肌缺血的敏感度大于 V_5 导联（敏感度分别为 87%、79% 和 66%）。根据上述研究，V_3、V_4、V_5 导联更适于监测围术期心肌缺血，但在选择导联时仍需考虑电

极放置位置对外科手术消毒和操作区域的影响。

动脉血压监测

和心率一样，动脉血压是基本麻醉监测中必备的一项基本心血管生命体征[29]。血压通常通过间接袖带装置或使用压力传感器直接动脉置管测定。这些技术测量的物理信号不同且其创伤程度不同。但两种方法都受众多干扰因素的影响，即使同时测量也经常导致显著不同的结果[30]。

动脉血压的间接测量

手动间断技术

动脉血压的间接测量大多使用血压计，在 1896 年首次由 Riva-Rocci 提出[31]。使用环绕手臂的可充气弹性袖带和测量袖带压的水银压力计，随着袖带压增加或快速放气触及桡动脉搏动，确定收缩压。在 1905 年，Korotkoff 利用听诊法更新这种血压测量方法，使之可以测定收缩压和舒张压[32]。Korotkoff 音是由部分阻断袖带外湍流产生的一系列复合可听频率。简单地讲，听到第一个 Korotkoff 音（最初的湍流经过血管）时的压力可视为收缩压，当声音消失（血液恢复层流）时的压力可视为舒张压[33]。平均动脉压无法通过这种测量方法获得。

听诊法的基本原理依赖血流产生的 Korotkoff 音。任何会影响声音检测的生理情况（如严重水肿、肥胖、表面组织顺应性异常）或血流情况（休克、剧烈的血管收缩）均会使手动测量血压失败[33-37]。另外，测量袖带应当贴壁合适，合适的袖带的充气囊宽度是上臂臂围的 40%、长度是上臂臂长的 80%，并且测量时对准动脉。尽管使用太大的袖带测量时会得到可接受的结果，但使用太小的袖带通常导致虚高的读数[36]。

自动间断技术

自动无创血压（noninvasive blood pressure，NIBP）装置是手术室测量血压常用的方法。袖带充气至动脉被压闭后缓慢放气，在这个过程中测量随动脉搏动引起的微小振荡变化。引起最大振荡时的血压视为平均动脉压（mean arterial blood pressure，MAP），再根据制造商不同的运算方法计算出收缩压和舒张压[33, 35-36]。通常来讲，袖带太大会低估血压，而袖带太小会高估血压[36, 38]。用自动无创方法测得的收缩压、舒张压和平均动脉压三个数据中，收缩压与有创血压的一致

性最差[38-39]。

尽管自动无创血压测量与直接测定的动脉压非常接近，但还是需要时刻注意自动无创血压测量存在的缺点[36, 38]。由于无创装置对比有创直接动脉测量的验证存在伦理冲突，美国医学仪器改进学会（AAMI）和英国高血压学会（BHS）制定的自动无创血压装置的性能标准还是基于听诊法[40]。新装置必须表明其测量结果平均差不超过 ±5 mmHg，标准差不超过 8 mmHg，这意味着有些数值可偏离真实压力达 20 mmHg 也能被认为是达到"性能合格"[41]。

比较无创血压和直接动脉压测量的临床研究也反映了无创血压监测问题的本质。直接比较振荡法和有创测量血压结果显示在平均动脉压方面两者有很好的一致性，但是收缩压则存在明显的差异[39, 42-44]。而测量一致性在重症或老年患者人群中是至关重要的[38, 42-44]。

振荡法自动无创血压测量常倾向于低估高血压时和高估低血压时的平均动脉压，可能使不稳定患者的临床决策出现偏移[45]。并且这种方法也常低估收缩压和高估舒张压[46]。当平均动脉压低于等于 65 mmHg时，使用大小合适的袖带有助于识别低血压的不稳定患者，也有助于区别这种情况下的治疗反应。但是这不能有助于滴定治疗，并且需要多次测量才能认为是可靠的测量结果[38, 42, 47-48]。心律不齐可能也会引起血压测量明显不准，特别是对于收缩压和舒张压的估计，因此三次测量后取平均值可以减少临床影响[49-50]。

上臂是袖带常放的位置，但是临床中有许多因素会影响袖带位置。对于肥胖患者，无创测量血压和袖带位置没有统一意见，而使用脚踝、小腿或大腿袖带这一方法从未得到验证[51]。有趣的是，虽然前臂测量会引起相反偏移，即高估收缩压和低估舒张压，但对于肥胖患者，使用前臂相比于上臂可能是个更好的选择[48]。

要时刻记得听诊法是测量收缩压和舒张压，而振荡法装置是测量平均动脉压并以不同的算法计算收缩压和舒张压。此外，直接动脉压测定完全采用另一项技术。有些学者认为，"目前用于验证血压监测仪的方案无法保证其在临床使用中的准确性"[40, 52]。也许指望这些技术得出完全相同的数值是不现实的，特别是在复杂和不稳定的临床情况下。对于每种测量技术，引起其误差的原因各种各样，在临床评估和治疗干预过程中需要仔细考虑这些误差，特别是当测量结果之间或测量与临床条件之间出现差异时。

无创测压的并发症

尽管自动无创血压测量通常是安全的，严重并发症罕见，但还是有所报道（框 36.2）[53]。间隔综合征可能发生在长时间反复袖带充气放气后，可能与创伤或远端肢体灌注受损有关。周围神经病变、动静脉功能不全、严重凝血功能障碍或近期接受溶栓治疗的患者在使用的过程中应当更加注意。

自动连续技术

自动连续无创血压监测已经取得不同程度的进展。最新的自动连续无创测压基于容积钳技术，通过采用光电容积脉搏波法和自动闭环调节系统的手指压力袖套进行测量。这种方法通过定量测量指套远端的红外光从而提供稳定的动脉压波形。许多自动连续无创测压都需要与标准无创测压进行定标，而且这些测量结果均会受到血管床变化、手指灌注、活动、血管疾病以及许多其他因素的影响[54]。尽管相比于有创测压，这些装置都不能满足 AAMI 的标准，但是临床研究已经表明在一些手术案例中，这两者具有一定的一致性[33, 55-58]。

其他自动连续无创测压技术基于脉搏波传导时间法或动脉张力法[59-60]。所有技术都有局限性，包括需要校正、对运动干扰的敏感性和在危重患者中的应用受限[36, 61-62]。这些无创技术是否将减少在麻醉和危重医疗过程中直接动脉血压监测的需求尚不得而知，但是随着技术的不断发展和改善，这些无创技术仍然是值得期待的。

动脉血压的直接测量

采用动脉置管持续压力传导法尽管其风险、费用增高并需要专业技术人员放置和管理，其仍是动脉血压监测公认的参考标准（框 36.3）。1993 年，澳大利亚事故监测研究会明确了直接动脉压监测用于早期发

框 36.2 无创血压（NIBP）测量的并发症

疼痛
瘀点和瘀斑
肢体水肿
静脉淤滞和血栓性静脉炎
周围神经病变
间隔综合征

框 36.3 动脉置管的适应证

连续、实时血压监测
计划药物或机械性心血管操作
反复采集血样
间接动脉血压测量失败
由动脉波形获取补充诊断信息

现术中低血压优于间接监测技术[42, 63]。近期的研究多倾向于各种生理条件下的动脉波形分析。这最早是在半个多世纪前由 Eather 和同事们提出的，他们主张在麻醉中对患者监测"动脉压和压力搏动曲线"[64]。动脉波形特征在目前一些临床实践中会被应用，如将重搏切迹作为主动脉内球囊反搏的时机，又比如利用因呼吸运动引起的直接测量获得的血压变异指标来提示前负荷储备和容量反应性等等[65-68]。即使是相同或相似的手术方式，在不同临床环境中，术中直接测压的比例是不同的[69]。

经皮桡动脉置管

桡动脉是最常用的有创血压监测部位，因其在技术上易于置管且并发症少见[70-71]。Slogoff 等统计了1700 例心血管手术，术中采用桡动脉置管，结果显示：尽管有超过 25% 的患者拔管后存在桡动脉阻塞的证据[72]，但无缺血并发症发生。而且，多数研究表明，术中取一侧桡动脉后，在术后的早期和晚期手部灌注相比于对侧手并不会明显降低[73-78]。

在桡动脉置管前，一些临床医师采用改良 Allen 试验评估手部的侧支循环血流。这项试验最初是在1929 年用于评估血栓闭塞性脉管炎患者动脉的狭窄情况[79]。检查者压迫桡动脉和尺动脉并要求患者先握紧拳头，将血驱离手掌，然后患者松开拳头，避免手腕或手指过度伸展，然后松开对尺动脉的压迫，观察手掌的颜色。正常情况下手掌颜色会在数秒内恢复，当手掌持续苍白超过 6 ~ 10 s 则提示存在严重的尺动脉侧支血流减少。但是，这一试验的预测价值较差。有大量报道指出 Allen 试验结果为正常的病例存在动脉置管后缺血，而相反，也有报道描述 Allen 试验结果异常，在桡动脉置管甚至取桡动脉做心脏旁路移植之后没有发生并发症[72-73, 80-81]。近年来，桡动脉常常作为冠状动脉导管检查和支架置入的入路，即使在 Allen 试验异常的个别患者当中也有使用[82]。总的来说，改良 Allen 试验使用 5 s 作为阈值的诊断准确率只有 80%，敏感度和特异度分别为 76% 和 82%。因此该试验似乎不能获得一个灌注可能易受损的临界值[83]。使用脉搏氧饱和度、容积描记图或多普勒超声这些辅助检查方法也不能改善其准确性。氧饱和度能检测极低流量的血流，导致特异度偏低，而目前还没有建立评估桡动脉或尺动脉血流的超声标准[73, 84-85]。总之，尽管改良 Allen 试验可能有助于明确患者能否接受使用桡动脉作为旁路移植（搭桥）移植物或用于冠状动脉造影，但它不能预测动脉置管血压监测后的临床结局[73]。

除了使用超声引导，动脉置管基本操作几十年来

没有发生变化。已有证据表明超声引导的作用，尤其可作为尝试失败后的补救方法[86]。尽管在重症监护中的研究表明超声引导下能提高首次置管成功率，但对于改善临床结果、影响穿刺时间或其他因素是否能使其作为术中常规应用目前尚不清楚[87-90]。超声引导下对于其他血管置管，或对特定人群如机械支持没有搏动性血流的患者，可能更有潜在的获益[91]。

其他可选的动脉压监测部位

若桡动脉不适用或不可用，还有其他位置可选。尺动脉置管已得到安全应用，即使在同侧桡动脉尝试失败后[72, 92]。同样地，尽管肱动脉缺少侧支血管保护手灌注，但长期随访记录也显示了其安全性。已经有几项大样本研究报道，在心脏手术中使用肱动脉置管后极少发生血管、神经和栓塞并发症[93-94]。腋动脉的优点在于患者舒适、可活动，且并发症与桡动脉和股动脉相似[71]。通常选用稍长的导管用于肱动脉或腋动脉置管，因为它们的位置相对较深且靠近活动解剖位置。但是需要注意的是，当采用更靠近中心的血管时，脑栓塞的风险显著增加。

尽管股动脉是监测中常用的最大血管，但其安全性似乎与其他部位相同[71]。股动脉置管最好采用导丝引导，血管进针点必须远离腹股沟韧带以最大程度减少动脉损伤、隐匿性血肿形成，甚至是无法控制的盆腔或后腹膜出血的风险[95]。

其他不太常用的部位包括足背动脉、胫后动脉和颞浅动脉，在小儿患者中足部血管更常用。下肢动脉测压与无创方法相比可能会出现更大的不一致，主要是影响舒张压和平均动脉压[96]。

直接动脉压监测的并发症

大量临床研究证实桡动脉监测后的长期并发症发生率很低，但存在一些因素如血管痉挛性动脉疾病、既往动脉损伤、血小板增多症、长时间休克、大剂量血管收缩药的应用、导管留置时间延长和感染，可能会增加其风险[70-73, 97-98]。

任何部位动脉置管后都可发生罕见但严重的并发症（框 36.4）。大多数情况下，存在技术上置管困难

框 36.4　直接动脉压监测的并发症
远端缺血、假性动脉瘤、动静脉瘘
出血
动脉栓塞
感染
周围神经病变
数据解读错误
设备误用

或合并有诱发因素如休克或凝血功能障碍。在一项关于各种血管穿刺导致的 2000 例不良临床事件的观察研究中，仅有 13 例与外周动脉置管有关，少于与中心静脉（18 例）或外周静脉置管（33 例）有关的事件。在这些事件中包括耗材问题、无意中将动脉管道用作给药通道和动脉套管破裂或扭结，仅有 1 例出现桡动脉置管后一过性血管痉挛。这项研究之后附加 10 例监测问题，其中包括校正错误或对压力数据的错误解读[63, 99]。此外，一项麻醉相关的结案索赔报告结果表明与动脉血压监测有关的仅占所有血管穿刺的 8%（占总索赔的 2%）。在这些索赔中将近 54% 与桡动脉有关（缺血性损伤、正中神经或桡神经损伤、导丝部分残留），与肱动脉有关的不足 8%，其余为股动脉监测后出现的严重血栓性或出血性并发症[100]。在与动脉压监测有关的许多并发症中，尽管患者的生理功能条件很重要，但耗材设备误用、穿刺置管技术和导管护理不足以及不当的数据解读也都是主要问题。

直接血压测量的技术问题

　　直接测压需要将血压波形量化并显示出来，而许多因素包括延长管道、三通、冲洗装置、记录仪、放大器和传感器可能影响这一过程[101]。

　　大多数有创血压监测系统是属于欠阻尼二阶动态学系统，表现为依赖弹性、质量和摩擦力的简谐运动[101-103]。这三个特性决定了系统的运行特征（即频率响应或动态响应），这又以系统的固有频率和阻尼系数为特征。系统固有频率决定受到刺激后系统变化的速度，而阻尼系数反映系统恢复静息状态的速度。两个变量均可在床旁估算或测量，会显著影响所显示的压力波形。

压力监测系统的固有频率、阻尼系数和动态响应

　　显示的动脉血压波形是一种周期性复合波，是将多个传播和反射压力波的总和通过 Fourier 分析产生的。因此，它是一个对每搏量射血产生传导的原始复合波进行数学分析转换获得的[104-105]。原始压力波以基本频率为特征，临床上表现为脉率，表达为每秒周期数（即赫兹）。

　　最终复合波是由各种正弦波复合而成，这些正弦波的频率为基本频率（即脉率）的整数倍或是谐波。一个动脉波形大致包括收缩期上升支和峰值、重搏切迹等等，原始动脉波形可仅由两个正弦波在一定程度的精度下重建，即基本频率和第二谐波（图 36.21）。但一般情况下，大多数动脉波形还是需要 6～10 个谐

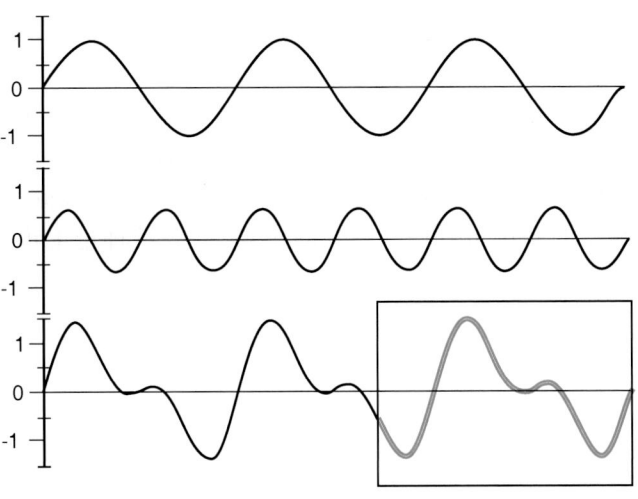

图 36.21　**由正弦波复合而成的动脉血压波形。**基础波（上）与 63% 的第二谐波（中）叠加形成类似于典型动脉血压波形（方框）的压力波（下）（From Mark JB. Atlas of Cardiovascular Monitoring. New York：Churchill Livingstone；1998.）

波才能做到无失真重建[104, 106]。因此，在一个脉率为 120 次 / 分（2 个周期 / 秒或 2 Hz）的患者中，准确动脉测压需要一个可以动态响应 12～20 Hz（即 6～10 个谐波 ×2 Hz）的监测系统。如果心率越快和收缩期上升支越陡，则对监测系统的要求就越高。

　　所有监测系统都有内在固有频率和阻尼系数。如果固有频率太低，监测系统会产生共振，真实的血压波形会被放大或扩大被显示出来。欠阻尼系统通过复合自身系统测得的正弦波会表现为动脉收缩压过高（图 36.22）。相反，过阻尼系统会表现为上升支钝挫、

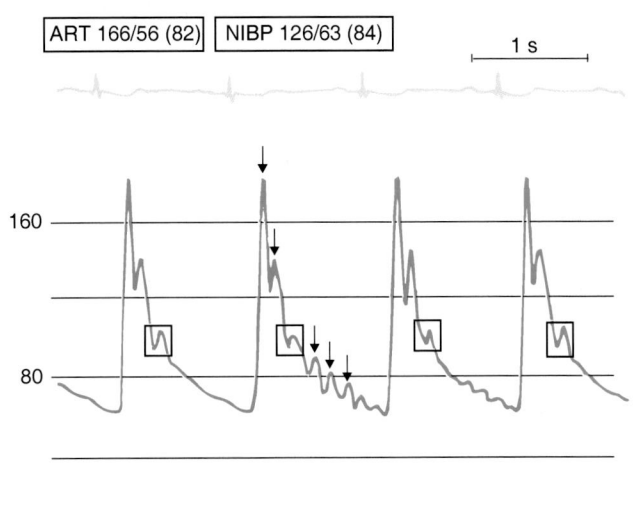

图 36.22　**欠阻尼的动脉压力波形。**收缩压超射和叠加小的非生理压力波（箭头）使波形失真而难以辨别重搏切迹（方框）。数值显示直接动脉血压（ART166/56，平均动脉压 82 mmHg）和无创血压（NIBP126/63，平均压 84 mmHg）说明了存在欠阻尼系统时两种测量技术之间的特征性关系（From Mark JB. Atlas of Cardiovascular Monitoring. New York：Churchill Livingstone；1998.）

无重搏切迹和细节丢失，在这种情况下，脉压假性缩窄，但是平均动脉压可能还是比较准确的（图 36.23）。

固有频率和阻尼系数之间的相互影响比较复杂，但总体来说，监测系统的固有频率越低，所需的阻尼系数范围越窄。对任何特定系统来说，尽可能高固有频率的系统可以得到理想的结果[105]，从理论上说，这可以通过使用较短的硬质压力管道和减少监测系统其他连接部件如三通来尽可能实现。当监测系统中混入气泡会使系统阻尼增加，同时使固有频率降低，可能会增加系统共振，使收缩压超射恶化（图 36.24）。

快速冲洗导管测试是一种简便的床旁方法，用于测量系统动态响应和评估信号失真情况[101, 103, 105]。通过短暂打开冲洗阀观察冲洗波形的特征和时长，冲管后的振荡周期越短表明固有频率越高，而阻尼系数则与峰值振幅图形有关（图 36.25）[101, 105]。因此，理想的快速冲洗导管测试后的特征包括短振荡周期（小于 30 ms）和振幅可以快速恢复至基线水平。系统共振和过低或过高阻尼对临床的影响很常见，在手术患者和 ICU 住院患者的发生率分别达 30% 和 44.5%。值得注意的是，相比于平均动脉压和舒张压，这些问题对收缩压测量的影响更加明显，而这些问题与患者动脉疾病史、肺部疾病、高血压和较细的动脉穿刺套管有关[107]。动脉波形失真在临床中很常见，尤以因低阻尼系统引起的收缩压超射为著[101, 108]。

压力监测系统的组成

动脉压力监测系统有多个部件，包括动脉内置管

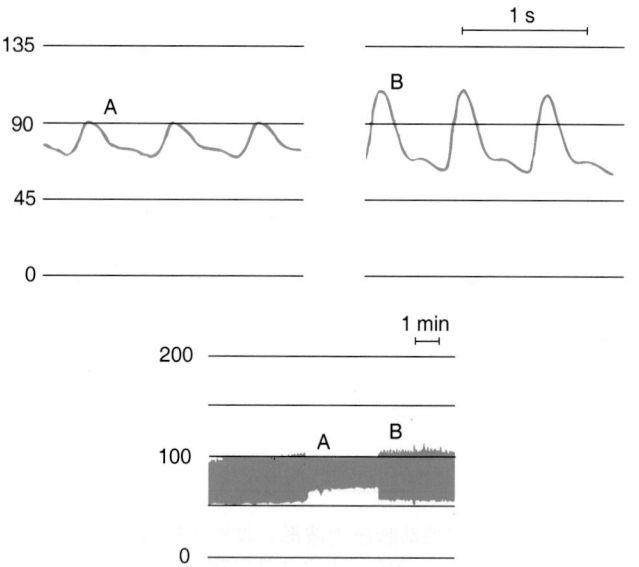

图 36.23　**过阻尼的动脉压力波形**。阻尼过大的压力波形（A）与正常波形（B）相比，表现为脉压减小。慢速记录（下图）阐明了 3 min 时间的阻尼动脉压。图中指出尽管存在阻尼系统，但平均动脉压保持不变（From Mark JB. Atlas of Cardiovascular Monitoring. New York：Churchill Livingstone；1998.）

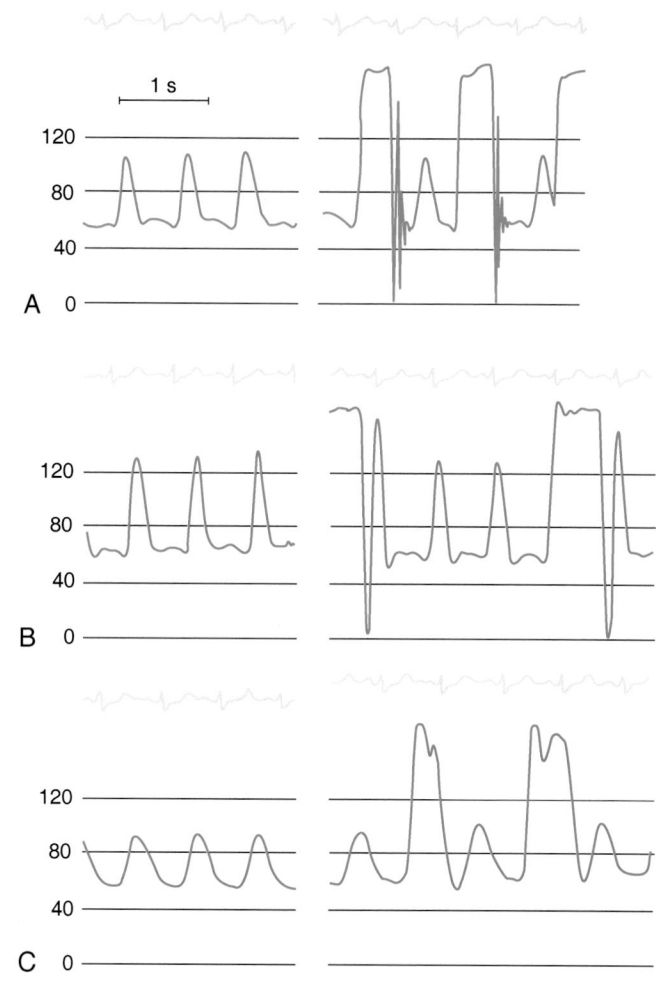

图 36.24　**动脉压力监测系统中小气泡的影响**。显示动脉压力波形和叠加的快速冲洗方波干扰。（A）最初的监测系统有充足的动态响应（固有频率 17 Hz，阻尼系数 0.2）。（B）监测系统中加入 0.1 ml 小气泡导致动脉血压反常升高。提示系统固有频率降低。（C）0.5 ml 的大气泡进一步降低动态响应并产生动脉低血压假象（From Mark JB. Atlas of Cardiovascular Monitoring. New York：Churchill Livingstone；1998.）

导管、用于采集血样和调零用的三通、串联式采血装置、压力传感器、持续冲洗装置和连接导线。在基础系统上的一些以提高使用安全性为目的的创新，如无针式采血装置和封闭式抽吸系统，可能降低监测系统的动态响应并进一步加剧收缩压超射。

冲洗装置持续、缓慢（1～3 ml/h）地滴注生理盐水，用来清洗监测系统管道、防止系统管道内血栓形成。不应使用葡萄糖溶液，这是因为血样会被冲洗液污染，可导致血糖测定产生严重误差[109]。冲洗装置不仅确保了管道和导管的持续、缓慢冲洗，而且包含一个用于可以反复高压冲洗的装有弹簧的阀门，后者可用于采集血样后清洗管道，或恢复压力监测系统的动态响应[110]。

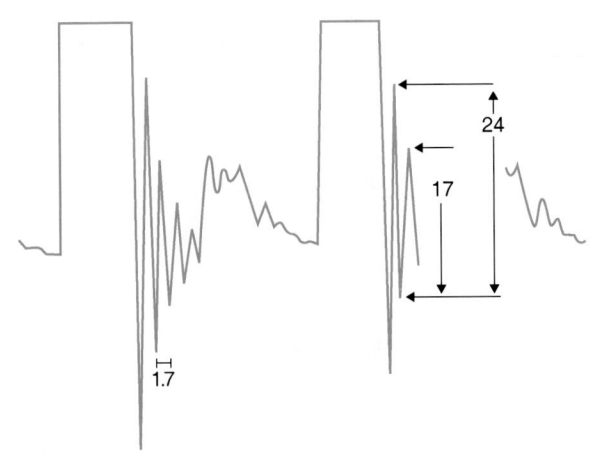

图 36.25　**固有频率和阻尼系数的临床测定。**（A）两个方波快速冲洗干扰打断了以 25 mm/s 速度在标准 1 mm 方格纸上记录的动脉压力波形。通过测量一个周期相邻振荡波峰的时间（1.7 mm）确定固有频率。通过测量相邻振荡波峰的高度（17 mm 和 24 mm）确定阻尼系数。由这些测定可计算出固有频率 14.7 Hz 和振幅比 0.71（From Mark JB. Atlas of Cardiovascular Monitoring. New York：Churchill Livingstone；1998.）

传感器设定：调零和定位

使用前，压力传感器必须调零、校准并放置于合适的水平位，需要使传感器与大气压相通进行调零，执行各设备制造商规定的归零程序。重要的是知晓：零点需根据临床环境合适定位，其位置需相对于患者设定，其参考值是相对当地大气压而言，并且需要周期性地检验与再调零 [105]。在某些情况下，出故障的传感器、导线或监护仪会导致零点基线漂移，使得测量产生误差，直至重新确定零点参考值为止 [111-112]。因为目前一次性压力传感器符合由 AAMI 和美国国家标准学会制定的准确性标准，因此不需要实施正规的床旁传感器校准。然而，常规将新放置的动脉导管测压与其他方法测压进行比较仍然是一种非常好的做法 [111-112]。

选择合适的水平作为零点需根据患者和临床环境而定。需注意传感器调零和定位是两个不同的步骤。调零是为传感器系统参照大气压建立零参考点，而定位是将该参考点与患者身体的特定部位相对应，确定零点位置。特别是对于生理值范围更小的（如中心静脉压和颅内压），这步操作更加重要，如果调零和定位出现一点偏差会引起相对较大的测量误差。

大多数情况下，动脉压力传感器应置于可以估测主动脉根部压力的最佳位置。一般来说，最佳位置是胸骨缘后约 5 cm 处 [113-114]。然而，胸腔中部水平是一个更为多用的、可以监测所有血流动力学包括中心静脉压和肺动脉压（pulmonary artery pressures，PAPs）

的参考位置，这个位置更接近于左心房中部水平，处于患者胸骨前缘和床表面的中点 [115-116]。最重要的是，不管临床医师选择哪个水平位作为参照，都需要在整个监测期间一直保持该参考位置。

在特定情况下，临床医师可能将传感器放置于非常规位置。如坐位神经外科手术期间，将动脉传感器放在患者耳部水平，这个位置大约是 Willis 环水平。在这类病例中，需要更关注脑部水平的动脉压，而不是主动脉根部的压力，后者的压力明显更高。当压力传感器固定于输液架上时，需要注意调整病床高度或位置时会出现测量误差。

患者处于侧卧位时，需要综合运用各种知识来正确解读血压测量结果，如识别零点和传感器水平位置、理解无创和有创血压测量间的差别等。处于侧卧位时，尽管主动脉根部是相对固定的，但一侧手臂必定高于另一侧。然而，只要压力传感器仍固定于心脏水平，血压测定不受手臂位置或导管留置位置影响。相反，无创袖带测得的压力会有所不同，承重侧（下侧）的手臂较高，非承重侧（上侧）的手臂较低（图 36.26）。因此，当使用无创袖带对有创方法进行校准时，需要考虑到侧卧位的特殊关系。

正常动脉压波形

收缩期左心室射血进入体循环动脉，随后舒张期回流入心，从而形成体循环动脉压波形。收缩期波形出现在心电图 R 波之后，包括陡峭的压力上升支、峰值和随后的降段。动脉波形的下降支被重搏切迹所中断，并在舒张期心电图 T 波后继续下降，在舒张末期达到最低点（图 36.27）。中心动脉波形的重搏切迹十分明显，一般认为是由主动脉瓣关闭所致 [117]。相反，越靠近外周动脉波形的重搏切迹通常轻微滞后、越钝，并且重搏切迹的形状越取决于动脉壁的特性。收缩期上升支始于 R 波开始后 120～180 ms，这个时间间隔反映了心室肌去极化、左心室等容收缩、主动脉瓣打开、左心室射血和脉压力波从主动脉传递至压力传感器所需的时间总和（见图 36.27）。

床旁监护仪显示的是收缩期峰压和舒张末最低压的数值。最简单地说，平均动脉压等于动脉压力曲线下面积除以心搏时间，取多个心动周期的平均值，但最终取决于监护仪所用的算法。平均动脉压通常用舒张压加上三分之一脉压估算，但这种估算方式仅在心率较慢时有效，因为随着心率增加舒张期会变短 [118]。

即使在正常情况下，健康人的动脉波形形态以及收缩压和舒张压的精确值在整个动脉系统中都有不同的变化。外周动脉搏动波放大便是一个例子。同时记

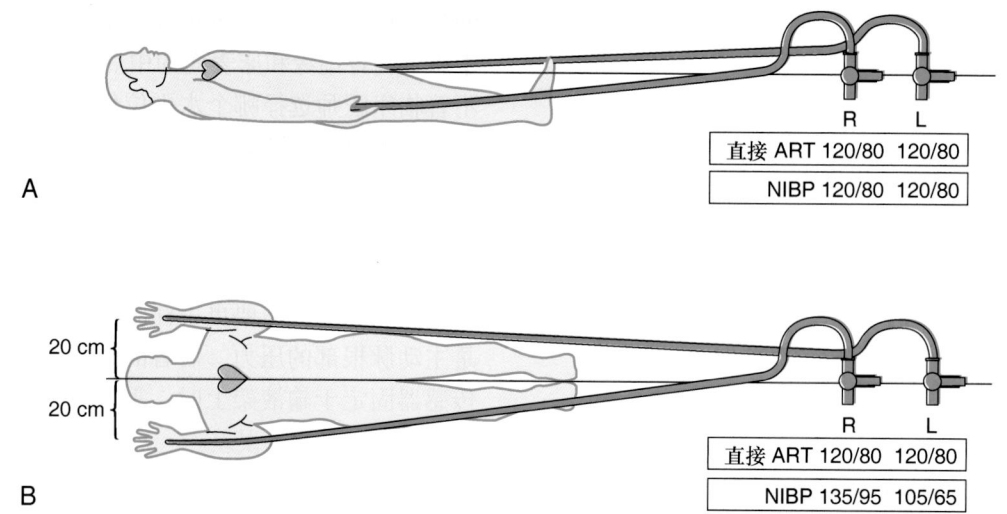

图 36.26 **患者体位对直接动脉压（ART）和间接无创血压（NIBP）测量之间关系的影响。**（A）仰卧位患者，两种技术在右侧（R）或左侧（L）手臂所测的压力相同。（B）右侧卧位患者，只要各自的压力传感器保持在心脏水平，右侧和左侧所得的桡动脉 ART 维持不变。然而，承重侧的右臂的 NIBP 较高，非承重侧的左臂 NIBP 较低。NIBP 的差异由于手臂高于或低于心脏水平决定，等于心脏和各臂间水平的静水压差。高度相差 20 cm 产生 15 mmHg 的压差（From Mark JB. Atlas of Cardiovascular Monitoring. New York：Churchill Livingstone；1998.）

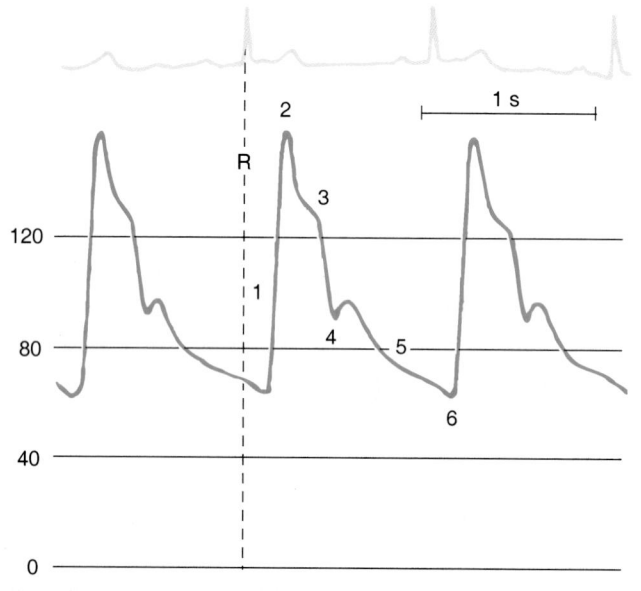

图 36.27 **正常动脉血压波形和与心电图 R 波的关系。**（1）收缩期上升支；（2）收缩期峰压；（3）收缩期下降支；（4）重搏切迹；（5）舒张期径流；（6）舒张末压（From Mark JB. Atlas of Cardiovascular Monitoring. New York：Churchill Livingstone；1998.）

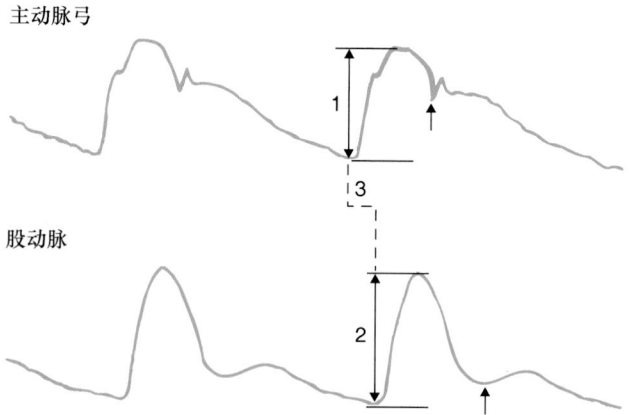

图 36.28 **远端脉搏波放大的动脉压力波形。**与主动脉弓压力相比，更靠外周的股动脉压力波形所示的脉压更宽（比较 1 和 2），收缩压上升支的起始端延迟（3），重搏切迹滞后、不明显（比较箭头处），舒张期波形更突出（From Mark JB. Atlas of Cardiovascular Monitoring. New York：Churchill Livingstone；1998.）

录不同部位的动脉波形各不相同，这是由于血管树的物理特性，也即阻抗以及谐波共振的原因（图 36.28）[62, 119]。随着压力波从中心主动脉向外周传递，动脉上升支变陡，收缩期峰压升高，重搏切迹滞后，舒张波更明显，舒张末压降低。因此，与中心动脉相比，外周动脉压力波形表现出更高的收缩压、更低的舒张压和更大的脉压。但有趣的是，主动脉平均动脉压仅轻度高于外周动脉。

随着动脉压力波向外周传递，动脉血管树内的

压力波反射对动脉压波形有很大影响[119]。随着血液从主动脉向桡动脉流动时，因大动脉相对血流阻力较小，平均动脉压仅轻度下降。而到了小动脉水平，血流阻力减弱了下游小血管的压力搏动但通过压力波反射增强了上游动脉压力搏动[120]。这些前行波和反射波的复合决定了记录得到的动脉波形态。例如，动脉顺应性降低导致反射压力波过早折返，使动脉压波形中脉压升高、收缩压峰值延后、舒张压波减弱，而且有时出现收缩早期平滑上升支的驼峰扭曲（图 36.29）。

动脉血压压差

很多病理生理状况导致监测部位间的动脉压压差

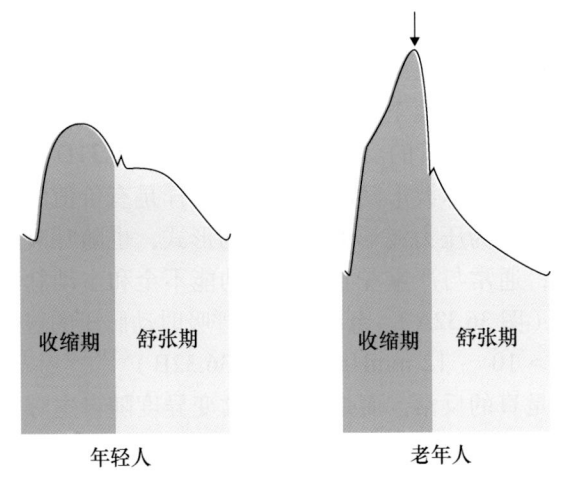

图 36.29　**压力波反射对动脉压波形的影响。**由于老年人的动脉顺应性降低，外周反射波的早期折返导致收缩压峰值滞后（箭头），舒张压波减弱，而且有时收缩早期的驼峰改变使平滑的上升支产生变形

狭窄或栓塞可妨碍受累部位有创血压的准确监测。另外，患者的某些体位、术中牵拉或压迫可影响局部或区域灌注，同样妨碍受累部位的有创血压监测[122-123]。

外周血管阻力的病理性变化可能产生广泛的动脉压压差，这一改变会影响动脉压监测部位的选择。在输注血管收缩药的脓毒性休克患者中，股动脉压超出桡动脉压 50 mmHg 以上[124]。相对不严重的压差见于全麻、椎管内阻滞或患者体温改变时[62]。低温期间，血管收缩导致桡动脉收缩压超过股动脉，而在复温期间血管扩张则逆转了这一压差[125]。

中心和外周部位间的特征性压差已在心肺转流下得以描述（图 36.30）。桡动脉平均动脉压在心肺转流开始时降低，并在整个心肺转流期间持续低于股动脉平均动脉压，这种情况持续到脱离心肺转流后的最初几分钟，通常压差超过 20 mmHg[126-127]。大多数患者这一压差在最初 1 h 内消失，但偶尔会持续至术后阶段。

增加，无论是实际的、医源性的或人为造成的。Frank 和同事们发现 21% 的有外周血管手术史患者双臂的血压差超过 20 mmHg[121]。动脉粥样硬化、动脉夹层、

异常动脉压波形

不同动脉波形的形态特征可提供重要的诊断信息

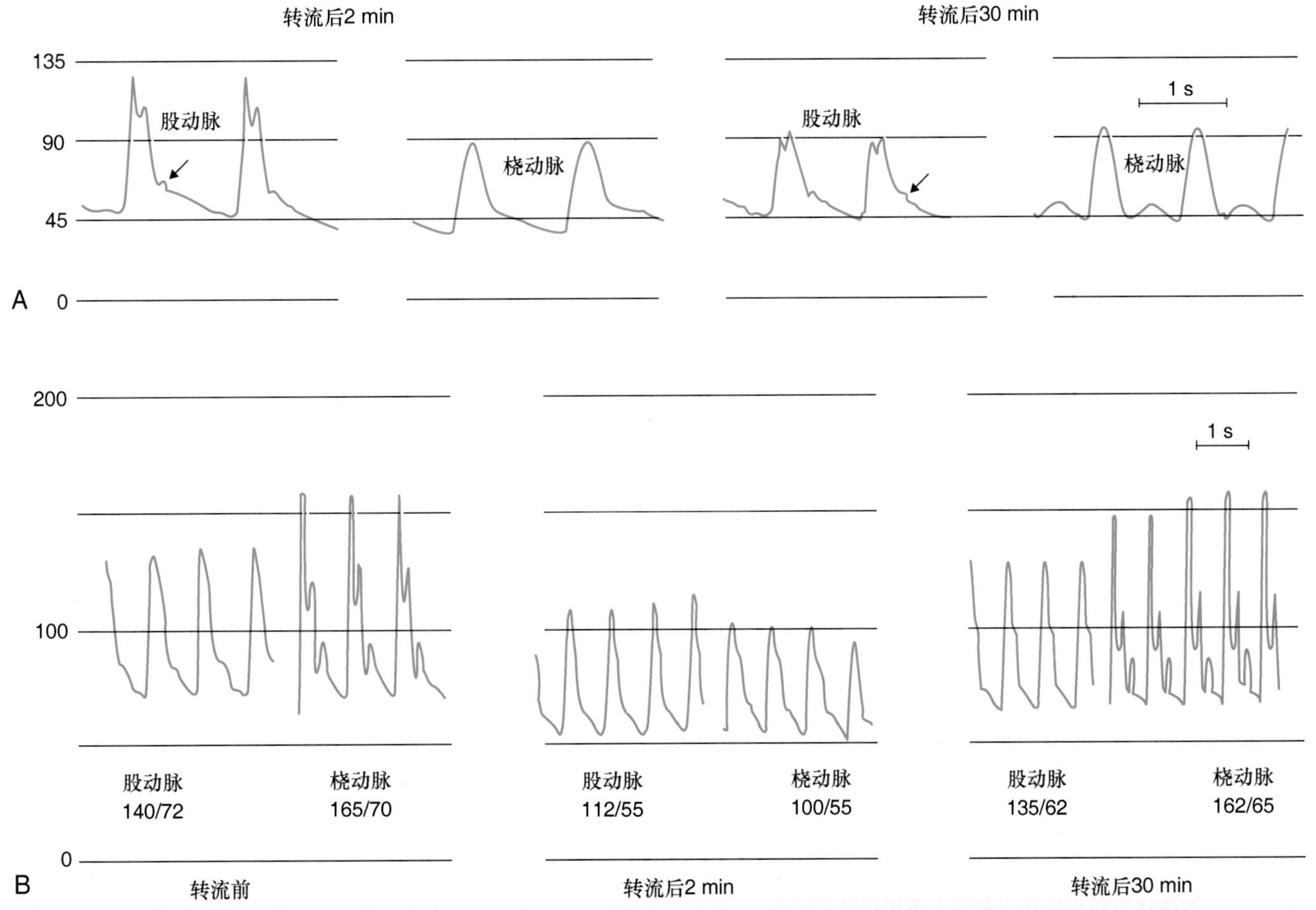

图 36.30　**心肺转流后的动脉压压差。**（A）转流后 2 min 记录的股动脉和桡动脉压力波形（转流后 2 min），此时桡动脉压低估了更靠近中心的股动脉压。30 min 后（转流后 30 min）桡动脉压和股动脉压已相等且桡动脉压力已恢复成更典型的形态。注意转流后即刻股动脉压波形中可见重搏切迹（箭头），但其在桡动脉压波形中滞后出现。（B）心肺转流前、转流后 2 min 和转流后 30 min 记录的股动脉和桡动脉压力波形。注意这些不同时点股动脉压和桡动脉压之间关系的变化

（表 36.1）（图 36.31A ～ D）。主动脉狭窄造成射血的固定梗阻，导致每搏量降低和射血速率减慢。因此，波形的波幅小（细脉），收缩期上升支缓慢升高（滞脉），峰值延迟（见图 36.31B）。有时可见一种明显的肩峰形态，也称升支切迹，常常使上升支扭曲，有时可能无法辨认出重搏切迹。这些特征可使动脉压波形表现为过阻尼。

主动脉反流时，动脉压波形表现为急剧增高、脉压变宽和舒张压降低，这是由于舒张期血液分流入左心室和周围血管的缘故。动脉脉搏可能有两个收缩期峰值（双波脉），第一个波峰由前向射血所致，第二个波峰来源于外周血管的反射波（见图 36.31C）。在肥厚型心肌病中，动脉波形呈现特异的双峰形态，呈

尖峰圆顶形态。快速、收缩早期射血导致最初血压急剧升高后，在收缩中期由于左心室流出道梗阻阻碍射血，动脉压快速下降。然后紧接着第二个波峰，是收缩晚期周围血管的反射波引起的（见图 36.31D）。

观察动脉波形随时间的变化同样是有价值的。交替脉表现为压力波形大小交替的形式，也随呼吸周期变化，通常与严重左心室收缩功能不全和主动脉狭窄有关（图 36.32A）。奇脉是平静呼吸时动脉压的过度变化（＞ 10 ～ 12 mmHg）（见图 36.32B）[128-129]。奇脉并非是真的反常，而是血压正常变异度随自主呼吸的扩大。奇脉常见于心脏压塞患者并且是一个相当重要的表现，但也可见于心包缩窄、严重气道梗阻、支气管痉挛、呼吸困难或其他涉及胸内压大幅度波动的情况。重要的是，发生心脏压塞时脉压和左心室每搏量在吸气时降低，而在胸内压大幅度变化时观察到的脉压是保持不变的[130]。

动脉压监测和预测容量反应性的波形分析

容量复苏的起点始于优化心脏前负荷，或更精确地说，确定是否有剩余的前负荷储备。已有记录表明了前负荷的静态指标（如中心静脉压）的局限性，并且这些指标可能存在多种混淆因素[131]。已经有各种

表 36.1   异常动脉血压波形

状况	特征
主动脉狭窄	细脉（脉压变窄），滞脉（上升支延迟）
主动脉反流	双波脉（双峰值），脉压增宽
肥厚型心肌病	尖峰圆顶形（收缩中期梗阻）
收缩期左心室衰竭	交替脉（脉压幅度交替变化）
心脏压塞	奇脉（自主呼吸时收缩压过度降低）

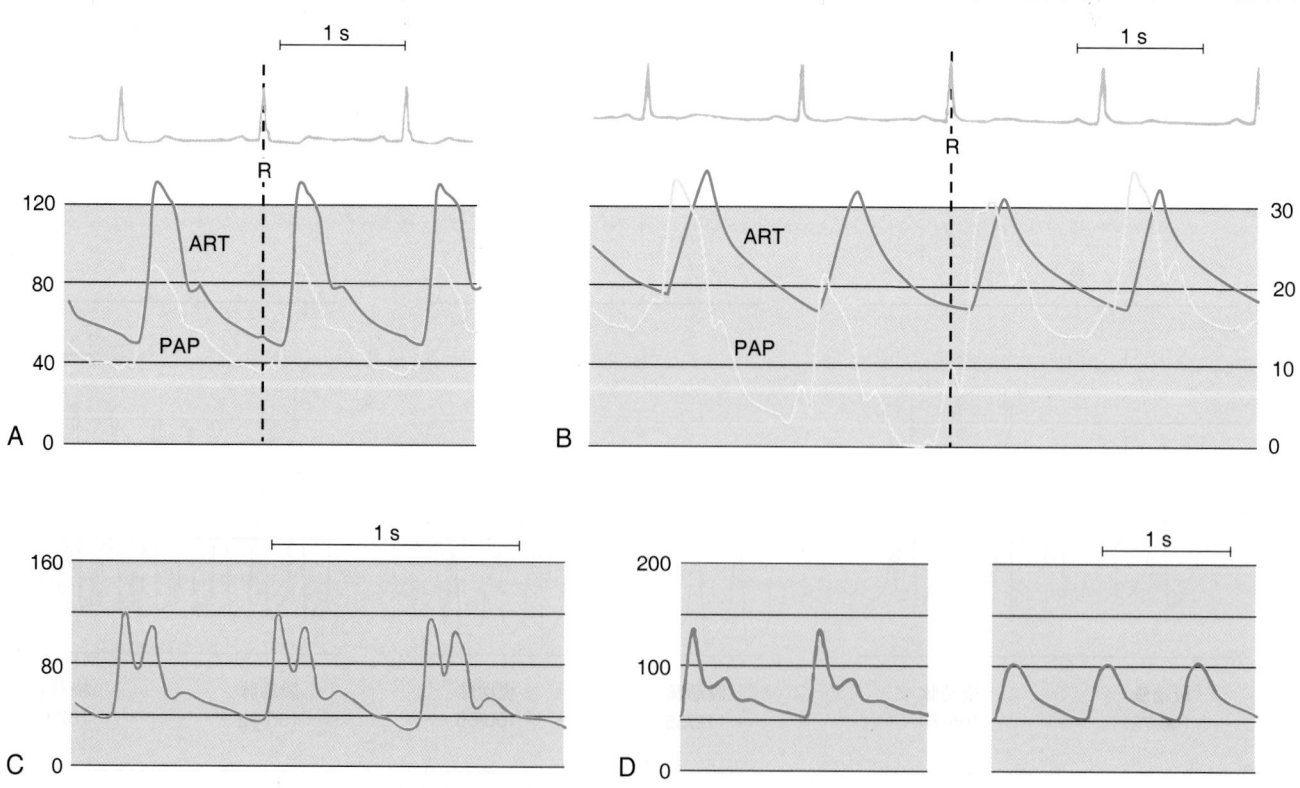

图 36.31   **病理状态对动脉压（ART）波形形态的影响。**（A）正常 ART 和肺动脉压（PAP）波形形态相对于心电图 R 波的时间节点相似。（B）主动脉狭窄时，ART 波形变形，表现为上升支迟缓和收缩期峰值滞后。与正常 PAP 波形相比，这些改变特别明显。注意 PAP 波形中每个波动随呼吸的变化。在图 A 和图 B 中，ART 标尺位于左侧，PAP 标尺位于右侧。（C）主动脉反流产生双波脉和增宽的脉压。（D）肥厚型心肌病动脉压波形表现为奇特的尖峰圆顶形。手术矫正这一状况后波形呈现较正常的形态（From Mark JB. Atlas of Cardiovascular Monitoring. New York：Churchill Livingstone；1998.）

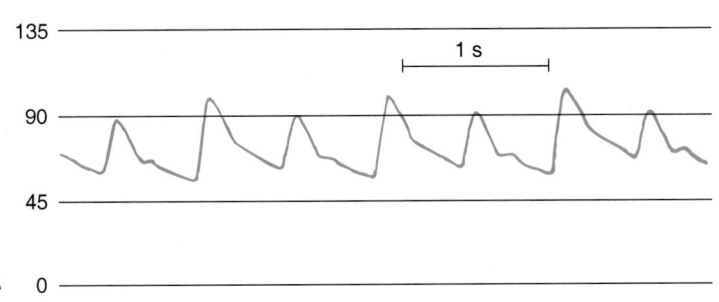

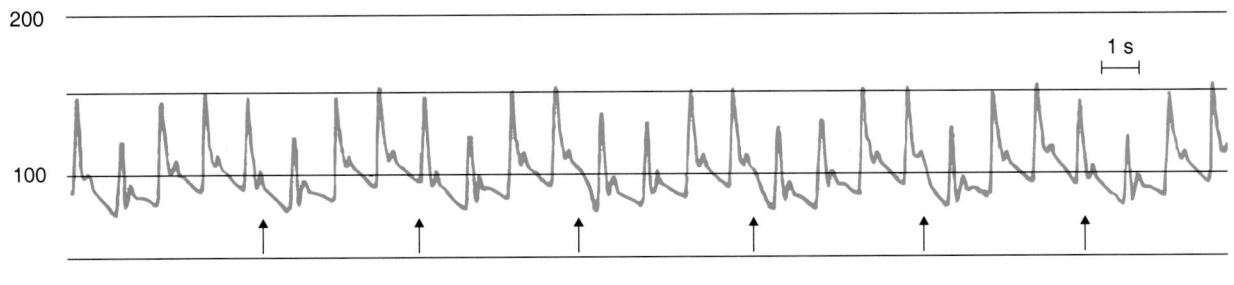

图 36.32　**动脉压波形的每搏变异。**（A）交替脉。（B）奇脉。自主吸气时收缩压和脉压均显著下降（箭头）是心脏压塞的特点（From Mark JB. Atlas of Cardiovascular Monitoring. New York：Churchill Livingstone；1998.）

各样用于前负荷和容量反应性的动态指标被描述，并且这些指标用于判断患者是否能获益于容量扩充的能力也已经被评估。这些指标的计算很多都是基于由于呼吸引起的胸内压变化而导致的动脉血压周期性变化。

在正压通气的吸气相，胸内压增高的同时左心室后负荷降低，而肺容量增加促使血液从肺静脉血管床流向左心，因而增加了左心室前负荷。左心室的前负荷增加和后负荷降低导致左心室每搏量增加、心输出量增加，并在外周阻力不变的情况下使体循环动脉压升高。在大多数患者中以前负荷影响为主，但在严重左心室收缩衰竭的患者中，主要是由于后负荷降低而促进了心室射血。同时，胸内压升高导致体循环静脉回流减少和右心室前负荷降低，同时轻度增高肺血管阻力，从而可能增加右心室后负荷。这些作用相结合从而减少吸气相早期的右心室射血。而在呼气相，情况正好相反。吸气期间减少的右心室射血经过肺血管

床进入左心，导致左心室充盈降低，左心室每搏量下降和体循环动脉压降低。每搏量增减的周期性变化，和体循环动脉压随呼吸的周期性改变称为收缩压变异度（systolic pressure variation，SPV）。

SPV 通常分成吸气相和呼气相，以呼气末、呼吸暂停时为基础压，分别测量收缩压增高值（ΔUp）和降低值（ΔDown）（图 36.33）。在机械通气患者中，正常 SPV 为 7 ～ 10 mmHg，其中 ΔUp 为 2 ～ 4 mmHg，ΔDown 为 5 ～ 6 mmHg。这些数值变大通常提示低血容量[66-67]。在动物实验和危重患者中，低血容量引起 SPV 明显增加，特别是 ΔDown。正压机械通气的患者如果 SPV 增加在临床上可认为存在残余前负荷储备或有"容量反应性"。不等同于低血容量，前负荷储备是一种生理状态，是指扩容或补液使患者在 Frank-Starling 曲线所处位置上移，即当体循环血管阻力保持不变时，使每搏量和心输出量增加。实际上，在一组各类

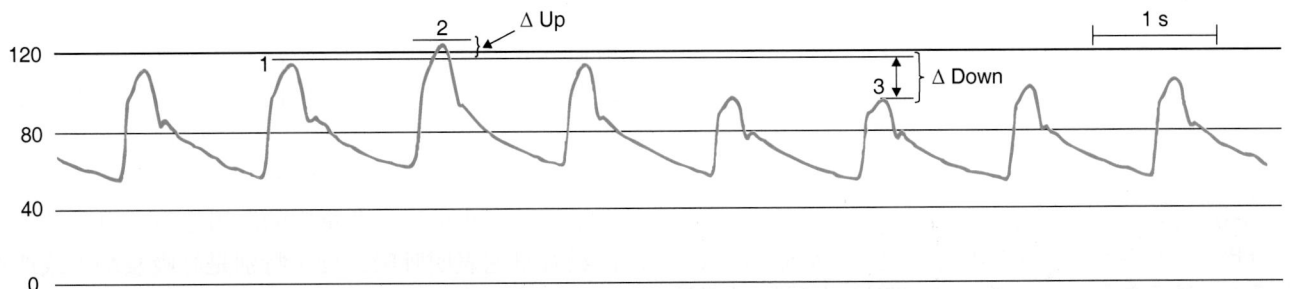

图 36.33　**收缩压变异度。**与呼气末记录的收缩压（1）比较，正压吸气间收缩压略有增加（2，ΔUp），随后降低（3，ΔDown）。正常情况下，收缩压变异度不超过 10 mmHg。在本例中，大的 ΔDown 提示低血容量，即使收缩压和心率相对正常（From Mark JB. Atlas of Cardiovascular Monitoring. New York：Churchill Livingstone；1998.）

重症患者中，Marik 阐明 SPV 较大时（> 15 mmHg）高度预示肺动脉楔压（pulmonary artery wedge pressure, PAWP）偏低（< 10 mmHg），这是一个左心室前负荷储备的替代指标[132]。

前负荷储备另一个动态指标是脉压变异度（pulse pressure variation, PPV），目前已经作为使用有创动脉导管标准监测软件包的一部分。一般来说，正常 PPV 不应超过 13% ～ 17%（图 36.34）[133-137]。另外，更复杂的脉搏波波形分析方法可以实时测量每搏量变异度（stroke volume variation, SVV）和计算每搏量变异指数（stroke volume variation index）。当 SVV 超过 10% ～ 13% 时，患者很可能对扩容有正反应[136, 138]。尽管这些动态指标都是用来预测前负荷储备，但这些指标之间是不可相互替代的。在使用升压药或当每搏量下降、自主神经系统调节维持灌注压时，PPV 与 SVV 的变化不一致，此时，PPV 仍保持较低水平，而 SVV 增加[139-140]。

目前已研制出基于由呼吸周期引起脉搏容积描记图变异度的设备，同样可以用来评估前负荷储备和容量反应性，但其相对无创。如光电容积脉搏波振幅变化（ΔPOP）或脉搏变异指数等测量指标在理想的临床和环境条件下似乎相对有用，但这种经皮血氧测量信号比动脉血压波形更容易受混杂因素的影响[135, 141-142]。潮气量、核心和外周温度、环境光线和心律失常明显影响有效的和可重复的数据收集和解读。关于这种方法有意义的阈值并没有达成共识，并且在小儿、镇静但未使用肌松药的患者中于机械通气状况下和开腹情况下的有效性特别差[142]。而且，大多数市售监测系统整合了复杂的自动增益机制以优化信号显示。因此，肉眼可见的变异程度可能与实际的信号变化不一致，导致错误的临床决策和不正确的治疗。

有越来越多的证据表明在血管内容量中，动态测量指标显著优于静态测量指标，尤其是在危重患者

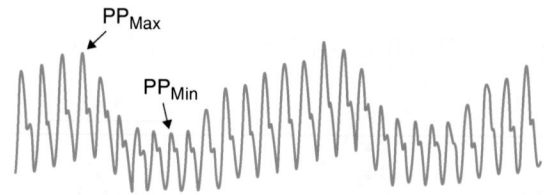

PP_Max

PP_Min

注意：动脉压轨迹的描绘仅为了说明，并未按比例

PP_Max = 150 − 70 = 80
PP_Min = 120 − 60 = 60
PPV = (PP_Max − PP_Min)/([PP_Max + PP_Min]/2)
PPV = (80 − 60)/([80 + 60]/2) = 29%

图 36.34　**脉压变异度**。脉压变异度（PPV）是通过一个机械呼吸周期期间最大脉压值（PP_Max）与最小脉压值（PP_Min）的差值，除以这两个值的平均值计算得出。（注意动脉压轨迹的描绘仅为了说明，并未按比例）

中。心功能正常或减退的患者在心脏手术后，应用 PVV 和 SVV 可以显示出其准确性，而 PPV 被证实可以用于评价脓毒性休克患者液体反应性[143-144]。术中应用也得出相似的结果[145-146]。的确，临床医师"细看"监护仪上显示的动脉血压波形随呼吸变化的能力似乎也相当准确。对这种压力变化的主观估计的错误率仅为 4.4%，由此导致的治疗错误率只有 1%[137]。

关于区分液体治疗有反应者与无反应者的确切阈值尚无统一意见，而且技术、设备和方法还未标准化[135]。在一项近期的系统回顾中，PPV 和 SVV 的平均辨别阈值分别为 12.5% ± 1.6% 和 11.6% ± 1.9%，其敏感度（89% 和 88%）和特异度（82% 和 86%）均在可接受范围中[147]。然而，简单将患者区分为有反应者和无反应者并没有考虑临床中有争议的干预措施的性质。扩容不会导致非此即彼的结果，Frank-Starling 曲线的不对称性决定了一个方向作用的成本-效益比将不同于另一个方向的作用。任何前负荷的特定变化，对每搏量的影响取决于前负荷变化的方向，这种差异取决于患者原本的状态与曲线峰值的接近程度。因此，提出了"灰色地带"的概念，即确定两个临界值，在这个范围内很难做出循证决定[148]。对 PPV 来说，这个范围为 9% ～ 13%，PPV 高于 13% 的患者需要接受扩容治疗，而低于 9% 的患者则不必。对介于两者之间者，测量结果不能提供有用的指导信息，应根据其他标准做出决定[136, 149]。

持续显示 PPV 或 SVV 已经可以常规用于床旁监护，这可以让我们快速获得前负荷储备的动态评估结果[150-151]。因此，当其体现出临床价值时，我们需要着重理解所有呼吸引起的动态参数的缺点以及该参数被研究和证实的初始临床条件。尽管已经证实了 PPV 在肝衰竭情况下的应用，但是它受到腹内压增高，患者体位如极度 Trendelenburg 体位（头低脚高位）、俯卧位或侧卧位，和使用升压药的影响[136, 140, 152-154]。心律不齐常因为每次舒张期充盈不同引起每搏量不同，导致在使用所有前负荷储备的动态指标时会出现问题[155-156]。另外，有证据发现肺动脉高压或右心室射血分数降低的患者的反应性并不能准确随着胸内压改变而改变，导致过度补液的风险增加和加重右心衰竭的可能[157]。不管是微创还是开放胸外科手术，动态指标的价值均不大，由于年幼的患者心肌和胸壁的顺应性增加，这些指标在儿童中的应用也不太可靠[158-159]。已经有研究表明呼吸急促（特别是呼吸衰竭）或严重心动过缓可能打乱呼吸周期引起的胸内压和心腔容积变化之间的关系，因此使得血压变异分析的理论基础无法适用[136]。

但最重要的是，保护性肺通气会对呼吸引起的 SPV、PPV 和 SVV 对患者剩余前负荷储备的预测能力产生重要影响[160-162]。许多指标的研究是在如下条件下完成的：采用 8 ～ 10 ml/kg 潮气量的机械通气、呼气末正压 ≥ 5 mmHg、常规心律、正常腹内压和闭合胸腔，这些条件对于重复试验条件是必备的，但是在通气参数选择方面与保护性肺通气有很大的不一致。临床研究已经发现波形分析在这些条件下的使用价值比较有限[160-162]。然而，在手法肺复张过程中或复张后测量 PPV 和 SVV 会增加其预测液体反应性的敏感度和特异度，尽管中间存在高达 26% 的宽灰色地带[163-164]。

如上所述，呼吸周期引起的动脉血压变异依赖于左心室前负荷的变化，与后负荷的关系程度较低。实际上，随着正常或病理性血管老化，动脉顺应性降低和由此增加的脉压会夸大 PPV 对每搏量变化的改变。因此，相比于血管树弹性比较好的人群，PPV 阈值在这些患者中可能更高[165-166]。

中心静脉压监测

对于血流动力学不稳定的患者和进行重大手术的患者，经常进行中心静脉置管和中心静脉压（central venous pressure，CVP）的直接测量。置入中心静脉导管可以提供安全的血管通路来进行血管活性药物的给药或液体的输注，进行 CVP 监测，经静脉心脏起搏，临时性血液透析，行肺动脉导管置入术（pulmonary artery catheterization，PAC）以进行更全面的心脏监测或抽出进入患者血液的空气以减少静脉空气栓塞的风险。当无法获得外周静脉通路或需要重复抽取静脉血时，也可以行中心静脉置管（框 36.5）。

框 36.5　中心静脉置管的适应证

- 中心静脉压监测
- 肺动脉置管和肺动脉压监测
- 经静脉心脏起搏
- 临时性血液透析
- 经中心静脉给药
  - 浓缩的血管活性药
  - 静脉营养
  - 化疗药物
  - 刺激外周静脉的药物
  - 长期抗生素治疗（例如，心内膜炎）
- 快速输注液体（经粗导管）
  - 创伤
  - 重大手术
- 抽吸气栓
- 外周静脉状况不佳
- 反复血液检测

中心静脉置管

当需要术中行中心静脉置管时，选择麻醉诱导前或诱导后置管最常取决于患者个体情况、医师偏好和医疗机构的惯例。

导管的选择、穿刺部位和置管的方法

中心静脉导管的长度、规格、成分和内腔数量多种多样[167-168]。因此，医师根据情况选择最合适的导管至关重要。多腔导管是最常见的，它可以同时监测 CVP 以及进行药物和液体的输注[169]，但也可以选择带有一个或两个集成端口以进行多种药物输注的导管鞘。导管鞘允许单腔导管穿过止血阀进行连续 CVP 监测，并且可以在需要时快速放置起搏导线或 PAC 以进行更深入的监测。

选择安全有效的中心静脉置管的最佳部位需要考虑置管的适应证（压力监测还是药物或液体输注），患者的基本医疗状况，临床环境以及执行操作的医师的技术和经验。对于有严重出血倾向的患者，最好选择一个容易发现静脉或邻近动脉的出血并通过局部压迫可以控制出血的穿刺部位。对于这种患者，颈内或颈外入路比锁骨下入路更合适。同样，对于重度肺气肿或其他受气胸严重影响的患者，颈内入路比锁骨下入路更合适，原因是后一种方法的风险较高。如果在紧急情况下需要进行静脉心脏起搏，则建议行右颈内静脉导管置入术，因为它提供了通向右心室的最直接途径。颈部固定在坚硬的颈围中的创伤患者，最好采用股静脉或锁骨下静脉入路。如果选择锁骨下入路，事先放置胸管以避免气胸的危险更为安全。医师必须认识到，为将导管尖端正确放置在上腔静脉中，所插入穿刺点的导管长度会根据穿刺部位的不同而变化，与右侧相比，选择左颈内或颈外静脉时其长度稍长（3 ～ 5 cm）[170]。最后，医师的个人经验无疑在确定最安全的中心静脉插管部位方面起着重要作用，特别是在紧急情况或急诊时进行的操作。

可以使用标记技术或超声引导进行中心静脉置管。超声技术现已广泛使用并被强烈建议用于中心静脉置管[171-173]。读者可参考其他资料，以获取有关不同部位的各种置管技术的详细说明和教程[169, 174-176]。无论使用哪种置管技术或选择何种置管部位，都应强调某些通用原则。理想情况下，每个医疗机构都应制定一个方案或核查清单来描述中心静脉置管的基本步骤，并且所有工作人员在看到违反操作方案的情况下都应有权报告。标准化的设备、常规配备的助手、洗手和最大程度的消毒都有助于操作过程的无菌[172]。应该常规使用或至少强烈考虑使用实时超声引导进行血管定位和静脉穿刺，特别是在选择颈内静脉入路时。使用前应采用波形测压或压力测量先确认导管的位置。最后，应根据临床情况必要时立即检查导管尖端的位置，以避免延迟性并发症。

中心静脉压监测的并发症

中心静脉插管的并发症已越来越多地被视为出现并发症的主要原因，超过 15% 的患者经历了某种相关的不良事件[177-178]。尽管由受过良好训练的、经验丰富的临床医师进行这些操作时严重的、即刻发生的并发症并不常见，但使用 CVP 导管仍会导致显著的发病率和死亡率。并发症通常分为机械性、血栓栓塞性和感染性病因（框 36.6）。

中心静脉置管的机械性并发症

并发症的发生率取决于多种因素，包括导管穿刺部位和患者的医疗状况。大型回顾性研究和观察性研究提供了发病率和发生频率的最佳估计。

中心静脉导管置入引起的血管损伤具有一系列临床后果。最常见的轻微并发症是局部血肿或静脉瓣损伤[179]。更严重的并发症包括穿孔进入胸膜腔或纵隔，导致胸腔积液、胸腔积血、纵隔积液、纵隔积血和（或）乳糜胸[180-186]。

框 36.6　中心静脉压监测的并发症
机械性
血管损伤
动脉
静脉
心脏压塞
累及呼吸道
血肿压迫气道
气胸
神经损伤
心律失常
血栓栓塞性
静脉血栓
肺动脉栓塞
动脉血栓和栓塞
导管或导丝栓塞
感染性
穿刺部位感染
导管感染
血流感染
心内膜炎
数据解读错误
设备使用不当

总体来说，意外穿破动脉是最常见的急性机械并发症，发生率为 1.9% ～ 15%[187]。这些损伤多会导致局部血肿的形成，但在极少数情况下，即使是细针误伤动脉也会导致严重的并发症，例如动脉血栓栓塞[188]。中心静脉置管后延迟性血管并发症并不常见，但应视为操作过程的后果。文献报道了许多这类并发症，包括主动脉-心房瘘，静脉-支气管瘘，颈动脉-颈内静脉瘘和假性动脉瘤的形成[189-192]。

中心静脉置管最重要的致命并发症是由于心包内上腔静脉、右心房或右心室穿孔导致**心脏压塞**，可致心包积血或意外将静脉液体注入心包[193]。大多数报告记录了这种灾难性事件是可以避免的，并强调指出当中心静脉导管尖端错误地位于心腔内或与上腔静脉壁形成陡峭角度时容易发生这种并发症。后一种位置可以通过影像学检查发现上腔静脉内导管尖端的轻微弯曲来识别[194]。这些观察强调了无论从中心还是外周部位置入导管，都应该确认导管尖端的位置是否合适。

气胸通常被认为是锁骨下静脉置管最常见的并发症，尽管实际上意外穿破动脉的发生率更大[99, 195]。Mansfield 等报道了 821 例尝试行锁骨下静脉置管的患者，使用体表标记技术时气胸的发生率为 1.5%，穿破动脉的发生率为 3.7%[195]。采用颈内入路时气胸的发生率更低。Shah 等报道了在他们近 6000 次颈内静脉置管术中，气胸的发生率为 0.5%[187]。这很可能是一个过高的估计值，因为这些患者接受了胸骨切开术以进行心脏手术，气胸或许是由于手术操作引起的。

神经损伤是中心静脉置管的另一潜在并发症。臂丛神经、星状神经节、膈神经或声带可能受损[196-198]。此外，该操作可能导致慢性疼痛综合征[199]。

中心静脉置管的血栓栓塞性并发症

导管相关性血栓形成根据中心静脉导管置入部位的不同而不同，在置入股静脉导管的患者中发生率为 21.5%，置入锁骨下静脉导管的患者中发生率为 1.9%[200]。放置在右心房中较低位置的导管可能更易于形成血栓，这可能是由于导管对右心房心内膜的机械刺激导致的[201]。形成于导管尖端或黏附于心内膜的血栓可能会成为感染的病灶，引起上腔静脉综合征或形成栓子进入肺循环[202-204]。有时，这种情况需要进行手术[205]。

除血栓栓塞外，其他报告的中央静脉导管置入术的栓塞性并发症包括部分导管或导丝的栓塞和空气栓塞[206-207]。这些情况几乎都是由于设备使用不当而造成的，这充分表明需要对负责使用这些设备的护士和医师进行适当的教育和培训。

中心静脉置管的感染性并发症

到目前为止，感染是中心静脉置管最常见的主要晚期并发症。在控制中心静脉相关的血流感染（central line-associated blood stream infections，CLABSI）方面已经取得了重大进展，这可能是由于对导管置入和维护的循证最佳方法的关注[208]。事实上，从 2008 年到 2016 年，CLABSI 的发生率约下降了 50%[209]。大部分的 CLABSI 发生于住院病房和门诊接受血液透析的患者，但大约 1/3 仍发生在 ICU，这包括了大部分术中放置的导管[209-211]。

如前所述，预防感染的首要关注点是严格的无菌操作[212]。多腔导管可能比单腔导管具有更高的感染风险，尽管此类导管附带的临床功能使得其更常被应用[178, 213]。导管由诸如硅酮、聚氯乙烯、特氟隆和聚氨酯等材料制成。此外，相同材料的导管可以由于不同的制造工艺而影响其表面以及细菌黏附到表面的成功率[214]。证据显示，具有肝素涂层的中央静脉导管可减少儿童和成人导管相关性血栓形成和感染的发生[215-216]。已证明将抗菌剂例如银（这种金属具有广泛的抗菌活性且无毒）、抗菌剂氯己定和磺胺嘧啶银的组合或抗生素米诺环素和利福平涂在导管表面可降低细菌在导管的定植率和某些血流感染的发生率[216-218]。增加的费用限制了这些导管的广泛应用，尽管有分析表明其在导管相关感染率仍然很高（每千导管每天超过 3.3 个）的环境中具有成本效益[219]。

氯己定浸渍海绵敷料已被证明可以减少婴幼儿导管的细菌定植，但不减少导管相关血流感染的发生[220-221]。来自疾病控制与预防中心的当前指南不支持常规更换导管位置或经导丝定期更换导管，并为导管管理提供其他详细建议以降低感染性并发症的风险[213, 222]。

总而言之，考虑到三个置管部位的机械性、血栓性和感染性并发症的发生风险相似，因此在预防并发症方面，并没有理想的中心静脉置管部位。最近在成年 ICU 患者中进行的一项前瞻性随机多中心试验证明了这一点，其中锁骨下静脉置管的感染性并发症和深静脉血栓形成的风险最低，但机械性并发症的风险最高[223]。

中心静脉置管的其他并发症

尽管 CVP 监测的许多并发症与设备使用不当有关，但是由数据解读错误导致的并发症发生率仍不清楚。然而，极有可能的是，临床医师会误解 CVP 的测量结果，并且对 CVP 监测的理解不尽如人意，正如 PAC 监测已反复证明的那样（请参阅稍后的讨论）。安

全有效地使用 CVP 监测需要对这些测量中的心血管生理学、正常 CVP 波形和常见的病理异常有详细的了解。

中心静脉压监测的生理学基础

心脏充盈压可以直接从血管系统的多个部位测定。CVP 监测是创伤最小的方法，其次是肺动脉压监测和左心房压力监测。正确解读所有的心脏充盈压数据需要了解这些压力的正常值以及心腔、大血管中的压力以及其他测定和衍生的血流动力学变量（表 36.2）。

为了正确解释 CVP 监护仪提供的信息，必须满足两个先决条件：①临床医师必须对影响右心房压的所有变量有透彻的了解；②进行测量时必须格外注意细节。

CVP 由循环系统的静脉回流功能与心功能的相互作用决定[224]。心功能的增加和回心血量的增加将导致心输出量的增加和 CVP 的升高。在不增加回心血量

表 36.2 正常心血管压力		
压力	平均值（mmHg）	范围（mmHg）
右心房		
a 波	6	2～7
v 波	5	2～7
平均值	3	1～5
右心室		
收缩期峰值	25	15～30
舒张末期	6	1～7
肺动脉		
收缩期峰值	25	15～30
舒张末期	9	4～12
平均值	15	9～19
肺动脉楔压		
平均值	9	4～12
左心房		
a 波	10	4～16
v 波	12	6～21
平均值	8	2～12
左心室		
收缩期峰值	130	90～140
舒张末期	8	5～12
中央主动脉压		
收缩期峰值	130	90～140
舒张末期	70	60～90
平均值	90	70～105

的情况下增加心功能会导致心输出量增加和 CVP 下降。换句话说，除非在了解心功能的背景下进行数据的解读，否则孤立的 CVP 测量意义很小。

中心静脉压和回心血量

什么决定了回心血量？影响血液返回右心房的多个变量之间的关系很复杂。简而言之，回心血量主要由平均循环充盈压（mean circulatory filling pressure，MCFP）和 CVP 之间的梯度决定[131]。MCFP 由扩张的小静脉和微静脉的弹性回缩压产生，是驱使血液回到右心房的力[224]。据估计，健康人在静息状态下的 MCFP 为 8 ~ 10 mmHg，但在临床实践中无法测量[225]。当静脉补液及许多其他情况，例如由于缩血管药物的使用或内源性儿茶酚胺导致的静脉紧张性发生变化，或者当血液从内脏系统转移到体循环时，MCFP 升高[131]。CVP 是下游压力，在健康个体中通常为 2 ~ 3 mmHg。这里有两个重要的推论：右心房压力是维持心输出量的关键，而人体将通过上述机制和其他机制进行代偿以保持回心血量。这解释了为什么患者的循环血量可以下降 10% ~ 12% 而血压或 CVP 却没有变化。第二，MCFP 和 CVP 之间的差异仅为 6 ~ 8 mmHg，因此 CVP 的微小变化可能会导致严重的血流动力学后果。

中心静脉压和心功能

相同的回心血量在不同心功能状态下会产生完全不同的 CVP 值。这可以通过经典的舒张压-容量关系来解释。该曲线是压力-容量环的一个分支，描述了整个心动周期中左心室或右心室的压力与容积之间的关系。当心室沿着其舒张期充盈曲线的平坦部分运动时，在充盈量或前负荷显著增加后，充盈压只会出现小幅增加（对于右心室为 CVP）。当心室在其曲线的陡峭部分运动时，相同的容量增加会导致充盈压力的显著增加[226]。当心室的舒张压与容量的关系发生变化时，例如随着心肌缺血的发作，就会出现更加令人困惑的情况。现在，心室不再是沿着相同的舒张压-容量曲线移动，而是转移到了一条不同的、更陡峭的曲线，在这种情况下，充盈压的增加可能伴随着充盈量的减少，这有点矛盾[227]。如本例所示，不仅不能假设给定的心脏充盈压的变化反映了心室前负荷的比例变化，甚至不能假设压力和容量沿相同方向变化[227]。综上所述，CVP 的改变可能是心肌肌力改变或心室顺应性改变的唯一结果，而与总循环血量或回心血量无关。

总而言之，CVP 是许多不同生理变量之间复杂多样的相互作用的结果，其中许多变量在手术室或 ICU 中无法测量。因此，评估 CVP 作为容量状态或体液反

应性预测指标的价值的研究未能证明这种关系便不足为奇了。实际上，CVP 与循环血量之间没有简单的关系[131]。

进一步使分析复杂化的是胸内压和心包内压对充盈压（例如 CVP）的影响[226, 228]。通常，在临床实践中测得的所有血管内压力均参考环境大气压。因此，10 mmHg 的心脏充盈压比周围的大气压高 10 mmHg。此压力值是否准确代表舒张末期心腔壁所受到的扩张力？

为了回答这个问题，需要考虑跨壁压。心腔全部包含在心包和胸腔内。心脏周围结构中压力的变化将影响心脏内记录到的压力。跨壁压是腔室压力与心周压力或心包压力之间的差。这种跨壁压决定了心室的前负荷、舒张末期容积或纤维长度。参照大气压，测量得到的相同的充盈压可能会有着明显不同的跨壁压和心腔容积，这取决于心周压力是高还是低。尽管在某些情况下可以忽略心周压力，但是胸膜压和心包压力通常会发生显著改变，在解读所有心脏充盈压时必须考虑到。跨壁压始终是受关注的生理压力。由于不常规测量心周压力，因此必须始终考虑到以环境大气压为参考测得的中心血管压力可能是对跨壁压的较为不理想估计[226, 228]。

在自主呼吸时，吸气会导致胸膜压和心周压力的降低，这些压力会部分传导至右心房并降低 CVP。胸膜压的这种降低将以类似的方式影响其他测得的中心血管压力。注意有关中心血管压力测量的微妙但至关重要的观察发现。尽管在自主呼吸的吸气过程中测得的相对于大气压的 CVP 降低，但随着更多的血液被吸入右心房，右心房内压和心周压力之间的差异，即跨壁 CVP，实际上可能会略有增加。在正压通气期间观察到相反的模式，其中吸气增加胸内压，同时测得的 CVP 升高，但跨壁 CVP 降低，因为升高的胸内压力会降低回心血量。如前所述，由于难以评估心周压力或胸内压，在临床实践中很少测量跨壁压。取而代之的是，应记录所有患者的呼气末心脏充盈压以最好地估计跨壁压。在呼气末，无论通气状态如何，胸内压和心周压力均接近大气压，并且 CVP 值将一致。还可以通过在校准的监视器屏幕上或纸质记录中目视检查 CVP 波形来确定适当的压力值。这有助于比较同一例患者在不同通气模式获得的 CVP 值（和其他心脏充盈压），这也是麻醉状态和重症监护下的常见情况。

解读 CVP 值的第二个前提条件是正确的测量。有关换能器正确调零和调整水平的详细信息已在本章另行讨论（请参阅"直接血压测量的技术问题"）。与更常用的第四肋间腋中线相反，通过将旋塞阀（不是换能器）对准胸骨角以下 5 cm 的点，可以使换能器位

于获得最精确的 CVP 的水平。当使用该参考点时，可以在患者处于仰卧位或坐位（最大角度为 60°）时进行测量[116, 229-230]，测量值更好地代表了右心房的上液面。无论选择哪个位置，最重要的是在整个监测期间保持一致以维持相同的参考点。

尽管有这些限制，但是通过仔细解读 CVP 波形仍然可以获取很多信息。为此，了解正常 CVP 波形的组成部分十分重要。

正常中心静脉压波形

心动周期中的机械活动可在典型 CVP 波形中反映出来。CVP 波形由五个部分组成，三个波峰（a、c、v）和两个降支（x、y）组成（表 36.3，图 36.35）[231-232]。最突出的波是心房收缩的 a 波，发生在心电图 P 波之后的舒张末期。心房收缩会增加心房压力，并通过打开的三尖瓣提供心房驱血以充盈右心室。随着心房舒张，a 波后心房压力降低。压力的这种平稳下降被 c 波中断。该波是等容心室收缩所产生的心房压力的瞬时增加，该压力使三尖瓣关闭并被推向心房。c 波始终跟随心电图的 R 波，因为它是在心室收缩开始时产生的。[注意，在颈静脉压波形中观察到的 c 波可能有着稍复杂的起源。此波产生于邻近的颈动脉的早期收缩压的压力传递，可以被称为颈动脉冲击波[233]。由于颈静脉压力也反映了右心房压力，c 波可能同时代表了动脉（颈动脉冲击）和静脉（三尖瓣活动）来源。]由于心房持续舒张和心室收缩与射血导致的心房的几何形态改变将三尖瓣环拉向心尖，心房压力在心室收缩期间继续下降。这就是 x 降支，或称为心房压力的收缩期塌陷。x 降支可分为与 c 波前后两段相对应的两个部分 x 和 x'。最后一个心房压力波峰是 v 波，是由于在收缩末期三尖瓣保持关闭时心房的静脉充盈所产生的。v 波通常在心电图 T 波之后达到峰

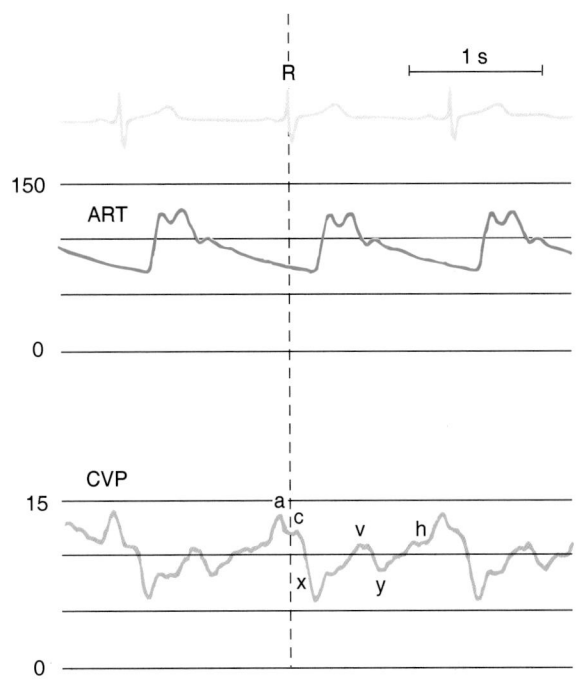

图 36.35　**正常中心静脉压（CVP）波形**。舒张期组成（y 降支、舒张末期 a 波）和收缩期组成（c 波、x 降支、收缩末期 v 波）均明确标记。由于心率缓慢，还可见到舒张中期平台波，即 h 波。通过各波形组成与心电图的 R 波间的时间关系来辅助波形识别。采用动脉压（ART）轨迹的波形时间容易混淆，这是由于收缩期动脉压上升支相对延迟的缘故（From Mark JB. Atlas of Cardiovascular Monitoring. New York：Churchill Livingstone；1998.）

值。然后，随着三尖瓣打开，血液从心房流向心室，心房压力降低，表现为 y 降支或舒张期塌陷。（CVP 波形的最后一个组成部分是 h 波，偶尔表现为舒张中晚期的压力平台。h 波通常不可见，除非心率缓慢和静脉压升高[233-234]。）综上所述，正常的静脉压波形组成可记为：a 波源于心房收缩；三尖瓣关闭和右心室等容收缩产生 c 波；x 降支是由于心房舒张和心室收缩引起的心房收缩压降低；v 波来自心室射血，驱动心房的静脉充盈；y 降支是由于血液流经开放的三尖瓣引起的舒张期心房压降低。

结合心动周期和心室机械作用，可以将 CVP 波形视为由三个收缩期部分（c 波、x 降支、v 波）和两个舒张期部分（y 降支、a 波）组成。通过回顾产生压力峰值和谷值的机械活动可以很容易地依靠将 CVP 波形和心电图曲线对齐并使用心电图 R 波标记心脏舒张末期和收缩期开始来正确识别这些波形成分。当使用桡动脉压力轨迹替代心电图用于 CVP 波形计时的时候可能会出现混乱，因为动脉压上升发生在心电图 R 波后将近 200 ms（见图 36.35）。这种正常的生理延迟反映了电去极化在心室中传播的时间（≈ 60 ms）、左心室等容收缩的时间（≈ 60 ms）、主动脉压力升高向桡动

表 36.3　中心静脉压波形组成

波形组成	心脏周期	机械事件
a 波	舒张末期	心房收缩
c 波	收缩早期	心室等容收缩，三尖瓣向右心房运动
v 波	收缩晚期	心房收缩充盈
h 波	舒张中-晚期	舒张期平台
x 降支	收缩中期	心房舒张，基底下降，收缩期塌陷
y 降支	舒张早期	早期心室充盈，舒张期塌陷

脉传递的时间（≈ 50 ms）和桡动脉压的升高通过充满液体的管道传递到换能器的时间（≈ 10 ms）[117, 235]。

根据波形开始时的心动周期的阶段，将正常的 CVP 峰分为收缩期（c 波、v 波）或舒张期（a 波）。然而，一般并不通过波形的起始或升高而是根据波峰的位置来识别这些波。例如，a 波的起始和波峰一般在舒张末期，但该峰可能出现延迟至与心电图 R 波同时出现，尤其是在短 PR 间期的患者中。在这种情况下，a 波和 c 波发生融合，该融合波称为 a-c 波。将 CVP 的 v 波视作收缩期事件可能会更加令人感到困惑。虽然 v 波的上升始于收缩晚期，其波峰却出现在心室等容舒张期，随后立即出现房室瓣开放和 y 降支。因此，最精确的描述是 v 波始于收缩末期，但在等容心室舒张期即舒张期的最早部分达到波峰。出于临床考虑，最简单的是将 v 波视为收缩期波。

尽管在正常的静脉压波形中可以看到三个不同的 CVP 波峰（a、c、v）和两个波谷（x、y），但心率变化和传导异常会改变这种模式。心电图的短 PR 间期会导致 a 波和 c 波融合，心动过速会缩短舒张期的长度和 y 降支的持续时间从而导致 v 波和 a 波融合。相反，心动过缓会使每个波变得更加明显，可以分辨 x 和 x′降支，h 波也更为明显。尽管在某些情况下，CVP 波形中可能会出现其他病理波，并非每个小的压力峰值都有生理学意义，因为很多情况是充满液体的管道-换能器系统的人工干扰所致。搜索预期的波形包括那些可疑病理状况特征的波形更为有用。

异常中心静脉压波形

通过检查 CVP 波形可以诊断或确认各种病理生理状况（表 36.4）。最常用的是快速诊断心律失常[236]。在**心房颤动**中（图 36.36A），由于没有有效的心房收缩，在舒张末期和收缩期开始时心房容积较大，因此 a 波消失而 c 波变得更加突出。有时，当心室率很慢时，在 CVP 波形中可能会看到房颤或扑动波。等律性**房室分离或加速的交界性（结性）节律**（见图 36.36B）会改变心室收缩前心房收缩的正常顺序。取而代之的是，当三尖瓣关闭，心房收缩发生于心室收缩期间，此时在 CVP 波形中出现一个高大的"大炮样"a 波。通过在静脉压力波形中搜寻大炮样波能以类似的方式识别心室起搏期间正常的房室同步性的缺失（见图 36.36C）。在这些情况下，CVP 可帮助诊断动脉低血压的原因；正常舒张末期心房驱血的消失在心电图中表现可能不像在 CVP 波形中那样明显。

右侧瓣膜性心脏病以不同方式改变 CVP 波形[237]。

表 36.4 中心静脉压波形异常

情况	特征
房颤	a 波消失 c 波明显
房室分离	大炮样 a 波
三尖瓣反流	高收缩期 c-v 波 x 降支消失
三尖瓣狭窄	高大的 a 波 y 降支减弱
右心室缺血	高大的 a 波、v 波 x 降支、y 降支陡峭 M 型或 W 型
心包缩窄	高大的 a 波、v 波 x 降支、y 降支陡峭 M 型或 W 型
心脏压塞	x 降支明显 y 降支减弱
自主呼吸或正压通气时的呼吸变化	呼气末测压

三尖瓣反流（图 36.37A）通过功能不全的瓣膜使右心房出现收缩期充盈异常。收缩早期开始出现宽而高的收缩期 c-v 波，而心房压的收缩期 x 降支消失。CVP 波形已心室化，类似于右心室压力。请注意，这种反流波的出现、持续时间和幅度与正常的 v 波不同，v 波是由收缩末期来自腔静脉血的心房充盈引起的。在三尖瓣反流的患者中，床旁监护仪上显示的数字仅仅是 CVP 的平均值，右心室舒张末期压力被高估了。右心室舒张末期压力的最佳估算方法是测量在反流收缩波出现前、心电图 R 波出现时的 CVP 值（见图 36.37A）。与三尖瓣反流不同，**三尖瓣狭窄**会导致舒张期心房排空和心室充盈受限（见图 36.37B）。平均 CVP 升高，并且在整个舒张期右心房和心室之间存在压力梯度。由于舒张期血液从心房流出受限，a 波异常突出，y 降支减弱。其他一些情况也会降低右心室顺应性，例如右心室缺血、肺动脉高压或肺动脉瓣狭窄，可能会在 CVP 波形上产生明显的舒张末期 a 波，但不会减弱舒张早期的 y 降支。存在心包疾病和右心室梗死时，CVP 波的形态会以其他特征方式发生变化。结合肺动脉压监测可以更好地解读这些波形，对此将在下文进行讨论。

CVP 监测最重要的传统应用可能是估计循环血量的充足性。几项随机试验和系统回顾已阐明 CVP 与循环血容量之间的相关性很差，并且无法使用静态 CVP 值来预测对快速输液的血流动力学反应[238-240]。鉴于上述因素，这不足为奇。有人认为，有关容量反应性的重要临床问题应当以否定形式提出，即患者是否不

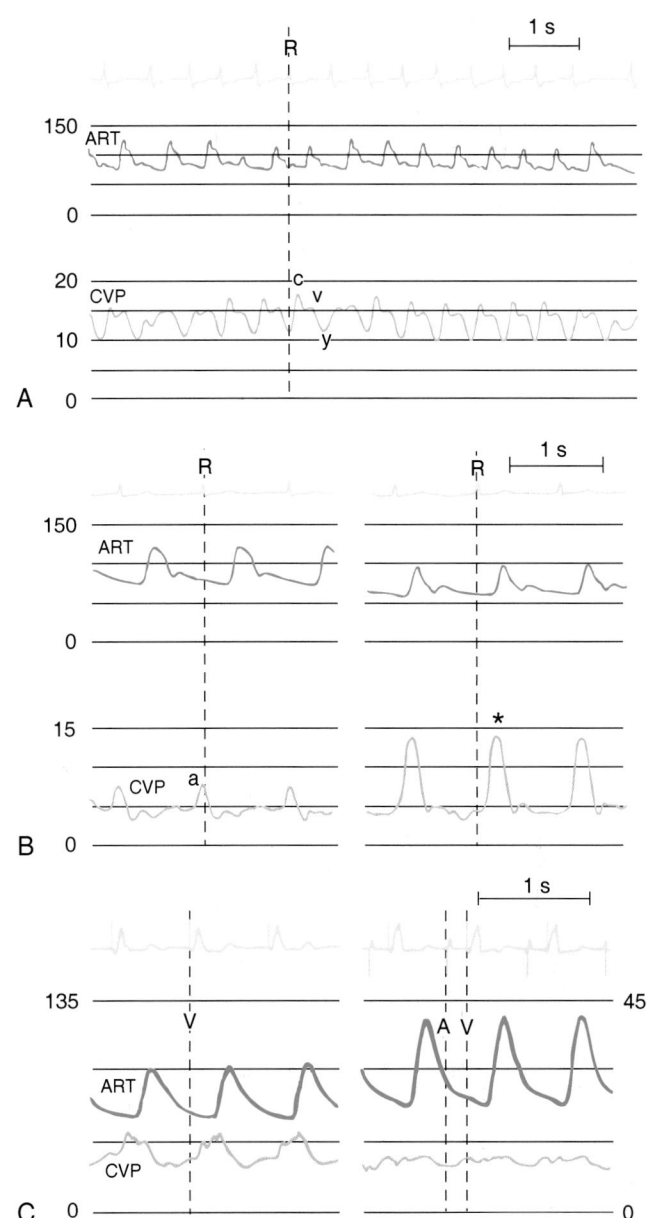

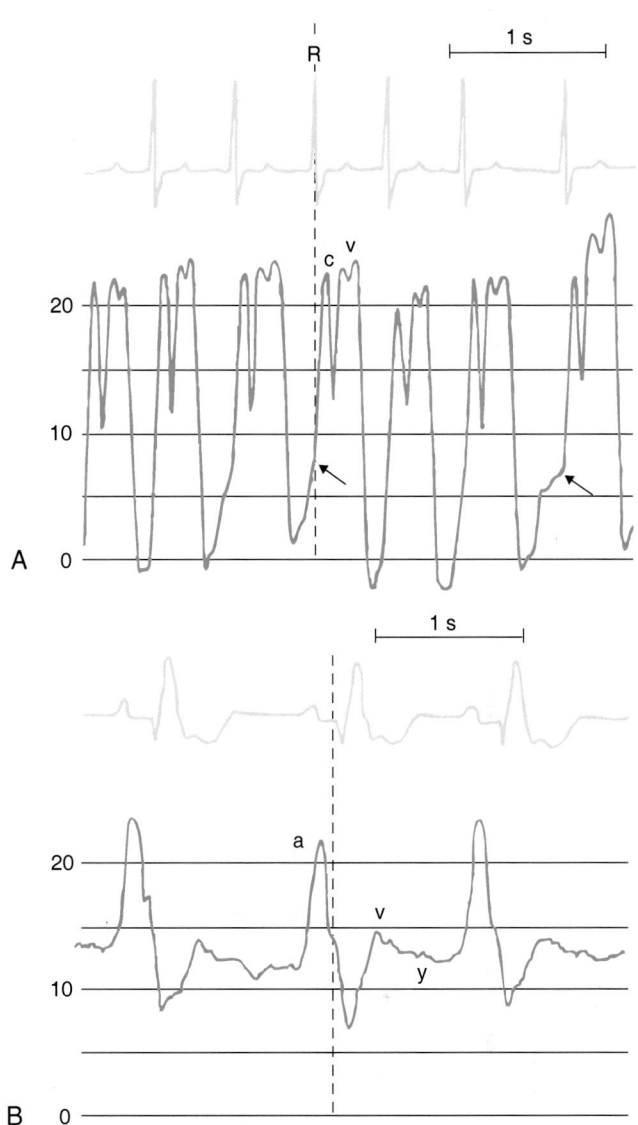

图 36.36　心律失常引起的中心静脉压（CVP）变化。（A）房颤。注意 a 波消失，c 波明显，仍有 v 波和 y 降支。这种心律失常还会引起心电图（ECG）RR 间期和左心室搏出量的变异，可在 ECG 和动脉压力波形（ART）中观察到。（B）等律性房室分离。与正常舒张末期 CVP 曲线中的 a 波（左图）相比，可见收缩早期大炮样波（*，右图）。伴随这种心律失常的心室充盈减少导致动脉压降低。（C）心室起搏。在心室起搏期间，CVP 波形中可见明显的收缩期大炮样波（左图）。房室顺序起搏可使正常的静脉波形恢复并使动脉压升高（右图）。ART 标尺位于左侧，CVP 标尺位于右侧（From Mark JB. Atlas of Cardiovascular Monitoring. New York：Churchill Livingstone；1998.）

图 36.37　三尖瓣病变中的中心静脉压（CVP）变化。（A）三尖瓣反流增加平均 CVP，波形显示为高大的收缩期 c-v 波，从而减弱了 x 降支。此例中，由于心房颤动而看不到 a 波。右心室舒张末期压力在心电图 R 波出现（箭头）时估计最佳，并且低于平均 CVP。（B）三尖瓣狭窄使平均 CVP 增加，舒张期 y 降支减弱，舒张末期 a 波突出（From Mark JB. Atlas of Cardiovascular Monitoring. New York：Churchill Livingstone；1998.）

CVP 不会出现吸气时下降，这可以预示输液后心输出量并无改善[241]。

肺动脉导管监测

　　1970 年，Swan、Ganz 及其同事将肺动脉导管（PAC）引入临床实践用以评估急性心肌梗死患者的血流动力学[242]。这些导管可在床旁准确测量重要的心血管生理变量，其临床的使用率不断增加。PAC 预测了许多临床医师无法从标准临床症状和体征方面预测

太可能对液体产生反应。在大多数情况下，临床上关注的人群是液体治疗将带来所有不利效应（毛细血管渗漏和组织水肿）而无益处（心输出量增加）的患者。在这一点上，自主吸气的患者［如果吸气量是足够的，即吸气时肺动脉阻塞压（PAOP）下降 > 2 mmHg］的

的数项血流动力学变量[243]。然而，PAC 监测是否改善患者的预后仍无法确定[244]。

肺动脉导管置入

标准 PAC 导管周径为 7.0 ～ 9.0 Fr，长 110 cm，间隔 10 cm 标记刻度，导管内含 4 个管腔。导管尖端的远端开口用于肺动脉压的监测，而第二个开口位于较近的距尖端 30 cm 处，用于 CVP 的监测。第三腔通向尖端附近的气囊，该气囊用于使漂浮导管通过心腔。第四腔内有温度热敏电阻丝，其终点就在气囊的近端[245]。

PAC 可从前文所述的任何中心静脉置管部位插入，但右颈内静脉提供了至右心腔最直接的路径。导管尖端的气囊用空气充盈，导管向前进入右心房，经过三尖瓣、右心室、肺动脉瓣，进入肺动脉，最后到达楔入的位置。这些位置每个点的特征性波形是导管走向与位置正确的确认（图 36.38）。

测得肺动脉楔压后，气囊放气，肺动脉压波形应再次出现。用胸部射线确认导管位置。在标准的前后位胸片上，PAC 尖端应位于心影 2 cm 的范围内[246]。

如果导管插入 40 cm 未观察到右心室波形，导管可能盘绕在右心房内。同样的，如果导管插入 50 cm 未观察到肺动脉波形，导管可能盘绕在右心室内。应将气囊放气，并将导管退至 20 cm，重复 PAC 漂浮过程。

一些额外的要点可能有助于成功定位 PAC。空气充盈的气囊当通过心脏进入肺血管时易于漂向位置更高的区域。因此，将患者置于头低位有助于漂过三尖瓣，使患者右倾并且头抬高有助于漂出右心室，同时降低置管期间心律失常的发生率[247-248]。在低心输出量患者中，自主呼吸时深吸气将短暂增加静脉回流和右心室排出量，可能有利于导管漂入。有时，当从导管远端腔注入 10 ～ 20 ml 冰水使导管变硬，导管可能容易漂到正确位置。最后，也可以经食管或经胸超声心动图引导 PAC 置入，来确定导管通过右心[249-250]。

肺动脉导管监测的并发症

PAC 的并发症可分为导管放置引起的、导管留置引起的和导管应用与使用不当引起的。在大多数情况下，PAC 和 CVP 监测在导管放置期间遇到的问题是相同的（参见框 36.6）。然而，右心室和肺动脉置管可引起与 PAC 有关的特殊并发症（框 36.7）[251]。

当探讨 PAC 引起的所有不利影响，包括导管置入期间观察到的自限性心律失常时，显示有超过 50% 的置管患者发生轻微的并发症[252]。与 PAC 应用有关的严重并发症并不常见[253]。2003 年美国麻醉科医师协会肺动脉置管专家组强调，尽管 PAC 监测的手术患者中严重并发症发生率为 0.1% ～ 0.5%[252]，但并发症发生率的差异很大。1984 年 Shah 和同事们报道了在 6245 例经历心脏和非心脏手术患者中 PAC 的应用情况[187]。值得注意的是，只有 10 例患者（0.16%）发生严重并发症导致发病，只有 1 例患者（0.016%）死于肺动脉置管。此外，一项欧洲 1998 年包含 5306 例应用 PAC 的心脏手术患者的报道证实这一严重并发症的发生率很低，仅有 4 例患者（0.07%）发生右心室或肺动脉损伤[254]。最后，1993 年澳大利亚事故监测研究报道的 2000 例不良事件中仅 1 例与 PAC 应用有关，

> **框 36.7　肺动脉导管监测的并发症**
>
> 导管置入
>
> 　心律失常，心室颤动
>
> 　右束支传导阻滞，完全性心脏传导阻滞（如果已存在左束支传导阻滞）
>
> 留置导管
>
> 　机械性：导管打结，与起搏线缠绕或使起搏线移位
>
> 　血栓栓塞
>
> 　肺梗死
>
> 　感染，心内膜炎
>
> 　心内膜损伤，心脏瓣膜损伤
>
> 　肺动脉撕裂
>
> 　肺动脉假性动脉瘤
>
> 数据解读错误
>
> 　设备使用不当

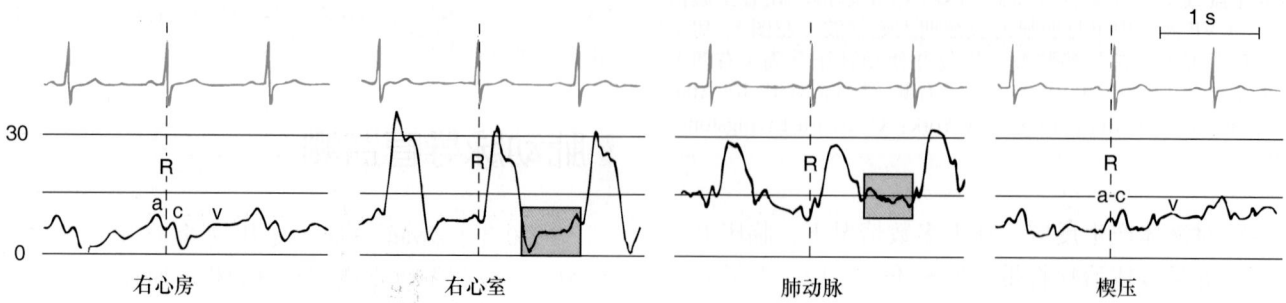

图 36.38　**肺动脉导管置入期间记录到的特征性波形。**右心房压类似于中心静脉压波形，显示 a 波、c 波和 v 波。尽管右心房和右心室的舒张末期相等，但右心室收缩压高于右心房。与心室压相比，肺动脉压显示为舒张期抬高。也要注意舒张时右心室压升高，而肺动脉压降低（阴影框所示）。肺动脉楔压与右心房压波形相似，尽管相对于心电图，心动周期的 a-c 波和 v 波出现较晚（From Mark JB. Atlas of Cardiovascular Monitoring. New York：Churchill Livingstone；1998.）

相比较与动脉或静脉系统有关的不良事件为 64 例[99]。然而，尽管这些大规模研究提示与应用 PAC 有关的严重并发症的发生率很低，但在特殊临床情况或特殊患者群中并发症的发生率尚不明确。

PAC 应用中不易被发现但可能更常见的并发症是对**数据的错误解读**[255-256]。尽管不明确这一问题的严重程度，但应用 PAC 的操作者中可能存在普遍的知识缺乏。1990 年，Iberti 和同事们报道了给予 496 名医师 31 个问题的多选题测试结果。作者发现有关 PAC 知识的整体水平较低，结果证实平均分数只有正确答案的 67%。尽管个别医师曾经受过更多的培训且具有置管和使用 PAC 的丰富经验，但这些因素无法确保其有高水平的知识[257]。这些结果已在各种专业监护组得到证实[258]。在这些研究中特别是关于肺动脉楔压的测量，医师的错误率达到 30% ~ 50%，且教育培训未能改善这种状况[259-260]。综合考虑，这些研究强调了有效使用 PAC 需有大量的专业知识和临床经验，即使测定最基本的 PAC 衍生参数如楔压也是很复杂的[261]。

正常肺动脉的压力和波形

当带气囊的 PAC 尖端漂入肺动脉内恰当的位置时，可记录到特征性的压力波形（见图 36.38）。在上腔静脉或右心房，应观察到带有特征性的 a 波、c 波和 v 波及较低的平均压的 CVP 波形。右心室内其特征为快速的收缩上升支、宽大的脉压和较低的舒张压。PAC 舒张压抬高且波的形态改变预示进入了肺动脉。

有时可能难以区分右心室压与 PAP，特别是仅显示压力数值时。然而，仔细观察压力波形，重点是舒张压的轮廓，即可加以区分。舒张期时由于血流流向肺部，PAP 将下降，而右心室由于来自右心房的充盈其压力会升高（参见图 36.38）[262]。

如前所述，楔压可间接反映肺静脉压和左心房压，因此应该像这些静脉波形，具有特征性的 a 波、v 波以及 x 和 y 降支。但是由于肺血管床位于 PAC 尖端和左心房之间，楔压成为左心房压的一种延迟和衰减表现[263]。

肺动脉楔压和肺动脉闭塞压两个术语可以互换使用，都是指气囊充气并漂至楔入位置后 PAC 尖端所测量的值。然而，肺毛细血管压既不应与楔压或左心房压混淆，也不应再使用肺毛细血管楔压的术语。根据 Starling 方程，导致水肿形成的肺毛细血管静水压与 LAP 不同，肺毛细血管压是一个为了维持经肺前向血流必须超过左心房压的压力。尽管肺毛细血管压和楔压的差值一般很小，但在肺静脉血流阻力升高时，该差值可显著增大[264]。大多数情况下，肺血管阻力主要产生于毛细血管前的肺小动脉水平。但是，罕见的情况下如肺静脉闭塞性疾病，则可能导致毛细血管后血流阻力的显著升高。在肺静脉阻力不成比例升高的情况下如中枢神经系统损伤、急性肺损伤、低血容量性休克、内毒素血症和输注去甲肾上腺素，肺毛细血管压会有类似的升高状况[265-266]。在这些情况下，楔压测量将明显低估肺毛细血管压，从而低估了静水压型肺水肿的风险。

异常肺动脉的压力和波形

PAC 监测受所有有创压监测技术中固有技术问题的干扰影响，且 PAC 监测有一些独特的问题[267-269]。由于 PAC 较长且经过心腔，则更容易因血块或气泡而失真，与心脏活动有关的干扰则更成问题。可以从固有的生理性压力波形的独特形态和时间来区分干扰性的压力波峰。

收缩期开始时，三尖瓣关闭伴随右心室收缩和射血导致过度的**导管移动**，会引起最常见的 PAC 波形干扰[268, 270]。这一压力可能产生干扰性低压，被误认为是肺动脉舒张压（图 36.39）。重新定位 PAC 常可解决这一问题。

PAC 压力测定中另一个常见的干扰发生在过度充盈气囊导致远端管腔开口被阻塞时。这种现象被称为**过度楔入**，通常是由于导管远端移行和气囊偏心性膨胀致导管尖端抵在血管壁上。导管此时记录到逐渐升高的压力，类似于为了对抗阻塞的远端开口而产生的持续冲洗系统升高的压力（图 36.40）。应回退导管至

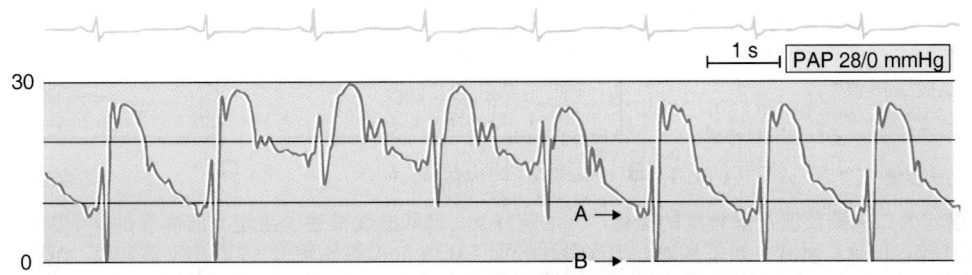

图 36.39　**导管移动引起的肺动脉压（PAP）波形中的干扰性压力波峰和波谷**。肺动脉舒张末压的正确值为 8 mmHg（A），但监护仪将肺动脉压（PAP）错误地显示为 28/0 mmHg（B）（From Mark JB. Atlas of Cardiovascular Monitoring. New York：Churchill Livingstone；1998.）

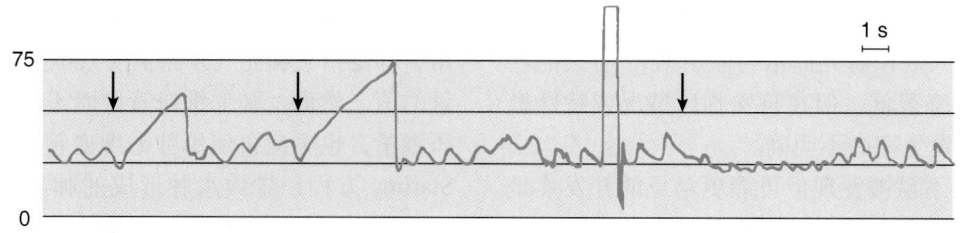

图 36.40 **肺动脉（PA）导管过度楔入引起的干扰波形记录。**前两次试图对 PAC 气囊充气（前两个箭头）堵塞的导管尖端引起非搏动性的不断增高的压力。稍退回导管后，气囊充气能测得正确的楔压（第三个箭头）。试图第三次气囊充气前，冲洗肺动脉测压腔，在右侧波形中恢复了肺动脉正常的搏动特性和楔压波形（From Mark JB. Atlas of Cardiovascular Monitoring. New York：Churchill Livingstone；1998.）

肺动脉近端纠正这一问题。

如前文所强调，随着每次充盈气囊和楔压测定，导管尖端会向远端移行。当气囊部分充盈出现楔压波形时，提示 PAC 位于较小的肺动脉远端分支。应退回导管以防过度楔入导致血管损伤或肺梗死。

因左心腔或瓣膜的病理生理状况而产生肺动脉和楔压波形特征性的改变，其中最容易识别的波形之一为**二尖瓣反流**的高大 v 波。不像收缩晚期肺静脉血流入产生的正常楔压的 v 波，二尖瓣反流突出的 v 波始于收缩早期。二尖瓣反流可引起 c 波和 v 波融合及收缩期 x 降支消失，这是由于血液逆向射入左心房致左心室等容收缩期消失[237]。因为二尖瓣反流突出的 v 波产生于心室收缩期，因此 PAWP 高估了左心室舒张末充盈压，可通过反流性 v 波开始前的压力值更好地估测左心室舒张末充盈压（图 36.41）。但 PAWP 仍是较好的左心房平均压和后继静水压型肺水肿风险的大致评估指标。

值得注意的是尽管反流入左心房的血液总量可影响 v 波的高度，但很明显这不是决定 v 波高度的唯一因素，v 波高度也与左心房的容积和顺应性有关（图 36.42）。这可以解释为什么急性二尖瓣关闭不全反流患者往往有高大的楔压 v 波——与长期疾病患者相

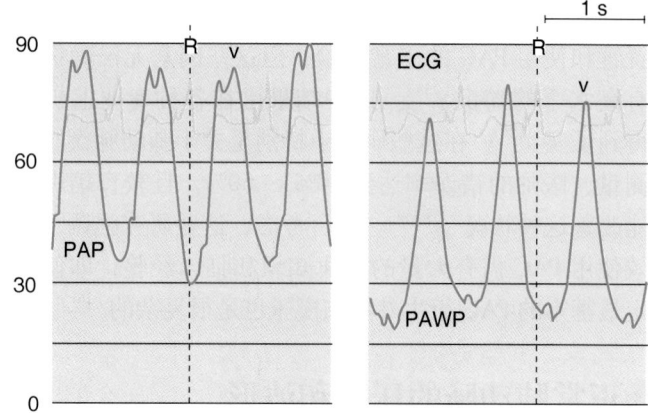

图 36.41 **重度二尖瓣反流。**肺动脉楔压（PAWP）波形中可见高大的收缩期 v 波，肺动脉压（PAP）也有变形，表现为双峰波形。由于心室起搏心电图（ECG）异常。在心电图 R 波出现且反流性 v 波开始之前，测定 PAWP 能最好地估计左心室舒张末压。需要注意的是，在这种情况下平均 PAWP 高于左心室舒张末压（From Mark JB. Atlas of Cardiovascular Monitoring. New York：Churchill Livingstone；1998.）

比，他们的左心房更小、更僵硬，顺应性更差。因此，楔压 v 波既非二尖瓣反流严重程度敏感的指标也非特异性指标[271]。

对比二尖瓣关闭不全使楔压波形的收缩部分发生变形，**二尖瓣狭窄**则改变了舒张的部分。在二尖瓣狭

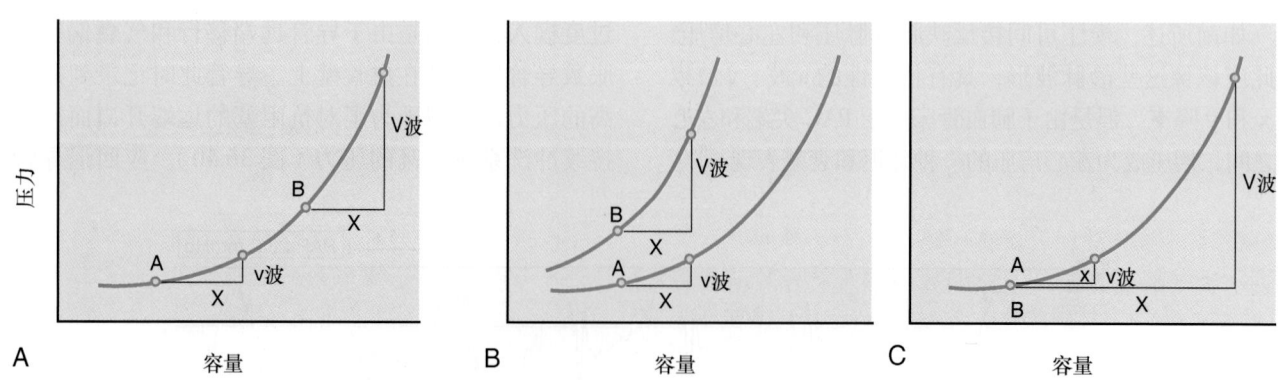

图 36.42 **v 波高度作为二尖瓣反流严重程度的指标。**左心房压力-容量曲线描述了决定 v 波高度的 3 个因素。（A）左心房容量的影响。对相同的反流量（x）而言，如果基础心房容量比较大（B 点和 A 点比较），左心房 v 波较高。（B）左心房顺应性的影响。对相同的反流量（x）而言，如果基础心房顺应性降低（B 点和 A 点比较），左心房 v 波较高。（C）反流量的影响。始于相同的基础左心房容量（A 点和 B 点），如果反流量增加（X 和 x 比较），左心房压 v 波将增加（V 和 v 比较）（From Mark JB. Atlas of Cardiovascular Monitoring. New York：Churchill Livingstone；1998.）

窄的情况下，跨二尖瓣整体舒张压梯度导致平均楔压增加、舒张早期 y 降支模糊和舒张末期出现高大的 a 波。相似的血流动力学异常可见于左心房黏液瘤或二尖瓣血流受阻时。增加左心室僵硬度的疾病（如左心室梗死、心包缩窄、主动脉狭窄和体循环高血压）导致楔压发生与二尖瓣狭窄所见部分相似的改变。在这些情况下，平均楔压增加、波形显示突出的 a 波，但 y 降支仍陡峭，因为舒张期跨二尖瓣血流未受阻。由于二尖瓣狭窄晚期常合并心房颤动，因此许多这类患者不出现 a 波（图 36.43）[237]。

PAC 通过几种途径可检测**心肌缺血**。心肌缺血本身会损害左心室舒张从而导致舒张功能的障碍，这是一种以氧需型缺血为特征的形式，常与心动过速或快速心房起搏有关[227, 272-273]。心室舒张功能受损导致左心室变硬、顺应性降低，使左心室舒张末压增加。高大的楔压 a 波是由于舒张末心房收缩使血液进入僵硬不完全舒张的左心室造成的（图 36.44）[274]。

心肌缺血还可导致左心室收缩功能障碍。以氧供型心肌缺血为特征，由局部心肌的冠状动脉血流突然下降或中止所致[273, 275]。由于射血分数显著下降，左心室舒张末容量与压力升高[276]。当左心室几何形态变形或缺血区域涉及乳头肌导致急性二尖瓣反流时，PAC 发生上述改变（图 36.41）[277]。

PAC 是否应用于高危患者作为心肌缺血的辅助监测尚有争议。尽管左心室缺血患者的平均楔压可能高于无缺血的患者，但是这些差异很小，临床难以检测。而且，作为诊断缺血的明确量化阈值尚未确定[278]。

右心室缺血 导致 PAC 波形发生特征性改变，这可能有助于诊断和治疗。正如左心室缺血使 PAWP 升高一样，右心室缺血可使 CVP 升高。实际上，这是 CVP 高于楔压的少数情况之一。另外，CVP 波形可显示出右心室舒张功能障碍引起的突出的 a 波和三尖瓣反流导致缺血引起的突出的 v 波[279-280]。这一特殊 CVP 波形被描述为 M 或 W 型，涉及高大的 a 波和 v 波以及其间陡峭的 x 降支与 y 降支。重度肺动脉高压也可导致右心室缺血、功能障碍及 CVP 升高，但与原发性右心室功能障碍的区别在于原发性右心室衰竭中肺动脉压和计算所得的肺血管阻力是正常的。

右心室梗死的 CVP 波形与限制型心肌病或**心包缩窄**的患者的 CVP 波形相似，包括平均压升高、突出的 a 波和 v 波、陡峭的 x 降支和 y 降支[281]。这些状况的重要共同特征为右心室舒张顺应性受损，常称为限制性生理状态。在限制型心肌病和右心室梗死的情况下，舒张功能障碍损害了心室舒张并降低了心腔顺应

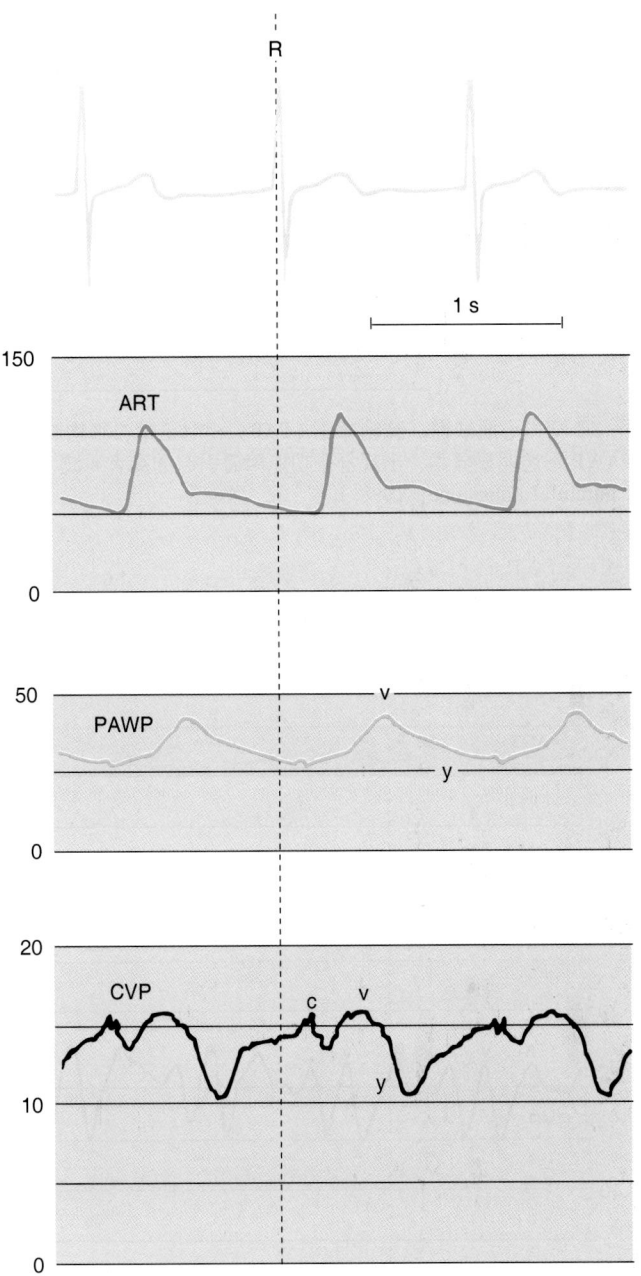

图 36.43　**二尖瓣狭窄**。平均肺动脉楔压（PAWP）升高（35 mmHg），而舒张期 y 降支明显减弱。比较 PAWP 波形中 y 降支和中心静脉压（CVP）波形中 y 降支的坡度。另外，比较该 PAWP 的 y 降支和二尖瓣反流（参见图 36.41）中 PAWP 的 y 降支；由于房颤，PAWP 或 CVP 波形中未见到 a 波。ART，动脉压（From Mark JB. Atlas of Cardiovascular Monitoring. New York：Churchill Livingstone；1998.）

性，而缩窄性心包炎中心脏充盈受僵硬且常有钙化的心包外壳的限制。静脉回流受损降低了舒张末容量、每搏量和心输出量。尽管心脏容量减少，但心脏充盈压显著升高，并且 4 个心腔在舒张末期压力相等（图 36.45）。虽然 PAC 监测揭示了这一压力等同状况，但特征性 M 或 W 型波在 CVP 波形中更明显，最可能是由于肺血管对左心充盈压的衰减效应[282-284]。

心包缩窄的另一特征见于右心室压和左心室压波

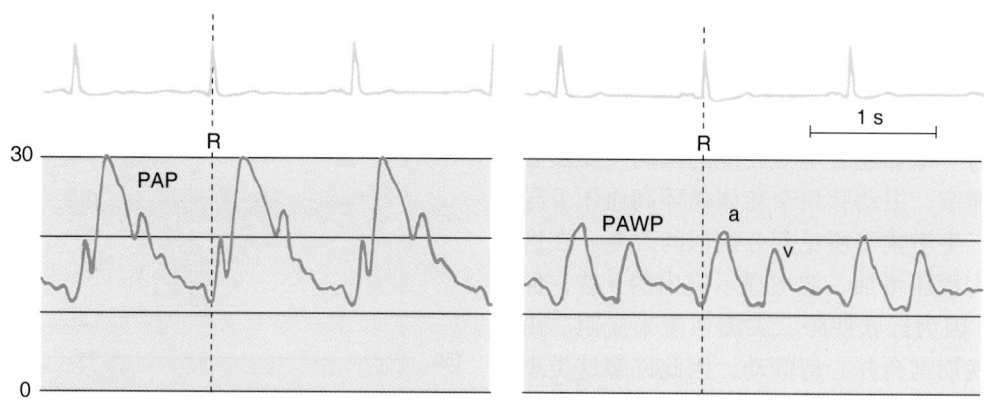

图 36.44 **心肌缺血**。肺动脉压（PAP）相对正常，平均肺动脉楔压（PAWP）仅轻微升高（15 mmHg）。然而，在这种情况下可见 PAWP 形态明显异常，出现舒张功能障碍引起的高大 a 波（21 mmHg）（From Mark JB. Atlas of Cardiovascular Monitoring. New York：Churchill Livingstone；1998.）

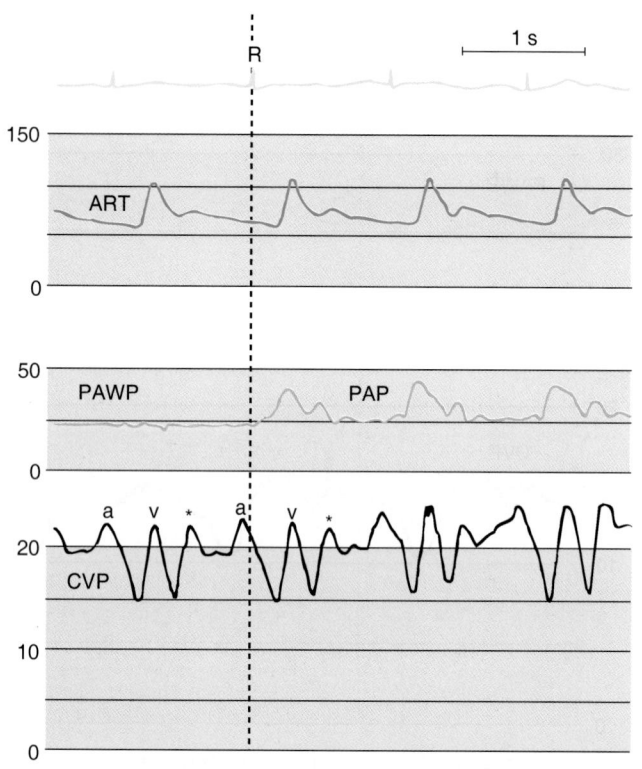

图 36.45 **心包缩窄**。这种情况引起肺动脉压（PAP）、肺动脉楔压（PAWP）和中心静脉压（CVP）波形中舒张期充盈压升高和等同。CVP 波形显示高大的 a 波和 v 波，伴陡峭的 x 降支和 y 降支及舒张中期平台波（*）或 h 波。ART，动脉压（From Mark JB. Atlas of Cardiovascular Monitoring. New York：Churchill Livingstone；1998.）

形，显示为心室舒张早期快速而短暂的充盈，产生"舒张期急降和平台模式"或"平方根符号"[129, 285]。在某些病例中，特别是心率缓慢时，CVP 波形中可观察到相似的波形模式：由舒张早期血流快速由心房进入心室产生的陡峭的 y 降支（舒张期急降），随后是由缩窄的心包外壳中断血流造成的舒张中期 h 波（平台）（参见图 36.45）。

如同心包缩窄，**心脏压塞**损害心脏充盈，但心脏

压塞的情况下，压迫性的心包积液积聚导致了这一效应。这一状况导致 CVP 明显升高和舒张期容量、每搏量和心输出量降低。尽管有许多相似的血流动力学特征，心脏压塞与心包缩窄可通过不同的 CVP 波形加以区分。心脏压塞时，静脉压波形显示多为单相波，主要是收缩期 x 压力下降为主，而舒张期 y 压力降支减弱或缺失，这是由于舒张早期血流由右心房至右心室受到周围心包积液积聚的压迫性损害所致[282, 286-287]（图 36.46）。显然，其他临床和血流动力学证据有助于鉴别这些诊断，如心脏压塞几乎都会出现的奇脉（参见图 36.32）[288]。

PAC 监测中一个可能最重要的波形异常或解读问题为辨别胸膜腔内压剧烈波动患者正确的压力测量值，如接受**正压通气**或费力自主呼吸的患者。正压通气期间，吸气会升高肺动脉压和楔压。通过在呼气末测量这些压力，可将吸气时胸膜腔内压增加的混杂效应降到最小（图 36.47）[228]。自主呼吸时用力吸气的作用相反，但在呼气末再次测量这些压力消除了这一混杂因素。床旁监护仪设计算法的目的在于识别和显

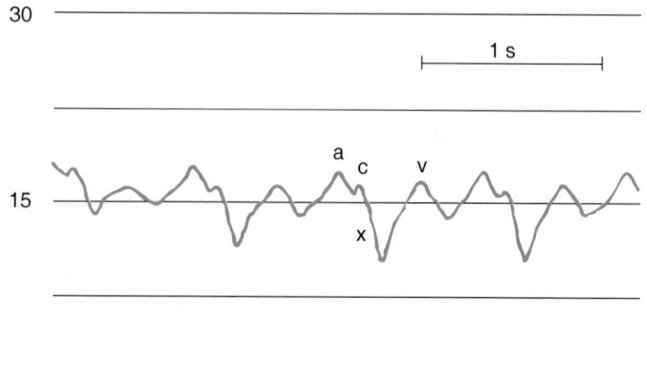

图 36.46 **心脏压塞**。中心静脉压波形显示平均压升高（16 mmHg），y 降支减弱（From Mark JB. Atlas of Cardiovascular Monitoring. New York：Churchill Livingstone；1998.）

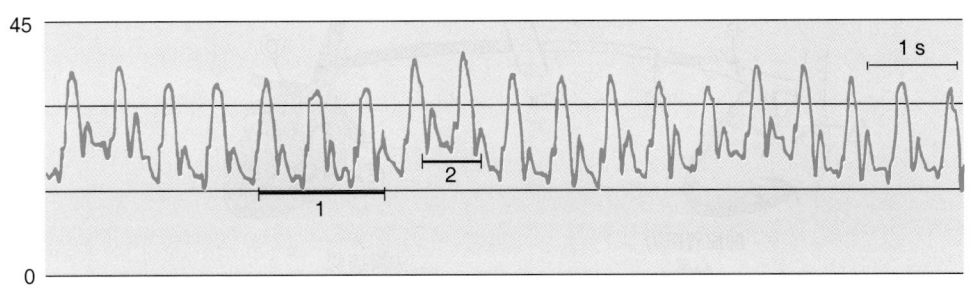

图 36.47　**正压机械通气对肺动脉压的影响**。肺动脉压应在呼气末进行测定（1∶15 mmHg），以避免正压吸气的干扰（2∶22 mmHg）
（From Mark JB. Atlas of Cardiovascular Monitoring. New York：Churchill Livingstone；1998. ）

示呼气末压力数值，但通常不准确[289-290]。呼气末测量中心血管压力最可靠的方法是在校正过的监护仪屏幕或纸质记录上的波形检验[290-291]。

肺动脉导管监测的生理学考虑因素：左心室前负荷的预测

测定肺动脉舒张压和楔压的主要原因之一是能估计左心室舒张末压，其是最能替代左心室舒张末容量的指标，是真正的左心室前负荷。当 PAC 漂至楔入位置时，充气气囊将远端测压口与上游的肺动脉压隔绝开来。此时连续静态血柱将楔入的 PAC 尖端与肺静脉和左心房结合部相连。因而楔入 PAC 实际上延伸了导管尖端来测定中断后肺循环静脉侧血流量延续点的压力。由于大的肺静脉的阻力可忽略不计，故肺动脉楔压提供了肺静脉压和左心房压的间接测定方法[292-293]。连接楔入导管尖端和引流肺静脉的血柱是连续的，但外部周围肺泡压迫的影响可以忽略不计（即 PAC 尖端必须位于 3 区来准确测量 PAWP）（图 36.48）[293]。

肺动脉舒张压（PAD）常用作替代 PAWP 估计左

心室充盈压。正常情况下是可以接受的，因为当肺静脉阻力低下时，舒张末期的肺动脉压将等于下游的肺静脉压和左心房压[294-295]。从监测的角度来看，PAD 有用于连续监测的附加优点，而 PAWP 只能间断测量。

在很多情况下，PAWP 和（或）PAD 会低估或高估左心室舒张末压。这些情况总结于图 36.49 和表 36.5、表 36.6。有兴趣的读者可以参考几篇优秀文献对这一话题进行进一步探讨[292-293, 296]。

但是，即使当 PAD 和楔压准确估计左心室舒张末压时，许多因素可影响舒张末压和舒张末心腔容量，即真实前负荷之间的关系。充盈压的正确解读需评估心周压力和心室顺应性。当心周压力和心室顺应性正常时，20 mmHg 楔压被解读为血容量过高，左心室舒张末容量增加导致 PAWP 升高。然而，如果心周压力升高（例如心脏压塞、心包缩窄或正压通气）或心室顺应性降低（如心肌缺血、肥厚或心肌病），20 mmHg 楔压也能发生在小的、低血容量的左心室状态时（图 36.50）。

此外，心室相互依赖（由左右心室共享室间隔导致）和心包限制使左右心室功能偶联变化。例如，急

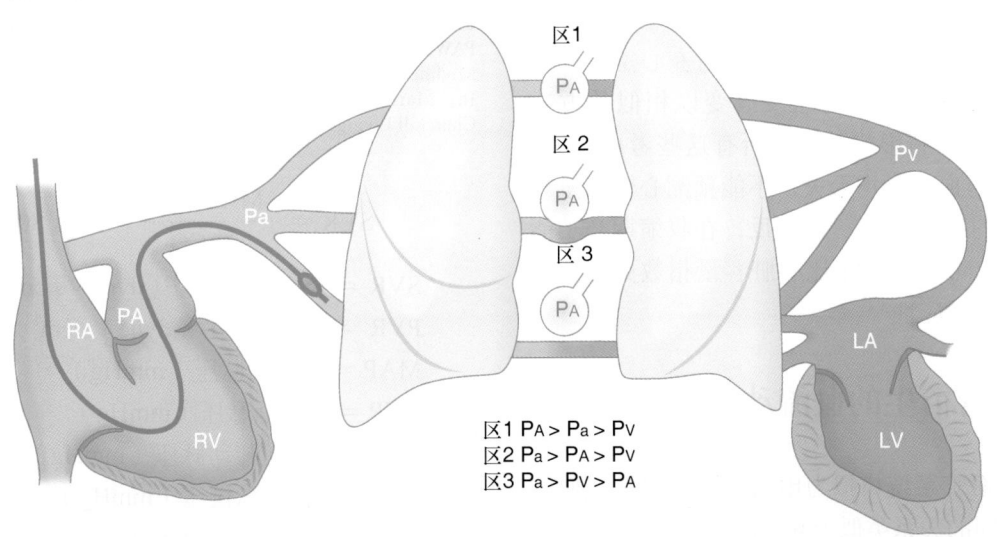

区1 PA > Pa > Pv
区2 Pa > PA > Pv
区3 Pa > Pv > PA

图 36.48　肺动脉导管尖端必须在肺中楔入 3 区以准确测量肺静脉压（Pv）或左心房压（LA）。当肺泡压（PA）在肺中 2 区高于 Pv 或在肺中 1 区高于肺动脉压（Pa）时，楔压将反映肺泡压而非血管内压力。LV，左心室；PA，肺动脉；RA，右心房；RV，右心室（From Mark JB. Atlas of Cardiovascular Monitoring. New York：Churchill Livingstone；1998，Fig. 6-10. ）

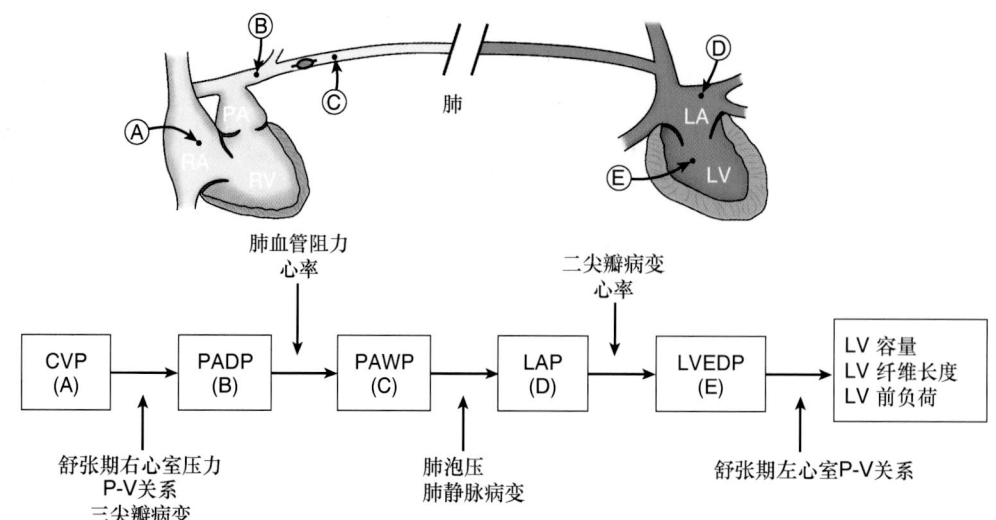

图 36.49　**影响左心室充盈压各种测定值与实际左心室前负荷之间关系的解剖和生理因素。**越靠上游测定充盈压，影响这一测定值与左心室前负荷之间关系的干扰因素越多。CVP，中心静脉压；LA，左心房；LAP，左心房压；LVEDP，左心室舒张末压；PA，肺动脉；PADP，肺动脉舒张压；PAWP，肺动脉楔压；P-V，压力-容量；RA，右心房；RV，右心室（From Mark JB. Atlas of Cardiovascular Monitoring. New York：Churchill Livingstone；1998.）

表 36.5　低估左心室舒张末压的情况

状况	差异部位	差异的原因
舒张功能障碍	平均 LAP ＜ LVEDP	舒张末 a 波增大
主动脉反流	LAP 的 a 波＜ LVEDP	舒张末前二尖瓣关闭
肺动脉反流	PADP ＜ LVEDP	肺动脉双向血流
右束支传导阻滞	PADP ＜ LVEDP	肺动脉瓣延迟开放
肺切除术后	PAWP ＜ LAP 或 LVEDP	肺血流受阻

LAP，左心房压；LVEDP，左心室舒张末压；PADP，肺动脉舒张压；PAWP，肺动脉楔压。
Modified from Mark JB. Predicting left ventricular end-diastolic pressure. In：Mark JB，ed. Atlas of Cardiovascular Monitoring. New York：Churchill Livingstone；1998：59.

表 36.6　高估左心室舒张末压的情况

状况	差异部位	差异的原因
呼气末正压	平均 PAWP ＞平均 LAP	肺的 1 区、2 区或心包压力改变造成
肺动脉高压	PADP ＞平均 PAWP	肺血管阻力增加
肺静脉闭塞性疾病	平均 PAWP ＞平均 LAP	大的肺静脉血流受阻
二尖瓣狭窄	平均 LAP ＞ LVEDP	经二尖瓣血流受阻
二尖瓣反流	平均 LAP ＞ LVEDP	逆向收缩期 v 波升高平均心房压
室间隔缺损	平均 LAP ＞ LVEDP	正向收缩期 v 波升高平均心房压
心动过速	PADP ＞平均 LAP ＞ LVEDP	短暂舒张产生肺血管和二尖瓣梯度

LAP，左心房压；LVEDP，左心室舒张末压；PADP，肺动脉舒张压；PAWP，肺动脉楔压
Modified from Mark JB. Predicting left ventricular end-diastolic pressure. In：Mark JB，ed. Atlas of Cardiovascular Monitoring. New York：Churchill Livingstone；1998：59.

性肺动脉高压可增加右心室舒张末容量和压力，使室间隔左移，增加左心室舒张末压，同时左心室舒张末容量减少。反过来，左心的原发改变以相似的方式对右心结构产生不利影响。综合所有这些考虑因素，CVP 和 PAWP 与血容量均无关，不能预测心输出量对静脉液体冲击的反应[238, 297]。相反，在收缩期心功能不全的患者中，心室充盈压比心脏容量指数更能预测液体冲击治疗的反应性[298]。

肺动脉导管衍生的血流动力学变化

通常将心血管系统模拟为电路，心输出量、血压和血流阻力之间的关系类似于欧姆定律：

$$PVR = \frac{MPAP - PAWP}{CO} \cdot (80)$$

$$SVR = \frac{MAP - CVP}{CO} \cdot (80) \qquad (36.1)$$

SVR ＝全身血管阻力（dyne·s/cm⁵）

SVR ＝全身血管阻力（$dyne \cdot s/cm^5$）

PVR ＝肺血管阻力（$dyne \cdot s/cm^5$）

MAP ＝平均动脉压（mmHg）

CVP ＝中心静脉压（mmHg）

MPAP ＝平均肺动脉压（mmHg）

PAWP ＝肺动脉楔压（mmHg）

CO ＝心输出量（L/min）

SVR 和 PVR 的正常值见表 36.7。注意 SVR 和 PVR 的这些计算是基于假设连续、层流流经一系列刚

传感器测定的 PAWP	20	20	20
透壁的 PAWP	25	10	25
左心室顺应性	正常	正常	僵硬性
左心室容量	增加	正常（或降低）	正常（或降低）

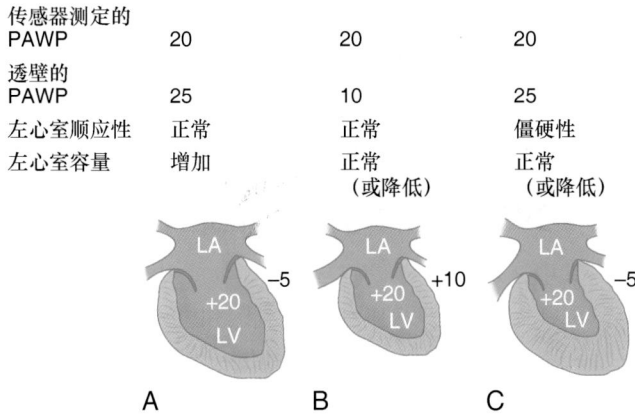

图 36.50　心周压力和心室顺应性对左心室（LV）前负荷的影响。传感器测定的肺动脉楔压（PAWP，20 mmHg）升高可能的三种解读。（A）心周压力（−5 mmHg）和左心室顺应性正常，透壁 PAWP 增加（25 mmHg），左心室容量增加。（B）心周压力增加（+10 mmHg），左心室顺应性正常，透壁 PAWP 降低（10 mmHg），左心室容量正常或减少。（C）心周压力正常，左心室顺应性降低，透壁 PAWP 增加（25 mmHg），左心室容量正常或减少（From Mark JB. Atlas of Cardiovascular Monitoring. New York：Churchill Livingstone；1998.）

表 36.7　正常血流动力学数值

	平均值	范围
心输出量（L/min）	5.0	4.0 ~ 6.5
每搏量（ml）	75	60 ~ 90
全身血管阻力（Wood 单位）Dynes · s/cm⁵	1200	800 ~ 1600
肺血管阻力（Wood 单位）Dynes · s/cm⁵	80	40 ~ 180
动脉血氧含量（ml/dl）	18	16 ~ 20
混合静脉血氧含量（ml/dl）	14	13 ~ 15
混合静脉血氧饱和度（%）	75	70 ~ 80
动静脉血氧含量差（ml/dl）	4	3 ~ 4
氧耗量（ml/min）	225	200 ~ 250

性管道的流体力学模型得出的[299]。这些公式在极大程度上简化心血管系统。更加符合生理的全身循环模型将血管视为一系列有内在张力的可塌陷的管道。这种模型也被称为血管瀑布，描绘了回路下游终止循环的一个临界闭合压，超过右心房压并用于限制血流——有效的下游压力高于 SVR 公式中使用的右心房压。这些问题的详细考虑超出了本文讨论范围，可参阅其他资料[300-301]。不过，对临床医师来说最重要的是将治疗聚焦于精细调节 SVR 可能是具有误导性的，应予以避免。

在考虑肺血管和采用公式作为测量流经肺的血流阻力时还会产生额外的问题[302]。肺血管的顺应性高于体循环血管，肺血流的显著增加可能不会导致肺动脉压的显著升高。另外，在低阻力的肺循环中血流通常

在舒张末停止。因此，PVR 的改变可能源于肺血管内在张力的改变（收缩或舒张）、血管复通或血液流变学改变。对肺循环来说，评价 PVR 变化更好的方法可能是检查舒张末期肺动脉舒张压和楔压间的压力梯度，或平均肺动脉压和楔压之间的梯度（也称为跨肺梯度）。

另一套常用的衍生于标准血流动力学参数的计算法为用患者的体表面积（BSA）来调节这些测量值，试图为不同体型的患者进行测量值规范化。BSA 一般由基于身高和体重的标准列线图来确定。最常用的指数变量是心指数（心指数＝心输出量/BSA）、每搏指数（每搏指数＝每搏量/BSA）。有时，也将 SVR 和 PVR 乘以 BSA 表示为指数形式。理论上，通过"指数化"使血流动力学值规范化会有助于临床医师确定正常生理范围以帮助指导治疗。不幸的是，几乎没有证据说明这些附加的计算值提供了有效的规范化调整。BSA 是一个生物特征测量值，与血流和心输出量的关系不明确，而且不能基于年龄、性别、体形或代谢率调整个体差异[303]。尽管患者的体型和病史对解读和纠正测定或计算的血流动力学参数的变化很重要，但一味地为了获得正常的指标值而调整治疗目标是不合适的。

肺动脉导管插入术：适应证和结果争议

PAC 可以连续监测血流动力学的变量，这在有循环功能障碍的重症高危患者中似乎特别有价值。测量心输出量（请参见以下关于热稀释心输出量的章节）可以将休克状态分为低血容量病因（低充血压力的低心输出量），心源性病因（低心输出量和高充盈压）和分布性病因（高心输出量和低 SVR）。通过测量心输出量和左右心充盈压（分别为 PAWP 和 CVP），PAC 可以区分主要的左心室或右心室功能障碍或整体的功能障碍。对于右心室功能障碍，PAC 可以对主要与后负荷增加（高 PAP）有关的右心功能障碍和主要与泵衰竭相关的功能障碍（高 CVP 和低 PAP）加以区分[304-305]。

尽管 PAC 有这些优点，但还是激起了很多争议[306-307]。这一昂贵的有创技术得到广泛运用但仍无法证明可改善患者的预后。这项争议在 Connors 和同事们 1996 年发表的研究中进一步被证实。该研究表明，PAC 监测患者住院时间延长、死亡率增加 20%，费用发生额增加[308]。该研究的发表配有措辞强烈的社论，呼吁暂停 PAC 的使用或进行随机对照试验确定其疗效[309]。

在那一段时间和接下来的几年里，发表了几项关于在各种情况下 PAC 使用的大型、随机、足够效能的研究文章：涉及一般非心脏手术[244]、血管手术[310]、CABG

手术[311-312]、伴充血性心力衰竭的非手术患者[313]、急性肺损伤患者[314]、重症监护治疗病房中的危重症患者[315]。总的来说，这些研究显示 PAC 使用没有益处，但也没有显示死亡率增加、住院时间或重症监护治疗病房滞留时间延长。

大多数这类大型随机研究的一个共同缺陷是必然会观察 PAC 的常规应用并且连续队列地纳入患者，这些患者中多数伴有相对中等的死亡或并发症风险。而且，不是所有研究都使用特定的干预治疗方案[316]。实际上对高龄的、有严重合并症或对疾病敏感的特别高危的患者中，应用 PAC 的临床效益十分明显[317-320]。

有关围术期 PAC 应用的最新建议是 2003 年发布的美国麻醉科医师协会操作指南[252]。该专业小组认为 PAC 监测适用于行高风险操作的高危手术患者。而且，应考虑具体的操作状况及临床医师的熟练程度与经验。

PAC 的应用必须与患者的风险程度和操作本身带来的风险相对应。例如，晚期缺血性心肌病患者在区域麻醉下行下肢截肢术无需 PAC 监测，而稳定的缺血性心脏病患者择期行腹腔肿瘤广泛切除术则可从围术期 PAC 应用中获益。并且必须考虑个体化的操作设置，例如操作者对该技术的知识和经验[252]。

从大量研究中得出结论是尽管停止使用 PAC 是不明智之举，但其应用应有所限制。数据显示 PAC 的使用确实显著且持续下降[321]。其应用应在具有丰富经验和专业知识的医学中心得以保留。PAC 一般应用于监测和指导血流动力学不稳定高危患者的治疗、通过各种临床手段辨别更危重的患者、处于休克状态特别是老年并罹患其他系统疾病的患者。

很显然，PAC 本身并不会带来好处，除非其指导治疗改善患者的预后。未来的研究应侧重于可能从 PAC 使用中获益的亚组患者，以及根据 PAC 得出的血流动力学信息可采取有效治疗措施的患者[316, 322-323]。休克伴心力衰竭患者就是此类人群，其临床数据尽管缺乏随机试验的确凿证据，但其数据仍被认为是有益的[323-324]。

特殊类型的肺动脉导管

特殊的 PAC 被改良设计成可以连续测定心输出量、监测混合静脉血氧饱和度或评估右心功能，极大地扩展了用于治疗危重患者的生理学信息的类型。

混合静脉血氧饱和度肺动脉导管

虽然正规的 Fick 心输出量测定方法并没有广泛应用于心导管室外的临床实践，但 Fick 方程中描绘的生理学关系构成了另一项 PAC 为基础的监测技术，称为持续混合静脉血氧饱和度[325]。重排 Fick 方程式显示了决定混合静脉血红蛋白氧饱和度（$S_{\bar{v}}O_2$）的四个决定因素：

$$S_{\bar{v}}O_2 = S_aO_2 - \frac{\dot{V}O_2}{\dot{Q} \cdot 1.36 \cdot Hgb} \quad (36.2)$$

其中，
$S_{\bar{v}}O_2 =$ 混合静脉血红蛋白氧饱和度（%）
$S_aO_2 =$ 动脉血红蛋白氧饱和度（%）
$\dot{V}O_2 =$ 氧耗（ml O_2/min）
$\dot{Q} =$ 心输出量（L/min）
$Hgb =$ 血红蛋白浓度（g/dl）

在动脉血红蛋白氧饱和度、氧耗和血红蛋白浓度恒定的情况下，混合静脉血红蛋白氧饱和度可用作心输出量的间接指标。因此当心输出量减低时，组织氧摄取增加，混合静脉血氧含量较低，血红蛋白氧饱和度较低。

监测该参数提供了更全面的机体氧输送和氧耗平衡的信息，不仅只是反映心输出量值，而且与组织氧需相比也反映心输出量是否充足[325]。重要的是要牢记混合静脉血红蛋白饱和度值反映了整体的全身测量状况。因此，局部不足的血流和组织氧气输送（如肢体或肠道缺血）可与正常或高混合静脉血红蛋白饱和度共存。

尽管混合静脉血红蛋白饱和度可以通过从 PAC 远端口进行间歇性血液采样来确定，但经过特殊设计的 PAC 可以可靠、连续地提供此信息。并入 PAC 的光纤束根据使用两个或三个波长系统的反射式血氧饱和度测定法的原理确定肺动脉血液中的血红蛋白氧饱和度。连接到该 PAC 的专用计算机连续显示混合的静脉血红蛋白氧饱和度。该技术通常合并到标准 PAC 或 CCO PAC（请参阅下文）中，在后一种情况下提供 CCO 和静脉血氧饱和度数据。使用前这些导管在床旁校正，但也可以通过肺动脉血气分析样本行体内校正。由于漂移干扰，通常推荐每 24 h 重新校正。

近来，持续测定血氧饱和度技术也已整合入中心静脉导管。这些导管在上腔静脉内测定中心静脉血氧饱和度。正常情况下，该饱和度约为 70%，而肺动脉为 75%[325]。中心静脉血氧饱和度偏低与创伤患者和大手术患者并发症的增加有关[326-327]。

测量静脉血氧饱和度的真正价值在于指导治疗性干预措施。因为机体对贫血的生理性代偿之一是增加氧的摄取，低静脉血红蛋白氧饱和度已被用于指导输血的需求[328]。一些研究已采用静脉血氧饱和度指导干预措施旨在提高心输出量，近来在经历心脏手术的患者中进行的一项随机研究显示，根据随机方案导向干预措施旨在实现混合静脉血红蛋白氧饱和度超过70%（和血乳酸 < 2 mg/dl）的患者预后更好[329]。同样，优化中心静脉血氧饱和度已被证实改善高危非心脏手术患者和非体外循环心脏手术患者的预后[330-331]。尽管一项早期研究显示败血症早期患者具有相似的获益[332]，但另一项最新研究无法证实这些结果[333]。

重要的是要注意这些研究采用严格的方案导向治疗措施。相反，退伍军人事务局对 3265 例心脏手术患者进行的一项大型观察性试验指出，49% 患者使用了持续混合静脉血氧饱和度 PAC，该导管的使用与费用增加相关，但与标准 PAC 组相比预后并无改善[334]。然而，在这项研究中没有根据监测结果制定的指导治疗性干预措施的方案。

右心室射血分数肺动脉导管

尽管心血管监测主要聚焦于左心室功能，但有些情况下右心室功能不全可能是限制循环的更重要的因素。右心室功能不全风险增高的患者人群包括慢性阻塞性肺疾病、成人呼吸窘迫综合征、肺动脉高压和右心室缺血和梗死的患者[335]。

通过特殊设计的 PAC 测量右心室射血分数（RVEF）提供了另一种评价右心室功能的方法。这种方法采用装有快速反应热敏电阻的标准 PAC，测量伴随每次心搏出现的肺动脉血温的微小变化，在某种程度上类似于标准的持续心输出量 PAC。心输出量计算机测量每次心搏后温度信号的剩余分数并计算出 RVEF[336]。右心室舒张末期容积可以根据 RVEF 和每搏量来计算，并且可以作为右心室前负荷的指标。显然，所有干扰标准温度稀释法心输出量测定的因素（后文所述）也将干扰 RVEF 的准确测量。另外，由于 RVEF PAC 测量的是心搏间的微小温度变化，因此无法准确检测心电图 R 波，或如果心脏节律不规则，该方法将无用[337]。

在危重患者中 RVEF PAC 的临床应用已有记载，特别是呼吸衰竭患者中[338-339]，在心脏外科手术中也有应用，其中体外循环后 RVEF 降低受到关注，特别是在已存在右冠状动脉阻塞的患者中[340]。但是，与标准 PAC 监测一样，RVEF PAC 监测在患者预后方面的益处仍未得到证实[252]。

心输出量监测

心输出量是心脏泵出的全部血流量，正常成人静息时的范围为 4.0 ~ 6.5L/min。心输出量的测定提供

了对循环的全面评估，结合其他血流动力学测量（心率、动脉压、CVP、PAP 和楔压），可计算出另外的重要循环参数，如全身血管阻力、肺血管阻力和心室每搏作功（参见表 36.7）。

以下三个因素促使临床实践中对心输出量的测定。首先是认识到在许多危重患者中，低心输出量导致发病率和死亡率显著增加[341]。其次，心输出量的临床评估常常不准确，例如心输出量降低的危重患者可能体循环动脉压正常[342]。最后，新的心输出量测定技术越来越微创，因此可能对许多患者有益并无有创监测伴随的风险[342-343]。为正确临床使用，必须了解每一种技术的优缺点。

温度稀释法心输出量监测

由于温度稀释技术易于实施，并有各种情况下使用的长期临床经验，因此该技术实际上已成为测量心输出量的金标准。它是**指示剂稀释法**的演变，即将已知量的示踪物质注入血流，在下游部位随时间测量其浓度变化[344]。温度稀释法是将已知量的冰水或室温液体经 PAC 近端管腔（右心房）一次性注入，由导管顶端的热敏电阻记录肺动脉血温的相应变化。成人应采用 10 ml 注射水，而儿童推荐的注射容量为 0.15 ml/kg[345]。与所有其他形式的心血管监测一样，重要的是可实时显示来自每个心输出量测定的温度稀释曲线[345]。使临床医师识别心输出量测定无效的干扰状况，如血温不稳定，再循环，或指示剂注入不完全。

通常快速连续实施的 3 次心输出量测定取平均值可提供更可靠的结果。当采用单次注射测量心输出量时，连续心输出量测量结果之间的差异达到 22% 时，才提示有临床意义的改变。相反，当 3 次注射平均值决定温度稀释测量值时，心输出量的变化超过 13% 提示有临床意义的改变[346]。

有些研究发现，即使谨慎操作，温度稀释法心输出量测定可能与其他参考方法不一致[347-348]。然而，该技术本身直接引起的并发症很少，而且关注心输出量的变化趋势可能比强调单次测量值在临床上更有用。

温度稀释法心输出量监测的误差来源

为了正确解读温度稀释法心输出量测定结果，必须考虑几个重要的技术问题和潜在的误差来源（框 36.8）[344-345]。温度稀释法测定的是右心室心输出量。存在**心内分流**时，右心室和左心室心输出量不等。

三尖瓣或肺动脉瓣反流患者，由于指示剂经关闭不全瓣膜的再循环，给温度稀释法心输出量测定造成

框 36.8　影响温度稀释法心输出量测定准确性的因素

心内分流
三尖瓣或肺动脉瓣反流
温度指示剂输送不充分
　　中心静脉注射点位于导管引导鞘内
　　冰水注射液温度升高
纤维蛋白或血凝块导致热敏电阻故障
肺动脉血温波动
　　体外循环后
　　快速静脉输液
呼吸周期影响

了额外问题。即使轻度瓣膜反流对温度稀释法心输出量监测影响小，但在重度三尖瓣反流患者中，根据瓣膜反流的严重程度和心输出量的大小或是高估心输出量，或是低估心输出量[345, 349]。

未能识别的**血温波动**也可影响心输出量的测定。在大多数患者中，当体外循环结束时复温的血管和富血管组织将获得的热量再分布给灌注较差的身体核心时，**体外循环后**最初数分钟内肺动脉血温迅速下降。因此导致温度基线不稳及体外循环后此时测定的温度稀释法心输出量非常不可靠，最常导致真实心输出量的显著低估[350]。肺动脉血温亦可由于**快速补液**变化[351]。

围绕快速注射温度稀释法心输出量监测的一个争议为最佳测量时机与**呼吸周期**的关系，特别是接受正压机械通气的患者，因为右心室每搏量呼吸周期间的变化多达 50%。尽管当快速推注与呼吸周期的同一时相同步时，连续测量的可重复性得到显著改善，但通过呼吸周期不同时相期间多次注射并随后取平均结果可获取更可靠的平均心输出量的准确测量值[345, 352]。

最后，由于低流量状态期间缓慢注射导致热量显著丢失，测定的温度稀释心输出量可能高估真实的心输出量[353]。

连续温度稀释法心输出量监测

应用于 PAC 监测的较新技术采用温暖的热指示剂进行近乎连续心输出量监测[344, 354]。简单来说，由 PAC 距离导管顶端约 15 ~ 25 cm 的右心室部分融入一段长 10 cm 加热导丝可释放少量热量，产生的热信号被位于肺动脉内导管顶端的热敏电阻所测得。加热导丝以伪随机的二进制序列模式循环开闭，心输出量由测得的肺动脉温度和已知加热导丝激活序列的相互关联推算所得[354]。通常心输出量的显示值每 30 ~ 60 s 更新一次，代表之前 3 ~ 6 min 内测得的心输出量平均值。一方面，这将导致不稳定的血流动力学状况下的反应延迟[355]。另一方面，与单次瞬时大剂量热稀释测定技术相比，连续测定的可重复性和精确度似乎

更好，尤其是在正压通气期间[356-357]。

由于多种实际原因，CCO PAC 已被临床广泛应用。尽管这些导管比标准 PAC 更贵，但避免了推注的需求，降低了护理工作量和液体超负荷或感染的潜在风险。然而，与推注冷液体温度稀释技术一样，加热 CCO 有某些方法学缺陷，必须识别和避免。CCO 计算机和导管需要一定的时间预热，而且在有大量热噪声的环境中可能运行不佳，如心脏手术室。最近的观察结果还表明，在其他情况下稳定的患者中，使用充气加压设备可能会引入伪像，这些伪像显示为 CCO 值的大变化（振荡）[358]。正如已经强调的，CCO 监测仪对心输出量突然变化的反应有 5 ~ 15 min 的固有延迟，这一延迟的大小取决于生理学波动的类型以及 CCO 计算机监护仪的运算法则[355]。尽管 CCO 运算法则的改良提供了一个"即时模式"快速反应时间，但 CCO 监测对心输出量急性变化的检测仍慢于其他方法，如直接动脉血压或混合静脉血氧饱和度。在效果上，CCO 技术涉及响应时间和整体测量准确度的基本权衡[356]。尽管 CCO PAC 可能对临床决策有用，但尚无研究表明使用该技术可改善患者预后。

经肺温度稀释法心输出量监测

在经肺温度稀释测量法中，将冰盐水注入中心静脉通路，同时经带有热敏电阻的特殊动脉导管测量外周大动脉（股动脉、腋动脉或肱动脉）的温度变化[359]。几项研究已经显示了该方法与标准温度稀释法心输出量的一致性[360-361]。与标准温度稀释法相比，由于该测定法持续数个心动周期，因此呼吸对每搏量和心输出量测量值的影响可以被平均和消除[362]。

来自经肺温度稀释曲线的数学推演可产生数个有用的额外指标。血管外肺水是一种肺水肿测量指标，可用于指导急性肺损伤或脓毒症患者的液体治疗[363-365]。其他衍生指标为全心舒张末容量和胸腔内血容量。几项研究发现这些指标比传统测量值，如 CVP 或 PAWP，可更好地反映心脏前负荷[366-367]。然而，这些指标仍不能预测心输出量对静脉内输液的反应[368]。衍生于经肺温度稀释曲线的最后一个指标称为心功能指数，由心输出量和胸腔内血容量计算所得。在无右心室功能衰竭的患者，它与左心室射血分数及其对强心治疗的反应密切相关[369]。

锂稀释法心输出量监测

锂稀释技术是以指示剂稀释原则为根本基础的另一种心输出量监测方法[370]。简单来说，静脉内推注

小剂量氯化锂后，安装在外周动脉导管上的离子选择性电极测量锂稀释曲线，从而推算出心输出量。几项研究显示，与标准温度稀释法或电磁流量法相比，锂稀释法是一项精确技术[371-372]。锂指示剂可经外周静脉内导管以相似的测量准确度注入，因此无需置入中心静脉导管[373]。该技术也可用于儿童[374]。锂稀释法不能用于正在服用锂剂或刚接受过非去极化神经肌肉阻滞剂的患者（因为这种阻滞剂也会改变锂感受电极的测定）。

监测心输出量和灌注的其他方法

近年来，研究者致力于开发微创或非侵入性的测量心输出量方法。尽管这些方法与传统的热稀释方法的总体一致性不太高[375]，但它们确实有一些其他优点。下文介绍了其中部分新方法。

食管多普勒心输出量监测

所有基于超声的心输出量监测方法均采用多普勒原理（详细讨论参见第 37 章）。通过经胸或经食管超声心动图检查期间采用多普勒技术可间断测定心输出量，已经开发了一种用于监测的特殊食管多普勒探头，可通过胸段降主动脉内探测血流的多普勒频移对心输出量进行连续监测。将多普勒探头插入食管距门齿约 35 cm 处，调整探头以优化降主动脉多普勒血流回声，因为此处食管与降主动脉位置靠近且走行基本相互平行[376]。

必须了解食管多普勒技术的几个局限性，避免数据解读错误。该监测方法检查胸段降主动脉血流，因此只测量全心输出量的一部分。为了读取全心输出量，或是必须通过其他方法对食管多普勒测量法进行"校正"；或是采用 1.4 作为经验性测定校正常数[376]，该常数对大多数患者是准确的，但并非普遍适用，特别是存在再分布血流的情况（如妊娠）、主动脉阻断和体外循环后[377-378]。另外，胸段降主动脉直径可用 A 型超声测量或根据源于患者年龄、性别、身高和体重的列线图计算[376]，计算中，假定整个心动周期主动脉直径不变。再者，该技术在存在主动脉瓣狭窄或反流以及患者有胸主动脉病变时可能不准确。该方法不宜用于未气管插管和未镇静患者，不能用于有食管病变的患者。最后，与所有超声技术一样，获取多普勒信号所需的声窗可能不适用于某些患者，因此无法使用该方法。

食管多普勒监测技术的优点包括使用方便、微创、固有的安全性。似乎对临床成功的经验要求有

限，只需准确应用该技术 10 ～ 12 例即可[377]。一项综述分析了 25 项比较食管多普勒心输出量测定和 PAC 温度稀释法的临床试验指出，多普勒心输出量值与温度稀释法测量值相关性良好，整体偏差小，观察者内和观察者间变异度小，使其能较好地跟踪温度稀释法心输出量的方向性变化[377]。

近来，食管多普勒法重新受到欢迎[379-380]。目前的装置提供了清晰的可视化频谱多普勒波形显示，也可计算和显示额外的血流动力学参数，包括血流峰速、血流加速度和心率校正血流时间（图 36.51）。一些研究显示这些额外的测量值提供了关于左心室前负荷、液体反应性、收缩力和全身血管阻力的有用信息[381-383]。另外，主动脉血流速度的呼吸变异性可用于预测心输出量对液体推注的反应[384]。该监护方法更重要的益处之一为使临床关注于优化每搏量而非总心输出量。的确，在危重患者中，低每搏量比低心输出量可更好地预测并发症[385]。几项研究显示在中度风险的手术患者中，最大化食管多普勒测得的每搏量来指导容量复苏降低了围术期发病率并缩短了住院时间[379-380, 386]。

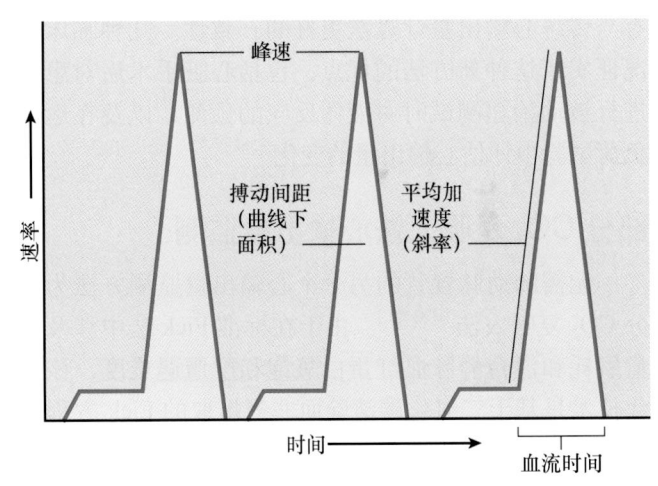

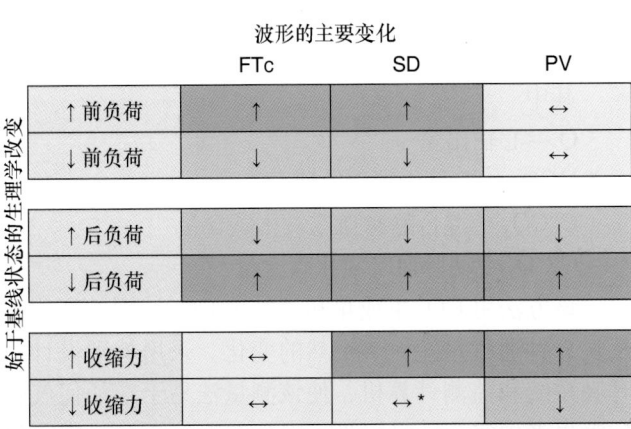

图 36.51　食管多普勒心输出量监测设备显示的速率-时间波形反映了收缩力、前负荷和后负荷的变化。搏动间距（SD）与计算的心输出量直接相关，为心输出量测定提供了有用的替代值。FTc，心率校正的收缩期血流时间；PV，峰值流速

生物阻抗法和生物反应法心输出量监测

生物阻抗心输出量监测技术最早由 Kubicek 和合作者提出，其原理是基于心脏收缩期射血时胸腔和全身电阻抗发生的变化[387]。由于血液的电阻比组织低得多，因此对电流的阻抗变化反映了血流量的变化，这可以用于计算每搏输出量[388]。

为实施生物电阻抗测量，将一次性电极沿颈部两侧和肋缘侧面（胸腔电阻抗）或四肢（全身电阻抗）贴于皮肤表面，释放高频低幅的电流，并测量电压变化。患者的身高、体重和性别用于计算胸腔容积。计算每个心动周期的生物阻抗心输出量，持续显示数次心搏过程中的平均值。

尽管许多研究显示生物阻抗法用于健康志愿者是准确的，但该方法在危重患者中的可靠性降低[389]。因此产生了该技术的改进方法。一种称为生物反应心输出量监测的新技术不仅可以测量接收信号的幅度变化，还可以测量接受信号与发出电信号相比的相移。新技术需要使用四个双电极贴片，在身体的每一侧放置两个[388]。与标准生物阻抗法相比，生物反应法具有与传统心输出量计算法更好的一致性。几种临床情况证实了这种新方法的优点，包括心脏手术后对患者进行被动抬腿测试时对液体反应的预测，以及在运动负荷试验中评估心输出量的变化[388]。

部分 CO_2 复吸入法心输出量监测

无需肺动脉置管的另一个心输出量监测方法为部分 CO_2 复吸入法[390-391]。由于在标准 Fick 法中涉及测量氧耗和混合静脉血红蛋白氧饱和度遭遇难度，该替代技术是基于二氧化碳清除而非氧摄取的 Fick 方程式重述。

$$\dot{Q} = \frac{\dot{V}CO_2}{(C_{\bar{v}}CO_2 - C_aCO_2)} \quad (36.3)$$

其中

$\dot{Q}$ =心输出量

$\dot{V}CO_2$ =二氧化碳清除速率

$C_{\bar{v}}CO_2$ =混合静脉血二氧化碳含量

C_aCO_2 =动脉血二氧化碳含量

该方法用 CO_2 生成量和潮气末 CO_2 浓度的变化来反映分钟通气量短暂、突然的变化。采用特别设计的呼吸系统和监测计算机，使该测量法易于在任何气管插管患者中实施。将复吸入引起的潮气末 CO_2 变化用于 CO_2 Fick 方程微积分版的心输出量计算。该方法的优点为完全无创，可每隔数分钟测定，且短暂的复吸入对大多数患者不构成较大风险，伴随潮气末 CO_2 上升值小于 3 mmHg。不幸的是，按照现今设计，采用该技术准确测量需气管插管以准确测定呼出气体。而且，改变通气模式可对测量结果产生不可预知的影响。如同所有以 Fick 法为基础的技术，部分 CO_2 复吸入技术测量肺毛细血管血流作为全心输出量的指标，需纠正肺内分流。

临床研究显示部分 CO_2 复吸入心输出量测定法与其他技术如温度稀释法有很好的一致性。然而，正如其他大多数替代性监测方法那样，临床试验规模很小，且主要集中于特殊患者群体，尤其是冠状动脉旁路移植术患者[392]。如今该技术的临床作用主要集中于术中短时间应用或术后机械通气患者。由于需强制增加 $PaCO_2$，该技术相对禁忌用于颅内压增高患者。

脉搏波形心输出量监测

动脉脉压波形分析是心输出量监测领域最近的发展之一，连续心输出量测定基本源于动脉脉压波形的分析。这些方法，通常被称为脉搏波形心输出量，通过计算分析动脉导管记录的动脉压波形或甚至无创的手指血压波形下的面积来测定每搏量[393-396]。脉搏波形法提供了具有无创、连续、逐次的心输出量监测方法。而且，逐次心搏的每搏量变化（称为每搏量变异度 SVV）可用于评价机械通气患者的容量状态[147, 397]。

然而，需考虑几个不足之处[398-399]。首先，需用已知的心输出量进行基线校正，以考虑在血管阻力、阻抗和波形反射的个体差异。另外，考虑到血管特征随时间的变化，需每 8 ~ 12 h 重新校正。并且，升压药的使用可能影响脉搏波形法的准确度[400]。体外校正可能需要使用更加有创的技术，抵消了脉搏波形法无创的优点。近来建立了几个能根据患者的人口统计学变量自动校正的系统。但这一自动校正系统在各种临床情况下应用的准确性是受到质疑的[401]。准确识别收缩期和舒张期需要具有重搏切迹的可分辨动脉压波形，这在严重心动过速或心律失常或其他心输出量非常低的情况下可能不存在。最后，为了有意义地应用心搏间的每搏量变异度（和收缩压或脉压变异度 PPV），患者需控制性机械通气，潮气量至少为 8 ml/kg 体重，并应具有规整的心律[402]。

即使有这些缺点，对手术患者的临床试验仍然显示脉搏波形心输出量法提供了可接受的准确度水平，与温度稀释法心输出量相比其偏差小于 0.5 L/min[395, 403-404]。每搏量变异度超过 10% 是静脉内液体疗法反应性的有用预测指标[138]。最后，几项近期的研究显示基于使脉搏波形衍生的心输出量最大化或使每搏量变异度最小化的目标导向治疗改善了围术期结果[405-407]。

致谢

本章合并了第 8 版的两章，第 45 章心血管监测和第 47 章心电图、围术期缺血和心肌梗死。编辑和出版商要感谢以下作者：Shahar Bar-Yosef，Giora Landesberg 和 Zak Hillel 感谢他们对本书前一版的贡献，他们的工作为本章奠定了基础。

参考文献

1. Gravenstein JS. *J Clin Monit Comput*. 1998;14:451.
2. Block FE. *J Clin Monit*. 1994;10:366.
3. Zong W, et al. *Med Biol Eng Comput*. 2004;42(5):698.
4. American Society of Anesthesiologists. *Standards for basic anesthetic monitoring. ASA standards, guidelines and statements.* Park Ridge, Illinois: American Society of Anesthesiologists; 1993:5.
5. Sandau KE, et al. *Circ*. 2017;136:e273–e344.
6. Kligfield P, et al. *Journal of the American College of Cardiology*. 2007;49:1109–1127.
7. Ortega R, et al. *N Engl J Med*. 2015;372:e11.
8. Mason RE, Likar I. *Am Heart Jnl*. 1966;71:196–205.
9. Krucoff MW, et al. *Am J Card*. 1994;74:997–1001.
10. Drew BJ. *Cardiol Clin*. 2006;24:309–315. vii.
11. Chaitman BR, Hanson JS. *Am J Card*. 1981;47:1335–1349.
12. Blackburn H, Katigbak R. *Am Heart Jnl*. 1964;67:184–185.
13. Kubota I, et al. *Am Heart Jnl*. 1985;110:949–955.
14. Kaplan JA, et al. *Anesth Analg*. 1978;57:364–367.
15. London MJ, et al. *Anesthesiology*. 1988;69:232–241.
16. Landesberg G, et al. *Anesthesiology*. 2002;96:264–270.
17. Klein HO, et al. *Circ*. 1983;67:558–565.
18. Griffin RM, Kaplan JA. *Anaesthesia*. 1987;42:155–159.
19. Slogoff S, et al. *Anesthesiology*. 1990;73:1074–1081.
20. Takla G, et al. *Anesth Analg*. 2006;103:1196–1204.
21. Weinfurt PT. *J Clin Monitor*. 1990;6:132–138.
22. Khambatta HJ, et al. *Anesth Analg*. 1990;71:88–91.
23. Patel SI, Souter MJ. *Anesthesiology*. 2008;108:138–148.
24. Patton JA, et al. *Am J Crit Care: an official publication, American Association of Critical-Care Nurses*. 2001;10:23–32. quiz 3-4.
25. Mark JB, et al. *Anesth Analg*. 1992;74:26–31.
26. Stern S. *Card Electro Rev*. 2002;6:204–208.
27. Helwani MA, et al. *Anesthesiology*. 2018;128:1084–1091.
28. Miller TD, et al. *J Electrocard*. 1987;20:131–137.
29. ASA, Standards for Basic Anesthetic Monitoring. 2005. (Accessed May 5, 2008, 2008, at http://www.asahq.org/publicationsAndServices/standards/02.pdf.)
30. Bruner JMR, et al. *Med Instrum*. 1981;15:11.
31. Riva-Rocci S. *Gaz Med Torino*. 1896;47:981.
32. Korotkoff NS. *Bull Imp Med Acad St Petersburg*. 1905;11:365.
33. Kuck K, Baker PD. *Anesth Analg*. 2018 Aug;127(2):408–411.
34. Alpert BS, et al. *J Am Soc Hyper: JASH*. 2014;8:930–938.
35. Lakhal K, et al. *Chest*. 2017.
36. Pickering TG, et al. *Hypertension*. 2005;45(1):142.
37. Cohn JN. *JAMA*. 1967;199:972.
38. Lakhal K, et al. *Crit Care Med*. 2012;40(4):1207.
39. Ribezzo S, et al. *Sci World Jnl*. 2014;2014:353628.
40. Wan Y, et al. *J Hum Hypertens*. 2010;24(7):431.
41. AAMI. American national standard for non-invasive sphygmomanometers—part 2: clinical validation of automated measurement type. *AAMI*. 2009;25.
42. Lakhal K, et al. *Anesth Analg*. 2009;109(2):494.
43. Liu B, et al. *Blood pressure*. 2016;25:155–161.
44. Riley LE, et al. *Blood pressure monitoring*. 2017;22:202–207.
45. Wax DB, et al. *Anesthesiology*. 2011;115(5):973.
46. Jankowski P, et al. *Hypertension*. 2008;51:848–855.
47. Min JY, et al. *BMC anesthesiology*. 2017;17:110.
48. Leblanc ME, et al. *Obesity (Silver Spring, Md)*. 2013;21:E533–E541.
49. Celler BG, et al. *Annual Conference*. 2015;2015:5964–5967.
50. Lakhal K, et al. *J Clin Monit Comput*. 2017.
51. Anast N, et al. *Can J Anesth* 2016;63:298-306.
52. Benmira A, et al. *Expert review of medical devices*. 2016;13:179–189.
53. Alford JW, et al. *J Clin Monit Comput*. 2002;17:163.
54. Kuck K, et al. *J Clin Monit*. 1997;13:424.
55. Tobias JD, et al. *Anesthesia*. 2014;28:861–865.
56. Kim SH, et al. *Anesthesiology*. 2014;120:1080–1097.
57. Balzer F, et al. *J Int Med Res*. 2016;44:832–843.
58. Benes J, et al. *J Clin Monit Comput*. 2015;29:11–17.
59. Bilo G, et al. *Blood Pressure Monitoring*. 2015;20:291–294.
60. Dueck R, et al. *J Clin Monit Comput*. 2012;26:75–83.
61. Belani K, et al. *Anesthesiology*. 1999;91(3):686.
62. Weiss BM, Pasch T. *Curr Opin Anaesthesiol*. 1997;10:459.
63. Cockings JGL, et al. *Anaesth Intensive Care*. 1993;21:565.
64. Eather KF, et al. *Anesthesiology*. 1949;10:125.
65. Mark JB. *Atlas of cardiovascular monitoring*. New York: Churchill Livingstone; 1998.
66. Perel A. *Anesthesiology*. 1998;89:1309–1310.
67. Rooke GA. *Curr Opin Anesth*. 1995;8:511–515.
68. Thiele RH, et al. *Can J Anesth*. 2015;62:169–181.
69. Gabriel RA, et al. *J Clin Monit Comput*. 2017;31:877–884.
70. Mandel MA, Dauchot PJ. *J Hand Surg*. 1977;2(6):482.
71. Scheer B, et al. *Crit Care*. 2002;6(3):199.
72. Slogoff S, et al. *Anesthesiology*. 1983;59:42.
73. Brzezinski M, et al. *Anesth Analg*. 2009;109(6):1763.
74. Knobloch K, et al. *Ann Thorac Surg*. 2005;80(3):918.
75. Knobloch K, et al. *Ann Thorac Surg*. 2005;79(3):1026. discussion 30.
76. Ciria-Llorens G, et al. *Surg Radiol Anat*. 1998;20(5):377.
77. Ciria-Llorens G, et al. *Br J Plast Surg*. 1999;52(6):440.
78. Richardson D, et al. *Plast Reconstr Surg*. 1997;99(1):109.
79. Allen EV. *Am J Med Sci*. 1929;178:237.
80. Wilkins RG. *Anaesthesia*. 1985;40(9):896.
81. Abu-Omar Y, et al. *Ann Thorac Surg*. 2004;77(1):116.
82. Barbeau GR, et al. *Am Heart J*. 2004;147(3):489.
83. Jarvis MA, et al. *Ann Thorac Surg*. 2000;70(4):1362.
84. Rozenberg B, et al. *Anaesthesia*. 1988;43(6):515.
85. Williams JS, et al. *N Engl J Med*. 2009;360(5):e6.
86. Levin PD, et al. *Crit Care Med*. 2003;31(2):481.
87. Ganesh A, et al. *Pediatr Crit Care Med*. 2009;10(1):45.
88. Shiver S, et al. *Acad Emerg Med*. 2006;13(12):1275.
89. Ueda K, et al. *Anaesthesia*. 2015;70:1039–1044.
90. Gu WJ, et al. *Chest*. 2016;149:166–179.
91. Htet N, et al. *J Crit Care*. 2017;41:194–197.
92. Karacalar S, et al. *J Clin Anesth*. 2007;19(3):209.
93. Bazaral MG, et al. *Anesthesiology*. 1990;73:38.
94. Singh A, et al. *Anesthesiology*. 2017;126:1065–1076.
95. Muralidhar K. *J Cardiothorac Vasc Anesth*. 1998;12(1):128.
96. Chen Y, et al. *Blood pressure monitoring*. 2016;21:27–32.
97. Rehfeldt KH, Sanders MS. *Anesth Analg*. 2000;90:45.
98. Rose SH. *Anesthesiology*. 1993;78:587.
99. Singleton RJ, et al. *Anaesth Intensive Care*. 1993;21:664.
100. Bhananker SM, et al. *Anesth Analg*. 2009;109(1):124.
101. Gardner RM. *Anesthesiology*. 1981;54:227.
102. Kleinman B. *J Clin Monit*. 1989;5:137.
103. Kleinman B, et al. *Anesthesiology*. 1992;77:1215.
104. O'Quin R, Marini JJ. *Am Rev Respir Dis*. 1983;128:319.
105. Mark JB. Technical requirements for direct blood pressure measurement. In: Mark JB, ed. *Atlas of cardiovascular monitoring*. New York: Churchill Livingstone; 1998:99.
106. Geddes LA. *Handbook of blood pressure measurement*. Clifton, NJ: Humana Press; 1991.
107. Romagnoli S, et al. *Crit Care (London, England)*. 2014;18:644.
108. Schwid HA. *J Clin Monit*. 1988;4:181.
109. Sinha S, et al. *Anaesthesia*. 2007;62(6):615.
110. Promonet C, et al. *Anesthesiology*. 2000;92(1):208.
111. Gardner RM. *Crit Care Med*. 1996;24(5):879.
112. Skidmore K, et al. *Anesth Analg*. 2002;95:1192.
113. Courtois M, et al. *Circulation*. 1995;92:1994.
114. Seo JH, et al. *Anesthesiology*. 2007;107(2):260.
115. Ortega R, et al. *N Engl J Med*. 2017;376:e26.
116. Kovacs G, et al. *Euro Resp J*. 2013;42:1586–1594.
117. Braunwald E, et al. *Circ Res*. 1956;4:100.
118. Stouffer G. Arterial Pressure. In: Stouffer G, ed. *Cardiovascular hemodynamics for the clinician*. Malden, Mass: Blackwell Futura; 2008:57.
119. O'Rourke MF, Gallagher DE. *J Hyper*. 1996;14:S147–S157.
120. Franklin SS, Weber MA. *Am Heart J*. 1994;128:793.
121. Frank SM, et al. *Anesthesiology*. 1991;75:457.
122. Kinzer JB, et al. *Anesth Analg*. 1985;64:1134.
123. Mark JB. Arterial blood pressure. Direct vs. indirect measurement. In: Mark JB, ed. *Atlas of cardiovascular monitoring*. New York: Churchill Livingstone; 1998:81.

124. Dorman T, et al. *Crit Care Med.* 1998;26:1646.
125. Urzua J, et al. *J Clin Monit.* 1994;10:229.
126. Chauhan S, et al. *J Cardiothorac Vasc Anesth.* 2000;14(3):274.
127. Hynson JM, et al. *Crit Care Med.* 1998;26:1623.
128. McGregor M. *N Engl J Med.* 1979;301(480).
129. Shabetai R, et al. *Am J Cardiol.* 1970;26:480.
130. Mark JB. Pericardial constriction and cardiac tamponade. In: Mark JB, ed. *Atlas of cardiovascular monitoring.* New York: Churchill Livingstone; 1998:313.
131. Gelman S. *Anesthesiology.* 2008;108(4):735.
132. Marik PE. *Anaesth Intensive Care.* 1993;21:405.
133. Gunn SR, Pinsky MR. *Curr Opin Crit Care.* 2001;7:212.
134. Preisman S, et al. *Br J Anaesth.* 2005;95(6):746.
135. Perel A. *Anesth Analg.* 2008;106(4):1031.
136. Hofer CK, Cannesson M. *Acta Anaesthesiol Taiwan.* 2011;49(2):59.
137. Thiele RH, et al. *Anesth Analg.* 2012;115(1):176.
138. Berkenstadt H, et al. *Anesth Analg.* 2001;92(4):984.
139. Phillips R, Brierley J. *J Clin Monit Comput.* 2015;29:197–200.
140. Kong R, et al. *J Clin Monit Comput.* 2016;30:81–86.
141. Cannesson M, et al. *Anesth Analg.* 2008;106(4):1189.
142. Antonsen LP, Kirkeboen KA. *Anesthesiol Res Pract.* 2012;617380:2012.
143. Cannesson M, et al. *J Clin Monit Comput.* 2011;25(1):45.
144. Michard F, et al. *Am J Respir Crit Care Med.* 2000;162(1):134.
145. Biais M, et al. *Br J Anaesth.* 2010;104(4):407.
146. Mahjoub Y, et al. *Intensive Care Med.* 2011;37(2):360.
147. Marik PE, et al. *Crit Care Med.* 2009;37:2642–2647.
148. De Hert SG. *Anesthesiology.* 2011;115:229–230.
149. Cannesson M. *J Card Vasc Anesth.* 2010;24:487–497.
150. Cannesson M, et al. *Anesth Analg.* 2008;106(4):1195.
151. Auler Jr JO, et al. *Anesth Analg.* 2008;106(4):1201.
152. Min JJ, et al. *J Clin Monit Comput.* 2017;31:397–405.
153. Audimoolam VK, et al. *Anesth Analg.* 2017;124:480–486.
154. Royer P, et al. *J Trauma Acute Care Surg.* 2015;78:994–999.
155. Wyffels PA, et al. *Am J Phys Hrt Circ Phys.* 2016;310:H1194–H1200.
156. Ho KM. *Anesth Int Care.* 2016;44:14–19.
157. Wyler von Ballmoos M, et al. *Crit Care.* 2010;14(3):R111.
158. Yi L, et al. *PLoS One.* 2017;12:e0177590.
159. Jeong DM, et al. *Anesthesia and analgesia.* 2017;125:1158–1165.
160. Hennings LI, et al. *Danish medical journal.* 2015;62.
161. Ikeda K, et al. *Sem Card Vasc Anesth.* 2016;20:188–196.
162. Myatra SN, et al. *Crit Care Med.* 2017;45:415–421.
163. Biais M, et al. *Anesthesiology.* 2017;126:260–267.
164. De Broca B, et al. *Medicine.* 2016;95:e4259.
165. Augusto JF, et al. *Intensive Care Med.* 2011;37(3):411.
166. Barodka VM, et al. *Anesth Analg.* 2011;112(5):1048.
167. Gravenstein N, Blackshear RH. *J Clin Monit.* 1991;7(1).
168. Fisher KL, Leung AN. *AJR Am J Roentgenol.* 1996;166(2):329.
169. Graham AS, et al. *N Engl J Med.* 2007;356(21):e21.
170. Peres PW. *Anaesth Intensive Care.* 1990;18(4):536.
171. Rupp SM, et al. *Anesthesiology.* 2012;116(3):539.
172. Troianos CA, et al. *Anesth Analg.* 2012;114(1):46.
173. Rothschild JM. *Ultrasound guidance of central vein catheterization. Evidence report/technology assessment, No. 43. Making health care safer. A critical analysis of patient safety practices.* Rockville, MD: Agency for Healthcare Research and Quality; 2001:245.
174. Schulman PM, et al. *N Engl J Med.* 2018;379:e1.
175. Tsui JY, et al. *N Engl J Med.* 2008;358:e30.
176. Ortega R, et al. *N Engl J Med.* 2010;362:e57.
177. Taylor RW, Palagiri AV. *Crit Care Med.* 2007;35:1390–1396.
178. McGee DC, Gould MK. *N Engl J Med.* 2003;348:1123–1133.
179. Imai M, et al. *Anesth Analg.* 1994;78:1041.
180. Wetzel LR, et al. *A & A case reports.* 2017;9:16–19.
181. Kainuma A, et al. *A & A case reports.* 2017;9:258–261.
182. Beilin Y, et al. *Anesthesiology.* 1998;88(5):1399.
183. Bernard RW, Stahl WM. *NY State J Med.* 1974;74:83–86.
184. Khalil KG, et al. *JAMA.* 1972;221:908–909.
185. Naguib M, et al. *Can Anaesth Soc J.* 1985;32(4):412.
186. Rudge CJ, et al. *Br Med J.* 1973;3:23.
187. Shah KB, et al. *Anesthesiology.* 1984;61(3):271.
188. Heath KJ, et al. *Anesthesiology.* 1998;89(5):1273.
189. Ezri T, et al. *J Cardiothorac Vasc Anesth.* 2001;15(2):231.
190. Brennan MF, et al. *Arch Surg.* 1973;106:871.
191. Caron NR, et al. *Chest.* 1994;106:1917.
192. Danenberg HD, et al. *Euro Heart J.* 1995;16(2):279.
193. Collier PE, et al. *Angiology.* 1984;35:595.
194. Tocino IM, Watanabe A. *AJR Am J Roentgenol.* 1986;146(3):487.
195. Mansfield PF, et al. *N Engl J Med.* 1994;331(26):1735.
196. Gozubuyuk E, et al. *A & A case reports.* 2017;9:207–211.
197. Butsch JL, et al. *Arch Surg.* 1976;111:828.
198. Drachler DH, et al. *JAMA.* 1976;236(25):2880.
199. Burton AW, et al. *Anesthesiology.* 1998;89(3):804.
200. Merrer J, et al. *JAMA.* 2001;286:700–707.
201. Gilon D, et al. *Am Heart J.* 1998;135(3):457.
202. Ghani MK, et al. *Intensive Care Med.* 2003;29(10):1829.
203. Roguin A, Reisner SA. *Eur J Echocardiogr.* 2000;1:222.
204. Barbeito A, et al. *Can J Anaesth.* 2008;55(11):774.
205. Horner SM, et al. *Eur Heart J.* 1993;14(1):138.
206. Reynen K. *New Engl J Med.* 1993;329(13):970.
207. Grace DM. *Can J Surg.* 1977;20:51.
208. Miller SE, Maragakis LL. *Curr Opin Inf Dis.* 2012;25:412–422.
209. Healthcare-associated infections in the United States, 2006-2016: a story of progress. In: *Promotion DoHQa.* Atlanta, GA: National Center for Emerging and Zoonotic infectious Diseases (NCEZID); 2018.
210. Marschall J. *Am J Infect Control.* 2008;36(10):S172 e5.
211. Zingg W, Pittet D. *Int J Antimicrob Agents.* 2009;34(suppl 4):S38.
212. Corona ML, et al. *Mayo Clin Proc.* 1990;65(July):979.
213. O'Grady NP, et al. *MMWR.* 2002;51:1–29.
214. Tebbs SE, et al. *Br J Anaesth.* 1994;72(5):587.
215. Long DA, Coulthard MG. *Anaesth Intensive Care.* 2006;34(4):481.
216. Gilbert RE, Harden M. *Curr Opin Infect Dis.* 2008;21(3):235.
217. Darouiche RO, et al. *N Engl J Med.* 1999;340(1):1.
218. Maki DG, et al. *Ann Intern Med.* 1997;127(4):257.
219. Veenstra DL, et al. *JAMA.* 1999;282(6):554.
220. Levy I, et al. *Pediatr Infect Dis J.* 2005;24(8):676.
221. Garland JS, et al. *Pediatrics.* 2001;107(6):1431.
222. O'Grady NP, et al. *Am J Infec Cont.* 2011;39:S1–34.
223. Parienti JJ, et al. *N Engl J Med.* 2015;373:1220–1229.
224. Magder S. *Crit Care Med.* 2006;34(8):2224.
225. Magder S, et al. *Crit Care Med.* 1998;26:1061–1064.
226. Mark JB. Pressure-volume relations, transmural pressure, and preload. In: Mark JB, ed. *Atlas of cardiovascular monitoring.* New York: Churchill Livingstone; 1998:247–259.
227. Dwyer EM. *Circ.* 1970;42:1111–1122.
228. Mark JB. Respiratory-circulatory interactions. In: Mark JB, ed. *Atlas of cardiovascular monitoring.* New York: Churchill Livingstone; 1998:261–285.
229. Magder S. *Curr Opin Crit Care.* 2006;12(3):219.
230. Kovacs G, et al. *Am J Resp Crit Care Med.* 2014;190:252–257.
231. Mark JB. Getting the most from your central venous pressure catheter. In: Barash PG, ed. *ASA refresher courses in anesthesiology.* Philadelphia: Lippincott-Raven; 1995:157–175.
232. Mark JB. *J Cardiothorac Vasc Anesth.* 1991;5:163.
233. O'Rourke RA, et al. General examination of the patient. In: Schlant RC, Alexander RW, eds. *The heart, arteries, and veins.* New York: McGraw-Hill; 1994:238.
234. Mackay IFS, Walker RL. *Am Heart J.* 1966;71(2):228.
235. Shinozaki T, et al. *Anesthesiology.* 1980;53:498.
236. Mark JB. Arrhythmias, An integrated ECG and hemodynamic approach. In: Mark JB, ed. *Atlas of cardiovascular monitoring.* New York: Churchill Livingstone; 1998:219.
237. Mark JB. Patterns of valvular heart disease. In: Mark JB, ed. *Atlas of cardiovascular monitoring.* New York: Churchill Livingstone; 1998:287.
238. Marik PE, et al. *Chest.* 2008;134(1):172.
239. Kuntscher MV, et al. *Resuscitation.* 2006;70:37–43.
240. Wiesenack C, et al. *Eur J Anaesthesiol.* 2005;22(9):658.
241. Coudray A, et al. *Crit Care Med.* 2005;33:2757–2762.
242. Swan HJC, et al. *N Engl J Med.* 1970;283(9):447.
243. Connors AF, et al. *N Engl J Med.* 1983;308(5):263.
244. Sandham JD, et al. *N Engl J Med.* 2003;348(1):5.
245. Kelly CR, Rabbani LE. *N Engl J Med.* 2013;369:e35.
246. Bennett D, et al. *Intensive Care Med.* 1991;17(1):I.
247. Szabo Z. *Br J Anaesth.* 2003;90(6):794.
248. Pipanmekaporn T. *J Cardiothorac Vasc Anesth.* 2012;26(3):391.
249. Tan CO. *World Anesthesiology.* 2015;4:30.
250. Cronin B, et al. *J Card Vasc Anesth.* 2017;31:178–183.
251. Evans DC, et al. *Scand J Surg.* 2009;98(4):199.
252. Roizen MF, et al. *Anesthesiology.* 2003;99(4):988.
253. Damen J, Bolton D. *Acta Anaesthesiol Scand.* 1986;30:386.
254. Procaccini B, et al. *Br J Anaesth.* 1998;80(suppl 2):A26.
255. Jain M, et al. *Intensive Care Med.* 2003;29:2059.
256. Squara P, et al. *Chest.* 2002;121(6):2009.
257. Iberti TJ, et al. *JAMA.* 1990;264(22):2928.
258. Gnaegi A, et al. *Crit Care Med.* 1997;25(2):213.
259. Jacka MJ, et al. *Crit Care Med.* 2002;30(6):1197.
260. Zarich S, et al. *Intensive Care Med.* 2000;26:698.

261. Marik P, et al. *Crit Care Med.* 1998;26(10):1761.
262. Mark JB. Pulmonary artery pressure. In: Mark JB, ed. *Atlas of Cardiovascular Monitoring.* New York: Churchill Livingstone; 1998:27–37.
263. Mark JB. Pulmonary artery wedge pressure. In: Mark JB, ed. *Atlas of cardiovascular monitoring.* New York: Churchill Livingstone; 1998:39.
264. Levy MM. *Crit Care Clin.* 1996;12(4):819.
265. Mark JB, Chetham PM. *Anesthesiology.* 1991;74:375.
266. Zahorec R, Holoman M. *Eur J Cardiothorac Surg.* 1997;11(2):379.
267. Shin B, et al. *Crit Care Med.* 1977;5(3):125.
268. Mark JB. Pulmonary artery and wedge pressure artifacts. In: Mark JB, ed. *Atlas of cardiovascular monitoring.* New York: Churchill Livingstone; 1998:49.
269. Morris AH, et al. *Crit Care Med.* 1984;12:164.
270. Bashein G. *Anesthesiology.* 1988;68:310.
271. Fuchs RM, et al. *Am J Cardiol.* 1982;49:849.
272. Braunwald E, Awe WC. *Circ.* 1963;27:29.
273. Grossman W. *N Engl J Med.* 1991;325:1557.
274. Stott DK, et al. *Circ.* 1970;41:1031.
275. Wohlgelernter D, et al. *J Am Coll Cardiol.* 1978;10:491.
276. Leung JM, et al. *Anesthesiology.* 1990;73:802.
277. Sabbah HN, et al. *Am J Cardiol.* 1993;72:1074.
278. van Daele MERM, et al. *Circ.* 1990;81:865.
279. Goldstein JA, et al. *Circ.* 1990;82:359.
280. Trager MA, et al. *J Cardiothorac Anesth.* 1987;1:123.
281. Kushwaha SS, et al. *N Engl J Med.* 1997;336:267.
282. Kern MJ, Aguirre F. *Cathet Cardiovasc Diagn.* 1992;25:336.
283. Kern MJ, Aguirre F. *Cathet Cardiovasc Diagn.* 1992;26:34.
284. Kern MJ, Aguirre F. *Cathet Cardiovasc Diagn.* 1992;26:152.
285. Hirschmann JV. *Am Heart J.* 1978;96:110.
286. Beloucif S, et al. *Am J Physiol.* 1992;263:H125.
287. Lorell BH, Braunwald E. Pericardial disease. In: Braunwald E, ed. *Heart disease. A textbook of cardiovascular medicine.* Philadelphia: Saunders; 1992:1465.
288. Fowler NO. *Circ.* 1993;87:1738.
289. Mitchell MM, et al. *Anesthesiology.* 1987;67:294.
290. Teplick RS. *Anesthesiology.* 1987;67:289.
291. Cengiz M, et al. *Crit Care Med.* 1983;11:502.
292. Pinsky MR. *Intensive Care Med.* 2003;29(1):19.
293. Gidwani UK, et al. *Card Clin.* 2013;31:545–565.
294. Falicov RE, Resnekov L. *Circ.* 1970;42:65.
295. Scheinman M, et al. *Circ.* 1973;47:317.
296. Mark JB. Predicting left ventricular end-diastolic pressure. In: Mark JB, ed. *Atlas of cardiovascular monitoring.* New York: Churchill Livingstone; 1998:59.
297. Osman D, et al. *Crit Care Med.* 2007;35(1):64.
298. Trof RJ, et al. *Crit Care.* 2011;15. R73-R.
299. McGregor M, Sniderman A. *Am J Cardiol.* 1985;55:217.
300. Permutt S, Riley RL. *J Appl Phys.* 1963;34:924.
301. Brengelmann GL. *J Appl Physiol.* 2006;101(5):1525. discussion 1526.
302. Naeije R. *Intensive Care Med.* 2003;29(4):526.
303. Reeves JT, et al. *J Appl Physiol.* 1961;16:276.
304. De Backer D, et al. *Int Care Med.* 2018;44:960–962.
305. De Backer D, Vincent JL. *Curr Opin Crit Care.* 2018;24:204–208.
306. Youssef N, Whitlock RP. *Can J Card.* 2017;33:135–141.
307. Lee M, et al. *Can J Card.* 2017;33:142–147.
308. Connors AF, et al. *JAMA.* 1996;276:889–897.
309. Dalen JE, Bone RC. *JAMA.* 1996;276:916.
310. Valentine RJ, et al. *J Vasc Surg.* 1998;27(2):203. discussion 211.
311. Tuman KJ, et al. *J Cardiothorac Anesth.* 1989;3:625–641.
312. Connors AF, et al. *JAMA.* 1997;277:113–114.
313. Binanay C, et al. *JAMA.* 2005;294(13):1625.
314. Wheeler AP, et al. *N Engl J Med.* 2006;354(21):2213.
315. Harvey S, et al. *Lancet.* 2005;366(9484):472.
316. De Backer D. *Intensive Care Med.* 2003;29(11):1865.
317. Friese RS, et al. *Crit Care Med.* 2006;34(6):1597.
318. Chittock DR, et al. *Crit Care Med.* 2004;32(4):911.
319. Kavarana MN, et al. *Am Surg.* 2003;69(5):411.
320. Sotomi Y, et al. *Int J Card.* 2014;172:165–172.
321. Ikuta K, et al. *JAMA Cardiology.* 2017;2.
322. Pinsky MR, Vincent JL. *Crit Care Med.* 2005;33(5):1119.
323. Sotomi Y, et al. *Int J Card.* 2014;172:165–172.
324. Allen LA, et al. *J Card Fail.* 2008;14:661–669.
325. Hartog C, Bloos F. *Anaesthesiology.* 2014;28:419–428.
326. Scalea TM, et al. *J Trauma.* 1990;30(12):1539.
327. Pearse R, et al. *Crit Care.* 2005;9(6):R694.
328. Vallet B, et al. *Crit Care.* 2010;14(2):213.
329. Pölönen P, et al. *Anesth Analg.* 2000;90:1052.
330. Donati A, et al. *Chest.* 2007;132(6):1817.
331. Smetkin AA, et al. *Acta Anaesthesiol Scand.* 2009;53(4):505.
332. Rivers E, et al. *N Engl J Med.* 2001;345(19):1368.
333. Pro CI, et al. *N Engl J Med.* 2014;370:1683–1693.
334. London MJ, et al. *Anesthesiology.* 2002;96(4):860.
335. Haddad F, et al. *Circ.* 2008;117(13):1717.
336. Dhainaut J-F, et al. *Crit Care Med.* 1987;15(2):148.
337. Nelson LD. *New Horizons.* 1997;5:251–258.
338. Chang MC, et al. *Arch Surg.* 1996;131(7):728.
339. Her C, Lees DE. *Crit Care Med.* 1993;21(11):1665.
340. Boldt J, et al. *Crit Care Med.* 1989;17:518–522.
341. Dupont H, Squara P. *Curr Opin Anaesthesiol.* 1996;9:490.
342. Linton RAF, et al. *J Cardiothorac Vasc Anesth.* 2002;16(1):4.
343. Funk DJ, et al. *Anesth Analg.* 2009;108(3):887.
344. Reuter DA, et al. *Anesth Analg.* 2010;110(3):799.
345. Nishikawa T, Dohi S. *Can J Anaesth.* 1993;40(2):142.
336. Stetz CW, et al. *Am Rev Respir Dis.* 1982;126(6):1001.
347. Dhingra VK, et al. *Chest.* 2002;122(3):990.
348. Ganz W, et al. *Am J Cardiol.* 1971;27:392.
349. Heerdt PM, et al. *J Cardiothorac Vasc Anesth.* 2001;15(2):183.
350. Bazaral MG, et al. *Anesthesiology.* 1992;77(1):31.
351. Wetzel RC, Latson TW. *Anesthesiology.* 1985;62(5):684.
352. Groeneveld ABJ, et al. *J Appl Physiol.* 2000;89:89.
353. van Grondelle A, et al. *Am J Physiol.* 1983;245(4):H690.
354. Yelderman M. *J Clin Monit.* 1990;6(4):322.
355. Siegel LC, et al. *Anesth Analg.* 1996;83:1173.
356. Gardner RM. *Crit Care Med.* 1998;26(8):1302.
357. Le Tulzo Y, et al. *J Clin Monit.* 1996;12(5):379.
358. Hatton KW, et al. *J Cardiothorac Vasc Anesth.* 2017;31:e61–e62.
359. Monnet X, Teboul J-L. *Crit Care.* 2017;21.
360. Mielck F, et al. *J Cardiothorac Vasc Anesth.* 2003;17(2):211.
361. Segal E, et al. *J Clin Anesth.* 2002;14(3):210.
362. von Spiegel T, et al. *Anaesthesist.* 1996;45(11):1045.
363. Michard F. *Crit Care Med.* 2007;35(4):1186.
354. Matejovic M, et al. *Acta Anaesthesiol Scand.* 2004;48(1):69.
365. Mitchell JP, et al. *Am Rev Respir Dis.* 1992;145(5):990.
366. Hoeft A, et al. *Anesthesiology.* 1994;81(1):76.
367. Wiesenack C, et al. *J Cardiothorac Vasc Anesth.* 2001;15(5):584.
368. Briegel J, et al. *Anaesthesist.* 2009;58(2):122.
369. Perny J, et al. *BioMed Res Intl.* 2014;2014:1–7.
370. Linton RAF, et al. *Br J Anaesth.* 1993;71:262.
371. Kurita T, et al. *Br J Anaesth.* 1997;79:770.
372. Linton R, et al. *Crit Care Med.* 1997;25(11):1796.
373. Garcia-Rodriguez C, et al. *Crit Care Med.* 2002;30(10):2199.
374. Linton RA, et al. *Intensive Care Med.* 2000;26(11):1507.
375. Joosten A, et al. *Br J Anaesth.* 2017;118:298–310.
376. Colquhoun DA, Roche AM. *Anaesthesiology.* 2014;28:353–362.
377. Laupland KB, Bands CJ. *Can J Anaesth.* 2002;49(4):393.
378. Mark JB, et al. *Anesth Analg.* 1986;65:1013.
379. Roche AM, et al. *Best Pract Res Clin Anaesthesiol.* 2009;23(3):327.
380. Abbas SM, Hill AG. *Anaesthesia.* 2008;63(1):44.
381. Singer M. *Int Anesthesiol Clin.* 1993;31:99–125.
382. Thys DM, Hillel Z. *Anesthesiology.* 1988;69:728.
383. Lee JH, et al. *Br J Anaesth.* 2007;99(3):343.
384. Guinot P-G, et al. *Br J Anaesth.* 2013;110:28–33.
385. Poeze M, et al. *Crit Care Med.* 1999;27(7):1288.
386. Calvo-Vecino JM, et al. *Br J Anaesth.* 2018;120:734–744.
387. Kubicek WG, et al. *Aviat Space Environ Med.* 1966;37(12):1208.
388. Jakovljevic DG, et al. *Anesthesiology.* 2014;28:381–394.
389. Peyton PJ, Chong SW. *Anesthesiology.* 2010;113:1220–1235.
390. Jaffe MB. *J Clin Monit.* 1999;15:387.
391. Orr J, et al. *J Clin Monit.* 1996;12:464.
392. Osterlund B, et al. *Acta Anaesthesiol Scand.* 1995;39(6):727.
393. Thiele RH, Durieux ME. *Anesth Analg.* 2011;113(4):766.
394. Wesseling KH, et al. *J Appl Physiol.* 1993;74(5):2566.
395. Linton NWF, Linton RAF. *Br J Anaesth.* 2001;86(4):486.
396. Bogert LW, et al. *Anaesthesia.* 2010;65(11):1119.
397. Michard F. *Anesthesiology.* 2005;103(2):419. quiz 449.
398. Lieshout JJ, Wesseling KH. *Br J Anaesth.* 2001;86(4):467.
399. Cecconi M, et al. *Int Care Med.* 2013;39:787–789.
400. Monnet X, et al. *Br J Anaesth.* 2012;108:615–622.
401. Camporota L, Beale R. *Crit Care.* 2010;14(2):124.
402. De Backer D, et al. *Intensive Care Med.* 2005;31(4):517.
403. Goedje O, et al. *Crit Care Med.* 1999;27(11):2407.
404. Pittman J, et al. *Crit Care Med.* 2005;33(9):2015.
405. Benes J, et al. *Crit Care.* 2010;14(3):R118.
406. Mayer J, et al. *Crit Care.* 2010;14(1):R18.
407. Salzwedel C, et al. *Crit Care.* 2013;17:1.

37 围术期超声心动图

MEGAN L. KRAJEWSKI，FEROZE MAHMOOD

孟庆元 译 许涛 卞金俊 审校

要 点	- 经食管超声心动图（TEE）的围术期应用包括监测、诊断和手术指导。TEE 在心脏手术、非心脏手术、介入操作和重症治疗中的作用不断发展。 - 在非心脏手术中，术中 TEE 可用作常规监测或危及生命的紧急情况下的抢救工具。 - TEE 有助于心脏手术期间的决策，三维（3-D）TEE 可增加术中评估的价值。 - TEE 对结构性心脏干预是不可或缺的，是多模式成像的关键组成部分。 - 超声心动图在休克的诊断和治疗中起着重要的作用。 - 经胸超声心动图（TTE）在围术期的应用越来越广。 - 目标导向心脏超声可在床旁即时实施和解读，并关注与临床情况相关的具体问题。 - 除了围术期 TEE 指南中包括的内容之外，重症治疗协会已提出了超声心动图的独特作用和指南。重症医师的超声心动图技能要涵盖术中超声心动图的应用技能，此外还包括其他独特的技能。 - 超声心动图的基本知识是麻醉学培训的预期。 - 在整合到一种多模式、以课程为基础的超声心动图培训中时，模拟是一种有效的培训工具。

引言

超声心动图是一种宝贵的工具，可用于整个围术期。在床旁进行影像采集和解读，能够根据患者的临床状况实时整合结果。经食管超声心动图（TEE）在围术期具有广泛的功能。TEE 可用作术中监护，提供详细的结构和功能信息，有助于疾病诊断，指导经皮干预的操作。TEE 的应用已扩展到心脏手术，并进入非心脏手术、导管手术和重症治疗领域。随着临床超声在现代麻醉实践中的应用不断增多，围术期临床医生也开始接受经胸超声心动图（TTE）。重症治疗超声心动图与术中超声心动图有很多相似之处，但二者在更大的重症治疗超声领域中同时发展。本章对成像技术和超声心动图切面进行了历史概述和总结，并讨论了 TEE 和 TTE 在围术期治疗中的应用。

围术期超声心动图的历史

术中经食管超声心动图

数十年的发展和进步造就了围术期 TEE 的现状（图 37.1）[1]。临床超声心动图最早出现于 20 世纪 50 年代，使用光点扫描模式（M 型）超声记录心脏结构的信号[2]。将近二十年后，首次使用心外膜成像进行术中超声心动图检查[3]。1976 年报道了 TEE 的第一次临床应用实践[4]。不久之后，一个小组报道了首次在术中使用 TEE，描述了其在心脏手术期间监测左心室（LV）功能的作用[5-6]。20 世纪 80 年代，将二维（2-D）传感器安装在改良的可弯曲胃镜上[7-8]，创造出更多的多功能探头，麻醉学和心脏病学的先驱们开始证明 TEE 作为术中监护的作用[9-11]。诸如结合二维和多普勒功能的传感器[12-13]、双平面成像[14]、多平面成像[15]以及儿科探头[16]等的进一步发展，释放了术中 TEE 的诊断潜力。实时三维成像（RT-3D）于 21 世纪头十年中期进入这个领域，此后在术中的使用

1158

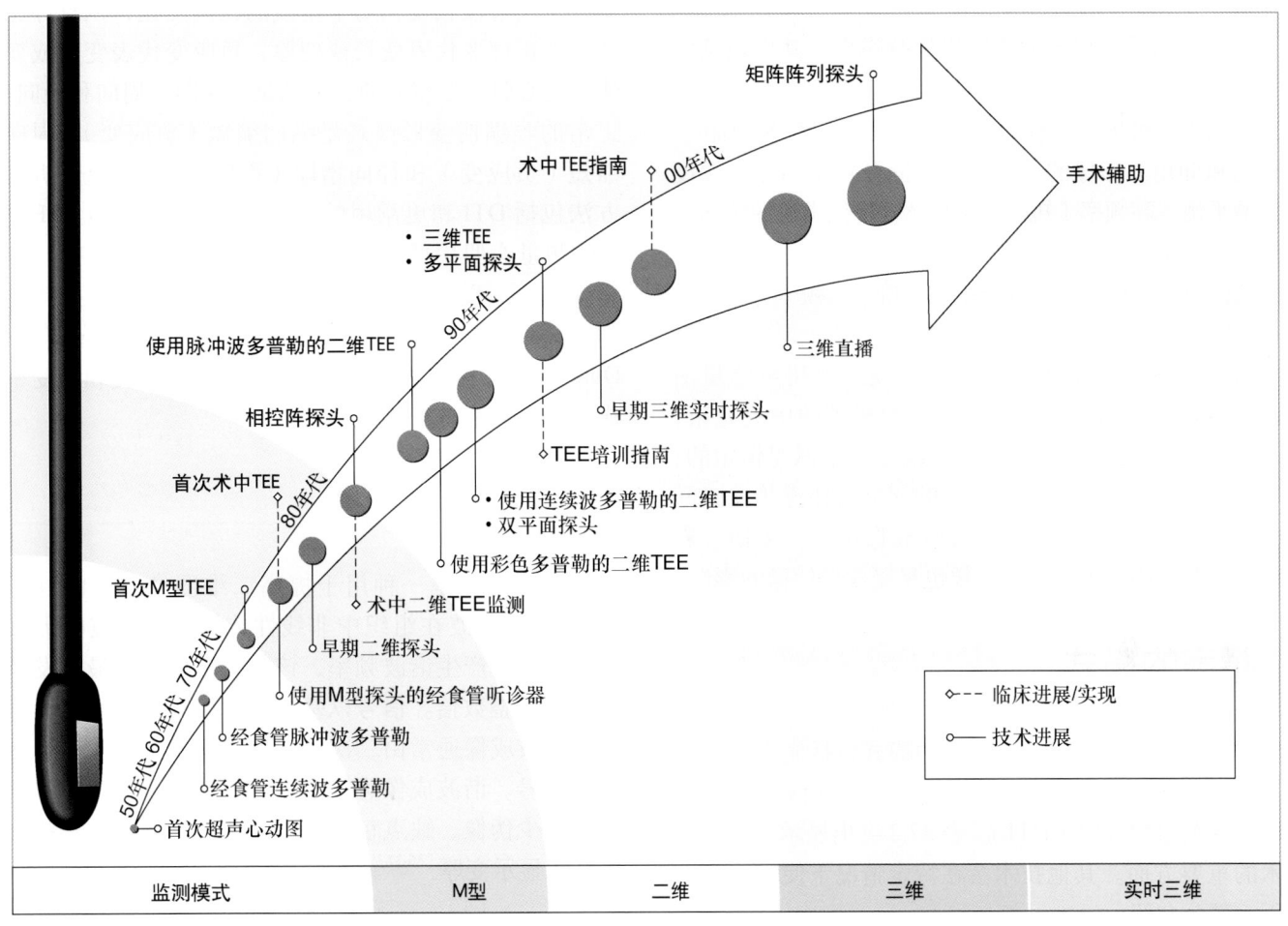

图 37.1　经食管超声心动图（TEE）从监测模式到手术辅助的历年演变（Modified with permission from，Mahmood F，Shernan SK. Perioperative transoesophageal echocardiography：current status and future directions. Heart. 2016；102（15）：1159-1167.）

呈指数增长[17]。探头技术的进步和计算能力的改进继续提高三维（3-D）影像采集的实用性。

重症治疗超声心动图

在 1976 年引入 TEE 之前，二维经胸成像取得了重大进展，从而可以更好地观察心脏结构[18-22]。商用仪器随后开始生产。在重症监护治疗病房（ICU），一些临床医生将超声心动图用于评估急性呼吸窘迫综合征和脓毒症患者的心功能[23-24]。然而，TTE 在 ICU 并未广泛推广，因为重症医师当时选择的工具是肺动脉导管[25-27]。在 20 世纪 90 年代末到 21 世纪初，肺动脉导管的使用率下降，同时 TTE 在 ICU 获得更多的关注[28-32]。随着设备的小型化和对床旁即时超声的重视，超声心动图作为 ICU 中血流动力学监护和诊断工具的使用不断增加。

超声的原理

尽管对超声物理学的深入讨论超出本章的范围，但对任何超声心动图操作者来说，必须对基础概念有基本的了解。声音是通过介质传播的机械性、纵向振动波。描述声波的几个参数包括频率、波长、振幅和传播速度。超声波是一种频率高于人类听觉范围［20 ～ 20 000 赫兹（Hz）］的声波。超声心动图一般使用 2 ～ 12 兆赫（MHz）之间的频率。超声传感器使用压电元件将超声能量转换为电能，反之亦然。传感器既是超声信号的发送器，也是接收器。二维超声心动图采用相控阵传感器，该传感器具有一排相互通电的压电元件。

随着超声能量在组织中传播，声波与组织间的相互作用导致能量吸收、发散、反射和散射。超声能量在组织界面的反射是影像生成的基础。这些声音-组织的相互作用使超声信号的强度降低，而这种衰减会限制成像的深度。在组织界面传输的能量通常会发生折射改变方向，导致成像伪像。

影像的精确显示取决于影像分辨率，其中包括空间分辨率、时间分辨率和对比度分辨率（表 37.1）。空间分辨率可依据三种超声束空间维度来描述：轴向、横向和仰角。影像的生成涉及空间分辨率和穿透深度间的平衡。高频率（短波长）传感器提供出色的轴向分辨率，但由于衰减，穿透深度有限。低频率（长波长）穿透得更深，但以轴向分辨率为代价。高频率有利于浅表结构的成像，低频率则有利于深部结构的成像。

超声影像的生成依赖几种假设：①超声能量沿直线传播；②所有返回的回声源自极细的中央光束；③回声经过一次反射后返回传感器；④衰减是恒定的；⑤声速是恒定的，因此反射物的深度与往返传输时间成正比[33]。违反这些设想导致成像伪像。频谱、彩色多普勒（CFD）和三维影像也易受成像伪像的影响。

超声的模式

超声心动图所用的主要超声模式包括光点扫描模式（M 型）、二维影像、多普勒（频谱和彩色血流）和多普勒组织成像（DTI）。表 37.2 突出显示了这些技术的重要方面。其他技术会在特定情况下使用，将于下一部分介绍。

应变和应变率成像

应变和应变率成像技术（也称为心脏力学或心肌变性）用于量化整体和局部心室功能。应变是指物体的形状或大小因作用力而发生的相对变化。在心肌中，是指节段长度相对于基线的比例变化，以百分比表示。正应变代表变长或变厚，负应变代表变短或变薄。与心肌变形相关的三个轴是：纵向、周向和径向。正常的收缩期变形模式是纵向缩短（负应变）、周向缩短（负应变）和径向增厚（正应变）。应变分析的方法包括 DTI 和更常用的超声斑点追踪技术（STE）。DTI 测量心肌中两点的速度，衍生出应变和应变率。相比之下，STE 通过一系列帧来追踪心肌中独特的声学斑点，并根据距离的变化计算出应变和应变率。Duncan 及其同事发表了一篇有关围术期应变和应变率成像的优秀综述[34]。

谐波成像

谐波成像是一种用于提高二维图像质量的处理技术[35]。声波在组织中非线性传播，使声波的形状扭曲。这会产生谐波频率，该频率是传感器最初发送的基频的整数倍。信号以基频和谐波频率返回至传感器。谐波成像通常由二次谐波频率生成影像并过滤掉基频信号。谐波成像可提高对比度分辨率，改善信噪比，减少伪像。缺点包括空间分辨率略降低，一些心脏结构显示变厚[36-37]。

心脏超声造影

心脏超声造影可用于改善诊断评估，增强次优影像[38-39]。心脏超声造影的两种方法包括注射含气盐水或商用造影剂。含气生理盐水可用于识别心内是否存在右向左分流，因为搅动产生的微气泡不会经过肺

表 37.1 影像分辨率的组成部分

	描述	实用要点
空间分辨率	能够区分两个间距很小的目标 两个结构之间必要的最小距离，以便将它们显示为单独的目标	决定影像细节 提高空间分辨率的因素通常以降低时间分辨率为代价，反之亦然
轴向	沿超声束的长度区分对象	高频率传感器波长更短，轴向分辨率更好 轴向分辨率优于横向分辨率
横向	相对于超声束的方向两侧（或水平）区分	由超声束的宽度决定 最好在超声束的焦点
仰角	垂直超声束平面区分目标	由超声束的高度决定 最好在超声束的焦点
时间分辨率	能够精确显示结构随时间的移动	帧速越高，时间分辨率越好 减少扫描扇面时间的因素（如降低成像深度或创建更窄的成像扇面）可提高时间分辨率
对比度分辨率	能够分辨回声中的细微差异，将这些差异显示为不同的灰色阴影	通过谐波成像、应用造影剂、B 色图的使用和后处理控制得到提高

表 37.2　超声的模式

模式	描述 / 特征
亮度模式（B 型）	■ 使用相应的亮度描述返回声音信号的强度 ■ M 型和二维影像是对初始 B 型影像的改进
光点扫描模式（M 型）	■ 显示心脏结构相对于时间的一维运动影像 ■ 极高的时间分辨率 ■ 提供有限的空间信息 ■ 最大的用途是提供与心动周期有关的快速移动结构（如瓣膜、室壁）的信息
二维（2D）	■ 超声心动图检查的核心 ■ 重复脉冲扫描生成代表实时运动的心脏结构的影像 ■ 图像以扇面形式生成 ■ 时间分辨率比 M 型低
多普勒	■ 移动的红细胞向传感器移动时，散射的超声能量转换成高频率，离开传感器时转换成低频率 ■ 多普勒模式分析频移，使用多普勒方程来估算血流速度 ■ 速度（v）计算如下： $$v = \frac{c^* \Delta f}{2 f_t^* \cos \theta}$$ 其中 c = 声音在血液中的传播速度（1540 m/s），Δf 是发射频率（f_t）与接收频率之差，$\cos \theta$ 是超声束与血流之间的入射角 ■ 角度相关 ■ 最大多普勒频移发生在血流与超声束直接平行时。入射角 ≤ 20° 时，估计速度的误差百分比 ≤ 6%。入射角度增大，误差显著增加 ■ 包括频谱（脉冲波、连续波）和彩色多普勒
脉冲多普勒（PWD）	■ 在特定位置对血流速度进行采样 ■ 采样频率决定能检测到的最大速度，并取决于成像深度 ■ 该最大速度是脉冲重复频率的一半，称为尼奎斯特极限 ■ 超过尼奎斯特极限，就会发生混叠。多普勒信息显示变模糊，同时显示正速度和负速度
连续多普勒（CWD）	■ 传感器沿超声束的长度连续发射和接收超声能量 ■ 允许测量更高的流速，如遇到狭窄或反流病变时的流速 ■ 高流速可发生在沿超声束长度的任何位置，这种限制称为距离模糊
彩色多普勒（CFD）	■ 脉冲多普勒的一种形式 ■ 在成像扇面内的多个样本容积中测量血流的方向和速度。根据色度显示方向和速度信息 ■ 血流的数据附加在相应的二维影像上 ■ 受混叠限制 ■ 时间分辨率比二维影像低
多普勒组织成像（DTI）	■ 用于评估心肌运动 ■ 消除来自红细胞的高速、低振幅信号，显示来自组织的低速、高振幅信号 ■ 角度相关 ■ 无法区分平移运动和收缩

循环[40]。商用造影剂使用封装的高密度气体微气泡，能够穿过肺循环，使左侧心脏出现浑浊。心脏超声造影的围术期应用包括改善心内边界轮廓以评估功能，评估局部室壁运动，以及排除心内血栓或肿块。

三维影像采集

三维影像可提供二维检查结果的补充信息。具有三维功能的传感器包含数千个矩形（或矩阵）阵列配置的压电元件，并创建锥形影像。最佳的三维影像涉及时间分辨率、空间分辨率和扇面大小之间的平衡。三维影像易受到与二维影像相同的伪像和三维影像构建所特有的其他伪像的影响。我们鼓励感兴趣的读者参考已发布的三维超声心动图指南以及有关术中三维影像采集的实用概述[41-42]。

成像模式

二维多平面采集

矩阵阵列（三维）传感器具有多平面成像功能，

可同时显示两个或多个实时二维影像平面。在双平面影像中，第一幅影像用作参考切面，第二幅影像通过围绕参考切面的纵轴旋转扫描平面获得。第二幅影像还可通过在仰角或横轴上倾斜成像平面进行调整。多平面影像可同时显示多个可旋转的影像平面（彩图 37.2）。框 37.1 列出了常见的多平面影像的围术期应用。

三维实时影像

三维影像可现场或"实时"显示。三维实时影像在单次心跳上采集数据；一些作者将此称为四维影像。专有名称有所不同，但有三种主要的扇区大小不同的三维实时影像模式：

- 窄形扇区：此模式显示成锥形容积，具有实况模式中最佳的时间和空间分辨率。主要局限是通常无法捕获整个目标结构（彩图 37.3）。
- 宽形扇区：此模式"放大"选定的目标区域。与窄形扇区影像相比，时间和空间分辨率降低。影像易采集。该模式是实时影像处理的理想选择（见彩图 37.3）。
- 全容积：全容积模式具有最大的影像扇区。全

框 37.1　多平面成像的围术期应用
■ 节段室壁运动的同步显影
■ 瓣膜反流的机制和起源的特征
■ 房间隔缺损经皮封堵术中的手术指导
■ 经隔膜左心耳穿刺置管和二尖瓣手术的指导
■ 左心耳形态的评估和血栓排除

容积实况影像降低了时间和空间分辨率。理想情况下，全容积影像的采集发生在多次心跳上。当无法多次心跳采集时，全容积实况模式亦有用。

门控获取

门控获取将影像容积分为多个窄的亚容积，这些亚容积是在特定的心跳次数下获取的。将各个亚容积"拼接"在一起形成最终影像。为了在心动周期中同时获得各个亚容积，影像采集受心电图（ECG）的 R 波门控。门控获取要求心律正常，且无电流干扰和呼吸变异。

- 宽形扇区：使用宽形扇区模式的多次心跳门控获取可显著提高"放大"切面的时间分辨率。空间分辨率略有提高。
- 全容积：该模式具有最大的扇区、最佳的空间分辨率和较高的时间分辨率（彩图 37.4）。

彩色血流多普勒

CFD 可与任何一种方式结合，但会导致时间分辨率降低。使用 R 波门控多次心跳采集可获得最佳的 CFD 影像。

定量分析

多平面重组

多平面重组能使正交的平面对齐，以精确测量线性尺寸和面积（如狭窄孔口、环形面积的平面测量）。

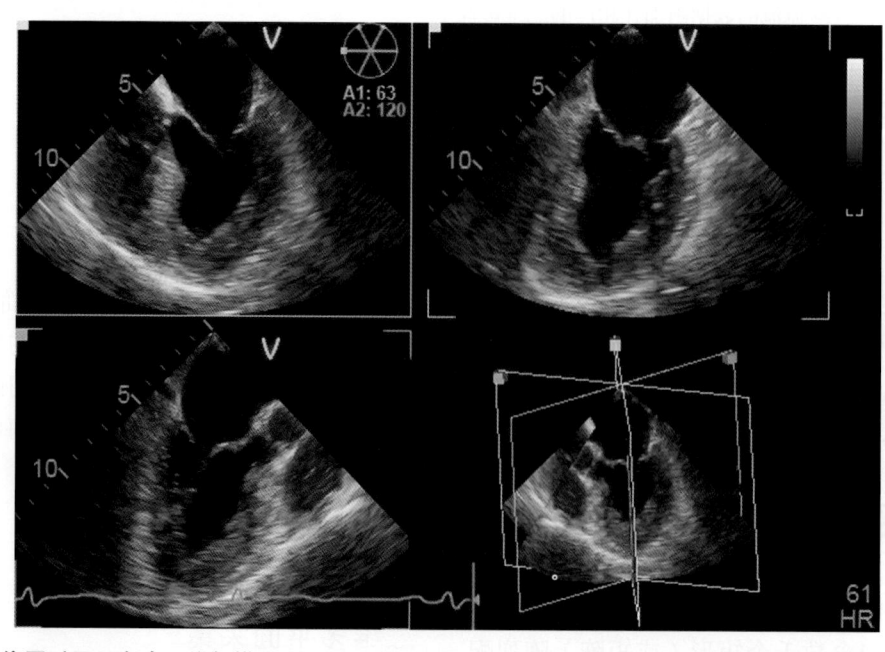

彩图 37.2　**多平面成像同时显示多个二维扫描平面。** 左上方切面（黄色切面）显示主要参考影像平面。此切面中的圆形图标提示次要影像平面的位置。次要平面的影像在右上方（白色切面）和左下方（绿色切面）显示。右下方显示了影像平面及其角度的三维表现

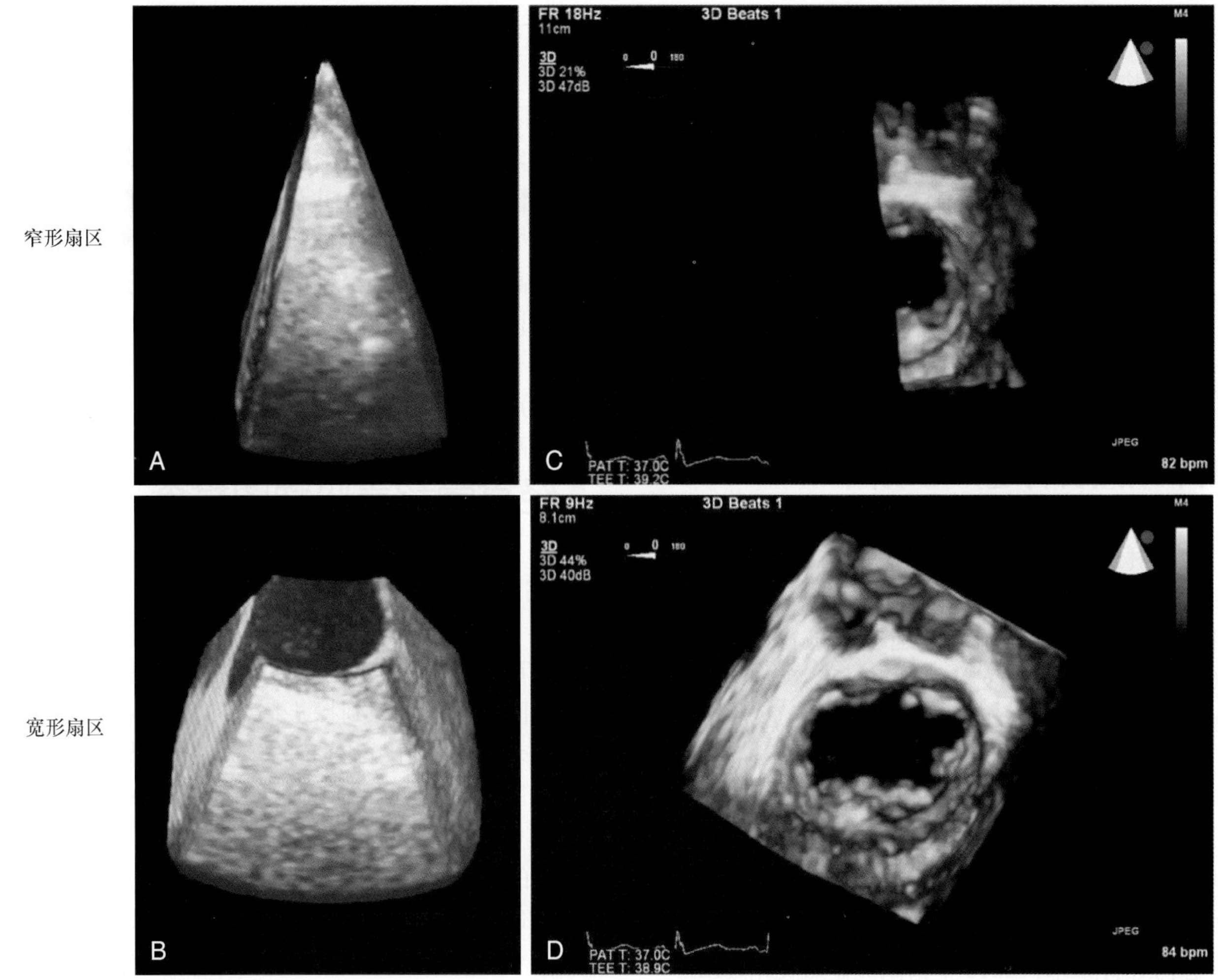

窄形扇区

宽形扇区

彩图 37.3　使用窄形扇区（上）和宽形扇区（下）模式的三维实时影像。（A）窄形扇区影像显示狭窄的锥形容积。（B）宽形扇区影像显示从较大的锥形容积中选择的界定目标区域。（C）裁切和旋转后的二尖瓣窄形扇区影像。只有部分二尖瓣结构可见。（D）裁切和旋转后的二尖瓣宽形扇区影像。整个二尖瓣结构可见，但以降低空间和时间分辨率为代价

亚容积　　　　　　　　　　　全容积

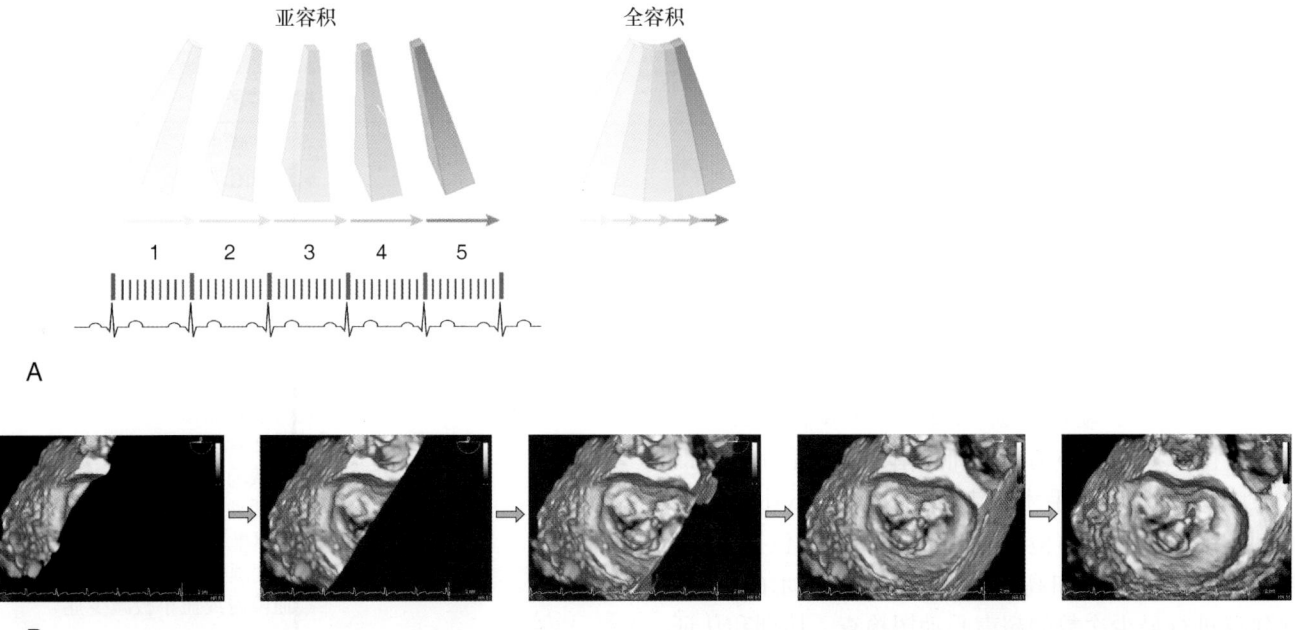

彩图 37.4　（A）多次心跳门控全容积影像采集示意图。亚容积采集受心电图的 R 波门控。在此示例中，亚容积采集发生在连续五次心跳中。然后将各个亚容积同步"拼接"在一起，以创建更大的全容积三维影像。（B）由狭窄的亚容积创建三维全容积影像（Modified from Desjardins G. Perioperative echocardiography. In：Miller R，ed. Miller's Anesthesia. 8th ed. Philadelphia，PA：Elsevier/Saunders；2015：1396-1428.）

高级应用

三维影像中存在一些定量应用，去除了二维影像计算所需的一些几何假设。示例分析包括心室射血分数（EF）的计算、二尖瓣结构的分析和动态瓣环测量。自动化程度和对后处理操作的需求各不相同。有些分析仅在脱机状态下进行，这在研究中很有用，但很少适用于术中决策。

适应证和实践指南

围术期经食管超声心动图

美国麻醉科医师协会（ASA）和心血管麻醉医师协会（SCA）于 1996 年发布了围术期 TEE 实践指南，对各种临床环境中的 TEE 的适应证进行了分类[43]。2010 年更新的版本以文献综述和专家意见为基础推荐了围术期 TEE 的适应证[44]。在无禁忌证的情况下，所有成人心脏直视手术和胸主动脉手术均应使用 TEE。冠状动脉旁路移植术中应考虑用 TEE 确认诊断信息、检测病情、调整麻醉或手术计划，以及评估手术结果。推荐在接受心脏手术的幼儿中使用 TEE 应根据不同病例具体分析，因为该人群具有独特的风险。对于心内导管手术，2010 年指南规定可使用 TEE。一些不同的指南特别关注超声心动图在介入和导管手术中的应用[45-46]。在非心脏手术中，TEE 适用于持续存在无法解释的危及生命的循环不稳定状况。如果手术治疗或患者已知或疑似的病理改变可能导致严重的血流动力学、肺或神经受累，可考虑行 TEE 检查。如果诊断信息预期改变治疗且无法通过其他方式方便获得，则建议在重症治疗中使用 TEE。欧洲指南对围术期 TEE 的使用提供了相似的建议[47-49]，美国心脏协会（AHA）和美国心脏病学会（ACC）对术中 TEE 的具体适应证的建议更为限制[50-51]。

除了描述围术期 TEE 的适应证外，1996 年 ASA/SCA 指南还指出了基础和高级培训的区别[43]。2002 年，美国超声心动图协会（ASE）/SCA 联合工作组撰写了围术期超声心动图培训指南，明确了在术前即刻、术中或术后对手术患者进行 TEE、心外膜超声心动图或主动脉超声检查[52]。这些指南不包括 TTE。指南概述了对基础和高级培训的认知和技术的期望，并建议进行最少次数的超声心动图检查。培训和认证的进一步讨论在本章末进行。

重症治疗

除 ASA/SCA 指南规定的以外，重症医学协会进一步定义了超声心动图在重症治疗中的功能和应用。几个国际专家小组在共识声明中提出了培训目标和基于能力的培训标准。类似于围术期超声心动图基础培训和高级培训间的区别，这些声明区分了基础和高级重症监护超声心动图，或基本技能和专家技能[53-57]。危重症医学协会已就使用床旁超声心动图（TEE 和 TTE）评估危重症患者提供了循证建议[57]。

经食管超声心动图检查

禁忌证和并发症

TEE 是一种安全、相对微创的手术，但超声心动图医师应当认识到探头插入和操作引起的潜在并发症。表 37.3 列出了 TEE 的绝对和相对禁忌证。对于有口腔、食管或胃部疾病的患者，必须仔细考虑风险和益处。Hilberath 及其同事对 TEE 的安全性做了很好的总结，回顾研究提示成人总体并发症发生率为 0.18%～2.8%，主要并发症发生率为 0.2%～1.2%[58]。2017 年一项研究回顾了有关当代心脏外科手术队列研究的并发症的最新数据[59]。在 7948 名接受 TEE 的患者中，有 111 名（1.4%）确定可能是由 TEE 导致的并发症（未确定其他原因）。严重吞咽困难的发生率为

表 37.3   经食管超声心动图的禁忌证列表

绝对禁忌证	相对禁忌证
食管病变 ■ 憩室 ■ 撕裂 ■ 缩窄 ■ 肿瘤	有以下病史： ■ 吞咽困难 ■ 颈部和胸部放射 ■ 上消化道手术
活动性上消化道出血	近期上消化道出血
食管切除术病史	活动性消化性溃疡病、食管炎
内脏穿孔	食管静脉曲张 Barrett 食管 有症状的裂孔疝 颈椎活动受限 ■ 寰枢椎不稳定 ■ 重度颈关节炎 凝血障碍或血小板减少症

Adapted from Hahn RT, Abraham T, Adams MS, et al. Guidelines for performing a comprehensive transesophageal echocardiographic examination: recommendations from the American Society of Echocardiography and the Society of Cardiovascular Anesthesiologists. J Am Soc Echocardiogr. 2013; 26 (9): 921-964.

0.3%，食管或胃部并发症的发生率为 0.9%。与并发症相关的独立危险因素有年龄、体重指数、卒中病史、除单纯冠状动脉旁路移植术（CABG）外的手术、体外循环时间以及出于任何原因返回手术室。

经食管超声心动图影像采集

探头操作和影像平面

TEE 探头操作包括后退 / 前进，向左 / 右转和角度调整。手柄上的大旋钮控制前曲 / 后曲，小旋钮允许左右弯曲。TEE 影像采集发生在四个不同水平：食管上段（UE）、食管中段（ME）、经胃（TG）和经胃底部（DTG）（图 37.5）。

基础检查

围术期 TEE 基础检查可作为术中监测工具，用于确定血流动力学或呼吸系统紊乱的心脏原因[60]。围术期基础检查包括 11 个适合评估血流动力学不稳定的切面。建议 11 个切面的检测顺序如下：食管中段四腔心（ME 4C）、食管中段两腔心（ME 2C）、食管中段长轴（ME LAX）、食管中段升主动脉长轴、食管中段升主动脉短轴、食管中段主动脉瓣短轴（ME AV SAX）、食管中段右心室流入-流出道（ME RV Inflow-Outflow）、食管中段双腔静脉、经胃乳头中部短轴、降主动脉短轴和降主动脉长轴。

全面检查

一次 TEE 全面检查可使经过适当培训的从业人员展现充分利用 TEE 的诊断能力。建议使用 28 个切面（包括 11 个基本切面）进行全面评估（彩图 37.6）。影像采集的技术方面在其他部分已有广泛的评述[61]。超声心动图操作者应系统地完成检查，以避免遗漏关键发现。由于个别患者的解剖和术中环境的时间限制，并非每次检查都需获得所有切面。

心外膜和心外膜成像

尽管心外膜超声心动图被引入到了术中超声心动图的领域，但它的使用已被 TEE 代替。在存在 TEE 禁忌证或需要更佳地显影前部结构的情况下，心外膜超声心动图仍是一种替代方式[62]。

主动脉超声（EAU）作为成像辅助方法，可以观察升主动脉和主动脉弓等在 TEE 上无法看到的区域。与 TEE 或手法触诊相比，用 EAU 检测升主动脉粥样硬化更有优势[63-65]。EAU 影响手术策略，但关于这是否转化为改善临床结局的数据有限且不均一[63-65]。检查指南和示例影像切面均可获得[66]。

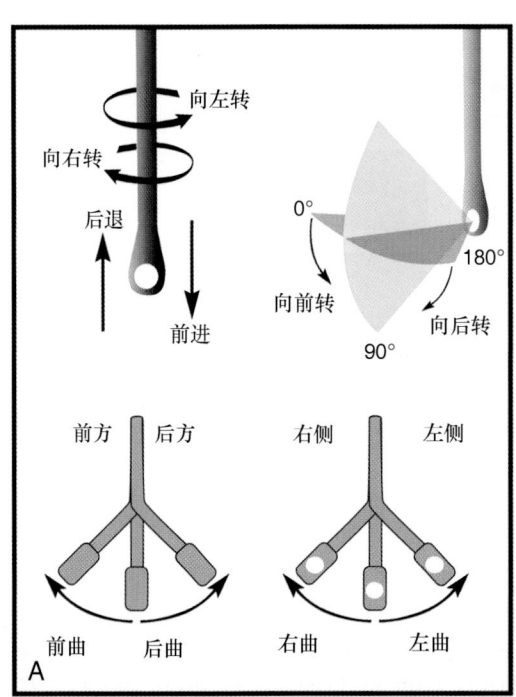
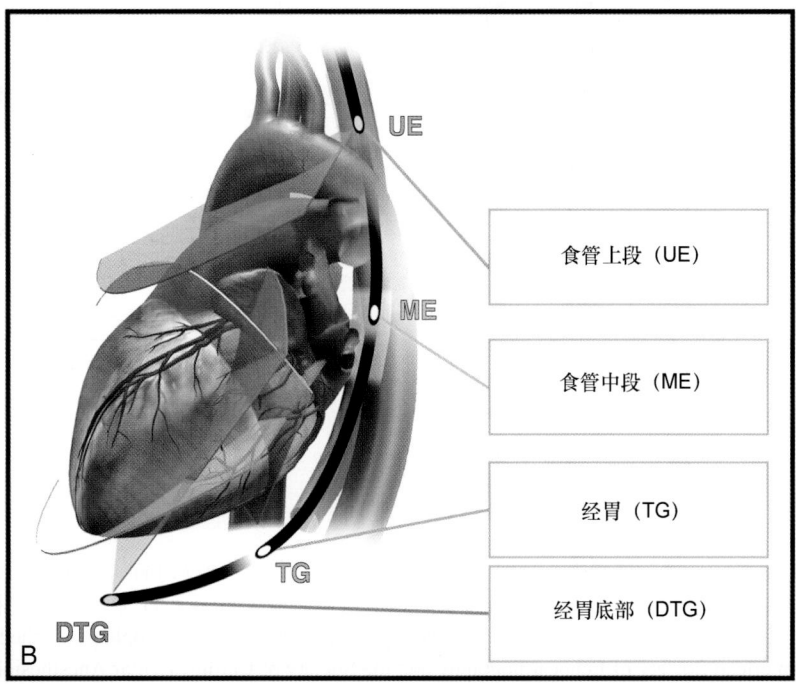

图 37.5 用于描述影像采集中经食管超声心动图探头操作的术语。（A）用于经食管超声心动图探头操作的术语。（B）食管和胃部四个标准的探头位置及相关影像平面（From Hahn RT，Abraham T，Adams MS，et al. Guidelines for performing a comprehensive transesophageal echocardiographic examination：recommendations from the American Society of Echocardiography and the Society of Cardiovascular Anesthesiologists. J Am Soc Echocardiogr. 2013；26（9）：921-964. ）

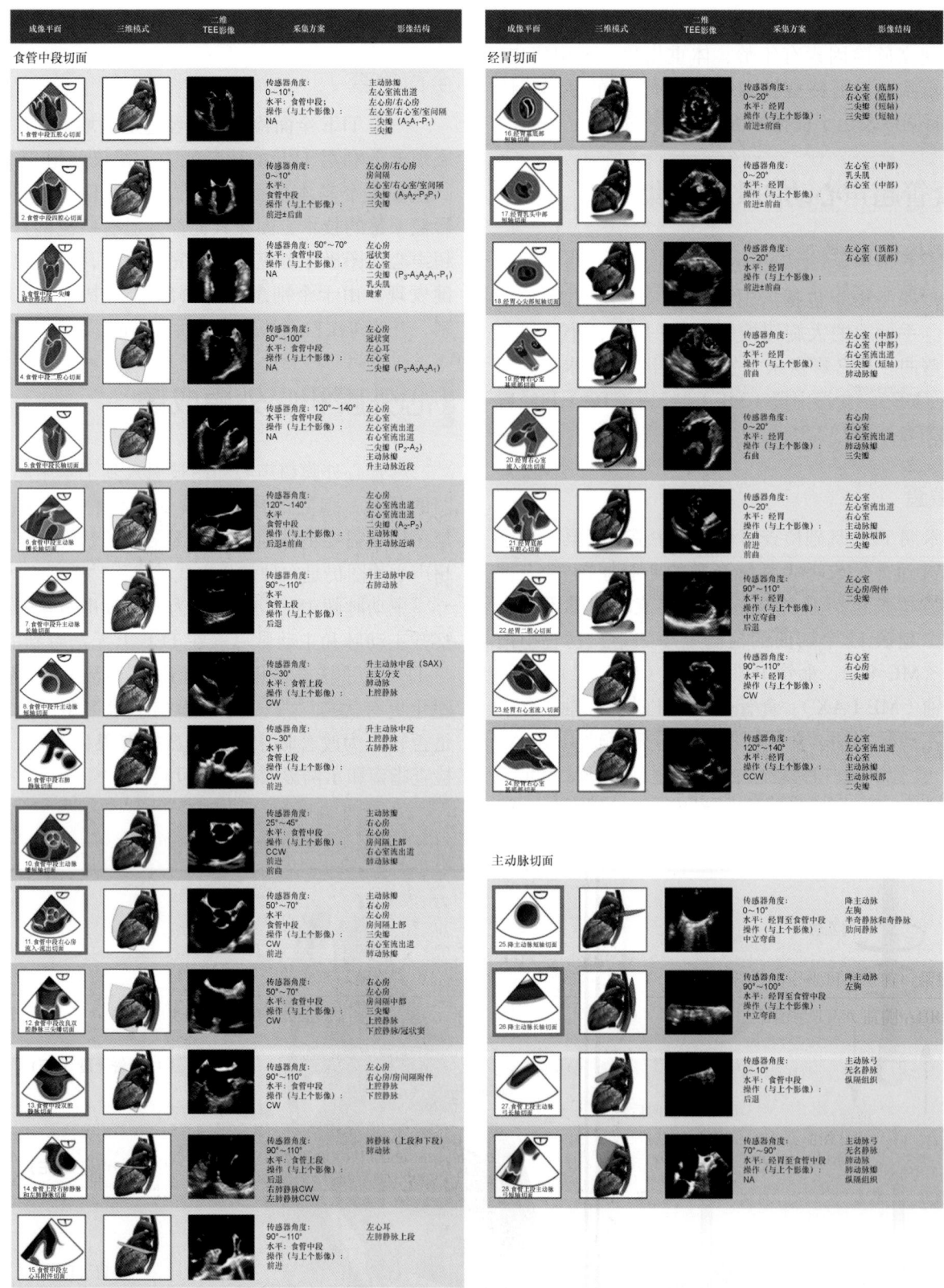

彩图 37.6　经食管超声心动图（TEE）全面检查的 28 张建议切面。每张切面按三维影像、相应成像平面和二维影像显示。后面栏中列出了采集方案和每张切面中的影像结构。绿色框表示 11 张基本 TEE 检查的切面（Modified from Hahn RT，Abraham T，Adams MS，et al. Guidelines for performing a comprehensive transesophageal echocardiographic examination：recommendations from the American Society of Echocardiography and the Society of Cardiovascular Anesthesiologists. J Am Soc Echocardiogr. 2013；26（9）：921-964.）

经胸超声心动图检查

经胸超声心动图影像采集

描述经胸超声切面的三要素：①传感器位置或窗口；②成像平面；③成像结构。可行的话，患者应转向左侧，左手置于脑后。主窗口是胸骨旁、心尖、肋下和胸骨上。成像运动包括平移（滑动）、倾斜、成角和旋转。

目标导向心脏超声与局部检查

随着床旁超声的使用增加，对于临床医生来说，重要的是认识到目标导向心脏超声（FoCUS，FCU）与局部 TTE 检查之间的区别。一些协会推崇的指南描述了两种检查之间的主要差异[67-68]。FoCUS 是一种简化的床旁即时超声检查，是对体格检查的补充（框37.2）。FoCUS 在既定临床环境中解决具体问题。相关异常表现为存在或不存在，以是 / 否的形式回答问题。相反，局部 TTE 适用范围很广。可解释包括正常的、病理的和偶然的发现，也可使用定量技术。与全面检查相比，局部检查采集的影像较少[67]。局部 TTE 要求医师受过高级培训，拥有专业知识。

FoCUS 确定的异常需要通过正式的全面超声心动图来复查。如果 FoCUS 未显示异常病情但临床提示有心脏病，也应进行正式的全面超声心动图检查。有多种 FoCUS 方案，大多数包括五个主要切面：胸骨旁长轴（PLAX）、胸骨旁短轴（PSAX）、心尖四腔心（A4C）、肋下四腔心（SC4）和肋下下腔静脉（SIVC）（图 37.7 至 37.10）。方案通常纳入了肺部超声。对于那些对影像采集细节感兴趣的人，我们为读者推荐一本实用入门读物[69]。

全面检查

少数麻醉医师接受了执行和（或）正规解读全面 TTE 检查所需的必要培训。标准影像切面出现在胸骨

Adapted from Via G, Hussain A, Wells M, et al. International evidencebased recommendations for focused cardiac ultrasound. J Am Soc Echocardiogr. 2014；27（7）：683 e681-683 e633.

框 37.2　目标导向心脏超声的特征
■ 目标导向
■ 问题导向
■ 范围有限
■ 简化
■ 时间敏感且可重复
■ 定性或半定量
■ 床旁即时实施
■ 通常由临床医生实施

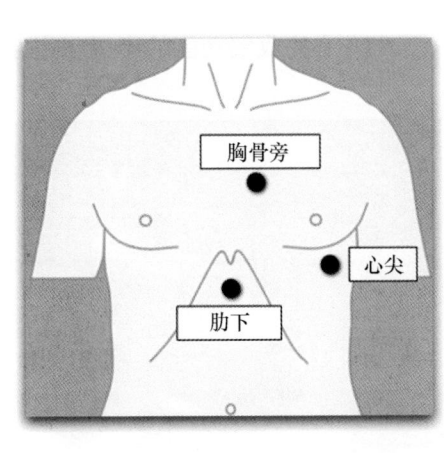

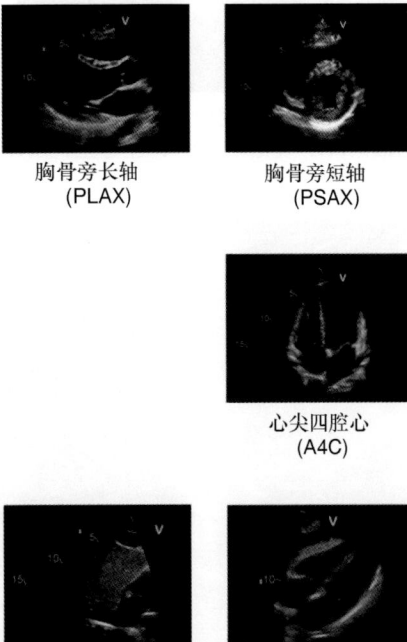

图 37.7　目标导向心脏超声（FoCUS）检查中包括的切面：胸骨旁长轴（PLAX）、胸骨旁短轴（PSAX）、心尖四腔心（A4C）、肋下四腔心（S4C）和肋下下腔静脉（SIVC）。胸骨旁窗在胸骨左侧第三至第五肋间隙之间。心尖窗靠近腋中线最强搏动点，常靠近第五肋间隙。肋下窗位于剑突下方，沿中线或稍偏向患者的右侧（Adapted from Via G, Hussain A, Wells M, et al. International evidence-based recommendations for focused cardiac ultrasound. J Am Soc Echocardiogr. 2014；27（7）：683 e681-683 e633.）

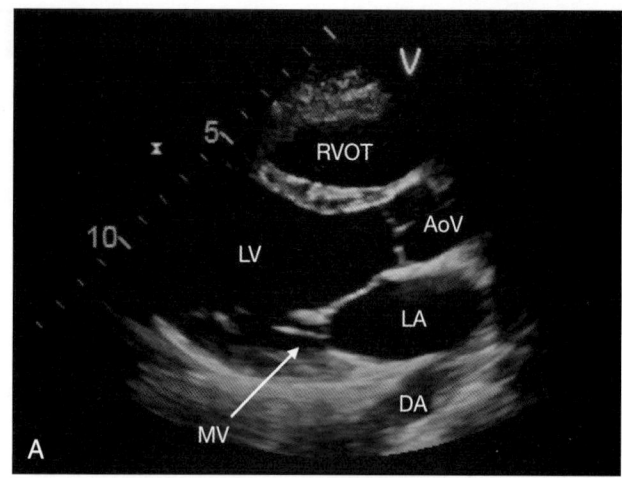
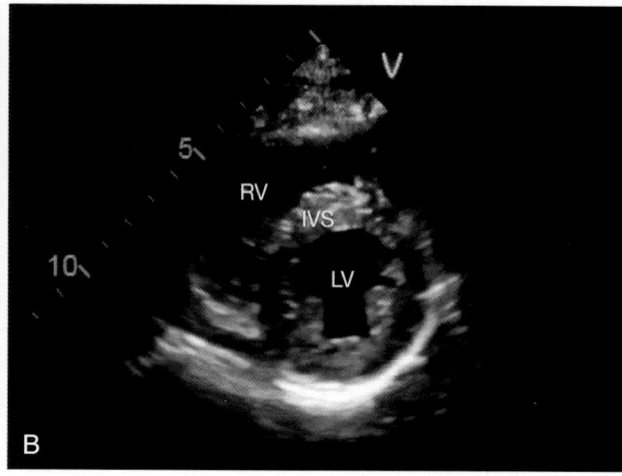

图 37.8　**目标导向心脏超声中的经胸胸骨旁切面。**（A）显示胸骨旁长轴切面。该切面类似于经食管超声心动图食管中段长轴切面。在经胸成像中，前部结构最接近传感器（因此显示在影像上端），而在经食管成像中，后部结构最接近传感器（因此显示在影像上端）。（B）显示胸骨旁短轴切面。该切面类似于经食管超声心动图经胃乳头肌中部短轴切面。AoV，主动脉瓣；DA，降主动脉；IVS，室间隔；LA，左心房；LV，左心室；MV，二尖瓣；RV，右心室；RVOT，右心室流出道

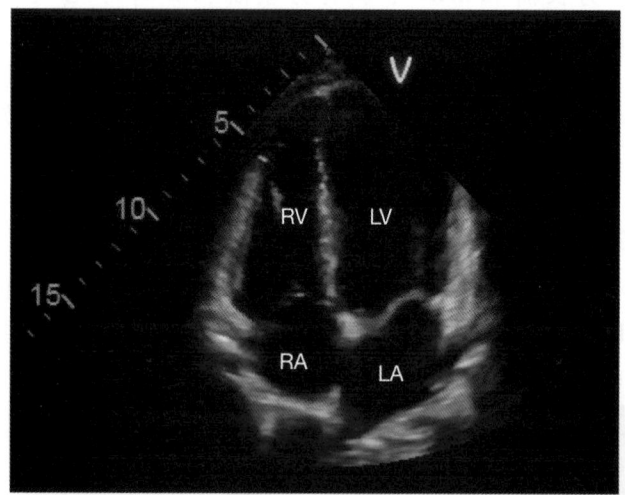

图 37.9　**经胸心尖四腔心切面。**该切面类似于经食管超声心动图的食管中段四腔心切面。LA，左心房；LV，左心室；RA，右心房；RV，右心室

旁、心尖、肋下窗以及胸骨上切迹处。除 FoCUS 包含的切面外，TTE 综合检查还包括胸骨旁长轴右心室流出道、胸骨旁长轴右心室流入道、胸骨旁短轴心尖、胸骨旁短轴二尖瓣（基底部）、胸骨旁短轴主动脉、心尖右心室聚焦、心尖五腔心（A5C）、心尖两腔心（A2C）、心尖三腔心（A3C）和胸骨上切迹长轴切面[70]。

定性评估

心室大小和功能

左心室

左心室收缩功能的可视化定性评估是围术期超声

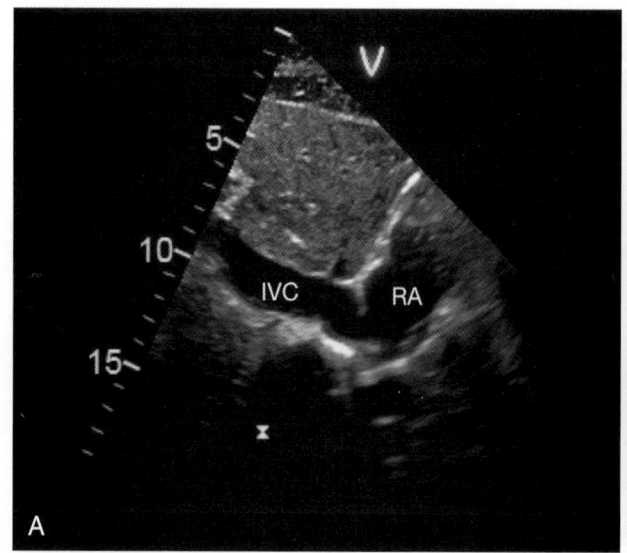
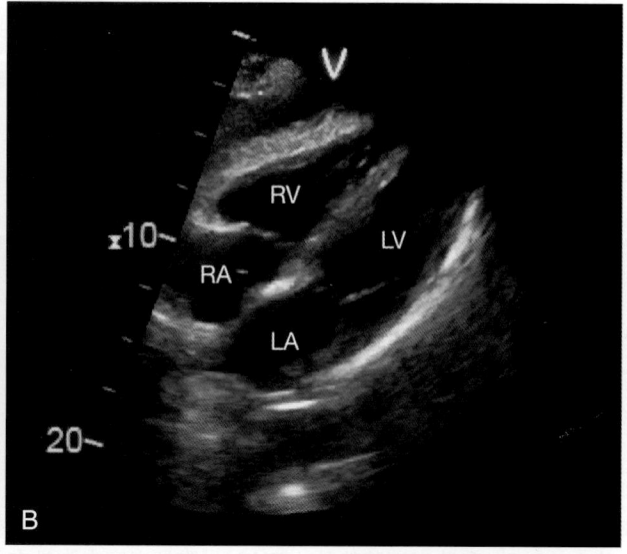

图 37.10　**目标导向心脏超声中的经胸肋下切面。**（A）显示肋下下腔静脉（IVC）切面。该切面中测量 IVC 直径和塌陷指数以评估自主呼吸患者的右心房压力（见正文）。（B）显示肋下四腔心切面。该切面对心搏骤停期间的超声检查很有用，因其可在胸部按压不中断的情况下进行。LA，左心房；LV，左心室；RA，右心房；RV，右心室

心动图的主要作用。与正式的离线方法相比，TTE 对 EF 的可视化评估与术中实时 TEE 解读和定量检查的相关性很好[71-72]，可合理评估功能[73]。左心室收缩功能正常时，室壁的增厚对称有力。整体评估左心室功能的主要 TEE 切面包括经胃短轴（图 37.11）、食管中段四腔心、食管中段二腔心和食管中段长轴切面（图 37.12）。类似的 TTE 切面有胸骨旁短轴、心尖四腔心、心尖二腔心和胸骨旁长轴切面。经胃短轴和胸骨旁短轴切面显示所有三个冠状动脉的分布。

局部功能评估主要关注单个节段的增厚和缩短。由传导延迟或起搏引起的平移运动、约束或不同步会给解读带来挑战。一个 17 节段的模型将心脏分为六个基底部节段（从二尖瓣瓣环到乳头肌尖端）、六个乳头中部水平节段（从乳头肌尖端到乳头肌根部）、四个心尖（或远端）节段（从乳头肌根部到左心室尖

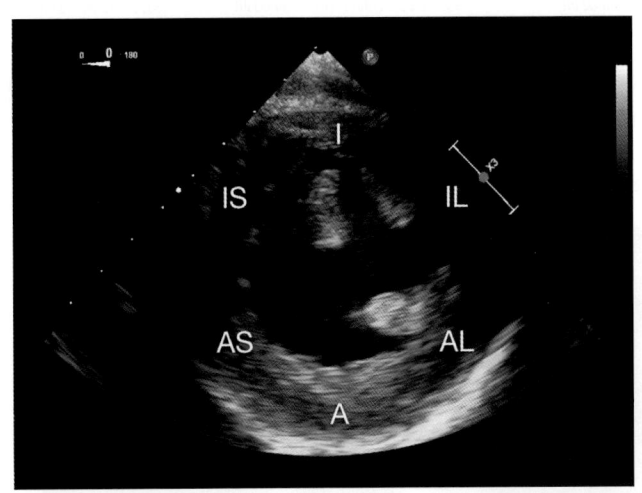

图 37.11　经食管超声心动图的经胃乳头肌中段短轴切面（TG SAX）是定性评估左心室整体收缩功能的常用切面。该切面中无法看到基底段和心尖段，因此还应获得食管中段或经胃长轴（TG LAX）切面，以提供更全面的整体功能的图片。TG SAX 切面包括由每根冠状动脉供应的心肌节段，有利于检测新发缺血。TG SAX 切面显示中部下壁（I）、中部下侧壁（IL）、中部前侧壁（AL）、中部前壁（A）、中部房室间隔前壁（AS）以及中部房室间隔下壁（IS）节段

端）和心尖帽[74]。由于透视收缩，心尖帽很难通过 TEE 观察。应当根据冠状动脉的分布来评估节段性增厚，认识到个体间的变异性。左前降支动脉（LAD）持续供应前壁、房室间隔前壁和心尖帽（图 37.13）。右冠状动脉（RCA）供应右心室（RV）和基底部下壁、房室间隔下壁、中部下壁，以及可能供应中部房室间隔下壁，后者可能由 LAD 供应。左回旋支通常供应侧壁，尽管 LAD 对前侧壁或 RCA 对下侧壁的供应并不罕见[75]。每个节段应评估为正常／高动力、低动力（增厚减少）、无动力（最小或无增厚）或者动力异常（变薄、拉伸或动脉瘤样）。超声心动图在检测缺血性改变方面比 ECG 更敏感[76]。

右心室

右心室复杂的外形使评估更具挑战性。定性地看，在食管中段四腔心和心尖四腔心切面中评估，右心室约为左心室大小的 2/3。通常，右心室不延伸至左心室顶端。右心室肥厚提示慢性肺动脉高压或存在心肌病。

室间隔可提供有关右心室病变的其他信息。通常室间隔偏向右心室，左心室在短轴上呈圆形。在右心室容量超负荷状态下，室间隔偏离右心室而变平，导致在舒张中晚期左心室呈 D 形。右心室压力超负荷导致整个心动周期中室间隔左偏变平，收缩末期变化最明显[77]。

瓣膜功能

瓣膜功能的定性评估始于在多个影像平面上对瓣膜进行序贯评估，关注瓣叶的运动，瓣叶增厚或钙化，疣状赘生物或肿块以及其他异常结构的出现（图 37.14）。对合不良和瓣环扩张有助于确定反流性病变中功能障碍的病因。三维成像模式可明确异常结构的定位。

CFD 提供有关血流流经瓣膜的视觉信息。流经瓣

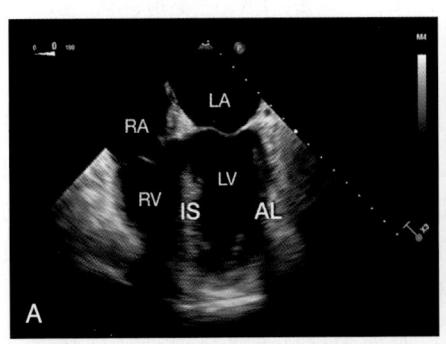
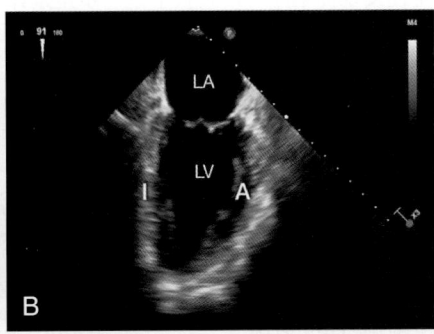
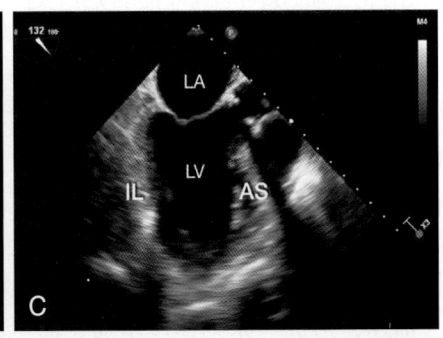

图 37.12　使用经食管超声心动图评估左心室功能的食管中段切面。（A）食管中段四腔心切面（ME 4C）显示房室间隔下壁（IS）和前侧壁（AL）。（B）食管中段二腔心切面（ME 2C）显示下壁（I）和前壁（A）。（C）食管中段长轴切面（ME LAX）显示下侧壁（IL）和房室间隔前壁（AS）。LA，左心房；LV，左心室；RA，右心房；RV，右心室

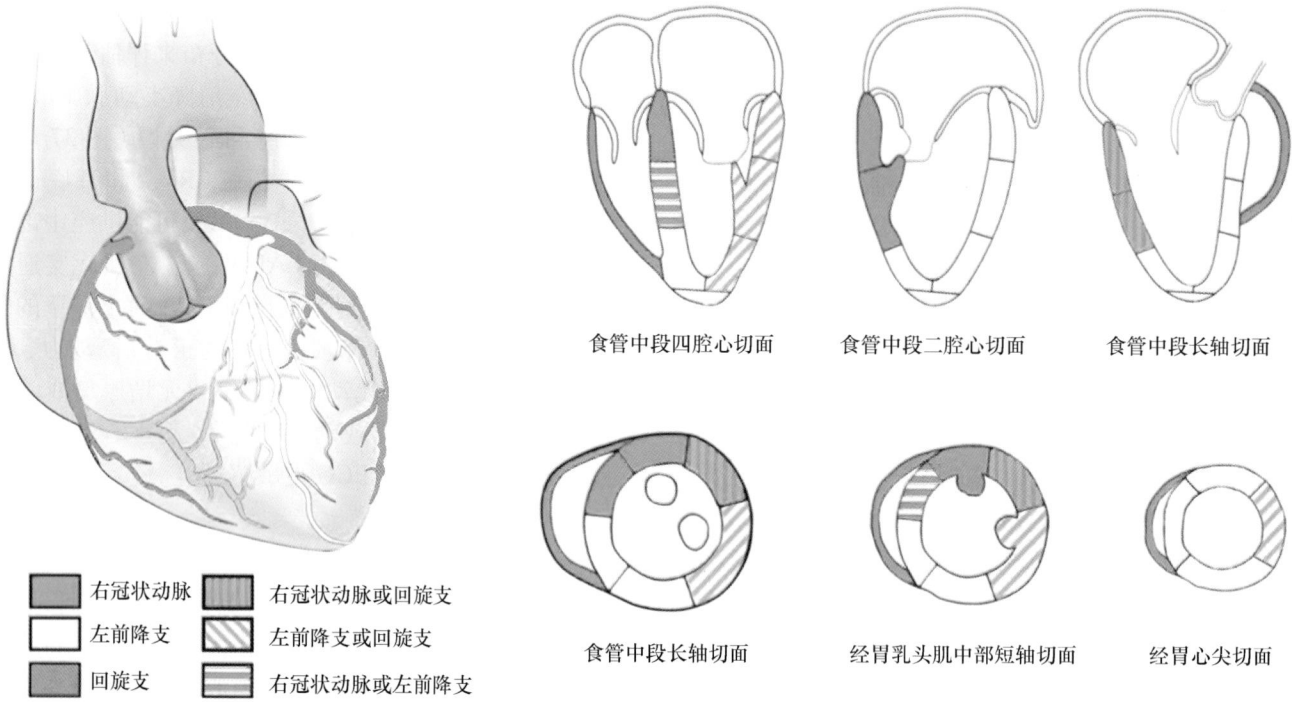

食管中段四腔心切面　　食管中段二腔心切面　　食管中段长轴切面

食管中段长轴切面　　经胃乳头肌中部短轴切面　　经胃心尖切面

右冠状动脉　　　右冠状动脉或回旋支
左前降支　　　　左前降支或回旋支
回旋支　　　　　右冠状动脉或左前降支

图 37.13　经食管超声心动图观察心脏右冠状动脉（RCA）、冠状动脉左前降支（LAD）和冠状动脉回旋支（CX）典型分布。动脉分布因患者而异。部分节段的冠状动脉灌注变异（Modified from Lang RM，Badano LP，Mor-Avi V，et al. Recommendations for cardiac chamber quantification by echocardiography in adults：an update from the American Society of Echocardiography and the European Association of Cardiovascular Imaging. J Am Soc Echocardiogr. 2015；28（1）：1-39 e14. ）

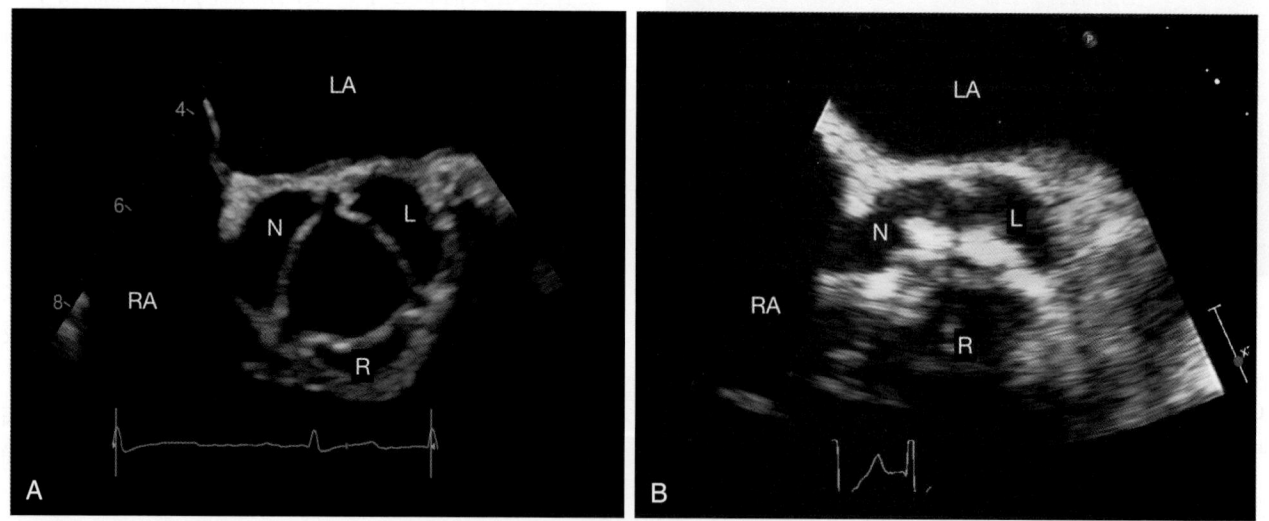

图 37.14　主动脉瓣的定性评估（放大的经食管主动脉瓣短轴切面）。（A）有三个正常厚度的瓣叶。瓣叶位移正常。（B）有三个严重增厚的主动脉瓣叶。瓣叶位移减少。这些定性发现提示应对瓣膜狭窄进一步定量评估。L，左冠窦；LA，左心房；N，无冠窦；R，右冠窦；RA，右心房

膜的前向混叠或湍流应提示对其他狭窄征象的快捷评估。狭窄病变的进一步评估在本质上主要为定量性特征。彩色多普勒影像也可检测到瓣膜反流的存在。瓣膜反流束的三个彩色多普勒组成是近端血流汇聚、流颈和反流束面积（彩图 37.15）。当血液接近反流口时会加速，形成一系列速度增加、面积逐渐减小的半球壳。该血流汇聚区可提供有关反流严重程度的定性信息，也可用于定量评估。流颈发生在瓣膜反流的反流口或其下游的最窄部分[78-79]。反流束面积可提供关于反流机制的信息。例如，偏心性反流通常由结构异常引起，而向心性反流本质上可能是继发的。反流束面积的大小受技术和血流动力学限制的影响，因此仅凭反流束面积的视觉评估不是评估反流严重程度的可靠方法。

心房和心室扩张提示慢性重度反流；在存在慢性重度反流的情况下，心腔通常不为正常大小。连续波多普勒（CWD）记录的瓣膜反流的密度和形状可提供

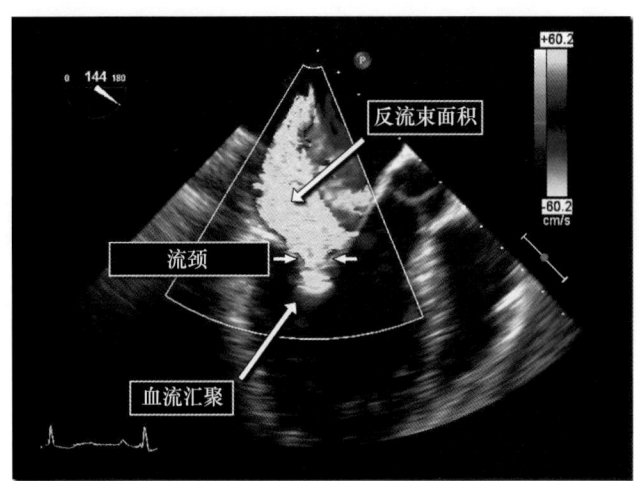

彩图 37.15　二尖瓣反流显示瓣膜反流的三个组成部分：（1）血流汇聚；（2）流颈；（3）反流束面积

其他定性信息[79]。

　　术中评估瓣膜反流的一个重要限制是全身麻醉对血流动力学的影响，导致前负荷、后负荷和收缩力降低。全身麻醉通常会降低 MR 的严重程度。药物引起的后负荷增加可能会提供更具代表性的测量结果，但也可能会明显高估反流的严重程度[80]。

定量评估

心室大小和功能

左心室

　　常规评估中使用的大多数收缩功能指标为负荷依赖性，由于术中状况的变化，需要根据具体病情和系列评估进行解读。整体收缩功能可通过测量舒张末期和收缩末期的参数值之差，再除以舒张末期值来评估。缩短分数使用长度测量，面积改变分数（FAC）使用面积测量。这两种方法在局部室壁运动异常（RWMA）的情况下都有局限性。射血分数（EF）是指舒张末期容积（EDV）和收缩末期容积（ESV）之差，再除以 EDV：

$$EF = \frac{(EDV - ESV)}{EDV}$$

　　二维测量 EF 的推荐方法是双平面方法（修正 Simpson 法则）[81]。这需要在两个垂直切面追踪心内膜边界，并假设左心室容积由一叠椭圆盘组成。EDV 的正常上限是男性 74 ml/m², 女性 61 ml/m²；ESV 是男性 31 ml/m², 女性 24 ml/m²[81]。表 37.4 列出了 LVEF 的新版参考范围[81]。三维超声心动图（图 37.16）评估 EF

表 37.4　根据射血分数对左心室收缩功能分类

收缩功能	男性	女性
正常	52% ～ 72%	54% ～ 74%
轻度功能障碍	41% ～ 51%	41% ～ 53%
中度功能障碍	30% ～ 40%	30% ～ 40%
重度功能障碍	< 30%	< 30%

From Lang RM, Badano LP, Mor-Avi V, et al. Recommendations for cardiac chamber quantification by echocardiography in adults: an update from the American Society of Echocardiography and the European Association of Cardiovascular Imaging. J Am Soc Echocardiogr. 2015; 28（1）: 1-39 e14.

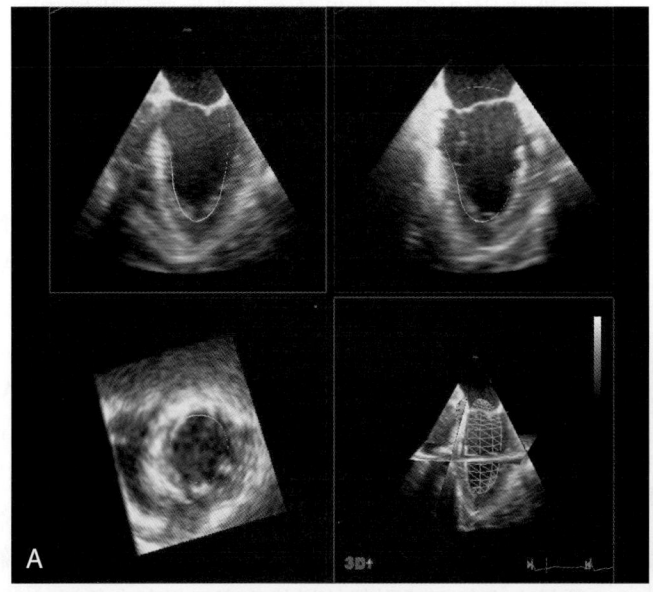

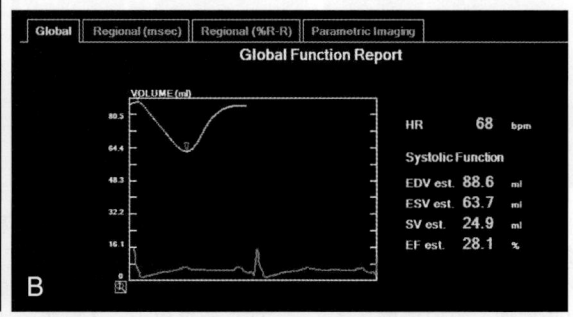

图 37.16　三维（3D）经食管超声心动图测量左心室射血分数。（A）多平面重建显示左心室的全容积数据集。在上面两个图像的切面中，人工追踪舒张末期和收缩末期的心内膜边缘，在其余的切面中，半自动心内膜边缘检测算法追踪心内膜边缘。（B）黄线显示心动周期内的左心室容积。报告的测量结果包括舒张末期容积、收缩末期容积、每搏量和射血分数，还显示心动周期过程中容积的节段性变化

比二维超声心动图更精确[41]。在存在瓣膜明显反流的情况下，尽管EF正常，心肌收缩可能被抑制，前向心输出量会降低。

左心室收缩功能的其他指标包括二尖瓣瓣环收缩速度（s′）的DTI、心肌功能指数（MPI）和左心室压力随时间的变化（dP/dt）。二尖瓣瓣环的心肌脉冲波DTI显示心肌速度分布图（彩图37.17）。收缩期速度波形（s′）可反映心肌的心尖定向运动，且与EF相关。正常s′的参考范围根据性别、年龄和二尖瓣瓣环的测量大小有所不同[82]。MPI可评估收缩和舒张功能，通过等容收缩和舒张时间之和除以射血时间来计算。MPI可识别整体功能受损，具有预后价值，但并不是围术期常规检查的一部分。从MR的CWD信号衍生出的左心室压力随时间的变化（dP/dt）可提供有关左心室收缩的信息。正常左心室dP/dt大于1200 mmHg/s，dP/dt小于800 mmHg/s提示重度功能障碍[83]。整体纵向应变是一种新兴的技术，可在EF降低前识别收缩功能障碍。不同厂家平台的正常值有所不同，通常来说，预期为−20%（或负值更大）为正常的收缩功能（彩图37.18）。

右心室

评估右心室功能的参数包括FAC、容积测定

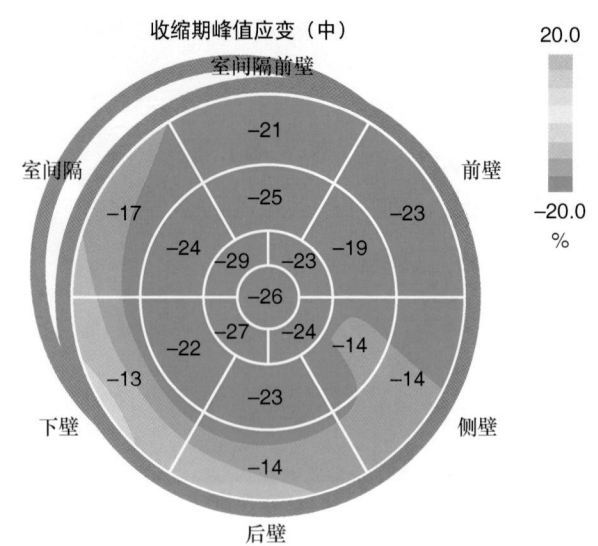

彩图37.18   经胸超声心动图采集、源于斑点追踪的整体纵向应变的经胸"靶心"图。该图描绘了左心室的17个节段以及每个节段的节段性收缩期峰值应变。暗红色区域代表正常应变，浅红色和粉红色区域代表异常应变。在此示例中，整体纵向应变的平均值正常（−20.8%，图中未显示）

（EF）、三尖瓣瓣环收缩期位移（TAPSE）、三尖瓣瓣环收缩期速度的DTI（s′）和MPI。右心室FAC通过追踪舒张期和收缩期的心内膜边缘获得，从游离壁（不包括小梁）瓣环到心尖，从心尖到室间隔瓣环，然后返回瓣环起点。右心室FAC的计算公式为：

$$RV\ FAC = \frac{RV\ EDA - RV\ ESA}{RV\ EDA} \times 100$$

右心室FAC以百分比表示，正常下限为35%[77]。二维超声心动图评估右心室EF需要几何假设，指南不推荐使用[77]。如果具备专业知识，建议用三维评估右心室EF，通常小于45%代表功能异常[81]。

TAPSE通常用于TTE评估右心室长轴功能，将M型光标与心尖四腔心切面的三尖瓣瓣环运动平行对齐来进行测量[81]。TAPSE小于17 mm与右心室收缩功能障碍一致。在TEE中，三尖瓣瓣环很难与M型光标平行对齐，食管中段四腔心切面测量的TAPSE与TTE测量的相关性很差。TEE测量三尖瓣瓣环运动的其他方法已在探索。食管中段四腔心和经胃深部四腔心0°切面的M型解剖测量结果与TTE的TAPSE一致[84]。三尖瓣瓣环运动的TEE斑点追踪也证明与TTE的TAPSE密切相关，是否将在围术期得到实际应用仍需进一步研究[85-86]。心脏手术后TAPSE会降低。TAPSE降低是否反映了右心室收缩功能的真正降低，还是由心包切开引起的形状改变，仍存在争议[87-88]。

s′小于9.5 cm/s符合右心室功能障碍，但与TAPSE一样s′是纵向偏移指标，心脏手术后可能会降低。脉

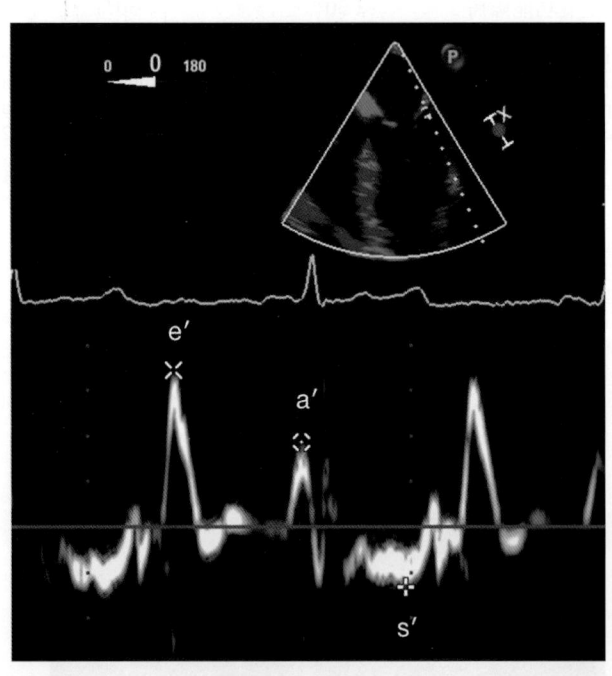

彩图37.17   在食管中段四腔心切面的外侧二尖瓣瓣环处获得频谱多普勒组织成像。收缩期波形（s′）对应于收缩组织速度。这两个舒张期波形对应于舒张早期组织速度（e′）和舒张晚期（心房收缩期）组织速度（a′）。在TEE的采集中，s′为负向波形（远离传感器方向），e′和a′为正向波形。二尖瓣瓣环的速度的经胸采集是在心尖四腔心切面。在TTE的采集中，s′波形为正，e′和a′波形为负

冲波多普勒（PWD）结果大于 0.43 或 DTI 结果大于 0.54 的右心室心肌功能指数（MPI）反映了右心室功能异常[81]。右心室应变和应变率在心脏病学文献中作为预后参数出现，但参考值因厂家而异，其测量尚未成为围术期的常规检查之一。

舒张功能

　　许多复杂的相互作用与舒张期心室充盈有关，超声心动图操作者应对舒张期生理和伴随一系列舒张受损和顺应性下降的左心室充盈异常的进展有一个基本的了解。心肌舒张主要影响舒张早期（等容舒张期和快速充盈早期）的左心室充盈，而心室顺应性的影响主要在舒张晚期（舒张末期和心房收缩期）。

　　跨二尖瓣 PWD 血流模式反映左心室充盈的变化，用于描述舒张功能障碍的分级。两种波形对应于快速充盈早期（E 波）和心房收缩期（A 波）（图37.19）。E/A 比值随舒张功能障碍的进展而变化（图37.20），传统上，等容舒张时间、减速时间、肺静脉血流分布和传播速度等其他参数为舒张功能障碍的分级提供支持性信息。正常情况下，大多数心室充盈发生在舒张早期（由舒张和吸力所致），E/A 比值大于1。1 级舒张功能障碍表现为舒张功能受损，舒张早期充盈减少，舒张晚期代偿性充盈增加（E＜A）。舒张功能障碍程度更高时，舒张功能仍受损。在 2 级舒张功能障碍（假正常模式）中，左心室顺应性降低导致左心室舒张末期压（LVEDP）升高。最终，左心房压（LAP）的升高增加二尖瓣驱动压，使早期充盈增加，E/A 比值正常化。随着进展为限制性（3 级功能障碍），左心室顺应性显著下降，LVEDP 和 LAP 显著升高，导致 E 波峰值速度升高（E/A ＞ 2），左心室和LAP 快速平衡。

　　DTI 是评估舒张功能的重要技术。二尖瓣瓣环心肌速度的 DTI 产生两个舒张期波形：e'（舒张早期组织速度）和 a'（舒张晚期组织速度），如图 37.17 所

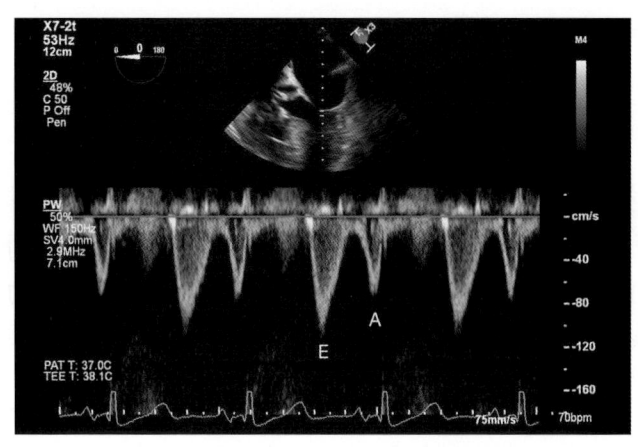

图 37.19　跨二尖瓣脉冲波多普勒轮廓显示早期充盈峰（E 波）和心房收缩引起的血流（A 波）

示。前负荷状况对 e' 的影响小于对跨二尖瓣 E 波的影响。舒张功能受损时 DTI 的 e' 降低，使其成为评估是否存在舒张功能障碍的有用参数。许多有关测量位置（间隔、侧壁、平均）和相应的正常阈值的文献已有发布。侧壁 e' 速度 10 cm/s 或更大几乎可排除舒张功能障碍（心包缩窄除外）。E：e' 的比值提示有关左心室充盈压的信息：当 E：e' 的平均值小于 8 时充盈压通常正常，而 E：e' 的平均值大于 14 时通常反映充盈压升高。然而，许多因素限制对 e' 的解读，包括二尖瓣狭窄、二尖瓣瓣环显著钙化、二尖瓣人工瓣膜或二尖瓣人工瓣环、左束支传导阻滞、心室起搏和二尖瓣重度反流[89]。

　　ASE 新版指南指出了舒张功能评估的复杂性，提出一种简化的评估方法。对于 EF 值正常的患者，应首先评估四个参数：e'、E/A 比率、左心房容积指数和三尖瓣瓣环反流峰值速度[90]。这些更新反映了将对左心房大小的增加作为 LVEDP 慢性升高标志的肯定。在 EF 值降低的患者中，舒张功能障碍的表现始于跨二尖瓣的 E/A 比率。这些新版指南可能无法推广至围术期，此外，TEE 不能可靠地评估左心房的大小。有一些与围术期相关的流程可作为深入评估舒张功能

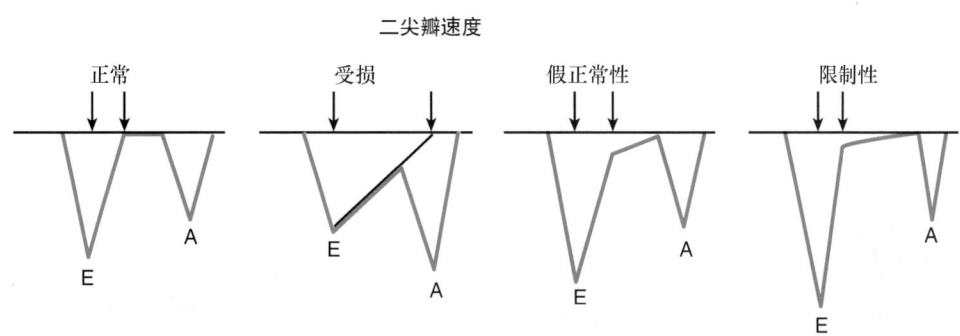

图 37.20　由二尖瓣瓣环处同步记录到的经食管脉冲波多普勒超声以线图绘制分别显示正常、受损、假正常性和限制性左心室舒张功能。黑色箭头标记了早期充盈的减速时间，即 E 峰值速度与减速斜率同基线的交点的间隔（Modified from Fig. 46.32，Desjardins G. Perioperative echocardiography. In：Miller R，ed. Miller's Anesthesia. 8th ed. Philadelphia，PA：Elsevier/Saunders；2015：1396-1428.）

障碍的参考[91-93]。

瓣膜功能

狭窄

主动脉瓣狭窄和二尖瓣狭窄是围术期最常见的狭窄病变。多普勒超声心动图是定量评估瓣膜狭窄的基础。多普勒测量血流动力学的两个关键概念是连续性原理和压力-速度关系（见"血流动力学测量"部分）。评估主动脉瓣狭窄的推荐参数包括主动脉瓣峰值流速、平均跨瓣梯度和通过连续性方程计算的瓣膜面积（表 37.5）[94]。超声心动图测得的峰值梯度估算的是跨瓣膜瞬时峰值的压力差，而传统的导管手术数据报告的是左心室压力峰值和主动脉压力峰值的差值（峰值-峰值梯度）。无量纲指数和三维平面测量证实了推荐方法获得的结果。瓣膜面积和平均梯度导致的主动脉瓣狭窄分级不一致需要对左心室功能、每搏量（SV）和血流储备进行额外评估。评估二尖瓣狭窄的推荐参数包括梯度测量、平面测量和压力半衰期[95]。连续性方程和近端等速表面积（PISA）方法可作为额外信息使用。

定量方法存在局限性。使用连续性方程时所作的几何假设可导致瓣膜面积计算的低估。负荷状况影响血流，从而影响峰值速度和压力梯度的计算。全身麻醉下，梯度可能会低估狭窄的严重程度。在高流量状态下，梯度升高可反映高心输出量。

反流

回想一下，流颈位于反流口或反流口下游，是瓣膜反流最狭窄的部分。流颈宽度是对反流严重程度分级的半定量参数，不同瓣膜的临界值不同。对血流模式的脉冲波检测可提供其他半定量信息。肺静脉收缩期反流是二尖瓣重度反流的特异性表现，肝静脉收缩期反流是三尖瓣重度反流的特定表现[78]。降主动脉全舒张期反流且速度维持在 20 cm/s 以上是主动脉瓣重度关闭不全的特定表现。

反流分级的定量方法包括计算反流量、反流分数和有效反流口面积（EROA）。方法包括每搏量法、心室容积法和近端等速表面积（PISA）法。前面提到的血流汇聚区的半径纳入 PISA 计算中。这些方法的详细内容超出本章范围。三维超声心动图可测量流颈面积，这在有多种反流或非圆形反流口时可能有利。

血流动力学测量

心输出量

基于多普勒的方法可用于估算 SV 和心输出量（图 37.21）。血流容量或 SV 可按柱状容积计算如下：

$$SV\ (cm^3) = CSA\ (cm^2) \times VTI\ (cm)$$

其中 CSA 是血液流经的横截面积，VTI 是该位置血流的速度时间积分。VTI 代表一个心动周期内血细胞的平均移动距离，是频谱多普勒包络线下的面积。心输出量是 SV 与心率的乘积。

心输出量的计算通常在左心室流出道（LVOT）处进行。TEE 在食管中段主动脉瓣长轴切面测量直径，TTE 在胸骨旁长轴切面测量直径。TEE 在经胃底部长轴切面测得 LVOT VTI，TTE 在心尖五腔心切面测得 LVOT VTI。误差的可能来源包括 LVOT 直径测量不精确（计算横截面积时出现误差的平方），多普勒与血流对准不佳，以及在不同解剖位置测量面积和速度。

对手术患者和 ICU 患者的许多研究比较了多普勒测量的心输出量（CO）和热稀释法测量的 CO。一些作者认为文献表明多普勒与热稀释法测量的 CO 有很好的一致性[96]。但是，其他作者强调了研究方法的局限性和异质性，认为超声心动图和热稀释法测量的 CO 不能互换使用[97]。更有力的证据支持用超声心动图测量的 CO 来评估随时间变化的趋势[97]。

连续性原理

连续性原理指出，靠近受限反流口的流速等于反流口的流速。将这一原理用于心内脉冲式血流，靠近反流口（SV_1）和受限反流口（SV_2）的每搏量是相同的。

$$SV_1 = SV_2$$

因此，

$$CSA_1 \times VTI_1 = CSA_2 \times VTI_2$$

表 37.5 评估主动脉瓣狭窄严重程度的参数

参数	狭窄程度		
	轻度	中度	重度
峰值流速（m/s）	2.6～2.9	3.0～4.0	≥4.0
平均梯度（mmHg）	<20	20～40	≥40
AVA（cm²）	>1.5	1.0～1.5	<1.0
AVA 指数（cm²/m²）*	>0.85	0.6～0.85	<0.6

* 对于体型较小的患者，主动脉瓣面积（AVA）应参考体表面积。体型较小的患者瓣膜面积小可能仅表明中度狭窄。体表面积非常大时的参考尚存争议。

Adapted from：Baumgartner H, Hung J, Bermejo J, et al. Recommendations on the echocardiographic assessment of aortic valve stenosis：a focused update from the European Association of Cardiovascular Imaging and the American Society of Echocardiography. J Am Soc Echocardiogr. 2017；30（4）：372-392.

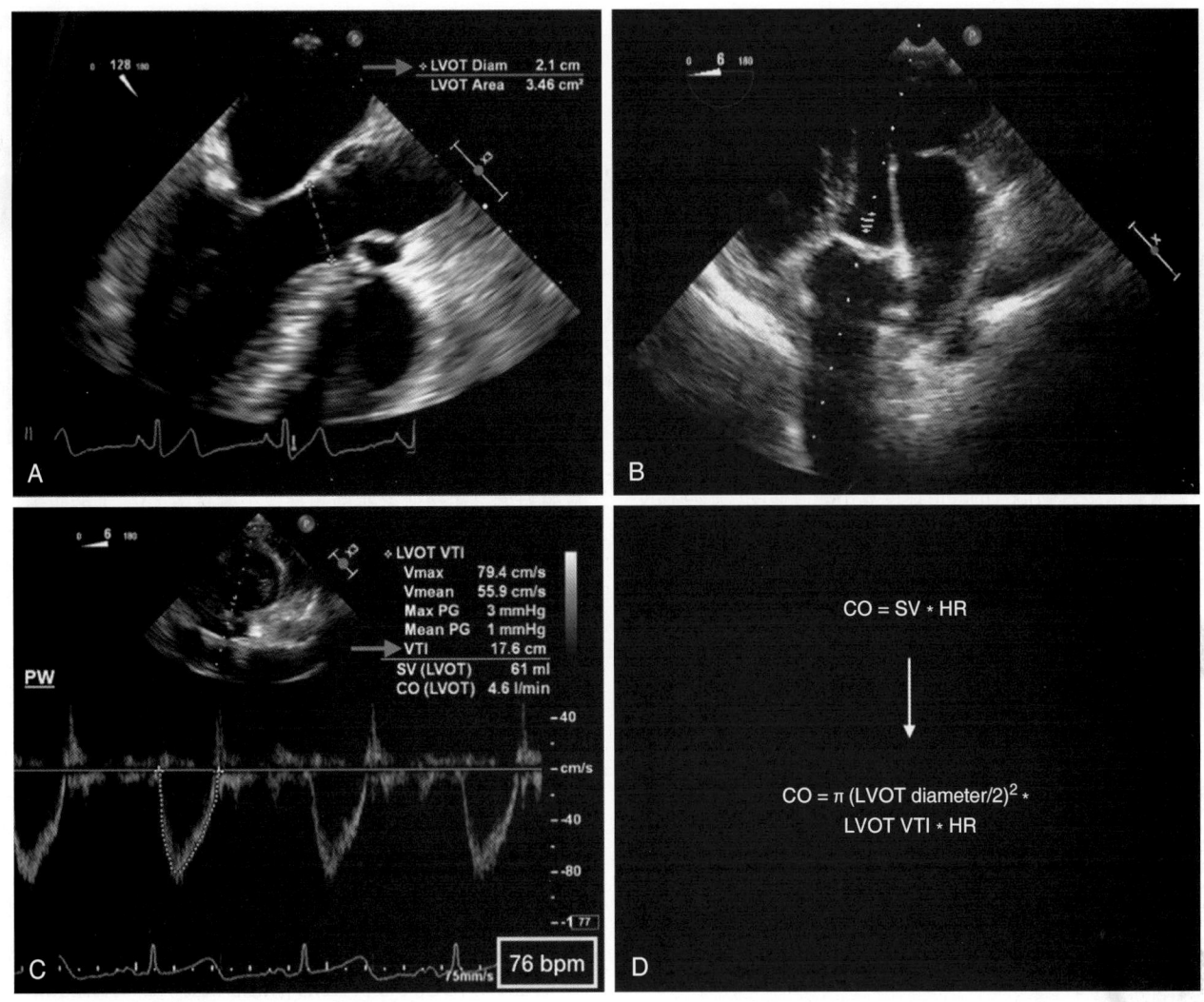

图 37.21　**经食管超声心动图计算心输出量（CO）。**（A）在食管中段主动脉瓣长轴切面测量左心室流出道（LVOT）。假设 LVOT 的横截面（CSA）为圆形，计算公式为：$CSA_{LVOT} = \pi \left(\dfrac{LVOT\ 直径}{2} \right)^2$。在此示例中，$CSA_{LVOT} = 3.14 \times \left(\dfrac{2.1\ cm}{1} \right)^2 = 3.46\ cm^2$。（B）在经胃底部切面下脉冲波多普勒测量流经 LVOT 的血流速度。速度和直径测量应在同一解剖位置进行。（C）追踪频谱包络线确定曲线下面积，该面积等于速度时间积分（VTI）。这代表每次心跳时血液经过的距离，有时称为"每搏量距离"。每搏量（SV）是 LVOT 的横截面积与 LVOT VTI 的乘积，或 $SV = CSA_{LVOT} \times LVOT\ VTI$。（D）将每搏量（SV）乘以心率（HR）得到 CO，或 $CO = 3.46\ cm^2 \times 17.6\ cm \times 76\ bpm = 4628\ \dfrac{ml}{min}$。在提供的示例中，机器设置为自动计算每搏量和心输出量，如图 C 所示

该方程的常见临床应用包括计算狭窄瓣膜面积、人工瓣膜面积和反流口面积。

伯努利方程

超声心动图不能直接测量压力，但伯努利原理的应用允许根据速度信息估算梯度（彩图 37.22）。该技术通常用于量化狭窄的严重程度。估算跨瓣压（ΔP）的改良伯努利方程如下：

$$\Delta P = 4\left(V_2^2 - V_1^2\right)$$

其中 V_2 代表瓣膜处的峰值速度，V_1 代表瓣膜附近的峰值速度。V_1 通常比 V_2 小得多，可忽略不计，等式可简化为：

$$\Delta P = 4V^2$$

如果 V_1 超过 1.5 m/s，则应计算在内[94]。

心内压的估算

右房压。在自主呼吸的个体中，可根据吸气过程（"嗅花"动作）中下腔静脉（IVC）的直径和塌陷来估算右心房压（RAP）。IVC 塌陷指数（cIVC）定义为：

$$cIVC = \frac{\left(D_{max} - D_{min}\right)}{D_{max}} \times 100\%$$

其中 D_{max} 是呼气时的最大直径，D_{min} 是吸气时的最小直径。表 37.6 列出了 Rudski 及其同事推荐的根据 IVC 直径和 cIVC 估算 RAP 的简化方法[77]。如果

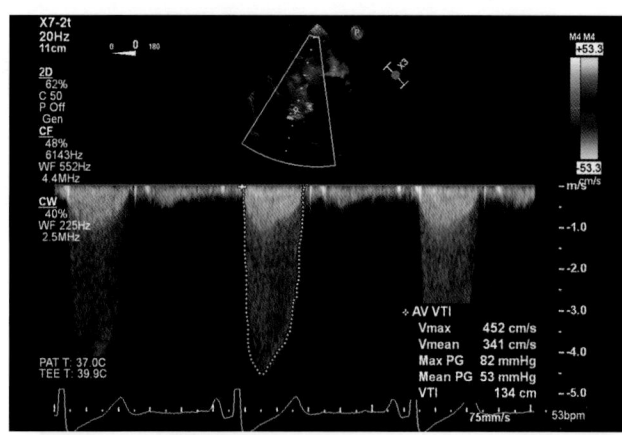

彩图 37.22　经食管超声心动图的经胃底部切面，通过连续波多普勒估算狭窄主动脉瓣的跨瓣压力梯度。通过简化的伯努利方程，从频谱多普勒信号的峰值速度算出峰值梯度。平均梯度是整个收缩期瞬时峰值速度的平均值，可通过追踪多普勒包络线获得。超声系统根据示踪图自动计算平均压力梯度。本例的测量结果与重度主动脉瓣狭窄一致

表 37.6　超声心动图估算右心房压 *			
RAP	RAP 估值（范围）（mmHg）	IVC 直径	cIVC
正常	3（0～5）	≤ 2.1	> 50%
中等	8（5～10）	≤ 2.1	< 50%
中等	8（5～10）	> 2.1	> 50%
升高	15（10～20）	> 2.1	< 50%

* 在自主呼吸个体中
如果估值处于中等水平，可使用 RAP 升高的次级指标的有无来更好地估算压力。cIVC，IVC 塌陷指数（定义见正文）；IVC，下腔静脉；RAP，右心房压。
As proposed by/adapted from Table 3 in Rudski LG, Lai WW, Afilalo J, et al. Guidelines for the echocardiographic assessment of the right heart in adults: a report from the American Society of Echocardiography endorsed by the European Association of Echocardiography, a registered branch of the European Society of Cardiology, and the Canadian Society of Echocardiography. J Am Soc Echocardiogr. 2010; 23 (7): 685-713; quiz 786-688.

RAP 估值处于中等水平，建议使用 RAP 升高的次级指标来降低或升高估算值[77]。

房室压。瓣膜反流或分流的速度测量可通过简化的伯努利方程估算房室压。压力梯度（ΔP）反映了血流起源和血流接收腔室之间的压力差，表示为：

$$P_{OC} - P_{RC} = 4V^2$$

其中 P_{OC} 为血流起源腔室的压力，P_{RC} 为血流接收腔室的压力。方程可重新排列为：

$$P_{OC} = 4V^2 + P_{RC}$$

一个常见应用是根据最大三尖瓣反流速度估算肺动脉收缩压（PASP）（图 37.23）。肺动脉高压定义为平均肺动脉压（mPAP）为 25 mmHg 或更高，相当于 PASP 为 38 mmHg。根据 PASP 估算 mPAP 如下：mPAP =（0.61×PASP）+ 2 mmHg[98]。另一种方法

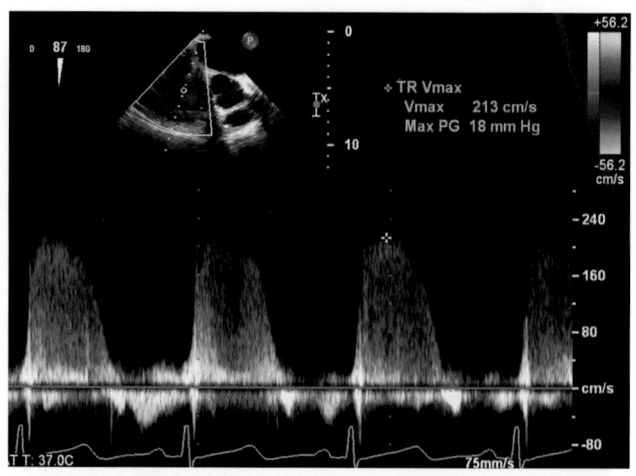

图 37.23　食管中段改良双腔切面中多普勒光标与三尖瓣瓣膜反流对齐。连续波多普勒测量三尖瓣反流（V_{TR}）的收缩期峰值速度。V_{TR} 反映了右心室收缩压（RVSP）和右心房压（RAP）之间的差异，因此 RVSP = $4V_{TR}^2$ + RAP。在无右心室流出道梗阻或肺动脉狭窄的情况下，RVSP 和肺动脉收缩压（PASP）基本相等。在此示例中，PASP 估算值 = 18 mmHg + RAP

是用简化的伯努利方程和肺动脉反流的峰值速度来估算 mPAP。

血流动力学紊乱和休克

血流动力学不稳定和循环衰竭可发生在患者围术期治疗的任何阶段，超声心动图可为手术室麻醉医师和重症医师提供有价值的信息。超声心动图能显示休克的机制［心源性、低血容量性、分布性和（或）阻塞性］，可用于对治疗反应的连续评估[99-100]。大多数临床医生会在超声心动图评估中使用定性技术；当使用者受过适当培训时，定量方法也可增加有价值的信息。

心室功能障碍

对双心室收缩功能的定性评估是确定休克或血流动力学紊乱病因的核心。如前所述，有经验的医生对 LVEF 的视觉估计与定量方法有很好的相关性，通过适当的反馈可易于学习[71-72, 101]。重点检查需要鉴别是否存在明显的心肌功能障碍。进一步评估可能提示心肌顿抑或缺血，特别是是否存在节段性分布或急性发作。然而，这并非没有局限，因为在没有缺血的情况下，前负荷的急剧下降会导致新的 RWMA[102]。

Takotsubo 心肌病是一种应激性心肌病，由过量的儿茶酚胺刺激引起，围术期发生率为 1/6700[103]。经典的定义是在无阻塞性冠状动脉疾病的情况下，心尖呈球形，基底运动亢进，其名字来源于其与日本 takotsubo 章鱼鱼篓的外形类似。应激性心肌病累及的

其他区域包括心室中部、基底部、局部或整体[104]。超声心动图可评估左心室的形态和节段性室壁运动、右心室受累以及如 MR、LVOT 梗阻、心内血栓和心脏破裂等并发症[104]。

严重低血容量

低血容量导致左心室舒张末期容积（EDA）和收缩末期容积（ESA）减少，但正常范围的基线值存在较大差异[105]。实际上，如果在手术室或明显低血容量的情况下（EDA 会显著降低）连续监测，心室大小的定性评估可提供最有用的信息。区分低血容量和分布性休克颇为重要，后者 ESA 也会减少，但 EDA 正常[106]。收缩末期心腔消失（心室前后壁几乎贴近，有时称为"接吻征"）通常与 EDA 降低和低血容量有关，但也可能在心肌收缩增强或血管扩张状态下发生[105]。

如前所述，IVC 直径和 cIVC 可用于估算自主呼吸患者的 RAP[77]。然而，中心静脉压不是预测液体反应性的良好指标[107]。自主呼吸期间 cIVC 是否能预测液体反应性仍充满争议[108-111]，已有数项研究进行了验证[112-117]。在许多情况下，cIVC 大于 40% ～ 50% 的自主呼吸患者会对输液产生反应[112, 115, 117]，但这不具备一致性[113-114]，也不一定能识别无反应者[112, 115]。在尝试用 cIVC 评估低血容量之前，我们鼓励读者阅读基本文献，从而形成更深入的了解。

适用于被动机械通气患者（通常在危重疾病时）的液体反应性的预测指标在本章的重症治疗部分会有介绍。

左心室流出道梗阻

LVOT 梗阻可导致血流动力学显著紊乱，尽管进行积极的正性肌力复苏，仍造成紊乱加重的困境。LVOT 梗阻和二尖瓣收缩期前向运动（SAM）通常与肥厚型心肌病有关。在围术期，二尖瓣修补术后常发生 LVOT 梗阻和 SAM。其他易感人群中 LVOT 梗阻的存在可能未引起充分重视，这可能是解剖学易感因素和与左心室收缩力增强相关的血流动力学诱发因素（低血容量不足、运动亢进、正性肌力）共同作用的结果。解剖学因素包括左心室变小、室间隔基底部肥厚以及具有冗余小叶组织的二尖瓣接合点前向移位[118]。一系列研究发现，超过 20% 的脓毒性休克患者存在 LVOT 梗阻，LVOT 梗阻的存在与高死亡率相关[119]。在 LVOT 梗阻的病例中，仅 2/3 存在 SAM，强调了导致临床相关梗阻的机制的复杂性。在一系列围术期急救

的超声心动图中，3.6% 的病例存在 LVOT 梗阻[120]。

LVOT 梗阻引起 LVOT 的高速血流。CFD 观察 LVOT 显示血流加速和湍流。血流速度超过 PWD 的尼奎斯特极限，因此需要通过 CWD 来定量。CFD 的视觉评估以及 PW 采样量在左心室和 LVOT 中的逐渐移动可用来估计梗阻的位置。在 LVOT 梗阻的情况下，穿过 LVOT 的收缩期血流的频谱多普勒轮廓呈匕首状，中后期达到峰值（图 37.24）。主动脉瓣 M 型超声显示收缩中期瓣叶过早闭合（图 37.25B）。与 SAM 一致的结果包括收缩期二尖瓣叶前移并伴有 LVOT 夹杂血流（彩图 37.26）。可出现不同程度的 MR。

心脏压塞

超声心动图易查出心包积液，表现为心脏附近的无回声区。心包积液的生理性意义取决于容积和积聚速度。大量积液发展缓慢，影响较小，而小量积液迅速积聚会对血流动力学产生明显影响。当心包内压超过心腔压力时，就会发生心脏压塞，从而压迫心腔，使心腔充盈受损，最终影响心输出量。心脏压塞对血流动力学的影响持续发生[121]。

超声心动图的结果结合相关临床表现可支持心脏压塞的诊断。当心包内压力超过心腔压力时，心腔可能会在相应的舒张期发生塌陷。右心房较薄，压力最低，通常是第一个出现塌陷或反转的腔室，这在心室收缩期可观察到（彩图 37.27A）[122-123]。重要的是，在没有心脏压塞时可出现右心房瞬时塌陷，因此结果不具有特异性。心房塌陷时间延长会增强结果的特异性[122]。右心室舒张期塌陷（彩图 37.27B）在心脏压塞过程中比右心房塌陷出现得晚，特异性更强。在大量中度或重度心包积液的患者中，右侧腔室均未出

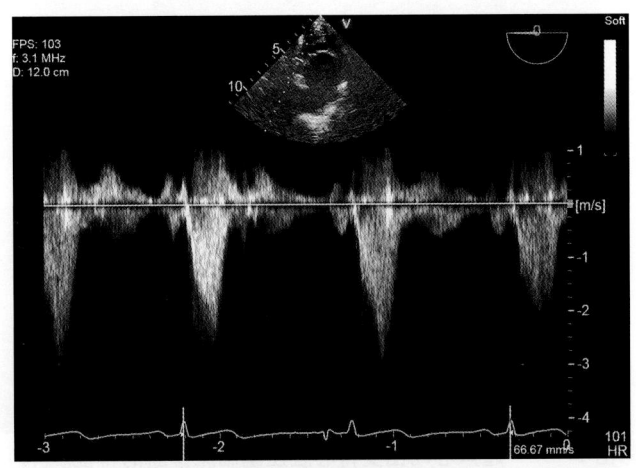

图 37.24 左心室流出道梗阻的连续波多普勒信号特征。信号呈"匕首状"，峰值速度出现在收缩中晚期。围术期患者可能出现动态性梗阻，在易感人群中因诱发因素而显现

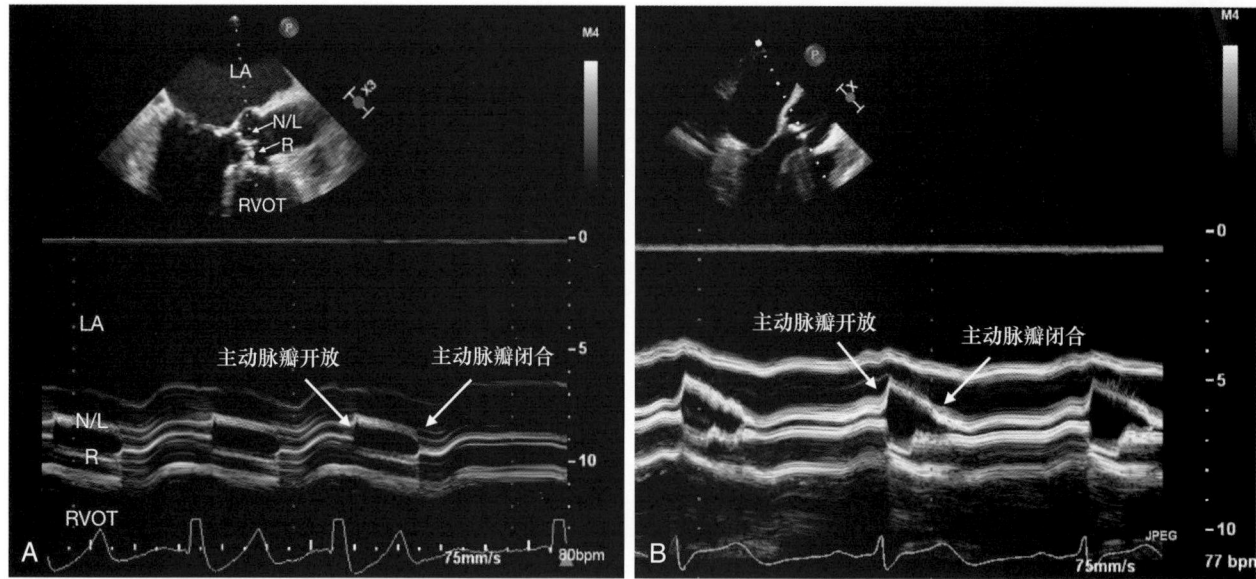

图 37.25　在食管中段主动脉瓣长轴切面对主动脉瓣进行 M 型超声测量。光标穿过左心房（LA）、主动脉根部后壁、无或左冠状动脉瓣（N/L）、右冠状动脉瓣（R）、主动脉根部前壁和右心室流出道（RVOT）。（A）在没有血流阻塞（或其他主动脉瓣病变）时，主动脉瓣叶在收缩期的运动形成矩形。（B）在存在左心室流出道梗阻时，主动脉瓣正常开放，但过早闭合

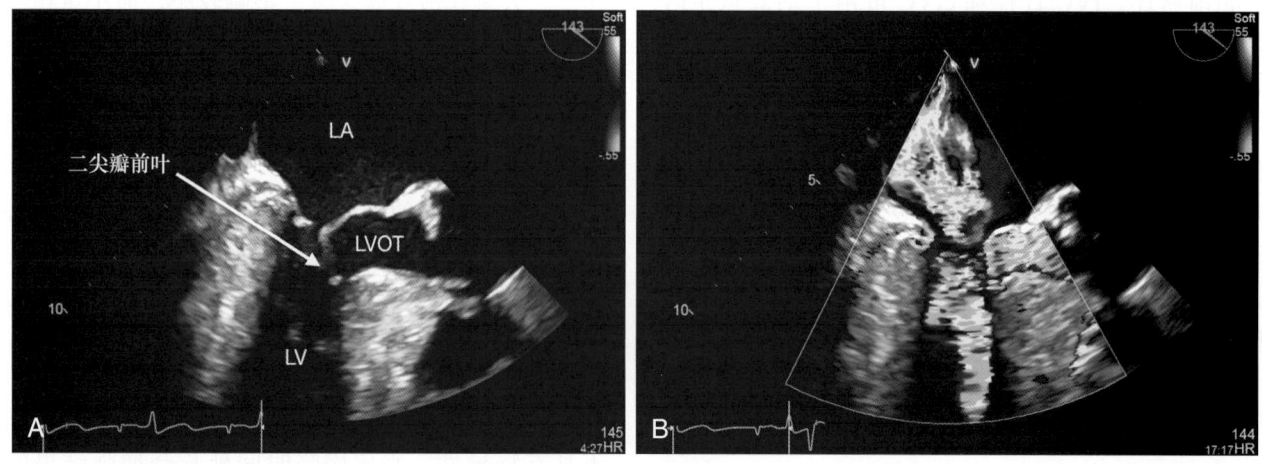

彩图 37.26　食管中段长轴切面伴（A）或不伴（B）彩色扫描显示收缩期二尖瓣前向运动（SAM）。（A）与正常接合不同，二尖瓣前叶（箭头）在收缩期移入左心室流出道（LVOT）。这缩小了有效的流出道，可导致血流的动态性梗阻。（B）彩色多普勒在 LVOT 外可显影湍流。在该例存在严重的二尖瓣反流伴 SAM。LA，左心房；LV，左心室

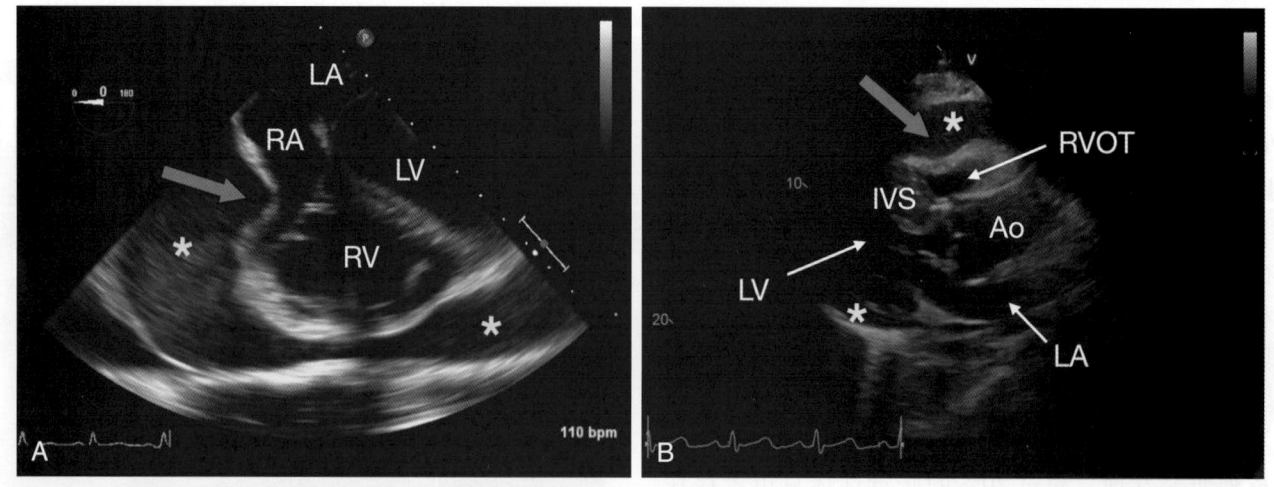

彩图 37.27　超声心动图支持心脏压塞临床诊断的特征。（A）经食管超声心动图食管中段四腔心切面显示大量透声性心包积液（*）。心室收缩期出现右心房塌陷（蓝色箭头）（注意 ECG 上 R 波后面的红色标记）。（B）经胸胸骨旁长轴切面显示大量心包积液（*）。舒张期出现右心室塌陷（绿色箭头）（注意 ECG 上 P 波后面的红色标记）。右心室塌陷诊断心脏压塞比右心房塌陷更有特异性。Ao，升主动脉；IVS，室间隔；LA，左心房；LV，左心室；RA，右心房；RV，右心室

现塌陷对心脏压塞有较高的阴性预测价值[124]。右心基础压升高时，如肺动脉高压患者，右心腔可能不会发生塌陷。心脏手术后，心脏压塞的超声心动图结果可能不典型，比如心腔局部塌陷和血凝块聚积。

自主呼吸患者深吸气时 IVC 扩张、直径缩短小于50%，是心脏压塞的敏感信号。然而，这些结果特异性差，因为也可能代表中心静脉压升高[125]。在无疾病的自主呼吸时，瓣膜血流峰值速度存在正常变异，吸气时三尖瓣流速增加，二尖瓣流速降低。心脏压塞时，跨瓣膜流速在呼吸时出现过度变异，按呼气速度变化的百分比计算[121]。心脏压塞时，二尖瓣流入速度的变化通常大于 30%，三尖瓣流入速度的变化大于60%（绝对值）。单凭瓣膜流速在吸气相的过度变化不足以支持心脏压塞的诊断。此外，这些发现尚未在接受正压通气的患者中得到验证。事实上，在心脏压塞的实验动物模型中，观察到二尖瓣流入速度在对照期变化最大，在心脏压塞时变化减弱[126]。上腔静脉（SVC）和肝静脉的血流异常也可提供心脏压塞的支持证据。然而，由于 TR、房颤、起搏心律的存在或技术不足，至少 1/3 的患者不能进行分析[124]。超声心动图常引导实施心包穿刺术。

肺栓塞

急性肺栓塞（PE）分三个亚型：高危（大面积）、中危（次大面积）和低危[127-128]。大面积 PE 表现为持续性低血压或休克（其他原因不能解释）。中危和低危 PE 患者表现为血压正常。根据右心室功能障碍、心肌损伤和其他临床特征可进一步分组。当疑似 PE时，推荐的首选成像模式是计算机断层扫描血管造影（CTA）[128]。相反，不建议在 PE 的初始诊断评估中使用超声心动图[129]。PE 诊断确定后，超声心动图可用于评估危险分层、预后和对治疗的反应[128, 130]。

在疑似 PE 伴血流动力学紊乱或休克时，CTA 检查不易实施。这种情况下，超声心动图对完善诊断评估和治疗决策具有重要作用[128, 131]。超声心动图中很少观察到自由运动的心内血栓或"流经的血块"（低于 4% 的病例），但高危 PE 中更常见（22%），且预后较差[132]。PE 的间接体征包括右心室扩张、右心室功能障碍和 60/60 体征，后者是指肺动脉射血加速时间小于 60 ms，收缩中期切迹以及 TR 峰值梯度在30 ～ 60 mmHg 之间[130]。一些参数可用于评估右心室功能障碍，包括"McConnell 征"、TAPSE、舒张末期右心室-左心室直径比增加（≥ 0.9 或 1.0），以及收缩期室间隔变平，提示压力超负荷[128, 130]。心肌变形

作为右心室功能障碍的标志并未广泛应用，此领域正在研究之中[130, 133]。

"McConnell 征"是指超声心动图发现右心室游离壁运动低下或消失而心尖部运动正常。最初报道其对急性 PE 具有高度敏感性和特异性[134]，但随后一些研究表明，该结果缺乏敏感性[135]。无"McConnell 征"不能排除急性 PE。在许多人群中，"McConnell 征"具有高度特异性。典型例外包括右心室梗死[136]或肺动脉高压[133]的患者，在没有急性 PE 的情况下也可观察到 McConnell 征（即非特异性发现）。

很少有研究专门关注高危亚组的超声心动图结果。然而，在一项纳入 511 例确诊 PE 患者的系列研究中，有 16 例患者符合高危标准[137]。有趣的是，这16 例患者均出现右心室扩大和运动低下，并至少有以下症状之一：McConnell 征、60/60 体征或右心血栓。室间隔变平、右心室游离壁运动低下伴右心室-左心室直径比大于 0.9、McConnell 征，以及右心血栓在高危 PE 患者中的发生率明显高于非高危 PE 患者。

最近的研究试图更好地规范超声心动图在 PE 中的诊断作用（包括所有风险类别），尤其是考虑到床旁即时超声的使用日益增加。对临床确诊 PE 的患者进行正规和床旁即时 TTE 检查的 meta 分析发现，右心应变（定义不一）的超声心动图指征敏感性为 53%，特异性为 83%[135]。在先前提到的 511 例患者中，超过1/3 的非高危患者的右心室形态和功能完全正常[137]。

术中经食管超声心动图——非心脏手术

在非心脏手术中，TEE 有两个主要作用：术中监测和急救工具。TEE 已用于多种手术中，包括血管、矫形和移植手术。Mahmood 及其同事发表了与这方面相关的全面综述[138]。当 TEE 用作急救工具而非术中监测时，其作用往往更大[139]。然而，治疗影响的程度难以量化，部分原因是对"影响"的解释不统一。许多情况下，支持性或确定性信息可增加确切的价值。根据 TEE 结果做出的治疗修改包括启动药物治疗、液体输注和改变麻醉计划或手术操作[138, 140-141]。患者不作改变继续治疗也被认为是一种相关影响。

监测作用

心肌缺血

心肌缺血的超声心动图改变比心电图更早出现，

表明 TEE 在术中缺血的早期监测中的潜在作用。当前的做法是对已知有危险因素或正在接受高危手术的患者选择性进行 TEE 监测。早期研究表明，高危患者 RWMA 新发或恶化的发生率为 20%[142]。术中 RWMA 很少与术后心肌梗死（MI）相关，并发症的总发生率低。20 世纪 90 年代的另一项研究得出结论，与术前数据和双导联 ECG 监测相比，术中 TEE 所检测到的变化在预测术后缺血结局（死亡、非致死性 MI、不稳定型心绞痛）的风险方面几乎无增量价值[143]。与前几十年相比，现在的传感器成像能力大大增强，但仍反映不出 TEE 在当前作为缺血监测的用途。一项对 54 例接受血管手术的高危患者的研究表明，43% 的患者术中 TEE 发现新的 RWMA[144]。术后 MI 的总发生率为 11%，所有 MI 患者均显示术中 RMWA。术中 TEE 是术后发生 MI 风险的敏感指标，尽管仍有相当多数患者出现超声心动图"假阳性"改变。许多有关 TEE 作为高危情况下监测缺血的最佳用途和潜在效果的问题仍未得到解决。在无特定患者或手术危险因素的情况下，不建议在非心脏手术期间常规使用 TEE 监测心肌缺血[51]。

肝移植

原位肝移植术中血流动力学管理复杂，因多种潜在的原因频繁出现不稳定状态[145-146]。在平时，患者通常即具有较高的心输出量和较低的全身血管阻力，并伴有明显的合并症。在无肝前期（从切皮到阻断入肝血管），由于排出大量腹水、出血或手术压迫下腔静脉，前负荷突然改变导致血流动力学发生变化。这一阶段 TEE 监测呈动态变化，对双心室和瓣膜功能做基础评估。在无肝期（从阻断入肝血管到开放门静脉），心脏的前负荷降低。如果进行下腔静脉端端吻合，需要完全阻断腔血管，可建立静脉-静脉旁路来改善前负荷，减少静脉充血。背驮式技术只需部分阻断腔血管，无需旁路即可使静脉充分回流心脏。无论采用何种手术，TEE 均可发现心室功能障碍、心输出量降低、低血容量和心内血栓。再灌注期始于门静脉阻断钳松开，导致低温、高钾和酸中毒血液灌注。这会引起严重的紊乱，甚至发展为心搏骤停。TEE 可对心脏功能和充盈进行实时观察。超过 40% 的肝移植患者术前多巴酚丁胺应激超声心动图显示存在诱发性左心室流出道梗阻，这使其成为排除难治性低血压的重要诊断[147]。TEE 还能检查出下腔静脉高流速或湍流。

食管静脉曲张是 TEE 的相对禁忌证，是肝移植人群中的一个相关问题。然而，即使在已知食管静脉曲张或有上消化道出血史的患者中，肝移植中出现 TEE 并发症的报道率也很低。最近一篇综述表明，TEE 对于无 3 级静脉曲张或活动性胃肠道出血的患者是安全的[146]。使风险最小化的方法包括在无肝期进行有限的探头操作，避免采用经胃和经胃深部切面。

肺移植

术中 TEE 可为心肺储备功能受损的患者群体提供肺移植各阶段的重要信息[148]。初始评估包括对长期肺高压导致的右心室扩张、肥厚和功能障碍的评估。如果右心压力超过左心，那么卵圆孔未闭（PFO）的诊断可能会产生临床影响，如影响手术计划。单肺通气和移植物植入期间的常见问题包括低氧血症、高碳酸血症和肺血管阻力升高，这可能会导致急性右心衰竭。TEE 对右心功能恶化的识别提示需启用正性肌力药或肺血管扩张药。如果发生严重紊乱，TEE 可提示需启动体外循环，或辅助引导导管置入以进行体外膜肺氧合（ECMO）。再灌注后，除继续评估双心室功能外，应把注意力转向肺动脉吻合和肺静脉[149]，以发现可能的扭曲、血栓或狭窄。

血管手术/腔内手术

接受血管手术的患者围术期心血管疾病发病率和死亡率的风险增加。这种情况下 TEE 的应用包括监测局部缺血，评估收缩期和舒张期功能，以及指导液体复苏。在腹主动脉瘤开放修补术中，使用阻断钳后，后负荷和室壁张力显著增加。主动脉阻断后，LVEF 显著降低，EDV 和 ESV 升高[150]。据报道，多达三分之一的患者出现新发或恶化的 RWMA，肾上阻断比肾下阻断更多见[151]。持续数个小时的 RWMA 与术后 MI 相关[151]。随着血管开放和随之而来的不稳定，TEE 可用于复苏过程中的辅助监测。在过去二十年中，腔内修复术显著增加，开放性血管手术减少，因此麻醉预期问题也会改变。在这种情况下，潜在的严重紊乱会大大减少，从而降低 TEE 术中的价值。然而，TEE 可用于诊断主动脉病变，识别锚定区域，以及评估内漏[138]。

急救作用

用于非预期的血流动力学紊乱或心肺骤停的 TEE，也称"急救"TEE，可迅速提供有价值的信息。急救 TEE 可识别本章前面所述的休克原因（如心室功能不全、严重低血容量、LVOT 梗阻、心脏压塞和 PE）。手术环境中相对独特的栓塞现象包括直立位神经外科手术中的空气栓塞，以及骨科和脊柱外科手术中的脂肪或骨水泥栓塞。

数项系列研究报道了超声心动图的急救价值，介绍了其在识别病情不稳定原因或确认预期诊断方面的能力[152-154]。在多数病例中，TEE 可辅助或影响临床治疗。急救 TEE 常证实左心室功能不全和低血容量，尽管其中有多数病例足以预测但不进行超声心动图检查就不会得出诊断。事实上，在一项系列研究中，最常见的结果是检查正常或确诊已知病变（48%）[155]。尽管结果"阴性"，但 TEE 影响了半数以上病例的治疗，表明 TEE 的作用并不局限于确诊病变。报道最大的一项研究是在围术期（55% 在术中）进行的 364 项急救研究（96% 的 TEE）[120]。术中最常见的结果是低血容量（32%）和左心室功能不全（11%），术后主要是右心室（24%）和左心室（22%）收缩功能不全。检查结果影响了 59% 病例的治疗。信息可快速获取（< 5 min）[154]，并立即发挥作用。检查顺序及包含的切面可能因操作者而不同，但可以迅速提供信息。一种急救方案提议包括五个切面序列：食管中段四腔心、食管中段主动脉瓣长轴、食管中段双腔静脉、经胃短轴和降主动脉短轴[155]。

术中经食管超声心动图——心脏手术

大量观察性研究表明，术中 TEE 会影响心脏手术的决策。在一项对 12 566 例患者的回顾性研究中，体外循环（CPB）前 TEE 新检测出的结果导致 7% 病例的手术治疗发生改变[156]。体外循环后，TEE 结果提示 2.2% 的病例需重新进行体外循环。根据手术操作分析，在 3853 例 CABG 病例中，5.4% 在体外循环前检测出有影响力的新结果，1.5% 在体外循环后检测出有影响力的新结果，其中 0.8% 需要移植物翻修。一项对 521 名接受 CABG 的患者的研究表明，11.9% 在 CPB 前的新结果影响了手术计划，0.7% 在 CPB 之后[157]。在瓣膜手术中，对包括 15540 例患者的 8 项研究的分析表明，在 CPB 前，有 11% 的病例 TEE 结果对手术决策产生影响，在 CPB 后该比例为 4%[64]。

考虑 TEE 结果对手术干预的影响时，应认识其局限性。在预期会出现决策改变的病例中，尤其是在 CABG 中，可能会出现 TEE 使用的选择偏倚。此外，许多研究将 PFO 视为影响手术计划的诊断。在不存在低氧血症和右向左分流的高风险情况下，尚不清楚在不涉及心房切开术时的手术中处置 PFO 的最佳方法[158]。在一项对接受心脏手术的患者进行的观察性研究中，新诊断的 PFO 与围术期发病率或死亡率增加并不相关[159]。PFO 封堵不影响长期生存率，但与术中卒中风险的增加相关。

术中 TEE 检查结果具有预后价值。在 CABG 中任何时间 TEE 检测出 RWMA 都是术后 MI 的独立预测指标[160]。血管重建后的术中 TEE 观察到局部室壁运动减弱与短期和长期不良心血管事件的风险增加相关[161-162]。

在 CPB 之前和之后进行检查时，大体框架颇为有用。启动 CPB 前，应评估双心室整体功能，是否存在可能影响插管策略的主动脉病变、主动脉瓣反流以及确认未预料到的结果（如严重瓣膜病变、心内血栓）。至于瓣膜手术，应确认诊断，将有关功能障碍的机制的其他信息告知外科医师。在微创心脏手术中，TEE 可观察到放置导管的导丝，并指导经皮冠状窦导管置入。CPB 后的检查包括评估整体和局部心室功能，评估新植入人工瓣膜的合适位置和功能，识别任何需要处理的新瓣膜异常，以及排除医源性主动脉损伤[163]。TEE 在特定病变和手术中的应用将在接下来的部分概述。

二尖瓣修补术

二尖瓣 TEE 成像改变了手术计划，尤其是在评估二尖瓣的尝试修补与瓣膜置换的适合性时。对反流瓣膜的评估始于检查瓣叶和瓣膜结构。原发性（退行性）二尖瓣反流表现为瓣叶或瓣膜结构的异常，而继发性（功能性）反流表现为瓣膜结构正常，因心室重塑导致对合不全。二尖瓣反流的机制根据瓣叶运动的 Carpentier 分类方法分为：Ⅰ型-小叶运动正常；Ⅱ型-小叶过度运动；Ⅲ型-小叶运动受限（Ⅲa- 收缩期和舒张期均受限，Ⅲb- 仅收缩期受限）[164]。定量评估时，应认识到术中情况通常引起反流严重程度的低估[80]。与二维 TEE 相比，三维 TEE 在瓣叶病变的定位方面提供了更高的空间分辨率和准确性[165-167]。三维影像的"正面"显示类似外科医生的术中视野，有助于就结构细节进行交流（图 37.28）。使用多平面三维重建技术可精确识别反流的起源。三维技术可定量评估流颈面积、反流量和 EROA，并可能提高准确性。目前，三维定量分析费力费时，用于术中常规评估很大程度上不切实际。

在瓣膜退行性病变伴脱垂或连枷、瓣环中度或轻度扩张时，通常可实施瓣膜修补术[79]。双瓣叶病变（巴洛病）、瓣环重度扩张、风湿性畸形和重度二尖瓣环钙化是修补失败的预测因素[168]。相当一部分缺血性二尖瓣反流患者在修补后会出现反流。左心室重塑与伴有接合点心尖移位的瓣叶束缚会影响缺血性二

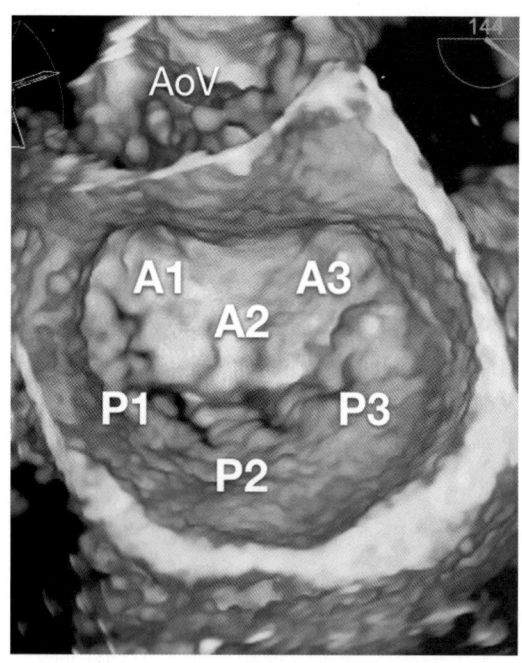

图 37.28 二尖瓣三维影像的正面显示。该方位与外科医生的视野相似,有助于就结构病变的定位进行沟通交流。二尖瓣前叶(A1、A2、A3)和后叶(P1、P2、P3)的亚区被标记。AoV,主动脉瓣

尖瓣反流修补的可行性。定量测量包括评估隆起的高度(从二尖瓣环平面到瓣叶接合点的垂直距离)和收缩期隆起的面积(由二尖瓣环平面和闭合瓣叶包裹的区域)。11 mm 或以上的高度与二尖瓣反流复发相关。术中行 TEE 时,舒张期二尖瓣环的直径为 37 mm 或更大,隆起的面积为 1.6 cm² 或更大,以及重度二尖瓣反流与修补失败的可能性增高有关[168]。

体外循环前超声心动图评估的其他因素包括二尖瓣前叶修补后 SAM 的预测因素,其通常反映对合点前移。这可以采取减少对合点与间隔的距离(C 间隔距离< 2.5 cm),或后叶相对延长(前叶与后叶比≤ 1.3 或后叶高度> 1.5 cm),以及主动脉-二尖瓣角度变窄等方式[169-170]。其他 SAM 相关预测因素包括基底部室间隔肥厚(> 15 mm),左心室腔小和乳头肌前移。

CPB 脱机后,立即使用超声心动图评估由 SAM 引起的明显反流、狭窄或动态 LVOT 梗阻。应显示出环的稳定性和正常的瓣叶运动。任何残留的反流不应超过轻度和跨瓣膜反流。如果发生 SAM,治疗步骤包括液体输注和停用正性肌力药。如果 SAM 持续存在,下步治疗策略是使用 β 受体阻滞剂和增加后负荷。这些干预措施的效果在 TEE 上易于观察。大多数患者 SAM 可改善或治愈,长期随访表明 SAM 发生率低,适合保守治疗[171]。持续存在的显著 SAM 需要进行矫正。评估二尖瓣流入通常涉及跨瓣梯度的测量,这取决于心输出量。

三尖瓣修补术

随着对三尖瓣反流不良预后影响的深入认识,人们对三尖瓣病变产生了兴趣。对左侧瓣膜性心脏病进行手术矫正后,严重的继发性三尖瓣反流通常无法改善。如果不进行治疗,即使轻度或中度继发性三尖瓣反流也可能进展。目前 AHA/ACC 指南建议在左侧瓣膜手术时对重度三尖瓣反流进行三尖瓣修补。

在进行左侧瓣膜手术时,是否决策对低于重度的三尖瓣反流患者进行干预更为复杂。如果在左侧瓣膜手术时不进行干预,约 25% 的患者轻度或中度的 TR 将会进展[50]。瓣环扩张是决定早期干预的重要因素。轻度或以上三尖瓣反流伴瓣环扩张(舒张期直径> 40 mm 或> 21 mm/m²)或既往有右心衰竭病史的患者,可受益于同时实施的三尖瓣修补(Ⅱa 型推荐)。在三尖瓣环没有扩张的情况下,当存在中度三尖瓣反流和肺动脉高压时,可在左侧手术中考虑三尖瓣修补(Ⅱb 型推荐)。

三尖瓣结构复杂。由于瓣环是立体的,瓣叶大小不等,因此很难在同一个二维影像平面上观察所有三个瓣叶。瓣膜的前部位置(扫描平面的远场)和细小的瓣叶也限制了二维 TEE 成像。二维 TEE 测量瓣环直径通常采用心尖四腔心切面[172],但是与三维 TEE 相比,这一测量可能无法准确反映扩张程度,并且会低估最大直径[173]。三维 TEE 的研究增强了我们对瓣环从室间隔到侧壁范围的扩张、从卵圆形到圆形的进展以及瓣环动力相应变化的理解[174-175]。三维彩色的使用可增强反流严重程度的定量评估[172],但在术中环境,三尖瓣反流的低估并不意外。三维 TEE 技术将继续在三尖瓣反流的评估中发挥更大的作用。

主动脉夹层

急性 A 型主动脉夹层具有较高的发病率和死亡率。准确的诊断对快速治疗至关重要。多数情况下,首选的诊断方法是 CTA,其识别夹层的敏感性为 100%,特异性为 98%[176]。在某些情况下,TEE 比 CTA 更易实施。TEE 的敏感性(86% ~ 100%)和特异性(90% ~ 100%)略低,尽管许多研究认为 TEE 的特异性与 CTA 相当[176-177]。由于左主支气管位于主动脉和食管之间,TEE 成像受到包括升主动脉远端和主动脉弓近端显影盲区的挑战。由于反射和折射(尤其是有肺动脉导管时),近场的成像伪像很常见,可能会被误认为内膜瓣。

手术期间,术中 TEE 可进一步明确夹层的特征。

测量主动脉瓣环和根部，排除窦管交界消失，评估主动脉瓣的结构和功能。主动脉瓣关闭不全的机制包括双叶瓣引起反流，内膜片向瓣环延伸导致瓣叶不对称脱垂，根部扩张引起对合不良，以及内膜瓣脱垂阻止瓣叶完全对合[178]。这种机制性的信息影响瓣膜能否适合修补，可能导致手术计划的改变[179]。进一步评估包括检查真假腔。可能会观察到血流通过内膜片。通常情况下，真腔在收缩期扩张，这可以通过 M 型超声心动图来鉴别。假腔常表现为舒张期扩张和自发性回声显影。由于某些夹层的复杂性，可能难以准确鉴别真假腔。

机械循环支持（MCS）

持续性机械循环支持

北美每年大约植入 2500 个持续性左心室辅助装置（LVAD），其中近一半是永久治疗[180]。术中 TEE 可确认已知病变，是识别可能需要其他干预的异常不可缺少的检查[181-183]。植入前，超声心动图评估包括双心室大小和功能的检查，以及心内分流（包括 PFO）和心内血栓的评估。既往已有的瓣膜功能障碍亦可了解。轻度以上的主动脉瓣关闭不全、中度或中度以上的二尖瓣狭窄以及较重的三尖瓣关闭不全可能需要另外的瓣膜手术。LVAD 植入后，因跨瓣血流减少会继发血栓的形成，可能需要更换现有的机械主动脉瓣。超声心动图对于 LVAD 植入后右心衰竭的预测因素已得到广泛研究，包括较新的心肌变形技术。目前，尚无任何措施能可靠地预测双心室机械支持的需要[183]。

装置植入时，TEE 引导有助于流入管道在心尖处的正确放置。植入后的评估包括左心室大小、左心室减压程度、右心室功能、对 PFO 的再评估以及主动脉瓣开放的频率和程度。左心室减压的评估包括测量整个腔室的大小和室间隔的位置，室间隔应位于中间，不应偏向任一腔室。随着 LVAD 速度增加，经常需要重新评估参数，特别是考虑到右心室功能处于临界时。流入导管的正确位置应在心尖，指向二尖瓣，且不应干扰瓣膜下装置。流入导管与室间隔所成的锐角可引起导管堵塞。通常流入速度为 1.5 m/s 或更小。新一代 LVAD 的成像伪像可能会影响对导管的频谱多普勒和彩色血流评估。可在 ME 或 UE 切面观察到移植物-升主动脉流出的吻合情况。2 m/s 或更大的流出速度会增加阻塞的隐患，不过更新一代的装置正常值可能更高[183-184]。流出端移植物的中间部分也可沿心脏右侧观察到，但不应导致压迫。

临时机械循环支持

临时 MCS 常用的经皮装置包括主动脉内球囊泵、ECMO、Impella 经皮心室辅助装置（Abiomed，Danvers，MA）和 TandemHeart 经皮心室辅助装置（CardiacAssist，Pittsburgh，PA）。预计需要更长的临时支持时，可选择手术植入装置。装置位置是否合适取决于特定的技术，可通过 TEE 引导[183, 185]。在评估心肌恢复时，TEE 可增加血流动力学提供的信息，其已被纳入一些静脉动脉体外膜肺氧合脱机方案中[186]。

先天性心脏手术

在先天性心脏手术中，TEE 可提供诊断信息，帮助制定手术方案，识别修补后的残留缺陷，影响术后的内科治疗[187]。随着 TEE 在先天性心脏手术中的应用越来越广泛，当代研究报告称，约 1%～9% 的病例中 CPB 前的检查结果改变了手术操作，约 4%～6% 的病例中发现了需要手术翻修的残留病灶，在更复杂的病例中影响更大[188-191]。当重新进行 CPB 以获得短暂的心室支持或辅助装置时，在近 13% 的病例中 TEE 影响了手术干预[189]。TEE 进一步影响药物治疗，提供新的诊断信息。在小儿先天性心脏手术中评估肺动脉和冠状动脉时，心外膜成像可为 TEE 提供补充信息[192]。有限的文献表明，术中 TEE 在小儿心脏手术中具有节省成本的优势[193]。

其他手术

术中超声心动图医师遇到许多瓣膜疾病需要手术治疗的情况，包括天然和人工瓣膜功能障碍。TEE 可确认术前诊断，明确结构异常的位置。心内膜炎的手术治疗需要 TEE 评估其他瓣膜上的赘生物和脓肿。其他常依赖术中 TEE 的心脏手术包括微创手术（瓣膜修补/置换、CABG）、心脏肿块切除、心脏移植和肺动脉血栓内膜剥脱术。

术中经食管超声心动图——结构性心脏病的治疗

经皮技术的革新已促使结构性心脏病的治疗出现令人兴奋的发展，将治疗范围扩大到以前治疗选择受限的患者。接下来的部分详细阐述了超声心动图在一些经皮手术中的作用。

经导管主动脉瓣置换术

经导管主动脉瓣置换术（TAVR）于2007年首次在欧洲获准商业使用，于2011年首次在美国获准商业使用，TAVR彻底改变了主动脉瓣狭窄的治疗模式。TAVR适用于有严重症状的主动脉瓣狭窄的极端和高危人群，对有中度手术风险的患者是一种合理的选择[195]。每年的手术量持续增加[196]。有关TAVR的围术期超声心动图成像已有全面的资源详细介绍[197-198]。

瓣膜尺寸

瓣环尺寸决定经导管瓣膜的合适尺寸。瓣环尺寸的测量首选的成像方式是多层螺旋CT（MDCT）[199]。与MDCT相比，由于主动脉瓣复合体呈椭圆形，二维TTE和TEE通常测量的瓣环尺寸偏小[200-201]。三维TEE测量的瓣环尺寸比二维TEE大[202-203]。与MDCT的测量值相比，三维TEE的测量值可能偏低或相当[200, 203-207]。MDCT和三维TEE均已用于预测植入后的瓣周漏[205, 208-210]。自动化三维TEE软件正在开发，具有可重复性和与基于MDCT假体尺寸的良好一致性[211-212]。

术中检查

手术开始时，超声心动图检查不仅包括主动脉瓣的评估，还包括双心室功能的测定，评估其他瓣膜异常，检测任何先前存在的心包积液，以及识别其他具有手术意义的特征，包括左心室变小和基底部室间隔肥厚。手术进行时，可在超声心动图的引导下进行导线和装置定位，尽管透视是常用的主要工具。在瓣膜撑开前，理想的瓣膜放置位置取决于瓣膜的设计（如自膨胀式或球扩式）。

瓣膜植入后，通过透视、有创血流动力学和超声心动图的综合评估可提供有关瓣膜位置、瓣周漏的严重程度和跨瓣梯度的信息。当早期发现不良结果时可实施进一步干预，如球囊扩张或二次植入装置。超声心动图可排除其他并发症，包括功能性二尖瓣狭窄、新发心包积液、新发RWMA（可能由于冠状动脉阻塞）和主动脉损伤。

经食管超声心动图与经胸超声心动图

关于经股动脉TAVR的最佳麻醉方法[213]和术中成像策略存在激烈的争论[214]。最初的TAVR临床试验在全身麻醉下通过术中TEE进行[215-216]。然而，随着技术的进步和手术时间的缩短，在监护麻醉或护理实施的镇静下即可进行。手术量较大的中心使用这些技术的比例在发生变化，从100%全身麻醉，到同时使用镇静和全身麻醉，再到近乎100%使用镇静[217]。2012年至2015年，美国全身麻醉的使用率从97.6%降至82.6%，适度镇静的使用率从2.2%升至16.6%[196]。在2015年对来自38个国家的250个中心的调查中，全身麻醉是60.1%的中心最常用的技术，39.5%的中心只使用全身麻醉[218]。46%的中心系统地使用了术中TEE，分别有62%和31%的中心使用TEE和TTE评估装置植入后的主动脉瓣反流[218]。尽管全身麻醉使用率降低，TEE使用率增加，术中TEE可能更适用于监测冠状动脉阻塞或瓣环破裂的高危患者，并可减少高危患者静脉造影剂漏出，提供瓣膜尺寸的二次测量[219]。

由于术中TEE通常在全身麻醉下进行，因此很难评估全身麻醉或超声心动图对结局的单独影响。在一项比较全身麻醉与非全身麻醉经股动脉TAVR手术的研究中，大多数接受全身麻醉的患者术中使用TEE，少数非全麻患者术中使用TEE。经倾向匹配分析校准麻醉类别显示，术中行TEE检测的患者与未行TEE检测的患者相比，瓣膜释放的成功率、中度以上主动脉瓣反流或其他并发症的发生率并无显著差异[220]。一项回顾性研究对454例行经股动脉TAVR的连续患者进行了研究，适度镇静下行TTE的患者（$n = 234$）与全身麻醉下行TEE的患者相比，出院时轻度以上瓣周漏反流的发生率没有差异（TTE组33% vs. TEE组38%，$P = 0.326$）[221]。然而，TTE组的二次瓣膜植入（7% vs. 2%，$P = 0.026$）和后扩张（38% vs. 17%，$P < 0.001$）的发生率显著增加[221]。许多回顾性研究受年代偏倚而混淆——随着手术技术的发展，从早期主要使用TEE过渡到使用TTE。此外，早期瓣膜的研究结果可能不适用于目前临床应用的瓣膜。目前的研究尚不能得出关于TAVR中TEE与TTE的确切结论，它们代表了解决这些问题的初步步骤。

经导管二尖瓣修补术

二尖瓣反流经皮二尖瓣夹合术（雅培血管-结构心脏，门罗帕克，加利福尼亚州）用夹子夹住二尖瓣前叶和后叶的游离边缘，置于瓣膜反流位置，形成一个类似于Alfieri外科技术的双瓣孔。在美国，二尖瓣夹最初被批准用于治疗有手术禁忌风险的重度原发性（退行性）二尖瓣反流。在欧洲，经皮瓣膜修补术也已用于治疗继发性（功能性）二尖瓣反流。这两类患者群体的疗效和长期结局都是目前致力研究的领域[222]。目前有几项随机试验纳入继发性二尖瓣反流患者，文献资料的体量正在迅速增长[223-225]。截至 2019 年，尽管有较佳的内科治疗，美国的二尖瓣夹治疗的适应证已扩大到有明显继发性二尖瓣反流的患者。

超声心动图成像对于确定手术适应证、提供术中指导以及评估手术成功至关重要[226]。术前超声心动图可评估瓣膜的解剖特征，检查瓣膜下装置，提供反流严重程度的定性和定量评估。最佳形态学特征以 EVEREST 研究的纳入和排除标准为基础，包括中枢性反流（A2/P2）、钳夹区未见钙化、二尖瓣面积大于 4 cm^2、连枷间隙小（< 10 mm）和连枷宽度小（< 15 mm）[227]。术中 TEE 与透视相结合，可指导房间隔穿刺以及将导管推进至左心房（图 37.29）。在 TEE 的指导下，夹子在瓣叶上方对齐，操作臂垂直对合线。一旦位置满意，装置系统就会进入左心室（彩图 37.30）。系统略微后退，使得夹子夹住瓣叶，此时可使用超声心动图实时成像。在夹子释放前，确认夹住两瓣叶，并评估反流的严重程度。若有明显残留或二尖瓣反流加剧，或超声心动图显示二尖瓣狭窄，可能需要重新调整夹子位置。释放后对反流和狭窄进行量化，如果仍有明显的二尖瓣反流，可能提示需二次放置夹子。

其他经皮结构性心脏手术

TEE 是许多其他导管手术的标准成像方式，包括房间隔缺损闭合、室间隔缺损闭合、左心耳闭塞、人工瓣膜失败后的瓣中瓣治疗和瓣周漏闭合。在这些手术中，超声心动图可评估手术适应证，提供实时指导以及评估手术效果。正在研究中的导管技术包括二尖瓣置换术和针对三尖瓣反流的疗法，比如瓣环成形术、瓣叶对合技术和腔内瓣膜植入术[228-230]。

新兴技术

融合成像

多模式成像对于经皮结构性心脏手术的方案制定和实施至关重要。介入心脏病专家同时使用超声心动图和透视数据来指导导管手术和释放装置。通常这些影像显示在不同的屏幕上，这就给术者带来挑战，因为他们必须将信息组合，在脑海中重建这些结构的三维表现。超声心动图和透视影像的融合可同时显示心脏结构及导管的运动。目前技术还处在发展阶段，在未来数年有望得到更好的应用[231-232]。

3D 打印

瓣膜结构和复杂先天性心脏缺陷的 3D 模型可根据超声心动图和其他影像数据打印出来。与模型的视觉和触觉交互可更好地理解结构的相互作用和异常。目前，关于这些病情的 3D 打印作为一种培训和模拟

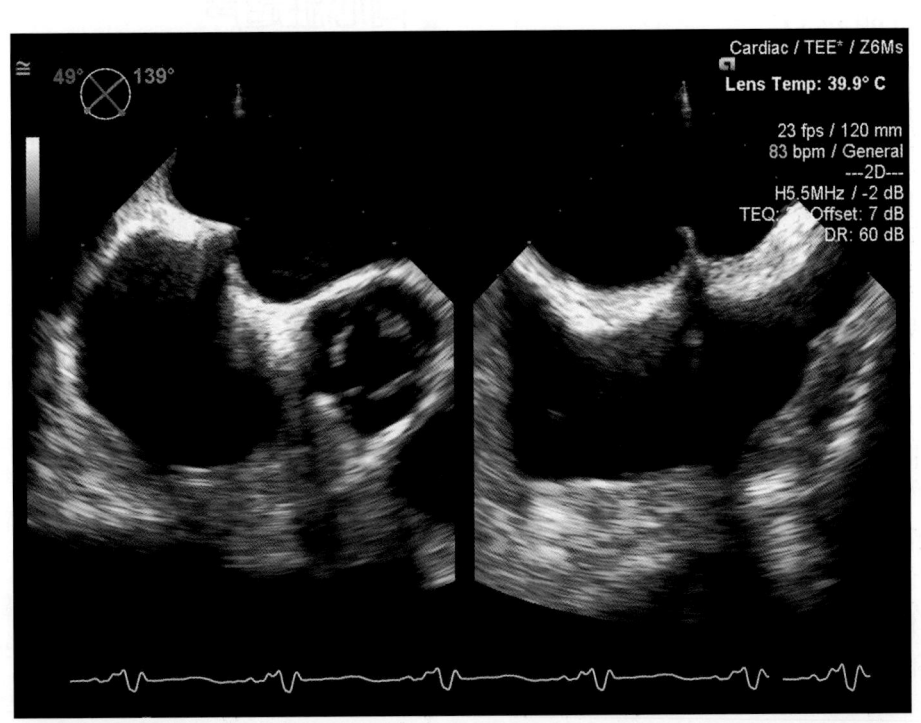

图 37.29　改良的食管中段主动脉瓣短轴（左）和双腔静脉（右）切面的双平面成像。在导管进入左侧实施手术时，双平面实时成像是引导房间隔穿刺术必不可少的工具

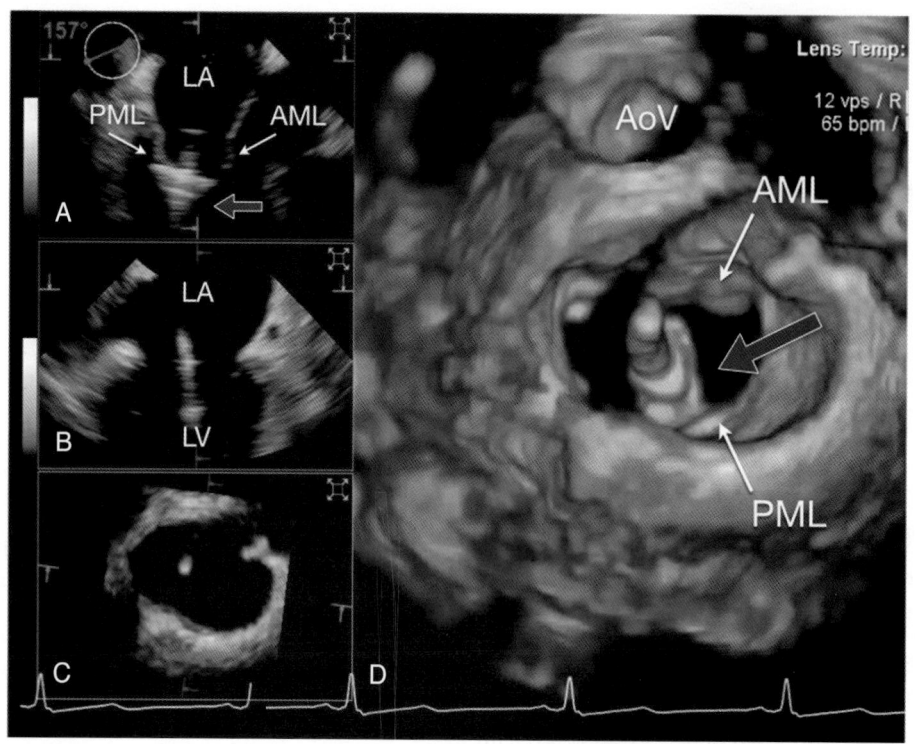

彩图 37.30　在二尖瓣夹合术中同时实时显示二维参考切面（图 A-C）和三维容积（图 D）。夹子（蓝色箭头）应与二尖瓣对合线垂直对齐。实时成像通过提供导管和装置位置改变后的视觉反馈，有助于调整装置的最佳位置。AML，二尖瓣前叶；AoV，主动脉瓣；LA，左心房；LV，左心室；PML，二尖瓣后叶

工具最为适合，但是患者特定模型可用于优化术前方案[233]。模型质量取决于影像数据的质量。高成本、打印时间长和缺乏能够复制组织结构特性的材料限制了 3D 打印的围术期应用[234]。

人工智能 / 机器学习

人工智能及其亚领域（机器学习）已渗透到日常生活中。将这些技术应用于医学问题的探索也不例外。人工智能是计算机科学的一个分支，专注于开发能够模拟人类智能的计算机系统，包括学习、储存知识、解决问题和推理等方面[235]。机器学习专注于预测模型的开发，从数据中学习规则，而非专门编程[236]。目前，许多三维超声心动图平台需要耗时的用户手动输入来进行定量分析，使其在手术室中的常规应用不切实际。尽管尚未成为主流，超声心动图中使用人工智能的自动分析平台已存在，包括三维 TEE 中的二尖瓣和主动脉瓣分析（彩图 37.31），以及三维 TTE 中的自动腔室定量[237-240]。在围术期之外，机器学习已被用于二维 TTE 评估左心室肥厚表型[241]。可以想象，此类技术的改进和不断发展可在动态条件下提供复杂

的瓣膜和心室定量分析，提高准确性，降低判读的不一致性。

围术期经胸超声心动图和目标导向心脏超声

尽管 TEE 历来是围术期超声心动图的主要方式，但 TTE 逐渐成为一种相关可行的方法。拥有丰富超声心动图经验的麻醉医师已开始进行术前 TTE 会诊服务，术前评估期间有指征时可提供超声心动图检查和解读[242-245]。超声心动图检查结果导致 54% ～ 84% 的病例的治疗发生改变，包括改变麻醉计划，影响是否需要术前额外会诊或术中监测的决策[242-244]。心脏病专家对影像的判读和一部分患者的正式 TTE 影像证实了多数病例中 TTE 目标导向检查的主要结果[242-243]。在接受大手术的患者中，标准术前超声心动图未能证明与改善预后的相关性，因此术前麻醉医师实施 TTE 在指导手术或预后方面的价值需要进一步判定[246]。随着这些会诊服务的发展，重要的考虑因素包括拟行检查的范围，以及个人操作和判读的经验。

数项小型研究证明 FoCUS* 在紧急或急诊手术

---

* 这些研究描述了"经胸目标导向超声心动图"的使用。为了与发布的指南中提出的术语保持一致，我们将这些研究描述为 FoCUS。

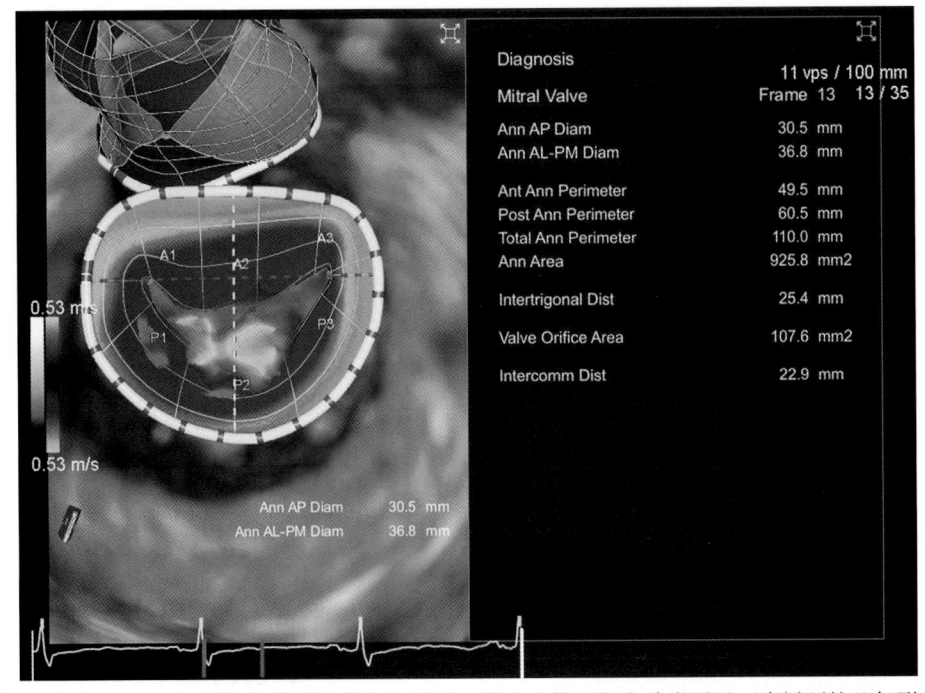

Diagnosis	11 vps / 100 mm	
Mitral Valve	Frame 13	13 / 35
Ann AP Diam	30.5 mm	
Ann AL-PM Diam	36.8 mm	
Ant Ann Perimeter	49.5 mm	
Post Ann Perimeter	60.5 mm	
Total Ann Perimeter	110.0 mm	
Ann Area	925.8 mm2	
Intertrigonal Dist	25.4 mm	
Valve Orifice Area	107.6 mm2	
Intercomm Dist	22.9 mm	

0.53 m/s

0.53 m/s

Ann AP Diam	30.5 mm
Ann AL-PM Diam	36.8 mm

彩图 37.31　**人工智能进行瓣膜分析程序示例。** 整个心动周期内动态测量二尖瓣环的几何形状

前的可行性，进而改变麻醉技术或治疗计划[247-249]。特定的患者群体，如髋部骨折患者，可能最适合FoCUS。髋部骨折手术延迟与死亡风险增加相关，通过标准通道进行的术前超声心动图检查与手术延迟有关[250-252]。髋关节手术中术前FoCUS的多中心、随机先导研究已经完成，为更大的确定性随机对照试验奠定了基础[253]。

手术区域无菌、患者不易接触的手术室不一定有利于经胸成像。尽管存在挑战，但一些小型研究已有望证明FoCUS在手术期间的可行性。在稳定和不稳定患者接受一系列手术（矫形/创伤、腹部/血管、泌尿外科/妇科以及头、耳鼻喉）的系列研究中，超过90%的病例可进行目标导向检查[254]。慢性阻塞性肺疾病患者和接受腹部手术的患者成像质量明显较差。随后的研究证明FoCUS在胸外科手术中的可行性，并对22%～66%的患者术中管理产生影响[255-256]。

人们对FoCUS和TTE用于孕妇围产期麻醉管理的血流动力学监测和诊断评估的兴趣日益浓厚[257]。心脏左移和左倾避免主动脉压迫有利于胸骨旁和心尖成像窗口[257]。产后出血、先兆子痫和心肌病均可导致血流动力学紊乱，可通过心脏超声检测出来[258]。

尽管具有公认的价值[259]，FoCUS仍不是麻醉实践的常规内容。一项对心胸麻醉医师的调查显示，81%的受访者熟悉FoCUS，但只有47%在临床实践中使用FoCUS[260]。虽然这项研究有局限性，比如低回应率，但它展示了对当前实践模式的深入理解。FoCUS使用最常见的阻碍是缺乏培训，其次是

对漏诊、缺乏设备和认证过程的担忧。大多数麻醉医师都接受过正规的超声心动图培训（TEE、TTE或FoCUS），若非如此，这种阻碍可能会进一步放大。

重症治疗

在手术和非手术重症患者的治疗中，床旁即时实施和解读超声心动图是可行且有影响意义的检查方法。TTE和TEE结果均会对休克患者的管理、诊断和治疗产生影响，并可提供预后信息[261-265]。在一项对110例未分类休克患者的研究中，与110例回顾性研究的对照患者相比，超声心动图引导的早期复苏与生存率提高、液体输注减少和正性肌力药的使用增加有关[266]。尽管这并不代表因果关系，但突出了超声心动图在复苏中的潜在价值，特别是考虑到积极的液体复苏与死亡率之间的相关性时[267-269]。在ICU中，TTE的使用比TEE更普遍，欧洲和澳大利亚的重症医师使用TEE比北美的同行更普遍[270-271]。TEE在机械通气条件下可提高诊断准确性，然而，数个集中研究小组已从大多数机械通气患者中获得足够的经胸影像[261-262, 272-273]。TEE为疑似心内膜炎或心内肿块的评估、大血管病变的评估和瓣膜功能障碍的评估提供了出色的影像方式[56]。

与围术期TEE相似，重症超声心动图也有基础和高级应用[54, 57]。基础应用包括评估整体双心室的大小和功能，识别心包积液或压塞，识别重度瓣膜反流，以及指导心搏骤停期间和之后的复苏。高级应用包括定量评估功能和充盈压，评估液体反应性，检测

心脏来源的栓塞、心内膜炎、急性主动脉病变或损伤、心内分流和心肌梗死并发症等异常。对疑似心内膜炎、大血管病变或损伤和急性肺栓塞的评估可认为是基础应用，也可认为是高级应用。

液体反应性

评估休克患者时，关于液体输注、维持或停止的决策常面临挑战。有液体反应性的患者通过每搏量或心输出量的增加对液体冲击做出反应，动态指标（如心肺相互作用或被动抬腿动作）可暂时引起前负荷的变化以评估这种反应[107]。在接受被动机械通气的患者中，一些超声心动图参数已用于预测液体反应性，以辅助临床决策：

■ 下腔静脉扩张指数：正压通气时，吸气导致胸内压升高，减少静脉回流至心脏，导致 IVC 扩张。呼气时，IVC 直径最小。与呼吸周期中最大（D_{max}）和最小（D_{min}）直径相关的两个 IVC 扩张指数（dIVC 或 ΔIVC）已有描述：

$$\Delta IVC = \frac{D_{max} - D_{min}}{D_{min}} \times 100\%$$

其中阈值为 18% 或更高时，可区分有反应者和无反应者[274]。

$$\Delta IVC = \frac{D_{max} - D_{min}}{(D_{max} + D_{min})/2} \times 100\%$$

其中阈值为 12% 或更高时，可区分有反应者和无反应者[275]。

第一个方程最常使用[276]。在异质性较高的人群中，ΔIVC 的准确性较差（据两项后续研究报告，受试者操作特征曲线下面积分别为 0.43 和 0.635）[277-278]。区分有反应者和无反应者的最佳阈值也有所不同。通常，ΔIVC 的特异性比敏感性高。

ΔIVC 成为有用的工具必须满足几个先决条件，包括无自主呼吸，潮气量 8 ～ 12 ml/kg（需要增加胸膜腔压力影响 IVC 直径），无肺源性心脏病，以及无腹内压升高[108]。这些条件非常重要，ΔIVC 可准确预测潮气量 8 ～ 10 ml/kg 且 PEEP 不超过 5 cmH$_2$O 的通气患者的液体反应性，但对潮气量小于 8 ml/kg 或 PEEP 大于 5 cmH$_2$O 的患者的液体反应性预测较差[276]。

■ 上腔静脉塌陷指数：正压通气期间，由于胸腔内压增加，SVC 在吸气过程中塌陷（与 IVC 相反）。脓毒性休克患者的初始研究评估了 SVC 塌陷指数（ΔSVC），定义为：

$$\Delta SVC = \frac{D_{max} - D_{min}}{D_{max}} \times 100\%$$

其中 D_{max} 是呼气时的最大直径，D_{min} 是吸气时的最小直径[279]。阈值超过 36% 可区分液体有反应者和无反应者，敏感性 90%，特异性 100%。在一项较大型的需要机械通气的任何类型休克患者的队列中，ΔSVC 为 21% 或更高时可预测液体反应性，敏感性 61%，特异性 84%[278]。在对同一群体患者进行比较时，ΔSVC 的诊断准确性高于 ΔIVC$_1$[277-278]。ΔSVC 的测定需要通过 TEE 成像来实施。

■ 主动脉/LVOT 峰值速度变异度：正压通气导致 LVOT 和主动脉瓣的最大流速周期性变化。在主动脉瓣或 LVOT 上使用脉冲波多普勒可测量整个呼吸周期内的最高（V_{max}）和最低（V_{min}）峰值速度[278, 280]。二者之差除以它们的平均值，以百分比表示如下：

$$\Delta V_{max}Ao = \frac{V_{max} - V_{min}}{(V_{max} + V_{min})/2} \times 100\%$$

在初步研究中，有反应者和无反应者的区分阈值是 12% 或更高[280]。与其他动态指标类似，在更大的不同人群中，该参数的效果不如最初报告的那么准确。同一队列进行比较，ΔV$_{max}$Ao 的敏感性最高，而 ΔSVC 预测液体反应性的特异性最高[278]。

利用心肺交互作用和动态参数进行的其他超声心动图评估为积极研究的领域。仅呼气末阻塞或结合吸气末阻塞后 LVOT 速度时间积分和（或）最大主动脉速度的变化评估，已用于预测液体反应性[281-282]。这些方法目前尚未广泛应用，需要在不同患者人群中进一步验证。无论采用何种指标，临床医生都应结合患者的整体状况来解读这些结果，并能认识到其局限性。

心脏术后

2016 年一项纳入 15 项心脏术后 TTE 和 TEE 检查研究的系统回顾表明，超声心动图（由新手和超声专家完成）是可行的检查，其结果常引起治疗上的改变[283]。已证明在血流动力学不稳定的心脏术后患者中，通过连续 TEE 得出的诊断与通过血流动力学测量得出的诊断之间存在显著差异[284]。基于 TEE 的诊断在观察者间的一致性更高，表明即使在有创血流动力学监测的情况下，超声心动图检查也能增加有价值的诊断信息。

创伤与复苏

数十年来，心脏超声肋下视窗已成为创伤患者创伤重点超声评估（FAST）检查的一部分[285]。FoCUS扩展了这种心脏检查，已用作指导创伤患者复苏的工具。作为初始评估的一部分，一项将创伤患者随机分为 FoCUS 组或非 FoCUS 组的试验证明，FoCUS 组的输液量明显减少，从创伤室到手术室的时间缩短，ICU收治率更高[286]。在钝性或穿透性胸外伤中，超声心动图可发现诸如心脏破裂、功能障碍（由挫伤引起）、瓣膜损伤、心包膜硬化和主动脉破裂等并发症[287]。

其他临床应用

超声心动图可确定缺氧的原因，如从右到左的心内分流或胸腔积液（图 37.32）。临床医生在评估心肺功能衰竭时常将肺部超声与超声心动图相结合（另见第 83 章）[288]。

超声心动图在重症治疗中的新应用正在兴起。热门研究领域包括脓毒症的应变成像[289]和超声心动图在评估无法脱离机械通气患者中的应用[290]。

手持式超声心动图

手持式超声心动图因其小巧便携，非常适合床旁评估[291]。接受有限超声心动图培训的重症医师进行手持式重点检查的实施与解读，与超声科医师进行正规 TTE 检查和超声心动图医师进行解读相比，可合理准确评估左心室的收缩功能[292]。当由有经验的超声心动图重症医师来操作时，在机械通气的重症患者中，手持式超声心动图检查可提供类似于全平台 TTE 的二维诊断功能，但因缺乏频谱多普勒而受到限制[293]。

微型 TEE 探头

微型 TEE 探头有望成为重症监护中监测血流动力学或观察心肺功能衰竭的工具[294-295]。使用微型多平面 TEE 探头进行检查是可行的，在接受机械通气的重症患者中耐受性良好[295]。与标准 TEE 相比，微型探头能对心肺功能衰竭的原因进行一致性诊断评估，尽管影像质量较差。由于影像质量下降，进行常规血流动力学监测不用太频繁，但在可行的情况下，其结果与标准 TEE 结果一致。在微型 TEE 广泛应用之前，有必要进行大规模的研究，评估产生的临床效果。

培训与认证

知识储备和培训

在整个麻醉学领域，包括超声心动图在内的围术期超声规范化培训正不断推进。美国毕业后医学教育认证委员会要求麻醉科住院医师具备获取标准经食管和经胸超声心动图切面的能力[296]。美国麻醉资格评定委员会的认证要求具备 TEE 基础知识，通过笔试和客观结构化临床考试进行评估[297-298]。麻醉学危重症医学认证项目要求学员掌握超声的原理知识，以及熟练应用 TEE 和 TTE[299]。

规范化超声心动图培训需要课程开发和培训计划。一些受训者在医学院即开始接触超声。一些机构将心脏超声纳入教育项目，最初通过该项目进行解剖

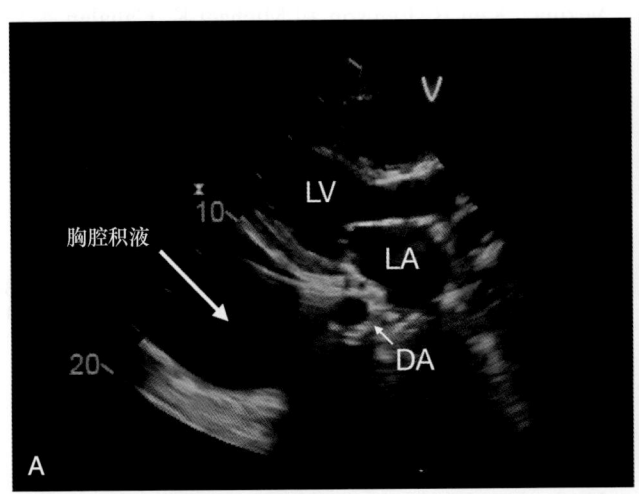
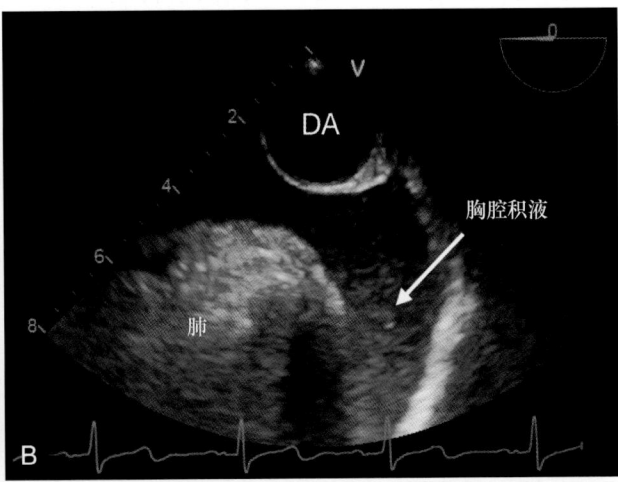

图 37.32　超声心动图显示胸腔积液。（A）经胸胸骨旁长轴切面显示降主动脉后方有透声区，与左侧大量胸腔积液相符。心包积液（图中未显示）可视为降主动脉前方的透声区。（B）经食管降主动脉短轴切面显示与左侧胸腔积液一致的透声区。注意图像左侧的肺不张。DA，降主动脉；LA，左心房；LV，左心室

和功能教学，后来又将其作为体格检查的辅助[300]。许多住院医师培训正在开发多模式纵向课程，包括教学讲座、手动研习会、在线模式、模拟以及正规的超声心动图轮转[301-304]。在线仿真模拟为用户提供了一种交互式方式学习标准切面和空间关系[305-306]。基于人体模型的模拟是一种促进学习 TEE 和 TTE 知识和技术的有效方法，可能是早期培训学员的有用的教育工具[307-314]。除了这些多模式教学方法外，在监督下的实际临床经验仍然是培训中的关键部分。在北美，TEE 高级培训通常在心胸麻醉专科培训时完成。

未来几年可能会越来越重视麻醉学 FoCUS 培训。在对美国麻醉学住院医师教学的主管和受训者的调查中，大多数受访者表示，FoCUS 应该成为培训的标准组成部分，而只有少数教学纳入这类培训[315]。另一项对加拿大住院医师教学主管的调查表明，应强制进行 FoCUS 培训，虽然大多数项目有培训机会，但只有少数实施强制轮转[316]。本专业面临的挑战是如何最好地结合 FoCUS 来制定最低培训标准和能力，以及为已在临床中的受训者和麻醉医师提供培训。欧洲心血管影像协会已发布了 FoCUS 教育和培训的参考课程和教学大纲[317]。临床医生必须清楚了解 FoCUS 适用范围狭小，并认识到专家会诊的局限性和适应证。围术期 FoCUS 适用性的许多示例都由经验丰富的超声心动图医师操作，是否适应于经验不足、很少受过正规培训的操作者还需验证。初步掌握超声知识和技能后，持续使用对保证熟练度非常重要。当超过一年未使用这些技能时，将会出现明显的退步[318]。

资质认证

美国超声心动图国家委员会提供了初级（Basic PTEeXAM）和高级（Advanced PTEeXAM）围术期 TEE 考试和资质认证[319]。通过考试的个人将获得考试及格证书。考试及格者可通过监督培训、实践经验或延长继续医学教育获得基本认证。高级 PTEeXAM 及格者可通过完成心胸麻醉学认证课程获得认证，实践经验途径仅适用 2009 年前完成培训的人。围术期 TTE 没有资质认证，但能胜任的人员可参加成人综合超声心动图专业能力考试（ASCeXAM），获取考试及格证书。在欧洲，欧洲心血管影像协会和欧洲心胸麻醉协会联合提供成人 TEE 资质认证[320]。现在，普通重症超声和初级重症超声心动图被认为属于重症医师的执业范围，已提议对获得高级培训的人员进行认证[55-56]。截至 2019 年，美国国家超声心动图委员会现在提供重症超声心动图专业能力考试（CCEeXAM）[321]。

未来发展方向

围术期超声心动图的发展正处于变革关头，集增长、创新和可及性为一体。TEE 从几十年前初作为心脏手术中的围术期监测，发展为心脏麻醉和手术决策不可或缺的一部分。更复杂的自动化平台将为实时执行日益复杂的定量分析铺平道路。基于导管的手术扩大了可治疗的疾病范畴，超声心动图对于结构性心脏团队实施的多模式成像技术至关重要。许多心脏麻醉医师对 TTE 感兴趣，这是对他们已经建立的知识和技能的补充。

除心脏手术外，麻醉医师将 TEE 用作高风险手术或高危患者的术中监测。现在，麻醉学员需要具备 TEE 基本知识。将来，也可能需要掌握 FoCUS 经胸成像知识。随着超声设备便携性的提高和电容微机械超声传感器等新技术的出现，床旁即时成像普及的现实即将到来。随着对超声检查的兴趣和投资日益增长，基本技能组合可能很快成为所有麻醉医师的技能范畴。对培训的研究机遇很多，麻醉医师实施的检查具有较大的影响。现在，重症培训目标包括在更大的重症超声范围内对超声心动图的基本掌握。与高级围术期 TEE 相似，高级重症超声心动图的精通需要额外的专门培训，允许对重症患者进行心脏结构和功能的全面评估和血流动力学评估。无论是用作常规监测、高级诊断的工具，还是用于手术指导，超声心动图都是现代围术期医师医疗设备的重要组成部分。

致谢

编辑和出版商感谢 Georges Desjardins、Daniel P. Vezina、Ken B. Johnson 和 Michael K. Cahalan 等医生为本著作前一版这一专题的章节所做出的贡献，为当前本章的撰写奠定了基础。

参考文献

1. Mahmood F, Shernan SK. *Heart.* 2016;102(15):1159–1167.
2. Edler I, Hertz CH. *Clin Physiol Funct Imaging.* 2004;24(3):118–136.
3. Johnson ML, et al. *J Thorac Cardiovasc Surg.* 1972;64(6):922–934.
4. Frazin L, et al. *Circulation.* 1976;54(1):102–108.
5. Matsumoto M, et al. *N Y State J Med.* 1979;79(1):19–21.
6. Matsumoto M, et al. *Am J Cardiol.* 1980;46(1):95–105.
7. Souquet J, et al. *IEEE Trans Biomed Eng.* 1982;29(10):707–712.
8. Schluter M, et al. *Br Heart J.* 1982;48(1):67–72.
9. Roizen MF, et al. *J Vasc Surg.* 1984;1(2):300–305.
10. Beaupre PN, et al. *Am Heart J.* 1984;107(5 Pt 1):1021–1023.
11. Cucchiara RF, et al. *Anesthesiology.* 1984;60(4):353–355.
12. de Bruijn NP, et al. *Anesth Analg.* 1987;66(5):386–390.
13. Roewer N, et al. *J Cardiothorac Anesth.* 1987;1(5):418–428.
14. Omoto R, et al. *Int J Card Imaging.* 1989;4(1):57–58.
15. Flachskampf FA, et al. *Eur Heart J.* 1992;13(9):1201–1206.

16. Kyo S, et al. *Int J Card Imaging.* 1989;4(1):41–42.
17. Pothineni KR, et al. *Echocardiography.* 2007;24(10):1099–1104.
18. Kloster FE, et al. *Circulation.* 1973;48(5):1075–1084.
19. Griffith JM, Henry WL. *Circulation.* 1974;49(6):1147–1152.
20. vonRamm OT, Thurstone FL. *Circulation.* 1976;53(2):258–262.
21. Kisslo J, et al. *Circulation.* 1976;53(2):262–267.
22. Feigenbaum H. *Circulation.* 1996;93(7):1321–1327.
23. Jardin F, et al. *Crit Care Med.* 1985;13(11):952–956.
24. Jardin F, et al. *Crit Care Med.* 1990;18(10):1055–1060.
25. Swan HJ, et al. *N Engl J Med.* 1970;283(9):447–451.
26. Connors Jr AF, et al. *N Engl J Med.* 1983;308(5):263–267.
27. Eisenberg PR, et al. *Crit Care Med.* 1984;12(7):549–553.
28. Connors Jr AF, et al. *JAMA.* 1996;276(11):889–897.
29. Dalen JE, Bone RC. *JAMA.* 1996;276(11):916–918.
30. Richard C, et al. *JAMA.* 2003;290(20):2713–2720.
31. Sandham JD, et al. *N Engl J Med.* 2003;348(1):5–14.
32. Wiener RS, Welch HG. *JAMA.* 2007;298(4):423–429.
33. Le HT, et al. *Anesth Analg.* 2016;122(3):633–646.
34. Duncan AE,A, et al. *Anesth Analg.* 2014;118(3):525–544.
35. Thomas JD, Rubin DN. *J Am Soc Echocardiogr.* 1998;11(8):803–808.
36. Turner SP, Monaghan MJ. *Eur J Echocardiogr.* 2006;7(1):9–15.
37. Hawkins K, et al. *Echocardiography.* 2008;25(2):119–123.
38. Porter TR, et al. *J Am Soc Echocardiogr.* 2018;31(3):241–274.
39. Bhatia VK, Senior R. *J Am Soc Echocardiogr.* 2008;21(5):409–416.
40. Porter TR, et al. *J Am Soc Echocardiogr.* 2014;27(8):797–810.
41. Lang RM, et al. *J Am Soc Echocardiogr.* 2012;25(1):3–46.
42. Mahmood F, et al. *J Cardiothorac Vasc Anesth.* 2016;30(2):470–490.
43. Practice guidelines for perioperative transesophageal echocardiography. A report by the American Society of Anesthesiologists and the Society of Cardiovascular Anesthesiologists Task Force on Transesophageal Echocardiography. *Anesthesiology.* 1996;84(4):986–1006.
44. American Society of Anesthesiologists and Society of Cardiovascular Anesthesiologists Task Force on Transesophageal Echocardiography. Practice guidelines for perioperative transesophageal echocardiography. An updated report by the American Society of Anesthesiologists and the Society of Cardiovascular Anesthesiologists Task Force on Transesophageal Echocardiography. *Anesthesiology.* 2010;112(5):1084–1096.
45. Silvestry FE, et al. *J Am Soc Echocardiogr.* 2009;22(3):213–231; quiz 316-217.
46. Zamorano JL, et al. *J Am Soc Echocardiogr.* 2011;24(9):937–965.
47. Flachskampf FA, et al. *Eur J Echocardiogr.* 2001;2(1):8–21.
48. Flachskampf FA, et al. *Eur J Echocardiogr.* 2010;11(7):557–576.
49. Kristensen SD, et al. *Eur Heart J.* 2014;35(35):2383–2431.
50. Nishimura RA, et al. *Circulation.* 2014;129(23):e521–643.
51. Fleisher LA, et al. *Circulation.* 2014;130(24):2215–2245.
52. Cahalan MK, et al. *J Am Soc Echocardiogr.* 2002;15(6):647–652.
53. Price S, et al. *Cardiovasc Ultrasound.* 2008;6:49.
54. Mayo PH, et al. *Chest.* 2009;135(4):1050–1060.
55. Expert Round Table on Ultrasound in ICU. *Intensive Care Med.* 2011;37(7):1077–1083.
56. Expert Round Table on Echocardiography in ICU. *Intensive Care Med.* 2014;40(5):654–666.
57. Levitov A, et al. *Crit Care Med.* 2016;44(6):1206–1227.
58. Hilberath JN, et al. *J Am Soc Echocardiogr.* 2010;23(11):1115–1127.
59. Purza R, et al. *Ann Thorac Surg.* 2017;103(3):795–802.
60. Reeves ST, et al. *Anesth Analg.* 2013;117(3):543–558.
61. Hahn RT, et al. *J Am Soc Echocardiogr.* 2013;26(9):921–964.
62. Reeves ST, et al. *J Am Soc Echocardiogr.* 2007;20(4):427–437.
63. Royse AG, Royse CF. *Best Pract Res Clin Anaesthesiol.* 2009;23(3):335–341.
64. Michelena HI, et al. *Mayo Clin Proc.* 2010;85(7):646–655.
65. Ikram A, et al. *J Clin Neurosci.* 2018;50:30–34.
66. Glas KE, et al. *J Am Soc Echocardiogr.* 2007;20(11):1227–1235.
67. Spencer KT, et al. *J Am Soc Echocardiogr.* 2013;26(6):567–581.
68. Via G, et al. *J Am Soc Echocardiogr.* 2014;27(7): 683.e681-683.e633.
69. Zimmerman JM, Coker BJ. *Anesth Analg.* 2017;124(3):753–760.
70. Mitchell C, et al. *J Am Soc Echocardiogr.* 2018.
71. Gudmundsson P, et al. *Int J Cardiol.* 2005;101(2):209–212.
72. Shahgaldi K, et al. *Cardiovasc Ultrasound.* 2009;7:41.
73. Mathew JP, et al. *Anesth Analg.* 2002;94(2):302–309.
74. Cerqueira MD, et al. *J Nucl Cardiol.* 2002;9(2):240–245.
75. Ortiz-Perez JT, et al. *JACC Cardiovasc Imaging.* 2008;1(3):282–293.
76. Hauser AM, et al. *J Am Coll Cardiol.* 1985;5(2 Pt 1):193–197.
77. Rudski LG, et al. *J Am Soc Echocardiogr.* 2010;23(7):685–713; quiz 786-688.
78. Zoghbi WA, et al. *J Am Soc Echocardiogr.* 2017;30(4):303–371.
79. Lancellotti P, et al. *Eur Heart J Cardiovasc Imaging.* 2013;14(7):611–644.
80. Sanfilippo F, et al. *J Cardiothorac Vasc Anesth.* 2017;31(5):1681–1691.
81. Lang RM, et al. *J Am Soc Echocardiogr.* 2015;28(1):1–39.e14.
82. Caballero L, et al. *Eur Heart J Cardiovasc Imaging.* 2015;16(9):1031–1041.
83. Nishimura RA, Tajik AJ. *Prog Cardiovasc Dis.* 1994;36(4):309–342.
84. Forner AF, et al. *Int J Cardiovasc Imaging.* 2017;33(9):1385–1394.
85. Shen T, et al. *Anesth Analg.* 2018;126(1):62–67.
86. Markin NW, et al. *J Am Soc Echocardiogr.* 2017;30(2):180–188.
87. Tamborini G, et al. *Eur J Echocardiogr.* 2009;10(5):630–634.
88. Unsworth B, et al. *Int J Cardiol.* 2013;165(1):151–160.
89. Nagueh SF. *Curr Heart Fail Rep.* 2009;6(3):154–159.
90. Nagueh SF, et al. *J Am Soc Echocardiogr.* 2016;29(4):277–314.
91. Swaminathan M, et al. *Ann Thorac Surg.* 2011;91(6):1844–1850.
92. Matyal R, et al. *Anesth Analg.* 2011;113(3):449–472.
93. McIlroy DR, et al. *J Cardiothorac Vasc Anesth.* 2015;29(4):1033–1043.
94. Baumgartner H, et al. *J Am Soc Echocardiogr.* 2017;30(4):372–392.
95. Baumgartner H, et al. *J Am Soc Echocardiogr.* 2009;22(1):1–23; quiz 101-102.
96. Brown JM. *Crit Care Med.* 2002;30(6):1361–1364.
97. Wetterslev M, et al. *Intensive Care Med.* 2016;42(8):1223–1233.
98. Amsallem M, et al. *J Am Soc Echocardiogr.* 2016;29(2):93–102.
99. Vincent JL, De Backer D. *N Engl J Med.* 2014;370(6):583.
100. Cecconi M, et al. 2014;40(12):1795–1815.
101. Akinboboye O, et al. *Clin Cardiol.* 1995;18(12):726–729.
102. Seeberger MD, et al. *Anesth Analg.* 1997;85(6):1252–1257.
103. Hessel 2nd EA. *Can J Anaesth.* 2016;63(9):1059–1074.
104. Citro R, et al. *J Am Soc Echocardiogr.* 2015;28(1):57–74.
105. Leung JM, Levine EH. *Anesthesiology.* 1994;81(5):1102–1109.
106. Porter TR, et al. *J Am Soc Echocardiogr.* 2015;28(1):40–56.
107. Marik PE, Cavallazzi R. *Crit Care Med.* 2013;41(7):1774–1781.
108. Schmidt GA. *Chest.* 2017;151(3):531–532.
109. Kory P. *Chest.* 2017;151(3):533–536.
110. Schmidt GA. *Chest.* 2017;151(3):536–537.
111. Kory P. *Chest.* 2017;151(3):537–538.
112. Muller L, et al. *Crit Care.* 2012;16(5):R188.
113. Corl K, et al. *Emerg Med Australas.* 2012;24(5):534–539.
114. de Valk S, et al. *BMC Anesthiol.* 2014;14:114.
115. Airapetian N, et al. *Crit Care.* 2015;19:400.
116. Corl KA, et al. *J Crit Care.* 2017;41:130–137.
117. Preau S, et al. *Crit Care Med.* 2017;45(3):e290–e297.
118. Evans JS, et al. *Anaesth Intensive Care.* 2017;45(1):12–20.
119. Chauvet JL, et al. *Crit Care.* 2015;19:262.
120. Markin NW, et al. *J Cardiothorac Vasc Anesth.* 2015;29(1):82–88.
121. Klein AL, et al. *J Am Soc Echocardiogr.* 2013;26(9):965–1012.e1015.
122. Gillam LD, et al. *Circulation.* 1983;68(2):294–301.
123. Kronzon I, et al. *J Am Coll Cardiol.* 1983;2(4):770–775.
124. Merce J, et al. *J. Am Heart J.* 1999;138(4 Pt 1):759–764.
125. Himelman RB, et al. *J Am Coll Cardiol.* 1988;12(6):1470–1477.
126. Faehnrich JA, et al. *J Cardiothorac Vasc Anesth.* 2003;17(1):45–50.
127. Jaff MR, et al. *Circulation.* 2011;123(16):1788–1830.
128. Konstantinides SV, et al. *Eur Heart J.* 2014;35(43):3033–3069.
129. American College of Cardiology Foundation Appropriate Use Criteria Task F, et al. *J Am Soc Echocardiogr.* 2011;24(3):229–267.
130. Shafiq Q, et al. *J Echocardiogr.* 2016;14(4):146–155.
131. Labovitz AJ, et al. *J Am Soc Echocardiogr.* 2010;23(12):1225–1230.
132. Mansencal N, et al. *Eur Radiol.* 2011;21(2):240–245.
133. Mediratta A, et al. *Am J Cardiol.* 2016;33(5):696–702.
134. McConnell MV, et al. *Am J Cardiol.* 1996;78(4):469–473.
135. Fields JM, et al. *J Am Soc Echocardiogr.* 2017;30(7):714–723.e714.
136. Casazza F, et al. *Eur J Echocardiogr.* 2005;6(1):11–14.
137. Kurnicka K, et al. *J Am Soc Echocardiogr.* 2016;29(9):907–913.
138. Mahmood F, et al. *Semin Cardiothorac Vasc Anesth.* 2008;12(4):265–289.
139. Denault AY, et al. *Can J Anaesth.* 2002;49(3):287–293.
140. Suriani RJ, et al. *J Cardiothorac Vasc Anesth.* 1998;12(3):274–280.
141. Hofer CK, et al. *Anaesthesia.* 2004;59(1):3–9.
142. London MJ, et al. *Anesthesiology.* 1990;73(4):644–655.
143. Eisenberg MJ, et al. *JAMA.* 1992;268(2):210–216.
144. Galal W, et al. *Anesthesiology.* 2010;112(3):557–566.
145. Robertson AC, Eagle SS. *J Cardiothorac Vasc Anesth.* 2014;28(1):141–154.
146. Dalia AA, et al. *J Cardiothorac Vasc Anesth.* 2018.
147. Maraj S, et al. *Echocardiography.* 2004;21(8):681–685.
148. Nicoara A, Anderson-Dam J. *Anesthesiol Clin.* 2017;35(3):473–489.
149. Cartwright BL, et al. *J Cardiothorac Vasc Anesth.* 2013;27(1):111–120.

150. Harpole DH, et al. *Ann Surg.* 1989;209(3):356–362.
151. Koolen JJ, et al. *Eur Heart J.* 1992;13(8):1028–1033.
152. Memtsoudis SG, et al. *Anesth Analg.* 2006;102(6):1653–1657.
153. Shillcutt SK, et al. *J Cardiothorac Vasc Anesth.* 2012;26(3):362–370.
154. Schulmeyer C, et al. *Rev Bras Anestesiol.* 2010;60(5):513–521.
155. Staudt GE, Shelton K. *Anesth Analg.* 2018.
156. Eltzschig HK, et al. *Ann Thorac Surg.* 2008;85(3):845–852.
157. Guarracino F, et al. *HSR Proc Intensive Care Cardiovasc Anesth.* 2010;2(1):43–49.
158. Ramakrishna H, et al. *J Cardiothorac Vasc Anesth.* 2014;28(6):1691–1695.
159. Krasuski RA, Hart SA, Allen D, et al. *JAMA.* 2009;302(3):290–297.
160. Comunale ME, Body SC, Ley C, et al. *Anesthesiology.* 1998;88(4):945–954.
161. Leung JM, et al. *Anesthesiology.* 1989;71(1):16–25.
162. Swaminathan M, et al. *Anesthesiology.* 2007;107(5):739–745.
163. Mahmood F, et al. *J Cardiothorac Vasc Anesth.* 2018;32(2):823–837.
164. Carpentier A. *J Thorac Cardiovasc Surg.* 1983;86(3):323–337.
165. Grewal J, et al. *J Am Soc Echocardiogr.* 2009;22(1):34–41.
166. Ben Zekry S, et al. *J Am Soc Echocardiogr.* 2011;24(10):1079–1085.
167. Hien MD, et al. *Anesth Analg.* 2013;116(2):287–295.
168. Mahmood F, Matyal R. *Anesth Analg.* 2015;121(1):34–58.
169. Maslow AD, et al. *J Am Coll Cardiol.* 1999;34(7):2096–2104.
170. Varghese R, et al. *Eur J Cardiothorac Surg.* 2014;45(1):132–137; discussion 137-138.
171. Kuperstein R, et al. *J Thorac Cardiovasc Surg.* 2015;149(2):471–476.
172. Hahn RT. *Circ Cardiovasc Imaging.* 2016;9(12).
173. Dreyfus J, et al. *Circ Cardiovasc Imaging.* 2015;8(7):e003241.
174. Ring L, et al. *Eur Heart J Cardiovasc Imaging.* 2012;13(9):756–762.
175. Hai T, et al. *J Cardiothorac Vasc Anesth.* 2017;31(6):2106–2114.
176. Bhave NM, et al. *JACC Cardiovasc Imaging.* 2018;11(6):902–919.
177. Mussa FF, et al. *JAMA.* 2016;316(7):754–763.
178. Tan CN, Fraser AG. *Can J Anaesth.* 2014;61(4):362–378.
179. Thorsgard ME, et al. *J Cardiothorac Vasc Anesth.* 2014;28(5):1203–1207.
180. Kirklin JK, et al. *J Heart Lung Transplant.* 2017;36(10):1080–1086.
181. Estep JD, et al. *JACC Cardiovasc Imaging.* 2010;3(10):1049–1064.
182. Flores AS, et al. *J Thorac Dis.* 2015;7(12):2139–2150.
183. Stainback RF, et al. *J Am Soc Echocardiogr.* 2015;28(8):853–909.
184. Grinstein J, et al. *J Card Fail.* 2016;22(10):808–814.
185. Platts DG, et al. *J Am Soc Echocardiogr.* 2012;25(2):131–141.
186. Cavarocchi NC, et al. *J Thorac Cardiovasc Surg.* 2013;146(6):1474–1479.
187. Kamra K, et al. *Paediatr Anaesth.* 2011;21(5):479–493.
188. Randolph GR, et al. *J Thorac Cardiovasc Surg.* 2002;124(6):1176–1182.
189. Bettex DA, et al. *Anesth Analg.* 2003;97(5):1275–1282.
190. Guzeltas A, et al. *Congenit Heart Dis.* 2014;9(4):300–306.
191. Jijeh AM, et al. *J Saudi Heart Assoc.* 2016;28(2):89–94.
192. Dragulescu A, et al. *J Thorac Cardiovasc Surg.* 2012;143(2):361–367.
193. Levin DN, Taras J, Taylor K. *Paediatr Anaesth.* 2016;26(7):682–693.
194. Dvir D, et al. *Arch Cardiovasc Dis.* 2012;105(3):160–164.
195. Nishimura RA, et al. *J Am Coll Cardiol.* 2017;70(2):252–289.
196. Grover FL, et al. *J Am Coll Cardiol.* 2017;69(10):1215–1230.
197. Hahn RT, et al. *JACC Cardiovasc Imaging.* 2015;8(3):261–287.
198. Hahn RT, et al. *J Am Soc Echocardiogr.* 2018;31(4):405–433.
199. Otto CM, et al. *J Am Coll Cardiol.* 2017;69(10):1313–1346.
200. Altiok E, et al. *Heart.* 2011;97(19):1578–1584.
201. Gurvitch R, et al. *JACC Cardiovasc Interv.* 2011;4(11):1235–1245.
202. Husser O, et al. *Catheter Cardiovasc Interv.* 2012;80(6):956–963.
203. Smith LA, et al. *J Am Soc Echocardiogr.* 2013;26(4):359–369.
204. Ng AC, et al. *Circ Cardiovasc Imaging.* 2010;3(1):94–102.
205. Jilaihawi H, et al. *J Am Coll Cardiol.* 2013;61(9):908–916.
206. Vaquerizo B, et al. *Eur Heart J Cardiovasc Imaging.* 2016;17(1):15–23.
207. Khalique OK, et al. *Circ Cardiovasc Imaging.* 2014;7(1):155–163.
208. Jilaihawi H, et al. *J Am Coll Cardiol.* 2012;59(14):1275–1286.
209. Willson AB, et al. *J Am Coll Cardiol.* 2012;59(14):1287–1294.
210. Gripari P, et al. *Heart.* 2012;98(16):1229–1236.
211. Queiros S, et al. *J Am Soc Echocardiogr.* 2018;31(4):515–525.e515.
212. Prihadi EA, et al. *J Am Soc Echocardiogr.* 2018;31(4):505–514.e503.
213. Neuburger PJ, Patel PA. *J Cardiothorac Vasc Anesth.* 2017;31(6):2175–2182.
214. Kronzon I, et al. *JACC Cardiovasc Imaging.* 2015;8(3):361–370.
215. Leon MB, et al. *N Engl J Med.* 2010;363(17):1597–1607.
216. Smith CR, et al. *N Engl J Med.* 2011;364(23):2187–2198.
217. Patel PA, et al. *J Cardiothorac Vasc Anesth.* 2017;31(3):777–790.
218. Cerrato E, et al. *Int J Cardiol.* 2017;228:640–647.
219. Vahl TP, et al. *J Am Coll Cardiol.* 2016;67(12):1472–1487.
220. Eskandari M, et al. *Heart.* 2018.
221. Hayek SS, et al. *J Am Soc Echocardiogr.* 2017;30(6):533–540.
222. Chiarito M, et al. *Heart.* 2018;104(4):306–312.
223. Obadia JF, et al. *EuroIntervention.* 2015;10(11):1354–1360.
224. Cardiovascular Outcomes Assessment of the MitraClip Percutaneous Therapy for Heart Failure Patients With Functional Mitral Regurgitation (The COAPT Trial). https://ClinicalTrials.gov/show/NCT01626079. Accessed June 6, 2018.
225. A Multicenter, Randomized, Controlled Study to Assess Mitral vAlve reconsTrucTion for advancEd Insufficiency of Functional or iscHemic ORigiN. https://ClinicalTrials.gov/show/NCT02371512. Accessed June 6, 2018.
226. Nyman CB, et al. *J Am Soc Echocardiogr.* 2018;31(4):434–453.
227. Mauri L, et al. *Am Heart J.* 2010;160(1):23–29.
228. Bapat V, et al. *J Am Coll Cardiol.* 2018;71(1):12–21.
229. Rodes-Cabau J, et al. *J Am Coll Cardiol.* 2016;67(15):1829–1845.
230. Prihadi EA, et al. *JACC Cardiovasc Imaging.* 2018;11(5):736–754.
231. Thaden JJ, et al. *J Am Soc Echocardiogr.* 2016;29(6):503–512.
232. Faletra FF, et al. *J Am Soc Echocardiogr.* 2017;30(9):886–895.
233. Giannopoulos AA, et al. *Nat Rev Cardiol.* 2016;13(12):701–718.
234. Ginty O, et al. *J Cardiothorac Vasc Anesth.* 2018;32(3):1368–1373.
235. Krittanawong C, et al. *J Am Coll Cardiol.* 2017;69(21):2657–2664.
236. Henglin M, et al. *Circ Cardiovasc Imaging.* 2017;10(10).
237. Jeganathan J, et al. *Ann Card Anaesth.* 2017;20(2):129–134.
238. Medvedofsky D, et al. *Eur Heart J Cardiovasc Imaging.* 2018;19(1):47–58.
239. Tsang W, et al. *JACC Cardiovasc Imaging.* 2016;9(7):769–782.
240. Otani K, et al. *J Am Soc Echocardiogr.* 2016;29(10):955–965.
241. Narula S, et al. *J Am Coll Cardiol.* 2016;68(21):2287–2295.
242. Cowie B. *J Cardiothorac Vasc Anesth.* 2009;23(4):450–456.
243. Cowie B. *Anaesthesia.* 2011;66(4):268–273.
244. Canty DJ, et al. *Anaesthesia.* 2012;67(6):618–625.
245. Shillcutt SK, et al. *Anesth Analg.* 2017;125(5):1479–1481.
246. Wijeysundera DN, et al. *BMJ.* 2011;342:d3695.
247. Canty DJ, et al. *Anaesthesia.* 2012;67(7):714–720.
248. Canty DJ, et al. *Anaesthesia.* 2012;67(11):1202–1209.
249. Botker MT, et al. *Acta Anaesthesiol Scand.* 2014;58(7):807–814.
250. Moja L, et al. *PLoS One.* 2012;7(10):e46175.
251. Pincus D, et al. *JAMA.* 2017;318(20):1994–2003.
252. O'HEireamhoin S, et al. *J Trauma.* 2011;71(5):1345–1347.
253. Canty DJ, et al. *Anaesthesia.* 2018;73(4):428–437.
254. Kratz T, et al. *Minerva Anestesiol.* 2015;81(5):490–496.
255. Kratz T, et al. *J Cardiothorac Vasc Anesth.* 2018;32(2):848–852.
256. Kratz T, et al. *J Cardiothorac Vasc Anesth.* 2017;31(2):602–609.
257. Dennis AT. *Int J Obstet Anesth.* 2011;20(2):160–168.
258. Dennis AT. *Curr Opin Anaesthesiol.* 2015;28(3):254–260.
259. Coker BJ, Zimmerman JM. *Anesth Analg.* 2017;124(3):761–765.
260. Conlin F, et al. *Anesth Analg.* 2017;125(6):1878–1882.
261. Vignon P, et al. *Chest.* 1994;106(6):1829–1834.
262. Orme RM, et al. *Br J Anaesth.* 2009;102(3):340–344.
263. Huttemann E. *Minerva Anestesiol.* 2006;72(11):891–913.
264. Heidenreich PA, et al. *J Am Coll Cardiol.* 1995;26(1):152–158.
265. Reichert CL, et al. *J Cardiothorac Vasc Anesth.* 1992;6(4):429–432.
266. Kanji HD, et al. *J Crit Care.* 2014;29(5):700–705.
267. Vincent JL, et al. *Crit Care Med.* 2006;34(2):344–353.
268. Boyd JH, et al. *Crit Care Med.* 2011;39(2):259–265.
269. Benes J, et al. *Biomed Res Int.* 2015;2015:729075.
270. Zieleskiewicz L, et al. *Intensive Care Med.* 2015;41(9):1638–1647.
271. Mayo PH, et al. *Chest.* 2015;148(5):1323–1332.
272. Jensen MB, et al. *Eur J Anaesthesiol.* 2004;21(9):700–707.
273. Joseph MX, et al. *Chest.* 2004;126(5):1592–1597.
274. Barbier C, et al. *Intensive Care Med.* 2004;30(9):1740–1746.
275. Feissel M, et al. *Intensive Care Med.* 2004;30(9):1834–1837.
276. Si X, et al. *Anesth Analg.* 2018;127(5):1147–1164.
277. Charbonneau H, et al. *Crit Care.* 2014;18(5):473.
278. Vignon P, et al. *Am J Respir Crit Care Med.* 2017;195(8):1022–1032.
279. Vieillard-Baron A, et al. *Intensive Care Med.* 2004;30(9):1734–1739.
280. Feissel M, et al. *Chest.* 2001;119(3):867–873.
281. Jozwiak M, Depret F, Teboul JL, et al. *Crit Care Med.* 2017;45(11):e1131–e1138.
282. Georges D, et al. *Crit Care.* 2018;22(1):32.
283. Heiberg J, et al. *Anaesthesia.* 2016;71(10):1210–1221.
284. Costachescu T, et al. *Crit Care Med.* 2002;30(5):1214–1223.
285. Scalea TM, et al. *J Trauma.* 1999;46(3):466–472.
286. Ferrada P, et al. *J Ultrasound Med.* 2014;33(10):1829–1832.
287. Saranteas T, et al. *J Crit Care.* 2017;38:144–151.
288. Lichtenstein DA. *Chest.* 2015;147(6):1659–1670.

289. Ehrman RR, et al. *Crit Care.* 2018;22(1):112.
290. Vignon P, et al. *Crit Care.* 2016;20(1):228.
291. Chamsi-Pasha MA, et al. *Circulation.* 2017;136(22):2178–2188.
292. Melamed R, et al. *Chest.* 2009;135(6):1416–1420.
293. Vignon P, et al. *Crit Care.* 2003;7(5):R84–91.
294. Vieillard-Baron A, et al. *Intensive Care Med.* 2013;39(4):629–635.
295. Begot E, al Det. *Intensive Care Med.* 2015;41(11):1886–1894.
296. ACGME Program Requirements for Graduate Medical Education in Anesthesiology. Available at: https://www.acgme.org/Portals/0/PFAssets/ProgramRequirements/040Anesthesiology2018.pdf?ver=2018-06-14-142529-527. Approved focused revision June 10, 2018. Effective July 1, 2018. Accessed July 15, 2018.
297. ABA Primary Certification in Anesthesiology -Content Outline. Available at: http://www.theaba.org/PDFs/ADVANCED-Exam/Basic-and-Advanced-ContentOutline. Revised April 2018. Accessed July 01, 2018.
298. ABA APPLIED Examination - OSCE Content Outline. Available at: http://www.theaba.org/PDFs/APPLIED-Exam/APPLIED-OSCE-ContentOutline. Accessed February 07, 2018.
299. ACGME Program Requirements for Graduate Medical Education in Anesthesiology Critical Care Medicine. Available at: https://www.acgme.org/Portals/0/PFAssets/ProgramRequirements/045_critical_care_anes_2017-07-01.pdf?ver=2017-05-17-155711-140. Approved September 29, 2013. Revised July 1, 2017. Accessed March 1, 2018.
300. Johri AM, et al. *J Am Soc Echocardiogr.* 2018.
301. Zimmerman J. *J Cardiothorac Vasc Anesth.* 2017.
302. Mitchell JD, et al. *J Cardiothorac Vasc Anesth.* 2014;28(3):800–809.
303. Tanzola RC, et al. *Can J Anaesth.* 2013;60(1):32–37.
304. Mitchell JD, et al. *J Cardiothorac Vasc Anesth.* 2015;29(2):402–409.
305. Jerath A, et al. *Can J Anaesth.* 2011;58(1):14–21.
306. Vegas A, et al. *J Cardiothorac Vasc Anesth.* 2013;27(3):531–535.
307. Bose RR, et al. *J Cardiothorac Vasc Anesth.* 2011;25(2):212–215.
308. Platts DG, et al. *Heart Lung Circ.* 2012;21(5):267–274.
309. Sharma V, et al. *Anaesthesia.* 2013;68(6):621–627.
310. Jelacic S, et al. *J Cardiothorac Vasc Anesth.* 2013;27(4):670–675.
311. Ferrero NA, et al. *Anesthesiology.* 2014;120(1):149–159.
312. Matyal R, et al. *Anesthesiology.* 2014;121(2):389–399.
313. Neelankavil J, et al. *Anesth Analg.* 2012;115(5):1042–1051.
314. Edrich T, et al. *J Cardiothorac Vasc Anesth.* 2014;28(1):49–53.
315. Conlin F, et al. *J Cardiothorac Vasc Anesth.* 2016;30(1):102–106.
316. Mizubuti G, et al. *Can J Anaesth.* 2017;64(4):441–442.
317. Neskovic AN, et al. *Eur Heart J Cardiovasc Imaging.* 2018.
318. Kimura BJ, et al. *J Am Soc Echocardiogr.* 2016;29(10):992–997.
319. National Board of Echocardiography, Inc. NBE Certification General Instructions. http://echoboards.org/Echoboards/Certifications/General_Instructions.aspx. Accessed May 1, 2018.
320. https://www.escardio.org/Education/Career-Development/Certification/Adult-Transoesophageal-Echo. Accessed May 1, 2018.
321. Diaz-Gomez JL, et al. *Crit Care Med.* 2017;45(11):1801–1804.

38 植入式心脏脉冲发生器：起搏器和心脏复律除颤器

AMAN MAHAJAN，JACQUES PRINCE NEELANKAVIL

孟岩 译 杨涛 邓小明 审校

要 点[a]

- 确定心血管植入式电子设备（cardiovascular implantable electronic device，CIED）的类型（起搏器、经静脉除颤器、皮下除颤器），以及 CIED 发生器的制造商和型号。
- 在术前与负责患者 CIED 的医师或诊所取得联系，以获得合适的医疗记录和围术期建议［心律协会（Heart Rhythm Society，HRS）］。
- 获得此询问结果以及 CIED 医师（HRS）的围术期建议的副本文档。确保植入式心脏复律除颤器（implantable cardioverter-defibrillator，ICD）的治疗设置恰当，且 CIED 可使心脏起搏。
- 对于计划接受大手术或将在距发生器 15 cm 内使用单极电凝器的患者，若 CIED 临近其预计更换期，则需考虑更换 CIED。
- 明确患者的固有心率和心律，以确定是否需要备用（外部）起搏支持。
- 如果计划使用磁铁，应确保所有的磁化反应（起搏、电击治疗中止）均合适。
- 设置分钟通气频率响应为"关闭"，如果具有该功能。
- 考虑禁用所有频率增强功能，以防止对心律产生误判。
- 考虑提高频率最低限定，以便为大手术提供最佳的氧气输送。
- 若可能产生电磁干扰，①如果装有除颤器，则禁用抗快速性心律失常治疗功能；②对于某些起搏器依赖性患者，考虑使用非同步起搏。某些 ICDs（禁用抗快速性心律失常治疗）或起搏器（提供非同步起搏）可以使用磁铁。ICD 的非同步起搏一般需要重新设置程序。
- 使用脉搏血氧饱和度仪（体积描记法）或动脉波形分析进行心律监测。
- 若可能，应使用双极电凝器（ESU）；如果条件不允许，则单纯的"电切"优于"混合"或"电凝"，且使用 ESU 时应采用短脉冲（＜4 s），且间隔至少 2 s。
- 放置 ESU 无效电极的方式应防止电流跨越发生器-心脏环路。
- 若 ESU 导致了心室感应过度而致起搏停止或心房感应过度致心室起搏不当，应通过使用 ESU 短脉冲、重新放置无效电极或在起搏器上放置磁铁（不适用于 ICD）来加以避免。
- 某些患者需要进行术后询问，尤其是术前设备重新编程的患者。对于"低风险病例"，HRS（但不是 ASA）指出，这种询问可在术后 1 个月内、可活动的情况下进行。应重新启动某些频率增强功能，且应确定最佳心率和起搏参数。所有禁用抗快速性心律失常治疗功能的患者都必须接受监测，直至恢复此功能为止。

[a] 改编自美国麻醉科医师协会（American Society of Anesthesiologists，ASA）实践报告（2005 年制定，2011 年修订）以及前身为北美起搏和电生理协会（North American Society of Pacing and Electrophysiology，NASPE）的心律协会（Heart Rhythm Society，HRS）与 ASA 关于安装起搏器或除颤器患者围术期管理的共识声明（2011 年）。

引言

心血管植入式电子设备（cardiovascular implantable electronic devices，CIEDs）是指永久植入式心脏起搏器、植入式心脏复律除颤器（implantable cardioverter-defibrillator，ICD）或心脏再同步化治疗（cardiac resynchronization therapy，CRT）设备。CIED 技术的不断发展及其在缓慢性心律失常、快速性心律失常和充血性心力衰竭治疗中的广泛应用，使得麻醉科医师在围术期对这些设备的管理显得至关重要。据估计，美国有超过 300 万人安装了起搏器，超过 30 万人安装了 ICD[1-2]。全球每年约有 100 万例患者接受起搏器或 ICD 植入，围术期 CIEDs 患者正逐渐递增。人口老龄化下心血管疾病的增加是 CIEDs 使用日益增多的重要原因。

由于以往关于 CIEDs 的围术期管理的共识存在争议，因此几乎没有针对麻醉科医师如何管理 CIEDs 患者的指导建议。2011 年，心律学会（Heart Rhythm Society，HRS）/美国麻醉科医师协会（American Society of Anesthesiologists，ASA）发布了关于 CIEDs 患者围术期管理的专家共识声明。该声明是与美国心脏协会（American Heart Association，AHA）和美国胸科医师协会（Society of Thoracic Surgeons，STS）合作制定的[3]。该文章为最优化管理此类患者群体提供了必要信息和指导性团队建议，且已成为麻醉科医师的重要文献。在本章中，我们将对 CIED 的基本功能、此类设备的围术期管理以及 CIEDs 新兴技术加以复习总结。

心血管植入式电子设备的基本功能

起搏器

起搏器是针对缓慢性心律失常的设备，且一直是窦房结功能障碍（如病态窦房结综合征）或电冲动传播障碍（如完全性心脏传导阻滞）导致的症状性心动过缓的唯一有效治疗方法。技术的进步和对心脏传导生理的了解促进了更接近生理状态的起搏技术的发展。起搏器在保持各种心率范围内正常的房室激活、改变心率以适应不同代谢需求以及保持自然的心室活动方面已经非常成熟。起搏器具有许多附加功能，可满足患者一天中不断变化的需求，包括体力活动增强时增加起搏心率响应和休息时降低起搏心率的睡眠功能。标准起搏器有一个或两个（心房和心室）电极。如果患者在停止起搏时出现明显的症状甚至心搏骤停，则一般认为该患者为起搏器依赖性[4-5]。

双腔起搏器在心室和心房均能感应和起搏。这种能力使起搏器不仅能保证足够的心室率，而且可以保证每次心室收缩之前存在心房收缩。此类起搏器可保证最低心房率，还确保每次心房收缩后特定时间内发生心室收缩。心室率的限制通常内置在电路中，且可进行编程。大多数起搏器具有改变起搏频率的能力。在频率自适应模式下，起搏器利用典型的压电式传感器检测深层肌肉传递来的躯体运动信息，从而感应患者活动水平，并据此调整起搏频率。确定躯体活动强度的另一种方法是利用生物阻抗传感器检测呼吸频率和（或）容积。

所有的起搏器都会产生电流脉冲，以使心肌一小部分区域去极化，随后该电流自发地扩散到心肌其余部分。起搏夺获阈值是始终夺获处于不应期之外的心脏所需的最小电能，其决定于：①心肌的固有兴奋性；②电极-组织界面处的电流密度；③电脉冲的持续时间。

北美起搏和电生理学会（North American Society of Pacing and Electrophysiology，NASPE）和英国起搏和电生理学组（British Pacing and Electrophysiology Group，BPEG）最初于 1987 年发布了通用起搏器代码（NBG 代码）。2002 年，对 NBG 代码进行了修订（表 38.1）[6]。常见的围术期起搏模式包括双腔频率自适应起搏（DDDR）、无心房同步性心室起搏的双腔起搏（DDIR）、无频率调制或多部位起搏的双腔非同步起搏（DOO）。

1. DDDR 起搏是指起搏器被编程为对心房和（或）心室起搏，对心房和（或）心室进行感应，响应于感知到的事件而抑制或触发起搏输出，并具有根

表 38.1 2002 年 NASPE/BPEG 制定的抗心动过缓起搏的通用代码

代码位置	Ⅰ	Ⅱ	Ⅲ	Ⅳ	Ⅴ
描述	起搏心腔	感应心腔	对感应的反应	频率调整	多点起搏
可能代码	D＝双腔（A＋V）	D＝双腔（A＋V）	D＝双重（T＋I）	R＝频率调整	D＝双腔（A＋V）
	A＝心房	A＝心房	T＝触发	O＝无	A＝心房
	V＝心室	V＝心室	I＝抑制		V＝心室
	O＝无	O＝无	O＝无		O＝无

据感应到的代谢需求变化而改变起搏心率的心率响应传感器。DDDR 是病态窦房结综合征和（或）心脏传导阻滞患者最常见的程序起搏模式。

2. DDIR 是室上性快速性心律失常（supraventricular tachyarrhythmias，SVTs）患者的常用起搏模式。如果选择 DDD 模式，则心室响应取决于心房率。在 DDD 模式下发生 SVT 时，可能发生快速心室起搏。在 DDI 模式中，起搏器可同时起搏并感应心房和心室；但是当患者发生 SVT 时，则该设备将不会以相同的频率起搏心室。对心房快速搏动的反应将使心室起搏受到抑制，因此第三个代码为"I"。大多数现代起搏器在 SVT 发作期间内置了自动模式切换功能，可将起搏模式从 DDD 切换到 DDI，以避免 SVT 时发生快速心室响应。

3. 在某些围术期管理过程中，会将设备改为如 DOO 的非同步起搏模式。非同步起搏模式或非跟踪模式将以设定的频率对心房和心室进行起搏，而与基础心率和心律无关。为避免起搏器将单极电凝过度感应为内在的心脏传导，这种起搏模式在围术期环境下有利。非同步模式可避免起搏器依赖性心脏的过度感应（以及起搏不足），并避免由于单极电凝而发生起搏抑制（表 38.2）。

植入式心脏复律除颤器（ICD）

ICD 是植入患者体内以预防心搏骤停的一级或二级措施。一级预防是指为未曾发生过任何室性心律失常但有发生此类事件风险的患者植入 ICD。二级预防是指为既往有室性心律失常的患者植入 ICD。有力证据表明植入式 ICD 可改善高危患者的死亡率，包括接受最佳治疗的左心室射血分数低于 40% 的患者[7-11]。对于缺血性和非缺血性心肌病患者，ICD 可降低死亡率约 23% ~ 55%[12-13]。某些患者不能从 ICD 植入中受益，包括近期心肌梗死者以

及接受过冠状动脉旁路移植（搭桥）术患者[14]。此外，在 ICD 植入的决定性试验中，许多患者年龄较轻（MADIT-Ⅱ、CABG-PATCH、DINAMIT 的平均年龄或年龄中位数在 58 ~ 67 岁），而目前接受 ICD 植入的多数患者年龄在 70 岁以上[15]。

ICD 具有四项主要功能。它们感应心房或心室的电活动，将这些信号分类到各种已编程的"心率区间"，进行分级治疗以终止室性心动过速（ventricular tachycardia，VT）或室颤，并可为心动过缓起搏。所有现代 ICD 都是起搏器，这在围术期应用中具有重要的意义。尽管 ICD 可改善许多患者的生存率，但是不必要的电击极为有害，可促发心律失常，能引起患者焦虑和抑郁，并降低患者的生活质量。不恰当的电击常由不适当的 SVT 治疗、对生理性 T 波感应过度或导线断裂所引起（占所有电击的 30% ~ 50%）[16]。正确区分 VT 和 SVT 对于避免 ICD 不适当治疗至关重要。ICD 区分 SVT 和 VT 的方法有数种：单腔心室 ICD 是利用心室-心室时间间隔和 QRS 波形态；双腔 ICD 是利用心房-心房时间间隔和启动的心腔；皮下 ICD 是评估体表心电图（electrocardiogram，ECG）。根据 QRS 形态检测 VT 的敏感性和特异性均超过 90%[16]。

ICD 可通过抗心动过速起搏（antitachycardiac pacing，ATP）或除颤来终止室性心律失常。ATP 通过阻断折返来终止折返型 VT，并可终止缓慢性 VT（< 188 ~ 200 次/分）发作时间的约 90%。由于可减少不适当的电击并可延长电池寿命，因此 ATP 是较合适的选择。而对于未被 ATP 终止的 VT，或室颤（ventricular fibrillation，VF），首选除颤治疗。对于每次电击，除颤能量可逐渐增加或设置为最高能量[17]。

心脏再同步治疗设备

心脏再同步治疗（cardiac resynchronization therapy，CRT）在心力衰竭的治疗中起着重要的作用，而由于

表 38.2   常用的起搏器设置

示例	起搏心腔	感应心腔	对感应的反应	心率调整	多点起搏	常见临床适应证
AAI	心房	心房	固有心房搏动可抑制心房起搏	无	无	房室传导正常的病态窦房结综合征
DDDR	双腔	双腔	固有搏动可抑制输出；如无固有心室搏动，则心房搏动可触发心室起搏	有	无	房室传导阻滞
VVIRV	心室	心室	固有心室搏动可抑制心室起搏	的	心室多点起搏	QRS 波延长的心力衰竭
DOO	双腔	无	无	无	无	围术期非同步设置以避免电磁干扰

美国的心力衰竭总体发病率越来越高，CRT 正成为麻醉科医师常会遇到的一类设备。这类设备适用于心力衰竭、收缩功能障碍和 QRS 波延长的特定患者。收缩性心力衰竭患者常见传导异常，其中约 25% ～ 40% 的这类患者 QRS 波时限延长（＞ 120 ms）[18]。这些患者由于浦肯野传导系统受损，心脏去极化在整个心肌中传播缓慢扩散，导致整个心室内同步障碍。在心室内同步障碍期间，左心室（left ventricular, LV）的室间隔壁收缩早于侧壁，从而导致左心室射血效率降低，以及舒张期充盈减少。CRT 的目的是恢复左心室的同步收缩，并优化 LV 和右心室（right ventricular, RV）的射血时机。这可通过放置标准 RV 电极和通过冠状窦在 LV 侧壁附近放置电极进行双心室起搏来实现。右心室和左心室的双心室起搏可改善血流动力学指标，包括收缩压、每搏量、心排出量和左心室压力上升率（dP/dt）。不同于改善收缩功能的药理学方法，CRT 改善心脏作功的同时减少而非增加心肌代谢需求。此外，研究表明 CRT 可随时间逐步逆转心室重构，从而可改善二尖瓣反流（mitral regurgitation, MR）和纽约心脏协会（New York Heart Association, NYHA）心功能分级[19]。CRT 的标准适应证是经最优化药物治疗后 LV 射血分数（LV ejection fraction, LVEF）小于 35% 且 QRS 波时限大于 120 ms、窦性心律以及 NYHA 分级 Ⅲ 级或 Ⅳ 级。接受 CRT 的患者中最常见的传导异常是左束支传导阻滞。满足 CRT 适应证标准的患者中，约有 30% 的患者对双心室起搏无反应。CRT 无效的危险因素包括缺血性心肌病、持续性 VT、严重 MR 和左心室扩张[20]。研究显示，CRT 可降低死亡率、心力衰竭症状以及因心力衰竭住院的概率。由于需要持续起搏以实现心室同步化，因此应将 CRT 患者认定为起搏器依赖性。

围术期注意事项

术前评估

作为围术期医师，CIED 患者术前评估对于安全且高效的医疗至关重要。术前评估的关键在于麻醉人员与通常负责管理设备编程和功能的 CIED 团队之间的及时沟通。CIED 团队可能包括心脏病医师、电生理医师和（或）其他医务人员如护士或执业护士。CIED 团队需要了解有关手术和术后处置的各种信息，以便为患者创建个性化的医疗计划。麻醉科医师人员必须将围术期的具体情况告知 CIED 团队，以确保特别针对该患者及手术制订的适当方案。遗憾的是，尚无适用于所有手术患者的 CIED 管理的单一方案。此外，不建议由厂商雇佣的专业人员来为某种特定的 CIED 制定 CIED 围术期方案[21]。

围术期团队必须告知 CIED 团队有关重要信息：电磁干扰（electromagnetic interference, EMI）的存在、心脏复律或除颤可能性、患者体位、可能损坏或妨碍 CIED 导线的手术部位以及术后处置方案。CIED 团队必须与麻醉团队沟通最后询问（interrogation）患者的日期、CIED 设备的类型、CIED 放置的指征、电池寿命、起搏器依赖性以及磁铁反应。这些重要的围术期参数将在本章中详细讨论。

CIED 与麻醉团队进行全面术前评估的目的是避免围术期 CIED 并发症，如设备损坏、设备无法起搏或电击、电极-组织界面损坏、起搏模式改变、将电子设备重置为备用起搏模式，或不适当的 ICD 治疗。这些并发症中的任何一种都能导致患者预后不良，包括低血压、心律失常和心肌缺血。

术前信息交接

ACCF/AHA/HRS 2011 指南强调，在 CIED 患者医疗过程中应采用团队合作的方法。除非临床症状有所改变，否则 CIED 患者在接受手术前无需常规接受询问。对于装有心脏起搏器的患者，应有最近 12 个月内的询问报告；装有 ICD 或 CRT 的患者应有过去 6 个月内的报告。起搏器与 ICD 和 CRT 设备之间进行询问时间过程的不同要求反映了这些不同患者群体总体心血管合并症的差异。根据适应证，植入 ICD 和 CRT 装置的患者收缩功能下降且合并心力衰竭，并且与仅植入起搏器的患者相比，这些患者更可能发生临床上的失代偿失调。心血管功能恶化可能会对 CIED 性能产生负面影响。术前评估始于一般考虑，例如确定患者是否装有 CIED 并明确其设备类型。关注病史和体格检查，包括心律信息和 ECG，这些信息通常可以回答患者 CIED 相关的重要基本问题。在此之后，明确所使用的设备类型极为重要。如果 CIED 团队已经检查过患者，他们将留下详细记录。

在询问报告中，重要的是注意设备的类型。与使用 ICD 和 CRT 患者相比，植入起搏器的患者具有不同的临床风险特征。此外，这些设备的围术期管理目标也不相同。大多数起搏器促进固有的心脏传导，因为这可维持房室同步、LV-RV 同步和 LV 室间隔-侧壁同步。尽管对心房和心室均起搏的 DDD 双腔起搏器可维持房室（atrioventricular，AV）同步性，但是其起搏脉冲始于右心室并于激活 LV 侧壁之前先行抵达室间隔，因此它可引进 RV-LV 不同步和 LV-LV 不同步。保持同步性可优化每搏量，这是围术期期望所在。因此，在围术期情况下，如果手术和 EMI 允许，尽可能保持固有的心脏传导是有利的。与之相反，CRT 设备试图确保 100% 的起搏以达到每搏量的最优化。

　　应注明设备制造商和型号以及 CIED 的植入指征以便于排除故障。理论上，所有 CIED 患者均应携带识别卡以识别 CIED 的类型、制造商、型号和植入日期。而实际上，许多患者并未携带 CIED 卡，因此麻醉人员只能自行明确这些参数。有数种获取此信息的方法。通常，CIED 团队的询问记录可明确所有这些参数。少数情况下，患者在无 CIED 团队沟通的情况下接受择期手术。针对此类患者有几种获得信息的方法。识别设备类型和制造商的方法之一是使用胸部 X 线检查（图 38.1）。由于 ICD 的电击线圈厚度增加，因此胸部 X 线检查能区分起搏器与 ICD。胸部 X 线检查也能识别 CRT 设备，因为 CRT 患者冠状窦中可见电极。经过培训，通过胸部 X 线检查还能识别制造商（图 38.2）。如果患者无识别卡或者无 CIED 询问记录，且没有胸片或胸片无法识别，则应与 CIED 制造商联系，因为他们都保留了患者的临床记录。直接与制造商沟通能获得 CIED 类型、植入日期和原始设置的相关信息。遗憾的是，有关起搏器依赖性和电池寿命的最新信息通常无法通过电话询问获得。

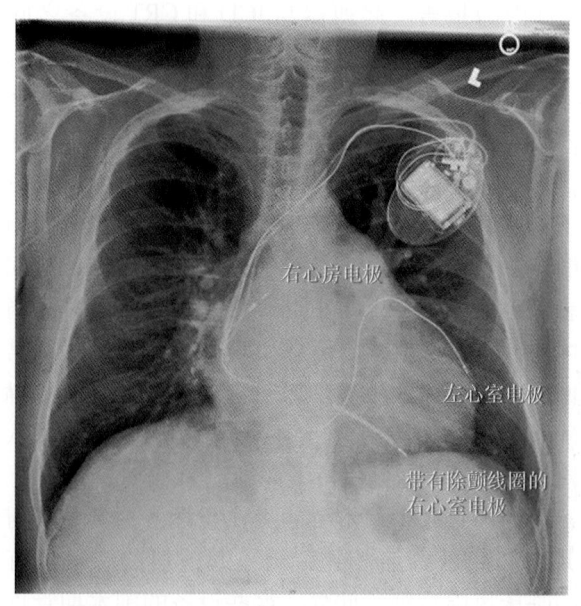

图 38.1　**胸部 X 线：脉冲发生器位于左三角肌胸肌间沟内**。可见三根电极：右心房（right atrium，RA）电极，通过冠状窦的左心室（left ventricle，LV）电极和右心室（right ventricle，RV）电极。RV 电极的尖端直径较粗，表明它是植入式心脏复律除颤器导线

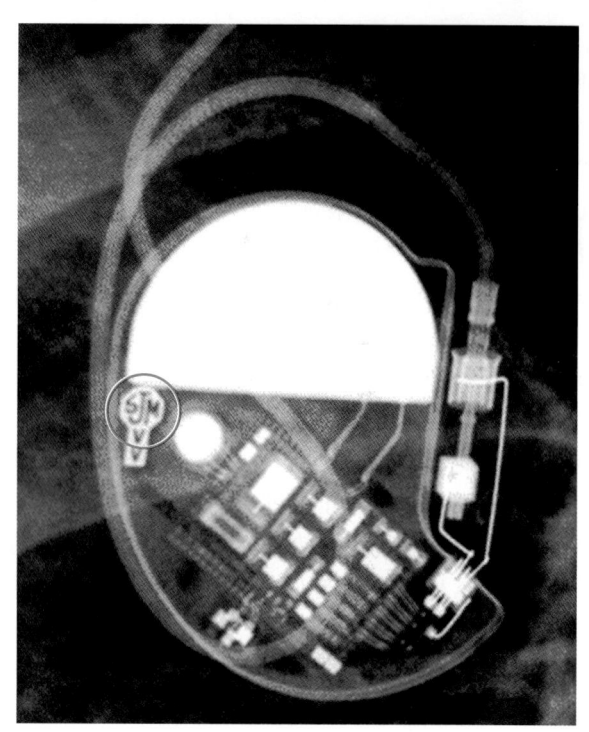

图 38.2　**心血管植入式电子设备发生器的胸部 X 线**。发生器上的字母标识使医师可确定其制造商为 St. Jude Medical

　　电池寿命对于麻醉人员而言非常重要。围术期宜保证电池寿命 3 个月。电池寿命分别取决于起搏器的起搏次数和 ICD 发出的电击次数，因此确定电池寿命需要该时间。围术期起搏的负担可能与患者的日常需求大不相同。住院期间使用的窦房结（sinoatrial，SA）和房室结抑制剂如阿片类药物、β 受体阻滞剂和钙通道阻滞剂可能增加起搏需求；因此，谨慎的做法是电池寿命应有数月。此外，术后可能发生意外并发症，导致住院时间延长。如果患者拟接受择期手术而电池寿命近乎耗竭，则应在手术前更换电池。

　　确定患者是否存在起搏器依赖性极为重要，起搏器依赖性定义为无起搏时即缺乏有效射血的节律。为确定是否存在起搏器依赖性，病史和图表回顾可能确定导致晕厥的缓慢性心律失常发作情况。此外，顽固性 SVT 患者偶尔会接受窦房结消融措施。这是一种治疗性手段，可导致完全性心脏传导阻滞从而消除 SVT 引起的快速心室反应。这类患者为起搏器依赖性。装有 CRT 装置的患者即使具有正常的窦房结频率和完整的 AV 传导，由于其 RV-LV 和 LV-LV 的不同步性而血流动力学受损，故将其视为起搏器依赖性。CIED 团队在术前能明确患者是否为起搏器依赖性。他们可逐步降低起搏频率以寻找固有电活动。如果起搏频率降至 40 ～ 45 次 / 分仍未出现固有电活动，或者患者出现症状，则可认为患者为起搏器依赖性。一些并不是起搏器依赖性患者在围术期可能由于 SA 和 AV 结

阻滞剂的使用而成为起搏器依赖性，因此对这种临床情况备有预案极为重要。如果认为患者为起搏器依赖性，则应考虑第二种起搏方案以备起搏器出现故障。术中给予患者起搏的备选方法包括经食管起搏、经皮起搏，或通过肺动脉起搏导管或通过临时经静脉起搏导线的经静脉起搏。经食管起搏可激活与食管非常接近的左心房，因此这种起搏方式依赖于完整的房室结传导。经食管起搏对心脏传导阻滞患者无效。经皮起搏取决于正确的电极片位置和高起搏输出，非镇静患者对此感觉极为不适。经静脉起搏和经肺动脉导管起搏耗时，并非紧急起搏的理想选择。无论选择何种方法，重要的是实施备用起搏方案前具有备好的必要设备和支持。表 38.3 总结了麻醉团队应识别的重要信息。

电磁干扰（EMI）

术前 EMI 能干扰起搏器与 ICD 的功能[22-23]。EMI 可能会抑制起搏，损伤电极-组织界面，损坏脉冲发生器和（或）触发设备重置模式，尤其是当 EMI 源位于距 CIED 发生器 6 英寸（15 cm）范围内时[24]。尽管有数种潜在的 EMI 来源，但是最常见是单极电凝器。单极电凝是最常用的电凝类型，因为其同时具有切割和电凝止血功能。单极电凝器可产生电流，该电流从电凝头流向组织，通过患者返回至回流极板，从而形成一个电路。双极电凝的电流场小，且局限于电极末端的两个极，因此通常不必担心[25]。但是，与单极电凝相比，双极电凝较少使用，通常仅用于神经外科、眼科和头颈部手术。双极电凝不会导致 CIED

的 EMI，除非将其直接用于 CIED 上，这在临床上极为罕见。单极电凝器用途广泛，因此手术中绝大多数是应用单极电凝。

随着 CIED 技术的不断进步，现代 CIED 已发展成具有更好屏蔽 EMI 的能力，而 EMI 导致的不良事件已大为少见[24-27]。屏蔽性降低了诱发 CIED 感应过度的可能性。心脏起搏器感应过度意味着心脏起搏器将 EMI 产生的伪信号干扰"视为"心脏固有的电活动，因此不启动起搏。对于起搏器依赖性患者，这种启动起搏节律失败（起搏器抑制）可能导致起搏器依赖性患者血流动力学严重紊乱。若 ICD 发生感应过度，则 ICD 可能会将 EMI 误解为恶性快速性心律失常，这可能导致患者受到不适当的除颤电击。值得注意的是，不仅单极电凝器的使用位置对于 CIED 正常功能至关重要，而且接地极板的位置对于避免 CIED 功能失常也极为重要。HRS/ASA 专家共识声明建议，由于脐平面以下手术发生 EMI 相关性干扰的可能性降低，因此患者手术时无需在设备上施加磁铁或设备重新编程。该建议是基于单极电凝接地极板或回流极板也放置在脐平面以下。如果电流通过脐平面以上，则 CIED 的 EMI 风险显著。对于手术过程中无 EMI 的脐平面以上手术，患者也可接受手术而无需常规使用磁铁或设备重新编程。对于所有拟接受手术的 CIED 患者，均应备有一块磁铁，且已知该设备磁化处理后的功能状况，以备手术计划发生变化或出现意外 EMI 时使用。磁铁功能将在下一部分中讨论。

磁铁

磁铁用于 CIED 最初旨在检查设备的电池寿命，而不是用于围术期 CIED 管理，但是目前磁铁可能最常见用于围术期。在起搏器上使用磁铁时，除电池寿命外，其对设备的影响还取决于其制造商。例如，当将磁铁置于 Medtronic 起搏器上时，设备将转为非同步起搏。如果 Medtronic 设备是单腔起搏器，它将以非同步方式对该单心腔起搏。如果 Medtronic 设备是双腔起搏器，它将对两个心腔进行非同步起搏。但是，起搏器的起搏频率取决于电池寿命。如果 Medtronic 起搏器的电池电量充足时，设备将以 85 次 / 分的频率进行起搏。但是，若电池寿命在可选的更换期，则设备的起搏频率为 65 次 / 分。起搏频率的变化是二元性的，这意味着当电池进入其可选更换期时，起搏频率将从 85 次 / 分变为 65 次 / 分。不同制造商的设备对使用磁铁应用有不同的反应。对于 St. Jude 起搏器，如果打开其磁铁响应功能，则 St. Jude 起搏

表 38.3　麻醉团队术前应识别的信息总结	
术前需考虑的内容	注解
CIED 最后一次询问时间	起搏器 12 个月 ICD/CRT 6 个月
设备类型	起搏器 ICD CRT 心律探测器
制造商	患者识别卡，病史，CIED 记录，胸部 X 线检查，或电话询问制造商
电池寿命	建议 > 3 个月
起搏器依赖性	固有心律 CRT 设备应 100% 起搏
对磁铁的反应	因制造商和电池寿命而异
起搏阈值	为安全起见，应设置提高数倍

CIED：心血管植入式电子设备；CRT：心脏再同步化治疗；ICD：植入式心脏复律除颤器

器在使用磁铁时该起搏器将非同步起搏。值得注意的是，磁铁的使用是可编程的，也就是说对某些设备使用磁铁是无效的。磁性反应的效应是应从 CIED 团队那里获得的重要信息之一。对于已打开磁铁响应功能的 St. Jude 起搏器，如果电池寿命正常，则应用磁铁将使设备以 100 次 / 分的频率非同步起搏，而如果设备处于电池可选更换期，则以 85 次 / 分的频率非同步起搏。与 Medtronic 设备不同，该起搏频率从 100 次 / 分降至 85 次 / 分的变化并非二元性，而是逐步从 100 次 / 分降至 85 次 / 分 [3]。

在 CIED 的管理中，磁铁在日常实践中一直极为常用。这是使起搏器非同步起搏的一种相对简单的方法，而且一旦移除磁铁，该设备将恢复至其既往编程设置状态。但应注意的是，放置磁铁后提供的非同步起搏频率可能并不适合接受特殊手术的患者。有时患者需要更快的心率以增加组织氧输送。相反，大多数磁性起搏频率通常约为 90 次 / 分，这可能不适合于很大一部分患者，即患有主动脉瓣狭窄或冠状动脉疾病的患者。因此，正因为诸多因素影响，手术前确定每例患者的设备对磁铁的反应以及针对每例患者制订个性化方案极为重要。

选择重新编程还是使用磁铁在很大程度上取决于手术类型、患者体位、程序员的可及性以及对特定患者设备对磁铁反应的了解。应该强调的是，磁铁对起搏器或 ICD 的影响不同。对于大多数起搏器，磁铁应用可使其进入非同步模式。磁铁用于 ICD 可妨碍其对心律失常的检测，从而防止治疗（即发出电击）。但是，磁铁并不会改变 ICD 原有起搏器的模式。因此，磁铁放置在 ICD 上并不会在其原来起搏模式基础上诱导非同步模式。对于起搏器依赖性的 ICD 患者，如果特别担心 EMI，则应首选重新编程。重新编程的一个优点是，如果患者不处于仰卧位，则可能难以将磁铁保持在设备上方的位置以保证其非同步起搏模式。在俯卧位时尤其如此。如果患者的窦性频率正常、心率变异性正常且 AV 结传导完整，则如果手术刺激使窦性频率增快，应用磁铁可能会使起搏器与患者自身心率发生竞争。由于存在心脏固有的电活动，这可能导致起搏器在不应期使心室去极化，从而导致严重心律失常。与使用磁铁相比，重新编程的主要缺点在于程序员所做的程序改变不易逆转。如果患者出现心律失常或窦性频率增快，则可能难以在术中对设备进行重新编程，这取决于程序员以及 CIED 团队在场与否。与使用磁铁相比，重新编程 CIED 的另一个缺点是人为因素。对于 CIED 患者，手术后未能重新开启快速性心律失常的治疗设置可能会导致灾难性后果。掌握

使用磁铁与重新编程的利弊并制订适合特定患者的围术期管理方案极为重要。

电磁干扰对心脏植入式电子设备的损害

EMI 可能引起的过度感应是麻醉人员要考虑的重要问题。来自手术环境的 EMI 所引起现代 CIED 的损害并不常见，但仍存在一些特殊并发症，本部分将加以讨论。在非常靠近脉冲发生器的位置使用单极电凝可能直接损伤与 CIED 电极接触部位的心肌。由于起搏阈值升高，这能触发心律失常或起搏夺获丧失 [28]。因此，在靠近脉冲发生器的位置进行电凝器操作时，建议使用双极电凝器。电离辐射可能导致的另一种并发症是设备重置 [29-30]。即使是单极电凝器引起重置的现象也并不常见。围术期能量激增直接与脉冲发生器接触而导致硬件 / 软件严重故障的事件极为罕见。每个制造商的设备具有其独特的重置模式，仅在发生灾难性故障时用作安全后备措施。然而，使用磁铁和设备重新编程并不能防止电源性设备重置。防止设备重置的最佳方法是确保 EMI 尽可能远离脉冲发生器（理想情况下 > 15 cm）。如果患者的 CIED 确实进入了重置模式，则起搏器通常会恢复为 65 ～ 70 次 / 分的心室按需起搏（VVI）模式。不同制造商的设备在重置模式下对磁铁的反应也不尽相同。重置模式的 ICD 对于 VT 检测的频率界值较广。ICD 的起搏通常回到 VVI 模式，约 65 ～ 70 次 / 分。发生设备电源性重置应立即与 CIED 团队协商以确保设备正常工作。

术中管理

CIED 的术中管理理所应当地源自详尽的术前计划。图 38.3 概括了非急诊手术中 CIED 的管理流程。存在起搏器依赖性且需在距脉搏发生器 15 cm 范围内使用单极电凝的手术患者，应对其设备进行重新编程，以避免起搏器将电凝器信号过度感应为心脏固有的性能。这可能会导致起搏器依赖性患者的起搏频率不足和血流动力学衰竭。对于仰卧位患者，并已知起搏器磁性反应使磁性频率适合患者并存的合并疾病，且存在单极电凝器过度感应风险，此时起搏器上放置磁铁是合理的方法。无论采用重新编程或应用磁铁，均应禁用设备的频率响应特性。频率响应为 NAPSE 2002 指南中题目缩写的第四个字母，是指当患者代谢需求增加（如运动）时，将心率提高到频率低限以上。频率响应传感器通常通过感应分钟通气量或胸阻抗来提高频率，但是这两者均可能在术中受到影响。

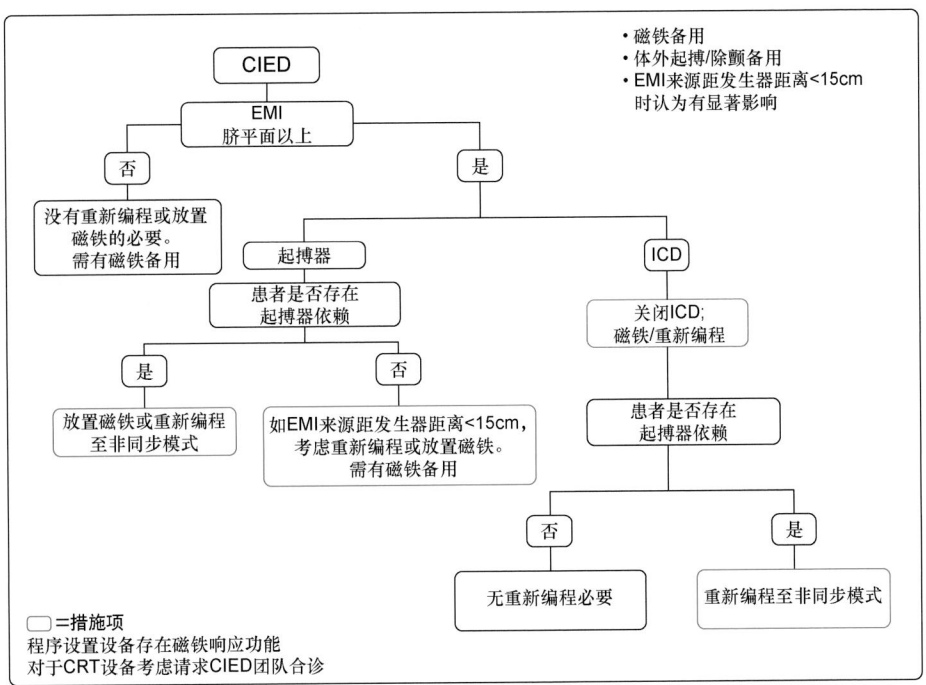

图 38.3 心血管植入式电子设备（CIED）患者接受择期手术的流程图。CIED：心脏植入式电子设备；CRT：心脏再同步治疗；ICD：植入式心脏复律除颤器；EMI：电磁干扰［Thompson A，Neelankavil JP，Mahajan A. Current Anesthesiology Reports，2013，Vol 3，Issue 3，139-143.（Courtesy Dr. Annemarie Thompson.）］

如果使用的是分钟通气量传感器，则进行机械通气时患者分钟通气量增加将导致心率加快。对于使用胸阻抗传感器的患者，电凝可能导致心率加快。尽管心率的升高可能呈短暂性，但是对于需严格控制心率的患者而言可能有害。此外，这些心率变化可能分散麻醉人员的注意力，他们可能会将心率波动视为 CIED 故障。如果需在脐平面以上使用 EMI（或回流极板），ICD 患者应通过重新编程或使用磁铁来禁用其快速性心律失常治疗，以免因单极电凝器导致的感应过度而诱发不适当的电击。装有 ICD 的起搏器依赖性患者术中 EMI 与发生器很接近是一组特殊群体，必须对其设备重新编程。对于这类患者，应用磁铁并非合理的策略，因为磁铁不会使该起搏器非同步起搏。拟接受手术的装有 CRT 设备的患者是另一类特殊群体。大多数双腔起搏器都应经过编程以使 RV 起搏最小化。CRT 设备已编程，达到 100% 的心室起搏，以改善心排出量、收缩压和舒张功能。即使 CRT 设备对心室进行了 100% 的起搏，但是 RV 单独起搏时并不出现特征性 QRS 宽波群。将 CRT 设备编程为高于固有频率的非同步模式是一种合理的术中管理策略。由于几乎所有的 CRT 设备都是 ICD，因此在该设备上应用磁铁会禁用快速性心律失常治疗，但是不会使 CRT 设备起搏呈非同步化。如果在脐平面以上使用 EMI，则将 CRT 设备重新编程为非同步模式至关重要。安装 CRT 的患者，如果该设备没有重新编程，且窦性心律恰当、传

导正常，则可能耐受短暂应用单极电凝器。但是，长时间使用单极电凝可引起 RV 与 LV 以及 LV 室间隔与侧壁收缩的同步性丧失，结果可导致血流动力学状况恶化。

术中监测完全遵照美国麻醉科医师协会（ASA）指南标准。脉搏血氧饱和度测定对于接受手术的 CIED 患者非常重要，因为它是心脏起搏器夺获并产生心排出量的最佳临床指标。当使用单极电凝时，采用 ECG 监测起搏器夺获可能存在质疑。由于心电图技术的自身特点，可能会对起搏器尖刺波（起搏信号）及其产生的 QRS 波群进行双重计数，因此有时会使心率双倍计数。双倍计算心率可能引起对患者进行错误的处理。此外，起搏器尖刺波可能由于其电压低而难以分辨。各种患者监护仪可能会突出显示起搏器尖刺波，但是监护仪可能并不能准确地将其识别出来。重要的是确保每次起搏器尖刺波都能夺获心肌。确定起搏频率与脉搏血氧饱和度脉率相同，才能确保心肌夺获正常和心排出量适当。尽管动脉置管可准确显示起搏器夺获和心排出量，但是 CIED 患者并不需要常规行动脉置管，除非患者病情或手术复杂而必需放置动脉导管。

如果患者需要放置中心静脉通路或肺动脉导管，则需要特别注意计划手术前 1～2 个月内放置的 CIED 电极。CIED 电极固定在心肌内之前，右心房和右心室内的新电极发生移位的风险较高。安装 CRT 设备的

患者，由于冠状窦中缺乏电极固定途径，其冠状窦电极较心腔内电极更易发生移位。

术后管理

CIED 患者应在适合管理其术后风险的临床环境中进行恰当监测。无需仅仅因为 CIED 即提高术后处理等级。患者病情和手术状况应是术后处理的主要依据。例如，拟接受门诊手术的患者需要常规的术后连续监测，直至达到出院标准。大多数 CIED 患者无需在手术后进行常规询问，但是有值得注意的例外。在手术后 1 个月内对 CIED 患者进行门诊评估是合理的[3]。对于某些患者，则必须在其离开监护环境（麻醉后监护病房或监护病床）前对其设备进行检查。因手术而禁用快速性心律失常治疗功能的患者，在其离开监护环境前必须重新设置设备程序并重新启用其快速性心律失常治疗功能。此外，对接受大量液体输注、血流动力学波动显著的手术患者，应询问其设备状态以确保感应与夺获恰当。接受心脏复律、除颤和放射治疗的患者存在设备重置的风险，也应在术后即刻进行询问[3]。属于高危类别的患者更易发生 CIED 功能改变。CIED 小组与麻醉团队之间术前沟通的一部分即应明确术后 CIED 询问的必要性。确定出院前需要 CIED 询问的患者，可避免术后沟通失误。

急诊手术方案

CIED 患者可能需要紧急或急诊手术。在此种情况下，CIED 与麻醉团队之间的双向沟通可能并不可行。当出现此类临床场景时，麻醉团队以高效的方式识别 CIED 的数项信息极为重要（表 38.4）。如前所述，麻醉团队从患者的 CIED 卡片、病历或 CIED 团队记录，或胸部 X 线检查中能获取这类信息。如果这些方法未能获得相关信息，麻醉团队应致电设备制造商以获取有关设备类型和植入日期等基本信息（表 38.5）。

在急诊手术中，重要的是确定患者是否为起搏器依赖性。在没有 CIED 记录的情况下，检查 12 导联 ECG 或心律图，以寻找起搏器尖刺波。如果大多数 QRS 波群前出现起搏尖刺波，则应将患者视为起搏器依赖性来处理。应使用前面所述的标准来确定 CIED 发生 EMI 的风险，包括单极电凝与双极电凝的使用，以及 EMI 与回流极板的位置。对于起搏器依赖性患者，在脐部以上需要 EMI 的手术中使用磁铁合理。但是应当注意的是，少部分起搏器会关闭磁铁功

表 38.4　急诊手术中需获取的心血管植入式电子设备的信息	
急诊手术需获取的重要信息	如何获取信息
设备类型	随身卡片 医疗记录 胸部 X 线检查 制造商电话号码 设备程序员
起搏器依赖性	医疗记录 心电图 心律图 设备程序员
电磁干扰风险	与外科医师沟通讨论
对磁铁的反应	医疗记录 设备程序员

表 38.5　制造商联系方式	
制造商	电话号码
Medtronic	1-800-633-8766
St. Jude	1-800-722-3423
Boston Scientific	1-800-227-3422
Biotronik	1-800-547-0394

能。因此，麻醉科医师应注意监测脉搏血氧饱和度波形以确切地避免起搏器依赖性患者的起搏器对 EMI 产生感应过度而导致未起搏，即使在将磁铁应用于该设备上时。对于起搏器非依赖性患者，则备用一块磁铁是合理可行的，以备患者需要非同步起搏。对于 ICD 患者，在急诊手术期间患者身上应放置除颤极板。对于脐平面以上存在 EMI 的患者，应使用磁铁。由于这种方法并不能使起搏器非同步起搏，因此如果脐平面以上使用单极电凝时，关键在于外科医师使用短脉冲（＜5 s）的单极电凝，以避免起搏器过度感应。应尽快在了解这些设备功能的医师指导下对 CIED 进行询问。HRS/ASA 专家共识声明中阐述了紧急手术方案。建议的紧急手术流程如图 38.4 所示。

对于麻醉科医师来说，围术期对 CIED 熟练地进行重新编程可能具有挑战性。拥有一支愿意与麻醉科医师合作的构架完善的 CIED 团队是学习如何重新编程设备的一种非常有效方法。即使围术期不能熟练地重新编程 CIED，但是麻醉科医师掌握在急诊手术期间如何打开编程器以获取有关设备的重要信息也是至关重要的。对设备进行查询并简单地阅读主屏幕能获得有关设备类型（起搏器、ICD 和 CRT）、起搏器模式、起搏次数所占患者心率百分比的直方图、电池寿命和电极导线阻抗的关键性信息。如果能得到自己所在机构设备程序员的帮助，这个问题相对容易解决。

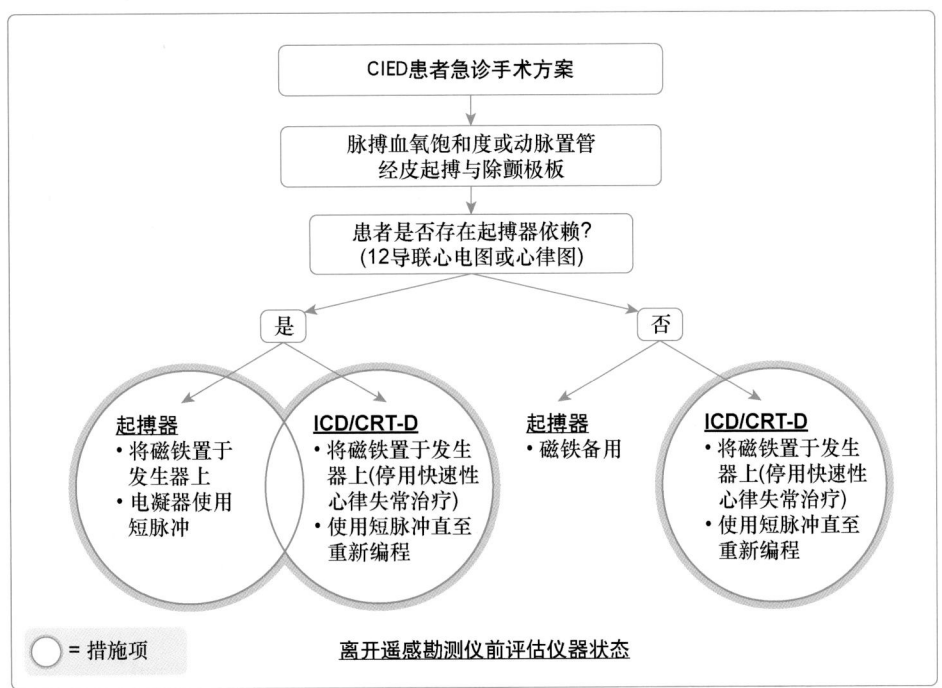

图 38.4　心血管植入式电子设备（CIED）患者接受急诊手术的流程图。CRT：心脏再同步化治疗；ICD：植入式心脏复律除颤器（Courtesy Dr. Annemarie Thompson.）

主屏幕的图像示例如图 38.5 所示。

特殊手术

　　前文概述的围术期一般建议涵盖了麻醉人员管理 CIED 患者时可能遇到的大多数临床情况。但是，某些特殊手术可将治疗性高能量传递至 CIED，因此可增加 CIED 故障或损坏的风险。

心脏复律

　　体外心脏复律可计划进行，或作为治疗不稳定心律失常的高级心血管生命支持（advanced cardiovascular life support，ACLS）的一部分。过去，由于使用单极导线，人们对 CIED 功能的关注日益增加。使用这些老式导线，电流从发生器（一极）流向导线顶端（第二极）。有文献报道，当将心脏复律极板放置于胸前方与胸侧方时，可能发生夺获丧失和电复位[31-32]。对于具有双极配置的较新型导线（两个极都位于导线的尖端），电复律影响 CIED 功能的情况并不常见。一项包含 44 例患者的研究表明，在进行电复律时使用胸前-胸后方向极板，且胸前极板距离 CIED 发生器大于 8 cm 时，未观察 CIED 功能出现任何异常[33]。

射频消融

　　许多 CIED 患者因电生理研究和导管消融治疗而接受电生理检查。射频消融（radiofrequency ablation，RFA）时发生 CIED 故障并不常见；但是如果发生并发症，由于 CIED 附近的能量传递可引起电重置、过度感应和感应不足。相关建议包括避免消融导管与脉冲发生器和导线直接接触，并使射频电流路径（电极尖端至电流返回极板）尽可能远离脉冲发生器和导线[34-35]。

碎石术

　　体外冲击波碎石术用于破碎肾结石。从碎石术的最初使用开始，人们在理论上就担心冲击波和 EMI 可能损坏 CIED；因此，CIED 最初是碎石术的禁忌证。随着技术的进步，目前的碎石术能量更为集中，传递至患者及肾结石的能量更低。加拿大的指南建议 CIED 仪器与治疗区域的距离应大于 15 cm，且腹部 CIED 为禁忌[36]。另一项研究提示，随着碎石技术的改进，大多数 CIED 并无并发症发生；但是一旦出现并发症，则应由 CIED 团队的成员立即对设备进行重新编程[37]。

辐射

　　诊断性放射通常对 CIED 无显著影响。另一方面，治疗性辐射如果直接作用于脉冲发生器上，则能显著影响 CIED 的功能[38-40]。如果实施放射治疗，应将设备置于辐射场之外。对于治疗性辐射与 CIED，人们所关心的是辐射可能直接损坏 CIED 电路。应避免对 CIED 进行直接辐射，且累积剂量应保持在 5 Gy 以

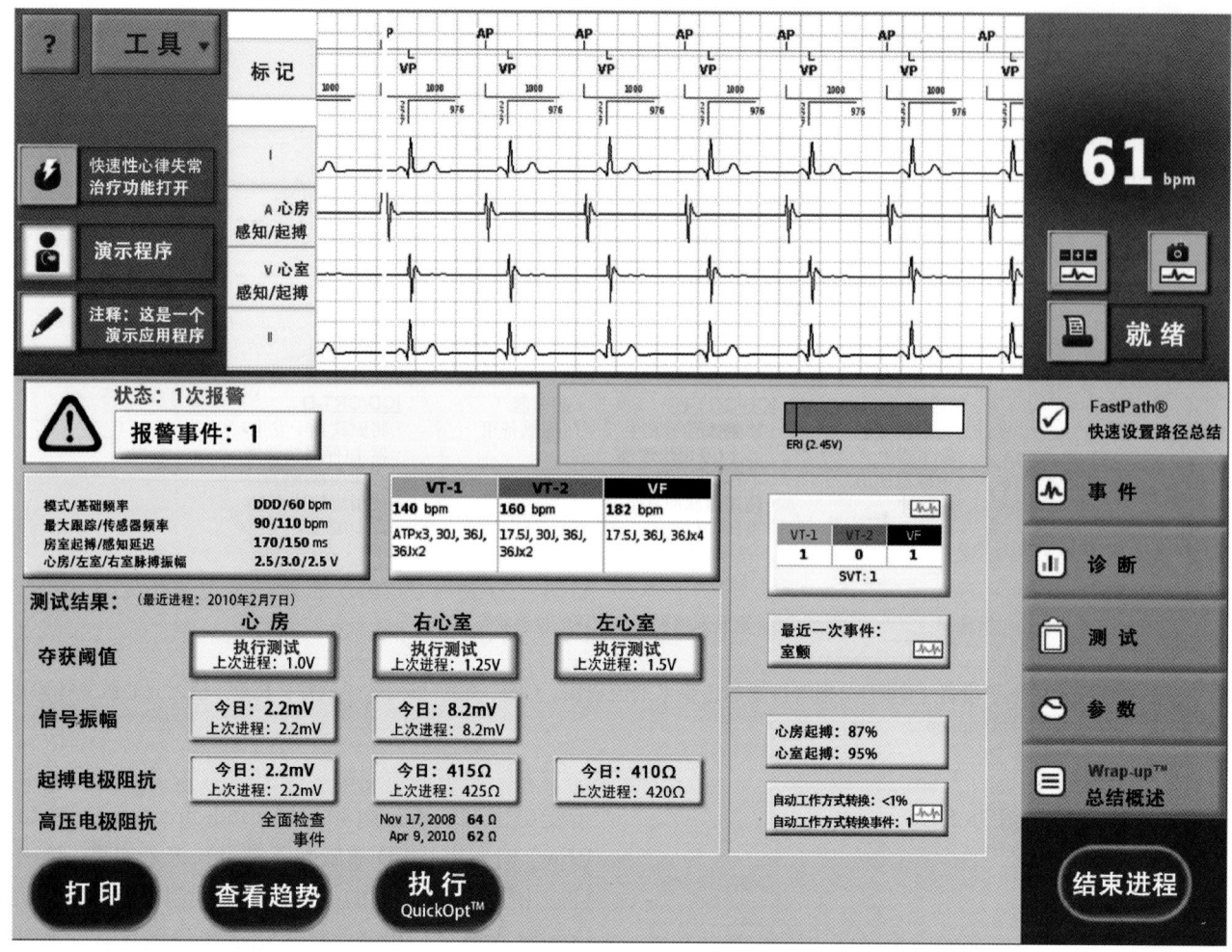

图 38.5　**心脏起搏器程序的代表性截屏图像。**主屏幕上容易找到电池寿命、起搏器设置、植入式心脏复律-除颤治疗以及心房和心室起搏的百分比

下[3]。在某些情况下，开始辐射治疗之前需行手术将脉冲发生器位置更换。

电休克疗法

电休克疗法（electroconvulsive therapy，ECT）是直接将电流传导至大脑以治疗抑郁症。没有任何有关 CIED 直接损坏的报道；然而，人们担心的是起搏器对电流的过度感应而导致对起搏器依赖性患者起搏不足。使用 ECT 的医学决策应考虑其应用的持续时间。如果治疗时间短（＜5 s），则不可能发生因过度感应所引起的血流动力学明显波动；患者也不可能感受到不适当的电击。如果需要长时间 ECT，则应将设备置于非同步起搏模式，并且禁用抗快速性心律失常功能。CIED 团队与精神科医师之间的沟通讨论可能有助于制订治疗方案，因为这些患者通常需要接受多次 ECT 治疗。ECT 可能导致与 CIED 无关的严重血流动力学改变，包括抽搐引起的窦性心动过速以及室性心律失常。应为所有接受 ECT 的患者准备一块磁铁，以防发生肌电位感应过度或窦性心动过速治疗不当[3]。

内窥镜检查

大多数高位和低位内窥镜检查并不使用电凝器，在此类情况下，CIED 管理非常简单。但是，某些患者偶尔需要使用电凝器。有个案报道在这些患者中发生不适当 ICD 治疗。当计划在内窥镜检查中使用电凝器时，前面所述有关与 CIED 团队沟通以及 EMI 对 CIED 的风险评估的指南同样适用。

新兴技术

最近几年，一种新型的无导线起搏器已问世。推动人们开发无导线起搏器的原因在于许多起搏器并发症都与导线本身有关，包括导线断裂和感染。目前，Medtronic Micra 是唯一获准在美国使用的无导线起搏器。Micra 是一种通过股静脉放置于右心室的单腔起搏器，其模式包括 VVIR、VVI、VOO 和 OVO。由于这些设备刚刚问世，因此尚无围术期如何管理这类患者的数据。由于其体积小，这些设备没有磁铁感应器，因此不会对磁铁产生反应。建议预计存在 EMI 时将这些设备重新编程为 VOO 模式，以减少感应过度[41]。

应注意的是，这些设备所用的编程器与全尺寸同类产品是相同的。

一种新型 ICD 已经上市，且其应用不断增加：Boston Scientific 公司生产的皮下 ICD（subcutaneous ICD，S-ICD）。设计这种起搏器的驱动因素类似于 Micra 起搏器。经静脉系统放置的设备如市场上最常见的 CIED，对于存在血管解剖困难的患者可能具有挑战性。此外，长期留置的 CIED 的拔除可能非常困难，需要使用激光导线移除器。S-ICD 最初于 2012 年被批准用于除颤治疗，目前正用于存在恶性室性心律失常风险、且不需要心动过缓起搏或抗心动过速起搏治疗 VT 的患者[42]。尽管该设备不能长时间起搏，但是如果患者治疗后发生严重心动过缓，则其能在除颤电击后以 50 次/分的速度起搏 30 s[43]。

S-ICD 由脉冲发生器和一条皮下导线组成。脉冲发生器和导线均植入胸腔外皮下组织[44]。目前，S-ICD 只能植入左胸。脉冲发生器通常植入在第六肋间腋前线和腋中线之间。导线通过隧道从脉冲发生器囊袋向剑突行进，随后沿胸骨左缘上行。

尽管结构不同，但是 S-ICD 对磁铁的反应与传统 ICD 相同。也就是说，在脉冲发生器上施加磁铁可关闭设备的抗心律失常特性，而移去磁铁可将设备恢复至原先的编程状态。S-ICD 具有的一项特性可确保磁铁放置正确，即一种蜂鸣提示音表明心律失常检测和电击治疗功能已关闭。如果在放置磁铁时未听到蜂鸣音，应将磁铁重新放置于设备上，直至发出蜂鸣音为止。由于该 ICD 位于腋中线处，因此最好在围术期对该设备重新编程以关闭抗心动过速功能。对设备重新编程时，应在患者身上放置除颤极板。

结论

麻醉科医师应基本了解 CIED，并且基本掌握此类患者围术期管理的细微差别。随着技术的不断发展、人口寿命的延长以及 CIED 治疗指征的不断增加，围术期医师将会更多地遇到此类患者。还应注意的是，有时训练有素的 CIED 专家（心脏病学专家，制造商代表）并不在场，这使得麻醉科医师需作为真正的围术期医师承担起能为此类患者提供全方位医疗服务的责任。

致谢

编辑和出版商感谢 Marc A. Rozner 博士在前一版本书中为此主题章节所做的内容撰写。前文是本章内容写作的基础。

参考文献

1. Porkorney SD, et al. *JAMA*. 2015;313(24):2433–2440.
2. Kremers MS, et al. *Heart Rhythm*. 2013;10(4):e59–e65.
3. Crossley GH, et al. *Heart Rhythm*. 2011;8(7):1114–1154.
4. Levine PA, Isaeff DM. Follow-up management of the paced patient. In: Kusumoto FM, Goldschlager NF, eds. *Cardiac Pacing for the Clinician*. 2nd ed. New York: Springer; 2008:p647–p694.
5. Levine PA. *Cardiol J*. 2007;14:318–320.
6. Bernstein AD, et al. *J Pacing Clin Electrophys*. 2002;25.
7. Lambiase PD, Srinivasan NT. *Curr Cardiol Rep*. 2014;16:516.
8. Hernandez AF, et al. *Circ Heart Fail*. 2010;3:7–13. 21.
9. Al-Khatib SM, et al. *JAMA*. 2014;311:2209–2215.
10. Mezu U, et al. *Am J Cardiol*. 2011;108:718–722.
11. Pokorney SD, et al. *Circ Arrhythm Electrophysiol*. 2015;8:145–151.
12. Khazanie P, et al. *J Am Heart Assoc*. 2015;4(8):e002061.
13. Goldenberg I, et al. *Circulation*. 2010;122:1265–1271.
14. Hiremath S, et al. *Am J Nephrol*. 2010;32:305–310.
15. Kusumoto FM, et al. *J Am Coll Cardiol*. 2017. https://doi.org/10.1016/j.jacc.2017.10.052.
16. Kramer DB, et al. *Circ Cardiovasc Qual Outcomes*. 2013;6:488–497.
17. Madhavan M, et al. *Circulation*. 2013;128:659–672.
18. Ho J, Mahajan A. *Cardiac Resynchronization Therapy*. A&A; 2010.
19. Ypenburg C, et al. *Eur Heart J*. 2008;29:757–765.
20. Kanzaki H, et al. *J Am Coll Cardiol*. 2004;44:1619–1625.
21. Lindsay BD, et al. *Heart Rhythm*. 2005.
22. Niehous M, Tebbenjohanns J. *Heart*. 2001;86:246–248.
23. Lee D, et al. *Urology*. 2005;66:194.
24. Wilson JH, et al. *Ann Thorac Surg*. 1991;51:225–226.
25. Bayes J. *Anesth Analg*. 2010;103:1615–1616.
26. Lamas GA, et al. *Ann Thorac Surg*. 1986;41:155–157.
27. Mangar D, et al. *Br J Anaesth*. 1991;38:616–618.
28. Snow JS, et al. *J Invasive Cardiol*. 1995;7:25–32.
29. Furman S, Fisher JD. *Pacing Clin Electrophysiol*. 1982;5:486–489.
30. Katzenberg CA, et al. *Pacing Clin Electrophysiol*. 1982;5:156–159.
31. Levine PA, et al. *JACC*. 1983;1:1413–1422.
32. Altamura G, et al. *Pacing Clin Electrophysiol*. 1995;18:1–8.
33. Manegold JC, et al. *Eur Heart J*. 2007;28:1731–1738.
34. Lakkireddy D, et al. *Heart Rhythm*. 2005;2:1309–1316.
35. Ellenbogen KA, et al. *Pacing Clin Electrophysiol*. 1996;19:1287–1295.
36. Health Canada Health Products and Food Branch. http://www.healthycanadians.gc.ca/recall-alert-rappel-avis/hc-sc/2005/14340a-eng.php.
37. Platonov M, et al. *J Endourol*. 2008;22.
38. Hayes DL, et al. *JACC*. 1987;10:782–786.
39. Brook C, Mutter M. *Am J Emerg Med*. 1988;6:591–593.
40. Adamec R, et al. *Pacing Clin Electrophysiol*. 1982;5:145–150.
41. Medtronic Micra Model MC1VR01 Manual. Available at: http://manuals.medtronic.com/wcm/groups/mdtcom_sg/@emanuals/@era/@crdm/documents/documents/contrib_231758.pdf.
42. Burke MC, et al. *J Am Coll Cariol*. 2015;65:1605–1615.
43. Weiss R, et al. *Circulation*. 2013;128:944–953.
44. Lambiase PD, Srinivasan NT. *Curr Cardiol Rep*. 2014;16:516.

39 神经学监测

CHRISTOPH N. SEUBERT，JOHN J. MCAULIFFE III，MICHAEL MAHLA

何星颖 译 袁红斌 审校

要 点

■ 术中神经学监测有四项主要原则：
  ■ 必须监测外科手术可能损伤的神经通路。
  ■ 监护仪必须提供可信的和可重复的资料。
  ■ 如果监测发现有神经通路损伤的证据，应该采取可行的处理措施。
  ■ 如果神经学监测发现变化，但无法进行相应的处理，即使该监测设备可能具有判断预后的价值，但可以说其不具备通过早期监测即将发生的神经损伤为患者提供直接益处的能力。
■ 评估神经学监测模式有效性的随机前瞻性研究寥寥无几。
■ 在手术可能损伤神经系统的高危过程中，麻醉科医师通过维持患者良好的生理稳态和平稳的麻醉深度，可以改善神经学监测的效果。
■ 基于临床经验和一些非随机性研究的结果，神经学监测目前有四种实践方式：
  ■ 某些手术术中的神经学监测得到多数医学中心推荐并应用。
  ■ 某些手术术中的神经学监测得到部分医学中心的频繁应用，但另一些医学中心并未应用。
  ■ 某些手术术中的神经学监测没有明确临床经验或证据表明有意义（实验性应用）。
  ■ 某些手术术中的神经学监测仅选择性地应用于认为术中神经损伤超出寻常风险的患者。
■ 外科医师、麻醉科医师和神经生理科医师之间的良好沟通，是优化监测效用的关键。

　　患者麻醉手术过程中的神经学监测，涉及技术广泛、手术类型多样并且涵盖诸多术中甚至术后环节。监测技术主要包括两大类：①评估神经系统代谢完整性的技术，通常需要对整体或局部进行血流或氧合测定；②评估功能完整性的技术，同样地也包括全局性或侧重于神经系统的特定解剖通路或结构。神经学监测意味着，用于评估神经系统完整性的数据是在连续或频繁的间歇性基础上获取的，而不仅仅是手术的开始和结束时获得。

　　神经学监测的操作和设置通常都有一个共同特点，监测到的参数变化可通过改变手术操作或者麻醉科医师调控多种影响因素而得到纠正或使其所受影响最小。神经学监测的应用范围很广，从一些由神经学监测直接指导的手术操作，如颅内肿瘤手术中运动区的定位或"清醒"开颅手术中的神经系统检查，到一些可能导致神经系统功能受损的高危手术。

　　许多需要进行神经学监测的手术，其手术解剖部位常与麻醉药物的作用位点重叠。麻醉科医师和外科医师不仅需要认识到单一监测技术固有的局限性，而且要考虑到一些非手术因素对监测结果的影响。理想的监测方法应该能够预测到这些非手术因素，通过提供一定程度的冗余来帮助区别是局部手术侵害还是系统性事件引起。

　　外科手术中的神经学监测可以通过不同方式开展。可能仅需安装一台监测设备，如一台可以向外科医师提供听觉反馈的面神经监测仪。在频谱另一端，需要外科医师、麻醉科医师、技术专家和神经生理学家的精细工作，脑肿瘤切除术的映射阶段即是如此。

在这些交互端之间存在许多术中神经生理学监测的传输模型，这些模型可能涉及远程医疗。无论如何开展，术中神经学监测的效能都取决于对手术目标、麻醉限度和监测局限性的共同理解。所有参与者都需要开放信息，尤其是在手术的关键阶段[1]。

对某些手术操作而言，神经学监测是医疗质量的标志，并且预后资料支持其常规应用，例如脊柱侧弯校正和前庭神经鞘瘤切除术。大多数情况下，使用何种监测方法主要取决于各单位常规和对手术的预期。在后一种情况，监测效果取决于麻醉科医师、外科医师和术中监护团队对该技术能力和局限性的充分了解和良好的沟通；以及相互合作，从而能够在面对不断变化的信号时采取纠正措施或避免一些干扰手术的错误报警。

本章首先独立介绍各种监测模式，使临床医师了解各模式的优缺点。然后介绍如何在不同的手术中选用合适的监测方法，并将各种方法组合应用以改善患者预后。最后，本章简要讨论目前神经学监测的益处以及将来需要重点攻克的领域，以确定神经学监测在未来外科手术患者中的作用。

监测模式

神经系统血流量监测

监测脑血流量（cerebral blood flow，CBF）主要有两种方法。第一种方法是直接评估脑血流，其原理是假设正常脑血流量足以满足脑代谢所需。第二种方法是评估局部或全身氧供，其原理是假设测定位点的正常值代表中枢神经系统（central nervous system，CNS）灌注充分。然而，上述假设都有其局限性，我们将根据患者疾病过程中全脑或半脑 CBF 的变化情况举例说明。

通常大脑半球 CBF 在 50 ml/（100 g·min）左右时表明有充分的氧供维持大脑结构完整性和功能。如果低于 20～25 ml/（100 g·min），首先伴有大脑功能衰竭，进一步降低会引起大脑结构破坏[2]。疾病进程和麻醉药物都会影响神经外科手术患者神经系统结构的完整性和功能，从而影响所测得 CBF 的意义。CBF 为 40 ml/（100 g·min）对于动静脉血管畸形切除术后应用巴比妥类药物使其昏迷的患者而言则意味着脑充血（因为此时脑代谢需求很低）；而同样的 CBF 对于占位性病变患者则说明了颅内压增高导致脑灌注压有轻度下降。因此，需要结合具体临床情况综合判断监测值的异常。

全脑血流监测技术（无创）

血管示踪化合物 这种方法最早由 Kety 和 Schmidt[3] 提出，通过测定一种无内在活性示踪化合物在血管内洗入或洗出的速率来直接推算 CBF。现代广泛使用的同一概念是计算机断层扫描或磁共振成像过程中对血管内造影剂的第一次信号进行成像，以确定局部区域的血流（彩图 39.1）。这些技术的共有局限性是能提供实时 CBF 图像，却不能随时间连续评估血流量。

经颅多普勒超声监测 经颅多普勒超声技术（transcranial Doppler，TCD）是通过测定脑内大动脉的血流速度来推算 CBF。麻醉科医师如果接触过超声心动图，则比较熟悉这种技术。TCD 探头发出的声波脉冲经较薄的颞骨传导，当这些声波遇到红细胞时会被反射。因为血细胞对探头的往返运动使反射的声波速度不断变化。这就是"多普勒漂移"现象，该现象与血细胞的流速和方向直接相关。血流在心脏收缩以及位于血管轴心位置时速度会加快，而在心脏舒张以及靠近血管壁时速度会减慢。TCD 可以建立一个流速谱，类似于动脉波形描记图。彩图 39.2 详细解释了这个概念。

术中 TCD 测量最常见且易实现，可以通过连续监测大脑中动脉以检测流速的明显变化或颗粒状栓子的存在[4]。作为诊断研究，所有近端的颅内动脉和颈部颈内动脉的节段可以被声波所影响。TCD 的主要局限在于大部分监测需要通过颞骨完成，10%～20% 患者可能因为颞骨的厚度影响检查的可靠性[5-6]。

TCD 测定的血流速度与 CBF 直接相关必须满足两个假设，假设直观而可信，但还没有最终得到证实。第一种假设是，当测定流速的动脉直径和多普勒探头的角度保持不变时，血流速度才与血流量呈直接相关。在实际操作上，该假设的难度在于找到一种方法使探头角度稳定不变以防止监测时移位或运动。第二种假设认为大脑基底动脉的血流量和大脑皮质的血流量直接相关。因为 TCD 监测主要通过大脑中动脉来完成，如果来自大脑前动脉和大脑后动脉区域的软脑膜吻合支的血流充足，这种假设可能就不成立。尽管这两个假设限制了 TCD 成像作为独立 CBF 监测仪的效用，但在典型应用（参考下文）中流速的改变足以提供有用的临床信息。

但更重要的是 TCD 是唯一的持续性神经学监测技术，可对过度灌注提供早期预警，还可以监测手术

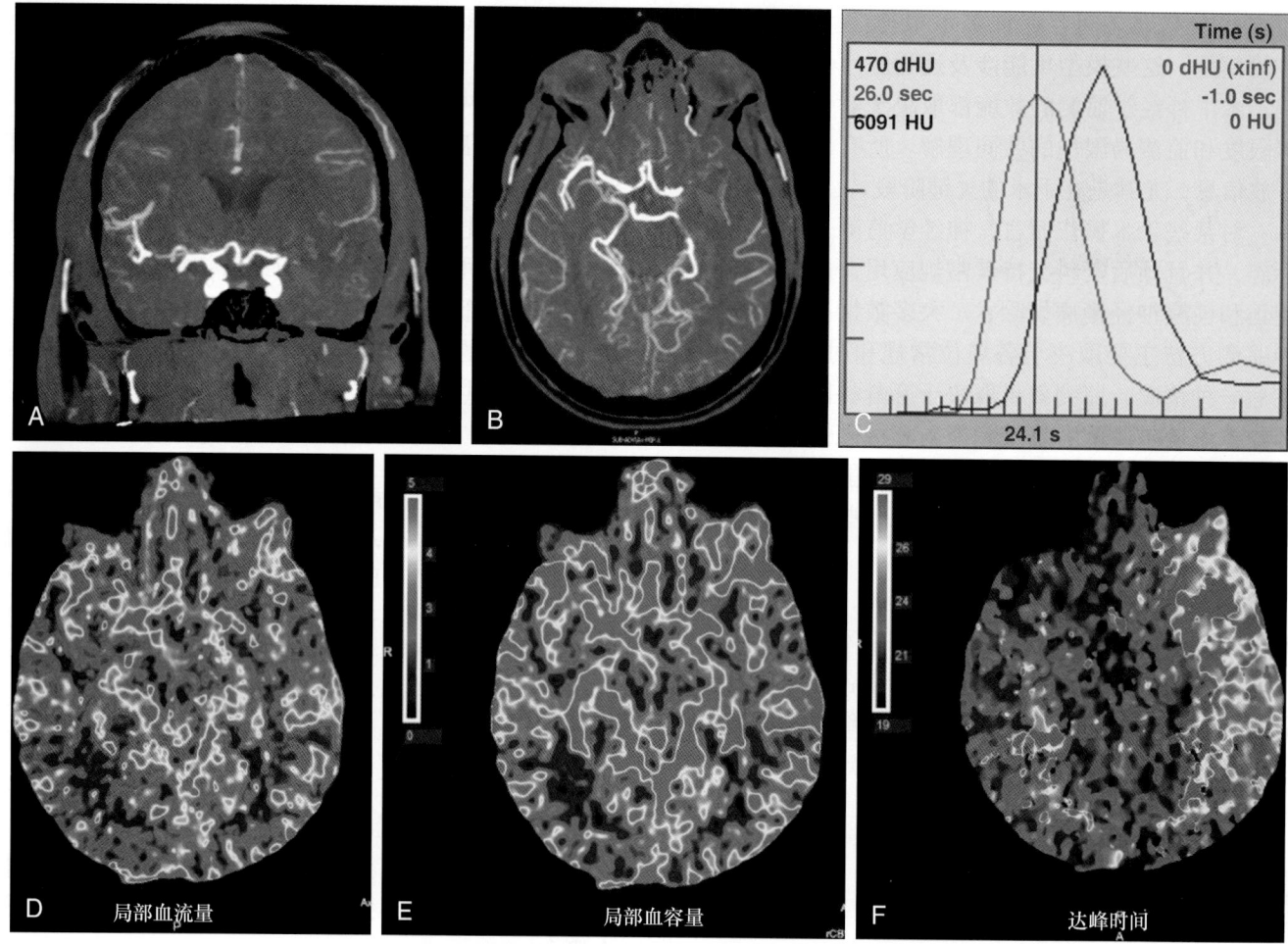

彩图 39.1 血管内示踪剂测定脑血流。图示患者左大脑中动脉卒中发作 90 min 后的计算机断层图像。红色箭头标记冠状（A）和轴向（B）平面中的阻塞部位。图 C 显示了分别通过代表动脉和静脉区域的体积元素（体素）进行不透光造影的重复成像而得出的动脉流入功能和静脉流出功能。通常选择前脑动脉的 A2 段作为动脉流入功能的体素，上矢状窦作为静脉流出功能的体素。基于这些功能，可以为图像的其他区域计算血流、血容量和血流动力学。脑血流图（D）显示两个半球的对称血流，较暖的颜色表示与灰质一致的血流较多的区域。血容量（E）是对称的，但是受卒中影响的大脑达到造影剂峰值浓度的时间（F）明显延迟

不同阶段流向大脑的栓子数量。因为栓子的高回声性，其在 TCD 谱上显示为高密度瞬时信号（见图 39.2），在多普勒超声背景中很容易发现短暂的哔哔声或唧唧声信号。

颈静脉球血氧饱和度 通过监测脏器流出的混合静脉血氧饱和度能推算出脏器的摄氧程度。就大脑而言，测定颈静脉球静脉血氧饱和度（$Sjvo_2$）反映了大脑的摄氧程度，代表脑氧供需之间的平衡。为监测颈静脉球静脉血氧饱和度，在透视引导下将光纤导管经颈内静脉逆行置入颈静脉球。正确置管对减少颅外静脉血的混合至关重要。为减少并发症风险，通常仅行单侧监测。

为了正确解读 $Sjvo_2$ 数值和趋势，必须牢记这项技术的几项理论局限性。虽然几乎全脑血液都会经过颈静脉回流，但由于颅内静脉血液不能充分混合，左侧和右侧测量值可能会存在差异。来自皮质的静脉血通常经优势颈内静脉（大多数患者通常是右侧）回流，而皮质下区域的静脉血会经对侧颈静脉回流[7]。尽管存在脑区差异，$Sjvo_2$ 仍应被视为全脑氧合的监测仪，因为大脑局部灌注不足可能并不会导致 $Sjvo_2$ 值降低至正常范围（55% ~ 75%）以下。由于 $Sjvo_2$ 代表大脑氧供和氧需之间的平衡，须结合临床情况来解释 $Sjvo_2$ 的绝对值。

脑氧测定 与 $Sjvo_2$ 监测类似，脑氧测定是一种无创技术，采用反射式血氧计测量法来测定传感器下方脑组织的氧饱和度。通常将两个传感器放置在前额的两侧，光源不仅通过部分前脑，还要穿过上方的颅骨和头皮。这个方法的严重问题在于容易发生颅外血源性信号干扰而影响脑血氧的测量。通过调整传感二极管离传感器光源的位置，以及修正血氧计的运算法或许可部分解决这个问题[8-9]。

静脉血占整个大脑血容量的 66% ~ 80%，因此

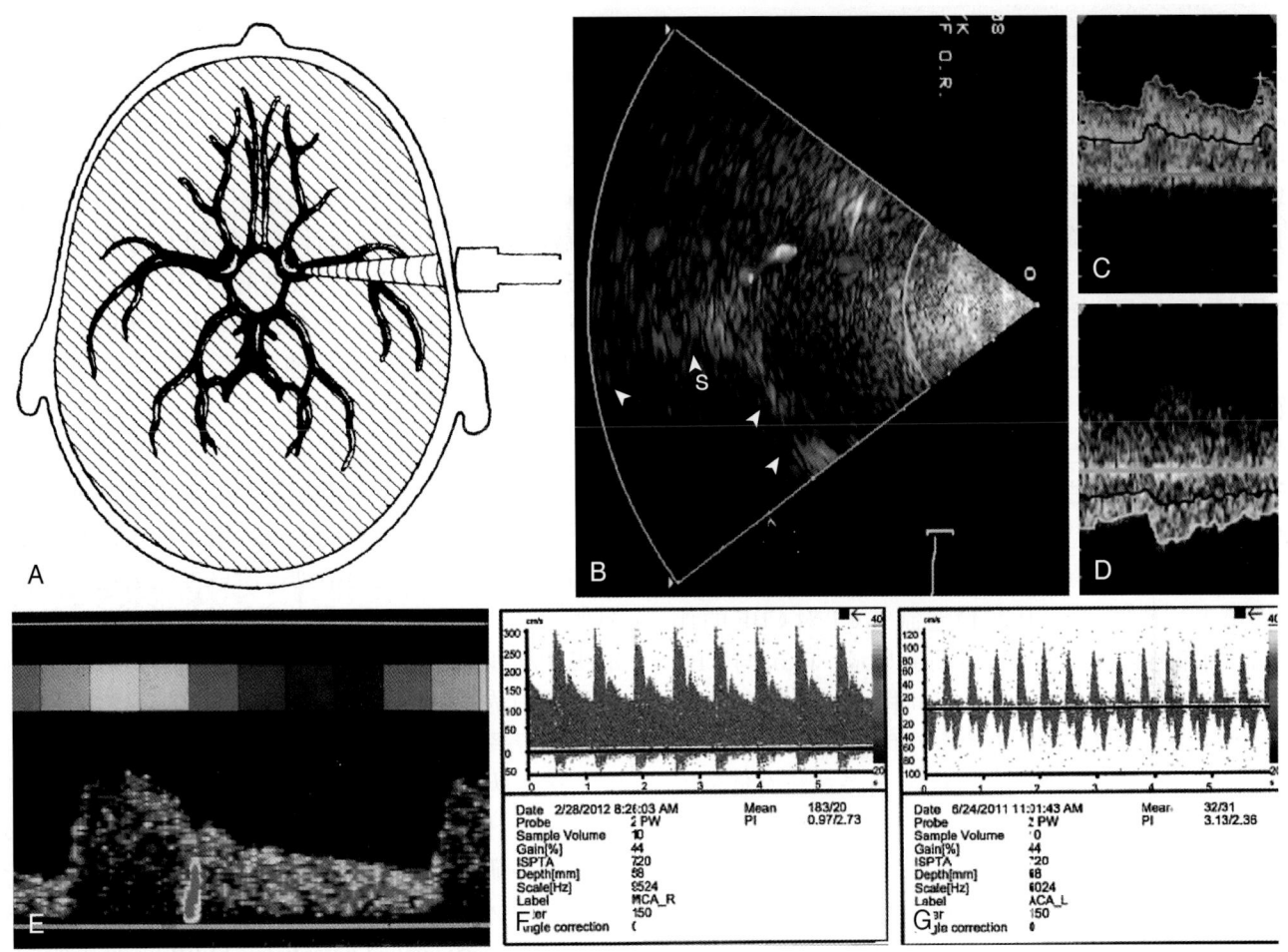

彩图 39.2 （A）TCD 通过较薄的颞骨探测脑内基底部动脉声波。（B）使用探头成像技术，可以看见一些颅内结构，如大脑脚（白色箭头）或鞍区复合体（标记"S"的白色箭头）。多普勒信号来自大脑右中动脉、右前动脉和左前动脉。（C）大脑中央动脉的正常多普勒图谱。按照惯例，流向探头的流量以高于基线的波形显示。（D）颈内动脉的终末分支进入大脑中央动脉（血流朝向探头）和大脑前动脉（血流远离探头）的多普勒图谱。如果按照图 A 所示放置传感器，可以得到流动的信号。（E-G）三种多普勒临床应用的示例。（E）栓子是高回声波并显示为高强度瞬间信号，在音频输出端，栓子很容易被捕获到，显示为短促的嘟嘟或唧唧声报警信号。（F）动脉瘤蛛网膜下腔出血患者，大脑中动脉严重痉挛的多普勒图谱（与图 C 比较）。（G）经颅多普勒检查符合颅内循环停止，主要显示为收缩期短暂的血液流入和舒张期血液回流

脑氧饱和度测定主要是监测大脑局部的静脉血氧饱和度。因为该方法相对简单易行，且医师们对体循环混合静脉血氧饱和度下降的治疗程序相对熟悉，因此在那些可能出现脑血管血流量减少的手术中应用脑氧饱和度监测已经成为一种趋势[10]。然而，脑氧饱和度监测法还存在一些明显的局限性，首先，全脑灌注充足与否仅通过大脑额极的测量结果推断而来；第二，目前还缺少脑氧饱和度的正常标准值或预期变化范围，但通过术前就使用传感器并结合一些神经学的基线检查可以发现变化的趋势[11]。

有研究提供了这些限制如何发挥作用的示例：100 例行颈动脉内膜剥除术的清醒患者，术中使用脑血氧饱和度监测[12]。脑血氧饱和度筛选出 97.4% 患者 CBF 充足，因为其缺乏临床症状。尽管患者并未出现 CBF 不充足的临床症状，但脑氧饱和度监测常频繁提示 CBF 不充足（定义为脑氧饱和度较阻断前基线下

降超过 20%）。监测的假阳性率达 66.7%，提示脑组织在发生功能障碍之前可能会增加摄氧量。真正的问题是大部分患者局部脑氧饱和度的合适下限并不明确[13]。不同患者之间差别可以很大，此外，增加影响大脑代谢功能的麻醉药物可能会使结果的分析更为复杂。

组织水平血流量监测技术（有创）

脑组织水平的监测是一种概念上的有创性监测。当前临床或科研工作中主要是通过头颅钻孔安放监测装置，延至白质或脑室系统，常常需要螺钉来固定仪器。放置过程中引起出血、感染或缺血风险均为 1% ～ 2%[14]。第二个共同特点是空间分辨率有限（即每个监测探头只监测探头周围有限的区域）。当最初开发这些监测仪时，因为有限的空间分辨率，最佳放置位置并不明确，存在相当大的争议。今天，随着继发性神经损伤对最终预后的影响越来越被重视，组织

水平的监测最好放置在关注的交界或易损脑区的形态功能正常组织中[15-17]。

在组织水平监测中，组织氧分压（PO_2）监测经过了充分的改进，得以在临床中得到更广泛的应用。热扩散血流量测量和激光多普勒血流量测量是实验性的，并未广泛用于临床。

脑组织氧分压监测

局部组织 PO_2 监测是基于最早由 Clark 提出的氧敏感电极而产生的[18]。氧分子通过透氧膜扩散至电解质溶液中，产生与 PO_2 成比例的电流。目前可用的安放在大脑皮质下白质的电极导管能提供长时间持续稳定的记录条件。

脑组织氧分压（$P_{Br}O_2$）的大部分数据来自于对脑外伤患者的研究[19]。比较稳定氙气 CT 对 CBF 的评估和动脉瘤手术中短期夹闭的研究显示，$P_{Br}O_2$ 与 CBF 之间有着良好的相关性[20-21]。同样，脑外伤后 $P_{Br}O_2$ 水平的动态变化与 CBF 的动态变化很相似[22-23]。对这一监测方法的批评者认为，$P_{Br}O_2$ 值受动脉血氧分压（PaO_2）影响，只不过是显示患者通气质量的精密指标而已。增加吸入氧浓度（FiO_2）能提高 $P_{Br}O_2$ 的临床观察支持了上述观点，但也可能过度简单化了这一问题[24]。同时微渗析研究显示，增加 FiO_2 不仅能提高 $P_{Br}O_2$，还能降低组织乳酸水平，这些结果提示了脑组织自身的代谢环境的真正改善[25-26]。虽然 $P_{Br}O_2$ 的减少与脑外伤患者的预后较差有关，但 $P_{Br}O_2$ 导向治疗的作用仍在研究中[27]。

■ 神经系统功能监测

最常用的神经系统功能监测方法包括脑电图（electroencephalogram，EEG）、感觉诱发反应（sensory-evoked responses，SER）、运动诱发反应（motor evoked responses，MEP）和肌电图（electromyogram，EMG）等。EEG 记录大脑皮质锥体细胞自发产生的兴奋性和抑制性突触后电位的总和。EEG 信号非常微弱，每个电极记录的是电极下方神经元直接产生的信号，并记录来自较深组织的信息量[28]。围术期 EEG 监测通常是为了下述四个目的中一个以上。首先，EEG 可帮助明确手术、麻醉引起 CBF 减少或脑组织牵拉时大脑皮质的血流不足。其次，当需要减少 CBF 和血容量时，EEG 用于指导预期的 CBF 下降或治疗颅内高压时麻醉引起的脑代谢下降。再次，EEG 可用来预测脑损伤之后的神经系统预后情况。最后，EEG 还可用来监测全麻患者的麻醉深度（见第 40 章）。

50 多年的脑电图监测经验表明，许多已知的脑电图模式与正常和病理状态下大脑皮质的临床状态密切相关。EEG 能精确区分清醒、不清醒、癫痫活动、睡眠分期和昏迷状态。当麻醉方法没有显著改变时，EEG 也能精确地发现大脑氧供不足（由低氧血症或缺血所致）。通过使用高速计算机化 EEG 分析和统计学方法，现已成功建立了对从清醒到深麻醉这一连续的 EEG 模式的准确解读。此外，计算机技术的发展，能对 EEG 采集的信号进行高速分析，更适用于为手术或麻醉目的进行连续脑电趋势监测。

诱发电位是一种感觉或运动刺激引发的电活动反应。测定诱发电位可以沿相关神经系统通路进行多个位点测定。通常，诱发电位反应弱于附近组织（如肌肉和脑）产生的其他电活动，所以可能被这些生物信号所掩盖。如测定 SER 时，需要重复采样并采用复杂的电子总和及平均技术，以便从背景生物信号中分辨出所需的诱发电位信号。运动诱发电位通常较强，不需要进行平均处理。

迄今为止，SER 是术中最常用的诱发电位监测。过去的三十年中，对术中运动诱发电位（MEP）进行了很多研究，现在 MEP 已经成熟应用于颅内和脊柱外科手术。SER 有三种基本类型：体感诱发电位（somatosensory-evoked potentials，SSEP），脑干听觉诱发电位（brainstem auditory-evoked potentials，BAEP）和视觉诱发电位（visual-evoked potentials，VEP）。

脑电图（electroencephalogram，EEG）

未经处理的基础 EEG 概念　EEG 反映的是大脑皮质灰质兴奋性和抑制性突触后电位的总和。由于 EEG 是由突触后电位产生的，明显小于神经纤维或心肌细胞上记录的动作电位，因此放置电极时应十分小心，务必使电极与皮肤紧密接触，避免明显信号遗失。尤其靠近手术消毒区域时，可选择使用皮下电极探针。电极直接放置在大脑表面时，电极和所测试区域被电解质液体所包围，阻抗最小。

EEG 电极通常是根据头部表面解剖同脑皮质区域相对应的映射系统进行放置的。记录电极的放置模式称为蒙太奇（montage）。使用标准记录蒙太奇方式放置电极，可对脑产生的信号进行解剖定位，将 EEG 模式标准化，以比较不同时间点的数据。标准 EEG "图谱" 称为 10-20 电极放置系统（图 39.3）。这个系统电极是对称排列的，从鼻根点到枕外隆突点，以及双侧颞下颌关节前骨性凹陷的连线。在基础长度的 10% 或 20%，根据距离中线的远近将记录电极系统地放置在额叶（F）、顶叶（P）、颞叶（T）和枕叶（O）。左

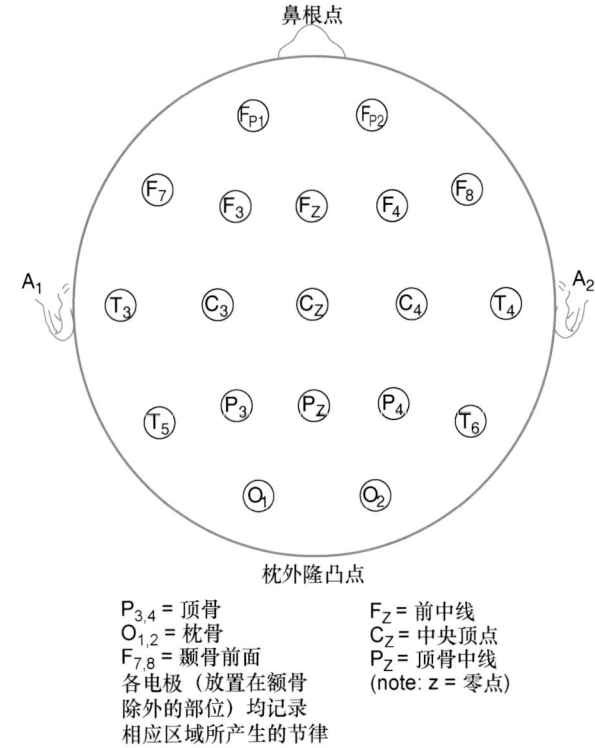

图 39.3 国际 EEG 和感觉诱发电位记录电极安放位置 10-20 系统（From Hughes JR. EEG in Clinical Practice. 2nd ed. Newton，MA：Butterworth-Heinemann；1994.）

侧电极命名用奇数，右侧用偶数。电极编号数字的增加表示离开中线距离的增加。中线电极命名为小写 z。标准诊断性 EEG 至少使用 16 导联[29]，但术中监测可审慎地选用 1 ～ 32 之间的导联。

术中 EEG 监测常用头皮电极记录。也可将电极放置于大脑表面（皮质 EEG 描记法），或将微电极放置在皮质下记录单个神经元的活动（如帕金森病手术时）[30-31]。描述 EEG 信号有三种基本参数：振幅、频率和时间。振幅是记录信号的大小或电压，通常范围

在 5 ～ 500 μV（心电图信号是 1 ～ 2 mV）。随着年龄的增长，神经元会不可逆地死亡，因而 EEG 振幅会降低。频率可理解为每秒信号振荡或通过零电位的次数。时间就是信号采样的时长，对于标准 EEG 或数字 EEG，它是持续和实时的；但对于处理后的 EEG，它是采样片段（见下文）。

正常脑电图 正常个体的 EEG 波形都不同，但在精确区分正常和异常 EEG 方面高度一致。通常清醒患者基础频率显示为 β 波（> 13 Hz），在觉醒大脑所有区域都可以记录到这种高频率和低振幅的信号。闭上眼睛，就会出现振幅更高的 α 波（8 ～ 13 Hz），枕部区域最明显（图 39.4）。闭眼静息 EEG 模式是清醒的基础波形，用于与麻醉后的 EEG 进行对照。当大脑产生更高频率和更高波幅的波形时称为脑电"激活"，当产生较低频率的波形（θ = 4 ～ 7 Hz，δ < 4 Hz）时称为脑电"抑制"。患者睡眠时可在不同时期出现所有上述频率的波形。在深度自然睡眠时出现较低频的"睡眠纺锤波"（图 39.5），但是在浅睡眠或快速动眼睡眠期，EEG 被激活，眼肌的肌电图出现在 EEG 内。

在清醒或睡眠患者的正常 EEG 中，大脑两个半球相应的电极记录到的频率和波幅的图形是对称的。如果已知患者的临床情况，且不存在棘波（癫痫样）波形，则脑电模式是可以预测的。大多数情况下，清醒和睡眠状态下患者的正常 EEG 模式与其正常潜在脑功能相关。

异常脑电图 异常脑电图的一般特征包括大脑两个半球相应电极记录的脑电频率、波幅或两者都有的不对称；或在正常记录时，脑电波幅和频率的模式与预计不符。这些异常模式反映了相应脑解剖结构和

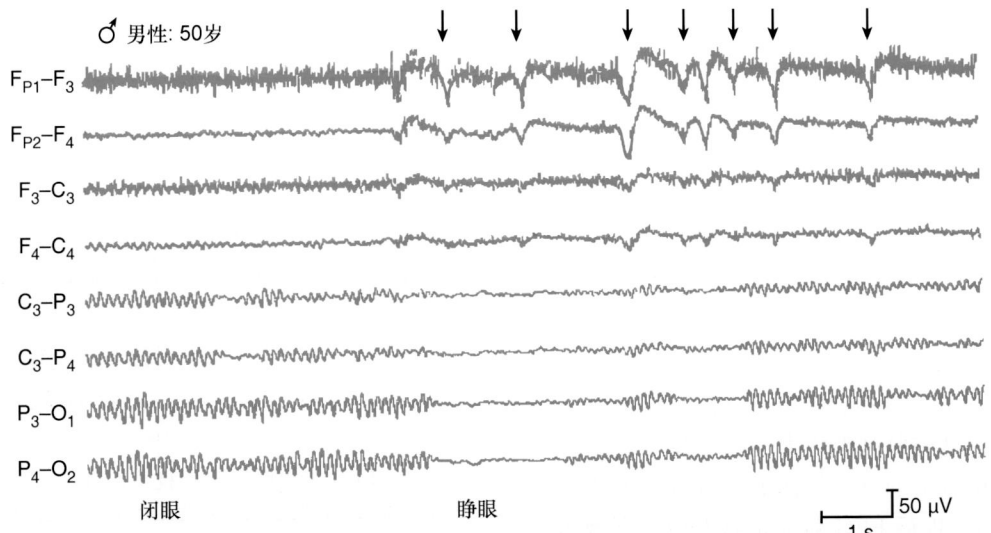

图 39.4 眼睛睁开与闭合时可见 α 波的消失和复现。大棘波（箭头所指）是眨眼时肌肉活动的干扰，最多见于前额电极（F 电极）

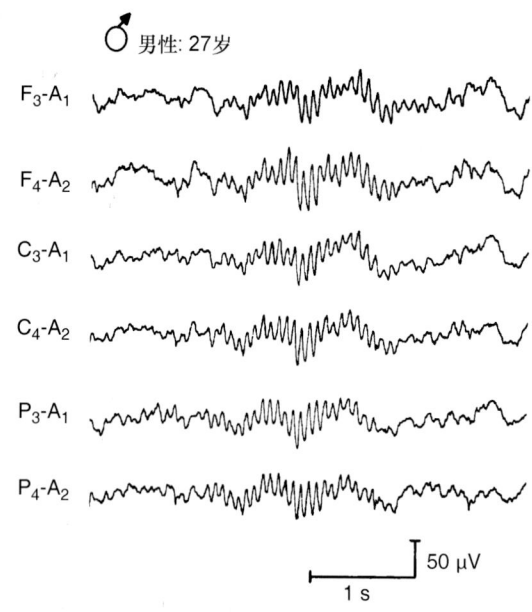

♂ 男性：27岁

F₃-A₁

F₄-A₂

C₃-A₁

C₄-A₂

P₃-A₁

P₄-A₂

50 μV

1 s

图 39.5　图中部显示的是正常睡眠时特征性的纺锤形波

代谢的异常。肿瘤、癫痫、脑缺血或脑梗死时可出现脑电局部不对称。癫痫时可能记录到高电压棘波和慢波，而脑缺血首先表现为慢而电压不变的波。随着缺血加重，频率进一步减慢，电压也下降。影响全脑的因素可能使脑电信号产生对称性的异常。尽管临床情况下有时很困难，识别全脑的病理性异常脑电信号至关重要。麻醉药物导致的正常脑电改变，与缺血或低氧血症引发的病理性脑电变化非常相似。临床应用 EEG 监测神经系统时，麻醉技术的控制非常重要。

经处理过的脑电图概念　将原始脑电活动转化为处理后的脑电信息也有很大限制。第一，许多时候伪波会根据所需要的信号处理，从而使事实并不正确的 EEG 显示为完美可信的处理波形。第二，标准 16 导联 EEG 提供的信息超过了大多数 EEG 监护仪的分析和显示能力，可能也超过了常规术中监测的需要。麻醉科医师使用的大多数 EEG 仪使用 4 个或更少的导联信息，即每个大脑半球最多 2 个导联。EEG 分析仪监测的大脑范围较标准 16 导联 EEG 少。第三，术中脑电变化有些是单侧的（如颈动脉夹闭引起的局部脑缺血），有些是双侧的（如给予一次麻醉药剂量引起的脑电抑制）。为了区分单侧或双侧脑电变化，有必要显示两侧大脑半球的活动，需要安放合适的导联数目。大多数证明术中 EEG 有效性的早期研究是由经验丰富的 EEG 分析人员连续目测观察 16 ~ 32 导联模拟 EEG 来完成的，这种监测被认为是金标准[32-33]。只要电极正确安放在血供的分水岭区域，颈动脉术中使用 2 ~ 4 个导联的处理后 EEG 监测足以发现大多数重要的变化，虽然数据有限，但还没有足够多的有关较少

导联 EEG 和金标准 EEG 在术中或其他方面应用的对比研究[34-35]。

　　设备　术中 EEG 处理通常是对一段原始 EEG 进行功率分析，也称为时段（epoch）。功率分析将数字化原始 EEG 信号应用傅立叶转化转换为可显示频率和波幅的正弦波。原始 EEG 资料显示的是时间对应的电压变化，被转化为以时间对应的频率和波幅变化。许多市售 EEG 分析仪显示频率和时间函数产生的功率（即电压或振幅方波）。这些监测显示的数据有两种形式，压缩频谱（compressed spectral array，CSA）和密度频谱（density spectral array，DSA）。压缩频谱中 x 轴显示频率，y 轴显示功率，波形的高度表示特定频率时的功率。z 轴表示时间。波形相互叠加，最新的信息放在最前面（图 39.6）。密度频谱中也是 x 轴显示频率，y 轴显示时间，功率用该频率处点的密度或颜色谱表示。每种显示形式均提供同样的数据，使用者可根据喜好自行选择。

　　麻醉和手术期间发生的许多变化都反映为振幅、频率的变化或两者兼而有之。如果导联监测充分且适当，这些变化可以在显示器上清楚地看到。脑功率分析作为术中脑缺血风险诊断工具在临床上已经应用了很多年，如颈动脉内膜切除术和心肺转流术

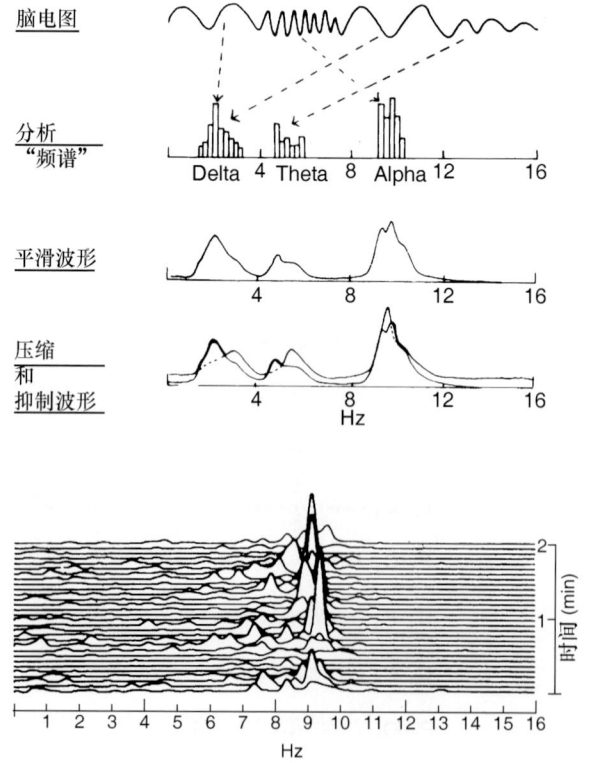

脑电图

分析
"频谱"

Delta　4　Theta　8　Alpha　12　16

平滑波形

4　8　12　16

压缩
和
抑制波形

4　8　12　16
Hz

时间（min）

1　2　3　4　5　6　7　8　9　10　11　12　13　14　15　16
Hz

图 39.6　EEG 压缩频谱阵列技术原理图。下方的例图显示了正常个体 α 节律的压缩频谱（From Stockard JJ, Bickford RG. The neurophysiology of anaesthesia. In：Gordon E, ed. A Basis and Practice of Neuroanesthesia. New York：Elsevier；1981：3.）

（cardiopulmonary bypass，CPB）等。若操作者经验丰富且应用足够数量的导联，那么功率分析是一种敏感而可靠的监测方式。此外，功率分析所获得的参数可作为麻醉深度监测的指标[36-39]。

数据采集周期　决定 EEG 处理的一个重要因素是时间。原始 EEG 是实时连续的，处理后 EEG 则是某个时间片段内的样本资料，再以不同形式显示。时间片段和频谱分辨率有关联性。如果选择较长的时间片段，波形描述精确，但是处理资料所需的时间较长并且不能做到即时分析。如果采样时间片段较短，可以近似实时分析数据，但是所分析的时间段并不能代表整个波形变化（如患者的状态）。而且，对于有意义的傅立叶转化，资料采样点也可能不够。有关这个问题，Levy 研究了应用 EEG 分析术中麻醉深度监测[40]。时间片段长，则时间片段与片段之间的变异就小，描述的功率和频率就更加精确。但是采样片段长使新信息的处理和显示时间延迟，减少了信息量，延长反应时间，影响快速做出临床决策。Levy 研究了 2～32 s 的采样片段，认为全身麻醉中采样片段 2 s 是合适的[40]。一些市售监测仪使用的采样片段都是 2 s，使用者也可自己决定采样间隔时间。有了更好和更快的计算机，可以进行 2 s 甚至更长片段的连续处理。

诱发电位

针对所有模式的基本概念　EEG 信号提供了皮质功能的信息，但是对正常神经功能至关重要的皮质下神经通路功能的信息却反映甚少。在过去的 35 年中，

术中 SER 监测日趋流行，因为其能够反映可能损伤感觉通路的手术中麻醉患者感觉通路功能的完整性。运动通路在解剖上常常与感觉通路接近，或由同样的血管供血，或两者都有，因此往往通过观察 SER 推测运动通路的功能。现在，运动诱发电位（MEP）可以与 SER 一起，来提供运动神经通路的直接信息。SER 的波幅通常为 EEG 的 1/100。在具有大量电子设备的手术室等环境中记录 SER 十分困难，需要大量的专业技术。

感觉诱发反应（SER）　SER 是 CNS 对电、声或光刺激的电反应。通过刺激感觉系统，沿着感觉上行通路，记录包括皮质在内的不同区域的电反应。因为 SER 的波幅极低（0.1～10 μV），故很难将 SER 从诸如 EEG 和 EMG 等不需要的其他背景生物信号噪声中区分开来。为了将 SER 从背景噪声中提取出来，就要将记录信号数字化、平均化。使用这种技术过程中，信号记录根据应用的感觉刺激时间锁定。例如，术中胫后神经 SER 监测时，只记录了刺激踝部神经后不足 90 ms 内的信号（图 39.7）。SER 出现在刺激后的固定时间，而其他电活动，例如自发 EEG 活动在感觉刺激后出现的时间是随机的。平均化技术降低了随机成分，增强了 SER，改善了信噪比。这种增强作用直接增加了反应数量的平方根，使得平均反应的数量增大。

SER 记录有两种类型，由记录电极和诱发反应的神经发生器之间的距离决定。靠近神经发生器（一般成人大约在 3～4 cm 内）的电极记录到的 SER 称为"近场电位"[41]。近场电位由靠近实际信号发生部位

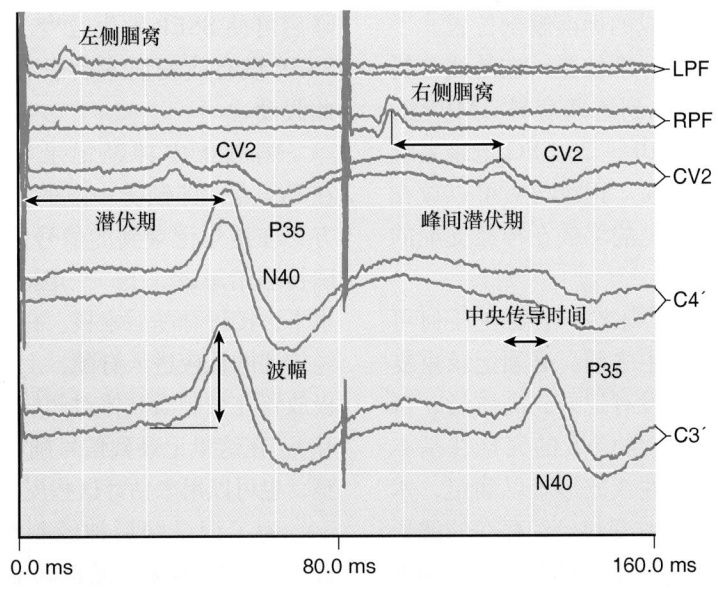

图 39.7　感觉诱发电位的潜伏期和波幅示意图。峰间潜伏期是两峰之间的测量时间，可以从同一导联或不同导联的两峰之间测出（图中所示）。注意峰的极性与标准基线相反（见正文）。本图显示刺激胫后神经记录的 SER。每条记录都重复两次，有助于剔除伪差。分别在 0 ms 和 90 ms 刺激左右两侧胫后神经，首先记录到的诱发电位来自左右侧腘窝（LPF 和 RPF）。标记的 CV2 峰值代表了脑干位置的反应。作为一种远程电位，左右侧的刺激电位很相似。皮质反应主要来自对侧半球（标记为 P35 和 N40）

的电极记录[42]，其形态直接受电极位置影响[41]。而"远场电位"则是从远离神经发生器的电极记录到的，通过容积导体（如脑、脑脊液和脑膜）传导到记录电极。因为电流通过介质广泛传导，定位信号来源十分困难（见图 39.7）[41-42]。随着记录电极和神经发生器距离的增加，记录到的 SER 信号逐渐变小，需要多达数千个平均信号来记录远场电位，而近场电位则需要较少信号（50～100 个）[41-42]。

SER 也可被定义为皮质和皮质下起源的 SER。皮质 SER 是通过刺激感觉系统所产生的动作电位到达皮质的集中表现。因为这些 SER 是近场电位，很容易通过实耗时间、波形和波幅来区别。皮质下反应来源于许多不同结构，由反应的类型决定，包括外周神经、脊髓、脑干、丘脑、脑神经与其他神经。皮质 SER 通常通过头皮电极记录，电极的位置采用国际标准 10～20 EEG 记录系统（见图 39.3）。皮质下诱发电位也可以通过头皮电极作为远场电位记录，但通过脊髓、外周神经上的电极记录更合适。

各种类型的诱发电位（感觉或运动）都可用潜伏期和波幅描述（图 39.7）。潜伏期就是从给予刺激到反应电位出现或峰波出现的时间（取决于应用常规）。波幅是所记录反应的电压。按照惯例，低于基线的波形称为正波（P），高于基线的称为负波（N）。波幅和潜伏期随记录环境的变化而变化，每个神经学监测实验室必须建立正常值，其值可能与其他实验室有所不同。

术中 SER 监测包括 SSEP、BAEP，以及较少使用的 VEP。所有这些技术都使用头皮记录电极，采用同样的国际标准 10～20 EEG 记录系统，而记录皮质下或周围信号时其电极放置于相应的标准解剖位置。手术切口或消毒可能影响电极的标准位置，在基线分析和随后的 SER 监测中必须考虑到这些变异。MEP 的刺激电极也可以参照国际标准 10～20 EEG 记录系统进行放置，但不是放在运动皮质。记录电极可以放在脊髓、外周神经，以及（最常见的）放在神经支配的肌肉部位。

术中分析 SER 最重要的原则之一是要在任何可能导致诱发反应改变的因素发生之前，必须记录重复性好而且可靠的基础值。如果没有记录到高质量、可重复的基础轨迹，术中 SER 监测 CNS 的完整性基本是无用的。如果缺乏明显可变性或波形难以确定，术中就很难区别临床明显的 SER 改变与已经存在的波形基线变异。当不能记录到优质可重复的基线时，SER 监测不能作为临床决定的参考。在术前核查时，评估 SER 基线的质量是很有帮助的，这样团队可以把 SER 的改变置入手术环境中分析。

体感诱发电位（SSEP） 体感诱发电位（SSEP）是通过放置在皮肤表面的凝胶电极或细针电极，刺激外周混合神经后记录到的电位变化。SSEP 反应由短潜伏期和长潜伏期波形组成。皮质短潜伏期 SSEP 受麻醉药浓度改变的影响最小，因此是术中最常用的监测方式。产生上肢短潜伏期 SSEP 的通路包括：长纤维感觉神经纤维，其胞体位于脊髓背根神经节内，发出的上行纤维在同侧脊髓后束上升，到达延髓的背侧核换元（即一级纤维），二级纤维交叉到对侧并上行到对侧丘脑的内侧丘系，三级纤维从丘脑投射到额顶叶的感觉运动皮质。大多数麻醉方式时都可记录到这些初级的皮质诱发电位，是皮质神经元产生的最早期电活动，起自颅顶部中央后沟。长潜伏期继发皮质反应可能是邻近相关皮质产生的。清醒患者的这些长潜伏期反应具有很大变异性[42]，重复刺激会很快适应[41]，全麻中不会再出现。除了初级皮质反应，其他皮质 SSEP 术中是不监测分析的，因全身麻醉会使它们发生极大改变[41]。

尽管大多数证据表明上肢诱发电位可能通过脊髓后索传导，也有一些证据表明下肢 SSEP 至少部分是由脊髓侧索传导的[43]。刺激胫后神经或腓总神经的强度超过运动阈值，激活 Ⅰ 类纤维，在脊髓内换元后经后侧脊髓小脑束上行传导。在脊髓脑干联合处的 Z 核换元发出纤维交叉到对侧上行到达丘脑腹后外侧核[44]。这个通路的差异非常重要，因为脊髓背外侧索由脊髓前动脉供血，这支血管同时也给运动下行通路和脊髓神经元供血。在牵引脊柱纠正脊柱侧凸的手术中，可能会压迫或牵拉脊髓前动脉根，血流明显下降后可使 SSEP 发生改变。有一些发生率极低、术中 SSEP 没有改变而术后患者清醒后有截瘫的病例支持此假设。

刺激正中神经记录 SSEP，记录电极首先是放在 Erb 点，即锁骨中点的上方。这个点在臂丛神经上方，在这里记录到的信号能让临床医师确定刺激已正确传递给患者。下一个电极放置在颈部后中线第二颈椎水平，接近脊髓后索核。在这里记录到信号说明外周神经传递的反应进入脊髓，上行传递到下延髓。最后的电极放置在被刺激肢体对侧的感觉皮质表面的头皮上（顶叶）。在这里记录到信号确保经脑干-丘脑-内囊通路完整，也可以用来估计这些皮质区域 CBF 是否足够[45-49]。

为了记录胫后神经刺激后的 SSEP，电极首先放置在腘窝以确保刺激正确地传递至神经系统。有时还要在下腰段的脊髓处放置电极，确定信号正确传入了脊髓，但是并不常规放置这个电极，因为此处接近手术消毒部位。在颈椎和头皮上放置记录电极，位置与前面描述的相似，也可以根据手术切口的部位调整电极位置。术中也可使用有创的记录方式，如硬膜外电极。

表 39.1 和图 39.8 中列出了短潜伏期 SSEP 的发生器[41, 50]。麻醉诱导、患者的神经疾病或年龄、根据手术切口需要应用不同位置电极（蒙太奇）都可能明显改变 SSEP 的形态。这些情况下，很难将一种特定脑电发生器和一个记录轨迹上的特定波联系起来。神经监测中也不必如此精确，可以将记录波形与基线或手术早期的轨迹进行比较。刺激下肢后，反应沿着外周感觉神经和脊髓传递的距离较长，绝对潜伏期也较长。峰间潜伏期（图 39.7）也用来估计特殊部位间的传导时间。例如，N9 到 N14 传导时间反映了臂丛到脑干的传递时间；N14 到 N20 传导时间反映了背侧柱核团到脑初级感觉皮质的传递时间[51]。潜伏期也受幼龄或老龄以及许多神经疾病的显著影响。

脑干听觉诱发电位（BAEP）　BAEP 常在诊断性实验室施行，通过耳机给予患者重复的滴答声或音调

表 39.1　刺激正中神经后体感诱发电位的发生器	
峰	**神经发生器**
N9（EP）	臂丛 *
N11	脊髓后柱或神经根
N13/P13	脊柱核 *
N14，15	脑干或丘脑
N19/P22	顶部感觉皮质 *

* 术中通常记录的部位；其他波形不常监测

刺激。神经外科手术不可能用耳机，而是使用连接刺激传感器的泡沫型耳塞插入耳道传递点击刺激（图39.9）。刺激强度通常设置为超过患者能听到滴答声阈值以上 60 ～ 70 dB，但术中监测常常开始于麻醉诱导后，刺激强度也设置为 90 dB nHL（正常听力水平）。滴答声时长约 100 μs，通常每秒刺激 10 ～ 15 次。滴答声的传递使用不同的极性，即滴答声可能引起鼓膜的初始运动背离传感器（疏离），或朝向传感器（紧贴）。使用这两种不同的方式，在不同的患者中通常会产生完全不同的波形、波幅、潜伏期，要选用能产生最大的可重复反应的方法。如果刺激伪差是一个严重的问题，改变滴答声极性可以降低伪差。但是产生的波形可能是每种单独刺激产生波的均值，可能监测困难。

刺激频率和强度会影响 BAEP[41, 52]。术中使用单侧刺激，因为如果手术对侧传导通路是正常的，另一只耳朵产生的正常反应可能会混淆监测耳的异常反应。记录电极（通常是帽状电极）放置在记录耳的耳垂和头顶部[52]。对侧耳使用白噪声刺激，以防止刺激通过骨传导传递到对侧耳产生诱发电位。头皮记录的 BAEP 是非常微弱的远场电位（通常 < 0.3 μV），因此需要平均重复采样 500 ～ 2000 次[41, 52]。

记录到的 BAEP 峰标记为 Ⅰ ～ Ⅶ，这些峰所代表的神经发生器和听觉传导通路详见图 39.10。在颅后窝手术中，BAEP 可以预测出听觉传导通路的解剖定位，可有效减少或避免听力功能或结构的损伤，如上延髓、脑桥和中脑。与其他 SER 一样，要评估波幅、绝对潜

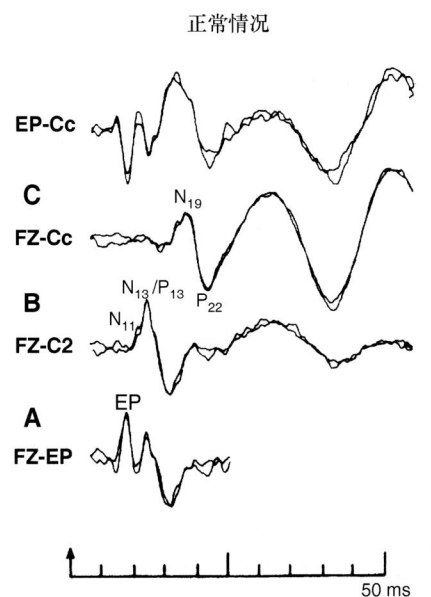

正常情况

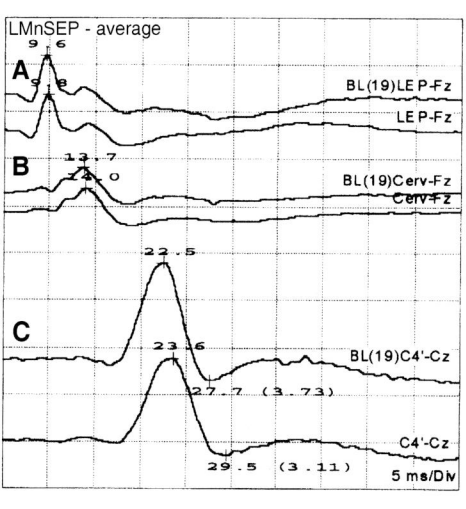

麻醉后

图 39.8　刺激左侧腕部正中神经得出短潜伏期的感觉诱发电位。从 A 到 C 不同位置的记录电极记录清醒患者和麻醉状态患者的电位轨迹，相应的轨迹用相同的字母标注（From Chiappa KH, Ropper AH. Evoked potentials in clinical medicine. N Engl J Med. 1982; 306：1205.）

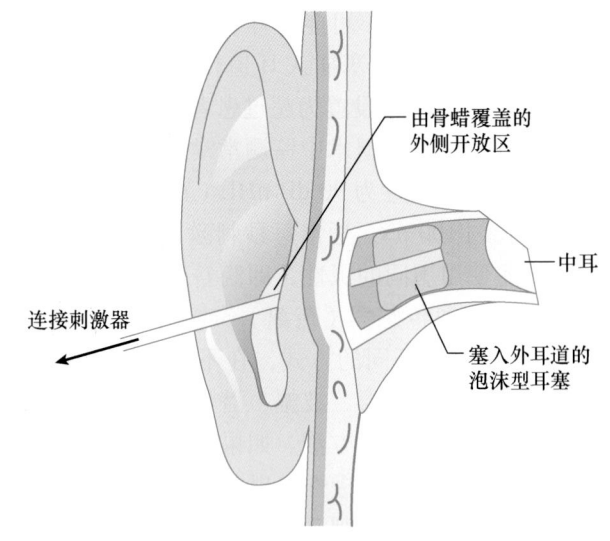

图 39.9　脑干听觉诱发电位装置示意图。通过耳塞直接将滴答声刺激传递到耳膜

伏期和峰间潜伏期，以判断听觉系统的完整性，定位可能的病变部位，确定外周和中枢的传导时间。波Ⅵ和波Ⅶ不一致且多变，因此不作为常规监测[52]，大多数使用 BAEP 在手术中进行监测的报道只用到波Ⅴ[53-55]。

视觉诱发电位（VEP） 记录 VEP 是给予单个眼睛光刺激，记录电极放在枕部、顶部和中线的头皮上[56]。可以使用植入发光二极管的软塑料目镜，通过闭合的眼睑给予视网膜闪光刺激或带有发光二极管的隐形眼镜来给予闪光刺激。VEP 是皮质 SER，因刺激类型、受刺激视网膜区域、瞳孔扩散的程度和患者注意力水平而不同[41]。这些因素在麻醉过程中常常不停地改变，即使手术不涉及视觉系统，术中 VEP 的变异仍然很大。VEP 是最少被用到的术中诱发电位监测技术。

然而，通过安置在角膜上的软硅胶板（内置多极红光发光二极管），可以刺激视网膜生成重复的术中 VEP[56]。该技术需要更多的临床研究来验证其实用性。但是，闪光刺激会立即在初级视觉皮质的所有区域产生电位，使得检测微小区域皮质损伤非常困难。

运动诱发电位（MEP） 运动诱发电位（MEP）主要是通过经颅电刺激产生，在脊髓、外周神经和神经支配的肌肉等多个位点记录反应。

经颅运动诱发电位监测 运动诱发电位（MEP）用于监测脊髓运动通路的完整性有很大的潜在益处，虽然 MEP 监测的历史较短，但已有 MEP 消失时 SSEP 仍保留的病例报道[57-62]。这项技术已经广泛用于脊柱外科手术中，可以估计手术部位神经的传导；也可用于主动脉手术，这类手术有可能损害脆弱的前脊髓血供。相对于 SER 监测，MEP 监测创伤较大，在经颅电刺激的情况下，需要使用更高的刺激强度（≥ 400 V）。可以使用特殊的刺激技术从在基线时就具有一定程度神经系统损害的幼儿或成年人身上获得经颅 MEP（tcMEP）。

MEP 监测有几种方法，最常见的是经颅电刺激方法。经颅电刺激 MEP 监测时，将刺激电极（细小的金属螺钉形，类似于胎儿监测中所使用的电极）放置于运动皮质上方的头皮中，给头皮一系列电刺激（通常 400 ～ 500 V）。这个刺激能够激发咀嚼肌的收缩，在监测过程中必须放置口塞来防止严重咬伤舌头。若手术中暴露中央前回或运动带，也可以直接将刺激电极放置于皮质。因为约 90% 的经颅刺激在通过头皮和颅骨时耗竭，通常直接皮质刺激强度约 40 ～ 50 V。

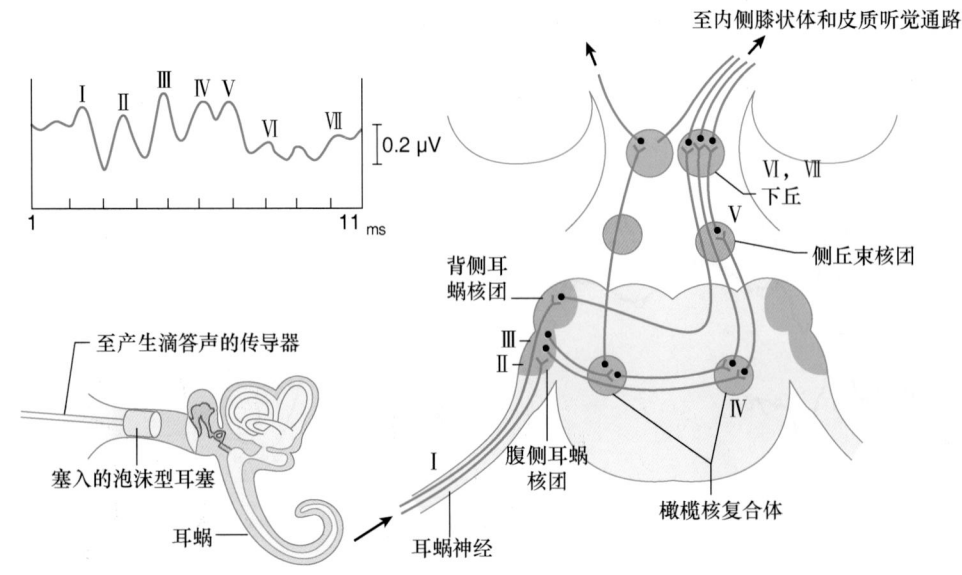

图 39.10　听觉神经通路示意图。脑干听觉诱发电位最初是用一个耳塞将宽带声音刺激通过外耳道传导到耳蜗产生的。图中显示了产生 BAEP 各峰的神经发生器

这两种刺激方法也激活周围皮质结构和皮质下白质通路（感觉和运动）。尽管脑瘫患者的皮质神经结构不完整，事实上，经颅 MEP（tcMEP）经常可用于这类患者。经颅刺激向远端的逆向传播被上行感觉传导通路的突触抑制所阻断，但可以很容易地通过下行通路顺行传播。需要注意的是，只有最大直径的纤维（皮质脊髓束中所有纤维的 2%～3%）会传播与 tcMEPs 相关的脉冲。可以在脊髓、外周神经以及最常见的肌肉部位记录到诱发反应。为了增强 MEP，这些反应可以像 SERs 那样平均化处理，但通常是不必要的。运动皮质下的皮质脊髓束激活可能会影响 tcMEP 对运动皮质 CBF 的评估，因为激活区域可能远离缺血区，也可能归属于不同的血管床。

肌电图（EMG）　术中监测脑神经和外周神经运动支产生的肌电图反应，可以及早发现手术导致的神经损伤和评估术中神经功能。在这些情况下，神经作用于其支配的肌肉所产生的反应可以用来评估术中有损伤危险的脑神经或外周神经的情况。可以将表面电极（心电图电极或金杯电极）放置在肌肉表面或用针状电极直接置入相应肌肉内进行记录。如果用插入肌肉内的针状电极记录，则肌电图记录的敏感性最好。表面电极，或皮下针状电极可能会完全遗漏神经受损导致的神经元放电[63]。这种监测最常用于面神经监测。

肌电图监测可以是主动或被动的。主动监测是电刺激某一脑神经或外周神经，记录诱发的复合肌肉动作电位（compound muscle action potential，CMAP）。刺激接近手术或肿瘤部位的神经，可以用来估计神经功能的完整性[64]。神经功能也可以通过观察诱发一个肌肉反应所需要的神经刺激的强度或复合肌肉动作电位的形态来估计。在术中可通过持续记录神经所支配的肌群的反应来被动监测神经功能。与被监测神经的简单良性接触可产生"爆米花"样肌电图放电；更为显著神经刺激可产生成串反应；明显的神经激惹或神经损伤或两者都可导致神经兴奋性放电（图 39.11）[65]。当这些肌电图反应达到一个电压阈值，可转换成声音信号，立即反馈给手术医师，实时警告将要发生神经损伤。实时反馈很关键，因为听神经瘤切除术患者的研究资料显示，神经兴奋性放电的密度和频率与术后神经功能障碍密切相关[64]。EMG 监测的警告是因为神经的锋利切断可能完全不会产生放电。

术中也可以成功进行其他脑神经运动成分监测。监测三叉神经肌电图可以将电极放置在颞肌或咬肌表面或肌肉内。三叉神经运动分支监测用于三叉神经搐痛切断术以保留三叉神经运动支的功能，或与面神经

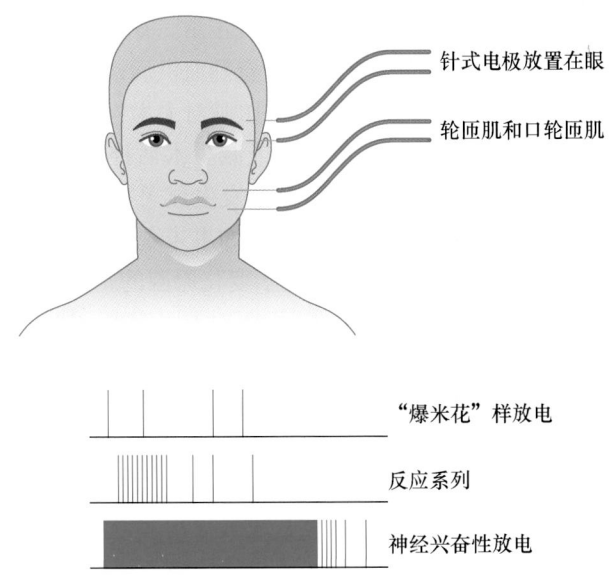

针式电极放置在眼

轮匝肌和口轮匝肌

"爆米花"样放电

反应系列

神经兴奋性放电

图 39.11　面神经监测和典型的术中反应示意图

监测复合用于颅后窝大病损切除手术[65]。大的脑膜瘤切除术、颈静脉球瘤和颈部恶性肿瘤手术中，将电极放置在斜方肌、胸锁乳突肌表面或肌肉内，可以监测脊髓副神经功能[65]。将针状电极放置于舌内，可以监测舌下神经，偶用于大的颅后窝手术和斜坡肿瘤手术[65]。虽然眼肌肌电图可以使用细小的电极钩线记录，但这种方法很少使用。

经过手术区域的外周神经，或预计手术有可能损伤外周神经，可以将针状电极放在运动神经支配肌肉的表面或肌肉内进行监测。肌电图监测的声音反馈可以提醒外科医师无意侵及了神经，有助于术野中神经的定位（如脊髓减压术），以及定位传导阻滞或延迟的神经部位。已有报道脊髓手术后可能发生神经根损伤，特别是椎弓根螺钉放置不正确，因此脊髓手术患者应使用外周神经肌电图监测，以降低神经根损伤的风险[65]。置入椎弓根螺钉时，外科医师可以用微电流直接刺激螺钉。如果此时 EMG 有反应，螺钉可能位于骨性椎弓根的外侧。

术中改变在监测中得到的反应

术中诱发反应的变化，例如波幅降低、潜伏期延长或波形完全消失，可能源于外科因素（放置牵引器或缺血），也可能反映了全身变化，如麻醉药的使用、温度的改变或低灌注。发现有意义的 SER 变化时，麻醉科医师和手术医师应立即采取措施，纠正各种因素对所监测通路（以及可能是神经结构周围）的影响。麻醉科医师应该改善可能受损神经的灌注，包括提升动脉压，尤其是在应用控制性降压或血压较术前水平明显下降的患者，严重贫血时给予输血，扩充容

量，增加心输出量，保持动脉血气正常。开颅手术中放置牵引器后或脊柱固定术中压迫脊髓血供后诱发电位的变化，可提醒外科医师和麻醉科医师对手术程序和麻醉管理进行适当的改变，以防止或减少术后神经功能缺损（图 39.12）。当术中诱发电位发生显著变化时，手术各方人员之间必须进行沟通。如果未观察到干预的预期结果，则必须重新评估关于变化原因的基本假设。只有当所有参与者之间的沟通无阻时方可实现[66]。

在永久性神经功能障碍之前，诱发反应信号的改变程度或波形完全消失的持续时间耐受限度日益明确，美国神经生理学监测学会已发布立场声明（http://www.asnm.org/page/PositionStatements）。对于 tcMEP 而言，变化程度的容许限度尤其不清楚。这种不确定性在术中监测十分常见。虽然我们知道冠状动脉旁路移植术中心电图 ST 段压低的频次和持续时间的增加与围术期心肌梗死风险的增加有相关性，但并未明确其界值，而且个体差异可能很大。神经功能监测中也存在类似问题。

许多使用术中 SER 监测的中心将波幅较基线下降 50% 以上伴潜伏期延长 10% 以内定义为有临床意义的 SER 改变。未经校正的临床研究或病例报告发现，这种变化与术后新发生的神经损伤相关。这些变化都是实时可发现的。实际上，任何与手术操作有关的 SER 改变都应被认为有临床意义，即使变化程度较上述轻。SER 改变没有发展到波形完全消失时，新发严重术后神经损伤的可能性较小。术中 SER 波形完全消失且未恢复则说明有新发的严重损伤。如果 SER 自主恢复，或经过术中处理而恢复，神经损伤的可能性取决于手术操作、SER 消失的时长以及是否 SER 主要用于判断邻近未受监控结构的完整性。这些问题在一项颅内动脉瘤手术的研究中得到了阐明，该研究对 SSEP 进行了监测以预测 / 预防术后运动障碍。术中监测 SSEP 波形消失 < 15 min 的患者不会有新的永久性损伤，而 SSEP 消失时间更长的，即使术中 SSEP 已恢复正常，永久性神经损伤的发生率也明显提高[67]。

神经系统监测的临床应用

神经血管手术（另见第 56 和 57 章）

颅外神经血管手术：颈动脉血管手术（监护仪：脑电图、体感诱发电位、经颅多普勒和脑氧饱和度监测）

颈动脉血管外科手术通常需要短暂中断受影响的

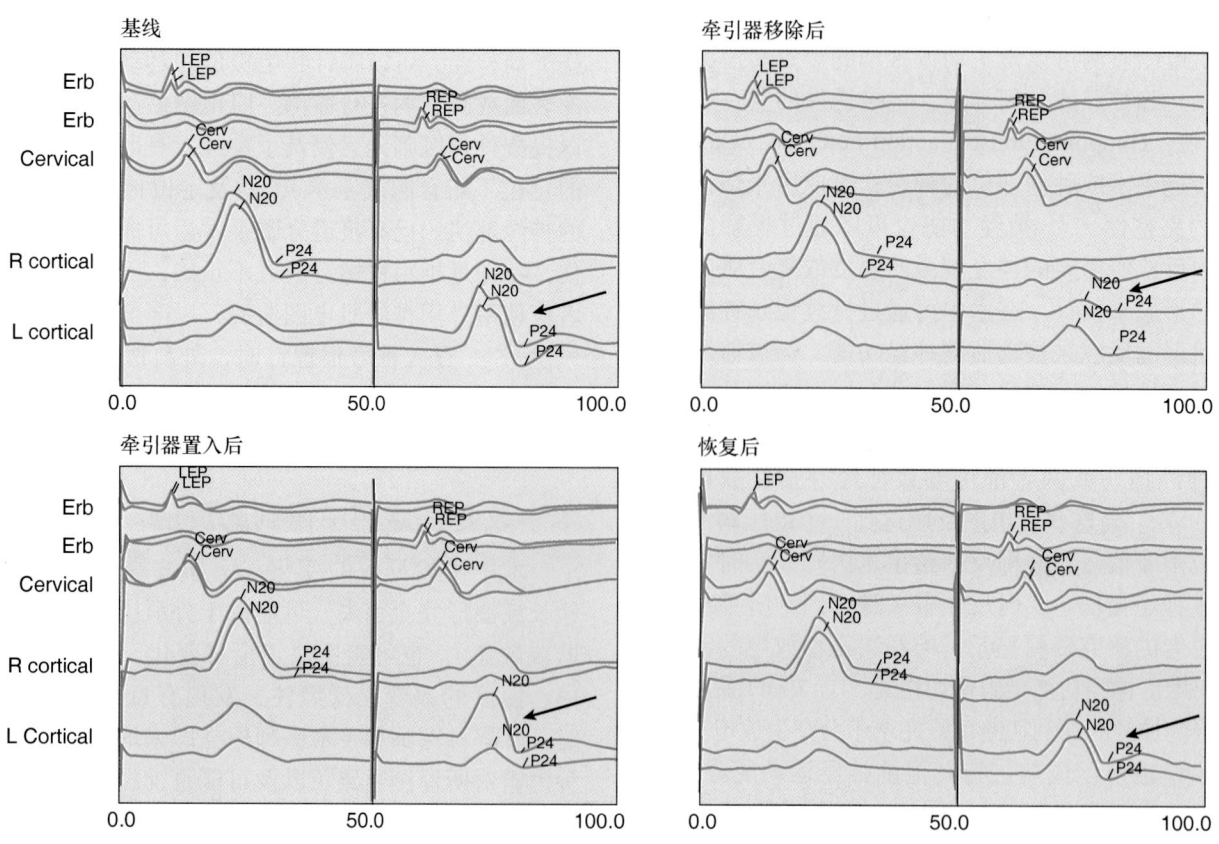

图 39.12　脑动脉瘤夹闭术中的体感诱发电位。可能受损皮质产生的电位反应用箭头表示。图示为基线、牵引器移除后、牵引器放置后、恢复的轨迹。在牵引器放置后 4 min 最初的诱发电位改变。注意不慎压迫大脑中动脉引起的皮质诱发电位的消失。Cerv，颈部的；LEP，左侧 Erb 点；REP，右侧 Erb 点

颈动脉流向大脑的血流。尽管与颈动脉血管外科手术相关的卒中风险已经持续下降[68]，但根据手术适应证的不同，残余风险差异很大。无症状的患者最低，因缺血性卒中近期再血管化的患者最高[69]。

脑电图　EEG 用于颈动脉内膜切除术中作为大脑半球血流充分性的监测手段已经建立了很多年。Mayo 医疗中心比较了颈动脉内膜切除术患者应用 EEG 与 Xe 洗脱法确定局部 CBF[33]，这项研究证实了 EEG 是反映局部 CBF 充足性的有效指标。

正常情况下大脑灰质和白质的 CBF 平均为 50 ml/（100 g·min）。在大多数麻醉技术下，CBF 下降到 20 ml/（100 g·min）时，EEG 开始发生异常改变。CBF 下降至 12 ml/（100 g·min）以下时会威胁细胞存亡。CBF 下降到脑细胞开始发生损伤与 EEG 发生异常之间的差别为颈动脉术中 EEG 监测提供了理论基础。在许多情况下，及早发现 EEG 变化，就可以在发生永久性神经损伤之前进行干预处理（如分流，提高脑灌注压），使 CBF 恢复正常。

术中脑氧供严重减少的因素包括麻醉科医师不能控制的手术因素（如颈动脉钳夹阻断），或麻醉科医师能够纠正的因素。过度通气、低血压或暂时性阻断大血管导致的 CBF 减少，有时可分别通过减少通气、纠正低血压或在短暂血管阻断时将血压提升至正常值以上来纠正。EEG 可以很好地发现脑缺血，因此持续 EEG 监测可评估改善脑缺血治疗的效果。

接受颈动脉内膜切除术的患者是否应该进行脑电图监测？现有资料无法回答该问题。EEG 监测提供了其他监测无法提供的 CBF 信息。当 CBF 发生异常时，临床医师有机会进行干预以增加缺血区域的 **CBF**。许多临床医师发现该监测十分有用，应该成为常规。人群研究不支持 CBF 的常规使用，可能是基于以下原因：颈动脉血管手术卒中很少见，多数是由栓塞引起，仅通过增加 CBF 不足以充分治疗。

对一系列进行颈动脉内膜切除术选择性分流的患者给予 16 导联未处理 EEG 监测，没有患者清醒后出现 EEG 不能预测的神经损伤表现[70]。短暂可恢复的 EEG 变化与卒中没有关联。永久性 EEG 变化与卒中相关。该研究缺少对照组，但是分析了术中不用 EEG 监测时卒中的发生率。相反，在北美有症状的颈动脉内膜剥脱手术组和欧洲颈动脉手术组的回顾性比较中，发现术中进行 EEG 监测和未进行 EEG 监测的患者的预后没有显著差异[71-72]。

更难以证实的是，对所有颈动脉阻断患者实施分流时，EEG 监测是否仍有意义。EEG 监测能发现可以纠正的异常分流，并且有研究人员报道了严重狭窄、侧支循环不足时低血压所导致的 EEG 变化[73]。基于 EEG（或其他监测）标准的选择性分流的倡导者声称，在病变血管区域插入一根不必要的分流管必然会增加栓塞的发生率。一项针对 1495 例颈动脉内膜切除术的多中心研究发现，如果对没有脑灌注减少征象的患者实施分流，则卒中的发生率增加 6 倍以上[74]。虽然这个研究和其他近期的研究[75-77]有效说明了使用一些 CBF 监测来决定是否实施分流能改善围术期卒中的发生率，但 Cochrane 卒中研究小组[78]未能获得足够证据证明哪些患者应该常规分流、选择性分流或不分流。另外，该研究也没能证实某一种针对脑缺血的监测优于其他。

处理后 EEG 分析仪也被用于颈动脉血管手术监测。两个问题可以影响到处理后 EEG 作为脑缺血监测指标的有效性和可靠性。首先，最少需要几个导联（或脑区域）实施监测？临床经验和临床研究的结果建议至少要有 4 个导联（即每侧半球 2 个）才能保证监测的敏感性和特异性[34]。比较使用较少导联和 16 导联 EEG，只要这些导联监测大脑中动脉灌注区域，每侧大脑半球有 2 个导联即可获得 100% 敏感性和特异性。这些研究中使用了额顶侧和额颞侧的导联[34]。

第二个问题是观察 EEG 分析仪人员的经验水平如何，是否需要一位专业的、有经验的技师或脑电图分析师？有研究比较了一位专业技师监测 16 导联未处理 EEG 和 3 位不同经验水平的麻醉科医师分析处理后 EEG 分析仪的差异[35]。这三位麻醉科医师分析 EEG 记录，但不了解患者的情况。给予他们 EEG 轨迹图，并标明颈动脉钳夹的时间点。在这些情况下，应当避免的最重要的分析缺陷是假阴性。如果麻醉科医师认为脑缺血患者的 EEG 显示 CBF 足够，而事实上并没有，外科医师可能就无法对缺血的患者实施分流。假阳性可能导致的问题较小，患者没有缺血但实施了分流，这种情况，唯一的风险是没有必要实施分流的患者有发生栓塞的危险。能正确判断颈动脉钳夹后 EEG 未发生改变的概率即为阳性预测值，麻醉科医师阳性预测值为 91%～98%，这表明相对不熟练的分析人员能使用仪器对动脉钳夹时出现的脑缺血做出相当精确的判断（彩图 39.13）。

体感诱发电位　SSEP 也用于监测颈动脉内膜切除术术中皮质和皮质下通路的 CBF[49, 79-80]。实验研究发现，SSEP 监测与 EEG 相比有相似但稍低的脱漏阈值。皮质血流下降到 15 ml/（100 g·min）以下，SSEP 才会改变[47]。最近的一项对颈动脉手术中分流

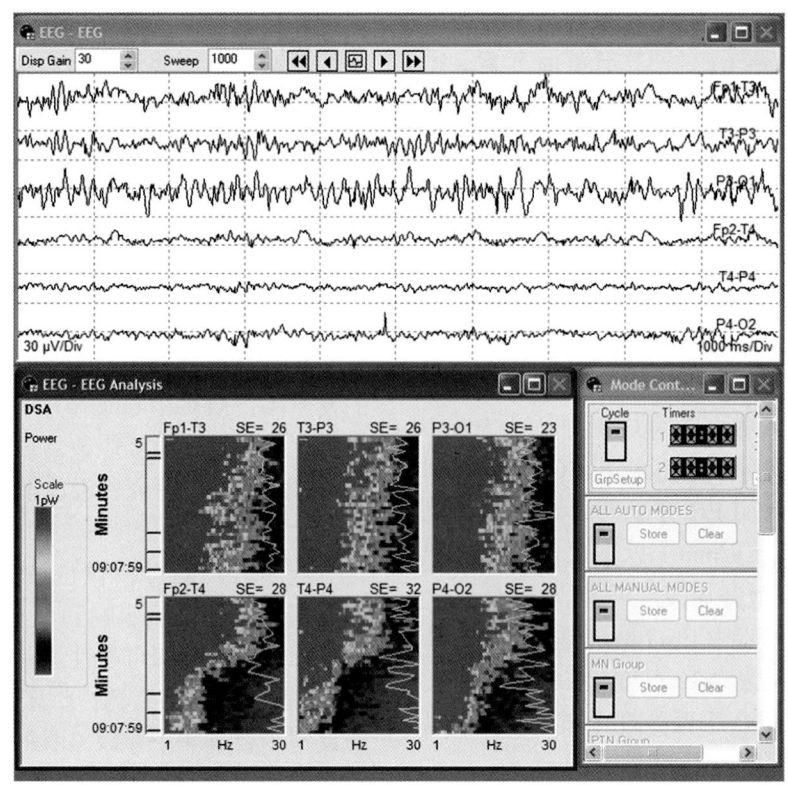

彩图 39.13　阻断颈内动脉后的半球缺血。顶部面板显示了每个半球的三个脑电图（EEG）通道。右侧通道（底部三个轨迹）显示由于缺血而几乎抑制了脑电活动。底部面板显示了相应的密度频谱阵列，其中每个频率的 EEG 功率都用彩色编码，红色表示更大的功率。最旧的数据位于每个字段的顶部，最新的数据位于底部。三个密度频谱阵列（DSA）面板的下一行对应于右侧 EEG 电极。中途从面板上可以看出，钳夹放置后，脑电功率显著降低。底部光谱对应于顶部面板中显示的原始 EEG 示踪图（Image courtesy of Reza Gorji，MD.）

的 meta 分析结果认为，根据 SSEP 监测选择性分流导致的围术期卒中发生率与根据 EEG 决定是否行分流相似[81]。然而，Logic 研究认为，合理放置电极时 EEG 可以很好地监测额叶和颞叶前部的脑缺血，但 SSEP 的变化则不可靠。尽管颈动脉手术时支持 SSEP 应用的预后证据较 EEG 监测少，但作者及其他一些研究人员发现 SSEP 可以作为 EEG 的同步监测来发现皮质下缺血[82]。

经颅多普勒　TCD 监测在颈动脉内膜切除术中的应用基于两个主要参数：一是大脑中动脉的血流速率；二是相同动脉中的栓子数目。颈动脉内膜切除术中使用 TCD 监测是基于两个假设：一是血流速率与 CBF 量相关；二是栓子数量的增加则会增加栓塞性卒中的风险。由于许多原因，术中使用 TCD 尚未得到广泛采用。如前所述，从监测中受益的多达 20% 的个人无法获得良好的 TCD 信号。同样地，术中 TCD 探头移动导致信号丢失或声波角度偏移等主要问题，从而使血流速度与血流之间的关系发生改变。然而，许多颈动脉内膜剥脱与 TCD 监测都获得了良好的成功，引用了临界血流速度降低约 50% 以提示 CBF 不足需要干预（需要分流或升高动脉压，或者二者兼而有

之）[83-89]。栓子数量与卒中之间的关系得到了更好的建立。在术前，术中和术后进行的多项研究表明栓子数目越多，卒中的风险越大，需要进行干预[83-89]。在纠正严重限流性颈动脉狭窄后，TCD 超声检查是发现危险充血（也称为正常灌注"突破"）的唯一监测仪。通常在解除动脉钳夹后出现持续的血流加倍时，麻醉科医师应当立即考虑降低血压。尚无良好的预后数据支持术中使用 TCD，但有关栓子数量和卒中风险的数据表明，如果可以克服与患者连接的探头的技术问题，TCD 可作为术前、术后以及术中阶段对即将发生卒中进行预测的指标。

脑氧饱和度（近红外光谱仪）　近红外光谱仪（near-infrared spectroscopy，NIRS）因易于操作且不需要特殊培训即能解读而成为颈动脉内膜切除术中有吸引力的监护仪。其原理非常简单：脑氧供降低时脑动脉血氧摄取增加，脑静脉血氧饱和度下降。NIRS 应用于神经系统功能监测时，监测前额皮质的大脑静脉血中氧饱和度，可迅速测得由于氧供降低引起的摄氧增加问题。多个病例报道和一系列文献记录了脑氧饱和度监测在神经血管手术中的作用，但是在颈动脉手术中使用 NIRS 的几个主要问题仍未得到解答。

第一个也是最重要的问题是，氧饱和度下降到什么程度才需要进行干预？因为许多干预措施是有一定风险的（如分流→栓塞；血压升高→心肌缺血）。这个问题很重要但目前还无法回答，并且可能因患者而异。两项针对清醒患者的研究表明，可能引起症状的脑氧饱和度值在患者之间的差异很大[12-13]，仍未探索出需要进行分流的脑氧饱和度绝对值。另有研究显示在 EEG 变化之前脑氧饱和度即已下降，该作者声称在颈动脉手术中使用 NIRS 监测是有优势的[90]。然而，这个发现并不意外，因为脑功能（这里是指脑电功能）只有在脑摄氧增加到不能满足脑组织代谢需求时才会发生障碍。如果摄氧增加可以满足代谢需求，是否需要进行分流干预尚不明确。

最后，Friedell 及其同事[91]的一项研究将颈动脉手术期间 NIRS、EEG 和 SSEP 监测进行了比较。323 例患者中有 24 例出现 NIRS 与其他脑电活动监护存在明显差异；17 例患者脑电活动无变化，而脑氧饱和度明显下降；7 例患者 EEG 和 SSEP 明显变化，而脑氧饱和度无变化。后一个发现可能是由于 NIRS 和 EEG/SSEP 监测不同的血管区域。这些研究数据和先前在清醒患者中的研究数据提示在颈动脉手术中单一使用 NIRS 是不合适的。另外，综合文献研究与个案报道资料提示，没有明确的区域氧饱和度临界值可用于指导分流放置或增加脑灌注压。

颅内神经血管手术（监测：体感诱发电位，运动诱发电位）

体感诱发电位 在脑动脉瘤手术期间 SSEP（somatosensory-evoked potentials）监测已广泛研究。这些手术中，手术切口和脑牵拉减弱头皮电极或脑表面电极放置的效用，而这些电极正是能够发现可能受损皮质脑缺血的电极。尽管记录电极放置在脑的表面已经成功，但神经外科医师常常认为这些电极干扰了操作。因此，EEG 通常仅用于在临时夹闭期间确认代谢抑制。虽然电极位置与清醒患者标准电极放置位置有所不同，但是头皮 SSEP 监测电极还是容易放置的。

对前脑循环区域的动脉瘤手术，SSEP 监测能很好地预计术后神经功能，虽然这一监测并不是很完美。大多数术中没有 SSEP 改变的患者清醒后神经功能检查没有异常发现。术中 SSEP 明显改变且没有恢复正常的患者，清醒后有新的神经病变。术中 SSEP 有很大改变但恢复正常的患者，可能术后至少有短暂的神经功能异常，其严重程度和持续时间随 SSEP 变化的增加而增加。许多作者报道了 SSEP 监测在发现不当的动脉瘤钳夹位置（图 39.12）、指导术中血压管理，

尤其是有蛛网膜下腔出血后已经有血管痉挛或有血管痉挛显著风险的患者中有重要效用[48, 92-97]。但 SSEP 监测后脑循环动脉瘤则没有这么成功。在这些情况下，皮质和皮质下结构很多区域有损伤的危险，但体感通路监测方法根本不能完全发现。这些患者的监测存在假阴性的风险，但是如果手术操作的损害极其严重，影响大部分脑时仍可以发现 SSEP 的变化[98-101]。

动脉瘤手术中的一个重要问题是在动脉瘤附近穿破血管的损伤，可能会损坏内囊的皮质下通路，并可能是术后即刻新发神经功能缺损占比的一半[102]。从解剖学角度看，运动通路在内囊中感觉通路的前方，在分离和夹闭脉络丛前动脉或豆状纹状穿支血管时神经通路受损的风险更高。如果要在这些情况下成功整合 tcMEP，则需要解决两个问题：第一，必须把刺激引起的运动降到最小，以避免干扰手术；第二，也是更重要的，需要设定合适的刺激参数，避免深部电流传导刺激联接内囊的皮质脊髓束，从而与侧束缺血混淆。应用与运动阈值相近强度的更长刺激序列强调了这两个问题[103]，并使 tcMEP 监测在许多中心的动脉瘤手术期间成为有用的辅助手段[104]。

幕上颅内非血管手术（监测：清醒患者、脑电图、体感诱发电位）

对于需要保留大脑结构的功能定位以获得良好结局的问题，最完善的方法是使患者在清醒状态下接受完整的幕上开颅术，同时接受反复的神经系统检查，以评估有危险的功能区域。这样的手术一般分为切开暴露、定位和切除部分，术中患者可以完全清醒，或只在神经检测时段处于清醒状态[105]。所有这些方法的共同点是需要对开颅部位和头颅固定部位头皮实施局部麻醉。其次要求告知患者对手术操作的知晓并愿意积极配合。右美托咪啶、丙泊酚和瑞芬太尼是清醒开颅术中最常用的麻醉药物[106]。清醒开颅术的并发症有恶心、呕吐、呼吸问题和脑部紧张等，这些并发症一般较轻，在有经验的医学中心发生率不到 10%。对皮质刺激触发的癫痫发作，可以在暴露的皮质上用冰盐水或静脉推注少量巴比妥类药物或丙泊酚控制。

癫痫病灶手术

癫痫患者从癫痫病灶手术切除中受益匪浅[107]。癫痫病灶的精确定位对手术成功切除病灶控制癫痫发作和减少术后并发症非常重要。术前运用灵敏的磁共振定位，神经导航和给清醒患者放置硬膜外电极或深部电极记录癫痫病灶活动，这些方法都有利于病灶的

解剖定位和确认切除的合适范围[108]。这些进展削弱了术中用皮质脑电图记录致痫区的方法。

皮质脑电图通过在脑表面放置硬膜下电极网格，并记录自发电活动。皮质脑电图监测有一些限制。记录时间限制在几分钟内；记录限制在发作间歇期放电，其可能与癫痫中心灶无关；皮质脑电图监测需要在全麻下进行记录，而全麻药物可能会改变 EEG。

为术中提供良好的记录条件，需要用浅麻醉（如，应用严格的氧化亚氮–镇痛药物复合麻醉或低浓度吸入麻醉药）。给予激发试验，例如过度通气或给予小剂量的美索比妥，可能有助于激发癫痫病灶。术中癫痫病灶定位需要一位熟悉此技术的皮质脑电图专家。

运动条带定位

麻醉患者体感系统的电生理监测可以提供一个简单的大脑中央沟的解剖定位，区分顶叶初级感觉皮质和额叶初级运动皮质。通过在推测的沟回位置垂直安放硬膜下条带电极记录皮质 SSEP 定位中央沟。如图 39.14 的临床示例所示，大脑中央沟的精确位置是通过骑跨于沟回上的电极条带诱发的初级皮质反应极性的反转来实现的。随后放置电极条带于中央前回的原始运动区域可通过直接皮质刺激监测皮质脊髓束。

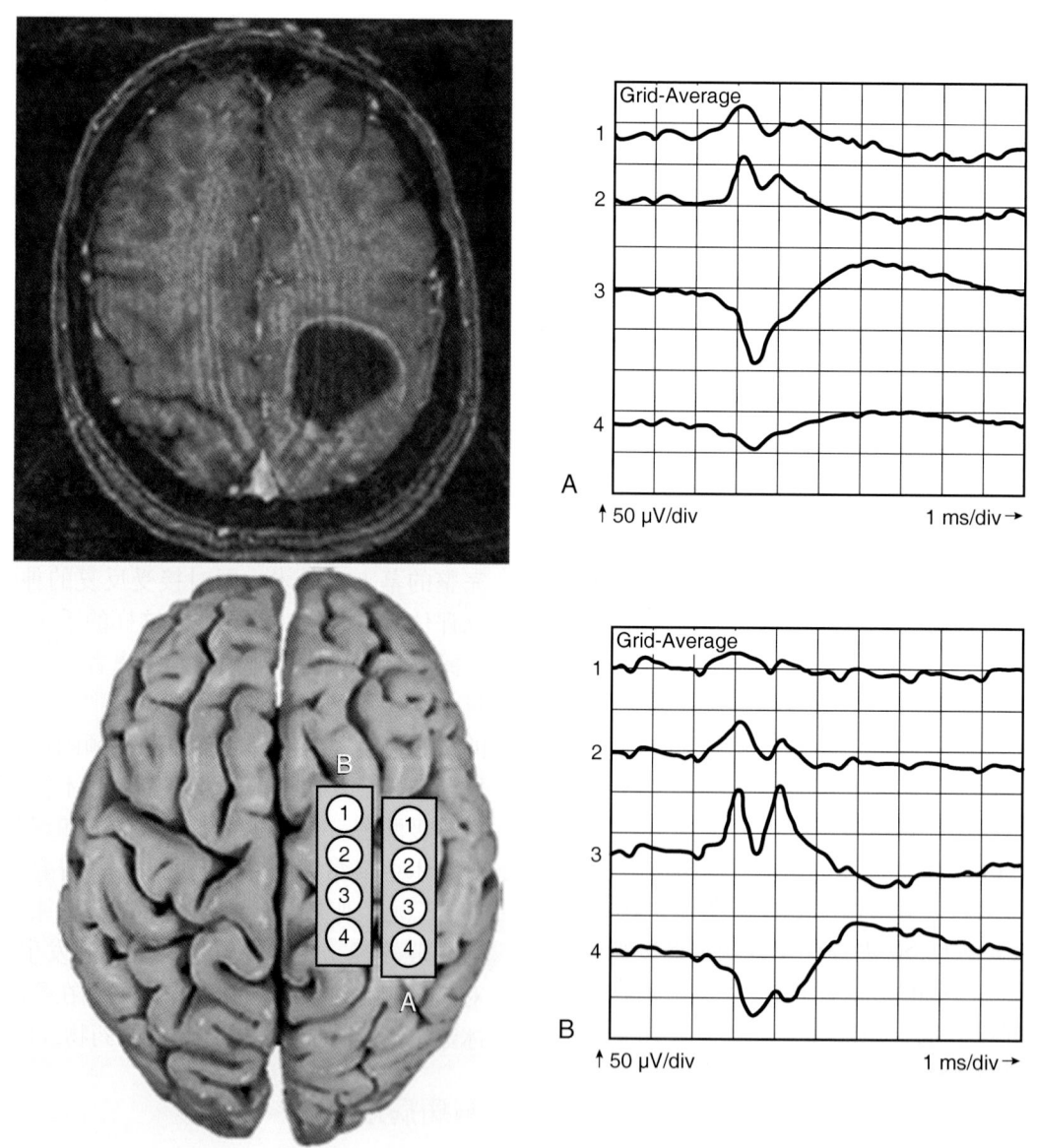

图 39.14   区分初级感觉皮质和初级运动皮质的大脑中央沟的术中定位。一例经扫描发现有巨大颅顶部肿瘤的患者的临床资料。有两组由四个互相接触的硬膜下电极条带进行记录。电极条带的相对位置标注为 B 和 A。（A）来自大脑中央沟前方的电极诱发的初级皮质反应显示为向上偏转；（B）来自大脑中央沟后方的电极诱发的初级皮质反应显示为向下偏转。移动前方的电极条带（记录 B）引起电极 3 和电极 4 的位相反转

颅后窝手术（监测：脑干听觉诱发电位、颅神经监测、体感诱发电位、运动诱发电位）

除小脑外，颅后窝内有脑干的狭长部分和许多重要的神经结构，如上行和下行感觉通路、脑神经核、呼吸循环中枢、网状激活系统，还有控制重要保护性反射（如瞬目、吞咽、呕吐和咳嗽）的神经网络。颅后窝手术难度非常大，甚至很小的损伤都可能引起神经功能的缺失。尽管感觉、自主运动和听觉通路等神经结构可以在术中进行连续的监测，但其他神经结构通常只能从监测的神经附近结构的完整性来推测。

第Ⅴ、Ⅶ和Ⅸ对脑神经微血管减压术

行脑神经微血管减压术最常见于三叉神经痛（第Ⅴ对脑神经）并愿意接受颅后窝手术的患者。相同手术路径治疗偏侧面肌痉挛或低位脑神经微血管减压手术很少见。这种手术要分离神经的颅内部分，区分侵犯神经的血管，然后放置一个绝缘的聚四氟乙烯垫（Teflon垫）在血管和神经之间。手术有分离侵犯神经的血管穿孔引起脑组织缺血和小脑牵拉相关的脑神经损伤的风险。面神经和前庭蜗神经特别容易因小脑内侧回缩引起牵拉相关性损伤。回缩引起的牵拉导致脑干听觉诱发电位（BAEP）的Ⅰ波和Ⅴ波的峰间潜伏期延长，最后导致Ⅰ波以外的所有波完全消失（图39.15）。不能及时解除回缩会导致术后听力丧失。神经功能监测提高了脑神经微血管减压术后听力保留的概率[109-113]。半侧面肌痉挛行面神经微血管减压术时，应用最新发展的EMG监测技术能够更好地记录神经减压的充分性，减少术后半侧面肌痉挛持续或复发的可能。这项新技术监测所谓的面神经侧向传播反应（lateral spread response，LSR）。刺激面神经的侧向分支，正常人不同面神经分支支配的肌肉不会产生可记录的EMG反应。而对于半侧面肌痉挛患者，不同面神经分支（LSR）支配的肌肉会出现EMG反应，说明存在异常电活动交叉。很多研究都显示，面神经减压能够减轻或消除LSR，并且LSR的消除高度预示术后即刻半侧面肌痉挛症状的减轻[114]。

前庭神经鞘瘤手术

前庭神经鞘瘤是小脑脑桥角最常见的肿瘤，由于该肿瘤常常起源于第Ⅷ对脑神经的耳蜗组件，以及面神经的颅内通路，手术切除肿瘤时需要关注听力丧失和面神经瘫痪。肿瘤的大小和术前听力功能评价能

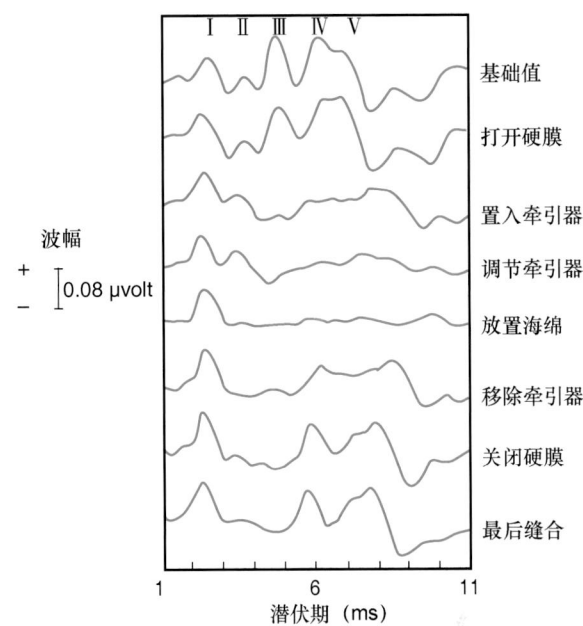

术中脑干听觉诱发电位反应

图 39.15 微血管减压术中脑干听觉诱发电位的监测。基线记录显示脑干听觉诱发电位的五种典型的波形。每条轨迹的右侧标注有术中事件。牵引器的放置引起Ⅴ波潜伏期的显著延长，即使调整牵引后也不能恢复。放置海绵后，所有的波形都随后转变成Ⅰ波（Ⅰ波起源于内耳），最后几乎完全消失。移除牵引器后引起脑干听觉诱发电位向基线转变

够很好地预测术后听力[115]。对于直径约1.5 cm的肿瘤，BAEP监测能够提高听力的保留机会[116]。除了BAEP，可通过自发和刺激EMG监测面神经。前瞻试验已经表明当使用前述的面神经监测时，则术后1年内具有功能性面神经的患者比例更高。由牵拉或加热（电烧灼器）即将引起的损伤会有报警。神经切断可能引不出放电，肌松药也可能降低监测的效果。如果神经被肿瘤侵犯，外科医师可以通过手持神经刺激器和实时听觉反馈来进行神经走向的定位。

其他颅后窝肿瘤手术

脑干的其他肿瘤手术的监测要根据不同的病例或手术路径来选择。EMG及复合肌肉动作电位监测不仅可以用于面神经支配范围，还可以用于进行舌下神经的监测，以及在气管导管中植入特定电极通过声门对迷走神经监测。如果第四脑室受到肿瘤的侵犯变形后，可以通过这些监测设备来进行功能性定位[117]。在保护重要的神经反射方面，EMG监测可能不够，因为EMG只能通过记录神经支配肌肉上的电位反应来监测这些反射的传出神经功能。当肿瘤阻止第Ⅶ对脑神经的近端可视化时，可以记录口轮匝肌或颏肌的MEP，以评估面神经运动核以及近端面神经的完整性。MEP也可以通过舌头记录。可通过放置额外的刺

激电极和优化刺激条件来获得这些感应。

尽管一些中心已经使用神经功能监测来监测脑干缺血情况，但是这种方法还没有得到临床研究很好的论证或支持。脑干功能的完整性可以通过联合多种诱发电位方法进行监测，如 BAEP、SSEP 和 MEPs。每一种监测方法监测一项功能，就其自身而言其完整性对单个患者的功能预后很重要。如彩图 39.16 所示，即使结合所有这些模式监测的横截面仍然遗漏了关键区域。考虑到灌注是通过穿孔血管发生的，很容易看出，监测可能表明一切正常，或者更可能的是，治疗干预有助于恢复功能，而临床上患者仍有显著缺陷。这种情况不能说明监测或是治疗干预措施都没有意义，而仅仅说明了监测通路不位于手术操作风险部位。因为这些不可避免的"假阴性"结果，很少有研究应用这些监测方法。此外，因为每一种监测方法都有它自身的局限性，这些方法通常要求专业的神经生理学家来分析报告和解决故障。

脊柱和脊髓手术（监测：体感诱发电位、运动诱发电位、肌电图和球海绵体肌反射）

术中 SSEP 监测最多见用于脊柱和（或）脊髓的

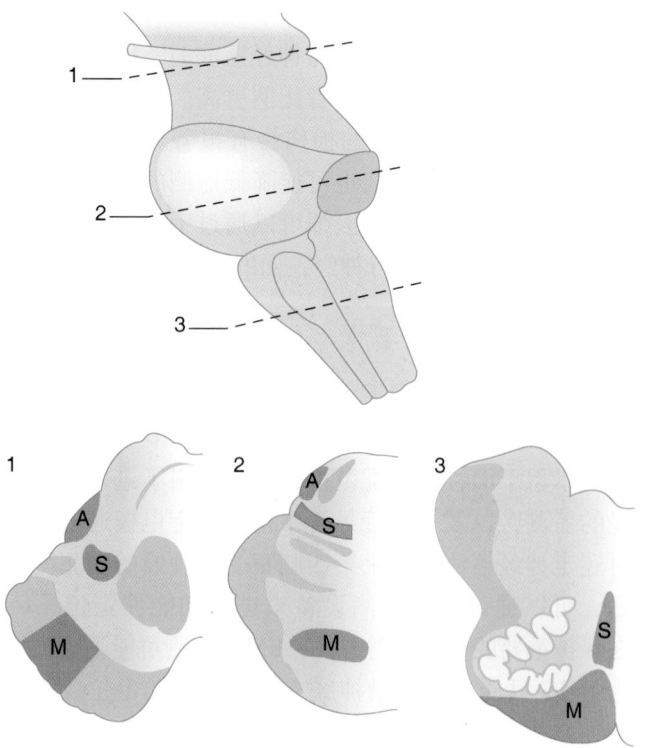

彩图 39.16　脑干诱发电位的监测。诱发电位监测包绕脑干特定区域的神经束，显示为三个横断面的示意图。被监测的区域标为蓝色，标注 M（运动），S（感觉）和 A（听觉）。脑干其余部位的功能完整性可以通过监测区域推论得出

手术患者。在椎板切除和脊柱侧凸手术患者中已积累大量经验。2.5% ～ 65% 的脊髓和脊柱手术患者术中 SSEP 发生改变[118-121]。如果这些改变因外科医师和麻醉科医师的处理（例如，减少脊柱侧凸手术中脊柱矫直的程度或提高动脉血压）而很快恢复，患者术后神经功能大多能保留。但如果这些改变持续存在，患者清醒后大多有神经功能受损。

脊髓手术中 SSEP 监测可出现假阴性（少见）和假阳性（常见）的报道。假阴性即患者在整个术中期间 SSEP 无异常，但清醒后有新的明显的神经功能异常，但在所有监测病例中总发生率远小于 1%。然而，假阳性（即患者术后没有神经功能异常，但术中 SSEP 变化明显）则很常见[70]。这种监测模式大多是由于存在可能改变 SSEP 的其他非病理因素。总体说来，正确实施 SSEP 监测以预测术后感觉和运动功能十分可靠[41, 121-122]。但 SSEP 不能直接监测运动通路。另外，传导双上肢和至少部分下肢 SSEP 的脊髓后侧的血供来源于脊髓后动脉。运动通路和神经元的血供来源于脊髓前动脉。但术中 SSEP 监测没有发生改变的患者术后可出现明显运动障碍，已有相关的病例报道[123-124]。

脊柱手术和急性脊髓损伤后，感觉和运动的变化一般具有良好的相关性[41]。但是胸主动脉手术后神经功能障碍的患者，脊髓后侧功能（例如本体感觉、振动、轻触觉）可能保留完整，但运动和其他感觉功能（例如疼痛、温度）受损。主动脉瘤修补术后出现神经功能障碍的患者中有 32% 出现这种损伤[125]。这类患者术中 SSEP 监测出现假阴性的风险很高，因此没有广泛应用。

多项个案与越来越多的病例系列报道提示，脊髓及其血供相关手术中监测 MEP 很有价值。有几项系列研究报道了在没有 SSEP 变化的情况下 MEP 发生显著变化。这些系列研究表明 MEP 联合 SSEP 监测可能会消除脊髓手术中的假阴性结果[126-131]。在一项共识声明中，美国神经生理学监测学会得出结论，建立 SSEP 监测与 MEP 监测相结合的模式可以防止在脊柱外科手术期间对感觉和运动系统造成伤害[132]。在监测有截瘫危险的胸腹主动脉瘤手术中，文献显示使用 MEP 监测的意义有混杂但支持度持续提高。两项早期研究提示 MEP 可能并没有所预期的那么有效。第一例是记录犬经颅电刺激后腰髓的 MEP 反应[133]。Elmore 及其同事发现这种脊髓记录电位并没有精确预测出术后运动功能。在第二个研究中，Reuter 及其同事[134]记录了犬经颅电刺激后，脊髓和外周神经水平的 MEP 反应。他们也发现脊髓记录电位不能准确预

测出术后运动功能。不论动物能否活动下肢，所有动物的外周神经反应均消失且 24 h 后也不再出现。

这些研究提示脊髓记录的 MEP 可能代表了下行皮质脊髓通路的反应。这些白质通路对缺血的耐受能力强于代谢活跃的脊髓前角细胞（即灰质）。脊髓再灌注后，这些产生 MEP 的白质功能恢复，而灰质功能可能无法恢复。外周神经上记录到的反应可反映突触后前角神经元的功能，但是术中主动脉阻断后下肢缺血常常干扰记录或干扰肌肉的反应。

最近的一系列临床研究显示，主动脉血管手术期间进行 MEP 监测在正确检测出脊髓血流量不足并改善预后方面，取得了更大的成功。这项技术已被证明其有效性，尤其适用于指导手术方案，例如 MEP 监测指导肋间血管再移植、改善脊髓灌注压（通过提升血压或脑脊液引流，或两者皆有）、脊髓降温和其他手术方法[135]。其他研究已经发现 MEP 在指导治疗和改善预后方面非常有用，特别是使用腔内支架修复胸腹部动脉瘤[136-137]。

对于涉及脊髓圆锥和骶神经根的外科手术，例如脊髓松解术或终丝脂肪瘤切除术，可以从肛门括约肌中记录 tcMEP。此外，通过刺激阴部神经并记录肛门括约肌的运动反应，可以记录出球海绵体反射的反射弧[138]。

外周神经手术（监测：EMG，神经动作电位）

涉及外周神经手术的神经功能监测可在两种情况下应用。第一种情况是外周神经完好但可能被手术损伤。例如神经内肿瘤如神经鞘瘤或多发的软组织肿瘤，特别是当肿瘤生长改变了外周神经的正常解剖位置时。监测被侵犯神经支配的肌群自发的或者刺激后产生的反应可以指导切除手术。自发的 EMG 放电可以由神经受牵拉或压迫、电刀的局部加热以及缺血引起。应用自发 EMG 有两个限制条件。首先，神经肌肉接头是监测通路的一部分，肌松药可呈剂量依赖性降低或消除 EMG 监测的敏感性。其次，神经的锐性切除可能诱导不出明显的放电。为了在术中找出神经，手术医师可以用手持的探针去刺激切口区域，靠刺激诱发的 EMG 提示音或触诊刺激后收缩的肌肉来定位神经。麻醉科医师因在区域麻醉中常用神经刺激器，对相关概念非常熟悉。

此技术的一个改良方法因其简单的概念而得到广泛应用，即在脊柱手术中监测椎弓根钉的位置，防

止定位不当引起神经根的损伤[139-140]。其目的是避免螺钉位置不当导致的结构不稳固或引起术后的根性疼痛。采用逐渐提高强度的电流刺激导孔（较常用）或植入的椎弓根钉柄（较少用）部位，从而确定引出皮节复合肌肉电位的阈值。肌肉反应解说比较复杂，因为椎弓根与神经根的解剖关系取决于脊髓的节段水平，而脊髓节段水平比骨性脊柱要短。因此，腰部区域的内侧错位螺钉将位于神经根旁边，而在胸椎中，内侧错位会使螺钉靠近皮质脊髓束，且单个刺激无法激活。因为颈段、胸段和腰段的刺激阈值都不同，并且正常和受损的神经根诱发的阈值也不同，这种监测技术仍有缺陷，但却广泛认为有应用前景[141]。

第二种情况是外周神经监测用于进行神经探查后神经损伤导致长期无力和感觉丧失的患者[142]。其目的是决定神经重建是否可以改善预后。术前进行神经传导检查来判断受损区域。在术中首先从损伤部位的神经近端进行电刺激，在损伤的神经远端记录神经动作电位，如彩图 39.17 所示。如果神经的传导通过损伤部位，则施行瘢痕松解和伤口闭合。通过轴突的再生方式进行神经的自然恢复，预后良好。如果神经传导不能通过损伤部位，需要切除损伤的神经，进行神经移植[65, 143-144]。

术中监测在小儿患者中的应用

近年来，许多上述技术已在 6 周大的幼儿手术中使用。由于 CNS 发育不成熟，幼儿面临着特殊的挑战。特定束髓鞘形成不完全同时还传导感觉或运动信号是挑战的主要来源。浅麻醉（0.5 MAC 挥发性麻醉剂）可以从健康的青少年中诱发出 MEP，而婴幼儿对挥发性麻醉药的作用极为敏感。因此，当记录这些患者的诱发电位时，全凭静脉麻醉（TIVA）技术是首选的麻醉方法。此外，监测团队需要采用适应性策略来克服髓鞘延迟和其他发育因素的影响（表 39.2）。

一些受监测的手术过程几乎只能在儿童中实施。一个例子是选择性背脊神经根切断术，以减轻与脑瘫相关的痉挛。该过程涉及询问下肢背根分支并评估产生的复合动作电位。该监测手术最好使用 TIVA 技术。婴幼儿听力评估可能需要在麻醉下使用听觉脑干反应测试。辛辛那提儿童医院医疗中心（CCHMC）的经验表明，丙泊酚输注的麻醉比基于七氟烷的静吸复合麻醉对 V 波的评估更为可靠。

重要的是要认识到，成人麻醉状态下的脑电图模式不适用于麻醉状态下的婴儿。从安静的静息状态过

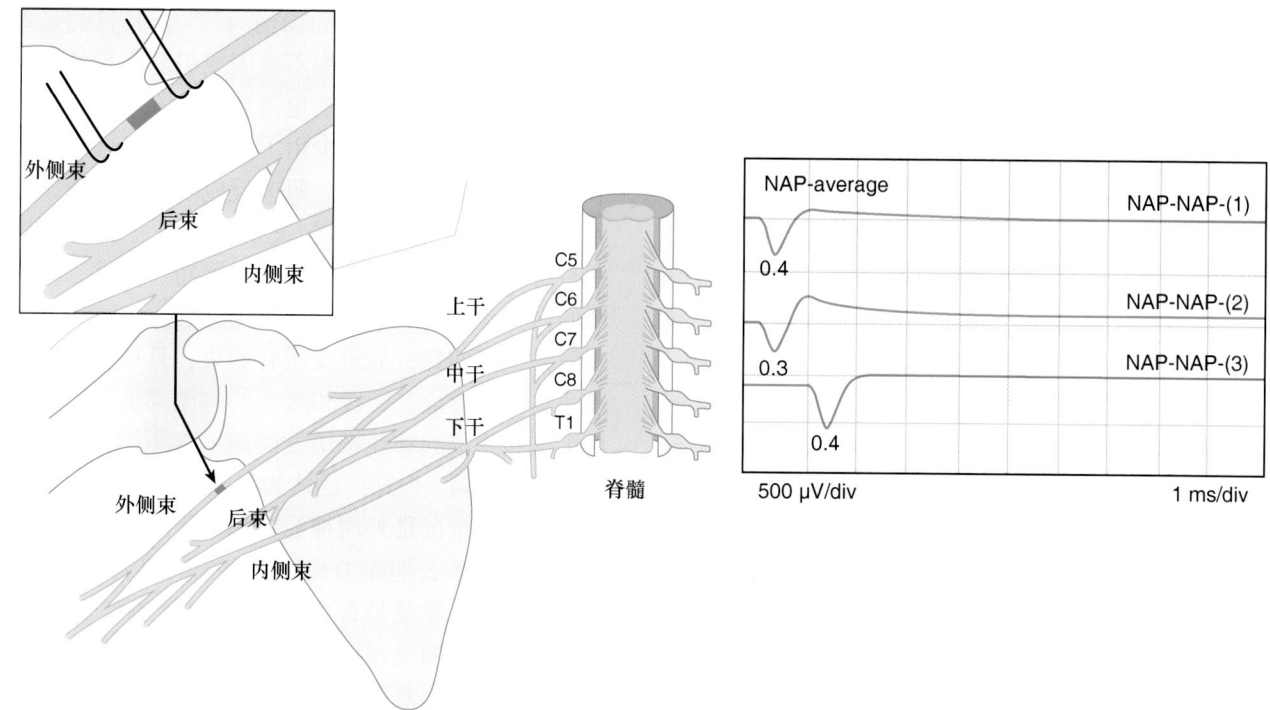

彩图 39.17 在臂丛探查术中记录神经动作电位（NAP）。外侧束上的受损部位，用红色表示，如插图所示，手术者在神经的暴露部位两端放置了钩状电极。如果是轴索断伤，近端电刺激将产生远端 NAP，如右图中所示。第三条轨迹中反应的延迟是由技术设置的变化引起的

表 39.2 监测婴幼儿时的其他注意事项

模式	观测	发育神经生理学	补偿策略
体感诱发电位 MN 和 UN（SSEP-MN 和 UN） 体感诱发电位 PTN（SSEP-PTN）	延长了 Erb 到达皮质或颈部到皮质的峰间潜伏期 难以维持，低振幅	内侧丘系和丘脑皮质通路的不完全髓鞘化 背侧柱的不完全髓鞘化；不同步的排列	避免使用挥发性麻醉药，避免爆发抑制，降低刺激率 如上所述，增加脉冲长度；优化信噪比
经颅运动诱发电位（tcMEP）		皮质和脊髓运动神经元非常容易受到挥发性药物的影响。大型 CST 纤维的传导速度变化超过平均传导速度	TIVA，可能需要低剂量的氯胺酮以支持血压。 应用时间间隔不等长的双串刺激；优化串间时间间隔
D 波（D-wave）	24 个月以下的儿童难以获得	传导速度差异大导致信号分散	表面积较大的电极可能会有所帮助
听觉脑干反应（ABR）	使用挥发性麻醉药时信号质量低	不确定	24 个月以下使用 TIVA 监测 ABR
球海绵体反射	非常容易受挥发性麻醉药的影响	少突触反射；对挥发性麻醉药的敏感性持续存在	大间隔双脉冲刺激

ABR，听觉脑干反应；D-wave，直接置于脊髓上方的电极记录的正或负偏移；SSEP，体感诱发电位；tcMEP，经颅运动诱发电位；TIVA，全凭静脉麻醉（Modified from Francis L，Busso V，McAuliffe JJ. Intraoperative neuromonitoring in pediatric surgery. In：Koth A，Sloan TB，Toleikis JR，eds. Monitoring the Nervous System for Anesthesiologists and Other Health Care Professionals. Cham：Springer Int；2017.）

渡到麻醉状态时，小于 3 个月的婴儿的 EEG 几乎没有变化，因为慢波模式主导了这两种状态。麻醉状态下的 α 和 θ 模式在 4 个月大时出现，但与较大的儿童和成人不同[145]。

总而言之，如果对监护和麻醉技术进行适当修改，则婴幼儿可以从术中神经生理监护中受益。

可能损伤 CNS 的非神经手术（监测：EEG、TCD、脑氧饱和度和 Sjvo₂）

心肺转流术

EEG 心肺转流术（CPB）时可能会通过多种机制改变脑电图。血浆和脑内麻醉药的水平因 CPB 或 CPB 期间常规给予的麻醉药物而改变，动脉二氧化碳

分压和动脉血压改变，且经常出现血液稀释和低温灌流。这些作用使 EEG 发生的变化与缺血病理性变化相似，使得对 CPB 时 EEG 的分析十分困难。

Levy 等[146-147] 试图将低温引起的 EEG 变化与 CPB 建立和结束时发生的其他事件区分开来。开始他们认为只能定性分析，但是后来使用了更加复杂的分析技术（近似熵）后，可以对温度改变导致的 EEG 变化进行定量分析。

Chabot 及其同事[148] 以及 Edmonds 及其同事等[149] 也都尝试在 CPB 期间使用定量 EEG（即处理后的多导联 EEG）探查脑低灌注，并将这些变化与术后神经功能变化联系起来。此外，在使用定量脑电图检测到脑灌注不足后，已经进行了一些干预工作。尽管数据显示是有前景的，但目前只研究了少量患者，几乎没有确凿的研究证据。此外，这种类型的监测在时间、人员和设备方面成本很高，结果却难以令人信服，其效价比不确定。其他研究者没能发现术中 EEG 参数与术后神经功能之间有说服力的关系，尤其是在婴儿和儿童中[150-151]。应用处理后定量 EEG 是否为 CPB 患者临床管理提供有用信息仍不明确。当前没有可用的研究和建议作为其常规应用的循证证据。然而，在循环停止之前，使用 EEG 记录皮质电静默和最大程度降低脑代谢似乎是合乎逻辑的。

经颅多普勒 TCD 超声可监测 CPB 期间脑循环。一些无对照的病例报道和研究发现 TCD 可用于 CPB 中监测 CBF 是否足够、发现栓子和置管不当的问题[152]。目前关于预后的资料非常有限，TCD 在 CPB 中还缺乏有力的循证医学证据，主要是因为缺乏相关资料。TCD 探头在一些患者中放置不稳、不能收集信号的问题，也限制了它在 CPB 的使用。最后，尽管脑内微血栓与术后认知功能障碍的假说极富吸引力，但最近的一项研究未能证明 CPB 期间假定栓塞的计数与术后认知功能障碍之间的任何关系[153]。

脑氧饱和度（NIRS）和颈静脉球氧饱和度（Sjvo$_2$） 如同 EEG 监测在 CPB 中的应用，有研究建议在 CPB 中使用 NIRS 或 Sjvo$_2$ 监测脑灌注是否充足[154-155]。临床和实验室研究显示 NIRS 或 Sjvo$_2$ 可以发现 CPB 中的导管位置不当。最近有在 CPB 下行冠状动脉旁路移植术的系列病例报道提示，术中脑氧饱和度以及基线水平较低的患者，术后发生重要脏器功能障碍和住院天数延长的发生率较高[156]。然而，就像在颈动脉手术中使用 NIRS 监测一样，也发现了同样的问题。CPB 时应用 NIRS 的系统回顾提示，目前资料尚不足以认定根据低脑氧饱和度值给予干预措施可以预防脑

卒中或术后认知功能障碍[157]。一些新近的研究表明，当将这种方法与 TCD 超声相结合时，该方法具有重大前景。通过结合使用 NIRS 和 TCD 超声，可以发现一部分自动调节障碍的 CPB 患者，术后发生认知功能障碍和（或）卒中的风险更高[158-160]。该患者群体可能受益于在 CPB 中较高的平均动脉压（MAP）。在 CPB 中使用 NIRS 显然会提供原本无法获得的信息，但是还需更多的工作才能使我们完全了解这种监测在 CPB 中的作用。

Sjvo$_2$ 监测是有创的。尽管病例报道和研究数据提示 Sjvo$_2$ 监测有助于发现不充足的 CBF，但是由于缺乏预后数据，且不能确定 CPB 中不同温度下的危机值，加上无创的监测手段（如 EEG、脑氧饱和度）应用，使得 Sjvo$_2$ 监测在 CPB 时应用受限。基于目前的资料，还没有一种神经功能监测的技术能够单独或联合应用来改善 CPB 的外科手术预后。进一步的研究需要衡量 CPB 中进行神经功能监测的人力和物力的成本问题。

神经系统监测在监护病房中的应用（监护：EEG，诱发电位，TCD，Sjvo$_2$）

在过去的几十年中，继发性 CNS 损伤被认为是 CNS 疾病患者一个可纠正的风险因素。动脉瘤引起的蛛网膜下腔出血、卒中和外伤性脑损伤是 CNS 损伤的代表，其继发性损伤对最终的神经功能预后有重要影响[161-163]。通常这些疾病引起 CNS 的原发性损伤，由于需要机械通气和镇静，严重限制了临床上神经功能的监测。一些前面讨论的神经功能监测技术已经在重症监护治疗病房（ICU）应用。然而，通常这些技术需要专业的技术人员一直在场，如诱发电位监测，成本高得令人望而却步，实用价值也较低。相比之下一些提供数据的技术可以很容易地纳入到通过重症监护提供的生理支持中，或者可以作为日常评估实施。一些神经生理学数据可以为昏迷患者提供重要的预后信息并指导决策制定。

连续脑电图监测

持续的脑电图监测对昏迷患者可能有益。它可以促进对特定诊断的及时干预，例如非惊厥性癫痫发作，这是神经系统状态波动的根本原因，或指出蛛网膜下腔出血后由于血管痉挛引起的局部缺血等局部问题[164]。连续脑电图监测的使用，已使该技术在重症监护病房的适应证和组织应用进一步规范化[165-166]。

脑缺血

脑缺血是 CNS 继发性损伤的重要原因。在昏迷或镇静的患者中很难发现脑缺血，但即使在脑灌注压充足的情况下，也会发生脑缺血[167-168]。有三个方法可以为危重病医师提供脑灌注的额外信息。但没有一种监测方法被认为是"标准监护"。与所有监护仪一样，监护仪对结果的影响取决于将额外数据整合到特定患者的临床管理中所产生的治疗干预的质量。

Sjvo₂ 广泛应用于 ICU 内创伤性脑损伤患者的监护。其数据用以指导血压和通气管理从而优化血流。Sjvo₂ 监测对脑损伤患者的通气管理有重要作用，并明显减少过度通气在神经外科手术患者中的常规应用[169-172]。Sjvo₂ < 50% 提示脑缺血。Sjvo₂ 升高可能表示对治疗有反应，也可能是因神经元死亡引起需求量减少的不祥征兆。

和 Sjvo₂ 监测一样，皮质下脑氧饱和度（$P_{Br}O_2$）和 CBF 监测也常用于严重脑损伤的患者。$P_{Br}O_2$ 在临床实践中表现良好。$P_{Br}O_2$ < 10 ~ 15 mmHg 与预后不良相关[22, 173]，而针对 $P_{Br}O_2$ 的治疗措施可以改善患者的预后[174]。

TCD 超声在 ICU 广泛用于记录蛛网膜下腔出血的患者是否存在脑血管痉挛及其严重程度。较大的脑动脉狭窄后，为了保持 CBF，病变部位血流速度应明显上升。脑血管痉挛发生在临床症状出现之前 12 ~ 24 h 内，这使得在临床症状出现之前就可以开始治疗[175-179]。尽管高血压和高血容量两个因素改变了血流速度，平均血流速度 > 120 cm/s 仍被认为与血管痉挛有良好的相关性[180-181]。高血压和高血容量导致 TCD 波形的特征变化，但保留了检查的实用性。

昏迷的预后和脑死亡的判断

EEG 可以帮助评价昏迷患者的临床状态和预后。预后的评价必须在导致昏迷损伤发生 24 h 之后，否则，EEG 主要反映的是损伤的影响而不能反映预后情况。在损伤 24 h 以后，EEG 显示持续爆发性抑制，与严重的不可逆性脑损伤相关[182]。EEG 显示对外部刺激无反应，波形无变化，预示着处于持续的植物状态或死亡的风险很高[182-183]。如果患者的 EEG 出现自发变异性，对外部刺激有反应，出现典型的睡眠波，则可能预后较好[184-186]。

EEG 监测的另一个用处是对巴比妥类药物诱导昏迷治疗作用的监测。由于血液或脑脊液中巴比妥类药物浓度都不能可靠地预测爆发性抑制和脑氧耗代谢率最大程度的降低[187]，同时应用巴比妥类药物通常需要增加循环系统的支持，因此记录 EEG 的爆发性抑制信息可推断巴比妥类药物的最小有效剂量。

与 EEG 一样，诱发电位在评估 ICU 患者的昏迷状态和预后中也占一席之地[188]。正常双侧 SSEP 是预后良好的标志，而没有任何 SSEP 皮质反应标志着预后不良。BAEP 也同样用来估计昏迷患者的预后情况。完整而又正常的 BAEP 而 SSEP 消失则提示患者最好的预后是慢性植物状态。但实际结果可能更糟。BAEP 通常从头至尾延时恶化。BAEP 除了 I 波以外的反应消失很可能预示脑死亡。出现 SSEP 但异常预示着预后介于良好到高水平以及慢性植物状态之间[189-198]。

TCD 超声监测也用于 ICU 协助诊断脑死亡。随着颅内压升高，TCD 搏动波变化明显，收缩期波峰明显，舒张期波形消失。随着颅内压进一步升高，出现典型的往返血流模式，其伴随着临床脑死亡[199]。TCD 监测可以很容易地在床旁进行，可以减少不必要的为患者实施影像学检查而进行的定性运送和搬动。

影响神经监测结果的非手术因素

麻醉和 EEG

麻醉药影响 EEG 波形的频率和振幅。虽然每一类药物和每一种特定药物都有一些各自特定的、剂量相关的 EEG 影响作用（表 39.3），但还有一些基本的与麻醉相关的 EEG 变化规律可以总结。亚麻醉剂量的静脉和吸入麻醉药常常使前脑 β 活动增强，α 活动消失，正常情况下这种变化常见于患者清醒、放松和闭眼时枕部 EEG 导联中。当全麻药使患者意识消失时，脑电波振幅变大，频率减慢。在前脑区域，可见到患者清醒时的 β 波频率减慢至 α 波频率范围，并且振幅变大。伴随枕部 α 波活动消失，此现象导致 α 波活动从后脑皮质转移到了前脑皮质。进一步提高吸入或静脉麻醉药的剂量，EEG 进一步减慢。一些药物可以完全抑制 EEG 活动（表 39.3）。还有一些药物（例如，阿片类药和苯二氮䓬类）则不会因为剂量的增大而产生爆发性抑制或等电位，因为这些药物不能完全抑制 EEG，或因为药物（如氟烷）的心血管毒性限制了其给予足够影响 EEG 的药物剂量。

静脉麻醉药

巴比妥类、丙泊酚和依托咪酯　尽管效能和作用持续时间有很大不同，静脉麻醉药巴比妥类、丙泊酚和依托咪酯对 EEG 模式的影响都类似（图 39.18 显

表 39.3　麻醉药和脑电图

药物	对 EEG 频率的影响	对 EEG 波幅的影响	爆发性抑制?
异氟烷，七氟烷，地氟烷			有，> 1.5 MAC
亚麻醉浓度	α 波消失，前脑 β 波↑		
麻醉浓度	前脑 4～13 Hz 波		
增加剂量 > 1.5 MAC	弥漫性 θ 和 δ 波→爆发性抑制→消失	↓ 0	
氧化亚氮（单独）	前脑快速振荡活动（> 30 Hz）	↓，尤其是吸入浓度 > 50%	无
巴比妥类			有，高剂量情况下
低剂量	快速前脑↑ β 波	轻微	
中等剂量	↑前脑纺锤形 α 波		
增高剂量	弥漫性 δ 波→爆发性抑制→消失	↓ 0	
依托咪酯			有，高剂量情况下
低剂量	快速前脑 β 波		
中等剂量	前脑纺锤形 α 波		
增高剂量	弥漫性 δ 波→爆发性抑制→消失	↓ 0	
丙泊酚			有，高剂量情况下
低剂量	α 波消失，前脑 β 波		
中等剂量	前脑 δ 波，α 波有变异		
增高剂量	弥漫性 δ 波→爆发性抑制→消失	↓ 0	
氯胺酮			无
低剂量	α 波消失，变异性	↓	
中等剂量	前脑 δ 节律		
高剂量	多形性 δ 波，有一些 β 波	β 波波幅低	
苯二氮䓬类			无
低剂量	α 波消失，增加前脑 β 波活动		
高剂量	前脑主要是 θ 波、δ 波		
阿片类			无
低剂量	β 波消失，α 波减慢	无	
中等剂量	弥散性 θ 波，有一些 δ 波		
高剂量	δ 波，常呈同步化		
右美托咪定	轻度减慢，明显纺锤波		无

MAC，最低肺泡有效浓度；EEG，脑电图
*δ ≤ 4 Hz 频率；θ = 4～7 Hz 频率；α = 8～13 Hz 频率；β ≥ 13 Hz 频率

示硫喷妥钠对 EEG 的作用）。这些药物都遵循前面提到过的基本的与麻醉相关的 EEG 模式，最初是激活（图 39.18A），然后是剂量相关的抑制。患者意识消失后，就可见到特征性的前脑纺锤形脑电波（图 39.18B），随着药物剂量的增加，又被 1～3 Hz 的多形态的脑电活动代替（图 39.18C）。进一步加大剂量，可导致抑制期延长，其中散布一些脑电活动（即爆发性抑制）。在很高剂量时 EEG 波形消失。所有这些药物都会导致人发生癫痫样波活动，但只有亚催眠剂量的甲己炔巴比妥和依托咪酯，引发的癫痫样波具有临床意义。

氯胺酮　氯胺酮不符合基本的与麻醉相关的脑电变化规律。氯胺酮麻醉的特征是前脑区域占优势有节律的高波幅 θ 波活动。加大剂量会产生间歇的、多形态的 δ 波活动，波幅很高，其中散布低波幅的 β

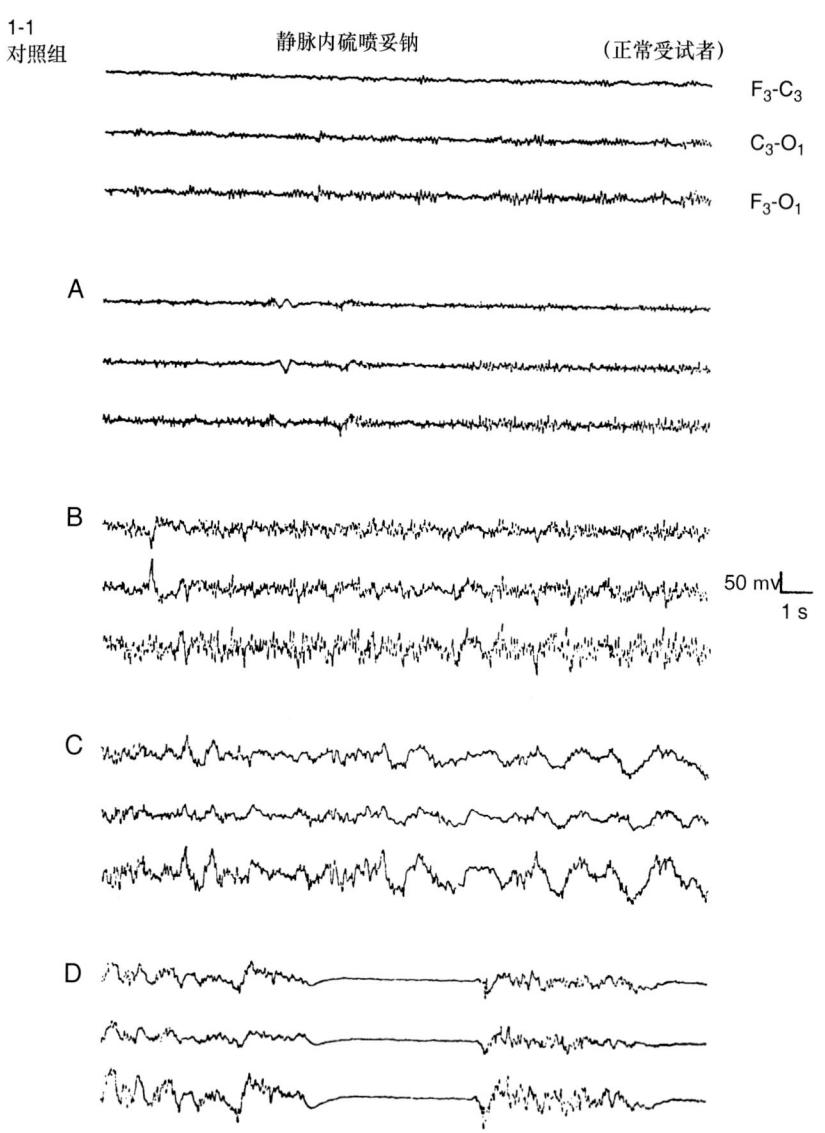

图 39.18 静脉给予硫喷妥钠对 EEG 的影响。(A) 快速激活;(B) 巴比妥类药物的纺锤形波;(C) 慢波;(D) 爆发性抑制（From Clark DL, Rosner BS. Neurophysiologic effects of general anesthetics. Anesthesiology. 1973；38：564.）

波活动[200]。氯胺酮不会使 EEG 活动消失，在所有剂量下 EEG 的活动可能非常没有规律，变异很大。脑电双频谱指数（BIS）无法监测氯胺酮对意识的影响，可能与氯胺酮引起脑电活动的无规律性有关[201]。与巴比妥类药相比，仅仅给予单个剂量的氯胺酮，正常脑电活动的恢复也相对较慢。没有研究可以提供关于使用氯胺酮后苏醒反应与 EEG 的关系。氯胺酮也与癫痫样活动的增加有关[200]。

苯二氮䓬类 尽管作用强度与持续时间不同，苯二氮䓬类药也符合基本的与麻醉相关的 EEG 模式。但是这类药物不会使 EEG 发生爆发性抑制或等电位。

阿片类 阿片类药物不符合基本的与麻醉相关的 EEG 模式。总体来说，阿片类药产生剂量相关的 EEG 频率降低和波幅升高。如果不再继续给予阿片类药，药物重分布后 α、β 波会恢复，恢复的速度与药物的种类和初始剂量有关。在大鼠中使用瑞芬太尼时，EEG 恢复的速度最快[202]。阿片类药不会导致 EEG 完全性抑制，给予大剂量或超临床剂量的阿片类药，动物和人会出现癫痫样活动，例如芬太尼麻醉诱导后，棘波活动较常见，给予 30 μg/kg 出现率为 20%，给予 50 μg/kg 时为 60%，给予 60 μg/kg 时为 58%，给予 70 μg/kg 时为 80%[203]。临床上在癫痫手术中推注阿芬太尼来激活癫痫病灶发作[204]。这种癫痫样活动主要出现在额颞侧区域。

右美托咪定 右美托咪定主要用于手术和重症监护治疗病房患者的镇静，也在儿童脑电图诊断研究中用于镇静。单独使用右美托咪定镇静的患者，EEG 出现慢波活动增加和睡眠纺锤波为主的变化，与正常人睡眠状态相似[205]。使用大剂量右美托咪定也不会出现爆发性抑制和 EEG 等电位。右美托咪定引起的镇静水平，可以通过 EEG 分析仪参数进行有效的监测，并使用 BIS 和熵技术进行记录和分析[206]。有趣的是，在镇静程度接近时，右美托咪定的 BIS 值低于丙泊酚[207]。

吸入麻醉药

氧化亚氮 单独使用氧化亚氮使枕部优势 α 波的波幅和频率降低。随着镇痛起效和意识消失，常可见到前脑区域快速振荡活动（＞ 30 Hz）[208]。这种活动在停用氧化亚氮后仍会持续，甚至可达 50 min。氧化亚氮如果与其他麻醉药物合用，其临床作用和对 EEG 的影响较单独使用这些药物时增加。

异氟烷、七氟烷和地氟烷 强效吸入麻醉药物如氟烷和安氟烷，临床已不再可用，其遵循基本麻醉相关的脑电图模式。异氟烷最初激活 EEG，随着剂量的增加，脑电活动减慢。异氟烷浓度达 1.5 个最低肺泡有效浓度（MAC）时，出现 EEG 抑制期，到 2 ～ 2.5 MAC，EEG 抑制期延长直到波形消失。有时，异氟烷浓度 1.5 ～ 2.0 MAC，可见到癫痫样波[209]。七氟烷产生类似的剂量依赖的 EEG 作用。七氟烷和异氟烷的当量 MAC 浓度，出现类似的 EEG 变化[210]。无癫痫病史的患者使用七氟烷也会出现 EEG 癫痫样活动。据报道，有癫痫病史的小儿七氟烷诱导时 EEG 上有癫痫样活动，但没有临床抽搐[211-212]。尽管有这些研究，七氟烷也与其他吸入麻醉药一样，不适用于需要皮质 EEG 定位癫痫病灶的手术[213]。除了癫痫样活动相当常见，恩氟烷对 EEG 影响的模式与异氟烷类似。恩氟烷在 2 ～ 3 MAC，可见到爆发性抑制，但仍有大的棘波和放电波。过度通气，同时又吸入高浓度恩氟烷，EEG 抑制时程增加，爆发放电时程缩短，但抑制之间癫痫样活动的波幅和主要频率成分有所增加。有时使用恩氟烷时 EEG 上可见到 Frank 抽搐波，与一种已知的致惊厥药戊四氮（PTZ）产生的脑代谢作用类似。

氟烷的作用模式与异氟烷类似，但氟烷产生 EEG 爆发性抑制时的剂量会引起严重的心血管毒性（3 ～ 4 MAC）。地氟烷产生的 EEG 改变本质上与等 MAC 浓度的异氟烷类似。在有限的临床研究中，尽管给予 1.6 MAC 和过度通气，并没有证据表明地氟烷有癫痫样活动[214]。地氟烷已用于顽固性癫痫持续状态的治疗[215]。

临床研究显示，吸入麻醉药的 EEG 受患者年龄和 EEG 基础特征的影响。老年患者和 EEG 基础值就很慢的患者，其 EEG 对异氟烷和地氟烷的作用更加敏感（参见第 80 章）。随着麻醉加深，可观察到类似的 EEG 变化模式，但是这种变化出现在更低的潮气末麻醉药浓度时[216]。

麻醉和感觉诱发反应

吸入麻醉

围术期有很多药物可以影响 SER 监测的准确性（表 39.4）。有综述为感兴趣的临床医师提供了所有药物对 SER 影响的详细分析，其内容超过本章涉及的范围[217]。表 39.4 并没有对药物的作用进行定量，只是

表 39.4 麻醉药对感觉和运动诱发电位影响（可能混淆为手术引发的）

药物	SSEP		BAEP		VEP		经颅 MEP	
	LAT	AMP	LAT	AMP	LAT	AMP	LAT	AMP
异氟烷	是	是	否	否	是	是	是	是
氧化亚氮 *	是	是	否	否	是	是	是	是
巴比妥类	是	是	否	否	是	是	是	是
依托咪酯	否	否	否	否	是	是	否	否
丙泊酚	是	是	否	否	是	是	是	是
地西泮	是	是	否	否	是	是	是	是
咪达唑仑	是	是	否	否	是	是	是	是
氯胺酮	否	否	否	否	是	是	否	否
阿片类	否	否	否	否	否	否	否	否
右美托咪定	否	否	否	否	ND	ND	否	否

注：AMP：波幅；BAEP：脑干听觉诱发电位；LAT：潜伏期；MEP：运动诱发电位；ND：无文献资料；SSEP：体感诱发电位；VEP：视觉诱发电位
这个表格是非定量的，"是"或"否"表示一个药物是否能对诱发反应产生影响，而且此改变可能被误认为是手术引起的变化。
* 使用时提高药物浓度

列出了每种药物是否能改变 SER，此改变可能被误认为是手术引起的诱发电位变化。表中"否"并不表示某种药物对 SER 完全没有作用，而是有经验的医师在术中监测时认为所出现的影响没有临床意义。框 39.1 列出便于临床医师在术中监测 SER 时选择最理想药物的通用原则。

挥发性麻醉药，异氟烷、七氟烷、地氟烷、恩氟烷和氟烷对所有类型的 SER 在不同程度上有类似的作用。VEP 对吸入麻醉药最敏感，BAEP 对麻醉诱发的改变最不敏感，脊髓和皮质下 SSEP 反应明显轻于皮质电位[218-220]。

SSEP 是术中 SER 监测应用最广泛的技术，因此麻醉药对 SSEP 的影响也是研究最完整的。目前所用挥发性麻醉药对皮质 SSEP 的影响呈剂量依赖性潜伏期和传导时间延长，皮质源性信号波幅降低，但皮质下信号没有改变[221]。比较不同挥发性麻醉药作用的研究结果差异很大[218, 220]。所有这些差异都没有临床意义，临床医师完全可以忽略。对于新药，地氟烷和七氟烷对 SER 影响的性质和程度上与异氟烷类似[222-225]。神经系统正常的患者中，几种强效麻醉药复合氧化亚氮吸入浓度达到 0.5 ～ 1 MAC 时，皮质 SSEP 监测是一致的（图 39.19 至 39.21）[217]。有神经损害的患者，可能对

框 39.1　监测感觉诱发电位时的手术选择麻醉技术的指导原则
1. 静脉麻醉药的影响明显小于等效剂量吸入麻醉药
2. 复合几种药物产生叠加作用
3. 皮质下（脊髓和脑干）感觉诱发电位对麻醉药的耐受能力很强。如果皮质下反应可以给手术提供足够的信息，所选择的麻醉技术并不重要，皮质记录的反应可以被忽略

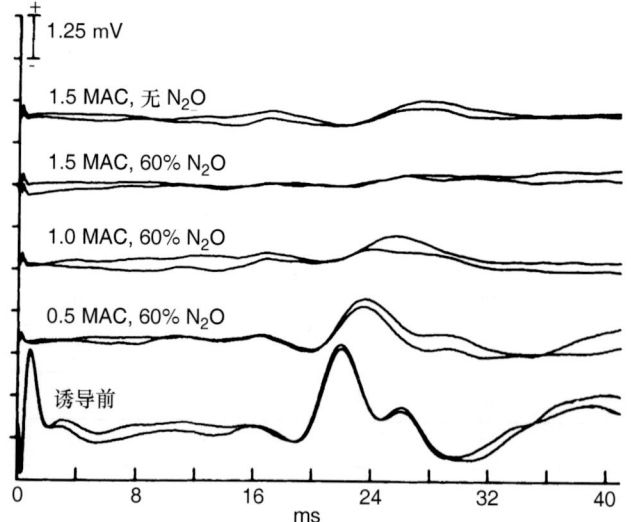

图 39.19　异氟烷最小肺泡浓度不同时，有代表性的皮质体感诱发电位反应（C3，C4-FPz）（From Peterson DO, Drummond JC, Todd MM. Effects of halothane, enflurane, isoflurane, and nitrous oxide on somatosensory-evoked potentials in humans. Anesthesiology. 1986；65：35.）

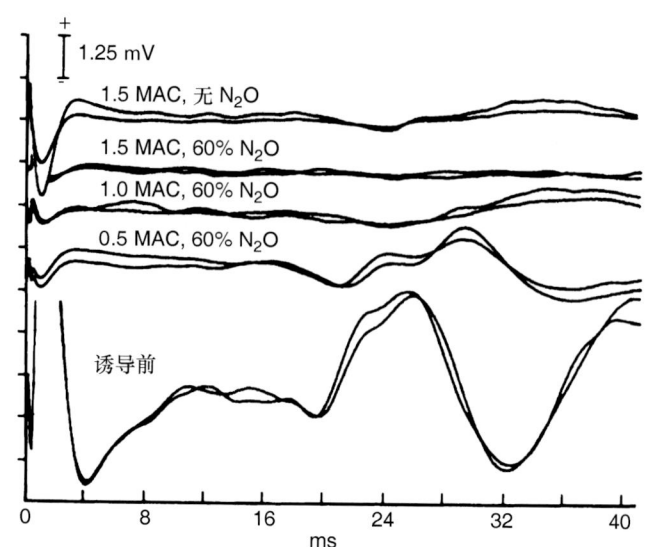

图 39.20　恩氟烷最小肺泡浓度不同时，有代表性的皮质体感诱发电位反应（C3，C4-FPz）（From Peterson DO, Drummond JC, Todd MM. Effects of halothane, enflurane, isoflurane, and nitrous oxide on somatosensory-evoked potentials in humans. Anesthesiology. 1986；65：35.）

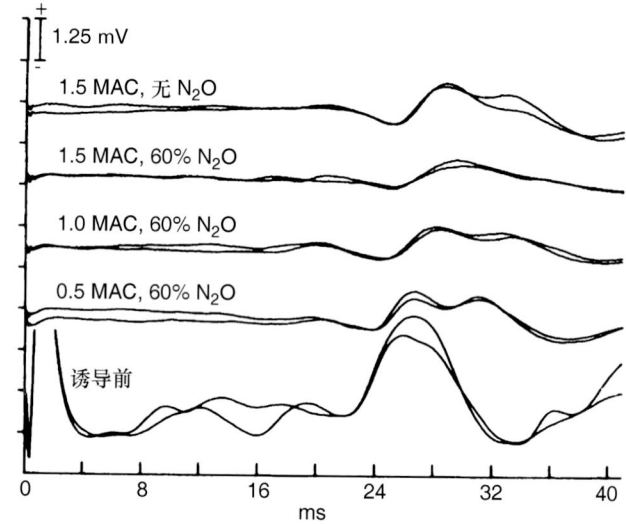

图 39.21　氟烷最小肺泡浓度不同时，有代表性的皮质体感诱发电位反应（C3，C4-FPz）（From Peterson DO, Drummond JC, Todd MM. Effects of halothane, enflurane, isoflurane, and nitrous oxide on somatosensory-evoked potentials in humans. Anesthesiology. 1986；65：35.）

吸入麻醉药更敏感，甚至不能耐受任何浓度的吸入麻醉。但是总体来说，麻醉性镇痛药复合潮气末吸入麻醉浓度低于 1 MAC（氧化亚氮加强效麻醉药）可使监测条件更好。

挥发性麻醉药使 BAEP 的潜伏期延长，对波幅的影响不明显[226-228]。但是挥发性麻醉药使听觉刺激后早期（中潜伏期）皮质反应潜伏期延长，波幅降低[227]，然而，这些中潜伏期反应现在被用来监测全麻的催眠成分[228]。吸入麻醉药在任何浓度（复合或

不复合氧化亚氮）都能很好地监测 BAEP（图 39.22，图 39.23）。

　　VEP 监测时，使用挥发性麻醉药可呈剂量依赖性的潜伏期延长，伴有或不伴有波幅改变[229]。异氟烷呈浓度依赖的潜伏期延长，振幅降低，浓度达到 1.8% 时（混合纯氧）波形消失[221]。据研究报道，在视力正常的患者中记录术中 VEP 取得了一些成功，但仍然存在波形变化和挥发性药物强效抑制波形的问题[230-231]。因为麻醉患者中 VEP 的变异相当大，许多学者认为使用任何麻醉技术，都不可能满意地监测 VEP。

　　虽然挥发性麻醉药导致 SER 波形明显改变，但是术中吸入麻醉剂量的挥发性麻醉药时，监测 SER 仍是可能的。应避免使用可能使监测反应明显抑制的药物剂量。据我们的经验即使是在神经系统正常的患者，吸入麻醉药潮气末总浓度大于 1.3 MAC 时，具有与剂量相关增加皮质 SSEP 消失的可能性，神经系统正常的患者也是如此。同样重要的是，术中监测的关键时期麻醉药浓度应保持不变。关键时期即手术操作可能导致神经组织损伤和 SER 发生变化的时期。挥发性麻醉药引发 SER 变化是剂量依赖性的，因此，术中关键时期提高麻醉药的剂量，可能导致不能区分 SER 改变的原因是麻醉引起的还是手术因素引起的，或两种原

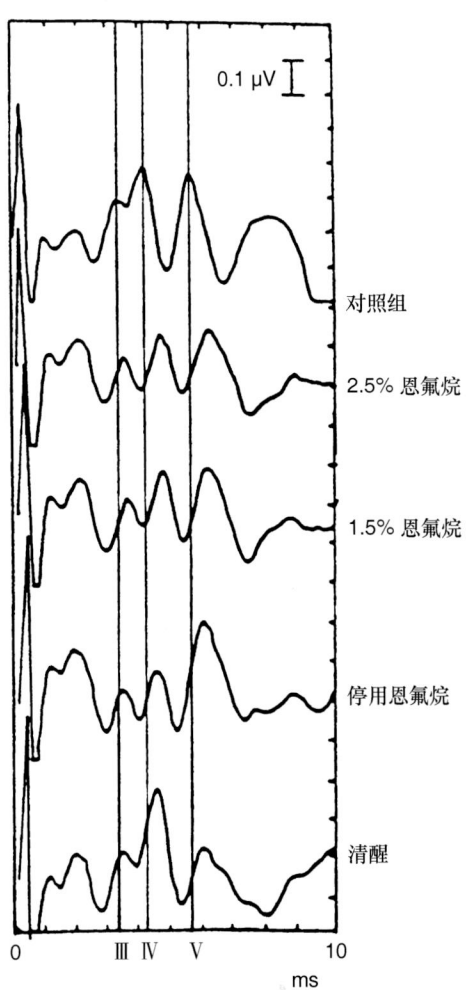

图 39.23　吸入不同浓度恩氟烷患者，脑干听觉诱发电位的变化（From Dubois MY, Sato S, Chassy J, et al. Effects of enflurane on brainstem auditory evoked responses in humans. Anesth Analg. 1982；61：898.）

因都有，也就很难决定合理的处理方式。

　　因氧化亚氮复合挥发性麻醉药应用，其对 SER 的作用会有不同，这与监测的感觉系统有关。单独使用，或复合麻醉性镇痛药或吸入麻醉药，氧化亚氮使 SSEP 波幅降低，但潜伏期没有明显改变[217-218, 232]。使用挥发性麻醉药维持时监测 BAEP，再加入氧化亚氮，BAEP 没有进一步改变[226]。另外，单独使用氧化亚氮对 BAEP 没有影响，除非有气体积聚在中耳内[232]。单独使用氧化亚氮导致 VEP 潜伏期延长，波幅降低，但氧化亚氮加入挥发性麻醉药时，不会导致 VEP 进一步改变[229, 232]。

静脉麻醉药

　　丙泊酚对 SER 的影响有许多研究。在全身麻醉所需的经典临床剂量下，丙泊酚对 SEP 的影响极小[233-234]。因此，基于丙泊酚的 TIVA 通常被用作优化 SSEP 的信噪比并向外科医师提供快速反馈的首选技术[235]。

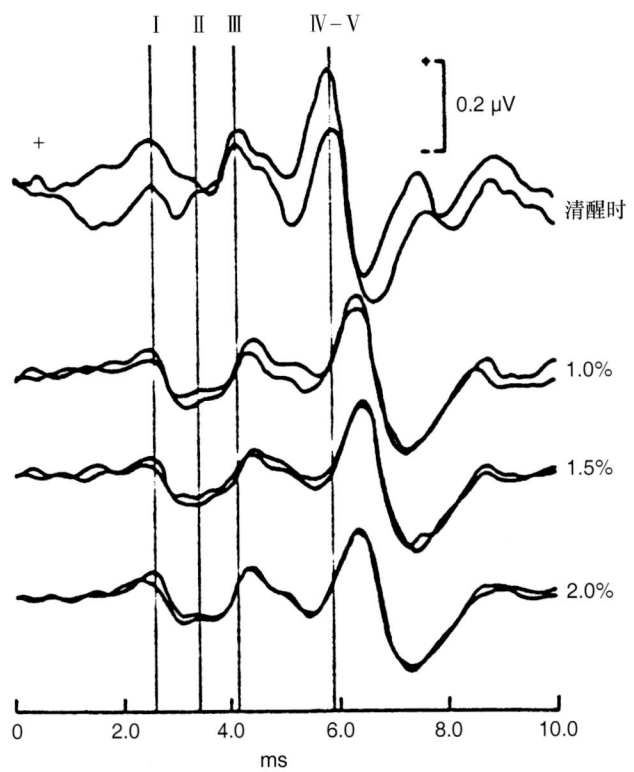

图 39.22　异氟烷对脑干听觉诱发电位影响的典型病例。1% 浓度时，峰潜伏期Ⅲ、Ⅳ、Ⅴ延长，但随着麻醉深度加深趋于稳定（From Manninen PH, Lam AM, Nicholas JF. The effects of isoflurane-nitrous oxide anesthesia on brainstem auditory evoked potentials in humans. Anesth Analg. 1985；64：43.）

丙泊酚麻醉下的BAEP表现出峰间潜伏期的轻微增加和波幅降低，不足以干扰听觉功能的临床监测[236-237]。

在人体和动物模型中已研究了巴比妥类药物对SER的影响。患者体内硫喷妥钠剂量增加可导致剂量相关的进行性SSEP潜伏期延长和波幅降低，BAEP的V波潜伏期延长。SSEP的变化较BAEP的变化更明显。最初的基本皮质反应波很快消失，这个发现与巴比妥类药物对突触传递的抑制大于对轴突传导的抑制理论一致。早期SER波形来源于轴突传导，晚期波形是多突触传递和轴突传导。硫喷妥钠剂量远远大于使EEG成等电位的剂量时，早期皮质和皮质下SSEP和BAEP仍然存在[238]。其他巴比妥类药物有类似的作用[239]。这个发现非常重要，尤其是脑血管手术中给予患者大剂量保护性的巴比妥类药物后，EEG呈等电位，对监测CBF没有帮助，但早期皮质SSEP仍存在，可能有助于判断CBF是否足够。给予脑损伤患者注射治疗剂量的硫喷妥钠后，SSEP仍然存在[240]。VEP对巴比妥类药物敏感，小剂量巴比妥类药物即可使除早期波形外的所有波形消失。在猫中，即使给予很高剂量的苯巴比妥，早期电位仍存在，但潜伏期延长[241]。只要考虑到药物的作用（即潜伏期延长，波幅轻度降低），即使使用大剂量巴比妥类药物治疗，除了VEP，充分的围术期SER监测仍是可能的。

单次或持续静脉注射依托咪酯可使SSEP中枢传导时间延长，所有波形潜伏期延长。事实上与其他常用麻醉药不同，依托咪酯使皮质SSEP波幅升高[242-243]。这可能是由于抑制或兴奋影响作用平衡的改变或CNS易激惹性提高所致。这个作用似乎出现于皮质，而脊髓不可见。依托咪酯输注可用于增强患者的SSEP记录，有些患者因为病理因素，术中监测开始时不能记录到有效反应（图39.24）。如果不能监测到基础反应，可使用依托咪酯增强SSEP从而使得监测可以进行，并能用于发现术中可能导致脊髓损伤的事件[243]。依托咪酯对BAEP的作用是剂量依赖性的，潜伏期延长，波幅降低，但没有临床意义[244]。

苯二氮䓬类药物也可以影响SER[245-246]。地西泮使SSEP的潜伏期延长，波幅下降，听觉刺激引发的皮质反应潜伏期延长，但BAEP没有改变。咪达唑仑导致SSEP波幅降低，但潜伏期没有改变[242]。

一般而言，阿片类药物呈剂量依赖性使SSEP潜伏期轻微延长，伴波幅轻微降低。这些改变没有临床意义。波幅影响较潜伏期延长的差异更大[247-248]。即使是大剂量芬太尼（60 μg/kg），可记录到可重复的SSEP。其他阿片类药物可以使SSEP发生剂量依赖性的类似变化[249]。即使使用相对大剂量阿片类药物，仍

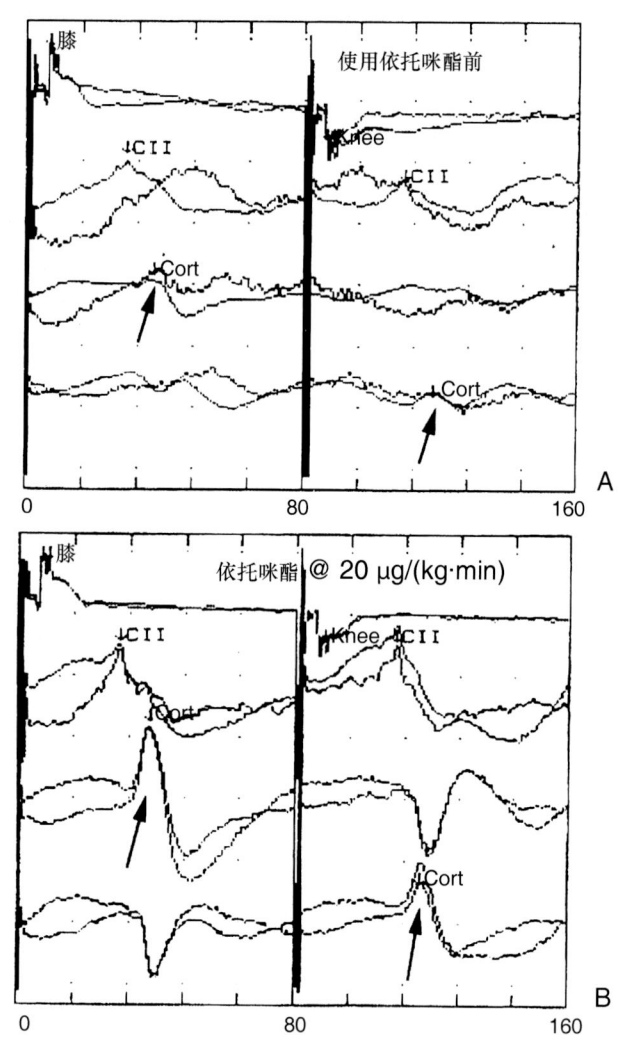

图39.24　依托咪酯对体感诱发电位的影响。（A）上图是一个轻微智力损伤、严重脊柱侧凸的患者，使用异氟烷和芬太尼麻醉维持早期的SSEP轨迹；（B）下图是停止吸入异氟烷，给予依托咪酯20 μg/（kg·min）后的SSEP轨迹；注：放大比例相同时，波幅显著提高，皮质信号（箭头所指）更加清晰

可以在术中监测SSEP，而对神经功能监测没有任何影响。但在评估记录数据时，应考虑阿片类药物引起的改变。在术中操作可能影响神经功能时应避免静脉推注大剂量的阿片类药物，以防止混淆对SEP变化原因的分析。芬太尼大于50 μg/kg对BAEP影响不大，绝对潜伏期、峰间潜伏期和波幅都没有变化[250]。

根据若干病例报道和小规模的研究结果显示，右美托咪定与所有类型的诱发电位监测均兼容[251]，尽管有关MEP的数据并不完全一致。一项最新研究表明，外科治疗脊柱侧弯时使用右旋美托咪定联合使用丙泊酚和瑞芬太尼，可以显著降低MEP[252]。数据有限，完全缺乏大型研究。随着这种药物的使用增加，应该可以获得更多的数据，但从目前来看，右美托咪定的使用在SEP的监测中暂未出现问题。

麻醉和运动诱发电位

麻醉药对经由肌肉记录的 tcMEP 的影响都很强（见表 39.4）[253-257]。大多数麻醉科医师在脊髓手术中常规使用的麻醉方法均可抑制 MEP[258-259]。一些研究认为静脉麻醉药抑制作用较小，包括氯胺酮、阿片类药物、依托咪酯和丙泊酚复合麻醉[255-256, 260-263]。作者在使用丙泊酚和瑞芬太尼复合麻醉中曾取得了丰富经验，也支持相关文献报道。

麻醉药对在脊髓水平上记录的 MEP 影响较小。如在肌肉上记录 MEP，应同时定量记录肌松作用，维持 T1 颤搐高度是对照组的 30%，以避免术中患者过度体动[126, 254]。如果不是从肌肉记录 MEP，可使用

更多肌松药，使 MEP 监测引发的体动减少，更利于手术进行。最近有研究使用经颅电和磁刺激技术引发快速成串刺激产生的反应对麻醉药不敏感，可以使用吸入麻醉药复合麻醉性镇痛药的"传统"方法[263-265]。然而，全凭静脉麻醉比氧化亚氮或其他吸入麻醉药更有利于 MEP 监测。与 SSEP 监测相比，MEP 监测在关键时刻精确地控制麻醉药和避免快速推注药物更重要，麻醉监护小组的积极配合是获得优良可重复结果的保证。图 39.25 显示了在应用丙泊酚和瑞芬太尼的全凭静脉麻醉技术中加入 0.3 MAC 异氟烷的巨大影响。考虑到能够用几种不同的监测仪监测 TIVA 技术的催眠成分，作者建议尽可能采用不使用肌松剂的全凭静脉注射技术。

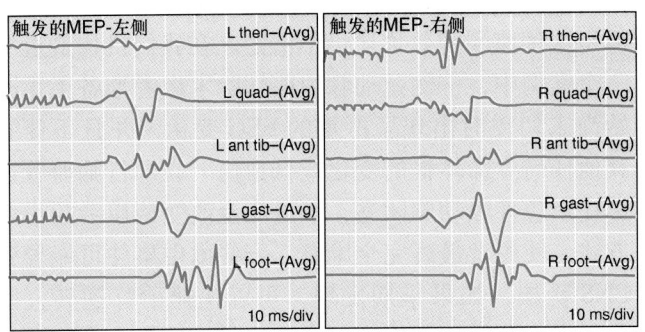
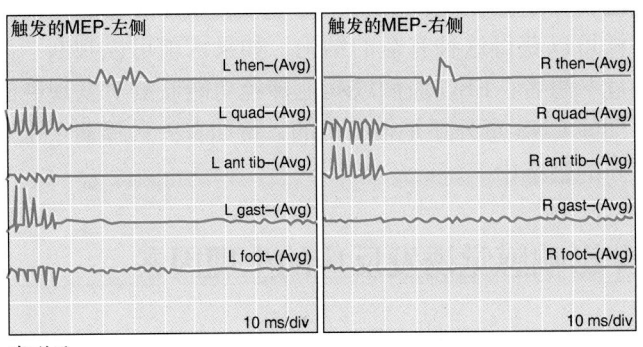
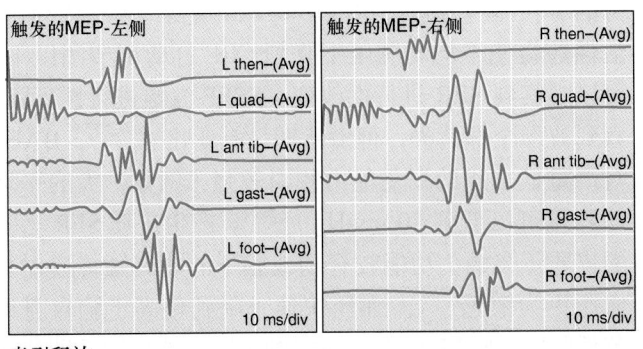
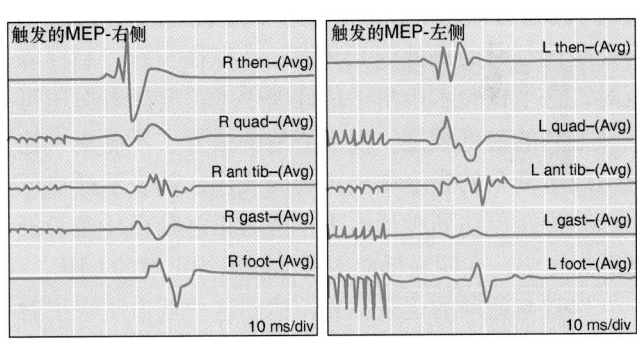
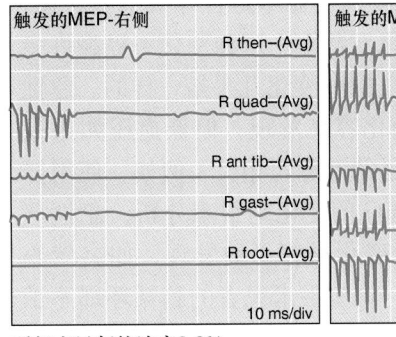

图 39.25 （A）脊柱手术（脊柱侧凸手术）中手术操作对经颅电刺激运动诱发电位的影响；（B）麻醉对运动诱发电位的影响；除了在麻醉诱导阶段，变化模式均类似。左侧和右侧的反应显示在相应的面板上。每个面板上显示一个上肢反应（顶端轨迹），每一侧下肢的四组肌肉反应记录在下方。tib，胫前肌；gast，腓肠肌；L，左；quad，股四头肌；R，右；then，鱼际肌

病理生理因素对 EEG 的影响

缺氧

缺氧可出现大脑皮质氧供不足的 EEG，其变化与缺血引起的 EEG 变化相似。起初，脑通过增加 CBF 进行补偿，缺氧不会导致 EEG 改变。如果缺氧进一步加重，CBF 不能进一步增加，EEG 就会改变。缺氧时，EEG 减慢是一种非特异性的全脑变化。高频波消失，低频波占主要成分。最后当脑电活动停止，所有的氧供都转向保持细胞完整性时，EEG 消失。

低血压

似乎需要相当严重的低血压才会导致正常清醒患者 CNS 出现异常。这种早期异常表现可用辨别力测试（如闪光融合试验）发现。这个试验是检查在患者认为光是连续时的最低闪光频率。在以往实施控制性降压时，这个试验术前用于估计因手术需要患者血压可以降低到的最低程度。混淆清楚的信号、不能集中注意力或对简单的指令做出正确的反应，都表示低血压引起脑灌注已达到极低水平，因为正常脑循环血管舒张能力很强，在明显低血压时也能维持正常的 CBF。

尽管与此前的记录比较，达到这一低血压水平时的 EEG 变化虽很明确但并不严重。所以仍不能根据术中 EEG 判断某一程度的低血压是否导致了脑缺血。EEG 变化并不严重且呈双侧性。这种变化与提高许多种麻醉药的剂量产生的 EEG 变化几乎是一样的。急性低血压导致的 EEG 变化容易发现，但低血压如果是缓慢发生的，或与使用的麻醉药相关（例如，使用异氟烷来降低血压），EEG 的变化则很难分析。急性严重低血压导致的 EEG 变化很容易被发现，如突然心律失常引起的低血压。许多手术患者的脑循环都不正常。在这些患者中即使轻度低血压也会导致明显的脑缺血。对这些人来说，在控制性低血压期间监测脑电图可能是有帮助的，前提是可以仔细控制引起类似脑电图变化的其他原因。很少有文献支持在低血压时使用脑电图监测，但我们认为，当脑电图被监测时（例如在颈动脉手术期间），低血压引起的脑电图改变确实代表了严重的脑缺血，应当被认为是一个重要的发现。

低体温

CPB 降温时，使用傅立叶分析和边缘频谱资料分析得出的 EEG 高频区域的总功率和峰功率频率与温度密切相关，但是，不同患者之间的变异很大，尤其是在降温时[266]。体温下降至 15～18℃时 EEG 完全被抑制。Levy 及其同事[147]等展示了应用"近似熵"处理技术的 EEG 可以提高定量分析低温对 EEG 影响的能力。

高碳酸血症和低碳酸血症

低碳酸血症会激活癫痫病灶，在极少数的病例，即使是清醒的患者，也能使 EEG 发生缺血征象[267]。高碳酸血症通常只有间接继发于 CBF 增加的影响，严重的高碳酸血症和合并缺氧除外。在麻醉患者，高碳酸血症引起 CBF 增加对 EEG 的影响，与提高潮气末挥发性麻醉药浓度引起的 EEG 变化类似[268]。

意外情况

监测麻醉患者神经功能的主要理由之一是能够发现其他方法不能察觉的神经系统损伤。虽然文献中有数百例这类病例报道，也包含本文作者的经验在内，但是这种监测的效价比仍不清楚。在我们机构最近的一个案例中，一例颈动脉内膜切除术患者准备手术开始尚未切皮时出现了严重的 EEG 变化，并且不伴有其他任何生命体征的变化或低血压。立即行脑血管造影提示急性颈动脉闭塞，于是完全改变该患者的手术方式，使患者最终完全康复。一些术中事件可能导致 CNS 受损，如果早期发现，可以快速治疗逆转，防止发生永久性神经损伤。尽管这种情况极少发生，但是任何前瞻性随机试验，都不可能像神经功能监测一样可以获得这种有益的结论。如果术前可以判断"高危"患者，EEG 监测或其他神经功能监测对发现麻醉期间 CNS 意外还是很有用的，例如普外科择期手术后新的脑卒中。

影响感觉诱发反应的生理因素

许多生理因素，包括全身血压、温度（局部和全身）和血气分析都可能影响 SEP 记录。失血或血管活性药物使平均动脉压下降到 CBF 自动调节阈以下，可以观察到 SER 进行性改变。SSEP 波幅进行性下降，直到波形全部消失，但潜伏期没有变化[269-270]。BAEP 对严重低血压的耐受能力相对较强（例如，犬的平均动脉压可以低到 20 mmHg）[269]。产生皮质 SER 必需的皮质（突触）功能较脊髓或脑干的非突触传递对低血压更为敏感[270]。血压快速下降到略高于脑自身调节低限时，SSEP 就会有瞬时的下降，数分钟后即使血压没有回升，SSEP 又会恢复波幅[271]。脊柱侧凸手术患者脊髓游离时，机体血压在正常范围也可见到可逆的 SSEP 变化。将患者的血压略提高于其正常水平可使 SSEP 恢复，这提示手术操作联合即使一般认为"安全"的低血压程度仍有导致脊髓缺血的危险[272]。

温度的改变也会影响 SER。低温可导致皮质和皮质下各种刺激引发的 SER 潜伏期延长，波幅降低[273-275]。高体温也可影响 SER，随着温度的升高，SSEP 波幅下降，如果热诱导温度高于 42℃，SSEP 即会消失[276]。

动脉血气分压的变化可改变 SER，可能与神经组织血流或氧供的改变有关[277-278]。缺氧引发 SSEP 变化（波幅降低）与缺血的表现相同[278]。氧供减少合并等容血液稀释性贫血导致 SSEP 和 VEP 的潜伏期进行性延长，血细胞比容 < 15% 时变化明显。波幅的变化有很大差异，直到血细胞比容极低（≈ 7%）时所有波形的波幅都会降低[279]。

总结

不管术中使用何种神经功能监测，必须遵守一些原则才能使患者受益。第一，必须监测外科手术可能损伤的神经通路。第二，如果监测发现有神经通路损伤的证据，应该采取相应的处理措施。如果进行了神经功能监测，但没有处理方法，即使监测具有诊断价值，也不能通过早期发现即将发生的神经损伤而使患者受益。第三，监测仪必须提供可靠的和可重复的资料。如果在没有临床干预的情况下资料具有高度可变性，则其在检测临床重大事件中的效用将受到限制。

本章综述了大多数临床常用的术中神经功能监测方法。理想情况下，临床研究可以为评估一种监测方法用于某一手术是否可以改善预后提供资料。然而，这方面的临床研究虽然很多，却仍然缺乏随机前瞻性的评估神经功能监测的研究。根据神经功能监测的临床试验，以及使用神经功能监测并与历史资料对照的非随机临床试验，促进了神经功能监测模式的发展。多数医学中心推荐对某些手术进行神经学监测。某些医学中心对特定手术常规应用神经学监测，但另一些医学中心并未应用。某些手术中没有明确临床经验或证据表明神经学监测有临床意义（经验性应用）。最后，在一些特定手术中，神经学监测仅选择性地应用于那些术中可能出现神经损伤的高危患者。表 39.5 系目前临床实践摘要。

表 39.5　神经功能监测的现行方法

手术	监测	现行实践
颈动脉内膜切除术	清醒患者神经功能检查，EEG，SSEP，TCD CO	NIH 支持使用这四种检查方法中的至少一种 未确定阈值，正常人群资料不足
脊柱侧凸手术	SSEP 唤醒试验 MEP	建议监测，可替代唤醒试验 使用电生理监测的医院大多放弃，缺乏连续性，并且有假阴性报道 临床应用增加，FDA 批准经颅电刺激；与 SSEP 联用价值更高
听神经瘤手术	面神经监测 BAEP	建议使用面神经监测 在一些手术中显示出 BAEP 改善临床预后的证据
颅内动脉瘤夹闭术	SSEP，EEG，tcMEP	一些医学中心常规应用，预后临床资料有限，但在前交通动脉手术中似乎有用
三叉神经解压术	BAEP	一些医学中心使用，减少失聪
面神经解压术	BAEP，面神经监测	小范围的研究资料显示，其可改善听力保护
幕上大块病变	SSEP，tcMEP	一些医学中心选择性地在高危手术中应用
幕下大块病变	BAEP，SSEP，tcMEP	BAEP 用于发现牵拉导致的第Ⅷ对脑神经损伤，SSEP 和 tcMEP 用于监测邻近上行性感觉通路的罕见的高危损伤
椎管狭窄解压术	SSEP，tcMEP	一些医学中心在高危手术中应用（通常是颈椎手术）
脊髓损伤	SSEP，MEP	一些医学中心在高危手术中应用
心肺转流术	EEG，TCD，Sjvo₂，CO	一些医学中心常规应用，研究热点，但目前还没有预后资料
主动脉缩窄	SSEP	一些医学中心常规应用，未被广泛接受
主动脉瘤修补术	SSEP，MEP	一些医学中心常规应用，未被广泛接受

BAEP，脑干听觉诱发电位；CO，脑氧饱和度；EEG，脑电图；FDA，美国食品和药品监督管理局；MEP，运动诱发电位；NIH，国立健康研究院；Sjvo₂，颈静脉球/体氧饱和度；SSEP，体感诱发电位；TCD，经颅多普勒超声；tcMEP，经颅运动诱发电位

参考文献

1. Skinner SA, et al. *J Clin Monit Comput.* 2014;28:103. 2014.
2. Martin NA, Doberstein C. *Neurosurg Clin North Am.* 1994;5:607. 1994.
3. Kety SS, Schmidt CF. *Am J Physiol.* 1945;143:53. 1945.
4. Udesh R, et al. *J Ultrasound Med.* 2017;36:621. 2017.
5. Bass A, et al. *J Vasc Surg.* 1989;10:549. 1989.
6. Manno EM. *Crit Care Clin.* 1997;79. 199713.
7. White H, Baker A. *Can J Anaesth.* 2002;49:623. 2002.
8. Hongo K, et al. *Neurol Res.* 1995;17:89. 1995.
9. Davie SN, Grocott HP. *Anesthesiology.* 2012;116:834. 2012.
10. Zheng F, et al. *Anesth Analg.* 2013;116:663. 2013.
11. Bickler P, et al. *Anesth Analg.* 2017;124:72–82. 2017.
12. Samra SK, et al. *Anesthesiology.* 2000;93:964. 2000.
13. Rigamonti A, et al. *Can J Anesth.* 2005;17:426. 2005.
14. Dings J, et al. *Neurosurgery.* 1998;43:1082. 1998, PMID.
15. Vajkoczy P, et al. *J Neurosurg.* 2003;98:1227. 2003.
16. Lang EW, et al. *Neurosurg Rev.* 2007;30:99. 2007.
17. Vajkoczy P, et al. *J Neurosurg.* 2000;93:265. 2000.
18. Clark LC. *Trans Am Soc Artif Int Org.* 1956;2:41. 1956.
19. Ngwenya LB, et al. *Respir Care.* 2016;61:1232. 2016.
20. Menzel M, et al. *J Neurosurg Anesthesiol.* 1999;11:240. 1999.
21. Gopinath SP, et al. *Crit Care Med.* 1999;27:2337. 1999.
22. Valadka AB, et al. *Crit Care Med.* 1998;26:1576. 1998.
23. Sarrafzadeh AS, et al. *Acta Neurochir Suppl (Wien).* 1998;71:186. 1998.
24. Rosenthal G, et al. *Crit Care Med.* 2008;36:1917. 2008.
25. Menzel M, et al. *J Neurosurg.* 1999;91(1). 1999.
26. Menzel M, et al. *J Neurosurg Anesthesiol.* 1999;11:240. 1999.
27. Carney N, et al. *Neurosurgery.* 2017;80(6). 2017.
28. Gloor P. In: Wieser HG, Elger CE, eds. *Presurgical Evaluation of Epileptics.* Berlin: Springer; 1987.
29. Hughes JR. *EEG in clinical practice.* Newton, Mass: Butterworth-Heinemann; 1994. 1994.
30. Vitek JL, et al. *J Neurosurg.* 1998;88:1027.
31. Garonzik IM, et al. *Mov Disord.* 2002;17(suppl 3):S135. 2002.
32. Martin JT, et al. *Anesthesiology.* 1959;20:359. 1959.
33. Sharbrough FW, et al. *Stroke.* 1973;4:674. 1973.
34. Craft RM, et al. *J Neurosurg Anesthesiol.* 1994;6:301. 1994.
35. Spackman TN, et al. *Anesthesiology.* 1987;66:229. 1987.
36. Billard V, et al. *Clin Pharmacol Ther.* 1997;61:45. 1997.
37. Schmidt GN, et al. *Anesthesiology.* 2003;99:1072. 2003.
38. Willmann K, et al. *J Clin Monit Comput.* 2002;17:345. 2002.
39. Drover DR, et al. *Anesthesiology.* 2002;97:82. 2002.
40. Levy WJ. *Anesthesiology.* 1987;66:489. 1987.
41. Grundy BL. *Neurosurgery.* 1982;11:556. 1982.
42. Greenberg RP, Ducker TB. *J Neurosurg.* 1982;56(1). 1982.
43. Cohen AR, et al. *Neurosurgery.* 1981;9:157. 1981.
44. York DH. *Progr Neurobiol.* 1985;25(1). 1985.
45. Bundo M, et al. *Stroke.* 2002;33:61. 2002.
46. Symon L. *Br J Anaesth.* 1985;57:34. 1985.
47. Brainston NM, et al. *J Cereb Blood Flow Metab.* 1984;4:68. 1984.
48. Lopez JR, et al. *J Neurol Neurosurg Psychiatry.* 1999;66:189. 1999.
49. Guerit JM, et al. *Electroencephalogr Clin Neurophysiol.* 1997;104:459. 1997.
50. Chiappa KH, Ropper AH. *N Engl J Med.* 1982;306:1140. 1982.
51. Ganes T. *Electroencephalogr Clin Neurophysiol.* 1980;49:446. 1980.
52. Chiappa KH, Ropper AH. *N Engl J Med.* 1982;306:1140. 1982.
53. Grundy BL, et al. *J Neurosurg.* 1982;57:674. 1982.
54. Raudzens PA, Shetter AG. *J Neurosurg.* 1982;57:341. 1982.
55. Duncan PG, et al. *Can Anaesth Soc J.* 1979;26:492. 1979.
56. Sasaki T, et al. *J Neurosurg.* 2010;112:273. 2010.
57. Levy WJ, et al. *Neurosurgery.* 1984;15:287. 1984.
58. Legatt AD. *J Clin Neurophysiol.* 2002;19:454. 2002.
59. MacDonald DB, et al. *Spine.* 2003;28:194. 2003.
60. Szelenyi A, et al. *J Neurosurg.* 2003;99:575. 2003.
61. Meylaerts S, et al. *Ann Surg.* 1999;230:742. 1999.
62. Pelosi L, et al. *Clin Neurophysiol.* 2002;113:1082. 2002.
63. Skinner SA, et al. *J Clin Monit Comp.* 2008;22:131. 2008 .
64. Harner SG, et al. *Mayo Clin Proc.* 1987;62:92. 1987.
65. Harper CM, Daube RJ. In: Desmedt JE, ed. *Neuromonitoring in Surgery.* New York: Elsevier Science; 1989:275–297. 1989.
66. Skinner S, et al. *J Clin Neurophysiol.* 2017;34:477. 2017.
67. Freedman WA, et al. *Neurosurgery.* 1991;29:98. 1991.
68. Lokuge K, et al. *Br J Surg.* 2018;105:26. 2018.
69. De Rango P, et al. *Stroke.* 2015;46:3423. 2015.
70. Sundt TW Jr, et al. *Mayo Clin Proc.* 1981;56:533. 1981.
71. Bond R, et al. *Eur J Vasc Endovasc Surg.* 2002;23:117. 2002.
72. Kalkman CJ. *J Cardiothorac Vasc Anesth.* 2004;18:381. 2004.
73. Plestis KA, et al. *J Vasc Surg.* 1997;25:620. 1997.
74. Halsey JH Jr. *Stroke.* 1992;23:1583. 1992.
75. Roseborough GS. *J Cardiothorac Vasc Anesth.* 2004;18:375. 2004.
76. Schneider JR, et al. *J Vasc Surg.* 2002;35:1114. 2002.
77. Woodworth GF, et al. *Neurosurgery.* 2007;61:1170. 2007.
78. Chongruksut W, et al. *Cochrane Database Syst Rev.* 2014;6:CD000190. 2014.
79. Lam AM, et al. *Anesthesiology.* 1991;75(15). 1991.
80. Ackerstaff RG, van de Vlasakker CJ. *J Cardiothorac Vasc Anesth.* 1998;12:341. 1998.
81. AbuRahma AF, et al. *J Vasc Surg.* 2011;54:1502. 2011.
82. Thirumala PD, et al. *Neurol Res.* 2016;38:698. 2016.
83. Ackerstaff RG, et al. *Stroke.* 2000;31:1817. 2000.
84. Ogasawara K, et al. *Stroke.* 2008;39:3088. 2008.
85. Mueller M, et al. *Acta Neurol Scand.* 1998;97:110. 1998.
86. Abbott AL, et al. *Cerebrovasc Dis.* 2007;23:362. 2007.
87. Dunne VG, et al. *J Clin Neurosci.* 2001;8:140. 2001.
88. Spencer MP. *Stroke.* 1997;28:685. 1997.
89. Gaunte ME. *Ann R Coll Surg Engl.* 1998;80:377. 1998.
90. Calderon-Arnulphi M, et al. *J Neurosurg.* 2007;106:283. 2007.
91. Friedell ML, et al. *J Vasc Surg.* 2008;48:601. 2008.
92. Friedman WA, et al. *Neurosurgery.* 1991;29:83. 1991.
93. Mizoi K, Yoshimoto T. *Neurol Med Chir (Tokyo).* 1991;31:318. 1991.
94. Misoi K, Yoshimoto T. *Neurosurgery.* 1993;33:434. 1993.
95. Holland NR. *J Clin Neurophysiol.* 1998;15:439. 1998.
96. Schramm J, et al. *Neurol Res.* 1994;16:20. 1994.
97. Wiedemayer H, et al. *J Neurosurg.* 2002;96:255. 2002.
98. Manninen PH, et al. *Can J Anaesth.* 1994;41:92. 1994.
99. Manninen PH, et al. *Can J Anaesth.* 1990;37:S23. 1990.
100. Friedman WA, et al. *Neurosurgery.* 1987;20:678.
101. Little JR, et al. *Neurosurgery.* 1987;20:421. 1987.
102. Sasaki T, et al. *J Neurosurg.* 2007;107:60. 2007.
103. Hemmer LB, et al. *World Neurosurg.* 2014;81:99. 2014.
104. Thomas B, Guo D. *World Neurosurg.* 2017;103:829. 2017.
105. Meng L, et al. *Can J Anaesth.* 2017;64:517. 2017.
106. Stevanovic A, et al. *PLoS One.* 2016;11:e0156448. 2016.
107. West S, et al. *Epileptic Disord.* 2016;18:113. 2016.
108. Ryvlin P, et al. *Lancet Neurol.* 2014;13:1114.
109. Ramnarayan R, Mackenzie I. *Neurol India.* 2006;54:250. 2006.
110. Sindou MP. *Acta Neurochir (Wien).* 2005;147:1019. 2005.
111. Brock S, et al. *Stereotact Funct Neurosurg.* 2004;82:199. 2004.
112. Sindou M, et al. *Laryngoscope.* 1992;102:678. 1992.
113. Friedman WA, et al. *J Neurosurg.* 1985;62:552. 1985.
114. Thirumala PD, et al. *J Clin Neurophys.* 2011;28:56. 2011.
115. Khrais T, Sanna M. *J Laryngol Otol.* 2006;120:366. 2006.
116. Vivas EX, et al. *Neurosurgery.* 2018;82:E44. 2018.
117. Sala F, et al. *Childs Nerv Syst.* 2015;31:1791. 2015.
118. McCallum JE, Bennett MH. *Surg Forum.* 1975;26:469. 1975.
119. Maccabee PJ, et al. *Electroencephalogr Clin Neurophysiol.* 1982;53:P32. 1982.
120. Luederes H, et al. *Spine.* 1982;7:110. 1982.
121. Raudzens PA. *Ann N Y Acad Sci.* 1982;388:308. 1982.
122. Grundy BL. In: Nodar RH, Barber C, eds. *Evoked potentials II.* Boston: Butterworth; 1984:624. 1984.
123. Deutsch H, et al. *J Neurosurg.* 2000;92(suppl 2):155. 2000.
124. Ben-David B, et al. *Spine.* 1987;12:536. 1987.
125. Szilagyi DE, et al. *Surgery.* 1978;83:38. 1978.
126. Edmonds HL, et al. *Spine.* 1989;14:683. 1989.
127. Boyd SG, et al. *J Neurol Neurosurg Psychiatry.* 1986;49:251. 1986.
128. Sloan TB, et al. *Curr Opin Anesthesiol.* 2008;21:560. 2008.
129. Padberg AM, et al. *Spine.* 1998;23:1392. 1998.
130. Schwartz DM, et al. *J Bone Joint Surg Am.* 2007;89:2440. 2007.
131. MacDonald DB, et al. *Spine.* 2003;28:194. 2003.
132. MacDonald DB, et al. *Clin Neurophysiol.* 2013;124:2291. 2013.
133. Elmore JR, et al. *J Vasc Surg.* 1991;14:131. 1991.
134. Reuter DG, et al. *J Thorac Cardiovasc Surg.* 1992;104:262. 1992.
135. Conrad MF, et al. *J Vasc Surg.* 2011;53:1195. 2011.
136. Weigang E, et al. *Ann Thorac Surg.* 2006;82:1679. 2006.
137. Etz CD, et al. *Ann Thorac Surg.* 2006;82:1670. 2006.
138. Skinner SA, Vodušek DB. *J Clin Neurophysiol.* 2014;31:313. 2014.
139. Raynor BL, et al. *Spine.* 2007;32:2673. 2007.
140. Shi YB, et al. *Spine.* 2003;28:595. 2003.
141. Isley MR, et al. *Neurodiagn J.* 2012;52:100. 2012.
142. Shin AY, et al. *J Am Acad Orthop Surg.* 2005;13:382. 2005.
143. Kline DG, et al. *J Neurosurg.* 1998;89(13). 1998.

144. Kim DH, et al. *J Neurosurg.* 2003;98:1005. 2003.
145. Cornelissen L, et al. *Elife.* 2015;23(4):e06513. 2015.
146. Levy WJ. *Anesthesiology.* 1984;60:291. 1984.
147. Levy WJ, et al. *Anesthesiology.* 2003;98:53. 2003.
148. Chabot RJ, et al. *Clin Electroencephalogr.* 1997;28:98. 1997.
149. Edmonds HL Jr, et al. *J Thorac Cardiovasc Surg.* 1992;103:555. 1992.
150. Miller G, et al. *Pediatr Neurol.* 1994;10:124. 1994.
151. Hirsch JC, et al. *Ann Thorac Surg.* 2012;94:1365. 2012.
152. Doblar DD. *Semin Cardiothorac Vasc Anesth.* 2004;8:127. 2004.
153. Rodriguez PA, et al. *Stroke.* 2010;41:2229. 2010.
154. Sakamoto T, et al. *J Cardiothorac Vasc Anesth.* 2004;18:293. 2004.
155. Kussman BD, et al. *Anesth Analg.* 2005;101:1294. 2005.
156. Murkin JM, et al. *Anesth Analg.* 2007;104:51. 2007.
157. Zheng F, et al. *Anesth Analg.* 2013;163:663. 2013.
158. Ono M, et al. *Br J Anesth.* 2012;109:391. 2012.
159. Colak Z, et al. *Eur J Cardiothorac Surg.* 2015;47:447. 2015.
160. Brady K, et al. *Stroke.* 2010;41:1951. 2010.
161. Gopinath SP, et al. *J Neurol Neurosurg Psychiatry.* 1994;57:717. 1994.
162. Fandino J, et al. *J Clin Neurosci.* 2000;7:226. 2000.
163. Cormio M, et al. *J Neurosurg.* 1999;90(9). 1999.
164. Hilkman DM, et al. *Curr Opin Anaesthesiol.* 2017;30:192. 2017.
165. Herman ST, et al. *J Clin Neurophysiol.* 2015;32:87. 2015.
166. Herman ST, et al. *J Clin Neurophysiol.* 2015;32:96. 2015.
167. Cremer OL, et al. *Crit Care Med.* 2005;33:2207. 2005.
168. Stiefel MF, et al. *J Neurosurg.* 2006;105:568.
169. Fortune JB, et al. *J Trauma.* 1995;39:1091. 1995.
170. Skippen P, et al. *Crit Care Med.* 1997;25:1402. 1997.
171. Imberti R, et al. *J Neurosurg.* 2002;96:97. 2002.
172. Coles JP, et al. *Crit Care Med.* 2002;30:1993. 2002.
173. van den Brink WA, et al. *Neurosurgery.* 2000;46:868. 2000.
174. Stiefel MF, et al. *J Neurosurg.* 2005;103:805. 2005.
175. Suarez JI, et al. *Crit Care Med.* 2002;30:1348. 2002.
176. Topcuoglu MA, et al. *Curr Treat Options Cardiovasc Med.* 2002;4:3731. 2002.
177. Jarus-Dziedzic K, et al. *Neurol Res.* 2002;24:5822. 2002.
178. Aaslid R. *Eur J Ultrasound.* 2002;16(3). 2002.
179. Mascia L, et al. *Intensive Care Med.* 2003;29:1088. 2003.
180. Sloan MA, et al. *Neurology.* 1989;39:1514. 1989.
181. Sekhar LN, et al. *Neurosurgery.* 1988;22:813. 1988.
182. Vespa PM, et al. *J Clin Neurophysiol.* 1999;16(1). 1999.
183. Bricolo A, et al. *Electroencephalogr Clin Neurophysiol.* 1978;45:211. 1978.
184. Gutling E, et al. *Neurology.* 1995;45:915. 1995.
185. Alexandre A, et al. *Acta Neurochir Suppl (Wien).* 1979;28:188. 1979.
186. Bergamasco B, et al. *Electroencephalogr Clin Neurophysiol.* 1968;24:374. 1968.
187. Winer JW, et al. *Neurosurgery.* 1991;29:739. 1991.
188. Koenig MA, Kaplan PW. *J Clin Neurophysiol.* 2015;32:472. 2015.
189. Facco E, et al. *Neurophysiol Clin.* 1993;23:237. 1993.
190. Pohlmann-Eden B, et al. *Intensive Care Med.* 1997;23:301. 1997.
191. Ruiz-Lopez MJ, et al. *Crit Care Med.* 1999;27:412. 1999.
192. Goodwin SR, et al. *Crit Care Med.* 1991;19:518. 1991.
193. Morgalla MH, et al. *Anaesthesist.* 2006;55:760. 2006.
194. Nuwer MR. *Neurosurg Clin North Am.* 1994;5:647. 1994.
195. Lew HL, et al. *J Head Trauma Rehabil.* 2006;21:350. 2006.
196. Carter BG, Butt W. *Crit Care Med.* 2001;29:178. 2001.
197. Carter BG, Butt W. *Intensive Care Med.* 2005;31:765. 2005.
198. Fischer C, Luaute J. *Neuropsychol Rehabil.* 2005;15:372. 2005.
199. Petty GW, et al. *Neurology.* 1990;40:300. 1990.
200. Rosen I, Hagerdal M. *Acta Anaesthesiol Scand.* 1976;20:32. 1976.
201. Akeju Oluwaseun, et al. *Clin Neurophysiol.* 2016;127:2414. 2016.
202. McGuire G, et al. *Br J Anaesth.* 2003;91:651. 2003.
203. La Marca S, et al. *Psychopharmacology (Berl).* 1995;120:426. 1995.
204. Sebel PS, et al. *Anesthesiology.* 1981;55:203. 1981.
205. Hyypponen E, et al. *Acta Anaesthesiol Scand.* 2008;52:289. 2008.
206. Maksimow A, et al. *Acta Anaesthesiol Scand.* 2007;51:22. 2007.
207. Kasuya Y, et al. *Anesth Analg.* 2009;109:2009. 1811.
208. Yamamura T, et al. *Anesth Analg.* 1981;60:283. 1981.
209. Clark DL, et al. *Anesthesiology.* 1973;39:261. 1973.
210. Artru AA, et al. *Anesth Analg.* 1997;85:587. 1997.
211. Komatsu H, et al. *Anesthesiology.* 1994;81:1535. 1994.
212. Jaaskelainen SK, et al. *Neurology.* 2003;61:1073. 2003.
213. Endo T, et al. *J Neurosurg Anesthesiol.* 2002;14:59. 2002.
214. Rampil IJ, et al. *Anesthesiology.* 1991;74:434. 1991.
215. Sharpe MD, et al. *Anesthesiology.* 2002;97:261. 2002.
216. Hoffman WE, Edelman G. *Anesth Analg.* 1995;81:811. 1995.
217. Banoub M, et al. *Anesthesiology.* 2003;99:716. 2003.
218. Peterson DO, et al. *Anesthesiology.* 1986;65:35. 1986.
219. McPherson RW, et al. *Anesthesiology.* 1985;62:626. 1985.
220. Pathak KS, et al. *Anesthesiology.* 1989;70:207. 1989.
221. Samra SK, et al. *Anesthesiology.* 1987;66:29. 1987.
222. Haghighi SS, et al. *J Neurosurg Anesthesiol.* 1996;8:148. 1996.
223. Bernard JM, et al. *Anesthesiology.* 1996;85:1013. 1996.
224. Boisseau N, et al. *Br J Anaesth.* 2002;88:785. 2002.
225. Vaugha DJ, et al. *Br J Anaesth.* 2001;86:59. 2001.
226. Manninen PH, et al. *Anesth Analg.* 1985;64:43. 1985.
227. Thornton C, et al. *Br J Anaesth.* 1983;55:479. 1983.
228. Matsushita S, et al. *J Clin Monit Comput.* 2015;29:621. 2015.
229. Chi OZ, Field C. *Anesthesiology.* 1986;65:328. 1986.
230. Soffin EM, et al. *J Clin Monit Comput.* 2017.
231. Uribe AA, et al. *Clin Neurophysiol.* 2017;128:2006. 2017.
232. Sebel PS, et al. *Br J Anaesth.* 1984;56:1403. 1984.
233. Liu EH, et al. *Br J Anaesth.* 2005;94:193. 2005.
234. Boisseau N, et al. *Br J Anaesth.* 2002;88:785. 2002.
235. Taniguchi M, et al. *Neurosurgery.* 1992;31:891. 1992.
236. Chassard D, et al. *Br J Anaesth.* 1989;62:522.
237. Purdie JA, Cullen PM. *Anaesthesia.* 1993;48:192. 1993.
238. Drummond JC, et al. *Anesthesiology.* 1985;63:249. 1985.
239. Shimoji K, et al. *Anesthesiology.* 1974;40:234. 1974.
240. Ganes T, Lundar T. *J Neurol Neurosurg Psychiatry.* 1983;46:509. 1983.
241. Sutton LN, et al. *J Neurosurg.* 1982;57:178. 1982.
242. Koht A, et al. *Anesth Analg.* 1988;67:435. 1988.
243. Sloan TB, et al. *Anesth Analg.* 1988;67:582. 1988.
244. Heneghan CPH, et al. *Br J Anaesth.* 1985;57:554. 1985.
245. Doring WH, Daub D. *Arch Otorhinolaryngol.* 1980;227:522. 1980.
246. Grundy BL, et al. *Anesthesiology.* 1979;538. 197951.
247. Pathak KS, et al. *Anesth Analg.* 1984;63:833. 1984.
248. Schubert A, et al. *Anesth Analg.* 1986;65:S136. 1986.
249. Grundy BL, Brown RH. *Electroencephalogr Clin Neurophysiol.* 1980;50:177. 1980.
250. Samra SK, et al. *Anesthesiology.* 1984;61:261. 1984.
251. Bala E, et al. *Anesthesiology.* 2008;109:417. 2008.
252. Mahmoud M, et al. *Anesthesiology.* 2010;112:1364. 2010.
253. Zentner J, et al. *Neurosurgery.* 1989;24:253. 1989.
254. Jellinek D, et al. *Neurosurgery.* 1991;29:551. 1991.
255. Taniguchi M, et al. *Neurosurgery.* 1993;33:407. 1993.
256. Ubags LH, et al. *J Neurosurg Anesthesiol.* 1997;9:228. 1997.
257. Kalkman CJ, et al. *Neurosurgery.* 1994;35:1066. 1994.
258. Sloan TB, Heyer EJ. *J Clin Neurophysiol.* 2002;19:430. 2002.
259. Zentner J, et al. *Spine.* 1997;22:1002. 1997.
260. Nathan N, et al. *Br J Anaesth.* 2003;91:493. 2003.
261. Ghaly RF, et al. *Neurol Res.* 2001;23:881. 2001.
262. Scheufler KM, Zentner J. *J Neurosurg.* 2002;96:571.
263. Pechstein U, et al. *Electroencephalogr Clin Neurophysiol.* 1998;108:175. 1998.
264. Pelosi L, et al. *Clin Neurophysiol.* 2001;112:1076. 2001.
265. Ubaga LH, et al. *Neurosurgery.* 1998;43:90. 1998.
266. Stockard JJ, Bickford RG. In: Gordon E, ed. *A Basis and Practice of Neuroanesthesia.* New York: Elsevier; 1981:3. 1981.
267. Kraaier V, et al. *Electroencephalogr Clin Neurophysiol.* 1988;70:377. 1988.
268. Clowes GHA, et al. *Ann Surg.* 1953;138:558. 1953.
269. Eng DY, et al. *Anesthesiology.* 1980;53:S92. 1980.
270. Kobrine AI, et al. *J Neurol Sci.* 1980;45:65. 1980.
271. Bunegin L, et al. *Anesthesiology.* 1981;55:A232. 1981.
272. Grundy BL, et al. *Anesthesiology.* 1981;54:249. 1981.
273. Russ W, et al. *Anesthesiology.* 1984;61:207. 1984.
274. Stockard JJ, et al. *Ann Neurol.* 1978;3:368. 1978.
275. Spetzler RF, et al. *J Neurosurg.* 1988;68:868. 1988.
276. Dubois M, et al. *Electroencephalogr Clin Neurophysiol.* 1981;52:157. 1981.
277. Nakagawa Y, et al. *Stroke.* 1984;25:275. 1984.
278. Grundy BL, et al. *Anesth Analg.* 1981;60:437. 1981.
279. Nagao S, et al. *J Surg Res.* 1978;25:530. 1978.

40 全身麻醉与镇静期间脑及中枢神经系统状态监测

EMERY N. BROWN，PATRICK L. PURDON，OLUWASEUN AKEJU，KEN SOLT
张细学 译 顾卫东 审校

<table>
<tr><td>要 点</td><td>
■ 麻醉科医师通常根据患者的体征和麻醉给药方案推断全身麻醉期间大脑及中枢神经系统的状态。
■ 心率和动脉血压的变化是监测全身麻醉患者麻醉状态的主要生理信号。
■ 全身麻醉诱导和苏醒期间神经系统体检可提供有关意识消失和意识恢复的信息。
■ 脑电图（electroencephalogram，EEG）相关指数可用于监测全身麻醉患者的无意识水平，常用的 EEG 相关指数包括双频指数（bispectral index，BIS）、患者安全指数（patient safety index，PSI）、Narcotrend 和熵（entropy）。
■ 实时分析未经处理的 EEG 信号及频谱图（密度谱阵）是监测全身麻醉患者无意识水平的有效方法。
■ 采用未经处理的脑电图和频谱图实时监测无意识水平是可能的，因为患者的脑电图振荡随麻醉药剂量、麻醉药种类（作用机制）和年龄的改变而改变。
■ 麻醉药物诱导的脑电振荡是镇静和无意识等觉醒状态改变的主要机制之一。因此，实时监测未经处理的脑电图和频谱图是科学实用且具有患者特异性的跟踪手术室内患者镇静及无意识状态的方法。
■ 标准化符号转移熵（normalized symbolic transfer entropy，NSTE）是一种对麻醉诱导的意识变化与额顶叶功能连接变化的相关性进行量化的方法。
■ 闭环麻醉给药系统（closed-loop anesthetic delivery，CLAD）有望成为一种能够精确控制全身麻醉、医学昏迷（medical coma）和镇静状态的方法。
■ 找寻可靠的和可量化的伤害性感受监测指标是目前的研究热点。
</td></tr>
</table>

全身麻醉是一种由药物诱导的可逆状态，包括四种行为和生理状态：抗伤害性感受、意识消失、遗忘及无体动反应。此外，还需维持自主神经系统、心血管系统、呼吸系统和体温调节系统等生理系统的稳定[1-3]。全身麻醉期间持续监测患者的状态对于保障患者的安全和正确地实施麻醉监护至关重要。临床上，通常采用心电图、无创动脉压或动脉置管测压来监测全身麻醉患者的心血管系统状态。对于复杂病例，还需采用中心静脉导管监测中心静脉压，有时甚至需要放置肺动脉导管以监测心输出量、心内压力及肺循环功能。经食管超声心动图可间断提供心脏解剖及心功能方面的可视化信息。二氧化碳描记图可连续监测呼气末二氧化碳分压水平及呼吸频率。对于气管插管患者，可根据呼吸机显示的气道压力和容积描记图判断肺功能状态。脉搏氧饱和度仪和体温监测仪可分别测量动脉血红蛋白氧饱和度及体温。监测肌松或体动反应主要采用四个成串刺激仪，也可通过观察肌张力变化和有无体动而粗略地判断。

　　行为状态的监测比较困难。全身麻醉期间无法直接监测遗忘，只能通过意识消失的程度间接地进行判断。如果患者意识消失或者不但意识消失而且失去反应，则患者可能会发生遗忘。本章将讨论镇静或全身麻醉三个阶段（诱导、维持和苏醒）中意识消失和痛觉消失（更确切地说是抗伤害性感受）的监测方法。本章重点讨论体征、神经系统体检发现和脑电图（EEG）指标在全身麻醉状态监测中的应用。

全身麻醉诱导

自全身麻醉诱导开始就需要监测患者的意识水平。临床上一般通过单次静脉注射丙泊酚、巴比妥类、氯胺酮或者依托咪酯等催眠药来进行全身麻醉诱导，患者通常在 10～30 s 内意识消失。此间患者过渡到无意识状态，通过观察体征和监测 EEG 相关指数可判断患者的脑状态。

意识消失的体征

采用催眠药物进行全身麻醉诱导时（5～10 s 内单次静脉注射），可观察到多项体征变化。如果要求患者从 100 开始倒数，患者通常数不到 85～90。要求患者的眼睛盯住麻醉科医师的手指做视线追踪，可以很容易观察到意识消失的全过程[1]。做视线追踪时，要求患者跟随麻醉科医师的手指转动眼球。意识快消失时，眼球的侧向移动逐渐减少，并可出现眼球震颤和眨眼增加，最后眼球突然固定于中线位置。患者头眼反射和角膜反射消失，但瞳孔对光反射通常可保持完好。患者头眼反射消失时可出现呼吸暂停、肌肉松弛和失去反应等典型表现。

抬起患者眼睑，通过左右转动患者头部，可评估头眼反射。麻醉诱导前，对于无神经病损和反射弧完好的患者，其眼球的运动方向与头的运动方向相反。反射消失时，眼球固定于中线位置[4]。头眼反射的引出需要第 Ⅲ、Ⅳ、Ⅵ 和第 Ⅷ 对脑神经回路保持完整。第 Ⅲ、Ⅳ 对脑神经的运动核位于中脑，第 Ⅵ 对脑神经核位于脑桥。观察角膜反射的传统方法是将一小缕棉絮放于眼角处触碰角膜，另外也可采用更简易的方法——将无菌水滴于角膜上。无菌水法较棉絮法更安全，因其造成角膜擦伤的风险更小。无论采用哪种方法，如果角膜反射完好则双眼可同时眨动，反射受损时只眨动一只眼，反射完全消失时双眼均不眨动。角膜反射的传入神经经视交叉到达第 Ⅴ 对脑神经的感觉核，其传出神经始于第 Ⅶ 对脑神经的运动核。与头眼反射和角膜反射相关的神经核团均紧邻中脑、脑桥、下丘脑和基底前脑附近的觉醒中枢[4]。

头眼反射消失标志着麻醉药已作用于控制眼球运动的运动神经核团。同样，角膜反射消失则提示控制眼球和脸部感觉与运动的核团受到抑制。头眼反射和

角膜反射消失的同时伴随着反应的消失，麻醉科医师可据此推断，意识的消失至少部分与麻醉药物作用于上述核团附近的觉醒中枢有关[1, 4-5]。麻醉诱导时单次注射催眠药物常可导致呼吸暂停，这可能是由于麻醉药物分别抑制了延髓背侧和腹侧呼吸组以及脑桥的呼吸中枢[6]。麻醉药物作用于初级运动区和脊髓之间的运动通路上的任何一个位点均可导致肌张力消失，脑干部位最可能的作用位点是脑桥和延髓网状核[2]。

全身麻醉诱导时，头眼反射和角膜反射消失、呼吸暂停及肌张力消失与意识消失同时发生，这是静脉注射的催眠药物作用于脑干所致。含麻醉药物的血液经基底动脉到达脑干。基底动脉分出大脑后动脉并入 Willis 环后部[5]。基底动脉在分出大脑后动脉前，走行于脑干背侧表面，并发出多根穿支动脉，将麻醉药携带至脑干内的核团，因而麻醉诱导时可以观察到上述生理效应。

意识消失的脑电图标志

脑电图相关指数是监测全身麻醉时意识消失的常用方法之一[7]。全身麻醉诱导开始后，这些指数逐渐从代表清醒状态的高值降至代表镇静和无意识状态的低值。

全身麻醉的维持：体征和伤害性感受-延髓-自主神经回路

尽管在麻醉监护领域已取得了诸多进展，但全身麻醉期间心率、动脉血压和体动等体征仍然是麻醉状态监测的最常用手段[8]。当全身麻醉深度不足以抑制手术（伤害性）刺激时，心率和动脉血压会随之剧升。伤害性刺激引起的心率和动脉血压变化可以用伤害性感受-延髓-自主神经（nociceptive-medullary-autonomic，NMA）回路来解释，该回路由脊髓网状束、脑干觉醒回路、交感和副交感传出神经通路共同构成（彩图 40.1）[1,9]。理解 NMA 回路的工作原理很重要，因为它是麻醉科医师判断麻醉患者意识消失和抗伤害性感受水平的最常用通路。例如在手术室对 NMA 通路进行临床描述就很常见。

假设患者处于稳定的全身麻醉状态，此时手术医师为了更好地暴露术野，移动了手术拉钩，结果患者随即出现心率加快和动脉血压升高。如果排除患者有隐匿的血流动力学和呼吸系统的问题以及其他引起心率加快、动脉血压升高的常见情况，那么心率的加

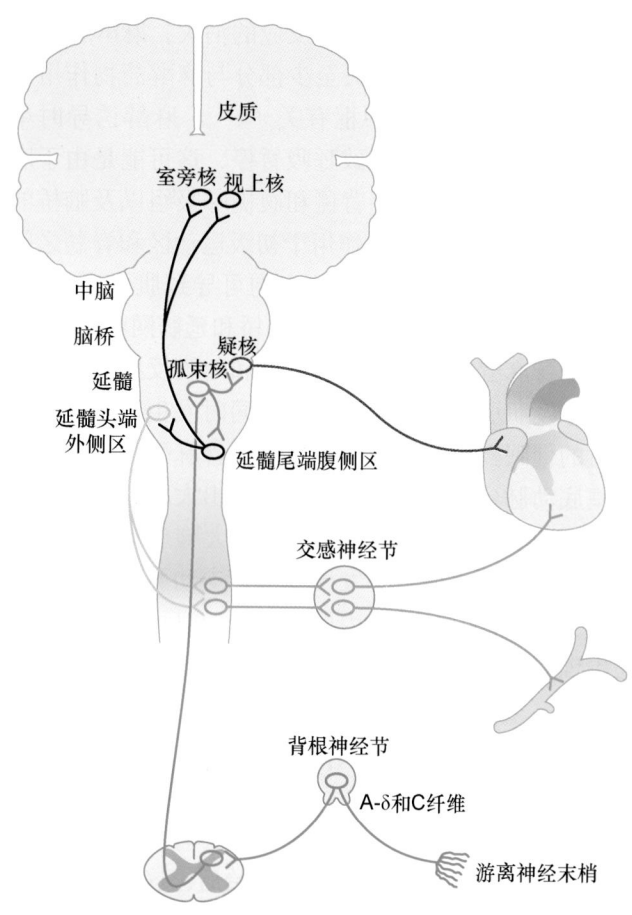

皮质

室旁核　视上核

中脑

脑桥

延髓

延髓头端
外侧区

疑核

孤束核

延髓尾端腹侧区

交感神经节

背根神经节

A-δ和C纤维

游离神经末梢

彩图 40.1　**伤害性感受-延髓-自主神经回路。** 伤害性感受（疼痛）上行通路起自外周传入神经 C 纤维和 A δ 纤维，它们在脊髓背角与投射神经元（projection neurons，PN）形成突触联系。投射神经元的神经纤维越过中线继续上行，在脑内与延髓孤束核（nucleus of the tractus solitarius，NTS）等多个核团形成突触联系。NTS 通过增强交感信号输出，介导对伤害性刺激的自主神经反应，交感信号经延髓头端腹外侧区（rostral ventral lateral medulla，RVLM）和延髓尾端腹外侧区（caudal ventral lateral medulla，CVLM）传向胸腰交感神经节，并最终传至周围血管和心脏。副交感冲动由疑核（nucleus ambiguous，NA）介导，经迷走神经传至心脏的窦房结。NTS 发出的神经纤维还投射至下丘脑的视上核（supraoptic nucleus，SON）和室旁核（periventricular nucleus，PVN）。NMA 回路解释了为何麻醉科医师能用心率加快和血压升高作为伤害性刺激增强和全身麻醉深度不足的标志（Redrawn from Brown EN, Lydic R, Schiff ND. General anesthesia, sleep, and coma. N Engl J Med. 2010；363：2638-2650.）

快和血压的升高很可能是由于全身麻醉镇痛不足引起的。此外，通过同步监测肌松、氧饱和度和氧供，以及通过 EEG 相关指数监测无意识水平，麻醉科医师可判断出心率和血压升高的原因是镇痛不足，需要给予更多的镇痛药。

上行的伤害性感受（疼痛）通路起自 A δ 和 C 纤维，它们将游离神经末梢感受到的外周伤害性刺激信息传递至脊髓（见图 40.1）[10]。在脊髓背角，这些神经纤维和投射神经元形成突触联系，投射神经元经脊

髓前外侧纤维束上行，在脑干的多个部位形成突触，包括延髓的孤束核[1, 9]。对伤害性刺激的自主神经反应始于孤束核，它发出的交感冲动自延髓头端腹外侧区和延髓尾端腹外侧区，经胸腰交感神经节投射至心脏和周围血管[1]。孤束核的副交感神经输出通过疑核介导迷走神经投射到心脏窦房结[1]。孤束核发出的神经纤维还投射至下丘脑的室旁核和视上核。因此，移动手术拉钩引起的伤害性刺激可通过 NMA 回路增加交感信号输出，并降低副交感信号输出，进而快速导致心率加快和动脉血压的升高。

NMA 回路解释了为什么心率加快和动脉血压升高可用作抗伤害性感受不足的快速诊断标志。心率加快和动脉血压升高时，如果意识消失水平的维持足够充分，则不一定能观察到 EEG 的变化。如果这种生理状态的急性变化并非其他原因（如出血、低氧血症、呼吸回路脱落或者肌松药不足等）所致，那么正确的处理措施应该是给予更多的镇痛药。

全身麻醉期间可迅速观察到患者 NMA 回路的活动变化[11]，因为该通路是"战或逃反应"的基本组成部分[12]。这一回路常被用作探测伤害性刺激引发自主神经反应、应激反应和唤醒反应的前哨指标。全身麻醉时体动反应已被肌松药抑制，故心率、血压的变化是 NMA 回路活动的主要标志。神经科医师也常采用捏全身皮肤、按压甲床和摩擦胸骨等疼痛刺激来测试 NMA 回路的反应，以评估意识受损的脑外伤患者的唤醒程度[4, 13-14]。

抗伤害性感受不足的表现还包括出汗、流泪、瞳孔扩大、肌张力恢复和体动反应等[8]。使用肌松药后常无法观察到肌张力变化和体动反应。因此，有研究将皮电反应作为一种潜在的监测抗伤害性感受的客观方法，但该方法未在临床上得到应用[15]。

全身麻醉维持：不同意识水平的脑电图相关指数

普遍认为 EEG 的变化和麻醉药物的用量在整体上具有相关性（图 40.2）[1, 7, 16-18]，因此未经处理的 EEG 和各种处理过的 EEG 可用于监测全身麻醉或镇静期间的无意识水平。目前，已有几种 EEG 相关指数监测系统在科研和临床实践中得到了应用。这些监测系统通过处理脑电图信号，实时或接近实时地提供一个或一组指数，以反映患者的意识水平。一般而言，这些指数的数值随意识水平的下降而降低，意识恢复时则数值升高。麻醉科医师可以利用这些指数和体征

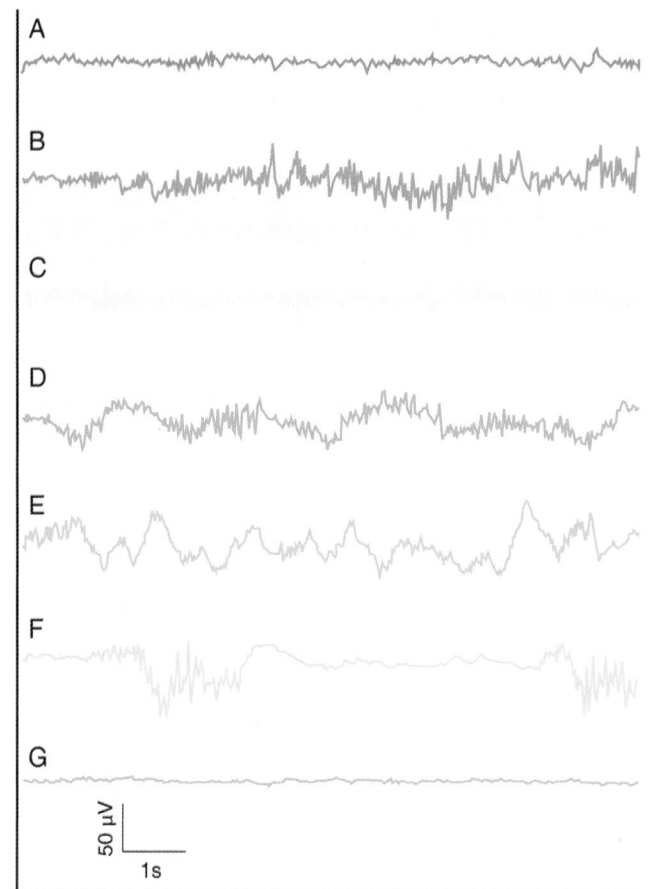

图 40.2　丙泊酚的麻醉状态和脑电图特征。（A）清醒睁眼时的脑电图模式。（B）反常兴奋状态。（C）β 波振荡（13～25 Hz）常见于镇静时的可唤醒期。（D）慢波振荡（0.1～1 Hz）、δ 波振荡（1～4 Hz）及 α 波振荡（8～12 Hz）常见于外科手术期意识消失时。（E）慢波振荡多见于丙泊酚诱导和右美托咪定深度镇静期（见图 40.8，D）。（F）爆发抑制，一种由麻醉药诱导的深度脑失活状态，常见于老年患者常规麻醉维持期间、麻醉诱导的昏迷及低体温时。（G）等电位脑电图常见于常规麻醉维持的短暂时间段、麻醉诱导的昏迷及深度低体温时

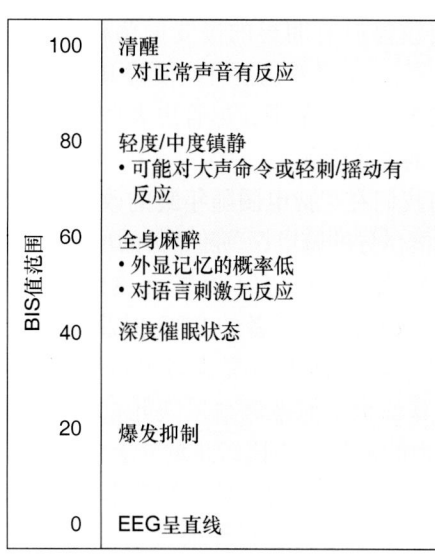

图 40.3　麻醉深度和双频指数（BIS）。上图为 BIS 值对应的行为学解释。EEG，脑电图（Redrawn from Kelley SD. Monitoring Consciousness：Using the Bispectral Index. 2nd ed. Boulder，CO：Covidien；2010.）

的变化判断患者的无意识水平，并在一定程度上了解抗伤害性感受的水平。下面的章节对目前临床实践和临床研究中常用的 EEG 相关指数进行了总结。

双频指数

双频指数（bispectral index，BIS）是一种经验性指数，作为一种监测全身麻醉和镇静患者麻醉状态的新方法[19-20]，由 Aspect Medical Systems［先后被 Covidien 公司（Boulder，Colorado）和 Medtronic（Minneapolis，Minnesota）兼并］于 1994 年推出。BIS 算法可接近实时地对 EEG 进行处理，并运算成介于 0～100 的数值，用以表示患者的麻醉状态（图 40.3）[21-22]。数值 100 对应完全清醒，0 对应等电位或平直 EEG 所代表的深昏迷或深度意识消失。BIS 算法拥有专利权，其实际运算过程不公开。已知 BIS 算法

结合了三种 EEG 分析技术：频谱分析、双频谱分析和爆发抑制的时域分析[21-23]。频谱分析根据频率将 EEG 解析成为功率成分的时间函数[21]。双频谱分析测量的是频谱图中频率对的非线性耦合度[21]。BIS 算法通过测定频谱、双频谱特征及爆发抑制水平，采用预设的加权方式把这些特征转换成 BIS 指数。BIS 能矫正多种 EEG 伪迹，其监测仪可显示指数数值和未经处理的 EEG、频谱图及肌电活动。BIS 指数需要进行大量的运算，所以 BIS 值与对应的 EEG 之间有 20～30 s 的滞后[24]。BIS 值在 40～60 之间时，被认为麻醉达到了合适的深度（即意识消失）（见图 40.3）[22, 25]。BIS 通过四导联的前额集成电极采集 EEG。

自 1996 年通过美国食品与药品监督管理局（Food and Drug Administration，FDA）批准以来，BIS 监测仪已被广泛应用于临床研究和麻醉实践。BIS 值随镇静和无意识水平的改变而改变（见图 40.3）。对于大多数麻醉药而言，当患者进入较深的意识消失状态后，脑电图开始出现低频高幅振荡（见图 40.2）。但有三种麻醉药是例外，分别为氯胺酮、氧化亚氮和右美托咪定。在氯胺酮产生分离麻醉状态下主要出现的是高频振荡而非慢波振荡[26]。因此，氯胺酮麻醉患者意识消失时，BIS 值较高[27]。

氧化亚氮对 BIS 值的影响尚不明确。最近研究提示氧化亚氮增加高频 EEG 的波幅[28]并减小低频 EEG 的波幅[29]，但它对 BIS 值几乎无影响[22, 30]。然而，这些研究没有考虑到低振幅 γ 波振荡之后明显的短暂高振幅慢波振荡状态，低振幅 γ 波振荡现已被认为是高剂量氧化亚氮（> 50%）的常见特征[31]。右

美托咪定镇静时有明显的慢波振荡和 β 波振荡功率的下降[32-36]。这些变化很可能使得 BIS 值降至典型的无意识状态时数值范围，尽管患者此时仍可被语言指令或者轻微摇晃唤醒。

正如我们在"脑电图随年龄的改变"一节中所讨论的，麻醉诱导的脑电振荡随年龄的增长而改变[26, 37]。BIS 在老年人（> 60 岁）麻醉深度的监测中表现不佳，因为该年龄段患者的 EEG 振荡振幅较低，BIS 算法可以将其解释为清醒状态也可解释为无意识状态。BIS 算法也不能准确地反映儿童的麻醉状态。与 18～59 岁的成年人相比，儿童处于合适麻醉状态时，通常在较大频带范围内有较高的功率[37-38]。因此，即使儿童的麻醉状态可能已经很合适，但 BIS 值却提示他们仍处于镇静状态而不是无意识状态。

术中知晓是指在全身麻醉后患者对术中事件存在外显记忆，BIS 监测被推荐可用于术中知晓的预防。B-Aware 试验研究了 BIS 监测在术中知晓预防中的作用[39]。研究将高危患者随机分成两组，一组维持 BIS 值在 40～60 之间，另一组则采用常规标准监护，结果发现 BIS 组的术中知晓发生率显著降低。

由于该研究的设计存在若干问题，其结果令人质疑，因而研究小组又开展了 B-Unaware 试验[40]。B-Unaware 试验是一项多中心研究，患者被随机分为 BIS 监测组和呼气末挥发性麻醉药浓度监测组，目的是比较两种方法对术中知晓的预防作用。呼气末麻醉药浓度监测组将吸入麻醉药年龄校正后的最低肺泡有效浓度（minimum alveolar concentration，MAC）维持在 0.7～1.3 之间（在"呼气末麻醉药浓度"一节讨论）。与 B-Aware 试验相同，BIS 监测组将 BIS 目标值维持在 40～60 之间。结果发现两组的术中知晓发生率并无显著差异。作者对这一结果的解释是，患者接

受吸入麻醉时，BIS 监测对术中知晓的预防作用并不比呼气末麻醉药浓度监测更有效。该研究结果同样受到了若干质疑，其中质疑最多的是被试的选择以及该研究是否有足够的检验效能发现实际存在的差异[41-42]。

在后续的研究中，B-Unware 试验的研究者又开展了第二项试验——"BIS 或吸入麻醉药减少外显记忆（BAG-RECALL）试验"，他们纳入更大样本量的高危患者，研究了 BIS 监测在预防术中知晓中是否优于呼气末挥发性麻醉药浓度监测[41]。在该研究中，作者发现在预防术中知晓时，BIS 指导的麻醉方案并不优于呼气末麻醉浓度指导的麻醉方案。由于 B-Unaware 和 BAG-RECALL 试验均采用挥发性麻醉药作为主要麻醉药物，因此其结论不适用于全凭静脉麻醉患者。

如果采用与麻醉药作用机制（指麻醉药通过作用于特定受体和神经回路改变意识水平的机制）直接相关而非间接相关的指标监测患者脑状态，有可能可以解决术中知晓的问题[1, 43-44]。与现有 EEG 相关指数不同的是，这些指标会随着患者的年龄和麻醉药的不同而不同（见"未经处理的 EEG 及频谱图"一节）。

患者安全指数

患者安全指数（patient safety index，PSI）与 BIS 指数一样——是一项拥有专利权的 EEG 算法，用于评估全身麻醉和镇静患者的麻醉状态。PSI 由 Physiometrix 公司研制开发（North Billerica，Massachusetts），最终由 Masimo 公司（Irvine，California）生产并销售，2000 年通过 FDA 批准。PSI 是纽约大学医学院脑研究实验室的 E. Roy John 历时多年的研究结果[45]。与 BIS 指数相同，PSI 值的范围也是 0～100（见图 40.4），但 PSI

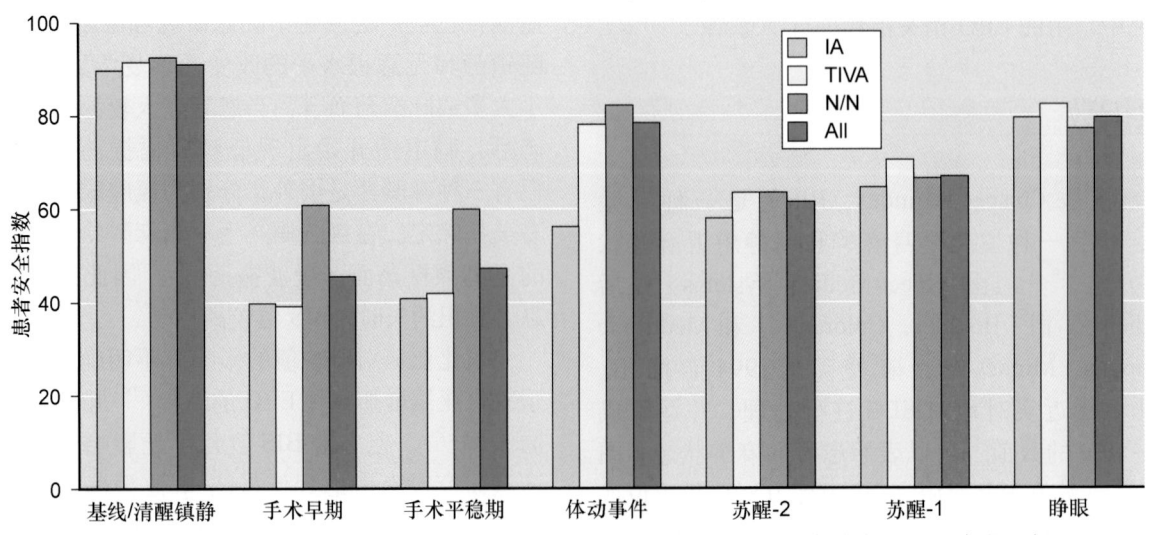

图 40.4　麻醉深度与患者安全指数（PSI）。柱状图显示 PSI 值对应的麻醉深度。IA，吸入麻醉药；N/N，氧化亚氮；TIVA，全凭静脉麻醉；All，全部（Redrawn from Drover D, Ortega HR. Patient state index. Best Pract Res Clin Anaesthesiol. 2006；20：121-128.）

维持患者意识消失的数值范围是 25 ~ 50[46]。

　　PSI 初始设计时采用的是由枕部和前额 EEG 电极组成的集成电极，通过监测前置化（anteriorization）现象判断麻醉状态的改变。前置化指的是意识消失时频谱功率从枕部向额部前移，而在意识恢复时则由额部向枕部后移[44, 47-49]。现在，PSI 用的是前额四导联 EEG 集成电极。除能显示 PSI 值外，监护仪还可实时显示头部左右两侧未经处理的 EEG 及其频谱图、肌电活动、伪迹指数及抑制率。抑制率是一个介于 0 ~ 100 的数值，用以衡量 EEG 中爆发抑制所占的时间比例。监护仪还允许使用者通过切换屏幕，显示未经处理的 EEG 记录、频谱图和各时间点的 PSI 值。

　　一项头对头的比较研究结果显示，PSI 和 BIS 监测患者的麻醉状态时，两者的读数显著相关[50-52]。PSI 监护仪在临床研究中的使用频率较低，临床应用也不及 BIS 广泛。我们的经验是，PSI 在监测氯胺酮、氧化亚氮、右美托咪定麻醉患者和小儿患者时，其给出的同样是模糊信息。

Narcotrend

　　Narcotrend 是一款基于 EEG 的监护仪，由 Monitor Technik（Bad Bramstedt，德国）生产，用于监测全身麻醉和镇静患者的麻醉状态[53]。Narcotrend 由德国汉诺威大学医学院研发，已通过美国 FDA 的批准用于患者监护。与 BIS 和 PSI 一样，Narcotrend 的算法也拥有专利权，它将 EEG 转化为字母 A ~ F，以表示患者不同的意识状态（表 40.1）[54]。A 代表患者完全清醒，F 代表爆发抑制增加直至进入等电位状态。新版本的 Narcotrend 监护仪设有 Narcotrend 指数，范围在 0 ~ 100 之间[51]。此外，Narcotrend 监护仪还可显示未经处理的 EEG 及其频谱图。有研究通过单独验证以及和 BIS 指数比较，研究了 Narcotrend 的可靠性，但研究结果不一[24, 55-56]。Narcotrend 的临床应用较 BIS 和 PSI 少。

熵

　　采用熵监测患者的麻醉状态是一种相对较新的方法。熵是一个在物理学、数学和信息论领域常用的概念，用于描述体系中无序、缺乏同步性或一致性的程度[57]。基于熵的分析已应用于脑电图，以建立监测麻醉深度的脑电图指标。熵监测仪由 Datex-Ohmeda 公司研发，该公司现已并入 GE Healthcare 公司（Little Chalfont，英国）。GE 公司的熵监测仪采用频域分析

表 40.1　麻醉状态、Narcotrend 分级和 Narcotrend 指数范围

	Narcotrend 分级	Narcotrend 指数
清醒	A	95 ~ 100
	B_0	90 ~ 94
镇静	B_1	85 ~ 89
	B_2	80 ~ 84
浅麻醉	C_0	75 ~ 79
	C_1	70 ~ 74
	C_2	65 ~ 69
全身麻醉	D_0	57 ~ 64
	D_1	47 ~ 56
	D_2	37 ~ 46
全身麻醉伴深度催眠	E_0	27 ~ 36
	E_1	20 ~ 26
	E_2	13 ~ 19
全身麻醉伴爆发抑制增多	F_0	5 ~ 12
	F_1	1 ~ 4

上表为 Narcotrend 分级和 Narcotrend 指数对应的麻醉深度
(From Kreuer S，Wilhelm W. The Narcotrend monitor. Best Pract Res Clin Anaesthesiol. 2006；20：111-119.)

和爆发抑制测量麻醉患者 EEG 的熵。与前面几种算法不同的是，GE 公司熵的算法是公开的[58-59]。

　　患者进入到较深的麻醉状态时，一个明显的特征是其 EEG 模式会变得更加规律和有序（见图 40.2），因而可观察到 EEG 信号的熵明显下降。熵监测仪设有两个熵值，分别为反应熵（response entropy，RE）和状态熵（state entropy，SE），以助于解读 EEG 的分析结果（图 40.5）[60]。RE 反映较高频范围（0.8 ~ 47 Hz）内 EEG 功率的变化，而 SE 反映较低频范围（0.8 ~ 32 Hz）内 EEG 功率的变化[58]。有建议将 RE 和 SE 的相对变化用于区别真正的脑状态改变和肌电活动引起的熵值改变[58]。一般而言，肌电活动通常在 RE 监测的高频范围内。当患者进入深度意识消失时，RE 比 SE 下降得更快，这有助于鉴别意识消失和体动干扰。熵监测的结果与 BIS 的变化一致[61]。

　　与 BIS、PSI 和 Narcotrend 一样，熵值与麻醉状态具有相关性。与 BIS、PSI 相同，熵在监测氯胺酮、氧化亚氮麻醉时，读数为矛盾性的高值。监测右美托咪定镇静时，熵值可能会产生误导作用。给予右美托咪定后，深度镇静患者出现的高度有序慢波并不一定表示患者已进入意识消失状态。

呼气末麻醉药浓度

　　1965 年 Eger 及同事[62]首次提出无体动反应（指

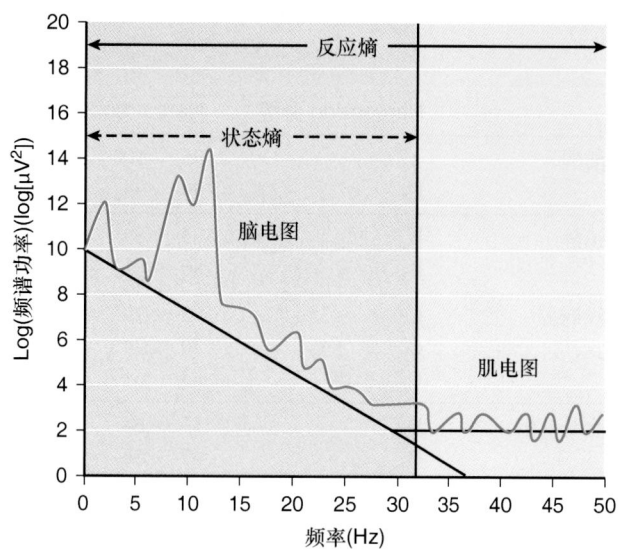

图 40.5　**频谱熵的示意图**。反应熵（RE）由 0 ～ 47 Hz 频段的功率计算所得。状态熵（SE）由 0 ～ 32 Hz 频段的功率计算所得。32 ～ 47 Hz 频段的功率被认为代表肌电图（EMG）干扰。RE 和 SE 的差异可以帮助麻醉科医师鉴别麻醉深度改变引起的脑电图（EEG）变化和干扰、体动所致的 EEG 变化（Redrawn from Bein B. Entropy. Best Pract Res Clin Anaesthesiol. 2006；20：101-109.）

对伤害性刺激无体动反应）时吸入麻醉药的 MAC 这一概念。5 年后，Eger 的团队又提出了 MAC-awake 的概念，即对语言指令无反应时的吸入麻醉药 MAC[63]。MAC 中位数（即 50% 患者无体动反应时所需的吸入麻醉药浓度）仍然是指导吸入麻醉药给药的金标准。目前，一些先进的麻醉机已可根据患者呼气末麻醉气体浓度计算年龄校正的 MAC 值。不同吸入全身麻醉药的 MAC 与 MAC-awake 之比相差较大[64]，这提示MAC 不能用于定义或预测麻醉患者的脑状态。动物实验也显示麻醉药诱导的 EEG 模式与体动之间并无明显相关性[65]，而且吸入麻醉药抑制体动反应的作用主要是通过脊髓而非大脑[66-67]。尽管如此，由于MAC 的概念已被广泛接受，呼气末麻醉药浓度已成为一种监测吸入麻醉期间麻醉状态的方法。

如前所述，B-Unaware 试验证实，无论术中维持 BIS 值在 40 ～ 60 还是维持呼气末麻醉药浓度在0.7 ～ 1.3 MAC，术中知晓的发生率并无差异[40]。BAG-RECALL 试验同样将研究对象限定为术中知晓的高危患者，结果发现，BIS 监测组比呼气末麻醉药浓度监测组术中知晓发生率轻微升高但具有显著的统计学差异[41]。

BIS、PSI、熵和 Narcotrend 都是基于 EEG 的脑活动监测方法，而呼气末麻醉药浓度则是将脑活动与肺内呼气末麻醉药浓度相关联，其工作假设为肺内的麻醉药物浓度与脑内的浓度是平衡的。此外，它还假

定，无论大脑的健康状态或生理状态如何（除了对年龄的校正），只要每例患者脑内药物浓度相同，则麻醉状态也相同。但麻醉药物导致患者意识消失的作用部位在脑部而非肺部，因此呼气末麻醉药浓度是一种间接的、不精确的麻醉状态监测方法。基于 EEG 的标准和肺-气体标准在监测全身麻醉期间麻醉状态时结果相似，只能说明基于 EEG 的监测方法在设计上存在缺陷而非呼气末麻醉药浓度更具准确性。呼气末麻醉药浓度只能间接反映麻醉状态，其在术中知晓预防方面取得的成功很可能是以一部分患者药物过量为代价取得的。呼气末麻醉药浓度的最大缺陷是不能用于全凭静脉麻醉患者。

其他监测意识水平的方法

以往的研究还涉及其他监测全身麻醉与镇静期意识水平的方法。基于 EEG 的监测方法还包括脑状态监测仪（cerebral state monitor）[68]、SNAP 指数[69]和AEP 指数等[70]，均在研究和临床实践中得到了一定的使用。

全身麻醉苏醒

EEG 相关指数与意识恢复

如前所述，全身麻醉期间维持麻醉状态的 EEG 相关指数有一个特定的数值范围（见图 40.3 至 40.5 及表 40.1）。当麻醉药减量或停用时，指数向清醒状态数值回升。数值越大，患者苏醒的可能性越大。因此，EEG 相关指数可监测全身麻醉苏醒期间麻醉状态的变化。尽管苏醒期间指数的数值逐渐增加，但没有一种指数在达到某一数值时患者肯定能清醒。EEG 相关指数和意识水平之间缺乏固定的对应关系，这是由于 EEG 指数的定义还不够精确，不同的麻醉状态可对应相似的数值。Friedman 及其同事与 Joiner 及其同事均发现神经惯性（neural inertia）可能在吸入麻醉中也起到一定作用[71-72]。神经惯性是指麻醉诱导和苏醒时相同的脑内麻醉药浓度产生不同程度的行为状态。换言之，大脑的既往状态会影响可唤醒性。

体征与意识恢复

全身麻醉苏醒期间，可借助体征和神经系统体检判断患者的状态[1]。许多体征的改变与脑干功能的

恢复有关（框 40.1）。因此在麻醉苏醒期通过将体征、神经系统体检发现与相应的脑干中枢相联系，麻醉科医师可把生理功能的恢复定位至特定的脑干部位。一旦神经肌肉阻滞被逆转，患者即可能不需要辅助通气。随着脑循环内的二氧化碳浓度升高，大多数患者可恢复自主呼吸。患者从全身麻醉中苏醒时，其呼吸模式逐渐从不规则的小潮气量通气转为规则的正常潮气量通气[1]。自主呼吸恢复是延髓和低位脑桥功能恢复的独特标志，因为这些部位存在着背侧和腹侧呼吸相关核团[6]。

在接下来的几分钟，伴随着自主呼吸的恢复，一系列其他临床表现逐渐出现（见框 40.1），如吞咽、作呕、流涎、流泪和皱眉等[1]。每种体征的出现代表特定的脑干中枢及与之相联系的感觉和运动传导通路

的功能已恢复。吞咽、作呕和咳嗽反映的是延髓的第 IX、X 对脑神经运动核以及气道、咽喉的感觉传入神经功能已恢复[10]。上述体征的出现是由于随着麻醉药的催眠和镇痛作用逐渐减弱，气管内导管开始成为一种伤害性刺激。流涎反映的是延髓的下泌涎核和脑桥的上泌涎核功能已恢复，两者都是副交感神经系统的一部分。这些神经核团发出的传出神经纤维分别走行于第 VII、IX 对脑神经内[9]。流泪也反映了上泌涎核功能的恢复。皱眉时需要使用表情肌，因而代表脑桥部位的第 VII 对脑神经运动核的功能已恢复[10]。上下肢肌张力的恢复是另一个重要的临床表现，它清晰地表明包括脊髓、网状脊髓束、基底神经节和初级运动束在内的诸多神经回路的功能已恢复[1]。此外，当气管内导管成为一种伤害性刺激，伴随着肌张力恢

框 40.1　全身麻醉苏醒阶段及昏迷恢复的状态

全身麻醉
稳定给予麻醉药
不可唤醒，无反应；闭眼，瞳孔有反应
无痛觉，运动不能
药物控制血压和心率
机械通气
EEG 模式为 δ 波、α 波活动到爆发抑制

苏醒第一阶段
停用麻醉药
外周肌松逆转（运动不能）
从呼吸暂停到不规则呼吸再到规律呼吸
EEG 的 α 波、β 波活动增加
苏醒第二阶段
心率、血压升高
自主神经反应恢复
对疼痛刺激有反应
流涎（第 VII 和 IX 对脑神经核）
流泪（第 VII 对脑神经核）
皱眉（第 V 和 VII 对脑神经核）
吞咽、作呕、咳嗽（第 IX、X 对脑神经核）
肌张力恢复（脊髓、网状脊髓束、基底神经节和初级运动束）
防御姿势
EEG 的 α 波、β 波活动进一步增加
可拔除气管导管
苏醒第三阶段
睁眼
对部分语言指令有反应
EEG 显示清醒模式
可拔除气管导管

脑干死亡
对呼吸暂停缺氧试验无呼吸反应
脑干反射完全消失
EEG 呈等电位
昏迷
双侧大脑半球结构损害，伴或不伴中脑被盖、延髓脑桥或两者损伤
单纯双侧中脑被盖中线、脑桥或两者损伤
不可唤醒、无反应
脑干功能完整，动脉血气分析正常
EEG 呈低波幅 δ 波活动，间歇爆发 θ 波和 α 波活动，可能有爆发抑制

植物状态
自发的睁眼-闭眼循环
皱眉和无目的运动
EEG 呈高波幅 δ 波和 θ 波
EEG 无睡眠特征
通常无需机械通气辅助

最小意识状态
有目的防卫动作，眼跟踪活动
不合逻辑的交流，赘语
遵从语言指令
睡眠-觉醒循环恢复
某些正常睡眠-觉醒结构的 EEG 特征恢复

EEG，脑电图
全身麻醉是药物诱导的可逆性昏迷。全身麻醉苏醒阶段的体征与特定脑干核团活动的改变有关。全身麻醉苏醒期和大脑损伤所致昏迷恢复期之间既有相似之处也存在不同。
（From Brown EN，Lydic R，Schiff ND. General anesthesia，sleep，and coma. N Engl J Med. 2010；363；2638-2650.）

复，患者常表现出以触碰气管导管为标志的防御性动作。

上述体征常在患者对语言指令有反应之前即已出现。拔除气管导管前，不必要求患者能遵从语言指令，只需气道反射充分恢复、运动功能恢复、自主呼吸能满足通气和氧合就可以拔除气管导管。处于植物状态的患者也可满足气管拔管的标准，植物状态是神经科医师和康复专业人员评估昏迷患者恢复程度所定义的一种脑状态（见框 40.1）[13-14, 73]。

角膜反射通常在头眼反射之前恢复[1]。角膜反射恢复标志着第 V 对脑神经感觉核和第 VII 对脑神经运动核的功能已恢复[4]。角膜反射的传入神经为第 V 对脑神经眼支，它投射至三叉神经（第 V 对脑神经）核。角膜反射的传出神经起自面神经（第 VII 对脑神经）核。角膜交叉反射的出现表明通路的双侧感觉和运动部分均已恢复。三叉神经核和第 VII 对脑神经的运动核位于脑桥。头眼反射恢复表明控制眼球运动的动眼神经（III）、滑车神经（IV）和外展神经（VI）功能已恢复[4]。第 III、IV 对脑神经核位于中脑，而第 VI 对脑神经核位于脑桥。头眼反射和角膜反射的恢复间接表明位于脑桥、中脑、下丘脑及基底前核附近的觉醒中枢的功能已恢复[1]。即使在拔除气管导管后，头眼反射仍可能尚未恢复。患者离开手术室时，头眼反射通常都未恢复，这表明脑干觉醒中枢尚处于持续镇静状态。接受大量麻醉性镇痛药的患者可出现针尖样瞳孔。全身麻醉患者深度意识消失时，仍可保持完好的瞳孔对光反射[4]。因此，全身麻醉期间瞳孔对光反射并不能反映意识水平的变化。

对语言指令做出正确反应是判断全身麻醉恢复程度和能否拔除气管导管的一个常用标准，这提示脑干、下丘脑和皮质之间以及皮质各区之间协调功能的恢复是苏醒的必要条件[1, 74-75]。对语言指令做出正确反应意味着患者能正确理解听觉信息，标志着位于脑桥的第 VIII 对脑神经核、脑桥至皮质的听觉通路及相应的传出通路的大部分功能已恢复。按照神经科医师检查昏迷患者恢复程度采用的标准（见框 40.1）[13-14, 73]，患者如不能遵从动作指令，则表明他或她仍处于最小意识状态（minimally conscious state）。麻醉苏醒期间，患者的体征和神经系统体检发现与特定的脑干中枢的活动变化有关。虽然认知功能的恢复伴随着高频 EEG 活动的增加，但意识完全恢复需要脑干-皮质、脑干-下丘脑、下丘脑皮质及皮质各区之间的联系完全恢复[44, 75-78]。目前临床上的监测手段还无法完全发现这些变化。

睁眼是全身麻醉患者苏醒期最后恢复的体征之一。能遵从语言指令、运动功能完全恢复的患者不一定能睁眼[1]。患者即使已恢复意识，也经常仍旧保持闭眼状态。与之相反的是，在昏迷恢复期，处于植物状态的患者常保持睁眼状态（见框 40.1）。

全身麻醉和镇静苏醒期脑状态的监测策略

过去数年间，全身麻醉相关的神经科学研究取得了长足的进步，有数篇报道介绍了全身麻醉脑状态监测的新方法。

未经处理的 EEG 及频谱图

不同的麻醉药的作用受体不同[79]，其神经回路作用机制也各不相同[1, 43]，这些在受体和神经回路上的差异在未经处理的 EEG 或其频谱图上表现为不同的脑活动模式[26]。EEG 频谱就是将一段 EEG 信号解析为各个频率的功率分布[26]。功率的单位为分贝，计算方法是对已知频率的波幅的平方取以 10 为底的对数乘以 10[26]。由连续重叠的或非重叠的一段 EEG 数据运算所得的频谱称为频谱图[26]。三维的频谱图称为压缩谱阵（compressed spectral array）[80]，二维频谱图称为密度谱阵（density spectral array）[81]。

丙泊酚的 EEG 模式与其神经回路机制相关。在未经处理的 EEG 及频谱图上，可看出丙泊酚麻醉下的脑状态（图 40.2，彩图 40.6 及彩图 40.7A）。丙泊酚主要通过作用于脑和脊髓的 GABA$_A$ 受体而起到抑制神经回路的作用[79, 82]。当丙泊酚使患者意识消失时，EEG 显示出特征性的 α 波振荡模式（8 ~ 12 Hz）及慢波（0.1 ~ 1 Hz）和 δ 波（1 ~ 4 Hz）振荡模式（见彩图 40.7A）[44, 49, 83-84]。丙泊酚或其他几种麻醉药麻醉期间出现的另一种现象是前置，表现为意识消失时，相对于其他脑区，前额部位 α 波和 β 波频段的功率增加（见彩图 40.6，C、D）[44, 47, 49]。

在无意识状态，前额部位 α 波振荡呈高度连续，而慢波和 γ 波振荡缺乏连续性[44, 49, 84]。在吸入麻醉的动物进入无意识状态时也可以观察到这种高度连续的 α 波振荡[85]。α 波振荡的连续性结构很有可能来源于丘脑与额叶皮质之间的强 α 波[86]。慢波是皮质间联系碎片化的标志，因为出现慢波振荡时，皮质神经元仅在由局部慢波振荡支配的有限时相内放电[84]。由于慢波的空间不连续性和放电的时相局限性，距离超过 1 cm 的脑区间神经联系显著受阻。慢 δ 波振荡相位对 α 波振荡波幅有很强的调制作用[44]。当 α 波振荡的最大波幅出现在慢波振荡的波峰时，患者

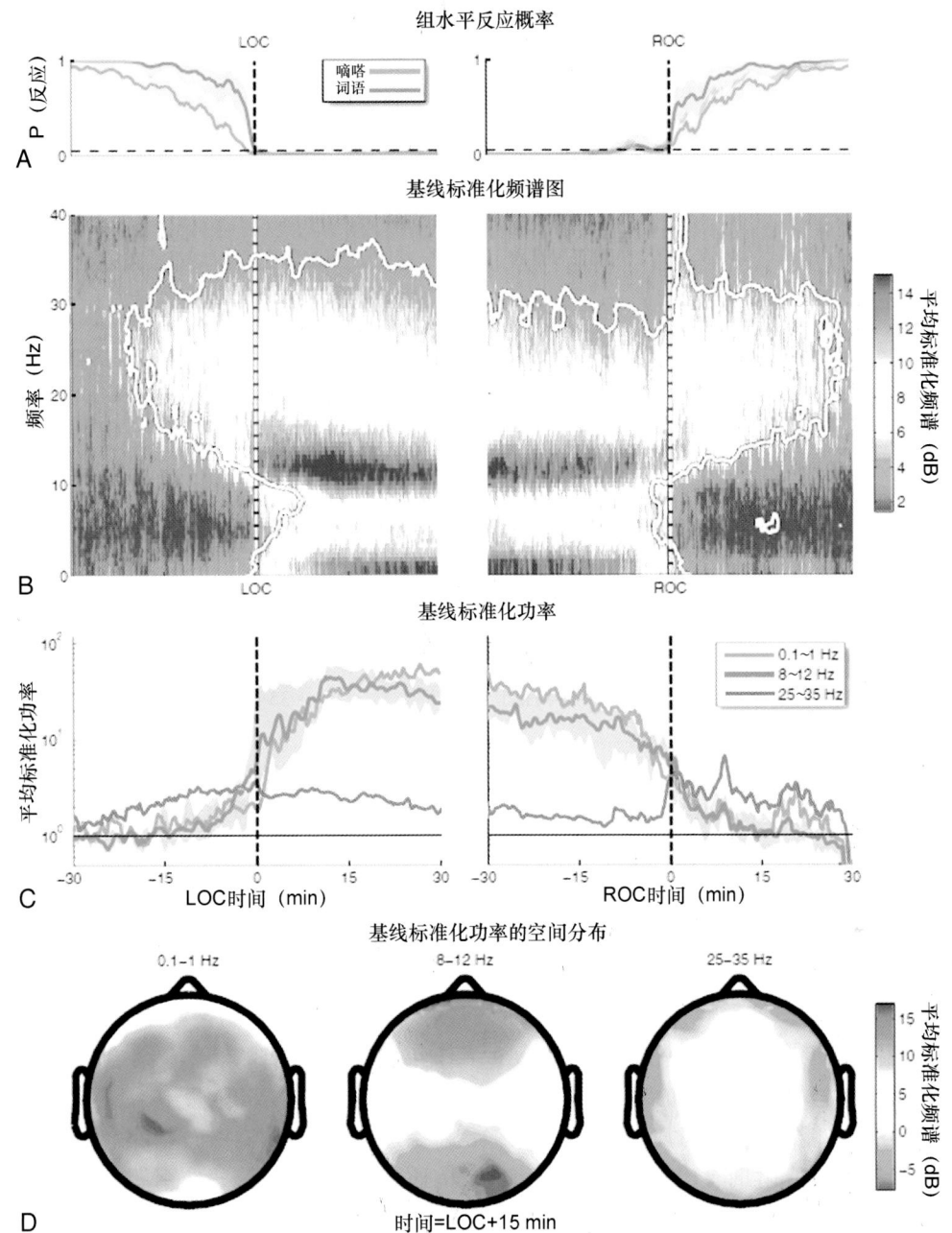

彩图 40.6　**丙泊酚相关的意识消失和意识恢复的行为学和 EEG 变化。**（A）组水平（10 例被试者）嘀嗒声或隐性刺激（蓝色，$P_{嘀嗒}$）和词语或显性刺激（红色，$P_{词语}$）的反应-概率曲线。（B）经前额电极（相当于 Fz 电极，用最近的邻拉普拉斯参数）基线标准化处理的组频谱图，不同被试者之间按意识消失（loss of consciousness，LOC）的时间排序。白线内的区域与基础功率有显著性差异（$P < 0.05$，符号检验），从慢波频段（0.1～1 Hz）到 γ 波频段（25～35 Hz）功率显著增加。（C）按 LOC 和意识恢复（recovery of consciousness，ROC）排列的慢波、α 波（8～12 Hz）和 γ 波频段的组水平功率-时间曲线。（D）意识消失期间（LOC + 15 min）慢波、α 波和 γ 组水平功率的空间分布。前额 α 功率增加称为"前置"（anteriorization）。分析结果表明：LOC 之前和 ROC 之后，宽带谱 γ 波 / β 波功率随行为改变而改变，而 LOC 和 ROC 期间慢波和 α 波功率发生了改变（From Purdon PL，Pierce ET，Mukamel EA，et al. Electroencephalogram signatures of loss and recovery of consciousness from propofol. Proc Natl Acad Sci U S A. 2013；110：E1142-E1151.）

完全失去意识[44]。相比之下，当 α 波振荡最大波幅出现在慢波振荡的波谷时，患者易于被唤醒[44]。随着意识的恢复，α 波和慢波振荡逐渐消失（见彩图40.6，B）。理解 α 波和慢波振荡产生的原理有助于阐明丙泊酚导致意识消失的神经回路机制。丙泊酚导致意识消失的机制是通过超同步 α 波振荡阻碍丘脑和

前额皮质之间的交流，通过高度非同步的慢波振荡阻碍皮质内的交流[44，84，86-87]。

氯胺酮（见彩图 40.7，B）[27]和右美托咪定（见彩图 40.8，A 和 B）[34]的 EEG 模式比较独特，这与它们在脑和中枢神经系统内的作用机制有关[1，3，43]。氯胺酮主要通过结合 N- 甲基 -D- 天冬氨酸（N-methyl-

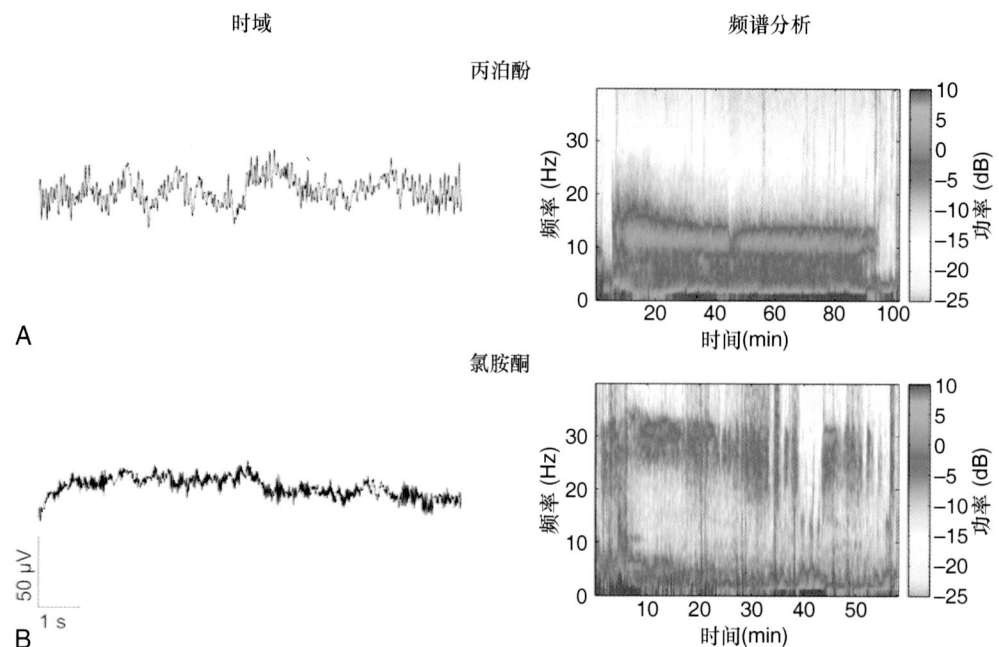

彩图 40.7　**常用麻醉药的时域和频谱脑电图（EEG）特征**。左侧为每种麻醉药 10 s 的 EEG 片段（未经处理）。右侧为每种麻醉药数分钟的 EEG 频谱图（密度谱阵）。（A）丙泊酚的 EEG 和频谱图显示特征性的 α 波振荡（8 ~ 12 Hz）和慢 - δ 波振荡（0.1 ~ 4 Hz）模式。（B）氯胺酮 EEG 和频谱图显示高频 β 波（20 ~ 24 Hz）和低频 γ 波（25 ~ 35 Hz）范围内的高频振荡

D-aspartate，NMDA）受体发挥作用[43, 88]。因此，给予小到中等剂量的氯胺酮时，其作用是阻止兴奋性谷氨酸信号的输入，并抑制中间神经元[89-90]。对锥体神经元的控制减弱可导致脑代谢增加和行为状态的改变。因此，给予小剂量氯胺酮时常可出现幻觉、分离状态、欣快感和躁动等。此时，边缘系统、皮质和丘脑等脑区之间虽仍有联系，但抑制性神经元对它们的规律性调控明显减少。因而，信息处理在时间和空间上缺乏协调性[1, 43]。麻醉诱导时，增加氯胺酮剂量可进一步阻断兴奋性谷氨酸能神经元上的 NMDA 受体，导致意识消失[91]。氯胺酮麻醉时，EEG 上常见的高频（20 ~ 30 Hz）振荡与脑内锥体神经元的活性增加有关（见彩图 40.7，B）[27, 92]。这种高频 EEG 活动解释了为何氯胺酮麻醉时 EEG 相关指数的数值较高。

右美托咪定主要通过作用于蓝斑核神经元突触前膜的 α₂ 肾上腺素能受体产生镇静作用[93-95]。右美托咪定的结合使这些神经元释放去甲肾上腺素减少[96-98]。失去去甲肾上腺素介导的对下丘脑视前区的抑制作用，导致视前区至中脑、脑桥、基底前脑和下丘脑的主要唤醒中枢的 GABA 能和甘丙肽能抑制性传入信号增强[99]。自视前区传入的抑制性信号增加被认为是非快速动眼（nonrapid eye movement，NREM）睡眠启动的一种成分[100-101]。这提示了为什么右美托咪定轻度镇静时 EEG 会显示间隙性纺锤形的 9 ~ 15 Hz 振荡爆发以及慢波模式，这种模式与 NREM 睡眠第二阶段的 EEG 非常相似（见彩图 40.8，A）。最近研究提

示，右美托咪定深度镇静也呈现轻度镇静时的纺锤波和慢 δ 波振荡联合模式（见彩图 40.8，A），同时 β 波振荡功率明显降低[32-33, 102]。右美托咪定深度镇静时也可显示类似 NREM 睡眠第三阶段的慢 δ 波振荡或慢波睡眠的 EEG 模式（见彩图 40.8，B）[26]。

七氟烷与其他吸入麻醉药一样，通过与脑和脊髓的多个作用靶点结合而产生生理和行为学效应，其作用包括与 GABAA 受体结合，增强 GABA 能抑制作用，通过与 NMDA 受体结合阻断谷氨酸释放。七氟烷还可激活双孔钾通道和超极化激活的环核苷酸门控通道[79]。尽管这些作用靶点的重要性仍存在争议，但七氟烷和其他醚类麻醉药具有独特的 EEG 特征是明确的。吸入七氟烷达到全身麻醉剂量时，EEG 可显示类似于丙泊酚的强 α 波和慢波振荡以及强 θ 波（4 ~ 8 Hz）振荡（见彩图 40.8，C）。θ 波的出现形成了七氟烷麻醉时 EEG 功率在慢波和 α 波振荡之间均衡分布的独特模式。七氟烷与其他挥发性麻醉药的频谱图中以 α 波和慢波振荡为主，提示 GABAA 介导的抑制作用是这些麻醉药的主要作用机制。这一频谱模式进一步提示醚类吸入麻醉药产生无意识的主要机制与丙泊酚非常相似[44, 84, 86-87]。

氧化亚氮具有高度特异的脑电图动态特征。作者所在医院的常规操作是，在手术结束时将异氟烷换成氧化亚氮，以加速全身麻醉苏醒（彩图 40.9A）。使用高浓度氧化亚氮（> 50%）时，在高频 γ 波振荡前，会出现大的慢 δ 波振荡，持续 3 ~ 12 min（见彩图

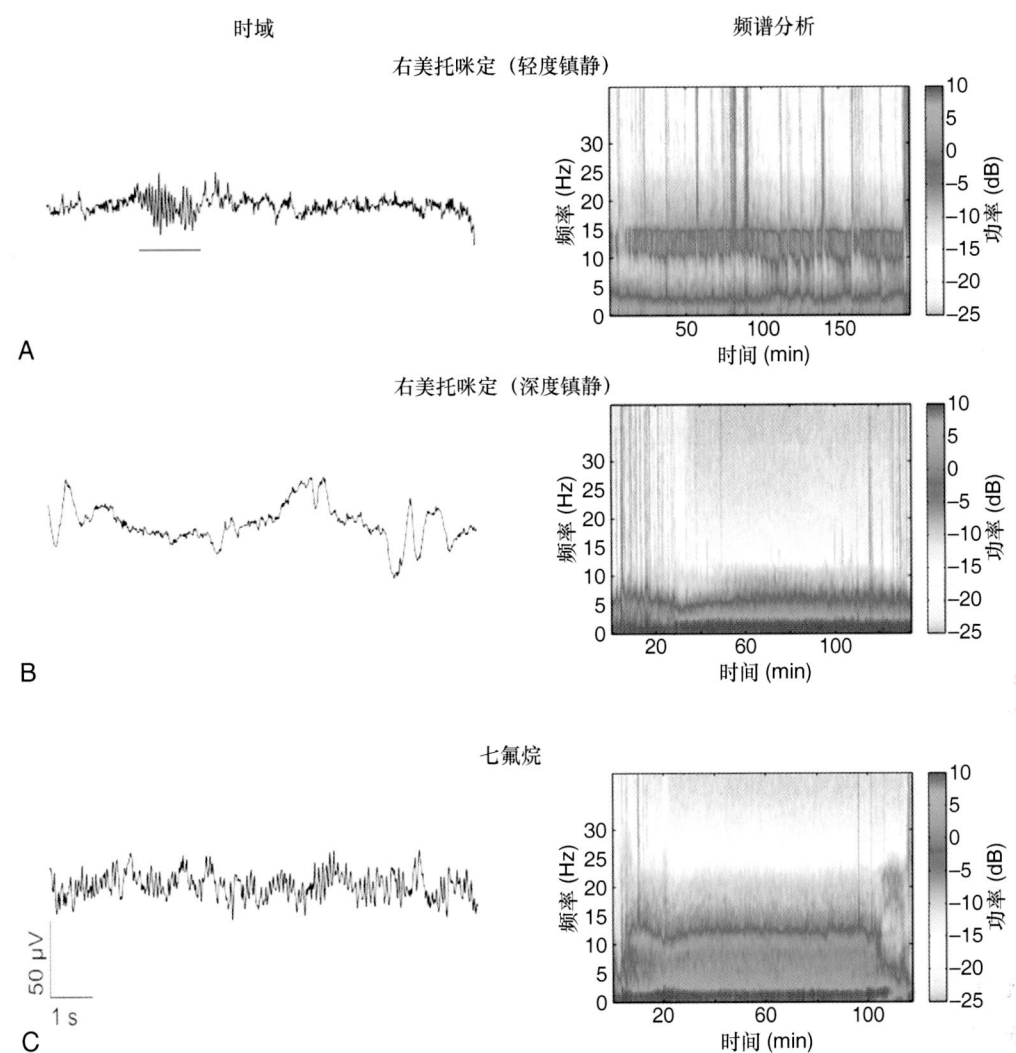

彩图 40.8　**常用麻醉药的时-域特征和脑电图频谱特征。**左侧为每种麻醉药 10 s 的 EEG 片段（未经处理）。右侧为每种麻醉药数分钟的 EEG 频谱图（密度谱阵）。（A）轻度镇静时右美托咪定的 EEG 和频谱图显示纺锤波（9～15 Hz）振荡以及与 NREM 睡眠第二阶段 EEG 相似的慢波振荡（0.1～1 Hz）和 δ 波振荡（1～4 Hz）。在未经处理的 EEG 上呈明显的纺锤波（下方红线提示），纺锤波呈间隙性，密度小于丙泊酚的 α 波振荡。（B）右美托咪定深度镇静时，EEG 和频谱图可无纺锤波，而以慢波和 δ 波为主（类似于 NREM 睡眠第三阶段的慢波，称为"慢波睡眠"）。（C）七氟烷频谱图与丙泊酚频谱图类似，此外还增加了 4～8 Hz 的 θ 波振荡活动

40.9B）[26, 31, 103-104]。关于慢 δ 波振荡持续时间短暂的原因尚不清楚。氧化亚氮被认为通过阻断 NMDA 谷氨酸受体起作用[31, 79, 105-106]。慢 δ 波振荡可能反映了一种短暂的深度无意识状态，这种状态极有可能是通过抑制从臂旁核和桥脑内侧网状结构到中央丘脑和基底前脑的关键 NMDA 谷氨酸投射神经而介导的[31, 107]。

虽然各种麻醉药未经处理的 EEG 看上去很相似，但其频谱图却各有特征。这些特征与麻醉药作用于特定神经回路中特定受体引起的意识状态改变有关。全身麻醉和镇静时，采用频谱图和采用 EEG 相关指数监测脑功能有着本质上的差别。EEG 相关指数基于的假设是，不同的麻醉药可产生相同的麻醉深度，尽管其作用机制并不相同。丙泊酚（见彩图 40.7，A）和氯胺酮（见彩图 40.7，B）频谱图特征的不同解释了为

什么临床上患者已明确进入镇静状态而后者的指数数值却仍很高。同样，右美托咪定深度镇静时的慢波振荡解释了为何 EEG 相关指数已达到深度意识消失时的低值而患者仍可被唤醒（见彩图 40.8，B）。

脑电图随年龄的改变

全身麻醉患者的脑电图特征除了随麻醉药种类而改变外，还随年龄发生变化。彩图 40.10 所示为丙泊酚麻醉时不同年龄患者的频谱图。丙泊酚脑电图随年龄改变有三个主要的变化特征。首先，0～3 月龄的婴儿采用丙泊酚或其他 GABA 能药物（如七氟烷）为主要催眠药实施麻醉时，脑电图仅显示慢 δ 波振荡（见彩图 40.10，A 和 B）[108]。直到 4 月龄或更大的儿童，慢

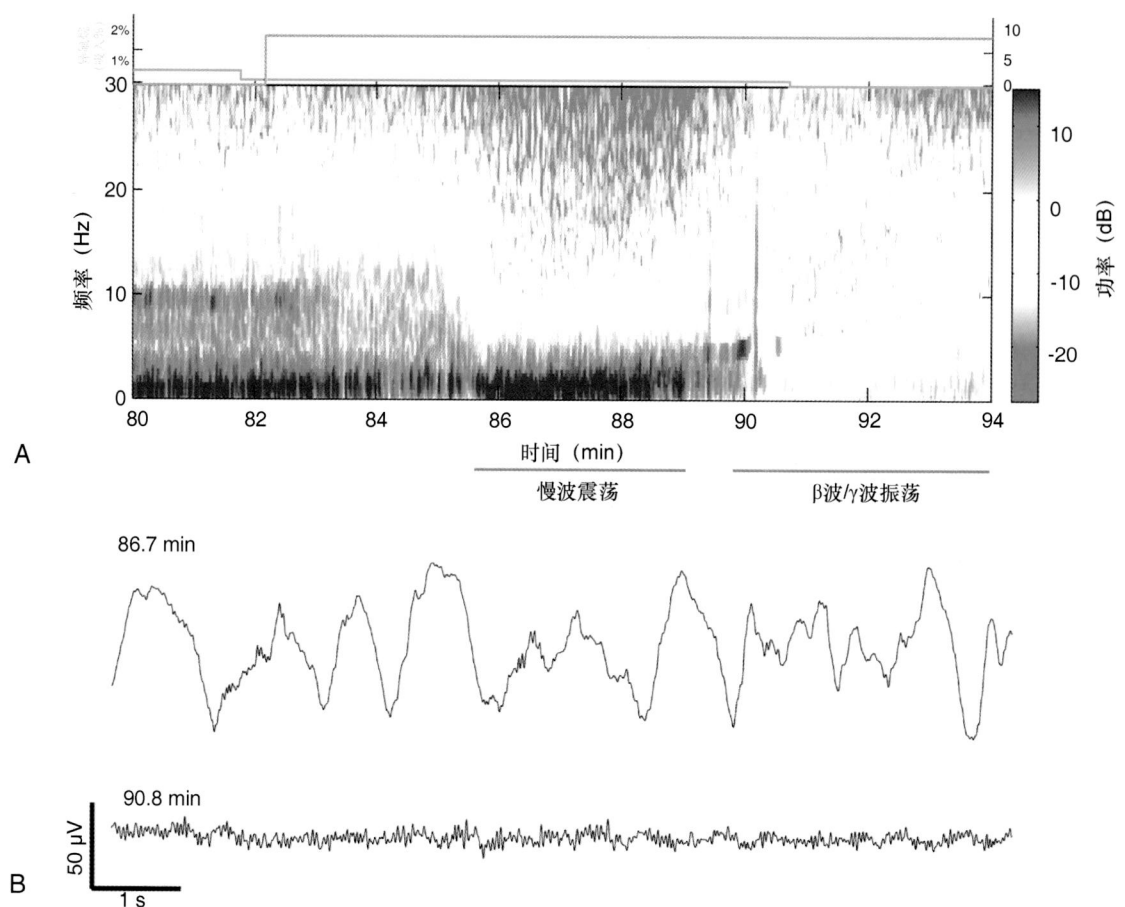

彩图 40.9　**氧化亚氮诱导的慢 δ 波和 β 波 - γ 波振荡的频谱图。**（A）为加快苏醒，把麻醉维持时的 3 L/min 的 0.5% 异氟烷和 58% 氧气混合气体，改为 7 L/min 的 75% 氧化亚氮和 24% 氧气的混合气体。83 ～ 85 min 之间，慢 δ 波、θ 波和 α 波振荡功率下降。从 86 min 开始，β 波和 θ 波段功率明显减小，而慢 δ 波振荡功率显著上升。至 90 min，慢 δ 波振荡功率明显下降，β 波 - γ 波振荡开始出现。（B）86.7 min 可记录到慢 δ 波振荡，90.8 min 可记录到 γ 波振荡。每段脑电图时长 10 s

δ 波和 α 波振荡才同时出现（见彩图 40.10C）[108]。大约 1 岁时，α 波振荡才变得相干并出现特异性的 α 波频率前置现象[37-38, 108-109]。相干性意味着振荡是高度同步的，而前置意味着振荡在额部电极占优势，在枕部电极却完全不存在。脑电图随年龄变化的潜在机制尚不清楚，但几乎可以肯定，它反映了儿童大脑环路的发育情况[37-38, 110]。计算机模型研究提示，丙泊酚由于增加对皮质网络的抑制，产生 α 波振荡[111]。当模型中加入丘脑皮质成分后，α 波振荡变得高度相干[86]。因此，在 6 月龄前，丙泊酚和七氟烷诱导的 α 波振荡的出现可以反映抑制功能的发育，特别是皮质回路的抑制[110]。后面出现的相干性 α 波振荡可以反映丘脑皮质连接的发育，丘脑皮质连接可促进相干性的 α 波振荡的出现[86, 112]。虽然图中没有标注出来，但频谱图中的总功率从 0 月开始随着年龄的增长而增加，到大约 6 ～ 8 岁时达到最大值，然后随着年龄的增长而下降[37-38]。

第二，α 波段是青年人（约 18 ～ 35 岁）的脑电特征，频率范围在 8 ～ 15 Hz 之间（见彩图 40.10F）。与青年人相比，< 18 岁的未成年人相应频段一般在更宽的频率范围内（10 ～ 20 Hz）下降（见彩图 40.10，D 和 E），且 α 波的功率较高（见彩图 40.10F）。与青年人相比，年龄大于 35 岁成年人对应的频段在较窄的频率范围内（6 ～ 10 Hz）下降（见彩图 40.10G），且 α 波段功率较低（见彩图 40.10F）。第三，α 波振荡在 55 岁以上的成年人可能减弱，在低频范围（6 ～ 10 Hz）几近消失（见彩图 40.10，G ～ I）。

慢 δ 波振荡与 α 波振荡具有相似的变化，即青年人的波段较宽，功率较高（见彩图 40.10，C ～ E）。随着年龄的增长，波段逐渐变窄，功率下降（见彩图 40.10，F ～ I）。事实上，56 岁患者和 81 岁患者的 α 振荡和慢 δ 波振荡几乎很难观察到（见彩图 40.10）。

彩图 40.10F ～ G 显示，即便对于年龄相近的患者，个体间的功率也可能存在显著差异。如图所示，

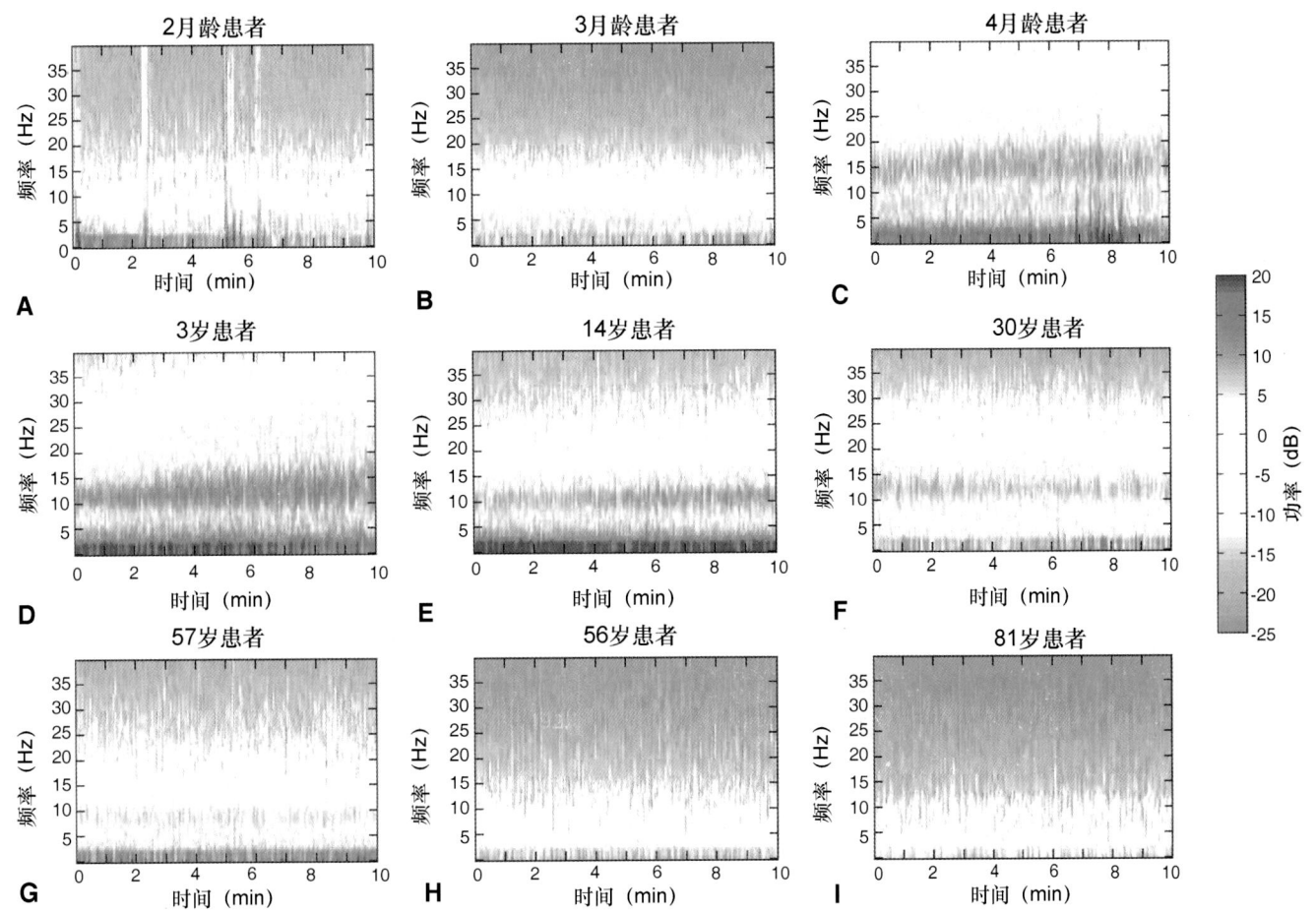

彩图 40.10　**丙泊酚随年龄变化的频谱图特征**。每幅子图是一段 10 min 的脑电图，采自丙泊酚麻醉的无意识患者。所有图的频谱功率标尺均相同。（A）2 月龄患者；（B）3 月龄患者；（C）4 月龄患者；（D）3 岁患者；（E）14 岁患者；（F）30 岁患者；（G）57 岁患者；（H）56 岁患者；（I）81 岁患者。小于 4 个月的儿童只可见慢 δ 波振荡。α 波振荡出现在 4 个月时。虽然＞4 月的儿童和 18 ~ 55 岁的成年人在丙泊酚麻醉时均表现出慢 δ 波和 α 波振荡模式，但 α 波振荡的频率范围和功率均随年龄的改变而改变。老年患者的 α 波振荡往往有明显减少，甚至消失

57 岁患者的 α 波和慢 δ 波振荡模式（40.10G）与 30 岁的患者（见彩图 40.10F）类似，而 56 岁患者的 α 波和慢 δ 波振荡模式（见彩图 40.10H）与 81 岁患者相似（见彩图 40.10I）。我们推测这些由丙泊酚诱导的振荡动态变化差异反映了正常大脑衰老中个体间的差异[113]。七氟烷、异氟烷和地氟烷引起的年龄相关性脑电图改变与丙泊酚相似，因为这些药物均主要通过 GABA 能机制起作用。

监测麻醉状态的意义

上述结果提示，未经处理的 EEG 和频谱图可用于监测麻醉患者的脑状态（见图 40.6 至 40.10）。自 1937 年，未经处理的 EEG 波形已被建议用作监测"麻醉深度"的工具[16-17, 26, 114-115]。虽然频谱图易于实时计算并有多篇麻醉研究报道[80-81, 116]，但联合使用未经处理的 EEG 和 EEG 相关指数进行麻醉监测正

在研发中。目前多数 EEG 脑功能监测仪均同时显示未经处理的 EEG 和频谱图[22,54,117]。麻省总医院麻醉学、危重症和疼痛医学部有一项培训项目，专门培训麻醉科医师通过阅读未经处理的 EEG 及频谱图，监测全身麻醉和镇静时患者的脑状态（www.eegforanesthesia.iars.org）。华盛顿大学开发了另一项 EEG 教育项目（icetap.org）。高度结构化振荡是麻醉状态的必要条件。因此，全身麻醉和镇静时使用频谱图监测意识状态，有助于将临床和研究观察的脑电图记录结果与实验研究和基于生物物理学的建模研究直接整合，从而有助于理清麻醉作用的神经回路机制[86, 111, 118-119]。

标准化符号转移熵

越来越多的信息表明，全身麻醉时意识消失的主要标志或机制是皮质间连接的中断[74-75, 84, 91, 120-121]。意识的消失与额叶和顶叶失去功能连接有关[91, 120]。

一种名为标准化符号转移熵（normalized symbolic transfer entropy，NSTE）的相互信息技术可以利用额部和顶部的集成电极片测量这种功能失连接（彩图40.11）。NSTE 测得的顶叶到额叶的功能连接称为前馈（feedforward，FF）功能连接。从额叶到顶叶的功能连接称为后馈（feedback，FB）功能连接。

丙泊酚、七氟烷和氯胺酮诱导的意识消失与后馈功能失连接有关（见彩图 40.11）[91, 120]。因此，NSTE 可通过评估功能连接的水平，监测全身麻醉患者的无意识水平。这三种麻醉药诱导的意识消失均存在后馈功能的失连接，提示 NSTE 不能区分它们的作用机制[120]。虽然如此，NSTE 仍可用于意识水平的监测。

丙泊酚和醚类吸入麻醉药导致后馈功能失连接的机制可能部分与前置有关（图 40.6，D）。Vijayan 及其同事的研究模型[119]显示，前置可以通过前丘脑皮质连接和后丘脑皮质连接之间的电生理差异（如静息膜电位和离子电流）得到解释。如果顶叶回路的神经生理学特征与其邻近的枕叶回路相似，那么导致前置的神经生理学改变同样也可能介导了后馈功能失连接。利用 Vijayan 模型研究全身麻醉意识消失过程中功能连接的变化，或许有助于从机制上解释前馈连接和后馈连接变化的差别。

目前，无法处理这些实时测量的相互作用的信息，所以在手术室没办法使用 NSTE[91]。此外，目前的 NSTE 需要使用由额部和顶部电极组成的集成电极，而现在大多数的脑功能监护仪只需使用额部集成电极。

闭环麻醉给药系统

早在 19 世纪 50 年代，已提出了用于全身麻醉和镇静维持的闭环麻醉给药系统（closed anesthetic delivery，CLAD），近来对这些研究进行了总结[122-123]。CLAD 系统的工作原理为，根据麻醉深度的 EEG 监测指标，定义术中麻醉维持所需的状态。术中进行 EEG 监测，并实时计算其监测指标的数值，计算机控制的麻醉给药系统根据 EEG 的目标值和实际计算值之间的

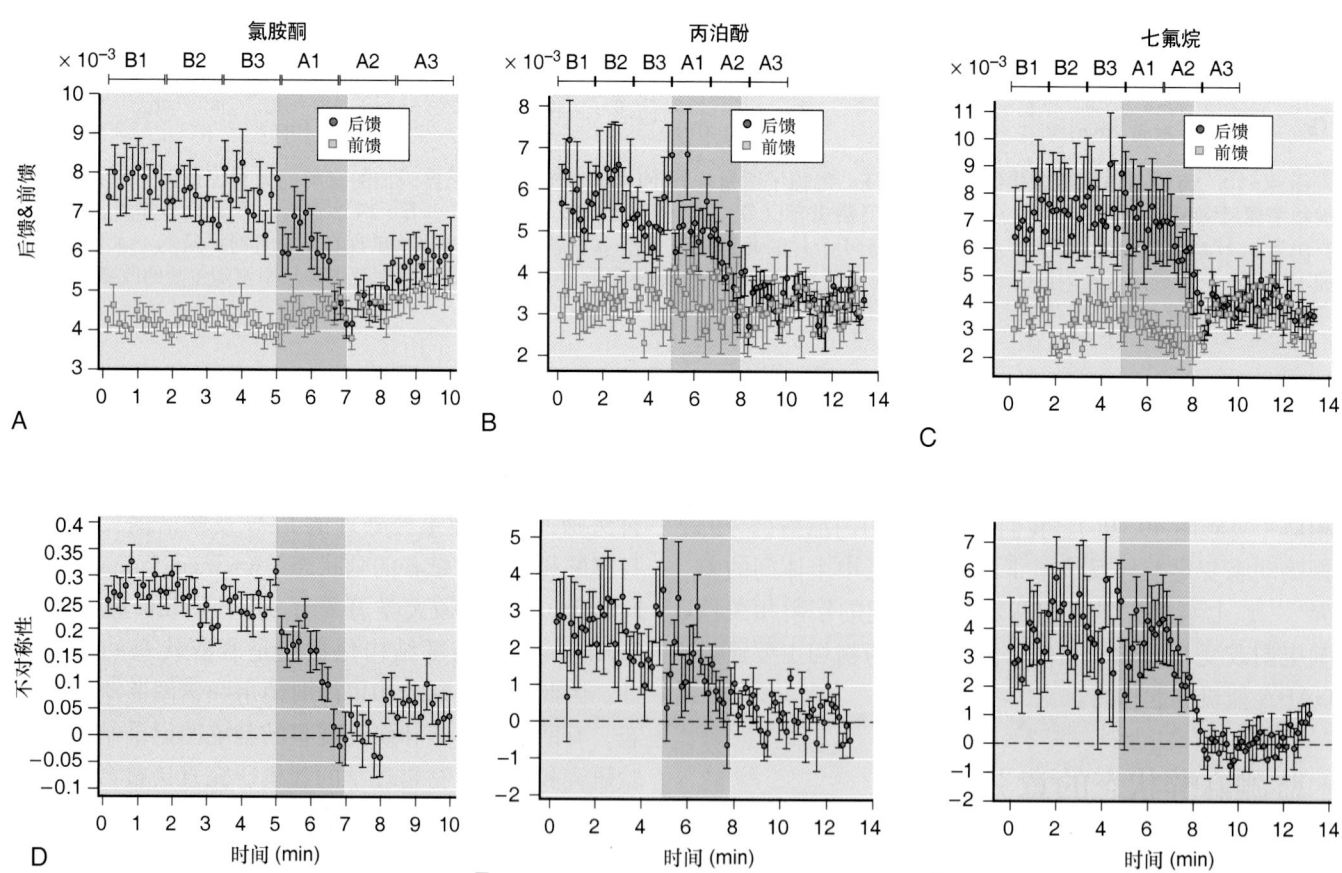

彩图 40.11　**标准化符号转移熵。**用标准化符号转移熵分析氯胺酮、丙泊酚和七氟烷诱导的意识消失。三种全麻药均可见前馈和后馈连接变化的不对称性。额-顶叶前馈连接（蓝色）/后馈连接（红色）（A～C）及其相应的不对称性（D～F），A 和 D 为氯胺酮、B 和 E 为丙泊酚、C 和 F 为七氟烷。绿色高亮部分为全身麻醉诱导期。B1 至 B3 为基础状态。A1 至 A3 为麻醉状态。氯胺酮组、丙泊酚组和七氟烷组分别纳入 30、9 和 9 例被试。意识消失时，三种全身麻醉药额-顶叶的后馈失连接程度均显著大于前馈失连接（Redrawn from Lee U，Ku S，Noh G，et al. Disruption of frontal-parietal communication by ketamine，propofol，and sevoflurane. Anesthesiology 2013；118：1264-1275.）

差异自动调整输注速度。虽然已有多种 EEG 指标用于指导 CLAD 系统输注麻醉药物,但应用最广泛的还是 BIS 值[25,124]。BIS 值计算和更新有 20～30 s 的滞后[24]。CLAD 系统达到所需的麻醉深度时可明显减少麻醉药的用量[25, 125-127]。大多数 CLAD 系统设定的目标是维持无意识状态,但最新开发的控制系统研究了无意识和无伤害性感受状态的维持[128-129]。

最近,在啮齿类和人类模型上的模拟研究以及啮齿类实验研究的结果表明,高度可靠和精确的 CLAD 系统可以采用爆发抑制(见图 40.2,F)作为控制变量来维持医学昏迷[122-123]。Shanechi 及同事[130]开发出一套以随机控制系统为框架、以爆发抑制概率为控制变量的 CLAD 系统,爆发抑制概率是指大脑被抑制的瞬时概率(彩图 40.12)[110]。与爆发抑制率相比,

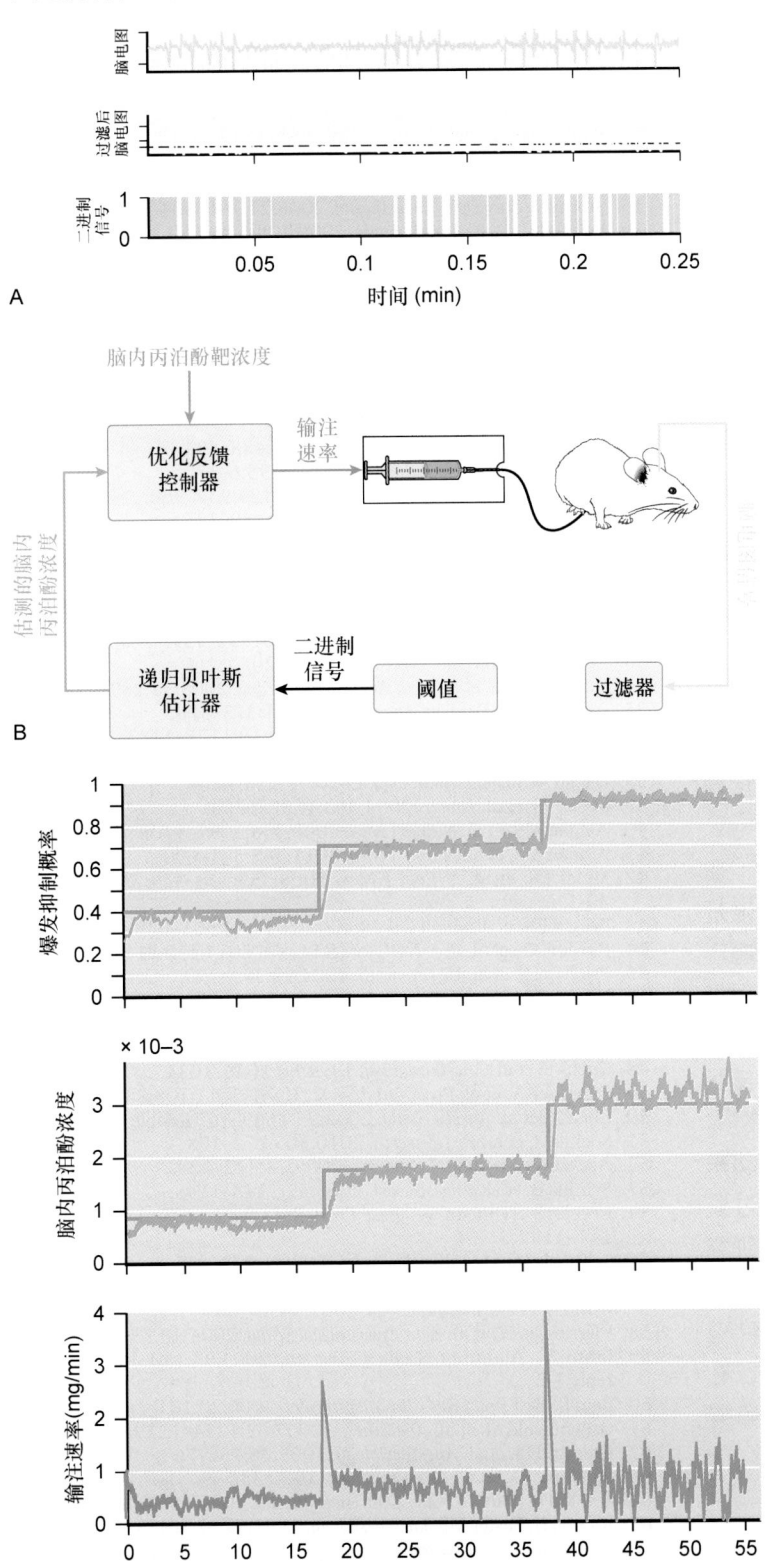

彩图 40.12 **通过控制爆发抑制维持医学昏迷的闭环麻醉给药系统的实验。**(A)大鼠脑电图(EEG)中的爆发抑制信号经过过滤和设定阈值后,转换成二进制数据(即爆发为 0,抑制为 1)。(B)通过指定爆发抑制概率来设定脑内丙泊酚的靶浓度。贝叶斯算法根据 EEG 估测脑内丙泊酚浓度。控制器通过比较丙泊酚估测浓度和靶浓度的差别,每秒调整一次输注速率,以维持设定的目标爆发抑制概率或相应的脑内丙泊酚靶浓度。(C)上方的图显示将目标爆发抑制概率(绿线)维持在 0.4,持续 20 min,而后改为 0.7,持续 20 min,最后改为 0.9,持续 15 min。估测的爆发抑制概率(紫线)与目标水平紧密贴合。中间的图显示相应的脑内丙泊酚靶浓度(绿线)与估测的丙泊酚浓度(紫线)紧密贴合。下方的图显示控制器如何即刻改变输注速率以维持爆发抑制目标水平。该研究验证了实时控制爆发抑制以及其他全身麻醉状态的可行性(Redrawn from Shanechi M,Chemali JJ,Liberman M,et al. A brain-machine interface for control of medically-induced coma. PLoS Comput Biol. 2013;9;e1003284.)

爆发抑制概率对爆发抑制的监测更可靠。CLAD 系统能精确跟踪爆发抑制的目标水平。假如这些结果在人体上可以成功重复，CLAD 系统就可为癫痫持续状态和颅内高压的患者提供一种自动和高效的维持数天医学昏迷的手段。

最近，数项临床研究证实了 CLAD 系统可用于单独控制无意识水平、无意识和抗伤害水平或无意识水平和容量状态的可行性[131-133]。所有这些研究都是在美国之外开展的，因为 FDA 尚未批准用于实施全身麻醉的 CLAD 系统。鉴于 CLAD 系统是目前研究的一大热点，相信在不久的将来，许多新发现和新方法将会陆续见诸报道。

抗伤害性感受监测

前文讨论的全身麻醉和镇静期脑状态的监测方法主要集中于无意识水平的监测。监测抗伤害性感受是一个非常重要且快速发展的研究领域。在前言中，我们修正了 Brown 及其同事[1]对全身麻醉的定义，用"抗伤害性感受"（antinociception）替代了"镇痛"（analgesia）[3]。这样做是为了精确区分痛觉感受和疼痛，前者是通过感觉神经系统传递潜在的损伤或有害刺激，后者是对痛觉信息的有意识处理。当患者在全身麻醉下失去知觉时，麻醉医护人员处理的是伤害性感受，而当患者在手术后清醒时，医护人员处理的是疼痛。因此，抗伤害性感受是麻醉药和镇痛药阻止神经系统中有关损伤或有害刺激的信息流的程度。

目前最常用的痛觉感受指标是体动以及心率、血压和呼吸频率等生理反应。这些生理标志的变化是 NMA 回路对中枢神经系统中伤害性感受信息传递产生反应的结果（见图 40.1）。一些研究采用多项生理指标监测伤害性感受，这些指标包括心率、心率变异度（0.15 ~ 0.4 Hz 频段的功率）、体积描记图的波幅、皮肤电导、皮肤电导波动以及上述指标的衍生指标[134-135]。此外，还可以通过红外光瞳孔测量仪观察瞳孔活动来监测伤害性感受[136]。现有的商业化设备已可通过监测生理指标追踪抗伤害性感受[137-140]。最近一项研究表明，同时监测无意识和抗伤害性感受，有助于更有根据地选用麻醉药物组合，以实施多模式麻醉策略[3]。这种新策略在手术中可以更好地控制伤害性感受，在术后可以更好地控制疼痛，并降低术后认知功能障碍和阿片类药物滥用的可能性。

参考文献

1. Brown EN, et al. *N Engl J Med.* 2010;363:2638–2650.
2. Cellular and molecular mechanisms of anesthesia. In: Evers AS, PG Barash, BF Cullen, RK Stoelting ed. *Clinical Anesthesia.* 3rd ed. Philadelphia: Lipponcott-Raven; 1997.
3. Brown EN, et al. *Anesth Analg.* 2018; 127: 1246-1258.
4. Posner J, et al. Oxford University Press; 2007.
5. Cote CJ, et al. *Anesthesiology.* 1981;55:703–705.
6. Feldman JL, Del Negro CA. *Nat Rev Neurosci.* 2006;7:232–242.
7. Palanca BJ, et al. *Curr Opin Anaesthesiol.* 2009;22:553–559.
8. Prys-Roberts C. *Br J Anaesth.* 1987;59:1341–1345.
9. Price DD. *Science.* 2000;288:1769–1772.
10. Purves D, et al. *Neuroscience.* 4th ed. Sunderland, MA: Sinauer Associates, Inc.; 2008.
11. Kertai MD, et al. *Anesth Analg.* 2012;114:533–546.
12. Pfaff D. Cambridge: Harvard University Press; 2005.
13. Giacino JT, et al. *Neurology.* 2002;58:349–353.
14. Giacino JT, et al. *Arch Phys Med Rehabil.* 2004;85:2020–2029.
15. Storm H. *Curr Opin Anaesthesiol.* 2008;21:796–804.
16. Bennett C, et al. *Anesth Analg.* 2009;109:539–550.
17. Gibbs FA, et al. *Arch Intern Med.* 1937;60:154–166.
18. Kiersey DK, et al. *Br J Anaesth.* 1951;23:141–152.
19. Kearse Jr LA, et al. *Anesthesiology.* 1994;81:1365–1370.
20. Glass PS, et al. *Anesthesiology.* 1997;86:836–847.
21. Rampil IJ. *Anesthesiology.* 1998;89:980–1002.
22. Kelley SD. *Monitoring Consciousness: Using the Bispectral Index.* 2nd ed. Boulder, CO: Covidien; 2010.
23. Bruhn J, et al. *J Clin Mon Comp.* 2000;16:593–596.
24. Pilge S, et al. *Anesthesiology.* 2006;104:488–494.
25. Struys MM, et al. *Anesthesiology.* 2001;95:6–17.
26. Purdon PL, et al. *Anesthesiology.* 2015;123:937–960.
27. Hayashi K, et al. *Br J Anaesth.* 2007;99:389–395.
28. Yamamura T, et al. *Anesth Analg.* 1981;60:283–288.
29. Foster BL, Liley DT. *Anesth Analg.* 2011;113:758–765.
30. Ozcan MS, et al. *J Neurosurg Anesthesiol.* 2010;22:309–315.
31. Pavone KJ, et al. *Clin Neurophysiol.* 2016;127:556–564.
32. Sleigh JW, et al. *Anesth Analg.* 2018;127:951–959.
33. Xi C, et al. *PLoS One.* 2018;13:e0199120.
34. Huupponen E, et al. *Acta Anaesthesiol Scand.* 2008;52:289–294.
35. Aksu R, et al. *Paediatr Anaesth.* 2011;21:373–378.
36. Mason KP, et al. *Paediatr Anaesth.* 2009;19:1175–1183.
37. Akeju O, et al. *Br J Anaesth.* 2015;115(suppl 1):i66–i76.
38. Lee JM, et al. *Anesthesiology.* 2017;127:293–306.
39. Myles PS, et al. *Lancet.* 2004;363:1757–1763.
40. Avidan MS, et al. *N Engl J Med.* 2008;358:1097–1108.
41. Avidan MS, et al. *N Engl J Med.* 2011;365:591–600.
42. Myles PS, et al. *N Engl J Med.* 2008;359:428–429; author reply 30-1.
43. Brown EN, et al. *Annu Rev Neurosci.* 2011;34:601–628.
44. Purdon PL, et al. *Proc Natl Acad Sci U S A.* 2013;110:E1142–E1151.
45. Prichep LS, et al. *Br J Anaesth.* 2004;92:393–399.
46. Drover D, Ortega HR. *Best Pract Res Clin Anaesthesiol.* 2006;20:121–128.
47. Tinker JH, et al. *Anesthesiology.* 1977;46:252–259.
48. Kochs E, et al. *Anesthesiology.* 1994;80:1026–1034.
49. Cimenser A, et al. *Proc Natl Acad Sci U S A.* 2011;108:8832–8837.
50. Chen X, et al. *Anesth Analg.* 2002;95:1669–1674, table of contents.
51. Soehle M, et al. *Br J Anaesth.* 2010;105:172–178.
52. Adesanya AO, et al. *J Crit Care.* 2009;24:322–328.
53. Schultz B, et al. *Anaesthesist.* 2003;52:1143–1148.
54. Kreuer S, Wilhelm W. *Best Pract Res Clin Anaesthesiol.* 2006;20:111–119.
55. Schneider G, et al. *Br J Anaesth.* 2003;91:329–335.
56. Schneider G, et al. *Anesthesiology.* 2004;101:1105–1111.
57. Bruhn J, et al. *Anesthesiology.* 2001;95:30–35.
58. Viertio-Oja H, et al. *Acta Anaesthesiol Scand.* 2004;48:154–161.
59. Jantti V, Alahuhta S. *Br J Anaesth.* 2004;93:150–151; author reply 1-2.
60. Bein B. *Best Pract Res Clin Anaesthesiol.* 2006;20:101–109.
61. Gruenewald M, et al. *Anaesthesia.* 2007;62:1224–1229.
62. Eger 2nd EI, et al. *Anesthesiology.* 1965;26:756–763.
63. Stoelting RK, et al. *Anesthesiology.* 1970;33:5–9.
64. Solt K, Forman SA. *Curr Opin Anaesthesiol.* 2007;20:300–306.
65. Rampil IJ, Laster MJ. *Anesthesiology.* 1992;77:920–925.
66. Antognini JF, Schwartz K. *Anesthesiology.* 1993;79:1244–1249.
67. Rampil IJ. *Anesthesiology.* 1994;80:606–610.

68. Anderson RE, Jakobsson JG. *Eur J Anaesthesiol.* 2006;23:208–212.
69. Schmidt GN, et al. *Anaesthesia.* 2005;60:228–234.
70. Kreuer S, et al. *Br J Anaesth.* 2003;91:336–340.
71. Friedman EB, et al. *PLoS One.* 2010;5:e11903.
72. Joiner WJ, et al. *PLoS Genet.* 2013;9:e1003605.
73. Hirschberg R, Giacino JT. *Neurol Clin.* 2011;29:773–786.
74. Alkire MT, et al. *Science.* 2008;322:876–880.
75. Hudetz AG. *Brain Connect.* 2012;2:291–302.
76. Langsjo JW, et al. *J Neurosci.* 2012;32:4935–4943.
77. Mhuircheartaigh RN, et al. *J Neurosci.* 2010;30:9095–9102.
78. Breshears JD, et al. *Proc Natl Acad Sci U S A.* 2010;107: 21170–21175.
79. Hemmings Jr HC, et al. *Trends Pharmacol Sci.* 2005;26:503–510.
80. Bickford RG, et al. *Trans Am Neurol Assoc.* 1971;96:118–122.
81. Fleming RA, Smith NT. *Anesthesiology.* 1979;50:456–460.
82. Bai D, et al. *J Neurosci.* 1999;19:10635–10646.
83. Feshchenko VA, et al. *Neuropsychobiology.* 2004;50:257–266.
84. Lewis LD, et al. *Proc Natl Acad Sci U S A.* 2012;109:E3377–E3386.
85. Li D, et al. *Anesthesiology.* 2013;119:81–88.
86. Ching S, et al. *Proc Natl Acad Sci U S A.* 2010;107:22665–22670.
87. Soplata AE, et al. *PLoS Comput Biol.* 2017;13:e1005879.
88. Sinner B, Graf BM. *Handb Exp Pharmacol.* 2008:313–333.
89. Olney JW, Farber NB. *Arch Gen Psychiatry.* 1995;52:998–1007.
90. Seamans J. *Nat Chem Biol.* 2008;4:91–93.
91. Lee U, et al. *Anesthesiology.* 2013;118:1264–1275.
92. Tsuda N, et al. *Acta Anaesthesiol Scand.* 2007;51:472–481.
93. Correa-Sales C, et al. *Anesthesiology.* 1992;76:948–952.
94. Chiu TH, et al. *Eur J Pharmacol.* 1995;285:261–268.
95. Mizobe T, et al. *J Clin Invest.* 1996;98:1076–1080.
96. Jorm CM, Stamford JA. *Br J Anaesth.* 1993;71:447–449.
97. Nacif-Coelho C, et al. *Anesthesiology.* 1994;81:1527–1534.
98. Nelson LE, et al. *Anesthesiology.* 2003;98:428–436.
99. Saper CB, et al. *Nature.* 2005;437:1257–1263.
100. Sherin JE, et al. *J Neurosci.* 1998;18:4705–4721.
101. Morairty S, et al. *Neuroscience.* 2004;123:451–457.
102. Scheinin A, et al. *Anesthesiology.* 2018;129:22–36.
103. Avramov MN, et al. *Anesth Analg.* 1990;70:369–374.
104. Hagihira S, et al. *Anesth Analg.* 2012;115:572–577.
105. Mennerick S, et al. *J Neurosci.* 1998;18:9716–9726.
106. Jevtovic-Todorovic V, et al. *Nat Med.* 1998;4:460–463.
107. Boon JA, Milsom WK. *Resp Phys Neurobiol.* 2008;162:63–72.
108. Cornelissen L, et al. *Elife.* 2015;4:e06513.
109. Cornelissen L, et al. *Br J Anaesth.* 2018;120:1274–1286.
110. Purdon PL. In: Benasich AA, Ribary U, eds. *Emergent Brain Dynamics: Prebirth to Adolescence.* Cambridge, MA: MIT Press; 2018.
111. McCarthy MM, et al. *J Neurosci.* 2008;28:13488–13504.
112. Flores FJ, et al. *Proc Natl Acad Sci U S A.* 2017;114:E6660–E6668.
113. Brown EN, Purdon PL. *Curr Opin Anaesthesiol.* 2013;26:414–419.
114. Martin JT, et al. *Anesthesiology.* 1959;20:359–376.
115. Wildes TS, et al. *BMJ Open.* 2016;6:e011505.
116. Levy WJ. *Anesthesiology.* 1984;60:430–434.
117. Drover DR, et al. *J Clin Mon Comp.* 2011;25:175–181.
118. Ching S, et al. *Proc Natl Acad Sci U S A.* 2012;109:3095–3100.
119. Vijayan S, et al. *J Neurosci.* 2013;33:11070–11075.
120. Ku SW, et al. *PLoS One.* 2011;6:e25155.
121. Casali AG, et al. *Sci Transl Med.* 2013;5:198ra05.
122. Ching S, et al. *Anesthesiology.* 2013.
123. Liberman MY, et al. *J Neural Eng.* 2013;10:046004.
124. Mortier E, et al. *Anaesthesia.* 1998;53:749–754.
125. Agarwal J, et al. *Acta Anaesthesiol Scand.* 2009;53:390–397.
126. Puri GD, et al. *Anaesth Intensive Care.* 2007;35:357–362.
127. Hemmerling TM, et al. *Can J Anaesth.* 2010;57:725–735.
128. Liu N, et al. *Anesth Analg.* 2011;112:546–557.
129. Liu N, et al. *Anesthesiology.* 2012;116:286–295.
130. Shanechi M, et al. *PLoS Comp Bio.* 2013.
131. Dutta A, et al. *Anesth Analg.* 2018.
132. Joosten A, et al. *Anesth Analg.* 2018.
133. West N, et al. *Anesth Analg.* 2018;127:883–894.
134. Ben-Israel N, et al. *J Clin Mon CompJ.* 2013.
135. Ledowski T, et al. *Anaesthesia.* 2010;65:1001–1006.
136. Neice AE, et al. *Anesth Analg.* 2017;124:915–921.
137. The Dolosys Paintracker. (Accessed June 29, 2017, at http://www.dolosys.de/Products-EN.htm.)
138. ANI (Analgesia Nociception Index). (Accessed June 29, 2017, at https://www.mdoloris.com/en/technologies/ani-analgesia-nociception-index/.)
139. Storm H. Med-Storm, PainMonitorTM. 2016.
140. Huiku M, et al. *Surgical Plethysmographic Index (SPI) in Anesthesia Practice;* 2014.

41 呼吸监测

DAVID W. KACZKA，HOVIG V. CHITILIAN，MARCOS F. VIDAL MELO

俞莹　房小斌　译　张良成　李师阳　薛张纲　校

要　点	
	■ 术中呼吸监测是美国麻醉科医师学会（ASA）基本麻醉监测标准的基本要素之一。密切监测通气和氧合对安全实施麻醉必不可少。
	■ 全面理解呼吸监测的生理学和技术原理对于其临床恰当应用至关重要。
	■ 大部分临床使用的呼吸监测仪能提供全身和整个肺方面的信息，由此可以推断肺局部和组织层面的情况。
	■ 必须根据临床需要决定所采用的呼吸监测技术的创伤性程度。
	■ 脉搏氧饱和度仪是一种无创、可靠、简便且连续的监测动脉血氧饱和度的方法。
	■ 通气-血流比失调、分流和通气不足是围术期低氧血症的最常见原因。监测气体交换功能情况并观察其对各种临床干预的反应，有助于鉴别低氧血症的病因。
	■ 混合静脉血氧饱和度（mixed venous oxygen saturation，$S_{\bar{v}}O_2$）可监测氧供与氧耗之间的总体平衡状况。测量 $S_{\bar{v}}O_2$ 可提供有关气体交换、心输出量和全身氧耗量的信息。
	■ 近红外光谱分析系统临床上可用于监测局部组织的氧合情况，尤其是大脑。局部组织氧合监测在临床管理中的价值目前正在逐步确立。
	■ 二氧化碳描记图是围术期定量评估通气的主要方法。它除了能提供有关肺通气、肺血流和有氧代谢的生理信息外，其对确认气管内导管的位置和明确呼吸回路的完整性亦至关重要。
	■ 呼气末二氧化碳（carbon dioxide，CO_2）并非总能可靠地估测动脉血 CO_2 分压，尤其在通气和血流分布存在显著异质性的情况下。
	■ 监测通气过程中的压力、流量和容量对优化机械通气必不可少，还可用以发现呼吸系统的病理生理性机械力学异常（即气道阻力增加或肺顺应性降低）。
	■ 影像技术已成为呼吸监测的重要工具。肺部超声检查正越来越多地应用于急诊医学和围术期医学领域，可进行床旁快速评估诸如气胸、肺水肿、肺实变和胸腔积液等肺部异常情况。生物电阻抗层析成像术是另一种无创影像技术，可提供有关肺通气和肺复张的相关信息。
	■ 当前的呼吸监测方法主要是评估肺机械力学和总体气体交换过程。组织和亚细胞水平的呼吸监测仍是未来创新发展的理想目标之一。

呼吸监测概述

呼吸监测对每一例麻醉都不可或缺。国内和国际制定的麻醉监测标准均强制要求进行呼吸监测，并已广泛认可其对维护机体内环境稳态和患者安全的重要意义[1-2]。数十年来，呼吸监测技术的发展已大幅降低了麻醉相关的发病率和死亡率，并开创了安全麻醉的新纪元[3]。

呼吸是将氧气（O_2）从外部环境运送到机体细胞，以及将二氧化碳（CO_2）从人体细胞运送到外部环境。此概念涵盖了细胞呼吸的成分，此过程中，细胞通过在可控的氢与氧合成水的反应过程中形成的三磷酸腺苷而获得能量[4]。因此，最广义来看，呼吸监测是指对涉及外部环境与气体的利用和产出相关的亚细胞路径之间呼吸气体的交换过程进行持续性或间断性评估（图 41.1）[4]。

呼吸监测包括评估：①通过分支的气管/支气管树和肺泡输送的气体的流动和弥散；②肺泡与肺毛细血管血液之间的气体平衡；③来自不同的通气/血流比区域的气体汇总平衡后对呼出气、动脉血和混合静脉血的影响；④气体通过微循环在血液与组织之间的运送；⑤组织与线粒体之间的气体弥散；⑥氧气利用和二氧化碳生成的细胞呼吸过程。

生理性监测的进展提高了我们对麻醉过程中呼吸功能不同阶段的认识。本章概述了现有和新兴的呼吸监测技术。但尽管已经有了这些技术进步，现有的监测仪在为麻醉和危重症患者提供准确而全面的呼吸功能信息方面仍有欠缺。因此，有关呼吸监测的各个方面的研究仍有待广泛而深入地进行[5-6]。

美国麻醉科医师协会标准

"监测"一词常与电子设备相关联，但需要特别注意的是，现行的《美国麻醉科医师协会（American Society of Anesthesiologists, ASA）基本麻醉监测标准》的《标准Ⅰ》中指出：在实施全身麻醉、区域麻醉和监护麻醉时，具备资质的麻醉专业人员必须全程在场（框 41.1）。其优先级要高于对任何仪器设备的依赖（正如《标准Ⅱ》中所提示）。同时，该标准明确指出，麻醉实施者所拥有的专业知识和对监测结果的解读能力的重要性要远超过设备本身所提供的信息。麻醉专业领域安全性的提高主要依赖于高质量的培训和鼓励接受继续教育的氛围，而非单纯依靠新技术的使用[7]。《ASA 基本麻醉监测标准》所反映的是上世纪 80 年代[3]即已确立的麻醉监测原则，应得到全面而系统地贯彻。该标准也为根据临床需求选择额外的监测提供了基础。

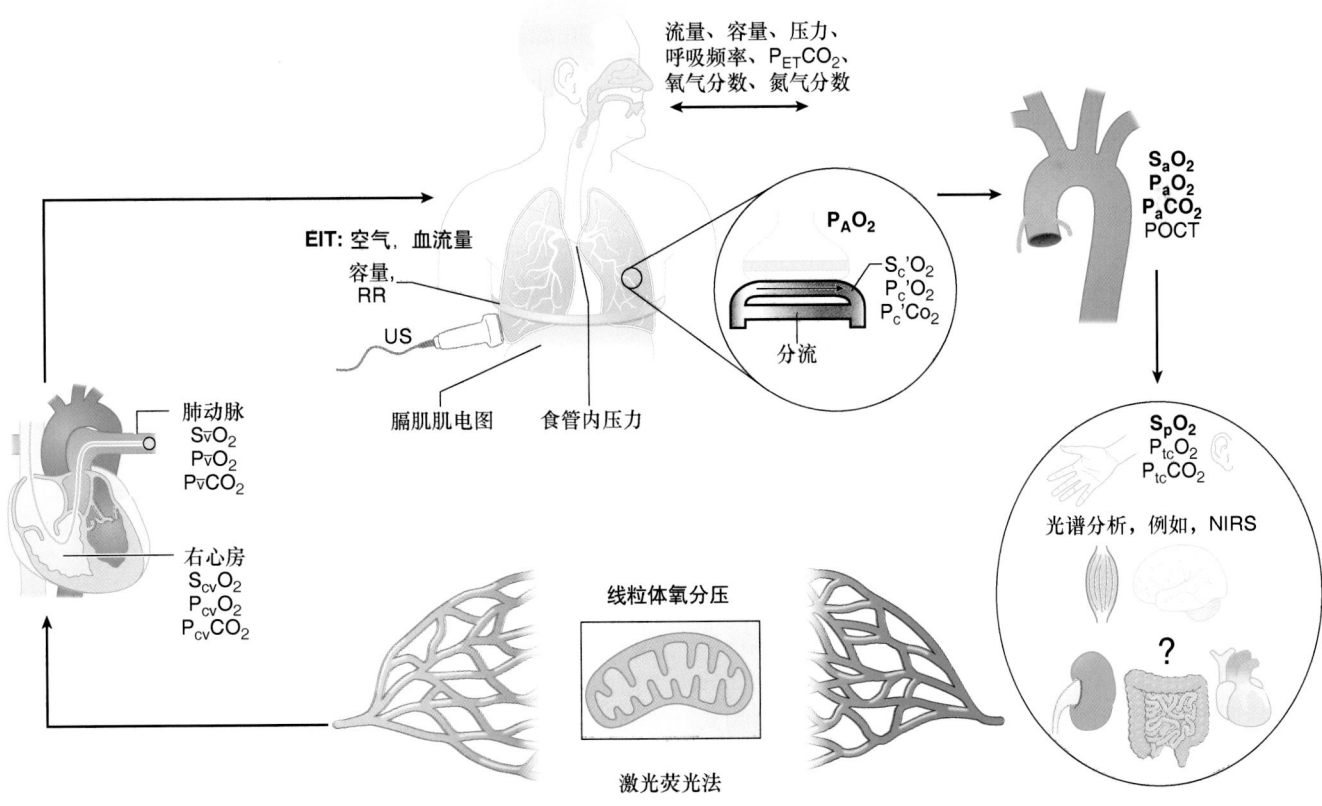

图 41.1　**呼吸过程及现有呼吸监测技术的测量部位。**大部分测量的变量是在气道入口及体循环血液中测得的，这些变量可对呼吸功能组成成分中的肺力学和气体交换进行评估（粗体）。脉搏氧饱和度监测代表的是全身性氧合评估与局部组织氧合评估之间的过渡。目前尚缺乏常规而可靠的针对组织、细胞和亚细胞水平进行呼吸监测的临床手段。EIT，电阻抗断层扫描；NIRS，近红外光谱分析；PaCO2，动脉血二氧化碳分压；PaO2，动脉血氧分压；PAO2，肺泡氧分压；Pc'CO2，末梢毛细血管二氧化碳分压；Pc'O2，末梢毛细血管氧分压；PcvCO2，中心静脉二氧化碳分压；PcvO2，中心静脉氧分压；PETCO2，呼气末二氧化碳分压；PvO2，混合静脉血氧分压；PvCO2，混合静脉二氧化碳分压；POCT，即时检验；PtcCO2，经皮二氧化碳分压；PtcO2，经皮氧分压；RR，呼吸频率；SaO2，动脉血氧饱和度；Sc'O2，毛细血管末端氧饱和度；ScvO2，中心静脉血氧饱和度；SvO2，混合静脉血氧饱和度；SpO2，外周血氧饱和度；US，超声

框41.1 美国麻醉科医师协会与呼吸监测相关的基本麻醉监测标准

标准 I

实施全身麻醉、区域麻醉与监护麻醉的全过程必须有有资质的麻醉专业人员在场

标准 II

在所有麻醉中，必须持续[†]评估患者的氧合、通气、循环和体温

氧合

目的：保证所有麻醉患者的吸入气和血中的氧浓度适当

方法

吸入气：使用麻醉机进行的每一例全身麻醉管理过程中，应使用氧分析仪测量患者呼吸系统中的氧浓度，并确保低氧浓度报警工作正常。*

血液氧：所有麻醉中，须使用脉搏氧饱和度仪等定量监测方法评估患者的氧合情况。* 使用脉搏氧饱和度仪时，麻醉科医师或麻醉医疗团队中的成员应能听到其脉搏音调变化和低氧报警声。* 必须有适当的照明与皮肤暴露以便观察患者的肤色。*

通气

目的：确保所有麻醉中患者的通气适当。

方法

每一例全身麻醉患者都必须持续评估通气是否适当。胸廓呼吸动度和麻醉机呼吸球囊的观察以及听诊呼吸音等定性的临床征象都是有用的。除非存在患者、手术或仪器等特殊原因的限制，应持续监测患者的呼出气二氧化碳。强烈建议进行呼出气容积的定量监测。*

气管内导管或喉罩放置后，应通过临床评估和呼出气二氧化碳识别的方法确认导管位置正确。应采用二氧化碳描记图、呼气末二氧化碳监测仪或质谱仪等定量监测的方法，自气管内导管或喉罩置入开始，直至拔管或开始将患者转移至术后恢复室的整个过程中，持续监测呼气末二氧化碳。* 在使用二氧化碳描记图或呼气末二氧化碳监测仪时，呼气末二氧化碳报警的音量应设定在能使麻醉科医师或麻醉管理团队成员可听见的范围内。[†]

使用控制性机械通气时，必须连续使用一种能侦测呼吸系统组件断开或脱落的监测设备。该设备能在测值超出报警阈值时发出声音报警。

区域麻醉（无镇静）或局部麻醉（无镇静）中，必须通过持续观察定性的临床指标以评估患者的通气是否良好。对于中度或深度镇静的患者，除非受患者、手术或设备条件的限制，均应持续观察定性的临床指标和呼出气中二氧化碳是否存在来评估通气是否适当。

[†] 注意："持续"是指"有规律地、频繁而稳定地快速进行重复"，而"连续"是指"长时间无任何中断"
* 在特殊情况下，主诊的麻醉科医师可放弃 * 的要求；此时，建议在患者病案记录上加以注明，并说明原因

体格检查

体格检查仍是围术期呼吸监测的基本组成部分，可为诊断和治疗提供必要的信息，也可发现患者病情变化需要临床干预的最初征象。尽管体格检查具有局限性，但其可常规用于诊查与患者管理相关的信息。

无论清醒还是麻醉状态下，呼吸监测均始于对患者的体格检查。对于择期手术病例，麻醉科医师可以有时间调查临床表现异常的原因；而在急诊情况下，仔细的体格检查可能是实施及时而准确的麻醉管理的唯一信息来源。当发现患者出现呼吸窘迫时，应立即寻找特定的病因。呼吸频率的评估是判断患者呼吸方式的一种方法。例如，脓毒症时，呼吸频率与疾病的严重程度显著相关[8]。影响呼吸的解剖体征包括（但并不仅限于）：胸壁和脊柱畸形、甲状腺肿、气管造口瘢痕和气管偏移。需要关注的影响呼吸的功能性元素包括吸气和呼气的方式 [膈（腹）式呼吸 vs. 胸式呼吸]、吸气和呼气时间和困难程度、胸壁反常运动、辅助呼吸肌参与呼吸、中心性和周围性发绀、苍白、喘息、喘鸣、咳嗽咳痰、失声、肌强直以及杵状指等。检查颈静脉怒张征可用于鉴别心血管源性的呼吸窘迫；注意，在严重呼吸困难时，该体征不能可靠反映中心静脉压水平。创伤患者应特别关注其呼吸痛，以及连枷胸、心脏压塞、血胸、气胸、肺挫伤和张力性气胸等可能。

麻醉期间的肺部听诊是物理诊断中的另一项基本技能。环境噪声、个人听力限制和听诊器的声学特性等都会影响麻醉科医师的临床判断。高质量的听诊器可有效鉴别正常和异常的独特呼吸音：水泡音、干啰音、喘鸣音、粗或细湿啰音、吸气性喘鸣音和胸膜摩擦音。明确了解每种呼吸音的声学机制是进行准确临床判断的基础[9-10]。

脉搏氧饱和度

生理基础

心肺系统的主要作用是在体内运送氧气和二氧化碳。氧供量可通过动脉氧含量与心输出量的乘积进行计算（参考第13章呼吸生理学和病理生理学）。动脉血氧含量 [C_aO_2，每100 ml血液（Hb）中含有的 O_2 的毫升数，ml/100 ml] 的计算公式如下：

$$C_aO_2 = (1.34 \times S_aO_2 \times Hb) + 0.0031 \times P_aO_2 \quad (41.1)$$

其中 1.34 ml/g 是 Hb 与 O_2 的结合能力常数（即 Hüfner 常数，理论值为 1.39 ml/g，但由于体内含有少量其他种类的 Hb，实验室实测值为 1.31 ～ 1.37 ml/g[11]；S_aO_2 是动脉血中的 Hb 氧饱和度（饱和度百分数 /100）；Hb 是动脉血中 Hb 的浓度（g/dl）；0.0031 是氧气在血液中的溶解度（ml/100 ml/mmHg）；P_aO_2 是动脉血氧

分压（mmHg）。从公式 41.1 中推导可知，S_aO_2 和 Hb 是动脉血氧含量的主要决定因素，因此它们也是组织氧供量的主要决定因素。

成人血液中含有五种形式的血红蛋白：氧合血红蛋白（O_2Hb）、脱氧血红蛋白（deO_2Hb）、碳氧血红蛋白（COHb）、高铁血红蛋白（MetHb）和硫化血红蛋白（SHb）。正常情况下，COHb、MetHb 和 SHb 的浓度很低（COHb 1% ～ 3%，MetHb 和 SHb 小于 1%）。功能性氧饱和度（S_aO_2）是指 O_2Hb 占 O_2Hb 和 deO_2Hb 总和的百分比，公式如下：

$$功能性 S_aO_2 = \frac{[O_2Hb]}{[O_2Hb] + [deO_2Hb]} \times 100\% \quad (41.2)$$

O_2Hb 分数或分数饱和度的定义为 O_2Hb 含量占血红蛋白总量的百分比[12]：

$$S_aO_2 分数 = \frac{[O_2Hb]}{[O_2Hb] + [deO_2Hb] + [COHb] + [MetHb] + [SHb]} \times 100\% \quad (41.3)$$

S_aO_2 是 P_aO_2 的函数，O_2Hb 解离曲线可阐释两者之间的具体关系（图 41.2）。从氧离曲线不难发现二者之间并非线性关系，而这具有重要意义。首先，氧饱和度值高不能区分吸入氧浓度正常或是高氧；这就是临床上对新生儿或有氧中毒风险的患者限制吸入氧

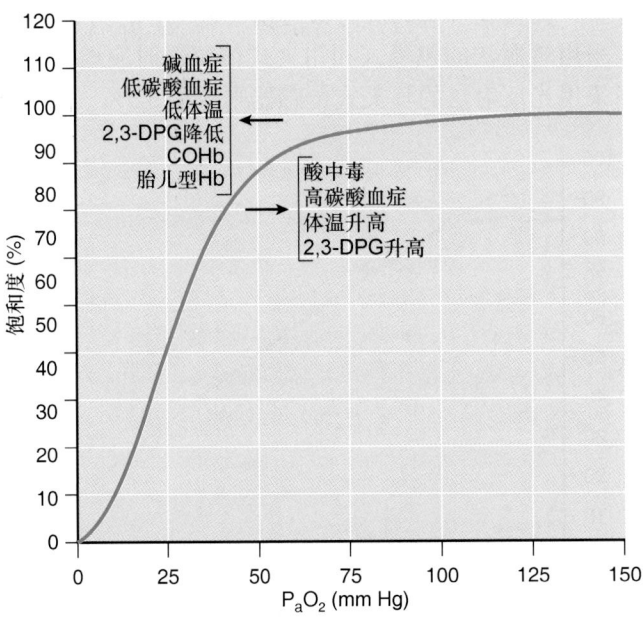

图 41.2　**氧合血红蛋白解离曲线。**氧合血红蛋白饱和度与氧的动脉血氧分压之间的关系是非线性的，并受不同因素的影响，如 pH、PCO_2 和温度。鉴于曲线的非线性特征，在较高的氧饱和度范围内难以确定氧分压。2,3-DPG，2,3- 二磷酸甘油酸；COHb，碳氧血红蛋白（Redrawn from Longnecker DE, Brown DL, Newman MF, Zapol WM, eds. Anesthesiology. 2nd ed. New York, NY：McGraw-Hill；2012.）

浓度的意义所在。其次，在曲线的平坦部分（约 P_aO_2 > 70 mmHg 时），P_aO_2 的大幅增加对血液中 O_2 含量的影响较小。此外，温度、pH、P_aCO_2 和红细胞 2,3-二磷酸甘油酸浓度的变化可使曲线移位（左移或右移），以致在一定范围内不同的氧分压（PO_2）可呈现相同的 S_aO_2，这可能也与氧气依赖 PO_2 梯度从微循环弥散到组织的机制有关。

测量原理

血氧测量法

血氧测量法用于检测 Hb 的氧饱和度。此法利用 Beer-Lambert 定律（公式 41.4）：光透过溶液的量与溶液中的溶质浓度相关[13]。对于溶液中的每一种溶质，

$$I_{trans} = I_{in} e^{-DC\varepsilon} \quad (41.4)$$

其中 I_{trans} 是透射光的光强度，I_{in} 是入射光的强度，e 是自然对数的底，D 是光透射过溶液的距离，C 是溶质的浓度，ε 是溶质的消光系数。

溶液含单一溶质时，只要已知其他变量，通过测量透过溶液的光量即可计算出溶液中该单一溶质的浓度。溶液含多种溶质时，不同溶质浓度的计算需要测量与溶质数相同的不同波长光的吸收量。特定波长的光通过比色杯中的血液样本时，被吸收的量取决于血液中不同类型 Hb 的浓度。图 41.3A 表示的是五种 Hb 对可见光范围内不同波长光的吸收光谱。要测量血液样本中所有五种 Hb 的浓度，至少需测量五种不同波长光的吸收量。经典的测量方法是应用共氧分析仪（co-oximeter）。共氧分析仪采用血氧测定法原理测量血样中的 S_aO_2 以及其他种类 Hb 的浓度。

共氧测定法（co-oximetry）是测量 S_aO_2 的金标准，在脉搏氧饱和度测量值不准确或无法测量时也值得信赖。

脉搏氧饱和度仪

标准的脉搏氧饱和度仪旨在提供在体、无创、连续的功能性 S_aO_2 监测。基于脉搏氧饱和度仪估测的 S_aO_2 值以 S_pO_2 表示。关于脉搏氧饱和度仪的发展历史在其他文献中已有详细的回顾介绍[14]。

脉搏氧饱和度仪利用动脉血流的搏动性，对动脉血的光吸收与其他组织的光吸收进行区分，从而提供 S_aO_2 的估测值。与体外动脉血样本氧饱和度测定相比，体内测定的挑战是如何区分被动脉血吸收与被其他组织吸收的光。如图 41.4 所示，组织光吸收可分为随时间变化（搏动）部分，简称为 "AC"（来自 "交

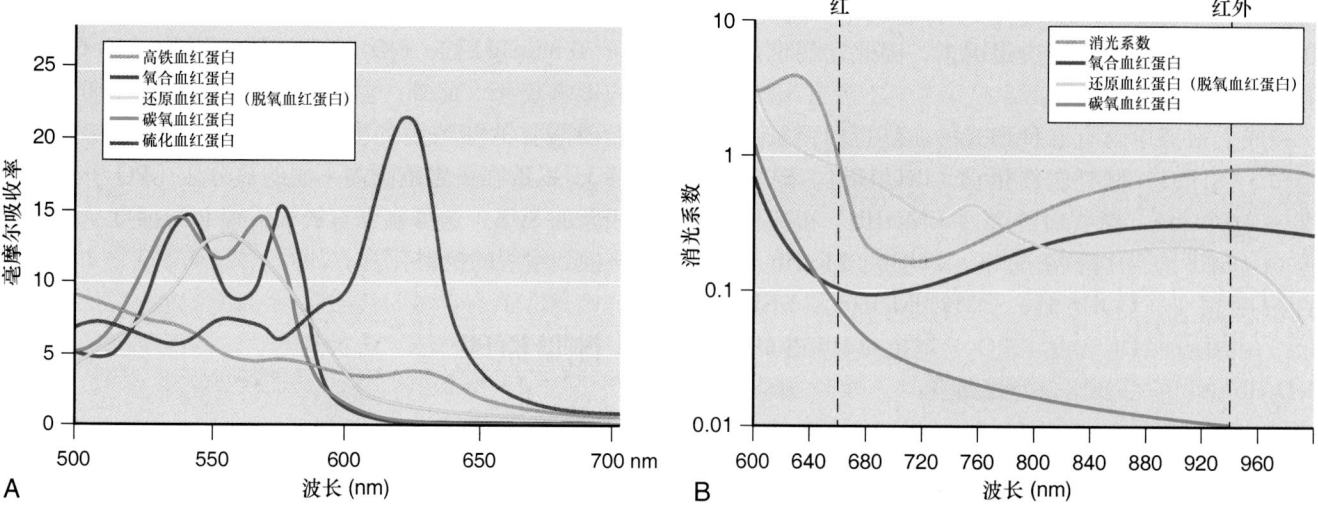

图 41.3 （A）在可见光波长范围内，五种血红蛋白的消光系数。（B）最常见的几种血红蛋白的消光系数，已被衍生用于脉搏氧饱和度仪的红外波长测定。该图中两条垂直线表示在脉搏氧饱和度仪中所使用的红光和近红外光的特定波长。由图可见，在这两种不同波长下，氧合血红蛋白和还原血红蛋白（脱氧血红蛋白）的消光系数差异显著。同时值得注意的是，在 660 nm 波长处碳氧血红蛋白和高铁血红蛋白的消光系数分别与氧合血红蛋白和还原血红蛋白（脱氧血红蛋白）相似（[A] Redrawn from Zwart A，van Kampen EJ，Zijlstram WG. Results of routine determination of clinically significant hemoglobin derivatives by multicompartment analysis. Clin Chem. 1986；32：972-978.[B] Modified from Tremper KK，Barker SJ. Pulse oximetry. Anesthesiology. 1989；70：98-108.）

流"成分）和稳定的不随时间变化（非搏动）的部分，简称为"DC"（来自"直流"部分）。传统的脉搏氧饱和度仪需计算两种不同波长下 AC 和 DC 光吸收的比值（R）。所选择的两种波长的光能使 O_2Hb 与 deO_2Hb 的光吸收比率差异最大（图 41.3B）。最常用的光波长为 660 nm 和 940 nm。在 660 nm 处，deO_2Hb 的光吸收比 O_2Hb 大得多；而在 940 nm 处，O_2Hb 的光吸收比 deO_2Hb 大得多。

$$R = \frac{AC_{660}/DC_{660}}{AC_{940}/DC_{940}} \qquad (41.5)$$

公式中 AC_{660}、AC_{940}、DC_{660} 和 DC_{940} 分别表示在波长 660 nm（译者注：此处应为 660 nm，原文为 640 nm）

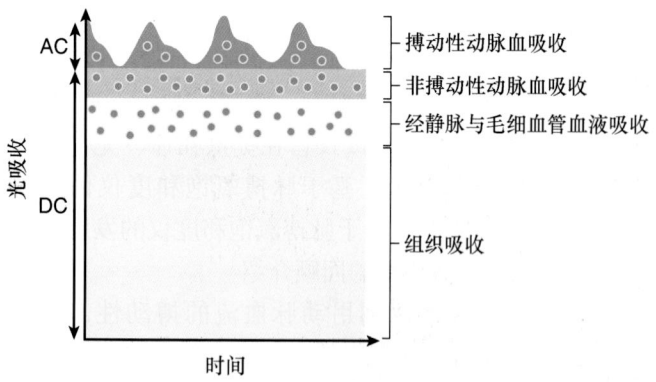

图 41.4　脉搏氧饱和度监测原理示意图。透过组织的光吸收分为搏动成分（AC）和非搏动成分（DC）。搏动性吸收主要来源于动脉血，非搏动性吸收主要来源于静脉血和其他组织（Redrawn from Severinghaus JW. Nomenclature of oxygen saturation. Adv Exp Med Biol. 1994；345：921-923）

和 940 nm 处相应的 AC 和 DC 的吸收部分。

基于每种脉搏氧饱和度仪内部的校准曲线获得的氧饱和度与该比率 R 相关（图 41.5）[13]。各制造商通过让志愿者呼吸低氧混合气体以使 S_aO_2 维持在 70%～100% 之间，从而绘制出各自的校准曲线。FDA 推荐，在 S_pO_2 介于 70%～100% 之间的正常条件下，测量值（S_pO_2）与参考值（S_aO_2）的均方根差在采用透照法的包裹式和钳夹式传感器时应≤3.0%；而采用光反射法的耳夹式传感器则应≤3.5%[14a]。大

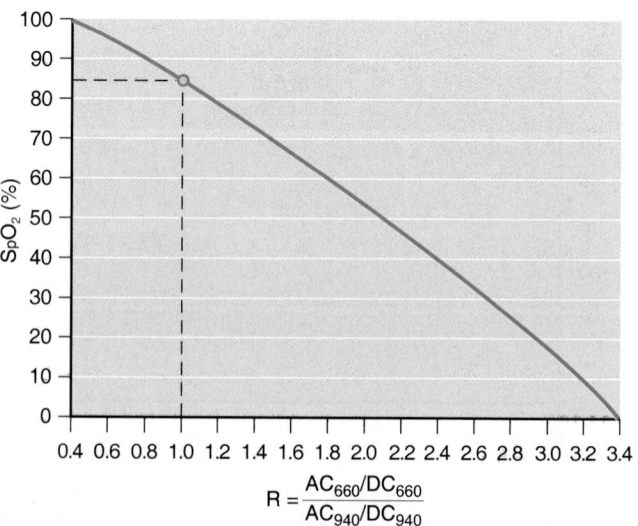

图 41.5　脉搏氧饱和度仪中显示氧饱和度与 R 值相关的典型校准曲线。这些曲线根据健康志愿者的数据绘制而成，并植入脉搏氧饱和度仪中。R，交流和直流光吸收率；S_pO_2，外周血氧饱和度（Tremper KK and Barker SJ. Pulse Oximetry. Anesthesiology. 1989；70：90-108.）

部分制造商的文献报道的 S_pO_2 精确度均在此范围内，误差为 ±2%～3%[15]。依赖血液搏动性测量的 S_pO_2，在脉搏减弱或消失时，可能无法准确反映 S_aO_2。

脉搏氧饱和度仪探头由光发射器和光电探测器组成。透照式脉搏氧饱和度仪探头的光发射器和光电探测器通常分置在被测组织（通常为手指）的两侧。反射式脉搏氧饱和度仪探头的光发射器和光电探测器则安置在被测组织的同一侧，通常安放于前额。典型的脉搏氧饱和度仪使用两个发光二极管（light-emitting diodes，LEDs）发射两种不同波长的光。运行时，每个 LED 依次开启和关闭。光电探测器测量每个 LED 光源透射的光量。当两个 LED 均关闭时，光电探测器将测量环境光量，在整个测量周期获得的测量值需减去环境光量[16]。

自 1986 年麻醉监测标准首次颁布以来，脉搏氧饱和度监测已成为术中麻醉管理不可或缺的组成部分[3]。同年，ASA 将脉搏氧饱和度监测作为最低监测标准，随后，世界麻醉科医师学会联合会和世界卫生组织（World Health Organization，WHO）将脉搏氧饱和度监测认定为术中最基本的监测要求[17]。该监测项目也是 WHO 手术安全核查清单的组成部分[18]。

已经开发出的多达 12 个波长光的多波长脉搏氧监测仪，即带有额外波长光的脉搏氧饱和度仪，可连续、无创测量脉搏总血红蛋白浓度（S_pHb）[19]；并可以测量 MetHb 和 COHb 浓度[20-21]。手术室和重症监护治疗病房（intensive care unit，ICU）内测得的 S_pHb（脉搏总血红蛋白）数值与实验室测量的数值相比，其偏倚度和准确度均较为合理[22-24]。然而，目前仍缺乏 Hb 浓度介于 60～100 g/L 这一临床相关范围内患者的 S_pHb 测量数据[25]。S_pHb 监测的另一个局限性在于外周低灌注情况下，其测量信号可能缺失或不可靠[26]。迄今为止，无创 COHb 测量的精确性仍无法代替实验室测量[26-27]。尽管在低氧情况下的准确度得到了提高，但在 S_aO_2 低于 87% 时测得的 COHb 数值仍不可靠[28-29]。新型的基于脉搏氧饱和度监测原理的 MetHb 测量方法，即使在低氧情况其测量值仍较准确[30]。

美国卫生和公共服务部部长（the US Secretary of Health and Human Services）推荐广泛使用脉搏氧监测筛查新生儿严重先天性心脏病[31-32]。根据临床算法，当患儿右上肢或右下肢 S_pO_2 低于 95%、或二者差值超过 2% 时，对疑似病例的诊断灵敏度为 75%，对非疑似病例的灵敏度为 58%。将此法与常规的异常筛查和新生儿体格检查相结合，可识别出 92% 的严重先天性心脏疾病[33-34]。

光电容积描记图　脉搏氧饱和度仪除了测量氧饱和度外，还可用作光电容积描记仪。由于光的吸收量与光发射器和光电探测器之间的血液量成正比，因而血容量的变化可反映在脉搏氧饱和度仪监测记录的脉搏波形中（图 41.6）[35]。麻醉期间，容积描记图受由血管壁的膨胀性和血管内波动性压力变化所决定的搏动性血容量变化的影响[35]。在机械通气的患者中，脉搏氧饱和度仪的容量描记图波形的波幅变化（ΔPOP）可预测机械通气患者对容量治疗的反应性[36]。一个呼吸周期中容积描记图上最大波幅与最小波幅差值的百分数衍生出的一个参数（脉搏灌注变异指数 pleth variability index，PVI），已被整合入市售的脉搏氧饱和度仪中，用于定量分析 ΔPOP 和预测容量反应性[37-38]。多项研究证实，围术期及危重症患者的 PVI 是预测容量反应性的适当而可靠的指标[39-40]。与自主呼吸患者相比，PVI 对机械通气患者确实更为可靠，但当患者存在心律不齐时，其准确性可能会受到影响[39]。研究还显示，相较于 250 ml 液体，500 ml 液体冲击实验获得的 PVI 准确性更优[41]。基于 PVI 的目标导向液体管理已被证实可改善腹部大手术患者的预后[42]。

局限性及误差的来源

S_pO_2 是对循环中血红蛋白 S_aO_2 的估测值，因此，其不能提供有关组织氧合的信息。由于 S_pO_2 测量的是功能性、而非分数性的 S_aO_2，因此，当体内存在其他形式的异常 Hb 时，会显著影响其准确性。Hb 解离曲线的非线性特征使得在高 S_aO_2 的情况下，S_pO_2 无法侦测高氧血症；而在低氧饱和的情况下，如在高海拔地区，P_aO_2 的少量变化就会导致 S_pO_2 的大幅改变。实际上，体内 Hb 解离曲线的个体差异也很大[43]。因此，S_pO_2 的变化与 S_aO_2 变化并非一定具有良好的相关性[44-45]。测量结果表明，对个体化的 Hb 解离曲线知识的了解对于正确解读 S_aO_2 和 P_aO_2 结果很重要。更重要的是，脉搏氧饱和度监测不能提供有关通气或酸碱平衡状态的信息。

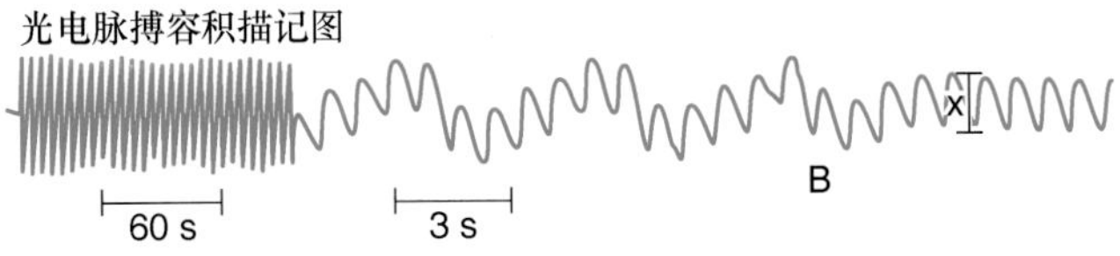

光电脉搏容积描记图

图 41.6　光电脉搏容积描记图采用两种不同速度记录所显示的呼吸变化。在 B 时间点，通气停止，脉搏波的变异也消失。该图显示出胸腔内血容量变化对脉搏氧饱和度仪测量曲线的影响。随呼吸而变化的波形与患者对液体治疗的反应性相关（Redrawn from Dorlas JC，Nijboer JA. Photo-electric plethysmography as a monitoring device in anaesthesia. Application and interpretation. Br J Anaesth. 1985；57：524-530.）

许多情况会导致脉搏氧饱和度读数不准确（表 41.1）。这些情况包括：灌注降低、运动伪差、静脉搏动、低 S_aO_2、存在变异型 Hb、血管内存在染料和指甲油等。

尽管有许多专业委员会的推荐和指南建议，但并没有证据表明在患者转诊 ICU 期间及在降低患者死亡率方面，使用脉搏氧饱和度监测能改善患者的预后[45a, b]。有证据显示，脉搏氧饱和度监测能减少低氧血症发生率[45a]、缩短 ICU 留治时间和节省费用，并可警示临床尽早干预[45c]。

表 41.1 脉氧饱和度仪器的潜在干扰因素及其对测量结果的影响

错误原因	S_pO_2 相对于 S_aO_2 的变化
低血压	↓
贫血	↓
红细胞增多症	无显著影响
体动	↓
低 S_aO_2	不确定
高铁血红蛋白血症	↓ / ↑（S_pO_2 接近 85%）
碳氧血红蛋白血症	↑
氰化高铁血红蛋白血症	无显著影响
硫化血红蛋白	无显著影响
血红蛋白 F	无显著影响
血红蛋白 H	无显著影响
血红蛋白 K	↓
血红蛋白 S	无显著影响
亚甲蓝	↓
靛洋红	↓
吲哚菁绿	↓
异硫蓝	无显著影响 / ↓
荧光黄	无显著影响
指甲油	黑色、深蓝色、紫色 ↓
人造丙烯酸指甲	无显著影响
指甲花染料	红色——无显著影响
皮肤色素沉着	$S_aO_2 > 80\%$：无显著影响 $S_aO_2 < 80\%$：↑
黄疸	无显著影响
环境光	无显著影响
传感器接触	↓
IABP	

IABP，主动脉内球囊反搏；S_aO_2，动脉血氧饱和度；S_pO_2，外周血氧饱和度

脉搏氧饱和度仪的校准曲线是基于正常个体在 S_aO_2 最低达 70% 的实验条件下制作的曲线。因此，当 $S_aO_2 < 70\%$ 时，脉搏氧饱和度监测的准确性受到限制。此外，当测量值低于 90% 时，S_pO_2 的系统性误差将增加[46]。当 S_aO_2 低于 70% 时，随制造商的不同，S_pO_2 的测量结果也可能出现正向或负向偏倚[47]。制造商已开发出了当氧饱和度低至 60% 时仍有较高准确性的脉搏氧饱和度仪。初步数据表明，这些监测仪可能对发绀型先天性心脏病的新生儿有帮助[48]。

低灌注可导致作为脉搏氧饱和度仪基本信号的光吸收波形中搏动性成分的波幅降低，导致读数缺失或不准确。当收缩压 < 80 mmHg 时，可看到 S_pO_2 测量值显著误降[49]。运动伪差可使脉搏氧饱和度仪读数出现相当大的误差。制造商已开发出了先进的专有信号处理算法，可有效过滤因运动产生的干扰[50-51]。

临床上长期持续使用可能引起探头 LED 性能下降，导致 S_pO_2 测量值的误差超出制造商标定的范围。氧饱和度较低（即 < 90%）时，测量误差将更显著[15]。

存在静脉搏动时，脉搏氧饱和度仪可能探测到静脉血 O_2Hb 的饱和度，造成测量值低于动脉血 S_pO_2 实际值的假象。静脉搏动发生可能由于：粘贴式手指脉搏氧饱和度探头固定过紧、严重三尖瓣反流、探头放置于下垂部位（如头低脚高位时放置于前额），以及分布性休克时血管扩张可能导致的生理性动静脉分流等[18-19, 52]。

体内其他形式的 Hb 也会引起脉搏氧饱和度仪读数错误。如前所述，脉搏氧饱和度仪的运行基于以下假设：血液中仅有 O_2Hb 和 deO_2Hb 能吸收两种波长的光。正常情况下，这个假设是成立的，S_pO_2 测量值能准确反映 S_aO_2；但是，血液中其他种类的 Hb 或可吸收所使用波长光的其他物质达到有显著意义的浓度时，就会导致 S_pO_2 读数错误。如图 41.3 所示，COHb 和 MetHb 可吸收脉搏氧饱和度仪所用的一种或两种波长的光。相应地，这些类型 Hb 的存在将导致 S_pO_2 测量值错误。COHb 对 660 nm 波长光的吸收与 O_2Hb 相似，而对 940 nm 波长的光实际上不吸收，因此，一氧化碳中毒的患者 S_pO_2 会假性升高[53]。MetHb 对 660 nm 和 940 nm 波长的光均可大量吸收，所以，当血液中存在 MetHb 时，光吸收比率 R（公式 41.5）接近于一致（R = 1）。R 值为 1，表示 O_2Hb 和 deO_2Hb 浓度相同，对应的 S_pO_2 为 85%。因此，高铁血红蛋白血症患者，S_pO_2 均为 80% ～ 85%，而不受 S_aO_2 值的影响[54]。硫化血红蛋白（SHb）对接近红外光谱附近的红光（660 nm）的吸收量要大于 deO_2Hb 或 MetHb[52]，因此，严重的硫化血红蛋白血症患者的 S_pO_2 值接近 85%。尽管新一

代的共氧分析仪可以检测 SHb，但现有的大多数共氧分析仪仍无法检测。因此，对可疑硫化血红蛋白血症的患者，可能仍需进行实验室检测[52]。

S_aO_2 正常时，贫血对 S_pO_2 的影响很小[55]；但在低氧情况下，S_pO_2 可能会低估贫血患者的低氧血症[56]。在患有镰状细胞病[57]和存在胎儿型 Hb[58]的成年患者中，脉搏氧饱和度仪的准确度仍较高。但镰状细胞病患者使用脉搏氧饱和度仪时仍需小心，因为该类患者血红素的代谢可能导致 COHb 升高[52]。一些研究还提示，在血管闭塞性危象（镰状细胞病并发的征象，又称为镰状细胞疼痛危象）时，S_pO_2 可能高估患者的 S_aO_2 水平[59-60]。另一点需要注意的是，镰状细胞病患者在氧含量正常的情况下，氧与 Hb 的亲和力正常；但缺氧时两者的亲和力降低。

另一个引起 S_pO_2 读数偏低的相对少见的原因是患者存在先天变异型 Hb。一些变异型 Hb，如 Hb Bassett、Hb Rothschild 和 Hb Canabiere 等，导致 Hb 与 O_2 的亲和力降低，而 S_pO_2 的变化能大致反映 S_aO_2 的改变[61]。其他形式的 Hb 变异，如 Hb Lansing、Hb Bonn、Hb Koln、Hb Cheverly 和 Hb Hammersmith 等，改变了 Hb 的吸收光谱（更接近于 HHb），导致在正常 S_aO_2 状态下 S_pO_2 的读数偏低[61]。

静脉注射染料会导致 S_pO_2 读数不准确。亚甲蓝对波长 668 nm 的光吸光值最大，与 HHb 极为接近，静脉注射亚甲蓝可导致 S_pO_2 一过性显著降低至 65%。靛洋红和吲哚菁绿也能假性降低 S_pO_2 的测量值，但降低程度较亚甲蓝小，因为二者不会大量吸收红光[62]。大剂量的异硫蓝会导致 S_pO_2 测量值长时间地降低[62]。

所有颜色的指甲油都会导致 S_pO_2 值降低，但黑色、紫色和深蓝色的影响最显著。即便如此，其误差通常仍在 2% 以内[63]。人造丙烯酸指甲是否降低 S_pO_2 的读数取决于脉搏氧饱和度仪的品牌，但通常不造成显著的临床影响[64]。在 S_aO_2 正常情况下，皮肤色素沉着对 S_pO_2 测量值没有影响[65]。但当 $S_aO_2 < 80\%$ 时，皮肤色素沉着的增加可使 S_pO_2 读数对 S_aO_2 的高估达 8%[47, 66]。

因溶血增加或肝脏疾病引起的严重高胆红素血症（血胆红素 $\geq$ 30 mg/dl）患者，由于 MetHb 和 COHb 假性升高，可能导致氧合血红蛋白分数（FO_2Hb）虚低，此时测量 S_pO_2 比测量 FO_2Hb 更准确[52]。尽管早期的病例报道和小型研究提示，周围环境光线可能会干扰 S_pO_2 读数的准确性[67-68]，但一项大型前瞻性研究发现，暴露于石英卤素灯、白炽灯、荧光灯、婴儿胆红素灯和红外线这五种光源对 S_pO_2 测量值的准确性并无显著影响[69]。来自于神经外科导航手术图像制导定位系统的红外线脉冲可干扰脉搏氧饱和度仪的工作，导致其测量值偏低或 S_pO_2 波形探测中断[70]。不同的脉搏氧监测仪对此类干扰的敏感程度存在差异[71]。用一层铝箔纸包裹探头可以避免这类干扰[70-71]。脉搏血氧探头放置错误可导致光电探测器直接检测到 LED 光[70-71]。这种光分流导致 S_pO_2 测量值升至 85%[72]。

安装主动脉内球囊反搏循环支持的患者，S_pO_2 的准确性取决于所用脉搏氧饱和度仪的品牌和球囊反搏对循环支持的比率。主动脉内球囊反搏的支持比率越高，S_pO_2 的准确度通常越低[73]。使用连续流动式心室辅助装置的患者，由于没有脉冲式的血流，因而无法进行脉搏氧饱和度监测。在此情况下，建议可采用脑氧饱和度监测作为辅助手段[74]。

脉搏氧饱和度监测探头

脉搏氧饱和度仪探头一般安放在血管丰富的区域，如手指、鼻部、耳垂或前额等。探头可重复使用或一次性使用。与一次性粘贴式探头相比，可重复使用的钳夹式探头具有性价比较高、使用便捷、在特定波长信噪比低的情况下仍可适应于多种应用条件等优点。但是，一次性探头可更牢靠地安放（尤其当患者移动时），且除肢端外的其他多个监测位点也均可放置。尽管可以减少交叉感染是一次性探头所宣称的优势之一，但其证据有限；另外需要注意的是，脉搏氧饱和度探头仅仅是麻醉设备中需要考虑去污消毒的一小部分[75]。因此，不同类型的探头在不同的特定条件下的使用各有利弊。例如，在血管收缩的情况下，使用耳垂和前额探头比手指探头更可靠，因为已知耳垂和前额区域的动脉血管对循环中的儿茶酚胺反应较小。举一个例子，在需要使用血管活性药物升压的低血压患者，耳垂和前额探头提供的 S_pO_2 测量值可能比手指或脚趾更准确，因为这些区域血管对内源性或外源性儿茶酚胺的收缩反应可能性较小[76-77]。在低体温继发血管收缩时，前额探头也比手指探头可靠[78-79]。

新兴技术：脉冲光谱学是一项采用数百种不同波长的光分析正常和异常血红蛋白的新技术。初期结果显示，在正常和低氧条件下，能准确测定 S_pO_2、COHb 和 MetHb[80]。

混合静脉血氧饱和度

生理学基础

混合静脉血氧饱和度（$S_{\bar{v}}O_2$）是肺动脉近端血

的氧饱和度。它是危重症患者通常需要监测的一个指标，其反映的是从全身回流入右心的血液的平均氧饱和度水平，由身体各部位的血流加权而成。因此，$S_{\bar{v}}O_2$ 是一种评估全身氧供（oxygen delivery，DO_2）和氧摄取（oxygen uptake，$\dot{V}_{O_2}$）之间平衡的指标，也是一项有用的复苏目标[81]。影响 $S_{\bar{v}}O_2$ 的因素可通过推导混合静脉血氧含量的公式阐明。

$\dot{V}_{O_2}$（ml/min）定义为：

$$\dot{V}_{O_2} = 10 \times \dot{Q}_T \times (C_aO_2 - C_{\bar{v}}O_2) \qquad (41.6)$$

其中 $\dot{Q}_T$ 为心输出量（L/min），$C_{\bar{v}}O_2$ 是混合静脉血氧含量（ml/100 ml）。

重排公式 41.6 求解 $C_{\bar{v}}O_2$ 得出：

$$C_{\bar{v}}O_2 = C_aO_2 - \dot{V}_{O_2}/\dot{Q}_T \qquad (41.7)$$

（物理）溶解氧仅占血液氧含量的很小一部分。通过拓展公式 41.1 中的氧含量定义并忽略溶解氧，公式 41.7 可改写为：

$$S_{\bar{v}}O_2 = S_aO_2 - \dot{V}_{O_2}/(1.34 \cdot Hb \cdot Q_T) \qquad (41.8)$$

$S_{\bar{v}}O_2$ 的正常范围为 65% ~ 80%[82-83]，其值下降至接近 40% 时出现组织缺氧、无氧代谢和乳酸生成。利用经 pH、PCO_2 和温度校正的氧合血红蛋白（O_2Hb）解离曲线，可由 $S_{\bar{v}}O_2$ 推导出 $P_{\bar{v}}O_2$（图 41.2）。$P_{\bar{v}}O_2$ 正常值为 40 mmHg。

DO_2 的定义为：

$$DO_2 = Q_T \times C_aO_2 \qquad (41.9)$$

由公式 41.8 可见，$S_{\bar{v}}O_2$ 降低提示可能是由于低 S_aO_2、低 Hb 或低 $\dot{Q}_T$ 而继发的 DO_2 下降，或由于 $\dot{V}_{O_2}$ 升高而引起的。将氧摄取率（ERO_2）表达为 $S_{\bar{v}}O_2$ 的一个函数，可显示 $S_{\bar{v}}O_2$、DO_2 和 $\dot{V}_{O_2}$ 之间的关系。

$$ERO_2 = \dot{V}_{O_2}/DO_2 \qquad (41.10)$$

该公式可扩展为：

$$ERO_2 = 1 - C_{\bar{v}}O_2/C_aO_2 \qquad (41.11)$$

若假设溶于血浆中的氧相对于溶于动脉血或混合静脉血中的氧含量可忽略不计，则公式 41.11 可改写为：

$$ERO_2 = 1 - S_{\bar{v}}O_2/S_aO_2 \qquad (41.12)$$

在动脉血氧完全饱和时，公式 41.12 可进一步简化为：

$$ERO_2 = 1 - S_{\bar{v}}O_2 \qquad (41.13)$$

求解 $S_{\bar{v}}O_2$，得出：

$$S_{\bar{v}}O_2 = 1 - ERO_2 \qquad (41.14)$$

因此，因 ERO_2 升高造成的 $S_{\bar{v}}O_2$ 降低可由于 $\dot{V}_{O_2}$

升高或 DO_2 降低所致（图 41.7）。DO_2 降低可发生于失血性或低血容量性休克；$\dot{V}_{O_2}$ 升高可见于应激、疼痛、寒战、脓毒症以及甲状腺功能亢进（甲状腺毒症）等。反之，$S_{\bar{v}}O_2$ 升高或是提示氧供增加（S_aO_2、Hb 或 $\dot{Q}_T$ 升高），或是 $\dot{V}_{O_2}$ 降低（如低体温）。

对于 $S_{\bar{v}}O_2$ 变化的解读还需要一些更加精细的考量。当 PO_2 处于典型的静脉血水平时，由于 Hb 氧解离曲线的非线性特征，吸入氧分数（inspired fraction of O_2，FiO_2）的轻微增加即可引起 $S_{\bar{v}}O_2$ 的显著升高（图 41.2）。所以，当 $S_{\bar{v}}O_2$ 作为评估追踪心脏功能变化的指标时，对 $S_{\bar{v}}O_2$ 解读需将 FiO_2 的改变纳入考虑[84]。在脓毒性休克时，即使已存在组织低氧，但由于出现了氧摄取功能障碍，也可导致 $S_{\bar{v}}O_2$ 仍正常。

直接测量 $S_{\bar{v}}O_2$ 须置入肺动脉导管，这是一项可产生一些并发症的临床操作。在多数临床情况下，从中心静脉导管抽取血液样本测定的氧饱和度即可满足需求。因此，中心静脉血氧饱和度通常可替代 $S_{\bar{v}}O_2$。从放置在上腔静脉的中心静脉导管中抽取血液的 $S_{cv}O_2$ 反映的是大脑和上肢的氧供需平衡。在正常生理情况下，$S_{cv}O_2$ 通常比 $S_{\bar{v}}O_2$ 低 2% ~ 5%，主要是因为内脏和肾脏静脉血的氧含量较高所致[85]。然而，在血流动力学不稳定时，由于血液重分布至身体的上部，$S_{cv}O_2$ 与 $S_{\bar{v}}O_2$ 间的关系可能反转，二者之间的差值可能会显著增加[86-88]。虽然 $S_{cv}O_2$ 的趋势可能反映 $S_{\bar{v}}O_2$ 的变化，但二者不能互换使用[88-96]。

混合静脉血 CO_2 分压已用于计算动静脉血 CO_2 差值（$\Delta PCO_2 = P_{\bar{v}}CO_2 - P_aCO_2$）。根据 Fick 公式，当 CO_2 生成保持稳定时，ΔPCO_2 与心输出量成非线性的反向关系[97]。因此，ΔPCO_2 可作为心输出量是否足以清除组织中 CO_2 的指标。然而，由于种种限制，这一指标在临床上尚未得到广泛应用[97]。

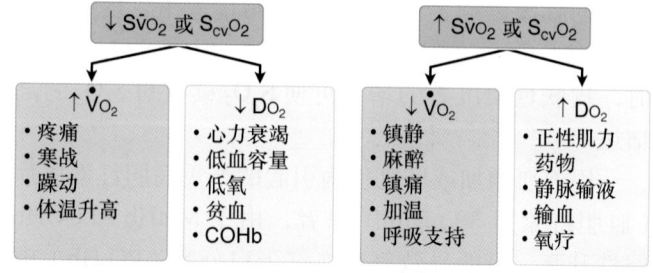

图 41.7　混合静脉血氧饱和度（$S_{\bar{v}}O_2$）是一个反映全身氧供需平衡的指标。$\dot{V}_{O_2}$ 增加或 DO_2 减少会引起 $S_{\bar{v}}O_2$ 降低。相反，$\dot{V}_{O_2}$ 减少或 DO_2 增加会引起 $S_{\bar{v}}O_2$ 升高（Modified from Shepherd SJ, Pearse RM. Role of central and mixed venous oxygen saturation measurement in perioperative care. Anesthesiology. 2009; 111: 649-656.）

测量原理

静脉血氧饱和度可通过肺动脉导管远端（$S_{\bar{v}}O_2$）或中心静脉导管（$S_{cv}O_2$）间歇采血，通过共氧测定法测量。该法的测量值假性增高可发生于肺动脉导管尖端楔入肺小动脉、二尖瓣关闭不全或左向右分流等情况下[98]。采用特制的光纤导管发射红外光并探测由红细胞反射的光量，以分光光度法可连续监测静脉血氧饱和度[99-100]。特制的静脉血氧饱和度监测导管可通过肺动脉和中心静脉实施连续的氧饱和度监测，但缺点是价格昂贵。连续静脉血氧饱和度监测导管已渐呈现趋势性变化，但其报道的测量绝对值与共氧分析仪同时测量的数值并不完全一致[101-103]。

应用和说明

已发现，接受腹部或心脏大手术的患者，术中 $S_{\bar{v}}O_2$ 和 $S_{cv}O_2$ 降低与术后并发症的发生相关[104-108]。采用特定的 $S_{\bar{v}}O_2$ 或 $S_{cv}O_2$ 为目标值的预案干预措施，已明确对大手术和脓毒症患者可减少住院时间、降低器官功能障碍发生率和死亡率[109-111]。有报道提倡将基于 $S_{cv}O_2$ 的目标导向治疗策略用于脓毒症的治疗，且此方案的实施可以降低死亡率[112-113]。但基于几点原因，将 $S_{cv}O_2$ 作为治疗终点尚存争议：脓毒症患者因组织摄取氧障碍可导致 $S_{cv}O_2$ 升高[114]；$S_{cv}O_2$ 测量导管的使用会增加医疗费用[115]；而采用其他方法，如监测乳酸清除的方法等成本更低且结果相似[116]。此外，脓毒症患者不以 $S_{cv}O_2$ 作为治疗终点也可取得同样有效的结果[115]。有作者提议将 $S_{\bar{v}}O_2$ 与 $S_{cv}O_2$ 之间的差值作为心脏手术后并发症的标志之一[117]。

组织氧合

动脉和静脉血氧饱和度是评估全身氧供和氧耗的指标。尽管有所裨益，但它们反映的是全身情况，不能提供有关局部氧供需平衡以及器官或组织氧合的信息。不同器官之间或同一器官的不同区域之间的局部氧平衡均可存在差异[118]。目前无创评估微循环氧合状态的方法是利用反射光谱技术（reflectance spectroscopy），其采用的光可位于可见光谱（visible spectrum，VLS）或近红外光谱（near-infrared spectrum，NIRS）范围内。一项基于原卟啉 IX 三重态寿命（the protoporphyrin IX triplet state lifetime）的新技术的目的在于在体评估线粒体的氧张力，并展现出了新的临床应用前景（图 41.1）[119]。

反射光谱法探头的光发射器和接收器呈直线排列（图 41.8）。将探头放置在组织表面时，光穿透组织的过程中受组织对光的反射、吸收和散射的影响。光的反射取决于光束的入射角和光的波长；而散射则取决于组织界面的数量和类型。如前所述，根据 Beer-Lambert 定律，组织对光的吸收与组织生色基团的浓度、各生色基团的消光系数以及光透过组织的路径长度有关[120]。人体内最主要的生色基团是血红蛋白。光的路径长度受反射和散射二者的影响，因而不能直接测量，必须依靠估算。大部分被检测到的光量子在两个检测器之间呈弧线传播（图 41.8）。光弧线穿透入组织的深度与光的波长及发射器与探测器之间的距离成正比[120-121]。

VLS 使用波长为 $500 \sim 800$ nm 的白色光，NIRS 使用的波长则为 $700 \sim 1100$ nm[122]。VLS 的穿透深度通常小于 NIRS，因此可用于深度小于 16 mm 的浅表组织测量，适用于测量皮下小体积的组织。NIRS 穿透深度可达数厘米，可以测量大体积的组织[123]。仪器所显示的是一定体积的组织的氧饱和度，包括动脉、毛细血管和静脉，而以静脉的权重最大[124]。

临床应用

VLS 的应用已经报道了很多种。研究表明，颊部微血管血氧饱和度与脓毒症患者的生存率相关[125]。VLS 已被用于监测整形重建术后皮瓣的存活情况[126]。在胃肠道和食管手术期间，通过 VLS 测定的胃肠道组织氧饱

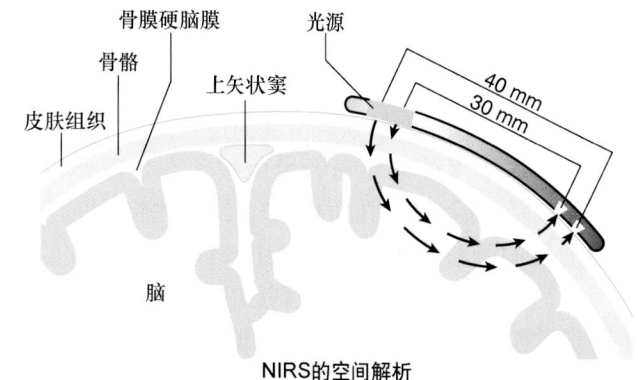

图 41.8　近红外光谱用于测量脑氧饱和度。此例将一反射式光电血氧仪放置于前额。光源发射出近红外波长的光并进入深部组织。光被散射、反射和吸收后经弧形路径到达光接收器。光行进路径的深度是光发射器和接收器之间距离的函数。此法可测量发射器和接收器之间光通过的组织的氧饱和度，所测得的主要为静脉血加权值。NIRS，近红外光谱（Redrawn from Casati A, Spreafico E, Putzu M, et al. New technology for noninvasive brain monitoring：continuous cerebral oximetry. Minerva Anestesiol. 2006；72：605-625.）

和度降低已显示与术后吻合口的并发症相关[127-128]。内镜下 VLS 监测可鉴别结肠的正常区域与缺血区域[129]，并可能有助于肠系膜缺血的诊断[130]。此外，经胃管测量黏膜氧饱和度用于食管切除术后监测是有益的，并可用于探究缺血预处理的益处[131]。

最广泛使用的 NIRS 是脑氧饱和度仪[118]，其利用放置于前额的探头测量额叶皮质的氧合情况（rSO$_2$）。几种 NIRS 系统均有市售，不同的制造商可能采用不同的特殊技术。由于脑氧饱和度监测尚无金标准，因而难以比较各品牌仪器的准确性。此外，每种品牌的仪器各有一套自设的"正常"值。正因如此，建议在开始监测时即应获取每个患者的基础值[132]。典型的 rSO$_2$ 值范围为 51% ~ 82%，基础平均值为 66%[133]。建议将 rSO$_2$ 减少超过基础值的 20% ~ 25% 或绝对值低于 50% 作为启动干预治疗的阈值[134-135]。

脑氧饱和度监测技术现已开发用于心血管、腹部、胸部及骨外科等手术。在心脏外科方面，已发现 rSO$_2$ 降低与术后早期认知功能障碍、ICU 留治时间和住院时间延长相关[135-138]。测量的 rSO$_2$ 基础值与左心室辅助装置植入术后 30 天的死亡率相关[139]。冠状动脉旁路移植术的患者，以 rSO$_2$ 降低至基础值的 75% 为导向启动干预治疗可显著降低重要器官并发症的发病率和死亡率以及 ICU 留治时间[134]。

颈动脉内膜剥脱术术中 rSO$_2$ 的降低与经颅多普勒测量[140-144]、脑电图波形[145-147]及颈动脉残端压力的变化[144, 148-149]等有良好的相关性，且均与脑缺血程度相一致。尽管也有一些研究提示 rSO$_2$ 下降至低于基础值的 20% 的患者也可很好地耐受，但仍缺乏明确的研究数据为颈动脉分流术设置 rSO$_2$ 的安全阈值[150-151]。NIRS 也已初步用于开放性胸腹部主动脉瘤修补手术中和术后 ICU 期间脊髓氧合情况的连续监测[152]。

腹部大手术的老年患者术中按预案处理 rSO$_2$ 降低，可减轻术后认知功能的下降，缩短住院时间[153]。单肺通气的胸科手术患者，术中 rSO$_2$ 低于 65% 的时间与术后早期认知功能障碍直接相关[154]。行肩部手术的患者沙滩椅位下 rSO$_2$ 的基础值较低，出现脑去氧饱和度的次数较多，但其临床意义尚不清楚[155-157]。

休克时，在全身灌注指标总体正常的情况下，仍可能存在局部组织灌注障碍。这种情况下采用 NIRS 监测局部组织的灌注是相当有前途的方法。将 NIRS 探头置于大鱼际肌隆起部位测得的值（thenar eminence oxygenation，S$_t$O$_2$）可用以鉴别健康志愿者和休克患者[158]。此外，S$_t$O$_2$ 能识别出严重创伤伴休克的患者中将进展为多器官功能障碍或甚至死亡的患者[159-160]。

总之，现有的资料尚不足以保证能单纯基于 NIRS 的测量结果做出排他性的临床决策。目前仍缺乏充分的证据支持成年患者围术期 NIRS 监测可减少短期或轻度术后认知功能障碍，以及术后卒中、谵妄或死亡[161]。值得注意的是，2015 年的一项回顾性研究中，自认为是非裔美国人的患者的 rSO$_2$ 要低于自认为是白种人的患者，此发现归因于皮肤色素沉着导致光衰减[162]。需要更深入的研究以增进我们对 NIRS 技术的理解及其对临床决策的价值。

二氧化碳监测仪（capnometry）和二氧化碳描记图（capnography）

基本概念

呼出气中的 CO$_2$ 反映的是通气、肺血流和有氧代谢的基本生理过程。持续监测参数有助于麻醉科医师确定气管内导管（ETT）或喉罩（LMA）的位置是否正确以及呼吸回路的完整性。呼出气 CO$_2$ 主要反映有关通气的信息，也可估测心输出量是否适当。呼出气 CO$_2$ 与 PaCO$_2$ 相结合，利用 Bohr 方程可计算出生理性无效腔（physical dead space，V$_D$）与潮气量（tidal volume，V$_T$）的比值[163]：

$$\frac{V_D}{V_T} = \left(\frac{P_aCO_2 - P_ECO_2}{P_aCO_2} \right) \tag{41.15}$$

其中 P$_E$CO$_2$ 是混合的呼出气中的 CO$_2$ 分压，可通过检测收集于混合气袋中的呼出气或通过二氧化碳体积描记图计算得出。检测和定量分析 CO$_2$ 是麻醉和危重症医学中呼吸系统监测的重要组成部分。

在医学 CO$_2$ 分析的应用中相关术语的不一致和不可互换引起了相当多的混乱[163-165]。一般来说，二氧化碳监测仪（capnometry）是指在气道开口处测量并定量分析吸入气或呼出气中的 CO$_2$ 浓度。而二氧化碳描记图（capnography）不仅指 CO$_2$ 的测量方法，也包括以图形方式显示 CO$_2$ 与时间或容积的函数关系。二氧化碳测量仪（capnometer）仅仅是一种测量 CO$_2$ 浓度的仪器，可以以数值显示吸入或呼出气中的 CO$_2$ 浓度。而二氧化碳描记仪（capnograph）则是一种通常以时间函数形式记录和显示 CO$_2$ 浓度的仪器。二氧化碳描记图（capnogram）是指由二氧化碳描记仪生成的图像的图形显示。图 41.9 显示的是三个呼吸周期中 CO$_2$ 浓度随时间变化的典型图形。

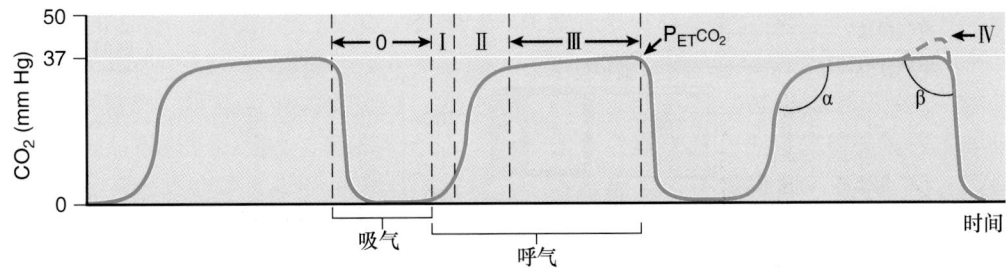

图 41.9　三个呼吸周期中二氧化碳描记图的时间变化曲线示意图。此图呼气相可分为第 I 相、第 II 相、第 III 相和第 IV 相。此图中吸气相为第 0 相。α 角为第 II 相和第 III 相之间的夹角，而 β 角则为第 III 相与第 0 相下降支之间的夹角。第 IV 相（第三个呼吸周期中用虚线表示）表示一些患者在第 III 相末观察到的上升波形。$P_{ET}CO_2$，呼气末二氧化碳分压（Courtesy Respironics, Inc., Murraysville，PA，with permission.）

测量原理

有多种检测和定量分析呼吸气中 CO_2 浓度的方法，如质谱法、拉曼光谱法或气相色谱法[166-167]。临床上最常用的是非色散红外线吸收法[168]。此法使用光电探测器测量透过气体标本的红外线透射光强度[164]。气态 CO_2 能吸收波长以 4.26 μm 为中心的一个非常窄的带宽范围内光线。样品池中的 CO_2 能与其浓度成比例地减少此光谱范围内到达光探头部位红外线的强度。由于 CO_2 的吸收光谱与其他麻醉中常接触到的气体（如水和氧化亚氮[169]）的光谱部分重叠，因此常用红外滤光片和补偿算法以减少干扰并提高准确性[170]。

大多数二氧化碳测量仪依赖聚焦在转速约为 60 转/秒的斩波器圆盘上的红外线光源。这个位于红外线光源聚焦中心的斩波器可使光束交替通过①含有待分析气体的样品池和②不含 CO_2 的参照室。当斩波器圆盘旋转到非通光点时，光源被完全阻挡。光电探测器和相关电路会对这三种采集到的信号进行分析，估测出样品池中 CO_2 浓度的连续变化。另一个方法是通过固态技术估测 CO_2 的浓度，该方法使用的是分束器取代斩波器圆盘。分束器可用于测量 CO_2 吸收光谱内和 CO_2 吸收光谱以外波长的红外光能量。

二氧化碳测量仪有两类：旁流式（分流）和主流式（非分流）。旁流式测量仪临床上更常用。旁流式 CO_2 测量仪的 CO_2 传感器与待测气体管路间有一定的距离，仪器内内置一个泵或压缩机，可将气体吸入位于麻醉机控制台上的样品池中（图 41.10A）。典型的抽吸管道长度通常为 6 英尺，采样速率为 30 ~ 500 ml/min。对紧闭回路麻醉或新生儿和婴儿机械通气，需要考虑这一部分丢失的气体量。经采样测量过的气体可返回呼吸管路，或被导入废气排放系统，以免麻醉气体或废气污染环境。采样气体进入样品室前，需先通过各种过滤

器和集水杯[164]。旁流式二氧化碳测量仪有一定的传输时间延滞，其延迟时间与气体采样速度和分析室的冲洗速度相关（图 41.10B）。旁流式测量仪得到的二氧化碳描记图有一个上升时间，即测量仪对 CO_2 浓度突然变化能做出相应反应所需的时间[171]。按照惯例，此时间通常是指测量仪输出结果中从其最终测量值的 10% 升高到 70% 所需的时间[*, 171]。市售二氧化碳测量仪的上升时间通常为 10 ~ 400 ms，具体时间取决于斩波器圆盘的转速、气体抽吸速度、采样管和集水杯的容积以及红外过滤器和其他电子设备的动态反应时间。

主流式测量仪的样品分析室直接置于患者的呼吸回路中。因此，吸入和呼出气体将直接通过红外线照射区域（图 41.10C）。主流式测量仪的优点是没有时间延迟（图 41.10D），上升时间通常比旁流式测量仪短[171]。其缺点是可能增加通气无效腔，不过新近的固态电子部件的发展已使其不再是一个问题[172]。吸入或呼出气中水分的凝结会影响测量值，主流式测量仪的样品池常被加热至 40℃ 以最大限度地减少水蒸气的凝结及由此造成的测量结果偏差，但接近患者气道的感应器温度升高可能会增加患者面部烧伤的风险。

时间二氧化碳描记图

记录呼出气 CO_2 最简单且应用最广泛的方法是时间二氧化碳描记图（time capnogram）。时间二氧化碳描记图能显示吸气相和呼气相。图 41.9 显示的是涵盖三个呼吸周期的标准的时间二氧化碳描记图。呼气相可分为三个明显的部分：I 相对应的是从中心气道或自采样点远端的设备管道中呼出的无效腔气，理论上不含有可检测到的 CO_2（即二氧化碳分压 PCO_2 为 0）；II 相的 PCO_2 急剧上升至平台，表明是来自气道

---

*上升时间也可规定为测量仪输出的最终数值从 10% 到 90% 所需的时间

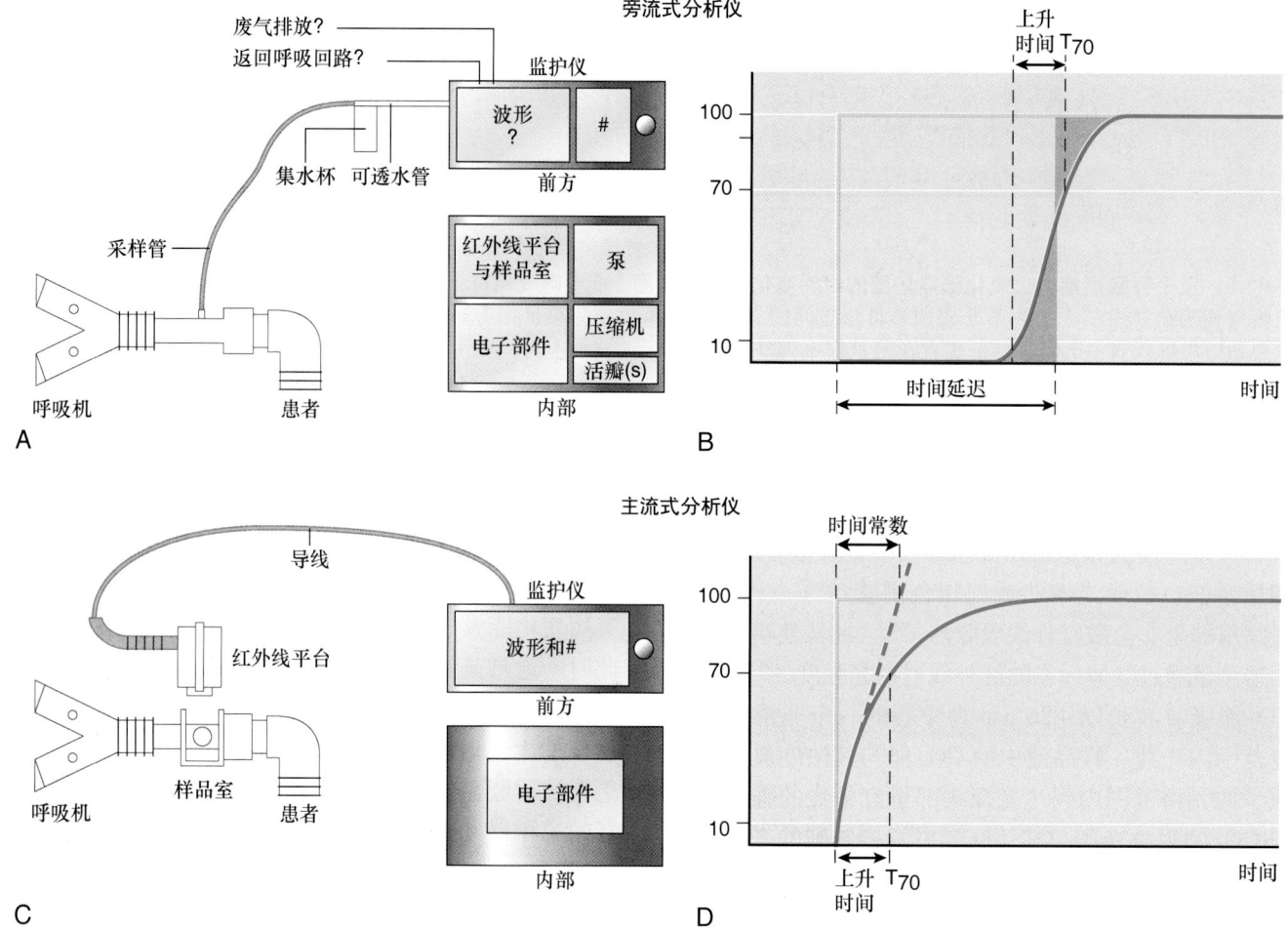

图 41.10　旁流式（A）与主流式（C）二氧化碳测量仪采样原理图以及两种测量法所对应的二氧化碳浓度梯度增加（浅蓝色实线）后的时间二氧化碳描记图（B 和 D 中的曲线部分）。上升时间（T_{70}）是指传感器的测量值由最终测量值的 10% 升高到 70% 所需的时间。旁流式测量仪描记图可出现时间延迟，延迟时间的长短取决于气体采样的速度和分析室的冲洗速度（Modified from Jaffe MB. Mainstream or sidestream capnography? Technical considerations. Wallingford，CT：Respironics Novametric，Inc；2002；and Brunner JX，Westenskow DR. How the rise time of carbon dioxide analysers influences the accuracy of carbon dioxide measurements. Br J Anaesth. 1988；61：628-638.）

与肺泡之间部分的呼出气样本；Ⅲ相是二氧化碳描记图的平台部分，对应于肺泡腔内的 PCO_2。对于相对均匀通气的肺，Ⅲ相在整个呼气期都大致平坦。但实际上由于各种机制的存在，造成Ⅲ相 CO_2 浓度随时间变化呈轻微向上的斜坡状。这些机制主要反映通气/血流比（$\dot{V}/\dot{Q}$）或肺泡 CO_2 分压（P_ACO_2）在全肺分布的异质性。通气和 $\dot{V}/\dot{Q}$ 比良好的肺泡区域，PCO_2 一般较低且时间常数较短，在呼气相能更早排空肺泡内的气体。通气量较少、$\dot{V}/\dot{Q}$ 失调的肺泡区域，PCO_2 水平较高，在呼气相肺泡排空更晚。伴随通气分布异质性增加的呼吸系统病变，如哮喘、慢性阻塞性肺疾病（COPD）或急性肺损伤[173]，可导致Ⅲ相的上升更陡峭。如使用呼气末正压（PEEP）或支气管扩张剂等干预措施，可提高通气分布的均匀性，使Ⅲ相波形变平坦。Ⅲ相有时会出现机械性干扰波形，如自主呼吸、心源性震颤或手术操作（图 41.11）等。紧随Ⅲ相出

现的波形急剧下降表明吸入的新鲜气体通过采样点并将剩余的 CO_2 洗出。一些作者将该相称为 0 相的开始[165,174]，另一些作者称之为Ⅳ相[166]。偶尔在Ⅲ相的最末端可观察到 PCO_2 急剧上扬，不同的作者分别称为Ⅳ相或Ⅳ'相[175]。此上扬现象可能是由于 PCO_2 相对较低的肺单元出现闭合，使采样气体更大部分地来自于 PCO_2 较高的肺区[165]。对通气或灌注各种异常的进一步了解可通过涵盖多个呼吸周期的时间二氧化碳描记图的长时程观察获得（图 41.12）。

　　"呼气末" CO_2（$P_{ET}CO_2$）指的是整个呼气相终末阶段呼出 PCO_2 曲线的最终值。用以确定该数值的方法尚未被广泛认可，因使用的二氧化碳测量仪制造商的不同而异。如，$P_{ET}CO_2$ 可简单地定义为：①紧邻吸气前的 PCO_2 值；②单次呼气周期内 PCO_2 的最大值；③在特定时间内数个呼吸周期中二氧化碳描记图的 PCO_2 平均值。如果在相对平坦且无变形的Ⅲ相测量

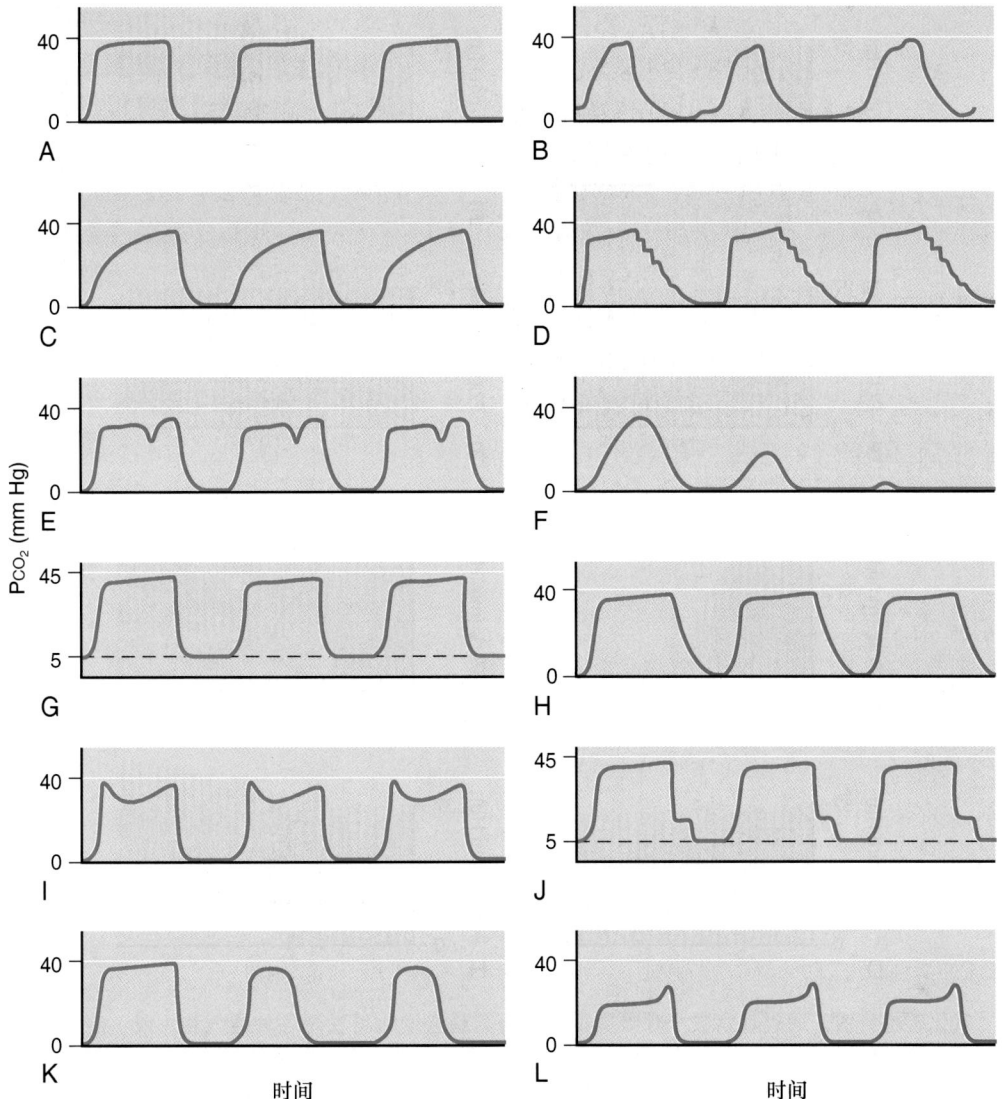

图 41.11　**正常或异常情况下时间二氧化碳描记图的代表性图形。**（A）正常机械控制通气；（B）自主呼吸下的正常二氧化碳描记图；（C）Ⅲ相上升坡度增加，可见于支气管痉挛（哮喘、慢性阻塞性肺疾病）和气管内导管/呼吸回路部分阻塞时；（D）呼气末心源性振荡，此时气流降至 0，心脏搏动造成不同肺区的气体排出以及呼出气和新鲜气流的往复运动；（E）Ⅲ相波形出现裂隙，提示机械通气过程中出现自主呼吸努力；（F）食管内置管；（G）CO₂复吸入，可见于呼气阀故障和二氧化碳吸附系统耗竭，此时吸入 CO₂持续大于 0；（H）吸气阀故障，导致下降支缓慢降低，呼吸回路呼气支中的 CO₂被复吸入，直至吸气相（0 相）；（I）Ⅲ相出现双峰，提示来自两个不同通气肺区的气体相继排出，可见于单肺移植的患者；（J）吸气阀故障；（K）控制性机械通气时Ⅲ相时程突然缩短，提示气管内导管套囊突然破裂或漏气；（L）Ⅲ相出现双平台，提示旁流式采样管出现漏气。由于呼出气被环境大气稀释，导致Ⅲ相早期测量值异常偏低。Ⅲ相晚期的突然升高反映的是吸气开始后环路内的压力开始升高，造成采样管的漏气减少。PCO₂，二氧化碳分压（Modified from Hess D. Capnometry and capnography: technical aspects, physiologic aspects, and clinical applications. Respir Care. 1990；35：557-576；Roberts WA, Maniscalco WM, Cohen AR, et al. The use of capnography for recognition of esophageal intubation in the neonatal intensive care unit. Pediatr Pulmonol. 1995；19：262-268；and Eskaros SM, Papadakos PJ, Lachmann B. Respiratory monitoring. In：Miller RD, Eriksson LI, Fleisher LA, eds. Miller's Anesthesia. 7th ed. New York, NY：Churchill Livingstone；2010：1427.）

$P_{ET}CO_2$，其值与 P_aCO_2 相关性良好[170]。但是，如果Ⅲ相持续期出现中断或测定 CO₂的气体混杂了室内空气或富氧气体（如自主呼吸中经鼻导管或面罩给氧），则其相关性可能就并非良好。能引起 $P_{ET}CO_2$ 升高或降低的潜在原因详见表 41.2。对于肺通气分布均匀的健康个体，P_aCO_2 与 $P_{ET}CO_2$ 的差值通常 < 5 mmHg，体现了肺泡和肺毛细血管血液之间的分布平衡。一些病理情况可破坏这种平衡，导致 P_aCO_2-$P_{ET}CO_2$ 的差值增大（框 41.2）。在某些情况下，尤其是在存在严重通气分布不均匀和 $\dot{V}/\dot{Q}$ 极低的肺单元时，$P_{ET}CO_2$ 可能大于 P_aCO_2。在稳定的情况下，$P_{ET}CO_2$ 通常反映的是 CO₂产生量与肺泡通气之间的相对平衡。

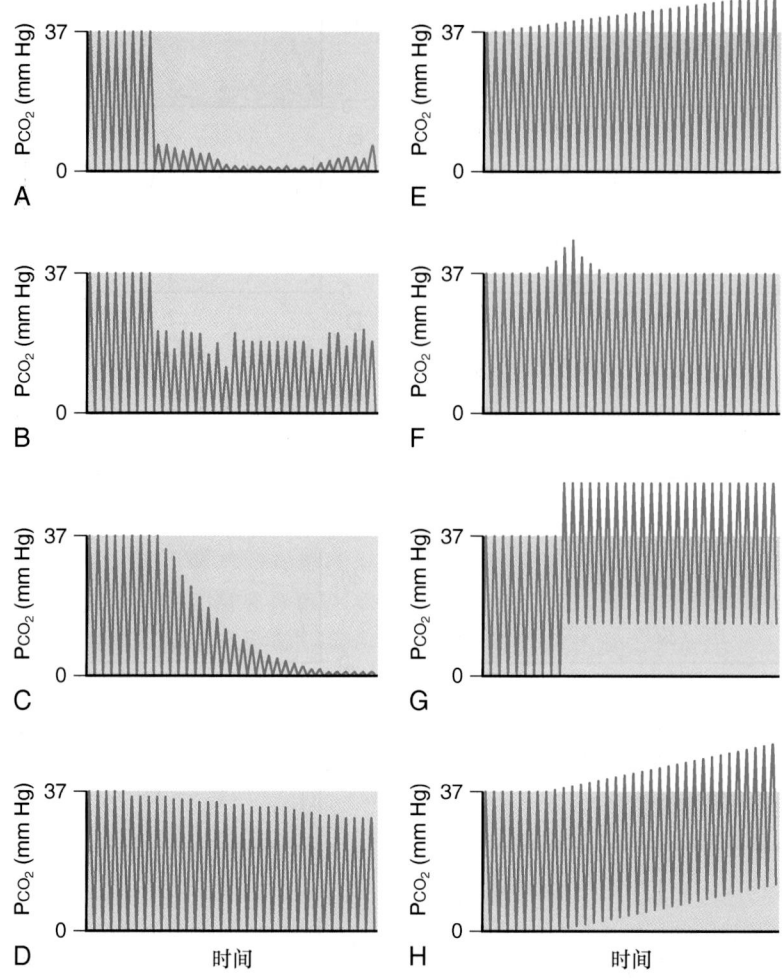

图 41.12　时间二氧化碳趋势图，通过观察数个呼吸周期并分析其趋势变化可发现各种通气和（或）灌注异常。（A）灾难性的通气中断引起的二氧化碳（CO_2）骤然下降；（B）呼吸回路漏气或部分阻塞；（C）肺灌注突然中断，可见于心搏骤停；（D）过度通气、代谢降低或肺灌注减少引起的 CO_2 逐步下降；（E）低通气、腹腔镜气腹、代谢增加或肺灌注增加引起的 CO_2 逐步上升；（F）CO_2 一过性升高，提示进入肺的 CO_2 突然增加，可见于松开止血带或推注碳酸氢盐时；（G）CO_2 基线与呼气末 CO_2 均升高，提示样品室被污染；（H）基线与呼气末 CO_2 同步升高，表示重复吸入。PCO_2：CO_2 分压（Modified from Swedlow DB. Capnometry and capnography: the anesthesia disaster early warning system. Semin Anesth. 1986; 5: 194-205.）

容量二氧化碳描记图

虽然时间二氧化碳描记图在临床上使用相对较直观，但其主要局限是没有关于呼吸流量或容量的信息[174]。容量二氧化碳描记图（volume capnogram）是以 CO_2 浓度或分压对应呼出的气体容量进行作图显示[166]。容量二氧化碳描记图上对吸气相没有显示。与时间二氧化碳描记图的时相相对应，容量二氧化碳描记图也分为三个相（Ⅰ、Ⅱ、Ⅲ），分别对应解剖无效腔、过渡期和肺泡的气体样本（彩图 41.13）。但是，与时间二氧化碳描记图相比，其具有几方面的优点。首先，可估计生理无效腔中解剖无效腔和肺泡生理无效腔的相对占比[175a, 176]。其次，对检测因 PEEP、肺血流或通气均匀性改变引起的无效腔量的细微变化较时间二氧化碳描记图更灵敏（图 41.14）。最后，将 P_{CO_2}

的数字积分作为呼出气容量的函数，可以确定一次呼吸过程呼出的 CO_2 总量，并可估算 $\dot{V}_{CO_2}$。

血气分析

生理基础

动脉血气分析主要用于评估氧合、通气和酸碱平衡状态。此部分将着重介绍如何应用动脉血气评估氧合和通气情况，有关酸碱平衡的讨论请参见"第 48 章围术期酸碱平衡"。

氧合状况主要体现在 P_aO_2，后者是肺泡氧分压（P_AO_2）和肺泡内 O_2 向肺毛细血管血液扩散的效率的函数。健康成年人在海平面呼吸室内空气时，P_aO_2 的范围为 80 ～ 100 mmHg。P_aO_2 正常值随年龄的增长

表 41.2　呼气末二氧化碳分压（$P_{ET}CO_2$）改变的原因

$P_{ET}CO_2 \uparrow$	$P_{ET}CO_2 \downarrow$
CO_2 的产生与转运至肺↑	CO_2 的产生与转运至肺↓
代谢率增加	低体温
发热	肺灌注不足
脓毒症	心搏骤停
惊厥	肺栓塞
恶性高热	出血
甲状腺毒症	低血压
心输出量增加（如，心肺复苏期间）	
输注碳酸氢盐	
肺泡通气↓	肺泡通气↑
通气不足	过度通气
呼吸中枢抑制	
局部肌肉麻痹	
神经肌肉疾病	
高位脊髓麻醉	
COPD	
设备故障	设备故障
复吸入	呼吸机断开
二氧化碳吸收剂耗竭	食管内置管
呼吸机回路泄漏	气道完全阻塞
吸气/呼气活瓣故障	采样不良
	气管内导管套囊周围漏气

Modified from Hess D. Capnometry and capnography: technical aspects, physiologic aspects, and clinical applications. Respir Care. 1990; 35: 557-576.

框 41.2　动脉血–呼气末 CO_2 差值［P（a-ET）CO_2］增高的原因

通气血流-灌流的不均匀性增加，尤其是高 V/Q 区域
肺部低灌注
肺栓塞
心搏骤停
正压通气（尤其是复合 PEEP 时）
高频率低潮气量通气

PEEP：呼气末正压（Modified from Hess D. Capnometry and capnography: technical aspects, physiologic aspects, and clinical applications. Respir Care. 1990; 35: 557-576.）

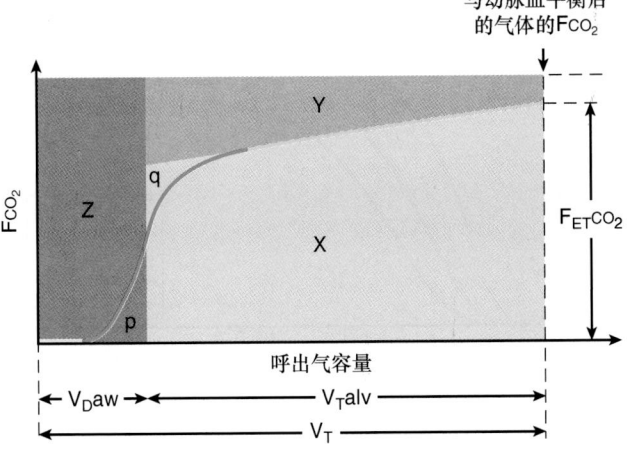

彩图 41.13　容量二氧化碳描记图是呼出气中 CO_2 分数（FCO_2）相对呼出气容量的作图。与时间二氧化碳描记图相似，它也分为三相：解剖无效腔（Ⅰ相，红色）、过渡期（Ⅱ相，蓝色）和肺泡（Ⅲ相，绿色）的气样。容量二氧化碳描记图可通过作一条垂线将总潮气量（V_T）区分为无效腔量（V_{Daw}）和有效肺泡潮气量（V_Talv），该垂线位于Ⅱ相内，能使图中两个三角形区域（p 区和 q 区）的面积大致相等。图中Ⅱ相的斜率还能定量测量肺泡通气的异质性（不均匀性）。图中水平线以下的区域（代表与动脉血平衡后的气体中的 FCO_2）明显可以分为三个不同的区域：X、Y 和 Z 区。X 区对应的是一次完整呼吸的潮气量中呼出的 CO_2 总容量。该数值可以用以计算 CO_2 产出量（$\dot{V}_{CO_2}$）；或者将呼出气 CO_2 容量除以呼出潮气量得到的值用于 Bohr 等式（等式 41.15）计算中所需要的混合呼出气 CO_2 分数或分压。Y 区代表的是肺泡无效腔造成的无效通气，Z 区代表的是解剖无效腔（V_{Daw}）造成的无效通气。Y 区＋Z 区代表的是生理无效腔的总容量。容量二氧化碳描记图也可以用 PCO_2 相对呼出气容量进行作图。$F_{ET}CO_2$，呼气末二氧化碳分数（Modified from Fletcher R, Jonson B, Cumming G, et al. The concept of deadspace with special reference to the single breath test for carbon dioxide. Br J Anaesth. 1981; 53: 77-88.）

和海拔的升高而降低。低氧血症的定义是指 P_aO_2 值 < 80 mmHg。低氧血症有如下五种生理原因：①通气不足；② $\dot{V}/\dot{Q}$ 比失调；③右向左分流；④弥散受限；⑤弥散-灌注失调。前三项是围术期低氧血症的主要原因。吸入气 PO_2 降低（例如，误关闭或部分关闭麻醉呼吸回路或处在高海拔地区）是低氧血症的另一个原因。

　　这些因素通过影响环境中的 O_2 向动脉血转运的不同阶段而造成低氧血症。吸入气 PO_2 降低或通气不足可导致 P_aO_2 降低。$\dot{V}/\dot{Q}$ 失调、右向左分流和肺泡弥散受限能影响 O_2 交换的效率。在诸如间质性肺疾病等引起的肺泡-毛细血管屏障增厚，以及因运动或高海拔

造成的低氧血症等情况下，弥散障碍发挥作用[177-178]。临床上，严重的 O_2 或 CO_2 弥散障碍鲜有发生。因此，本节的剩余部分将重点关注 $\dot{V}/\dot{Q}$ 失调和右向左分流。

　　$\dot{V}/\dot{Q}$ 失调是临床上低氧血症最常见的原因。正常肺的整体通气和血流并非均匀分布，肺部疾病、全身麻醉和机械通气可加重 $\dot{V}/\dot{Q}$ 失调。$\dot{V}/\dot{Q}$ 较低或为零的区域，毛细血管末端的 PO_2 较低；而 $\dot{V}/\dot{Q}$ 正常或增高的区域，毛细血管末端 PO_2 较高。但是，由于 O_2Hb 解离曲线存在平台现象（图 41.2），因而 $\dot{V}/\dot{Q}$ 正常和增高升高 O_2 含量和代偿低 $\dot{V}/\dot{Q}$ 区域低氧的能力有限（图 41.15）。最终，$\dot{V}/\dot{Q}$ 失调可导致低氧血症。

　　右向左分流量是指未经肺部气体交换而从肺动脉直接流入体循环动脉的血流量。其体现了 $\dot{V}/\dot{Q}$ 失调的极端情况：$\dot{V}/\dot{Q}$ 为零、毛细血管末端氧分压与混合静脉血气体分压相等。健康清醒的自主呼吸者，肺内分流量可忽略不计[179]，由支气管静脉和 Thebesian 静脉（心最小静脉）汇入动脉端循环的肺外分流量也很少

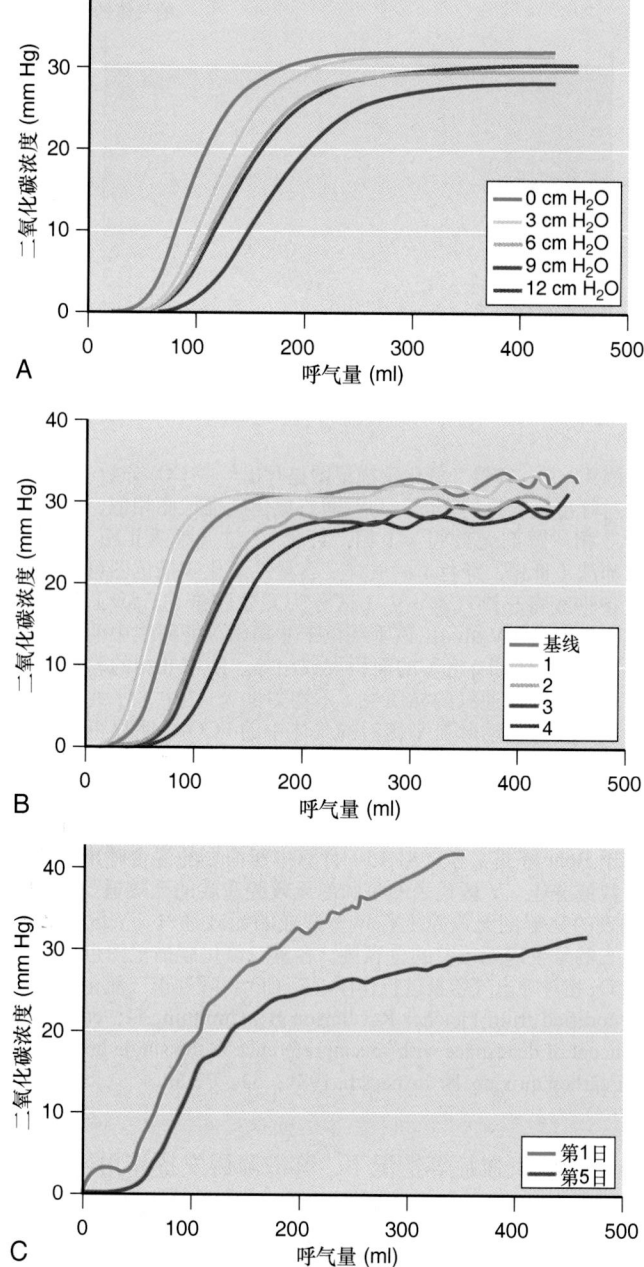

图 41.14　单次呼吸的容量二氧化碳描记图，包括各种通气或灌注异常的示意图。（A）正压通气中使用不同水平的 PEEP（0 cmH$_2$O、3 cmH$_2$O、6 cmH$_2$O、9 cmH$_2$O 和 12 cmH$_2$O）时，Ⅱ 相和 Ⅲ 相曲线的相应变化；（B）肺灌注改变时 Ⅱ 相和 Ⅲ 相的改变（数值越大，肺血流量越小）；（C）急性支气管痉挛时，Ⅲ 相斜率急剧增大（第 1 日）。症状缓解后（第 5 日），Ⅲ 相斜率明显下降（Modified from Thompson JE, Jaffe MB. Capnographic waveforms in the mechanically ventilated patient. Respir Care. 2005；50：100-108.）

（＜ 1% 心输出量）[180]。全身麻醉期间的肺不张可产生右向左分流[181-182]。肺炎和急性肺损伤等病理情况也可引起右向左分流。分流对 PaO$_2$ 的影响取决于分流量、F$_I$O$_2$ 和心输出量（图 41.16）。重要的是，存在大量真性右向左分流时，通过提高 F$_I$O$_2$ 对 PaO$_2$ 的影响不大（图 41.16）。

计算流经分流区域的血流量（$\dot{Q}_S$）占总心输出量（$\dot{Q}_T$）的（百）分数的传统方法是基于肺的三室模型系统（图 41.17）[183]。该三室分别代表：①既有通气也有血流灌注的肺区域；②分流的肺区域（$\dot{V}/\dot{Q}=0$）；③有通气而无血流灌注的无效腔室（$\dot{V}/\dot{Q}=$ 无穷大）。将质量平衡的概念应用于该模型，可得出分流分数（$\dot{Q}_S/\dot{Q}_T$）的表达式为：

$$\dot{Q}_S/\dot{Q}_T = \frac{(C_{C'}O_2 - C_aO_2)}{(C_{C'}O_2 - C_{\bar{V}}O_2)} \quad (41.16)$$

其中 $\dot{Q}_S$ 是分流的血流量，$C_{C'}O_2$ 为毛细血管末端的 O$_2$ 含量。$C_{C'}O_2$ 可根据公式 41.1，假设毛细血管末端和肺泡内气体达到平衡加以计算。P$_A$O$_2$ 按照理想肺泡气体公式计算：

$$P_AO_2 = F_IO_2 \cdot (P_{atm} - P_{H_2O}) - P_aCO_2/R \quad (41.17)$$

其中 F$_I$O$_2$ 为吸入气氧浓度，P$_{atm}$ 为大气压（通常认定海平面水平为 1 个大气压，760 mmHg），P$_{H_2O}$ 指水蒸气的分压（37℃时为 47 mmHg）。R 为呼吸商，代表肺部 CO$_2$ 清除量与 O$_2$ 摄取量的比值（R ＝ $\dot{V}_{CO_2}/\dot{V}_{O_2}$），在正常饮食和代谢情况下，其值等于 0.8。

三室模型是真实肺的简化模型，因此，当 F$_I$O$_2$ 小于 100% 时，根据公式 41.16 计算的 $\dot{Q}_S/\dot{Q}_T$ 值体现了所有可产生低氧血症因素的联合作用，主要影响因素为右向左分流量和 $\dot{V}/\dot{Q}$ 失调。这种情况下的 $\dot{Q}_S/\dot{Q}_T$ 被称为静脉血掺杂。当 F$_I$O$_2$ 为 100% 时，不同肺区 $\dot{V}/\dot{Q}$ 的不均一性对 O$_2$ 交换的影响被消除，公式 41.16 仅反映右向左分流的部分[184]。给予纯氧（即 F$_I$O$_2$ 为 1.0）可引起 $\dot{V}/\dot{Q}$ 极低区域肺的吸收性肺不张，从而导致真性右向左分流量增加[184]。

如果假设毛细血管末端的氧饱和度为 100% 且血 O$_2$ 含量主要由血红蛋白饱和度决定，则分流分数公式可简化为

$$\dot{Q}_S/\dot{Q}_T = \frac{(1 - S_aO_2)}{(1 - S_{\bar{V}}O_2)} \quad (41.18)$$

其中 S$_a$O$_2$ 为动脉血氧饱和度，S$_{\bar{V}}$O$_2$ 为混合静脉血氧饱和度。

其他氧合指标：计算分流分数是判断氧交换障碍的基本措施。但是，测量 S$_{\bar{V}}$O$_2$ 需要放置肺动脉导管。现今已有创伤更小的衡量氧合指标的方法。理想的监测指标应能反映氧合效率，随肺功能的变化而改变，肺外因素（如 F$_I$O$_2$）变化时仍保持恒定，而且能为诊断和判断预后提供有价值的临床信息[185]。虽然 PaO$_2$ 无疑可以反映动脉血的氧合情况，但因其可随 F$_I$O$_2$ 的变化而变化，且其与血液氧含量之间呈非线性关系[185]，因此，其定量反映 O$_2$ 交换障碍的信息有限。现已开发出多

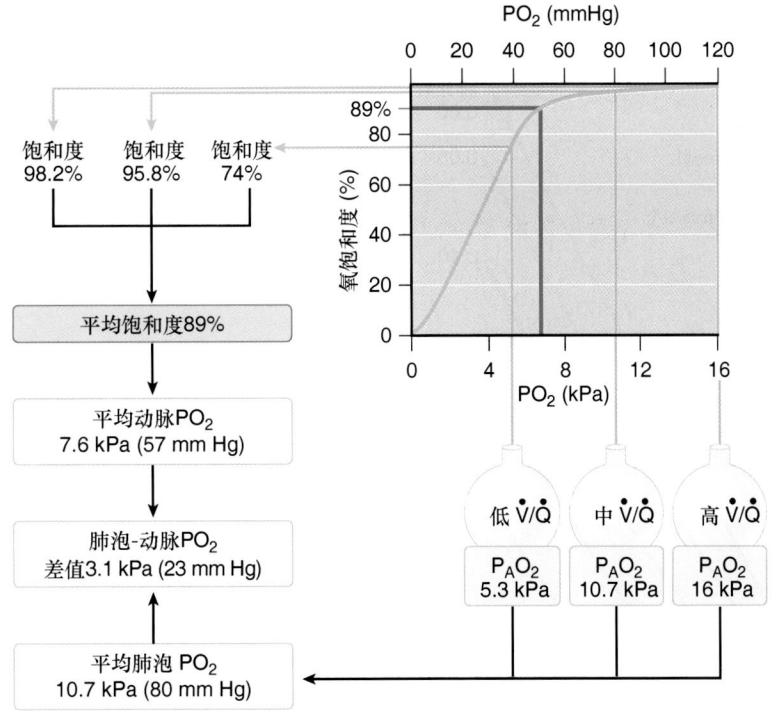

图 41.15　不同的通气血流比（$\dot{V}/\dot{Q}$）区域对动脉血氧分压（P_aO_2）的影响。根据氧合血红蛋白解离曲线的波形，低 V/Q 肺区域降低 PaO_2 的作用呈非线性，影响要大于正常或高 $\dot{V}/\dot{Q}$ 肺区域增加 PaO_2 的作用。当假设肺内各区域血流量相同时，图中各 $\dot{V}/\dot{Q}$ 区域的平均肺泡氧分压（P_AO_2）为 10.7 kPa（80 mmHg）。但根据氧合血红蛋白解离曲线，动脉血的平均动脉氧饱和度为 89%，对应的平均 P_aO_2 仅为 7.6 kPa（57 mmHg）。PO_2，氧分压（Modified from Lumb AB. Nunn's Applied Respiratory Physiology. 6th ed. Philadelphia：Elsevier/Butterworth Heinemann；2005. ）

种基于 P_aO_2 对应 F_IO_2 或 P_AO_2 的指标：肺泡-动脉 O_2 分压梯度（alveolar-arterial partial pressure gradient of O_2, [A-a] PO_2）、呼吸指数（[A-a] PO_2/P_aO_2）、动脉-肺泡氧分压比（P_aO_2/P_AO_2）以及动脉-吸入 O_2 分压比（P_aO_2/F_IO_2）[185]。

基于 P_aO_2 的指标的优点在于计算简单，而且仅需采集动脉血。但这些指标存在的一个严重局限性在于，它们随 F_IO_2、P_aCO_2、Hb 和氧耗量（O_2 consumption, $\dot{V}_{O_2}$）的变化而变化[186-187]。所以，即使肺交换功能没有任何变化，基于 P_aO_2 的指标也随着上述变量的变化而发生改变。基于 P_aO_2 指标的另一局限性是无法解释因 F_IO_2 的变化而引起的 $\dot{V}/\dot{Q}$ 比的变化。此外，应用依赖肺泡气公式获得 P_AO_2 的指标，包括 $P_ACO_2 = P_aCO_2$，在病理条件下可能不能反映真实情况。

早期开发用于评价氧合情况的指标为抽取外周动脉血计算（A-a）PO_2[188]。（A-a）PO_2 有助于鉴别由 $\dot{V}/\dot{Q}$ 失调、分流或弥散受限导致的低氧血症与由通气不足和低 F_IO_2 导致的低氧血症。因为在由于低 F_IO_2 和通气不足引起的低氧血症情况下，（A-a）PO_2 保持不变。但由于 $\dot{V}/\dot{Q}$ 失调、分流或弥散障碍引起的低氧血症，则（A-a）PO_2 升高。

（A-a）O_2 梯度差的计算

$$（A-a）PO_2 = P_AO_2 - P_aO_2 \qquad （41.19）$$

年轻成人呼吸空气时（A-a）PO_2 正常值 < 10 mmHg，随着年龄的增长和吸氧而增大。（A-a）PO_2 随年龄变化可由下式计算[189]

$$（A-a）PO_2 = 0.21 \cdot （年龄 + 2.5） \qquad （41.20）$$

F_IO_2 的变化可引起（A-a）PO_2 的显著改变，无论患者是否存在肺部疾病，让患者吸氧均可使（A-a）PO_2 升高[186]。与（A-a）PO_2 类似，呼吸指数 [（A-a）PO_2/P_aO_2] 和 P_aO_2/P_AO_2 二者都对 F_IO_2 敏感，特别是 $\dot{V}/\dot{Q}$ 严重失调，如急性呼吸窘迫综合征（acute respiratory distress syndrome, ARDS）时影响更为明显，而在不存在真性分流或低 $\dot{V}/\dot{Q}$ 区域极小时（如健康肺或者肺栓塞患者）影响较小[190]。

与其他基于氧分压的指标不同的是，P_aO_2/F_IO_2 的计算不需要使用 P_AO_2 及其相关的假设条件。因此，该指标更稳定，尤其是在与 ARDS 关联的场景下，如 F_IO_2 > 0.5、P_aO_2 < 100 mmHg 等[186-187]。P_aO_2/F_IO_2 是 ARDS 诊断标准的一部分，并与这类患者的预后相关[191]。当无法反复进行动脉采样时，采用 S_pO_2/F_IO_2（也称为 SF，氧合分数）可能有帮助。成人和儿童呼吸衰竭的患者在 S_pO_2 介于 80% ~ 97% 时，SF 与

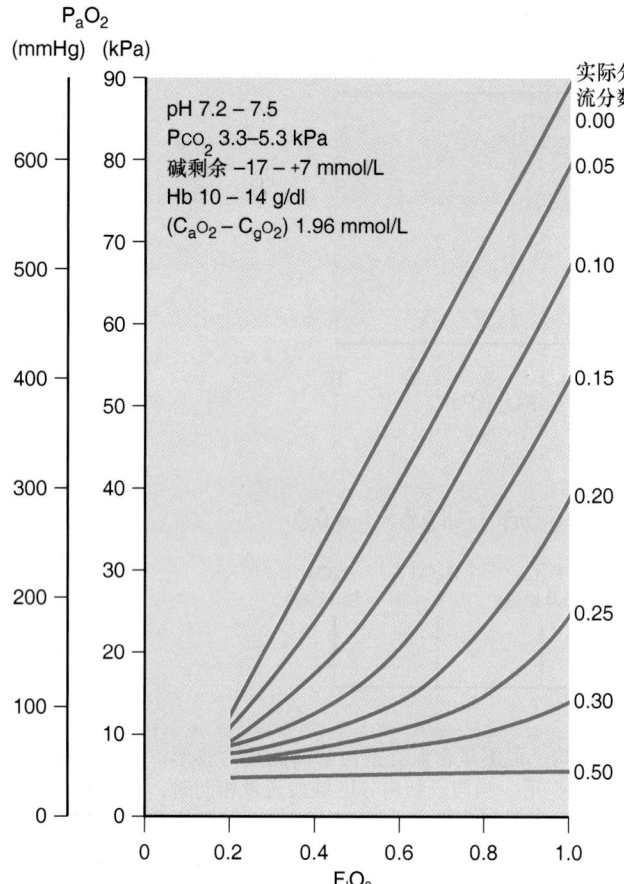

图 41.16 在大气压, pH 值、二氧化碳分压（PCO_2）、碱剩余、血红蛋白（Hb）浓度和动脉-混合静脉血氧含量差（$C_aO_2 - C_gO_2$）均正常的前提下, 不同分流分数时动脉氧分压（P_aO_2）与吸入氧分数（F_IO_2）之间的关系。此图相当于 Lawler 和 Nunn 制作的所谓"等分流图（isoshunt diagram）"（From Welsby PD, Earis JE. Some high pitched thoughts on chest examination. Postgrad Med J. 2001; 77: 617-620.）

P_aO_2/F_IO_2 的相关性良好[192-193]。

P_aO_2/F_IO_2 比值不能特征性地反映一些与呼吸衰竭的严重程度相关的因素, 如呼吸机参数的设置或呼吸系统力学的改变等[194-196]。P_aO_2/F_IO_2 比值的另一个缺点在于其受 PEEP 或平均气道压的影响, 因为 PEEP 或平均气道压的增加可导致肺复张并改善氧合。因此提出了氧合指数（oxygenation index, OI）这一更稳健的指标作为 P_aO_2/F_IO_2 的替代[197]:

$$OI = 100\% \times \frac{F_IO_2 \overline{P}_{ao}}{P_aO_2} \qquad (41.21)$$

公式中, $\overline{P}_{ao}$ 表示平均气道压。OI 已用于判断小儿急性低氧性呼吸衰竭的预后[198]、成人 ARDS 死亡率的预测因子[196, 199]以及振荡通气期间加强肺复张的指标[200]。最近还提出了另一个 OI 的替代指标: "氧合饱和度指数"（oxygenation saturation index, OSI）:

$$OSI = 100\% \times \frac{F_IO_2 \overline{P}_{ao}}{S_pO_2} \qquad (41.22)$$

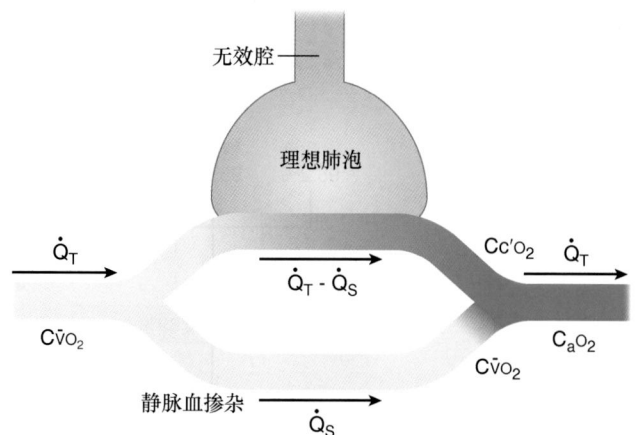

图 41.17 气体交换的三室模型。肺被分为三个功能单元: 肺泡无效腔、"理想"肺泡和静脉血掺杂（分流）。注意, 该模型并未区分真性分流或真性无效腔和由 $\dot{V}/\dot{Q}$ 失调引起的分流与无效腔。C_aO_2: 动脉氧含量; $C_{c'}O_2$, 终末肺毛细血管氧含量; $C_{\overline{v}}O_2$: 混合静脉血氧含量; $\dot{Q}_S$: 分流的血流量; $\dot{Q}_T$: 总血流量（From Lumb AB. Nunn's Applied Respiratory Physiology. 6th ed. Philadelphia: Elsevier/Butterworth Heinemann; 2005.）

与利用脉搏氧饱和度的 S_pO_2/F_IO_2（SF）比值类似, OSI 采用脉搏氧饱和度测量法避免了有创动脉血气采样分析。在诊断 ARDS 的当日计算 OSI, 其与 OI 相关性良好, 并且与死亡率增加和无机械通气天数的减少相关[194]。

与 P_aO_2 不同, 即使存在严重 $\dot{V}/\dot{Q}$ 失调, P_aCO_2 也可保持在正常范围内, 原因是 P_aCO_2 曲线没有平台现象, 因此可以采用代偿性过度通气降低 P_aCO_2[201]。P_aCO_2 有赖于 CO_2 清除量（CO_2 elimination, $\dot{V}_{CO_2}$）和肺泡通气量（alveolar ventilation, $\dot{V}_A$）, 表示为:

$$P_aCO_2 = k \times (\dot{V}_{CO_2}/\dot{V}_A) \qquad (41.23)$$

公式中的换算因子 k 等于 0.863。

稳态条件下（恒定的 $\dot{V}_{CO_2}$）, P_aCO_2 的变化与肺泡通气量成反比。传统测量无效通气的方法是假设动脉 CO_2 分压和肺泡 CO_2 分压相等（即 $P_aCO_2 = P_ACO_2$）, 并利用 Bohr 方程（公式 41.15）计算无效腔量占潮气量的分数（V_D/V_T）。这种方式确定的无效腔分数包括肺泡无效腔（即无血流灌注的肺泡）和解剖无效腔, 以及高 $\dot{V}/\dot{Q}$ 的肺区。与关于分流的讨论类似, 无效腔分数不仅包括真性解剖无效腔, 也包括无效通气的区域（图 41.17）。

测量原理

P_aO_2 是通过 Clark 电极进行测量的。该电极由一个阴极（可为铂或金）和一个浸泡在电解槽中的阳极组成, 电极被一可渗透 O_2 的薄膜包裹。测量时将电极插入血样中，O_2 透过薄膜扩散并在阴极被还原，产生电流。该电流与血样中的 PO_2 成正比[202]。PCO_2 电极测量的是碳酸氢盐溶液与血样进行平衡产生的 pH 值变化[203]。

温度的影响

CO_2 和 O_2 在血液中的溶解度受温度的影响。温度较低时，气体的溶解度增加，气体分压降低。血气分析仪测量的是温度 37℃ 时的气体分压。取自低体温患者的血液被血气分析仪加热至 37℃ 后，CO_2 和 O_2 会从血液中析出，导致测得的 P_aCO_2 和 P_aO_2 高于患者体内的实际分压值。血气分析仪可通过内部的算法，根据患者的实际体温对报告的测量值进行校正[204]。因此，温度效应对血气分析影响关系最大的是涉及低体温患者的处理，如低温心肺转流术（hypothermic cardiopulmonary bypass，HCPB）或深低温停循环（deep hypothermic circulatory arrest，DHCA）期间。

已有两种策略处理这些低温情况下的动脉气体分压：α- 稳态和 pH- 稳态。在 α- 稳态处理中，血气分析仪将样品加热至 37℃ 后得到的血气测量值主要用于酸碱平衡和气体交换的管理；α- 稳态管理的优点是能保留大脑自主调节作用和维持蛋白质功能[205]。pH- 稳态处理则是将测量值按患者的实际体温校正，然后再用于酸碱平衡和气体交换的管理。此时由于患者存在低体温，因而 P_aO_2 和 P_aCO_2 在患者实际体温下的数值要低于在血气分析仪 37℃ 时测得的值，而 pH 则较高。临床上通常将 CO_2 加入氧合器，以维持经温度校正后的 P_aCO_2 和 pH 达到正常体温下的数值。pH- 稳态处理理论上有利于增加脑血管的舒张作用，使头部降温更均匀[206]。

有关上述两种处理策略对预后影响的研究得到的结果并不一致[207-214]。总体上，临床研究证据支持在 HCPB 或 DHCA 的小儿心脏外科手术中应用 pH- 稳态处理策略[209, 213, 215]。成年 HCPB 术推荐采用 α- 稳态处理[216]。有研究提示，在涉及成年患者 DHCA 的手术中，采用 pH- 稳态处理有助于提高降温的速率和匀速性，而在复温过程中则推荐采用 α- 稳态处理策略[217]。

局限性与误差原因

正确处理动脉血气样本是减少误差的重要措施。导致误差的两个常见原因是采样后分析样本延迟以及采样注射器中存在气泡[218]。在室温甚至 4℃ 下延迟 20 min 进行血样分析即可能导致 P_aO_2 下降[218]。P_aO_2 的下降与粒细胞的代谢活性相关，将血样品放置于冰上可避免 P_aO_2 下降。采样注射器中含有气泡会导致 P_aO_2 测量值趋近气泡中的 PO_2，并导致 P_aCO_2 下降[218]。

肺流量、容量和压力监测

人体呼吸系统作为气体交换器官，依靠对流和扩散摄取 O_2 和清除 CO_2。将空气运输到肺泡及从肺泡将气体运输到体外的过程都需要一个压力梯度的建立，由此引起呼吸系统弹性成分的体积、气道中的气流和组织运动的速度等的改变，以及空气和组织的加速。肺是由复杂的气道分支网络和黏弹性组织两个部分组成的，在自主呼吸或机械通气过程中，会引起气流速度和流动方式的巨大变化。气流（gas flow，$\dot{V}$）在肺部的进出肺需要压力（pressure，P）来克服由气道树、肺实质组织和胸壁产生的阻抗性阻力（P_R）、弹性回缩力（P_E）以及有时也存在的惯性力（P_I）：

$$P = P_R + P_E + P_I \qquad (41.24)$$

依据 P 所代表的是相对于大气压的气道压（跨呼吸压）、相对于胸膜腔压的气道压（跨肺压）还是单纯的胸膜腔压的不同，公式 41.24 可用以分别描述整个呼吸系统、肺本身或胸壁的机械力学特性[219-221]。

动态呼吸力学

与公式 41.24 类似，在呼吸或通气过程中呼吸系统的机械力学特性可以通过一个包含有阻力（resistive，R）、弹性（elastic，E）和惯性（inertial，I）特性的简单运动公式描述[219, 222]：

$$P = R\dot{V} + EV + I\ddot{V} + P_0 \qquad (41.25)$$

公式中 V 为容量，$\ddot{V}$ 表示容量加速度（即流量的一阶导数或容量的二阶导数），P_0 为呼气末膨胀压力。根据 P 分别指代跨呼吸系统压、跨肺压或胸膜腔内压的不同，公式 41.25 中的系数 R、E 和 I 可分别表示总呼吸系统（respiratory system，rs）、肺本身（lung，L）或胸壁（chest wall，cw）的机械力学特性[221]。呼吸系统的阻力（R_{rs}）一般认为是伴随气流流经气道树产生的黏滞和湍流，以及肺实质和胸壁组织的形状改变所造成的。因此，气道阻力可以反映气道的口径[223]。若气流变化不大，根据公式 41.25 的第一项，一般认为阻抗性压力损耗与流速呈线性相关。如果像在运动或做用力肺活量动作那样气流速度更大的情况下，则阻抗性压力损耗与流速呈非线性关系，此时通过下列公式可更准确地加以描述[224]：

$$P_R = K_1\dot{V} + K_2\dot{V}^2 \quad (41.26)$$

其中 K_1 和 K_2 是根据经验确定的常数。其他的能量损失源自肺泡表面膜内的张力[225]、胸膜腔内以及肺实质和胸壁的各种组织的摩擦力[220]，还包括气道壁和肺组织中可收缩成分构成的交叉环路[226-227]。此类能量损失统称为"组织阻力"[228-229]。若假设根据公式 41.25 认定这些组织阻力消耗的能量与流速成正比，就会发现其与呼吸频率成反比[226, 230]，此现象通常与组织的黏弹性成分有关[220]。成年患者以正常频率呼吸时，肺组织阻力约占声门下肺总阻力的 60%[231]。在带有吸气末停顿的容量控制型通气过程中，气道阻力可以通过气道峰压力（P_{peak}）和气道平台压力（P_{plat}）之差（即阻抗性压力损耗 P_R）除以吸气末停顿前的吸气量（$\dot{V}_I$）而迅速获得：

$$R = \frac{P_{peak} - P_{plat}}{\dot{V}_I} = \frac{P_R}{\dot{V}_I} \quad (41.27)$$

因此，对于特定的气流速度，P_R 的改变可能反映气道口径的变化，此情况可发生于术中哮喘发作（图 41.18 的中间图片）以及气管内导管或呼吸回路阻塞等。

弹性压力主要来自肺和胸壁的正常解剖结构发生变形时出现的弹性回缩、膈肌和肋间肌的收缩或某些外力（如呼吸机）的作用[232]。弹性阻力的定义是指特定的容量变化所导致的膨胀压力（跨呼吸系统、跨肺或胸膜内）的改变。动态弹性阻力指自主呼吸或机械通气过程中，每单位容量的改变时弹性（即非阻抗性的）膨胀压力的变化[†]。呼吸系统的总弹性阻力（E_{rs}）是肺（E_L）和胸壁（E_{cw}）的弹性阻力之和：

$$E_{rs} = E_L + E_{cw} \quad (41.28)$$

临床上弹性阻力通常以它的倒数，即顺应性（即每单位压力改变所致的容量变化）来表示。这就使公式 41.28 可以以另一个等式表达（等式 41.29），它反映了呼吸系统总顺应性（C_{RS}）、肺顺应性（C_L）和胸壁顺应性（C_{CW}）之间的关系：

$$\frac{1}{C_{rs}} = \frac{1}{C_L} + \frac{1}{C_{cw}} \quad (41.29)$$

增加呼吸系统总弹性或肺弹性（或对应地减少呼吸系统的总顺应性或肺顺应性）的因素包括肺实变、肺水肿、气胸、肺不张、间质性肺疾病、肺叶切除、肺过度膨胀，以及支气管内插管等。肺气肿一般会增加肺顺应性。降低胸壁顺应性的因素是腹胀、腹腔间隔综合征、胸壁水肿、胸廓畸形、肌张力升高以及广泛的胸腹部瘢痕（例如烧伤）；肌肉松弛剂和连枷胸可降低 C_{cw}。

V_T 的大小与功能性肺容量相关，在某些情况下可能采用 P_E 对 V 的线性相关公式（公式 41.24 和公式 41.25）不再能准确描述肺和（或）胸壁的压力-容量（pressure-volume, PV）关系。这种情况下，更准确的描述方式可能是弹性压力与体积呈二元次方的关系[232a, 232b]。

$$P_E = E_1 V + E_2 V^2 \quad (41.30)$$

其中 E_1 和 E_2 分别表示所谓弹性压力的容量非依赖性成分和容量依赖性成分，当 E_2 可以忽略不计时，P_E 可以转化为 $E_1 V$（公式 41.23）。使用公式 41.30 的一个优点是，它可以方便地确定容量依赖性弹性压力占 P_E 的百分比[232c]。

$$\%E_2 = \frac{E_2 V_T}{E_1 + E_2 V_T} \times 100\% \quad (41.31)$$

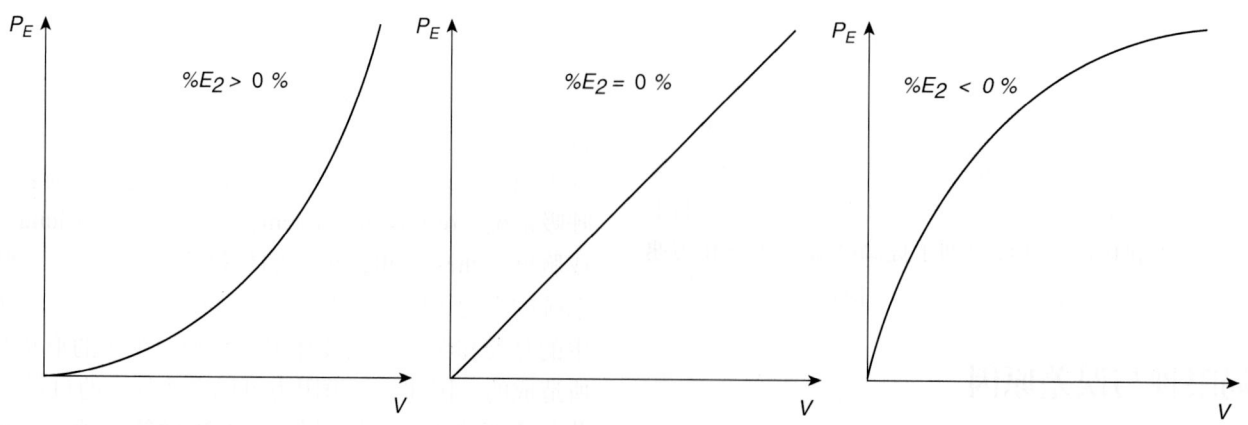

图 41.18　呼吸系统弹性压力（P_E）随容量（V）变化的示例图及相应的容量依赖性弹性阻力（$\%E_2$）百分比（Modified from D'Antini D, Huhle R, Herrmann J, et al. Respiratory system mechanics during low versus high positive end-expiratory pressure in open abdominal surgery：a substudy of PROVHILO randomized controlled trial. Anesth Analg. 2018；126：143-149.）

[†] 某些命名方法中错误地将动态弹性阻力定义为气道峰值压力除以潮气量。然而，这样的动态弹性阻力的定义中包括了阻抗性压力和弹性压力两部分，因此不是一个纯粹描述弹性过程的指标

由于指数 $\%E_2$ 可量化 P_E 与 V 之间线性关系的偏差度，它可以提供机械呼吸过程中有关每个潮气量所产生的肺复张或过度膨胀的程度的定量信息[232d]。例如，$\%E_2$ 为正值（图 41.18A）表明存在凸形曲线的 P_E-V 关系，当 $\%E_2$ 大于 30% 时可能存在肺过度膨胀[232c]。反之，$\%E_2$ 为负值（图 41.18C）提示为凹形曲线的 P_E-V 关系，可能在呼吸过程中出现了吸气相肺复张[232e]。

在容量控制通气中吸气流量恒定的特殊情况下，吸气压力-时间曲线的曲率变化也可以用来推断吸气相的肺复张和过度膨胀情况。Raneiri 及其同事[232f]以一个简单的幂函数来描述此种关系

$$P = at^b + c \qquad (41.32)$$

与公式 41.24 相似，公式中的 P 可以是跨呼吸压力或者是跨肺压力，t 是时间。常数 a、b、和 c 可以用各种非线性回归技术从呼吸压力曲线进行估算[232g]。指数 b 称为 "压力指数（stress index）"，其估算值描绘了呼吸压力-时间曲线的凸度（b < 1.0）、凹度（b > 1.0）或线性（b ~ 1.0）特征（图 41.19）。与 $\%E_2$ 相似，b 也有助于在一定程度上深入了解吸气相肺复张（b < 1.0）和肺过度膨胀（b > 1.0）对吸气压力的影响分量，或者何时这些过程可以大致平衡（b ~ 1.0）。然而，如上所述，压力指数仅在容量控制通气恒定吸气流量时可用，这不同于指数 $\%E_2$，后者也可用于其他通气模式[232h]。此外，某些临床情况下，如气腹、腹腔间隔综合征或胸腔积液，可能会使对压力指数的解读变得模糊[232i, j, k]。

与公式 41.27 估算 R_{rs} 相似，在容量控制型通气的气流速度为零时（即在吸气末停顿时，阻抗性压力为零），呼吸系统弹性阻力（E_{rs}）的线性近似值很容易确定，即以 P_{plat} 与 PEEP 的差值（即弹性压力 P_E）除以 V_T：

$$E_{rs} = \frac{P_{plat} - PEEP}{V_T} = \frac{P_E}{V_T} \qquad (41.33)$$

由于公式 41.33 中的 E_{rs} 值是在流速为 0 时获得的，因此通常称为 "静态弹性阻力"。对于正常机械通气的肺，与其相对应的静态 C_{rs} 介于 50 ~ 100 ml/cmH_2O。在肺或胸壁弹性阻力会发生改变的手术，如气胸下开胸手术、腹腔充气下腹腔镜手术等，在特定潮气量下可观察到 P_E 的改变（图 41.20 右图）。与静态 E_{rs} 相反，动态 E_{rs} 是在流速非零的情况下采用多元线性回归技术进行估算的（见后文）。由于气流黏弹性[222]和气体再分布[233]的影响，动态 E_{rs} 要高于静态 E_{rs}。采用肺复张策略可增加肺的充气容量或功能性容量，使得静态 E_{rs} 和动态 E_{rs} 二者均降低。然而，对于应力僵化的肺组织，由于肺实质中细胞外基质的胶原纤维随着应力的增加而逐渐增生重建，E_{rs} 也可增加[233a]。僵硬胶原纤维的增生导致其成为肺内承重组织的主要成分；相对地，在低水平的组织应力作用时，肺内承重组织以更具延展性的弹性蛋白纤维为主要成分[233b]。这种特性可允许进行 PEEP 滴定，以达到吸气相肺复张与避免肺实质过度膨胀之间的最佳平衡——即选择的 PEEP 能达到 E_{rs} 最小或 C_{rs} 最大的目的[232b, c, 233c-f]。

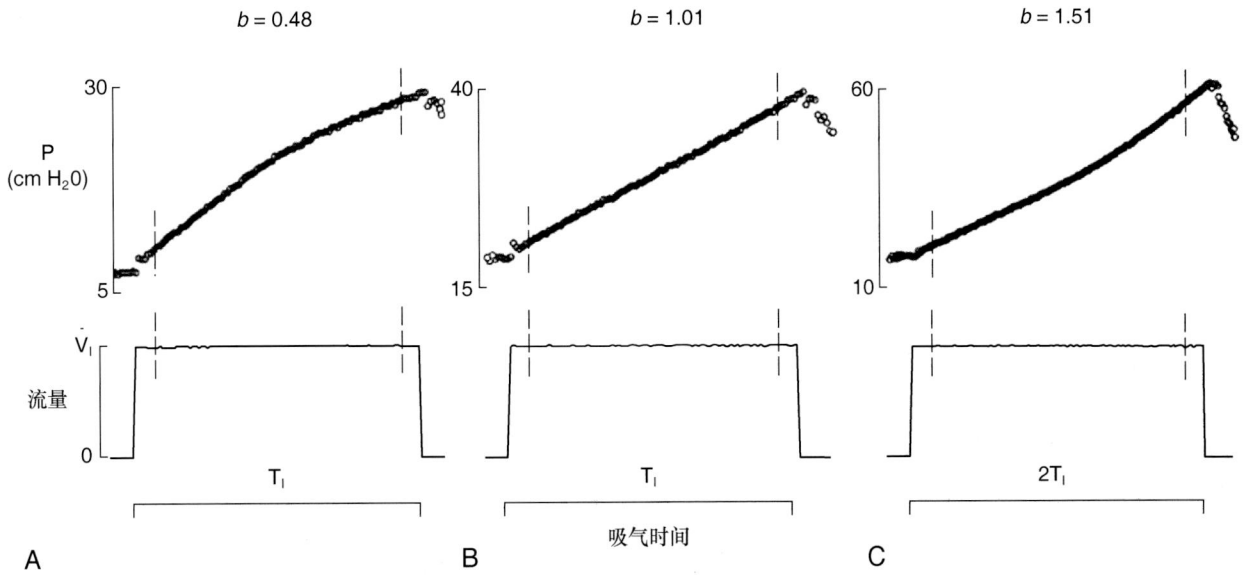

图 41.19 假设可以以幂律公式 $P = at^b + c$ 描述压力-时间（P-t）曲线，在恒定的吸气流量 V_I 水平下持续 T_I 和 $2T_I$ 时间内的压力指数的概念性示例。（A）b < 1.0，形成凸形 P-t 曲线，提示潮气量内肺复张占优势；（B）b ≈ 1.0，P-t 曲线呈直线，提示肺复张或过度膨胀程度最低；（C）b > 1.0，P-t 曲线呈凹形，提示肺实质过度膨胀占优势（Modified from Ranieri VM, Zhang H, Mascia L, et al. Pressure-time curve predicts minimally injurious ventilatory strategy in an isolated rat lung model. Anesthesiology. 2000；93：1320-1328.）

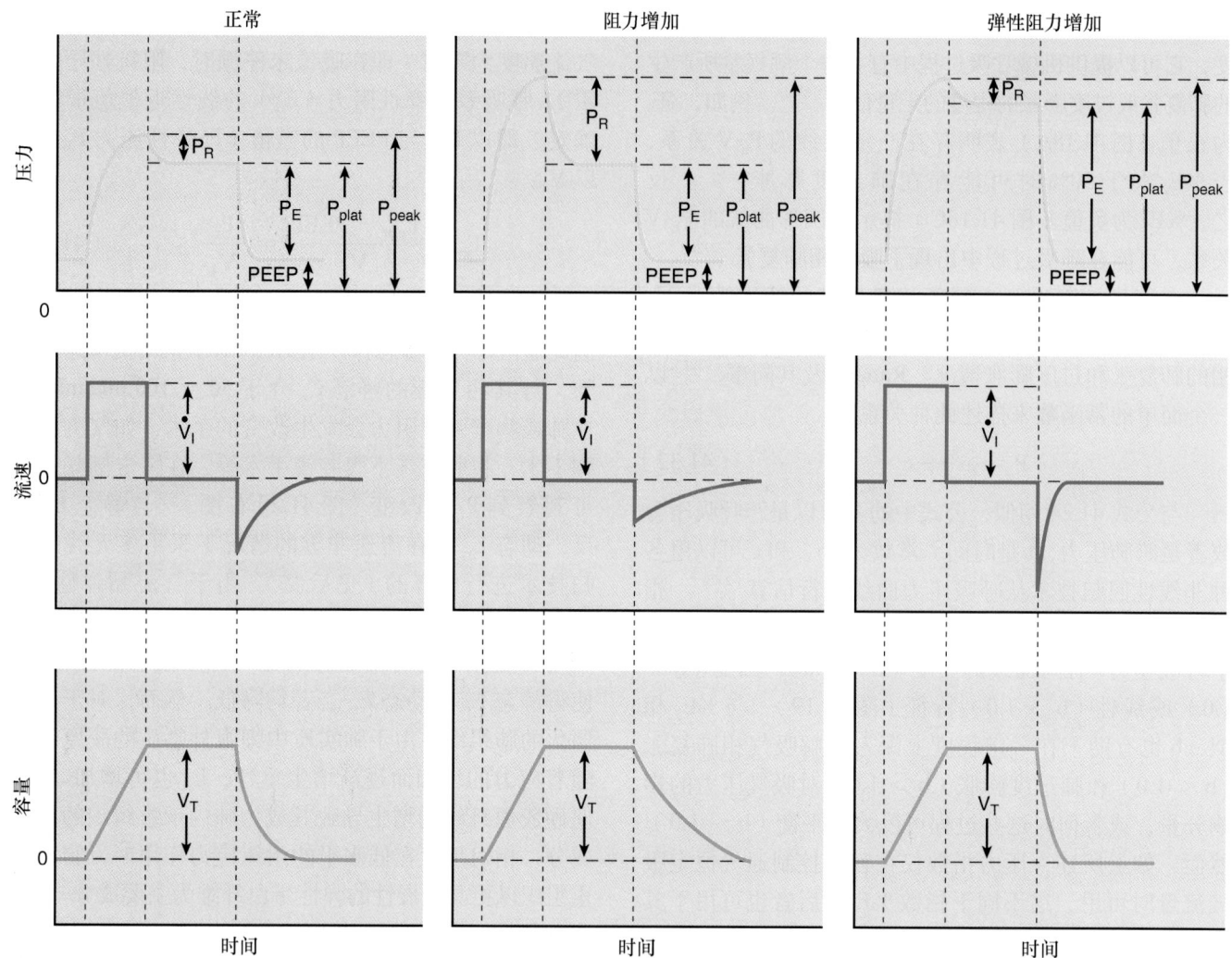

图 41.20 恒定流速容量切换型通气伴吸气末停顿时的气道压力、流速与容量。吸气峰压（P_{peek}）和平台压（P_{plat}）可分成：阻抗性阻力压力（P_R）、弹性压力（P_E）和呼气末正压（PEEP）。每一病例机械通气所使用的峰值流速（$\dot{V}_I$）与潮气量（V_T）相同。左图为健康患者的波形，其中 P_R 成分所占的比例很小，弹性压力占了吸气峰压的大部分。呼气流速在下一次吸气开始之前已降至零点，表明吸-呼比（I∶E）合适，不存在排空延迟的肺区域。肺容量作为流量的积分，也在下一次呼吸开始之前降至零点。中图为气道阻力增加患者的波形。由于 P_R 成分的明显增加，使 P_{peek} 明显增加，P_{plat} 与健康患者相同，表明弹性压力没有改变。阻力增加使肺排空延迟，可观察到呼气相流速和容量曲线恢复至零点的时间延长，有些病例甚至无法恢复到零点，因此需要改变 I∶E 以避免残余气体潴留与自发性 PEEP。右图代表 P_E 增加的患者的波形，可见于腹腔镜气腹或气胸状态下。呼吸系统弹性阻力增加引起相应的 P_{plat} 增加，呼气相肺排空增快

这种滴定 PEEP 的方法临床用于 ARDS 患者的作用尚未完全明确[233e, 233g]。

最后，惯性压力与中心气道内气柱加速的动能以及肺组织的运动方式相关[234]。惯性压力通常以一个集总的"惯性"参数与容积加速度的乘积表示（公式 41.25）。惯性通常不是表观气道压力或呼吸功的主要影响因素，除非出现气流突然变化的情况，如可发生在吸气相的阶梯状断面时或不同模式的高频通气中[235, 235a, b]。

如果通气波形中没有出现呼吸末停顿，则公式 41.27 和 41.33 不能用于估测 R_{rs} 和 E_{rs}。这是因为单靠肉眼目测无法轻易地区分阻抗性压力和弹性压力。例如，在压力控制通气（PCV）时，气道开口在吸气相暴露在一个恒定的充气压力之下（图 41.21），这时气道的流量和 V_T 不是由呼吸机确定的，而是取决于气道与肺泡之间的压力梯度。因此，估算 R_{rs} 和 E_{rs} 更稳妥的方法是根据所采集的流量和压力数据，将公式 41.25 计算所得的系数进行多元线性回归[236-238]。含有这种数字化处理方法的呼吸力学监测仪已有市售，并几乎可用于分析所有的呼吸波形。另外，基于线性回归分析的力学性能估算并不仅限于伴有吸气末停顿的容量切换或时间切换的机械通气波形。R_{rs} 和 E_{rs} 还可以在吸气相和呼气相分别进行计算，某些患者由于存在气道的动态压缩或萎陷，二者的值可不相等[239-240]。

根据气道开放正压动态估计呼吸系统总 R_{rs} 和 E_{rs} 的方法只有在患者胸壁松弛、采用控制性机械通气时

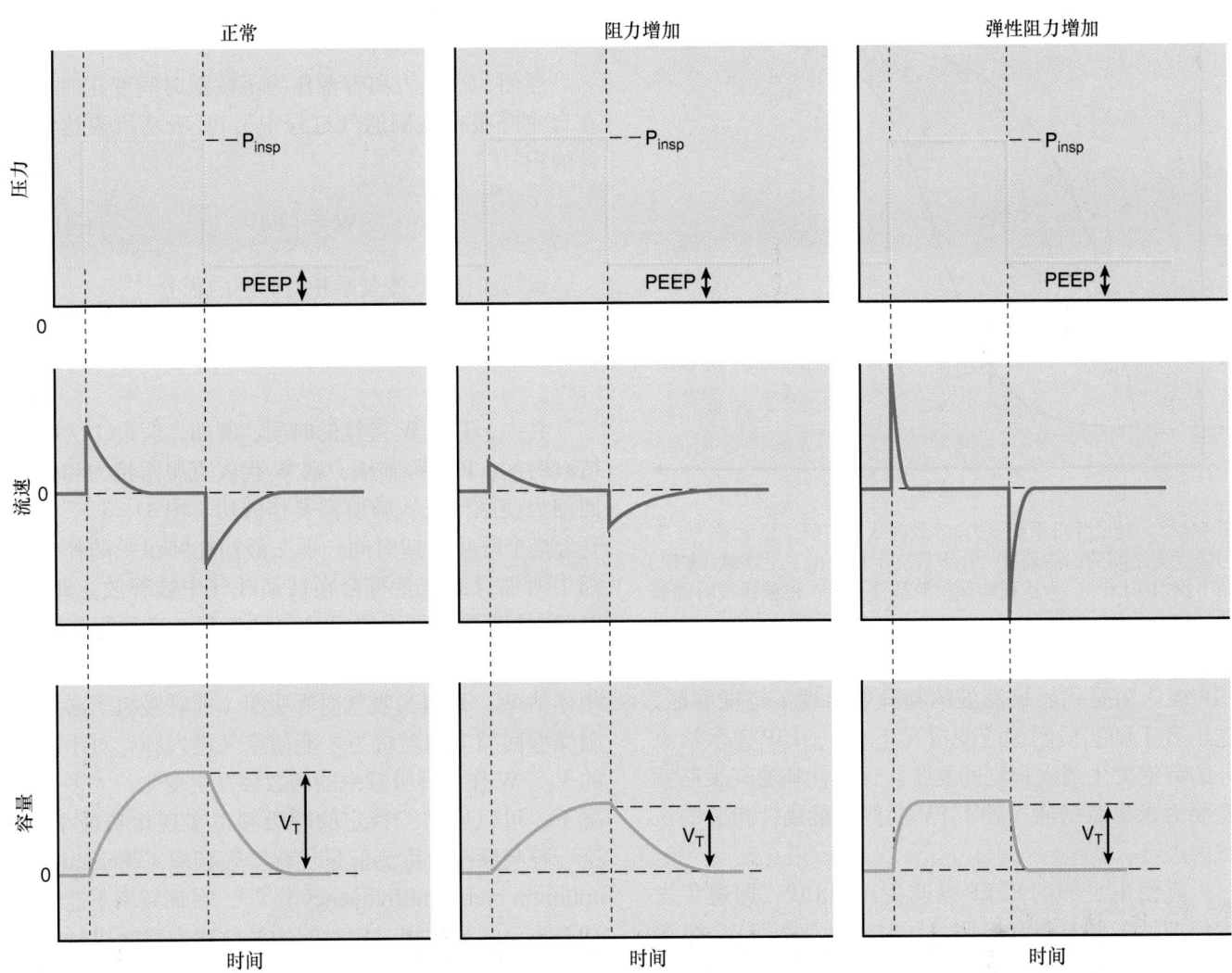

图 41.21　与图 41.18 相同的患者压力控制型通气时的气道压力、流速与容量波形。在这种通气模式下，呼吸机在吸气相提供固定的压力，而不考虑阻力和顺应性。一旦上述参数发生改变，则气道流速和潮气量就会随之改变。左图为正常患者的波形。中图为气道阻塞患者的波形。注意，与容量控制型通气相比，曲线上未出现峰压-平台压差；与正常患者相比，该类患者的 V_T 较小、呼气相流速回至零点的时间延长。右图为弹性阻力增加患者的波形，在腹腔镜气腹或气胸中多见。注意，与肺硬度增加一致的是，该患者的 V_T 减少，回至零点的时间缩短。PEEP，呼气末正压；P_{insp}，吸气压力；V_T，潮气量

才有效。使用神经肌肉阻滞剂的全身麻醉必然符合这种情况，但是，自主呼吸和呼吸机辅助通气的情况下就要复杂得多了。这种情况下，采用下文介绍的食管测压法估算跨肺压可以阐述胸壁的力学特性。

静态呼吸力学

如前所述，呼吸系统弹性阻力（或顺应性）在气流为零时最易测定，因为在这种情况下测得的肺膨胀压力仅与弹性过程相关。然而，通过绘制对应于跨肺或跨呼吸系统总膨胀压的累积吸气或呼气肺容量图，可获得更全面的呼吸系统弹性阻力特性信息。通过非常缓慢地充气和放气（阻抗性压力可忽略不计）[241]，或定期阻断气流[242]，可绘制出准静态压力-容量（PV）曲线。例如，现将肺充气扩张至指定的容积（通常为肺总量），然后在被动放气过程中让气流中断 1 ～ 2 s，即可绘制 PV 曲线的呼气支图形。

肺或总呼吸系统的准静态 PV 曲线是固有的、非线性的（图 41.22）；也就是说，顺应性，即曲线上局部的斜率（dP/dV），可随肺容量的变化而改变。根据经验，PV 曲线通常采用单指数函数[243]或 S 形函数[244]描述。在 S 型函数曲线上通常有两个清晰的分界点，其中较高的点称为上拐点（upper inflection point, UIP），较低的点称为下拐点（lower inflection point, LIP）‡。

---

‡ 拐点正式的数学定义是凹曲线（即，二阶导数）上的点从正到负或从负到正的变化标记

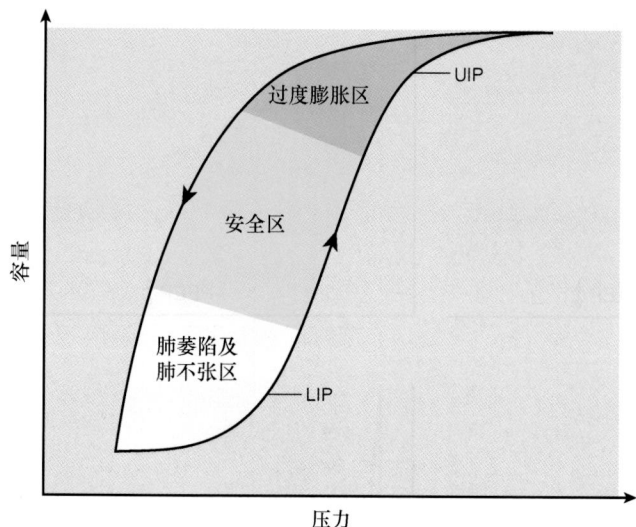

图 41.22　肺或呼吸系统压力-容量曲线的图解，显示了呼气支和吸气支之间的迟滞现象。在吸气支上标注出了上拐点（UIP）和下拐点（LIP）。为达到肺保护的最佳效果，机械通气时的肺区应处于安全区范围内

UIP 被认为是代表该点处的肺开始出现了过度膨胀，这出现于肺实质刚性应变情况下[220]；LIP 表示该点处的肺泡发生最大程度的复张。保护性肺通气策略就是要力求患者的通气处于 PV 曲线上最线性相关的区域内进行。

应使用足够的 PEEP 以避免出现 LIP，即避免发生周期性的肺复张和萎陷，同时联合使用低 V_T 可避免出现 UIP 和肺过度膨胀[242]。此外，PV 曲线可出现迟滞现象，即特定压力下的肺容量取决于膨胀压力的方向（即要么吸气或呼气）。肺或整个呼吸系统 PV 曲线出现迟滞现象的原因纷繁复杂，包括表面活性物质的生物物理特性[245]、时间依赖性肺复张或肺萎陷[246]，以及各种结缔组织的接触摩擦[247]。

依据准静态 PV 曲线进行呼吸管理时有许多问题应引起注意。首先，PV 曲线是在气流量为零或接近零时绘制的，它不能反映自主呼吸或机械通气下动态过程中肺或总呼吸系统的力学特性。事实上，同一个患者的动态 PV 关系可能存在很大差异。其次，PV 曲线的 UIP 和 LIP 并不总是很明显。最后，肺或总呼吸系统的 PV 曲线反映的是众多肺单位整体的平均静态特性，不同肺区都有其独特的 PV 曲线。

呼吸功和机械功率

呼吸功（work of breathing，W）指肺和（或）胸壁扩张或回缩达到特定的容量时所需要的能量。呼吸功最简单的表达式为膨胀压力与所产生的容积变化的乘积：

$$W = PV \tag{41.34}$$

然而，当压力和容量作为函数随时间变化时（如在自主呼吸或控制通气过程中），呼吸功可表达为累计的积[248]

$$W = \int P dV \tag{41.35}$$

或等于压力-流量乘积对时间的积分[249]

$$W = \int_{t=0}^{T} P(t)\dot{V}(t)\,dt \tag{41.36}$$

其中，T 是 W 持续的时间。例如，假设 T 为吸气持续时间，P 为跨肺压，则 W 代表克服阻抗力和弹性回缩力使空气进入肺所需要作的功（图 41.23）。假如 T 为整个呼吸周期时间，那么最初在肺组织的弹性回缩中所储存的能量将会在被动呼气中被释放。此时，PV 环的面积所代表的只是单纯克服气道和组织的阻抗性损耗（即能量损耗）所作的功。总之，仅在吸气相评估 W，是因为吸气时呼吸肌（或呼吸机）必须克服弹性回缩力和阻抗力才能使空气进入肺。对于特定的 V_T，W 作为呼吸频率的函数会发生变化，大多数情况下，可以以某一特定的呼吸频率实现作功最小化。这一呼吸频率被称为能量优化呼吸频率（energetically optimum breathing frequency）[249]，在该频率下能量消耗最小。呼吸功相对应时间的导数称为瞬时机械功率（instantaneous mechanical power，P）：

$$P = \frac{dW}{dt} \tag{41.37}$$

依据公式 41.31，P 可以简单地表达为对应时间的压力流量乘积：

$$P(t) = P(t)\dot{V}(t) \tag{41.38}$$

机械功率作为能量消耗速率的一个指标，可用于评估发生呼吸机诱发肺损伤的风险[249a]，特别是在通气过程中跨肺压发生变化时[249b]。此外，如果通气过程中压力与流量的关系可以用较为简单的数学表达式描述（如公式 41.25 至公式 41.27），那么机械功率同样可以用简单的解析式表达[249c, d]。

呼吸压力监测

任何定量评估呼吸力学的基础都是压力测量。这些压力包括麻醉机的吸气端或呼气端、ETT 的近端、气管内或食管内的压力。如公式 41.24 所述，压力的测量有助于推断气体通过气道树以及扩张肺实质组织和胸壁的力量。麻醉科医师或重症监护医师最熟悉且

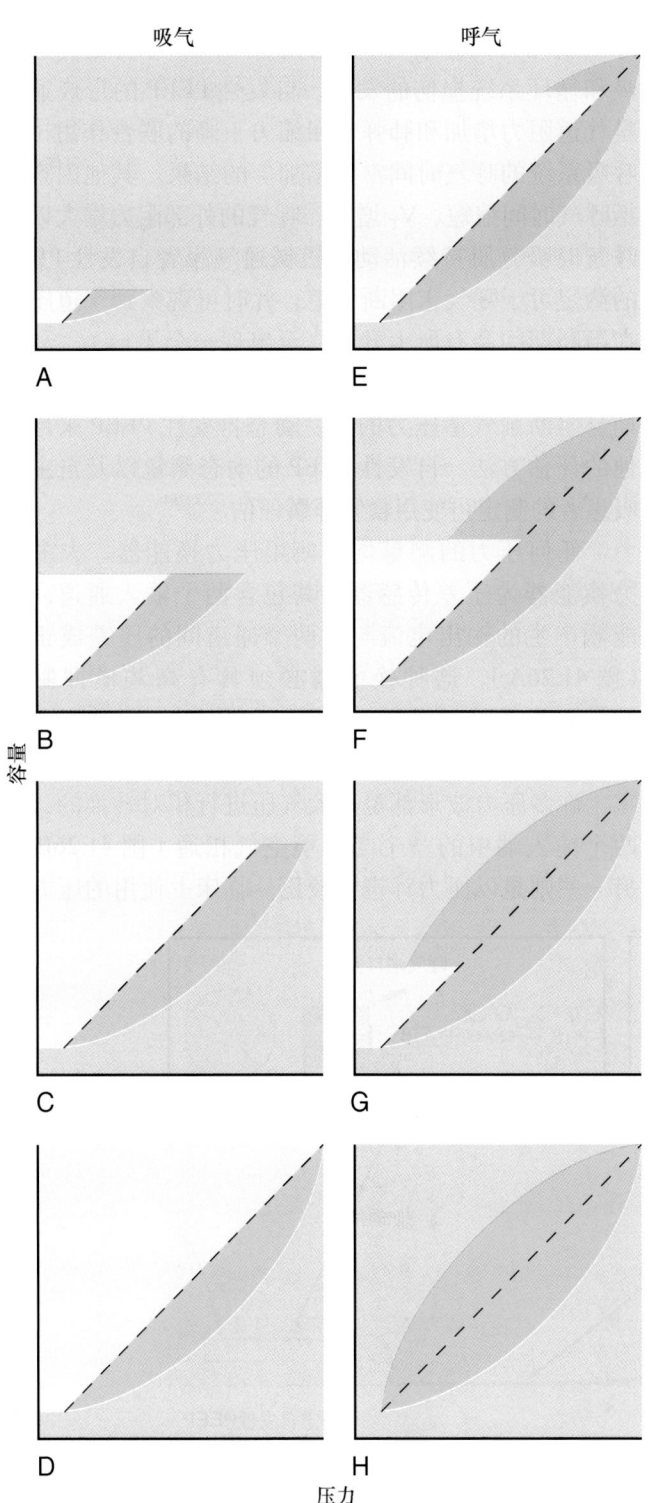

吸气　　　　　　呼气

A　　　　E

B　　　　F

C　　　　G

D　　　　H

容量

压力

图 41.23　单次呼吸过程中容量随跨肺压或跨呼吸系统压力变化的示意图。（A）～（D）为吸气相示意图，（E）～（H）为呼气相示意图。灰色区域表示为抵抗组织弹性回缩力所作的呼吸功，阴影部分区域（橘色区域）表示为抵抗气道和组织阻力所作的呼吸功。吸气末存储在弹性组织中的能量在呼气相被完全释放。但阻力性能量在吸气相和呼气相均会被释放

方便获得的压力是控制性机械通气时的气道压。理想情况下，此压力应在气管内或气道开口处测量，这样可排除任何其他气道设备或呼吸回路可能造成的失真。然而，由于实际原因，这里的"气道压力"并不

是气道开口或气管内的实际压力，而是在麻醉机或呼吸机中所传导的压力，反映的是呼吸回路和面罩或ETT所产生的阻力和顺应性，以及整个呼吸系统的机械性能。尽管现在许多呼吸机使用计算机程序来提供一些呼吸回路气流和压力损耗的补偿[250]，但此法往往依赖于理想化的线性模型，不能真实地反映复杂的呼吸过程，如气体湍流、多变的气体压缩或管壁的黏弹性[251-252]等。因此，在使用呼吸机测量的气道压力和容量进行生理学推论时必须谨慎。

气道压力常被不恰当地用来替代肺膨胀压力。跨呼吸系统压指的是跨肺和胸壁的压力下降，正压通气中常用气道压和大气压之差计算。许多可导致跨呼吸系统压增加的因素并不会引起肺过度扩张，如肥胖、气腹或过度的头低脚高位都可能增高气道开放压力，但不一定意味着出现肺实质的过度膨胀。

相反，跨肺压仅指经肺的膨胀压力。确定跨肺压不仅需要测量气道开口压，而且需要估计胸膜腔内的压力。食管内测量的压力与胸膜腔内的压力相对接近，因此食管球囊导管可以相对无创地测得胸膜腔内压力值[253, 253a]。这种导管通常长100 cm，远端带有包绕着薄壁气囊的侧孔（图41.24）。该导管可通过口或鼻孔置入，放置在食管中远端三分之一处。将该导管通过一个三通阀与压力换能器相连，向气囊内注入少量空气，但仍需保持套囊松弛、不产生额外的弹性回缩压力而影响测量。由于局部胸膜腔压力受重力的影响而改变，食管测压导管的球囊需要数厘米长，以便提供肺周边区域压力的平均估算值。食管测压法估算胸膜腔的压力有几个限制，包括仰卧位患者纵隔对气囊的压迫、导管移位以及测量过程中心脏活动的干扰等[254-255]。尽管如此，其用于危重患者或某些特殊临床情况，如肥胖、腹腔高压（腹腔镜手术初始或持续地充气）、极端头低脚高位等，对于调整适当水平的PEEP还是很有价值的[256, 256a]。通过跨呼吸系统压可以得到气道峰压和平台压这些临床常用指标。因此，它们反映的不只是肺的压力特性，而是面向整个呼吸系统。目前建议将平台压设置在26～30 cmH$_2$O以内以最大程度地减少肺泡过度膨胀风险[257]。然而，这些建议的应用需根据适当的临床情况，因为相同的平台压力可能对应着差异明显的跨肺压力，因此肺损伤的风险程度也会非常不同，这取决于压力在肺和胸壁成分之间的分配[257a, b]。

最近的研究表明，"驱动压"，即经呼吸系统顺应性标准化的V$_T$（ΔP = V$_T$/C$_{rs}$），可能是对ARDS进行死亡风险分层需要考虑的最重要的通气参数之一[257c, d]，其与手术患者术后肺部并发症的相关性也

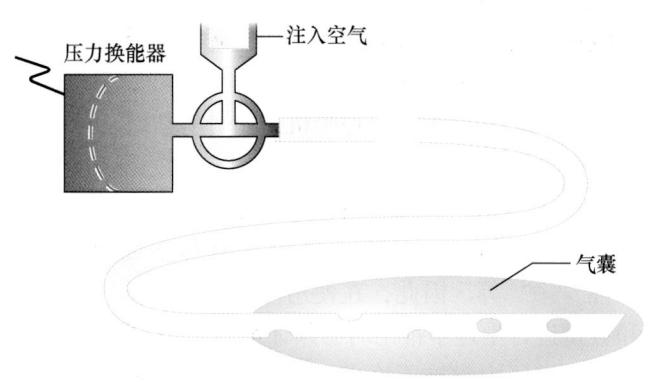

图 41.24　**食管球囊导管示意图**。导管近端与压力换能器相连，通过三通装置向气囊内注入空气（Modified from Bates JHT. Lung Mechanics：an Inverse Modeling Approach. Cambridge：Cambridge University Press；2009：220.）

得到了证实[258-259]。实践中，驱动压可通过计算 P_{plat} 与 PEEP 的差获得[257c]。

自发性 PEEP（Auto-PEEP）或内源性 PEEP（ntrinsic-PEEP）是指呼气末肺泡内存在的正压，通常可见于：机械通气的 COPD 患者，患者存在动态的气道压缩和呼出气流受限；以及相当一部分的 ARDS、脓毒症和

呼吸肌无力的患者[260]。自发性 PEEP 可明显促进呼吸和循环系统损伤的发生。自发性 PEEP 的形成通常是气道阻力增加和肺弹性回缩力下降的联合作用（即呼吸系统的呼气时间常数增加）的结果。其他因素包括呼气时间缩短、V_T 增加、呼气的外部阻力增大以及呼气时吸气肌持续活动。机械通气患者自发性 PEEP 的测定可于呼气末阻断气道，此时可观察到气道压力在阻断期间会有所上升，直至出现一个平台（＜ 4 s）（图 41.25）。因此，自发性 PEEP 可被定义为阻断末期与阻断前气道压力的差。动态自发性 PEEP 采用其他的评估方法。自发性 PEEP 的动态测量以及自主呼吸患者的测定可使用食管球囊评估[260-261]。

任何压力的测量均须使用压力换能器。大多压力换能器为压差传感器，其包含两个输入通道，换能器产生的输出电流与这两个通道间的压差成正比（图 41.26A）。这种换能器必须具有高共模抑制比（common mode rejection ratio，CMRR），即当两个输入端暴露于相同的压力条件下时，换能器输出接近为零。许多压力波形都是以大气压进行相对转换的，即两个输入端中的一个与环境空气相通（图 41.26B）；另一些则是以压力计进行校正。临床上使用的压力换

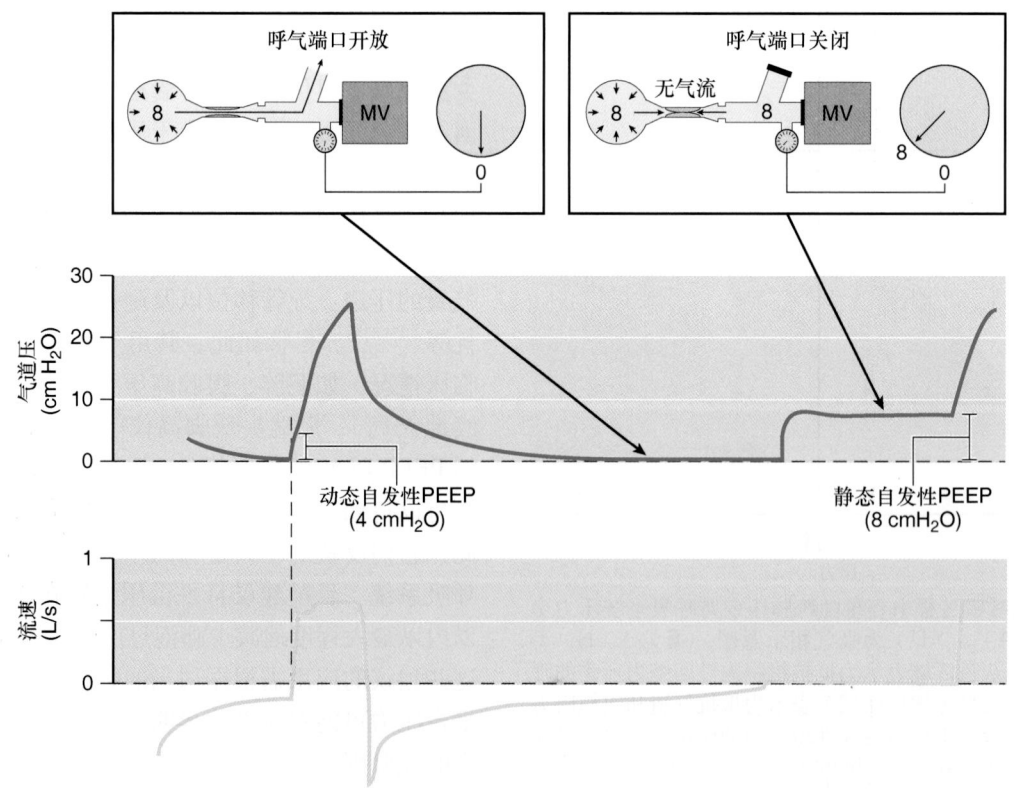

图 41.25　**内源性呼气末正压（自发性 PEEP）的概念**。图中所示为控制性机械通气时的气道压力和流量波形。动态自发性 PEEP 可以以吸气开始、气流速度为零时的气道压力估算。静态自发性 PEEP 可以以呼气末阻断气道，呼气相延长后测得的气道压力估算（Modified from Blanch L, Bernabé F, Lucangelo U. Measurement of air trapping, intrinsic positive end-expiratory pressure, and dynamic hyperinflation in mechanically ventilated patients. Respir Care. 2005；50：110-123；and Moon RE, Camporesi EM. Respiratory monitoring. In：Miller RD, Fleisher LA, Johns RA, eds. Miller's Anesthesia. 6th ed. New York，NY：Churchill Livingstone；2005：1255，1295.）

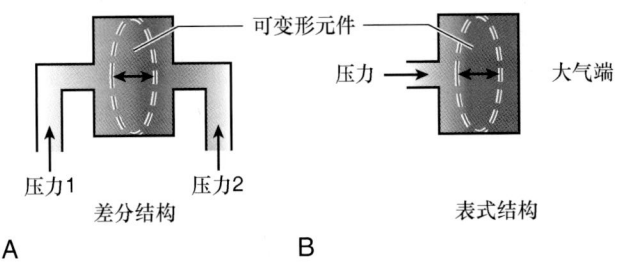

图 41.26　压力换能器，分为差分结构（A）和表式结构（B）（Modified from Bates JHT. Lung Mechanics：An Inverse Modeling Approach. Cambridge：Cambridge University Press；2009：220.）

能器多为价格相对低廉的压阻式传感器[222]。这些换能器依赖压力感受膜片，当存在压力差时，压力感受膜片发生变形，导致电阻改变。这种电阻的变化可被标准惠斯通电桥回路所感测，产生适于放大和过滤的电压信号。总之，压阻式传感器具有足够的频率反应以满足大多数呼吸系统的应用要求[262-263]。然而，如果传感器与测压部位之间连接的管道过长、顺应性过大时，则这种频率反应很容易出现衰减[264]。

呼吸流量监测

理想情况下，任何流量的测量都应该能显示进入和离开患者肺部气体的确切速率。实现该目标最简单的方法是将流量测量装置尽可能地安置在靠近患者的部位，如放置在呼吸回路 Y 型接头与 ETT 或 LMA 近端之间。然而，由于实际原因，大部分呼吸机和麻醉机都是在靠近控制台的部位进行流量监测的。由于气体的可压缩性、呼吸回路管壁的扩张性和气体湿度的改变，此处测量的流量数据与靠近患者处测量值可能有明显差异。

流量监测在临床的一个重要用途是检测呼气末的非零流量。这种非零流量的出现意味着在肺泡与上呼吸道之间存在压力差，呼气末肺内气体未能完全排空，即存在着自发性 PEEP（PVolFl-7）。结果是呼气末肺容量大于无自发性 PEEP 者，患者存在动态肺过度膨胀和静脉回流减少的风险。增加呼气时间、减少 V_T 或降低呼吸频率可以消除该隐患。

在通气过程中，可以通过呼吸机输送或吸入潮气量的时间依赖性改变，或活塞、汽缸或风箱的位移波形，来推断气道流量[265-267]。但最好使用专为此任务设计的流量换能器进行流量监测。最常用的方法是测量通过流体电阻元件的压力差（ΔP）。理想状态下，ΔP 与通过该装置的流量呈线性相关。此原理是最古老且应用最广泛流量计——呼吸速度描记器的理论基础。呼吸速度描记器虽然可以准确测量气体流速，但

对温度、湿度和气体组成的变化非常敏感[268]，需要经常使用各种电子或软件技术进行校准以确保测量的准确性[269-270]。除上述敏感性外，清洗和消毒困难也限制了这类器件在临床上的常规使用。孔板流量计的优点是内径相对较大，可减少水汽的凝结和分泌物阻塞的风险。这类设备可以使用注塑成形技术，价格低廉，因而许多孔板流量计还被设计为一次性使用的，从而使它们在临床呼吸监测中的应用越来越普及[271]。

大多数麻醉机采用热丝风速计（hot wire anemometers）进行呼吸流量监测[272]。热丝风速计的测量依赖于随温度变化的载流导线电阻的变化。气流经过导线时，引起相应的温度下降，导线的导电率改变，可被适当的电子回路感测[273]。由于一条导线无法感测气流的方向，所以呼吸回路中常使用两个不同的风速计：一个用于吸气端，另一个用于呼气端。另外，若要通过单个电子回路感测双向气流，则必须将两根热丝串联[274]，根据首先被冷却的热丝位置确定气流方向。总之，与呼吸速度描记器或孔板流量计相比，热丝风速计的动态反应性更佳[275]，是 HFV 中理想的流量监测方法[235a, 276]。然而，考虑到气体密度或湿度的变化，这些设备也必须进行校准[276a]。

呼吸容量监测

与流量监测类似，理想的容量测量应该能准确反映进出患者体内的气体量。然而，由于大多数麻醉机和呼吸机都是通过对流量信号进行电子或数字整合的方式确定气体容量的[222]，因而吸入或呼出 V_T 的监测也同样受到与流量监测相似的限制。由于信号整合可能导致气体容量的估计错误，因而必须努力确保任何来自流量换能器的漂移或偏差已被降低到最小程度。这可通过定期（如在呼气末）对换能器进行校零来实现。虽然电子或数字高通滤器可以实时去除漂移和偏差，但瞬时反应时间往往较长[276b, c]。

最后，除了本节中所描述的病理生理和监测应用外，监测呼吸系统压力、容量和流量已应用在新生儿复苏的监测、培训和教育中[277]。

体积描记法监测

呼吸感应体积描记法（respiratory inductance plethysmography，RIP）是一种无创呼吸功能监测技术，可量化反映胸廓和腹腔横截面积的改变。该方法可用于评估 V_T、呼吸频率、高频振荡通气（high frequency oscillatory ventilation，HFOV）效果、气管支气管吸痰过程中肺容量的变化及胸腹运动的同步性[278]。RIP 测量的原理是电流通过导线线圈所产生的磁场方向与线圈电流方向垂直（Faraday 定律），线圈所包绕的面积的变化可在线圈内产生与线圈面积变化成正比的反向感应电流（Lenz 定律）。使用两条含有导体的松紧带：一条通常围绕在患者胸部，放置于剑突以上3 cm 的位置；另一条围绕在患者腹部。胸部和腹部横截面积的变化可使每条松紧带产生独立的信号，这两个信号的加和经过与一个已知容量的气体校准后，可得出肺容量的改变。

RIP 的使用具有不需要面罩、LMA 或 ETT 的优势，已用于儿科监测 V_T 和呼吸频率[279-281]。此技术有助于建立患者个体化的 PV 曲线，也可用于指导肺保护性通气，用于优化肺复张、维持小气道开放，以及减少肺过度膨胀（见"静态呼吸力学"部分）。在睡眠研究中也已经有一些 RIP 的应用。

术中在需要准确监测 V_T 而又不可能采用麻醉机进行监测时，也可使用 RIP 监测，包括共用气道（例如，喉气管手术[282]、软质和硬质气管镜检查[283]）或未行气管内插管（例如，监护麻醉和无创压力支持通气）的患者中。

该技术的缺点包括需要放置测量带而不能用于胸部和腹部外科手术。此外，该装置需要校准的特点使其易受呼吸模式变化的影响[284]。

呼吸频率监测：窒息监测

呼吸暂停和呼吸过缓是术中及术后麻醉恢复期常见的危及生命的事件。早产儿、病态肥胖、高龄、阻塞性睡眠呼吸暂停以及中枢神经系统抑制药物等都与呼吸暂停或呼吸过缓的发生有关[285-286]。因此，已开发出许多不同的方法来检测此类事件[287-288]。呼吸暂停主要有两种类型：中枢性和阻塞性。中枢性呼吸暂停是指由于中枢神经系统呼吸驱动障碍而发生的呼吸暂停。阻塞性呼吸暂停则是上呼吸道阻塞的结果。目前的监测主要是通过评估呼吸三个过程中的至少一项，从而检测是否发生了呼吸暂停[288]：胸壁扩张、气流和气体交换。

胸壁扩张常用的检测方法如下：

1. 胸部电阻抗（阻抗呼吸描记法）的变化。该法的原理是呼吸时空气进出肺，胸部的血流量也同时发生变化，造成胸壁电导率的变化。因为空气是不良的电导体，而血液是良好的电导体。在两个胸部电极间使用高频低电流，测量相应的胸部电压变化，并持续

计算其电阻抗的变化。一些市售监护仪使用常规心电图导线实施该技术，也已用于新生儿窒息的家庭监测。

2. 感应体积描记法（如前所述）。

3. 胸腹部光纤电阻应变计（将一压力垫沿婴儿的胸廓放置，腹部放置气动传感器）。

4. 呼吸肌肌电信号，此法因信噪比较低而不常用。

基于胸壁扩张运动的呼吸监测技术的一个重要缺点是当患者存在体动时结果不准确。因此，阻塞性呼吸暂停可能会被误判为呼吸正常[289]。

气流法的原理是直接测量气道中与气流变化相关的各种不同变量：

1. 呼吸回路的压力梯度。此法利用 Poiseuille 原理（$\Delta P = k \times V$）和压差传感器检测气流量。

2. 口鼻处呼吸气体的温度。

3. 快速反应湿度计，测量呼出气的湿度变化。

基于气体交换的测量技术的关键点是检测呼出气 CO_2，该法已常规用于手术室内气管内插管的患者。未行气管插管的患者可使用特殊设计的套管，将 DO_2 和呼吸气体采样相结合，便于呼出 CO_2 监测。二氧化碳描记图可以在氧饱和度降低之前早期发现呼吸抑制，特别是在辅助给氧的时候[290, 290a]。最常用的检测技术为主流式或旁流式红外传感器。即使是在麻醉后恢复室拔管后行高流量吸氧的患者，使用这种技术测量的呼吸频率也较经胸电阻抗成像技术更准确[291]。使用鼻导管可能无法准确测量张口呼吸患者的呼气末 CO_2，如肥胖和阻塞性睡眠呼吸暂停的患者。此时，使用带有口腔引导装置的鼻吸氧导管可提高测量的准确性[292]。模拟研究表明，在上消化道内镜检查中，使用带 CO_2 取样管的咬合器或带口腔引导装置的鼻导管可以准确监测呼吸频率。$P_{ET}CO_2$ 测量的准确性取决于所使用的设备、氧气流量、经口呼吸强度和每分通气量[293]。

脉搏氧饱和度监测不能作为监测窒息或呼吸过缓的首要手段，因为对于氧合良好的患者，O_2 去饱和在窒息的晚期才会发生。但是，脉搏氧饱和度监测与通气监测相结合，可进一步提高监护的安全性。如一项研究使用脉搏氧饱和度与无创二氧化碳描记图连续监测 178 名接受自控镇痛的患者，以监测到的脉搏血氧去饱和为依据，12% 的患者发生了呼吸抑制，这与此前的研究结果一致[285]；呼吸过缓（呼吸频率 < 10 次 / 分）的发生率达 41%，远远高于先前报道的 1% ~ 2%[294-296]。

呼吸频率监测对于婴儿窒息监测至关重要。经胸电阻抗联合脉搏氧饱和度应用于家庭新生儿窒息监测可最大程度地发现真性新生儿窒息发作[297]。因为当

经胸电阻抗由于运动干扰而反应不佳时，脉搏氧饱和度可以提供额外的监测信息。已经证实，通气监测，如二氧化碳描记图联合脉搏氧饱和度监测，可最大程度地提高肺泡通气不足的检出率[298]。使用二氧化碳描记图监测有利于早期发现吸氧患者肺泡通气不足时的动脉血去氧饱和状态。

窒息监测期间可发生假阳性和假阴性报警。最危险的情况是窒息发生时，监测仪将干扰信号误认为存在呼吸而不激活报警。这些干扰因素包括振动、心脏搏动、患者体动和其他仪器设备的电磁干扰。阻抗呼吸描记图易受心血管因素的干扰，压垫易受患者的体动干扰。更常见（但危险性较低）的问题是患者未发生窒息时监测仪报警。常见的原因包括灵敏度设置不合适、电极片功能失常和患者体动。感知加速度信号的运动传感器已用于接受 HFOV 治疗的新生儿，结果发现，监测局部气流的往复运动有利于早期识别 HFOV 患者的通气障碍，最终避免低氧的发生[299]。该研究发现，约半数患者低氧血症的发生除了与通气功能缓慢下降有关外，还另有其他原因[299]。

目前"麻醉患者安全基金会关于术后监测有临床显著意义的药物诱发的呼吸抑制的基本监测策略（Anesthesia Patient Safety Foundation for Essential Monitoring Strategies to Detect Clinically Significant Drug-Induced Respiratory Depression in the Postoperative Period）"（http://www.apsf.org/initiatives.php）的推荐意见是：包括阿片类药引起的呼吸障碍在内，应考虑所有的患者均接受持续氧合和通气状态的电子监测，而非仅限于存在术后呼吸功能障碍风险的患者。因为选择性进行监测可能会漏诊那些没有相关风险因素的患者所出现的呼吸抑制。这些建议强调，在等待更新的技术出现之前维持现状是不可接受的，通过间断"抽查"氧合（脉搏氧饱和度）和通气（护理评估）状态的方式进行监护难以可靠地发现渐进式发展的有临床意义的药物诱发呼吸抑制。然而，连续的电子监测不应取代传统的间断性护理评估和保持警惕性。所有患者均应采用脉搏氧饱和度仪持续监测氧合情况。当必须为患者供氧以维持氧饱和度时，建议使用二氧化碳描记图或其他方法监测通气与气流。该建议也呼吁要根据患者的生理差异设置报警阈值，以免因报警值不当或过于敏感（过多假报警）而导致未能及时识别渐进性低通气的早期征象。

意外死亡与三种类型的呼吸抑制有关[300-302]：①过度通气代偿的呼吸窘迫（如脓毒症、肺栓塞或充血性心力衰竭）：由于存在代谢性酸中毒和代偿性过度通气，患者最初表现为 S_pO_2 稳定和 P_aCO_2 下降。呼吸频率增加是这种模式的典型表现。最终，当酸中毒恶化到难以用通气反应进行代偿时，出现氧饱和度先逐渐下降，继而急剧降低；②进行性单向低通气或 CO_2 麻痹：常因阿片类药物或其他镇静药物的过量使用而出现，最初表现为每分通气量下降，导致 $PaCO_2$（和 $P_{ET}CO_2$）升高，而 S_pO_2 仍常保持在 90% 以上；③前哨性气流/氧饱和度降低伴随动脉血氧饱和度陡然下降：可见于阻塞性睡眠呼吸暂停患者，这类患者依赖觉醒状态维持氧合。睡眠导致呼吸暂停期间出现急剧的低氧血症，患者存在心搏骤停的风险。

呼吸监测的影像学

影像学作为一种监测技术，能深入观察和了解健康人和患者的肺部结构、功能和炎症反应[303-305]。然而，射线暴露和设备笨重限制了其床旁使用。技术的进步已开始给临床带来了更紧凑而精巧的新设备。这可能预示着呼吸功能监测的一个重要转变，即床旁影像学监测的应用将越来越广泛。床旁监测的优点是辐射暴露较少、无创及能提供更详细的生理信息。

胸部 X 线摄影

胸部 X 线摄影在手术室、术后麻醉监护病房和 ICU 内是评估胸内情况的传统影像学方法。因此，麻醉科医师应熟悉重要肺部病变的基本放射学表现，如肺间质浸润、肺过度膨胀、气胸、胸腔积液和肺实变。胸部 X 线摄影与计算机断层扫描（computed tomography，CT）一样，其物理基础是 X 射线到达探测器（如胶片）的量依赖于组织的吸收量，而后者与组织密度线性相关。辐射暴露限制了影像学检查的频度。而且，技术瓶颈也会限制图像的质量，包括图像采集期间患者的体动造成的分辨率下降，以及胶片/探测器与 X 线光源的距离和胶片盒在后部的位置等造成的图像失真。

超声检查

肺部超声检查在成人和儿童的围术期医学、危重症医学和急诊医学的应用不断增加[306-309]。严格而系统性的方法都已证明，肺部超声波检查技术对肺部重要临床信息的获取水平与 CT 相当[309]。其还具有实用、低成本以及无放射污染或无其他明显的生物学副作用等优点。现在许多与肺部超声相关的优秀研究结果已经发表，读者可参考此类文献进一步学习[308-309]。

肺部超声检查已成功地应用于评估气胸、间质综合征（即心源性和渗透性肺水肿）、肺实变和胸腔积液。现有的多种功能性超声探头可根据各自的特点用于特定部位的检查。例如，高频（10～12 MHz）线阵探头可用于详细检查胸膜和表浅组织病变，如气胸。此类探头的缺点是尺寸较大，肋骨可干扰其探测较大范围的肺组织；而且高频探头则对深部结构的评估受限。频率较低（1～5 MHz）的探头可提高深部组织的穿透性，常被用于评估膈上结构（肺、胸膜腔）。为优化单个探头对肺部的可视化效果，通常选择频率为5～7 MHz、小尺寸、尖头的探头，以便在肋间隙获得观察肺实质的声窗。尽管曲线探头和相控阵探头也能满足上述要求[308]，但5 MHz的微凸阵探头最受青睐[306-307]。

检查患者时，应采用有条理的方法以确保能综合评估患者肺部的结构和功能。最近提出将I-AIM框架（指征Idication、信息采集Aquisition、解读Interpreation、医疗决策Medical decision-Making）用于床边肺部超声检查[308]。完整的检查包括双侧肺的前部、侧部和后部的评估。尽管不同的检查方案存在差异，急诊情况下，对于仰卧位患者，每侧胸部至少应评估六个区域：（以第三肋间隙为分界线的）两个前部区域、两个侧部区域和两个后部区域。在常规评估中，8区和12区方案最常用[308, 310-311]。由于空气、组织和骨（肋骨）的声阻抗差异显著，胸部超声检查主要是基于各种组织的特征性伪影，而非仅依赖于可视化的组织结构[312]。超声检查时建议获取1～2次呼吸的视频图像，这样有助于在肺活动过程中观察肺的结构和功能。在检查开始时，首先应优化仪器的设置[308]。通常，最先扫查和识别高回声线伴明显超声声影的肋骨（图41.27A），肋骨下方约0.5～1.0 cm的肋间处可见胸膜线。典型的胸膜线为明亮而微弯曲的弧线。这些是必须熟练确认的主要结构，因为许多与麻醉科医师有关的病变常可影响其超声表现形式。另外一个超声影像的关键点是肺滑动征，在正常的肺，肺滑动征代表呼吸过程中脏胸膜相对壁胸膜的运动，这是值得重视的超声下所见。胸膜滑动的幅度在靠近隔肌的部位要大于靠近肺尖部。

胸膜下呈规则等距的高回声水平线伪影称为A线

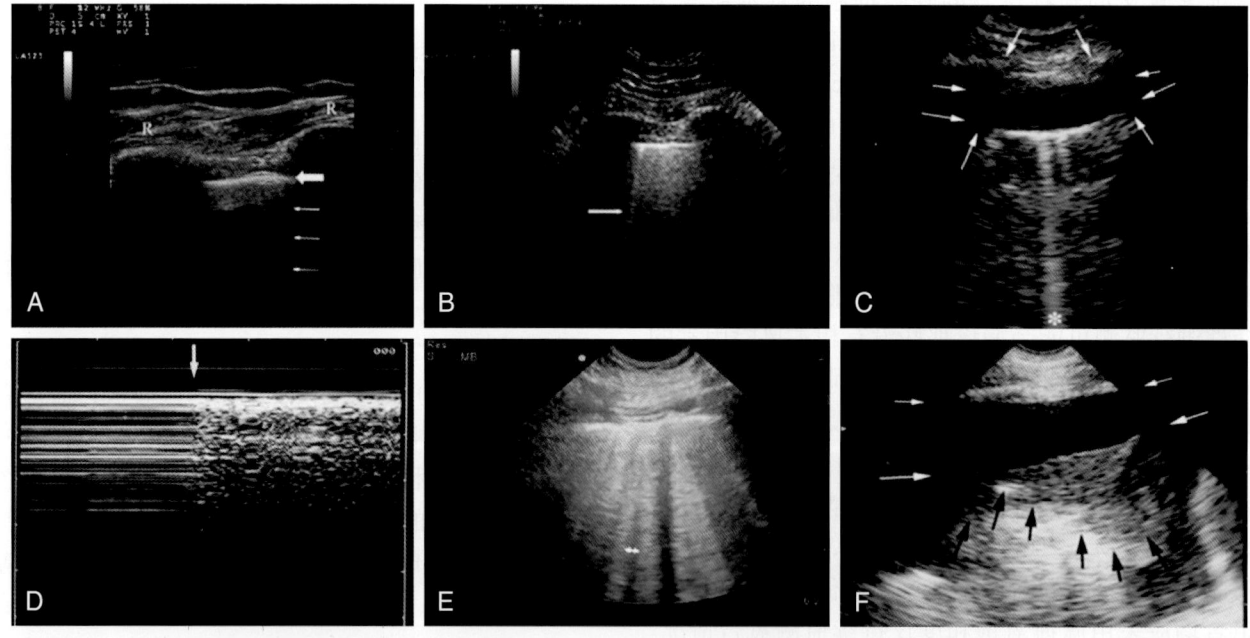

图 41.27（A）典型的胸部超声影像，显示相邻的肋骨（R）及后方声影。白色的回声显示的胸膜线位于肋骨下方约0.5 cm处（粗箭头）。胸膜线下等距平行线为A线伪影（细箭头）。（B）B线或彗星尾伪影（细箭头）为从胸膜线延伸至屏幕边缘的高回声伪影，A线消失。孤立的B线是正常肺的常见表现。（C）胸腔积液：在后外侧区域获取的图像显示壁胸膜（上水平箭头）、肋骨影（垂直箭头）和脏胸膜（下水平箭头所示的线），以及下方的肺。在壁胸膜和脏胸膜之间的暗色无回声区代表胸腔积液。源自肺而非胸膜线的B线伪影（星号）意味着通气区域的存在。（D）M型肺超声图像中的"肺点"用于诊断气胸。可观察到吸气相从代表无肺部运动（气胸）的平行线图案向代表正常肺组织的颗粒状图案（箭头）的突然转化。（E）间质性综合征超声影像为间距7 mm或更小的B线。注意，与图（B）相比，B线的数量增多。同时可见胸膜线（箭头）和肋骨。（F）肺实变合并胸腔积液。如图（C）所示，后外侧区域获取的图像上可见壁胸膜（上水平箭头）、脏胸膜和肺（下水平箭头），胸膜和肺之间可见无回声的胸腔积液。肺组织密度比（C）中有气体屏障（垂直箭头）的肺组织密度大，提示常见于危重症患者的胸膜液伴肺泡液（[A，B，D，E] From Turner JP，Dankoff J. Thoracic ultrasound. Emerg Med Clin North Am. 2012；30：451-473，ix.[C，F] From Lichtenstein DA. BLUE-protocol and FALLS-protocol：two applications of lung ultrasound in the critically ill. Chest. 2015；147［6］：1659-1670. doi：10.1378/chest.14-1313.）

（图 41.27A）。始于胸膜线的离散激光样纵向高回声伪影为 B 线（以前被描述为"彗尾"），它一直延伸到屏幕的底部且亮度不衰减，与肺滑动呈同步运动，并使 A 线消失（图 41.27B 和 C）。正常肺可见孤立的 B 线，肺部发生病变时，B 线数量增加。通过对这些伪影的识别可以判定病理情况[306-308, 311]。大多数的肺部急性病变涉及肺的表面，这就是为什么肺部超声检查能够发现这些病变的原因。气胸的超声扫描表现为肺滑动征、B 线和肺搏动征消失和出现肺点（lung points）。

胸膜积液的特征通常表现为壁胸膜与脏胸膜之间出现一个无回声区（图 41.27C 和 F），以及在积液内部肺的呼吸运动（"正弦征"）。积液内存在回声物质的声影提示积液为渗出液或血液，但部分渗出液和大部分漏出液是无回声的。M 型超声可见代表探头下非活动性结构的平行线。超声检查发现肺点可以诊断气胸，其具体超声图像表现为呼吸过程中某一特定的身体部位从缺乏肺滑动征或移动的 B 线（即无肺实质的气体）向可见肺滑动征、B 线或代表肺组织的变异的 A 线的周期性转换（图 41.27D）[307, 314]。床旁超声检测出气胸的敏感性与 CT 扫描相似[306-307]。

间质综合征的特征表现是出现多条 B 线。阳性区域的定义是两根肋骨之间的纵切面内可见三条或以上的 B 线（图 41.27E）[307]。肺实变的超声特征是胸膜下出现低回声或组织样质地的回声区域（图 41.27F）。肺实变的原因包括感染、肺栓塞、肺癌和转移性肿瘤、压缩性肺不张、阻塞性肺不张和肺挫伤。其他有助于确定肺实变原因的超声征象还包括肺实变深部边缘的回声影性质、远场边缘出现彗星尾伪影、出现支气管充气征或支气管液体影以及实变组织内的血管回声影像。随着肺部超声的临床研究和临床经验的增长，已具备条件提出在紧急情况下评估严重呼吸困难的流程（图 41.28）。BLUE 方案就是一种旨在快速诊断急性呼吸衰竭患者的步进式超声诊断流程，其准确率达 90.5%[309, 313, 315]。

电阻抗层析成像术

电阻抗层析成像术（electrical impedance tomography，EIT）是一种无创、无辐射的模拟成像技术，可用于床旁评估区域肺功能。该方法已可临床应用，其空间分辨率虽然较低，但瞬时分辨率较高，因而可用于实

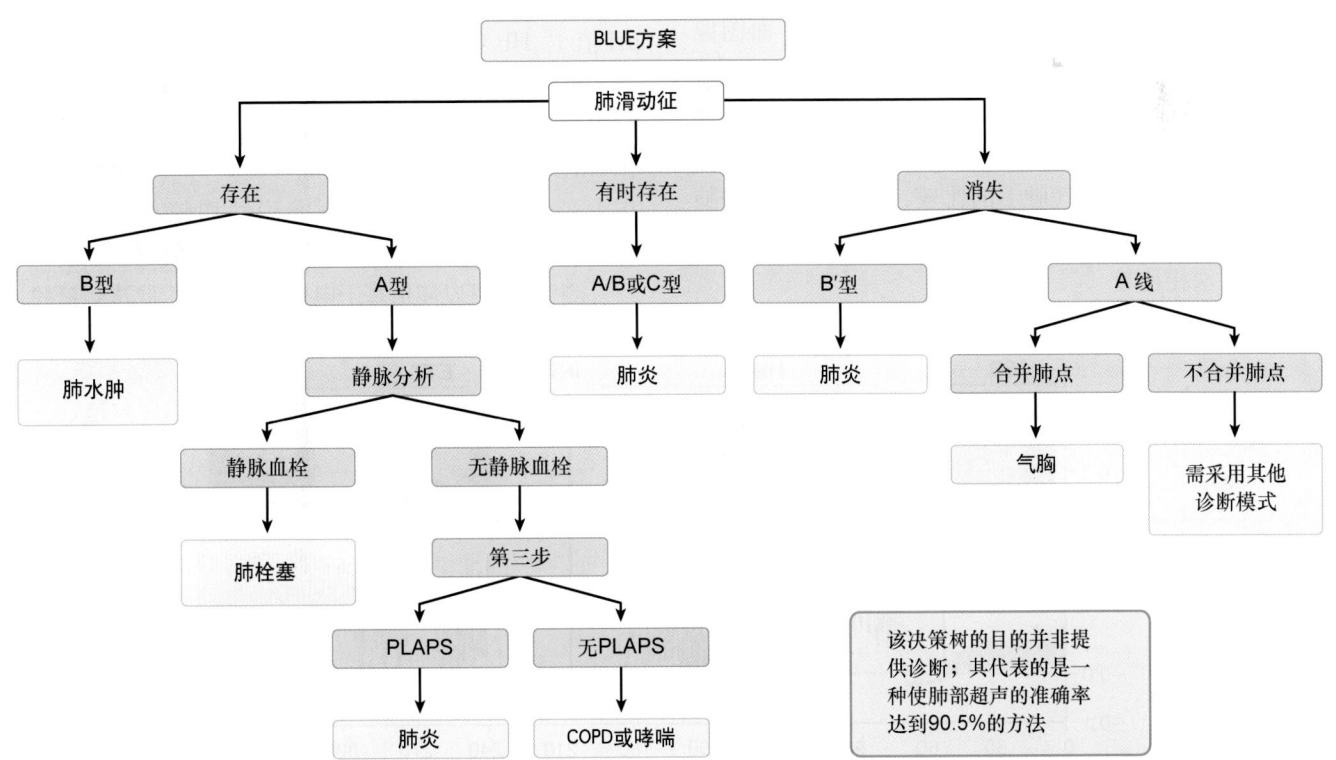

图 41.28 根据不同类型呼吸衰竭的特定超声形态制定的 BLUE 方案流程图。其使用了三种肺超声征象进行选择：前部肺滑动征、肺前部两肋骨间出现多条 B 线、后侧和（或）后外侧肺泡和（或）胸膜综合征（PLAPS）。将上述超声影像特征与静脉分析结果相结合，诊断呼吸衰竭的准确性可达 90.5%。COPD，慢性阻塞性肺疾病（Redrawn from Lichtenstein DA，Mezière GA. Relevance of lung ultrasound in the diagnosis of acute respiratory failure：the BLUE protocol. Chest. 2008；134：117-125；Milner QJ，Mathews GR. An assessment of the accuracy of pulse oximeters. Anaesthesia. 2012；67：396-401；and Pologe JA. Pulse oximetry：technical aspects of machine design. Int Anesthesiol Clin. 1987；25：137-153.）

时评估区域性肺通气状态[235a, 305, 316]。由于可以估测区域肺容量并可用于优化机械通气设置，因而其在 ICU 和手术室的使用已备受关注[305]。

EIT 的基础是电阻抗，这个物理变量反映的是当向某个物体施加一定的电压后，电流通过该物体时所受的阻力[317]。生物组织的阻抗取决于组织的构成。高浓度的电解质、细胞外的含水量、大细胞，以及存在于血液和肌肉中的大量细胞间的缝隙连接均可以降低阻抗。空气、脂肪和骨骼电阻抗高。组织构成的病理变化可影响组织阻抗，包括血管外肺水（EVLW）（如肺水肿）、胸腔内血量、体腔内的液体（胸腔积液、心包积液、支气管和肺泡内液体）、异物（胸腔引流管）和肺纤维化（如 ARDS 后病变或原发性疾病）。呼吸周期中，胸内生物电阻抗的变化主要受通气和灌注的影响。

EIT 依靠围绕目标胸部区域的一系列的电极（通常为 16 ～ 32 个）进行检测。所选择的具体位置根据临床需要而定，如要进行标准肺评估，则通常选择第五肋间。电阻抗的相关信息以功能性 EIT 成像或能定量反映所研究的胸部区域横截面上肺容量或肺灌注变化的 EIT 波形来显示。通常图像上以代表电阻抗相对变化的像素点来呈现，即所谓的功能性 EIT，因为气体对应的是高阻抗，液体和组织是低阻抗，而图像代表的是局部肺通气状态。绝对 EIT（absolute EIT，a-EIT）图像则是一种能反映实际电阻抗值的模式。通过低阻抗（如血胸、胸腔积液、肺不张和肺水肿）与高阻抗（如气胸和肺气肿）的比较，可以直接评估肺部情况[318]。EIT 已能成功地与包括 CT 在内的其他标准监测方法相比较[319]。

由于这种技术可以直接地实时评估局部区域的病变情况，目前已可应用于一些需要监测区域肺功能的临床情况[316, 319]。这些应用包括：判断诱导和气管内插管对儿童呼气相肺水平和区域通气的效果（彩图 41.29）[320]；围术期监测自主呼吸、控制呼吸[321-322]以及 HFOV[234a, 278, 323]时的气体分布；腹腔镜手术中判定 PEEP 对肺区域通气的影响[324]；床旁监测肺复张的程度；PEEP 的滴定以及 ADRS 患者[325]和肥胖患者[326]肺萎陷与肺过度膨胀的评估等。EIT 还可以用于气胸的实时监测[327]。近来的进展使得 EIT 具有监测肺区域性灌注的潜能[319, 328]，这对床旁评估自主呼吸和机械通气患者的 V/Q 比可能很有价值。

床旁检测

床旁检测（point-of-care testing，POCT）是指在靠近患者床旁进行的实验室检测。POCT 技术包括便携式分析仪和使用微量血液样本，这意味着可以在手术室和 ICU 进行快速而精准的测量。由于可以迅速有效地发现患者病情恶化并指导治疗，因而 POCT 可改善患者的预后。呼吸功能监测是 POCT 的一个重要组成部分，测量内容包括动脉血气分析（P_aO_2、P_aCO_2、pH 值）、Hb 和乳酸。

POCT 血气分析的准确性和精确性均达到可接受的水平[329-331]。例如，三台血气分析仪测量动脉血气和 Hb 的变异系数约为 3% ～ 6%[330-331]。P_aO_2 和 pH 在大范围内变化时的检测准确性均较高[329-331]，而 P_aCO_2 在某些设备上存有一定程度的偏倚[331]。

测定 Hb 可以使用基于电传导的方法，此法测量的是

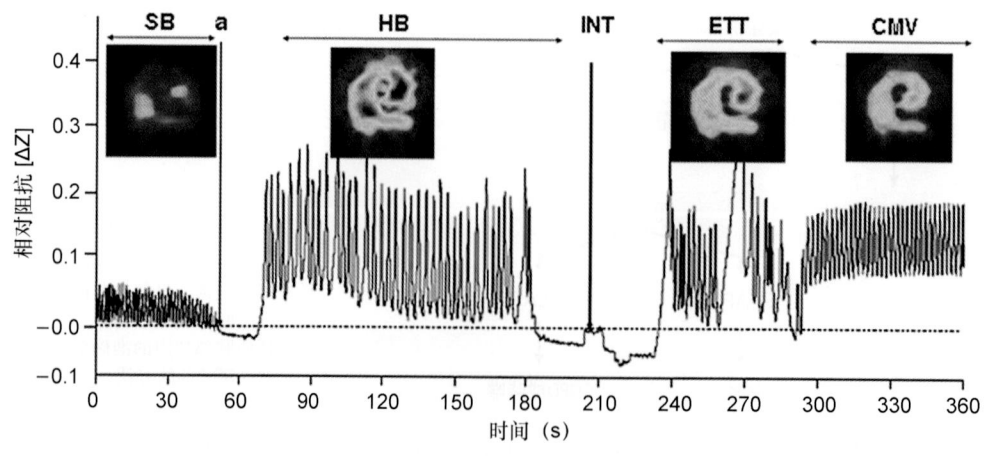

彩图 41.29 儿童麻醉诱导期五个关键阶段的相对阻抗信号图。(a) 自主呼吸（SB）阶段，随着肌松作用的增强，出现微弱的阻抗信号。有效的手控通气（HB）产生高强度的信号，在气管内插管（INT）操作时该信号减为零。图中还显示了气管内插管后经气管内导管（ETT）进行手控通气以及采用常规机械通气（CMV）后的局部阻抗分布（From Humphreys S, Pham TM, Stocker C, Schibler A. The effect of induction of anesthesia and intubation on end-expiratory lung level and regional ventilation distribution in cardiac children. Paediatr Anaesth. 2011；21：887-893.）

血细胞比容，由公式［Hb（g/dl）＝血细胞比容×0.34］计算出 Hb 浓度值；也可以使用光学法，例如，使用叠氮高铁血红蛋白反应，或使用分光光度法测定吸光度[332]。基于电传导的 Hb 测定值较标准系统检测的值偏低，Hb 在 8.5～14.2 g/dl 之间时，偏倚至少为－1.2 g/dl，有显著临床意义。当 Hb 值低于 8.5 g/dl 时具有进一步低估 Hb 的趋势[330-331]。不同设备之间的测量协定（agreement）多变，以及吸入 O_2 分数不同所造成的偏差仍然是目前限制无创测量 Hb 的主要问题[331, 333-334]。

血液采样的部位可影响 POCT 的结果。对于针刺手指和耳垂获得的毛细血管血液样本，光学法与实验室自动 Hb 分析仪之间的相关性良好，偏倚不明显。其中指尖样本较耳垂样本更接近于实验室测量值[22]。消化道出血患者的毛细血管血液样本（针刺中指或无名指采血，使用第四滴血液进行分析）中，21% 患者的偏倚较大（>1 g/dl），4% 的偏倚非常大（>2 g/dl）[335]。研究证明，危重症患者毛细血管血液样本与标准测量的一致性很差，对于肢体凹陷性水肿的患者更是如此[336]。POCT 为假性低氧血症［亦称为"伪低氧血症"（spurious hypoxemia）或"白细胞盗窃"（leukocyte larceny）］的患者提供了动脉血气分析的参考。假性低氧血症是动脉血气分析不准确的已知原因之一，这是由于动脉血气样本中白细胞计数明显增高，氧耗量增加，从而使 P_aO_2 下降。动脉采血后未及时送检或采样不正确均可增加测量误差。假性低氧血症不仅可发生于白细胞增多症患者，也可发生于血小板增多症伴红细胞增多症的患者。

POCT 的发展过程中仍需解决一些相关限制问题，包括成本、准确性、数据管理和改善预后的证据等方面的问题。与大家的期望相反的是，一些具备 POCT 设备的学术中心并没有增加其检测量[337]。各个医疗机构在决定配置 POCT 设备前，应考虑各机构自身的特点。例如，对于中心实验室检测的送检时间可以很短的医疗机构而言，POCT 血气分析在节省检测时间和成本效益方面的优势非常有限。

特殊情况下的呼吸功能监测

随着生命支持方法的不断改进，作为气体交换和呼吸力学评估基础的生理模式已发生了显著改变。例如，高频通气（HFV）使 V_T 显著减少，呼吸频率大幅增加。硬质气管镜检查或喉部手术时，麻醉科医师须与外科医师共享气道，导致间歇性监测信息如气体流速、容量、压力和呼气末气体浓度等方面的信息间断缺失。此时，根据体检结果（如视诊与听诊）进行

临床评估就变得极其重要。特殊情况下呼吸功能监测的具体注意事项将在下文详述。

高频通气

HFV 模式中 VT 比解剖无效腔量要小，呼吸频率为正常的 10～50 倍，瞬时气体流速很高。HFV 的含义广泛，包括多种模式，如高频喷射通气（high-frequency jet ventilation，HFJV）和高频冲击通气（high-frequency percussive ventilation，HFPV），二者都允许被动呼气；还有高频震荡通气（HFOV），其呼气动作是由机器主动驱动的。HFV 的气体交换机制复杂，包括对流运输、湍流、摆动呼吸、速度剖面畸变和不对称、Taylor 分散、分子扩散、侧支通气及心源性振荡混合[338-340]。此种通气模式与传统通气方法清除 CO_2（$\dot{V}_{CO_2}$）的原理截然不同[341]。例如，传统的通气期间：

$$\dot{V}_{CO_2} \propto f(V_T - V_D) \quad (41.39)$$

其中 f 为呼吸频率，V_D 为无效腔量。而 HFOV 期间[342, 342a]，

$$\dot{V}_{CO_2} \propto f\frac{V_T^2}{V_D} \quad (41.40)$$

采用 HFOV 用于救治传统机械通气失败的呼吸窘迫新生儿很常见[343-345]。尽管从生理机制上来讲，采用较高的平均气道压和低 V_T 有助于使肺泡复张并避免肺过度膨胀是很有道理的[346-350]，但近期的临床研究结果限制了其用于成人 ARDS 患者[345a, b]。

大多数高频振荡器都使用活塞驱动气流主动进出气道，呼吸频率为 3～20 Hz[351-352]。但一些振荡器和大多数的高频喷射呼吸机使用的是电磁阀[353-355]。HFOV 时，新鲜气和 CO_2 可以被流经 ETT 近端的连续的温热湿化的偏流所清除，而平均气道压则通过一个控制偏流和呼出气排放的可调压力阀来调节。这些器件可以是压力或时间方式切换的，平均气道压和震荡压的幅度可以在控制台上展示给临床医师。然而，当在以 HFV 的频率进行通气时，有相当一部分的振荡压力是由于呼吸回路中气柱的惯性运动和患者的气道阻力所产生的，因此不能以此振荡压力代替肺的膨胀压。

临床上气道流量和压力监测中得到的有用生理信息在 HFV 中的使用会受到一定限制。传统机械通气时，气道压力和流量与呼吸系统的基本力学参数，如气道阻力和组织顺应性相关。但 HFV 时，气道压力和流量反映的是中央气道气体复杂的阻力和惯性特征。许多研究者为了评估 HFV 期间的呼吸力学参数，

采取了将 HFV 暂时切换为传统机械通气的方式来测量阻力和顺应性的基本数据[356]，或者甚至使用间断低频振荡测量的方式以获得气道和组织的特性参数[357]。压力传递指数（pressure transmission index）的定义是指在气管内直接测得的压力与在呼吸回路近端测得的压力（即振荡器测得的压力振幅）之比，其值与组织弹性密切相关[357-358]。

无论采用何种 HFV，呼吸力学功能评估都是重要的监测组成部分。大多数高频呼吸机并没有确切地控制许多重要的生理参数，如平均气道压力和 V_T[358a, b]。因此，很难评估呼吸回路近端的压力和患者所接受的 V_T 之间的关系。实际上，这种关系是高度非线性的[343]，它依赖于频率、气体组成和惯性，以及患者呼吸系统的整体力学特性[235, 276]。HFV 期间，由于 V_T 在清除 CO_2 中扮演着重要角色（公式 41.40），因此，准确测量气道流量对于临床试验的发展和标准化来说是非常重要的[359]。热线风速仪与其他测量仪器相比，可以最准确地估计 HFOV 期间气道流量和所提供的 V_T[235, 276]。

HFV 中充分的气体交换至关重要。一旦呼吸机设置有任何改变，30 min 内应做一次动脉血气分析，稳定情况下每天应至少做两次动脉血气分析[346]。通常使用脉搏氧饱和度监测连续评估氧合状态，相对而言，CO_2 清除的监测更具有技术挑战性。在 HFV 设备中整合入各种形式的二氧化碳描记术的尝试[360-363]已获得了不同程度的成功。HFV 期间 $P_{ET}CO_2$ 和 P_aCO_2 之间的关系是否差强人意，取决于呼出气体的采样部位[362-363]。$P_{ET}CO_2$ 和 P_aCO_2 差异的原因通常是许多旁流式 CO_2 测定仪的测量反应时间较久所致[171]。在气道开口处进行气体采样可使测得的 PCO_2 低于实际肺泡 CO_2 水平[361]。气管内导管最远端采样的测量值最接近肺泡 PCO_2[364]，但临床可行性较差。经皮 PCO_2 监测评估 HFV 期间 CO_2 的清除具有相当大的发展前途[365]。

目前尚无明确的证据证实 HFOV 可改善成年 ARDS 患者的预后[345a, b]，这可能是由于振荡通气的频率、振幅和平均气道压力对非均匀性损伤的肺所造成的影响不同所致[342a, 348]，且与目前对个体患者的气体分布、容量复张和 V/Q 比等现象亦了解甚少有关。最近的研究显示，使用多个同步频率通气可能会提高气体交换效率、降低肺实质张力分布的异质性，并可在较低的平均气道压下维持肺的复张[235a, 365a]。尽管我们对在急性呼吸衰竭患者中使用 HFOV 的理解存在着很大分歧，但这种通气模式仍可作为临床肺保护通气策略的一部分而加以应用，尤其是对严重低氧血症的患者[290a]。未来的临床研究将会为 HFOV 的治疗和

技术发展提供指引[347]，从而为其在危重症患者中的合理应用提供科学基础。

喷射通气

喷射通气常用于外科医师要求麻醉科医师不要占用气道的手术[366]。吸气时，高压通过特制的导管或硬质气管镜将 O_2 或空氧混合气体送入气道。喷射的气体连同周围环境中卷吸入的空气使肺扩张。呼气时，肺内气体靠胸肺的弹性回缩排出体外。整个系统是开放的，因此存在呼吸气体的明显外泄[354]。

脉搏氧饱和度仪可用于监测喷射通气时的氧合。喷射通气，特别是 HFJV 时，由于无法直接测量呼出气体的成分和容量，如何确定是否存在通气以及通气是否有效等更具有挑战性。动脉采血测量 P_aCO_2 虽然准确，但属于间断的有创监测。通过一个专用的通道，可以从气管内导管或硬质气管镜的远端采集气体样本。HFJV 期间，由于 V_T 小于无效腔量，因而定量二氧化碳描记图不能准确地反映 P_aCO_2[367]。间断暂停 HFJV 或将呼吸频率减低至 10 次 / 分或以下可以解决上述问题，所测得的 $P_{ET}CO_2$ 能够准确反映 P_aCO_2，同时能够间断进行通气监测[363, 368-370]。经皮 PCO_2（$P_{tc}CO_2$）是一种无创的持续测量方法。$P_{tc}CO_2$ 虽然不如二氧化碳描记图准确，但有助于监测 P_aCO_2 的变化趋势[370]。由于缺少 V_T 与持续 $P_{ET}CO_2$ 监测的方法，因而术中 HFJV 期间进行标准的呼吸机意外脱开监测。RIP 通过监测环绕于患者胸部的束带的电感应信号的变化来监测呼吸，现已证明，其可以可靠地判断 HFJV 是否正常运行，并可发展成为一种监测 HFJV 中呼吸机是否脱开或是否存在有效胸部运动的监测方法[282]。

患者的转运

危重症患者经常需要在院内进行转运。将成人或儿童患者从一个具备先进监测设备之处转移到另一个远距离的位置常会遇到困难，从简单的仪器失灵到出现严重的灾难性后果等都可能发生[371-373]。安全转运患者往往需要复杂的监测和许多仪器设备，特别是需要使用一些诸如体外膜肺氧合器（extracorporeal membrane oxygenator，ECMO）和心室辅助设备等时。由于缺乏标准化的监测技术和不良事件定义，各研究所报道的转运相关不良事件的发生率差异很大。以往的研究表明，转运相关呼吸窘迫和气体交换功能恶化事件的发生率很高[372-374]。

理论上，转运中的呼吸监测应与转运前在手术室或 ICU 中一样。实际操作时，在整个院内转运过程中至少应监测临床体征（如肤色、胸廓运动、听诊、气管分泌物）、脉搏氧饱和度和呼吸频率。若使用转运呼吸机，则必须有气道压力等数据显示，数字或图形显示均可。转运中的人为因素是重点，专业转运团队使用标准化程序进行转运的前、中、后管理，可减少不良事件的发生[375-377]，这对于高危患者而言尤其重要[376]。任何转运过程中都必须备齐建立和维持安全气道与血流动力学稳定的设备和药物。转运前准备阶段应确保氧气供应充足，低压报警运作正常。与手控呼吸相比，转运呼吸机可以提供更好的氧合，减少 pH 和 PCO_2 的波动[374, 378]。转运阶段可能需要数个专业人员在麻醉科主治医师的协调和监督下进行具体操作。

自动化数据系统

许多医疗机构中，电子化麻醉记录系统已成为临床常规。这些系统所提供的数据来自于医疗设备、临床信息管理系统和实验室数据。这些大量的数字化实时数据可能为临床引入一种尚存在于概念化阶段的新的监测方法。事实上，虽然决策支持研究已经进行了许多年，但由于在手术室和 ICU 中不稳定患者的紧急救治一向是医务人员的巨大挑战，其临床决策支持研究一直进展甚微[379-381]。计算机化的监测有望改善临床监测[379, 382]。但这种监测方法往往存在一些明显不适合人类使用特点的要求，如需要长时间监测图形化的显示结果，或需要对低概率事件进行反应等，这些都限制了其临床应用。人类准确而连续分析大量数据的能力有限。因此，计算机算法最好应能在大量的生理性数据中识别出那些细微而有临床意义的趋势性变化。这些工具应具备对相关测量数据的情景化能力以提高准确性，并降低假阴性和假阳性率。自动化监测不仅取决于能否及时测量数据，还取决于之前的相关信息。报警限值不应为固定的某一阈值，而是要能根据所获得的信息进行动态适应性变化。按照临床既定原则建立的算法有可能在时间序列数据中探测到超过人类识别能力的细微改变[383-384]。这种自动化系统可以最大限度地减少监测失误，增强实时反应能力，因而提高实施长时间麻醉的绩效。部分呼吸功能监测工具在成人和儿童中的使用已进行了评估[379, 385-387]。用于研究的数据库也已建立[381]。自动数据系统的另一个潜在优势是可以建立闭环系统，如目前整合于市售的机械通气呼吸机中的调节装置[386, 388]。

虽然目前这些方法尚未用于临床，但它们有望作

为一种可靠的监测算法而日益得到广泛应用和验证。这样的自动系统将患者的安全性又提高了一个水平。一旦发现潜在的危险事件，如连续低 S_aO_2 或连续几个呼吸未能监测到 $P_{ET}CO_2$，系统能够自动发出声音报警、屏幕警报，或自动跳出一个页面来指导麻醉科医师进行处理[389]。另一些情况下，例如在数分钟内持续出现氧合功能改变，系统会向直接与患者接触的麻醉实施者发出相关改进措施的建议，以便快速实施治疗、评估是否为伪波干扰和（或）需要呼叫帮助[389]。

其他监测变量

氮气洗出法与呼气末肺容量

人们对氮气洗出法在成人[390-391]和儿童[392]患者中应用的兴趣再次升温。有些市售用于危重症患者的机械通气呼吸机中已整合有该方法。人们感兴趣的主要参数是有望优化机械通气患者肺膨胀治疗，且有助于评估诸如 PEEP 的调节等通气治疗措施效果的参数——呼气末肺容量[391]。氮气洗出法在实施时，需步进式改变吸入气氧浓度（通常从室内空气逐步上升至 100%O_2；现有的系统采用氮气洗出/洗入法，FiO_2 变化梯度为 10% ~ 20%），之后根据质量平衡公式计算肺容量。此法测量 ARDS 患者呼气末肺容量的准确性和可重复性均良好，变异系数小于 4%[391]。30 例因临床原因需行 CT 检查的 30 例患者的数据显示，使用改良的氮气洗出/洗入法技术测量的呼气末肺容量与 CT 结果有很好的相关性（$r^2 = 0.89$），偏倚为 94 ml±143 ml（15±18%；$P = 0.001$），在生产商提供的精确度范围之内[390]。此外，氮气洗出术还可用于测量肺通气的不均匀性[392]。

经皮测量氧和二氧化碳分压

气体交换是一个动态的、有时瞬息万变的过程。传统的直接检测法为动脉血气分析，虽然它仍是 PaO_2、P_aCO_2 和 pH 监测的金标准，但它只能提供上述过程中某一时间点的数据。循环血气的迅速评估有助于尽快启动所需治疗和调整通气治疗方案。当前临床需要的是一种能连续无创监测 P_aO_2 和 P_aCO_2 的方法。

经皮测量氧分压（$P_{tc}O_2$）和经皮测量二氧化碳分压（$P_{tc}CO_2$）的目的是无创性监测动脉 O_2 和 CO_2 值，或至少是能无创评估这两个变量的变化趋势。这些指标有助于新生儿和婴儿的危重症治疗[393]，并可用于

伤口愈合和高压氧治疗等领域。经皮监测的优势是在无法进行呼出气体采样时仍可使用，如 HFOV、窒息试验和无创通气等情况下。经皮监测的基础是 O_2 和 CO_2 能透过皮肤弥散。由于皮肤不能让气体完全渗透，因而采用加温的方法有助于气体弥散。温度升高（通常为 $42 \sim 45℃$）可改变皮肤角质层结构，使气体弥散量增加、真皮充血、Hb 解离曲线右移，从而使皮肤表面的 O_2 和 CO_2 分压增加。这个过程最终导致局部血流的动脉化。$PtcO_2$ 和 $PtcCO_2$ 的影响因素不仅包括动脉气体分压，还包括皮肤氧耗量、CO_2 生成量和局部血流量。因此，$PtcO_2$ 通常比 PaO_2 低，而 $PtcCO_2$ 通常比 $PaCO_2$ 高。

O_2 传感器是电化学极谱 Clark 型电极，其化学反应速率与电信号有关，而电信号与 O_2 浓度成正比。CO_2 测量采用的是 pH 电极（Stow-Severinghaus 电极）传感器，pH 的变化与 PCO_2 变化的对数成正比。CO_2 监测仪使用温度校正系数通过 $PtcCO_2$ 估算 $PaCO_2$。一些设备可以根据动脉血气结果进行体内校准。婴儿表层皮肤菲薄，有利于经皮测量。反之，成年人皮肤较厚，相对有一层气体弥散屏障，不利于经皮测量。若 $PtcCO_2$ 监测仪经皮电极温度过低，可产生系统偏倚。但对于非常早产的婴儿，电极温度控制在 40℃ 或 41℃ 可以降低患儿烧伤的风险，此时的偏倚修正值为 $12\% \sim 15\%$[394]。

$PtcCO_2$ 主要应用于 ICU 新生儿[293]。即使是极低体重的新生儿，$PtcCO_2$ 与 $PaCO_2$ 的平均差异为 3.0 mmHg（95% 置信区间为 $0.2 \sim 6.0$ mmHg；$P < 0.05$）[395]。此外，$PtcCO_2$ 可用于连续评估呼吸衰竭患者机械通气的效果。这种情况下，对于 $1 \sim 16$ 岁的儿童，$PtcCO_2$ 较 $PETCO_2$ 能更精准地反映 $PaCO_2$。$1 \sim 3.4$ 岁儿童的 $PtcCO_2 - PETCO_2$ 差值为 2.3 mmHg $\pm$ 1.3 mmHg，$4 \sim 16$ 岁儿童的差值为 2.6 mmHg $\pm$ 2.0 mmHg[393]。对于相同年龄段的儿童，$PETCO_2 - PaCO_2$ 的差值较大（分别为 6.8 mmHg $\pm$ 5.1 mmHg 与 6.4 mmHg $\pm$ 6.3 mmHg）。$PtcCO_2$ 与 $PetCO_2$ 监测呼吸功能正常的患者同样准确。婴幼儿先天性心脏病心脏手术围术期与 $PaCO_2$ 相关的数值，$PtcCO_2$ 的准确度和精确度要优于 $PETCO_2$，但接受大量血管活性药物和低心输出量状态的患者除外。

已证明，成人患者采用 $PtcCO_2$ 替代 $PaCO_2$ 的准确度和精确度均较低。但在某些特定的情况下，$PtcCO_2$ 是适用的。腹腔镜手术长时间气腹时，采用 $PtcCO_2$ 估测 $PaCO_2$，甚至是其变化趋势[397]的准确度可能都要优于 $PETCO_2$[396]。对于门诊深度镇静下行宫腔镜检查的健康患者，耳垂 $PtcCO_2$ 与放置于患者鼻部的旁流式

$PETCO_2$ 监测相比，能更准确地反映 $PaCO_2$，偏倚也更低（1.7 mmHg vs. $-$7.0 mmHg），且与 $PaCO_2$ 的差值更小（3.2 mmHg $\pm$ 2.6 mmHg vs. 8.0 mmHg $\pm$ 6.0 mmHg）[398]。$PtcCO_2$ 监测发现 $PaCO_2$ 超过 50 mmHg 的灵敏度也高于 $PETCO_2$（66.7% vs. 33.3%；$P < 0.01$）[398]。$PtcCO_2$ 亦有助于指导非体外循环冠状动脉旁路移植术后患者的脱机[399]。因急性呼吸衰竭入住急诊科的成年患者，$PaCO_2$ 与 $PtcCO_2$ 的协定差值仅为 0.1 mmHg，协定界限为 $-$6.0 mmHg 至 6.2 mmHg。无创机械通气患者中二者的差异可能过大，达到难以接受的程度[400]。在进行无创机械通气的 ICU 患者中，$PtcCO_2$ 与 $PaCO_2$ 的相关性比 $PaCO_2$ 与 $PETCO_2$ 好，偏倚更小，但差异仍很大（平均 $PtcCO_2 - PaCO_2 = 2.2$ mmHg $\pm$ 5.7 mmHg）[401]。$PtcCO_2$ 监测不能代替 $PETCO_2$ 监测，后者仍是手术室内确认气管内插管后气管导管位置和触发管路断开报警的标准监测程序。

无论正常婴儿或极低体重新生儿，$PtcO_2$ 与 PaO_2 的一致性都较好，平均 $PtcO_2 - PaO_2$ 差值为 2.3 mmHg（$-$1.5 $\sim$ 6.8 mmHg），在目前于新生儿 ICU 中的应用也是可接受的。$PtcO_2$ 在新生儿中的另一个重要用途是可发现脉搏氧饱和度监测无法检测出的高氧血症。$PtcO_2$ 在成年患者中的使用主要集中在伤口管理、外周血管疾病和高压氧治疗上。虽然将 $PtcO_2$ 用于成年患者诸如指导复苏治疗[402]等方面的尝试似乎很有前景，但其用于指导非体外循环冠状动脉外科手术中的变异度仍非常高[403]。$PtcO_2$ 对低流量状态依赖性的特点使其可以与动脉血气分析相结合，用于评估皮肤血流量是否充足，并由此推断血流动力学是否稳定[404-405]。

总之，经皮测量用于连续监测新生儿和婴儿气体交换方面具有优势，但其在围术期的广泛应用仍受到许多限制，如皮肤血流量差、需要经常校准、反应时间慢以及长时间使用可能有皮肤灼伤的风险。

肺水

肺水肿是肺损伤的标志。肺水肿的产生原因包括肺内和肺外因素引起的肺毛细血管静水压增高（心源性）、肺泡毛细血管膜通透性增加（非心源性）和肺淋巴引流减少。因此，定量监测血管外肺水（extravascular lung water，EVLW）可协助诊断和治疗上述病理情况，包括早期发现、鉴别诊断、液体治疗、利尿剂的使用和机械通气[406]。评估患者肺水肿的方法有成像技术（如胸部 X 线片、超声和 CT）、热稀释法、生物阻抗法、生物电抗法和电介质遥感法。

成像技术

临床上最常用的方法为床边胸部 X 线片，其可以半定量评估 EVLW、分布范围以及可能的病因分析。胸部 X 线片的主要局限性是它的准确度较差，原因是：①在胸水量达到 30% 前，胸部 X 线片上不可见[407]；②气体腔隙中任何放射线可透过的组织（如肺泡出血、脓液和支气管肺泡癌）均可产生与肺水肿近似的放射线图像；③技术问题，包括旋转、吸气、正压通气、患者体位及曝光不足或曝光过度，均可使其敏感度和特异度下降；④胸部 X 线片读片医师的读片能力存在极大的个体差异[408-409]。CT 是另一种能定量分析 EVLW 的影像学技术。动物实验发现，CT 密度测定法可以检测出低至 50% 的 EVLW 增加[162]。以 CT 检查为基础的研究证明，只有当 EVLW 增加至接近 200%～300% 时，才会出现明显继发于肺水肿的低氧血症[163]。便携性差和高辐射暴露的缺点限制了 CT 用于连续术中监测。正电子发射断层扫描[165]和 MRI[166]也可用于评估肺水，但不适用于围术期的常规监测。如前所述，超声与 EIT 也是评估肺水的方法。

指示剂稀释法

该法测量 EVLW 预期要优于血氧合检测和胸部 X 线检查。该方法的原理是经中心静脉注射 1～2 种示踪剂，然后在动脉血中动态监测示踪剂的浓度。早期的技术依靠的是双指示剂稀释法。在跨肺热稀释技术测量 EVLW 的临床设备发展起来之后，床边监测变得十分方便，此法再度获得关注[410]。中心静脉输注冷生理盐水作为单一的指示剂，通过外周动脉获得的温度曲线计算 EVLW 和其他血流动力学参数（如心输出量）[411]。此法有良好的可重复性，与实验室称重法相关性佳，是有用的临床和实验研究工具。EVLW 是严重脓毒症[412]与 ARDS 患者[413-414]死亡率的预测因子。此法是早期发现肺水肿[415-416]（包括肺动脉内膜切除术后再灌注水肿[417]、肺移植术后再灌注水肿[418]）的诊断工具，可用于食管手术中评估机械通气的效果[419]，还可指导 ARDS[420]和蛛网膜下腔出血患者[421]的液体治疗，评估心脏手术中激素类药物的效果[422]。在研究沙丁胺醇治疗 ARDS（β 受体激动剂肺损伤试验）[423]和肺切除术肺水肿[424]的临床试验中，EVLW 是判断预后的主要结果变量。

这项技术的局限性源于相当多的、有时相互矛盾的假设[411, 425]。测量的假设前提包括热指示剂能到达所有的肺区，且各区域能达到平衡；在指示剂注射位点与温度测量位点之间的中央循环容量可描绘为少量

各自充分混合的腔室，每个腔室的温度都随时间呈单指数衰减。实验证据表明，上述测量假设并不适用于所有情况，重要因素之一是一旦发生肺损伤，肺灌注的区域性分布将发生改变[411, 426-427]。这些变化可明显影响测量结果[425]。实际上，肺灌注再分布对测量值产生的影响比 β 受体激动剂肺损伤试验所观察到的实验组和对照组之间的差异更大[423, 426]。上述结果与肺损伤类型对 EVLW 测量准确性的影响[428-430]，以及跨肺热稀释技术与 CT 定性分析 EVLW 之间的低相关性相一致[431-432]。因此，并不能理所当然地认为跨肺热稀释技术可以可靠地测定 EVLW 的变化趋势[433]，其解读需要考虑到局部灌注可能同时发生变化。最后，实施该技术需要放置动脉和中心静脉导管，因此增加了创伤性。

参考文献

1. American Society of Anesthesiologists. *Standards for Basic Anesthetic Monitoring*; 2011.
2. International Task Force on Anaesthesia Safety. *World Federation of Societies of Anaesthesiologists: International Standards for a Safe Practice of Anaesthesia*; 2010.
3. Eichhorn JH, et al. *JAMA*. 1986;256:1017.
4. Botham KM, Mayes PA. Biologic oxidation, Harper's illustrated biochemistry. In: Murray RK, Rodwell VW, Bender D, Botham KM, Weil PA, Kennelly PJ, eds. *eBook Collection (EBSCOhost)*. 28th ed. McGraw-Hill Medical; 2009:98.
5. Severinghaus JW. *J Clin Monit Comput*. 2011;25:155.
6. Severinghaus JW. *Anesthesiology*. 2009;110:721.
7. Campbell S, et al. *Paediatr Anaesth*. 2011;21:815.
8. Kenzaka T, et al. *Intern Med*. 2012;51:871.
9. Welsby PD, Earis JE. *Postgrad Med J*. 2001;77:617.
10. Epstein O, et al. The respiratory system, Clinical examination. In: *Anonymous*. 4th ed. Elsevier Health Sciences; 2008.
11. Thomas C, Lumb AB. *Contin Educ Anaesth Crit Care Pain*. 2012;12:251.
12. Severinghaus JW. *Adv Exp Med Biol*. 1994;345:921.
13. Tremper KK, Barker SJ. *Anesthesiology*. 1989;70:98.
14. Severinghaus JW, Honda Y. *Int Anesthesiol Clin*. 1987;25:205.
4a. Pulse Oximeters https://www.fda.gov/RegulatoryInformation/Guidances/ucm341718.htm.
15. Milner QJ, Mathews GR. *Anaesthesia*. 2012;67:396.
16. Pologe JA. *Int Anesthesiol Clin*. 1987;25:137.
17. Merry AF, et al. *Can J Anaesth*. 2010;57:1027.
18. Haynes AB, et al. *N Engl J Med*. 2009;360:491.
19. Macknet MR, et al. *Anesth Analg*. 2010;111:1424.
20. Barker SJ, et al. *Anesthesiology*. 2006;105:892.
21. Roth D, et al. *Ann Emerg Med*. 2011;58:74.
22. Lamhaut L, et al. *Anesthesiology*. 2011;115:548.
23. Frasca D, et al. *Crit Care Med*. 2011;39:2277.
24. Berkow L, et al. *Anesth Analg*. 2011;113:1396.
25. Morey TE, et al. *Anesth Analg*. 2011;113:1289.
26. Shamir MY, et al. *Anesth Analg*. 2012;114:972.
27. Maisel WH, Lewis RJ. *Ann Emerg Med*. 2010;56:389.
28. Caboot JB, et al. *Pediatr Pulmonol*. 2012;47:808.
29. Feiner JR, et al. *Anesth Analg*. 2013;117:847.
30. Feiner JR, Bickler PE. *Anesth Analg*. 2010;111:1160.
31. Mahle WT, et al. *Circulation*. 2009;120:447.
32. Mahle WT, et al. *Pediatrics*. 2012;129:190.
33. Ewer AK, et al. *Lancet*. 2011;378:785.
34. Thangaratinam S, et al. *Lancet*. 2012;379:2459.
35. Dorlas JC, Nijboer JA. *Br J Anaesth*. 1985;57:524.
36. Cannesson M, et al. *Anesthesiology*. 2007;106:1105.
37. Cannesson M, et al. *Anesth Analg*. 2008;106:1189.
38. Cannesson M, et al. *Anesth Analg*. 2008;106:1195.
39. Yin JY, Ho KM. *Anaesthesia*. 2012;67:777.

40. Wu CY, et al. *Eur J Anaesthesiol.* 2016;33:645.
41. Sandroni C, et al. *Intensive Care Med.* 2012;38:1429.
42. Forget P, et al. *Anesth Analg.* 2010;111:910.
43. Gothgen IH, et al. *Scand J Clin Lab Invest Suppl.* 1990;203:87.
44. Perkins GD, et al. *Crit Care.* 2003;7:R67.
45. Van de Louw A, et al. *Intensive Care Med.* 2001;27:1606.
45a. Pedersen T, et al. *Cochrane Database Syst Rev.* 2014;(3):CD002013.
45b. Moller JT, et al. *Anesthesiology.* 1993;78(3):445.
45c. Ochroch EA, et al. *Anesth Analg.* 2006;102(3):868.
46. Mannheimer PD. *Anesth Analg.* 2007;105:S10.
47. Feiner JR, et al. *Anesth Analg.* 2007;105:S18.
48. Cox P. *Anesthesiology.* 2007;107:A1540.
49. Hinkelbein J, et al. *Resuscitation.* 2005;64:315.
50. Barker SJ. *Anesth Analg.* 2002;95:967.
51. Shah N, et al. *J Clin Anesth.* 2012;24:385.
52. Chan ED, et al. *Respir Med.* 2013;107:789.
53. Hampson NB. *Chest.* 1998;114:1036.
54. Eisenkraft JB. *Anesthesiology.* 1988;68:279.
55. Jay GD, et al. *Ann Emerg Med.* 1994;24:32.
56. Severinghaus JW, Koh SO. *J Clin Monit.* 1990;6:85.
57. Ortiz FO, et al. *Am J Respir Crit Care Med.* 1999;159:447.
58. Rajadurai VS, et al. *J Paediatr Child Health.* 1992;28:43.
59. Ahmed S, et al. *Eur J Haematol.* 2005;309:74.
60. Comber JT, Lopez BL. *Am J Emerg Med.* 1996;14:16.
61. Verhovsek M, et al. *Am J Hematol.* 2010;85:882.
62. Scheller MS, et al. *Anesthesiology.* 1986;65:550.
63. Hinkelbein J, et al. *Resuscitation.* 2007;72:82.
64. Hinkelbein J, et al. *Resuscitation.* 2007;74:75.
65. Adler JN, et al. *Acad Emerg Med.* 1998;5:965.
66. Bickler PE, et al. *Anesthesiology.* 2005;102:715.
67. Amar D, et al. *J Clin Monit.* 1989;5:135.
68. Trivedi NS, et al. *J Clin Anesth.* 1997;9:179.
69. Fluck RR Jr, et al. *Respir Care.* 2003;48:677.
70. van Oostrom JH, et al. *Can J Anaesth.* 2005;52:379.
71. Mathes AM, et al. *Anesth Analg.* 2008;107:541.
72. Kelleher JF, Ruff RH. *Anesthesiology.* 1989;71:787.
73. Zoremba N, et al. *Acta Anaesthesiol Scand.* 2011;55:322.
74. Oleyar M, et al. *J Cardiothorac Vasc Anesth.* 2010;24:820.
75. Mabadeje O, et al. *J Hosp Infect.* 2010;76:93.
76. Evans ML, Geddes LA. *Med Instrum.* 1988;22:29.
77. Sinex JE. *Am J Emerg Med.* 1999;17:59.
78. Berkenbosch JW, Tobias JD. *Respir Care.* 2006;51:726.
79. MacLeod DB, et al. *Anaesthesia.* 2005;60:65.
80. Kulcke A, et al. *Anesth Analg.* 2016;122:1856.
81. Smit M, al ety. *J Cardiothorac Vasc Anesth.* 2016;30:379.
82. Jenstrup M, et al. *Acta Anaesthesiol Scand Suppl.* 1995;107:29.
83. Harms MP, et al. *Exp Physiol.* 2003;88:611.
84. Ho KM, et al. *Shock.* 2008;29:3.
85. Dahn MS, et al. *Intensive Care Med.* 1988;14:373.
86. Martin C, et al. *Intensive Care Med.* 1992;18:101.
87. Varpula M, et al. *Intensive Care Med.* 2006;32:1336.
88. Ho KM, et al. *J Cardiothorac Vasc Anesth.* 2010;24:434.
89. Reinhart K, et al. *Chest.* 1989;95:1216.
90. Chawla LS, et al. *Chest.* 2004;126:1891.
91. Dueck MH, et al. *Anesthesiology.* 2005;103:249.
92. Lorentzen AG, et al. *J Cardiothorac Vasc Anesth.* 2008;22:853.
93. Grissom CK, et al. *Crit Care Med.* 2009;37:2720.
94. Kopterides P, et al. *Shock.* 2009;31:561.
95. Dahmani S, et al. *Eur J Anaesthesiol.* 2010;27:714.
96. Lequeux PY, et al. *Eur J Anaesthesiol.* 2010;27:295.
97. Lamia B, et al. *Minerva Anestesiol.* 2006;72:597.
98. Suter PM, et al. *Crit Care Med.* 1975;3:175.
99. Pond CG, et al. *J Cardiothorac Vasc Anesth.* 1992;6:280.
100. Maddirala S, Khan A. *Crit Care Clin.* 2010;26:323.
101. Scuderi PE, et al. *Anesthesiology.* 1994;81:245.
102. Baulig W, et al. *J Clin Monit Comput.* 2008;22:183.
103. Baulig W, et al. *Eur J Anaesthesiol.* 2010;27:720.
104. Schmidt CR, et al. *Crit Care Med.* 1984;12:523.
105. Routsi C, et al. *Anesth Analg.* 1993;77:1104.
106. Polonen P, et al. *Acta Anaesthesiol Scand.* 1997;41:810.
107. Pearse R, et al. *Crit Care.* 2005;9:R694.
108. Collaborative Study Group on Perioperative Scvo2 Monitoring. *Crit Care.* 2006;10:R158.
109. Polonen P, et al. *Anesth Analg.* 2000;90:1052.
110. Rivers E, et al. *N Engl J Med.* 2001;345:1368.
111. Donati A, et al. *Chest.* 2007;132:1817.
112. Dellinger RP, et al. *Crit Care Med.* 2008;36:296.
113. Otero RM, et al. *Chest.* 2006;130:1579.
114. Bellomo R, et al. *Crit Care.* 2008;12:130.
115. Peake SL, et al. *Resuscitation.* 2009;80:811.
116. Jones AE, et al. *JAMA.* 2010;303:739.
117. Suehiro K, et al. *J Cardiothorac Vasc Anesth.* 2014;28:528.
118. Bickler P, et al. *Anesth Analg.* 2017;124:72.
119. Ubbink R, et al. *J Clin Monit Comput.* 2017;31:1143.
120. Wahr JA, et al. *J Cardiothorac Vasc Anesth.* 1996;10:406.
121. Cui W, et al. *Opt Lett.* 1991;16:1632.
122. Schober P, Schwarte LA. *J Clin Monit Comput.* 2012;26:255.
123. Jobsis FF. *Science.* 1977;198:1264.
124. Watzman HM, et al. *Anesthesiology.* 2000;93:947.
125. Sakr Y, et al. *Eur J Anaesthesiol.* 2010;27:388.
126. Holzle F, et al. *Int J Oral Maxillofac Surg.* 2010;39:21.
127. Karliczek A, et al. *Colorectal Dis.* 2010;12:1018.
128. Pham TH, et al. *Ann Thorac Surg.* 2011;91:380.
129. Friedland S, et al. *Gastrointest Endosc.* 2003;57:492.
130. Friedland S, et al. *Gastrointest Endosc.* 2007;65:294.
131. Bludau M, et al. *Ann Thorac Surg.* 2010;90:1121.
132. Highton D, et al. *Curr Opin Anaesthesiol.* 2010;23:576.
133. Chan MJ, et al. *J Cardiothorac Vasc Anesth.* 2017;31:1155.
134. Murkin JM, et al. *Anesth Analg.* 2007;104:51.
135. Slater JP, et al. *Ann Thorac Surg.* 2009;87:36. discussion 44.
136. Yao FS, et al. *J Cardiothorac Vasc Anesth.* 2004;18:552.
137. Fischer GW, et al. *J Thorac Cardiovasc Surg.* 2011;141:815.
138. de Tournay-Jette E, et al. *J Cardiothorac Vasc Anesth.* 2011;25:95.
139. Ghosal S, et al. *J Cardiothorac Vasc Anesth.* 2018;32:1185.
140. Kirkpatrick PJ, et al. *J Neurosurg.* 1998;89:389.
141. Grubhofer G, et al. *Anesth Analg.* 2000;91:1339.
142. Vets P, et al. *Acta Anaesthesiol Belg.* 2004;55:215.
143. Al-Rawi PG, Kirkpatrick PJ. *Stroke.* 2006;37:2720.
144. Moritz S, et al. *Anesthesiology.* 2007;107:563.
145. de Letter JA, et al. *Neurol Res.* 1998;20(suppl 1):S23.
146. Hirofumi O, et al. *J Clin Neurosci.* 2003;10:79.
147. Rigamonti A, et al. *J Clin Anesth.* 2005;17:426.
148. Yamamoto K, et al. *Int Angiol.* 2007;26:262.
149. Jonsson M, et al. *Eur J Vasc Endovasc Surg.* 2017;53:783.
150. Samra SK, et al. *Anesthesiology.* 2000;93:964.
151. Mille T, et al. *Eur J Vasc Endovasc Surg.* 2004;27:646.
152. Boezeman RP, et al. *Ann Thorac Surg.* 2015;99:1267.
153. Casati A, et al. *Anesth Analg.* 2005;101:740.
154. Tang L, et al. *Br J Anaesth.* 2012;108:623.
155. Murphy GS, et al. *Anesth Analg.* 2010;111:496.
156. Moerman AT, et al. *Eur J Anaesthesiol.* 2012;29:82.
157. Tange K, et al. *Minerva Anestesiol.* 2010;76:485.
158. Crookes BA, et al. *J Trauma.* 2005;58:806. discussion 813.
159. Cohn SM, et al. *J Trauma.* 2007;62:44. discussion 54.
160. Ikossi DG, et al. *J Trauma.* 2006;61:780. discussion 788.
161. Yu Y, et al. *Cochrane Database Syst Rev.* 2018;1:CD010947.
162. Sun X, et al. *Br J Anaesth.* 2015;114:276.
163. Bohr C. *Skandinavisches Archiv Für Physiologie.* 1891;2:236.
164. Mogue LR, Rantala B. *J Clin Monit.* 1988;4:115.
165. Bhavani-Shankar K, et al. *J Clin Monit.* 1995;11:175.
166. Gravenstein JS, et al. *Capnography in Clinical Practice.* Boston: Butterworth; 1989.
167. Gravenstein JS, et al. *Gas Monitoring in Clinical Practice.* Boston: Butterworth-Heinemann; 1995.
168. Jaffe MB. *Anesth Analg.* 2008;107:890.
169. Raemer DB, Calalang I. *J Clin Monit.* 1991;7:195.
170. Hess D. *Respir Care.* 1990;35:557.
171. Brunner JX, Westenskow DR. *Br J Anaesth.* 1988;61:628.
172. Jaffe MB. *Mainstream or Sidestream Capnography? Technical Considerations.* Wallingford, Conn: Respironics Novametric; 2002.
173. Kaczka DW, et al. *J Appl Physiol.* 2011;110:1473.
174. Bhavani-Shankar K, Philip JH. *Anesth Analg.* 2000;91:973.
175. Moon RE, Camporesi EM. Respiratory monitoring. In: Miller RD, ed. *Miller's Anesthesia.* 6th ed. New York: Churchill Livingstone; 2005:1255–1295.
175a. Mondoñedo JR, et al. *ASME J of Medical Diagnostics.* 2018;1(031003):031003–031010.
176. Fletcher R, et al. *Br J Anaesth.* 1981;53:77.
177. McKenzie DC. *Br J Sports Med.* 2012;46:381.
178. Grocott MP, et al. *N Engl J Med.* 2009;360:140.
179. Wagner PD, et al. *J Clin Invest.* 1974;54:54.
180. Ravin MB, et al. *J Appl Physiol.* 1965;20:1148.
181. Brismar B, et al. *Anesthesiology.* 1985;62:422.
182. Rothen HU, et al. *Br J Anaesth.* 1998;81:681.
183. Riley RL, Cournand A. *J Appl Physiol.* 1949;1:825.
184. Whiteley JP, et al. *Br J Anaesth.* 2002;88:771.

185. Gould MK, et al. *Crit Care Med.* 1997;25:6.
186. McCahon RA, et al. *Br J Anaesth.* 2008;101:358.
187. Kathirgamanathan A, et al. *Br J Anaesth.* 2009;103:291.
188. Lilienthal JL Jr, Riley RL. *Am J Physiol.* 1946;147:199.
189. Mellemgaard K. *Acta Physiol Scand.* 1966;67:10.
190. Gowda MS, Klocke RA. *Crit Care Med.* 1997;25:41.
191. Definition Task Force ARDS, Ranieri VM, et al. *JAMA.* 2012;307:2526.
192. Rice TW, et al. *Chest.* 2007;132:410.
193. Khemani RG, et al. *Crit Care Med.* 2012;40:1309.
194. DesPrez K, et al. *Chest.* 2017;152:1151–1158.
195. Villar J, et al. *BMJ Open.* 2015;5. e006812,2014-006812.
196. Balzer F, et al. *BMC Anesthesiol.* 2016;16:108. 016-0272-4.
197. Ortiz RM, et al. *Pediatr Clin North Am.* 1987;34:39–46.
198. Trachsel D, et al. *Am J Respir Crit Care Med.* 2005;172:206–211.
199. Gajic O, et al. *Crit Care.* 2007;11:R53.
200. Kaczka DW, et al. *Anesthesiology.* 2015;123:1394.
201. Christiansen J, et al. *J Physiol.* 1914;48:244.
202. Severinghaus JW, Astrup PB. *J Clin Monit.* 1986;2:125.
203. Severinghaus JW. *Anesthesiology.* 2002;97:253.
204. Andritsch RF, et al. *Anesthesiology.* 1981;55:311.
205. Kern FH, Greeley WJ. *J Cardiothorac Vasc Anesth.* 1995;9:215.
206. Burrows FA. *J Cardiothorac Vasc Anesth.* 1995;9:219.
207. Patel RL, et al. *J Thorac Cardiovasc Surg.* 1996;111:1267.
208. Engelhardt W, et al. *Acta Anaesthesiol Scand.* 1996;40:457.
209. du Plessis AJ, et al. *J Thorac Cardiovasc Surg.* 1997;114:991. discussion 1000.
210. Bellinger DC, et al. *J Thorac Cardiovasc Surg.* 2001;121:374.
211. Kiziltan HT, et al. *Anesth Analg.* 2003;96:644.
212. Piccioni MA, et al. *Artif Organs.* 2004;28:347.
213. Sakamoto T, et al. *J Thorac Cardiovasc Surg.* 2004;127:12.
214. Hoover LR, et al. *Anesth Analg.* 2009;108:1389.
215. Nagy ZL, et al. *Circulation.* 2003;108:577.
216. Murkin JM, et al. *J Thorac Cardiovasc Surg.* 1995;110:349.
217. Svyatets M, et al. *J Cardiothorac Vasc Anesth.* 2010;24:644.
218. Biswas CK, et al. *Br Med J (Clin Res Ed).* 1982;284:923.
219. Kaczka DW, et al. Computational analyses of airway flow and lung tissue dynamics, image-based computational modeling of the human circulatory and pulmonary systems: methods and applications. In: Chandran KB, Udaykumar HS, Reinhardt JM, eds. *Image-based computational modeling of the human circulatory and pulmonary systems: Methods and applications.* 1st ed. New York: Springer; 2011:375,402; 10.
220. Kaczka DW, Smallwood JL. *Respir Physiol Neurobiol.* 2012;183:75.
221. Warner DO. *J Clin Monit Comput.* 2000;16:417.
222. Bates JHT. *Lung Mechanics: An Inverse Modeling Approach.* Cambridge: Cambridge University Press; 2009:220.
223. Pedley TJ, et al. *Respir Physiol.* 1970;9:387.
224. Rohrer F. *Pfluegers Arch Gesamte Physiol Menschen Tiere.* 1915;162:225.
225. Mora R, et al. *Am J Physiol Lung Cell Mol Physiol.* 2000;279:L342.
226. Fredberg JJ, Stamenovic D. *J Appl Physiol.* 1989;67:2408.
227. Fredberg JJ, et al. *Am J Respir Crit Care Med.* 1997;156:1752.
228. McIlroy MB, et al. *J Appl Physiol.* 1955;7:485.
229. Bachofen H. *J Appl Physiol.* 1968;24:296.
230. Hantos Z, et al. *J Appl Physiol.* 1992;72:168.
231. Kaczka DW, et al. *J Appl Physiol.* 1997;82:1531.
232. Hoppin FG Jr, Hildebrandt J. Mechanical properties of the lung. In: West JB, ed. *Bioengineering Aspects of the Lung.* New York: Marcel Dekker; 1977:83–162.
232a. Kano S, et al. *J Appl Physiol (1985).* 1994;77:1185.
232b. Amini R, et al. *IEEE Trans Biomed Eng.* 2017;64:681.
232c. Carvalho AR, et al. *Intensive Care Med.* 2008;34:2291.
232d. Carvalho AR, et al. *Anesth Analg.* 2013;116:677.
232e. D'Antini D, et al. *Anesth Analg.* 2018;126:143.
232f. Ranieri VM, et al. *Anesthesiology.* 2000;93:1320.
232g. Motulsky H, Christopoulos A. *Fitting Models to Biological Data using Linear and Nonlinear Regression. A Practical Guide to Curve Fitting.* New York: Oxford University Press; 2004:351.
232h. Huhle R, et al. *Anesth Analg.* 2018;126:725.
232i. Formenti P, et al. *Intensive Care Med.* 2011;37:561.
232j. Chiumello D, Gattinoni L. *Intensive Care Med.* 2011;37:561.
232k. Henzler D, et al. *Anesth Analg.* 2007;105(1072). table of contents.
233. Otis AB, et al. *J Appl Physiol.* 1956;8:427.
233a. Kaczka DW, et al. *Ann Biomed Eng.* 2011;39:1112.
233b. Suki B, Bates JHT. *J Appl Physiol (1985).* 2011;110:1111.
233c. Carvalho AR. *Crit Care.* 2007;11:R86.
233d. Dellacà RL. *Intensive Care Medicine.* 2011;37:1021.
233e. Zannin E, et al. *Crit Care.* 2012;16:R217.
233f. Writing Group for the Alveolar Recruitment for Acute Respiratory Distress Syndrome, Trial I, Cavalcanti AB, et al. *JAMA.* 2017;318:1335.
233g. Fumagalli J, et al. *Crit Care Med.* 2017;45(8):1374.
234. Mead J. *J Appl Physiol.* 1956;9:208.
235. Hager DN, et al. *Crit Care Med.* 2007;35:1522.
235a. Kaczka DW, et al. *Anesthesiology.* 2015;123:1394.
235b. Amini R, Kaczka DW. *Ann Biomed Eng.* 2013;41:2699.
236. Kaczka DW, et al. *Ann Biomed Eng.* 1995;23:135.
237. Peslin R, et al. *Eur Respir J.* 1992;5:871.
238. Ruiz-Ferron F, et al. *Intensive Care Med.* 2001;27:1487.
239. Kaczka DW, et al. *J Appl Physiol.* 2001;90:1833.
240. Kaczka DW, et al. *Ann Biomed Eng.* 2011;39:1112.
241. Downie JM, et al. *Am J Respir Crit Care Med.* 2004;169:957.
242. Lu Q, Rouby JJ. *Critical Care.* 2000;4:91.
243. Salazar E, Knowles JH. *J Appl Physiol.* 1964;19:97.
244. Venegas JG, et al. *J Appl Physiol.* 1998;84:389.
245. Mead J, et al. *J Appl Physiol.* 1957;10:191.
246. Bates JH, Irvin CG. *J Appl Physiol.* 2002;93:705.
247. Hildebrandt J. *J Appl Physiol.* 1970;28:365.
248. Otis AB, et al. *J Appl Physiol.* 1950;2:592.
249. Bates JHT, Milic-Emili J. *Ann Biomed Eng.* 1993;21:489.
249a. Moraes L, et al. *Front Physiol.* 2018;9:318.
249b. Cressoni M, et al. *Anesthesiology.* 2016;124:1100.
249c. Gattinoni L, et al. *Intensive Care Med.* 2016;42:1567.
249d. Santos RS, et al. *Anesthesiology.* 2018;128:1193.
250. Masselli GM, et al. *Conf Proc IEEE Eng Med Biol Soc.* 2006;1:5603.
251. Jensen A, Lutchen KR, Kaczka DW, et al. Estimation of respiratory dynamic mechanical properties during clinically used mechanical ventilation. In: *Proceedings of the first joint BMES/EMBS Conference.* Vol 1. Atlanta: IEEE; 1999:337.
252. Lancaster CT, Boyle PM, Kaczka DW. Delivered tidal volume from the Fabius GS depends upon breathing circuit configuration despite compliance compensation. In *Proceedings of the American Society of Anesthesiologists 2005 Annual Meeting*, Atlanta, 2005, abstract A863.
253. Loring SH, et al. *J Appl Physiol.* 2010;108:512.
253a. Akoumianaki E, et al. *Am J Respir Crit Care Med.* 2014;189:520.
254. Schuessler TF, et al. *Ann Biomed Eng.* 1998;26:260.
255. Hager DN, Brower RG. *Crit Care Med.* 2006;34:1544.
256. Talmor D, et al. *N Engl J Med.* 2008;359:2095.
256a. Eichler L, et al. *Obes Surg.* 2018;28:122.
257. Schultz MJ, et al. *Anesthesiology.* 2007;106:1226.
257a. Mauri T, et al. *Intensive Care Med.* 2016;42:1360.
257b. Yoshida T, et al. *Am J Respir Crit Care Med.* 2018;197(1018).
257c. Amato MB, et al. *N Engl J Med.* 2015;372:747.
257d. Bugedo G, et al. *Crit Care.* 2017;21:199.
258. Ladha K, et al. *BMJ.* 2015;351:h3646.
259. Neto AS, et al. *Lancet Respir Med.* 2016;4:272.
260. Laghi F, Goyal A. *Minerva Anestesiol.* 2012;78:201.
261. Brochard L. *Intensive Care Med.* 2002;28:1552.
262. McCall CB, et al. *J Appl Physiol.* 1957;10:215.
263. Lutchen KR, et al. *J Appl Physiol.* 1993;75:2549.
264. Jackson AC, Vinegar A. *J Appl Physiol.* 1979;47:462.
265. Schuessler TF, Bates JHT. *IEEE Trans Biomed Eng.* 1995;42:860.
266. Schuessler TF, Bates JHT, Maksym GN. Estimating tracheal flow in small animals: Engineering in Medicine and Biology Society, 1993. In: *Proceedings of the 15th Annual International Conference of the IEEE.* 1993:560–561.
267. Simon BA, Mitzner W. *IEEE Trans Biomed Eng.* 1991;38:214.
268. Sullivan WJ, et al. *Respir Care.* 1984;29:736.
269. Yeh MP, et al. *J Appl Physiol.* 1982;53:280.
270. Renzi PE, et al. *J Appl Physiol.* 1990;68:382.
271. Jaffe MB. *IEEE Eng Med Biol Mag.* 2010;29:44.
272. Plakk P, et al. *Med Biol Eng Comput.* 1998;36(17).
273. Ligeza P. *Rev Sci Instrum.* 2008;79(096105).
274. Al-Salaymeh A, et al. *Med Eng Phys.* 2004;26:623.
275. Ligeza P. *Rev Sci Instrum.* 2007;78(075104).
276. Hager DN, et al. *Crit Care Med.* 2006;34:751.
276a. Mondonedo JR, et al. *J Clin Monit Comput.* 2017;31:1263.
276b. Farre R, et al. *Medical & Biological Engineering & Computing.* 1991;29:18.
276c. Jandre FC, et al. *Respir Physiol Neurobiol.* 2005;148:309–314.
277. Schmolzer GM, et al. *Arch Dis Child Fetal Neonatal Ed.* 2010;95: F295.

278. Wolf GK, Arnold JH. *Crit Care Med.* 2005;33:S163.
279. Stick SM, et al. *Pediatr Pulmonol.* 1992;14:187.
280. van Vonderen JJ, et al. *Arch Dis Child Fetal Neonatal Ed.* 2015;100:F514.
281. Khemani RG, et al. *Am J Respir Crit Care Med.* 2016;193:198.
282. Atkins JH, et al. *Anesth Analg.* 2010;111:1168.
283. Greenstein YY, et al. *J Bronchology Interv Pulmonol.* 2017;24:206.
284. Mandel JE, Atkins JH. *Anesth Analg.* 2016;122:126.
285. Overdyk FJ, et al. *Anesth Analg.* 2007;105:412.
286. Walther-Larsen S, Rasmussen LS. *Acta Anaesthesiol Scand.* 2006;50:888.
287. Folke M, et al. *Med Biol Eng Comput.* 2003;41:377.
288. Al-Khalidi FQ, et al. *Pediatr Pulmonol.* 2011;46:523.
289. Wiklund L, et al. *J Clin Anesth.* 1994;6:182.
290. Lam T, et al. *Anesth Analg.* 2017;125:2019.
290a. Meade MO, et al. *Am J Respir Crit Care Med.* 2017;196:727.
291. Gaucher A, et al. *Br J Anaesth.* 2012;108:316.
292. Kasuya Y, et al. *Anesthesiology.* 2009;111:609.
293. Chang KC, et al. *J Clin Monit Comput.* 2016;30:169.
294. Cashman JN, Dolin SJ. *Br J Anaesth.* 2004;93(212).
295. Walder B, et al. *Acta Anaesthesiol Scand.* 2001;45:795.
296. Shapiro A, et al. *J Clin Anesth.* 2005;17:537.
297. Nassi N, et al. *Arch Dis Child.* 2008;93:126.
298. Lightdale JR, et al. *Pediatrics.* 2006;117:e170.
299. Waisman D, et al. *Intensive Care Med.* 2011;37:1174.
300. Curry J, Lynn L. *APSF Newsletter.* 2011;26:32.
301. Gupta R, Edwards D. *APSF Newsletter.* 2018;32:70–72.
302. Gupta K, et al. *Curr Opin Anaesthesiol.* 2018;31:110.
303. Simon BA, et al. *J Appl Physiol.* 2012;113:647.
304. Harris RS, Schuster DP. *J Appl Physiol.* 2007;102:448.
305. Bodenstein M, et al. *Crit Care Med.* 2009;37:713.
306. Turner JP, Dankoff J. *Emerg Med Clin North Am.* 2012;30:451.
307. Volpicelli G, et al. *Intensive Care Med.* 2012;38:577.
308. Kruisselbrink R, et al. *Anesthesiology.* 2017;127:568.
309. Lichtenstein DA. *Chest.* 2015;147:1659.
310. Lichtenstein DA, et al. *Intensive Care Med.* 2004;30:276.
311. Lichtenstein D, et al. *Anesthesiology.* 2004;100:9.
312. Lichtenstein DA. *Crit Care Med.* 2007;35:S250.
313. Lichtenstein D. *Minerva Anestesiol.* 2009;75:313.
314. Lichtenstein D, et al. *Intensive Care Med.* 2000;26:1434.
315. Lichtenstein DA, Meziere GA. *Chest.* 2008;134:117.
316. Adler A, et al. *Physiol Meas.* 2012;33:679.
317. Costa EL, et al. *Curr Opin Crit Care.* 2009;15:18.
318. Hahn G, et al. *Physiol Meas.* 2006;27:S187.
319. Frerichs I, et al. *Thorax.* 2017;72:83.
320. Humphreys S, et al. *Paediatr Anaesth.* 2011;21:887.
321. Victorino JA, et al. *Am J Respir Crit Care Med.* 2004;169:791.
322. Radke OC, et al. *Anesthesiology.* 2012;116:1227.
323. Frerichs I, et al. *J Crit Care.* 2012;27:172.
324. Karsten J, et al. *Acta Anaesthesiol Scand.* 2011;55:878.
325. Costa EL, et al. *Intensive Care Med.* 2009;35:1132.
326. Nestler C, et al. *Br J Anaesth.* 2017;119:1194.
327. Costa EL, et al. *Crit Care Med.* 2008;36:1230.
328. Borges JB, et al. *J Appl Physiol.* 2012;112:225.
329. Kok J, et al. *Pathology.* 2015;47:405.
330. Leino A, Kurvinen K. *Clin Chem Lab Med.* 2011;49:1187.
331. Luukkonen AA, et al. *Clin Chem Lab Med.* 2016;54:585.
332. Hopfer SM, et al. *Ann Clin Lab Sci.* 2004;34:75.
333. Gayat E, et al. *Anesth Analg.* 2017;124:1820.
334. Allardet-Servent J, et al. *PLoS One.* 2017;12:e0169593.
335. Van de Louw A, et al. *Intensive Care Med.* 2007;33:355.
336. Seguin P, et al. *J Crit Care.* 2011;26:423.
337. Wax DB, Reich DL. *Anesth Analg.* 2007;105:1711.
338. Chang HK. *J Appl Physiol.* 1984;56:553.
339. Pillow JJ. *Crit Care Med.* 2005;33:S135.
340. Fredberg JJ. *J Appl Physiol.* 1980;49:232.
341. Hurst JM, et al. *Ann Surg.* 1990;211:486.
342. Venegas JG, et al. *J Appl Physiol.* 1986;60:1025.
342a. Herrmann J, et al. *J Appl Physiol (1985).* 2016;121:1306.
343. Pillow JJ. *Eur Respir J.* 2012;40:291.
344. Courtney SE, et al. *N Engl J Med.* 2002;347:643.
345. Johnson AH, et al. *N Engl J Med.* 2002;347:633.
345a. Ferguson ND, et al. *N Engl J Med.* 2013;368:795.
345b. Young D, et al. *N Engl J Med.* 2013;368:806.
346. Fessler HE, Brower RG. *Crit Care Med.* 2005;33:S223.
347. Fessler HE, et al. *Crit Care Med.* 2007;35:1649.
348. Krishman JA, Brower RG. *Chest.* 2000;118:795.
349. Ali S, Ferguson ND. *Crit Care Clin.* 2011;27:487.
350. Ip T, Mehta S. *Curr Opin Crit Care.* 2012;18:70.
351. Custer JW, et al. *Pediatr Crit Care Med.* 2011;12:e176.
352. Pillow JJ, et al. *Am J Respir Crit Care Med.* 2001;164:1019.
353. Kaczka DW, Lutchen KR. *Ann Biomed Eng.* 2004;32:596.
354. Biro P. *Anesth Clin.* 2010;28:397.
355. Hess DR, et al. *Respir Care Clin North Am.* 2001;7:577.
356. Kalenga M, et al. *J Appl Physiol.* 1998;84:1174.
357. Pillow JJ, et al. *Pediatr Crit Care Med.* 2004;5:172.
358. Pillow JJ, et al. *Pediatr Res.* 2002;52:538.
358a. Harcourt ER, et al. *Pediatr Crit Care Med.* 2014.
358b. Tingay DG, et al. *Neonatology.* 2015;108:220.
359. Hager DN. *Curr Opin Anaesthesiol.* 2012;25:17.
360. Lucangelo U, et al. Capnography and adjuncts of mechanical ventilation. In: Gravenstein JS, et al., ed. *Capnography.* 2nd ed. Cambridge: Cambridge University Press; 2011:169–181.
361. Kil HK, et al. *Yonsei Med J.* 2002;43:20.
362. Kugelman A, et al. *Pediatr Pulmonol.* 2012;47:876.
363. Frietsch T, et al. *Acta Anaesthesiol Scand.* 2000;44:391.
364. Nishimura M, et al. *Chest.* 1992;101:1681.
365. Biro P, et al. *Anesth Analg.* 1998;87:180.
365a. Herrmann J, et al. *J Appl Physiol (1985).* 2018;124:653.
365b. Mehta PP, et al. *Am J Gastroenterol.* 2016;111:395.
366. Evans KL, et al. *J Laryngol Otol.* 1994;108:23.
367. Miodownik S, et al. *Crit Care Med.* 1984;12:718.
368. Algora-Weber A, et al. *Crit Care Med.* 1986;14:895.
369. Sehati S, et al. *Br J Anaesth.* 1989;63:47S.
370. Simon M, et al. *Acta Anaesthesiol Scand.* 2003;47:861.
371. Wallen E, et al. *Crit Care Med.* 1995;23:1588.
372. Waydhas C, et al. *Intensive Care Med.* 1995;21:784.
373. Bercault N, et al. *Crit Care Med.* 2005;33:2471.
374. Nakamura T, et al. *Chest.* 2003;123:159.
375. Kue R, et al. *Am J Crit Care.* 2011;20:153.
376. Prodhan P, et al. *Pediatr Crit Care Med.* 2010;11:227.
377. Szem JW, et al. *Crit Care Med.* 1995;23:1660.
378. Tobias JD, et al. *Pediatr Emerg Care.* 1996;12:249.
379. Ansermino JM, et al. *Anesth Analg.* 2009;108:873.
380. Lee J, et al. *Conf Proc IEEE Eng Med Biol Soc.* 2011;2011:8315.
381. Saeed M, et al. *Crit Care Med.* 2011;39:952.
382. Imhoff M, Kuhls S. *Anesth Analg.* 2006;102:1525.
383. Melek WW, et al. *IEEE Trans Biomed Eng.* 2005;52:639.
384. Simons DJ, Rensink RA. *Trends Cogn Sci.* 2005;9:16.
385. Dosani M, et al. *Br J Anaesth.* 2009;102:686.
386. Schadler D, et al. *Am J Respir Crit Care Med.* 2012;185:637.
387. Blount M, et al. *IEEE Eng Med Biol Mag.* 2010;29:110.
388. Chatburn RL, Mireles-Cabodevila E. *Respir Care.* 2011;56:85.
389. Epstein RH, Dexter F. *Anesth Analg.* 2012;115:929.
390. Chiumello D, et al. *Crit Care.* 2008;12:R150.
391. Dellamonica J, et al. *Crit Care.* 2011;15:R294.
392. Pillow JJ, et al. *Pediatr Pulmonol.* 2006;41:105.
393. Tobias JD. *Paediatr Anaesth.* 2009;19:434.
394. Sorensen LC, et al. *Scand J Clin Lab Invest.* 2011;71:548.
395. Sandberg KL, et al. *Acta Paediatr.* 2011;100:676.
396. Xue Q, et al. *Anesth Analg.* 2010;111:417.
397. Klopfenstein CE, et al. *Acta Anaesthesiol Scand.* 2008;52:700.
398. De Oliveira GS Jr, et al. *Br J Anaesth.* 2010;104:774.
399. Chakravarthy M, et al. *J Cardiothorac Vasc Anesth.* 2010;24:451.
400. Kelly AM, Klim S. *Respir Med.* 2011;105:226.
401. Spelten O, et al. *J Clin Monit Comput.* 2017;31:153.
402. Yu M, et al. *Shock.* 2007;27:615.
403. Chakravarthy M, et al. *J Clin Monit Comput.* 2009;23:363.
404. He HW, et al. *Shock.* 2012;37:152.
405. Yu M, et al. *Shock.* 2006;26:450.
406. Michard F. *J Clin Monit Comput.* 2018.
407. Pistolesi M, Giuntini C. *Radiol Clin North Am.* 1978;16:551.
408. Rubenfeld GD, et al. *Chest.* 1999;116:1347.
409. Meade MO, et al. *Am J Respir Crit Care Med.* 2000;161:85.
410. Sakka SG, et al. *Intensive Care Med.* 2000;26:180.
411. Isakow W, Schuster DP. *Am J Physiol Lung Cell Mol Physiol.* 2006;291:L1118.
412. Martin GS, et al. *Crit Care.* 2005;9:R74.
413. Kuzkov VV, et al. *Crit Care Med.* 2006;34:1647.
414. Phillips CR, et al. *Crit Care Med.* 2008;36:69.
415. Fernandez-Mondejar E, et al. *J Trauma.* 2005;59:1420. discussion 1424.
416. Assaad S, et al. *J Cardiothorac Vasc Anesth.* 2017;31:1471.
417. Stephan F, et al. *Crit Care Med.* 2017;45:e409–e417.

418. Pottecher J, et al. *Transplantation*. 2017;101:112.
419. Michelet P, et al. *Anesthesiology*. 2006;105:911.
420. Mitchell JP, et al. *Am Rev Respir Dis*. 1992;145:990.
421. Mutoh T, et al. *Stroke*. 2009;40:2368.
422. von Spiegel T, et al. *Anesthesiology*. 2002;96:827.
423. Perkins GD, et al. *Am J Respir Crit Care Med*. 2006;173:281.
424. Licker M, et al. *Chest*. 2008;133:845.
425. Effros RM, et al. *Am J Physiol Lung Cell Mol Physiol*. 2008;294:L1023.
426. Easley RB, et al. *Anesthesiology*. 2009;111:1065.
427. de Prost N, et al. *J Appl Physiol*. 2011;111:1249.
428. Roch A, et al. *Crit Care Med*. 2004;32:811.
429. Carlile PV, Gray BA. *J Appl Physiol*. 1984;57:680.
430. Kuntscher MV, et al. *J Burn Care Rehabil*. 2003;24:142.
431. Saugel B, et al. *Scand J Trauma Resusc Emerg Med*. 2011;19:31.
432. Saugel B, et al. *J Clin Monit Comput*. 2018.
433. Rossi P, et al. *Crit Care Med*. 2006;34:1437.

42 肾脏病理生理学及围术期肾缺血和肾毒性损伤的治疗

KATHLEEN D. LIU，DANIEL H. BURKHARDT III，RUPERT M. PEARSE

徐楚帆 孙宇 译 江来 姜虹 范晓华 审校

要 点	
	■ 围术期急性肾损伤（acute kidney injury，AKI）（旧称急性肾功能衰竭）根据定义标准的不同，发病率的统计具有差异性。
	■ 发生 AKI 需要透析治疗的虽然并不常见，但是具有极高的发病率和死亡率。
	■ AKI 的发病机制较为复杂，通常涉及多种因素，包括缺血 / 再灌注损伤、炎症反应以及毒素作用。
	■ 在围术期对肾血流动力学或肾小管功能进行反复直接评估的可行性差；因此，通过血清肌酐水平变化趋势等进行间接性评估是目前最为实用的围术期肾功能评估工具。
	■ 术中尿的生成取决于多种因素，不是术后肾功能障碍风险的有效评估指标。但术中尿量较少的患者在术后可能会出现肾功能障碍，因此术中应仔细监测患者的尿量。
	■ 肾损伤的早期生化标志物将很快成为快速提供临床信息的新型检测项目。
	■ 血清肌酐与尿蛋白是术前风险评估的一部分，能提供重要和有用的信息。
	■ 术中低血压、血容量不足是 AKI 的重要危险因素。
	■ 在液体管理方面，合理使用平衡盐溶液可能降低 AKI 发生风险；容量超负荷是预示 AKI 患者预后不良的一个危险因素，并可能影响包括血清肌酐在内的传统肾功能标志物的浓度。
	■ 肾替代疗法可能适用于严重的 AKI：目前的数据尚不支持使用一种方法替代另一种方法。

引言与急性肾损伤定义

急性肾损伤（acute kidney injury，AKI）（旧称急性肾功能衰竭）的特点是肾小球滤过率（glomerular filtration rate，GFR）快速下降和含氮排泄产物［血尿素氮（blood urea nitrogen，BUN）和肌酐］的积聚。根据用于 AKI 的定义标准的不同，在所有住院患者中其发病率大约为 5% ～ 25%，在病情较为严重的重症监护治疗病房（intensive care unit，ICU）患者中的发病率则更高（另请参见第 17 章）。AKI 也是接受重大手术患者的一种严重的围术期并发症[1-4]。由于 AKI 的发病率因使用的定义不同而不同，其死亡率在轻度 AKI 患者中为 10% ～ 35%，而在 ICU 病房中 AKI 导

致的死亡率则为 50% ～ 80%。不过，透析支持治疗降低了 AKI 的死亡率。相比之下，二战期间少尿型 AKI 的死亡率为 91%，在朝鲜战争期间因采用透析治疗其死亡率下降至 53%[5]。心脏或大血管手术后有 1% ～ 7% 的患者会出现需行透析治疗的 AKI，且这种情况具有很高的并发症发病率和死亡率[6-9]。

围术期肾功能衰竭一直以来都被定义为需要术后透析治疗的肾损伤状态。但有关这一概念的观点在过去几年内已有所变化。首先，由于对于发病前肾功能正常的患者和发病前即为晚期慢性肾病的患者来说，需要术后透析治疗的指征明显不同，而且由于透析治疗没有统一的标准，对于单一地根据是否进行透析治疗来定义 AKI 一直存有争议。其次，由于 AKI 采用

的是非标准化的定义，因此难以对各项研究进行比较，例如一篇纳入 28 项研究的综述中[10]，其中的各项研究对围术期 AKI 定义标准互不相同。再次，专注于血清肌酐的微小变化以及尿量的变化，并以此作为 AKI 的定义标准，目前已获得了广泛的采纳。最后一点是认识到肾功能的微小变化与患者死亡风险增高直接相关[11]。

因此，近年来共识标准已被用于定义围术期和其他医学背景下的急性肾损伤。第一个被提出的共识标准为由急性透析质量倡议组制定的 RIFLE（R 风险，I 损伤，F 衰竭，L 丢失，E 终末期）肾病标准（表42.1）[12]。这些标准随后由急性肾损伤网络组织进行了两次修订[13]，并被纳入最近出版的《改善全球肾病预后（kidney disease：improving global outcomes，KDIGO）中急性肾损伤指导原则》中[14]。从表 42.1 所列的具体信息可见，这些标准的主要组成部分强调了肌酐水平相对于基线值的相对和绝对变化，以及多种急性肾损伤严重程度的定义。因此，较为轻微的急性肾损伤（如 KDIGO 的 1 期疾病）会比 3 期疾病更常见，并且其死亡率也较低。这些标准还提议了基于尿量的急性肾损伤定义。总体而言，尽管有研究表明基于尿量定义的 AKI 与重症监护环境中的不良结局相关，并且比基于肌酐定义的 AKI 更为常见[15]，但尿量标准尚未得到很好的验证。目前，对于病态肥胖患者尿量没有明确的校正方法；此外，未留置导尿管时尿量计量亦是问题[16]。显然，基于尿量标准诊断的 AKI 较基于肌酐标准诊断的 AKI 发生率较高。在一项含 4000 例行非心脏大手术的研究，当纳入尿量标准

时，AKI 的发生率由 8% 升高至 64%[17]，不同阶段 AKI 的死亡风险均有增加，但当研究将尿量纳入 AKI 诊断标准时，死亡率相关性却有所下降。最后，值得注意的是，少尿［< 0.5 ml/（kg·h）］作为基于肌酐诊断 AKI 的预测因子，其重要性在围术期环境中不如在其他临床环境中确切[18-19]。近来，一项大规模单中心观察性研究发现，在腹部大手术期间尿量少于0.3 ml/（kg·h）与围术期 AKI 风险增加有关（具体为 48 h 内血清肌酐升高 0.3 mg/dl 或至少 7 天增加基础水平的 50%）[20]；而尿量在 0.3 ～ 0.5 ml/（kg·h）范围与基于肌酐的 AKI 无相关性。

术中识别 AKI 的挑战包括大量血容量丢失和液体转移等，可能导致血清肌酐稀释。和术后或重症监护环境下不同，肾功能需要在相对稳定的情况下定期评估，术中肾功能监测可能处于短暂的不稳定期，受大量的血液丢失、大量的液体转移、剧烈的血流动力学波动，甚至肾动脉血流直接中断等因素的影响。因此，在某种意义上，麻醉从业人员可能是维护肾功能的首要监护者，他们能识别和处理可能导致或加剧 AKI 的因素。例如，氨基糖苷类药物和碘化造影剂的毒性作用可以因血管内血容量不足而加剧。

由于医疗人口的老龄化，以及更多重症患者接受高风险手术的概率增加，围术期患者发生 AKI 的风险也相应地增加了，因此麻醉医师的作用变得越发关键。事实上，近来的一项关于择期重大手术后透析治疗的研究提示，需要透析治疗的 AKI 的发生率从1995 年的 0.2% 增加到了 2009 年的 0.6%，其中大部分增长发生于血管和心脏手术后[21]。尽管缺血可能

表 42.1　RIFLE、AKIN 和 KDOQI 的急性肾损伤（AKI）共识标准比较

	RIFLE		AKIN		KDIGO	尿量 *
类别	SCr	分级	SCr	分级	SCr	
风险	SCr 增高至 > 基线水平的 1.5 倍	1	SCr 增高 ≥ 0.3 mg/dl 或至 ≥ 基线水平的 1.5 ～ 2 倍	1	SCr 在 48 h 内增高 ≥ 0.3 mg/dl 或过去 7 天内有已知或可能出现的 SCr 增高至 ≥ 基线水平的 1.5 ～ 2 倍	尿量 < 0.5 mg/（kg·h）并持续 > 6 h
损伤	SCr 增高至 > 2 倍基水平	2	SCr 增高至 > 2 ～ 3 倍基线水平	2	SCr 增高至 > 2 ～ 3 倍基线水平	尿量 < 0.5 mg/（kg·h）并持续 > 12 h
衰竭	SCr 增高至 > 3 倍基线水平，或增高 ≥ 0.5 mg/dl 至绝对值 ≥ 4 mg/dl	3	SCr 增高至 > 3 倍基线水平，或增高 ≥ 0.5 mg/dl 至绝对值 ≥ 4 mg/dl，或需要接受肾替代治疗	3	SCr 增高至 > 3 倍基线水平，或增高至绝对值 ≥ 4 mg/dl，或需要接受肾替代治疗；在儿科患者中，eGFR < 35 ml/（min·1.73 m²）	尿量 < 0.3 mg/（kg·h）并持续 > 12 h，或无尿 > 12 h
丧失	需接受肾替代治疗 > 4 周					
终末期	需接受肾替代治疗 > 3 个月					

* 在所有三种共识标准中通用
AKIN，急性肾损伤网络组织；eGFR，估计的肾小球滤过率；KDIGO，改善全球肾病预后组织；RIFLE，风险、损伤、衰竭、丧失、终末期；SCr，血清肌酐。
在定义 AKI 损伤时，三个共识标准采用了相同的尿量标准，但所用的肌酐标准则稍有不同

是围术期 AKI 的主要原因[22-23]，但尚未成功制订出相应的肾保护措施。此外，围术期 AKI 的其他病理生理诱发因素还包括：造影剂相关性肾病、色素（例如血红蛋白、肌红蛋白）肾病、胆固醇栓塞性肾病（如动脉粥样硬化性肾病）、氨基糖苷毒性肾病以及脓毒症。动物研究证明用合理的肾脏保护干预措施治疗这些单纯的肾病是有效的，但是复制在人类身上却往往没有效果。对单纯性肾病的特异性治疗方法非选择性地应用于混合性肾病患者（在不同的患者中有不同的表达），显然是无效的。术后 AKI 并不是一种单一因素导致的疾病，很可能是几种单因素肾病的组合，对于特定患者和手术，每种导致肾病的因素具有不同的重要性（图 42.1）。

缺血性急性肾损伤的病理生理过程

总体来说，AKI 的病因可分为肾前性、肾性和肾后性因素。在围术期状态下，由于血容量不足或由于相关的慢性肾前性生理状况恶化，例如因容量过多而加重的充血性心力衰竭，患者的肾前性 AKI 风险可能会增加。而术中麻醉药品的血管舒张作用、负性变力/变时作用可诱发低血压，可能成为肾前性因素。根据不同的手术特性，患者还可因输尿管、膀胱或尿道梗阻而导致肾后性 AKI 风险增加。不过，围术期 AKI 的主要原因还是急性肾小管坏死（acute tubular necrosis，ATN）。由于针对潜在病因的治疗对于 AKI 的逆转和肾功能的恢复具有关键性作用，因此确定 AKI 的病因具有同样重要的意义。

急性肾小管坏死的两个主要机制为缺血-再灌注损伤和肾毒性作用。术后发生 AKI 常见的三种主要损害原因为：灌注不足、炎症和动脉粥样硬化栓塞。在某些患者中出现的其他肾损害因素包括：横纹肌溶解和特定药物的相关作用。有些特定类别的药物可能通过其血流动力学作用而引起肾灌注不足［特别是

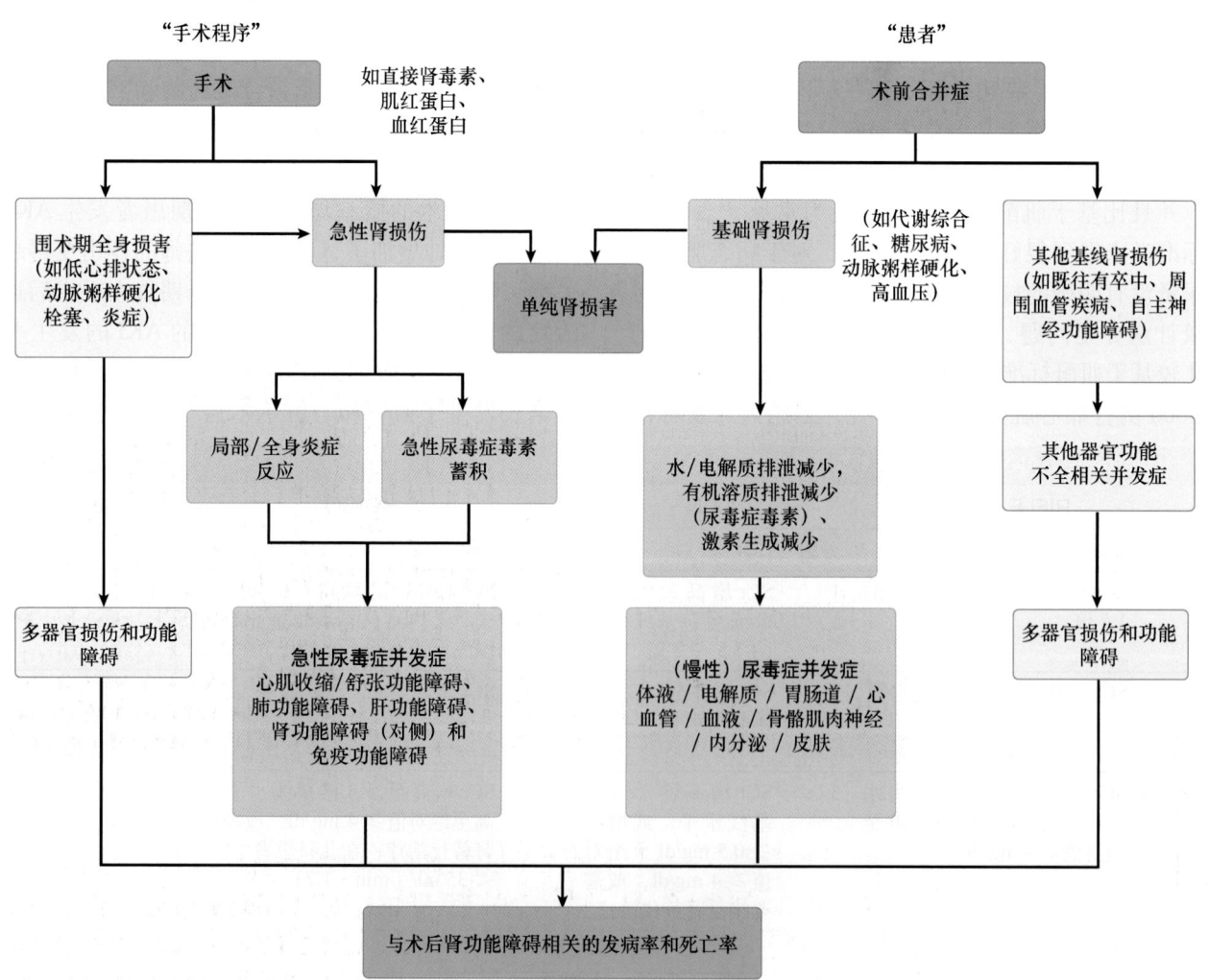

图 42.1 引发围术期急性肾损伤（AKI）和术后发病率和死亡率风险的手术相关操作与患者因素。值得注意的是，尽管急性肾损伤本身可引起该发病率和死亡率风险，但这种相关性在很大程度上还受其他可导致相同损伤的严重疾病的影响，如脓毒症；这类疾病本身可产生损伤，并且是不良预后的主要根源（Modified from Stafford-Smith M，Patel U，Phillips-Bute B，et al. Acute kidney injury and chronic kidney disease after cardiac surgery. Adv Chronic Kid Dis. 2008；15：157-177. Used with permission.）

血管紧张素转化酶（angiotensin-converting enzyme，ACE）抑制剂 1、血管紧张素受体阻滞剂（angiotensin-receptor blockers，ARB）和非甾体抗炎药（nonsteroidal antiinflammatory drugs，NSAID）〕，从而导致急性肾小管坏死。

　　与休克或严重脱水相关的缺血性肾功能衰竭（如肾前性肾功能衰竭之前），早期通常会先经历正常肾功能的适应性代偿阶段，随后再出现肾前性氮质血症，此时，肾脏最大限度地发挥能动性，通过对溶质和水最大程度的保留来维持内环境平衡，但同时也导致了含氮终产物的潴留（图 42.2）。对社区获得性 AKI 的研究发现肾前性氮质血症的发生率可达 70%[24]。相比之下，一项对医院获得性 AKI 的经典研究显示，尽管血液灌注不足占 AKI 病例的 42%，但这些病例中只有 41% 的血液灌注不足由血管内容量不足所引起[25]。

　　尽管肾前性氮质血症是病情严重的征兆，且通常

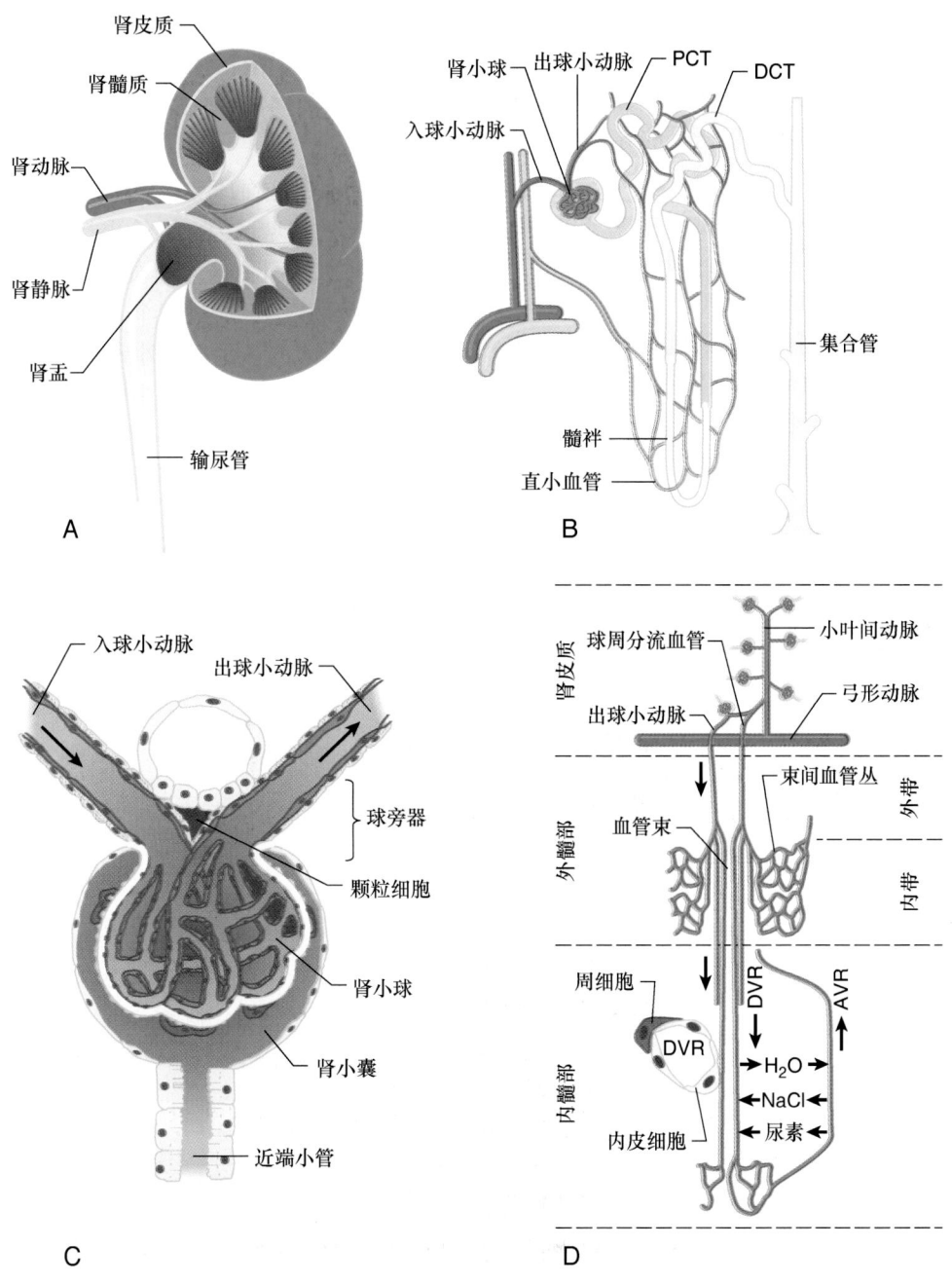

图 42.2 （A）肾的内部结构，包括血管系统、皮质部和髓质部以及尿路结构。（B）肾的功能单位是肾单位。（C）肾小球是血浆滤过的部位；进入肾小球的血浆约有 20% 将通过特殊的毛细血管壁进入肾小囊，并进入肾小管经处理后生成尿液。（D）肾的血管解剖结构具有高度的组织性，髓质微循环是逆流交换产生机制的一部分[42]。AVR，直小血管升支；DCT，远曲小管；DVR，直小血管降支；NaCl，氯化钠；PCT，近曲小管（A，From http://www.nida.nih.gov/consequences/kidney/. Accessed February 17, 2008. B，From http://cnx.org/content/m44809/1.8/. Accessed February 24, 2014. C，From http://www.cixip.com/index.php/page/content/id/422/. Accessed June 26, 2014. D，From Pallone TL, Zhang Z, Rhinehart K. Physiology of the renal medullary microcirculation. Am J Physiol Renal Physiol. 2003；284：F253-F266. Used with permission. ）

伴随有少尿症状［＜ 0.5 ml/（kg·h）］，但它是可逆的。在某个关键时刻，当病情超出了维持肾灌注的代偿机制时，缺血可导致不可逆的肾细胞坏死或急性肾小管坏死[26]。这代表了缺血性急性肾损伤的基本形式。其他形式的急性肾小管坏死是由毒素引起的，包括药物（例如氨基糖苷类、顺铂）、色素（例如血红蛋白、肌红蛋白）和碘造影剂。由于损害呈突发性，这些类型的急性肾小管坏死不会出现肾前性氮质血症伴少尿这样的典型模式。重要的是，大多数围术期 AKI 病例是由多种肾损害因素导致的结果，而非因某一单纯病因而引起（图 42.3）。因此，出现肾前性氮质血症的患者很可能还存在其他更严重的导致急性肾小管坏死加重的危险因素。

当输送至肾的血流中断时间超过 30 ～ 60 min 时，可出现急性肾小管坏死和不可逆性肾细胞损害。对于一般成年人，肾脏的血流量为 1000 ～ 1250 ml/min，或为 3 ～ 5 ml/（min·g）肾组织，这远远超出了提供肾脏自身氧需求量所需的血流量。肾皮质内血流可能分配不均匀[27]。大部分肾小球位于肾皮质内，而肾皮质依赖氧化代谢获取能量，所以缺血性缺氧会损伤肾皮质结构，尤其是近端小管直段。当缺血情况持续发生时，葡萄糖和底物的供应将继续减少，糖原被消耗，使得在很大程度上依赖糖酵解来获取能量的肾髓质更易受到不良影响。早期的细胞变化是可逆的，如细胞器肿胀，尤其是线粒体肿胀。当缺血加重时，三

磷酸腺苷的缺乏可干扰钠泵机制，使水和钠聚积在肾小管上皮细胞的内质网中，细胞开始肿胀。肾小管损伤通常发生于肾缺血后的 25 min 内，这时近端小管细胞刷状缘的微绒毛开始发生改变；在随后的 1 h 内，这些微绒毛坍塌至肾小管腔内，且细胞膜水疱突出至近端小管的直段；数小时后，肾小管内压升高，肾小管内液体被动反流；24 h 内，远端肾小管管腔内出现管型。

肾脏对低灌注的反应：肾脏灌注的自动调节和分布

患者术中低血压和（或）低血容量引起的灌注不足是 AKI 的常见诱因。心输出量中用以灌注肾的部分取决于肾血管阻力与全身血管阻力之比[26]。通常情况下，肾灌注不足通过三个主要的调节机制来维持肾功能的正常水平：①入球小动脉扩张提高心输出量增加了肾脏灌注在心输出量中的比例；②出球小动脉阻力增加提高了滤过分数同时维持了 GFR；③通过激素和神经调节增加血管内容量，间接提高心输出量来改善肾灌注。

肾分泌血管舒张因子前列腺素以对抗全身性血管收缩激素如血管紧张素 II 的作用。在心输出量较低的状态下，整体血压通过系统性血管升压药的作用来维持，肾血流量不会降低，这是因为血管升压药的作用

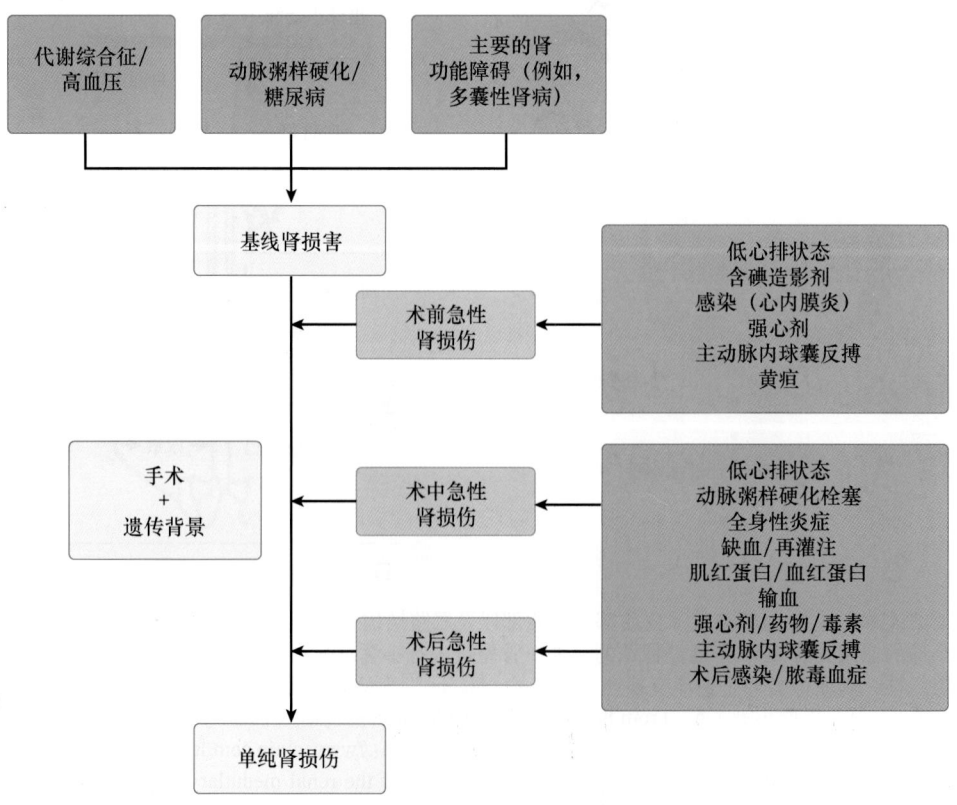

图 42.3　预示可出现术后肾损伤的围术期临床风险因素

在肾内被减弱了。对血管紧张素 II 特异性抑制剂的研究表明，出球小动脉阻力主要由血管紧张素 II 作用产生[28]。在低浓度水平下，去甲肾上腺素对出球小动脉具有血管收缩作用，说明肾上腺素能系统对于维护肾代偿反应可能同样具有重要的作用[29]。

心输出量的减少会伴有血管升压素的释放和交感神经系统、肾素-血管紧张素-醛固酮系统活性的增强。这些维持肾血流量的调节机制能够保留盐和水。一项研究报道了对一般基础状态健康的患者出现出血情况的正常反应，该报道表明在平均灌注压从 80 mmHg 降至 60 mmHg 时，肾血流量减少了 30%[30]。已知在心肺转流术开始时会出现的变化包括肾灌注减少较全身灌注减少的程度大，肾血流自动调节功能丧失，以及出现对肾有害的应激激素和炎症反应[31-32]。这些结果或许可解释心肺转流术持续时间是心脏术后肾损害情况的独立预测因素。

急性肾损伤检测

血清和尿液作为肾功能标志物的实验室检查

血清和尿液的肾功能标志物在第 17 章进行讨论。需要强调的是，复查血清肌酐（相对变化或绝对变化）是目前最常用的 AKI 识别方法。几乎所有目前可用的检测工具均具有一个固定的局限性，就是 AKI 的发病与其诊断之间存在难以避免的时间延迟。AKI 和急性心肌梗死（acute myocardial infarction，AMI）治疗之间一个显著的区别在于，常规临床工作中 AKI 在组织受到威胁时，缺乏早期生物学标志物来指导快速诊断和干预。因此，大量研究聚焦于检测 AKI 早期生物学标志物和 GFR 的实时测定。

急性肾损伤的新型（早期）生物学标志物

急性肾损伤治疗方面的进展受限，使得研究者们对于新型的早期生物标志物产生了极大的兴趣[33-36]。虽然通过一些新方法尝试找到一种比肌酐更好的过滤标志物（例如胱抑素 C），但大部分标志物还是与 AKI 早期的三大病变有关：①肾小管细胞受损；②肾小管细胞功能障碍；③肾脏的适应性应激反应。研究者们希望这些生物学标志物能够及时识别、诊断 AKI（例如鉴别肾前性氮质血症和急性肾小管坏死）和预后评估。本章介绍了一些较为具有应用前景的生物学标志物（框 42.1）。

新型基于滤过功能的肾功能障碍标志物

在大部分基于滤过功能的肾功能障碍新型标志物中，最具优势的是胱抑素 C。它是半胱氨酸蛋白酶抑制剂"超级家族"中的一员，由所有有核细胞恒速生成。胱抑素 C 的临床应用时间已超过 15 年，并且可被快速测定。与肌酐类似，在肾损害情况下，胱抑素 C 会积聚在循环血液内，并可用作测定肾小球滤过功能的标志物。血清胱抑素 C 在理论上要优于肌酐，尤其是作为轻度慢性肾病及其后遗症的指标[38]。研究者们提出了几种 GFR 估算公式，这些公式有些以单独的胱抑素 C 为基础，有些以胱抑素 C 和肌酐为基础[39-40]。尽管这些公式广泛应用于临床实验研究，但目前并未被普遍应用于临床实践。

尽管一些小型研究显示胱抑素 C 在检测心脏手术后的 AKI 方面要优于血清肌酐[41]，但其敏感性却并未呈一致性。事实上，近来的一项针对心脏术后 AKI 的大型多中心前瞻性观察性研究提示，血清胱抑素 C 在检测 AKI 方面的敏感性较低而非较高。该

框 42.1　急性肾损伤的早期生物标志物 *

以滤过为基础的肾功能障碍标志物
胱抑素 C
β - 微量蛋白
β2- 微球蛋白

反映肾小管细胞损伤的生物标志物
（肾小管性酶尿）
α - 谷胱甘肽 S- 转移酶
π - 谷胱甘肽 S- 转移酶
β -N- 乙酰基 - β -d- 氨基葡萄糖苷酶
γ - 谷氨酰转肽酶
碱性磷酸酶
钠氢交换体异构体 3

反映肾小管细胞功能障碍的生物标志物
（肾小管性蛋白尿）
α1- 微球蛋白
β2- 微球蛋白
白蛋白
视黄醇结合蛋白
免疫球蛋白 G
转铁蛋白
血浆铜蓝蛋白
Lambda 轻链 kappa 轻链

反映肾小管细胞应激反应的生物标志物
中性粒细胞明胶酶相关脂质运载蛋白
尿白介素 -18
肾损伤分子 -1
肝脂肪酸结合蛋白
胰岛素样生长因子结合蛋白 7
金属蛋白酶 2 组织抑制剂

研究由分析 AKI 的生物标志物终点的转化研究联合会（Translational Research Investigating Biomarker Endpoints in Acute Kidney Injury，TRIBE-AKI）所执行，其前瞻性地纳入了 1200 多例接受心脏手术的成年患者，并快速推进了新型生物学标志物这一领域的研究。值得注意的是，通过胱抑素 C 和肌酐检测 AKI 的患者相对于通过单独肌酐检测 AKI 的患者其透析次数更多、死亡风险更高[42]。某些疾病如恶性肿瘤、人类免疫缺陷病毒感染或皮质类固醇或甲状腺激素治疗等，可在肾功能不发生变化情况下导致血清胱抑素 C 水平升高。其他新的滤过标志物包括 β 痕迹蛋白和 β_2- 微球蛋白；这些标志物相比于肌酐为基础的 eGFR 来说，在普通人群中可作为死亡率的新型标志物[42]。然而这些标志物在评估 GFR 时实用性是否超过肌酐和胱抑素 C 尚不明确。

反映肾小管细胞损伤的生物标志物（肾小管酶尿）

肾小管细胞含有在肾内甚至肾小管部位具有高度位置特异性的酶。在细胞应激情况下，这些酶被释放入尿液内，使其成为肾功能障碍时令人关注的潜在标志物。这些标志物包括谷胱甘肽 S- 转移酶（glutathione s-transferase，GST）的 α 和 π 异构体，它们分别是来自近端和远端肾小管细胞的细胞溶质酶，还有 N- 乙酰基 - β -D- 氨基葡萄糖苷酶是一种近端小管溶酶体酶。值得注意的是，尽管肾小管酶的尿液排泄量增高可说明肾小管细胞受损，但它也可反映肾小管细胞更新加快或其他一些代谢紊乱，因此使用这些标志物应谨慎。

反映肾小管细胞功能障碍（肾小管蛋白尿）的生物标志物

当小蛋白被肾小球过滤后，通常会在近端小管内通过结合和内吞再摄取由巨链介导的转运系统将这些物质送回体内。所谓的肾小管蛋白尿是由于这一过程的功能受损和小蛋白逃逸到尿液中造成的。通常以这种方式摄取的内源性低分子量蛋白质包括 β_2- 和 α_1- 微球蛋白、视黄醇结合蛋白、溶菌酶、核糖核酸酶、IgG、转铁蛋白、铜蓝蛋白以及 λ 和 κ 轻链。这些物质在尿液中的出现预示着 AKI 引起的近端肾单位功能异常。然而，赖氨酸及其类似物（例如 ε - 氨基己酸、氨甲环酸）可引起低分子量蛋白质再摄取明显但可逆的抑制[43]，这种抑制是短暂的，明显是由于阻断了肾结合位点而引起的良性变化[44-45]。

反映肾小管细胞应激反应的生物标志物

评价肾脏应激反应的标志物包括中性粒细胞明胶酶相关脂质运载蛋白（neutrophil gelatinase-associated lipocalin，NGAL）、肾损伤分子 -1（kidney injury molecule-1，KIM-1）、肝脂肪酸结合蛋白和白细胞介素 -18（interleukin-18，IL-18）。所有这些标志物在近来的文献中都已得到广泛且详细的评估[33-36]。AKI 时，G1 细胞周期停滞的两个标志物已被上调：胰岛素样生长因子结合蛋白 7（insulin-like growth factor-binding protein 7，IGFBP-7）和金属蛋白酶组织抑制剂 -2（tissue inhibitor ofmetalloproteinases-2，TIMP-2）[46]。一项结合了对 IGFBP-7 和 TIMP-2 水平的检测已获得美国食品药品管理局（Food and Drug Administration，FDA）的批准，作为识别 AKI 高风险患者的生物标志物。

NGAL 蛋白在铁清除过程中发挥着重要作用。肾缺血后早期对基因的全转录组的探究证实了 NGAL 是一种由缺血的肾小管细胞生成的蛋白质[47]。在动物模型中给予外源性 NGAL 可缓解肾脏损伤[48]。研究者们对于 NGAL 作为 AKI 的生物标志物极其关注，一项接受心脏手术的儿科患者中的研究进一步证实，血浆和尿液 NGAL 可在血清肌酐升高之前用于预测 AKI 的发生[49]（图 42.4）。尽管 NGAL 水平升高预示着不良结局[50-51]，但对于成人围术期研究的文献资料并未一致地显示 NGAL 可在血清肌酐升高之前用于预测 AKI。

KIM-1 是一种在正常情况下低水平表达的跨膜蛋

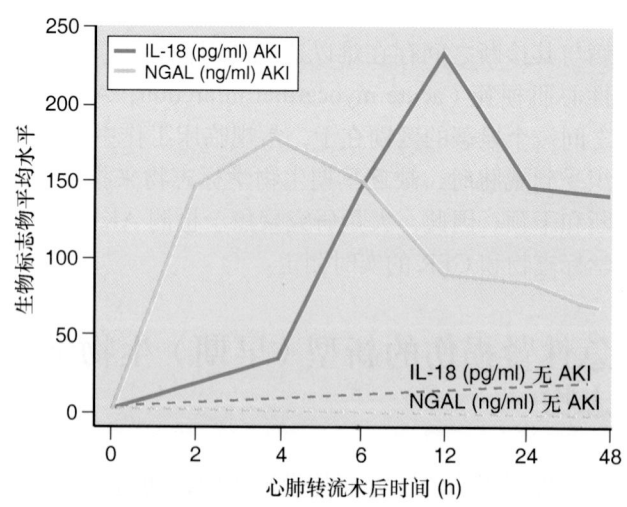

图 42.4　55 例心脏手术患者进行心肺转流术（CPB）后早期生物学标志物尿白细胞介素（IL）-18 和中性粒细胞明胶酶相关脂质运载蛋白（NGAL）的变化图形，包括符合以及不符合术后 48 ～ 72 h 期间急性肾损伤诊断标准的情况（定义为血清肌酐浓度升高峰值大于基线水平的 150%）（From Parikh CR, Mishra J, Thiessen-Philbrook H, et al. Urinary IL-18 is an early predictive biomarker of acute kidney injury after cardiac surgery. Kidney Int. 2006；70：199-203. Used with permission.）

白质，在发生缺血性或肾毒性 AKI 时，其在近端小管细胞内的含量显著上调[52]。由预测安全性检测协会执行的研究中，即通过与 FDA 密切合作的学术-产业合作关系以开发新的肾损伤生物标志物应用于临床前环境（尤其是作为药物毒性的标志物）的研究显示，在多个临床前模型中，KIM-1 优于很多传统的肾损伤标志物[53]。近来，已经开发出血清 KIM-1 检测方法，尿液 KIM-1 水平与急慢性肾脏疾病均相关[54]。

最后，在 AKI 模型中显示有细胞周期停滞现象。最近一项多中心研究显示，两种可诱导细胞周期停滞的蛋白 IGFBP-7 和 TIMP-2，可在重症患者中用于预测 KDIGO 2 期和 3 期的 AKI。在一个验证队列中，这两种生物标志物在预测随后的 AKI 方面具有显著的 ROC 曲线下面积（0.80）[55]。研究者对使用这些生物标志物预测围术期 AKI 风险分层抱有极大的兴趣[56-57]，在临床试验中纳入 IGFBP-7 和 TIMP-2 水平升高的患者（通常表达这两种生物标志物）[58]。

肾功能和风险分层的术前评估

手术损伤程度越大，持续时间越久，以及急性和慢性风险因素越多，发生围术期肾损害的可能性越大，对高危患者在术前进行肾功能评估就显得更加必要[58-61]。急性肾损伤的常见风险因素包括血容量不足、使用氨基糖苷类药物、使用放射检查造影剂、使用 NSAID、脓毒性休克和色素尿。在血流动力学异常（容量不足、使用 NSAID 等）情况下，ACE 抑制剂和 ARB 都可导致术中低血压，并加重 AKI。既往存在肾功能不全的患者显然会增加 AKI 的风险，应通过测量血清肌酐和尿液分析（以评估蛋白尿/微量蛋白尿）在围术期评估这类患者。美国有超过 10% 的人群患有慢性肾病。慢性肾病的常见风险因素包括老龄、糖尿病和高血压。了解患者基因组成具有潜在的价值，但还需要进一步的充分探索，以发现其所具有的重要意义。例如，已知一些影响炎症和血管收缩的基因多态性显示与心脏术后 AKI 有很强的相关性[62]，包括 IL-6572C 和血管紧张素原 842C 多态性。在未来，此类基因多态性的识别或许可以提高围术期 AKI 风险分层。

大型多中心流行病学研究已明确了与中心动脉顺应性指标异常之间的联系，例如术前单纯收缩期高血压（> 160 mmHg）以及脉压增宽的高血压（> 40 mmHg）[63-64]，与术后 AKI 和透析间的关系，尤其是在接受心脏手术的患者中。脉压是反映大动脉硬化以及压力在大动脉内传导及反射速度影响的一个指数。在收缩末期而非舒张早期提前返回的动脉波（由于在较硬血管内传导速度加快）会增加收缩压（即后负荷）而降低舒张压（即灌注压）。灌注压与围术期肾功能障碍风险可能是通过预先存在的血管系统对低血压的代偿能力而联系在一起，因为它决定了血流量。那些由于中心动脉顺应性异常而易出现低血流量的患者（如脉压增宽的患者），可能需要比正常血压患者更高的血压来维持充足血流并降低肾损害风险。

在某些特定手术类型（例如心脏手术）中，用于术中风险预测的工具已经发展成熟。这些风险预测工具对于识别 AKI 低风险人群较为敏感，但对于识别更高风险患者则不够敏感。这可能说明对于敏感患者，围术期影响因素在 AKI 的发病机制中发挥主要作用。此外，这类风险预测工具中许多是专门用于需透析治疗的 AKI，而这部分患者所占比例较少。

围术期急性肾损伤的机制和治疗

如第 17 章所述，麻醉和手术主要通过改变肾小球滤过率和尿量影响肾功能，可归因于麻醉和手术对血压和心输出量的影响。血压的波动对肾血流量和肾小球滤过功能具有重大影响[19, 31, 65]。因此，下面对几种麻醉方法和特定的围术期情况进行简要讨论。

区域麻醉

区域麻醉药物和肾脏存在复杂的相互作用关系，根据患者心血管、肾脏、体液和电解质的基础状况而有所不同[66]。通常情况下，硬膜外麻醉和脊髓麻醉可降低全身及肾血管交感神经张力[67]。脊髓节段 T_4 到 L_1 参与肾血管系统的交感神经支配，由来自腹腔神经丛和肾丛的交感神经纤维介导[67-68]。第 4 胸椎水平以上的自主神经阻滞同样可阻断心脏的加速交感神经作用。如果椎管内阻滞降低了动脉血压和心输出量，那么肾血流量将下降，同时与肾小球滤过下降和尿量降低相一致。

尽管存在争议，但研究显示术中椎管内阻滞和术后硬膜外镇痛可降低急性 AKI 的发生率。Rodgers 及其同事对 107 项术中椎管内阻滞的随机临床试验进行系统回顾，发现术后死亡率降低了 30%[69]。该死亡率的降低与深静脉血栓形成、肺栓塞、输血、肺炎、呼吸抑制以及肾功能衰竭等的发生率降低有关，不过由于肾功能衰竭病例数很少，使得肾功能衰竭估计值的置信区间非常宽。Moraca 及其同事进行了一项 meta 分析，并报道了胸段硬膜外麻醉与改善手术预后之间的相关性，部分原因是与围术期感染、肠梗阻、出血以及 AKI 等发病率的降低有关[70]。其他研究分析了心脏手术硬膜外麻醉的影响，结果提示尽管置信区间较宽，但在减少肾功能衰竭方面具有益处[71]。遗憾的是，最近发表的一项有关心脏手术时硬膜外麻醉的 meta 分析中，肾功能衰竭没有被作为判断预后的指标[72-73]。最后，关于术后镇痛方面，一项着重于研究腹主动脉手术的 Cochrane meta 分析结果表明，术后硬膜外镇痛的效果更好并且降低了围术期心肌梗死和肺部并发症的发生率，但对 AKI 和术后死亡率没有影响[74]。

吸入性麻醉药的作用

从历史角度来看，较早期挥发性吸入麻醉药包括甲氧氟烷和恩氟烷（临床已不再使用）使用时间过长时，可产生大量的无机氟化物[74-77]，可导致多尿型肾功能不全。然而，尽管七氟烷会产生大量的氟化物和化合物 A（实验模型中可导致肾脏损伤的代谢物），但没有报道显示七氟烷与 AKI 相关[76]。这可能与七氟烷引起的氟化物浓度升高持续时间较短和代谢部位不同有关（甲氧氟烷的肾内代谢量是七氟烷的 4 倍）。

静脉麻醉药的作用

丙泊酚和右美托咪定可能具有一定的抗炎作用从而起到肾保护的效果。丙泊酚可增加骨形态发生蛋白 -7（bone morphogenetic protein-7，BMP-7）的生成，而 BMP-7 可在脓毒症诱发的 AKI 期间抑制肿瘤坏死因子（tumor necrosis factor- α，TNF- α）诱导的炎症级联反应[78]，以及降低缺血再灌注损伤[79-80]和单侧输尿管梗阻损伤[81]。同样的，除了改变肾血流量和水钠处理，α_2- 肾上腺素能受体激动剂如右美托咪定在脓毒症和缺血再灌注时可刺激 BMP-7 的产生[81-84]。研究者对于右美托咪定的应用抱有极大兴趣，尤其是在心脏手术中。近来一项 meta 分析表明右美托咪定的使用可降低术后 AKI 的发生［优势比（odds ratio，OR）：0.65；95% 置信区间（confidence interval，CI）：0.45 ～ 0.92；$P = 0.02$］[85]。

特别的围术期影响因素和肾功能

有一些手术干预可影响肾血流量，从而影响肾

功能。肾动脉以上的主动脉交叉阻断对肾小球滤过具有明显的影响，而肾下动脉交叉阻断再开放也可通过心肌功能、交感神经活性、神经和激素活性（如肾素和血管紧张素的产生）、血管内容量以及全身血管阻力的变化对肾小球滤过和尿液形成产生显著的间接影响[86]。在标准的心肺转流术（CPB）中，可大概预计心肾关系，当肾血流量降低至心脏总泵出血流量的 12% ～ 13% 时，可通过流速和灌注压预测肾功能。然而，只有平均压与尿量具有相关性[31, 87]。

主动脉冠状动脉旁路手术后的 AKI 一直是一种严重的并发症，它与多器官功能障碍、医疗资源消耗增加、高昂的医疗费用以及死亡率的增加相关。每年美国约有 350 000 例患者接受冠状动脉旁路移植术（coronary artery bypass graft，CABG）。一项针对心脏术后 AKI 的多中心观察性研究显示，5% 的参与者出现了 AKI（需要急性透析或血清肌酐水平上升至基线水平的两倍）[88]。心脏手术围术期 AKI 的发生机制具有多因素性。发生 AKI 患者的主要高危因素包括年龄大于 75 岁、糖尿病病史、高血压、脉压、心室功能不全、心肌梗死、肾脏疾病、围术期用药（例如抑肽酶、羟乙基淀粉）和手术相关因素（如术中使用多种正性肌力药物、置入主动脉内球囊反搏和心肺转流术时间延长）[63, 89-92]。

心肺转流术对术后急性肾损伤的影响仍然存在争议。KDIGO 在其完整的 AKI 指南中对关于非体外循环和体外循环冠状动脉重建术患者的术后 AKI 文献进行了回顾，并最终建议"不单独为了降低围术期 AKI 或肾替代治疗（renal replacement therapy，RRT）需求而选择非体外循环 CABG"[14]。然而，患有慢性肾脏疾病的患者 CPB 后发生 AKI 的风险最高，因此常被排除在对非体外循环 CABG 和体外循环 CABG 进行比较的随机临床试验之外。例如，在一项随机的体外循环 / 非体外循环冠状动脉旁路术（randomized on/off bypass，ROOBY）试验中，2303 例患者被随机分配至非体外循环 CABG 组和体外循环 CABG 组，大约有 7.5% 的患者术前血清肌酐水平 ≥ 1.5 mg/dl[93]。

一项来自胸外科协会数据库的 742 909 例非急诊独立的 CABG 病例（包括 158 561 例非体外循环病例）的大型观察性研究显示，对于患有慢性肾脏疾病的患者，非体外循环 CABG 具有益处[94]。研究者们采用了倾向性方法来调节患者水平和试验中心水平的不平衡性。主要终点为死亡或透析。在评估 GFR（estimated GFR，eGFR）较低的患者中，对于 eGFR 为 30 ～ 59 ml/（min · 1.73 m²）的患者，主要终点的风险差（即在每 100 例接受心肺转流术的患者中具有不良结果的患者

数减去接受非体外循环 CABG 的患者中具有不良结果的患者数）为 0.66（95% CI：0.45 ~ 0.87）；而对于 eGFR 为 15 ~ 29 ml/（ml·1.73 m²）的患者则为 3.66（95%CI：2.14 ~ 5.18）。两组的终点均具有相同的趋势。该结果虽然强调了慢性肾脏疾病作为一个心脏术后 AKI 风险因子的重要性，但是总体队列中只有稍低于 1% 的患者在心脏手术后接受了透析治疗，eGFR 为 30 ~ 59 ml/（ml·1.73 m²）的患者中有 2% 需要透析治疗，eGFR 为 15 ~ 29 ml/（ml·1.73 m²）的患者中有 12.5% 需要透析治疗。同一组中，体外循环对比非体外循环 CABG 的透析单项风险差分别为 0.47（95% CI：0.31 ~ 0.62）和 2.79（95% CI：1.37 ~ 4.20）（图 42.5）。类似的是，一项纳入 2932 例患者的冠状动脉临床试验，其子研究跟踪接受体外循环或非体外循环 CABG 术后的患者，结果表明术前慢性肾脏疾病［定义为 eGFR < 60 ml/（min·1.73 m²）］和 AKI（定义为 30 天内血清肌酐比随机分组前基线升高 50%）具有相关性。在慢性肾脏疾病患者中，19.2% 的接受非体外循环 CABG 术治疗患者出现 AKI，而接受体外循环 CABG 术治疗患者中 30.2% 出现 AKI。但是两组在持续性肾功能障碍（定义为 eGFR 减少 ≥ 20% 达到 1 年）方面不存在显著差异（非体外循环：体外循环 = 17.1%：15.3%，P = 0.23）。然而，将发生 AKI 患者与未发生 AKI 患者进行比较（忽略治疗方法分组），AKI 与持续性肾功能障碍风险升高独立相关，校正 OR 值为 3.37（95%CI：2.65 ~ 4.28，P < 0.01）[95]。这项研究强调了在慢性肾脏疾病中，AKI 只是慢性肾脏疾病进展的众多风险因素中的一个。

如何在 CABG 术中预防 AKI 引起研究者的极大兴趣，并且研究了多种药理学的干预方法。如前所述，AKI 预防的主要难点之一就是术前和术中多种因素对 AKI 发生风险的影响，因此很难判断哪些人是 AKI 的高危人群。新近的干预方法如远端缺血预处理、心房利钠肽、非诺多泮受到关注，但缺乏充足的循证依据，因此未能得到广泛认可[96-97]。

AKI 预防的术中管理：血气、酸碱平衡和血细胞比容

动脉血氧分压（partial arterial pressure of oxygen，PaO₂）值低于 40 mmHg 的严重动脉血氧不足与肾血流量降低以及肾血管收缩具有相关性[98-99]。在 CPB 期间，氧供需失衡情况加重，且髓质极度缺氧，实验模型中发现这些影响会在撤销循环支持后仍长期存在[100]。

缺血对肾影响的研究大部分是在 CPB 下进行的。当晶体和胶体溶液用于体外循环预充液时，CPB 的开启将导致氧输送能力急剧下降约 30%。动物研究认为在 CPB 期间进行中度血液稀释（血细胞比容 20% ~ 30%），通过降低血液黏滞度和提高局部血流量来达到肾保护的目的[101]。然而，尽管临床普遍接受心肺转流术中血细胞比容低于 20% 的情况（极端血液稀释），但过低的血细胞比容会引发不良结果，包括 AKI[102-104]。美国胸外科医师学会和美国心血管麻醉医师协会指南建议在心肺转流术期间的输血指征应降低，输血指征为 6 g/dl 是合理的；除非是那些具有终末器官缺血风险的患者，在这些患者中采用较高的输血指征较为合理[105]。最近，欧洲心胸外科协会和欧洲心胸麻醉协会提出的综合性指南中建议，在 CPB 期间将目标血细胞比容控制在 21% ~ 24% 比较合适[106]。

解决方案可能并非输血这么简单，因为输血本身就与 AKI 具有相关性。在一项系统性综述中，Karkouti 发现有 22 项研究分析了输血和心脏手术后 AKI 的关系[107]。在这 22 项研究中，有 18 项发现了输血和 AKI 之间具有独立的相关性。在 14 项研究中

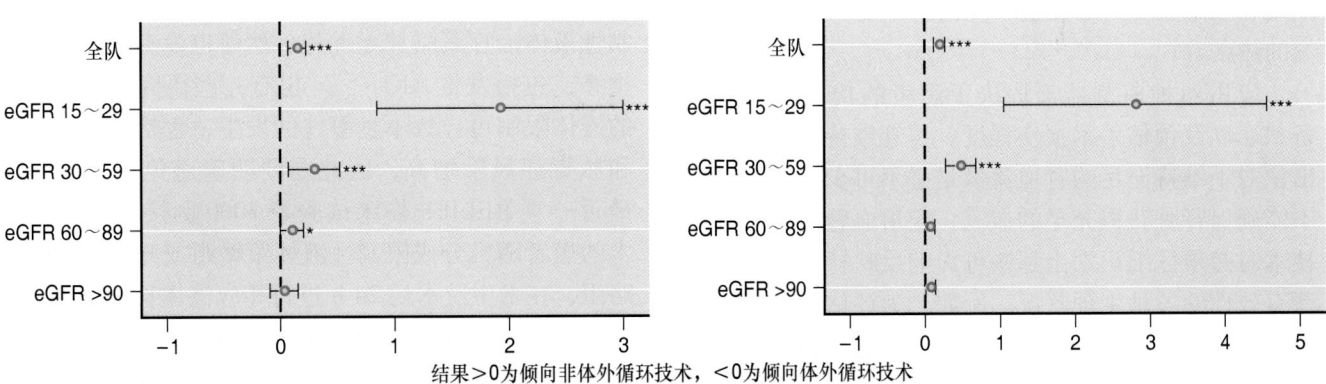

图 42.5　通过基线估计的肾小球滤过率（eGFR）评价的体外循环 vs. 非体外循环冠状动脉旁路移植术（CABG）相关不良结果。对于死亡率（左图）和肾替代治疗（RRT）（右图）这两方面，非体外循环 CABG 技术在较低 eGFR 患者中表现出益处。*P < 0.05，**P < 0.01，***P < 0.001（Redrawn from Chawla LS, Zhao Y, Lough FC, et al. Off-pump versus on-pump coronary artery bypass grafting outcomes stratified by preoperative renal function. J Am Soc Nephrol. 2012；23：1389-1397.）

对围术期贫血和 AKI 的相关性进行了进一步分析，其中有 9 项研究发现围术期贫血与 AKI 之间具有独立的关联性。针对输血相关性 AKI 所提出的机制包括 CPB 期间炎症和氧化应激反应的加重。

研究者对血液储存时间与 AKI 发生风险的关系亦颇感兴趣。保存期较长的血液可能会导致血液循环中游离血红蛋白和铁离子水平升高，因此有研究者关注于"储存损伤"对 AKI 发生的影响。然而，目前并没有数据支持在围术期使用新鲜血液可以降低 AKI 风险[108-110]。

围术期血压和液体管理

围术期血压控制目标及其对 AKI 的影响一直是研究的热点。几项大型观察性队列研究提示即使是短暂性低血压也与术后 AKI 发生有关[111-115]。一项前瞻性随机试验对个性化血压管理策略（即收缩压控制于 10% 基线水平以内）和标准化血压管理策略（即控制收缩压低于 80 mmHg 或 40% 基线水平）进行了比较，发现 7 天内发生全身炎症反应和至少一个器官功能障碍者（主要研究终点）显著减少。但这项中等样本量的临床试验认为个性化血压管理策略并不能显著降低术后 AKI 发生[116]。因此，围术期血压控制目标，尤其是对于慢性肾脏疾病患者，需要考虑术前血压水平。

血管内血容量不足通常发生于接受手术的禁食患者，是 AKI 的一个风险因素。例如，糖尿病患者同时合并血管内容量不足可使 AKI 的发生率增加 100 倍[117]。术前评估容量状态最实用的方法是采集患者术前病史和进行体格检查，并评估动脉血压随着病情变化和动力学改变所发生的变化。例如，清醒患者通常不会出现显著的直立（体位）性低血压，除非存在自主性低血压或血管内血容量不足。在麻醉期间，类似脱水状态下的患者在进行正压通气时可出现奇脉变化。尽管如此，应用血管内监测技术降低围术期 AKI 风险是研究的热点。

应用何种监测器需取决于患者的功能性心脏储备状态以及预估手术损伤程度。尽管维持充足的心输出量对于维持充足的肾血流量是必不可少的，但其并不能确保肾脏获得充足的血流。应用血管内容量监测技术时必须仔细识别出那些可影响反映特定患者前负荷有效性的各种生理状况。例如，为评估前负荷监测中心静脉压时，需先假定左右心室功能、肺血管阻力以及二尖瓣、肺动脉瓣和三尖瓣功能正常。同样，要监测肺动脉压或肺毛细血管楔压也需假定左心室顺应性、二尖瓣功能以及气道压力正常。

由于左心房压力过低是肾血管收缩的一个强有力刺激因素，所以直接测量左心房压有助于了解肾压力-血流关系。尽管动脉血压随着心输出量的下降而降低，但是当左心房压下降（如失血性休克）时，相对于左心房压升高情况（如心源性休克），肾血流量的下降幅度更大[118]。左心房压力感受器通过释放心房钠尿肽（atrial natriuretic peptide，ANP）调节肾血管收缩，ANP 是一种由心房在血管内容量增加情况下分泌的一种激素[119]。ANP 作用于动静脉系统、双侧肾上腺以及肾，以减少血管内容量和降低血压[120]。在肾内，该激素可通过扩张入球小动脉和收缩出球小动脉来提高肾小球毛细血管内压力。ANP 可通过松弛平滑肌和降低交感神经的血管刺激性来降低血压，并且可抑制肾素和醛固酮的分泌，导致肾血管舒张、尿钠排泄以及多尿。

尽管左心房压和肾血管收缩之间存在直接相关性，血管内容量状态静态监测指标正逐渐被超声心动图和血管内容量状态动态监测指标所取代。术中监测血管内容量最直接的方法之一是通过经食管超声心动图直接评估左心室舒张末期面积。然而，采用有创设备进行监测，如肺动脉导管、有创动脉导管以及经食管超声心动图，尚未被证明可降低 AKI 的发生率。

"引导下的液体最优化"近来引起了广泛的兴趣，它超越了传统的可靠性较差的液体管理指南（例如中心静脉压）[121-122]。液体最优化的原则是通过获得最大的每搏输出量来最大限度提高组织的氧输送。血管内液体管理通常由生理学反应来指导动态测量；建议的测量方法包括收缩压变化、脉压变化、持续心输出量监测和经食管多普勒超声指导下的补液[123]。有些评估液体反应的措施可能适用于重症患者，但不适用于围术期患者（例如被动抬腿试验）。

由于通过采用限制性液体管理策略，急性呼吸窘迫综合征危重患者的预后得到了改善[124]，围术期限制液体的使用引起了关注。但是，一篇容纳了 7 项关于腹部手术的随机临床试验的 meta 分析结果显示，限制性液体治疗策略并无优势；然而也没有证据表明有损害，包括发生 AKI[125]。也有一些研究认为，过度的液体限制可导致不良事件的发生，包括吻合口破裂和脓毒症风险增高，因此需要明确避免[126]。然而，最近一项 RELIEF 临床试验将 3000 例接受腹部大手术的患者随机分成限制性液体策略组或开放性液体策略组，在术中及术后 24 h 进行相应液体管理，限制性液体管理策略的设计旨在维持液体净平衡[127]。研究发现 1 年内两组的主要观察指标无残疾生存率没有显著区别，但是，限制性液体管理策略与 AKI 发生率（8.6%：5.0%，$P < 0.01$）和手术部位感染率（16.5%：13.6%，调整前 $P = 0.02$）增高有关，尽管经多重比

较调整后两组手术部位感染率无明显区别。因此，目前的液体管理策略应该避免显著的液体正平衡，但是同时也需要警惕液体复苏不足。

研究者对于使用平衡盐溶液代替高氯溶液预防 AKI 抱有浓厚的研究兴趣，其原因是在动物模型中发现高氯溶液可以降低肾灌注[128]。随后，一项高氯溶液与平衡盐溶液的对照研究发现平衡盐溶液使用过程中 2 期和 3 期 AKI 发生率有所下降[129]。同样，一项对接受腹部大手术患者进行的倾向配对研究表明，接受平衡盐溶液治疗的患者术后并发症发生率更低，包括术后透析[130]。然而，随后的一项临床研究（SPLIT 试验）表明，使用 Plasma-Lyte 148 的 ICU 患者中 AKI 发生率并没有下降[131]。值得注意的是，72% 的试验人群是在手术后注册的，49% 是在心脏手术后注册的。近来，单中心临床研究 SALT-ED 和 SMART 试验，分别对在急诊室和重症监护治疗病房的患者随机使用平衡盐溶液和生理盐水进行隔月交替治疗[132-133]。这两项研究均表明 30 天内主要不良肾脏事件、死亡终点事件、透析以及肌酐倍增的发生率呈现显著下降。在 SMART 试验中，约 20% 的研究对象是在术后接受治疗的；尽管没有证据显示疗效和 ICU 类型之间存在联系，但这项研究缺乏亚组间差异证据。

最后，上述溶液对于具有高钾血症倾向的患者是否安全呢？由于平衡盐溶液包含生理量的钾离子，因此对于肾功能降低的患者输注平衡盐溶液存在可能导致高钾血症的担忧。但是，在 2 项对接受肾移植手术的终末期肾病患者进行术中液体选择的随机临床试验中，高钾血症的发生率没有升高[134]。在另外一项比较生理盐水和醋酸盐缓冲液的研究中，静脉输注补液中位量为 2625 ml［四分位距（IQR）2000 ～ 3001 ml］[135]，而在另外一项比较生理盐水与乳酸盐林格溶液的研究中，平均输液量分别为 6.1 L±1.2 L 和 5.6 L±1.4 L[136]。因此，在合理剂量内，平衡盐溶液对于大多数患者是安全的并且与 AKI 发生风险下降有关。

血管内容量过多和腹腔间隔室综合征

腹腔间隔室综合征的概念最早是在 1985 年提出的，从那时起，该综合征便逐步被认为是血管内容量过多导致肾功能障碍的常见因素[137-139]。显而易见，血管内容量过多和气道高压机械通气是导致腹腔间隔室综合征的重要因素。腹腔间隔室综合征是指腹腔内压力持续增高超过 20 mmHg，从而导致器官功能障碍；而腹腔高压通常是指腹腔内压力≥ 12 mmHg，但无器官功能障碍。腹腔内压的增高会降低腹部灌注压（即

平均动脉压－腹腔内压），从而导致由肾灌注减少引起的肾前性肾功能不全状态。

腹腔内压可通过置入一个 Foley 导管和用于动脉压监测的压力导管进行测定[140]。在灌输远端钳闭 Foley 导管，并向膀胱内注入 25 ml 生理盐水；压力传感器在腋中线处归零，将液体注入膀胱后约 30 ～ 60 s 在呼气末膀胱逼尿肌放松时进行压力测定。值得注意的是，在肥胖成年人中，腹腔内压可能会长期高达 12 mmHg，但这种情况不会导致终末器官功能障碍[141]。及时发现腹腔间隔室综合征并结合临床病情进行减压治疗是至关重要的。

肾毒性物质和急性肾损伤

最近，关于碘化造影剂对 AKI 的影响存在较大的争议，大量观察性研究表明碘化造影剂与 AKI 发病风险无关[142-143]。然而，碘化造影剂可导致肾血管强烈收缩，并使易感患者发生显著的 AKI。因此，如何使用药物预防造影剂相关的 AKI 引起了研究者的重视。临床试验表明使用非诺多泮、N- 乙酰半胱氨酸和碳酸氢钠进行药物干预并不能降低造影剂相关 AKI 发生率[144-145]。容量不足和同时暴露于其他肾毒性物质是 AKI 关键的、可预防的风险因素。

其他围术期常见的肾毒性物质还包括氨基糖苷类药物和 NSAID。此外，抗生素肾毒性也越来越引起人们的关注。特别是，古霉素和哌拉西林-他唑巴坦联合使用与 AKI 发病率增高相关[146]。在情况允许时，应避免肾毒性药物联合使用，以利于 AKI 的预防[147]。

肾脏替代治疗

尽管提供了最佳的支持治疗，但 AKI 仍持续进展，此时需要进行 RRT。传统肾脏透析治疗的指征包括酸毒症、电解质紊乱（尤其是高钾血症）、摄入、容量超负荷和尿毒症。对于危重症患者和术后患者，何时开始透析也是研究的热点之一。一项单中心研究表明心脏手术后在 AKI 进展至 2 期［即血清肌酐从基础水平发生倍增或尿量＜ 0.5 ml/（kg·h），持续 12 h］即启动透析治疗相较于等进展至 AKI 3 期［即出现以下任意指标：血清肌酐升高至基础水平的 3 倍，血清肌酐≥ 4 mg/dl 伴急性升高≥ 0.5 mg/dl，或尿量＜ 0.3 ml/（kg·h），持续 24 h］才启动透析治疗具有明显的益处[148]。早期 RRT 与死亡率下降（39.3%：54.7%，P = 0.03）相关，且伴随着 90 天内肾功能恢

复率升高（53.6%：38.7%，*P* = 0.02）。值得注意的是，在延迟组中 90% 患者接受了 RRT 治疗，透析开始时间的中位数差仅为 21 h，上述效应差异明显，对其解释需要谨慎分析。例如，该研究结论与 2 项在危重症患者进行的大样本随机临床试验结论明显矛盾，后者研究结果提示对于大多数患者延迟透析是安全的[149-150]。在这些临床试验中，患者被随机分为达到 AKI 3 期诊断标准时接受透析治疗，以及电解质 / 代谢指标达到预定标准或 AKI 持续超过预定时间时即启动透析治疗。在两个治疗组间，患者死亡率没有显著性差异；此外，在延迟治疗组中有很大部分的患者获得康复，并且无需透析治疗（在 IDEAL-ICU 试验中占 29%）。对于危重症患者延迟透析是否安全，更多的临床试验正在开展中[151]。

透析模式的选择对患者预后的影响也引起研究者的兴趣。目前，在 ICU 中可开展的透析治疗方式共有 4 种。腹膜透析需要在腹腔内放置导管；这通常是在腹腔镜的引导下完成的，但在需要时亦可在床边置入。含葡萄糖的液体作为腹膜透析液。因此感染是腹膜透析的一个重要风险（例如腹膜炎）。此外，该方式不能用于近期接受过腹腔内手术的患者，所以一般而言，腹膜透析在围术期的作用相当有限，除外术期已经用于维持终末期肾病的患者。血液透析，通常可分为间歇性血液透析（intermittent hemodialysis，IHD）、长期间歇性肾替代治疗（prolonged intermittent RRT，PIRRT）/ 缓慢低效率透析（slow low efficiency dialysis，SLED），以及持续肾替代治疗（continuous renal replacement therapies，CRRT）。顾名思义，IHD 为每次进行血液透析 3 ～ 4 h，每周 3 ～ 6 d。而 PIRRT/SLED 透析时长每天 6 ～ 12 h，频率每周 3 ～ 6 d；目前没有专门用于 PIRRT/SLED 的仪器，因此其透析过程往往是不同的。CRRT 则是持续每天 24 h 的连续性血液透析。

关于透析模式和临床结局的研究，认为透析中低血压可能延长 AKI 和延迟肾脏恢复。但是，没有随机临床试验表明持续 RRT 在减少死亡率和肾功能恢复方面具有优势[152]。同时，临床试验也分析了透析剂量和透析膜对透析效果的影响。这些研究明确了可以测量和提供的最小透析剂量[153-154]，也证明了现代的透析膜均具有相对生物相容性，且不同透析膜之间没有优劣之分。

为保持环路通畅，常常需要抗凝措施。目前，最常用的两种抗凝方法分别为小剂量肝素（100 ～ 500 u/h）和枸橼酸盐局部抗凝。两种情况，均将抗凝剂注入预滤器，以最大程度降低全身效应。尽管肝素抗凝的目的是不影响全身凝血参数（例如部分凝血活酶时间），但出血风险仍轻微升高[155-156]。枸橼酸盐局部抗凝的主要目的是降低透析过滤器中的离子钙浓度，因为钙是凝血级联反应中必需的辅助因子。因此，在预滤器内注入枸橼酸盐，并在血液进入体内前维持较低的离子钙浓度。在美国，常规使用枸橼酸盐抗凝的问题之一是缺乏经食品和药物管理局批准用于 RRT 的枸橼酸盐溶液；所以每个中心通常都制定了自己的使用和监测方案。也就是说，枸橼酸盐局部抗凝通常被推荐优于其他形式的抗凝[14, 155-156]。

有时，在手术室中也需要使用 RRT，通常是在长时间输血的情况下（例如肝移植）。因此，肾内科医师和麻醉科医师之间需要密切配合。

总结

对于 AKI 患者或有发生 AKI 风险的患者，围术期管理仍将是一个挑战。造成围术期 AKI 的异质性因素众多，导致损害的主要机制是缺血和毒性作用。近期对于急性肾损伤领域的研究很可能会促进肾功能监测领域的快速发展。目前，血清肌酐与尿量监测仍是大多数肾功能监测策略的主要手段。围术期 AKI 的最佳支持治疗包括对中 - 高风险手术的患者根据其血清肌酐和蛋白尿 / 白蛋白尿进行术前风险分层评估，避免低血压和低血容量，以及合理使用肾毒性药物。对于严重 AKI，可能需要肾替代治疗的支持。目前，启动透析治疗的时机存在争议，但是早期开始透析似乎与危重患者预后的改善无关。

致谢

编辑、出版者以及作者 Kathleen D. Liu 博士、Daniel H. Burkhardt Ⅲ 博士以及 Rupert M. Pearse 博士向 Mark Stafford-Smith 博士和 Andrew Shaw 博士在上一版工作中对本章节所做出的贡献致以感谢。其为新版中该章节的编写奠定了基础。

参考文献

1. Thakar CV. *Adv Chronic Kidney Dis.* 2013;20(67).
2. Chaudery H, et al. *Anesth Analg.* 2018. https://doi.org/10.1213/ANE.0000000000003923.
3. O'Connor ME, et al. *Br J Surg.* 2017;104:868.
4. Zarbock A, et al. *Anesth Analg.* 2018;127:1236.
5. Smith Jr LH, et al. *Am J Med.* 1955;18:187.
6. Gaffney AM, Sladen RN. *Curr Opin Anaesthesiol.* 2015;28:50.
7. Hoste EAJ, Vandenberghe W. *Best Pract Res Clin Anaesthesiol.* 2017;31:299.

8. Fuhrman DY, Kellum JA. *Curr Opin Anaesthesiol.* 2017;30:60.
9. Hobson C, et al. *J Vasc Surg.* 2018;68:916.
10. Novis BK, et al. *Anesth Analg.* 1994;78(143).
11. Chertow GM, et al. *Am J Med.* 1998;104:343.
12. Bellomo R, et al. *Crit Care.* 2004;8:R204.
13. Mehta RL, et al. *Crit Care.* 2007;11:R31.
14. Group KDIGO KAKIW. *Kidney Int Suppl.* 2012;2(1).
15. Kellum JA, et al. *J Am Soc Nephrol.* 2015;26:2231.
16. Palevsky PM, et al. *Am J Kidney Dis.* 2013;61:649.
17. Quan S, et al. *Nephrol Dial Transplant.* 2016;31:2049.
18. Alpert RA, et al. *Surgery.* 1984;95:707.
19. Knos GB, et al. *J Clin Anesth.* 1989;1:181.
20. Mizota T, et al. *Br J Anaesth.* 2017;119:1127–1134.
21. Siddiqui NF, et al. *CMAJ.* 2012;184(1237).
22. Myers BD, Moran SM. *N Engl J Med.* 1986;314:97.
23. Myers BD, et al. *J Clin Invest.* 1984;73:329.
24. Kaufman J, et al. *Am J Kidney Dis.* 1991;17:191.
25. Hou SH, et al. *Am J Med.* 1983;74:243.
26. Badr KF, Ichikawa I. *N Engl J Med.* 1988;319:623.
27. Barger A, Herd J. In: Orlaff J, Berliner R, eds. *Handbook of Physiology.* Baltimore, MD: Williams and Wilkins; 1973.
28. Packer M, et al. *Circulation.* 1986;74:766.
29. Edwards RM. *Am J Physiol.* 1983;244:F526.
30. Stone AM, Stahl WM. *Am J Physiol.* 1970;172:825.
31. Andersson LG, et al. *Eur J Cardiothorac Surg.* 1994;8:597.
32. Laffey JG, et al. *Anesthesiology.* 2002;97:215.
33. Mcmahon G, Waikar S. *Am J Kidney Dis.* 2013;61:165.
34. Parikh CR, Mansour SG. *J Am Soc Nephrol.* 2017;28:1677.
35. Waikar SS, Bonventre JV. *Nephron Clin Pract.* 2008;109:c192.
36. Chen L-X,C, Koyner JL. *Crit Care Clin.* 2015;31:633–648.
37. Shlipak MG, et al. *Am J Kidney Dis.* 2013;62:595–603.
38. Inker LA, et al. *N Engl J Med.* 2012;367:20.
39. Stevens LA, et al. *Am J Kidney Dis.* 2008;51:395.
40. Zhu J, et al. *Clin Chim Acta.* 2006;374:116.
41. Spahillari A, et al. *Am J Kidney Dis.* 2012;60:922.
42. Foster MC, et al. *Am J Kidney Dis.* 2013;62:42.
43. Mogensen CE. Sølling. *Scand J Clin Lab Invest.* 1977;37:477.
44. Smith MS. *Anesthesiology.* 1999;90:928.
45. Stafford-Smith M. *Am J Kidney Dis.* 2011;57:960; author reply, p1.
46. Kashani K, et al. *Crit Care.* 2013;17:R25.
47. Mishra J, et al. *J Am Soc Nephrol.* 2003;14:2534.
48. Mishra J, et al. *J Am Soc Nephrol.* 2004;15:3073.
49. Mishra J, et al. *Lancet.* 2005;365:1231.
50. Haase-Fielitz A, et al. *Ann Clin Biochem.* 2014;51:335.
51. Haase M, et al. *J Am Coll Cardiol.* 2011;57:1752.
52. Ichimura T, et al. *Am J Physiol Renal Physiol.* 2004;286:F552.
53. Vaidya VS, et al. *Nat Biotechnol.* 2010;28:478.
54. Sabbisetti VS, et al. *J Am Soc Nephrol.* 2014;25(2177).
55. Bihorac A, et al. *Am J Respir Crit Care Med.* 2014;189:932.
56. Gunnerson KJ, et al. *J Trauma Acute Care Surg.* 2016;80:243.
57. Meersch M, et al. *PLoS One.* 2014;9:e93460. 3968141.
58. Meersch M, et al. *Intensive Care Med.* 2017;43:1151.
59. Wang Y, Bellomo R. *Nat Rev Nephrol.* 2017;13:697.
60. Wilson T, et al. *Nephrol Dial Transplant.* 2016;31:231.
61. Hobson C, et al. *Crit Care Clin.* 2017;33(379).
62. Stafford-Smith M, et al. *Am J Kidney Dis.* 2005;45:519.
63. Aronson S, et al. *Circulation.* 2007;115:733.
64. Chertow GM, et al. *Circulation.* 1997;95:878.
65. Everett GB, et al. *Anesth Analg.* 1973;52:470.
66. Mark JB, Steele SM. *Int Anesthesiol Clin.* 1989;27:31.
67. Kennedy Jr WF, et al. *Anesthesiology.* 1969;31:414.
68. Kennedy Jr WF, et al. *Acta Anaesthesiol Scand Suppl.* 1969;37:163.
69. Rodgers A, et al. *BMJ.* 2000;321:1493.
70. Moraca RJ, et al. *Ann Surg.* 2003;238:663.
71. Bignami E, et al. *J Cardiothorac Vasc Anesth.* 2010;24:586.
72. Landoni G, et al. *Br J Anaesth.* 2015;115:25.
73. Svircevic V, et al. *Cochrane Database Syst Rev.* 2013;6:CD006715.
74. Guay J, Kopp S. *Cochrane Database Syst Rev.* 2016;1:CD005059.
75. Cousins MJ, Mazze RI. *JAMA.* 1973;225:1611.
76. Mazze RI. *Anesthesiology.* 2006;105:843.
77. Mazze RI, et al. *Anesthesiology.* 1977;46:265.
78. Hsing CH, et al. *Nephrol Dial Transplant.* 2011;26:1162.
79. Yuzbasioglu MF, et al. *Renal Fail.* 2010;32(578).
80. Sanchez-Conde P, et al. *Anesth Analg.* 2008;106:371; table of contents.
81. Dikmen B, et al. *J Anesth.* 2010;24:73.
82. Hsing CH, et al. *Am J Physiol Renal Physiol.* 2012;303:F1443.
83. Sugita S, et al. *J Nippon Med Sch.* 2013;80:131.
84. Gu J, et al. *Crit Care.* 2011;15:R153.
85. Liu Y, et al. *BMC Anesthesiol.* 2018;18(7).
86. Gamulin Z, et al. *Anesthesiology.* 1984;61:394.
87. Szabo G, et al. *Injury.* 1977;9(146).
88. Parikh CR, et al. *J Am Soc Nephrol.* 2011;22(1748):3171945.
89. Rioux JP, et al. *Crit Care Med.* 2009;37:1293.
90. Myburgh JA, et al. *N Engl J Med.* 2012;367:1901.
91. Rosner MH, Okusa MD. *Clin J Am Soc Nephrol.* 2006;1(19).
92. Mangano DT, et al. *N Engl J Med.* 2006;354:353.
93. Shroyer AL, et al. *N Engl J Med.* 2009;361:1827.
94. Chawla LS, et al. *J Am Soc Nephrol.* 2012;23:1389.
95. Garg AX, et al. *JAMA.* 2014;311:2191.
96. Deferrari G, et al. *Nephrol Dial Transplant.* 2018;33:813.
97. Romagnoli S, et al. *Curr Opin Anaesthesiol.* 2017;30:92.
98. Kilburn KH, Dowell AR. *Arch Intern Med.* 1971;127:754.
99. Pelletier CL, Shepherd JT. *Am J Physiol.* 1975;228:331.
100. Stafford-Smith M, et al. *Am J Kidney Dis.* 2005;45:519.
101. Utley JR, et al. *Ann Thorac Surg.* 1981;31:121.
102. Karkouti K, et al. *J Thorac Cardiovasc Surg.* 2005;129:391.
103. Swaminathan M, et al. *Ann Thorac Surg.* 2003;76(784):92; discussion.
104. Mehta RH, et al. *Ann Thorac Surg.* 2013;96:133.
105. Ferraris VA, et al. *Ann Thorac Surg.* 2011;91:944.
106. Pagano D, et al. *Eur J Cardiothorac Surg.* 2018;53(79).
107. Karkouti K. *Br J Anaesth.* 2012;109(suppl 1):i29.
108. Hovaguimian F, Myles PS. *Anesthesiology.* 2016;125:46.
109. Curley GF. *Crit Care Med.* 2014;42:2611.
110. Mazer CD, et al. *N Engl J Med.* 2017;377:2133.
111. Walsh M, et al. *Anesthesiology.* 2013;119(507).
112. Sun LY, et al. *Anesthesiology.* 2015;123:515.
113. Salmasi V, et al. *Anesthesiology.* 2017;126:47.
114. Hallqvist L, et al. *Eur J Anaesthesiol.* 2018;35:273.
115. Vernooij LM, et al. *Br J Anaesth.* 2018;120:1080.
116. Futier E, et al. *JAMA.* 2017;318(1346).
117. Shusterman N, et al. *Am J Med.* 1987;83:65.
118. Gorfinkel HJ, et al. *Am J Physiol.* 1972;222:1260.
119. Kahl FR, et al. *Am J Physiol.* 1974;226:240.
120. Cogan MG. *Annu Rev Physiol.* 1990;52:699.
121. Bednarczyk JM, et al. *Crit Care Med.* 2017;45(1538).
122. Vincent JL, et al. *Crit Care.* 2015;19(224).
123. Busse L, et al. *Adv Chronic Kidney Dis.* 2013;20:21.
124. Wiedemann HP, et al. *N Engl J Med.* 2006;354:2564.
125. Boland MR, et al. *World J Surg.* 2013;37:1193.
126. Futier E, et al. *Arch Surg.* 2010;145:1193.
127. Myles PS, et al. *N Engl J Med.* 2018;378:2263.
128. Wilcox CS. *J Clin Invest.* 1983;71(726).
129. Yunos NM, et al. *Crit Care.* 2010;14:226.
130. Shaw AD, et al. *Ann Surg.* 2012;255:821.
131. Young P, et al. *JAMA.* 2015;314:1701.
132. Self WH, et al. *N Engl J Med.* 2018;378:819.
133. Semler MW, et al. *N Engl J Med.* 2018;378:829.
134. Wan S, et al. *Cochrane Database Syst Rev.* 2016;CD010741.
135. Potura E, et al. *Anesth Analg.* 2015;120(123).
136. O'Malley CM, et al. *Anesth Analg.* 2005;100(1518); table of contents.
137. Mohmand H, Goldfarb S. *J Am Soc Nephrol.* 2011;22:615.
138. Carr JA. *J Am Coll Surg.* 2013;216:135.
139. Rogers WK, Garcia L. *Chest.* 2018;153:238.
140. Malbrain ML, et al. *Intensive Care Med.* 2006;32:1722.
141. Lambert D, et al. *Obes Surg.* 2005;15:1225.
142. Wilhelm-Leen E, et al. *J Am Soc Nephrol.* 2017;28:653.
143. Luk L, et al. *Adv Chronic Kidney Dis.* 2017;24:169.
144. Weisbord SD, et al. *Clin J Am Soc Nephrol.* 2013;8:1618.
145. Weisbord SD, et al. *N Engl J Med.* 2018;378:603.
146. Luther MK, et al. *Crit Care Med.* 2018;46(12).
147. Goldstein SL, et al. *Kidney Int.* 2016;90:212.
148. Zarbock A, et al. *JAMA.* 2016;315:2190.
149. Gaudry S, et al. *N Engl J Med.* 2016;375:122.
150. Barbar SD, et al. *N Engl J Med.* 2018;379:1431.
151. Wald R, et al. *Kidney Int.* 2015;88:897.
152. Nash DM, et al. *J Crit Care.* 2017;41:138.
153. Palevsky PM, et al. *N Engl J Med.* 2009;359(7).
154. Bellomo R, et al. *N Engl J Med.* 2009;361:1627.
155. Oudemans-van Straaten HM. *Semin Thromb Hemost.* 2015;41:91.
156. Brandenburger T, et al. *Best Pract Res Clin Anaesthesiol.* 2017;31:387.

43 神经肌肉监测

CASPER CLAUDIUS，THOMAS FUCHS-BUDER
黄丽娜 译 李金宝 李士通 审校

要　点

- 有良好的循证医学证据表明，临床医师必须始终通过客观监测来量化评估神经肌肉阻滞的程度。
- 应将神经肌肉阻滞调节至能确保足最佳手术条件的程度。在大多数手术中，对四个成串（train-of-four，TOF）刺激有一个或两个反应即已足够。为了避免不自主的膈肌运动，需要更深程度的神经肌肉阻滞［即对强直后计数（post-tetanic count，PTC）有 1 ～ 5 个反应］。
- 若无客观的神经肌肉监测，就不能保证术后神经肌肉功能的充分恢复。
- 客观的神经肌肉监测对术中神经肌肉阻滞的管理及其在术后监护中的肌松拮抗都至关重要。若无适当监测，则不应在重症监护病房（ICU）使用肌肉松弛药。
- 通过临床评估神经肌肉功能的恢复情况来排除临床上有意义的残余神经肌肉阻滞是不可能的。
- 术后神经肌肉阻滞残余导致化学感受器对缺氧的敏感性降低，咽部和食管上段肌肉功能受损，维持上气道开放的能力受损，发生低氧性事件及术后肺部并发症的风险增加。
- 对 TOF 刺激、强直刺激和双短强直刺激的反应无明显衰减时，并不能排除显著的残余阻滞。
- 为了排除有临床意义的残余神经肌肉阻滞，采用机械式或肌电图测定的 TOF 比值必须超过 0.9，而采用肌加速度图测定的 TOF 比值必须超过 1.0。
- 在观察到对 TOF 刺激至少有 2 ～ 4 个反应之前，不应开始使用胆碱酯酶抑制剂拮抗神经肌肉阻滞。
- 选择性肌肉松弛药螯合剂舒更葡糖（sugammadex）可以在应用罗库溴铵和维库溴铵后的任何阻滞深度拮抗其神经肌肉阻滞作用。
- 如果在手术结束时未能客观地记录到肌松的充分恢复（TOF ≥ 0.9 ～ 1.0），则应拮抗神经肌肉阻滞。

在过去的几十年里，我们对残余神经肌肉阻滞的病理生理影响的了解已进一步加深。目前普遍认为，即使是很小程度的残余神经肌肉阻滞［如四个成串（TOF）刺激比值为 0.7 ～ 0.9］，在临床上也可能是有害的[1-4]。因此，神经肌肉阻滞恢复充分的标准已经被修订了多次。现在要求拇内收肌 TOF 比值为 0.9 或更高，以排除相关的残余神经肌肉阻滞（即肌麻痹）。使用临床标准并不能排除有临床意义的残余神经肌肉阻滞，并且它可持续至术后[5-6]。客观地监测神经肌肉阻滞程度结合药物逆转可以降低残余神经肌肉阻

滞的发生率。当使用神经肌肉阻滞剂（neuromuscular blocking agents，NMBA）时，应将其作为标准的围术期监测的一部分[7, 13]。

在清醒患者中，可以通过测定随意肌的强度来评估肌力，但在麻醉中及麻醉恢复期这是不可能的。在历史上，麻醉科医师曾应用临床测试来直接评估肌力和间接地评估神经肌肉功能（方法包括测定肌张力；通过感受麻醉呼吸皮囊来间接测定肺顺应性、潮气量及吸气力）。所有上述测试均受神经肌肉阻滞程度以外因素的影响。因此，不应将其用于评估神经肌肉阻

滞的恢复。在任何时候需要了解关于神经肌肉功能状态的精确信息时，都必须评估肌肉对神经刺激的反应。这其中也考虑到了肌肉松弛药的个体反应和敏感性存在着相当大的个体差异。

本章回顾了神经肌肉监测的基本原则以及有效使用神经刺激仪进行外周神经刺激的要求。本章还描述了在去极化（Ⅰ相和Ⅱ相）及非去极化神经肌肉阻滞期间对神经刺激的反应，提供了有关神经肌肉阻滞水平的信息，并讨论了残余肌麻痹的后果。最后，本章讨论了有或无记录设备可用时，评估诱发神经肌肉反应的方法。

外周神经刺激的原则

神经肌肉监测被用于评估神经肌肉阻滞剂的效果，评估刺激相应运动神经后的肌肉反应。最常被评估的神经-肌肉单位是尺神经和拇内收肌。肌肉反应既可以用外周神经刺激仪进行定性评估，也可以采用客观监测仪进行定量评估。使用外周神经刺激仪时，观察者从触觉或视觉上评估肌肉反应；而使用监测仪时，肌肉反应能被客观地测量并显示在屏幕上。无论使用哪种方法进行神经肌肉监测，临床医师都应该熟悉以下术语：超强刺激（supramaximal stimulation）、校准、阻抗和安全界限。

超强刺激

单根肌纤维对刺激的反应遵循全或无模式。相反，整个肌肉的反应（收缩力）取决于激活的肌肉纤维数量。如果以足够的强度刺激神经，则神经所支配的所有肌纤维都会发生反应，从而触发最大反应。给予神经肌肉阻滞剂后，肌肉反应的下降与被阻断的肌纤维数目成正比。在恒定的刺激强度下，肌肉反应的下降幅度反映了神经肌肉阻滞的程度。

鉴于上述原理，在整个监测期间的刺激强度都必须是真正最大的。因此，所应用的电刺激强度通常比最大反应所需的强度大 15% ～ 20%。正因为如此，所使用的刺激强度被称为是超强刺激。这可以补偿术中皮肤阻力的可能变化，并确保整个手术过程中持续的最大刺激。

然而，超强电刺激可引起疼痛。疼痛在麻醉期间并不是一个问题，但在恢复期，患者可能已足够清醒并能感知神经刺激的不适。因此，一些研究人员主张在恢复期应用亚强电流进行刺激。尽管有些研究表明术后用亚强电流刺激测试神经肌肉功能是可靠

的[14-15]，然而，在如此低电流下监测的准确性仍是不可接受的[15]。

校准

用于客观监测神经肌肉功能的设备应该在使用 NMBA 之前进行校准。校准时可调整设备的增益，以确保观察到的对超强刺激的响应处于该设备的测量窗口内，并尽可能接近"100% 的对照反应"。校准程序因使用的设备类型而异，但多数常用 1.0 Hz 单次肌颤搐刺激（单刺激）来完成。当采用单刺激监测神经肌肉阻滞的起效和恢复时，校准尤为重要。

一般认为在 TOF 模式的神经刺激中，校准并不那么重要，因为所有的四个反应都被同等放大，因此，TOF 比值很少受到校准的影响。然而，在对神经刺激反应很弱或很强的患者中，TOF 刺激的一个或多个反应可能处于记录窗口之外，这时显示的 TOF 反应可能不准确。有些设备在校准过程中可同时确定超强刺激的阈值。

阻抗

在整个过程中确保恒定最大刺激的另一种行之有效的新方法是控制皮肤的阻抗（电阻）。事实上，只要皮肤的电阻低于一定的阈值，神经肌肉监测设备都可以以操作者选定的相同的电流（即 60 mA）刺激神经。对于 60 mA 的最大电流，皮肤的最大电阻应等于或小于 5 kΩ。如果皮肤电阻高于此值，则监护仪无法用所选的电流刺激患者。最近，推出了能在屏幕上显示皮肤阻抗水平的神经刺激仪（如法国马赛 iDMed 公司的 TofScan）。使用该设备时，在整个过程中不再需要通过确定超强刺激来确保神经刺激是有效且持续超过最大强度的。

安全界限

神经肌肉传输有相当大的安全界限。只有当神经肌肉终板上 70% ～ 80% 的乙酰胆碱受体被非去极化 NMBDs 占据时，神经肌肉阻滞作用才能显现出来。而要达到完全阻滞，必须占据 90% ～ 95% 的受体。因此，目前可用的设备和应用的刺激模式仅能监测到 70% ～ 95% 的受体结合率这一范围。这一点必须牢记，尤其是在神经肌肉阻滞恢复期。在神经肌肉终板上 70% 的乙酰胆碱受体仍被占据的情况下，神经肌肉

监测即无法探测被占据的受体比例。

外周神经刺激的模式

　　神经-肌肉功能是通过评估肌肉对外周运动神经超强刺激的反应来监测的。从理论上讲，可以使用两种类型的刺激：电刺激和磁刺激。电神经刺激是目前临床上最常用的方法，本章将对其进行详细描述。理论上，与磁神经刺激相比电刺激有以下优点[2, 16]：疼痛轻，不需要与身体接触。但其所需设备庞大，不能用于 TOF 刺激，也很难达到超强刺激。因此，未能将磁神经刺激用于临床麻醉。

基本考虑

刺激电极

　　电脉冲通过表面电极或针状电极从刺激仪传递到神经。通常是使用一次性预凝胶银或氯化银表面电极。导电区域应该很小，直径为 7 ~ 11 mm（图 43.1），否则到达下方神经的电流可能不足[17]。理想情况下，在使用电极之前应适当清洁皮肤，最好用研磨剂擦拭。在少数情况下，当用表面电极无法获得选定的电流时可以使用针电极。虽然市面上可以买到特殊涂层的针电极，但通常普通的注射用钢针就足够了。应使用无菌技术，并将针放置在皮下，以避免直接损伤下方的神经。

神经刺激的部位和不同的肌肉反应

　　原则上，可以刺激任何表浅位置的外周运动神

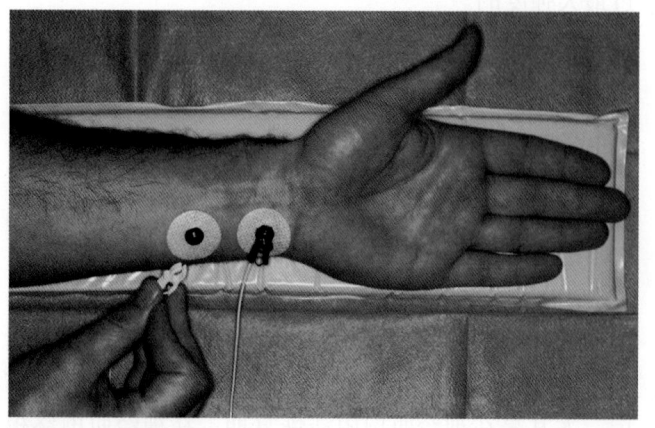

图 43.1　刺激电极在左前臂的尺神经上的正确位置，且电极的接触面积适当

经，并测量相应肌肉的反应。选择神经肌肉监测的部位取决于几个因素：术中操作部位容易接近，允许进行定量监测，能避免直接的肌肉刺激。直接肌肉刺激的特点是出现微弱的收缩，即使在深度神经肌肉阻滞情况下也不出现衰减。当将刺激电极直接置于要评估的肌肉上时，出现直接刺激的风险就会增加。为防止直接的肌肉刺激，神经-肌肉单元的选择应使神经刺激的位置和随后评估肌颤搐反应的位置在地形上（解剖上）是不同的。

　　在临床麻醉中，尺神经是刺激部位的金标准，但有时也会使用正中神经、胫后神经、腓总神经和面神经。刺激尺神经时，最好将电极置于手腕掌侧（图43.1）。应将远端电极放置在腕横纹与尺侧腕屈肌肌腱桡侧交叉处近端 1 cm 处。最好将近端电极放置在使两个电极中心点之间的距离为 3 ~ 6 cm 的位置（图43.1）。通过这种电极放置方式，电刺激通常只会引起手指屈曲和拇指内收。如果在肘部的尺骨沟上放置一个电极，由于尺侧腕屈肌的刺激，拇指内收通常是明显的。当使用后一种电极放置方式（有时在儿童是首选）时，应该将负极放在手腕上以确保最大反应。当两个电极在手腕掌侧很接近时，电极的极性不那么重要。然而，将负极放置在远端，通常会引起最大的神经肌肉反应[18]。当面神经的颞支受到刺激时，应该将负极放在神经上，正极应该放在额头上的其他位置。当刺激胫后神经时，应将电极放置在靠近内踝的位置，距离与上述相同，将负极放置在远端。

神经肌肉单元

　　临床上有数种神经肌肉单元（nerve-muscle unit）可供选用，最常使用的是尺神经-拇内收肌。

　　尺神经-拇内收肌　在手臂外展且手心朝上时，术中很容易监测到该神经-肌肉单元。刺激反应可以通过触觉、视觉或客观方法进行评估。该方法对直接肌肉刺激的风险最低，因为它通过刺激沿手臂正中下行的尺神经评估位于手外侧的拇内收肌的肌肉反应，从而确保了刺激神经和被评估肌肉的位置分离。

　　胫后神经-短屈肌　该神经-肌肉单元可以用于无法进行手部监测的临床情况。刺激胫后神经后，短屈肌收缩产生大脚趾屈曲。短屈肌的神经肌肉阻滞特点（起效和恢复）与拇内收肌几乎一致。

　　面神经-眼轮匝肌和面神经-皱眉肌　当手臂被塞进手术敷料下时，通常唯一可以使用的监测部位是

头部。有两块面肌可以作为监测部位——眼轮匝肌和皱眉肌。前者包绕于眶周，它通过面神经颞支的刺激导致眼睑闭合。后者通过面神经颞支刺激将眉毛内侧端向下拉，出现皱眉反应。然而，由于面神经直接靠近固有肌肉，因此出现直接刺激肌肉的风险很大。因此，必须确保评估的是正确的刺激反应，而非邻刺激电极附近其他肌肉的直接刺激反应。面神经的刺激可以用较低电流来完成，通常 25～30 mA 就足够了。这两块肌肉的刺激在技术上是困难的，在临床实践中效果往往不令人满意。

因为不同的肌群对 NMBAs 的敏感性不同，因而由一块肌肉得到的测定结果并不能自动外推到其他肌肉。然而，大多数关于 NMBAs 推荐剂量的基础研究是基于对尺神经刺激的测量数据。膈肌是所有肌肉中对去极化和非去极化神经肌肉阻滞剂抵抗最强的肌肉之一[19]。一般来说，在相同的阻滞程度下，膈肌所需要的肌肉松弛药剂量是拇内收肌的 1.4～2.0 倍（图 43.2）[20]。同样有临床意义的是，膈肌的起效时间通常比拇内收肌短，而且膈肌的肌松恢复速度比其他外周肌迅速（图 43.3）[21]。其他呼吸肌、喉肌和皱眉肌的耐药性均不及膈肌[22-24]。最敏感的肌肉是腹肌、眼轮匝肌、四肢外周肌、颏舌骨肌、咬肌和上呼吸道肌肉[1, 25-27]。从临床角度看，皱眉肌对面神经刺激的反

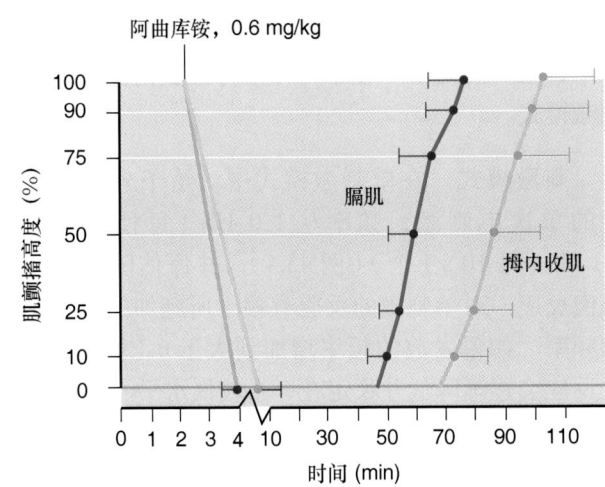

图 43.3　10 例麻醉患者应用阿曲库铵（0.6 mg/kg）后膈肌（蓝点）和拇内收肌（黄点）肌颤搐高度的变化（平均 ±SD）。（From Pansard J-L，Chauvin M，Lebrault C，et al. Effect of an intubating dose of succinylcholine and atracurium on the diaphragm and the adductor pollicis muscle in humans. Anesthesiology. 1987；67［3］：326-330.）

应能反映喉内收肌和腹肌的神经肌肉阻滞程度，优于拇内收肌对尺神经刺激的反应[24, 28]。另外，上呼吸道肌肉似乎比外周肌肉更敏感[25-26]。尽管一些使用加速度肌电图（acceleromyography，AMG）的研究表明，手（拇内收肌）和腿（𧿹短屈肌）对 TOF 神经刺激的反应略有不同，但这些差异的临床意义可能十分有限[29-30]。当比较不同的刺激部位时，对侧肢体之间可能存在很大差异（例如，手臂与手臂间的差异可达 ±20%）[31-32]。

尽管并不清楚这些差异的确切原因，但可能的解释是乙酰胆碱受体的密度、乙酰胆碱的释放、乙酰胆碱酯酶的活性、肌纤维组成、神经支配比率（神经肌肉接头的数量）、血流量和肌肉温度等均可能存在差异。

神经刺激模式

评价神经肌肉功能最常用的模式有 TOF 刺激、双短强直刺激（double-burst stimulation，DBS）和强直后计数（posttetanic count，PTC）刺激。单刺激和强直刺激主要作为复合刺激模式（即 TOF、DBS 或 PTC）的组成部分。

单刺激（single-twitch stimulation）

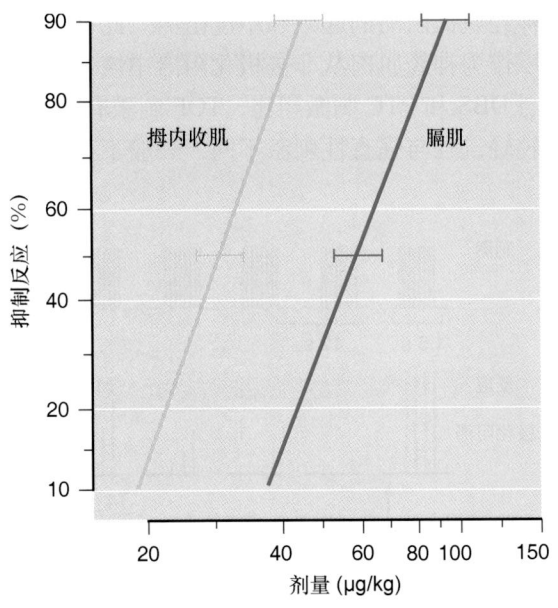

图 43.2　泮库溴铵在两块肌肉中的平均累积剂量-反应曲线显示，对于相同程度的神经肌肉阻滞，膈肌需要的泮库溴铵大约是拇内收肌的 2 倍。横坐标为剂量（对数刻度），纵坐标为对四个成串刺激（TOF）神经刺激的第一个刺激的肌肉反应抑制（概率刻度）。在力-移位传感器上测定拇内收肌的收缩力；通过肌电图测定膈肌的反应（From Donati F，Antzaka C，Bevan DR. Potency of pancuronium at the diaphragm and the adductor pollicis muscle in humans. Anesthesiology. 1986；65［1］：1-5.）

背景　单刺激是最早也是最简单的刺激方式。第一台专用于监测神经肌肉阻滞的设备"圣托马斯医

院神经刺激仪"，只能诱发一次颤搐[33]。其后的几十年中，它一直是唯一在术中评估神经肌肉阻滞的既定刺激模式。

刺激模式　在单刺激模式中，给予外周运动神经的单次电刺激，频率从 1.0 Hz（每秒 1 个）到 0.1 Hz（每 10 s 1 个）（图 43.4），并评估随后出现的肌肉反应。对单刺激的反应有赖于所施加的单个刺激的频率。如果发放的频率增加到大于 0.15 Hz，则诱发反应会逐渐降低并稳定在一个较低水平。使用 1 Hz 单刺激得到的结果不能与使用如 0.1 Hz 单刺激得到的结果进行比较[34]。最终，普遍推荐的刺激频率是 0.1 Hz。

临床应用　为了评估单刺激后神经肌肉阻滞的程度，必须与使用 NMBA 之前记录的参考值进行比较。因此，在没有适当监测设备的情况下，该刺激模式不能提供关于阻滞程度的足够信息。在临床实践中，单刺激作为一种独立的电刺激模式的价值有限，主要作为 PTC 刺激的一个组成部分；而 0.1 Hz 的单刺激，有时用于专门评价神经肌肉阻滞起效时间的科学试验中。此外，它还是唯一可以与监测设备联合使用，以评估琥珀酰胆碱的去极化神经肌肉阻滞作用的刺激模式。

四个成串（TOF）刺激

背景　TOF 刺激模式由 ALI 等在 20 世纪 70 年代初引入[35-36]。他们的目标是开发一种能通过简单的神经刺激仪而不需要其他监测设备就能在神经肌肉阻滞的全程中提供临床可靠信息的工具。

刺激模式　TOF 刺激由间隔 0.5 s（2 Hz，图 43.5）的四个超强刺激组成。该串刺激中的每个单个刺激都使肌肉收缩。该方法评价肌肉松弛的基础是 TOF 刺激后可辨别的反应的数量（即 TOF 计数），或是成串反应的"衰减"，即第四个反应的幅度除以第一个反应的幅度（即 TOF 比值）。如果没有事先给予肌肉松弛药，所有四个反应通常是相同的，即 TOF 比值为 1.0。在部分非去极化阻滞中，TOF 比值减小（衰减），并且与阻滞的程度成反比。在部分去极化阻滞中，TOF 反应不出现衰减，TOF 比值保持为 1.0，与去极化神经肌肉阻滞的程度无关。注射琥珀酰胆碱后 TOF 反应的衰减意味着 Ⅱ 相阻滞的发生（稍后在"去极化神经肌肉阻滞"部分讨论）。

连续使用时，每组（串）四个刺激之间应间隔至少 10 s，以避免测量时出现衰减。

应用　TOF 刺激仍是最常用的刺激方式。TOF 刺激的优势在非去极化神经肌肉阻滞中最为明显。因为即使缺乏术前基础值，也可以从 TOF 反应中直接读取阻滞程度。通过使用简单的外周神经刺激仪，可以在相同的刺激模式下获得有关起效、手术肌肉松弛和神经肌肉恢复的临床相关信息；TOF 计数可以可靠地评估神经肌肉阻滞的起效和中度阻滞。此外，TOF 比值可以作为神经肌肉从非去极化阻滞中恢复的衡量标准。与 DBS 和 PTC 刺激相比，TOF 刺激有一些优势：疼痛较轻，且与强直性刺激不同，一般不会影响随后

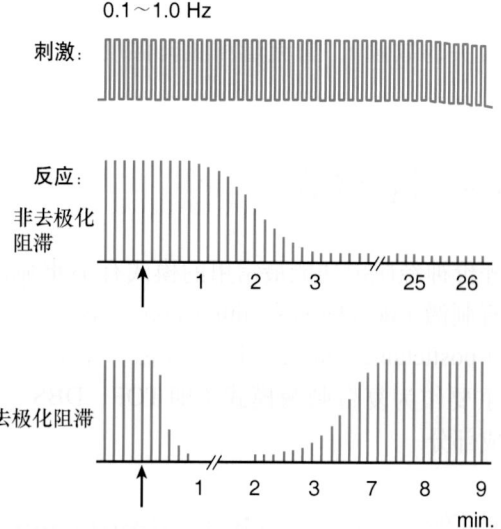

图 43.4　电刺激模式以及在注射非去极化（Non-dep.）和去极化（Dep.）神经肌肉阻滞剂（箭头）后对单刺激（频率为 0.1 ～ 1.0 Hz）诱发的肌肉反应。需要注意的是，除了时间因素的差异外，这两种类型的阻滞在诱发反应的强度上没有差异

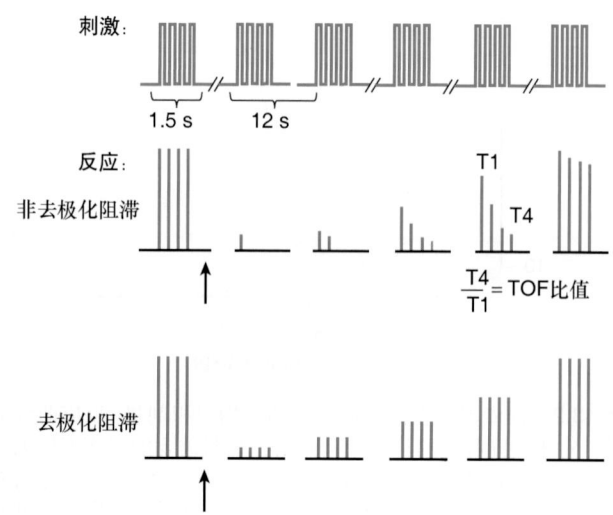

图 43.5　电刺激模式及在注射非去极化（Non-dep.）和去极化（Dep.）神经肌肉阻滞剂（箭头）之前和之后对四个成串刺激（TOF）诱发的肌肉反应

对神经肌肉阻滞程度的监测。但 TOF 刺激模式也有很大的局限性。首先，TOF 比值的主观评估往往高估了神经肌肉的恢复，因为只有当 TOF 比值小于 0.4 时，对衰减的视觉和触觉评估才是准确的。换句话说，在 TOF 比值为 0.4～0.9 时，无论在视觉上还是在触觉上都无法检测到衰减。因此，需要客观的监测设备来进一步量化神经肌肉的恢复，并可靠地排除残余肌肉松弛作用。其次，TOF 刺激不允许临床医师量化神经肌肉阻滞的强度和深度（即对 TOF 无反应）。最后，TOF 刺激无法监测去极化 I 相阻滞。

双短强直刺激（double-burst stimulation，DBS）

背景　DBS 是由 Viby-Mogensen 等于 1989 年开发的，目的是改善对非去极化神经肌肉阻滞后恢复的触觉或视觉评估。

刺激模式　DBS 由两个 50 Hz 强直刺激的短脉冲组成，间隔 750 ms。脉冲中每个方波刺激的持续时间为 0.2 ms（图 43.6）。每个脉冲中的刺激数量可以不同：在 DBS$_{3,3}$ 模式中，两个脉冲中的每一个都有三个刺激；而在 DBS$_{3,2}$ 模式中，第一个脉冲有三个刺激，第二个脉冲只由两个刺激组成[37-39]。每个脉冲引起的不同肌颤搐混在一起，感觉就像一个单一的肌肉收缩。因此，对 DBS 的反应是两次短促的肌肉收缩，且与第一次相比，第二次收缩的衰减是评估的基础。在未使用肌肉松弛剂的肌肉中，两次肌肉收缩的强度相等。在部分肌肉松弛的肌肉中，第二次反应比第一次反应弱，相当于典型的 TOF 衰减（图 43.6）。进行机械测量时，TOF 比值与 DBS$_{3,3}$ 比值密切相关。与 DBS$_{3,3}$ 相比，特别是在 TOF 比值较高时，DBS$_{3,2}$ 模式对衰减的触觉检测略有改善。

临床应用　DBS 是为改善在临床条件下（恢复期和术后即刻）残留的非去极化阻滞（触觉或视觉）的检测而开发的[38]。事实上，与 TOF 相比，对 DBS 反应的触觉评估在检测衰减方面更准确。然而，DBS 仍然不足以可靠地排除 TOF 比值为 0.6～0.9 时的残余肌肉松弛[39-41]。因此，DBS 不能取代客观监测。

强直刺激

背景　强直刺激是 Tassonyi 于 1975 提出的一种评估残余神经肌肉阻滞的替代方法[42]。

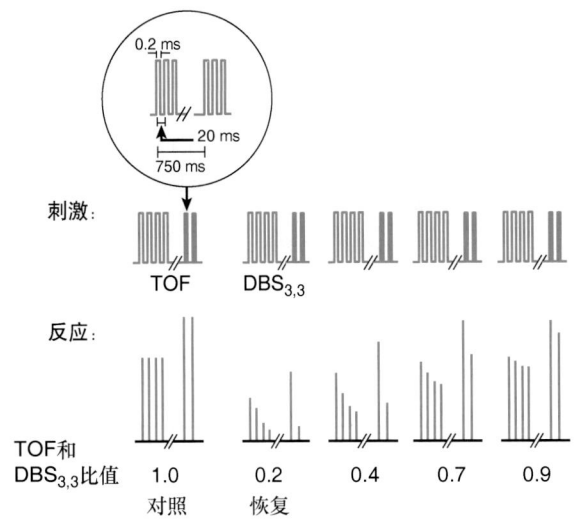

图 43.6　电刺激模式以及在注射肌肉松弛药之前（对照）和从非去极化神经肌肉阻滞恢复期对 TOF 神经刺激和双短强直刺激（即两阵强直脉冲串中各有 3 个脉冲，DBS$_{3,3}$）的诱发肌肉反应。TOF 比值是 TOF 的第四个刺激反应的幅度除以第一个刺激反应的幅度。DBS$_{3,3}$ 比值是对 DBS$_{3,3}$ 第二串反应的幅度除以第一串反应的幅度（有关详细说明，请参阅正文）

刺激模式　强直刺激由高频电刺激（如 50～100 Hz）组成。尽管一些研究人员主张用持续 1 s 的 100 Hz，甚至 200 Hz 的电刺激，但临床实践中最常用的模式是持续 5 s 的 50 Hz 刺激。在正常的神经肌肉传递中，观察者可检测到一个强烈而持续的肌肉收缩，并在强直刺激后出现衰减。这是评估非去极化阻滞的基础。在去极化阻滞期间，肌肉对持续 5 s 的 50 Hz 强直刺激的反应是持续一致的。相反，在注射琥珀酰胆碱后的 II 相阻滞期间，强直刺激后的反应不是持续的（即发生衰减，图 43.7）。

对强直刺激的反应衰减通常被认为是突触前事件。传统的解释是，在强直刺激开始时，大量乙酰胆碱从突触前神经末梢的储存囊泡中被迅速释放出来。当这些储存耗尽时，乙酰胆碱的释放速率下降，直到乙酰胆碱的动员和合成达到平衡。尽管达到了平衡，肌肉对强直刺激的反应仍然保持不变（如果神经肌肉传导正常），因为释放的乙酰胆碱比引起反应所需的量大很多倍。然而，当非去极化神经肌肉阻滞剂降低突触后膜的"安全界限"[43]（即游离胆碱能受体的数量）时，典型的表现是肌颤搐高度降低并伴随衰减，尤其是在反复刺激期间。除了这种突触后阻滞，非去极化神经肌肉阻滞剂还可以阻断突触前神经元乙酰胆碱受体亚型，从而导致神经末梢内乙酰胆碱动员受损[44]。这种效应在很大程度上导致强直（和 TOF）刺激的衰减反应。虽然衰减的程度主要取决于神经肌肉阻滞的程度，但也与刺激的频率（Hz）、刺激的时长（s）和

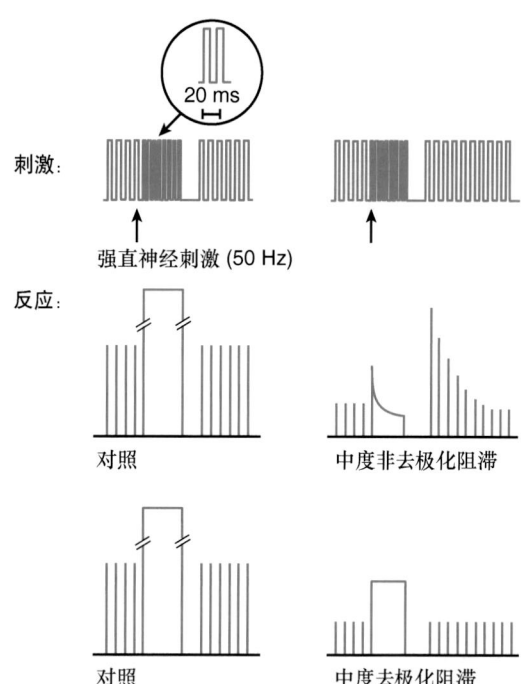

图 43.7   刺激模式和对 5 s 的强直（50 Hz）神经刺激（Te）和强直后刺激（1.0 Hz，箭头）的诱发肌肉反应。在注射神经肌肉阻滞剂之前以及在中度非去极化和去极化阻滞（non-dep）期间施加刺激。注意在非去极化阻滞期间，对强直刺激的反应出现衰减和强直后传递易化。在去极化阻滞期间，强直反应维持不变，且不出现强直后易化现象。

使用的强直刺激的频率有关。除非这些参数保持不变，否则不同研究中使用强直刺激得到的结果不能直接互相比较。

临床应用   传统上，强直刺激是用来评价残余肌肉松弛的。强直刺激检测残余肌松的灵敏度约为 70%，特异度仅为 50% 左右。特别是当使用挥发性麻醉药维持麻醉时，即使神经肌肉得到充分恢复，甚至事先没有使用非去极化 NMBA，也可以观察到明显衰减。因此，这项检测对评估神经肌肉恢复的价值有限。此外，强直刺激的疼痛非常剧烈，这限制了其在未麻醉患者中的应用。在神经肌肉恢复后期，强直刺激会导致被刺激肌肉出现持续的神经肌肉阻滞拮抗作用。这样，测试部位的反应将不再能代表全身其他肌群的反应[45]。由于上述原因，除了作为 DBS 和 PTC 刺激的一个组成部分外，强直刺激几乎没有或极少在日常临床麻醉中应用。

强直后计数（post-tetanic count，PTC）刺激

背景   PTC 刺激是由 Viby-Mogensen 开发的，以

便对 TOF 刺激无反应的深度非去极化神经肌肉阻滞进行触觉或视觉评估[46]。

刺激模式   PTC 是一种复合刺激模式，由强直刺激（50 Hz，5s）和强直刺激结束 3 s 后开始的 10 ～ 15 次 1 Hz 单刺激（即 PTC 肌颤搐）组成[46]。其原理是基于一种被称为"强直后易化"的现象：强制刺激能引起运动终板部位乙酰胆碱的短暂过度释放，从而改变了该部位乙酰胆碱与 NMBA 的比值，使乙酰胆碱的作用占优势。即使在强直刺激之前没有明显的抽搐反应，在强直刺激后也可能会出现短暂、明显的肌肉收缩（图 43.7）。评估 PTC 的基础是可分辨的强直后肌颤搐计数。

对 PTC 刺激的反应主要取决于神经肌肉阻滞的程度，还取决于强直刺激的频率和持续时间、从强直刺激结束到第一次强直后刺激之间的时间间隔、单刺激频率，以及可能在强直刺激之前进行单刺激的持续时间。使用 PTC 时，这些变量应保持恒定。由于 PTC 刺激与被监测手掌的实际神经肌肉阻滞程度之间存在干扰，因此，强直刺激的频率最好不应超过每 6 min 一次[46]。

临床应用和限制   中等水平的神经肌肉阻滞（即 TOF 计数在 1 和 4 之间）不足以可靠地预防膈肌和（或）喉肌在刺激后出现反应。这两组肌肉对非去极化 NMBA 的作用相当不敏感。因此，在临床情况下，需要更深度的神经肌肉阻滞，以避免手术中因气管刺激或突然的膈肌运动引起的任何体动或呛咳。只有 PTC 刺激才能评估这种程度神经肌肉阻滞。在极深度阻滞期间，对强直或强直后刺激均无反应（图 43.8）。随着极深度神经肌肉的消退，出现强直后肌颤搐的第一个反应，随后强直后肌颤搐逐渐恢复，直到 TOF 刺激的第一个反应再次出现。如果临床上需要深度阻滞，PTC 应为 3 或更低。当 PTC 为 6 ～ 10 时，TOF 刺激的第一个反应的恢复通常是非常迅速的（图 43.9）[46-50]。由于强直刺激的频率不应超过每 6 min 一次，因此这种刺激模式不能持续应用。

设备

虽然市面上有很多神经刺激仪，但并不是所有的刺激仪都能满足临床使用的基本要求。该种刺激仪应能产生单相矩形波，脉冲长度不应超过 0.2 ～ 0.3 ms。超过 0.5 ms 的脉冲可能直接刺激肌肉或引起反复放电。恒流刺激比恒压刺激更可取，因为电流是神经刺激的

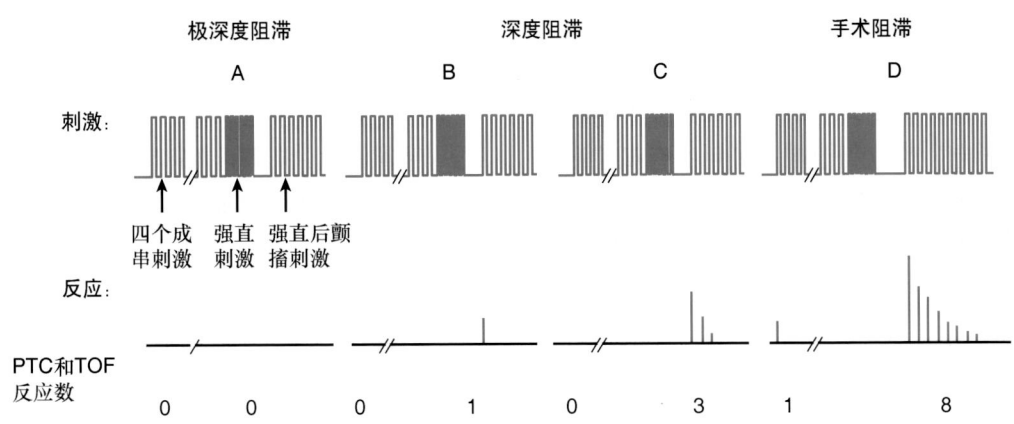

图 43.8　电刺激的模式以及在四种不同水平的非去极化神经肌肉阻滞中对四个成串（TOF）刺激、持续 5 s 的 50 Hz 强直神经刺激（Te）和 1.0 Hz 强直后颤搐刺激（PTS）诱发的肌肉反应。在外周肌肉的阻滞极深时（A），对任何形式的刺激均无反应。阻滞相对较浅时（B 和 C），对 TOF 刺激仍无反应，但存在强直后传递易化。在手术阻滞（D）期间，出现对 TOF 的第一个反应，且强直后易化进一步增强。强直后计数（post-tetanic count, PTC）（见正文）在深度阻滞时（B）为 1，在阻滞较浅时（C）为 3，在手术（或中度）阻滞时（D）为 8。

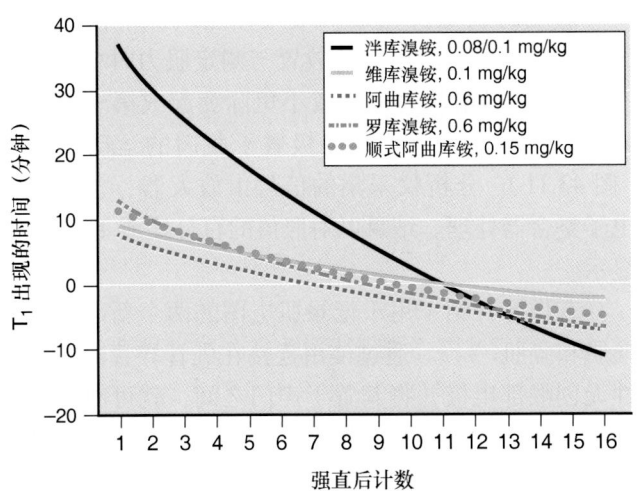

图 43.9　不同神经肌肉阻滞剂引起的强直后计数与四个成串刺激中第一个反应（T_1）开始出现的时间之间的关系（参见本书后彩图，From El-Orbany MI，Joseph JN，Salem MR. The relationship of post-tetanic count and train-of-four responses during recovery from intense cisatracurium-induced neuromuscular block. Anesth Analg. 2003；97［1］：80-84.）

决定因素。此外，出于安全考虑，神经刺激仪必须由可充电电池供电并能检测电池，且能产生 60 ~ 70 mA 但不超过 80 mA 的电流。一些市面上可以买到的刺激仪仅能提供 25 ~ 50 mA 的电流，并且只有当皮肤电阻在 0 ~ 2.5 kΩ 时才能提供恒定电流。这是一个局限，因为皮肤电阻，特别是当皮肤温度较低时，可以增加到大约 5 kΩ。皮肤较高电阻会导致传递给神经的电流降至最大值以下，并导致对刺激的反应减弱。理想情况下，神经刺激仪必须有内置的报警系统或电流水平显示，当设定的电流无法传送到神经时即报警。或者应该在屏幕上显示阻抗。必须标明电极的极性，且应能提供以下模式的刺激：TOF（包括单串和间隔

10 ~ 20 s 的重复 TOF 刺激）和 PTC。一些新型神经刺激仪根据神经肌肉阻滞的程度在 TOF 和 PTC 之间自动切换。如果神经刺激仪不能客观测量对 TOF 刺激的反应，则应该至少有一种 DBS 模式可用，最好是 $DBS_{3,2}$。

外周神经刺激仪

　　外周神经刺激仪只能刺激目标神经，随后的肌肉则要依靠触觉或视觉进行主观评估。当应用 TOF 刺激和 TOF 计数进行评估时，外周神经刺激仪可以提供有关神经肌肉阻滞的起效或是否需要额外剂量的肌肉松弛剂等临床有用的信息。此外，还可以指导临床医师使用拮抗剂的时机和剂量。在判断神经肌肉的恢复是否充分时，这些设备存在临床局限性。依靠外周神经刺激仪排除残余肌松是不可靠的，简单的神经刺激仪只能起提示作用，不应用做排除残余肌肉松弛的诊断工具。

客观监测仪

　　客观监测仪能客观地测定诱发的反应并显示在屏幕上。

　　临床上用于客观监测神经肌肉功能的几种方法是：诱发的肌肉机械反应（肌机械图）、诱发的肌电反应（肌电图）、肌肉反应的加速度（肌加速度图）、缚于肌肉上的压电薄膜传感器的诱发电反应（肌压电图）、测量上臂肌肉收缩后血压袖带的压力变化（袖带压力图）、测量手部收缩后球囊的压力变化（肌收

缩图）以及测量肌肉收缩引起的低频声音（肌声图）。下文将分别予以介绍。为了得到诱发反应记录的更多信息，请参阅"神经肌肉阻滞剂药效学研究中的优化临床研究实践指南"[17]。目前唯一可用的客观监测仪是基于 AMG、EMG、CPM 和 KMG 的。已有建议使用计算机辅助的神经肌肉阻滞剂给药和"闭环控制"系统，但目前尚没有商用系统[51-52]。

肌机械图

肌机械图（mechanomyography，MMG）测量刺激相应神经后肌肉的等长收缩。传感器将等长收缩力转换成电信号。为了能准确而可重复地测量，需要的肌肉收缩是等长收缩。在临床麻醉中，通过对拇指施加 200～300 g（前负荷）的静息张力后测量拇指的收缩力最容易实施。当刺激尺神经时，拇指（拇内收肌）作用于力-位移传感器（图 43.10）。然后，该收缩力被转换成电信号，并被放大、显示和记录下来。手臂和手应牢固固定，并应注意防止传感器超负荷。此外，换能器与拇指应保持正确的位置（即应始终沿换能器的方向对拇指施加张力）。需谨记，对神经刺激的反应取决于施加单刺激的频率以及达到稳定对照反应的时间，后者可能影响随后的阻滞起效和持续时间的判断[17]。通常，在刺激开始的最初 8～12 min 内对超强刺激的反应通常会逐渐增大（阶梯现象）。因此，临床研究中在反应稳定 8～12 min 前或给予一个 2 s 或 5 s 的 50 Hz 强直刺激前，不能记录对照值（注射肌肉松弛药前）[53]。即使如此，用琥珀酰胆碱后颤搐反应也常常能恢复到对照值的 110%～150%。一般认为这种反应的增大是肌肉收缩反应的变化造成的。这种反应增大通常在 15～25 min 内消失。

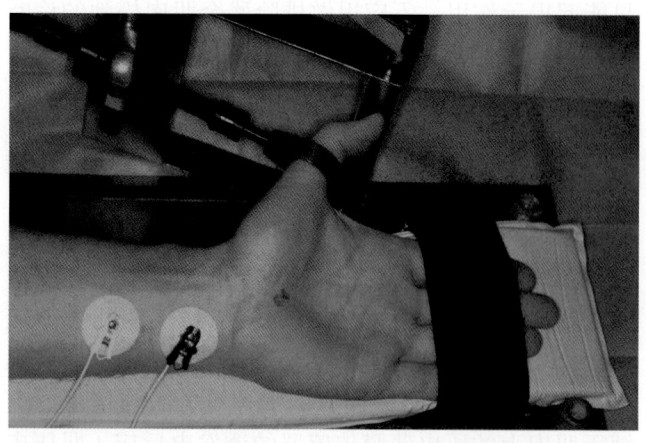

图 43.10　**机械肌力图装置**。使用放置在拇指近端指节的力传感器（TD-100；Bieter，Odense，Denmark）测量对神经刺激的反应

虽然对诱发机械反应有多种机械记录方法，但不是所有的方法都能满足这些标准。肌机械图被公认为是神经肌肉监测的金标准[17]。

尽管如此，市场上仍没有基于这种方法的神经肌肉监测仪可用于日常临床工作中。这类监测仪一般仅供研究用。

肌电图

肌电图（electromyography，EMG）是最早用于神经肌肉阻滞定量监测的技术。诱发的 EMG 记录了刺激外周神经后引起的复合动作电位。多年来复合动作电位只能是通过前置放大器和存储示波器检测到的电活动。现代化的神经肌肉传递分析仪能对肌电反应进行在线电子分析和图形显示。

诱发的肌电反应最常从尺神经或正中神经支配的肌肉得到。刺激电极的放置与测定肌力时相同。诱发的 EMG 最常从大鱼际或小鱼际突起或第一掌背侧骨间肌获得，宜将活性电极置于肌肉的运动点上方（图 43.11）。分析仪采集的信号由放大器、整流器和电子整合器处理。结果以对照值的百分比或 TOF 比值显示。

有作者介绍了用于记录肌电图的两个新部位——喉肌和膈肌[54-55]。通过使用连接在气管导管上的一次性无创喉部电极并将其置于声门之间，就可能监测神经肌肉阻滞剂对喉肌的作用。然而迄今为止，这种方法主要应用在观察喉肌起效时间的临床研究中。在椎旁体表膈肌肌电图中，将记录电极置于 T12/L1 或 L1/L2 的脊柱右侧体表，用于监测右侧膈肌对颈部经皮刺激右侧膈神经反应的 EMG[54-57]。同体表喉 EMG 的情况一样，体表膈肌 EMG 主要用于临床研究。

诱发的电反应和机械反应代表了不同的生理变化。诱发 EMG 记录的是一块或更多肌肉的电活性变

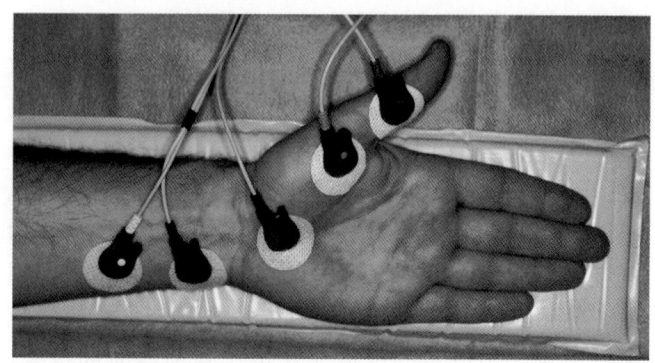

图 43.11　肌电图装置（NMT 电子传感器，Datex-Ohmeda，Helsinki，Finland），用于记录拇内收肌的复合动作电位

化，而诱发 MMG 所记录的是与兴奋-收缩耦联以及肌肉收缩都相关的变化。因此，用这些方法得到的结果可能不同[57-58]。虽然诱发的 EMG 反应一般与诱发的机械反应的相关性很好[38]，但也可能出现显著差异，特别是对琥珀酰胆碱的反应以及非去极化阻滞恢复期的 TOF 比值变化[38, 57, 59]。

理论上，记录诱发的 EMG 反应较记录诱发的机械反应有几个优势。用于测定诱发的 EMG 反应的设备更容易设置，而 EMG 反应只反映影响神经肌肉传递的因素，并且可以在无法记录机械力的肌肉上得到肌电反应。然而，诱发的 EMG 也有一些难点。虽然在大多数患者可能得到高质量的记录，但是结果并不总是可靠的。首先，电极放置不当可导致复合 EMG信号不全。如果神经肌肉传递分析仪不能观察复合 EMG 的实际波形，则很难确定电极的最佳位置。结果不可靠的另一个原因可能是拇指上给前负荷的手的固定可能比想象中得更重要，因为改变所监测肌肉的电极位置可影响 EM 反应，而且有时会直接刺激肌肉。如果直接刺激靠近刺激电极的肌肉，即使神经肌肉传递完全阻滞，记录电极也可获得一个电信号。另一个难点是 EMG 反应常常不能恢复到对照值水平。这种情况是否是由于技术问题、手部固定不当或温度变化所致尚不清楚（图 43.12）。最后，诱发的 EM 反应对电干扰（如电热疗法引起的）高度敏感。

目前，据我们所知，临床上可用的基于肌电图的监护仪只有几种，但更多的设备正在开发中。

肌加速度图

肌加速度图（acceleromyography，AMG）是专门为临床使用而开发的，并已得到了广泛应用。AMG 技术基于的是牛顿第二定律：力＝质量 × 加速度。它测量的是所刺激肌肉的等张加速度[60]。如果质量恒定，则加速度与力的大小成正比。于是，在神经被刺激后，不仅可以测定所诱发的力，还可以测定拇指的加速度。

AMG 使用的是双面都有电极的压电陶瓷片。电极受力产生的电压与电极的加速度成比例。因此，当将加速度仪固定于拇指并刺激尺神经时，只要拇指运动，就会产生电信号（图 43.13）。该信号可以在专门设计的分析器中分析[61]或在记录系统上显示。

无论是在手术室还是 ICU，AMG 都是一种简单的分析神经肌肉功能的方法。虽然该方法测得的 TOF 比值与力-位移传感器或 EMG 测得的 TOF 比值有很好的相关性[60, 62-63]，但用 AMG 测得的比值并不能

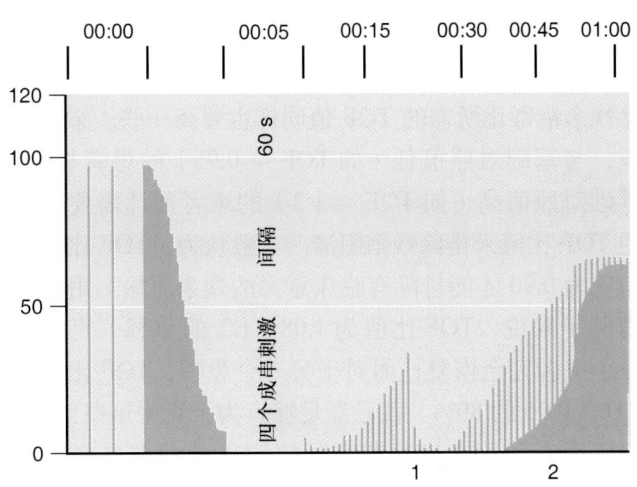

图 43.12　采用 Relaxograph（Datex-Ohmeda, Helsinki, Finland）监测仪记录的诱发肌电图的打印结果。开始给予 0.1 Hz 单刺激，并静脉注射维库溴铵（70 μg/kg）用于气管插管。约 5 min 后，刺激模式改为间隔 60 s 的 TOF 刺激。在肌颤搐高度（TOF 反应中的第一个肌颤搐）约为对照值的 30% 时（标记 1），静脉给予维库溴铵 1 mg。在标记 2 时，静脉注射格隆溴铵 2 mg 后，注射新斯的明 1 mg。该打印结果还显示出了肌电反应不能恢复到对照值水平的常见问题（Courtesy Datex-Ohmeda, Helsinki, Finland）

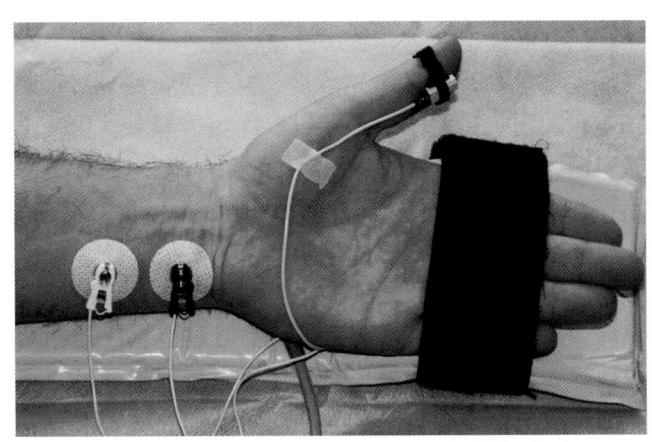

图 43.13　无前负荷的肌加速度仪（TOF Watch, Biometer, Odense, Denmark）的安置。用置于拇指掌侧远端的小型压电加速度传感器测定对神经刺激的反应

直接与其他两种方法测得的结果进行比较[63-69]。已发现，采用最初所建议的方法，在拇指能自由运动的情况下测量 AMG 时[60]，则 AMG 与 MMG 之间在颤搐高度（T1）和 TOF 值上的一致性存在较大局限性，两者在阻滞的起效和恢复时程方面也有较大差异。而且，AMG 的 TOF 比值基础对照值始终高于用力-位移传感器测得的值。与此一致，一些研究已提示用 AMG 时术后神经肌肉完全恢复的 TOF 比值应定为 1.0，而不是用 MMG 或 EMG 在拇内收肌测得的 0.9[6, 68, 70-72]。与MMG 和 EMG 不同的是，在使用神经肌肉阻滞剂前

用 AMG 测得的 TOF 对照值大多为 1.1～1.2，一些患者更可高达 1.4。基础对照值较高，可能提示用以排除残余箭毒化所需的 TOF 值同样也要高一些。举例来说，与基础对照值低（如 TOF = 0.95）的患者相比，基础对照值高（如 TOF = 1.2）的患者预计需要较高的 TOF 比值来排除残余阻滞。一般认为，TOF 比值至少应为 0.90 才能排除有临床意义的残余肌松。用之前的例子来说，TOF 比值为 1.08（1.2 的 90%）代表第一个患者完全恢复；而对于另一个患者，TOF 比值为 0.86（0.95 的 80%）就已经足够。为了克服这些问题，有研究者建议在恢复期实际的 TOF 比值要参考 TOF 比值的基础对照值（标准化）[67、72-76]。目前市场上没有可用的监测仪可将 TOF 比值自动进行"标准化"。直观地说，用 AMG 排除残余阻滞时，TOF 比值的目标值至少应为 1.0，以排除残余阻滞作用 [67-68、72、74]。

AMG 与 MMG 之间差别大的一个原因可能与该方法既往所推崇的一个"优点"有关，即只要拇指能自由运动，就可以将手部的固定标准降低 [60]。在临床实践中，常常不可能保证术中拇指能自由运动且手的位置不变。因此，诱发的反应可能会有相当大的差异。已有人提出了一些解决办法，即给拇指施加一个有弹性前负荷即可改善精确度，且不影响用 AMG 和 MMG 得到的结果的一致性（图 43.14）[67-68]。几项研究表明，使用 AMG 进行客观监测能减少甚至几乎消除了术后残余神经肌肉阻滞的问题 [67、77-81]。

当在手术中无法监测拇指时，一些临床医师更愿意监测眼轮匝肌或皱眉肌的 AMG 反应 [28]。但用这两个部位 AMG 的神经肌肉监测，不但对于肌松程度的评估有很大的不确定性，而且还有直接刺激肌肉的高风险，故不推荐用于常规监测，仅提供外周肌肉阻滞程度的粗略估计 [82-83]。

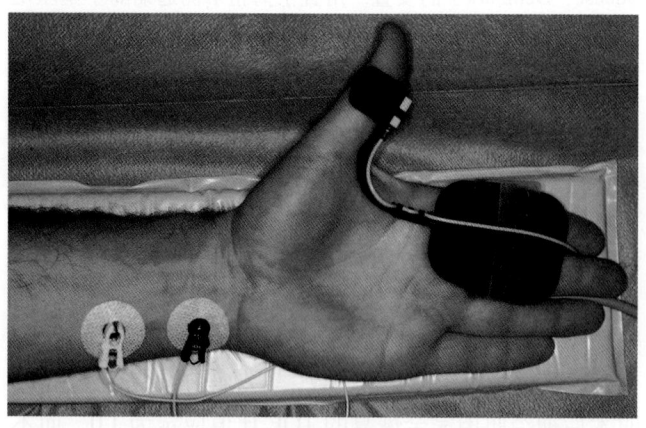

图 43.14　有前负荷的肌加速度仪（有手适配器的 TOF Watch, Biometer, Odense, Denmark）的安置。将压电加速度传感器置于手部适配器中。伸展的凸出部分能确保拇指不会接触到手掌

AMG 是首批广泛使用的商用监测仪之一，因此已成为临床上定性监测的标准。如今，AMG 设备既可以作为便携式监护仪使用，也可以集成到麻醉监护仪中。

最近推出了带有三维压电换能器的 AMG 监测仪，它可以感知所有方向拇指的运动 [83a、83b]，而不仅仅是在一个平面上。这可能进一步提高 AMG 技术的可靠性。这种新的方法已经在两个小型研究中与 TOF-Watch（一维 AMG）进行了比较。虽然这两项研究都显示两种方法之间存在一定程度的不一致性，但作者均认为该三维监测技术可能可以用于临床。该方法的一个优势可能是其开发出了一种利用监测仪中集成的内部检查程序以确保包括压电元器件在内的所有部件都功能正常的方法。最新的监测仪还能显示阻抗，并自动计算修正的标准化 TOF 比值。希望新一代 AMG 监测仪能变得更加人性化且更可靠。

肌压电图

压电监测技术是基于以下原理：可弯曲的压电膜（如缚在拇指上的）在对神经刺激后发生了伸或曲反应，并产生了与伸或曲的力量成比例的电压 [84-85]。

对这些监测仪的功能进行评价的研究很少 [84-86]。有限的数据不仅表明用肌压电图（kinemyography, KMG）、AMG 和 MMG 得到的结果之间的相关性很好，而且显示这些方法之间的一致性有很大限制。因此，虽然 KMG 可能是一个有价值的临床手段，但用这个方法在同一患者得到的数值可能与用 MMG 或 AMG 得到的数值不同。市场上基于此原理的设备至少有一种：NMT MechanoSensor（Detax-Ohmeda，赫尔辛基，芬兰），具备两种尺寸（成人和儿童）。

袖带压力法

袖带压力法（cuff pressure modality, CPM）监测由于肌肉收缩引起的袖带压力变化。集成在血压袖带中的电极刺激肱骨水平的臂丛神经，随后上臂肌肉的整体收缩会在血压袖带中产生压力变化，并在监测仪上进行分析和显示。然而，目前仅有有限的数据可用，还需要进一步的临床研究来证明此种新监测模式的可靠性和可重复性。一种基于此技术的监测仪已上市：TOF-Cuff NMT 监视器（RGB 医疗设备，马德里，西班牙）。

肌收缩图

肌收缩图（compressomyography，CMG）测量手持球囊中的压力变化。在刺激尺神经之后，手部肌肉的收缩力被传递到固定在患者手中的球囊上。尽管研究该设备的唯一论文取得了令人鼓舞的结果[49]，但这项技术还没有得到进一步的开发，也没有商业化。

肌声图

肌声图（phonomyography，PMG）是用特殊的扩音器记录神经刺激后肌肉收缩的固有低频声音。已有一研究小组评价了将其用于临床和研究的前景。该小组报道，诱发的声反应与用更传统的记录方法（如MMG、EMG 和 AMG）之间有良好的相关性[31, 87-92]。无论如何，PMG 的一个潜在优势是，该方法不仅可以应用于拇内收肌，还可以应用于临床中其他感兴趣的肌肉，如膈肌、喉和眼肌等。此外，其应用的方便性也很有吸引力。然而，基于 PMG 的监测仪目前还没有商业化。

评价记录的诱发反应

在临床日常工作中，通常采用 TOF 刺激和 PTC 刺激所记录的反应解释如何评价临床麻醉期间神经肌肉阻滞的程度。

非去极化神经肌肉阻滞

注射气管内插管剂量的非去极化神经肌肉阻滞剂后，TOF 记录可显示神经肌肉阻滞的四个阶段或水平的变化：极深度阻滞、深度阻滞、中度或手术阻滞和恢复（图 43.15）。

极深度神经肌肉阻滞

注射一个插管剂量的非去极化肌松药后 3 ～ 6 min 内发生极深度神经肌肉阻滞，这依赖于所给的药物及其剂量。这个阶段也称为"无反应期"，因为此时对任何模式的神经刺激均无反应发生。这个阶段的时间长度各异，也主要依赖于肌松药的作用持续时间及剂量。患者对药物的敏感性也影响无反应期的持续时间。极深度阻滞不能用胆碱酯酶抑制剂（如新斯的明）来拮抗，而只有大剂量舒更葡糖（16 mg/kg）能拮抗罗库溴铵或维库溴铵引起的极深度阻滞[93-94]。

深度神经肌肉阻滞

极深度阻滞后是深度阻滞期，其特征是对 TOF 刺激无反应，但出现强直后颤搐（即 PTC ≥ 1，与图 43.8 比较）。在腹腔镜腹部手术中，为了避免膈肌运动，从而保证手术的静止性和改善术野条件，建议采用与 PTC ≤ 3 相对应的深度神经肌肉阻滞[49]。虽然预计深度神经肌肉阻滞的持续时间很困难，但 PTC 刺激与对 TOF 刺激的第一个反应再出现的时间之间通常存在相关性（图 43.9）。用新斯的明尝试逆转深度神经肌肉阻滞通常是不可能的。然而，罗库溴铵或维库溴铵引起的深度神经肌肉阻滞可以在数分钟内被

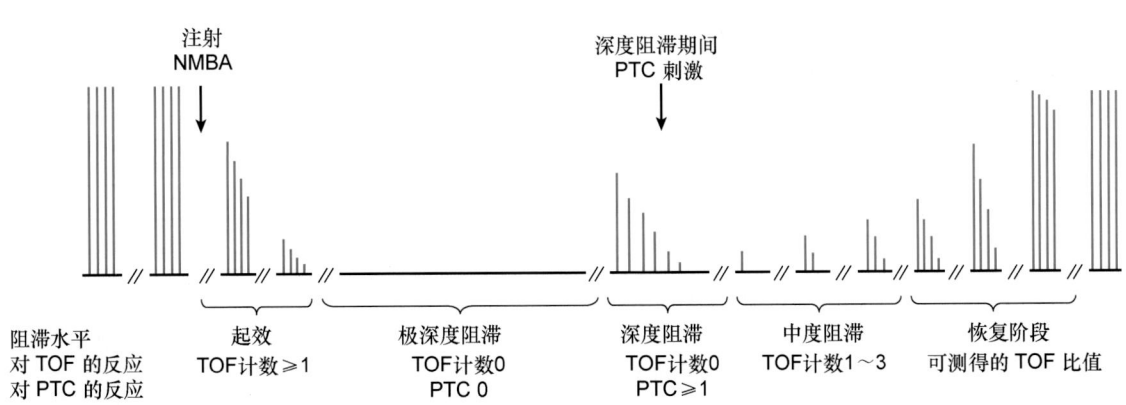

图 43.15 应用正常插管剂量的非去极化神经肌肉阻滞剂（NMBA）后用强直后计数（PTC）和四个成串（TOF）刺激对阻滞水平进行分类。在极深度阻滞时，对 TOF 或 PTC 刺激均无反应。在深度阻滞时，对 PTC 有反应，对 TOF 刺激无反应。极深度阻滞和深度阻滞共同构成"对 TOF 刺激无反应期"。对 TOF 刺激反应的再现预示着中度阻滞的开始。最后，当对 TOF 刺激的所有四个反应都出现且可以测定 TOF 比值时，恢复期就开始了（From Fuchs-Buder T, Claudius C, Skovgaard LT, et al. Good clinical research practice in pharmacodynamic studies of neuromuscular blocking agents Ⅱ: The Stockholm revision. Acta Anaesthesiol Scand. 2007; 51[7]: 789-808.）

4 mg/kg 舒更葡糖完全拮抗[95-97]。

中度神经肌肉阻滞

当出现对 TOF 刺激的第一个反应时,意味着进入中度神经肌肉阻滞。这个阶段的特点为对 TOF 刺激的四个反应逐渐恢复,而且神经肌肉阻滞的程度与对 TOF 刺激的反应数存在很好的相关性。只能看到一个反应时,神经肌肉阻滞的程度(颤搐张力抑制)为 90% ~ 95%。当第四个反应再出现时,神经肌肉阻滞通常为 60% ~ 85%[98-99]。在 TOF 模式中存在一个或两个反应的肌松程度通常已经足够,并能满足大多数手术操作的要求,但在浅麻醉期间患者可能会体动、呛咳或咳嗽。因此,当必须防止出现突发体动或需保持手术的静止时,可能需要较深的阻滞(或较深的麻醉水平)。

极深度或深度阻滞时通常不应试图用新斯的明来拮抗。即使存在一定程度的肌松恢复,无论采用多大剂量的新斯的明拮抗,也常常是不合适的[100]。而且,给予大剂量肌松药后,如果只存在一个 TOF 反应,要用新斯的明来逆转至临床正常状态通常是不可能的。一般而言,在观察到至少 2 ~ 4 个 TOF 反应之前都不能开始用新斯的明来拮抗。即使达到拮抗标准后再进行拮抗,患者的充分恢复也需要时间。如果没有客观的监测方法,也不能保证恢复完全[101-103]。

小剂量舒更葡糖(2 mg/kg)可以在数分钟内拮抗罗库溴铵和维库溴铵引起的中度阻滞[104-106]。然而,有日本学者报道,用 2 mg/kg 舒更葡糖拮抗后有再发神经肌肉阻滞的风险[107],但他们没有监测再发神经肌肉阻滞的程度,无法区分此种再发阻滞究竟是因为监测不适当,还是舒更葡糖的剂量过小引起的。虽然舒更葡糖对神经肌肉阻滞的拮抗看似很快且可预期,但强制性使用神经肌肉监测可以判断合适的剂量。仍必须使用客观监测,直到 TOF 比值恢复至 0.9 ~ 1.0。

神经肌肉阻滞的恢复

TOF 中的第四个反应出现预示恢复阶段的开始。在神经肌肉恢复期间,实际的 TOF 比值与临床观察指标之间的相关性相当好,但 TOF 比值与残余阻滞的临床体征和症状之间的相关性在不同患者之间的差异极大[81, 100]。当 TOF 比值为 0.4 或更小时,患者一般不能抬头或举手。潮气量可能正常,但肺活量和吸气力下降。TOF 比值为 0.6 时,大多数患者能抬头 3 s、睁大眼睛及伸舌,但是肺活量和吸气力仍常是下降的。TOF 比值为 0.7 ~ 0.75 时,患者可正常地充分咳嗽及抬

头至少 5 s,但握力可能仍只有对照的 60% 左右[108]。当 TOF 比值为 0.8 及更大时,肺活量和吸气力均正常[36, 109-111]。然而,患者仍可能存在复视、视物模糊及面部肌肉无力[81, 108](表 43.1)。

采用 MMG 或 EMG 记录的 TOF 比值必须超过 0.90,而用 AMG 记录的则必须超过 1.0,才能排除有临床意义的残余神经肌肉阻滞[1, 3, 38, 67-68, 70, 112-116]。中等程度的神经肌肉阻滞可使颈动脉体对缺氧的化学敏感性降低,并使机体对动脉低氧饱和度降低的通气反射丧失[3, 112, 114, 116]。而且,残余阻滞(TOF < 0.90)使咽肌及食管上段肌肉功能障碍,最常见的是引起胃内容物反流和误吸[1]。Eikermann 等[4]的研究表明,部分神经肌肉阻滞即使没有达到引起呼吸困难或低氧饱和度的程度,也可使上呼吸道吸气容量减小,并可诱发部分吸气性气道塌陷[4]。而长效肌松药泮库溴铵引起的残余阻滞(TOF < 0.70)是发生术后肺部并发症的重要危险因素(表 43.2 和图 43.16)[113]。术中进行神经肌肉监测能降低残余神经肌肉阻滞的风险,并使麻醉后监护室中发生低氧事件或气道梗阻的患者减少[80]。即使在未镇静或无意识障碍的志愿者中,TOF 比值为 0.9 或更低也可能损害维持呼吸道通畅的能力[77, 108, 117]。即使很小程度的残余阻滞,也会造成患者不适,产生诸如全身无力和视物模糊的症状[81]。总之,神经肌肉功能的充分恢复需要 MMG 或 EMG 的 TOF 比值恢复到至少 0.90,而 AMG 的 TOF 比值恢复到至少 1.0(或标准化为 0.90)[74]。如无客观的神经肌肉监测,则不

表 43.1　清醒患者使用米库氯铵后引起的神经肌肉阻滞后残余肌松的临床症状和体征

TOF 比值	体征和症状
0.70 ~ 0.75	复视及视觉障碍
	手握力降低
	不能维持切牙的咬合对齐
	"压舌实验"阴性
	无辅助不能坐起
	重度面肌无力
	讲话非常费力
	全身无力及疲倦
0.85 ~ 0.90	复视及视觉障碍
	全身疲劳

From Kopman AF, Yee PS, Neuman GG. Relationship of the train-of-four fade ratio to clinical signs and symptoms of residual paralysis in awake volunteers. Anesthesiology. 1997;86(4):765-761.

表 43.2 术后第一次记录的 TOF 比值与术后肺部并发症（POPC）之间的关系

| | 泮库溴铵（n = 226） | | | 阿曲库铵或维库溴铵（n = 450） | | |
| | | 有 POPC 的患者 | | | 有 POPC 的患者 | |
	病例数	*n*	%	病例数	*n*	%
TOF ≥ 0.70	167	8	4.8	426	23	5.4
TOF < 0.70	59	10	16.9*	24	1	4.2

*$P < 0.02$，与同组中 TOF 比值 ≥ 0.70 的患者相比较
结果来自于一项关于术后肺部并发症（postoperative pulmonary complication，POPC）的前瞻性、随机、盲法研究，共纳入 691 例接受腹部、妇产科或矫形外科手术的成年患者，肌肉松弛剂使用泮库溴铵、阿曲库铵或维库溴铵[82]。46 例有 POPC 的患者中有 4 例（泮库溴铵组中 1 例及阿曲库铵和维库溴铵组 3 例）未能得到 TOF 比值的数据。因为给予中效肌肉松弛剂的两组患者之间无显著差异，所以将两组数据合并

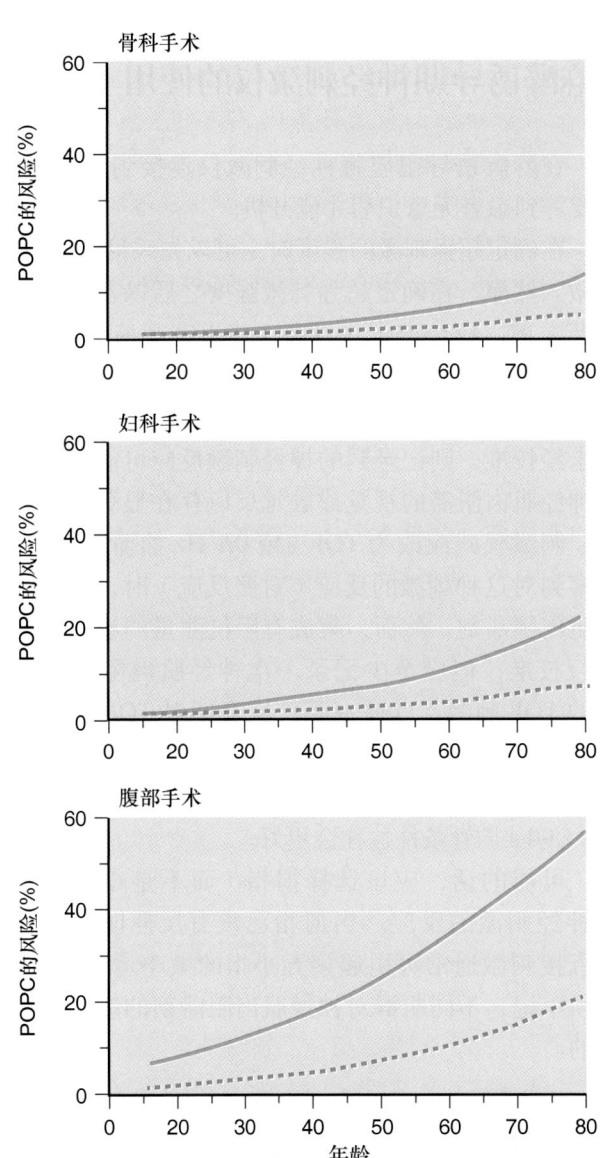

图 43.16 在麻醉持续时间小于 200 min 的骨科、妇科和腹部大手术中，不同年龄组术后肺部并发症（POPC）的预计发生率。实线代表注射泮库溴铵后残余神经肌肉阻滞（TOF < 0.70）的患者；虚线代表注射泮库溴铵后 TOF 为 0.70 或更高的患者，以及注射阿曲库铵和维库溴铵后、与麻醉结束时的 TOF 比值无关的所有患者[113]

能保证达到这一水平[78-79, 81, 118-121]。

去极化神经肌肉阻滞（Ⅰ相和Ⅱ相阻滞）

衰减和强直后易化是评估临床上应用的所有刺激模式（即 TOF、DBS 和 PTC 刺激）的基础。重要的一点是，在去极化神经肌肉Ⅰ相阻滞过程中，既不会出现衰减，也不会出现强直后易化。因此，常用的刺激模式无法用于评估去极化神经肌肉阻滞。在 TOF 刺激后，所有四个反应都会同等程度降低，不会出现衰减，所有四个反应也会同时消失。因此，无论去极化神经肌肉阻滞的程度如何，TOF 比值始终保持为 1，而 TOF 计数则不是 4，就是 0。

血浆胆碱酯酶活性正常的患者使用中等剂量的琥珀酰胆碱（0.5 ~ 1.5 mg/kg）可经历一个典型的去极化神经肌肉阻滞过程（Ⅰ相阻滞，即对 TOF 或强直刺激的反应既不出现衰减，也不出现传导的强直后易化）。所有四个反应都会同等程度减低（TOF 比值为 1 或 0）。相反，对于经遗传学确诊的血浆胆碱酯酶活性异常的一些患者，相同剂量的琥珀酰胆碱则出现一个非去极化样阻滞过程，其特点是对 TOF 和强直刺激的反应出现衰减，且存在强直后易化（图 43.17）。此中类型的阻滞被称为Ⅱ相阻滞（双相、混合性或去敏感化阻滞）。另外，遗传学上正常的患者反复单次用药或长时间输注琥珀酰胆碱后，有时也可发生Ⅱ相阻滞。因此，在临床上，TOF 刺激可用来区分去极化的Ⅰ相阻滞和Ⅱ相阻滞。血浆胆碱酯酶活性正常的患者能在数分钟内从神经肌肉阻滞中恢复，表现为四个幅度相同的弱反应（TOF 比值为 1.0），且反应能很快变强（TOF 比值仍为 1.0）。相反，血浆胆碱酯酶活性异常和随后出现Ⅱ相阻滞的患者则不能很快恢复。TOF 计数最先为 1，然后缓慢增加到两三个，最后为四个。继而与非去极化阻滞相似，在恢复期出现 TOF 衰减（TOF 比值 < 1.0）。

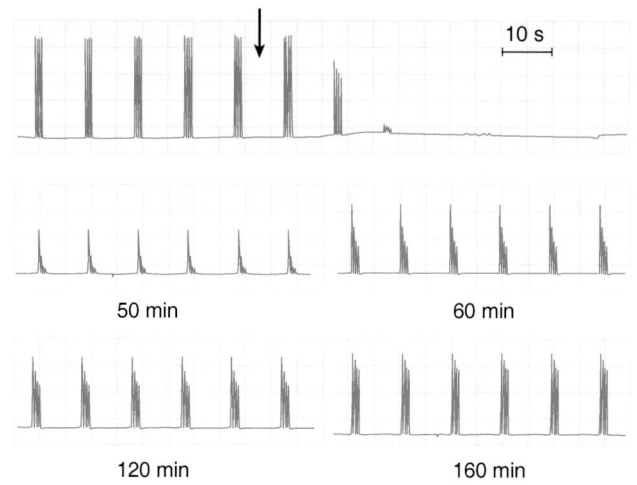

图 43.17   给一名遗传学上确定血浆胆碱酯酶活性异常的患者注射 1 mg/kg 琥珀酰胆碱（箭头）后对尺神经 TOF 刺激机械反应的典型记录。如作用时间延长及刺激反应出现明显的衰减，表明患者存在 II 相阻滞

从治疗的观点来看，正常患者的 II 相阻滞必须与胆碱酯酶活性异常患者的 II 相阻滞相鉴别。对于健康患者的 II 相阻滞，可在停用琥珀酰胆碱数分钟后通过给予胆碱酯酶抑制剂来拮抗。然而在胆碱酯酶遗传型异常的患者，静脉注射乙酰胆碱酯酶抑制剂（如新斯的明）的作用不可预知，因为它能抑制乙酰胆碱酯酶和血浆胆碱酯酶。例如，新斯的明可使阻滞程度显著增强，或短暂地改善神经肌肉传递，然后增强阻滞或部分逆转阻滞。这些均依赖于琥珀酰胆碱用药后新斯的明的给药时机和剂量。因此，除非已知胆碱酯酶遗传型是正常的，用胆碱酯酶抑制剂拮抗 II 相阻滞都必须极其谨慎。即使神经肌肉功能迅速得到改善，也要至少继续监测患者 1 h。

神经刺激仪在日常临床实践中的应用

不论何时给予患者神经肌肉阻滞剂，用记录设备客观监测诱发的反应是评价神经肌肉阻滞的最佳方法[121a]。然而，依靠触觉或肉眼观察评价仍是临床神经肌肉监测的最常用方法，尤其在无法得到记录设备或记录设备不可靠时。下面将叙述在有或没有记录设备（客观监测）时如何应用神经刺激仪。

麻醉诱导和使用神经肌肉阻滞剂之前的准备工作

首先，为了使刺激可靠，需仔细清洁皮肤，而正确放置和固定电极也是至关重要的。当将尺神经用于神经刺激时，应该利用神经与动脉伴行的特点，将电极放在脉搏之上。这样放置电极能得到最好的反应（图 43.1）。其次，应尽一切努力防止中心低体温，并及时发现肢体低温。中心低体温和拇内收肌局部表面低温均可降低肌颤搐张力和 TOF 比值[122-124]。外周低体温可影响神经传导，降低乙酰胆碱的释放速率和肌肉收缩力，增加皮肤阻抗，减少流向肌肉的血流量，从而降低肌肉松弛药从神经肌肉接头的清除率。这些因素可能是寒冷的四肢和对侧温暖的肢体之间肌肉反应偶尔有明显差异的原因[125]。

麻醉诱导期神经刺激仪的使用

在麻醉诱导前应将神经刺激仪连接到患者身上，但要等到患者无意识后才能开机。

在确定超强刺激的强度时，可以先采用 1 Hz 的单刺激。然而，在确定超强刺激强度之后以及在注射肌松药之前，应校准记录设备（使用客观监测时），以确保反应在测定窗内，并且把对 1 Hz 刺激的反应设为 100%。目前，所有市售的设备都有自动校准模式。如果未经校准，则记录到的神经刺激反应可能与所有水平神经肌肉阻滞的视觉或触觉反应存在显著差异。因此，刺激模式应改为 TOF（或 0.1 Hz 抽搐刺激）。在观察到对这种刺激的反应（对照反应）时，再注射神经肌肉阻滞剂。然而，集成有阻抗测量的设备不需要进行校准，但应至少记录一次神经肌肉阻滞剂使用前的 TOF 刺激，以便在肌松恢复期对 TOF 比值进行标准化。虽然通常是在 TOF 刺激反应消失即可进行气管内插管，但根据使用的肌肉松弛药的不同，延迟 30 ～ 90 s 插管条件往往会更好。

可能的话，应该选择拇指（而不是小指）评估对神经刺激的反应。当拇指已没有反应时，对肌肉的直接刺激通常可引起第五小指的微小运动。最后，必须牢记，不同肌群对神经肌肉阻滞剂的敏感性是不同的。

术中神经刺激仪的使用

如果使用琥珀酰胆碱行气管内插管，在对神经刺激的反应重新出现或患者表现出神经肌肉功能恢复的其他迹象之前，不应再使用肌肉松弛药。如果患者血浆胆碱酯酶活性正常，肌肉对 TOF 神经刺激的反应通常在 4 ～ 8 min 内会重新出现。

当使用非去极化神经肌肉药进行气管内插管时，通常会出现较长时间的极深度阻滞阶段。在对 TOF 和单刺激无反应的这段时间内，可以用 PTC 来评估对 TOF 刺激反应恢复所需的时间（图 43.9 和图 43.18）。

对于大多数需要肌肉松弛的外科手术来说，只要患者麻醉充分，就没有必要进行深度或极深度阻滞。如果使用非去极化松弛药，对 TOF 刺激有一到两个反应的适度水平的神经肌肉阻滞就足够了。然而，由于呼吸肌（包括膈肌）对神经肌肉阻滞剂的耐受性比外周肌肉更强，患者可能会在这个中度阻滞水平时出现呼吸、打嗝甚至咳嗽。此外，特别是在腹腔镜手术中，膈肌张力可能会妨碍手术。为了确保膈肌麻痹，外周肌肉的神经肌肉阻滞必须足够深至拇指的 PTC 为 1～3。

维持深度或极深度神经肌肉阻滞的缺点是在这些阻滞水平上，肌肉完全瘫痪，患者无法通过有意识或无意识的运动来发出信号。另一个缺点是深度或极深度阻滞不容易被新斯的明逆转。只有舒更葡糖才能逆转深度或极深度神经肌肉阻滞（如果是由罗库溴铵或维库溴铵引起的）。

神经肌肉阻滞逆转过程中神经刺激仪的使用

拮抗非去极化神经肌肉阻滞最常见的是使用胆碱酯酶抑制剂，如新斯的明；或者当神经肌肉阻滞使用罗库溴铵或维库溴铵时，可使用选择性肌肉松弛药螯合剂舒更葡糖。

在对 TOF 刺激的所有四个反应均出现之前，不应开始使用新斯的明拮抗肌肉松弛作用。拮抗不会加速神经肌肉阻滞的逆转，尤其在对外周神经刺激无反应时给予新斯的明可能会发生恢复延迟。此外，即使是对斯的明（如 5 mg/70 kg），达到 TOF 比值 0.90 的中位数时间是 15～20 min，在使用中效神经肌肉阻滞剂（如罗库溴铵）后，95% 的患者大约需要 90～120 min 才能使 TOF 比值达到 0.90[126]。相反，肌肉松弛完全恢复后给予大剂量新斯的明可能会产生"矛盾阻滞"（或称"反常阻滞"）的效果，患者的 TOF 比值反而出现下降[127-131]。

当使用罗库溴铵或维库溴铵时，可用选择性肌肉松弛药螯合剂舒更葡糖来逆转[104-105]。舒更葡糖通过高亲和力包裹罗库溴铵和维库溴铵，从而拮抗神经肌肉阻滞效应。根据阻滞程度的不同，推荐三种不同剂量的舒更葡糖。在极深度阻滞时（对 PTC 刺激无反应）使用大剂量舒更葡糖（16 mg/kg）[93-94]，在深度阻滞（对 PTC 至少有一次反应）时给予中剂量舒更葡糖（4 mg/kg）[95-97]，在中度阻滞（对 TOF 刺激两次或两次以上）时给予小剂量舒更葡糖（2 mg/kg）[104-106]。在大多数患者中，所有水平的神经肌肉阻滞均可在 2～5 min 内逆转。然而，需要进行神经肌肉监测，以指导使用适当的剂量。即使常规使用舒更葡糖[107, 132]，也只有通过客观监测才能排除残余神经肌肉阻滞（TOF 比值为 0.9～1.0）。

在神经肌肉功能恢复期间，当可以感知到对 TOF 刺激的所有四个反应时，也可以尝试估计 TOF 比值。然而，人为（触觉）评估对 TOF 刺激的反应（图 43.19）并不能足够敏感以排除残余肌肉松弛[37, 72, 118, 133]。使

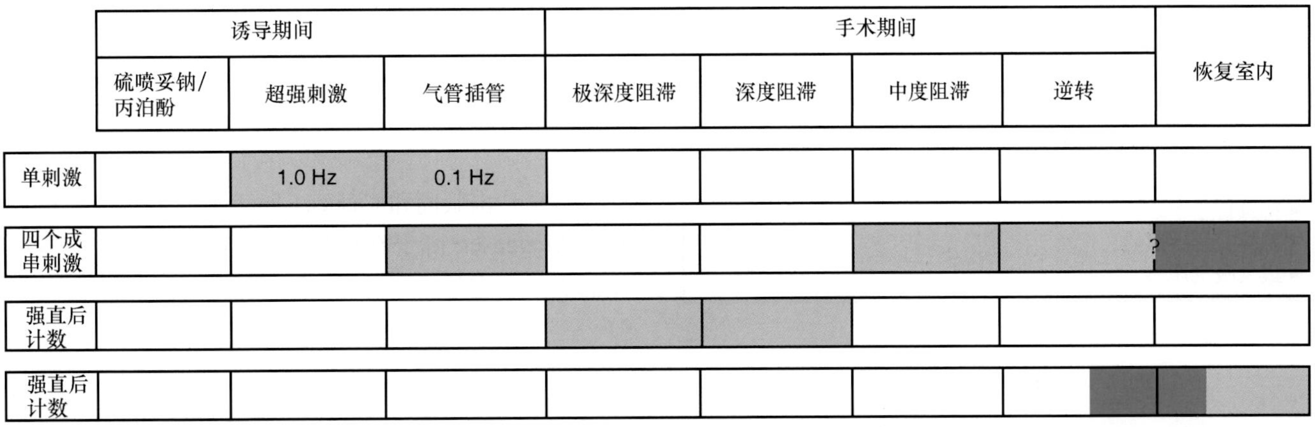

	诱导期间			手术期间				恢复室内
	硫喷妥钠/丙泊酚	超强刺激	气管插管	极深度阻滞	深度阻滞	中度阻滞	逆转	
单刺激		1.0 Hz	0.1 Hz					
四个成串刺激							?	
强直后计数								
强直后计数								

图 43.18　该图显示了临床麻醉过程中何时可以使用不同模式的电神经刺激。深色区域表示使用适当；浅色区域表示使用的有效性较低。神经刺激模式为四个成串刺激（TOF）、强直后计数（PTC）、双短强直刺激（DBS）；问号（?）表明 TOF 在恢复室中的作用有限，除非采用肌机械图、肌电图或肌加速度图测定

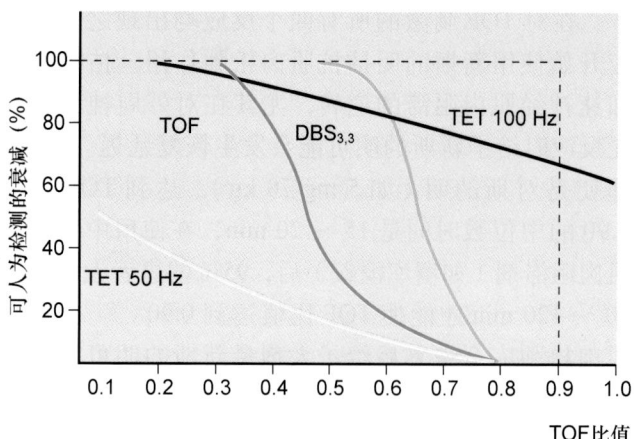

图 43.19　触觉感知的对四个成串（TOF）、双短强直刺激（DBS_{3,3}）、50 Hz 和 100 Hz 强直刺激（TET 50 和 TET 100）的反应衰减与机械力学测定的实际 TOF 比值之间的关系。纵轴表示在已知 TOF 比值时可感知到衰减的比率 [37, 39, 72]。结果显示，采用上述任何方法来排除残余神经肌肉阻滞都是不可能的（有关详细说明，请参阅正文）

用 DBS_{3,3} 可获得更高的灵敏度，但即使在 DBS_{3,3} 反应中不能人为感受到衰减，也不排除临床上仍存在显著的残余肌肉松弛（即 TOF 比值为 0.6 ～ 0.9）[41, 72]。此外，即使 TOF 比值恢复到 0.9 ～ 1.0 [77, 81]，一些患者也可能发生残余肌肉松弛。因此，人为评估对神经刺激的反应必须结合可靠的临床残余神经肌肉阻滞的体征及症状（框 43.1）。

框 43.1　术后神经肌肉恢复的临床测试
不可靠
■ 持续睁眼
■ 伸舌
■ 能将手臂举到对侧肩部
■ 潮气量正常
■ 肺活量正常或接近正常
■ 最大吸气压 < 40 ～ 50 cm H_2O
较可靠，但仍不能排除残余神经肌肉阻滞
■ 持续抬头 5 s
■ 持续抬腿 5 s
■ 持续握手 5 s
■ 持续 "压舌试验" 正常
■ 最大吸气压

使用外周神经刺激仪的时机

在临床实践中，只有使用客观的神经肌肉监测方法，才能确切地排除显著的残余阻滞 [78-79]。因此，基于循证医学的证据，临床医师应当总是用客观地监测，并对神经肌肉的恢复程度进行定量评估 [7-13]。只有通过客观监测明确 TOF 比值为 0.90 ～ 1.0，才能降低临床上显著肌肉松弛残余的风险。

然而，在许多科室，临床医师无法获得测定阻滞程度的设备 [134]。这时该如何评估并尽可能排除具有临床意义的术后阻滞呢？第一，不要使用长效神经肌肉阻滞剂。第二，术中应评估对 TOF 神经刺激的触觉反应。第三，如果可能的话，应该避免肌颤搐被完全抑制。应对神经肌肉阻滞进行管理，以保持始终有一个或两个触觉 TOF 反应。第四，手术结束时必须拮抗阻滞。如果使用了罗库溴铵或维库溴铵，最好使用舒更葡糖。当使用新斯的明时，那么对 TOF 刺激至少出现 2 ～ 4 个反应之前，不应开始拮抗。第五，在恢复期间，DBS 反应的触觉评估优于 TOF 刺激的触觉评估，因为人为评估 DBS 的衰减比 TOF 反应更容易。第六，临床医师应该认识到，TOF 和 DBS 反应不存在触觉衰减并不能排除显著的残余阻滞。第七，必须将可靠的临床残余阻滞的体征和症状（框 43.1）与对神经刺激的反应联系起来考虑。图 43.20 显示了如何在有或没有客观监测的情况下将残余阻滞的风险降至最低 [135]。

鉴于术后神经肌肉恢复的临床测试和神经刺激反应的触觉评估的使用存在不确定性，所有使用神经肌肉阻滞剂的患者都应使用客观监测仪进行监测。只要神经肌肉传递分析仪使用得当，则这种仪器是基于 EMG、MMG、AMG、CPM、CMG，还是 PMG，都并不重要。

致谢

编辑、出版商和 Casper Claudius 博士要感谢 Jorgen Viby-Mogensen 博士在这本书的前一版中为这一章所做的贡献。它是本章的基础。

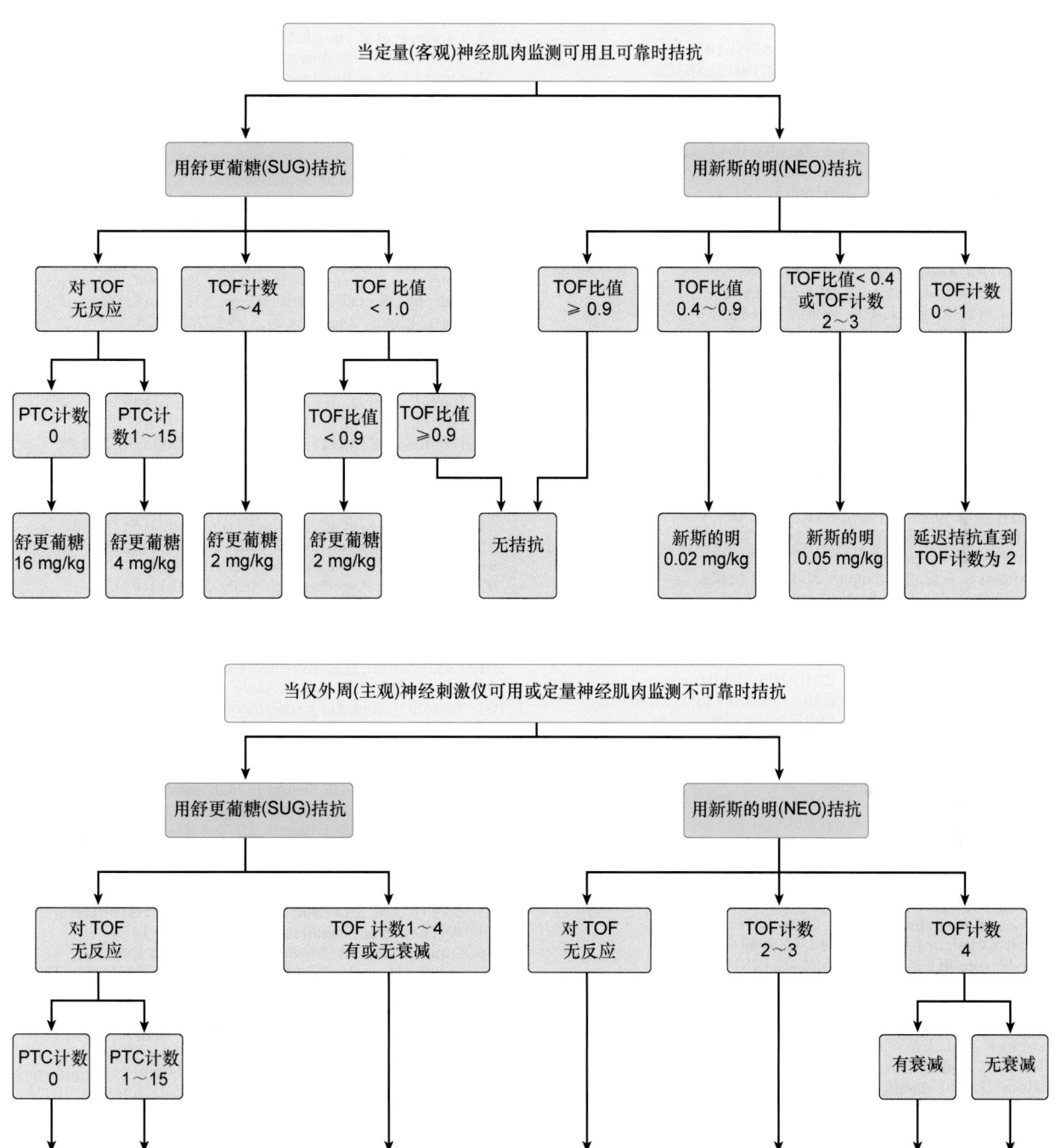

图 43.20　根据神经刺激仪（定量或外周）测定的阻滞程度，应用新斯的明（NEO）或舒更葡糖（SUG）减少残余神经肌肉阻滞发生率的建议。请注意，只有当定量测量的 TOF 比值为 0.90 ～ 1.00 时，才能确切降低有临床意义的残余阻滞的风险（Modified from Kopman AF，Eikermann M. Antagonism of non-depolarising neuromuscular block：current practice. Anaesthesia. 2009；64［Suppl 1］：22-30.）

参考文献

1. Eriksson LI, et al. *Anesthesiology.* 1997;87(5):1035.
2. Moerer O, et al. *Eur J Anaesthesiol.* 2002;19(12):883.
3. Eriksson LI, et al. *Anesthesiology.* 1993;78(4):693.
4. Eikermann M, et al. *Am J Respir Crit Care Med.* 2007;175(1):9.
5. Viby-Mogensen J, et al. *Anesthesiology.* 1979;50:539.
6. Debaene B, et al. *Anesthesiology.* 2003;98:1042.
7. Viby-Mogensen J. *Br J Anaesth.* 2000;84:301.
8. Eriksson LI. *Anesthesiology.* 2003;98(5):1037.
9. Viby-Mogensen J, Claudius C. *Anesth Analg.* 2010;111(1):1.
10. Miller RD, Ward TA. *Anesth Analg.* 2010;111(1):3.
11. Donati F. *Anesth Analg.* 2010;111(1):6.
12. Kopman AF. *Anesth Analg.* 2010;111(1):9.
13. Futter M, Gin T. *Anesth Analg.* 2010;111(1):11.
14. Brull SJ, et al. *Anesthesiology.* 1990;72(4):629.
15. Brull SJ, et al. *Can J Anaesth.* 1991;38(2):164.
16. Iwasaki H, et al. *Anaesthesia.* 1994;49(9):814.
17. Fuchs-Buder T, et al. *Acta Anaesthesiol Scand.* 2007;51(7):789.
18. Brull SJ, Silverman DG. *Anesthesiology.* 1995;83(4):702.
19. Smith CE, et al. *Anesth Analg.* 1988;67(7):625.
20. Donati F, et al. *Anesthesiology.* 1986;65(1):1.
21. Pansard JL, et al. *Anesthesiology.* 1987;67(3):326.
22. Donati F, et al. *Anesthesiology.* 1990;73(5):870.
23. Rimaniol JM, et al. *Anesth Analg.* 1996;83(4):808.
24. Plaud B, et al. *Anesthesiology.* 2001;95(1):96.
25. Pavlin EG, et al. *Anesthesiology.* 1989;70(3):381.
26. Isono S, et al. *Anesthesiology.* 1991;75(6):980.
27. Dhonneur G, et al. *Br J Anaesth.* 2007;99(3):376.
28. Kirov K, et al. *Br J Anaesth.* 2007;98(5):611.
29. Kern SE, et al. *J Clin Anesth.* 1997;9(5):383.
30. Saitoh Y, et al. *Eur J Anaesthesiol.* 1998;15(6):649.
31. Michaud G, et al. *Anesth Analg.* 2005;100(3):718; table of contents.
32. Claudius C, et al. *Br J Anaesth.* 2010;105(3):310.
33. Christie Th, Churchill-Davidson HC. *Lancet.* 1958;21:776.
34. Curran MJ, et al. *Br J Anaesth.* 1987;59(8):989.
35. Ali HH, et al. *Br J Anaesth.* 1970;42(11):967.
36. Ali HH, et al. *Br J Anaesth.* 1971;43(5):478.
37. Viby-Mogensen J, et al. *Anesthesiology.* 1985;63(4):440.
38. Engbaek J, et al. *Anesthesiology.* 1989;71(3):391.
39. Drenck NE, et al. *Anesthesiology.* 1989;70(4):578.
40. Saddler JM, et al. *Anesthesiology.* 1990;73(3):401.
41. Fruergaard K, et al. *Acta Anaesthesiol Scand.* 1998;42(10):1168.
42. Tassonyi E. *Anaesthesist.* 1975;24:374.
43. Paton WD, Waud DR. *J Physiol.* 1967;191(1):59.
44. Jonsson M, et al. *Anesthesiology.* 2006;105(3):521.
45. Saitoh Y, et al. *Br J Anaesth.* 1994;73(3):416.
46. Viby-Mogensen J, et al. *Anesthesiology.* 1981;55(4):458.
47. Bonsu AK, et al. *Br J Anaesth.* 1987;59(9):1089.
48. Muchhal KK, et al. *Anesthesiology.* 1987;66(6):846.
49. Fernando PU, et al. *Acta Anaesthesiol Scand.* 1987;31(7):593.
50. Schultz P, et al. *Acta Anaesthesiol Scand.* 2001;45(5):612.
51. Eleveld DJ, et al. *Anesth Analg.* 2005;101(3):758; table of contents.
52. Gilhuly TJ, et al. *Anesth Analg.* 2008;107(5):1609.
53. Lee GC, et al. *Anesthesiology.* 1997;86(1):48.
54. Hemmerling TM, et al. *Anesth Analg.* 2000;90(2):494.
55. Hemmerling TM, et al. *Anesth Analg.* 2001;92(1):106.
56. Hemmerling TM, et al. *Can J Anaesth.* 2001;48(4):356.
57. Engbaek J, et al. *Acta Anaesthesiol Scand.* 1993;37(8):788.
58. Kopman AF. *Anesthesiology.* 1985;63(2):208.
59. Kopman AF, et al. *Anesthesiology.* 2002;96(3):583.
60. Viby-Mogensen J, et al. *Acta Anaesthesiol Scand.* 1988;32(1):45.
61. Jensen E, et al. *Acta Anaesthesiol Scand.* 1988;32(1):49.
62. Werner MU, et al. *Acta Anaesthesiol Scand.* 1988;32(5):395.
63. May O, et al. *Acta Anaesthesiol Scand.* 1988;32(3):239.
64. McCluskey A, et al. *Anaesthesia.* 1997;52(4):345.
65. Kirkegaard-Nielsen H, et al. *J Clin Monit Comput.* 1998;14(1):19.
66. Eikermann M, et al. *Acta Anaesthesiol Scand.* 2004;48(3):365.
67. Claudius C. *Viby-Mogensen J: Anesthesiology.* 2008;108(6):1117.
68. Claudius C, et al. *Anesthesiology.* 2009;110(6):1261.
69. Claudius C, et al. *Acta Anaesthesiol Scand.* 2009;53(4):449.
70. Eikermann M, et al. *Anesthesiology.* 2003;98(6):1333.
71. Capron F, et al. *Anesthesiology.* 2004;100(5):1119.
72. Capron F, et al. *Anesth Analg.* 2006;102(5):1578.
73. Kopman AF. *Acta Anaesthesiol Scand.* 2005;49(10):1575.
74. Suzuki T, et al. *Br J Anaesth.* 2006;96(1):44.
75. Heier T, et al. *Anesthesiology.* 2010;113(4):825.
76. Heier T, et al. *Br J Anaesth.* 2012;108(3):444.
77. Eikermann M, et al. *Anesth Analg.* 2006;102(3):937.
78. Gätke MR, et al. *Acta Anaesthesiol Scand.* 2002;46(2):207.
79. Mortensen CR, et al. *Acta Anaesthesiol Scand.* 1995;39(6):797.
80. Murphy GS, et al. *Anesthesiology.* 2008;109(3):389.
81. Murphy GS, et al. *Anesthesiology.* 2011;115(5):946.
82. Gätke MR, et al. *Acta Anaesthesiol Scand.* 2002;46(9):1124.
83. Larsen PB, et al. *Acta Anaesthesiol Scand.* 2002;46(9):1131.
83a. Colegrave N, et al. *Anaesth Crit Care Pain Med.* 2016;35(3):223.
83b. Murphy GS, et al. *Anesthesiology.* 2018;29(5):880.
84. Kern SE, et al. *Anesth Analg.* 1994;78(5):978.
85. Pelgrims K, Vanacker B. *Acta Anaesthesiol Belg.* 2001;52(3):297.
86. Dahaba AA, et al. *Anesth Analg.* 2002;94(3):591; table of contents.
87. Barry DT. *Arch Phys Med Rehabil.* 1991;72(8):573.
88. Dascalu A, et al. *Br J Anaesth.* 1999;83(3):405.
89. Hemmerling TM, et al. *Br J Anaesth.* 2002;88(3):389.
90. Hemmerling TM, et al. *Anesthesiology.* 2003;98(2):359.
91. Michaud G, et al. *Can J Anaesth.* 2005;52(8):795.
92. Trager G, et al. *Can J Anaesth.* 2006;53(2):130.
93. de Boer HD, et al. *Anesthesiology.* 2007;107(2):239.
94. Pühringer FK, et al. *Anesthesiology.* 2008;109(2):188.
95. Groudine SB, et al. *Anesth Analg.* 2007;104(3):555.
96. Sparr HJ, et al. *Anesthesiology.* 2007;106(5):935.
97. Duvaldestin P, et al. *Anesth Analg.* 2010;110(1):74.
98. O'Hara DA, et al. *Br J Anaesth.* 1986;58(11):1300.
99. Gibson FM, et al. *Acta Anaesthesiol Scand.* 1987;31(7):655–657.
100. Engbaek J, et al. *Anesthesiology.* 1990;72(5):803.
101. Kirkegaard H, et al. *Anesthesiology.* 2002;96(1):45.
102. Kopman AF, et al. *Anesth Analg.* 2004;98(1):102; table of contents.
103. Tajaate N, et al. *Eur J Anaesthesiol.* 2018;35:184.
104. Sorgenfrei IF, et al. *Anesthesiology.* 2006;104(4):667.
105. Suy K, et al. *Anesthesiology.* 2007;106(2):283.
106. Pühringer FK, et al. *Br J Anaesth.* 2010;105(5):610.
107. Kotake Y, Ochiai R, Suzuki T, et al. *Anesth Analg.* 2013;117:345.
108. Kopman AF, et al. *Anesthesiology.* 1997;86(4):765.
109. Ali HH, et al. *I. Br J Anaesth.* 1971;43(5):473.
110. Ali HH, et al. *Br J Anaesth.* 1975;47(5):570.
111. Brand JB, et al. *Anesth Analg.* 1977;56(1):55.
112. Eriksson LI, et al. *Acta Anaesthesiol Scand.* 1992;36(7):710.
113. Berg H, et al. *Acta Anaesthesiol Scand.* 1997;41(9):1095.
114. Wyon N, et al. *Anesthesiology.* 1998;89(6):1471.
115. Sundman E, et al. *Anesthesiology.* 2000;92(4):977.
116. Jonsson M, et al. *Acta Anaesthesiol Scand.* 2002;46(5):488.
117. Herbstreit F, et al. *Anesthesiology.* 2009;110(6):1253.
118. Kopman AF, et al. *Anesthesiology.* 1996;85(6):1253.
119. Naguib M, et al. *Br J Anaesth.* 2007;98(3):302.
120. Shorten GD, et al. *Can J Anaesth.* 1995;42(8):711.
121. Viby-Mogensen J, et al. *Br J Anaesth.* 2007;99(2):297; author reply 297.
121a. https://www.ncbi.nlm.nih.gov/pubmed/29200077.
122. Eriksson LI, et al. *Acta Anaesthesiol Scand.* 1991;35(3):247.
123. Heier T, et al. *Anesthesiology.* 1990;72(5):807.
124. Heier T, Caldwell JE. *Anesthesiology.* 2006;104(5):1070.
125. Thornberry EA, Mazumdar B. *Anaesthesia.* 1988;43(6):447.
126. Brull SJ, Kopman AF. *Anesthesiology.* 2017;126:173.
127. Payne JP, et al. *Br J Anaesth.* 1980;52(1):69.
128. Eikermann M, et al. *Anesthesiology.* 2007;107(4):621.
129. Eikermann M, et al. *Br J Anaesth.* 2008;101(3):344.
130. Caldwell JE. *J Crit Care.* 2009;24(1):21.
131. Herbstreit F, et al. *Anesthesiology.* 2010;113(6):1280.
132. Le Corre F, et al. *Can J Anaesth.* 2011;58(10):944.
133. Pedersen T, et al. *Anesthesiology.* 1990;73(5):835.
134. Naguib M, et al. *Anesth Analg.* 2010;111(1):110.
135. Kopman AF, Eikermann M. *Anaesthesia.* 2009;64(suppl 1):22.

44 成人气道管理

CARLOS A. ARTIME，CARIN A. HAGBERG

王勇　唐志航　李泳兴　魏晓　译　马武华　田国刚　审校

<table>
<tr><td>要　点</td><td>

- 气道管理是指通过维持气道通畅以及保证患者充分的通气和氧合，以减轻麻醉导致的呼吸系统不良反应。这是麻醉科医师一项最基本的职责，也是麻醉的基石。
- 成功的气道管理需要丰富的知识和技能，尤其是对气道管理困难的预测、制订气道管理计划的能力，以及应用一系列现有的气道工具实施这个计划的技巧。
- 美国麻醉医师协会（ASA）《困难气道管理实践指南》（*Practice Guidelines for Management of the Difficult Airway*）及《困难气道处理流程》（Difficult Airway Algorithm，DAA）可为气道的评估及困难气道的准备提供指导，可指引麻醉科医师在面对已知或潜在的困难气道时做出临床决策。Vortex 等感知辅助手法有助于在紧急情况下实施气道管理。
- 详细了解气道的解剖对于麻醉实施者来说是必不可少的。
- 进行全面的气道评估并熟悉困难气道的预测因素可使麻醉科医师在面对潜在的困难气道时提高警惕并制订合适的应对方案。
- 窒息氧合可延长呼吸暂停的时间，而不降低血氧饱和度，已被越来越多地应用于困难及常规气道管理中。
- 为了便于气道管理，麻醉科医师常采取某些麻醉技术如全麻诱导或对气道局部麻醉来减轻气道工具对患者造成的不适感，抑制气道反射及血流动力学反应。
- 在过去的三十年中，气道管理工具中最重要的进展就是喉罩（laryngeal mask airway，LMA）的出现。
- 气管插管可建立一个确切的气道，最大限度地防止胃内容物的反流误吸，并且允许在更高的气道压下（大于面罩或声门上通气道）进行正压通气。
- 清醒保留自主呼吸、在患者配合下经软镜插管是处理困难气道的金标准。
- 有创气道是在试图建立无创气道失败时的急救措施。麻醉科医师应该熟练掌握经气管喷射通气及环甲膜切开术。
- 拔管是气道管理中可能发生严重并发症的重要节点。必须预先制订拔管的计划并且计划应该包括重新插管的策略，以防止患者拔管后不能维持足够的通气。

</td></tr>
</table>

引言

全麻会影响呼吸系统的各个方面，包括影响呼吸道通畅，丧失气道保护性反射及通气不足或窒息。因此，麻醉科医师最基本的职责之一便是建立通畅的气道并保障患者足够的通气和氧合。气道管理便是指建立并保障气道通畅，这是麻醉实践的基石。传统上，通过面罩及气管插管通气是气道管理的基础，而在过去的 30 年中，喉罩的出现已成为气道工具最重要的进展。

气道管理困难可造成潜在严重的并发症，如未能保证气道通畅，可在几分钟内造成缺氧性脑损伤，甚至死亡。ASA 结案诉讼（Closed Claim）项目的数据表明，随着气道紧急情况的发生，患者死亡或脑损伤的发生率可增加 15 倍[1]。尽管在过去的 30 年中，气道并发症相关的诉讼比例在降低，但是气道并发症仍然是诉讼项目中第二常见的原因[2]。2011 年，英国皇家麻醉科医师学院和困难气道学会（Difficult Airway Society，DAS）报告了第四次国家审计项目（4th

National Audit Project，NAP4）的结果。该项目为期一年，旨在调查麻醉过程中主要气道并发症的发生率。NAP4 报道了 133 例围术期气道相关的严重并发症，其中 16 例死亡，死亡率为 1/180 000。考虑到调查的局限，死亡率可能高达 1/50 000[3]。NAP4 研究中最常见的气道问题是维持气道通畅时失败、延误或困难，以及胃内容物误吸和拔管相关的并发症。最常见的原因是对气道的评估不佳、计划不完善以及个人和（或）机构对困难气道管理的准备不足[4]。

上述研究强调成功的气道管理的重要性。成功的气道管理需要丰富的知识和技能，特别是预测困难气道和制订气道管理计划的能力，以及应用一系列现有的工具执行该计划的能力[5]。提高这些技能需要所有麻醉科医师不懈的努力。与所有手工技能相同，不断实践可以提高这种能力，降低可能的并发症。目前新的气道工具不断被应用于临床领域，每种工具都有其独特的优势，在某种特定的临床情况下可能有益。麻醉科医师应在日常工作中熟悉这些新工具，但应避免在困难气道处理时尝试新技术。

困难气道处理流程

ASA 流程

1993 年，ASA 颁布了第一版《困难气道管理实践指南》（*Practice Guidelines for Management of the Difficult Airway*），目的是"方便困难气道的管理并降低可能的不良后果"[6]。2013 年更新了最近的版本，把困难气道定义为"受过常规培训的麻醉科医师遇到面罩通气困难，或气管插管困难，或两者兼有的临床状况"，并为气道的评估及困难气道的准备提供指导，其中包含的"困难气道处理流程"旨在指导麻醉科医师在面对已知或潜在困难气道时做出临床决策（图 44.1）[7]。ASA 的困难气道处理流程首先考虑相对临床优势和四个基本气道管理选择的可行性：①清醒插管 *vs* 全身麻醉诱导后插管；②初次插管时选择无创技术 *vs* 初次插管时选择有创技术（即外科手术或经皮气道建立技术）；③初次插管时采用视频喉镜（video-assisted laryngoscopy，VAL）辅助插管；④保留自主呼吸 *vs* 不保留自主呼吸。

ASA 的困难气道处理流程不像高级心脏生命支持（advanced cardiac life support，ACLS）流程那样有一个线性决策树。将该流程视为三个独立的场景，可以更好地理解和记忆：①预测为困难气道（清醒插管）；②有足够氧供或通气的困难插管（"非紧急"气道）；③没有足够氧供或通气的困难插管["无法插管，无法通气"（cannot intubate，cannot oxygenate，CICO）场景或"紧急"气道]。

其他困难气道处理流程

除了 ASA，还有几个国家的麻醉学会发布了自己的困难气道管理指南，包括英国的困难气道学会（Difficult Airway Society，DAS）[8]、加拿大气道管理组织（Canadian Airway Focus Group，CAFG）[9-10]、法国麻醉和重症监护学会（Society of Anesthesia and Intensive Care，SFAR）[11]、德国麻醉学和重症监护医学学会（German Society of Anesthesiology and Intensive Care Medicine，DGAI）[12]、意大利麻醉和重症监护学会（Italian Society for Anesthesia and Intensive Care，SIAARTI）[13] 和日本麻醉科医师协会（Japanese Society of Anesthesiologists）[14]。所有这些都包括建议对困难气道进行预测，并建议将清醒气管插管作为一种管理策略（DAS 指南除外），且流程适用于有足够氧供或 CICO 场景的未预见困难插管。共同要素包括在有足够通气的困难插管情况下唤醒患者，在面罩通气困难时使用 LMA 进行抢救，在 CICO 情况下使用颈前急救技术（front of neck access，FONA）。这些流程的主要区别在于具体细节，如建议尝试插管的次数，建议用于困难插管的替代工具以及流程的结构[15]。

人为因素和认知辅助

人们日益关注"人为因素"对困难气道管理的影响，即人的行为、能力、缺点、偏见以及个人和团队的表现。NAP4 等研究表明，超过 40% 的气道相关并发症的病例是由这些人为因素导致[3]。使用气道管理检查清单、术前团队交流和认知辅助工具都是应对人为因素挑战的策略[16]。

由澳大利亚墨尔本的专业麻醉科医师 Nicholas Chrimes 博士设计的 Vortex 方法就是这样一种认知辅助手段，旨在帮助未预见困难气道的管理[17]。Vortex 模型不依赖于基于决策树的复杂流程，而是利用漏斗或涡流形状的视觉辅助工具（图 44.2），通过三种基本的非手术气道管理技术[面罩通气、声门上气道（SGA）和气管插管]帮助气道管理人员。如果对这三种非手术方式中的每一种进行"最佳尝试"之后仍未实现肺泡氧输送，则应"沿涡流向下移动"，采用紧急手术气道。由于这种流程方法更具概念性，且足够简单，因此在紧急气道的紧张情况下更易于选择和使用。

功能性气道解剖

充分掌握气道解剖知识是麻醉科医师的必备基

1. 评估气道管理存在困难的可能性及临床影响:
   · 患者不合作或不同意
   · 面罩通气困难
   · 声门上设备置入困难
   · 喉镜暴露困难
   · 插管困难
   · 外科气道建立困难

2. 困难气道处理过程中积极保证氧供。

3. 考虑相对优势和可行的气道处理方法:
   · 清醒插管 vs 全麻诱导后插管
   · 初次插管时选择无创技术 vs 初次插管时选择有创技术
   · 初次插管时采用视频喉镜辅助插管
   · 保留自主呼吸 vs 不保留自主呼吸

4. 制订首选和替代方案:

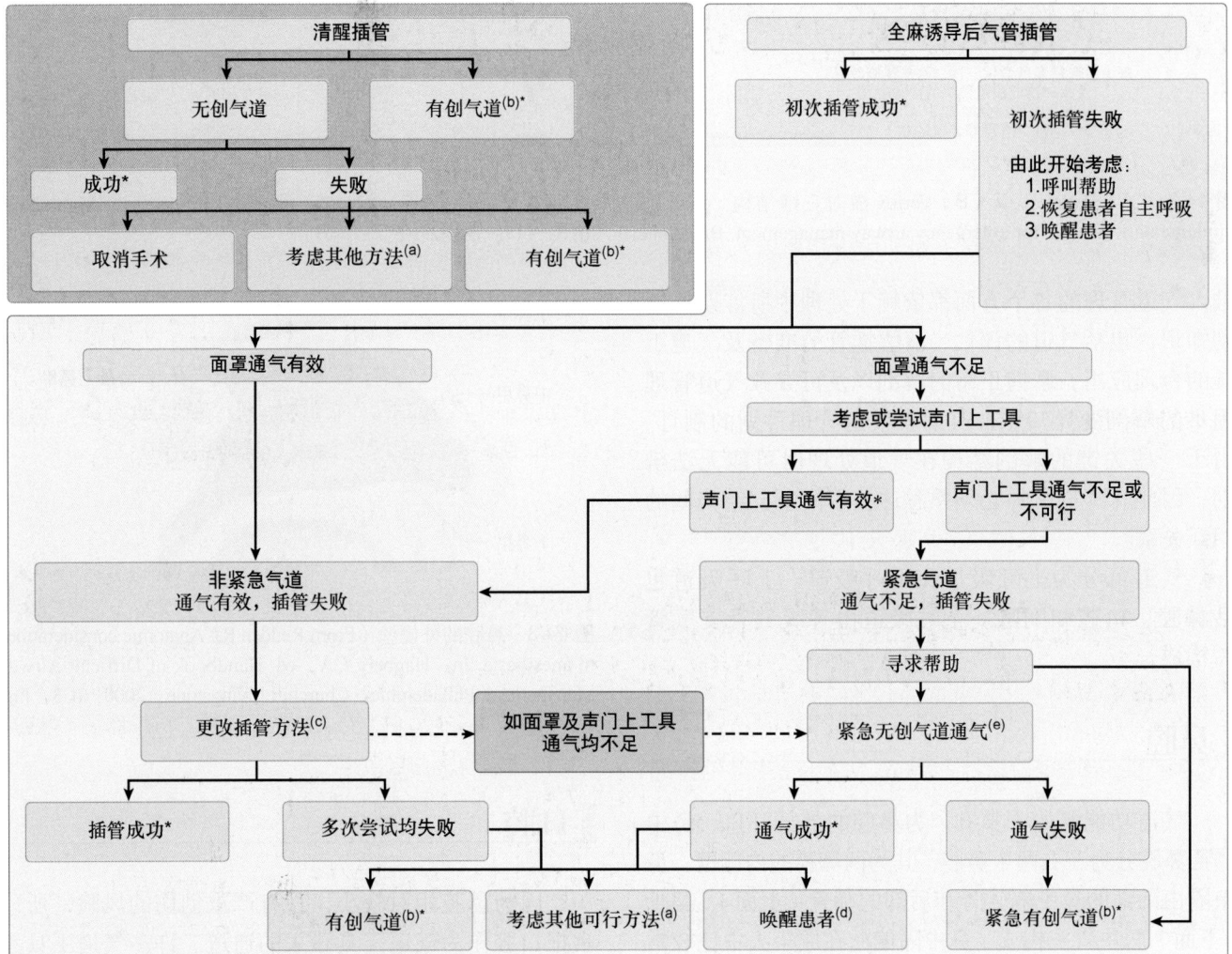

*用呼气CO₂监测确认通气、气管插管、声门上通气工具位置。

a. 其他方法包括(但不局限于):在面罩或声门上通气工具麻醉(如喉罩、插管型喉罩和喉管)局部浸润麻醉或区域神经阻滞麻醉等方法下手术。实施这些方法通常意味着面罩通气正常。因此,一旦出现紧急气道,这些方法的使用价值有限。
b. 有创措施包括外科或经皮气道、喷射通气及逆行气管插管。
c. 其他无创困难气管插管方法包括(但不限于):视频喉镜、更换不同的

喉镜片、声门上通气工具(如喉罩或插管型喉罩)作为插管通道(用或不用纤维支气管镜引导插管)、纤维支气管镜引导下气管插管、插管导芯或交换管、光棒、经口或鼻盲探气管插管等。
d. 重新考虑清醒气管插管或取消手术。
e. 采用声门上通气工具实施紧急无创通气。

图 44.1　ASA "困难气道处理流程"(From Apfelbaum JL, Hagberg CA, Caplan RA, et al. Practice guidelines for management of the difficult airway: an updated report by the American Society of Anesthesiologists Task Force on Management of the Difficult Airway. Anesthesiology. 2013; 118: 251-270.)

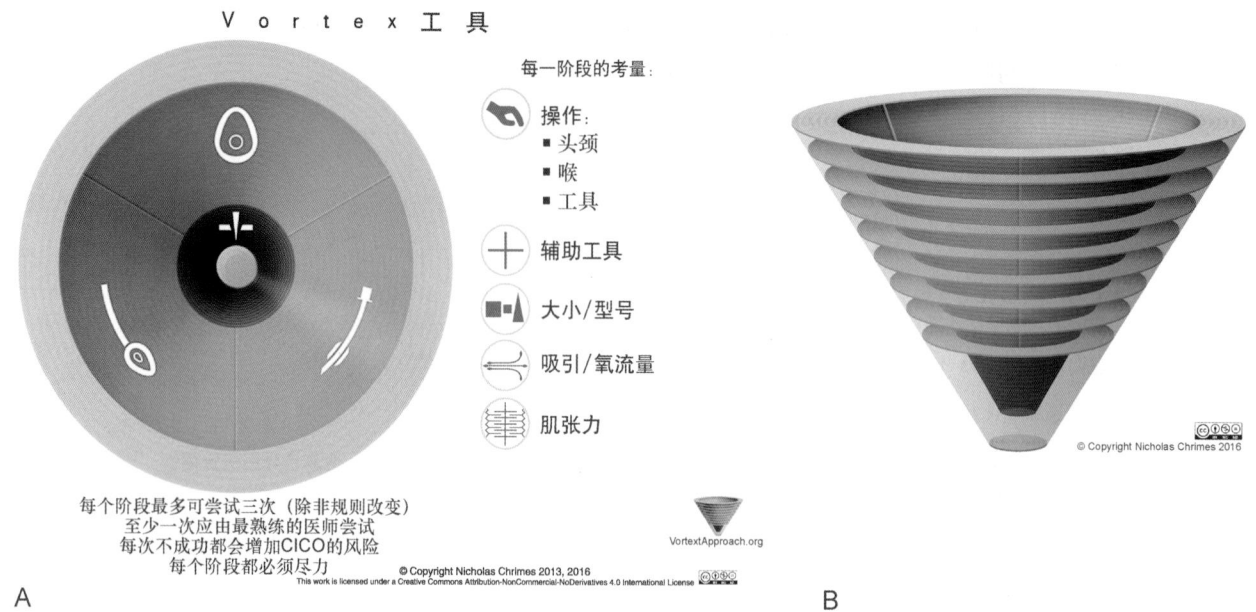

图 44.2 （A）Vortex 工具（B）Vortex 横向三维结构，展示的是漏斗概念（From Chrimes N. The Vortex：a universal 'high-acuity implementation tool' for emergency airway management. Br J Anaesth. 2016；117：i20-i27.）

础。气道管理的各个方面都依赖于处理中所涉及的解剖知识，包括气道的评估、清醒插管的准备及气道工具的合理应用。掌握正常的解剖以及可导致气道管理困难的解剖变异知识，有助于气道管理计划的制订。由于一些关键的解剖结构在气道处理时可能无法辨别，因此麻醉科医师必须熟悉这些不同解剖结构间的相互关系。

气道可分为上呼吸道和下呼吸道。上呼吸道包括鼻腔、口腔和咽喉。下呼吸道由各级气管支气管树构成。

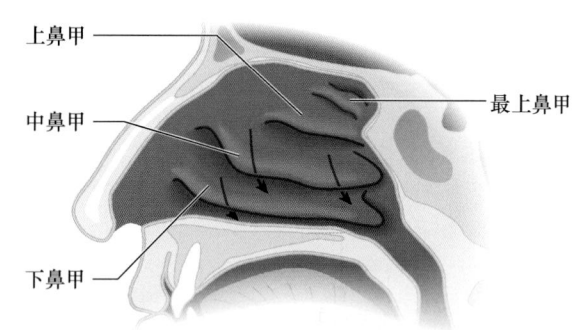

图 44.3　鼻腔的外侧壁（From Redden RJ. Anatomic considerations in anesthesia. In：Hagberg CA，ed. Handbook of Difficult Airway Management. Philadelphia：Churchill Livingstone；2000，p. 3，Fig. 1.2.）

鼻腔

气道功能开始于鼻孔，为鼻腔的外部开口。鼻中隔把鼻腔分为左右两个鼻腔，其为两鼻腔的内侧壁。鼻中隔由前部的鼻中隔软骨和后部的筛骨（上面）、梨骨（下面）两块骨头构成。鼻中隔偏曲在成年人中比较常见[18]。因此，在气道工具通过鼻腔前要确定哪个鼻腔更容易置入。鼻腔的外侧壁由三块鼻甲骨组成，把鼻腔分为三个螺旋的通道（图 44.3）。位于下鼻甲和鼻腔底部之间的下鼻道是气道工具置入的首选通道[19]。如置入的位置不正确，可造成鼻甲撕裂[20-21]。鼻腔的顶部是筛板，为筛骨的一部分。这个脆弱的骨性组织如骨折，可造成鼻腔与颅内腔连通，从而致使脑脊液外漏。因为鼻腔黏膜富含毛细血管，所以在气道工具置入前通常需要局部使用血管收缩剂，以避免发生鼻出血。鼻腔后部开口为鼻后孔，在此进入鼻咽腔。

口腔

因为鼻腔相对较小，且有严重创伤的风险，所以常把口腔作为气道工具置入的通道。许多气道工具置入过程需要适度的张口度。张口时首先旋转颞下颌关节（temporomandibular joint，TMJ），继之在颞下颌关节内滑动下颌骨髁状突（也称前突或半脱位）[22]。

口腔通往口咽腔，底部为舌，顶部为软腭和硬腭。口腔顶部前 2/3 为硬腭，由部分上颌骨和腭骨构成。后 1/3 为软腭，为一纤维肌性皱襞附于硬腭后。

舌由多块肌肉支配，其中对麻醉科医师而言，与临床最相关的是连接舌与下颌的颏舌肌。托下颌的方法是利用移动双侧颞下颌关节达到下颌和舌体前移，从而缓解因舌根后坠导致的气道梗阻[22]。

在舌下部，下颌舌骨肌把口底分为位于上方的舌下间隙与下方的颏下间隙两部分。在这些间隙形成的蜂窝组织炎或血肿可引起舌体向后上方移位，从而导致相关的气道梗阻[23]。

咽

咽部是从颅底延伸到环状软骨水平的肌性管腔，与喉和食管一起连接鼻腔和口腔。口咽筋膜组成咽后壁，与咽后间隙分隔。胃管与气管导管位置不当可导致筋膜撕裂形成咽后切割伤[24-25]。清醒患者的咽部肌肉能维持气道开放。麻醉期间，咽部肌张力的消失是造成上呼吸道梗阻的主要原因之一[26-27]。托下颌的办法提高了咽部肌肉的纵向应力，抵消了咽部塌陷的趋向性[28]。

咽部可分为鼻咽部、口咽部和下咽（图 44.4）。贴着鼻咽上后壁的是腺样体，可引起慢性鼻梗阻。若增大，可引起气道工具通过困难。鼻咽部止于软腭，此部位称为咽腭区，是清醒患者与麻醉患者均常见的气道梗阻部位[26]。口咽部起于软腭，向下延伸到会厌水平。外侧壁包括腭舌弓皱襞与腭咽弓皱襞，也分别被称为前、后咽扁桃体。这些皱襞（包括腭扁桃体）肿大会引起呼吸道梗阻（图 44.5）。舌根位于口咽前部，由舌会厌皱襞连接会厌，形成成对空腔，称为咽峡（虽然它们常常被当作单个咽峡）。下咽始于会厌水平，止于环状软骨水平，与食管相延续。喉部膨出于下咽，

在喉口两侧各形成一个梨状隐窝（图 44.6）。

喉

喉部是由软骨、肌肉和韧带组成的结构，是气管的入口且有许多功能，其中包括发声和气道保护。咽的软骨支架由 9 块不同的软骨组成：甲状软骨、环状软骨、成对的杓状软骨、小角软骨、楔状软骨和会厌软骨。它们由韧带、膜和滑液关节连结，通过甲状舌骨韧带和膜与舌骨相连（图 44.7）。

甲状软骨是喉软骨中最大的一个，支撑着喉部的大部分软组织。位于颈前部的甲状软骨上切迹与喉结标志明显，可作为经皮穿刺气道技术和喉部神经阻滞的重要体表标志。平第六颈椎的环状软骨居于喉的最下方，前面经环甲膜与甲状软骨相连，是呼吸道唯一完整的软骨环。杓状软骨与环状软骨后部相连，后部附着声带。

从咽来看，在直接喉镜下，喉起自于会厌，会厌

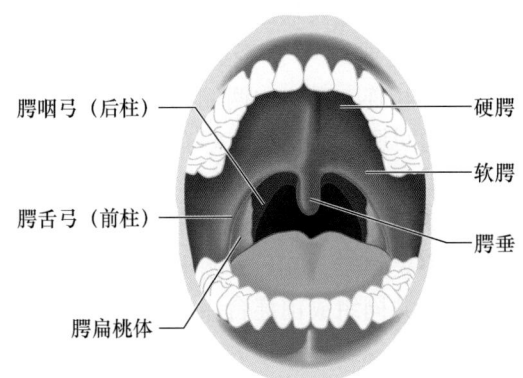

图 44.5　口腔与口咽（From Redden RJ. Anatomic considerations in anesthesia. In：Hagberg CA，ed. Handbook of Difficult Airway Management. Philadelphia：Churchill Livingstone；2000，p. 8, Fig. 1.7. ）

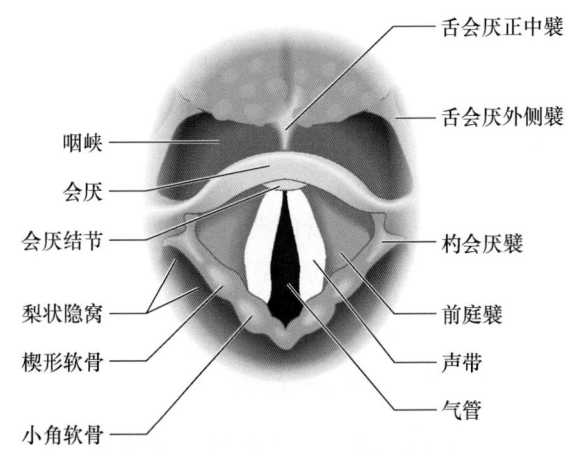

图 44.6　从咽下所见喉部（From Redden RJ. Anatomic considerations in anesthesia. In：Hagberg CA，ed. Handbook of Difficult Airway Management. Philadelphia：Churchill Livingstone；2000，p. 8, Fig. 1.8. ）

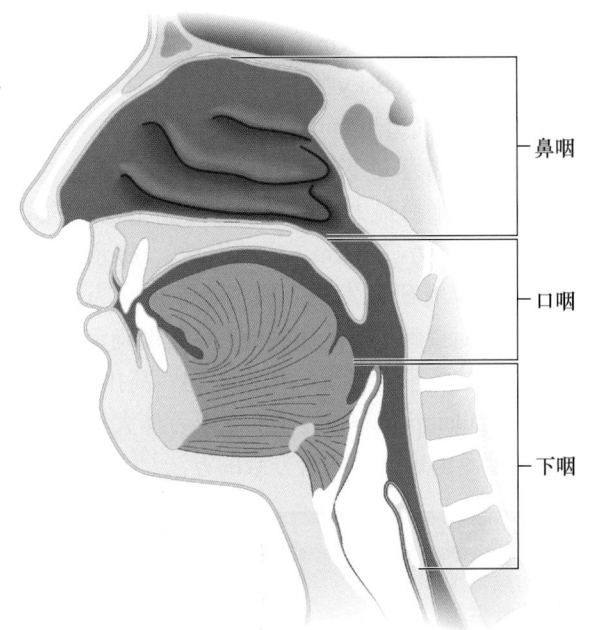

图 44.4　头颈部矢状面显示咽部分区（From Redden RJ. Anatomic considerations in anesthesia. In：Hagberg CA, ed. Handbook of Difficult Airway Management. Philadelphia：Churchill Livingstone；2000，p. 7, Fig. 1.6. ）

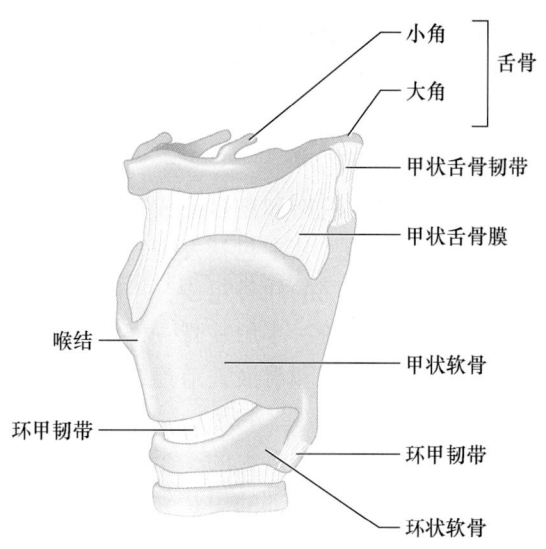

图 44.7　喉软骨及其连结（From Redden RJ. Anatomic considerations in anesthesia. In：Hagberg CA，ed. Handbook of Difficult Airway Management. Philadelphia：Churchill Livingstone；2000，p. 10，Fig. 1.9.）

软骨瓣作为喉部入口的近端界限。它在吞咽时有封闭喉口从而避免食物进入喉的作用，但这个功能对于预防误吸并非不可或缺[29]。会厌前面通过舌骨会厌韧带与舌骨上界相连。喉口由两侧杓状会厌襞，后侧的小角软骨和杓间切迹包绕（图 44.6）。

上经喉口下缘、下通环状软骨下缘的腔隙是喉腔。室襞（又称为前庭襞或假声带）是喉腔位置最高的结构。下方是声带，其后方附着杓状软骨，前方附着甲状软骨，共同组成前连合。声带之间的腔隙称为声门。喉腔声门以上部位称为前庭，声门以下称为声门下腔。

气管与支气管

气管起自环状软骨水平，延伸到第五胸椎水平的隆突。成人气管长度为 10 ～ 15 cm。它由 16 ～ 20 个 C 形的软骨环构成。气管软骨后方的缺口由结缔组织和气管平滑肌形成气管后壁。在隆突部位，气管分为右主支气管与左主支气管。在成人中，右主支气管与气管的夹角比左主支气管的夹角小，所以异物与气管导管更容易滑入右主支气管腔[30]。

气道评估

虽然麻醉科医师总是会做好应对困难气道的准备，但是更为理想的是能提前预见困难气道。通过做一些体格检查或了解患者的具体病情有助于预见面罩

通气困难，声门上工具置入困难，喉镜置入、气管插管困难或外科气道处理困难。目前没有单一的检查可以 100% 地准确判断困难气道。但是进行气道的全面评估与熟悉困难气道的预测因素能使麻醉科医师警惕困难气道的潜在可能并做好适当的计划。

传统指标

气道评估应尽可能从相关的病史开始[7]。最能预见困难插管的因素之一是以往有困难插管史[31]。但是，过去插管容易并不能排除困难插管和困难通气的可能性。在每个病例中，访视患者时应该记录自上一次麻醉（如果患者有过麻醉史的话）以来患者的体重、症状和病理变化，并尝试获得之前的麻醉记录，因为它们有可能提供气道管理相关的有用信息。病理情况的出现提示困难气道的风险性增加，这应在病史中详细描述。系统的重点回顾可以使麻醉科医师对其他预见困难气道的潜在因素提高警觉，如打鼾史预示着可能存在面罩通气困难[32-33]。

气道的检查评估应尽可能在术前完成，并评估是否有任何与困难气道相关的体征[7]。具体的评估体征详见框 44.1。

面部与颈部的直视评估应着重看是否有体征提示可能存在潜在的困难气道。这包括明显的面部畸形、面部或颈部肿瘤、面部烧伤、甲状腺肿大、粗短颈或下颌退缩。络腮胡因易导致面罩漏气，也与面罩通气困难相关。颈托与颈牵引均会妨碍面罩通气与直接喉镜置入。颈围大于 43 cm（17 英寸）与困难气管插管有相关性[34]。Brodsky 指出实际上颈围比体重指数（BMI）对困难气道更有预见性[35]。

可指导患者尽量张大口，以评估患者的张口度及口咽解剖。在张口最大时测量上切牙到下切牙的距离。如上下切牙间距小于 3 cm（或两横指），提示可能插管困难[7]。同样有研究发现应该把标准定义为小于 4 或 4.5 cm[36]。对口咽进行全面的检查可帮助确定是否有导致困难插管的病理性情况，如赘生物、高拱腭或巨舌。1983 年，Mallampati 等描述了一个以舌体大小为基本临床体征来预测困难气管插管分级的方法[37]。Mallampati

框 44.1　气道的体格检查内容

- 面部与颈部视诊
- 张口度评估
- 口咽解剖情况与齿列评估
- 颈部活动度的评估（患者摆嗅花位的完成情况）
- 下颌下间隙的评估
- 患者颞下颌关节向前活动的情况（做下颌前伸运动测试）

分级在让患者直立坐位、头保持中立、张口、舌尽量外伸及不发声的情况下，通过观察腭弓、悬雍垂及软腭的暴露情况分为Ⅰ到Ⅲ级[38]。Mallampati 分级高提示患者舌体相对于口咽腔过大，因而口咽暴露不好，困难插管的概率也就越大。Samsoon 和 Young 提出了改良 Mallampati 分级[39]，分为四级，是目前麻醉最常用的气道评估方法，定义如下（图 44.8）：

- Ⅰ级：可见腭弓、悬雍垂和软腭。
- Ⅱ级：可见部分悬雍垂和软腭。
- Ⅲ级：可见软腭。
- Ⅳ级：仅可见硬腭。

作为一种单独的方法，改良 Mallampati 分级在预测困难插管的准确性上存在不足，但是联合其他预测方法，则有临床意义[40]。一些研究发现让患者头尽量后伸后评估 Mallampati 分级，可提高其应用价值[38, 41]。当检查口咽间隙可见会厌时，可定义为 Mallampati 分级 0 级，常提示喉镜暴露容易[42-43]。当然，即使 Mallampati 分级为 0 级，但是会厌塌陷，也可能发生气道管理困难[44-45]。

评估完患者的口咽解剖后，应检查患者的牙齿情况[7]。相对过长的上切牙可影响直接喉镜的操作。牙齿情况不好或缺齿可增加牙齿损伤的风险，同样存在牙齿脱落造成误吸的风险。十分松动的牙齿应该在喉镜检查前拔除。如有牙齿装饰，比如贴瓷、牙齿帽、牙冠及补牙的情况，特别容易在气道管理中损伤。无牙可能提示气管插管容易，但可能存在潜在的面罩通气困难[46]。

直接喉镜插管的理想位置是颈椎屈曲和寰枕伸展，通常指的是嗅花位[47]（请参阅直接喉镜"准备和定位"）。气道检查应包括评估此患者能否做到嗅花位。寰枕关节伸颈受限与喉镜暴露下插管困难相关[48]。头颈部的活动度也可以通过测量颏胸距离，即颈部完全伸

展和闭嘴时下颌骨下缘到胸骨上切迹的距离进行评估，距离小于 12.5 cm 则与困难插管相关[49]。颈椎活动度可以通过测量额头线从颈部完全屈曲到充分伸展形成的角度进行评估。小于 80° 为可预测的困难插管[50]。

在直接喉镜插管过程中，舌头需移动到下颌下间隙。在小下颌，因为下颌下间隙空间减小，导致声门难以充分暴露。这种情况经常被称为喉头过高。甲颏距离，即从颏下缘到甲状软骨切迹的距离小于 6.5 cm（三横指），提示下颌空间减少，可预测为插管困难[36, 49]。同时也应评估下颌空间的顺应性。下颌空间缺乏顺应性或者有肿块时评估结果也不准确[7]。

检测下颌前突程度在困难气道评估中具有预测价值，故应包含在气道评估中。下切牙无法盖过上切牙可能预示喉镜暴露困难[51]。另一个相似的评估方法是由 Khan 等所描述的上唇咬合试验（upper lip bite test, ULBT），在预测喉镜暴露困难上已证实具有比 Mallampati 分级更高的个体特异性和更小的误差性。下切牙咬上唇试验失败者预示着喉镜暴露更加困难[52-53]。

虽然单一的气道检查局限于低灵敏度和低阳性预测值，但结合多种评估方法可提高预测准确性。当综合评估甲颏距离、颏胸距离以及上下切牙间距时，Mallampati 评分有了更高的预测价值[49]。联合应用多种危险因素的模型，如 Wilson 风险总分（体重、头颈活动度、下颌活动度、颏退缩和龅牙）和 El-Ganzouri 风险指数（张口度、甲颏距离、Mallampati 分级、颈部活动度、下颌前突、体重和插管困难史）旨在试图提高困难气道评估预测值[50, 54]。另一方面，最近一项大数据库研究采用 7 个独立的危险因素对气道危险指数进行分析，发现它并不能提高对困难气管插管的预测[55]。Langeron 等开发了一种计算机辅助模型，使用复杂的相互作用的几个因素（BMI、张口度、甲颏距离、Mallampati 分级和颏退缩程度）进行简单的统计，可以比其他模型更准确地预测困难插管[56]。

新模式

由于传统指标对气道评估的灵敏度和特异度较差，因此出现了很多正在研究的评估气道的新模式。在小型研究中，使用床旁超声检查来预测喉镜暴露困难和困难插管给困难气道的预测带来曙光，但是总体的价值尚未确定[57]。头颈部计算机断层扫描可用于创建三维虚拟内镜图像。这些图像可用于已预见困难气道的管理，尤其适用于气道解剖复杂的患者[58]。早期的面部图像分析研究也显示了这种技术可能用于预测困难气道[59]。

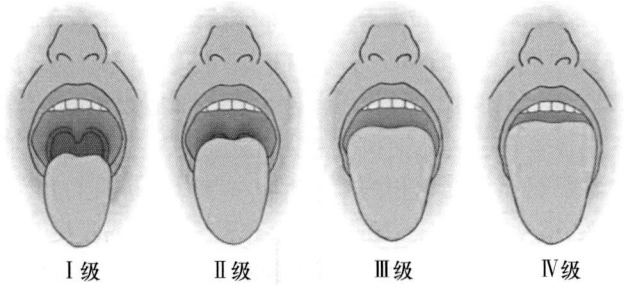

图 44.8　Samsoon 和 Young 提出的改良 Mallampati 分级，根据可见的结构分为：Ⅰ级：可见软腭、咽喉、悬雍垂、腭弓；Ⅱ级：可见软腭、悬雍垂；Ⅲ级：可见软腭，部分悬雍垂；Ⅳ级：看不到软腭（From Mallampati SR. Recognition of the difficult airway. In：Benumof JL, ed. Airway Management Principles and Practice. St Louis：Mosby；1996，p. 132.）

Ⅰ级　　Ⅱ级　　Ⅲ级　　Ⅳ级

气道管理的生理学概念

预充氧

麻醉诱导时，患者处于仰卧位，在呼吸肌麻痹的状态和麻醉药物直接作用下，通气不足或呼吸暂停并复合功能残气量（functional residual capacity，FRC）减少时，可迅速发展为低氧血症。预充氧是一个给氧去氮的过程，它能延长从呼吸暂停到出现低氧血症的时间，因此也为临床麻醉医师建立气道和恢复有效通气提供了更充裕的时间。对于麻醉诱导后不能进行面罩通气或面罩通气困难者，以及预期插管困难者或者功能残气量较小的患者（如肥胖患者或孕妇），充分的预充氧是必不可少的[60]。由于气道管理可能会发生不可预见的困难，所以建议全麻诱导前常规给予预充氧[61]。

预充氧通常是通过面罩连接到麻醉机或 Mapleson 回路。为了保证充分给氧，需给予 100% 纯氧，且必须使用密闭的面罩吸氧并且保持足够高的流速，以防止回吸（10 ～ 12 L/min）。呼气末氧浓度大于 90% 可以最大化延长窒息时间。在最大预氧量下，血红蛋白氧饱和度低于 80% 的时间，从健康、非肥胖成年人的 9 min 到儿童或肥胖成人的 3 min 或更少不等[62]。

完成预充氧有两种主要方法：第一种方法是潮气量通气法，通过面罩通气 3 min 保证肺内气体交换率达 95% 以上[60]。第二种方法是使用肺活量呼吸来快速达到充分预充氧：连续做 4 次超过 30 s 的深呼吸不一定比潮气量通气法更有效，但可能在某些临床情况下是可接受的。连续做 8 次超过 60 s 的深呼吸已被证明更为有效[60]。

经鼻加湿高氧流量通气氧合技术（transnasal humidified rapid-insufflation ventilatory exchange，THRIVE）以 60 L/min 的速度持续 3 min，已被证明与通过面罩进行的潮气量预充氧一样有效（请参阅窒息氧合）[63]。头高位进行通气对于所有肥胖和非肥胖患者都可以提高预充氧的质量[64-65]。预充氧时使用无创正压通气也可延长呼吸窒息时间[66-67]。

窒息氧合

窒息氧合是一种生理现象，在呼吸暂停期间由于肺泡氧气吸收和二氧化碳排放比例不同造成的肺泡内负压，使口咽或鼻咽中的氧气扩散到肺泡中。如果气道通畅，氧气通过鼻和（或）口腔进入，进而氧合，

使呼吸暂停时间延长到标准面罩预充氧水平之上[68]。

可以通过鼻导管（通过鼻导管传递高流速氧气 NODESAT）[69]，或通过鼻腔或口腔将导管插入咽腔（咽部给氧）[70]，以最高 15 L/min 的速度输送氧气。研究表明，这些技术可有效地延缓病态肥胖患者[71-72]和紧急气管插管过程[73-74]中的氧合血红蛋白的去饱和情况。

经鼻加湿高氧流量通气氧合技术涉及氧气加温和加湿的管理。与先前描述的技术相比，氧气流速更高，最高可达 70 L/min。这些更高的氧流量进一步延长了呼吸暂停时间，并可提高二氧化碳的清除，防止可能出现的严重呼吸性酸中毒。在 25 例有可能快速去饱和的困难气道患者中，使用经鼻加湿高氧流量通气氧合技术可使呼吸暂停时间的中位数达到 14 min，范围为 5 ～ 65 min，二氧化碳的平均上升速度仅为每分钟 1.1 mmHg[63]。

胃内容物误吸入肺

1946，Mendelson 首次报道了孕妇麻醉后由于酸性胃内容物误吸导致吸入性肺炎[75]。这个通常被称为 Mendelson 综合征的麻醉潜在的致命性并发症得到了麻醉界的强烈关注。胃内容物误吸入肺的预防主要是通过坚持执行术前禁食指南、使用术前用药以及选择特殊的麻醉诱导方式，以降低吸入性肺炎的发生风险，此内容将在本章后面讨论。

传统认为，术前应该告知需要镇静、局麻或者全麻的择期手术患者晚上 12 点后禁饮禁食，确保空腹，以减少反流误吸的风险。有证据显示，术前 2 ～ 4 h 饮用透明液体可减少胃液量以及升高其 pH。1999 年由 ASA 出版的《减少肺部误吸——术前禁食及用药临床指南》（*Practice Guidelines for Preoperative Fasting and the Use of Pharmacologic Agents to Reduce the Risk of Pulmponary Aspiration*）中放宽了传统术前禁食策略，将需要麻醉的择期手术禁饮水规定提前至术前 2 h。2017 年更新的指南建议术前 4 h 禁饮母乳及术前 6 h 禁食固体食物、婴儿辅食及非人乳奶类[76]。煎炸及高脂肪食品可能需要更长的禁食时间（比如 8 h 以上）[76]。虽然 ASA 指南没有特别提到口香糖、硬糖或吸烟，但是关于这点，欧洲麻醉学会出版的指南并不建议麻醉诱导前因患者刚食用上述食品而推迟进行麻醉诱导[77]。

ASA 指南没有推荐针对吸入性肺炎预防性常规用药[76]，但是预防性使用这类药物可能对有影响呼吸的危险因素的患者有益，如饱胃、胃食管反流、食管裂孔疝、留置胃管、病态肥胖、糖尿病胃轻瘫患者

及孕妇[78-79]。预防性给药的目的有两个方面：减少胃内容物及升高胃液 pH。常用的药物有非颗粒性抗酸药（如柠檬酸钠）、促胃肠动力剂（如甲氧氯普胺）及 H₂受体阻滞剂。上述药物可单独使用或联合使用[80]。

气道反射和气管插管的生理反应

喉部最重要的功能之一是保护气道。这种作用主要由声门闭合反射提供。该反射从声门及声门下黏膜感受器触发，引起声带强烈内收[81]。这种反射过度的不良表现则称为喉痉挛，是气道管理中潜在并发症之一。喉痉挛通常是由于浅麻醉下（Guedel 分级第二期）气道内操作或对声带刺激（如血液或呕吐物）引起舌咽神经或迷走神经反射产生，但其他刺激也可引起喉痉挛突然发生，移除刺激物后仍会持续一段时间。喉痉挛的处理措施包括移除气道内刺激物，加深麻醉，使用短效肌肉松弛药，如琥珀酰胆碱[82]。纯氧下持续正压通气通常被认为是喉痉挛的处理方法，其产生的压力可能使杓状会厌襞彼此靠近，可能实际上是作为一个机械刺激促进喉痉挛的发生[83-84]。双侧按压下颌骨髁状突及乳突之间的喉痉挛切迹，产生一个强烈、疼痛的刺激，可以有效治疗喉痉挛，可能的作用是唤醒患者半意识状态，或者激活自主神经通路从而终止喉痉挛[82]。

气管支气管树同样可以传递反射，以保护肺远离有害物质。异物刺激低位气道，激活迷走神经反射调节，引起支气管平滑肌收缩，导致支气管痉挛。未进行处理的支气管痉挛会因为气道阻力急剧升高而无法通气。处理方法包括使用丙泊酚或吸入麻醉药加深麻醉，使用吸入性 β₂ 受体激动剂或抗胆碱能药对症处理。有研究报道静脉注射利多卡因可缓解某些支气管痉挛，但证据不支持用利多卡因来治疗支气管痉挛[85]。

气管内插管，与使用喉镜或其他气管设备一样，对于气道来说均为强烈的伤害性刺激，通过刺激迷走神经及舌咽传入神经引起自主神经反射。成年人或青少年会出现高血压或心动过速，婴儿或儿童则可能出现心动过缓。高血压及心动过速一般持续时间较短，然而对有严重心脏疾病的患者会带来不良后果。气道管理因激活中枢神经系统，导致脑电活动、脑代谢率和脑血流量的增加，因此可能导致颅顺应性降低患者的颅脑压增加[85]。

气道管理麻醉

为了方便气管插管，需要实施麻醉，让患者舒适接受插管，减弱气道反射，减少气道工具所致的血流动力学反应。最常用的做法是在麻醉诱导后建立气道。还有一种清醒插管可供选择，即对气道进行局麻和（或）镇静下建立气道（包括气管插管），有临床需要时同样可以达到气道管理的目标。在紧急情况下患者表现为反应迟钝或昏迷时，如急性呼吸或心搏骤停，此时插管可能不需要使用麻醉药物。

全麻诱导后的气道管理

若麻醉科医师认为安全，那么气管插管通常都是在全麻诱导后进行。麻醉诱导时需要用到几种药物诱导，每种药物对气道管理都有各自的作用。决定使用何种诱导方式需要仔细考虑当时特殊的临床情况。

复合肌肉松弛药的标准静脉诱导

最常用的全麻诱导方式是标准的静脉诱导，在使用快速起效的静脉麻醉药后给予肌肉松弛药。使用肌肉松弛药后达到肌肉松弛状态，可方便喉镜暴露，以改善插管条件，防止插管后喉部反射性关闭及呛咳[22, 86]。

丙泊酚是最常使用的静脉诱导麻醉药物，其他包括依托咪酯、氯胺酮、硫喷妥钠及咪达唑仑。药物的使用取决于各种因素，包括患者血流动力学情况、合并症、过敏药物以及药物代谢动力学、副作用、医师偏好及药物的有无[87]。当使用肌肉松弛药时，麻醉药物的选择是否影响插管条件尚无定论。研究比较了丙泊酚、依托咪酯及硫喷妥钠与肌肉松弛药的联合使用，不同麻醉药物对插管条件的影响无明显区别[88-89]。另一方面，一项研究显示在使用顺式阿曲库铵时，与较小剂量丙泊酚相比，较大剂量丙泊酚可改善插管条件[90]。

多年来，静脉诱导麻醉药中最常用的肌肉松弛药是琥珀酰胆碱[87]，然而，非去极化肌肉松弛药的使用越来越受欢迎。这是因为琥珀酰胆碱会导致心动过缓、肌痛、高钾血症、颅内压增高及胃内压增高等[91]。琥珀酰胆碱作为临床上唯一使用的去极化肌肉松弛药，有快速起效及作用时间短的优点，如需利用这些特性，则琥珀酰胆碱依然是最常用的肌肉松弛药。最明显的就是琥珀酰胆碱还常被用于可疑困难气道时。理论上，因作用时间短，对于预给氧患者发生严重低氧血症之前允许自主呼吸恢复，虽然证据提示这种情况可能并不会像预见的那样发生[92]。

在常规静脉麻醉诱导中，非去极化肌肉松弛药是较常用的肌肉松弛药物[91]。在目前临床操作中，常用的非去极化肌肉松弛药有罗库溴铵、维库溴铵和顺式阿曲库铵。值得注意的是它们的副作用相对少，而且具有良好的安全性。非去极化肌肉松弛药主要的缺陷是作用持续时间显著延长。一旦使用，必须在数分钟内建立可通气的气道，以防止致死性的低氧血症发生。舒更葡糖（sugammadex）是罗库溴铵特异性拮抗剂，具有快速拮抗深度肌肉松弛作用的能力，与使用琥珀酰胆碱恢复自主呼吸的时间也具有可比性（见第 28 章）[93]。

美国传统教学提倡在能建立面罩通气后才可使用肌肉松弛药。如果面罩通气无法维持足够通气，在低氧血症发生前，已经预给氧患者稍后能恢复自主呼吸或者清醒[94]。现在，越来越多文献质疑这种操作方法。其中一些研究提出面罩通气不会因为使用肌肉松弛药而导致通气困难[95-96]。恰恰相反，事实上肌肉松弛药更利于面罩通气[97]。传统教学的问题在于这种操作理论上的优势，即如果面罩通气失败就唤醒患者，其实很少使用[98]。如果机械地保留这种所谓优势，可能会导致在麻醉诱导中麻醉药物使用剂量不足，比不采取这种方式导致面罩通气困难的情况发生可能性更大[98]。推迟使用肌肉松弛药有可能会在自主呼吸恢复（使用顺式阿曲库铵）或使用拮抗剂（使用罗库溴铵及舒更葡糖）之前引起低氧血症。

作者的观点是，不推荐对评估为易进行面罩通气和（或）气管插管的患者推迟使用肌肉松弛药。对于评估为面罩通气困难和插管困难的患者，应该考虑清醒插管或者进行吸入麻醉诱导，而这种情况下肌肉松弛药的使用最好是在建立通气之后。

麻醉快速诱导与气管插管

快速序贯诱导与气管插管［在麻醉相关文献简称快速序贯诱导（rapid sequence induction，RSI）］是常用于有胃液反流及胃内容物误吸高发风险的常规静脉麻醉诱导方法。在充分预给氧后，施加环状软骨按压，诱导剂量的麻醉药物注入后快速给予 1 ~ 1.5 mg/kg 琥珀酰胆碱，在不使用正压通气的情况下行气管插管。目的是快速达到最佳插管条件，以减少意识消失到气道插入气管导管的时间。环状软骨按压是由 Sellick 首先提出的，在环状软骨处施加压力以闭合食管上段，从而可以防止胃内容物反流到咽部[99]。当患者清醒时环状软骨按压压力建议为 10 牛顿（N），当意识消失后可增加至 30 N。这些数值是以对麻醉诱导的患者食管测压与尸体研究而得到的压力安全数值[100]。快速诱导与气管插管应用广泛，对于饱胃（如禁饮禁食指南没有观察到）与肠梗阻患者处理标准一样[101-102]。快速诱导与气管插管曾经被推荐用于第二产程的孕妇[103]，但是这种处理方法已被提出质疑[104-105]。如对比一般

情况更容易发生胃液误吸风险的病例，也可考虑使用快速诱导与气管插管，包括控制不佳的胃食管反流病、留有鼻饲管、病态肥胖及糖尿病胃轻瘫。当预测为面罩通气困难而无气管插管困难，如无齿或络腮胡患者，除非有可靠的气道检查，快速诱导与气管插管技术也十分实用。

自 1970 年首次提出快速诱导与气管插管方法起，不断有其他改进方法提出[106]。当琥珀酰胆碱被禁用或希望规避其不良反应时，快速诱导与插管可以使用非去极化肌肉松弛药完成（罗库溴铵 1.0 ~ 1.2 mg/kg 或维库溴铵 0.3 mg/kg）。上述剂量可在少于 90 s 内提供足够的插管肌松条件[107-108]。这些药物的主要不足在于肌松阻滞时间延长。然而，舒更葡糖的应用可以使非去极化肌肉松弛药的使用增多（参见第 27、28 章）。虽然传统快速诱导与气管插管要求使用预先计算好剂量的硫喷妥钠，但是丙泊酚、依托咪酯或氯胺酮的使用也十分常见。比起输注预定的固定药物剂量，一些人提倡使用滴定麻醉药物至患者意识丧失[101]。

环状软骨按压的应用是快速诱导与气管插管最具争议的方面[101]。反对观点认为环状软骨按压降低了下段食管括约肌张力，从而增加了反流的潜在风险[109]，而且 MRI 研究显示，事实上，环状软骨按压并没有按压食管，而是使食管向外侧移位[110]。环状软骨按压同样可导致喉镜视野变差，变相延长插管时间以及增加肺误吸的风险，也可导致会厌下气道的闭合，进一步引起气管插管或面罩通气困难[111]。另一方面，支持者提出适当的环状软骨按压可以有效地减少误吸风险，而报道的问题是由于不正确的按压方法引起的。一篇关于 MRI 的研究提出环状软骨按压与食管的位置是不相干的，因为有效的环状软骨按压是闭塞下咽部[112]。总的来说，应用环状软骨按压风险相对低，因而鼓励用于快速诱导与气管插管，除非因按压导致会厌难以看见。若出现这种情况，松开环状软骨按压即可。

改良快速序贯诱导与气管插管这个名词经常被使用，但目前尚没有标准的定义。一项美国麻醉住院医师与主治医师的调查显示，该名称最常用于涉及面罩通气配合环状软骨按压时[113]。改良快速序贯诱导与气管插管的适应证包括紧急情况下有快速发展的低氧血症风险患者（如肥胖、妊娠、危重病患者或儿童患者）。在此期间不能完成预给氧或者因为使用标准剂量的非去极化肌肉松弛药，需要更长时间才能插管。虽然就胃胀气而言，正压通气下环状软骨按压的效果尚未明确，轻柔的正压通气（压力小于 20 cmH_2O）配合环状软骨按压可能适用于这些临床情况[114]。

吸入麻醉诱导

另一种全麻诱导的方式是吸入挥发性麻醉药诱导。这种技术常用于小儿麻醉，无痛且无须打针。对于成人来说，吸入麻醉药诱导适用于静脉通道难以建立或这种技术更适合使用的情况。吸入麻醉药诱导的优点是保留自主呼吸，可逐渐改变麻醉深度，以及相关呼吸和循环影响[22]。吸入麻醉药诱导同样已经被用于快速诱导与气管插管，在意识消失后给予快速起效肌肉松弛药[115]（参见第 27 章）。

七氟烷是目前吸入诱导中最常用的挥发性麻醉药，因为它无刺激性，血或气溶解度低，麻醉诱导平稳，辅助或不辅助肌肉松弛药或阿片类药物均可提供气道管理合适的条件[116]。七氟烷诱导麻醉有两个主要技术，一个是潮气量诱导，指示患者通过面罩正常呼吸；另一个是肺活量诱导，指示患者呼出残气量，然后通过面罩完成一个肺活量呼吸。高浓度七氟烷（8%）被用于肺活量诱导。潮气量诱导可起始于低浓度，然后增加浓度。一氧化氮可以通过第二气体效应应用于任何一种方式加速诱导[117]。这两种方式均有效，都可用于放置喉罩或气管插管[116]。使用七氟烷单一诱导时，要达到满意的插管条件，需要深度麻醉，会增加副作用的风险，如低血压。丙泊酚[118]、快速起效阿片类药物[119-120]、肌肉松弛药[121]以及氯胺酮[122]的使用显示可以提高插管条件以及允许用更低浓度的七氟烷。

氟烷仍然常用于发展中国家，同样可以用于吸入麻醉诱导[123]。氟烷的主要缺点是高血或气分布系数，导致诱导时间相对较长。它还可以引起心脏节律异常、心肌抑制和氟烷导致的肝炎。因为这些副作用，氟烷不能达到深度麻醉，经常需要使用肌肉松弛药、阿片类药物或者两者合用[116]。地氟烷引起呼吸道刺激症状的特点限制了将其用于麻醉诱导，虽然有文献报道过与阿片类药物同时使用用于麻醉诱导[124-125]。

不使用神经肌肉阻滞剂的静脉诱导

不使用神经肌肉阻滞剂（简称肌肉松弛药）的全身麻醉静脉诱导常用于喉罩置入，但这种方法也可以达到满意的气管插管条件。当禁忌使用琥珀酰胆碱，或者不希望非去极化肌肉松弛药恢复时间过长且无法逆转其效果（如舒更葡糖无法提供）时可采取该方法进行诱导。在常用的麻醉药中，丙泊酚是不需要合用肌肉松弛药的最合适的静脉诱导药，因为它具有抑制气道反应和产生呼吸暂停的独特作用[126-127]。然而，当单独使用丙泊酚时，往往需要较大剂量，伴随而来的是低血压的风险明显增加。当配合使用快速起效的

阿片类药物（如阿芬太尼和瑞芬太尼）或者镁剂时，可改善插管条件并减少丙泊酚的使用剂量[128-129]。瑞芬太尼比等效剂量的阿芬太尼效果更好[128]。丙泊酚 2 mg/kg 联合瑞芬太尼 4～5 μg/kg 静脉诱导可有效提供最佳的插管条件[130]。配合按压环状软骨并避免面罩加压通气，该诱导方法可应用于快速序贯诱导与气管插管[131]。

该诱导方法的不足包括潜在的更频繁的困难插管发生率[132]，显著的血流动力学波动如心动过缓、低血压，以及喉部损伤概率增加[86, 133]。该方法还存在阿片类药引起的肌肉僵硬进而导致面罩通气困难的风险。虽然这种风险通常归因于胸壁僵硬，但在插管患者和气管切开患者的研究中发现，胸壁僵硬导致肺顺应性下降不足以解释使用大剂量阿片类药物后无法使用面罩通气的现象[134-135]。阿片类药物诱导过程中对声带检查发现，声带关闭是阿片类药物诱导麻醉后通气困难的主要原因[136-137]。小剂量的肌肉松弛药或利多卡因表面麻醉［喉气管表面麻醉（LTA）］可以有效松弛声带，从而顺利进行面罩通气和（或）气管内插管[136]。

清醒（非麻醉）患者的气道管理

就像 ASA 和 DAA 所提到的，当制订气道管理方案时，在全麻诱导前后建立有效气道是气道管理应考虑的基本原则之一[7]。清醒气道管理的优势包括：能够保留咽部肌张力和上呼吸道通畅，保留自主呼吸，能快速进行神经系统功能检查，以及气道保护性反射存在，避免发生误吸[138]。总的来说，当已预见面罩通气困难和插管困难时，患者清醒保留自主呼吸是气道管理最安全的方法[7]。清醒气道管理的其他适应证包括：胃内容物误吸风险高的患者，面部或气道损伤的患者，血流动力学剧烈波动的患者，以及颈椎病理性不稳定的患者[139]。

这些适应证的特点决定了清醒气道管理的最佳选择是气管内插管，但是已有清醒状态下置入 LMA 进行支气管镜诊断检查的报道。虽然有很多其他成功的插管方法，包括使用视频喉镜（VAL）[140]、光导探条[141]、光棒[142]、插管型喉罩[143]以及逆行插管法（RI）[144]，但最实用的清醒气管插管方法是软镜插管（flexible scope intubation，FSI）[138]。

在大多数情况下，气道表面局部麻醉是清醒气道管理的主要麻醉方法[138]。利多卡因起效快、治疗指数高、应用浓度范围广，是清醒气道管理最常用的局部麻醉药[145-146]。苯佐卡因和西他卡因（一种局部外用喷雾局麻剂，含有苯佐卡因、丁卡因和氨苯丁酯，

Cetylite Industries，Pennsauken，NJ）可产生完善的气道表面麻醉作用，但因为具有喷洒 1～2 s 即可出现高铁血红蛋白血症的风险，故限制了其临床应用[147]。可卡因具有收缩鼻黏膜的作用，主要用于清醒经鼻气管插管时表面麻醉[148]。将 4% 利多卡因与 1% 去氧肾上腺素以 3∶1 容积比例进行混合，得到含 3% 利多卡因与 0.25% 去氧肾上腺素混合液，可产生类似于可卡因的麻醉及血管收缩作用，可替代可卡因[149]。

　　气道表面麻醉要求主要麻醉舌根（该处的压力感受器是咽反射即呕吐反射的传入部分）、口咽部、下咽部以及整个喉部，而不需要麻醉口腔部。如果准备经鼻气管插管，还应该对鼻腔进行表面麻醉。在气道表面麻醉之前，应配合使用抗胆碱药以抑制腺体分泌，另外还可以提高局麻药的表面麻醉效果并利于喉镜暴露视野。在达到同等抑制腺体分泌作用上，格隆溴铵（胃长宁）抑制迷走神经的作用比阿托品轻，而且不通过血脑屏障，故格隆溴铵通常作为首选，并应尽早使用，使其发挥最大作用。

　　直接使用可卡因、含肾上腺素的 4% 利多卡因或者 3% 利多卡因与 0.25% 去氧肾上腺素混合液，通过棉签或者棉纱布，可对鼻腔进行表面麻醉。口咽部麻醉可以通过直接使用局麻药或者通过使用雾化器或喷雾器来实现。而喉部麻醉可采用雾化吸入局麻药或者"边进边喷"（spray-as-you-go，SAYGO）的方法，包括通过吸引口、插管软镜（flexible intubation scope，FIS）或者光导探条的工作通道，随着逐渐进入气管而间断注入局麻药。

　　使用一种或者联合使用几种上述表面麻醉方法即可取得较为完善的气道表面麻醉效果。如果需要补充麻醉，可考虑各种神经阻滞方法。最常用的三种方法是舌咽神经阻滞、喉上神经阻滞以及经喉神经阻滞。

　　舌咽神经支配舌后 1/3、会厌谷、会厌前表面以及咽侧壁和后壁的感觉，也是咽反射的传入通路。为阻滞该神经，可将舌头压在正中位，形成一沟槽（舌-齿龈沟）。将 25 G 脊麻针穿刺到前扁桃体底部，即舌根外侧方，进针深度约 0.5 cm（图 44.9）。回抽无血液和气体后，注射 2 ml 2% 利多卡因，用同样的方法阻滞对侧神经[138]。舌咽神经阻滞也可以无创进行，使用 4% 利多卡因浸泡的棉签按压相应部位 5 min 即可。

　　喉上神经是迷走神经的分支，支配下咽和喉上部的感觉传导，包括声门上会厌和构状会厌皱襞的感觉传导。有三种阻滞入路法（图 44.10）。使用 25 G 脊麻针从舌骨大角前或者甲状软骨角前进针，穿入甲状舌骨韧带，深度为 1～2 cm，到达韧带时可有阻力感。回

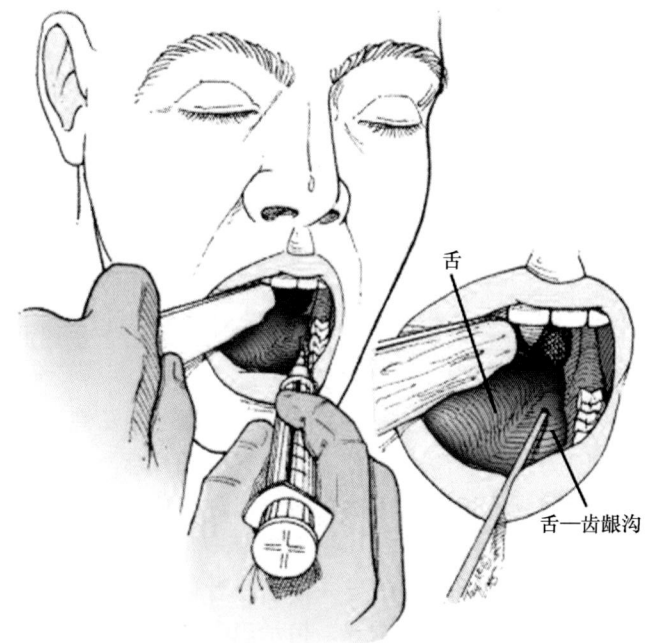

图 44.9　左侧舌咽神经阻滞（Reprinted from Artime CA，Sanchez A. Preparation of the patient for awake intubation. In：Hagberg CA，Artime CA，Aziz M，eds. Hagberg and Benumof's Airway Management. 4th ed. Philadelphia：Elsevier；2018. From Difficult airway teaching aids，Irvine，University of California，Department of Anesthesia.）

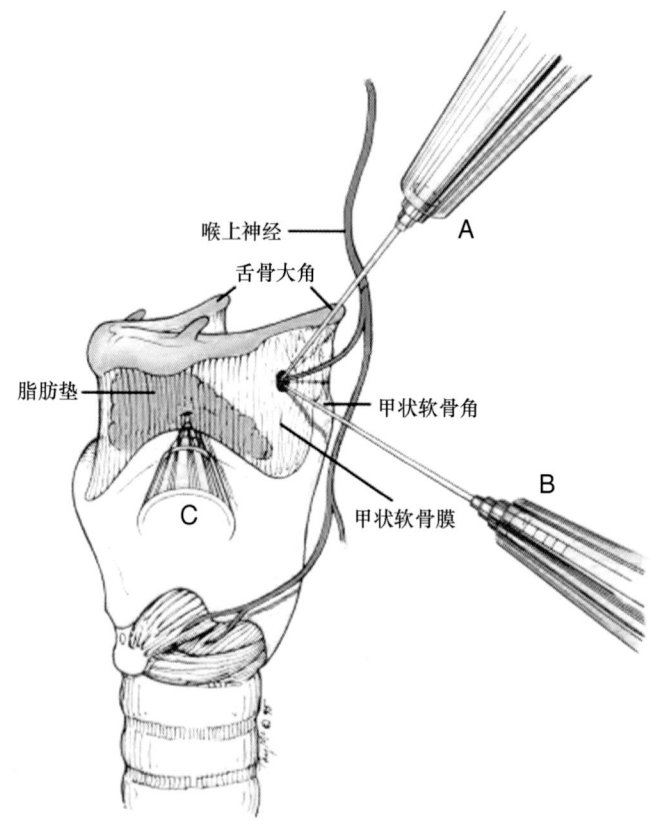

图 44.10　喉上神经阻滞。A. 舌骨大角前进针点；B. 甲状软骨角前进针点；C. 甲状软骨上切迹进针点（Reprinted from Artime CA，Sanchez A. Preparation of the patient for awake intubation. In：Hagberg CA，Artime CA，Aziz M，eds. Hagberg and Benumof's Airway Management. 4th ed. Philadelphia：Elsevier；2018. From Difficult airway teaching aids，Irvine，University of California，Department of Anesthesia.）

抽无血液和气体后，注射 2% 利多卡因 1.5～2 ml，用同样的方法阻滞对侧神经[146]。喉上神经阻滞的第三种方法即甲状软骨上切迹入路法，对于肥胖患者尤其适用。这类患者的舌骨和甲状软骨上角难以触摸到，而且容易引起不适。从甲状软骨上切迹旁开 2 cm，向头后侧进针 1～1.5 cm，注射 2% 利多卡因 2 ml，同样的方法阻滞对侧神经[150]。

经喉（或经气管）神经阻滞可麻醉气管以及声带。该方法尤其适用于插管后需要进行神经检查的病例，可使患者更耐受气管导管。定位好环甲膜，将 20～22 G 针头与 5 ml 注射器连接，朝向后、足端穿刺，回抽有气体后，快速注射 2% 或 4% 利多卡因 4 ml，可激发患者咳嗽，麻醉声带及气管。为尽量降低创伤的风险，可预先在穿刺针外套一导管，穿刺针进入气管后拔出针芯，将局麻药经导管注入气管内（图 44.11）[146]。

只要局麻药不超过最大使用剂量，以上神经阻滞方法可以有不同的组合。利多卡因用于气道表面麻醉的最大剂量尚无统一意见，不同文献推荐其总剂量为 4～9 mg/kg[146, 151-152]。注意观察局麻药毒性反应的症状和体征非常重要，包括耳鸣、口周发麻、金属味、头晕、眩晕及嗜睡等。严重的利多卡因过量可引起高血压、心动过速、癫痫发作以及心血管循环严重抑制[153]。

根据临床情况，采用静脉镇静有利于清醒患者的气道管理，并产生抗焦虑、遗忘和镇痛作用。可单独或联合使用苯二氮䓬类药物、阿片类药物、静脉催眠药、α₂ 受体激动剂和抗精神病药。常用的镇静药物见表 44.1。应采用滴定法谨慎使用镇静药物。若镇静过度，患者不能配合，会使清醒插管变得更加困难。应该始终保留自主呼吸，尤其对于严重气道阻塞的患者更要谨慎对待，因为清醒状态下保留肌紧张有利于维持气道通畅。对于胃内容物反流误吸风险高的患者应避免过度镇静。因为清醒患者自我保护反射存在，一旦发生反流，可避免误吸[80]。

面罩通气

面罩通气是一个简单、无创的气道管理技术，可

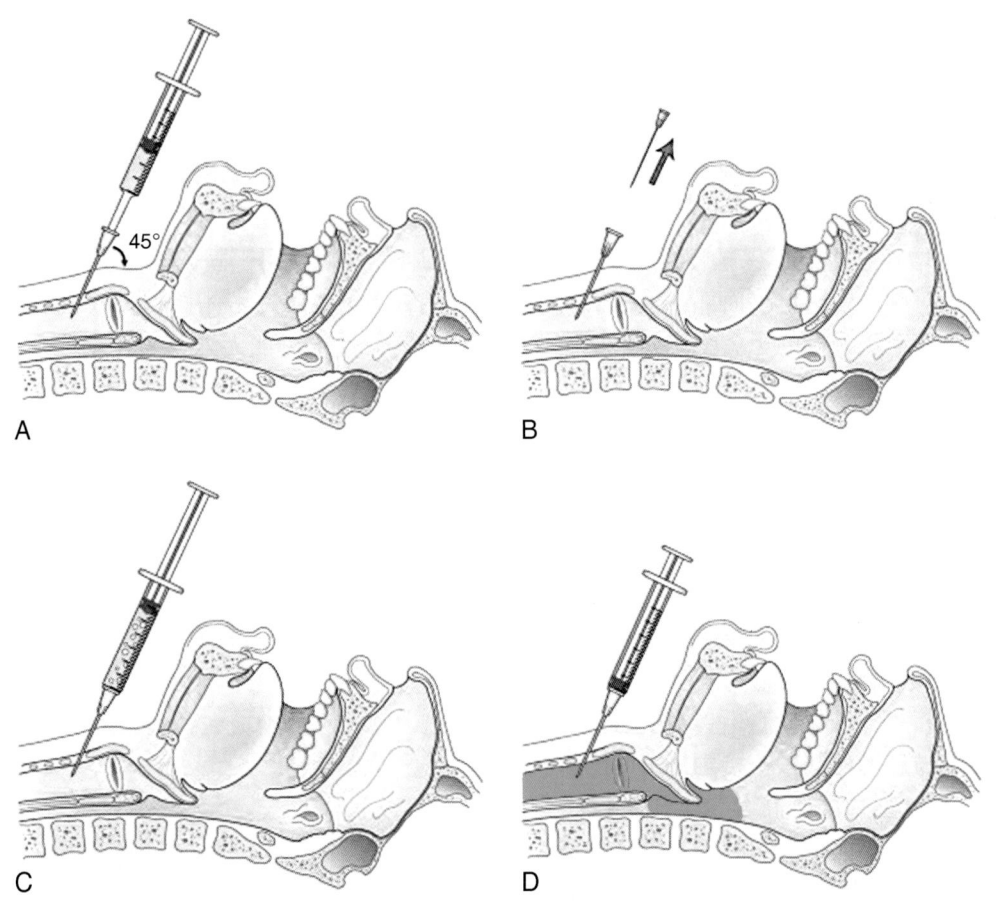

图 44.11　经喉神经阻滞，血管导管技术（头颈部矢状位视图）。A. 血管导管（即留置针针尖朝向足端插入环甲膜，进行抽吸试验，以确认针尖位于气管腔内。B. 从导管内拔出针芯。C. 将含有局麻药的注射器与导管连接，再次行抽吸试验，以确保导管前端位于气管腔内。D. 注射局麻药，激发患者咳嗽，局麻药可呈雾状播散（图中蓝色阴影区）（Reprinted from Artime CA，Sanchez A. Preparation of the patient for awake intubation. In：Hagberg CA，Artime CA，Aziz M，eds. Hagberg and Benumof's Airway Management. 4th ed. Philadelphia：Elsevier；2018. From Difficult airway teaching aids，Irvine，University of California，Department of Anesthesia.）

表 44.1 用于清醒插管的镇静药物

药物	类别	镇静剂量	注意事项
咪达唑仑	苯二氮䓬类	1～2 mg 静脉用，必要时重复（0.025～0.1 mg/kg）	经常与芬太尼联合应用
芬太尼	阿片类	25～200 μg 静脉用（0.5～2 μg/kg）	通常与其他药物联合应用（如咪达唑仑和丙泊酚）
阿芬太尼	阿片类	500～1500 μg 静脉用（10～30 μg/kg）	起效快，维持时间较芬太尼短
瑞芬太尼	阿片类	单次 0.5 μg/kg 静脉用，随后 0.1 μg/(kg·min) 持续输注	随后可在 5 min 内按 0.025～0.05 μg/(kg·min) 滴定输注达到足够镇静
丙泊酚	催眠类	0.25 mg/kg 静脉用间段推注或随后 25～75 μg/(kg·min) 滴定起效	同样可与瑞芬太尼联合应用（可减少两种药的用量）
氯胺酮	催眠类	0.2～0.8 mg/kg 静脉用	使用前给予抗胆碱能药 可给予咪达唑仑以减轻不良的心理影响
右美托咪定	α_2 激动剂	单次 1 μg/kg 静脉用大于 10 min，随后按照 0.3～0.7 μg/(kg·h) 输注	老年及心脏功能不全患者减量

作为短时间麻醉的主要通气方式，或者是建立更确切气道前的过渡。面罩吸氧是"给氧去氮"的常用方式，也用于吸入麻醉诱导，可为自主呼吸的患者或者麻醉状态下无自主呼吸需应用正压通气（PPV）患者提供氧气和吸入性麻醉药。面罩通气不仅用于气管插管前的通气和给氧，也是困难气管插管情况下的有效的急救技术。基于以上原因，面罩通气是 ASA 和 DAA 困难气道处理方案的重要组成部分，也是麻醉科医师必须掌握的一项基本技能[7]。

当反流的风险增加、防误吸保护性反射缺失时，面罩加压通气是相对禁忌证。对于面部严重创伤的患者，或者需要避免搬动头颈部的患者（比如不稳定性颈椎骨折的患者），行面罩通气时要谨慎。

麻醉面罩的设计需要在口鼻周围形成密闭结构，以实施正压通气（PPV）和吸入麻醉气体。而氧气面罩仅用于补充氧气吸入，两者不能混淆使用。早期的麻醉面罩由黑色橡胶制成，可重复使用。目前临床上已几乎被一次性的透明塑料面罩所取代。这种面罩可减少患者的恐惧感，而且有利于观察患者有无口唇发绀，并利于口腔吸痰护理。面罩有各种样式和尺寸，但都包括基本的元素——主体、密闭性结构及连接器。密闭性结构使面罩与患者面部紧密接触，透明的塑料面罩包括一个柔软可塑形的、高容量低压的空气囊腔，可舒适地扣压在口鼻面部，同时最大限度地减少压力性缺血的发生。某些型号面罩的囊腔口有一活瓣，可灵活改变囊腔内气体容量。连接器是直径为 22 mm 的标准适配接口，可与标准的麻醉回路接头或者手动呼吸囊接头相连接，而儿童用面罩连接器的直径通常是 15 mm，与相应的呼吸回路接头相匹配。

面罩通气的两个关键因素为：①维持面罩与患者面部的密闭性；②上呼吸道通畅[22]。通常用左手握面罩，用拇指和示指围成一 C 形把持在面罩连接处，中指和无名指握住下颌骨分支，小指置于下颌角（图 44.12）。拇指和示指给予向下的压力，以维持面罩密闭性，其余三指维持下颌骨（下巴）向上移位以帮助气道开放。右手解放出来用来人工通气。确保用力于下颌骨而非软组织上非常重要，因为用力于下颌空间可能造成气道梗阻及困难面罩通气。很多面罩的体部装有挂钩，以便用于固定维持密闭性。

由于不能维持密闭性和（或）不能保持上气道开放，单手技术可能无效，特别对于肥胖和无牙患者。在这种情况下，双手托面罩技术更有效。双手托面罩

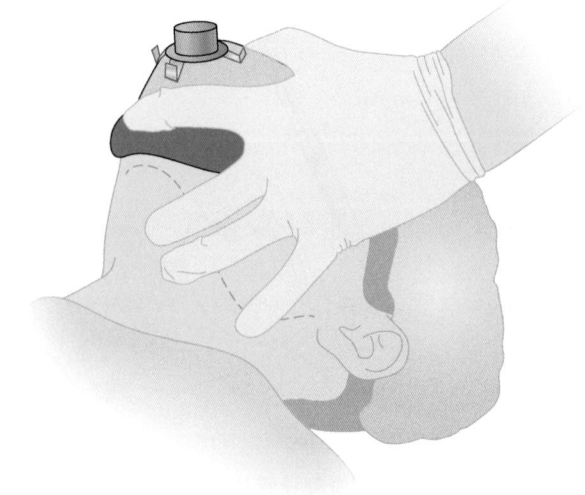

图 44.12 标准单手托面罩法。小指的位置在下颌角处（From Matioc AA. The adult ergonomic face mask: historical and theoretical perspectives. J Clin Anesth. 2009; 21: 300-304.）

技术需要一个助手或应用麻醉机压力控制通气（PCV）提供正压通气。与人工通气相比，压力控制通气气道峰压较低，可降低吸气流速，同时为胃胀气患者提供了额外的安全措施[154]。双手托面罩的一种方法是左手同单手托面罩，右手放在另一侧相同的位置。一种更有效的方法是用示指和中指上提下巴，用拇指把持面罩。一项调查麻醉后患者的研究显示这种通气方法可以提高上呼吸道通畅度。与传统单手托颌通气相比，这种通气方法在压力控制通气时有更大的潮气量[155]。另外能在困难情况下提高面罩密闭性的方法包括无牙患者带上义齿及使用胶布包裹面部胡须。

　　一旦患者面部与面罩密封贴合，可使用自主呼吸或正压通气进行通气。有效的面罩通气需要依靠观察胸部起伏、呼出潮气量、脉搏血氧饱和度及二氧化碳波形来确定。肺部正常的患者开放气道控制通气期间，达到足够潮气量时的气道压应小于 20 cmH₂O，需要避免气道压过高以防止胃液误吸[156]。若正压通气不能达到正常呼吸压力值，则需要评估气道通畅与肺部顺应性。

　　由于全麻导致的肌张力减弱，仰卧位患者在重力影响下口腔组织向后坠而阻塞上呼吸道。上呼吸道阻塞常发生于软腭平面（腭咽）、会厌及舌[22, 26]。为了让气道尽可能开放，面罩通气时将寰枕关节尽可能伸展与下颌骨向前移位（托颌法）。这些都在面罩通气技术中提到过[157]。颈椎屈曲和头部伸展（如将患者置于嗅花位）可以提高咽部的开放性[158]。若嗅花位及托下颌法均不能缓解气道阻塞，则口咽或鼻咽通气道可能有助于气道开放。

　　口咽通气道是最常用的辅助工具。口咽通气道顺着舌体的弧度，将舌体推至远离后咽部的位置（图44.13）。因口咽通气道在舌根处加压，并可能接触到会厌，若喉部或咽部反射没有充分消除，则会引起突然咳嗽、干呕或喉痉挛。因此口咽通气道不适合用于未进行气道表面麻醉的清醒患者。通过测量从患者口角至下颌角或耳垂的距离确定口咽通气道尺寸。尺寸不合适的口咽通气道可加剧气道阻塞，因此选择适当尺寸十分重要。置入方法是将口咽通气道曲面向后插入，然后旋转180°。另外，也可使用压舌板将舌体移向前的同时口咽通气道曲面向前置入。置入口咽通气道的并发症包括舌神经麻痹及牙齿受损[159-160]。鼻咽通气道置入到位后刺激性低于口咽通气道，因此鼻咽通气道更适用于清醒患者（图44.14）。鼻咽通气道插入前需要充分润滑，插入时其斜面应对着鼻中隔。为了防止鼻出血，使用鼻咽通气道时不可用暴力。

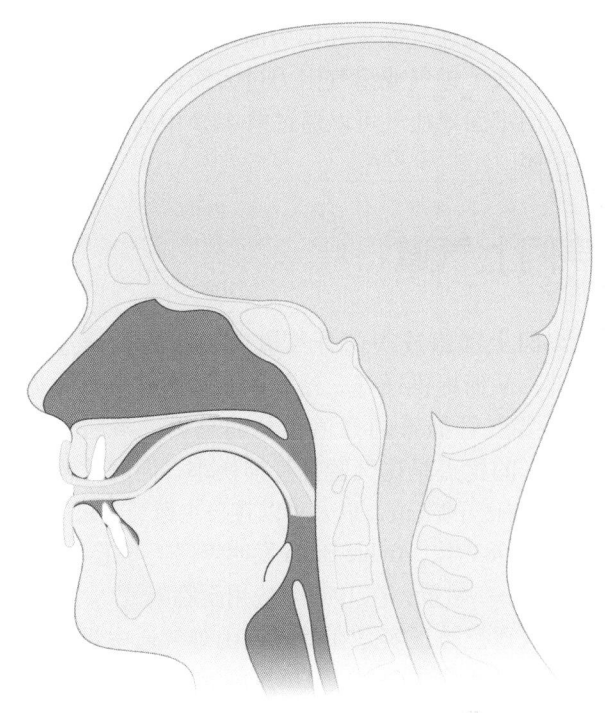

图 44.13　口咽通气道正确放置位置。口咽通气道顺着舌体的弧度。将舌体及会厌推至远离咽部后壁，以及提供气体流通的路径（Modified from Dorsch JA, Dorsch SE. Understanding Anesthesia Equipment. 4th ed. Baltimore：Williams & Wilkins；1999.）

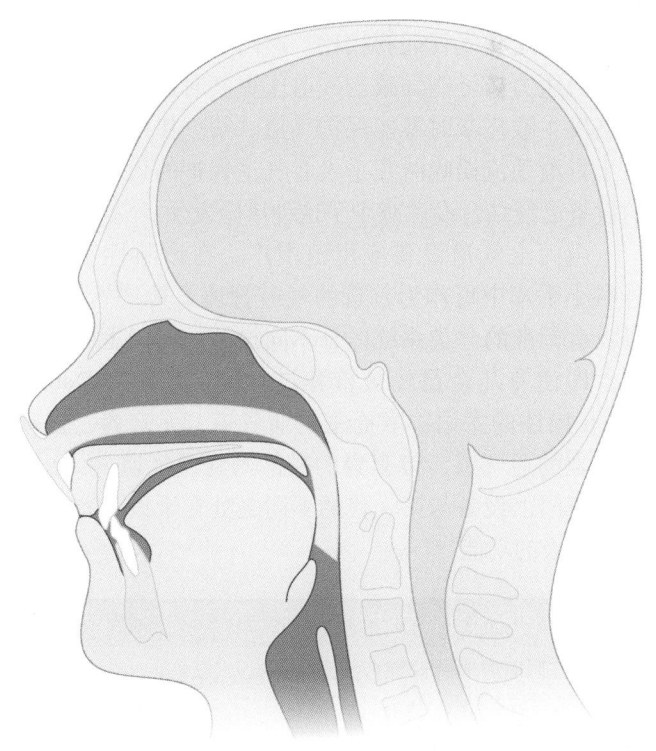

图 44.14　鼻咽通气道正确放置位置。气道经过鼻，刚好终止于会厌上（Modified from Dorsch JA, Dorsch SE. Understanding Anesthesia Equipment. 4th ed. Baltimore：Williams & Wilkins；1999.）

困难面罩通气发生在因为面罩密封性不足、过度漏气和（或）进气或出气阻力过大而使用面罩时无法通气。困难面罩通气可以通过框 44.2 中的术前气道评估来预测。

声门上气道

声门上气道或声门外气道设备指的是通过盲插至咽部，从而提供通气、给氧以及输送麻醉气体途径而不需要气管插管的气道工具的总称。声门上气道（SGAs）的优点是比气管插管损伤小，同时比面罩能建立更加有效的气道，以及可以在自主通气或正压通气时使用。1983 年，Archie Brain 发明声门上气道（SGAs）中的一种——喉罩，在 1988 年应用至临床[161]。自从那时起，喉罩已被证实是在常规或困难气道中最重要的发展之一，以及在 ASA、DAA 困难气道流程中关键组成部分。目前在麻醉操作中，不同设计的声门上气道设备使用广泛，可作为主要气道管理工具、急救气道工具以及引导气管插管的通路。

声门上气道工具独特的作用包括放置简单快速、血流动力学更稳定、减少麻醉药物使用、不需要肌肉松弛药以及避免部分气管插管风险（如牙齿及气道结构损伤、咽喉痛、呛咳和支气管痉挛）[162-163]。而主要的缺点是和气管插管相比，声门上气道工具相对小的密封压力，可能导致当气道压更高时通气无效，以及当发生喉痉挛时不能保护气道。第一代声门上气道对于胃液反流误吸时几乎没有气道保护的效果，新型的设备已经结合设计减少了这种风险发生。

声门上气道设备应用范围广。在诊断性手术或外科小手术中可作为首选的气道管理工具[164]。目前仍没有标准的分类系统区分不同设计的声门上气道工具，即使有几个已经被推荐过。这一章使用 Donald Miller 描述的术语：喉周密封通气道，无套囊、自动预成型的通气道，带套囊的喉部密封通气道[165]。第二代声门上设备与第一代的不同之处在于设计特点有减少误吸的功能[166]。

框 44.2　困难面罩通气预测
■ 阻塞性睡眠呼吸暂停综合征或打鼾史
■ 年龄大于 55 岁
■ 男性
■ BMI 大于 30 kg/m²
■ Mallampati 分级为Ⅲ或Ⅳ级
■ 络腮胡
■ 无牙

喉罩气道

经典喉罩

喉罩（LMA 北美，圣地亚哥，加州）是使用最广泛、研究较深入的声门上气道设备，它是喉周密封工具的原型。经典喉罩的原始版本（cLMA）是由一个硅树脂做的椭圆形通气罩，与置于下咽部的可充气式套囊组成，形成围绕声门周围组织的密封圈（图 44.15）。通气导管连接通气罩从口部出来，有一个 15 mm 的标准接头与麻醉机环路或与呼吸囊连接。密封圈包绕喉部入口，在自主呼吸与最大压力在 20 cmH₂O 的正压通气下，允许氧气及吸入性麻醉药输送。经典型喉罩可以重复使用达 40 次，以及有 1 号（新生儿）～ 6 号（成人，＞100 kg）不同型号可供选用。

LMA Classic Excel 是一种改进版本，具有进行气管插管的设计特点，包括会厌抬起条、大口径的通气导管和可拆卸的接头。LMA Unique 是 cLMA 一次性使用版本，它是由聚氯乙烯（PVC）或硅树脂制成，由于其较低的价格和维修成本，并注重规避对重复使用医疗器械已知的交叉感染、感染传播风险而得到普及。LMA Flexible 有重复使用和单次使用两种规格，有一个可弯曲、抗扭结的通气导管，因此在头颈手术

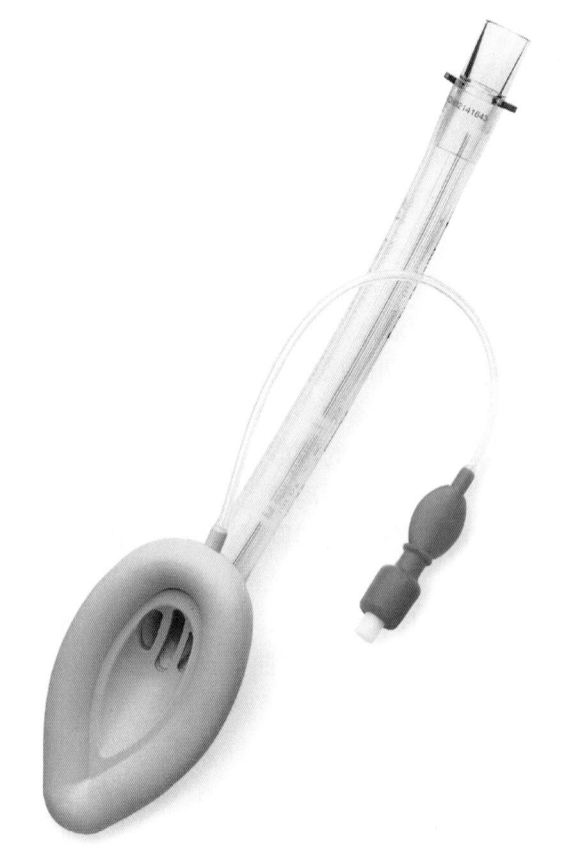

图 44.15　经典型喉罩（Image provided courtesy LMA North America，San Diego，CA.）

中可将通气管道弯曲放置于远离手术的区域。

　　放置喉罩时为了达到更好的效果，喉罩制造商建议尽可能放置相对大号的喉罩，5 号喉罩用于普通成年男性、4 号喉罩用于普通成年女性更能获得较好的密闭性[167]。使用过小的喉罩时为了获得密闭性导致套囊过度充气，这使患者易于发生口咽喉相关并发症和神经的损伤[168]。喉罩型号选择过小也被证明与喉罩放置失败有相关性[169]。然而，较大号的喉罩与咽喉痛的高发率相关，因此，计划插入喉罩维持自主呼吸时，小一号的喉罩可能更合适[170]。

　　喉罩制造商对喉罩置入指南总结在图 44.16。可以使用丙泊酚或七氟烷达到喉罩插入的足够麻醉深度[171]，也可联合短效的阿片类药物如芬太尼、阿芬太尼和瑞芬太尼帮助喉罩的放置和减少咳嗽、恶心、喉痉挛的发生率[172-173]。在喉罩插入之前，应抽空套囊气体，用水性润滑剂润滑喉罩的后侧。喉罩一旦置入到位（图 44.16），用最低有效气体量将套囊充气，套囊目标压力达到 40 ～ 60 cmH_2O[167]。为了使喉罩准确地放置，在套囊充气之前不应将喉罩固定或与麻醉管道连接。通过适当的正压通气，检测二氧化碳波形、听诊以及将吸气压力限定在 18 ～ 20 cmH_2O 是否听到漏气来确定喉罩的合适位置。一旦确认喉罩位置合适，置入一卷纱块作为牙垫，用胶带将喉罩固定好。喉罩制造商描述了推荐喉罩插入技术的几个改进方法，其中包括拇指插入方法[174-175]。如果术中使用了 N_2O，

应定期监测套囊压力。由于 N_2O 弥散进入套囊，套囊压力可能超过推荐的 60 cmH_2O 临界值。

　　放置喉罩后即刻出现的通气困难可能是会厌向下折叠所致。Dr. Brain 所介绍的上-下方法可能会解决这个问题，即在套囊不抽气下将喉罩退出 2 ～ 4 cm 后再重新插入。头部的后仰和喉罩的重新放置也可能改善无效通气。如果这些措施不能解决这个问题，就可能需要更换不同型号的喉罩。麻醉深度不足引起的喉痉挛和支气管痉挛几乎不可能使用喉罩通气；给予局部麻醉药、吸入或静脉麻醉药有助于解决这个问题。虽然直接喉镜不是必需的，但它能有助于将喉罩置入到合适的位置。

　　使用喉罩所致的严重并发症相对罕见。更常见的是发生口、咽、喉的较小损伤，表现为喉咙干燥或疼痛[176]。喉咙疼痛的发生率为 10% ～ 20%[163, 177]，与套囊压力过高和喉罩型号过大有关[170, 178]。也曾报道过更加严重的口咽喉损伤案例，如悬雍垂的损伤和咽部的坏死[179-180]。也有对舌咽神经、舌下神经和喉返神经的损伤报道。这些可以在数周或者数月内自行恢复[168]。这些并发症的诱发因素包括高套囊压力（经常由于使用 N_2O），使用过小型号的喉罩和非仰卧位[168]。

LMA ProSeal（PLMA）

　　LMA ProSeal（PLMA，LMA 北美，圣地亚哥，

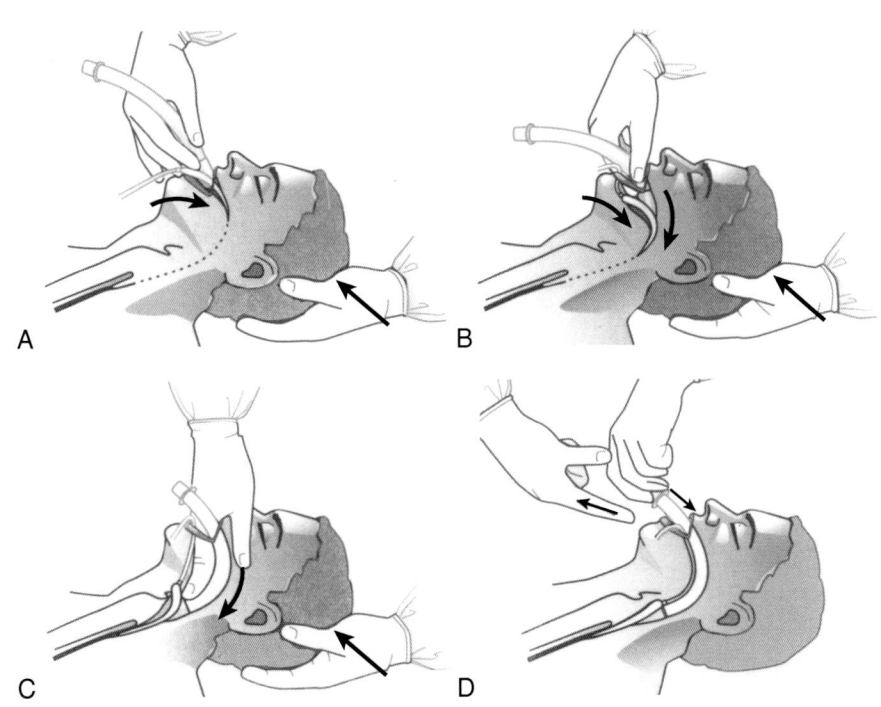

图 44.16　喉罩（LMA）的置入。A. 中指张开口腔，示指向上将气囊顶端贴于硬腭。B. 向后压 LMA 使其平滑置入，用另一手伸展头部。C. 继续置入 LMA 直至遇到明确的阻力。D. 移开示指前用另一手固定 LMA 以防止移位，随后移开示指并充气（Courtesy LMA North America，San Diego，CA.）

加州）是一款可重复使用的第二代声门上气道工具，包含一个后置的套囊。这可改善喉部周围的密闭性和容许压力高达 30 cmH$_2$O 的正压通气。PLMA 集成了一条胃引流管。胃引流管可容许口胃管的通过以及将胃反流内容物引流远离气道，有效地隔离呼吸道和胃肠道[181]。附加的装置包括一个一体的牙垫和较软的套囊。

置入 PLMA 的方法与 cLMA 相似，但需要更深的麻醉深度[181-182]。使用合适的插管器有助于 PLMA 的置入。与 cLMA 一样，套囊压力不应超过 60 cmH$_2$O。一旦置入喉罩，通过正压通气来完成喉罩合适位置的评估。在合理的吸气峰压下能获得足够的潮气量，气道压超过 20 cmH$_2$O 才会出现漏气，二氧化碳波形显示正常[22]。另外一个证实喉罩位置合适以及气道与胃肠道分隔的检查就是在引流管口处涂一层水溶性凝胶（< 5 mm）。正压通气和按压胸骨上窝会导致凝胶小幅度的上下运动。胃管易于通过胃引流管也证明喉罩位置合适。

LMA Supreme（SLMA）

SLMA 是一款在 PLMA 设计基础上单次使用的第二代声门上气道工具。与 PLMA 相似，SLMA 具有一个改进的允许更高气道峰压的套囊，一个容许胃管通过的引流管和一体的牙垫（图 44.17）。一个固定柄可对 SLMA 合适型号的选择提供视觉上的引导（柄需高于上嘴唇 1 ～ 2.5 cm），用胶布将固定柄与双侧脸颊固定时，可提供一个向内的力，使喉罩更加密闭地置于喉周。

虽然未被临床证实，但证据提示第二代声门上气

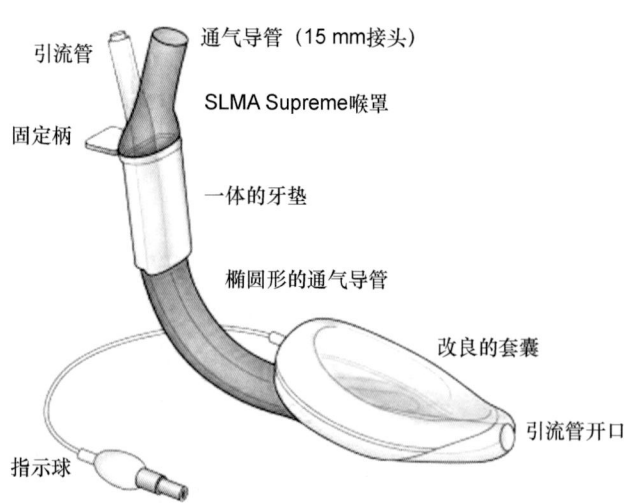

引流管
通气导管（15 mm 接头）
SLMA Supreme 喉罩
固定柄
一体的牙垫
椭圆形的通气导管
改良的套囊
引流管开口
指示球

图 44.17　SLMA 具有一个改良的套囊设计、一条可以允许胃管通过的引流管和一个一体的牙垫（From Verghese C, Mena G, Ferson DZ, Brain AIJ. Laryngeal mask airway. In：Hagberg CA, ed. Benumof and Hagberg's Airway Management. 3rd ed. Philadelphia：Saunders；2013.）

道工具如 PLMA 和 SLMA 能减少胃内容物误吸的风险。这种特性与良好的气道密闭性及允许较高的气道峰压使得声门上工具应用于多种 cLMA 可能不适合的情况，如非仰卧位（如侧位或俯卧位）[183]、腹腔镜手术（如胆囊切除术或妇科手术）[184-185] 和肥胖患者[186]。也有将 SLMA 成功地常规用于禁食、非肥胖患者的剖宫产手术的报道[187]。

新一代喉罩

LMA Protector 是一种全硅树脂制成的第二代声门上气道工具。LMA Protector 具有内置的套囊监测技术，能持续监测套囊内压力，可根据温度、N$_2$O 以及气道活动来改变指示带的颜色，提醒操作者应注意套囊压力的变化，从而使操作者将套囊压力维持在 40 ～ 60 cmH$_2$O。LMA Protector 的设计允许出现胃内容物反流时将胃反流内容物引流远离气道，并可进行胃内容物负压吸引。其粗大的管径允许标准大小的气管导管通过（详见通过声门上气道工具进行气管插管）。LMA Gastro 是一种一次性硅树脂制成的第二代声门上气道工具，设计用于上消化道内镜手术，可在保护气道的同时为内镜提供通道。

其他喉罩密封型通气道

在过去的 15 年里，许多制造商生产出各种声门上气道工具，包含 cLMA 基础喉部周围密闭设计的工具。因为术语 LMA 是受保护的商标，这些工具指的是喉罩。每一种工具有其独特的特点。这些特点使每种工具都有其特殊的优势。虽然本章无法对每一种市售喉罩进行详尽描述，但某些独特的特点还是值得提及。

一些喉罩的设计特点解决了可导致口咽喉并发症及神经麻痹的套囊高压力问题，并且改善了工具位置的放置。AES 公司（Black Diamond, WA）生产的系列喉罩具有一个套囊监测阀（cuff pilot valve, CPV），可对套囊压力进行持续地监测。Air-Q SP（Cookgas LLC, St. Louis, MO；distributed by Mercury Medical, Clearwater, FL）具有一个可自动加压的套囊，在使用正压通气时也能给套囊加压。这样不需要充气管和消除套囊过度通气的可能性。在呼气时，将喉罩套囊放气至呼气末正压（positive end-expiratory pressure, PEEP）水平，在麻醉过程中减少黏膜总压力，因此潜在降低了套囊压力相关的并发症发生率。

预先定型的无套囊解剖性密封通气道

预先定型的无套囊解剖性密封通气道是没有套囊的，此类产品通过解剖性预先定型的设计提供气道的密闭。它们的优点包括插入和放置简单，不需要给套囊充气。SLIPA 喉罩（Curveair，London，UK）是第一代根据解剖结构预塑型的无套囊通气道，含有一个能收集反流液体的空腔，可以预防反流误吸。其他无套囊产品，如 i-gel（Intersurgical Inc.，Wokingham，Berkshire，UK）和 Baska 喉罩（Strathfield，NSW，Australia）也包含在此类别中。

带套囊咽通气道

带套囊咽通气道是一种带有咽部套囊的通气道。该套囊可以在舌根水平进行密封而通气。根据是否具有食管密封套囊，可以将其再分类[165]。在声门上通气道中只有咽部套囊的产品包括喉周通气道（CobraPLA；Engineered Medical Systems，Indianapolis，IN）和 Tulip 通气道（Marshall Medical，Bath，UK）。本章不详细介绍以上两种工具。以下介绍的工具全都具有食管密封套囊。

食管-气管联合导管（esophageal-tracheal combitube，ETC）（Covidien，Mansfield，MA）是一种具有咽部、食管密封套囊和双管腔独特设计的声门上通气道。最初设计 ETC 主要是用于紧急插管，尽管其偶尔用作全身麻醉时首选的通气道和救援气道工具，但是大多数情况下用于院前急救[188-189]。将 ETC 弯曲向上盲插入口腔，向下推送直至环形标记线（位于牙齿之间）。近端口咽套囊和远端食管-气管套囊都要充气。ETC 插入食管发生的概率超过 90%、插入食管后应经过较长、蓝色的 #1（食管）管腔进行通气[190]。蓝色管腔的远端是封闭的。两个套囊之间有八个小孔提供氧合和通气。当将 ETC 插入气管时，应经较短、白色的 #2（气管）管腔通气，其远端是开放的。当将 ETC 插入食管时，胃管可通过气管管腔进入并排空胃。与喉罩或气管插管相比，ETC 用作首选的通气道时发生并发症的风险更高，包括声音嘶哑、吞咽困难和出血[191]，其使用受到限制。因为 ETC 的口咽套囊含有乳胶成分，因而不适用于对乳胶过敏的人。

Rüsch EasyTube（Teleflex Medical，Research Triangle Park，NC）是一种与 ETC 相似的双管腔声门上通气道。主要的区别是前者无乳胶成分，且近端管腔刚好止于口咽球囊下。近端管腔可允许交换管或纤支镜通过。其插入技巧和风险与 ETC 相似。一项对比研究显示 EasyTube 的插入时间更短[192]。

King LT 喉管系列声门上通气道（King Systems Corporation，Noblesville，IN）在设计上与 ETC 和 EasyTube 相类似，在咽部与食管套囊之间有通气孔口。King LT 和 LT-D（分别是可重复使用和一次性使用）是一种单管腔的声门上通气道，远侧尖端呈锥形，使其容易插入食管。管腔的远端部分（食管端）是闭塞的。另一方面，King LTS 和一次性的 King LTS-D 有第二条通道连接开放的远端，可以吸引胃内容物。尽管无 King LT 喉管置入气管内的报道，但如果出现这种情况，那么应退出喉管并重新置入。

气管内插管

气管内插管是气道管理的金标准。其建立了确切的气道，可最大程度地防止胃内容物的误吸。与面罩或声门上通气道相比，可在更高的气道压下进行正压通气。气管内插管通常是在直接喉镜辅助下进行。但是当遇到常规直接喉镜暴露困难时，已有多种可供选择的插管工具和技术去解决这些问题。

对于全身麻醉下行择期手术的禁食患者来说，声门上气道通常是合适的。尽管新一代声门上气道在某种程度上适应证更广了，但是某些临床情况中更倾向于气管内插管。气管内插管的绝对适应证包括饱胃患者及有误吸胃分泌物或血液风险的患者、危重患者、严重肺功能异常的患者（如肺顺应性差、气道阻力高和氧合受损）、需要肺隔离的患者、声门上气道妨碍外科手术入路的耳鼻喉科手术患者以及可能需要术后通气支持的患者和放置声门上气道失败的患者。气管内插管的其他适应证还包括需要使用肌肉松弛药物的外科手术，患者体位妨碍快速气管内插管（如俯卧位或远离麻醉科医师），可预见的困难气道和长时间手术[22]。

气管内导管

目前标准的气管内导管（ETT）是一次性使用的带套囊的塑料管。其目的是经鼻或口插入，将导管的末端放置在气管中段，提供通畅的气道进行肺通气。各种不同类型的 ETT 可供在不同特殊的情况下使用。但是，不同类型的 ETT 均有一些共同的特点，包括导管近端与不同呼吸回路装置相连接的 15 mm 转接器；高容低压的套囊；末端呈斜面，以便通过声带和导管远端有侧孔（称为 Murphy 眼）。当导管末端被软组织或分泌物阻塞时，Murphy 眼可提供另一个通气口。

大多数患者行气管内插管时常规使用带气囊的

气管内导管，无气囊的气管内导管用于新生儿和婴幼儿。充气的高容低压气囊作用于气管壁产生气密性，从而避免肺误吸以及保证潮气量有充分的肺交换而不是逸入上呼吸道[22]。带有单向阀的指示球囊可向气囊充气和评估气囊内压力。气囊应充气到正压吸气时无漏气的最小容量，气囊内压力应小于 25 cmH$_2$O[193]。气囊内压力过大会导致气管黏膜损伤，喉返神经麻痹引起的声带功能障碍和咽喉痛。推荐使用测压计监测气囊内压力。当复合 N$_2$O 进行麻醉时，手术全程应定时测量气囊内压力。N$_2$O 会弥散入气囊内，造成压力升高至潜在的危险水平。

ETT 型号的大小通常按照导管内直径来描述。导管内直径和外直径的关系会因不同制造商和设计而不同。气管内导管大小的选择取决于插管的原因、患者相关因素如性别和呼吸道的病理情况。较小的 ETT 会导致气道阻力升高和呼吸做功增加，内直径较小的导管会妨碍治疗性的纤维支气管镜检查。较大的 ETT 更有可能与喉部或气管黏膜损伤相关，且全身麻醉后咽喉痛的发生率更高。相对于呼吸衰竭患者需要较长时间保留气管内导管，仅为了全身麻醉时通常会使用较小号的 ETT。女性会选用 7 mm 导管，男性会选用 7.5 或 8 mm 导管。

目前已有各种专门的气管导管供特殊的临床情境中使用。预成型导管如经鼻或经口 Ring-Adair-Elwin（RAE）导管，其特有的塑形有利于导管贴近颜面部，不会对手术造成干扰。加强型导管有嵌入的钢圈，当导管被成角弯曲时，钢圈可以最大程度地避免导管打褶。显微喉导管的内直径较小，长度较长，适用于喉部手术或特殊应用，如经传统喉罩气管内插管。VivaSight 导管（Ambu，Inc.，Ballerup，Denmark）的尖端安装有摄像头，可用于插管过程中及手术中全程确认（监测）导管位置。其他专用的导管包括防激光导管和可行单侧肺通气的单腔或双腔导管。

气管导管引导器

气管导管引导器是一种用于辅助引导导管通过声门的细长工具。引导器非常有助于在喉镜暴露过程中不能看到声门时进行盲探插管。

1973 年，Venn 发明了最初的 ETT 引导器。该工具被称为 Eschmann 引导器或弹性树胶探条[194]。Eschmann 引导器有足够的长度，通过声门后可将 ETT 沿着远端送进气管内。同时，该探条的末端向前成角弯曲（coudé tip），有助于调整探条沿着会厌下面靠近声门口，即使无法看见声门结构也同样有效。目前市面上已推出了许多不同型号和特性的引导器。某些引导器是中空结构，一旦有需要，可通过内腔进行通气。

当只能看见部分喉结构，如仅是会厌的顶端时，使用带有 coudé tip 的引导器非常有帮助。通过感受 coudé tip 向前滑过气管环的咔嚓声和其远端到达细支气管受到阻力表明探条的位置正确。然后，将 ETT 套入引导器，并向前推送进入气管内适当的位置[195]。

经口和经鼻气管内插管

气管内插管有经口或经鼻两种路径，插管途径应在选择气道管理技术之前做出选择。经鼻插管通常适用在无法经口插管（如张口严重受限）或经口插管妨碍手术入路时。另外，当经鼻插管时，某些插管技术如盲探插管、清醒插管和软镜插管会显得更容易。

当经鼻插管非必要时，经口插管的一些优点往往会受到青睐。经口插管创伤少，出血风险低，常常可选择较大号的 ETT，可为气道管理技术提供更多选择。主要的缺点是牙齿损伤和清醒插管时刺激咽反射。要抑制咽反射，往往需要完善的气道表面麻醉，这也会导致患者不舒适。相反，经鼻插管时避免了咽反射，清醒患者往往更容易耐受。但是，经鼻插管需要考虑有鼻出血、鼻甲损伤和鼻咽黏膜下假道的风险[138]。上颌骨或颅底骨折是经鼻插管的相对禁忌证。

直接喉镜检查

气管内插管最常使用的技术是直接喉镜暴露技术，在喉镜辅助下可直接看见声门。ETT 在直视下通过声门进入气管内。

准备和体位

直接喉镜暴露技术的准备包括合适的患者体位，充分的预充氧和确保工具齐备（喉镜、气管导管、管芯、充气囊的空注射器、吸引器及面罩通气必备的工具包括氧气源）并且正常使用。一位熟练的助手需在旁帮助实施喉外按压和拔除管芯以及其他工作。进行充分的准备是至关重要的。对于任何气管插管来说，第一次插管的条件应该是最优的。

想要直接喉镜暴露良好，必须获得从口到咽喉部的直线视野。1944 年 Bannister 和 Macbeth 提出了利用经典模型介绍了获得直线视野的解剖结构关系，其中包括三条解剖轴线成线——口轴线、咽轴线和喉轴线[196]。摆放患者至嗅花位可使三条轴线近似重合。颈椎屈曲时咽轴和喉轴线成直线，在寰枕关节充分伸展时可将口轴线接近重合咽轴线和喉轴线（图 44.18）。这个模型的准确性已经受到质疑[197]。目前已提出多种其他模型来解释嗅花位在解剖学上的优点[198-199]。尽管只是解释性模型，但是已有文献证据支持嗅花位是直接喉镜检查的最佳体位[47, 200]。

合适的嗅花位需要在头下垫方枕，使头抬高 7～9 cm，以获得颈椎近乎 35° 屈曲。短颈的患者将头部抬升的高度可能略低[47, 201]。肥胖患者往往需要抬高肩部和上背部，以获得满意的颈椎前屈。这可以使用特殊的装置如 Troop Elevation Pillow（Mercury Medical，Clearwater，FL）或折叠的方巾做成斜坡位来达到效果。确定外耳道和胸骨切迹水平对齐对于评估肥胖或非肥胖患者头部抬升最佳的高度有帮助[202]。充分的颈椎前屈也有利于寰枕关节最大限度的伸展。这样可以提供满意的口轴线和咽轴线的重合（喉部视野的决定因素）和增加张口度[203]。

技术

喉镜是一种手持式的工具，由喉镜片和带有光源的手柄组成。喉镜是钢制的，大部分是可重复使用的，但是市场上也有塑料制造的一次性喉镜。弯镜片和直镜片是两种基本类型的喉镜片。两者衍生出多种不同类型的喉镜片。Macintosh 和 Miller 分别是最常使用的弯镜片和直镜片。这两种喉镜片都是左手握持，并且左边都有凸缘，以便于将舌头向侧面推开。每一种喉镜片都有自身的优缺点和使用技巧。

喉镜检查技术包括张口，置入喉镜片，喉镜片末端的定位，使用向上提的力量暴露声门，以及通过声带插入气管导管。剪刀式手法是最有效的张口方法。右手拇指在右下磨牙位置向尾端推开，同时示指或无名指在右上磨牙的位置朝相反方向推开（图 44.19）。

选择使用 Macintosh 或 Miller 镜片是由多因素决定的。然而，个人喜好和经验是首要考虑的因素。一般来说，Macintosh 镜片最常用于成人，但是直镜片通

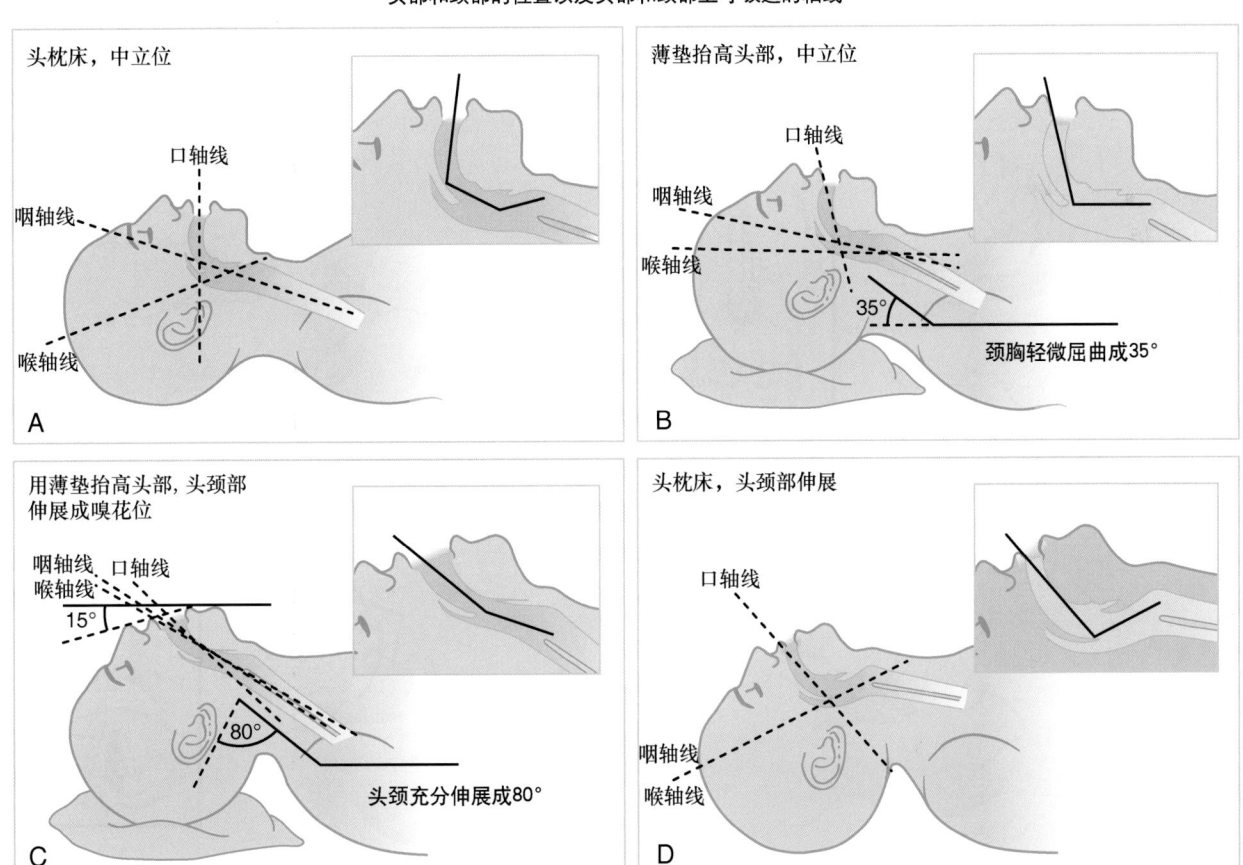

头部和颈部的位置以及头部和颈部上呼吸道的轴线

图 44.18　示意图展示了口轴线（OA）、咽轴线（PA）和喉轴线（LA）在四个不同头部位置的对齐情况。每个头部位置都标记出了一个放大的上呼吸道（口腔、咽和喉），并以粗线条描绘了这三个轴线在上呼吸道内的连续性：（A）头部处于中立位时，LA、PA 和 OA 三轴明显未对齐；（B）将头部枕在一个大垫子上，这个垫子使颈椎前屈 LA 与 PA 对齐；（C）头部枕在垫子上，使颈椎前屈，同时充分伸展头颈部，使三个轴对齐（嗅花位）；（D）头颈部伸展但没有同时用垫子抬高头，导致 PA 和 LA 不能与 OA 对齐（From Baker PA，Timmermann A. Laryngoscopic tracheal intubation. In：Hagberg CA，Artime CA，Aziz M，eds. Hagberg and Benumof's Airway Management. 4th ed. Philadelphia：Elsevier；2018.）

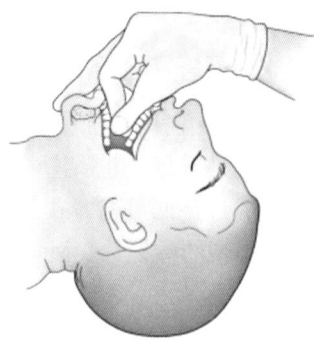

正面图　　　　　　　　　侧面图

图 44.19　张口的剪刀式手法。右手拇指向尾端按住右下磨牙，同时右手示指或无名指向头端按住右上磨牙（From Baker PA, Timmermann A. Laryngoscopic tracheal intubation. In：Hagberg CA, Artime CA, Aziz M, eds. Hagberg and Benumof's Airway Management. 4th ed. Philadelphia：Elsevier；2018.）

常用于小儿[204]。弯镜片由于有较大的凸缘，提供了较充裕的空间，以方便导管通过口咽部，并且被认为较少导致牙齿损伤[205]。直镜片较适用于甲颏距离短或切牙突出的患者。会厌长而塌陷的患者使用直镜片可以获得更好的声门视野。当一种镜片不能提供满意

的声门视野时，另一种可能会更有效。对于大多数成年人来说，3 号 Macintosh 镜片或 2 号 Miller 镜片通常是合适的。对体型较大或甲颏距离较长的患者，选择较大号的镜片可能更合适。

　　Macintosh 镜片从右口角插入，镜片凸缘将舌头推向左侧。当喉镜已插入口腔内时，使用右手确保上嘴唇不在喉镜和上切牙之间被挤压。将镜片沿着舌根前进直至看到会厌；将镜片尖端再往前送到会厌谷。暴露声门结构时，使用向上以 45°和远离喉镜检查者的力量通过拉紧舌骨会厌韧带间接挑起会厌（图 44.20）。切忌镜片挑起的时候以喉镜为杠杆在上切牙上向后旋而损伤牙齿，并导致声门视野暴露不佳。正确的用力是使用前三角肌和肱三头肌的力量，并非靠手腕的桡侧屈曲的力量。显露声门后，右手以执笔状持气管导管对准声门插入气管内。送管时将气管导管前端塑形成角是有帮助的，可用可塑管芯将气管导管末端 4～5 cm 塑形成约 60°的曲棍球球棍状，或者在使用直接喉镜前几分钟将气管导管尖端插入 15 mm 的导管接头塑成圆形，以强化气管导管前端的自然弯曲度。

　　Henderson[22] 报道了直接喉镜片用舌旁技术进行

传统弯喉镜片喉镜检查

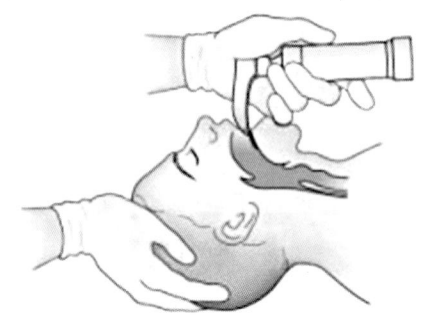
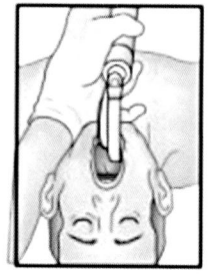

A　从右嘴角将喉镜片置入

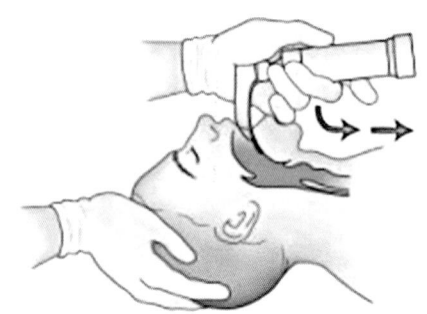

B　旋转手腕，将喉镜片向舌底中线推进

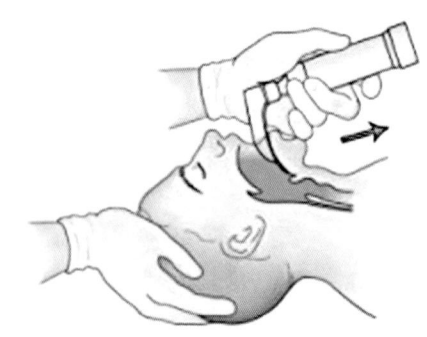
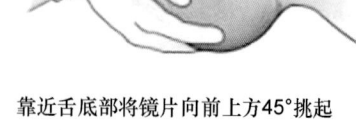

C　靠近舌底部将镜片向前上方45°挑起

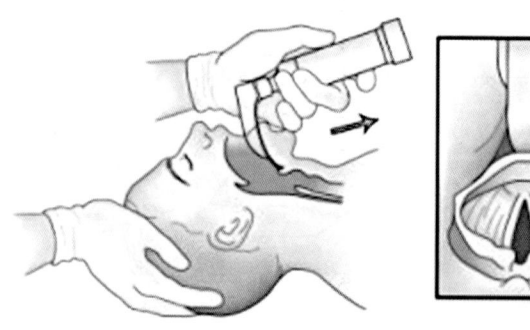
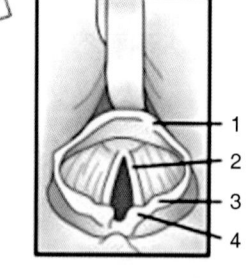

D　进入会厌谷，继续将喉镜片向前上方45°挑起

图 44.20　Macintosh 弯喉镜片喉镜检查技术。A. 将喉镜片从右侧嘴角置入口内并将舌体挡在其左缘；B. 旋转手腕，将喉镜片向舌底中线推进所以喉镜柄变得更加垂直（箭头所示）；C. 将镜片前端放置在会厌谷，将喉镜 45°挑起（箭头所示）；D. 继续将喉镜柄持续 45°挑起，以便暴露喉部结构。可以识别会厌（1）、声带（2）、楔状结节（3）和小角结节（4）（From Baker PA, Timmermann A. Laryngoscopic tracheal intubation. In：Hagberg CA, Artime CA, Aziz M, eds. Hagberg and Benumof's Airway Management. 4th ed. Philadelphia：Elsevier；2018.）

插管。这种方法可最大限度地控制舌头，并可避免喉镜碰触上切牙。将喉镜从舌侧面插入，并沿着舌与扁桃体之间的舌旁沟推进。运用对喉镜柄持续轻柔向上提升的力量有利于保持舌头偏向一侧并减少对上切牙的碰触。当插入喉镜后，可以看到会厌并将喉镜前端从会厌的下方通过。直喉镜前端放置的最佳位置为会厌后方中线处，接近声带前联合处[22]（图 44.21）。通过这个位置可以达到对会厌良好的控制并有利于气管插管的通过。对镜柄的用力方向和使用 Macintosh 喉镜片时是一样的。

使用喉外部的操作可以改善喉部视野，向后、向上、向右压迫甲状软骨（BURP 手法）是最为常用的。最优喉部外操作（optimal external laryngeal manipulation，OELM）是指喉镜操作者使用其手指导位置，助手推压喉部而实现的（图 44.22）。

直接喉镜插管困难主要是由于声门暴露不良所致。术前气道评估时可以根据框 44.3 列出的要点来预测喉镜暴露困难情况。Cormack 和 Lehane 于 1984 年开发了用来描述喉镜暴露视野的分级[206]。这个分级范围从 I 级至 IV 级，开始为 I 级能够完全暴露会厌和声门（视野最好），最终为 IV 级无法暴露会厌与喉部（视野最差）（图 44.23）。Yentis 提出根据 Cormak-Lehane 评分系统而修改的五种不同等级分类方案。他提出 II 级分成 II A（可看见部分声门）和 II B（可见杓状软骨或声门后部）[207]。I 或 II A 级插管容易，II B 和 III 级插管失败发生率则明显较高。对于喉镜暴

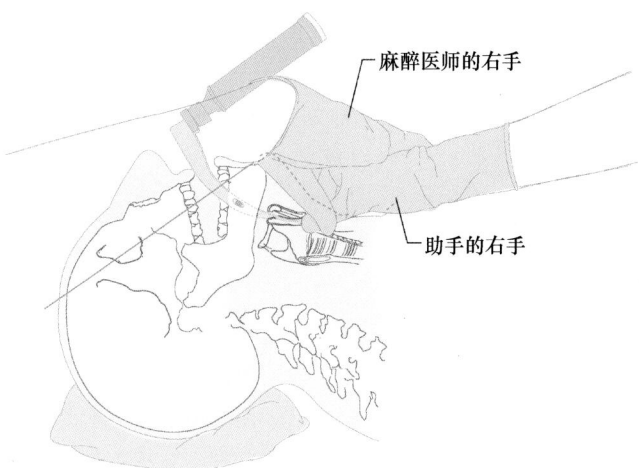

图 44.22　最优喉部外操作（OELM）喉镜操作者的指导位置。助手用手向喉部施加压力，以得到最佳的声门暴露视野。喉镜操作者持镜柄的左手可以忽略（From Henderson J. Airway management. In：Miller RJ，ed. Anesthesia. 7th ed. Philadelphia：Churchill Livingstone；2009.）

框 44.3　困难喉镜检查的预测

- 上门齿过长
- 过度咬合
- 下颌退缩
- 口小
- Mallampati 分级 III 或 IV 级
- 高腭弓
- 甲颏距离短
- 颈粗短
- 颈椎活动受限

Modified from Apfelbaum JL，Hagberg CA，Caplan RA，et al. Practice guidelines for management of the difficult airway：an updated report by the American Society of Anesthesiologists Task Force on Management of the Difficult Airway. Anesthesiology. 2013；118：251-270.

露 IV 级就需要用其他方法进行插管。喉镜暴露视野评级的另一种方法为声门开放百分比量表（percentage of glottic opening，POGO）。它是由在喉镜检查时在前联合至杓状软骨切迹能看到的声带百分比确定的。这个量表已被证明比 Cormack-Lehane 评分系统有更高的可靠性。而且在直接和间接喉镜检查中可能更具有研究价值[208]。

当喉部暴露不充分时，喉镜检查者应确定患者是否处于最佳位置，给予患者最佳喉外按压（OELM），喉镜是否插入太深，是否要考虑更换更大的喉镜或替换另一种型号的镜片。当气管导管不能在直视下送入气管时，可以有以下选择：①尝试盲探送入气管导管，这可能有喉损伤、出血和气道梗阻风险；②使用气管导管引导器；③根据 ASA 困难气道处理流程，选用其他插管方法。

当声门暴露充分时，气管导管应从右口角插入，在声门处与喉镜片长轴成角度向声门推进，而不是沿

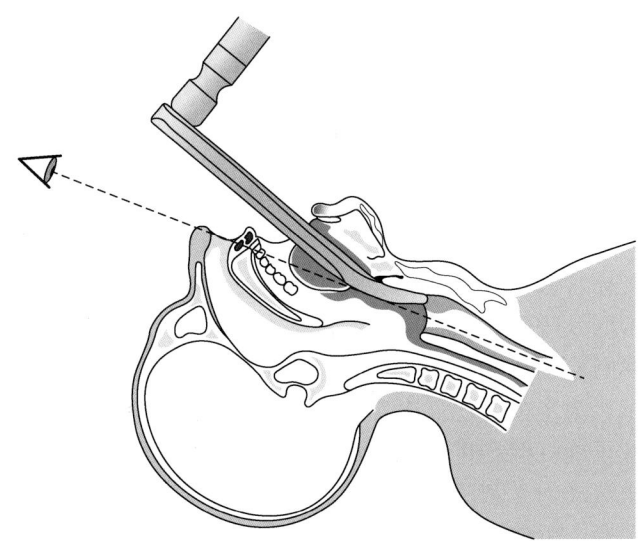

图 44.21　米勒（直）喉镜片舌旁喉镜检查技术，喉镜片在舌头的右侧。将头部向左旋转，并将喉镜的后跟（柄）向右移使视线经过磨牙上方到达声门。要点在于应将喉镜片顶端放置于会厌下，并应用 45° 向上提升的力量来暴露声门（From Baker PA，Timmermann A. Laryngoscopic tracheal intubation. In：Hagberg CA，Artime CA，Aziz M，eds. Hagberg and Benumof's Airway Management. 4th ed. Philadelphia：Elsevier；2018.）

来自Cormack和Lehane　　　　来自Williams Carli和Cormack

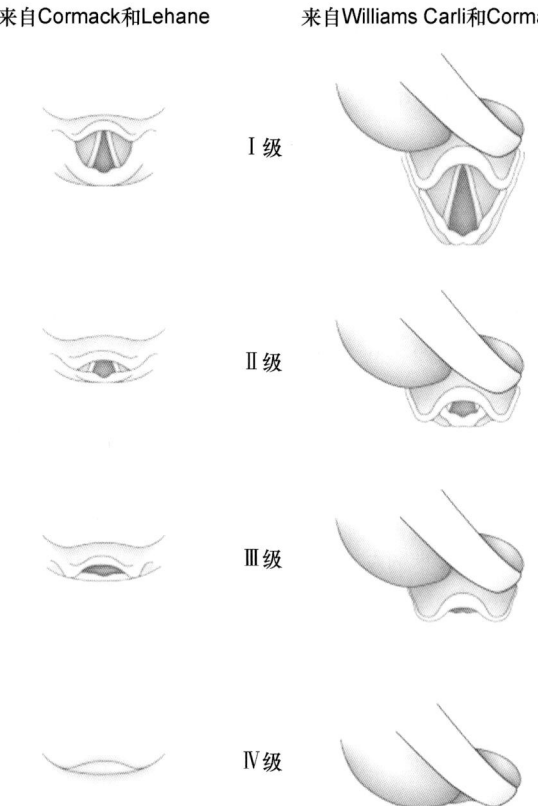

Ⅰ级

Ⅱ级

Ⅲ级

Ⅳ级

图 44.23　Cormak-Lehane 分级是喉镜暴露分级系统。Ⅰ级能完全暴露声门，Ⅱ级只能看到声门口的后壁，Ⅲ级仅能看到会厌，Ⅳ级看不到会厌或喉部（Modified from Cormack RS, Lehane J. Difficult tracheal intubation in obstetrics. Anaesthesia. 1984；39：1105；and Williams KN, Carli F, Cormack RS. Unexpected difficult laryngoscopy：a prospective survey in routine general surgery. Br J Anaesth. 1991；66：38.）

镜片长轴的中线平行插入。这样可以确保声门暴露良好，将气管导管尖端通过声门口向前推进直到套囊通过声带大约 2 cm。如果使用了管芯，当气管导管尖端进入声门处并固定住后，应拔除管芯。这种技术有助于减少硬质管芯对气管黏膜的损伤。

经鼻插管技术

经鼻插管前应选择通畅度更好的鼻孔。这个选择可以通过分别阻断两个鼻孔让患者吸气进行。患者通常会感觉到其中一个鼻孔吸气更加通畅。为了减少出血风险，应给予鼻黏膜血管收缩剂（如可卡因、去氧肾上腺素或羟甲唑啉）。应润滑经鼻气管导管，插入导管时使导管斜口背对鼻中隔，以减少对鼻甲的损伤。当气管导管通过鼻道时应向头端牵引，以确保气管导管沿鼻底即经下鼻甲下方出鼻后孔。

一旦气管导管进入口咽部（通常 14～16 cm 深），即用直接喉镜暴露喉部，重新调整头部位置或使用 Magill 插管钳引导将其插入声门（图 44.24）。应注意

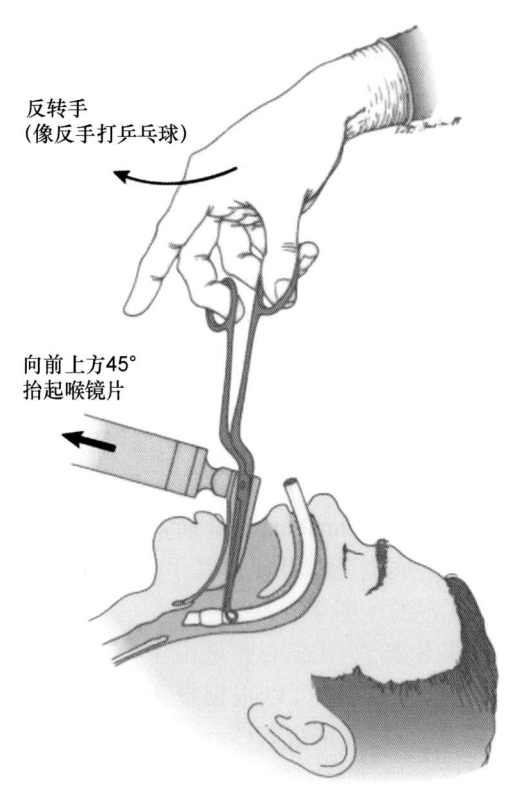

反转手
（像反手打乒乓球）

向前上方45°
抬起喉镜片

图 44.24　Magill 插管钳引导经鼻气管插管入喉头（From Berry JM，Harvey S. Laryngoscopic orotracheal and nasotracheal intubation. In：Hagberg CA，ed. Benumof and Hagberg's Airway Management. 3rd ed. Philadelphia：Saunders；2013，p. 357.）

的是，要夹持套囊近端以防止套囊损伤。经鼻插管的其他技术包括经鼻盲探插管、视频喉镜和软镜插管。

导管位置确认

一旦气管导管到位，将喉镜从口中移除。将气管导管套囊适当充气，用手固定好导管位置后行人工通气。立即确认气管内导管的位置是必要的。检查食管或支气管内插管是避免麻醉相关发病率和死亡率的重要方法。气管导管的位置可以通过胸廓起伏、可见气管导管壁白雾样变化、两侧胸壁呼吸音对称、上腹部未闻及呼吸音、呼出潮气量够大以及人工通气时呼吸囊顺应性好来进行确认[209]。气管插管最重要的客观指标为至少出现三次二氧化碳波形。尽管气管导管位置正确，但严重支气管痉挛、设备故障、心搏骤停或血流动力学紊乱会导致无二氧化碳波形出现。如果仍怀疑，可使用纤维支气管镜检查，虽然不常用，却能非常可靠地确认导管位置。

低氧血症、气道压增加、非对称性胸扩张和左侧肺部呼吸音消失一般都表明是进入了支气管内。气胸也可能会出现这种情况。如果临床症状不明显，可通过纤维支气管镜检查或者胸部 X 线进行检查。

气管导管的固定

一旦气管导管的深度确定，那么就应该将气管导管固定在合适的位置以防止移动、导管误入单侧主支气管或脱出。最常用的方法是将气管导管固定于面部的皮肤上。因为上颌骨的皮肤很少移动，通常是首选。当不能使用胶布时，如对胶布严重过敏，面部有广泛烧伤或大疱性表皮松解，可用外科面罩绑扎在头的后部来固定气管导管。对于口内或面部的手术，还可用丝线固定于牙齿或者将气管导管缝合于面颊的皮肤。

间接喉镜检查

传统直接喉镜检查需要足够的张口度，颈部弯曲，寰枕关节伸展，以达到口和咽在一条直线上。在某些情况下，这样的位置是不可能达到的或者属于禁忌。其他情况是由于气道解剖的变异性（如过多的软组织、门齿突出或喉头过高）。尽管有最佳的位置及技术，但是仍不能使用直接喉镜技术完成插管。间接喉镜检查需通过使用光导设备的帮助，如光纤束、视频、反光镜、棱镜或透镜来间接地看到声门。用于间接喉镜检查的各种不同设备均可得到，包括各种光导可视插管软镜、各种视频喉镜和插管型可视探条等。对于已知或可预测困难气道，这些是必需的工具。由于不需要直接看到声门，因此头部的位置没有做任何改变时，咽喉的视野也可以看得清楚。这些技术可以用于清醒患者的表面麻醉[22]。

软镜插管

纤维支气管镜是应用最广泛。最通用的间接插管设备。自从 1967 年光导纤维（包括纤维支气管镜）第一次用于气道管理以来，已经成为清醒和麻醉患者非常重要的插管工具。在许多临床情况下，与直接喉镜或其他插管工具相比，软镜插管为气道管理提供了极佳的技术。对于清醒合作、有自主呼吸的患者，软镜插管被认为是管理困难气道的金标准[195]。

标准的纤维支气管镜（图 44.25）是由成千上万个直径 8 ~ 10 μm 的柔软玻璃纤维组成。此种纤维可以沿着它们的长度传导反射光，光源从外部传至纤支镜的终端。将看到的反射物体的光沿着纤维支气管镜传回到视野近端的目镜或视屏上。最近几年，现代化的插管软镜已经取代了纤维支气管镜，软镜插管使用视频芯片和发光二极管技术（light-emitting diode，LED）代替纤维光学技术。

软镜插管的适应证基本上包含气管插管的任何情况，然而，在以下临床情况中可能选择软镜插管技术[195]：

- 已知或者已经预测到的困难气道（如不能插管或不能通气）。
- 希望保持颈部不动时（如不稳定的颈部骨折、严重的颈部狭窄、椎动脉供血不足和小脑扁桃体下疝畸形）。
- 牙齿损伤危险增加时（如牙齿不齐和牙齿松动）。
- 张口受限（如颞颌关节疾病、上下颌骨固定和严重的面部烧伤）。

软镜插管没有特别的禁忌证，然而，在某些临床情况下，用软镜插管不太可能成功。严重的气道出血使解剖标志模糊，血液污染了软镜插管的尖端，导致要看到喉部极其困难，气道的堵塞和严重狭窄导致软镜不能通过气道，也使软镜插管难以成功。

与直接喉镜相比，软镜的优点有[195]：

- 插管前可提供更全面的气道检查。
- 证实气管导管的位置，避免食管或支气管内插管。
- 不需要三轴成一直线。因此，软镜插管是所有技术中对颈椎活动影响最小的。
- 清醒患者的耐受良好，导致的心动过速或高血压较少。
- 对气道和牙齿的潜在损伤较小。
- 各种体位均可操作。

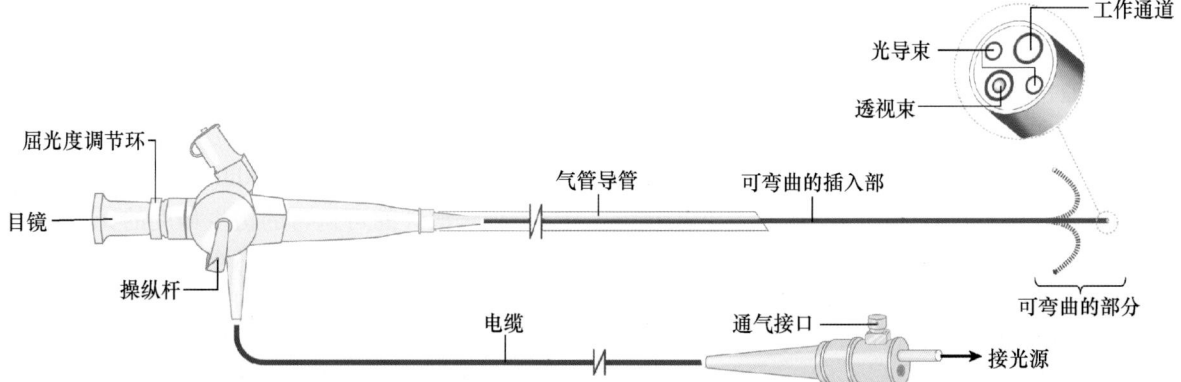

图 44.25　纤维支气管镜（FOB）（From Henderson J. Airway management. In：Miller RJ, ed. Anesthesia. 7th ed. Philadelphia：Churchill Livingstone；2009.）

软镜插管可在清醒和麻醉状态下完成。清醒软镜插管的适应证一般是面罩通气预计有困难的情况，插管后需要进行神经系统检查时，或全麻诱导可导致严重的循环或呼吸不良后果时。在全麻下完成软镜插管的主要缺点是咽喉部肌肉松弛，从而导致上呼吸道塌陷和纤维支气管镜在喉部检查困难[195]。

操作前，麻醉科医师或者助手必须确认软镜、光源和显示器是在正常工作状态，所有配件已经完全备好使用。这些准备工作包括：如果使用纤维支气管镜则需调焦，如果使用视频则需确认恰当的方位，润滑纤维支气管镜远端 1/3，镜头末端涂抹防雾剂，连接吸引管或氧气到吸引口。使用气管导管前应将其放置在温水中，以使之软化，更易进入气管和使气道损伤最小化。

尽管紧急软镜插管在侧卧位或俯卧位也有描述，但是通常是在仰卧位或坐位（如沙滩椅位）完成插管[210]。当在仰卧位完成软镜插管时，麻醉科医师站在患者的头端。这种位置具有的优势是，通过软镜的喉部视野与直接喉镜视野方向一致，且患者和医师均已处于最佳的位置，可完成面罩通气或其他气道操作，可根据需要选用。当患者在坐位或者沙滩椅位时进行软镜插管，操作者应站在患者的一侧面对患者。这也是完成清醒软镜插管时的体位，在可提高通气质量的同时患者也更舒适。另外，坐位可使气道解剖更清楚，可防止对肥胖患者、阻塞性呼吸暂停综合征或前外侧气道阻塞患者造成气道塌陷[211]。

除非有禁忌证，软镜插管前应用止涎药干燥气道，如静脉注射格隆溴铵 0.2 ～ 0.4 mg。经口腔和鼻腔均可使用软镜插管。权衡利与弊，临床医师应该决定哪种方式最适合。然而，不论选择哪种途径，软镜插管的两个基本步骤如下[195]。

1. 间接喉镜和内镜检查，使用软镜看到声门，使软镜经过声带进入气管。

2. 使气管导管沿着软镜进入气管内合适的位置，然后退出软镜。

当经口腔进行软镜插管时，使软镜在舌根周围如何得到满意的喉部视野是最主要的挑战之一。软镜易于偏离中线。通常来说，在舌和上颚之间很少或者没有空间来让软镜通过。可采用一些工具或技术来解决上述问题。可以采用特制的插管型经口通气道，既可避免咬坏软镜，又可防止舌下坠阻塞咽腔，还可引导软镜处于中立位进入喉部。目前有多种插管型经口通气道可供选择，每种设计均不同，包括 Ovassapian、Berman 和 Williams 通气道。这些通气道的不足会使舌根部有压力，可能会引起清醒患者呕吐。对于清醒和全麻状态下的患者，如果不使用插管型口腔通气

管，轻轻向前牵拉舌头有助于防止舌后坠。通过使用 4 英寸 ×4 英寸的纱块或镊子可以很容易达到这个目的。注意不要损伤牙齿底部的舌体。如前所述，喉罩和插管型喉罩也可用于引导经口腔的软镜插管。与经口腔方式相比，经鼻软镜插管更容易看到喉部结构。因为经鼻可使软镜处于中线位。当软镜进入口咽部时，软镜的尖端通常直接对准声门。

一旦软镜成功位于咽喉部，软镜尾端轻微向前弯曲通常可以看到会厌和声带。将软镜对准声带的前连合，再后屈进入气管。通过观察气管环可容易确认气管。将软镜向远端前行到隆突上，沿着软镜送入气管导管。在此过程中可通过软镜继续看到气管，并证实软镜和气管导管没有意外地脱出到口咽或者进入食管。当气管导管到达声门入口时常遇到阻力，尤其是经口气管插管时。这种阻力常是由于气管导管的斜面抵到了右边的杓状软骨[212]。轻微回撤气管导管和逆时针旋转 90°，使导管斜面旋向后，通常可以解决这个问题。对于经鼻气管插管，顺时针旋转 90°，使斜面向前，可防止气管导管的尖端抵到会厌。或者可以使用带有圆角尖端并指向远端管腔中心的 Parker 软尖端气管导管（Parker Medical，Englewood，CO）。在使用纤维支气管镜时，这种气管导管显示有很高的首次插管成功率[213]。

成功置入 ETT 后，在退出纤维支气管镜的同时确定合适的插管深度（隆突上 2 ～ 3 cm）。在极少情况下，纤维支气管镜插入 Murphy 眼而非远端管腔或纤维支气管镜未能充分润滑会导致退出气管导管困难。在这种情况下强行退出气管导管可能会损坏纤维支气管镜，因此纤维支气管镜和气管导管应一并退出并重新进行插管。

间接硬镜

第一种用于插管的间接喉镜是基于标准直接喉镜改良的，其使用镜子或棱柱镜形成一个与水平面成角的影像来更好地暴露喉部。现代喉镜是在直接喉镜的设计上使用光学透镜形成声门的折射影像，包括 Viewmax（Rüsch，Duluth，GA）和 Tru View EVO2（Truphatek，Netanya，Israel）。

Airtraq SP（Prodol Meditec S.A.，Guecho，Spain）是一种一次性的可携带的仿生角度的光学喉镜。它可以让人在口、咽和喉轴线不在一条直线时仍然可以看到放大的声门。它有一条凹槽放置气管导管并且引导其指向声带。它既可用于已知的困难气道，也可用于清醒插管等各种情况。与直接喉镜相比，尤其是新手使用时，用 Airtraq 插管有着更快的速度以及更低的误

入食管的发生率[214]。它有两种成人型号、两种儿童型号以及特殊的经鼻插管和双腔管插管型号。Airtraq Avant 是一种更新的产品。它有可重复使用的光学部件和一次性的镜片。

光导光学管芯

光导光学管芯（光芯）是一种硬质或者半硬质的纤维光学组件。它用不锈钢保护套将光学和光线传输部件包在管腔里，外部则可以穿过气管导管。有充分的证据显示光芯适用于颈部活动受限[215]、张口度小[216]、气道解剖结构异常[217]或已预知的困难喉镜暴露患者。

Bonfils（Karl Storz Endoscopy，Tuttlingen，Germany）纤维光导镜是一种 40 cm 长的硬镜。它的前尖端塑形为 40°[218]。人们既能裸眼通过目镜观看使用，也能将其连接视频设备后使用。它有一条可用于吸引、喷滴局麻药或给氧的通道[219]（氧流量应限制在 3 L/min 以防气压伤。）[220]。Shikani 光芯（Clarus Medical，Minneapolis，MN）是一种与 Bonfils 纤维光导镜相似的工具，但是 Shikani 光芯带有一个铸造手柄。Levitan FPS 光芯（Clarus Medical，Minneapolis，MN）是短版的 Shikani 光芯。它既可与直接喉镜联合使用，也可以单独使用[211]。Clarus 视频系统（Clarus Medical，Minneapolis，MN）有一个液晶（LCD）屏幕，是 Shikani 光导镜的新版本。

这些光芯都可以单独使用或者和直接喉镜、视频喉镜联合使用[222]。气管插管通过这些光芯，在直视下经正中线或右侧舌道送入口腔直到越过舌部。在间接视野下，通过目镜或视频看到光芯的前端通过声带后，将气管导管顺着光芯送入气管内。当这些操作都不是和直接喉镜或视频喉镜联合使用时，操作者的左手需通过轻柔地抓住患者的下颌并将其往前移动来抬起患者的下巴。这个手法有助于暴露更多的口咽腔以及抬起会厌。光芯可用于清醒插管或透照技术（见光芯章节）[218, 223]。

SensaScope（Acutronic，Hirzel，Switzerland）是一种使用了视频芯片技术的新混合硬镜。它是 S 形的，有一个 3 cm 长的可调控的尖端[224]。通过连接屏幕给予视野影像。SensaScope 设计用于和直接喉镜的联合使用，并成功地用于可预见的困难气道清醒插管的患者[225]。Video RIFL（AI Medical Devices，Williamston，MI）是一种类似的设备。它有一个硬的手柄和可塑、可控的尖端。这种设备通过和手柄相连接的 LCD 屏幕显示影像。

视频喉镜

就如软支气管镜一样，视频芯片技术因其有更高

的图像质量，更加耐用，更低的维护成本，因此在间接硬镜领域已开始大规模地取代纤维光学技术。在过去的 15 年里，视频喉镜彻底变革了气道的管理。它们可能不仅在困难气道甚至在普通气道的管理都将成为标配的使用工具。实际上在现在 ASA 的"困难气道流程"里已经将视频喉镜列为插管的备选用具，并且应该将其用于已知或可预见的困难气道处理[7]。视频喉镜也被列入了困难气道车内推荐工具名单[7]。

在普通气道和可预见的困难气道处理时，视频喉镜与直接喉镜相比，前者能更好地暴露声门[7, 226]。尽管声门暴露得更好并不一定会带来更高的插管成功率（尤其在处理普通气道时），但研究发现视频喉镜在可预见的困难气道中有着更高的插管成功率[227-228]。视频喉镜同时也适用于未预见的困难气道。据报告，在用直接喉镜插管失败后，用视频喉镜插管作为急救措施的插管成功率为 94% 和 99%[229-230]。这些工具也被成功地用于清醒插管[231-232]。

我们介绍了很多有各自不同的设计和特点的视频喉镜。通常来说，视频喉镜可以分为三大类：①基于 Macintosh 镜片的设计；②有大角度或远端成角的镜片；③有气管插管引导槽的[233]。虽然没有哪一种设计是优于其他的，但在某些临床实际情况中，有的工具会较其他工具更适用。各种不同的视频喉镜特点包括可控角度和屏幕大小的区别。很多视频喉镜都兼具可重复使用和一次性使用的类型。

基于 Macintosh 镜片设计的视频喉镜包括 C-MAC 喉镜（KarlStorz，Tuttlingen，Germany）、McGrath MAC 喉镜（Aircraft Medical，Edinburgh，UK）和 GlideScope（Verathon，Bothell，WA）。这些喉镜都可以用于直接喉镜和视频喉镜，尤其适用于教授直接喉镜的用法。对于 C-MAC 喉镜的研究是最为广泛的。与其他视频喉镜相比，它的插管时间更短，操作更简易[234-235]。而造成这种结果的原因可能是操作者对于 Macintosh 喉镜类型的熟悉性更高（图 44.26）。使用 C-MAC 喉镜和使用有 Macintosh 镜片的直接喉镜的技术一样，视频喉镜尖端可以直接用来提起会厌[236]。与其他视频喉镜相反，大多数在使用 C-MAC 喉镜插管时不需要用到管芯[237-238]，用经口型 RAE 气管导管会有助于气管插管[239]。

有远端成角或大弧度的镜片使得视野更大，在不用变动颈椎角度时也可提供较好的喉镜暴露。因此，这些喉镜都更适用于颈椎固定、小下颌或张口受限的患者[233]。GlideScope Titanium LoPro 喉镜（Verathon，Bothell，WA）是这些子类喉镜原型的升级版。它有一个成 60° 的镜片、一个防雾装置和一个 6.4 英寸

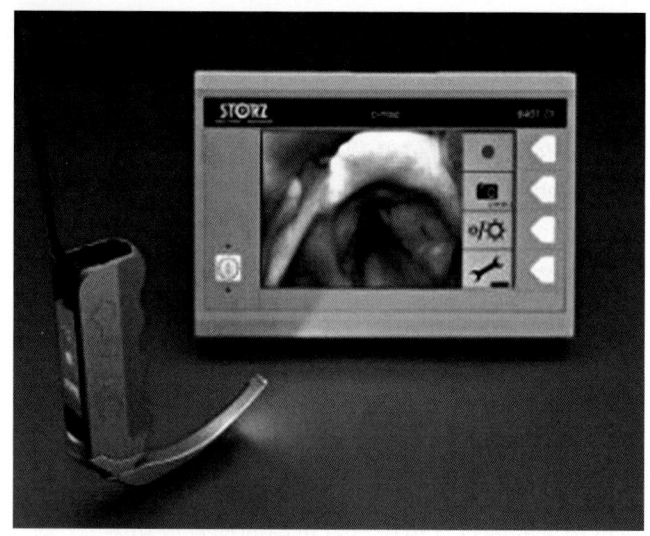

图 44.26 Storz C-MAC 视频喉镜（From Aziz M，Brambrink A. Video-assisted laryngoscopy. In：Hagberg CA，Artime CA，Aziz M，eds. Hagberg and Benumof's Airway Management. 4th ed. Philadelphia：Elsevier；2018.）

的 LCD 屏幕。它分别有可重复使用和一次性使用两种类型（图 44.27）。McGrath5（Aircraft Medical，Edinburgh，UK）系列喉镜与此相似，它有一个远端成角镜片。最大的不同是更加便携和可拆卸手柄，可用于张口受限或头颈活动受限的患者。X-Blade 是一种用于 McGrath MAC 系统的高角度镜片，而 D-Blade（Karl Storz，Tuttlingen，Germany）是一种用于 C-MAC 系统的高弧度视频喉镜片。这些喉镜通常都从口腔正中放入，无须像放入直接喉镜时需要将舌从右往左拨开。因为镜片角度较大，一般需要气管导管管芯。可弯曲成 60° ~ 90° 的韧性导丝，有关节的管芯，和 GlideRite 管芯（一种成 90° 的硬管芯，设计为

GlideScope 专用）都可用于这些视频喉镜[240-241]。视频喉镜和带管芯的气管导管应在直视下进入口腔以防损伤口咽[242]。

有些带高弧度镜片的视频喉镜自带导管引导槽，在插管时就不需要管芯了，就像 Airtraq。King Vision（King Systems，Noblesville，IN）和 Pentax 气管镜（AWS；Pentax Medical，distributed by Ambu Inc.，Glen Burnie，MD）也属于这个类目。这种类型的视频喉镜被成功用于颈椎制动和清醒插管的患者[243-244]。VividTrac（Vivid Medical，Palo Alto，CA）是一种新的一次性使用的带有导管引导槽的视频喉镜。它带有一个 USB 接口，可与任一屏幕相连接。

光导管芯

光导管芯是利用透光技术进行"盲"探插管。文献中已将其描述成一种可以代替或者辅助直接喉镜的插管技术，尤其是在可预见的困难气道时。当有血液或者大量分泌物影响窥视气道结构时，光导管芯可能会非常有助于气管插管。然而，由于插入光导管芯是一项"盲"插技术，因此应禁用于某些临床情况如气道赘生物或气道外伤。因为增厚的软组织会导致透光性变差，光导管芯插管技术应用在病态肥胖的患者身上时效果会受影响[245]。

用光导管芯实施插管时，ETT 要预先套入管芯。操作者用左手轻柔地抓住下颌骨并向前提起下颌，这样有助于绕过舌面置入管芯。操作者可使用磨牙后路置入管芯。置入管芯后，操作者应保持管芯在正中位置并沿舌面推送管芯。患者的颈中线环状软骨水平出现边界清晰的光圈（近似五角硬币大小）即表明管芯

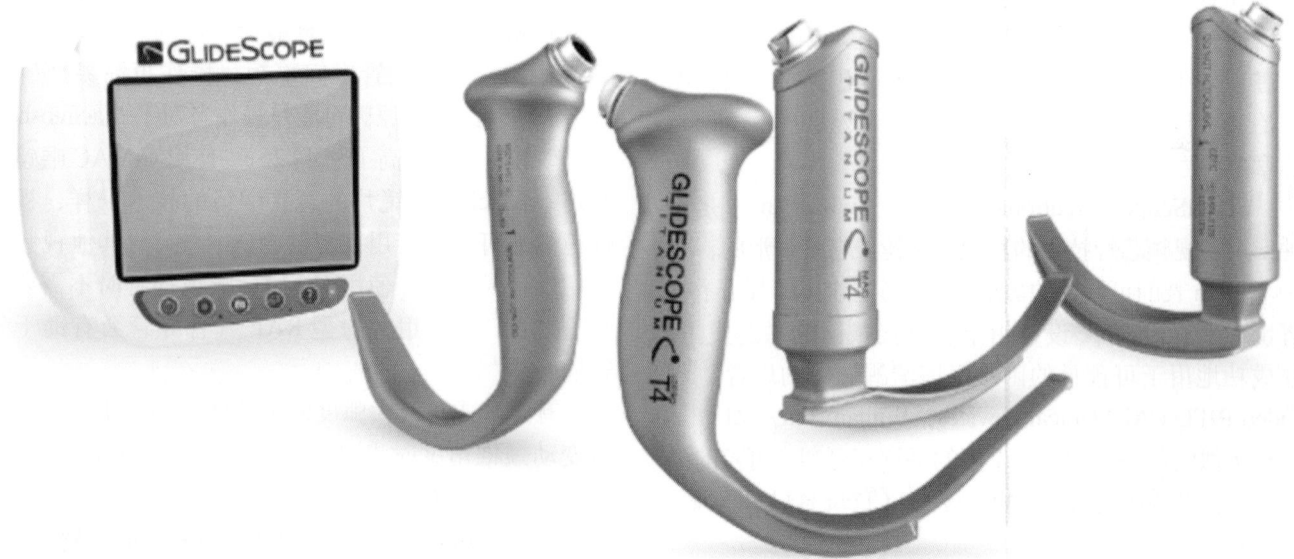

图 44.27 带钛喉镜片的 GlideScope AVL 视频喉镜系统（From Aziz M，Brambrink A. Video-assisted laryngoscopy. In：Hagberg CA，Artime CA，Aziz M，eds. Hagberg and Benumof's Airway Management. 4th ed. Philadelphia：Elsevier；2018.）

到达气管内正确的位置（图 44.28）。然后，可以顺着管芯推送 ETT 进入合适的位置[245]。

逆行插管术

逆行插管术（retrograde intubation，RI）是一种非常成熟的经口或经鼻插管技术，即由细小、弹性的导丝引导 ETT 插入气管内。导丝预先经皮穿过环甲膜放入气管内，然后逆行经咽喉部在口或鼻处游出。尽管硬膜外导管可以用作导丝，但是经典的还是钢质导丝。该项技术已有几种改良的方法，每一种方法都有优缺点，可以成功地使用在清醒、镇静、意识模糊或窒息的可预见性或非预见性困难气道的患者[246]。适应证包括直接喉镜检查失败；血液、分泌物或解剖结构异常妨碍直视声带，以及困难插管如颈椎不稳、强直性脊柱炎、颌面部创伤或牙关紧闭的患者中。在缺乏 FIS 的发展中国家，RI 也是一种替代 FIS 的技术[246]。

ASA 的"困难气道流程"把 RI 描述为当插管失败，但可以面罩通气时一种可供选择的非紧急困难插管的技术。困难气道管理的便携式插管箱中应包括行 RI 的设备。RI 需要花费数分钟时间，禁用在"不能插管，不能通气"的紧急情况[246]。其他相对禁忌证包括解剖异常（如恶性肿瘤或甲状腺肿）妨碍穿刺环甲膜，环甲膜水平的气管狭窄，凝血功能障碍和局部感染。

逆行插管的理想体位是颈部伸展的仰卧位。此体位可以容易触及环状软骨和周围结构。若不能摆放该体位，患者坐立位或颈部处于中立位置也可以实施 RI。如果难以确定解剖标志，可以使用超声引导。穿刺前应将颈前皮肤消毒并注意采用无菌技术。经喉穿刺的位置可以在环状软骨之上或下面。环甲膜（环状软骨上面）具有相对少血管的优点，但是在此处穿刺仅可允许 ETT 末端进入声带下 1 cm。穿刺位置在环

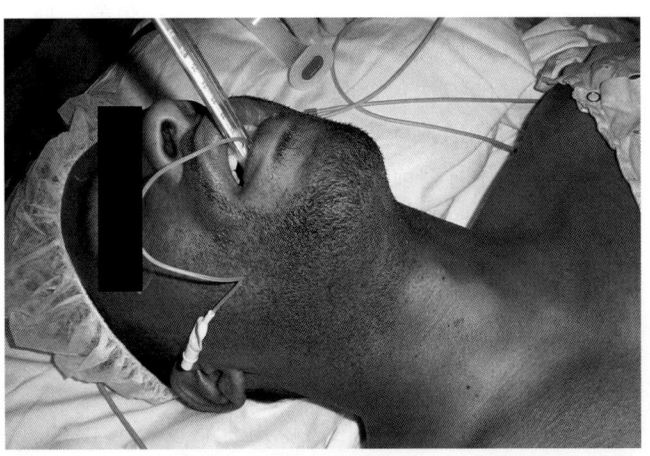

图 44.28　当光导管芯的前端在声门口时，可在颈部前方和甲状软骨的正下方看到边界清楚的光圈

状软骨下的环气管韧带处可允许 ETT 呈直线轨迹进入气管内，并且有足够长的 ETT 在声带下方；但是这个位置穿刺更容易出血[246]。

经典的 RI 技术是使用 Tuohy 针在环甲膜处穿刺和硬膜外导管用作导丝。IV 套管和钢质导丝更常用于 RI 技术。导丝的直径应细小到能通过 IV 套管，长度至少比选用的 ETT 长 2 倍。通常使用直径 0.038 英寸（可通过 18 G 的静脉套管）和长度为 110 cm 的导丝。市场上已有包含所有必须工具的逆行插管包。与实施 RI 时和硬膜外导管相比，使用 J 形尖端的钢质导丝有以下优点：J 形尖端减少气道损伤；导丝更少成圈盘旋或从口或鼻腔更容易抽出导丝；完成 RI 的时间更短[246]。

当将患者摆放好体位后，操作者将非优势手的拇指和中指放在环状软骨两侧固定气管。示指用来确定环甲膜的中线和环状软骨的上缘。18 G 留置针连接装有半量生理盐水的注射器成 90°，针斜面朝头端在环甲膜处穿刺，注射器回抽到气泡后确定穿刺针在气管内。将穿刺针的插入角度稍压低后拔出内针。此时应重新确认套管在气管内，接上另一支抽吸好局麻药的注射器，注入 2% ～ 4% 利多卡因 2 ～ 4 ml。经气管内麻醉可以为清醒或镇静的患者以及实施 RI 过程中提供一定的舒适性，或者可以降低全麻状态下患者交感神经刺激和喉痉挛的发生率。

然后，将导丝经留置针内推送直至从口或鼻出来。如果需要的话，直接喉镜可以用来辅助导丝由口腔出来。在颈部皮肤处，使用止血钳夹住导丝可防止其移位。尽管 ETT 可直接套入导丝推送进气管内，但是锥形引导导管（如 Arndt 气管交换导管）对降低导丝和 ETT 内径之间的差异有帮助，其差异越大，越容易使 ETT 抵住杓状软骨或声带，而不能顺利地滑进气管内。引导导管套进经口或鼻逸出的一段导丝，推送其直至抵到环甲膜。然后拔出导丝，将 ETT 通过引导导管推送进气管内（图 44.29）。潜在的并发症包括出血（通常比较低）、皮下气肿、纵隔气肿、气胸和气管后壁或食管损伤[246]。

双腔气管导管和支气管封堵器

在临床某些情况下需要进行单侧肺通气，包括确保肺与感染物或血液相隔离，为手术操作获得充分的暴露空间（如视频辅助胸腔镜检查），以及在主支气管手术、创伤或瘘管手术中控制气体分布。双腔气管导管（double-lumen tube，DLT）和支气管封堵器是允许进行单侧肺通气的两种气道工具（见第 53 章）。

DLTs 有支气管腔和气管腔。根据支气管腔偏向

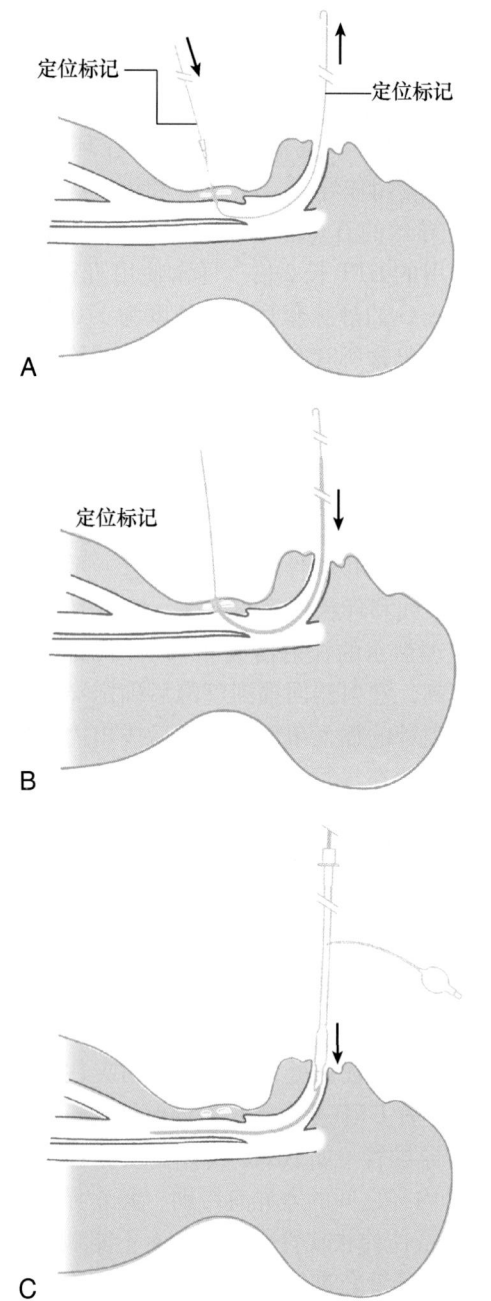

图 44.29　逆行插管的导引技术。A. 经环甲膜放置 18 G 留置针后，将 J 形尖端的导丝朝头端置入，直至其从口或鼻取出。B. 引导导管穿过导丝，直至其抵达喉部穿刺入口。然后从上面将导丝抽出。C. 引导导管向前进 2 ~ 3 cm 后，将气管内导管推送进入气管内（Courtesy Cook Critical Care, Bloomington, IN.）

左或向右被称为左侧或右侧 DLT。为了避免阻塞右肺上叶支气管，通常选用左侧 DLT。DLT 的插管方法与标准气管导管类似。但是由于大小和硬度的不同，放置 DLT 往往会比较困难。视频喉镜可以有助于放置 DLT[247]。将 DLT 置入气管后，应使用插管软镜（FIS）确定支气管端开口的位置。支气管的蓝色套囊应在相应的主支气管内并调整到刚好在隆突下。直视下给支气管蓝色球囊充气，进一步帮助确定合适的位置。值得注意的是，要确保支气管套囊不能骑

跨在隆突之上。VivaSight DL（Ambu Inc., Ballerup, Denmark）是一种一次性使用的左侧 DLT，在气管管腔的顶端有一个内置摄像头，可以在不使用 FIS 的情况下精确定位 DLT。当将 DLT 置入位置合适，通过给支气管套囊充气和夹闭 DLT 气管或支气管腔的连接管就可以实施肺隔离了。

支气管封堵器实质上是空心、尖端带有球囊的套管。将该导管插入支气管内来隔离和萎陷同侧肺。在某些临床情况下，如患者困难气道、气管腔偏小或术后需要机械通气，需要实施肺隔离但是又不能使用DLT 时，选用内置支气管封堵器的改良型单腔管［如Univent 导管（Fuji Systems, Tokyo, Japan）］或标准的气管导管联合支气管封堵器都是合适的。

联合技术

通过声门上通气道辅助气管内插管

1997 年，Archie Brain 博士首次描述了插管型喉罩（ILMA），也被称为 Fastrach 喉罩（LMA North America, San Diego, CA）。随后，插管型喉罩在美国短时间内就被批准上市。ILMA 被设计为气管插管提供通道，并可在多次气管插管期间进行通气。其硬质的手柄和通气管能使操作者快速、准确地定位罩囊。会厌提升栅栏可以在导管进入罩体时抬起会厌。除了经典重复使用的喉罩类型外，现在还有一次性插管喉罩可供使用。专门设计用在经 ILMA 插管的重复使用或一次性气管导管有助于防止盲探插管引起的损伤。这种导管是直式钢圈加强型导管，并有柔软的末端设计可以预防喉部组织损伤。

置入 ILMA 的技术与经典喉罩有许多方面的差别，学习曲线有明显差异。该技术推荐头部呈中立位（头部下垫支持物不用头部伸展）。ILMA 的手柄是用来旋转通气罩进入咽腔。置入喉罩后可以给氧、通气和麻醉。如果遇到通气有阻力，则需要调整 ILMA 的位置。Chandy 方法包含两种独立分开的手法：①矢状面水平旋转 ILMA，直至球囊通气的阻力降到最小；②当气管导管刚好通过前端开口前，轻提 ILMA 离开咽部后壁（图 44.30）。确定气管内插管后，应尽早将传统重复使用的 ILMA 移除，因为其硬质的构造会压迫毗邻组织呈高压状态。尽管经 ILMA 盲探插管的技术已有很高的成功率，但是其辅助使插管软镜（FIS）直视下插管可获得较高的首次插管成功率。

其他声门上通气道也可以用来辅助气管内插管。即使经典的喉罩并非设计用于气管内插管，如果联合使用插管软镜，其可以成为有效的引导管道。因为其

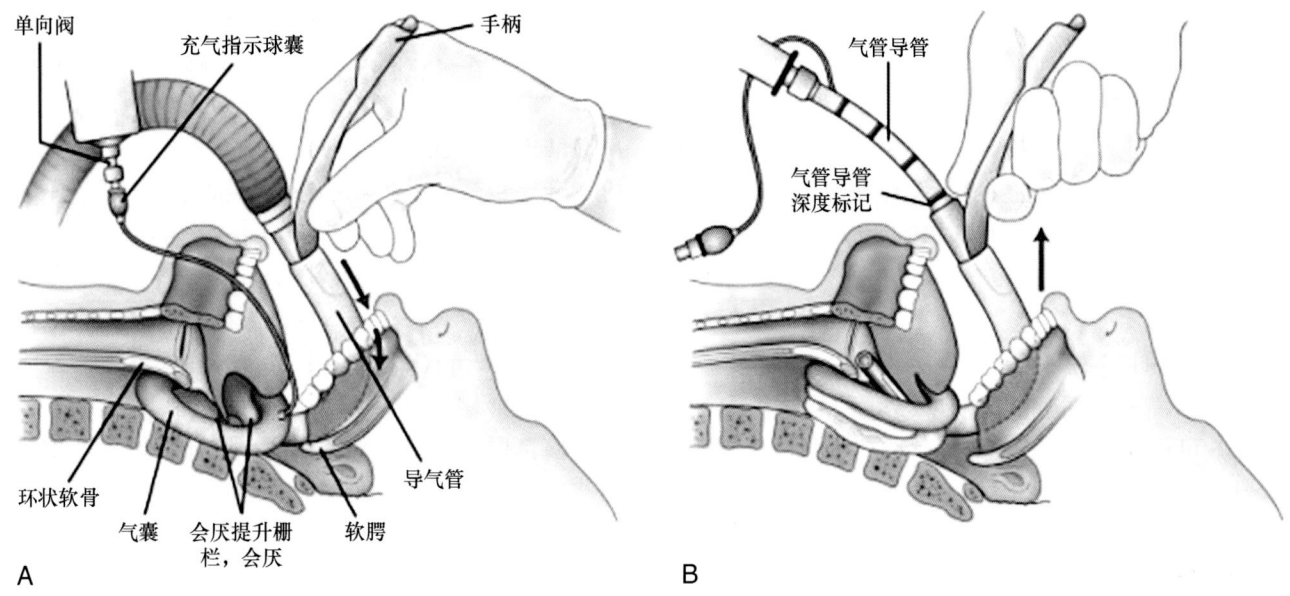

图 44.30　Chandy 方法包括两个步骤。A. 第一步对建立最佳的通气很重要。在矢状面水平使用喉罩手柄微微旋转插管型喉罩，直至获得球囊通气的阻力最小。B. 第二步在盲探插管前实施。上提手柄（非后翘），将喉罩稍微离开咽后壁，有助于将 ETT 顺利推送进气管内（From Lindsay HA，Cook TM，Russo SG，Hagberg CA. Supraglottic airway techniques：laryngeal mask airways. In：Hagberg CA，Artime CA，Aziz M，eds. Hagberg and Benumof's Airway Management. 4th ed. Philadelphia：Elsevier；2018.）

通气道较为狭长，应选择使用小号气管导管。此外，通过使用插管软镜联合 Aintree 插管导引管（Cook Critical Care，Bloomington，IN）可以将经典喉罩置换为气管导管。Aintree 插管导引管是一种中空的气道交换管并与标准的插管型 FIS 适配（图 44.31）。大多数新型声门上通气道拥有足够空间的通气道，可允许标准型号的气管内导管进行气管内插管。

联合直接喉镜技术

　　直接喉镜（DL）通过推开咽组织扩大口腔的可用空间，同时提起会厌，更容易操纵 FIS 通过会厌下方指向声门口。这可能对病态肥胖的患者或气道污染（如血液、分泌物或呕吐物）的患者尤其有用[248]。

　　在使用 DL 期间遇到 Cormack-Lehane Ⅲ 级的患者时，将 ETT 导引器的尖端插入会厌下方，并通过探条通过气管环时产生的咔嗒声确认气管位置。

　　当 DL 联合使用光芯时，可在直视下引导光芯前端进入会厌下方。操作者抓紧 ETT 或可视管芯，通过目镜或监视器看见声门口，将气管导管顺着光芯通过声带送入气管内[248]。

联合视频喉镜技术

　　正如探条被证明是 DL 非常重要的辅助对象一样，为了提高气管插管的成功率并可能会提供其他优势，探条可以与视频喉镜（VAL）结合使用。在一项具有呕吐功能的呼吸道模拟试验中，与 DL 相比，探条联合 Pentax-AWS 和 McGrath MAC 可提高气管插管的成功率

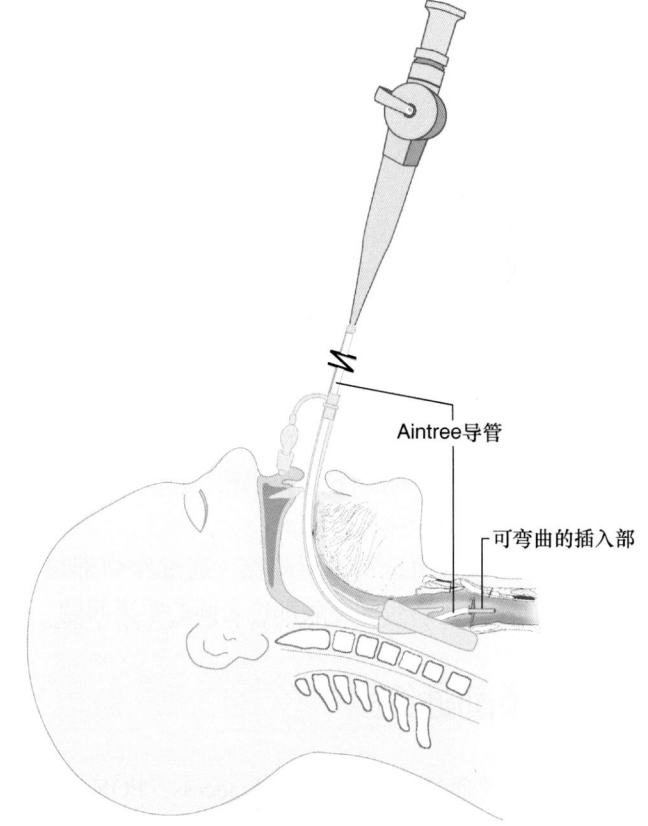

图 44.31　Aintree 插管型导管套入可弯曲的插入部经喉罩置入（From Henderson J. Airway management. In：Miller RJ，ed. Anesthesia. 7th ed. Philadelphia：Churchill Livingstone；2009.）

并减少插管时间[249]。探条联合使用 VAL 可获得足够的视野，促进 ETT 插入气管，但会遇到插管困难[250]。

　　光芯亦可与 VAL 联合使用。研究表明在有困难插

管史的患者中联合使用 C-MAC VL 和 Bonfils 插管喉镜比单独使用其中一种设备具有更好的声门图像[251]。

在某些情况下合并使用 VAL 和 FSI 可能是有益的。合并重度张口受限和（或）不稳定颈椎外伤可能会阻止使用 DL 来协助 FSI。在这种情况下使用 VAL 可查看声门开口，更好地引导 FIS 进入气管。VAL 还可以诊断出 FIS 进入声门困难的 ETT[248]。

联合逆行插管技术

为了提高逆行插管的成功率，可联合使用 DL 或 FIS。DL 可作为改善逆行引导插管成功率的辅助工具。在经典的逆行插管技术中，通过环甲膜置入导丝后，导丝的 J 形尖端指向头端，直到可以从口腔或鼻孔中取出。如果需要经口气管插管，DL 可以帮助临床医师打开口咽看见导丝，所以可以在导丝进入鼻腔之前更轻松地从口腔取出。另外，随后引导导管通过导丝顺行推送至环甲膜进入点，DL 可以用来提起会厌和咽部组织，以便于 ETT 通过声门[248]。

此外，FIS 可以协助逆行插管。从口腔或鼻孔中取出导丝后，将导丝从远端到近端穿过 FIS 的操作通道。然后将 FIS 穿过导丝进入声门，直至遇见环甲膜产生阻力为止。此时可以释放内部固定导丝的止血钳，并取下导丝。然后向前推进 FIS 直至看见隆突，同时 ETT 进入气管。通过这种方式，纤维支气管镜（FOB）降低了 ETT 移位的可能性，并且在整个过程中都可以看到气道。通过逆行放置的导丝顺行通过 FOB 以下有几个优点：

- 导丝的外径和光纤吸引口的内径形成紧密配合，使 FOB 不损伤解剖结构径直通过声门。
- FIS 充当大型的顺行引导导管，便于 ETT 通过。
- 将 ETT 放置可视化。
- FIS 可以自由地前进至隆突（通过穿刺部位），从而消除了声带和穿刺部位之间的距离问题。

紧急颈前通道

紧急颈前通道（front of neck access，FONA）是指在无法插管、无法氧合（CICO）的情况下尝试建立无创性气道失败后的急救技术。在一些困难气道的案例如喉肿瘤并发严重气道梗阻的患者，尝试建立无创气道似乎不可能时，这些技术也可作为首选的建立气道方法。FONA 的途径包括经气管喷射通气（transtracheal jet ventilation，TTJV）、环甲膜切开术和气管切开术。然而，气管切开术通常是由外科医师操作，但是麻醉科医师应该熟悉 TTJV 技术和环甲膜切开术。因为临床中不可避免地会遇到必须建立有创气道的时候。在紧急情况下可不是熟悉新技术的时候。

经气管喷射通气

在不能插管、不能通气（CICV）的情况下，当许多传统的通气方法失败时，经皮穿刺 TTJV 是一种相对快速、有效但有创的给氧和通气方法。ASA 困难气道流程已把 TTJV 作为一种急救有创技术应用在无法常规通气或插管的患者[7]。TTJV 被广泛认为是一种能提供足够、暂时的氧合和通气，并且较外科气道所需要培训时间更短和并发症少的救命技术，也是困难气道流程里建立气道的最后一项技术[252]。尽管如此，TTJV 毕竟是一项有创技术，主要用于紧急气道，偶尔用在特定的喉部手术中。

TTJV 时吸气相是压力驱动氧气通过刺入环甲膜的导管来实施。呼气相是肺和胸廓弹性回缩的一种被动过程。预留充足的被动呼气时间是避免气体蓄积造成气压伤不可或缺的。呼气是经过声门和依赖通畅的上呼吸道。这也是避免气压伤和发生气胸的必备条件。气体逸出声门口可以产生气泡，这有助于放置 ETT。实际上，多个病例报道已证实在无法看见声门或看见少许声门的病例上，通过实施 TTJV 后开放的声门和气泡引导下成功插管。

TTJV 不能应用在环状软骨或喉头受到直接损伤，以及上呼吸道完全阻塞的患者。TTJV 的其他相对禁忌证包括凝血功能障碍、阻塞性肺疾病及放置导管可能有困难的解剖畸形。

通常使用 12～16 G 防打褶的导管进行 TTJV。钢圈加强型 6 Fr 导管（Cook Critical Care，Bloomington，IN）是一种为 TTJV 专门设计的防打褶导管，其聚四氯乙烯涂层有助于穿过环甲膜进入气管内。穿刺时除了穿刺针的斜面朝向尾部之外，放置导管的方法与 RI 类似。在实施喷射通气之前，必须通过负压吸引到空气来确定导管在气管内。

喷射通气最小的驱动压力是 15 psi。美国医院里的中心管道氧气压力接近 55 psi。市场上出售的喷射呼吸机通常会含有压力调节器来降低管道压力，以顺利进行喷射通气，并且避免高驱动压可能导致的气压伤。在手术室的大部分情况下，直接连接供氧管道就能获得喷射通气所需的压力。在可能需要 TTJV，但是又不具备足够驱动压力的手术室外的地方，实施 TTJV 往往有困难[252]。

TTJV 主要的并发症是高氧气压引起的气压伤以及其导致的气胸。为了避免这种并发症，确保有气体逸出的通道和充足的被动呼气时间是不可或缺的。通气时应该使用能满足氧合与通气的最低压力。其他与 TTJV 相关的并发症包括皮下或纵隔气肿、出血、误吸以及气管或食管后壁穿孔[252]。

Ventrain 是一种一次性手动操作的氧气吹入装置，与通过小口径经皮导管的 TTJV 相比，它可降低气压伤的风险[253]。它通过采用伯努利原理提供呼气通气帮助，这意味着产生负压并利于气体排出，因此甚至可用于上呼吸道梗阻[254]。它通过流量可控的高压氧气驱动，如壁挂式流量计或带有流量调节器的氧气瓶。

环甲膜切开术

当无创的方法失败或临床计划将其作为保护气道的首选计划时，环甲膜切开术是一项能提供开放气道途径的有创技术[255]。其已被列入 ASA 的困难气道流程中作为在其他急救措施已失败或不可行后的一项紧急有创技术。所有的急救气道车都应有环甲膜切开的工具并随时可以使用。环甲膜切开并非是一种永久性的气道，切开后应制订计划拔除环甲膜穿刺的导管或改为气管切开术[255]。

环甲膜切开术禁用于 6 岁以下的儿童（见第 77 章），因为此时环状软骨是气管最狭窄的部位，且甲状腺峡部通常可达环甲膜水平。然而，环甲膜穿刺行 TTJV 适用于这些小儿。环甲膜切开术的其他禁忌证包括喉头骨折、喉赘生物、声门下狭窄、凝血功能障碍和颈部解剖结构扭曲或无法识别。

实施环甲膜切开最常使用的两项技术是经皮扩张环甲膜切开术和外科性环甲膜切开术。对于麻醉科医师而言，较偏爱经皮穿刺技术，因为相比外科切开其更简单，且在其他操作上熟悉使用了 Seldinger 技术（如中心静脉置管）。但是最近外科环甲膜切开术因具有更快的速度和更高的可靠性被作为首选[8]。

尽管环甲膜切开术有很多种外科性方法，但困难气道协会指南将手术刀-探条作为困难气道管理的首选技术。框 44.4 和图 44.32 概述了该过程。所有麻醉医师均被推荐学会该项技术，并接受定期培训以避免技能下降[8]。

市场上在售的有许多使用经皮扩张环甲膜切开的工具。这项技术的原理是经导丝置入扩张器后再经扩张器插入导气管。使患者颈部后仰伸展和确定环甲沟。如果体表标志难以辨别，可以使用超声引导。在环甲膜的皮肤上做一个 1～1.5 cm 的横切口，随后使

框 44.4　外科性环甲膜切开术

工具
- 10 号手术刀
- 弯头（斜角）探条
- 内径 6 mm 带套囊气管导管

步骤
1. 如果您用右手，请站在患者的左侧（如果是左手则相反）。
2. 用左手固定喉部。
3. 用左手示指确认环甲膜。如果无法确认环甲膜，在中线做 8～10 cm 的垂直切口。双手指钝性分离组织，用左手确认并固定喉部。
4. 右手持手术刀，刀刃朝向自己，横向刺入切开皮肤和环甲膜。
5. 保持手术刀垂直于皮肤旋转 90°，使刀刃尖端朝向尾侧（足侧）。
6. 转换左手持手术刀。
7. 左手持手术刀，保持垂直于皮肤（不倾斜），轻柔地拉向自己（横向）。
8. 右手持探条。
9. 持探条从右侧进入气管，在远离手术刀的一侧滑动探条弯头进入气管。
10. 旋转探条进入气管，并轻柔地向前推进 10～15 cm。
11. 移除手术刀。
12. 左手固定气管并撑开皮肤。
13. 润滑 6 mm 带套囊气管导管穿过探条。
14. 向前旋转导管通过探条，避免过度推进和支气管插管。
15. 移除探条。
16. 给套囊充气，并用二氧化碳波形确认通气。

Modified from Frerk C, Mitchell VS, McNarry AF, et al. Difficult Airway Society 2015 guidelines for management of unanticipated difficult intubation in adults. Br J Anaesth. 2015; 115 (6): 827-848.

用 18 G 导管针连接装有液体的注射器。在持续回抽下朝尾部呈 45°穿刺。因为环甲动脉和环甲膜靠近声门裂，环甲膜穿刺或切开时应选择在环甲膜的下 1/3 部位且朝后进针（图 44.33）[255]。当回抽有空气，则确定穿过了环甲膜，将导管顺着穿刺针送入到气管内。最后是拔除穿刺针，原位保留导管。向尾端置入导丝的深度为 2～3 cm，再拔除导管，同时将套有气管套管的弯扩张器沿着导丝旋转插入气管内。此时应保持控制导丝，使得扩张器和气管套管一同穿过环甲膜。同时移除扩张器和导丝并原位保留套管。给套囊充气后可以尝试通气。通过呼气末二氧化碳波形确定合适的位置后固定好气管套管[255]。

环甲膜切开术的并发症包括出血、气管后壁或食管损伤、声带损伤、甲状腺撕裂和套管置入假道。将气管套管置入皮下组织可以导致皮下或纵隔气肿。环甲膜切开引起的晚期并发症包括吞咽功能障碍、感染、声音改变和气管狭窄。其中气管狭窄在成人的发生率接近 2%～8%。如果之前存在气管损伤或者合并感染，其发生率更高。

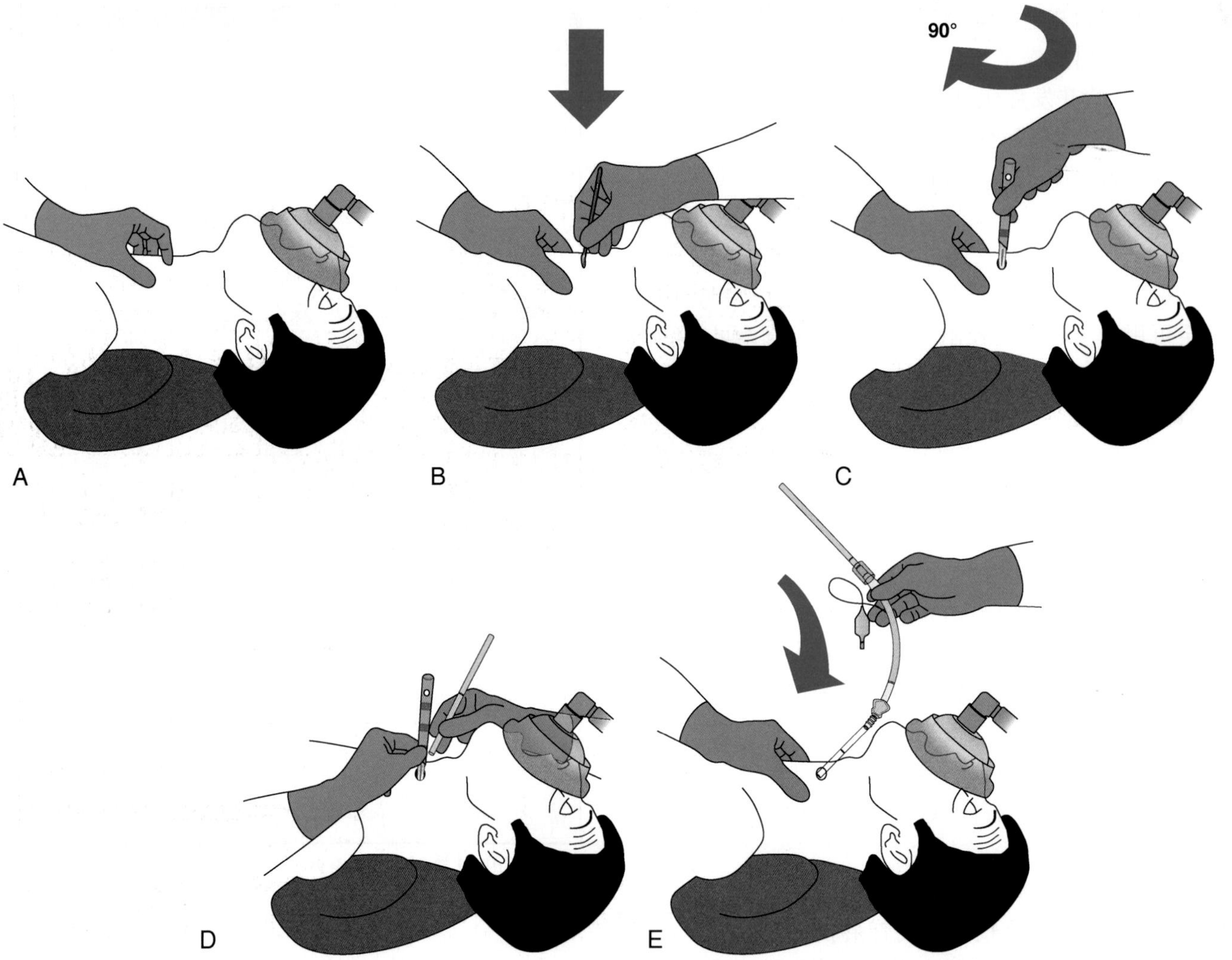

90°

A   B   C

D   E

图 44.32 手术刀-探条技术——"刺，扭转，探条，管路"。（A）识别环甲膜。（B）穿过环甲膜进行横向刺切口。（C）旋转手术刀，使刀刃尖端朝向尾侧。（D）将手术刀拉向自己以打开切口，沿手术刀将探条弯头滑入气管。（E）将气管导管推入气管（From Frerk C，Mitchell VS，McNarry AF，et al. Difficult Airway Society 2015 guidelines for management of unanticipated difficult intubation in adults. Br J Anaesth. 2015；115（6）：827-848.）

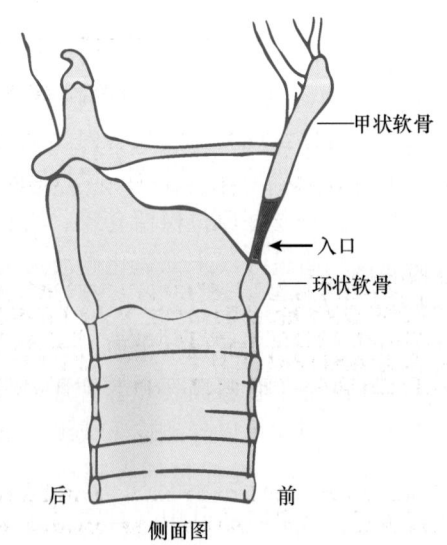

甲状软骨

入口

环状软骨

后   前

侧面图

图 44.33 喉和气管的矢状面解剖。经皮环甲膜切开术的入口是在环甲膜的下 1/3（Courtesy Cook Critical Care；Bloomington，IN.）

气管拔管

拔管过程是气道管理的一个重要环节。虽然诱导及插管期间所引起的问题已经得到相当大的重视，但是气管拔管时发生并发症的风险可能会更高[256]。ASA 未公开的索赔案例数据分析显示。尽管由于 ASA 困难气道管理临床实践指南被广泛采用后，插管期间引起死亡和脑损伤的索赔案例数量逐渐下降，但是拔管和麻醉复苏期间导致损伤的索赔数量并没有减少[1]。鉴于以上情况和缺乏公认的气管拔管管理的策略，困难气道协会（DAS）在 2012 年制定了关于"论述拔管和复苏期间出现的问题"和"倡导有策略、阶梯式的拔管"的一系列指南[257]。

拔管期间可以引发很多并发症（框 44.5）。尽管有些并发症较轻微而且无长期的后遗症，但是有些并发症会导致拔管失败。造成拔管失败的原因有氧合

框 44.5 气管拔管相关的并发症

- 喉痉挛和支气管痉挛
- 上呼吸道梗阻
- 通气不足
- 血流动力学改变（高血压或心动过速）
- 咳嗽和肌肉牵拉，导致手术伤口裂开
- 喉水肿或呼吸道水肿
- 负压性肺水肿
- 声带反常运动
- 杓状软骨脱位
- 误吸

失败、通气失败、肺分泌物残留或呼吸道不通畅[84]。如果呼吸道不能快速重建，将导致严重的并发症甚至死亡。因此，麻醉科医师在拔管前，需要先对拔管风险进行分级，并制订详细的拔管计划。根据 DAS 的临床指南，将考虑以下三方面进行拔管风险分级：①诱导时气道是否正常和容易开放；②气道管理是否因手术变化、外伤或非手术因素变得困难；③患者是否存在拔管失败的一般风险因素[257]。

气管拔管的一般注意事项

无论是常规拔管还是困难拔管，都应该预先制订好拔管计划，包括拔管后不能维持呼吸道通畅时实施重新插管的计划[7]。选择在清醒下拔管还是恢复意识前深镇静下拔管，应权衡每一项技术的风险和利益。由于咽肌肌张力和气道反射恢复，清醒患者更容易保持气道通畅。深镇静下拔管能防止患者咳嗽和不利的血流动力学变化，但是需承担上呼吸道梗阻和肺通气不足的风险。还有其他的拔管技术，如 Bailey 策略，指的是当患者在深麻醉状态下将 ETT 更换为 SGA[258]。浅麻醉状态（Ⅱ期）期间拔管会增加喉痉挛和其他气道并发症发生的风险，应该避免在此状态下拔管。

拔管的常规准备有：确保神经肌肉阻滞完全被逆转或恢复，血流动力学稳定，体温正常，充分的镇痛。患者应进行预充氧，吸入氧浓度（FiO_2）为100%，在合适的情况下可考虑实施肺泡复张手法。患者处于深麻醉时，应吸引咽部（必要时吸引气管内）分泌物，移除咽部填塞物和放置牙垫[22]。清醒拔管时必须放置牙垫，以防止患者苏醒期咬管。咬管会导致气道阻塞和发生负压性肺水肿。口咽通气道不推荐作为牙垫使用，因为口咽通气道会造成牙齿损坏，不如在磨牙之间塞入多层卷纱布[259]。

拔管后胃胀气会增加肺误吸的风险，并可阻碍肺通气。使用面罩高压通气的患者，拔管前应从口腔插入胃管进行抽吸。

拔管的标准体位是嗅花位，主要的优势是嗅花位是气道管理的最佳体位。拔管时头高位能使病态肥胖患者、有肺通气不足和呼吸道梗阻风险的患者获益。对于有肺误吸高风险的患者，优先采用侧卧位[22]。

套囊放气前使用正压通气，有助于去除积蓄在导管套囊上的分泌物。拔管前必须检查指示球囊，确保套囊放气是否完全。带有充气的套囊拔管会造成声带损伤和杓状软骨脱位。

困难气道的拔管和重新插管

很多手术和麻醉因素可以增加拔管的风险，最相关的因素已总结列在框 44.6。尽管有多种技术可以用来处理困难气道的拔管，如 Bailey 策略和输注瑞芬太尼[257]，但是最常使用的是气管交换管（airway exchange catheter，AEC）。这也被 ASA 专家组推荐使用在困难气道管理中。拔管前将空心引导管通过 ETT 并保留在原位，直到排除了重新插管的可能。AEC 还有维持氧合和连接二氧化碳分析仪监测呼吸的功能。清醒的患者可以完全耐受较小号的交换管（11 Fr）。置入交换管期间可以呼吸、谈话和咳嗽。使用时，应用胶带固定好交换管以防止意外移位，同时做好标签，将其与外形相似的饲管相区分。如果有必要的话，可用直接喉镜轻柔地牵拉舌头和口咽部软组织，有助于经 AEC 重新插管。

重要困难气道信息的存档与告知

如前所述，插管困难的最可预测的因素之一是先前插管困难史，因此，记录和传播危险气道信息至关重要，随后通过这种方式使关注气道困难患者的临床

框 44.6 拔管高风险的相关因素

气道风险因素
- 已知的困难气道
- 呼吸道情况恶化（出血、水肿和创伤）
- 气道通路受限
- 肥胖或阻塞性睡眠呼吸暂停
- 误吸风险

全身风险因素
- 心血管疾病
- 呼吸系统疾病
- 神经肌肉疾病
- 代谢紊乱
- 特殊手术要求

Modified from Popat M, Mitchell V, Dravid R, et al. Difficult Airway Society guidelines for the management of tracheal extubation. Anaesthesia. 2012；67：318-340.

医师能够警惕相关病史并获得必要的信息，以便安全地管理患者的气道。ASA《困难气道管理实践指南》建议临床医师记录气道管理的困难，并将遇到的困难告知患者或负责人[7]。考虑到通知系统，建议采用以下方式：例如，给患者的书面报告或信件，病历中的书面报告，与患者的外科医师或主要看护者进行沟通，通知手腕带或等效的识别设备和（或）病历标志。

1992 年，创建了 MedicAlert 基金会国家困难气道/插管注册表，对危险气道信息的文档编制和传播进行了标准化。到 2010 年，注册表中已纳入 11 000 多名患者[260]。患有困难气道的患者应直接登记到 MedicAlert 网站。

小结

气道管理是安全麻醉实践的核心。麻醉科医师必须具备气道解剖学、生理学和药理学的基础知识，并且能够熟练使用各种气道工具。虽然大多数气道管理比较简单，但是困难气道的管理对麻醉科医师来说依然是一项息息相关和最具挑战性的工作。对困难的预见性和前瞻性以及制订气道管理计划是至关重要的。许多气道问题可以靠相对简单的工具和技术来解决。但是成功地运用相关的工具和技术仍需要经验和准确的临床判断。目前可能改善患者预后的新式气道工具层出不穷，麻醉科医师必须在提高临床技能的同时兼顾学习新技术，以预防困难气道的发生。对于所有气道管理的参与者来说，未来的能力培训有望包含气道技术的临床能力评估训练。麻醉科医师的专业技能来源于临床针对性的实践和致力于终身学习的精神。

参考文献

1. Peterson GN, et al. *Anesthesiology*. 103:33, 2005.
2. Metzner J, et al. *Best Pract Res Clin Anaesthesiol*. 2011;25:263.
3. Cook TM, et al. *Br J Anaesth*. 2011;106(5):617.
4. Cook TM, MacDougall-Davis SR. *Br J Anaesth*. 2012;109(suppl 1):i68.
5. Behringer EC. *Anesthesiol Clin North America*. 20:813, 2002.
6. *Anesthesiology*. 1993;78:597.
7. Apfelbaum JL, et al. *Anesthesiology*. 2013;118:251.
8. Frerk C, et al. *Br J Anaesth*. 2015;115(6):827.
9. Law JA, et al. *Can J Anaesth*. 2013;60(11):1119.
10. Law JA, et al. *Can J Anaesth*. 2013;60(11):1089.
11. Langeron O, *Anesthesiology Annales francaises d'anesthesie et de reanimation*. 2008;27(1):41.
12. Piepho T, et al. *Anaesthesist*. 2015;64(suppl 1):27.
13. Petrini F, et al. *Minerva anestesiologica*. 2005;71(11):617.
14. Japanese Society of Anesthesiologists. *J Anesth*. 2014;28(4):482.
15. Artime CA, et al. Airway algorithms and guidelines. In: Berkow LC, et al, eds. *Cases in Emergency Airway Management*. Cambridge, UK, 2015, Cambridge University Press; 10–18.
16. Kovacs G, Law JA. Human factors in airway management. In: Kovacs G, Law JA, eds. *Airway Management in Emergencies: aimeairway.ca*. 2018.
17. Chrimes N. *Br J Anaesth*. 2016;117(suppl 1):i20.
18. Reitzen SD, et al. *Ear Nose Throat J*. 2011;90:112.
19. Ahmed-Nusrath A, et al. *Br J Anaesth*. 2008;100:269.
20. Cavusoglu T, et al. *J Craniofac Surg*. 2009;20:566.
21. Zwank M. *Am J Emerg Med*. 2009;27:513.
22. Henderson J. Airway management. In: Miller RD, ed. *Miller's Anesthesia*. 7th ed. Philadelphia: Churchill Livingstone; 2010:1573.
23. Srirompotong S. Art-Smart T. *Eur Arch Otorhinolaryngol*. 2003;260:401.
24. Krebs MJ, Sakai T. *J Clin Anesth*. 2008;20:218.
25. Hirshoren N, et al. *J Trauma*. 2009;67:891.
26. Hillman DR, et al. *Br J Anaesth*. 2003;91:31.
27. Kuna ST. *Respir Physiol*. 2000;119:155.
28. Reber A, et al. *Anesthesiology*. 1999;90:1617.
29. Leder SB, et al. *Ann Otol Rhinol Laryngol*. 2010;119:795.
30. Coleman L, et al. Functional anatomy of the airway. In: Hagberg CA, ed. *Benumof's Airway Management: Principles and Practice*. 2nd ed. Philadelphia: Mosby; 2012:3.
31. Lundstrom LH, et al. *Anaesthesia*. 2009;64:1081.
32. Kheterpal S, et al. *Anesthesiology*. 2006;105:885.
33. Yildiz TS, et al. *J Anesth*. 2005;19:7.
34. Gonzalez H, et al. *Anesth Analg*. 2008;106:1132.
35. Brodsky JB, et al. *Anesth Analg*. 2002;94:732.
36. Shiga T, et al. *Anesthesiology*. 2005;103:429.
37. Mallampati SR. *Can Anaesth Soc J*. 1983;30:316.
38. Mashour GA, et al. *Anesthesiology*. 2008;107:1919.
39. Samsoon GL, Young JR. *Anaesthesia*. 1987;42:487.
40. Lundstrom LH, et al. *Br J Anaesth*. 2011;107:659.
41. Mashour GA, Sandberg WS. *Anesth Analg*. 2006;103:1256.
42. Hegde HV, et al. *Eur J Anaesthesiol*. 2012;29:338.
43. Ezri T, et al. *Anesth Analg*. 2001;93:1073.
44. Fang B, Norris J. *Anesth Analg*. 2004;98:870.
45. Grover VK, et al. *Anesth Analg*. 2003;96:911.
46. Racine SX, et al. *Anesthesiology*. 2010;112:1190.
47. El-Orbany M, et al. *Anesth Analg*. 2011;113:103.
48. Karkouti K, Rose DK, et al. *Can J Anaesth*. 2000;47(8):730.
49. Iohom G, et al. *Eur J Anaesthesiol*. 2003;20:31.
50. Wilson ME, et al. *Br J Anaesth*. 1988;61:211.
51. Calder I, et al. *Anaesthesia*. 1995;50:756.
52. Khan ZH, et al. *Anesth Analg*. 2003;96:595.
53. Eberhart LH, et al. *Anesth Analg*. 2005;101:284.
54. el-Ganzouri AR, et al. *Anesth Analg*. 1996;82:1197.
55. Norskov AK, et al. *Br J Anaesth*. 2016;116(5):680.
56. Langeron O, et al. *Anesthesiology*. 2012;117:1223.
57. Kristensen MS, Teoh WH. Ultrasonography in Airway Management. In: Hagberg CA, et al. eds. *Hagberg and Benumof's Airway Management*. 4th ed. Philadelphia, PA: Elsevier; 2018:74–91.
58. Ahmad I, et al. *J Clin Anesth*. 2015;27(6):508.
59. Cuendet GL, et al. *IEEE Trans Biomed Eng*. 2016;63(2):328.
60. Tanoubi I, et al. *Can J Anaesth*. 2009;56:449.
61. Benumof JL. *Anesthesiology*. 1999;91:603.
62. Dixon BJ, et al. *Anesthesiology*. 2005;102:1110.
63. Patel A, Nouraei SA. *Anaesthesia*. 2015;70(3):323.
64. Dixon BJ, et al. *Anesthesiology*. 2005;102(6):1110; discussion 1115A.
65. Ramkumar V, et al. *J Anesth*. 2011;25:189.
66. Futier E, et al. *Anesthesiology*. 2011;114:1354.
67. Herriger A, et al. *Anaesthesia*. 2004;59:243.
68. Levitan RM, et al. Preoxygenation. In: Hagberg CA, Artime CA, Aziz MF, eds. *Hagberg and Benumof's Airway Management*. 4th ed. Philadelphia, PA: Elsevier; 2018:249–264.
69. Levitan RM. NO DESAT! (Nasal oxygen during efforts securing a tube). *Emergency Physicians Monthly*. 2010.
70. Teller LE, et al. *Anesthesiology*. 1988;69(6):980.
71. Baraka AS, et al. *Anaesthesia*. 2007;62(8):769.
72. Ramachandran SK, et al. *J Clin Anesth*. 2010;22(3):164.
73. Binks MJ, et al. *Am J Emerg Med*. 2017;35(10):1542.
74. Pavlov I, et al. *Am J Emerg Med*. 2017;35(8):1184.
75. Mendelson CL. *Am J Obstet Gynecol*. 1946;52:191.
76. *Anesthesiology*. 2017;126(3):376.
77. Smith I, et al. *Eur J Anaesthesiol*. 2011;28:556.
78. Mahajan V, et al. *J Clin Anesth*. 2015;27(5):396.
79. Paranjothy S, et al. *Cochrane Database Syst Rev*. 2014;(2):CD004943.
80. Artime CA, Sanchez A. Preparation of the patient for awake intubation. In: Hagberg CA, et al. eds. *Hagberg and Benumof's Airway Management*. 4th ed. Philadelphia, PA: Elsevier; 2018:216–234.
81. Kim YH, et al. *Yonsei Med J*. 2009;50:380.
82. Al-alami AA, et al. *Curr Opin Anaesthesiol*. 2009;22:388.
83. Silva DA, Sanders I. *Ann Otol Rhinol Laryngol*. 1992;101(11):893.
84. Cooper RM. Extubation and Reintubation of the Difficult AIrway. In: Hagberg CA, et al. eds. *Hagberg and Benumof's Airway Management*. 4th ed. Philadelphia, PA: Elsevier; 2018:844–867.

85. Dorsey DP, Joffe AM. Physiologic and Pathophysiologic Responses to Intubation. In: Hagberg CA, et al. eds. *Hagberg and Benumof's Airway Management.* 4th ed. Philadelphia, PA: Elsevier; 2018:163–177.
86. Combes X, et al. *Br J Anaesth.* 2007;99:276.
87. Gal TJ. Airway management. In: Miller RD, ed. *Miller's Anesthesia.* ed 6. Philadelphia: Churchill Livingstone; 2005:1617.
88. El-Orbany MI, et al. *Br J Anaesth.* 2005;95:710.
89. El-Orbany MI, et al. *J Clin Anesth.* 2003;15:9.
90. Lieutaud T, et al. *Can J Anaesth.* 2003;50:121.
91. Naguib M, et al. *Anesth Analg.* 2010;111:110.
92. Heier T, et al. *Anesthesiology.* 2001;94:754.
93. Lee C, et al. *Anesthesiology.* 2009;110:1020.
94. Broomhead RH, et al. *Br J Anaesth.* 2010;104:313.
95. Goodwin MW, et al. *Anaesthesia.* 2003;58:60.
96. Ikeda A, et al. *Anesthesiology.* 2012;117:487.
97. Warters RD, et al. *Anaesthesia.* 2011;66:163.
98. Calder I, Yentis SM. *Anaesthesia.* 2008;63:113.
99. Sellick BA. *Lancet.* 1961;2:404.
100. Vanner RG, Asai T. *Anaesthesia.* 1999;54:1.
101. El-Orbany M, Connolly LA. *Anesth Analg.* 2010;110:1318.
102. Koerber JP, et al. *Anaesthesia.* 2009;64:54.
103. Rosen MA. *Anesthesiology.* 1999;91:1159.
104. de Souza DG, et al. *Anesth Analg.* 2010;110:1503.
105. Paech MJ. *Anaesth Intensive Care.* 2010;38:989.
106. Stept WJ, Safar P. *Anesth Analg.* 1970;49:633.
107. Deepika K, et al. *J Clin Anesth.* 1992;4:106.
108. Williamson RM, et al. *Acta Anaesthesiol Scand.* 2011;55:694.
109. Thorn K, et al. *Anesth Analg.* 2005;100:1200.
110. Smith KJ, et al. *Anesthesiology.* 2003;99:60.
111. Palmer JH, Ball DR. *Anaesthesia.* 2000;55:263.
112. Rice MJ, et al. *Anesth Analg.* 2009;109:1546.
113. Ehrenfeld JM, et al. *Anesth Analg.* 2012;115:95.
114. Clements P, et al. *Br J Hosp Med (Lond).* 2009;70:424.
115. El-Orbany MI, et al. *J Clin Anesth.* 2002;14:115.
116. Wappler F, et al. *Eur J Anaesthesiol.* 2003;20:548.
117. Lee SY, et al. *Br J Anaesth.* 2012;110:81.
118. Kim SH, et al. *Anaesth Intensive Care.* 2011;39:899.
119. Kim JY, et al. *Acta Anaesthesiol Scand.* 2008;52:106.
120. Wei LX, et al. *Acta Academiae Medicinae Sinicae.* 2008;30:723.
121. Hung CT, et al. *Chang Gung Med J.* 2005;28:174.
122. Kim KS, et al. *J Anesth.* 2011;25:195.
123. Mahboobi N, et al. *East Mediterr Health J.* 2012;18:159.
124. Kong CF, et al. *Br J Anaesth.* 2000;85:364.
125. Lee J, Jung CW. *Korean J Anesthesiol.* 2011;60:12.
126. Erhan E, et al. *Can J Anaesth.* 2003;50:108.
127. Gore MS, Harnagale KD. *J Anaesthesiol Clin Pharmacol.* 2011;27:27.
128. Erhan E, et al. *Eur J Anaesthesiol.* 2003;20:37.
129. Aissaoui Y, et al. *Eur J Anaesthesiol.* 2012;29:391.
130. Bouvet L, et al. *Anaesthesia.* 2009;64:719.
131. Politis GD, Tobias JD. *Paediatr Anaesth.* 2007;17:285.
132. Lundstrom LH, et al. *Br J Anaesth.* 2009;103:283.
133. Mencke T, et al. *Anesthesiology.* 2003;98:1049.
134. Abrams JT, et al. *Anesth Analg.* 1996;83:629.
135. Scamman FL. *Anesth Analg.* 1983;62:332.
136. Bennett JA, et al. *Anesthesiology.* 1997;87:1070.
137. Kohno T, Ikoma M. *Masui.* 2008;57:1213.
138. Benumof JL. *Anesthesiology.* 1991;75:1087.
139. Thomas JL. *Anaesthesia.* 1969;24:28.
140. Rosenstock CV, et al. *Anesthesiology.* 2012;116:1210.
141. Xue FS, et al. *Eur J Anaesthesiol.* 2012;29:209; author reply 210–211.
142. Xue FS, et al. *Chin Med J (Engl).* 2009;122:408.
143. Sarma J. *J Clin Anesth.* 2007;19:322.
144. Raval C, et al. *Saudi J Anaesth.* 2010;4:38.
145. Bekhit MH. Lidocaine for neural blockade. In: Sinatra RS, et al. eds. *The Essence of Analgesia and Analgesics.* New York: Cambridge University Press; 2011:279.
146. Simmons ST, Schleich AR. *Reg Anesth Pain Med.* 2002;27:180.
147. Novaro GM, et al. *J Am Soc Echocardiogr.* 2003;16:170.
148. Cara DM, et al. *Anaesthesia.* 2003;58:777.
149. Gross JB, et al. *Anesth Analg.* 1984;63:915.
150. Walsh ME, Shorten GD. *Yale J Biol Med.* 1998;71:537.
151. British Thoracic Society Bronchoscopy Guidelines Committee: a Subcommittee of Standards of Care Committee of British Thoracic Society. *Thorax.* 2001;56(suppl 1):i1.
152. Williams KA, et al. *Br J Anaesth.* 2005;95:549.
153. Reed AP. *Chest.* 1992;101:244.
154. von Goedecke A, et al. *Anesth Analg.* 2004;98:260.
155. Joffe AM, et al. *Anesthesiology.* 2010;113:873.
156. Weiler N, et al. *Prehosp Disaster Med.* 1995;10:101.
157. Safar P, et al. *J Appl Physiol.* 1959;14:760.
158. Isono S, et al. *Anesthesiology.* 2005;103:489.
159. Kok PH, et al. *Singapore Med J.* 2001;42:322.
160. Wang KC, et al. *Acta Anaesthesiol Taiwan.* 2006;44:119.
161. Brain AI. *Br J Anaesth.* 1983;55:801.
162. Brimacombe J. *Can J Anaesth.* 1995;42:1017.
163. Yu SH, Beirne OR. *J Oral Maxillofac Surg.* 2010;68:2359.
164. Lindsay HA, et al. Supraglottic Airway Techniques: Laryngeal Mask Airways. In: Hagberg CA, et al. eds. *Hagberg and Benumof's Airway Management.* 4th ed. Philadelphia, PA: Elsevier; 2018:328–348.
165. Miller DM. *Anesth Analg.* 2004;99:1553.
166. Vaida S, et al. Supraglottic Airway Techniques: Nonlaryngeal Mask Airways. In: Hagberg CA, et al. eds. *Hagberg and Benumof's Airway Management.* 4th ed. Philadelphia, PA: Elsevier; 2018:349–370.
167. Asai T, Brimacombe J. *Anaesthesia.* 2000;55:1179.
168. Brimacombe J, et al. *Br J Anaesth.* 2005;95:420.
169. Vannucci A, et al. *Anesth Analg.* 2018;126(6):1959.
170. Grady DM, et al. *Anesthesiology.* 2001;94:760.
171. Siddik-Sayyid SM, et al. *Anesth Analg.* 2005;100:1204.
172. Hui JK, et al. *Can J Anaesth.* 2002;49:508.
173. Bouvet L, et al. *Can J Anaesth.* 2010;57:222.
174. Jaffe RA, Brock-Utne JG. *J Clin Anesth.* 2002;14:462.
175. Nakayama S, et al. *Paediatr Anaesth.* 2002;12:416.
176. Weber S. *Anesthesiol Clin North America.* 2002;20:503.
177. Dingley J, et al. *Anaesthesia.* 1994;49:251.
178. Burgard G, et al. *J Clin Anesth.* 1996;8:198.
179. Brimacombe J, Costa e Silva L. *Eur J Anaesthesiol.* 2003;20:502.
180. Emmett SR, et al. *Br J Anaesth.* 2012;109:468.
181. Cook TM, et al. *Can J Anaesth.* 2005;52:739.
182. Handa-Tsutsui F, Kodaka M. *J Clin Anesth.* 2005;17:344.
183. Sharma V, et al. *Br J Anaesth.* 2010;105:228.
184. Abdi W, et al. *Acta Anaesthesiol Scand.* 2010;54:141.
185. Maltby JR, et al. *Can J Anaesth.* 2002;49:857.
186. Abdi W, et al. *Obes Surg.* 2009;19:1624.
187. Yao T, et al. *Zhonghua Yi Xue Za Zhi.* 2010;90:2048.
188. Gaitini LA, et al. *Anesthesiology.* 2001;94:79.
189. Mort TC. *Anesth Analg.* 2006;103:1264.
190. Ochs M, et al. *Prehosp Emerg Care.* 2000;4:333.
191. Oczenski W, et al. *Anaesthesia.* 1999;54:1161.
192. Gaitini LA, et al. *J Clin Anesth.* 2011;23:475.
193. Sultan P, et al. *J Perioper Pract.* 2011;21:379.
194. Sparrow KA, et al. Intubating Introducers and Lighted and Optical Stylets. In: Hagberg CA, et al. eds. *Hagberg and Benumof's Airway Management.* 4th ed. Philadelphia, PA: Elsevier; 2018:402–416.
195. Artime C. Flexible Fiberoptic Intubation. In: Hagberg CA, et al. eds. *The Difficult Airway: A Practical Guide.* Oxford: Oxford University Press; 2013:97–108.
196. Bannister FB, Macbeth RG. *Lancet.* 1944;2:651.
197. Adnet F, et al. *Anesthesiology.* 2001;94:83.
198. Chou HC, Wu TL. *Acta Anaesthesiol Scand.* 2001;45:261.
199. Greenland KB, et al. *Br J Anaesth.* 2010;105:683.
200. Isono S. *Anesthesiology.* 2001;95:825.
201. Park SH, et al. *J Anesth.* 2010;24:526.
202. Greenland KB, et al. *Br J Anaesth.* 2010;104:268.
203. Takenaka I, et al. *Can J Anaesth.* 2007;54:129.
204. Jain RR, Cameron SD. Airway Management in Pediatric Patients. In: Hagberg CA, et al. eds. *Hagberg and Benumof's Airway Management.* 4th ed. Philadelphia, PA: Elsevier; 2018:610–639.
205. Baker PA, Timmermann A. Laryngoscopic Tracheal Intubation. In: Hagberg CA, et al. eds. *Hagberg and Benumof's Airway Management.* 4th ed. Philadelphia, PA: Elsevier; 2018:371–390.
206. Cormack RS. *Lehane J: Anaesthesia.* 1984;39:1105.
207. Yentis SM, Lee DJ. *Anaesthesia.* 1998;53:1041.
208. Ochroch EA, et al. *Can J Anaesth.* 1999;46:987.
209. Straker T, Urdaneta F. Confirmation of Tracheal Intubation. In: Hagberg CA, et al. eds. *Hagberg and Benumof's Airway Management.* 4th ed. Philadelphia, PA: Elsevier; 2018:540.
210. Hung MH, et al. *Anesth Analg.* 2008;107:1704.
211. Cattano D, Cavallone L. *Anesthesiology News.* 2011;37:17.
212. Asai T, Shingu K. *Br J Anaesth.* 2004;92:870.
213. Kristensen MS. *Anesthesiology.* 2003;98:354.
214. Lu Y, et al. *Anaesthesia.* 2011;66:1160.
215. Rudolph C, et al. *Anaesthesia.* 2005;60:668.
216. Shollik NA, et al. *Case Rep Anesthesiol.* 2012;2012:297.
217. Mazeres JE, et al. *Eur J Anaesthesiol.* 2011;28:646.
218. Abramson SI, et al. *Anesth Analg.* 2008;106:1215.

219. Xue FS, et al. *J Clin Anesth.* 2009;21:154.
220. Sorbello M, et al. *Anesth Analg.* 2009;108:386.
221. Aziz M, Metz S. *Anaesthesia.* 2011;66:579.
222. Van Zundert AA, Pieters BM. *Br J Anaesth.* 2012;108:327.
223. Xue FS, et al. *Eur J Anaesthesiol.* 2009;26:261.
224. Biro P, et al. *Br J Anaesth.* 2006;97:255.
225. Greif R, et al. *Anaesthesia.* 2010;65:525.
226. Kaplan MB, et al. *J Clin Anesth.* 2006;18:357.
227. Aziz MF, et al. *Anesthesiology.* 2012;116:629.
228. Jungbauer A, et al. *Br J Anaesth.* 2009;102:546.
229. Asai T, et al. *Anesthesiology.* 2009;110:898.
230. Aziz MF, et al. *Anesthesiology.* 2011;114:34.
231. Moore AR, et al. *Anaesthesia.* 2012;67:232.
232. Xue FS, et al. *Anesthesiology.* 2013;118:462.
233. Aziz M, Brambrink A. Video-Assisted Laryngoscopy. In: Hagberg CA, et al. eds. *Hagberg and Benumof's Airway Management.* 4th ed. Philadelphia, PA: Elsevier; 2018:417–427.
234. McElwain J, et al. *Anaesthesia.* 2010;65:483.
235. Ng I, et al. *Br J Anaesth.* 2012;109:439.
236. Cavus E, et al. *Anesth Analg.* 2010;110:473.
237. Maassen R, et al. *Anesth Analg.* 2009;109:1560.
238. van Zundert A, et al. *Anesth Analg.* 2009;109:825.
239. Meininger D, et al. *Anaesthesist.* 2010;59:806.
240. Jones PM, et al. *Can J Anaesth.* 2011;58:256.
241. Cattano D, et al. *Intern Emerg Med.* 2012;7:59.
242. Dupanovic M. *J Clin Anesth.* 2010;22:152.
243. Komasawa N, et al. *J Anesth.* 2011;25:898.
244. Komasawa N, et al. *Masui.* 2011;60:84.
245. Ferrario L. Intubation stylets. In: Hagberg CA, et al. eds. *The Difficult Airway: A Practical Guide.* Oxford: Oxford University Press; 2013:83.
246. Normand KC, Aucoin AP. Retrograde intubation. In: Hagberg CA, et al. eds. *The Difficult Airway: A Practical Guide.* Oxford: Oxford University Press; 2013:109.
247. Hsu HT, et al. *Anaesthesia.* 2012;67:411.
248. Pinsky JR, Hagberg CA. Combination Techniques. In: Hagberg CA, et al. eds. *The Difficult Airway: A Practical Guide.* Oxford: Oxford University Press; 2013:143–154.
249. Ohchi F, et al. *Am J Emerg Med.* 2017;35(4):584.
250. Budde AO, Pott LM. *J Clin Anesth.* 2008;20(7):560.
251. Pieters BM, et al. *Anesth Analg.* 2018;126(3):988.
252. Normand KC. Percutaneous transtracheal jet ventilation. In: Hagberg CA, et al. eds. *The Difficult Airway: A Practical Guide.* Oxford: Oxford University Press; 2013:117.
253. Hamaekers AE, et al. *Br J Anaesth.* 2012;108(6):1017.
254. Fearnley RA, et al. *J Clin Anesth.* 2016;33:233.
255. Normand KC. Cricothyrotomy. In: Hagberg CA, et al. eds. *The Difficult Airway: A Practical Guide.* Oxford: Oxford University Press; 2013:125.
256. Asai T, et al. *Br J Anaesth.* 1998;80:767.
257. Popat M, et al. *Anaesthesia.* 2012;67:318.
258. Nair I, Bailey PM. *Anaesthesia.* 1995;50:174.
259. Falzon D, et al. *Anaesthesia.* 2012;67:919; author reply 921.
260. Foley L, et al. Dissemination of Critical Airway Information. In: Hagberg CA, et al. eds. *Hagberg and Benumof's Airway Management.* 4th ed. Philadelphia, PA: Elsevier; 2018:905–910.

45 椎管内麻醉

RICHARD BRULL，ALAN J. R. MACFARLANE，VINCENT W. S. CHAN

毛仲炫　林育南　译　刘敬臣　审校

要　点	
	■ 随着年龄的增长，脊髓末端从婴儿时期的 L_3 水平上升至成人的 L_1 下缘水平。
	■ 神经阻滞的快慢取决于神经纤维髓鞘的粗细、表面积以及与局麻药直接接触的程度。
	■ 外周（$T_1 \sim L_2$）和心脏（$T_1 \sim T_4$）交感神经纤维阻滞是引起椎管内麻醉相关的动脉血压下降（心输出量和全身血管阻力下降）的原因。
	■ 脑脊液容量和局麻药比重比是影响脊髓麻醉扩散（如阻滞平面）最重要的因素。
	■ 使用小口径的脊髓麻醉穿刺针可降低硬膜穿破后头痛的发生率。
	■ 椎管内麻醉相关的严重神经并发症非常罕见，但是老年和并存脊髓病变患者的风险增加。
	■ 使用低分子量肝素和强效血小板抑制剂可增加椎管内麻醉后硬膜外血肿形成的风险。
	■ 硬膜外血补丁治疗硬膜穿破后头痛的有效率超过 90%。
	■ 局麻药的全身毒性反应是由于局麻药意外注入硬膜外腔静脉所致。
	■ 椎管内麻醉，尤其作为单独使用的麻醉方法时，可以减少患者围术期的并发症和死亡率。

原理

脊髓麻醉、硬膜外麻醉和骶管麻醉根据局麻药剂量、浓度和容量的不同可产生交感神经、感觉神经或运动神经的单一或联合阻滞。尽管神经的阻滞存在以上相似之处，但脊髓麻醉、硬膜外麻醉和骶管麻醉在技术、生理学和药理学上仍有明显的区别。脊髓麻醉只需要几乎无全身药理作用的小剂量（即容量）药物即可产生快速（< 5 min）、充分、可恢复性的痛觉阻滞。相反，硬膜外麻醉和骶管麻醉需注入大剂量局麻药，起效也更为缓慢（> 20 min）。大剂量局麻药可引起具有药理学活性的全身血药浓度的变化，这可能与椎管内麻醉原因尚不明确的副作用和并发症有关。脊髓和硬膜外联合麻醉的应用缩小了这些差异，也增加了临床管理的灵活性。

应用

椎管内麻醉临床应用范围广泛，包括外科和妇产科手术、急性术后疼痛管理和慢性疼痛治疗。单次脊髓麻醉或硬膜外麻醉最常应用于下腹部、骨盆内器官（如前列腺）和下肢的手术以及剖宫产术。可通过硬膜外导管持续注射低浓度的局麻药和阿片类药物用于产科分娩镇痛和大手术（如胸部、腹部和相对较少应用的下肢）的术后镇痛。有证据表明硬膜外镇痛能减少行胸腹部大手术高危患者的肺部并发症而降低此类患者的死亡率，从而推动了其在 21 世纪初的临床应用[1]。骶管麻醉则多应用于小儿手术的麻醉、镇痛及成人慢性疼痛的治疗。留置脊髓麻醉导管可应用于癌性疼痛和非癌性疼痛的长期治疗（数月至数年）。

历史

August Bier 于 1898 年应用可卡因完成了人类第一例脊髓麻醉[2]。随后，Braun、Sise、Gordh、Foldes 和 McNall、Dhunér 和 Sternberg、Emblem 先后成功地应用普鲁卡因（1905 年）、丁卡因（1935 年）、利多卡因

（1949 年）、氯普鲁卡因（1952 年）、甲哌卡因（1961年）和布比卡因（1966 年）等局麻药施行脊髓麻醉。20 世纪 80 年代，罗哌卡因和左旋布比卡因被用于脊髓麻醉。1901 年，Racoviceanu-Pitesti 首次报道了鞘内注射吗啡。同年，Cathleen 首次描述了骶管麻醉。1921 年，Pagés 首次报道了人类腰段硬膜外麻醉。20世纪 30 年代，Dogliotti 描述了阻力消失法。1941 年，Hingson 报道了将连续骶管麻醉应用于产科。1947 年，Curbelo 报道了将腰段硬膜外置管应用于外科手术[3]。1979 年，Behar 首次报道将硬膜外注射吗啡镇痛。

尽管椎管内麻醉在过去一个世纪得到广泛应用，但是在应用过程中出现的一些事件也导致了其发展过程中的重大挫折：1954 年 "Woolley 和 Roe 诉讼案件"详细描述了脊髓麻醉后发生的瘫痪[4]，20 世纪 80 年代早期报道了应用氯普鲁卡因脊髓麻醉后出现的持续神经功能缺损症状和粘连性蛛网膜炎，20 世纪 90 年代早期报道了应用利多卡因脊髓麻醉后出现的马尾综合征[5]。最近，新型强效抗凝药（如低分子量肝素，low-molecular-weight heparin，LMWH）和抗血小板药物（如氯吡格雷）的使用可增加严重硬膜外血肿形成的风险已引起关注[6]。

解剖

脊髓近端与脑干相连，末端以终丝（纤维的延伸部分）和马尾（神经的延伸部分）终止于脊髓圆锥。由于骨性椎管与中枢神经系统的生长速度不同，随着年龄的增长，脊髓末端从婴儿时期的 L_3 水平上升至成人的 L_1 下缘水平。

在骨性脊柱内由内到外包绕脊髓的三层膜分别为：软脊膜、蛛网膜和硬膜（图 45.1）。脑脊液（cerebrospinal fluid，CSF）位于软脊膜和蛛网膜之间的腔隙。这一腔隙称为蛛网膜下腔（即鞘内）。软脊膜是一层紧密覆盖于脊髓和脑实质表面的富含血管的膜。脑室的脉络膜每天大约产生 500 ml 脑脊液，在 T_{11} ～ T_{12} 以下的蛛网膜下腔内含 30 ～ 80 ml 脑脊液。蛛网膜是一层很薄的非血管膜，是药物进出脑脊液的主要屏障，占药物转移阻力的 90%[7]。Liu、McDonald[8] 和 Bernards[9] 强调，蛛网膜起主要屏障作用的证据是脑脊液位于蛛网膜下腔而不是硬膜下腔。位于最外层的是硬膜。

硬膜周围存在一个硬膜外腔。硬膜外腔从枕骨大孔延伸至骶裂孔，包绕于硬膜前方、侧方和后方。硬膜外腔前方是后纵韧带，侧方被椎间孔和椎弓根围绕，后方是黄韧带。硬膜外腔的内容物有神经根、脂

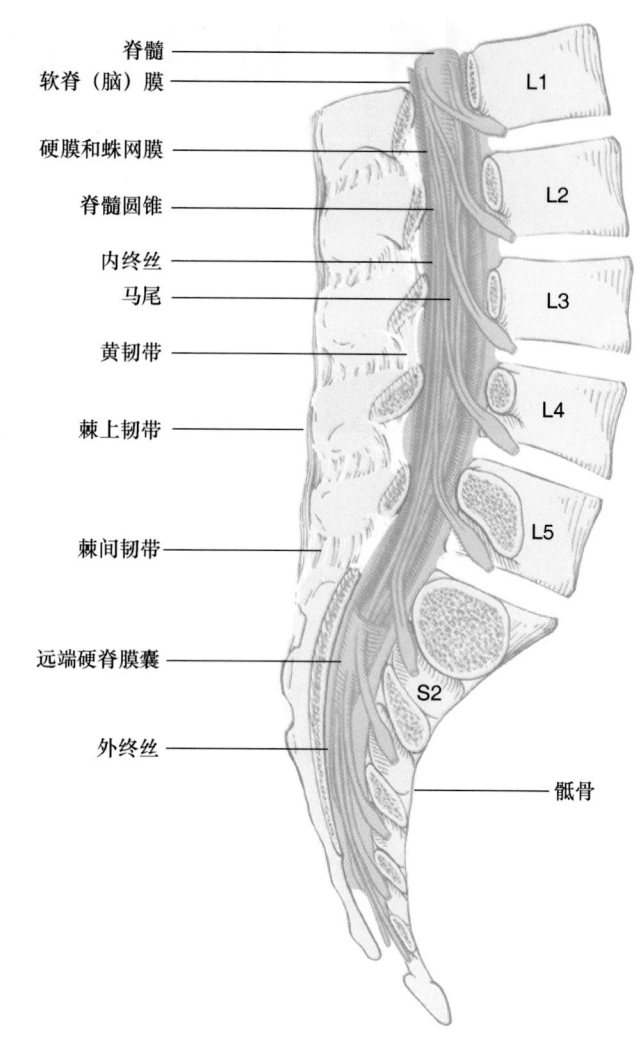

图 45.1　脊髓解剖。注意脊髓末端（如脊髓圆锥）终止于 L_1 ～ L_2 水平，硬脊膜囊终止于 S_2 水平

肪、蜂窝组织、淋巴管和包含完整的 Batson 静脉丛在内的血管。

硬膜外腔后方是黄韧带，也是从枕骨大孔延伸至骶裂孔。虽然黄韧带被描述为一条韧带，但实际上由左、右两条黄韧带组成，在后正中连接成锐角而腹侧是开放的（图 45.2）[10-11]。自颅骨至骶骨，甚至在同一椎间隙，黄韧带并非均匀一致的，韧带的厚度、至硬膜的距离和皮肤至硬膜的距离随所处椎管的节段而改变。腰段椎管呈三角形且最宽，胸段椎管呈圆形且最窄。两条黄韧带在中线是否连接融合是可变的，甚至同一患者在不同的椎体水平可能同时出现黄韧带融合和不融合两种情况[10]。紧贴黄韧带后方的是椎板、棘突或者棘间韧带。棘上韧带从枕骨外粗隆延伸至尾骨，连接各椎体的棘突（图 45.2）。

脊柱由 7 个颈椎、12 个胸椎、5 个腰椎和 1 个骶椎组成。椎骨后部由椎弓、棘突、椎弓根和椎板组成，前部为椎体。椎骨前部由纤维软骨连接，其中央圆盘为髓核，椎骨后部由椎骨关节突（面）连接。胸

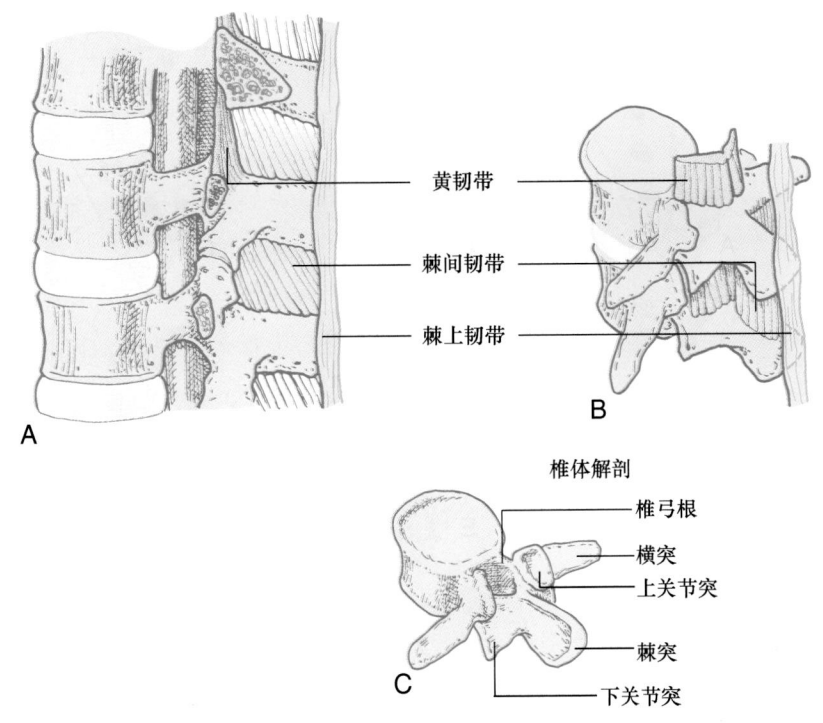

图 45.2　椎体解剖。A. 矢状图。B. 腰椎骨斜位图，显示黄韧带在椎间隙尾端和中线增厚。C. 单个腰椎骨斜位图

椎棘突向尾侧成角，而腰椎棘突则与中线垂直。这一重要区别提示我们在胸段和腰段椎间隙穿刺时应采用不同的角度进针。

　　骶管内含硬脊膜囊末端。该末端通常终止于 S_2 水平，但也存在变异。儿童硬脊膜囊的终点更低。除了硬脊膜囊外，骶管内还有静脉丛。该静脉丛属于椎管内无瓣膜静脉丛的一部分。除椎间孔和硬脊膜囊外，成人骶管容积为 10～27 ml。骶管容积变异大可能是导致骶管麻醉阻滞平面差异的原因（图 45.3）[12]。

血液供应

　　脊髓的血液供应来源于一条脊髓前动脉（来自椎动脉）、两条脊髓后动脉（来自小脑后动脉）和脊髓节段性动脉（来自肋间动脉和腰动脉）[13]。脊髓节段性动脉从每个椎间孔进入椎管后发出营养神经根和髓质的分支，其中最大的分支称为根最大动脉（Adamkiewicz 动脉）。该动脉从左侧 T_7～L_4 之间进入，营养低位胸段和高位腰段脊髓区域。脊髓前动脉营养脊髓前 2/3 的区域，脊髓后动脉营养脊髓后 1/3 的区域。由于脊髓前部的滋养血管较脊髓后部的少，因此脊髓前部和深部（灰质）最容易发生缺血（导致前角运动神经元损伤，或者称为脊髓前动脉综合征）。脊髓中胸段（T_3～T_9）节段性滋养血管较少，也易发生缺血。脊髓静脉的分布与脊髓动脉相似。纵行的三条脊髓前静脉、三条脊髓后静脉与前、后根静脉相交

通，最后汇入位于硬膜外腔中间和外侧的椎静脉丛。除骶管至 L_5～S_1 段外，硬膜外腔的后腔无静脉。

解剖变异

神经根

　　脊髓神经根的大小和结构并非一致。Hogan 和 Toth[14-15] 已经证实不同个体之间神经根的大小存在相当大的变异。这些变异有助于解释相同的技术应用于相似的患者却产生不同的阻滞效果。另一方面，解剖关系可能影响神经阻滞。一般说来，后根（感觉）比前根（运动）粗大，但是后根常容易阻滞。后根由各部分束支组成，能提供更大的局麻药作用的表面积。这可能是导致较粗大的感觉神经比较细小的运动神经更容易被阻滞的原因[8]。

脑脊液

　　不同患者腰骶段的脑脊液压力恒定，约为 15 cmH$_2$O，但脑脊液容量不同，部分原因可能与体质和体重的差异有关[16]。据估计，80% 感觉和运动阻滞的最高平面与消退的差异是由于脑脊液容量不同所致。然而，除了体重外［体重指数（BMI）较高者脑脊液较少］，脑脊液容量与临床上其他可测量的形态指标并不相关[17]。

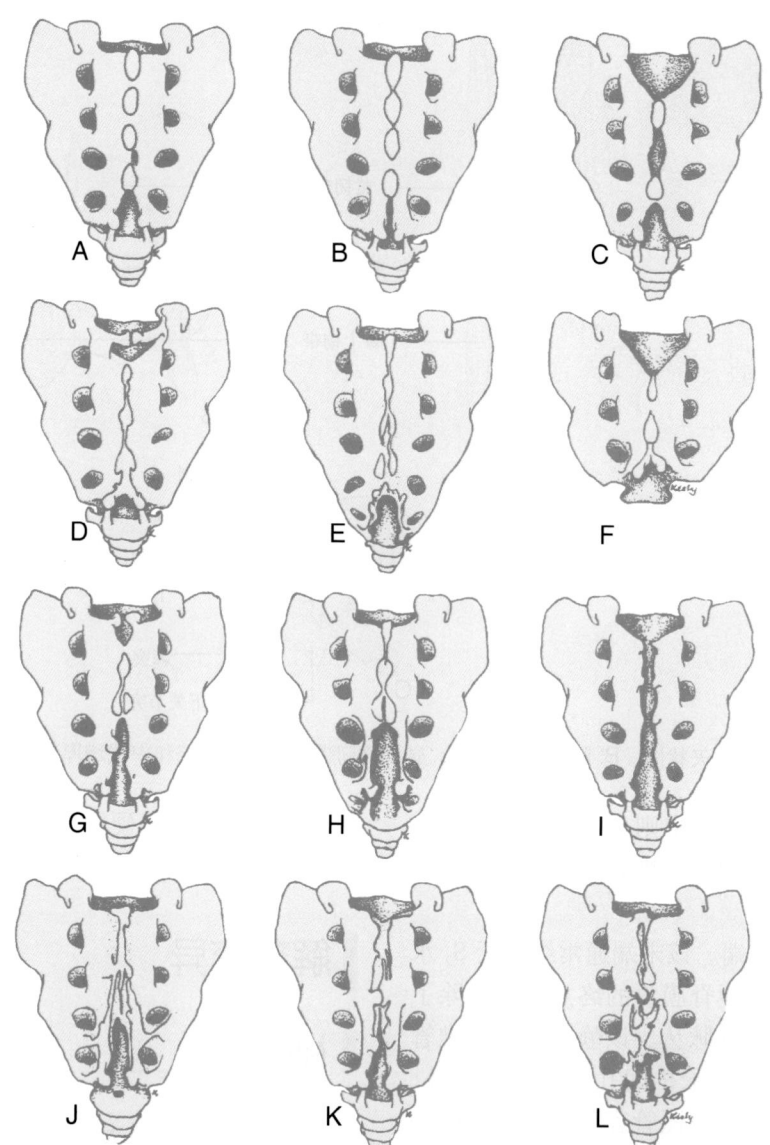

图 45.3　骶骨和骶裂孔的解剖学变异。A. 正常。B. 纵向裂缝样骶裂孔。C. 第二中线裂孔。D. 横裂孔。E. 无骶角的大裂孔。F. 无尾骨的横裂孔，两个突出的角及角侧"假裂孔"。G-I. 大的中线缺损与骶裂孔连接。J-L. 增大的纵向裂孔，每个上方有一个"假裂孔"（From Willis RJ. Caudal epidural block. In：Cousins MN，Bridenbaugh PO，eds. Neural blockade in clinical anesthesia and management of pain. 2nd ed. Philadelphia：JB Lippincott；1988：365.）

（详见影响阻滞平面的因素）。

硬膜外腔

Hogan[10] 采用冰冻低温切片技术研究尸体切片发现，硬膜外腔在很大程度上呈节段性，而不同于以前通过间接解剖分析推断硬膜外腔是一个均匀的腔隙。Hogan[18] 的另一项尸体研究表明，将溶液注入硬膜外腔组织后，扩散并非均匀。他据此推断这是临床上硬膜外腔药物扩散不可预测的主要原因。硬膜外腔这种非均匀性与年龄差异有关。有证据表明，硬膜外腔的脂肪组织随年龄增长而减少[19]。这可能是硬膜外麻醉所需局麻药剂量随年龄而改变的关键因素（见第 65 章）。

作用机制

局麻药与神经组织结合后阻断神经传导，从而产生神经阻滞作用。就脊髓麻醉和硬膜外麻醉而言，药物结合的靶部位是脊髓（表面和深部）以及位于蛛网膜下腔及硬膜外腔内的脊神经根。脊神经根和后根的神经节是最重要的作用部位。与被硬膜（硬膜鞘）包绕的硬膜外腔的神经相比，蛛网膜下腔内的神经更容易被小剂量局麻药接触和阻滞。神经阻滞的快慢取决于神经纤维髓鞘的粗细、表面积以及与局麻药直接接触的程度。解剖研究发现，S_1 和 L_5 的后根最粗，故在硬膜外麻醉时最难阻滞[15]。较小神经的膜表面积与轴索单位体积的比率较高，因此对局麻药更为敏感。

例如，小的神经节前交感纤维（B 纤维，1～3 μm，最小的有髓鞘纤维）对局麻药最敏感。在感觉纤维中，传导温度觉的 C 纤维（0.3～1 μm，无髓鞘）比传导针刺觉 A-δ 纤维（1～4 μm，有髓鞘）更容易或更早被阻滞。传导触觉的 A-β 纤维（5～12 μm，有髓鞘）在感觉神经中最后被阻滞。与所有感觉纤维相比，更大的 A-α 运动纤维（12～20 μm，有髓鞘）最后被阻滞。阻滞作用消退（恢复）的顺序则相反：运动功能最先恢复，随后触觉和针刺觉依次恢复，温度觉最后恢复[20]。局麻药作用相对敏感性或易感性的另一表现是由于不同的感觉形态，观察到的阻滞平面存在差异（最高或最朝向头侧的阻滞水平），称之为差异感觉阻滞。例如，温度觉的阻滞平面（大约也是交感阻滞平面）最高，平均高于针刺觉的阻滞平面 1～2 节段，而针刺觉的阻滞平面则高于触觉的阻滞平面 1～2 节段[21]。

药物摄取

在脊髓麻醉中，将局麻药直接注入蛛网膜下腔。药物透过软脊膜和 Virchow-Robin 腔（蛛网膜下腔扩大部分，伴有血管从软脊膜进入脊髓）扩散到深部的后根神经节[22]。此外，部分蛛网膜下腔的药物透过蛛网膜和硬膜进入硬膜外腔[23]，部分药物则被软脊膜和硬膜的血管吸收[24]。

药物的渗透和摄取直接与药物总量、脑脊液药物浓度、接触面积、脂肪含量（脊髓和有髓鞘神经脂肪含量高）和局部组织血供成正比，但与神经根的大小成反比。对于脊髓麻醉（通常在 L_2～L_4 水平）患者，蛛网膜下腔注射部位脑脊液中的局麻药浓度最高。

硬膜外麻醉的药物摄取更为复杂。一部分局麻药从硬膜外腔透过硬膜和蛛网膜进入脑脊液产生神经阻滞作用，而另一部分局麻药通过血管吸收进入毛细血管和全身循环，还有部分局麻药被硬膜外腔脂肪摄取。向硬膜外腔注射局麻药后，脑脊液中局麻药的生物利用度很低（< 20%）。

药物分布

扩散是脑脊液中的局麻药从高浓度区域（如注药的部位）向其他低药物浓度的脊髓节段分布的主要机制[25]。小剂量局麻药注射后向头端扩散（通常在 10～20 min 内）程度与脑脊液的循环时间有关。颅内动脉搏动产生的纵向振动是脑脊液整体流动的原因。这种整体流动可促进局麻药在注射 1 h 内从腰段蛛网膜下腔向头侧的基底池扩散。

硬膜外腔的局麻药分布更为复杂，可能与以下一个、几个或者所有机制有关：①通过硬膜进入蛛网膜下腔；②在硬膜外腔内向头侧和尾侧纵向扩散；③在硬膜外腔内沿圆周扩散；④通过椎间孔漏出硬膜外腔；⑤与硬膜外腔脂肪结合；⑥被硬膜外腔血管吸收。在硬膜外腔注射大剂量（如容积）局麻药后，可能通过整体流动沿纵向扩散。可能促进局麻药在硬膜外腔分布的因素有：硬膜外腔口径小（在胸段硬膜外腔扩散快），硬膜外腔顺应性增加，硬膜外腔脂肪含量减少，从椎间孔漏出局麻药少（如老年人和椎管狭窄），以及硬膜外腔压力增加（如妊娠）[26]。药物首先从高浓度区域向低浓度区域扩散。扩散的方向随椎体水平而改变，即腰段硬膜外注药后主要向头侧扩散，高位胸段硬膜外注药后主要向尾侧扩散，而低位胸段硬膜外注药后主要向头侧扩散[26]。

药物清除

神经阻滞的消退是由于局麻药被非神经组织摄取（血管吸收最为重要）导致脑脊液中局麻药浓度下降所致。神经阻滞的消退时间与脑脊液容积呈负相关[27]。药物由软脊膜血管吸收或通过反向扩散由硬膜外血管吸收，最终进入全身循环。脑脊液中没有药物代谢，清除率取决于局麻药的分布。扩散范围广将导致药物暴露于更大的血管吸收面积，因而作用持续时间缩短。脂溶性局麻药（如布比卡因）与硬膜外腔脂肪结合形成一个贮存库，可以减慢血管吸收。

生理学效应

安全实施脊髓麻醉、硬膜外麻醉和骶管麻醉需要了解它们的生理学效应。椎管内麻醉阻滞交感神经和躯体（感觉和运动）神经系统，同时伴随一些代偿性反射和相应的副交感神经激活[28]。除了局麻药的血药水平可达到足够自行产生全身效应的浓度外，硬膜外麻醉的其他生理效应与脊髓麻醉相似。

心血管系统

椎管内麻醉对血压的影响在某种程度上与静脉联合应用 α_1 和 β 肾上腺素能受体阻滞剂对心输出量的影响相似：即每搏输出量和心率下降（见第 14 章）。这种影响主要通过阻滞外周（T_1～L_2）与心脏

（$T_1 \sim T_4$）交感神经纤维和抑制肾上腺髓质分泌而产生。在感觉神经阻滞可比范围内，硬膜外麻醉引起的血压下降比脊髓麻醉更缓和，幅度更小。然而，当应用丁卡因（10 mg）实施的脊髓麻醉与应用利多卡因（1.5% 溶液 20 ~ 25 ml）实施的硬膜外麻醉相比较时，硬膜外麻醉的动脉血压下降幅度大于脊髓麻醉（约10%）[29]。最重要的是，任何麻醉技术引起动脉血压下降的程度都受多种因素的影响，包括患者的年龄和血容量状态。

每搏输出量

交感神经阻滞通常降低每搏输出量。静脉和动脉扩张分别降低前负荷（静脉回流）和后负荷（外周血管阻力）。由于大量血液贮存在静脉系统（大约 75%的血容量），小静脉的平滑肌数量有限，而动脉平滑肌仍然保留相当程度的自主神经张力，故静脉扩张效应起主要作用。脊髓麻醉起效时，心输出量维持不变或轻微下降。然而，有研究发现心输出量的改变表现为以早期短暂增加、随后减少为特征的双相反应[30]。早期的心输出量增加是由于外周血管阻力下降比静脉回流减少明显所致，尤其见于合并高血压和外周血管阻力基础水平高的老年患者（见第 65 章）。

椎管内麻醉后血管扩张对心输出量的影响程度取决于患者基础交感神经张力（如老年人的交感神经张力较高，相对应的血流动力学变化较大）和交感神经阻滞的范围（如阻滞平面）。脊髓麻醉时交感神经阻滞平面通常高于感觉阻滞平面 2 ~ 6 节段，而硬膜外麻醉时则与感觉阻滞平面相同[31]。在血容量正常的健康患者，只要心输出量维持正常，即使交感神经几乎全部被阻滞，外周血管阻力只下降 15% ~ 18%。在合并心脏病的老年患者，脊髓麻醉后外周血管阻力几乎降低 25%，而心输出量仅下降 10%[32]。确定自主神经系统活性的基础水平（如低频血压变异性和近红外光谱分析法）已被用于预测老年患者发生低血压的风险[30]。

心率

在高位椎管内麻醉时，心率可能下降，这是来自 $T_1 \sim T_4$ 的心脏交感神经被阻滞的结果。

广泛的外周交感神经（$T_5 \sim L_2$）阻滞时，静脉血淤积于下肢、腹部和骨盆内脏，心率也可能下降。尽管低血压刺激阻滞平面以上的压力感受器引起代偿性交感神经反应（血管收缩和心率增加），但是由于静脉回流和右心房充盈减少导致位于右心房和大静脉内的变时性牵拉感受器发放冲动减少，从而引起副交感

神经活动（迷走神经张力）明显增强[31]。以上两种作用相反的反应通常都受到抑制，因此，心率改变很小（或轻度下降）。然而，当阻滞平面达到 T_1 水平时，由于无法对抗副交感神经活动，心脏交感神经的阻滞和静脉回流的明显减少可导致严重心动过缓，甚至心搏骤停。但是这种情况较罕见，心搏骤停可能更多地发生于年轻、健康和神志清醒的患者[33]。Bezold-Jarisch 反射是指当左心室舒张末期容量减少时，可刺激机械感受器引起心动过缓，是造成脊髓麻醉后严重心动过缓和循环衰竭的可能原因，在低血容量患者中尤为明显[34]。

冠状动脉血流

高血压和血压正常的患者在脊髓麻醉平面达 T_4 水平时，其冠状动脉血流 [从 153 ml/（100 g·min）到 74 ml/（100 g·min）] 与平均动脉压（从 119 mmHg 到 62 mmHg）平行下降，心肌氧摄取率没有改变（75% 到 72%）。心肌氧摄取率不变是因为心脏做功（表现为心肌的氧利用）与平均动脉压和冠状动脉血流 [从 16 ml/（100 g·min）到 7.5 ml/（100 g·min）] 平行下降的缘故[35]。高位胸段阻滞对合并缺血性心脏病患者是有益的，其原因可能是通过减少心肌耗氧量和左心室后负荷而改善整体和局部的心肌功能，并逆转缺血性改变[36]。动物冠状动脉闭塞的实验表明，脊髓麻醉在无明显的舒张冠状动脉效应的基础上[37]可改善心肌梗死面积和缺血诱发的心律失常。这些证据支持 Stanley 等的研究结果[38]，但对于存在血流相关缺血风险的器官，还没有提出个体化的适应证。

治疗

尽管有了人和动物的数据（见相关部分），但椎管内麻醉后动脉血压下降至什么水平可以接受而不引起器官（如脑、肝、肠）灌注明显减少，这个临床问题仍有待解决。一旦动脉血压下降至需要处理的水平时，α 及 β 肾上腺素能受体激动剂麻黄碱比纯 α 肾上腺素能受体激动剂（见第 14 章）更适合治疗椎管内麻醉引起的非心源性循环系统并发症，除非患者有特定和明确的血压要求[39]。麻醉前静脉给予晶体液可以减轻椎管内麻醉后血压下降的程度。这一观点不一定正确。通常认为，麻醉前输注 250 ~ 2000 ml 液体可暂时增加前负荷和心输出量，但并不能持续增加动脉血压或预防低血压[8]。预防低血压的有效方法包括通过连续脊髓麻醉导管重复给予小剂量局麻药[40]、小剂量单侧脊髓麻醉和选择性小剂量脊髓麻醉。

中枢神经系统

脊髓麻醉引起的低血压可降低老年患者和高血压患者的脑血流量。Minville 等的研究发现，老年患者使用布比卡因脊髓麻醉引起低血压时，大脑中动脉血流速度明显而短暂下降，脑血管阻力增加，提示脑灌注减少[41]。这些患者手术后认知功能并没有发生改变。脑血流量和流速下降是大脑血管系统变化的结果，在老年患者中变化尤甚。老年人脑血管自动调节机制是否受损仍然存在争论（见第 65 章）。

Kety 等的研究[42]证实，使用普鲁卡因进行脊髓麻醉，当麻醉平面达到中胸段水平时，即使是原发性高血压患者，其平均动脉压下降 26%（从 155 mmHg 到 115 mmHg），同时伴随脑血流量减少 12%［从 52 ml/（100 g·min）到 46 ml/（100 g·min）］。有研究表明，在血压正常和高血压的患者，有意将脊髓麻醉的阻滞平面升至 T_4 时，血压正常患者的脑血流量没有改变［从 45 ml/（100 g·min）到 46 ml/（100 g·min）］，而未经治疗的高血压患者，其脑血流量下降了 19%［从 46.5 ml/（100 g·min）到 37.5 ml/（100 g·min）］[43]。

呼吸系统

健康患者甚至老年患者在椎管内麻醉时，肺参数的变化对临床影响很少[44]。造成肺活量降低的原因是与用力呼吸有关的腹肌麻痹所导致的补呼气量降低，而非膈肌功能下降造成[45]。椎管内麻醉时肋间肌和腹肌被阻滞，可通过膈肌和其他功能未发生改变的辅助呼吸肌（如胸锁乳突肌和斜角肌）来充分代偿，尤其是用力吸气和呼气时更为明显[46]。尽管如此，肋间肌和腹肌的麻痹很常见，因此，椎管内麻醉应慎用于严重呼吸疾病患者。脊髓麻醉相关的呼吸停止通常与膈肌或呼吸功能不全无关，而与脑干呼吸中枢低灌注有关。支持这一观点的证据是，经过药物和液体治疗复苏，心输出量和血压一旦恢复，患者呼吸停止通常就很快消失。

妊娠

对于施行剖宫产术的年轻健康孕妇，使用布比卡因、罗哌卡因或者左布比卡因的脊髓麻醉对肺功能的影响很小［用力肺活量（forced vital capacity，FVC）下降 3%～6%，呼气流量峰值（peak expiratory flow rate，PEFR）下降 6%～13%］，而且与最高感觉阻滞平面无关[47]。然而，与正常体重孕妇相比，对超重孕妇应用重比重布比卡因脊髓麻醉后肺活量下降更多（超重孕妇下降 24%，而正常孕妇下降 11%），恢复更慢（见第 62 章）[48]。

肥胖（见第 58 章）

与全身麻醉相比，脊髓麻醉对肺参数影响较少[49]。与正常体重患者相比，脊髓麻醉对超重患者的肺功能影响较大[48]。肺活量的下降程度与 BMI 成正比（BMI 30～40 kg/m² 时，肺活量降低 19%；BMI＞40 kg/m² 时，肺活量降低 33%）[50]。然而，对于行剖腹探查术的肥胖患者，与非肠道给予阿片类药物相比，胸段硬膜外麻醉（thoracic epidural anesthesia，TEA）能减轻肺活量下降的程度，并加快恢复[49]。

胃肠道

椎管内麻醉阻滞 T_6～L_1 范围时可使胃肠道内脏交感神经支配发生紊乱，导致内脏收缩和蠕动增强。20% 的患者发生的恶心和呕吐与椎管内麻醉有关，主要与相应的副交感神经（迷走神经）兴奋引起的胃肠蠕动增强有关[51]。阿托品能有效治疗高平面（T_5）脊髓麻醉引起的恶心[52]。

胸段硬膜外麻醉（thoracic epidural anesthesia，TEA）时，小肠的灌注与血压有直接的依赖作用[53]。当平均动脉压改变轻微时，TEA 可以改善食管切除术后患者吻合口黏膜血流。但当动脉血压下降约 50% 时，TEA 将减少吻合口的局部灌注。在结直肠手术中，TEA 减少吻合口血流，但可改善胃和横结肠的血流[54]。目前已发现，应用升压药（如去甲肾上腺素）纠正全身性低血压可逆转结肠的低灌注。TEA 还可降低急诊剖腹手术、食管手术[55]及其他胃肠手术[56]吻合口瘘的发生率。

脊髓麻醉时，肝血流和平均动脉压相应下降[57]。对年轻和老年患者实施腰段硬膜外麻醉时，尽管给予胶体扩充容量负荷，仍然导致肝灌注下降。然而，腹部大手术后，TEA 可使肝灌注增加，尽管只是轻度增加（＜10%）[57]。

肾

尽管椎管内麻醉时可预见肾血流的降低，但这些在生理上并不重要[58-59]。泌尿生殖系统的一个临床重要问题是，椎管内麻醉经常引起尿潴留，延长门诊患者的出院时间。住院患者需要留置膀胱导尿管（见并发症：尿潴留）。然而，这一观点受到质疑，如在行髋关节置换手术的患者中，脊髓麻醉或硬膜外麻醉后留置尿管的频率并不比全身麻醉和应用阿片类镇痛药之后的高。在任何情况下，脊髓麻醉时应避免静脉给予大量晶体液。

对于短时间脊髓麻醉或硬膜外麻醉下实施低风险手术的患者，在离院前应尽量排空膀胱[60]。

适应证

椎管内麻醉最基本的适应证是：可以在对患者不产生有害结果的麻醉平面下完成外科操作。麻醉或镇痛平面要求最为重要，因为高阻滞平面的生理效应可能难以维持。

椎管内麻醉

当考虑椎管内麻醉时，最重要的是手术特点及其持续时间、患者合并疾病、穿刺的难易度（如体位和脊柱疾病）以及给患者带来的益处和风险等。脊髓麻醉最常用于已知持续时间的手术，包括下肢、会阴、骨盆或者下腹部等部位的手术。最近，被称为外科主要麻醉方法的脊髓麻醉已被推广应用于腰椎手术[61]和上腹部手术（如腹腔镜下胆囊切除术）[62]。当患者希望保留意识或者合并严重呼吸疾病或困难气道导致全身麻醉风险增加时，脊髓麻醉可能有益。硬膜外麻醉也常应用于下肢、会阴、骨盆或下腹部手术。由于可以通过导管间断或连续给予局麻药，手术的麻醉时间不必限定，而单次脊髓麻醉时间是受限的。与单次脊髓麻醉或者连续硬膜外麻醉相比，连续脊髓麻醉并不常用。但当硬膜外导管置入困难[63]或严重心脏病患者需要稳定的血流动力学时，连续脊髓麻醉可能特别有用。连续脊髓麻醉通过逐渐增加剂量更加有利于维持血流动力学的稳定。

椎管内镇痛

将亚麻醉剂量的局麻药（包括添加剂，见后述）注入椎管内可提供强效、长时间的镇痛，因而有很广的适应证，包括术中疼痛、急性手术后疼痛[64]和严重慢性癌性疼痛。单独鞘内和（或）硬膜外应用阿片类药物或与局麻药联合应用可有效缓解疼痛[65-66, 66a]，是分娩镇痛[67-68]、髋[69]或膝关节置换术后[70]、剖宫产手术[71]、胸廓切开术[72]甚至心脏手术[73-74]等主要的镇痛方法。硬膜外镇痛的一些最重要的益处已在合并严重呼吸疾病的腹部手术患者中得以体现[75]。

除镇痛外，椎管内镇痛可能还有其他益处，这些将在后面的内容提及。

禁忌证

绝对禁忌证

椎管内麻醉的绝对禁忌证很少。最重要的一些禁忌证包括患者拒绝、局部感染和对计划使用的任何药物过敏。穿刺时因患者不能保持静止不动而导致神经容易受损伤的危险情况[76]。颅内压增高在理论上容易形成脑疝[77]，也被列入绝对禁忌证。

相对禁忌证

椎管内麻醉的相对禁忌证应当权衡利弊。相对禁忌证可按系统列出。

神经系统

脊髓病变或外周神经病变　理论上在并存神经病变的情况下实施椎管内麻醉或镇痛可加重损伤程度（所谓的双卡现象）。尽管一些研究表明可以安全使用，但尚无确切的定论[76, 78-80]。无神经病变的慢性腰背痛不是椎管内麻醉的禁忌证。椎管内麻醉与背痛症状加重的相关性研究未见报道。

椎管狭窄　椎管狭窄患者椎管内麻醉后神经系统并发症的风险可能增加[81]，但是手术因素和脊髓病变本身的自然过程是否增加椎管内麻醉的风险仍未明了。对此类患者进行椎管内麻醉时，使用小剂量局麻药在理论上可能减少风险。

脊柱手术　有脊柱手术史的患者椎管内麻醉后神经系统并发症的风险增加[81-82]。然而，其风险取决于术后解剖、瘢痕组织、粘连、植入的金属和（或）骨移植物。此类患者可能发生如下情况：穿刺针和（或）硬膜外导管难以或无法进入或置入蛛网膜下腔或硬膜外腔。此外，还可出现无法预测脑脊液或硬膜外腔局麻药的扩散范围，阻滞效果不完善。

多发性硬化　多发性硬化（multiple sclerosis, MS）患者对局麻药更敏感，表现为运动和感觉阻滞时间延长。然而，椎管内麻醉与 MS 症状加重的相关性尚未有证据证实[83-84]。由于脱髓鞘纤维更容易发生局麻药对其的毒性作用，给此类患者实施脊髓麻醉时，可慎重地使用小剂量、低浓度局麻药，或是考虑硬膜外麻醉。

脊柱裂 脊柱裂包括一系列先天性脊髓畸形。取决于脊柱神经管缺陷的程度。脊柱裂患者可能存在脊髓栓系和无黄韧带，因此，穿刺针损伤脊髓的可能性增加。在既往行开放性椎管闭合不全修复手术的患者中，脑脊液和硬膜外腔（如果存在）的局麻药扩散可能存在高度变异。虽然椎管内麻醉已成功应用于孤立性隐性脊柱裂患者，但不建议用于严重神经管缺损患者如脊髓纵裂和脊髓栓系。

权衡利弊后，如果考虑给神经管缺损患者实施椎管内麻醉，应首先仔细评估临床和影像学资料，记录神经系统情况，同时记录风险和益处的讨论情况。

心血管系统（见第 54 章）

主动脉狭窄或心输出量受限 脊髓麻醉后全身血管阻力下降的速度和程度的不可预测性可能使很多麻醉科医师在依赖前负荷的患者中避免实施脊髓麻醉，以期预防发生冠状动脉灌注减少的风险。这种担心更多的是基于理论上的风险和慎重，而不是基于证据。临床实践要求，应根据每一位主动脉狭窄患者的严重程度、左心室功能和手术的紧迫性等个体化情况考虑椎管内麻醉[85]。在椎管内麻醉中留置导管，无论是硬膜外腔导管还是蛛网膜下腔导管，均允许重复给予小剂量局麻药，可更好地控制血流动力学变化，这也许是合理的选择。

低血容量 在前负荷依赖的低血容量患者，椎管内麻醉后其血管扩张的效应可能表现为低血压加重。

血液系统

预防血栓 在美国，椎管内血肿导致瘫痪的灾难性事件与应用低分子量肝素（LMWH）有关（US. FDA public health advisory：reports of epidural or spinal hematomas with the concurrent use of low molecular weight heparin and spinal/epidural anesthesia or spinal puncture. U. S. Department of Health and Human Resources，1997）。2004 年，美国区域麻醉和疼痛医学会（ASRA）首先出版了实践指南，指导对接受抗血栓或溶栓治疗的患者实施椎管内麻醉。现在 ASRA 第 4 版实践指南列出了大量新的强效口服抗凝剂。对日益增多、接受抗凝治疗的患者实施椎管内麻醉的麻醉科医师来说充满挑战，ASRA 实践指南是非常有用的资料[6]。ASRA 指南摘要[1]见表 45.1。

遗传性凝血障碍 常见的出血体质患者实施椎管内麻醉的安全性尚不明确。当麻醉前Ⅷ因子、血管性血友病因子和瑞斯托霉素辅因子活性均大于 0.5 IU/ml，或血小板大于 50×10^9/L 时，血友病、血管性血友病和特发性血小板减少性紫癜患者实施椎管内麻醉后很少发生出血并发症[86]。然而，仍未能确定孕妇和一般人群实施椎管内麻醉所需最低的、安全的凝血因子水平和血小板计数[86]。

感染

基于动物数据、实验和人类个案报道的理论提示，在全身感染情况下，椎管内麻醉可引起医源性椎管内感染[87-89]。一些麻醉科医师认为对发热患者应避免椎管内麻醉。椎管内麻醉后，并存的全身感染与脑膜炎或硬膜外脓肿之间是否存在明确的因果关系，从未得到证实。事实上，腰椎穿刺是排查不明发热原因的关键之一。然而，全身感染患者的腰椎穿刺增加椎管内感染的风险尚未有明确证据[90]。严重的血管扩张是严重菌血症或脓毒性休克患者避免椎管内麻醉的充足理由，并且对于未治疗的全身感染患者，理论上椎管内麻醉操作可导致鞘内或硬膜外腔细菌定植的风险，从而进一步支持采用其他麻醉方式。然而，已证实有全身感染的患者，一旦已开始使用抗生素治疗并有效，则可安全实施椎管内麻醉[90]。

脊髓麻醉

影响麻醉平面的因素

各种手术所需的皮肤节段阻滞水平详见表 45.2。麻醉科医师必须牢记腹腔内器官脊髓神经支配的节段［如腹膜（T_4）、膀胱（T_{10}）和子宫（T_{10}）］，并在这些器官手术时提供高于相对应的皮肤切口的节段神经阻滞。

药物、患者和操作等因素均可影响局麻药在蛛网膜下腔的分布，其中一些因素与临床相关性较大[25, 91]。其中的大部分因素不能被麻醉科医师所控制，因此造成不同患者之间的阻滞平面存在显著差异（表 45.3）。

药物因素

局麻药溶液可调整的因素包括剂量、容量、浓度、温度和比重比。其中，比重比和剂量是最重要的。

比重比 比重比是一种局麻药溶液密度与脑脊液密度之比。密度是指在特定温度下，单位体积下溶液

表 45.1 ASRA 接受血栓预防治疗患者椎管内麻醉的循证指南

药物	椎管内穿刺或置管			拔除导管		注释
	穿刺前需停药时间	穿刺后恢复用药时间	留置导管	拔管前需停药时间	拔管后恢复用药时间	
抗血小板药物						
阿司匹林	对以上操作均安全					
非甾体抗炎药	对以上操作均安全，但需注意同时使用的、并可能影响凝血功能的其他药物					
氯吡格雷	5～7 d	氯吡格雷或替氯地平恢复用药后，导管应留置 1～2 d				
替氯地平	10 d	立即			立即	
普拉格雷	7～10 d	如果给予负荷剂量：6 h	避免留置导管		如果给予负荷剂量：6 h	
替格瑞洛	5～7 d					
双嘧达莫	24 h	6 h	避免留置导管		6 h	
GP Ⅱ b/ Ⅲ a 受体拮抗剂：阿昔单抗、依替巴肽和替罗非班	血小板功能未恢复至正常之前应避免穿刺	一般情况下，手术后 4 周之内禁止使用				
普通肝素						
静脉输注	4～6 h，并确认凝血功能正常	1 h	安全	4～6 h，并确认凝血功能正常	1 h	如果用药＞4 d，穿刺或拔除导管前应检查血小板计数
皮下输注						
小剂量预防	4～6 h，或确认凝血功能正常	1 h	安全	4～6 h，并确认凝血功能正常	1 h	5000 U SC bid 或 tid
大剂量预防	12 h，并确认凝血功能正常		安全性尚未明确			7500～10 000 U SC bid 或 ≤ 20 000 U/d
治疗	24 h，并确认凝血功能正常		避免留置导管			＞ 10 000 U SC/ 每次剂量或＞20 000 U/d
低分子量肝素						
每日一次预防剂量	12 h	12 h	安全	12 h	4 h	如果用药＞4 d，穿刺或拔除导管前应检查血小板计数
每日二次预防剂量			避免留置导管			
治疗剂量	24 h	24～72 h	避免留置导管			
口服抗凝药						
香豆素类	理想是 5 d，并且 INR＜1.5	不用延迟	每日监测 INR 和检查感觉或运动功能	INR＜1.5	不用延迟	
阿哌沙班	72 h	6 h	避免留置导管		6 h	如果非预期地留置导管，参考 ASRA 指南
利伐沙班		6 h				

缩写：bid ＝一日两次，tid ＝一日三次，d ＝天，h ＝小时，SC ＝皮下，U ＝单位。Reg Anes Pain Med 2018；43：263-309.

的质量（g/ml）。不同物质之间的密度可通过比重进行比较。比重是一种溶液与水的密度之比。因为密度与温度成反比，所以局麻药的比重比通常在 37℃下测定。脑脊液的密度为 1.000 59 g/L[92]。等比重定义为局麻药的密度与脑脊液密度相同，而重比重指局麻药密度高于脑脊液密度，轻比重指局麻药密度低于脑脊液密度。重比重溶液扩散的可预测性更好[93]，不同患者之间的差异较小[94]。要使局麻药的比重高于脑脊液，它的密度必须大于脑脊液密度，即比重比大于 1.0000 或者密度大于 1.000 59。反之亦然，局麻药轻比

表 45.2　常见手术操作所需的皮肤节段阻滞水平

手术类型	皮肤节段阻滞水平
上腹部手术	T_4
剖宫产	T_4
经尿道前列腺切除术	T_{10}
髋关节手术	T_{10}
足和膝关节手术	L_2

重液的比重比应小于 1.0000 或者密度小于 1.000 59。可将葡萄糖和灭菌盐水分别加至局麻药溶液中，使之成为重比重溶液或者轻比重溶液。比重比的临床重要性在于影响局麻药通过重力作用扩散分布的能力。重比重溶液将首先向椎管卧侧扩散，而轻比重溶液向非卧侧扩散。等比重溶液不易受到重力影响[95]。麻醉科医师可利用这一原理改变患者体位，如侧卧位患者注射重比重局麻药溶液时，麻醉效应主要在卧侧；相反，注射轻比重局麻药溶液时，麻醉效应主要在非卧侧。完全理解脊柱的弯曲特点有助于预测平卧位患者局麻药的扩散。如果在坐位下，于 $L_3 \sim L_4$ 或者 $L_4 \sim L_5$ 间隙注射重比重局麻药溶液。患者转为平卧位后，局麻药溶液随重力从腰椎前凸向胸椎后凸扩散，导致麻醉平面比注射等比重或轻比重局麻药溶液时的平面高[91]。小剂量的重比重局麻药溶液可完成鞍区阻滞或单侧脊髓麻醉。脑脊液和局麻药的密度可随温度而改变。例如，0.5% 布比卡因在 24℃ 时为等比重溶液，在 37℃ 时则为轻比重溶液。在室温下，少量局麻药注射到鞘内后，其温度与脑脊液温度可迅速达到平衡。然而，温度上升可降低溶液密度。由于局麻药溶液在其温度升至体温时比重更小，因此，注药后保持坐位数分钟的患者其阻滞平面更高[96]。

剂量、容量和浓度　尽管剂量、容量和浓度存在不可分割的联系（容量 × 浓度＝剂量），但是与容量或浓度相比，等比重和轻比重局麻药溶液的扩散（和阻滞平面）更多地取决于剂量[97-98]。重比重局麻药溶液主要受比重比的影响。

如果其他所有因素一致，局麻药的选择不影响其扩散。除了阿片类药物外，其他添加的药物也不影响局麻药的扩散。然而，阿片类药物似乎促进局麻药扩散[91, 99]，可能是在扩散两端的药效增强所致，此部位在局麻药单独阻滞时仅达到亚临床麻醉效应[100-101]。

患者因素

影响阻滞平面的患者特征包括身高、体重、年龄、性别、妊娠、脊柱的解剖形态和脑脊液的特性（容积和成分）。在"正常身高"范围的成人中，患者身高并不影响脊髓麻醉平面，因为成人的身高主要受下肢长骨的影响而不是椎管。已有文献报道椎管的长度和局麻药扩散之间的相关性[102]。在极高或极矮时，应考虑调整局麻药剂量。

脑脊液容量是明显影响最高阻滞平面、感觉及运动阻滞消退的重要因素[17]。腰骶段脑脊液的压力相对恒定，约为 15 cmH$_2$O，但容量因人而异，部分原因为体质和体重不同[16]。小样本的研究发现，患者的阻滞平面与脑脊液容量变化间接相关[17]。然而，除了体重外，脑脊液与临床上可测量的形态指标并不相关[17]。理论上，肥胖患者腹部脂肪增加，且硬膜外脂肪也可能增加，因此，脑脊液容量也可能减少，从而促进局麻药的扩散，导致阻滞平面上升。实际上肥胖患者应用以扩散更广为特征的轻比重局麻药溶液的结果也证实了这一观点[103-104]，但是在应用重比重局麻药溶液时未见此效应[103, 105]（见第 58 章）。

表 45.3　影响局麻药分布和阻滞平面的因素

	很重要	一般重要	不重要
药物因素	剂量 比重比	体积 浓度 注射液的温度 黏度	除了阿片类药物外的其他添加剂
患者因素	脑脊液容量 高龄 妊娠	体重 高度 脊柱解剖 腹内压	绝经 性别
操作因素	患者体位 脊髓麻醉后的硬膜外注射	注药的椎间隙水平（轻比重溶液比重比重溶液影响大） 药液的流动 针孔的方向 穿刺针的类型	

Modified from Greene NM. Distribution of local anesthetic solutions within the subarachnoid space. Anesth Analg. 1985; 64（7）: 715-730.

不同个体之间和同一个体内的脑脊液密度随性别、绝经期状态和妊娠等而改变（见第 62 章）[92]。与男性比，女性脑脊液密度较低；与绝经后妇女比，绝经前妇女脑脊液密度较低；与未妊娠妇女比，孕妇脑脊液密度较低。虽然这些变化可能影响局麻药的相对比重比，但是在临床上引起的扩散差异可能并不重要。

高龄与阻滞平面升高有关（见第 65 章）[106-107]。老年患者脑脊液容量减少，比重增加。而且，老年人的神经根对局麻药更加敏感。

理论上，性别可通过一些机制影响阻滞平面。男性脑脊液密度高，因此降低局麻药溶液比重比可能会降低其向头侧扩散的程度。男性在侧卧位时肩部比臀部高，因而呈轻微头高位倾斜。与男性相比，女性在侧卧位则呈轻微头低位倾斜。尽管如此，与女性患者比，男性患者在侧卧位时局麻药向头侧扩散程度较小的观点尚缺乏客观证据。

脊柱的变异可能对阻滞平面的影响很大。尽管脊柱侧凸可能使穿刺变得困难。但是如果患者转为平卧位，则对局麻药的扩散影响很小。然而，在脊柱后凸的患者，平卧位可影响重比重溶液的扩散。孕妇的腰椎前凸、脑脊液容量与密度的改变、双胎妊娠、腹内压增高（可能）和孕酮引起的神经元敏感性增加等多种因素都可促进局麻药的扩散。

操作因素

患者体位、穿刺针类型和方向、注药的椎间隙水平等每个操作相关因素均可影响阻滞平面。患者体位、比重比和局麻药剂量是决定阻滞平面的最重要因素。体位不影响等比重溶液的扩散[95]。局麻药鞘内注射 20 ～ 25 min 后将停止扩散，因此在这一时期摆放患者体位最重要，尤其在开始数分钟内。然而，直到注药 2 h 后，患者体位的剧烈变动仍然能引起阻滞平面明显改变，可能是脑脊液整体流动所造成的[108-109]。虽然患者头高位倾斜 10° 能减少重比重溶液的扩散，并保持血流动力学稳定[110]，但是患者头低位倾斜不一定能增加重比重布比卡因的扩散[111]。已经证明，屈髋和头低足高位使得腰椎前凸变平，可促进重比重溶液向头侧扩散[112]。给予小剂量的重比重局麻药，并让患者保持坐位 30 min 以上，可获得只阻滞骶神经的"鞍区阻滞"。然而，给予大剂量重比重局麻药溶液时，即使患者保持坐位，阻滞仍可向头侧扩散，并可以延长作用时间[113]。相反，如果患者坐位时给予轻比重局麻药溶液，阻滞平面会更高（比同剂量重比重溶液高）[114]。

穿刺针的特殊类型和针孔的方向也可能影响阻滞效果。文献报道，注射轻比重溶液时，Whitacre 穿刺针的针孔向头侧能促进局麻药的扩散，但在相同条件下 Sprotte 穿刺针则不能促进局麻药的扩散[115-117]。穿刺针针孔的方向似乎不影响重比重溶液的扩散。当 Whitacre 穿刺针的针孔偏向一侧（应用重比重局麻药）时可产生更显著的单侧阻滞，而 Quincke 穿刺针则没有此效应[118]。

注药的椎间隙水平也影响阻滞平面。大多数研究表明，即使向头侧增加一个椎间隙水平，注射等比重布比卡因也可获得更高的阻滞平面[119-122]。注药的椎间隙水平似乎不影响重比重溶液的扩散[123-124]。研究表明，等比重和重比重溶液的注射速率和抽液加药注射法（重复抽吸和注射脑脊液）没有显著影响阻滞平面[91]。注射速率慢实际上促进了局麻药的扩散，并且可能更安全，因为用力注射可能导致注射器与穿刺针脱落。注射局麻药后咳嗽和用力等动作似乎并不影响阻滞平面。这与将药物注入脑脊液密闭柱的物理现象有关，诸如咳嗽或用力动作引起的压力变化可迅速传递到整个脑脊液柱[25]。脊髓麻醉后，硬膜外腔注射局麻药甚至生理盐水也能增加阻滞平面。这部分内容将在脊髓-硬膜外联合麻醉（combined spinal-epidural，CSE）部分单独讨论。

持续时间

脊髓麻醉的持续时间取决于如何定义这个变量，例如，手术的麻醉持续时间少于阻滞完全消退时间。此外，手术的麻醉持续时间取决于手术部位，因为低位腰段和骶段水平的麻醉持续时间比其他更向头侧的椎间隙水平的长，即更向头侧椎间隙水平麻醉的阻滞作用首先消退。麻醉持续时间主要受局麻药的剂量[97,125]、特性（影响其在蛛网膜下腔的清除）和添加剂（如果应用）的影响，后两者将在后面章节阐述。重比重溶液的麻醉持续时间短于等比重溶液[125]。

药理学

鞘内局麻药的临床效应通过脑脊液内药物的摄取、分布和清除实现。这些过程反过来在某种程度上取决于局麻药溶液的 pKa、脂溶性和蛋白结合率。除按药物结构（如酰胺或酯）分类外，临床上常根据局麻药作用的持续时间分为三类：短效局麻药（普鲁卡因、氯普鲁卡因和阿替卡因）、中效局麻药（利多卡因、丙胺卡因和甲哌卡因）和长效局麻药（丁卡因、布比卡因、左布比卡因和罗哌卡因）。局麻药的选择和剂量取决于手术预期持续时间和手术特点（部位、门诊）。表 45.4 列出了一些脊髓麻醉常用局麻药相应的剂量、起效时间和作用持续时间[126-134]。

短效和中效局麻药

普鲁卡因 普鲁卡因是一种短效的酯类局麻药和最古老的脊髓麻醉药之一，最初于 20 世纪早期作为脊髓麻醉药代替丁卡因。普鲁卡因随后被利多卡因取代，但随着利多卡因和短暂神经症（transient neurologic symptom，TNS）受到关注，普鲁卡因作为一种作用快速的局麻药最近被重新应用。然而，由于失败率高于利多卡因，恶心更频繁且恢复缓慢[135]，因此，普鲁卡因并不常用。如果应用，常使用其重比重溶液，浓度为 10%，剂量为 50～200 mg。

氯普鲁卡因 氯普鲁卡因是一种超短效的酯类局麻药，于 20 世纪 50 年代开始应用。氯普鲁卡因最初的普及应用是由于它被假性胆碱酯酶快速代谢。在产科硬膜外镇痛中，氯普鲁卡因产生很小的全身或胎儿效应。然而，由于有报道神经损伤与过去曾用于制备该药的防腐剂有关，因此，氯普鲁卡因作为脊髓麻醉药受到质疑[136-139]（见并发症部分）。最近，在门诊手术的脊髓麻醉中应用氯普鲁卡因日趋增多（见第 72 章）。现代制备的氯普鲁卡因溶液不含防腐剂，小剂量（30～60 mg）注射即可产生可靠、短效的脊髓麻醉[126]，并且比普鲁卡因、利多卡因和布比卡因恢复快[140-144]。使用现代制备的氯普鲁卡因仍可能发生 TNS，尽管其发生率（0.6%）远低于利多卡因（14%）[145-147]。

阿替卡因 阿替卡因是一种相对新型的酰胺类局麻药，也含有一个酯键。酯键可被非特异性胆碱酯酶分解。阿替卡因自 1973 年安全地应用于牙神经阻滞以来，目前已被广泛应用。虽然没有广泛调查鞘内应用阿替卡因的情况，但有研究表明，添加或不添加葡萄糖的阿替卡因 50～80 mg 可以产生快速起效的脊髓麻醉，持续时间约 1 h，恢复比布比卡因快[148-149]。

利多卡因 利多卡因是一种亲水的蛋白结合率低的酰胺类局麻药。它起效快，为中效局麻药，剂量 50～100 mg 的利多卡因脊髓麻醉可用于 1.5 h 以内的短小手术。习惯上将利多卡因配制成含 7.5% 葡萄糖、浓度为 5% 的溶液。此溶液与永久性神经损伤和 TNS 有关（见并发症部分）。尽管人们努力降低药物和葡萄糖的浓度[150-151]，但是鞘内应用利多卡因已经减少，至今仍未恢复。

丙胺卡因 丙胺卡因是一种以利多卡因结构为基础的酰胺类局麻药。1965 年开始应用于临床。它是中效局麻药，可用于门诊手术[152]。2% 重比重丙胺卡因 40～60 mg 可阻滞至 T$_{10}$ 平面，持续时间为 100～130 min，而丙胺卡因 20 mg 联合芬太尼已成功应用于门诊膝关节镜手术[153]。丙胺卡因很少引起 TNS[152, 154-155]。大剂量（＞600 mg）丙胺卡因可导致高铁血红蛋白血症。用于脊髓麻醉的剂量应该是安全的，但是有报道高铁血红蛋白血症可发生在硬膜外注药之后[156]。

甲哌卡因 甲哌卡因是另一短效的酰胺类局麻药。1962 年首次应用于脊髓麻醉。最初被配制成重比重溶液。由于重比重甲哌卡因脊髓麻醉后 TNS 的发生率与利多卡因相似[147]，因此，目前已很少用于脊髓麻醉，尽管等比重甲哌卡因脊髓麻醉后 TNS 发生率较低[157-159]。

常用剂量为 30～80 mg，可使用或不使用添加剂（表 45.4）。甲哌卡因的作用持续时间稍长于利多卡因[160]。

长效局麻药

丁卡因 丁卡因是一种酯类局麻药，其代谢率是氯普鲁卡因的 1/10。它有 niphanoid 晶体（20 mg）和 1% 等比重溶液（2 ml，20 mg）两种规格的包装。使用 niphanoid 晶体时，先加入 2 ml 无防腐剂的灭菌盐水可配制成 1% 溶液。1% 丁卡因溶液加入 10% 葡萄糖即可配制成 0.5% 重比重溶液。5 mg 和 15 mg 可分别用于会阴和腹部手术。丁卡因溶液通常加入血管收缩剂，因为单独应用时其作用持续时间不恒定。虽然这些血管收缩剂可使阻滞时间延长至 5 h[161-164]，但是添加去氧肾上腺素与 TNS 的发生密切相关[165]。

布比卡因 布比卡因于 1963 年开始应用于临床，是一种蛋白结合率高的酰胺类局麻药。它的 pKa 较高，故起效慢。适用于持续时间 2.5～3 h 的手术（表 45.4）[166-167]。常用 0.25%、0.5%、0.75% 布比卡因等比重溶液和含 80 mg/ml 葡萄糖的 0.5%（在欧洲）以及 0.75% 布比卡因重比重溶液。在室温下，与脑脊液相比，布比卡因纯液实际上是轻微的低比重。应用小剂量其麻醉恢复时间与利多卡因相似[168-170]，因此小剂量布比卡因适用于门诊手术。最近一项系统评价的结论表明[171]，4～5 mg 的布比卡因重比重溶液单侧脊髓麻醉可满足短时间的膝关节镜手术。布比卡因很少与 TNS 的发生有关。

左布比卡因 左布比卡因是消旋布比卡因的单一左旋镜像体。与布比卡因相比，相似剂量的左布比卡

表 45.4　脊髓麻醉常用局麻药的剂量、阻滞平面、起效和持续时间

局麻药混合液	剂量（mg）		持续时间（min）		起效时间（min）
	到 T$_{10}$	到 T$_4$	纯液	加肾上腺素（0.2 mg）	
5% 利多卡因（加或不加葡萄糖）*	40～75	75～100	60～150[†]	20%～50%	3～5
1.5% 甲哌卡因（无葡萄糖）	30～45[‡]	60～80[§]	120～180[¶¶]	—	2～4
3% 氯普鲁卡因（加或不加葡萄糖）	30～40	40～60	40～90[¶]	N/R	2～4
0.5%～0.75% 布比卡因（无葡萄糖）	10～15	12～20	130～230[#]	20%～50%	4～8
0.5% 左布比卡因（无葡萄糖）	10～15	12～20	140～230[#]	—	4～8
0.5%～1% 罗哌卡因（加或不加葡萄糖）	12～18	18～25	80～210[**]	—	3～8

* 目前利多卡因不常用。
[†] 消退到 T$_{12}$。
[‡] 注意：此剂量下最高阻滞平面为 T$_{12}$，但并不是所有患者。
[§] 注意：此研究中剂量 60 mg 时平均最高阻滞平面为 T$_5$，不是 T$_4$。
[¶¶] 消退至 S$_1$。
[¶] 消退至 L$_1$。
[#] 消退至 L$_2$。
[**] 消退至 S$_2$。
N/R：不推荐。注意：持续时间取决于阻滞消退的测量，而不同研究之间的测量相差很大。

因起效和持续时间相似，但其药效似乎稍弱于布比卡因[129]。然而，大多数临床研究表明，使用相同剂量的左布比卡因和布比卡因脊髓麻醉时，两者的临床效果没有差异[129, 172-174]。与布比卡因相比，左布比卡因最主要的优点是心脏毒性小[175-176, 178]，而布比卡因用于脊髓麻醉时只是理论上的风险要大于实际的风险。

罗哌卡因　罗哌卡因于 1996 年开始应用临床，是另一种蛋白结合率高的酰胺类局麻药。罗哌卡因的结构与布比卡因相似，两者 pKa 相同（8.1），因此罗哌卡因起效慢，作用时间长。与布比卡因相比，罗哌卡因脊髓麻醉的优点是心脏毒性小，运动和感觉阻滞程度差异大，即运动阻滞轻。随后发现，罗哌卡因的效能只是布比卡因的 60%[179-181]。使用与布比卡因相同剂量的罗哌卡因脊髓麻醉时，运动阻滞稍微减轻，恢复更快[8, 182-184]。

脊髓麻醉添加剂

添加剂与局麻药联合或单独注入脑脊液均作用于脊髓和神经根，而产生直接镇痛作用或者延长感觉和运动阻滞的持续时间。因此，联合应用这些添加剂可减少局麻药的需要量，达到相同程度的镇痛效果，同时具有运动阻滞轻、恢复快的优点。

阿片类药物　脑脊液中阿片类药物的效应很复杂，包括直接激活脊髓背角阿片受体，以及经脑脊液转运后激活大脑阿片受体和血管吸收后产生的外周与中枢系统的效应。各部位的效应取决于阿片类药物的给药剂量和理化性质（尤其是脂溶性）。高脂溶性药物（如芬太尼和舒芬太尼）比亲水性阿片类药物起效快，作用持续时间短。除增加神经组织的吸收外，高脂溶性还可促进血管（全身效应）和脂肪组织对药物的快速吸收，故亲脂性阿片类药物在脑脊液中的扩散比亲水性阿片类药物（如吗啡）更为局限，说明药物在脑脊液吸收和消除越慢，扩散范围越广。因此，亲水性阿片类药物发生迟发性呼吸抑制的风险更大，虽然很罕见，却是鞘内注射阿片类药物最严重的并发症。神经组织和血管吸收的程度也影响鞘内应用阿片类药物的效能。如鞘内和静脉应用吗啡的效能之比为（200～300）：1。然而，以上两种途径给予芬太尼或者舒芬太尼的效能之比为（10～20）：1[185]。除了呼吸抑制，鞘内注射阿片类药物的其他不良反应包括恶心、呕吐、皮肤瘙痒和尿潴留。这些将在后面的并发症部分讨论。

亲水性阿片类药物　无防腐剂的吗啡是脊髓麻醉中应用得最广泛的亲水性阿片类药物。它起效慢，镇痛作用达 24 h[186]。剖宫产术的患者鞘内注射吗啡（100 μg）不但提供充分的镇痛，而且不良反应极少，但骨科大手术鞘内注射吗啡的最有效剂量尚不明确[187]。单独鞘内注射剂量高达 1000 μg 的吗啡可用于腹部大手术或开胸手术，这种给药方法日趋普遍，并且可作为一种以局麻药为基础的硬膜外镇痛的简单替代方法。阿片类药物的起效和最佳剂量尚不清楚。考虑到使用较高剂量时不良反应增加，因此建议使用最低有效剂量（300 μg）[66a]。总体而言，鞘内应用吗啡的益处在腹部手术的患者最为显著，尤其在最初 24 h 内[186, 188]。

二乙酰吗啡目前仅在英国应用。它是一种脂溶性

的药物前体，透过硬脑膜的速度以及在脑脊液中清除的速度均比吗啡快。一旦进入脊髓背角内，二乙酰吗啡转化为吗啡和 6- 单乙酰吗啡。后两者均为 μ 受体激动剂，作用持续时间相对较长。在英国，剖宫产术患者的二乙酰吗啡的推荐剂量为 0.3 ～ 0.4 mg[189]，并广泛用于替代吗啡。

脊髓麻醉中应用氢吗啡酮的相关资料较少。氢吗啡酮通常通过硬膜外腔给药，将在后面内容讨论。有限的资料表明，鞘内注射氢吗啡酮 50 ～ 100 μg 产生的镇痛作用和不良反应与给予吗啡 100 ～ 200 μg 剂量相当。然而，氢吗啡酮没有经过完整的神经毒性检测，也没有显示出比吗啡有任何优势[190]。

哌替啶是一种中等脂溶性阿片类药物，但是它具有局麻药的一些特性，并作为鞘内药物（剂量范围为 0.5 ～ 1.8 mg/kg）单独应用于产科和普通外科[191-192]。小剂量哌替啶可与局麻药联合应用。与安慰剂相比，哌替啶 10 mg 和 20 mg 均可改善剖宫产术后患者的镇痛效果[193]，尽管不良反应更常见于剂量较大者。由于有其他阿片类药物可以选用，加上其神经毒性尚未明了，因此，哌替啶并不常用。

脂溶性阿片类药物 芬太尼和舒芬太尼常用于产科的分娩镇痛和剖宫产术，这些将在别处讨论。在分娩早期给予舒芬太尼 2 ～ 10 μg 和芬太尼 25 μg 均可产生相同的镇痛作用[194-197]。在经尿道前列腺切除术中，与小剂量布比卡因联合应用时，舒芬太尼 5 μg 比芬太尼 25 μg 产生更强的镇痛作用[198]。芬太尼起效迅速（10 ～ 20 min），持续时间相对较短（4 ～ 6 h），常用于门诊手术（剂量为 10 ～ 30 μg）。在布比卡因中加入芬太尼，虽然可以减少局麻药的剂量和延长镇痛时间[199]，但可能增加不良反应和延迟出院时间[171]。

血管收缩剂 将血管收缩剂（如肾上腺素和去氧肾上腺素）加入局麻药中可延长感觉和运动阻滞时间。作用机制为 α_1 受体介导的血管收缩使局麻药吸收减少。肾上腺素可能也通过 α_2 受体效应增强镇痛作用。传统观点认为，肾上腺素 0.1 ～ 0.6 mg 可延长丁卡因脊髓麻醉的持续时间，但不能延长布比卡因或者利多卡因脊髓麻醉的持续时间[22]。这一观点实属推测，因为局麻药的舒张血管作用不同，利多卡因和布比卡因可引起血管扩张，而丁卡因不引起血管扩张。然而，有研究测量了低位胸段皮肤节段中两节段的减退和所在腰骶段脊髓支配的手术操作部位疼痛的出现，结果提示加入肾上腺素可以延长利多卡因脊髓麻醉的持续时间[200-201]。与此相似，加入肾上腺素后布比卡因脊髓麻醉的持续时间可能延长。但由于布比

卡因作用时间长，故一般不加肾上腺素。值得关注的是，强烈的血管收缩作用可能危及脊髓的血液供应。然而，尚未有人类的证据支持这一理论。在动物研究中[164, 202-204]，鞘内注射肾上腺素（0.2 mg）或者去氧肾上腺素（5 mg）并没有减少脊髓血流。去氧肾上腺素 2 ～ 5 mg 可延长利多卡因和丁卡因脊髓麻醉的持续时间，与肾上腺素延长程度相似[201, 205]，但去氧肾上腺素不能延长布比卡因脊髓麻醉的持续时间[206-207]。Concepcion 等[208]分别将肾上腺素（0.2 mg 和 0.3 mg）和去氧肾上腺素（1 mg 和 2 mg）加入丁卡因进行比较，发现两者对丁卡因脊髓麻醉持续时间的影响无差异。Caldwell 等[163]使用了更大剂量血管收缩剂（肾上腺素 0.5 mg 和去氧肾上腺素 5 mg）进行研究，发现去氧肾上腺素比肾上腺素更能明显延长丁卡因脊髓麻醉的作用时间。但因去氧肾上腺素与 TNS 发生有关，因此，去氧肾上腺素加入局麻药的普遍性已经下降[165, 209]。

α_2- 受体激动剂 可乐定、右美托咪定和肾上腺素均可作用于脊髓背角的节前和节后 α_2 受体。激活突触前受体可减少神经递质的释放，而突触后受体的激活可引起超极化和减少脉冲传导[210]。在剂量 15 ～ 225 μg 范围内，可乐定可延长感觉和运动阻滞时间约 1 h 并改善镇痛作用，并且减少 40% 的吗啡用量[211-215]。与吗啡相比，可乐定似乎较少引起尿潴留，但是和静脉给予可乐定一样，鞘内注药也可以引起低血压。一项系统评价指出，与鞘内注射可乐定相关的低血压与剂量无关，心动过缓的风险并不增加[216]。鞘内应用可乐定时可产生镇静作用，高峰在 1 ～ 2 h 内，持续时间达 8 h[210]。右美托咪定对 α_2 受体的选择性大约是可乐定的 10 倍[217]。仅仅 3 μg 的右美托咪定就能延长运动和感觉阻滞时间，而且血流动力学保持稳定[218-219]。

其他药物 鞘内给予新斯的明 10 ～ 50 μg 可产生镇痛作用[220-221]。现已证明，鞘内应用新斯的明可以延长运动与感觉阻滞，减少术后镇痛药的需要量。新斯的明抑制乙酰胆碱的分解，增加乙酰胆碱浓度，而乙酰胆碱具有镇痛作用。新斯的明还可刺激脊髓释放一氧化氮。然而，它会引起恶心、呕吐和心动过缓。大剂量应用时还会引起下肢无力[222-223]。因此，新斯的明并未广泛应用[224]。咪达唑仑是一种 γ- 氨基丁酸受体激动剂，鞘内给予 1 ～ 2 mg 同样可延长感觉与运动阻滞时间，减少术后镇痛剂的需要量，并且无 α_2 受体激动剂或者阿片类药物的不良反应。早期的研究更多关注咪达唑仑对脊髓的毒性作用，但是最近

的研究证实是安全的[225]。氯胺酮、腺苷、曲马朵、镁和非甾体抗炎药也可通过鞘内途径给药，但仍有待进一步研究来证实这些药物是否具有安全性和临床价值。

脊髓麻醉技术

脊髓麻醉技术划分为一系列的步骤（即 4P 步骤）：准备（preparation）、体位（position）、体表投影（projection）和穿刺（puncture）。

准备 在实施操作前应履行知情同意步骤，并详细记录已经讨论的风险（见并发症部分，后面讨论）。实施脊髓麻醉时，复苏设备一定要随时可用。患者应有足够的静脉通路，并监测脉搏氧饱和度、无创血压和心电图。目前，脊髓麻醉穿刺包较为常用，它包括中央有孔的灭菌单、棉球拭子和方纱、注射器、穿刺针、过滤器、脊髓麻醉穿刺针、无菌溶液以及用于皮肤浸润麻醉的局麻药。当用于脊髓麻醉的局麻药可供选择时，阻滞持续时间应与手术操作和患者相应的参数相匹配（表 45.4）。

脊髓麻醉针最重要的特点是针尖的形状和针的直径。针尖的形状分成两类：一类是切断硬膜的，另一类为圆锥形的铅笔尖样针尖。Pitkin 和 Quincke-Babcock 穿刺针属于前者，Whitacre 和 Sprotte 穿刺针属于后者（图 45.4）。Whitacre 穿刺针的侧孔较小。如果选择连续脊髓麻醉技术，选择 Tuohy 针或者其他薄壁针可便于置入导管。使用直径小的穿刺针可以降低硬膜穿破后头痛的发生率，22 G 穿刺针的发生率为40%，而 29 G 穿刺针的发生率则小于 2%。然而，使

用直径大的穿刺针可以改善穿刺针置入时的触感。虽然 29 G 穿刺针使硬膜穿破后头痛的发生率低，但其失败率却增加[226-227]。铅笔尖样穿刺针可提供更好的进入不同解剖层次时的触感，但是最重要的是它们可降低硬膜穿破后头痛的发生率。25 G、26 G 和 27 G 铅笔尖样穿刺针可能是最好的选择。导引穿刺针特别有助于引导直径更小的脊髓麻醉穿刺针。目前脊髓麻醉穿刺包配有专门带旋锁的穿刺针和注射器。这种设计可防止鞘内注射时出现意外脱落，但是仍然要确认被吸入"专用"连接注射器内的药物剂量（图 45.4）。

无菌技术是最关键的环节。引起脊髓麻醉后细菌性脑膜炎最常见的生物体是来自寄生在口腔的链球菌，因此，强调戴口罩的目的应作为无菌操作的组成部分。操作前必须清洗手和前臂，并且不能佩戴首饰。一些溶液可用于消毒患者的背部，如氯己定、乙醇（单独应用或联合应用）或者碘溶液。氯己定和乙醇联合应用被认为是最有效的[229-231]。因为氯己定具有神经毒性作用，因此，如果选择氯己定消毒，应等待消毒溶液完全干燥后再行皮肤穿刺尤为重要。

最近 ASA 出版了预防、诊断和治疗椎管内技术相关的感染并发症的实践共识。共识强调椎管内技术相关的并发症以及 ASRA[229]预防感染的建议。识别感染风险高的患者（如已知菌血症和免疫受损）很重要，并考虑其他选择，如对菌血症患者在操作前使用抗生素，确保包括口罩在内的完全无菌，并使用消毒液，如氯己定、无菌封闭敷料和细菌过滤器。应尽量减少导管的断开和重新连接。导管在原位留置使用的时间不得超过临床所需的时间。应每天对患者进行感染迹象评估。如果怀疑有感染迹象，应立即进行调查并进行适当治疗。

体位 （见第 34 章）患者的体位主要有三种：侧卧位、坐位和俯卧位。每种体位都因各种特殊情况而有其优点。某种特定体位的优点尚未明确。在产科患者中，已有一些小样本研究表明，与侧卧位相比，坐位虽然起效时间相对较慢，但操作者完成穿刺过程更快[232]（见第 62 章）。目前的共识指南要求，不应该在患者麻醉或深度镇静的情况下常规进行椎管内麻醉[76]。全身麻醉或深度镇静可以掩盖穿刺针靠近神经组织时患者对疼痛和感觉异常的认知反应。

患者侧卧位有利于使用镇静药（如果需要），比坐位更少依赖训练有素的助手，患者更舒适。让患者的后背与手术台边缘平行并离麻醉科医师最近，大腿屈向腹部，颈部弯曲，使前额与膝盖尽可能靠近，从而最大限度地"打开"椎间隙。在摆体位过程中助手

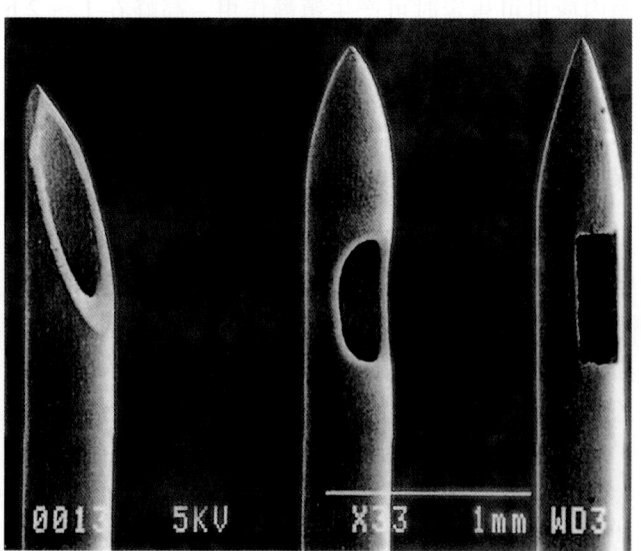

图 45.4 脊髓麻醉针针尖设计的扫描电子显微照片：Quincke（左）、Sprotte（中）和 Whitacre（右）（Modified from Puolakka R，Andersson LC，Rosenberg PH. Microscopic analysis of three different spinal needle tips after experimental subarachnoid puncture. Reg Anesth Pain Med. 2000；25：163-169.）

的作用极为关键。助手应鼓励并帮助患者达到理想的侧卧位。由于臀部和肩膀的大小比例不同，女性的脊柱可能向头侧倾斜，而男性则相反。患者体位的摆放应最有利于低比重、等比重或重比重药液向支配手术区域的神经扩散。

患者坐位时脊柱中线的位置相对比较容易确认，特别对于肥胖或脊柱侧凸导致脊柱解剖中线难以定位者，坐位尤为适用。超声也可以用来识别解剖中线（见随后讨论）。采用坐位时，在患者的足下垫一小凳，膝上置一软枕，或者使用特制的坐台。助手维持患者于垂直位，同时使其头、臂屈曲于枕头上，肩部放松，嘱患者向后"顶出"腰部，使腰椎椎间隙展开。采用这一体位的患者切忌过度镇静。坐位时低血压也更常见。

俯卧位较少使用，但当手术操作需要维持此体位时可以选择俯卧位（通常是改良的"折刀"位）。这类情况包括直肠、会阴或腰椎手术。采用这一体位时，麻醉科医师可能要抽吸才能见脑脊液，因为采用这一体位时脑脊液的压力减小。

体表投影和穿刺　正中入路法有赖于患者和助手减少腰椎前凸的能力，从而允许穿刺针于相邻棘突之间进入蛛网膜下腔，通常在 $L_2 \sim L_3$、$L_3 \sim L_4$ 或 $L_4 \sim L_5$ 间隙进行穿刺。脊髓终止于 $L_1 \sim L_2$ 水平，所以应该避免在此水平以上行穿刺。嵴间线即两髂嵴间的连线，传统上对应 L_4 椎体或 $L_4 \sim L_5$ 间隙水平，但

是这个定位标志的可靠性在最近的超声研究中遭到质疑[233]。选定合适的椎间隙后，打好局麻皮丘，将引导器以轻微斜向头侧 10°～15° 的角度通过皮肤、皮下组织和棘上韧带，穿透棘间韧带。触诊的手指抓紧引导器并将其稳定好，另一手以类似投飞镖的姿势持脊髓麻醉针，以小指为支架靠着患者的背部，以防患者活动而导致穿刺针的穿入较预期深。使穿刺针斜口与硬膜纤维纵向平行，缓慢进针，以增强对组织面的手感并防止针偏向神经根，直到出现穿刺针穿过黄韧带和硬膜时产生的特征性阻力改变时停止进针。穿破硬膜时，通常会有轻微的"嘭"的感觉。此时，抽出针芯，脑脊液应该从针头接口流出。针的内径越小，脑脊液流出的时间越久，特别是采用非坐位穿刺的患者。若脑脊液未流出，以 90° 为单位旋转穿刺针，直至脑脊液流出。若旋转任一 1/4 圆周都没有脑脊液流出，则将穿刺针进入几毫米，再次检查各个 1/4 圆周方向有无脑脊液流出。若仍然没有脑脊液而且进针的深度与患者（皮肤到蛛网膜的距离）情况相符，则应拔出穿刺针和引导器重新穿刺。穿刺针偏离中线是无脑脊液流出的常见原因（图 45.5）。

脑脊液顺利流出后，麻醉科医师的非利手（如右利手的左手）手背靠紧患者后背并固定穿刺针，另一只手将含有治疗剂量麻醉药的注射器与穿刺针相连。若脑脊液抽吸回流顺畅，则以约 0.2 ml/s 的速度注射

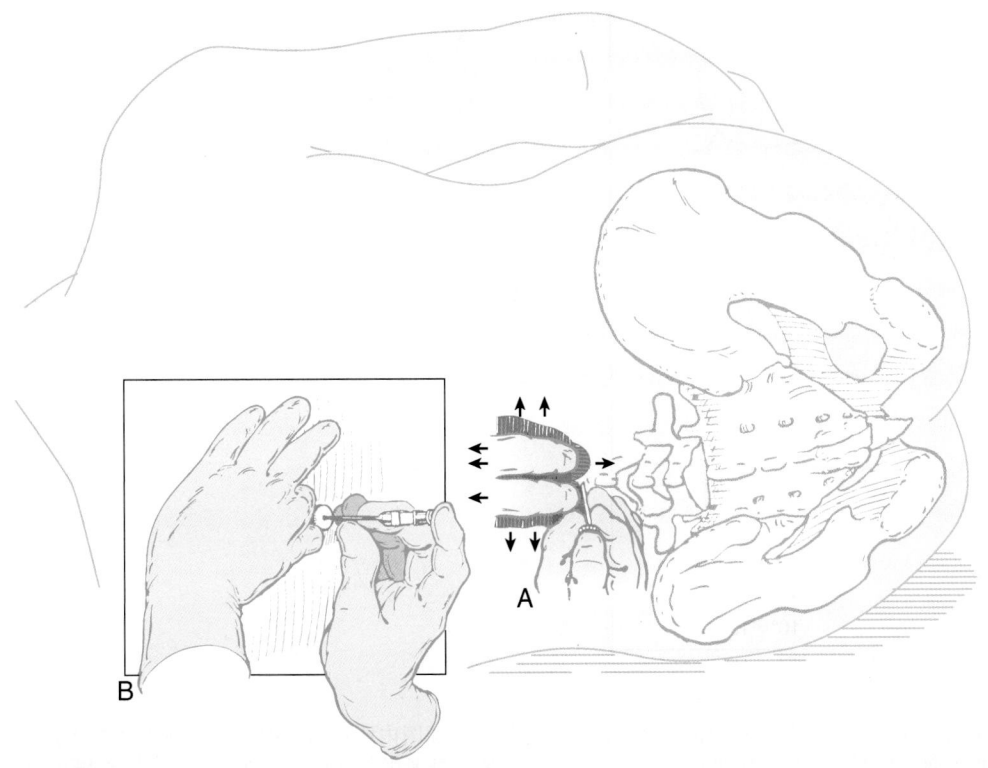

图 45.5　腰椎穿刺。A. 触诊的手指以"侧-侧、头-尾"方向滑动，以确定椎间隙；B. 穿刺过程中，穿刺针应以三脚架的方式稳定于手中，类似手投飞镖的姿势

麻醉药。注射完毕后，抽出 0.2 ml 脑脊液并再次注入蛛网膜下腔，以确认穿刺针的位置并清除针内残留的局麻药。

旁正中穿刺法利用了比较宽大的"蛛网膜下腔目标"，穿刺针稍微偏离中线也可以进入（图 45.6）。旁正中穿刺法尤其适用于棘间韧带有钙化的患者。应用旁正中穿刺法最常见的错误是进针点距中线太远，导致穿刺针被椎板阻挡。在应用旁正中穿刺法时，在穿刺间隙的相应棘突下方和旁开各 1 cm 处做局麻皮丘。随后用稍长的针（比如 3～5 cm）向头侧面深部组织浸润麻醉。使脊髓麻醉引导器和穿刺针与矢状面成 10°～15° 向头侧面进入（图 45.6）。与正中入路穿刺法相似，旁正中穿刺法最常见的错误是穿刺针在开始进针时与头侧成角太大。然而，如果穿刺针接触到骨面，则向头侧方向轻微重新调整进针方向。若在较深的位置再次遇到骨面，则继续向头侧轻微倾斜，就像穿刺针在骨面上"滑行"。就旁正中穿刺法而言，因为穿刺针不经过棘上韧带和棘间韧带，所以只有在穿刺针到达黄韧带后才能感觉到韧带和硬膜的特征性感觉。脑脊液流出来后，实施阻滞的方法与正中入路穿刺法相同。

特殊脊髓麻醉技术

连续脊髓麻醉

连续脊髓麻醉可以逐渐增加局麻药的剂量，可采用可预见性的滴定法给药达到合适的阻滞平面，其血流动力学稳定性比单次脊髓麻醉好[40]。连续脊髓麻醉对于重度主动脉瓣狭窄患者和合并复杂心脏病的孕妇的动脉血压控制有帮助。在产科，连续脊髓麻醉也可以用于病理性肥胖和既往有腰椎手术史导致药物在硬膜外腔扩散受阻的患者。对长时间手术和全麻风险太大的择期开腹手术患者，脊髓麻醉导管可以在脊髓-硬膜外联合麻醉（CSE）中选择使用[234]。如实施连续脊髓麻醉，腰椎穿刺时应选择传统的侧面有开口的穿刺针（图 45.7）。可以选用正中入路穿刺法或旁正中穿刺法。一些专家认为使用旁正中穿刺法更易置管[235]。将导管置入蛛网膜下腔 2～3 cm 后，于导管外退出穿刺针。一定不能从针的切轴拔出导管，以防导管被切断并遗留在蛛网膜下腔。在退出穿刺针的过程中，要注意防止导管置入过深。脊髓微导管的置入与马尾综合征有关[5]，这可能是由于局麻药聚集在腰大池的缘故。"管内针"装置也可以用于连续脊髓麻醉，可以

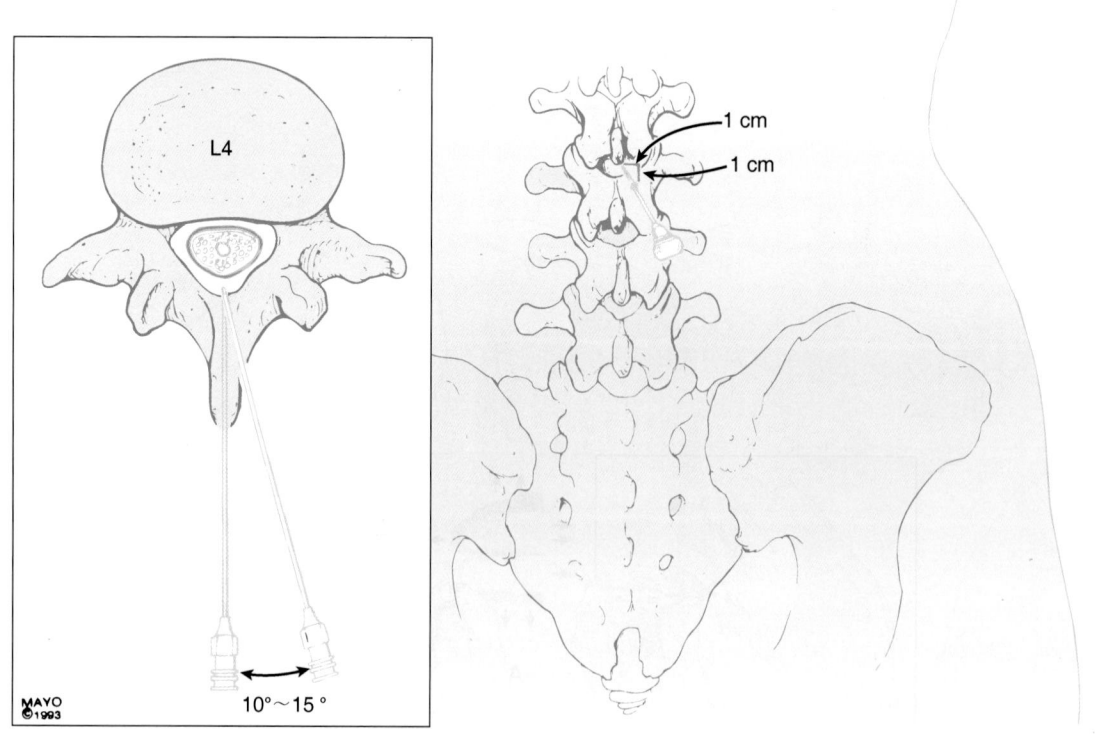

图 45.6 椎管内麻醉时正中入路穿刺法和旁正中穿刺法的脊柱解剖。插图内所示的正中入路穿刺法只需要掌握两个平面的解剖投影——矢状面和水平面。插图内与后位像图所示旁正中穿刺法需要额外考虑斜面位，但在不能配合降低腰椎前凸程度的患者中容易操作一些。此法穿刺针在穿刺间隙上位棘突下方和旁开各 1 cm 处进针。与矢状面约成 15° 进针，如插图所示（Courtesy the Mayo Foundation, Rochester, MN.）

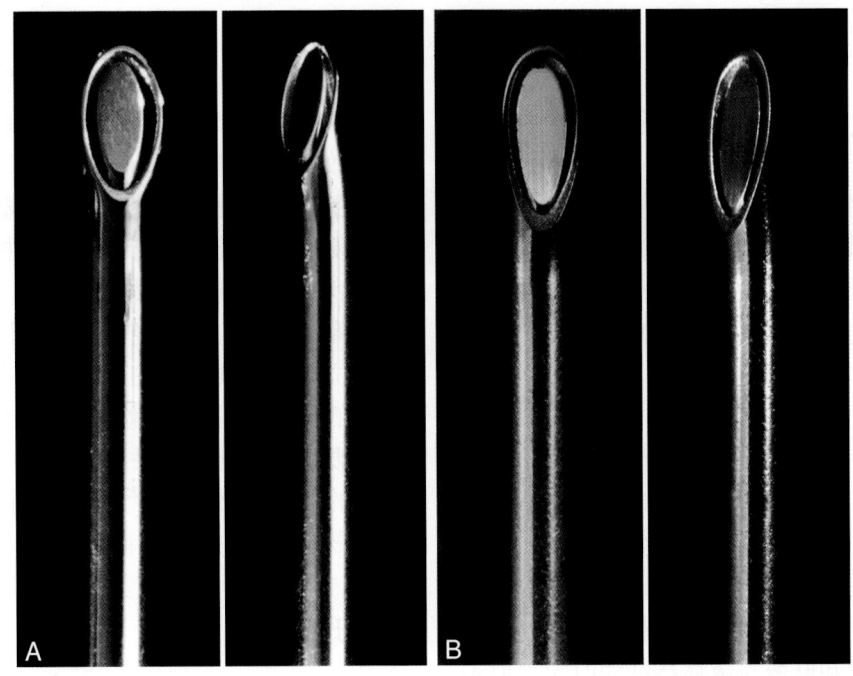

图 45.7 连续脊髓麻醉针示例，包括一次性 18 G Hustead 针（A）和 17 G Tuohy 针（B）。两者的远端都设计成可以引导导管沿着斜面置入的开口。20 G 的硬膜外导管可与此类针配套使用

减少导管周围脑脊液的渗漏[236]，但这会增加置管的难度[236]。最后，不能把硬膜外使用的局麻药的剂量注入或快推到脊髓麻醉导管，同时应该严格注意无菌原则。

单侧脊髓麻醉和选择性脊髓麻醉

单侧脊髓麻醉和选择性脊髓麻醉的方法有些相似，两者都涉及通过利用患者的体位和姿势使其（术后）快速恢复的小剂量麻醉技术。最近的一项系统评价发现，侧卧位采用重比重液布比卡因 4～5 mg 可以满足关节镜手术[171]。采用同样的单侧脊髓麻醉技术使用布比卡因 8 mg 可以用于单侧腹股沟疝修补术。在选择性脊髓麻醉时，尽可能以最小剂量的麻醉药来达到麻醉特定区域的感觉纤维阻滞[237-238]。关于具体麻醉药剂量的细节讨论在门诊手术麻醉的章节有详尽阐述（见第 72 章）。

阻滞监测

实施脊髓麻醉时，要对麻醉起效的时间、阻滞的范围和运动感觉阻滞的程度进行评估。同时，因为交感神经阻滞后可导致循环变化，故也应监测心率和血压。有多种方法可以评估感觉阻滞，但是，分别代表 C 纤维和 A-δ 纤维的冷刺激和针刺方法要比反映 A-β 纤维的机械刺激（比如触、压和纤毛机械

刺激针）更常用。通常冷感觉（用氯乙烷喷雾、冰块或乙醇局部测试）最先消失，其次是针刺觉消失（用针刺皮肤表面而不刺破皮肤测试）[20]。最后是触觉消失。阻滞区域皮肤阻滞节段的平面高度随评估方法的不同而有所差异，但总的来说，用冷感觉测定的平面最高，用针刺觉测定的平面稍低，用触觉测定的平面阻滞最低[239]。评估麻醉平面的前提是假设对这些刺激的感觉消失等同于疼痛纤维的阻滞，但事实上未必如此[240]。另外，可以用电的方法和化学实验方法进行疼痛评估，但轻柔针刺仍是最简单的方法[91, 241]。运动阻滞也可以通过多种方法测定。尽管仅代表腰骶部运动纤维，但改良 Bromage 评分（框 45.1）最常用于运动阻滞的测定[242]。肌电图和肺功能测定可以用于测定腹部和胸部运动功能，但这些测定不具有广泛实用性和具体性。

在实践中，通常结合交感神经阻滞、充分的感觉阻滞水平和运动阻滞（通过不能直腿抬高来确定腰部神经被阻滞）来确定脊髓麻醉有效。通常认为通过冷感觉或针刺觉确定阻滞平面比手术刺激所需要的平面高 2～3 个节段即可达到足够的麻醉效果。

框 45.1　改良 Bromage 评分

■ 0 分：无运动阻滞
■ 1 分：不能抬腿，膝部和足部能动
■ 2 分：不能抬腿和屈膝，足部能动
■ 3 分：完全的肢体运动阻滞

硬膜外麻醉

影响硬膜外阻滞平面的因素

硬膜外腔是一个具有伸缩延展性的间隙，药物在其内可以通过扩散、血管转运和渗漏进行散布和清除。麻醉药在硬膜外腔的扩散和阻滞平面与多种因素有关，并不是所有的因素都可以由麻醉科医师所控制（表 45.5）[26]。

药物因素

硬膜外给药后，药物的容量和注射总剂量是影响阻滞平面最重要的药物相关因素。总的原则是阻滞每个节段需要的麻醉药容量为 1 ～ 2 ml。尽管麻醉添加剂（如碳酸氢盐、肾上腺素和阿片类药物）可以影响麻醉起效、麻醉效果和麻醉与镇痛持续的时间，但不影响药物的扩散。

患者因素

年龄可影响硬膜外麻醉的阻滞平面[26]。在胸段硬膜外麻醉时，阻滞平面与年龄的相关性更强。有研究发现在老年患者中局麻药的容量减少 40%（见第 65 章）[243]。可能的原因包括：通过椎间孔渗漏的局麻药减少，硬膜外腔的顺应性降低导致扩散范围增大，或老年人的神经敏感性增强。与脊髓麻醉一样，只有患者的身高对局部麻醉药在硬膜外腔的扩散有影响，患者的体重无论对胸段或腰段硬膜外麻醉的阻滞平面影响都无明显相关性[244]。与其他患者相比，在达到同样的硬膜外麻醉效果时，孕妇对局部麻醉药的需要量减少。尽管这可能是由于继发腹压增高导致的硬膜外静脉淤血所致，但在早期妊娠患者局麻药用量同样也减少[245]。此外，持续气道正压也使胸段硬膜外阻滞平面升高[246-247]。

操作因素

注药的椎间隙水平是影响硬膜外阻滞平面最重要的操作相关因素。在高位颈段区域，注药主要是朝尾侧扩散；在中胸段注药时，药物同时向头侧和尾侧扩散；在低位胸段注药时，药物主要是向头侧扩散[248]。腰段硬膜外注药时，药物向头侧扩散较尾侧多。一些研究表明，在胸段和腰段注射相同容量的局部麻醉药时，胸段阻滞的总神经节段比腰段多。已经证实患者的体位对腰段硬膜外注药的扩散有影响，侧卧位时药物在低位侧更容易扩散并起效更快[249]。坐位和仰卧位不影响硬膜外阻滞平面。但是头低位可以增加产科患者的药物扩散平面[250]。针尖斜面的朝向和注射速度不影响药物注射的扩散。

药理学

硬膜外可用的局麻药可以分为短效、中效和长效局麻药。根据所使用的药物种类不同和局麻药添加剂的使用（表 45.6），在硬膜外腔单次给予局麻药可以提供 45 min 至 4 h 的外科手术麻醉。由于硬膜外导管留置在合适的位置，因此通过追加局麻药来维持的基本麻醉和常规术后镇痛的时间得以延长。

短效和中效局麻药

普鲁卡因 与脊髓麻醉相似，普鲁卡因在硬膜外麻醉也不常用。5% 的普鲁卡因起效慢，且阻滞的效果不确切可靠。

氯普鲁卡因 浓度为 2% 和 3% 的无防腐剂氯普鲁卡因都可以用于硬膜外注射，因为前者可能无肌松作用，所以后者更适用于手术麻醉。3% 氯普鲁卡因于 10 ～ 15 min 起效，持续时间为 60 min。添加肾上腺素后持续时间可以延长至 90 min。在不含防腐剂的制剂开发之前，大剂量（> 25 ml）氯普鲁卡因可导

表 45.5 影响硬膜外局麻药分布和阻滞平面的因素

	很重要	一般重要	不重要
药物因素	体积 剂量	浓度	添加剂
患者因素	高龄 妊娠	体重 身高 邻近体腔的压力	
操作因素	注射部位	患者体位	注射速度 针孔方向

Modified from Visser WA, Lee RA, Gielen MJ. Factors affecting the distribution of neural blockade by local anesthetics in epidural anesthesia and a comparison of lumbar versus thoracic epidural anesthesia. Anesth Analg. 2008；107：708-721.

表 45.6 硬膜外使用 20 ～ 30 ml 局麻药起效时间和镇痛持续时间的比较

药物	浓度（%）	起效时间（min）	持续时间（min）	
			纯液	1∶200 000 肾上腺素
氯普鲁卡因	3	10 ～ 15	45 ～ 60	60 ～ 90
利多卡因	2	15	80 ～ 120	120 ～ 180
甲哌卡因	2	15	90 ～ 140	140 ～ 200
布比卡因	0.5 ～ 0.75	20	165 ～ 225	180 ～ 240
依替卡因	1	15	120 ～ 200	150 ～ 225
罗哌卡因	0.75 ～ 1.0	15 ～ 20	140 ～ 180	150 ～ 200
左布比卡因	0.5 ～ 0.75	15 ～ 20	150 ～ 225	150 ～ 240

Modified from Cousins MJ, Bromage PR. Epidural neural blockade. In: Cousins MJ, Bridenbaugh PO, eds. Neural Blockade in Clinical Anesthesia and Management of Pain. Philadelphia: JB Lippincott; 1988; 255.

致腰背部深部组织烧灼感样疼痛[251]。有学者认为这是由于乙二胺四乙酸螯合钙后引起局部低钙血症所致。此外，氯普鲁卡因可以拮抗硬膜外吗啡的作用[242]。这可能是阿片类受体被氯普鲁卡因或其代谢产物拮抗所致。外周 pH 降低导致的细胞内信使拮抗和可用吗啡的量减少也是产生这样结果的可能机制。但是吗啡和氯普鲁卡因不是理想的用药组合，因为添加吗啡后会导致氯普鲁卡因短效作用的优势减弱。

阿替卡因 阿替卡因在硬膜外麻醉中不常用，尚未进行广泛研究。有研究显示，2% 阿替卡因与利多卡因相比，两者的硬膜外效果、扩散程度、持续时间和运动阻滞相似[252]。阿替卡因也可用于产科硬膜外镇痛[148]。

利多卡因 利多卡因的可用浓度为 1% 和 2% 的溶液，10 ～ 15 min 起效，持续时间为 120 min。若添加肾上腺素，其作用时间可延长至 180 min。与脊髓麻醉不同，TNS 与硬膜外使用利多卡因关系不大[253]。

丙胺卡因 丙胺卡因的可用浓度为 2% 和 3% 的溶液。2% 丙胺卡因可以产生感觉阻滞，而运动阻滞轻微。其起效时间约为 15 min，持续时间约 100 min。与利多卡因相比，丙胺卡因感觉阻滞作用更明显，作用持续时间更长（与同族药物不同）[242]。大剂量使用时，丙胺卡因与高铁血红蛋白血症有关[156, 254]。

甲哌卡因 甲哌卡因的常用剂型有 1%、1.5% 和 2% 无防腐剂溶液。2% 甲哌卡因的起效时间与利多卡因相似，约 15 min 起效，持续时间稍微延长（添加肾上腺素后可达 200 min）。这一特点使一些（医疗）中心在手术时间中等的手术优先选择此药。

长效局部麻醉药

丁卡因 由于丁卡因的阻滞平面不可靠，大剂量使用可导致全身毒性反应，因此在硬膜外麻醉中并不常用。

布比卡因 布比卡因临床可用浓度为 0.25%、0.5% 或 0.75% 的无防腐剂溶液。起效时间为 20 min，持续时间达 225 min，添加肾上腺素后仅稍微延长作用时间（达 240 min）。低浓度（如 0.125% ～ 0.25%）的布比卡因可用于镇痛。但是，其不良反应包括心血管系统、中枢神经系统的毒性反应以及大剂量使用时潜在的运动阻滞作用。0.5% 和 0.75% 布比卡因溶液可以用于手术麻醉。脂质体布比卡因在硬膜外麻醉中的使用目前正进行研究。硬膜外单次注射 0.5% 的脂质体布比卡因起效时间与普通布比卡因相似，但其镇痛时间更长[255]。单次注射脂质体布比卡因与普通布比卡因相比，毒性并未增强，心血管系统的安全性也无差异，其优点与吗啡缓释剂（随后阐述）一样，不需要置入硬膜外导管。反之，在任何情况下需要终止硬膜外给药时，这一缓释注射剂的可控性不强。

左布比卡因 左布比卡因在硬膜外麻醉用于手术的浓度为 0.5% ～ 0.75%，用于镇痛的浓度为 0.125% ～ 0.25%。左布比卡因硬膜外麻醉的临床效果与布比卡因相同[129, 256-257]。与布比卡因相比，左布比卡因的优点是心脏毒性较小[175, 258]。

罗哌卡因 罗哌卡因的可用浓度为 0.2%、0.5%、0.75% 和 1.0% 的无防腐剂溶液。0.5% ～ 1.0% 的浓度用于外科手术，0.1% ～ 0.2% 的浓度用于镇痛。与布比卡因相比，罗哌卡因的安全性更高[259-260]。动物研究数据表明，布比卡因引起惊厥的阈值比罗哌卡因低 1.5～2.5 倍。罗哌卡因的心脏毒性更低。相同浓度的罗哌卡因与布比卡因和左布比卡因相比，临床作用基本相似。罗哌卡因的作用时间稍短，运动阻滞作用较轻。运动阻滞减弱实际上是反映这些药物的不同效能，而不是罗哌卡因真正的运动阻滞作用减弱。硬膜外使用罗哌卡因的效能比布比卡因低 40%[179-180, 261]。

硬膜外添加剂

血管收缩药　肾上腺素可减少硬膜外腔血管对局麻药的吸收。不同的局麻药对肾上腺素的反应不同。反应最强的是利多卡因[262]、甲哌卡因和氯普鲁卡因（延长 50%），反应稍弱的是布比卡因、左布比卡因和依替卡因。因罗哌卡因有内在的收缩血管作用（表 45.6），故对肾上腺素的反应有限。因为肾上腺素可以被吸收入脑脊液作用于脊髓背角的 α_2 受体，所以其本身也可能有一定的镇痛作用[263]。去氧肾上腺素在硬膜外麻醉的使用不及在脊髓麻醉中使用广泛，可能是由于其在硬膜外使用时对局部麻醉药血药浓度峰水平的降低作用不如肾上腺素有效[264]。

阿片类药物　阿片类药物能够协同增强硬膜外局部麻醉药的镇痛作用，而不延长运动阻滞。联合使用局麻药和阿片类药物可以减少单一使用药物的剂量相关性不良反应。椎管内使用阿片类镇痛的优点应与剂量依赖的副作用相权衡。因为在椎管内使用阿片类药物时存在"天花板效应"，在超过最大作用的剂量后仅会增加不良反应。阿片类药物（特别是对于血流动力学不稳定时）可以单独使用。硬膜外阿片类药物通过穿透硬膜和蛛网膜到达脑脊液和脊髓背角发挥作用。亲脂性阿片类药物（如芬太尼和舒芬太尼）被硬膜外脂肪阻隔，因此在脑脊液中检测到的浓度比亲水性阿片类药物（如吗啡和氢吗啡酮）低。芬太尼和舒芬太尼也被吸收入循环系统。多个研究表明这是硬膜外使用阿片类药物镇痛作用的主要机制[265-266]。

硬膜外使用吗啡 1～5 mg 单次推注的起效时间为 30～60 min，持续时间长达 24 h。权衡镇痛及最小不良反应的最佳剂量为 2.5～3.75 mg[267]。另外，吗啡可以通过硬膜外导管以 0.1～0.4 mg/h 持续使用。氢吗啡酮的亲水性比芬太尼强，亲脂性比吗啡强，可以单次推注 0.4～1.5 mg，15～30 min 起效，持续 18 h。氢吗啡酮用于持续输注的剂量为 5～20 µg/h。硬膜外给予芬太尼和舒芬太尼的起效时间为 5～15 min，持续仅 2～3 h。单次剂量 10～100 µg 可用于镇痛。二乙酰吗啡在英国被允许使用，硬膜外单次注射的剂量为 2～3 mg，或配成浓度约为 0.05 mg/ml 的液体进行

注射使用。

缓释型硫酸吗啡（商品名 Depodur）是吗啡脂质形式的缓释制剂，可以作为腰段硬膜外单次注射使用，因此可以避免持续输注局麻药和留置硬膜外导管的问题和不良反应，尤其对于使用抗凝剂的患者。在手术前（或在剖宫产断脐后）使用，缓释型硫酸吗啡可以使痛觉缓解 48 h 以上[268-269]。下腹部手术的推荐剂量为 10～15 mg，下肢骨科手术的推荐剂量为 15 mg。

α_2- 受体激动剂　硬膜外添加可乐定对感觉阻滞时间的延长比运动阻滞明显。其机制可能是介导钾通道开放随后继发细胞膜的超极化[270]，而非 α_2 激动剂本身的作用。添加可乐定后，硬膜外局部麻醉药和阿片类药物的需要量均减少[271-273]。可乐定的其他优点是减少免疫应激反应和细胞因子反应[274]。硬膜外给予可乐定可出现各种不良反应，包括低血压、心动过缓、口干和镇静。在胸段硬膜外给予可乐定时，其对心血管的影响最明显[275]。在初步的研究中发现，硬膜外给予右美托咪定也可以减少术中麻醉药的需要量，改善术后疼痛并延长感觉与运动阻滞的时间[276]。

其他药物　关于硬膜外给予氯胺酮的好处以及其是否有神经毒性的报道不一[277-279]。在硬膜外腔注射局麻药前给予新斯的明可以提供分娩镇痛作用，而不引起呼吸抑制、低血压或运动障碍[280]。对咪达唑仑、曲马朵、地塞米松和氟哌利多也进行了研究，但不常用。

碳酸和碳酸氢钠　为了保持化学稳定性和抑菌作用，多种局麻药制剂的 pH 为 3.5～5.5。若低于这一 pH，药物离子化的比例增高，从而不能穿透神经鞘到达内部钠离子通道的结合位点。碳酸溶液和碳酸氢盐都可以增加局麻药液的 pH，从而提高局麻药非离子化的比例。虽然碳酸在理论上可通过产生更快速的神经内扩散和神经干周围组织穿透从而加快起效时间，改善麻醉质量[281-282]，但是目前的数据表明使用碳酸溶液并没有临床优势[235, 283]。

硬膜外麻醉技术

准备

先前描述的脊髓麻醉患者的准备同样适用于硬膜外麻醉，即知情同意、监测、复苏设备和静脉通道，并根据手术特点和患者合并疾病适当地选择患者和药物。由于硬膜外导管留置在硬膜外腔，因此认为对无菌的要求甚至比脊髓麻醉更重要。术前必须了解手术

范围，以便将硬膜外导管置入在合适的位置，如腰段、低、中或高位胸段或者颈段（一般很少用）[26]。硬膜外麻醉穿刺针有很多种，但 Tuohy 针最常用（图 45.8）。这些针的大小通常为 16 ～ 18 G，尖端为 15°～ 30°弯曲、钝的弧形端设计，既可减少穿破硬膜的风险，又可引导导管向头侧置入。针杆上每间隔 1 cm 有标记，便于识别进针深度。硬膜外导管是一种可弯曲、标记有刻度的、耐用的、不透 X 线的塑料管。导管尖端有一个孔，附近有多个侧孔。一些研究发现使用多侧孔导管可以减少镇痛不全的发生率[284-286]。然而，在孕妇中使用多侧孔导管会增加导管置入硬膜外静脉的发生率[287]。

必须预先决定验证穿刺针进入硬膜外腔的方法。

大多数操作者采用空气或盐水的阻力消失法而不是悬滴法。这两种方法将在随后描述。若采用阻力消失法，则需要另外选择注射器的类型（如玻璃的，还是无阻力塑料的；以及 Luer-Lok 有螺扣的，还是带摩擦芯的）。

体位

硬膜外麻醉穿刺的体位有坐位和侧卧位两种，具体要求与脊髓麻醉时体位相同（见第 62 章）。如前所述，患者体位不适当会影响精细技术的发挥。与侧卧位相比，胸段穿刺时采用坐位穿刺时间短，但最终的穿刺成功率相当[288]。与脊髓麻醉一样，在硬膜外穿刺过程中患者应处于清醒状态[76]。

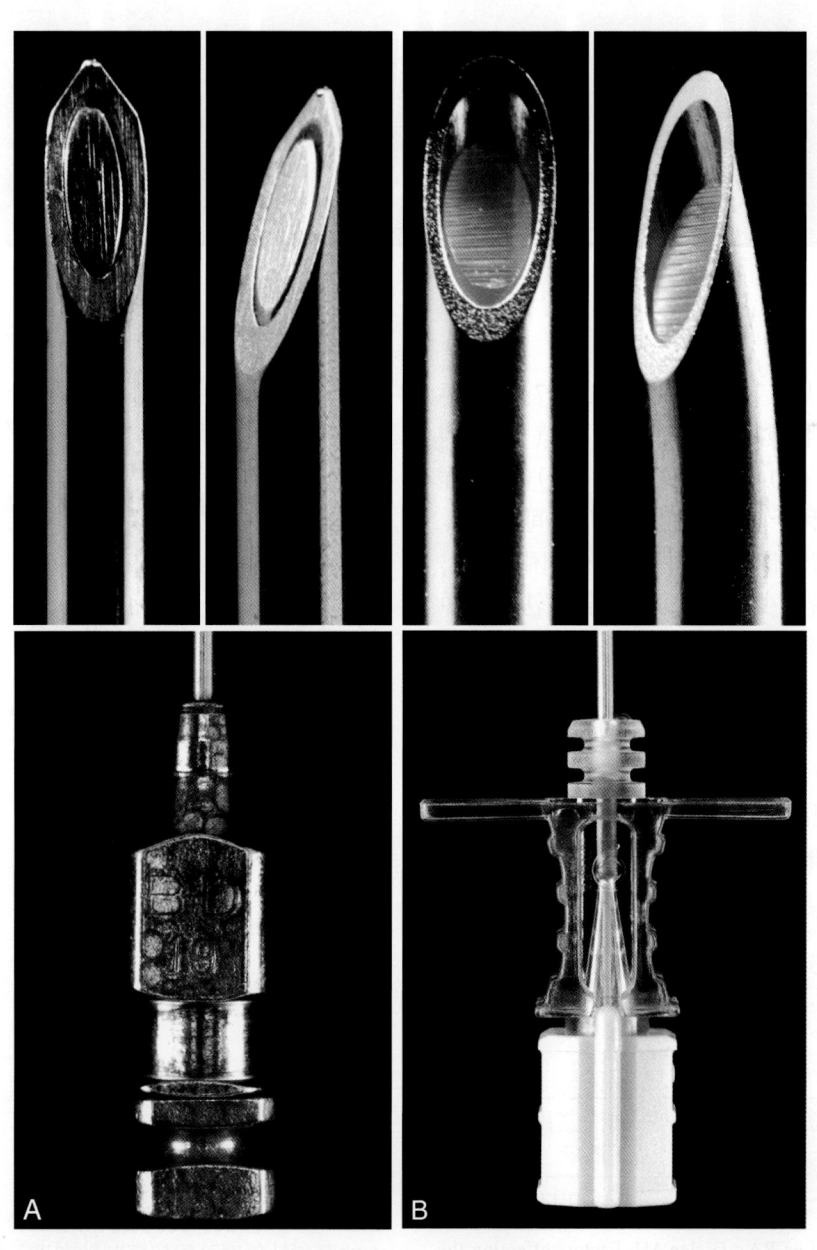

图 45.8 硬膜外穿刺针和配套的导管。A. 可重复应用的 19 G Crawford 硬膜外穿刺针。B. 一次性使用的 19 G Tuohy 硬膜外穿刺针。C. 末端单孔硬膜外导管。D. 尖端闭合、多个侧孔导管。E. 弹性丝加强的多聚物涂层硬膜外导管

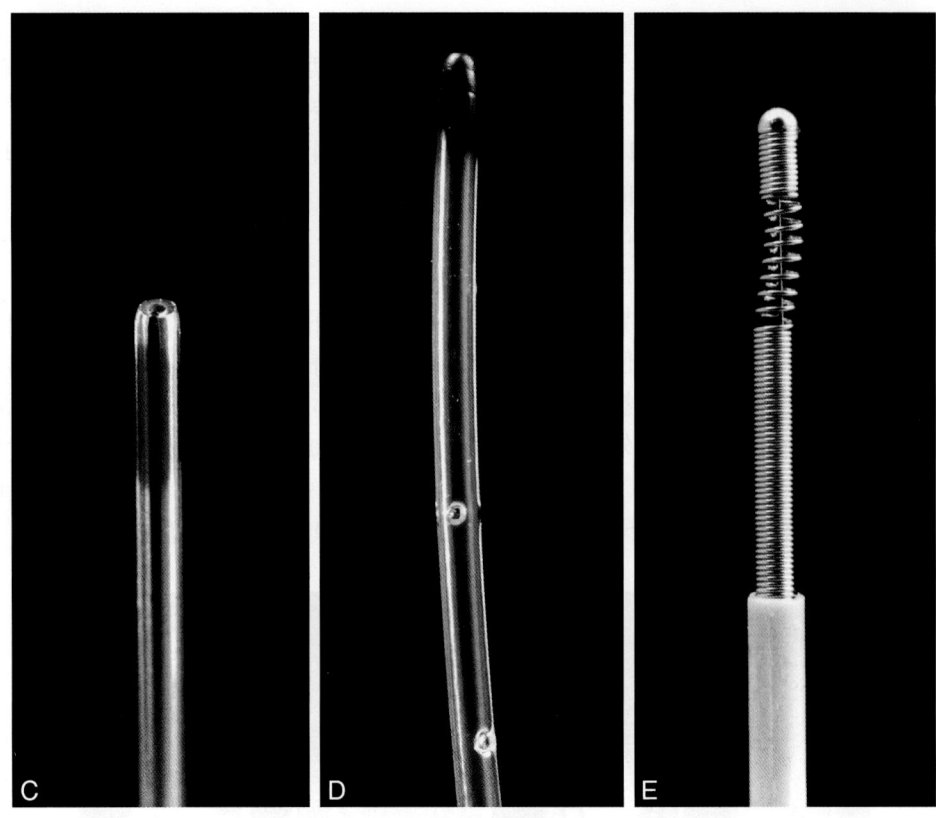

图 45.8 （续）

体表投影和穿刺

穿刺的椎间隙取决于手术的部位（表 45.7）。重要的体表标志包括髂后上棘（对应 $L_4 \sim L_5$ 间隙）、肩胛骨下角（对应于 T_7 椎体）、肩胛冈底部（T_3）和隆椎（C_7）。超声可能更有利于确定正确的胸段椎间隙[233]。但是由于声影，使得黄韧带和蛛网膜下腔辨认困难[289]，因此在胸段硬膜外置管较少用。不同的进针方法为正中入路法、旁正中入路法、改良旁正中入路法（Taylor 法）和骶管阻滞。

进行腰段和低位胸段硬膜外麻醉时多选择正中入路。首先对皮肤进行局部浸润麻醉。将非惯用手紧靠患者的背部，用拇指和示指拿着针座或针翼。腰段和低位胸段硬膜外麻醉时穿刺针的角度应该略偏向头

部，而中位胸段硬膜外麻醉时穿刺针向头侧偏向的角度更大，因为该处棘突向下成角显著（图 45.9）。为了更好地控制穿刺过程，通过棘上韧带进入棘间韧带过程中穿刺针应带有针芯，进入棘间韧带后可以拔出管芯并连接注射器。如果穿刺针的位置正确，它应

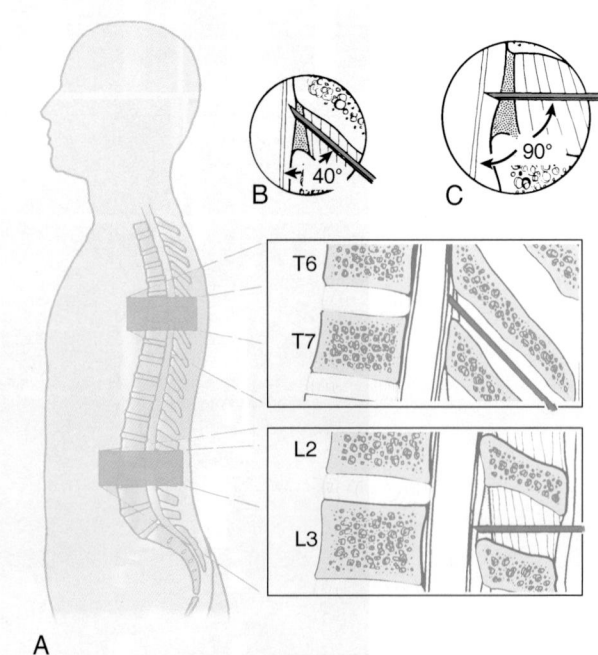

图 45.9 A. 腰段和胸段硬膜外麻醉技术。胸段硬膜外穿刺时增大的穿刺针角度可能使穿刺针在进入蛛网膜下腔前的进针距离稍长，这与腰段硬膜外穿刺不同（B）。腰段硬膜外穿刺时穿刺针更垂直的角度使进针距离减小（C）

表 45.7 推荐的常见外科手术的硬膜外穿刺间隙		
手术类型	推荐的穿刺的间隙	备注
髋部手术 下肢手术 产科镇痛	$L_2 \sim L_5$	
前路结肠切除术 上腹部手术	低位胸段 $T_6 \sim T_8$	向头侧比向尾侧 扩散多
胸部手术	$T_2 \sim T_6$	手术切口正中

Modified from Visser WA, Lee RA, Gielen MJ. Factors affecting the distribution of neural blockade by local anesthetics in epidural anesthesia and a comparison of lumbar versus thoracic epidural anesthesia. Anesth Analg. 2008；107；708-721.

该被稳定地固定在组织中。一些人主张，穿刺针进入黄韧带后再连接注射器，以便采用阻力消失或悬滴法，但是这比较困难，特别是对于初学者。然而，这可使操作者对硬膜外解剖的认识提高。如果穿刺针到达棘上韧带时就开始使用阻力消失或悬滴法，这会增加阻力消失错误的机会，可能是因为棘间韧带存在缺陷[290]。这种方法的假阳性率可高达30%。

空气或者生理盐水是用于测试阻力消失来判断硬膜外腔最常见的两种不可压缩的介质。当非惯用手持穿刺针进针过程中，惯用手的拇指以恒定的、极小的压力间断（对于空气）或者持续（对于生理盐水）施加于注射器活塞。也可以联合使用空气和盐水，2 ml的盐水混入少许空气气泡（0.25 ml）。黄韧带通常被认为是一个让阻力增加的坚韧结构。当穿刺针进入硬膜外腔时，施加于注射器活塞的压力使溶液无阻力地进入硬膜外腔。有报道称，通过注射空气来判断硬膜外腔并不可靠，注射空气会使阻滞不完全的机会增加，还可能导致罕见的颅腔积气（可引起头痛）和静脉空气栓塞。如果选择注射空气，判断阻力消失后应该尽量减少空气的注入。有证据表明，在产科患者中使用生理盐水和空气的不良事件无明显差别[291]。另一项Meta分析发现，置入硬膜外导管前将液体注入硬膜外腔可减少导管进入硬膜外腔静脉的风险[287]。有人提出使用生理盐水的缺点是意外穿破硬膜时很难被发现。

另一种判断硬膜外腔的方法是悬滴法。穿刺针进入黄韧带后，在针的尾部放一滴溶液（如生理盐水）。当穿刺针进入硬膜外腔时，这滴溶液即被"吸入"。支持这一现象的传统理论是硬膜外腔的负压，但是最近的实验证明在颈段使用负压方法是不可靠的，而负压方法仅在坐位时有用[292]。负压的产生与穿刺针将硬膜从黄韧带推开时引起的硬膜外腔扩张有关[293]。胸膜腔内负压可能影响胸段硬膜外腔的压力，并且在吸气时影响最大。但是，使穿刺针进入硬膜外腔与患者吸气的时间相一致可能比较困难。

在腰段行正中入路法穿刺时，皮肤至黄韧带的距离通常是4 cm，大多数（80%）患者为3.5～6 cm。在肥胖或者体型瘦小的患者中，此距离分别为更长或更短。穿刺前使用超声可有利于预测皮肤至黄韧带的距离[233]。在腰段区域，黄韧带在中线处的厚度为5～6 mm。虽然没有证据表明，在腰段水平进入硬膜外腔的安全性比胸段高或低，但当选择胸段椎间隙穿刺时，穿刺针的控制与腰段同等或者更加重要。因为如果进针太快，即有损伤脊髓的可能。部分原因可能是实施胸段硬膜外麻醉的麻醉科医师多为实施腰段硬膜外麻醉有相当经验者[294]。此外，在胸段穿刺时

增加进针锐角的角度理论上是一个安全因素，因为增加的锐角为穿刺针进入硬膜外腔提供了一些安全余地（图45.9）。

当确认穿刺针进入硬膜外腔时，应该记录穿刺针进入皮肤的深度。然后移除注射器，轻柔地将导管置入15～18 cm，以保证有足够长的导管进入硬膜外腔。小心拔出穿刺针，然后将导管退至留置4～6 cm导管在硬膜外腔的长度。硬膜外腔的导管长度小于4 cm时可能会增加导管移位和镇痛不全的风险，而导管留置过长可能会增加导管位置不正的可能或者并发症[295-298]。

如前所述，可能发生阻力消失的假阳性。这是引起阻滞失败的原因之一。Tsui实验可以用来确定硬膜外导管的位置[299]。这个测试是通过硬膜外腔的生理盐水和导电导管采用低电流刺激脊神经根。使用含金属的导管，神经刺激器的阴极通过电极连接到导管，而正极通过电极连接到患者的皮肤。在电流为1～10 mA时出现相应的肌肉抽搐（如果是胸段硬膜外导管，肋间或者腹壁肌肉发生抽搐），可以用来确定导管尖端的位置。如果导管位于蛛网膜下腔和硬膜下隙，引起机体反应的阈值电流更低（＜1 mA），因为刺激导管非常接近或直接接触导电性好的脑脊液[300-301]。

当将导管退至所期望的深度时，必须将它固定在皮肤上。目前已有专门固定设备在售，其中一些优于单独使用胶布[302]。将导管埋于皮下的方法可以减少导管移位和提高长时间阻滞的成功率[303]。然而，一个精心设计的研究显示导管埋于皮下的方法并不比非侵害性的导管固定设备优越。

旁正中入路法

旁正中入路法尤其适用于中、高胸段硬膜外麻醉，而此区域脊柱的角度与狭窄的空间导致采用正中入路法时存在困难。穿刺针应该在选择椎间隙的上位椎体相对应的棘突下缘外侧1～2 cm进针，并沿着水平方向进入直至椎板，然后向正中和头侧方向进入硬膜外。Taylor法是一种在L_5～S_1间隙实施的改良的旁正中入路。这可能对不能耐受或不能保持坐位的创伤患者是有用的。使穿刺针在中线、髂后上棘突向尾端各1 cm进针，然后向正中和头侧成45°～55°进针。

在硬膜外开始注射局麻药之前，必须给予试验剂量。这样做的目的是排除导管置入鞘内或血管内。通常采用小剂量、含有肾上腺素的1.5%利多卡因。最近的一项系统评价表明，在非妊娠成人患者中单独使用10～15 μg肾上腺素是验证导管置入血管最好的药理学方法。如果将导管置入血管，会在给予肾上腺

素后出现收缩压增加超过 15 mmHg 或心率增加超过 10 次 / 分。然而，最佳的验证导管误入鞘内或硬膜下隙的方法尚未确定[304]。

脊髓-硬膜外联合麻醉

早在 1937 年，有学者首次报道了脊髓-硬膜外联合麻醉，并且在过去的 30 年里，脊髓-硬膜外联合麻醉不断得到改进，现在应用得越来越普遍[305-310]。与硬膜外麻醉相比，脊髓-硬膜外联合麻醉起效更快，有助于手术更早进行。硬膜外导管还可以提供有效的术后镇痛，并在脊髓麻醉作用消退时延长麻醉时间，因此，脊髓-硬膜外联合麻醉在许多临床情况下显得很灵活。这种方法尤其适用于产科分娩，可以通过小针注入阿片类药物和小剂量局部麻醉药产生快速镇痛，而留置的硬膜外导管可以在分娩镇痛或手术（假如需要行剖宫产）麻醉时使用。脊髓-硬膜外联合麻醉另一个重要的优势是可以在椎管内使用小剂量麻醉药，必要时可以通过硬膜外导管扩大阻滞范围。无论是通过硬膜外导管单纯使用局麻药还是单纯生理盐水，都可以压迫硬脊膜囊，从而使阻滞平面增宽[311]。这种方法称为硬膜外容量扩展（epidural volume extension，EVE），已在剖宫产中得到证实。它与硬膜外给予大剂量药物（无硬膜外容量扩张者）产生的感觉阻滞相似，但运动恢复更快。原则上使用小剂量局麻药行脊髓麻醉，并在脊髓麻醉后采用滴定法给予硬膜外局麻药，以达到合适的阻滞平面，其目的是减少不良反应[312]，患者恢复得更快，从而缩短住院时间。这种技术对高风险患者可使用低初始剂量的脊髓麻醉药物，以维持更稳定的血流动力学，随后需要扩大阻滞范围时，可通过硬膜外导管给予局麻药逐步扩大。

技术

脊髓-硬膜外联合技术主要是穿刺置入硬膜外穿刺针，随后采用"针内针"技术使脊髓麻醉针到达蛛网膜下腔，或者用独立的脊髓麻醉针在同一椎间隙或不同椎间隙穿刺。部分研究已表明单独使用脊髓穿刺针的成功率更高，失败率更低[313-316]。使用这种方法的主要优点是在脊髓麻醉前可以确认硬膜外导管的位置是否正确。虽然这种方法耗时，但是在脊髓麻醉作用消退后还可通过硬膜外导管维持麻醉的情况下，也是其优点。反之，这种方法理论上有切断已经放置到位的硬膜外导管的风险。如采用针内针技术，应使用

含有长脊髓麻醉穿刺针的脊髓-硬膜外联合麻醉专用包，其中一些可以固定在蛛网膜下腔注射的部位。

骶管麻醉

骶管麻醉在小儿麻醉中常用（见第 77 章），虽然阻滞平面向上腹部和胸部扩散的程度不可预测，但其也可用于成人。其在成人中的适应证基本上与腰段硬膜外麻醉相同，尤其适用于需要骶区扩散（如会阴部、肛门和直肠手术）的麻醉，特别是腰椎手术妨碍腰段麻醉时，但骶管麻醉在慢性疼痛和癌性疼痛治疗中更常用（见第 51 章）。使用透视引导和近期的超声技术可以帮助引导正确的穿刺针位置，减少阻滞失败率[317]。超声引导技术在儿童中使用的优势更大，因为缺乏骨质骨化，所以可以看清局部麻醉药的扩散和骶管硬膜外导管的位置[318-319]。

药理学

骶管局麻药的使用与硬膜外麻醉及镇痛用药相似。但在成人使用骶管方法时需要使用大约腰段硬膜外局麻药两倍的剂量才能达到与其相似的阻滞效果。骶管麻醉药物的扩散不确定，因此其在成人脐以上手术中应用的可靠性不高。

技术

骶管麻醉患者的术前准备也应与脊髓麻醉和硬膜外麻醉相同。这些术前准备即知情同意、监测和抢救设备、静脉通路和相同的无菌原则。骶管麻醉要求识别骶管裂孔。骶尾韧带（黄韧带的延续）位于两侧骶角间的骶裂孔之间。为了定位骶骨角，先定位髂后上棘，然后通过其之间的连线作为等边三角形的一边。应该类似骶管裂孔的位置（图 45.10）。超声检查也可用于定位这些骨性标志[317-319]。骶管麻醉有三种体位（见第 34 章），成人常用俯卧位，儿童常用侧卧位，膝胸位很少用。儿童常用侧卧位是由于相比于俯卧位来说更容易管理气道，而且骨性标志比成人更明显（见第 76 章）。这种考虑的意义是由于在小儿患者中骶管麻醉通常联合全身麻醉使用，以减少术中吸入麻醉药的使用以及提供术后镇痛。相反，骶管麻醉在成人中常用于术前镇静以及可以俯卧位的时候。当患者摆俯卧位姿势时，应该在髂棘下放置一个枕头来旋转骨盆，以使穿刺更容易。另外的措施是使下肢外展

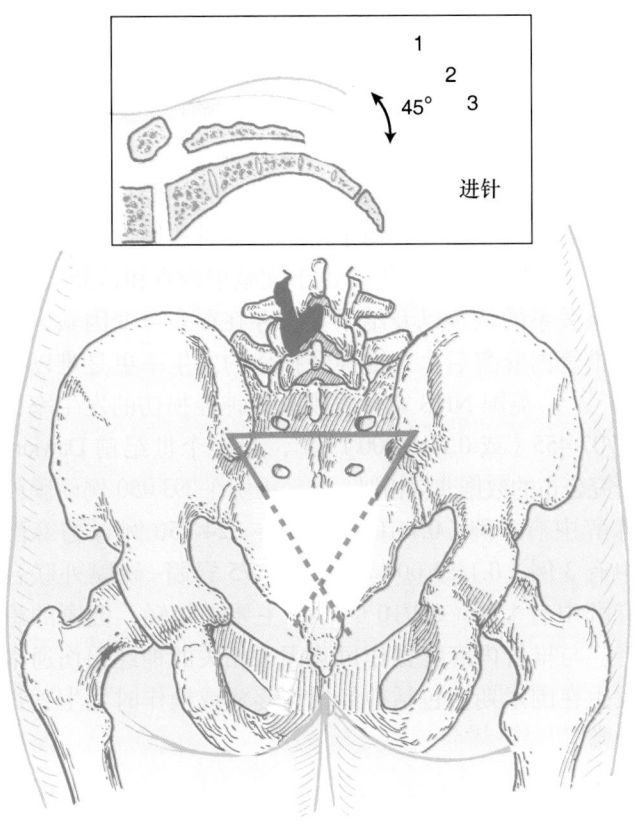

图 45.10　骶管麻醉技术。触诊指利用等边三角形定位骶角。采用逐步进针、退针的方式穿刺（插图，所谓的 "1-2-3 穿刺法"），直至穿刺针进入骶管。局麻药可轻易被注入（无皮下液体包块）

约 20°，以减少臀部肌肉的牵拉，从而使穿刺更容易。

当定位好骶管裂孔后，触诊手的示指和中指放在骶骨角上，局部浸润麻醉后骶管穿刺针（或 Tuohy 针，如需要放置硬膜外导管）与骶骨成 45° 角进针。当进针过程中阻力减低，表明穿刺针已进入骶管。进针遇到骨面时轻微回退，应改变进针方向，降低相对于皮肤表面的进针角度。在男性患者中，进针的角度几乎与冠状面平行；而在女性患者中，进针角度需成陡角（15°）。在重新调整进针方向后，应寻找阻力消退来确认穿刺针进入硬膜外腔，进针至多 1～2 cm 进入骶管。在成人中，针尖不得超过 S_2 水平以上（低于髂后上棘 1 cm），此处为硬脊膜囊的终止点。继续进针会增加穿破硬膜的风险和意外置入血管的概率。一种确认导管位置是否正确的方法是迅速注入 5 ml 生理盐水后触摸覆盖于骶骨的皮肤。若皮肤未隆起，则穿刺针的位置可能正确。相反，若皮肤隆起，则穿刺针的位置不正确。

确认穿刺针位置正确后，在给予治疗剂量的局麻药前，应该先回抽并给予试验剂量。因为与腰段硬膜外麻醉一样，骶管麻醉时局麻药也可以意外地注入静脉或者蛛网膜下腔。

并发症

椎管内麻醉的生理效应可能被误解为并发症。然而，应该分清椎管内麻醉的生理效应与并发症是不同的，后者会对患者造成损害[320]。必须熟知并重视椎管内麻醉相关的重大风险，因为值得我们注意的是，针的另一头是人的神经系统，而灾难性损伤是未知的[321]。

神经系统

与椎管内麻醉相关的严重神经并发症很罕见。因此，需要相当大数量的患者样本来评估该事件的发生率。由于现已报道的神经并发症中对并发症识别和报道方式不同，因此大多数椎管内麻醉后神经损伤的真正发病率尚不明确。ASRA 在神经并发症实践指南更新中详细阐述了这一问题[76]。

截瘫

据报道，椎管内麻醉相关截瘫的发生率大约为 0.1/10 000[322-323]，这种严重损伤的发生机制可能是多因素的，很难明确[324]。尽管穿刺针直接损伤是不言而喻的原因[325-329]，但历史案例显示，很重要的原因是伴随着外来物质注入脑脊液带来的危险。其中一个公众高度关注的案例是 1947 年 Woolley 和 Roe 两位健康的中年人，在英国的同一家医院、同一天行小手术，由同一位麻醉科医师使用同一种麻醉药物行脊髓麻醉后两人均出现截瘫，导致脊髓麻醉的发展受挫几十年，尽管有证据表明用于清洗托盘的除锈液污染很可能是造成惨剧的原因[4]。另一个灾难性的例子是 20 世纪 80 年代早期，发现氯普鲁卡因鞘内注射相关的神经毒性，期间一些患者出现粘连性蛛网膜炎、马尾神经综合征或永久性麻痹，可能与低 pH 和早期用于制备短效酯类局麻药的抗氧化亚硫酸氢钠防腐剂有关[136-139，330]。

严重低血压和脊髓缺血也是椎管内麻醉导致截瘫的重要因素。脊髓前动脉综合征临床表现为无痛性运动和感觉功能丧失，与脊髓缺血或保留本体感觉的后索梗死有关。因为脊髓前部仅由单一而脆弱的动脉供血（脊髓 Adamkiewicz 动脉），因此其被认为特别容易发生缺血性损伤。由任何单一或复合的因素如严重低血压、机械性梗阻、血管病变或大出血等都会导致脊髓不可逆的损伤[331-333]。

马尾神经综合征

马尾神经综合征的发生率大约为 0.1/10 000，可导致永久性的神经功能缺失。无论是单次注射相对高浓度局麻药（如 5% 利多卡因）[334]，还是通过导管持续给予局麻药，脊髓腰骶神经根都很容易因直接暴露于大剂量局麻药而受到损伤[5, 335-336]。1992 年，因为小口径脊髓导管被认为与马尾神经综合征的发生相关，所以美国食品和药品监督管理局取消了对尺寸小于 24 G 的脊髓导管的审批许可[337]。虽然小口径导管可以减少头痛的风险，但它们可以使腰骶神经根更易于浸泡在局麻药中。这可能是因为通过细导管缓慢注射药液，导致神经根暴露在高浓度的局麻药中。自 20 世纪 90 年代开始，经历了 15 年的调整，小口径脊髓麻醉导管目前仍在欧洲使用，并重新出现在美国[338]。椎管狭窄患者由于局麻药在椎管内的分布受限，从而使马尾暴露于高浓度的局麻药中，因此，椎管狭窄可能是马尾综合征的另一个危险因素。

硬膜外血肿

如不能及时发现和清除椎管内出血，可导致脊髓缺血性梗死以及永久性神经功能缺失。许多危险因素与硬膜外血肿的发生有关，包括穿刺困难、穿刺针损伤、导管置入[339]、凝血功能障碍、高龄和女性[340]。根性腰痛、阻滞持续时间异常延长、膀胱或肠道功能障碍等是椎管内占位性损害的常见特征，应该尽早行 MRI 检查。在最近出版的英国国民健康服务（NHS）审计之前，最大的现代研究报道指出脊髓麻醉后硬膜外血肿的发生率低于 0.06/10 000，而硬膜外麻醉后硬膜外血肿的发生率可能高达前者的 10 倍以上[294, 341-345]。英国 NHS 审计可以提供现代最准确的椎管内麻醉相关神经系统并发症的发生率。在这一独特的、前瞻性的、全国范围内的审计中发现，707 455 例椎管内麻醉中有 5 例硬膜外血肿（0.07/10 000）。这 5 例皆发生在 97 925 例围术期的硬膜外麻醉中（0.5/10 000），跨度为 1 年[323]。

神经损伤

1955 年，Vandam 和 Dripps[346] 首先采集到 10 000 多例椎管内麻醉相关神经损伤的前瞻性数据。这些患者没有发生严重的神经损伤。1969 年，Dawkins[347] 公布的综述报道 32 718 例硬膜外麻醉相关的暂时性和永久性神经损伤发生率分别为 0.1% 和 0.02%。尽管近年来实践和研究的方法有所发展，但一些最大的现代研究表明，与半个世纪前相比，椎管内麻醉相关的神经损伤的发生率没有多大改变[341, 344, 348-350]。最值得注意的是，来自同时期的一些研究数据表明，硬膜外麻醉（包括脊髓-硬膜外联合麻醉）并发神经根或周围神经损伤的概率高于脊髓麻醉[322]。椎管内麻醉应用于成人围术期麻醉或镇痛时，其神经损伤并发症的发生率高于将其应用于产科、儿科和慢性疼痛时的发生率[323, 341-342, 351-352]。由于文献中调查和诊断方法、因果关系的认定以及结果报告存在很多可变因素，因此椎管内麻醉后永久性神经损伤的发生率更是难以确定[353]。英国 NHS 审计发现总体神经损伤的发生率为 7/707 455（或 0.1/10 000）[323]，与半个世纪前 Dawkins 研究公布的数据非常相似。神经损伤在 293 050 例硬膜外麻醉中有 3 例（0.1/10 000），在 324 950 例脊髓麻醉中有 3 例（0.1/10 000），在 41 875 脊髓-硬膜外联合麻醉中有 1 例（0.2/10 000），主要是年轻、健康的患者。与椎管内麻醉操作风险因素相关的神经损伤通常发生在围术期，包括神经根性疼痛或操作时发生感觉异常[321, 344, 354-355]。

蛛网膜炎

蛛网膜炎是脑膜的一种炎症反应，椎管内麻醉后很少见，其真实的发病率尚不清楚。由于氯己定消毒液对其有潜在的促发作用，因此建议在穿刺前必须等待氯己定完全干燥后方行椎管内麻醉穿刺[76]，并且还必须采取措施避免任何氯己定溶液溅到针头或注射器上，特别是谨防注射的药物受到其污染。

硬膜穿破后头痛

椎管内麻醉较常见的并发症是硬膜穿破后头痛。顾名思义，硬膜穿破后头痛是指在实施椎管内麻醉时无意或有意穿破硬膜或者脊髓造影后和诊断性腰椎穿刺后导致的头痛。对于头痛的原因，有两种可能的解释，但无一被证实。第一种解释是，通过硬膜丢失脑脊液后导致大脑失去支撑和下垂，造成颅内疼痛敏感组织牵拉。第二种解释是，脑脊液的丢失会引起颅内血管代偿性扩张（引起疼痛），以抵消颅内压力的降低[356]。硬膜穿破后头痛的特点是额部和枕部疼痛，直立或坐位时疼痛加剧，平卧时减轻。相关症状包括恶心、呕吐、颈部疼痛、耳鸣、复视、耳聋、皮质盲、脑神经麻痹甚至惊厥。在 90% 以上的病例中，硬膜穿破后头痛的典型症状会在穿刺后 3 天内出现[357]，66% 的病例在 48 h 内出现[358]。大部分病例（72%）通常会在症状出现后 7 天内自愈，而在 6 个月内 87% 的病例自愈[359]。

硬膜穿破后头痛可以发生在脊髓麻醉或硬膜外麻醉后，脊髓麻醉与有意地穿破硬膜时的某些可变的风险因素有关，而后者与 Tuohy 针意外穿破硬膜有关。进针时，穿刺针的针口斜面与脊柱纵轴平行的方向进针，使硬脑膜的纵向纤维更容易分离而不是被切断，如此可降低硬膜穿破后头痛的发生率[360]。临床观察已经被实验研究支持和证实[361]，使用圆锥形（铅笔头）腰椎穿刺针模拟腰椎穿刺比用切割型穿刺针穿刺导致的经硬膜丢失的脑脊液减少。事实上已有 Meta 分析表明，非切割型穿刺针与切割型穿刺针相比，前者在硬膜穿破后头痛的发生率更低[362]。其他研究表明，硬膜的胶原层起源于多个方向，而非单纯头侧-尾侧方向，且厚度不一，因此认为蛛网膜纵向细胞的损伤更容易受针尖斜面类型的影响。这可能是影响硬膜穿破后头痛的主要影响因素[9]。关于脊髓-硬膜外联合麻醉与单纯硬膜外麻醉相比是否会增加硬膜穿破后头痛的发生率报道不一[363-364]。

除了穿刺针类型（切割型 *vs.* 圆锥型）和针口的方向外，还有其他与脊髓麻醉和硬膜外麻醉硬膜穿破后头痛发生的有关风险因素。这些风险因素如框 45.2 所示[365]。

硬膜穿破后头痛的保守治疗包括仰卧位休息，输液治疗，给予咖啡因和口服镇痛药。舒马曲坦也有一定作用，但其有不良作用[366-367]。硬膜外血补丁是硬膜穿破后头痛的有效治疗方法[368]。Gormley[369]介绍，其安全性和有效性已有文献记载。目前的实践证实单次硬膜外血补丁初次症状改善率达 90% 以上[370]，病例的症状改善持续有效率为 61% ~ 75%[371]。

硬膜外血补丁最好在硬膜穿破后 24 h 和硬膜穿破后出现典型头痛症状时应用。无证据支持预防性硬膜外补丁疗法有效[372-373]。Szeinfeld 等[374]在硬膜外腔注射放射性核素标记的红细胞证实，大约 15 ml 血液扩散的平均距离为 9 个节段，且扩散的方向是向注射部位头侧方向扩散。因此，他们推荐在原硬膜穿破的椎间隙或在其朝尾侧更低的椎间隙水平穿刺注射血补丁，这些方法已被磁共振所证实[375]。最近的一个多国家、多中心随机双盲对照研究建议 20 ml 血液（血补丁疗

框 45.2　各种因素与硬膜穿破后头痛的关系

增加硬膜穿破后头痛发生率的因素
- 年龄：年轻者发生率更高
- 性别：女性多于男性
- 针的直径：粗针发生率高于细针
- 针的斜面：穿刺针斜面与脊髓长轴平行发生率低
- 妊娠：妊娠时发生率更高
- 穿刺次数：穿刺次数增加时发生率越高

不增加硬膜穿破后头痛发生率的因素
- 连续脊髓麻醉导管的置入和使用
- 下床活动的时间

法）是合理的初始靶注射量[376]。若使用血补丁后无效或症状不完全缓解，可以在初次使用后的 24 ~ 48 h 再次使用血补丁治疗。

短暂神经症

传统观点认为短暂神经症（transient neurologic symptoms，TNS）与利多卡因有关，但事实上已有报道每种局麻药用于脊髓麻醉均可发生 TNS。TNS（以前被称为短暂性神经根刺激[377]）通常是双侧或单侧的从臀部到腿部的放射性疼痛，或单纯臀部或腿部疼痛（稍少见）。症状一般在无特殊情况的脊髓麻醉实施后 24 h 内出现，与神经损伤或实验室检查异常无关[378]。疼痛程度可从轻度到重度，通常在 1 周或 1 周以内自愈[379]。TNS 最常见于鞘内注射利多卡因和甲哌卡因后，但在布比卡因和其他局麻药远远少见[147, 159, 380]。这一现象与利多卡因的浓度、局麻药中添加葡萄糖或肾上腺素，或局麻药溶液的渗透压无关。穿刺针类型可能影响 TNS 的发生（双孔针可降低发生率[381]），可能是由于单孔针增加局麻药注射至骶部硬膜囊的风险。TNS 与硬膜外操作关系不大，但硬膜外使用利多卡因和其他局麻药也时有发生[253, 382]。总的来说，TNS 在截石位手术患者更易发生。非甾体抗炎药物是治疗 TNS 的一线药物，但 TNS 也可能是重度疼痛，则可能需要阿片类药物治疗。

心血管系统

低血压

如果对患者造成了伤害，那么低血压则可认为是椎管内麻醉的并发症。最近的指南强调了在椎管内麻醉时应注意避免低血压（定义为降低超过基础值的 20% ~ 30%），以减少脊髓缺血或梗死的可能[76]。实施脊髓麻醉时，低血压（定义为收缩压 < 90 mmHg）在以下情况下更容易发生，包括阻滞平面达 T_5 或以上水平，年龄大于或等于 40 岁，基础收缩压低于 120 mmHg，脊髓麻醉联合全身麻醉，穿刺椎间隙在 L_2 ~ L_3 或以上，以及在局麻药中加入去氧肾上腺素[51]。低血压（定义为平均动脉压较基础压降低 > 30%）与长期饮酒、原发性高血压、BMI 以及急诊手术都有独立相关性[383]。椎管内麻醉时，恶心与呕吐、眩晕和呼吸困难也属于低血压的常见症状之一。虽然已有报道在实施椎管内麻醉过程中，预防性地（预负荷）输注胶体或晶体液可以预防血管扩张引起的低血压，但这一做法并不推荐作为常规使用[384]。

心动过缓

脊髓麻醉后发生的严重心动过缓长期以来就被公认是脊髓麻醉的主要风险[385-386]。心动过缓的原因是胸部交感神经纤维（节前心脏加速纤维起源于 $T_1 \sim T_5$）被阻滞和心率反射性减慢，后者由于血管扩张减少右心房的静脉回心血量，心房的牵拉感受器反应导致代偿性减慢心率。加重过度的心动过缓（$40 \sim 50$ 次 / 分）的可能因素包括基础心率 < 60 次 / 分、年龄小于 37 岁、男性、非应激状态、β 受体阻滞剂和长时间手术。严重心动过缓（< 40 次 / 分）与基础心率 < 60 次 / 分和男性患者有关[387]。

心搏骤停（见第 87 章）

在一个已结案的保险索赔病例中，Caplan 等[388]发现有 14 例健康患者在接受脊髓麻醉后发生心搏骤停。脊髓麻醉后心搏骤停的病因尚未清楚。尚未知道这些灾难性事件是否是因为缺少严密监测和治疗引起，还是因为某些无法解释的生理原因引起[389]。尽管如此，在麻醉效果良好的脊髓麻醉过程中，低氧血症和过度镇静显然会导致突发的心动过缓和心搏骤停[390-391]。令人费解的是，这些罕见事件在脊髓麻醉比硬膜外麻醉更容易出现。法国麻醉科医师 Auroy 等的早期调查报告指出，心搏骤停在脊髓麻醉中的发生率为 6.4/10 000，而在其他椎管内麻醉和外周神经阻滞中的发生率为 1/10 000[344]。在法国全国麻醉科医师的大样本跟踪调查研究中，Auroy 等[350]报道了在 35 439 例脊髓麻醉后发生 10 例心搏骤停（发生率为 2.5/10 000），而 5561 例硬膜外麻醉中无一例心搏骤停。最近，Cook 等也报道了他们在全国范围内的 707 425 例椎管内麻醉有 3 例出现循环衰竭（发生率为 0.04/10 000），其中 2 例是发生在脊髓麻醉，1 例是发生在脊髓-硬膜外联合麻醉[323]。

呼吸系统

阿片类药物通常被添加到局麻药溶液中，用以改善椎管内麻醉和镇痛的质量和持续时间。与椎管内阿片类药物相关的呼吸抑制风险与剂量相关，有报道鞘内给予吗啡 0.8 mg 后呼吸抑制的发生率大约是 3%[392]。呼吸抑制可能是由于阿片类药物在脑脊液中朝头侧扩散到脑干的呼吸化学感受器中枢引起[65]。对于亲脂性麻醉药，呼吸抑制通常是最初 30 min 内发生的早期并发症，鞘内给予芬太尼或舒芬太尼 2 h 后出现的呼吸抑制未见报道[225]。椎管内给予吗啡有延迟性呼吸抑制的风险，甚至在用药后 24 h 出现。因此在鞘内给予吗啡最初的 24 h 应进行呼吸监测。睡眠呼吸暂停患者对阿片类药物的呼吸抑制作用特别敏感。尽管缺乏明确的安全数据，但确定对这一类患者椎管内使用阿片类药物时应十分谨慎[393-394]。老年患者也存在呼吸抑制的高风险，椎管内使用阿片类药物应减量（见第 65 章）。联合使用全身镇静药也增加了呼吸抑制的风险。

感染

虽然细菌性脑膜炎和硬膜外脓肿罕见，但是所有椎管内麻醉均有潜在的严重感染并发症的可能。椎管内操作的感染源包括设备、患者和操作者。来源于患者皮肤表面的金黄色葡萄球菌是最常见的硬膜外相关感染源之一，而口腔细菌（如草绿色链球菌）是脊髓麻醉后常见感染源，因此要强调临床医师在行椎管内穿刺前戴口罩的必要性。其他增加感染可能性的因素包括存在全身感染、糖尿病、免疫功能低下状态[90]以及长时间留置硬膜外（或脊髓）导管。目前大量研究估计脊髓麻醉后严重椎管内感染的发生率小于 0.3/10 000[341, 348, 350]，而硬膜外麻醉后感染并发症的发生率可能至少是脊髓麻醉的 2 倍[341, 350, 395-397]。产科患者发生硬膜外镇痛感染的可能性较低。最近英国 NHS 审计报告中指出，707 455 例椎管内麻醉中无脑膜炎病例，有 8 例硬膜外脓肿，其中 5 例发生在 293 050 例硬膜外麻醉中，2 例发生在 324 950 例脊髓麻醉中，1 例发生在 47 550 例骶管阻滞中[323]。

2017 年，ASA 和 ASRA 出版了关于椎管内麻醉相关感染并发症的实践指南[229]，专门针对其预防、诊断和处理措施这三个方面。此前的出版指南已经讨论了实施椎管内麻醉时发热或有感染症状的患者[90]、免疫功能不全的患者[398]以及慢性疼痛治疗[399]中的感染风险。

无菌性脑膜炎大多数发生于 20 世纪早期，可能继发于化学性污染和使用清洁剂后，在现代的无防腐剂制剂使用后不再存在这一问题。

背痛

背部损伤可能是椎管内麻醉患者最害怕的并发症。有证据表明脊髓麻醉后腰痛的发生率与全身麻醉无明显差异[400]。实际上，高达 25% 接受麻醉手术的患者（不管麻醉方式）出现腰背痛。若手术时间持续 $4 \sim 5$ h，腰背痛的发生率增加到 50%[401]。硬膜外镇痛与产后 6 个月出现的新发腰背痛不存在关联[402-403]。

虽然疼痛的严重程度没有恶化，但先前存在的背痛似乎是椎管内麻醉后持续背痛的危险因素。其他危险因素包括：手术期间躯体制动时间超过 2.5 h、截石位、BMI 大于 32 kg/m² 以及多次尝试放置导管。

恶心和呕吐

椎管内麻醉后出现的恶心和呕吐与多种可能机制有关，包括大脑化学效应激发中枢直接暴露于致吐药物（如阿片类药物），全身血管扩张相关的低血压，继发于副交感神经作用减弱的胃肠道蠕动增强（见第 80 章）[404]。尽管区域麻醉是推荐用于有全身麻醉术后恶心和呕吐高风险患者的另一麻醉选择，但很少有足够统计学意义的主要针对椎管内麻醉后恶心和呕吐的影响的研究。与脊髓麻醉后出现恶心和呕吐的相关因素包括局麻药添加去氧肾上腺素或肾上腺素，阻滞平面在 T_5 以上，基础心率 > 60 次 / 分，使用普鲁卡因，有晕动病史以及在脊髓麻醉过程中出现低血压。在添加至神经鞘或硬膜外局麻药的常用阿片类药物中，吗啡出现恶心和呕吐的风险性最大，芬太尼和舒芬太尼的风险性最小[404]。椎管内阿片类药物相关性恶心、呕吐与剂量相关。吗啡用量 < 0.1 mg 可以降低恶心和呕吐的风险，但不减弱镇痛作用[225]。

尿潴留

在椎管内麻醉后患者中有 1/3 出现尿潴留。原因是局麻药阻滞 S_2、S_3 和 S_4 神经根，膀胱逼尿肌功能减弱从而抑制排尿功能。椎管内的阿片类药物可通过抑制逼尿肌收缩和降低尿刺激的感觉使排尿功能减弱[405]。感觉阻滞平面降至 $S_2 \sim S_3$ 以下水平时，膀胱的正常功能自动恢复[406]。尽管男性患者和年龄（虽然不一致）与椎管内麻醉后尿潴留有关系，但椎管内使用吗啡与这一并发症的关系更大[405, 407-408]。

皮肤瘙痒

皮肤瘙痒可导致患者苦恼不堪，是椎管内使用阿片类药物的主要不良反应，发生率为 30% ~ 100%[225]。实际上皮肤瘙痒在椎管内使用阿片类药物后发生的情况比静脉用药更常见，其发生不依赖于阿片类药物使用的类型和剂量。在剖宫产手术中，重比重布比卡因溶液中的舒芬太尼剂量由 5 μg 减至 1.5 μg 时可以减少皮肤瘙痒的发生，但镇痛作用不减弱（见第 62 章）[409]。皮肤瘙痒的机制尚未清楚，可能与中枢阿片类受体激活有关，而并非组胺释放，因为纳洛酮、纳曲酮或纳布啡部分激动剂可用于治疗，昂丹司琼和丙泊酚对治疗也有效。一些抗炎药（如双氯芬酸和替诺西康）已被证明可以减少瘙痒，而如果在术前服用米氮平（一种与昂丹司琼相似的具有 5HT₃ 拮抗特性的抗抑郁药），也可能对减轻皮肤瘙痒有帮助。

寒战

与椎管内麻醉有关的寒战发生率为 55%[410]。与脊髓麻醉相比，寒战的强度与硬膜外麻醉的关系更大[411]。尽管寒战强度的不同可能有多种解释，但这个观察结果可能仅仅是因为脊髓麻醉比硬膜外麻醉产生更强的运动阻滞而导致机体不能寒战。另一种解释可能与硬膜外注射冷的药物有关，因为它可以影响热敏基底窦[410]。椎管内添加阿片类药物（特别是芬太尼和哌替啶）可减少寒战的发生[410]。预防硬膜外麻醉后寒战的推荐策略包括用压力空气加温器预暖患者至少 15 min，避免硬膜外和静脉使用冷的液体。

用药方式错误

用药方式错误是指将药物输注或注射到错误的体腔。除了硬膜外导管移位或意外地放置到血管内外（如下所述），硬膜外导管还可能被错误地连接到血管输液装置。使用心脏毒性低的局麻药可降低一旦发生此类情况时的风险和损害。对此类情况的预防最重要，现已开发出区域麻醉导管连接头与静脉输液连接头不兼容的装置来预防此类情况的发生。

硬膜外麻醉特有的并发症

误入血管

硬膜外麻醉可因局麻药误注入硬膜外静脉而引起全身毒性反应（见第 29 章）。据报道硬膜外穿刺针或导管误穿血管的发生率接近 10%，产科患者由于硬膜外血管扩张和容易穿破，因此误入血管的发生率最高[287, 412]。硬膜外麻醉相关的惊厥发生率可能为 1%[294, 344, 350]。在产科患者（见第 62 章），以下措施可减少局麻药误入血管的可能：在穿刺和置管过程中患者采用侧卧位（而非坐位）；在置入硬膜外导管前先经穿刺针注入液体；使用单孔硬膜外导管而非多孔导管；或者使用聚氨酯钢丝导管而非聚酰胺导管；置入硬膜外腔导管的长度小于 6 cm。旁正中入路法相对于正中入路法、使用较小的硬膜外穿刺针或导管并不能降低导管误入血管的风险[287]。

与硬膜外麻醉相关的一个最有争论的问题是使用含肾上腺素的试验剂量[413]。向 3 ml 局麻药中加入肾上腺素（15 μg）是在非妊娠的成年患者中发现导管置入血管最有效的药理学方法[304]。然而，在产科患者中使用肾上腺素存在争议，因为血管内使用肾上腺素后会减少子宫的血流量，胎儿易出现风险，并且同时产程活跃期心血管系统的改变可能出现肾上腺素的假阳性表现。虽然肾上腺素可能使胎儿出现风险有理论依据，但是没有相关报道。若患者使用 β 受体阻滞剂[415]或接受全身麻醉[416]，硬膜外给予肾上腺素实验剂量是不可靠的。因为没有确保硬膜外局麻药一定在血管外的方法，所以应回抽和逐步给药来预防局麻药的全身毒性反应。以每次 5 ml 分次硬膜外给药的方法不影响麻醉起效时间、麻醉质量和麻醉平面[417]。

硬膜下隙注射

Blomberg[418] 使用光纤技术证实，在 66% 的人类尸体中硬膜下-蛛网膜外间隙很容易进入。虽然在临床上硬膜外麻醉时不常见（< 1%），但它可以直观地理解硬膜下隙并发症[419]。这一间隙（与硬膜外间隙不同）也延伸至颅内。在实施硬膜外麻醉时，若在用药后 15 ~ 30 min 阻滞平面比预期高（与全脊麻不同），则应考虑药物注入了硬膜下隙。硬膜下隙阻滞时，与感觉阻滞的范围相比，运动阻滞较轻，交感阻滞明显。主要是给予对症治疗。

脊髓-联合麻醉特有并发症

针的摩擦（特别是针内针穿刺技术）导致的金属毒性的风险尚未得到证实[420]。

椎管内麻醉的结果

尽管合理使用硬膜外麻醉和镇痛作为疼痛缓解的方式，其优势毋庸置疑，但其对术后并发症发生率和死亡率的影响尚未清楚。早期几个 Meta 分析显示接受椎管内麻醉的患者，总体死亡率相对降低，在所有手术中下降30%[421]，但这些结果包括了 40 多年前的研究。这些研究结果可能并不能反映现代的麻醉状况。最近的研究工作集中在大型前瞻性和回顾性数据库分析以及随机对照试验，其中一些研究涵盖了 100

多万患者的数据分析[422]。尽管这些也需要谨慎考虑，但是椎管内麻醉除了在镇痛方面的优势外，在麻醉方面也有一定的优势，尤其在代替（而非联合）全身麻醉时[422a]。此外，特定的手术操作也可能影响结果，任何特定的操作和技术都与患者是否受益有关（如胸段硬膜外麻醉可能比腰段硬膜外麻醉更有利，硬膜外使用局麻药可能比硬膜外使用阿片类药物更有利）。

在过去的几十年中，随着全身麻醉变得更安全，表明椎管内麻醉的优越性面临更大的挑战。一些大的回顾性研究表明椎管内麻醉死亡率的确降低，但差异性很小。最近的 Meta 分析显示，全身麻醉联合胸段椎管内麻醉的心脏手术患者，其死亡和心肌梗死（联合终点）、急性肾衰竭、肺部并发症和室上性心律失常等风险降低，术后机械通气时间缩短[74, 423]。对于大部分胸部和腹部手术，胸段硬膜外镇痛可以降低死亡率、呼吸系统并发症、阿片类药物消耗量，并改善咳嗽和下床活动时间[422, 424-425]。相反，现在有证据表明，硬膜外麻醉和全身麻醉联合使用可能会增加心肌梗死的发生率[422]。

除了并发症和死亡率外，椎管内麻醉还有其他优势。对于双侧全膝关节置换术，椎管内麻醉可减少输血[426]。在接受大血管和腹部手术的患者中，胸段硬膜外持续输注局麻药可以逆转疼痛引起的交感神经过度兴奋和全身应用阿片类药物有关的术后麻痹性肠梗阻[427]。单独腰段硬膜外或者胸段硬膜外持续输注阿片类药物并不能加快肠道功能的恢复。对于快通道的腹腔镜下结肠切除术，胸段硬膜外镇痛可较好地缓解术后疼痛，但无法加快肠道功能的恢复或出院时间。在最近的一项 Meta 分析中比较了所有在椎管内和全身麻醉下完成的主要肢体和躯干手术，显示椎管内麻醉住院时间缩短，但缩短的时间只是以小时来衡量，而不是以天来衡量[422]。

椎管内麻醉对于应激反应、免疫系统和癌症复发有何潜在影响[428-430a]？癌细胞生长的监控和抑制需要通过功能性细胞介导的免疫来实现。自然杀伤细胞和细胞毒性 T 淋巴细胞等淋巴细胞可以通过穿孔素和颗粒酶通路溶解癌细胞或者通过分泌细胞因子（如干扰素）来诱导癌细胞的凋亡。此外，辅助性 T 细胞可以通过干扰素控制肿瘤血管生成，并通过巨噬细胞和粒细胞生成白介素来抑制致癌信号和促使癌细胞灭亡。手术时自然杀伤细胞的活性与转移性疾病的发展之间是一种反比关系。手术解剖分离和操作可促使体内癌细胞种植。不幸的是，严重的免疫抑制也发生在这一时期。手术引起的应激激素（如皮质类固醇）、吸入性麻醉药和体内的阿片类药物（吗啡和芬太尼）可能削弱自然杀伤细胞的功能。吗啡还有促血管生长的特性，可能促进依赖血管的肿瘤扩散。胸段硬膜外麻醉和镇痛可减少阿片类药物和全麻药的使用，以及减轻手术应激反应，因此对抑制癌症的复发是有益的。一些令人鼓舞的证据表明，耻骨上前列腺切除术[431-432]、开腹直肠癌[433]和卵巢癌切除术患者癌症复发率的减少与围术期硬膜外麻醉和镇痛有关[434-435]。吸入麻醉药（而非静脉麻醉药）已被证实对免疫功能和肿瘤扩散有负面影响，因此，区域阻滞的优势仅仅是减少或免用吸入麻醉药。用这种全身麻醉对免疫系统影响的解说可以解释为何在一些而非全部研究中椎管内麻醉发生手术切口感染的情况比全身麻醉的患者少[422]。

最新进展

超声技术

现在有相当多的证据支持超声成像对椎管内麻醉的作用，尤其在腰段椎管内麻醉的应用[436]。超声可以准确地辨别椎体水平、棘突、棘突间隙和旁正中间隙（见第 46 章）[233]。由于超声束不能穿透骨骼，因而影像学表现为低回声（黑）影。相反，超声束可以穿过棘突间隙和旁正中间隙，使硬脊膜（一条明亮的线）、蛛网膜下腔和椎骨后面在超声影像上可见。超声下黄韧带和硬膜外腔通常很难辨别。椎管内麻醉时成功的横向或纵向扫描有助于识别最合适的进针位置和估算皮肤至硬脊膜的距离。这对于体表解剖标志困难（如肥胖）、脊柱疾病（如脊柱侧凸）以及既往有脊柱手术史（如椎板切除术）的患者特别有用[437]。

超声之所以对椎管内麻醉有帮助，是因为在麻醉操作前可通过超声扫描脊柱来确定最佳的穿刺椎体水平和进针椎间隙，而不需要实时引导（高难度技术）。与胸椎相比，腰椎超声成像更容易，因为胸椎有狭窄的棘突间隙和旁正中间隙，尤其在 $T_5 \sim T_8$ 椎体水平[438]。超声在小儿椎管内麻醉中的应用令人印象深刻的原因是脊柱有限的骨化不但使椎管的超声影像清晰可见，而且在年幼的婴儿和儿童中可以看见穿刺针、导管尖、硬脊膜的移位情况以及在推注液体时可以看见液体向头侧扩散的范围（见第 77 章）[439-440]。多个研究结果已经证实超声在初学者和对体表解剖标志标记困难患者实施椎管内麻醉中的实用性[441]。

致谢

笔者在此对 Cyrus Tse 为撰写本章内容所提供的帮助表示感谢。

参考文献

1. Rigg JRA, et al. *Lancet*. 2002;359(9314):1276.
2. Mandabach MG. *Int Cong Ser*. 2002;1242:163.
3. Franco A, Diz JC. *Curr Anaesth Crit Care*. 2000;11(5):274.
4. Maltby JR, et al. *Br J Anaesth*. 2000;84(1):121.
5. Rigler ML, et al. *Anesth Analg*. 1991;72(3):275.
6. Horlocker T, et al. *Reg Anesth Pain Med*. 2008;43:263-309.
7. Bernards CM, Hill HF. *Anesthesiology*. 1990;73(6):1214.
8. Liu SS, McDonald SB. *Anesthesiology*. 2001;94(5):888.
9. Bernards CM. *Reg Anesth Pain Med*. 2005;30(1):56.
10. Hogan QH. *Anesthesiology*. 1991;75(5):767.
11. Zarzur E. *Anesth Analg*. 1984;63(5):499.
12. Crighton IM, et al. *Br J Anaesth*. 1997;78(4):391.
13. Martirosyan NL, et al. *J Neurosurg Spine*. 2011;15(3):238.
14. Hogan Q, Toth J. *Reg Anesth Pain Med*. 1999;24(4):303.
15. Hogan Q. *Anesthesiology*. 1996;85(1):37.
16. Hogan QH, et al. *Anesthesiology*. 1996;84(6):1341.
17. Carpenter RL, et al. *Anesthesiology*. 1998;89(1):24.
18. Hogan Q. *Reg Anesth Pain Med*. 2002;27(2):150.
19. Igarashi T, et al. *Br J Anaesth*. 1997;78(2):149.
20. Liu S, et al. *Anesthesiology*. 1995;82(1):60.
21. Brull SJ, Greene NM. *Anesth Analg*. 1989;69(3):342.
22. Greene NM. *Anesth Analg*. 1983;62(11):1013.
23. Cohen EN. *Anesthesiology*. 1968;29(5):1002.
24. Vandenabeele F, et al. *J Anat*. 1996;189(Pt 2):417.
25. Greene NM. *Anesth Analg*. 1985;64(7):715.
26. Visser WA, et al. *Anesth Analg*. 2008;107(2):708.
27. Higuchi H, et al. *Anesthesiology*. 2004;100(1):106.
28. Butterworth J. *Reg Anesth Pain Med*. 1998;23(4):370; discussion 384.
29. Defalque RJ. *Anesthesiology*. 1962;23:627.
30. Meyhoff CS, et al. *Eur J Anaesthesiol*. 2007;24(9):770.
31. Greene NM. *Physiology of Spinal Anesthesia*. 3rd ed. Baltimore: Williams & Wilkins; 1981.
32. Rooke GA, et al. *Anesth Analg*. 1997;85(1):99.
33. Kopp SL, et al. *Anesth Analg*. 2005;100(3):855.
34. Crystal GJ, Salem MR. *Anesth Analg*. 2012;114(3):520.
35. Hackel DB, et al. *Circulation*. 1956;13(1):92.
36. Olausson K, et al. *Circulation*. 1997;96(7):2178.
37. Nygård E, et al. *Circulation*. 2005;111(17):2165.
38. Stanley GD, et al. *Reg Anesth*. 1997;22(1):53.
39. Butterworth JF, et al. *Anesth Analg*. 1986;65(6):612.
40. Moore JM. *Am J Ther*. 2009;16(4):289.
41. Minville V, et al. *Anesth Analg*. 2009;108(4):1291.
42. Kety SS, et al. *J Clin Invest*. 1950;29(4):402.
43. Kleinerman J, et al. *J Clin Invest*. 1958;37(2):285.
44. Sakura S, et al. *Anesth Analg*. 1996;82(2):306.
45. Greene NM. *Reg Anesth Pain Med*. 1982;7(2):55.
46. Groeben H. *J Anesth*. 2006;20(4):290.
47. Lirk P, et al. *Int J Obstet Anesth*. 2010;19(3):287.
48. von Ungern-Sternberg BS, et al. *Br J Anaesth*. 2005;94(1):121.
49. von Ungern-Sternberg BS, et al. *Acta Anaesthesiol Scand*. 2005;49(7):940.
50. Regli A, et al. *Anaesthesia*. 2006;61(3):215.
51. Carpenter RL, et al. *Anesthesiology*. 1992;76(6):906.
52. Ward RJ, et al. *Anesth Analg*. 1966;45(5):621.
53. Freise H, Fischer LG. *Curr Opin Anaesthesiol*. 2009;22:644.
54. Sutcliffe NP, et al. *Anaesthesia*. 1996;51:37.
55. Michelet P, et al. *Chest*. 2005;128:3461.
56. Zügel N, et al. *Chirurgie*. 2002;73:262.
57. Greene N, et al. *Ann Surg*. 1954;140:641.
58. Suleiman MY, et al. *Anesth Analg*. 1997;84(5):1076.
59. Papper EM. *Acta Anaesthesiol Scand Suppl*. 1966;24:105.
60. Breebaart MB, et al. *Br J Anaesth*. 2003;90:309.
61. Jellish WS, et al. *Anesth Analg*. 1996;83:559.
62. van Zundert AAJ, et al. *Br J Anaesth*. 2007;98:682.
63. Denny NM, Selander DE. *Br J Anaesth*. 1998;81:590.
64. Block BM, et al. *JAMA*. 2003;290:2455.
65. Cousins MJ, Mather LE. *Anesthesiology*. 1984;61:276.
66. Wang JK, et al. *Anesthesiology*. 1979;50:149.
66a. Schug SA, et al. *Acute Pain Management: Scientific Evidence*. 4th ed. Melbourne, 2015, Australian and New Zealand College of Anaesthetists and Faculty of Pain Medicine.
67. American Society of Anesthesiologists Task Force on Obstetric Anesthesia. *Anesthesiology*. 2007;106:843.
68. Hawkins JL. *N Engl J Med*. 2010;362:1503.
69. Macfarlane AJR, et al. *Br J Anaesth*. 2009;103:335.

70. Macfarlane AJR, et al. *Clin Orthop Relat Res.* 2009;467:2379.
71. Nishimori M, et al. *Cochrane Database Syst Rev.* 2006;3:CD005059.
72. Joshi GP, et al. *Anesth Analg.* 2008;107:1026.
73. Svircevic V, et al. *Anesthesiology.* 2011;114:262.
74. Svircevic V, et al. *Anesthesiology.* 2011;114:271.
75. van Lier F, et al. *Anesthesiology.* 2011;115(2):315.
76. Neal JM, et al. *Reg Anesth Pain Med.* 2015;40:401.
77. Hilt H, et al. *Br J Anaesth.* 1986;58:676.
78. Upton AR, McComas AJ. *Lancet.* 1973;2:359.
79. Hebl JR, et al. *Anesth Analg.* 2006;103:223.
80. Vercauteren M, et al. *Acta Anaesthesiol Scand.* 2011;55(8):910.
81. Hebl JR, et al. *Anesth Analg.* 2010;111(6):1511.
82. Berkowitz S, Gold MI. *Anesth Analg.* 1980;59(11):881.
83. Bamford C, et al. *Can J Neurol Sci.* 1978;5(1):41.
84. Perlas A, Chan VWS. *Can J Anaesth.* 2005;52(5):454.
85. McDonald SB. *Reg Anesth Pain Med* 29(5):496.
86. Choi S, Brull R. *Anesth Analg.* 2009;109(2):648.
87. Ready LB, Helfer D. *Anesthesiology.* 1989;71(6):988.
88. Baker AS, et al. *N Engl J Med.* 1975;293(10):463.
89. Ericsson M, et al. *Scand J Infect Dis.* 1990;22(3):249.
90. Wedel DJ, Horlocker TT. *Reg Anesth Pain Med.* 2006;31(4):324.
91. Hocking G, Wildsmith JAW. *Br J Anaesth.* 2004;93(4):568.
92. Lui AC, et al. *Can J Anaesth.* 1998;45(4):297.
93. Tetzlaff JE, et al. *Reg Anesth.* 1995;20(6):533.
94. Brown DT, et al. *Br J Anaesth.* 1980;52(6):589.
95. Wildsmith JA, et al. *Br J Anaesth.* 1981;53(3):273.
96. Stienstra R, van Poorten JF. *Anesth Analg.* 1988;67(3):272.
97. Sheskey MC, et al. *Anesth Analg.* 1983;62(10):931.
98. Van Zundert AA, et al. *Reg Anesth.* 1996;21(2):112.
99. Henderson DJ, Jones G. *Br J Anaesth.* 1995;74(5):610.
100. Singh H, et al. *Can J Anaesth.* 1995;42(11):987.
101. Sarantopoulos C, Fassoulaki A. *Anesth Analg.* 1994;79(1):94.
102. Hartwell BL, et al. *Reg Anesth.* 1991;16(1):17.
103. Pitkänen MT. *Anesth Analg.* 1987;66(2):127.
104. Taivainen T, et al. *Br J Anaesth.* 1990;64(5):542.
105. Nossrin MC. *Anesthesiology.* 1990;72(3):478.
106. Pitkänen M, et al. *Br J Anaesth.* 1984;56(3):279.
107. Cameron AE, et al. *Anaesthesia.* 1981;36(3):318.
108. Niemi L, et al. *Br J Anaesth.* 1993;71(6):807.
109. Povey HM, et al. *Acta Anaesthesiol Scand.* 1989;33(4):295.
110. GPY Loke, et al. *Anaesthesia.* 2002;57(2):169.
111. Sinclair CJ, et al. *Br J Anaesth.* 1982;54(5):497.
112. Kim J-T, et al. *Br J Anaesth.* 2007;98(3):396.
113. Veering BT, et al. *Br J Anaesth.* 2001;87(5):738.
114. Loubert C, et al. *Anesth Analg.* 2011;113(4):811.
115. McShane FJ, et al. *AANA J.* 2000;68(1):67.
116. James KS, et al. *Br J Anaesth.* 1996;77(2):150.
117. Urmey WF, et al. *Anesth Analg.* 1997;84(2):337.
118. Casati A, et al. *Anesth Analg.* 1998;87(2):355.
119. Chin KW, et al. *Med J Malaysia.* 1994;49(2):142.
120. Logan MR, et al. *Br J Anaesth.* 1986;58(3):292.
121. Sanderson P, et al. *Br J Anaesth.* 1994;73(6):744.
122. Taivainen T, et al. *Br J Anaesth.* 1990;65(2):234.
123. Konishi R, et al. *Masui.* 1997;46(2):184.
124. Veering BT, et al. *Br J Anaesth.* 1996;77(3):343.
125. Malinovsky JM, et al. *Anesthesiology.* 1999;91(5):1260.
126. Goldblum E, Atchabahian A. *Acta Anaesthesiol Scand.* 2013;57:545.
127. Salinas FV, Liu SS. *Best Pract Res Clin Anaesthesiol.* 2002;16(2):195.
128. Urmey WF, et al. *Anesthesiology.* 1995;83(3):528.
129. Sanford M, Keating GM. *Drugs.* 2010;70(6):761.
130. Whiteside JB, et al. *Br J Anaesth.* 2001;86(2):241.
131. O'Donnell D, et al. *Can J Anaesth.* 2010;57(1):32.
132. Zayas VM, et al. *Anesth Analg.* 1999;89(5):1167.
133. Lee YY, et al. *Anesth Analg.* 2007;105:520.
134. McNamee DA, et al. *Br J Anaesth.* 2002;89(5):702.
135. Hodgson PS, et al. *Reg Anesth Pain Med.* 2000;25(3):218.
136. Ravindran RS, et al. *Anesth Analg.* 1980;59(6):447.
137. Reisner LS, et al. *Anesth Analg.* 1980;59(6):452.
138. Drasner K. *Anesth Analg.* 2005;100(2):549.
139. Taniguchi M, et al. *Anesthesiology.* 2004;100(1):85.
140. Gonter AF, Kopacz DJ. *Anesth Analg.* 2005;100(2):573.
141. Yoos JR, Kopacz DJ. *Anesth Analg.* 2005;100(2):566.
142. Casati A, et al. *Anesth Analg.* 2007;104(4):959.
143. Casati A, et al. *Anesth Analg.* 2006;103(1):234.
144. Hejtmanek MR, Pollock JE. *Acta Anaesthesiol Scand.* 2011;55(3):267.
145. Pollock JE. *Int Anesthesiol Clin.* 2012;50(1):93.
146. Vaghadia H, et al. *Acta Anaesthesiol Scand.* 2012;56(2):217.
147. Zaric D, Pace NL. *Cochrane Database Syst Rev.* 2009;2(2):CD003006.
148. Snoeck M. *Local Reg Anesth.* 2012;5:23.
149. Dijkstra T, et al. *Br J Anaesth.* 2008;100(1):104.
150. Douglas MJ. *Can J Anaesth.* 1995;42(3):181.
151. Liu S, et al. *Anesth Analg.* 1995;81(4):697.
152. Camponovo C, et al. *Anesth Analg.* 2010;111(2):568.
153. Black AS, et al. *Br J Anaesth.* 2011;106(2):183.
154. de Weert K, et al. *Anaesthesia.* 2000;55(10):1020.
155. Martínez-Bourio R, et al. *Anesthesiology.* 1998;88(3):624.
156. Climie CR, et al. *Br J Anaesth.* 1967;39(2):155.
157. Liguori GA, et al. *Anesthesiology.* 1998;88(3):619.
158. Salazar F, et al. *Acta Anaesthesiol Scand.* 2001;45(2):240.
159. Salmela L, Aromaa U. *Acta Anaesthesiol Scand.* 1998;42(7):765.
160. Pawlowski J, et al. *J Clin Anesth.* 2012;24(2):109.
161. Smith HS, et al. *Anesthesiology.* 1986;65(3A):A193.
162. Abouleish E. *Anesthesiology.* 1986;65:A375.
163. Caldwell C, et al. *Anesthesiology.* 1985;62(6):804.
164. Kozody R, et al. *Can Anaesth Soc J.* 1985;32(1):23.
165. Sakura S, et al. *Anesthesiology.* 1997;87(4):771.
166. Moore DC. *Anesth Analg.* 1980;59(10):743.
167. Casati A, Vinciguerra F. *Curr Opin Anaesthesiol.* 2002;15(5):543.
168. Ben-David B, et al. *Anesth Analg.* 1996;83(4):716.
169. Kuusniemi KS, et al. *Reg Anesth Pain Med.* 2001;26(1):30.
170. Fanelli G, et al. *Can J Anaesth.* 2000;47(8):746.
171. Nair GS, et al. *Br J Anaesth.* 2009;102(3):307.
172. Frawley G, et al. *Br J Anaesth.* 2009;103(5):731.
173. Alley EA, et al. *Anesth Analg.* 2002;94(1):188.
174. Glaser C, et al. *Anesth Analg.* 2002;94(1):194.
175. Bardsley H, et al. *Br J Clin Pharmacol.* 1998;46(3):245.
176. Gristwood RW. *Drug Saf.* 2002;25(3):153.
177. Deleted in proofs.
178. Groban L, et al. *Anesth Analg.* 2001;92(1):37.
179. Polley LS, et al. *Anesthesiology.* 1999;90(4):944.
180. Capogna G, et al. *Br J Anaesth.* 1999;82(3):371.
181. Camorcia M, et al. *Anesthesiology.* 2005;102(3):646.
182. Kallio H, et al. *Anesth Analg.* 2004;99(3):713.
183. Gautier P, et al. *Br J Anaesth.* 2003;91(5):684.
184. Whiteside JB, et al. *Br J Anaesth.* 2003;90(3):304.
185. Hamber EA, Viscomi CM. *Reg Anesth Pain Med.* 1999;24(3):255.
186. Meylan N, et al. *Br J Anaesth.* 2009;102(2):156.
187. Murphy PM, et al. *Anesth Analg.* 2003;97(6):1709.
188. Pöpping DM, et al. *Pain.* 2012;153(4):784.
189. National Institute for Health and Clinical Excellence. *Clinical Guideline. 132 - Caesarean section.* http://www.nice.org.uk/guidance/cg132/resources/guidance-caesarean-section.pdf. (Accessed 19.07.14.)
190. Quigley C. *Cochrane Database Syst Rev.* 2002;1:CD003447.
191. Nguyen TT, et al. *Reg Anesth Pain Med.* 1994;19:386.
192. Hansen D, Hansen S. *Anesth Analg.* 1999;88:827.
193. Yu SC, et al. *Br J Anaesth.* 2002;88:379.
194. Meininger D, et al. *Anesth Analg.* 2003;96:852.
195. Lee JH, et al. *Korean J Anesthesiol.* 2011;60(2):103.
196. Dahlgren G, et al. *Anesth Analg.* 1997;85(6):1288.
197. Bucklin BA, et al. *Reg Anesth Pain Med.* 2002;27(1):23.
198. Kim SY, et al. *Br J Anaesth.* 2009;103(5):750.
199. Liu S, et al. *Anesth Analg.* 1995;80(4):730.
200. Moore DC, et al. *Anesthesiology.* 1987;67(3):416.
201. Leicht CH, Carlson SA. *Anesth Analg.* 1986;65(4):365.
202. Kozody R, et al. *Can Anaesth Soc J.* 1985;32(5):472.
203. Kozody R, et al. *Can Anaesth Soc J.* 1984;31(5):503.
204. Porter SS, et al. *Acta Anaesthesiol Scand.* 1985;29(3):330.
205. Vaida GT, et al. *Anesth Analg.* 1986;65(7):781.
206. Chambers WA, et al. *Anesth Analg.* 1982;61(1):49.
207. Feldman HS, Covino BG, et al. *Reg Anesth.* 1986;10(3):133.
208. Concepcion M, et al. *Anesth Analg.* 1984;63(2):134.
209. Maehara Y, et al. *Hiroshima J Med Sci.* 2001;50(2):47.
210. Eisenach JC, et al. *Anesthesiology.* 1985;63(5):655.
211. Dobrydnjov I, et al. *Acta Anaesthesiol Scand.* 2002;46(7):806.
212. De Kock M, et al. *Anesthesiology.* 2001;94(4):574.
213. Dobrydnjov I, et al. *Anesth Analg.* 2003;96(5):1496.
214. Eisenach JC, et al. *Anesth Analg.* 1998;87(3):591.
215. Bedder MD, et al. *Can Anaesth Soc J.* 1986;33(5):591.
216. Elia N, et al. *Reg Anesth Pain Med.* 2008;33(2):159.
217. Kalso EA, et al. *Pharmacol Toxicol.* 1991;68(2):140.
218. Kanazi GE, et al. *Acta Anaesthesiol Scand.* 2006;50(2):222.
219. Abdallah FW, Brull R, et al. *Br J Anaesth.* 2013;110(6):915.
220. Liu SS, et al. *Anesthesiology.* 1999;90(3):710.
221. Xu Z, et al. *Anesthesiology.* 1996;85(1):107.
222. Eisenach JC, et al. *Anesth Analg.* 1997;85(4):842.
223. Habib AS, Gan TJ. *CNS Drugs.* 2006;20(10):821.
224. Lauretti GR, et al. *Anesthesiology.* 1998;89(4):913.
225. Rathmell JP, et al. *Anesth Analg.* 2005;101(suppl 5):S30.

226. Flaatten H, et al. *Anaesthesia.* 1989;44(2):147.
227. Morros-Viñoles C, et al. *Rev Esp Anestesiol Reanim.* 2002;49(9):448.
228. Deleted in proofs.
229. American Society of Anesthesiologists. *Anesthesiology.* 2017;126 (4):585.
230. Scott M, et al. *Br J Anaesth.* 2009;103(3):456; author reply 456.
231. Sviggum HP, et al. *Reg Anesth Pain Med.* 2012;37(2):139.
232. Inglis A, et al. *Anaesthesia.* 1995;50(4):363.
233. Chin KJ, et al. *Anesthesiology.* 2011;114(6):1459.
234. Jaitly VK, Kumar CM. *Curr Anaesth Crit Care.* 2009;20(2):60.
235. Covino B, Scott D. *Handbook of Epidural Anaesthesia and Analgesia.*
236. Puolakka R, et al. *Reg Anesth Pain Med.* 2000;25(6):584.
237. Gudaityte J, et al. *Medicina (Kaunas).* 2005;41(8):675.
238. Vaghadia H, et al. *Can J Anaesth.* 2001;48(3):256.
239. Rocco AG, et al. *Anesth Analg.* 1985;64(9):917.
240. Liu SS, Ware PD. *Anesth Analg.* 1997;84(1):115.
241. Curatolo M, et al. *Anesthesiology.* 2000;93(6):1517.
242. Bromage PR. *Acta Anaesthesiol Scand Suppl.* 1965;16:55.
243. Hirabayashi Y, Shimizu R. *Br J Anaesth.* 1993;71(3):445.
244. Duggan J, et al. *Br J Anaesth.* 1988;61(3):324.
245. Fagraeus L, et al. *Anesthesiology.* 1983;58(2):184.
246. Visser WA, et al. *Anesth Analg.* 2006;102(1):268.
247. Visser WA, et al. *Anesth Analg.* 2007;105(3):868.
248. Visser WA, et al. *Anesth Analg.* 1998;86(2):332.
249. Seow LT, et al. *Anaesth Intensive Care.* 1983;11(2):97.
250. Setayesh AR, et al. *Can J Anaesth.* 2001;48(9):890.
251. Stevens RA, et al. *Anesthesiology.* 1993;78(3):492.
252. Brinklov MM. *Acta Anaesthesiol Scand.* 1977;21(1):5.
253. Wong CA, et al. *Reg Anesth.* 1996;21(6):600.
254. Konietzke D, et al. *Reg Anesth.* 1985;8(4):67.
255. Chahar P, Cummings KC. *J Pain Res.* 2012;5:257.
256. Cox CR, et al. *Br J Anaesth.* 1998;80(3):289.
257. Kopacz DJ, et al. *Anesth Analg.* 2000;90(3):642.
258. Huang YF, et al. *Anesth Analg.* 1998;86(4):797.
259. McClure JH. *Br J Anaesth.* 1996;76(2):300.
260. Moller R, Covino BG. *Anesthesiology.* 1990;72(2):322.
261. Lacassie HJ, et al. *Anesth Analg.* 2002;95(1):204.
262. Marinacci AA. *Bull Los Angel Neuro Soc.* 1960;25:170.
263. Niemi G, Breivik H. *Anesth Analg.* 2002;94(6):1598.
264. Stanton-Hicks M, et al. *Anesthesiology.* 1973;39(3):308.
265. Loper KA, et al. *Anesth Analg.* 1990;70(1):72.
266. Miguel R, et al. *Anesthesiology.* 1994;81(2):346; discussion 25A.
267. Sultan P, et al. *Drugs.* 2011;71:1807.
268. Carvalho B, et al. *Anesth Analg.* 2007;105(1):176.
269. Hartrick CT, et al. *J Bone Joint Surg Am.* 2006;88(2):273.
270. Kroin JS, et al. *Anesthesiology.* 2004;101(2):488.
271. Dobrydnjov I, et al. *Acta Anaesthesiol Scand.* 2005;49(4):538.
272. Milligan KR, et al. *Anesth Analg.* 2000;91(2):393.
273. Farmery AD, Wilson-MacDonald J. *Anesth Analg.* 2009;108(2):631.
274. Wu C-T, et al. *Anesth Analg.* 2004;99(2):502.
275. De Kock M. *Anesthesiology.* 1991;75(4):715.
276. Grewal AJ. *Anaesthesiol Clin Pharmacol.* 2011;27(3):297.
277. Yanli Y, Eren A. *Anaesthesia.* 1996;51(1):84.
278. Himmelseher S, et al. *Anesth Analg.* 2001;92(5):1290.
279. Malinovsky JM, et al. *Anesthesiology.* 1993;78(1):109.
280. Roelants F, et al. *Anesthesiology.* 2005;102(6):1205.
281. Park WY, Hagins FM. *Reg Anesth Pain Med.* 1993(3):128.
282. Bokesch PM, et al. *Anesth Analg.* 1987;66(1):9.
283. Morison DH. *Can J Anaesth.* 1995;42(12):1076.
284. Segal S, et al. *J Clin Anesth.* 1997;9(2):109.
285. Collier CB, Gatt SP. *Reg Anesth.* 1994;19(6):378.
286. D'Angelo R, et al. *Anesth Analg.* 1997;84(6):1276.
287. Mhyre JM, et al. *Anesth Analg.* 2008;108(4):1232.
288. Nishi M, et al. *J Cardiothorac Vasc Anesth.* 2006;20(5):656.
289. Grau T, et al. *Reg Anesth Pain Med.* 2002;27(2):200.
290. Sharrock NE. *Br J Anaesth.* 1979;51(3):253.
291. Schier R, et al. *Anesth Analg.* 2009;109(6):2012.
292. Moon JY, et al. *Anesthesiology.* 2010;113(3):666.
293. Zarzur E. *Anaesthesia.* 1984;39(11):1101.
294. Paech MJ, et al. *Int J Obstet Anesth.* 1998;7(1):5.
295. Afshan G, et al. *Anaesthesia.* 2011;66(10):913.
296. Beilin Y, et al. *Anesth Analg.* 1995;81(2):301.
297. D'Angelo R, et al. *Anesthesiology.* 1996;84(1):88.
298. Hamilton CL, et al. *Anesthesiology.* 1997;86(4):778; discussion 29A.
299. Tsui BC, et al. *Can J Anaesth.* 1998;45(7):640.
300. Tsui BC, et al. *Can J Anaesth.* 1999;46(7):675.
301. Tsui BC, et al. *Can J Anaesth.* 2000;47(5):471.
302. Clark MX, et al. *Anaesthesia.* 2001;56(9):865.
303. Burstal R, et al. *Anaesth Intensive Care.* 1998;26(2):147.
304. Guay J. *Anesth Analg.* 2006;102(3):921.
305. Curelaru I. *Prakt Anaesth.* 1979;14(1):71.
306. Brownridge P. *Anaesthesia.* 1981;36(1):70.
307. Carrie LE. *Acta Anaesthesiol Scand.* 1988;32(7):595.
308. Dennison B. *Can J Anaesth.* 1987;34(1):105.
309. Rawal N, et al. *Acta Anaesthesiol Scand.* 1988;32(1):61.
310. Soresi A. *Anesth Analg.* 1937;16:306.
311. Lew E, et al. *Anesth Analg.* 2004;98(3):810.
312. Fan SZ, et al. *Anesth Analg.* 1994;78(3):474.
313. McAndrew CR, Harms P. *Anaesth Intensive Care.* 2003;31(5):514.
314. Lyons G, et al. *Anaesthesia.* 1992;47(3):199.
315. Casati A, et al. *Reg Anesth Pain Med.* 1998;23(4):390.
316. Rawal N, et al. *Reg Anesth.* 1997;22(5):406.
317. Chen CPC, et al. *Anesthesiology.* 2004;101(1):181.
318. Roberts SA, Galvez I. *Paediatr Anaesth.* 2005;15(5):429.
319. Brenner L, et al. *Br J Anaesth.* 2011;107(2):229.
320. Mackey D. Physiologic effects of regional block. In: Brown DL, ed. *Regional Anesthesia and Analgesia.* Philadelphia: Saunders; 1996.
321. Fettes PDW, Wildsmith JAW. *Br J Anaesth.* 2002;88(6):760.
322. Brull R, et al. *Anesth Analg.* 2007;104(4):965.
323. Cook TM, et al. *Br J Anaesth.* 2009;102(2):179.
324. Skouen JS, et al. *Acta Neurol Scand.* 1985;72(4):437.
325. Reynolds F. *Anaesthesia.* 2000;55(11):1045.
326. Mayall MF, Calder I. *Anaesthesia.* 1999;54(10):990.
327. Katz N, Hurley R. *Anesth Analg.* 1993;77(5):1064.
328. Takii Y, et al. *Anesth Analg.* 2006;103(2):513.
329. Kasai T, et al. *Anesth Analg.* 2003;96(1):65.
330. Moore DC, et al. *Anesth Analg.* 1982;61(2):155.
331. Eastwood DW. *Anesth Analg.* 1991;73(1):90.
332. Hong DK, Lawrence HM. *Anaesth Intensive Care.* 2001;29(1):62.
333. Linz SM, et al. *Can J Anaesth.* 1997;44(11):1178.
334. Gerancher JC. *Anesthesiology.* 1997;87(3):687.
335. Drasner K, et al. *Anesthesiology.* 1994;80(4):847.
336. Lambert DH, Hurley RJ. *Anesth Analg.* 1991;72(6):817.
337. Benson J. *FDA Safety Alert: Cauda Equina Syndrome Associated with the Use of Small-Bore Catheters in Continuous Spinal Anesthesia.* Rockville, MD: Food and Drug Administration; 1992.
338. Förster JG, et al. *Br J Anaesth.* 2006;97(3):393.
339. Vandermeulen EP, et al. *Anesth Analg.* 1994;79(6):1165.
340. Horlocker TT. *Can J Anaesth.* 2004;51(6):527.
341. Moen V, et al. *Anesthesiology.* 2004;101(4):950.
342. Ruppen W, et al. *Anesthesiology.* 2006;105(2):394.
343. Horlocker TT, et al. *Anesth Analg.* 2003;96(6):1547.
344. Auroy Y, et al. *Anesthesiology.* 1997;87(3):479.
345. Giebler RM, et al. *Anesthesiology.* 1997;86(1):55.
346. Vandam L, Dripps R. *Surgery.* 1955;38(3):463.
347. Dawkins CJ. *Anaesthesia.* 1969;24(4):554.
348. Aromaa U, et al. *Acta Anaesthesiol Scand.* 1997;41(4):445.
349. Scott DB, Tunstall ME. *Int J Obstet Anesth.* 1995;4(3):133.
350. Auroy Y, et al. *Anesthesiology.* 2002;97(5):1274.
351. Lee LA, et al. *Anesthesiology.* 2004;101(1):143.
352. Wong CA, et al. *Obstet Gynecol.* 2003;101(2):279.
353. Price JM, Carpenter RL. *Anesthesiology.* 1998;89(3):790.
354. Cheney FW, et al. *Anesthesiology.* 1999;90(4):1062.
355. Reynolds F. *Anaesthesia.* 2001;56(3):238.
356. Turnbull DK, Shepherd DB. *Br J Anaesth.* 2003;91(5):718.
357. Reynolds F. *BMJ.* 1993;306(6882):874.
358. Leibold RA, et al. *Ann Emerg Med.* 1993;22:1863.
359. Vandam L, Dripps R. *J Am Med Assoc.* 1956;161(7):586.
360. Mihic DN. *Reg Anesth Pain Med.* 10(2):76.
361. Ready LB, et al. *Anesth Analg.* 1989;69(4):457.
362. Halpern S, Preston R. *Anesthesiology.* 1994;81(6):1376.
363. Rawal N, et al. *Anesthesiol Clin North America.* 2000;18(2):267.
364. Dunn SM, et al. *Anesth Analg.* 2000;90(5):1249.
365. Denny N, et al. *Anesth Analg.* 1987;66(8):791.
366. Connelly NR, et al. *Headache.* 2000;40(4):316.
367. Carp H, et al. *Anesth Analg.* 1994;79(1):180.
368. Harrington BE. *Reg Anesth Pain Med.* 2004;29:136.
369. Gormley JB. *Anesthesiology.* 1960;21:565.
370. Safa-Tisseront V, et al. *Anesthesiology.* 2001;95(2):334.
371. Duffy PJ, Crosby ET, et al. *Can J Anaesth.* 1999;46(9):878.
372. Scavone BM, et al. *Anesthesiology.* 2004;101(6):1422.
373. Boonmak P, Boonmak S. *Cochrane Database Syst Rev.* 2010;1: CD001791.
374. Szeinfeld M, et al. *Anesthesiology.* 1986;64(6):820.
375. Beards SC, et al. *Br J Anaesth.* 1993;71(2):182.

376. Paech MJ, et al. *Anesth Analg.* 2011;113(1):126.
377. Hampl KF, et al. *Reg Anesth.* 1995;20(5):363.
378. Pollock JE, et al. *Anesthesiology.* 1999;90(2):445.
379. Tarkkila P, et al. *Br J Anaesth.* 1995;74(3):328.
380. Gozdemir M, et al. *Acta Anaesthesiol Scand.* 2010;54(1):59.
381. Evron S, et al. *Anesth Analg.* 2007;105(5):1494.
382. Markey JR, et al. *Anesth Analg.* 2000;90(2):437.
383. Hartmann B, et al. *Anesth Analg.* 2002;94(6):1521.
384. Loubert C. *Can J Anaesth.* 2012;59(6):604.
385. Thompson KW, Cushing H. *Anesth Analg.* 1934;13:75.
386. Wetstone DL, Wong KC. *Anesthesiology.* 1974;41(1):87.
387. Lesser JB, et al. *Anesthesiology.* 2003;99(4):859.
388. Caplan RA, et al. *Anesthesiology.* 1988;68(1):5.
389. Zornow M, Scheller M. *Anesthesiology.* 1988;68:970.
390. Hogan QH, et al. *Anesthesiology.* 1998;88(3):761.
391. Mackey DC, et al. *Anesthesiology.* 1989;70(5):866.
392. Gwirtz KH, et al. *Anesth Analg.* 1999;88(3):599.
393. Gross JB, et al. *Anesthesiology.* 2006;104(5):1081; quiz 1117.
394. American Society of Anesthesiologists Task Force on Neuraxial Opioids, et al. *Anesthesiology.* 2009;110(2):218.
395. Phillips JMG, et al. *Br J Anaesth.* 2002;89(5):778.
396. Wang LP, et al. *Anesthesiology.* 1999;91:1928.
397. Kindler CH, et al. *Acta Anaesthesiol Scand.* 1998;42(6):614.
398. Horlocker TT, Wedel DJ. *Reg Anesth Pain Med.* 2006;31(4):334.
399. Rathmell JP, et al. *Reg Anesth Pain Med.* 2006;31(4):346.
400. Benzon HT, et al. *Anesth Analg.* 2016;122(6):2047.
401. Brown E, Elman D. *Anesth Analg.* 1961;40:683.
402. Dickinson JE, et al. *Aust N Z J Obstet Gynaecol.* 2002;42(1):59.
403. Breen TW, et al. *Anesthesiology.* 1994;81(1):29.
404. Borgeat A, et al. *Anesthesiology.* 2003;98(2):530.
405. Kuipers PW, et al. *Anesthesiology.* 2004;100(6):1497.
406. Kamphuis ET, et al. *Anesth Analg.* 2008;107(6):2073.
407. Izard JP, et al. *Can J Urol.* 2006;13(3):3158.
408. Griesdale DEG, et al. *Can J Anaesth.* 2011;58(12):1097.
409. Demiraran Y, et al. *J Anesth.* 2006;20(4):274.
410. Crowley LJ, Buggy DJ. *Reg Anesth Pain Med.* 2008;33(3):241.
411. Saito T, et al. *Reg Anesth Pain Med.* 1998;23(4):418.
412. Bell DN, Leslie K. *Anaesth Intensive Care.* 2007;35(3):335.
413. Moore DC, Batra MS. *Anesthesiology.* 1981;55(6):693.
414. Hood DD, et al. *Anesthesiology.* 1986;64(5):610.
415. Horn M, et al. *Anesthesiology.* 1987;67(3):A268.
416. Liu SS, Carpenter RL. *Anesthesiology.* 1996;84(1):81.
417. Okutumi T, Hashiba MM. *Reg Anes Pain Med.* 2001;26:450.
418. Blomberg R. *Anesth Analg.* 1986;65(7):747.
419. Blomberg RG. *Anesth Analg.* 1987;66(2):177.
420. Holst D, et al. *Anesth Analg.* 1999;88(2):393.
421. Rodgers A, et al. *BMJ.* 2000;321(7275):1493.
422. Smith LM, et al. *Anesth Analg.* 2017;125(6):1931.
422a. Perlas A, et al. *Anesthesiology.* 2016;125:724.
423. Bignami E, et al. *J Cardiothorac Vasc Anesth.* 2010;24(4):586.
424. Pöpping DM, et al. *Arch Surg.* 2008;143(10):990; discussion 1000.
425. Wu CL, et al. *J Clin Anesth.* 2006;18(7):515.
426. Stundner O, et al. *Reg Anesth Pain Med.* 2012;37(6):638.
427. Freise H, Van Aken HK. *Br J Anaesth.* 2011;107(6):859.
428. Tavare AN, et al. *Int J Cancer.* 2012;130(6):1237.
429. Heaney A, Buggy DJ. *Br J Anaesth.* 2012;109(suppl 1):i17.
430. Snyder GL, Greenberg S. *Br J Anaesth.* 2010;105(2):106.
430a. Sekandarzad MW, et al. *Anesth Analg.* 2017;124:1697.
431. Biki B, et al. *Anesthesiology.* 2008;109(2):180.
432. Wuethrich PY, et al. *Anesthesiology.* 2010;113(3):570.
433. Gupta A, et al. *Br J Anaesth.* 2011;107(2):164.
434. de Oliveira GS, et al. *Reg Anesth Pain Med.* 2011;36(3):271.
435. Lin L, et al. *Br J Anaesth.* 2011;106(6):814.
436. Perlas A, et al. *Reg Anesth Pain Med.* 2016;41(2):251.
437. Chin KJ, Chan V. *Anesth Analg.* 2010;110(1):252.
438. Avramescu S, et al. *Reg Anesth Pain Med.* 2012;37(3):349.
439. Trifferer L, et al. *Br J Anaesth.* 2012;108(4):670.
440. Tsui BCH, Suresh S. *Anesthesiology.* 2010;112(3):719.
441. Chin KJ, et al. *Anesthesiology.* 2011;115(1):94.

46 外周神经阻滞和超声引导的区域麻醉

REBECCA L. JOHNSON，SANDRA L. KOPP，JENS KESSLER，ANDREW T. GRAY
张圆 何思梦 译 余剑波 王国林 审校

要 点	■ 在区域麻醉中只有近距离注射局麻药才会成功地阻滞目标神经。在区域麻醉开始应用的一个多世纪里，有几种技术被设计并应用于促进局部麻醉的正确注射，这些技术包括寻找异感、周围神经刺激器，以及最近兴起的超声引导。
	■ 没有数据支持在减少神经损伤的风险方面哪种神经定位技术（感觉异常、神经刺激或超声）更好。
	■ 超声成像可以清楚地显示周围神经的结构和毗邻的解剖区域构造。外周神经在超声中呈现出特征性的"蜂窝状"回声。这是由结缔组织和神经纤维形成的。
	■ 超声为针尖位置和药物注射提供实时影像。局麻药成功注射后，神经的边界对比更加明显，并且药液沿着神经走行及其分支扩散。超声引导的结果是周围神经阻滞的程序更加一致，并可应用于许多区域阻滞。神经的解剖和走行变异是导致神经阻滞失败的潜在原因，也可以通过超声直接观察到。
	■ 因局麻药过量而导致局麻药毒性反应时，立即推注和静注脂肪乳剂，可提高心搏骤停复苏的成功率。
	■ 优先进行区域阻滞检查可以减少不良事件的发生，从而增加患者的安全性。

引言

周围神经阻滞可用多种方法进行引导。最近，超声的发展在区域麻醉中很受欢迎，因为它可以直视周围神经、阻滞针和注射分布的影像。这一章是前一版中两章的关于周围神经阻滞的重点更新，接下来的部分包含了临床实践中使用的大多数周围神经阻滞的选择性描述。

定位神经结构的技术

异感技术

寻找异感的技术作为一种简单的方法长期以来都很成功，几乎不需要专门的知识设备。当一根针直接与神经接触时就会引起感觉异常。寻找异感的技术依

赖于患者的合作和参与，才能准确指导针和局麻药的注射。因此，只推荐小剂量的镇静药物。寻找异感的技术常因引起患者不适而受到争议，尽管临床研究表明这种技术并没有显著增加神经并发症的风险[1]。使用寻找异感的技术时应谨慎注射局麻药，确保针不在神经内。关于 B 形坡口（钝形或短形坡口）针和锋利的针相比是否在神经损伤的严重程度或者刺穿神经的发病率中存在差异在文献中尚有争议。因为 B 形坡口针有钝的尖端，可能会把神经推到一边，更不容易穿透神经，然而，B 形坡口针确实会对神经造成伤害，而且似乎这种伤害更为严重。相比之下，锋利的针更有可能刺入神经，但这种伤害的破坏性似乎较小[2-3]。成功实施寻找异感的技术高度依赖于从业者的技能以及对解剖学的深刻理解。这项技术在 20 世纪 80 年代慢慢被外周神经刺激所取代。目前，没有任何一种技术被证明在神经并发症的发生率方面是优于其他技术的。

外周神经刺激

周围神经刺激器发出小的电脉冲电流传导到阻滞针的末端。当针的尖端接近神经结构时，引起去极化和肌肉收缩。这种技术不需要诱导感觉异常来定位特定的外周神经，从而在实施神经阻滞时患者可以更镇静。周围神经刺激器需要把阴极（负极）接在刺激针上，阳极（正极）接到患者体表，因为阴极刺激比阳极的刺激更有效。大多数神经刺激针针轴表面涂有一层薄的电绝缘层，而针尖除外。这使针尖有更高的电流密度。更高的电流输出（> 1.5 mA）更容易通过组织或筋膜平面刺激神经结构并伴随着疼痛及剧烈的肌肉收缩。正确定位后，电流逐渐减小到 0.5 mA 或更小的电流。大约在 0.5 mA 的电流时出现运动反应，此处是注射局麻药或放置导管的恰当位置[4]。注射局麻药或生理盐水（离子溶液）后针尖处的电流密度会迅速消散，其诱发的运动反应也被消除（拉杰试验）[5]。

可以对刺激电流进行修改以产生感官的反应。短时脉冲（0.1 ms）能有效地刺激运动纤维，但长时间的脉冲（0.3 ms）也会刺激感觉纤维。这是寻找一个纯粹的感觉神经的有用的特征。

超声引导

过去的十年，局部麻醉的临床实践经历了一场革命。超声可以直接观察到外周神经、针尖和局麻药的分布[6]。已经证实超声显像对于引导靶向注药和置管非常有用。本章结合阻滞操作具体范例阐述超声成像的总体原则。

基本假设和伪像

超声是频率超出可听范围（每分钟 > 20 000 s）的声波，临床上使用的频率范围为 1 ~ 20 MHz。高频超声束准直，因此分辨率高。大多数区域阻滞选择高频率超声是为了充分穿透深部区域。声波在两个不同声阻抗的组织表面反射产生不同的回声。外界的照明情况对视觉的分辨力有很大的影响。因此，昏暗不刺眼的灯光对低比度的图像目标如周围神经特别有益。

超声成像有几种常见的假设[7]。第一，假定超声波在软组织中的传播速度为 1540 m/s（声波在每厘米软组织中来回需要的时间为 13 μs）。这一假设表明回声测距的时间和距离存在互变现象。当局部存在不均一性时，超声成像时会看到穿刺针弯曲，即所谓的

"刺刀征"[8-9]（图 46.1）。"刺刀征"通常出现在横向腘窝阻滞中（见于"腘窝处坐骨神经阻滞"），因为腿后正中线上的神经会覆盖更为丰富的脂肪组织（声音在脂肪组织中传递的速度比在相邻肌肉组织内传递的速度慢）。声速伪像与运行时间及在不同速度的组织界面产生折射有关。

第二，假定声波进入和离开组织时是直线传播。如果不是直线传播，多通道回声会产生混响伪像，"彗星尾征"就是其一。"彗星尾征"通常出现在阻滞针以浅角度刺入时。因为声波在返回传感器之前会在针壁间来回反射（图 46.2）。"彗星尾征"是另一种类型的混响伪像，有助于识别强反射体，如在锁骨上和肋间阻滞中的胸膜。在低接收增益时，在强回声结构的深处彗星尾呈一系列尖端细的不连续的回声带。回声带的间距表示目标物前后壁的距离[10]。当目标物与声束垂直时，最容易看到内混响（源于目标物内）

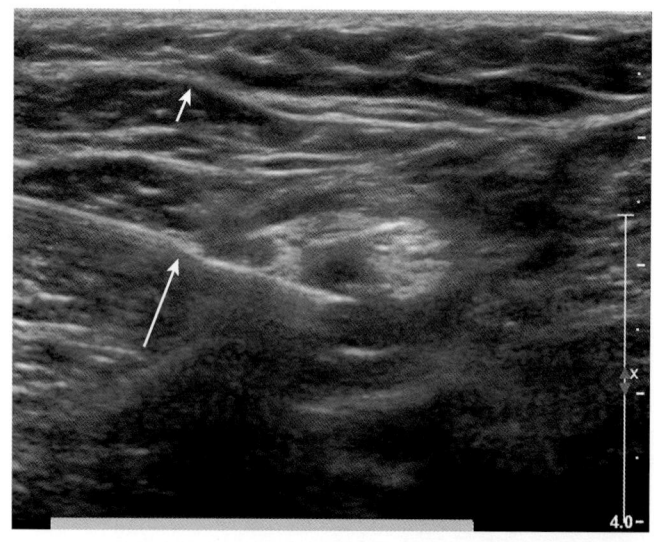

图 46.1 腘窝坐骨神经阻滞所显现的刺刀征。在这一超声影像中，阻滞针在接近腘窝的坐骨神经处发生弯曲（长箭头）。超声在腘窝上部覆盖的脂肪组织中传播的速度较相邻的肌肉组织慢（短箭头），因此产生伪像

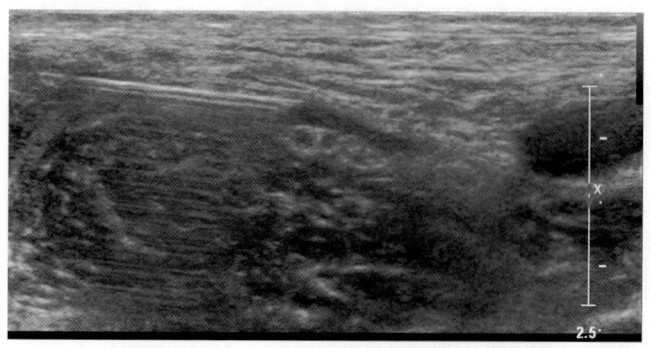

图 46.2 在股神经阻滞中观察到的混响伪像。声波在针壁之间来回反射，而后返回到传感器。因为声波返回的时间稍后，所以可以显示深处的影像。针尖不会产生混响伪像，因为针尖呈斜开口，没有对侧的针壁

导致的"彗星尾征"。胸膜显现的"彗星尾征"与肺含水量有关，少量肺水集聚就具有强反射性，声波借此便可以随意进出胸膜（图 46.3）。

第三，假定所有的反射体都位于探头声束的中心。如非如此，则可看到平面外伪像（切片厚度伪像），要确定是平面外伪像，则需要观察多个图像。当出现这种存在争议的图像时，建议采用多个图像确认。

与邻近的软组织不同，大多数生物体液不会使声束明显减弱，而会出现声束增强（有时被称为后回声增强或传输增强）。血管深处的声波增强会被误认为是外周神经（图 46.4）。例如，腋窝处腋动脉深层的声波增强被误认为是桡神经，锁骨下区腋动脉深层回声增强被误认为是臂丛的后束（同样，在腹股沟区股动脉深层的回声增强也会被误认为是股神经）。

声影出现深、强反射结构，如成熟骨的皮质表面（图 46.5）。在短轴图像中，由折射造成的声影（亦称折射阴影或侧边阴影）常深入血管边缘。折射边缘声影出现在星状神经节阻滞时的颈动脉或锁骨下阻滞时的腋动脉的第二段。折射伪像（如折射声影）在空间复合成像时会变得不明显（参见这一章后面的讨论）。折射伪影可以减少角度依赖性的伪像。

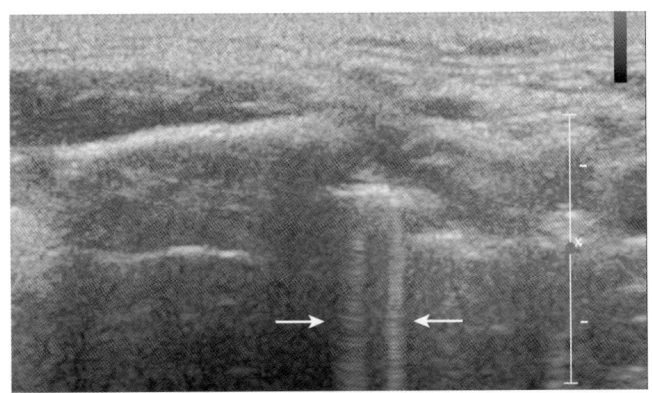

图 46.3 在对上气道扫描过程中可以观察到彗星尾征（箭头）。在对胸膜的扫描中，由于空气界面附近有小量水聚集，也可以观察到彗星尾征

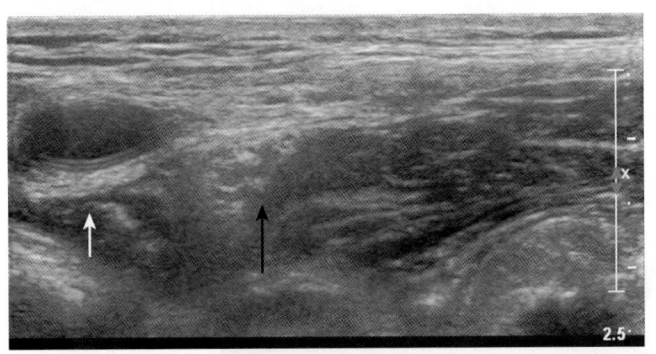

图 46.4 股神经阻滞期间可以观察到后部回声增强伪像。股动脉深部的强回声（短箭头），很可能被误认为是股神经（长箭头）

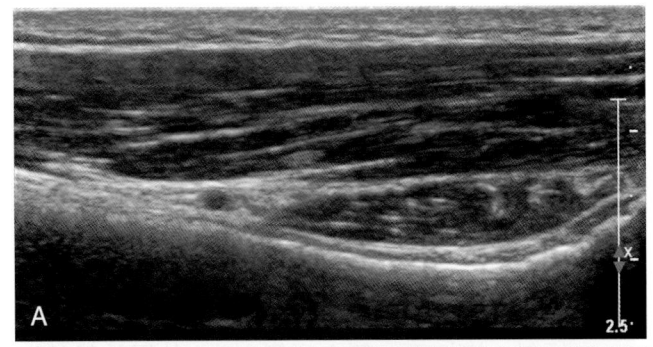

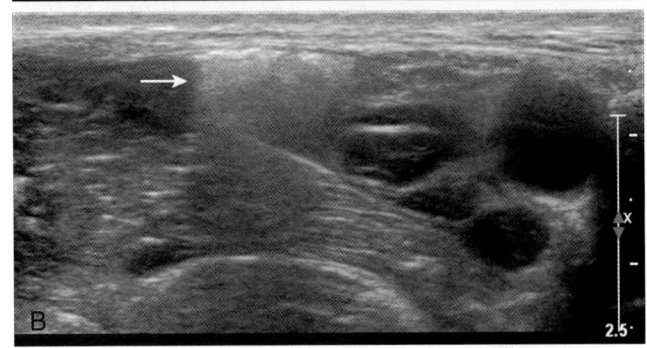

图 46.5 在区域阻滞中出现的声影。A. 上臂的腋神经阻滞时，肱骨皮质表面反射和吸收声波，从而在肱骨表面深处形成声影。B. 股神经阻滞时，意外将空气注入组织中产生较强的反射和声影（箭头所指）

超声探头的选择、操作和成像模式

超声探头含有压电晶体，通过电能和机械能的相互转化来发射和接收高频声波。超声探头的选择对成功完成超声引导下的区域阻滞麻醉至关重要。高频声波具有最佳的分辨率，但它穿透力不强。因此，声波频率的选择，应是能达到足够深度下的最大频率。低频超声探头适于显现大而深的神经影像，如环绕腋动脉第二段的臂丛神经或邻近臀肌的坐骨神经。

探头接触面尺寸的选择（即超声探头接触皮肤面的长度）应确保提供足够广阔的视野来观察组织结构。通常来说，探头接触面至少应与预期视野的深度一样大。应用超声引导，正方形或扇形的视野要比钥匙孔状的视野好（即深度大于接触面）。根据经验，对于平面内技术（见"超声引导下的区域阻滞方法"）而言，1 mm 长的接触面大约对应 1 mm 的超声引导深度。

线阵探头比弧形探头扫描线密度高，因此图像质量最好。线阵探头获得的图像以矩形形式显示。如果需要线阵探头，同时阻滞处空间较小的话，那么紧凑型线阵（"曲棍球棒"）探头就很适用了。弧形探头在接触面积固定时提供了一个广泛的视野，通常在空间有限时十分有用（如锁骨下区域）。弯曲的探头更容易摇动（见"锁骨下阻滞"）并且以扇形形式生成图像。

处理污染设备时应该采取全面防护措施，在每次

使用前后及长时间不用后，都应按厂家提供的说明书做探头外表面的消毒。切勿将超声传感器掉在地上，因为超声探头的工作面在接触坚硬的物体表面时极易受损。

完成超声引导区域阻滞需要的重要技术之一是探头的使用（图 46.6），下面是标准的操作流程：

- 滑动（移动性接触）：沿着已知神经走行滑动探头，短轴图像有助于识别神经。
- 倾斜（横切面，侧方到侧方）：外周神经的回声亮度随着倾斜角度而变化，最佳角度对观察神经非常重要。
- 压迫：压迫法常用来确认静脉。为了改善成像质量，压迫法不仅使接触更好，而且使组织结构更靠近探头。软组织容易受压，因此对组织深度的估测会有变化。
- 摇动（平面内，朝向或背向指示器）：当操作空间受限时，摇动常可改善穿刺针和解剖结构的可见性。
- 旋转：旋转探头可以得到真正的短轴图像，而不是倾斜或长轴图像。

各向异性指的是探头倾斜时产生回声反射性变化。一般来说，当物体倾斜成像时产生的回声较少（图 46.7）。这种特性在肌腱最明显，在肌肉和神经也可发生[12]。"各向异性"这个词最初是用于描述在组织结构长轴图像摇动探头时回声的变化，现也可用于描述在短轴图像倾斜探头时回声的变化。随着练习，操作者将学会自然摇动和倾斜探头，以获得外周神经回声。在通过倾斜而获得优化的外周神经影像后，再通过滑动和旋转探头来定位针尖。

空间复合成像将超声束以不同的预定角度发射，通常与垂直线的夹角在 20°内（图 46.8）。然后，将这些多条声线组合起来以生成单个合成图像。空间复合成像似乎减少了角度相关的伪像、各向异性和声影，对于区域阻滞的另一个优点是改善组织平面的清晰度和神经边界的确认。在经过测试的系统中，空间复合成像可在有限的针尖插入角度范围内（< 30°）改善针尖的可见性。杂散视线（即那些在探头下方离开视野的线）可用于以梯形格式形成一个更为宽阔的视野。

当波源和接收器相对移动时，就会产生多普勒位移，从而产生频率的变化，使发射声波和其频率不同。当波源和接收机相对移动时，观测频率大于源频率。背向移动时，观测频率较低。频率的变化与运动反射镜的速度和冲击的角度有关。在临床医学中，红细胞是产生多普勒位移的主要反射体。

多普勒超声成像有不同的模式（彩图 46.9）。传统的彩色多普勒通过编码以平均频率频移为基础的伪彩色获得定向的速度信息，习惯上蓝色代表血流背向探头，红色代表血流朝向探头。最近出现了一种更敏感的多普勒技术，编码以多普勒功率谱为基础的彩色[13]。功率多普勒对角度的依赖性较小，不受伪像影响，缺点是没有定向的信息及运动敏感性太高（闪烁伪像）。功率多普勒尤其适用于检测与神经伴行的小动脉（框 46.1）。功率多普勒可探测这些小动脉，并能很好反映这些弯曲血管的走行。

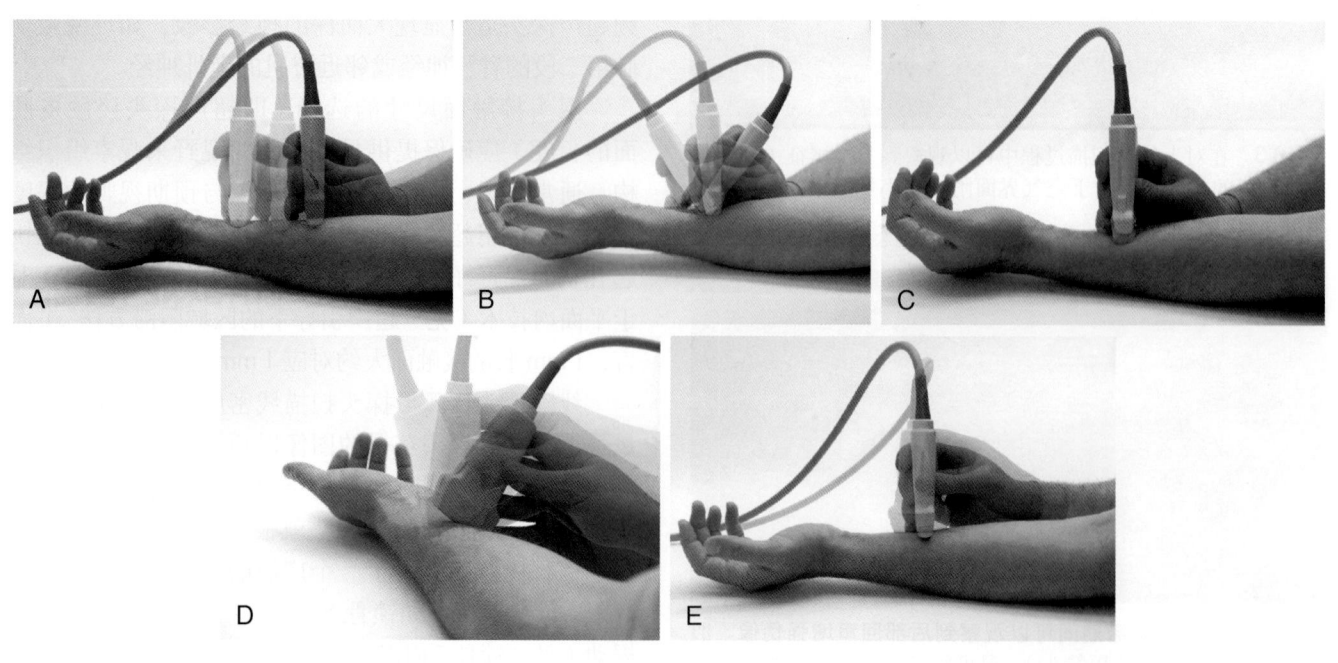

图 46.6　**探头的操作**。滑动（A）、倾斜（B）、压迫（C）、摇动（D）及旋转（E）探头

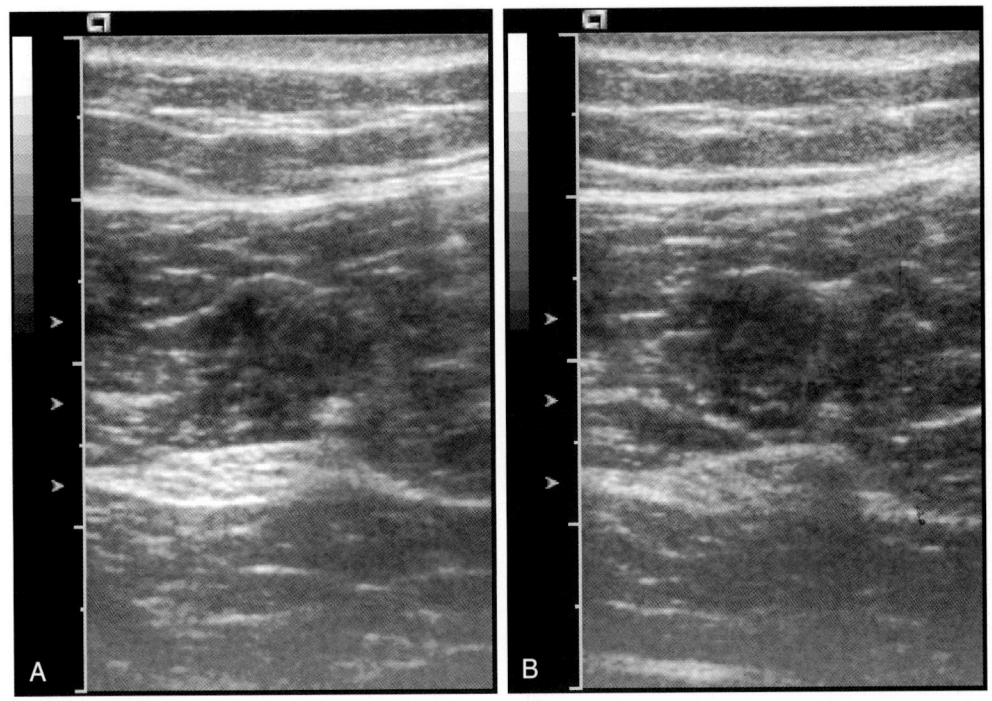

图 46.7　A. 臀下坐骨神经超声图像。B. 当回声的角度从垂直于神经路径的方向改变时，接收到的回声振幅会减小，从而显示出各向异性

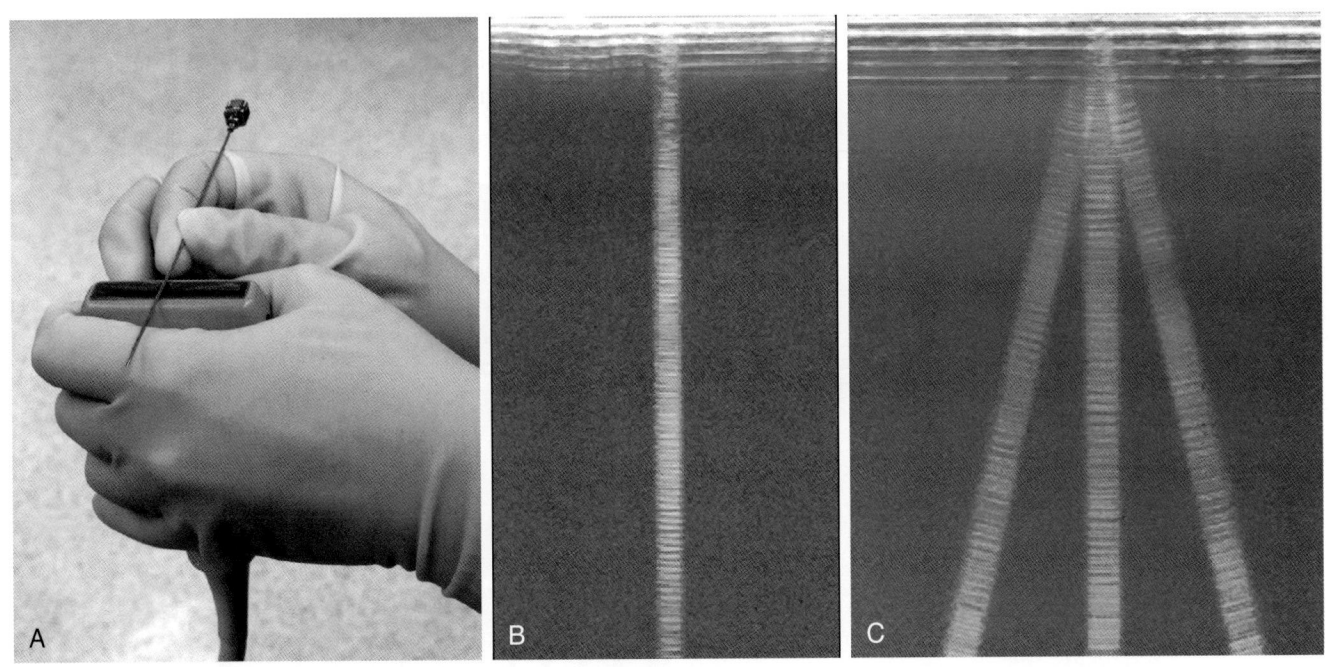

图 46.8　**空间复合成像。**通过电子控制使声束呈不同的角度，利用多个视线形成的超声图像。在探头的有效面放置一个线阵检测工具（17 G 硬膜外金属穿刺针）以形成单一因素，从而获得这些超声图像。A. 放置在探头有效面的线阵检测工具的外观图。B. 单声束成像。C. 三条视线形成一复合图像（角度范围窄）。图中测试工具的图像显示的不是光束本身，而是发送孔和接收孔

针尖可见性

　　在临床实践中，多种因素可影响针尖的可见性。金属针呈现强回声会导致混响伪影。当进针路径和探头接触面平行时，针尖的可见性最好，在这种情况下，针与声束垂直，可以产生强的镜面反射（光滑表面产生镜像反射）。随着入射角度增加，平均亮度会降低[14]。在相同的研究中发现，斜角在 10°到 70°之间变化时对针尖回声没有影响，针尖可见性最好时斜角可能正对或偏开探头，此时斜角方向会影响针尖的回声[15]。由于针的直径比扫描平面厚度小，所以粗针比细针更易产生回声。

　　穿刺针在可产生回声的组织中显像较困难，尤其在脂肪组织中。操作者想了很多方法来增加穿刺针的

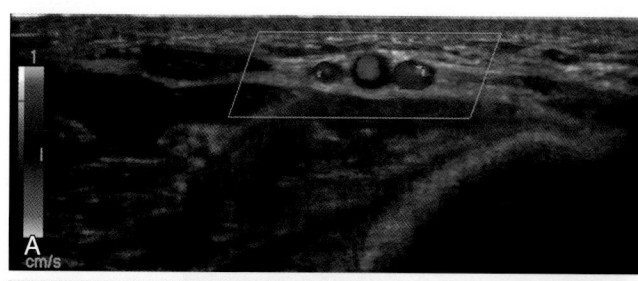

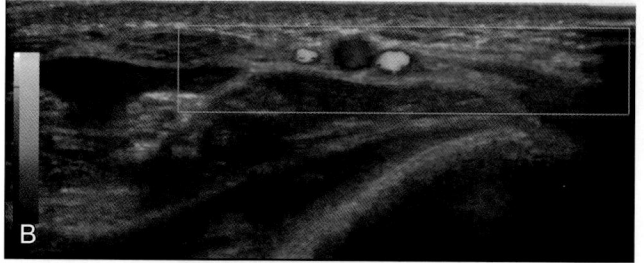

彩图 46.9　**多普勒频移超声图像说明。A.** 在彩色多普勒中，彩色编码基于平均频移。**B.** 在功率多普勒中，编码基于功率谱

框 46.1　**彩色多普勒与功率多普勒两种成像模式各自的优点**

彩色多普勒
定向信息
速度估计
减少运动伪影（闪烁伪像）
功率多普勒
更敏感地检测流动的存在（在某些情况下是 3 ～ 5 倍）
角度依赖性低
无混淆

可见性[16-17]。比如，低接收增益可改善针尖回声的检出。当进针路径与探头有一定角度时，空间复合成像有益于识别针尖。然而，这一方法的局限性是小三角形的成像区域需要接收所有的声束，因此是完全复合的。此外，该空间复合成像角度范围是有限的，通常超过了针插入所需的路径。摆动探头可以改善平面内超声束与针头之间的角度（见超声引导下区域阻滞的方法）。绝大多数操作者都会将针的斜面对着探头。

在最初应用于区域麻醉的穿刺针中，与有斜面的 Hustead 针相比，侧开孔的针的可见性更好。后者没有斜切面。能产生回声的穿刺针已被推向市场，并应用于外周神经阻滞。目前有一项技术已经改变了穿刺针表面结构，使得无论角度如何，回声都能返回探头（图 46.10）。这些设计的一个潜在局限性是穿刺针的大小。低频探头产生的波长太长，可能无法在穿刺针的表面产生强烈反射。

超声引导下区域阻滞的方法

高分辨率的超声成像可以直接探测到外周神经[18]，束状回声是神经超声成像的最显著特征（"蜂巢"结构）（图 46.11）。越是中枢神经，如颈腹侧支，其分

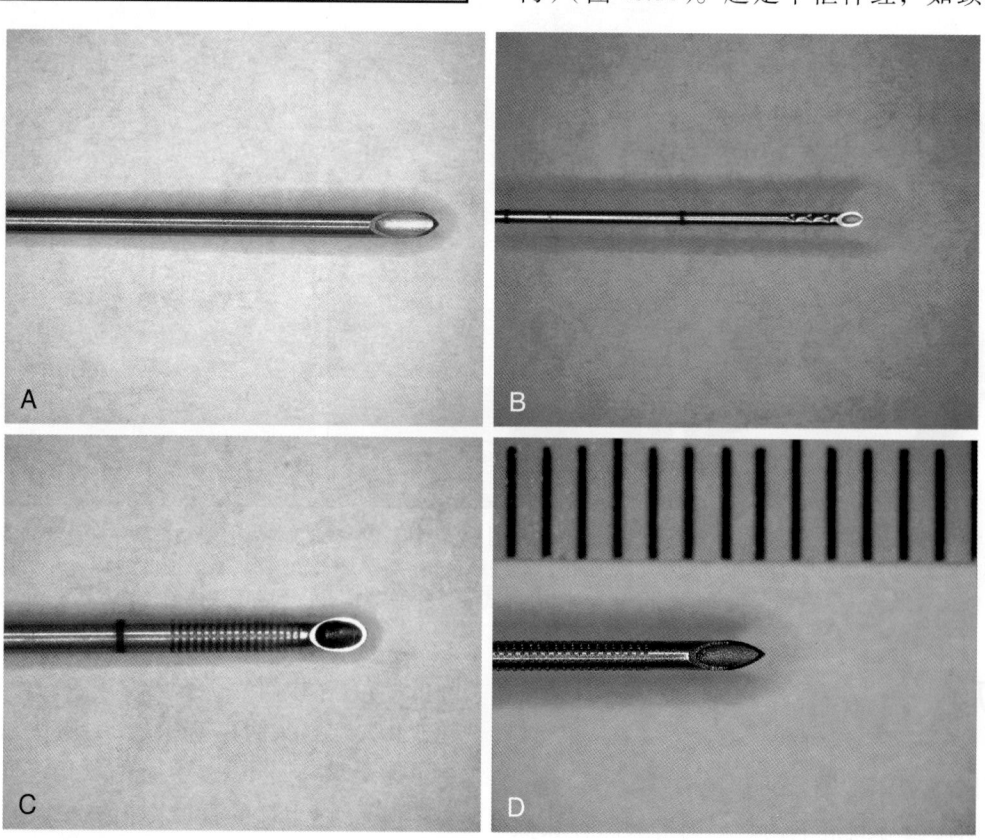

图 46.10　**用于区域阻滞穿刺针的显微照片。** 如图所示，一根普通的常规针（**A**）以及回声装置（**B、C、D**）。一根光滑的针是不可能产生可记录的回声的，因为它的圆柄反射走了声源发出的绝大部分声波。各种表面有纹理的针被制造出来并被投放市场，以改善所获取的超声图像下针尖的识别（Modified from Gray AT. Atlas of Ultrasound-Guided Regional Anesthesia. 3rd ed. Philadelphia：Saunders；2018.）

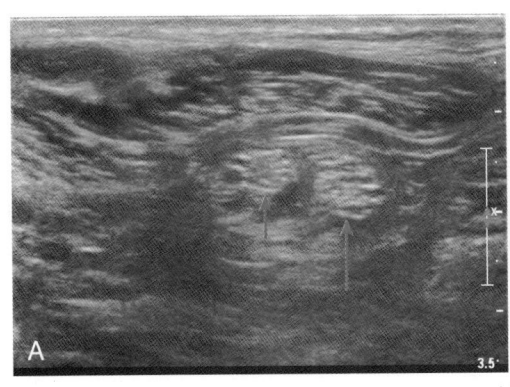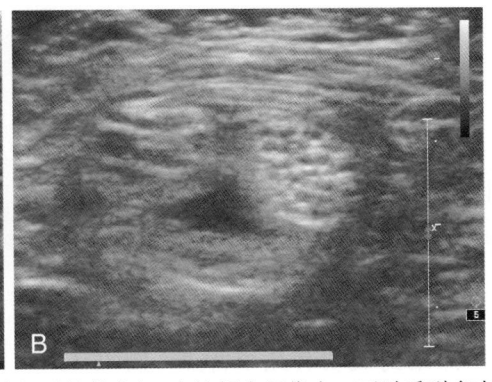

图 46.11　神经回声。A.腘窝内成束的腓总神经（短箭头）和胫神经（长箭头）。在该超声图像中，可以看到多束性外周神经"蜂巢"样结构。B.特写图像显示了两束神经的详细特性

束的情况越少，其在超声扫描时会就会出现单束的情况。超声频率在 10 MHz 或更高时，通过调节回声特性就能区分肌腱和神经。鉴别神经束膜最有效的方法之一是用宽的线性探头沿着已知神经走行滑动，同时在短轴面进行观察（横断面）。

　　神经可呈圆形、卵圆形或三角形。尽管神经在走行中形状会发生变化，但在没有大的分支时，其横截面积是恒定的[19]（图 46.12）。在被包埋或在特定的神经肌肉疾病如 1A 型 Charcot-Marie-Tooth 情况下，外周神经会出现病理性增大（图 46.13）。有证据表明糖尿病患者出现神经病变时，其外周神经也会增大。

　　虽然直接的神经成像技术显著提高了超声在区域阻滞麻醉中的应用，但对附近的其他解剖结构（如筋膜和结缔组织）的识别也很关键。这些组织结构更有利于局麻药的分布，使阻滞针无须直接接触神经。

　　超声引导下区域阻滞可采用许多方法（表 46.1）。识别周围神经通常采用短轴而非长轴。穿刺针可以进

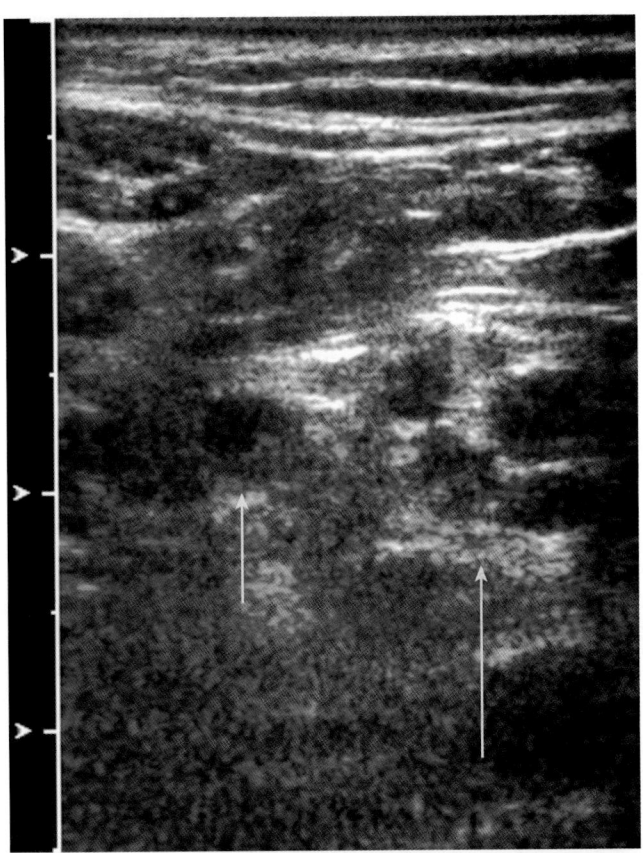

图 46.13　1A 型 Charcot-Marie-Tooth 病患者腘窝超声图像。神经束增大使外周神经明显增大。在这类患者中，有症状侧和无症状侧神经图像相似。大格刻度间隔为 10 mm

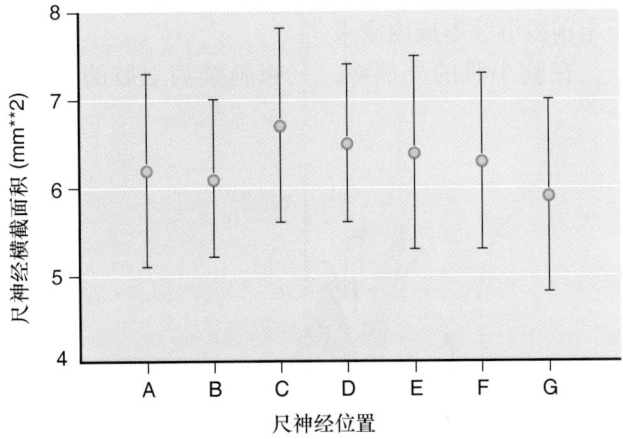

图 46.12　外周神经横截面积可反映神经走行长度。图中显示的是尺神经在上肢不同点的横截面积。A ＝腋窝，B ＝肱骨中部，C ＝内上髁近端 2 cm，D ＝内上髁，E ＝内上髁远端 2 cm，F ＝动脉裂隙，G ＝腕横纹。数据以平均值和标准差表示。尽管神经形状会变化，但神经走行中没有大的分支时其横截面积相对恒定（Modified from Cartwright MS, Shin HW, Passmore LV, Walker FO. Ultrasonographic findings of the normal ulnar nerve in adults. Arch Phys Med Rehabil. 288［3］：394-396，2007.）

表 46.1　超声引导区域麻醉方法举例

方法	区域阻滞举例
短轴，平面内	几乎所有周围神经阻滞 几乎任何周围导管放置
短轴，平面外	浅表阻滞 肌间沟置管 股外侧皮神经阻滞 股神经置管
长轴，平面内	近端筋膜阻滞 近端闭孔阻滞 前路坐骨神经阻滞
长轴，平面外	硬膜外穿刺（中线入路时纵向正中图像） 气管内麻醉

入成像平面内（平面内技术），也可以跨过成像平面而成为回声的一个点（平面外技术）。对于一些区域阻滞来说，实时成像（即穿刺及给药全程成像）取代了提前标记（在针刺入皮肤前做标记）。大多数研究表明，对区域阻滞的结果来说，充分的成像和正确地识别相关结构（如外周神经、针尖、局麻药和相邻解剖结构）比方法更重要。但是，各机构之间正在形成一致的实践模式，并阐明基本原则。

外周神经阻滞给药成功有几个特点（图 46.14）。应在神经周围给药（弄清神经边界），沿着神经走行及分支进行，勿与神经周围常见的解剖结构（如在相邻筋膜和结缔组织中的动脉）混淆。因推注的药液无回声，注药后外周神经的回声会增强（但不一定是阻滞成功的标志）。

区域阻滞技术

颈丛阻滞

颈丛由 C1、C2、C3、C4 脊神经构成，分支包括支配椎前肌肉、颈部的带状肌肉的分支和膈神经。颈深丛支配颈部的肌肉组织。颈浅丛支配面部三叉神经和躯干 T2 之间的皮肤感觉。

临床应用

颈丛神经阻滞适用于分布于 C2 至 C4 之间的手术麻醉，包括淋巴结摘除、整形外科手术和颈动脉内膜切除术等[20-21]。此种麻醉很受欢迎的原因在于患者在麻醉中始终保持清醒。双侧阻滞可用于气管造口术和甲状腺切除术。颈丛阻滞的方法有多种，包括在超声成像引导下的阻滞[22-23]。

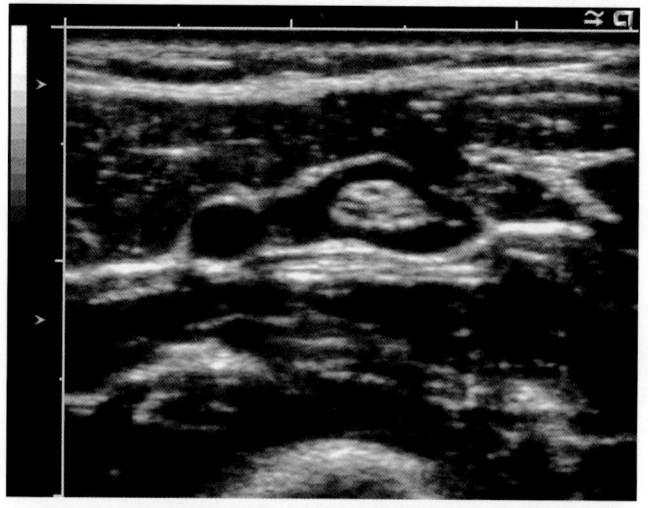

图 46.14　**外周神经阻滞成功时局麻药注射超声影像图。**此图中显示的是前臂尺神经和尺动脉短轴观，神经周围是无回声的局麻药

颈浅丛

胸锁乳突肌的后缘正中为颈浅丛阻滞点。在阻滞点注射皮丘，选择 22 G 4 cm 针，沿胸锁乳突肌后缘和内侧肌肉进针注射 5 ml 药液（图 46.15）。阻滞此神经可能造成暂时性同侧斜方肌瘫痪。颈深丛阻滞可能会增加呼吸系统并发症的发病率[24]。

臂丛神经阻滞

臂丛解剖

臂丛神经由 C5、C6、C7、C8 颈神经及 T1 神经前支组成，有时也加入 C4 颈神经和 T2 胸神经。离开椎间孔后，这些神经起始于颈椎前后结节，沿着前外侧和下外侧在前中斜角肌之间穿行。前斜角肌通过尾侧插入第一肋骨的斜角结节，中斜角肌插入第一肋骨后面的锁骨下动脉，臂丛神经沿着锁骨下沟穿过这两个斜角肌。椎前筋膜附着于前斜角肌和中斜角肌，融合向外以筋膜鞘包围臂丛。

在斜角肌之间，这些神经根联合形成三个主干，沿着第一肋的表面从斜角肌间隙中穿出，走行到锁骨下动脉的位置。正如经常描述的那样，上（C5 和 C6）、中（C7）和下（C8 和 T1）三干有相应的位置，不是在一个严格的水平面上。在第 1 肋侧面，每根干形成前后两部分，从锁骨的中间穿行进入腋窝。在腋窝内，这些分支形成外侧束、后束和内侧束，因它们与腋窝动脉的第二段的关系而命名。上方的由上干和中干的分支形成外侧束，下方的由三个干组成后束，下干前段继续形成内侧束。

在胸小肌的外侧缘，三束延续为上肢的周围神

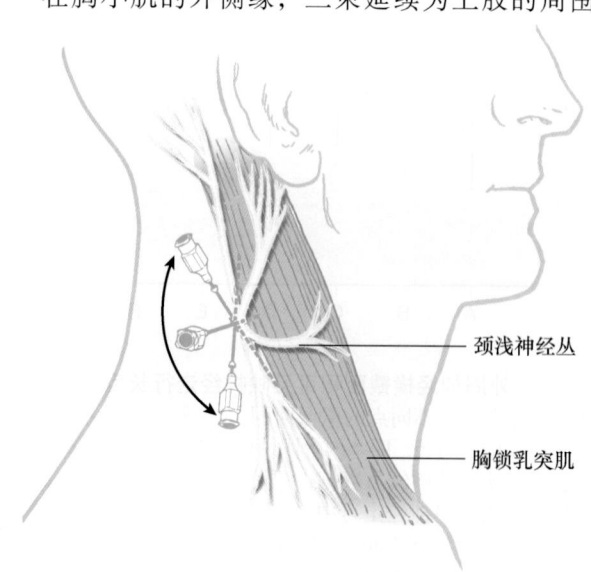

颈浅神经丛

胸锁乳突肌

图 46.15　**颈浅神经丛阻滞的解剖标志及进针方式**

经。外侧束形成正中神经外侧头和肌皮神经；内侧束形成正中神经的内侧头、尺神经、前臂内侧神经和臂内侧皮神经；后束分为腋神经和桡神经（图 46.16）。

除了如前所述形成周围神经的分支和束支之外，臂丛有几个分支提供运动神经支配菱形肌（C5）、锁骨下肌（C5 和 C6）和前锯肌（C5、C6 和 C7）。肩胛上神经起源于 C5 和 C6，支配肩胛骨背侧的肌肉，是支配肩关节感觉的主要神经。

颈神经根和周围神经的感觉分布如图 46.17 所示。采用传统的肌间沟入路阻滞臂丛神经，会阻滞颈

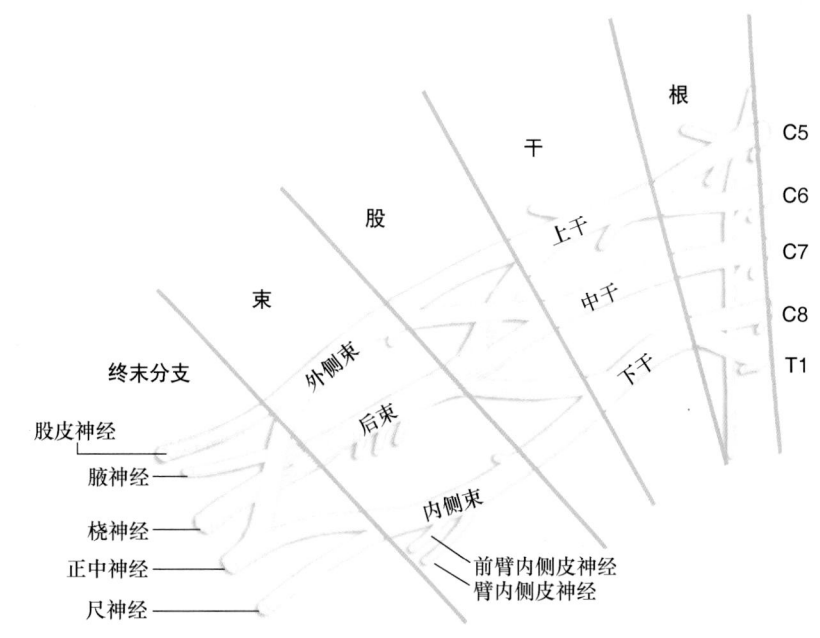

图 46.16　臂丛神经的根、干、股、束以及终末分支

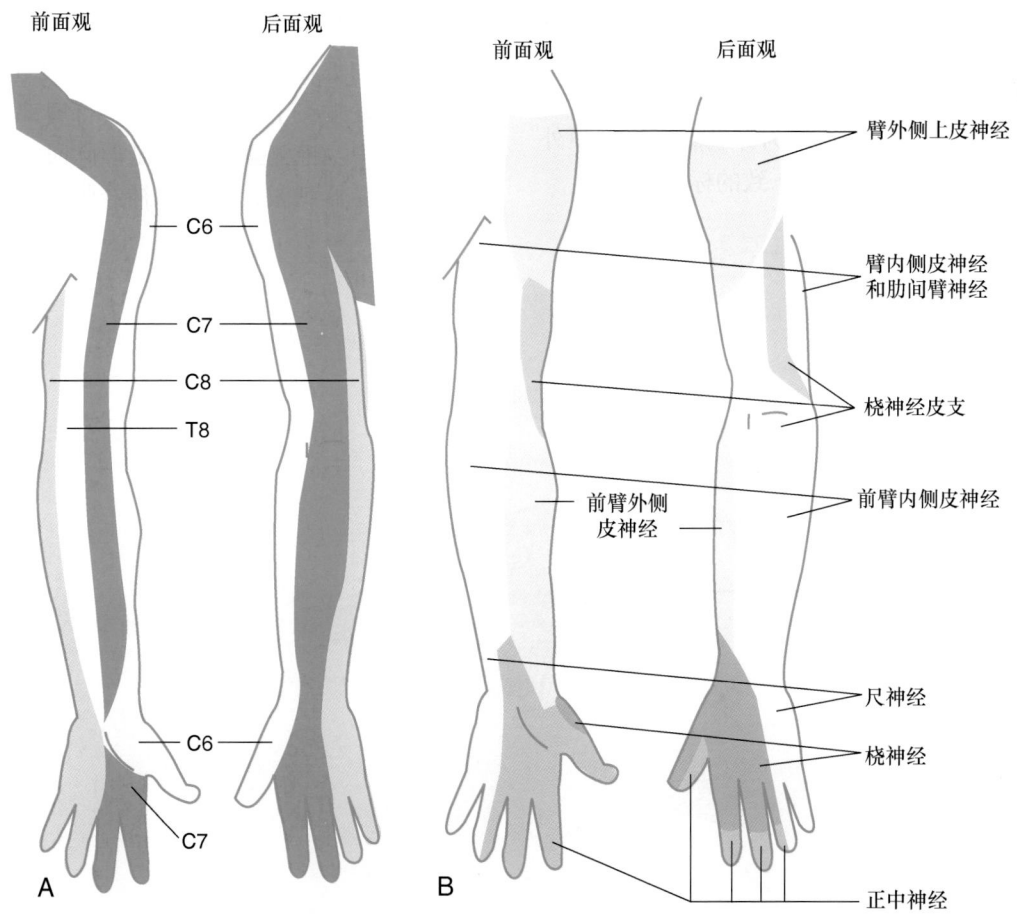

图 46.17　A. 颈神经根的皮肤分布。B. 周围神经的皮肤分布

神经根的分支。但是，肌间沟阻滞有伴发膈神经阻滞的风险，且有据可查。这可能导致有症状的膈肌麻痹和呼吸功能减退，在肥胖或中至重度阻塞性肺疾病的患者尤其明显[25-26]。最新的证据表明，以支配肩关节的末梢神经为靶点的远端"肺保留"阻滞技术可以避免膈肌麻痹。

根据目的，锁骨上方的臂丛神经阻滞（如肌间沟入路和锁骨上入路）主要针对位于腹侧支、躯干和分支附近的区域麻醉，而锁骨下方的臂丛神经阻滞（如锁骨下入路和腋神经阻滞）主要针对束支和末梢神经。

肌间沟入路阻滞

对于没有明显肺部疾病的患者，常选择肌间沟入路作为肩部区域麻醉技术[27]。此入路阻滞臂丛神经的上干和中干。尽管该方法可用于前臂和手部手术，但下干（C8 和 T1）的阻滞不完善，可能需要补充尺神经阻滞以满足手术区域的麻醉需求[28]。超声引导肌间沟阻滞可减少下干阻滞不全的发生率[29]。

相邻的解剖结构可以作为肌间沟阻滞操作的重要标志。患者去枕仰卧位，头偏向对侧并略后仰，手臂放松并平贴身旁。先令患者抬头，显露胸锁乳突肌锁骨头，向锁骨头后缘可触摸到前斜角肌。随即在前斜角肌外缘可摸到中斜角肌。在两肌肉之间仔细触摸，可触到一凹陷的间隙，即前、中斜角肌肌间沟（图 46.18）。从环状软骨水平（相当于 C6 水平）向侧方画一条水平线，与肌间沟相交点即为穿刺点。尽管颈外静脉通常覆盖此交点，但并不是一致的标志。

超声引导技术

判断肌间沟阻滞成功的传统方法包括异感或周围神经刺激技术。但此阻滞非常适合使用超声引导。通常最容易获得锁骨下动脉和臂丛神经的锁骨上图像（图 46.19），然后使用超声探头在颈部追踪神经丛。在超声图像下确认神经干，即前、中斜角肌之间的低回声结构（"交通信号灯"标志[30]）。进针方式可选用平面内或平面外，回抽无血液后给予少量试验剂量，并在针尖位置正确的情况下向臂丛周围推注局麻药。即使局麻药容量低至 5 ml，仍可成功阻滞臂丛神经，同时降低膈肌麻痹的发生率[31]。

副作用和并发症

传统的（C6 水平）肌间沟阻滞，同侧膈神经阻滞和由此产生的膈肌麻痹是不可避免的。此作用可能因为此水平距离膈神经较近，并可能引起呼吸困难的主观症状[32]。既往患有严重的呼吸系统疾病或对侧膈神经功能障碍的患者可发生呼吸功能损害。

单侧肌间沟阻滞时极少发生迷走神经、喉返神经和颈交感神经的受累。但当患者出现与这些副作用有关的症状时，可能需要予以安慰。当将穿刺针正确放置于 C5 或 C6 水平时，因距胸膜顶有距离，因而发生气胸的风险很小。

严重的低血压和心动过缓（如贝佐尔德-亚里施反射）可发生在于肌间沟阻滞下行肩部手术的清醒的坐位患者中。推测其原因，是静脉回流减少引起的心内机械感受器刺激，使交感神经张力突然消失，副交

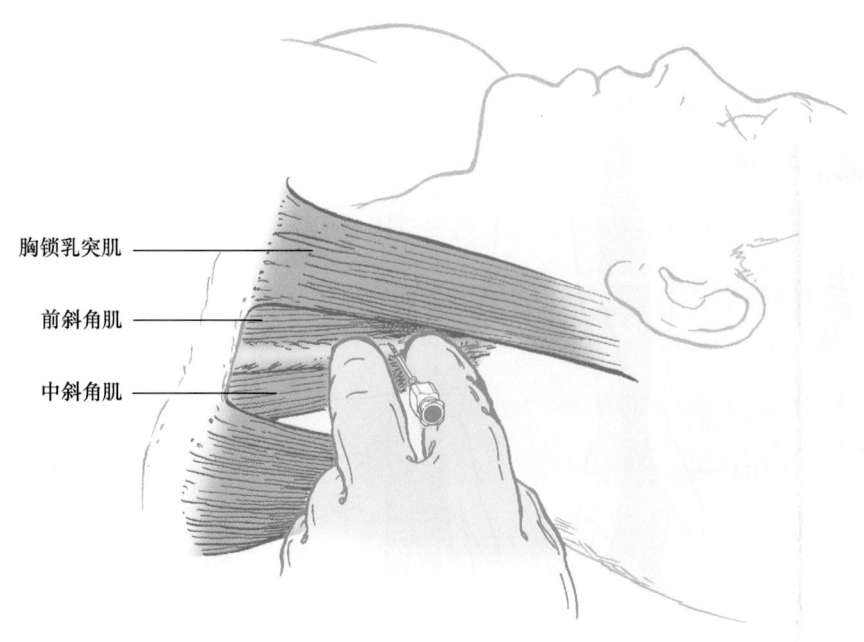

胸锁乳突肌

前斜角肌

中斜角肌

图 46.18　**触诊法定位的肌间沟阻滞。**手指触诊肌间沟，向下向后，朝向对侧脚跟进针

感神经兴奋性增加所致。这种作用可导致心动过缓、低血压和晕厥。预防性给予 β - 肾上腺素受体阻滞剂可降低上述并发症的发生率[33]。

此入路可发生硬膜外和鞘内注射。当对深度镇静或麻醉的患者进行肌间沟阻滞时，因毗邻重要的神经和血管结构，发生严重神经系统并发症的风险可能增加。因此，对成年患者通常在轻度镇静状态下实施肌间沟阻滞。

锁骨上入路阻滞 锁骨上入路阻滞的适应证包括肘、前臂和手部手术。阻滞部位为臂丛神经的远端主干-近端分股水平。在这一点上，臂丛相对紧凑，少量的局麻药即可迅速产生可靠的阻滞效果。

超声引导技术

患者处于仰卧位，头部偏向对侧，将阻滞侧手臂贴于身旁。与肌间沟入路阻滞相似，锁骨上阻滞的传统方法包括异感或周围神经刺激。鉴于超声的广泛使用和有效性，目前更常在超声引导下实施该阻滞。操作者可直观地观察臂丛、锁骨下动脉、胸膜和第一肋骨。该技术的固有安全性要求在进针过程中持续观察针尖位置及邻近解剖结构。

将高频（15 ～ 6 MHz）探头放置于锁骨上窝附近，以获取锁骨上图像（图 46.19）。臂丛神经干及分支垂直聚集于锁骨下动脉外侧的第一肋骨上。第一肋骨是针尖到达胸膜顶的中间屏障，距离短，宽且平坦。

然后可以使用平面内技术，在超声引导下从外侧向内侧进针[34-35]。将超声探头放置在锁骨附近，操作可能具有挑战性，因此需要具有控制穿刺针的高级技能。负压回吸无误后给予少量试验剂量。确认针尖位置后，在臂丛神经周围推注局麻药，总量低至15 ～ 30 ml 即可成功地完成阻滞。

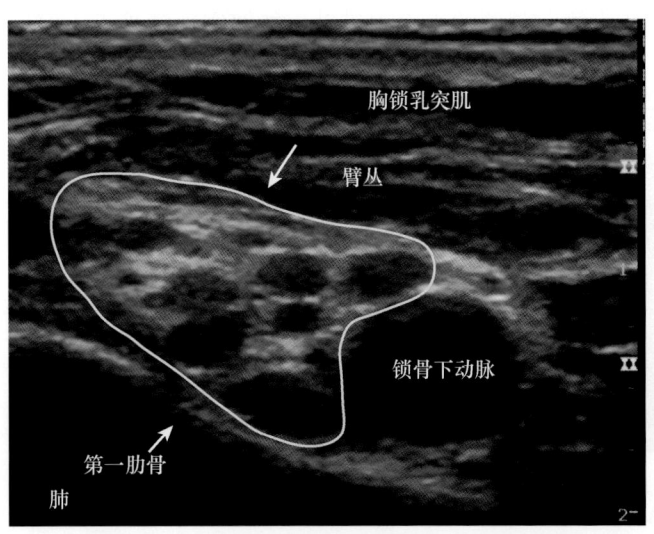

图 46.19 臂丛神经在第一肋骨水平的超声图像

副作用和并发症

锁骨上入路臂丛神经阻滞时，气胸的发生率为0.5% ～ 6%，随着操作经验的增加而降低。尽管应用超声可能会降低气胸的发生率，但无法消除风险[36]。当发生气胸时，症状通常会延迟，甚至长达 24 h 才会发作。因此，此入路阻滞后常规进行胸部 X 线扫描是不合理的。当患者不能合作或不能忍受任何程度的呼吸困难时，最好避免采用锁骨上入路。其他并发症包括膈神经阻滞（高达 40% ～ 60%）、霍纳综合征和神经病变。发生膈神经或颈交感神经阻滞时通常仅需给予安慰。尽管可能会发生神经损伤，但这种损伤并不常见，而且通常是自限性的。

肩胛上神经阻滞 锁骨上方的肩胛上神经阻滞（前路）是一种可行的替代斜角肌肌间沟阻滞用于肩关节区镇痛的方法[37-38]。这种外周阻滞的优势在于显著降低膈神经阻滞并发症的风险。此外，如果阻滞是半选择性的，也可以阻滞与肩关节相关的其他神经（如腋神经和胸外侧神经）。肩胛上神经阻滞前路（深度 5 ～ 10 mm）比肩胛上切迹传统入路（深度20 ～ 40 mm）进针更浅。另外，肩胛上切迹形态多变，甚至在一些患者中该标志缺如。肩胛上神经是支配肩关节感觉的主要神经，在锁骨水平以下臂丛神经无法阻滞该神经[39]。选择性小容量锁骨上肩胛上神经阻滞亦对疼痛治疗和康复有效[40]。

适应证

肩胛上神经是源自臂丛上干（C5 和 C6 神经根，C4 也常参与其组成）的混合运动和感觉神经，对肩关节的感觉支配起主要作用。肩胛上神经从颈后三角内通过，与肩胛舌骨肌伴行至肩胛切迹处。与肩胛上血管不同，肩胛上神经走行在肩胛上横韧带下方，再通过肩胛切迹进入冈上窝，为肩袖肌肉提供神经支配。

超声引导技术

前路肩胛上神经阻滞时，患者仰卧位，头部转向对侧。此时神经进入颈后三角区域（与肌间沟神经阻滞位置相似）。备选方案是患者取坐位，此时为距离肩胛骨稍远的后路肩胛上神经阻滞。坐位时，患者将手放于对侧肩膀（全肩内收），以使目标（神经）和肩胛骨外侧远离胸部。尽管应用神经刺激仪定位是一种选择，但超声引导仍是首选技术。

近端肩胛上神经阻滞（前路肩胛上神经阻滞） 前路肩胛上神经阻滞技术已成为替代肌间沟阻滞的

首选"肺保留"阻滞方式[37, 41]。将高频线性探头（15 ～ 6 MHz）置于锁骨上窝。在动态扫描下，可在超声下识别肩胛上神经，即肩胛舌骨肌深面、颈后三角臂丛上干外侧的圆形低回声结构（图 46.20）。从其起源（神经根 C5）观察肩胛上神经可便于识别，然后从后外侧向远离上干的方向追踪神经。最常用的穿刺针是 22 G，针长 5 cm，穿刺深度为 2 ～ 3 cm。采用平面内或平面外技术进针，将 5 ～ 15 ml 的局麻药注入肩胛舌骨肌深层，但在椎前筋膜浅层（较大的容量可能会导致膈神经阻滞）。因颈浅动脉和肩胛上动脉同样也是低回声结构，与颈后三角区内肩胛上神经非常相似，所以建议使用彩色多普勒超声。Auyong 等研究证明，与肌间沟阻滞相比，前路肩胛上神经阻滞技术可提供非劣质且"保留肺"的镇痛作用，而无须补充额外的末梢神经阻滞（如腋神经或肩胛上神经阻滞）[41]。

肩关节阻滞（肩胛上神经加腋神经［后外侧入路］阻滞）[42]

与前路肩胛上神经阻滞相反，肩胛骨上远端阻滞要求腋神经也被阻滞，远不及近端臂丛神经阻滞[43-44]。然而，后路肩胛上神经阻滞乃至腋神经阻滞无法为肩关节提供完善的阻滞效果。因此，常规的全身麻醉和补充的阿片类药物有望达到足够的镇痛效果。

副作用和并发症

严重的副作用和并发症主要是穿刺和使用局麻药引起。

因为穿刺操作不当可刺穿胸膜，所以应避免在肩胛上切迹上直接靶向肩胛上神经。其次，应避免肌肉内给药，以免局麻药蓄积在肩胛舌骨肌（前）或冈上肌（后）。这可能导致肌肉毒性或肌肉坏死。此外，腋神经分支和旋肱后动脉位于神经血管鞘下仅 2 ～ 3 mm。因此，在上臂后部更近处注射时，穿刺针可进入盂肱关节间隙，而局麻药容量增加则会扩散到后束，导致桡神经阻滞。

锁骨下入路阻滞

锁骨下入路的优点是臂丛神经阻滞效果完善，可放置导管于稳定位置，而不需要对手臂进行任何操作[45-47]。其缺点是锁骨下入路阻滞部位较深，因此，必须进行针头或探头操作，而穿刺针的倾斜角度会影响针尖是否可见。尽管可将手臂置于身体的一侧，但将手臂绑扎以拉伸神经血管束时更易于阻滞操作。三条束支相对于腋动脉的第二部分而命名，因此预期的位置是内侧束、外侧束和后束。在短轴图像中可以看到胸大肌和胸小肌深处的动脉（图 46.21）。大多数操作者选择从头侧向脚侧的平面内进针。能够实现锁骨下入路臂

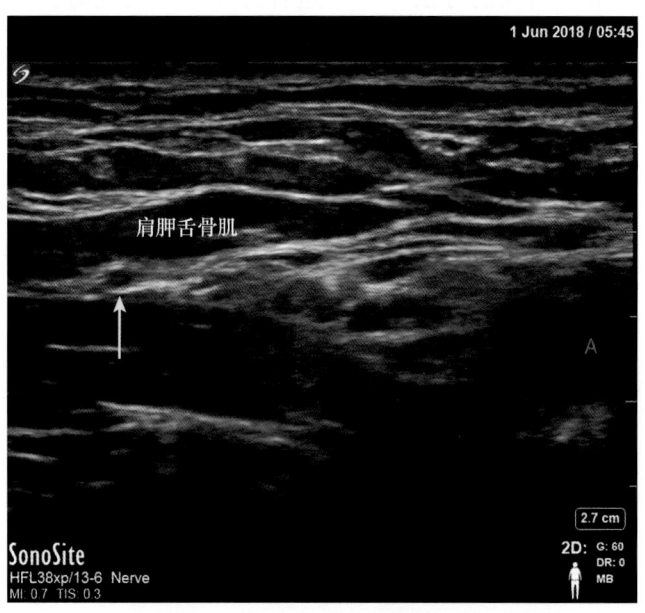

图 46.20　近端肩胛上神经阻滞（前路肩胛上神经阻滞）。肩胛上神经在颈后三角内臂丛神经上干外侧，在肩胛舌骨肌下腹深处呈圆形低回声结构

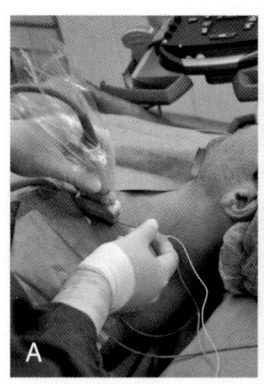
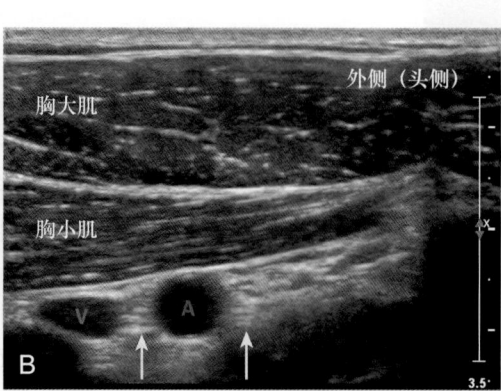
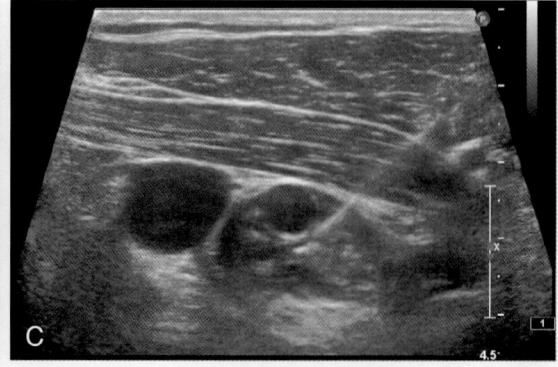

图 46.21　锁骨下阻滞超声成像。A. 锁骨下阻滞的临床操作图示。此图中患者手臂已外展。B. 臂丛（箭头）超声图像，各个束邻近腋动脉（A）和静脉（V）。神经血管束位于深部的胸大肌（PMA）和胸小肌（PMI）中。C. 锁骨下阻滞针尖的位置和局麻醉药分布的超声图像

丛神经完全阻滞的局麻药扩散的理想位置是在腋动脉后方进行单次给药或置入导管。大量证据表明，局麻药分布于腋动脉后方时，通过锁骨下入路可完全阻滞臂丛神经（表 46.2 和框 46.2），无须直接观察到臂丛神经的束支。腋静脉重复是锁骨下区域罕见的解剖变异之一。其临床问题是，重复部位静脉位于臂丛神经的外侧束附近，通常靠近针尖所在的位置。

腋窝阻滞

腋窝阻滞通用于上肢麻醉，虽然经典方法相对安全有效，但主要的不足之处是不能够阻滞肌皮神经。随着超声成像的出现，通过超声可以很好地显示肌皮神经，因而，这个问题迎刃而解。

腋窝阻滞可以满足肘和前臂手术。由于神经血管束位置较表浅（通常 20 mm）且操作空间较大，使

得超声引导腋窝阻滞操作相对容易（表 46.3）。通常有三个分支（正中神经、尺神经和桡神经）紧邻动脉壁，另一个分支（肌皮神经）具有特征性的从腋窝内侧向外侧走行。肌皮神经的走行还有特征性的形状变化，近动脉处（圆形）至喙肱肌内（扁平）至穿出肌肉（三角形）。

腋窝阻滞可以采用平面内（从手臂外侧进针）和平面外（从远端向近端进针）两种入路（图 46.22、46.23）。阻滞操作在腋窝近端进行。将探头轻压胸壁，可以看到背阔肌和大圆肌的联合肌腱[48]。腋窝阻滞可以用小（25 ~ 50 mm）的高频线性无菌探头。推注局麻药的理想位置是在神经和动脉之间，从而使它们分开，以保证药物在神经血管束内的分布。这样可以产生极好的感觉和运动阻滞。肌皮神经常在喙肱肌内被阻滞，因其形状扁平，表面积较大，因而会迅速被阻滞。双腋动脉和正中-肌皮融合束（腋区低位外侧束）是常见的腋窝处解剖变异。

躯干阻滞

肋间神经阻滞

肋间神经是 T1 ~ T11 的主要神经。严格意义上讲，T12 是肋下神经，它可与髂腹下神经和髂腹股沟

表 46.2　锁骨下阻滞时超声标志举例

近端	最佳位置	远端
头静脉	胸小肌（中部）	肩胛下动脉
胸肩峰动脉	环绕腋动脉的臂丛束	喙肱肌肌肉
胸壁和胸膜	腋动脉深面的后束（或内侧束）	旋前动脉和旋后动脉

注：锁骨下阻滞位置通常选择腋动脉的第二部分（深达胸小肌）。列出了腋动脉走行近端和远端的标志

框 46.2　锁骨下阻滞成功的超声标志

- 腋动脉下的 U 形分布
- 腋动脉的分离线
- 腋动脉的白墙外观
- 腋动脉直径缩小
- 应用长轴图像腋动脉下的黑色条纹

一些对临床阻滞特征的研究已经证实超声可以很好地预测腋动脉局部麻醉局麻药的分布

表 46.3　臂丛神经阻滞腋窝法和锁骨下法的比较

	锁骨下阻滞	腋窝阻滞
深度	深（两肌肉）	浅
起效	慢	快
止血带耐受	更好	好
置管成功率	高	低

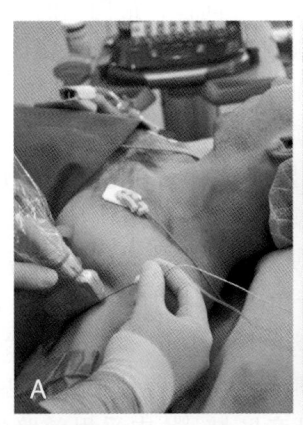
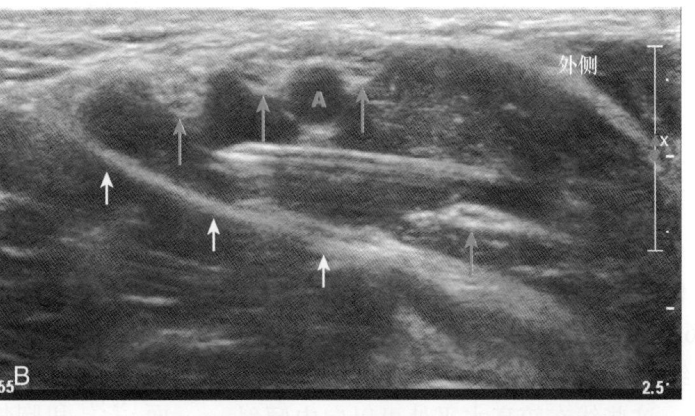

图 46.22　超声引导腋窝阻滞。 A. 外观图（平面外入路）。B. 神经血管束短轴超声图像，针尖在平面内，探头的压迫力度正好足以显示腋静脉壁。在背阔肌和大圆肌的联合肌腱水平（白箭头）进行阻滞，位于神经和血管结构下面。由内侧向外侧依次显示腋动脉的第三部分（A）和臂丛神经（桡神经、尺神经、正中神经和肌皮神经）（蓝色箭头）

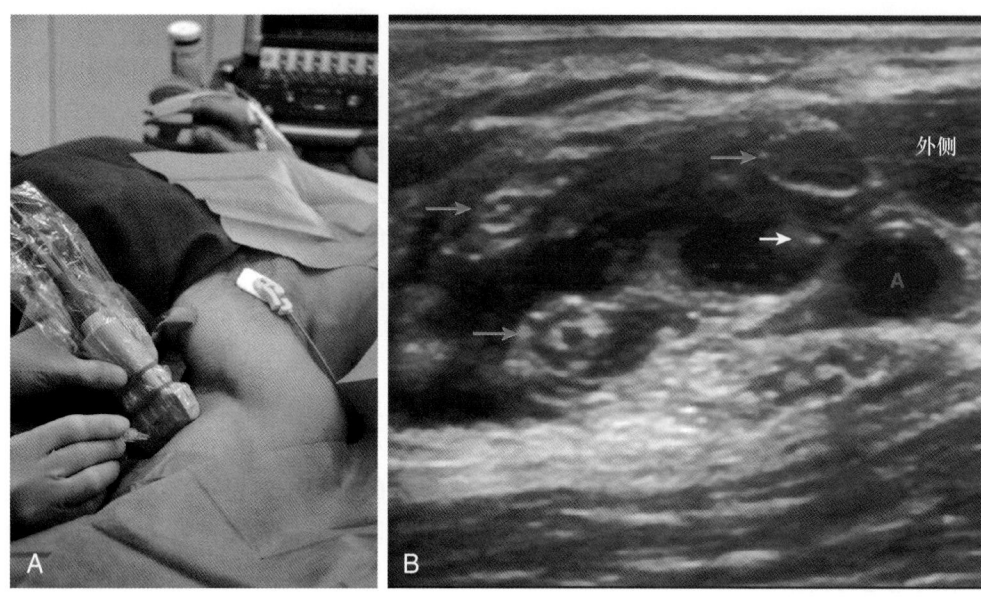

图 46.23　**超声引导腋窝阻滞。A.** 展示平面外入路的照片。**B.** 神经血管束短轴超声图像，针尖跨越成像平面，探头的压迫力度正好紧贴腋静脉壁。第三部分的腋动脉（A）和臂丛神经（蓝色箭头）如图所示

神经相交通。来自 T1 的纤维可汇入臂丛神经，T2 和 T3 一些纤维组成了肋间神经，以支配上臂内侧皮肤。每根肋间神经均有四个分支：灰色的交通支向前通向交感神经节，后皮支支配椎旁区的皮肤和肌肉，外侧皮支向腋中线前方伸出并向前和向后伸出皮下支，前皮支是神经的终端。

在肋骨的后角内侧，肋间神经位于胸膜与肋间筋膜内侧之间。在肋骨的后角处，神经位于肋沟内，并伴有肋间静脉和动脉。

临床应用

极少有手术单独应用肋间神经阻滞，硬膜外阻滞已大大取代了这些阻滞与其他技术的结合。然而，在有神经阻滞禁忌证的患者中，这些技术的单独使用或与其他阻滞和轻度全身麻醉结合可为腹腔内手术提供良好的手术条件。尽管可应用于外科手术，但主要的适应证是术后镇痛。肋间神经阻滞提供了一种替代硬膜外和椎旁神经阻滞的可行方法，具有相似的安全性和有效性[49]。

肋间神经阻滞技术

肋间神经可在靠近骶棘肌群外侧的肋骨角度被阻滞。患者处于俯卧位，腹部放置一个枕头，以减少腰部弯曲（图 46.24）。先沿脊椎棘突画一条线，沿肋骨后角做其平行线，可在距中线 6～8 cm 处触诊。为了防肩胛骨覆盖，这些线在较高水平处可以向内倾斜。触诊每根肋骨的下缘，并在与肋骨后角相交的线上标记。皮肤准备后，在标记部位注射皮丘，将 4 cm 长、

22 G 短针连接到 10 ml 注射器上。从标记的最低肋骨开始，左手示指将皮肤推向肋骨上方，将针沿手指间刺入，直到其停在肋骨上。随即将左手手指于肋骨边缘 3～5 mm 处固定穿刺针。在该处注射 3～5 ml 局麻药（图 46.24B、C）。在每个标记的肋骨处重复此过程。适当的静脉镇静药可提供镇痛和一定程度的遗忘，以使患者感到舒适。

亦可在仰卧患者的腋中线进行肋间神经阻滞。从理论上讲，可以忽略神经外侧皮支，但 CT 扫描表明注入的药液可沿肋沟扩展数厘米。退针后继续注射 1～2 ml 局麻药可阻滞皮下分支。

替代技术

超声引导可协助肋间神经阻滞，但肋间神经和血管很细（直径为 1～2 mm）并在肋沟中延伸，因此难以直接超声成像。同样，最内侧的肋间肌将肋间神经和血管与内侧和外侧肋间肌分开，因其在后胸廓中不完整而难以成像[50]。当被观测到时，最内侧的肋间肌薄且在超声影像中示低回声[51]。肋间动脉在进入肋沟前最易显现[52-53]。在老年患者肋间动脉较曲折，因此更易暴露且容易受伤[54]。

肋间注射使胸膜凹陷，类似于椎旁注射所见的移位[55]。以肋骨角度注射的局麻药可沿着肋沟内的肋间血管朝向椎旁间隙内扩散[56-57]。虽然已开发出超声引导下的肋间神经阻滞的各种入路，包括在前锯肌平面[58-59]和胸骨旁区域[60]中采用前路的肋间分支阻滞，但目前正在开发新的技术来改善肋间神经和血管的超声成像[61]。

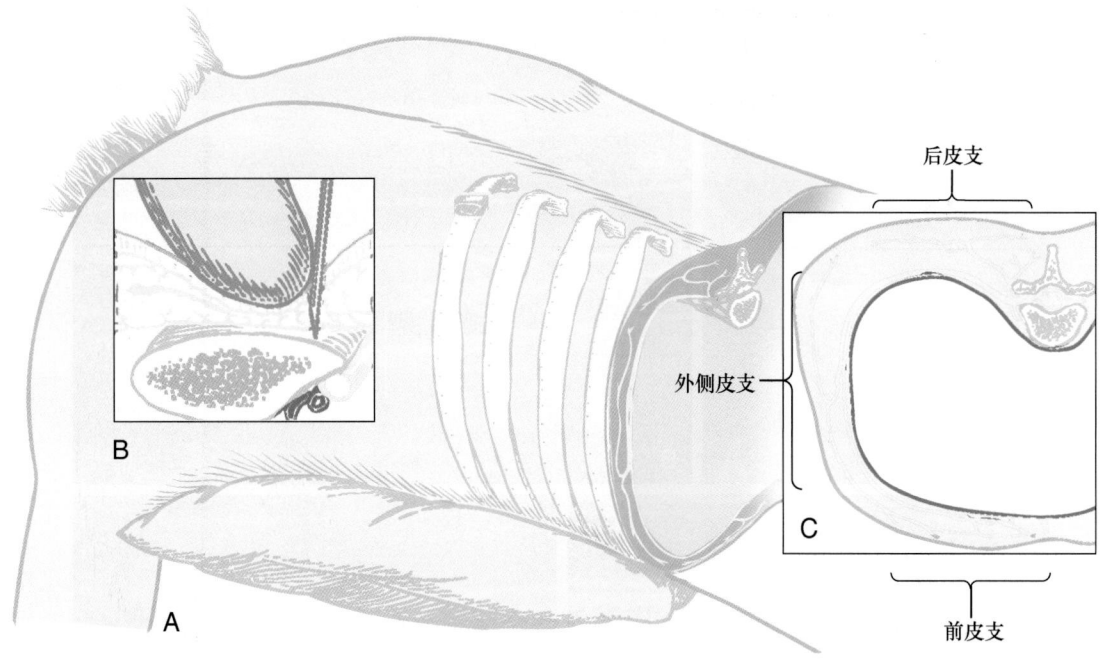

图 46.24　A. 肋间神经阻滞的患者体位。B. 将示指置于肋骨上的皮肤，针沿指尖刺入皮肤，直至针尖抵达肋骨，沿肋骨下缘刺入 3 ～ 5 mm。C. 肋间神经及其分支

副作用和并发症

　　肋间阻滞的主要并发症是气胸，但在麻醉科医师经历的所有病例中实际发生率平均仅为 0.07%。常规的术后胸部 X 线检查显示无症状性气胸的发生率为 0.4% ～ 1.0%[62-63]。如果发生这种不寻常的并发症，对其治疗通常仅限于观察、给氧或针吸，而极少需要胸腔引流。

　　由于局麻药的容量大且吸收迅速，进行多个肋间阻滞时存在局麻药中毒的风险。已显示使用肾上腺素可降低血药水平。阻滞后至少需严密监测 20 ～ 30 min。重症肺部疾病患者的呼吸功能依赖肋间肌，在双侧肋间肌阻滞后可出现呼吸代偿失调。

腹横肌平面阻滞

　　下腹壁主要受四个外周神经支配：肋下神经、髂腹股沟神经、髂腹下神经和生殖股神经。前三组神经由腹横机、腹内斜肌和腹外斜肌之间穿出。由于这几组神经在腹壁上经过腹内斜肌和腹横肌，从而更易进行局部神经阻滞的解剖定位。在超声引导下腹横肌平面（transversus abdominis plane，TAP）阻滞中，患者通常需仰卧位（图 46.25）。将超声探头置于腋线上的髂嵴和肋缘间。在此位置，腹壁的外侧肌肉层次易确定。这三层肌肉为腹内斜肌、腹外斜肌和腹横肌。

　　注射的药物必须在腹内斜肌与腹横肌的筋膜之间并将这两层肌肉分开。在直接可视接近神经条件下，在正确的层次中注射 15 ～ 20 ml 局麻药并无危险。穿刺入路是在平面内由前侧到腹横肌的后外侧角。由于腹膜腔呼吸运动及肌肉收缩的影响，全身麻醉也是值得考虑选择的方法。腹横肌相对较薄，因此，穿刺时应注意针尖的位置。

髂腹股沟神经和髂腹下神经阻滞

　　髂腹股沟神经和髂腹下神经起源于 L1 脊神经根。这两根神经穿过腹横肌的头部和髂前上棘内侧，然后继续在腹内斜肌和腹横肌筋膜之间向前穿行。在尾部和中部经过短距离的移行后，其腹侧支会穿过内斜肌并发出分支，再穿过外斜肌支配皮肤的感觉。髂腹股沟神经向前向下通向腹股沟环，支配大腿近端内侧的皮肤。髂腹下神经支配腹股沟区的皮肤。

适应证

　　髂腹股沟神经和髂腹下神经阻滞常应用于腹股沟疝修补术后和采用耻骨上横行半月状切口的下腹部手术的镇痛。尽管此阻滞无内脏镇痛作用，且不能在手术期间用作唯一的麻醉方式，但可显著减轻与疝气相关的疼痛。尽管操作相对简单，但其失败率高达 10% ～ 25%。

　　基于解剖标志的操作技术　此阻滞可应用阻力消

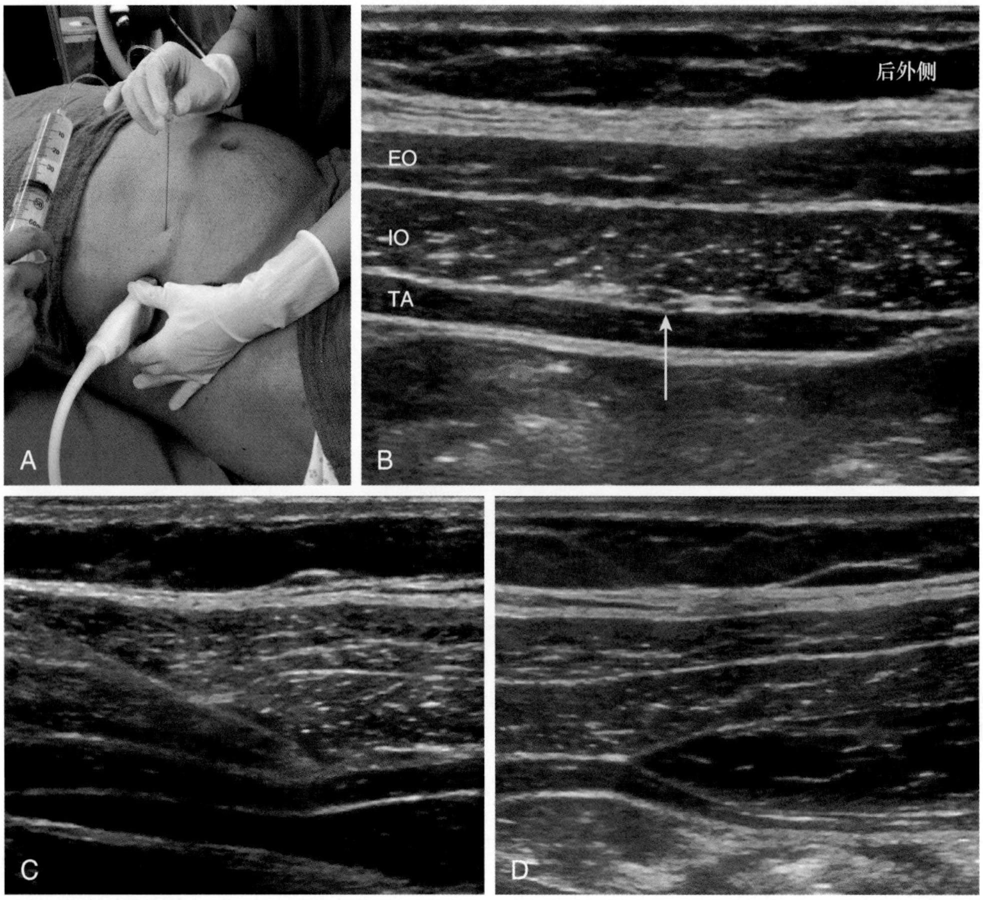

图 46.25   **超声引导下髂腹股沟神经（TAP）阻滞。A.** TAP 阻滞的腹壁定位图像。**B.** 在此超声影像中可以鉴别腹外斜肌（EO）、腹内斜肌（IO）和腹横肌（TA）（"三层蛋糕"样表现）。在腹内斜肌与腹横肌之间可以见到髂腹股沟神经（箭头）。**C.** 在平面内，穿刺针尖指向 TA 后外侧的超声影像。**D.** 成功进行髂腹股沟神经阻滞后的"皮船"征。腹内斜肌和腹横肌间的筋膜被分开，形成皮船样形状

失技术。应在腹横肌和腹内斜肌之间以及腹内斜肌和腹外斜肌之间注射局麻药。

穿刺点位于髂前上棘上方 2 cm，内侧 2 cm 处。通过穿刺部位将钝针垂直刺入皮肤。当针头抵达腹外斜肌时阻力增加。当针头穿过腹外斜肌并位于其与腹内斜肌之间时，阻力降低。回抽后注射 2 ml 局部麻醉药。然后进一步插入针头，直至再次阻力消失，此时将针头从腹内斜肌穿出并位于其与腹横肌之间，再注射 2 ml 局麻药。退针后重复以上步骤两次以上，使药液在腹内外斜肌之间以及腹内斜肌和腹横肌之间呈扇形分布。通常所用局麻药的总量约为 12 ml。

通常很难理解阻力消失感。考虑到进针过深潜在的并发症，这些穿刺通常使用超声引导[64-65]。另外，即使注射药量少于 1 ml，也无法选择性地阻断髂腹股沟神经和髂腹下神经[66]。

副作用和并发症

盲法注射可能会导致大肠和小肠穿孔，以及盆腔血肿等肠或血管的意外损伤，亦可能发生因局麻药扩散引起的下肢无力和继发的股神经阻滞[66]。

下肢阻滞

下肢解剖

下肢的神经供应来自腰丛和骶丛。腰丛由前四个腰神经的前支形成，常有 T12 的分支参与，偶尔包括来自 L5 的分支（图 46.26）。这两大神经丛位于腰大肌与腰方肌之间，神经丛的下部分即 L2、L3 和 L4，主要支配大腿前部和内侧。L2～4 的前部形成闭孔神经，后部形成股神经，而 L2 和 L3 的后部形成股外侧皮神经。

骶丛发出对下肢手术很重要的两条神经——股后皮神经和坐骨神经。股后皮神经和坐骨神经分别源自 S1、S2 和 S3 神经以及 L4 和 L5 的前支。这些神经一起穿过骨盆，可被同一技术阻滞。坐骨神经是两条主要神经干的组合，胫神经（即 L4、L5、S1、S2 和 S3 的前支的腹侧分支）和腓总神经（即 L4、L5、S1、

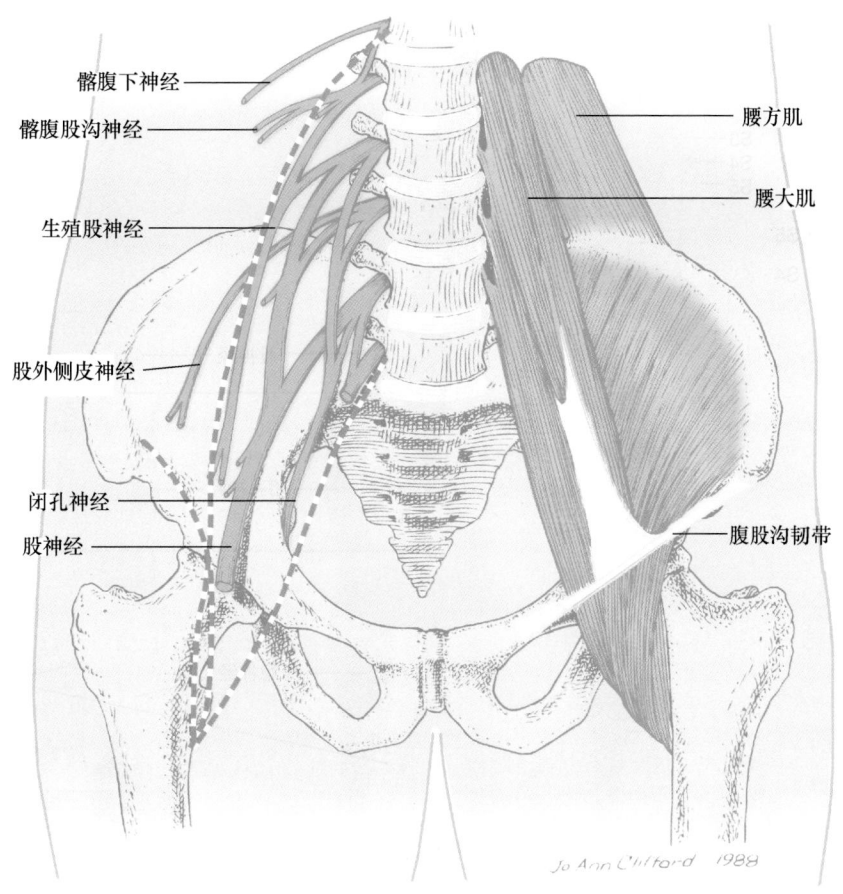

図 46.26　**腰丛位于腰大肌与腰方肌之间的腰大肌间隙**

图中标注（自上而下左侧）：髂腹下神经、髂腹股沟神经、生殖股神经、股外侧皮神经、闭孔神经、股神经；（右侧）腰方肌、腰大肌、腹股沟韧带

S2 和 S3 的前支的背侧分支）共同形成坐骨神经。主干在腘窝或腘窝上方分开，胫神经和腓总神经分别在内侧和外侧穿过。腰骶神经和周围神经的皮肤分布如彩图 46.27 所示。

股神经阻滞

超声引导股神经阻滞的优点包括：更完全的阻滞效果，减少局麻药的用量和降低误伤血管的风险。股神经通常位于股动脉外侧，走行在髂肌和腰肌间的肌沟中。股神经横断面可呈现椭圆形或三角形，其前后径约为 3 mm，内外径为 10 mm。关于股神经的最佳描述是在腹股沟韧带上距近端 10 cm 至距远端 5 cm 之间。依照骨盆倾斜度略倾斜超声探头，以使声束与神经垂直相交，来获得最佳的图像。另外，因为股神经的走行是从中间略向外侧，因而应用超声探头时少许旋动也有助于获得最佳的神经影像。股神经被强回声的脂肪组织和筋膜包覆，因此，超声下准确地定位神经外鞘很困难。在有些病例中，腰大肌腱成像类似于股神经。但腰大肌腱位于肌肉的深部。如果在超声影像中可见股深动脉（股动脉深支），则说明超声探头略偏向远端了，不能完全阻滞股神经。股神经通常也

通过髂腰肌的小切迹定位。

超声引导股神经阻滞需要应用宽（35 ～ 50 mm）线性探头（图 46.28）。平面内（从外侧向内侧）和平面外（从远端向近端）技术均可应用。平面内技术的优点是可以看到进针过程，缺点是较长的穿刺针径迹使穿刺针趋于滑过并推开髂筋膜而不是刺入髂筋膜。平面外技术通常用于导管置入。

与髂筋膜阻滞方法相同，无论选择哪种入路，都要保证针尖位于髂筋膜和髂腰肌之间，并靠近股神经的外侧角以免损伤股血管。髂筋膜具有向中外侧倾斜的特点。理想的局麻药分布是位于股神经下或完全包绕股神经。当观察到局麻药位于股神经上面时，则要考虑髂筋膜未被穿透，阻滞可能失败。对于肥胖患者，股神经的成像具有挑战性。将超声联合神经刺激仪应用于肥胖患者可以提高阻滞的成功率。成功推注局麻药后，沿着股神经走行方向滑动探头可以分辨出股神经的分支。

髂筋膜（改良股神经）阻滞

技术　髂筋膜阻滞最初被描述在儿童和涉及检测穿刺针穿过阔筋膜和髂筋膜双针刺的感觉（见第 77 章）[67]。穿透两层筋膜对于阻滞成功很重要。为了促

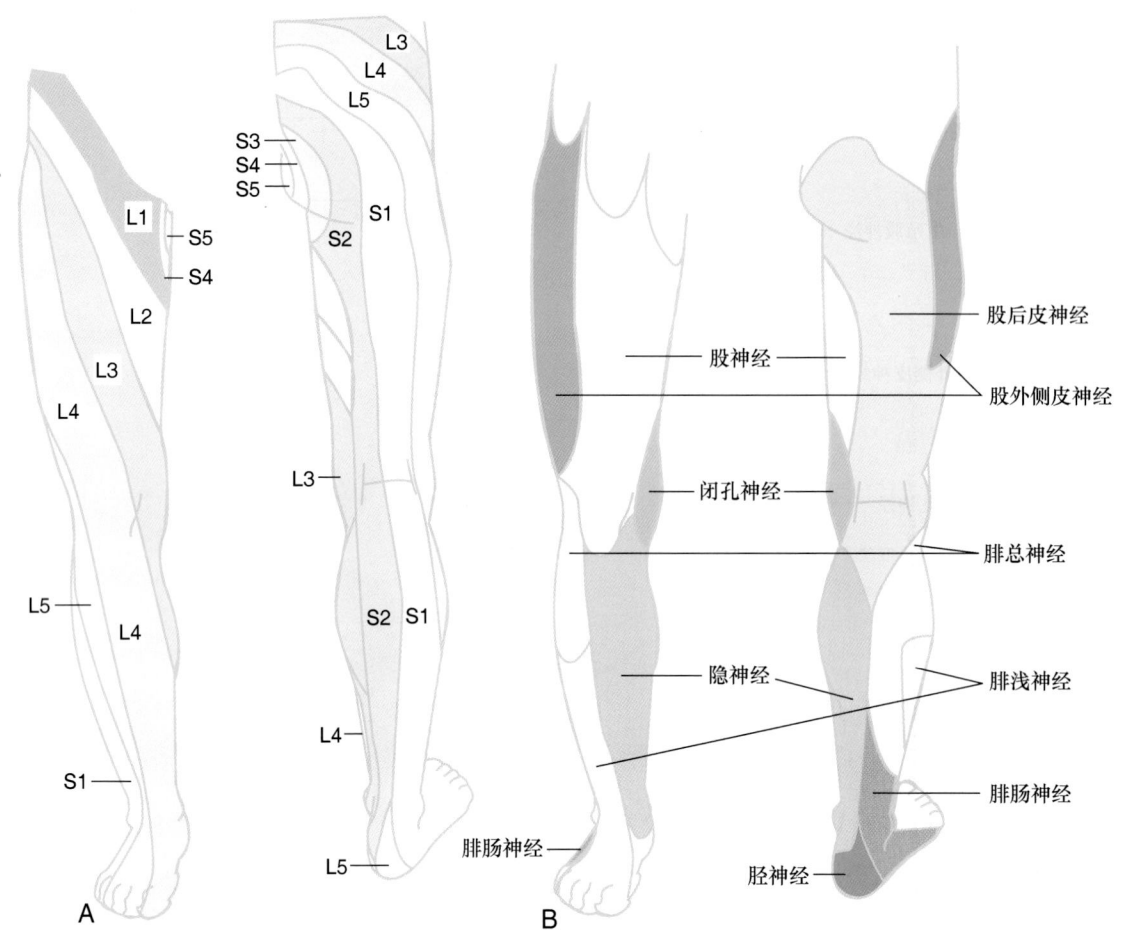

彩图 46.27　A. 腰骶神经的皮肤分布。B. 下肢周围神经的皮肤分布

进对"滴答声"或"爆裂声"的感触，使用短斜角或子弹头针比切面针更能提供触觉反馈。

由于髂筋膜包裹髂腰肌和股神经，大量被稀释的长效局麻药可以通过前路注射阻滞腰丛神经。髂筋膜阻滞的临床应用与股神经阻滞相似[68]。

髂筋膜阻滞的入针位置是通过在耻骨结节和髂前上棘之间画一条线，并将这条线做三等分来确定的。进针点在这条线的内侧 2/3 和外侧 1/3 交叉处的尾侧 1 cm 处。该部位远离股动脉，适用于股动脉穿刺有禁忌的患者。超声也可用来可视化两个筋膜层，并监测髂筋膜下局部麻醉药的扩散[69-70]。

副作用和并发症　由于靠近股动脉，可能会导致误入血管和血肿。在解剖学上，股神经和动脉位于大约相距 1 cm 的不同鞘内。在大多数解剖结构正常的患者中，股动脉易触诊，因而可以在搏动旁正确、安全地放置针头。股血管移植器官是这项技术的相对禁忌证。但大多数情况下，这些移植器官可通过超声图像轻松识别。由于注射是在股骨和股外侧皮神经之间进行的，因此神经损伤很少见。

膝关节上方的隐神经阻滞（包括收肌管阻滞）

适应证

已使用膝盖上入路描述了几种隐神经阻滞的方法。当联合使用多模式镇痛时，由于股四头肌无力的发生率降低，大腿中部或附近的隐神经阻滞是有效的，在股神经阻滞膝关节手术后应用更可取[71-73]。即使假定的解剖目标可能仅相距几英寸，准确的"收肌管阻滞"位置仍饱受争议。"真正的"收肌管阻滞最好通过超声扫描缝匠肌与内收肌的内侧边界来确定[74]。在收肌管顶部有一双重轮廓，是内收肌膜。这种解剖上的区别非常重要，因为股内侧肌的神经通常位于内收肌外的筋膜鞘中。因此，"真正"收肌管内的远端收肌管阻滞可能会忽略腓肠肌的神经阻滞。这是全膝关节置换术后膝关节疼痛的主要原因。有学者主张在股动脉外侧，在髂前上棘和髌骨之间的内收肌膜深处的缝匠肌下注射局麻药，可浸润隐神经和股内侧的神经[71]。

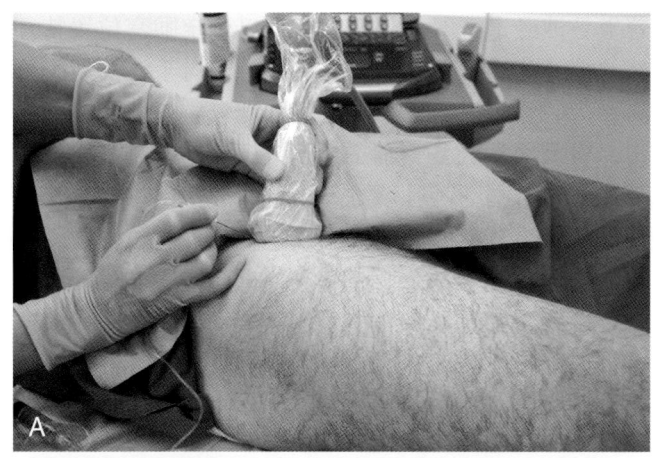

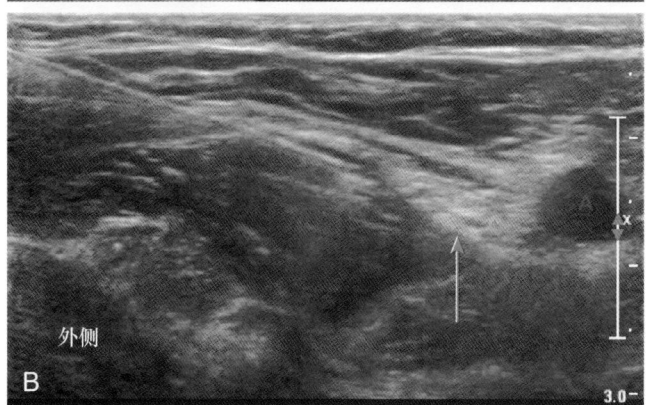

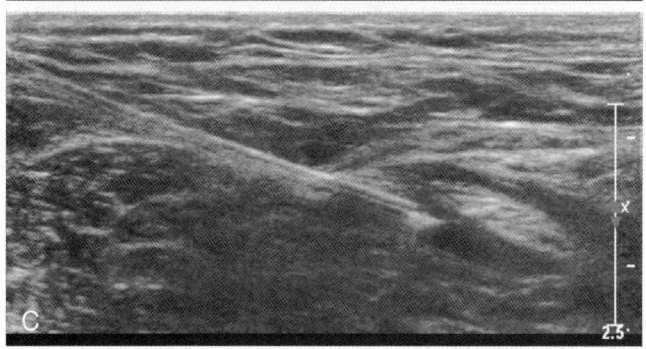

图 46.28 **股神经阻滞的超声影像（平面内入路）**。A. 股神经阻滞的临床图像。B. 注入局麻药前针尖在股神经局部的影像（箭头）。C. 给药后局麻药包绕着股神经的影像（Modified from Gray AT. Atlas of Ultrasound-Guided Regional Anesthesia. 3rd ed. Philadelphia：Saunders；2018.）

解剖

由于隐神经是膝上方股神经的终末感觉分支，故可为膝关节髌下支提供神经支配。它穿过缝匠肌腱和股薄肌腱之间的阔筋膜，然后沿着缝匠肌后缘进入收肌管。收肌管内神经在膝关节水平出现分支，然后沿着小腿内侧向远端走行。

技术

收肌管阻滞时，患者取仰卧位，大腿轻度外旋，露出大腿内侧。超声引导是首选的神经定位技术，神经刺激或两者结合使用也是可选方案。

超声引导技术 将高频线性（15 ～ 6 MHz）探头横向放置在大腿内侧，从大腿中部和远端 1/3 之间开始沿短轴扫描。内收肌膜定义为股内侧肌（外侧），缝匠肌（前）和股动脉（最内侧）之间的边界（图 46.29）。通常选择 5 cm 长 22 G 针，穿刺深度为 2 ～ 3 cm。通过平面内技术进针，将 10 ～ 15 ml 局麻药（较高的局麻药容量可能导致股四头肌麻痹）[75] 沿动脉外侧注射到缝匠肌深处。

副作用和并发症

尽管所有区域麻醉技术均具有相同的理论风险，但该阻滞的并发症风险较低。血管损伤可能导致动脉假性动脉瘤。已有坏死病例报道[76]，所以应避免肌肉内局麻药的扩散，并及时评估意料之外的大腿无力。尽管收肌管阻滞被认为是一种更具选择性"肌肉保留"的下肢外周阻滞，但仍建议谨慎操作。此外，预防跌倒包括对患者进行避免无支撑步行的教育很重要[77]。

膝关节下方的隐神经阻滞

适应证

隐神经为从膝盖到内踝的下肢内侧提供神经支配。隐神经阻滞通常与腘窝和踝关节阻滞相结合。已描述过几种隐神经阻滞的方法，包括静脉旁（膝下）入路。超声引导可以用于该技术。隐神经可在踝关节水平被阻滞，也可与其他方法联合用于踝阻滞。

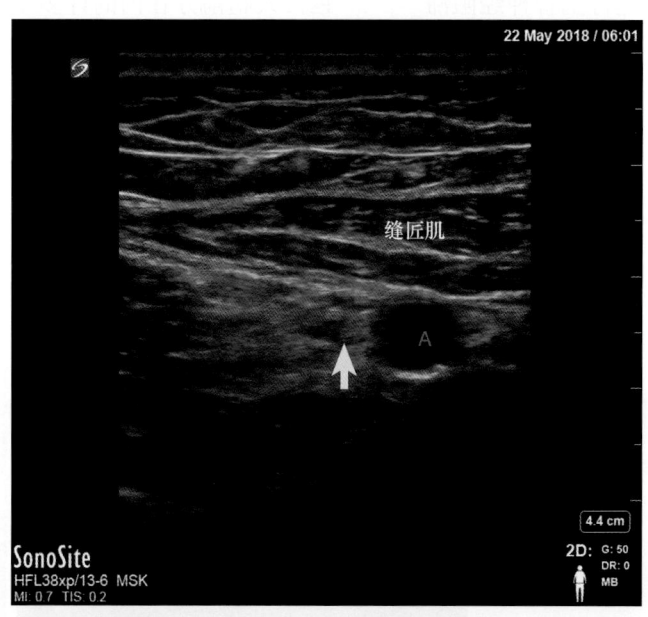

图 46.29 **隐神经近端阻滞（收肌管阻滞）**。在超声上，对收肌管阻滞最好通过确定股内侧肌（外侧）、缝匠肌（前侧）和股动脉（最内侧）之间的边界来确定。局麻药的动脉周围沉积是在髂前上棘与髌骨之间的股动脉中间段的外侧

解剖

隐神经从收肌管穿出，并在膝水平处发出分支，然后沿胫骨内侧缘和大隐静脉后方向远端延伸。隐神经位于胫骨结节水平隐静脉后方 1 cm 和内侧 1 cm 处。

技术

膝下方的隐神经是纯粹的感觉神经，因此，局部阻滞技术是可行的，并且对神经刺激仪可能同样有效。超声引导因可识别隐神经附近的神经和血管结构而受到广泛欢迎。

静脉旁入路　在胫骨结节水平，将 5 ～ 10 ml 局麻药浸润到大隐静脉深处。

局部阻滞　5 ～ 10 ml 局麻药可从胫骨内侧髁向前到胫骨结节，向后到腓肠肌内侧头。这项技术的成功率为 33% ～ 65%。

副作用和并发症

这种阻滞方法并发症的发生率很低，尽管所有局部麻醉的风险模式都适用于这种阻滞，即神经或组织损伤和刺穿血管形成血肿。由于将大隐静脉视作区域阻滞技术的解剖标志，因而轻微的血肿形成并不少见。

腘窝坐骨神经阻滞

从臀后至腘窝沿着坐骨神经走行的任意部位均可进行坐骨神经阻滞[78-80]。包括大腿前方在内的许多坐骨神经阻滞入路都已经阐述过[81]。其中最常见的一种入路是腘窝坐骨神经阻滞。患者俯卧位抬腿，采用侧入路进行阻滞[82]。在这个解剖位置，神经阻滞更接近于表皮。坐骨神经在此区域呈现宽大的目标和较大的表面而有利于阻滞完善。应用此项技术时，针尖应位于坐骨神经分成胫神经和腓总神经的起始部，以保证一次注药可以分布到两条神经（图 46.30）。沿

着坐骨神经走行滑动超声探头可以确定腘窝位置特征性的神经分离。滑动超声探头的方法对于注药后确认局麻药的分布也同样重要。胫神经较腓总神经走行更直，横截面积大约是腓总神经的两倍。在腘横纹处，胫神经位于腘动静脉后方。当超声成像困难时，这一特征可作为有用的起始标志来进行超声定位。这种入路的优点是体位方便，超声探头的位置远离穿刺点，并且平行于超声探头的入路观察穿刺针的针尖最佳。通过该入路注药后，局麻药也较容易沿坐骨神经分布（图 46.31）。

坐骨神经阻滞的替代方法

坐骨神经可以在其任意位置被阻滞。但由于神经距离皮肤表面较深，靠近腘窝的方法通常更困难。坐骨神经是可移动的结构，其位置和方向随着肢体运动而变化[83-84]。由于穿刺深度和位置变化，超声引导对于成人和儿童的坐骨神经近端阻滞都非常有用[85]。

对于膝盖以上的手术，骶旁坐骨神经阻滞优于远端入路，因为坐骨神经和股后皮神经均可被阻滞[86-89]。或者使用超声引导单独阻滞股后皮神经[90]。当腘绳肌被阻滞时，坐骨神经阻滞的臀下入路是有用的[91]。当患者由于疼痛或腿部牵引而无法采用其他体位的方法时，坐骨神经前路将非常有用[92-94]。坐骨神经阻滞的近端入路可能需要多次注射才能快速起效[91]。通过超声引导可检测到臀区坐骨神经的血液供应，以帮助某些患者进行神经定位[95]。

踝部神经阻滞

踝部阻滞的操作相对简单，可为脚的外科手术提供充足的麻醉。此阻滞常在踝水平上根据解剖标志进行操作。

在五条可阻滞的踝部神经中有四条是坐骨神经的

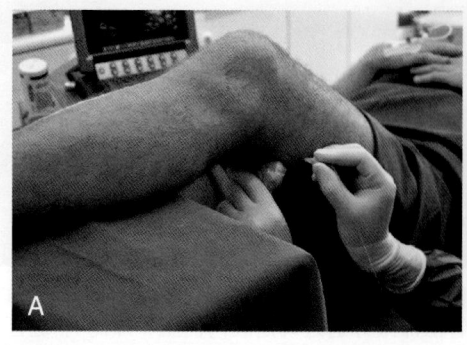
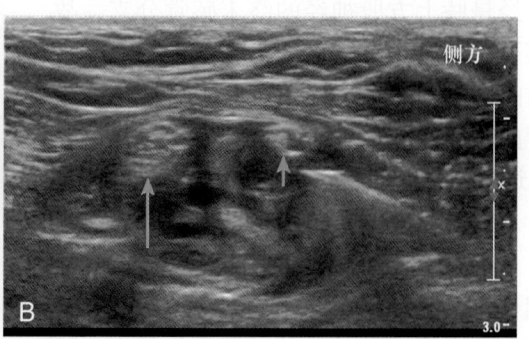

图 46.30　**腘窝坐骨神经阻滞的超声影像（平面内入路）**。A. 仰卧位腘窝坐骨神经阻滞的图像。将小腿抬高，超声探头置于大腿后表面。B. 穿刺针从大腿外侧沿着超声影像平面接近坐骨神经分叉处。针尖位于胫神经（长箭头）与腓总神经（短箭头）之间

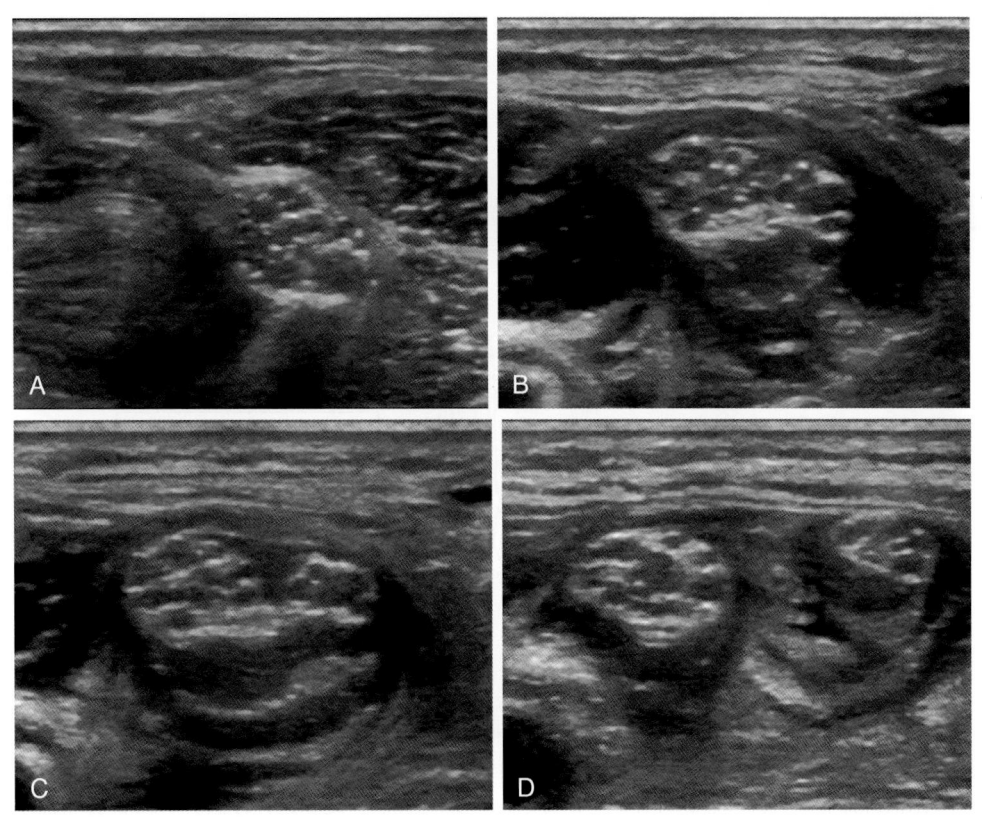

图 46.31　腘窝坐骨神经分成胫神经和腓总神经前（**A**）、中（**B** 和 **C**）、后（**D**）的影像。可见到局麻药沿着胫神经和腓总神经分别弥散，从而确认阻滞成功

终末分支——胫神经、腓肠神经、腓浅神经和腓深神经（图 46.32）。坐骨神经在腘窝顶端或上方发出分支，形成腓总神经和胫神经。腓总神经沿腓骨颈向下延伸，分为腓浅神经和腓深神经。胫神经和腓总神经在小腿内汇成腓肠神经。

隐神经是股神经的主要下行感觉支。其支配范围是小腿内侧，可延伸到大脚趾的底部，并作为踝部阻滞一部分[96]。

胫神经阻滞

进行胫神经阻滞时患者可选取俯卧或仰卧位。探查胫后动脉，在内踝水平的动脉后外侧插入一根 3 cm 长 25 G 穿刺针（图 46.33A、B）。通常会引起异感，然而，这并不是阻滞成功的必要条件。如果出现异感，应注射 3 ～ 5 ml 局麻药。如无异感，则应在从胫骨后侧缓慢退针时注射 7 ～ 10 ml 局麻药。胫神经被阻断后，足跟、脚趾的足底部分和脚底以及同一区域的运动分支都会受到阻滞。胫神经超声显像可缩短起效时间（图 46.34）[97]。

腓肠神经阻滞　腓肠神经浅层位于外踝与跟腱之间。用 3 cm 长 25 G 的穿刺针刺入肌腱侧面，指向踝部并在皮下注射 5 ～ 10 ml 药液（彩图 46.33、彩图 46.35）。该阻滞提供了足部外侧和足部近侧脚底外侧的麻醉。

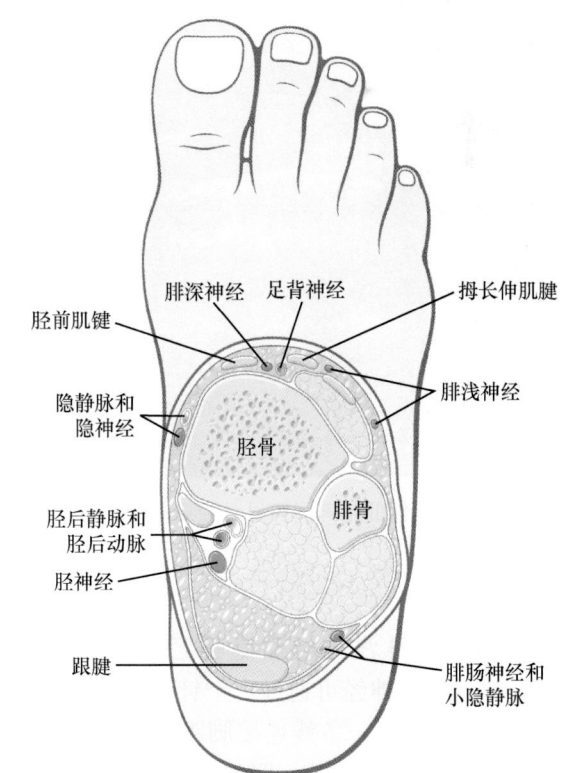

图 46.32　**踝部横截面解剖。**踝部阻滞是在五个不同的神经部位注射局部麻醉药。腓浅神经、腓肠神经和隐神经通常被皮下浸润阻滞，因为它们在穿过踝关节时可能已发出分支。胫神经和腓深神经需要在伴行血管（分别是胫前动脉和胫后动脉）附近进行深部注射。由于阻滞针从多个角度阻滞脚踝，因此通过支撑小腿来抬高脚很方便（Modified from Brown DL，Factor DA，eds. Regional Anesthesia and Analgesia. Philadelphia：WB Saunders；1996.）

图中标注：腓深神经　足背神经　拇长伸肌腱　胫前肌腱　隐静脉和隐神经　腓浅神经　胫骨　腓骨　胫后静脉和胫后动脉　胫神经　跟腱　腓肠神经和小隐静脉

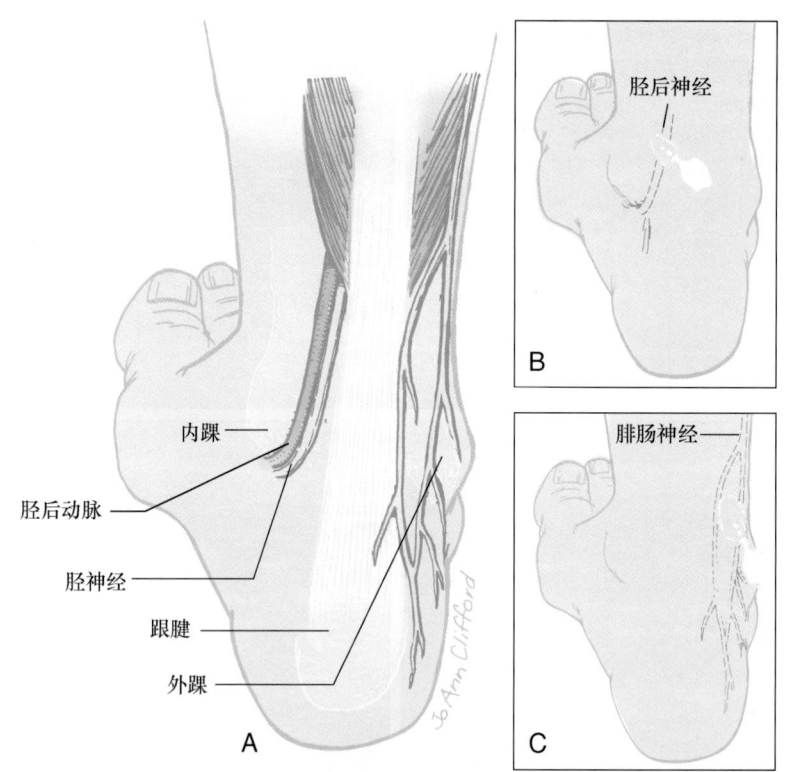

彩图 46.33   A. 阻滞踝部胫后神经和腓肠神经的解剖标志。B. 踝部胫后神经和进针方法。C. 踝部腓肠神经和进针方法

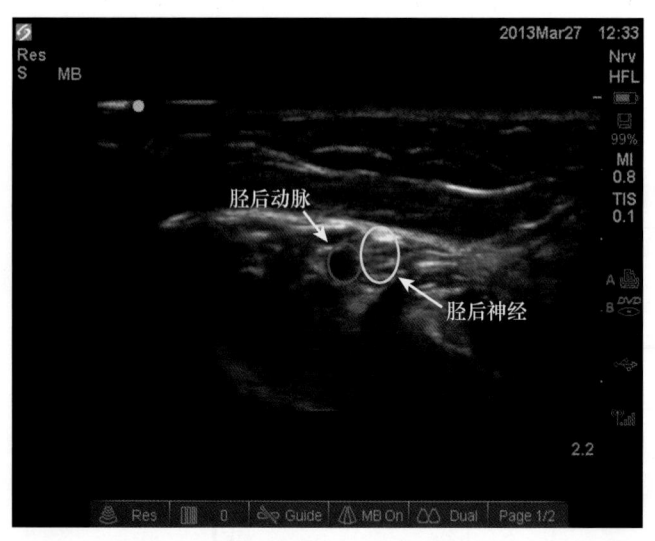

图 46.34   踝关节内侧的超声图像显示胫后动脉（小圈）和胫后神经（大圈）

腓深神经、腓浅神经和隐神经阻滞   腓深神经、腓浅神经和隐神经可通过一个针孔被阻塞（彩图 46.35）。在足背上画一条线连接脚踝，对拇长伸肌腱通过患者背屈大脚趾来确定。胫前动脉位于这个结构和拇长伸肌腱之间，在此可以触及。在踝间线上两个肌腱之间动脉搏动的外侧有一个皮肤小突起。用 3 cm 长的 25 G 针垂直于皮肤刺入皮肤，并将 3 ～ 5 ml 局麻药注入伸肌韧带深处以阻滞腓深神经。该阻滞麻醉第一、二脚趾之间以及脚趾短伸肌之间的皮肤。

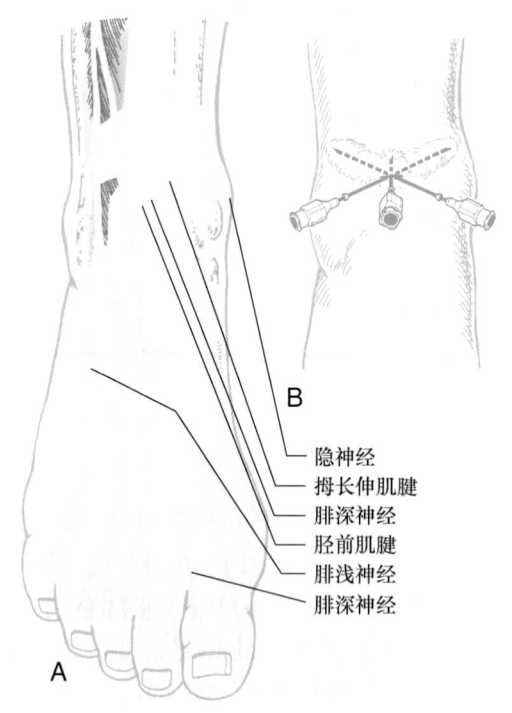

彩图 46.35   A. 踝部腓深神经、腓浅神经和隐神经阻滞的解剖标志。B. 经单针入路阻断腓深神经、腓浅神经和隐神经的穿刺方法

将针头外侧向穿过同一部位皮肤，同时皮下注射 3 ～ 5 ml 局麻药可阻断腓浅神经，导致足背麻醉，但不包括第一指间裂。可在内侧行相同的操作，从而阻滞隐神经，即股神经的末梢分支，沿着足部内侧支配

一个条形区域。

副作用和并发症

此过程需多次注射，可能导致患者不适。可发生永久性感觉异常，但通常是自限性的。踝部阻滞引起的水肿或硬结的存在可使触诊界标变得困难。如果出现这种病理情况，通常会进行更近端的阻滞（如大腿远端的腘窝和隐神经阻滞）。可误入血管，但如果回抽无血液，则可避免。

静脉区域麻醉（又称"BIER"阻滞）

简介和临床应用

1908 年，德国外科医师 August Bier 首次描述了静脉区域麻醉。Bier 阻滞具有多种优势，包括易于给药，起效快，恢复快，肌肉松弛以及麻醉时间可控。对于短时间（＜ 60 min）的外科手术来说，这是一项出色的技术。Bier 阻滞还用于治疗复杂的局部疼痛综合征（静脉区域镇痛在疼痛综合征中的更多细节详见第 51 章）。静脉区域麻醉通常用于上肢手术，如软组织肿块切除或腕管松解术，亦可应用于下肢阻滞。

技术（上肢）

应用这种技术时，血液被替换成局麻药。用止血带将肢体与体循环隔离开来。Bier 阻滞手术麻醉和镇痛的时间实质上是止血带充气时间。阻滞的禁忌证与止血带放置的禁忌证（肢体缺血和感染）相同。

先决条件

在手术肢体上放置一根细的静脉导管（20 G 或 22 G）（以减少拔除导管时的出血量）。仅使用最少量的敷料来固定导管。通常将静脉导管放置在手术部位的远端或附近（尽管尚不清楚是否会影响阻滞效果）。如果难以通过静脉途径进入，则需要中止该步骤。

重要的是，患者还应在非手术侧上肢建立静脉通路以输注液体和其他药物。如需使用抗生素，则应在阻滞前使用抗生素（以使这些药物在止血带充气之前有效到达手术部位）。如果发生局麻药全身中毒反应，应立即使用脂质乳剂（详见第 29 章）。

肢体缺血和止血带充气

用埃斯马赫氏驱血带之前将肢体抬高至心脏水平以上，在 1 ～ 2 min 内驱离肢体的静脉血液（可以超时完成）。以螺旋重叠的方式从远端向近端缠绕绷带并包裹肢体，一直持续到止血带的袖带被覆盖为止。

应用埃斯马赫氏驱血带之后，止血带通常会加压至 250 mmHg，或高于收缩压 100 mmHg。因此，在止血带充气期间，患者血压正常（收缩压≤ 150 mmHg）是很重要的。如有必要，可使用镇静药或抗高血压药物。另一个选择是增加止血带的膨胀压力到 275 mmHg，用于短暂的止血带运行（通常 Bier 阻滞时长＜ 60 min）。由于这些原因，在静脉局部麻醉期间对血压严密的监测和控制是非常重要的。手术条件和麻醉质量都高度依赖于肢体的缺血。

在静脉区域麻醉时，使用单个宽袖带可减小充气压力。假定的优势是较小的压力将减少与高充气压力与狭窄的双袖带相关的神经系统并发症的发生率[98]。

不含防腐剂的 0.5% 氯普鲁卡因、0.5% 利多卡因或 0.5% 丙胺卡因可用于静脉局部麻醉（不含肾上腺素的普通溶液）[99-101]。对于上肢麻醉，根据手术部位应用止血带，手臂（约 0.6 ml/kg，最大 50 ml）或前臂（约 0.4 ml/kg，最大 25 ml）[102]。不推荐使用布比卡因进行静脉局麻，因其有严重的局麻药中毒的病例报道[103]。但是，长效酰胺的稀溶液（0.125% 左旋布比卡因或 0.2% 罗哌卡因）已成功被用于延长感觉阻滞和止血带放气后的镇痛[104-106]。

额外的临时止血带（用于静脉注射）可以立即放置在手术部位附近，同时通过导管注射第一个 10 ～ 20 ml 局麻药（然后释放第二个止血带）。这将局麻药限制在远端，并加快阻滞速度[107-108]。应缓慢注射，以使静脉压力保持较低。如果注射在远端部位，则止血带下方的渗出将减少。麻醉起效通常在 5 ～ 10 min 内。注射后，通常应移除静脉导管（尽管已经描述了使用留置导管的重复注射）。

由于 Bier 阻滞不会产生长时间的镇痛作用，因此应在止血带放气之前将长效局麻药渗入手术区域。以这种方式，浸润镇痛的起效时间与 Bier 阻滞后失效相衔接。

止血带放气

止血带可在 25 min 后安全释放，但释放止血带后应在几分钟内密切观察患者是否出现局麻药中毒。氯普鲁卡因可能会缩短止血带时间（＜ 25 min），因为当血液在止血带放气后重新进入四肢时，血浆酯酶会迅速将其降解。据报道，患有非典型酯酶的患者很少发生氯普鲁卡因引起全身中毒的情况[109]。

止血带放气后，血浆中局麻药的水平将随着肢体静脉回流而增加。当止血带的充气压力小于静脉水平（接近 0 mmHg）时，就会发生这种情况。止血带每隔

10 s 进行 2～3 个周期的循环放气会增加利多卡因达到动脉峰值水平的时间，这可能会降低潜在的毒性[110]。建议不要在去除止血带后立即抬高四肢，因为会促进包含局麻药在内的静脉血回流。如果出现全身中毒迹象，请重新给止血带充气。

评论

双袖口止血带　可以使用双袖带式止血带代替单袖带式止血带，以延长止血带的耐受时间（图 46.36）。两个相邻的袖带均应具有安全的闭合装置和可靠的压力表。手臂放血后，将近侧袖带充气至比收缩压高约 100 mmHg，并且桡动脉无搏动可确认有足够的止血带压力。当患者诉止血带疼痛时，将远端止血带充气并释放近端止血带，可缓解疼痛。若预期止血带时间较长，通常最好选择其他周围神经阻滞或全身麻醉。

添加剂和附加物　应谨慎使用添加剂和附加物。因为在止血带充气期间，这些化合物长时间暴露于静脉内皮可能会导致静脉炎（即使该化合物被认定为常规静脉内使用是安全的）。

并发症

该阻滞的技术问题包括止血带不适，镇痛效果快速消退导致术后疼痛，难以提供无血流的视野以及在痛苦伤害情况下放血的必要性。止血带的意外或早期放气或使用过量的局麻药可能导致全身毒性。尽可能向远端缓慢地注射药物会降低血药浓度，理论上可能会增加安全性。据报道，由于止血带时间长和充气压力高，可导致神经损伤和隔间综合征。高渗溶液可引起隔室综合征，因此绝不可用于静脉区域性麻醉[111]。

连续置管技术

连续神经阻滞术的优点包括延长手术麻醉时间，由于低剂量递增而降低全身毒性的风险，减轻术后疼痛和交感神经阻断术。已经描述过旁路型针和贯通型针的导管置入技术。设备技术的进步，包括刺激针、导管和便携式泵的发展，可以在出院后进行局麻药输注，增加了成功率和持续性外周神经阻滞的普及（图 46.37）。尽管仍存在关于导管精确放置和维护的担忧，但是使用刺激导管和射线检查确认可以进一步改善功能。超声引导似乎为导管置入产生了更一致的时间[112]。总体而言，与常规阿片类药物治疗相比，连续周围神经阻滞提供了优越的镇痛效果。诸如导管扭结、移位或渗漏以及细菌定植等次要技术问题也很常见，在大多数情况下无不良临床后果。主要的神经系统和感染性不良事件很少见。

自 20 世纪 40 年代以来，就已经开始报道连续臂丛神经阻滞的方法。这些方法经常为针或导管的放置和固定提供巧妙的解决方案。该技术尤其适用于上肢或指（趾）再植、全肩关节或肘关节置换术或反射性交感神经营养不良的患者。对于这些患者而言，长期缓解疼痛和交感神经阻断术是有利的。

连续的下肢阻滞技术在几十年前也有报道，但直到最近，与连续的上肢和神经方法相比，仍然没有得到充分利用。成功率的提高和椎管内穿刺后发生脊柱血肿的风险促使临床医师重新思考可靠的连续下肢阻滞。已经报道了连续的腰大肌、坐骨神经、股神经、收肌管和腘窝阻滞的应用。与传统的全身性和神经性镇痛方法相比，连续的下肢阻滞提供了更好的镇痛效果，副作用更少，改善了围术期的结局，并加快了大关节置换术后的出院时间。

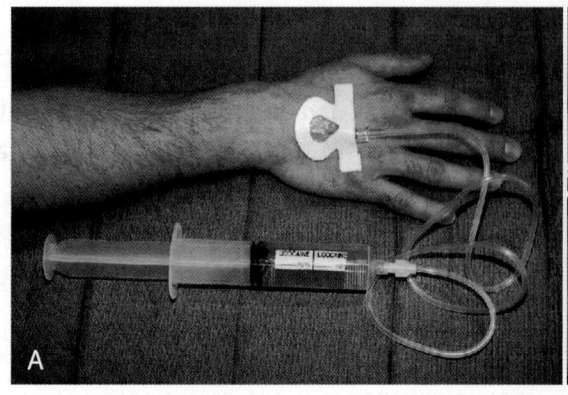
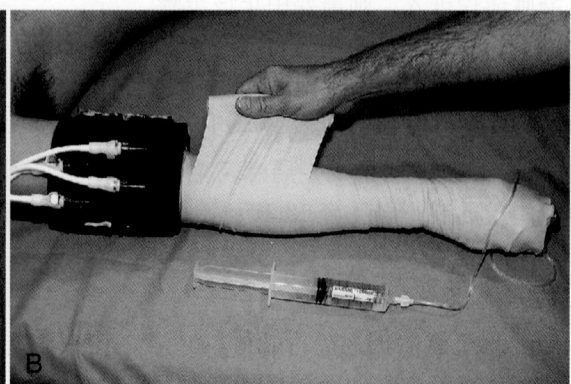

图 46.36　A. 小静脉导管的安置和固定。B. 在止血带充气和通过导管注射局麻药之前，用绷带为手臂排空血液。图中显示的是双袖止血带

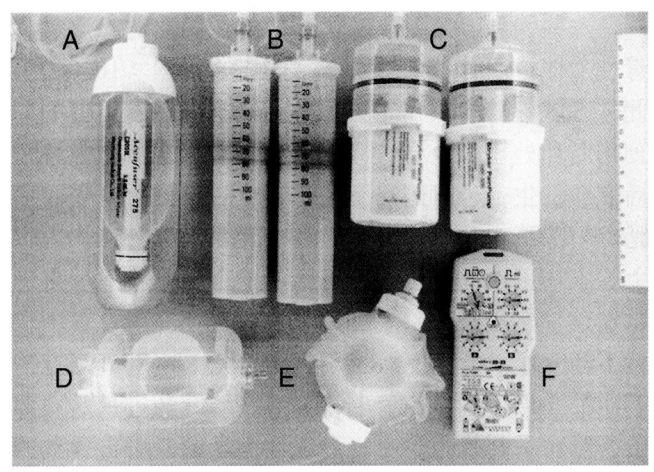

图 46.37　**便携式输液泵**。A. 艾克孚（McKinley Medical, Wheat Ridge, Colo.）；B. Sgarlato（Sgarlato Labs, Los Gatos, Calif.）；C. Stryker PainPump（Stryker Instruments, Kalamazoo, Mich.）；D. MedFlo II（MPS Acacia, Brea, Calif.）；E. C-Bloc（I-Flow, Lake Forest, Calif.）；F. Microject PCA（Sorenson Medical, West Jordan, Utah）（From Ilfeld BM, Morey TE, Enneking FK. The delivery rate accuracy of portable infusion pumps used for continuous regional analgesia. Anesth Analg. 2002；95：1331-1336.）

测试导管

可使用实时超声成像来测试盐水、局麻药或空气的注射，以评估导管尖端的功能。超声引导下放置周围神经导管的总成功率很高，因此这些后续测试的附加价值仍在验证中[113-114]。

保护导管

导管的移动和脱出是临床相关问题。导管的穿线距离似乎与移位的发生率无关[115]。太大的穿线距离（＞5 cm）可能导致导管打结。如果在超声引导下放置导管，则在固定导管之前，应使用无菌干纱布去除多余的凝胶。在皮肤出口部位在导管上使用皮肤黏合剂可以减少导管移位、漏液以及导管相关感染的机会[116-117]。在沿着导管的多个部位上应用皮肤黏合剂可以改善固定[118]。在出口部位局部套圈或盘绕导管将有助于减少导管移位。目前市场上有多种应力消除装置都可以买到。操作者可选择使用旨在长期保留在原位的隧道导管。

局麻药的选择

周围神经阻滞局麻药的选择在一定程度上取决于手术的持续时间，尽管其他因素也很重要（见第29章）。长效局麻药（如布比卡因或罗哌卡因）经常会发生大于 24 h 的长时间阻滞。尽管此功能可带来极好的术后镇痛，但在某些患者中可能不希望出现这种情况，因为肢体功能受阻可能会造成神经或组织受伤。短效或中效的局麻药（如利多卡因或甲哌卡因）可能更适合外科手术麻醉。无论选择哪种药物，都应为每位患者计算总剂量，并将其控制在安全范围内（详见第 29 章）。

最高浓度的局麻药不适用于周围神经阻滞。因此，不建议使用 0.75% 布比卡因或罗哌卡因、2% 利多卡因、2% 甲哌卡因和 3% 氯普鲁卡因。而最低浓度局麻药（即 0.25% 布比卡因或罗哌卡因和 0.5% 甲哌卡因或伊多卡因）可能无法提供完全的运动阻滞作用。

可将血管收缩剂（通常为肾上腺素）添加到所选的局麻药中，以改善起效时间，减少药物吸收并延长作用。通常推荐浓度为 1 : 200 000 肾上腺素。理想情况下，应在进行阻滞时将肾上腺素加到局麻药中。市售的肾上腺素溶液的 pH 低于新鲜添加的溶液，会产生更高比例的离子化药物分子。这些离子化的分子不易穿过神经膜，从而延迟了注射后药物作用的起效时间。肾上腺素不应添加到手指或阴茎阻滞的局麻药中，因为易导致组织缺血。据报道，其他添加剂包括类固醇、可乐定、右美托咪定、阿片类药物和氯胺酮，可增强或延长局麻药对周围神经的阻滞作用。脂类布比卡因可缓慢释放到局麻药中，现已经被美国食品和药品监督管理局批准用于某些周围神经阻滞。

并发症和安全性

神经损伤是外周区域阻滞技术公认的并发症（框 46.3）。区域阻滞后导致神经功能缺损的危险因素包括神经缺血、放置针头或导管时对神经的外伤以及感染。但由于定位不当，施以紧绷的石膏或手术敷料以及手术创伤造成的压力造成的术后神经系统损伤通常归因于局部麻醉。患者因素诸如身体习性或先前存在的神经功能障碍等也可能导致术后神经系统损伤[119-121]。

尽管针型号、类型（即短斜角与长斜角）和成角形状可能会影响周围神经阻滞后神经损伤的程度，但发现是矛盾的，并且尚无证实性的人体研究。从理论上讲，使用神经刺激器或超声引导对神经结构进行定位可以在不增加神经系统并发症风险的前提下实现较高的成功率，但这尚未得到证实。同样，长时间接触高剂量或高浓度的局麻药也会导致永久性神经功能缺损。在实验室模型中，添加肾上腺素会增加局部麻醉药的神经毒性，并减少神经的血流供应。然而，这些

框 46.3 建议：针尖定位、局麻药的选择和神经定位技术

针尖位置、局麻药的选择和神经异感
■ 神经束内注射可引起神经组织学和（或）功能性损伤，应避免插入和注射。

神经定位技术
■ 没有人类数据支持一种定位技术相对于另一种技术在降低周围神经损伤发生的可能性方面的优越性。
■ 周围神经刺激：
　■ 电流 < 0.5（0.1 ms）时诱发运动反应，表明针与神经的亲密关系，针与神经接触，或针刺入神经。
■ 注射压力监测：
　■ 动物数据表明高注射压力与随后神经束损伤有关，但没有人类数据证实或反驳注射压力监测限制 PNI 的有效性。
■ 超声
　■ 超声可检测出神经内注射。
　■ 目前超声技术没有足够的分辨率区分束间和束内注射。
　■ 并非所有操作者和患者都能获得满意的针-神经交界面图像

Modified from Neal JM，Barrington MJ，Brull R，et al. The second ASRA practice advisory on neurologic complications associated with regional anesthesia and pain medicine：executive summary 2015. Reg Anesth Pain Med. 2015；40（5）：401-430. PMID：26288034.

发现在人类临床研究中的相关性仍不清楚。在局部麻醉的过程中，针尖的机械性损伤、局麻药神经毒性和神经缺血引起的神经损伤会在存在其他患者因素或手术损伤的情况下使神经系统疾病恶化。

几乎所有的外周阻滞技术都存在出血的并发症，从局部瘀伤和压痛到严重的血肿或出血并发症。周围神经阻滞在凝血功能障碍的患者中应谨慎施行，特别是在深部不可按压的部位，因其扩大的血肿可能被忽视（如腰丛），或在血肿可能压迫气道的部位（如肌间沟）[122]。

预防神经系统并发症始于术前访视。应仔细评估患者的病史，并在术前讨论现有麻醉技术的风险和益处。所有术前神经功能障碍都必须记录下来，以便术后早期诊断新发的或恶化的神经功能障碍。术后感觉或运动障碍也必须与残余（长期）的局麻药效应区分开来。成像技术，如 CT 和磁共振成像，在识别感染过程和血肿扩大方面很有用。虽然大多数神经系统并发症会在几天或几周内完全消失，但严重的神经损伤仍需神经科会诊，以记录受累程度并协调进一步检查。神经生理学检查，如神经传导研究、诱发电位和肌电图检查，通常有助于确定诊断和预后。

感染性并发症可由外源性（受污染的药物或设备）或内源性来源引起。针刺部位的感染是周围神经阻滞的绝对禁忌证，但对邻近蜂窝织炎或全身性血液感染（菌血症或败血症）患者应谨慎使用。虽然周围神经导管的细菌定植并不少见，蜂窝织炎、脓肿或菌血症却极为罕见[123-125]。

一些大型研究已证实，周围神经阻滞的严重全身毒性（伴或不伴心脏骤停）发生率约为 1∶1000。因此，区域麻醉的操作者必须熟悉全身局麻药中毒的即刻判断和处理。全身性局麻药中毒可能在血管内注射后立即发生，也可因局麻药迅速或过度的全身吸收而延迟。除了在注射局麻药过程中经常回抽外，加入肾上腺素还可以提醒医生注意潜在的血管内注射。将静脉输液管连接到针头上，可以使针头在注射过程中保持不动。通常情况下，助手会在每次注射 5 ml 局麻药后回抽。最近的研究表明，如果在局麻药过量后立即给予脂肪乳剂抢救治疗，可提高因局麻药中毒导致的心脏骤停的复苏成功率[126-130]。

局麻药中毒的治疗详见第 29 章。

培训

超声介入技术并非没有风险。最近，许多研究已证明了超声引导下区域阻滞的有效性。在外周神经阻滞中，超声的应用可以避免和发现两个重要的不良事件：血管内注药和神经内注药[131-132]。对比气体溶解的特点，可以识别血管内注药。神经内注药显著的特点是注射局麻药时伴有神经膨胀（图 46.38）。尽管超声对于提高区域阻滞的安全性意义非凡，但是在临床实践中仍有待于进一步确定。很多不良事件用超声影像的形式记录下来并作为有价值的培训内容供人们学习。

起初培训超声引导下介入技术的初学者的方法之一是使用组织等效模型[133]。模型由用于穿刺针练习的模拟组织构成（图 46.39）。为了更接近实际情况，声速必须与在软组织中相同。在最初的设计原型中，模型和包装都是透明的，可以通过视觉观察确认。现在市场上已经有几种为区域阻滞训练提供的模型，模拟神经阻滞的生物组织模型已有了长足的发展。

其他的教学工具也在应用。尸体具有解剖结构真实的优点并可以用于模拟介入训练。但是为了维持神经的可塑性并能获得清晰的影像，需要专业的防腐技术和一定的花费，这些只有在少数有条件的研究机构进行，有一定的局限性。大多数培训的研究均证实最低限度的培训是能够掌握超声引导技术必需的。

一项最近的培训研究指出了初学者学习超声引导下区域阻滞的常见错误。这些错误包括穿刺针未显影时继续进针和无意识的穿刺针移动。初学者经常在穿刺针没有显示影像时继续进针，大概是因为本能地倾向于认为穿刺针还没有到达显影区域。在培训研究结束时，那些潜在的影响操作质量行为明显减少（每名培训受试者完成了 66 ～ 114 例神经阻滞）。

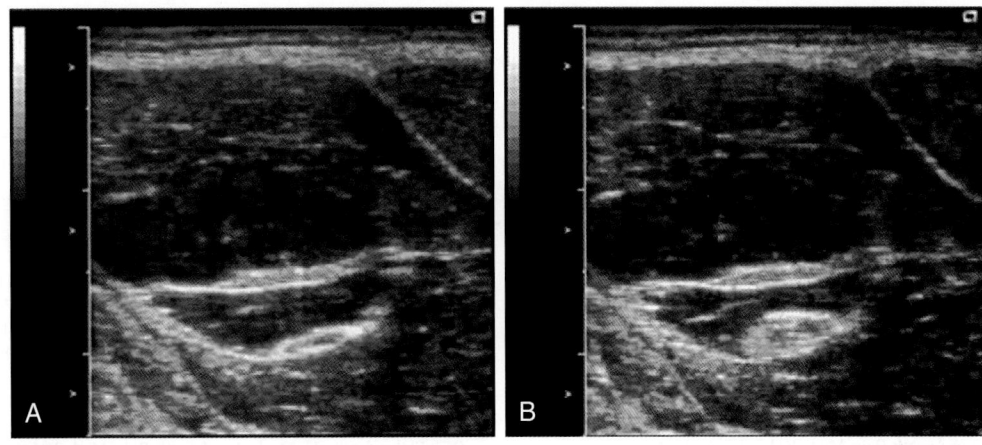

图 46.38 **超声影像显示神经内注药。** 这组超声图像是在腋窝的肌皮神经内注入前（**A**）和注入后（**B**）的影像。可以见到神经膨胀，神经边缘的完整性仍保留。操作过程中和之后没有发现感觉异常。这种低容量、低压力的神经内注射后的神经系统的预后良好

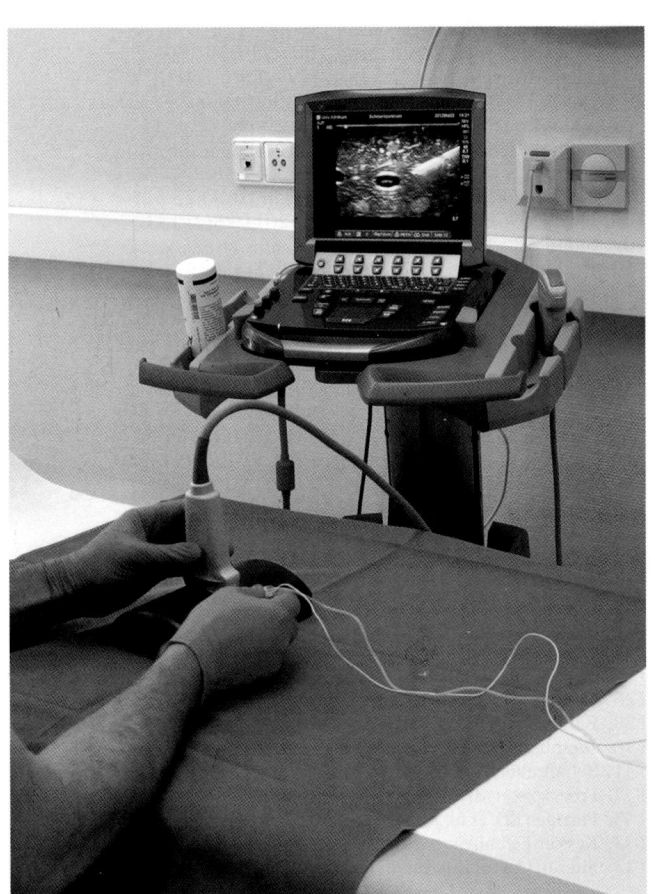

图 46.39 使用组织等效模型做超声引导下的经皮介入练习

小结和结论

外周神经阻滞技术对术中和术后患者都有益。成功地掌握这些技术并将其应用到适当的临床情况，为麻醉护理提供了宝贵的选择。患者区域麻醉知识对于急性和慢性疼痛综合征的诊断和治疗也是至关重要的（见第 51 章和第 82 章）。

很多人选择超声作为区域阻滞麻醉的引导工具。一旦熟练掌握，开展其他超声介入工作就相对容易了。超声成像技术可以预防和发现神经阻滞中的重要问题，如血管或神经内注射，从而提高区域麻醉过程的安全性。而教育和培训在减少罕见的不良事件以及提高安全性上发挥了关键性的作用。

致谢

感谢 Ram Jagannathan（MD，MBBS）在成像方面的帮助。另外，我们要感谢 Adam B. Collins 博士提供图 46.36。

本章包含第 8 版正文两章的内容。本章编辑、出版商以及供稿者 Sandra L. Kopp 和 Andrew T. Gray 博士感谢 Terese T. Horlocker 和 Denise J 博士在本书前一版中所做的贡献。它为本章奠定了基础。

参考文献

1. Selander D, et al. *Acta Anaesthesiol Scand.* 1979;23(1):27. PMID: 425811.
2. Selander D, et al. *Acta Anaesthesiol Scand.* 1977;21(3):182.
3. Rice AS, McMahon SB.*Br J Anaesth.* 1992;69:433.
4. Klein SM, et al. *Reg Anesth Pain Med.* 2012;37(4):383.
5. Tsui BC, et al. *Reg Anesth Pain Med.* 2004;29(3):189.
6. Gray AT, et al. *Anesthesiology.* 2006;104:368.
7. Goldstein A, et al. *J Clin Ultrasound.* 1981;9:365.
8. Fornage BD, et al. *AJR Am J Roentgenol.* 1995;164(4):1022.
9. Gray AT, et al. *Anesthesiology.* 2005;102(6):1291.
10. Ziskin MC, et al. *J Ultrasound Med.* 1982;1(1):1.
11. AIUM technical bulletin. *J Ultrasound Med.* 1999;18(2):169.
12. Soong J, et al. *Reg Anesth Pain Med.* 2005;30(5):505.
13. Rubin JM, et al. *Radiology.* 1994;190(3):853.
14. Bondestam S, et al. *Invest Radiol.* 1989;24(7):555.
15. Hopkins RE, et al. *Clin Radiol.* 2001;56(6):499.
16. Schafhalter-Zoppoth I, et al. *Reg Anesth Pain Med.* 2004;29(5):480.
17. Gray AT, et al. *Atlas of Ultrasound-Guided Regional Anesthesia.* 3rd ed. Saunders; 2018.
18. Silvestri E, et al. *Radiology.* 1995;197(1):291.
19. Cartwright MS, et al. *Arch Phys Med Rehabil.* 2007;88(3):394.

20. Roessel T, et al. *Reg Anesth Pain Med.* 2007;32(3):247.
21. Seidel R, et al. *Anaesthesist.* 2016;65(12).
22. Winnie AP, et al. *Anesth Analg.* 1975;54(3):370.
23. Choquet O, et al. *Anesth Analg.* 2010;111(6):1563.
24. Pandit JJ, et al. *Br J Anaesth.* 2007;99(2):159.
25. Urmey WF, et al. *Anesth Analg.* 1991;72:498.
26. Urmey WF, McDonald M. *Anesth Analg.* 1992;74:352.
27. Winnie AP, et al. *Anesth Analg.* 1970;49(3):455.
28. Lanz E, et al. *Anesth Analg.* 1983;62(1):55.
29. Kapral S, et al. *Reg Anesth Pain Med.* 2008;33(3):253.
30. Franco CD, et al. *Reg Anesth Pain Med.* 2016;41(4):452.
31. Gautier P, Williams JM. *Anesth Analg.* 2011;113(4):951.
32. Kessler J, et al. *Reg Anesth Pain Med.* 2008;33(6):545.
33. Liguori GA, et al. *Anesth Analg.* 1998;87(6):1320.
34. Soares LG, et al. *Reg Anesth Pain Med.* 2007;32(1):94.
35. Kang RA, et al. *Reg Anesth Pain Med.* 2018.
36. Bhatia A, et al. *Anesth Analg.* 2010;111(3):817.
37. Siegenthaler A, et al. *Reg Anesth Pain Med.* 2012;37(3):325.
38. Wiegel M, et al. *Reg Anesth Pain Med.* 2017;42(3):310.
39. Aszmann OC, et al. *Clin Orthop Relat Res.* 1996;(330):202.
40. Chang KV, et al. *J Ultrasound Med.* 2015;34(11):2099.
41. Auyong DB, et al. *Anesthesiology.* 2018. PMID:29634491.
42. Price DJ, et al. *Anaesth Intensive Care.* 2007;35(4):575.
43. Dhir S, et al. *Reg Anesth Pain Med.* 2016;41(5):564.
44. Lee JJ, et al. *Arthroscopy.* 2014;30(8):906.
45. Raj PP, et al. *Anesth Analg.* 1973;52:897.
46. Ootaki C, et al. *Reg Anesth Pain Med.* 2000;25(6):600.
47. Sandhu NS, et al. *Br J Anaesth.* 2002;89(2):254.
48. Gray AT. *Reg Anesth Pain Med.* 2009;34(2):179.
49. Perttunen K, et al. *Br J Anaesth.* 1995;75(5):541.
50. Im JG, et al. *Radiology.* 1989;171(1):125.
51. Sakai F, et al. *Rofo.* 1990;153:390.
52. Koyanagi T, et al. *Echocardiography.* 2010;27(1):17. Epub 2009 Aug 31.
53. Helm EJ, et al. *Chest.* 2012.
54. Choi S, et al. *J Med Imaging Radiat Oncol.* 2010;54(4):302.
55. Crossley AW, Hosie HE. *Br J Anaesth.* 1987;59(2):149.
56. Moore DC, et al. *Anesth Analg.* 1980;59(11):815.
57. Hord AH, et al. *Reg Anesth.* 1991;16(1):13.
58. Blanco R, et al. *Anaesthesia.* 2013;68(11):1107.
59. Mayes J, et al. *Anaesthesia.* 2016;71(9):1064.
60. Ohgoshi Y, et al. *J Anesth.* 2016;30(5):916.
61. Klingensmith JD, et al. *Ultrasound Med Biol.* 2018;(18):30114. pii: S0301.
62. Moore DC, Bridenbaugh LD. *Anesth Analg.* 1962;41:1.
63. Shanti CM, et al. *J Trauma.* 2001;51(3):536.
64. Eichenberger U, et al. *Br J Anaesth.* 2006;97(2):238.
65. Schmutz M, et al. *Br J Anaesth.* 2013;111(2):264.
66. Olsen D, et al. *A Case Rep.* 2016;6(11):362.
67. Dalens B, et al. *Anesth Analg.* 1989;69(6):705.
68. Guay J, et al. *Anesth Analg.* 2018;126(5):1695.
69. Hebbard P, et al. *Anaesthesia.* 2011;66(4):300.
70. Desmet M, et al. *Reg Anesth Pain Med.* 2017;42(3):327.
71. Jæger P, et al. *Reg Anesth Pain Med.* 2013;38(6):526.
72. Kim DH, et al. *Anesthesiology.* 2014;120(3):540.
73. Macrinici GI, et al. *Reg Anesth Pain Med.* 2017;42(1):10.
74. Wong WY, et al. *Reg Anesth Pain Med.* 2017;42(2):241.
75. Chen J, et al. *Reg Anesth Pain Med.* 2014;39(2):170.
76. Neal JM, et al. *Reg Anesth Pain Med.* 2016;41(6):723.
77. Johnson RL, et al. *Anesth Analg.* 2014;119(5):1113.
78. Gray AT, et al. *Anesth Analg.* 2003;97(5):1300.
79. Chan VW, et al. *Anesthesiology.* 2006;104(2):309.
80. Karmakar MK, et al. *Br J Anaesth.* 2007;98(3):390.
81. Tsui BC, et al. *Reg Anesth Pain Med.* 2008;33(3):275.
82. Gray AT, et al. *Reg Anesth Pain Med.* 2004;29(5):507.
83. Schafhalter-Zoppoth I, et al. *Anesthesiology.* 2004;101(3):808.
84. Balius R, et al. *Skeletal Radiol.* 2018;47(6):763.
85. Gray AT, et al. *Anesth Analg.* 2003;97(5):1300.
86. Fuzier R, et al. *Anesth Analg.* 2005;100(5):1511.
87. Valade N, et al. *Anesth Analg.* 2008;106(2):664.
88. Dillow JM, et al. *Paediatr Anaesth.* 2013;23(11):1042.
89. Bendtsen TF, et al. *Br J Anaesth.* 2011;107(2):278.
90. Johnson CS, et al. *J Ultrasound Med.* 2018;37(4):897.
91. Yamamoto H, et al. *Anesth Analg.* 2014;119(6):1442.
92. Beck GP. *Anesthesiology.* 1963;24:222.
93. Tsui BC, Ozelsel TJ. *Reg Anesth Pain Med.* 2008;33(3):275.
94. Ota J, et al. *Anesth Analg.* 2009;108(2):660.
95. Elsharkawy H, et al. *Reg Anesth Pain Med.* 2018;43(1):57.
96. Benzon HT. *Anesthesiology.* 2005;102(3):633.
97. Redborg KE, et al. *Reg Anesth Pain Med.* 2009;34(3):256.
98. Pedowitz RA. *Acta Orthop Scand Suppl.* 1991;245:1.
99. Pitkänen MT, et al. *Anaesthesia.* 1992;47(7):618.
100. Pitkänen M, et al. *Anaesthesia.* 1993;48(12):1091.
101. Marsch SC, et al. *Anesth Analg.* 2004;98(6):1789.
102. Chan VW, et al. *Anesthesiology.* 1999;90(6):1602.
103. Davies JA, et al. *Anaesthesia.* 1984;39(10):996.
104. Atanassoff PG, et al. *Anesthesiology.* 2002;97(2):325.
105. Atanassoff PG, et al. *Anesthesiology.* 2001;95(3):627.
106. Horn JL, et al. *Reg Anesth Pain Med.* 2011;36(2):177.
107. Tham CH, Lim BH. *J Hand Surg Br.* 2000;25:575.
108. Fletcher SJ, et al. *Eur J Anaesthesiol.* 2011;28(2):133.
109. Smith AR, et al. *Anesth Analg.* 1987;66(7):677.
110. Sukhani R, et al. *Anesth Analg.* 1989;68(5):633.
111. Guay J. *J Clin Anesth.* 2009;21(8):585.
112. Mariano ER, et al. *Reg Anesth Pain Med.* 2009;34(5):480.
113. Swenson JD, et al. *Anesth Analg.* 2008;106(3):1015.
114. Johns J, et al. *J Ultrasound Med.* 2014;33(12):2197.
115. Ilfeld BM, et al. *Reg Anesth Pain Med.* 2011;36(3):261.
116. Klein SM, et al. *Anesthesiology.* 2003;98(2):590.
117. Auyong DB, et al. *Anesth Analg.* 2017;124(3):959.
118. Tadokoro T, et al. *Anesth Analg.* 2018. PMID 29533260.
119. Neal JM, et al. *Reg Anesth Pain Med.* 2015;40(5):401.
120. Sites BD, et al. *Reg Anesth Pain Med.* 2012;37(5):478.
121. Neal JM, et al. *Reg Anesth Pain Med.* 2017;42(5):681.
122. Horlocker TT, et al. *Reg Anesth Pain Med.* 2018;43(3):263.
123. Hebl JR. *Reg Anesth Pain Med.* 2006;31(4):311.
124. Provenzano DA, et al. *Reg Anesth Pain Med.* 2013;38(5):415.
125. Alakkad H, et al. *Reg Anesth Pain Med.* 2015;40(1):82.
126. Neal JM, et al. *Reg Anesth Pain Med.* 2018a;43(2):113.
127. Neal JM, et al. *Reg Anesth Pain Med.* 2018b;43(2):150.
128. Mulroy MF, et al. *Reg Anesth Pain Med.* 2014;39(3):195.
129. Barrington MJ, Kluger R. *Reg Anesth Pain Med.* 2013;38(4):289.
130. Weinberg GL. *Anesthesiology.* 2012;117(1):180.
131. Schafhalter-Zoppoth I, et al. *Anesth Analg.* 2004;99(2):627.
132. Fredrickson MJ, et al. *Can J Anaesth.* 2009;56(12):935.
133. Fornage BD, et al. *J Ultrasound Med.* 1989;8(12):701.
134. Kessler J, et al. *Surg Radiol Anat.* 2014;36(4):383.
135. Sites BD, et al. *Reg Anesth Pain Med.* 2007;32(2):107.

47 围术期液体和电解质治疗

MARK R. EDWARDS，MICHAEL P.W. GROCOTT

熊玮 胡榕 汪梦霞 译 黄文起 李雅兰 审校

要 点	
	■ 静脉液体治疗可能会影响患者的预后，是围术期临床工作的核心部分。
	■ 水约占身体总重量的 60%，并随着年龄和身体成分的变化而变化。细胞内液与功能性细胞外液间水量的比例约为 2：1。
	■ 内皮糖萼（glycocalyx）在血管内壁形成乏蛋白的液层，其作用已整合入修订版的 Starling 方程与更新版的毛细血管液体运动模型。
	■ 钠是细胞外主要的阳离子，在细胞外液渗透压形成中起主要作用。血钠异常通常与细胞外液容量紊乱有关。
	■ 钾是细胞内主要的阳离子，在跨膜电位的维持中起关键作用。血钾异常可能伴有组织兴奋性功能受损。
	■ 钙是细胞内重要的第二信使，在神经肌肉功能、细胞分裂及氧化途径中发挥作用。
	■ 镁具有多种生理效应，围术期补充镁剂的治疗应用范围正不断扩大。
	■ 酸碱平衡与液体治疗相关，输注超生理水平的氯可能导致医源性酸中毒。这种酸中毒的临床相关性存在争议。
	■ 静脉输液如同应用药物，可产生一系列生理效应，需考虑其适应证、剂量范围、注意事项和副作用。
	■ 围术期的生理性损害可能导致多种液体和电解质平衡紊乱。
	■ 指导围术期液体治疗的临床证据在许多方面目前仍不足，且不应由常规重症医学研究直接推断而来。
	■ 补液不足会造成组织低灌注，而静脉输注液体过多、液体成分中毒可导致各种不良反应，应在两者之间找到平衡。
	■ 在患者围术期处理中，目标导向液体治疗（goal-directed fluid therapy，GDT）可能有助于达到上述平衡。在很多外科实践中，发现 GDT 可减少术后发病率。
	■ 对于在围术期获得最佳的临床预后应输注何种液体这一问题尚无明确的共识。在临床实践中对于"平衡"与"不平衡"、"晶体"与"胶体"的比较已进行了很多研究，但目前尚无明确结论。
	■ 液体和电解质的管理方式应根据各种患者和手术因素调整。

静脉液体治疗是麻醉科医师的核心专业技能，这项技能也可为其他专科的同事提供重要的临床建议。麻醉除了维持镇静、镇痛和肌肉松弛传统三要素外，静脉液体治疗也是围术期临床麻醉工作的核心要素。围术期体液治疗的目的应是在患者无法通过正常的口服液体摄入时，避免脱水，维持有效循环血量，并防止组织灌注不足。

近年来，不同液体临床效应的知识大幅增加。通过了解各种晶体和胶体溶液的理化和生物学特性，并结合现有临床研究数据，可合理地指导各种临床情况下输液类型的选择。液体治疗的临床决策有两个关键要素：选用哪种液体和补充多少液体。最近，几项临床研究的结果改变了我们对这两个问题的认识。但我们应谨慎对待对非围术期背景中的过度阐释的数据。尽管最近在重症医学领域有纳入数以千计重症患者的高质量"大型试验"，但仍未解决在围术期背景下的关键问题。目标导向液体治疗这一治疗方法在围术期有效但对危重症患者无效就是一个很好的例子，这也提醒我们，对待不同病情应选择不同的治疗方式。本章将回顾人类静脉液体治疗的生理学和药理学，并讨论液体和电解质治疗以及其他替代疗法对临床预后的影响。

生理学

体液分布

水约占成人总体重的 60%，该比例随年龄、性别和身体组成而不同。与其他组织相比，脂肪组织的含水量很低，在偏瘦（75%）或肥胖（45%）人群间，体液占体重的比例存在明显差异。这种因脂肪组织含量所导致的总体液差异亦存在于成年男性和女性之间。随着年龄增加，脂肪组织减少，体液差异逐渐缩小。身体的组成随年龄改变，体液的结构因而有很大差异（表 47.1）。总体液（total body water, TBW）在体内可按解剖或者功能进行分布，主要分为细胞内液（intracellular fluid, ICF）和细胞外液（extracellular fluid, ECF）。这些组分的比例及其不同的成分如图 47.1 及表 47.2 所示。细胞外液可进一步细分为以下组成部分：

- 组织间液（interstitial fluid, ISF）：指淋巴液及细胞间隙内的乏蛋白液体。

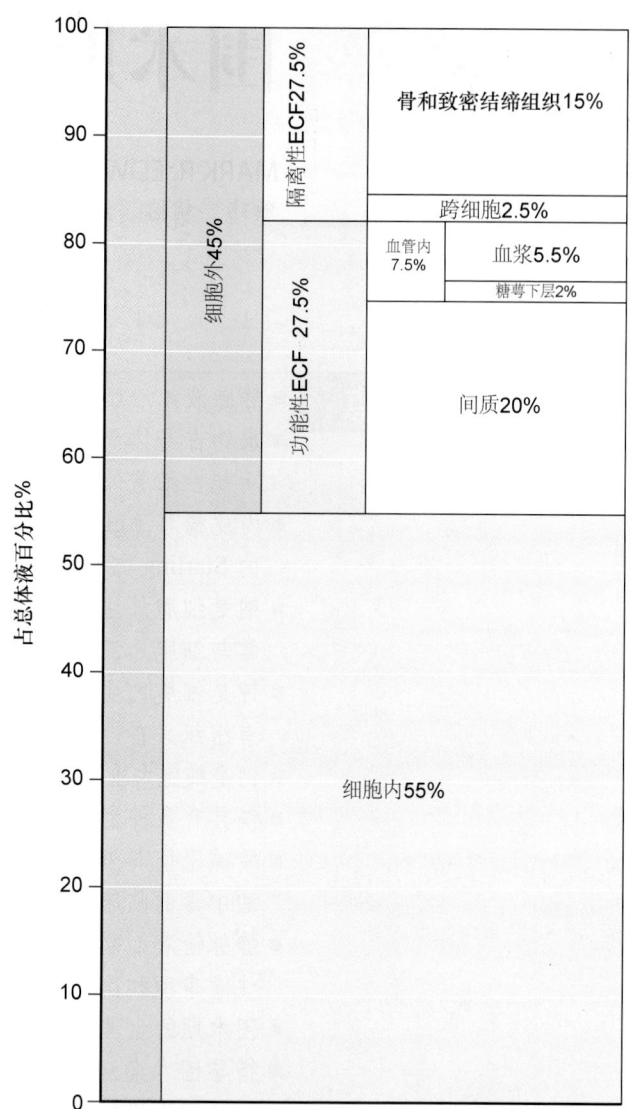

图 47.1 **体内总体液在液体隔室中的分布。**"隔离性"的细胞外液（ECF）是指与骨及致密结缔组织有关的或跨细胞间隔室的液体，因此，无法立即与其他液体隔室间进行交换而达到平衡

- 血管内液：指血浆容量，包括一部分存在于糖萼下（subglycocalyx）的液体（见后面的讨论）。
- 跨细胞液：包括胃肠道消化液、胆汁、尿液、脑脊液、房水、关节液、胸腔内液、腹腔内液和心包腔内液。这些液体分布在由上皮细胞构成的腔隙内，其组分不同，是有重要功能的体液，通过细胞主动运输进行调节（表 47.3）。
- 骨及致密结缔组织内液体：是总体液的重要组成部分。与其他部分的体液互相转化的动力缓慢[1]，并不属于功能性细胞外液。

总血容量包含细胞外（血浆、糖萼下腔室）和细胞内（血细胞）成分。除了非功能性细胞外液成分（骨及结缔组织）之外，细胞内液与功能性细胞外液的比例约为 2:1（ICF 占体重的 55%，ECF 占体重的 27.5%）。

表 47.1 体内总体液量与细胞外液量占体重百分比与年龄变化之间的关系（所列数据乘以 10，以 ml/kg 为单位）

年龄	总体液量（%）	细胞外液（%）	血容量（%）
新生儿	80	45	9
6 个月	70	35	
1 岁	60	28	
5 岁	65	25	8
年轻成年男性	60	22	7
年轻成年女性	50	20	7
老年人	50	20	

妊娠期间，随着孕期进展，血和血浆容量分别增加 45% 和 50%
Data from Jones JG, Wardrop CA. Measurement of blood volume in surgical and intensive care practice. Br J Anaesth. 2000；84（2）：226-235；Chumlea WC, Guo SS, Zeller CM, et al. Total body water data for white adults 18 to 64 years of age: the Fels Longitudinal Study. Kidney Int. 1999；56（1）：244-252；Baarsma R, Hof P, Zijlstra WG, et al. Measurement of total bodywater volume with deuterated water in newborn infants. Biol Neonate. 1992；62（2-3）：108-112；and Ellis KJ, Shypailo RJ, Abrams SA, et al. The reference child and adolescent models of body composition. A contemporary comparison. Ann N Y Acad Sci. 2000；904：374-382.

表 47.2 细胞内液和细胞外液组成（单位为 mOsm/L 水）

	细胞内	细胞外	
		血管内	间质
阳离子			
Na^+	10	142	145
K^+	157	4	4
Ca^{2+}	0.5*	2.5	2.5
Mg^{2+}	20	0.8	0.7
阴离子			
Cl^-	10	103	117
HCO_3^-	7	25	27
$HPO_4^{2-}/H_2PO_4^-$	11	2	2
SO_4^{2-}	1	0.5	0.5
有机酸		6	6
蛋白质	4	1.2	0.2

* 细胞内总 Ca^{2+} 浓度可能与细胞外液相似，但细胞内 Ca^{2+} 大部分处于多价螯合或缓冲状态，因此，细胞质内游离 Ca^{2+} 大约较细胞外液低 1000 倍（0.3 ～ 2.6 μEq/L）。由于类似的原因，细胞内液所含的阴离子（如 PO_4^{3-}）的浓度同样很难确定

Data from Campbell I. Physiology of fluid balance. Anaesth Intensive Care Med. 2009；10（12）：593-596；Hoffer LJ, Hamadeh MJ, Robitaille L, et al. Human sulfate kinetics. Am J Physiol Regul Integr Comp Physiol. 2005；289（5）：R1372-R1380；and Hall JE. The body fluid compartments. In：Guyton and Hall Textbook of Medical Physiology. 12th ed. Philadelphia：WB Saunders；2010：285-300.

液体和电解质运动遵循的理化定律

水和溶质的运动遵循着一系列理化规律及生物学的过程，具体将在下面的章节进行讨论。

扩散作用

扩散是指溶质颗粒从高浓度区域向低浓度区域运动，最终充满整个溶剂的过程。依据 Fick 扩散定律，溶质浓度平衡的速度与扩散距离的平方成正比。在渗透膜间也可发生扩散：

$$J = -DA\left(\frac{\Delta c}{\Delta \chi}\right) \qquad (1)$$

其中 J 是净扩散速率，D 是扩散系数，A 是扩散路径的横截面积，$\Delta c/\Delta x$ 是浓度（化学）梯度。

带电的溶质顺电势移动也可引起扩散作用。

渗透作用

如果半透膜（可渗透水但不渗透溶质的膜）将纯净水与溶解了溶质的水分离，则水分子将跨膜扩散到溶质浓度较高的区域。抵抗溶剂分子以这种方式运动所需的静水压力是渗透压。这是溶液的基本依数性之一，也就是说，渗透压取决于溶液中渗透活性颗粒的数量，而不是其类型。渗透活性颗粒可以是完整的分子或解离的离子。

理想溶液中的渗透压受温度和容积的影响：

$$P = \frac{nRT}{V} \qquad (2)$$

其中 P 是渗透压，n 是溶质颗粒数，R 是气体常数，T 是绝对温度，V 是容积。溶质颗粒的数量（n）（溶质的质量 / 溶质的分子量）是与溶质中解离的颗粒的数量的乘积。但体液并不是理想溶液，产生渗透作用的

表 47.3 跨细胞液的组成（除另行标注外，单位为 mEq/L）

液体	每日液体量（L）	阳离子				阴离子		pH
		Na^+	K^+	Ca^{2+}	Mg^{2+}	Cl^-	HCO_3^-	
胃肠道								
唾液	1 ～ 1.5	30 ～ 90	20 ～ 40	2.5	0.6	15 ～ 35	10 ～ 40	6 ～ 7
胃液	1.5 ～ 2.5	20 ～ 60	10 ～ 20			20 ～ 160	0	1 ～ 3.5
胆汁	0.7 ～ 1.2	130 ～ 150	5 ～ 12	10 ～ 50		25 ～ 100	10 ～ 45	7 ～ 8
胰液	1 ～ 1.5	125 ～ 150	5 ～ 10			30 ～ 100	40 ～ 115	8 ～ 8.3
小肠（从近端到远端的浓度）	1.8	140 ～ 125	5 ～ 9			110 ～ 60	100 ～ 75	7 ～ 8
大肠	0.2（粪便丢失）	20 ～ 40	30 ～ 90			0 ～ 15	40	7 ～ 8
汗液	0.1 ～ 0.5	45 ～ 60	5 ～ 10			45 ～ 60	0	5.2
脑脊液		140	2.8	2.1	1.7	120		7.33

Data from Grăinaru I，Ghiciuc C-M，Popescu E，et al. Blood plasma and saliva levels of magnesium and other bivalent cations in patients with parotid gland tumors. Magnes Res. 2007；20（4）：254-58；Sewó LA，Karjalainen SM，Söerling E，et al. Associations between salivary calcium and oral health. J Clin Periodontol. 1998；25（11 Pt 1）：915-19；and Lentner C. Geigy Scientific Tables. Vol. 1. Units of Measurement，Body Fluids，Composition of the Body，Nutrition. 8th ed. Basle；Ciba-Geigy Ltd；1981.

游离颗粒数量会因离子间的相互作用而减少。血浆总渗透压约为5545 mmHg。

渗透压

物质的质量摩尔浓度（molality）指的是每千克溶剂中存在的摩尔数（每摩尔包含 $6×10^{23}$ 个特定物质的颗粒）。质量渗透压（osmolality）是指当溶液中含有多种不同离子时，每千克溶剂中所含溶质的渗透摩尔数（每渗透摩尔包含 $6×10^{23}$ 个任一种物质的颗粒）（以下如无特殊说明，将质量渗透压简称为渗透压——译者注）。正常人体渗透压为 285 ～ 290 mOsm/kg，细胞内外的渗透压相等。由于水可自由出入细胞内外，因而无法产生渗透压梯度。血浆渗透压主要由钠及其相关的阴离子如氯离子和碳酸氢根所形成，可通过以下公式估算：

$$血清渗透压＝（2×Na）+（葡萄糖/18）+（尿素/2.8）\qquad(3)$$

其中 Na 是血清钠浓度（mEq/L），葡萄糖是血清葡萄糖浓度（mg/dl），尿素是血液尿素氮浓度（mg/dl），（2×Na）同时反映了 Na 及其相关的阴离子（主要是 Cl^- 和 HCO_3^-）。另外，还可通过血浆冰点下降法测量渗透压。

体积渗透压（osmolarity）是每升溶液中含有的溶质摩尔数。与质量渗透压不同，温度升高时，溶液容积增大，体积渗透压可受到温度变化的影响。

张力

张力是指将特定在体内不产生渗透效应的溶质考虑在内时，溶液相对于特定半透膜的有效渗透压。例如，Na^+ 和 Cl^- 无法自由通过细胞膜，可在细胞膜上施加有效的渗透力，而尿素可通过细胞膜自由扩散，不产生渗透效应。同样，葡萄糖通过胰岛素刺激的易化扩散进入细胞，产生无效的渗透压。下丘脑的渗透压感受器对张力敏感，张力决定体内液体的跨膜分布。可通过测得的渗透压减去尿素和葡萄糖浓度来估算张力大小。

胶体渗透压

胶体渗透压由胶体产生，是总渗透压的组成部分。胶体为大分子量颗粒，主要是蛋白质（白蛋白、球蛋白和纤维蛋白原）。在 5545 mmHg 的总血浆渗透压中，血浆胶体渗透压为 25 ～ 28 mmHg。

血浆蛋白质上的负电荷可保留少量过剩钠离子（即 Gibbs-Donnan 效应），能有效地增加胶体渗透压。这部分胶体渗透压可通过计算蛋白质的浓度来预测。白蛋白作为血浆中的主要蛋白质成分，可产生 65% ～ 75% 的血浆胶体渗透压。

体液间隔屏障及分布

每个体液间隔室的体积与成分组成取决于两个毗邻间隔室之间的屏障。

细胞膜

细胞膜将细胞内、外间隔室分开，其结构是脂质双分子层。亲水的大分子和带电粒子（如自由离子）无法透过细胞膜。除了某些特定分子可以通过被动扩散透过细胞膜之外，其余物质可通过以下几种方式穿过细胞膜。

载体蛋白

原发性主动转运　溶质逆浓度梯度转运需要能量，因此直接与三磷腺苷（ATP）（如 Na^+/K^+-ATP 酶）水解耦合。这是维持离子浓度梯度的基本机制，可驱动包括水和溶质的运动以及在可兴奋组织中的电脉冲信号的传导等生物过程。

继发性主动转运　是由 ATP 酶所驱动产生的浓度梯度来运输溶质，使离子（通常是 Na^+）可顺浓度梯度运动。溶质顺浓度梯度运动称为同向转运，溶质逆浓度梯度运动称为逆向转运。

溶质通道（通道转运）　溶质通道比 ATP 酶或跨膜扩散的溶质转运速度快得多。如电压门控 Na^+ 通道和葡萄糖转运蛋白 GLUT1。当它们嵌于细胞膜中时，允许葡萄糖顺浓度梯度通过。这个过程称为易化扩散。

胞吞及胞吐作用　胞吞及胞吐过程与大蛋白和多肽的跨膜转运有关。

血管内皮

在围术期，血管内皮的屏障功能至关重要，在维持血管内容量中起关键作用。手术组织创伤通常通过手术失血或与炎症相关的血管内液体转移至组织间隙而导致血管内容量的丢失。静脉输液产生的生理效应需克服血管内容量的丢失并维持足够的组织氧供，高度依赖于毛细血管水平的液体的保持。通过实验生理模型的建立和技术的应用，我们对于这一领域已有充分的了解。

毛细血管结构　如彩表 47.4 所示，毛细血管的结

彩表 47.4　毛细血管的特点

毛细血管类型	位置	大的孔隙	基底膜	糖萼层	功能注记
无窗孔型（连续的）	肌肉、结缔组织、肺和神经组织	无	连续的	连续的	细胞间裂隙为液体滤过的主要途径。其中部分被有许多断裂的连接处阻断。在血脑屏障处这些断裂很小（1 nm）且不常见（闭锁小带紧密连接），允许最小的非脂质溶质分子通过。在其他组织中该断裂较大（5～8 nm）而且较常见（闭锁斑松散连接）
窗孔型	内分泌腺、肠黏膜、脉络丛和淋巴结	在内皮细胞内孔隙直径为6～12 nm	连续的	连续的	窗孔允许毛细血管由组织间液重吸收液体，与其他毛细血管类型相反
	肾小球	内皮的孔隙大小可达 65 nm	连续的	孔隙上不连续，有效孔隙减小	肾小球毛细血管的许多空隙允许大量滤过。有效空隙的大小通过足细胞连接进一步减至 6 nm，因此通常不滤过蛋白质
窦状的	肝、脾和骨髓	细胞间大的孔隙可达 120 nm	不连续的	因内皮细胞摄取透明质酸，故无糖萼层	大的窗孔允许大分子（脂蛋白和乳糜微粒）在血浆与组织间液之间穿梭。结果导致无胶体渗透压来对抗滤过，而且这些组织的组织间液是血浆容量的有效组成部分。因为存在纤维囊且通过淋巴管返回，因此大量滤过到此处的组织间液不能通过组织扩张来调节（例如，肝淋巴液生成量占体内淋巴液生成总量的50%）

╳：基底膜 / 细胞外结构
：内皮细胞
：糖萼层
：红细胞

Modified from Woodcock TE, Woodcock TM. Revised Starling equation and the glycocalyx model of transvascular fluid exchange: an improved paradigm for prescribing intravenous fluid therapy. Br J Anaesth. 2012；108：384.

构因各器官功能而有不同。最常见的毛细血管类型是无窗孔毛细血管，具有连续的基底膜和单层内皮细胞。这些内皮细胞通过连接处的裂隙相连接。这些细胞间裂隙是跨毛细血管液体流动的主要通道。内皮细胞的血管内面由连续的糖胺聚糖（glycosaminoglycan，GAG）链形成的被膜所覆盖，包括黏结蛋白聚糖 -1、透明质酸、脂酰肌醇蛋白聚糖、膜结合的蛋白聚糖和糖蛋白，它们共同形成内皮糖萼层（endothelial glycocalyx layer，EGL）。EGL 覆盖窗孔和细胞间裂隙，厚度可达 1 μm。EGL 除可防止血小板及淋巴细胞的黏附外，还可形成非常重要的半透膜层，有助于内皮屏障功能的形成[2]。水和电解质可通过 EGL 穿过血管内皮屏障自由运动，进而通过特殊毛细血管的细胞间裂隙或窗孔。以往认为在内皮细胞间的组织间液中缺乏蛋白质，但现在看来糖萼层即具有疏蛋白作用。因此，糖萼下层（subglycocalyceal layer，SGL）含有乏蛋白液体。通过胞吞和胞吐作用及通过少量较大细胞膜孔

径的转运，蛋白质可缓慢被转运到组织间液，形成从 SGL 到组织间液的蛋白质浓度梯度。SGL 的容积可能高达 700～1000 ml，构成了血管内容积的一部分，具有与血浆相平衡的电解质成分。由于糖萼有效地阻挡了较大分子，因此 SGL 的蛋白质浓度较低。

毛细血管功能　Starling 首先描述了跨毛细血管细胞膜的液体运动，而后被进一步完善。毛细血管小动脉端的静水压力梯度大于内向渗透压梯度，导致水净滤过进入组织间液。以往认为这些水大部分被重吸收至毛细血管静脉端的血管内，而外向净水压较低，且蛋白质被毛细血管内皮细胞阻挡，所以内向渗透压梯度增加。未被毛细血管重吸收的水通过淋巴管离开组织间液。

最新的实验和建模技术已将糖萼的作用整合到了修订的 Starling 方程和更新的毛细血管液体运动模型中：

$$J_v = K_f([P_c - P_i] - \sigma[\pi_c - \pi_{sg}]) \tag{4}$$

其中，J_v 是跨毛细血管流量，K_f 是滤过系数，P_c 是毛细血管静水压，P_i 是间质静水压，σ 是反射系数（大分子跨越内皮屏障受到的抵抗程度），π_c 是毛细血管胶体渗透压，π_{sg} 是糖萼下胶体渗透压。

它们的主要不同点及临床相关性如下[3]：

■ 在稳态下，连续的毛细血管静脉端不重吸收液体（"不吸收"规律）。然而，总体测得的毛细血管滤过量（J_v）远少于由 Starling 原理所预测的。这与 SGL 和毛细血管间（反向滤过）的胶体渗透压（colloid oncotic pressure，COP）梯度比组织间液和毛细血管间更大一致。少部分滤过的容量通过淋巴系统再次回到循环之中。

■ 血浆与 SGL 的胶体渗透压差异影响 J_v，而血浆与组织间液的胶体渗透压差异不影响 J_v。"不吸收规律"意味着人为提高 COP（如输注白蛋白）可降低 J_v，但不会使液体从组织间液重吸收回血浆中。

■ "不吸收规律"的一个例外是当实际毛细血管压力突然低于正常时，可能会出现短暂的自体输液阶段，回输量大约在 500 ml 以内。如果毛细血管压力持续低于正常值，J_v 将接近于零，但持续的重吸收停止。在这种情况下输注胶体可扩张血浆容量，而输注晶体则会扩张整个血管内容量（血浆及 EGL 内）。不论输入胶体还是晶体，J_v 仍会接近于零，直到毛细血管压升至正常或者高于正常水平。

■ 当毛细血管压力高于正常时，COP 差得以保持，J_v 与静水压差成正比。在这种情况下，输注胶体可维持血浆 COP，但会使毛细血管压力进一步升高并增加 J_v。输注晶体也会增加毛细血管压力，但可降低血浆 COP，因此与输注胶体相比，晶体输注时 J_v 增加程度更大。

经过修订的液体分布的 EGL 模型提出晶体和胶体对血管内容量的影响部分依赖于原有毛细血管的压力（环境敏感性），有助于解释某些在临床液体研究中看似矛盾的结果。

晶体与胶体对血管内容量的影响　由于毛细血管的滤过（J_v），输注的晶体被认为均匀地分布在整个细胞外室中，有 1/4 ~ 1/5 的输注晶体容量仍留在循环血量中，而胶体则被推定大部分留在血管内容量中。然而，许多关于液体对血容量影响的研究都是基于红细胞稀释和血细胞比容的变化，并未考虑 SGL 容量的影响，因为 SGL 中是不含红细胞的。胶体留存在血浆容量中，也不能进入 SGL，胶体对血细胞比容产生稀释效应仅存在于参与循环的血容量中。晶体最初即分布于整个血浆和 SGL 容量中，因此，晶体对红细胞的稀释效应小于胶体。之前这一现象被解释为晶体离开循环间室进入组织间液，但其实，一部分晶体仍会留在 SGL 的血容量之中。此外，与非麻醉状态下相比，麻醉状态下晶体从中央室（血管内容量）清除得更慢[4]。这一现象与环境敏感性有关。这也可以解释为什么要获得类似于胶体的血管内容量效应所需的晶体量比例为 1.5∶1，而不是预计的 4∶1[5-7]。这一比例是从危重患者的大型临床试验中推断得出的，但在围术期环境中的价值尚不清楚。相较于传统应用的理论值，该比例真正的价值在于其可能更接近危重病患者的实测值。

并不能通过增加毛细血管胶体渗透压来减轻水肿　低白蛋白血症是评估危重症患者病情严重程度的一个很好指标。然而，通过输注外源性白蛋白或其他胶体来增加毛细血管胶体渗透压并不能降低外周组织或肺的水肿，也不能改善脓毒症的总体预后。"不吸收规律"可部分解释其原因，因为即使通过输注白蛋白来增加跨毛细血管壁的胶体渗透压梯度，也不能使水肿组织的液体重吸收。此外，以往的研究认为输注白蛋白后，血细胞比容降低，液体从间质向血管内明显转移，并不能说明糖萼层紧密度和液体从 SGL 转移至血浆容量的潜在作用。

最后，有研究强调了内皮糖萼功能的重要性，它的降解会严重削弱内皮的屏障功能[8]。一系列生理损伤因素可导致糖萼的损伤和脱落，随后在血浆中出现游离肝素、软骨素和透明质酸。这些因素包括利尿钠肽（在急性血容量增多时可能释放[9]）、高血糖，以及在外科手术、外伤、脓毒症过程中释放的炎性介质如 C 反应蛋白、缓激肽和肿瘤坏死因子（tumor necrosis factor，TNF）[10]。糖萼的降解可能对发生炎症时已有的内皮细胞功能障碍产生重要影响，其中内皮细胞的表型发生了变化。在此，大孔的数量增加以及组织间静水压力的降低促进 J_v，导致顺应性好的组织（如肺、肌肉和疏松的结缔组织）的水肿增加。糖萼功能受损将进一步促进 J_v，并导致内皮血小板聚集和白细胞黏附。因此，维持糖萼的完整性是围术期液体管理的一个治疗目标[11]。

总体液平衡的生理调控

在健康人每天有 60% 的水通过尿液排出。当流汗或者不显性丢失增加时该比例可减少。综合的心血管和肾神经内分泌机制可维持体液容量的稳态，以应对围术期可能出现的经口摄入的水分减少、失血和静脉输液。

机体通过感受器、控制中枢和效应器调控总体液量。感受器包括：①可感受细胞外液张力改变的下丘脑渗透压感受器；②可感知中心静脉压的大静脉及右心房内的低压压力感受器；③存在于颈动脉窦和主动脉弓的可感知平均动脉压变化的高压压力感受器。在下丘脑内整合感受器的传入信号，然后触发效应器，产生渴感，增加水分摄取，或者通过抗利尿激素（antidiuretic hormone，ADH，精氨酸加压素）的分泌增加水分排出。血浆张力增加、低血容量、低血压和血管紧张素Ⅱ可诱发渴觉及增加 ADH 的分泌。应激（手术和外伤）或者某些药物（如巴比妥类）也可刺激 ADH 的释放。因为不同的饮水习惯，水分摄取通常也不依赖渴感，但水的正常摄取量不足时，渴感可作为一个增加水分摄取的备用机制。在下丘脑产生并由垂体后叶释放的 ADH 作用在肾集合管的主细胞。ADH 缺乏时水难以进入主细胞。当 ADH 与细胞基底外侧膜上的血管加压素 2（vasopressin 2，V2）受体结合时，触发环腺苷酸（cAMP）介导的水通道蛋白 2 嵌入顶膜，使水顺渗透梯度重吸收，并形成浓缩尿液。

循环容量的急性紊乱

血容量急性变化后，机体可能产生几分钟甚至长达几小时的代偿机制以纠正异常。应对快速失血而发生的体内稳态过程旨在最大程度地减少有效血流量的变化（静脉收缩和动员静脉储备，动员 ISF 回流到血浆以产生数量有限的自体输血，减少尿液产生），维持心排血量和动脉压（心率加快，心肌收缩力增加，以及外周血管收缩）。血容量急性变化的感受器是低压和高压压力感受器，由交感神经张力增加介导最初的一系列变化。肾血管收缩时滤过的液体量减少，肾素-血管紧张素-醛固酮（renin-angiotensin-aldosterone，RAA）轴被激活。球旁细胞释放肾素，裂解血管紧张素原形成血管紧张素Ⅰ，其可快速转化为血管紧张素Ⅱ。可进一步提高交感神经张力，促进血管收缩，并刺激肾上腺皮质释放醛固酮和下丘脑合成 ADH。总体结果是肾水钠潴留，外周血管阻力增加，以及心输出量增加。如果血容量没有进一步丢失，大量失血的后续反应是在 12～72 h 内恢复血浆容量。肝血浆蛋白合成增加，并在 4～8 周内通过红细胞发生机制恢复红细胞的水平。

相反，正常血容量的健康成年人接受快速输液时，最初的改变是静脉压和动脉压均升高，心排血量增多。多种机制迅速反应，使心血管指标趋于正常，包括压力受体介导的静脉舒张和静脉储备增加和外周

血管阻力下降。当灌注压增加时，在组织水平的自动调节反应使小动脉收缩以维持血流量恒定。随后多种机制参与恢复正常循环血量。由于毛细血管的滤过作用，特别是当输注的液体使 COP 降低时，一部分输注的液体无法停留在血管内。低压压力感受器激活时，引起垂体 ADH 的分泌减少，利尿增多，而牵张心房时，引起心房钠尿肽（atrial natriuretic peptide，ANP）的释放，有利于钠的排出。还有是不依赖 ADH 的肾机制，包括血浆 COP 边际效应减弱所致的管球失衡；使肾小球滤过率（glomerular filtration rate，GFR）快速增加，近端小管的水钠重吸收下降，尿量增加。最后，动脉压升高促进过多的水盐排泄（即压力利钠和压力利尿作用）。此压力容量控制机制是维持长期正常血容量的重要机制之一。然而，当发生急性高血容量时，只能通过心血管反射缓慢恢复动脉压。每 20 ml/kg 等渗盐溶液的完全排泄可能需要数天时间。过多的水钠排泄主要是依赖上述被动的过程和 RAA 轴的抑制，而不依赖钠尿肽的活性[12]。这种低效与应对体液量及钠离子减少的快速而有效的调节机制之间的反差，提示机体是在缺乏盐分且可利用水量可变环境下的生理学进化。钠的过量摄入是现代饮食的特征。

循环血管内容量的长期调节

Guyton-Coleman 模型是循环系统的典型代表。尽管学者呼吁完善动脉血压的长期调节数学模型，Guyton-Coleman 模型仍是目前用于解释血容量及动脉压长期调控机制最广泛的模型[13-15]。健康成年人短期血容量变化非常小，心血管系统是封闭系统，动脉压是外周阻力、血管顺应性和 Starling 曲线共同作用的结果[16]。当血容量发生慢性变化或如前所描述的急剧变化时，循环容量将发生变化，需尽快恢复输入量和输出量的平衡，避免慢性液体潴留或脱水。因此，此时的循环系统则变为一个开放系统。肾主要通过压力利钠或利尿机制，成为调节该平衡的最主要器官。实际上，在慢性病程中，动脉血压促进肾对摄入水钠的排泄，而并非简单地作为心排血量、血管顺应性和血管阻力的综合作用的结果。最近，整合 Guyton-Coleman 模型和一些实验观察结果得出了解释（图 47.2）[16]。健康成年人的血压-利钠曲线是相对平缓的，过量摄取的水盐可被排泄出来，并不会导致长期循环容量和血压升高。在多个慢性高血压的模型中，肾排泄机制发生改变，仅在更高的动脉血压和摄入大量外源性水盐导致高血压时，肾的利钠效应才发挥作用。

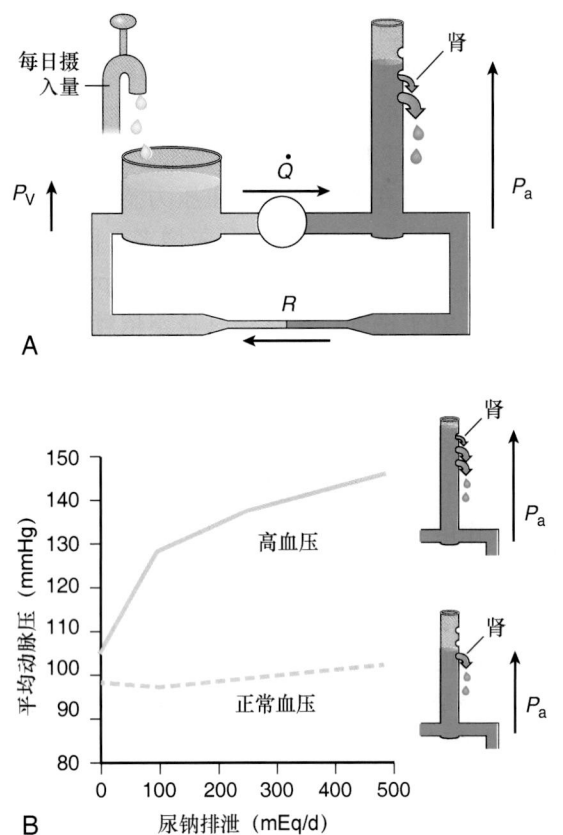

图 47.2　**健康人和高血压患者血容量的长期调控**。A. 代表开放循环模型。在慢性情况下动脉压（P_a）依赖于每日水盐的摄入（滴水的水龙头）以及肾的压力 - 排钠的关系（由动脉柱上孔的高度来代表），而非心输出量（$\dot{Q}$）和外周阻力（R）。B. 高血压的实验模型（如长期血管紧张素 II 输注）并控制盐的摄入使高血压的压力排钠曲线重置。这可用动脉柱上肾孔的位置更进一步提高来代表。出现排钠一定程度上与正常血压的情况相似，因此可维持稳定的体内水量，但需要更高的动脉压来达成。P_v，静脉压（A，Redrawn from Dorrington KL, Pandit JJ. The obligatory role of the kidney in long-term arterial blood pressure control: extending Guyton's model of the circulation. Anaesthesia. 2009；64：1218. B，Data from Hall JE. The kidney, hypertension, and obesity. Hypertension. 2003；41：625.）

电解质生理

钠生理

　　Na^+ 是细胞外的主要阳离子，Na^+ 和与其相关的阴离子几乎是血浆和组织液中有渗透活性的全部溶质。由于水可自由出入各体液间隔室，因此 Na^+ 是决定细胞外液容量的主要因素。体内 Na^+ 的总含量约为 4000 mmol，只有 10% 存在细胞内。ATP 酶维持了细胞内液和细胞外液的 Na^+ 浓度梯度（比值为 1：15）。该梯度对于可兴奋性组织的功能（包括动作电位和膜电位）以及肾内电解质代谢至关重要。

　　正常人 Na^+ 的摄入量通常远远超过最低每日需求量。出生时最低每日需求量为 2～3 mEq/kg，成年后减至每日 1～1.5 mEq/kg[17-18]。在醛固酮及肠腔

内葡萄糖的作用下，Na^+ 在小肠和结肠内主动吸收。Na^+ 主要是经由肾排泄，少部分经粪便、汗液及皮肤（各为 10 mEq/d）排泄。肾小球可自由过滤 Na^+，99.5% 的 Na^+ 主要在近曲小管被重吸收。尽管水分的摄取量变化很大，血清 Na^+ 浓度仍可维持在稳定范围（138～142 mEq/L）。这主要是通过前文所述的循环容量调控机制进行的，列举如下：

- 下丘脑渗透压感受器：释放 ADH。
- 心房容量感受器：释放 ANP。
- 球旁器（肾小动脉压力感受器及感应滤过液中的氯化钠含量）：激活 RAA。

　　体内多余的 Na^+ 排出主要是通过低效的被动机制，特别是压力 - 容量效应。长期过量摄取盐和 K^+ 摄入不足会导致高血压，而在每日盐摄入量小于 50 mmol 的人群中很少发生高血压。其机制包括肾内钠的滞留和最初期的细胞外液容量扩张（通过压力尿钠排泄后可减轻），伴随内源性洋地黄样因子释放和肾的钠泵激活，进一步加重肾钠潴留。低 K^+ 与洋地黄样因子慢性作用一起抑制血管平滑肌细胞的 Na^+-K^+-ATP 酶，使细胞内 Na^+ 含量过多以及细胞内 K^+ 减少，从而使平滑肌收缩，外周血管阻力增加[19]。

钾生理

　　钾离子是体内主要的细胞内阳离子，体内总含量约为 4000 mmol，其中 98% 位于细胞内液，尤其是在肌肉、肝和红细胞中。细胞内液和细胞外液 K^+ 平衡的比例对于维持细胞膜的静息电位至关重要，因此 K^+ 对所有可兴奋组织的功能很重要。每日 K^+ 的需要量受年龄和成长水平影响，代谢率高时需要的 K^+ 亦高。足月儿每日需要 K^+ 2～3 mEq/kg，成人每日需要 K^+ 1～1.5 mEq/kg。摄入的钾几乎全由小肠吸收，仅少部分经粪便排泄。每日摄取的 K^+ 约与整个细胞外液中的 K^+ 含量相似，因此需通过急性或慢性的 K^+ 调节机制维持稳定的血浆 K^+ 浓度。跨膜电位尤其依赖于 K^+ 的通透性。K^+ 通过离子通道顺浓度梯度流出，细胞内剩余的阴离子由此产生跨膜负电位。当 K^+ 因浓度梯度外移的趋势与 K^+ 因电位梯度内移的趋势相匹配时，即达到静息电位。

　　通过离子转运系统，K^+ 在细胞外液和细胞内液之间移动，产生 K^+ 的快速分布。K^+ 的快速分布受胰岛素、儿茶酚胺和细胞外液 pH 因素的影响。细胞膜上的 Na^+-K^+-ATP 酶在将三个 Na^+ 转出细胞的同时将两个 K^+ 转入细胞。这是维持 Na^+ 和 K^+ 离子梯度的重要机制。摄入含钾的食物后，胰岛素被释放，刺激 Na^+/H^+ 反向转运体，增加细胞内 Na^+。Na^+ 再由 Na^+-K^+-ATP

酶移出细胞，最终细胞净摄取 K^+。当出现低钾血症时，骨骼肌细胞的 Na^+-K^+-ATP 酶表达减少，使 K^+ 由细胞内液"漏出"到细胞外液[20]。儿茶酚胺激动 β_2 肾上腺素能受体，最终提高 Na^+-K^+-ATP 酶的活性，使细胞内液 K^+ 增加。该机制与运动时肌肉细胞 K^+ 的释放机制正好相反[21]。细胞外液 pH 与 K^+ 变化有一定的关联。有机酸盐（酸根离子不能扩散进入细胞）导致细胞对 H^+ 的摄取增加，并与 K^+ 交换，使细胞外液中的 K^+ 含量增加。有机酸（如乳酸和酮体）容易通过细胞膜扩散，并使 H^+/K^+ 的交换较少。由不同机制导致的有机酸血症也可能造成高钾血症。引起有机酸血症的机制有胰岛素不足，糖尿病酮症酸中毒中的胰岛素缺乏，渗透阻力或无氧代谢和乳酸性中毒引起的 ATP 生成障碍，无法供给 Na^+-K^+-ATP 酶。其他可能影响细胞外液和细胞内液间的钾离子平衡的因素包括醛固酮（高浓度时可能导致细胞钾迁移并超出肾的调节作用）、高渗状态（溶质挟裹 K^+ 与水一起流出）和地高辛（抑制 Na^+-K^+-ATP 酶并导致高血钾）。

慢性 K^+ 分布与肾作用机制有关。K^+ 可在肾小球自由过滤，之后经近端小管持续无规律地重吸收，最后只有 10% ～ 15% 的 K^+ 到达远端的肾单位。K^+ 的重吸收和分泌均受到严格调控，主要发生在集合管中的两种细胞。

主细胞　在由 Na^+-K^+-ATP 酶产生的电化学梯度下，主细胞可以分泌 K^+，维持细胞内的低钠浓度（通过小管内钠通道，增加 Na^+ 的重吸收）和细胞内高钾浓度（促进 K^+ 通过钾通道分泌进入小管）。主细胞的作用受以下几个要素影响：

- 醛固酮。当 K^+ 浓度升高时，醛固酮由肾上腺合成及释放。作为盐皮质激素，醛固酮可以同时增加基底膜上 Na^+-K^+-ATP 酶和管腔内钾离子通道的合成及活性，促进尿 K^+ 分泌。
- 肾小管 Na^+ 转运。远球小管内的 Na^+ 含量增加会导致 Na^+ 的浓度梯度更大，增加主细胞对 Na^+ 的重吸收。为了维持肾小管液的电中性，K^+ 外流至肾小管增加，这可能是噻嗪类药物和袢利尿剂导致低钾血症的部分原因，转运到皮质集合管的 Na^+ 增加。相反，阿米洛利阻断主并使细胞管腔内 Na^+ 通道而不影响 K^+ 外流。

闰细胞　除基底膜上的 Na^+-K^+-ATP 酶外，集合小管的闰细胞存在 H^+-K^+-ATP 酶。每当一个 K^+ 被重吸收时都可分泌一个 H^+ 进入小管。低 K^+ 引起集合小管反向转运体表达上调，导致重吸收更多的 K^+ 而丢失更多的酸。

除了醛固酮的有关反馈机制外，胃肠道系统对 K^+ 敏感，通过前馈机制快速调节肾的钾离子浓度，甚至在血清 K^+ 升高前胃肠道系统就可察觉钾离子的变化[20]。

钙生理

除了形成骨骼结构外，人体 98% 的钙（Ca^{2+}）储存在骨骼中。Ca^{2+} 是体内最重要的细胞内第二信使之一，在肌肉收缩、神经肌肉传导、细胞分裂、细胞活动以及氧化通路中起重要作用。Ca^{2+} 流入细胞内将对心肌和骨骼肌收缩产生直接影响。例如，引起神经递质释放，或进一步诱导细胞内存储的大量 Ca^{2+} 释放（Ca^{2+} 诱导的 Ca^{2+} 释放）。通过 ATP 酶维持细胞外液和细胞内液间较大的钙离子浓度梯度，并且通过将 Ca^{2+} 泵入肌质网中储存，使细胞质中游离的 Ca^{2+} 浓度保持在较低水平。细胞内游离的 Ca^{2+} 通过泵入肌浆网而维持在较低水平。当细胞能量供应障碍时，细胞内 Ca^{2+} 浓度增加以及 Ca^{2+} 转运受损，此两者是介导细胞死亡通路的关键因素[22]。Ca^{2+} 可促进凝血因子与带负电的活化血小板膜结合，在凝血过程中的作用十分重要。

自身稳态机制将血清 Ca^{2+} 浓度维持在 4.5 ～ 5 mEq/L（8.5 ～ 10.5 mg/dl）。血清 Ca^{2+} 的自身稳态机制很大程度上受维生素 D 和甲状旁腺激素（parathyroid hormone，PTH）的调控。甲状旁腺细胞膜外结构域的 G 蛋白耦联受体（Ca^{2+}-Mg^{2+} 感受器）可对游离 Ca^{2+} 变化敏感，抑制 PTH 分泌[23]。当游离 Ca^{2+} 水平降低时，PTH 快速释放，产生下列反应：

- 刺激破骨细胞对骨质再吸收，释放 Ca^{2+} 进入细胞外液。
- 刺激远端小管对 Ca^{2+} 的重吸收。
- 刺激肾，将 25-（OH）- 维生素 D 转化为 1,25-（OH）$_2$- 维生素 D（骨化三醇，为维生素 D 最有活性的代谢产物）。

皮肤在紫外线照射下形成有活性的维生素 D——维生素 D_3。维生素 D_3 通过肝的羟化作用生成 25- 羟维生素 D_2，而后在 PTH 的作用下经肾的羟化作用形成 1,25- 二羟维生素 D_2（骨化三醇）。与 PTH 一样，1,25- 二羟维生素 D_2 可刺激破骨细胞对骨质的重吸收，并促进胃肠道吸收钙。

Ca^{2+} 的自身稳态与其他离子交互关联。特别是 Mg^{2+}。Mg^{2+} 亦可调节 PTH 水平，且低钙血症与低镁血症通常并存。磷酸根的自身稳态则与 Ca^{2+} 相反（例如，高磷酸盐血症抑制了肾对维生素 D 的羟化作用）。在健康成年人中，钙与磷酸根的乘积保持相对恒定。

钙和磷酸根乘积的升高可见于慢性肾病的进展期和异位成骨。

在循环中大约 50% 的 Ca^{2+} 是有生物活性的离子钙（正常范围 2 ～ 2.5 mEq/L）。剩余 40% 与蛋白质（尤其白蛋白和球蛋白）结合，最后 10% 与阴离子（如碳酸氢根、柠檬酸、硫酸根、磷酸根和乳酸）形成复合物。在低白蛋白血症中血清总 Ca^{2+} 减少，但对有重要生物活性的离子钙影响甚微。校正的总 Ca^{2+} 浓度计算方法是当白蛋白浓度低于 4 g/dl 时，白蛋白每下降 1 g/dl，钙的浓度增加 0.8 mg/dl。白蛋白-蛋白结合程度受 pH 的影响。酸血症时白蛋白与蛋白质的结合减少，离子钙浓度增加。pH 每降低 0.1，离子钙浓度约增加 0.1 mEq/L[26]。由于可以估计校正总 Ca^{2+} 的浓度，故应尽可能利用特殊离子电极测量有生物活性的离子 Ca^{2+}。由于局部的酸中毒会增加离子 Ca^{2+} 浓度，因而采集血标本时最好不使用止血带。

镁生理

Mg^{2+} 与多种细胞功能相关，包括调节离子通道活性。它也是参与 ATP 合成和水解的重要组分。Mg^{2+} 主要存在于细胞内。大部分 Mg^{2+} 被限制在细胞器内，与磷脂、蛋白质和核酸结合。因此，在细胞质和细胞外液中的游离 Mg^{2+} 的含量低（0.8 ～ 1.2 mmol/L），化学浓度梯度也远小于其他阳离子。机体总 Mg^{2+} 的 50% 分布于骨骼，20% 分布于肌肉，其余的则分布在肝、心脏和其他组织。在 ECF 中只有 1% 的 Mg^{2+}。当体内总 Mg^{2+} 耗尽时，血镁水平仍可保持正常。血浆内总 Mg^{2+} 的浓度为 1.5 ～ 2.1 mEq/L，其中大约 25% 与蛋白（大多为白蛋白）结合，65% 是有生物活性的离子形态，剩下的则与磷酸根、柠檬酸根和其他阴离子形成复合物[27]。由于 Mg^{2+} 和 Ca^{2+} 会相互干扰，因此测量游离 Mg^{2+} 时需进行校正[28]。Mg^{2+} 具有重要的作用（表 47.5），临床应用范围广泛。当作为外源性用药时，有以下三个主要的细胞作用：

1. 能量代谢　ATP 磷酸化反应需要 Mg^{2+} 与 ATP 外部的两个 PO_4^{3-} 相互作用。细胞内镁离子缺乏时，利用高能磷酸键的所有酶系统功能障碍，如葡萄糖的代谢过程[27]。

2. 核酸及蛋白质的合成　Mg^{2+} 在 DNA 转录和复制、信使 RNA（mRNA）翻译的各步骤中作为辅因子。

3. 离子转运　Mg^{2+} 参与离子泵 ATP 酶的活动，可帮助维持正常的细胞跨膜化学梯度，有效地稳定细胞膜和细胞器。另外，对离子通道功能的影响是 Mg^{2+} 的核心功能之一，即所谓的生理性竞争拮抗 Ca^{2+}。该过程通过抑制 L 型 Ca^{2+} 通道和细胞外膜电位的局部调节，阻止钙离子从细胞外液和细胞内

表 47.5　镁的生理作用

系统	影响	机制和临床相关性
神经系统	降低疼痛传导	拮抗 NMDA。镁治疗提供有效的围术期镇痛[254]
	神经肌肉传导	抑制神经元钙内流，减少神经肌肉接头 ACh 的释放（和运动终板对 ACh 的敏感性）。高镁血症增强神经肌肉阻滞的效应
	降低交感张力	抑制神经元钙内流，减少肾上腺髓质和肾上腺素能神经末梢儿茶酚胺的释放。应用镁来抑制插管或嗜铬细胞瘤手术的交感张力
	抗惊厥药	镁可能与 NMDA 的拮抗作用或脑小动脉扩张有关，可能是它作用于有血管痉挛表现的癫痫的有效机制[29]
	高水平皮质抑制	
心血管系统	血管扩张	主要作用于小动脉，因为可抑制钙内流介导的血管平滑肌收缩。尽管镁有直接降低心脏收缩力的作用，给予镁通常导致轻微的心肌收缩力反射性增加[255]
	抗心律失常作用	混合的第Ⅳ类（钙通道阻滞）和弱的第Ⅰ类（钠通道阻滞）效应。增加房室结的传导时间和不应期，抑制旁路系统和抑制过早和延迟的后去极化。临床上用于室上性心动过速、房颤律控制和术后预防，以及血钾异常、地高辛、布比卡因或阿米替林相关的心动过速[29]
	改善心肌氧供需比	在冠状动脉扩张的同时心率和收缩力下降。然而，没有明确的证据显示对急性心肌梗死有益
呼吸系统	支气管扩张	松弛平滑肌。急性支气管痉挛时，镁有药理学治疗作用
肾	肾血管扩张和利尿	钙拮抗相关的平滑肌松弛
免疫系统	抗炎	在药物学剂量下，硫酸镁可减少单核细胞炎症因子的生成[256]
	获得性免疫	T 淋巴细胞的激活需要镁离子作为第二信使[257]
女性生殖系统	安胎	可能由于平滑肌松弛所致

ACh，乙酰胆碱；NMDA，N- 甲基 -D- 天冬氨酸

肌浆网流入细胞质。Mg^{2+} 也可有效地拮抗中枢神经系统的 N- 甲基 -D- 天冬氨酸（N-methyl- D-aspartate, NMDA）受体，减少 Ca^{2+} 经特定离子通道进入。这些效应使镁可抑制包括神经递质的释放、肌肉收缩、心脏起搏、动作电位活动以及疼痛的信号传递等一系列兴奋性组织的细胞活动。

Mg^{2+} 通过可饱和的转运系统和被动扩散由胃肠道吸收，其吸收量与摄入量成反比。主要通过胃肠道（约摄入总量的 60%）和肾排泄。75% 的 Mg^{2+} 在肾小球自由滤过，少部分被近端小管重吸收，60% ～ 70% 在髓襻升支粗段重吸收，10% 则在远端小管的调节下重吸收。尚无完整的内环境反馈机制调节体内 Mg^{2+} 经胃肠道摄取及经肾排泄。虽然许多因素可影响 Mg^{2+} 的重吸收（特别是 PTH 以及降钙素、胰高血糖素、酸碱平衡、Ca^{2+} 和 K^+ 的水平），最主要的影响因素是血浆 Mg^{2+} 浓度。髓襻升支粗段细胞基底部的 Ca^{2+}/Mg^{2+} 感受器受体对血浆 Mg^{2+} 浓度变化敏感。可能改变细胞内外 Mg^{2+} 分布平衡的其他影响因素还有：儿茶酚胺同时作用于 α 和 β 肾上腺素能受体，胰高血糖素可使储存的镁离子由细胞内移出。虽然实验模型显示肾上腺素能系统激活后可能增加血清 Mg^{2+} 的浓度，但在临床实际中，如手术、外伤、烧伤和脓毒血症等此类应激后，血清 Mg^{2+} 浓度下降[27, 29]。这可能与初期 Mg^{2+} 外流、后期儿茶酚胺驱动细胞内摄取 Mg^{2+} 有关[30]。

磷酸盐生理

磷酸根（PO_4^{3-}）是细胞内最丰富的阴离子，参与形成一些重要的生物大分子，包括 ATP、DNA、RNA、膜磷脂、2,3- 二磷酸甘油酸（2,3-DPG）和骨内的羟基磷灰石。包括能量代谢、通过磷酸化反应完成的细胞信号传导、细胞复制和蛋白合成、维持膜结构完整性和氧输送在内的生命活动都需要 PO_4^{3-} 参与。另外，PO_4^{3-} 缓冲系统是细胞非常重要的缓冲系统。体内总磷的 80% ～ 90% 储存在骨骼内，余下的存在于细胞内（软组织和红细胞）和细胞外液中[31]。正常血浆的无机磷酸盐浓度为 3 ～ 5 mg/dl，而且在正常 pH 下，80% 的无机磷酸盐呈现的是二价（HPO_4^{2-}）而不是一价（$H_2PO_4^-$）形式。血浆磷酸盐还包括磷脂和有机磷酸酯。大部分细胞内的磷是以有机磷的形式存在的[18]。

每日正常 PO_4^{3-} 摄取（约 1 g）量远大于代谢需求，且 70% 被机体吸收，使得餐后血清 PO_4^{3-} 水平增加，可快速经由肾排泄处理。胃肠道对磷的摄取主要通过不受机体调节的细胞间扩散。当 PO_4^{3-} 的摄入降低时，

维生素 D 和 PTH 将参与磷的主动转运[32-33]。血浆内的无机磷酸盐可在肾小球中自由滤过。其中 80% 在近端小管被重吸收，少部分在远端小管被重吸收。近端小管通过 Na^+ 依赖的共转运体重吸收磷，其表达和活性受 PTH 和 PO_4^{3-} 摄入量的影响。

正常的 PO_4^{3-} 水平主要通过 PTH 和维生素 D 系统调节。在低磷酸盐血症时刺激 1- 羟化酶的活性，并形成活性维生素 D（1,25- 二羟骨化醇），增加胃肠道和肾对 PO_4^{3-} 的吸收。相反，PTH 释放（受血浆 Ca^{2+} 减少刺激）可减少肾对 PO_4^{3-} 的重吸收。由于多巴胺和肾上腺素活性变化、碱中毒，以及肠腔内 PO_4^{3-} 增加导致肠道因子（磷调素）释放等作用而影响细胞对磷酸盐的摄取，进而导致血浆 PO_4^{3-} 的水平可能出现短期降低[31]。

氯生理

作为细胞外液中第二主要电解质，Cl^- 在维持血浆渗透压、电中性和酸碱状态中的作用至关重要（通过 Stewart 模型来解释，见后面讨论）。Cl^- 血浆正常值为 97 ～ 107 mEq/L，形成近 1/3 的血浆渗透压和 2/3 的血浆负电位[34]。大部分 Cl^- 的摄取来自每日饮食中的氯化钠。胃肠道主要以胃酸的形式分泌大量 Cl^-。Cl^- 也存在于整个肠腔之中。细胞对 Cl^- 的分泌使得细胞内的 Na^+ 流向肠腔，水顺着其渗透梯度运动而形成胃肠液。Cl^- 主要通过肾排泄，大部分在近端小管中被动重吸收和协同转运。在血浆酸碱平衡的影响下，通过将 HCO_3^- 交换成 Cl^-，可以在远端肾单位的闰细胞中对 Cl^- 的排泄进行调控。

酸碱平衡紊乱和液体治疗

关于酸碱平衡的论述主要见第四十八章。然而液体治疗对酸碱平衡可能的影响主要体现在两个方面：大量输注含氯的液体可能会导致医源性酸中毒，输注碳酸氢钠可纠正酸中毒。归纳起来，可从以下三个方面对酸碱平衡进行解读：Henderson-Hasselbach 方程、阴离子间隙和 Stewart 强离子模型。Henderson-Hasselbach 方程表现了 HCO_3^- 缓冲系统。血浆 HCO_3^- 浓度是血浆 pH 的独立影响因素。阴离子间隙模型和 Henderson-Hasselbach 方程一致，认为血浆 HCO_3^- 的改变是血浆酸碱平衡的核心。阴离子间隙是一种用来区分代谢性酸中毒成因的简单方法，其定义为血浆中最丰富的阳离子和阴离子之间的浓度差（[Na^+] + [K^+]） − （[Cl^-] + [HCO_3^-]）。阴离子间隙的正常值为 4 ～ 11 mEq/L。这个差值表示"未测"的阴离

子（PO_4^{3-}、硫酸根和阴离子形式存在的蛋白质）。当有机酸过多时（如乳酸或酮酸），HCO_3^- 因缓冲过多的 H^+ 而减少，故未被测量的阴离子随之增加，阴离子间隙增加。当给予外源性 Cl^- 时，即便 HCO_3^- 下降，阴离子间隙仍能维持正常[35]。

酸碱平衡的 Stewart 模型有不同的表达方法。该模型提出血浆的 pH 依赖以下三个独立变量

1. pCO_2（血浆的二氧化碳张力）。

2. A_{tot}，全部非挥发性缓冲物质的血浆浓度（白蛋白、球蛋白和 PO_4^{3-}）。

3. 强离子差（strong ion difference，SID），血浆强阳离子（Na^+、K^+、Mg^{2+} 和 Ca^{2+}）和强阴离子（Cl^-、乳酸根和硫酸根等）的总电荷差。简易的计算方式是，表观 SID 定义为（[Na^+] + [K^+]）−（[Cl^-] + [乳酸]）。正常血浆的 SID 约为 42 mEq/L。SID 的减少会导致血浆 pH 下降。

Stewart 模型对于是否将 HCO_3^- 作为一个变量仍存在一些争议[36]，但用 Stewart 模型来解释由输液所致的酸碱失衡时很实用[37]。

高氯性酸中毒

当输注足够多的高于血浆 Cl^- 浓度的含氯液体［如 0.9% 氯化钠，30 ml/（kg·h）］时，会因高 Cl^- 而导致代谢性酸中毒[38]。高氯性酸中毒可用 Henderson-Hasselbach 酸中毒模型解释。当输注生理盐水时会稀释 HCO_3^-，发生碱缺乏。高氯性酸中毒也可通过 Stewart 模型解释。血浆 Cl^- 浓度的增加会减少表观 SID，导致血浆 pH 下降。完全电离的氯化钠 SID 为零，输注氯化钠会逐渐稀释正常的血浆 SID。但输注含非 Cl^- 为阴离子的溶液如乳酸林格液时，输注后迅速被代谢，并不产生相似的改变。尽管在体外，乳酸林格液为电中性，SID 也为零，但肝功能正常的患者输注后，乳酸被即刻代谢，在体内产生有效的 SID 约为 29 mEq/L，略低于血浆的 SID，但足够抵消 A_{tot} 稀释所致的任何形式的碱中毒。

生理盐水所致的高氯性酸中毒会产生各种潜在有害的生理效应，包括肾血管收缩、GFR 下降、肾素活性降低（见于动物模型[39-41]）及肾皮质灌注减少（见于成年健康志愿者[42]）。凝血功能障碍和胃肠道功能障碍可能也与此相关[43]。然而，尚不清楚高氯性酸中毒在临床的高发病率是否单纯由于医源性因素所导致。一项荟萃分析研究比较了生理盐水和围术期平衡的液体治疗方案，证实了生理盐水组存在高氯血症及术后酸中毒，但通常生化异常在术后第一天或第二天就消失了[38]。急性肾损伤的指标无总体差异，不

需要肾替代治疗，也没有发生如临床上严重的凝血功能障碍或胃肠道症状。然而目前相关研究较少，且高危手术组（已有酸碱失衡、急诊或者大手术）例数不足。有趣的是，在一项接受肾移植术患者的研究中，证实输注生理盐水与显著高钾血症相关，可能与细胞外酸中毒导致细胞内钾被置换到细胞外有关[44]。因此对于高危患者，输注生理盐水所导致的酸中毒可能产生更严重的临床后果。最近在急诊科和重症监护室进行的大型临床试验显示，当患者使用生理盐水而未使用平衡晶体液时，死亡或肾不良事件的综合预后增加[45-46]。这种结果在败血症患者中最为严重。虽然该研究的综合预后的差异很小（盐水组为 15.4%，平衡静态溶液组为 14.3%），但接受静脉输液的住院患者基数很大。尽管这些试验并不是在围术期背景下完成的，但我们对于输注生理盐水的态度应更为谨慎。

碳酸氢钠的输注

对于治疗一些紧急情况，包括严重高钾血症和三环类抗抑郁药过量所致的心律失常，静脉输碳酸氢钠具有治疗价值。在许多其他的情况中其临床效益并不显著，一项研究强调了一个重要病理生理学观点，即酸中毒本身在生理学上并非是有害的。事实上，酸中毒在剧烈运动时是正常过程，此时氧易于向组织转移。酸中毒可能是缺氧、缺血或者线粒体功能障碍等病理过程中一个衡量严重程度的指标。若未及时纠正这些病理过程，可能会引起并发症[43]。输注 HCO_3^- 也有以下不良反应[18]：

1. 生成二氧化碳。输注的 HCO_3^- 大部分在体内产生 CO_2，过多的 CO_2 需通过过度通气排出体外。100 mEq HCO_3^- 会产生 2.24 L CO_2 待呼出。对已有通气障碍的危重症患者而言，这将会是非常艰巨的生理挑战。过多的 CO_2 可扩散至细胞内，加重细胞内酸中毒[18]，此观点目前尚存争议。

2. 静脉输注 $NaHCO_3$ 的同时 Na^+ 的含量升高，渗透压增高，引起高渗性高钠血症，细胞外液扩张和容量负荷增加。

3. 如果肾对 HCO_3^- 的分布功能受损，一旦导致最初酸中毒的潜在病理过程消失，可能会出现"超量注射"所致的代谢性碱中毒。

可通过下列公式计算纠正碱缺失时 HCO_3^- 的总剂量：

$$碳酸氢钠（mEq）= 0.3 \times 体重（kg）\times BE（mEq/L） \quad (5)$$

由于上述问题，通常先给予一半碳酸氢钠的计算剂量。当 pH 上升超过 7.2 时，则应停止输注。

液体药理学

由于输液存在一系列的生理效应，且围术期输液量可能很大，应将这些液体视为药物，有具体的适应证、注意事项、剂量范围和副作用。许多现有的液体是在数十年前研发的，投入临床时并未严谨地分析它们的临床益处，或仅知道它们在器官或者细胞水平的作用。新出现的胶体溶液是通过监管机构核准，且基于相对小的功效试验验证后进入临床广泛应用。最近才强调其在一些病例中使用的安全顾虑，如最近一些充分有效验证的研究指出胶体相关性肾功能不全[47]。这些液体并不是每个国家都有，现将目前应用的静脉输注液体组成成分列于表 47.6。

晶体液

晶体液是电解质与水形成的溶液。可通过输液后的张力或其组成成分进行分类。含有血浆中某些电解质及一种缓冲物质如乳酸或醋酸的晶体液称为平衡溶液。晶体液可用于补充水分和电解质，同时也可用于扩容。传统的液体间隔室概念指出，输注的电解质会在整个细胞外液中自由分布，水顺着渗透梯度流动，总体的结果是所输注的晶体分布在整个细胞外液，只有 20% 保留在血管内。近年来这一观点被大量临床研究和目前对微血管对液体处理的认知所挑战（见"血管内皮"的内容）。现在认为相比之下，等张晶体液血管内扩容效应更大，特别是对于低毛细血管静水压的患者而言。容量动力学的研究已量化了晶体液从中央室（血管内）容量到更大的外周室（全细胞外）容量的再分布过程。在晶体液连续输注 20 min 后，有 70% 的晶体液仍留在血管内，30 min 后减少至 50%[4]。基于胶体液对渗透压的影响，与胶体液相比，输注晶体液后，最终被毛细血管滤过出的液体量更大。进行液体复苏的患者如需达到同样扩容效果，所用的晶体液正平衡将会更大[49]。血容量正常的患者输注晶体液时，可能会增加顺应性大的组织（如肺、肠和软组织）的组织水肿。大量输注晶体液时，稀释循环中的抗凝物质可能引起高凝状态有关。但是否有显著的临床意义目前仍属未知[52]。

氯化钠溶液

0.9% 氯化钠溶液　0.9% 氯化钠溶液是最常用的晶体液之一，目前尚不清楚历史上它是如何成为临床常规使用的晶体液。尽管在 19 世纪时已有很多很接近血浆的组成成分的晶体液应用于临床，Hamburger 采用体外红细胞溶解试验确定了 0.9% 氯化钠溶液与人类血浆等张。0.9% 氯化钠中 Na^+ 和 Cl^- 的浓度远超过血浆内的正常浓度。最初它并不是用来体内注射的，然而却在临床上被广泛使用[53]。通过计算总体溶质得出 0.9% 氯化钠溶液的渗透压比血浆渗透压稍高，但通过冰点降低法测定 0.9% 氯化钠溶液的渗透压是 285 mOsm/kg，与血浆渗透压非常相似。这一差异反映了此溶液并非理想溶液。输注后，溶液的阴离子和阳离子两种离子仍存在于细胞外液。这种溶液被称为等张溶液。等张是指相对于细胞膜来说，0.9% 氯化钠与血浆具有相似的有效体积渗透压。

输入 2 L 0.9% 氯化钠溶液会导致细胞外液容量增加，稀释性血细胞比容和白蛋白浓度下降，Cl^- 和 Na^+ 浓度增加，以及血浆 HCO_3^- 浓度下降[42]。相较于输注平衡晶体液，输注 0.9% 氯化钠溶液可使细胞外液的扩张较持久。这两种液体都可利尿，0.9% 氯化钠溶液起效较晚。即使在健康人，过多的水盐负荷可能需要数天时间才能排出体外[12]。

输注 0.9% 氯化钠溶液可引起高氯性代谢性酸中毒和肾灌注减少。尽管在外科手术患者中，其主要临床预后的差异仍不明确[54]。在危重症患者中，与使用低氯溶液相比，使用 0.9% 氯化钠溶液会增加肾损伤，且需肾替代治疗的比率升高[46, 55]。在健康志愿者中，输注大剂量 0.9% 氯化钠（50 ml/kg）可能导致腹部不适、恶心及呕吐。

这些副作用提示围术期应限制 0.9% 氯化钠溶液的用量，但仍有如下的输注适应证：

- 脑水肿时，血浆中 Na^+ 浓度升高可能是有益的。
- 发生幽门梗阻（见之后讨论）时，存在钠离子和氯离子耗竭。然而，0.9% 氯化钠容易不适合治疗急性严重低钠血症，因为此时 0.9% 氯化钠对血浆 Na^+ 水平的影响很小。

高张盐溶液　可用的高张盐溶液有 1.8%、3% 以及 7.5% 三种浓度的氯化钠溶液。它们的用途如下：

血浆扩容：这些溶液的高张特性将水分从细胞内移至细胞外（包括血浆），因此在尽量减少输液量的同时可能达到血浆扩容的目的。尽管相关研究并不广泛，在创伤复苏时，特别是在院前阶段使用高张盐溶液尚无令人信服的益处。事实上，一项大型研究显示高张盐溶液并不改善患者预后，而且这一研究在早期就已中止[56]。

- 纠正低渗性低钠血症（见后讨论）。
- 治疗颅内压增高：增加血浆渗透压可减轻脑水肿并降低颅内压。高张盐溶液在这方面可能优

表 47. 6 可供静脉输注的液体组成成分 *

液体	钠	钾	氯	钙	镁	碳酸氢钠	乳酸	醋酸	葡萄糖酸	葡萄糖（g/L）	其他	渗透压	备注	pH（体外）
血浆	140	5	100	4.4	2	24	1	—	—	—	—	285	SID 42	7.4
0.9% 氯化钠	154	—	154	—	—	—	—	—	—	—	—	308	SID 0	6.0
1.8% 氯化钠	308	—	308	—	—	—	—	—	—	—	—	616		
0.45% 氯化钠	77	—	77	—	—	—	—	—	—	—	—	154		
5% 葡萄糖	—	—	—	—	—	—	—	—	—	50	—	252		4.5
5% 葡萄糖 /0.45% 氯化钠	77	—	77	—	—	—	—	—	—	50	—	406		4.0
4% 葡萄糖 (0.18% 氯化钠)	33	—	33	—	—	—	—	—	—	40	—	283		
乳酸林格液（美国组成配方）	130	4	109	3	—	—	28	—	—	—	—	273		6.5
含 5% 葡萄糖乳酸林格液	130	4	109	3	—	—	28	—	—	50	—	525		5.0
Hartmann 液 / 复方乳酸钠	131	5	111	4	—	—	29	—	—	—	—	275	体内 SID 27	6.5
Plasma-Lyte148/Normosol-R	140	5	98	—	3	—	—	27	23	—	—	294		4～6.5
Plasma-Lyte 56 和 5% 葡萄糖	40	13	40	—	3	—	—	16	—	50	—	389/363		3.5～6
Plasma-Lyte A pH 7.4	140	5	98	—	3	—	—	27	23	—	添加氢氧化钠调节 pH	294		7.4
苹果酸电解质注射液（Sterofundin）	140	4	127	5	2	—	—	24	—	—	马来酸 5	309		5.1～5.9
Plasma-Lyte R	140	10	103	5	3	—	8	47	—	—	—	312		
Hemosol	140	—	109.5	3.5	1	32	3	—	—	—	—		体内 SID 33	
4%～5% 白蛋白	†	†	†	—	—	—	—	—	—	—	稳定剂：辛酸盐，octanoate（辛酸盐，caprylate）	†		7.4
20% 白蛋白	†	†	†	—	—	—	—	—	—	—	稳定剂：辛酸盐，octanoate（辛酸盐，caprylate）	†		
Plasmanate：血浆蛋白浓度（人）5%	145	0.25	100	—	—	—	—	—	—	—	88% 人白蛋白，12% α-β-球蛋白		COP 20 mm Hg	7.4
琥珀酰明胶（4%）	154	—	125	—	—	—	—	—	—	—	MWw 30 kDa		琥珀酰明胶	
Plasmion/Geloplasma（3%）	150	5	100	—	3	—	30	—	—	—	MWw 30 kDa		琥珀酰明胶	

表 47.6 可供静脉输注的液体组成成分 *（续表）

液体	钠	钾	氯	钙	镁	碳酸氢钠	乳酸	醋酸	葡萄糖酸	葡萄糖（g/L）	其他	渗透压	备注	pH（体外）
Isoplex（4%）	145	4	105	—	1.8	—	25	—	—	—	MWw 30 kDa	—	琥珀酰明胶	
Gelaspan（4%）	151	4	103	2	2	—	—	24	—	—	MWw 30 kDa	—		
Haemaccel（聚明胶肽）	145	5.1	145	12.5	—	—	—	—	—	—	MWw 35 kDa	—		
Voluven：蜡质种玉米 HES 6%（130/0.4）	154	—	154	—	—	—	—	—	—	—		308		
Venofundin：土豆 HES 6%（130/0.42）	154	—	154	—	—	—	—	—	—	—				
Hetastarch：蜡质种玉米 HES 6%（670/0.75）	154	—	154	—	—	—	28	—	—	—		309		5.5
Hextend：蜡质种玉米 HES 6%（670/0.75）	143	3	124	5	1	—	—	—	—	—				
Pentaspan 五聚淀粉 10%	154	—	154	—	—	—	—	—	—	—	MWw 264 kDa	326		5.0
Volulyte 蜡质种玉米 HES 6%（130/0.4）	137	4	110	—	3	—	—	34	—	—		287		
Plasma volume 土豆 HES 6%（130/0.42）	130	5.4	112	1.8	2	—	—	27	—	—				
Tetraspan 土豆 HES 6%（130/0.42）	140	4	118	5	2	—	—	24	5	—				
10% 右旋糖酐 40	—	—	—	—	—	—	—	—	—	50		255		4.0

* 以 mEq/L 表示，除非另述。

† 氯化钠含量和含蛋白液体的渗透压依配方而变。渗透压为体外测定值

HES, 羟乙基淀粉；kDa, 千道尔顿；MWw, 加权平均分子量 [Plasma-Lyte, PlasmaVolume, Baxter International, Deerfield, IL; Gelofusine, Gelaspan, Venofundin, Sterofundin, and Tetraspan, B Braun (Melsungen, Germany); Plasmion, Geloplasma, Voluven, and Volulyte, Fresenius-Kabi, Bad Homburg, Germany; Hextend, BioTime, Berkeley, Calif; Pentaspan from Bristol-Myers Squibb, Canada; Hemosol, Hosptal, Rugby, United Kingdom; Isoplex Beacon, Kent, United Kingdom; Normosol, Hospira, Lake Forest, IL.]

于甘露醇[57]。然而，临床试验指出，对于早期创伤性脑损伤且颅内压未知的患者，使用高张盐溶液并未证明有益处[58]。

高张盐溶液中的氯化钠浓度大于 7.5% 时可能会导致血管内皮损伤。事实上，11.7% 氯化钠可能是一种血管硬化剂，因此，11.7% 氯化钠溶液需通过中心静脉输注。

平衡晶体液

早在 1832 年，O'Shaughnessy 和 Latta 就将静脉晶体液应用于临床治疗霍乱。早期的晶体液比氯化钠溶液更接近血浆的生理成分，含有 Na^+ 134 mEq/L、Cl^- 118 mEq/L 和 HCO_3^- 16 mEq/L[53]。然而，在那之后临床上对平衡盐溶液的关注一直较低。直到 1932 年，Hartmann 采用改良的乳酸林格液治疗伴有低血容量和肝肾衰竭的酸中毒的小儿患者[59]。在当时，氯化钠溶液已被应用于失血和创伤患者的复苏[53]。

目前可用的平衡晶体液的总渗透压比 0.9% 氯化钠溶液的低，钠离子浓度也较低，氯离子浓度更低（表 47.6）。通过加入稳定的有机阴离子缓冲物（如乳酸、葡萄糖酸或醋酸）来补偿溶液中原有阴离子含量的减少。测得平衡液的渗透压（为 265 mOsm/kg）较血浆渗透压略低，因此目前所有的平衡晶体液为轻度的低张液。平衡液分布的液体间隔室与其他晶体液相似。静脉输入平衡晶体液后，其中的缓冲物通过进入柠檬酸循环代谢产生相等摩尔量的 HCO_3^-。乳酸主要经过肝细胞氧化或糖原异生以最大速率约为 200 mmol/h 的速度产生 HCO_3^-[60]。由于醋酸可被肝、肌肉和心脏以最大速率为 300 mmol/h 的速度产生 HCO_3^- 而被快速氧化，这一速度超过了醋酸的零级动力学干预速度，因此在正常情况下血浆中存在微量醋酸（0.2 mM）[61]。小部分醋酸可能转化为乙酰乙酸。尚不完全清楚葡萄糖酸的代谢部位和代谢动力学，但它可转化为葡萄糖随后进入柠檬酸循环[62]。虽然平衡晶体液的主要阴离子成分可以为 HCO_3^-，但主要受两个因素限制：第一，HCO_3^- 与水反应生成 CO_2。CO_2 可从大部分包装材料扩散出来。这一问题在一些产品中已解决，但是供应有限[63-64]。第二，如果存在 Ca^{2+}（和 Mg^{2+}），HCO_3^- 引起的 pH 改变会导致 Ca^{2+}（和 Mg^{2+}）的沉淀。

平衡晶体液比等张盐水能更快地排出过量的水和电解质[65]。这是由于输注平衡晶体液后血浆渗透压会短暂下降，抑制 ADH 的分泌，从而通过利尿应对循环血容量的增加。平衡晶体液抑制血浆 SID 的程度不如氯化钠溶液，因此不会导致酸中毒。血浆中 HCO_3^- 的浓度维持稳定或轻度升高。

平衡晶体液存在一些潜在的不良反应。乳酸林格液含有外消旋（D- 和 L-）乳酸。虽然应用乳酸林格液后仅在体内发现微量 D- 乳酸，但大剂量 D- 乳酸可能与肾衰竭患者的肾性脑病和心脏毒性有关[66-67]。外消旋乳酸林格液可达到的血浆水平并没有在人体研究中证实。D- 乳酸的代谢速度似乎与 L- 乳酸的代谢速度一样快[68]。输入的乳酸大部分依赖肝代谢，意味着严重肝衰竭患者应该避免使用乳酸林格液。对于应用醋酸透析液的患者，过量外源性醋酸引起的不良反应也逐渐引起关注。高醋酸可引起促炎症反应、心肌抑制、血管扩张和低氧血症，表现为恶心、呕吐、头痛和不稳定的心血管反应，因此现在的透析液中已经不添加醋酸[61, 69, 73]。终末期肾病的患者和体内含有其他诸如乳酸性中毒或蛋白酶解等过程的氧化物质的患者，其醋酸转化速率受限。因此，危重症患者或患有晚期肾病患者可能表现出生理化学性醋酸盐不耐受，尽管目前接受醋酸平衡液的患者尚未出现这一反应。不同于醋酸，葡萄糖酸溶液的影响目前知之甚少[74]。事实上，该领域需要从细胞、器官和整个机体的水平进行研究，特别是动物研究的数据提示，对出血模型的动物进行液体复苏时，与乳酸林格液或等张盐水相比，使用醋酸 / 葡萄糖酸晶体液的动物预后更差，并出现了迟发性乳酸升高的现象[72]。

葡萄糖溶液

葡萄糖溶液在围术期主要有以下两个适应证：

1. 作为自由水的来源　输注 5% 葡萄糖溶液意味着有效地输注了自由水。5% 葡萄糖溶液的体外渗透压接近血浆渗透压，所以输注 5% 葡萄糖溶液不会导致溶血，但在胰岛素的作用下葡萄糖迅速被摄入细胞内而留下自由水。因此，对于细胞膜而言 5% 葡萄糖溶液是低张的，而且输注过量可稀释电解质和渗透压。术后使用葡萄糖溶液应小心，注意抗利尿激素分泌综合征（syndrome of inappropriate antidiuretic hormone secretion，SIADH）导致的水潴留，而增加低钠血症风险（见后面讨论）。尽管如此，在仔细控制输液容量和常规监测血清电解质的条件下，葡萄糖溶液是提供自由水的有效方法，并可维持术后的液体需要，特别是与低浓度氯化钠溶液联合使用时。葡萄糖溶液不适用于血管内血浆扩容，因为水可以在所有液体间隔内移动，只有非常小的一部分容量会留在血管内。

2. 作为代谢物质的来源　尽管 5% 葡萄糖溶液的热量不足以维持营养所需，但较高浓度的葡萄糖溶液可足够作为一种代谢物质，如 50% 葡萄糖溶液有 4000 kCal/L。葡萄糖溶液也可与静脉用胰岛素联合输注，用于降低糖尿病患者低血糖的风险，如 10% 葡萄糖溶液以每小时 75 ml 的速度输注。

胶体液

胶体液的定义是大分子或均质非晶体的超微颗粒物质分散在第二种物质（通常是等张盐水或平衡晶体液）中所形成的溶液。这些颗粒无法通过过滤或离心分离出来。尽管不是每种胶体液在所有国家都可用得到，但胶体液的产品包括半合成胶体和人血浆衍生物。与人白蛋白溶液不同，半合成胶体有一系列不同的分子大小（多分散度），而白蛋白溶液中 95% 以上的白蛋白分子的大小一致（单分散度）。当胶体分子量超过 70 kDa 时，因分子量过大而无法穿透内皮糖萼，导致胶体分子无法进入糖萼下层，因此胶体的初始分布容积为血浆（而不是整个血管内体积）容积（见"血管内皮"的讨论部分）。与单纯的电解质溶液相比，胶体液的 COP 较高，并且最大程度地减少毛细血管滤过，尤其是在低毛细血管静水压下。这使胶体液的潜在血管内血浆扩容效应达到最大化。然而在正常或超常毛细血管压力时，静水压增加而发生跨毛细血管滤过[3]。另外，胶体分子可能通过多种方式从循环中丢失，在炎症或其他应激源中，由于内皮糖萼脱落或内皮细胞孔隙形成进而引起毛细血管屏障功能受损，胶体分子通过屏障功能受损的毛细血管滤过；较小的胶体分子通过肾滤过；或经过代谢从循环中去除。因此，胶体有不同的有效血浆半衰期，概述如后。胶体可改变血液流变学，可通过血液稀释增加血流，而血液稀释导致血浆黏度降低和红细胞聚集减少[52]。与胶体的有益作用相反，将大剂量半合成分子（通常浓度为 40～60 g/L）输入复杂的生理系统中可能会带来各种免疫系统、凝血系统和肾的不良反应。为了限制这些不良反应，对大部分胶体液会有推荐使用的最大剂量，但使用低剂量胶体液仍可能产生不良反应。由于大型临床研究强调了胶体潜在的临床毒性反应，因而至少在重症监护患者中胶体的使用应越来越谨慎[76]。这些重症监护领域的临床研究结果是否适用于整个围术期仍未确定。基于等张盐水或平衡晶体液不同影响的证据不断发展，胶体液中所使用的载体溶质也可能会得到更多的关注。

半合成胶体

明胶　明胶来源于牛的水解胶原蛋白，后经琥珀酰化修饰（Gelofusine，B Braun，Bethlehem，Pa；Geloplasma®，Fresenius，Waltham，MA）或经脲键形成多聚明胶（Haemaccel，Piramal，Orchard Park，NY）。明胶各成分的分子量（MW）相似，但琥珀酰化明胶经过了构象改变导致负电荷增加，使其成为一个较大分子。明胶的分子量范围广，意味着静脉输注明胶大部分会迅速离开循环并主要通过肾滤过。除此之外，近期一项研究提示与较大 MW 的胶体液相似，明胶输注结束后 60 min，明胶输注液体量的 50% 存留在血管内[77]。明胶主要通过肾途径排泄。在不良反应方面，虽然明胶会减少 von Willebrand 因子（von Willebrand factor，vWF）和Ⅷ c 因子及降低离体血凝块的强度，明胶在所有半合成胶体中对临床相关止血的影响最小[78]，但明胶预估的严重过敏和类过敏反应发生率是最高的（< 0.35%）[52]。在 Haemaccel 中 Ca^{2+} 含量高，禁止同时与含柠檬酸盐的血制品在同一输液器中进行输注。尚未发生涉及药用明胶制剂相关的 Creutzfeldt-Jakob 病的已知病例。在欧洲明胶常被用于围术期，但美国食品和药品监督管理局（FDA）尚未批准临床使用明胶。

羟乙基淀粉　羟乙基淀粉（hydroxyethyl starch，HES）是从玉米或马铃薯中提取的支链淀粉经改良形成的天然聚合物。羟乙基取代葡萄糖单元可防止被体内淀粉酶快速水解，而且取代度［每个葡萄糖单元的羟乙基取代值（最大值为 3）和总的取代葡萄糖单元的数量］是 HESs 消除动力学的一个决定因素。取代度（degree of substitution，DS）可表示为被取代的葡萄糖分子数除以总的葡萄糖分子数。另一个测定取代程度的指标是摩尔取代级（molar substitution，MS）。计算方法是用羟乙基淀粉的总数除以葡萄糖分子数。根据 MS 值的不同，可将淀粉分为七取代级淀粉 hetastarches（MS 0.7）、六取代级淀粉 hexastarches（MS 0.6）、五取代级淀粉 pentastarches（MS 0.5）和四取代级淀粉 tetrastarches（MS 0.4）。取代物的形式因羟乙基化可能发生在葡萄糖单元碳 2 位、碳 3 位或者碳 6 位而不同。取代物的类型根据 C2/C6 羟乙基化比值决定。比值越高，则淀粉代谢速度越慢。根据体外 MW 的不同，又可将淀粉分为高 MW 淀粉（450～480 kDa）、中 MW 淀粉（200 kDa）和低 MW 淀粉（70 kDa）。然而，HES 溶液为多分散性溶液，其 MW 值为平均值。淀粉分子的大小决定了 HES 溶液的扩容效果和副作用。输注 HES 溶液后，较小的 HES 分子（< 50～60 kDa）会被快速排泄，而较大的 HES 分子会经过水解形成数量较多的小分子，水解速度取决于 HES 分子的取代度和 C2/C6 羟乙基化比值。因此，HES 分子体内 MW 的数值较小，且分布范围较窄[79]。较小的 HES 分子

通过肾持续排泄，中等大小的 HES 分子通过胆汁和粪便排泄。一部分较大的 HES 分子，特别是抗水解的大分子，则通过单核巨噬细胞（网状细胞内皮细胞）系统摄取，因此，这部分 HES 分子可能会持续存留体内数周甚至更久[80]。HES 的代谢时间较长，意味着其血浆扩容效果通常比明胶或晶体液更持久。即使在输注 90 min 时，较大 MW 的淀粉基胶体仍可增加输注量 70%～80% 的血容量[81]。较小 MW 且 MS 值低的淀粉基胶体可能有更大的扩容效果，这是由于其初始代谢速度快而形成了大量渗透活性分子[82]，但在健康志愿者中的研究提示其扩容效果与明胶类似[77]。

对于所有的淀粉基胶体而言，淀粉相关副作用与危重症患者的不良预后相关。起初怀疑凝血、蓄积和肾功能障碍等问题似乎与较大 MW 的淀粉有关，但现在较小的四取代级淀粉也会有类似疑虑。除此以外，基于危重症患者的临床研究，特别是脓毒血症患者的临床研究，其结果不应直接用于择期手术患者中。考虑 HES 与手术患者的相关性时，应谨慎解读这些临床研究。然而，官方对 HES 液的反对使用建议显然是负面的。

凝血反应 如同其他合成胶体，HES 产品通过对血液循环的稀释作用、分子量依赖性的减少 vWF 因子和Ⅷ因子并抑制血凝块强度来影响凝血反应。影响凝血反应的情况多见于输注大的分子量或降解缓慢的中等分子量（200 kDa/MS0.62 或 200 kDa/MS 0.5/C2：C6 13）的 HES 制剂，以及围术期出现大量失血等情况。快速降解的中等分子量和小分子量的淀粉基胶体对凝血反应的影响不显著[52]。脓毒血症患者即使使用小分子量 HES 溶液，也可能增加出血和输血风险，但尚不清楚这一结论是否也发生在围术期[83-84]。

蓄积 HES 分子可呈剂量依赖性蓄积于单核巨噬细胞系统、皮肤、肝、肌肉和肠道。蓄积的 HES 分子随时间推移而逐渐减少。然而，HES 分子的蓄积也可能持续数年，较大量的 HES 分子沉积于组织中可能引起瘙痒[80]。

过敏反应 相比其他胶体溶液，HES 溶液产品相关的严重过敏反应或类过敏反应的估计发病率较低（＜0.06%）[52]。

肾功能不全 对于已有肾功能不全的危重症患者而言，中等分子量到较大分子量的 HES 溶液产品与患者少尿、肌酐水平升高和急性肾损伤相关[6, 85]。最初认为新一代的小分子量（130 kDa/MS 0.4）HES 溶液对肾功能不全的危重症患者较为安全。但近期的大

规模临床研究表明，严重脓毒血症的患者使用低分子量 HES 溶液后对于肾替代治疗的需求与使用平衡晶体液的患者相比是相似的[83-84]。最近一项比较了多种危重症类型的患者使用 HES 溶液和等张盐水情况的大规模临床研究也报道，在淀粉基胶体的使用人群中肾替代治疗的比率增加。对于这一研究的解读更为困难，因为盐水对肾功能存在潜在影响，以及与既往研究相同，患者可能在给予 HES 溶液和等张盐水等研究液体之前已经获得了部分的液体复苏[51]。目前，关于围术期使用 HES 溶液的大规模临床研究中尚未报道类似的数据。最近的一项围术期使用 6% HES 溶液的荟萃分析研究认为，尽管 HES 溶液并没有增加死亡率和肾损伤，但以现有的证据来回答这一问题仍缺乏统计检验力[86]。同时，美国和欧洲的监管机构已经严格限制甚至完全禁止淀粉基胶体的临床使用。

右旋糖酐 右旋糖酐是通过肠膜明串珠菌（*Leuconostoc mesenteroides*）的细菌右旋糖酐蔗糖酶将培养基的蔗糖进行转化而得到的高支化多糖分子。大分子量的右旋糖酐经过酸的水解作用生成分子量较小的分子，而后通过分级分离产生一系列分子量相对固定的溶液。现有的右旋糖酐的平均分子量为 40 kDa 或 70 kDa。如同其他胶体，右旋糖酐具有多分散度特性，意味着一部分较小分子量的右旋糖酐分子会经肾小球快速滤过。单次使用后，70% 的右旋糖酐在 24 h 内经肾排泄。较大分子量的右旋糖酐分子被排泄至胃肠道，或由单核巨噬细胞系统摄取，再经内源性右旋糖酐酶降解[52]。右旋糖酐的血浆扩容效果与淀粉基胶体相似，持续时间为 6～12 h。除了用于扩容治疗外，右旋糖酐 40 还可能用于显微血管外科手术。右旋糖酐 40 对血液黏度的稀释作用以及抗凝血作用（见下文讨论）有利于微循环的血流。总体而言，右旋糖酐由于一系列毒性作用而使得应用受到限制。

抗血栓作用：较小分子量的右旋糖酐的抗血栓作用尤为明显，并受一系列机制介导，包括红细胞包被，红细胞聚集抑制，Ⅷ c 因子和 vWF 因子减少，以及Ⅷ因子活性减弱。血小板的聚集也受到抑制。抗血栓作用在临床上可引起止血困难，围术期的失血增加[78]。

- 交叉配血：右旋糖酐包裹红细胞膜，可能干扰交叉配血。
- 类过敏反应：右旋糖酐有发生严重过敏反应和类过敏反应的中度风险（＜0.28%）。预先使用右旋糖酐 1 和半抗原抑制剂可能将严重过敏反应和类过敏反应的发生率降至小于 0.0015%[52]。
- 肾功能不全：输注小分子量的右旋糖酐后患

者可能出现渗透性肾病，从而引起肾功能不全[87]。虽然目前的临床实践中已限制了右旋糖酐的使用，但肾功能不全现象在围术期患者中的实际发生率仍难以估计。

人血浆衍生物

人血浆衍生物包括人白蛋白溶液、血浆蛋白提取物、新鲜冰冻血浆和免疫球蛋白溶液。利用人血浆衍生物的制备技术得到的是去除感染源的相对纯化溶液，但是理论上，各类 Creutzfeldt-Jakob 病和相关的牛海绵状脑病的传染风险依然存在。英国报道了一例推测与Ⅷ因子输注相关的朊病毒传播病例，但患者无临床表现[88]。通过使用非英国来源的多种血浆衍生物，持续的病毒传播风险已经降低了。

5% 白蛋白之类的人血浆衍生物溶液有接近生理水平的胶体渗透压（20 mmHg），可用于扩容治疗。尽管低白蛋白血症与危重症患者的预后不良相关，但输注外源性白蛋白并不会改善这类患者的预后。早期的观念会担心使用白蛋白进行液体复苏时可能增加危重症患者的死亡率，但在一项大型对照临床研究中并未证实这一担忧，并且该研究表明将白蛋白或等张性盐水用于液体复苏时对患者的预后并无差异[5]。在这一异质化的患者人群中，白蛋白组获得相似研究终点所需的液体量更少一些（比率为 1 : 1.4），但是在创伤患者特别是脑损伤的亚组患者中，白蛋白可能与死亡率增加有关[5, 89]。相反，在脓毒血症患者的亚组分析中发现，白蛋白输注有降低死亡率的趋势，随后的一项 Meta 分析也支持这一结果[90]。

液体和电解质的临床管理

围术期体液的病理生理改变

在推荐围术期补液的实际方案前，应明确围术期体液的病理生理改变过程，因为这个病理生理过程不仅影响机体外源性液体和电解质的需求，而且影响着液体在体内的分布方式。围术期的患者可能并存血管内液体容量和分布的异常。随后的创伤刺激（包括外科手术）会导致一系列神经内分泌和炎症变化，即所谓的应激反应，从而对体液和电解质的反应和分布产生显著影响。适中的强度和持续时间的应激反应会有益于机体从创伤中的恢复，但是当应激反应加剧或持续时间延长或超过患者基础生理储备的应对范围时，则会转变为病理性过程。

术前

患者在围术期前可能已有明确的液体和电解质平衡紊乱。肝功能不全、肾功能不全和心功能不全均与钠离子分布异常相关（见下文讨论），从而对细胞外液容量产生显著的继发性影响。终末期肾病患者通过透析排出液体。透析的时机对于手术至关重要。长期使用利尿剂可能导致患者出现电解质紊乱。基于高血压的治疗方案，患者可能出现循环容量的不足，从而导致患者容易出现术中低血容量。

尽管术前禁食、禁饮对于液体平衡的影响可能被过度强调，仍应考虑术前禁食、禁饮的影响。当今围术期临床实践认为择期手术仅要求术前 2 h 禁饮。通过实验室技术检测发现，即便患者禁食、禁饮过夜，也通常不会改变正常血容量[91]。相反，术前胃肠道准备可导致患者体重下降 1.5 ～ 1.7 kg[92-93]，并伴随大量水分和钾离子的丢失。为了减少潜在的负面影响，应尽可能限制术前胃肠道准备，并且为补充液体丢失，应同时静脉输注 1 ～ 2 L 含钾晶体液，以改善血流动力学并降低血肌酐[93]。

需要外科手术治疗的急性病患者可能出现更严重的液体和电解质平衡紊乱。这可能受到以下因素的影响：

- 出血导致的直接血管内容量减少。
- 通过胃肠道途径的液体丢失。基于丢失液体的胃肠道部位不同导致了不同的细胞外液减少和电解质丢失。由于梗阻、呕吐或过度的鼻胃肠管吸引导致的大量胃液丢失可引起钠离子、钾离子、氯离子和酸性盐离子的丢失。小肠液的丢失可引起大量钠离子、氯离子和碳酸氢盐的丢失，并有少量钾离子的丢失。结肠液的丢失（如腹泻）可引起大量钾离子的丢失，并有少量钠离子和碳酸氢盐的丢失。病理性液体滞留在肠腔可能有类似的电解质平衡紊乱影响而无液体丢失的临床表现。
- 炎症相关的液体再分布，液体由血管内转移至细胞外间隔室（见下文讨论）。
- 液体滞留在生理性第三间隙，伴有水肿、胸腔积液和腹水。

术中

影响术中液体平衡的因素众多，举例如下：

- 血容量分布的改变。麻醉药所致的血管扩张可影响静脉和动脉系统，可能降低心脏的前负荷和后负荷。中枢神经抑制引起的交感神经抑制可能加剧心脏的前负荷和后负荷的减少。麻醉药的负性肌力作用也可能导致心输出量的减少。麻醉会引起不同程度的器官内自动调节反应钝化，从而影响脉管系统内的血容量分布。麻醉相关的微循环功能不全和外科手术引起的炎症反应可能打破局部氧供和组织氧需求之间的动态平衡，从而可能导致血管内液体治疗效果不佳。

- 出血导致血容量的直接丢失。外科手术失血的临床表现可能不同，很大程度上取决于失血的容量和时间。

- 不显性液体丢失。解剖腔室暴露后引起液体自黏膜表面蒸发，但这部分液体蒸发丢失量难以估计。湿度箱实验表明，大型开腹手术中肠腔广泛暴露时不显性液体丢失量可能仅有 1 ml/（kg·h）[94]。

- 炎症相关的液体再分布。大型手术引发的炎症反应可引起液体从血管内重分布到细胞外间隔室，在术后阶段更为常见（见下文讨论）。但是外科手术的刺激强度和持续时间达到一定程度时，术中阶段也可能出现炎症相关液体再分布。

- 液体经肾排出。围术期肾尿液的生成受到抑制，这与抗利尿激素分泌相关，同时也受到正压通气的影响。胸腔内压力升高会抑制静脉血回流和心输出量，联合一系列如交感神经激活和心房钠尿肽减少的神经内分泌反应，导致肾小球滤过率降低和尿量减少[95]。因此，无论静脉输注多少液体量，术中尿量都可能很少[96]。

大型手术会触发早期的应激反应。术中绝对或相对（再分布）的低血容量将调动一系列机体保护性反应（如"急性循环容量紊乱"的章节所述），其目的是将血液从外周再分布至重要的脏器，并通过保钠、保水维持循环容量。外科手术的组织损伤也会触发炎症反应和免疫反应，并持续至术后阶段。一段时间的低血压和组织低灌注会加剧组织损伤引发的炎症反应。

术后

由于如前所述的影响液体和电解质生理的术前和术中因素，患者可能在术后阶段的起始时期就出现显著的血容量和液体间隔室分布紊乱。外科手术诱发的应激反应可能对术后液体平衡有持续性影响。

炎症反应和免疫反应 组织损伤引起局部血管扩张，内皮细胞通透性增加，白细胞渗入损伤部位，随后 72 h 持续生成以白介素 1（IL-1）、TNF-α 和 IL-6 为主的促炎性细胞因子。心肺转流、广泛的组织损伤或对术前亚临床反应的部位（如肿瘤或感染）进行外科手术都可能导致术后全身炎症反应综合征（systemic inflammatory response syndrome，SIRS）。胃肠道的低灌注也可触发 SIRS。低血容量的生理性反应是通过减少肾、肠道和外周灌注来保证心脏和脑的灌注。此时小肠绒毛的血流方向背离黏膜，为逆向血流供应，引起肠黏膜坏死，并由于肠腔内消化酶和细菌的作用进一步损害肠屏障功能。这使得肠道的细菌内毒素进入循环系统，成为全身性炎症反应的一个潜在触发因素[97-98]。肠缺血再灌注导致活性氧释放将进一步加剧炎症级联反应。

全身炎症反应通过改变内皮细胞表型，增加内皮细胞大孔隙数量和降解内皮糖萼的方式损伤内皮细胞的屏障功能[2]。输液过多所致的高血容量引起心房钠尿肽释放，进一步加剧内皮多糖蛋白复合物的降解[9,99]。在重症患者中，炎症相关内皮细胞功能不全会导致毛细血管渗漏综合征，伴有水、电解质和蛋白质渗入细胞间隙，而导致肺、肠管和结缔组织的水肿。血浆渗透压降低促进毛细血管内液体持续滤过进入血管外，从而导致低血容量。

分解代谢 机体对组织损伤的反应，特别是白细胞参与的急性炎症反应和免疫反应，需要更多的能量物质供应。这种代谢水平的提高通过儿茶酚胺和皮质醇释放调节，并涉及肌蛋白的分解，同时与肝糖原的异生、急性期蛋白质生成和损伤组织的能量物质供应增加相关。为了满足增加的能量物质动员、处理和输送的需求，机体基础代谢率相应增加，并需要足够的循环血容量。

盐和水平衡的调节 如"总液体平衡的生理调节"的章节所述，外科手术过程中抗利尿激素释放，导致术后水潴留。这一现象可能由急性应激反应直接引起，其中 IL-6 被认为是一个关键的调节因子[100]。此外，一段时间的低血容量和低血压会进一步刺激抗利尿激素的分泌并激活肾素-血管紧张素-醛固酮系统，导致水和钠的潴留加剧，并进一步促进抗利尿激素的生成。因此，即使血容量及时恢复，机体仍可能出现短暂的少尿期，并出现术后液体过量和钠离子浓度变化的风险。在大型手术后的高代谢状态中，由于过量的氮与钠离子通过肾竞争性排泄导致钠离子潴留更为显著。

除了上述过程外，由于术中液体重新集聚至第三间隙（腹水或胸腔积液），液体进入胃肠道，或液体经呕吐、鼻胃管引流或造口丢失，都可能导致循环容量的减少。由于复温、新近发展的硬膜外交感神经阻滞或全身性炎症反应引起血管张力改变，导致术后血管内液体分布处于动态变化的过程。

围术期液体和电解质失衡的评估和治疗

血管内容量

作为一个影响心输出量（前负荷）和组织氧供的关键变量，血管内容量是保证足够组织灌注的核心。尽管血管内容量的评估是围术期液体治疗的一个重要部分，但血管内容量的评估并非易事。单独分析许多传统的反映容量状态的指标并不可靠，我们应该对患者采集提示容量状态异常的相关病史（如前述），并结合多种临床检查结果来综合评估血管内容量。明显的低血容量可能表现为心动过速、脉压减小、低血压和毛细血管充盈时间延长，但在围术期，这些生理变量的异常可能由许多其他原因导致。相反地，在健康患者中 25% 的血容量丢失也可能没有明显的血流动力学改变[101]。尿量通常被认为是终末器官灌注充足的指标，但由于抗利尿激素和肾素-血管紧张素-醛固酮系统被激活，即使在循环容量正常的情况下，术后阶段尿量也有可能减少。有创的血管内容量监测手段也有其局限性。中心静脉压（central venous pressure，CVP）作为中心静脉容量的指标也受静脉顺应性的影响。在静脉收缩状态下，即使血管内容量绝对值减少，中心静脉压也可能正常或偏高。此外，在存在心肺病理性改变的情况下，右心与左心充盈压的关系也并不可靠。中心静脉压数值随时间变化的趋势可能是更有用的指标，因为静态的中心静脉压数值对血管内液体冲击治疗的后续反应的预测性较差[102]。每搏量（stroke volume，SV）和心输出量可通过许多技术来测量，目前在围术期液体管理中以这些参数变化为靶点进行了广泛的研究，如后所述。另外，血乳酸水平和混合静脉血氧饱和度可用于评估整体机体水平的组织灌注，在缺血组织再灌注或进展性肝衰竭时血乳酸水平可能会升高，而混合静脉血氧饱和度可识别全身氧供（DO$_2$）和氧耗（VO$_2$）是否匹配。评估单个器官灌注情况的监测技术有助于发现临床上的隐匿性低血容量，因为临床上的隐匿性低血容量对肠道等组织床和手术部位的低灌注风险最大。评估单个器官灌注情况的监测技术包括经红外光谱[103]、微透析[104]和胃肠道二氧化碳和 pH 测定。最后一项技术是采用胃张力计，基于胃肠道灌注不足和黏膜高碳酸血症和酸中毒之间的关系[105]。通过这项技术可以检测到全身血乳酸、SV 或其他心血管参数[101]检测不到的低血容量。这类低血容量与术后并发症的增加有关[106]。尽管早期研究有一些令人鼓舞的发现，但这些监测技术目前并没有常规被用于指导围术期的血流动力学治疗。

血管内容量过多和不足都可产生一系列不良的生理学效应，因此，围术期液体输注的关键目标是在血管内容量过多与不足之间获得良好的平衡。已有大量临床数据比较了过度液体复苏和液体复苏不足与术后并发症之间的关系，液体容量"最有效点"的观点得到了这些临床数据的支持[107]。中度的低血容量通过作用于肠灌注和刺激保护性神经内分泌反射，可能加强手术应激反应中的炎症和抗利尿作用。更严重的低血容量降低前负荷、心输出量并由此减少氧供。结果可能导致氧供不能满足代谢需求，并伴随着氧摄取率的增加（表现为混合静脉血氧饱和度下降），如不足以维持线粒体的氧化磷酸化反应，则进展为低效的无氧代谢生成 ATP。当代偿性心输出量增加不足、微血管血流受损或细胞氧利用障碍时，这种情况可能进一步加重。乳酸是无氧代谢的副产物。乳酸蓄积会导致代谢性酸中毒。在极端情况下，低灌注组织生成的 ATP 不足以维持正常的细胞功能，从而导致细胞死亡或器官功能不全。已有多项临床研究致力于研究全身氧供不足与一系列术后并发症和术后死亡率增加的相关性。在单器官水平，当局部灌注不足时，经过手术干预的区域特别是组织瓣和肠吻合口等容易出现愈合不良。

血容量过多也有副作用，且通常是由围术期的医源性因素引起的。当毛细血管静水压正常或升高时，输注晶体液或胶体液可能会使毛细血管滤过增加，导致液体进入组织间隙。如果超过淋巴系统回流的能力，组织间隙多余液体无法回流至循环中时，肺、肌肉或肠道等顺应性高的组织就会出现水肿。当有炎症反应或内皮糖萼被破坏时，内皮细胞阻止大分子进入间质的屏障功能受损，血容量过多的影响会更为显著。由于肾不能有效处理多余的钠离子，并且受到术后抗利尿激素分泌的影响，因此机体纠正盐和水过量的过程是缓慢的。尽管小型的临床研究不能完全证实这一观点，但在临床上发现明显水肿会导致术后胃肠道功能不全[108-109]。血管内容量过多的其他潜在影响包括组织氧合下降导致的愈合不良、肺淤血诱发的肺部感染以及心室充盈超过 Starling 曲线最佳部分导致的心肌做功增加[110]。液体过量输注可能导致多种副作用，如血液高凝状态或低凝状态、高氯性酸中毒或肾功能不全。在围术期早期阶段，液体正平衡和体重增加会增加术后并发症[111-112]。

电解质失衡

钠失衡

低钠血症　低钠血症可出现在术前或术中，或者同时存在于术前和术中。低钠血症分为轻度（130～134 mEq/L）、中度（120～130 mEq/L）和重度（<120 mEq/L）。特别是急性发作的中度到重度的低钠血症与围术期并发症相关。

病因　血清渗透压的测定、总的体液状态和尿的钠离子浓度是准确诊断低钠血症病因的关键[113-114]。常见的病因的诊断方案如图 47.3 所示。在正常情况下，钠离子是血清渗透压的关键决定因素，低钠血症通常伴有渗透压降低。但在某些情况下，存在引起细胞脱水的溶质时，水分从细胞内转入细胞外液，血清渗透压可能维持正常或升高。这些引起细胞脱水的溶质包括胰岛素不足条件下的葡萄糖、甘露醇、麦芽糖和甘氨酸。另外，如果血脂浓度太高，也有可能出现假性低钠血症。低渗性低钠血症是由于总体液量和钠离子获取或丢失不平衡引起的血清钠离子浓度降低。

术前低钠血症　术前检测中可能偶然出现低钠血症，其可能的病理机制见图 47.3。即使轻度的术前低钠血症，也与术后 30 天患者死亡率、大型心血管事件、伤口感染和肺炎相关[115]。目前尚不清楚低钠血症是否为术后并发症的直接原因，还是潜在临床或亚临床病理过程（如心力衰竭）的指标，即使对于美国麻醉医师协会（American Society of Anesthesiologists，ASA）1 级或 2 级患者接受择期手术时，术前低钠血症也存在一定风险。有趣的是，纠正术前低钠血症并不能明确改善患者预后。术前发现患者存在低钠血症时，应该尽快找寻和优化治疗潜在的基础疾病。如果术前发现中度到重度低钠血症，非紧急手术应延期进行，同时逐步纠正低钠血症（见下文讨论）。

术后低钠血症　如前所述，一段时间的低血压、疼痛或生理性应激相关的交感神经活化都会加重手术

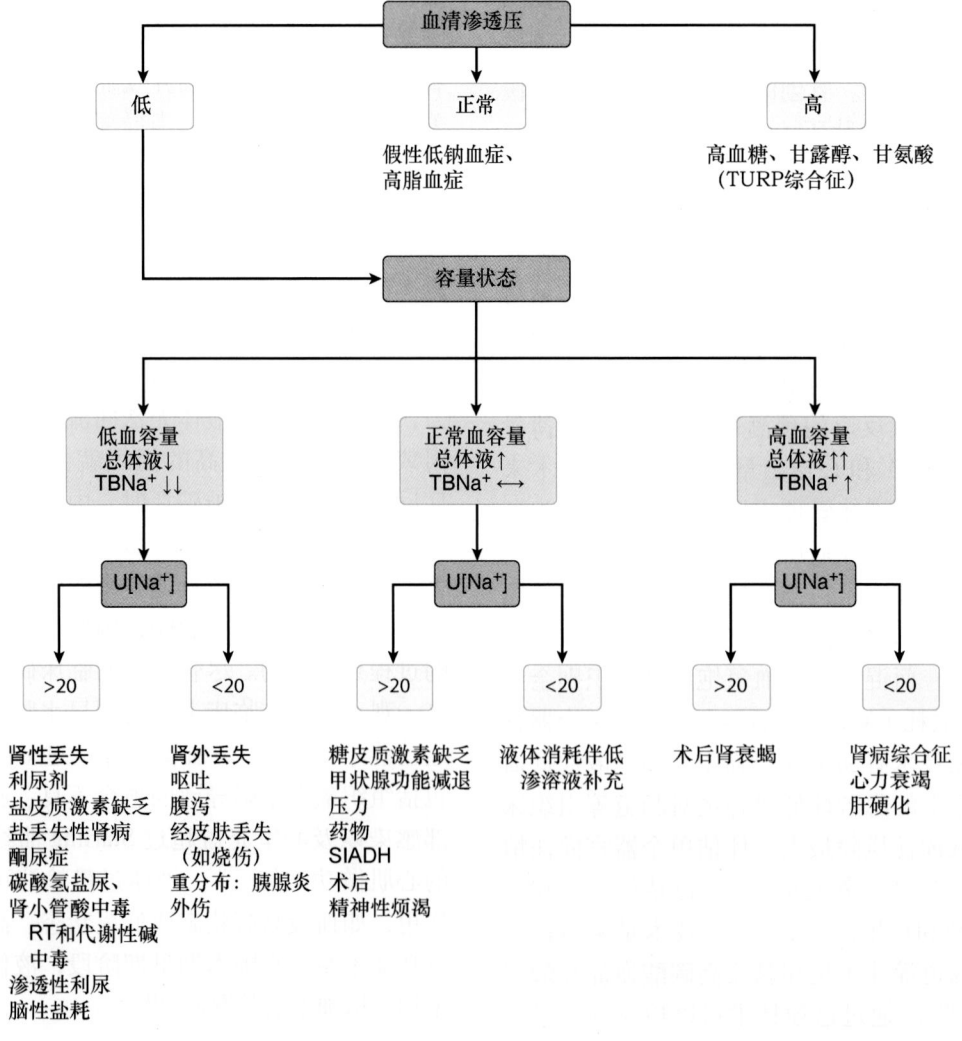

图 47.3　低钠血症的病因和诊断标准。 抗利尿激素分泌失调综合征（syndrome of inappropriate antidiuretic hormone secretion，SIADH）的诊断标准包括排除肾上腺、甲状腺和肾病或利尿剂使用情况，出现血清渗透压降低（<270 mOsmol/kg），临床上血容量正常。尽管水和盐摄入正常，但尿钠升高，尿浓度异常（>100 mOsmol/kg）。特征性反应是，当限制水的摄入量时，2～3 日内出现体重下降 2～3 kg，并伴有盐耗减少和低钠血症。TURP，经尿道前列腺切除术；U［Na⁺］，尿钠离子浓度，单位为 mEq/L（Modified from Kumar S，Berl T. Sodium. Lancet. 1998；352：220；and Tisdall M，Crocker M，Watkiss J，et al. Disturbances of sodium in critically ill adult neurologic patients：a clinical review. J Neurosurg Anesthesiol. 2006；18：57.）

应激反应，从而导致与抗利尿激素分泌失调综合征（SIADH）相似的水钠潴留。特别是静脉输注含葡萄糖的溶液或其他低张溶液为机体持续提供自由水，使患者出现严重术后水钠潴留和低钠血症的风险。术后低钠血症的发生率为 1%～5%，儿童和绝经前女性出现神经症状的风险特别高。当钠离子水平降低至 128 mEq/L 时，儿童和绝经前女性可能出现神经症状和神经系统后遗症。老年女性中钠离子水平降低至 120 mEq/L 时一般不会出现症状，除非钠离子下降速度非常快。术后低钠血症对机体的潜在影响相当大；8% 的低钠血症患者可能发展为脑病，其中 52% 的患者会经历永久性神经系统后遗症甚至死亡[116]。因未能识别出低钠血症而出现术后症状的患者（见下文讨论），或因担心引起渗透性脱髓鞘而未充分治疗的患者预后都不佳[117]。术后液体治疗的关键目标应该是预防术后低钠血症，基本原则是以维持生理需求［1～1.2 ml/（kg·h）］为基础限制自由水的输注，采用合适的等张盐溶液补充丢失的含钠液体（如胃肠道）。一旦可以口服液体摄入，立即停止静脉输液治疗，每日（高危患者的监测频率应更频繁）监测血清电解质。

经尿道前列腺切除术综合征　经尿道前列腺切术（transurethral resection of the prostate，TURP）综合征是指在 TURP 手术、经尿道膀胱肿物电切术（很少出现）[118]、输尿管镜或宫腔镜手术过程中，由于静脉吸收低张性非导电性（无电解质）冲洗液引起的有症状的低钠血症、血管内容量过多以及水肿。10%～15% 的 TURP 手术可能并发 TURP 综合征，在手术开始后 15 min 至手术结束后 24 h 内出现[119]。TURP 综合征的危险因素包括膀胱内压力高，手术时间长，采用低张性冲洗液，以及前列腺静脉窦开放。TURP 综合征的临床表现与血管内容量改变、低钠血症和冲洗液吸收相关（图 59.4）。由于采用蒸馏水作为冲洗液会发生广泛溶血，现已改用甘氨酸溶液、山梨醇溶液或甘露醇溶液进行冲洗。自由水吸收引起的低钠血症可能导致低渗透压，但由于存在甘氨酸或其他渗透活性的溶质，渗透压可以维持在正常范围内。以下措施可能有助于预防 TURP 综合征：

- 采用双极电凝的手术可使用导电性冲洗液（等张盐水）[120]。
- 通过比较输入量和排出量监测液体吸收情况。如果液体吸收量已达到 750 ml（对女性患者而言）或 1000 ml（对男性患者而言），手术就应该停止，同时监测患者血钠离子水平和神经系统情况（如果患者为清醒状态）。如果液体吸收量已达到 1000～1500 ml（对女性患者而言）或超过 2000 ml（对男性患者而言），手术就应该结束。如果使用盐水进行冲洗时，液体吸收量超过 2500 ml，手术就应该结束。虽然低钠血

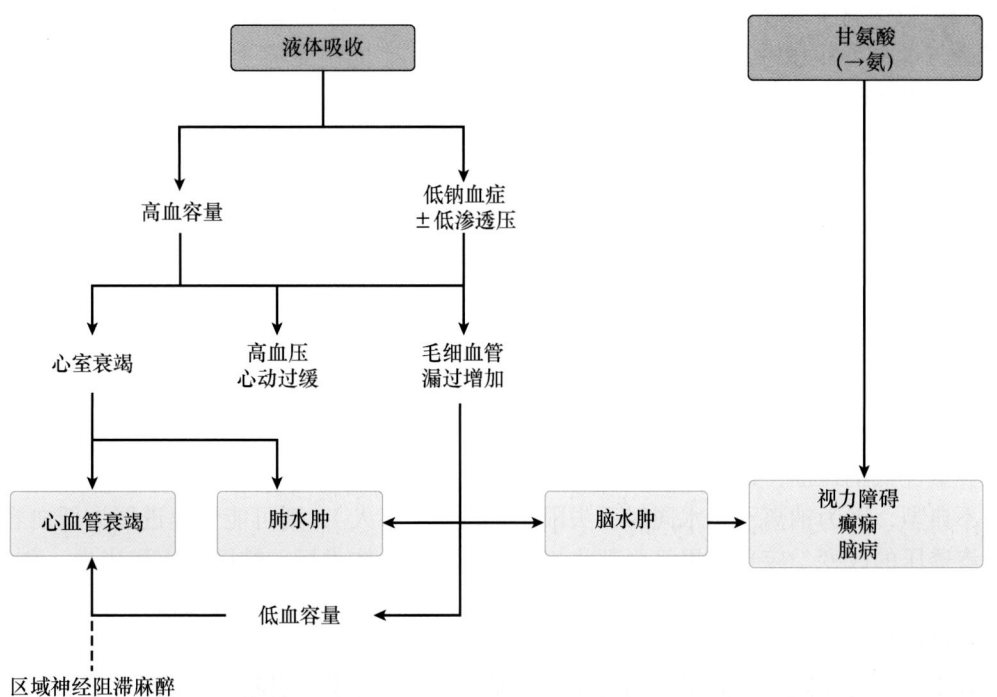

图 47.4　**经尿道前列腺切除术（transurethral resection of the prostate，TURP）综合征**。早期表现为低血容量相关性高血压，但随后可表现为严重的低血压。这是由于毛细血管滤过增加伴低血容量、心脏功能受抑制和交感神经阻滞等原因所致。甘氨酸本身可能通过变构激活 N- 甲基 -D- 天冬氨酸受体而导致癫痫。这一机制被认为是 TURP 综合征导致视力障碍的原因。甘氨酸通过肝的脱氨基作用产生氨，氨可进一步诱发脑病（Modified from Gravenstein D. Transurethral resection of the prostate［TURP］syndrome：a review of the pathophysiology and management. Anesth Analg. 1997；84：438.）

症的风险已经排除，但血管内容量过多的风险仍然存在[121-122]。

- 限制液体冲洗时间：当冲洗时间超过 1 h 时，应当仔细评估患者是否有 TURP 综合征后才可继续手术。
- 限制膀胱内压力低于 15 ~ 25 mmHg，子宫内膜手术压力则限制为 70 mmHg。
- 采用区域麻醉技术时监测患者的神经功能状态。清醒患者的 TURP 综合征的症状包括恶心呕吐、视觉异常、意识水平降低、躁动、谵妄和癫痫。

TURP 综合征的治疗应考虑患者血管内容量状态、钠离子水平和渗透压，但一般应立即停止冲洗和限制摄水量。如果血管内容量过多，应给予袢利尿剂以促进水的排出。在严重低渗性低钠血症并发神经系统症状时，可以采用高张性盐水治疗。当渗透压正常或稍降低时，首选血液透析[123]。当发生癫痫时可采用镁离子治疗，因为镁离子对 N- 甲基 -D- 天冬氨酸（NMDA）受体的负性调控作用可抵消稀释性低镁血症和甘氨酸的兴奋性作用[119]。

低钠血症的临床表现和治疗 低钠血症的症状与脑水肿和颅内压增高有关，而且主要取决于低钠血症的发展速度。在急性起病情况下，钠离子浓度低至 120 ~ 125 mEq/L（儿童和绝经前女性的数值更高）时就会出现低钠血症症状，表现为头痛、谵妄、躁动、呕吐和嗜睡。当钠离子浓度低至 110 mEq/L 时，低钠血症症状会进展为癫痫和昏迷。在慢性期，即使钠离子浓度低于 120 mEq/L，也可能没有临床表现。在所有的低钠血症病例中，应该尽早发现和治疗潜在的基础疾病，如糖皮质激素缺乏、肾疾病和心脏病。应依据患者的血管内容量状态、发病时间长短和存在的症状采用个体化治疗方案。对慢性低钠血症（持续时间未知或超过 48 h）应谨慎治疗，因为大脑对于低渗状态具有代偿作用。短时间提高渗透压会导致脑内水分丢失和渗透性脱髓鞘改变（如脑桥中央髓鞘溶解症）。其他影响治疗方案选择的因素如下：

- 低容量性低钠血症：低容量性低钠血症的症状并不典型，因为钠离子和水同时丢失限制了颅内渗透压的改变。应当采用等张盐水恢复细胞外液量，也可以减少抗利尿激素的持续分泌。
- 高容量性低钠血症：在慢性高容量性低钠血症患者中，应关注限制水的摄入和优化治疗基础疾病，如使用血管紧张素转化酶（angiotensin-converting enzyme, ACE）抑制剂改善心输出量，从而减少心力衰竭时神经内分泌对水潴留的影响。当出现钠离子负平衡时，可使用袢利尿剂

（不应使用噻嗪类利尿剂，因为可能会抑制尿液稀释）促进自由水的排出。

- 慢性无症状性低钠血症：不需要立即纠正低钠血症，而应该针对基础疾病进行治疗。可以限制水摄入，并使用抗利尿激素拮抗剂（锂和地美环素）和袢利尿剂。
- 有症状性低钠血症（通常为血容量正常或高血容量）：出现中度症状的患者（谵妄、嗜睡、恶心和呕吐）可采用 3% 高张盐水治疗。起始输液速度为 1 ml/（kg·h），持续输注 3 ~ 4 h 后可增加 1 mEq/（L·h）的钠离子浓度，并复查电解质水平。应适时调整输液速度，以确保治疗最初的 24 h 内钠离子的升高不超过 10 mEq/L。严重的症状性低钠血症（表现为昏迷和癫痫，钠离子浓度通常小于 120 mEq/L）通常为急性发作，治疗不当的风险高于渗透性脱髓鞘的风险。为了使钠离子浓度增加 2 ~ 3 mEq/L，应首先单次静脉输注 3% 盐水 100 ml。如果神经系统症状并未改善，可间隔 10 min 再次以同样的速度和剂量给予 1 ~ 2 次 3% 盐水。然后按照中度低钠血症患者的治疗目标继续治疗。最初的 24 h 内钠离子的升高不超过 10 mEq/L[124]。每过几个小时复测一次电解质和渗透压，同时严密监测液体平衡，并有规律地对患者进行再评估。

高钠血症 高钠血症（钠离子浓度 > 145 mEq/L）比低钠血症少见，但多达 10% 的危重症患者可能发生高钠血症。如果发生重度高钠血症（钠离子浓度 > 160 mEq/L），基于患者基础疾病的严重程度，可能有 75% 的死亡率（图 47.5）[113-114]。高钠血症的主要机制是大量水分丢失且没有足够的代偿性摄入，存在抗利尿激素缺乏或外源性钠盐输注。尿崩症（diabetes insipidus, DI）是由抗利尿激素缺乏引起的尿液浓缩障碍，大量尿液稀释不当而被排出。造成抗利尿激素缺乏的原因可能是生成或释放障碍（中枢性 DI）或肾对抗利尿激素的敏感性降低（肾源性 DI）。患者如果不能进行口服补液（如昏迷患者或口渴反射受损的老年人），则可能快速进展为低血容量。中枢性 DI 见于垂体术后、蛛网膜下腔出血、创伤性脑损伤（特别是颅底骨折）和脑死亡。肾源性 DI 可能是由于肾疾病、电解质紊乱或药物（锂、膦甲酸钠、两性霉素 B 和地美环素）引起。

高钠血症的临床表现包括精神状态改变、嗜睡、烦躁、癫痫、反射亢进和痉挛。高钠血症的诊断是基于测定血管内容量状态、尿渗透压和钠离子浓度。对于尿量持续超过 100 ml/h 的高钠血症患者，应该考

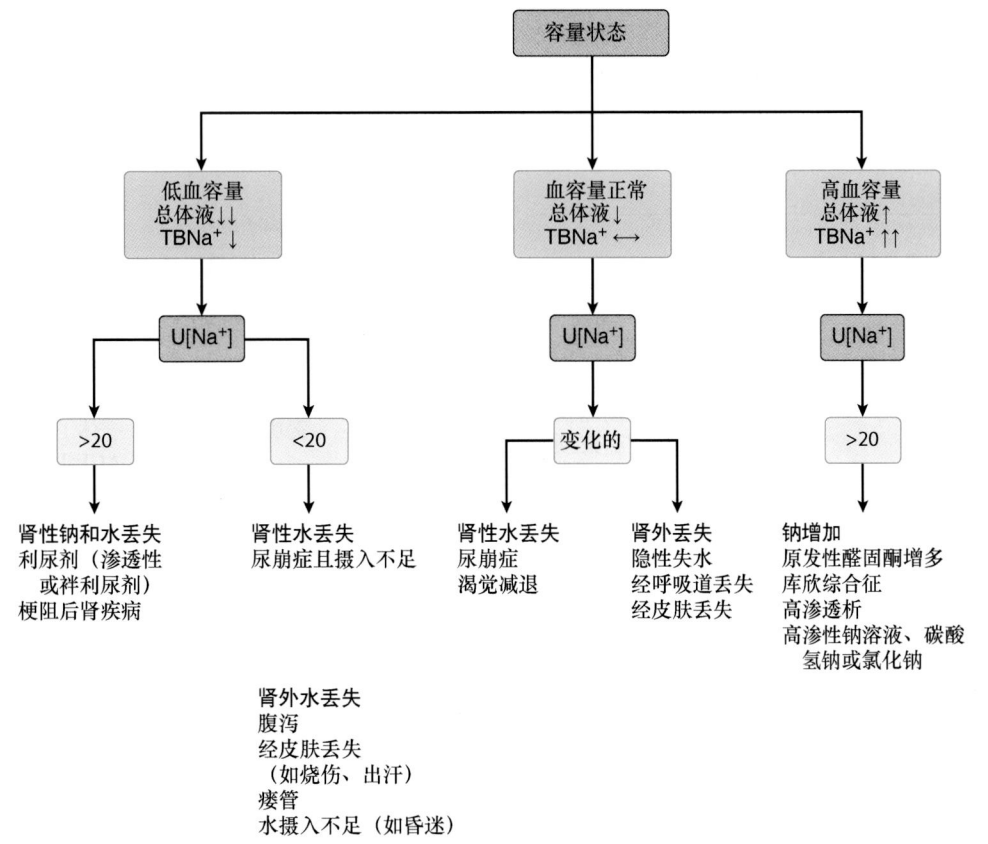

图 47.5　**高钠血症的病因和诊断标准。** U〔Na⁺〕，尿钠离子浓度，单位为 mEq/L（Modified from Kumar S，Berl T. Sodium. Lancet. 1998；352：220.）

虑是否存在 DI。DI 的诊断标准包括不正常的稀释尿（< 300 mOsm/kg），同时伴有高钠血症和高血清渗透压（> 305 mOsm/kg）。进行紧急治疗时，尿比重（specific gravity，SG）可帮助快速判断尿渗透压水平。在高钠血症情况下，尿 SG 小于 1.005 且并存潜在基础疾病时符合 DI 的诊断。

高钠血症的患者应根据血管内容量状态进行个体化治疗。如同低钠血症一样，除非为急性发作，否则钠离子的纠正速度不应超过 10 mEq（L·d）。

- 低容量性高钠血症：首先应采用等张盐水纠正血管内容量的丢失，同时治疗基础疾病（如采用胰岛素治疗高血糖），然后采用 0.45% 盐水、5% 葡萄糖或灌肠水补充水的缺失量和持续丢失量。
- 等容量性高钠血症：采用 0.45% 盐水、5% 葡萄糖或灌肠水补充缺失量和持续丢失量。对于尿量大于 250 mL/h 且存在低血容量风险的中枢性 DI 患者，应静脉滴定 0.4 ~ 1 μg 醋酸去氨加压素（1- 去氨基 -8-d- 精氨酸加压素，DDAVP，抗利尿激素类似物）以减少尿量。短期大剂量用药可能有延迟效应，但存在水中毒的风险[113-114]。
- 低容量性高钠血症：停止外源性钠离子的输注，给予呋塞米和 5% 葡萄糖或肠内给水。如果出现肾衰竭，可进行血液透析。

钾失衡

由于钾离子对维持兴奋性组织静息膜电位至关重要，围术期血钾紊乱可能会导致危及生命的心律失常。正常情况下，钾离子主要分布在细胞内，意味着血浆钾离子水平异常可能反映了钾离子在细胞外液和细胞内液的分布异常或钾离子总量异常，或两者都有。实验室检测钾离子可能会出现样本采集误差；抗凝血样本的钾离子通常比凝血样本的数值少 0.4 ~ 0.5 mEq/L，因为凝血过程中红细胞会释放钾离子。溶血时也会使钾离子水平出现升高的误差，可能是由于样本采集技术不足或样本处理时间过长所致。

低钾血症　低钾血症（< 3.5 mEq/L）的原因如表 47.7 所示。中重度低钾血症（2 ~ 2.5 mEq/L）可导致肌无力、心电图异常（ST 段压低、T 波低平和 U 波抬高）和心律失常（心房颤动和室性期前收缩）。目前推断低钾血症（如低至 2.6 mEq/L）与围术期并发症和死亡率增加相关，然而尚无证据支持这一结论[18]。在围术期应纠正低钾血症，以优化神经肌肉功能和减轻心脏异常兴奋。当发生急性心律失常时，最为重要的治疗是纠正低钾血症，将钾离子维持在 4 ~ 4.5 mEq/L。

表 47.7	低钾血症的病因及机制	
机制	病因	备注
摄入不足	神经性厌食症 酗酒 营养不良	
胃肠道丢失	呕吐 腹泻 瘘管	尤其是分泌性腹泻
肾丢失过多	盐皮质激素分泌过多	原发性和继发性醛固酮增多
	糖皮质激素分泌过多	尽管糖皮质激素的亲和力较低，但高浓度糖皮质激素足以超过盐皮质激素受体
	利尿剂	袢利尿剂或噻嗪类利尿剂增加钠离子输送，导致集合小管主细胞负荷增加
	渗透性物质	葡萄糖、尿素和甘露醇也可能导致集合管钠离子的输送增加
	低镁血症	髓袢升支粗段的钠离子重吸收受损，导致通过集合管主细胞远端的钠离子输送和钾离子丢失增加
	肾小管酸中毒	集合管主细胞的 H^+/K^+ 交换衰竭
	Bartter 和 Gitelman 综合征	肾小管离子转运体突变，产生类似袢利尿剂或噻嗪类利尿剂的作用
细胞内钾离子转移	β_2 激动剂 胰岛素治疗 急性碱中毒 锂过量 低钾性周期性麻痹 维生素 B_{12} 治疗	也见于交感神经兴奋

Modified from Kaye AD, Riopelle JM. Intravascular fluid and electrolyte physiology. In: Miller RD, Eriksson LI, Fleisher LA, et al, eds. Miller's Anesthesia. 7th ed. New York: Churchill Livingstone; 2009: 1705.

表 47.8	高钾血症的病因及机制	
机制	病因	备注
摄入增加	钾离子治疗过量 输血	患者通常有钾排泄功能受损（如重度慢性肾衰竭）
	含钾离子的抗生素	
肾排出衰竭	盐皮质激素缺乏	醛固酮减少症 低肾素和醛固酮减少状态（糖尿病和肾小管间质性疾病）
	药物引起盐皮质激素功能被阻滞	螺内酯（阻滞盐皮质激素受体） ACE-I 和 ARBs（醛固酮生成减少） 肝素（选择性醛固酮减少症）
	集合管钠离子通道阻滞	阿米洛利 甲氧苄啶 氨苯蝶啶 潘他米丁
	肾小管间质性肾炎 肾梗阻	导致皮质集合管的损伤或破坏
细胞外钾离子转移	琥珀胆碱 组织缺血再灌注	细胞缺血导致 ATP 生成减少，Na^+-K^+ ATP 酶活动衰竭，钾离子"漏"到细胞外液。细胞裂解使得钾离子进一步释放。发生再灌注时，细胞外液中过多的钾离子快速输送到全身循环。在实体器官移植时，可能与尸体器官保存的灌注液中含有较高钾离子有关
	胰岛素缺乏 急性酸中毒 恶性高热	

ACE-I，血管紧张素转化酶抑制剂；ARBs，血管紧张素 II 受体阻滞剂；ATP，三磷腺苷

应缓慢补钾，使得整个细胞外液的钾离子达到平衡，通常补钾速度不应超过 0.5 mEq/（kg·h）。补钾溶液的钾离子浓度超过 40 mEq/L 时可能对静脉产生刺激，所以应通过中心静脉导管进行输注。

高钾血症 高钾血症（> 5.5 mEq/L）可能是由于钾离子摄入过多。钾离子排出障碍或钾离子从细胞内转移至细胞外间隔室引起的（表 47.8）。肾对钾离子的排泄依赖醛固酮，通过基底膜上的 Na^+-K^+-ATP 酶和管腔的钠离子和钾离子通道促进 Na^+-K^+ 交换。肾的排钾异常是由于皮质集合管的主细胞功能受损引起的。高钾血症的临床特征为肌无力、麻痹和心脏传导异常（自律性增加和复极化增强）。随着钾离子水平的增加，可出现 ECG 的改变[125]：

- 钾离子浓度为 5.5 ～ 6.5 mEq/L：出现高尖 T 波。
- 钾离子浓度为 6.5 ～ 7.5 mEq/L：PR 间期延迟。
- 钾离子浓度大于 7.5 mEq/L：QRS 波增宽。
- 钾离子浓度大于 9.0 mEq/L：心电图为正弦波形，出现心动过缓和室性心动过速，发生心脏骤停的风险增加。

与血钾浓度快速增加相比，慢性高钾血症（如慢性肾衰竭）患者的耐受性较好。发生急性高钾血症时，细胞内和细胞外钾离子浓度比值差异较大。而在慢性高钾血症时，细胞内外钾离子浓度比值可能重新恢复至正常。急性血钾升高至心电图出现改变的情况属于紧急医疗情况，需进行紧急抢救。急性高钾血症的治疗包括将钾离子从细胞外液转移至细胞内液，给予钙离子拮抗钾

离子的心脏毒性，以及增加肾对钾离子的排泄。在慢性高钾血症患者中，也可通过胃肠道交换树脂来清除多余的钾离子（表 47.9）。血钾浓度大于 6.5 mEq/L，同时伴有无尿性肾衰竭，是可以进行急性透析的指征。

钙失衡

低钙血症 低钙血症的病因与甲状旁腺激素减少和（或）维生素 D 活性降低、骨沉积增加、钙离子螯合、蛋白结合钙和离子钙比例改变相关（表 47.10）。低钙血症的临床表现见下。但由于有些患者处于麻醉状态下而导致临床表现不明显：

- 神经肌肉异常兴奋。

- 口周和外周感觉异常。
- Chvostek 征（轻敲面神经引起的面部抽搐）。
- Trousseau 征（压力袖带充气引起前臂肌肉痉挛）。
- 肌肉痉挛。
- 喉痉挛。
- 手足抽搐或强直。
- 癫痫。
- 心脏。
- 心肌收缩力受损。
- QT 间期延长。
- 心室颤动。
- 心脏传导阻滞。

表 47.9 高钾血症的治疗

机制	治疗	适应证	备注
拮抗心脏毒性	10% 氯化钙（ml）或葡萄糖酸钙	钾离子浓度 > 6.5 mEq/L，特别是有心电图改变	几分钟内起效，持续 30 ~ 60 min
细胞内钾离子转移	胰岛素 10 ~ 20 单位（溶于 50 ml 50% 葡萄糖中进行输注，以避免低血糖）	钾离子浓度 > 6.0 mEq/L	10 ~ 20 min 内起效，持续 4 ~ 6 h
	β_2 受体激动剂（如沙丁胺醇 2.5 mg）		
	过度通气		通过提高细胞外 pH 增加钾离子摄取
	碳酸氢钠 1 mEq/kg	钾离子浓度 > 6.5 mEq/L	
增加肾排泄	呋塞米 20 ~ 40 mg 静脉注射	中度到重度高钾血症	使钠离子输送到皮质集合管增加并与钾离子交换
	等渗盐水扩容		
	氟氢化可的松		盐皮质激素的作用
钾离子清除的其他途径	胃肠道交换树脂：聚磺苯乙烯钠 15 ~ 30 g 口服或经直肠给药	任何持续的高钾血症	
	血液透析	中度到重度高钾血症伴有少尿	

高钾血症分为轻度（5.5 ~ 5.9 mEq/L）、中度（6.0 ~ 6.4 mEq/L）和重度（> 6.5 mEq/L），伴有或不伴有心电图改变[258]

表 47.10 低钙血症的病因及机制

机制	病因	备注
调节的激素减少	甲状旁腺功能低下	甲状旁腺或甲状腺术后。可能是甲状旁腺素减少的急性效应或在甲状旁腺功能亢进手术后，骨再矿化过程中的长期低钙血症（"饥饿骨综合征"）
		低镁血症（抑制甲状旁腺素分泌）
	假性甲状旁腺功能低下	对甲状旁腺素反应性降低
	维生素 D 活性降低	高磷酸盐血症（如在慢性肾病中抑制羟基化反应）
		饮食或光照缺乏
		抗惊厥药物（无活性转态的维生素 D 转化增加）
钙离子螯合作用	大量输血	由红细胞储存液里面的柠檬酸引起
	细胞裂解	肿瘤裂解综合征、外伤或横纹肌溶解综合征引起的磷酸盐释放
	胰腺炎	由释放出的胰腺酶作用形成的腹膜内游离脂肪酸，可与钙盐螯合，进一步加重并存的低镁血症和低白蛋白血症
骨沉积增加	前列腺癌和乳腺癌	破骨细胞活动增加
游离钙减少	碱中毒	如急性术中过度通气
结合钙离子减少	低白蛋白血症	危重病（游离钙可能正常，且不需要补充钙），营养不良
机制未明	内毒素休克	

快速输注大量含柠檬酸盐的库存血［＞ 1.5 ml/（kg·min）］或新鲜冰冻血浆后，由于柠檬酸盐螯合游离的钙离子而导致低钙血症。肝功能受损的患者对柠檬酸盐的代谢降低，因此低钙血症的情况在这类患者中会特别严重且持续时间延长[126]。柠檬酸盐中毒已经被提及很多年，但这一情况在临床上较为少见。虽然钙离子在凝血过程中有重要作用，但单纯地由低钙血症引发的凝血功能异常仅发生在游离钙离子浓度低于 1.2 mEq/L（0.625 mmol/L）时。在这种情况下，应补充钙离子，以维持心肌收缩和神经肌肉功能，应将游离钙离子浓度提升至 1.8 mEq/L（0.9 mmol/L）[127]。在心肌收缩力受损的情况下，也可考虑补充钙离子，如在心脏手术过程中用以优化心室功能。甲状旁腺切除术后，应经常复查钙离子水平直至钙离子水平稳定，因为短期和长期阶段都需要补充钙离子和维生素 D。在危重症患者中，由于低白蛋白血症，总的钙水平可能降低，但只有在游离钙水平低的情况才需要补充钙离子。钙离子的补充可以通过静脉输注 10%（重量/体积）葡萄糖酸钙溶液或 10%（重量/体积）氯化钙溶液。在这些含钙溶液的配方中，葡萄糖酸钙溶液含有更少量的元素钙（0.45 mEq/ml，氯化钙中为 1.36 mEq/ml），但只要总的钙含量相同，两者的补钙效果就是一样的。葡萄糖酸钙更适合外周静脉输注，因为葡萄糖酸钙溶液外渗造成的组织损伤程度较氯化钙溶液轻。低钙血症通常伴有镁离子水平偏低，因此也应纠正镁离子水平，尤其是输注大量等张盐水或胶体液引起的低钙血症时。

高钙血症　高钙血症是由于钙离子从胃肠道和（或）骨中流入细胞外液的含量超过从肾或骨中对钙离子的排出量（表 47.11）。高钙血症的临床表现与其严重程度和起病速度相关，因此轻度的慢性高钙血症通常没有症状。更严重的高钙血症表现为神经系统症状（困倦、无力、抑郁、嗜睡和昏迷）、胃肠道症状（便秘、恶心、呕吐、厌食和消化道溃疡）、肾表现（可通过脱水加重低钙血症的肾源性尿崩和肾结石）、心电图异常（QT 间期缩短，PR 间期延长）和地高辛中毒的潜在风险。高钙血症的治疗在于处理基础疾病，包括如果存在严重的甲状旁腺功能亢进，应进行甲状旁腺切除手术，或停用噻嗪类利尿剂。此外，有症状性高钙血症的治疗目标是提高肾对钙离子的排泄，可采用等张盐水和袢利尿剂进行扩容。这种联合使用可以在 1～2 日内减少 1～3 mg/dl 钙离子[26]。双膦酸盐类药物可促进破骨细胞的骨沉积。如果出现重度高钙血症或轻度高钙血症患者对水化反应不佳，可使用双膦酸盐类药物。单次静脉注射帕米膦酸二钠 60 mg（血钙浓度高达 13.5 mg/dl 的中度高钙血症）或 90 mg（重度高钙血症）在 7 日内可将钙离子水平降至正常，且作用效果可能持续一个月。唑来膦酸是一类新型的双膦酸盐类药物，效果更强，单次静脉用药剂量为 4 mg[128]。双膦酸盐类药物只有在出现临床脱水情况已得到治疗的情况下才能使用，以避免造成钙磷酸盐沉积和肾毒性。淋巴细胞增生性疾病或异位维生素 D 生成相关的高钙血症也可以应用糖皮质激素[129]。经肌肉或静脉注射降钙素可持续 48 h 增加肾对钙离子的排泄并减少骨对钙离子的重吸收，可能在补液阶段有助于轻度降低钙离子水平。

镁失衡

低镁血症　镁离子主要分布在细胞内间隔室，与骨内存储的镁离子达到平衡的速度缓慢，因此，通过

表 47.11　高钙血症的病因及机制		
机制	**病因**	**备注**
甲状旁腺素增加	原发性甲状旁腺功能亢进 继发性或第三级甲状旁腺功能亢进	最常见的病因，通常是由于独立的甲状旁腺腺瘤而表现出轻度高钙血症 肾病相关的甲状旁腺功能亢进引起的低钙血症可能在疾病过程延长后进展为高钙血症
恶性肿瘤	甲状旁腺素相关肽分泌 溶骨性转移 骨化三醇生成	大部分实体肿瘤可分泌甲状旁腺相关肽；产生类似甲状旁腺素效应 乳腺癌、肺癌、淋巴瘤、甲状腺癌、肾癌、前列腺癌和多发性骨髓瘤 淋巴瘤最常见
维生素 D 过多	异位生成 摄入过多	肉芽肿性疾病（如结节病）、恶性肿瘤
肾排泄减少	噻嗪类利尿剂	
骨转化增加	甲状腺功能亢进 制动	
钙摄入增加	乳-碱综合征	

血清中镁离子浓度无法准确预测体内总镁的含量。红细胞或淋巴细胞内的镁离子水平可能更接近机体总镁或组织存储的含量，但测定过程较为复杂[130-131]。慢性和急性的低镁血症都与心血管疾病相关[29]，在不同的住院患者中显著相关（一般住院患者为 12%，心脏手术术前的患者为 19%，危重症患者为 65%）。虽然在细胞增生或蛋白质生成增加的情况下（怀孕、运动员以及对寒冷环境的适应），镁离子会出现相对减少，但低镁血症的病因与胃肠道对镁离子摄入减少或肾对镁离子排出增多相关（表 47.12）。低镁血症的临床表现可能没有特异性，而且低镁血症的症状经常与低钙血症和低钾血症表现并存[32]：

- 神经肌肉表现：Trousseau 征和 Chvostek 征、眩晕、癫痫和无力。
- 代谢性表现：碳水化合物不耐受、高胰岛素血症和动脉粥样硬化。
- 心血管表现：宽的 QRS 波、PR 间期延长、T 波倒置和室性心律失常。
- 肌肉骨骼表现：骨质疏松和骨软化症。

应根据低镁血症症状的严重程度和血镁降低的程度对低镁血症进行个体化的治疗。无症状性中度到重度低镁血症患者应口服镁剂进行补充，因为快速静脉注射镁剂会刺激肾 Ca^{2+}/Mg^{2+} 感受器，使镁离子重吸收减少而导致肾排出更多的镁离子。有症状性低钙血症且镁离子浓度低于 1 mg/dl 时，可静脉注射镁剂

表 47.12　低镁血症的病因及机制

机制	病因
胃肠道摄取不足	营养不良 长期呕吐或腹泻 肠瘘 胰腺炎 长期鼻胃管吸引 吸收不良综合征 短肠综合征 原发性小肠性低镁血症
肾丢失增加	慢性肠外液体治疗 高钙血症和高钙尿 渗透性利尿 药物：酒精、袢利尿剂和噻嗪类利尿剂、氨基糖苷类抗生素、顺铂、两性霉素、环孢素和膦甲酸钠 磷酸盐耗竭 饥饿骨综合征 梗阻性肾病 肾移植 急性肾损伤的多尿期 原发性甲状旁腺功能亢进 Bartter 和 Gitelman 综合征

[当出现癫痫或心律失常时初始剂量为 1～2 g（译者注：原文为 gm，应为 g），注射时间为 5～10 min][32]。对并存的低钙血症或（和）低钾血症也应同时治疗，但是在不纠正低镁血症的情况下，低钙血症和低钾血症也很难改善。如前所述，即使不存在低镁血症，镁离子的补充还有许多其他适应证。部分患者可能出现体内总镁含量减少，而在检测血清镁水平时并未发现异常。

高镁血症　由于胃肠道对镁的吸收有限，且肾能够有效地排出镁，因此，高镁血症通常是由医源性因素引起的。高镁血症的症状反映了镁离子对神经系统和心功能的影响，并与血清镁离子浓度相关[18]：

- 血清镁离子浓度为 5～7 mg/dl 时：先兆子痫的治疗水平。
- 血清镁离子浓度为 5～10 mg/dl 时：心脏传导受损（宽大的 QRS 波、PR 间期延长）、恶心。
- 血清镁离子浓度为 20～34 mg/dl 时：镇静，神经肌肉传递降低伴有通气不足，肌腱反射减弱和肌无力。
- 血清镁离子浓度为 24～48 mg/dl 时：广泛的血管扩张并伴有低血压和心动过缓。
- 血清镁离子浓度为 48～72 mg/dl 时：反射消失、昏迷和呼吸麻痹。

因此，给予镁剂时有几个重要的注意事项。第一，给予镁剂治疗时应密切监测血清镁离子水平。第二，由于镁离子经过肾排出，对于有肾疾病的患者治疗性补镁剂量应减少。第三，对于已有神经肌肉传递功能受损的患者（重症肌无力和 Lambert-Eaton 肌无力综合征）给予镁剂治疗时应非常谨慎。第四，在麻醉过程中，将镁剂与肌松药联合使用时应采用神经肌肉监测，采用滴定法减少肌松药的剂量。因为镁离子同时对去极化和非去极化肌松药都有增强作用。急性高镁血症的治疗措施包括静脉补液或输注利尿剂以促进肾对镁的排泄。静脉输注钙离子可暂时拮抗镁离子，避免利尿剂使用时引起的低钙血症。特别是存在肾疾病时可能需要透析治疗。

磷酸盐失衡

低磷酸盐血症　低磷酸盐血症可能与肠道摄取磷酸盐障碍，肾磷酸盐排泄增多，或转移至细胞间隔室或骨骼相关（表 47.13）。慢性消耗性患者可能通过高通气而诱发低磷酸盐血症的症状。经过长时间的饥饿，在开始肠内或肠外营养时可能会出现再喂养综合征。再喂养综合征也可能在术后出现。饥饿时胰岛素分泌减少，随后的脂肪和蛋白分解代谢导致细胞内电解质耗竭。但血清的电解质水平可能是正常的，特

表 47.13 磷酸盐失衡的病因及机制

低磷酸盐血症		高磷酸盐血症	
机制	病因	机制	病因
内部重分布	呼吸性碱中毒 重新进食 激素（胰岛素、胰高血糖素、肾上腺素和皮质醇） 脓毒血症 饥饿骨综合征	内源性负荷增加	肿瘤裂解综合征 横纹肌溶解 肠梗死 恶性高热 溶血
尿排泄增加	甲状旁腺功能亢进 维生素 D 代谢紊乱 肾移植 扩容 营养不良 肾小管缺陷 酗酒 代谢性或呼吸性碱中毒	外源性负荷增加 尿液排泄减少	酸中毒 静脉输液 口服磷酸盐补充剂 维生素 D 中毒 肾衰竭 甲状旁腺功能低下 肢端肥大症 肿瘤钙沉积
小肠吸收减少	限制饮食 抑酸药过多 维生素 D 缺乏 慢性腹泻	假性高磷酸盐血症	双膦酸盐类药物治疗 镁缺乏 多发性骨髓瘤 体外溶血 高三酰甘油血症

Data from Weisinger JR, Bellorín-Font E. Magnesium and phosphorus. Lancet. 1998；352：391.

别是磷酸盐。在再喂养时又切换回到糖代谢，胰岛素分泌增加和细胞内对磷酸盐摄取增加，由此可能导致显著的低磷酸盐血症。大多数重度的低磷酸盐血症（＜1.5 mg/dl）可能的临床表现包括横纹肌溶解、白细胞功能障碍、心脏和呼吸衰竭、癫痫、低血压和昏迷。静脉输注磷酸盐有诱发重度低钙血症的风险，因此静脉输注磷酸盐仅保守地用于中度（＜2.2 mg/dl）到重度或有症状的低磷酸盐血症患者，且持续性低钙血症患者应避免使用。替代治疗方案应该基于患者的体重和血清磷酸盐水平而定[132]。

高磷酸盐血症　高磷酸盐血症的病因如表 47.13 所示。临床上最常见的病因为肾衰竭。在肾衰竭患者滤过磷酸盐的能力降低。在轻度慢性肾病的患者中，可通过增加甲状旁腺激素的分泌同时抑制肾小管对磷酸盐的重吸收进行部分代偿。但在较严重的肾病患者中，高磷酸盐血症必须通过口服磷酸盐结合剂来控制。高磷酸盐血症的临床特征可能与磷酸盐水平急性升高所致的有症状性低钙血症相关。当钙离子和磷酸盐的乘积数升高时，通过抑制肾 1α- 羟化酶使钙离子沉积在软组织上，而出现低钙血症[32]。

氯失衡

尽管酸碱平衡取决于 SID 的其他组分，Cl^- 失衡可能会影响酸碱平衡。如前所述，输入等张盐水后，其中的外源性 Cl^- 会使血浆 Cl^- 浓度升高，但对 Na^+

浓度的影响较小，导致血浆内 SID 减少并进一步影响 pH。相反地，存在高氯血症和高钠血症或者有低氯血症和低钠血症的疾病状态时，则不影响 SID，进而不改变 pH。许多导致氯异常的原因（表 47.14）为病理性过程，也同时影响 Na^+ 水平。分析和治疗这些"互相匹配"的电解质失衡应当首先针对钠紊乱。

围术期液体治疗的管理实践

在围术期的每个阶段，医师必须决定经静脉给多少和给什么类型的液体。不幸的是，并非总是能够得到有力的证据来回答这些问题，因此通常需要一个基于可靠的生理学知识并结合目前现有最佳证据的实践方法。对液体和电解质的需求是动态变化的，且个体差异很大，这使得液体治疗过程更加复杂。由于患者因素（包括体重、合并症）和手术因素（如手术的大小和部位）各不相同，在术前、术中和术后每个阶段的液体需求也相应地不同。此外，液体治疗的目标应根据外科情况的严重程度和其相关的发病率来制订。在"低危"小手术中，液体治疗策略可能只影响相对轻微的并发症（如恶心和呕吐）的发生率[133-134]，而在大手术中，则应重点关注液体治疗对患者术后并发症率、住院天数和死亡率的潜在影响[111, 135-136]。

大手术液体治疗的目标如下：

■ 确保足够的循环容量，维持细胞内氧供，避免

表 47.14　氯异常的病因及机制

低氯血症		高氯血症	
机制	病因	机制	病因
氯丢失	利尿剂 胃引流 呕吐 慢性呼吸性酸中毒	输氯离子 水丢失	含大量氯的液体 肠外营养 皮肤 发热 肾丢失
氯过度时的水平衡	充血性心力衰竭 抗利尿激素分泌不当综合征 输注低渗液体	水丢失超过氯丢失（肾外的） 水丢失超过氯丢失（肾的） 肾小管氯重吸收增加	尿崩症 腹泻 烧伤 渗透性利尿 梗阻后利尿 内源性肾疾病 肾小管酸中度 糖尿病酮症酸中毒的恢复期 早期肾衰竭 乙酰唑胺 输尿管改道 低碳酸血症后

Data from Yunos NM，Bellomo R，Story D，et al. Bench-to-bedside review：chloride in critical illness. Crit Care. 2010；14：226.

低血压对细胞功能、存活、炎症和神经内分泌反应的有害影响。这可能牵涉针对循环容量以及心输出量和血管阻力的控制。

- 避免医源性输液的副作用；血管内容量过多（这可能在临床上不明显）、水肿、Na^+ 或 Cl^- 超负荷、合成化合物的毒性或非生理量的阴离子（乳酸、醋酸和葡萄糖酸）。

大量研究表明，即使在相对标准化的外科手术中，液体输注量差异也很大。这种难以解释的差异可能与术后发病率相关，但它似乎与麻醉科医师的处理方法更加密切，并不与我们所认为的患者或手术因素有关[107, 137]。目前正尝试和验证多种方案，来探索围术期液体治疗的最佳类型和剂量。

液体的量

静脉输液的量可通过两种方式得出：①按患者的体重、手术阶段和丢失的成分来预估需要的剂量；②通过直接测量个体化的生理学参数，而后针对该参数给予输足够的液体来达到治疗目标，即"目标导向液体治疗"。

针对总液体平衡　传统的围术期输液方案是按禁食时间对液体生理需要量（如，通过"4-2-1"计算；表 47.15[138]）和术中额外丢失（如打开体腔或出血）的量来估计。常通过对液体在各间隔室转移的知识来确定输注液体量。例如，考虑到晶体会向血管外转移，通常按 3：1 输注晶体液来补充丢失的血量[18]。

表 47.15　4-2-1 公式预估水的维持需要量

体重	液体预案
第一个 10 kg	4 ml/（kg·h）
第二个 10 kg	2 ml/（kg·h）
之后的所有 kg 数	1 ml/（kg·h）
举例：一个 25 kg 的患者将需要（4×10）+（2×10）+（1×5）= 65 ml/h 的"维持"水量	

Data from Holliday MA，Segar WE. The maintenance need for water in parenteral fluid therapy. Pediatrics. 1957；19：823.

这些以生理学为基础的管理方式近来受到质疑。

在围术期，通过比较晶体液较高 [12～18 ml/（kg·h）] 或较低 [5～7 ml/（kg·h）] 的输液剂量是否能够使大手术术后的患者获益，麻醉医师对"每千克体重多少毫升"的输液方法进行了拓展检验。不幸的是，由于这些研究中"限制的/保守的""标准的""自由的"等词的定义差异较大，研究的液体种类多（胶体/晶体），以及补液策略时间段不同，这些研究进行得并不顺利。但这些不同的研究中，共性是采用每千克体重多少毫升作为补液治疗方案，并仅以临床评价而不达到特定性的生理学终点参数，与输注较少液体量的患者相比，输注超过 3500～5000 ml 的晶体液增加术后并发症率，可表现为体重增加、心肺功能障碍、伤口愈合受损[111, 133]、胃肠道功能恢复延迟和住院天数增加[139-140]。有项研究得出了明显矛盾的结果[141]，尽管这可能部分是由于其方法学与本文中其他研究的方法学差异所致。在最近的实用国际 RELIEF 试验中，3000 名在腹部大手术期间有发生并发症风险的患者随机接受术中及术后 24 h 限制性或开放性输液。限制性输液组患者的平均静脉输液量为 3.7 L，平均体重增加为 0.3 kg，开放性输液组患者的平均静脉输液量为 6.1 L，平均体重增加为 1.6 kg。在一年无残疾生存率的主要预后上两组无差异，但在限制性输液组中伤口感染率（16.5% 比 13.6%）和肾替代治疗率（0.9% 比 0.3%）升高。这项研究为过度限制性输液、术后体重变化（＋1.5 kg）及有益的基准方案提供了重要提示。

重点关注术后输液量影响的研究非常少。在目前已知研究中，其中一项研究指出术后输液应当限制在 2000 ml 的水和少于 100 mEqNa$^+$/24 h[108]，肠道功能可较早恢复以及早出院，而在另一项研究中则显示无差异[143]。这可能与研究的样本较小且在方法学上存在差异有关。

虽然有可能存在可以使灌注最大化并且可以避免血容量过多的最佳液体量，但可能因不同的患者及其对不同容量的反应性不同，该曲线的位置会不尽相同。这是个性化液体治疗的基本原理，即针对测量的客观参数进行液体治疗。

目标导向治疗 目标导向治疗（GDT）是以测量与心输出量、总体氧供及输液相关的关键生理学参数，并酌情使用增加心肌收缩力药物、血管加压药、血管扩张药和输注红细胞，以达到改善组织灌注和临床预后的目标。这种输液方式是一个连续动态过程，其目标是确定生理学终点，而不是在未进行客观评价的情况下输液。GDT 源于观察到围术期高风险手术幸存患者的氧供和氧利用都达到一定提升[144]，已同时在围术期和危重症医学领域得到应用。之后在进行大手术的研究中，通过调控血流动力学并重复这些超正常范围的"生存者值"[心指数 > 4.5 L/（min·m^2），氧供指数（DO$_2$I）> 600 ml/（min·m^2），氧耗指数 > 170 ml/（min·m^2）][145-146]。目标导向治疗方法已经各类外科和许多不同时间点进行了广泛的研究，包括术前优化、术中的管理和术后即刻时期。下面介绍了几种测量 GDT 生理参数的工具。

■ 肺动脉导管（（pulmonary artery catheter，PAC）。是血流动力学监测的金标准，可进入中央循环并提供左心和右心充盈压、混合静脉血或中心静脉血氧饱和度、心输出量、DO$_2$ 和 VO$_2$ 测量以及衍生值。PAC 是早期 GDT 研究使用的工具，目标是增加心输出量和 DO$_2$I，因担心其导

管相关并发症、置管和数据分析专家的减少及其他微创监测设备的使用，现 PAC 的应用逐渐减少。在英国等国家，PAC 通常限于心脏手术、肝大型手术和移植手术。

■ 食管多普勒监测（esophageal Doppler monitor，EDM）。此设备通过经食管超声测量降主动脉的血流速度，结合血流速度与主动脉横截面积得出每搏量（stroke volume，SV）。其他测量值包括峰值速度，用以评价心室收缩功能；修正血流时间（FTc），以及心率校正的收缩期主动脉血流时间。在全身血管阻力（systematic vascular resistance，SVR）增加、SV 降低或两者同时存在时，FTc 可下降（< 330 ms）。通过平均动脉压（mean arterial pressure，MAP）和 CVP 计算 SVR，有助辨别低 FTc 是由于前负荷不足还是后负荷过高所导致的。可通过最新的 EDM 模型测量正压通气时 SV 变异度（每搏量变异度，SVV）。

■ 动脉压及波形分析。分析有创动脉血压时有通过持续无创指套测量血压或容积描记追踪两种类型。第一，基于动脉顺应性不变时，脉搏压与 SV 成正比，可估算 SV（进而得出心输出量和指数）。当患者的动脉顺应性变化时，可采用锂稀释行常规校正（LiDCO Plus，LiDCO，Lake Villa，IL）或热稀释（PiCCO，Phillips，Andover，MA）或没校正的监测仪（LiDCO Rapid，LiDCO；FloTrac，Edwards，Washington，DC），这说明了 SV 是趋势而不是准确的估计值。第二，SVV 可作为预测输液治疗反应的一项指标，测量间歇正压通气时收缩压的变异度。

■ 胸部生物阻抗，相关围术期干预试验尚待探索。

■ CVP：尽管有研究表明，与没有进行 CVP 监测对照组相比，CVP 指导液体治疗可改善髋部骨折手术的预后[147]，但对于预测血容量和液体反应性而言，CVP 明显欠优[148]。

■ 超声心动图：这项先进技术现已用于指导液体治疗。它能够提供心脏结构和充盈程度的信息，但需要专业操作者，在术中可采用经食管方式检查。

■ 乳酸：血乳酸下降是临床复苏成功的一个指标[149]。

■ 氧摄取和混合静脉血氧饱和度（SvO$_2$）或中心静脉血氧饱和度（ScvO$_2$）：组织供氧不足时可以表现为氧摄取增加和混合或中心静脉血氧饱和度降低。虽然它仅在一项非心脏的大手术干

预性研究作为目标[151]，但低 ScvO₂ 与高危手术预后不良相关[150]。

典型的 GDT 方案是快速输注 250 ml 胶体或者晶体，旨在每次增加 SV 的 10% 或以上，一直持续到 SV 不再升高。此时认为心室充盈在 Starling 曲线的较平坦部分（图 47.6）。在 GDT 干预的时间（术中或术中及术后）和液体负荷是否与方案中要求结合强心药输注方面，不同的试验间存在差异。最近的 Meta 分析强调了 GDT 的潜在益处。在一个严格界定患者组别（非创伤手术或脓毒血症手术）、所有时间点（术前、术中和术后 GDT）以及 GDT 工具（PAC、EDM 和动脉波形分析）的 Meta 分析中，GDT 与术后发病率和住院天数减少相关[136]，特别是 GDT 导致术后肾损伤、呼吸衰竭和术后伤口感染的患者数目减少。许多研究由于统计效力不足，未发现死亡率的差异，当严格按 Cochrane 系统回顾，排除一些对照设计较差的研究后，发现采用 GDT 患者的住院天数或 28 天死亡

率降低[136]。

近年来，已完成了一定规模的更新的试验来验证重要结果的差异性。越来越多的使用微创动脉波形或多普勒设备的大型、实用的临床有效性试验已经完成或正在进行中。尽管个别试验的结果是喜忧参半，大多数结果似乎赞同之前的 Cochrane Meta 分析的建议，在择期手术中使用这些监测有潜在益处[152-154]。目前正在进行择期和急诊胃肠外科手术的大型试验，旨在为这种干预措施提供明确的答案。

在 GDT 研究中常发现干预组接受较多的液体，通常是多 500 ml 胶体，这项发现引发了以下问题：

- 输液过多似乎与传统液体治疗策略的潜在益处不符。然而应当关注的是，在液体平衡研究中，开放性补液组患者的输液量，与根据 GDT 中特定生理学参数进行靶向输液患者的相比，通常幅度更大，种类更多（共约 1500 ml 过量晶体液），而且随意性更大。这种差异可能在一定程

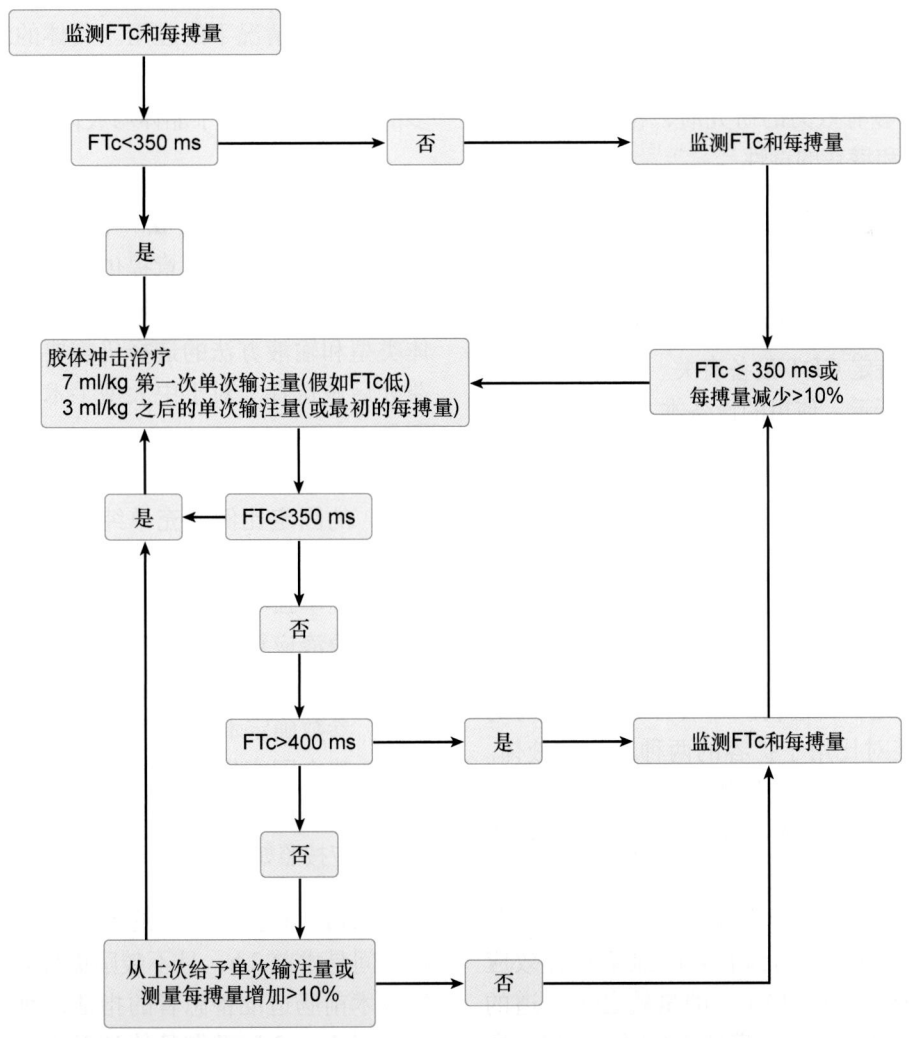

图 47.6 **术中以 EDM 为基础的目标导向液体治疗方案**。FTc，心率校正的降主动脉血流时间（Redrawn from Noblett SE, Snowden CP, Shenton BK, et al. Randomized clinical trial assessing the effect of Doppler-optimized fluid management on outcome after elective colorectal resection. Br J Surg. 2006；93：1069.）

度上导致了各研究总体的结果是开放性补液组的患者预后较 GDT 组的差[112]。

- 当液体平衡的差异被作为治疗目标时无法重复出相似的预后改善，故强调 GDT 过程本身的潜在益处。一项研究显示，与对照组相比，对干预组患者全部均一地多给予 500 ml 胶体，结果并没有改善术后预后[155]。这提示通过监测变量指导的个体化治疗可能会有临床益处。
- 即使 GDT 研究的对照组和干预组在血管内液体平衡总体差异很小，但患者个体化的液体需求反映在术中输液时机上。一项研究报道，早期即手术前 1/4 时，在 EDM 指导下输液，其心输出量的增加高于对照组。该差异持续保持到手术结束且可减少术后并发症[156]。

尽管直到目前为止的研究指出 GDT 有明显的益处，仍需进行大规模多中心的研究来进一步探讨如下的问题：

- 尽管大部分 GDT 研究使用各种不同的胶体单次输注，仍不清楚哪种胶体较优，或者是否可以采用快速输注晶体液替代。当在重症监护的患者中进行足够有效力的研究时，特别关注有关胶体的价格和潜在的毒性[51, 84, 157]。
- 血流动力学监测设备正处于快速持续发展阶段，新设备与旧设备应在指导 GDT 方面的效果进行比较。最终当评估新技术后，GDT 潜在益处可能与基于合理的生理性终点的输液过程有关，而不与使用特定 GDT 设备有关。如之前对监测设备的评估所示，使用的设备本身并没有获益，而是来自设备辅助下的干预性治疗[158]。

选择合适的液体

晶体液或胶体液均可用于血浆扩容 虽然晶体是用于补充蒸发量、维持液体供需平衡和补充细胞外液量最合理的选择，但围术期选择用晶体还是胶体来替代血浆容量仍不清楚。目前仍缺乏具有足够有效力的围术期研究来直接对比用于扩容的两种类型的液体。尽管大多数 GDT 研究采用胶体扩容，并对比了采取生理学终点参数的指导输液与无指导性输液。采用基于晶体的 GDT 是否能达到同样益处仍需进一步研究。虽然要达到相同的临床容量效应，所需晶体比胶体多 40%～50%，但晶体达到有效的血浆扩容效应（plasma volume expansion，PVE）的量较之前报道的要少[3]。当晶体通过毛细血管膜过滤的倾向增加，血管外容量增加，可能导致组织水肿。与胶体相比，晶体导致胃肠道黏膜水肿的可能性增加[159]，以及可能

的术后胃肠道功能的恢复延迟和细菌移位。对于晶体与胶体对组织氧张力是否有不同效应，还没有达成明确的共识[52]。由于胶体和晶体对围术期 PVE 的数据有限，这可能会使得临床医师利用重症监护治疗的研究来进行推断。一项 Cochrane 综述在未经选择的重症监护患者中采用胶体进行血管扩容时，不能改善全因死亡率[160]。在针对脓毒血症患者的研究中，淀粉基胶体，包括较小分子量的胶体，与肾替代治疗、输血和严重不良事件的增加有关[83]。对这些数据应该谨慎解读。第一，一些重症监护研究比较了对照组的淀粉基胶体与生理盐水。这本身可能与肾问题有关[51]。第二，手术患者的生理表现与重症监护患者不同。有 Meta 分析表明，尽管可获得的试验有限，淀粉基胶体与手术患者的额外死亡率或肾损伤无关。尽管有这些局限性，在进行必要的大规模试验评估其在围术期的安全性之前，应避免在严重脓毒血症或肾衰竭风险增加的围术期患者使用淀粉基胶体。这反映在美国对这些液体的使用许可限制上。在英国已经暂停了淀粉基胶体在各种情况下的应用。胶体的潜在毒性必须与晶体的 PVE 的潜在液体超负荷效应进行权衡，直到有更多的数据来说明关于晶体与胶体在围术期 PVE 的争论。

生理盐水或平衡液

代表性的实用方法 以下建议体现了融合生理学、液体药理学和本章提供的现有证据。然而，在围术期液体管理的许多领域仍缺乏有力证据。这表明液体类型和输液方法的选择仍需要临床医师权衡风险与益处后做选择。对于中大型手术，液体治疗的总体原则是：

- 应该始终考虑给予特定液体的指征。应以较低的固定比例补充单纯"维持的"液体量，而对于补充显性丢失量或复苏所需的液体量，则应单独考虑。
- 输液应该个体化。术后液体维持量可简易按照每千克体重多少毫升或根据测得的客观生理学参数确定术中血浆扩容量。
- 整个围术期间液体状态是持续改变的，应该实时评估。
- 应按照如后所述的患者和手术因素调整补液方案。

术前 在择期手术的术前准备中，口服清液的禁食时间是术前 2 h，且不鼓励更长时间的禁食。应严格把握术前肠道准备患者的指征，而且对这些患者在术前给予 1～2 L 平衡晶体液并补充 K^+。应评估慢性合并症对液体和电解质平衡的影响，如后所述。

急诊手术的患者可能有急性体液分布紊乱。他

们需要在及时合理的生理终点参数如血压和心率的趋势、乳酸、尿量和混合或中心静脉氧饱和度的指导下进行复苏。尽管使用心输出量监测指导术前输液有临床意义，但在一些病例（持续失血或早期脓毒血症的手术干预）涉及治疗逻辑问题，不应延误手术。我们应在持续液体复苏的同时又不阻碍早期手术干预。对上消化道丢失量应该量化并用等张盐水补充，对下消化道丢失量（瘘、肠梗阻或其他梗阻）应使用平衡晶体液补充。K^+ 应按需补充。

术中　给予一个低背景量的晶体 ［如 $1 \sim 1.5$ ml/ $(kg \cdot h)$ ］来补充手术期间的液体需求。除非患者术前存在低血容量状态，全身麻醉或区域麻醉引起的低血压主要与血管扩张和心肌收缩力下降有关，使用小剂量缩血管药物和（或）正性肌力药物治疗更加合理[11]。对于有较高风险的患者进行液体治疗时应以有创血流动力学监测为指导，以便早期发现明显的低血容量和总体组织灌注情况。尽管对于高风险病例尚无广泛接受的准确定义[161]，但诸如择期大手术或急诊手术、高龄患者、伴有合并症且运动耐受差的患者，术后死亡率增高 5% 以上。特别是某些骨科和腹腔内手术，其循证证据最强，可通过适当的胶体或平衡晶体液滴定式输注，测量 SV、FTc 或心输出量及氧输送等参数来优化心输出量。也可测量每搏变异度，尽管其准确预测液体反应性的能力可能有限[162]。对于失血，应该根据失血量及提示组织供氧不足的参数，输注胶体或血制品来补充。晶体液可作为扩充血浆容量的另一个选择，但应考虑到扩容所需的容量增加以及潜在血管外容量扩张。总之，总体目标是在手术结束时或术后早期达到正常容量状态。

术后　高危手术患者在术后早期针对氧运输而持续进行 GDT 是有益的[163]。所有大手术后的其他患者，如果条件允许，应根据临床检查和相关生理参数（如乳酸、中心或混合静脉血氧饱和度和心输出量的各种参数）来评估液体状态。如患者血容量正常且能恢复口服液体摄入，这是避免术后输液的医源性影响的最好方法。早期口服液体摄入通常安全并可良好耐受，而且早期经口摄入营养物质可降低术后并发症的发生率[164]。

患者接受持续静脉液体治疗时应做好如下事项：
- 至少每天复查一次电解质，监测低钠血症和其他电解质紊乱。
- 在进行评估和治疗时，液体的需求可分为三大类。
  - **"单纯"维持性液体**。考虑到术后水盐潴留状态，这部分液体应是低盐溶液且含适量游离水。液体输注包括[164]：①按体重 24 h 内给予 $1500 \sim 2000$ ml，或 $1 \sim 1.2$ ml/ $(kg \cdot h)$。在肥胖人群中 TBW 可能相对减少（见之前对晶体液和液体间隔室的讨论），肥胖人群中应按理想体重计算液体需求量。② 24 h 内应给予 Na^+ $50 \sim 100$ mEq。③ 24 h 内应给予 K^+ $40 \sim 80$ mEq。
  - 对于最低维持量，可使用低渗液体，如 5% 葡萄糖液或 0.18% 氯化钠 /4% 葡萄糖液。因术后有低钠血症的风险，因此如果怀疑低血容量存在，则不应增加血管内维持液体的量。相反，应分析液体持续丢失的原因并对症处理。随着口服液体摄入量的增加，液体维持量应相应减少。
  - **液体持续丢失的补充**。需要经常反复评估这类液体所需的量，适当滴定式输注。输液的剂量应反映丢失量，并评估血容量状态和器官灌注的充足性（精神状态、乳酸和血流动力学趋势）。对于经胃肠道的丢失量（呕吐、鼻胃管引流液和造口），应该用等量的等张盐水或平衡液加适当的 K^+ 来补充。对于第三间隙丢失，如腹水，应混合使用胶体和晶体来补充，失血则用胶体、血或血制品来补充。
  - **新需求（液体复苏）**。新的液体需求与术后并发症如出血（绝对血容量不足）或急性脓毒血症（相对或绝对血容量不足）的发生有关。

应谨慎解读术后少尿，特别是术后第一天少尿。应仔细分析评估患者终末器官灌注受损的确凿证据和导致少尿的其他原因，包括导尿管阻塞和腹内压的变化。如缺乏提示低血容量和组织灌注不足的证据，大量液体冲击治疗是不合适的，可能会加剧对正常手术的应激反应而影响术后液体分布及 Na^+ 平衡。

特殊考虑

患者因素

心力衰竭　心力衰竭的不同病理生理学效应及其治疗方案可能使围术期液体管理特别有挑战性。慢性心力衰竭的血流动力学效应的特点是左、右或双侧心室的收缩和舒张功能不全，伴有继发性不良神经体液反应。这些包括持续的 RAA 轴激活，随之而来的水钠潴留和慢性交感神经系统（sympathetic nervous system，SNS）的激活，并伴有持续的心动过速和血管收缩。未经治疗的患者心肌功能不全，可能出现肺水肿、周围组织水肿以及循环血液容量增加。

心力衰竭的治疗旨在尝试纠正多种神经体液反

应。许多治疗方案已被证实能改善心力衰竭患者的长期预后。在围术期，液体管理常常富有挑战，包括慢性体液消耗、正常交感神经反应钝化和电解质紊乱。在治疗上可使用 β 肾上腺素能受体拮抗剂、利尿剂、地高辛、醛固酮和血管紧张素拮抗剂。

围术期心力衰竭患者的液体治疗有两个目标。一是考虑前负荷、心肌收缩力和后负荷的影响，保证心输出量。一般说来，心室顺应性差时，为了维持良好的心输出量，需要充足的前负荷，反映为相对高的 CVP 和足够的舒张期充盈时间。然而，心力衰竭时 Starling 曲线变平意味着过多的血容量输注和前负荷可能导致收缩力受损，使心输出量减少。这引起了"前向性心衰"，表现为器官灌注不足，而"后向性心衰"表现为肺水肿和外周性水肿，特别是同时存在水钠排泄异常时。二是尽量减少心脏做功，避免出现心肌氧耗增加、氧供不足和心肌功能恶化的恶性循环。特别是避免因低血容量或其他刺激诱发的心动过速。对于心力衰竭患者，在低血容量与高血容量间找到一个平衡尤为重要，而这在临床上是很难评估的。

对心力衰竭患者的处理方法包括仔细地评估术前液体状态和电解质情况。如时间允许，可优化心力衰竭的治疗方案。中大型手术时对复杂的心血管情况往往需要监测心输出量。有创监测包括经食管超声监测或放置肺动脉导管[165]，微创的监测可能也有帮助。对心脏充盈和收缩力的监测尤为重要，因为术中低血压的各种原因（前负荷、收缩力或后负荷的减少）需要不同的治疗策略。只在有客观证据显示血容量丢失的情况下，才可输入大量包括血和血制品在内的液体。

在围术期应妥善评估心力衰竭治疗的效果。利尿剂可能使患者处于慢性血液浓缩的状态，加剧麻醉相关性低血压。袢利尿剂常引起低钾血症和低镁血症，醛固酮拮抗剂则可能引起高钾血症。当联合使用 ACE 抑制剂治疗或患者合并慢性肾疾病时，高钾血症可能更为严重。对服用地高辛的患者，维持电解质平衡尤为重要，低钾血症可能会增强地高辛的毒性。ACE 抑制剂或血管紧张素受体拮抗剂本身会导致交感神经和血管紧张素对麻醉相关的血管扩张的反应减弱。由这些原因引起的低血压，可使用小剂量正性肌力药物或血管收缩药物来治疗，包括使用血管加压素[165]。

肾病 围术期进行液体治疗时必须考虑依赖透析的慢性肾病患者具有的病理特征。原尿生成减少或无尿可能影响液体平衡，依赖透析来达到"干"重量的目标。该目标代表估计的正常液体容量。器官的氧供可能因慢性贫血、内皮细胞功能障碍和微血管灌注异常在内的多种因素受损。心力衰竭常与体循环高血压

或肺高血压共存，同时血小板功能异常引起的出血倾向进一步增加了患者围术期风险[166]。

对慢性透析患者的术前评估应着重于能否通过透析恢复到正常的血容量，评估其正常的原尿排出量。应评估及优化术前合并症。为了应对术中过多的液体或高钾血症，手术应该在可以提供术前和术后透析和血液滤过的医疗机构进行。进行择期手术术前选择合适的时机进行透析，以便患者在术中有正常的血容量。术中血容量过多会增加肺水肿、外周性水肿、高血压和伤口愈合不良的风险，低血容量则增加了麻醉相关性低血压和组织灌注不足的危险。实际上，应在手术前一天透析，使液体与电解质达到平衡，透析中使用的抗凝物质也可充分代谢。术晨应复查电解质。透析后电解质达到平衡前过早复查，可能会得到低钾血症假阳性的结果，导致不必要的外源性 K$^+$ 补充。相反，由于胰岛素减少，实际上禁食可能有利于缓解高钾血症状态。透析后理想的 K$^+$ 应维持在正常低限范围。对于急诊手术，可能没有足够的时间对患者进行安全的透析，必须保守地管理电解质异常，特别注意术中液体平衡。

与其他严重影响液体和电解质平衡的主要合并症一样，在中大型手术中要考虑精细地监测血流动力学，包括监测有创中心静脉压、动脉压和心输出量，避免低血容量和高血容量以及组织灌注不足倾向。尽管输注何种液体仍有争议，术中输液量应滴定至客观生理监测值。应避免输注大量等张盐水，因为其诱发的酸中毒会引起细胞内 K$^+$ 外流。相反，临床试验表明，含 K$^+$ 的平衡晶体液并不会引起高钾血症[44, 167]。另一种晶体液是无 K$^+$ 的 HCO$_3^-$ 缓冲透析，如 Hemosol。胶体可以用于血管内容量替代治疗。尽管胶体大部分由肾排泄，在肾病患者中可能会加剧其容量效应和潜在毒性。在考虑输血前咨询肾内科医生是很重要的。假如，患者在等待肾移植，可能需要进行人白细胞抗原配血来减少抗体生成和未来配血和组织配型的困难。

上消化道丢失 先天性或后天性幽门梗阻可能导致大量胃液丢失，并引起明显的液体和酸碱平衡失调。水分丢失造成脱水，体内氯含量减少。H$^+$ 丢失导致碱中毒，伴有血清 HCO$_3^-$ 增加。最初肾的反应是形成低 Cl$^-$、高 HCO$_3^-$ 的尿液。然而，进行性脱水导致醛固酮分泌增加，旨在保 Na$^+$、保水。在保 Na$^+$ 的同时 K$^+$ 和 H$^+$ 排出增多，导致低钾血症，并且加重代谢性碱中毒伴有反常性酸性尿。碱中毒时循环中游离的 Ca^{2+} 浓度下降。

纠正措施包括逐步补充等张盐水和 K$^+$，根据电解质测定将液体更换成含葡萄糖的氯化钠溶液。应在

液体和酸碱平衡纠正后再安排幽门梗阻的手术治疗。

脓毒血症和急性肺损伤　采用外科手术控制感染源（脓肿引流、坏死组织清创和感染植入物的取出）是早期脓毒血症治疗的重要手段，我们可能在感染和脓毒血症综合征患者的病程早期接诊该患者[168]。由于内皮细胞功能障碍和血管内液体丢失，血管扩张引起的液体不均匀分布，交感神经重新分布后体循环血容量减少及心功能受损，在此类患者循环容易波动。作为液体复苏的目标，维持足够的终末器官灌注一直是脓毒血症前 6 h 治疗的关键部分，可能也是部分围术期患者的目标。早期试验表明，以中心静脉血氧饱和度为指导的流程化的液体复苏比仅以 CVP、MAP 和尿量为指导的复苏在降低脓毒血症死亡率方面更为有效[169]。但是，最近的大型国际试验表明，这种方法与基于标准的或流程化治疗的而无中心静脉血氧饱和度指导的液体复苏有相似的结果[170-172]。对于有组织灌注不足迹象的脓毒血症患者，建议采用以下液体复苏方法[173]：

- 在复苏开始的前 3 h 内至少给予 30 ml/kg 晶体液。
- 应经常重新评估血流动力学状态作为进一步的补液指导。除了常规的生理学参数（心率、血压和尿量）之外，还可以监测更精细的测量参数，如心输出量。
- 推荐在静态参数，如固定的 CVP 值时进行液体反应性的动态测试，如被动抬腿试验或每搏量对液体冲击的反应。
- 其他复苏目标包括需用升压药患者，MAP 应大于 65 mmHg，乳酸升高患者的乳酸应调整至正常值。

这些指南的证据基础有限，这一领域需要进一步的研究来完善。例如，一些试验提示，在某些情况下液体冲击疗法可能不利于达到血流动力学的目标[174]甚至是有害的[175]。

对于确诊的脓毒血症患者，由于常伴有微血管功能障碍、细胞外液量超负荷及感受血管内容量变化的神经体液反应紊乱的情况，液体治疗变得更加具有挑战性[176]。由于细胞不能有效地利用氧气（细胞性缺氧），氧供与氧耗的关系解耦联[177-178]。因解耦联使提高整体氧供的策略可能获益不多，同时把患者暴露在过量的液体和儿茶酚胺的潜在不良反应中[179-180]。在此阶段减少总体液体量正平衡可改善预后[181]。

急性呼吸窘迫综合征（acute respiratory distress syndrome，ARDS）的患者也可能进行手术治疗，其液体治疗的关键是在避免加重肺水肿并维持足够的组织灌注间达到良好平衡。ARDS 的典型特征是肺内皮细胞的通透性增加，水和蛋白质渗出。随之而来的是间质和肺泡水肿，肺顺应性降低，肺动脉压升高，以及低氧血症。同时由于胸腔内压的增加和心脏充盈压的降低，器官灌注可能受损。观察性研究强调了 ARDS 的总体液体正平衡和死亡率有关[182]，一项大型随机对照研究显示，进行保守的液体治疗方案的患者，其机械通气天数和重症监护病房停留天数减少[183]。这一结果与该试验中接受手术和低液体量治疗的亚组患者发现的相似。在低液体量组并未发现肾损伤增加[184]。血管外肺水在预测与液体正平衡过多相关的不良预后中似乎很重要。热稀释法研究表明，在预测 ARDS 患者的 ICU 死亡率方面，血管外肺水具有合理的敏感性和特异性[185]。假设总体器官灌注充足，表现为乳酸水平正常，应补充术中丢失量，但对 ARDS 患者术中补液应该保守。对于 ARDS 患者应选择胶体还是晶体来替代血容量，尚缺乏足够有力的研究。

烧伤　大面积烧伤会造成循环中大量液体丢失，并对额外的液体输注特别敏感。热损伤后会形成坏死组织区域，并在其周围形成缺血区。坏死组织与经历缺血和随后再灌注的区域相融合，通过组胺、前列腺素、活性氧和细胞因子的释放导致局部或全身炎症反应。内皮细胞屏障功能的局部受损导致血浆中胶体渗透活性成分从毛细血管向组织间隙的滤过增加而丢失，皮肤完整性的丧失导致液体经皮蒸发而丢失。根据类似的机制，大面积烧伤可能导致全身炎症反应综合征，对液体分布公认的影响如前所述。与保守治疗相比，早期烧伤创面切除可降低死亡率，揭示了炎症反应的有害作用[186]。通常烧伤面积大于成人总体表面积的 15% 和儿童总体表面积的 10% 时就应开始静脉液体治疗[187]。然而，对于烧伤患者来说，应给予多少液体容量和何种类型的液体存在着越来越多的不确定性。大多数输液仍基于一些公式，如 Parkland 公式（框 47.1）或 Muir 和 Barclay 方案。虽然这些公式是按患者体重和烧伤程度给出起始复苏的液体量，因众多患者和病理因素，使这种基于公式的液体治疗方案与基于客观生理参数的现代围术期输液疗法不符。尽管基于这些公式的方法，提倡在尿量充足

框 47.1　Parkland 烧伤复苏液体公式

第一个 8 h：2 ml/kg×%TBSA（乳酸林格液）
接下来 16 h：2 ml/kg×%TBSA（乳酸林格液）
接下来 24 h：0.8 ml/kg×%TBSA（5% 葡萄糖）＋ 0.015 ml/kg×%TBSA（5% 白蛋白）

%TBSA，烧伤面积占总体表面积的 %。时间段指从烧伤发生的时间开始算起

Data from Baxter CR. Problems and complications of burn shock resuscitation. Surg Clin North Am. 1978；58：1313.

［0.5～1 ml/（kg·h）］时应下调输液量[188]，但实际上似乎并没有这么做。大量研究指出，大部分烧伤患者接受的输液量较 Parkland 公式预测的多，24 h 平均为 6 ml/（kg·烧伤面积%），而公式预测的是 4 ml/（kg·烧伤面积%）[189]。相反地，在吸入性烧伤和其他非烧伤性创伤、电烧伤或延迟复苏的患者中，需增加复苏时血管内容量，公式并没有考虑这部分。

对烧伤患者不应输液过量（输液渐增）。在全身炎症反应下，过量液体会聚集在顺应好的间隔室内。已观察到由于液体复苏，导致肺水肿需要通气支持、肌肉行筋膜切开术、眼内压升高和浅表烧伤转变为深度烧伤[187]。腹内高压和骨筋膜室综合征与输液量有关，尤其是 24 h 内输液超过 300 ml/kg 时压力上升[190]。由于这些顾虑，促使人们努力寻找烧伤液体复苏的最佳方案。就使用晶体或者胶体而言，较新的方案采用较低输液容量，如 Haifa 方案，并以客观生理学参数如 SV 或胸腔内血容量为目标。早期的试验表明，微创的心输出量监测可能会有一定作用，尽管没有足够大的试验来证明这种方法是否能改善预后[191]。这些正在进行的研究达成共识之前，烧伤复苏应从目前公认的一种方案开始，当尿量达到 0.5～1 ml/（kg·h）时主动下调输液量。晶体和胶体联合使用可以减少输入的液体总量[192]。早期使用胶体是有争议的，因为在严重毛细血管渗漏的情况下胶体渗透活性分子有发生外渗的风险。此外，对烧伤患者应限制使用淀粉基胶体[191]。应监测腹腔内压。除尿量外，可考虑使用如乳酸或心输出量等参数作为复苏终点。

儿科　多年来，小儿围术期液体治疗仍是依照传统的方法，正越来越多地被重新审视。1957 年 Holliday 和 Segar[138] 基于维持平均代谢活动的需水量和乳汁的电解质成分，提出了住院儿童所需的维持液体量及成分。这发展成为 4-2-1 计算维持液体需求量的方法。目的是用含葡萄糖的低渗晶体液替代不显性失水和尿量丢失以维持等渗状态。该概念被用于围术期。术中输注含葡萄糖的液体，以降低长期禁食后引起的术前低血糖的风险[193]。术后维持液体量并采用低张晶体液，也按 4-2-1 的方式计算。此外，因其尿量浓缩能力有限，以及相对较大的体表面积导致持续不显性丢失，小儿患者被认为存在因禁食而导致较高的术前脱水风险。对于 3 岁及以下患者，建议术中使用 25 ml/kg 等张盐溶液补充这些容量；对于 4 岁及以上患者，使用 15 ml/kg 等张盐溶液来补充这些容量[194]。

由于多种因素，需重新评估这种方法。第一，现今术前禁食方案，直到术前 2 h，小儿可服用清液（可能含有碳水化合物），以减少术前显著脱水导致的血流动力学变化风险[195]。第二，术前低血糖的发生率低（＜2.5%），并且与禁食延长不当或其他因素如早产儿、小于胎龄的新生儿或营养状态差有关[196-197]。手术本身会使血糖浓度升高，术中输注含糖液体可能导致高血糖[198]。在缺血、缺氧的情况下，可能引起渗透性利尿和电解质异常，甚至出现神经系统损伤[197]。因此，除有低血糖高风险的患者，术中应使用不含糖的平衡晶体液。第三，由于对小儿术后低钠血症造成的潜在神经系统灾难性后果的意识不断提高，对术后用低渗晶体液 4-1-2 的方案维持容量应重新评价。手术应激引起有效的 SIADH，手术应激引起的疼痛和低血容量会加重 SIADH 效应。若持续输注大量低渗液体，会导致水潴留和低渗性低钠血症的风险。避免的这种情况的策略是以 4-2-1 方案计算出液体量的 1/2 至 2/3 作为液体维持量[195]，避免使用最低张液体（4% 葡萄糖和 0.18% 氯化钠溶液）[197]，而使用等张平衡晶体液（如果有，可以含葡萄糖）[199-200]。适用于所有患者的一般措施包括：

- 尽早恢复口服液体。
- 确保容量正常，以将 ADH 反应降至最低[201]。
- 将维持需要量与因持续丢失而需要的不同需求量液体清晰地区分开来（如胃肠道消化液或血液）。持续丢失量一般应用等张晶体、胶体或血来替代。
- 对仍接受静脉输液的患者，至少每天复查一次电解质。

尽管等张盐水被认为是"更安全"的术后维持液体，也可能有发生钠超载和高氯性酸中毒风险。

对于小儿围术期液体管理方面的最新进展仍未充分研究。特别是，与晶体相比，胶体用于小儿扩容是否有利抑或有害，或目标导向液体治疗是否也有在成人中所表现出的优势，这些方面的数据很少。

肝衰竭　进行性肝病和肝硬化可产生一种独特的异常液体平衡模式。外周血管扩张与相对血管内容量减少相结合可模拟血管内容量的减少。体内水钠潴留在腹水和组织水肿中[202]。

肝结构进行性破坏与肝的一氧化氮（NO）生物利用度下降和缩血管物质生成增加共同导致肝窦高压，这是广泛接受的病理生理机制。代偿性的血管舒张机制包括 NO 过多生成，导致内脏和全身血管扩张，相对低血容量和全身动脉压下降。这激活压力感受器介导的 RAA、SNS 激活和 ADH 释放。虽然心输出量增加，在代偿机制下全身血管阻力仍然下降。醛固酮增多，导致水钠潴留，相对水潴留过多产生低钠血症。内脏血管扩张和血管通透性增加及淋巴回流减少有利于腹水的形成。神经体液反应也会致肾动脉血管收缩，肾血流减少，肝肾综合征的风险增加。维持患者处于代偿状态的一系列治疗包括：限制饮食中的液体和盐分，使用利尿剂（特别是螺内酯和袢利尿剂）和间断或连续引流腹水。然而，在围术期，这个良好的平衡有很大可能被打破。过量输入等张盐水可加重原有的水盐超负荷，引起腹水和水肿进一步形成。相反，低血容量期间机体耐受性较差，易引起显著的器官灌注不足，进一步刺激 RAA、SNS 和 ADH 轴，并增加肾损伤的风险。因此，仔细评估容量状态，可考虑行心输出量监测，采用适量的等张晶体、胶体或血液来补充丢失量，但要避免水盐超负荷。穿刺引流大量腹水（＞6 L）时有血流动力学不稳的风险。白蛋白似乎是一种比盐水更有效的预防治疗措施，既减轻血浆肾素活性升高的刺激，又可使血流动力学更加稳定[203]。乳酸和其他缓冲液可用于肝衰竭，尽管它们在晚期肝病中代谢会减慢。

有肝性脑病的失代偿肝病患者可能出现颅内压增高，使用如高渗盐水的透析疗法，将血浆 Na+ 恢复至正常高值范围[204]。这与慢性代偿性肝病的患者相反，此类患者可耐受一定程度的低钠血症，除非很严重或出现症状（见先前的讨论），不需要紧急纠正。

产科：先兆子痫　先兆子痫是妊娠期以高血压、蛋白尿和多器官受累为特征的一种多系统疾病，可能影响肾、肝、肺和中枢神经系统。与一般孕期容量过多状态相反，先兆子痫患者的血浆容量减少，伴有内皮细胞功能障碍和低白蛋白血症。静脉预扩容被认为有助于治疗先兆子痫的高血压，然而没有被后来的研究证实[205-206]。此外，在这种情况下，液体正平衡和肺水肿的发生率之间有明确关联[207]。5%～30% 的先兆子痫患者出现急性肺水肿，住院天数增加，急性肺水肿是先兆子痫患者死亡的主要原因。大部分病例在产后出现急性肺水肿，可能与产后组织间液体回流至收缩的血管系统中有关，与低胶体渗透压也有关。

对先兆子痫的患者应严格限制静脉晶体量（80 ml/h，包括作为药物稀释剂量[208]），并应谨慎维持液体平衡。在肾功能正常的情况下，不应采用输注大量液体治疗少尿。保守输液策略并未与肾损伤的增加相关[209]。对于围生期或围术期的任何失血，应根据先兆子痫的病情程度，采用适量的晶体、胶体或血来补充。对于严重先兆子痫患者，应使用有创监测指导液体治疗。

外科因素

神经外科手术　多种生理因素提示液体和电解质治疗是颅内病变围术期管理的重要组成部分。神经外科疾病本身导致的水钠平衡紊乱可使液体和电解质管理更加复杂。目前这一领域的液体治疗是根据生理学、研究模型和在小规模试验而不是根据大规模随机研究逐步发展的干预措施。

电解质和大分子物质无法通过完整的血脑屏障（blood-brain barrier，BBB），但水可以通过。血管外脑组织的含水量与血浆渗透压有关，低渗性低钠血症是脑水肿的特征。颅内疾病可能损害 BBB 的完整性，增加水肿倾向。颅内压增高时，如全身血压不足，脑灌注也可能受损，特别是在病理状态下自我调节机制受损时。神经外科患者的合理液体管理应从维持基础血容量和脑灌注开始，并避免血清 Na+、渗透压和胶体渗透压显著降低。如下情况更需要特殊管理：

1. 颅内压增加　血清渗透压增高可减少脑总水含量，从而通过脑-血渗透梯度的作用降低颅内压。这一领域主要的药物治疗方法是注射甘露醇和高张盐水。脑损伤引起的 BBB 功能紊乱时，这些药物的渗透作用可能降低。然而，这些药物除了简单的渗透作用外，还有治疗作用[210]。现有的小型 Meta 分析显示在降低颅内压增高方面，高张盐水的作用优于甘露醇，但尚需要大规模对照研究证实[57]。相反，在早期创伤性脑损伤的患者中使用高张盐水时不监测颅内压并不能改善预后[58]。同样，在有脑水肿的情况下，尚无证据显示持续输注高张盐水引起持续性高钠血症可使患者获益[211]。在严重创伤性脑损伤患者中提倡严格的限制性液体策略以降低颅内压。虽然回顾性的资料分析表示液体正平衡与顽固性颅内压增高无关，但高血容量与肺水肿之间存在关联[212]。

2. 脑血管痉挛　调节血流动力学和血细胞比容是治疗蛛网膜下腔出血后血管痉挛的传统方法。"三H"疗法（高血容量、血液稀释和高血压）是根据小规模疗效研究而不是随机试验进入临床的[213-214]。在广泛动物模型研究的基础上，部分学者提倡血细胞比容不应低于30%。低于该比例时，降低血液黏滞度的获益就会被氧供的减少所抵消。血容量不应过多，因为高血容量在 BBB 功能障碍下有潜在损伤作用，还会产生颅外效应如肺水肿[215]。为了防止血管痉挛而采取的"预防性"高血容量是不推荐的[216]。

3. 颅内病变本身可能是由尿崩症、脑盐耗或 SIADH 引起的水和钠平衡紊乱的一个原因。应按照电解质失衡部分内容所述进行评估和治疗。

在不同的神经外科手术中，尚缺乏晶体和胶体的明确比较。现有证据中，与等张盐水相比，白蛋白与外伤性脑损伤患者死亡率的增加有关[5]。由于缺乏更有力的证据，故提倡在其他神经外科手术中复合使用等张晶体和胶体[214, 217]。

创伤　对于严重创伤性失血的患者，关键目标是在明确控制出血前避免血凝块破裂，治疗创伤性急性凝血功能障碍，早期输注红细胞以维持组织氧供最大化，避免低温和酸中毒。这种治疗方案称为"止血复苏"（hemostatic resuscitation）。入院前采用限制性液体治疗可能改善预后，特别是穿通伤[218]。起初允许一定程度的低血容量，清醒患者的输液目标是维持脑功能，而不是血压正常。穿通伤的患者维持收缩压在 70～80 mmHg，钝性损伤的患者维持在 90 mmHg[219]。应通过快速转诊以缩短器官低灌注的持续时间，可采用介入或手术有效治疗创伤出血。复苏早期大量静脉输注晶体或胶体会稀释血液和凝血因子，而且盐水可能会加重大出血相关的酸中毒。应尽早补充浓缩红细胞（packed red blood cells，PRBCs）、凝血因子［如新鲜冰冻血浆（FFP）］和血小板。特别是来源于军人和回顾性分析数据有限的证据显示，大量输血时，相比较低比例（如 1∶9），输注"高"比例的 FFP 和 PRBC（如 1∶1 到 1∶2）的预后更好[219-220]。应积极保温，使用氨甲环酸可以提高血凝块的稳定性[221]。一旦完成止血，目标即为恢复正常循环容量和组织灌注，持续输注血、凝血因子、血小板和输液，维持正常心输出量和氧供、乳酸水平和凝血功能（最好使用床旁全血凝血检测，如血栓弹力图）。小部分的研究支持在创伤的围术期立刻进行 GDT，但仍需要大型对照研究。大部分关于持续液体治疗的证据出自术后和复苏开始时未经选择的重症监护人群。如同之前所列证据显示，对已确诊的危重疾病患者采用积极的 GDT 可能有害[218]。

创伤性脑损伤的患者伴有大出血的处理上比较困难，因为提高脑灌注压需要足够脑血流，但又可能升高颅内压，这与低血压的复苏方案相悖。对单纯头部损伤患者建议使用液体和缩血管药物维持平均动脉压高于 90 mmHg，避免低钠血症和低渗透压，以减轻脑水肿[210, 217]。颅内和颅外混合伤患者的复苏治疗并没有太多证据，因此策略上应基于临床判断，优先处理最严重的创伤。控制失血对恢复全身血压正常特别重要，以满足充分脑灌注的需求。对于一般创伤，目前支持的复苏方式大部分证据来源于动物模型和有限的随机研究，主要是对院前年轻或者健康人的研究[218]。应个体化考虑患者的需求，特别是有合并症的老龄患者可能对于低灌注的耐受力非常差。

游离组织皮瓣手术　游离组织皮瓣通常用于整形外科手术，典型的是乳房重建或头颈部肿瘤切除术后的修复。涉及带有完整动脉供应和静脉回流的组织自体移植以填补缺损。移植的血管无神经支配，缺乏内在的交感神经张力，但皮瓣连带供血血管却并非如此，应该避免寒冷或者过多的缩血管药物引起供血血管的收缩，这可能会影响皮瓣的灌注。皮瓣血流取决于全身血压和血液黏滞度，传统做法是高容量性血液稀释。然而，考虑到氧供能力下降和可能的皮瓣水肿，应采用更保守的液体治疗策略，这可能会改善皮瓣预后[219]。目前不倾向选择右旋糖酐来改善血流，因为研究显示并无益处，且发生相关并发症的风险相对较高[220]。游离组织皮瓣已破坏了淋巴管，需要数周时间重新建立淋巴循环。这期间特别容易出现间质性水肿。大量晶体的输注增加毛细血管滤过，应当避免，可采用胶体液进行扩容[221]。

胸腔内的手术　胸腔内的任何手术（包括上消化道和胸科手术）都可能导致包括 ARDS 和急性肺损伤（acute lung injury，ALI）在内的术后呼吸系统问题。ARDS 和 ALI 的发生，部分是由于单肺通气的促炎特性所致[222-223]。这一特性被许多其他患者和手术风险因素所掩盖。回顾性研究和病例研究建议在食管胃切除术中通过限制性液体策略来减少肺部并发症[224-227]。

一项对食管切除术患者回顾性观察研究发现，从手术到术后第二天累计液体平衡大于 1900 ml 是其术后包括死亡在内的不良预后的独立危险因子[228]。这个研究并未探究使用利尿剂对液体平衡的影响、心血管支持的程度和是否行硬膜外麻醉，因此，需要更多的对照试验探索食管切除术患者的不同液体平衡方法。然而，在试验组中，保守液体治疗的潜在益处和 ARDS 患者的大样本随机对照研究的结果显示的一致。与开放性液体治疗相比，限制性液体治疗能够改善肺部预后[183]。在维持足够的组织灌注基础上，建议谨慎地输液，可降低肺部并发症的发生率，同时避免吻合口水肿。

肝切除术　肝实质切除术的术中出血是预后不良的危险因素。术中出血与高静脉压和无静脉瓣的肝静脉血液回流有关。一项研究显示，CVP 为 5 cmH$_2$O 或更低时与显著减少出血量和输血量有关[229]。应使用多种技术，包括保守的液体管理，在肝切除完成之前维持低 CVP。尽管已有证据显示使用低 CVP 技术对肝、肾功能无不良影响[230]，但必须为每个患者寻求实用的折中办法，包括肝切除时存在的血容量不足、血流动力学不稳定的危险、终末器官灌注不足的风险、增加空气栓塞的风险以及在发生大出血时生理储备降低等。一旦肝切除完成，可输注较多液体，以确保足够循环容量。在切肝阶段可以通过有创血流动力学监测和微创心输出量的监测为该阶段的液体治疗提供合理的终点。

腹部大手术 腹部大手术，特别是牵涉到多器官肿瘤切除的，需要围术期谨慎地进行液体管理。大的妇科手术如盆腔脏器切除术或卵巢肿瘤减灭术，泌尿外科手术包括膀胱切除术、根治性肾切除术和腹膜后淋巴结清扫术等，可在围术期发生明显的液体转移。腹腔暴露时间延长、大量失血和肿瘤相关腹水的急性引流是导致术中液体丢失的主要原因。总丢失量很难量化，所以通过心输出量监测结合 CVP、动脉血压监测以及一系列血气分析结果来确定液体丢失量是很有价值的[231-232]。术中腹水引流会导致液体从血管内转移出来，并在术后又重新聚积形成腹水，可能需要大量的液体补充持续性丢失。液体重新分布可导致电解质紊乱。常见的有低钾血症和低镁血症。

肾移植 肾移植围术期液体治疗的管理关键目标是确保足够的肾灌注以支持早期移植肾功能，并减少液体治疗的副作用。在肾功能受损的患者中，对于这些副作用较敏感。传统提倡用 CVP 指导术中液体治疗，在再灌注前输注大量晶体（高达 $60 \sim 100$ ml/kg），使 CVP 达到 $10 \sim 12$ mmHg 或更高水平[233]。近来提倡更为保守的目标，限制晶体输注速度为 15 ml/（kg·h），目标是 CVP $7 \sim 9$ mmHg，并未显著地增加移植失败率[234]。在进行该类手术时也推荐采用其他监测设备，如经食管超声多普勒或脉搏波形分析，来补充或取代 CVP 指导的液体治疗，但至今只进行了探索性试验[235-236]。移植时如使用等张盐水，肾衰竭患者可能发生酸中毒相关的高钾血症[44]，因此，应使用平衡晶体液或甚至无钾的缓冲透析液。虽然淀粉基胶体肾毒性的顾虑可能限制其使用，胶体在这部分人群的作用仍需要更进一步研究[235]。术后液体治疗需要考虑基础维持量和移植肾尿液产生的持续丢失。

肝移植 肝移植涉及一系列重要的生理紊乱。这些紊乱直接与液体和电解质管理相关[237]。应采用有创监测的数据来指导液体治疗，包括放置肺动脉导管。在第Ⅰ期（无肝前期），可能出现大量失血以及由引流腹水导致的进一步液体转移。在第Ⅱ期（无肝期），如果采用肝上肝下下腔静脉阻断的方法，静脉回流明显减少，因此造成的心输出量也明显降低。尽管过量输液在阻断开放后有导致右心衰竭的风险，但此时仍需要输注晶体和胶体并联合使用缩血管药物来维持这个时期的动脉血压。这一时期柠檬酸和乳酸无法代谢，可引起酸中毒、低钙血症和低镁血症。在再灌注和阻断开放时，冷的高钾酸性液体释放至循环中。为了应对这一情况，在无肝期必须调整 pH 至正常范围并维持血浆 K^+ 在正常低值水平。为此，可能需要给予 Ca^{2+}、含胰岛素的葡萄糖、过度通气甚至输注碳酸氢钠。第Ⅲ期（再灌注期）CVP 骤然升高，有发生肝淤血和右心衰竭的风险，可能出现体循环血管扩张和心搏骤停，导致低血压，此时需要缩血管药物或正性肌力药物的支持。如尚未提前补充，此时应该单次注射氯化钙，以预防高钾血症相关的心律失常。在移植肝开始工作后能够摄取 K^+，因此需积极地进行补钾治疗。应根据术中失血量进行持续输液、输注红细胞和血制品。其他目标是维持血细胞比容在 $26\% \sim 32\%$，并通过凝血试验的指导纠正凝血功能紊乱。人们越来越关注心输出量在指导肝移植患者围术期的液体治疗护中的作用[238]。

参考文献

1. Brandis K. Fluid & electrolyte physiology. In: *The Physiology Viva: Questions & Answers.* Queensland, Australia, Southport: Author; 2003. Author.
2. Levick JR, et al. *Cardiovasc Res.* 2010;87:198.
3. Woodcock TE, et al. *Br J Anaesth.* 2012;108:384.
4. Hahn RG. *Anesthesiology.* 2010;113:470.
5. Finfer S, et al. *N Engl J Med.* 2004;350:2247.
6. Brunkhorst FM, et al. *N Engl J Med.* 2008;358:125.
7. James MFM, et al. *Br J Anaesth.* 2011;107:693.
8. Rehm M, et al. *Anesthesiology.* 2004;100:1211.
9. Bruegger D, et al. *Am J Physiol Heart Circ Physiol.* 2005;289:H1993.
10. Henry CB, et al. *Am J Physiol Heart Circ Physiol.* 2000;279:H2815.
11. Chappell D, et al. *Anesthesiology.* 2008;109:723.
12. Drummer C, et al. *Acta Physiol Scand Suppl.* 1992;604:101.
13. Montani J-P, et al. *Exp Physiol.* 2009;94:382.
14. Hall JE, et al. *Fed Proc.* 1986;45:2897.
15. Guyton AC. *Am J Physiol.* 1990;259:R865.
16. Dorrington KL, et al. *Anaesthesia.* 2009;64:1218.
17. Committee on Medical Aspects of Food Policy. *Rep Health Soc Subj (Lond).* 1991;41:1.
18. Kaye AD, et al. Intravascular fluid and electrolyte physiology. In: Miller RD, et al., ed. *Miller's Anesthesia.* 7th ed. New York: Churchill Livingstone; 2009:1705.
19. Adrogué HJ, et al. *N Engl J Med.* 2007;356:1966.
20. Greenlee M, et al. *Ann Intern Med.* 2009;150:619.
21. Clausen T. Role of Na+,K+-pumps and transmembrane Na+,K+-distribution in muscle function. The FEPS lecture - Bratislava 2007. *Acta Physiol (Oxf).* 2008;192(3):339–349.
22. Kroemer G, et al. *Annu Rev Physiol.* 1998;60:619.
23. Brown EM, et al. *N Engl J Med.* 1995;333:234.
24. Pondel M. Calcitonin and calcitonin receptors: bone and beyond. *Int J Exp Pathol.* 2000;81(6):405–422.
25. Olsen HS, Cepeda MA, Zhang QQ, Rosen CA, Vozzolo BL. Human stanniocalcin: a possible hormonal regulator of mineral metabolism. *Proc Natl Acad Sci USA.* 1996;93(5):1792–1796.
26. Bushinsky DA. *Lancet.* 1998;352:306.
27. Dubé L, Granry J-C. *Can J Anaesth.* 2003;50:732.
28. Dimeski G, et al. *Clin Chim Acta.* 2010;411:309.
29. Gomez MN. *Anesthesiology.* 1998;89:222.
30. Günther T, et al. *FEBS Lett.* 1992;307:333.
31. Shaikh A, et al. *Pediatr Nephrol.* 2008;23:1203.
32. Weisinger JR, et al. *Lancet.* 1998;352:391.
33. Sabbagh Y, et al. *J Am Soc Nephrol.* 2009;20:2348.
34. Yunos NM, et al. *Crit Care.* 2010;14:226.
35. Kraut JA, et al. *Clin J Am Soc Nephrol.* 2007;2:162.
36. Morgan TJ. *Clin Biochem Rev.* 2009;30:41.
37. Guidet B, et al. *Crit Care.* 2010;14:325.
38. Bampoe S, et al. *Cochrane Database Syst Rev.* 2017;21:9. CD004089.
39. Wilcox CS. *J Clin Invest.* 1983;71:726.
40. Wilcox CS, et al. *Am J Physiol.* 1987;253:F734.

41. Quilley CP, et al. *Br J Pharmacol*. 1993;108:106.
42. Chowdhury AH, et al. *Ann Surg*. 2012;256:18.
43. Handy JM, et al. *Br J Anaesth*. 2008;101:141.
44. O'Malley CMN, et al. *Anesth Analg*. 2005;100:1518.
45. Self WH, et al. *N Engl J Med*. 2018;378(9):819.
46. Semler MW, et al. *N Engl J Med*. 2018;378(9):829.
47. Reinhart K, Takala J. *Anesth Analg*. 2011;112(3):507.
48. Lobo DN, Dube MG, Neal KR, Simpson J, Rowlands BJ, Allison SP. Problems with solutions: drowning in the brine of an inadequate knowledge base. *Clin Nutr*. 2001;20(2):125–130.
49. Walsh SR, Walsh CJ. Intravenous fluid-associated morbidity in postoperative patients. *Ann R Coll Surg Engl*. 2005;87(2):126–130.
50. Stoneham MD, Hill EL. Variability in post-operative fluid and electrolyte prescription. *Br J Clin Pract*. 1997;51(2):82–84.
51. Myburgh JA, et al. *N Engl J Med*. 2012;367:1901.
52. Grocott MPW, et al. *Anesth Analg*. 2005;100:1093.
53. Awad S, et al. *Clin Nutr*. 2008;27:179.
54. Burdett E, et al. *Cochrane Database Syst Rev*. 2012;12:CD004089.
55. Yunos NM, et al. *JAMA*. 2012;308:1566.
56. Bulger EM, et al. *Ann Surg*. 2011;253:431.
57. Kamel H, et al. *Crit Care Med*. 2011;39:554.
58. Bulger EM, et al. *JAMA*. 2010;304:1455.
59. Hartmann AF, et al. *J Clin Invest*. 1932;11:345.
60. Kreisberg RA. *Ann Intern Med*. 1980;92:227.
61. Vinay P, et al. *Am J Nephrol*. 1987;7:337.
62. Stetten MR, et al. *J Biol Chem*. 1953;203:653.
63. Satoh K, et al. *Eur J Anaesthesiol*. 2005;22:703.
64. Ruttmann TG, et al. *Anesth Analg*. 2007;104:1475.
65. Reid F, et al. *Clin Sci*. 2003;104:17.
66. Htyte N, et al. *Nephrol Dial Transplant*. 2011;26:1432.
67. Chan L, et al. *Integr Physiol Behav Sci*. 1994;29:383.
68. Kuze S, et al. *Anesth Analg*. 1992;75:702.
69. Bingel M, et al. *Lancet*. 1987;1:14.
70. Thaha M, et al. *Acta Med Indones*. 2005;37:145.
71. Veech RL, et al. *Adv Enzyme Regul*. 1988;27:313.
72. Jacob AD, et al. *Kidney Int*. 1997;52:755.
73. Selby NM, et al. *ASAIO J*. 2006;52:62.
74. Davies PG, et al. *Crit Care*. 2011;15:R21.
75. Traverso LW, et al. *J Trauma*. 1986;26:168.
76. Reinhart K, et al. *Intensive Care Med*. 2012;38:368.
77. Lobo DN, et al. *Crit Care Med*. 2010;38:464.
78. De Jonge E, et al. *Crit Care Med*. 2001;29:1261.
79. Treib J, et al. *Intensive Care Med*. 1999;25:258.
80. Sirtl C, et al. *Br J Anaesth*. 1999;82:510.
81. Lamke LO, et al. *Resuscitation*. 1976;5:93.
82. James MFM, et al. *Anaesthesia*. 2004;59:738.
83. Haase N, et al. *BMJ*. 2013;346:f839.
84. Perner A, et al. *N Engl J Med*. 2012;367:124.
85. Dart AB, et al. *Cochrane Database Syst Rev*. 2010;1:CD007594.
86. Gillies MA, et al. *Br J Anaesth*. 2014;112:25.
87. Dickenmann M, et al. *Am J Kidney Dis*. 2008;51:491.
88. Peden A, et al. *Haemophilia*. 2010;16:296.
89. Choi PT, et al. *Crit Care Med*. 1999;27:200.
90. Delaney AP, et al. *Crit Care Med*. 2011;39:386.
91. Jacob M, et al. *Acta Anaesthesiol Scand*. 2008;52:522.
92. Ackland GL, et al. *Anesth Analg*. 2008;106:924.
93. Sanders G, et al. *Br J Surg*. 2001;88:1363.
94. Lamke LO, et al. *Acta Chir Scand*. 1977;143:279.
95. Koyner JL, et al. *Blood Purif*. 2010;29:52.
96. Mackenzie AI, et al. *Br Med J*. 1969;3:619.
97. Mythen MG, et al. *Br J Anaesth*. 1993;71:858.
98. Deitch EA. *Arch Surg*. 1990;125:403.
99. Lewis H, et al. *Adv Exp Med Biol*. 1989;247A:281.
100. Swart RM, et al. *Nephron Physiol*. 2011;118:45.
101. Hamilton-Davies C, et al. *Intensive Care Med*. 1997;23:276.
102. Osman D, et al. *Crit Care Med*. 2007;35:64.
103. Thorniley MS, et al. *Br J Plast Surg*. 1998;51:218.
104. Edsander-Nord A, et al. *Plast Reconstr Surg*. 2002;109:664.
105. Hameed SM, et al. *Chest*. 2003;123:475S.
106. Mythen MG, et al. *Arch Surg*. 1995;130:423.
107. Thacker JKM, et al. *Ann Surg*. 2016;263(3):502.
108. Lobo DN, et al. *Lancet*. 2002;359:1812.
109. Mythen MG. *Anesth Analg*. 2005;100:196.
110. Holte K, et al. *Br J Anaesth*. 2002;89:622.
111. Brandstrup B, et al. *Ann Surg*. 2003;238:641.
112. Corcoran T, et al. *Anesth Analg*. 2012;114:640.
113. Kumar S, et al. *Lancet*. 1998;352:220.
114. Tisdall M, et al. *J Neurosurg Anesthesiol*. 2006;18:57.
115. Leung AA, et al. *Arch Intern Med*. 2012;172:1474.
116. Ayus JC, et al. *Neurology*. 1996;46:323.
117. Lane N, et al. *BMJ*. 1999;318:1363.
118. Dorotta I, et al. *Anesth Analg*. 2003;97:1536.
119. Gravenstein D. *Anesth Analg*. 1997;84:438.
120. Mamoulakis C, et al. *BJU Int*. 2012;109:240.
121. Olsson J, et al. *Acta Anaesthesiol Scand*. 1995;39:252.
122. American College of Obstetricians and Gynecologists. *Obstet Gynecol*. 2005;106:439.
123. Agarwal R, et al. *Am J Kidney Dis*. 1994;24:108.
124. Sterns RH, et al. *Semin Nephrol*. 2009;29:282.
125. Alfonzo AVM, et al. *Resuscitation*. 2006;70:10.
126. Chung HS, et al. *J Int Med Res*. 2012;40:572.
127. Lier H, et al. *J Trauma*. 2008;65:951.
128. Major P, et al. *J Clin Oncol*. 2001;19:558.
129. Aguilera IM, et al. *Anaesthesia*. 2000;55:779.
130. Huijgen HJ, et al. *Am J Clin Pathol*. 2000;114:688.
131. Saris NE, et al. *Clin Chim Acta*. 2000;294:1.
132. Taylor BE, et al. *J Am Coll Surg*. 2004;198:198.
133. Holte K, et al. *Anesth Analg*. 2007;105:465.
134. Maharaj CH, et al. *Anesth Analg*. 2005;100:675.
135. Rhodes A, et al. *Intensive Care Med*. 2010;36:1327.
136. Grocott MPW, et al. *Cochrane Database Syst Rev*. 2012;11:CD004082.
137. Lilot M, et al. *Br J Anaesth*. 2015;114(5):767.
138. Holliday MA, et al. *Pediatrics*. 1957;19:823.
139. Nisanevich V, et al. *Anesthesiology*. 2005;103:25.
140. Hübner M, et al. *J Surg Res*. 2012;173:68.
141. Futier E, et al. *Arch Surg*. 2010;145:1193.
142. Myles PS, et al. *N Engl J Med*. 2018;378(24):2263.
143. MacKay G, et al. *Br J Surg*. 2006;93:1469.
144. Shoemaker WC, et al. *Arch Surg*. 1973;106:630.
145. Shoemaker WC, et al. *Chest*. 1988;94:1176.
146. Boyd O, et al. *JAMA*. 1993;270:2699.
147. Venn R, et al. *Br J Anaesth*. 2002;88(1):65.
148. Marik PE, et al. *Chest*. 2008;134:172.
149. Polonen P, et al. *Anesth Analg*. 2000;90:1052.
150. Pearse R, et al. *Crit Care*. 2005;9:R694.
151. Donati A, et al. *Chest*. 2007;132:1817.
152. Pearse RM, et al. *JAMA*. 2014;311(21):2181.
153. Calvo-Vecino JM, et al. British Journal of Anaesthesia [Internet]. 2018 Feb [cited 2018 Mar 11]; Available from: http://linkinghub.elsevier.com/retrieve/pii/S0007091217542075
154. Pestaña D, et al. *Anesth Analg*. 2014;119(3):579.
155. Parker MJ, et al. *Br J Anaesth*. 2004;92:67.
156. Noblett SE, et al. *Br J Surg*. 2006;93(9):1069.
157. Morris C, et al. *Anaesthesia*. 2011;66:819.
158. Harvey S, et al. *Lancet*. 2005;366:472.
159. Prien T, et al. *J Clin Anesth*. 1990;2:317.
160. Perel P, et al. *Cochrane Database Syst Rev*. 2012;6:CD000567.
161. Ackland GL, et al. *Curr Opin Crit Care*. 2010;16:339.
162. MacDonald N, et al. *Br J Anaesth*. 2015;114(4):598.
163. Pearse R, et al. *Crit Care*. 2005;9:R687.
164. Lewis S, et al. *J Gastrointest Surg*. 2009;13:569.
165. NICE. *Intravenous Fluid Therapy in Adults in Hospital (Clinical Guidance 174) [Internet]*. 2014 [cited 2014 Apr 16]. Available from: http://www.nice.org.uk/.
166. Groban L, et al. *Anesth Analg*. 2006;103:557.
167. Trainor D, et al. *Semin Dial*. 2011;24:314.
168. Khajavi MR, et al. *Ren Fail*. 2008;30:535.
169. Dellinger RP, et al. *Intensive Care Med*. 2013;39:165.
170. Rivers E, et al. *N Engl J Med*. 2001;345(19):1368.
171. The ProCESS Investigators. *N Engl J Med*. 2014;370:1683.
172. ARISE Investigators, et al. *N Engl J Med*. 2014;371(16):1496.
173. Mouncey PR, et al. *N Engl J Med*. 2015;372(14):1301.
174. Rhodes A, et al. *Crit Care Med*. 2017;45(3):486.
175. Bihari S, et al. *Shock*. 2013;40(1):28.
176. Maitland K, et al. *N Engl J Med*. 2011;364(26):2483.
177. Godin PJ, et al. *Crit Care Med*. 1996;24(7):1117.
178. Krafft P, et al. *Chest*. 1993;103:900.
179. Singer M. *Clin Chest Med*. 2008;29:655.
180. Hayes MA, et al. *N Engl J Med*. 1994;330:1717.
181. Gattinoni L, et al. *N Engl J Med*. 1995;333:1025.
182. Boyd JH, et al. *Crit Care Med*. 2011;39:259.
183. Rosenberg AL, et al. *J Intensive Care Med*. 2009;24:35.
184. Wiedemann HP, et al. *N Engl J Med*. 2006;354:2564.
185. Stewart RM, et al. *J Am Coll Surg*. 2009;208:725.
186. Neamu RF, et al. *Curr Opin Crit Care*. 2013;19:24.
187. Ong YS, et al. *Burns*. 2006;32:145.

188. Tricklebank S. *Burns*. 2009;35:757.
189. Baxter CR. *Surg Clin North Am*. 1978;58:1313.
190. Cartotto R, et al. *J Burn Care Res*. 2010;31:551.
191. Oda J, et al. *Burns*. 2006;32:151.
192. Guilabert P, et al. *Br J Anaesth*. 2016;117(3):284.
193. O'Mara MS, et al. *J Trauma*. 2005;58:1011.
194. Thomas DK. *Br J Anaesth*. 1974;46:66.
195. Berry F. Practical aspects of fluid and electrolyte therapy. In: Berry F, ed. *Anesthetic Management of Difficult and Routine Pediatric Patients*. New York: Churchill Livingstone; 1986:107.
196. Murat I, et al. *Paediatr Anaesth*. 2008;18:363.
197. Phillips S, et al. *Br J Anaesth*. 1994;73:529.
198. Bailey AG, et al. *Anesth Analg*. 2010;110:375,.
199. Welborn LG, et al. *Anesthesiology*. 1986;65:543.
200. Sümpelmann R, et al. *Pediatric Anesthesia*. 2017;27(1):10.
201. McNab S, et al. *Cochrane Database Syst Rev*. 2014;(12):CD009457.
202. Holliday MA, et al. *Arch Dis Child*. 2007;92:546.
203. Kashani A, et al. *QJM*. 2008;101:71.
204. Sola-Vera J, et al. *Hepatology*. 2003;37:1147.
205. Stravitz RT, et al. *Crit Care Med*. 2007;35:2498.
206. Ganzevoort W, et al. *BJOG*. 2005;112:1358.
207. Duley L, et al. *Cochrane Database Syst Rev*. 2000;2:CD001805.
208. Thornton CE, et al. *Hypertens Pregnancy*. 2011;30:169.
209. National Institute for Health and Clinical Excellence. 2010. NICE clinical guideline no. 107.
210. Thornton C, et al. *J Obstet Gynaecol Can*. 2007;29:794.
211. Wijayatilake DS, et al. *Curr Opin Anaesthesiol*. 2012;25:540.
212. Ryu JH, et al. *Neurocrit Care*. 2013;19:222.
213. Fletcher JJ, et al. *Neurocrit Care*. 2010;13:47.
214. Velat GJ, et al. *World Neurosurg*. 2011;76:446.
215. Sen J, et al. *Lancet Neurol*. 2003;2:614.
216. Tummala RP, et al. *Clin Neurosurg*. 2006;53:238.
217. van der Jagt M. *Critical Care*. 2016;20:126.
218. Van Aken HK, Kampmeier TG, Ertmer C, Westphal M. Fluid resuscitation in patients with traumatic brain injury: what is a SAFE approach? *Curr Opin Anaesthesiol*. 2012;25(5):563–565.
219. Levett D, Vercueil A, Grocott M. Resuscitation fluids in trauma 1: why give fluid and how to give it. *Trauma*. 2006;8(1):47–53.
220. Harris T, et al. *BMJ*. 2012;345:e5752.
221. Johansson PI, Oliveri RS, Ostrowski SR. Hemostatic resuscitation with plasma and platelets in trauma. *J Emerg Trauma Shock*. 2012;5(2):120–125.
222. Roberts I, Shakur H, Coats T, Hunt B, Balogun E, Barnetson L, et al. The CRASH-2 trial: a randomised controlled trial and economic evaluation of the effects of tranexamic acid on death, vascular occlusive events and transfusion requirement in bleeding trauma patients. *Health Technol Assess*. 2013;17(10):1–79.
223. Brain Trauma Foundation, *J Neurotrauma*. 2007;24(suppl 1):S1.
224. Sigurdsson GH. *J Reconstr Microsurg*. 1995;11:57.
225. Disa JJ, et al. *Plast Reconstr Surg*. 2003;112:1534.
226. Shetty PS, et al. *Curr Anaesth Crit Care*. 2009;20:18.
227. Ojima H, et al. *Hepatogastroenterology*. 2007;54:111.
228. Michelet P, et al. *Anesthesiology*. 2006;105:911.
229. Low D, et al. *J Gastrointest Surg*. 2007;11:1395.
230. Kita T, et al. *J Clin Anesth*. 2002;14:252.
231. Neal JM, et al. *Reg Anesth Pain Med*. 2003;28:328.
232. Tandon S, et al. *Br J Anaesth*. 2001;86:633.
233. Wei S, et al. *Ann Thorac Surg*. 2008;86:266.
234. Jones RM, et al. *Br J Surg*. 1998;85:1058.
235. Redai I, et al. *Surg Clin North Am*. 2004;84:401.
236. Moore J, et al. *Curr Anaesth Crit Care*. 2009;20(8).
237. Shenoy S, et al. *Curr Anaesth Crit Care*. 2009;20(22).
238. Rabey PG. *BJA CEPD Reviews*. 2001;1:24.
239. De Gasperi A, et al. *Transplant Proc*. 2006;38:807.
240. Schmid S, et al. *Eur J Anaesthesiol*. 2012;29:552.
241. Calixto Fernandes MH, et al. 2018. Available from: https://www.ncbi.nlm.nih.gov/pmc/articles/PMC5784708/
242. Fabbroni D, et al. *Crit Care Pain*. 2006;6:171.
243. Froghi F, et al. 2018. Available from: https://www.ncbi.nlm.nih.gov/pmc/articles/PMC5842525/
244. Jones JG, et al. *Br J Anaesth*. 2000;84:226.
245. Chumlea WC, et al. *Kidney Int*. 1999;56:244.
246. Baarsma R, et al. *Biol Neonate*. 1992;62:108.
247. Ellis KJ, et al. *Ann N Y Acad Sci*. 2000;374:904.
248. Campbell I. *Anaesth Intensive Care Med*. 2009;10:593.
249. Hoffer LJ, et al. *Am J Physiol Regul Integr Comp Physiol*. 2005;289:R1372.
250. Hall JE. The body fluid compartments. In: *Guyton and Hall Textbook of Medical Physiology*. Philadelphia: Saunders; 2010:285.
251. Grǎdinaru I, et al. *Magnes Res*. 2007;20:254.
252. Sewón LA, et al. *J Clin Periodontol*. 1998;25:915.
253. Lentner C. Units of measurement, body fluids, composition of the body, nutrition. In: *Geigy Scientific Tables*. Basel: Ciba-Geigy Ltd; 1981.
254. Albrecht E, et al. *Anaesthesia*. 2013;68:79.
255. Rasmussen HS, et al. *Clin Cardiol*. 1988;11:541.
256. Sugimoto J, et al. *J Immunol*. 2012;188:6338.
257. Li F-Y, et al. *Nature*. 2011;475:471.
258. Soar J, et al. *Resuscitation*. 2010;81:1400.

48 围术期酸碱平衡

PATRICK J. NELIGAN

谭弘 译 王英伟 审校

要 点

- 严重的酸碱紊乱通常提示存在潜在的灾难性问题。
- 所有酸碱紊乱都是由于水的解离改变所致。
- 只有三个因素能独立地影响酸碱平衡：动脉血中的二氧化碳分压（$PaCO_2$）、强离子差值（strong ion difference，SID）和弱酸的总浓度（ATOT）。
- 高碳酸血症导致呼吸性酸中毒，低碳酸血症导致呼吸性碱中毒。
- SID 降低或 ATOT 上升会导致代谢性酸中毒。代谢性阴离子的蓄积（休克、酮症酸中毒和肾衰竭）、高氯血症和自由水潴留过多均会导致 SID 的下降。而高磷血症会导致 ATOT 上升。
- SID 上升或 ATOT 下降会导致代谢性碱中毒。钠潴留、氯丢失或自由水缺乏均会导致 SID 上升，低白蛋白血症及低磷血症时 ATOT 下降。这种状况在危重症时尤为常见。
- 大多数酸碱失衡可通过治疗病因得到纠正。

引言——为何酸碱平衡如此重要？

随着现代医学的发展，动脉血气和 pH 分析已经成为辨别和监测严重疾病状态最有力的实验室和床旁检查。因此，我们很有理由认为在未来的数十年中，熟练掌握酸碱化学知识对临床医生非常重要[1]。

人体大部分是由水构成的。体内划分为细胞内和细胞外两个腔隙。为了维持内环境的稳态，任何腔隙的电解质组成都受到严格的控制。体内电解质和二氧化碳（CO_2）的相对浓度改变会影响水分子自动解离成其组成成分——氢离子和氢氧根离子的趋势[2]。当体内水和酸碱平衡出现改变时，会表现为各个腔隙的水、气和电解质组成的变化。

氢离子浓度通常用 pH（字面意思是"酸碱度"）表示，氢离子浓度的负对数即为 pH。在细胞外环境 pH 围绕静息状态值 7.4 上下波动的程度通常与病情的紧急与危重状态密切相关。这种偏离称为"酸碱紊乱"[3]。所有的酸碱紊乱都是由强离子、弱酸和 CO_2 的局部浓度变化造成的[2, 4-5]。

这一章首先介绍一下酸碱紊乱的基础科学知识。接下来，我们将有针对性地介绍围术期和重症医学中酸碱难题的诊断与治疗。

什么是酸和碱？

酸和碱的概念是 20 世纪初伴随着实验科学发展产生的，在医学上相对较新[6]。但是，早在 1831 年，O'Shaughnessy 就指出，造成霍乱患者死亡的主要原因是血液中"苏打碳酸"的丢失[7]。这直接促进了对低血容量休克进行晶体替代治疗方法的发展。1909 年，L. J. Henderson 提出了"酸碱平衡"这一术语[8]。他将这一过程定义为碳酸达到均衡的过程。他的工作在 1916 年被 Hasselblach 进行了提炼[9]。这一方法从 CO_2 水合方程的角度解释了酸碱平衡理论[10]。

$$CO_2 + H_2O \rightarrow H_2CO_3 \rightarrow H^+ + HCO_3^-$$

$$pH = pKa + \log[HCO_3^-] / [H_2CO_3]$$
$$[总 CO_2] = [HCO_3^-] + [溶解的 CO_2] + [氨甲酰 CO_2] + [H_2CO_3]$$
$$\approx PCO_2 \times 0.03 \ mmol \ CO_2/L/mmHg$$

因此，代入前式就得到：

$$pH = 6.1 + \log[HCO_3^-] / PCO_2 \times 0.03$$

这就是 Henderson-Hasselbalch 方程。

1919 年，随着 Van Slyke 等的 CO_2 容量分析方法的发展，"酸碱平衡"概念得以被引入到临床实践中[11]。

即使早在 20 年代，有人提出了氯离子在酸碱平衡中的重要性，但在此之后 60 年，人们仍将大量研究兴趣集中在 CO_2 及其衍生物——碳酸氢盐上，将其作为影响酸碱化学的主要药物[12]。

要了解人体酸碱化学，就必须熟悉物理化学。因为人体内含有大量水分，其物理属性会极大影响内环境稳定的维持。水是简单的三原子分子。它的化学式是 H_2O，而它的结构式是 H—O—H。每个共价键的电荷分布并不均衡，该分子呈极性结构，H—O—H 共价键成角为 105°。水分子之间相互吸引并彼此连接形成氢键。因此，水具有高表面张力、低蒸气压、高比热容量、高汽化热和高沸点的特征。

水分子一直处在不断的运动中，分子间偶尔的一次碰撞可能会释放足够的能量，足以将一个质子从一个水分子转移到另一个水分子上。所以，水经常会同时含有带负电荷的氢氧根离子（OH^-）和带正电荷的水合氢离子（H_3O^+）。通常，这种水的自我解离过程用下面的公式进行描述：

$$[H_2O] \leftrightarrow H^+ + OH^-$$

虽然从水中解离出来的质子有很多别称（如 H_3O^+ 和 $H_9O_4^+$），但大部分医生和化学家习惯使用的是 H^+，比较方便。

水的自我解离实际上是很微量的，在 25℃ 的纯水中，$[H^+]$ 和 $[OH^-]$ 的浓度均为 1.0×10^{-7} mmol/L。水中离子解离趋势可以用下面的公式表示。

$$K_{eq}H_2O = [H^+][OH^-]$$

水的摩尔浓度很高，达 55.5 M（"水里含有大量水分子"）。因为水的浓度和解离趋势（K_{eq}）是恒定的，因此，水的解离常数（pKa）可以用以下公式表示：

$$K_{eq}H_2O = K_{eq}(55.5) = K'_w = [H^+][OH^-]$$

该公式提示水中的氢离子和氢氧根离子的乘积是恒定的。当水中氢离子浓度增加时，氢氧根离子的浓度会相应地下降，反之亦然。

因为水中氢离子和氢氧根离子的相对浓度是相同的，均为 1.0×10^{-7} mmol/L，所以我们认为纯水是电中性的。如溶液中氢离子浓度超过氢氧根离子（$[H^+] > 1.0 \times 10^{-7}$ mmol/L，$[OH^-] < 1.0 \times 10^{-7}$ mmol/L），则认为呈酸性。如果氢氧根离子浓度超过氢离子浓度，则认为呈碱性。

1903 年，Svante Arrhenius（1859—1927）提出了奠定酸碱化学基础的理论。他指出，对于水性溶液，酸是指能释放氢离子到溶液中的任何物质[5]，而碱是能释放氢氧根离子到溶液中的任何物质。水具有很

高的解离常数，被称为高度离子化溶液，具有极性键的物质都可以在水中解离成为其组成部分（即溶解）。Brønsted 和 Lowry（BL）独立地采用稍有差别的术语更深入地解释了这一概念：酸是质子的供体，而碱是质子的受体。水本身是两性的，因此既可以充当酸又可以充当碱。当盐酸（HCl）溶入水中时，氯离子充当酸，提供了一个质子入水，水即为碱。类似情况，当氢氧化钾（KOH）溶入水中，钾离子作为碱，接受了水中的氢离子，水即为酸供给质子。

物质在水中的解离程度取决于它们是否为强酸或强碱。乳酸的解离常数（pKa）为 3.4，在生理 pH 条件下能完全解离，是一种强酸。相反，碳酸的 pKa 是 6.4，在水中不能完全解离，是一种弱酸。类似地，钠离子（Na^+）、钾离子（K^+）、氯离子（Cl^-）不容易与其他分子结合，在溶液中为游离状态，称为强离子。每个 Na^+ 和其他阳离子均能释放一部分氢氧根离子入细胞外液（extracellular fluid，ECF），所以在功能上是碱。而每个 Cl^- 和其他阴离子能释放一个氢离子入 ECF，所以在功能上是酸。氢离子和氢氧根离子会相互结合形成水分子，仅有少量氢离子和氢氧根离子在溶液中还是处于游离状态。

$$HCl + H_2O \rightarrow H_3O^+ + Cl^-$$

在这一反应中，盐酸作为 BL 酸，而水作为 BL 碱。

$$NaOH + H_2O \rightarrow H_2O + OH^- + Na^+$$

在这一反应中，水充当 BL 酸，而钠离子作为 BL 碱。

$$OH^- + Na^+ + H_3O^+ + Cl^- = Na^+ + Cl^- + H_2O$$

因为要实现电荷中性，氯离子和钠离子释放出来的氢离子和氢氧根离子相互结合形成水分子。

总之，人体内所有的酸碱反应都与含水环境中的带电粒子活动有关。在下面的章节中，我们将依据医生检查的结果，讨论 ECF 中的各种成分是如何影响机体酸碱平衡的。接下来解释不同酸碱失衡的原理及识别它的几种方法。这些方法之间既不是格格不入，也没有科学性矛盾。

什么决定了溶液的酸碱性？

因为所有的酸碱反应都建立在物理化学的原理基础上，均遵循以下三点简单的原则[2]：

1. 电中性　在水溶液中，不管在何种区域，所有阳离子电荷总数等于阴离子电荷总数。

2. 解离平衡　遵循质量作用定律的原则，没有解离完全的物质的解离反应在任何时候都必须满足解离

平衡的原则。

3. 质量守恒 在特定空间里的物质，除非被增加、减少、生成或破坏，其质量是保持恒定的。因此，没有完全解离的物质在溶液中的总质量是其解离和未解离形式物质质量的总和。

为了判断液体的酸碱状态，所有可以适用上述原则的物质都必须考虑在内。从根本上这些包括计算强阳离子（碱）和强阴离子（酸）所释放的所有电荷（氢离子和氢氧根离子）、弱酸缓冲液和 CO_2[13]。下面将具体讨论这些主要类别。

强离子

第一类离子是强离子，它们完全解离。细胞外最主要的强离子是 Na^+ 和 Cl^-，其他还有 K^+、硫酸盐（SO_4^{2-}）、镁离子（Mg^{2+}）和钙离子（Ca^{2+}）。由于它们不能被代谢掉，这些离子也被称为无机酸或无机碱[6]，而有机酸是机体在代谢异常如肾衰竭、器官低灌注或激素异常时生成并累积下来的。

含强离子的溶液中，使用指定的氢氧化钠（NaOH）和 HCl 浓度，依据电中性的原则，可计算出氢离子浓度。

$$(Na^+ - Cl^-) + (H^+ - OH^-) = 0$$

这衍生出两个独立的联立方程[14]：

$$H^+ = \sqrt{K'_W + \frac{([Na^+]-[Cl^-])^2}{4}} - \frac{([Na]^+-[Cl^-])}{2}$$

和

$$OH^- = \sqrt{K'_W + \frac{([Na^+]-[Cl^-])^2}{4}} + \frac{([Na]^+-[Cl^-])}{2}$$

从以上等式可以看出氢离子和氢氧根离子的浓度取决于 K'_W（水的解离常数 pKa）和 Na^+ 和 Cl^- 的电荷差。因为 K'_W 是常数，因此在这个系统里（$[Na^+]$ − $[Cl^-]$）决定 $[H^+]$ 和 $[OH^-]$ 浓度。溶液中的 Na^+ 和 Cl^- 浓度是已知的，净正负电荷的差值可以计算出来，这个值称为强离子差值（SID）[14]。在逻辑上，在任何溶液中，总的强阳离子和强阴离子的差值即为 SID。SID 可独立地影响氢离子浓度（图 48.1）。在人体细胞外液中，SID 总是为正值。

$$SID = ([Na^+] + [K^+] + [Ca^{2+}] + [Mg^{2+}]) - ([Cl^-] + [A^-]) = 40 - 44 \text{ mEq/L}$$

在体液中往往氢氧根离子比氢离子多。SID 和 $[H^+]$

并非呈线性关系。SID 的任何变化均会同时改变氢离子和氢氧根离子的浓度。水解离常数的存在，使它们之间的变化方向相反：当 $[H^+]$ 升高时，$[OH^-]$ 下降（图 48.1）。SID 是独立的变量，而 $[H^+]$ 和 $[OH^-]$ 变化是依赖性的。也就是说，溶液中单独增加氢离子（而没有相应的强阴离子变化）不会影响溶液的 pH。

弱酸缓冲液

水的解离程度和氢离子浓度也会受到来自弱酸的电荷的影响。这些弱酸只能部分解离，且其解离程度受到周围环境温度和 pH 的影响。其中主要的分子是白蛋白和磷酸盐。Stewart 使用术语 A_{TOT} 代表影响酸碱平衡的弱阴离子（或弱酸）的总浓度[2]。

酸 HA 只能部分解离，用下面的公式表示：

$$[H^+] \times [A^-] = K_A \times [HA]$$

K_A 是弱酸 pKa。如果假定在这个反应中 HA 和 A^- 在不发挥进一步作用（根据物质守恒定律），则 A^- 的浓度必须与其起初的浓度相等，因此：

$$[HA] + [A^-] = [A_{TOT}]$$

在该式中 A_{TOT} 是总弱酸浓度。

为了计算弱酸解离对 $[H^+]$ 的影响，我们必须考虑到水的解离和电中性：

$$[H^+] + [OH^-] = K'_W (水解离)$$

$$[SID] + [H^+] - [A^-] - [OH^-] = 0 (电中性)$$

以上四个等式说明溶液中的 $[H^+]$ 决定于其中的强离子和弱酸。SID 和 A_{TOT} 均为自变量。K_W' 和 KA 为常数。同时，其他变量如 $[HA]$、$[H^+]$、$[OH^-]$

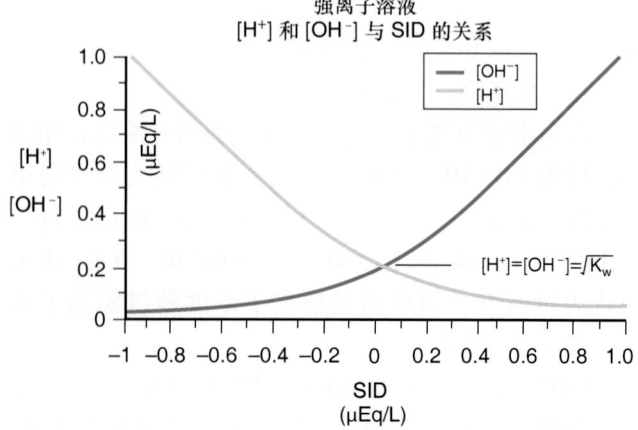

图 48.1 强离子差值（SID）对溶液中氢离子和氢氧根离子浓度的影响（Modified from Stewart PA. Modern quantitative acid-based chemistry. Can J Physiol Pharmacol. 1983；61：1444-1461.）

和 $[A^-]$ 必须满足上面的公式，都是因变量。

二氧化碳

除了强离子和弱碱外，ECF 中还含有 CO_2，其浓度取决于组织的生成和肺泡通气。体液中的 CO_2 以四种形式存在：CO_2[以 $CO_2(d)$ 表示]、碳酸（H_2CO_3）。碳酸氢根离子（HCO_3^-）和碳酸根离子（CO_3^{2-}）。

溶液中的 $CO_2(d)$ 浓度取决于 CO_2 的溶解系数（S_{CO_2}），其受体温、P_{CO_2} 和其他因素的影响。CO_2 的水合反应可以衍生出以下几个公式：

$$[CO_2(d)] = [S_{CO_2}] \times P_{CO_2}$$

CO_2 通过水合反应生成 H_2CO_3，继而解离为 H^+ 和 HCO_3^-。该过程以下面的公式表示：

$$[CO_2(d)] \times [OH^-] = K_1 \times [HCO_3^-]$$

这些公式可以相互合并，结合水平衡结合形成下列公式：

$$[H^+] \times [HCO_3^-] = Kc \times pCO_2$$

HCO_3^- 亦在解离后释放氢离子和碳酸根。平衡反应用下面的公式表示：

$$[H^+] \times [CO_3^{2-}] = K_3 [HCO_3^-]$$

影响水解离的独立因素

既然我们已经讨论了能影响溶液中氢离子浓度的不同因素——强离子、弱酸和 CO_2。我们能结合衍生出来的公式来计算 $[H^+]$：

1. 水解离平衡：
$$[H^+] \times [OH^-] = K'_W$$

2. 弱酸解离平衡：
$$[H^+] \times [A^-] = K_A \times [HA]$$

3. 弱酸质量守恒：
$$[HA] + [A^-] = [A_{TOT}]$$

4. HCO_3^- 生成平衡：
$$[H^+] \times [HCO_3^-] = K_c \times pCO_2$$

5. 碳酸根离子生成平衡：
$$[H^+] \times [CO_3^{2-}] = K_3 \times [HCO_3^-]$$

6. 电中性：
$$[SID] + [H^+] - [HCO_3^-] - [A^-] - [CO_3^{2-}] - [OH^-] = 0$$

以上是六个独立的联立方程式，由它们决定了六个未知的因变量：$[HA]$、$[A^-]$、$[HCO_3^-]$、$[CO_3^{2-}]$、$[OH^-]$ 和 $[H^+]$ 和三个已知的自变量：SID、$[A_{TOT}]$ 和 P_{CO_2}。

计算 $[H^+]$ 的方程式如下：

$$[SID] + [H^+] - K_c \times P_c/[H^+] - K_A \times [A_{TOT}]/(K_A + [H^+]) - K_3 \times K_c P_c/[H^+]^2 - K'_W/[H^+] = 0$$

换句话说，$[H^+]$ 是 SID、A_{TOT}、PCO_2 和一些常数的函数。所有其他变量，特别是 $[H^+]$、$[OH^-]$ 和 $[HCO_3^-]$ 为因变量，不能单独影响酸碱平衡。

酸碱紊乱

物理化学法（"Stewart 法"）的价值就在于可以使用简单的模型研究酸碱紊乱，所有紊乱均可以用 SID、A_{TOT} 或 PCO_2 来解释[2, 14]。传统上讲，酸碱紊乱以动脉二氧化碳分压（$PaCO_2$）变化（呼吸性酸中毒或呼吸性碱中毒）分型或血液中化学成分变化（代谢性酸中毒或代谢性碱中毒）分型[16]。虽然呼吸性或代谢性紊乱很少独立发生，但这样的分型仍不失为一种有用的方法。

呼吸性酸碱紊乱

呼吸性碱中毒

正常的 PCO_2 为 40 mmHg（5.3 kPa）。当过度通气引起 PCO_2 急剧下降时，会导致呼吸性碱中毒。急性呼吸性碱中毒的特征是 pH > 7.45，低 $PaCO_2$ 和低 HCO_3^-。这一反应的简单经验法则为以下公式：

急性呼吸性碱中毒：
$$\Delta HCO_3^- = 0.2 \Delta PaCO_2$$

过度通气的患者表现出血管收缩的症状和体征，如头晕、视觉障碍、眩晕和由于钙离子与白蛋白结合增加造成的低钙血症。低钙血症是在碱性状态下白蛋白的负电荷增加所致。急性低钙血症表现为感觉异常和手足抽搐。在临床麻醉中，患者在术前焦虑或术后疼痛、烦躁或膀胱充盈中都会发生过度通气。更多情况下是由于不合理的机械通气策略造成过度通气，从而引起明显的全身症状，特别是脑血管收缩。由于存在脑低灌注和缺血的显著隐患，因此，目前已不再使用治疗性过度通气来处理颅内压增高。

呼吸性酸中毒

呼吸衰竭时通常会导致 PCO_2 急剧升高，此时会发生呼吸性酸中毒。一般是以下病因所致：

- 中枢性通气限制——如麻醉药物毒性反应（苯二氮䓬类或阿片类）、卒中或脊髓损伤。
- 外周性通气限制——如重症肌无力、脊髓灰质炎、多发性肌病或肌肉松弛药作用。
- 通气-灌注失调——如气胸、胸腔积液、肺不张、肺炎或肺水肿。

临床上患者会出现 CO_2 潴留的体征：发绀、血管扩张和昏迷。

呼吸性酸中毒造成 $[H^+]$ 的急剧上升，而代偿性高碳酸血症出现得很慢，需要通过增加尿液中氯离子排出来实现[8]。血清 HCO_3^- 同时升高，提示体内 CO_2 的总量增加。在 20 世纪 60 年代中期，Brackett、Cohen 和 Schwartz 等科学家详细地描述了这种在急性或慢性 PCO_2 上升的情况下 HCO_3^- 的相对变化值，为我们总结出极其实用的"经验法则"[17]。

在急性高碳酸血症时，血清中的碳酸氢盐浓度上升缓慢。

- PCO_2 每上升 10 mmHg（1.3 kPa），血液中的 $[HCO_3^-]$ 上升 1 mmol/L（1 mEq/L）。

从手术室回到 ICU 的患者，经过数小时的机械通气，可能会存在高碳酸血症的情况。例如，$PaCO_2$ 为 80 mmHg（10.5 kPa）。运用上面的法则，预期的 $[HCO_3^-]$ 将为 28 mmol/L（表 48.1）。

在慢性呼吸衰竭时，体内 CO_2 总量上升相当明显，表现为血清中 HCO_3^- 水平相对较高。血清氯离子同时下降，该离子的下降反映出机体对碳酸水平升高的代偿。

在慢性呼吸性酸中毒时：

- ΔH^+（nEq/L）$= 0.8（\Delta PCO_2$）
- $PaCO_2$ 每上升 10 mmHg（1.3 kPa），血清中 $[HCO_3^-]$ 上升 3 mmol/L（3 mEq/L）

从手术室回到重症监护室的患者，如果合并慢性呼吸衰竭（如 COPD），虽然其 $PaCO_2$ 为 40 mmHg（5.3 kPa），但其体内总 CO_2 是很高的。他们容易因为急性代谢性碱中毒而出现脱机困难。运用之前的"经验法则"，术前患者总 CO_2 为 33 mEq/L（mmol/L），他的 $PaCO_2$ 的基线值为 70 mmHg（9.3 kPa）（表 48.1）。

对麻醉科医师来说，在手术室中对不同程度 CO_2 潴留的患者常规进行机械通气时，考虑动脉和呼气末二氧化碳分压（$etCO_2$）的目标颇为重要。另外，还要结合考虑药物（如阿片类和苯二氮䓬类）对呼吸功能和静脉液体对总的酸碱动力的影响。比如，静脉输注等张生理盐水（0.9%）或乳酸林格液（或 Hartmann 液）均会导致剂量依赖性细胞外液氯离子浓度上升。

表 48.1 在急性和慢性高碳酸血症时碳酸氢盐 HCO_3 和 $PaCO_2$ 的变化		
急性高碳酸血症		
测得的碳酸氢盐	急性呼吸衰竭时预期的 $PaCO_2$	
HCO_3^- mEq/L 或 mmol/L	$PaCO_2$ mmHg	$PaCO_2$ kPa
24	40	5.3
25	50	6.6
26	60	8.0
27	70	9.3
28	80	10.5
29	90	11.8
30	100	13
慢性高碳酸血症		
测得的碳酸氢盐	慢性呼吸衰竭时预期的 $PaCO_2$	
HCO_3^- mEq/L 或 mmol/L	$PaCO_2$ mmHg	$PaCO_2$ kPa
24	40	5.3
27	50	6.6
30	60	8.0
33	70	9.3
36	80	10.5
39	90	11.8
42	100	13

如果改用氯离子浓度接近血浆水平的复合电解质溶液（Plasmalyte-148 或 Normosol-R）就不会出现这种情况。理论上讲，这些都会影响术后 CO_2-HCO_3^- 稳态和呼吸功能。

对危重症患者，特别是急性呼吸窘迫综合征（ARDS）的患者，重症医师有一种普遍的共识，就是如给予其过于积极的机械通气使 pH 和 $PaCO_2$ 处于正常值，是有害的，其效果不如"允许性高碳酸血症"。数据表明，"肺保护策略"的耐受性良好[18-19]，且确实具有益处[20]。

代谢性酸碱失衡

细胞外水、电解质成分和血清蛋白水平的改变均可引起代谢性酸碱紊乱。采用之前所述的名词，SID 和（或）A_{TOT} 的变化可导致代谢性酸碱紊乱。SID 的上升引起碱血症，SID 的下降引起酸血症。SID 的变化可能是体内强离子总浓度或相对浓度的改变引起的。例如，SID 的下降（即阴离子的数量超过阳离子）造成酸中毒。酸中毒也可以是阴离子的净量增加：无机酸如氯酸或有机酸如乳酸或酮体（有机酸是可以被代谢掉的酸）。另外，SID 的下降也可能是因为离子总量相同但分布容积增加所致（表 48.2）。"经验法则"提示，SID 每下降 1 mEq/L，体内 [HCO₃⁻] 比基线下降 1 mEq/L（依据呼吸功能，其基线也各不相同（表 48.1））。这一法则广泛用于代谢性酸中毒的判定。类似地，SID 每上升 1 mEq/L，体内 [HCO3⁻] 比基线上升 1 mEq/L。这一法则广泛应用于判断代谢性碱中毒。由此可知，[HCO₃⁻] 是因变量——其变化依赖于 SID 或 A$_{TOT}$ 的变化。

代谢性酸中毒具有重要的临床意义，其原因有二：酸中毒本身引起的症状以及引起酸中毒的病因造成的症状。酸中毒与跨细胞膜离子泵的改变和离子钙浓度的上升有关。其结果是血管扩张、肌肉无力（特别是心肌）和心律失常。氧气与血红蛋白之间的氧离曲线右移趋使氧气弥散进入组织。急性发作的代谢性酸中毒可导致严重的低血压、心律失常和死亡。酸中毒的严重程度与原发病程密切相关；乳酸性酸中毒引起的循环休克比高氯血症性酸中毒严重得多[13]。机体对酸中毒的反应性很强。脑脊液中氢离子浓度升高能激活呼吸中枢刺激呼吸。肺泡通气量增加，降低动脉 CO_2 浓度，从而引起机体总 [H⁺] 下降。由于缓冲系统的作用和体内总 CO_2 的下降，碳酸氢盐的浓度同步下降。结果是，与呼吸性酸中毒相比，代谢性酸中毒 pH 的下降幅度要小一些。

表 48.2　原发性酸碱紊乱的分类

紊乱类型	酸中毒	碱中毒
呼吸性	PCO₂ 增加	PCO₂ 减少
代谢性		
SID 异常		
水过多或缺乏所致	水过多＝稀释 SID ↓ + [Na⁺] ↓	水缺乏＝浓缩 SID ↑ + [Na⁺] ↑
电解质变化所致	氯离子过多	氯离子缺乏
氯离子（测量值）	SID ↓ [Cl⁻] ↑	SID ↑ + [Cl⁻] ↓
其他（未测量的）阴离子，如乳酸和酮体	SID ↓ [UMA⁻] ↑	—
A$_{TOT}$ 异常		
白蛋白 [Alb]	[Alb] ↑（罕见）	[Alb] ↓
磷酸盐 [Pi]	[Pi] ↑	

[Alb]，血清白蛋白浓度；A$_{TOT}$，代表弱离子总浓度；[Cl⁻]，氯离子浓度；[Na⁺]，钠离子浓度；PCO₂，二氧化碳分压；[Pi]，无机磷酸盐浓度；SID，强离子差值；[UMA⁻]，未测量的阴离子浓度；↑，升高；↓，降低

（Modified from Fencl V, Jabor A, Kazda A, Figge J. Diagnosis of metabolic acid-base disturbances in critically ill patients. Am J Respir Crit Care Med. 2000；162：2246-2251.）

在急性发病的情况下很少出现代谢性碱中毒。代谢性碱中毒的症状和体征包括广泛的血管收缩、头晕、手足抽搐和感觉异常。机体主要的代偿机制是低通气，这可延迟重症患者脱离机械通气。

在正常 ECF 中，SID 为 40 ～ 44 mEq/L。这种电荷的正平衡状态靠弱酸维持（若无此体系，血液的 pH 可达 11.9）。任何能引起 SID 上升的因素都会增加阳离子相对阴离子的浓度差，碱化体液。任何能引起 SID 下降的因素都会降低阳离子相对阴离子的浓度差，酸化体液。因此，如果细胞外液中自由水（不含电解质）增加，该系统中的成分特别是占较大比例的成分被稀释（钠离子稀释比氯离子稀释得明显），其结果是 SID 下降和稀释性酸中毒。但因为肾的水清除作用，这种情况在临床上不常见。相反，如果自由水从 ECF 中丢失，比如蒸发丢失增加，带电荷组分的相对浓度提高。这种浓度的影响主要也针对含量高的离子（对钠离子浓缩的影响高于对氯离子影响）。SID 上升，患者出现"浓缩性碱中毒"（表 48.2）。临床上这种情况较常见，主要是使用袢利尿剂后排水超过排钠造成的。

在医院药品中，"生理盐水"（0.9% NaCl）含 154 mEq（3.5 g）钠离子和 154 mEq（5.5 g）氯离子。该溶液的 SID 为 0。每输 1 L 生理盐水，会导致氯离子相对于钠离子更明显得升高（在 ECF 中钠氯的基线比例为 1.4∶1，SID 为 40），导致进行性高氯血症。这会降低 SID，引起"高氯性酸中毒"[21]。

任何氯丢失而钠不丢失的情况，如呕吐或鼻胃管过度吸引，可造成 HCl 丢失。由于 SID 上升，从而引起代谢性碱中毒（低氯性碱中毒）。氯离子丢失引起的碱中毒同样遵循物质守恒定律（即 ECF 中的量是有限的），而氢离子，其来源——水是无限的。严重的腹泻造成钾离子和钠离子同时丢失，降低 SID，发展为代谢性酸中毒。积极使用利尿剂会造成自由水的净丢失超过钠离子和氯离子，导致浓缩性碱中毒。

代谢性酸中毒最明显的特征是未测量阴离子（有机离子，不能通过传统的血清化学分析测定的电解质）的增加和 SID 下降。

1. 在缺氧时，肝功能异常，特别是严重的应激状态，机体生成乳酸，降低 SID，引起酸中毒。

2. 在失控的糖尿病（酮症酸中毒）、饥饿或肝病变时，β - 羟基丁酸和乙酰乙酸生成，降低 SID，引起酸中毒。

3. 在严重的肾衰竭患者，体内 Cl⁻、SO₄²⁻、PO₄³⁻（也称"固定性肾酸"）和其他代谢性中间产物不再排泄，造成酸中毒。

在机体总的弱酸池中，最主要的成分是血清白蛋

白和磷酸盐。它们也是酸碱状态的重要决定因素。高磷血症常常见于肾衰竭引起的酸中毒。在重症患者中低蛋白血症很常见。低蛋白血症降低 A_{TOT}，与代谢性碱中毒相关[22-23]。低白蛋白血症与病情的严重程度密切相关。白蛋白缺乏常见于以下四个稳态变化：①肝合成蛋白质的优先次序发生改变，优先合成急性反应蛋白而限制白蛋白的合成；②白蛋白经毛细血管漏出到组织间隙；③先前合成的白蛋白降解成氨基酸，以用于合成其他蛋白；④血浆被不含蛋白质成分的液体取代。

低白蛋白血症对酸碱平衡的影响之前一直被低估。Stewart 的原始理论后来被 Fencl 和 Figge 进行了修订[24]。血清白蛋白是体内用于抵消 SID 正电荷的主要负电荷[22]。因此，当使用传统的酸碱化学指标如 pH、碳酸氢盐、碱剩余和阴离子间隙（AG）时[26]，可能会因为存在低白蛋白血症而掩盖由于未测量的阴离子（unmeasured anions，UMA）导致的血中毒[25]。确实，低白蛋白血症有很重要的临床意义，尤其是其与不良预后相关[27]。高白蛋白血症非常少见。在霍乱患者中，血液浓缩时可出现高白蛋白血症，而导致酸中毒[28]。

酸碱平衡的调节

细胞外氢离子浓度受到机体的严格控制。这种调节很可能反映了一种需求，即避免因跨细胞离子泵的功能受到干扰而造成细胞外电化学平衡的快速变化。为了避免这种波动，细胞内和细胞外多种缓冲系统参与了这一过程。缓冲液是含有两种或两种以上化学成分的液体。它具有减少溶液因为新加入酸或碱引起的 pH 的波动的作用。在理想状态下，缓冲液的 pKa 应等于 pH，因此，理想的机体缓冲液 pKa 应该在 6.8～7.2。大部分生理缓冲液是弱酸。

探究挥发性酸和代谢酸（有机酸和无机酸）对氢离子浓度的调控具有一定的价值。机体酸的主要来源是挥发性酸 CO_2，每天能生成 12 500 mEq H^+，主要靠肺排泄。相比之下，只有 20～70 mEq H^+ 驱动的阴离子从肾排泄出去。挥发性酸主要靠血红蛋白（Hb）缓冲。脱氧血红蛋白是一种强碱。如果不能及时与有氧代谢产生的氢离子结合，会引起静脉血中 pH 大幅上升。

二氧化碳可以轻易地透过细胞膜。在红细胞内 CO_2 和 H_2O 结合，在碳酸酐酶的作用下形成 H_2CO_3。H_2CO_3 解离成氢离子和碳酸氢根离子。氢离子与脱氧血红蛋白上的组氨酸残基结合（Haldane 效应），而碳酸氢盐被主动泵出细胞外。氯离子转移进入细胞内以维持电荷中性（氯转移），并且确保碳酸的继续生成。CO_2 直接被血红蛋白（碳氧血红蛋白）和血清蛋白（氨基甲酰血红蛋白）缓冲。静脉血比动脉血中所含的 CO_2 多 1.68 mmol/L，其中 65% 为 HCO_3^- 和 H^+ 结合至血红蛋白，27% 作为碳氧血红蛋白（CO_2 和 Hb 结合），8% 为溶解状态。

当发生呼吸衰竭时，体内主要的 CO_2 缓冲系统 Hb 变得不堪重负，导致酸中毒的快速发生。相应地，肾泌出氯离子增加，并通过 NH_4^+ 这种弱阳性离子维持电化学平衡。这样可维持 ECF 渗透压。这一过程传统上被称为"代谢性代偿"。在慢性呼吸性酸中毒时，机体总 CO_2 量增加，主要表现为血清碳酸氢盐升高（表 48.1）。高碳酸血症与 CSF 中碳酸氢盐进行性升高相关，反应机体整体 CO_2 负荷的增加。这种高碳酸血症的代偿表现为 CSF 中氯离子下降[29]和 SID 上升[30-32]。这一调节作用是通过透过血脑屏障或脉络丛水平的主动转运机制实现的，且可以被呋塞米和乙酰唑胺所阻断[33-36]。其结果是 PCO_2 反应曲线右移。与正常 CO_2 水平相比，高 PCO_2 时呼吸中枢通过增加呼吸驱动对高碳酸血症产生反应。

碳酸氢盐是随着 PCO_2 上升或下降的自变量[37]。CO_2 向 HCO_3^- 转变的速率依赖碳酸酐酶活性，且发生比较缓慢。因此，可以通过数学方法来计算 $PaCO_2$ 的上升是急性还是慢性的过程（表 48.1）。代谢酸主要是通过增加肺泡通气进行缓冲，可导致呼吸性碱中毒和细胞外弱酸生成。这些弱酸包括血清蛋白、磷酸盐和碳酸氢盐。碳酸氢盐缓冲系统可能是体内最主要的缓冲系统（占血清缓冲系的 92%，全身缓冲系的 13%）。碳酸氢盐的 pKa 相对较低（6.1），但体内存在大量 CO_2，使该缓冲系更为重要。碳酸氢盐和 H_2O 结合产生 CO_2。CO_2 可以通过增加肺泡通气从肺部排泄出去。临床医师必须了解该代偿机制的重要性。例如，麻醉状态或重症患者在控制性机械通气的情形下，其自主调节 PCO_2 的能力丧失。因此，急性代谢性酸中毒和呼吸性酸中毒的结合会导致 pH 出现致命性的下降。

肾对酸碱平衡的主要影响与肾对钠离子和氯离子的调节相关。饮食摄入的钠离子和氯离子量基本相等，而肾排泄的仅为氯离子，同时利用弱阳离子 NH_4^+，与氯离子一同排出，以维持尿液中电化学中性状态[38]。

发生代谢性酸中毒时，肾优先排泄氯离子。代谢性碱中毒时，肾保留氯离子而排泄钠离子和钾离子。这时尿液中出现碳酸氢盐提示机体需要维持电荷中性。一些先天性酸碱异常的病因可能与肾排泄氯离子功能异常相关。发生肾小管性酸中毒时，肾无法按比例排泄 Cl^- 和 Na^+[39]。通过观察到高氯性代谢性酸中毒，同时测得尿液中极低浓度的 Cl^-——尿液 SID 为正值，可以进行诊断。如果尿液 SID 为负值，说明疾病不是来源于肾。同样，假性醛固酮减少症似与氯离子重吸收率增加有关[40]。Bartter 综合征是由于编码氯离子通道［氯离子通道——CLCNKB，调节 Na-K-2Cl 协同转运蛋白（NKCC2）］的基因发生突变造成的[41]。

导致高氯性代谢性酸中毒的其他病因有消化道丢失（腹泻、小肠或胰腺引流）、胃肠外营养、生理盐水输注过多以及碳酸酐酶抑制剂的使用等。

酸碱化学分析的方法

酸碱平衡是临床上危急重症评估的重要指标。动脉血气分析（arterial blood gas，ABG）可提供患者呼吸系统状态以及是否存在酸中毒和碱中毒的瞬时信息。通过运用经验法则，ABG 为临床提供的信息足以判断疾病的表现、病因和进程。当 ABG 增加了血清化学试剂包、血糖、乳酸、血和尿酮体等指标后，其诊断敏感性大大增加。

还有一些其他方法广泛应用于酸碱平衡的检测[42]。这些方法包括：基于 Henderson Hasselbalch 等式的描述性方法，基于计算和图表的半定量方法以及基于物理化学的定量方法。这些方法可以交替互换使用，但个人认为并不存在最好的或最差的方法，仅仅只是利用不同的方法分析数据而已。描述性方法使用 $PaCO_2$ 和［HCO_3^-］的相互关系来检测和诊断酸碱紊乱。这一方法的延伸是阴离子间隙（AG）。半定量方法包含了缓冲碱（buffer base，BB）、标准碱剩余（base excess，BE）和碱缺失间隙（base-deficit gap，BDG）的概念。定量的方法是指通过 SID 和 A_{TOT}，使用强离子间隙（strong ion gap，SIG）来进行定量。

随着时间的推移，定量分析逐渐成为酸碱化学的主要手段。很多早期使用的方法是建立在只有对总 CO_2 进行测量的基础上。确实，现在已经可以在床旁方便地测量血清乳酸和酮体，而阴离子间隙仍持续受欢迎则令人费解。

描述性方法［CO_2-碳酸氢盐（波士顿）法］

波士顿 Tufts 大学的 Chwartz、Brackett 和 Relman 等在 20 世纪 60 年代提出了一种最受欢迎的判断酸碱化学的描述性方法。他们的方法是利用酸碱分布图（衍生自 Henderson-Hasselbalch 方程）和 CO_2 分压与血清碳酸氢盐（或总 CO_2）的数学关系，利用两个自变

量——$PaCO_2$ 和［HCO_3^-］来描述酸碱失衡[43-44]。为了验证这一方法的可行性，他们对一些已知酸碱紊乱，并处于代偿稳态的患者进行了评估。对每种疾病状态相对于正常状态的代偿程度都进行了测量。研究者利用线性等式或分布图可以描述六种不同的酸碱紊乱状态。呼吸性酸碱紊乱与氢离子浓度和 PCO_2 相关，而代谢性酸碱紊乱与 PCO_2 和［HCO_3^-］相关（图 48.2）。对于任何已知的酸碱紊乱，可以确定期望的 HCO_3^- 浓度值。这里汇集了一系列数学公式（表 48.1 和框 48.1）。对大多数单纯性酸碱失衡，这是较为合理的方法。如前所述，在急性呼吸性酸中毒时，$PaCO_2$ 大于 40 mmHg（5.3 kPa）时，每上升 10 mmHg（1.3 kPa），［HCO_3^-］上升 1 mmol/L（mEq/L）。在慢性呼吸性酸中毒时，$PaCO_2$ 大于 40 mmHg（5.3 kPa）时，每上升 10 mmHg（1.3 kPa），［HCO_3^-］上升 3 mmol/L（mEq/L）。

在急性代谢性酸中毒时，强阴离子每上升 1 mEq/L，［HCO_3^-］下降 1 mEq/L。呼吸中枢受到激活，导致可预期到的 $PaCO_2$ 下降。1967 年 Winters 就在小儿人群中完整地描述了这一特征，且至今仍然适用[45]。在急性代谢性酸中毒时，$PaCO_2$（mmHg）呈预期性下降，计算法则为 $PaCO_2 = 1.5 \times [HCO_3^-] + 8$。例如，当［$HCO_3^-$］为 12 mmol/L 时，预测的 $PaCO_2$ 为 $1.5 \times 12 + 8 = 26$ mmHg。如果实际值高于这个数值，说明代偿是不完全的，或者同时合并其他呼吸性问题（如呼吸道感染同时发生的酮症酸中毒）。Winters 还使用 BE 的方法

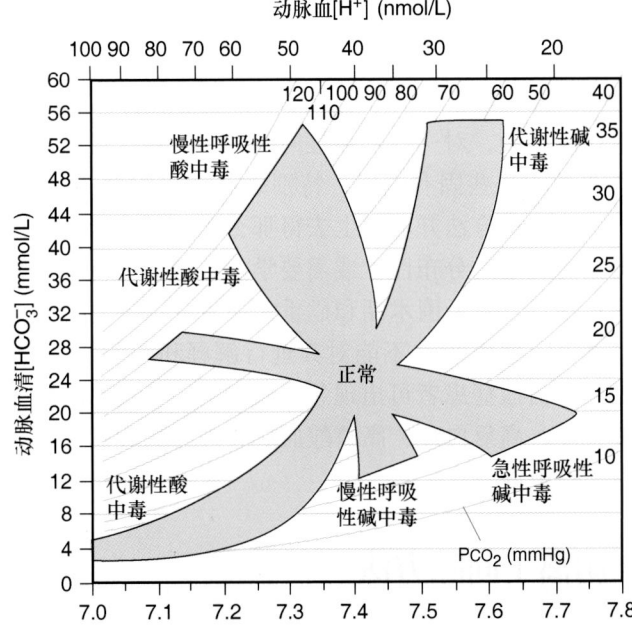

图 48.2　使用 Boston 方法的酸碱分布示意图。不同类型的酸碱紊乱可以根据 PCO_2 和 HCO_3^- 的相对值进行判别（Modified from Brenner BM，Rector FC. The Kidney. 3rd ed. Philadelphia，PA：WB Saunders；1986：473.）

框 48.1　对酸碱平衡的描述性方法（$CO_2 - HCO_3^-$）

呼吸性异常

急性呼吸性酸中毒
　　［HCO_3^-］预期值 $= 24 + [$（$PaCO_2$ 测量值 $- 40$）$/10]$

慢性呼吸性酸中毒
　　［HCO_3^-］预期值 $= 24 + 4 \times [$（$PaCO_2$ 测量值 $- 40$）$/10]$

急性呼吸性碱中毒
　　［HCO_3^-］预期值 $= 24 - 2 \times [40 -$（$PaCO_2$ 测量值）$/10]$

慢性呼吸性碱中毒
　　［HCO_3^-］预期值 $= 24 - 5 \times [40 -$（$PaCO_2$ 测量值）$/10]$
　　（范围：± 2）

代谢性异常

代谢性酸中毒
　　$PaCO_2$ 预期值 $= 1.5 \times [HCO_3^-] + 8$（范围：$\pm 2$）

代谢性碱中毒
　　$PaCO_2$ 预期值 $= 0.7 \times [HCO_3^-] + 20$（范围：$\pm 5$）

来描述代偿预期值（详见下一章）：BE 每下降 1 mEq/L，$PaCO_2$ 将预期性下降 1 mmHg，否则说明代偿不完全。

发生代谢性碱中毒时，为了将 pH 恢复至稳态水平，机体必须储存碳酸，于是发生通气下降，最终导致［HCO_3^-］升高。$PaCO_2$ 预期值是 $0.7 \times [HCO_3^-] + 20$ mmHg。因此，当患者［HCO_3^-］为 34 mEq/L，$PaCO_2$ 应为 44 mmHg。

临床医师通过这些分布图、等式和规则，可以判断大多数临床上呼吸性或代谢性酸碱紊乱，且结果通常在某种程度上颇为准确。虽然这些数值之间存在数学关系，但是［H^+］和［HCO_3^-］的变化不能反映因果和效应关系。例如，慢性低通气状态会表现为体内 PCO_2 和［HCO_3^-］上升。许多医师会误认为，［HCO_3^-］的升高是机体对 PCO_2 上升的代偿，但并非如此，上升的 HCO_3^- 实际反映了机体总 CO_2 的升高。

虽然 PCO_2-HCO_3^- 方法对大多数酸碱异常判断相对比较准确，对一些呼吸性问题尤为实用，但是这种方法存在一些固有缺陷，特别是涉及代谢性成分时。第一，这种方法并非看上去得那么简单，临床医师需要面对复杂的分布图，或需要学习公式，进行脑力计算；第二，对于围术期和危重症患者的许多复杂的酸碱紊乱，该系统并不能对其进行解释和说明。例如，低白蛋白血症患者可出现急性酸中毒、自由水的缺失或过多、高氯血症、高磷酸血症或并存的代谢性酸中毒和碱中毒。

阴离子间隙方法

研究代谢性酸中毒使用最广泛的工具是 1977 年 Emmett 和 Narins 提出的 AG 方法[46]。该方法是基于电中性理论提出的。他和后面一节将要介绍的物理化

学方法完全一致，且通常与判断酸碱状态的"Boston 法"一起使用。该系统是基于发表当时已知的数据或不容易获得的数据：维持电中性的阴离子主要有弱酸（磷酸盐和白蛋白）和 UMA。一般细胞外离子电荷差异的总和有 -10 mEq/L 至 -12 mEq/L 的"间隙"。根据是否包含了 K^+ 或乳酸，目前广泛使用的是三种不同的阴离子间隙（图 48.3）：

阴离子间隙（简易）$=$
　　（［Na^+］$-$［Cl^-］$+$［HCO_3^-］）$=$
　　$12 \sim 14$ mEq/L

阴离子间隙（传统）$=$
　　（［Na^+］$+$［K^+］$-$（［CL^-］$+$
　　［HCO_3^-］）$= 14 \sim 18$ mEq/L

阴离子间隙（现代）$=$
　　（［Na^+］$+$［K^+］$-$（［Cl^-］$+$［HCO_3^-］$+$
　　［乳酸$^-$］）$= 14 \sim 18$ mEq/L

若患者出现代谢性酸中毒，且阴离子间隙增宽，如 > 20 mEq/L，则说明酸中毒的原因是 UMA（通常是肾酸或酮体）。如果阴离子间隙不变，则对阴离子浓度进行测量，酸中毒的原因是由高氯血症（碳酸氢盐不会独立影响酸碱状态）或乳酸盐（若使用过）造成的。虽然它是一个有用的工具，但具有无法判断是否是"正常间隙"的弱点[47]。AG 常常低估代谢性酸紊乱的程度[26]。大多数重症患者出现低白蛋白血症，且很多可能有低磷酸盐血症。因而，在存在 UMA 的状况下测得的 AG 可能为正常。Fencl 和 Figge 已对此进行了深入的研究，并得出了"校正 AG"的变形公式[26]：

校正阴离子间隙（白蛋白）$=$ 阴离子间隙计算值 $+$
　　0.25（白蛋白正常值 $*$ $-$ 白蛋白实际值 g/L）

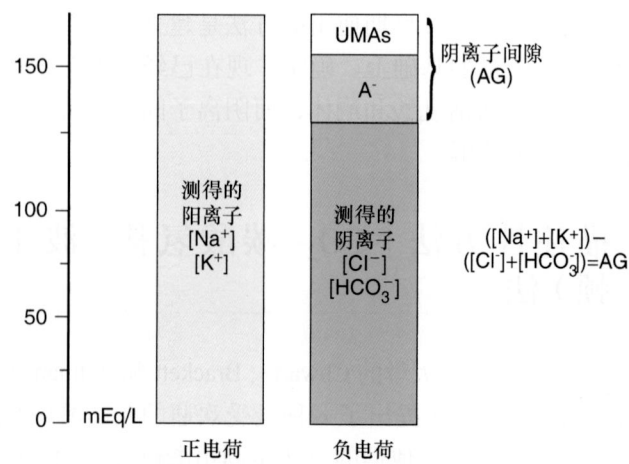

图 48.3　**阴离子间隙代表测量的阳离子和阴离子之间的差值。** 未测量负电荷由弱酸（A^-）组成，比如白蛋白、磷酸盐和未测量的强阴离子（UMAs），如乳酸

＊该指标的正常值因不同的人群和不同实验室而异。如果使用 g/dl 为单位，则此因子值为 2.5。

这种校正形式的 AG 能准确地定量描述代谢性酸中毒，对判断既往健康患者（遭受急性外伤）出现酸中毒的原因是 UMA 还是反应性高氯血症非常有用。Moviat 等证实经白蛋白校正后的 AG 可准确地检测重症治疗中的复杂酸碱紊乱[48]。

另一种 AG 表达方式是 ΔAG（Δ 比，DR—框 48.2）。该公式能准确地预测重症患者的不良预后[49]。简单说来，若 AG 在正常范围，或无变化，而碳酸氢

盐水平下降，则 Δ 比值会小于 0.4，出现高氯性酸中毒。Δ 比值在 1 ～ 2 之间则会预测发生 UMA 或乳酸性的代谢性酸中毒。如果该值大于 2，提示存在混合型酸碱异常。虽然表面上这一过程相对简单，但前提是临床医师要知晓特定患者 AG 和碳酸氢盐的正常值。此外，除了高氯血症外，很难做出明确的诊断。

图 48.4 是用这种描述方法判断酸碱状态的决策树状图。

半定量［碱缺失 / 剩余（哥本哈根）］方法

发生代谢性酸中毒时，ECF 加入 UMA 能使每个阴离子净增加一个氢离子。这一体系主要通过碳酸氢盐发挥缓冲作用，任何获得氢离子的阴离子都会导致碳酸氢盐浓度出现下降。因此，碳酸氢盐相对于基线

框 48.2　Δ 阴离子间隙（Δ 比）

$$
\begin{aligned}
\Delta比 &= \Delta阴离子间隙 / \Delta[HCO_3^-] \text{ 或 } \uparrow 阴离子间隙 / \downarrow[HCO_3^-] \\
&= \frac{测得的阴离子间隙 - 正常阴离子间隙}{正常[HCO_3^-] - 测得的[HCO_3^-]} \\
&= \frac{阴离子间隙 - 12}{(24 - [HCO_3^-])}
\end{aligned}
$$

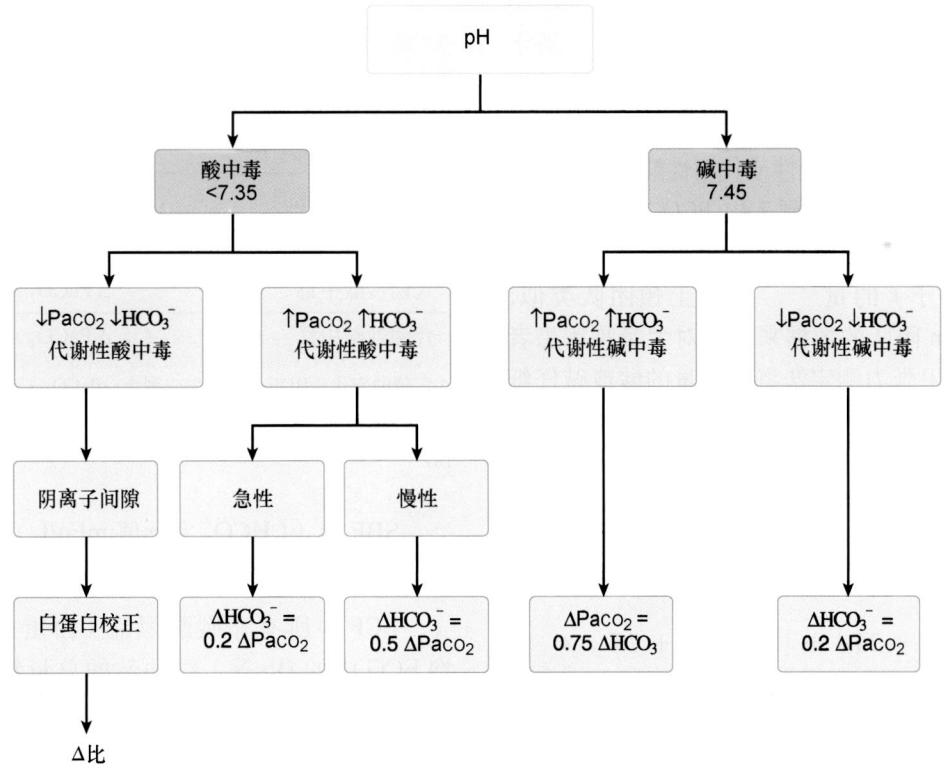

Δ 比	临床评估
<0.4	正常AG的高氯性酸中毒
<1	高AG和正常AG的酸中毒
1～2	纯阴离子间隙酸中毒
	乳酸酸中毒：平均值1.6
	由于尿酮体的丢失，DKA的Δ比为接近1
>2	高AG酸中毒和合并代谢性碱中毒或原有的代偿性呼吸性酸中毒

图 48.4　**酸碱平衡的描述性方法（Boston 法）**。DKA，糖尿病酮症酸中毒；AG，阴离子间隙

的浓度的变化程度反映了获得氢离子的净阴离子。按照"描述性方法"对酸碱的解释，这里称为"Δ"碳酸氢盐法。但是，该方法仍在问题，不能将 CO_2 本身代谢的效应和对 $[HCO_3^-]$ 影响区分开来。

1948年，Singer 和 Hastings[50] 指出，全血 BB 的变化可用来对代谢成分进行定量，且不依赖于 Henderson-Hasselbalch 公式。BB 代表了碳酸氢盐和非挥发性缓冲离子（主要是血清白蛋白、磷酸盐和血红蛋白）的总和。遵循电中性的规则，BB 必须等于强离子（完全解离）差值的电荷。所以，BB 正常值＝ $[Na^+] + [K^+] - [Cl^-]$。BB 的改变代表强离子浓度的变化（该值在 1948 年不易检测）。发生代谢性碱中毒时 BB 值上升，而发生代谢性酸中毒时 BB 值下降。BB 检测的最主要缺点是随着 Hb 浓度和 pH 的变化，其缓冲能力可能会发生改变。

20 世纪 50 年代早期，Astrup 和 Jorgensen 在哥本哈根产生的测量 CO_2 张力的精细电极[51] 基础上提出了标准碳酸氢盐的概念：在温度 37℃、$PaCO_2$ 为 40 mmHg（5.3 kPa）时的碳酸氢盐浓度[52]。基于此工作，Siggaard-Anderson 和 Astrup[53] 指出，PCO_2 和 $[HCO_3^-]$ 并非独立变量。由此他们衍生出碱剩余（BE）的概念，用于区分呼吸性或代谢性酸碱紊乱。根据定义，BE 是指使 pH 恢复到 7.4、PCO_2 到 40 mmHg（5.3 kPa）、温度 37℃ 时所需的强酸（强阴离子）或强碱（强阳离子）的量[54]。与波士顿团队类似，Siggaard-Anderson 团队的数据来自于对大量临床患者的观察。研究者用张力测定法将已经量的酸或碱仔细滴定至不同 $PaCO_2$ 和不同 Hb 浓度范围的 37℃ 血中。这些研究形成了一条线列图（图 48.5 和表 48.3），利用该图可以通过 37℃ 时单次测定的 pH、$PaCO_2$ 和 Hb 浓度来确定 BE 值。目前使用的计算 BE 的线列图来源于 Van Slyke 公式（1977）[55]。

$$BE = (HCO_3^- - 24.4 + [2.3 \times Hb + 7.7] \times [pH - 7.4] \times (1 - 0.023 \times Hb))$$

目前最常用的估算 BE 的公式仅需要碳酸氢盐浓度和 pH 即可，如下述公式所示：

$$BE = 0.93 \times ([HCO_3^-] = -24.4 + 14.83 \times [pH - 7.4])$$

这一计算值与用于构建原始线列图的经验性数据具有很高的一致性。计算值在离体实验中非常准确，但在体情况下并非如此，这是因为在气体和电解质交换的酸碱体系中 Hb 的缓冲能力呈动态变化。另外，磷酸盐和白蛋白等弱酸亦提供了非碳酸氢盐的缓冲作用。因此，目前用以下公式来计算 ECF 的标准碱剩余（SBE）或 BE：

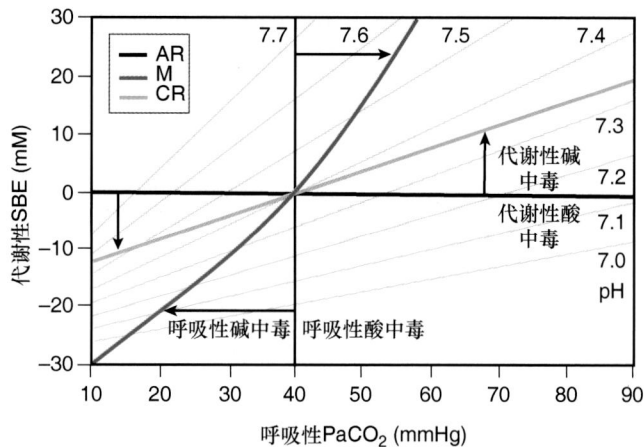

图 48.5 Schlichtig 改良过的哥本哈根方法绘制的酸碱线列图。各种不同酸碱紊乱的区分可基于 $PaCO_2$ 和碱缺乏或碱剩余，这里指标准碱剩余（SBE）。箭头代表机体对急性酸碱中毒代偿时的变化。AR，急性呼吸性酸中毒或碱中毒。CR，慢性呼吸性酸中毒或碱中毒。M，代谢性酸中毒或碱中毒（From Schlichtig R, Grogono AW, Severinghaus JW. Human $PaCO_2$ and standard base excess compensation for acid-base imbalance. Crit Care Med. 1998; 26: 1173-1179.）

表 48.3 针对急慢性酸碱紊乱时标准碱缺失或碱剩余的变化

紊乱	SBDE 和 $PaCO_2$
急性呼吸性酸中毒	$\Delta BDE = 0$
急性呼吸性碱中毒	$\Delta BDE = 0$
慢性呼吸性酸中毒	$\Delta BDE = 0.4 \Delta PaCO_2$
代谢性酸中毒	$\Delta PaCO_2 = \Delta BDE$
代谢性碱中毒	$\Delta PaCO_2 = 0.6 \Delta BDE$

Δ：值的变化；BDE：碱缺失或剩余；$PaCO_2$：动脉二氧化碳分压
Modified from Narins RB, Emmett M. Simple and mixed acid-base disorders: a practical approach. Medicine (Baltimore). 1980; 59: 161-187.

$$SBE = ((HCO_3^- 实际值 mEq/L) - 24.8 + (16.2 \times (pH - 7.40))$$

ECF 中所有非碳酸氢盐（白蛋白、磷酸盐和平均 ECG 中的 Hb 等）缓冲盐的总量约为 16.2 mEq/L。Siggaard-Andersen 可能高估了 Hb 作为细胞外缓冲液的影响，低估了氯离子在外周和肺分别摄取和释放入红细胞的影响[56]。

尽管酸碱化学方法的各种描述均提及 BE，该术语以血气的形式报告，但当报告的碱剩余为负值时（1-BE），正确的说法应称之为存在碱缺失[57]。为简单起见，在下边的讨论中我们要牢记，BE 可能是正值（代谢性碱中毒），也可能是负值（代谢性酸中毒）。

对于每一种常见的酸碱紊乱，我们可以应用计算 BE 的简单数学公式进行鉴别（框 48.3 和图 48.6）。比如，在急性呼吸性酸中毒或碱中毒时，BE 值不会发生变化。相反，在急性代谢性酸中毒时，$PaCO_2$（mmHg）的变化幅度与 BE（mmol/L 或 mEq/L）的变化幅度相同。

在过去的 60 多年中，与 $CO_2-HCO_3^-$ 体系相比，BE 的优缺点已有相当多的讨论。现实中，两者没有很大差别。两者的公式和列线图数据都来源于患者数据和回溯性摘要。计算使用的碳酸氢盐浓度来自于血气分析的结果。对大多数患者来说，这两种方法结果均相对准确，但可能会产生误导作用。因为据此结果，临床医师并不能区分出酸中毒时是乳酸还是氯离子，碱中毒是脱水还是低白蛋白血症所造成的。这些检测可能会完全忽略酸碱紊乱的存在。比如，当低蛋白血症（代谢性碱中毒）的重症患者同时出现乳酸性酸中毒时（代谢性酸中毒），可能其 pH、碳酸氢盐浓度和 BE 仍在正常范围。这种准确性的缺乏可能会导致不当或不足的临床治疗。

BE 的改变继发于体内钠离子、氯离子、自由水、白蛋白、磷酸盐和 UMA 浓度的相对变化。通过计算每个成分的量，有可能判定：①浓缩性碱中毒；②低白蛋白性碱中毒；③高氯性酸中毒；④稀释性酸中毒（如果确实存在）；⑤继发于 UMA 的酸中毒。该方法测出的碱缺失间隙概念最早由 Gilfix 和 Magder 提出（框 48.3）[58]，后来被 Balasubramanyan[59] 和 Story[60] 等分别简化。BDG 应能反映 SIG（见下文）和经校正后的 AG。

Story 等提出的简化计算公式，可以在大多数情况下非常方便地进行床旁计算（框 48.3），且与 Gilfix 和 Magder 提出的复杂计算方法有很高的一致性[58]。

框 48.3　碱剩余间隙的计算[12, 58-59]

BE_{NaW}（水和钠离子效应）= 0.3（$[Na^+_{meas}]$ − 140）mEq/L

BE_{Cl}（氯离子效应）= 102 − [Cl^-有效]（mEq/L）

BE_{Pi}（磷酸盐效应）=（0.309×（pH − 0.47））×Pi mEq/L

BE_{prot}（蛋白质效应）=（42 − [白蛋白 g/L]）* （0.148×pH − 0.818）

$BEcalc = NE_{NaW} + BE_{Cl} + BE_{PO4} + BE_{prot}$

$BE_{Gap} = BE_{calc} − BE_{actual} − $［乳酸 mEq/L］

简化的碱剩余间隙计算方法[60]

$BE_{NaCl} = （[Na^+] − [Cl^-]）− 38$

$BE_{Alb} = 0.25×（42 − 白蛋白 g/L）$

$BE_{NaCl} − BE_{Alb} = BDE_{calc}$

$BE_{actual} − BE_{calc} − $［乳酸］= BEG ＝未检测阴离子或阳离子效应

---

* 该方法计算碱缺失时考虑到了钠离子、氯离子、自由水（BE_{NaCl}）和白蛋白（BE_{Alb}）的影响，得到的结果是计算碱剩余（BE_{calc}）。测量得到的碱剩余减去此值，可以得出碱剩余间隙

Stewart 方法

Stewart 物理化学方法可更加准确地反映实际的酸碱状态。随后 Fencl 对其进行了更新[5, 15]。这一方法基于电中性的概念，比 AG 方法略有进步。血清中存在的 SIDa 值 [（$Na^+ + Mg^{2+} + Ca^{2+} + K^+$）−（$Cl^- + A^-$）] 为 40 ～ 44 mEq/L，被碳酸氢盐和 A_{TOT}（BB—SIDe）上提供的负电荷中和平衡。SIDa（表面 SID）和 BB（SIDe—有效 SID）略有差别，该差值代表 SIG，并可用于定量 UMA 的量（图 48.7）。

SIDa（表面 SID）=（$[Na^+]$ + $[K^+]$ + $[Mg^{2+}]$ + $[Ca^{2+}]$）− $[Cl^-]$

SIDe（有效）=［HCO_3^-＝+［白蛋白所带电荷＝+［磷酸盐所带电荷＝（单位 mmol/L）

弱酸的解离程度呈 pH 依赖性，因此必须用下面的方式计算：

$[alb^-] = [alb\ g/L] ×（0.123×pH − 0.631）$

$Pi（mmol/L）= [PO_4] ×（0.309×pH − 0.469）$

强离子间隙（SIG）= SIDa − SIDe

不幸的是，SIG 不能代表未测量的强阴离子，仅能代表所有未测量的阴离子。比如，如果患者曾用明胶进行复苏治疗，其 SIG 会增加。且当体内血浆含水量发生变化时，SID 会发生相对或绝对量的变化。针对自由水，Fencl 使用下述公式对氯离子浓度进行了校正（Cl^-_{corr}）[5]：

$[Cl^-]_{校正值} = [Cl^-]_{测得值} × （[Na^+]_{正常值} / [Na^+]_{测得值}）$

该校正氯离子浓度可插入至以上 SIDa 等式中进行计算。同样，衍生出来的 UMA 值也可以通过替换上述公式中氯离子的 UMA 对自由水进行校正[25]。通过分析 9 例正常人的系列数据，Fencl 估算 SIG 的"正常值"为 8±2 mEq/L[25]。

SIG 的计算颇为繁琐，需要的数据比其他方法更加繁多和昂贵，而且 SIG 的正常值范围仍存在较多困惑。在标准临床实践中，仍不清楚 SIG 是否比 AGc（为未包括钙、镁和磷酸盐在内的 SIG，它们之间的电荷通常会互相抵消）更具有优势。

很可能永远不存在单个指标数据能使我们完全理解复杂的酸碱紊乱。Fencl 建议[25]，与其把关注点放在 AG 或 BDE 上，医师应该更加关注的是碱化或酸化效应的每一次血气分析结果：呼吸性酸中毒 / 碱中毒、SID 正常或异常（由于水过多或脱水、检测的电解质

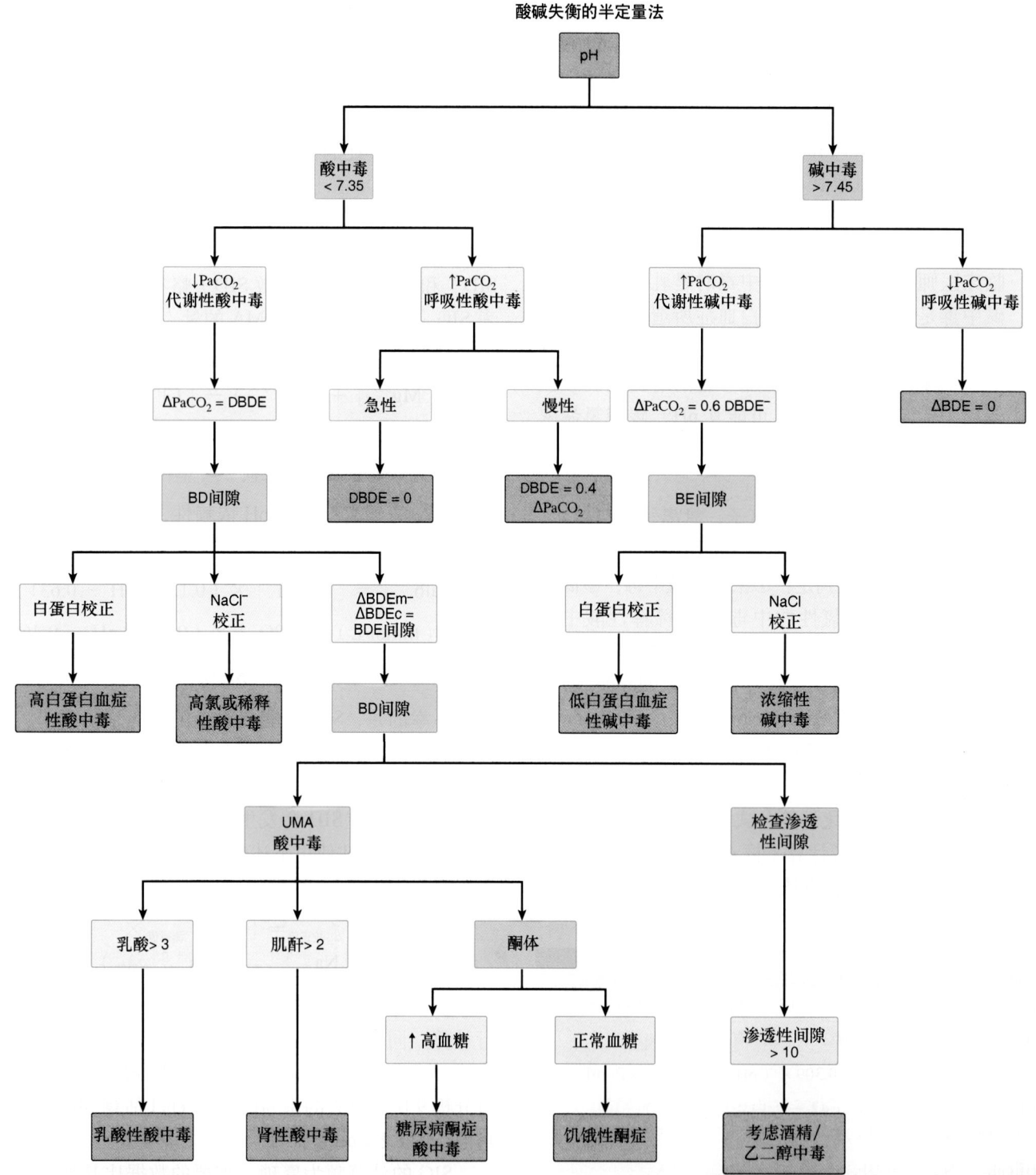

图 48.6 **酸碱失衡的半定量法（哥本哈根法）**。BD，碱缺失；BE，碱剩余，BDEm，测得的碱缺失或碱剩余；BDEc，根据白蛋白、钠离子、氯离子和自由水校正过的碱缺失或碱剩余值（框 48.3）；UMA，未测量的阴离子；乳酸的单位为 mmol/L；肌酐的单位 mg/dl；渗透间隙的单位为 mOsm

和未检测的电解质）和异常 A_{TOT}。Fencl[25] 以下面的患者情况举例（除非特别说明，数据单位均为 mEq/L）：

Na 117，Cl 92，Ca 3.0，白蛋白 6.0 g/L

K 3.9，Mg 1.4，Pi 0.6 mmol/L

血气分析结果：pH 7.33，PCO_2 30 mmHg，HCO_3 15

推导出的数据如下：

AG 13，AG 校正值 23，BE − 10，SID 18，Cl 校正值 112，UMA 校正值 18.

使用传统的方法学，有人会描述此情况为非间隙性代谢性酸中毒，探究碳酸氢盐损耗的原因，如肾小管酸中毒或经消化道丢失。呼吸性碱中毒的程度与酸中毒的程度相匹配（ΔBD ＝ ΔPCO₂）。但是，Fencl-

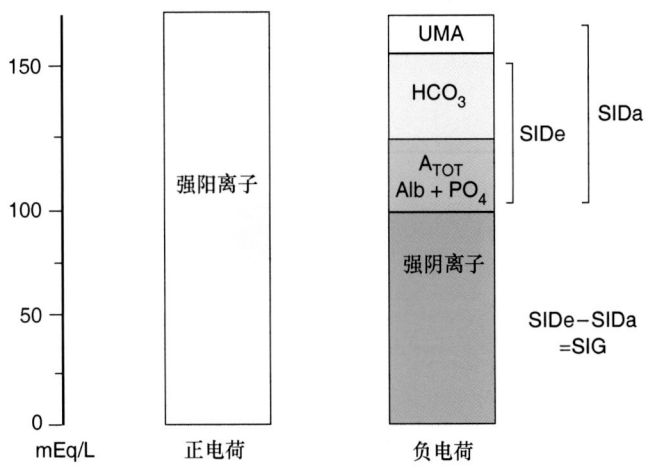

图 48.7 **强离子间隙：表面 SID 是 A_{TOT} 和 [HCO_3^-] 的总和。** 有效 SID 是真实的 SID。两者的差值为未检测阴离子（UMA）。SID：强离子差值，SIG：强离子间隙

Stewart 方法揭示了一种更加复杂的情况。由于自由水过多，UMA 和出人意料的高氯血症（参见校正氯离子浓度），SID 下降至 18 mEq/L。但是由于低白蛋白血症时的碱化趋势，酸中毒的程度并没有反映出代谢性紊乱。校正 AG 反映了 SID 的变化，但是这种变化很大程度上被碱缺失所低估。这个患者存在稀释性酸中毒、高氯性酸中毒和乳酸性酸中毒！

总之，对于大部分送入急诊室或手术室的既往体健的患者，碱缺失或 AG 仍是评估代谢紊乱异常的合理的工具，特别是经白蛋白校正后。但对于重症患者，解读酸碱难题的最有效方式是阐明同时发生的酸化和碱化过程，通过计算来区分发挥作用的不同因素。不幸的是，临床医师对这些信息判读的能力依赖于可获得的数据有多少。仅凭一个简单的血气分析，可能会掩盖严重的酸碱紊乱。

在下一节，我们会分析不同临床场景中常见的多种酸碱紊乱失衡的原因。

围术期和重症医学中的酸碱问题

呼吸性酸中毒和碱中毒

在围术期医疗中，呼吸性酸碱紊乱是麻醉下长时间自主呼吸、机械通气不足（两者均为呼吸性酸中毒）或通气过度（呼吸性碱中毒）的少见并发症（表 48.4）。急性呼吸性酸中毒是由于通气不足或通气死腔增加造成的。患者在复苏室 PACU 或外科 ICU 可出现呼吸窘迫，以呼吸性酸中毒为特征。评估方法首先是观察患者的呼吸模式（图 48.8）。浅慢呼吸提示呼吸驱动不足，浅快呼吸说明胸壁或肺部病变，阻塞性呼

吸提示气道梗阻。急性呼吸性酸中毒的血气分析结果显示：pH 急剧下降，$PaCO_2$ 上升，HCO_3^- 浓度轻度上升 [$PaCO_2$ 每上升 10 mmHg（1.2 kPa），[HCO_3^-] 上升 1 mEq/L（mmol/L）]。BE 应该为零。作为麻醉的并发症，呼吸性酸中毒在过度镇静（尤其是阿片类药物）、肌松药作用残余、术中通气不足和气胸等时相对较为常见。在腹腔镜手术中 CO_2 气腹时可能更为严重，需要在术中动态调整分钟通气量以维持 etCO2 接近基线水平。

对 COPD（或其他慢性呼吸衰竭）的患者，术前对该患者血液中总 CO_2 和 $PaCO_2$ 分压基线水平进行测定是值得的。如前所述论，$PaCO_2$ 每上升 10 mmHg，总 CO_2（HCO_3^-）上升 3 mEq/L。例如，如果一个患者总 CO_2 的基础值为 33 mEq/L，则其预期的 $PaCO_2$ 基线值应为 70 mmHg。进行围术期管理时应维持其 etCO2 水平。在机械通气时，etCO2 要在基线上下 3~5 mmHg（0.5~1 kPa）波动（$PaCO_2$-etCO2 差值会随着年龄增加和非仰卧位时增加）。

围术期如果患者通气不足，pH 会下降，$PaCO_2$ 会上升，但是总 CO_2（HCO_3^-）的上升会低于预期。如果某个患者术后 $PaCO_2$ 为 90 mmHg（12 kPa），总 CO_2（HCO_3^-）为 35 mmol/L（mEq/L），说明该患者存在急性或慢性呼吸性酸中毒。这一情况发生于患者肺储备差或阿片类和其他类麻醉药物对呼吸中枢的负面影响时。这时应考虑对患者进行无创性机械通气，以使患者的 $PaCO_2$ 下降至其正常基线水平。

在急诊和重症医学中，呼吸性酸中毒可并发一

紊乱	原因
呼吸性酸中毒	低通气，麻醉，肌肉松弛剂拮抗不完全
呼吸性碱中毒	过度通气，焦虑，疼痛
未测量阴离子导致的代谢性酸中毒（宽 GAP 酸中毒）	低灌注——乳酸性酸中毒，糖尿病酮症酸中毒，肾衰竭
测量阴离子导致的代谢性酸中毒（高氯性非宽 GAP 酸中毒）	高氯血症——生理盐水或含盐溶液输注，肾小管酸中毒，膀胱重建
自由水过多导致代谢性酸中毒（低钠稀释酸中毒）	低张液体输注，钠离子丢失——腹泻；高渗液体的输入——甘露醇、酒精和高蛋白血症
代谢性碱中毒	有 CO_2（COPD）潴留史的患者过度通气，钠过多（碳酸氢钠或大量输血），氯离子丢失——鼻胃管吸引

表 48.4 围术期常见酸碱紊乱

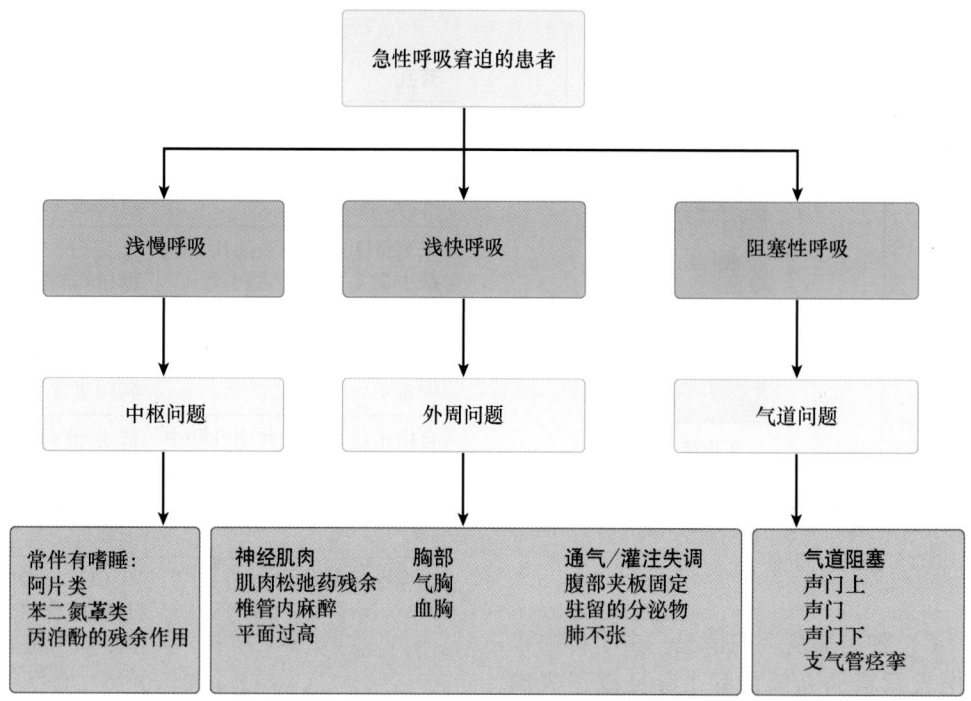

图 48.8   根据呼吸模式判断急性呼吸窘迫和和呼吸性酸中毒的病因

系列疾病。最为常见的，这些疾病会导致患者"不能呼吸"的问题——神经肌肉或解剖病变所致；或患者"不想呼吸"的问题——中枢神经系统病变所致。后者包括神经损伤〔脑卒中、脊髓损伤、肉毒中毒、破伤风和呼吸中枢的毒性抑制作用（来自阿片类药物、巴比妥类和苯二氮䓬类药物）〕。而患者"不能呼吸"是由于各种神经肌肉病变（吉兰-巴雷综合征和重症肌无力等）、连枷胸、血气胸、肺水肿和肺炎等引起的。腹内高压和横膈膜的移位受到腹腔内高压的阻止形成腹部间隔室综合征，会造成通气障碍，表现为呼吸性酸中毒，常伴有少尿和低血压。

过度通气可导致急性呼吸性碱中毒，常见于焦虑或疼痛、中枢性呼吸刺激（可见于水杨酸中毒早期），或过度人工通气。急性呼吸性碱中毒时，pH 大于 7.45，$PaCO_2$ 低于 40 mmHg（5.3 kPa），$PaCO_2$ 每下降 10 mmHg（1.3 kPa），$[HCO_3^-]$ 下降 2 mEq/L（mmol/L），BE 值无变化。因此，如果患者的 $PaCO_2$ 值为 30 mmHg，其 $[HCO_3^-]$ 应为 22 mEq/L（mmol/L）。

急性呼吸性碱中毒通常合并急性代谢性酸中毒，PCO_2 从基线（通常是 40 mmHg）下降的数值等同于碱缺失的量（表 48.3）。在这些患者碳酸氢盐偏离基线的下降数值显著大于原发性呼吸性碱中毒的患者，其原因是碳酸氢盐作为细胞外缓冲盐液被消耗（强阴离子每增加 1 mEq/L，$[HCO_3^-]$ 下降 1 mEq/L）。例如，一名乳酸性酸中毒的患者，其乳酸浓度为 10 mEq/L，BE 应为 −10，$[HCO_3^-]$ 比基线低 10 mEq/L，PCO_2

为 30 mmHg。如果 PCO_2 高于预期值，提示同时存在呼吸器官的问题。多发性创伤患者即为这样的实例，大量失血造成乳酸性酸中毒，而连枷胸又造成呼吸性酸中毒。

代谢性酸中毒和碱中毒

代谢性酸中毒

SID 和 A_{TOT} 的变化导致急性代谢性酸中毒。强阴离子与强阳离子相对差值的变化引起 SID 的变化。阴离子，不管无机的还是有机的，可以通过乳酸、肾、酮体或高氯性酸中毒获得，而阳离子可以通过严重腹泻或肾小管性酸中毒丢失。

急性代谢性酸中毒的特征性表现为 pH 小于 7.35，$PaCO_2$ 和 HCO_3^- 均下降，低于患者的基础值。患者如无 COPD 或慢性 CO_2 潴留，可表现为 $PaCO_2$ 低于 40 mmHg（5.3 kPa），$[HCO_3^-]$ 低于 24 mEq/L（mmol/L），BE 值为负数（碱缺失），其数值大小代表强阴离子的净增量。这种简单的方法提示存在酸中毒，但其原因为代谢性。为了更加深入地探究酸中毒的情况，需要利用之前提及的一种或一种以上分析方法。应用最为广泛的是 AG，但需要根据白蛋白浓度进行校正。该法可将高氯性酸中毒和其他测量或未测量阴离子（UMA）造成的酸中毒区分开来。当发生代谢性酸中毒时，如可能，应对这些阴离子都进行检测——乳酸、酮体、磷酸盐、白蛋白或阴离子聚集的替代标志物——血清肌酐和渗透压间隙。麻醉科医师经常遇到的代谢性酸中毒的病因将在下文加以讨论。

乳酸性酸中毒

乳酸性酸中毒是急性重症的良好标志，高乳酸血症的严重程度通常可以反映疾病的严重程度。当体内乳酸的生成量超过肝的清除能力时，就会出现高乳酸性酸中毒——分为生成过多或清除能力下降方面的问题。

在生理状态下，乳酸是葡萄糖代谢的分解产物。在自然界有两种异构体：①左旋乳酸（L 型），由人体产生，可以通过血气分析测得；②右旋乳酸（D 型），仅由细菌发酵产生。左旋乳酸是通过丙酮酸经乳酸脱氢酶催化生成的。乳酸盐在等张溶液中作为缓冲成分，临床上主要为乳酸林格液和哈特曼液。这些液体含有消旋状态的 D 和 L 混合型乳酸（每种各含 14 mmol/L）。

在正常情况下，乳酸和丙酮酸的比值小于 20：1。在无氧条件下，如剧烈运动后，乳酸水平急剧增加，循环中高浓度的乳酸被认为是糖酵解活性增加的证据。但是乳酸也可以在有氧情况下生成。应激（循环中儿茶酚胺增加）状态和外源性输注（肾上腺素或去甲肾上腺素）可激活骨骼肌上的 β 肾上腺素能受体，导致有氧糖酵解，乳酸水平增加。乳酸代谢生成丙酮酸，然后在肝生成葡萄糖（糖异生），继而生成 CO_2 和水（Cori 循环）。因此，林格液（或哈特曼液）中的乳酸可以作为碳酸氢盐的来源。这一过程的前提是肝具备处理乳酸的能力。

对于任何危重患者都应尽早进行血清乳酸和动脉血 pH 的测定，这已成为目前脓毒性休克定义的诊断依据[61]。乳酸浓度大于 2 mEq/L（mmol/L）具有临床意义。在出现代谢性酸中毒时，如乳酸大于 5 mEq/L（mmol/L），说明病情严重[62]。单独的高乳酸血症而无酸中毒的临床意义尚不清楚[63]。

传统意义上乳酸酸中毒分为两型：① I 型（也称 A 型，为全身性氧供不足），见于低血容量 / 失血性休克；② II 型（也称 B 型），其全身供氧和组织供氧充足。乳酸性酸中毒亦可出现在局部发生严重低灌注。例如，在肠缺血，虽然全身氧供正常，但局部糖酵解可产生大量乳酸。II 型乳酸性酸中毒与循环中过多的儿茶酚胺（内源性或外源性）状态相关，如单纯运动和外伤或脓毒症造成的高炎症反应状态。II 型乳酸性酸中毒亦可见于氰化物中毒（与硝普钠注射有关）、双胍类（二甲双胍具有阻断肝糖异生的作用），以及

高分解代谢的疾病如淋巴瘤、白血病、艾滋病或糖尿病酮症酸中毒（diabetic ketoacidosis，DKA）。在重症患者中通常并存 I 型和 II 型乳酸性酸中毒。

乳酸水平是疾病严重程度的敏感标志物的观点已得到了普遍认可[64]。持续性乳酸性酸中毒可强烈预示急性疾病的不良预后[65-67]。乳酸的快速清除（即血清乳酸浓度下降，可以是生成减少，也可以是代谢增加）与疾病的改善相关[68-69]。是否能建立既可改善预后又能同时增加乳酸清除效率的治疗方法仍存在争议。简单地说，用输血或输注等张溶液的方法改善全身灌注，应能减少糖酵解和减少乳酸生成，增加肝血流和增强代谢。但并非所有复苏不充分的患者都存在高乳酸血症，很可能只有少数高乳酸血症的患者复苏不够充分。虽然以恢复血清乳酸浓度正常为目的的液体复苏能改善预后，但过度或较迟的液体复苏可增加死亡率[70]。重要的是要注意到，当给予一次液体治疗后，由于血液稀释，血清乳酸会快速下降，随后由于受肝清除率的限制，下降开始缓慢，约每小时下降 10% ~ 20%。如果乳酸水平仍不下降，应停止液体复苏[71]。

在出现乳酸性酸中毒时，虽然通过心排血量监测仪和混合静脉氧饱和度等指标可证实全身氧供良好和氧耗正常，但这仍不能令人安心。事实上，肠缺血可表现为其他原因难以解释的乳酸性酸中毒，与脓毒症相关的可利用性启发可导致诊断延迟和不合理的液体复苏方案（图 48.9）。

二甲双胍与严重乳酸性酸中毒相关。当患者存在肝功能异常、脱水、心力衰竭、急性肾损伤（acute kedney injury，AKI）或脓毒症时这种情况更加容易发生[72]。虽然二甲双胍被认为可影响肝细胞线粒体的氧代谢，阻断糖异生，但该伤害的机制仍不清楚。肾损伤似为重要的危险因素。存在二甲双胍相关性乳酸性酸中毒的患者虽然乳酸浓度可超过 10 mmol/L，但往往一般情况较好。除了停药、适当补液和耐心等待外，尚无特殊的治疗手段。

右旋乳酸诱导的酸中毒在临床上多发生于短肠综合征和细菌过度繁殖患者，表现为 AG 增宽性酸中毒，并且未发现存在其他可能的代谢酸来源。虽然目前的床旁血气分析仪无法检测右旋乳酸，但许多实验室检查能检测该分子，因此对于存在难以解释的酸中毒的高危患者（腹部大手术后），可以考虑进行该检测。

酮症酸中毒

酮体的组成成分包括丙酮（＜ 2%）、乙酰乙酸（20%）和 3-β-羟基丁酸（3-β-hydroxybutyrate，

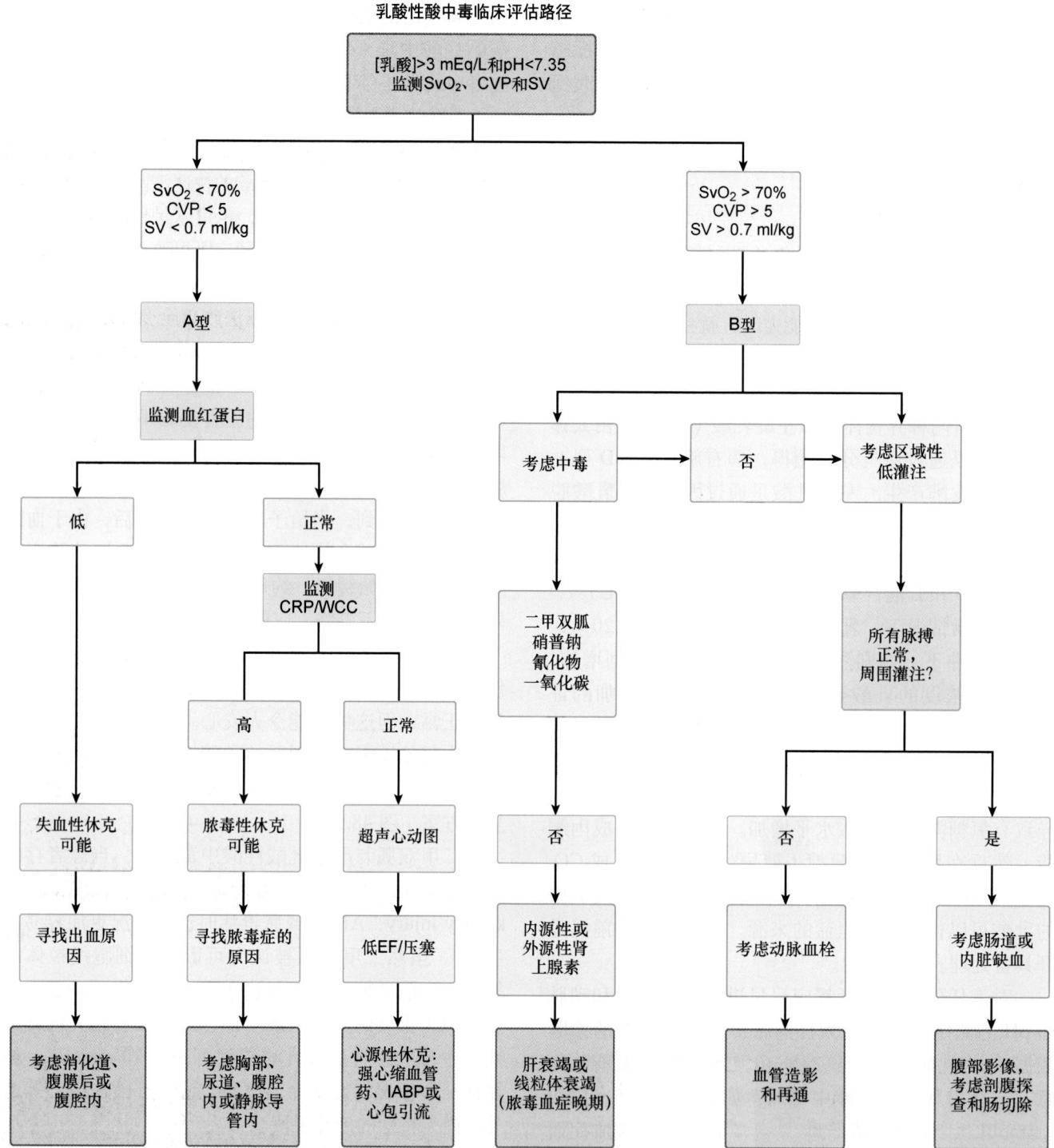

图 48.9　**乳酸性酸中毒患者的评估。**CRP，C 反应蛋白；CVP，中心静脉压；EF，射血分数；GI，胃肠道；IABP，主动脉内球囊反搏；CV，每搏量；S$_V$O$_2$，混合静脉氧饱和度；WCC，白细胞计数

βOHB）（78%）。它们是脂肪代谢的副产物。当葡萄糖作为能源不足时，脂肪酸在肝代谢，产生酮体。在生酮过程中，脂肪酸在乙酰辅酶 A 的作用下生成乙酰乙酸，进入线粒体后转化为 βOHB，或自发性脱羧形成丙酮。酮体自血液被转运至组织，特别是进入脑组织作为能量来源被消耗。在正常饮食情况下，在血液和尿液中检测不到酮体。但是当脂肪成为主要能量来源时（如饥饿或低碳水化合物饮食），可在血液（主要是 βOHB）和尿液（主要是乙酰乙酸）中检测到酮体。在许多临床情况下，会出现循环中酮体急剧升高，比如长时间饥饿、酗酒、酒精或肥胖相关性脂肪肝，以及更为常见的胰岛素不足（糖尿病）。鉴于这些都是强阴离子复合物，酮体能降低 SID，造成代谢性酸中毒。当发生于 1 型糖尿病中（type-1 diabetes，

T1D）时，称之为糖尿病酮症酸中毒。

糖尿病酮症酸中毒可能是 1 型糖尿病的最早临床表现，原因是血糖控制不佳或特异性应激触发如感染、外伤或手术。胰岛素与其他升高血糖的激素（皮质醇、肾上腺素和胰高血糖素）的相对数量通常出现不平衡。当血糖升高并超过肾重吸收的阈值时，可导致糖尿、渗透性利尿、脱水和各种应激激素激活的恶性循环。在胰岛素缺乏以及随之出现的胰岛素抵抗情况下，导致脂肪酸代谢增加，在肝内脂肪酸无限制地氧化生成酮体。不管病因如何，患者通常会出现血糖升高，明显脱水，以及血钾、磷和镁的消耗。

酮症酸中毒的诊断相对简单。患者通常有明确的糖尿病史或多尿、多饮病史。患者被送入急诊室时，出现高血糖和尿糖，以及尿酮体呈阳性。酮症酸中毒需要依靠动脉血气分析来确诊。各家医院对糖尿病酮症酸中毒均有自己的处理流程。给予胰岛素静脉输注（有或无首剂注射）。输注采用基于体重固定速率进行［0.1 μ/（kg·h）］或者是根据血糖水平调整的传统方法[73]。患者的复苏治疗一般给予数升等张晶体液（一般为 0.9% 生理盐水）。当血糖下降到"可控"的范围时，给予静脉输注葡萄糖。胰岛素抑制酮体生成，而酮体的代谢需要葡萄糖的辅助。这一过程需要花费一些时间。在糖尿病酮症酸中毒的治疗中主要存在两种错误。第一，输注 0.9% NaCl 会造成完全可预期的高氯性酸中毒。这一结果可能有害或无害，但在酮症酸中毒持续状态过程中会让医生误判病情。一项小型研究比较了生理盐水和 Plasmalyte-148［一种平衡盐溶液（BSS）］治疗酮症酸中毒的效果。结果发现，输注 Plasmalyte-148 的患者比生理盐水组代谢性酸中毒的恢复更快，更少出现高氯血症，血压改善更佳，尿量更多[74]。

第二种错误对于麻醉科医师而言非常重要。如前所述，体内大部分酮体是以 β OHB 的形式存在的。因此，只能通过检测血中酮体才能确定。尿酮体检验棒仅能检测乙酰乙酸[75]。如果尿液中没有酮体，不能排除酮症酸中毒的诊断（尤其是当患者无糖尿病时）。对于血酮体，用手持设备即可以轻易检测（虽然目前医院里床旁检测尚不能实现这些项目的检测）。有趣的是，由于 βOHB 必须代谢生成乙酰乙酸，当机体酮体负荷下降或酸中毒开始缓解时，尿液中酮体实际上可能会增加。

接受急诊手术的患者往往同时存在多种酸碱紊乱。医师经常会因为易得性偏倚（乳酸升高更容易被发现）而漏掉酮症酸中毒这一主要的代谢性异常[76]。虽然进行了液体复苏和病因控制，但酸中毒可能并未缓解。这可能会导致不合理的治疗如肾替代治疗（renal replacement therapy，RRT）和碳酸氢钠输注。在酮症酸中毒时，这两种治疗方法均无效果。任何形式的酮症酸中毒均需要使用胰岛素进行治疗以及最终输注葡萄糖。非糖尿病性酮症酸中毒可能需要数小时，甚至数天才能缓解。

肾性酸中毒

肾排泄水分和主要来自蛋白质的各种代谢副产物。肾同时也排泄大量电解质，有些是强离子，包括氯离子、硫酸盐、甲酸盐、尿酸盐柠檬酸循环代谢产物（延胡索酸、柠檬酸）和磷酸盐。在 AKI 时，它们会在局部积聚，导致"肾性酸中毒"。在 AKI 早期，高氯血症是酸中毒的主要原因。随着病情进展，50%～60% 的酸中毒是由 UMA 造成的，高达 30% 与高磷血症相关[77]。50% 的重症 AKI 患者具有正常的 AG[77]。

在围术期，AKI 会合并低血压、低血容量、肾低灌注（见于主动脉夹闭或腹内压升高）、横纹肌溶解、脓毒症或尿路梗阻。不管何种病因，这些患者会出现少尿、容量过负荷以及继发于代谢性酸中毒的高钾血症。

AKI 时，代谢性酸中毒的识别是诊断、判断严重程度和治疗策略的关键。虽然血清肌酐是使用得最为广泛的肾功能标志物，但单一的读值并无帮助。液体复苏治疗可因稀释作用而人为地降低肌酐水平，而利尿治疗又可人为地升高肌酐值。当出现代谢性酸中毒尤其是合并高钾和肌酐升高时，临床医生应快速判定肾性酸中毒的严重程度，要做到这一点并不容易。肾性酸中毒常合并高氯血症，但医生常会给肌酐升高的患者输注等张生理盐水，因为他们误认为，与输注平衡盐液（BSSs）相比，这些患者不大可能会发生高钾血症[78]。一项针对无肾患者进行肾移植手术的研究发现，给予生理盐水比乳酸林格液更容易发生酸中毒和高钾血症[78]。高磷血症是导致肾性酸中毒的次要因素，除非采用排除法，当前临床上尚无可以直接测得 UMA 的浓度的检测。因此，肾性酸中毒一般通过增宽的 AG、碱缺失间隙、SIG 及排除酮体和乳酸来进行诊断。有关 RRT 的关键决策通常涉及无法控制的高钾血症。给予肾性酸中毒患者输注碳酸氢钠（假定患者能清除 CO_2），通过增加 SID，可以临时缓解其酸中毒状况。当推迟手术的风险大于延迟 RRT 的风险时，很有必要这样治疗。但对于重症患者，延迟 RRT 可能与 90 天死亡率增加 4.7% 相关[79]。

高氯性酸中毒

在酸碱化学发展初期，高氯血症即已成为代谢性酸中毒的已知原因[12]。但是，在 20 世纪大多数时间，由于血清 Cl^- 不易检测，高氯血症在很大程度上被忽视。最近数十年，这一状况发生了改变。细胞外间隙含有 110 ～ 130 g 盐。在一名 70 kg 男性（ECF 总量为 18 L），细胞外有 58 g（3.22 g/L）Na^+ 和 65 g（3.62 g/L）Cl^-。美国人平均每天摄入 3 g 或以上的盐（NaCl）（推荐量为 2.3 g）。为了维持体内正常的 Na^+ : Cl^-（大约 1.4 : 1）的比例，身体需要排泄的 Cl^- 比 Na^+ 多 30%。这是肾排泄功能的主要任务之一。肾每天排泄 15 ～ 20 mmol Cl^-。为了维持电中性，Cl^- 和氮质代谢的副产物——铵盐（NH_4^+）一起排泄。发生肾衰竭时，Cl^- 在体内蓄积，这是 AKI 代谢性酸中毒的早期原因。数十年来，人们一直认为，循环中 Cl^- 的上升是静脉输注可能增加肾代谢负担，造成肾毒性的结果。1 L 等渗生理盐水（0.9% 生理盐水）包含 9 g 盐、3.5 g Na^+ 和 5.5 g Cl^-（各为 154 mmol/L）。对一个血氯水平正常的患者（与钙离子不同，机体不会储存氯离子），如果输注 1 L 0.9% NaCl，大部分或全部 Cl^- 必须被排出体外。对肾来说，这增加了 8 ～ 10 倍代谢负担。而且，生理盐水的 SID 为 0，因此，血氯升高可能与非 AG 性（高氯血症）代谢性酸中毒的发生相关[80]。

高氯性酸中毒是肾小管酸中毒的并发症之一，是肾排泄氯离子障碍的结果。尿液是偏碱性的。当输尿管被移植入肠道后（如膀胱切除术后），也可能发生高氯血症，是因为肾排泄的氯离子被重吸收。

高氯血症和高氯性酸中毒在临床上非常重要吗？作为酸中毒的病因，高氯血症的凶险程度小于其他原因。一项对有酸碱紊乱危重患者的研究发现，死亡率最高的是乳酸性酸中毒（56%）；SIG 酸中毒为 39%；高氯性酸中毒为 29%（$P < 0.001$）[81]。虽然如此，高氯血症可能会引起临床上严重的器官功能障碍。一项对 31 000 例外科患者进行的观察性研究比较了生理盐水和 BSS 输注对预后的影响，结果发现 BSS 的结局更佳[82]。使用生理盐水会增加并发症的发生率，包括术后感染、输血和需要透析的肾损伤。

高氯血症状态和肾毒性相关；生理盐水输注与肾血流降低、肾血管收缩、肾小球滤过率降低以及内脏低灌注相关[83]。澳大利亚的一家 ICU 开展的一项相对较大规模的前后对列研究发现，与 BSS 相比，输注富含氯盐溶液可增加需要 RRT 的风险大约为 3.7%[84]。

两项大型随机对照研究对急诊室[85]和危重症患者[86]进行了输注等张盐水和 BSS 的比较。虽然与围术期患者相比，静脉输注的容量相对较低，但两项研究都发现输注生理盐水后肾并发症的发生率上升，约 1%。这种效应是否随输液的容量增多而成比例放大，可能需要进行进一步的研究和 Meta 分析。

19 世纪 Hamburger 提出的生理盐水溶液，因为一些有瑕疵的研究被贴上了"正常生理"的标签，在超过 100 年的时间里成为应用得最为广泛的静脉输注液体，尽管仅有少量研究探究了其临床有效性和安全性[87]。现在大量研究表明，这种溶液可能有害，加上其他平衡溶液的广泛使用，生理盐水在围术期的应用受到了高度质疑。

围术期代谢性碱中毒

围术期代谢性碱中毒通常为医源性的。给予慢性呼吸衰竭的患者进行过度通气会导致急性代谢性碱中毒，因为没有将慢性代偿性碱中毒相关的尿液中的氯丢失考虑在内（图 48.10）。更常见的是，代谢性碱中毒与钠离子增加造成的 SID 上升有关。这些紊乱来自于液体治疗中的钠离子被许多弱离子缓冲，如柠檬酸盐（血制品）和醋酸盐（胃肠外营养），当然还有碳酸氢盐。重要的是要认识到，这些缓冲离子如柠檬酸盐、醋酸盐、葡萄糖酸盐和乳酸等在正常情况下很快可被肝清除，不会影响酸碱平衡。体内钠离子和氯离子遵循物质守恒定律。钠潴留是"氯离子敏感"碱中毒——可以通过输注含氯离子溶液来纠正，如生理盐水、氯化钾和氯化钙，偶尔也可用氯化氢。纠正氯离子敏感性碱中毒非常重要，因为正常的代偿机制可通过降低通气来实现，这会增加 $PaCO_2$，可能导致 CO_2 麻醉作用，造成脱机困难。

大容量 BSSs 输注造成 A_{TOT} 稀释（主要是低白蛋白血症），可能会导致代谢性碱中毒。如果使用乳酸林格液，由于 SID（20 mEq/L）下降，可能会掩盖这一现象。关于获得性低蛋白血症性碱中毒的临床意义尚不明确。

在围术期患者出现代谢性碱中毒的另一原因是胃肠道富含氯离子的体液的丢失。消化液中含 HCl。根据遵循物质守恒定律，持续吸引或呕吐时可导致碱中毒。

关于围术期液体治疗仍争议较大。因为担心应激导致的水潴留造成的脑水肿，通常给予患者输注等张液体。但是，这一治疗的结果是在血管外组织潴留大量溶质，尤其是钠离子和氯离子。获得性高钠血症与不良的临床结局密切相关，且非常难以治疗[88]。BSS

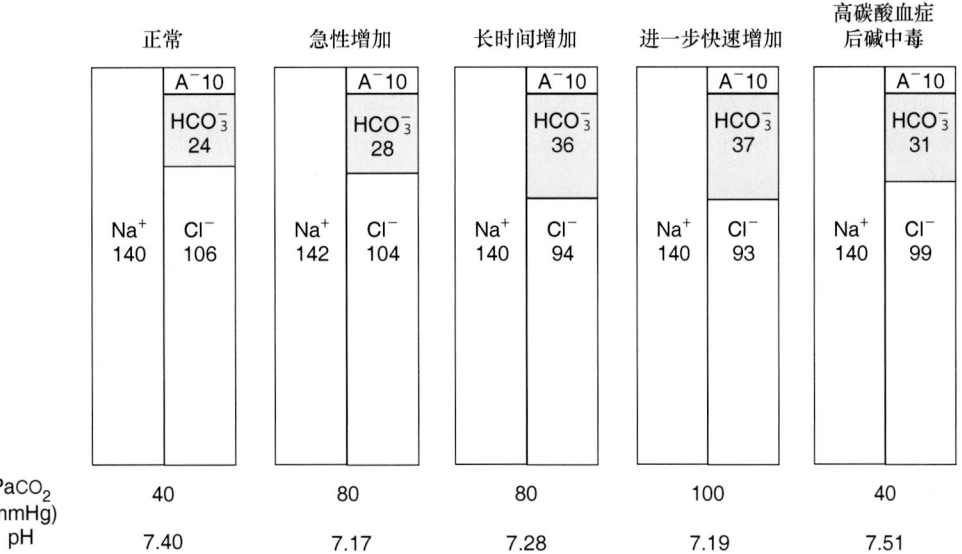

图 48.10　**呼吸性酸中毒患者酸碱和电解质组分变化。** 从左到右依次为：正常酸碱状态；机体对 $PaCO_2$ 急剧升高到 80 mmHg 的适应；机体对 $PaCO_2$ 缓慢升高到 80 mmHg 的适应；同一名患者 $PaCO_2$ 进一步快速上升到 100 mmHg；对同一名患者将 $PaCO_2$ 快速纠正到 40 mmHg 后的高碳酸血症后碱中毒。A^- 代表未检测血清阴离子，柱图中的数字为离子浓度，单位均为 mmol/L（Modified from Adrogué HJ, Madias NE. Management of life-threatening acid-base disorders. First of two parts. N Engl J Med. 1998；338[1]：26-34.）

比生理盐水安全性高一些，但是大量复苏液输注同样会造成不良后果[89]。

重症患者的酸碱失衡

重症患者往往合并多种酸碱紊乱，单次定量检测（如碱缺失）往往并不明显。患者往往伴有 PCO_2、SID 及 A_{TOT} 异常等变化。严重的病情可能会因为貌似正常的血气分析结果而被忽略[90]。

重症患者最常见的单一酸碱化学检测异常为低白蛋白血症[24]。这一异常普遍存在，可导致程度难以预料的代谢性碱中毒。低白蛋白血症可能会掩盖 SID 的显著变化，如乳酸性酸中毒或肾性酸中毒。所以，当将 AG 用于重症患者的评估时，必须经白蛋白校正后才可以采用[26]。类似地，重症患者，特别是病情继发加重的患者使用碱缺失来预测乳酸亦不可靠[25]。另外，在长期呼吸衰竭伴高碳酸血症的患者，因为尿氯排泄增加，可导致合并代谢性碱中毒（图 48.10）[91]。肾损伤与代谢副产物蓄积有关，包括磷酸、肾性阴离子、氯离子和其他 UMA，早期可导致代谢性酸中毒。但是在晚期肾衰竭多尿期，会因为钠、钾离子和自由水的大量丢失，出现明显的浓缩性碱中毒。

重症患者对 SID 和自由水的变化很敏感。鼻胃管的吸引可导致氯离子丢失，腹泻可导致钠离子和钾离子缺失。组织间隙的外科引流管会导致各种浓度电解质体液的丢失（如胰腺部位引流出的液体富含钠离子）。发热、出汗、裸露组织表面的蒸发以及呼吸机回路湿化不足等都会导致大量不感蒸发和浓缩性碱中毒。

静脉输注可能会给患者带来未知的血清化学变化。许多抗生素，比如头孢甲肟哌拉西林使用富含钠离子的溶液稀释。其他如万古霉素，要用大量自由水（5% 葡萄糖）稀释。劳拉西泮需要用丙二醇进行稀释，大量输注后会导致类似于乙二醇类的代谢性酸中毒[92]。

持续肾替代治疗（continuous renal replacement therapy，CRRT）用于对血流动力学不稳定的重症患者进行血液滤过和透析。Rocktaschel[93]等证实，CRRT 可以通过排出强离子和磷酸纠正急性肾衰竭导致的酸中毒。但是，对低白蛋白血症患者，使用透析纠正代谢性酸中毒，可能会发现因低白蛋白血症造成的代谢性碱中毒。CRRT 对乳酸性酸中毒和酮症酸中毒效果不佳。

其他一些看似无害的治疗可能会导致严重的酸碱紊乱。袢利尿剂，如呋塞米，经常用于重症患者。这类药物优先排泄水的能力超过电解质而造成浓缩性碱中毒。类似地，碳酸酐酶抑制剂如乙酰唑胺可以通过降低血清 SID 用于处理低氯性代谢性碱中毒或呼吸性碱中毒的患者。这一效应已得到清楚的解释：肾排泄钠离子和氯离子的比值增加，造成血清氯离子浓度升高[94]。

对于神经外科患者，由于渗透治疗或脑损伤后异常，容易发生各种酸碱紊乱。输注生理盐水后现高氯性酸中毒最为常见[95]。严重头部外伤经常出现糖尿病尿崩症的并发症，特别是患者病情进展至脑死亡过程中。尿崩症的原因主要是对垂体和（或）下丘脑的损伤导致抗利尿激素（ADH）分泌的不足。ADH 缺乏时，肾不能浓缩尿液，随之发生多尿。其以尿液渗透压降低，同时血液渗透压升高为特征。典型尿崩症表现为浓缩性碱中毒。治疗时以抗利尿激素或去氨加压素进行激素替代。

酸碱失衡的治疗

一般来说，在急症和围术期医学中，酸碱紊乱是疾病进程的指标，比氢离子异常本身更为有害。纠正 pH 一般不可能解决问题，除非在一些特殊情况下，比如 AKI 的高钾血症，因为酸血症是主要病因。

酸碱紊乱的治疗取决于酸为有机酸还是无机酸。有机酸是可以被代谢、排泄，或被透析出体外。对于糖尿病或非糖尿病性酮症酸中毒，主要是用胰岛素、静脉输液和葡萄糖进行治疗。引起代谢性酸中毒的酮酸在肝内被代谢。对 AKI 治疗采用透析或超滤，可直接移除 UMA。出乎意料的是，关于启用 RRT 的最佳时机尚无明确的指南[79, 96]，特别是围术期[97]。

数十年来，碳酸氢钠（NaHCO₃）一直被用来纠正酸中毒。钠离子作为强阳离子，可使 SID 增宽，并碱化血液。同时，一部分碳酸氢盐，作为氢离子的缓冲对，产生 CO₂，机体可能通过增加肺泡通气排出体外。呼吸衰竭时，虽然 SID 增加，但碳酸氢钠将加重呼吸性酸中毒。CO₂ 也会进入细胞内，造成细胞内酸中毒，其临床意义不太清楚[98]。

NaHCO₃ 通常用于治疗高氯性酸中毒。存在肾小管性酸中毒的患者需要长期服用碳酸氢钠药片并限制氯摄入。对于获得性高氯性酸中毒，静脉输注碳酸氢钠可纠正碱缺失[99]，但其益处尚不清楚。碳酸氢钠治疗最主要的缺点包括钠离子和容量超负荷、代谢性碱中毒、高血压和低钙血症。

碳酸氢钠疗法在乳酸性酸中毒和循环休克中的治疗已得到了广泛的研究[100]。在最近一项纳入 389 例代谢性酸中毒的重症患者的随机研究中，首个 24 h 最大量给予 1000 ml 4.2% NaHCO₃ 溶液以维持 pH 在 7.3 以上[101]。与无干预对照相比，其主要观察指标即 28 天死亡率无明显差异。但接受 NaHCO₃ 治疗的患者 AKI 发生率和 RRT 治疗的需求明显下降。为什么 CRRT 的需求会出现下降仍不清楚。也许，酸中毒的减轻延缓了启用 CRRT 的决策，直至完全避免其使用[96]，或者酸中毒的纠正减少了血管升压药的需求，改善了肾血流，但这些只是推测。之前的 Meta 分析并未显示 NaHCO₃ 治疗的益处[102]，可能是研究数量过少导致。在更大型的多中心研究实施之前，应谨慎地使用碳酸

氢钠治疗循环性休克或酮症酸中毒引起的代谢性酸中毒。对于存在术后肾衰竭风险的围术期患者，NaHCO₃ 疗法也不一定有益处[103]。

在择期手术的围术期治疗中，代谢性碱中毒较为少见。当患者有慢性 CO₂ 潴留而给予过度通气时，最有可能会出现代谢性碱中毒。这时应降低分钟通气量。重症患者出现代谢性碱中毒的原因是氯离子缺乏、自由水缺乏或低白蛋白血症。对浓缩性碱中毒可以用下面的公式计算需要补充的自由水量。

$$自由水缺乏 = 0.6 \times 患者体重 kg \times (患者钠离子浓度/140 - 1)$$

对于低氯性碱中毒，需要使用生理盐水或 LR 纠正氯离子的丢失。

尚无证据表明纠正低白蛋白血症对大多数患者具有临床益处[104]。呼吸性碱中毒往往源于焦虑或疼痛。对可能的问题进行处理后，如阿片类或苯二氮䓬类药物，可以进行短期治疗，比如 CO₂ 复吸入。

高碳酸性酸中毒在围术期常见于有意[105]或无意的低通气。ARDS 患者的死腔通气增加，亦可导致高碳酸性酸中毒。一般来说，急性呼吸性酸中毒的耐受性较好，可通过增加分钟通气量轻易纠正。但对 ARDS 患者，高潮气量和高跨肺压会导致呼吸机所致肺损伤（ventilator induced lung injury，VILI），增加死亡率[106]。所以，医生和患者必须耐受这种高碳酸血症（允许性高碳酸血症），或将 CO₂ 通过体外循环排出去[107]。

总结

人们对酸碱化学理解的困惑与尝试应用的观察性方法有关，如 Henderson-Hasselbalch、Schwartz 和 Brackett 等方法以及病理生理过程的整个谱系。应用物理化学原理则使得酸碱平衡更易理解，并提供了适用于各种临床场景的工具。这并不是说"传统"的方法不正确，这仅仅只是 Stewart、Fencl 等方法的另外一种镜像形式。所有的酸碱紊乱都可以使用 SID、A_TOT 和 PCO₂ 来解释。这对麻醉科医师很重要，因为补液和机械通气策略的选择可能会显著影响酸碱平衡。

致谢

编辑们、出版商和 Patrick Neligan 医生感谢 Clifford S. Deutschman 医生为本著作前一版中这一专题的章节所做的贡献。

参考文献

1. Berend K, et al. *N Engl J Med.* 2014;371:1434.
2. Stewart PA. *Can J Physiol Pharmacol.* 1983;61:1444.
3. Gomez H, Kellum JA. *Crit Care Clin.* 2015;31:849.
4. Adrogue HJ, Madias NE. *Am J Kidney Dis.* 2016;68:793.
5. Fencl V, Leith DE. *Respir Physiol.* 1993;91:1.
6. Aiken CGA. *JCDR.* 2013;7:2038.
7. Moon JB. *N Engl J Med.* 1967;276:283.
8. Henderson LJ. *Ergebn Physiol.* 1909;8:254.
9. Hasselbalch KA. *Biochem Z.* 1916;78:112.
10. Sirker AA, et al. *Anaesthesia.* 2002;57:348.
11. Van Slyke DD. *Proc Natl Acad Sci USA.* 1921;7:229.
12. Henderson LH. Blood as a physiochemical system. *J Biol Chem.* 1921;46:411.
13. Corey HE. *Kidney Int.* 2003;64:777.
14. Stewart PA. Modern quantitative acid-base chemistry. *Can J Physiol Pharmacol.* 1983;61:1444–1461.
15. Deleted in proofs.
16. Severinghaus JW. *Anesthesiology.* 1976;45:539.
17. Brackett NC, Cohen JJ, Schwartz WB. Carbon dioxide titration curve of normal man. *N Engl J Med.* 1965;272:6–12.
18. Hickling KG. *Respir Care Clin North Am.* 2002;8:155.
19. Laffey JG, Kavanagh BP. *Lancet.* 1999;354:1283.
20. Contreras M, et al. *Crit Care Med.* 2012;40:2622.
21. Scheingraber S, et al. *Anesthesiology.* 1999;90:1265.
22. Figge J, et al. *J Lab Clin Med.* 1992;120:713.
23. Story DA, et al. *Br J Anaesth.* 2004;92:54.
24. Figge J, et al. *J Lab Clin Med.* 1991;117:453.
25. Fencl V, et al. *Am J Respir Crit Care Med.* 2000;162:2246.
26. Figge J, et al. *Crit Care Med.* 1998;26:1807.
27. Goldwasser P, Feldman J. *J Clin Epidemiol.* 1997;50:693.
28. Wang F, et al. *N Engl J Med.* 1986;315:1591.
29. Bleich HL, et al. *J Clin Invest.* 1964;43:11.
30. Kazemi H, Johnson DC. *Physiol Rev.* 1986;66:953.
31. Bondoli A, et al. *Resuscitation.* 1981;9:99.
32. Javaheri S, et al. *Am J Respir Crit Care Med.* 1994;150:78.
33. Johnson DC, et al. *Respir Physiol.* 1984;56:301.
34. Johnson DC, et al. *J Appl Physiol.* 1987;63:1591.
35. Smith QR, Johanson CE. *Brain Res.* 1991;562:306.
36. Javaheri S. *J Appl Physiol.* 1987;62:1582.
37. Narins R, Emmett M. *Medicine (Baltimore).* 1980;59:161.
38. Kellum JA. *Diagnosis and Treatment of Acid Base Disorders, Textbook of Critical Care Medicine.* 4th ed. Shoemaker, ed. Saunders; 2000: 839–853.
39. Rodriguez-Soriano J. *Pediatr Nephrol.* 2000;14:1121.
40. Choate KA, et al. *Proc Natl Acad Sci U S A.* 2003;100:663.
41. Shaer AJ. *Am J Med Sci.* 2001;322:316.
42. Kellum JA. *Crit Care.* 2005;9:500.
43. Schwartz WB, et al. *J Clin Invest.* 1965;44:291.
44. Brackett NC, et al. *N Engl J Med.* 1965;272:6.
45. Albert MS. *Ann Intern Med.* 1967;66:312.
46. Emmett M, Narins RG. *Medicine (Baltimore).* 1977;56:38.
47. Salem MM, Mujais SK. *Arch Intern Med.* 1992;152:1625.
48. Moviat M, et al. *Crit Care.* 2003;7:R41.
49. Lipnick MS, et al. *Crit Care Med.* 2013;41:49.
50. Singer RB, Hastings AB. *Medicine (Baltimore).* 1948;10:242.
51. Severinghaus JW. The invention and development of blood gas analysis apparatus. *Anesthesiology.* 2002;97:253.
52. Jorgensen K. *Scand J Clin Lab Invest.* 1957;9:122.
53. Astrup P, Siggard-Andersen O. *Adv Clin Chem.* 1963;69:1.
54. Wooten EW. *J Appl Physiol.* 2003;95:2333.
55. Siggaard-Andersen O. *Scand J Clin Lab Invest Suppl.* 1977;37:15.
56. Prange HD, et al. *J Appl Physiol.* 2001;91(1985):33.
57. Siggaard-Andersen O. *Scand J Clin Lab Invest.* 1971;27:239.
58. Gilfix BM, et al. *J Crit Care.* 1993;8:187.
59. Balasubramanyan N, et al. *Crit Care Med.* 1999;27:1577.
60. Story DA, et al. *Br J Anaesth.* 2004;92:54.
61. Singer M, et al. *JAMA.* 2016;315:801.
62. Fall PJ, Szerlip HM. *J Intensive Care Med.* 2005;20:255.
63. Lee SW, et al. *Emerg Med J.* 2008;25:659.
64. Mikkelsen ME, et al. *Crit Care Med.* 2009;37:1670.
65. Abramson D, et al. *J Trauma.* 1993;35:584.
66. Arnold RC, Shapiro NI, et al. *Shock.* 2009;32:35.
67. McNelis J, et al. *Am J Surg.* 2001;182:481.
68. Jones AE, et al. *JAMA.* 2010;303:739.
69. Jansen TC, et al. *Am J Respir Crit Care Med.* 2010;182:752.
70. Liu V, et al. *Ann Am Thorac Soc.* 2013;10:466.
71. Bakker J, et al. *Intensive Care Med.* 2016;42:472.
72. DeFronzo R, et al. *Metabolism.* 2016;65:20.
73. Tran TTT, et al. *Front Endocrinol.* 2017;8:106.
74. Chua HR, et al. *J Crit Care.* 2012;27:138.
75. Brewster S. *Practical Diabetes.* 2017;34:13.
76. Saposnik G, et al. *BMC Med Inform Decis Mak.* 2016;16:138.
77. Rocktaeschel J, et al. *Crit Care.* 2003;7:R60.
78. O'Malley, et al. *Anesth Analg.* 2005;100:1518.
79. Zarbock A. *JAMA.* 2016;315(20):2190.
80. Myles PS, et al. *World J Surg.* 2017;41:2457.
81. Gunnerson KJ, et al. *Crit Care.* 2006;10:R22.
82. Shaw AD, et al. *Ann Surg.* 2012;255:821.
83. Wilkes NJ, et al. *Anesth Analg.* 2001;93:811.
84. Yunos N. *JAMA.* 2012;308:1566.
85. Self WH, et al. *N Engl J Med.* 2018;378:819.
86. Semler MW, et al. *N Engl J Med.* 2018;378:829.
87. Awad S. The history of 0.9% saline. *Clin Nutr.* 2008;27(2):179.
88. Tsipotis E, et al. *Am J Med.* 2018;131:72.
89. Simoes CM, et al. *BMC Anesthesiol.* 2018;18:49.
90. Moviat M, et al. *Crit Care Med.* 2008;36:752.
91. Adrogue HJ, et al. *Kidney Int.* 1984;(25):591.
92. Tayar J, et al. *N Engl J Med.* 2002;346:1253.
93. Rocktaeschel J, et al. *Int J Artif Organs.* 2003;26:19.
94. Moviat M, Pickkers P, et al. *Crit Care.* 2006;10:R14.
95. Lima MF, et al. *J Neurosurg Anesthesiol.* 2018.
96. Gaudry S, et al. *N Engl J Med.* 2016;375:122.
97. Romagnoli S, et al. *Nephron.* 2018:1.
98. Swenson ER. *Anesthesiology.* 2018;128:873.
99. Rehm M, Finsterer U. *Anesth Analg.* 2003;96:1201.
100. Forsythe SM, Schmidt GA. *Chest.* 2000;117:260.
101. Jaber S, et al. *Lancet.* 2018;392:31.
102. Velissaris D, et al. *Crit Care Res Pract.* 2015;2015:605830.
103. McGuinness SP, et al. *Crit Care Med.* 2013;41:1599.
104. Caironi P, et al. *N Engl J Med.* 2014;370:1412.
105. Lyons C, Callaghan M. *Anaesthesia.* 2017;72:1379.
106. Slutsky AS, Ranieri VM. *N Engl J Med.* 2013;369:2126.
107. Barrett NA, Camporota L. *Crit Care Resusc.* 2017;19(suppl 1):62.

49 患者血液管理：输血疗法

MATTHEW DUDLEY，RONALD D. MILLER，JOHN H. TURNBULL

张颖君 译 曾维安 王晟 校

要 点

- 现今输血比以往任何时候都要更安全，这得益于对供血者筛查手段的进步，检测技术的提高，自动化数据系统的应用以及输血医学实践的变化。
- 尽管患者的全身情况是输血决策的主要考虑因素，但无论是限制性还是开放性输血策略，血红蛋白（Hb）水平仍然是决定是否输血的重要指标。一般而言，患者可耐受在血红蛋白 6～8 g/dl（限制性策略）时启动输血。
- 术前贫血是术后并发症发生率和死亡率的独立、潜在可调整的危险因素。
- "患者血液管理"等同于合理的输血策略。
- "输血比例"用于描述输注血浆、血小板和浓缩红细胞的比例。例如，2 个单位血浆、1 个单位血小板和 1 个单位浓缩红细胞的输血比例是 2∶1∶1。
- 血液感染不再是输血相关疾病发病率和死亡率的主要原因。输血相关性急性肺损伤已成为输血相关死亡率的首要原因。
- 对大出血和相关的凝血病的患者来说，选择输注新鲜全血已再次引起重视（也见第五十章）。
- 即使随着时间的延长，储存引起的红细胞损伤增加，目前并没有证据表明短期储存相对于适当长时间储存会导致不良临床结果。然而，随着延长血液储存时间的新措施出现，尤其对于高风险人群而言，还需进一步的评估。

输注人类血液制品是现代医学最普遍的治疗手段之一，常常用于抢救生命。美国最近一项对医院电子病案的分析指出，约 12.5% 的住院患者接受输血治疗，其中红细胞是最主要的输注成分，其次分别是血小板和血浆[1]。输血并非没有风险，对于特定情况的患者，麻醉医师必须权衡风险与获益，决定实施或不予输血的时机。本章将重点讨论输血医学的生理和病理过程，并着重关注围术期血液获取、处理、储存以及血液治疗的适应证和风险。

输血疗法的进展和近况

20 世纪 60 年代

过去 60 年，输血医学发生了巨大的变化。即便如此，关于是否使用全血和（或）它的成分仍一直存在争议。在 20 世纪 60 年代，多以全血进行输血治

疗，新鲜冰冻血浆（fresh frozen plasma，FFP）则用于凝血病的治疗[2-3]。

20 世纪 70—80 年代

输血疗法在此阶段被定义为"只给患者输注需要的血液成分"，使成分输血替代全血输注成为标准治疗。例如，对于贫血患者，只需要输注浓缩红细胞。而对于血小板减少的患者，则只需输注浓缩血小板。由于对血液感染的关注，使血液输注在某种程度上更为谨慎［例如，肝炎病毒和人类免疫缺陷病毒（human immunodeficiency virus，HIV）］。此外，个体化的临床输血决策将继续由当地医院的输血委员会（来自包括美国在内的不同国家管理机构的要求）来执行。这些委员会通过评估输血起点的临床合理性，负责管理个体及机构的输血过程[4]。

20 世纪 90 年代至 21 世纪

在这 10 年内，随着对 HIV 和其他血源性病原体筛查技术的提高，输血相关感染的发生率降低了 10 000 倍，因此对血液制品安全性的关注已转移到非感染性的严重输血损伤[5]。这些损伤包括输血溶血反应、输血相关性急性肺损伤（transfusion-related acute lung injury，TRALI）和输血相关性循环超负荷（transfusion-associated circulatory overload，TACO）等。随着对输注血液制品引起的潜在致病率和死亡率的关注，研究的重点曾关注开放性和限制性输血策略的概念，而如今更侧重于如何权衡由贫血和输血这两个独立（仍相关）危险因素引起的威胁。

特定成分输血治疗仍为主流策略，但在此 10 年期间内却提出了重组全血的概念。创伤和军队医院主张，按照一定的比例加入新鲜冰冻血浆和血小板的浓缩红细胞，就类似于全血[6-7]。输注重组全血成分这个概念提醒了我们像以往一样使用全血，因此，输注全血这个观点已被重新提出，并将其应用于威胁生命的出血患者中[9-10]。

2010 年至今

2010 年以来，输血医学已从单纯的纠正贫血和凝血病转变为更加以患者为中心、具备多要素发展的学科。因此，患者血液管理（patient blood management，PBM）已等同于现代循证输血医学[11]。血液管理学会将 PBM 定义为"适时应用循证医学和外科观念维持血红蛋白浓度，优化止血和减少出血量，以最大限度地改善患者的预后"[12]。PBM 认为对于复杂的多种原因导致的贫血，输血只是临时的解决方式，仍需要重视导致贫血的原因[13]。

将 PBM 整合到临床路径已经减少了对同种血液制品的依赖，此前血液制品被认为是改善贫血的唯一方法，同时也解释了过去 10 年美国医院输血持续下降的原因[14]。最近一项回顾性分析指出，对骨科手术患者应用 PBM 系统以及把输血阈值从 8 g/dl 降至 7 g/dl 可减少 32% 的红细胞用量，同时改善预后。对于 65 岁以上患者来说临床结局改善更加明显，包括降低 30 天再入院率[15]。广义的 PBM 项目还可包括术前贫血的评估、临床决策的支持、宣教工作、改进外科技术和血液保存策略。

计算机数据系统[16]和一些补充指南[17]的出现，使很多国家在实行 PBM 时更为简便。目前发表的 PBM 大多数局限于非出血情况下的贫血患者输血治疗以及初次输血的决策，极少有关于重复输血的指南。麻醉从业人员需要洞悉此类专题，并提供如何将 PBM 应用到围术期临床的相关指南。

血液来源

供血者

关于"安全"的血液，或者说经过合理的采集和检测的血液，在全球存在明显的不同。根据全球血库的定义，占全世界 81% 的人口的低中收入水平国家仅收集到全世界 53% 的捐献血液。此外，低中收入水平国家输血相关性感染的流行率远高于高收入水平国家，而且低收入国家更少进行基本的质量筛查操作[18]。同时，特别在低收入水平国家，献血以物质刺激进行推广。作为世界卫生组织（WHO）决策机构的世界卫生大会（World Health Assembly）发布了决议和一致声明，强调所有成员国必须在自愿的原则上建立国家血液系统，把无偿献血作为确保安全、可靠和充足的血液制品供应来源[19]。一些专家建议应慎重考虑为供血者提供经济激励和补偿[20]，因为缺少经验性研究支持有偿献血的假设，包括非现金补偿，会增加供血者的募集，或者影响血液制品的安全性[21]。然而，WHO 强烈推荐自愿无偿献血作为安全血液供应的手段并且提高供血者的参与度[22]。

在美国，食品和药物监督管理局（FDA）生物制品评估与研究机构中心为血库和献血中心提供管理监督，确保旧称美国血库协会（American Association of Blood Banks，AABB）通过自愿原则获得血液。在欧洲，欧洲委员会在欧洲血液指令（指令 2002/98/EC）中设定了血液制品及其成分的标准。这些管理部门和专业机构建立了关于献血、采集、检测、加工、储存和产品分配的一系列标准。

在美国，年龄大于 16 岁、体重大于 110 磅即有资格接受筛查成为潜在供血者。供血者需要评估的生命体征包括体温、心率和血压。合格的测量 Hb 水平男性为 13 g/dl，女性为 12.5 g/dl。血液以全血和经过离心分离或者单采血液成分法进行采集，后者只采集特定的血液成分，其余成分将回输至供血者体内。不同血液成分的来源分离流程简图见图 49.1。单采血液成分法对于 AB 血型的供血者尤其适用，因为他们代表一种罕见的血型，可以作为通用血浆的捐赠者。作为受体，AB 血型的患者极少需要 AB 型血液，因为他们可以接受所有血型的红细胞。因此，如果只采集 AB 血型的供血者的血浆而将红细胞立刻回输，这样就使该少量而重要的供血者人群可以更加频繁地捐献血浆。

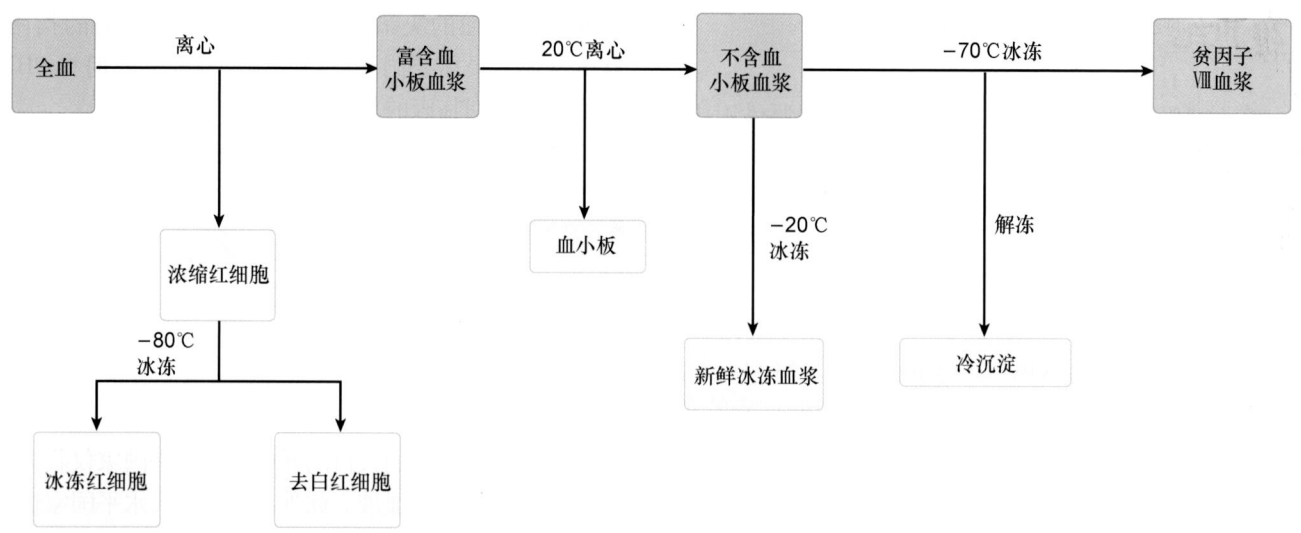

图 49.1　用于血液成分疗法的全血分离示意图

输血传播性感染

对供血者的筛查可尝试降低血液传播疾病的风险，保护供血者，以免产生因献血引起的不良反应。基于病史，有潜在血液传播疾病既往史的高危人群，包括重要的旅游史，药物注射史，最近有否文身，或者 12 个月内男男性行为（men who have sex with men，MSM）史等，应延迟献血。近年来，由于 HIV 的流行病学特征已经发生改变且筛查手段不断提高，对于后者（MSM），是否应延迟献血还存在争议。有人提倡，把这群人潜在暴露与献血之间的时间间隔减少至 3 个月[23]。

使用更敏感的筛查检测手段和输血治疗的临床实践变化使这些感染风险相当罕见。FDA 规定对于血液制品必须检测乙型和丙型肝炎病毒、HIV（1 型和 2 型）、嗜人 T 淋巴细胞病毒（HTLV；1 型和 2 型）、梅毒螺旋体（梅毒）、西尼罗河病毒和寨卡病毒。初次供血者推荐检测克氏锥虫（查加斯病）。在过去，FDA 发布了关于感染风险的清单（表 49.1）。由于感染的概率相当低，最后发布的清单为 2011 年的数据。

1982—2008 年采取的数项血液安全性措施使同种异体输血的疾病传播风险降低，以至于因为同种异体血安全性增加而使自体输血的需求量一直下降。西尼罗病毒的例子说明了血库反应有多迅速。2002 年，西尼罗病毒导致美国史上最大范围的虫媒病毒性脑炎爆发（约 4200 例患者发病），在 23 例因输血传播感染的病例中有 7 例死亡。到了 2003 年，由于获得了检验能力，感染极罕见（表 49.1）。FDA 对 2015—2016 年爆发的寨卡病毒感染反应同样迅速，血液供应立即从感染低风险区转移到疫区，数月内即完成权威检

表 49.1　美国每单位已筛查血液导致输血传播性感染的风险百分比		
感染	风险	窗口期（d）
人类免疫缺陷病毒 -1 和 -2	1：1 476 000	5～6
人 T 淋巴细胞病毒（HTLV-Ⅱ）	1：2 993 000	51
巨细胞病毒（CMV）	应用去白细胞成分血罕见	
丙型肝炎病毒（HCV）	1：1 149 000	3～4
乙型肝炎病毒（HBV）	1：280 000	24
甲型肝炎病毒（HAV00）	1：1 000 000	
细菌性红细胞	1：500 000 中有 1：1000 发生脓毒性反应	
提取血小板（早期需氧培养）		
寄生虫：巴贝西虫和疟疾	＜1：4 000 000	7～14
西尼罗病毒（WNV）	1：1 100 000	？
急性溶血性输血反应	1：38 000～1：70 000	

Data from AABB：AABB Technical Manual, 17th ed. 2011, AABB; and Fiebig ER, Busch MP. Infectious risks of transfusions. In：Spiess BD, Spence RK, Shander A, eds. Perioperative Transfusion Medicine. Philadelphia：Lippincott Williams & Wilkins；2006.

测，同时授权对普通人群进行寨卡病毒 RNA 的核酸定性检测（nucleic acid test，NAT）[24]。

与 1998 年（框 49.1）相比，2008 年（表 49.2）的输血检测有了很大的变化。核酸技术的应用缩短了感染的窗口期（即从开始感染到检出阳性结果的时间）。这就是导致肝炎、HIV、西尼罗病毒和寨卡病毒感染率下降的主要原因。

框 49.1　输血感染性疾病的检验
1. 中止血清谷丙转氨酶的检验
2. 丙型肝炎抗体的检验
3. 乙型肝炎核心抗原的抗体
4. HIV-1
5. HIV-2
6. HIV Ag（p24 抗原）
7. 人类嗜 T 淋巴细胞病毒（HTLV）1 型和 2 型
8. 梅毒血清学检验

Modified from National Institutes of Health, Consensus Development Panel on Infectious Disease Testing for Blood Transfusions. Infectious disease testing for blood transfusions. JAMA. 1995；274；1374-1379.

表 49.2　用于检测所有单位血液感染性病原体的检验：2018

病毒	基因检测	相应抗体
人免疫缺陷病毒（HIV）	核苷酸技术	HIV-1、HIV-2
丙型肝炎病毒（HCV）	核苷酸技术	HCV
乙型肝炎病毒（HBV）	核苷酸技术	抗 -HBc、HBsAg
人类嗜 T 淋巴细胞性病毒（HTLV）		HTLV-1、HTLV-2
西尼罗病毒	核苷酸技术	
寨卡病毒	核苷酸技术	

输血后肝炎

当 20 世纪 40 年代输血成为现实时，人们发现病毒性肝炎为其主要并发症。主要关注的是乙型、丙型以及罕见的丁型肝炎。这些病毒是经胃肠外途径传播的。1985 年之前，输血后肝炎的总体发生率为 3%～19%，取决于输血的机构和地点（如来自于大城市的供血者肝炎发生率较高）。大部分地区肝炎的发生率在 3%～10%。90% 的输血后肝炎是由丙型肝炎病毒所致。在这些患者中不到 1/3 出现黄疸[25]。为了确定其预后，Tong 等[25]对 131 例输血后慢性丙型肝炎患者随访多年，得出了下列症状、体征和病情的发生率：

- 疲乏（67%）
- 肝大（67%）
- 慢性肝炎（23%）
- 慢性活动性肝炎（51%）
- 肝细胞癌（11%）

发现 20 例患者死于下列原因：

- 肝硬化并发症（8 例）
- 肝细胞癌（11 例）
- 慢性活动性肝炎-肺炎（1 例）

即使到了今天，表面上康复的丙型肝炎急性感染患者仍可继续发展为肝硬化甚至患上肝癌。一些现存的抗病毒治疗，如 Mavyret（glecaprevir-pibrentasvir）、Harvoni（ledipasvir-sofosbuvir）、Epclusa（sofosbuvir-velpatasvir）和 Vosevi（sofosbuvir-velpatasvir-voxilaprevir），可以使丙型肝炎进展停止，甚至治愈某些特定基因型的丙型肝炎。然而，任何人只要曾经检测出乙型或者丙型肝炎，不论年龄大小，目前均不适合献血[26]。

巨细胞病毒

巨细胞病毒（cytomegalovirus，CMV）是一种属于疱疹病毒科的双链 DNA 病毒，无症状型慢性感染常见于健康人，以至于人们几乎将该病毒认为是正常微生物群。CMV 病毒仅感染人类，需要与以前有过感染的个体的体液接触。CMV 在细胞内能很好地存活，一般认为其以潜伏状态存在于许多人的单核细胞中。存在抗体预示有早期感染，需要关注的主要是妊娠（多胎）、早产或免疫抑制风险的受血者。CMV 血清抗体转化通常发生在接受多次输血的患者亚群。CMV 可导致嗜异染细胞抗体阴性反应，在许多方面与传染性单核细胞增多症非常类似。心脏直视手术后 1～2 个月发生的类传染性单核细胞增多症被称为灌注后综合征或输血后单核细胞增多症[27]。当受血者由输血前血清反应阴性状态转为输血数周后阳性状态并且伴有类单核细胞增多症表现时，是 CMV 传播最有说服力的证据。

输血传播 CMV 能导致某些人群严重的临床问题，如早产儿、同种异体移植物受者及脾切除的患者[28]。为预防高危人群的感染，建议需要时使用去除白细胞血液、冰冻去甘油红细胞以及筛选 CMV 抗体阴性的供血者（见"减白细胞的红细胞输血"）。Wilhelm 等[29]的研究结论认为，对于接受输血的大部分患者，没有必要提供 CMV 血清抗体阴性供血体的血液制品，因为血清转化的总体风险约为 0.14%，或输注每单位血清阳性供体血为 0.38%。他们推荐在早产儿和新生儿中继续使用 CMV 血清阴性血液以防止 CMV 感染。一般认为血浆制品如 FFP、冷沉淀以及 CMV 阳性供血者的减白细胞血液成分不会引起 CMV 感染。

寨卡病毒

最近，输血传播的寨卡病毒感染引起了关注[30]。寨卡病毒通过蚊子传播，母亲在妊娠时感染的寨卡病毒与新生儿吉兰-巴雷综合征[31]及小头畸形有关[32]。虽然寨卡病毒感染的临床症状相当明显，但是 80% 的感染人群可无任何症状。这些人即成为血液供应的潜在危险。因此，FDA 发布了一项指南。该指南规定美国所有捐献的血液必须接受寨卡病毒 NAT 检测[33]。

其他输血相关性感染性疾病

虽然理论上输血能传播许多其他传染病，但是真正受到关注的只有几种，包括小肠结肠炎耶尔森菌感染、梅毒、疟疾、美洲锥虫病、变异型克雅病、细小病毒 B19 及严重急性呼吸综合征（severe acute respiratory syndrome，SARS；表 49.3）。

20 世纪 80 年代晚期，Tripple 等[34]报道了 7 例输血相关的致命性小肠结肠炎耶尔森菌脓毒症。他们回顾文献发现有 26 例输注全血或 PRBCs 后发生的革兰阴性细菌脓毒症。小肠结肠炎耶尔森菌是一种能够引起多数患者轻微胃肠不适的细菌。然而，在重症患者中能引起脓毒症和死亡。遗憾的是，在 4℃磷酸盐缓冲液中储存的血液可促进其生长。

幸运的是，梅毒病原体不能在 1～6℃的储存温度下存活，所以不可能发生输血后梅毒。由于通常在室温下保存，浓缩血小板是最可能传播梅毒的血液成分。

输血后疟疾从来都不是受血者疟疾发病的主要原因。然而，尤其是在供血者没有排除疟原虫携带者风险时，疟疾仍有可能发生。因此，血库应充分询问供血者的旅行史或疟疾流行区迁移史。

即使没有输血引起变异型克雅病的病例，但是在动物模型中其病毒能经血液传播，因此，对有英国或欧洲其他国家旅行和居住史的供血者宜实行严格的政策。

如同疟疾一样，还有几种其他能通过血液传播的传染源，但是没有可用的检查（表 49.3）。由于缺乏特异性检验方法，所以应该采用更严格的标准筛查供血者。例如，2003 年，美国不接受疑有 SARS 或在东南亚某些国家旅行过的供血者。

库存血的生化变化

从供血者采集的血液一般被分离成多种成分（如红细胞、血浆、冷沉淀和血小板；见图 49.1）。柠檬酸磷酸葡萄糖腺嘌呤 -1（citrate phosphate dextrose adenine-1，CPDA-1）是一种抗凝保存液，用于在 1～6℃下储存血液。柠檬酸盐结合 Ca^{2+} 产生抗凝作用。磷酸盐作为缓冲剂，葡萄糖则是一种红细胞能

源，可使 RBCs 继续进行糖酵解以及维持充足的高能量核苷酸浓度（三磷腺苷，ATP），以确保储存时继续进行新陈代谢以及后续发育。加入腺嘌呤后通过增加红细胞的存活可以延长保存时间，使其从 21 d 延长至 35 d[35]。不加入腺嘌呤的话，输血后红细胞逐渐失去 ATP 和存活能力。最后，与储存在常温的血液相比，在 1～6℃储存血液可使糖酵解率减少 40 倍，从而有助于保存。

当加入 AS-1（Adsol）、AS-3（Nutricel）或 AS-5（Optisol）时，PRBCs 的储存期限可延长至 42 天[36-37]。Adsol 含有腺嘌呤、葡萄糖、甘露醇和氯化钠。Nutricel 含有葡萄糖、腺嘌呤、柠檬酸盐、磷酸盐和氯化钠。Optisol 只含有右旋糖、腺嘌呤、氯化钠和甘露醇。在欧洲，正在应用一种类似于 AS-1 的溶液。其含有生理盐水、腺嘌呤、葡萄糖和甘露醇。2015 年 FDA 批准了一种新添加的溶液——AS-7 的应用。加入此溶液可使血液保存时间至少延长至 56 d。然而，这种溶液在美国尚未进入商业用途[38]。

血液产品中血细胞比容（Hct）取决于保存方式。使用 CPDA 作为抗凝剂时，血细胞比容大于 65%。由于大部分血浆被移除，容量大约只有 250 ml。使用 AS-1 作为抗凝剂时，大部分血浆也被移除。若加入 100 ml 保存液，即可获得 Hct 55%～60% 总量 310 ml 的血液制品[39]。美国联邦法令制定了血液储存时间，同时要求输血后至少 70% 的红细胞能在循环中维持 24 h。

全血和浓缩红细胞在储存期间可发生一系列生化反应，从而改变血液的生化组成，导致一些并发症。总之，这些变化被称为“红细胞储存损伤”，可能与红细胞输注后相关器官损伤有关。在储存期间，葡萄糖被红细胞代谢为乳酸，导致氢离子堆积，血浆 pH 下降，脂质和蛋白质的氧化损伤增加。1～6℃的储存温度可激活钠-钾泵，红细胞排钾摄钠[40]。尽管储存 35 d 的浓缩红细胞中的钾离子浓度可出现某种程度的升高，浓缩红细胞中血浆总量只有 70 ml，所以钾离子总量并不会显著升高。储存期间红细胞中 ATP、一氧化碳（NO）和 2,3-DPG 的浓度进行性下降。

储存期间红细胞渗透脆性增加，部分细胞裂解，导致血浆血红蛋白水平升高。此外，接受同种血细胞输注的患者的红细胞变形性受损，可引起微循环栓塞事件[41]。Frank 等[42]研究了接受脊柱后路融合手术患者的血液后发现，红细胞变形性的降低与血液储存时间延长有关，且输血后不容易恢复。他们推测，这些变形的红细胞可能在给细胞运输氧的时候存在功能缺陷，并得出结论，输血时应同时考虑血液储存时间和输血量（表 49.4）。

表 49.3　无法检测出的理论上可经输血传播的感染性疾病：2004

疾病	风险
疟疾	美国为 < 1 : 1 000 000
严重急性呼吸综合征（SARS）	未知
变异型克雅病	英国潜在病例为 3 例

表 49.4　储存于 CPDA-1 中的全血和浓缩红细胞液的特性

参数	储存天数		
	0	35（全血）	35（浓缩红细胞）
pH	7.55	6.73	6.71
血浆血红蛋白（mg/dl）	0.50	46.00	246.00
血钾（mEq/L）	4.20	17.20	76.00
血钠（mEq/L）	169.00	153.00	122.00
血糖（mg/dl）	440.00	282.00	84.00
2,3-DPG（μM/ml）	13.20	1.00	1.00
存活百分比*	—	79.00	71.00

*24 h R- 标记红细胞回收率
CPDA-1，柠檬酸磷酸葡萄糖腺嘌呤 -1

氧运输的变化

输注红细胞的主要目的是增加组织氧运输。理论上循环红细胞量的增加可使肺摄氧量增加，并可能相应地增加组织氧输送。储存期间红细胞功能可能受损，使其在输注后难以立即向组织释放氧。

氧解离曲线是由血氧分压（PO_2）对氧合血红蛋白百分比绘制而成（图 49.2）。随着血红蛋白饱和度

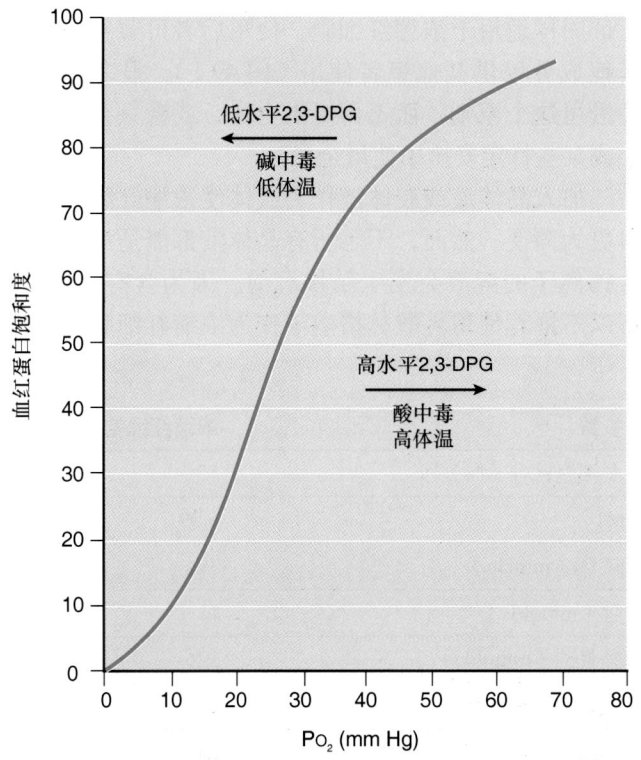

图 49.2　**影响氧离曲线移动的因素。**2,3-DPG，2,3- 二磷酸甘油（From Miller RD. The oxygen dissociation curve and multiple transfusions of ACD blood. In：Howland WS, Schweizer O, eds. Management of Patients for Radical Cancer Surgery：Clinical Anesthesia Series. Vol. 9. Philadelphia：FA Davis；1972：43.）

增加，血红蛋白对氧的亲和力也增加。这反映在该曲线的 S 形上，表示 PaO_2 降低可使相当多的氧释放到组织。氧离曲线移动通过 P_{50} 定量。P_{50} 表示在 37℃ 和 pH 7.4 时氧合血红蛋白为 50% 时的氧分压。P_{50} 低表示氧离曲线左移以及血红蛋白对氧的亲合力增加。该曲线左移表示低于正常的氧分压即可使血红蛋白在肺内饱和，但随后向组织释放氧合更为困难，因为与未移动的曲线相比，它发生在比正常毛细血管氧分压更低时。换言之，血红蛋白与氧的亲和力增加使它更难向缺氧的组织释放氧。氧解离曲线左移很可能是由于红细胞内 2,3-DPG 水平的降低所致。这种降低可持续至输血后 3 d[43]。

血液加工和储存的诸多进展主要集中于收集的材料和储存容器[44]。创新性的血液保存方法得到了很好的发展。例如，把血液保存在 500～3000 V 的静电场可减少溶血以及减缓因保存时间延长导致的 pH 下降[45]。现在的血液采集和储存材料由一次性塑料组成。这些材料必须与采集、加工、储存和使用兼容。聚氯乙烯（PVC）加上不同增塑剂的使用非常普遍，因为其无毒，有弹性，有机械强度，防水，且耐受灭菌，可耐受冰冻等极端温度，与血液成分相容，并对细胞气体交换选择性地通过。

最近动物实验数据表明，库存血在输注前加入肌苷溶液可以使其中的红细胞恢复活力，逆转储存损伤和减轻潜在的器官损伤。这或许是一项恢复 ATP 和 2,3-DPG 水平的技术，同时降低受血者的免疫反应和输血相关性器官损伤[46]。然而，目前可证实其临床益处的小型人类临床试验仍缺乏[47]。较大型的试验则正在进行之中。

血液保存时间的临床意义

血液可保存 42 d 各有利弊。明显的好处是增加血液的可使用性，但是证明其安全性的临床证据并不一致，反映了对不同临床情况的患者实行系统性研究的难处。几十年来，很多医师尝试建立起库存血中 2,3-DPG 水平与患者预后之间的牢固联系。1993 年，Marik 和 Sibbald[48] 发现输入超过 15 d 的库存血会降低黏膜内 pH，提示发生内脏缺血。此外，心脏病患者术后肺炎的发生率增高与使用库存血有关[49]。但是，心脏手术后发病率增加与库存血储存时间延长无关[50]。Purdy 等[51] 发现输入库存 17 d（5～35 d）血液的患者生存率高于输入库存 25 d（9～36 d）血液的患者。Koch 等[52] 研究认为，输入库存 14 d 以上的红细胞（浓缩红细胞）可引起冠状动脉旁路移植术患者

术后并发症风险增加，并降低近期与远期生存率。该文章随后有评论认为，某种程度上，较新鲜的血液应该应用在有需要输注这种血液的临床情况[53]。此外，一项 Meta 分析得出了输注陈旧库存血可增加死亡风险的结论[54]。

然而，也有相当数据支持不同意见。其他一些研究者并没有得出清晰的结论，并推荐开展更多的研究。Weiskopf 等[55]对健康志愿者诱发急性等容性贫血后 2 d 和 1 周时通过标准化计算机神经心理测验进行评估[56]。他们的结论认为，储存 3 周与 3.5 h 的红细胞纠正贫血的效果相同。Spahn[4]撰写评论同意 Weiskopf 等[55]的结论，并进一步推测 2,3-DPG 水平可能不是决定氧输送的关键因素（即陈旧库血中 2,3-DPG 水平降低，但该血液仍可输送氧）。Cata 等[56]也得出了输注陈旧血并不影响根治性前列腺切除术患者预后的结论。Saager 等[57]对将近 7000 名接受非心脏手术的患者进行研究，发现血液储存时间与死亡率并不相关。

自从第 8 版《米勒麻醉学》本章节出版以来，已发表了数个随机对照试验，评估库存血储存时间的影响。2016 年，Heddle 等[58]发表了 INFORM 试验的结果，这是一个大型、务实的随机对照试验，纳入来自于 4 个国家的 6 个医学中心的成年住院患者。患者随机输注库存时间最短（平均库存时间 13 d）或最长（平均库存时间 23 d）的库存血。由于稀有血型不可能在平均库存时间内达到适当的差异，因此只纳入 A 型和 O 型血的患者。初始分析纳入超过 20 000 名患者，两组之间在死亡率上没有明显差异。在预先设定的高风险患者中，包括接受心血管手术的患者、进入 ICU 的患者和肿瘤患者，结果仍然一致。

2015[59]年发表的 RECESS 试验结果同样表明，输注少于 10 d（平均 7 d）和大于 21 d（平均 28 d）的库存血导致相似的死亡率。两组之间术后 7 d 发生多器官功能障碍评分（MODS）的变化也相似。最后，两个随机对照试验评估库存血储存时间对成年危重患者死亡率和预后的影响，如新的血流感染、机械通气的时间和肾替代治疗等，并未发现输注新鲜血液和库存血之间存在差别[60-61]。

最近的这些随机对照试验阐述了陈旧库存血和新鲜库存血的安全性和非劣性，但最终的结果还需要更多的数据支持。首先，评定预后的方法可能尚不足够敏感，以检测出有意义的重要临床结果。很多研究用死亡率作为评价首要临床结局的指标，虽然这显然是一个重要的基准，但是对于检测与库存血安全或最佳的保存时间有关的临床差异来说还不够敏感。当发生重要的不良临床结局时，死亡率本身可不发生变化（如住院时间、心血管事件、生活质量、认知功能下降等）。其次，这些研究对比了相对新鲜和相对陈旧的库存血，在伦理上和逻辑上应该排除一项对比非常新鲜和非常陈旧，甚至对比相当陈旧和非常陈旧的库存血（例如，保存 35 ～ 42 d 的血液）[62-64]的试验。因为血液的质量会随着储存时间下降，输注长时间储存的库存血增加死亡率在生理学上是说得通的。但是关于输血的有效性和血液的保存时间仍存在争论，可能还需要进行更多的前瞻性研究。

血液成分治疗：输血适应证

血液治疗领域的一个重要进展是血液成分治疗的发展。其基本原理是患者最好应输注所缺乏的特定的血液组成部分。这一理念已经将问题呈现至外科团队，因为他们最期待全血的生理效应。

同种异体血

浓缩红细胞含有与全血等量的血红蛋白，只是被移除了大部分血浆。浓缩红细胞的血细胞比容大约为 65%（表 49.5）。除了严重出血，绝大多数红细胞的适应证同样适用于浓缩红细胞，使用后者可节省血浆和其他成分以供其他患者使用（图 49.1）。很多血库已经沿用这个原则，而不再提供全血，或者只在创伤中心或某些特定安排中使用全血。

加入晶体液或胶体液作为载体使浓缩红细胞的应用更为简便。然而，不是所有晶体液都能适用。使用含钙离子的溶液会发生结块沉淀。因为含有钙离子，所以不推荐使用乳酸林格溶液作为浓缩红细胞的稀释

表 49.5 浓缩红细胞的代谢特征

参数	浓缩红细胞
血细胞比容（%）	57
pH	6.79
pCO_2（mmHg）	79
盐（mmol/L）	11
血浆钠（mmol/L）	126
血浆钾（mmol/L）	20.5
葡萄糖（mmol/L）	24
乳酸（mmol/L）	9.4

From Sumplemann R, Schürholz T, Thorns E, et al. Acid-base, electrolyte and metabolite concentration in packed red blood cells for major transfusion in infants. Paediatr Anaesth. 2001; 11: 169-173.

表 49.6 静脉内溶液与血液的相容性

血液与静脉内溶液（1:1）	30 min 溶血	
	室温	37℃
5% 葡糖糖	1 +	4 +
人血浆蛋白 *	1 +	3 +
5% 葡萄糖 + 0.2% 生理盐水	0	3 +
5% 葡萄糖 + 0.45% 生理盐水	0	0
5% 葡萄糖 + 0.9% 生理盐水	0	0
0.9% 生理盐水	0	0
Normosol-R，pH7.4 †	0	0
乳酸林格溶液	0（凝块）	0（凝块）

* Cutter Laboratories，Berkeley，CA.
† Abbott Laboratories，Chicago，IL.

液或载体（表 49.6），即使一些实验研究认为乳酸林格溶液和生理盐水均可使用[65-66]。一个更重要的因素可能是稀释液相对血浆来说是否低渗，因为在低渗液中，红细胞会发生肿胀并最终裂解。可引起溶血的溶液列表见表 49.6。推荐可与浓缩红细胞相容的溶液为：5% 葡萄糖 + 0.45% 生理盐水，5% 葡萄糖 + 0.9% 生理盐水，0.9% 生理盐水和 pH 为 7.4 的 Normosol-R（一种多电解质溶液）。

输注红细胞的目的是提高携氧能力。在无严重贫血时，增加血管内容量并非输血的指征，因为血容量可以通过输液（如晶体液）来增加。因此，血红蛋白值不应作为输血决策的唯一参考，而应同时考虑患者的总体情况（如血流动力学、器官灌注和氧供、预期的手术需求）[67]。尽管这样，血红蛋白值仍然是目前很多输血决策的基本依据，同时也是使用限制性还是开放性输血治疗的主要标准。

患者处于失血状态时，治疗目标应该是恢复血容量，维持心排血量和器官灌注在正常水平。当使用晶体液和（或）胶体液纠正低血容量时，可导致等容量稀释性贫血，以此增加心排血量对增加组织氧供的程度有限。实际上，Mathru 等[68]的研究发现，临床上应用等容量稀释导致的贫血，当血红蛋白水平降至 5.9 g/dl 时，内脏及门脉前的氧供和氧耗都不足。尽管如今患者的血液管理都倾向于少输血甚至不输血，决定实行输血的确切血红蛋白水平将在后面讨论。

1988 年美国国立卫生研究院（NIH）的一次共识会议[69]确定应用血红蛋白水平或血细胞比容作为决定是否开始输血的依据。会议的结论认为，血红蛋白值大于 10 g/dl 的健康患者在围术期基本不需要输血，血红蛋白值小于 7 g/dl 的急性贫血患者常需要输血。

他们还认为，慢性贫血（如肾衰竭）的患者可耐受低于 6 ～ 7 g/dl 的血红蛋白水平。有趣的是，该会议后的 30 年以来，尽管有很多这方面的研究、论文以及争论，但是该基本指南并无实质性的变化。

LeManach 和 Syed[70] 撰写的一篇精彩的编者按提出了关于输血触发值的关键问题，其中包括数据资料的功能以及从中我们需要学习的方面。最重要的是，要识别可预测红细胞输注的各种参数和准确估计输血的影响的一些进展。很多研究应用死亡率作为主要指标。毫无疑问，死亡率是一个重要指标，但是在生存和死亡两个极端之间仍有不少明显的影响因素，包括生命体征、重要的实验室检查结果和其他重症监护病房中的指标。一些 ICU 患者的研究人员尝试以测量组织氧合和血液动力学定义输血起点（如提高氧消耗以增加氧容量）[71-73]。氧提取率已被推荐作为输血的一个指标[74]，但是这种技术是有创的。而且，以氧提取率为指标的输血策略在输血和未输血的患者中的结果差别不大。尚无特定的方法可以连续预测患者是否得益于输血。临床上最终决定何时开始输血由很多因素决定，如心血管系统状况、年龄、预期额外失血、动脉氧合、混合静脉血氧饱和度、心排血量和血容量（表 49.7）等。

额外输血

初次输血之后，为判断是否有指征需要再次输血，则需要重新评估患者的总体状况和临床情况。以

表 49.7 美国外科医师学院急性出血分类

因素	I 级	II 级	III 级	IV 级
失血量（ml）	750	750 ～ 1500	1500 ～ 2000	≥ 2000
失血量（占血容量百分比,%）	15	15 ～ 30	30 ～ 40	≥ 40
脉搏（次/分）	100	100	120	≥ 140
血压	正常	正常	降低	降低
脉压（mmHg）	正常或增加	降低	降低	降低
毛细血管充盈试验	正常	阳性	阳性	阳性
呼吸（次/分）	14 ～ 20	20 ～ 30	30 ～ 40	35
尿量（ml/h）	30	20 ～ 30	5 ～ 10	无
中枢神经系统：精神状态	轻度焦虑	中度焦虑	焦虑、模糊	模糊、嗜睡
液体治疗（3 - 1 规则）	晶体	晶体	晶体 + 血	晶体 + 血

下为需要考虑的主要内容：

　　1. 监测生命体征及其趋势。

　　2. 估计失血量和预期失血量。

　　3. 计算总输液量。

　　4. 检测血红蛋白值。

　　5. 外科关注点。

失血量的测量

　　在评估是否需要输血和再次输血时，测算失血量显然非常重要（表 49.7）。标准的测量包括干纱布和浸血纱布的重量差。这是一种直观的重量测量方法。一项关于脊柱手术患者的研究发现，麻醉医师对于失血量的估算比真实出血量多 40%（图 49.3）。另一方面，与标准重量法相比，光学扫描仪估计的失血量结果往往过低[75]。这些测量方法的准确性往往不一致，并不存在测量失血量的"金标准"。

　　预测外科失血量同样是术中输血的重要组成部分。作为 WHO 术前指南的一部分，为了提高患者的手术安全性，在麻醉诱导前麻醉医师必须考虑大量失血的可能性[76]。一项前瞻性试验评估了外科和麻醉医师在切皮前预测出血量的能力，结果显示在 10% 的中型或大型手术中，两者均对出血量低估超过 500 ml。由于没有充足的静脉通道或者合理的容量复苏，使得那些患者处于潜在的风险中[77]。

血红蛋白浓度的测定

　　输血决策取决于很多临床因素，其中血红蛋白水平是一个重要的指标，但往往受混杂变量的影响。关于失血量的测量，杜克大学的临床研究人员强调，对间歇测得的血红蛋白值的解读常因液体交换、静脉输液和实际输血量而变得复杂[78]，而这些因素对输血决策非常重要。

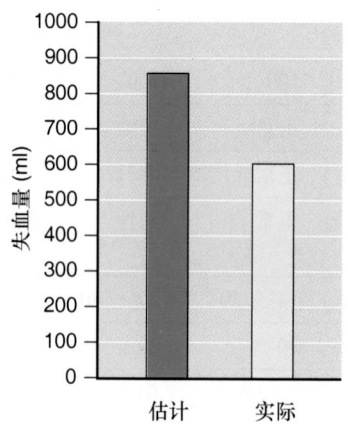

图 49.3　**估计和实际失血量的差异**（From Stovener J. Anesthesiologists vastly overstate bleeding. Anesthesiol News, May 14, 2012.）

　　基于无创的手指分光光度技术（Masimo SpHb, Masimo, Irvine, CA）可以实现连续的血红蛋白值监测。目前，关于此技术关注失血量估算和输血需求等各种临床状况的研究非常多。虽然这种测量准确度很高（SpHb 与实验室 Hb 测量值误差小于 1.0 ~ 1.5 g/dl），但是仍有不少不准确测量值的出现[79-80]。SpHb 在中重度贫血或者被积极复苏的患者中更加不准确[81-82]。

　　这种技术的准确性还取决于手指血流和温度。它的屏幕可显示灌注指数（PI），以便于准确测量血红蛋白值。PI 值大于 4% ~ 5% 时，SpHb 的精度可以提高。应用布比卡因进行手指神经阻滞可在数小时内降低不准确数值的数量和增加准确值的数量[83-84]。尽管没有专门研究，但是温暖手指可使灌注指数上升，从而提高血红蛋白值的测量准确性。

　　即使准确性不一致，但 SpHb 仍具价值。观察其变化趋势可以帮助临床医师在怀疑血红蛋白水平稳定的情况下检测其变化。例如，Giraud 等[85]得出了这样一个结论：与其他方法相比，分光光度法测出的血红蛋白值是无创性的。虽然不够准确，但是提供了有价值的连续性测量指标。他们还根据美国麻醉医师协会特别小组关于围术期输血和辅助治疗指南总结出，这些测量结果并不会导致输血过错。要指出的是，即使绝对值没有问题，如果血红蛋白值变化幅度突然超过 1 ~ 2 g/dl，也要寻找变化的原因。例如，如果血红蛋白值从 11 g/dl 快速降至 9.5 g/dl，说明应重新评估临床状况。尽管该理念很具吸引力并且可能很准确，但仍需更多权威的研究[86]。SpHb 可能在未来的输血决策中极具价值[87]。

　　有创床旁即时检测，如 HemoCue（HCue；Hemocue America, Brea, CA），提供了一个快速有效的检测血红蛋白值的方法。此方法在 5 min 之内即可在床旁测量出 Hb 值。如果测定人员经过了适当的培训，HCue 测量则极为准确[80, 85]。也有其他一些床旁检测方法，包括 RapidLab（Siemens, Malvern, PA）和 i-Stat（Abbot Inc, Princeton, NJ）。这三种形式的对比检测展示了良好的可靠性[88]。

术前贫血

　　术前贫血（即，女性 Hb < 12 g/dl，男性 Hb < 13 g/dl）是接受大手术患者的常见合并症，发生率高达 40%[89]，也是增加围术期死亡率[89]和术后急性肾损伤（AKI）的独立危险因素[90]、在存在大量出血（> 500 ml）中高风险的患者中，应在术前 3 ~ 8 周检测血红蛋白水平[91]，以使其有充足的时间进行铁剂治疗或改善营养不良。促红细胞生成药物，特别是静脉铁剂治疗可用于术前贫血的患者。治疗术前贫血作为减少术中输血的手段这个观念已得到广泛认可。比如，腹部手术患者接受静脉铁剂治疗可显著提高 Hb 水平，减少输血，以及减少住院时间[92]。PREVENTT 是一项调查术前静脉铁剂治疗的大型 III 期随机对照试验。该试验正在进行之中，以进一步确定这项干预的特征。口服治疗改善贫血，若在术前足够长时间开始，同时患者可耐受的话，有可能获得与静脉治疗同样的疗效[93]。

促红细胞生成剂（erythropoiesis-stimulating agent，ESA），如 darbepoetin alfa，可刺激骨髓中的原红细胞和诱导红细胞生成。它们通常作为终末肾病或者接受化疗的贫血患者的处方药，以提高这些患者的血红蛋白水平和降低输血率。在不同的围术期患者人群中，ESA 作为一种提高 Hb 水平和减少输血的方法，其实用性和安全性的研究参差不齐。这可能是研究方案不一致的结果。一项新近的随机对照试验发现，在接受心脏手术的贫血患者中，术前两天使用单剂量促红细胞生成素可降低术中输血率[94]。虽然不良反应并无差别，但此研究证据显然不足。ESA 引起高血压和血栓事件的安全性问题仍然没有解决[95]。

对于术前时间有限的患者，Karkouti 等[96]则建议预防性输注红细胞以减少围术期贫血的发生。但是这种建议引发了许多支持者（Karkouti）[97]和质疑者[98]以评论和编辑来信的形式进行争论。最近的回顾性资料建议，术前输血，即使对于严重贫血的患者来说，非但无益处，而且在某些患者中可能是并发症的独立预测因素[99]。

开放性和限制性输血策略

开放性和限制性输血已成为输血治疗的重要术语。一些医学和手术机构已经对开放性和限制性输血提出了各自的定义。其中包括美国血库协会[100]、输血结局小组国际会议（International Conference on Transfusion Outcomes Group）[6]和髋部骨折手术修复协会（Surgical Hip Fracture Repair，FOCUS）[101]。实际上，这些研究很多是由美国国立卫生研究院支持的，说明该课题对于患者治疗是何等重要。

当决定输血时，选择开放性还是限制性输血取决于血红蛋白水平。限制性输血策略是指仅当 Hb ≤ 7 ~ 8 g/dl 时实施输血。相反，开放性输血策略是指当 Hb ≥ 9 ~ 10 g/dl 时实施输血。许多研究已经在多种不同患者病情和敏度的临床场景中开展。最新的随机对照试验继续证明，相对于限制性输血策略，开放性输血策略并无优势。其中，如果开放性输血治疗没有临床优势，则应用限制性输血治疗。限制性输血的输血反应发生率更低[101]。

在危重患者中，开放性输血的触发点怎么确定呢? 一些重症医师认为输血可导致呼吸机相关性肺炎[102]和院内感染[103]的发生。尽管不能排除这个可能性，但这些为伴多种混杂变量的复杂结局。确定特定的输血触发值具有一定的难度，然而 Ely 和 Bernard[104]大致证实了之前的结论，开放性输血策略并不会带来更好的预后（即 9.0 ~ 10.0 g/dl）[105-106]。随后系列述评更倾向于对危重患者启用更低的输血触发值[107-108]。

对于存在感染性休克的高风险心脏手术和危重患者而言，最近的前瞻性随机对照试验继续证明了限制性输血阈值的非劣质性[109-110]。此外，一项关于开放性和限制性输血的随机试验的 Meta 分析指出，限制性输血治疗可降低医疗相关感染的发生率[111]。

或许一个单一数值、一刀切的方法对于使用开放性还是限制性输血策略来说过于简单。在一个述评中，Beattie 和 Wijeysundera[67]提倡一种更符合临床实际的方法去确定合理的输血触发值，那就是健康的年轻患者输血触发值应与有明显心血管病的老年患者不一样。美国外科医师学院尝试对患者特征和失血量进行分类，并由此确定输血的依据（表 49.7）。一些集合的数据支持定制输血阈值的理论，但是结果仍然需要前瞻性随机试验的证实[112]。血红蛋白水平固然重要，但是患者的总体情况更为重要。

除了对两者一刀切的方法之外，将开放性和限制性输血策略应用于患者血液管理有一定的局限性。该策略主要只提出了初次输血的指征[113]。该策略大多数只针对病情稳定的无活动性出血的贫血患者，并未提出后续输血的指征。在讨论开放性和限制性输血治疗时，并没有提出对出血患者重复输血的需求。然而，这个对于麻醉医师来说相当重要。对于活动性出血，特别是合并有心血管疾病的患者，也许应更倾向于采用更为开放的输血策略[114]。

概括性结论

强调血红蛋白水平在输血决策中的重要性需谨慎。血红蛋白水平存在个体差异，而这种差异来自于通过输血提高携氧能力的需求不同。同样，不考虑输注红细胞影响的话，患者个体的 Hb 水平在围术期可能有很大差别。急性出血时，由于血管内容量尚未耗竭以及血红蛋白水平没有被稀释，初始血红蛋白水平仅轻度下降[114]。更灵敏的组织氧合指标（如黏膜内 pH）的发展可能会为将来的输血治疗提供更好的参考。正如 Weiskopf[115]指出的，我们只需要等待更先进的技术出现，让我们可以直接测量所需要的数值，知道需要测量哪个替代参数（如血红蛋白）以及用什么样的指标提示需要增加氧供输。虽然 Weiskopf 是在 1998 年提出这一观点，但是替代指标仍然用于现今的输血决策。

在数据不够充分的情况下，2015 年更新的 ASA 指南提出了如下建议[116]：

1. 当血红蛋白浓度大于 10 g/dl 时，一般不建议输血；当血红蛋白浓度低于 6 g/dl 时，几乎都有输血指征，尤其是急性贫血时。

2. 应当使用限制性输血策略（Hb < 8 g/dl），以减少患者的输血需求以及降低潜在的输血不良影响。

3. 将多模式流程和方案应用于减少术中出血和输血需求。这些路径包括床旁即时检测以直接治疗。

4. 不推荐所有患者应用单一的血红蛋白"触发值"来决定是否输血，也不推荐使用其他不能反映影响氧合的所有重要生理和外科因素的方法来决定是否输血。

5. 如条件允许，使用术中和术后自体血回收、急性等容稀释以及减少血液丢失的措施（控制性降压和使用药物）可能会对患者有益。

浓缩血小板

浓缩血小板可来自 4 ～ 6 份全血的合并浓缩液或单一供血者的单采浓缩液[117]。如果在室温下储存血小板，收集后宜持续轻微振荡，有效使用期为 7 d。主要源于浓缩血小板的细菌污染仍是输血相关性死亡的第三大原因，即使发生率在过去 15 年逐渐下降[118]（表 49.8）。在 1982—1985 年报道的 10 例血小板输注相关的脓毒症中，有一半病例所输血小板储存时间为

表 49.8 2012—2016 年美国输血相关性死亡人数

并发症	2012—2015 年（数字）	2012—2015 年（百分比）	2016 年（数字）	2016 年（百分比）
过敏性反应	6	4	5	12
污染	14	10	5	12
HTR（ABO）	10	7	4	9
HTR（非 ABO）	18	13	1	2
低血压	2	1	1	2
TACO	37	26	19	44
TRALI	56	39	8	19

TACO：Transfusion-associated cireulatory overload，输血相关性循环超负荷；TRALI：transfusion-related acute lung injury，输血相关性急性肺损伤
From Fatalities reported to FDA following blood collection and transfusion：annual summary for fiscal year 2016. These reports are available online at https://www.fda.gov/media/111226/download

5 d 或 5 d 以上。1987—1990 年的一项前瞻性研究结果显示，在应用血小板治疗继发于骨髓衰竭的血小板减少患者中，有 7 例患者出现脓毒症[119]。应用储存 5 d 源于多个供血者的血小板制品患者的脓毒症发生率较应用储存 4 d 者升高 5 倍，因此强调缩短储存时间。对输注血小板主动的调查研究发现[120]，细菌污染率大约是 1/2500 单位（表 49.9）。在接受污染血小板输注的患者中，25% 出现了脓毒性输血反应，尽管这些病例只是在主动监测中发现。在这个研究之前，与血小板输注相关的脓毒性输血反应的发生率为 1/100 000。这很可能是低估的数据[121]。

目前浓缩血小板需常规进行细菌检测，是唯一在室温下储存的血液制品[122]。对于输注血小板后 6 h 内出现发热的任何患者，应该考虑血小板导致的脓毒症。

难以界定应用血小板的适应证。最新的指南由 ASA 围术期血液管理工作组在 2015 年发布。有关血小板输注管理的推荐意见如下：

1. 监测血小板计数，大量输血的情况除外。

2. 如有条件，应监测血小板功能。

3. 在大量失血或者疑似血小板功能障碍的患者，考虑使用去氨加压素。

4. 若有已知或未知的血小板功能障碍（如心肺转流术、出血、最近接受抗血小板治疗及先天性血小板功能障碍），尽管血小板计数正常，仍有输注血小板的指征。

5. 如手术和产科患者血小板计数大于 100×10^9/L，几乎没有预防性输注血小板的指征。而当血小板计数小于 50×10^9/L 时通常有指征。当患者血小板计数在中间值（50×10^9/L ～ 100×10^9/L）时，确定是否需要输注血小板治疗应以患者的出血风险为依据。

很多机构针对患者情况制订了严格的输注阈值，同时列出以下几种情况所需的最低血小板计数：①预防性；②围术期（取决于手术方式）；③活动性出血。对于第一类，化疗患者的血小板计数要求为 10×10^9/L[123]。第二类，骨髓活检或腰椎穿刺血小板计数应为 20×10^9/L 和

表 49.9 血小板浓缩液储存期限与主要事件的回顾

年份	储存期限	实际储存期限 *
1984—1986 年	7 d	6 ～ 7 d[†]
1986—1999 年	5 d	3 d[‡]
1999—2004 年	5 d	3 d[§]
2004 年至今	5 d	2.5 ～ 3 d

* 临床医师实际应用血小板浓缩液的时间
[†] 细菌污染的报道
[‡] 核酸技术检验，集中供血者检验
[§] 应用细菌检测

30×10⁹/L，而神经外科手术则为 100×10⁹/L。这些阈值常常由专业机构指导制定。美国区域麻醉和疼痛医学协会的指南中也包括可能会改变血小板的功能[124]的治疗方案的推荐。临床机构可能会有精确的血小板输注建议。

严重血小板减少（< 20×10⁹/L）和临床有出血体征的患者通常需要输注血小板。然而患者可能会血小板计数极低（远远小于 20×10⁹/L），却无任何临床出血的表现。这些患者可能不需要输注血小板（表49.10）。最近的 PATCH 试验评估接受抗血小板治疗的颅内出血（intracerebral hemorrhage，ICH）[125]患者。由于对血小板功能不可逆的抑制以及与 ICH 相关的高发病率和死亡率的担忧，这些患者经常接受输注血小板治疗。如果纳入研究的患者格拉斯哥评分（GCSs）< 8 分，或者他们的治疗计划包括首个 24 h 内进行预期的手术干预，则被排除。与不输注血小板的标准治疗相比，输注血小板可增加 3 个月死亡或者依赖的风险以及住院期间严重不良事件的风险。尽管这个研究排除了接受外科手术的患者，但即使是此类高风险人群，除非活动性出血，仍不具备输注血小板的指征。

如可能，应该使用 ABO 相容性的血小板。然而，是否必须应用 ABO 相容性血小板尚未得到证实，且特异性检验难以实施。因血小板可导致凝集，所以凝集反应不能用于交叉配血。血小板膜上存在免疫球蛋白，难以检测到受血者抗体的其他沉积。尽管直接针对血小板膜上 I 型人白细胞抗原（human leukocyte antigen，HLA）蛋白的抗体和针对 ABO 的抗体能破坏血小板，但是对大多数患者来说选择输注血小板时可能将仍不考虑抗原系统[126]。ABO 不相容性血小板可发挥非常充分的止血作用。

输注血小板的效果难以监测。理想情况下，70 kg成人输注 1 个单位浓缩血小板后 1 h 血小板计数通常增加 7 ～ 10×10⁹/L。若增加血小板计数 100×10⁹/L，则需要输注 10 个单位浓缩血小板。然而，许多因素如脾大、既往致敏史、发热、脓毒症和活动性出血可能导致输注血小板的存活率下降和功能恢复降低。

人们已提出使用各种不同类型的浓缩血小板，

表 49.10　血小板计数与出血发生率的相关性

血小板计数（红细胞 /mm³）	患者总数	出血患者数
> 100 000	21	0
75 000 ～ 100 000	14	3
50 000 ～ 75 000	11	7
< 50 000	5	5

（Data from Miller RD，Robbins TO，Tong MJ，et al. Coagulation defects associated with massive blood transfusions. Ann Surg. 1971；174：794.）

包括去除白细胞的血小板、紫外线照射的血小板。Kruskall[127]对这些血制品的应用进行了回顾。

新鲜冰冻血浆

FFP 是最常用的血浆制品，采集供血者血液时即可制备，通常在 8 h 或 24 h 内冰冻（PF24）。FFP 含有所有的血浆蛋白，特别是因子Ⅴ和Ⅷ。后两者在血液储存期间逐渐减少。PF24 与 FFP 类似，除了因子Ⅴ浓度轻度降低外，因子Ⅷ的浓度大约降低 25%[128-129]。解冻血浆在 1 ～ 6℃中可保存 5 d。如同其他血液制品一样，使用 FFP 同样具有其固有的风险，如致敏外源蛋白。

尽管 FFP 能可靠地用于急性失血时血管内容量替代治疗，但是其他疗法同样令人满意且更为安全。输注 FFP 的风险包括 TRALI、输血相关性循环超负荷（TACO）和变态或过敏反应。

2015 年，ASA 工作组关于血浆应用的指南推荐如下：

1. 在可行的情况下，使用 FFP 之前应获得凝血试验结果。

2. 在不使用肝素的情况下，用于纠正 INR > 2 的凝血功能障碍。

3. 当不易或无法快速获得凝血实验结果时，用于纠正输注超过一人血单位（约 70 ml/kg）血液患者的凝血功能障碍。

4. 当无特定血液成分可用时，对合并出血和 DIC 的已知凝血因子缺乏的替代治疗。

5. 当存在严重出血和无法获得凝血酶原复合物时，用于逆转华法林的抗凝作用。

FFP 或血浆常常在置入血管内导管之前用于危重患者。Hall 等[130]对英国 29 个 ICU 的 1923 例置入血管内导管的患者进行了研究，对比是否输注 FFP 时发现，慢性肝病和凝血功能检测异常的患者接受 FFP 输注的频率更高。然而，PT 的严重程度不是其中一个因素。在这种情况下是否应用 FFP 仍不确定。2015 年，Muller 等[131]发表了一项随机、非盲试验的结果。这项试验在进行有创操作、INR 1.5 ～ 3 的危重患者中预防性使用 FFP。由于招募速度太慢，试验在达到预期纳入人数之前即已结束。两组之间出血的发生率并无差别，但是此试验尚不足以有效区分两组之间的显著差异。同时，INR 降到 1.5 以下只发生在 54% 干预组的患者中。

为了致力于推进血浆在需要大量输血的患者中的应用，一些创伤中心随时供应解冻血浆。在一项研究中，将已接受 1 个单位红细胞和血浆的严重创伤患者分为两组，其中一组立刻输注 4 个单位解冻血浆。研究发现，接受血浆输注的一组患者总体血制品使用量和 30 d 死亡率均下降[132]。最近，Sperry 等[133] 随机给予入院前因飞行运输受伤且有严重出血风险的患者进行标准治疗或输注 2 个单位 FFP。3 h 后，Kaplan-Meier 曲线显示两组在早期即有差异结果。结果倾向于在入院前经验性使用 FFP 直至到达预先设定的 30 d 随机随访终点。

冷沉淀

当 FFP 解冻，沉淀物重组，就形成了冷沉淀。冷沉淀含有因子Ⅷ：C（促凝血活性）、因子Ⅷ：vWF（即 von Willebrand 因子）、纤维蛋白原、因子ⅩⅢ和纤维连接蛋白。后者是一种糖蛋白，它在网状内皮系统清除血中异物颗粒和细菌中可能发挥作用。冷沉淀只含有微量的其他所有血浆蛋白。

冷沉淀常用于 ABO 相容者。然而，这可能并不非常重要，因为冷沉淀中的抗体浓度极低。冷沉淀可能含有红细胞碎片，从 Rh 阳性个体制备的冷沉淀可能使 Rh 阴性个体对 Rh 抗原致敏。冷沉淀应通过过滤器尽可能地快速输注。输注速率应至少达到 200 ml/h，并应在解冻后 6 h 内输完。

根据 2015 年 ASA 围术期血液管理工作组[116] 的规定，当非产科患者纤维蛋白原大于 150 mg/dl 时，输注冷沉淀物几无指征。关于冷沉淀物输注的指征如下：

1. 当纤维蛋白原活性检测提示出现纤溶证据时。

2. 预期大量出血的患者纤维蛋白原浓度小于 80～100 mg/dl 时。

3. 预期大量出血的产科患者，即使纤维蛋白原浓度大于 150 mg/dl。

4. 无法及时检测纤维蛋白原浓度的大量输血的患者。

5. 先天性纤维蛋白原缺乏的患者。如可能，请血液科医师会诊。

6. 1 型和 2A 型血友病的出血患者，且去氨加压素或 vWF/F Ⅷ浓缩物（或不可用）治疗无效时。

7. 2B、2M、2N 型和 3 型血友病的出血患者，且 vWF/F Ⅷ浓缩物（或不可用）治疗无效时。

外科医师有时应用纤维蛋白胶进行局部止血。这种纤维蛋白胶的制备方法类似于冷沉淀物。加入凝血酶后即可局部使用，但是临床试验难以确定其效能。

大量输血和输血比例

特别是对于创伤或手术中大量失血的患者而言，20 世纪 70 年代从全血输注到成分输血的转变为输血治疗提出了新的挑战。输注全血时通常不需要补充新鲜冰冻血浆。输注 15～20 单位血液后可发生显著的血小板减少症[5]。随着从输注全血到浓缩红细胞的改变，尤其是在给创伤患者输注了所需的单位数后，凝血障碍的发生率有所上升。除了基于临床判断或实验室检查的输血治疗，又提出了浓缩红细胞与 FFP 和（或）血小板浓缩液的比例这个概念。例如，1∶1∶1 这个比例，即输注 1 个单位血浆、1/6 单位血小板与 1 个单位红细胞。1∶1∶2 比例，即输注 1 个单位血浆、1/6 单位血小板与 2 个单位红细胞。输注 1/6 单位血小板的惯例来自于从单个供血者单采 1 个单位或 6 个供血者合并的 6 份中之一的普通分配。在文献综述中，此比例可描述为血浆/血小板/红细胞或者红细胞/血浆/血小板。

Holcomb 等[134] 认为增加血小板的比例与大量输血后生存率上升有关。紧接着，Kornblith 等[135] 发现在检测因子Ⅱ、Ⅴ、Ⅶ、Ⅷ、Ⅸ和Ⅹ、抗凝血酶Ⅲ、蛋白 C 的活性时，与 1∶1∶2 相比，1∶1∶1 血浆/血小板/红细胞输注比例可显著提高实验室凝血的止血效果，并观察到更高的纤维蛋白原浓度。重大创伤输血多中心前瞻性研究（PROMMTT）的研究结果支持这个结论。这些数据来自于 10 个美国Ⅰ级创伤中心。这项研究[136] 的结论是在复苏初期，输注了至少 3 个单位血液制品的患者采用更高的血浆和血小板比例输注后，其 24 h 内死亡率下降[136]。但在 24 h 的生存者中，其随后 30 d 死亡风险与血浆或血小板比例无关。对比损伤严重程度评分相似的患者发现，只有高血浆/RBC 比例复苏对生存有益。但是，并未发现 1∶1 比例比 1∶2 比例在罹病率方面具有额外益处[137]。

在最近的随机对照试验——实用最佳血小板和血浆比例（Pragmatic Randomized Optimal Platelet and Plasma Ratios，PROPPR）中，Holcomb 等[138] 发现，在严重创伤和大量出血的患者中，早期使用血浆、血小板、红细胞比例为 1∶1∶1 与 1∶1∶2 相比，24 h 或 30 d 死亡率并无显著差异。

积极地使用 FFP、血小板以及其他血液制品只对大量输血引起的凝血障碍有效。其他输血患者过度使用血浆可升高严重并发症的发生率，包括急性呼吸窘迫综合征（ARDS）和器官功能障碍[126]。一项回顾性研究表明，高 FFP/浓缩红细胞比例与产后出血患者高级生命支持的需求有关[139]。

合成类携氧物质

基于血红蛋白的携氧载体

人们制造了各种携氧或促进氧运输的物质。氧治疗剂被称为基于血红蛋白的携氧载体（Hb-based O_2 carrier，HBOC）。HBOC 优于人血，不受血型限制，无须交叉配血，也不会传播感染性病毒。这些都是多数合成血液制品的典型特征（表 49.11）。

尝试开发合成类血液的方法主要有两种。第一种是使用线性结合动力学。这不同于血红蛋白非线性结合。最著名的是称为 Fluosol-DA 的全氟化合物乳剂。Fluosol-DA 最初被 FDA 批准用于经皮冠状动脉介入手术的缺血组织再灌注治疗[140]。然而，它只有在 PaO_2 超过 300 mmHg 时才携带氧[141]，因此很少应用。全氟化合物在 1994 年退出了市场。与 Fluosol-DA 相比，另一种全氟复合物——全氟辛基溴化物（perfluorooctyl bromide）的携氧能力增加了 3～4 倍，半衰期较长，并且较 Fluosol-Da 相关的预计问题较少，但尚未被推出市场[142]。

大多数 HBOC 是通过修饰来自人体、动物或重组技术得到的血红蛋白分子。首先需要使血红蛋白去基质，以防止肾毒性作用。接着必须对无基质血红蛋白进行修饰，以增强其与氧的亲和力（降低 O_2 亲和力或氧解离曲线右移），并延长其相对较短的血管内半衰期。很多其他方法如交联、吡啶氧化、聚合、结合和包装等已被用于完成此过程。无基质血红蛋白可引起与一氧化氮清除相关的严重的小动脉收缩作用。这不利于器官灌注。从大肠埃希杆菌中制造出的一种作为血液替代品的人类重组血红蛋白（rHb1.1）在携氧容量方面与正常血红蛋白一样，但是同样受到小动脉收缩的困扰。尽管与 rHb1.1 和琥珀酰水杨酸交联血红蛋白相比，接下来的更新的 rHbg2.0 可使一氧化氮清除降至最低，且几乎不引起小动脉收缩[143-144]，但血管收缩仍然可导致最后的失败。

多数临床试验已显示同种异体血液的使用增加[145]，然而使用 HBOC 的结局相似：即不良事件的增加导致临床试验的失败。Natanson 等[146]对 16 项试验研究，

包括 5 种不同产品和 3711 例患者进行了累积性 Meta 分析。其结论认为，给予 HBOC 后，心肌梗死和死亡风险明显增加。应用的所有技术（如交联、聚合或共轭）均存在这样的风险。同时发表的评论认为，死亡风险增加 30% 以及心肌梗死风险增加 3 倍，应该停止任何其他的研究[147]。

FDA 扩大使用计划（同情使用）批准一些 HBOC 用于临床。HBOC-201 血红蛋白谷氨酰胺-250（牛），Hemopure（Biopure 公司）由经戊二醛聚合的超纯牛红细胞发展而来。它含有更高的 P_{50}（43 mmHg 而不是 26 mmHg）。这意味着它携氧至组织的能力至少和人红细胞一样[148]。最近的一项系列案例报道了 3 例严重镰状细胞危象伴多器官衰竭的患者在 FDA 扩大治疗组批准的情况下使用 HBOC-201。这些患者拒绝使用人红细胞（宗教原因）或者无法获得相容的红细胞[149]。最近的一项病例报道在某宗教信仰患者中使用牛聚乙二醇碳氧血红蛋白（Sanguinate）作为止血干预的桥接治疗。该患者同时患有淋巴增生性病变、胃肠道出血和由此引起的严重贫血[150]。当前，HBOC 很可能用作不适用于红细胞的治疗或作为稳定病情治疗的桥接选择。

自体血

自体输血有三种不同的操作方法：①术前自体血储备（preoperative autologous donation，PAD）；②急性等容血液稀释（acute normovolemic hemodilution，ANH）；③术中和术后失血回收。每种方法有其各自的优缺点。自体输血的目的是降低同种异体输血并发症的发生率和严重程度，以及使库存血可以持续供应。同时，自体血可解决稀有血型和同种抗体患者的输血问题[151]。

术前自体血储备

一般认为自体血的安全性远远大于同种异体血，主要原因是感染的风险降低，如 HIV 和丙型肝炎病毒。由于输注同种异体血的感染率明显下降，其与自体血在安全性方面的差别已大大缩小。这就不奇怪，自体血的采集在 20 世纪 90 年代中期出现高峰后明显减少[152]。

美国血库协会（AABB）规定自体血储备者血红蛋白含量不应低于 11 g/dl。患者每周可按计划采血一次，但最后一次必须早于术前 72 h 以上，以保证血容量的恢复以及所采血液检验和准备的时间[153]。采血 72 h 后，血管内容量可能已经恢复，但红细胞数却不能。根据血红蛋白和铁剂康复研究（Hemoglobin and

表 49.11　一般合成类血液制品与同种异体血液的比较

参数	合成类血液制品	同种异体血液
氧输送	迅速且稳定	取决于 2,3-DPG
疾病传播的风险	无	见表 49.2
储存	室温，效能稳定	冷藏，效能丧失
储存期	1～3 年	42 d
制剂	随时可用	需交叉配血
相容性	通用	血型特异性
作用时间	1～3 d	60～90 d

2,3-DPG，2,3- 二磷酸甘油酯

Iron Recovery Study，HEIRS），80% 的红细胞数恢复时间从 25 d 到大于 168 d 不等[154]。一般来说，相比不进行 PAD，进行 PAD 的患者血红蛋白要低 1.1 g/dl。一项 Meta 分析整合了多种手术患者的数据发现，与自体血相比，PAD 可降低 44% 的接受同种异体输血的绝对风险，而接受任何形式输血（即同种异体血或 PAD）的风险则增加 24%。这对将其作为节省输血的方法提出了质疑[155]。

自体血储备本身并非没有风险。美国红十字会一项对供血者的研究指出，与同种血供血者相比，PAD 的住院率高出接近 12 倍[156]。自体血储备的标准没有同种异体血那么严格，在过去 15% 的自体血没有达到同种异体血捐献的安全标准[157]。因此，某些患者群体不适合 PAD，因为他们可能有潜在的合并症。这些患者人群包括有严重的心肺疾病（如严重的主动脉瓣狭窄、近期心肌梗死，或者脑血管事件）以及患有菌血症的患者（框 49.2）。

急性等容血液稀释

ANH 是指对预期术中失血较多的患者，麻醉医师提前采集部分全血，同时输入晶体液（每采 1 ml 全血输入 3 ml 晶体液）或胶体液（每采 1 ml 全血输入 1 ml 胶体液），以恢复血管内容量及稳定的血流动力学。血液被收集至含有抗凝剂的标准血袋里，在室温下保存在手术室可长达 8 h 或在 4℃ 中 24 h。在 ANH 后发生的出血中每单位血容量的红细胞百分数较低，发挥了这种操作所预想的主要益处[158]。

当大出血已停止或临床上有需要时，采集的血被重新回输至患者体内。回输顺序与采血的顺序相反，因为最先采集的血液凝血因子和血小板浓度最高，血红蛋白水平最高[159]。尽管一些实施者提倡对储存血应该轻微震荡以保存血小板的功能，然而大部分从业人员并不这样做，也没有正式的推荐要求这样操作。令人安慰的是，通过血栓弹力描记图（thromboelastography，TEG）测量显示，保存期间经震荡与保持静止的样本并无差别[160]。

框 49.2　参与自体血采集的禁忌证

1. 有感染的证据和菌血症的风险
2. 拟行主动脉狭窄矫正术
3. 不稳定型心绞痛
4. 活动性癫痫发作
5. 6 个月内有心肌梗死和脑血管意外病史
6. 高分级的冠状动脉左主干病变
7. 发绀型心脏病
8. 未控制的高血压

ANH 通过稀释后的 Hb 和术中失血量来节约血量。后者有望通过血液回收来实现。患者接受最低限度 ANH（替换患者血容量的 15% 或更少的血液），只能节约红细胞 100 ml，相当于 0.5 单位浓缩红细胞。然而，与没有预先进行血液稀释相比，加大 ANH 至稀释后血细胞比容水平 28%，若术中失血 2600 ml，可节省红细胞 215 ml（图 49.4）[161]。

虽然大量血液稀释在保存红细胞量和避免输注同种异体血方面具有最大益处[162]，回顾性研究表明，即便是轻度 ANH，也可能有利于改善预后[163]。前瞻性随机对照试验证明 ANH 可降低多种手术的输血需求，包括髋关节置换术[164]、肝切除术[165] 和血管手术[166]。最近的一项 Meta 分析评估了 29 个随机对照试验，共纳入 1252 名进行 ANH 的心脏手术患者（对照组 1187 名）[167]。他们发现，与对照组相比，ANH 组输血的频率更低，平均少接受 3/4 同种异体血的输注。毫无疑问，进行 ANH 的患者术后红细胞量的损失更少，大约为 338 ml，而对照组为 450 ml。另外一项 Meta 分析证明在更多接受专科手术的患者中有相似的发现，但是由于研究的异质性和潜在的发表偏倚，可能导致高估了这些真实的益处，因此这些发现受到了质疑[168]。同时，ANH 被证实可以降低对其他血液制品的需求，因为在采集全血的时候同时也采集和保存了血小板和血浆[162]。特别在心脏手术中，ANH 可以保护由心肺转流产生的隔离血以及由此产生的血小板功能障碍[169]。

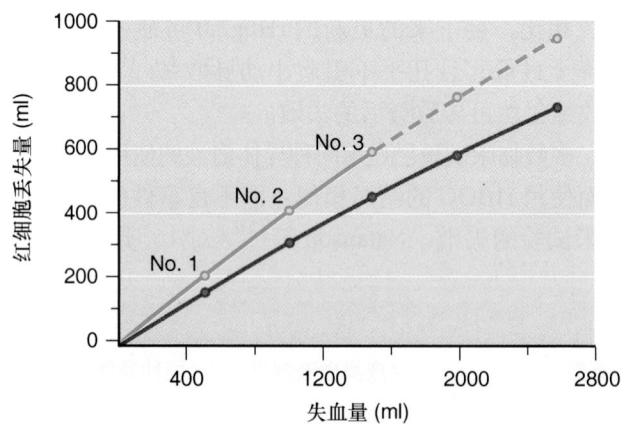

图 49.4　对一位体重 100 kg 的患者实施血液稀释时失血量（横坐标）和红细胞丢失量（纵坐标）的关系。蓝色实线表示：术前采血 1500 ml，术中失血 2800 ml 时红细胞丢失量；黑色曲线表示：术前采血 3 次每次 500 ml，术中失血 2800 ml 时红细胞丢失量；蓝色虚线表示：术前不实施血液稀释，术中失血 2800 ml 时累计红细胞丢失量。两曲线的分离度可知血液稀释节约红细胞 215 ml（From Goodnough LT, Grishaber JE, Monk TG, et al. Acute preoperative hemodilution in patients undergoing radical prostatectomy: a case study analysis of efficacy. Anesth Analg. 1994；78：932-937，with permission.）

是否使用 ANH 取决于患者的生命体征、Hct、血容量、预估手术出血量和出血风险（框 49.3）。ANH 并不是没有潜在风险。最近对猪动物模型的研究证明了与婴儿模型相比，ANH 显著的不良反应在成年模型中更明显。这些反应包括支气管收缩以及由液体渗出和心肺血流动力学恶化引起的急性肺损伤[170]。同样，在犬模型中，ANH 至 Hct 30% 时已被证实可以降低肾的氧运输，而保留其他器官的氧运输，包括心、脑和脊髓，表明 ANH 可将肾置于危险之中[171]。多数评估 ANH 的研究重点关注减少红细胞量的丢失，将同种异体血的使用作为首要结局指标。少有研究关注 ANH 使用与否对终末器官带来的损害，未来的研究应更密切关注这些重要的结局[162]。

术中血液回收

术中血液收集或血液回收是指将患者术中丢失的血液收集、加工和回输给患者本人的技术。这种技术可以减少同种异体血的输注以及与此暴露有关的风险。对于不同意输注同种异体血或术前收集自体血，如有某宗教信仰的患者来说是可行的方法。应该与这类患者讨论这种技术，并且应根据每一位患者的具体

框 49.3　急性等容血液稀释的患者选择标准

1. 输血量可能超过血容量的 10%（即预计最大手术血液准备量）
2. 术前血红蛋白含量不低于 12 g/dl
3. 无严重的心脏、肺、肾和肝疾病
4. 无严重高的血压病
5. 无感染和菌血症的风险

情况来判断其接受性[172]。

美国血库协会在 2016 年的指南中继续推荐血液回收的一般适应证[173]如下：

1. 预期出血量大于患者估计血容量的 20%。
2. 无法获得经交叉配血相容的血液时。
3. 患者不愿意接受同种异体血，但同意术中血液回收时。
4. 手术可能需要超过 1 个单位红细胞时。

血液回收包括从术野收集血液，通过一个特殊的双腔吸引管道输送抗凝物质，通常是肝素或者柠檬酸盐，至抽吸导管的尖端（图 49.5）。这样可以防止收集系统里的抽吸血液凝固。将来自术野的血液收集在贮血罐中，直至收集到足够的液体用于加工。加工包括用特殊的离心分离，使更低密度的血浆和抗凝液体留在上层，而使其与密度更高的红细胞分离，将这些红细胞收集于一锥形或者圆柱形碗的底部。一般而言，制备 225 ～ 250 ml Hct 为 50% ～ 60% 悬浮在生理盐水中的回收浓缩红细胞需要 500 ～ 700 ml 收集的血液[174]。此时，回收浓缩红细胞可以用于立即或延迟的回输。重新获得和加工的血液里面可能含有组织碎片、小血凝块或者骨头碎片等，故在血液回收过程中一般使用微粒过滤器（40 mm）。一些系统能为一例大量出血的患者持续加工血液和提供相当于每小时 12 单位的库存血[175]。

重新获得的红细胞的氧运输性能和存活似乎与那些库存的同种异体红细胞相等。与库存同种异体血相比，回收血液的 2,3-DGP 水平近似于正常水平，而库存血的 2,3-DGP 水平可降低达 90%[43]。同样，同一患者回收血液的 P50 与其新鲜静脉血相似，显著高于

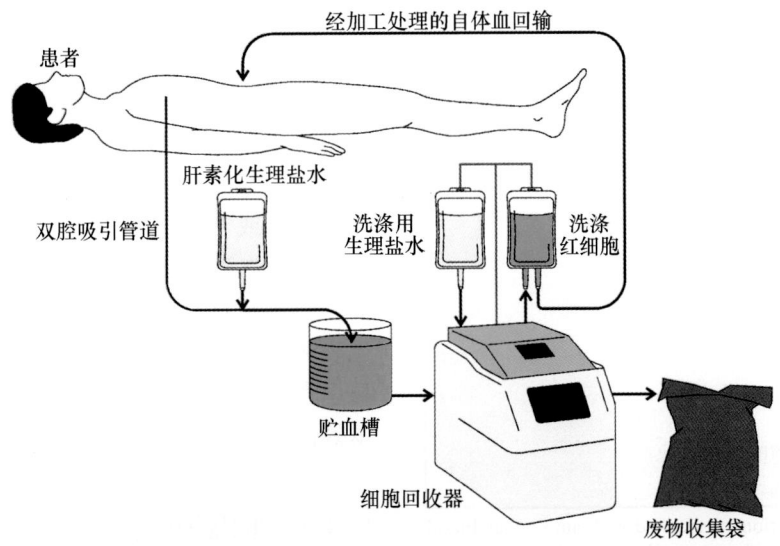

图 49.5　**标准细胞回收回路组建流程图**（From Ashworth A，Klein A. Cell salvage as part of a blood conservation strategy in anaesthesia. Br J Anaesth. 2010；105［4］：401-416. https://doi.org/10.1093/bja/aeq244.）

2 周的库存血，说明回收血有更好的氧解离能力[176]。红细胞变形性相对于浓缩红细胞也有所改善[41]。

细胞复苏项目的一些实用问题列在于框 49.4 中。在无菌条件下，使用生理盐水洗涤并正确标记的血液，在室温下可储存 4 h，或者将血液收集后 4 h 内将其保存在 1 ～ 6 ℃环境下，可以保存 24 h[173]。在室温条件下术中回收血的允许保存时间（4 h）比 ANH（8 h）短。是否洗涤不影响术中回收血的保存时间。

回收血液的重新输注并不是没有风险（框 49.5）[177]。空气栓塞是一个严重的潜在致命的问题，但是新型收集装置不直接与患者的静脉管道相连，从而降低了这一风险。在回输之前，经过回收装置的浓缩和洗涤会增加不良反应的风险。术野失血已经历不同程度的凝血、纤维蛋白溶解和溶血等情况，输入大量经洗涤或未洗涤的回收血被认为与弥散性血管内凝血（DIC）有关[178]。总之，低流量回收的血液或收集未经全身抗凝且出血缓慢的血液，常伴有凝血和纤溶系统的激活，回输后亦无止血作用。高负压吸引、湍流和滚轮

框 49.4　手术中红细胞的回收、储存和回输实际问题

1. 如果从无菌手术区回收的血液，通过收集装置用 0.9% 生理盐水洗涤处理后不能够马上回输，输注前应该保存在下列条件之一下：
   a. 室温下不超过收集结束后 4 h
   b. 在收集后 4 h 内，将其移至 1 ～ 6 ℃环境下，可以保存长达 24 h
2. 术中使用其他自身输血方式采集的血液，应该在开始收集 6 h 内输注
3. 术中收集的每一份单位血液必须正确标记，标签至少包括患者全名、住院号、采集和过期的时间，并标注"仅用于自体输血"
4. 如果在血库储存，处理流程与其他自体血液一样
5. 如果输注的血液是术后或创伤后收集的，应于启动收集 6 h 内回输

框 49.5　术中回收血液输注的一些可能的不良反应

血容量过多
细菌污染
低血压
非免疫性溶血
免疫性溶血
非溶血性发热反应
过敏反应
弥散性血管内凝血
凝血病
空气栓塞
回输抗凝物质或其他污染物的继发反应
非特异性体温上升、寒战或皮肤潮红等

（From Domen R. Adverse reactions associated with autologous blood transfusion: evaluation and incidence at a large academic hospital. Transfusion. 1998; 38: 296-300. https://doi.org/10.1046/j.1537-2995.1998.38398222875.x）

泵的机械压力会不可避免地导致一定程度的溶血[179]。与输注同种异体血相比，患者通常表现出较高水平的无血浆血红蛋白水平。高浓度游离血红蛋白具有肾毒性，可以引起清除 NO 的微循环结构中的小动脉严重收缩[180]。然而，术中血液回收中这一现象的临床重要性尚未得到证实。很多项目限制回收血液的量，因为这些血液可能未经加工处理就回输。为了减少溶血，负压水平通常要求不超过 150 mmHg，尽管急性出血时可能需要更高的负压水平。另一项研究则发现，在必要时负压设置也可达到 300 mmHg，不会造成过多的溶血[181]。

对回收的自体血行细菌培养有时会发现阳性结果，但临床感染很少发生[182]，在装置中使用白细胞过滤器可以减少感染[183]。术野使用某些促凝血物质（如局部胶原）时则禁忌使用术中血液回收，因为可能会激活全身凝血系统。其他不能应用血液回收的例子包括：胃肠外使用的不相容化学品（如氯己定、必妥碘和过氧化氢），以及术野使用可溶解红细胞的低渗性溶液。

临床研究

与 PAD 和 ANH 一样，对术中自体血收集和回输的安全性和有效性应严格把关[184]。一项纳入 75 个研究的 Meta 分析评估血液回收减少同种异体血输注时发现，血液回收可以减少成人手术中对同种异体血 38% 的需求[185]。其中，骨科手术获益最大，心脏手术同样获益。平均来说，术中血液回收节约了 0.68 单位库存同种异体血。值得重视的是，2014 年发表的两项随机对照试验发现，在接受髋关节和膝关节成形术的患者中，不论术前血红蛋白水平在 10 ～ 13 g/dl 还是大于 13 g/dl，都无法证明血液回收可以减少对同种异体血的需求[186-187]。然而，这两项研究均联合了术中和术后血液回收，并没有区分谁接受了一种（或两种）还是另外一种回收方式。

在一些案例中，血液回收的价值可能没有体现在患者结局或者减少输血需求中，而在于节省开支。最近，术中血液收集的价值在高风险剖宫产手术中被证实，但不包括常规手术[188]。术中血液回收的适应证见表 49.12。随着复杂的 PBM 临床路径持续发展和提高患者预后，未来仍需要关于血液回收的有效性和成本效益的研究。

术后血液回收

术后血液回收是指术后引流的血液经过处理或

表 49.12　术中血液回收可能适用的手术	
普外科手术	肝切除术
	脾切除术
神经外科	基底动脉瘤
移植手术	肝移植
	肾移植
心脏或胸科手术	心脏移植或 VAD 植入
	肺移植
	冠状动脉旁路移植术
	心脏瓣膜修补或置换术
	主动脉弓血管瘤
	胸部创伤
血管手术	胸主动脉瘤修补术
	股动脉旁路移植术
骨科	全肩关节置换术
	全髋关节置换或修正术
	双侧膝关节置换术
	切开复位术或骨盆内固定或长骨骨折
	多节段脊柱手术
泌尿外科	肾切除术
	根治性前列腺切除术
妇科	子宫切除术
产科	胎盘植入，肌层或浆膜层

(Adapted from Esper SA, Waters JH. Intra-operative cell salvage: a fresh look at the indications and contraindications. Blood Transfus. 2011; 9 (2): 139-147.)

不处理后回输给患者[166]。有些术后引流的血液收集到无菌罐，不经处理，通过微聚体血液滤器过滤后回输。回收的血液比较稀释，部分溶血而且可能含有高浓度的细胞因子。因此，多数做法是对这种未经处理的血液设置回输量的上限（如 1400 ml）。从开始收集到回输，如果未在启动收集 6 h 内完成，血液应该丢弃。虽然这种技术在全关节置换术中非常普及，但是由于多种因素，现在已经很少用。这些因素包括：PBM 流程的改善，缺少有效性的证据和导致更早出院的治疗路径[174]。

相容性检验

一般原则

相容性检验包括 ABO-Rh 血型、抗体筛查和交叉

配血。这些检验的目的是通过证实体外有害的抗原-抗体相互作用，以防止体内同样的相互反应发生。对用于急诊输注特定类型的血液，供者血必须进行溶血性抗 A 和（或）抗 B 抗体，以及 Rh 抗体的筛选。同样，受者血也必须检验 ABO-Rh 血型以及意外抗体。完成上述检验后，可被选择的供者血需要进行受体和供者血的相容性检验（图 49.6）。为了保证患者用血安全，所有经过批准的血库都有一个复杂的取血过程。大多数标本需要在与第一次独立的情况下再次确认，以降低交叉配血错误的风险和溶血性输血反应的发生[189]。

ABO-Rh 分型

由于大多数严重的悲剧性反应通常是由于意外输入 ABO 血型不相容的血液所致，因此确定患者的正确血型极其重要。实际上，15% 的输血相关死亡与抗体不相容导致的溶血反应有关[190]。这些反应是由天然存在的抗体（即抗 A 和抗 B 抗体）引起的。这些抗体可激活补体并导致快速血管内溶血。只要体内缺乏 A 或（和）B 抗原，抗 A 或抗 B 抗体就会产生。输血前通过检验红细胞内的 A 与 B 抗原及血清 A 和 B 抗体来进行 ABO 分型（表 49.13）。

接下来最重要的检验是 RH（D）抗原。除 A、B 抗原外，D 抗原非常常见，也是最有可能发生免疫反应的抗原。60% ～ 70% 的 RH（D）阴性的受血者若

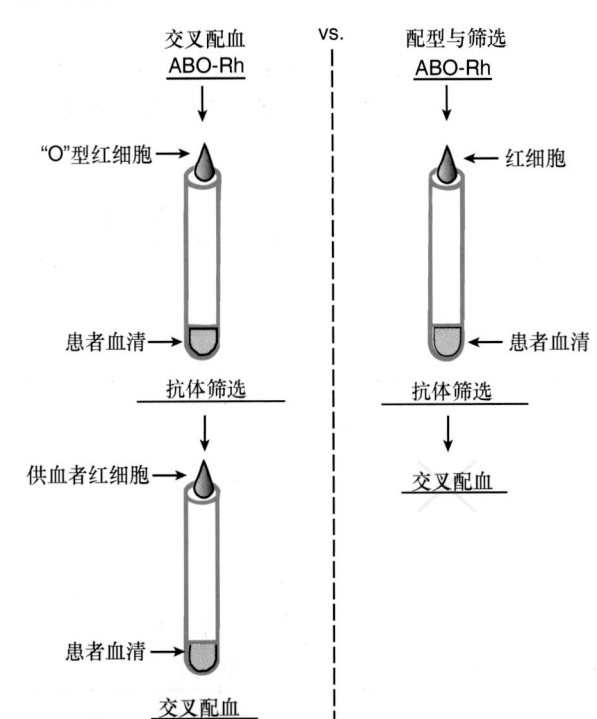

图 49.6　**交叉配血检验简略图**。交叉配血上的"×"表示血型及筛查不包括交叉配血

输注 RH（D）阳性的血液，则会产生 D 抗体。D 抗体也可以在 RH（D）阴性的分娩中形成。大约 85% 的个体拥有 D 抗原，即 RH（D）阳性。在剩下的 15% 个体，由于缺乏 D 抗原，归为 RH（D）阴性。RH（D）阴性的受血者若输注 RH（D）阳性的血液，可能会发生溶血性输血反应。表 49.14 用于识别相容的供血者或受血者的血型种类。

抗体筛查

进行抗体筛查可识别意外的红细胞同种抗体。患者的血浆与商业供应的红细胞结合。这些红细胞由于表达红细胞抗原，可产生临床上重要的同种抗体而被特异性选择[191]。这些红细胞反应物为 O 型，因此它们不会与患者血浆中的抗 A 或抗 B 抗体发生反应。同种抗体是典型的免疫球蛋白（Ig）G，因此在体外不易产生凝集，但是在体内可以。因此，间接抗球蛋白试验（之前的 Coombs 试验）可用于评估 IgG 同种抗体的存在。加入一种可促进抗体与红细胞结合的添加剂后，患者的血浆与红细胞反应物结合。此混合物在 37℃ 孵育，洗涤后与含有 IgG 抗体以及补体的反应物混合。其中，反应物与附着于红细胞的任何 IgG 结合，交联红细胞并在体外发生凝集。如果试验结果呈阳性，则必须继续检测，以识别目标抗原。

意外抗体的筛查也用于供血者血清，在抽取供血者血液后可即刻进行。必须筛查供血者血清的意外抗体，以防止其进入受血者血清。

达雷木单抗（Daratumumab）最近被批准用于治疗多发性骨髓瘤。它是一种 CD38 糖蛋白的靶向人类单克隆抗体，已经发现可干扰抗体筛查。这个药物与 CD38 结合后在红细胞反应物上表达，导致潜在的假阳性结果[192]。红细胞反应物加上二硫苏糖醇（Dithiothreitol）可消除这种干扰，但也可以导致 Kell 抗原变性，因此，K⁻ 红细胞单位应该指定在这种环境中检测，除非患者已知 K⁺[193]。由于免疫治疗药物和它们的适应证越来越广泛，麻醉医师应该意识到它们的应用对抗体筛查的影响，允许进行合适的试验，以避免血液制品分配使用的延迟[194]。

交叉配血

交叉配血是指在试管中进行的一种试验性输血，即将供血者的红细胞与受血者的血清混合，以检验发生输血反应的可能性。交叉配血可在 45 ～ 60 min 内完成，一共分为三个阶段：立即离心（immediate spin，IS）阶段、孵化阶段和间接抗球蛋白阶段。

首先，IS 阶段在室温下进行，检验 ABO 配型错误。该阶段检验 ABO 血型以及在 MN、P、Lewis 系统中天然存在的抗体的不相容性，但对其他红细胞同种抗原不敏感。该阶段在 1 ～ 5 min 完成。在阴性抗体的筛查或者在紧急情况下需要简单的交叉配血试验。这一步骤可作为唯一的确认步骤，以消除单独进行 ABO-Rh 血型检验时人为错误可能导致的输血反应。经过此试验后的输血在避免由意外抗体引起的不相容输血反应方面的安全性大于 99%[195]。

接下来，孵育和间接球蛋白或"间接 Coombs"阶段主要检测 Rh 系统和其他非 ABO 血型系统的抗体[196]。这两个步骤包括在 37℃ 白蛋白或低张盐溶液中孵化，有助于检测出不完全抗体或能与特异性抗原结合（即致敏）但不能使红细胞盐悬液发生凝集反应的抗体。此阶段在白蛋白中孵化 30 ～ 45 min，在低张盐溶液中孵化 10 ～ 20 min，使抗体有足够的时间与细胞结合，因此，在随后的抗球蛋白阶段能检测出本阶段漏检的不完全抗体。将红细胞离心，再悬浮，观察溶血和凝集反应。然后把红细胞在溶液中洗涤和再悬浮，以去除未结合的免疫球蛋白。将抗球蛋白血清加入试管中，血清中的抗人抗体与红细胞表面上的抗体球蛋白结合，产生凝集反应。在抗球蛋白阶段能检测出血型系统中大部分不完全抗体，包括 Rh、Kell、Kidd 和 Duffy 血型系统。

孵化和抗球蛋白阶段也很重要，因为这两个阶段出现的抗体能引起严重的溶血反应。除了抗 A 和抗 B 抗体引起的溶血反应外，其他在立即离心期出现的抗体引起的反应通常不太严重。这是因为该期出现的许

表 49.13 ABO 相容性检验

血型	检验用红细胞		检验用血清	
	抗 A	抗 B	A 细胞	B 细胞
A	+	−	−	+
B	−	+	+	−
AB	+	+	−	−
O	−	−	+	+

表 49.14 患者能接受的供血者血型

供血者	受血者
O	O、A、B、AB
A	A、AB
B	B、AB
AB	AB

多抗体为天然存在的低滴度抗体，在生理温度下不具有反应性。

电子交叉配血

不同于抗 A 和抗 B 抗体，在有既往输血史或者妊娠的患者中，只有 1% 可能具有非常规抗体。然而，其中一些非常规抗体只在 30℃ 以下发生反应，因此，在大多数输血中并无意义。另外一些抗体在 30℃ 左右发生反应。若输注的细胞含有相应的抗原，可能会发生严重的反应。按照可能的重要性次序，抗 Rh（D）、Kell、C、E 和 Kidd 是临床中最常见的抗体。如果提供正确的 ABO 和 Rh 血型，输注不相容血液的可能性小于 1/1000。ABO-Rh 血型本身的相容性输血达到 99.8%。加上抗体筛查的话，安全性上升至 99.94%。再加上交叉配血，则可上升至 99.95%[197]。将供血者和受血者的血液进行完整的相容性输血试验可以保证最佳的安全性和治疗效果，但这个过程耗时且昂贵。

一旦血清学交叉配血完成，即可将血液分配和留置给患者至 72 h。如果未被使用，这些血液制品将被返还和重新分配，等待下一个受血者。这样会导致未使用的血液制品丧失使用价值并增加其过期的机会。用计算机化或者电子化交叉配血代替血清学交叉配血可提高血库的效率，同时保证患者的安全性[198]。根据美国 FDA 的指南，计算机化配血要求软件判定供血者和受血者之间是否存在不相容性。此决定基于来自供血者和受血者的标本各自接受独立的 ABO/Rh 血型检测。在通常的围术期情况下，应该避免测量单一标本的这两项结果，因为贴错标签的标本是导致 ABO 配型错误的主要原因[199]。标本贴错标签的发生率大于 7/1000，而试管中装有错误血液的发生率是 0.4/1000[200]。有趣的是，Novis 等发现，尽管建立了条形码扫描制度，2007 年与 2015 年之间的错误发生率并没有降低。

只要现在或以往出现一次有临床意义的阳性筛查，即不适用电子交叉配血，而应使用血清交叉配血[201]。即使患者现在抗体筛查是阴性，但是只要曾经出现有临床意义的抗体，仍然要避免电子交叉配血。原因是循环中低滴度抗体可以产生假阴性的筛查结果[202]。

未经过血清学交叉配血的血型鉴定和筛查并不能预防抗体与出现率较低的抗原产生反应。这些抗原不表达在筛查细胞表面，而表达在于供血者红细胞表面。一般而言，在血型鉴定和筛查中未检测到的抗体是一些弱反应性抗体，并不会导致严重的溶血性输血反应。Oberman 等[203]对 13 950 例患者研究发现，完整交叉配型后只有 8 种具有临床意义的抗体在筛查时不能被检测到。这些抗体全是低滴度抗体，并认为其不大可能会引起严重的溶血反应。

最大量外科备血计划

在 20 世纪 60 和 70 年代，某些手术经过交叉配血的备血量常远远大于实际输血量，导致血液滞存并可能过期。交叉配血/输血（C/T）比率已用于更好地量化这个问题。如果 C/T 比率高，血库将承受保存大量库存血的压力，消耗过多的员工时间，血液过期的发生率也升高。Sarma[204]建议，对于每例患者平均输血单位数小于 0.5 的外科手术，应进行 ABO-Rh 血型鉴定和患者血清意外抗体的筛查（血型鉴定和筛查），以替代抗体筛查阴性者的完整血型鉴定和交叉配血。最近，Dexter 等[205]认为应用麻醉信息系统估计出血量对于预测输血量更有效。他们的数据表明预计出血量小于 50 ml 的外科手术，不需要进行血型鉴定和筛查。

为了提高利用率并降低 C/T 比率，血库宜通过最大量外科备血计划（maximal surgical blood order schedule，MSBOS）的项目来降低对交叉配血的依赖[206]。理想状态下，血库应维持 C/T 比率小于 2[207]。MOBOS 包括外科手术列表以及血库对每台手术进行交叉配血的最大血液单位数量。它是根据医院外科病例的输血经验来确定的。每所医院的 MOBOS 对于其临床操作是唯一的。MSBOS 的实施可使密歇根大学的所需血液单位数从 6.5% 降至 4.5%[208]。随后，患者按照以下三组进行分类：①需要交叉配血；②需要血型鉴定和筛查；③不需要样本。C/T 比率下降 27% 时术前血液预定量减少 38%。然而，作者指出紧急需要的红细胞单位数上升 0.22%～0.31%，而 60% 要求紧急输血的患者接受的为急诊手术。在这些属于"不需要样本"分类的患者中，仅增加 0.04%～0.1% 的患者需要紧急输血[209]。

如今信息技术系统已经具备显示手术安排以及关于备血的 MSBOS 的推荐能力，替代了由血库检查次日的手术及如前所述的血液分配。手术前夜，血库检查手术安排及 MSBOS 推荐，以了解是否需要输血。血库还应用 MSBOS 信息确定是否需要额外检验。当遗漏检测时，可与主要团队沟通以预定合适的备血量。

急诊输血

许多情况下，相容性检验（ABO-Rh 分型、抗体筛查及交叉配血，也见于第 66 章创伤性患者围术期输血风险）完成前就需要紧急输血，这对创伤后需要手术和麻醉的患者来说是一种挑战。实际上，在这种时间不允许实施完整检验的情况下，可应用简化的检验程序或者使用未经交叉配对的 O 型血。下段中描述的操作旨在提供潜在的挽救生命的血液制品，同时降低急性血管内溶血性输血反应的风险。

血型明确、已部分交叉配血的血液

当使用非交叉配血的血液时，最好获得至少 ABO-Rh 分型和快速阶段交叉配血检验的结果。在室温下将患者的血清加入到供血者红细胞中，离心，然后肉眼观察其凝集反应即可完成不完全交叉配血。该过程花费 1～5 min，可防止因 ABO 配型错误而导致的严重溶血反应。此法仅可检测出少数 ABO 系统以外的意外抗体，如直接对抗在 MN、P 和 Lewis 系统中的抗原的抗体，其中大多数并无临床意义。

血型明确、未交叉配血的血液

为正确应用血型明确的血液，患者住院期间必须确定其 ABO-Rh 血型。来自于患者、患者家属或其他医院记录的血型常常不准确。对既往无输血史的患者，大部分 ABO 血型明确的输血是可行的。但应警惕既往有输血史或妊娠的患者。以往在军队中，紧急情况下使用血型明确、未交叉配血的血液而并无出现严重后果。在平时条件下，1 年内 56 例患者的输血经验显示，紧急输入未交叉配血但血型明确的血液并未出现任何不良反应[210]。这些研究者认为，虽然应用未交叉配血的血液通常是安全的，但是仍然存在发生严重反应的可能性，因此他们对这种滥用发出了警告。对以前接触过红细胞抗原的患者而言，输入 ABO-Rh 血型明确、未交叉配血的血液可能更危险。

O 型 Rh 阴性（万能供血者）、未交叉配血的血液

O 型血液没有 A 与 B 抗原，因此不能与受血者血浆中的抗 A 或抗 B 抗体发生溶血反应（表 49.13、49.14）。O 型血液可用于无法进行血型分型或交叉配血时的输血。然而，一些 O 型血液供血者可产生高滴度的溶血性 IgG、IgM、抗 A 和抗 B 抗体。供体血液中这些高滴度的溶血性抗体能引起非 O 型血液受血者 A 型或 B 型红细胞的破坏。O 型 Rh 阴性未交叉配血

的浓缩红细胞应比 O 型 Rh 阴性全血优先使用，因为浓缩红细胞含血浆量较少，并且几乎不含溶血性抗 A 和抗 B 抗体。如果拟使用 O 型 Rh 阴性全血，血库必须提供预先确定不含溶血性抗 A、抗 B 抗体的 O 型血液。

某些医院有供紧急应用的红细胞，即未交叉配血的 O（－）红细胞。紧急情况下这种血液可在 5 min 内提供。同样的概念，在某些医院可应用"大量输血方案"（massive transfusion protocol，MTP），其包括 4 个单位未交叉配血的 O（－）红细胞，4 个单位解冻的 AB 型血浆和 1 个单位血小板浓缩液。临床医师可决定使用这种血液，但在紧急情况后会对此决定回顾评价。尽管未交叉配血的血液引起巨大关注，并发症的出现却十分少见[211]。Boisen 等指出，在 2906 名接受 10 916 个单位未经交叉配血的血液的患者中，只检测到 0.1% 的溶血发生率[212]。同样，在 262 名输注未交叉配血血液的患者中，这些血液后来发现含有抗体对抗的抗原，只有 7 人发生溶血性反应[213]。

如果急诊输注超过 2 单位的 O 型 Rh 阴性未交叉配血的全血，一旦确认患者血型，也不能转为输注与患者血型（A、B 或 AB）相符的血液。因为此时改换输注与患者血型相符的血液可能会因输入高滴度抗 A、抗 B 抗体而引起供血者红细胞发生严重的血管内溶血。继续输注 O 型 Rh 阴性全血仅引起受血者红细胞轻微溶血和高胆红素血症。直到血库确定输入的抗 A 及抗 B 抗体滴度已经降低到可输注特定血型的安全水平时，患者才能接受与其血型相符的血液。

新鲜全血

新鲜全血的定义取决于储存时间，各文献报道差异较大[214]。一些研究者[215]定义新鲜全血为采集后 8 h 内储存于 1～6℃，并在 24 h 内使用的血液。其他研究者则定义在 2～5℃保存时间小于 48 h 即为新鲜全血。新鲜全血重获不同功能的程度直接取决于保存时间的长短以及是否被冷冻保存。血液保存时间越长，其有效性尤其是凝血功能就越差。由于血小板聚集能力的下降，在 4℃保存 24 h 的全血的止血效果比保存时间小于 6 h 的血液差[216]。经过血型鉴定和交叉配血，但是未经冷冻保存的全血保留着活体血内大部分正常因子。保存 1 h 和 2 d 的差别很大，可能会影响临床治疗结局。

大量研究检测过新鲜全血的应用和安全性，以在伊拉克和阿富汗的美国军队开展的研究居多[217]。全血作为输血的组成部分已超过 70 年[9]。在越南的经历证实了经过血型鉴定和交叉配血后的加温全血对

大量输血引起的凝血功能障碍极为有效[2-3, 218]。

并发症

凝血异常

严重外伤或出血可启动凝血异常的级联反应，包括由以蛋白 C 水平增加为特征的组织低灌注所致的消耗性凝血病[219]。这种凝血障碍由各种因素联合作用所致，其中最重要的因素是输液所致的凝血因子稀释（如晶体液、胶体液和浓缩红细胞）以及低血压、低灌注的持续时间。关于大量输血，有很多方法且已形成各种方案（图 49.7）。灌注充足且无长时间（如小于 1 h）低血压的患者能耐受输注多个单位血液而不出现凝血障碍。持续低血压且已接受多个单位血液输注的患者可能出现类似弥散性血管内凝血（disseminated intravascular coagulation，DIC）的凝血障碍。当发生这种出血时，患者需要进行鉴别诊断的疾病包括稀释性血小板减少、V 和 VIII 因子缺乏、DIC 样综合征或者输血反应。凝血障碍的临床表现包括术野渗血、血尿、牙龈出血、瘀点、静脉穿刺部位出血和瘀斑。

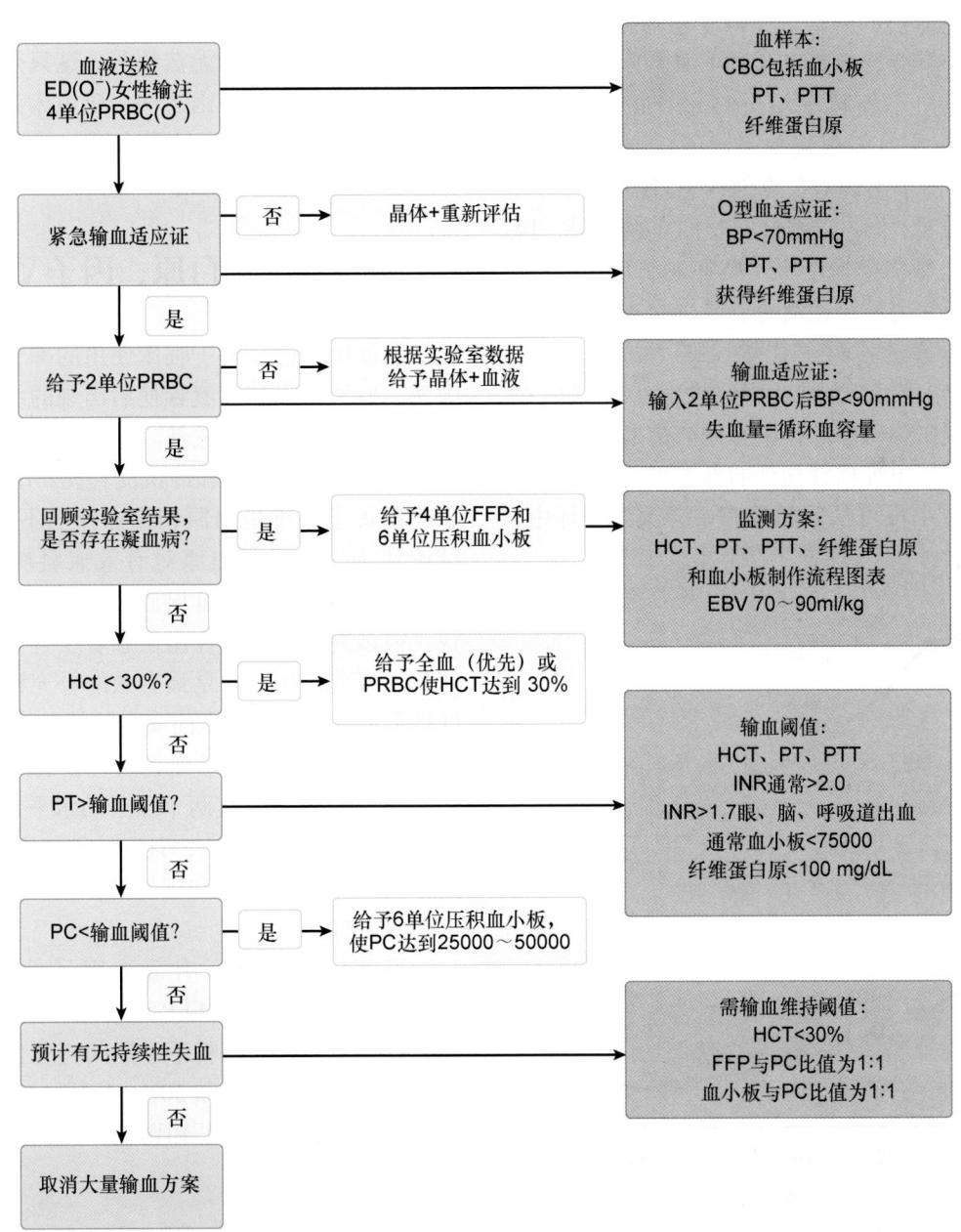

图 49.7　这是根据旧金山总医院所用大量输血方案修订的诊断与处理大量输血的流程。该方案提示如何处理大失血患者。BP，血压；CBC，全血细胞计数；EBV，有效血容量；ED，急诊科；FFP，新鲜冰冻血浆；HCT，血细胞比容；INR，国际标准化比率；PC，血小板计数；PRBC，浓缩红细胞；PT，凝血酶原时间；PTT，部分凝血活酶时间

血小板减少

血小板减少是指血小板计数小于 $150 \times 10^9/L$ 或比前次测量减少超过 50%。除非血小板计数低于 $50 \times 10^9/L$ 和自发性出血所致血小板计数低于 $10 \times 10^9/L$，否则术中不会出现临床出血[220]。不论输注的是全血或是浓缩红细胞，储存时间超过 24 h 的一个单位血里面都极少有活性血小板存在。对于储存于 4℃的全血来说，由于血小板被大量破坏，输注后很快会被网状内皮系统捕获和吸收。即使未立即储存的血小板，生存时间也会缩短。

血小板减少可以触发已输注大量库存血的患者的出血倾向。既往体健的急性创伤战士在输注 10 ～ 15 单位血液后，血小板数量可降至 $100 \times 10^9/L$ 以下[219]。Miller 等[2]发现血小板数量小于 $75 \times 10^9/L$ 时，即可能出现由于稀释性血小板减少引起的出血问题（表 49.10）。一个创伤小组认为严重创伤患者需要比正常更高的血小板数量[222]，以维持充足的止血效果，因为受损的毛细血管需要血小板"填补破洞"。军队和创伤医院倾向于使用输血比例而非严格的血小板输注阈值。

一些研究者[223-224]已质疑稀释性血小板减少在大量输血患者凝血障碍中的作用。他们指出，血小板数量很少降低到如单纯稀释预计的低水平（图 49.8）。这可能是因为血小板可从脾和骨髓中释放到循环中，

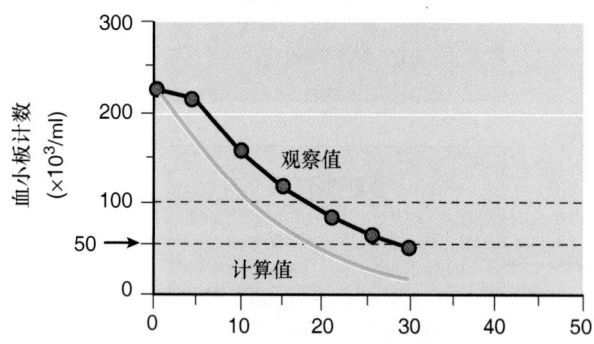

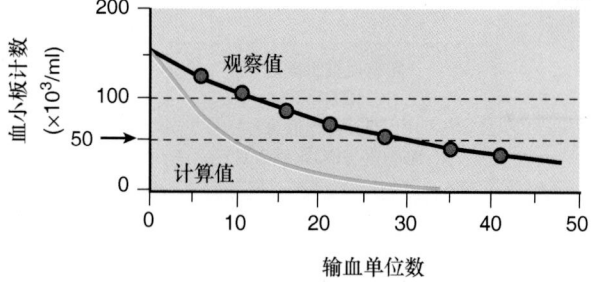

输血单位数

图 49.8　大量输血后的平均血小板计数与输血单位数的关系。观察值与基于 2 个血液交换模型为根据计算的预测值之间的比较（From Myllylä G. New transfusion practice and haemostasis. Acta Anaesthesiol Scand. Suppl. 1988；89：76.）

但其中一些血小板功能很差。慢性血小板减少或白血病的患者在血小板数量低于 $15 \times 10^9/L$ 时通常无出血倾向。在原因不明时，急性诱发的血小板减少患者（如由于血液输注）与慢性血小板减少（如特发性血小板减少性紫癜）患者相比，前者发生出血倾向时血小板计数要高得多。

众所周知，除非出现凝血障碍的临床表现，否则不应给予血小板治疗实验室检查提示的血小板减少。治疗与临床病情无关的实验室检查数据有悖于良好的医疗实践。当血小板数量低于 50 ～ 70×10⁹/L 时，可能发生由稀释性血小板减少和 DIC 共同结果导致的出血。很多情况下，当合并其他病情（如 DIC 和脓毒症）时，稀释性血小板减少的血小板计数[225]以及对临床出血的实际影响无法预测。这只是为何难以评估血制品应用效果的原因之一。应用床旁即时检测血栓弹性如 tTEG 和旋转血栓弹力图代替血小板计数以指导止血治疗也越来越普遍[226]。

低水平纤维蛋白原、因子 V 和因子 Ⅷ

可能由于已经有了临床使用的冻干纤维蛋白原浓缩液，血液丢失和血液置换后出现的纤维蛋白原浓度降低得到了相当多的关注。以前，纤维蛋白原主要通过输注新鲜冰冻血浆和冷沉淀补充。Levy 等[227]发表了一篇关于纤维蛋白原和止血相当不错的学术综述。结论认为，纤维蛋白原对有效血凝块的形成极为重要，其监测以及在大量出血时作为补充治疗应受到重视。很多关于在获得性出血患者中补充纤维蛋白原的前瞻性研究指出，这是最有效的补充治疗方法，使用纤维蛋白原浓缩液的全面安全特性已初步呈现。

储存时间和大量输血也可以影响因子 V 和Ⅷ[228]。全血储存 21 d 后，这两个因子的水平分别逐渐降低到正常的 50% 和 30%[229]，且在浓缩红细胞里不会出现。储存 35 d 后，因子 V 和Ⅷ的活性进一步降低至约正常水平的 20%[230]。

推荐输注包含所有凝血因子的新鲜冰冻血浆（fresh frozen plasma，FFP）。然而，这种方法是否有益值得怀疑，因为外科手术期间充分止血只需要正常的 5% ～ 20% 因子 V 和 30% 因子Ⅷ。尽管患者接受了大量输血，但是因子 V 和Ⅷ很少降低到止血所需的水平以下。

DIC 样综合征

凝血系统包括血液凝固与纤维蛋白溶解机制。前

者的作用是阻止血液丢失过多，后者的作用为确保血管内的循环。在 DIC 样综合征时，血液凝固系统紊乱，导致弥散性纤维蛋白沉积，致使血液不凝固。沉积的纤维蛋白可能严重地改变微循环，并导致各种器官缺血性坏死，尤其是肾。表 49.15 显示了不同病情的变换以及其对凝血系统的影响[231]。

DIC 综合征出现的特异性原因通常并不明显。然而，血流淤滞导致的低氧性酸中毒组织可能直接释放或通过蛋白 C 通路释放组织凝血活酶[219]。受损组织释放组织型纤溶酶原激活物可能引起纤维蛋白溶解。凝血系统可被肿瘤坏死因子和内毒素激活，导致因子 I、II、V、VIII 和血小板消耗。为了对抗血液高凝状态，纤维蛋白溶解系统被激，以溶解过多的纤维蛋白。如果循环血液中存在足够的组织凝血活酶，将导致大量局灶性坏死或凝血系统更广泛激活。

输血后出血倾向的诊断和治疗

虽然在确认出血的原因后进行治疗更容易成功，但准确的诊断通常非常困难。多种凝血功能的实验室检查作为患者临床检查的补充可能会有帮助。传统方法是获得血液样本进行以下检验：血小板计数、部分凝血活酶时间、血浆纤维蛋白原水平，观察血块大小、稳定性和溶解度以及血浆中溶血的证据。假如部分凝血活酶时间为正常的 1.5 倍或更长，而其他检验结果正常，则出血可能是由于因子 V 和 VIII 水平极低所致。应用 FFP 或冷沉淀可治疗这种出血（图 49.9）。

是否通过新鲜血、富含血小板的血浆或浓缩血

小板的形式给予血小板，取决于血管内容量补充的需求、个人偏好及实验室可用人员数。新鲜血（6 h 以内）提供的血小板数目最多。富含血小板的血浆可补充超过 80% 的血小板，相当于一个单位全血中血小板的一半。然而，因为大多数血库提倡仅给予患者必要的输血成分，所以常推荐使用血小板浓缩液。浓缩血小板以 50 ml 单位包装，可提供一个单位血中约 70% 的血小板。对于一个 70 kg 患者，若无损耗过程，升高血小板数量 $10 \times 10^9/L$ 需要约 10 单位的浓缩血小板。虽然新鲜血液难以获得，但其在治疗输血诱发的凝血障碍中极其有效。Lavee 等[232]发现 1 单位新鲜全血的作用相当于 8 ～ 10 单位血小板。

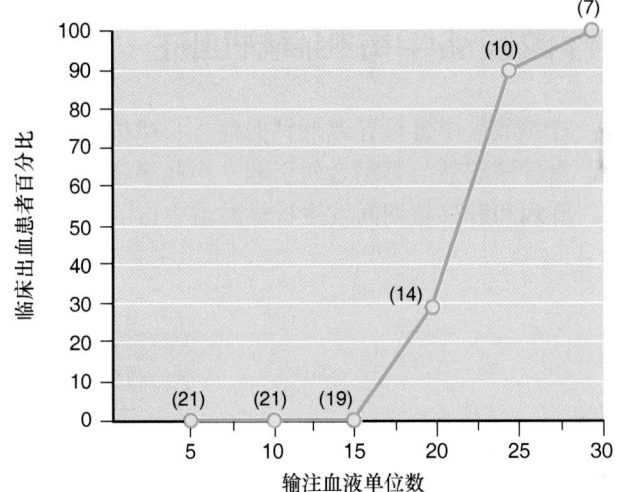

图 49.9　输注血液单位数与有出血倾向患者百分比之间的关系。括号内数字代表每个基准点的患者数量（From Miller RD. Transfusion therapy and associated problems. Reg Refresher Courses Anesthesiol. 1973；1：101.）

病情	凝血酶原时间	活化部分凝血活酶时间	纤维蛋白原水平	D- 二聚体水平	出血时间	血小板计数	血涂片上的发现
表 49.15　ICU 中不同血小板和凝血障碍的实验室检查							
维生素 K 缺乏或使用维生素 K 拮抗剂	延长	正常或轻度延长	正常	不影响	不影响	不影响	
阿司匹林或噻吩并吡啶	不影响	不影响	不影响	不影响	延长	不影响	
肝衰竭							
早期	延长	不影响	不影响	不影响	不影响	不影响	
晚期	延长	延长	低	升高	延长	降低	
尿毒症	不影响	不影响	不影响	不影响	延长	不影响	
DIC	延长	延长	低	升高	延长	降低	碎片红细胞
TTP	不影响	不影响	不影响	不影响	延长	很低	碎片红细胞
纤溶亢进	延长	延长	低	很高	可能延长	不影响	

DIC，弥散性血管内凝血；TTP，血栓性血小板减少性紫癜
From Hunt BJ. Bleeding and coagulopathies in critical care. N Engl J Med. 2014；370；847-859.

确定血浆纤维蛋白原水平有利于诊断与治疗，因为这种凝血因子在全血中并不减少。如果体内血浆纤维蛋白原低（< 150 mg/dl），出血倾向原因则不是稀释性凝血障碍，而强烈提示 DIC 或 DIC 样综合征。DIC 可能伴有血小板减少、低纤维蛋白原血症和血块溶解[228]。浓缩红细胞所含的血浆远远少于全血，因此输注浓缩红细胞对某些凝血因子的稀释可能更为明显。应用浓缩红细胞时，纤维蛋白原水平显著下降。而应用全血时，除非出现 DIC，纤维蛋白原水平保持不变（图 49.10）[233]。

针对可疑凝血障碍患者评估与初始治疗的程序见图 49.11（也见于血液输注、药理学和止血章节）。

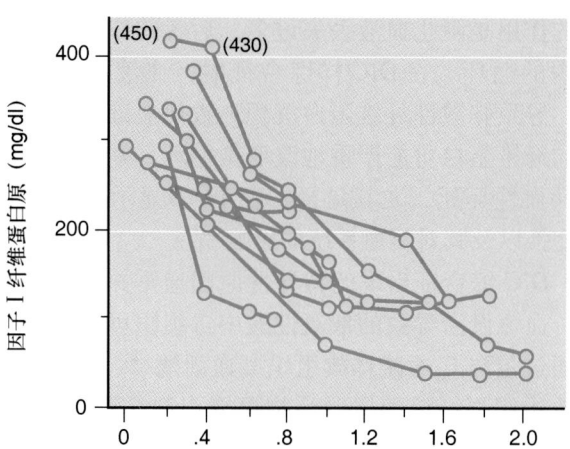

图 49.10　随着 Adsol 浓缩红细胞和晶体液补充血容量，纤维蛋白原水平降低。每例患者以一条实线表示（From Murray DJ, Olson J, Strauss R, et al. Coagulation changes during packed red cell replacement of major blood loss. Anesthesiology. 1988；69：839.）

柠檬酸盐中毒和高钾血症

柠檬酸盐中毒可导致低钙血症、心律失常和低血压，由柠檬酸盐与钙结合所引起。小儿患者、过度通气、肝病和肝移植期间发生柠檬酸盐中毒的可能性增加[234]。当输血速度超过 1 U/10 min 时，可导致钙离子水平下降。但即便是这种输血速度，钙离子水平也不会降低到足以导致出血的程度。供血者单采血液成

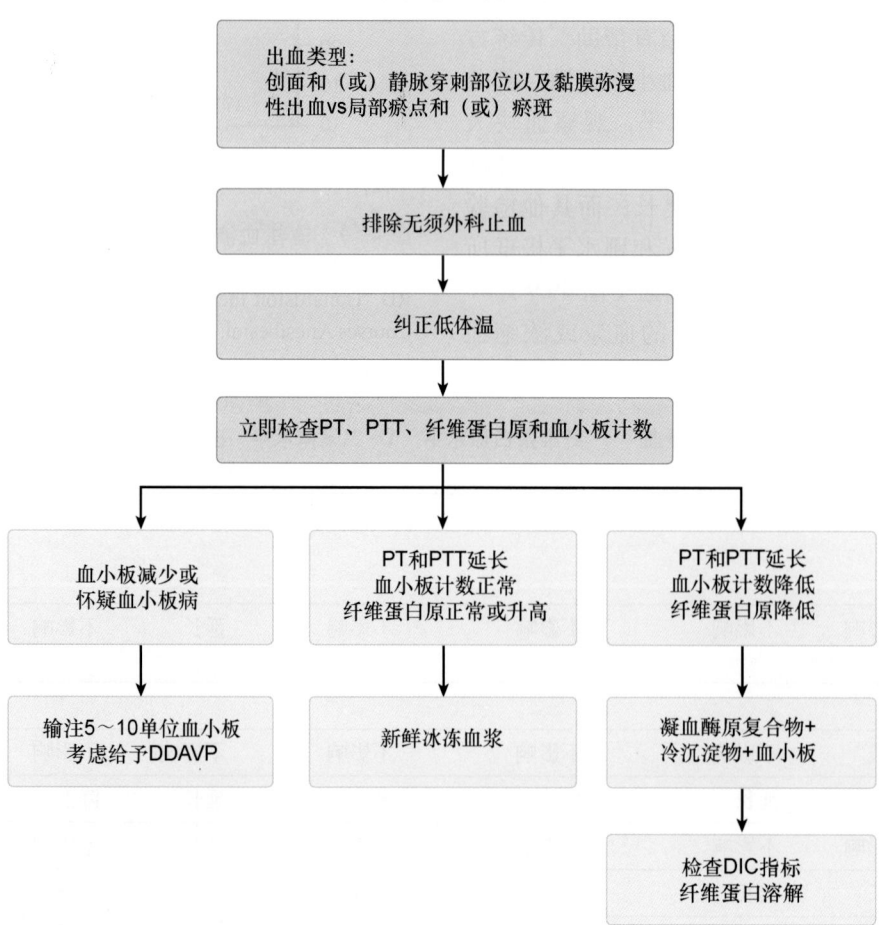

图 49.11　围术期可疑凝血障碍患者评估和初始疗法的流程。该评估基于临床场景，并受到损伤的类型与部位、输液量以及患者年龄和体温的影响。DDAVP，1- 脱氨 -8- 右旋 - 精氨酸加压素，为一种称之为醋酸去氨加压素的血管加压素类似物；PT，凝血酶原时间；PTT，部分凝血活酶时间（Modified from Habibi S, Corrsin DB, McDermott JC, et al. Trauma and massive hemorrhage. In：Muravchick S，Miller RD, eds. Atlas of Anesthesia：Subspecialty Care. New York：Churchill Livingstone；1998.）

分时的柠檬酸盐反应更常见。有报道指出超过 5% 的供血者发生此反应[235]。

与柠檬酸盐中毒一样，输血后高钾血症相当罕见。尽管偶有报道[234, 236]，但必须输注大量血液才会出现。即使储存 21 d，血中血清钾水平可能高达 19 ～ 50 mEq/L[237]。若考虑失血丢失的钾离子，则净得钾离子约为 10 mEq/L。库存血输注速度需要达到 120 ml/min 或更快才会出现明显的临床高钾血症。尽管罕见，高钾血症仍可发生于肾功能不全患者中[238]。

温度

输注储存于 4℃ 的血液能降低受血者的体温。由于低体温可出现并发症，应尽可能避免。低体温能干扰凝血过程，即使体温下降不多，也能显著损害凝血因子和血小板的功能[239]。如果体温下降至 30℃ 以下，可能发生心室易激惹，甚至心搏骤停。轻微低体温引起的寒战可增加代谢需要，从而达不到组织灌注的需求，尤其在贫血或者低灌注情况下会增加组织缺血[240]。

维持患者正常体温被认为越来越重要。输血前将血液加温至体温水平能防止体温下降。也许，加温血液最安全、最常用的方法是将血液通过温水浴（37 ～ 38℃）或加温板中的塑料盘曲管道或塑料袋。这些热交换设备应具有温度上限（如 43℃）与下限（如 33℃）。

酸碱失衡

大多数储存媒介的 pH 酸度很高（如 CPD 的 pH 为 5.5）。当该液体加至新采集的 1 单位血液中，可使该血液 pH 立即降到 7.4 ～ 7.1。随着红细胞代谢和糖酵解产生的乳酸和丙酮酸蓄积，库存血在储存 21 d 后 pH 持续下降至约 6.9。这种酸中毒的主要原因是 PCO_2 达到 150 ～ 220 mmHg。高 PCO_2 的主要原因是储存血液的塑料容器不容许 CO_2 逸出。如果受血者通气充足，则这种高 PCO_2 的影响很小。

即使 PCO_2 降至 40 mmHg，库存血液仍然存在代谢性酸中毒（表 49.4）。输血导致的代谢性酸碱反应非常多变[241]（图 49.12）。经验性给予碳酸氢钠没有指征，因为无法预测酸碱平衡的变化，而应该分析动脉血气的指导使用[242]。输血提供了柠檬酸盐，可产生内源性碳酸氢盐，在某些患者中可导致输血后代谢性碱中毒发生率高[242]。

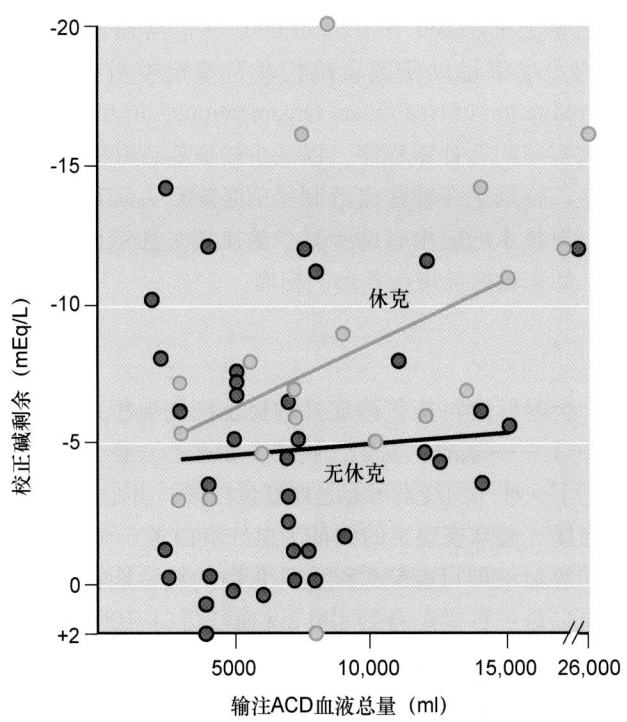

图 49.12　手术中输血量（ml）与校正碱剩余之间的关系（From Miller RD，Tong MJ，Robbins TO. Effects of massive transfusion of blood on acid-base balance. JAMA. 1971；216：1762.）

输血反应

溶血性输血反应

血管内溶血是最具灾难性的输血反应之一。当受血者的抗体和补体直接攻击输入的供血者细胞时，就可发生血管内溶血。这种反应在输入 10 ml 血液后就能发生[243]。如果治疗恰当，很少发生死亡[244]。然而，治疗的关键是预防肾衰竭和凝血病（DIC）。涉及血管外红细胞破坏的溶血性输血反应的严重程度通常不及血管内溶血。在这些病例中，受血者抗体包被输入的红细胞，但是不立即使其溶解。这种红细胞破坏主要发生在网状内皮系统。

1975 年以来，FDA 要求所有 FDA 注册的输血机构必须在 24 h 内通过电话或 7 d 内通过书面报告在受血者或供血者中发生的所有致命性反应。1976—1985 年间，共报告并分析了 328 例死亡病例[245]，其中 159 例死于急性溶血性输血反应，23 例死于迟发性输血反应。在 159 例因急性溶血性输血反应而死亡的患者中，137 例是由于 ABO 血型不符所致。这些错误中一半以上发生在血库发放血后，由手术室、急诊室、ICU 或病房的护士和医师给予患者输血所致。2011 年，由于 ABO 血型不符引起的急性溶血性输血反应发生率为 1：1200 ～ 1：190 000[246]。溶血性输血反应的发生率足以使健康机构联合鉴定委员会（Joint Accreditation of Healthcare Organizations，JCAHO）[244]要求实施同行评审程序，以减少输血错误和并发症的发生。特别是在输注血液制品前必需双人确认患者身份。新技术的应用有助于减少输血相关性错误的发生率，如在输血前进行条形码扫描。

体征和症状

全身麻醉可掩盖溶血性输血反应的典型症状（表49.16）——寒战、发热、胸腰痛和恶心。在全身麻醉状态下，唯一的线索可能是血红蛋白尿、出血倾向或者低血压。通常表现出的体征为血红蛋白尿。输入 50 ml 不相容血液即可能超过结合珠蛋白的结合能力。结合珠蛋白是一种能结合约 100 mg 血红蛋白 /100 ml 血浆的蛋白质。通常情况下，游离血红蛋白以与结合珠蛋白结合的复合物形式存在于循环中，并由网状内皮系统清除（图 49.13）。含 2 mg/dl 血红蛋白的血浆样本呈淡粉红色或浅褐色。当血红蛋白水平达到 100 mg/dl 时，血浆呈红色。当血浆血红蛋白达到 150 mg/dl 时，则出现血红蛋白尿。一般而言，血浆中游离血红蛋白数量与输入不相容血液量有关。补体激活亦可引起各

表 49.16　40 例溶血性输血反应患者的体征和症状及发生频率	
体征或症状	**患者例数**
发热	19
发热、寒战	16
胸痛	6
低血压	6
恶心	2
面色潮红	2
呼吸困难	2
血红蛋白尿	1

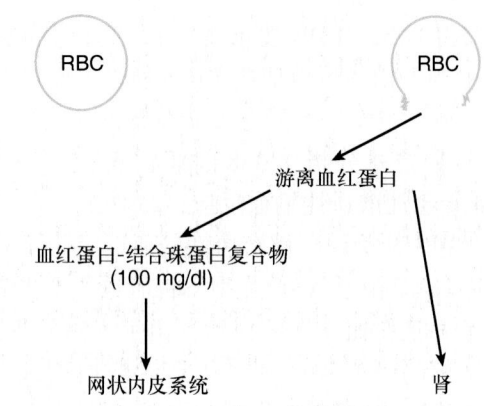

图 49.13　输注不相容血液后红细胞发生溶血的示意图

种物质释放，包括组胺与血管活性胺类。其症状非常具有警示性，即使血浆中未见血红蛋白，也有指征停止输血。如怀疑有溶血性输血反应，则应进行实验室检查，包括血清结合珠蛋白、血浆与尿血红蛋白、胆红素以及直接抗球蛋白测定。直接抗球蛋白试验能确诊溶血性输血反应，因为该试验可显示与输入供血者红细胞结合的抗体。

治疗

虽然血管内溶血可能引起一些后果，但是肾和凝血系统的影响最大。血管内溶血导致急性肾衰竭的原因可能是血红蛋白以酸性正铁血红素形式沉积在远端小管，导致远端小管机械性堵塞。沉积量可能与尿量及其 pH 呈负相关。治疗重点应该是通过大量静脉输液和利尿剂使尿量维持在 75 ml/h 以上。框 49.6 总结了一种方法，包括首先给予甘露醇后输入晶体液以维持充足的血管内容量。如果无效，可增加甘露醇剂量，或使用更强效利尿剂如呋塞米，以维持足够的尿量。碱化尿液，以预防酸性正铁血红素在远端小管沉积的效果仍存争议，但由于易于实施而推荐使用。溶血性输血反应常发生 DIC，可能是因为红细胞基质分离，释放出红细胞素，后者可激活内源性凝血系统，导致纤维蛋白形成，随后消耗血小板以及因子 Ⅰ、Ⅱ、Ⅴ和Ⅶ。一旦证实溶血性输血反应，应检测血小板计数、凝血酶原时间和部分促凝血酶原时间，以获得基础值，便于与随后的实验室检查数值对比。溶血性输血反应期间的低血压可能是由激肽释放酶系统的激活所致[247]。

迟发性溶血性输血反应（血管外免疫反应）

因为抗体浓度过高而迅速发生反应，并可观察到红细胞破坏，速发型溶血性输血反应通常令人印象深刻。在许多溶血性输血反应的情况中，输入的供血者

框 49.6　溶血性输血反应的治疗步骤
1. 停止输血
2. 通过下列方法维持尿量至少在 75 ～ 100 ml/h： 　a. 静脉输注大量液体，可给予甘露醇 　b. 如果静脉内输液和甘露醇无效，则静脉内注射呋塞米
3. 碱化尿液
4. 测定尿和血浆血红蛋白浓度
5. 测定血小板计数、凝血酶原时间、部分凝血活酶时间和血清纤维蛋白原水平
6. 未使用的血液返回血库，再次行交叉配血
7. 患者血液和尿液样本送血库检查
8. 防止低血压，确保肾血流量充足

细胞最初可很好地存活，但是在不同时间后（2～21 d）将出现溶血[248]。这种反应主要发生在曾经输血或妊娠而被红细胞抗原致敏的受血者。因此，该迟发性反应更常见于具有已知的同种异体免疫倾向的女性。这种反应即为迟发性溶血性输血反应。在输血时由于患者抗体水平太低，以致无法检出或不能引起红细胞破坏。只有在经过第二次刺激后抗体水平升高（即回忆应答反应）时，才发生红细胞破坏。这种延迟性反应通常只表现为输血后血细胞比容下降。这些患者也可能出现黄疸和血红蛋白尿，发生一定程度的肾功能损害，但是导致死亡较为罕见。与速发型反应不同的是，引起迟发性溶血性输血反应最常见的抗体为 Rh 和 Kidd 系统，而不是 ABO 系统。虽然改进血库操作流程可降低速发型溶血性输血反应的发生率，但是因为输血前检验不能检出潜在受血者中极低水平的抗体，因而可能无法预防迟发性溶血性输血反应。

对输血后 2～21 d 时出现无法解释的血细胞比容下降的患者，即使没有明显的溶血表现，外科医师也应将迟发性溶血性输血反应纳入鉴别诊断的范围。这对术后患者特别重要，因为 Hb 下降可能是由于术后失血所致，并可能导致需要再次手术。

输血相关性急性肺损伤

当输血是导致的 ARDS 的原因时，即可归类为输血相关性急性肺损伤（transfusion-related acute lung injury，TRALI）。根据 FDA 的报道，从 2012 到 2016 年，TRALI 是输血相关性死亡的最常见原因（表 49.8）。尽管可能漏诊或漏报[249-251]，TRALI 的发生率从 1.3% 至 3% 不等，取决于手术类型。此外，更大的输血量与其发生率增加相关[252]。TRALI 的发生不伴随血管内容量超负荷和心衰[253]，而表现为非心源性肺水肿。临床症状和体征通常出现在输血后 6 h 内，与输血有清晰的时间关系[249]。典型表现为发热、呼吸困难、气管导管内液体增多及严重低氧。麻醉期间血氧饱和度持续下降预示其起病隐袭。虽然胸片以肺水肿为特征，但是并无循环超负荷表现（即左心房高压）。所有血液成分，尤其是 FFP，均可为刺激因素。唯一的特异性治疗是停止输血，实施支持治疗。应该通知血库准备源于其他供血者的血液，同时留检该供血者的所有血液制品。应该再次核查所有医疗记录。如果可能，应该评估患者 HLA 检验结果。尽管大部分患者可在 96 h 内恢复，TRALI 仍是输血相关性死亡的首要原因。

已知的危险因素包括高白介素 -8（IL-8）水平、

肝手术、慢性酗酒、休克、机械通气时高气道峰压、吸烟和液体正平衡[254]。就输血而言，接受由女性供血者提供的血浆或全血，尤其是多次生产后的女性，被认为是最常见的危险因素，减少使用女性捐献的血浆可显著降低 TRALI 的发生率。

输血相关循环超负荷

与 TRALI 不同，输血相关循环超负荷（transfusion associated circulatory overload，TACO）是指输入过量血液而导致的肺水肿，并伴有左心充盈压升高（如 B 型利尿钠肽或脑钠尿肽升高，中心静脉压升高，新发或加重的左心衰）。TRALI 和 TACO 有相重叠的临床表现，非常容易混淆（表 49.17）。2016 年 FDA 注意到 TACO 所致的病例死亡率升高，可能是因为上报增加和对两者认识的加深所致[118]。

最近一项回顾性分析指出，TACO 的发生率从 2004 年的 5.5% 降至 2011 年的 3%[254a]。下降原因并不清楚，但可能与限制性输血实践有关，因此限制了患者暴露于可能的容量超负荷风险中。后者纯粹是推测，并没有被 Clifford 等的发现所支持。除了输血，其他危险因素包括年龄增长和术中液体平衡。有趣的是，白细胞减少可能是 TACO 发生率降低的重要因素，提示其在病理生理学方面存在另外的机制[255]。利尿剂可能有效，但是在这两种情况下需要实施支持疗法，如肺保护性通气。

非溶血性输血反应

非溶血性输血反应通常并不严重，一般被分为发热或变态反应。输血最常见的不良反应是发热反应。

表 49.17　CDC 指南中 TACO 和 TRALI 定义的对比	
TACO	**TRALI**
以下三种或以上的表现在停止输血后 6 h 内新发或加重 ■ 急性呼吸窘迫（呼吸困难、咳嗽、端坐呼吸） ■ 脑钠肽（BNP）升高 ■ 中心静脉压（CVP）升高 ■ 左心衰竭的证据 ■ 液体正平衡的证据 ■ X 线片肺水肿的证据	输血前无急性肺损伤的证据和输血停止后 6 h 内发生 ALI 和 以下任何方法定义的低氧血症 ■ $PaO_2/FiO_2 \leq 300$ mmHg ■ 吸入空气氧饱和度小于 90% ■ 其他临床证据 和 双肺浸润的影响像证据不伴无左心房高压（循环超负荷）

（Adapted from the CDC, National Healthcare Safety Network Bioviligance Component. Hemovigilance Surveillance Protocol v2.5.2. April 2018.）

症状包括输血后不久出现的寒战、发热、头痛、肌痛、恶心及干咳。这是由供血者白细胞释放出致热源性细胞因子和细胞内容物所致。使用滤过白细胞的血液可降低发热反应的发生率[256]。少数情况下，患者可能出现其他症状，如低血压、胸痛、呕吐和呼吸困难。甚至已有报道胸部 X 线片显示肺浸润，包括肺门前结节形成和下肺浸润并伴明显肺水肿[256]。因为直接抗球蛋白试验可排除红细胞抗体黏附在输入的供血者红细胞上，非常容易区分溶血性输血反应和发热反应。必须排除可引起发热和寒战的更严重的并发症（如溶血性反应和脓毒性反应）。当发生发热反应时，是否应停止输血尚无明确的一致意见[257-258]。

变态反应可能是轻微的类过敏反应或者过敏反应。类过敏反应在临床上与过敏反应相似，但并不是由 IgE 所介导。大部分变态性输血反应是轻微的，由输入血中的外源性蛋白质所致。最常见的症状是荨麻疹伴有瘙痒。患者偶尔出现面部肿胀，通常不必停止输血。可给予抗组胺药，以减轻过敏反应的症状。有时可发生一种涉及过敏反应的更严重变态反应。患者可出现呼吸困难、低血压、喉头水肿、胸痛和休克。这是由于给缺乏 IgA 但已产生抗 IgA 抗体的患者输入 IgA 所引起的过敏反应。这类反应并不会导致红细胞破坏，通常在输入仅数毫升血液或血浆后迅速发生。有此类过敏反应史的患者应输注去除供血者 IgA 的洗涤红细胞或无 IgA 蛋白成分的血液。

其他输血不良反应

输血相关性移植物抗宿主病

输血相关性移植物抗宿主病（transfusion-associated graft-versus-host disease，GVHD）是通过输注血液制品使供血者淋巴细胞进入受血者体内引起的，从而启动针对受体组织的免疫反应。严重免疫抑制患者为危险人群。同样，因为输入的淋巴细胞携有共享的 HLA 单倍型而不能被受血者识别和清除，来自一级或二级亲属的直接供血者也是危险人群[259]。患者可出现全身皮疹、白细胞减少以及血小板减少，通常导致脓毒症和死亡。虽然有输注滤过白细胞血液后仍发病的 1 例个案报道[260]，血液辐照能预防输血相关性移植物抗宿主病的发生。

输血相关性免疫调节

输注同种异体血液可引起受血者非特异性免疫抑制反应。超过 150 项临床研究试图阐明输注同种异体血与手术切除后肿瘤复发、术后感染和病毒激活的关系。结论认为输血相关性免疫调理有可能引起这些不良反应。虽然这些研究结论尚有争议且不确定，但是减白细胞的红细胞已普遍应用[261-262]。

输血的其他非传染性风险

表 49.18 列出了一些不常见的非传染性输血风险。

1. 微嵌合体　微嵌合体（microchimerism）是指单一生物体内存在不止一个细胞系。如供血者的淋巴细胞可能存在于患者体内。患者含有微嵌合体的后果尚未明确。

2. 输血后紫癜　由受血者同种抗体攻击供血者血小板抗原所致，可通过静脉输注免疫球蛋白治疗。

3. 低血压输血反应　活化凝血通路可激活缓激肽产物和变态反应。

4. 输血相关 AKI。

5. 同种异体免疫　只有 2%～8% 的慢性输血受血者产生红细胞同种抗体[5]。

6. HLA 同种异体免疫和人类血小板抗原（HPA）同种异体免疫　HLA 同种异体免疫是指由于抗体直接对抗 HLA Ⅰ 级抗体导致的患者血小板产生不应性。HPA 同种异体免疫则是指血小板不应性来自于抗体对抗血小板抗原（HPA 抗体）。

7. 铁超负荷　此并发症是长期输血治疗的结果。铁开始沉积在重要器官内。当铁缺乏充分的螯合作用时，可产生致命的肝和（或）心脏功能不全。

8. 眼睛不良反应　1997 年，有报道 112 例患者在输血 24 h 内发生双侧结膜红斑。美国疾病控制与预防中心（CDC）研究了 1997 年和 1998 年的其他 49 例患者。结论认为这是血液采集滤过系统中所用的一种化学物质或材料引起的毒性反应，最可能是减白细胞滤过系统[263]。

减白细胞和经照射的血液输注

概况

减白细胞血液已经普遍应用。这是因为其存在一些预期的益处。输注减白细胞血液能减少发热反应的概率，特别是因妊娠已经产生同种异体免疫的患者。应用减白细胞血液能降低输血引起 HLA 同种免疫的风险，有助于减少对血小板输注的无反应性，并能降低 CMV 感染的风险。减白细胞血液还可减少变异型

表 49.18　输血的非传染性危险

输血反应	发生率（每 10^5 次输血）	病因	治疗	预防
发热	全部组成：70～6800	因血液储存产生的促炎细胞因子 患者抗白细胞抗体与供血者白细胞结合	停止输血 给予退热药 支持疗法	储存前减白细胞
TACO	全部组成：16.8～8000 根据实践	循环超负荷 患有心脏或肾疾病的患者，婴儿和危重患者风险增高	停止输血 给予利尿剂 氧疗	识别高危患者 慢速输血
TRALI	红细胞：10～20 血小板或血浆：50～100	被动输入供血者抗体 因血液储存产生的毒性脂质	支持疗法	排除高危供血者
过敏	全部组成：3000 轻微的，2 例过敏反应	轻微反应：输入供血者血浆中的可溶性抗原 过敏反应：IgA 缺陷或其他受血者蛋白缺陷	停止输血 ASA 管理 建立大静脉通道 肾上腺素 抗组胺药 支持疗法	即使缺乏证据，输血前仍普遍使用抗组胺药
溶血	红细胞 1.1～9.0	供血者抗体与患者红细胞结合 患者抗体与供血者红细胞结合	停止输血 重新配血 支持疗法 治疗 DIC	标准的手术过程
TRIM	未知	其机制未知，但可能与供血者白细胞有关	治疗并发症（如感染或恶性疾病）	输血前减白细胞可能有益，但此方法存在争议
微嵌合	全部组成：5000～10 000 大量输血	供血者细胞永久存于受血者体内	未知	未知
输血后紫癜	全部组成：2	受血者同种抗体攻击供血者血小板抗原	IVIG	避免对有 PTP 史的患者输注含 HPA 抗原阳性的血液
低血压	未知	激活接触系统产生激肽 服用 ACEIs 患者风险增高	停止输血 ASA 管理 建立大静脉通道 支持疗法	避免使用充满负电的减白细胞滤过器
移植物抗宿主	因人群而异	免疫功能不全宿主输血 供血者细胞与 HLA 类型高度匹配的输血	尚无一致意见 考虑骨髓移植	伽马射线照射细胞制品

ACE：血管紧张素转换酶，ASA：美国麻醉科医师协会，DIC：弥散性血管内凝血，HLA：人类白细胞抗原，HPA：人类血小板同种抗原，IgA：免疫球蛋白 A，IV：静脉注射，IVIG：静脉注射免疫球蛋白，PTP：输血后紫癜，TACO：输血相关性循环超负荷，TRALI：输血相关性急性肺损伤，TRIM：输血相关性免疫调节（Reprinted from Hillyer CD, Silberstein LE, Ness PM, et al. Blood Banking and Transfusion Medicine：Basic Principles and Practice. 2nd ed. Philadelphia：Elsevier；2007：678-679.）

克雅氏病（vCJD）的传播，减轻白细胞诱导的免疫调节，甚至降低术后死亡率。2001 年，人们对支持与反对普遍应用减白细胞血液进行了争论[264-265]。到 2004 年，虽然进行了大量研究，但是尚未能确定减白细胞血液的这些预期的益处[266]。"可能有益，不会有害"成了普遍应用减白细胞血液的理由[264]。

经照射的血制品

经照射的血液制品可预防供血者血液里 T 淋巴细胞的增殖。这是发生输血相关性移植物抗宿主病（GVHD）的直接原因[267]。输血相关性移植物抗宿主病（GVHD）的发生率小于 1/1 000 000，但是其死亡率却大于 90%。只有细胞制品（红细胞、血小板和粒细胞），但不包含非细胞制品（解冻的冰冻血浆和冷沉淀）需经照射。经照射血制品的适应证包括：

1. 胎儿子宫内输血。
2. 小于 4 个月的新生儿。
3. 危重儿童。
4. 正在进行体外膜肺氧合或体外循环生命支持的 1 岁以下的婴儿。
5. 接受由亲属捐献细胞成分制品的受血者。
6. 接受经选择 HLA 相容性细胞成分制品的受血者。
7. 进行骨髓或外周血干细胞移植的受血者。

对于进行常规非骨髓抑制性化疗的实体肿瘤患者和接受常规移植后免疫抑制治疗的实体器官移植患者不必经过照射。

知情同意

进行任何输血前，必须从患者或其监护人获得知情同意书。同意书包括什么内容在全美国尚无统一标准，且仍在不断变化中。如果在没有取得有效知情同意下患者因为输血受到伤害，医务人员即使采取了所有正确措施，仍可能成为被告而对损害作出补偿[268]。很多年前，加利福尼亚通过了 Paul Gann 血液安全法案。该法律赋予患者了解输血相关风险及其他可选择方案的知情权。输血医学的变化迫使使用血液制品的临床医师接受更深层次的继续教育，以确保其适应现行的法规。地区医院输血治疗委员会应该给临床医师提供这样的信息。

致谢

本章包含第 8 版第 63 章"患者血液管理：自体血获取、重组因子Ⅶa 治疗和血液利用"的其中一部分内容。编辑和出版者感谢 Lawrence T. Goodnough 和 Terri Monk 博士对上一版本专题内容的贡献。

参考文献

1. Karafin MS, et al. *Transfusion*. 2017;57(12):2903–2913.
2. Miller RD, et al. *Ann Surg*. 1971;174:794.
3. Miller RD. *Anesthesiology*. 2009;110:1412–1416.
4. Spahn DR. *Anesthesiology*. 2006;104:905.
5. Hendrickson JE, Hillyer CD. *Anesth Analg*. 2009;108:759–769.
6. Shander A, et al. *Transfus Med Rev*. 2011;25:232–246.
7. Lelubre C, et al. *Transfusion*. 2009;49:1384.
8. Yazer MH, et al. *J Trauma Acute Care Surg*. 2016;81:21.
9. Miller RD. *Anesth Analg*. 2013;116:1392.
10. Spinella PC, Cap AP. *Curr Opin Hematol*. 2016;23:536.
11. Desai N, et al. *Anesth Analg*. 2018;127:1211.
12. Society for the Advancement of Blood Management. *A Guide to Patient Blood Management*; 2016. https://www.sabm.org/wp-content/uploads/2018/08/Guide-to-PBM-2016.pdf. Accessed 28 March 2019.
13. Shander A, Goodnough LT. *Annals of Internal Med*. 2019;170:125–126.
14. Ellingson KD, et al. *Transfusion*. 2017;57(suppl 2):1588–1598.
15. Gupta PB, et al. *Anesthesiology*. 2018;129:1082.
16. Mukhtar SA, et al. *Anaesth Intensive Care*. 2013;41:207.
17. Liebscher K, et al. *Anästh Intensivmed*. 2013;54:295.
18. WHO. *Global Status Report on Blood Safety and Availability 2016*. Geneva: World Health Organization; 2017. License: CC BY-NC-SA 3.0 IGO.
19. WHO Expert Group. *Vox Sang*. 2012;103:337–342.
20. Lacetera N, et al. *Science*. 2013;342:692.
21. Chell K, et al. *Transfusion*. 2018;58:242–254.
22. Dhingra N. *Science*. 2013;342:691–692.
23. Haire B, et al. *Transfusion*. 2018;58:816–822.
24. https://www.fda.gov/%20EmergencyPreparedness/Counterterrorism/MedicalCountermeasures/MCMIssues/ucm485199.htm. Accessed 10 December 2018.
25. Tong MJ, et al. *N Engl J Med*. 1995;332:1463–1466.
26. Centers for Disease Control and Prevention. Hepatitis C FAQs for the Public. https://www.cdc.gov/hepatitis/hcv/cfaq.htm. Accessed 16 March 2019.
27. Preiksaitis VK, et al. *J Med Virol*. 1985;15:283–290.
28. Preiksaitis JK, et al. *J Infect Dis*. 1988;157:523–529.
29. Wilhelm JA, et al. *J Infect Dis*. 1986;154:169–171.
30. Goodnough LT, Marques MB. *Anesthesia Analg*. 2017;124:282.
31. Peterson LR, et al. *N Eng J Med*. 2016;374:1552–1563.
32. Schuler-Faccini L, et al. *MMWR Morb Mortal Wkly Rep*. 2016;65:59–62.
33. U.S. Food and Drug Administration. *Revised recommendations for reducing the risk of Zika virus transmission by blood and blood components*; 2018. https://www.fda.gov/downloads/BiologicsBloodVaccines/GuidanceComplianceRegulatoryInformation/Guidances/Blood/UCM518213.pdf. Accessed 8 November 2018.
34. Tripple MA, et al. *Transfusion*. 1990;30:207–213.
35. Moore GL, et al. *Transfusion*. 1981;21:135–137.
36. Valeri CR. *N Engl J Med*. 1985;312:377–378.
37. Lovric VA, et al. *Vox Sang*. 1985;49:181–186.
38. Cancelas JA, et al. *Transfusion*. 2015;55:491–498.
39. Kleinman S. et al. *UpToDate*. https://www.uptodate.com/contents/practical-aspects-of-red-blood-cell-transfusion-in-adults-storage-processing-modifications-and-infusion. Accessed Feb 7, 2019.
40. Nagababu E, et al. *Transfusion*. 2016;56:1101–1111.
41. Salaria ON, et al. *Anesth Analg*. 2014;118:1179–1187.
42. Frank SM, et al. *Anesth Analg*. 2013;116:975–981.
43. Scott AV, et al. *Anesth Analg*. 2016;122:616–623.
44. Tsoi W. *VOXS*. 2016;11:49–54.
45. Nishiyama T, Hayashi D. *J Anesth*. 2007;21:42–46.
46. Wozniak MJ, et al. *Anesthesiology*. 2018;128:375–385.
47. Wozniak MJ, et al. *Br J Anaesth*. 2017;118:689–698.
48. Marik PE, Sibbald WJ. *JAMA*. 1993;269:3024–3029.
49. Vamvakas EC, Carven JH. *Transfusion*. 1999;39:701–710.
50. Leal-Noval SR, et al. *Anesthesiology*. 2003;98:815–822.
51. Purdy RF, et al. *Can J Anaesth*. 1997;44:1256–1261.
52. Koch CG, et al. *N Engl J Med*. 2008;358:1229–1239.
53. Adamson JW. *N Engl J Med*. 2008;358:1295–1296.
54. Wang D, et al. *Transfusion*. 2012;52:1184–1195.
55. Weiskopf RB, et al. *Anesthesiology*. 2006;104:911–920.
56. Cata JP, et al. *Mayo Clin Proc*. 2011;86:120–127.
57. Saager L, et al. *Anesthesiology*. 2013;118:51–58.
58. Heddle NM, et al. *N Eng J Med*. 2016;375:1937.
59. Steiner ME, et al. *N Eng J Med*. 2015;372:1419.
60. Cooper DJ, et al. *N Eng J Med*. 2017;377:1858.
61. Lacroix J, et al. *N Eng J Med*. 2015;372:1410.
62. Garraud O. *J Thoracic Dis*. 2017;9:E146–E148.
63. Tobian A, et al. *N Engl J Med*. 2016;375:1995–1997.
64. Goel R, et al. *Transfusion*. 2016;56:1690–1698.
65. Cull DL, et al. *Surg Gynecol Obstet*. 1991;173:9–12.
66. Albert K, et al. *Can J Anaesth*. 2009;56:352–356.
67. Beattie WS, Wijeysundera DN. *Anesthesiology*. 2016;125(1):11–13.
68. Mathru M, et al. *Anesthesiology*. 2006;105:37.
69. Consensus conference. *JAMA*. 1988;260:2700–2703.
70. Le Manach Y, Syed S. *Anesthesiology*. 2012;117:1153–1155.
71. Corwin HL, et al. *Chest*. 1995;108:767–771.
72. Hébert PC, et al. *JAMA*. 1995;273:1439–1444.
73. Bishop MH, et al. *J Trauma*. 1995;38:780–787.
74. Frank SM, et al. *Anesthesiology*. 2012;117:99–106.
75. McNamara D. *Anesthesiology News 32*. 2012.
76. World Alliance for Patient Safety. *WHO Guidelines for Safe Surgery*; 2008.
77. Solon JG, et al. *J EvalClin Prac*. 2013;19:100–105.
78. Stovener J. *Anesthesiology News 14*. 2012.
79. Berkow L, et al. *Anesth Analg*. 2011;113:1396–1402.
80. Miller RD, et al. *Anesth Analg*. 2011;112:858–863.
81. Xu T, et al. *Crit Care Med*. 2016;44:e344–e352.
82. Bridges E, et al. *Shock*. 2016;46:55–60.
83. Miller RD, et al. *J Anesth*. 2012;26:845–850.
84. Miller RD, et al. *Anesth Analg*. 2014;118:766–771.
85. Giraud B, et al. *Br J Anaesth*. 2013;111:946–954.
86. Barker SJ, et al. *Anesth Analg*. 2016;122:565–572.
87. Frasca D, et al. *Anaesthesia*. 2015;70:803–809.
88. Kolotiniuk NV, et al. *J Cardiothor Vasc Anesthesia*. 2018;32:1638–1641.
89. Musallam KM, et al. *Lancet*. 2011;3278:1396–1407.
90. Karkouti K, et al. *Can J Anesth*. 2015;62:377–384.
91. Kozek-Langenecker SA, et al. *Eur J Anaesthesiology*. 2017;34:332–395.
92. Froessler B, et al. *Ann Surg*. 2016;264:41–46.

93. Keeler BD, et al. *Br J Surg.* 2017;104:214–221.
94. Weltert L, et al. *Transfusion.* 2015;55:1644–1654.
95. Unger EF, et al. *N Engl J Med.* 2010;362:189–192.
96. Karkouti K, et al. *Anesthesiology.* 2011;115:523–530.
97. Goodnough LT, Shander A. *Anesth Analg.* 2013;116:15–34.
98. Levy JH. *Anesthesiology.* 2011;114:1016–1018.
99. Papageorge CM, et al. *Surgery.* 2017;161:1067–1075.
100. Carson JL, et al. *JAMA.* 2016;316:2025–2035.
101. Carson JL, et al. *N Engl J Med.* 2011;365:2453–2462.
102. Shorr AF, et al. *Crit Care Med.* 2004;32:666–674.
103. Taylor RW, et al. *Crit Care Med.* 2006;34:2302–2308.
104. Ely EW, Bernard GR. *N Engl J Med.* 1999;340:467–468.
105. Hébert PC, Fergusson DA. *JAMA.* 2002;288:1525–1526.
106. Vincent JL, et al. *JAMA.* 2002;288:1499–1507.
107. Walsh TS, McClelland DBL. *Br J Anaesth.* 2003;90:719–722.
108. McCrossan L, Masterson G. *Br J Anaesth.* 2002;88:6–9.
109. Mazer CD, et al. *N Eng J Med.* 2017;377:2133–2144.
110. Holst LB, et al. *N Engl J Med.* 2014;371:1381–1391.
111. Rohde HM, et al. *JAMA.* 2014;311:1317–1326.
112. Hovaguimian F, Myles PS. *Anesthesiology.* 2016;125:46–61.
113. Villanueva C, et al. *N Engl J Med.* 2013;368:11–21.
114. Laine L. *N Engl J Med.* 2013;368:75–76.
115. Weiskopf RB. *Transfusion.* 1998;38:517–521.
116. American Society of Anesthesiologists Task Force on Perioperative Blood Management. Practice Guidelines for Perioperative Blood Management. *Anesthesiology.* 2015;122:241.
117. Thiel T, et al. *New Engl J Med.* 2013;368:487–489.
118. https://www.fda.gov/downloads/BiologicsBloodVaccines/SafetyAvailability/ReportaProblem/TransfusionDonationFatalities/UCM59-8243.pdf. Accessed 22 March 2019.
119. Morrow JF, et al. *JAMA.* 1991;266:255–258.
120. Hong H, et al. *Blood.* 2016;127:496.
121. Benjamin RJ. *Blood.* 2016;127:380.
122. Dunne WM, et al. *Transfusion.* 2005;45:1138–1142.
123. Rebulla R, et al. *N Engl J Med.* 1997;337:1870–1875.
124. Horlocker TT, et al. *Reg Anesth Pain Med.* 4th ed. 2018;43:263–309.
125. Baharoglu MI, et al. *Lancet.* 2016;387:2605.
126. Teixeira PG, et al. *J Trauma.* 2009;66:693–697.
127. Kruskall MS. *N Engl J Med.* 1997;337:1914–1915.
128. Scott E, et al. *Transfusion.* 2009;49:1584–1591.
129. Cardigan R, et al. *Transfusion.* 2005;45:1342–1348.
130. Hall DP, et al. *Br J Anaesthesia.* 2012;109:919–927.
131. Muller MC, et al. *Transfusion.* 2015;55:26.
132. Radwan ZA, et al. *JAMA.* 2013;148:170–175.
133. Sperry JL, et al. *N Engl J Med.* 2018;379:315.
134. Holcomb JB, et al. *J Trauma.* 2011;71:S315–S317.
135. Kornblith LZ, et al. *J Trauma Acute Care Surg.* 2014;77:818.
136. Holcomb JB, et al. *JAMA Surg.* 2013;148:127–136.
137. Bhangu A, et al. *Injury.* 2013;44:1693–1699.
138. Holcomb JB, et al. *JAMA.* 2015;313(5):471–482.
139. Pasquier P, et al. *Anesth Analg.* 2013;116:155–161.
140. Kerins DM. *Am J Med Sci.* 1994;307:218.
141. Tremper KK, et al. *N Engl J Med.* 1982;307:277–283.
142. Spahn DR, et al. *Anesthesiology.* 2002;97:1338–1349.
143. Hermann J, et al. *Anesthesiology.* 2007;107:273–280.
144. Crawford MW, et al. *Anesthesiology.* 2007;107:281–287.
145. Wahr JA. *Anesth Analg.* 2002;94:799–808.
146. Natanson C, et al. *JAMA.* 2008;299:2304–2312.
147. Fergusson DA, McIntyre SL. *JAMA.* 2008;299:2324–2326.
148. Levy J. *Expert Opin Biol Ther.* 2003;3:509–517.
149. Davis JM, et al. *Transfusion.* 2018;58:132.
150. DeSimone, RA, et al. 2018; 58:2297-2300.
151. Goodnough LT, et al. *Transfusion.* 2003;43:668.
152. Vassallo R, et al. *Transfusion Med Reviews.* 2015;29:268–275.
153. AABB. *Standards for Blood Banks and Transfusion Services.* 29th ed. Bethesda MD: AABB Press; 2014.
154. Kiss JE, et al. *JAMA.* 2015;313:575–583.
155. Henry DA, et al. *Cochrane Database Syst Rev.* 2002;(2):CD003602.
156. Popovsky MA, et al. *Transfusion.* 1995;35:734–737.
157. AuBuchon JP, et al. *Transfusion.* 1991;31:513–517.
158. Messmer K, et al. *Eur Surg Res.* 1986;18:254–263.
159. Goodnough LT, et al. *Transfusion.* 1998;38:473–476.
160. Lu SY, et al. *Anesth Analg.* 2018;
161. Goodnough LT, et al. *AnesthAnalg.* 1994;78:932–937.
162. Goldberg J, et al. *Ann Thorac Surg.* 2015;100:1581–1587.
163. Zhou Z, et al. *BMC Anesthesiology.* 2017;17:13.
164. Roberts, et al. *Am J Surg.* 1991;162:477.
165. Jarnagin, et al. *Ann Surg.* 2008;248:360.
166. De Haan, et al. *Ann Thoracic Surg.* 1995;59:901.
167. Barile L, et al. *Anesth Analg.* 2017;124:743.
168. Sniecinksi RM, Mascha EJ. *AnesthAnalg.* 2017;124:726.
169. Sebastian R, et al. *PedAnesth.* 2017;27:85–90.
170. Albu G, et al. *AnesthAnalg.* 2018;126:995.
171. Crystal GJ. *J Cardiothorac Vasc Anesth.* 2015;29:320–327.
172. Kisilevksy AE, et al. *J ClinAnesth.* 2016;35:434–440.
173. AABB. *Standards for Perioperative Autologous Blood Collection and Administration.* 7th ed. AABB; 2016.
174. Sikorski RA, et al. *Vox Sanguinis.* 2017;112:499–510.
175. Williamson KR, Taswell HF. *Transfusion.* 1991;31:662.
176. Li, et al. *J Cardiothoracic Surg.* 2015;10:126.
177. Domen RE. *Transfusion.* 1998;38:296.
178. Konig G, et al. *Transfus Altern Transfus Med.* 2012;12:78–87.
179. Yazer MH, et al. *Transfusion.* 2008;48:1188–1191.
180. Tsai AG, et al. *Blood.* 2006;108(10):3603–3610.
181. Gregoretti S. *Transfusion.* 1996;36:57.
182. Bell K, et al. *Transfusion Med.* 1992;2:295.
183. Waters JH, et al. *Anesthesiology.* 2003;99(3):652–655.
184. Esper SA, Waters JH. *Blood Transfusion Med.* 2011;9:139.
185. Carless PA, et al. *Cochrane Database Syst Rev.* 2010;(3):CD001888.
186. So-Osman C, et al. *Anesthesiology.* 2014;120:839–851.
187. So-Osman, et al. *Anesthesiology.* 2014;120:852–860.
188. Lim G, et al. *Anesthesiology.* 2018;128:328–337.
189. Gilsch C, et al. *BMJ Open Quality.* 2018;7:e000270.
190. Hendrickson JE, et al. *Transfusion Med Rev.* 2014;28:137–144.
191. American Society of Anesthesiologists. *Transfusion Practices: Questions and Answers.* 3rd ed. Chicago: American Society of Anesthesiologists; 1998:8–9.
192. Chapuy CI, et al. *Transfusion.* 2015;55:1545–1554.
193. Chapuy CI, et al. *Transfusion.* 2016;56:2964–2972.
194. Murphy MF. *N Eng J Med.* 2016;375(3):295–296.
195. Boyd PR, et al. *Am J Clin Pathol.* 1980;74:694–699.
196. Coombs RR, et al. *Br J Exp Pathol.* 1945;26:255–266.
197. Walker RH. In: Polesky HF, Walker RH, eds. *Safety and Transfusion Practices.* Skokie, Ill: College of American Pathologists; 1982:79.
198. Butch SH, et al. *Transfusion.* 1994;34:105–109.
199. Daurat A, et al. *Transfus Clin Biol.* 2017;24:47–51.
200. Novis DA, et al. *Arch Pathol Lab Med.* 2017;141:255–59.
201. U.S. Food and Drug Administration. *Guidance for Industry: Computer Crossmatch.* April 2011.
202. Mazepa MA. *Am J Clin Pathol.* 2014;141:618–624.
203. Oberman AJ, et al. *Transfusion.* 1978;18:137–141.
204. Sarma DP. *JAMA.* 1980;243:1536–1538.
205. Dexter F, et al. *Anesthesiology.* 2012;116:768–778.
206. Friedman BA. *Transfusion.* 1979;19:268–278.
207. Krier DB. *Am J Med Qual.* 1996;11:68–72.
208. Frank SM, et al. *Anesthesiology.* 2013;118:1286–1297.
209. Frank SM, et al. *Anesthesiology.* 2014;121:501–509.
210. Gervin AS, Fischer RP. *J Trauma.* 1984;24:327–331.
211. Mulay SB, et al. *Transfusion.* 2013;53:1416–1420.
212. Boisen et al. *Anesthesiology.* 2015;122:191–195.
213. Goodell PP, et al. *Am J Clin Pathol.* 2010;134:202–206.
214. Fergusson DA, et al. *JAMA.* 2012;308:1443–1451.
215. Spinella PC, et al. *Anesth Analg.* 2012;115:571–578.
216. Weiskopf RB. *Anesthesiology.* 2012;116:518–521.
217. Auten JD, et al. *J Trauma Acute Care Surg.* 2015;79:790-611.
218. Erber WN, et al. *Med J Aust.* 1996;165:11–13.
219. Brohi K, et al. *Ann Surg.* 2007;245:812–818.
220. Kaufman RM, et al. *Ann Intern Med.* 162:205–213.
221. Deleted in proofs.
222. Brown LM, et al. *J Trauma.* 2011;71(suppl 3):S337–S342.
223. Counts RB, et al. *Ann Surg.* 1979;190:91–99.
224. Reed RL, et al. *Ann Surg.* 1986;203:40–48.
225. Wang HL, et al. *J Intensive Care Med.* 2013;28:268–280.
226. Gorlinger K, et al. *Br J Anaesth.* 2012;110:222–230.
227. Levy JH, et al. *Anesth Analg.* 2012;114:261–274.
228. Miller RD. *Anesthesiology.* 1973;39:82–93.
229. Hondow JA, et al. *TANZ J Surg.* 1982;52:265–269.
230. Simon TL. *Plasma Ther Transfus Technol.* 1988;9:309–315.
231. Hunt BJ. *N Engl J Med.* 2014;370:847–859.
232. Lavee J, et al. *J Thorac Cardiovasc Surg.* 1989;97:204–212.
233. Murray DJ, et al. *Anesthesiology.* 1988;69:839–845.
234. Parshuram CS, Jaffe AR. *Pediatr Crit Care Med.* 2003;4:65–68.
235. Robillard P, Grégoire Y. *Comparison of vasovagal and citrate reaction rates in donors according to type of apheresis procedure.* Abstract Presented at American Association of Blood Banks. 09 October 2017.
236. Linko K, Tigerstedt I. *Acta Anaesthesiol Scand.* 1984;28:220–221.

237. Kleinman, S. Red blood cell transfusion in adults: Storage, specialized modifications, and infusion parameters. *UpToDate*. Available at: www.uptodate.com/contents/red-blood-cell-tranfusion-in-adults-storage-specialized-modifications-and-infusion-parameters? Accessed April 14, 2013.
238. Smith HM, et al. *Anesth Analg.* 2008;106:1062–1069.
239. Van Poucke S, et al. *Thromb J.* 2014;12(1):31.
240. De Witte J, Sessler D. *Anesthesiology.* 2002;96(2):467–484.
241. Miller RD, et al. *JAMA.* 1971;216:1762–1765.
242. Collins JA, et al. *Ann Surg.* 1971;173:6–18.
243. Seyfried H, Walewska I. *World J Surg.* 1987;11:25–29.
244. Linden JV, et al. *Transfusion.* 2000;40:1207–1213.
245. Capon SM, Sacher RA. *J Intensive Care Med.* 1989;4:100–111.
246. *AABB Technical Manual.* 17th ed. AABB; 2011.
247. Lopas H. *Am J Physiol.* 1973;225:372–379.
248. Schonewille H, et al. *Transfusion.* 2006;46:630–635.
249. Toy P, et al. *Crit Care Med.* 2005;33:721–726.
250. Zhou L, et al. *Transfusion.* 2005;45:1056–1063.
251. Kleinman S, et al. *Transfusion.* 2004;44:774–789.
252. Clifford L, et al. *Anesthesiology.* 2015;122:12–20.
253. Triuli DJ. *Anesth Analg.* 2009;108:770–776.
254. Toy P, et al. *Blood.* 2012;119:1757–1767.
254a. Clifford L, et al. *Anesthesiology.* 2015;122:21–28.
255. Blumberg, et al. *Transfusion.* 2010;50:2738–2744.
256. King KE, et al. *Transfusion.* 2004;44:25–29.
257. Oberman HA. *Transfusion.* 1994;34:353–355.
258. Widman FK. *Transfusion.* 1994;34:356–358.
259. Ohto H, Anderson KC. *Trans Med Rev.* 1996;10:31–43.
260. Hayashi H, et al. *Anesthesiology.* 1992;79:1419–1421.
261. Vamvakas EC. *Transfus Altern Transfus Med.* 2002;4:48–52.
262. Youssef LA, Spitalnik SL. *Curr Opin Hematol.* 2017;24(6):551–557.
263. Centers for Disease Control and Prevention. *JAMA.* 1998;279:576–578.
264. Corwin HL, AuBuchon JP. *JAMA.* 2003;289:1993–1995.
265. Vamvakas EC, Blajchman MA. *Transfusion.* 2001;41:691–712.
266. Hébert PC, et al. *JAMA.* 2003;289:1941–1949.
267. *American Association of Blood Banks Technical Manual.* 19th ed. AABB; 2017.
268. Kleinman S, et al. *Transfus Med Rev.* 2003;17:120–162.

50 患者血液管理：凝血

ANIL K. PANIGRAHI，LINDA L. LIU

彭科 译 嵇富海 杨建平 审校

<table>
<tr><td>要 点</td><td>

- 正常止血过程是局部血凝块的产生与无法控制的血栓形成之间的平衡。
- 外源性凝血途径始于血浆中出现组织因子，代表了血浆介导止血过程的起始阶段。
- 内源性凝血途径放大并扩散止血反应，使得凝血酶生成最大化。
- 共同途径产生凝血酶，形成纤维蛋白，并使纤维蛋白链交联，以产生不溶性纤维蛋白凝块。
- 对所有外科患者进行常规术前凝血检查的费用高昂，且缺乏对止血异常的预测价值。因此，凝血检查应基于患者的术前病史、体格检查以及拟行的手术来综合决定。
- 抗血小板药和抗凝药可减少冠状动脉或脑动脉粥样硬化或血管血栓形成后的血凝块形成。
- 溶栓疗法的目的是分解或溶解血凝块。
- 促凝血药（抗纤溶药、凝血因子替代品和凝血酶原复合物）有助于控制手术期间的失血。
- 需要长期抗凝或抗血小板治疗患者的围术期管理包括平衡手术出血风险与术后血栓形成风险。

</td></tr>
</table>

引言

止血是一种有序的涉及细胞和生物化学因素的酶促过程，其作用是在受伤后保持循环系统的完整性。该过程的最终目标是限制由血管损伤引起的失血。维持血管内的血液流动，以及促进血栓形成后的血运重建。因此，正常的生理止血是产生稳定局部血凝块的促凝血途径与抑制不受控制的血栓播散或血栓过早降解的反向调节机制之间的持续平衡。血管内皮、血小板和血浆凝血蛋白在该过程中起着同等重要的作用。这一精准系统紊乱可导致失血过多或病理性血栓形成。本章将阐述正常和异常止血过程，监测凝血的机制，调控凝血的药物，以及围术期抗凝患者管理方案的选择。

正常止血

机械性或生物化学性血管内皮损伤引起血小板

黏附于损伤部位的过程称为初期止血。对于小的血管损伤，初期形成的血小板血凝块足以进行止血，但控制严重的出血时，需要凝血因子激活，并交联纤维蛋白，形成稳定的血凝块，通常被称为二期止血。尽管"初期止血"和"二期止血"是用于描述和诊断的术语，但在理解止血所涉及的细胞和分子过程所取得的进展表明，在止血过程中，血管内皮、血小板和血浆之间的相互作用比该模型中的更为复杂[1]。

血管内皮在止血中的作用

为了维持整个循环系统的血液流动，血管内皮细胞通过多种机制抑制血栓形成。正常的内皮细胞具有抗血小板、抗凝血和纤溶的作用，可抑制血凝块形成[2]。血小板无法黏附于带负电荷的血管内皮，且内皮细胞可产生有效的血小板抑制剂，如前列环素（PGI_2）和一氧化氮（NO）[3-4]。血管内皮细胞表面表达腺苷二磷酸酶（CD39）通过降解强效血小板活化剂腺苷二磷酸（ADP），也可阻断血小板的活化[5]。鉴于这些内源性抗血小板的效应，静止状态的血小板通常不会黏附于健康正常血管内皮细胞。

血管内皮还通过表达多种血浆介导的止血抑制剂发挥重要的抗凝作用。内皮细胞通过表面糖蛋白血栓调节蛋白（thrombomodulin, TM）增强抗凝剂蛋白 C 的活化。该 TM 蛋白可作为凝血酶介导的蛋白 C 活化的辅助因子，使其活化速度提高 1000 倍。内皮细胞表面蛋白 C 表达增加，从而进一步将蛋白 C 的活化提高了 20 倍[6]。内皮结合的黏多糖，如硫酸乙酰肝素，具有促进抗凝血酶（antithrombin, AT）蛋白酶活化、降解凝血因子 IX a 和 X a 以及凝血酶的作用[7]。内皮细胞还产生组织因子途径抑制物（tissue factor pathway inhibitor, TFPI），抑制 X a 因子以及 TF-VII a 复合物的促凝活性[8]。最终，血管内皮细胞合成组织纤溶酶原激活物（t-PA），激活纤维蛋白溶解。这是限制血凝块播散的主要反向调节机制。

尽管存在抑制血栓形成的天然防御机制，但是一系列机械和化学刺激可能会改变这种平衡，此时内皮细胞反而会促进血凝块的形成。血管内皮细胞的损害会暴露出位于其下方的细胞外基质（extracellular matrix, ECM），其中含有胶原蛋白、血管假性血友病因子（vWF）和其他血小板黏附性糖蛋白[9-10]。血小板接触到 ECM 成分后，与之结合并被其激活。组织因子恒定表达于 ECM 中的成纤维细胞，其暴露可激活血浆介导的凝血途径，产生凝血酶和纤维蛋白凝块[11]。某些细胞因子（如白介素 -1、肿瘤坏死因子、γ- 干扰素）和激素 [如醋酸去氨加压素（DDAVP）或内毒素] 通过增加 vWF、组织因子、纤溶酶原激活物抑制剂 -1（plasminogen activator inhibitor, PAI-1）的合成和表达，并下调正常的抗血栓形成的细胞和生物化学途径来诱导血栓形成[12-13]。最后，凝血酶、缺氧和高流体剪切力也可以诱导血管内皮向血栓前状态改变，如增加 PAI-1 的合成。相关纤维蛋白溶解的抑制与手术后的促血栓形成状态和静脉血栓形成的高发生率有关[14-15]。

血小板与止血

血小板在止血过程中起关键作用。未活化的血小板来源于骨髓巨核细胞，以盘状无核细胞的形式进入血液循环，寿命为 8 ～ 12 天[16]。在正常情况下，每天消耗约 10% 的血小板来维持血管的完整性，而每天新生成（1.2 ～ 1.5）×10^{11} 个血小板[17]。血小板膜

的特征是具有多种受体和表面相互连接的开放性小管系统，这有助于增加血小板膜的表面积，并在血小板内外环境之间提供快速的联系通道[18]。在正常情况下，血小板并不与血管内皮结合。但血管损伤时，血小板会通过黏附在受损血管上，彼此聚集形成血小板凝块，促进纤维连接蛋白交联以稳定和增强凝块，从而促进止血。最初，在接触细胞外基质后，血小板发生一系列生物化学和生理学的改变，表现为三个主要阶段：黏附、激活和聚集。内皮下基质蛋白（即胶原蛋白、vWF 和纤维连接蛋白）暴露，血小板黏附到血管壁上。已证实 vWF 是一个重要的桥梁分子，它可以连接细胞外基质胶原蛋白与血小板糖蛋白 I b/ IX 因子 / V 因子受体复合物[19]。临床上，缺乏 vWF（von Willebrand 病）或糖蛋白 I b/ IX 因子 / V 因子受体（Bernard-Soulier 综合征）可导致出血性疾病。

除了促进与血管壁的黏附外，血小板与胶原蛋白的相互作用还对血栓形成的后续阶段（称为血小板活化）起到了强有力的刺激作用。组织因子暴露促进凝血酶的产生，是血小板活化的第二种途径。血小板包含两种特定类型的储存颗粒——α 颗粒和致密体[18]。α 颗粒包含多种对于止血和创伤修复必不可少的蛋白质，包括纤维蛋白原、凝血因子 V 和 VIII、vWF、血小板衍生生长因子等。致密体含有腺嘌呤核苷酸 ADP 和三磷腺苷，以及钙、5- 羟色胺、组胺和肾上腺素。在激活阶段，血小板释放出颗粒状内容物，导致更多血小板的募集和活化，增强了血浆介导的凝血过程[20]。在活化过程中，血小板会发生结构上的变化，形成延伸的伪足样膜，并释放出具有生理活性的微粒，从而极大地增加了血小板膜的表面积。在活化过程中，血小板膜磷脂的重新分布暴露了新的活化的血小板表面糖蛋白受体以及钙和凝血因子激活复合物的磷脂结合位点。这对增强血浆介导的止血过程至关重要[1]。

在血小板聚集的最后阶段，在激活阶段释放的激活因子将更多的血小板募集到损伤部位。在血小板表面，新激活的糖蛋白 II b/ III a 受体与纤维蛋白原结合，从而促进与相邻血小板的交联和聚集[20]。这些受体的重要性在与它们先天缺乏相关的出血性疾病（Glanzmann 血小板无力症）中得到了体现。

血浆介导的止血过程

血浆介导的止血过程最初被描述为瀑布样级联反应，涉及一系列酶和辅助因子的激活，加速和增加凝血酶产生的纤维蛋白[21]。通过暴露于组织因子或异物表面，微量的血浆蛋白被激活，引发了一系列级联

反应，最终将可溶性的纤维蛋白原转化为不溶性的纤维蛋白凝块[22]。凝血酶的产生，即"凝血酶爆发"，是止血过程中的关键调控步骤。凝血酶不仅产生纤维蛋白，还可激活血小板，并介导许多其他过程，如炎症、丝裂原形成甚至下调止血过程[23]。

传统意义上，血浆介导的止血凝血级联反应分为外源性和内源性途径，两者的终末途径为共同途径，即纤维蛋白的生成[24]。然而，该级联反应模型已被证明过于简化，因为它不能完全反映体内止血的过程。例如，内源性途径（XII因子、前激肽释放酶或高分子量激肽原）缺陷的个体表现出活化的部分凝血活酶时间（activated partial thromboplastin time，aPTT）延长，但实际上并没有增加其出血风险。尽管如此，级联反应模型仍然是讨论血浆介导止血过程有用的描述工具（图50.1）。大多数凝血因子由肝合成，并以一种无活性蛋白即酶原的形式进入血液循环。经典凝血级联反应的命名让人有些困惑，因为它是根据发现的顺序对无活性的酶原用罗马数字进行编号的。当酶原转化为活性酶时，小写字母"a"被添加到罗马数字之后。例如，无活性的凝血酶原被称为凝血因子II，而有活性的凝血酶被称为凝血因子IIa。随着对凝血途径的不断认识，有些凝血因子的名称被撤销或者重命名了。

凝血级联反应的特征是一系列酶促反应，包括无活性的前体（酶原）经过激活并放大整个反应。级联反应的每个阶段都需要与膜结合的活化复合物的聚集，每种复合物均由一种酶（活化的凝血因子）、底物（非活性的前体酶原）、辅助因子（促进剂或催化剂）和钙离子四部分组成[25]。这些活化复合物的聚集发生在血小板或微粒磷脂膜上，以定位或浓缩反应

物。在没有这些磷脂膜锚定位点的情况下，凝血因子的活化将减慢。因此，磷脂膜在功能上将血凝块的形成限制在受伤部位。

外源性凝血途径

外源性凝血途径起始于组织因子暴露于血浆中，现在被认为是血浆介导止血过程的启动阶段，其组织因子普遍存在于脉管系统周围的皮下组织中[26]。在正常情况下，血管内皮使组织因子与血浆凝血因子之间的接触最小化。当血管受到损伤后，血浆循环中的低浓度VIIa因子与组织因子、X因子和钙离子一起形成与磷脂结合的活化复合物，从而促进X因子向Xa的转化[22]。此外，组织因子VIIa因子复合物也激活内源性凝血途径的IX因子。这也进一步证明了组织因子在启动止血中的关键作用[27]。

内源性凝血途径

经典理论认为，内源性或接触性活化系统为生成凝血酶的平行途径，由XII因子通过与带负电荷的表面（如玻璃、硫酸葡聚糖或高岭土）接触后活化而启动。然而，由于接触激活因子缺乏导致的出血性疾病非常罕见，我们目前将内源性途径理解为一个扩增系统，即进一步增加外源性途径中生成的凝血酶[28]。近期基于细胞的凝血模型表明，通过外源性途径生成的凝血酶受到天然抑制剂即组织因子途径抑制物（TFPI）的限制[29]，但外源性途径生成的少量凝血酶确实激活了XI因子和内源性途径。然后，内源性途径会放大并增强止血反应，以最大程度地产生凝血酶（图50.2）。尽管XII因子可能被异物表面[如体外循环（CPB）的管路或玻璃瓶]所激活，但内源性途径在止血的启动

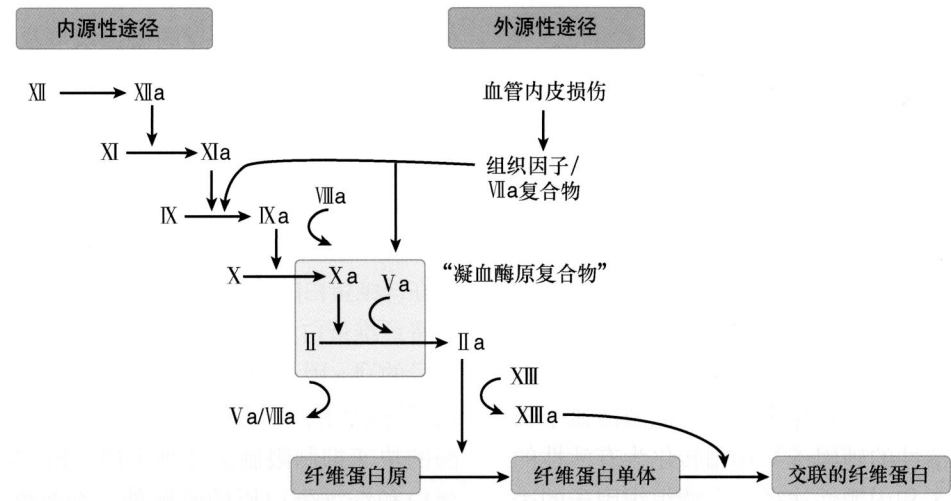

图50.1　**经典凝血级联反应包括内源性和外源性凝血途径的描述**（From Slaughter TF. The coagulation system and cardiac surgery. In：Estafanous FG，Barasch PG，Reves JG，eds. Cardiac Anesthesia：Principles and Clinical Practice. 2nd ed. Philadelphia：Lippincott Williams & Wilkins；2001：320，with permission.）

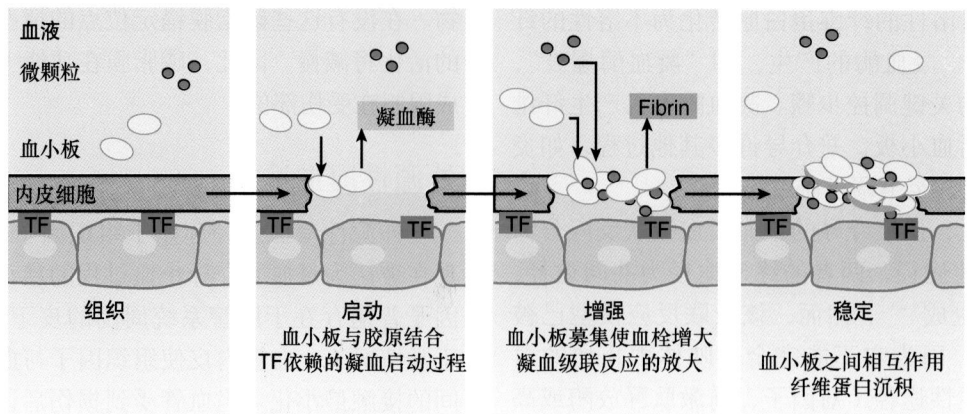

图 50.2　**血管损伤部位血凝块的形成。**血管损伤暴露了内皮下的组织因子（TF），通过外源性凝血途径启动血浆介导的凝血过程。内源性途径进一步增强凝血酶和纤维蛋白的产生。血小板黏附于暴露的胶原并被激活，导致更多的血小板募集和聚集（From Mackman N，Tilley RE，Key NS. Role of extrinsic pathway of blood coagulation in hemostasis and thrombosis. Arterioscleros Thromb Vasc Biol. 2007；27：1687-1693，with permission.）

过程中所起的作用较小。然而，内源性途径的相关蛋白可能会促进炎症反应、补体激活、纤维蛋白溶解、激肽和血管的生成[28]。

共同凝血途径

外源性和内源性凝血级联反应的共同最终途径为凝血酶的产生和随后的纤维蛋白形成。内源性（F IX a、F VIII a、Ca^{2+}）和外源性（组织因子、F VII a，Ca^{2+}）酶复合物对 X 因子的激活放大了凝血信号，促进凝血酶原复合物［F X a，F II（凝血酶原），F V a（辅因子）和 Ca^{2+}］的形成，进而介导大量凝血酶原生成凝血酶[30]。凝血酶通过蛋白水解作用将纤维蛋白原分子裂解为纤维蛋白肽 A 和 B，产生纤维蛋白单体，然后聚合成纤维蛋白链形成血凝块[30]。最后，XIII a 因子，由凝血酶激活的谷氨酰胺转移酶，以共价方式交联纤维蛋白链，产生不溶性的纤维蛋白凝块，并能抵抗纤溶降解[31]。

纤维蛋白原和 XIII 因子均与获得性出血性疾病有关。这两者中任一种蛋白质的浓度降低都可能增加术后出血风险和血制品输注需求。近年来，含纤维蛋白原和 XIII 因子的血浆浓缩物已经可以使用，提示我们可以进行随机对照试验，以确定这些生物制剂在治疗获得性凝血功能疾病中的功效[32]。

凝血酶的产生仍然是调节止血过程的关键酶促步骤。凝血酶的活性不仅介导纤维蛋白原向纤维蛋白转化，而且还具有许多其他作用。它可以激活血小板和 XIII 因子，将非活性的辅因子 V 和 VIII 转化为有活性的构象，激活 XI 因子和内源性途径，上调组织因子的表达，刺激 PAI-1 在血管内皮的表达，从而下调纤维蛋白溶解的活性，并通过激活蛋白 C 而抑制不受控制的

血栓形成[33]。

内在的抗凝机制

一旦激活凝血途径，止血过程的调节对于限制血栓扩散超出损伤部位至关重要。一个简单但重要的抗凝机制便是血液流动和血液稀释。早期的血小板和纤维蛋白凝块已被证明极易受到血液流动剪切力的影响。血液流动进一步限制了血小板和凝血因子的局部定位和集中，以至于大量止血成分可能无法结合在一起[30, 34]。但是在凝血过程的后期，需要更强有力的反向调节机制来限制血凝块的蔓延。目前已经确定了四个主要的调节途径对于下调止血过程尤为重要：纤维蛋白溶解、TFPI、蛋白 C 系统、丝氨酸蛋白酶抑制剂（serine protease inhibitors，SERPINs）。

纤维蛋白溶解系统包括一系列级联扩增反应，最终产生纤溶酶，以蛋白水解的方式降解纤维蛋白和纤维蛋白原。与血浆介导的凝血级联反应一样，无活性的前体蛋白被转化为有活性的酶，因此需要一个可调控的平衡系统来防止出血过多或血栓形成（图 50.3）。纤维蛋白溶解的主要酶促介质是丝氨酸蛋白纤溶酶，其由纤溶酶原产生[35]。在体内，纤溶酶的产生通常是通过从血管内皮中释放 t-PA 或尿激酶来完成的。在存在纤维蛋白的情况下，t-PA 和尿激酶的活性大大增强，这将纤维蛋白溶解限制在血凝块形成的区域内。内源性途径的 XII a 因子和激肽释放酶也通过暴露于异物表面后激活纤溶酶原而促进纤维蛋白的溶解[36]。对游离纤溶酶的快速抑制限制了纤维蛋白溶解的活性。除对纤维蛋白和纤维蛋白原的降解外，纤溶酶还通过降解必需的辅因子 V 和 VIII 并减少血小板黏附和聚集所必需的血小板糖蛋白表面受体，来抑制止血过程[37]。纤维蛋白降

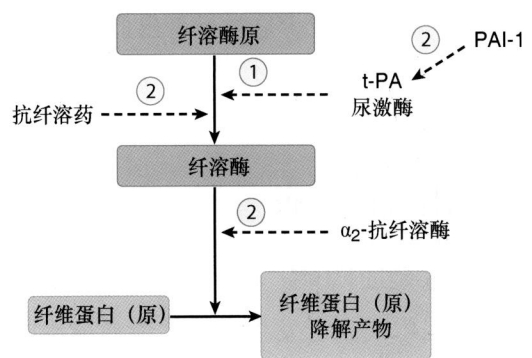

图50.3 **纤维蛋白溶解的主要调节物。** 虚线表示纤维蛋白溶解的促进物和抑制物的作用点。PAI，纤溶酶原激活物抑制因子；tPA，组织型纤溶酶原激活物（From Slaughter TF. The coagulation system and cardiac surgery. In：Estafanous FG，Barasch PG，Reves JG，eds. Cardiac Anesthesia：Principles and Clinical Practice. 2nd ed. Philadelphia：Lippincott Williams & Wilkins；2001：320，with permission.）

解产物还具有轻微的抗凝特性。

TFPI和Ⅹa因子形成磷脂膜复合体结合并抑制组织因子/Ⅶa因子复合物[38]，下调外源性凝血途径的活性[39]。随着TFPI快速终止了组织因子/Ⅶa的活性，内源性凝血途径对凝血酶和纤维蛋白持续生成的关键作用就显而易见了[28]。

蛋白C系统抑制凝血酶和必需的辅因子Ⅴa和Ⅷa，在下调凝血过程中的作用尤为重要。与血栓调节素（TM）结合后，凝血酶的促凝功能下降，而其激活C蛋白的能力增强[40]。与辅因子蛋白S结合的蛋白C可降解辅因子Ⅴa和Ⅷa。关键辅助因子的缺乏限制了弹性蛋白酶和凝血酶原激活复合物的形成，而这些酶或酶原分别对Ⅹa因子和凝血酶的形成至关重要。此外，凝血酶一旦与TM结合，就会迅速失活并从循环中被清除。这也是蛋白C通路抑制止血过程的另一种机制[40]。

调节止血过程最重要的SERPIN包括抗凝血酶（antithrombin，AT）和肝素协同因子Ⅱ。AT抑制凝血酶以及因子Ⅸa、Ⅹa、Ⅺa和Ⅻa[41]。肝素与AT结合后发生构象的变化，从而加速AT介导的对目标酶的抑制。肝素辅因子Ⅱ是最近发现的一种SERPIN，可单独抑制凝血酶[42]。尽管肝素辅因子Ⅱ的确切生理作用还尚不清楚，当其与肝素结合后，抑制活性会大大提高。

凝血异常

出血性疾病的评估

止血系统在围术期面临重大挑战。因此，对于止血障碍的识别和纠正至关重要。然而，对出血风险的评估仍然是一个挑战，最佳的术前评估方法尚有争议。对所有外科患者进行常规的术前凝血功能检查虽然较为保险，但成本高昂，并且对于止血功能异常的疾病缺乏预测价值。可在怀疑患者有出血性疾病时根据临床标准凝血检测进行评估，如凝血酶原时间（PT）和APTT。然而，将这些体外检测方法用作筛选试验时，它们对体内止血功能的评估是有限的[43]。例如，由于这些检测的正常值具有一定范围，因此将有2.5%的健康个体显示出异常的PT或APTT值。另外，对于轻型血友病A以及vWD和ⅩⅢ因子缺乏的患者来说，尽管检测值正常，但在临床上仍可能发生明显的出血[44]。因此，仔细分析患者的出血史仍然是围术期出血最有效的预防手段。

在一份全面的病史中，我们应当特别关注患者既往的出血史[45]。尤其是，应当询问患者在拔牙、外科手术、外伤或分娩等止血后是否发生过度出血，以及是否需要输血或再次手术来控制出血。提示出血性疾病的常见症状包括：频繁的鼻出血，需要鼻腔填塞或手术干预。因为口腔黏膜上的纤维蛋白溶解活性较高，因此口腔科手术和拔牙是对止血功能非常好的检测方法。患有血小板疾病或血管性血友病（vWD）的女性可能会出现月经过多，而具有潜在止血性疾病的女性通常会发生产后出血[46]。对于有自发性非创伤性出血史的患者，如果出现关节出血或深层肌肉出血，应当非常注意。在患者早年或者家庭成员中出现的出血性疾病常常提示该疾病具有遗传性。此外，还应仔细询问患者的用药史，包括是否服用阿司匹林、非甾体抗炎药（NSAIDs）以及银杏和维生素E等保健品[47]。最后，还应当询问患者并存疾病的情况（即肾、肝、甲状腺、骨髓疾病以及恶性肿瘤）。

对大多数患者而言，在全面详细的询问出血史后，可以不进行术前凝血功能检查。如果术前病史或体格检查提示存在出血性疾病，则需要进一步的实验室检查。尽管既往史为阴性，但对于通常伴有大量出血的手术（如心肺转流），术前应进行凝血功能的筛查。最后，如果患者无法提供充分的出血病史，也可合理进行术前的凝血检查。如果发现了出血性疾病的证据，则应该在术前明确病因。

遗传性出血性疾病

血管性血友病（Von Willebrand病）

遗传性出血性疾病包括血小板数量和功能异常、凝血因子缺乏或纤溶途径异常的疾病。在这些遗传性出血性疾病中，vWD 是最常见的，其特征是 vWF 的数量或功能的缺陷，常常导致血小板黏附和聚集障碍[48]。vWD 的发生率约为 1%，主要分为三种类型（1、2 和 3 型），多数病例为常染色体显性遗传[49]。1 型和 3 型 vWD 主要表现为不同程度的 vWF 数量减少，而 2 型则包含了四个功能缺陷的 vWF 亚型。正常条件下，vWF 在血小板与 ECM 的黏附中起关键作用，并通过充当载体分子来防止Ⅷ因子的降解[50]。vWD 患者的典型临床表现为容易出现淤青、反复的鼻出血和月经过多。这是血小板性止血障碍的特征。在某些更严重的病例中（即 3 型 vWD），若同时存在凝血因子Ⅷ的降低，可导致严重的自发性出血，包括关节腔内出血。

常规的凝血试验通常对 vWD 的诊断帮助不大，因为大多数患者的血小板计数和 PT 指标是正常的，并且 APTT 可能会随着Ⅷ因子水平的降低而发生轻至中度的延长[51]。相反，最初检测 vWF 水平（vWF 抗原）和 vWF 血小板结合活性的筛选试验使用了瑞斯托霉素辅助因子，可导致血小板凝集。在严重的情况下，Ⅷ因子的活性可能会明显降低[52]。在评估 vWD 时，血小板功能测试已逐渐取代出血时间这一指标[53-54]。轻度 vWD 患者常对脱氨基精氨酸血管升压素（DDAVP）有反应，从而导致内皮细胞释放 vWF。如果有明显的出血史，可在围术期使用 vWF/Ⅷ因子浓缩物[55]。

血友病

尽管血友病比 vWD 少见，但鉴于其临床表现的多样性，仍值得关注。血友病 A（因子Ⅷ缺乏症）和血友病 B（因子Ⅸ缺乏症）都是 X 染色体遗传性出血性疾病。最常见于儿童时期发病，表现为关节、深部肌肉或两者均有的自发性出血。男性血友病 A 的发病率为 1∶5000，而血友病 B 的发病率为 1∶30 000。虽然大多数病例来源于家族遗传，但有近 1/3 的患者无家族史，而是发生新的基因突变[56]。疾病的严重程度取决于患者凝血因子活性水平的基础值[57]。轻型血友病患者可能在手术或外伤导致的原因不明的出血后才发现。血友病患者的实验室检查显示 APTT 延长，而 PT、出血时间和血小板计数仍在正常范围内。但是，轻型血友病患者的 APTT 也可能是正常的。因此，为了明确诊断以及相关凝血因子的水平，需要进行特定的凝血因子分析。在大多数情况下，对 A 或 B 型血友病患者的围术期管理需要与血液科医生进行协商，并分别给予重组或纯化的Ⅷ或Ⅸ因子浓缩物[58]。A 型血友病的轻症患者可用去氨加压素进行治疗。A 型血友病的常见并发症是Ⅷ因子蛋白自身抗体的产生[59]。对于高滴度自身抗体的患者，输注Ⅷ因子浓缩物也无法控制出血。以下是减少这类患者出血的几种方法：猪凝血因子Ⅷ、活化的或未活化的凝血酶原复合物（PCC）或重组的Ⅶa 因子[60]。

获得性出血性疾病

药物诱导的凝血障碍

药物是围术期患者发生获得性凝血障碍的最重要原因。除了肝素和华法林等抗凝剂外，口服抗凝剂（direct oral anticoagulants，DOAC）和抗血小板药物的增加使围术期管理变得更加复杂。了解这些药物的作用和其拮抗的策略对于减少限期手术和急诊手术中的出血并发症至关重要。此外，有几类药物可能具有抑制血小板的作用，而无意中增加出血风险。β - 内酰胺类抗生素可抑制血小板的聚集，可导致高风险患者临床上发生明显出血[61]。硝普钠[62]、硝酸甘油[63]、和 NO[64] 也可以减少血小板的聚集和分泌。同样，选择性 5- 羟色胺再摄取抑制剂，如帕罗西汀，可减少血小板内 5- 羟色胺的储存，从而抑制血小板的聚集，并可能对已有凝血疾病的患者产生影响[65]。患有复杂性凝血疾病的患者在使用这些药物时应当特别小心。

肝疾病

与肝衰竭相关的止血障碍是复杂和多因素的。严重的肝病会影响凝血因子的合成，导致血小板数量异常和功能障碍，并干扰对活化的血凝块和纤溶蛋白的清除。肝是产生促凝血因子的主要场所，包括纤维蛋白原、凝血酶原（Ⅱ因子）、因子 V、Ⅶ、Ⅸ、X、Ⅺ、Ⅻ，抗凝血蛋白 C 和 S，以及 AT。通常与肝病相关的实验室检查的异常包括 PT 时间延长。另外，APTT 也可能延长，提示患者出血的风险增加。但是检查结果仅反映促凝因子水平的降低，而不能很好地解释抗凝因子是否也随之降低[66]。实际上，慢性肝病患者的止血机制达到了一个再平衡，其产生的凝血酶也与健康人相当[67]。

相似的，在肝病和门脉高压症的患者中通常可以观察到由于脾隔离而引起的血小板减少[68]，并且可伴有因血小板受抑制后增加的内皮细胞 NO 和前列环素而导致的血小板功能障碍[69]。尽管如此，在这些患者中也可以看到 vWF 升高，可能有助于血小板功能的恢复。此外，在慢性肝病中，负责裂解 vWF 多聚体的血浆金属蛋白酶 ADAMTS13 的水平降低，导致循环中 vWF 多聚体水平升高，促进血小板的聚集[70]。vWF 的增加可部分纠正血小板减少和功能障碍，但也可能导致血栓前状态和凝血风险的增加。

在肝病患者中，血凝块纤维蛋白的溶解也发生了异常。通常纤溶酶由 t-PA 和尿激酶纤溶酶原激活物（u-PA）转变成活性形式，然后降解纤维蛋白凝块。凝血酶激活纤维蛋白溶解抑制剂（TAFI）阻止纤溶酶原活化为纤溶酶，可以防止过度的纤维蛋白溶解。TAFI 由肝合成，在慢性肝病患者中水平降低，因此认为这些患者由于过度纤维蛋白溶解而增加了出血风险[71]。然而，肝疾病时高浓度的 PAI-1——一种 t-PA 和 u-PA 的丝氨酸蛋白酶抑制物（SERPIN），可能使纤维蛋白溶解变得正常化[72]。

总之，慢性肝病患者的促凝和抗凝止血机制发生了再平衡，但这种平衡很容易被打破，因此患者既有出血又有血栓形成的风险[73]。传统的凝血检查并不能很好地评估患者的出血风险，因此已有研究开始着眼于将血栓弹力图（thromboelastography，TEG）或旋转血栓弹性测定（rotational thromboelastometry，ROTEM）用于评估凝血功能，并指导围术期输血和抗纤维蛋白溶解药物的使用[73-74]。

肾疾病

慢性肾衰竭和尿毒症时，常会发生血小板功能障碍，通常表现为出血时间延长，以及与手术或外伤有关的出血倾向。潜在的机制是多因素的，但主要可归因于血小板聚集的减少及其对受损血管壁的黏附作用下降。这种黏附功能的下降可能是由于糖蛋白 Ⅱb/Ⅲa 的缺陷，从而促进了血小板与纤维蛋白原和 vWF 的结合[75-76]。此外，胍基琥珀酸的积累和内皮 NO 合成的增加进一步降低了血小板的反应性[77]。研究显示，红细胞的浓度也可能与血小板功能障碍有关，因为贫血纠正后会导致出血时间缩短。其机制可能与血液层流状态下红细胞引起血小板沿血管壁的边缘化作用有关[78]。据报道，透析和纠正贫血均可缩短慢性肾衰竭患者的出血时间。与慢性肾疾病相关的血小板功能障碍的治疗包括输注冷沉淀（富含 vWF）或给予去氨加压素（0.3 μg/kg）。这可刺激内皮细胞释放 vWF[79]。此外，结合型雌激素（0.6 mg/kg 静脉注射 5 d）可缩短出血时间[80]，其机制可能是通过减少 NO 的产生来实现的[81]。

弥散性血管内凝血

弥散性血管内凝血（disseminated intravascular coagulation，DIC）是一种由组织因子/因子Ⅶa 复合物引起的病理性止血过程，可导致外源性凝血途径的过度活化，使天然的抗凝机制失调，并在血管内产生凝血酶。许多潜在的疾病均可能导致 DIC，包括创伤、羊水栓塞、恶性肿瘤、败血症或输血的血型不相容[82]。多数情况下，DIC 在临床上表现为弥散性出血障碍，与广泛的微血管血栓形成导致的凝血因子和血小板的消耗有关，由此引发多器官功能障碍。DIC 的典型实验室检查结果包括：血小板数量减少，PT、APTT 和凝血酶时间（thrombin time，TT）延长，以及可溶性纤维蛋白和纤维蛋白降解产物的浓度升高。但是，确诊 DIC 需要临床诊断与实验室诊断相结合，仅实验室数据不能提供足够的敏感性或特异性来确诊[83]。例如，慢性 DIC 状态时，凝血筛查试验的结果可能是正常的，但伴有可溶性纤维蛋白和纤维蛋白降解产物的浓度升高[84]。对 DIC 的治疗需要针对激活止血过程的潜在原因进行处理。另外，主要的支持性治疗包括选择性的成分输血，以补充消耗的凝血因子和血小板。抗凝剂（如肝素）的使用仍存在争议。研究结果建议将其限制在血栓风险最高的情况下使用[85]。由于抗纤溶治疗存在潜在的血栓风险，因此，在 DIC 治疗中通常是禁忌的[86]。

与心肺转流相关的凝血障碍

将血液引流到体外管路来建立 CPB，会对止血系统产生很大的干扰。体外转流管路的预充会造成血液稀释和血小板减少[87]。血小板黏附在管路表面会进一步减少血小板数量，并导致血小板功能障碍[88]。在 CPB 期间，对黏附和聚集具有重要作用的血小板表面受体（GPⅠb 和 GPⅡb/Ⅲa）的表达下调，同时含 vWF 的 α 颗粒的数量也减少，从而损害了血小板功能[89]。此外，CPB 期间的低体温可导致血小板聚集以及血浆介导的凝血因子的产生和凝血酶活性的降低[90]。CPB 也可能会导致纤溶亢进，因此，相关的研究支持使用抗纤溶药物来减少术中出血[91]。

创伤引起的凝血障碍

无法控制的出血是引起创伤相关死亡的常见原因。这种情况下的凝血障碍可能是由于酸中毒、低体温和复苏过程中发生的血液稀释。然而，在这些患者中急性凝血障碍也可以独立发生[92]。此过程称为创伤诱导的凝血障碍（trauma-induced coagulopathy，TIC）或急性创伤性凝血障碍，可在创伤后早期观察到止血失调和纤溶增加[93]。活化蛋白 C（activated protein C，APC）的抗凝作用被认为在 TIC 中起主要作用。其机制是通过抑制因子Ⅴa 和Ⅷa 减少凝血酶的产生，以及通过抑制 PAI-1 促进纤维蛋白溶解。灌注不足和损伤严重程度的增加与 APC 活性升高相关，从而支持了 APC 与 TIC 进展的相关性[94]。研究认为低灌注是 APC 激活的刺激因素[95]。另外，内皮多糖-蛋白质复合物（endothelial glycocalyx，EG）是一种衬在血管内皮上的凝胶状基质，其降解与创伤相关因素有关，包括组织损伤、灌注不足、儿茶酚胺升高和炎症。EG 具有抗凝特性，并包含蛋白聚糖，如 syndecan-1、透明质酸、硫酸乙酰肝素和硫酸软骨素。它们在内皮损伤期间脱落。蛋白聚糖的脱落会造成"自身肝素化"现象，从而导致 TIC。已发现 EG 降解的标志物与创伤患者的炎症、凝血障碍及死亡率增加相关[96]。

尽管血小板计数正常，但血小板功能的障碍会导致 TIC 时出血增加。在创伤患者复苏前，已观察到血小板对各种激动剂（包括 ADP、花生四烯酸和胶原蛋白）的反应显著降低[97-98]。有研究提出这样的假设：创伤患者经历的"血小板衰竭"是由于 ADP 从受伤组织中广泛释放。这种弥散性的激活使血小板对随后的刺激丧失了反应[98]。血小板对 ADP 的不敏感性也与血栓对 tPA 介导的纤维蛋白溶解的敏感性增加有关[99]。一项抗纤溶药物对明显出血的随机临床试验（CRASH-2）的结果，支持了在早期治疗中减少创伤患者纤溶亢进的重要性，即早期给予氨甲环酸（tranexamic acid，TXA）可以降低患者的死亡率[100-101]。

高凝状态

血栓形成是一种血栓发生的倾向，临床上通常表现为静脉血栓的形成［下肢深静脉血栓形成（deep venous thrombosis，DVT）][102]。同出血性疾病一样，血栓形成可能是由于遗传或获得性因素所造成的（框 50.1）。血栓形成由 Virchow 三联症（血流淤滞、内皮损伤和高凝）引起的[9]。多数情况下，可找到一种血栓形成的危险因素。但是单一因素通常不会导致临床上明显的血栓形成[103]。相反，多种因素的协同作用增加了血栓的风险[104]。例如，血栓并发症通常在术后或妊娠期间发生，且与肥胖、恶性肿瘤或遗传性血栓形成史有关[105]。对无症状患者进行血栓形成风险的随机筛查，其成本较高，临床效果并不理想[106-107]。与出血性疾病一样，与随机常规筛查相比，关注患者既往血栓史、血栓形成家族史以及药物治疗史更有预测价值。

遗传性血栓性疾病

生化和分子学检测的进步极大地提高了我们对凝

框 50.1　高凝状态和围术期血栓形成的风险因素
高风险
肝素诱发的血小板减少症
抗凝血酶缺乏
蛋白 C 缺乏
蛋白 S 缺乏
抗磷脂抗体综合征
中等风险
V 因子 Leiden 基因多态性
凝血酶原 G20210A 基因多态性
高同型半胱氨酸血症
异常纤维蛋白原血症
手术后促血栓形成状态
恶性肿瘤
制动

血和促血栓疾病的理解[108]。由于有了更特异性的测试，在多达 50% 的静脉血栓患者中发现了遗传性的血栓易感性[109]。最常见的促血栓形成倾向的遗传因素包括因子 V（因子 V Leiden）或凝血酶原（凝血酶原 G20210A）基因的单点突变。因子 V Leiden 突变导致了 APC 抵抗，从而必需的辅因子 Va 不再容易受到 APC 介导的降解作用。这种止血和 APC 拮抗调节系统之间平衡的轻微改变会促进血栓形成，其在白种人中的发生率大约是 5%[110]。在凝血酶原基因突变时，血浆中凝血酶原浓度升高造成了一种高凝状态。相对少见的遗传性血栓症包括 AT、蛋白 C 或蛋白 S 的缺乏[108]。遗传性血栓症的特征是高度可变的外显率，受到血型、性别和其他混杂因素的影响。口服避孕药、妊娠、行动不便、感染、手术或外伤等因素极大地影响了遗传易感性个体血栓形成的发生率[111]。在没有其他促血栓形成的状态、家族史、提示血栓症的检查异常或血栓形成史的情况下，长期预防性抗凝治疗可能弊大于利[106]。然而，在患者发生血栓并发症后，多数需要接受终生抗凝治疗。

获得性血栓性疾病

抗磷脂综合征

抗磷脂综合征（antiphospholipid syndrome，APS）是一种获得性自身免疫疾病，以静脉和（或）动脉血栓形成伴有反复的流产为特征。这种综合征可能与自身免疫疾病（如系统性红斑狼疮或类风湿关节炎）有关，但也可能单独发生。APS 的产生是由于磷脂结合蛋白的自身抗体，进而影响凝血系统，并与多达 10% 的 DVT 和 6% 的妊娠相关疾病的发生有关[112]。其特征在于，APS 引起 APTT 轻度延长，并产生狼疮抗凝物质，同时抗心磷脂抗体或抗 β_2- 糖蛋白 I 抗体的检测阳性[113]。APS 相关抗体会干扰许多实验室凝血检查中常见的磷脂。尽管抗磷脂综合征的 APTT 时间延长，但出血风险并没有增加，而是增加了血栓形成的可能。如果患者术前单独出现 APTT 延长，应考虑到 APS 的可能性。患有此综合征的患者如果发生了血栓并发症，再次发生血栓的风险更高，并且往往需要终生的抗凝治疗[114]。

肝素诱发的血小板减少症

肝素诱导的血小板减少症（heparin-induced thrombocytopenia，HIT）是一种自身免疫介导的药物反应，在接受肝素治疗的患者中发生率多达 5%。HIT 患者会出现轻度至中度的血小板减少症。与其他药物诱发的血小板减少症相反，HIT 会导致血小板活化，以及促进静脉和动脉的血栓形成[115]。有证据表明，HIT 是由免疫复合物［由免疫球蛋白 G（IgG）抗体、血小板因子 4（PF4）和肝素组成］介导的。该复合物结合血小板 Fcγ 受体后激活血小板。抗 PF4/肝素抗体可以通过上调组织因子的表达来"激活"血管内皮、单核细胞和巨噬细胞（图 50.4）。HIT 发生的危险因素包括患者人群、性别以及肝素的使用。女性患者发生的 HIT 风险增加［比值比（OR）2.37；95% 置信区间（CI）1.37～4.09］，同样还有外科手术患者（OR 3.25；95%CI 1.98～5.35）[116]。由于在心脏手术在 CPB 期间给予了高剂量肝素，这些患者产生的抗 PF4 抗体的发生率较高（高达 50%）。然而，该人群中 HIT 的发生率似乎与其他外科手术后的患者相似[117]。使用普通肝素（UFH）相比低分子量肝素（LMWH），会导致更大的 HIT 风险（绝对风险为 2.6% 比 0.2%）[118]。在肝素治疗期间发生 HIT 的患者，其血栓形成的风险大大增加（OR 20：40，绝对风险为 30%～75%）[115]。

HIT 在临床表现为肝素治疗后 5～14 d 出现血小板减少。如果患者之前接触过肝素，可能 1 d 之内就会发生血小板减少或血栓形成。对于在肝素给药期间或之后出现血栓形成或血小板减少症（血小板计数绝对或相对降低≥ 50%）的任何患者，均应接受检查以诊断是否发生 HIT。尽管 HIT 是一种临床诊断，但仍需要进行 HIT 抗体的检测以明确诊断。酶联免疫吸附测定法（enzyme linked immunosorbent assay，ELISA）比较灵敏，但特异性不如血清素释放测定（serotonin release assay，SRA）。因为 SRA 的结果可提示是否发生肝素诱导的血小板活化。对于许多重症患者而言，ELISA 试验阳性并不意味着 SRA 也阳性，这也表明患者发生 HIT 的可能性较小[119]。

如果怀疑患者发生 HIT，则立即停用肝素（包括 UFH、LMWH、肝素涂层的导管和肝素冲洗）。与此同时，应该使用非肝素抗凝治疗。多数情况下，直接的凝血酶抑制剂（direct thrombin inhibitor，DTI，如比伐卢定、利匹卢定或阿加曲班）可以代替肝素，直

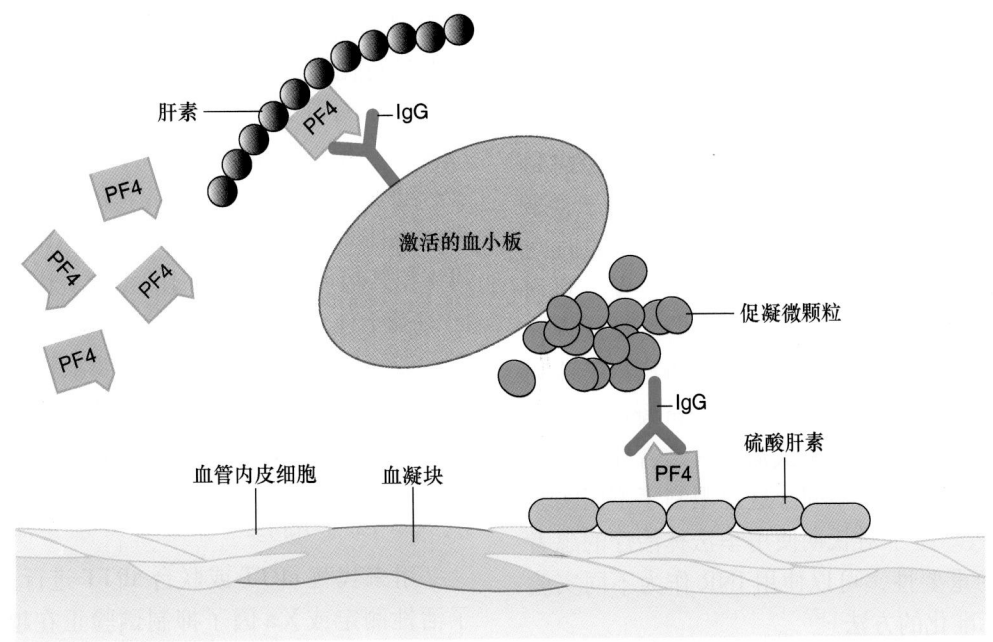

图 50.4　**肝素诱发的血小板减少症血栓形成的机制。**免疫复合物由肝素、血小板第 4 因子（PF4）和与血小板表面 Fcγ 受体结合的抗体共同组成，进而激活血小板。PF4/肝素免疫复合物进一步激活血管内皮细胞、单核细胞和巨噬细胞，从而使组织因子表达上调。IgG，免疫球蛋白 G（From Slaughter TF, Greenberg CS. Heparin-associated thrombocytopenia and thrombosis：Implications for perioperative management. Anesthesiology. 1997；87：669，with permission.）

到用华法林可以充分延长国际标准化比率（INR）。不能单独使用华法林治疗 HIT。因为蛋白 C 和蛋白 S 合成的最初减少增强了患者的血栓前状态。如果患者的血小板严重减少（＜ 20×10⁹/L）并有出血迹象，应进行血小板的输注。目前已有研究在观察 DOAC（如利伐沙班、阿哌沙班、达比加群和依多沙班）的使用情况[120]。

通常，PF4/ 肝素免疫复合物会在 3 个月内从循环中清除。经历了 HIT 的患者应避免再接触 UFH。但是有几篇报道表明，在实验室检查后，为确保无 PF4/ 肝素免疫复合物，可在围术期适度使用 UFH。如果抗体的滴度仍然很高，可以考虑使用血浆置换快速清除抗体，但是个中利弊应与血液科医师充分讨论[121]。此外，作用时间最短的 DTI 药物比伐卢定，可以作为 CPB 时的替代抗凝药物。

凝血的监测

传统上，围术期凝血监测的重点是：①通过术前检查以识别围术期高出血风险的患者；②心脏和血管手术期间使用肝素治疗时进行的术中监测。围术期理想的凝血检查应易于执行，准确，可重复，诊断特异性好，且具有成本效益。当前尚没有任何一种凝血监测能够达到这些要求。然而，整合多种监测的结果可能会为围术期凝血功能障碍提供有价值的诊断信息。

常用的凝血实验室检测

凝血酶原时间

PT 评价了血浆介导的外源性和共同止血途径的完整性。测量方法是将患者的血浆样本与组织因子（凝血活酶）和钙混合后，检测血凝块形成所需的时间（以秒为单位）。它对纤维蛋白原和因子 Ⅱ、Ⅴ、Ⅶ 和 Ⅹ 的缺乏比较敏感。其中三个因子是维生素 K 依赖性合成的（因子 Ⅱ、Ⅶ 和 Ⅹ），因此 PT 分析已用于监测维生素 K 拮抗剂（VKAs），如华法林的抗凝作用。来自动物或重组来源的凝血活酶试剂，其结合 Ⅶ 因子和启动凝血的能力可能有所不同。这也限制了不同实验结果之间的比较。鉴于对长期使用华法林治疗的患者进行 PT 监测的重要性，可以使用 INR 作为不同实验之间 PT 结果标准化的方法[122]。

用凝血活酶试剂对国际重组标准物进行测试，并根据结果得到国际敏感性指数（ISI）。随后计算 INR。INR ＝（患者 PT/ 标准 PT）^{ISI}，其中"标准 PT"是实验室的多个正常样品测试的几何平均值。INR 的建立大大减少了不同实验室之间的结果差异。PT 在检测因子 Ⅶ 和 Ⅹ 的降低方面，比对纤维蛋白原以及因子 Ⅱ 和 Ⅴ 水平的检测更为敏感。但是由于凝血活酶试剂的差异，凝血因子水平下降至 40% ～ 50% 可能并不会延长 PT[123]。

任何 PT 延长的结果都应进一步研究和评估，以确定血凝块形成的延迟是否是由于凝血因子缺乏或抑制剂（如抗磷脂抗体和纤维蛋白降解产物）存在。研究方法是将患者的血浆样品与"正常"供体的血浆混合来进行研究。在凝血因子缺乏的情况下，血凝块形成的时间得到纠正。而在抑制剂存在的情况下，血凝块形成的时间不会得到纠正。

活化的部分凝血活酶时间

aPTT 评价了血浆介导的内源性和共同止血途径的完整性。测量方法是将患者的血浆样品与磷脂、钙和内源性凝血途径的激活物（如硅藻土、高岭土、二氧化硅或鞣花酸）混合后，检测血凝块形成所需要的时间（以秒为单位）。与内源性和共同途径中的其他因子相比，aPTT 检测对 Ⅷ 和 Ⅸ 因子的缺陷更为敏感。在大多数情况下，可检测到低于正常水平 30% ～ 40% 的凝血因子水平。但是，不同 aPTT 试剂对凝血因子浓度的敏感性各不相同。某些因子水平降至 15% 以下才可能出现 aPTT 的延长[124]。此外，由于 aPTT 没有类似于 PT 中 INR 的参考标准，因此各个机构必须设置自己的正常范围，并且不同实验室的 aPTT 结果也无法进行比较。

鉴于对肝素药代动力学和药效动力学反应的广泛认识，在心脏和血管外科手术期间监测抗凝仍然是十分必要的。影响肝素反应性的患者特异性因素包括年龄、体重、血管内容积，以及 AT、肝素辅因子 Ⅱ、PF4 和其他肝素结合蛋白的浓度。因此，患者对于相同的基于体重的肝素剂量，抗凝反应的差异却很大。对于基线 aPTT 延长的患者（如狼疮抗凝物质或因子抑制剂），如果必须开始肝素治疗，则应使用其他检测方法，如测量抗 Ⅹa 因子的活性或肝素水平。

抗 Ⅹa 因子活性

用来代替 aPTT 或联合 aPTT 进行分析，抗 Ⅹa 因子活性测定或 Ⅹa 因子抑制试验正在越来越频繁地用于监测肝素的抗凝作用。该测定方法是将患者血浆与试剂因子 Ⅹa 和人工底物组合在一起。该底物可在因子 Ⅹa 裂解后释放比色信号，从而提供肝素抗凝作用的功能评估[125]。尽管 aPTT 的结果可能会受到患者多种因素的影响，如凝血因子缺乏、凝血因子抑制剂或狼疮抗凝物质的存在，但这些不会影响结合肝素的 AT 对 X a 因子活性的抑制作用。抗 X a 因子测试也可用于检测其他抗凝剂（如 LMWH、磺达肝素和 X a 因子抑制剂）的作用。与 aPTT 分析一样，抗 X a 因子测试缺乏足够的标准化依据，其活性水平根据所用分析的类型以及患者群体有所不同[126]。此外，在接受肝素治疗的住院患者中，可以观察到 aPTT 与抗 X a 因子结果之间存在显著的差异[127]。很少有数据支持使用抗 X a 因子检测来取代 aPTT。但是，将抗 X a 因子检测与 aPTT 结合起来，可能对监测肝素的作用和全身性的凝血状态会有所帮助。

血小板计数和出血时间

血小板计数仍然是筛查凝血异常的一项标准检查。使用基于光学或基于阻抗的测量方法，可以大量自动化地执行血小板计数。关于最佳血小板计数的建议常常是主观的，但血小板计数超过 100 000 μl 时常提示正常的止血过程。异常低的血小板计数需要进一步评估，包括对血涂片中的血小板进行肉眼计数。样本血液的稀释和血小板的成团块是假性低血小板计数的常见原因。

随着床边血小板功能监测的发展，出血时间这一指标的使用已经逐渐减少。出血时间的局限性在于：可重复性差，执行测试所需的时间长，以及可能形成瘢痕。此外，出血时间受众多混杂因素的影响，包括皮肤温度、皮肤厚度、年龄、种族、解剖学位置以及许多其他因素[128]。总之，出血时间并不能预测出血。因此，不建议在术前筛查中使用出血时间用评估出血风险[129]。

常用的床边凝血检测

尽管基于实验室的凝血检测仍然是术前凝血检查的主要手段，但灵敏且有特异性的床边凝血监测的实用性不断提高，可能很快会成为指导血液成分和止血药物治疗的检测方法，同时避免了标准实验室检查在时间上的耽搁。目前市场上适用于围术期的床边检测可分为四大类：①凝血功能性检测，可测量血液内源性产生血凝块的能力；②肝素浓度监测；③黏弹性凝血检测；④血小板功能监测。

活化凝血时间

活化凝血时间（activated clotting time，ACT）由 Hattersley 在 1966 年描述为 Lee-White 全血凝结时间的变化。它采用接触激活启动物（通常为硅藻土或高岭土）来加速血块的形成并减少测定完成的时间[130]。目前商业化的 ACT 监测仪可自动检测血凝块。一种广泛使用的 ACT 监测仪使用的是装有一块小磁铁的玻璃试管（Hemochron Response Whole Blood Coagulation System，ITC，Edison，NJ）。添加样本血液后，将试管放入分析仪中，在 37℃下缓慢旋转试管，使磁体保持与邻近的检测开关相接触。随着纤维蛋白凝块的形成，磁体被包围并从检测开关上脱落，从而触发警报以指示 ACT 完成。另一种 ACT 设备使用的是"铅锤"标志的组件。通过反复的升起和释放，然后定位到装有血液和接触激活物的样品瓶中（Hepcon HMS Plus，Medtronic，Minneapolis，MN）。随着血凝块的形成，这个标志的下降速度变慢，触发光学检测器并发出警报以指示 ACT 完成。

正常人的 ACT 值为 107±13 s。由于 ACT 通过内源性途径和共同途径来测量血凝块形成，因此肝素和其他抗凝剂会延长血凝块形成的时间。ACT 似乎不受血小板功能障碍和血小板减少的影响。ACT 测试由于操作简单，成本低，且在高浓度肝素下具有线性响应，因此它仍是一种常用的围术期凝血监测方法。ACT 监测的局限性包括在低肝素浓度下，其敏感性较低和可重复性差[131]。其他局限性包括血液稀释或体温过低可导致假性的结果延长，以及 ACT 数值超过 600 s 时超出了线性响应的检测范围。重复测量可以改善结果。随着新一代电化学 ACT 分析仪（i-STAT，Abbott，Princeton，NJ）提高了可重复性，单次的 ACT 测定可能就够了。

肝素浓度检测

鱼精蛋白滴定仍然是围术期确定肝素浓度的最常用的床边检测方法。鱼精蛋白是一种强碱性的聚阳离子蛋白，以化学计量方式直接抑制肝素。换言之，1 mg 鱼精蛋白可以抑制 1 mg（约 100 单位）肝素，从而构成了鱼精蛋白滴定作为检测肝素浓度方法的基础。随着鱼精蛋白不断被添加到含肝素的血液样本中，血凝块形成的时间减少，直到鱼精蛋白浓度超过肝素浓度以延迟血凝块形成为止。如果分析了一系列鱼精蛋白剂量递增的血样，则鱼精蛋白和肝素浓度最接近的样品将首先凝结。这种鱼精蛋白滴定的方法可以估计肝素的浓度。假设某患者的肝素-鱼精蛋白滴定曲线在整个手术期间保持稳定，鱼精蛋白滴定法可以估算达到预设肝素血浆浓度所需的肝素剂量或逆转血液中给定肝素浓度所需的鱼精蛋白剂量[132]。目前的床边肝素浓度监测采用了自动测量技术（Hepcon HMS Plus，Medtronic，Minneapolis，MN）。肝素浓度检测的优点包括对较低浓度肝素的敏感性，以及对血液稀释和体温过低的相对不敏感性。肝素浓度监测的主要局限性是无法直接评估抗凝的效果。例如，有一位患有 AT 纯合子缺陷的患者，在这种情况下，仅凭肝素浓度测定就无法发现肝素给药后没有抗凝作用。

凝血的黏弹性检测

最初发展于 20 世纪 40 年代的凝血的黏弹性检测再次受到了人们的青睐。黏弹性监测的独特之处在于，它能够监测从早期纤维蛋白链生成，到血凝块回缩，再到纤维蛋白溶解的全血中形成血凝块的整个过程。早期由 Hartert 于 1948 年发明的血栓弹力图（TEG）已演变为两个独立的黏弹性监测：现代 TEG（TEG 5000 血栓弹力图止血分析仪系统，Haemoscope，Braintree，MA）和旋转式血栓弹力仪（ROTEM）（TEM Systems，Durham，NC）[133]。对于 TEG 5000，将一小份（0.35 ml）全血样品放入仪器内的一次性比色皿中。保持 37℃ 恒温，并以大约 5° 的角度围绕轴连续旋转。通过扭线连接到电子记录仪的传感器"活塞"下降到比色皿内的血液中。添加活化剂（通常是高岭土或硅藻土）后，会启动血凝块形成。随着纤维蛋白-血小板栓子的形成，活塞陷入了血凝块中，将比色皿的旋转传递给了活塞、扭力线和电子记录仪[134]。

尽管从 TEG 记录中得到的参数与凝血的实验室检查结果并不恰好相符，但 TEG 描述了血凝块形成和纤维蛋白溶解的特征性异常。TEG 可以识别和测量血凝块形成和溶解的各种参数。例如，R 值（反应时间）测量的是初始血凝块形成的时间。缺乏一种或多种血浆凝血因子或抑制剂（如肝素）可延长 R 值。最大振幅检测的是血凝块的强度。血小板数量异常或功能障碍时，或纤维蛋白原浓度降低时，最大振幅的数值也会下降。α 角和 K 值（BiKoatugulierung 或凝血）检测的是血凝块形成的速率，在任何使血凝块生成变慢的因素下（如血浆凝血因子缺乏或肝素抗凝）其数值会延长。使用修正凝血激活物可以用来评估血小板或纤维蛋白的作用对血凝强度的贡献。

ROTEM 以某种类似的方式，检测经过凝血激活的全血样品的黏弹性变化。其特异性激活物与 TEG 的激活物不同，其定量结果称为：① 凝血时间（s），② α 角（血凝块形成时间；s），③ 最大血凝块强度（MCF；mm）和④溶解时间（LT；s）（彩图 50.5，附件文件中 TEG）。

与 TEG 和 ROTEM 相比，凝血的另一种黏弹性测量方法（Sonoclot 分析仪，Sienco Inc.，Arvada，CO）将一个快速振动的探头浸入 0.4 ml 的血液样本中。随着血凝块不断形成，探针在血液中移动的阻力增加，从而产生电信号和血凝块的特征信号。根据分析仪的数据可推导出 ACT 并提供有关血凝块强度和纤维蛋白溶解的信息。

黏弹性监测仪通过将全血样品中传感器运动的机械阻力转换为电子波形，而生成特征性的结果图[133]。黏弹性监测最常见的一个用途是在肝移植或心脏手术期间，实时检测过度的纤维蛋白溶解。有证据表明，黏弹性监测有助于区分手术相关的出血和凝血障碍相关的出血。当被用来进行诊断治疗时，TEG 和 ROTEM 都被证明可以减少血液的输注[135-136]。但由于异常结果的特异性较低，以及对定性分析解释的特异性也较低，限制了黏弹性监测的更广泛的使用[137]。随着这些设备的数字自动化，结果的解释变得简化了，可重复性也得到了提高。

血小板功能监测

由于诸多的原因，血小板功能的评估是具有挑战性的。以往，血小板功能的检测比较昂贵、费时，且技术上要求较高。各种遗传性或后天获得性疾病都可能导致血小板功能障碍。这些疾病影响了参与血小板黏附或聚集的表面受体、存储颗粒、内源性激活途径、磷脂膜或其他机制[138]。缺乏标准化的质量对照时，必须使用当地供血者的血液来建立一个正常的对照范围。而以下因素会使进一步的评估变得复杂：血小板在样本采集、转运、储存和处理过程中非常容易激活或者脱敏。

20 世纪 60 年代发展起来的血小板凝集技术，很快就成为了评估血小板功能的金标准[139]。经典的方法是将患者血液离心后获得富含血小板的血浆，然后将其置于光源和光电转换装置之间的 37℃ 比色皿中进行分析。添加血小板激动剂（如 ADP、肾上腺素、胶原蛋白和瑞斯托菌素）后会刺激血小板聚集，进而导致溶液的浑浊度降低和透光率增加。对各种激动剂反应的动力学和幅度与特定的血小板疾病有关，因此有助于诊断[140]。为了减少制备富含血小板的血浆溶液所需的劳力，并且需包含红细胞和血浆蛋白对血小板功能的影响，由此开发了一种全血凝集技术[141]。全血凝集法采用的是血小板黏附的铂电极。激动剂引起了血小板聚集。随着时间的推移，聚合体与电极的黏附增加，从而阻抗也增加。通过使用一种多通道系统（Multiplate Analyzer，Roche Diagnostics，Indianapolis，

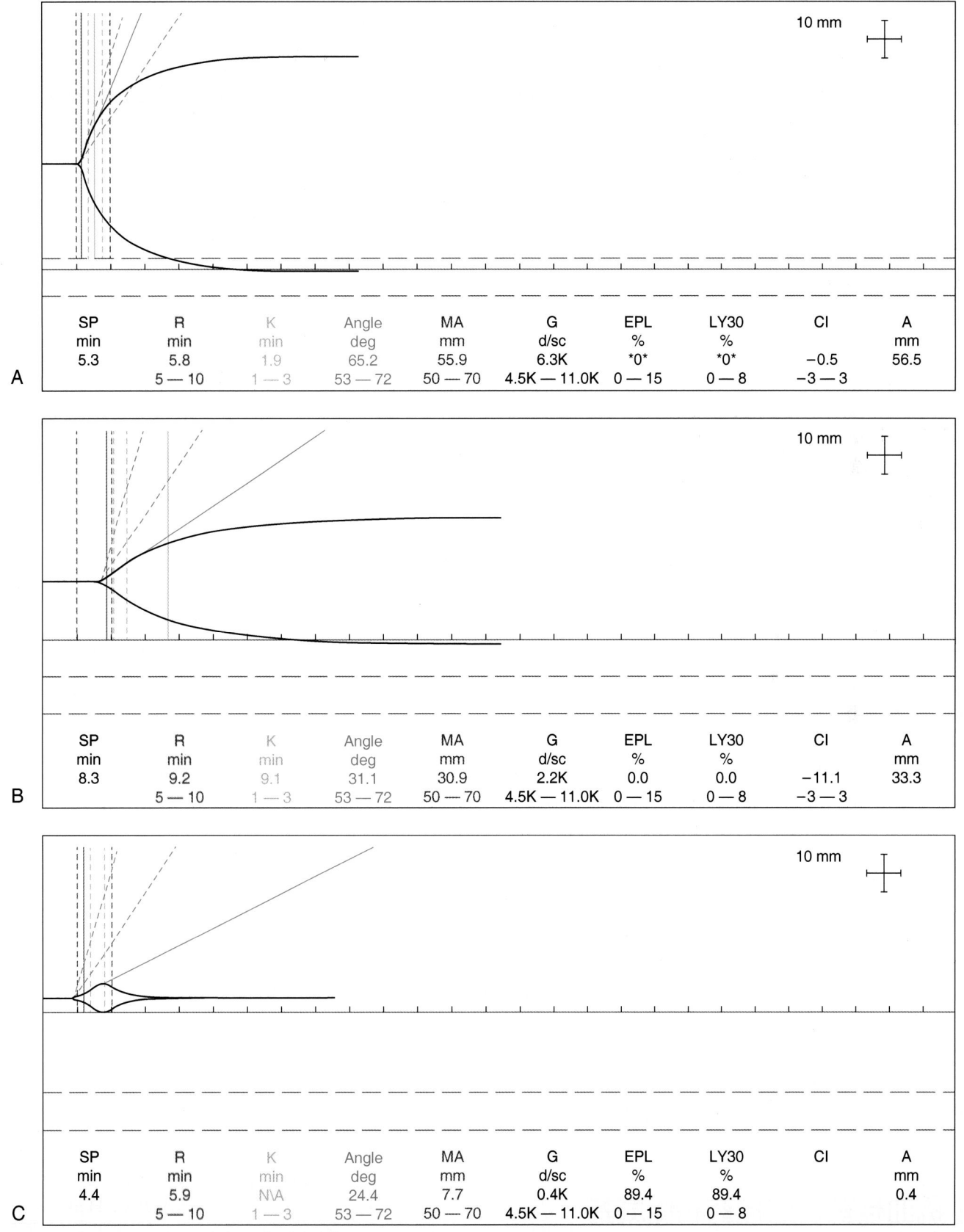

	SP	R	K	Angle	MA	G	EPL	LY30	CI	A
	min	min	min	deg	mm	d/sc	%	%		mm
A	5.3	5.8	1.9	65.2	55.9	6.3K	*0*	*0*	−0.5	56.5
		5 — 10	1 — 3	53 — 72	50 — 70	4.5K — 11.0K	0 — 15	0 — 8	−3 — 3	

	SP	R	K	Angle	MA	G	EPL	LY30	CI	A
	min	min	min	deg	mm	d/sc	%	%		mm
B	8.3	9.2	9.1	31.1	30.9	2.2K	0.0	0.0	−11.1	33.3
		5 — 10	1 — 3	53 — 72	50 — 70	4.5K — 11.0K	0 — 15	0 — 8	−3 — 3	

	SP	R	K	Angle	MA	G	EPL	LY30	CI	A
	min	min	min	deg	mm	d/sc	%	%		mm
C	4.4	5.9	N\A	24.4	7.7	0.4K	89.4	89.4		0.4
		5 — 10	1 — 3	53 — 72	50 — 70	4.5K — 11.0K	0 — 15	0 — 8		

彩图 50.5　TEG 5000 系统分析高岭土活化标本产生的弹力血栓图（A）正常凝血、（B）低纤维蛋白原血症以及（C）纤溶亢进

IN），可用于诊断血小板功能障碍以及监测抗血小板治疗[142]。使用荧光标记抗体的流式细胞仪提供了另一种灵敏的方法来定量检测血小板的活化、反应性以及表面受体的利用率[143]。尽管检测方法是标准的，其仍然是技术上具有挑战的、昂贵、耗时的实验室分析。

尽管凝血的黏弹性检测（即 TEG 或 ROTEM）可以发现血小板功能障碍，但其敏感性和特异性非常有限。将血小板作图分析纳入到 TEG 之中，提供了一种对药物诱导的血小板抑制进行黏弹性测量的方法，该方法与光学血小板聚集试验具有良好的相关性[134]。

幸运的是，现在有了越来越多的专门设计的床旁血小板功能检测手段[140]。血小板功能分析仪（PFA-100，Siemens，Tarrytown，NY）作为一种初期止血的检测方法，在止血评估中越来越多地代替了出血时间这一指标。PFA-100 具有高剪切力条件，可在两种有效的血小板活化剂 ADP 或肾上腺素存在时，刺激小血管发生损伤[144]。血凝块介导的血管壁伤口闭合的时间被称为"闭合时间"。PFA-100 可有效检测 vWD 和阿司匹林介导的血小板功能障碍。该设备作为标准化的筛查方案的组成部分，节省了识别和区分血小板障碍所需的时间。PFA-100 的缺点是会受到血小板减少和血液稀释的干扰。

目前，市场上还有许多其他不同的床边血小板功能监测设备。重要的是要记住，来自不同制造商的仪器会着重于从不同方面测量血小板介导的或血浆介导的止血过程。当使用不同的仪器测试同一份血液样本时，结果可能从"严重的血小板功能障碍"到"无血小板功能障碍"不等。在采用任何床旁监测方法之前，必须了解质量保障的要求、测试方法以及设备的优缺点，才能为患者提供更好的护理。同样，在考虑任何一种床旁血凝测试方法时，必须认识到，由于使用全血样本进行测试与血浆中或处理过的血小板不同，因此这些测定结果并不一定反映基于实验室检测所报告的结果。试剂的敏感性可能因制造商和生产批次而异。希望床旁血凝监测方面的进一步进展为临床医师提供机会，可以在患者床边就输血治疗和止血药物的使用做出决策，以最大程度地减少围术期出血和采取有效的患者血液管理措施。

抗血栓药、溶栓药和促凝药

在以下各节中，我们将简要地回顾一些用于减少或增加血凝块形成的常用药物，然后研究围术期逆转抗凝药物的管理策略。这里并不是要详尽列出所有 FDA 批准的药物，因此仅讨论一些更常用的药物。

从抗血栓药物开始，这些药物通常用于减少冠状动脉或脑动脉粥样硬化或血管血栓形成后的血凝块生成。可以进一步将它们细分为抗血小板药和抗凝剂（表 50.1）。

抗血小板药物

抗血小板药通过抑制血小板的聚集和（或）与血凝块或受损的内皮细胞黏附来抑制血栓形成。这些药物的作用是可逆或不可逆的。最常见的抗血小板药物可以分为：①环氧合酶（COX）抑制剂；② P2Y12 受体拮抗剂；③血小板 GP Ⅱ b/ Ⅲ a 拮抗剂。另外还有其他几种类别，如磷酸二酯酶抑制剂、蛋白酶激活受

表 50.1　抗血栓药物、溶栓药和促凝药的常见分类

类别	亚类	药物通用名
抗血小板药	环氧化酶抑制剂	阿司匹林、NSAIDs
	P2Y12 受体拮抗剂	噻氯匹定、氯吡格雷、普拉格雷、坎格雷洛和替卡格雷
	血小板 GP Ⅱb/Ⅲa 拮抗剂	阿昔单抗、依替巴肽和替罗非班
抗凝药	维生素 K 拮抗剂	华法林
	肝素	磺达肝素
	直接凝血酶抑制剂	阿加曲班、比伐卢定（IV）德西卢定（SQ）达比加群（PO）
	因子 Xa 抑制剂	里沃沙班、阿皮沙班和伊多克班
溶栓药	纤维蛋白特异性药物	阿替普酶、瑞替普酶和替萘普酶
	非纤维蛋白特异性药物	链激酶
抗纤溶药	赖氨酸类似物	氨甲环酸和氨基己酸
凝血因子替代物	重组因子Ⅶa	
	因子Ⅷ-vWF	
	凝血酶原复合物	3 因子 PCC；4 因子 PCC，活化 PCC，FEIBA
	纤维蛋白原浓缩物	

FEIBA，因子Ⅷ旁路活性；IV，静脉注射；LMWH，低分子量肝素；NSAIDs，非甾体抗炎药；PCC，凝血酶原复合物；PO，口服；SQ，皮下；UFH，普通肝素；vWF，血管性血友病因子

体 1 拮抗剂、腺苷再摄取抑制剂和血栓烷抑制剂。

环氧化酶抑制剂

阿司匹林和 NSAID 是该类别的两个主要成员。环氧合酶有两种形式：COX-1 和 COX-2。COX-1 的功能是维持胃壁和肾血流的完整性，并诱导血栓烷 A2（TXA_2）的形成，对血小板的聚集很重要。COX-2 的功能是负责合成疼痛和炎症时的前列腺素介体。

阿司匹林

阿司匹林是一种非选择性且不可逆的 COX 抑制剂。它通过乙酰化 COX-1 上的丝氨酸残基，防止血小板中产生 TXA_2[145]。产生抗炎和镇痛作用的 COX-2 对阿司匹林的敏感性比 COX-1 低 170 倍，因此只有在高剂量时，阿司匹林才能不可逆地抑制 COX-1 和 COX-2[146]。由于血小板是无核的，一旦阿司匹林不可逆地抑制了该酶，便无法合成新的 COX-1。因此，尽管阿司匹林的半衰期很短，为 15 ～ 20 min，但其在血小板 7 ～ 10 天的寿命中可以持续存在抑制作用[147]。

使用阿司匹林后，血小板功能的恢复取决于血小板的更新。通常，巨核细胞每天会产生 10% ～ 12% 的血小板，因此在最后一次服用阿司匹林后的 2 ～ 3 天内，在血小板更新的作用下，机体有望达到接近正常的止血功能。由于血小板产量增加（如原发性血小板增多）或消耗量增加（如炎症）而导致的高血小板更新率的疾病，可能需要高于每天服用一次阿司匹林的剂量[148]。紧急情况下，通过输注血小板可以立即逆转阿司匹林的作用。

非甾体抗炎药

大多数非甾体抗炎药是非选择性、可逆的 COX 抑制剂，具有解热、镇痛及抗血小板聚集的作用[149]。停用非甾体抗炎药后 3 天，血小板功能可恢复正常。选择性 COX-2 拮抗剂如塞来昔布（Celecoxib）于 20 世纪 90 年代末被用于临床，可提供消炎、镇痛和解热的作用，同时没有胃肠道并发症[150]。但是，有临床试验报道了选择性 COX-2 拮抗剂增加了心血管并发症的风险[151]。COX-2 特异性抑制剂不影响血小板的功能，因为血小板不表达 COX-2。心血管风险的增加是由于抑制了 PGI_2 而没有抑制 TXA_2，从而趋向于血栓形成的状态。目前的建议是，仅在需要治疗疼痛时才使用 COX-2 抑制剂，且在权衡风险和益处后使用尽

可能低的有效剂量[152]。

P2Y12 受体拮抗剂

这类药物（噻氯匹定、氯吡格雷、普拉格雷、坎格雷洛和替卡格雷）通过抑制 P2Y12 受体来干扰血小板的功能，其阻止了 GP Ⅱ b/ Ⅲ a 在活化血小板表面的表达来抑制血小板的黏附和聚集[153]。噻氯匹定、氯吡格雷和普拉格雷属于噻氯吡啶类药物。该前体药物需要在肝代谢后才能产生活性产物。该代谢产物随后不可逆地使 P2Y12 受体的 ADP 结合位点失活[154]。替卡格雷和坎格雷洛是可逆性的抑制剂。

氯吡格雷（Plavix）是这类药物中最常用的。停用氯吡格雷后 7 天和停用噻氯匹定后 14 ～ 21 天，血小板功能可恢复正常。由于氯吡格雷是前体药，需要 CYP2C19 的激活，因此它在抑制 ADP 诱导的血小板功能方面具有较大的个体差异。尽管这可能涉及许多因素，但人们认为 CYP2C19 和 ABCB1 的遗传多态性对氯吡格雷的肠道通透性和口服生物利用度的影响发挥了重要的作用[155]。对于 CYP2C19 和 ABCB1 活性降低的患者，氯吡格雷治疗可使发生重大心血管事件的风险增加[156]。FDA 在氯吡格雷上贴上了黑框警告，以使患者和医疗保健从业者意识到，CYP2C19 代谢不良的患者占比可达 14%。他们将处于治疗失败的高风险中，而在使用药物之前进行基因型检测可能会有所帮助[157]。

与噻氯吡啶类药物不同，替卡格雷在不同的位点与 P2Y12 受体结合，并引起受体的构象变化[158]。经过代谢后，替卡格雷转化为活性的代谢产物，而其药物本身和活性代谢产物均具有抗血小板作用[159]。遗传多态性似乎与该药物的临床使用并不相关[160]。由于替卡格雷的作用时间比氯吡格雷要短得多，因此必须每天给两次药，这可能对术前的患者有所帮助。

该类药物中最新的是坎格雷洛。它是唯一可用于静脉内给药的药物，与替卡格雷类似，它也可以改变 P2Y12 受体的构象，从而抑制 ADP 诱导的血小板聚集[158]。坎格雷洛于 2015 年获得 FDA 批准，用于接受经皮冠状动脉介入治疗（PCI）的成年患者。该药物起效最快（几秒钟），并且在停药后 60 min 内血小板功能将恢复正常[161]。由于其快速起效的特点，可以为放有药物洗脱支架而需要手术的患者提供桥接治疗。

糖蛋白 Ⅱ b/ Ⅲ a 抑制剂

糖蛋白 Ⅱ b/ Ⅲ a 抑制剂（GPI）（阿昔单抗、依替

巴肽和替罗非班）通过减少纤维蛋白原和 vWF 与活化血小板表面的糖蛋白 II b/ III a 受体结合来防止血小板的聚集[162]。静脉给予此类药物的目的是：①阻止正在进行的动脉血栓形成，或②消除患病血管中过高的血小板反应性，以免发生闭塞性血栓和再狭窄。由于球囊血管成形术的使用，急性血管闭塞是一种非常令人担忧的并发症，因此其使用曾受到高度的吹捧。现在，随着支架和 P2Y12 受体拮抗剂的引入，由于 GPI 有着相应的出血风险，其在常规 PCI 中已较少使用，而仅建议将其用于部分具有高风险的血管造影患者或未充分使用双重抗血小板药的患者[163]。尽管阿昔单抗的血浆半衰期很短（约 10 min），但即使停止输注，其对血小板功能的影响也可以持续更长的时间。在小部分患者给予阿昔单抗后，一种罕见但严重的副作用是立即出现的血小板减少症。研究表明，接受该药物治疗的患者并发轻度血小板减少症（血小板计数 $< 100×10^9$/L）比对照组患者更常见（4.2% 比 2.0%；$P < 0.001$）[164]。

抗凝剂

维生素 K 拮抗剂

华法林是美国最常用的 VKA，可抑制维生素 K 依赖的凝血因子 II、VII、IX、X，以及蛋白 C 和 S 的羧基化作用。华法林对降低静脉和动脉血栓栓塞的风险非常有效。尽管 DOACs 已广泛用于非瓣膜性心房颤动，华法林仍是瓣膜性房颤和机械性心脏瓣膜患者的首选抗凝剂[165]。

华法林具有较长的半衰期（40 h），并且由于预先存在的凝血因子半衰期较长，华法林完全的抗凝作用可能需要 3 到 4 天才能显现出来。凝血酶原（因子 II）具有最长的半衰期（约 60 h），而 VII 因子和 C 蛋白的半衰期最短（3 ～ 6 h）[166]。由于起效慢，血栓栓塞风险高的患者必须使用另一种抗凝剂（通常是 UFH 或 LMWH）桥接，以达到目标 INR。同样，如果单独使用华法林，抗凝蛋白 C 的早期降低会使机体向高凝状态失衡，从而导致血栓形成或华法林引起的皮肤坏死。

使用 INR 监测华法林的抗凝治疗，华法林抗凝的治疗范围通常为 INR 2.0 ～ 3.0，但机械心脏瓣膜的患者则需要较高的 INR（2.5 ～ 3.5）。INR 并未经过校准以评估非华法林缺乏症（如肝疾病），因此不应使用 INR 评估其他抗凝剂的治疗效果。华法林的治疗窗口非常狭窄，且很容易受到药物之间相互作用和患者变异性的影响。由于需要频繁的实验室监测，使华法林

成为患者难以维持依从性的药物，据报道，房颤患者接受华法林治疗的时间仅为约 65%±20%[167]。

华法林的药理作用可能会受到药物（CYP2C9）代谢和维生素 K 环氧还原酶（VKORC1）产生的遗传变异的影响。VKORC1 酶在氧化后会还原维生素 K。最近对随机试验进行的 Meta 分析发现，针对多态性的药物遗传学测试并未降低出血或血栓栓塞的发生率[168]。目前的建议是，仅对持续存在 INR 超出治疗范围或在治疗期间发生不良事件的患者进行药物遗传学测试[169]。

普通肝素

UFH 可以从猪肠或牛肠中分离得到，是一种由不同长度多糖组成的高分子量（平均分子量约为 15 000 道尔顿或 35 ～ 45 多糖单位）混合物[170]。UFH 可与 AT 结合并间接抑制凝血酶（因子 II a）和因子 X a。肝素的优点是半衰期短，其作用可被鱼精蛋白完全逆转。肝素不具有纤维蛋白溶解活性，因此不能裂解已形成的血凝块。

在心脏手术中，肝素以全剂量即 300 ～ 400 U/kg 经静脉推注给药。通常认为 ACT 大于 400 ～ 480 s 时可以安全地启动 CPB。如果患者有遗传性 AT 缺陷或因长期使用肝素而产生了获得性 AT 缺陷，则患者可能对 UFH 不起反应。据报道，CPB 期间肝素耐药性的发生率约为 21%[171]。在 AT 缺乏患者中单纯地增加肝素剂量通常是无效的。对于这些患者，应输注新鲜冷冻血浆（fresh frozen plasma，FFP）或行 AT 浓缩液治疗，以补充 AT 含量并恢复肝素的反应[172]。肝素耐药的其他原因可能是：肝素清除率增加，肝素结合蛋白水平升高，或纤维蛋白原和 VIII 因子水平升高。

低分子量肝素和磺达肝素

将 UFH 裂解成较短的片段（平均分子量约为 4000 道尔顿，约 15 个糖单位）可产生 LMWH[173]。磺达肝素是一种有肝素 AT 结合区的合成戊糖（平均分子量 1700 道尔顿）。这两者可通过 AT 更特异性地抑制因子 X a。LMWH 和磺达肝素不影响 aPTT 的检测结果，通常也不需要进行凝血试验。对于药物水平难以预测的患者（如肾衰竭、妊娠、体重小于 50 kg 或大于 80 kg），可能需要测定抗 X a 的活性水平。

LMWH 的半衰期比肝素长，可以每天一次或两次经皮下给药。LMWH 主要通过肾脏排泄，因此肾衰竭患者的半衰期会延长。25% ～ 50% 的 LMWH 分子包含 18 个或更多的糖单元。这些分子可以抑制 X a 因子和凝血酶；而其余 50% ～ 75% 的 LMWH 分子少于 18 个糖单元。这些分子仅能抑制 X a 因子[174]。鱼精蛋

白拮抗肝素时，至少需要肝素分子中超过 14 个糖单元才能相互作用[175]。因此，鱼精蛋白在逆转 LMWH 时仅部分有效。它不能完全消除抗 X a 的活性，但可以中和 LMWH 的较高分子量的部分。

磺达肝素的半衰期更长（17 ～ 21 h），可以每天给药。由于鱼精蛋白只有 5 个糖单元，因此鱼精蛋白不能有效逆转磺达肝素的作用[176]。由于 PF4/ 肝素复合物形成的抗原需要至少 8 ～ 10 个糖基的多糖链，因此与磺达肝素相关的 HIT 不太可能发生[177]。既往文献中仅报道了 8 例可能与磺达肝素相关的 HIT[178]。目前，磺达肝素尚未被 FDA 批准用于 HIT，但与 DTI 相比，已有相当多的文献中报道了其对患者有益的使用经验（例如降低了出血风险）[179]。

直接凝血酶抑制剂

DTI 类药物直接与凝血酶结合，而不需要辅因子（例如抗凝血酶）发挥作用。与仅对游离凝血酶起作用的肝素不同，所有 DTI 在其游离状态（可溶）和纤维蛋白结合状态（不可溶）均抑制凝血酶。相对于肝素，DTI 的其他优势包括：不会与其他血浆蛋白结合，因此抗凝作用更可控，并且无须担心免疫介导的血小板减少症的发生。

来匹芦定是在水蛭中发现的天然抗凝剂，而阿加曲班和比伐芦定是合成的药物。阿加曲班的半衰期为 45 min，是肾功能不全患者的首选 DTI 药物，因为它可被肝清除。它与凝血酶的活性位点发生可逆地结合。阿加曲班已获 FDA 批准用于预防和治疗 HIT 患者的血栓形成和 PCI 后的抗凝。通常在手术室中使用 aPTT 或 ACT 监测其临床效果。其给药剂量的目标是维持 aPTT 在基线水平的 1.5 ～ 3 倍。由于阿加曲班会延长凝血酶依赖性凝血的时间，因此 PT 和 INR 也会延长，这可能会使向华法林过渡的长期抗凝治疗变得复杂[180]。

比伐芦定是来匹芦定的 20 个氨基酸的合成类似物，是一种可逆的 DTI，通过蛋白水解作用和肝代谢而代谢[181]。在静脉使用的 DTI 中，它的半衰期最短。尽管仍然需要调整剂量，对于肾和肝功能不全患者来说，比伐芦定是首选药物。在研究中，对于不稳定性或梗死后心绞痛行经皮腔内冠状动脉成形术的患者，与 UFH 相比，比伐芦定可以减低出血率及改善预后[182]，并且在 HIT 患者行 PCI 时，比伐芦定可以作为肝素的替代品使用[183]。

地西芦定于 2010 年获得批准，是唯一可用于皮下给药的 DTI。一项早期、小型、开放标签的研究（16 例患者）表明，对于可疑 HIT 的患者，地西芦定

可能是阿加曲班的一种经济有效的替代方法[184]。地西芦定还具有更可预测的药代动力学，且对于肌酐清除率大于 30 ml/min 的患者，可能并不需要调整剂量和监测 aPTT[185]。

直接口服抗凝药

在过去的十年里，几种新的口服抗凝剂已投放市场。这些新药具有更可预测的药代动力学和药效学，并且药物与药物之间的相互作用较少，因此无须每天进行实验室监测即可给药。它们的缺点是缺乏用于逆转抗凝的特异性拮抗剂，但是随着艾达赛珠单抗的应用，这种情况正在逐渐改变。

大多数 DOACs 药物已被批准用于预防髋或膝关节置换手术后的静脉血栓栓塞、静脉血栓栓塞的治疗和二级预防以及非瓣膜性房颤的卒中预防。还有许多研究正在进行：急性冠脉综合征后的冠状动脉事件的二级预防、预防择期 PCI 术中的血栓形成以及预防机械性心脏瓣膜上的血栓形成。早期临床前试验的结果是积极的，并鼓励进行进一步的随机试验，因此可以预测这些药物在以后的影响力会逐渐增强[186]。DOACs 的半衰期比华法林短，并且显示出与华法林同等的疗效。一项基于 II 期和 III 期随机临床试验的 Meta 分析比较了在房颤患者中使用 DOACs 和 VKA 的效果，结果发现使用 DOACs 可以显著减少大出血［相对危险度（relative risk, RR）0.86，95%CI 0.72 ～ 1.02］，同时颅内出血的风险也显著降低（RR 0.46，95%CI 0.39 ～ 0.56）[187]。

达比加群（Pradaxa）是一种口服 DTI，是自华法林以来首个被批准用于预防非瓣膜性房颤患者缺血性卒中的新型抗栓剂。当以每天 2 次、每次 150 mg 的剂量给药时，达比加群可以降低卒中的风险，且在 INR 为 2.0 ～ 3.0 时，其出血风险与华法林相似[188]。尽管出血风险相似，但达比加群和华法林两种药物的出血情况确实有所不同。与华法林相比，达比加群增加了胃肠道出血的风险，但降低了颅内出血的风险[189]。达比加群主要被肾清除，因此在肌酐清除率低于 30 ml/min 的患者应减少剂量。

由于尚无完善的实验室手段，达比加群的疗效监测非常困难。直到达比加群浓度很高（> 200 ng/ml）时，aPTT 才显示出线性结果[190]。TT 指标对达比加群非常敏感，因此虽然可用于检测药物的存在，但不能用于定量[191]。在临床达比加群浓度下，稀释的 TT 或蛇静脉酶凝结时间都是线性的，并且如果需要监测则可以选择进行检测。因此当需要进行监测时，它们都是可以选择的检测方法[192]。

直接的 Xa 抑制剂，包括利伐沙班（Xarelto）、阿哌沙班（Eliquis）和艾多沙班（Savaysa），是针对因子 Xa 活性位点起作用的药物。与华法林相比，Xa 因子抑制剂的使用与更少的卒中和栓塞事件、更少的颅内出血以及更低的全因死亡率相关[193]。在房颤患者中，与使用华法林相比，阿哌沙班降低卒中风险和大出血的概率[194]。抗因子 Xa 分析是监测直接的 Xa 抑制剂作用的最合适测试，但是对每种药物的分析必须单独进行校准[192]。

溶栓药

溶栓疗法用于分解或溶解血块。这类药物最常用于急性心肌梗死、卒中、大量肺栓塞、动脉血栓栓塞和静脉血栓形成。溶栓药物可以通过静脉输注全身给药，或是直接在阻塞的部位给药。大多数溶栓药是丝氨酸蛋白酶，通过将纤溶酶原转化为纤溶酶而起作用。然后，纤溶酶通过分解纤维蛋白原和纤维蛋白裂解血凝块起作用。纤维蛋白溶解药物分为两类：①纤维蛋白特异性药物，②非纤维蛋白特异性药物。纤维蛋白特异性药物包括阿替普酶（tPA）、瑞替普酶和替奈普酶。从理论上讲，它们在缺乏纤维蛋白的情况下只能转化较少的纤溶酶原，也消耗较少的纤维蛋白原。非纤维蛋白特异性药物（如链激酶）可催化全身性纤维蛋白溶解。由 β - 溶血性链球菌产生的链激酶具有高度的抗原性，可引起免疫敏化和过敏反应。即使前一次接触链激酶已有数年之久，重复给药也易引起免疫敏化和过敏反应[195]。链激酶在美国并未广泛使用，但由于其成本较低而仍在其他国家使用。

t-PAs 既是溶栓剂，又是抗凝剂。如前所述，纤维蛋白溶解使循环血中纤维蛋白降解产物增加，从而抑制血小板聚集。在使用溶栓药后的 10 天内，禁忌对不可压迫的血管进行手术或穿刺。

在给予这些药物时，时间通常至关重要。医务人员应迅速采集病史，进行体格检查，关注绝对和相对禁忌证（表 50.2），进行相关的实验室检查，要求进行必要的会诊，并由此进行决策。许多研究报道了溶栓药物在急性肺栓塞、ST 抬高型心肌梗死（ST-elevation myocardial infarction，STEMI）和缺血性卒中时的应用。由急性肺栓塞引起的血流动力学不稳定是溶栓药使用的适应证[196]。一项对大量肺栓塞患者进行的 Meta 分析发现，全身溶栓治疗可降低死亡和复发性血栓栓塞的复合结局（9.4% vs 19%，比值比 0.45，95%CI 0.22 ~ 0.92）[197]。对于急性 STEMI 患者，如果可能的话，在就诊至急诊室的 2 h 内应首选

表 50.2 溶栓药的绝对禁忌证和相对禁忌证

绝对禁忌证	相对禁忌证
血管病变	缺血性卒中 > 3 个月
严重，未控制的高血压（收缩压 > 185 mmHg 或舒张压 > 110 mmHg）	活动性消化道溃疡
近期颅脑外伤或手术史	近期合并应用抗凝药物
颅内肿瘤	妊娠
缺血性卒中 < 3 个月	持续性 / 创伤性心肺复苏 < 3 周
活动性出血	大手术史 < 3 周

PCI 治疗。但是对于不能广泛开展 PCI 的医院来说，纤溶治疗仍是一个重要的治疗方式，早期溶栓与较低的死亡率之间具有相关性。将症状出现到溶栓治疗之间不同间隔时长的预后进行了比较（少于 2 h 与大于 4 h），发现早期给药可降低发病后 30 天死亡率（5.5% vs. 9%）[198]。对于卒中的治疗，主要目标是恢复缺血区域的血流，以减少卒中相关的残疾和死亡率。如果可以在症状发作的 4.5 h 内开始治疗，则推荐使用阿替普酶治疗急性缺血性卒中[199]。对于缺血性卒中，即使已经实施了溶栓治疗，机械性取栓术仍应值得考虑。

促凝药物

当患者出血风险较高时，麻醉科医师可使用促凝药物以控制手术期间的失血量。这类药物可分为两类：抗纤溶药和凝血因子替代物（请参阅表 50.1）。

抗纤溶药

有两种类型的抗纤维蛋白溶解药物：赖氨酸类似物即氨基己酸（epsilon-aminocaproic acid，EACA）和氨甲环酸（TXA），以及一种 SERPIN 即抑肽酶。由于担心肾和心血管毒性，抑肽酶已从美国市场撤出，现仅在欧洲和加拿大有售。赖氨酸类似物的作用是通过竞争性地抑制纤溶酶原上的结合位点，从而抑制纤溶酶原的活化并阻止纤溶酶原与纤维蛋白的结合，从而阻碍纤维蛋白溶解[200]。对 TXA 的研究比 EACA 进行地更彻底。但是除了细微的差异外，这两种药物的疗效似乎是相似的，都可以减少围术期失血。

在大型 CRASH-2 试验中对 TXA 进行了研究。对于创伤后入院的患者，TXA 与全因死亡率的降低有关（14.5% vs. 16%，P = 0.0035），包括因出血而死亡的风险（4.9% vs. 5.8%，P = 0.0077），同时血管闭塞事件并没有增加[100]。CRASH-2 数据的亚组分析表明，创伤

后的早期 TXA 治疗（≤ 1 h）显著降低了因出血事件而导致的死亡风险（RR 为 0.68；95%CI，0.57 ～ 0.82；$P < 0.0001$）。如果在 1 ～ 3 h 内给予 TXA，RR 值也较低（0.79，95%CI，0.64 ～ 0.97；$P = 0.03$）。然而，3 h 后再进行治疗似乎增加了因出血而导致的死亡，RR 为 1.44（95%CI，1.12 ～ 1.84；$P = 0.004$）[101]。

除创伤外，还有一些试验研究了 TXA 在心脏外科、骨外科、神经外科、肝外科以及妇产科中的使用。世界孕产妇抗纤溶试验（World Maternal Antifibrinolytic Trial，WOMAN）发现，TXA 的使用减少了产后出血导致的死亡，尤其是在胎儿出生后的 3 h 内给药，而同时并不增加不良反应[201]。在最近对手术患者进行的 Meta 分析中发现，TXA 将接受输血的可能性降低了 1/3（风险比 0.62；95%CI，0.58 ～ 0.65；$P < 0.001$）[202]。TXA 组的死亡人数较少（风险比 0.61；95%CI，0.38 ～ 0.98；$P = 0.04$），但是 TXA 对心肌梗死（风险比 0.68；95%CI，0.43 ～ 1.09；$P = 0.11$），卒中（风险比 1.14；95%CI，0.65 ～ 2.00；$P = 0.65$），深静脉血栓形成（风险比 0.86；95%CI，0.53 ～ 1.39；$P = 0.54$）和肺栓塞（风险比 0.61；95%CI 0.25 ～ 1.47；$P = 0.27$）的影响尚无定论。一项循证医学综述也发现，TXA 可使输血显著减少 39%。然而在他们的分析中，TXA 与所有手术的死亡率降低均不相关[203]。

总体而言，赖氨酸类似物（TXA 和 EACA）是廉价且低风险的辅助药物，应考虑将其用于大手术或严重出血的患者。使用这类药物后，血栓的风险似乎并没有升高，但是必须做进一步的研究才能下结论。就副作用而言，有报道称行心脏手术的患者癫痫发作，与接受大剂量 TXA 具有剂量反应的关系[204]。其机制是由于 TXA 与 GABA$_A$ 受体相结合，从而阻断 GABA$_A$ 介导的对中枢神经系统的抑制作用[205]。

凝血因子替代物

重组因子Ⅶa　重组因子Ⅶa（recombinant factor Ⅶa，rFⅦa）通过内源性和外源性途径增加了凝血酶的生成，从而促进止血作用。该药物最初是被 FDA 批准用于血友病患者。重组因子Ⅶa 在血管损伤部位与组织因子结合，并与活化的血小板表面结合，导致因子 X 的活化。这两种机制均导致凝血酶和纤维蛋白生成的"爆发"，从而促进血凝块形成。rFⅦa 的半衰期只有 2 ～ 2.5 h，因此初始剂量之后可能需要重复给药，直到控制出血为止。

对使用抑制剂的血友病患者，rFⅦa 的成功经验引起了人们对该药物增强以往没有凝血障碍的出血患者止血能力的兴趣。rFⅦa 的这种说明书以外的使用范围很广，包括颅内出血[206-207]、创伤[208-209]、脑外伤[210]以及接受心脏手术[211]和肝移植的患者[212-213]。尽管用 rFⅦa 治疗可减少创伤患者颅内出血后血肿的进展，并降低急性呼吸窘迫综合征的风险（风险降低，−0.05；95%CI，−0.02 ～ −0.08），但死亡率或功能预后在任何患者亚组中均未得到改善[211]。

随着 rFⅦa 的超说明书使用的增加，也出现了更多动脉和静脉血栓形成的令人不安的报道。据一项针对 rFⅦa 超说明书使用安全性的综述报道，与安慰剂相比，使用 rFⅦa 引起的动脉血栓栓塞的事件发生率更高（5.5% *vs.* 3.2%，$P = 0.003$），冠状动脉事件发生率也增加（2.9% *vs.* 1.1%，$P = 0.002$）[214]，并且随着年龄的增加而增加（对于 65 ～ 74 岁的患者，OR 为 2.12；95%CI：0.95 ～ 4.71；对于 ≥ 75 岁的患者，OR 为 3.02，95%CI：1.22 ～ 7.48），以及随着剂量的增加而增加。考虑到尚无随机对照试验能够证明 rFⅦa 在重症监护、住院或死亡率方面具有显着益处，目前指南建议对于没有血友病的患者，不再超说明书使用 rFⅦa 预防和治疗出血[215]。每一位临床医师必须权衡血栓栓塞事件的风险与难治性出血患者的获益，因为大出血中"最后一次使用"rFⅦa 的情况尚无正式的研究结果。

凝血酶原复合物　凝血酶原复合物（prothrombin complex concentrate，PCCs）是商业化的纯化浓缩物，包含不同剂量的维生素 K 依赖性凝血因子。三因子 PCCs 与四因子 PCCs 的区别在于，三因子 PCCs 里没有大量的Ⅶ因子。大多数因子是以非激活状态保存的，目的是为了降低血栓形成的风险。但是，FEIBA 是包含活化Ⅶ因子的四因子 PCC。该产品还包含凝血抑制剂，如肝素、AT、蛋白 C 和蛋白 S，以通过更平衡地替代促凝血因子和抗凝蛋白来减少血栓形成的风险。

尽管 PCC 来源于人血浆，但至少经过了一种减少病毒的处理，从而降低了输血性疾病传播的风险。另外，较低的给药容量也降低了输血相关的循环系统超负荷（transfusion-associated circulatory overload，TACO）的风险[216]。虽然 PCC 似乎是安全的，具有较低的血栓形成风险，但越来越多的证据表明，因子Ⅱ的水平及其与凝血抑制剂的平衡可能是重要的因素[217]。

纤维蛋白原浓缩物　纤维蛋白原浓缩物是从人血浆中提取的，在制造过程已进行了病毒的灭活。它可用于纠正血纤维蛋白原减少症、减轻凝血病、减少出血及输血的需要。浓缩的纤维蛋白原在标准化纤维蛋白原含量、低输注容量以及能快速获得以尽快给药这些方面优于 FFP 和冷沉淀。另一方面，冷沉淀和 FFP 更便宜，它们也能提供额外的促凝血因子，因此在大量出血期间也是对患者有益的。最近发表的一篇纳入七项随机对照试验的 Meta 分析显示，使用纤维蛋白原浓缩物可明显减少出血和输血需求，但缺乏死亡率的相关数据，且各试验之间存在显著的异质性[218]。尽管目前尚无定论，但一些医院已将纤维蛋白原浓缩物纳入基于黏弹性凝血实验的决策之中，其目的是为了减少输血需求。

围术期抗凝的管理

对于需要长期抗凝或抗血小板治疗的患者，围术期管理应权衡手术出血的风险与术后血栓栓塞的风险。在择期手术之前，应花足够的时间评估患者病情，以进行必要的风险评估，并就抗凝或抗血小板治疗的暂停和恢复做出决策。

维生素 K 拮抗剂

对于服用 VKA 的患者，目前的建议是对围术期血栓栓塞风险较低的患者，在手术前 5 d 停用 VKA（表 50.3）。如果止血充分，应在术后 12 ～ 24 h 重新服用 VKA。对于有较高血栓栓塞风险的患者，应在停用 VKA 后使用 UFH 或 LMWH 进行桥接抗凝治疗。而对于中等风险的患者，用药管理会困难一些。由于没有确切的证据，其用药应基于患者的个体情况和手术中危险因素[219]。

肝素

对于接受 UFH 桥接治疗的患者，应在手术前 4 ～ 6 h 停药[220]，并在术后 12 h 内恢复输注且无须加用负荷剂量。在术后出血风险较高的手术中，UFH 的恢复应延迟到 48 ～ 72 h，直到有足够的止血强度。对于接受低分子肝素桥接治疗的患者，应在术前 24 h 给予最后一个剂量的低分子肝素。对于低出血风险的手术，应在术后 24 h 恢复用药；对于高出血风险的手术，应延迟至术后 48 ～ 72 h 用药[219]。

阿司匹林

对于接受阿司匹林治疗的患者，风险评估应基于

表 50.3	围术期血栓栓塞风险分层
风险	适应证
高	机械性心脏瓣膜
	风湿性心脏瓣膜病
	CHADS 评分 ≥ 5 分
	3 个月内发生 VTE 或停用 VKAs 后发生 VTE
中	CHADS 评分 3 ～ 4 分
	VTE 3 ～ 12 个月或停用 VKAs 后未复发
	进展期肿瘤
低	CHADS 评分 0 ～ 2 分
	VTE > 12 个月或无其他风险因素

CHADS，充血性心力衰竭，高血压，年龄 ≥ 75 岁，糖尿病，卒中史；VKA，维生素 A 拮抗剂；VTE，静脉血栓栓塞

以下几点：①发生围术期心血管事件的风险；②手术类型为小手术、大手术、还是心脏手术；③最近行 PCI 术患者的支架置入时间和类型。研究显示低剂量阿司匹林（acetylsalicylic acid，ASA）可将卒中和心肌梗死的风险降低 25% ～ 30%[221-222]，并且停用低剂量阿司匹林引起的血小板反弹现象显著增加了栓塞风险，这一现象导致了血栓稳定性增加，纤维蛋白交联性提高，以及纤维蛋白溶解降低[223]。因此，是否决定停用低剂量阿司匹林必须要权衡出血风险与降低心血管风险的收益。研究表明，围术期使用阿司匹林可能导致大出血风险的小幅增加（2.9% vs. 2.4%，P = 0.04）[222, 224]，但继续使用阿司匹林可能会显著减少心肌梗死和其他主要心血管事件的发生（1.8% vs. 9.0%，P = 0.02）[225]。

目前的建议是，对于需要行非心脏手术的具有中度至高度心血管事件风险的患者，继续使用阿司匹林；而对于心血管事件低风险的患者，仅在手术前 7 ～ 10 d 停用阿司匹林[226]。进行小手术（如小型牙科、皮肤科手术或白内障手术）且正接受阿司匹林用于心血管疾病二级预防的患者，应在围术期继续服用。

对于装有冠状动脉支架的患者进行外科手术存在这一问题：停止抗血小板治疗可能导致支架内血栓形成。因此，如果条件允许，手术应推迟到裸金属支架放置后至少 6 周和药物洗脱支架放置后至少 6 个月[227]。如果在此时间之前需要手术，双重抗血小板治疗应继续进行，除非认为出血风险大于支架内血栓形成的风险。

许多试验研究了围术期阿司匹林的治疗方法。然而，围术期氯吡格雷治疗的数据则少得多。在大多数临床情况下，除非患者正在接受颅内手术、经尿道前列腺切除术、眼内手术或出血风险极高的手术，否则阿司匹林应继续使用，因为其所带来的益处超过了出

血的风险[228]。关于有冠状动脉支架患者行非心脏手术是否使用桥接疗法还尚无定论。对有高度支架内血栓形成风险的患者，建议静脉使用可逆糖蛋白抑制剂或可逆 P2Y12 抑制剂进行桥接治疗，但不建议同时进行肠胃外的抗凝治疗。

神经阻滞麻醉和抗凝

除了评估手术出血风险外，许多接受抗凝或抗血小板治疗的患者可能受益于神经麻醉药物。随着 DOACs 的问世以及接受长期抗凝治疗的患者人数增加，围术期抗凝的管理变得越来越复杂。缺乏随机对照试验表明手术和区域麻醉进行时机的安全性，因为这些药物以及神经阻滞技术尚不具备广泛的临床经验。既往文献中大多数指南仅基于这些药物的药代动力学和药效学[229]。随着新的抗凝剂的出血风险和药理学特征证据的出现，这些指南和建议需要进行更新。在缺乏具体数据的情况下，许多医院机构制定了自己的实践指南（表 50.4）。为确保接受抗凝治疗患者的围术期安全，对其早期术前评估以及由患者、初级保健医师、外科医师、麻醉科医师及血液科医师组成的多学科团队合作是至关重要的。在提出正式的治疗方案之前，需要对这些新疗法造成的血栓栓塞事件和出血风险不断进行研究。

抗凝药物的紧急逆转

维生素 K 拮抗剂

根据不同的研究设计，与 VKA 相关的大出血的发生率每年为 1.1% ～ 8.1%[230-231]。其中一些患者需要逆转华法林以防止出血，而其他一些患者需要在急诊手术前逆转华法林的作用。与三因子 PCCs 相比，四因子 PCCs 是现在替代 FFP 或 rF Ⅶ a 用于紧急逆转口服 VKA 的首选药物[232]。但由于 PCCs 的半衰期较短而华法林的半衰期较长，PCCs 只能提供短时间的逆转作用。需要同时给予维生素 K 以恢复肝中维生素 K 依赖因子（vitamin K dependent factors，VKDFs）的羧基化，并在 PCC 输注的因子被代谢后发挥更长时间的作用。静脉给予维生素 K 比皮下或口服给药起效更快[233]。而所需剂量取决于临床的状况以及术后是否需要重新建立抗凝治疗。例如，较低剂量（3 mg）的维生素 K 可在紧急情况下逆转华法林，但也要注意避免需要快速重建治疗性 INR 时发生的华法林抵抗[234]。

想要用 FFP 来快速逆转 VKA 是非常困难，而且通常是不现实的。解冻 ABO 兼容的输注单位所需的时间是一个令人担忧的问题，更主要的是将 VKDF 提高 50% 所需的较大 FFP 容量通常不切实际，特别是对于容易出现肺、肾和心脏疾病的患者群体[235]。FFP 的使

表 50.4 UCSF 神经阻滞麻醉时抗血栓药物的应用指南				
抗凝药	神经阻滞置管前需停药时间	留置导管后可给药的最短时间	给药后至拔管的最短时间	拔管后恢复给药的最短时间
NSAIDs/ASA	留置导管或拔除导管无限制			
肝素 SQ bid	留置导管或拔除导管无限制			
肝素 SQ tid	4 h	2 h	4 h	2 h
洛维洛克斯 qd	12 h	6 h	12 h	4 h
华法林	5 天或 INR < 1.5	留置导管时禁忌		2 h
氯吡格雷	7 天	留置导管时禁忌		2 h
噻氯匹定	14 天	留置导管时禁忌		2 h
达比加群	5 天	留置导管时禁忌		6 h
利伐沙班	3 天	留置导管时禁忌		6 h
阿哌沙班	3 天	留置导管时禁忌		6 h
阿昔单抗	48 h	留置导管时禁忌		2 h
依替巴肽	8 h	留置导管时禁忌		2 h
阿替普酶	10 天	留置导管时禁忌		10 days

* 治疗卒中或心肌梗死的全量。小剂量（2 mg）冲洗导管时，留置导管或拔除导管无时间限制。
ASA，乙酰水杨酸；bid，每日两次；INR，国际标准化比率；NSAIDs，非甾体抗炎药；qd，每日一次；SQ，皮下；tid，每日三次（Adapted from UCSF Guidelines for the use of antithrombotic agents in the setting of neuraxial procedures and Horlocker TT, Wedel DJ, Rowlingson JC, et al. Regional anesthesia in the patient receiving antithrombotic or thrombolytic therapy: American Society of Regional Anesthesia and Pain Medicine Evidence-Based Guidelines (third edition). Reg Anesth Pain Med. 2010；35：64-101.）

用还有以下的一些顾虑：病毒性疾病的传播，与输血有关的并发症，如容量超负荷、TACO 和肺损伤（与输血有关的急性肺损伤）。在最近的一项随机对照试验中，使用了四因子 PCC 在手术或侵入性治疗之前逆转 VKA，与接受 FFP 的患者相比，四因子 PCC 可以更有效的止血（PCC 的 90% *vs.* FFP 的 75%），液体超负荷更低（PCC 的 3% *vs.* FFP 的 13%），而血栓栓塞事件的发生率相似（PCC 的 7% *vs.* FFP 的 8%）[236]。

直接凝血酶抑制剂

静脉输注的 DTIs 没有直接的逆转药物；然而，由于它们的半衰期相对较短，因此在临床紧急情况下，支持性治疗加上一定的时间也通常足以控制其抗凝作用。对于 DOACs，伊达珠单抗是达比加群的一种特效拮抗剂。它是一种人源化抗体片段，其结合达比加群的亲和力是凝血酶的 350 倍。该药物于 2015 年获得 FDA 批准，可在数分钟内完全逆转达比加群的抗凝作用[237]。之后还开发了 Andexanet alfa（一种 Xa 因子的重组衍生物），通过作为诱饵来逆转 Xa 因子抑制剂的作用。它对 Xa 因子抑制剂的亲和力高于 Xa 因子本身。该药物最近被 FDA 批准用于服用阿哌沙班或利伐沙班而出现急性出血的患者，但其适应证目前不包括艾多沙班或依诺肝素[238-239]。

新兴的药物

部分正在开发的抗凝逆转药物可能很快就会被 FDA 批准。如 Ciraparantag（PER977），一种合成的水溶性的阳性小分子，可通过氢键结合以及电荷之间的相互作用中和 UFH、LMWH、磺达肝素、达比加群和 Xa 因子抑制剂。健康志愿者参与的 I 期临床试验已经完成[240]。表 50.5 中列举了常见的抗凝剂和紧急情况下可以使用的逆转药物，以供参考。

结论

凝血系统是极其复杂的，但是对止血基本原理的理解将使麻醉科医务人员在术前识别有出血风险的患者，在术中和术后安全地处理失血并治疗获得性凝血障碍。鉴于存在大量不同的抗血栓和抗凝药物，围术期管理正越来越具有挑战性。为确保患者围术期的安全，对接受抗凝治疗患者的术前早期评估以及由患者、初级保健医师、血液科医师、外科医师、麻醉科医师组成的多学科团队合作是至关重要的。

致谢

感谢 Thomas F. Slaughter、Lawrence T. Goonough 和 Terri G. Monk 在本书前一版中所做的贡献。录入的章节奠定了本章的基础。

表 50.5 常见抗凝药物所需的实验室检查及紧急情况下可用的逆转药物

抗凝药	药物名称	术前停药时间	监测指标	逆转药物
抗血小板药	ASA P2Y12 受体拮抗剂 GPⅡb/Ⅲa 拮抗剂	7 天 7～14 天 24～72 h	无	输注血小板
维生素 K 拮抗剂	华法林	2～5 天	PT、INR	PCC、FFP 和维生素 K
肝素	普通肝素（UFH）（IV）	6 h	aPTT	鱼精蛋白
	低分子肝素（LMWH）	12～24 h	不需要，但可监测 fXa 水平	可部分被鱼精蛋白逆转
戊糖	磺达肝素	3 天（预防剂量）	不需要，但可监测 fXa 水平	无
直接凝血酶抑制剂	阿加曲班和比伐卢定	4～6 h 3 h	aPTT 或 ACT	无
	达比加群	2～4 天（如肾功能受累，时间更长）	不需要，可监测凝血酶时间水平	Idarucizumab
FXa 抑制剂	利伐沙班、阿皮沙班和伊多塞班	2～3 天 2～3 天 2～3 天	不需要，但可监测 fXa 水平	利伐沙班和阿皮沙班可用 andexanet alfa 拮抗

ACT，活化凝血时间；aPTT，活化部分凝血酶时间；ASA，乙酰水杨酸；FFP，新鲜冰冻血浆；INR，国际标准化比率；IV，静脉注射；PCC，凝血酶原复合物；PT，凝血酶原时间

参考文献

1. Furie B, et al. *N Engl J Med*. 2008;359(9):938–949.
2. van Hinsbergh VW, et al. *Semin Immunopathol*. 2012;34(1):93–106.
3. Moncada S, et al. *Nature*. 1976;263(5579):663–665.
4. Broekman MJ, et al. *Blood*. 1991;78(4):1033–1040.
5. Marcus AJ, et al. *J Clin Invest*. 1997;99(6):1351–1360.
6. Esmon CT, et al. *Semin Thromb Hemost*. 2006;32(suppl 1):49–60.
7. Mertens G, et al. *J Biol Chem*. 1992;267(28):20435–22043.
8. Wood JP, et al. *Blood*. 2014;123(19):2934–2943.
9. Wolberg AS, et al. *Anesth Analg*. 2012;114(2):275–285.
10. Chiu JJ, et al. *Physiol Rev*. 2011;91(1):327–387.
11. Stern D, et al. *Proc Natl Acad Sci U S A*. 1985;82(8):2523–2527.
12. Margetic S. *Biochem Med (Zagreb)*. 2012;22(1):49–62.
13. Van De Craen B, et al. *Thromb Res*. 2012;130(4):576–585.
14. Achneck HE, et al. *Vascular*. 2008;16(suppl 1):S6–13.
15. Kassis J, et al. *Blood*. 1992;80(7):1758–1764.
16. Broos K, et al. *Thromb Res*. 2012;129(3):245–249.
17. Hanson SR, et al. *Blood*. 1985;66(5):1105–1109.
18. Broos K, et al. *Blood Rev*. 2011;25(3):155–167.
19. Wu YP, et al. *Arterioscler Thromb Vasc Biol*. 2000;20(6):1661–1667.
20. Brass L. *Hematology Am Soc Hematol Educ Program*. 2010;2010:387–396.
21. Macfarlane RG. *Nature*. 1964;202:498–499.
22. Hoffman. *J Thromb Thrombolysis*. 2003;16(1-2):17–20.
23. Coughlin SR. *J Thromb Haemost*. 2005;3(8):1800–1814.
24. Schenone M, et al. *Curr Opin Hematol*. 2004;11(4):272–277.
25. Mann KG, et al. *Blood Cells Mol Dis*. 2006;36(2):108–117.
26. Furie B, et al. *N Engl J Med*. 1992;326(12):800–806.
27. Osterud B, et al. *Proc Natl Acad Sci U S A*. 1977;74(12):5260–5264.
28. Renne T. *Semin Immunopathol*. 2012;34(1):31–41.
29. Hoffman M. *Blood Rev*. 2003;17(suppl 1):S1–5.
30. Furie B, et al. *J Thromb Haemost*. 2007;5(suppl 1):12–17.
31. Pisano JJ, et al. *Science*. 1968;160(3830):892–893.
32. Levy JH, et al. *Transfusion*. 2013;53(5):1120–1131.
33. Crawley JT, et al. *J Thromb Haemost*. 2007;5(suppl 1):95–101.
34. Barshtein G, et al. *Expert Rev Cardiovasc Ther*. 2007;5(4):743–752.
35. Kolev K, et al. *Thromb Haemost*. 2003;89(4):610–621.
36. Woodruff RS, et al. *J Thromb Thrombolysis*. 2011;32(1):9–20.
37. Andrews RK, et al. *Arterioscler Thromb Vasc Biol*. 2007;27(7):1511–1520.
38. Crawley JT, et al. *Arterioscler Thromb Vasc Biol*. 2008;28(2):233–242.
39. Broze GJ, et al. *Proc Natl Acad Sci U S A*. 1987;84(7):1886–1890.
40. Esmon CT. *Chest*. 2003;123:26S–32S.
41. Perry DJ. *Blood Rev*. 1994;8(1):37–55.
42. Tollefsen DM, et al. *J Biol Chem*. 1982;257(5):2162–2169.
43. Segal JB, et al. *Transfusion*. 2005;45(9):1413–1425.
44. Chee YL, et al. *Br J Haematol*. 2008;140(5):496–504.
45. Greaves M, et al. *J Thromb Haemost*. 2007;5(suppl 1):167–174.
46. Sadler JE. *Annu Rev Med*. 2005;56:173–1791.
47. Dinehart SM, et al. *Dermatol Surg*. 2005;31(7 Pt 2):819–826. discussion 26.
48. Leebeek FW, et al. *N Engl J Med*. 2016;375(21):2067–2080.
49. Rodeghiero F, et al. *Blood*. 1987;69(2):454–459.
50. Brinkhous KM, et al. *Proc Natl Acad Sci U S A*. 1985;82(24):8752–8756.
51. Lippi G, et al. *Blood Coagul Fibrinolysis*. 2007;18(4):361–364.
52. Roberts JC, et al. *Int J Lab Hematol*. 2015;37(suppl 1):11–17.
53. Posan E, et al. *Thromb Haemost*. 2003;90(3):483–490.
54. Castaman G, et al. *Br J Haematol*. 2010;151(3):245–251.
55. Miesbach W, et al. *Thromb Res*. 2015;135(3):479–484.
56. Kasper CK, et al. *Haemophilia*. 2007;13(1):90–92.
57. Franchini M, et al. *J Thromb Haemost*. 2010;8(3):421–432.
58. Srivastava A, et al. *Haemophilia*. 2013;19(1):e1–47.
59. Franchini M, et al. *Blood*. 2008;112(2):250–255.
60. Hoffman M, et al. *J Thromb Haemost*. 2012;10(8):1478–1485.
61. Sattler FR, et al. *Am J Surg*. 1988;155(5A):30–39.
62. Hines R, et al. *Anesthesiology*. 1989;70(4):611–615.
63. Schafer AI, et al. *Blood*. 1980;55(4):649–654.
64. Hogman M, et al. *Lancet*. 1993;341(8861):1664–1665.
65. Hergovich N, et al. *Clin Pharmacol Ther*. 2000;68(4):435–442.
66. Tripodi A, et al. *N Engl J Med*. 2011;365(2):147–156.
67. Tripodi A, et al. *Hepatology*. 2005;41(3):553–558.
68. Afdhal N, et al. *J Hepatol*. 2008;48(6):1000–1007.
69. Lisman T, et al. *J Hepatol*. 2002;37(2):280–287.
70. Lisman T, et al. *Hepatology*. 2006;44(1):53–61.
71. Leebeek FW, et al. *Semin Thromb Hemost*. 2015;41(5):474–480.
72. Lisman T, et al. *Gastroenterology*. 2001;121(1):131–139.
73. Forkin KT, et al. *Anesth Analg*. 2018;126(1):46–61.
74. Yates SG, et al. *Transfusion*. 2016;56(4):791–798.
75. Benigni A, et al. *Am J Kidney Dis*. 1993;22(5):668–676.
76. Gawaz MP, et al. *J Am Soc Nephrol*. 1994;5(1):36–46.
77. Noris M, et al. *Blood*. 1999;94(8):2569–2574.
78. Turitto VT, et al. *Science*. 1980;207(4430):541–543.
79. Kim JH, et al. *Ann Hematol*. 2015;94(9):1457–1461.
80. Liu YK, et al. *Lancet*. 1984;2(8408):887–890.
81. Zoja C, et al. *Lab Invest*. 1991;65(4):479–483.
82. Gando S, et al. *Nat Rev Dis Primers*. 2016;2:16037.
83. Toh CH, et al. *Ann Lab Med*. 2016;36(6):505–512.
84. Thachil J. *Anesthesiology*. 2016;125(1):230–236.
85. Kitchens CS. *Hematology Am Soc Hematol Educ Program*. 2009:240–246.
86. Levi M, et al. *Br J Haematol*. 2009;145(1):24–33.
87. Woodman RC, et al. *Blood*. 1990;76(9):1680–1697.
88. Gluszko P, et al. *Am J Physiol*. 1987;252(3 Pt 2):H615–621.
89. Harker LA, et al. *Blood*. 1980;56(5):824–834.
90. Weidman JL, et al. *Anesthesiology*. 2014;120(4):1009–1014.
91. Brown JR, et al. *Circulation*. 2007;115(22):2801–2813.
92. Brohi K, et al. *J Trauma*. 2003;54(6):1127–1130.
93. Chang R, et al. *Blood*. 2016;128(8):1043–1049.
94. Cohen MJ, et al. *Ann Surg*. 2012;255(2):379–385.
95. Brohi K, et al. *Ann Surg*. 2007;245(5):812–818.
96. Johansson PI, et al. *Ann Surg*. 2011;254(2):194–200.
97. Kutcher ME, et al. *J Trauma Acute Care Surg*. 2012;73(1):13–19.
98. Wohlauer MV, et al. *J Am Coll Surg*. 2012;214(5):739–746.
99. Moore HB, et al. *J Thromb Haemost*. 2015;13(10):1878–1887.
100. CRASH Trial collaborators, et al. *Lancet*. 2010;376(9734):23–32.
101. CRASH Trial collaborators, et al. *Lancet*. 2011;377(9771):1096–1101. 101 e1–e2.
102. Esmon CT, et al. *Blood Rev*. 2009;23(5):225–229.
103. Piazza G, et al. *Circulation*. 2010;121(19):2146–2150.
104. Spencer FA, et al. *J Gen Intern Med*. 2006;21(7):722–727.
105. Douketis J, et al. *BMJ*. 2011;342:d813.
106. Middeldorp S. *Hematology Am Soc Hematol Educ Program*. 2011;2011:150–155.
107. Wu O, et al. *Health Technol Assess*. 2006;10(11):1–110.
108. Dahlback B. *Blood*. 2008;112(1):19–27.
109. Heit JA. *Am J Hematol*. 2012;87(suppl 1):S63–67.
110. Ridker PM, et al. *JAMA*. 1997;277(16):1305–1307.
111. Goldhaber SZ, et al. *J Am Coll Cardiol*. 2010;56(1):1–7.
112. Andreoli L, et al. *Arthritis Care Res (Hoboken)*. 2013;65(11):1869–1873.
113. Giannakopoulos B, et al. *Blood*. 2009;113(5):985–994.
114. Lim W, et al. *JAMA*. 2006;295(9):1050–1057.
115. Kelton JG, et al. *Blood*. 2008;112(7):2607–2616.
116. Warkentin TE, et al. *Blood*. 2006;108(9):2937–2941.
117. Warkentin TE, et al. *Blood*. 2000;96(5):1703–1708.
118. Martel N, et al. *Blood*. 2005;106(8):2710–2715.
119. Berry C, et al. *J Am Coll Sur*. 2011;213(1):10–17.
120. Warkentin TE, et al. *Blood*. 2017;130(9):1104–1113.
121. Welsby IJ, et al. *Anesth Analg*. 2010;110(1):30–35.
122. Poller L. *J Thromb Haemost*. 2004;2(6):849–860.
123. Massignon D, et al. *Thromb Haemost*. 1996;75(4):590–594.
124. Burns ER, et al. *Am J Clin Pathol*. 1993;100(2):94–98.
125. Teien AN, et al. *Thromb Res*. 1976;8(3):413–416.
126. Ignjatovic V, et al. *Thromb Res*. 2007;120(3):347–351.
127. Price EA, et al. *Ann Pharmacother*. 2013;47(2):151–158.
128. Rodgers RP, et al. *Semin Thromb Hemost*. 1990;16(1):1–20.
129. Lind SE. *Blood*. 1991;77(12):2547–2552.
130. Hattersley PG. *JAMA*. 1966;196(5):436–440.
131. Paniccia R, et al. *Anesthesiology*. 2003;99(1):54–59.
132. Enriquez LJ, et al. *Br J Anaesth*. 2009;103(suppl 1):i14–22.
133. Ganter MT, et al. *Anesth Analg*. 2008;106(5):1366–1375.
134. Bolliger D, et al. *Transfus Med Rev*. 2012;26(1):1–13.
135. Shore-Lesserson L, et al. *Anesth Analg*. 1999;88(2):312–319.
136. Weber CF, et al. *Anesthesiology*. 2012;117(3):531–547.
137. Bolliger D, et al. *Semin Thromb Hemost*. 2017;43(4):386–396.
138. Hayward CP. *Blood Rev*. 2011;25(4):169–173.
139. Born GV. *Nature*. 1962;194:927–929.
140. Harrison P. *Br J Haematol*. 2000;111(3):733–744.
141. Cardinal DC, et al. *J Pharmacol Methods*. 1980;3(2):135–158.
142. Jambor C, et al. *Anesth Analg*. 2011;113(1):31–39.
143. Panzer S, et al. *Vox Sang*. 2011;101(1):1–9.
144. Kundu SK, et al. *Semin Thromb Hemost*. 1995;21(suppl 2):106–112.
145. Roth GJ, et al. *J Clin Invest*. 1975;56(3):624–632.

146. Mitchell JA, et al. *Proc Natl Acad Sci U S A*. 1993;90(24).
147. Costello PB, et al. *Arthritis Rheum*. 1982;25(5):550–555.
148. Pascale S, et al. *Blood*. 2012;119(15):3595–3603.
149. Diaz-Gonzalez F, et al. *Eur J Immunol*. 2015;45(3):679–686.
150. Silverstein FE, et al. *JAMA*. 2000;284(10):1247–1255.
151. Solomon SD, et al. *N Engl J Med*. 2005;352(11):1071–1080.
152. Coxib and Traditional NSAID Trialists' (CNT) Collaboration. *Lancet*. 2013;382(9894):769–779.
153. Ferri N, et al. *Drugs*. 2013;73(15):1681–1709.
154. Savi P, et al. *Thromb Haemost*. 2000;84(5):891–896.
155. Taubert D, et al. Impact of P-glycoprotein on clopidogrel absorption. *Clin Pharmacol Ther*. 2006;80(5):486–501.
156. Mega JL, et al. *Lancet*. 2010;376(9749):1312–1319.
157. Mega JL, et al. *JAMA*. 2010;304(16):1821–1830.
158. Wallentin L. *Eur Heart J*. 2009;30(16):1964–1977.
159. Floyd CN, et al. *Clin Pharmacokinet*. 2012;51(7):429–442.
160. Wallentin L, et al. *Lancet*. 2010;376(9749):1320–1328.
161. Akers WS, et al. *J Clin Pharmacol*. 2010;50(1):27–35.
162. Subban V, et al. *Indian Heart J*. 2013;65(3):260–263.
163. Hanna EB, et al. *JACC Cardiovasc Interv*. 2010;3(12):1209–1219.
164. Dasgupta H, et al. *Am Heart J*. 2000;140(2):206–211.
165. Yates SG, et al. *J Thromb Haemost*. 2015;13(suppl 1):S180–186.
166. Benzon HT, et al. *Anesthesiology*. 2010;112(2):298–304.
167. Pokorney SD, et al. *Am Heart J*. 2015;170(1):141–148.
168. Stergiopoulos K, et al. *JAMA Intern Med*. 2014;174(8):1330–1338.
169. Shaw K, et al. *Ther Drug Monit*. 2015;37(4):428–436.
170. Johnson EA, et al. *Carbohydr Res*. 1976;51(1):119–127.
171. Ranucci M, et al. *Perfusion*. 2002;17(3):199–204.
172. Finley A, et al. *Anesth Analg*. 2013;116(6):1210–1222.
173. Li G, et al. *Anal Chem*. 2014;86(13).
174. Hirsh J, et al. *Circulation*. 1998;98(15):1575–1582.
175. Harenberg J, et al. *Thromb Res*. 1985;38(1):11–20.
176. van Veen JJ, et al. *Blood Coagul Fibrinolysis*. 2011;22(7):565–570.
177. Greinacher A, et al. *Thromb Haemost*. 1995;74(3):886–892.
178. Bhatt VR, et al. *Eur J Haematol*. 2013;91(5):437–441.
179. Schindewolf M, et al. *J Am Coll Cardiol*. 2017;70(21):2636–2648.
180. Hursting MJ, et al. *Clin Appl Thromb Hemost*. 2005;11(3):279–287.
181. Robson R, et al. *Clin Pharmacol Ther*. 2002;71(6):433–439.
182. Bittl JA, et al. *Am Heart J*. 2001;142(6):952–959.
183. Mahaffey KW, et al. *J Invasive Cardiol*. 2003;15(11):611–616.
184. Boyce SW, et al. *Am J Ther*. 2011;18(1):14–22.
185. Nafziger AN, et al. *J Clin Pharmacol*. 2010;50(6):614–622.
186. Lee CJ, et al. *Br J Clin Pharmacol*. 2011;72(4):581–592.
187. Dentali F, et al. *Circulation*. 2012;126(20):2381–2391.
188. Connolly SJ, et al. *N Engl J Med*. 2009;361(12):1139–1151.
189. Wallentin L, et al. *Lancet*. 2010;376(9745):975–983.
190. Garcia D, et al. *J Thromb Haemost*. 2013;11(2):245–252.
191. Miyares MA, et al. *Am J Health Syst Pharm*. 2012;69(17):1473–1484.
192. Tripodi A. 2013;121(20):4032–4035.
193. Bruins Slot KM, et al. *JAMA*. 2014;311(11):1150–1151.
194. Granger CB, et al. Apixaban versus warfarin in patients with atrial fibrillation. *N Engl J Med*. 2011;365(11):981–992.
195. Squire IB, et al. *Eur Heart J*. 1999;20(17):1245–1252.
196. Kearon C, et al. *Chest*. 2012;141(suppl 2):e419S–e96S.
197. Wan S, et al. *Circulation*. 2004;110(6):744–749.
198. Boersma E, et al. *Lancet*. 1996;348(9030):771–775.
199. Powers WJ, et al. *Stroke*. 2015;46(10):3020–3035.
200. Astedt B, et al. *Scand J Gastroenterol Suppl*. 1987;137:22–25.
201. WOMAN Trial Collaborators. *Lancet*. 2017;389(10084):2105–2116.
202. Ker K, et al. *BMJ*. 2012;344:e3054.
203. Henry DA, et al. *Cochrane Database Syst Rev*. 2011;(3):CD001886.
204. Manji RA, et al. *Can J Anaesth*. 2012;59(1):6–13.
205. Lecker I, et al. *Can J Anaesth*. 2012;59(1):1–5.
206. Mayer SA, et al. *N Engl J Med*. 2005;352(8):777–785.
207. Mayer SA, et al. *N Engl J Med*. 2008;358(20):2127–2137.
208. Boffard KD, et al. *J Trauma*. 2005;59(1):8–15; discussion -8.
209. Hauser CJ, et al. *J Trauma*. 2010;69(3):489–500.
210. Narayan RK, et al. *Neurosurgery*. 2008;62(4):776–786.
211. Yank V, et al. *Ann Intern Med*. 2011;154(8):529–540.
212. Lodge JP, et al. *Liver Transpl*. 2005;11(8):973–979.
213. Planinsic RM, et al. *Liver Transpl*. 2005;11(8):895–900.
214. Levi M, et al. *N Engl J Med*. 2010;363(19):1791–1800.
215. Lin Y, et al. *Transfus Med*. 2012;22(6):383–394.
216. Sorensen B, et al. *Crit Care*. 2011;15(1):201.
217. Dusel CH, et al. *Blood Coagul Fibrinolysis*. 2004;15(5):405–411.
218. Lunde J, et al. *Acta Anaesthesiol Scand*. 2014;58(9):1061–1074.
219. Douketis JD, et al. *Chest*. 2012;141(suppl 2):e326S–e50S.
220. Hirsh J, et al. *Chest*. 2004;126(suppl 3):188S–203S.
221. Antithrombotic Trialists' Collaboration. *BMJ*. 2002;324(7329):71–86.
222. Burger W, et al. *J Intern Med*. 2005;257(5):399–414.
223. Lordkipanidze M, et al. *Pharmacol Ther*. 2009;123(2):178–186.
224. Pulmonary Embolism Prevention Trial Collaborative Group. *Lancet*. 2000;355(9212):1295–1302.
225. Oscarsson A, et al. *Br J Anaesth*. 2010;104(3):305–312.
226. Biondi-Zoccai GG, et al. *Eur Heart J*. 2006;27(22):2667–2674.
227. Levine GN, et al. *J Am Coll Cardiol*. 2016;68(10):1082–1115.
228. Valgimigli M, et al. *Eur Heart J*. 2018;39(3):213–260.
229. Horlocker TT, et al. *Reg Anesth Pain Med*. 2010;35(1):64–101.
230. Palareti G, et al. *Lancet*. 1996;348(9025):423–428.
231. Levine MN, et al. *Chest*. 1992;102(suppl 4).
232. Sarode R, et al. *Circulation*. 2013;128(11):1234–1243.
233. Dezee KJ, et al. *Arch Intern Med*. 2006;166(4):391–397.
234. Burbury KL, et al. *Br J Haematol*. 2011;154(5):626–634.
235. Hickey M, et al. *Circulation*. 2013;128(4):360–364.
236. Goldstein JN, et al. *Lancet*. 2015;385(9982):2077–2087.
237. Pollack CV, et al. *N Engl J Med*. 2015;373(6):511–520.
238. Connolly SJ, et al. *N Engl J Med*. 2016;375(12):1131–1341.
239. Connolly SJ, et al. *N Engl J Med*. 2019;Feb 7. [Epub ahed of print].
240. Ansell JE, et al. *Thromb Haemost*. 2017;117(2):238–245.